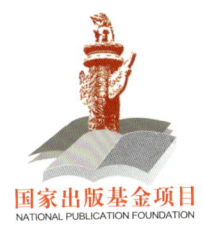

9th Edition
原书第9版

SABISTON and SPENCER
SURGERY *of the* CHEST

SABISTON & SPENCER
心胸外科学

上 卷

原著 [美] Frank W. Sellke
     [美] Pedro J. del Nido
     [美] Scott J. Swanson
主译 董念国　李单青　胡行健

中国科学技术出版社
·北京·

图书在版编目（CIP）数据

SABISTON & SPENCER 心胸外科学：原书第 9 版. 上卷 /（美）弗兰克·W. 塞尔克（Frank W. Sellke）,（美）佩德罗·J. 德尔尼多（Pedro J. del Nido）,（美）斯科特·J. 斯旺森（Scott J. Swanson）原著；董念国，李单青，胡行健主译. — 北京：中国科学技术出版社，2021.8

书名原文：Sabiston and Spencer Surgery of the Chest: 2-Volume Set，9th Edition

ISBN 978-7-5046-8729-6

Ⅰ.①S… Ⅱ.①弗…②佩…③斯…④董…⑤李…⑥胡… Ⅲ.①心脏外科学—诊疗 ②胸腔外科学—诊疗 Ⅳ.① R65

中国版本图书馆 CIP 数据核字 (2020) 第 141871 号

著作权合同登记号：01-2018-7558

策划编辑	王久红　焦健姿
责任编辑	黄维佳
装帧设计	佳木水轩
责任印制	李晓霖

出　　版	中国科学技术出版社
发　　行	中国科学技术出版社有限公司发行部
地　　址	北京市海淀区中关村南大街 16 号
邮　　编	100081
发行电话	010-62173865
传　　真	010-62179148
网　　址	http://www.cspbooks.com.cn

开　　本	889mm×1194mm　1/16
总 字 数	3676 千字
总 印 张	135
版　　次	2021 年 8 月第 1 版
印　　次	2021 年 8 月第 1 次印刷
印　　刷	天津翔远印刷有限公司
书　　号	ISBN 978-7-5046-8729-6 / R·2559
定　　价	1000.00 元（全两卷）

（凡购买本社图书，如有缺页、倒页、脱页者，本社发行部负责调换）

ELSEVIER

Elsevier (Singapore) Pte Ltd.
3 Killiney Road, #08–01 Winsland House I, Singapore 239519
Tel: (65) 6349–0200; Fax: (65) 6733–1817

Sabiston and Spencer Surgery of the Chest, 9/E

Copyright © 2016, 2010, 2005, 1995, 1990, 1983, 1976, 1969, 1962 by Elsevier, Inc. All rights reserved.

Chapter 50 (Ventricular Mechanics): in the public domain.

Chapter 105 (Segmental Anatomy): Stephen P. Sanders retains copyright of the chapter

1962 copyright renewed 1990 by John H. Gibbon, Jr. All rights reserved.

ISBN-13: 9780323241267

This Translation of Sabiston and Spencer Surgery of the Chest, 9/E by Frank W. Sellke, Pedro J. del Nido and Scott J. Swanson was undertaken by China Science and Technology Press and is published by arrangement with Elsevier (Singapore) Pte Ltd.

Sabiston and Spencer Surgery of the Chest, 9/E by Frank W. Sellke, Pedro J. del Nido and Scott J. Swanson 由中国科学技术出版社进行翻译，并根据中国科学技术出版社与爱思唯尔（新加坡）私人有限公司的协议约定出版。

《SABISTON & SPENCER 心胸外科学》（原书第 9 版）（董念国　李单青　胡行健，译）
ISBN: 978-7-5046-8729-6

Copyright © 2021 by Elsevier (Singapore) Pte Ltd. and China Science and Technology Press

All rights reserved. No part of this publication may be reproduced or transmitted in any form or by any means, electronic or mechanical, including photocopying, recording, or any information storage and retrieval system, without permission in writing from Elsevier (Singapore) Pte Ltd. and China Science and Technology Press.

注　意

本译本由中国科学技术出版社完成。相关从业及研究人员必须凭借其自身经验和知识对文中描述的信息数据、方法策略、搭配组合、实验操作进行评估和使用。由于医学科学发展迅速，临床诊断和给药剂量尤其需要经过独立验证。在法律允许的最大范围内，爱思唯尔、译文的原文作者、原文编辑及原文内容提供者均不对译文或因产品责任、疏忽或其他操作造成的人身及（或）财产伤害及（或）损失承担责任，亦不对由于使用文中提到的方法、产品、说明或思想而导致的人身及（或）财产伤害及（或）损失承担责任。

Printed in China by China Science and Technology Press under special arrangement with Elsevier (Singapore) Pte Ltd. This edition is authorized for sale in the People's Republic of China only, excluding Hong Kong SAR, Macau SAR and Taiwan. Unauthorized export of this edition is a violation of the contract.

译者名单

主　译　董念国　李单青　胡行健

副主译　马冬捷

译　者（以姓氏笔画为序）

马冬捷	王　珊	王　寅	王怡轩	王彦卿	王勇军
王桂阁	王维威	王曦驰	邓　诚	邓惠芳	田震寰
史　峰	史嘉玮	代金池	白　鹏	白文梁	乐　章
乔韡华	刘　名	刘　磊	刘义华	刘发远	刘宗涛
刘保庆	刘洪生	刘隽炜	闫会敏	孙永丰	李　力
李　飞	李　庚	李光周	李华东	李单青	李冠军
邴钟兴	邱雪峰	何　嘉	张　巧	张　晔	张　超
张杰石	张晔岑	张家齐	陈　思	陈野野	陈锦杰
周小昀	周先明	周廷文	封　宇	赵　珂	赵　珞
胡行健	姜烨凡	洪　昊	秦应之	袁燕红	耿冰川
徐晓辉	高　超	郭　峰	郭　超	黄　诚	曹　红
曹　磊	曹智理	崔玉尚	梁乃新	董念国	蒋　晨
韩志军	程翠菊	童　路	谢　飞	楚　冲	熊偘修思

补充说明

本书收录图片众多，其中部分图片存在第三方版权限制的情况，为保留原文内容完整性计，存在第三方版权限制的图片均以原文形式直接排录，不另做中文翻译，特此说明。

书中参考文献条目众多，为方便读者查阅，已将本书参考文献更新至网络，读者可扫描右侧二维码，关注出版社"焦点医学"官方微信，后台回复"SABISTON & SPENCER 心胸外科学"，即可获取。

内容提要

本书引进自国际知名的 ELSEVIER 出版集团，是一部有关胸部和心脏外科手术全方位、完整、权威的大型参考书。全书包括胸部手术、成人心脏手术和先天性心脏病手术三部分，由国际知名专家 Frank W. Sellke、Pedro J. del Nido、Scott J. Swanson 联合全球众多专家倾力打造，对心胸外科的专业知识和实践经验进行了全面、细致的介绍，包含目前心脏手术和胸部手术所有重要的知识和技术。

本书为全新第 9 版，对原本的章节进行了增补、修订，以反映最新、最前沿的进展，如战争相关胸部损伤的重症监护、先天性心脏病术中神经功能监测和神经发育结果、手术效果质量改进、血管腔内支架修复与细胞疗法，以及影像学和诊断学、微创心胸外科和经皮治疗器械等领域的最新进展。

本书篇章设置简明，内容重点突出，便于读者快速查阅相关内容，同时随文配有大量高清手术图片，可视化展示开放手术及内镜手术相关的操作步骤，既可作为广大心胸外科医师的重要工具书，又可作为内科医师、住院医师和关注胸部疾病医学生的重要参考资料。

致 谢

献给我的妻子 Amy，感谢她带给我爱、灵感和坚定的支持；还有我们的孩子 Michelle、Eric、Nicholas 和 Amanda，感谢他们带给我无限快乐。

FWS

献给我亲爱的妻子 Martha，还有我的孩子 Sara、Daniel、Elizabeth、Alexander 和他的妻子 Erika，我的孙子 Matthew，感谢他们一直在提醒我生命中重要的事情。感谢他们。

PJD

献给我的母亲 Anne Parkhurst、我的妻子 Donna，还有我们的孩子 Whit、Kate 和 Maggie，非常感激和感激你们关心、爱护和支持，让我所做的一切都有了意义。献给我的患者，感谢他们激励我努力工作，让我每天做得更好。

SJS

原书参编人员

Brian G. Abbott, MD
Associate Professor of Medicine
Cardiovascular Institute
Warren Alpert Medical School of Brown University
Providence, Rhode Island

J. Dawn Abbott, MD
Associate Professor of Medicine
Director, Interventional Cardiology
Fellowship Training Program
Warren Alpert Medical School of Brown University
Interventional Cardiologist
Rhode Island Hospital
Providence, Rhode Island

David H. Adams, MD
Professor and Chairman
Department of Cardiovascular Surgery
The Mount Sinai Medical Center
New York, New York

Talal Al-Atassi, MD, CM, MPH
Chief Resident
Division of Cardiac Surgery
University of Ottawa Heart Institute
Ottawa, Ontario, Canada

Ali Al-Dameh, MD
Clinical Fellow in Thoracic Surgery
Brigham and Women's Hospital
Boston, Massachusetts

Mark S. Allen, MD
Professor of Surgery
Thoracic Surgery
Mayo Clinic
Rochester, Minnesota

Nasser K. Altorki, MB, BCh
Professor of Cardiothoracic Surgery
Weill Cornell Medical College
Chief, Division of Thoracic Surgery
Cardiothoracic Surgery
New York-Presbyterian Hospital/Weill Cornell Medical College
New York, New York

Jatin Anand, MD
Michael E. DeBakey Department of Surgery
Baylor College of Medicine
Cardiovascular Research
Center for Cardiac Support
Texas Heart Institute
Houston, Texas

Robert H. Anderson, BSc, MD, FRC Path
Emeritus Professor
Institute of Child Health
University College
London, United Kingdom;
Visiting Professor
Division of Pediatric Cardiology
Medical University of South Carolina
Charleston, South Carolina;
Visiting Professor
Institute of Human Genetics
Newcastle University
Newcastle Upon Tyne, United Kingdom

Masaki Anraku, MD, MSc
Assistant Professor
Department of Thoracic Surgery
Graduate School of Medicine
The University of Tokyo
Tokyo, Japan

Anelechi C. Anyanwu, MD
Professor and Vice Chairman
Department of Cardiovascular Surgery
The Mount Sinai Medical Center
New York, New York

Amit Arora, MD
Department of Cardiovascular Surgery
The Mount Sinai Medical Center
New York, New York

Erle H. Austin, III, MD
Professor and Vice Chairman
Department of Cardiovascular and Thoracic Surgery
University of Louisville
Chief, Cardiothoracic Surgery
Kosair Children's Hospital
Louisville, Kentucky

Eric H. Awtry, MD
Associate Professor of Medicine
Boston University School of Medicine
Vice Chair for Clinical Affairs
Division of Cardiology
Boston Medical Center
Boston, Massachusetts

Emile A. Bacha, MD, FACS
Chief, Division of Cardiothoracic and Vascular Surgery
Department of Surgery
Columbia University Medical Center
New York Presbyterian Hospital
New York, New York

Leah M. Backhus, MD
Assistant Professor
Division of Cardiothoracic Surgery
University of Washington
Seattle, Washington

Jayant Bagai, MD
Assistant Professor of Medicine
Division of Cardiovascular Medicine
Vanderbilt University Medical Center
Nashville, Tennessee

Richard Baillot, MD, FRCSC
Institut Universitaire de Cardiologie et de Pneumologie de Québec
Québec City, Québec, Canada

Christopher W. Baird, MD
Assistant Professor of Surgery
Harvard Medical School
Associate in Cardiac Surgery
Boston Children's Hospital
Boston, Massachusetts

David J. Barron, MD, FRCP, FRCS(CT)
Consultant Cardiac Surgeon
Birmingham Children's Hospital
NHS Foundation Trust
Birmingham, United Kingdom

Joseph E. Bavaria, MD
Brooke Roberts/William Maul Measey Professor of Surgery
Vice Chair, Division of Cardiovascular Surgery
Director, Thoracic Aortic Surgery
Department of Surgery
Division of Cardiovascular Surgery
University of Pennsylvania
Hospital of University of Pennsylvania
Philadelphia, Pennsylvania

Jose M. Bernal, MD, PhD
Consultant and Professor of Surgery
Department of Cardiovascular Surgery
Hospital Valdecilla
University of Cantabria
Santander, Spain

Valentino J. Bianco, DO, MPH
Research Fellow, Thoracic Surgery
Department of Cardiothoracic Surgery
University of Pittsburgh School of Medicine
University of Pittsburgh Medical Center
Pittsburgh, Pennsylvania

David P. Bichell, MD
Cornelius Vanderbilt Chair in Surgery
Professor of Surgery
Cardiac Surgery
Vanderbilt University School of Medicine
Nashville, Tennessee

Sigurbjorn Birgisson, MD
Department of Gastroenterology
Digestive Disease Institute
Cleveland Clinic
Cleveland, Ohio

Nick J.R. Blackburn, BSc
Division of Cardiac Surgery
University of Ottawa Heart Institute
Department of Cellular and Molecular Medicine
University of Ottawa
Ottawa, Ontario, Canada

Johannes Bonatti, MD
Chairman, Department of Cardiothoracic Surgery
Cleveland Clinic Abu Dhabi
Abu Dhabi, United Arab Emirates

Munir Boodhwani, MD, MMSc
Associate Professor
Division of Cardiac Surgery
University of Ottawa Heart Institute
Ottawa, Ontario, Canada

Edward L. Bove, MD
Helen F. and Marvin M. Kirsh Professor of Cardiac Surgery
Chair, Department of Cardiac Surgery
Professor of Cardiac Surgery
Professor of Pediatrics and Communicable Disease
University of Michigan
Ann Arbor, Michigan

William J. Brawn, CBE, FRCS, FRACS
Consultant Cardiac Surgeon
Birmingham Children's Hospital
NHS Foundation Trust
Birmingham, United Kingdom

Christian P. Brizard, MD
Associate Professor
University of Melbourne Faculty of Medicine, Dentistry
Health Sciences School of Medicine
Cardiac Surgery Unit
Royal Children's Hospital
Melbourne, Victoria, Australia

Julie A. Brothers, MD
Assistant Professor of Pediatrics
Perelman School of Medicine
University of Pennsylvania
Attending Physician, Cardiology
Medical Director, Coronary Anomaly Management Program
Medical Director, Lipid Heart Clinic
The Children's Hospital of Philadelphia
Philadelphia, Pennsylvania

Lisa M. Brown, MD, MAS
Cardiothoracic Surgery Fellow
Division of Cardiothoracic Surgery
Washington University
St. Louis, Missouri

Ayesha S. Bryant, MD
Assistant Professor of Surgery
Division of Cardiothoracic Surgery
University of Alabama at Birmingham
Birmingham, Alabama

Harold M. Burkhart, MD
Professor of Surgery
Section of Cardiothoracic Surgery
The University of Oklahoma Health Sciences School of Medicine
Director of Pediatric Cardiovascular Surgery
Medical Director of Pediatric Cardiovascular Surgical Services
The Children's Hospital
Oklahoma City, Oklahoma

Christopher A. Caldarone, MD, FRCSC
Cardiovascular Surgery
The Hospital for Sick Children
Toronto, Ontario, Canada

Jeremy W. Cannon, MD, SM, FACS
Lieutenant Colonel, U.S. Air Force
Chief, Trauma and Critical Care
San Antonio Military Medical Center
San Antonio, Texas
Associate Professor of Surgery
Uniformed Services University of the Health Sciences
Bethesda, Maryland

Justine M. Carr, MD
Chief Medical Officer
Steward Health Care System
Senior Director, Department of Clinical Resource Management
Beth Israel Deaconess Medical Center
Boston, Massachusetts

Serenella Castelvecchio, MD
Department of Cardiac Surgery
IRCCS Policlinico San Donato
Milan, Italy

Javier G. Castillo, MD

Department of Cardiovascular Surgery
The Mount Sinai Medical Center
New York, New York

Frank Cecchin, MD
Professor of Pediatrics
Pediatric Cardiology
New York University
New York, New York

Robert J. Cerfolio, MD
Chief of Thoracic Surgery
Professor of Cardiothoracic Surgery
University of Alabama at Birmingham
Birmingham, Alabama

A. Alfred Chahine, MD
Associate Professor of Surgery and Pediatrics
George Washington University School of Medicine
Attending Surgeon
Children's National Medical Center
Chief of Pediatric Surgery
MedStar Georgetown University Hospital
Washington, DC

Elliot L. Chaikof, MD, PhD
Johnson and Johnson Professor of Surgery
Chairman, Roberta and Stephen R. Weiner Department of Surgery
Harvard Medical School
Surgeon-in-Chief
Beth Israel Deaconess Medical Center
Boston, Massachusetts

Vincent Chan, MD, MPH
Assistant Professor
Division of Cardiac Surgery
University of Ottawa Heart Institute
Ottawa, Ontario, Canada

Sunit-Preet Chaudhry, MD
Cardiovascular Institute
Warren Alpert Medical School of Brown University
Providence, Rhode Island

Frederick Y. Chen, MD, PhD
Associate Professor of Cardiac Surgery
Harvard Medical School
Department of Surgery
Division of Cardiac Surgery
Brigham and Women's Hospital
Boston, Massachusetts

Stuart H. Chen, MD
Clinical Fellow in Medicine
Beth Israel Deaconess Medical Center
Boston, Massachusetts

Aaron M. Cheng, MD
Assistant Professor
Division of Cardiothoracic Surgery
University of Washington
Seattle, Washington

Victor Chien, MD
Research Fellow in Surgery
Harvard Medical School
Beth Israel Deaconess Medical Center
Boston, Massachusetts

Alvin J. Chin, MD
Professor of Pediatrics, Emeritus
Perelman School of Medicine
University of Pennsylvania
Philadelphia, Pennsylvania

Cynthia S. Chin, MD
Director of the Women's Cancer Program Services
Thoracic Surgery
White Plains Hospital
White Plains, New York

Peter Chiu, MD
Resident, Department of Cardiothoracic Surgery
Stanford University School of Medicine
Stanford, California

Joseph C. Cleveland, Jr., MD
Professor of Cardiothoracic Surgery
Surgical Director, Cardiac Transplantation and MCS
University of Colorado Anschutz Medical Center
Aurora, Colorado

Lawrence H. Cohn, MD
Hubbard Professor of Cardiac Surgery
Harvard Medical School
Department of Surgery
Division of Cardiac Surgery
Brigham and Women's Hospital
Boston, Massachusetts

William E. Cohn, MD
Professor of Surgery
Michael E. DeBakey Department of Surgery
Baylor College of Medicine
Director, Center for Technology and Innovation
Director, Cullen Cardiovascular Research Laboratory
Texas Heart Institute
Houston, Texas

Yolonda L. Colson, MD, PhD
Professor
Department of Surgery
Harvard Medical School
Brigham and Women's Hospital
Boston, Massachusetts

Wilson S. Colucci, MD
Thomas J. Ryan Professor of Medicine
Professor of Physiology
Boston University School of Medicine
Chief, Section of Cardiovascular Medicine
Co-Director, Cardiovascular Center
Boston Medical Center
Boston, Massachusetts

Andrew C. Cook, PhD
Senior Lecturer
Cardiac Unit
UCL Institute of Cardiovascular Science
Great Ormond Street Hospital
NHS Foundation Trust
London, United Kingdom

Joseph S. Coselli, MD
Professor and Chief
Division of Cardiothoracic Surgery
Michael E. DeBakey Department of Surgery
Baylor College of Medicine
Chief, Section of Adult Cardiac Surgery
The Texas Heart Institute
Houston, Texas

Todd C. Crawford, MD
Division of Thoracic Surgery
The Johns Hopkins Medical Institutions
Baltimore, Maryland

Melissa Culligan, BSN, RN
Department of Thoracic Surgery
University of Pennsylvania Health System–Presbyterian
Philadelphia, Pennsylvania

Françis Dagenais, MD, FRCSC
Institut Universitaire de Cardiologie et de Pneumologie de Québec
Québec City, Québec, Canada

Ralph J. Damiano, Jr., MD
Evarts A. Graham Professor of Surgery
Chief, Division of Cardiothoracic Surgery
Washington University School of Medicine
Barnes-Jewish Hospital
St. Louis, Missouri

Thomas A. D'Amico, MD
Gary Hock Endowed Professor and Vice Chair of Surgery
Duke University School of Medicine
Chief, Section of General Thoracic Surgery
Program Director, Thoracic Surgery
Duke University Medical Center
Durham, North Carolina

Philippe G. Dartevelle, MD
Head, Service de Chirurgie Thoracique, Vasculaire et Transplantation Cardiopulmonaire
Hôpital Marie Lannelongue
Le Plessis Robinson, France

Tirone E. David, MD
Professor of Surgery
University of Toronto
Attending Surgeon
Peter Munk Cardiac Centre
Toronto General Hospital
Toronto, Ontario, Canada

Jonathan D'Cunha, MD, PhD
Associate Professor of Surgery
Vice Chairman, Academic Affairs and Education
Surgical Director, Lung Transplantation
Associate Program Director, Thoracic Surgery
Department of Cardiothoracic Surgery
University of Pittsburgh
Pittsburgh, Pennsylvania

Kim I. de la Cruz, MD
Assistant Professor of Cardiothoracic Surgery
Michael E. DeBakey Department of Surgery
Baylor College of Medicine
Clinical Staff
The Texas Heart Institute
Houston, Texas

Joseph A. Dearani, MD
Professor of Surgery
Chair, Cardiac Surgery
Division of Cardiovascular Surgery
Mayo Clinic
Rochester, Minnesota

Daniel T. DeArmond, MD
Cardiothoracic Surgery
University of Texas Health Science Center
San Antonio, Texas

Pedro J. del Nido, MD
William E. Ladd Professor of Surgery
Harvard Medical School
Chairman, Department of Cardiac Surgery
Boston Children's Hospital
Boston, Massachusetts

Tom R. DeMeester, MD
Professor and Chairman, Emeritus
Department of Surgery
University of Southern California
Los Angeles, California

Philippe Demers, MD, MSC, FRCSC
Associate Professor of Surgery
Cardiac Surgery
University of Montreal
Cardiovascular Surgeon
Montreal Heart Institute
Montreal, Quebec, Canada

Todd L. Demmy, MD
Chairman, Department of Thoracic Surgery
Roswell Park Cancer Institute
Buffalo, New York

Elisabeth U. Dexter, MD
Assistant Professor of Oncology
Department of Thoracic Surgery
Roswell Park Cancer Institute
Assistant Professor of Surgery
SUNY University at Buffalo
Buffalo, New York

Rajeev Dhupar, MD
Assistant Professor of Surgery
Department of Cardiothoracic Surgery
Division of Thoracic and Foregut Surgery
University of Pittsburgh Medical Center
Pittsburgh, Pennsylvania

James A. DiNardo, MD
Professor of Anesthesia
Boston Children's Hospital
Harvard Medical School
Boston, Massachusetts

Thomas P. Doyle, MD
Associate Professor of Pediatrics
Division of Cardiology
Vanderbilt University School of Medicine
Nashville, Tennessee

Afshin Ehsan, MD
Assistant Professor of Surgery
Brown Alpert Medical School
Rhode Island Hospital
Providence, Rhode Island

Gebrine El Khoury, MD, PhD
Professor
Department of Cardiovascular and Thoracic Surgery
Cliniques Universitaires Saint-Luc
Brussels, Belgium

Ethan R. Ellis, MD
Harvard-Thorndike Electrophysiology Institute
Cardiovascular Division
Harvard Medical School
Beth Israel Deaconess Medical Center
Boston, Massachusetts

Nassrene Y. Elmadhun, MD
Research Fellow
Cardiovascular Research Center
Warren Alpert Medical School
Brown University
Providence, Rhode Island
Surgical Resident
Beth Israel Deaconess Medical Center
Boston, Massachusetts

Sitaram M. Emani, MD
Assistant Professor in Surgery
Harvard Medical School
Assistant in Cardiac Surgery
Surgical Director, Adult Congenital Heart Program
Director, Complex Biventricular Repair Program
Surgical Director, Division of Cardiovascular Critical Care
Boston Children's Hospital
Boston, Massachusetts

Jeremy J. Erasmus, MD
Professor
Department of Diagnostic Imaging
The University of Texas MD Anderson Cancer Center
Houston, Texas

Dario O. Fauza, MD
Associate Professor of Surgery
Harvard Medical School
Associate in Surgery
Boston Children's Hospital
Boston, Massachusetts

Adam S. Fein, MD
Cardiac Services
Beth Israel Deaconess Medical Center
Boston, Massachusetts

Amy G. Fiedler, MD
Clinical Fellow in Surgery
Department of Surgery
Division of Cardiac Surgery
Brigham and Women's Hospital
Boston, Massachusetts

Murilo Foppa, MD, DSc
Department of Medicine
Cardiovascular Division
Harvard-Thorndike Laboratory
Harvard Medical School
Beth Israel Deaconess Medical Center
Boston, Massachusetts;
Division of Cardiology
Hospital de Clinicas de Porto Alegre
Federal University of Rio Grande do Sul

Brazil

Rosario V. Freeman, MD, MS
Medical Director, Echocardiography
Program Director, Cardiology Fellowship Programs
University of Washington
Seattle, Washington

Joseph Friedberg, MD, FACS
Chief of Thoracic Surgery
University of Pennsylvania Health System–Presbyterian
Philadelphia, Pennsylvania

Michael Friscia, MD
Associate, Thoracic and Cardiac Surgery
Geisinger Health System
Danville, Pennsylvania

Francis Fynn-Thompson, MD
Assistant Professor of Surgery
Surgical Director, Heart and Lung Transplantation
Surgical Director, Mechanical Circulatory Support Program
Program Director, Congenital Cardiac Surgery Residency/Fellowship
Department of Cardiac Surgery
Boston Children's Hospital
Harvard Medical School
Boston, Massachusetts

J. William Gaynor, MD
Professor of Surgery
Perelman School of Medicine
University of Pennsylvania
Attending Surgeon
Director, Fetal Neuroprotection and Neuroplasticity Program
Daniel M. Tabas Endowed Chair, Pediatric Cardiothoracic Surgery
The Children's Hospital of Philadelphia
Philadelphia, Pennsylvania

Liang Ge, PhD
Assistant Professor of Surgery
Department of Surgery
University of California, San Francisco School of Medicine
Department of Surgery
San Francisco VA Medical Center
San Francisco, California

Tal Geva, MD
Professor of Pediatrics
Harvard Medical School
Chief, Division of Noninvasive Cardiac Imaging
Senior Associate, Department of Cardiology
Boston Children's Hospital
Boston, Massachusetts

Neil M. Gheewala, MD
Cardiovascular Institute
Warren Alpert Medical School of Brown University
Providence, Rhode Island

A. Marc Gillinov, MD
The Judith Dion Pyle Chair in Heart Valve Research
Department of Thoracic and Cardiovascular Surgery
Cleveland Clinic
Cleveland, Ohio

Donald D. Glower, MD
Professor of Surgery
Department of Surgery
Division of Cardiovascular and Thoracic Surgery
Duke University School of Medicine
Durham, North Carolina

Andrew B. Goldstone, MD
Postdoctoral Research Fellow
Department of Cardiothoracic Surgery
Stanford University School of Medicine
Stanford, California

Shawn S. Groth, MD, MS
Assistant Professor of Surgery
Division of General Thoracic Surgery
Baylor College of Medicine
Houston, Texas

Frederick L. Grover, MD
Professor of Cardiothoracic Surgery
University of Colorado Anschutz Medical Center
Aurora, Colorado

Julius Guccione, PhD
Professor of Surgery
Department of Surgery
University of California, San Francisco School of Medicine
Associate Professor of Surgery
San Francisco VA Medical Center
San Francisco, California

Richard Ha, MD
Clinical Assistant Professor
Surgical Director, Mechanical Circulatory Support Program
Department of Cardiothoracic Surgery
Stanford University School of Medicine
Stanford, California

John W. Hammon, MD
Wake Forest University Baptist Medical Center
Winston-Salem, North Carolina

Jennifer M. Hanna, MD
Resident, General Surgery
Duke University School of Medicine
Durham, North Carolina

David G. Harrison, MD
Betty and Jack Bailey Professor of Medicine and Pharmacology
Director, Division of Clinical Pharmacology
Director, Center for Vascular Biology
Vanderbilt University Medical Center
Nashville, Tennessee

Thomas H. Hauser, MD, MMSc, MPH
Department of Medicine
Cardiovascular Division
Harvard-Thorndike Laboratory
Harvard Medical School
Beth Israel Deaconess Medical Center
Boston, Massachusetts

Matthew C. Henn, MD
Resident, Division of Cardiothoracic Surgery
Washington University School of Medicine
Barnes-Jewish Hospital
St. Louis, Missouri

Jennifer C. Hirsch-Romano, MD
Assistant Professor of Cardiac Surgery
University of Michigan
Ann Arbor, Michigan

Chuong D. Hoang, MD
Assistant Professor
Department of Cardiothoracic Surgery
Division of Thoracic Surgery
Stanford University School of Medicine
Stanford, California

Wayne L. Hofstetter, MD
Professor of Surgery
Director of Esophageal Surgery
Department of Thoracic and Cardiovascular Surgery
The University of Texas MD Anderson Cancer Center
Houston, Texas

Osami Honjo, MD, PhD
Cardiovascular Surgery
The Hospital for Sick Children
Toronto, Ontario, Canada

Tam T. Huynh, MD
Professor
Department of Thoracic and Cardiovascular Surgery
The University of Texas MD Anderson Cancer Center
Houston, Texas

Carlos E. Bravo Inguez, MD
Postdoctoral Fellow
Division of Thoracic Surgery
Brigham and Women's Hospital
Harvard Medical School
Boston, Massachusetts

Sebastian Iturra, MD
Structural Heart and Valve Center
Division of Cardiothoracic Surgery
Joseph B. Whitehead Department of Surgery
Emory University School of Medicine
Atlanta, Georgia

Jeffrey P. Jacobs, MD, FACS, FACC, FCCP
Professor of Surgery
Division of Cardiac Surgery
Department of Surgery
Johns Hopkins University
Baltimore, Maryland;
Chief, Division of Cardiovascular Surgery
Director, Andrews/Daicoff Cardiovascular Program
Surgical Director of Heart Transplantation and Extracorporeal Life Support Programs
Johns Hopkins All Children's Heart Institute
All Children's Hospital and Florida Hospital for Children
Saint Petersburg, Tampa, and Orlando, Florida

Marshall L. Jacobs, MD
Division of Cardiac Surgery
Department of Surgery
Johns Hopkins University
Baltimore, Maryland

Michael T. Jaklitsch, MD
Associate Professor
Surgeon, Division of Thoracic Surgery
Brigham & Women's Hospital
Harvard Medical School
Boston, Massachusetts

Stuart W. Jamieson, MB, FRCS
Distinguished Professor of Surgery
Endowed Chair, Division of Cardiothoracic Surgery
University of California, San Diego
San Diego, California

Doraid Jarrar, MD
Thoracic Surgeon
Einstein Healthcare
East Norriton, Pennsylvania

Craig M. Jarrett, MD
Department of Thoracic and Cardiovascular Surgery
Cleveland Clinic
Cleveland, Ohio

David R. Jones, MD
Professor and Chief of Thoracic Surgery
Memorial Sloan-Kettering Cancer Center
New York, New York

Mark E. Josephson, MD
Harvard-Thorndike Electrophysiology Institute, Cardiovascular Division
Harvard Medical School
Beth Israel Deaconess Medical Center
Boston, Massachusetts

Lilian P. Joventino, MD
Wentworth Health Partners Cardiovascular Group
Dover, New Hampshire

Amy L. Juraszek, MD
Associate Professor
Departments of Pediatrics and Pathology
University of Texas Southwestern Medical Center Dallas, Texas

Stefan S. Kachala, MD
Department of Thoracic and Cardiovascular Surgery
Cleveland Clinic
Cleveland, Ohio

Larry R. Kaiser, MD
Dean and Professor of Surgery
Temple University School of Medicine
President and CEO
Temple University Health System
Sr. Executive Vice President for the Health Sciences
Temple University
Philadelphia, Pennsylvania

Kirk R. Kanter, MD
Professor of Surgery
Pediatric Cardiac Surgery
Emory University School of Medicine
Atlanta, Georgia

John M. Karamichalis, MD
Clinical Instructor in Surgery
Department of Surgery
Division of Pediatric Cardiothoracic Surgery
University of California, San Francisco
San Francisco, California

Aditya K. Kaza, MD
Assistant Professor of Surgery
Harvard Medical School
Associate in Cardiac Surgery
Department of Cardiac Surgery
Boston Children's Hospital
Boston, Massachusetts

Clinton D. Kemp, MD
Division of Thoracic Surgery
The Johns Hopkins Medical Institutions
Baltimore, Maryland

Kemp H. Kernstine, Sr., MD, PhD
Professor and Chief, Division of Thoracic Surgery
Department of Cardiovascular & Thoracic Surgery
University of Texas Southwestern Medical Center
Dallas, Texas

Suresh Keshavamurthy, MD
Cleveland Clinic
Cleveland, Ohio

Shaf Keshavjee, MD, MSc, FRCSC, FACS
Surgeon-in-Chief, University Health Network
James Wallace McCutcheon Chair in Surgery
Professor, Division of Thoracic Surgery
University of Toronto
Toronto, Ontario, Canada

Deborah J. Kozik, DO
Assistant Professor of Surgery
Department of Cardiovascular and Thoracic Surgery
University of Louisville
Cardiothoracic Surgery
Kosair Children's Hospital
Louisville, Kentucky

Roger J. Laham, MD
Associate Professor of Medicine
Harvard Medical School
Research Investigator
CardioVascular Institute
Beth Israel Deaconess Medical Center
Boston, Massachusetts

Michael J. Landzberg, MD
Director, Boston Adult Congenital Heart (BACH) and Pulmonary Hypertension Program
Department of Cardiology
Brigham and Women's Hospital and Boston Children's Hospital
Boston, Massachusetts

Christopher P. Lawrance, MD
Resident, Division of Cardiothoracic Surgery
Washington University School of Medicine
Barnes-Jewish Hospital
St. Louis, Missouri

Lawrence S. Lee, MD
Clinical Fellow in Surgery
Harvard Medical School
Department of Surgery
Division of Cardiac Surgery
Brigham and Women's Hospital
Boston, Massachusetts

Scott A. LeMaire, MD
Professor and Vice Chair for Research
Michael E. DeBakey Department of Surgery
Baylor College of Medicine
Professional Staff, Department of Cardiovascular Surgery
The Texas Heart Institute
Houston, Texas

Sidney Levitsky, MD
David W. and David Cheever Professor of Surgery
Harvard Medical School
Director, Cardiothoracic Surgery Care Group
Senior Vice Chairman, Department of Surgery
Beth Israel Deaconess Medical Center
Boston, Massachusetts

Jerrold H. Levy, MD, FAHA, FCCM
Professor of Anesthesiology
Associate Professor of Surgery
Departments of Anesthesiology, Surgery, and Critical Care
Co-Director, Cardiothoracic ICU
Duke University School of Medicine
Duke University Medical Center
Durham, North Carolina

Philip A. Linden, MD
Associate Professor of Surgery
Case Western Reserve School of Medicine
Chief, Division of Thoracic and Esophageal Surgery
University Hospitals Case Medical Center
Cleveland, Ohio

Michael J. Liptay, MD
The Mary and John Bent Professor and Chairperson
Department of Cardiovascular and Thoracic Surgery
Rush University Medical Center
Chicago, Illinois

Virginia R. Litle, MD, FACS
Associate Professor of Surgery
Department of Surgery
Division of Thoracic Surgery
Boston University School of Medicine
Boston, Massachusetts

Mauro Lo Rito, MD
Cardiovascular Surgery
The Hospital for Sick Children
Toronto, Ontario, Canada

James D. Luketich, MD
Henry T. Bahnson Professor and Chairman
Department of Cardiothoracic Surgery
Chief, Division of Thoracic and Foregut Surgery
University of Pittsburgh School of Medicine
Director, Thoracic Surgical Oncology
Co-Director, Lung Cancer Center
University of Pittsburgh Medical Center
Pittsburgh, Pennsylvania

Bruce W. Lytle, MD
Chairman, Strategic Development and Planning for Cardiovascular Medicine and Surgery
The Heart Hospital Baylor Plano
Plano, Texas

Michael Madani, MD
Professor of Surgery
Chief, Division of Cardiothoracic Surgery
University of California, San Diego
San Diego, California

Feroze Mahmood, MD
Associate Professor of Anaesthesiology
Harvard Medical School
Director, Vascular Anesthesia/Perioperative Echocardiography
Beth Israel Deaconess Medical Center
Harvard Medical Faculty Physicians at Beth Israel Deaconess Medical Center
Boston, Massachusetts

Hari R. Mallidi, MD
Associate Professor of Surgery
Chief, Division of Transplant & Assist Devices
Lester and Sue Smith Endowed Chair in Surgery
Baylor College of Medicine
Houston, Texas

Abeel A. Mangi, MD
Associate Professor of Surgery, Section of Cardiac Surgery
Surgical Director, Center for Advanced Heart Failure, Mechanical Circulatory Support and Heart Transplantation
Surgical Director, Trans-Catheter Therapies
Yale University
New Haven, Connecticut

Warren J. Manning, MD
Departments of Medicine and Radiology
Cardiovascular Division
Harvard-Thorndike Laboratory
Harvard Medical School
Beth Israel Deaconess Medical Center
Boston, Massachusetts

Edith M. Marom, MD
Professor
Department of Diagnostic Imaging
The University of Texas MD Anderson Cancer Center
Houston, Texas

Audrey C. Marshall, MD
Chief, Invasive Cardiology
Boston Children's Hospital
Boston, Massachusetts

Mauricio Perez Martinez, MD
Division of Thoracic Surgery
Brigham and Women's Hospital
Harvard Medical School
Boston, Massachusetts

Christopher E. Mascio, MD
Assistant Professor of Clinical Medicine
Perelman School of Medicine
University of Pennsylvania
Pediatric Cardiothoracic Surgeon
Division of Cardiothoracic Surgery
The Children's Hospital of Philadelphia
Philadelphia, Pennsylvania

David P. Mason, MD
Chief, Thoracic Surgery and Lung Transplantation
Department of Thoracic Surgery
Baylor University Medical Center
Dallas, Texas

Douglas J. Mathisen, MD
Chief of Thoracic Surgery
Massachusetts General Hospital
Boston, Massachusetts

Kenneth L. Mattox, MD, FACS
Professor of Surgery
Division of Cardiothoracic Surgery
Michael E. DeBakey Department of Surgery
Baylor College of Medicine
Houston, Texas

Robina Matyal, MD
Associate Professor of Anaesthesiology
Harvard Medical School
Beth Israel Deaconess Medical Center
Boston, Massachusetts

James D. McCully, PhD
Associate Professor of Surgery
Harvard Medical School
Department of Cardiac Surgery
Boston Children's Hospital
Boston, Massachusetts

Robert J. McKenna, Jr., MD
Director, Thoracic Surgery
Surgery
Cedars-Sinai Medical Center
Los Angeles, California

Ciaran McNamee, MD
Instructor in Surgery
Harvard Medical School
Associate Surgeon
Brigham and Women's Hospital
Boston, Massachusetts

Jeffrey D. McNeil, MD
Colonel, U.S. Air Force
Chief, Cardiothoracic Surgery Service
San Antonio Military Medical Center
San Antonio, Texas
Clinical Assistant Professor, Cardiothoracic Surgery
University of Texas Health Science Center, San Antonio
San Antonio, Texas

Lorenzo Menicanti, MD
Chief of Cardiac Surgery
IRCCS Policlinico San Donato
Milan, Italy

Carlos A. Mestres, MD, PhD, FETCS
Senior Consultant
Department of Cardiovascular Surgery
Hospital Clinico
University of Barcelona
Barcelona, Spain;
Cardiothoracic and Vascular Surgery
Heart and Vascular Institute
Cleveland Clinic Abu Dhabi
Abu Dhabi, United Arab Emirates

Bret A. Mettler, MD
Assistant Professor
Division of Pediatric Cardiac Surgery
Vanderbilt University School of Medicine
Department of Cardiac Surgery
Vanderbilt University Medical Center
Nashville, Tennessee

Bryan Fitch Meyers, MD, MPH
Patrick and Joy Williamson Professor of Surgery
Chief, Thoracic Surgery
Washington University School of Medicine
St. Louis, Missouri

Stephanie Mick, MD
Cardiovascular Surgeon
Department of Thoracic and Cardiovascular Surgery
Cleveland Clinic
Cleveland, Ohio

Tomislav Mihaljevic, MD
Chief of Staff and Chairman of the Heart and Vascular Institute
Cleveland Clinic Abu Dhabi
Abu Dhabi, United Arab Emirates;
Attending Surgeon
Department of Thoracic and Cardiovascular Surgery
Cleveland Clinic
Professor of Surgery
Cleveland Clinic Lerner College of Medicine at Case Western University
Cleveland, Ohio

Carmelo A. Milano, MD
Professor of Surgery Cardiovascular and Thoracic Surgery
Duke University
Durham, North Carolina

D. Craig Miller, MD
Thelma and Henry Doelger Professor of Cardiovascular Surgery
Department of Cardiovascular Surgery
Stanford University School of Medicine
Department of Cardiothoracic Surgery
Stanford University Medical Center
Stanford, California

Daniel L. Miller, MD, FACS
Clinical Professor of Surgery
Georgia Regents University
Chief, General Thoracic Surgery
WellStar Health System
Mayo Clinic Care Network
Marietta, Georgia

Meagan M. Miller, RN, BSN
Vanderbilt University Medical Center
Nashville, Tennessee

John D. Mitchell, MD
Courtenay C. and Lucy Patten Davis Endowed Chair in Thoracic Surgery
Professor and Chief, Section of General Thoracic Surgery
Division of Cardiothoracic Surgery
University of Colorado School of Medicine
Aurora, Colorado

Mario Montealegre-Gallegos, MD
Department of Anaesthesia
Harvard Medical School
Beth Israel Deaconess Medical Center
Boston, Massachusetts

Neal G. Moores, MD
Department of Thoracic and Cardiovascular Surgery
Cleveland Clinic
Cleveland, Ohio

Charles E. Murphy, MD
Assistant Professor of Surgery
Division of Cardiovascular and Thoracic Surgery
Duke University School of Medicine
Duke University Medical Center
Durham, North Carolina

Raghav A. Murthy, MD
Department of Cardiovascular & Thoracic Surgery
University of Texas Southwestern Medical Center
Dallas, Texas

Sudish C. Murthy, MD, PhD
Section Head, General Thoracic Surgery
Surgical Director, Center for Major Airway Disease
Department of Thoracic and Cardiovascular Surgery
Cleveland Clinic
Cleveland, Ohio

Sacha Mussot, MD
Hoital Marie Lannelongue
Service de Chirurgie Thoracique, Vasculaire et Transplantation Cardiopulmonaire
Le Plessis Robinson, France

Yoshifumi Naka, MD, PhD
Professor of Surgery
Columbia University College of Physicians and Surgeons
Attending Surgeon
New York-Presbyterian Hospital
New York, New York

Meena Nathan, MD, FRCS
Instructor in Surgery
Harvard Medical School
Staff Cardiac Surgeon
Department of Cardiac Surgery
Boston Children's Hospital
Boston, Massachusetts

Kurt D. Newman, MD
President and Chief Executive Officer
Children's National Medical Center
Washington, DC

Chukwumere Nwogu, MD
Associate Professor
Department of Thoracic Surgery
Roswell Park Cancer Institute
Buffalo, New York

Kirsten C. Odegard, MD
Associate Professor
Department of Anesthesiology, Perioperative and Pain Medicine
Boston Children's Hospital
Boston, Massachusetts

Daniel S. Oh, MD
Assistant Professor of Surgery
Division of Thoracic Surgery
University of Southern California
Los Angeles, California

Richard G. Ohye, MD
Professor of Cardiac Surgery
University of Michigan
Ann Arbor, Michigan

Mark W. Onaitis, MD
Associate Professor of Surgery
Department of Surgery
Division of Cardiovascular and Thoracic Surgery
Duke University School of Medicine
Duke University Medical Center

Durham, North Carolina

Aleksandra Ostojic, MSc
Division of Cardiac Surgery
University of Ottawa Heart Institute
Department of Cellular and Molecular Medicine
University of Ottawa
Ottawa, Ontario, Canada

Harald C. Ott, MD
Division of Thoracic Surgery
Massachusetts General Hospital
Boston, Massachusetts

Maral Ouzounian, MD, PhD
Assistant Professor of Surgery
University of Toronto
Cardiovascular Surgeon
Division of Cardiovascular Surgery
University Health Network
Toronto General Hospital
Toronto, Ontario, Canada

Khurram Owais, MD
Department of Anaesthesia
Harvard Medical School
Beth Israel Deaconess Medical Center
Boston, Massachusetts

Massimo Padalino, MD, PhD
Department of Cardio Thoracic and Vascular Sciences
University Hospital
Padova, Italy

Konstantinos Papadakis, MD
Instructor in Surgery
Harvard Medical School
Department of Surgery
Boston Children's Hospital
Boston, Massachusetts

G. A. Patterson, MD
Evarts A. Graham Professor of Surgery
Chief, Division of Cardiothoracic Surgery
Washington University
St. Louis, Missouri

Edward F. Patz, Jr., MD
Professor
Department of Radiology
Duke University
Durham, North Carolina

Subroto Paul, MD
Associate Professor
Department of Cardiothoracic Surgery
Weill Cornell Medical College
New York, New York

Arjun Pennathur, MD
Sampson Family Endowed Chair in Thoracic Surgical Oncology
Associate Professor of Cardiothoracic Surgery
Department of Cardiothoracic Surgery
University of Pittsburgh School of Medicine
University of Pittsburgh Medical Center
Pittsburgh, Pennsylvania

Yaron Perry, MD
Clinical Associate Professor of Surgery
Case Western Reserve University School of Medicine
Director, Minimally Invasive Esophageal Surgery
University Hospitals Case Medical Center
Cleveland, Ohio

Robert N. Piana, MD
Professor of Medicine
Division of Cardiovascular Medicine
Director, Adult Congenital Interventional Program
Vanderbilt University Medical Center
Nashville, Tennessee

Frank A. Pigula, MD
Associate Professor of Surgery
Harvard Medical School
Senior Associate in Cardiac Surgery
Clinical Director, Cardiac Surgery Program
Director, Neonatal Cardiac Surgery Program
Boston Children's Hospital
Boston, Massachusetts

Duane S. Pinto, MD, MPH
Associate Professor of Medicine
Harvard Medical School
Associate Director, Cardiac Catheterization Laboratory
Beth Israel Deaconess Medical Center
Boston, Massachusetts

Jose L. Pomar, MD, PhD, FETCS
Senior Consultant and Professor of Surgery
Department of Cardiovascular Surgery
Hospital Clinico
University of Barcelona
Barcelona, Spain

Ourania Preventza, MD
Assistant Professor of Cardiothoracic Surgery
Michael E. DeBakey Department of Surgery
Baylor College of Medicine
Clinical Staff
The Texas Heart Institute
Houston, Texas

Bradley Pua, MD
Assistant Professor of Radiology
Weill Cornell Medical College
Program Director, Interventional Radiology Fellowship
Director, Lung Cancer Screening Program
New York Presbyterian Hospital/Weill Cornell Medical Center
New York, New York

Varun Puri, MD
Assistant Professor of Surgery
Division of Cardiothoracic Surgery
Washington University
St. Louis, Missouri

Luis Quinonez, MD
Instructor in Surgery
Harvard Medical School
Assistant in Cardiac Surgery
Department of Cardiac Surgery
Boston Children's Hospital
Boston, Massachusetts

Siva Raja, MD, PhD
Department of Thoracic and Cardiovascular Surgery
Cleveland Clinic
Cleveland, Ohio

Mark Ratcliffe, MD
Professor of Surgery
Department of Surgery
University of California, San Francisco
Chief Surgical Consultant
Sierra Pacific VA Network
San Francisco, California

Michael J. Reardon, MD
Professor of Cardiothoracic Surgery
Allison Family Distinguished Chair of Cardiovascular Research
Houston Methodist DeBakey Heart & Vascular Center
Houston, Texas

John J. Reilly, Jr., MD
Dean
University of Colorado School of Medicine
Vice Chancellor for Health Affairs
University of Colorado
Aurora, Colorado

Karl G. Reyes, MD
Department of Thoracic and Cardiovascular Surgery
Cleveland Clinic
Cleveland, Ohio

Thomas W. Rice, MD
Head, Section of General Thoracic Surgery
Department of Thoracic and Cardiovascular Surgery
Heart and Vascular Institute
Cleveland Clinic
Cleveland, Ohio

Robert C. Robbins, MD
President and Chief Executive Officer
Texas Medical Center
Houston, Texas;
Consulting Professor
Stanford Cardiovascular Institute
Stanford, California

Gaetano Rocco, MD, FRCS(Ed), FECTS
Director, Department of Thoracic Surgery and Oncology
National Cancer Institute, Pascale Foundation
Naples, Italy

Fraser D. Rubens, MD, MSc, FACS, FRCSC
Professor of Surgery
Division of Cardiac Surgery
Residency Program Director
University of Ottawa Heart Institute
Ottawa, Ontario, Canada

Marc Ruel, MD, MPH
Professor and Chair
Division of Cardiac Surgery
University of Ottawa Heart Institute
Ottawa, Ontario, Canada

Valerie W. Rusch, MD
Attending Surgeon, Thoracic Service
Vice Chair for Clinical Research
Miner Family Chair in Intrathoracic Cancers
Department of Surgery
Memorial Sloan-Kettering Cancer Center
New York, New York

Ashraf A. Sabe, MD
Clinical Teaching Fellow, General Surgery
Harvard Medical School
Resident, General Surgery
Beth Israel Deaconess Medical Center
Boston, Massachusetts;
Research Fellow, Cardiothoracic Surgery
Warren Alpert Medical School of Brown University
Providence, Rhode Island

Sameh M. Said, MD
Senior Associate Consultant
Division of Cardiovascular Surgery
Mayo Clinic
Rochester, Minnesota

Pamela P. Samson, MD, MPHS
Resident, Department of Surgery
Washington University and Barnes-Jewish Hospital
St. Louis, Missouri

Stephen P. Sanders, MD
Professor of Pediatrics
Harvard Medical School
Director, Cardiac Registry
Departments of Cardiology, Pathology, Cardiac Surgery
Boston Children's Hospital
Boston, Massachusetts

Eric L. Sarin, MD
Assistant Professor of Surgery
Structural Heart and Valve Center
Division of Cardiothoracic Surgery
Joseph B. Whitehead Department of Surgery
Emory University School of Medicine
Atlanta, Georgia

Hartzell V. Schaff, MD
Professor of Surgery
Mayo Clinic
Rochester, Minnesota

Lara W. Schaheen, MD
Resident, Department of Cardiothoracic Surgery
University of Pittsburgh School of Medicine
Pittsburgh, Pennsylvania

Christopher W. Seder, MD
Assistant Professor of Thoracic and Cardiac Surgery
Rush University Medical Center
Chicago, Illinois

Frank W. Sellke, MD
Karl Karlson & Gloria Karlson Professor and Chief of Cardiothoracic Surgery
Warren Alpert Medical School of Brown University and Rhode Island Hospital
Director, Lifespan Cardiovascular Institute
Providence, Rhode Island

Boris Sepesi, MD
Assistant Professor
Department of Thoracic and Cardiovascular Surgery
Division of Surgery
The University of Texas MD Anderson Cancer Center
Houston, Texas

Rohit Shahani, MD
Cardiothoracic Surgery
Hudson Cardiothoracic Surgeons
Poughkeepsie, New York

Robert C. Shamberger, MD
Robert E. Gross Professor of Surgery
Harvard Medical School
Chief of Surgery
Boston Children's Hospital
Boston, Massachusetts

Oz M. Shapira, MD
Professor and Chairman
Department of Cardiothoracic Surgery
Hebrew University
Hadassah Medical Center
Jerusalem, Israel

Steven S. Shay, MD
Department of Gastroenterology
Digestive Disease Institute
Cleveland Clinic
Cleveland, Ohio

Joseph B. Shrager, MD
Professor, Department of Cardiothoracic Surgery
Chief, Division of Thoracic Surgery
Stanford University School of Medicine
Stanford, California

Ming-Sing Si, MD
Assistant Professor of Cardiac Surgery
University of Michigan
Ann Arbor, Michigan

Steve K. Singh, MD, MSc, FRCSC
Assistant Professor of Surgery
Division of Transplant & Assist Devices
Baylor College of Medicine
Houston, Texas

Peter K. Smith, MD
Professor and Chief, Thoracic Surgery
Duke University
Durham, North Carolina

Neel R. Sodha, MD
Assistant Professor of Surgery
Cardiothoracic Surgery
Warren Alpert Medical School of Brown University
Providence, Rhode Island

R. John Solaro, PhD
Distinguished University Professor and Head
Department of Physiology and Biophysics
University of Illinois at Chicago College of Medicine
Chicago, Illinois

Harmik J. Soukiasian, MD
Associate Director, Thoracic Surgery
Cedars-Sinai Medical Center
Los Angeles, California

David Spurlock, MD
Junior Fellow, Cardiac Surgery
University of Michigan
Ann Arbor, Michigan

Giovanni Stellin, MD

Director of Pediatric and Congenital Cardiac Surgery
Department of Cardio Thoracic and Vascular Sciences
University Hospital
Padova, Italy

Brendon M. Stiles, MD
Associate Professor of Cardiothoracic Surgery
Weill Cornell Medical College
Cardiothoracic Surgery
New York Presbyterian Hospital/Weill Cornell Medical College
New York, New York

Michaela Straznicka, MD
Thoracic Surgeon
Sutter Health Medical Center
Walnut Creek, California

David A. Stump, PhD
Wake Forest University Baptist Medical Center
Winston-Salem, North Carolina

David J. Sugarbaker, MD
Director, The Lung Institute
Chief, Division of Thoracic Surgery
The Olga Keith Wiess Chair of Surgery
Baylor College of Medicine
Houston, Texas

Erik J. Suuronen, PhD
Division of Cardiac Surgery
University of Ottawa Heart Institute
Department of Cellular and Molecular Medicine
University of Ottawa
Ottawa, Ontario, Canada

Lars G. Svensson, MD, PhD
Professor of Surgery, Thoracic and Cardiovascular Surgery
Chairman, Heart and Vascular Institute
Cleveland Clinic
Cleveland, Ohio

Scott J. Swanson, MD
Director, Minimally Invasive Thoracic Surgery
Brigham and Women's Hospital
Vice Chair, Cancer Affairs
Department of Surgery, Brigham and Women's Hospital
Chief Surgical Officer
Dana-Farber Cancer Institute
Professor of Surgery
Harvard Medical School
Boston, Massachusetts

Wilson Y. Szeto, MD
Associate Professor of Surgery
Division of Cardiovascular Surgery
Department of Surgery
University of Pennsylvania
Philadelphia, Pennsylvania

Sharven Taghavi, MD
Resident, Department of Surgery
Temple University
Philadelphia, Pennsylvania

Hiroo Takayama, MD, PhD
Assistant Professor of Surgery
Columbia University College of Physicians and Surgeons
Attending Surgeon
New York-Presbyterian Hospital
New York, New York

Koji Takeda, MD, PhD
Assistant Professor of Surgery
Columbia University College of Physicians and Surgeons
Attending Surgeon
New York-Presbyterian Hospital
New York, New York

Ravi R. Thiagarajan, MBBS, MPH
Senior Associate in Cardiology
Associate Professor of Pediatrics
Boston Children's Hospital
Boston, Massachusetts

Patricia A. Thistlethwaite, MD, PhD
Professor of Surgery
Program Director, Division of Cardiothoracic Surgery
University of California, San Diego
San Diego, California

Vinod H. Thourani, MD
Professor of Surgery
Structural Heart and Valve Center
Division of Cardiothoracic Surgery
Joseph B. Whitehead Department of Surgery
Emory University School of Medicine
Atlanta, Georgia

Hadi D. Toeg, MD, MSc
Surgical Resident
Division of Cardiac Surgery
University of Ottawa Heart Institute
Ottawa, Ontario, Canada

Michael Z. Tong, MD, MBA
Associate Staff, Thoracic and Cardiovascular Surgery
Heart and Vascular Institute
Cleveland Clinic
Cleveland, Ohio

Alexander G. Truesdell, MD
Cardiac and Vascular Interventionalist
PinnacleHealth CardioVascular Institute
Harrisburg, Pennsylvania

Peter I. Tsai, MD, FACS
Assistant Professor of Surgery
Division of Cardiothoracic Surgery
Michael E. DeBakey Department of Surgery
Baylor College of Medicine
Houston, Texas

Harold C. Urschel, Jr., MD[†]
Professor of Cardiovascular and Thoracic Surgery
University of Texas Southwestern Medical School
Chair, Cardiovascular and Thoracic Surgical Research, Education, and Clinical Excellence
Department of Cardiovascular and Thoracic Surgery
Baylor University Medical Center
Dallas, Texas

Anne Marie Valente, MD
Associate Professor of Pediatrics and Internal Medicine
Harvard Medical School
Outpatient Director, Boston Adult Congenital Heart Disease and Pulmonary Hypertension Program
Department of Cardiology
Boston Children's Hospital
Department of Medicine
Division of Cardiology
Brigham and Women's Hospital
Boston, Massachusetts

Prashanth Vallabhajosyula, MD, MS
Assistant Professor of Surgery
Division of Cardiovascular Surgery
Department of Surgery
University of Pennsylvania
Philadelphia, Pennsylvania

Jeffrey B. Velotta, MD
Thoracic Surgery
Oakland Medical Center
Oakland, California

Vladimiro Vida, MD, PhD
Department of Cardio Thoracic and Vascular Sciences
University Hospital
Padova, Italy

Gus J. Vlahakes, MD
Professor of Surgery
Harvard Medical School
Massachusetts General Hospital
Boston, Massachusetts

Pierre Voisine, MD, FRCSC
Department of Cardiac Surgery
Institut Universitaire de Cardiologie et de Pneumologie de Québec
Québec City, Québec, Canada

Matthew J. Wall, Jr., MD, FACS
Professor of Surgery
Division of Cardiothoracic Surgery
Michael E. DeBakey Department of Surgery
Baylor College of Medicine
Houston, Texas

Garrett L. Walsh, MD
Professor of Surgery
Department of Thoracic and Cardiovascular Surgery
Division of Surgery
The University of Texas MD Anderson Cancer Center
Houston, Texas

Dustin M. Walters, MD
Division of Cardiothoracic Surgery
University of Washington Medical Center
Seattle, Washington

Benjamin Wei, MD
Assistant Professor of Surgery
Division of Cardiothoracic Surgery
University of Alabama at Birmingham
Birmingham, Alabama

Ian J. Welsby, MB BS
Associate Professor of Anesthesiology
Departments of Anesthesiology, Surgery, and Critical Care
Duke University School of Medicine
Durham, North Carolina

Margaret V. Westfall, PhD
Associate Professor
Department of Cardiac Surgery
University of Michigan School of Medicine
Ann Arbor, Michigan

Daniel C. Wiener, MD
Assistant Professor of Surgery
Harvard Medical School
Thoracic Surgeon
Brigham and Women's Hospital
Boston, Massachusetts

Benson R. Wilcox, MD[†]
Professor of Surgery
Department of Cardiothoracic Surgery
University of North Carolina at Chapel Hill
University of North Carolina Hospital
Chapel Hill, North Carolina

Judson B. Williams, MD, MHS
Resident, Cardiothoracic Surgery
Duke University
Durham, North Carolina

Jay M. Wilson, MD
Associate Professor of Surgery
Harvard Medical School
Senior Associate in Surgery
Boston Children's Hospital
Boston, Massachusetts

Y. Joseph Woo, MD
Norman E. Shumway Professor and Chair
Department of Cardiothoracic Surgery
Stanford University School of Medicine
Professor, by courtesy, Department of Bioengineering
Stanford University
Stanford, California

Douglas E. Wood, MD
Professor and Chief, Endowed Chair in Lung Cancer Research
Division of Cardiothoracic Surgery
University of Washington
Seattle, Washington

John V. Wylie, Jr., MD
Tufts University School of Medicine
St. Elizabeth's Medical Center
Boston, Massachusetts

Stephen C. Yang, MD
Professor of Surgery
The Johns Hopkins Medical Institutions
Baltimore, Maryland

Sai Yendamuri, MD
Associate Professor
Department of Thoracic Surgery
Roswell Park Cancer Institute
Buffalo, New York

Susan B. Yeon, MD, JD
Department of Medicine
Cardiovascular Division
Harvard-Thorndike Laboratory
Harvard Medical School
Beth Israel Deaconess Medical Center
Boston, Massachusetts;
Deputy Editor
UpToDate
Wolters Kluwer Health
Waltham, Massachusetts

Peter J. Zimetbaum, MD
Associate Professor of Medicine
Harvard Medical School
Cardiac Services
Beth Israel Deaconess Medical Center
Boston, Massachusetts

---

† 已故。

原著者寄语

自从 John Gibbon 博士发明心肺体外循环机和第一次使用这种新技术成功开展心脏手术后，其主编的 *Surgery of the Chest*（现已再版更名为 *Sabiston and Spencer Surgery of the Chest*），即成为心胸外科的里程碑式著作。然而，Gibbon 博士并没有忽视过去，在他的著作中还包括了普通胸科疾病的外科治疗。毕竟普通胸部手术比心血管手术的发展历史更早，而且在心脏手术成为常规之前就已形成体系。Del Nido 博士、Swanson 博士和我有幸成为这部涵盖成人和先天性心胸外科疾病各个方面的标准教科书第 7、第 8、第 9 版的主编。

我很高兴受邀为 *Sabiston and Spencer Surgery of the Chest, 9e* 的中文版作序。许多西方心胸外科医师对中国外科手术体量之大感到惊讶，(在中国)许多医疗中心的年手术量超过 1 万台次。然而，到目前为止，还没有一部中文专著能全面涵盖当代心胸外科的最新内容。这部中文翻译版项目始于我与华中科技大学同济医学院武汉协和医院的董念国医生的接触，他是我的同行兼挚友，当我询问他是否能主持翻译本书第 9 版时，他毫不犹豫就答应了，随后很快便启动了这个项目。董念国医生是中国一流的心脏外科医师，也是美国胸外科协会的中国会员之一。他所在的武汉协和医院心血管外科是中国最好的心胸外科中心之一，除了临床心胸外科手术外，还承担着大量科研和教学工作。在过去 6 年里，其所在的中心完成了近 700 例心脏移植手术，并获得优异的临床效果。这些手术大多由董念国医生亲自完成。我有幸多次访问他所在的中心，亲身感受到这一出色的临床科研中心是如何以高效的方式完成大量的成人和先天性心胸外科手术并取得良好效果。本书英文版在西方广受欢迎，我期待本书中文版可以在中国心胸外科领域中进一步扩大影响。

Frank W. Sellke, MD
Karl Karlson and Gloria Karlson Professor and Chief of Cardiothoracic Surgery
Alpert Medical School of Brown University and Rhode Island Hospital
Director, Lifespan Cardiovascular Institute
Providence RI, USA

Gibbon's *Surgery of the Chest*, later known as *Sabiston and Spencer Surgery of the Chest*, has been a mainstay in Cardiothoracic Surgery since shortly after the invention of the heart lung machine by Dr John Gibbon and first heart operations utilizing this new technology. However, Dr Gibbon did not ignore the past, and included the surgical treatment of general thoracic disease in his textbook. After all, general thoracic surgery predated cardiovascular surgery by many decades, and was well established long before cardiac operations became routine. Dr Del Nido, Dr Swanson and I have been privileged to edit the last 3 editions of this standard textbook covering all aspects of adult and congenital cardiothoracic surgery.

It is with great pleasure that I write the preface to the Chinese translation of the 9th Edition of Sabiston and Spencer Surgery of the Chest. Many Western cardiothoracic surgeons are amazed at the volume of surgery performed in China, some centers performing well over 10 thousand operations on a yearly basis. However, until now, there was no textbook covering cardiothoracic surgery written in Chinese. This project began when I approached Dr Nianguo Dong, a great colleague and dear friend from Tongji Medical College of Huazhong University of Science and Technology, and Wuhan Union Hospital. I wanted to see if he could oversee the monumental task of translating the 9th edition into Chinese. He immediately said yes, and the project began. Dr Dong is a premier cardiac surgeon in China, and one of a select group of Chinese surgeons who are members of the American Association for Thoracic Surgery. His surgical unit at Union Hospital is one of the premier cardiothoracic surgery centers in China, performing research and education in addition to clinical cardiothoracic surgery. His unit has performed nearly 700 heart transplant operations in the past 6 years with outstanding outcomes. The majority of these operations were performed by Dr Dong himself. I have had the privilege to visit his center on many occasions, and can attest to it being an outstanding clinical and research center performing a very large volume of adult and congenital cases in an efficient manner with excellent outcomes. The English edition of this textbook has been very well received, and I look forward to expanding its impact to the Chinese world of cardiothoracic surgery.

Frank W. Sellke, MD
Karl Karlson and Gloria Karlson Professor and Chief of Cardiothoracic Surgery
Alpert Medical School of Brown University and Rhode Island Hospital
Director, Lifespan Cardiovascular Institute
Providence RI, USA

中文版序一

心胸外科是一门年轻而富朝气的学科，在其发展历程中，先贤们不惧挑战，勇于创造，不断打破医学禁区，创新手术方式，拓宽手术适应证，丰富了心胸外科的内涵及外延。凝结着他们非凡勇气和智慧的一部部经典著作，在一代代心胸外科医师中薪火相传。

Sabiston and Spencer Surgery of the Chest 正是这样一部影响深远的心胸外科鸿篇巨著。该书一方面表现出该书著者与时俱进、力求权威的一贯原则，另一方面也反映出心胸外科领域蓬勃发展、迭代更新的一大特色。

作为全球心胸外科家庭的重要一员，中国心胸外科从起步开始就一直与国际同行保持学术交流。近年来，这种交流更呈现出常态化、双向化的发展趋势。通过学习吸收国外同仁的有益经验，推动我国心胸外科事业的发展普及，促进中国原创性心胸外科临床技术和科研成果的不断涌现，实现全球心胸外科良性互动发展，这是所有心胸外科同道的共同愿景。在这一过程中，翻译引进国外优秀著作发挥着不可忽视的作用。

武汉协和医院的董念国教授和北京协和医院的李单青教授都是我国心胸外科领域的知名专家，在国内外具有很高的学术影响力。他们联合主持完成了本书的翻译工作，为国内广大心胸外科医师系统全面掌握本领域的最新理念、知识和技术提供了重要参考教材。衷心希望本书的中文翻译版能够进一步推进我国心胸外科事业的发展，为更多罹患心胸系统疾病的患者提供更加优质的医疗服务。

中国工程院院士
国家心血管病中心主任
中国医学科学院阜外医院院长
法国医学科学院外籍院士

中文版序二

我国心胸外科的发展从 20 世纪 50 年代到 80 年代、从 80 年代到 21 世纪初、再从 21 世纪初到如今，经历了一个快速发展时期。在最近的 20 年里，我国心胸外科已从常态化向多元化、国际化发展。我国心胸外科逐渐在世界舞台发挥重要作用，得到国际同行的高度认可，国际合作也不断扩大和深入。学科的发展和进步要求我们在疾病诊疗过程中更加熟悉国外同行的诊治方法。Sabiston and Spencer Surgery of the Chest 是畅销全球的心胸外科领域经典著作，目前已更新至第 9 版，相信仍旧是心胸外科医师的良师益友。

本书的翻译工作由北京协和医院李单青教授和武汉协和医院董念国教授联袂奉上，他们都是杰出的心胸外科医生，所率领的团队在临床和科研领域都建树颇丰。本书在两位教授的主持下翻译出版，正是顺应了时代的需要。

希望以本书中文版出版为契机，广大心胸外科医生能够以更开放的心态对待心胸外科手术的定义，积极探索新的医疗模式和医疗技术，开展符合中国疾病特点的临床诊治，全方位建设国内国际一体的学术交流环境。

中国科学院院士
中国医学科学院肿瘤医院院长
中国国家癌症中心主任
中华医学会胸心血管外科学分会主任委员
中国医师协会胸外科医师分会会长

译者前言一

初版 Surgery of the Chest 的主编 John H. Gibbon 教授（1903—1973）发明了体外循环机，奠定了现代心胸外科学基石。著者名单中列有诸多心胸外科先贤的名字，包括深低温疗法和肺动脉漂浮导管的发明者 HJC. Swan、体外循环下先天性心脏病手术的开创者 John W. Kirklin、人工瓣膜的创始人之一 Miles L. Edwards 等。1962 年，本书的第 1 版问世，虽然只有 35 位著者和 32 章，却记录了心胸外科筚路蓝缕的草创历程和初启山林的群星璀璨。

自第 2 版开始，David C. Sabiston 教授和 Frank C. Spencer 教授成为新任主编，此后差不多每 7 年再版 1 次，至今已修订至第 9 版。Spencer 教授（1925—2018）师从于发明了 B-T 分流术式的 Alfred Blalock 教授，历任 Vanderbilt 大学、Johns Hopkins 大学、加州大学洛杉矶分校（UCLA）、Kentucky 大学、New York 大学等心胸外科主任职务，第 63 届 AATS 主席。他一生诲人无数，培养的学生中不乏 Henry Bahnson（第 57 届 AATS 主席）、Andrew G. Morrow（Morrow 术式的发明者）、Denton Cooley（大血管外科的传奇医师）等专业大家。2007 年，Spencer 教授成为了第二位 AATS 终身成就奖获得者。David C. Sabiston, Jr 教授（1924—2009）作为 Blalock 教授的另一位高徒，一直被 Blalock 教授予以厚望："I have a specific plan for you; I want you to develop coronary artery surgery at Hopkins."（我为你制订了一个特别的计划，我希望你在 Hopkins 大学开展冠状动脉手术。）事实上，当时还不能常规开展任何冠状动脉外科手术。Sabiston 教授前往伦敦，求教于诺贝尔奖获得者、冠状动脉粥样硬化领域的 Howard W. Florey 教授等专家，从基础病理生理开始，从无到有地创立了冠状动脉外科治疗策略。1962 年，他回到美国后，实施了第一例冠状动脉旁路移植手术，成为心胸外科发展史上的里程碑事件之一。Sabiston 教授是 Duke 大学终身教授、第 65 届 AATS 主席及 ACS 主席，担任外科学顶级期刊 Annals of Surgery 主编长达 27 年之久。同时，他还是外科学领域殿堂级教材 Sabiston Textbook of Surgery 连续 14 版的主编。正是在这样两位心胸外科乃至外科学领域泰斗的努力下，Sabiston and Spencer Surgery of the Chest 才能不断再版，影响广泛，被美国乃至全球心胸外科医师奉为圭臬。

自第 8 版开始，Frank W. Sellke 教授等出任 Sabiston and Spencer Surgery of the Chest 的新主编。Sellke 教授是 Rhode Island 医院心胸外科主任、Brown 大学 Karl & Gloria Karlson 客席教授、AHA 前任主席。此时的心胸外科发展已今非昔比。各种全新的医疗理念、外科技术、治疗策略层出不穷，腔镜技术、杂交技术、微创技术、机器人技术方兴未艾。Sellke 教授及其同仁与时俱进地吸纳了心胸外科的最新进展和前沿热点，保持了 Sabiston and Spencer Surgery of the Chest 一贯的科学性、权威性、系统性和实用性。2016 年，全新第 9 版问世，由 280 余位全球顶级心胸外科领域的专家精心编写而成，是一部包含上、下两卷 134 章的鸿篇巨著，首次以全彩形式设计，分为胸部手术、成人心脏手术、先天性心脏病手术三部分，涵盖了当代心胸外科的基础解剖、发病机制、病理生理、临床诊断、治疗策略、手术技术、围术期管理和远期效果等，是世界心脏外科领域当之无愧的经典权威著作。书中图片精美，表格丰富，文献众多，对于帮助医师全方位掌握心胸外科的各类操作技巧帮助甚大，亦方便读者开展相关学术研究时查阅参考。

我与 Frank Sellke 教授相识已久，多年前初次见面便得其相赠本书第 8 版。翻阅之后，不禁感叹其内容翔实，描述准确，讲解清晰，图表精美，当时便萌生了翻译此书的初步想法。后来，在一次会议上遇到中国医学科学院北京协和医院胸外科主任李单青教授，我将此想法告知他并得到积极回应支持。在此，还要感谢中国科学技术出版社引进本书，并给予宝贵的技术支持，最终玉成此事。

尽管受到新冠肺炎疫情的影响，译者团队还是在非常有限的时间内完成了本书的翻译及审校工作。衷心希望本书的出版能惠及广大心胸外科同仁，助力中国心胸外科事业的发展，增进中美心胸外科领域的沟通交流，为提高我国心胸外科疾病的诊疗水平贡献绵薄之力。

华中科技大学附属协和医院心脏大血管外科主任
器官移植中心主任
心血管病研究所所长
国家二级教授，主任医师，博士研究生导师

译者前言二

在译者团队的共同努力下，*Sabiston and Spencer Surgery of the Chest*，9/E 的中文翻译版终于与广大读者见面了。自 1962 年问世以来，本书一直是心胸外科领域的权威著作，全面、系统地介绍了与心胸外科有关的解剖学、组织学、生理学、病理学、免疫学等知识内容，还详细阐述了心胸外科医生的临床实践，包括术前评估、手术选择、手术要点及术中控制、并发症的处理、术后监护等内容，指引了一代又一代心胸外科医生的成长。此次的全新第 9 版由三位国际知名的心胸外科专家 Frank W. Sellke、Pedro J. del Nido 和 Scott J. Swanson 联合执笔，不仅全面叙述了心胸外科的基本理论、实践及最新进展，还更新涵盖了胸外科及成人和小儿心脏手术的内容，展现了心胸外科疾病诊断治疗的最新变化和进展，并首次采用全彩设计，分上、下两卷编排，方便读者快速查找传统开放手术和微创手术的专业知识，并将作为心胸外科的经典之作继续传承下去。

感谢中国科学技术出版社引进本书，译者团队对本书的翻译工作投入了极大热情、付出了巨大努力，才最终令这部经典的心胸外科著作与国内广大医务工作者见面。在本书的翻译过程中，全球遭遇了新冠肺炎疫情的冲击，武汉协和医院更是抗击疫情的主战场之一，国内广大医护人员逆行而上、爱党报国、担当尽责、献身使命，为这部经典著作的翻译工作又添了一分历史意义。

译者团队在非常有限的时间内完成了本书的翻译及审校工作，尽管翻译过程中大家反复斟酌，希望能够准确表述原著者的本意，但由于医学技术发展日新月异，加之中外语言表达习惯有所差别，部分术语名词的翻译可能还需更多专家同道共同商榷，所以中文翻译版中可能存在一些表述欠妥或失当之处，恳请各位同行和读者批评、指正。衷心希望本书能够开阔各位读者的视野，让更多国内同行从中获益。

中央高干保健会诊专家
北京协和医院胸外科主任

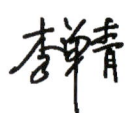

原书前言

肇始于肺结核和脓胸的专业治疗手段，胸外科手术始终处于不断的进展演化之中。事实上，自本书第 8 版至今，成人和儿科心血管外科及胸外科领域已发生了诸多进展。此次修订出版的全新第 9 版包含有关胸部疾病诊断和治疗的最新进展，特别是在主动脉瓣和二尖瓣修复、先天性心脏病干预、微创胸腔和心脏手术、心律失常外科治疗及主动脉疾病血管腔内治疗等领域的巨大变化。与之前几次的修订再版一样，许多章节的更新仍由原来的著者完成，同时增补或删除了部分章节，还有许多重新编写的章节。新加入的著者不只是参照此前章节的风格写作，更要为读者提供新颖的见解和观点。我们希望全新的第 9 版能够如此前几版一样，得到读者广泛、热情的回应。

几年前，我们痛失本书的前任主编之一、外科领域巨匠 Dr. David Sabiston。幸运的是，另一位主编 Dr. Frank Spencer 还很健康。Dr. Spencer 不仅是我们专业领域的先驱之一，也是我们领域许多医师敬爱的导师。我们非常感谢 Dr. Sabiston 和 Dr. Spencer 对外科领域做出的巨大贡献。

最后，我们要感谢我们的家人，他们为本书的编写乃至为我们整个职业生涯提供了巨大的支持。

Frank W. Sellke
Pedro J. del Nido
Scott J. Swanson

目 录

上 卷

第一部分　胸部手术

第一篇　评估与护理 002
第 1 章　胸部解剖 002
第 2 章　胸部疾病的影像学表现 025
第 3 章　胸外科患者的术前评估 036
第 4 章　胸外科患者的围术期处理 044

第二篇　内镜检查 065
第 5 章　胸部疾病的内镜下诊断 065
第 6 章　胸部疾病的内镜治疗 071

第三篇　外伤 089
第 7 章　胸部外伤 089

第四篇　气管 117
第 8 章　气管病变 117

第五篇　良性肺部疾病 135
第 9 章　先天性肺部疾病 135
第 10 章　肺良性肿瘤 158
第 11 章　间质性肺病 168
第 12 章　肺部感染性疾病 182
第 13 章　肺气肿的外科治疗 203
第 14 章　肺移植 216

第六篇　肺癌 241
第 15 章　肺癌筛查：胸外科医师的挑战 241
第 16 章　肺癌的检查和分期 251
第 17 章　肺癌的外科治疗 261
第 18 章　肺癌的微创手术 285

第 19 章	肺癌的综合治疗	293
第 20 章	肺癌侵袭胸壁肿瘤的外科治疗方法	300
第 21 章	前路处理肺上沟占位	319

第七篇 肺部其他恶性肿瘤 328

第 22 章	肺部其他原发性肿瘤	328
第 23 章	继发性肺肿瘤	342

第八篇 胸壁 354

第 24 章	先天性胸壁畸形	354
第 25 章	胸壁肿瘤	382
第 26 章	胸出口综合征与背侧交感神经切断术	390

第九篇 胸膜 411

第 27 章	自发性气胸	411
第 28 章	脓胸	416
第 29 章	乳糜胸	424
第 30 章	恶性胸腔和心包积液	428
第 31 章	胸膜肿瘤	445

第十篇 膈肌 466

第 32 章	膈肌手术的演绎之道	466
第 33 章	先天性膈疝	481

第十一篇 食管良性疾病 506

第 34 章	食管解剖及功能	506
第 35 章	食管先天性疾病的手术治疗	524
第 36 章	食管良性疾病的外科治疗	535

第十二篇 食管癌症 568

第 37 章	食管癌的分期方法	568
第 38 章	食管切除及消化道重建	578
第 39 章	食管癌的综合治疗	606

第十三篇 纵隔 615

第 40 章	纵隔解剖及纵隔镜	615
第 41 章	前纵隔肿块	628
第 42 章	中纵隔	640
第 43 章	后纵隔	645
第 44 章	多汗症的手术治疗	660

第十四篇 未来展望 666

第 45 章	胸部恶性肿瘤的分子生物学	666
第 46 章	创新性治疗与技术	681

第二部分　成人心脏手术

第十五篇　基础理论 ... 698
- 第 47 章　心脏外科解剖 ... 698
- 第 48 章　血管生理学 ... 712
- 第 49 章　心肌生理学 ... 727
- 第 50 章　心室力学 ... 740
- 第 51 章　凝血、输血与血液保存 ... 757

第十六篇　诊断步骤 ... 773
- 第 52 章　冠状动脉造影：瓣膜与血流动力学评估 ... 773
- 第 53 章　磁共振与 CT 在心血管疾病诊断中的应用 ... 790
- 第 54 章　核心脏病学与正电子发射断层扫描在心血管疾病患者评估中的应用 ... 807
- 第 55 章　诊断超声心动图（超声成像在心血管疾病诊断中的应用） ... 821

第十七篇　心血管疾病的内科和导管治疗 ... 846
- 第 56 章　介入心脏病学 ... 846
- 第 57 章　急性冠状动脉综合征的药物治疗 ... 864
- 第 58 章　心力衰竭的药物治疗 ... 878

第十八篇　心脏外科手术患者的围术期与术中管理 ... 899
- 第 59 章　成人心脏病患者的麻醉与术中管理 ... 899
- 第 60 章　成人心脏病患者的重症管理 ... 913
- 第 61 章　战时胸部损伤的重症管理 ... 934
- 第 62 章　神经系统缺陷和卒中 ... 947
- 第 63 章　心肺旁路技术与病理生理 ... 953
- 第 64 章　胸骨深部伤口感染 ... 972
- 第 65 章　心肌保护 ... 977
- 第 66 章　成人心脏手术的临床质量和安全 ... 997

下　卷

第十九篇　主动脉疾病的外科治疗 ... 1009
- 第 67 章　主动脉根部与升主动脉 ... 1009
- 第 68 章　主动脉弓手术 ... 1028
- 第 69 章　降主动脉与胸腹主动脉手术 ... 1052
- 第 70 章　A 型主动脉夹层 ... 1081

- 第 71 章　B 型主动脉夹层 ········· 1107
- 第 72 章　胸主动脉病变的血管腔内治疗 ········· 1120
- 第 73 章　头臂血管闭塞性疾病与颈动脉及冠状动脉同期手术的管理 ········· 1135
- 第 74 章　腹主动脉与外周血管疾病的经皮介入治疗 ········· 1149
- 第 75 章　心脏与大血管外伤 ········· 1161

第二十篇　瓣膜性心脏病的外科治疗 ········· 1168

- 第 76 章　瓣膜置换治疗：历史、瓣膜类型与选择 ········· 1168
- 第 77 章　主动脉瓣疾病的外科治疗 ········· 1185
- 第 78 章　主动脉瓣修复术 ········· 1199
- 第 79 章　经导管主动脉瓣置换术 ········· 1217
- 第 80 章　二尖瓣的外科治疗 ········· 1233
- 第 81 章　三尖瓣疾病的外科治疗 ········· 1274
- 第 82 章　自体瓣膜心内膜炎及人造瓣膜心内膜炎 ········· 1296
- 第 83 章　人工心脏瓣膜的抗凝、血栓形成和血栓栓塞 ········· 1304
- 第 84 章　机器人与微创瓣膜手术 ········· 1312

第二十一篇　心律失常的管理 ········· 1319

- 第 85 章　用于治疗缓慢性心律失常与快速性心律失常的心脏装置 ········· 1319
- 第 86 章　心律失常的导管消融 ········· 1343
- 第 87 章　心律失常的外科治疗 ········· 1358

第二十二篇　冠状动脉疾病及其并发症的外科治疗 ········· 1378

- 第 88 章　冠状动脉搭桥术 ········· 1378
- 第 89 章　非体外循环下冠状动脉搭桥术与激光心肌血运重建术 ········· 1410
- 第 90 章　机器人及其他冠状动脉旁路移植技术 ········· 1422
- 第 91 章　再次冠状动脉搭桥术 ········· 1435
- 第 92 章　缺血性二尖瓣反流 ········· 1442
- 第 93 章　心肌梗死后室间隔缺损与心室破裂 ········· 1467
- 第 94 章　非粥样硬化性冠状动脉疾病 ········· 1475

第二十三篇　心力衰竭的外科治疗 ········· 1484

- 第 95 章　心包与缩窄性心包炎 ········· 1484
- 第 96 章　肥厚性心肌病的外科治疗 ········· 1498
- 第 97 章　左心室辅助装置与全人工心脏 ········· 1513
- 第 98 章　心脏移植 ········· 1533
- 第 99 章　心肺联合移植 ········· 1558
- 第 100 章　心力衰竭的外科治疗：左心室成形 ········· 1575
- 第 101 章　利用可再生细胞治疗心脏疾病 ········· 1601
- 第 102 章　肺栓塞的外科治疗 ········· 1622
- 第 103 章　心脏肿瘤 ········· 1641

第三部分 先天性心脏病手术

第二十四篇 先天性心脏病基础理论及诊断方法 1650
- 第 104 章 心脏胚胎学与遗传学 1650
- 第 105 章 节段解剖学 1662
- 第 106 章 影像诊断：超声心动图和磁共振成像 1675
- 第 107 章 心脏导管与胎儿介入治疗 1699

第二十五篇 儿童心脏外科基本技术及围术期管理 1718
- 第 108 章 小儿心脏手术入路与心肺转流术 1718
- 第 109 章 儿童体外循环、机械循环支持和手术方法 1741
- 第 110 章 小儿麻醉与重症监护 1758
- 第 111 章 先天性心脏病手术患者的神经功能监测与神经发育结果 1775

第二十六篇 先天性心脏病外科治疗 1782
- 第 112 章 先天性气管疾病 1782
- 第 113 章 动脉导管未闭、主动脉缩窄与血管环 1796
- 第 114 章 房间隔缺损与三房心 1810
- 第 115 章 肺静脉畸形手术注意事项 1825
- 第 116 章 房室管缺损 1839
- 第 117 章 室间隔缺损与右心室双出口 1858
- 第 118 章 室间隔完整的肺动脉闭锁 1872
- 第 119 章 法洛四联症伴肺动脉狭窄 1883
- 第 120 章 肺动脉瓣闭锁伴室间隔缺损与右心室 – 肺动脉导管 1900
- 第 121 章 永存动脉干与主肺动脉窗 1913
- 第 122 章 主动脉弓离断 1928
- 第 123 章 先天性主动脉瓣与主动脉根部畸形的外科治疗 1945
- 第 124 章 先天性冠状动脉畸形的外科治疗 1966
- 第 125 章 大动脉转位：简单与复杂形式 1984
- 第 126 章 先天性矫正型大动脉转位的外科治疗 2005
- 第 127 章 先天性二尖瓣畸形 2016
- 第 128 章 左心发育不良综合征 2029
- 第 129 章 单心室与腔静脉 – 肺动脉连接的处理 2044
- 第 130 章 Ebstein 畸形 2055
- 第 131 章 成人先天性心脏病手术 2072
- 第 132 章 先天性心脏病患者心律失常与外科起搏器治疗 2086

第二十七篇 先天性心脏病外科数据库建设与质量控制 2100
- 第 133 章 临床数据库在改进儿童先天性心脏病治疗中的作用 2100
- 第 134 章 手术效果的质量改进 2118

第一部分
胸部手术
THORACIC SURGERY

第一篇	评估与护理	/ 002
第二篇	内镜检查	/ 065
第三篇	外伤	/ 089
第四篇	气管	/ 117
第五篇	良性肺部疾病	/ 135
第六篇	肺癌	/ 241
第七篇	肺部其他恶性肿瘤	/ 328
第八篇	胸壁	/ 354
第九篇	胸膜	/ 411
第十篇	膈肌	/ 466
第十一篇	食管良性疾病	/ 506
第十二篇	食管癌症	/ 568
第十三篇	纵隔	/ 615
第十四篇	未来展望	/ 666

第一篇　评估与护理
EVALUATION AND CARE

第 1 章
胸部解剖
Anatomy of the Thorax

Cynthia S. Chin　Rohit Shahani　著
张杰石　译

胸腔位于躯干的上部，下界是膈肌，上界是胸廓入口，胸廓介于两者之间。重要内脏器官，如心脏和肺，完全位于胸腔范围以内，而其他主要的脏器，如主动脉和食管，则由胸腔延续至腹腔。胸腔被纵隔分为左右两侧。本章即对胸腔的解剖及其内部结构做简要综述。

一、胸廓

圆柱形胸廓有两个主要作用：一是为内在器官提供保护，二是通过胸壁骨骼和肌肉组分的动态活动，以完成呼吸运动。

骨性胸廓有上下两个开口，上口常被称为胸廓入口或颈胸交界（图 1-1A）。

（一）胸廓入口

胸廓入口由 T_1 椎体（后侧）、第 1 对肋骨 / 肋软骨（前外侧）和胸骨上缘（前侧）围成。很多重要结构穿行其间。肺上沟瘤（Pancoast 瘤）切除术或胸廓出口综合征手术需要医生对该部位的解剖了然于胸。在这片肾形区域里，气管位于中央，前方是大血管，后方是食管，略偏左。无名动脉起自主动脉弓，经由胸骨后、气管前，走向头侧。双侧颈内静脉和锁骨下静脉在相应的胸锁关节处交汇，组成头臂静脉。左侧头臂静脉向左汇入右侧头臂静脉形成上腔静脉。胸廓入口处主要的肌肉是胸锁乳突肌和斜角肌，主要的穿行神经是臂丛的各支神经、膈神经和迷走神经。

因胸廓入口平面的边缘略向前下倾斜，故而双侧肺尖和胸膜（胸膜顶）向上突出于胸廓入口的外侧，外覆于胸膜上膜（Sibson 筋膜）。

（二）颈腋管

颈腋管由第 1 肋骨（向下）、锁骨（向上）和肋锁韧带（向内）围成（图 1-2）。锁骨下动静脉和臂丛神经穿行其间。

锁骨下动脉在第 1 肋上缘穿出，走行于前斜角肌和中斜角肌间。在跨过第 1 肋骨离开颈腋管之前，锁骨下动脉发出其分支，包括甲状腺动脉干、内乳动脉和椎动脉。锁骨下动脉行于胸小肌后方延续为腋动脉。压迫该支动脉可导致狭窄后扩张、狭窄、假性动脉瘤或闭塞。

锁骨下静脉起自上肢，在第 1 肋和锁骨间，走行于胸小肌深面。该间隙向内由肋锁韧带、向外被前斜角肌包围。该段的静脉压迫可导致静脉的狭窄或闭塞

臂丛由 C_5 至 T_1 椎间孔发出的神经根组成。这些神经根交汇形成上干（C_5 和 C_6）、中干（C_7）和下干（C_8 和 T_1）。这些神经干又被分成前部和

第一部分 胸部手术
第1章 胸部解剖

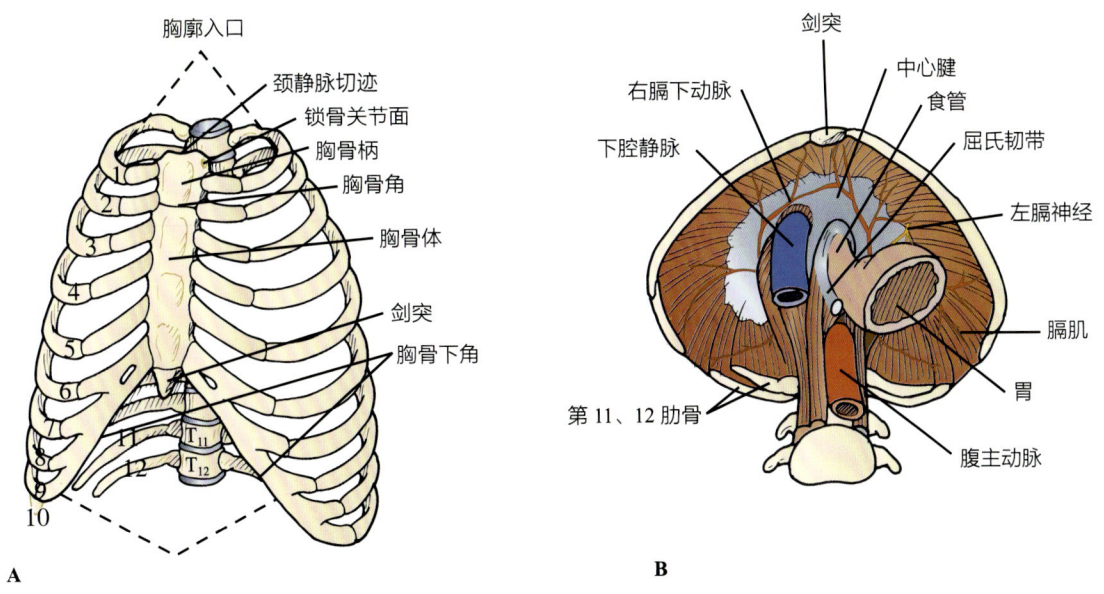

▲ 图 1-1 骨性胸廓（A）与胸廓下口（B）

下腔静脉在 T_8 水平，通过膈肌最大的开口进入右侧胸腔。食管和迷走神经在 T_{10} 椎体水平进入腹腔。膈肌裂孔，位于 T_{12} 水平，主动脉、奇静脉、胸导管在各自的开口处穿过

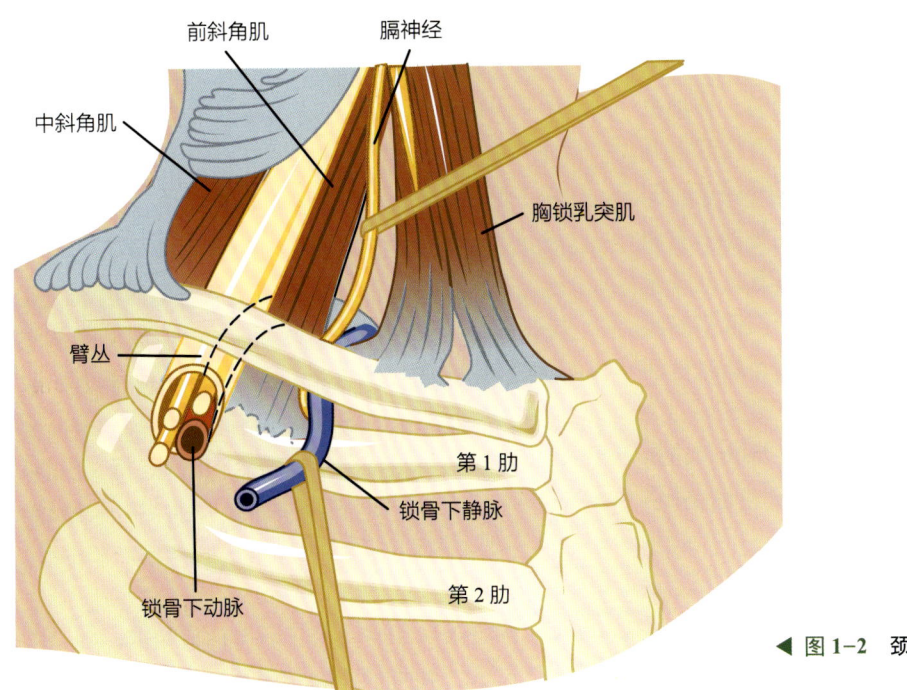

◀ 图 1-2 颈腋管和其内部走行结构

后部，再互相融合形成臂丛的外侧束、内侧束和后束。神经丛经由前斜角肌和中斜角肌间，在第 1 肋和锁骨之间穿行，最终在胸小肌下走行进入上肢。

在正常的解剖结构中，这些结构均有足够的间隙。病理情况下，血管和神经有 4 个主要区域可能受压（表 1-1）。在第 26 章中这部分将被详细论述。

（三）膈肌

膈肌位于胸廓下口，是胸腔和腹腔的分界。胸廓下缘，向后下方倾斜，由第 12 胸椎（向

003

表 1-1 胸廓出口综合征的受压部位和结构

位置	描述	异常改变	受压结构
胸肋椎体环	骨性改变所致此开口狭窄	第 1 颈肋 第 1 肋 长的横突	锁骨下动脉 锁骨下静脉 臂丛神经
斜角肌三角	前斜角肌、中斜角肌止于第 1 肋骨，形成一间隙	前斜角肌和中斜角肌	锁骨下动脉 臂丛神经
第 1 肋，锁骨间隙	介于肋骨和锁骨之间的神经血管束	肋锁韧带 锁骨 第 1 肋骨	锁骨下静脉 锁骨下动脉 臂丛神经
胸小肌后方	在胸小肌后方进出上肢的神经血管束	胸小肌 肋喙韧带	锁骨下静脉 锁骨下动脉 臂丛神经

后）、两侧第 12 肋骨 / 肋软骨（向前外）和剑突（向前）围成。

膈肌呈拱形，凸向胸腔，由肌肉纤维组成。它是一片连续的肌肉，分别向后下、向外、向上附着。中心腱是薄而有力的腱膜。在静息呼吸时，膈肌顶部可下降 2cm，用力呼吸时，移动范围可多达 10cm。在呼气状态，右侧膈肌可上升至乳头高度，而左侧膈肌则较右侧低一个肋间隙。用力吸气末，膈肌向下紧贴腹腔脏器。右侧的膈肌可达到第 11 肋水平，而左侧膈肌可降至第 12 肋水平。右侧膈肌需推挤肝脏，而左侧膈肌仅需推挤胃和脾，因而右侧膈肌较左膈肌更加强韧。

膈肌肋骨边缘的血供来源于下五对的肋间动脉和肋下动脉，而中心部分的血供来自膈动脉。膈动脉一般由在腹腔干上方的主动脉发出，可共干也可以单独发出。少数情况下，膈动脉也可起自腹腔干或肾动脉。膈神经是膈肌唯一的运动神经。同时其感觉支分布于被覆膈肌表面的胸膜和腹膜，这是膈肌激惹时，表现为同侧肩部牵涉痛的原因。

膈肌有几个开口，通过这些开口，相应结构得以从一个体腔进入另一个体腔（图 1-1B）。其中，下腔静脉裂孔位于 T_8 胸椎前方中线偏右侧，右侧膈神经亦走行其间，而左侧膈神经在同一水平的单独开口穿过膈肌。食管开口在 T_{10} 水平，双侧迷走神经干随同食管进入腹腔。

在 T_{12} 水平，左右横膈脚间的交叉韧带（正中弓状韧带）围成主动脉裂孔。除了主动脉，奇静脉、半奇静脉和胸导管也走行其间。

大、小内脏神经通过膈脚的两个小孔进入腹腔，内乳动脉的肌膈支在贴近第 7～9 肋软骨膈肌边缘的小孔穿过。

膈疝的形成，可能是疝囊突出于膈肌既有的开口或发育缺陷，例如疝囊通过食管裂孔形成裂孔疝。最常见的先天发育异常是胸腹膜裂孔疝（Bochdalek 疝），腹腔脏器通过膈肌的后外侧部缺损疝入胸腔，多见于左侧。而先天性胸骨后膈疝（Morgagni 疝）则发生于剑突外侧的膈肌前部缺损。

（四）骨性胸廓

1. 胸骨

胸骨为松质骨，终生具有造血功能。胸骨的主体部分，胸骨柄和胸骨体通过软骨性关节相连接，通常不会骨化，以保证肋骨的活动度。

青春期前，胸骨的 6 个节段通过透明软骨相互连接。14—21 岁，中央的 4 个节段融合形成的胸骨体，上部和下部形成分离的胸骨柄和剑突。

胸骨柄与锁骨的胸骨端呈浅凹面关节连接。胸骨柄最宽的部分与第 1 肋软骨相接处，称为肋切迹，该处为初级软骨关节。胸骨柄的下外侧缘和胸骨体与第 2 肋软骨相连接，形成独立的滑膜关节。附着于胸骨柄的肌肉有胸锁乳突肌，附着于胸骨柄上部的肌肉包括胸骨舌骨肌和胸骨甲状肌，以及附着于前外侧的胸大肌。胸骨柄的后面多数情况下即为头臂静脉，如胸腺退化不全，则可在其间隙中残留。

胸骨体与胸骨柄形成一个关节斜角，即胸骨角。成人后，经过胸骨角骨化，透明软骨连接，以限制该处关节的活动。第 2～7 肋骨通过肋软骨与胸骨体的侧缘，形成滑膜关节。第 6 和第 7 肋软骨的关节面有时可融合，多见于女性。肋间前膜、肋间肌及胸大肌向前附着于胸骨体的侧缘。薄弱的胸骨心包韧带中纤维融入心包。

软骨性的剑突可能是开裂或有孔的，长度不一，一般在 40 岁时骨化。肋剑突韧带在膈肌收缩可阻止其移位。

2. 肋骨

12 对肋骨可被分成上 7 对和下 5 对，上 7 对又被称为真性肋骨或椎胸肋骨，因为其在胸椎和胸骨之间形成闭环，而下 5 对肋骨因不与胸骨直接相连，故被称为假性肋骨。因第 8、第 9 和第 10 对肋骨的肋软骨与相邻的肋软骨相连接，又被称为椎 – 肋骨。而第 11 和第 12 对肋骨因仅与脊椎相连，前端游离，故称为浮肋或椎骨肋骨。

第 3～9 对肋骨具有典型的肋骨形态，即肋骨头、肋骨颈和肋骨体。肋骨头具有上、下两个关节面，中间有嵴分隔，通过滑膜肋椎关节的方式，与相邻的两个椎骨相关节，其中下关节面与其相对应胸椎的上缘相关节。肋骨颈部较为扁平，上缘卷曲形成一个突出的骨棘。肋结节从肋骨颈末端向后突出，标志着肋骨颈和肋骨体的分界（图 1-3）。

二、胸壁肌肉

胸壁肌肉的主要作用是保护胸部内脏、协助胸部和上肢的运动（图 1-4）。胸壁的 17 块肌肉将不在这里做详尽论述，表 1-2 罗列了它们的神经支配和附着点。此处重点介绍用于胸壁重建的各肌群，包括背阔肌、胸大肌、前锯肌、斜方肌、腹直肌和外斜肌（表 1-3）。

背阔肌是胸部的最宽厚的肌肉，起自下 6 个胸椎棘突和附着于腰骶椎的胸腰纤维，同时部分纤维起自髂棘，后逐渐集中，止于肱骨结节间沟。动脉供血来源于胸背动脉，肩胛下动脉的分支。肩胛下动脉起自腋动脉，发出前锯肌支后为背阔肌供血，位于背阔肌深面。灵活的血供和极佳的肌皮侧支允许单纯肌瓣或肌皮瓣进行转移修复。

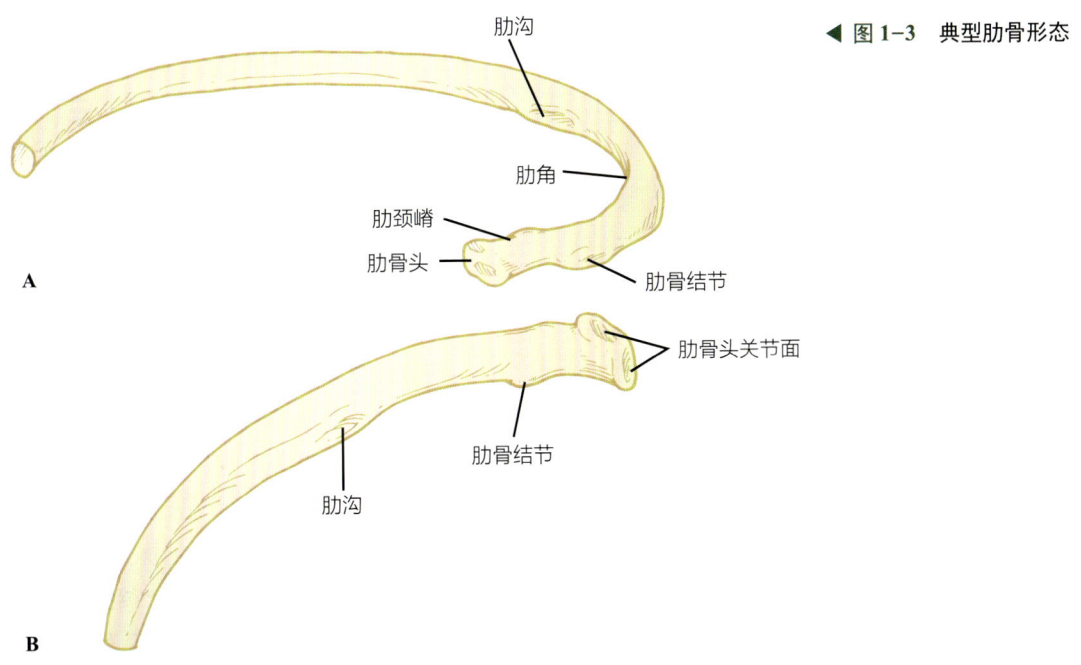

◀ 图 1-3 典型肋骨形态

表 1-2 胸壁肌肉的附着点和神经支配

肌　肉	近端附着点	远端附着点	神经支配
胸大肌胸骨肋骨头	半侧胸骨、第1~6肋软骨、外斜肌腱膜	肱骨结节间沟外侧唇	胸内侧神经（C_8~T_1）
胸大肌锁骨头	锁骨内侧半	肱骨结节间沟外侧唇	胸外侧神经（C_5、C_6、C_7）
胸小肌	第3~5肋骨	肩胛骨喙突	胸内侧神经
锁骨下肌	第1肋骨	锁骨内侧	锁骨下肌神经（C_5、C_6）
三角肌	锁骨外1/3、肩峰、肩胛冈	肱骨三角肌结节	腋神经（C_5、C_6）
前锯肌	第10前肋的肋骨角	肩胛骨内缘	胸长神经（C_5、C_6、C_7）
冈上肌	肩胛骨冈上筋膜、斜方肌腱膜	肱骨大结节	肩胛上神经（C_5）
冈下肌	冈下筋膜	肱骨大结节	肩胛上神经
肩胛下肌	肩胛骨肋侧面	肱骨小结节和嵴	上部：肩胛上神经（C_5、C_6）；下部：肩胛上神经（C_5、C_6、C_7）
背阔肌	$T_{7~12}$棘突、$L_{1~5}$椎体、$S_{1~3}$椎体、髂棘后部、下第3~4对肋骨	肱骨小结节嵴、结节间沟	胸背神经（C_6、C_7）
后锯肌下部	C_6~T_2脊椎棘突	第2~5肋骨角	节段肋间神经
后锯肌上部	T_{11}~L_5脊椎棘突	第9~12肋下缘	节段肋间神经
斜方肌	项韧带、枕骨粗隆、各胸椎棘突	锁骨外1/3、肩峰至肩胛冈	副神经
肩胛提肌	$C_{1~4}$横突	肩胛骨内侧、肩胛冈基底上角	肩胛背神经（C_5）
大小菱形肌	C_5~T_5棘突、棘上韧带	肩胛骨内侧至下角	肩胛背神经（C_5）
大圆肌	肩胛骨外侧缘下部	肱骨小结节嵴	下肩胛下神经（C_5、C_6、C_7）
小圆肌	肩胛骨外侧缘中上部	肱骨大结节	腋神经（C_5、C_6）

表 1-3 用于胸壁重建的各肌肉的动脉血供

肌　肉	动脉血供
背阔肌	胸背动脉
胸大肌	胸肩峰动脉、胸外侧穿支、内乳动脉、外侧肋间动脉
前锯肌	胸背动脉、胸长动脉
斜方肌	颈横动脉
外斜肌	下胸肋间动脉
腹直肌	腹壁上、下动脉

胸大肌起自于胸骨、锁骨和上7对肋骨，止于肱骨二头肌间沟。其血供来自胸肩峰动脉在锁骨中段发出的胸肌支。同时，胸大肌还接受来自内乳动脉、外侧肋间动脉和胸外侧动脉穿支的血液供应。该皮瓣最常被用于修复胸骨缺损。

前锯肌位于背阔肌和胸大肌之间，起自第8~10肋的上缘，止于肩胛骨顶端，其血供来自胸背动脉和胸长动脉。前锯肌可被用于胸腔内的修复重建，如支气管残端覆盖或在气管食管瘘修复时置入气管和食管间。

斜方肌起自于枕骨和第7颈椎、各胸椎的棘

第一部分　胸部手术
第1章　胸部解剖

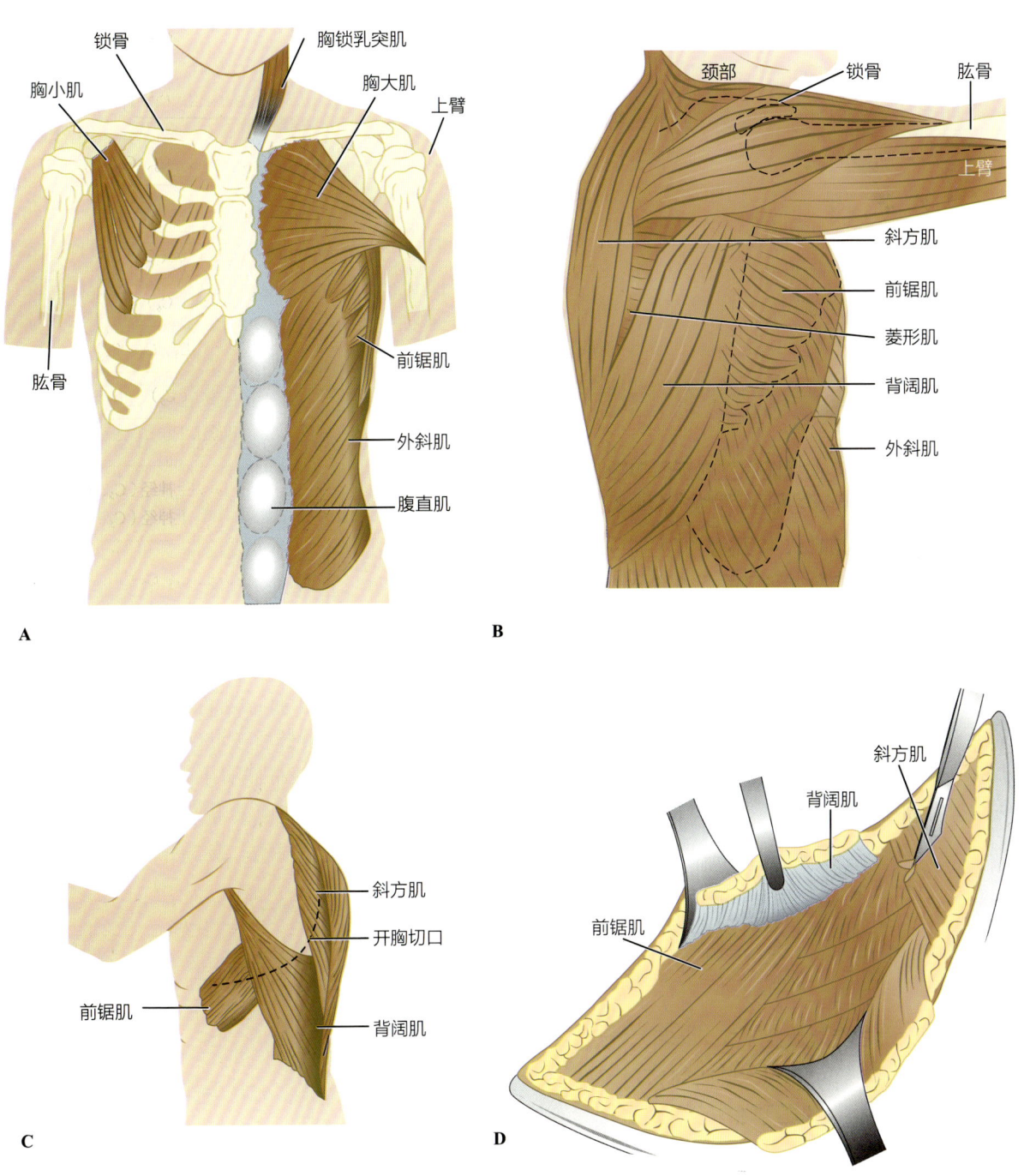

▲ 图1-4　胸壁肌肉

A. 胸壁主要肌肉的前面观；B. 右胸胸壁肌肉的外侧面观；C. 虚线即标准经后外侧切口开胸示意；D. 经后外侧切口开胸时伤口内的各肌肉

突，止于锁骨外侧段、肩峰和肩胛冈，其血供来自于颈横动脉。虽然斜方肌是块大型肌肉，但其应用仅限于上部胸腔结构的重建。

外斜肌起自于第4~12肋的下缘，止于髂嵴，血供肋间动脉。与斜方肌不同，外斜肌的应用局限于乳房下皱襞以下的胸腔。

腹直肌横跨整个前腹壁，起自于耻骨嵴，向上止于第5肋至第7肋软骨和剑突，其血供来源

007

于腹壁上动脉和腹壁下动脉。腹直肌应用于胸腔前部的组织修复，特别是乳房切除手术后重建。

（一）肋间肌

肋间外肌的肌纤维起自上位肋骨下锐缘，向下延伸（即当手放入裤子前侧口袋时，手指的方向）到下位肋骨的上钝缘，向前延续成前肋间膜。肋骨间是肌纤维，肋软骨间是膜。在下部，肋间外肌与外斜肌的肌纤维相交织（图1-5）。

肋间内肌，发自第1~11肋骨的下肋间沟，向下、向后延伸至第2~12肋骨上缘，向前肌纤维直达胸骨，向后仅延续到肋骨角，然后被肋间膜取代，附着于相应的肋骨结节和胸椎。

肋间肌的最深层或横肌可被分为三组：肋间最内肌（前外侧）、肋下肌（后侧）和胸横肌（前内侧）。肋间最内肌的肌纤维向下、向后走行。肋下肌位于椎旁沟，一般下部发育较好，可横跨多个肋间隙。胸横肌，又被称为胸肋肌，更为贴切，指突起自于胸骨两侧，止于第2~6肋的肋软骨。

肋间内肌可跨过不止一个肋间隙，在下外侧发育的更加明显。神经血管束走行于肋间最内层和外层之间的间隙中。从上方向下，依次是静脉、动脉和神经 [助记法：VAN，其中vein是静脉（V），artery是动脉（A），nerve是神经（N）]。

在肋骨角后方，神经血管束得到肋骨下缘向下方突起的保护。对于开胸手术，骨膜应从肋骨上半部剥离，避免伤及肋骨下缘和神经血管束（图1-6）。

与身体其他部位相同，胸椎神经由脊髓发出的背根和腹根形成，背根是感觉神经纤维，而腹根则包含躯体运动神经元。胸椎神经从椎间孔发出来时，分成背支和腹支。胸椎神经的背支分布于脊椎旁背部肌肉和背部皮肤。腹支通过白支交通支（神经节后纤维）与交感神经链相连。除此之外，真正的肋间神经位于胸内筋膜中脏胸膜的浅层。肋间神经在肋骨角附近进入肋间沟，走行于肋间最内肌和肋间内肌之间发出分支。这些分支分布于肋间隙的各肌肉、脏胸膜和肋骨骨膜。肋间神经本身具有肌支、外侧皮支和终末前皮支。外侧皮支沿腋中线发出前支和后支，分布于表面的皮肤。在胸骨外侧缘，上6条肋间神经的终末前皮支穿过肋间内肌、肋间外膜和胸大肌至皮肤。下五条肋间神经在肋缘后面向下斜行进入腹壁的神经血管平面。肋下或T_{12}神经在外侧弓状韧带和肋下动静脉后方走行离开胸腔（图1-7）。不同皮节皮支的分布范围往往有相当大的重叠，因此，胸部切口术后的皮肤麻木非常罕见，除非多条肋间神经受到损伤。第1肋间神经非常纤细，

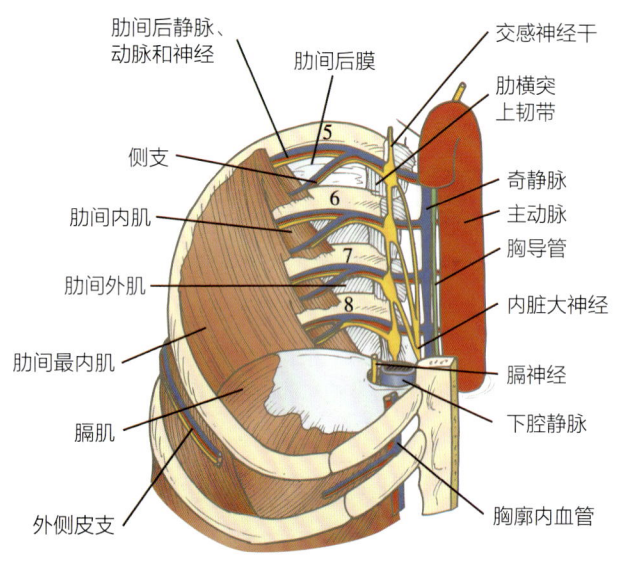

▲ 图1-5　右侧胸壁的空间结构

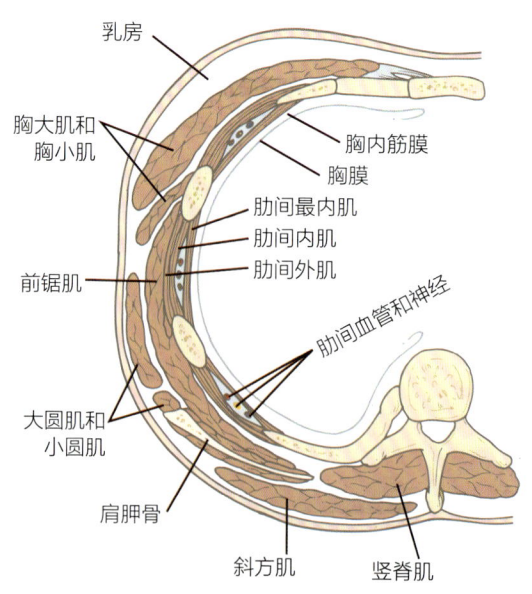

▲ 图1-6　胸壁的层次

不分布于皮肤，缺少外侧和前皮支。

两组肋间动脉，后动脉和前动脉，负责肋间隙组织的血供。它们的走行和分支模式与肋间神经的情况密切相关。除了前两个肋间隙外，肋间后动脉是胸降主动脉的分支；而前两条肋间后动脉是由锁骨下动脉第二段的肋颈干发出的肋间最高动脉的分支。主动脉分支于纵隔的左侧，因此，右侧肋间后动脉较长，在左侧胸腔内易于解剖，在胸主动脉降段动脉瘤手术中最容易被看到。

肋间前动脉是锁骨下动脉第一部分发出的胸廓内动脉的分支。胸廓内动脉走行于胸横肌的前方，肋软骨和肋间内肌的深面。胸廓内动脉沿着胸骨外缘约一指宽的位置下行，在每个肋间隙发出一对肋间前动脉。在肋缘，第六肋软骨的下方，胸廓内动脉分为腹壁上动脉和肌膈动脉。肋间前动脉较肋间后动脉更为细小，并与之互相交通，在相同的筋膜神经血管平面内，主要走行于肋软骨的下缘。在较低的肋间隙中，肋间前动脉是肌膈动脉的分支。在最后两个肋间隙中没有真正的肋间前动脉。

胸廓内动脉也向纵隔、胸腺、心包和胸骨发出分支，值得一提的是，第2至第4肋间隙的大穿支是女性泌乳期乳房的主要供血血管。

在每个肋间隙中，有一条肋间后静脉和两条肋间前静脉，与相应的动脉伴行。静脉在肋间隙走行过程中，始终位于动脉和神经的上方（即VAN）。肋间前静脉汇入肌膈静脉和胸廓内静脉。第1肋间隙静脉或肋间最高静脉，向后可汇入头臂静脉、脊椎静脉或肋间上静脉的分支。肋间上静脉由第2肋间隙、第3肋间隙、有时还有第4肋间隙的肋间后静脉汇合而

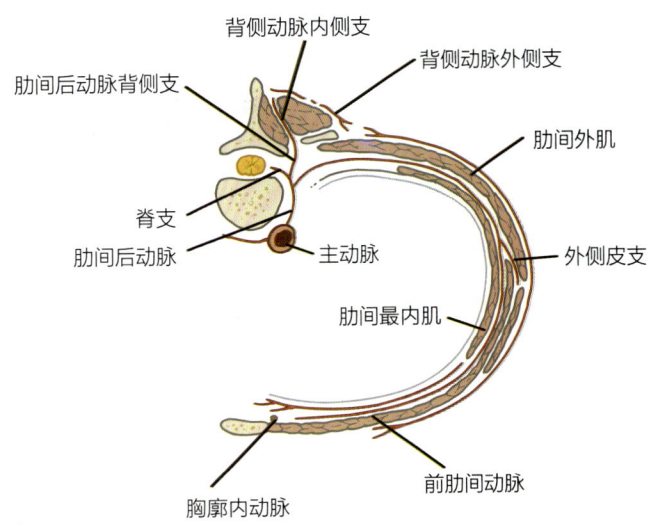

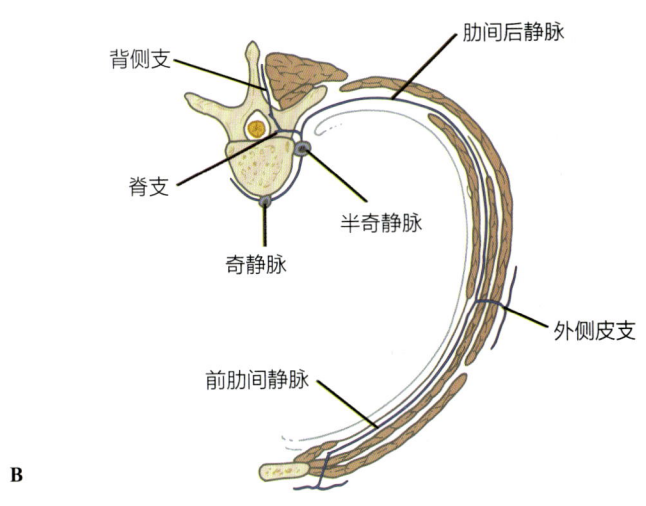

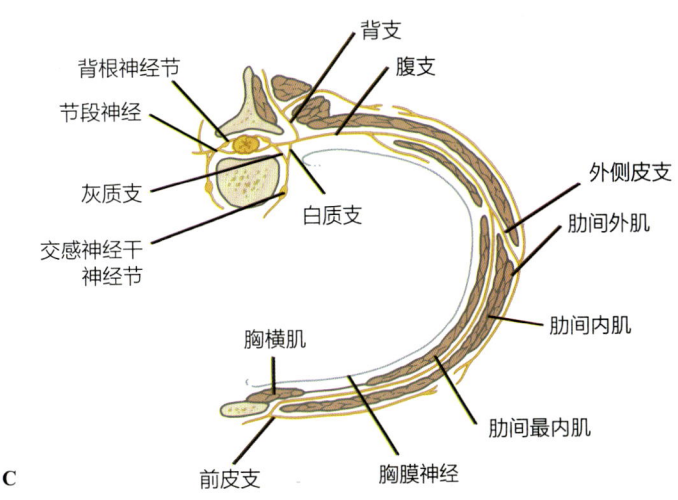

▲ 图 1-7 肋间隙的解剖结构，各层肌肉与动脉（A）、静脉（B）、神经（C）的毗邻关系

成。这条静脉在右侧流入奇静脉，在左侧跨过主动脉，在迷走神经浅层、膈神经的深面汇入左头臂静脉。肋下静脉与上行的腰静脉相汇合后继续上行，左侧形成半奇静脉，右侧形成奇静脉，回流下 8 个肋间隙的血液。半奇静脉越过中线，在内侧汇入奇静脉。

胸廓内血管是连通锁骨下动脉、头臂静脉与髂外血管交通支的一部分。肋间血管依次连接降主动脉和奇静脉系统。当存在血流受阻时，这些交通支为动脉和静脉血流提供替代的通道。

（二）呼吸解剖学

基本呼吸做功主要是通过膈肌运动来完成的。胸腔骨骼和肌肉保持稳定的空腔，而膈肌充当活塞。膈肌在吸气时变平，形成胸腔内负压使得肺扩张。一旦吸气完成，膈肌松弛，肺恢复原状。肋间肌对于防止吸气时的反常运动相当重要。

在呼吸需求增加时，胸腔会相应改变。胸壁肌群在吸气时协助增加胸腔内容积，在呼气时减少胸腔内容积。除了膈肌的活塞作用外，胸壁肌还可使胸骨体和剑突向前上方抬起。附在胸骨上的下肋随之运动，以增加胸腔下部直径。胸骨柄是相对固定的，因此上部胸腔对增加呼吸需求没有显著贡献。胸腔的这种动态改变有助于满足对氧合和通气增加的需求。

三、体表解剖标志

胸外科医师通过对体表解剖标志的深入理解，识别骨性和突出结构，从而确定深部脏器的相对位置（图 1-8，表 1-4）。胸部 X 线片（图 1-9）是一般体格检查的扩展延伸。

胸骨上切迹位于胸骨柄上缘，在两边锁骨突起的内侧间可于体表触及，相当于 T_2 椎体下缘

表 1-4　体表解剖标志与对应的胸腔内结构

体表标志	内在结构
胸锁乳突肌（SCM）	颈内静脉、胸膜顶 乳内动脉起自于胸锁乳突肌胸骨头和锁骨头之间，在胸骨边缘 2cm 处走行，直至第 6 肋
右侧胸骨柄边缘	右头臂静脉起自于上腔静脉、头臂动脉
胸骨柄	主动脉弓和大血管的起始处、左头臂静脉
左侧胸骨柄边缘	左颈总动脉和左侧锁骨下血管
胸骨角	气管分叉 第 4 胸椎椎体水平
胸骨体和第 3~6 肋软骨	心脏
右侧胸腔胸骨角水平	奇静脉汇入上腔静脉 胸导管跨过中线
左侧胸腔胸骨角水平	主 - 肺动脉窗
左侧第 3 肋软骨	主动脉和肺动脉根部
右侧第 3 肋软骨	上腔静脉进入右心房
第 6 肋软骨	第 8 胸椎椎体水平 下腔静脉和右侧膈神经穿过膈肌
左侧第 7 肋软骨	第 10 胸椎椎体水平 食管和迷走神经干穿过膈肌
肩胛骨尖	第 7 肋间

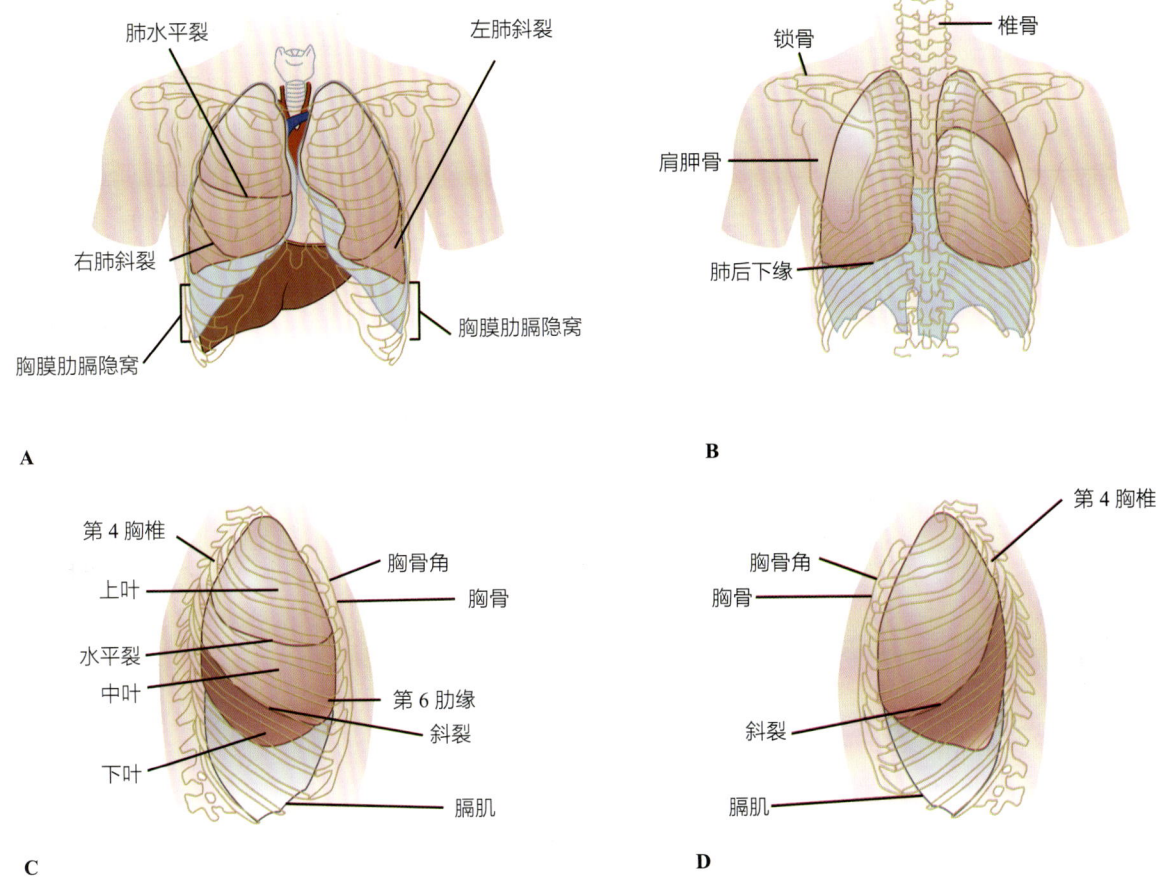

▲ 图 1-8 肺与外部骨性结构的相互关系

A. 前面观；B. 后面观；C. 右侧面观；D. 左侧面观。右斜裂在第 5 肋向前走行，终止于第 6 肋水平。左斜裂起点的可变性更大，在后方可起自于第 3~5 肋水平，向前一般终止于第 5 肋水平。水平裂向前起自于第 4 肋水平，在第 5 肋水平融入斜裂

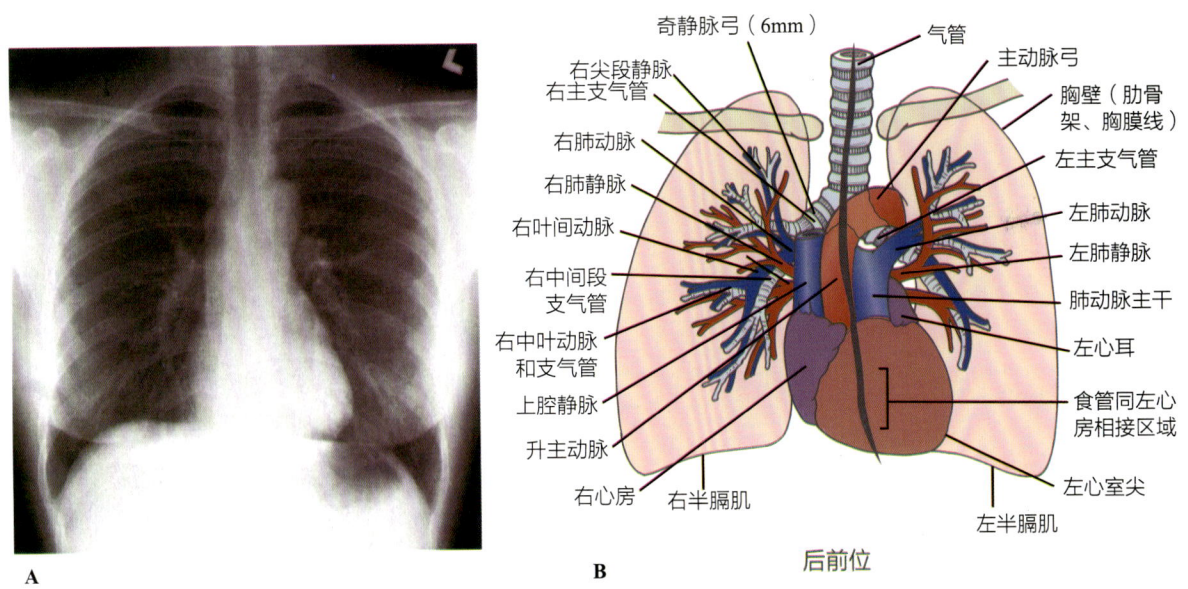

▲ 图 1-9 胸部 X 线片中的体表解剖标志投影

A. 正常男性成人的后前位胸部 X 线片；B. 在正常胸部 X 线片中各胸腔内部结构的表面投影示意图（引自 Butler P, Mitchell AWM, Ellis H: *Applied radiological anatomy*. Cambridge, 1999, Cambridge University Press.）

水平。而在胸骨下缘，可触及的胸骨部分被腹直肌所覆盖。胸骨剑突关节位于 T_9 椎体水平。胸骨角，即 Louis 角（胸骨柄与胸骨体的交界处）是定位胸腔内部结构的一个非常重要的体表标志。在这个水平，第 2 肋软骨连接于胸骨外侧缘。胸骨角与 T_4 椎体下缘处于同一水平。除了第 1 肋无法在体表被触动，所有其他的肋骨都由胸骨角处第 2 肋算起。在 CT 检查中，胸骨角对肋骨计数和胸腔内部结构定位，也是一个重要的参照物。例如，胸骨角是许多结构的重要水平。在这个水平上，奇静脉越过中线汇入上腔静脉，胸导管在上升至颈部过程中，从右侧胸腔进入到左侧胸腔，在其上升到左颈部，气管分成右主支气管和左主支气管，主动脉和肺动脉形成主肺动脉窗。

锁骨在外侧与肩胛骨肩峰通关关节相连，内侧则与胸骨相连接。胸锁关节的下面是第 1 肋骨与胸骨外侧缘连接。肋缘是骨性胸廓的下界，由第 7~10 肋软骨和第 11~12 肋软骨组成。肋缘的最低处是第 10 肋，位于 T_3 水平。胸大肌下缘形成腋前皱襞。背阔肌的肌腱在绕大圆肌下缘后形成腋后皱襞。

在后方，胸廓被肌肉（斜方肌、背阔肌和竖脊肌）覆盖、肩胛骨遮挡，但是仍有一些有用的标志可以提示肋间隙水平。肩胛骨上角与 T_2 相对。横向走行的肩胛冈在体表易于被触及，位于 T_3 水平。肩胛骨下角位于第 7 肋骨水平。

下颈部后方中线第一个突出的棘突是第 7 颈椎棘突，即椎突。胸椎棘突的尖端位于下一椎体的后方。

胸膜的顶部位于锁骨内 1/3 以上约 3cm 处，胸锁乳突肌的后方。然后，胸膜在胸锁关节后方向下内侧延续。左侧胸膜，在第 4 肋软骨水平，沿心切迹横向外偏离一定距离。两侧胸膜在锁骨中线处位于第 8 肋的水平，腋窝中线处位于第 10 肋水平，在后方椎旁位于第 12 肋水平。

右肺斜裂是相对恒定的，在后方中线处沿第 5 肋向下延伸，前方止于第 6 肋肋软骨连接处。左肺斜裂可起自从第 3 肋到第 5 肋水平的范围内，但前方相对固定的沿第 5 肋走行。

横裂或水平裂（仅在右侧出现）由水平线标记，始于第 4 肋软骨，向后延伸，终止于腋中线第 5 肋水平处的斜裂。

肺门位于胸骨外侧，位于第 2 至第 4 肋软骨的后面和第 4 至第 6 胸椎体的前方。肺动脉主干在左肋软骨之后上升到第 2 肋软骨水平后分叉。主动脉在左侧第 3 肋软骨水平由心脏发出后上行，在右侧胸骨角水平向左拱起。

大血管起自于胸骨角后方的主动脉弓。头臂动脉在胸骨柄后方向右胸锁关节走行。同样，左侧颈总动脉在胸骨柄后方上行，在进入颈部之前朝向左侧胸骨角走行。左锁骨下动脉在颈总动脉左侧走行。体表解剖标志用于指导各种胸心手术切口和入路的应用将在后续章中讨论。

将胸部 X 线片和 CT 的位置信息转化成患者的物理位置对于任何胸外科手术都是至关重要的，特别是胸腔镜手术（video-assisted thoracic surgery，VATS）。通常，胸腔镜下很难触到小结节，除非在比较局限的区域里。解剖学标志可以帮助分割和进一步细分肺，以协助定位这些结节（图 1-10）。

四、纵隔

纵隔位于胸腔中央，两侧各有一个胸膜腔，其上下界分别是膈肌和胸廓入口。在经典的描述中，纵隔分为上纵隔和下纵隔。上纵隔位于胸骨角至第 4 胸椎椎体水平以上。上纵隔包括胸腺的上部，带状肌的下端，以及上腔静脉、气管、胸导管和食管的上半部。下纵隔则进一步细分为前、中、后部。

2000 年，Shields 将纵隔重新分为前部、中部和后部。膈肌和双侧胸膜腔仍然是这些部分的下界和外侧界。每个部分的上界现在均延伸到胸廓入口。前纵隔位于胸骨和心包与大血管之间。后纵隔位于心包、大血管和气管分叉的后面，并延伸至脊柱。中纵隔在前后隔之间，包括整个胸廓入口（表 1-5）。纵隔疾病将在后续章中阐述。

五、气管支气管树

气管是在环状软骨下方水平与喉相延续，平均长度为 11.8cm，有 17~21 个软骨环（4mm

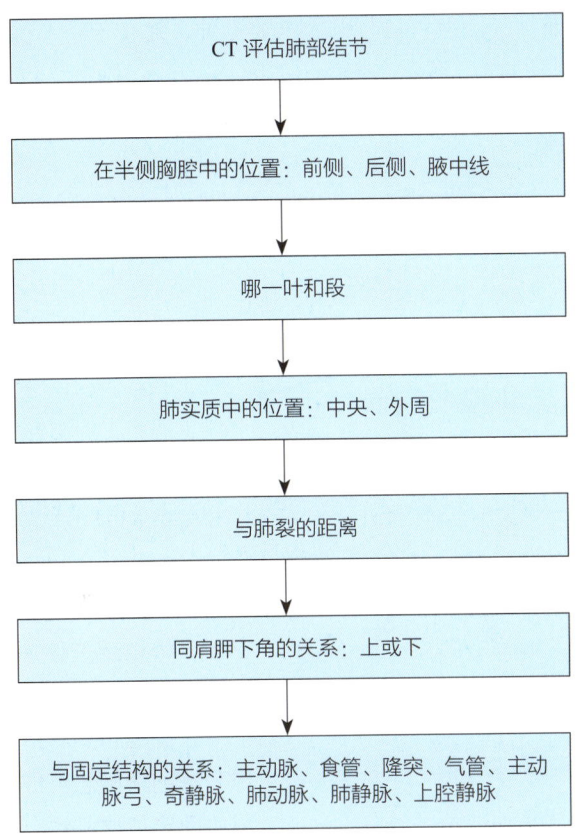

▲ 图 1-10 对于手术患者 CT 发现肺部结节的相关流程

表 1-5 纵隔结构

部位	结构或组织	病理改变
前纵隔	胸腺 内乳动脉 脂肪 胸廓内和血管前淋巴结 结缔组织 异位甲状旁腺 胸骨后甲状腺	胸腺疾病 畸胎瘤 胸骨后甲状腺 淋巴系统疾病 甲状旁腺疾病 支气管源性囊肿
中纵隔	心脏 大血管 气管 支气管近段 迷走神经、膈神经 食管 胸导管 奇静脉近段 降主动脉 气管旁淋巴结	淋巴系统疾病（恶性和良性） 食管疾病 气管疾病 支气管源性、心包源性、食管源性囊肿 先天性胸骨后膈疝 血管瘤
后纵隔	交感神经链 奇静脉远段 食管旁淋巴结后部	神经源性肿瘤 脊柱病变

宽，1mm 厚），以维持气管的形态，成人为椭圆形，儿童则更圆一些。男性气管的宽度为 13~25mm，女性为 10~21mm。男性气管的前后径为 13~27mm，女性为 10~23mm。颈部前屈时，气管几乎可完全位于胸廓内，从皮下位置向后和向下走行，终止于隆突水平，后方是食管和胸椎。气管与食管有着共同的胚胎学起源，关系密切，气管膜部紧贴于食管。甲状腺位于颈部气管和纵隔的前方，胸腺和一些大血管位于气管下段的前方。

甲状腺峡部位于第二气管环水平。无名动脉从右向左斜行走行于气管中段前方，主动脉弓微推挤食管，使气管远离中线略偏右。气管右侧方的主要结构以静脉系统为主，包括上腔静脉、奇静脉和右头臂静脉；气管左侧的结构是主动脉弓和左侧颈总动脉。双侧迷走神经、喉返神经和交感干亦走行于气管侧方。在行经颈部纵隔镜检查或淋巴结活检时，了解该处气管与其毗邻关系的解剖对手术非常重要。

气管血液供应是节段性的，来自甲状腺下动脉、锁骨下动脉、肋间动脉、胸廓内动脉、无名动脉以及支气管上动脉和中动脉。主支气管与食管共享相应血供。血供在气管侧壁形成交通支，在软骨环之间横行穿入。由于上述原因，气管周边游离范围应保证 1~2cm 的安全距离。气管侧壁的交通支使气管前剥离是安全的。气管的淋巴回流至颈深淋巴结的后下组或气管旁淋巴结。

气管末端分叉，形成左右主支气管（图 1-11）。右主支气管以更直接的角度，约 25° 偏离气管，走行于上腔静脉后方到达肺门。左主支气管稍小，偏离气管的角度更斜，约为 45°，走行于主动脉弓和左肺动脉下方，长度约为右主支气管的 2 倍（4~6cm）。隆突角在女性和肥胖人群中略宽，它也见于隆突下淋巴结肿大的患者。

右上叶支气管，也被称为动脉旁支气管，在气管远端约 1.2cm 处从右主支气管侧壁分出。右上叶支气管长约 1cm，与右主支气管和中间段支气管成近 90°，发出三支段支气管。中间段支气

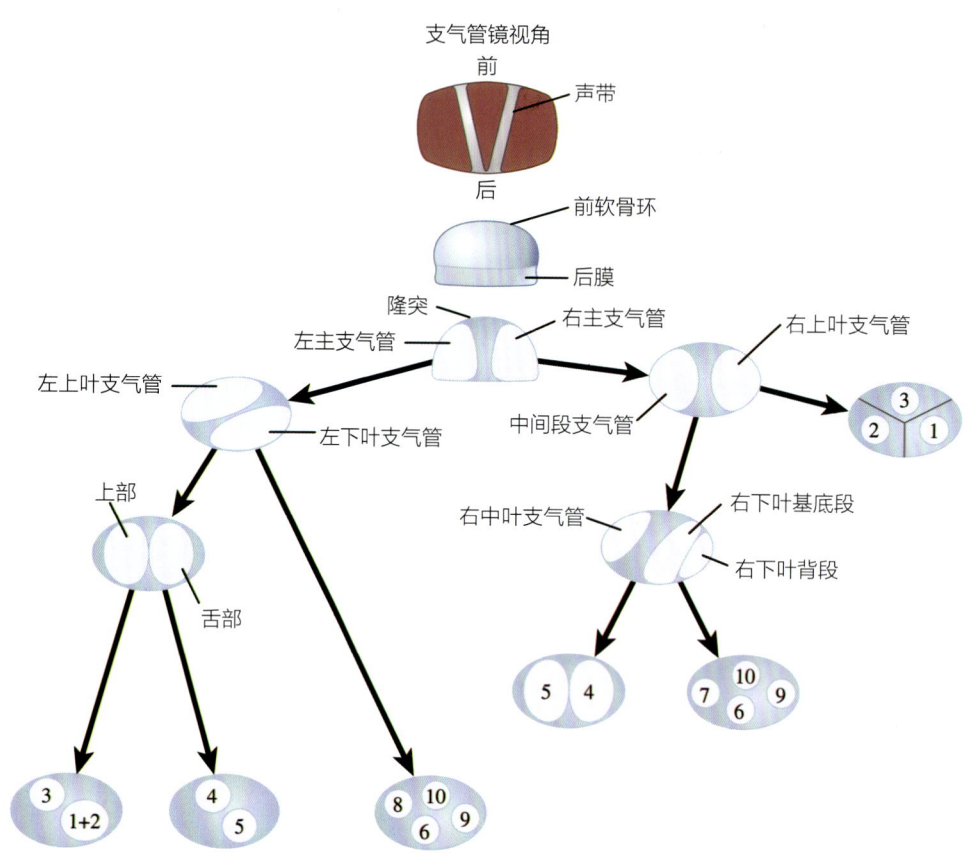

▲ 图 1-11　支气管镜下的气管支气管树，肺段的编号可参考图 1-12

管长 1.5~2cm，在前方发出中叶支气管。右中叶支气管长 1.5~2.2cm，又分叉成外侧段和内侧段两支。中间段支气管的后壁发出右下叶背段支气管，终止于基底干支气管，进而分支于内基底段、前基底段、外基底段和后基底段。内基底段一般发出于基底干的前内侧，而外基底段和后基底段常可共干。

左主支气管向前外侧发出上叶支气管，向后内侧延续成下叶支气管。左上叶支气管又分为上、下两支，分别进入固有上叶和舌段。上支分支成尖后段和前段支气管。左上叶支气管下支，即舌段支气管，在右侧相当于中叶支气管，长 1~2cm，分为上舌段和下舌段。左下叶支气管向右发出第一支背段支气管后，形成基底干，长约 1.5cm；进一步分支成前内侧基底段支气管和余下基底段的共干支气管。

支气管的解剖变异多见于段支气管的共干。偶尔可见变异的支气管从主干发出，向相应的段通气。约 3% 的人群，右上叶支气管可起自气管（主气管、支气管树形态）。术前辨识出变异的气管支气管解剖对于双腔气管插管和随后的外科手术非常重要。

六、肺

为了不伤及正常组织结构、安全地进行肺部手术，胸外科医生必须对各级肺支气管解剖学知识融会贯通。由前肠突出发育，腹侧肺芽反复分枝，从主支气管到终末肺泡，形成约 20 级支气管树。以支气管为中心，每个肺段作为一个独立的呼吸单元发挥其作用，有自己的动脉供血和静脉回流。值得一提的是，段支气管和肺段动脉伴行进入相应肺段，而肺静脉则走行于段间平面。

除了与心脏、气管和下肺韧带的附着，肺游离于胸膜腔。右肺较大，有 3 个肺叶，分别是上、中、下叶，包含 10 个肺段；而左肺有上、下 2 个肺叶，分为 8 个肺段（图 1-12）。解剖上，左肺舌段对应右肺中叶，属于左上叶。目前肺段的划分与命名是由Jackson和Huber提出的，现被普遍采用。之所以左肺仅有8段的原因是，左上叶的尖段支气管和后段支气管以及左下叶的前段支气管和内侧段支气管一般是共干的（图1-13，表1-6）。

两侧的斜裂是肺下叶和肺的其他部分的界限。在肺表面也可见不同深度的变异肺裂，最常见于下叶背段周围。偶尔，右上叶尖段可为一单独的肺叶，其支气管直接来自气管。奇叶不是真正的肺段，而是由奇静脉分隔胸膜和肺尖而形成的。Medlar评估了1200个肺，发现左侧和右侧斜裂发育不全的发生率分别是18%和30%，而水平裂发育不全的发生率高达63%。

左、右肺门具有不同形态（表1-7）。右肺门在奇静脉与上腔静脉汇合处下方进出纵隔，位于上腔静脉与右心房交界处后面。左肺门则在主动脉弓下进出纵隔。肺动脉的位置在两侧也稍有

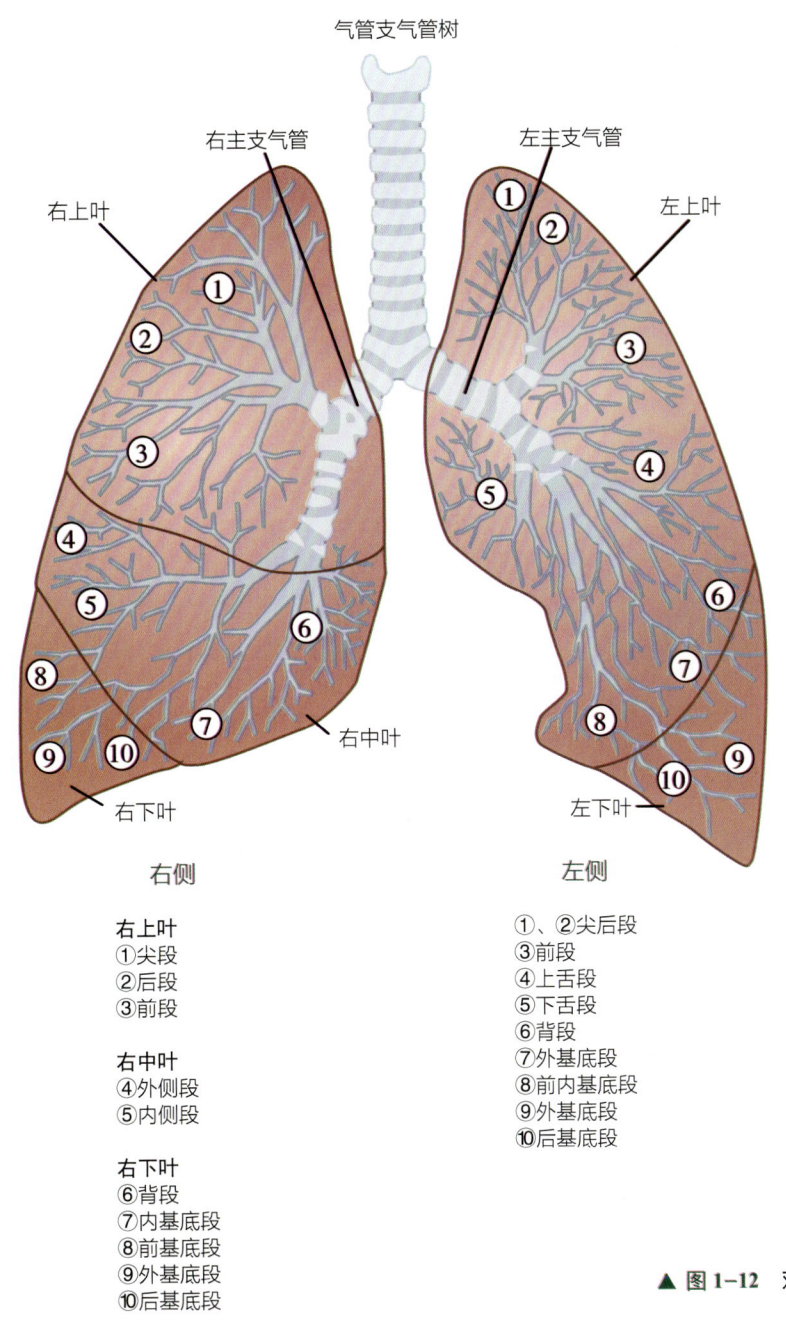

▲ 图1-12 双肺肺段划分

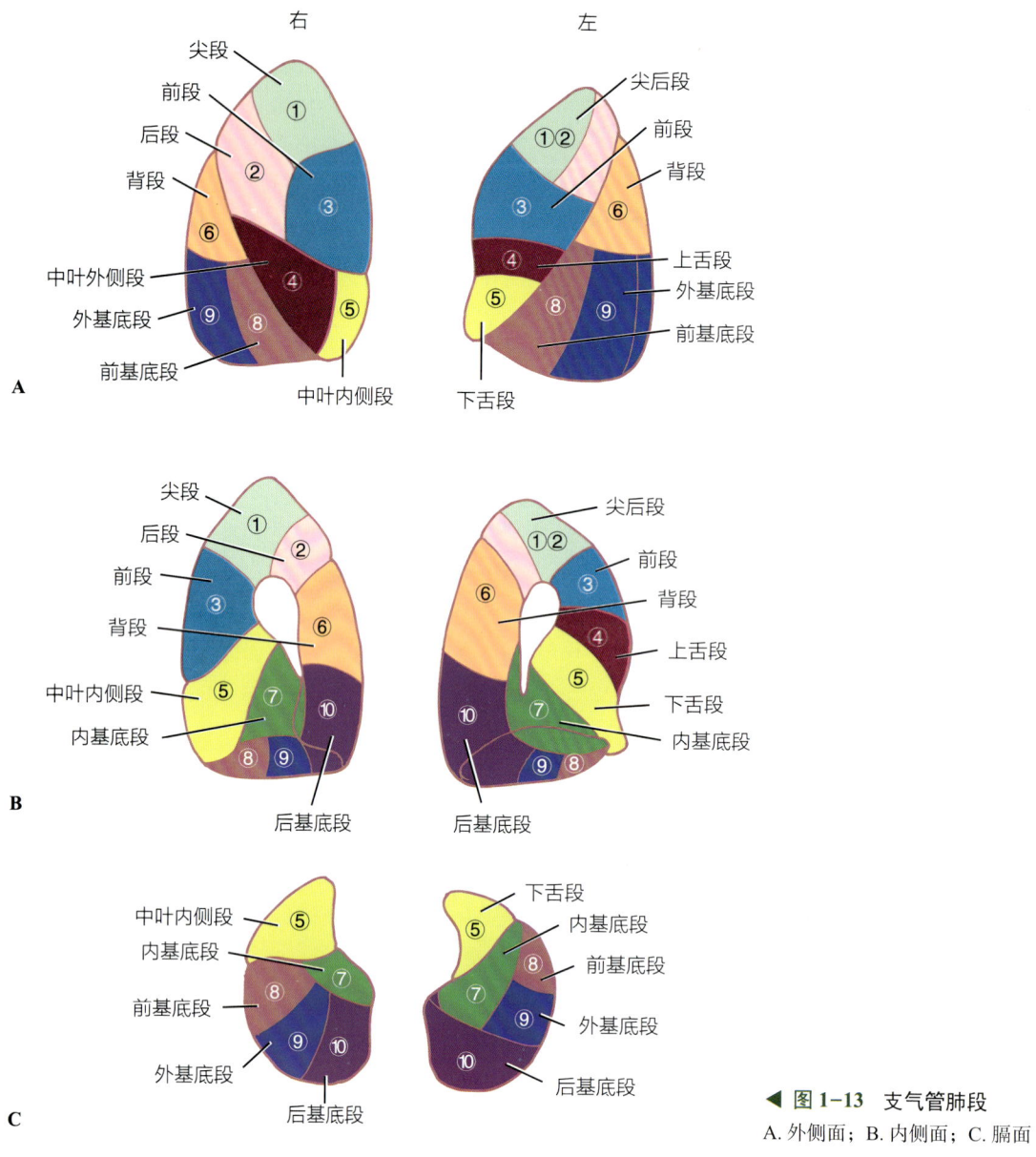

◀ 图 1-13 支气管肺段
A. 外侧面；B. 内侧面；C. 膈面

表 1-6 肺段划分

右 侧	左 侧
上叶	上叶
①尖段	①尖后段
②后段	②尖后段
③前段	③前段
中叶	舌段
④外侧段	④上舌段
⑤内侧段	⑤下舌段
下叶	下叶
⑥背段	⑥背段
⑦内基底段	⑦前内基底段
⑧前基底段	⑧前内基底段
⑨外基底段	⑨外基底段
⑩后基底段	⑩后基底段

不同。在左肺（图 1-14），肺动脉位于支气管的前上方，向后走行一小段后，绕过左上叶支气管。右主支气管位于右肺门的上后部，而肺动脉比支气管略靠前、略低（图 1-15）。上肺静脉位于肺动脉的前下方，而下肺静脉比上静脉更偏后下方。

主肺动脉起自于主动脉的左侧，在左主支气管的前方向上、向左走行，分为右肺动脉和左肺动脉。右肺动脉在升主动脉后方向右行，形成横窦的上缘，之后在上腔静脉后方形成 Allison 上腔静脉隐窝的上界，而右上肺静脉形成上腔静

表 1-7 双侧肺及各肺叶的特征

位　置	特　征
右肺	• 右肺门在上腔静脉或奇静脉下的右心房结合处的后方进出纵隔 • 共 10 段 • 斜裂和水平裂分成 3 个叶 • 右肺门的最上最后方结构是右主支气管 • 右肺动脉在右肺静脉的上方和偏后方 • 右肺动脉在右主支气管的前下方 • 肺静脉通常分别进入心脏
左肺	• 肺门在主动脉弓下走行 • 共 8 段 • 斜裂分成两个叶 • 左肺动脉在左主支气管的前上方 • 左上肺静脉在左肺动脉的前下方 • 肺动脉各分支的数目和位置的解剖变异较多 • 在 25% 的人群中,上肺静脉和下静脉形成共干后汇入左心房
右上叶	• 动脉血供来自于前干在肺门顶端发出的右肺动脉主干、在上肺静脉后方或在叶裂中余下动脉进入肺实质时发出的后升支动脉 • 静脉回流至上肺静脉的上部 • 右上叶支气管在肺门的后侧 • 共 3 段
右中叶	• 动脉血供来自于一条(45%)或两条(48%)中叶动脉,发自于在水平裂和斜裂交汇处的右肺动脉 • 中叶静脉一般回流至上肺静脉,偶尔回流至下肺静脉 • 中叶支气管发自于中间段支气管 • 共 2 段 • 从前到后是:中叶静脉、支气管、动脉
右下叶	• 背段动脉和基底动脉是右肺动脉在叶裂中的终末支 • 右下肺静脉 • 右下叶支气管 • 共 5 段 • 从前到后是:右下肺静脉、肺动脉、支气管
左上叶	• 2~8 支动脉 • 在上肺动脉后方发出的肺动脉第 1 支 • 在左主支气管上后方由左肺动脉发出第 1 支后发出的不定数量后升支动脉 • 舌段动脉:是在叶裂向上叶供血的动脉中最靠前的 • 上肺静脉伴有上分支和舌静脉 • 共 4 段 • 左上叶支气管在静脉的后方
左下叶	• 背段动脉和基底动脉是左肺动脉在叶裂中的终末支 • 左下肺静脉 • 左下叶支气管 • 共 4 段 • 从前到后是:左下肺静脉、肺动脉、支气管
肺段	• 顶端向肺门的三角形肺实质 • 支气管走行于肺段中央 • 肺段动脉在段支气管的后侧面 • 静脉走行于段间平面 • 解剖变异情况:段静脉多于段动脉,段动脉多于段支气管 • 舌段切除和背段切除最容易完成 • 基底段切除和尖段切除相对难度更高 • 最难的段切除是前段切除

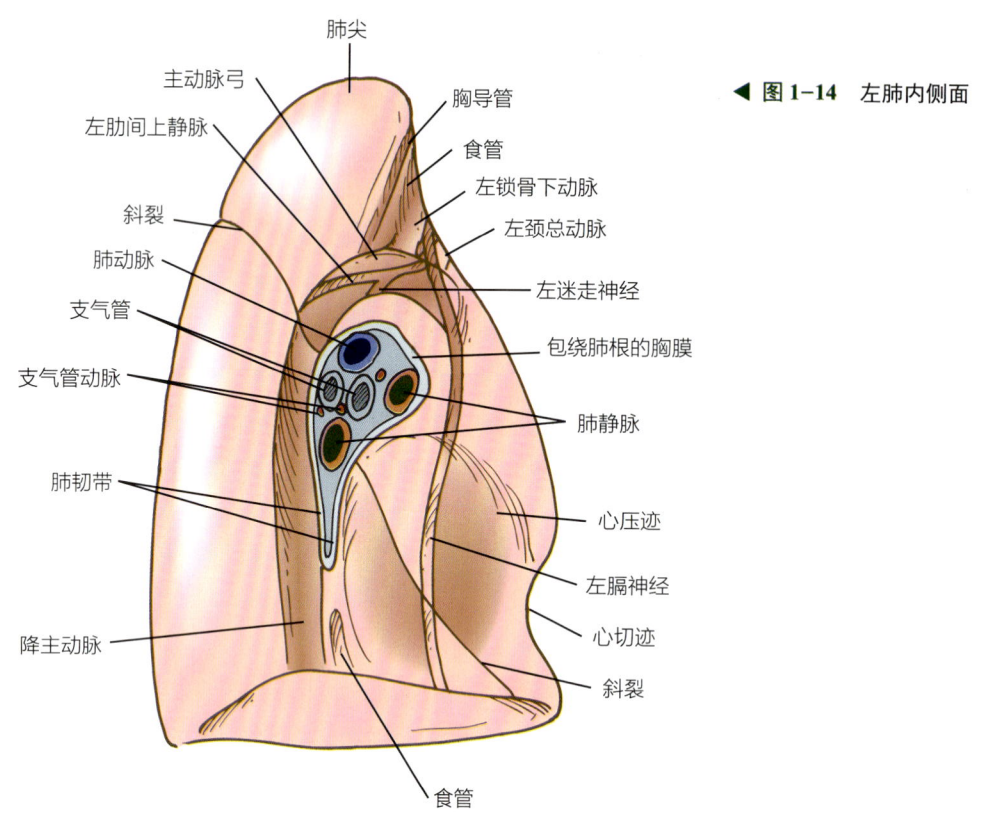

▲ 图 1-14 左肺内侧面

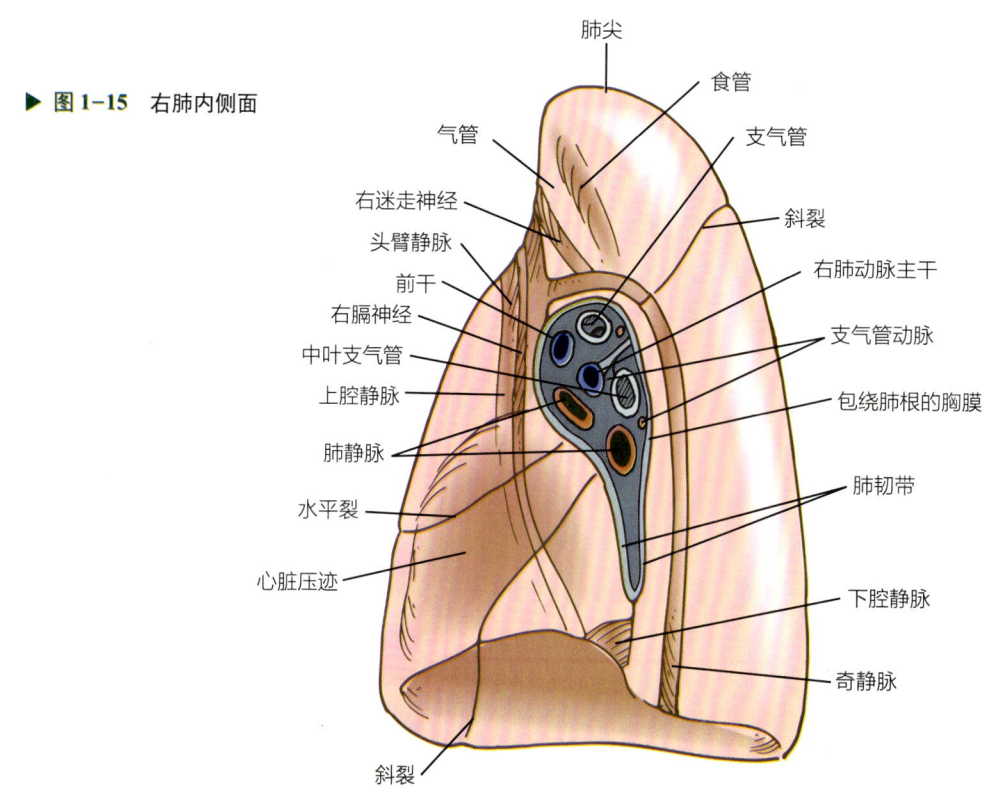

▶ 图 1-15 右肺内侧面

脉隐窝的下界。右肺动脉的第一支是尖前支（偶尔在心包内）；在肺动脉进入肺门前，向外上方走行，为右上叶供血（图1-16）。叶间动脉位于中间段支气管（后面）和上肺静脉（前面）间，发出后升支动脉，供应右上肺后段（图1-17）。右肺动脉然后走行于中叶支气管后面，在后升支动脉同一水平，水平裂和斜裂交界处，向前内侧发出中叶动脉。下叶背段动脉发自于中叶动脉的同一水平稍远处，向背侧走行与中叶动脉相对走行。除了背段动脉，基底干动脉在叶裂中继续延伸，发出内基底段动脉、前基底段动脉，偶尔两支共干一段后再行分支。最后，基底干动脉的终末支供应外基底段和后基底段。

左肺动脉比右肺动脉靠向背侧和头侧，并且在发出第一支之前较长。通常，发出到左上叶有4支，少则2支，多至7支。第一支起源于左肺动脉前部，相当短，通常各属支单端发自于动脉干。左肺动脉绕过左上叶支气管进入叶裂时，向后上方发出第二支，同时发出多支升支动脉供应左上叶（图1-18）。当左肺动脉进入叶间裂后，发出左下叶背段和上叶舌段动脉。除舌段动脉之外，共同的基底干分为2个主要分支，前支供应前内基底段，后支供应外基底段。

肺动脉可有不同的解剖变异，左侧前段动脉的第一支可能是左上叶舌段的主要供血动脉。如果在前斜裂探查发现舌段动脉较为细小时，应警惕这一点。右侧的解剖变异，常见的是尖前支动脉分为两支，被称为尖前支动脉上支和下支。

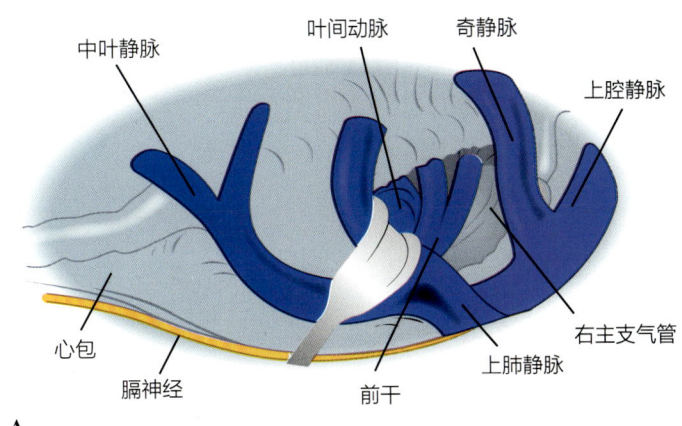

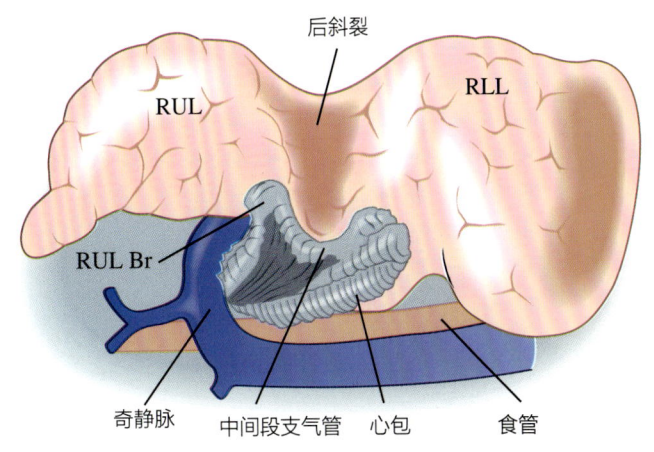

▲ 图1-16 右侧肺门
A. 前面观；B. 后面观。Br. 分支；RLL. 右下叶；RUL. 右上叶

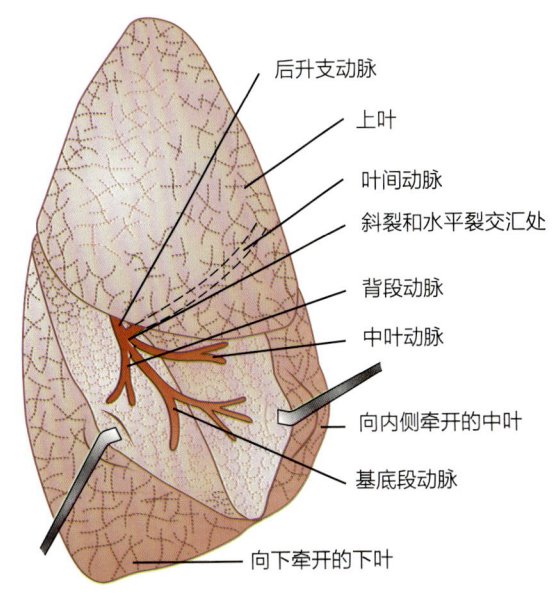

▲ 图1-17 肺动脉从右肺上叶实质内进入斜裂和水平裂交汇处

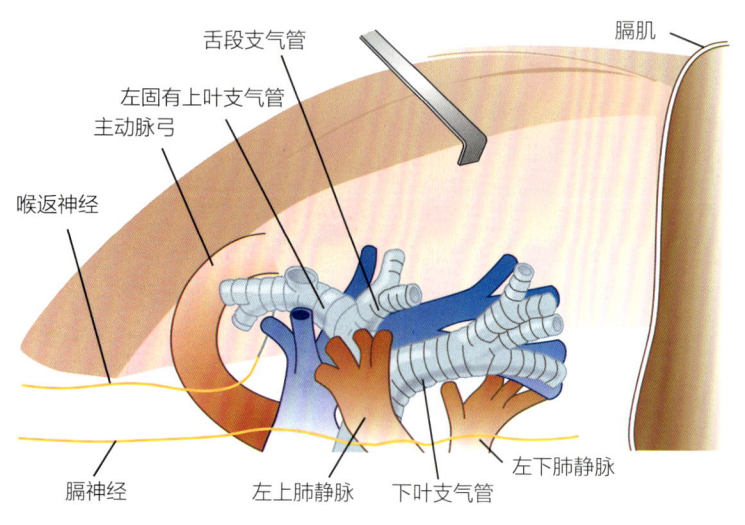
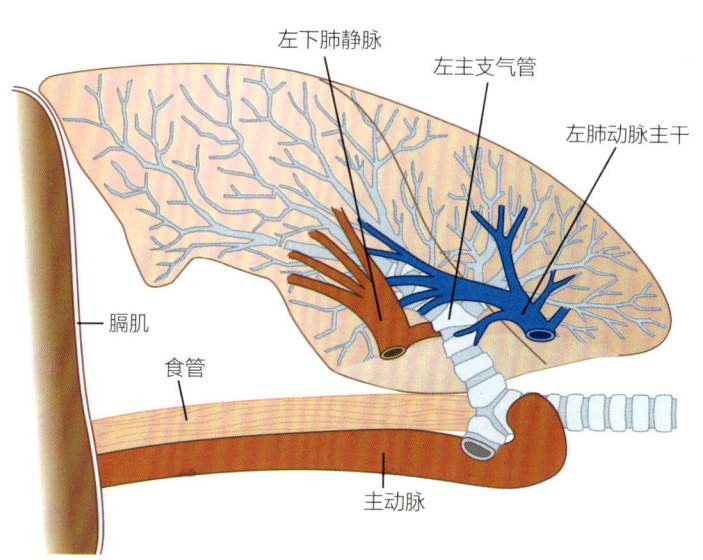

▲ 图 1-18 左侧肺门
A. 前面观；B. 后面观

左上肺静脉接受左上叶的所有回流静脉，紧贴于肺动脉的前下方，使前支的解剖有大出血的风险。它的 3 个主要属支分别是尖后支、前支和舌支。偶尔，上、下舌支静脉分别汇入左上肺静脉。常见的解剖变异是下舌支静脉汇入左下肺静脉。而左下肺静脉，位于左上肺静脉的后下方，由背支和基底支静脉回流左下叶的血液。右上肺静脉通常由 4 支组成：尖支、前支和后支回流右上叶血液，而下支回流中叶血液。有时，中叶静脉单独流入左心房，罕见的情况下，中叶静脉汇入下肺静脉。

右下肺静脉与左下肺静脉情况相似，由两条支组成，分别是回流背段血液的背支和基底支静脉，基底支由上、下支汇合组成。右上肺静脉和下肺静脉一般分别汇入左心房。与之相对，在左侧，25% 的人，肺上、下静脉汇合后再进入左心房。

肺段动脉通常位于段支气管的上或外侧，伴随走行并分支。段静脉则位于段间平面，与段支气管的关系不密切，常常位于其内侧或下面。段级解剖变异相当常见，一般来说，段静脉的变异比段动脉多，段动脉比段支气管多。

肺组织的体循环血供来源于支气管动脉，供应由气管隆嵴至终末细支气管，以及相应的结缔组织和脏胸膜。单支的右侧支气管动脉通常从第3肋间后动脉分支发出，而2支左侧支气管动脉通常从降主动脉发出，一支多在T_5椎体附近，另一支则在左主支气管下方。虽存在少数解剖变异，但大多数情况下，支气管动脉起自于左侧锁骨下动脉起始点2～3cm以内的主动脉或其分支的前外侧，走行于主支气管的膜部。支气管动脉通常向食管分支，然后随支气管进入肺，同时沿肺泡间结缔组织间隔向脏胸膜发出属支。支气管动脉系统与肺动脉系统间的交通支非常丰富，这点在肺移植术后非常重要。

支气管静脉存在浅层系统，每侧有两条支气管静脉，自肺门区和脏胸膜流出，右侧汇入奇静脉、左侧汇入半奇静脉。而大部分来自肺深部组织的静脉则回流到肺静脉系统，使得左心房内血氧饱和度小于100%。

肺的淋巴引流管从胸膜下血管，随着支气管和肺动脉向肺门延伸。淋巴引流被沿途的多组淋巴结所阻断，大部分淋巴结位于支气管分叉处。每站淋巴结均有一个被分配的数字，这是1997年Mountain和Dressler提出的原发性支气管肺癌的最新分期系统的基础。

最外周的肺内淋巴结包括亚段内淋巴结（第14组）和肺段内淋巴结（第13组）、肺叶内淋巴结（第12组）和叶裂中的叶间淋巴结（第11组），这些淋巴结在肺叶切除手术中均被切除。肺门淋巴结（第10组），也称为支气管肺淋巴结，位于肺根部，可以通胸腔镜或开胸术切除。下肺韧带淋巴结（第9组）位于双侧下肺韧带处，食管旁淋巴结（第8组）位于气管后壁背侧、隆突下方，食管中线的右侧或左侧（图1-19）。从那开始，淋巴引流至纵隔内部和气管支气管淋巴结，并通过纵隔淋巴干向上引流至头臂静脉（图1-19A）。

右侧和左侧气管旁淋巴结（第2R和第2L组）、位于气管支气管角的下段气管旁淋巴结（第4R和第4L组），以及隆突下淋巴结（第7组）均可通过标准的经颈部纵隔镜进行识别和活检。在右侧VATS或右侧开胸术期间，可以活检第4R、第7、第8和第9组淋巴结（图1-19C和E）。纵隔切开术或左侧VATS可以处理主动脉弓下淋巴结（第5组）和主动脉旁淋巴结（第6组）。左侧VATS还能处理第7、8和9组淋巴结（图1-19B和D）。Delphian淋巴结（最高纵隔、气管前淋巴结）被定义为1组。

因此，第1～9组淋巴结被认为是纵隔淋巴结，如果同侧纵隔淋巴结存在肿瘤转移，则将其归为N_2，如果是对侧纵隔淋巴结转移，则归为为N_3。这种向同侧、中央方向引流模式的异常很常见，特别是左侧，尤其是下叶肿瘤。在N_2淋巴结阴性的情况下，高达50%的左下叶肿瘤和35%的左上叶肿瘤有对侧（N_3）纵隔淋巴结转移，而在右下叶肿瘤中仅为42%，右上叶为18%。左上叶肿瘤在多达1/3的患者中可有一个通过主动脉弓下、主动脉旁和前纵隔淋巴结的其他引流途径，而不引流到肺门淋巴结。

迷走神经和交感神经丛是主肺动脉周围发育欠佳的前神经丛和支气管周围发育良好的后神经丛的神经来源。迷走神经携有来自支气管黏膜的所有传入神经，感知肺泡和胸膜的伸展、肺静脉的压力，并传导痛觉。迷走神经的传出纤维使支气管收缩，交感神经传出纤维支配肺血管收缩，促进支气管丛分泌。

左半胸和右半胸除肺脏以外，还包括其他的重要器官。胸导管、食管、主动脉和奇静脉在右半胸可见，而主动脉弓、降主动脉和远端食管则可在左半胸可见。

七、食管

食管是一个管状肌性结构，始于食管上括约肌（环咽肌），终于胃食管交界处的食管下括约肌，总长约25cm。环咽肌距门齿约15cm。在内镜下，男性的胃食管交界处距离门齿为38～40cm，女性一般短2cm。颈段食管在中线略偏左，T_1椎体前方、气管后方进入胸廓入口。在穿过主动脉弓后，食管向前斜行，跨过降主动脉前方，在穿过T_{10}椎体水平的食管裂孔时，位于中线左侧。在T_8椎体水平，食管的左侧壁与脏胸膜相连，主动脉位于食管的后外侧，遮挡食管。这是Boerhaave综合征患者穿孔的常见部位。

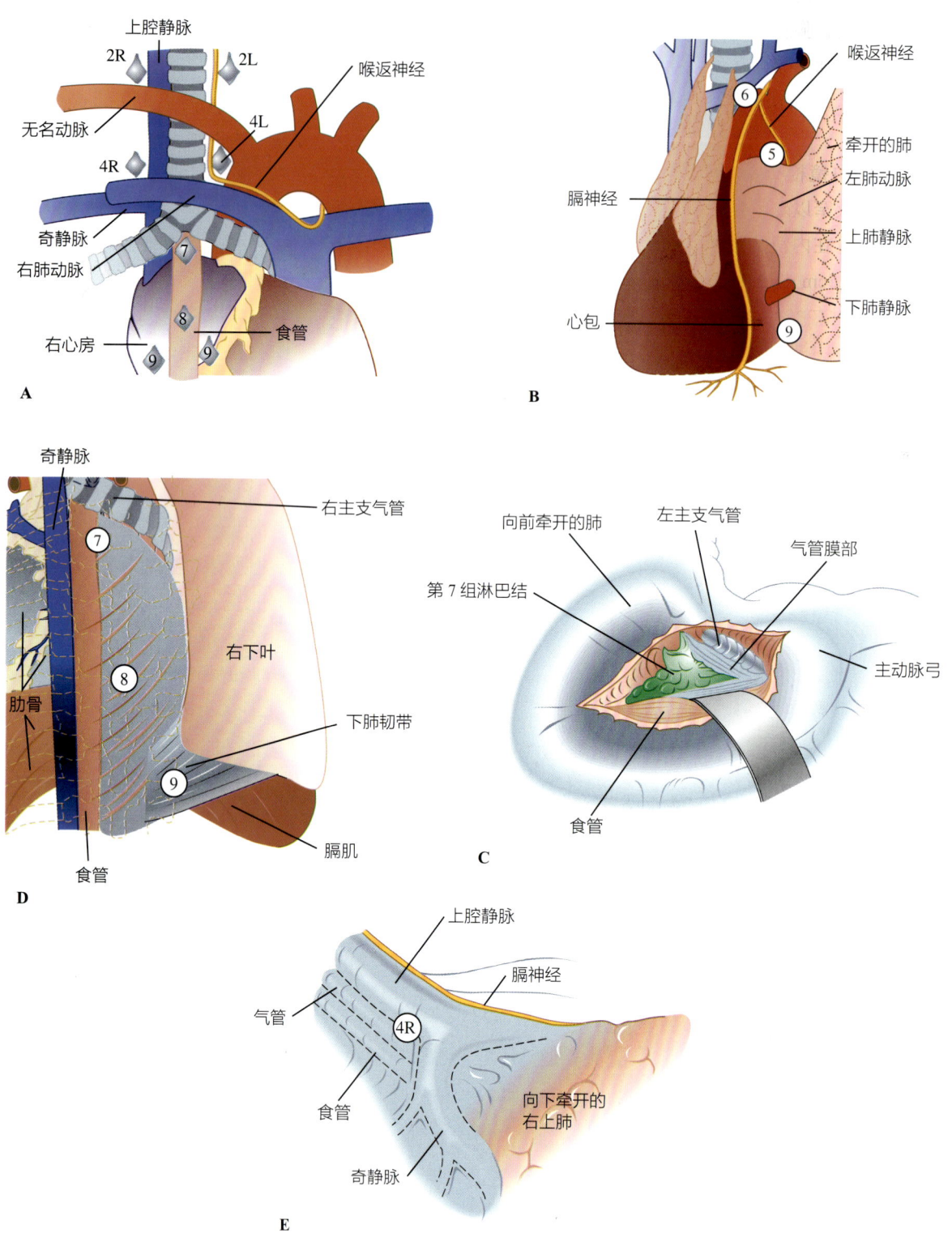

▲ 图 1-19 纵隔淋巴结

A. 前面观；B. 左肺向后牵开以显露第 5、第 6、第 9 组淋巴结；C. 左肺向前牵开以显露第 7 组淋巴结；D. 右肺向前牵开以显露第 7、第 8、第 9 组淋巴结；E. 右肺向后下牵开以显露第 4R 组淋巴结

除了奇静脉在 T_4 椎体水平穿过以外，食管的右侧面则完全被脏胸膜所覆盖。在选择开胸术术侧时，避免主动脉弓的干扰是首要考虑的问题。由于上覆主动脉弓，从左半胸解剖食管近端是非常困难的。

食管的内镜检查除了可发现食管上括约肌和下括约肌狭窄以外，还能发现食管腔有数处狭窄段。其他可在内镜下看到的狭窄段包括食管在距门齿 22~25cm 处跨过主动脉弓时和在距门齿 27.5cm 处穿过左主支气管时。这些解剖关系也可在影像学检查中被看到。当食管在气管分叉处向主动脉的右侧走行时，钡餐造影常常在食管左侧壁显示压迹。当左主支气管跨过食管时，食管也略微受压。

颈段食管的血供来自甲状腺下动脉的分支。胸段食管由主动脉和支气管动脉的食管支供应。大多数人有 1 条来自右侧支气管动脉的分支和 1~2 条来自左侧支气管动脉的食管支。主动脉上段的食管支通常较短，起自于 T_6 或 T_7 椎体水平，而下段较大的食管支起自于 T_8 或 T_9 椎体水平。最后，腹段食管的血供来自于胃左动脉和膈下动脉的分支。在食管壁中，肌层和黏膜下层血管具有广泛的纵向交通网络，这是门体分流的基础。食管回流静脉与动脉伴行。黏膜下静脉丛回流入食管周静脉丛，静脉血从此处流入甲状腺下静脉、支气管静脉、奇静脉和胃左静脉。

食管的淋巴系统是两个大的相互交通的纵向淋巴网。黏膜网络延伸至黏膜下网络，淋巴液回流主要是纵向的（6:1），而不是节段的。淋巴管穿过肌层，与动脉伴随走行。淋巴液在颈段食管沿甲状腺下血管引流到颈深淋巴结，而在腹段食管则沿胃左动脉引流到腹膜前腹腔干淋巴结。胸段食管向上引流至气管支气管淋巴结，向下引流至隆突下和食管旁淋巴结。

迷走神经在分出支配环咽括约肌和颈段食管的喉返神经后，向下走行于食管前壁，形成一个复杂的迷走食管丛，一个相互联通的神经纤维网络，形成节前副交感系统分布于食管。这些神经纤维与位于食管壁的肌间神经丛和黏膜下神经丛中的自主神经节相连。就在膈肌上方，这些神经丛通常形成生两个神经干：迷走神经前干和迷走神经后干。前干主要含有左侧迷走神经纤维，后干主要含有右侧迷走神经纤维，彼此之间亦有相当大比例的交汇。

颈交感神经节和胸交感神经节为食管提供内脏支，同时内脏神经的一些分支到达食管，但它们对食管肌肉的作用尚不清楚。迷走神经是食管肌肉的运动神经，并且是食腺体的分泌控制神经。传入性疼痛纤维在迷走神经和血管运动性交感神经中均存在，因此，食管疼痛可以放射到颈部、上肢和胸壁。

食管黏膜层是由基底层和厚的黏膜肌层所支撑的非角化的、多层鳞状上皮组成的。黏膜较厚，在塌陷状态形成纵向褶皱。黏膜下层的黏膜腺主要分布在食管的上段和下段。肌层由内环和外纵层组成，内环和外纵层在下 2/3 为内脏平滑肌，而在上 1/3 则为骨骼横纹肌。除了较短的腹内段外，食管其余部分均缺乏浆膜，这是造成食管缝合困难的原因。

八、胸部血管

（一）降主动脉

降主动脉胸段始于 T_4 椎体水平，位于后纵隔脊柱椎体左侧，朝向膈肌下行逐渐靠近中线。降主动脉在 T_{12} 椎体水平穿过主动脉裂孔，位于脊柱的正前方。在左半胸，降主动脉的前方结构是左肺门、心包和食管，后方是脊柱；在右半胸，食管位于主动脉的外侧，直到食管在主动脉前方穿过膈肌，同样，胸导管和奇静脉也位于胸主动脉外侧。降主动脉胸段的主要分支包括心包支、支气管动脉、纵隔支、膈动脉和肋间后动脉和肋下动脉。降主动脉在左锁骨下动脉的起始部是固定的，此处是交通事故中主动脉损伤的常见部位。

（二）奇静脉

奇静脉的起始处存在变异，通常始于下腔静脉后缘，也可起自于腰奇静脉或肋下静脉与腰升静脉的交通支。奇静脉通过膈肌主动脉裂孔上行，在右半胸后纵隔走行，达 T_4 椎体水平后，在右肺门上方向内走行汇入上腔静脉。

（三）胸导管

胸导管负责运送富含脂肪、蛋白质和淋巴细胞的淋巴液，始于被称为腰大池的腹部淋巴干汇合处。胸导管起自 T_{12} 椎体水平，穿过主动脉裂孔，在右半胸向上走行，位于胸主动脉降段（内侧）和奇静脉（外侧）之间，食管的后方，直至在 T_5 椎体水平走向内侧。进入左半胸后，胸导管在食管的左侧继续上行，在前方跨过主动脉弓，然后在左锁骨下动脉的后方走行。它从胸廓入口上方继续走行3～4cm后，形成拱起，在前斜角肌的内侧缘的前方下行，最终在左锁骨下静脉和颈内静脉交汇处附近流入静脉系统。

九、胸部神经

（一）迷走神经和喉返神经

迷走神经在颈动脉鞘中从颅底下行，直至胸廓入口。在右侧，迷走神经在颈内静脉后方，约胸锁关节后方水平，发出右侧喉返神经。右喉返神经在同侧锁骨下动脉下折返，沿气管食管沟上行。而左侧喉返神经在主动脉弓下折返后沿气管食管沟上行。最终，双侧喉返神经与甲状腺下动脉的喉支并行入喉。

右迷走神经在右侧头臂静脉后方下行进入胸腔后，走行于气管外侧。它向后行进，在右肺门后方发出数支迷走神经支气管支。余下的迷走神经纤维与左侧迷走神经纤维相汇合，形成迷走神经后干。

左侧迷走神经在颈总动脉和锁骨下动脉之间，左侧头臂静脉后方进入胸腔。它跨过主动脉弓的左侧，在左肺门后方下行前，发出左侧喉返神经，同时在这个水平上发出迷走神经支气管支。来自左右迷走神经的神经纤维，形成迷走神经前后干，通过食管裂孔进入腹腔。

（二）胸交感神经链

胸交感神经链是由自主神经系统的神经节形成的。在大多数患者中，T_1 神经节与下颈段神经节相融合。胸交感神经链主要位于胸膜下的肋骨头腹侧。胸交感神经与相应节段的脊神经白色和灰色支相互交换神经纤维。交感神经链结扎术用于治疗多汗症、面红、雷诺病和反射性交感神经营养不良。当侧支神经纤维形成，而绕过交感神经干时，行交感神经切断术则会失败。这些侧支神经纤维可以不通过交感神经节到达臂丛。Kuntz 神经是最常见的侧支神经。虽然在临床文献中，仅有10%的病例存在 Kuntz 神经，但在解剖学描述上80%的病例存在 Kuntz 神经。结扎 T_1～T_3 神经节的技术将在后续章中深入讨论。

（三）膈神经

膈神经来自第3、第4和第5颈支，在前斜角肌表面斜向下走行。在胸廓入口处，膈神经位于前斜角肌的内侧缘，距胸锁关节3～4cm，而后在锁骨下静脉后方、内乳动脉前方进入胸腔。膈神经可能在斜角肌淋巴结活检或肺上沟瘤切除等手术中被伤及。在解剖前斜角肌淋巴结（通常用于肺癌分期或结节病的确认）时，应格外小心，避免进入膈神经所在的前斜角肌鞘。肺上沟瘤切除需要切开第1肋骨时，前斜角肌应尽可能靠近第1肋骨被分开，以免损伤膈神经。

进入胸腔后，右膈神经继续下行，走行于头臂静脉和上腔静脉的外侧，跨过心包、右心房及下腔静脉。当它到达膈肌时，膈神经分成三支，即前支、后支和前外支。

颈根部的左侧膈神经在锁骨下动脉的第一段前方和胸导管后方走行，可与右侧膈神经走行相同的路径。然后它穿过内乳动脉的前方，在左颈总动脉和锁骨下动脉之间的沟中下行。左侧膈神经穿过主动脉弓前内侧，跨过心包，终止于膈肌。与右侧膈神经一样，左侧膈神经穿过膈肌后在膈肌腹侧面发出分支，从膈肌的中心发散，以支配膈肌的胸骨部、膈肌脚和后部。从肋缘到食管的膈肌纵向切口会导致膈神经损伤。膈肌外周的弧形切口对于膈神经是最安全的。类似形状的切口在中央腱也是安全的。

第 2 章
胸部疾病的影像学表现
Radiologic Imaging of Thoracic Abnormalities

Jeremy J. Erasmus　Edith M. Marom　Tam T. Huynh　Edward F. Patz, Jr.　著

张杰石　译

自 20 世纪 90 年代后期以来，随着影像技术的发展，包括数字化胸部 X 线片、多排螺旋 CT（MDCT）、双源 CT、心电图（ECG）门控 CT、正电子发射断层扫描（PET-CT）和磁共振成像（MRI），提高了胸部疾病的诊疗水平。并且这些数字化图像，易于保存和传输，也促进了相应信息的传递和阐释。

本章简要概述胸部影像学的进展，并对手术患者的影像学评估方法做重点介绍。下面的主题包括纵隔、肺、胸膜、胸壁畸形等胸外科医生日常处理的病种。在这些疾病中，影像学评估对疾病的诊治尤为重要。

一、纵隔疾病

纵隔疾病包括先天性畸形、感染、创伤和肿瘤等病因。临床病史和既往影像学检查是明确病因或明确是否需要进一步评估的基础。在没有既往影像学资料时，胸部 X 线片、CT 或 MRI 是最常用于诊断和鉴别诊断的影像学方法。

（一）主动脉

多排螺旋 CT、双源 CT、ECG 门控 CT 及复杂的后处理方法提升了胸主动脉成像水平。近年来，快速获取的（单次屏气）非 ECG 门控 CT 技术已经逐渐开展起来，并被用于评估疑似急性主动脉夹层患者的首选诊断方法。此外，由于单捕获双源 CT 可在相同体数据内同时获得低 kVp 和高 kVp 数据的特性，无须进行主动脉平扫成像，减少了放射性辐射暴露，并可展示主动脉特有的病理特征，因此在主动脉初始评估中也被推荐使用。

（二）主动脉夹层

急性主动脉综合征是当前被用于描述一组具有潜在致命风险的胸主动脉疾病，包括主动脉夹层、壁内血肿（intramural hematoma，IMH）和穿透性动脉粥样硬化性溃疡（penetrating atheromatous ulcer，PAU）。临床表现为严重的急性胸痛发作，但症状也可以是非特异性和可变的[1,2]。主动脉夹层是最常见的急性主动脉综合征疾病，而 IMH 和 PAU 仅占急性主动脉综合征患者的 10%~20%[2,3]。主动脉夹层的病因学说主要有两种，但仍存在争议：一是原发性内膜破裂，二是继发于主动脉壁内血管瘤破裂所致[4,5]。

当怀疑主动脉夹层时，增强 MDCT 是首选的影像学检查，确定夹层的类型和严重程度，为临床决策提供参考。目前常用的分型方式是 DeBakey 分型和 Stanford 分型，均基于内膜撕裂的部位和主动脉受累程度。Stanford A 型，病变累及升主动脉，破口位于主动脉瓣平面的上方，常需手术修复。Stanford B 型破口位于动脉韧带水平之下，通常用药物控制。血管腔内治疗或外科手术仅针对 Stanford B 型发生并发症的病例（图 2-1）。

主动脉夹层在 CT 下主要的诊断依据是分隔真假腔的内膜片。敏感性和特异性接近 100%，准确性优于血管造影[6-8]。CT 图像通常在二维正交轴位，结合容积成像和多平面重建等方式阅片。然而，这些技术不能反映夹层的全貌。为了克服这一限制，近来提出了主动脉夹层的自动分

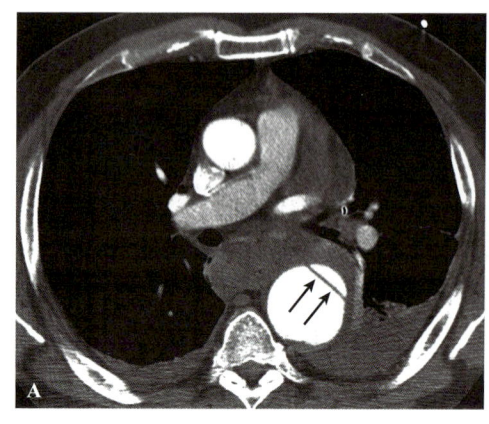
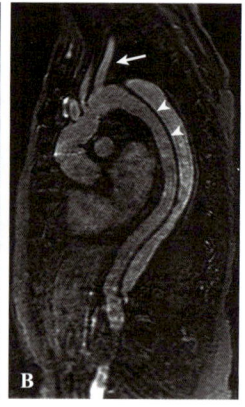

◀ 图 2-1 B 型主动脉夹层
A. 轴位胸部增强 CT 显示扩张的降主动脉和内膜片（箭），少量胸腔积液和纵隔脂肪组织密度增加，提示了纵隔内出血的可能性；B. 主动脉的矢状斜位磁共振显示在左锁骨下动脉（箭）远端的内膜片（箭头）

割、三维可视化等技术，可以将夹层（或内膜片）与其他血管结构区分开来，利于主动脉夹层的诊断和分型[9]。如碘造影剂使用存在禁忌，也可应用 MRI 或经食管超声协助诊断和确定夹层的类型[10]。虽然这些成像方法很准确，但在大部分患者中存在局限性，并且急诊情况下进行这些检查也不十分可行。

（三）主动脉外伤

胸部创伤的患者通常需要进行影像学评估，检查方法取决于创伤机制和潜在的结构。从影像学角度看，胸部 X 线片通常是第一个进行的检查，并且常常提示是否需要进一步检查。外伤性主动脉损伤（traumatic aortic injury，TAI）的影像学表现包括主动脉弓或降主动脉模糊、左尖帽、气管向右侧移位、鼻胃管移位至 T_4 椎体棘突右侧、纵隔增宽和左主支气管向下移位（图 2-2）[11-13]。其他相对较不特异的表现包括左侧胸腔积液和椎旁纹理变宽。然而，这些特征仅是主动脉损伤的提示而非特异性的。相比之下，正常胸部 X 线片对主动脉损伤的阴性预测值为 94%~96%[14,15]。如果胸部 X 线片异常，MDCT 是诊断外伤性主动脉损伤的主要检查手段，其敏感性为 100%，特异性为 83%~99.7%（图 2-3）[16-20]。事实上，MDCT 在外伤性主动脉损伤和大血管损伤诊断中已取代主动脉造影，选择性主动脉造影现在仅被用于依靠导管的血管内介入治疗。外伤性主动脉损伤的直接征象包括线状腔内充盈缺损、假性动脉瘤形成、突然的管径改变和造影剂外渗。在经手术证实的外伤性主动脉损伤患者中，91% 病例可发现间接性征象，特别是主动脉周围血肿[17]。MDCT 上如未发现主动脉和主动脉周异常，其阴性预测值为 100%[19,20]。7% 在 MDCT 上没有主动脉夹层的病例可合并非血管性胸部损伤，通常包括气胸、多发肋骨骨折和肺挫伤等[17,21]。

（四）气管和食管外伤

气管和食管损伤并不常见，一般发生在插管、机动车交通事故或穿通伤之后（图 2-4）。由于临床症状和影像学改变很隐匿或不特异，这些损伤许多在首诊中并没有被诊断识别。延迟或漏诊可导致死亡或严重并发症，如呼吸功能衰竭、

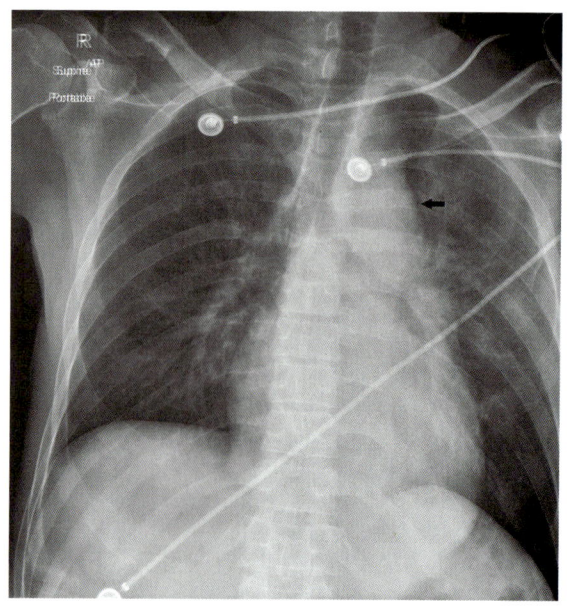

▲ 图 2-2 外伤性主动脉损伤
床旁胸部 X 线片显示上纵隔增宽、横主动脉叶状轮廓异常（箭）、降主动脉边缘模糊、肺挫伤 / 出血所致左肺片影

第一部分 胸部手术
第2章 胸部疾病的影像学表现

纵隔感染、脓毒症、气道狭窄、支气管扩张、反复肺部感染和永久性肺功能损害。

因为患者可没有临床表现，气管或支气管损伤诊断相当困难，多达 10% 的病例 X 线片可完全正常[22,23]。此外，气管、支气管和食管损伤的 X 线表现是非特异性的，可包括纵隔气肿、气胸和进行性加重的皮下气肿。然而，这些损伤的诊断很重要，因为其与食管和大血管损伤有很高的相关性[22,23]。多平面重建 MDCT 是气管检查的首选方法。MDCT 对气管损伤的诊断敏感性为 85%[22,23]。气管破裂患者的特征改变是胸腔异常积气，偶可在颈部软组织显示皮下气肿[22]。多平面重建可用于定位和评价损伤范围，其识别气管损伤的成功率为 71%~94%[22,24]。MDCT 也提供了关于食管的信息，外伤后影像学检查如果发现纵隔气肿，有或不合并纵隔积液的情况下，通常需要行透视下食管造影检查或内镜检查以排除食管撕裂。然而，最近有报道称，CT 在外伤后因纵隔气肿怀疑食管穿孔的患者中具有高敏感性和特异性，故而无须再行透视下食管造影[25]。

（五）非外伤性气道

中央气道的局灶性或弥漫性病变由多种病因引起，包括感染、恶性肿瘤、外伤、吸入、胶原血管性疾病和特发性疾病，如结节病或淀粉样变。虽然患者可有明显的症状，但气道异常往往不明显，在胸部 X 线片中常被忽略。如果临床怀疑气管支气管异常，则需要行 CT 进一步评估。薄层扫描（1~3mm）的 MDCT 是首选手段，因其可完成极好的轴位和多平面重建图像，包括虚拟支气管镜，使得复杂的气管 - 支气管解剖结构能够被可视化，甚至描绘出网状狭窄，这些狭窄在较厚的扫描中容易被漏诊或低估（图 2-5）[26]。在动态呼气期间进行的 MDCT 检查也有助于显示由于支撑性气管软骨结构薄弱（气管软化）或气管后膜部过度前凸导致的过度气管塌陷（过度动态气道塌陷）[27,28]。这些相关疾病是慢性呼吸综合征潜在诊断不足的病因。

（六）纵隔肿瘤

纵隔肿瘤是一大类、多样性肿瘤，既往根据

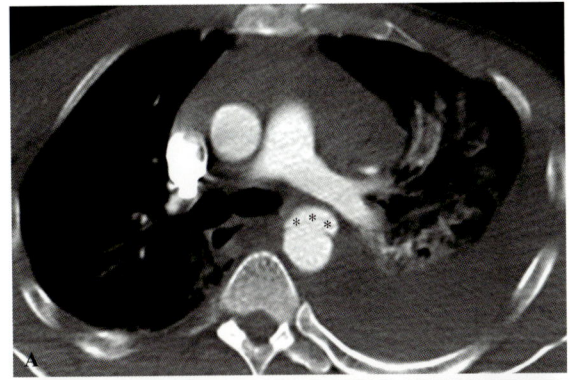
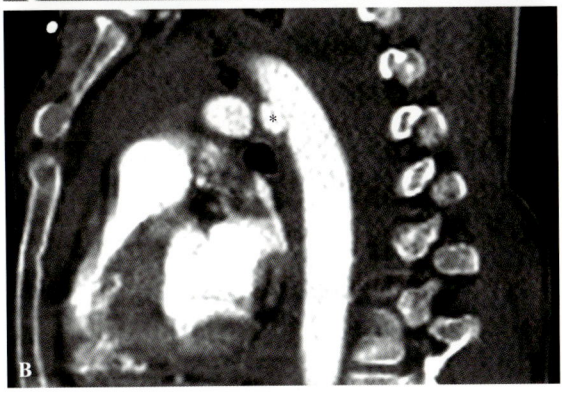

▲ 图 2-3 交通事故后外伤性主动脉损伤
A. 轴位胸部增强 CT 显示位于降主动脉外侧的造影剂浓聚（*），提示假性动脉瘤。注意由于出血所致的纵隔增宽和中等量的胸腔积液；B. 矢状面重建 CT 显示胸主动脉假性动脉瘤，刚好位于横弓远端（*）（由 Page H. McAdams, Duke University, Durham, N.C. 提供）

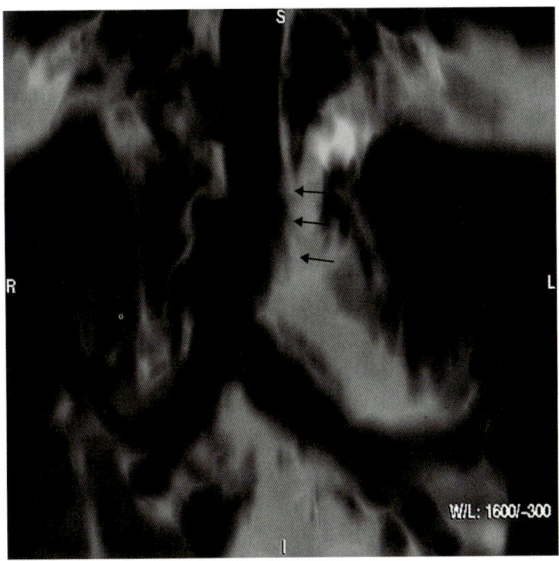

▲ 图 2-4 气管破裂，1 名车祸后没有呼吸系统症状的患者，胸部 X 线片显示纵隔气肿，冠状位 CT（2.5mm 层厚）显示纵隔气肿和气管中断（箭）

027

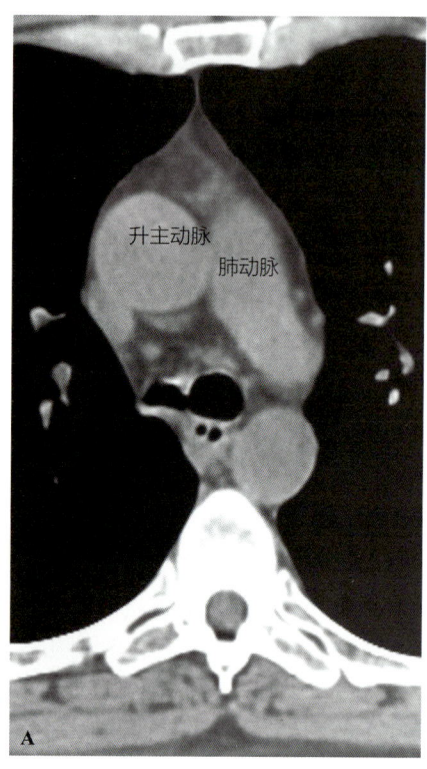
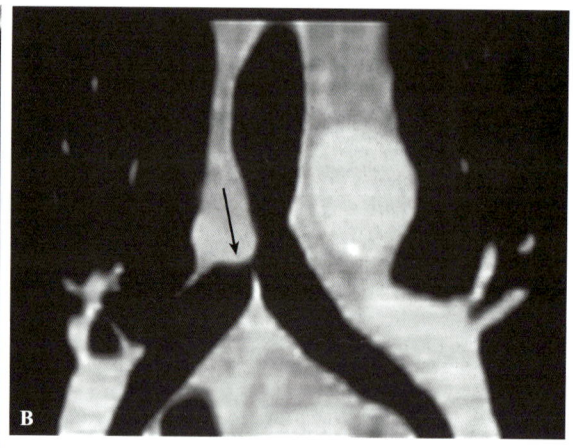

▲ 图 2-5 侵袭性曲霉菌病致右主支气管局灶性狭窄
A. 轴位 CT 显示左主支气管口径正常，右主支气管明显同心狭窄；B. 冠状重建显示右主支气管狭窄所累及的局灶段（箭）

其位置进行前、中、后纵隔进行影像学描述。这种有助于鉴别诊断和治疗。

主要发生在前纵隔的肿瘤包括血管瘤、淋巴管畸形、胸腺病变（如囊肿、胸腺脂肪瘤、胸腺瘤、胸腺癌）、甲状旁腺腺瘤、生殖细胞肿瘤和淋巴瘤（图 2-6）。CT 和 MRI 对显示胸腺瘤的局部软组织和血管浸润、局部浸润，以及识别胸腺癌周围淋巴结的早期转移特别有用，并且由于畸胎瘤中软组织、脂肪、钙质和出血成分的不同，有时可与胸腺瘤和淋巴瘤相鉴别。

主要发生在中纵隔的肿瘤是前肠畸形、心包囊肿和食管、气管肿瘤。支气管囊肿是最常见的纵隔内前肠囊肿，通常位于隆突下或右侧气管旁。在 CT 上表现为圆形或球形液体密度占位，部分病例可因蛋白沉积或血液而使其密度增加[29]。食管肿瘤可表现为中纵隔肿块，尽管食管癌多表现为食管弥漫性增厚。内镜检查和超声内镜下活检通常用于评估食管癌的受累范围和淋巴结转移情况。CT 有助于显示邻近结构（如气道、主动脉、心包和脊柱）受累的程度，以及显示淋巴结（如腹腔、肝胃韧带）和全身转移情况。

主要发生在后纵隔的肿瘤是神经源性肿瘤。事实上，20% 的成人和 35% 的儿科纵隔肿瘤是神经源性肿瘤，大部分位于后纵隔[30]。神经源性肿瘤可分为周围神经肿瘤（神经纤维瘤、神经鞘瘤、恶性神经鞘瘤）和交感神经肿瘤（神经节细胞瘤、神经节母细胞瘤、神经母细胞瘤），一般通过 MRI 进行评估。MRI 是评价神经源性肿瘤的首选方法，因为它可同时评估椎管内延伸、脊髓异常、肿瘤的纵向范围和硬膜外延伸情况。

二、肺部疾病

胸部影像学检查对肺部病变（包括肺结节和局灶性阴影、恶性肿瘤、弥漫性间质性肺病和感染）是必不可少的。低剂量 CT（low-dose CT，LDCT）正被用作肺癌的筛查工具，（美国）国家肺部筛查试验（National Lung Screening Trial）是一项随机研究，纳入了 50000 多名参与者，比较 LDCT 和胸部 X 线片的有效性。应用 LDCT 进行筛查，使肺癌的病死率下降 20%、全因死亡率降低 6.7%[31]。

（一）孤立性肺结节

孤立性肺结节是常见的影像学发现，通常为

第一部分 胸部手术
第2章 胸部疾病的影像学表现

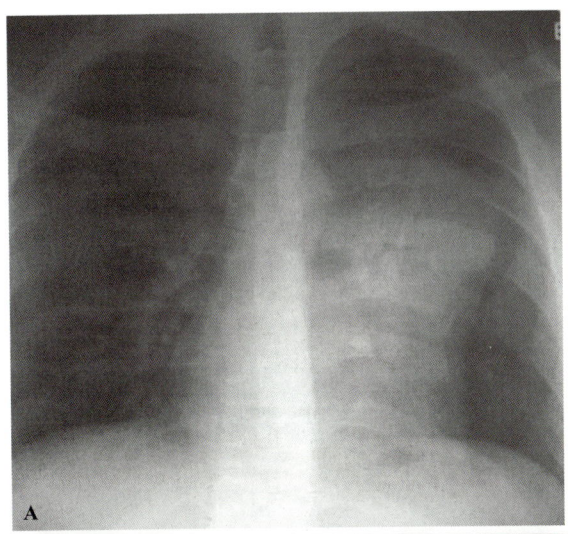

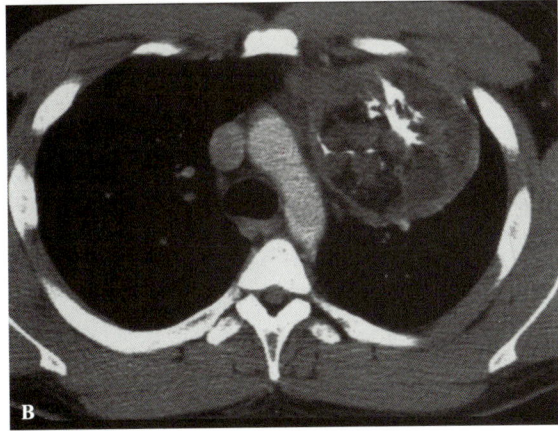

▲ 图 2-6 前纵隔肿块
A. 后前位胸部 X 线片显示边缘光滑偏左的前纵隔肿块；B. 轴位 CT 证实该肿块，具有混合密度成分，包括脂肪、软组织、液体和钙化。这些发现提示诊断畸胎瘤

良性，但由于担心有肺癌的可能，经常建议进一步评估。目的是鉴别恶性和良性病变，以便正确识别需要手术的患者。尽管影像学特征可以提示结节是良性还是恶性，但是两者存在相当大的重叠，并且至少 20% 的恶性结节具有良性表现[32,33]。特定的钙化类型和 2 年内病灶大小维持不变，在以往是唯一可靠的确定良性表现。最近，通过增强 CT 评估血流和使用放射性氟标记的脱氧葡萄糖（^{18}F-FDG）的 PET 成像评估代谢，使得区分良恶性病变的能力得到了提高。

增强 CT 可以鉴别良恶性结节，因为增强明显，提示血供丰富，恶性肿瘤的可能性更大[34,35]。典型情况下，恶性结节增强程度超过 20HU，而良性结节增强程度少于 15HU[36]。由于 FDG PET-CT 的广泛使用，尽管增强 CT 具有较高的阴性预测值，但临床中使用的不是很多[37]。

FDG PET 能够区分常规检查无法确定的良恶性结节（图 2-7）。对 40 个 FDG-PET 准确性研究的 Meta 分析显示，当用于评价 10mm 或更大的结节时，敏感性为 97%，特异性为 78%[38]。然而，最近一项纳入 585 名患者（496 例恶性，89 例良性结节）的前瞻性 PET-CT 研究显示，高标准摄取值时（SUV > 4.1）恶性可能性大，96% 的病灶是恶性，而当 SUV 为 0～2.5 时，恶性可能性仍为 25%[39]。进一步说，当评价小于 10mm、磨玻璃或部分实性结节时，FDG 摄取对于区分良恶性结节是可变的和不可靠的（图 2-8）[40]。

（二）肺癌分期

评估非小细胞肺癌（non-small cell lung cancer, NSCLC）受累范围的分期通常决定治疗方案和预后。临床分期检查通常包括 CT 和近来的 PET-CT。CT 通常用于确定肿瘤的大小、位置和局部侵犯情况（T），是否存在淋巴结转移和转移部位（N），以及胸内和远处全身转移情况（M_{1a}、M_{1b}）[41,42]。CT 也通常被用于确定胸壁、纵隔侵犯情况，但在区分解剖毗邻与微小侵犯时不十分准确。MRI 比 CT 具有更好的软组织对比分辨率，可用于评价肺上沟瘤和臂丛神经（图 2-9）[43,44]。

淋巴结转移与否及转移位置对于决定治疗和预后很重要（图 2-10）[41,42]。CT 最常用于评估淋巴结的大小，而淋巴结短轴长度大于 1.0cm 是判断淋巴结转移的典型标准。然而，一个限制是恶性和良性淋巴结大小存在重叠。在这方面，一项 Meta 分析（共 20 项研究，纳入 3438 名患者）评估 CT 纵隔淋巴结转移分期的敏感性为 57%，特异性为 82%[45]。PET 成像提高了淋巴结分期的准确性。在一项共纳入 833 例患者包括 17 项研究的 Meta 分析中，PET 提示淋巴结转移的总体敏感性为 83%，特异性为 92%，而胸部 CT 的敏感性和特异性分别为 59% 和 78%[46]。有意思的是，当有淋巴结肿大时，PET 和 PET-CT 在确定淋巴结转移的特异性、准确性较低，但敏感性较高[47,48]。

029

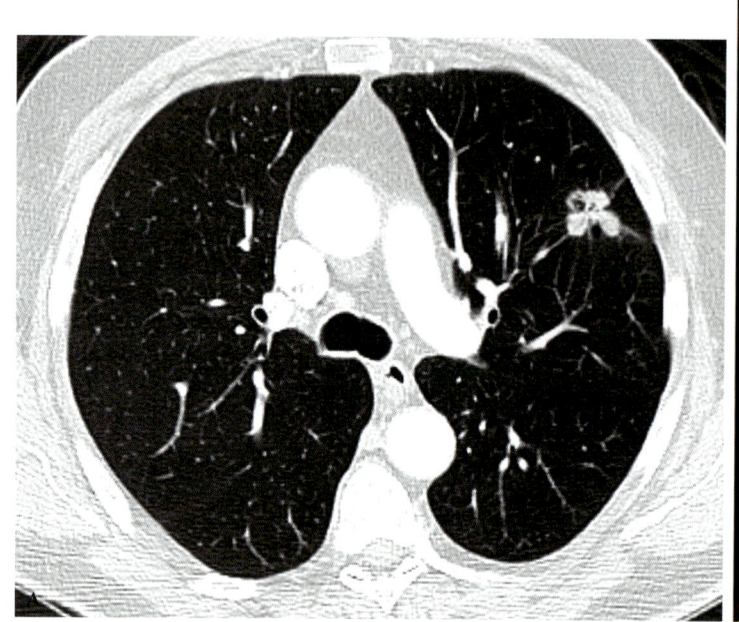
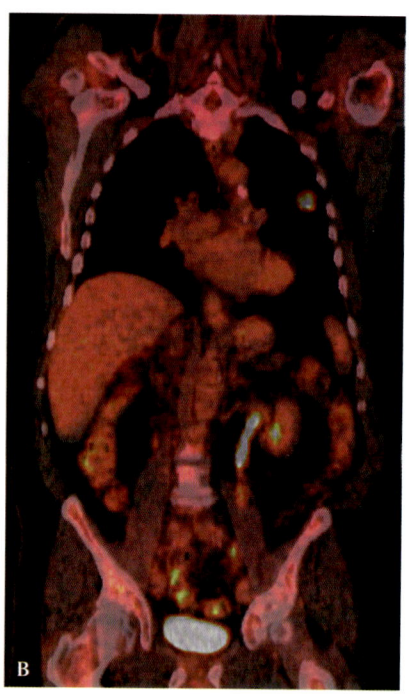

▲ 图 2-7 非小细胞肺癌

A. 轴位 CT 显示左上叶分叶状结节；B. 融合冠状 PET-CT 显示上叶小结节，^{18}F- 脱氧葡萄糖摄取增加，符合恶性肿瘤。注意没有淋巴结和远处转移

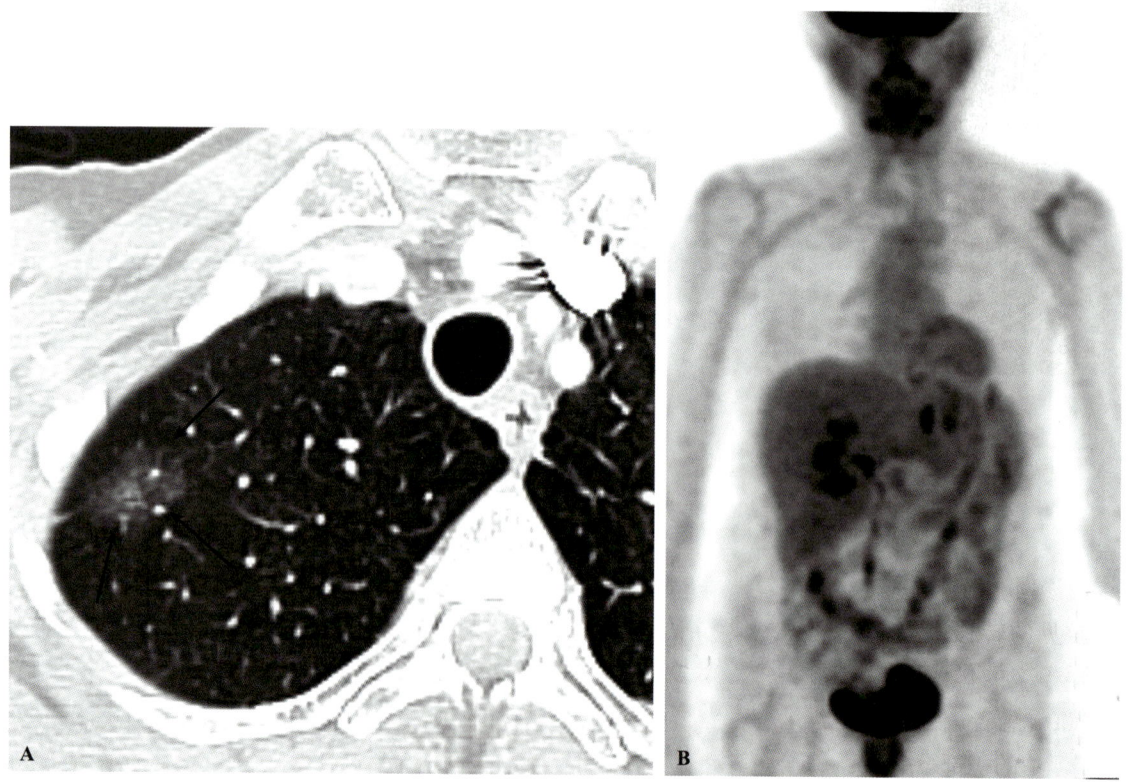

▲ 图 2-8 非小细胞肺癌

A. 轴位 CT 显示右上肺磨玻璃结节（箭）；B. 全身最大密度 PET 显示结节未摄取 ^{18}F- 脱氧葡萄糖（FDG）。请注意，FDG 摄取在具有磨玻璃结节中是可变的和不可靠的，对于区分良性和恶性结节没有提示作用

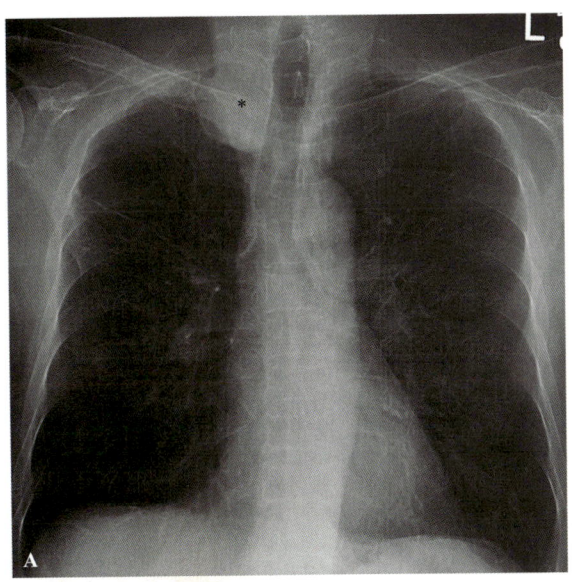
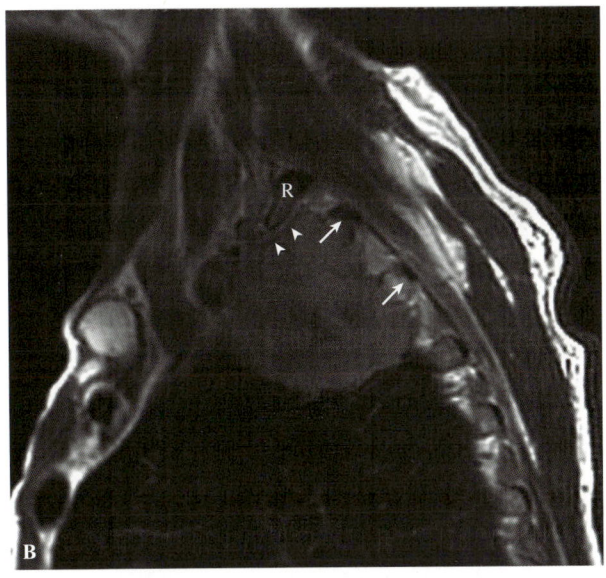

▲ 图 2-9 非小细胞肺癌肺上沟瘤

A. 后前位胸部 X 线片显示右上叶肿块（*）；B. 矢状位 MRI 显示肿块侵犯第 2 和第 3 肋骨（箭）。邻近第 1 肋骨（R）软组织平面（箭头）的存在提示位于第 1 肋骨上方的臂丛 C_8 神经根尚未被肿瘤侵犯，还可能有手术机会

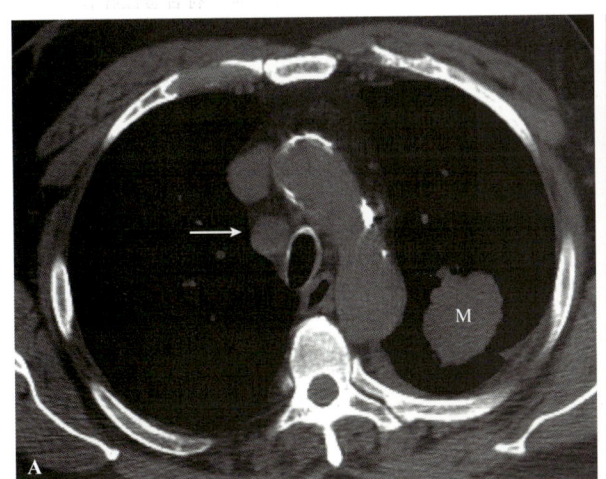
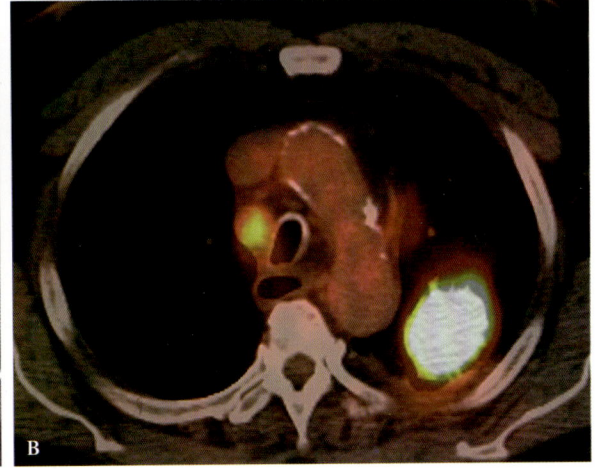

▲ 图 2-10 非小细胞肺癌

A. 轴位 CT 提示左上叶肺恶性肿瘤（M）和右侧气管旁肿大淋巴结（箭）；B. 轴向融合 PET-CT 显示肿块和右侧气管旁淋巴结内 ^{18}F- 脱氧葡萄糖摄取增加，符合恶性肿瘤。活检证实 N_3 淋巴结转移

就诊时，肾上腺、肝脏、脑、骨和淋巴结是最常见的转移病灶。然而，对这些部位进行影像学检查的作用并没有明确的定义。对大多数 NSCLC 患者进行常规上腹部检查作为初始胸部 CT 评估的一部分。然而，由于非小细胞肺癌的 CT 和 MRI 临床分期往往不准确，因此全身 PET-CT 可以提高准确性。PET 在发现肾上腺、骨和胸外淋巴结转移方面比 CT 具有更高的敏感性和特异性。全身 PET 在单个研究中对胸内和胸外情况进行分期，在被选择用于根治性切除的患者中检测出高达 24% 的隐匿性胸外转移，并且具有成本效益（图 2-11）[49-53]。

就诊时，高达 20% 的 NSCLC 患者发生肾上腺转移。如果肾上腺肿块含有脂肪或 CT 平扫密度小于 10HU，则该肿块可被认为是良性的[54]。密度大于 10HU 的肿块可通过进一步 MRI 检查，

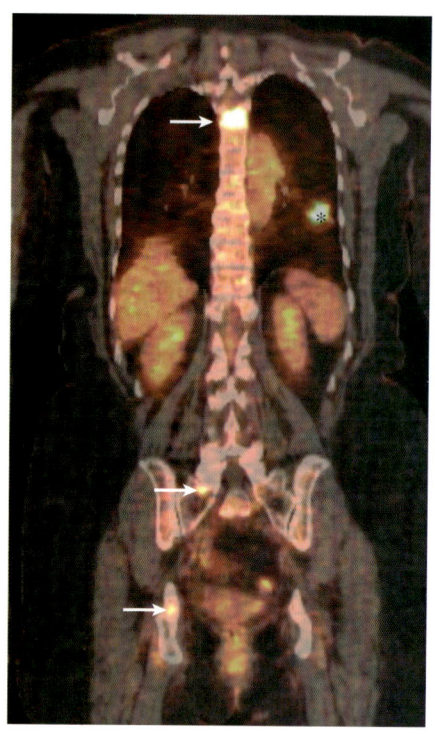

▲ 图 2-11 非小细胞肺癌

融合冠状位 PET-CT 显示左上叶肺结节（*），^{18}F-脱氧葡萄糖（FDG）高摄取。注意由于转移（箭），胸椎和骨盆局部 FDG 摄取增加

使用化学位移分析和动态钆增强方法，区分良恶性[54]。FDG-PET 诊断肾上腺良恶性肿块的特异性在 80%～90% 之间，在 CT 发现肾上腺肿物区分良恶性中很有价值，尤其是肾上腺病变较小时[55-57]。

人们提倡常规 CT 或 MRI 检查中枢神经系统，因为多达 18% 的非小细胞肺癌患者在临床上有脑转移，10% 的患者没有相关的神经系统症状。然而，常规的中枢神经系统 CT 或 MRI 检查仍存在争议，因为早期无症状患者的检出率较低。目前的临床实践是对有神经系统体征或症状的患者及无症状的Ⅲ期患者进行 CT 或 MRI 检查，这些患者正在考虑进行积极的局部治疗，如开胸手术或放疗[58,59]。

PET-CT 对骨转移瘤的诊断具有较高的特异性、敏感性、阴性预测值、阳性预测值和准确性。PET-CT 在很大程度上取代了 ^{99m}Tc- 二膦酸亚甲酯骨显像在评估 NSCLC 患者骨转移中的作用[60,61]。因为常规影像学检查很少显示无症状患者的隐匿性骨转移，MRI 通常只在患者有局限性骨痛或碱性磷酸酶水平升高时才进行。

（三）间质性肺疾病与肺脓肿

影像学检查对于确定肺部症状和局灶性或弥漫性肺部疾病患者的诊断至关重要。如果在临床和影像学评估后诊断仍然不确定，可以在开始治疗之前进行外科活检。影像学检查常常有助于确定活检的最佳部位，以及活检方法（如经支气管或楔形活检；图 2-12）。肺脓肿通常由厌氧菌的吸入引起，通常发生在意识水平下降、胃食管运动障碍和口腔卫生不良的患者中。内科治疗（如全身抗生素、体位引流）是首选的治疗方法，对大多数患者是可以治愈的。然而，7 岁以下儿童肺脓肿通常不能自行引流，并且内科治疗不太可能奏效。11%～21% 的肺脓肿患者经内科治疗无效，需要手术或经皮引流。脓肿引流的指征包括：①当患者开始抗感染治疗 5～7d 后仍有持续的脓毒血症；②脓肿大于 4cm；③脓肿在患者接受药物治疗时体积增大。

经皮 CT 引导的导管引流术比手术切除具有更低的并发症率和死亡率，并且在大多数情况下，临床和影像学改善在导管引流后迅速发生。虽然脓肿消退的平均时间为 10～15d，但脓毒症（发热、白细胞增多）的显著改善通常发生在引流后 48h 内。经皮脓肿穿刺引流失败发生于：①含

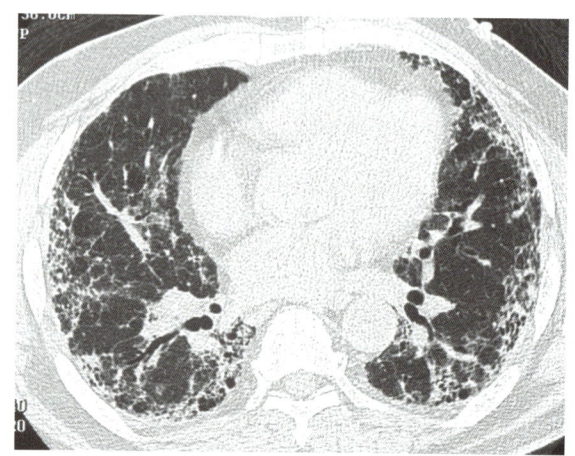

▲ 图 2-12 寻常型间质性肺炎（UIP）

通过轴位高分辨 CT 显示弥漫性肺疾病，主要在外周的磨玻璃样病变、结构紊乱，以及与肺纤维化并存的囊腔。肺活检证实 UIP

有黏液性的机化组织；②是多腔的；③具有厚的、不可塌陷的壁时。经皮肺脓肿引流术的可能并发症包括出血、支气管胸膜瘘和脓胸。

三、胸膜及胸壁疾病

（一）恶性胸膜间皮瘤

恶性胸膜间皮瘤（malignant pleural mesothelioma，MPM）是一种罕见的肿瘤，起源于胸膜的间皮细胞，较少见于心包或腹膜。在美国，据估计每年将有2500~3000例，主要发生于老年男性，其中大多数与石棉暴露史相关[62, 63]。

影像学不仅对MPM诊断很重要，而且对分期和治疗反应监测也很重要[64, 65]。为了识别可能切除的患者，目前的MPM的TNM分期强调确定局部肿瘤侵犯和区域淋巴结情况。传统的TNM分期系统有效地区分了T和N亚类，但也有需要修改的地方。在这方面，通过多变量分析，可以看出在总体生存率方面，T_4对T_3和T_3对T_2有显著差异，但T_2对T_1并无差异；N_0对N_1和N_2有差异，而N_1对N_2无差异；Ⅲ和Ⅳ期对Ⅰ期有差异，但Ⅱ期对Ⅰ期无差异[66-68]。治疗方案取决于就诊时的分期，有时可对局灶性疾病患者进行外科手术切除。虽然手术的作用（胸膜外全肺切除、扩大胸膜切除/纤维板剥脱手术）仍存在争议，局部晚期局肿瘤（T_4）、$N_{2~3}$疾病（纵隔、乳内和锁骨上淋巴结）或M_1均是手术禁忌证。

MRI在MPM分期中被认为是优于CT的。然而，在一项比较MRI和非螺旋CT对MPM的评估准确性的研究中[69]，MRI和CT在总体分期中具有几乎等效的诊断准确性（50%~65%）。仅两个亚组间有显著性差异，即侵犯膈肌（CT准确率为55%，MRI准确率为82%，$P=0.01$）和侵犯胸内筋膜或单个胸壁病灶（CT准确率为46%，MRI准确率为69%，$P=0.05$）。PET-CT也用于评估MPM患者（图2-13）。PET-CT能提高肿瘤分期的准确性，对T_4的敏感性为67%[70]。PET-CT对淋巴结转移的敏感性较差（即单独PET为11%，PET-CT为38%）[70, 71]。PET-CT可用于发现远处转移，据报道在24%的MPM患者的胸腔外转移未被临床和影像学检查发现[70-72]。

（二）胸腔积液

胸腔积液是由多种疾病引起的，包括感染、创伤、炎症和肿瘤。虽然一些患者可以保守观察，但多数患者因诊断或治疗的目的，需进行介入性操作，如胸腔穿刺、留置或不留置引流导管或胸膜活检。操作的类型取决于一系列的临床和影像学特征，包括症状、严重程度和胸膜异常的病因。影像学检查，最常见的CT检查，可以展示胸腔积液的范围和复杂程度。

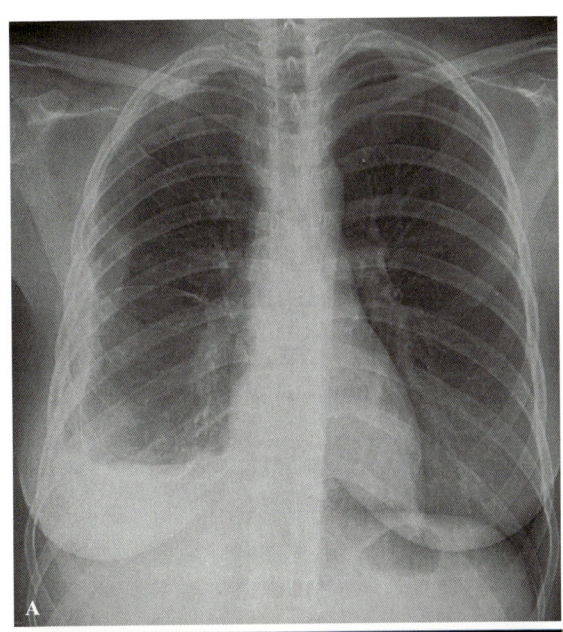
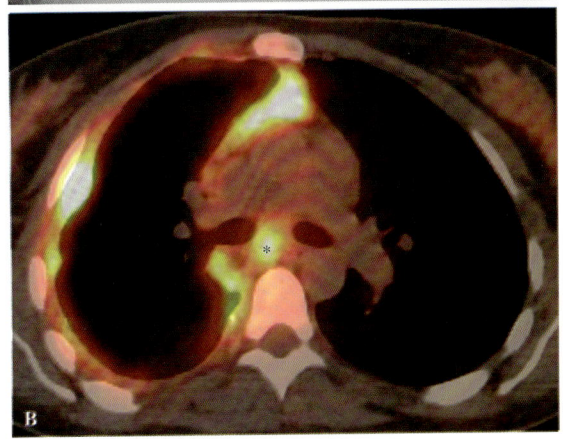

▲ 图 2-13 恶性胸膜间皮瘤

A. 胸部X线片显示中度右侧胸腔积液和胸膜分叶；B. 轴为融合PET-CT显示胸膜肿块的^{18}F-脱氧葡萄糖摄取增加、隆突下淋巴结（*）局灶摄取增加。隆突下淋巴结活检显示转移性胸膜间皮瘤，无法行胸膜外全肺切除

（三）胸壁疾病

胸壁疾病是少见病，常见的病因包括软组织肿瘤、转移瘤、感染、医源性损伤、外伤和先天性疾病。这类疾病谱影像学检查的选择往往取决于怀疑的病因，但 CT 通常是首选的评估手段。尽管 CT 可以提供必要的诊断信息，并且具有极好的多角度成像，利于手术方案的制订，但通常需要进行 MRI；因其优越的软组织分辨率可用于精确地评价胸壁的受累程度（图 2-14）。

四、术后影像学检查

早期警惕手术并发症很重要，因为及时处理术后并发症与降低死亡率有关。胸部 X 线片通常显示心胸手术后患者的异常。心脏增大可由围术期心肌梗死或血容量过高引起，尽管最常见的原因是心包内液体增加或纵隔脂肪引起。在一些病例中，即使发生了大量的出血，纵隔轮廓在胸部 X 线片上看，也是正常的。在其他情况下，由于仰卧、呼气相，正常纵隔可能表现为增大。CT 可用于发现胸骨切开术后患者的纵隔增宽和积气，对纵隔炎的诊断有一定的参考价值[73]。

肺栓塞

肺栓塞（pulmonary embolism，PE）的临床体征和症状既不敏感也不特异性，患者可能出现胸痛、呼吸急促或氧饱和度下降。胸部初步的影像学检查有助于寻找临床上可以类似 PE 表现的其他原因，如胸腔积液、气胸、肺炎或充血性心力衰竭。肺栓塞患者的胸部 X 线片表现无特异性，可表现为实变、肺不张、胸腔积液、外带楔形影、肺动脉增宽和局灶性少血征。然而，80% 的肺栓塞患者的胸部 X 线片是正常的[74]。

如果怀疑肺栓塞，胸部 X 线片没有发现合理的其他诊断，需要用其他影像学检查进一步评估。多层螺旋 CT 血管造影（CT angiography，CTA）是怀疑肺栓塞时对肺血管成像的首选方法。在 PIOPED Ⅱ（Prospective Investigation of Pulmonary Embolism Diagnosis Ⅱ）研究中，CTA 对肺栓塞诊断的敏感性为 83%，特异性为 96%[75]。使用多源 CTA 诊断肺栓塞的其他优势包括发现可以解释患者临床表现的其他异常，并可量化肺动脉床梗阻情况[76-79]，以及可通过评估右 - 左心室直径比增加提示的心脏应变情况预测急性肺栓塞后 30 天死亡率（图 2-15）[80-83]。CTA 通常采用低螺距螺旋模式，不使用心电图同步（传统 CTA）。最近的研究报道了一种具有前瞻性 ECG 触发的高螺距螺旋 CT 技术，与传统 CTA 相比，其成像质量更高、辐射剂量更少[84]。

肺栓塞的评估也可以用其他影像学检查方法进行，如血管造影、MRI 或通气 - 灌注（V/Q）

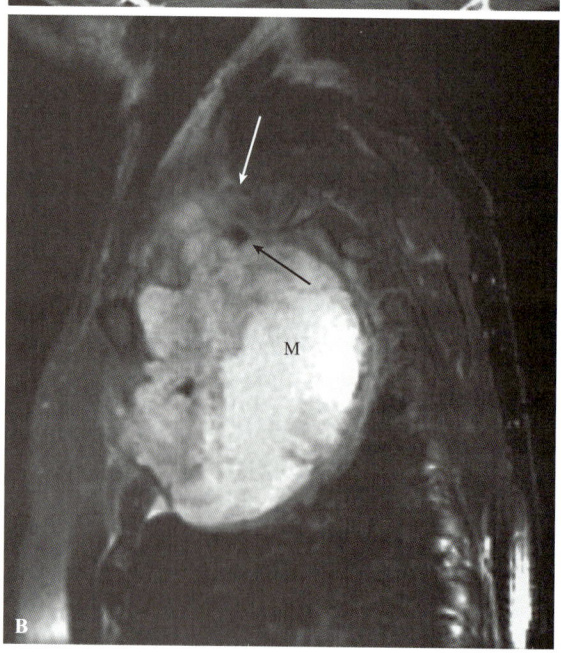

▲ 图 2-14 患者，60 岁，男性，新诊断为第一肋软骨肉瘤，表现为右肩疼痛

A. 胸部增强 CT 显示右侧第一肋骨有一大肿块（M）。注意与右胸大肌（P）相比，肿块的密度与肌肉的密度相似。臂丛神经无法显示。B. T₂ 加权矢状位 MRI 区分出肿块（M）与周围软组织和肌肉密度的不同。这使得右锁骨下动脉（黑箭）和臂丛（两个黑点与白箭的尖端相邻）的直接可视化成为可能，它们被肿瘤包围

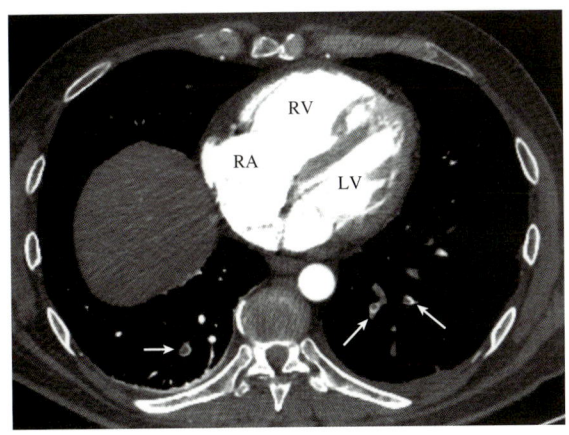

▲ 图 2-15 肺栓塞和右心室应变

增强轴位多排螺旋 CT 显示双肺下叶段动脉有多处充盈缺损（箭）。注意右心室（RV）和右心房（RA）扩张。右心室大于左心室（LV），室间隔变直。这些发现与右心应变是一致的

显像。目前，由于 CTA 在检测肺栓塞中的高敏感性和特异性，以及提示其他伴随诊断的能力，其他影像学方法现在很少用于评估可疑肺栓塞的患者。V/Q 显像在评价对碘造影剂过敏或肾功能受损的肺栓塞患者中仍有使用。在胸部 X 线片正常、V/Q 显像正常的患者中，肺栓塞的可能性非常低，不需要进一步评估。先前检查高度提示肺栓塞并且高检出率的检查提示肺栓塞的患者很有可能发生了肺栓塞，通常需进行治疗。单正电子发射计算机断层扫描（single positron emission computed tomography, SPECT）V/Q 与普通 V/Q 相比，可提高肺栓塞的检出率。前瞻性研究表明，SPECT V/Q 的敏感性为 100%，特异性为 87%，普通 V/Q 的敏感性为 64%，特异性为 72%[85]。虽然在有疑诊肺栓塞症状的患者中，磁共振血管造影（magnetic resonance angiography，MRA）与 CTA 相比具有类似的阴性预测值[86]，但是 MRA 有两个主要限制，使得其作为存在 CTA 禁忌患者次选的诊断方法。检测肺段以下小血管栓子的敏感性有限，很多机构的技术力量不足[87, 88]。在这方面，在 PIOPED Ⅲ 研究中 25% 的研究评价增强 MRA 对肺栓塞的诊断技术力量不足，敏感性为 78%[89]。同时 MRI 的其他局限使其在现实中难以实施，特别是在急诊情况中、术后患者或重症监护室的患者。此外，由于钆造影剂与肾纤维化的发生有关，肾功能受损的患者禁用 MRI 造影剂[90, 91]。然而，最近的一项研究表明血管造影 MRI 序列的敏感性最高（82.9%~89.7%）、特异性最高（98.5%~100%），而未增强的血管造影序列总体的敏感性较低（68.7%~76.4%），但其对大的肺栓塞检出比较敏感（92.7%~100%），特异性较高（96.1%~99.1%）[92]。

五、总结

影像学在肺部疾病的诊断和随访中起着重要作用。影像技术的最新进展使胸部疾病的评估发生了革命性的变化，患者管理也得到了改进。仔细选择适当的影像学检查可以提高诊断准确性，减少检查的次数，并减少不必要的手术。可以预见，现有方法的进一步改进和新型影像学技术的继续发展将在未来优化影像诊断策略、改善患者预后。

第 3 章
胸外科患者的术前评估
Preoperative Evaluation of Patients Undergoing Thoracic Surgery

John J. Reilly, Jr. 著
郭超 译

决定是否进行任何外科手术都需要谨慎考虑预期的手术获益和评估与外科手术相关的风险。预估手术获益的一个重要组成部分就是考虑在没有进行手术的情况下病症的自然病程。

术前评估的一个相对流行但不准确的概念就是，医师评估患者已经"准备好"进行手术。该术语隐含的假设就是，"准备好"的患者具有较低的围术期并发症风险。正如本章中将讨论的那样，需更准确地将术前评估的作用视为满足两个目标：定义短期和长期的发病率和手术风险，以及确定影响患者发病风险的特定因素或条件。明确实现这些目标的方法需要了解胸外科手术对患者的影响。

一、胸外科手术的生理学影响

进行胸外科手术和麻醉对呼吸生理学有显著影响，容易导致术后肺部并发症的发生。鉴于肺部并发症的发生率与择期手术与膈肌的接近程度直接相关，接受肺部、食管或其他胸部外科手术的患者属于术后呼吸道并发症高风险患者[1]。

术中使用吸入的挥发性物质可通过改变膈肌和胸壁功能来影响气体交换。这些变化可以在没有相应的血流改变的情况下发生，产生了低通气-灌注区域，导致肺泡动脉血氧梯度的扩大。

在术后阶段，多种因素可导致一系列生理改变的发生：这些包括呼吸模式改变为浅快呼吸，没有周期性深呼吸（叹气）和异常的膈肌功能。产生这些改变的原因可能为疼痛，也可能为腹部脏器产生的内脏神经冲动引起的膈肌功能障碍。

上述改变降低功能残气量（functional residual capacity，FRC）（平静呼气后肺内残留的气量）。开胸和肺切除术后 FRC 平均下降 35%，上腹部术后 FRC 下降约 30%[2-4]。如果 FRC 显著下降到接近小气道闭合的体积，患者就会出现肺不张并易感染性并发症。对于患有潜在肺部基础疾病的患者，其闭合体积较正常人升高。

发生肺容量的改变导致深吸气量（从平静呼气末做最大吸气时所能吸入的气体量）和补呼气量（平静呼气后所能呼出的最大气量）减少，咳嗽的有效性下降，并最终导致清除肺内分泌物的难度增加。

二、胸外科手术患者的概况

胸外科患者通常是由于诊断或拟诊肺癌或食管癌而接受胸外科手术。长期大量吸烟通常为这些疾病的共同高危因素。当初步诊断拟诊肺癌或者食管癌时，高龄和长时间吸烟的叠加导致患者群体具有显著的并发症风险。一些报道使用 Charlson 并发症指数作为并发症的指标和术后并发症的预测指标。该指数根据基础疾病的存在生成相应分数，已经证明其可以对胸外科患者术后并发症的风险进行分层[5, 6]。

在一项研究中，接受食管切除术的患者的平均年龄为 58.1 岁；45% 的患者年龄大于 60 岁[7]。在另一项日本学者开展的研究中，中位年龄为 62.3 岁，88% 为男性[8]。在一项比较经膈肌食管切除术与经胸食管切除术的研究中，患者的平均年龄为 69 岁和 64 岁，该研究纳入的患者最高年

龄为 79 岁[9]。在一篇综述中，美国有 28%~32% 接受食管切除术的患者年龄大于 75 岁，而 40% 的患者 Charlson 评分高于 3[10]。

同样，患有肺癌的患者往往年龄较大且有并发症。在一项纳入 344 名患者的研究中，36% 的患者年龄大于 70 岁，95% 的患者有大量吸烟史[11]。回顾美国接受胸外科手术的医疗保险患者显示，接受肺叶切除术的患者中，32%~35% 的患者年龄超过 75 岁（44% 为女性），32% 的患者 Charlson 评分大于 3[10]。在同一研究中，21% 至 26% 接受全肺切除术的患者年龄超过 75 岁（28% 为女性），其中 56% Charlson 得分高于 3。

肺癌患者中主要的并发症之一是慢性阻塞性肺疾病（chronic obstructive pulmonary disease，COPD）。对于控制香烟暴露降低肺癌的发生与进展，COPD 的诊断是独立危险因素。

因此，接受胸外科大手术的患者往往年龄较大，并发症的发病率高，并且包含大量的 COPD 患者。这些因素的叠加结合胸外科手术的难度，对术前评估这些患者的临床医生提出了挑战。围术期并发症和死亡率的可能性很大，但与此同时，缺乏对患者恶性疾病的有效替代疗法意味着不接受手术的后果几乎是确定死亡。这个窘境导致 Gass 和 Olsen[12] 去思考，即当某种疾病的死亡率是 100% 的时候，什么样的围术期并发症及死亡率是可以接受的？

三、胸外科手术后的常见并发症

此内容将在本书的其他章详细讨论（见第 4 章）。一般来说，胸外科大手术后最常见的并发症为呼吸系统和心血管系统疾病。虽然确切的发病率因不同研究而异，但肺炎、肺不张、心律失常（特别是房颤）和充血性心力衰竭是最常见的。心肌梗死、长时间漏气、脓胸和支气管胸膜瘘也发生频率较高[11,13,14]。因此，需要特别关注肺和心脏储备以及其他危险因素应该是术前评估的主要组成部分。

四、术式对围术期并发症的影响

胸外科手术的两项技术发展对胸外科手术的潜在候选者的评估产生了特别的影响。首先是肺切除和食管手术中"微创"方法的普及，包括电视辅助胸腔镜（VATS）。研究的数据表明，与传统的开胸术相比，使用胸腔镜肺叶切除术后肺部并发症的发生率较低，这可能是因为疼痛减轻和胸壁力学的改善[15]。第二项技术是肺减容手术的重新出现及认识到 COPD 患者的一部分肺气肿具有非均匀分布，上叶较为明显，这也是非小细胞肺癌最常见的部位，所以这些患者接受上叶切除术后对测量的肺功能产生的影响较小，在某些情况下可导致切除后肺功能测量的改善[16]。

五、术前评估的目的

评估患者进行胸外科手术的临床医生对评估过程有几个目标。这些目标中最主要的目的是为所有各方提供对特定患者手术并发症和死亡率的短期和长期风险的评估，同时确定可以干预的因素，以降低并发症发生的可能性。还有就是，作为术前评估的一部分，对患者的综合评估可以有效识别独立于择期手术的风险因素和健康问题，并且无论手术计划如何，都有助于制订干预措施。

六、病史和体格检查

虽然在影像学和治疗方面新技术的发展已经极大地改变了胸外科领域，但是病史和体格检查仍然是术前评估的最重要组成部分。经验丰富的临床医生仔细地采集病史和体格检查是不可替代的。

（一）病史

框 3-1 列出了患者病史的重要组成部分。虽然病史的许多内容都是浅显易懂的，但有些内容需要进一步的阐述。术前评估的一个关键组成部分是评估患者的功能储备状态。肺和心脏的术前评估是功能储备状态重要的组成部分。目前可以采取多种方法来评估功能储备。这些包括问卷调查、运动测试（如步行 6min 或爬楼梯）和心肺运动试验（稍后讨论）。一种方便的方法是使用杜克活动状况指数（Duke Activity Status Index，DASI；表 3-1），是可在采集病史期间进行或自

框 3-1 术前评估病史采集的重要内容
• 主要症状和诊断情况
• 既往诊断有肺部或心脏疾病
• 并发症：糖尿病、肝病、肾病
• 既往接受全身麻醉和手术
• 吸烟：从不、现在、已戒烟（什么时候戒烟）
• 患者的功能储备情况（如杜克活动状态指数）
• 药物使用史和过敏史
• 饮酒史，包括戒断综合征

行完成的调查问卷[17]。

DASI 的得分（范围 0～58.2 分）与最大摄氧量之间存在粗略的相关性。此外，该问卷的结果可用于评估患者在代谢当量（metabolic equivalent，MET）中的功能储备能力，这是用于进行术前心脏评估的常用参考内容（稍后讨论）。4MET 的能量消耗为爬上一段楼梯、爬上山坡、在水平地面上快速行走或短距离跑步（DASI 中的第 3～5 项内容）；1～4MET 的能量消耗为生活自理、在住宅内的平地上行走及完成轻松的家务（DASI 中的第 1、2、3、6 项内容）。超过 10MET 的能量消耗为参加单人网球、骑自行车或篮球等强对抗运动（DASI 中的项第 12 内容）。

除了需要采集这些病史内容外，还应询问患者是否有迹象或症状表明存在转移性疾病，如新发头痛、局灶性神经系统体征或症状、新发癫痫、骨痛和近期骨折。还应询问患者与副肿瘤综合征相关的症状。这些可能包括从高钙血症的相对隐匿的症状到更显著的神经症状。

（二）体格检查

对患者的体格检查包括对总体外观的评估，包括是否有消瘦的迹象。需要注意呼吸频率和呼吸辅助肌肉的使用。头颈部检查包括评估淋巴结肿大和局灶性神经功能缺损或体征，特别是肺部肿块患者的霍纳综合征（Horner Syndrome）。肺部检查包括评估膈肌运动（通过叩诊）并记录躺卧位置的任何异常呼吸运动。应注意呼气的相对持续时间和是否存在哮鸣音，若出现啰音则需警惕肺炎、心力衰竭或肺纤维化。心脏检查包括评估第三心音以判断有无左心室衰竭，如存在杂音则预示着瓣膜病变，第二心音增强则提示肺动脉

表 3-1 杜克活动状况指数（DASI）

问题	您可以完成下述活动吗	是 的	不可以
1	您能照顾自己吗（如吃饭、穿衣、洗澡或上厕所）	2.75	0
2	您能在室内走动吗（如在家里）	1.75	0
3	您能平地步行 1 个或 2 个街区吗	2.75	0
4	您能上一段楼梯或爬上一个小斜坡吗	5.50	0
5	您能跑一小段路吗	8.00	0
6	您能做轻松的家务吗（如擦拭灰尘、洗碗）	2.70	0
7	您能做中等强度的家务吗（如使用吸尘器、扫地或拎物品）	3.50	0
8	您能做高强度的家务吗（如擦地板、搬移重家具）	8.00	0
9	您能做庭院里的劳动吗（如扫落叶、除草或推动电动除草机）	4.50	0
10	您能进行性生活吗	5.25	0
11	您能参与中等强度的娱乐活动吗（如高尔夫、保龄球、跳舞、网球双打、投掷棒球或橄榄球）	6.00	0
12	您能参与剧烈运动吗（如游泳、网球单打、橄榄球、篮球或滑雪）	7.50	0

引自 Hlatky MA, Boineau RE, Higginbotham MB, et al: A brief self-administered questionnaire to determine functional capacity (the Duke Activity Status Index). Am J Cardiol 64:651–654, 1989

高压。需注意是否存在心律异常和任何不规则心搏。腹部检查需记录肝脏大小、是否存在可触及的肿块或肿大淋巴结，以及任何压痛。四肢检查则需要注意是否存在水肿、发绀或杵状指。出现杵状指不应单纯归因于 COPD，需警惕胸腔内恶性疾病或先天性心脏病的可能性。应该注意观察患者的步态，既可以作为神经功能的评估，也可以确认患者术后活动的能力。

（三）检验结果

术前检验电解质、肾功能和凝血指标，是评估的重要部分。对于已知或怀疑恶性疾病的患者，还应检查肝功能和血清钙浓度。

七、影像学检查

此部分内容将在书中其他章详细介绍。对于拟切除肺组织的患者，术前影像学检查对于评估术中将要切除的范围是必不可少的。在这种情况下，患者术前通常要接受胸部 CT 检查。除了评估患者的原发疾病进展外，还应注意是否有肺气肿或肺纤维化的表现。如前所述，肺气肿（如果存在）的分布可能会显著影响术后肺功能。通常，影像学检查是手术方案制订和确定切除范围的重要组成部分，进而影响患者的评估过程。

八、肺功能检查

术前肺功能检查的重要性取决于择期手术的类型。对于接受纵隔镜检查、胸腔积液穿刺引流、胸膜活检或食管手术，以及既往无肺部基础疾病或不明原因呼吸困难史的患者，术前肺功能检查并不一定有助于术前评估。

对于拟切除肺组织的患者，应进行术前肺功能检查。肺功能检查中有各项数值，其中两项指标可有效预测术后并发症的发生，其分别是第 1 秒用力呼气量（FEV_1）和一氧化碳弥散量（DL_{CO}）。弥散能力也被称为转移因子。上述两个指标都可用于粗略估计术后并发症的发病率和死亡率的风险。此外，它们还可以用于计算术后 FEV_1 和 DL_{CO} 的预测值（分别为 ppo-FEV_1 和 ppo-DL_{CO}）。

九、术后肺功能预测

术后肺功能预测值已被证明是手术风险的重要预测指标。一般而言，当患者从手术中恢复，通过各种方法预测的术后肺功能通常低于实际测量的肺功能。目前临床通常采用两种方法预测术后肺功能：计算法和肺功能的解剖结构评估。

计算法是基于肺功能均匀分布的假设，并且需要知道拟切除的肺段的数量和术前肺功能。对于 FEV_1，公式为 ppo-FEV_1= FEV_1 [1-（切除的肺段数 ×0.0526）]。同样对 DL_{CO} 可以进行类似的计算。对于大多数患者而言，这种计算方法是简单易行的，但如前所述，这种方法通常导致术后预测值略低于恢复后测量的实际值。

在某些情况下，计算法在预测术后肺功能方面是不精确的。框 3-2 总结了围术期评估肺功能区域分布的适用情况。临床上已经使用各种方法来尝试评估肺功能的区域分布，包括侧位肺功能测试，支气管肺量测定，定量放射性核素通气 – 灌注扫描和定量 CT 扫描。最常用的测试方法是放射性核素扫描。通常，定量放射性核素通气 – 灌注扫描的数据分为 6 个区域报告功能百分比，包括上 1/3、中间 1/3、下 1/3。这些数据结合术前肺功能检查以及切除的位置和计划切除范围，可以计算预测的术后肺功能。另一种方法是使用定量 CT 扫描，其将肺组织分类为 –910～–500HU 作为"功能性肺组织"，并且以类似于放射性核素扫描的方式，根据计划切除的范围估计剩余肺功能[18]。与放射性核素扫描方法比较表明，定量 CT 扫描与术后测量的实际肺功能相吻合，较放射性核素扫描更加准确[19]。这种方法也

框 3-2　需要术前评估肺功能区域分布的情况

- 严重的阻塞性通气功能障碍（预测 FEV_1 < 80% 且 FEV_1/FVC < 0.70）
- 严重的胸膜疾病
- 已知或疑似支气管内阻塞
- 中央型肺部肿块
- 既往肺切除手术史

FEV_1. 第 1 秒用力呼气量；FVC. 用力肺活量

可以预测术后氧饱和度，这反过来又与术后并发症及恢复时间有关[20]。与其他预测术后肺功能的方法类似，它可能低估了COPD患者的术后肺功能[21]。尽管经这些数据证实，使用定量CT扫描进行解剖学定义和功能计算具有潜在优势，且不需要放射性核素灌注扫描和额外的时间和费用，但其尚未得到广泛采用（框3-2）。

十、术前心脏评估

近年来，外科手术术前心脏评估的基本理念发生了变化，反映在最近发布的临床实践指南：2014年ACC/AHA围术期心血管评估和非心脏手术患者管理指南[22]。术前评估现在被视为是一次全面评估心脏并启动风险因素管理的机会，而不是单纯以手术为目的的特定干预。具体执行即为根据患者的病情进行医疗管理，而不仅仅是术前建议。根据此理念，通过导管方法或者搭桥进行冠状动脉血运重建，很少仅是为了降低特定患者的手术风险。

术前心脏评估包括与计划手术相关的心脏风险，以及特定患者的特殊风险因素。一般来说，胸外科手术属于高风险类别（心脏风险＞5%，手术预期手术时间长，出入量异常或失血）和中风险类别（心脏风险1%～5%，胸腔内手术）。鉴于此，并考虑上述接受胸部手术患者的基本情况和风险因素，12导联心电图应该是术前评估必要的内容。

与整体评估一样，术前心脏评估的基础是详细询问病史和体格检查。除了针对心脏危险因素的询问，如家族史、吸烟史、高胆固醇血症病史、糖尿病或高血压病史以及既往心脏病史外，需要特别关注评估患者的功能储备。临床预测因素，患者的功能储备和手术风险的综合考虑决定了术前评估的方法。根据本书的前一版，几种预测围术期主要不良心脏事件风险的方法已经逐渐完善并且可以广泛使用。美国外科医师学会开发了两种较常用的方法，即http://www.surgicalriskcalculator.com/miorcardiacarrest 和 http://www.riskcalculator.facs.org[23, 24]。后者还提供对于非心脏并发症的风险评估，但需要更多的数据进行计算。

目前的指南建议在综合病史、体格检查和心电图检查后逐步进行评估。如果患者在过去5年内已经进行了冠状动脉血运重建并且此后没有发生临床变化，或者如果患者在过去2年内进行了心脏评估，但没有证明患者存在高风险，则通常没有必要进一步评估。如果不存在上述因素，则下一步是根据患者的临床预测因素对患者进行分类。

对于30d内有心肌梗死病史、不稳定冠状动脉综合征、失代偿性充血性心力衰竭、严重心律失常或严重瓣膜病的患者，除急诊手术外，应考虑延迟计划手术。此类患者应开展医疗风险因素管理和有针对性的治疗，并应考虑进行冠状动脉造影。

对于具有良好功能储备的患者（定义为≥4MET）且无心脏症状的患者应继续进行计划手术。功能储备状态未知或合并其他疾病的患者，如合并影响功能状态的骨科或神经系统疾病，应考虑进行药理应激测试。对于原因不明的呼吸困难或有充血性心力衰竭史以及近期呼吸困难增加或运动能力下降的患者，应考虑使用超声心动图评估左心室功能[22]。尽管最近的数据表明，患有COPD的患者可以安全地使用β受体阻断药，但其在围术期管理的作用尚不清楚[25]。目前的建议是，长期使用β受体阻断药的患者在围术期继续使用这些药物。支持术前开始试用β受体阻断药进而减少围术期并发症的数据更加复杂，其获益并不明确[22]。术前心脏评估的方法总结如图3-1所示。

对于所有患者，任何长期慢性疾病或风险因素都应在术后期间干预。当患者术后病情足够稳定可以耐受时，应开始适当的治疗。

十一、功能储备评估

对于拟接受肺叶切除术的患者，功能储备是术后并发症发病率和死亡率的重要预测指标。除了功能储备在术前心脏评估中的作用外（图3-1），功能储备评估对术后并发症具有独立于肺功能检查的预测价值。

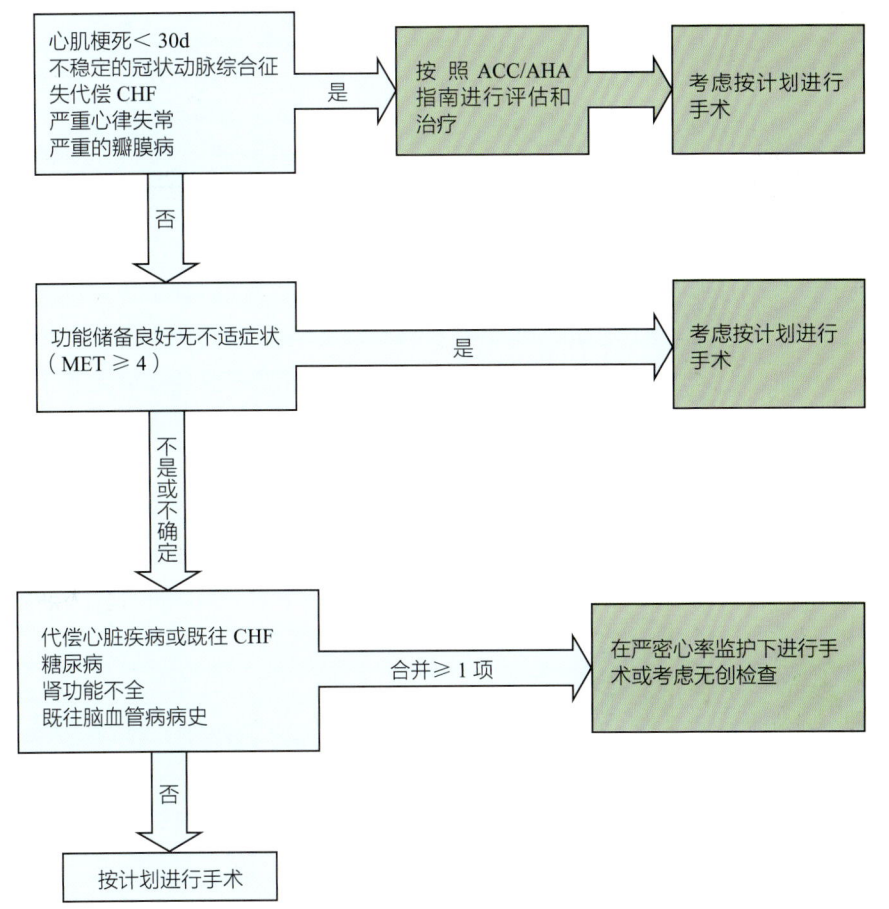

图 3-1　心脏评估流程图
ACC. 美国心脏病学会；AHA. 美国心脏协会；CHF. 慢性心力衰竭；MET. 代谢当量 [引自 Fleisher LA, Fleischmann KE, Auerbach AD, et al: 2014 ACC/AHA Guideline on Perioperative Cardiovascular Evaluation and Management of Patients Undergoing Noncardiac Surgery. *J Am Coll Cardiol* 64(22):e77–e137, 2014.]

在临床实践中，除了患者自我描述的功能状态（如前所述）之外，还有两种常用的客观评估功能储备的方法：①症状限制的最大心肺运动试验以及呼出气体分析；②阈值测试，即要求患者达到某个功能的具体目标。在阈值测试中，最常用的测试是爬楼梯。据报道的爬楼梯测试数据表明，能够登上超过 3 个楼层（54 级台阶）的患者可接受肺叶切除术，能够登上超过 4.6～5 个楼层的患者可接受全肺切除术。相反，在症状限制的爬楼试验中无法登高超过 12m 的患者围术期并发症的发病率和死亡率风险很高[11, 26-33]。另一种测试是往返步行，受试者往返于一个 10m 长的球场上，以音频信号提示的速度步行，每分钟增加速度，直到受试者气喘吁吁无法保持目标速度为止。据报道，少于 25 次往返的结果一般最大摄氧量（见下文）小于 10ml/（kg·min），则手术风险过高[34]。

最大症状限制性心肺测试已经被研究作为功能储备的评估模式。这种测试的常用结果是针对体重标准化的最大摄氧量（$\dot{MVO}_2$），单位为 ml/（kg·min）。或者，将数据报告为预测值的百分比。$\dot{MVO}_2$ 超过 15～20ml/（kg·min）的患者围术期并发症和死亡率的风险较低或者为"可接受"[35-37]。与之相反，患者 $\dot{MVO}_2$ 小于 10～12ml/（kg·min）的胸外科手术风险较高[33, 38-40]。除了这些应用，术前 $\dot{MVO}_2$ 也可以与肺功能的区域评估一起使用，以类似于肺功能参数描述的方式计算预测的术后 $\dot{MVO}_2$（ppo-$\dot{MVO}_2$）[39]。ppo-$\dot{MVO}_2$ 然后可以用于围术期风险分层。

目前的研究表明，预计术后 FEV_1 或 DL_{CO} 低于 40% 的患者应进行额外的危险分层并进行功能储备评估。Bolliger 和 Perruchoud 采用了另外一种评估策略[41]。他们主张对所有 FEV_1 或 DL_{CO} 预测值低于 80% 的患者进行功能储备评估，并为最大摄氧量为 10～20ml/（kg·min）或预测值

40%~75% 的患者进行肺功能的区域分布评估。目前关于肺切除术前评估的建议见图 3-2[42]。

（一）血气分析

通常在术前进行动脉血气分析用于围术期并发症的风险分层。关于动脉血氧饱和度在术前评估中的应用的报道是存在争议的。有学者认为，静息低氧血症或劳力性缺氧可以确定风险较高的患者，但是其他学者未能证实这种关联[43,44]。这就建议静息 SaO_2 低于 90% 的患者进行进一步的生理学评估[42]。患者静息状态下 PCO_2 大于 45mmHg 围术期风险增加[35,45]。然而，一些研究表明，在没有其他手术禁忌证的情况下，可以安全地对患有静息性高碳酸血症的患者进行手术[14,35,46]。

（二）肺的血流动力学

已有研究分析了静息肺血流动力学、肺动脉闭塞或运动血流动力学的测量作为术前评估。但获得的数据是矛盾的，通常不会增加从功能储备评估和肺功能测试中获得的信息[30]。

（三）年龄

虽然许多研究已证实年龄是围术期发生并发症的一个风险因素，但年龄的其他风险大部分来自共患因素。当研究如何控制并发症时，由于年龄的原因，患者的风险略微增加（约 2 倍）[47]。目前的共识是，仅年龄，特别是在有良好功能储备的情况下，并不是手术的禁忌证[32,42]。

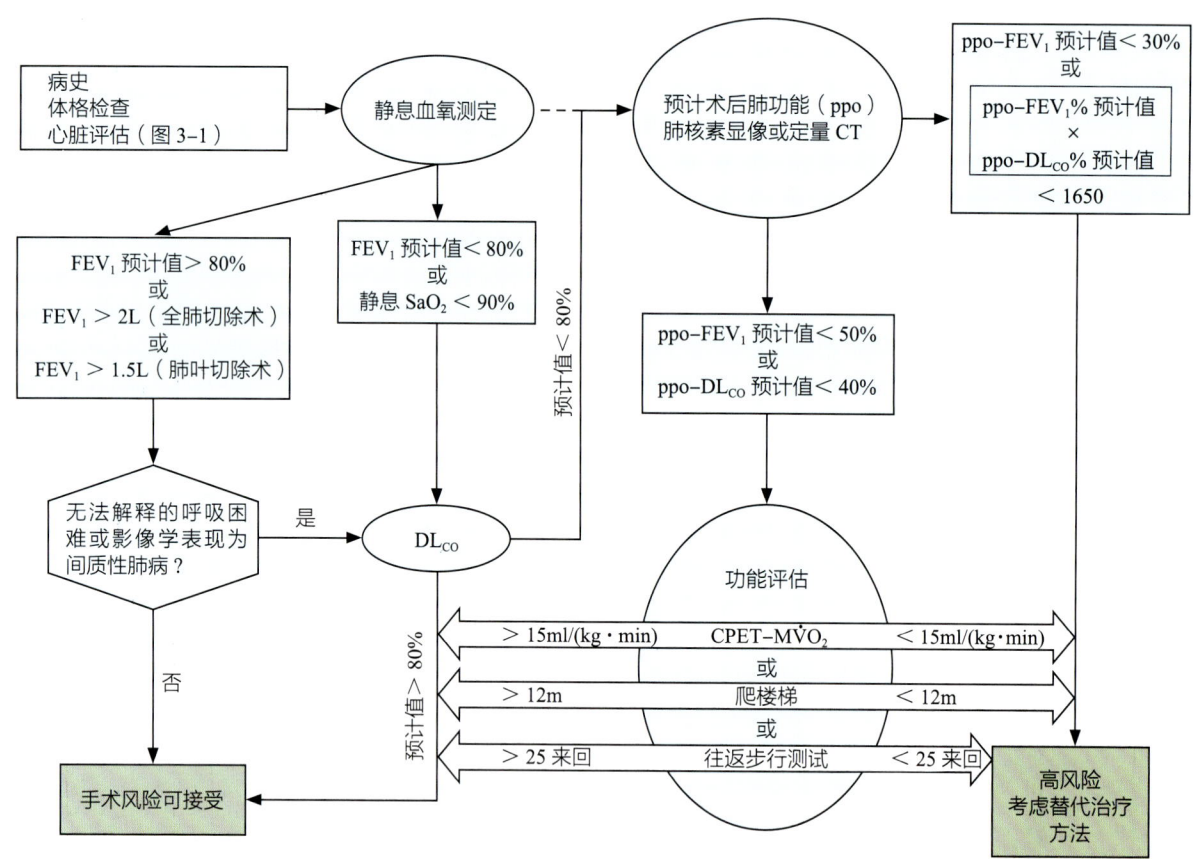

▲ 图 3-2 术前评估流程图

CPET. 心肺运动试验；CT. 计算机断层扫描；DL_{CO}. 一氧化碳弥散量；FEV_1. 第 1 秒用力呼气量；$M\dot{V}O_2$. 最大摄氧量；ppo. 术后预测；SaO_2. 动脉血氧饱和度

十二、评估和风险分层

表 3-2 列出了识别肺部手术后并发症风险较高和较低的患者的参数指标。基于这些参数，研究者们尝试创建一个多因素风险评估工具，其中包含各种参数[48]。基于最近发布的共识指南，推荐的术前评估方法如图 3-2 所示[42]。进入常规的高风险或高风险类别，并且由于严重阻塞性通气功能障碍和上叶优势的肺气肿可能是肺切除手术的候选者。在这种情况下，预测的术后 FEV_1 实际上会高于术前测量值，标准预测算法将不适用（表 3-2，图 3-2）[49-52]。

表 3-2 肺部手术风险评估

高风险	低风险
年龄 > 70 岁	全肺切除 FEV_1 > 2L；肺叶切除 FEV_1 > 1.5L；肺段切除 FEV_1 > 0.6L
切除范围较大：全肺切除术，肺叶切除术，楔形切除术	预测术后 FEV_1 > 30%~40%
运动能力差	爬楼梯：全肺切除 > 5 层；肺叶切除 > 3 层
预测术后 FEV_1 较低	脚踏车 > 83W
预测术后 DL_{CO} 较低	预测术后 DL_{CO} > 40%
手术时间过长	最大摄氧量 > 15~20ml/(kg·min)

DL_{CO}. 一氧化碳弥散量；FEV_1. 第 1 秒用力呼气量

第 4 章
胸外科患者的围术期处理
Perioperative Care of the Thoracic Surgical Patient

Elisabeth U. Dexter 著
张 晔 译

接受胸外科手术的患者在围术期需要特别注意。这些患者通常年龄较大，并且存在基础肺功能异常、营养状况下降和其他并发症。术后影响患者康复的因素包括切除全部或部分肺、食管或胸壁、切口疼痛、分泌物滞留、胸廓形状和结构改变及胃肠道连续性重建，这些会导致肺功能欠佳、食欲下降、活动能力和力量下降及误吸风险增加。

胸外科患者的围术期护理需要团队合作。外科医生具有独特的资格，可以成为团队的队长，因为他或她了解患者术前的功能状态、手术中所见和过程以及术后解剖，这将决定每位患者的需求和限制。该团队的成员包括外科医生、麻醉师、疼痛管理专家、护士、呼吸治疗师、物理治疗师、药剂师、职业治疗师、语言病理学家、营养师和社会工作者。

到 2030 年，预计将有 7000 万人超过 65 岁。一项针对老年人肺癌的监测，流行病学和最终结局的研究发现，年龄大于 80 岁和 70—79 岁人群的肺癌患者比例分别为 14% 和 33%[1]。除了评估老年人的胸外科手术干预获益，还需要评估其对基线功能、生活状况和生活质量的影响。多种不同的评估工具可预测这些患者的死亡率或并发症的发病率。虽然没有任何工具是完全准确或可靠的，但它们可以帮助决定是否进行手术、手术范围、手术入路、出院计划及处置措施[2-4]。

对于姑息性手术，我们必须谨慎地讨论手术的预期结果，包括症状、疾病和功能等方面，以确保患者和家属了解每个手术的利益 / 风险平衡并希望继续治疗。建议在手术前了解采取进一步措施的需求以及不抢救或不插管的要求[5]。

近年来，人们越来越关注于患者安全，患者护理质量和费用节约。随着护理变得更加专业化，工作时长受限，有更多的从业者参与到每位患者的护理中来，团队成员之间的沟通和交接对于患者护理安全至关重要。临床路径，患者状态更新和医护人员轮转的策略以及核对表是目前采用的手段。部分方案已得到评估，而其他方案还需进一步研究以确保它们满足成本效益、高质量、标准化和无差错的护理要求[6-8]。

一、围术期准备

第 3 章对术前评估进行了深入回顾和综述。开胸或胸腔镜患者的药物优化包括调整慢性阻塞性肺疾病的药物，包括给予支气管扩张药和类固醇以及治疗急性支气管炎或肺炎[9]。如果肺炎是继发于肺部肿块的阻塞或胃食管反流病的慢性吸入，可能无法完全缓解。

具有临界肺功能的患者可以从肺康复中获益，这可以提高他们在切除前的运动耐量和呼吸肌力[10-13]。术前肺复张应该是所有接受肺减容手术的患者的常规内容[10,14,15]。戒烟不仅关乎于整体健康，还可以降低胸外科术后的并发症率和死亡率[16]。支持措施、咨询、尼古丁替代疗法和药物治疗都是可行和有效的[17]。如果没有与本医院相关的戒烟计划，可以打电话给当地的美国肺脏协会。手术前戒烟的时间仍然存在争议。由于结论冲突的研究数量众多，篇幅不允许我们展开这一问题的讨论。我们目前的建议是，应鼓励所有需要行肺切除的吸烟者戒烟，并在术前的任何时间协助其戒烟[18-22]。

需要治疗的其他并发症包括冠状动脉疾病、糖尿病和重症肌无力。美国心脏协会和美国心脏病学会将胸外科手术分类为中等风险。如果没有心脏病危险因素的临床病史，如果术前12导联心电图正常，则无须进一步检查[23,24]。如果患者有心脏病的危险因素，应进一步检查评估疾病是否存在及其程度。然而，仅仅为了降低围术期缺血事件风险而进行重度冠状动脉狭窄的再血管化尚未被证实对总体生存获益。治疗冠状动脉疾病的药物建议采用β受体阻断药、他汀类药物，减少后负荷，以及持续服用阿司匹林[26]。

尽管糖尿病患者慢性高血糖的快速调整存在争议，糖尿病患者仍应在择期手术前检查其心脏、肾脏/血管内容量和血糖状态。术前应检查电解质水平，并对异常进行处理。基线肌酐水平的测量是有帮助的。择期胸腔手术前肌酐水平急性升高需要进一步探究。还应进行卧立位生命体征测量[27,28]。

理想情况下，糖尿病患者应在术前控制好血糖。如果糖尿病患者时间允许，一些指南建议检查HbA1c并调整药物以便在术前更好地控制血糖。然而，其他研究显示，在选择性非心脏手术之前的数周至数月内快速控制血糖并未改善结局，还存在某些副作用[29]。应在择期手术前24～48h停用长效磺酰脲类药物和噻唑烷二酮类药物。可以在手术前12h停用短效磺酰脲类，促分泌素如二甲双胍或GLP-1激动药。术前可继续使用DPP-4抑制药。如果控制良好，长效胰岛素可以持续到手术当天。如果血糖水平存在波动，应在手术前24～48h停用长效胰岛素，应采用滑动胰岛素注射法并进行频繁的血糖检查[27,28]。

另一个挑战是患者不知道自己患有糖尿病。围术期并发症得以减少，发现和治疗未确诊的糖尿病有助于改善远期健康状况，并减少围术期并发症。因此，如果患者年龄大于45岁或小于45岁但超重并具备框4-1中显示的一个或多个风险因素，则我们建议，通过检查空腹血糖或HbA1c，对患者进行胸外科术前的糖尿病评估[23,29]。

对于重症肌无力患者，术前准备的目标是降

框4-1　用于筛选糖尿病的准则：ADA 和 USPSTF

美国糖尿病学会（ADA）*
1. 检测应该在所有被认为超重（BMI ≥ 25kg/m²）和有其他危险因素的成人中进行
- 体能锻炼不足
- 糖尿病一级亲属
- 糖尿病高危种族人群
- 分娩超过9磅的婴儿或曾被诊断GDM的女性
- 高血压
- HDL胆固醇 < 35mg/dl 或三酰甘油 > 250mg/dl
- 患有PCOS的女性
- 之前的测试中诊断IGT或IFG
- 与胰岛素抵抗相关的其他临床表现
- 心血管疾病史
2. 如果没有上述标准，关于糖尿病或早期糖尿病的监测需要在45岁的时候开始
3. 如果结果是正常的，就需要每3年复查1次，当然也得根据之前的结果和患者的风险水平来选择更频繁的复查

美国预防服务工作队（USPSTF）
- 建议对没有症状但血压水平维持在135/80mmHg以上的成人进行筛查
- 对没有症状且血压水平维持在135/80mmHg以下的成人没有建议

*. 其标准源自 Medical Care in Diabetes 2011. Diabetes Care 2011; 34:S11. Copyright © 2011 American Diabetes Association.
BMI. 体重指数；GDM. 妊娠糖尿病；HDL. 高密度脂蛋白；IFG. 空腹血糖受损；IGT. 糖耐量受损；PCOS. 多囊卵巢综合征
引自 Sheehy AM, Gabbay RA: An overview of preoperative glucose evaluation, management, and perioperative impact. J Diabetes Sci Technol 3:1261–1269, 2009

低肌无力危象的风险，即导致呼吸衰竭的急性呼吸肌功能障碍。可能需要对患者进行药物和治疗调整，以便其在术前保持足够的日常生活能力。激素和抗胆碱酯酶药物的剂量应根据患者的症状进行调整。更积极和快速的治疗包括静脉输注免疫球蛋白和血浆置换，其效果能持续数周至数月[30]。血浆置换通常需要进行多次，推荐用于肺活量（VC）小于 2.0L 的患者。

二、预防

（一）房颤

胸外科患者术后心房颤动的发生率为 3%~30%。它增加了脑卒中的风险，延长了术后住院时间，进而增加了住院费用[31]。多种危险因素与胸外科手术后房颤发生有关，包括年龄、性别、充血性心力衰竭病史及此前房颤病史等患者因素。手术风险因素包括手术时间和邻近心房或心包的夹层[32]。对超过 2900 名患者的回顾性研究显示，单肺叶切除、双肺叶切除术、全肺切除术和食管切除术与单个楔形切除术相比，心房颤动的相对风险分别增加 3.89 倍、7.16 倍、8.91 倍和 2.95 倍[31]。人们已经开展了大量关于术后房颤预防和治疗的研究，但大多数是心脏手术的患者。胸外科医师协会发布了预防和治疗普胸外科手术相关房颤的指南[32]。对于肺叶切除患者的预防建议包括，如术前服用β受体阻断药则应继续服用，如术前并未服用β受体阻断药，则应使用地尔硫䓬、胺碘酮或β受体阻断药。对于接受全肺切除术的患者，不建议使用胺碘酮预防。镁补充剂已被证明有助于房颤的预防。

对于具有快速心室反应的心房颤动，控制心室率是首要事项。复律则是次要的，并非即刻目标，除非存在血流动力学不稳定。

（二）深静脉血栓

术后，大多数胸外科手术患者因疼痛、呼吸窘迫和年龄而移动缓慢。静脉血栓栓塞（venous thromboem bolism，VTE）包括深静脉血栓形成和肺栓塞，在美国每年导致约 300 000 人死亡。通过预防 VTE 可以避免 100 000 例此类死亡[33]。目前美国胸科医师学会预防深静脉血栓的建议是依据患者的危险因素建立的。Caprini 评分系统是一个有用的危险分层模型并经过验证，适用于普通外科、血管外科、泌尿外科、整形和重建外科（表 4-1）[34]。正在接受治疗的癌症患者 VTE 风险更高[33,35]。对于接受胸外科手术的门诊患者，不建议进行 VTE 预防（框 4-2）[35]。

（三）应激性溃疡及胃炎

对于有凝血功能障碍、预期机械通气超过 48h、正在抗血小板或抗凝药物治疗、过去 1 年有胃肠道出血或胃溃疡病史，以及至少存在下列情况中 2 项（如败血症、重症监护病房停留超过 1 周、大剂量应用激素或隐匿性出血持续 6d 或更长）的老年患者，建议进行应激性溃疡预防[36]。在这些高危患者中使用药物预防，临床严重出血的发生率是很低的。在没有危险因素的患者中，胃炎和应激性溃疡的风险是很低的；因此，不推荐常规预防。多项研究评估了质子泵抑制剂（proton pump inhibitor，PPI）与组胺 H_2 受体阻滞药在出血发生率和医院获得性肺炎发病率方面的差异。推荐在重症监护期间使用 PPI 或组胺 H_2 受体阻滞药治疗高风险患者，但当患者不再重病或出院时则不需要使用，但证据力度不强。此外，PPI 可能与更高的院内肺炎发生率相关，而组胺 H_2 受体阻滞药可能与细胞色素 P_{450} 途径代谢的其他药物相关[36-39]。

（四）感染

适当剂量及频次的静脉注射第一代头孢菌素可有效预防皮肤病原体的伤口感染。对于 β- 内酰胺类药物过敏的患者，万古霉素或静脉注射克林霉素是首选的替代药物[40]。必须尽早开始使用万古霉素，以确保在切皮前剂量完全输入。没有足够的证据支持超过一次的预防性抗生素用于择期非移植胸外科手术。如果预防性抗生素在术后继续使用，超过 24h 使用抗生素进行伤口预防，是没有数据支持的（表 4-2）[40]。

对于接受肺切除术或食管切除术的患者预防肺炎和脓胸是一个有吸引力的概念，因为这些预防措施涉及清洁污染的手术区域。在两项不同

表 4-1　Caprini 风险评估模型

1 分	2 分	3 分	5 分
41—60 岁 小手术 BMI＞25kg/m² 下肢水肿 静脉曲张 妊娠或产后 原因不明或复发性自然流产 口服避孕药或激素替代治疗 脓毒血症（＜1 个月） 严重的肺部疾病，含肺炎（＜1 个月） 肺功能异常 急性心肌梗死 充血性心力衰竭（＜1 个月） 炎症性肠病史 卧床的内科患者	61—74 岁 关节镜手术 大的开放手术（＞45min） 腹腔镜手术（＞45min） 既往恶性肿瘤 卧床（＞72h） 石膏固定 中心静脉置管	≥75 岁 VTE 病史 VTE 家族史 V Leiden 阳性 凝血酶原 20210A 阳性 狼疮抗凝物阳性 抗心磷脂抗体阳性 血清同型半胱氨酸升高 肝素诱导血小板减少症 其他先天性或获得性的易栓症	脑卒中（＜1 个月） 择期关节成形术 臀部/骨盆或腿部骨折 急性脊髓损伤（＜1 个月）

BMI. 体重指数；VTE. 静脉血栓栓塞

引自 Gould MK, Garcia DA, Wren SM, et al: Prevention of VTE in nonorthopedic surgical patients: antithrombotic therapy and prevention of thrombosis, ed 9: American College of Chest Physicians evidence-based clinical practice guidelines. Chest 141（Suppl 2）:e227S–277S, 2012

框 4-2　ASCO 指南：癌症患者中静脉血栓栓塞患者的预防和治疗

干预
- 药物抗凝

目标受众
- 肿瘤内科专家、肿瘤外科专家、住院医师、肿瘤科护士

主要建议
- 大多数癌症住院患者需要在住院期间预防血栓形成
- 预防血栓不是常规建议用于癌症门诊患者；可以考虑选择高危患者用药
- 多发性骨髓瘤患者，在接受以化疗或地塞米松抗血管生成的治疗时，应该接受 LMWH 或小剂量阿司匹林预防静脉血栓栓塞
- 接受重大肿瘤手术的患者应接受从手术前持续至少 7～10d 的预防治疗
- 对于有高危因素的患者来说，应该将术后预防延长到 4 周
- 对于已经确诊有深静脉血栓或肺栓塞的患者，建议使用 LMWH 用于最初 5～10d 的治疗及长期（6 个月）的二级预防
- 现在不建议对恶性肿瘤和 VTE 患者使用新型口服抗凝药
- 抗凝不应用于延长无其他适应证的癌症患者的生存期
- 癌症患者应该定期评估 VTE 风险
- 肿瘤专家应该教育患者 VTE 的症状和体征

方法
- 通过召集一个专家小组根据对医疗文献的系统性回顾，从而制订出临床实践指导性建议

ASCO. 美国临床肿瘤学会；LMWH. 低分子肝素；VTE. 静脉血栓栓塞

© 2013 by American Society of Clinical Oncology. 引自 Lyman GH, Khorana AA, Kuderer NM, et al: Venous thromboembolism prophylaxis and treatment in patients with cancer: American Society of Clinical Oncology clinical practice guideline update. J Clin Oncol 31:2189–2204, 2013. 相关数据，包括证据表格、临床工具和其他资源，可登录 www.asco.org/guidelines/vte 查询

表 4–2　Perioperative Antimicrobial Recommendations for Thoracic Surgery

Procedure	Common Pathogens	Antibiotic Regimen
Pulmonary resections	Staphylococcus aureus Coagulase–negative staphylococci Streptococcus pneumoniae Gram–negative bacilli	Cefazolin 1 g IV preoperatively, with a total of 1–3 doses every 8 hours If penicillin allergic, vancomycin 1 g IV preoperatively, with a total of 1–3 doses every 12 hours
Esophageal surgeries	Enteric gram–negative bacilli Streptococci Oropharyngeal anaerobes	Cefazolin 1 g IV preoperatively, with a total of 1–3 doses every 8 hours If penicillin allergic, vancomycin 1 g IV preoperatively, with a total of 1–3 doses every 12 hours If high anaerobic burden likely, cefepime 1 g IV preoperatively, with a total of 1–3 doses every 12 hours
Lung transplantation	Pseudomonas spp. Burkholderia cepacia Gram–negative bacilli Methicillin–resistant Staphylococcus aureus Cytomegalovirus Candida spp. Aspergillosis spp. Pneumocystis carinii	Cefepime 1 g IV preoperatively, with a 7–10 day course* For cystic fibrosis patients, sensitivities are sent and for multidrug–resistant Pseudomonas spp., inhaled colistin should be added perioperatively Vancomycin 1 g IV preoperatively, with a 7–10 day course* For seropositive recipients, valganciclovir 900 mg PO daily or ganciclovir 5 mg IV 5 times per week while CMV PCR positive* For seronegative recipients with seropositive donors, valganciclovir 900 mg PO daily for 6 months* or ganciclovir 5 mg IV 5 times per week or 1 g PO tid for 6 months Amphotericin B, itraconazole, or voriconazole for 1 year Trimethoprim–sulfamethoxazole prophylaxis 3 times per week For sulfa allergies, dapsone and inhaled pentamidine can be used
Empyema	Staphylococcus aureus Streptococcus milleri Escherichia coli Pseudomonas spp. Haemophilus influenzae Klebsiella spp. Anaerobes	Antibiotics should be based on culture and sensitivity from empyema; if not available, the following regimens are appropriate for 3 weeks Community acquired (all are acceptable periop abx) Cefuroxime 500 mg IV tid plus metronidazole 500 mg PO or 400 mg IV tid Penicillin 1 g qid plus metronidazole 500 mg PO or 400 mg IV tid Meropenem 1g tid plus metronidazole 500 mg PO or 400 mg IV tid Augmentin 875/125 mg PO tid Amoxicillin 1g PO tid plus metronidazole 400 mg PO tid Clindamycin 300 mg PO qid Hospital acquired (all are acceptable periop abx) Piperacillin–tazobactam 4.5g IV qid Ceftazidime 2 g IV tid Meropenem 1 g IV tid ± metronidazole 500 mg IV tid or 400 mg PO tid

*Based on empiric evidence gathered at Washington University in St. Louis, Mo

abx, Antibiotics; CMV, cytomegalovirus; IV, intravenous; PCR, polymerase chain reaction; periop, perioperative; PO, by mouth; preop, preoperative; qid, four times per day; tid, three times per day

From Chang SH, Krupnick AS: Perioperative antibiotics in thoracic surgery. Thorac Surg Clin 22:35–45, 2012

的研究中，约 25% 的患者在肺切除术后发生肺炎[41-43]。Radu 及其同事证实，术后肺炎患者中培养的病原菌中仅 18% 对第一代头孢菌素敏感[3]。他们建议使用能够覆盖革兰阳性和革兰阴性菌的预防性抗生素。

不幸的是，没有明确的数据支持这种做法。外科护理改善项目是由医疗保险和医疗补助服务中心以及其他卫生组织（如美国医院协会、美国疾病预防控制中心）赞助的一项国家计划，以期减少手术并发症的例数[44]。美国外科医生需要进行随机研究证明使用对革兰阴性菌有效的抗生素能改善结局，以证明其临床实践是正确的。外科护理改善项目详述了预防性抗生素的给药时间（手术切口后 1h 内）、抗生素类型（第一代头孢菌素，过敏症除外）和预防性抗生素给药的持续时间（除心脏手术外，所有手术仅限 24h 内或更短；心脏手术，48h内）。如果患者因治疗需要接受抗生素治疗，则不适用预防性抗生素使用规定。

（五）抗凝

胸外科手术前抗凝治疗的选择取决于抗凝的原因、导致出血或血栓形成的危险因素、手术的紧迫性及患者使用何种抗凝血药[45-48]。

对于因血栓栓塞事件风险而服用抗凝药物的患者，危险分层有助于指导管理（表4-3）[48]。如推荐使用普通或低分子量肝素（LMWH）进行桥接或持续抗凝治疗时，应评估围术期的出血风险[45,46]。一些较新的抗凝血药半衰期短，不需要桥接。对于进行抗凝治疗的药物洗脱冠状动脉支架植入患者，建议在择期手术中断抗凝前应至少保持12个月，以防止支架内狭窄的发生，其死亡率高达50%。对于裸金属支架，建议进行为期6周的不间断抗凝治疗。如果手术紧迫或是急诊，应该权衡抗凝状态下手术与支架内狭窄的风险。如果认为存在出血的风险需要停止抗凝，可考虑使用半衰期短的抗血小板药物（如替罗替尼、坎格雷洛或依替巴肽）直到术前几小时。如果使用阿司匹林和其他抗血小板药物（如氯吡格雷）进行双重抗凝治疗，建议围术期继续口服阿司匹林[48]。在这一综合性的章节中，我们无法更深入地讨论如何管理不同类型特定抗凝血药。涉及特定的患者情况，或许可以借鉴参考文献。

（六）其他

血液制品应保留给术前患有贫血或在手术过程中有明显失血的患者。尚无研究明确术前或手术期间需要输血的血红蛋白阈值，但多项研究发现，即使重症患者也能耐受7mg/dl的血红蛋白。但急性缺血性心脏病的患者可能会是个例外[49,50]。以前，择期胸外科手术的患者被认为是能从自体血中获益的候选者，其获益包括降低感染、输血反应和免疫调节的风险。但是，接受患者较低的血红蛋白水平、减少术中失血的技术，以及由于处理和输注导致成本效益缺乏，降低了对自体血的建议力度。促红细胞生成素的使用在消除或减少接受化疗或放疗的癌症患者中的贫血程度方面是卓有成效的。术前或术后使用促红细胞生成素或达依泊汀对胸部肿瘤患者来说是一个很有吸引力的想法，但在未接受新辅助治疗的患者中，可能会导致死亡率增加[51,52]。此外，有报告显示在给予促红细胞生成素治疗贫血的癌症患者中，深静脉血栓形成的风险有所增加[52]。

过去，当计划行结肠代食管时，在食管切除术前进行肠道准备是合理的[53]。一些外科医生还对所有接受食管切除术的患者进行肠道准备，以

表4-3 抗凝患者远期血栓事件的风险分层

风险分层	抗凝指征		
	心房颤动	机械心脏瓣	静脉血栓栓塞疾病
高（每年>10%的风险）	CHADS2 ≥ 5 过去3个月以来有卒中或TIA事件 风湿性心脏瓣膜病	任何二尖瓣假体 带有倾斜盘或固定球的主动脉瓣假体 过去6个月发生过卒中或TIA	过去3个月发生VTE，严重的易栓症（抗凝血酶、蛋白C或S缺乏）
中（每年5%~10%的风险）	CHADS2评分3或4分	双主动脉瓣假体并有其他卒中危险因素	过去3~12个月发生过栓塞复发性VTE进展期肿瘤
低（每年<5%的风险）	CHADS2评分2分或更低或以前未发生过卒中	双主动脉瓣假体	过去12个月内未发生VTE

CHADS2. 充血性心力衰竭、高血压、75岁以上、糖尿病各1分，卒中病史2分；TIA. 短暂性脑缺血发作；VTE. 静脉血栓栓塞
引自 McKenzie JL, Douglas G, Bazargan A: Perioperative management of anticoagulation in elective surgery. *ANZ J Surg* 83:814–820, 2013

防发现胃在术中无法使用。结肠切除术前的肠道准备已经过多项随机对照试验和meta分析的研究[54]。有证据表明机械性肠道准备对于结肠切除的吻合口漏或浅表手术部位感染并无益处。结肠代食管手术前不进行肠道准备是否增加吻合口瘘、深部或浅表手术部位感染的风险尚未得到系统性研究。在接受机械性肠道准备的患者中，结肠黏膜的组织学变化程度较大，但尚不清楚这些变化是否和临床相关[55]。在进食水较困难的食管手术患者中，肠道准备引起的电解质及血管内容量变化可能会被放大。

不能因为设备不可用而延迟手术。医院通常有几种不同服务需要使用这些设备（如腹腔镜、胸腔镜、视频设备、手术显微镜、激光、血管密封和能量设备、超声波设备、射频设备、冷冻消融设备、机器人、特殊牵开器）。手术前应预留此类设备，以确保其可用且功能正常。围术期管理软件可用于手术安排、库存维护、自动化的供应预约和设备冲突检查。

三、术中护理

与麻醉医生或麻醉师的良好沟通至关重要。如遇有特殊情况，应事先讨论气道管理。整个手术团队应该了解手术计划，包括：①手术预期的解剖结果；②体位及可能的体位改变；③仪器，设备和药物的需求（如X线透视设备、引流管、局麻药）；④手术通常时长；⑤可能的突发情况及其处理（如出血）；⑥术后处置（如拔管或术后通气、普通病房或重症监护）。

（一）机械通气

开胸或胸腔镜术中实现单肺通气主要是通过下列手段实现的，如放置双腔管、支气管封堵器、气管插管内置支气管封堵器，间歇通气（短时间手术）或作为最后手段，将单腔管插入所需的主干支气管[56,57]。由于治疗方法的改善，患者的寿命更长，如果先前曾行肺叶或全肺切除术，可能需要选择性肺叶通气技术[58]。术中单肺通气期间使用较低的潮气量可以降低肺切除患者呼吸衰竭的发生率[59,60]。如果术中并无术野相关原因导致吸气峰压增加，血氧饱和度降低，呼气末CO_2减少，需要与分泌物或血块堵塞、气管插管或封堵器移位或对侧气胸相鉴别。如通过增加吸入O_2浓度（FiO_2）和氧气流量及麻醉师轻柔捏球囊无法改善状况，那么可能需要进行手术侧肺再通气来稳定局面。进一步检查和治疗包括抽吸阻塞的血液或黏液、支气管镜检查和单肺通气设备的重新定位，或对侧胸膜腔空气减压[61,62]。

（二）监测

不同的手术需要不同级别的监护。在所有情况下都需要进行ECG监测和连续脉搏血氧饱和度测量。如果需要多个血液样本，则进行动脉置管。在涉及纵隔切除的手术（如经裂孔食管切除术）中，连续动脉压监测是有用的，以测量心脏或大血管的压迫。膀胱温度探头或食道温度探头的体温监测对大手术而言是必要的（参见下述"体温"部分）。

静脉通路应适合于手术的创伤性和潜在的失血量。一般很少需要采用大口径的中心静脉置管，这取决于预计的失血量。然而，在手术开始之前，必须有足够的通路，因为在患者处于侧卧或俯卧位的手术中，手臂、胸部和腹股沟通常无法进行置管。在紧急情况下，可在手术区域通过锁骨下静脉、上腔静脉、下腔静脉或奇静脉置入大口径的输液通路。

（三）体温

轻度低温已被证明会增加伤口感染、失血和输血需求及心脏事件的风险，包括室性心动过速、心脏骤停和心肌梗死[63]。通过保持室温高于21℃，使用气道加热和湿化装置，覆盖患者的非手术区域和使用鼓风温毯，可以减少经开胸、胸骨劈开和开腹切口的热量散失。也可用温盐水进行胸腔和腹膜内冲洗。一般很少采用静脉输注液体的加热器[64]。

（四）体位

在手术室仔细摆放患者体位至关重要。外科医生需要确保足够的入路以进行计划的手术及任何可能的对侧切口或胸壁切除。肌瓣的使用通常需要提前计划以保护血管供应并留下足够的皮肤覆盖。用于预防神经损伤的填充物包括使用腋窝卷和头部支撑以保证侧卧位时颈椎序列稳定。所有压力点垫填充物包括腿之间、大转子、腓骨头和下肢外踝。下方手臂支撑在衬垫板上，上方手臂轻度外展，肩部和肘部略微弯曲，放在枕头或手臂支撑架上。使用可填充的豆袋、沙袋、椎板切除术卷、衬垫支撑件和支柱及安全约束带或绑带，可以实现患者在手术期间的稳定。截石体位也需要仔细摆放以防止术后神经病变，下段脊柱的肌肉骨骼劳损及皮肤和肌肉缺血[65]。

（五）液体输注

肺切除时的液体输注需要保持在最低限度。如果计划进行全肺切除，则提倡在术中使用 1L 液体。在食管切除术中，由于失血增加和第三间隙液体分布，可能需要额外的补液。外科医生和麻醉师之间，需要对失血、血流动力学趋势及术中升压和液体输注等问题进行清晰的沟通，这一点至关重要。

（六）引流

如果计划的手术时间超过 3h，或者使用硬膜外导管，则应放置膀胱导管。口胃或鼻胃管引流对于食管和胃手术期间的减压非常重要。在再次手术期间或在具有丰富瘢痕组织或纤维组织增生的放射区域，可采用半刚性管。

排出物质的黏度决定了胸膜腔充分引流所需的尺寸和形状。较小的前管用于排出空气。较大的后管，包括预先形成的 90° 管，可用于根据情况沿膈肌引流血液、脓液、乳糜或渗出液。如果一个胸腔引流管位于后部并且位于胸膜腔的顶点可以排出液体和空气，那么在常规肺叶切除术后，一个胸腔引流管就足以引流。如果已知或高度怀疑破坏肺实质，使用一个以上的胸腔引流管是谨慎的，以防止形成皮下气肿并增加胸膜贴合的可能性。额外的胸管可用于脓胸、血胸或瘘的引流[66-68]。

全肺切除术后使用引流管是有争议的。全肺切除术后留下胸管的原因包括监测出血，控制胸腔内压力以及通过关闭或排出空气调节纵隔摆动。在恢复室或术后第一天，患者取仰卧位时拔除胸管。许多外科医生在全肺切除术后没有留置引流管，并且没有增加并发症发生率。

如果需要长时间的胃引流，胃造瘘管是有用的。这可以降低理论上存在的误吸风险，因为胃管穿过并使食管上部开放。对于患者而言，造瘘管比留置鼻胃管更舒适。如果体质虚弱或预期长时间不接受口服（NPO）状态并且胃内喂养不可行，则应放置空肠造瘘管作为营养和给药的通道。

如果形成襟翼，则放置防止形成血清的排水管。如果胃肠道、支气管胸膜瘘、脓胸或乳糜胸有可能渗漏，良好的引流可预防全身感染，并为营养支持和愈合争取时间。

（七）样本处理

外科医生还必须确保正确地进行样本采集。仔细标记和递送冰冻组织对于确定切缘、可切除性和分期是至关重要的。随着个体化治疗选择的增多，确保足够的组织取样用于诊断检测，包括免疫组织学和突变检测是必要的。在进行下一步手术之前，与冰冻病理医师进行术中沟通可能是必要的。如果可能，建议标定样本方位并与病理医师一起观察冰冻切片。最近，对美国外科医师学会肿瘤学组 Z0060 食管切除研究的数据进行回顾性亚组分析显示，外科医生分离和标记淋巴结比病理医师切除，计数和标记能更准确地描述和分配淋巴结站[69]。在一项肺切除的研究中发现，为纵隔和肺门淋巴结准备预先标记的容器能增加淋巴结的获取数量[70]。细菌、真菌、病毒和抗酸生物的培养需要在正确的容器和介质中处理和收集。

四、术后护理

与许多其他专业一样，临床路径有助于提高护理质量，并且还有降低成本的额外益处[7, 8, 71, 72]。几乎所有的胸外科患者都可以从恢复室转移到观察病房或外科病房而不是重症监护病房。对于行胸腺切除术、肺段切除术、肺叶切除术、全肺切除术、肺减容术和食管切除术患者，建议进行遥测和连续脉搏血氧监测。术中放置的动脉通路可使用到术后第一天。

(一) 液体管理

肺切除术患者的液体输注必须根据个体情况确定。尚无有力证据的争议包括：①使用目标导向的液体治疗与传统的液体输注方案；②自由与限制性液体复苏；③胶体与晶体输注[73-76]。为循环系统提供足够的液体用于末端器官和微循环灌注与破坏毛细血管过滤能力导致急性肺损伤之间如何平衡尚不明确。Wilms及其同事对目标导向液体治疗的文献综述显示，很少有中高级别证据的研究[76]。对于未接受机械通气的患者，高质量的研究使用中心静脉乳酸水平来指导液体复苏，而对于胃肠道癌症大手术的患者则采用限制性输液策略。目标导向治疗的患者术后并发症更少[77]。在接受机械通气的患者中，目标导向治疗包括液体给药或升压和正性肌力支持，通过脉搏的动脉波形监测使心脏指数达到 2.5。与接受传统液体输注方案的患者相比，该组患者的住院时间更短，并发症的发生率更低[78]。限制性液体方案旨在降低急性肺损伤的发生率，但它们可能导致急性肾损伤。在术中接受胶体输注的患者中，急性肾损伤的发生率增加，但这种关联尚未得到深入研究。Chau 和 Slinger 已经公布了肺和食管手术围术期的液体管理指南[79]。

1. 术后最初 24h 内的总液量正平衡不应超过 20ml/kg。

2. 术后 24h 内晶体液输入应限制在术中小于 2L，术后 24h 小于 3L。

3. 如果不需要输血（维持血红蛋白＞ 80g），胶体应仅用于等量替换失血量；成人最大胶体给液量为 1L。

4. 没有第三间隙的丢失。

5. 术后早期维持尿量大于 0.5ml/（kg·h）是不必要的，除非患者发生急性肾损伤的风险很高。

6. 如术后需要增加组织灌注，则应适当进行有创的血流动力学监测，以指导升压药、正性肌力药或液体输注的治疗。

(二) 输血

尚无推荐的血红蛋白水平或血细胞比容作为输血的阈值。目前的临床指南指出，输血可能对血红蛋白≤ 7g/dl 的患者有益。虽然直觉认为较高的血红蛋白水平可提供更好的氧气输送，但大多数器官和组织在压力下氧气的摄取能力会增加，从而否定了对更高血红蛋白水平的需求。对于心脏来说，情况并非如此，心脏在非生理压力条件下能够摄取输送的大部分氧气，在生理应激下需要增加血流量来增加氧气输送。对于老年急性心肌梗死、血细胞比容≤ 30 的患者，输血能降低患者的死亡率[80]。

围术期输血已被证实与肺癌切除术后存活率降低有关[81, 82]。多个回顾性研究也发现，围术期输血与食管癌切除术后生存率降低有关[83-86]。

(三) 用药

每位患者术后恢复术前用药前应进行审核。通常，抗高血压药物需要暂停数次，直到体液移位和血管内容量平衡恢复，以防止持续的低血压。我们建议在手术后尽快重新开始 β 受体阻断药治疗，以防止撤药后反弹性心动过速。该疗法还可以降低房颤的发生及术后房颤时快速性心室率。住院患者家庭用药的无意中断时有发生，尤其是入住重症监护病房的患者[87]。

在多项肺和食管切除的研究中，术后延长抗生素给药以防止手术部位感染尚未被证实能够获益[40]。2003 年实施的外科护理改善项目要求在 24h 内停止使用胸外科手术的预防性抗生素[44]。建议使用第一代头孢菌素，除非担心食管切除术中存在较高的厌氧菌感染风险。此外，由于患者处于免疫抑制状态，肺移植的预防性覆盖有特定的建议（表 4-2）[40]。许多患者在全麻或术后镇痛之后会出现恶心。甲氧氯普胺、昂丹司琼、异丙嗪、甲苄苯甲酰胺和丙氯拉嗪等止吐药会有所帮助。仅对高危手术患者建议进行应激性溃疡的预防（见早期应激性溃疡和胃炎）[36]。食管切除术的患者有较高的反流风险[88]。对于术后钡吞咽试验有反流，有胃灼热症状，或有巴雷特食管病史的患者，应继续使用 H_2 受体阻断药或质子泵抑制剂[88, 89]。部分患者可能有胆汁反流或胆汁和胃酸混合性反流，应予以相应治疗[90]。迷走神经切断的患者可获益于红霉素或甲氧氯普胺的促动力作用；但是，红霉素可引起胃肠道不适，甲氧氯普胺可引起锥体外系症状[91]。

使用低分子量肝素，低剂量普通肝素或间歇性压迫装置一直持续到患者每天至少有4次可靠的行走，此时的深静脉血栓风险较低。对于高危患者，应使用药物预防和机械预防相结合，直至达到相同的门诊标准。在接受腹部大手术，盆腔癌手术或有其他VTE高危因素的患者中，出院后使用LMWH 4周可以降低无症状深静脉血栓的发生率。对胸部癌症手术是否需要延长预防性抗凝并无明确建议，但美国临床肿瘤学会支持覆盖术后4周的抗凝治疗（框4-2）[35]。

（四）镇痛

疼痛控制是胸外科患者术后护理的最重要方面之一，关于该问题的文献量超出了本章的篇幅。研究表明，在开胸和胸腔镜术后对急、慢性疼痛采用多模式治疗有益。杜克大学作者近期的文献回顾并综述了不同类别的镇痛药、如何使用镇痛药及胸外科手术后疼痛控制的决策流程（图4-1、图4-2、图4-3，表4-4）[92, 93]。

（五）营养

充足的营养在术后至关重要。肺切除术后，大多数患者可在手术当晚开始饮用清流食或常规饮食。如果担心气道困难，呼吸衰竭风险增加或误吸，可能需要采取更谨慎的方法。全麻后恶心和呕吐很常见，镇痛药物会加重这一问题。如果能耐受流食，术后第一天的饮食可进一步增加。在顺利的腹腔镜胃底折叠术后，可在手术当晚给予清流食。如果是Collis胃成形术或非计划性食管或胃造口术后，可能需要维持NPO状态和鼻胃管抽吸减压数天，以防止缝合线张力过大。这些患者需要在术前和术后接受咨询，以便在两餐之间服用大部分液体，在白天更频繁地吃少量食

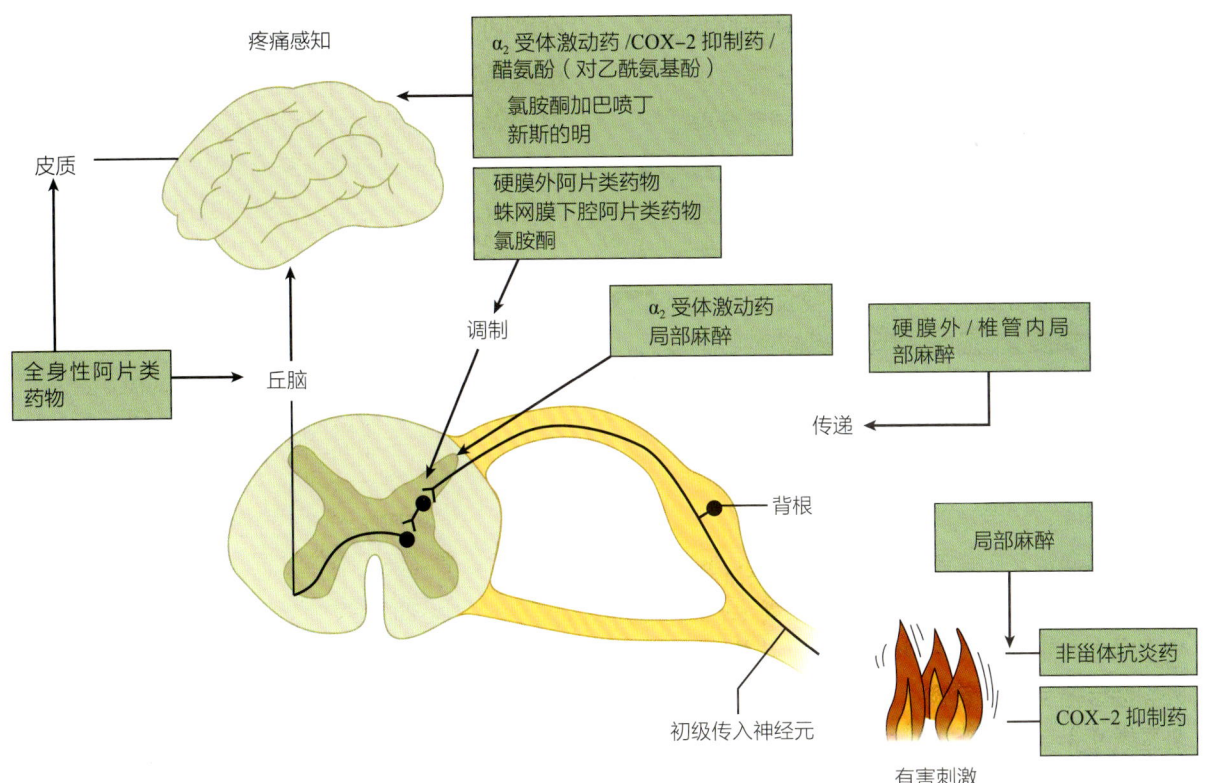

▲ 图 4-1　通过传入信号通路感知疼痛的药理学靶点及相关物质

引自 Bottiger BA, Esper SA, Stafford-Smith M: Pain management strategies for thoracotomy and thoracic pain syndromes. *Semin Cardiothorac Vasc Anesth* 18:45-56, 2014

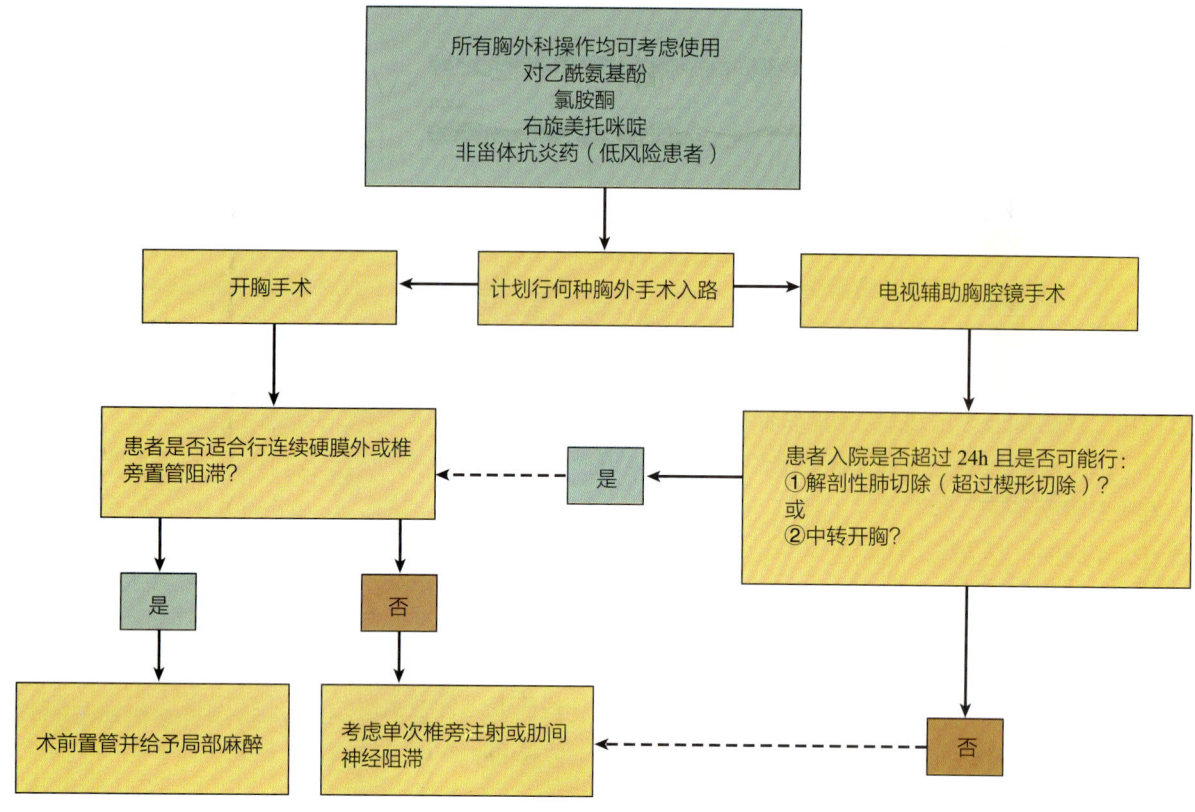

▲ 图 4-2 胸部手术后患者疼痛管理所推荐的多模式流程图

引自 Bottiger BA, Esper SA, Stafford-Smith M: Pain management strategies for thoracotomy and thoracic pain syndromes. *Semin Cardiothorac Vasc Anesth* 18:45–56, 2014

物，并避免食用干面包、生蔬菜、大块肉类及术后早期会增加产气的食物和液体等食物。建议在出院时为患者提供一份饮食提示和应避免食用的食物清单。完全胃底折叠术后水肿会引起的吞咽困难；这可能导致数日或数周流质饮食无法进一步过渡[94]。如果吞咽困难持续数周且患者体重下降，则需要进行扩张或检查是否存在并发症，如折叠滑动、狭窄或需要考虑先前未确诊的动力问题[94,95]。

食管切除术后的经口进食通常在通过瘘和梗阻的确认试验（如钡吞咽试验或葡萄汁试验）后开始。大多数外科医生在术后等待 4～7d[71,96]。外科医生偏好、术中遇到的问题及新辅助治疗对何时经口进食均存在影响。如果试验结果良好，则开始清流食并在耐受的情况下过渡饮食。向患者咨询饮食习惯、饮食摄入量、空肠造瘘管营养和体重稳定的需求等情况。在食管切除术期间放置空肠造瘘管允许肠内营养在术后 24～48h 开始。

管饲通常从低速率开始，如 20ml/h，并进展到目标速率，在接下来的 48h 内提供总热量和蛋白质需求[71]。如果没有放置空肠造口管，可考虑全胃肠外营养直到可耐受口服摄入。

（六）呼吸治疗

胸外科手术后最常见的并发症与肺部有关。细心的术后肺部护理可降低并发症的发生率[97,98]。呼吸功能锻炼器和胸部理疗，包括拍背、体位引流和振动治疗，有助于黏液分泌物移位，使患者清除自己的分泌物[99,100]。可以刺激咳嗽并将柔软的吸引管通过鼻子插入气管来吸引分泌物。研究提倡在高风险患者中行微型气管切开术，并且在促进吸痰方面表现出有益的结果。但没有确切的证据证明能减少住院时间或死亡率。微型气管切开术存在置入并发症，但大多数是轻微的，无须进一步干预[101,102]。下床活动是减少肺不张的一种很好的方法。沙丁胺醇雾化有助于减少或预

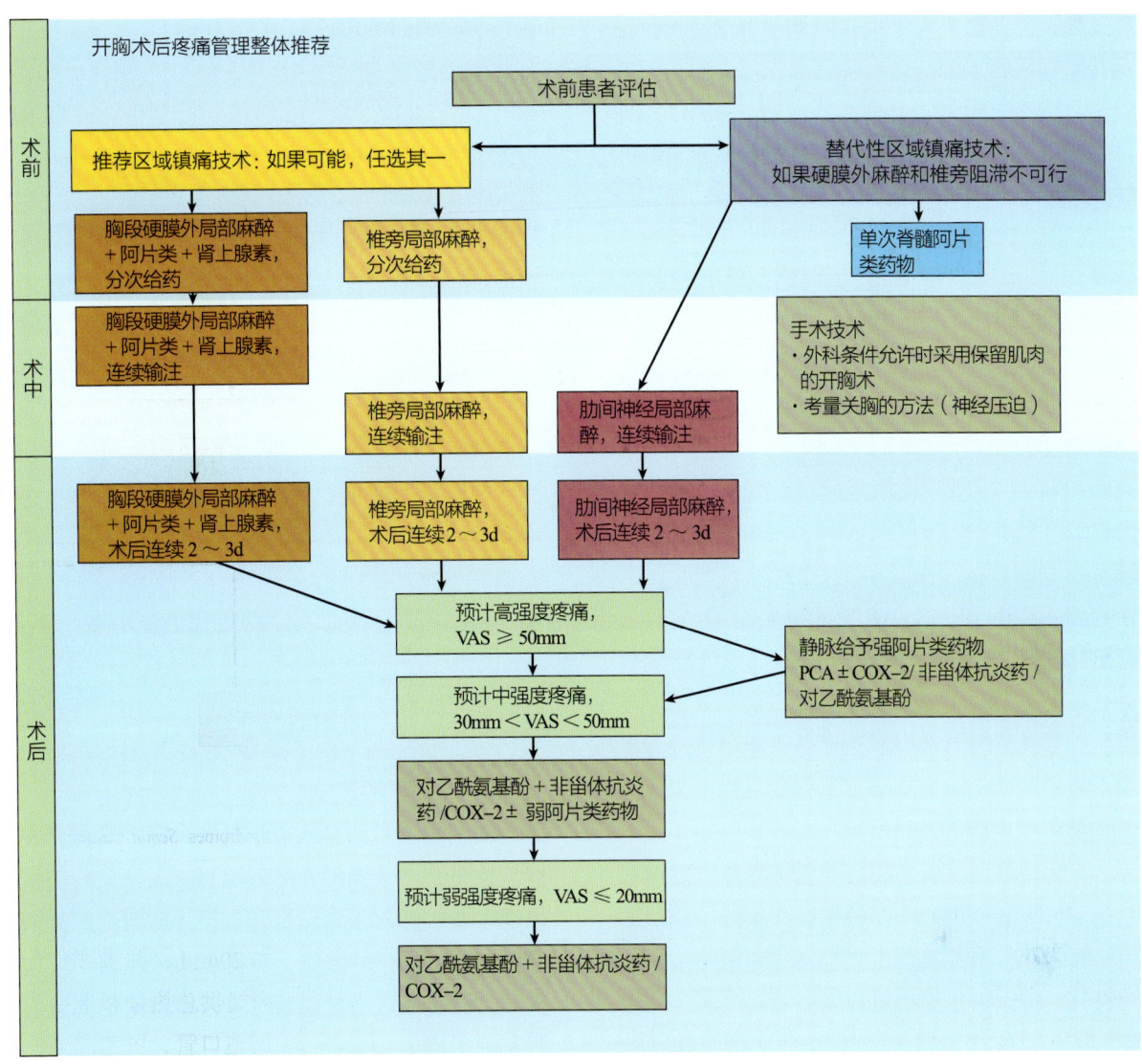

▲ 图 4-3　开胸术后疼痛管理推荐流程图

COX-2. 环氧化酶-2抑制药；PCA. 患者自控镇痛；VAS. 视觉模拟评分（引自 Maxwell C, Nicoara A: New developments in the treatment of acute pain after thoracic surgery. *Curr Opin Anaesthesiol* 27:6–11, 2014.）

防支气管炎的发作。如果对患者的上呼吸道进行了多次操作并担心水肿和喘鸣，静脉及雾化的激素和雾化的外消旋肾上腺素可有效减轻水肿。

（七）伤口护理

如果皮肤闭合，切口护理通常是常规的。曾经，开放性伤口需要包裹着用生理盐水、稀释的抗生素溶液、次氯酸钠溶液（Dakin 溶液）、乙酸溶液或稀释的 Betadine 溶液润湿的纱布。也可以使用较新的敷料，包括硅氧烷浸渍敷料、薄聚氨酯薄膜和泡沫、水胶体、藻酸盐和水凝胶，尽管还没有强有力的证据推荐使用其中一种或是纱布[103]。真空敷料可置于干净或受污染的伤口中，会加快愈合过程[104-107]。支气管胸膜瘘需开放胸腔，填塞湿润的纱布或负压敷料以刺激肉芽和促进闭合。如果肌肉或皮瓣被抬起并有形成血肿的可能，则可放置引流管并且可以考虑使用胸带或布织绷带。根据所使用肌瓣的旋转和切口张力，可能需要限制运动数天以防止张力过大和移位或损害肌瓣的血管供应。

对于难以愈合的伤口，例如那些此前放疗范围内的伤口，可以考虑高压氧治疗[108]。尚无随

表 4-4 Consideration in Developing a Perioperative Pain Management Strategy*

Neuraxial Blockade or Continuous Paravertebral or Epidural Catheter	Intravenous Strategies or Single-Shot Peripheral Nerve Block
Medical conditions preclude the use of narcotics or predispose the patient to respiratory depression.	Clear contraindications to neuraxial blockade exist (e.g., allergy, patient refusal, infection, sepsis, recent thoracic spine surgery).
Anticoagulation is appropriately held or there is no predisposition for coagulopathy, or both.	Anticoagulation or coagulopathy is ongoing or highly likely.
The patient will have prolonged thoracostomy tubes and remain hospitalized for > 24 hours.	Discharge will likely occur within 24 hours.
The patient will not be able to take oral pain medications for a few days.	The patient will be transitioned to oral pain medications quickly.
The patient has a chronic pain condition.	There is a minimal risk of conversion to open thoracotomy.
There is possible substantial lung resection, with a risk of conversion to open thoracotomy.	There is very little or no lung resection planned.

*. The medical condition of the patient, surgical plan, and postoperative plan contribute to appropriate decision making when contemplating a comprehensive pain management strategy

From Bottiger BA, Esper SA, Stafford-Smith M: Pain management strategies for thoracotomy and thoracic pain syndromes. *Semin Cardiothorac Vasc Anesth* 18:45-56, 2014

机、盲法研究显示高压氧疗法对于除了骨质疏松症之外的伤口愈合有明确的益处。

（八）引流管理

在肺切除后，胸管的放置和拔除应该流程标准化。只要漏气仍然存在管子就应保留，但最近的研究表明，早期从负压吸引过渡到单纯水封并非有害，可以更快地解决肺实质漏气问题。肺切除术后每 24h 体液引流 300~400ml 时拔除胸管是可以接受的[66, 71, 109]。恶性胸腔积液行胸膜固定术后，拔除胸管的液量有更严格的要求，因为这些患者正常吸收胸水的能力存在问题。乳糜胸或脓胸后拔除胸管必须依据患者具体的病程而定。在食管切除或气管重建后，担心存在胸腔或纵隔内吻合口瘘的问题，应保留胸管直至瘘口愈合。经胸骨正中切口行双肺肿瘤切除，肺减容术或纵隔肿物切除术后，应放置纵隔引流管。

大多数外科医生在食管切除以及复杂的良性食管术后放置鼻胃管。当胃肠道引流每 24h 少于 300~500ml 且不存在吻合口瘘的顾虑时可拔除该管。

在手术超过 3h 的患者中放置导尿管，并能充分评估终末器官的灌注情况。有硬膜外导管的患者，特别是重症老年男性，通常排尿困难，需要留置导尿管，直到硬膜外镇痛停止。

（九）物理治疗

肺切除术后的运动治疗可通过减少肺部并发症，恢复自主活动以及降低深静脉血栓风险而使患者获益。肺部康复经过特别设计能帮助患者清除分泌物，加强呼吸肌，并提供心肺锻炼[110, 111]。需要持续负压吸引的患者可在医院病房的固定自行车上锻炼。

五、并发症治疗

（一）早期并发症

1. 呼吸系统并发症

(1) 肺不张及肺炎：胸部手术后最常见的并发症是呼吸衰竭。当并发症源于肺不张和痰液潴留时，积极的肺部清洗，体位引流，呼吸功能锻炼器，经鼻气管吸痰，下床活动和雾化祛痰药有助于清除分泌物。如果怀疑肺炎（发热、白细胞计数升高、痰液产生量增加，除外其他感染），使用第二代头孢菌素进行经验性治疗是合理的，因为肺炎的影像学改变可能会短暂滞后[112]。美国食品药品管理局（FDA）和美国传染病学会提倡使用支气管镜灌洗或保护刷诊断医院获得性或呼吸机相关性肺炎[113]。培养结果返回后可以调整抗生素治疗。有时可通过支气管镜去除增厚的黏性分泌物或术中残留的血块，以避免恶性循环而最终导致气管插管。迷你气管切开术的益处此前已经提及过[101, 102]。

(2) 长期漏气：长期漏气定义为术后漏气持续时间超过 5d。Mueller 和 Marzluf 最近综述了长期漏气的不同治疗方法[68]。如果患者肺气肿并且漏气量很小，可以进行多次操作以促使漏气停止。如果仍然存在气胸或残腔，可以尝试对胸管施加更高的负压，方法是提高吸入腔的水位，或者通过关闭吸入腔的通气孔并控制墙壁负压的水平。不建议压力大于 40～60mmHg。如果漏气很大，另置一胸管可帮助肺部重新完全复张。如果漏气和胸膜残腔持续存在，可尝试用气腹来抬高膈肌并消除或减少残腔[114]。可以考虑用有活力的组织填充残腔，如肌瓣或网膜，但创伤较大。如果不存在残腔，将胸管置于水封或使用 Heimlich 阀门促进漏气愈合。可以通过胸管注射 50～100ml 患者的自体血来尝试胸腔粘连。已证明这对部分和完全复张的肺都是有效的，但可能需要重复几次，且可能会增加脓胸的风险[114]。支气管瓣膜经 FDA 批准用于肺切除术后长期漏气，研究显示 45%～50% 的患者漏气能得到改善或治愈[115, 116]。可通过胸管注入滑石粉，虽然这会引起胸膜粘连，但也会使得将来很难重新进入胸腔。如果这些方法都不起作用，则可能需要将患者推回手术室封闭漏口。由于肺组织脆弱，如出现肺实质漏气可能会很棘手。可尝试使用或不使用填塞物直接缝合，或使用纤维蛋白密封剂和胶水[117-119]，或用心包或者聚四氟乙烯作为衬垫钉合漏口。

(3) 肺水肿：肺叶切除术患者的肺水肿很严重，但通常可以通过利尿来治疗。全肺切除术后肺水肿可能是致命的。包括气管插管在内的积极的呼吸治疗可能是治疗全肺切除术后肺水肿患者所必需的，其死亡率大于 50%。应始终考虑全肺切除术后肺水肿，避免过量输注液体是关键[75, 79]。避免全肺切除后发生肺水肿的其他术中措施还包括仅采用 5～6ml/kg 的潮气量以避免对肺部产生气压和容量损伤[59]、避免输血和给予激素，虽然证据主要来自单一机构的队列和回顾性研究[60, 120]。虽然淋巴结清扫引起的淋巴引流破坏曾被认为是诱导因素，但美国外科医师学会肿瘤学组 Z0030 试验的数据并不支持这一发现[121]。关于左侧或右侧全肺切除是否会影响全肺切除术后肺水肿的风险，以及诱导化疗或放化疗是否会增加该风险，仍然存在争议[122-124]。

手术当晚尿量在 0.5ml/（kg·h）是可以接受的，并应避免过量的液体输注。应当采取措施保持低肺动脉压。应给予患者足够的 FiO_2。高碳酸血症，导致无法活动的疼痛和肺不张应该避免。可以考虑在恢复室就开始常规给予利尿药。

(4) 急性呼吸窘迫综合征：急性肺损伤（ALI）和急性呼吸窘迫综合征（ARDS）是胸部手术后罕见但可能致命的并发症。据报道，发生率为 2%～16%[79]。必要时需要积极地重新插管，并给予呼气末正压和足够的 FiO_2 来支持患者，这对肺部恢复很重要。经证实尚无药物可以改善 ARDS 的结局。可以尝试使用短期的激素[125, 126]。俯卧位，一氧化氮和高频振荡通气可以改善动脉氧合，但没有随机对照研究表明这些治疗可以提高生存率[127, 128]。其他报道的治疗包括前列腺素，体外膜氧合和液体通气。治疗合并的肺炎是必需的。仔细关注其他器官系统和营养支持使得患者的肺有时间恢复。没有其他器官系统受累的 ARDS 死亡率仍高达 50%～64%。如果患者出现缺氧表现且并非源自上述原因，则需要排除肺栓塞、心肌缺血、心律失常和心力衰竭。

2. 心脏并发症

(1) 心肌梗死：如果出血问题不严重，应该通过氧疗、心电图监测，以及吗啡、他汀类药物和阿司匹林进行积极有效的治疗[129-131]。术后即刻可能需要正性肌力或升压药支持。如果药物不足以维持患者血压，应考虑放置主动脉内球囊反搏。持续缺血和血流动力学不稳定的患者应采取心导管检查以明确严重的狭窄，必要时应进行基于导管的相关治疗。抗凝血药（如肝素）、ADP 受体拮抗药（如噻氯匹定、氯吡格雷或普拉格雷）、GⅡb/Ⅲa 血小板抑制药（如阿昔单抗、依替巴肽或替罗非班）或后两者联合用于治疗不稳定性心绞痛[132]，但近期的手术和出血风险可能会妨碍其使用。Adesanya 及其同事推荐了非 ST 段抬高心肌梗死和 ST 段抬高心肌梗死的流程图（图 4-4 和图 4-5）[131]。外科医生必须对这些术后药物干预的风险和益处进行权衡。如果患者血流动力学不稳定，心律失常应根据高级心血管生命支持的方案来进行治疗。

(2) 房颤：2011 年，胸外科医师协会发布了普通胸外科手术患者心房颤动预防和治疗的有关建议[32]。电复律是有血流动力学问题的患者心房颤动的初始治疗方法。药物心脏复律是血流动力学稳定但症状难以缓解的房颤的初始治疗。治疗无低血压的术后房颤推荐进行 24h 的心室率控制。如果没有转复为窦性心律或阵发性房颤持续超过 24h，则尝试进行药物复律。如果房颤发生超过 48h，建议根据患者的脑卒中风险进行抗凝治疗（图 4-6）。

3. 出血

通过胸管引流监测术后出血。突发大量血性引流需要立即重新探查以找到并控制出血点。胸外科术后连续 2h 出血量超过 100ml/h 并非大出血但仍是出血过多的。如果患者一直服用阿司匹林或其他抗血小板药物，如氯吡格雷、普拉格雷或替卡格雷，如果在手术紧急或需要在已知的洗脱期内（根据药物不同，一般为 5～10d）进行，必须考虑到血小板功能障碍[132]。不幸的是，新型抗血小板药物并没有逆转药或拮抗药。如果存在治疗水平的药物活性代谢物，那么输注血小板是无效的。接受新型抗凝药，包括达比加群、利伐沙班和阿哌沙班，预防或治疗血栓性血管疾病的患者，其凝血酶原时间和促凝血酶原激酶时间

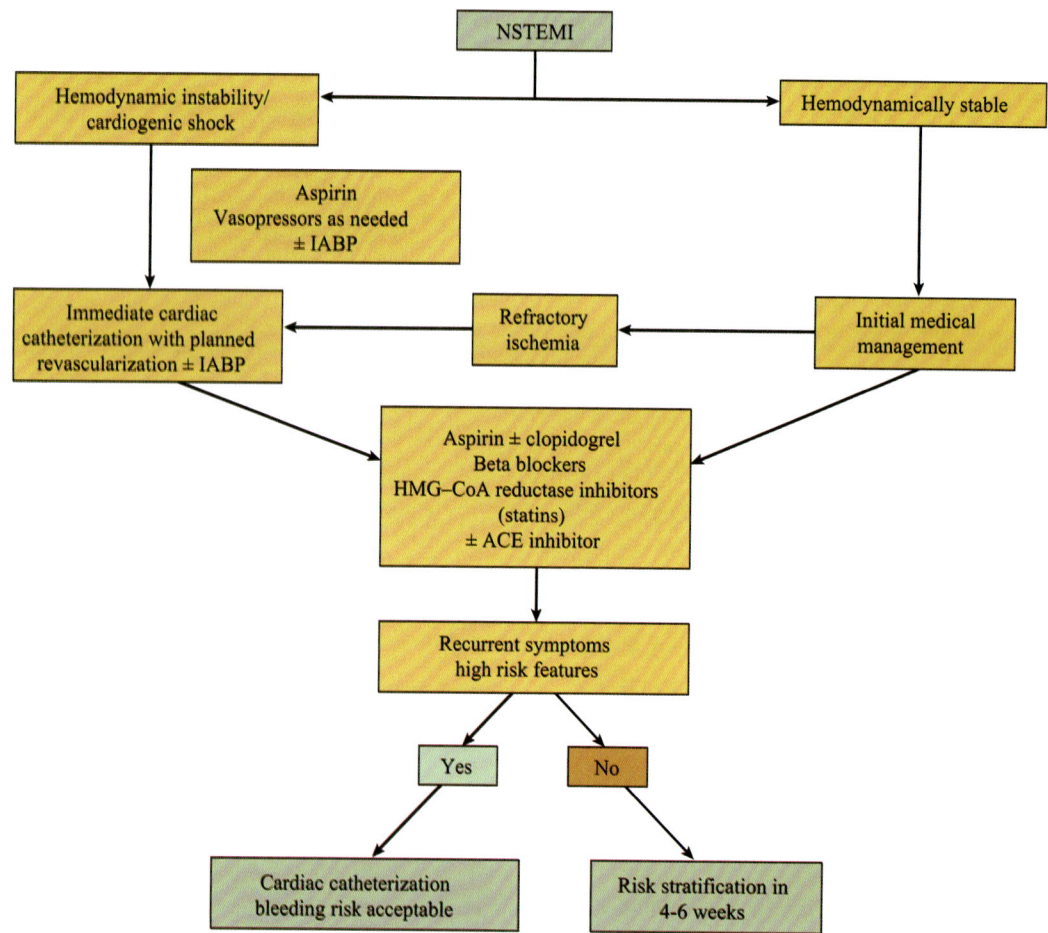

▲ 图 4-4 Suggested algorithm for management of perioperative non–ST–segment elevation myocardial infarction

ACE, Angiotensin–converting enzyme; HMG–CoA, 3-hydroxy-3-methylglutaryl–coenzyme A; IABP, intra–aortic balloon pump; NSTEMI, non–ST–segment elevation myocardial infarction. (From Adesanya AO, de Lemos JA, Greilich NB, et al: Management of perioperative myocardial infarction in noncardiac surgical patients. Chest 130:584–596, 2006.)

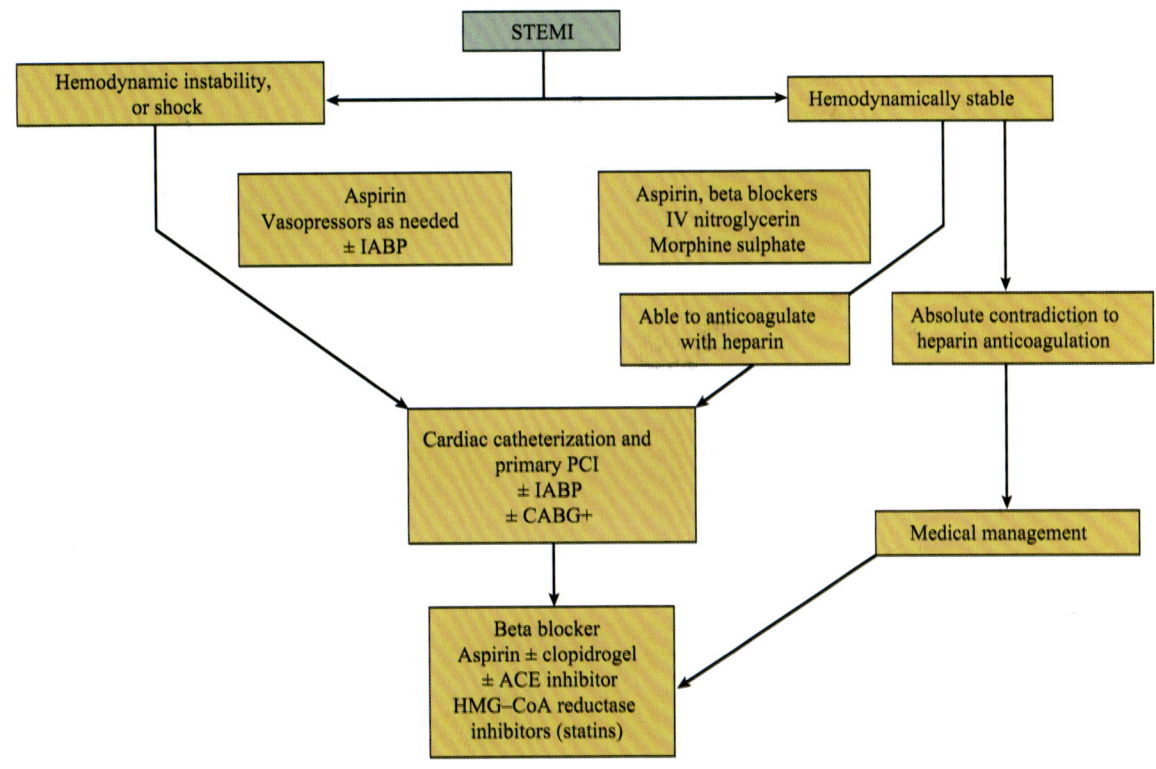

▲ 图 4-5 Suggested algorithm for management of perioperative ST-segment elevation myocardial infarction (STEMI)
CABG, Coronary artery bypass grafting; IABP, intra-aortic balloon pump; IV, intravenous; PCI, percutaneous coronary intervention. (From Adesanya AO, de Lemos JA, Greilich NB, et al: Management of perioperative myocardial infarction in noncardiac surgical patients. *Chest* 130:584–596, 2006.)

均有所增加，但试验结果与药物活性量之间没有很好的相关性。在危及生命的出血中，可以给予凝血酶复合物浓缩物与活化因子Ⅶ以试图逆转这些药物的作用，但血栓栓塞事件的风险将会增加[133,134]。如果存在凝血功能障碍，快速输注赖氨酸类似物、凝血酶原、DDAVP、冷沉淀物、活化因子Ⅶ和凝血酶原复合物浓缩液、新鲜冷冻血浆[135]，并保持患者常温[63]，可能有助于减缓或止血。如果在纠正缺陷因素后仍然出血，则应进行出血来源的探查。如果凝血功能障碍和出血已得到控制，但血肿引起明显的纵隔或肺部压迫，则需要再次手术探查。根据患者的血红蛋白水平和血流动力学状况，可酌情考虑输入浓缩红细胞。

（二）后期并发症

肺部并发症

（1）支气管胸膜瘘：如果空气从支气管残端漏出，需要充分的胸管引流以防止脓胸或排出脓液。应进行支气管镜检查以检查残端并确定瘘口位置。如果无法观察到这个洞，那么通过支气管镜缓慢地将盐水注射到残端，可观察到气泡或生理盐水经小孔排出。如果残端不是瘘口部位，则可以依次进行支气管检查，在段或叶支气管腔内用导管尖端的球囊进行封闭。通过观察某气道阻塞后胸管漏气减少可以大致定位。多探头薄层（1.25～5mm）静脉增强计算机断层扫描，可见：①观察漏气支气管附近的气泡或肺实质受压（如果有）；②冠状、矢状视图及通常的轴向切面，可以更好地进行支气管胸膜瘘的三维定位；③虚拟支气管镜图像的重建[136]。治疗包括手术闭合或支气管内闭合。多种生物胶、黏合剂、刺激物、支架、血管塞或封堵器和线圈在病例报道中均可成功封堵小的支气管胸膜瘘[136]。支气管镜下采用特殊导管和释放装置到达瘘口部位是治疗所必需的。可能需要二次手术以关闭支气管残端瘘口。Zaheer 及其同事的标准方法包括

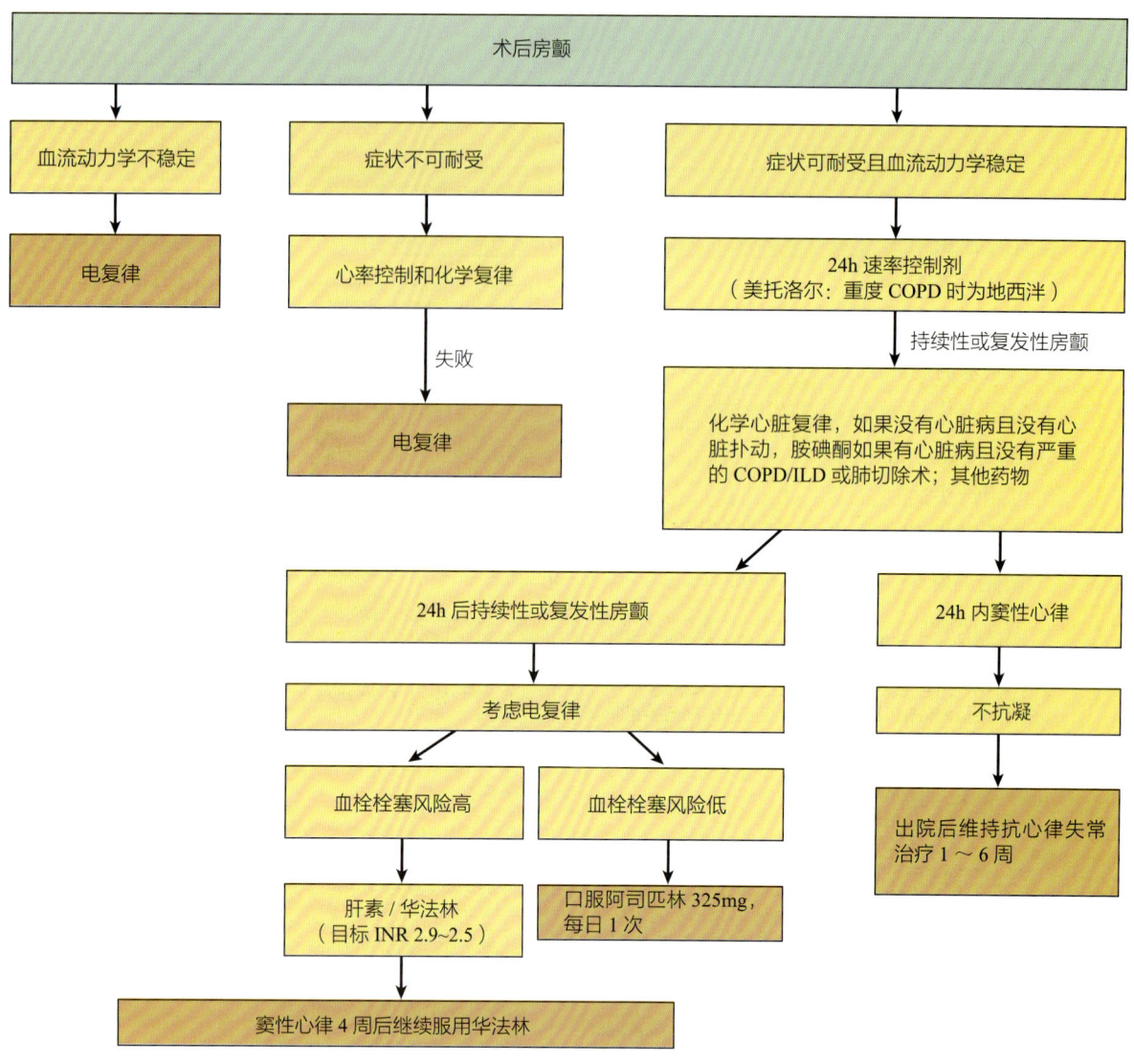

▲ 图 4-6 术后心房颤动的建议治疗方法

COPD. 慢性阻塞性肺疾病；ILD. 间质性肺病；INR. 国际标准化比值（引自 Fernando HC, Jaklitsch MT, Walsh GL, et al: The society of thoracic surgeons practice guideline on the prophylaxis and management of atrial fibillation associated with general thoracic surgery: executive summary. *Ann Thorac Surg* 92:1144–1152. 2011.）

修剪长支气管残端或对修复血供不佳的残端，然后用骨骼外肌肌瓣（如前锯肌或背阔肌）覆盖残端[137]。如果血管化的组织不足以闭合支气管胸膜瘘瘘口，可将骨骼外肌缝到残端周围进行闭合。应进行大范围的引流以防止单侧脓胸和对侧污染；这可以包括开胸实施开放性换药，可每隔几天在手术室或者每隔几天到数周在病房镇静状态下进行，直至胸腔清洁。可以采用 Eloesser 瓣以便开放换药。一旦清洁，滴注稀释的抗生素溶液，并进行气密的关胸。可能需要动员剩余的胸壁肌肉组织及额外切除肋骨，以使胸壁无张力闭合；这能避免终身性的胸腔开放，胸腔开放会导致难以康复和反复发作的支气管炎和肺炎，并限制患者的日常活动和生活方式。如果胸壁过挛缩或僵硬难以气密性关闭，可考虑采用 Eloesser 瓣或真空辅助敷料以便进行清洁，促进肉芽肿形成以及支气管胸膜瘘闭合[106,138]。另一种方法是使用抗生素溶液进行胸膜腔冲洗、静脉抗生素和营养支持。当胸膜腔培养是阴性时，Gharagozloo 及其同事建议使用由庆大霉素（80mg/L），新霉素（500mg/L）和多黏菌素 B（100mg/L）组成的抗生素溶液，并采用无引流的密闭性胸廓闭合术[139]。Ng 及其同事使用抗生素冲洗 2 周，根据胸膜腔培养出的微生物进行调整[140]。

如果术中可以预计，通过胸膜罩的方法能够预防肺切除术后持续性胸膜残腔的问题。将壁胸膜的顶部从胸壁上切除并固定在较低位的肋间肌上。胸管放置在胸膜罩内。胸膜黏附在剩余肺部的表面，有助于密封任何漏气区域，并减少需要填充的剩余空间的体积。胸膜罩顶部的空间或者像全肺切除术后一样填充浆液，或者肺复张会填满整个空间。膈肌抬高也有助于这一变化的产生。促进膈肌抬高可通过气腹来实现。在胸腔镜/开胸术时可用针头通过膈肌将空气注入，或者稍后从脐周注入空气。必须注意不要损伤肝脏、脾脏或胃[68]。用局麻药注射膈神经会导致暂时性麻痹，这也会促使膈肌上升。据报道，这种做法并不会引起呼吸功能障碍。也可以使用健康的活体组织（如肌肉或网膜）填充残留空间，但由于通常不需要如此极端的措施，所以在切除时通常不会这样做。最后，在极少数情况下，可进行胸廓成形术[141]。

(2) 支气管血管瘘：支气管血管瘘是一种罕见的并发症，在肺癌或肺移植中行支气管成形后要考虑[142-144]。瘘有时首先表现为先兆出血，然后是大咯血。大出血后的成功抢救很少，最好的治疗方法是在肺动脉和缝合支气管之间放置血管化的组织，如肋间或骨骼外肌、胸膜、心包膜或网膜，以减少瘘形成的机会。如果发生大咯血，尝试放置双管插管以隔离未受累的肺免于被出血灌入，为开胸控制出血赢得足够的时间。不幸的是，成功抢救的情况非常罕见，患者多死于窒息而不是失血过多。

(3) 全肺切除后综合征：全肺切除后综合征是全肺切除后由纵隔移位引起的气管、支气管、食管或肺血管的扭转或压迫。据报道，在全肺切除后的空间内置入组织扩张器或盐水乳房假体可逆转部分纵隔移位及其后果[145, 146]。

(4) 伤口感染及脓胸：胸部手术后伤口感染很少见。应打开伤口做到充分引流。如果患者还患有脓胸，则可以尝试通过单独部位对胸腔进行置管引流以便于打开伤口。如果感染延伸到胸膜腔内且胸管没有做到充分的引流，最好将患者推回手术室进行彻底的引流、冲洗、清创和剥脱。应该充分注意让皮肤保持打开的状态。伤口真空敷料可成功应用于胸膜腔，即便仍有肺实质和明显的污染存在[106]。如果脓胸源于支气管胸膜瘘，则应清除感染，然后按前所述进行支气管胸膜瘘的有效治疗。

(5) 开胸术后疼痛：开胸术后慢性疼痛综合征是一种具有破坏性和使人虚弱的并发症[92, 93]。伴随开胸术后瘢痕而出现至少术后 2 个月的疼痛，其发生率为 44%～67%。微创胸腔手术持续增长，虽然它已被证明比开胸术引起的疼痛更少，但部分患者仍存在慢性疼痛[147-149]。治疗可包含多种方式，包括药物、行为治疗和手术。药物的组合包括非甾体抗炎药、三环抗抑郁药、抗惊厥药（如加巴喷丁）、阿片类药物和利多卡因贴剂。可提供行为治疗，如生物反馈、催眠和放松技术。手术治疗包括肋间神经阻滞、椎旁阻滞、胸腔内局部麻醉、射频消融、冷冻消融和经皮神经电刺激。建议转诊到由麻醉师、营养师、物理治疗师、精神科医生或心理医师、职业治疗师和药剂师组成的疼痛专科门诊进行全面指导。

（三）食管癌手术并发症

肺切除后遇到的许多并发症，特别是呼吸系统并发症，这也会发生在食管手术后。最近的一项 Meta 分析比较了微创食管切除与杂交微创食管切除术和开放食管切除术的围术期结局[150]。微创食管切除术的总并发症率、失血量、住院时间和肺部并发症率均较低。总体死亡率和吻合口瘘方面没有差异。食管切除术的死亡率从 1999 年以来有所下降，但仍高于其他癌症切除手术，包括肺切除术、胰腺切除术和膀胱切除术，这意味着，无论是通过微创还是开放技术，都需要继续改进患者选择、术前优化、术中技术和术后护理[151]。食管切除术后肺部并发症的发生率为 11%～32%[152]。在食管切除术后患者的误吸风险很高，尤其是当存在喉返神经损伤时[153]。误吸的预防措施包括始终抬高床头、下颌内收的姿势、离床并 90° 坐位时进食进水、少食多餐、睡前几小时内不进餐,以及言语病理学家的教育,营养学家指导食物选择、进食力学、进食时提高注意力,这些都是非常主要的。

1. 吞咽困难

吞咽困难是任何食管手术后最常见的并发症之一。有时它是自限性的,多是由近期手术造成的[94, 95, 153-155]。但胃底折叠术、肌层切开术或食管切除术后的持续性吞咽困难应该引起重视。需要的检查通常包括钡餐、动力试验、食管胃十二指肠镜检查或这些检查的组合。可能会发现解剖或功能异常,如胃底折叠过紧、胃底折叠滑动、复发性疝气、动力障碍和溃疡。治疗方法取决于吞咽困难的原因,从简单观察到扩张、药物治疗或再次手术[91]。

2. 吻合口瘘

导致吻合口瘘或穿孔的多种因素包括:缺血、炎症、管胃扩张和缝合线压力、营养不良、吻合口张力或技术问题[156, 157]。漏口的位置和大小决定了治疗方法。如果颈部吻合口瘘,可以打开颈部伤口,以便引流和缓慢愈合。狭窄可以形成并需要扩张,但通常不会失去通过能力。一些外科医生在此期间提倡NPO状态以减少压力和流食通过吻合口,而其他外科医生则认为口服摄入可稀释细菌丰富的唾液并扩张管腔,从而促进食物进入真腔。颈部吻合口瘘很容易从颈部切口引流而不会导致纵隔炎。如果吻合口瘘引流充分,则不需要使用抗生素。如果漏超过吻合口周长的1/4,则应考虑清除不健康的组织和同期再次闭合吻合口。

如果在胸腔内吻合,则导管周围的空间、胸膜腔或纵隔内可能会有渗漏。胸腔内的渗漏应采用胸管排出。患者应处于禁食水状态。除非患者没有发热或白细胞增多症,并且有良好的引流通路,否则应给予静脉注射抗生素。如果没有引流,漏出至纵隔可能是致命的。如果患者有中毒表现,应再次手术进行充分引流,以预防纵隔炎和败血症。如果在清创后有足够的健康组织并且患者当时没有中毒表现,则可考虑再次吻合。如果存在缺血或存在不健康组织的污染,则可能需要对食管进行分流并广泛清创。如果需要切除大部分的胃,应关闭裂孔以防止疝的发生。对于小的、持久的吻合口瘘,可移除的聚酯硅胶支架和可膨胀的覆膜金属支架可成功封堵漏口并允许组织有时间愈合而不会持续污染[157]。

3. 狭窄

食管手术后的狭窄可出现在吻合口、在膈肌裂孔处、胃底折叠之上,之下或之内、幽门处,或者之前的肌层切开部位。狭窄可能继发于技术问题,如缺血、漏、溃疡或反流,并且可能是多因素的[156]。食管手术后短期发生的大多数狭窄可以通过球囊扩张或探条扩张治疗[157]。在术后早期可能需要进行多次扩张。随着时间的推移,每个患者的扩张频率降低,直到不再需要为止。如果吻合术是食管癌切除后进行的,需要活检以排除食管癌残余或复发[156]。一些患者需要长期反复扩张,有些患者在接受教育后可以在家中自行扩张。如果狭窄仍然是难治性的,临时支架置入可能有所帮助[91, 153, 154]。

4. 重建管道缺血

随着对胃网膜血管位置理解的深入,在胃大弯解剖时可以避免无意中结扎或破坏胃上提时的主要血管蒂。保留胃右动脉完整以提供双重血液供应,能确保胃提拉到胸部或颈部时有足够的血液。在通过胸部或颈部时仔细处理胃管并防止扭曲,扭转或折叠是至关重要的。胃管的末端在上提和吻合前应该是粉红色的。在用于吻合器插入或手工吻合的胃造口术处应该见到出血和健康的黏膜。如果患者先前有过胃或结肠手术,可以通过术前评估血供来避免结肠食管缺血。在将结肠用作替代物之前,可能需要进行肠系膜动脉造影以确保边缘动脉通畅。当用作初始管道或用于食管分流后的重建时,增压可增加结肠或空肠管道的血流[158, 159]。重建管道缺血可能在术后难以诊断,但存在感染的症状和体征或存在来源不明的炎症反应时应提高警惕。除非早期诊断和治疗,否则重建管道缺血会进一步增加并发症率或死亡率。如果重建管道的绝大部分是缺血的,或者周围组织由于炎症而不健康,建议拆除吻合口、行食管造瘘、将残胃放回腹膜腔并关闭裂孔[153, 160]。

5. 喉返神经损伤

喉返神经损伤在经过裂孔食管切除术或三切口食管切除术后更为常见，因为喉返神经位于颈部气管食管沟内，在颈部易受牵拉和离断。喉返神经损伤不仅会导致声音嘶哑，还会使人的吞咽不协调并增加误吸风险，而这些患者由于食管下段括约肌缺失和迷走神经离断后胃动力下降已经存在反流风险。通过仔细避免金属牵拉颈深部切口和显露神经，可降低该并发症的发生率。如果食管切除术后声带麻痹明显，在进食前推荐由语言病理学家通过改良钡餐或胃镜评估误吸风险。如果存在误吸，患者需保持禁食水状态并通过管饲维持营养直到声带可以内收，旨在降低误吸风险，增加患者有效咳嗽的能力[153,160]。

6. 乳糜胸

食管切除术后乳糜胸的发生率为 0.4%~0.8%。通常在术后几天管饲或口服摄入开始时出现。从胸管或胸腔穿刺引流出中至大量乳白色液体通常是具有诊断性的。引流液中甘油三酯与胆固醇之比大于 1 或甘油三酯水平大于 110g/dl 可以诊断。在游离下胸段食管时胸导管可能受损伤，通常漏至右侧胸腔。可尝试保守的措施，如低脂肪或中链甘油三酯饮食，但如果几天后引流没有减少，应给予完全禁食水和全胃肠外营养。乳糜含有丰富的蛋白质，患者会迅速消耗营养。已有奥曲肽输注或皮下给药成功治疗乳糜胸的个案报道[153,160]。经皮胸导管或乳糜池栓塞也有良好的效果[161]。一些外科医生不愿等待超过 5d 便将患者推回手术室，在右侧膈肌上方进行胸导管结扎术。这可以通过胸腔镜或开胸进行。淋巴管造影通常无助于定位渗漏部位，且大多数放射科医师不再接受这类培训。在手术前几小时给予患者奶油或含脂肪的食物可以显示胸导管渗漏的部分。将漏出点结扎，并在膈肌上方的多个其他位点结扎胸导管。胸管引流应该会明显减少，患者可再次进食。

7. 功能性问题

由于迷走神经被离断、幽门肌切开或幽门成形术后缺乏胃窦控制，高渗透负荷从胃进入小肠会导致倾倒综合征[91,160]。这会在进餐约 20min 或数小时后发生。调整膳食，如减少精制糖类食物的摄入量，以及在没有大量液体的情况下进食更少、频率更高有助于改善症状。纤维摄入和阿卡波糖会减缓糖类的吸收，可能有所帮助。皮下注射奥曲肽可用于治疗较严重的症状[162]。胃切除术后也会出现胃排空延迟，这是由迷走神经切断和胃动力下降所致。虽然过去大多数外科医生会在幽门进行引流以防胃出口阻塞，但没有充分证据表明这是必要的[163,164]。现在有些外科医生采用球囊扩张、注射肉毒杆菌毒素或不进行干预。有时需要进行幽门或吻合口扩张。

胃底折叠术后会出现气胀综合征。患者抱怨感觉充满气体且打嗝无法缓解。饮食改变，包括减少产气食物摄入、避免碳酸饮料、减慢进食以减少空气摄入、促动力药物和等待观察，通常可以减轻这种综合征的症状。有证据表明，部分胃底折叠术导致气胀综合征的概率低于全胃底折叠术[155]。

8. 反流

食管切除和胃上提之后胃食管反流是很常见的。在没有下段食道括约肌的情况下，胃的下部会受到腹腔内正压，而胃的上部则会受胸内负压的影响。有 Barrett 食管病史或食管炎症状或表现的患者，在胃上提手术后应接受抗反流药物治疗。应建议患者以直立姿势进食进水，并在进食后保持直立至少 2h。床头应抬高 30°，或者应睡在泡沫楔块上以避免夜间反流和误吸。避免喉返神经损害有助于减少发生反流时的误吸风险[91,155]。

（四）其他

肌无力危象是呼吸肌无力导致重症肌无力患者胸腺切除术后发生呼吸衰竭。应使用正压面罩呼吸或机械通气来支持患者渡过急性危象。溴吡斯的明在危象时通常无效。如果激素和静脉注射免疫球蛋白不能明显缓解症状，可能需要进行血浆置换以清除循环内的抗体[165]。胆碱能危象是由抗胆碱酯酶药物过度治疗引起的。患者可能具有与毒蕈碱受体活性相关的症状（如过度流涎、出汗、腹部绞痛、尿急、心动过缓）。烟碱受体相关症状包括束缚和肌肉无力。胆碱能危象对新斯的明没有反应。治疗包括呼吸支持、阿托品和停用抗胆碱酯酶药物[166]。

当切除肿瘤位于脊柱附近时，脑脊液漏是罕见的并发症。建议寻求神经外科医生的帮助，如可能应进行一期缝合。用脂肪或胸膜覆盖也可用于帮助封堵漏口。其他治疗方法包括放置腰部引流管以减少脑脊液压力，以使其自行愈合。症状包括在切除脊柱旁或累及椎体肿物后出现清凉液体渗漏和顽固性头痛[167]。

六、出院计划

术前或手术后不久应评估出院需求。外科医生通常可以根据患者的术前健康状况和家庭支持网络预测可能需要的服务。最近的一项研究使用美国外科医师学会国家外科质量改进计划（National Surgical Quality Improvement Program，NSQIP）数据开发了一个简短的工具，可用于估计转入另一家医疗机构而不是家庭的可能性[168]。要让患者和家属积极参与到及时出院的计划中来。与社工、护士、物理治疗师和呼吸治疗师就每位患者的需求进行团队商议有助于进行规划。职业治疗师和理疗师能指明患者出院后需要何种强度的康复治疗。家庭使用的药物清单，其目的和剂量，包括相比于术前药物的变化，将在出院前与患者和护理人员一同核对。应该检查活动水平和家庭锻炼情况，患者应该在离院前向治疗师演示，以确保他们执行无误。当患者服用麻醉药物时，应限制驾驶机动车辆。如果进行胸腔镜肺切除术，除了那些影响胸腔内压力的活动（如水肺潜水）外，没有活动限制。进行涉及食管裂孔的微创前肠手术的患者应限制提重物，以利伤口愈合并防止强Valsalva动作后缝线崩开。无须禁止患者淋浴或爬楼梯。

在出院前应联系并建立门诊肺康复或物理治疗方案。目标是让患者尽快恢复正常的生活方式。在帮助回家患者进行生命体征检查、抗生素输注或抽血、管路和伤口护理等方面，访视护士有非常重要的帮助。患者能够出院得益于他们每天仅仅数分钟的帮助。在患者出院之前，应安排好随访预约及随访前应完成的实验室及放射学检查。如果患者出院后有困难，应提供合适的联系电话。

第二篇　内镜检查
ENDOSCOPY

第 5 章
胸部疾病的内镜下诊断
Endoscopic Diagnosis of Thoracic Disease

Leah M. Backhus　　Aaron M. Cheng　　Douglas E. Wood 著
李　力 译

内镜，尤其是光学纤维内镜，在疾病的诊断和治疗上对医学产生了革命性的作用[1]。这种变革尤其突出体现在胸外科领域，支气管镜和食管镜在气管、支气管和消化道疾病的诊断和治疗中是不可或缺的手段。随着光学内镜设备及其相关产品，如内镜超声和 YAG（yttrium-aluminum-garnet）激光等技术的进步，熟练的内镜医师所涉猎的指征和范围也在同步更新。尽管很多医生都进行内镜操作，胸外科医生尤其应该熟练掌握这些方法并进行前沿性的探索，因为新的内镜技术会不断地为微创外科提供全方位的帮助。

一、食管镜

在 1868 年，Kussmaul 用一根 13mm 中空的金属管插入了一位吞剑表演者的胃。这次操作证明了口腔、食管和胃可以同时用一根硬质的器械进行插管。Mikulicz 为此进行了一个重要的改进，在金属管远端安装了灯从而对食管和胃进行照明，进而观察胃的蠕动并寻找可疑的恶性病变。光学纤维内镜出现在 1958 年。这种设备提高了患者的舒适度，同时将检查治疗的范围扩展至远端胃和近端小肠。虽然内镜本身并没有很大改变，但各种辅助设备却极大改变了疾病诊断治疗的方式[2]。

（一）适应证

对于胸外科医生，吞咽困难及疼痛是食管镜检查的最常见的指征（框 5-1）。其他还包括反流、食管造影异常、创伤、筛查、胃肠道或其他邻近肿瘤的分期包括气管食管瘘。上消化道出血是另外一项常见指征，同时也是一线治疗措施。同时，食管镜也是上消化道术后明确或怀疑并发症的患者常用的评估和治疗手段。

吞咽困难的原因较多。通过详细的病史采集和记录相关症状出现的时间和重要的主诉可以对大多数病因进行鉴别。胸外科医生可以通过食管镜直视检查和活检来鉴别良、恶性病变并指导治疗。

反流是上消化道内镜检查的另外一项指征。胸外科医生要寻找长期慢性胃食管反流的相关疾病，如 Barrett 食管等。由于 Barrett 食管与腺癌的发生相关，食管镜检查对于已经明确诊断的 Barrett 食管患者的长期监测是非常重要的。很多证据推荐检查周期是 3～5 年，但是还没有确切证据证实可以降低食管癌的死亡率[3, 4]。

上消化道出血是食管镜检查的另一项指征，同时经常用来治疗，如食管静脉曲张，这个棘手的问题常可以通过套扎或硬化剂治疗得到缓解。

胸外科医生进行食管镜检查最常见的目的是

> **框 5-1　上消化道内镜检查指征**
> - 持续的恶心和呕吐
> - 上腹痛、胃灼热或反流症状（如喉部、胸部反酸或烧灼感）
> - 胃肠道出血（呕血或便潜血）
> - 吞咽困难：食物或液体在食管中滞留
> - 上消化道造影发现异常或溃疡
> - 异物取出
> - 既往发现的息肉（生长）、肿瘤或溃疡的随诊

引自 From the American Society for Gastrointestinal Endoscopy: Appropriate use of gastrointestinal endoscopy. Gastrointest Endosc 52:831–837, 2000

对食管和近端胃的肿瘤进行观察和活检。活检对食管癌诊断的准确率为 66%～96%[5,6]。对病变部位或 Barrett 食管随机进行 7～10 次取样。对于严重狭窄的病变，可以使用细镜，刷检可以提高准确率[6,7]。对于上消化道术后的患者，食管镜检查是对并发症的诊断和治疗都很重要的手段。超声胃镜在食管癌的诊断和分期中的作用将于后面详细阐述。

食管镜对于引起食管梗阻的纵隔良、恶性肿瘤也有一定的诊断价值。可以鉴别梗阻是单纯压迫还是侵犯食管壁所致，后者可以造成瘘形成。

食管镜对于评估纵隔创伤（钝性、穿透或继发）也有一定作用，也可以行异物取出。当取出滞留在食管内的异物时，外科医生需要小心食管内潜在的病变，这些病变会造成手术困难，甚至失败。胸外科医生也会经常对器械造成的医源性食管损伤进行评估和治疗。虽然造影是诊断穿孔的主要手段，但内镜检查可以评估损伤的范围，作用不应低估。食管穿孔可以通过内镜治疗（主要是支架）。主要经验来自于患者病情危急的情况，患者要么不能进行修补手术，要么全身症状轻微。对于高选择的患者，预后是比较满意的[8]。

食管的化学烧伤是另外一项指征，用来早期（36h 内）评估黏膜下受累和远期狭窄的发生[9]。

（二）术前准备

大多数检查可以在门诊，患者清醒，镇静下进行。上午检查的患者应在午夜后禁食水（NPO），有梗阻症状的患者需要提前 24～48h 进清流食。当患者到达检查室后，建立外周静脉通路并进行心电监测。由于镇静可能造成呼吸窘迫，需要进行持续的心电和血氧监测，并在术中间断进行血压监测。监测安置完成后即可给予镇静剂，保障患者的舒适和配合。局麻可以减少镇静药物的使用。

（三）纤维食管镜

1. 技术

对于门诊患者最常用的体位是左侧卧位，屈头。放置牙垫防止牙齿损伤镜身，直视下放入食管镜。看见会厌和喉后继续前行直至梨状窝。如果声带可见应当对任何异常进行记录。在环状软骨处轻压食管上括约肌，并嘱患者进行吞咽动作，以利于镜身安全进入食管。

食管腔内的四个标志如下：①环状软骨处的食管上括约肌，距切牙 15～18cm；②主动脉弓，通常在左前外侧壁明显；③左心房，在远端食管前壁可以观察到波浪状搏动；④食管下括约肌，事实上只是生理上的括约肌，嘱患者进行 Valsalva 动作时可以见到管腔的关闭部位。纤维食管镜通常很容易进入食管，只需少量充气即可看到全长。

食管镜一旦通过胃食管交界，就很容易进入胃腔。胃腔内需要进行充气使黏膜皱襞充分展开以便对全部黏膜进行检查。看到幽门后，镜身要在括约肌松弛时通过。对十二指肠的观察要求到达第三部分（水平部）。检查满意后缓慢退出镜身，再次观察是否有遗漏病变。在胃腔内反转镜身观察胃体和贲门，评估胃食管结合部病变的范围。在撤出胃腔前吸净胃内气体。继续缓慢后退，仔细观察食管黏膜。然后退出食管镜，继续对患者进行监测。

2. 并发症

纤维食管镜检查并发症很少见。发病率为 0.13%～0.092%，包括术前用药的心血管反应、穿孔和出血。大多数并发症发生在器械进入时，应综合评估疾病诊断、手术指征及可能风险。死亡率更低，报道为 0.018%～0.004%[10,11]。

（四）硬质食管镜

硬质食管镜使用较少，通常用于以下 3 种

情况，即创伤、食物团的取出和异物取出。硬质食管镜与纤维食管镜的工作通道相比可以通过更大的抓钳。检查者右手持镜身，左手协助张口并用拇指保护切牙。在插入镜身时，将患者头部前提，类似气管插管时的"嗅物位"。一旦通过环咽肌，头部后仰以减少口和咽的角度。然后镜身可小心地通过食管全长及近端胃。在通过狭窄段时调整头和颈椎可以减少通过时的损伤。

二、超声内镜

超声内镜（endoscopic ultrasound，EUS），是在内镜头上安装一个小的超声探头，这种新的辅助器械的出现扩展了食管及周围组织的检查范围。这不是首选的方法，应该在完成普通内镜检查并对病变进行定位和评估后进行。食管超声的指征包括食管良、恶性疾病以及食管周围的病变评估，通常是支气管源性肿瘤（框5-2）。超声内镜最主要的指征是评估食管恶性肿瘤。根据病变浸润深度、淋巴结受累情况确定的分期，为手术及后续治疗提供指导。

正常食管壁在超声影像中分为五层。第一层回声最强（白色），是黏膜和固有层。第二层是低回声（黑色）的黏膜肌层。第三层是高回声的黏膜下层。第四层是低回声的固有肌层。最后一层是食管周围组织，这层组织较厚并表现为高回声。肿瘤的T分期取决于侵犯深度。大量数据表明超声内镜是食管恶性肿瘤最准确的影像学评估方法。术前超声内镜和术后病理标本对比，准确率为80%～92%[12]。超声内镜和传统的影像学（CT）对比，主要优势在于T分期，尤其是T_3和T_4期的鉴别，这决定了患者是否接受手术治疗[13]。超声内镜对于区域淋巴结转移评估的准确率介于70%～80%，优于CT和MRI[13]。区域淋巴结转移（N分期）和远处转移（M分期）取决于活检结果，而活检与否又取决于影像检查的结果。准确的分期可以通过对紧邻食管壁的淋巴结或组织器官进行"5针法"针吸活检来进行。分别完成TNM的组织学检查后，患者可以获得术前分期。超声内镜已经成为评估食管恶性肿瘤的标准方法。它也可以在原发性肺癌或其他纵隔肿瘤分期时对下纵隔淋巴结的评估提供帮助。

三、气管支气管镜

Gustav Killian，一位德国的耳鼻咽喉科医生被公认首先在1897年使用了支气管镜。他使用了硬质镜帮助患者从右主支气管取出了异物（骨头）。在解决了光纤定向问题之后，现代纤维支气管镜几乎和纤维食管镜同时出现。Ikeda是首先使用纤维支气管镜的医生[14]。新的手段（如超声、电刀、细针活检、YAG激光及荧光技术）伴随着更精密的器械和数字光纤的出现逐步得到广泛应用。有一些手段尚未找到合适的使用范围。

气管支气管镜检查可以通过硬镜或纤维支气管镜，甚至两者联合进行，这取决于指征和具体的病变情况。胸外科医生使用纤维支气管镜不但可以诊断、分期、制订手术计划，监测治疗效果，还可以对很多病变进行减状、缓解治疗。硬质支气管镜同样应用较少，操作时需更加仔细，但在特定情况下的作用是不可替代的。超声支气管镜（endobronchial ultrasound，EBUS）是一项新技术，正在肺癌的诊断和分期中得到更多的应用。

（一）适应证

纤维支气管镜可以用于感染、恶性肿瘤及创伤性气管支气管疾病的最终诊断（框5-3）。吸痰、腔内清创、气管插管及拔管、放置气管切开管及肺不张的治疗都可以很容易地在纤维支气管镜下进行。对于胸外科医生来说，最重要的应用莫过

框5-2　超声内镜的指征

食管
- 食管癌的分期
- 评估食管黏膜下病变
- 评估Barrett食管所致的高度不典型增生
- 评估食管癌化疗后疗效
- 鉴别贲门失弛症和假性贲门失弛症
- 评估食管周围静脉曲张

纵隔
- 肺癌的N分期
- 评估部分纵隔肿瘤
- 评估后纵隔淋巴结肿大

> **框 5-3 纤维支气管镜检查指征**
>
> 诊断
> - 肺癌
> - 痰细胞学阳性
> - 声带麻痹
> - 局限性喘鸣
> - 不明原因的胸腔积液
> - 咯血
> - 咳嗽
> - 广泛的间质浸润
> - 免疫低下状态
> - 呼吸机相关性肺炎
> - 气管内插管的定位和通畅
> - 肺不张
> - 气管食管瘘
> - 急性吸入性肺损伤
> - 支气管造影
>
> 治疗
> - 黏液栓
> - 急性肺叶萎陷
> - 困难插管
> - 异物取出
> - 咯血
> - 近距离治疗
> - 激光消融
> - 电灼术
> - 支架置入伴肺浸润
> - 球囊扩张

于术前对疾病进行分期和评估，尤其是原发性肺癌。最初的 CT 和 PET-CT 检查评估为可切除病变后，手术医生应在纵隔镜和最终切除手术前评估气管支气管树，确定是否存在黏膜病变及其范围。这种评估不仅从肿瘤外科学的角度是必要的，而且对制订手术计划也有意义。如果采取胸腔镜的手术方式，术前内镜下鉴别支气管的异常解剖会使手术更加安全，并根据肺叶隔绝情况决定麻醉策略。其次，对气道内膜的受累进行评估有助于手术方式的选择，如肺叶切除、袖式切除、全肺切除或隆突切除。

直接钳夹活检、细针抽吸活检（FNA）、刷检及灌洗等获取组织的手段均可以在纤维支气管镜下进行。纵隔淋巴结活检可以通过超声引导下进行。虽然在敏感性和准确性方面低于纵隔镜，但仍然是确定肺癌分期重要的辅助手段。

对于急性重症肺炎的患者，纤维支气管镜在获取痰标本进行细菌培养及药敏方面发挥不可替代的作用。常规方法是通过支气管镜的灌洗通道注入 10ml 无菌生理盐水。然后将液体吸入无菌标本瓶中送细菌培养。这种灌洗也可以通过注入更多的盐水，到达更终末的支气管来达到支气管肺泡灌洗（bronchalveolar lavage，BAL）的目的。BAL 的优势在于可以获得更大量的细胞或非细胞样本以利于检查。当支气管镜到达第四、五级支气管后，每次注入 50ml 无菌生理盐水，直至 150～200ml，然后将液体吸入标本瓶中。第一次的液体中包含了大部分气道内的细胞成分，而后来的液体则包含了肺泡内的样本。标本的处理与常规灌洗标本的处理方法相同，但由于获得细胞总数较多，对鉴别炎症、过敏及自身免疫性肺病更有价值。一些特殊感染，如非典型结核感染、组织胞浆菌病，以及由结核分枝杆菌、肺炎肺囊虫、支原体属等引起的感染很容易通过 BAL 确诊[15]。

对于插管的患者，当分泌物较多、气管内支架、黏液栓、痰痂、化脓性肺炎时，常规支气管镜可以帮助清除分泌物以及病原学诊断。支气管镜吸痰对分泌物清除机制受损的患者，如吸烟、慢性阻塞性肺疾病、囊性纤维化、肺叶切除或肺移植术后的患者尤其有效。

支气管胸膜瘘及创伤后气管支气管损伤的患者可以很容易地通过直击管镜检查确诊。怀疑上述情况时应积极通过支气管镜检查迅速确诊。

纤维支气管镜除了用于诊断外，对于高危气道患者的插管和拔管也非常有帮助。细的纤维支气管镜可以辨识口咽复杂的结构，在气管内插管起到导引的作用，保证插管顺利、安全。对于这些患者，纤维支气管镜在拔管时同样有帮助，可以在拔管后维持一个暂时的通道，当拔管失败时可以迅速安全地进行再次插管。

经皮气管穿刺放置气管切开插管，是很多重症监护室常用的技术，纤维支气管镜辅助定位穿刺针、导丝、扩张器及插管的放置会使操作更加安全。

（二）超声支气管镜

EBUS 将一个小的超声探头通过纤维支气管镜的通道入，在探头的帮助下更清楚地显示支气管腔临近的纵隔软组织。有两种探头可以使用，径向探头可以提供管腔和周围软组织360°图像，凸阵探头可以提供90°图像。肺结节、淋巴结和肿瘤的图像可以清楚地显示。通过图像的导引能更准确、安全地对这些病变进行细针活检。虽然 EBUS 目前多用于非小细胞肺癌的 N 分期，当肿瘤靠近气管或支气管管腔时，对确定肿瘤（T）的成分也是有帮助的。EBUS 可以到达上纵隔及前纵隔，联合EUS 对后纵隔和下纵隔淋巴结进行全面的活检。EBUS 的优势在于创伤很小。劣势包括需要反复穿刺以提高准确率，设备较少，需要即时的细胞学检查。当进行转移灶病理评估时，FNA 只能使用 22 号穿刺针；因此分期的准确性经常受制于标本的取材。在高度可疑的纵隔淋巴结（CT 显示增大或 PET 高摄取）中，EUS 结合 FNA 的敏感性为 82%~88%[16,17]。阴性预测值较低（60%）；因此，纵隔淋巴结 EBUS 活检阴性的患者应该进行纵隔镜手术，目前后者仍被认为是 N 分期的金标准[18,19]。

（三）导航支气管镜

通过高分辨 CT 及电磁导航支气管镜活检器械的联合使用，导航支气管镜可以对传统支气管镜不能到达的外周病变进行活检[20,21]。位于四级支气管以下的病变，还有一些位于二级支气管以下，但病变较小，即使使用细支气管镜也不能活检的病变。导航毛刷或活检钳到达远端支气管，即使同时使用 X 线辅助，也是一种盲检。实时三维重建 CT 与电磁导航系统相结合（the super Dimension bronchus system, super Di-mension, Herzliya, Israel）[20] 可以在对外周病变活检时为医生提供虚拟导航。操作分为两部分，制订术前计划和实施操作。患者被安置在电磁板上，它可以对活检器械进行三维实时定位。然后将器械位置与患者术前的三维 CT 图像相匹配。通过虚拟导航将器械引导至活检部位。目前为止，虽然只有少数研究报道，但结果显示这项新技术对于既往只能手术或 CT 引导下活检的病变有明显优势。限制其广泛应用的因素有价格、特殊影像学检查、专门技术培训，以及缺少与 CT 引导下穿刺活检的直接对比资料。

（四）纤维支气管镜

1. 技术

大多数诊断性支气管镜检查在清醒、表面麻醉下进行。当患者已经插管或需要在全麻下进行其他操作时，不需要局部麻醉。在门诊检查室需要配备心率，血压血氧监测。

纤维支气管镜的大小和直径取决于患者情况以及是否需要较大的通道进行气管内的操作。视野通常为 80°，旋转角度为 160°~180°。光源与纤维光纤连接，亮度和分辨率取决于光纤内光纤束的数量，直径越大的镜子亮度越高。

基本设备包括镜身、光源、成像设备、活检器械、吸引器和冲洗器、痰盒。签署手术同意书后，患者取坐位进行表面麻醉（口含及喷洒利多卡因），可以静脉给予咪达唑仑对患者进行浅镇静。对清醒的患者经鼻或经口均可，后者的耐受性较好。经鼻操作的优点在于可以对鼻腔及上呼吸道进行观察，也有利于镜身的稳定[22]。操作者优势手持镜柄，非优势手控制镜体，通过目镜或显示屏进行检查。通过拇指控制镜柄及对镜体的旋转，纤维支气管镜的尖端可以指向所有方向。镜身插入后，首先对气管进行检查，寻找管腔内异常。第一个解剖标志是隆嵴，表现为尖锐的分叉样结构；该部位的隆起提示隆嵴下淋巴结肿大或肿瘤累及近端气管。定向的依据是气管膜部始终在后方。然后，术者系统性地检查所有的段及亚段支气管。数字化的图像及视频是记录病变的首选。这些记录对病变今后的随诊及手术计划的制订都是重要参考。所有的病变均应进行详细的文字描述并配相关图片。根据检查所见，术者决定是否需要进一步的冲洗、灌洗、刷检及活检。检查完成后支气管镜需用无菌液体冲洗并送消毒。

2. 并发症

对于熟练的操作者，纤维支气管镜检查是安全的。并发症的发生率取决于患者的合并症以及操作和治疗的复杂程度。过度的吸引可以造成黏膜损伤出血，暴力的进镜可能撕开吻合口及支气管缝钉，取出支气管结石或血块时甚至可能造成穿孔[23]。对于有哮喘或支气管痉挛的患者尤其应该注意，并事先准备相应药物。特殊的插管患者（如顽固性低血氧、气道压升高、心律不齐等）进行支气管镜检查时要格外小心。

大多数纤维支气管镜检查的并发症发生率为0.05%～0.1%，死亡率约0.01%[24]。并发症常见的是呼吸窘迫、有症状的心动过缓、低血压、晕厥或心律失常。虽然这些症状可能与操作相关，但大多数是和术前用药及局部麻醉相关的。超声引导下经支气管的细针活检，气胸发生率为5%，大部分表现轻微。细针活检的也有大出血风险，因为可能造成大血管（如肺动脉）损伤，采用多普勒超声能够显著降低这种风险。

（五）硬质支气管镜

胸外科医生都应该掌握硬质支气管镜技术，应为在特定情况下可以挽救患者生命；这是胸科领域特有的诊断和治疗工具。大咯血、异物取出、良恶性病变造成的气管支气管狭窄、气道支架和扩张、激光治疗等最好通过硬质支气管镜进行。该项检查相对于纤维支气管镜检查应用较少，这是由于需要全麻，需要特殊器械。虽然硬质支气管镜难度较大，但对比纤维支气管镜它具有明显优势。首先，硬质支气管镜可以精确定位主气道病变，外科医生可以根据结果进行姑息治疗。其次，硬质支气管镜可以通过其管腔进行通气，在处理主气道病变时较为安全。其三，硬质支气管镜所用的器械，包括吸引器都大于相应的纤维支气管镜器械。因此，硬质支气管镜在处理大咯血和异物取出时更加有效。

大咯血，是指24h内出血量大于600ml，是急诊硬质支气管镜的主要指征。一旦镜身插入后，就可以控制气道。然后确定出血部位，并进行相应的处理。通过近端目镜可以直视检查而不影响通气。硬质支气管镜不能排斥纤维支气管镜；通过工作通道可以对气道进行进一步的纤维支气管镜检查。

由于硬质支气管镜的直径和器械均较大，在异物取出操作时更加方便。同样，控制气道后，可以用取物钳直接移除异物，也可以用球囊导管移除异物。硬质支气管镜也是处理恶性肿瘤患者气道梗阻的重要工具。它不仅可以对可切除病灶进行解剖和病理的评估，还可以对不能手术的患者进行有效的姑息治疗。

硬质支气管镜的缺点包括不能对远端支气管进行观察，不能在清晰的视野下进行操作和吸引，需要全麻。

1. 技术

硬质支气管镜检查需要对患者插管、肌松及镇静。插管前用喉罩保护气道是常见的做法。术前与麻醉团队充分沟通手术计划非常重要，保障镜身顺利地通过气管插管和喉罩。充分的肌松、镇静及通过镜身的供氧是必需的。肩下放置垫子以保障进步充分后仰。当置入镜身时，操作者非优势手的拇指提起患者的上切牙，就像放入喉镜一样，镜身绕过舌直至可以看到杓状软骨和声带。缓慢轻柔地将镜身通过声门，这是将镜身旋转90°可以获得更好的插入角度。通过声门后将镜身旋回正常位置，其长片位于后侧。侧面的通道与氧气管连接以保障术中供氧。这时就可以开始各项操作了，如活检、异物取出、球囊堵塞、YAG激光、支架置入等。目前有各种硬质支气管镜配套的器械。适应日益增长的临床需要，现代的器械可以应付更加困难的异物取出和活检手术。通过镜身进行纤维支气管镜和视频头可以提供气管和支气管的放大视野。支架或扩张前的测量，气管切除的设计都可以在双镜联合下进行。操作完成后在直视下退出镜身。最重要的是在整个操作过程中术者需要始终保持镜身的稳定。

2. 并发症

虽然发生率不高，但支气管镜检查确有并发症。术前详细了解患者的心脏病史及出凝血障碍，仔细斟酌患者的疾病及支气管镜手术可能造成的后果。在进行任何操作前都要签署知情同意书，向患者详细讲述可能出现的并发症和后果。

硬质支气管镜检查的风险显著高于纤维支气管镜，大宗报道发生率为5.1%，其中1.1%为严重并发症[25]。风险增加的主要原因是选择硬质支气管镜检查的患者病情复杂，因此需要进行更为复杂的操作。并发症的增加同时也反映了使用硬质支气管镜进行姑息治疗的例数增加，因此也相应增加了后续并发症的风险。

第 6 章 胸部疾病的内镜治疗
Endoscopic Therapies for Thoracic Diseases

Lara W. Schaheen　James D. Luketich　著
郭　超　译

第一次有历史记载的使用支气管镜的治疗行为来自 Gustav Killian，他于 1897 年使用食管镜从患者的右主干支气管中成功取出了一块猪骨[1]。几十年后，现在被称为内镜检查之父的 Chevalier Jackson 在气道和食管的硬制内镜检查领域取得了进展[1]。内镜技术的进展为不能做手术的患者提供了更安全和更有效的替代治疗方案。本章重点介绍内镜下支气管和食管的治疗，包括光动力疗法、射频消融、激光消融、近距离放射治疗和支架植入术。还进一步讨论了内镜治疗良性食管疾病（如贲门失弛缓症、Zenker 憩室和胃食管反流）的手术技术。

一、光动力治疗

（一）定义与治疗机制

光动力治疗（photodynamic therapy, PDT）的原理在于靶细胞中光敏剂的大量积累和随后的激活，当被特定光谱的光激活时导致选择性组织破坏。常用于胸外科手术的光敏剂包括纯化血卟啉衍生物 [卟吩钠（Photofrin）]、氯代物 [替莫泊芬或间四羟基苯基氯（m-THPC）] 和 5- 氨基乙酰丙酸（5-ALA）。每个分子在对应的光吸收波长下被活化（对于多聚体钠和 5-ALA 为 630nm，对于 m-THPC 为 652nm）。

虽然光敏剂在体内所有细胞中积累，但是在 1~4d 内，肿瘤细胞及其间质内会保留更高的浓度。虽然机制仍不确切，但目前认为可能与肿瘤细胞增殖活跃、淋巴引流变化和新血管形成相关。当特定波长的激光照射到含有光敏剂的肿瘤细胞时，它会引发一系列变化，最终导致细胞破坏。靶细胞会被根据光敏剂选择的特定波长的光子轰击。吸收的能量随后作为形成高活性氧物质（如超氧阴离子、过氧化物阴离子、单线态氧）的催化剂，其光损伤细胞的主要靶位包括细胞膜、氨基酸和核苷。值得注意的是，所有的细胞都会吸收一些光敏剂；因此，周围的正常组织会受到一定程度的损伤，因此限制了光动力治疗的有效性。

（二）技术

光动力治疗的第一步是给予光敏剂。静脉注射卟吩钠（1.5~2.0mg/kg）和 m-THPC（0.075mg/kg）；口服给予 5-ALA（30~60mg/kg）。5-ALA 尽管能够口服，并且可以增加肿瘤特异性和更短的皮肤光敏持续时间，但其尚未获得广泛的临床推广使用[2,3]。在目前的口服剂量下，5-ALA 光动力治疗集中作用在黏膜和更表浅的组织，坏死只有 1mm 的深度。由于其副作用随剂量增加（如不适、恶心呕吐、脱发、肝酶短期升高），故避免大剂量使用 5-ALA。另一方面，m-THPC 比卟吩钠的光活性高 100 倍，消除半衰期更短，可以有更深的穿透力和杀伤能力。因此，m-THPC 通常用于侵犯到黏膜下层或更深处的恶性病变。

最常用的光敏剂是卟吩钠，其穿透深度约为 5mm。它可以在内镜照射治疗前 1~4d 在门诊给药。它最常被用于治疗气道和食管的腔内肿瘤，但同时也可以用于治疗包括肛门直肠、皮肤病、胃和肝胆。其短期副作用包括胸痛、吞咽困难和发热。对患者进行关于减少与光敏性相关并发症的教育至关重要。需指导患者避免所有阳光和明亮的室内光照射30d。患者会保持光敏状态4~8周，之后可逐渐重新暴露于阳光下。

在大多数情况下，我们倾向于使用中度镇静和纤维内镜治疗。圆柱形漫反射光纤用于向肿瘤递送光动力治疗。使用的尺寸为1cm、2.5cm和5cm（图6-1）。光纤长度的选择基于将肿瘤最大限度地暴露于光动力治疗并使周围正常组织最小暴露。将光纤放置在肿瘤附近。如果由于腔隙狭窄无法放置，则可以尝试用探针刺穿肿瘤。但应该谨慎对待此操作，因为无法明确肿瘤梗阻的长度并确定探针远端的位置，故本操作有一定的风险。治疗可能需要多个光照射周期，这取决于肿瘤大小相对于探针的长度。治疗必须明确定位，以尽可能减少向正常组织的照射。48h后行内镜复查，必要时需再次在48h后行第三次内镜。在再次进行内镜治疗过程中，需要先通过冲洗和抽吸除去坏死的碎屑。通常情况下，在复查内镜时可进一步地行光动力治疗。

通常情况下，光动力治疗可以在门诊中进行；但是，在治疗阻塞的食管或中央气管病变时应相对谨慎，因为围手术期水肿和坏死组织可暂时使梗阻加重，导致呼吸困难，或者在食管阻塞的情况下，吞咽困难进一步恶化。

（三）禁忌证

光动力治疗的禁忌证相对较少。患有卟啉症的患者或对卟啉过敏的患者不能接受注射卟吩钠。光动力治疗在明确存在食管气管瘘或侵袭大血管的肿瘤中是禁忌的。且不推荐用于治疗由腔外压迫引起的阻塞，由于其疗效不能使肿瘤暴露于光照射而受到限制。另外，该技术需谨慎用于治疗潜在肾功能不全或肝功能不全的患者。

（四）肺癌

1. 根治性治疗

自1980年以来，光动力治疗已开始被用于治疗肺癌的研究中。目前该项技术被批准作为早

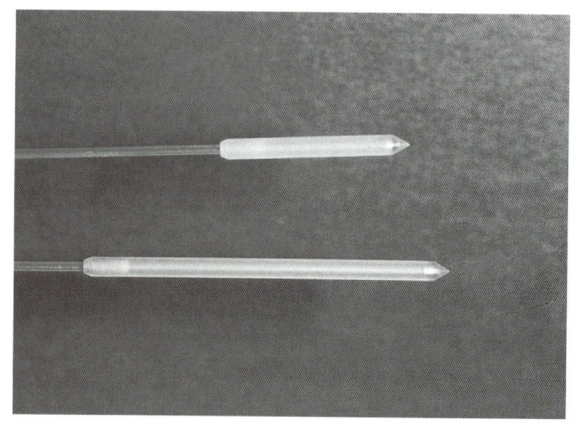

▲ 图6-1 光动力治疗漫反射光纤（2.5cm和5cm）

期0期（$TisN_0M_0$）和1期（$T_1N_0M_0$）中央型肺癌的治疗方法。这些小的中央型肺癌相对罕见，一些医学中心主动地进行早期筛查，例如行痰细胞学或荧光支气管镜检查，可早期发现这些肿瘤[4]。这些小病灶的光动力治疗效果应与手术切除结果进行比较。这些肿瘤的中心位置可能需要复杂的气道重建。光动力治疗可能是那些无法接受手术的患者的合适替代方案，也是手术切除前减轻肿瘤负荷的辅助手段。大气道肿瘤很少在可治愈阶段被发现，因为大多数这些早期位于中心的支气管内病变通常不会被影像学检查检测到。此外，只有约10%的非小细胞肺癌肿瘤发生在中心位置。浅表肿瘤（＜3cm²）和小支气管内肿瘤（＜1cm²）是光动力治疗的合适对象。65%（＜3cm²）至85%（＜1cm²）的浅表性肺癌和30%（＞0.5cm结节）至92%（＜0.5cm结节）的结节性肺癌通过光动力治疗可以到达初期完全缓解[5,6]。长期缓解率（即＞1年）为30%~80%[5-9]。在5年的随访中，根据肿瘤的大小、位置和发展阶段，报告的完全缓解率高达29%~66%[5,7]。

在一项研究中，21名患者接受了两个疗程的光动力治疗，其中52%（11/21）在1年内没有肿瘤复发[7]。根治性光动力治疗在其余的48%（10/21）中并没有成功，随后他们接受了手术；8名患者获得知情同意。在11名缓解患者中，9名（43%）不需要接受手术（平均随访，68个月），2名患者接受第二次原发性肺癌手术。值得注意的是，在最终接受手术的患者中，30%被发现有

N₁ 转移，也同时说明了必要时需要接受手术切除。我们的原则是为有明显并发症因素的患者或拒绝肺切除术的患者采用根治性光动力治疗。在这组患者中，光动力治疗是一种理想的选择，预期 1 年生存率高达 80%[10]。在我们治疗 10 种浅表性癌症的初步经验中，在 30 个月的随访中，70% 的患者得到了完全缓解[8]。在其他前瞻性研究中，80%～93% 的非手术患者在 5 年的随访中存活[5, 11]。

2. 姑息性治疗

手术治疗仍然是早期非小细胞肺癌的主要治疗方法，因为只有相对较少数量的患者罹患可治愈的中央肿瘤适合光动力治疗。更多的是晚期、不能耐受手术或阻塞性中央型肺癌的患者可能受益于姑息性光动力治疗。在这种情况下，治疗目标应该是缓解症状，保持生活质量和功能状态。患者最明显的获益是阻塞性症状有所改善，如呼吸困难或咯血，针对生存期受限的患者应考虑采取严格的光敏预防措施。

在一项前瞻性研究中，175 名支气管内的非小细胞肺癌患者接受了光动力治疗并观察了 14 年[11]。大多数患者患有鳞状细胞癌（89.3%），并采用常规方式治疗，包括化疗、放疗、激光消融和手术，失败率为 73.1%。每名患者的平均治疗次数为 2.8 次。在多变量分析后，发现分期对存活具有最显著的影响。较低的行为状态评分（即 Karnofsky 表现状态 < 50）对晚期肿瘤（Ⅲa～Ⅳ期）的预后产生负面影响。然而，继发于肺部症状的低 Karnofsky 评分（< 50）患者仍然获益于光动力治疗。在Ⅲa～Ⅳ期患者中，66% 观察到存活期延长（12 Ⅲa～Ⅳ 37 个月）。整个组的中位生存期为 7 个月。44 名Ⅳ期患者中，21% 存活 12 个月或更长时间。

我们对姑息性光动力治疗的初步经验涉及 44 名肺癌患者及与阻塞和咯血的相关症状[10]。13 名患者需要进行第二个疗程，症状复发平均为 2.3 个月。没有死亡病例，82% 的治疗没有发生并发症。在 90% 的治疗过程中，咯血得到了有效的缓解。59% 的治疗成功缓解梗阻。中位生存期为 2.3 个月。光动力治疗还被证明可有效减轻非肺部恶性肿瘤支气管内转移患者的咯血和呼吸困难[12]。一名肺叶完全梗阻的患者接受了姑息光动力治疗（图 6-2 至图 6-6）。由于实际操作原因，我们没有使用光动力治疗大咯血；最适合的

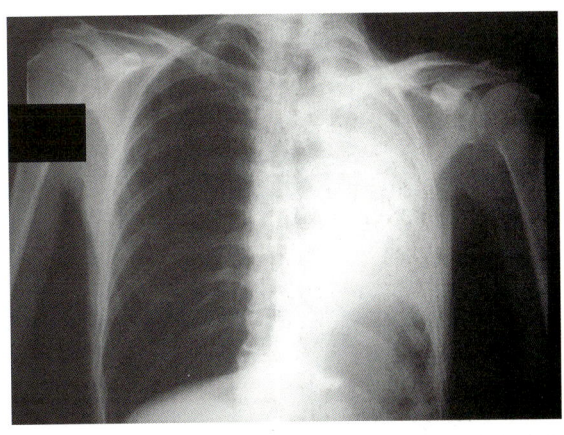

▲ 图 6-2　胸部正位片，光动力治疗前肺癌阻塞左主支气管

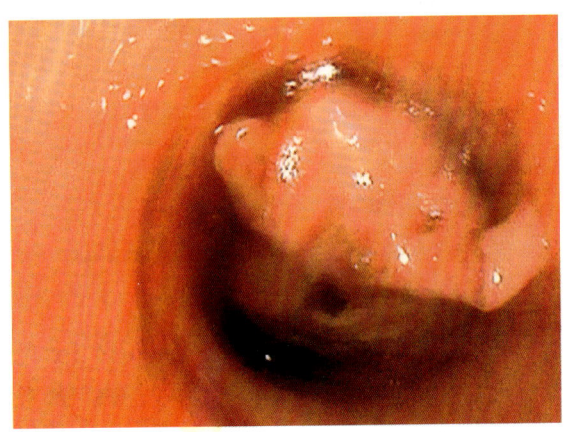

▲ 图 6-3　光动力治疗前的支气管镜结果

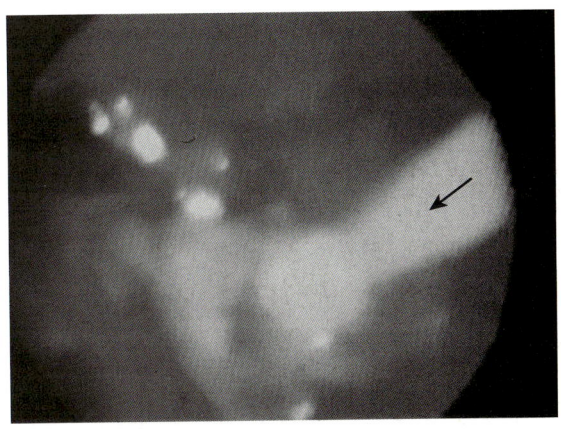

▲ 图 6-4　光动力治疗期间的支气管镜图片，治疗期间探针刺入肿瘤瘤体（箭）

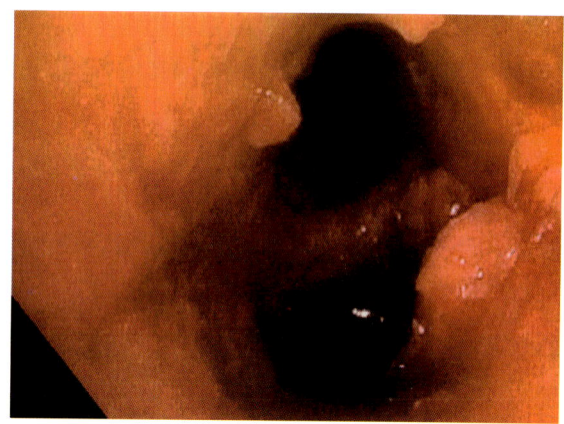

▲ 图 6-5 光动力治疗后的支气管镜结果

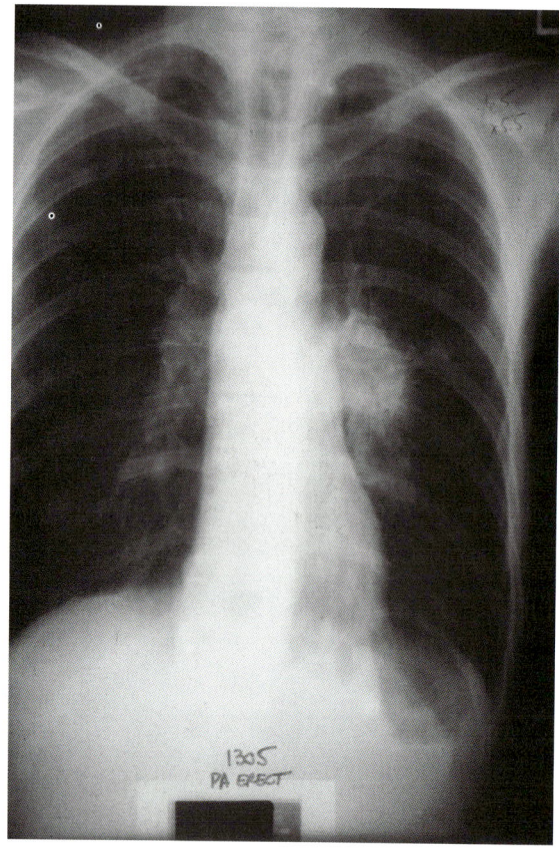

▲ 图 6-6 光动力治疗后的胸部正位片

是亚急性但持续性的少量咯血，肉眼可见的表面渗血。

在一项随机前瞻性研究中，比较了光动力治疗与不能耐受手术的非小细胞肺癌的标准激光技术[13]。支气管镜的缓解率（光动力治疗，38.5%；激光，23.5%）和 1 个月的症状改善组间无明显差异。与激光切除相比，光动力治疗表现出更为持久的缓解时间（50d vs. 38d）和改善的中位生存期（265d vs. 95d）。然而，这一结果可部分解释为光动力治疗组中晚期肿瘤的比例较低。

总体来说，光动力治疗耐受性良好，并发症发病率较低。但治疗初期必须避免所有强光和阳光直射。患者需保持光敏 4～8 周，之后可逐渐再次暴露在阳光下[14, 15]。据研究报道，无意中阳光直射会导致高达 10% 的患者出现Ⅰ度和Ⅱ度烧伤[16]。所以在治疗前应考虑光敏性所带来的局限性及其对生活质量的潜在影响。肺和食管光动力治疗（30d）的术后死亡率为 2.6%～7.1%，很大程度上是由于这些研究中许多患者伴有并发症或处于晚期[11, 13-15]。

（五）Barrett 食管和食管癌

1. 根治性治疗

目前与 Barrett 食管相关的高度不典型增生的治疗是存在争议的。此前，大多数外科医生主张食管切除，因为存在疾病潜在恶性和淋巴结转移的相关风险[17]。另一方面，与食管切除术相关的并发症和死亡风险导致一些临床医生提倡替代方法，如定期随诊、内镜下黏膜切除或黏膜剥除[18]。根据我们的经验，我们报道了 Barrett 食管和高度不典型增生患者接受微创食管切除术的良好疗效和约 1% 的术后死亡率[19, 20]。目前可用的黏膜处理方法包括内镜下黏膜切除术、光动力治疗、激光消融、氩等离子体凝固和射频消融术[21-24]。上述这些技术都试图切除或根除 Barrett 上皮细胞，希望它能被鳞状上皮细胞取代。不幸的是，在某些情况下，鳞状上皮层下可能出现柱状上皮复发导致难以检测[25]。这个问题可以通过其他内镜技术解决，如初期内镜下黏膜切除术或内镜黏膜下剥离术，但操作过程中食管黏膜实际上是破碎切除的。内镜下切除技术的深入讨论超出了本章的范围，但应该指出，在许多医疗中心这种方法已成为特定患者的标准诊疗方法。

光动力治疗可以说是这些治疗技术中最成熟的。在一项大型单中心研究中，光动力治疗与钕：钇铝石榴子石（Nd：YAG）激光联合治疗 73 例高度不典型增生患者和 14 例低度不典型增生患者[26]。所有患者均内镜随诊12个月。随访过程中，在88%的高度不典型增生和93%的低度不典型增生病例中未观察到复发或观察到降级为低度不典型增生。仅有9%的患者在接受光动力治疗后根除了Barrett上皮细胞。在光动力治疗的核心区域，则有49%的根除率。针对其余区域的Barrett上皮细胞进行激光烧蚀使根除率提高到87%。在一项为期5年的国际前瞻性随机多中心研究中，将采用光卟啉光动力治疗叠加奥美拉唑与仅使用奥美拉唑治疗高度异型增生的Barrett食管进行了比较[27, 28]。光动力治疗组与对照组相比，高度不典型增生完全根除率更为显著（77% vs. 39%）。光动力治疗组的食管癌进展明显减少（13% vs. 28%）。但治疗相关的副作用更为常见（94% vs. 13%）。36%的患者发生消化道狭窄，扩张治疗后98%的患者可以解决。值得注意的是，5年随访时其在不典型增生的治疗及控制肿瘤进展的获益依然存在。在5年时，该研究表明，用光卟啉光动力治疗叠加质子泵抑制药治疗，可以根除Barrett食管高度异型增生38%，浸润性癌发病率降低14%，进而延长进展到癌症的时间[29]。

光动力治疗还可用于治疗不适合手术切除的早期食管肿瘤（T_1~T_2）。在一项主要包括T_1肿瘤（12/13）的患者研究中，77%的患者（10/13）观察到降低为低度不典型增生或无不典型增生[26]。在我们的医学中心，根治性光动力治疗仅适用于手术风险极高的患者。所有其他患者都进行了微创食管切除术[19]。我们已经回顾了1997年至2005年的单中心数据，使用光动力治疗高度不典型增生或浅表性食管癌患者[28]。共有50位患者拒绝或不适合手术，采用了根治性光动力治疗。大多数患者（70%）高度不典型增生或较小的肿瘤（≤T_1）。在28个月的中位随访期间，32%的患者存活并且没有复发，30%的患者存活但出现复发，38%的患者死于癌症或其他原因。复发患者再次用光动力治疗。没有发生与手术相关的死亡，狭窄率为42%，通常很容易扩张处理。尽管这些结果明显不如食管切除，但内镜消融似乎是不耐受手术患者的合适治疗选择。在另一组28例高度不典型增生的患者中进行微创食管切除术，96%在13个月时没有发生复发[19]。其他研究者也得到了类似的结果，他们观察到高度不典型增生患者接受食管切除术后理想的长期存活率（100%）[29]。

在治疗高度不典型增生的Barrett食管时，光动力治疗耐受性良好，通常只有短暂的副作用，如恶心、反酸、便秘、吞咽痛、吞咽困难、体重减轻（平均6kg）和非心源性胸痛[30, 31]。其他并发症包括狭窄、光动力治疗瘢痕下的肿瘤生长，以及Barrett食管和肿瘤复发[32]。根据我们的经验，约30%接受光动力治疗的高度不典型增生患者会发生食管狭窄[28]。为尽可能减少狭窄的发生，对于较小的肿瘤可适当降低光动力治疗的剂量强度。

Barrett食管患者的另一种内镜治疗方式是射频消融（radiofrequency，RF）。该治疗系统的组成包括一个尺寸可调的球囊（18~34mm），一个3cm球型双极射频电极和一个专用射频发生器。尺寸可调的球囊用于确保球囊电极和食管黏膜之间的适当接触。射频消融通过使用300W的功率来提供10~12J/cm^{2}的能量以实现黏膜消融治疗。随后通过冲洗和抽吸从食管表面除去凝结组织。最大消融深度为1mm，损伤深度也就是肌层黏膜表面[33]。损伤的深度具有高度可重复性，已经在人类食管治疗中得到证实。除了球囊电极之外，可以使用可附接软食管镜末端的射频消融装置来消融食管黏膜的局部特定区域。一些研究结果非常理想，显示当射频消融与内镜下黏膜切除联合使用时，可以完全根除Barrett黏膜和黏膜内癌[34]。

通过进一步分析，患有高度不典型增生但没有可见的凸起或结节病变的患者适合接受射频消融内镜治疗。如果病变可见则需要联合黏膜切除术以明确分期和接受足够的治疗。

含有高度不典型增生或黏膜内癌的可见病变可以用内镜射频消融成功治疗，但仅作为黏膜切除术的辅助手段，如内镜下黏膜切除术。

严密随访与射频消融（SURF）试验是一项在欧洲进行的随机多中心试验，该试验将组织学诊断 Barrett 食管低度不典型增生的患者随机分配至射频消融组或标准消化内镜严密随访组（6、12、24 和 36 个月）。与消化内镜严密随访组相比，射频消融组可显著降低进展为高度不典型增生或食管腺癌的风险（1.5% vs. 27%），同时也降低了进展为食管腺癌的风险（1.5% vs. 8.8%）。

2. 姑息性治疗

食管内放置支架通常是减轻吞咽困难最常用的方式[35]；然而，光动力治疗在某些临床情况下具有一定的优势。除了缓解消化道梗阻外，光动力治疗通常可用于控制或预防肿瘤出血。它还可以防止与近端食管支架相关的哽咽感和胃食管连接处支架的反流症状。在这两个位置，光动力治疗是放置支架的潜在替代治疗方法。

在一项随机试验中将光动力治疗与激光消融进行了比较。针对恶性肿瘤导致的吞咽困难，光动力治疗与激光消融治疗效果相当，并且穿孔率较低（光动力治疗，1%；激光消融，7%）[36]。我们回顾分析了 215 例接受光动力治疗的患有阻塞性食管癌的患者[37]。最常见病理结果是腺癌（83%）。71% 的病例涉及远端食管。85% 的患者吞咽困难得到改善，出血成功控制在 90%。24% 的患者后续需要放置支架。正如预期的那样，中位生存期很差，为 4.9 个月；然而，为其中大部分患者提供了持续 3~4 个月的有效缓解。在 77 例常规治疗失败或被认为不适合手术的前瞻性研究中，研究者报道光动力治疗后中位生存期为 6.3 个月[14]。临床分期是与死亡率相关的唯一显著预测因素。在这些晚期肿瘤患者中，光敏性是可接受的。在一项使用满意度调查问卷的研究中，患者报告恢复吞咽食物的能力比光敏性的限制更重要[29]。在大多数情况下，光动力治疗的潜在获益远大于并发症的风险。

在阻塞性呼吸消化道肿瘤的患者中，光动力治疗可能导致不良事件。食管狭窄（4.8%~5.2%）、穿孔（0%~9.1%）和气管食管瘘（0%~5.2%）是最严重的相关并发症[7, 14, 38-40]。食管穿孔和气管食管瘘最好通过食管支架治疗。导致死亡和食管穿孔风险的其他因素包括晚期肿瘤患者的一般状况差，以及一些患有阻塞性肿瘤的患者同时接受放射治疗和化疗。

二、内膜肿瘤的激光治疗

目前临床应用中可以使用多种类型的激光，包括二氧化碳、氩、磷酸氧钛钾和二极管等，但胸外科中最常用的内镜激光是钕：钇铝石榴子石（Nd：YAG）激光。Nd：YAG 激光能量可以通过较细的光纤传输，因此非常适合与软支气管镜或食管镜一起使用。可调节功率水平选择组织的凝固（低功率）或坏死（高功率）。根据所选的能量水平，激光可以穿透范围从几毫米到几厘米的组织深度。气管和食管的 Nd：YAG 激光手术可以安全地在镇静状态下进行。在过去的 25 年中，根据激光治疗的临床经验逐步制订了安全使用激光治疗的指南及明确了适合激光治疗的病变。外科医生、麻醉医生和其他团队成员之间的有效沟通非常重要，可以最大限度地减少激光手术过程中患者和工作人员的风险。吸入氧气浓度（FiO_2）应设置为维持充分氧合所需的最低水平，并且由于气道爆燃等风险，FiO_2 不应超过 40%。经验丰富的临床中心已经发布了一套简单的规则来增加气道中使用激光的安全性（框 6-1）[41]。这些规则，通常被称为"十项注意"，也适用于食管激光手术。其他研究人员则制作了一个优秀的助记方法（"四法则"）以记住适用的病变特征、治疗功率和脉冲设置，以及优化气管激光治疗疗效的技术（框 6-2）[42]。中央气道病变长度小于 4cm，局限于一个内壁，并向内突出（如外生、带蒂）而没有完全阻塞，是激光治疗的理想对象[42]。

（一）气管

约 80% 的恶性肿瘤气道阻塞患者接受激光治疗可以缓解咳嗽、呼吸困难、咯血和阻塞性肺炎，以及加速摆脱机械通气[42]。在一项研究中，超过 1800 名患者接受 Nd：YAG 激光治疗，93% 的症状和生活质量有所改善[43]。即使在放疗和化疗失败的晚期肿瘤患者中，64% 的患者也可能在激光消融后出现症状缓解[44]。Nd：YAG 激光可以成功控制 60% 的咯血患者；但是，在治疗后

框 6-1　Dumon 肺激光手术十项注意
1. 掌握解剖学。主动脉弓、肺动脉和食管是危险区域
2. 需要一支训练有素的激光治疗团队，其中包括 1 名专业的麻醉医生和 2 名可以参与处理紧急情况的助手
3. 任何腔内生长的肿物都适合激光治疗，但纯粹的外部压迫是禁忌证
4. 使用带有 2 个吸引导管的硬支气管镜用于高度阻塞，特别是治疗恶性肿瘤
5. 监测血气和心脏功能。若出现低氧血症的迹象，则中断足长的时间，以便在闭路条件下给患者充分吸氧
6. 激光治疗平行于气管壁，永远不要直接瞄准病灶
7. 根据情况进行凝固处理，但避免在高功率设置下使用激光；激光凝固后的机械切除优于单独的激光切除
8. 控制出血。在缺乏监护的情况下即使缓慢渗血也会导致低氧血症
9. 每次激光治疗的最后一步需要针对切除区域进行彻底的激光凝固止血，以清除所有分泌物或碎片
10. 在恢复室中观察并监测患者足够的时间

引自 *Dumon JF, Reboud E, Garbe L, et al: Treatment of tracheobronchial lesions by laser photoresection. Chest 81:278–284, 1982*

框 6-2　Nd：YAG 激光四法则
病变
• 病变长度 ≤ 4cm
• 治疗创伤时间 < 4 周
初始设置
• 功率：40W
• 脉冲持续时间：0.4s
距离
• 气管插管至病灶 > 4cm
• 光纤尖端至病变：4mm
• 纤维支气管镜至尖端：4mm
技术
• FiO_2 < 40%
• 清洗之间的脉冲数 < 40
• 治疗时间 < 4h
• 治疗总次数 < 4
• 预期寿命 > 4 周
• 激光团队：4 人

引自 *Lee P, Kupeli E, Mehta AC: Therapeutic bronchoscopy in lung cancer: laser therapy, electrocautery, brachytherapy, stents, and photodynamic therapy. Clin Chest Med 23:241–256, 2002*

30d 内可能复发[45]。至少 50% 的患者接受激光治疗后可立即拔管[42]。原发性和转移性气道病变的疗效无差异。中心型气管肿瘤患者的治疗成功率从 90% 降至 60%[46]。

激光治疗的整体并发症发生率为 0%～2.2%[42]。严重的并发症包括击穿血管和支气管内爆燃，这通常涉及气管插管、软支气管镜鞘或吸引管。如前所述，使用不易燃的吸入麻醉剂将 FiO_2 保持在 40% 以下，并尽可能保持治疗范围和局部洁净，可以避免爆燃。肿瘤出血、气胸和纵隔气肿是气管激光治疗的其他常见并发症。

（二）食管

食管的恶性肿瘤也适合采用 Nd：YAG 激光治疗。根据肿瘤的大小，可能需要进行几周的治疗以显著缓解阻塞。激光治疗也可用于穿透肿瘤建立隧道以准备放置支架。激光治疗的最佳治疗对象是较小的（<5cm）外生性肿瘤位于食管中段、食管胃连接部位或支架上方的患者。激光治疗相关的食管穿孔的发生率在 0%～6%[47,48]。治疗后 4～6 周可能再次出现吞咽困难。激光治疗与放疗相结合可延长恶性肿瘤梗阻患者的无吞咽困难时间[49]。

三、近距离放射治疗

近距离放射治疗可定义为在间质或腔内放置放射源，以实现高辐射剂量的安全传递，同时保留正常周围组织。高剂量近距离放射治疗允许在短时间内向气道输送高剂量的辐射，对周围组织的影响最小。通常，首先在局麻叠加镇静麻醉下行支气管镜检查。随后将一端封闭的 6-French 导管穿过支气管镜的工作通道，将模型置于导管内并通过荧光检查确认其位置。将导管牢固地固定，然后将患者转移到放射治疗仪器上。随后将辐射源（^{192}Ir）置于导管中。通常，需要在 2～3 周进行连续治疗，每次治疗仅需要 10～15min 的辐射照射。与激光治疗相比，近距离治疗较 Nd：YAG 激光治疗的优点是穿透深度更大（0.5～2cm），使其更适合于具有主要腔外成分的肿瘤。缺点是与光动力治疗或 Nd：YAG 激光治疗相比，症状改善将更慢。长期随访发现，近距离放射治疗可导致狭窄和肺炎（9%～13%）或咯血（7%）[42,50]；这两个并发症更常见于对中央呼吸道的高剂量辐射。72%～94% 的病例在接受近距离治疗后症状发生改善，疗效取决于症状表

现[42, 51]。54%～94% 的患者支气管内肿瘤消退[42]。据报道，对于早期的肺癌，完全组织学缓解高达 72%[52]。最后，有前瞻性随机研究结果提示近距离放射治疗和外部放射治疗的结合可以进一步改善无症状时间和生活质量[53]。

四、支架

恶性肿瘤导致的直接梗阻和肿大的淋巴结或肿瘤的腔外压迫是气管或食管支架置入的常见指征。胸外科中使用的两种主要类型的支架是可膨式金属支架和硅胶支架。

（一）可膨式金属支架

可膨式金属支架由钴合金（Wallstent，Schneider）、不锈钢（Gianturco，Cook）或称为 nitinol 的镍钛合金 [EsophaCoil（Medtronics）或 Ultraflex（Microvasive）] 构成。这些材料具有耐腐蚀性，即使对镍过敏的患者也具有生物惰性。线状的支架可以进行编织（Wallstent）、针织（Ultra-flex）、弯曲成 Z 字形（Gianturco）或线圈（EsophaCoil）进行使用。支架设计影响其收缩特性（即缩短）。线圈形态的的支架回缩百分比最高，Z 字形形态的回缩百分比最低。形态记忆材料即使被压缩置入后允许支架重新膨胀至其原始的管状形状。可以采用不同的方式在近端，中央或远端放置支架。近端放置更适合近端狭窄，远端放置支架最适合胃食管连接处的狭窄。可膨式金属支架也可以部分用聚氨酯或硅树脂覆盖（如 Alimaxx-E，Alveolus；Polyflex，Microvasive；Ultraflex）。覆盖设计有助于减少肿瘤向支架内生长，但可能导致移位[54]。支架多规格的直径和长度允许可膨式金属支架适合大多数上消化道狭窄。最近，已经成功地使用内膜铆夹将支架的上缘固定到食管黏膜以尽量减少移位。

（二）硅胶支架

硅胶支架由硅橡胶（Silastic，Dow Corning）制成，是工业、家庭和医疗设备中普遍使用的材料。Celestin 食管管道已经减少使用，因为需要开放性胃切开术进行锚定，并且与可扩张金属支架相比，并发症发生率更高[55]。凸起的（Hood，Hood Laboratories，Pembroke，MA）或镶嵌的（Dumon，Bryan Corp.，Woburn，MA）圆柱形硅胶支架用于气管或支气管。T 形、Y 形和 T-Y 形硅胶支架也可用于治疗气管和近端气管的气管狭窄。如果必须缩短硅胶支架以适合患者的气道，制造商可根据要求提供定制更换。硅胶支架在环咽部或附近的病变区域中起重要作用。在该位置，漏斗状近端可以放置于环咽部的上方，时间长达数周，以允许复杂的损伤或瘘管愈合。我们也成功地应用 T 形管在近端气管损伤导致的气管狭窄或将 T-Y 形管应用在隆突附近的远端气道损伤。

评估患者进行胸外科手术的临床医生对评估过程有几个目标。这些目标中最主要的目的是为所有各方提供对特定患者手术并发症和死亡率的短期和长期风险的评估，同时确定可以干预的因素，以降低并发症发生的可能性。还有就是，作为术前评估的一部分，对患者的综合评估可以有效识别独立于择期手术的风险因素和健康问题，并且无论手术计划如何，都有助于制订干预措施。

（三）技术

1. 可膨式金属支架

该治疗操作可以在镇静或全身麻醉下进行。通过内镜和影像学测量确定狭窄位置。食管支架有多种长度（60～150mm），但与气管支架相比，大多数具有类似的最大内径（17～23mm）。如果狭窄的开口太小而不能接受内镜，则在精确评估病变长度之前，可能需要扩张和激光治疗。然后使用荧光检查技术来标记狭窄在患者皮肤上的位置。这是通过使用两个不透射线的标记（如小探针、夹子）完成的，这些标记与内镜的前端对齐，将内镜分别置于狭窄的近端和远端边缘。或者，一些临床医生更喜欢用造影剂（Conray）注射在肿瘤近端和远端的黏膜下层。完成肿瘤长度的测量后，就可以选择合适的支架。一般而言，我们使用直径为 18～23mm 的支架，长度比狭窄长 1～2cm，以避免两端卷曲和折叠。导丝通过狭窄部分，将内镜撤出。在荧光透视下，将输送系统在导丝引导下通过狭窄部分并与皮肤或黏膜标记物对准。支架展开并且在腔内扩展。通过荧光透视和内镜确认位置和膨胀良好。获得术后胸部 X 线片（在所有情况下）和钡餐造影（在食管病例中）。可膨式金属支架很受欢迎，因为它们更容易放置，并且不需要硬支气管镜检查的专业知识。硅胶支架放置起来更具挑战性，但该技术在长期应用时问题更少。我们也将这些支架用于近端气管或食管良性狭窄的患者。

2. 硅胶支架

除非患者有气管切开造口，否则需要进行硬支气管镜以插入硅胶支架。通过硬支气管镜依次置入胸管和硅胶支架。胸管的作用是在支气管镜内推送支架。对于 Y 形支架，先将右主干支气管分支内收，先将左主干支气管分支置入。妥善定位后，将内镜拉回到主气管内，并使用活检钳推出右主分支。另一种技术是使用 Fogarty 导管将右侧分支引导放置到右主干支气管中，同时定位支架的近端部分。硬质内镜支架置入的完整技术说明已经发表[56]。表 6-1 比较了硅胶和金属支架的一些特征。

（四）适应证

针对局灶良性气道狭窄的根治性治疗是手术切除。支架置入适用于不适合切除的狭窄或软化气道，或用于扩张和激光切除失败的不适合手术的患者。支架置入也可以为需要手术的患者争取时间，以便改善全身状况或使瘢痕稳定。应该明确指出的是，良性疾病所致的狭窄，支架治疗是根治性治疗的次选，因为 40% 的患者需要再次介入治疗[57]。

恶性肿瘤所致的气道狭窄，特别是由外在肿瘤压迫引起的气道狭窄，可通过支架治疗。在食管中，支架用于与恶性疾病相关的梗阻或气管食管瘘。

（五）良性气道狭窄

针对良性疾病所致的气道狭窄支架置入术应视为二线治疗，一般适用于无法进行手术切除的情况。与恶性肿瘤所致的狭窄的较短预期寿命相比，良性疾病所致狭窄患者寿命更长，通常需要进一步干预。因此，建议使用硅胶支架。研究报道使用硅胶支架治疗非手术患者良性狭窄的经验

表 6-1　硅胶和可膨式金属支架的特征

支架类型	描 述	置入方法	优 点	缺 点
硅胶支架				
内部	硅胶制成 直形或 Y 形 镶嵌（Dumon） 凸起（Hood） 硅胶网聚酯涂层（Polyflex）	硬支气管镜	抗横向压力 防止向支架内部生长 更容易取出	影响黏膜纤毛清除作用（气管） 痰液不易排出（气管） 容易移位（气管和食管）
外部	T 形或 T-Y 形	硬支气管镜或气管切开造口	保留气管切开造口 气管造口允许吸痰 长期缓解不适合手术患者的呼吸困难症状 可个性化定制	不美观 需要定期清洁（灌洗，吸痰）
可膨式金属支架				
内部，无覆盖、部分或全部覆盖	镍钛（Ultraflex） 钴钢（Wallstent） 钢（Gianturco） 完全覆盖（Alimaxx-E, Aero）	纤维支气管镜	易于置入 适应不规则形状 可取出（完全覆盖）	膨胀能力较弱 肉芽肿 允许肿瘤向支架内生长（无覆盖） 不可移动（无覆盖）

相对较好[58,59]。在112例T形支架患者中，只有5例（4.5%）需要因梗阻取出支架，85%的患者成功治疗3个月至5年以上[59]。在另一项研究中，94%的良性气道狭窄患者成功缓解了梗阻[57]。54个硅胶支架中只有3个（5.6%）因为移位或者压迫需要取出或更换，随访4年死亡率为12.5%。另一些研究样本较少（6~22例）的研究指出支架置入术后症状和肺活量有改善[60-62]。在一篇研究报道中，研究者发现肉芽组织较常见（高达80%的患者），这可能导致20%的病例需取出支架[62]。

根据我们的临床经验，支持使用硅胶支架而不是可膨式金属支架来治疗良性疾病所致的狭窄。在一项36例患者的研究中，61%的患者平均6个月需要再次介入治疗。与硅胶支架相比，Nd：YAG激光需要消融接受金属支架患者中的肉芽组织。为了治疗并发症，必须取出20%的可膨式金属支架。33%的病例则需要开胸取出非覆盖金属支架。尽管相对容易插入，但是在良性疾病气道狭窄的不适合接受手术的患者中应该避免使用可膨式金属支架。一种新型的硅胶支架（Polyflex）可能成为合理的临时选择。它可以在与炎症相关的良性疾病气管狭窄中使用，在这种情况下，可以保持气管通畅，同时发生气道重塑和纤维化。尽管支架由硅胶制成，但外部的聚酯网眼涂层可能导致其难以取出。

（六）恶性气道狭窄

由于大多数恶性气道狭窄患者支架置入后的生存期通常有限，因此重点应放在保持生活质量上，而不是使用哪种特定类型的支架。外科医生已经熟练使用硅胶支架缓解了87%~94%患者的呼吸困难症状[57,63]。并发症包括移位和梗阻，发生率为12.5%~23.1%。死亡率为68.7%，平均生存期为7.6个月[63]。聚氨酯覆盖的可膨式金属支架也可显著改善呼吸困难和Karnofsky评分；然而，高达55.6%的患者出现并发症，包括22.2%的支架移位[64]。虽然覆盖支架可以防止肿瘤向支架内生长，但它们仍有移位的倾向。

在恶性疾病所致的气道阻塞中，支架置入是多学科治疗缓解症状的重要组成。在之前讨论的大多数研究中，除了支架置入术之外，患者还接受了化学疗法或放射疗法。辅助治疗的重要性已在前瞻性试验中得到验证[65]。在使用支架治疗的22例支气管狭窄患者中，50%最终在适当的放射治疗和化疗方案后取出了支架。

我们最近回顾了53例使用可膨式支架治疗气管支气管阻塞的病例[66]。联合治疗包括球囊扩张（29%）、Nd：YAG激光（29%）、光动力治疗（23%）、硬支气管镜检查和清创（15%）和近距离放射治疗（2%）。92%的患者支气管镜下通畅。46%的肺不张患者的影像检查得到了改善。19名患者（36%）因痰液堵塞或肉芽组织阻塞而需要再次介入治疗。支架置入术后中位生存期相对较短，为41d。

（七）良性食管狭窄

在良性食管狭窄中，不建议常规使用支架，因为支架导致的再狭窄率为41%，吞咽困难几乎肯定（91%）复发[67,68]。在某些特定的病例中，吻合口狭窄难以重复内镜扩张，置入可移除的食管支架（如Alimaxx-E，Polyflex）是可接受的选择。甚至有学者提出这种方法在临床上可能比重复内镜扩张更有效[69]。我们已经报道了可移除食管支架（Polyflex）的使用经验，以治疗至少25名良性食管狭窄患者，包括那些与食管切除术后吻合口瘘相关的病例[70]。虽然支架置入术后吞咽困难明显改善，但远端移位是一个重要问题，超过2/3的患者发生了这一问题。支架未能密封吻合口瘘和恶性气管食管瘘38%。希望未来可移除食管支架设计的改变将解决移位的问题。最近使用内镜放置的定位夹使我们能够将支架的上缘固定到食管壁上，并且在防止移位方面获得了短期成功。

（八）恶性食管狭窄

根据目前的转诊模式，高达80%的恶性食管肿瘤患者在明确诊断时将无法接受手术。内镜下激光或支架置入为这些患者缓解吞咽困难起到重要作用。在过去10年中，可膨式支架技术的进步使得更小、更灵活的置入系统比硅胶支架更容易操作。这些特性通常可以成功地放置支架，减少或没有内镜扩张，从而减少穿孔的风险。

硅胶和网状线形支架均容易在支架上方和下方发生肿瘤过度生长，导致食管梗阻复发。此外，肿瘤可以通过无覆盖的网状空隙向支架内生长。在没有食管气管瘘的情况下，使用覆膜支架的决定受到肿瘤向内生长的复发性阻塞和支架可能移位的影响。当肿瘤过度生长或向支架内生长时，包括光动力治疗、激光和进一步支架内置入（即在支架内放置支架）在内的治疗方式可能使患者获得额外的姑息获益[16]。

很少有研究以前瞻随机方式比较硅胶和可膨式金属支架[55, 71]。在可比较的患者中，技术成功（95%~100%）、吞咽困难改善（91%~100%）及需要再次介入治疗两种类型支架都相似。然而，硅胶支架的使用与较高的并发症相关（硅胶支架为43%~47%，金属支架为0%~16%）和住院时间较长（硅胶，6~12d；金属，4~5d）。虽然30d死亡率没有显著差异（硅胶，29%；金属，14%），但支架置入引起的死亡仅发生在硅胶支架组中[55]。尽管支架成本更高，但由于住院时间短、并发症发生率较低，可膨式金属支架更具成本效益[41]。

匹兹堡大学的一项研究综述中，共纳入100名支架置入患者，吞咽困难缓解率为85%，穿孔概率较低（0.8%）且无短期死亡[16]。支架置入失败的原因是无法恢复经口进食、顽固性反流和疼痛、体积庞大的肿瘤导致支架扩张不足、支架位置不佳。在食管切除术前接受新辅助治疗的患者中放置了16个支架。这些患者中88%（n=14）不需要补充肠内或静脉营养。在食管切除术时，食管附近的解剖更加困难，但无术前置入支架导致的术后并发症发生。在支架置入时接受化疗或放射治疗的患者可能容易发生穿孔或瘘管形成和局部脓肿形成[16, 72, 73]。尽管尚未在对照试验中对此进行评估，但在此组患者中应考虑替代支架置入术。在这种情况下，完全覆盖的食管支架可能是更好的选择。这些支架可以用于暂时缓解吞咽困难，并且可以为化学治疗或放射治疗提供必要的时间窗以达到疗效，然后在获得肿瘤缓解时取出支架。在其他大样本研究中，支架置入患者（≥100例），放置成功且吞咽困难改善率在90%~100%[74-78]。因支架置入导致的患者死亡率为0%~2.5%，并发症发生率为20%~41%。这些研究结果为使用支架作为一种相对安全有效的食管癌缓解方法提供了临床证据。

五、内镜姑息性治疗的比较

我们已经介绍了许多不同的方法来减轻腔内肿瘤的梗阻或出血。由于大多数患者的预期寿命较短，因此治疗的目标应该是改善症状和提高生活质量，并尽量减少并发症和住院时间。目前没有随机试验来比较这些方式。医生普遍认为姑息性治疗是互补的而不是相互替代的，这为随机试验的患者分组设计带来了困难[79]。通常，一个医疗中心只倾向于一种治疗方法。我们认为，胸外科医生应该熟悉所有这些方式，许多临床情况需要结合各种治疗方式。我们举例说明了我们对阻塞性肺癌的缓解方法（图6-7）。表6-2总结了每种治疗方式的相对优点。

六、良性食管疾病的改良内镜治疗方法

（一）贲门失弛缓症

从历史上看，贲门失弛缓症的治疗主要针对下食管括约肌的不完全松弛，包括针对缓解症状的药物、内镜和外科治疗的综合治疗。使用硝酸盐和钙拮抗剂进行药物治疗有助于松弛平滑肌，通常可以改善胸痛的症状，但是疗效不佳和严重的副作用限制了其临床使用[80-82]。直到最近，内镜治疗逐步出现了局部注射肉毒杆菌和气动扩张。虽然在90%的患者中取得了初步成功，但在胃食管连接处注射肉毒杆菌疗效通常持续不到6~9个月，故比较适合年龄较大的患者或不适合手术的患者[83]。早期的气动扩张术短期成功率与腹腔镜Heller-Dor手术相似[84]。最近的一项多中心随机研究表明，2年随访两种方法临床成功率相当[85]。但在进一步的长期评估中，气动扩张的失败率为50%~60%。迄今为止，腹腔镜Heller-Dor手术仍然是年轻或健康患者的首选治疗方法[84]。

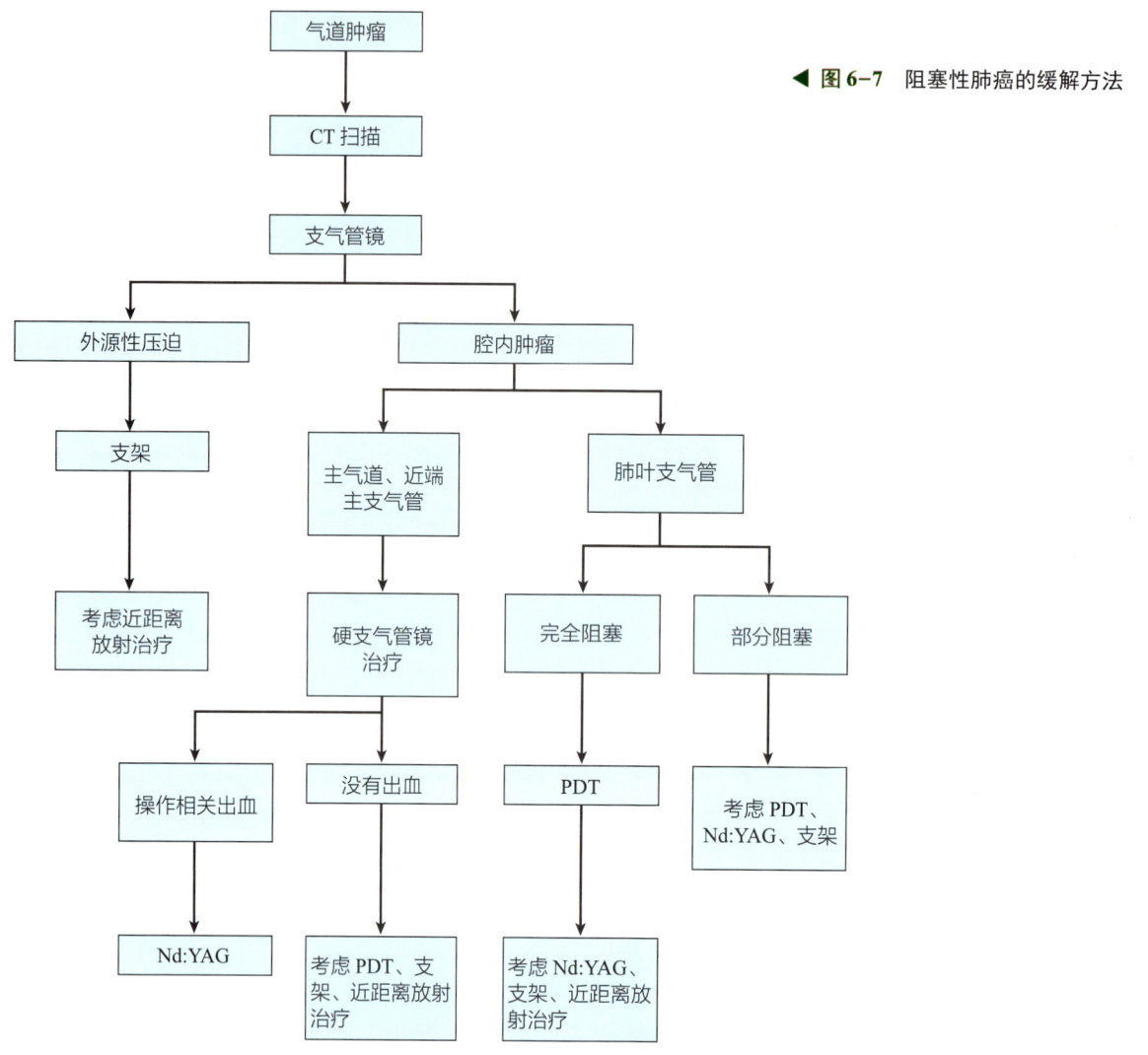

▲ 图 6-7 阻塞性肺癌的缓解方法

2008 年，报道了第一例经口内镜下肌切开术的病例。从那时起，经口内镜肌切开术作为一种贲门失弛缓症的内镜治疗方法已经获得了越来越多的关注，该方法结合了控制性肌切开术的手术作用和内镜方法的低创伤性。

该手术的关键步骤包括：①在胃食管连接处远端 2cm 处胃小弯侧标记解剖的远端；②使用盐水在黏膜下层注射产生隆起；③用电刀切开黏膜解剖建立黏膜下通道；④通过球囊注射液体明确黏膜下平面；⑤切除环状肌纤维；⑥术中反转视角确认肌切开延长 2cm 至胃壁；⑦多次闭合黏膜缺损。该技术需要高级内镜技能和至少 20 个病例的学习曲线。

经口腔镜下肌切开术非常成功，中期临床结果显示吞咽困难平均减轻了 98%。最常见的长期并发症是胃食管反流（gastroesophageal reflux，GER），预计发生率为 35%，类似于腹腔镜 Heller 肌切开术与胃底折叠术后 GER 的发生率。0%~44% 的患者出现 GER 症状，据报道经口内镜肌切开术后抗酸药使用率为 0%~50%。0%~43% 的患者内镜证实出现糜烂性食管炎，0%~38% 的患者 pH 阳性。尽管这些数字反映了术后 GER 的高发病率，但它们实际上相似于腹腔镜 Heller 和部分胃底折叠术后发生异常 pH 的概率为 21%~42%[86, 87]。

患者通常在术后第一天早晨出院回家，并在治疗后平均 3d 恢复工作。虽然经口内镜下肌切开术代表了贲门失弛缓症治疗的理念转变，但需要额外的长期数据来进一步确定其在贲门失

表 6-2 缓解阻塞内镜治疗方式的相对优点

	光动力治疗	支架	Nd: YAG 激光	近距离放射治疗
局部麻醉	是	是	是	是
对腔内肿瘤有效	是	是	是	是
对腔外压迫有效	没有	是	没有	是
对完全阻塞有效	是	没有	偶尔	没有
有效止血	是	没有	是	是的（不是很精确）
渗透深度	0.5~1cm	N/A	N/A	0.5~2cm
用于肺叶和节段性气道	是	没有	是	是
起效	快速	即时	快速	慢
光敏性	是	没有	没有	没有
晚期咯血（非肿瘤相关）	不适用	不适用	不适用	是
晚期狭窄或吞咽困难（非肿瘤相关）	是（如果是处理正常组织）	是（移位）	不适用	是的（放射性支气管炎）

N/A. 尚不明确

弛缓症治疗中的作用及其他食管病变中的应用可能，如弥漫性食管痉挛、食管下括约肌（lower esophageal sphincter，LES）肌张力增高和胡桃夹食管。值得注意的是，在经验丰富的临床医生治疗下，严重的并发症（如穿孔或脓肿）发病率较低，吞咽困难早期缓解良好。然而，我们强调了首先使用动物模拟手术仔细学习研究以获得对手术的理解的重要性，然后是在经验丰富的医生指导下开展。在我们看来，这个手术只应由具有腹腔镜、胸腔镜和开放手术经验的外科医生在治疗贲门失弛缓症时考虑使用。

（二）Zenker 憩室

Ludlow 于 1764 年首次描述了咽食管憩室[88]，在 1867 年由 Zenker 进一步有条理地描述了其特征[89]。Killian 随后清楚地描述了憩室和 Killian 三角的解剖关系[90]。多年来，这一发现一直被描述为不明原因的上括约肌无法打开，吞咽的原始压力推动食物超出环咽，从而导致穿过 Killian 三角形成外翻。根据我们和其他一些临床中心的经验，逐渐认识到 Zenker 憩室以及早期出现的癔球症，通常伴随长期的胃食管反流病（gastroesophageal reflux disease，GERD）和括约肌肌张力增高。我们认为，这种异常紧绷且不松弛的食管括约肌并非异常的自然畸形，而是由上括约肌激发的神经源性反应，保持异常的高张力，从而控制来自下段食管的反流。事实上，经过仔细的检查评估，我们已经发现大多数患有 Zenker 憩室的患者出现轻到中度的食管裂孔疝和 GERD 症状。无论病因如何，手术治疗适用于治疗吞咽困难、反流和吸入性肺炎的症状。手术选择包括开放环咽肌切开术，憩室切除术和肌切开术，以及憩室固定术和肌切开术。1993 年，Collard 首次发表了一项采用经口吻合术治疗的小样本研究[91]。简要回顾了每种技术的特点，详细描述了经口手术技术。

1. Zenker 憩室的开放手术

对于 Zenker 憩室的外科治疗，环咽肌切开术是一种合适的选择，因为并发症风险很低，并且解决了疾病的根本原因。Belsey[92] 指出，单独进行肌切开术时小憩室即可消失。然而，当憩室很大时，单独的肌切开术疗效并不满意[93]。我们认为，单独的肌切开术可能只适用于治疗小的（≤2cm）有症状的憩室。

20 世纪 60 年代，肌切开术联合憩室切除术开始流行，结果显示当两个手术同时进行时，并发症发生率降低，复发率降低[93-96]。Lerut[95] 报道当肌切开术联合憩室切除术时，并发症发生率从 21% 显著降低至 11%。

将憩室悬吊至咽后筋膜或脊柱前韧带并结合肌切开术是另一种可选的手术术式，我们更倾向于用此种方法治疗有症状的 Zenker 憩室。这种方法避免了憩室切除部位瘘的发病率。Konowitz 报道，接受憩室固定术和肌切开术的患者没有并发症报告，而接受憩室切除术和肌切开术的患者并发症发生率为20%[97]。目前尚缺乏支持常规使用该技术而不是憩室切除术和肌切开术的其他文献[93,98,99]。对于较大的憩室，我们更倾向于在肌切开术的同时切除它们，因为如果大于6~8cm，它们就很难被固定。

2. 经口内镜闭合器技术

在Collard于1993年首次报道研究结果之后，通过经口闭合憩室和食管之间的共同隔膜技术得到了普及[91]。与开放手术相比，该手术可以缩短麻醉时间，缩短住院时间并降低并发症发生率。在最近一次对1993—2002年期间发表的一项经口闭合技术的综述中，576例中的541位患者（94%）使用闭合器成功完成手术，96%的患者取得了满意的结果。主要并发症的发生率为3%，2.6%的患者有穿孔或瘘[100]。

根据我们自己的经验，对于已进行的100多次经口内镜闭合术，比较适合以下情况[90]：①憩室大于2cm；②无牙患者；③颈部可自由活动且没有颈椎畸形；④低Mallampati气道分级（Ⅰ~Ⅱ）；⑤无小下腭；⑥传统麻醉标准的易插管患者；⑦患者希望避免开放手术。

(1) 患者体位：成功的内镜下闭合的第一步是选择合适的患者。理想的患者特征是能够无限制地完全伸展颈部、低Mallampati气道分类（Ⅰ~Ⅱ）、无牙患者和足够的憩室大小（>2cm）[101]。手术在全身麻醉下进行单腔气管内插管。患者仰卧，背后放置一个小枕头用于背部支撑并允许颈部伸展。外科医生在患者头侧。

(2) 内镜技术：所有患者都应使用软内镜首先仔细检查食管是否有任何相关的病理变化（如食管裂孔疝、Barrett食管）。必须注意找到真正的食管腔。我们发现暂时将导丝留在原位可以确认真正的食管腔。经过彻底的内镜检查后，将Weerda硬内镜（Karl Storz, Tuttlingen, Germany）插入患者口腔（图6-8）。连接到显示器的5mm直径或30°胸腔镜通过硬内镜或放置在内镜旁边以增强视野。将Weerda硬内镜的页片轻轻打开，判断真正的食管腔和憩室的腔。如果需要，在盐水冲洗和吸引器的帮助下清除憩室

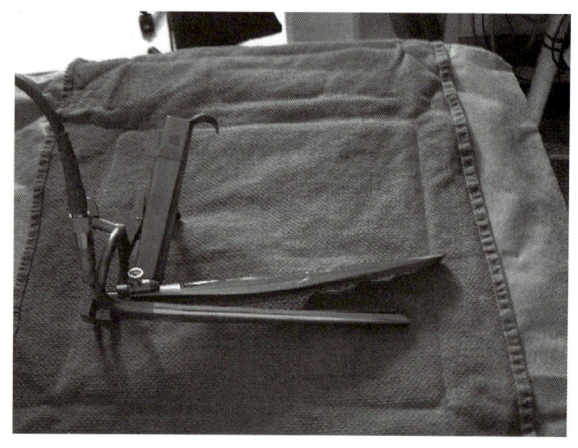

▲ 图6-8 Weerda硬内镜

一个页片放置在食管中，另一个页片放置在憩室中 [经Springer Verlag许可转载，引自Morse CR, Fernando HC, Ferson PF, et al: Preliminary experience by a thoracic service with endoscopic transoral stapling of cervical (Zenker's) diverticulum. J Gastrointest Surg 11:1091–1094, 2007.]

中的任何残留物。应充分证明憩室与真食管腔之间的隔膜。

(3) 闭合：为了便于插入切割闭合器，首先将牵引线缝在隔膜上，通过使用Endo Stitch装置（Covidien, Dublin, Ireland；图6-9），将食管腔和憩室分开。然后采用三排钉技术（Covidien）的Endo GIA 30mm用于切割闭合。我们倾向于使用较小的钉高，以便钉砧可以到达隔膜底部并仍然可以观察得到（图6-10）。通过硬内镜插入切割闭合器，并将其穿过隔膜放置在中线（图6-11）。在内镜放置和激发闭合器期间，牵引线在隔膜上提供反作用力。

(4) 结果：关于经口切割闭合Zenker憩室的最大的两项研究来自意大利[102,103]。Peracchia及其同事[103]报道了95例Zenker憩室的经口切割闭合的经验。92名患者（97%）成功切割闭合。2名患者颈部伸展受限，1名患者在手术过程中有黏膜撕裂。所有3名患者均改用开放手术，无并发症报道。作者报道，这3个不成功的尝试发生在该研究的早期。94%的患者获得了满意的结果，5%的患者憩室复发或持续存在。Narne及其同事[102]治疗了102名患者，其中98名患者（96%）成功切割闭合。96%的患者获得了满意的结果，复发率为4%且无重大并发症。

第一部分 胸部手术
第6章 胸部疾病的内镜治疗

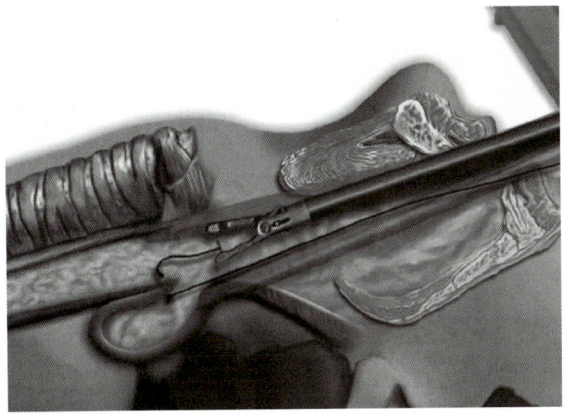

▲ 图6-9 使用Endo Stitch及2-0 Ethibond缝线将牵引线缝合在隔膜上（U.S. Surgical Corp., Norwalk, CT），可以有效防止隔膜被挤压出切割闭合器

经Springer Verlag许可转载，引自Morse CR, Fernando HC, Ferson PF, et al: Preliminary experience by a thoracic service with endoscopic transoral stapling of cervical (Zenker's) diverticulum. *J Gastrointest Surg* 11:1091–1094, 2007.

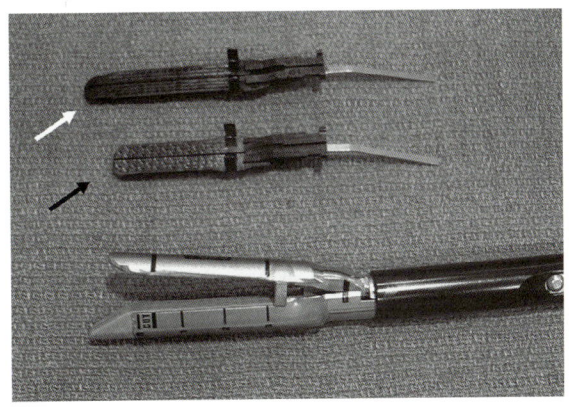

▲ 图6-10 改进的Endo GIA 30切割闭合器（U.S. Surgical Corp., Norwalk, CT）

通过缩短尖端以允许砧座到达隔膜的基部。白箭表示未改进的砧座，黑箭表示通过去除锥形尖端而改进的砧座 [经Springer Verlag许可转载，引自Morse CR, Fernando HC, Ferson PF, et al: Preliminary experience by a thoracic service with endoscopic transoral stapling of cervical (Zenker's) diverticulum. *J Gastrointest Surg* 11:1091–1094, 2007.]

我们为24名患者使用了经口闭合技术并报道了我们的研究结果[104]。纳入的28名患者中，24名患者（85%）完成了手术。由于困难的解剖结构（2名患者），憩室穿孔（1名患者）和小于2cm的憩室（1名患者），这4名患者转为开放手术。没有其他明显的并发症，住院时间平均为2.2d。经口进食等待时间平均为1.38d，术后吞咽

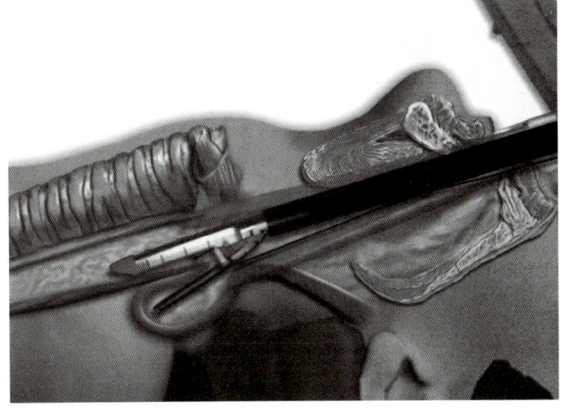

▲ 图6-11 经口内镜切割闭合Zenker憩室

引自Morse CR, Fernando HC, Ferson PF, et al: Preliminary experience by a thoracic service with endoscopic transoral stapling of cervical (Zenker's) diverticulum. *J Gastrointest Surg* 11:1091–1094, 2007. Used with permission, Springer Verlag.

困难评分显著改善（2.78～1.1）。

在有经验的临床医生看来，经口切割闭合是一种安全、快速、有效的治疗Zenker憩室的方法。考虑使用这种方法的外科医生应该熟悉Zenker憩室的硬食管镜检查和开放手术治疗。

（三）胃食管反流

胃食管反流（GERD）定义为存在胃灼热（烧心）或反酸的症状，或者是胃酸反流引起的食管黏膜损伤。高达44%的人每月至少会出现1次胃灼热，17.8%的人每周至少会出现1次[105]，使GERD成为美国第三大常见的胃肠道疾病。它每年导致96 000例患者住院治疗，医疗费用接近100亿美元[106]。GERD严重影响生活质量，可能比心绞痛和充血性心力衰竭对患者的影响更大。在最初的药物治疗有效后，只有10%～25%的患者可以停药6个月后无明显症状；其余患者则需要长期药物治疗[107]。接受质子泵抑制剂（PPI）的GERD患者中有多达20%的患者会出现症状突然加重[108]。对药物的日常依赖、高医疗成本和症状控制不佳使微创内镜治疗GERD备受关注。

纵观历史，GERD的内镜治疗可分为三大类，即食管下括约肌的射频治疗（Stretta, Curon Medical, Fremont, CA）、在胃食管连接处注射生物聚合物（Enteryx, Boston Scientific, Natick, MA）和胃食管连接的内镜折叠技术。上述只是

为了完整介绍这些处理方式，有些已经无法开展。内镜检查（如 Esophyx、EndoCinch）目前被批准在美国使用。

1. 射频治疗食管下括约肌技术

Stretta 治疗的制造商 Curon Medical 在 2006 年 11 月申请破产后停止生产该设备。该设备向胃食管连接处提供低功率的射频能量。该治疗发射射频能量从胃食管连接处上方 1cm 的水平至鳞状细胞和柱状细胞交接处。Stretta 治疗的作用机制包括胃食管连接处的物理力学改变和食管下括约肌的神经调节，减少了松弛和酸暴露[109, 110]。

一项纳入 118 名患者的前瞻性研究短期（6～12 个月）结果显示 DeMeester 评分显著改善，食管括约肌压力降低，胃灼热症状评分改善，GERD 健康相关生活质量（GERD-HRQL）评分和 SF-36 量表评分改善[111]。治疗前，88% 的患者需要每日服用 PPI 治疗，而 12 个月时降为 30%。结果的初步分析显示，Stretta 治疗术后症状改善与食管下括约肌酸暴露减少相关，症状的改善与近端和远端食管酸控制有关[112]。

Corley[113] 对 64 例 GERD 患者进行了一项随机盲法对照试验。在 6 个月时，接受治疗的患者显示出显著改善的胃灼热症状评分、GERD-HRQL 评分和生活质量。在每日药物使用、24h 的 pH 评分中位数和食管括约肌压力或食管黏膜糜烂之间没有差异。该试验表明，Stretta 治疗可有效改善症状和生活质量，但未能改善酸暴露或黏膜病变的愈合。作者无法解释上述这些发现。在已发表的样本量最大的研究中，Wolfsen[114] 评估了在 33 个中心接受治疗的 558 名患者的 GERD 症状、患者满意度和药物使用情况。平均随访时间为 8 个月（范围为 2～33 个月）。患者满意度从 23.2% 提高至 86.5%，症状控制从 50% 提高至 90%，77% 的患者报道 Stretta 术后无 GERD 或轻度 GERD，而治疗前为 26.3%。进一步分析显示，术后持续改善可超过 1 年，大多数患者不需要再服用抗酸药物治疗。

总而言之，Stretta 治疗可能控制特定患者的 GERD 症状。但是，关于确切的作用机制和长期影响的问题仍未得到解决，从而使我们的治疗团队使用其他方法。

2. 胃食管连接处注射生物聚合物技术

Enteryx 是一种非黏性生物相容性液态聚合物，当它注入组织时迅速凝固，变成惰性海绵状物质。该治疗通常在荧光透视引导下进行，并且大多数治疗期间在胃食管连接处周围放置 1mm 的气囊。如果症状没有得到完全控制，可以重复进行 Enteryx 注射；然而，治疗是不可逆的[115]。Enteryx 注射对食管下括约肌的作用机制是预防食管下括约肌在胃扩张时的展开或松弛，以防止反流和改善食管下括约肌张力[116]。

一项前瞻性多中心国际研究是针对 GERD 的 Enteryx 注射治疗，并且获得了 12 个月和 24 个月的随访数据[117, 118]。研究报告了 85 位患者 12 个月和 144 位患者 24 个月的随访结果。研究的纳入标准为患者通过使用 PPI 治疗症状得到良好控制并且症状评分达到标准水平但在停用 PPI 后评分再次异常。在 12 个月时，84% 的患者 PPI 使用减少超过 50%，73% 的患者完全停止使用 PPI。这种疗效可以维持 24 个月；72% 的患者使用 PPI 的比例降低了 50% 以上，67% 的患者完全停止了 PPI。在 12 个月时，78% 的患者的 GERD-HRQL 评分得到改善，24 个月时的评分为 80%。胃灼热症状评分中位数在 12 个月时改善 71%，在 24 个月时改善 80%。12 个月时反酸评分改善 77%，24 个月时改善 88%。SF-36 量表的生理部分中位数提高 12%，但心理部分没有显著变化。食管测压在 12 个月时没有显著变化。食管酸暴露在 12 个月时显著下降。仰卧位、直立位和总体酸暴露时间分别减少 42%、28% 和 31%。37% 的患者在接受治疗后 12 个月的酸暴露变为正常。在 12 个月时，59 名患者（55%）的食管炎没有变化，14 名患者（13%）减轻，34 名患者（32%）加重。在 34 名食管炎加重的患者中，19 名增加了一个分级，14 名增加了两个分级。1 名患者的食管炎从 0 级增加到 Ⅲ 级。研究中的不良反应相对较小，胸骨后胸痛最常见。1 名患者进行了食管旁积液引流，保守治疗。在研究之外，有严重的不良事件报告。1 名患者死于原发性食管瘘的胃肠道出血，尸检时发现

Enteryx 材料侵犯主动脉。另 1 名患者出现严重的腹部疼痛，检查发现 Enteryx 栓塞了他的主动脉和肾动脉[119]。美国食品药品管理局于 2005 年下令召回该产品。尽管国际范围内的研究显示，相比于 PPI 该技术控制 GERD 症状缓解良好，但出现 30% 的食管炎恶化及死亡病例使我们无法推荐这种治疗方案。

3. 胃食管连接的内镜折叠技术

（1）Esophyx 装置：经口无切口的胃底折叠术通过使用经口插入的全厚内镜锁扣，通过创建长约 3～5cm 的环周 200°～300° 的 Ω 形瓣膜，尝试恢复 His 角并改善抗反流机制。Esophyx 装置基本上是一个带有食管镜通道的套管和一个可弯折部分，以 His 的角度翻转和压缩组织[104]。临床使用的资料有限。动物犬模型没有显示任何不良反应，并且锁扣在 1 年时有效地产生牢固的浆膜－浆膜融合[120]。治疗后具有 Ω 形瓣膜的动物模型证明食管下括约肌压力显著和持续的增加，食管酸暴露减少，DeMeester 评分降低。Cadiere 及其同事[121]发表了一项研究，使用 Esophyx 装置治疗 17 名患者。手术后 1 年，GERD-HRQL 评分提高 67%，82% 的患者停止服用 PPI，超过 80% 的患者对手术满意或非常满意。1 年时的内镜检查显示，81% 的瓣膜保持其紧密度、周长和长度。在 13 名患者中观察到 A 级或 B 级食管炎，13 名患者中有 8 名患有食管裂孔疝。长期结果尚未得到证实；以上结果加上该治疗的技术难度以及不稳定的瓣膜，我们治疗团队和其他大多数人放弃了这种方法。

（2）EndoCinch 技术：EndoCinch 技术（Bard Medical，Covington，GA）需要 1 个套管和 2 个内镜，一个用于缝合，另一个用于抽吸和观察。该治疗需要在鳞状细胞和柱状细胞交界处正下方折叠黏膜。3 根缝线以圆周、线性或螺旋缝合在胃食管连接处下方[122]。

EndoCinch 技术的假手术对照试验结果有显著不同的结果。Rothstein 及其同事[123]在单盲试验中，对 78 名接受 EndoCinch 治疗的患者和 81 名接受假手术的患者进行了比较。在 3 个月时，超过 50% 接受 EndoCinch 治疗的患者的 GERD-HRQL 评分有所改善，而假手术组只有 18%。此外，使用 EndoCinch 治疗的患者的酸暴露显著改善，PPI 治疗停止率更高（50% vs. 24%）。治疗的患者没有明显的并发症。

相反，Montgomery 和同事[124]将 46 名患者随机分配到 EndoCinch 治疗或假内镜检查组中。在 12 个月时，研究人员无法证明各组之间在 GERD-HRQL 评分、PPI 使用、酸暴露或食管测压结果方面的差异。在 12 个月随访时，33% 的 EndoCinch 缝合线消失，导致研究人员得出结论，缝合线消失导致治疗失败。假手术和 EndoCinch 治疗者在 12 个月后 GERD 症状和 PPI 使用均有显著改善。该治疗没有导致严重的并发症。在另一项假手术对照试验中，Schwartz 及其同事[125]随机分配 60 名患者到 EndoCinch 治疗，假手术或随访组中。与假手术或对照相比，EndoCinch 治疗后胃灼热症状和 PPI 的使用显著降低。与假手术患者相比，接受治疗的患者的生活质量也得到显著改善。食管酸暴露在治疗组和假手术组之间没有显著差异，尽管两组在 3 个月后总体酸暴露都有所减少。

2005 年发表了一项北美多中心临床试验的结果。共有 85 名患者入组并观察了 24 个月[126]。患者的胃灼热症状有显著改善，77% 的患者报告 2 年内无胃灼热或轻微症状，无或轻度反酸。40% 的患者报告 24 个月完全停止使用 PPI，每位患者的药物治疗费用从治疗前的 1564 美元降至 2 年时的 183 美元。食管酸暴露在 6 个月时也显著下降。1 名患者在治疗后 10d 出现严重的吞咽困难，需要拆除胃底折叠缝线。

（3）NDO 折叠器：NDO 折叠器（NDO Surgical，Mansfield，MA）通过使用基于缝合线的植入物来实现胃食管连接处的全层折叠。这是通过直视下以翻转胃食管连接处的方式实现的，其中儿科内镜通过折叠器装置的专用通道插入。在 Z 线下方 1.0～1.5cm 处进行折叠，进行一次或两次折叠。不幸的是，由于对该设备的需求不足，该公司于 2008 年申请破产。

在北美的一项多中心开放试验中，64 名患者接受了 NDO 折叠器的一次折叠治疗[127]。在 12

个月随访时，GERD-HRQL 评分从 19 分改善为 7 分（$P=0.0001$）。每日接受 PPI 治疗的患者比例在 12 个月时从 93% 降至 32%。在 6 个月时，远端食管的酸暴露显著改善，发作次数和总酸暴露时间均显著改善。在 159 名患者的随机假手术对照试验中，56% 的折叠器治疗患者与 18.5% 的假手术患者在 3 个月时的 GERD-HRQL 评分改善超过 50%[123]。50% 的治疗患者和 24% 的假手术患者在 3 个月时停止了 PPI 治疗。常见的不良反应包括轻微的胸部和上腹部疼痛。1 名患者接受了腹腔镜手术以治疗持续性的上腹痛，探查发现胃与膈肌之间有粘连。在另一项对 33 名患者观察 5 年进行的研究中，GERD-HRQL 评分显著改善，33% 完全停止了 PPI 治疗[128]。不良反应包括喉咙痛（45%）、腹痛（41%）、胸痛（24%）和短暂性吞咽困难（21%）。

总之，内镜下胃底折叠术是一种进步，已经证明了其可以短期控制 GERD 症状。一般而言，患有吞咽困难、严重食管炎、Barrett 化生、既往食管或胃手术或 I 型裂孔疝大于 2cm 的患者被排除在这些研究之外。大多数试验也是企业赞助的。总体而言，似乎患有非常小的食管裂孔疝和对 PPI 的反应较好的患者可能是内镜折叠治疗的最佳候选者。此时，这种治疗方式可能应该留给不适合接受手术的患者或拒绝手术的患者。内镜胃底折叠术一旦获得更完整的长期随访数据，将进一步确定其在 GERD 治疗中的重要作用。

随着科学技术的进步，这些微创技术可以持续改进并且对患者更具吸引力。对于胸外科医生而言，重要的是要了解前沿的发展，并在将新的治疗方式引入临床实践时继续批判性地评估。

GERD 的一线治疗包括使用质子泵抑制剂的综合治疗，通常在近 50% 的患者中可以对反酸症状部分控制。由于 GERD 的病理原因在于食管下括约肌的功能不全，已经证明括约肌增强可以在不改变食管裂孔和胃解剖结构或干扰吞咽、呃逆或呕吐的情况下增强屏障功能。新提出的括约肌增强疗法包括 LINX 反酸治疗（Torax Medical, Inc）。

LINX 装置是一小块钛珠，其磁芯放置在食管下段括约肌周围，磁吸引力允许抵抗胃扩张，同时允许在食管吞咽期间打开，从而防止回流并改善食管下段括约肌的天然屏障。

钛珠之间的磁吸引力旨在帮助食管下段括约肌抵抗胃压，防止胃液进入食管（图 6-1）。LINX 的设计使吞咽力暂时破坏磁性吸引，使食物和液体正常进入胃内（图 6-2）。该装置的磁吸引力设计为在吞咽后立即闭合食管下括约肌，恢复身体对反流的天然屏障。对使用 LINX 装置进行括约肌增强的 100 名 GERD 患者进行的前瞻性评估显示，食管酸暴露减少，症状改善，PPI 治疗使用减少。报道了 3 年和 5 年的随访结果。64% 的患者实现食管酸暴露转为正常或 1 年暴露减少 50% 或更多。93% 的患者在 1 年内改善与胃食管反流病有关的生活质量和减少质子泵抑制剂的使用。最常见的不良事件是吞咽困难（术后 68% 的患者，1 年时 11%，3 年时 4%）。6 名患者发生严重不良事件，6 名患者需要移除该装置[129]。

腹腔镜植入 LINX 装置所需的中位时间为 36min（范围 7～125min）。所有患者在手术后 1d 内出院，饮食不受限制。随着胸外科领域的不断变化和发展，胸外科医生不断扩大其可用疗法的武器库非常重要。

第三篇 外 伤
TRAUMA

第 7 章 胸部外伤
Thoracic Trauma

Todd C. Crawford　Clinton D. Kemp　Stephen C. Yang　著
白文梁　刘　磊　张家齐　赵　珂　黄　诚　译

最早记录胸部损伤的文献见于公元前 3000 年的《The Edwin Smith Surgical Papyrus》[1]。在这份包含 58 个病例的记录中，有 3 例与胸部相关：1 例颈部食管贯穿伤、1 例胸骨刺伤及 1 例导致肋骨骨折的钝性损伤。Homer 在他的著作《伊力特亚》中记录了许多特洛伊战争期间的胸部损伤，其中最著名的可能是阿伽门农国王在特洛伊战役中用一支精心安置的长矛刺穿了 Odius 的胸口[2]。在公元纪年起始时，即有 Galen 所记载的关于古代奥林匹克运动员在竞技游戏中所遭受的致命胸部伤害及角斗士胸部损伤的描述[3, 4]。上述胸部损伤大多见于古代的艺术作品中[5]（图 7-1）。更近一些的关于胸部外伤的报道是著名的 Ronald Reagan 总统于 1981 年 3 月 30 日被 John Hinkley 暗杀，子弹打入了总统的左胸，引起了非致命性的血胸（图 7-2）[6, 7]。在最近一次中东和阿富汗武装冲突中，分别是持久自由运动和伊拉克自由运动，胸部损伤在意外伤亡中占 8.6%，约占死亡率的 10%。穿透性损伤是最常见的创伤方式（61.5%），战争中爆炸装置使用的增加导致了胸部损伤原因的变化[8]。

在西波克拉底和盖伦的时代，开放性包扎并应用常见物品（红肉、蜂蜜、麻布）是治疗的主要方式，直至 13 世纪清创术及缝合术被提出来之后，上述治疗方式才有所改观。然而，在 1514 年 Paré 在对缝合术进行阐述之前，该种方法一直是人们争论的话题。Paré 提倡在胸腔内无血液或者少量血液时立即缝合伤口，若为了引流血液，扩大原有较小的胸部伤口是必需的，直至血液引流停止后方可缝合伤口（通常 2~4d）[9]。在接下来的 1 个世纪，多种引流方式相继出现用于引流感染的伤口及脓肿，这些引流方式在第二次世界大战时最终进化成了胸腔闭式引流系统。

同时在这场争论过程中，开胸术被认为不

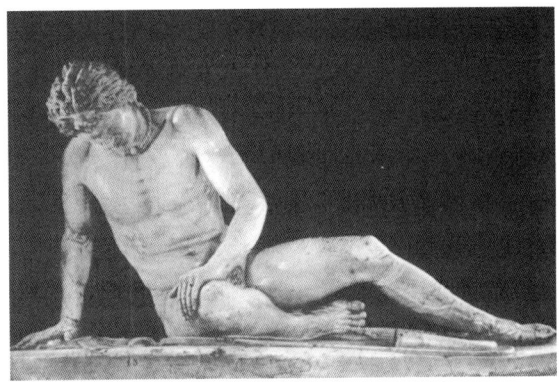

▲ 图 7-1　罗马的 Capitolene 博物馆展示的公元前 1 世纪或公元前 2 世纪垂死的高卢人
注意其右半胸穿透性损伤（引自 Churchill ED: Chest wounds in ancient sculpture. *J Hist Med Allied Sci* 26:304–305, 1971.）

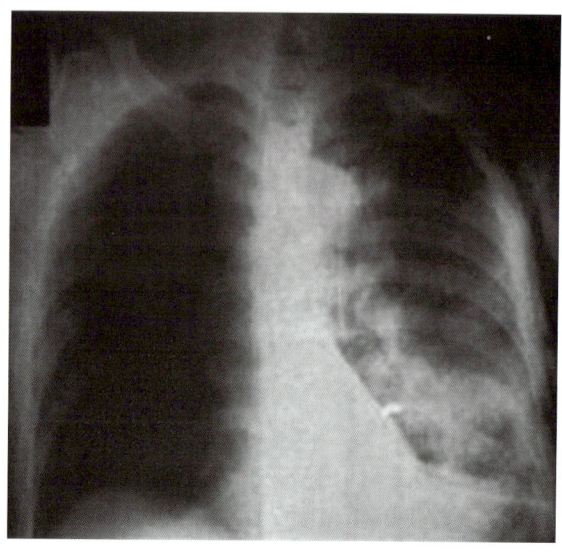

▲ 图 7-2 Chest radiograph following the assassination attempt of President Ronald Reagan on March 30, 1981. Note the presence of a left-sided chest tube and a bullet fragment near the left border of the heart

(From Rockoff SD, Aaron BL: The shooting of President Reagan: a radiologic chronology of his medical care. *Radiographics* 15:407–418, 1995.)

仅仅是引流胸腔残留血液和感染坏死物最有效的方法，也是去除血胸中肺表面纤维膜的有效措施。随着胸外科手术水平的不断进步，气管插管技术、机械引流装置及止痛措施的进展也随之而来，这些在接下来的几十年中成为大多数胸部外伤治疗的关键。

最终，胸部外伤的死亡率从 Billings 所报道的美国南北战争时高达 80%~90%[10] 降至持久自由运动和伊拉克自由运动中 10 年回顾的 8.5%，以及根据最近普通民众调查所得的 4%~7%。但是，每年仍有约 160 000 例患者死于胸部外伤，占创伤性死亡的 25%[11]。超过 70% 的胸部外伤是由钝性损伤引起的，大多数来源于车祸。有 1/4 心胸外伤的患者，无论病因为何，都需要入院治疗。

患者年龄在创伤的严重程度中起着重要作用。儿童的胸壁弹性较好，骨折较为少见，但胸内脏器损伤较为常见。在老年患者中，脆弱的骨性胸廓非常容易受到低冲击力的影响，并且胸廓对内脏的保护性也较差。因此即使轻度的损伤，死亡率也很高。

穿透性损伤在任何一个年龄段都较为罕见，但是其仍然是 40 岁以下创伤性致死最常见的原因。平民中较常使用的低速手枪，对周围组织的损伤较小。相反，高速枪支的破坏力和能量要大得多，其常见于军事活动中，但现在在社区暴力中也较为常见。

一、初始评估

美国外科医师学会在《高级创伤生命支持》（Advanced Trauma Life Support，ATLS）中对创伤患者的标准复苏流程进行了阐述[12]。在患者到达创伤救治场所后，应立即进行初始评估，关注患者气道、呼吸和循环（ABC）状况，以便在患者出现生命危险之前发现潜在的危及生命的损伤。在这项原则的指导下，首先，必须控制气道；其次，评估呼吸状况，并在必要时给予机械辅助通气；再次，必须通过快速建立起来的大口径静脉通路开始进行液体复苏来支持循环。最后，评估患者神经系统功能，并暴露患者全身以便识别任何可能被忽略的重大畸形或穿透性损伤。初始评估的目的是立即找出可能影响呼吸和循环血流稳定的创伤，并且若不及时纠正，即可危及生命[13]。

胸腔或胸腔内脏器的损伤在上述损伤中占大多数，并且通常来说，其需要紧急干预以挽救伤者生命。这些危及生命的创伤和首选的治疗措施见表 7-1。在每个创伤患者的复苏过程中，这些问题均应牢记于心。损伤的机制可作为损伤诊断的依据，因为有些更有可能是钝性损伤（主动脉破裂、膈疝、心脏压塞），有些更有可能是穿透性损伤（心脏压塞、大量胸腔内出血），以及两者皆有的损伤（气胸）。

二、诊断检查

约 1/3 的胸部损伤的患者在运送到救治中心后立即或短时间内即可死亡。诊断和急诊处理措施对于全面评估创伤和指导正确的救治至关重要[14]。

（一）胸部影像学

胸部影像学检查对于每一个外伤患者都非常

表 7-1 胸部潜在致命性创伤及处理

创　伤	处　理
张力性气胸	胸腔置管术
大量胸腔内出血	胸腔置管术、手术修补
心脏压塞	心包穿刺、手术修补
降主动脉损伤	手术修补
连枷胸合并肺挫裂伤	气管插管、止痛、限制液体入量
上/下气道梗阻	气管插管、保护气道、支气管镜检查
气管支气管破裂	支气管镜检查、手术修补
膈肌破裂合并疝	手术修补
食管穿孔	手术修补

重要，并且应将检查聚焦于最可能危及生命的问题上。胸部影像学检查可在患者到达创伤救治中心后且仍在转运平板上时即可完成。系统性的影像学评估可发现可疑及未被怀疑的创伤，并评估体外异物的情况。骨性胸廓的骨折，包括肋骨、锁骨、脊柱和肩胛骨，应当首先排除。胸骨的骨折表明曾有高能传递至患者；上段肋骨的骨折常常与大血管损伤相关联，锁骨的骨折常常与肺或心脏的挫裂伤有关。评估肺野以排除气胸、血胸及肺挫裂伤。对于纵隔，若见到纵隔增宽、纵隔气肿或者纵隔摆动均应高度怀疑主动脉断裂、气管支气管或食管损伤或者张力性气胸或血胸。软组织评估可发现皮下积气或异物。最后，心影增宽可能预示着心脏压塞。

计算机断层扫描（CT）并不作为每位创伤患者的必须检查，并且不应为存在严重循环动力学不稳定或存在明显危及生命外伤的患者进行该项检查；然而，其可以快速完成，并且可能显示一些X线片上不明显的损伤：动脉破裂、气胸、纵隔气肿、血胸或皮下气肿。在评估胸部钝性损伤及初步胸部影像学检查中不常见的损伤的患者中具有更大的作用。

胸部CT对于发现诸如肺挫裂伤、血胸及气胸敏感性更高[15,16]。75%的患者可在胸部CT上发现常规查体和X线片中未发现的创伤，并且有5%的患者的创伤需要接受治疗[17,18]。在胸部外伤的患者中，即使在胸部查体和X线片上可见创伤的证据，仍有约有1/3的患者在CT检查之后改变了处理和治疗策略[16,17]。此外，胸部CT可在高达15%的患者中排除X线片检查敏感性较低的诊断[17]。最近，由于其所花费的费用和时间，胸部CT作为胸部外伤评估中的常规应用正在被商榷。Nexus胸部决策仪是一种可能减少这些不必要开支的模式。在应用7项临床标准预测胸部影像学所见的具有重要临床意义的胸部损伤中，以CT作为参考指标，Nexus型胸部仪的灵敏度为99.7%，阴性预测值为99.9%[19]。

（二）超声检查

超声检查可作为评估腹部和心脏的常规检查[20]。在创伤患者超声焦点评估（FAST）中，四个标准视野被用于快速评估腹腔积液情况：右上象限、左上象限、盆腔及剑突下。此外，E-FAST，或者说创伤患者扩大超声焦点评估，利用扩大的右上和左上象限视野来评估左右半胸，即右侧和左侧胸腔对的纵向视野，可以帮助诊断血胸和气胸（图7-3）[21,22]。最近的一项Meta分析发现超声检查在诊断创伤性气胸方面比传统的卧位胸部X线片敏感性更高，然而，卧位胸部X线片的特异性仍优于超声检查[23]。尽管超声评估不像专业放射科医师或心脏病专家评估那样准确，但是该检查仍然能够发现可能影响手术决策的胸腔积液。在四个视野中，剑突下视野对于外科医师判断创伤中异常情况是最准确的[20]。哪怕由不同专业的外科医师进行超声检查，其仍然具有安全、快速、可重复且高效的优势[24]，并且其可以发现心脏损伤和心包积液。

（三）超声心动图

最近，在主动脉和大血管创伤的诊断方法方面有一个较大的变动[25]。在20世纪90年代乃至更早的时候，上述创伤几乎是经由主动脉造影和（或）经食管超声心动图（TEE）明确的。在过去的10年仅有少数患者经由传统血管造影或经食管超声明确诊断，而绝大多数患者转变为由CT血管造影进行确诊。在2个大型创伤中

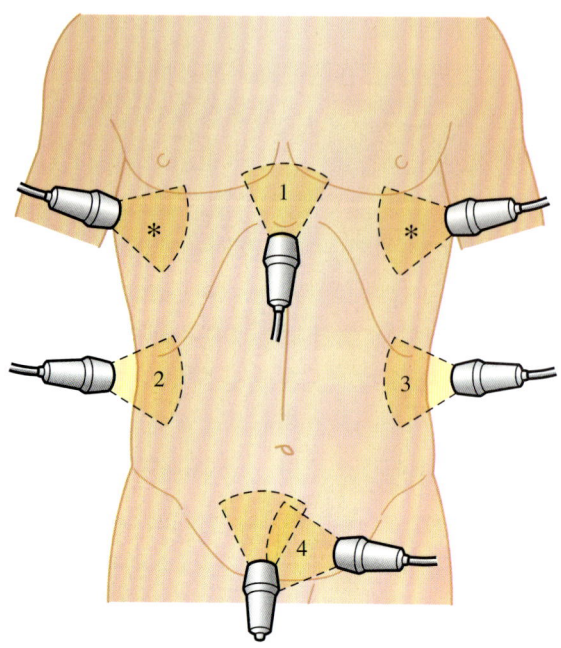

▲ 图 7-3 The extended focused assessment for the sonographic evaluation of the trauma patient, or E-FAST, examination using four standard viewing ports (numbered): right upper quadrant, left upper quadrant, pelvis, subxiphoid, and the extended views of the left and right hemithoraces (asterisks)

(From Körner M, Krötz MM, Degenhart C, et al: Current role of emergency US in patients with major trauma. *Radiographics* 28: 225–242, 2008.)

心的回顾性研究中，CT 血管造影的敏感度可达 90%～95%，同时阴性预测值高达 99%～100%，使其成为有意义的检查方法[26, 27]。过去 20 年的小样本 Meta 分析结果与上述结果一致[26]。

诊断模式改变的原因包括：在标准螺旋 CT 中增加了多排 CT 技术，提高了 CT 血管造影的质量、CT 检查更为容易，可快速获得较为可靠的结果、检查的成本降低、实时三维（3D）重建的能力及 CT 机在全国各地急救普及。该项检查可在为合并多种损伤的患者行全身普通 CT 扫描的同时进行。此外，CT 主动脉造影的细节水平远远超过了介入主动脉造影，使得放射科医师和外科医师能够识别出在常规主动脉造影中可能忽略的最细微的主动脉损伤。心脏门控是一种新兴的技术，用于限制运动伪影，并使可疑的动脉病变在常规 CT 更具特点。大量病例研究表明，CT 主动脉造影是主动脉损伤的筛查、诊断和手术计划的合适方法[27]。

此外，与 CT 血管造影不同的是，TEE 的结果和其可靠性依赖于检查医师、检查医师对于解剖结构的熟悉程度及机器的敏感性。TEE 最新的作用在于其能够发现并追踪血管造影和血管修补术中未见的细小的内膜撕裂。

（四）血管造影

传统的血管造影技术曾一度作为诊断主动脉断裂及大血管损伤的金标准（图 7-4）[28]。在主动脉断裂中，传统的血管造影中，经典主动脉造影可见在峡部附近有假性动脉瘤。主动脉壁收缩或动脉壁的碎片脱落至腔内时，可见主动脉轮廓部分或全部中断。偶尔，憩室导管（即 Kommerell 导管）在不间断的内膜表面韧带所在的位置，可能被误认为是主动脉损伤[29]。

现在，传统血管造影的作用并不十分明确，

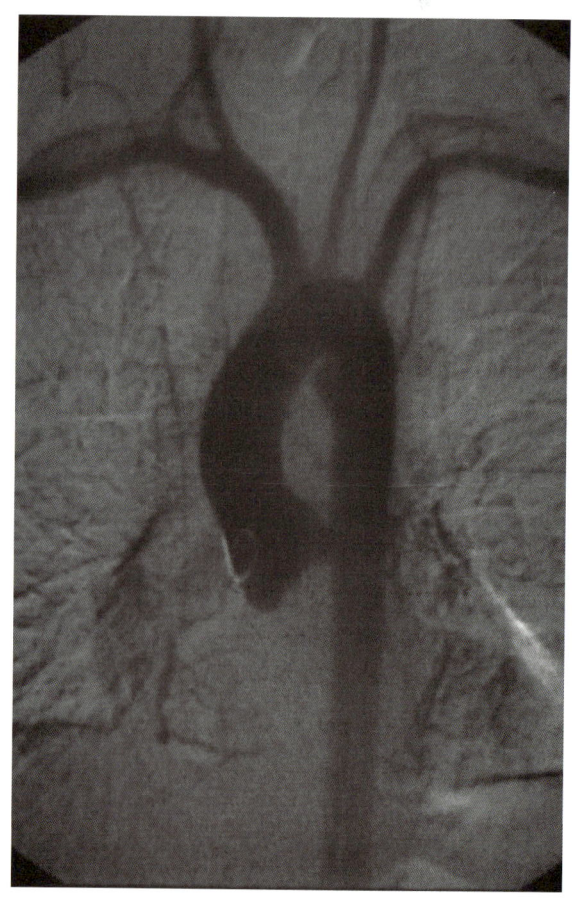

▲ 图 7-4 常规血管造影显示左锁骨下动脉远端有主动脉横断损伤

因为近期许多中心已采用更精细、3D 重建的方法来明确诊断并制订相应的手术计划（图 7-5）。若 CT 血管造影的结果存在不确定性，或者技术不够充足，可应用传统血管造影进行诊断。目前，仍有中心在手术治疗前行传统血管造影以明确主动脉损伤的诊断[30]。在进行该项检查时，推荐行传统的股动脉造影。通常，以下指征提示可用传统血管造影和 CT 血管造影检查（框 7-1）。

实际上，通过传统血管造影来评估 CT 血管

框 7-1　血管造影用于诊断胸部损伤的指征
• 高速减速损伤 • X 线片检查发现 　• 纵隔增宽 　• 主动脉结影消失 　• 气管或食管偏离至右侧 　• 椎管旁或肺尖增宽 　• 左主干支气管向下移位 　• 主肺动脉窗闭塞 　• 第 1 肋骨、胸骨或肩胛骨骨折 　• 多根肋骨骨折或连枷胸 　• 大量血胸 • 上肢极高血压 • 无法解释的低血压 • 脉搏短绌或不对称 • 心脏收缩期杂音

造影对于主动脉或者大血管的损伤具有一定的不确定性，因此其目前不作为此类患者评估的常规[31]。因此，有学者认为传统血管造影的作用仅限于没有足够的多探测器 CT 扫描仪和 3D 重建软件的机构，以及可阅读此造影的影像学专家，还适用于空气或金属物体的伪影较重致 CT 无法充分成像的情况或当血管造影用于指导治疗（如栓塞较小的动脉）的情况[14]。

CT 血管造影（CTA）中纵隔血肿常常作为主动脉损伤的首要表现[32]。血肿的准确位置非常重要，因为主动脉壁外的血肿与主动脉周围脂肪平面的共存并不代表主动脉损伤，而是代表主动脉周围纵隔血管的损伤。附着在主动脉表面的血肿自一个点逐渐扩大代表着真正的主动脉壁的损伤，同时通过 CTA 详细检查胸腔内的其他部分十分重要。能够见到造影剂溢出至纵隔或胸腔是非常罕见的，因为此类的损伤几乎是致命的。

CTA 有几个影像学征象可诊断创伤性主动脉损伤，应立即修复，而无须进一步的诊断评估，特别是对情况不稳定的患者。这些征象包括腔内血栓、明确的血管壁剥离或内膜瓣形成及主动脉本身的直径或轮廓的变化。延迟对这些患者进行明确的修复可能会增加此类患者的死亡率。

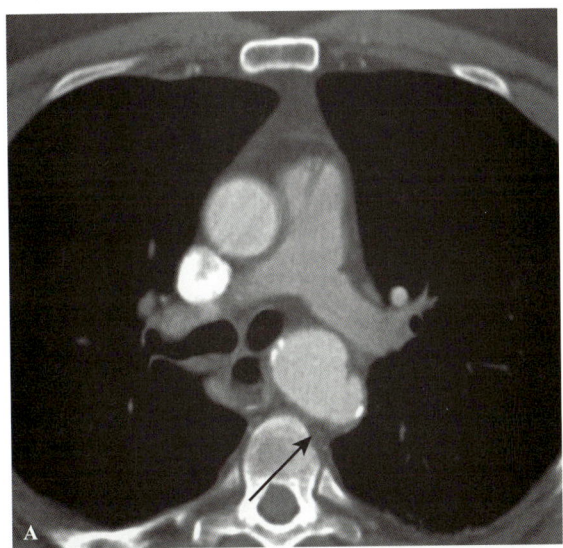
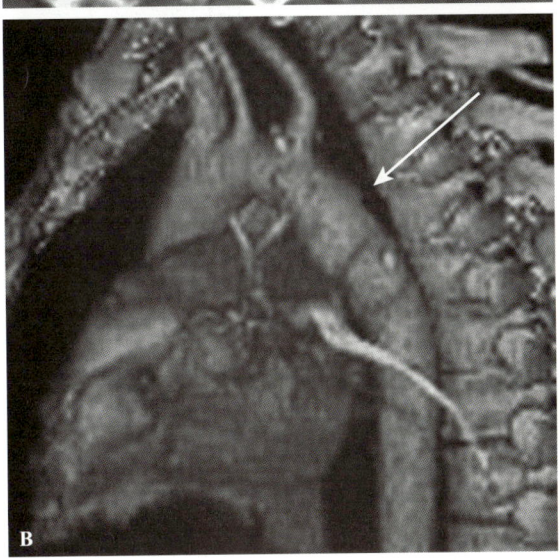

▲ 图 7-5　Aortic injury with saccular aneurysm (arrows) following chest trauma as seen by CT angiogram (A) and threedimensional reconstruction (B)

(From Steenburg SD, Ravenel JG, Ikonomidis JS, et al: Acute traumatic aortic injury: imaging evaluation and management. *Radiology* 248: 748–762, 2008.)

三、急诊开胸术

急诊室（emergency department，ED）开胸术的指征曾被广泛讨论过[33]。ED 开胸术对于胸部穿透性损伤的治疗具有一定的意义，尤其是对于心脏压塞的患者[34]。对于钝性胸部损伤的患者行 ED 开胸术目前还存在着广泛的争议，并且其应用范围也存在着一定的限制。西部创伤协会最近公布了一项包含 18 个创伤中心的研究结果，并总结出当院前心肺复苏（CPR）对钝性创伤超过 10min 而无反应时，ED 开胸术可能被认为是无效的[35]。

开胸术能够缓解心脏压塞的压力，保证开放性心脏按压及控制进行性胸腔内出血。此外，通过在胸主动脉上应用横夹，可以限制腹腔内出血，改善出血时大脑和心脏的灌注。心脏穿透性刺伤的患者更有可能在 ED 开胸术中获得复苏；该种方法也同样适用于其他心脏穿透性损伤。患者存活的可能性取决于患者的入院时间、患者的年龄和并发症情况及到达 ED 后的生命迹象。美国外科医师委员会在胸外伤治疗中推荐了 ED 胸切术的一般指南（框 7-2）[36]。

尽管这些通用指南存在争议，大多数人认为其对于心脏穿透伤患者的治疗效果更好，且更有可能保留大脑活动。虽然有经验丰富的医疗团队和明确的诊疗原则，此类患者的预后仍然较差。院前 CPR 的时间已成为是否行 ED 开胸术的决定性因素之一。在一篇报道中，若院前 CPR 时间在插管患者超过 10min 或者非插管患者超过 5min，则 ED 开胸术死亡率为 100%[37]。另外一个不良预后的预测因子为初始复苏过程中难以纠正的代谢性酸中毒，若 PH < 6.8 或存在着严重的基础缺陷，则限制 ED 开胸术的使用。然而，当在创伤中心中出现生命迹象时，存活的概率几乎是原来的 4 倍[38]。

手术入路为左侧第 4 肋间侧开胸。该手术可在患者俯卧的情况下进行，或者最好可在患者的左侧放置几个折叠的毯子，以提升其高度，并在必要时允许切口在后方更大程度地打开。如果必要的话，切口也可以穿过胸骨到达右胸，以改善暴露程度或评估右侧胸腔是否受伤。胸肌可用大手术刀切开，肋间肌可用弯梅奥剪进行游离。胸骨可使用摆锯、Lebsche 刀、Gigli 锯，乃至（如果没有其他工具的话）锋利的创伤剪进行横断。乳腺血管在交叉处游离，若患者一般情况尚可，可进行结扎。心包可向足侧进行广泛打开，并保证开口于前方，以保护膈神经。较大的心包切开术可更容易地清理新包内血血栓，并在直视下进行更为有效的心脏按压。若要交叉夹闭降主动脉需打开肺尖处胸膜，打开下肺韧带或将上叶推向下方，之后将主动脉与食管精准地钝性游离。此时，主动脉交叉夹可用于夹闭主动脉。在复苏患者主动脉夹闭时间应尽量短（少于 30min），以避免脊髓缺血和乳酸酸中毒所致的远端低灌注的后遗症。当患者病情稳定时，应立即将患者推入手术室，明确处理所有创伤，并应用含抗生素液体进行胸腔冲洗，之后在应用较粗胸管引流后关闭胸腔。

尽管创伤组医师付出了巨大的努力，ED 开胸术的治疗效果仍然令人失望，其总生存率为 1.8%~27.5%[33]。虽然在文献记载中的病例中，ED 开胸术的生存率差异性较大，但创伤机制是影响死亡率的最重要因素，因为穿透性损伤患者的获益更高，其平均成活率为 13%（范围为 2.7%~38.9%），而钝性损伤患者的平均存活率为 1%（范围为 0%~12%）。即使那些在 ED 开胸

框 7-2 急诊室开胸术指征及禁忌证

绝对指征
- 治疗无效的低血压（收缩压 < 60mmHg）
- 自胸腔引流管快速失血（< 1500ml）
- 胸腔穿刺后发生创伤性停搏，此前曾有过心脏活动（院前或院内）
- 顽固性低血压（收缩压 < 60mmHg）伴有心脏压塞、空气栓塞

相对指征
- 钝性创伤后的创伤性停搏，并有见证心脏活动的经历（在院前或住院期间）
- 穿透性损伤后的创伤性停搏，无见证心脏活动的经历（在院前或住院期间）
- 院前已插管患者心肺复苏时间 < 10min，未插管患者时间 < 5min

禁忌证
- 钝性胸部创伤，无见证心脏活动的经历
- 多发钝性伤
- 严重头颅损伤

术后存活的患者中，这些患者中仍有一半会出现神经功能缺陷，但有些作者在文献中提到，超过90%的患者可重新恢复神经功能[38]。

四、钝性创伤

正如上文中所说，在美国胸部钝性创伤较穿透性损伤更常见。根据一项2002年美国安全委员会的报道，胸部创伤占所有钝性伤死亡的25%。自20世纪50年代以来，发生在汽车事故中的高速减速和挤压伤变得越来越普遍，它们在胸部钝伤中占了绝大部分。坠落、运动事故、袭击和爆炸伤紧随其后。强力的爆炸所造成的创伤可能特别严重，因为爆炸所产生的压力波可将大量的动能传递至小范围区域。爆炸动能更容易损伤含气器官（如肺），可导致肺出血、缺氧和休克。此外，由于提供产生严重钝性胸部创伤所需能量机制的原因，这些患者中的许多人会出现头部、腹部或四肢的损伤及本文所述的胸部损伤[39]。然而，即使在这些多发伤的患者中，胸部损伤仍是导致患者死亡的主要原因[40]。

（一）胸壁损伤

胸壁的最佳力学性能是决定整个呼吸系统有效运作的重要决定性因素。胸壁的钝性创伤会破坏呼吸力学稳定，扰乱胸内压力梯度，导致肺部感染和严重的并发症发生。虽然仅在16%的病例中发生胸壁损伤[41]，但这往往是胸廓内或腹腔内脏器隐藏损伤的标志。由于胸壁是由包括肋骨、胸骨、锁骨和肩胛骨在内所组成的保护性骨性胸廓，因此上述骨骼的骨折均应纳入评估。

（二）肋骨骨折

肋骨骨折是钝性胸部损伤中最常见的损伤，在2000年约有300 000人发生肋骨骨折，其中有39%的患者被收入大型创伤中心接受治疗[42, 43]。比较重要的是需要认识到肋骨骨折是衡量创伤严重程度的重要指标。即便是非肺部原因，肋骨骨折的数量越多，患者发病率和死亡率就越高，尤其是在6根或更多肋骨骨折的情况下[43-45]。肋骨骨折的数量与血胸或气胸的发生存在着密切的关系，约有81%胸部外伤的患者存在2根或2根以上的肋骨骨折[46]。第4肋至第9肋的肋骨骨折常合并肺、支气管、胸膜和心脏的损伤，而第9肋以下的肋骨骨折预示着脾脏、肝脏或肾脏的损伤。

肋骨骨折的主要症状包括疼痛，有明确的疼痛点，并可能合并捻发音。若条件允许，应将立位胸部X线片作为创伤评估的常规检查，否则仰卧位胸部X线片也足够。若是有关犯罪的特殊案件，如儿童虐待案，需行反映肋骨细节的检查。有一半肋骨骨折的患者无法通过胸部X线片明确诊断，因此对创伤患者加做CT检查可提高对肋骨骨折诊断的敏感性[47]。尤其是在老年患者中，不慎漏诊单纯的肋骨骨折并低估其病理生理潜力，是较常见的诊疗缺陷。经综合考虑创伤的严重程度、并发症及多发肋骨骨折后，高龄患者（＞65岁）死亡率较年龄较小（＜65岁）的患者死亡率高出5倍[48]。第1肋骨骨折具有特殊的意义，因为其需要较大的暴力并且有可能并发胸腔内脏器的损伤。第1肋骨骨折最常见的两个部位是锁骨下沟和第1肋骨后颈。当第1肋骨骨折发生向后移位或锁骨下沟前部骨折时，即具有锁骨下动脉和（或）主动脉弓血管造影（传统或CTA）的指征，此时在胸部X线片可见纵隔增宽、上肢动脉搏动缺失、臂丛神经的损伤或血肿的持续扩大[49]。在儿科患者中，胸部X线片对于儿童第1肋肋骨骨折伴有胸腔内血管损伤具有预测价值。一项在一级儿童创伤中心进行的研究表明，在第1肋肋骨骨折时，胸部X线片上正常的纵隔宽度具有100%的阴性预测率[50]。

虽然过去提倡笨重且臃肿的肋骨带或胸带固定进行治疗，但现在的治疗理念更强调疼痛控制、预防肺不张及保持肺内清洁。研究表明硬膜外麻醉后肋骨骨折患者死亡率降低，因此可以看出适当的镇痛能够帮助维持肺内洁净[45]。一级创伤中心的前瞻性病例研究表明，患有单纯性肋骨骨折的患者可因疼痛出现超过50d的功能缺失，无法正常生活和工作[44]。包括硬膜外阻滞、肋间神经阻滞、胸腔内注射麻醉药物、静脉应用阿片类药物和口服非甾体类抗炎药在内的措施能够短期内缓解疼痛[42, 51-53]。最近，持续肋间神经阻滞正在多个医学中心尝试应用于肋骨骨折的患者。

3根或3根以上的单侧肋骨骨折，经椎旁入路的连续肋间神经阻滞阵痛后，其疼痛评分明显改善，且肺活量可维持最大[54]。慢性疼痛的控制常常需要口服镇痛药物、非甾体抗炎药及头皮帖联合应用。应提醒患者在出院后通过呼吸功能锻炼仪、深呼吸、咳嗽和下床活动来维持肺内洁净。同时应告知患者，疼痛可持续数周但并不需要持续应用口服止痛药。除了慢性疼痛之外，其他长期后遗症状包括胸壁凹陷、持续性呼吸困难和神经功能障碍。与严重的胸壁钝性伤相关的长期并发症是肺疝。若发生上述情况应行手术修复，因为这些情况会不断带来嵌顿、气胸或绞窄的风险[55]。

（三）连枷胸

在胸部钝性伤初始评估时，必须仔细观察是否有连枷胸的存在，因为伴随着连枷胸而来的是一系列的病理生理紊乱[56]。这种损伤通常有单侧或双侧4根或4根以上两处的肋骨骨折引起（多根相邻肋骨骨折，每根肋骨多处骨折），造成严重的不稳定而出现反常呼吸，表现为吸气时胸廓塌陷。连枷胸所带来的不稳定会影响呼吸机制，造成通气不足、胸腔引流不良和肺不张。连枷胸患者与多根肋骨骨折的患者不同，因此类患者呼吸系统并发症发生率较高且通常需要尽早插管[57]。超过2/3的连枷胸患者需要气管内插管，且每分钟呼吸频率需要超过40次，或者在面罩通气氧含量达60%的情况下氧分压不低于60mmHg。气管插管的相对适应证为呼吸深度浅、意识障碍、既往存在肺部慢性疾病或其他相关损伤的存在。实际上，在多发伤的处理中，连枷胸的患者行气管插管是几乎不可避免的，并且早期干预目前被认为可避免呼吸失代偿及其后续并发症[57]。

连枷胸均是由胸廓吸收了高动能所引起的，其常常提示胸部钝性伤患者合并胸廓内脏器的损伤。连枷胸与肺挫裂伤高度相关，约占45%[58]。气胸和血胸是急性期常见的后遗症，而急性呼吸窘迫综合征患者多达1/3，死亡率高达33%[58]。

大多数中心对于连枷胸的保守治疗的主要方式是胸段硬膜外阵痛。在少数情况下，患者需要行胸壁固定（图7-6）[59,60]。这类患者通常为气管插管患者，且由于连枷胸状态无法脱机拔管。然而，最近的Meta分析表明，连枷胸患者胸壁的稳定性对于并发症发生率和死亡率均有重要的影响。接受了手术治疗的连枷胸患者，其机械通气时间、ICU住院时间、肺炎发生风险、气管切开需求及死亡率均明显降低[61,62]。最近一项前瞻性随机研究证实了胸廓固定的连枷胸患者其ICU住院时间明显下降[63]。

（四）胸骨骨折

近期的评估发现创伤性胸骨骨折在胸部钝性

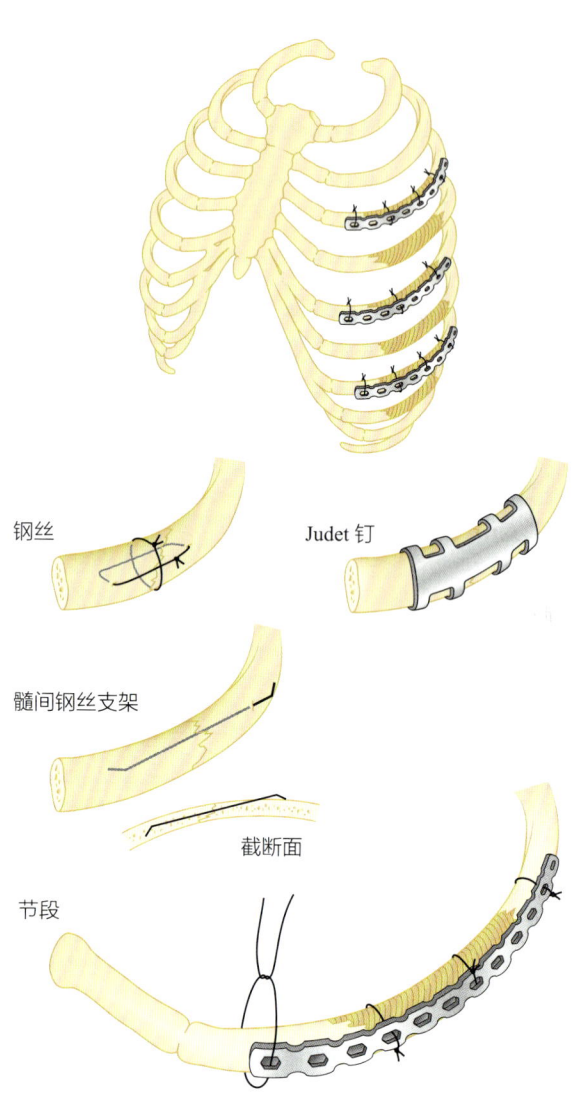

▲ 图 7-6　利用钢丝、Judet 钉、肋间支架和髓间钢丝支架和肋骨板固定连枷节段

引自 Trunkey DD: Chest wall injuries. In Blaisdel FW, Trunkey DD, editors: *Cervicothoracic* trauma, ed 2, New York, 1994, Thieme Medical Publishers

损伤中占3%～8%[64]。在车祸当中，孤立的胸骨骨折发生率越来越高，尤其是自强制性佩戴安全带立法通过以来，这是因为车祸中快速减速的损伤机制所引起的，特别是在没有安全气囊或安全气囊失灵的车辆中[65]。在查体过程中偶尔可见到点状压痛、水肿和明显的畸形等症状，但对于大多数患者，胸部侧位X线检查是诊断的方法。

孤立胸骨骨折的死亡率较低（3.5%），且一般无须手术治疗（<2%）[66]。有专家认为，孤立胸骨骨折、超声心动正常及早期无心肌酶谱异常的患者将会有较好的预后。他们建议此类患者进入ED后24h之内即可出院回家[67]。其他人建议对于严重畸形或伴有胸壁骨折的患者进行选择性的修补术，因为此类手术死亡率和并发症发生率较低，且可以取得较好的效果[68]。外科治疗的方式包括使用金属钢板及利用或不利用自体骨移植的方式进行修补[69,70]。尽管孤立胸骨骨折预后较好，其他危及生命的伴发损伤发生在多达1/3的患者，这也需要仔细的评估和临床关注。

（五）锁骨骨折

锁骨骨折的处理方式往往取决于骨折发生的位置。由于锁骨较细且位置暴露，中1/3段的锁骨骨折最常见，占所有锁骨骨折的3/4[71]。其余1/4的锁骨骨折位于肩峰区，并根据周围韧带的位置和完整性对其进行分类。Ⅰ型骨折位于喙锁韧带远端，肩锁关节完整，骨折段移位最小。Ⅱa型骨折位于锥状韧带内侧，而Ⅱb型骨折位于喙锁韧带内，与锥状韧带断裂有关，Ⅲ型也位于喙锁韧带远端，累及肩锁关节。Ⅳ型骨折仅用于儿童，特点是骺板断裂。

在V型骨折中，锁骨骨折块仍附着在喙锁韧带上，但与剩余部分锁骨分离[72]。锁骨内侧1/3的骨折较为罕见。双侧锁骨骨折发生的概率相同。查体可发现压痛、畸形、捻发音及较少见的上肢神经血管损伤。X线片检查可诊断锁骨骨折。

保守治疗是锁骨内侧和中段骨折的首选治疗方法，可采用闭合复位加以八字绷带固定的方法。保守治疗的患者95%可获得痊愈。通常对于有骨折移位、粉碎性骨折或出现与骨折相关的神经功能障碍时，需要进行手术治疗。手术的方式包括钢板内固定及空心螺钉固定。最近一项针对前瞻性研究的Meta分析对比了手术（钢板或弹性髓内钉固定）和非手术（吊带或绷带固定），发现手术组患者骨折不愈合、畸形愈合和神经系统并发症的发生率显著下降[73]。锁骨骨折的晚期并发症包括疼痛性骨折不愈合、肩关节功能异常、神经源性胸廓出口综合征、血管畸形及臂丛神经损伤。导致骨折不愈合的因素有：严重的损伤、开放性骨折、明显的移位和短缩、软组织嵌入、首次切开复位内固定、再次骨折、多发伤及内固定移位[74]。

（六）肩胛骨骨折

由于肩胛骨厚，而且保护良好，肩胛骨骨折相对罕见，通常仅发生于高动能撞击后。事实上，因为产生这种类型的损伤需要大量的能量转换，许多肩胛骨骨折患者会存在其他解剖部位的严重损伤[75]。另外，任何遭受钝性创伤后主诉肩痛或剧烈肩部肌肉收缩的患者均应将肩胛骨骨折作为鉴别诊断。大多数骨折发生在肩胛骨的颈部和体部，关节盂、肩峰和喙突损伤较为少见。与严重钝性创伤导致的其他胸廓损伤情况一样，相关的肺挫伤和肋骨骨折很常见。体格检查通常很难诊断，偶然通过骨折部位局部压痛、肿胀及血肿形成而被识别。肩胛骨骨折常在仰卧位X线片上被忽略，肩部创伤系列三视图对于发现骨折通常是必需的。不推荐胸部CT扫描。

在缓解疼痛及早期关节活动范围内锻炼时进行三角巾固定，通常是恢复良好盂肱关节功能所需要的。开放手术复位罕见。持续的臂丛损伤通常是慢性的，进而导致包括肩部活动能力丧失的长期功能障碍。这些患者中，四肢出现严重的运动及感觉障碍，偶尔可能需要截肢。

（七）创伤性窒息

创伤性窒息（或Perthes综合征）是一种罕见的临床综合征，通常发生于深吸气后胸部受到严重的挤压或压迫相关的损伤时。症状和相关的体格检查结果包括结膜下出血、颈面部发绀引起的蓝紫色颈部和面部皮肤变色、面部水肿、头部血管充血、黏膜瘀点及多发面、颈及上胸部瘀斑出血。由于通气不足引起的大脑缺氧是一种危及生命的并发症，可以导致不同程度脑功能障碍。咽喉痛、声嘶、眩晕、麻木和头痛是常见的。下肢凹陷性水肿、咯血、鼓室积血、血尿、直肠出血和短暂的视力丧失同样可以很明显[76]。诊断主要来自病史和体格检查，胸部 X 线片基本正常。

迅速评估气道、呼吸和循环至关重要，是创伤管理的首要原则，特别注意重建氧合和灌注以确保成功救治。头的高度应该维持在 30°。如果患者在最初的损伤中存活，那么预后极好。皮肤变色将在 3 周内消退，但结膜下出血完全消退需要长达 1 个月。

（八）肺挫伤

肺实质占据胸腔的大部分，并且紧邻骨性胸廓，使其易遭受挫伤。事实上，肺挫伤是钝性胸部创伤最常见的损伤[56]。损伤的机制通常涉及突然的减速伤害，如机动车辆碰撞导致胸部撞击方向盘，或爆炸伤或高处坠落伤。虽然肺挫伤通常与伴随的胸廓损伤和其他内脏损伤相关，但肺挫伤也可独立发生而没有明显的肋骨骨折。Wagner 及其同事[77]指出，肺挫伤的病理生理改变基于邻近肺泡腔内出血，而不是肺泡毛细血管壁自身的损伤。

典型症状包括呼吸困难、呼吸急促、咯血、发绀和低血压。体格检查可以发现吸气相啰音，以及患侧呼吸音减低。在发现肺挫伤方面，CT 扫描是可供选择的方法，其比 X 线片更敏感。所有肺挫伤的患者都应在医院环境中吸氧观察，因为他们的通气状态存在急剧恶化的趋势。通过标准的高级外伤生命支持流程，尽管补充了氧气，但 PaO_2 小于 65mmHg 且 SaO_2 小于 90% 的严重缺氧患者应在受伤后 1h 内予以气管插管并进行通气。应该采取保护性液体管理策略；然而，如果需要对相关的胸外损伤采取大量液体复苏，应该置入肺动脉导管。

如前所述，由于伴随创伤存在的实质损伤及大量的系统炎症反应，肺挫伤患者具有呼吸功能不全和继发性肺炎的高危因素。损伤严重程度评分大于 65 分的肺挫伤的形成已被证实为急性呼吸窘迫综合征进展的最大危险因素[78]。单独肺挫伤的死亡率很低，但合并其他严重创伤时，其死亡率高达 50%[79]。肺挫伤后易死亡的临床因素包括患者年龄、复苏量和肺实质损伤严重程度，后者以损伤后 24～48h PaO_2/FiO_2（P/F 率）衡量[80]。对于需要机械通气的患者，很少有文献可以预测是否可以成功拔管。拔管后再插管并不罕见，而且与高发病率和死亡率相关。最近一项回顾性研究证实，P/F 率 < 190 和肺泡 - 动脉（A-a）氧梯度 > 100mmHg，均为肺挫伤后拔管失败的独立预测因子[81]。

（九）喉损伤

喉在颈部拥有相对受保护的位置，侧方有胸锁乳突肌，后方有颈椎，前上方有下颌骨。因此喉发生钝性创伤罕见，但其死亡率高达 40%，大多数患者因为受伤性质而死于创伤现场[82]。死亡主要由于喉痉挛引起的窒息、相关大血管破裂的出血或喉头震荡。在机动车碰撞、绞刑、譬如空手道或足球运动打击及严重跌落后应该考虑喉损伤。

喉钝性创伤后的体征和症状包括声嘶、疼痛、皮肤挫伤、颈部气肿、捻发音、吞咽困难和上气道梗阻。也可以出现包括发声易疲劳、高音调歌声的发音困难、发声时间缩短等发声困难的微妙迹象。由于许多患者在受伤早期无症状，以及细微症状可能掩饰严重的异常情况，此时需要高度怀疑此诊断。而且，患者由于失声或插管可能无法提供重要的病史和体格检查信息。早期诊断及合理治疗对于患者后续状态有显著影响，尤其对于瘢痕形成、呼吸舒缓及发音质量。

确保气道通畅和稳定后，经鼻柔性喉镜可用于确定性诊断。由于喉病变存在时，喉痉挛及突发气道梗阻的风险增加，进行内镜检查之前应该做好紧急插管或气管切开术的准备。柔性喉镜检查应该包括观察声带活动度、黏膜水肿、血肿、撕裂及杓状软骨半脱位。CT 扫描对于喉气管损伤是一种敏感的诊断方法，尽管柔性喉镜检查正常，仍可进行CT扫描。高分辨率CT扫描可以更精确地确定喉骨的状态。

对于喉损伤，主要根据患者呼吸窘迫和相关损伤的情况决定修复还是观察。手术干预前喉骨折的存在、软组织积气和颈部造影剂外溢有助于评估损伤程度。立即初始手术旨在稳定喉软骨框架和修复黏膜。对于喉部轻度撕裂和擦伤，观察是足够的；然而，对于较大的损伤，通过甲状软骨术进行一期闭合是首选的方法。对于喉部腔内破裂的患者，推荐早期低位气管切开。双侧声带麻痹、环状软骨移位和杓状软骨半脱位的患者结果不理想。

（十）气道损伤

气管支气管损伤并不常见，通常发生于高能量创伤后，且常合并其他重要器官损伤[83]。根据对1873年以来所有已公布的气管支气管损伤的广泛回顾，59%的创伤源于机动车辆碰撞，76%发生在主隆突的2cm以内，43%位于右主支气管2cm以内[84]。由于隆突位于胸部相对固定的位置，因此其更易受到快速加速和减速所产生的剪切力的影响。钝性气管支气管破裂的3种可能的机制已被证实。第1种也是最常见的，是由于胸廓受到强大的前后压迫，即所谓的仪表盘损伤，未被约束的汽车成员过度拉伸，颈部撞击在仪表盘或方向盘上，产生颈部气管的挤压伤。第2种机制是气道高压的结果，而第3种则是由于快速减速。典型的临床特点包括呼吸窘迫、窒息、漏气。声嘶或发声困难同样常见，一些病例中发生率高达45%。包含在纵隔的中央气道损伤的患者，皮下气肿可以通过捻发音证实。气管支气管树的损伤，因其与胸膜腔交通，可能进展为张力性气胸。如果需要胸腔闭式引流，在这些损伤中通常可以观察到漏气。大量的漏气可能提示严重损伤，当胸腔闭式引流维持较高的负压时，可能会产生明显的通气量丢失。持续存在未确诊的漏气是致命的，而且可以进展为呼吸功能不全。在体格检查中，最常见的诊断性体征是皮下气肿（35%~85%）、气胸（20%~50%）和咯血（14%~25%）。

可选择的确定性诊断方法是柔性支气管镜检查。仔细的支气管镜检查包括检查气管支气管树并记录损伤的部位和程度，包括在插管患者中撤出气管内插管进而诊断近端气管撕裂。高度怀疑是诊断的必要条件，因为气管支气管损伤的患者偶尔表现出正常的临床表现和阴性的内镜结果。实际上，气管支气管损伤的诊断经常被延迟，因此修复常在初始损伤后数月甚至数年才进行[84]。治疗延迟与成功修复损伤之间并没有统计学上显著的关联，90%的患者在初始损伤后超过1年接受了成功的手术重建。有效的气道管理包括使用单腔或双腔气管内导管将支气管内插管绕过病灶联通健康支气管。一期手术修复受损的气道通常是必要的，基于病变的大小和患者的呼吸状态决定进行干预。没有太多灭活组织的单纯、清洁的撕裂可以用单纯间断4-0 Vicryl缝合线（Ethicon, Cincin-nati, OH）进行修复。更加严重的损伤可能需要肺叶切除或肺切除术。应用低位颈部入路切口可以最好地观察近端1/2~2/3的气管，然而远端1/3的气管、隆突及双侧主支气管的近端应该使用右侧开胸入路。及时诊断及处理通常带来良好的功能恢复，但如果气管支气管损伤未被发现且未经处理，可能产生后期并发症，如支气管狭窄、反复肺炎、支气管扩张。

（十一）大血管损伤

胸部大血管包括主动脉及其主要胸内分支、肺动静脉、腔静脉和奇静脉。迄今为止，这些最为致命的是降主动脉损伤，其在钝性胸外伤后死亡人数中比例高达40%，大多数死亡发生在创伤现场[85]。美国每年接近8000人死于钝性胸主动脉损伤，总体死亡率仅次于钝性脑损伤。这些死亡大多由于游离胸膜内主动脉破裂。损伤部位通常是峡部，即动脉韧带附近的中间降主动脉区域，来自快速减速的剪切力在该脉管系统固定点处引起撕裂。钝性胸主动脉损伤基于损伤严重程度进行分级。Ⅰ型损伤涉及内膜撕裂，Ⅱ型损伤可见壁内血肿，Ⅲ型损伤涉及主动脉假动脉瘤，Ⅳ型损伤可见游离破裂[86]。此外，高度怀疑遭受高速碰撞的患者至关重要，因为大约一半的患者存在主动脉破裂而没有外部创伤表现[87]。

胸部 X 线片对于识别钝性创伤性主动脉病变具有 95% 的阴性预测值，因此代表一种适用的诊断性筛查方法[88]。胸部 X 线片的典型表现（图 7-7）如同 Kirsh and Sloan[88a]所描述，包括纵隔增宽（＞10cm）、主动脉结轮廓消失、气管内导管移位和气管右移、左主支气管抬高、右主支气管下降、鼻胃管向左移位、肺尖帽、第 1 肋骨骨折、急性左侧血胸及心脏后致密影。这些表现中，与主动脉撕裂相关的最可靠的是主动脉结轮廓消失。然而，创伤性主动脉内膜损伤或假性动脉瘤可以逃避胸部 X 线片检测。螺旋 CT 扫描同时行血管造影，对于钝性创伤性主动脉异常的敏感度为 96.2%，特异度为 99.8%，已成为血流动力学稳定的创伤患者钝性主动脉损伤诊疗的首选确认方法，并且可广泛获得。如果临床仍然高度怀疑，那么应该考虑传统的双平面对比主动脉 X 线摄影技术，尽管此前的研究结果是阴性的，因为仅有 2% 大血管损伤的患者是用这种方法检测出来的[89]。这些 X 片上具有明显纵隔增宽及存在低血压和血胸的患者，存在主动脉损伤紧急破裂的高危因素，应该毫不犹豫地被送入手术室以获得证实[90]。

一旦主动脉破裂得到确诊，需要紧急处理。确切地说，第一步推荐有创监测，以及使用静脉 β 受体阻断药进行仔细血压和心率控制进而降低后负荷。记录任何术前缺陷的全面神经系统检查至关重要。如果在一期或二期检查中发现其他危及生命的损伤，如腹腔内出血，则在胸主动脉损伤得到解决之前首先进行修复。如果没有时间进行术前检查，甚至可以在剖腹手术期间进行经食管超声心动图以识别钝性创伤性主动脉损伤的迹象。在过去 10 年左右，这些患者管理中最显著的四个变化是非手术治疗、延迟确定性治疗、使用血管内支架进行修复，以及越来越多在手术室通过离心泵采用左心分流术[89]。

另一部分主动脉破裂的患者，包括存在严重中枢神经系统损伤、大面积烧伤、其他创伤性损伤引起的血流动力学不稳定、呼吸衰竭或具有小的内膜缺损的患者，可以通过非手术或延迟手术进行适当管理[91]。平均动脉压应该维持在 60～70mmHg，方法与急性降主动脉夹层患者相同[89]。虽然严格抗高血压治疗所需时间长短尚不清楚，但有一小部分报道，通过经食管超声心动图连续随访的患者显示，小损伤（＜20mm）的完全消退发生在约 9d（范围为 3～19d）内[92]。

自 1991 年始，当第 1 个主动脉血管内支架应用于腹主动脉瘤时，人们对于支架移植作为传统主动脉手术的替代方法的兴趣激增。在血管造影指导下对钝性创伤性主动脉病变置入血管内支架移植物的经皮定位的初始经验正在积累[93-96]。对现有数据的分析表明，这是一种安全有效的方法[96]。该方法具有优异的技术成功率，平均成功率为 96.3%，内漏率为 5.1%，同时保持低并发症发生率，包括总体和移植物相关死亡率分别为 7.7% 和 2%，截瘫率为 1.1%。最近的分析包括 RESCUE 试验，一项多中心前瞻性试验，已经证实了类似的结果，其总体 30d 死亡率为 8%，主动脉相关死亡率为 4%[97]。据报道，39%～48% 的病例存在内膜支架覆盖左侧锁骨下动脉[86,97,98]。对开放修复的类似分析表明结果更糟，平均死亡率为 14.7%，截瘫率为 3.3%。2008 年的一项 Meta 分析涉及 17 项回顾性研究，比较血管内支架移植与开放修复，结果显示，接受支架移植的患者 30d 死亡率和术后截瘫明显降低[99]。此外，与开放性修复创伤性主动脉损伤相

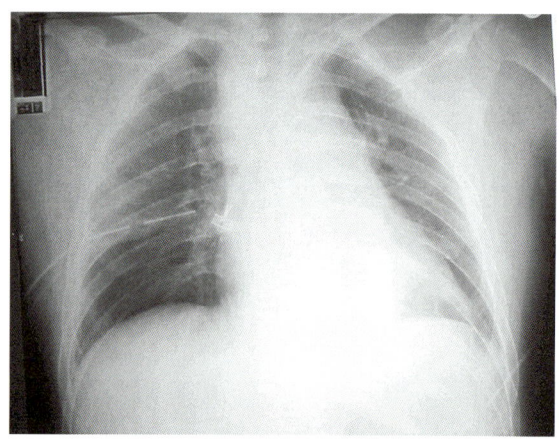

▲ 图 7-7 纵隔增宽的典型 X 线片，提示减速钝性胸部创伤引起的主动脉横断

比，接受经皮支架术的患者的住院时间、输血要求和额外外科操作需求均较低[100]。随着技术的进步及移植物和其输送系统变得更易于使用，将有必要进行长期研究，包括评估该方法的耐久性和功效的随机、前瞻性试验。

开放手术入路采取左后外侧第4肋间隙开胸。可以控制近端和远端，小心避免损伤喉返神经和迷走神经及胸导管。20多年来，使用钳夹技术或近端卸载心脏、远端分流血液的支持者之间存在相当大的争议。反对使用被动分流器的左心旁路术的传统观点包括需要对伴有相关损伤的创伤患者进行肝素化，以及缺乏数据证明被动分流减少神经损伤。然而，证明通过离心泵进行左心房 - 股动脉分流益处的可信证据正在积累。许多这些系统不需要肝素，并且越来越多的文献表明其截瘫率和死亡率较低[101-103]。虽然延长钳夹时间和不断增加的修复的复杂性与截瘫率上升有关，但截瘫的另一个重要预测因素是手术期间上半身低血压的发生。在主动脉钳夹后即刻和过程中，左心房 - 股动脉分流可以严格控制上半身的血压。事实上，30年钝性创伤性主动脉破裂经验的回顾分析见证了临床手术技术从"钳夹"到"被动分流"到"少肝素部分旁路"的逐渐演变[103]。

（十二）钝性心脏损伤

数十年来，术语"心脏挫伤"已被用于描述认为与钝性损伤相关的广泛临床病症，范围从心肌酶升高到复杂的心脏内缺陷或破裂。这个术语现在应该完全被删除，因为它的临床描述存在矛盾，还因为它在指导治疗或预测结局方面的效果有限[104]。为了与急性损伤患者的分配创伤评分系统保持一致，钝性心肌损伤的新的分类已经形成，并且目前用于大型创伤中心（表7-2）[105]。

尽管文献频繁强调，只有少许钝性心脏损伤的患者需要干预。这些伤害通常是由于高速机动车碰撞、高空跌落、挤压和爆炸伤或直接暴力袭击造成的。然而，大多数与机动车相关的死亡与心脏和大血管的钝性损伤有关。减速心脏创伤的机制包括胸骨挤压、胸骨与椎体之间的夹击，以及严重下肢创伤导致的静脉回流增加引起心腔过度膨胀引起破裂。

虽然人们曾经认为胸骨骨折与钝性心脏损伤的高发病率有关，但具有讽刺意味的是，两者之间并没有被证实存在关联。然而，这些损伤的发生率为10%~70%，取决于所使用的诊断方式和标准。

临床上，几乎没有针对钝性心脏损伤的特异症状和体征。胸壁异常可能存在也可能不存在。胸痛是常见的，并且通常与外伤有关，偶尔患者会被描述为硝酸盐无法缓解的心绞痛型疼痛。根据损伤机制、外部胸部创伤和高度怀疑来确定是否有必要进行更积极的心脏创伤检查。更显著的钝性损伤，可以产生心包积血。进展为心脏压塞是危及生命的，并且可能表现为Beck三联征：心音减弱、低血压和中心静脉压升高，如其可被静脉扩张所证明。除了心音减低，听诊可能会发现由间隔或瓣膜缺损引起的杂音。

至今，尚没有钝性心肌损伤的诊断金标准。尽管不存在直接相关性，但当存在胸骨骨折时，应该高度怀疑钝性心脏损伤。应对所有提示钝性心脏损伤的患者进行心电图检查（ECG），但实际上所有创伤受害者最终都会在入院时接受心电图检查。新发快速性心律失常，尤其是窦性心动

表 7-2 术语"钝性心脏损伤"和评分系统

钝性心脏损伤	创伤评分
无心电图、生理或解剖异常	1
轻微心电图异常	1
明显心电图异常	1
心肌酶升高	1
游离室壁血肿	2
室间隔血肿	2
室间隔缺损	2
瓣膜功能不全	4
游离室壁破裂	5
心脏疝	5
冠状动脉损伤	5

过速，是入院心电图最常见的发现，并且这种初始心电图是钝性心脏损伤的最佳指标[106,107]。除非存在ST抬高，否则心电图结果不可靠。

肌酸激酶-心肌带和肌钙蛋白的水平已经成为标准实验室评估化验的一部分，但是像心电图一样，其受限于缺乏诊断钝性心脏损伤的精确阈值。在骨骼肌创伤的患者中，肌酸激酶-心肌带水平的重要性仍然值得怀疑。最近，发现心肌肌钙蛋白Ⅰ和肌钙蛋白T水平对心肌损伤高度敏感，并且有助于对具有并发症发生风险的患者分层[108]。或者，在肌钙蛋白Ⅰ和肌钙蛋白T的诊断效用的单一机构研究中，发现心肌挫伤的肌钙蛋白Ⅰ和肌钙蛋白T水平升高的特异度分别为97%和100%，而肌钙蛋白Ⅰ和肌钙蛋白T的敏感度分别为23%和12%[109]。因此，关于应用异常心电图、超声心动图和心肌酶水平预测心肌损伤，以及这些如何影响治疗、决策和结局的争论仍然存在[105]。

超声心动图仍然是检测损伤、室壁运动异常、积液、瓣膜或室间隔缺损，尤其是心腔破裂的最佳诊断工具[110]。应在所有心电图异常或血流动力学不稳定的患者中进行这项检查。应首先尝试经胸成像，但如果数据不足，则应进行经食管路径检查。由于它们的前部位置、右心房和心室是最常见损伤的心腔，其次是左心房和左心室。单心腔破裂的死亡率为60%，如果涉及2个心腔则基本致命。

放射性核素成像有助于记录心脏缺陷和预测并发症；然而，它可能在急性损伤患者中不实用，并且它不能将新的损伤与慢性已存在的疾病区分开来。此外，在存在正常超声心动图的情况下，该检查几乎没有用处，因为它在指导治疗方面用处较小。然而，如果心电图异常并且有心力衰竭的证据，推荐多门控采集扫描[111]。

根据钝性心肌损伤的征兆和任何相关诊断性检查异常，推荐观察和治疗选择。如前所述，胸骨骨折的存在不能预测钝性心脏损伤，并且不一定必须进行监测。心电图异常（如心律失常、ST改变、缺血性改变、心脏传导阻滞）的患者应收入院进行连续ECG监测至少48h。相反，如果初始心电图和超声心动图正常，并且大多数患者在12h后出院，则不再需要延长住院时间进行心脏监测。即使有轻微的心电图、超声心动图和酶异常，年轻患者也很少出现心脏并发症。然而，在已知心脏病的老年患者中，当损伤与血流动力学不稳定性、多系统创伤或ECG改变或患者要进行全身麻醉相关时，适当的心脏监测是必需的。此外，在考虑心肌损伤的血流动力学不稳定的患者中，并且有多种潜在的不稳定因素，应考虑肺动脉导管的放置。

5%～10%的非穿透性心脏损伤患者需要进行手术干预。心腔破裂通常是独立事件。修复通常采用单纯的心脏修补术，通常用4-0聚丙烯缝线进行连续缝合。右心室和左心室修复需要止血纱布。据报道，主动脉瓣、二尖瓣和肺动脉瓣部位有瓣膜损伤。左侧心腔修复需要体外循环。有时，可以进行瓣膜再悬吊或腱索再附着，但大多数损伤需要瓣膜置换。室间隔缺损可以急性地或几天后逐渐恶化的充血性心力衰竭后出现。对于较大的缺损和与左心室动脉瘤相关的缺损，需要进行手术修复。伴有心脏疝的心包撕裂并不常见，已在左、右和中线膈肌位置进行了描述。存在小撕裂和完全疝，几乎会立刻死亡。较大的撕裂表现为间歇性体位性低血压，并且通常在探查其他损伤时发现。需要直接缝合闭合。很少需要补片修补。最后，动静脉瘘或血栓形成是涉及冠状血管的罕见并发症。诊断通常在出现长期后遗症后得出，包括左心室假性动脉瘤、心力衰竭、栓塞或心律失常。手术针对特定的并发症。

（十三）膈肌损伤

随着现代高速交通普及，膈肌创伤性损伤开始增多。躯体钝性创伤引发膈肌损伤、破裂的事故也在上升。在北美，钝性创伤受害者中，膈肌破裂发生率为0.8%～8%，左侧稍多[112]。随着相关意识提高，创伤患者初步评估中常规使用胸部X线片、可行的微创操作、改善的现代创伤护理系统，外科医师因此面临越来越多膈肌损伤的诊断和治疗。尽管治疗上有进步，但膈肌损伤患者与没有损伤的钝性创伤患者比，仍面临较高的死亡率。

根据损伤机制、涉及体位、单侧或双侧、临床症状和解剖学破坏严重程度对膈肌损伤进行分类，在预测临床预后和相关内脏损伤方面有重要的实际意义，考虑到膈肌损伤患者面临严重的多系统损伤风险。钝性膈肌破裂主要发生在高速机动车碰撞中，快速减速导致伸展性弱的中央肌腱压力负荷不均。并且侧向冲击躯干比正向冲击使膈肌破裂的可能性高3倍。因为膈肌右侧有肝脏缓冲，损伤多发生在左侧，所有病例中双侧损伤发生率不到3%。与左侧相比，右侧膈肌破裂患者多器官受累程度和低血容量性休克更多、格拉斯哥昏迷量表评分更低、死亡率更高。双侧破裂（包括心包破裂）的患者，在抵达医院时仍存活的患者很少。

膈肌损伤或破裂可以根据症状出现时间来分类。膈肌创伤性损伤后经历三个临床阶段：急性期、潜伏期和梗阻期[112]。急性期从创伤开始，到身体其他损伤暂时恢复为止，该期可能掩盖膈肌损伤。多数患者（60%）在左上象限或下胸或肩部有非特异性疼痛，其他患者由于肺部压迫、纵隔器官移位会出现呼吸困难、低血压或发绀等严重急性表现。

在潜伏期或间期，腹内容物进入胸腔，患者的症状多变且特异性低，可能出现其他疾病的类似症状，如消化性溃疡、胆绞痛、不全肠梗阻和慢性阻塞性肺病。通过打嗝、呕吐或排气可以减轻因进食或朝左躺而加重的间歇性肠梗阻症状。

最终，当嵌顿性内脏疝发生肠道堵塞时，梗阻期随时都会出现。如果该期诊断和治疗进一步延迟，很可能出现组织坏死。一个序列研究中发现，阻塞期发作时间从伤后20d到28年不等，但90%多在3年内发生肠绞窄。随着胃肠内容缓慢进行性疝入胸腔，出现恶心、呕吐、腹痛和便秘等症状，最终导致呼吸窘迫、休克、肠梗阻、肠绞窄和内脏穿孔。

临床上，急性膈肌损伤或破裂的诊断很难，尤其是没有明显急诊探查指征的患者。由于膈肌缺损无法愈合，最终都会导致潜伏的内脏疝出，诊断延迟可能是灾难性的。当曾有钝性创伤、之前没有腹部切口的患者出现间歇性肠梗阻时，要考虑到膈肌破裂的可能。体格检查时发现左上腹反常运动、肋间回缩减少、呼吸音降低、心音偏移时应引起注意。由于症状模糊，潜伏期的诊断也很困难，特别是右侧损伤。通常患者可能不记得先前的创伤史，体格检查可能在胸部发现肠鸣音。

胸部X线片是首选影像筛选检查，但其中75%都不具有诊断价值。提示膈肌缺损的影像表现包括肋膈角模糊、半侧膈肌抬高或模糊、胸腔内液气平面和异常胸膜密度（图7-8）。右膈肌损伤很难被发现。当确定有内脏突入胸腔时，CT和超声多能发现。高分辨率CT的发展也提高了这种诊断方式的灵敏度。

对于左膈肌破裂，如果一侧胸腔看到进入胃的经鼻胃管，或上消化道对比检测显示膈肌上方阻塞变窄的胃或肠段可做出诊断（图7-9）。若因其他原因行主动脉造影，在膈肌上方看到脾或胃的血管。尽管放射性核素扫描、荧光检查和磁共振成像在钝性膈肌破裂诊断中准确率高，但对多脏器损伤、病情不稳定的患者进行这些检查不太现实[113]。右侧破裂有时会出现全部或部分肝脏疝入（"蘑菇状"投射），可能伴有相关肠内容物。

微创手术可以有效评估膈肌和其他脏器情况，同时尽量避免开放手术后期并发症率。没有开放手术指征时，常建议用腹腔镜检查病情稳定的左胸腹穿透性损伤患者，评估是否有隐匿性膈

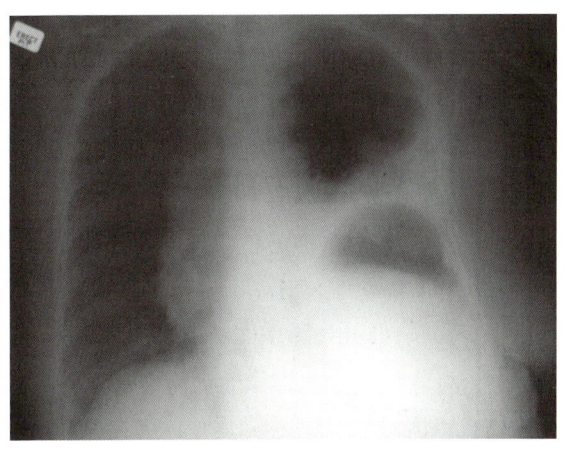

▲ 图 7-8　钝性胸部创伤后，X线片显示左膈膜破裂

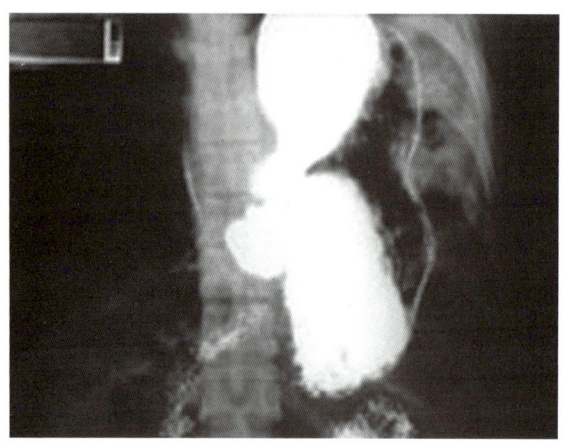

▲ 图 7-9 钝性减速损伤数年后，利用上消化道钡剂检查看到胃和小肠内容物

肌损伤，因为这类患者中多达 1/4 在影像学创伤评估时会遗漏膈肌损伤[114]，在腹腔镜检查时能明确诊断同时一期修复。对于既往腹部手术史的患者，一旦排除腹部损伤，优先选用胸腔镜技术来检查、修复膈肌。

修复急性膈肌损伤或破裂的手术方法取决于损伤机制、患者病情和症状出现时间。首先纠正休克、放置鼻胃管行胃肠减压，先处理了可能危及生命的创伤后，才有机会彻底检查膈肌是否有缺损。即使缺损再小也应关闭。虽然经腹或经胸都能修复膈肌缺损，应先行剖腹探查腹部是否有其他损伤。当胸、腹腔都需要探查时，由于较高的发病率，胸、腹单独切口优于连续切口。

对于怀疑腹腔内损伤、需要紧急剖腹探查的患者，无论钝性撞击方向怎样，都必须彻底检查两侧膈肌。由于钝性创伤引起的膈肌破裂多伴随腹腔实体器官损伤，应先剖腹探查。同样，血流动力学稳定的患者通过无创影像或腹腔镜探查证实膈肌损伤，应进行剖腹探查排除隐匿性腹腔内损伤。

与急性起病不同，针对慢性起病的损伤和疝，外科医师多选择开胸手术，这种方法能为疝入内脏和肺实质间的粘连进行分离以暴露良好视野，但考虑到部分小肠或大肠可能需要切除吻合，左半膈疝选择经腹入路可能更佳。然而，对于所有右侧膈肌缺损，无论损伤后的时间长久，都应选择开胸手术。

首先，仔细将内脏疝复原回入腹腔。推荐用不可吸收 0 或 1 号缝合线间断全层缝合修复膈肌缺损。分离粘连、剥离下肺组织，必要时从低位肋骨松解膈肌减轻修复张力。其次，慢性破裂可能需要行脾切除术，扩大缺损口以便修复。最后，针对罕见情况（如广泛组织损失）时，可以用阔筋膜、生物材料（如牛的心包或合成材料）修补缺损。

急性膈肌损伤患者的死亡率和并发症率与慢性发病患者有很大差异[115]。前者多有多器官创伤，不可逆性休克和头部损伤是早期死亡的最常见原因，死亡率将近 40%，出现肠绞窄时死亡率高达 80%。如果这些损伤作用局限，充分修复后并发症一般较少，且多为肺部并发症。对慢性损伤患者，败血症和多系统器官衰竭是死亡的常见原因。患者出现肠绞窄和坏疽时，术后死亡率（66%）和并发症发生率（80%）比其他手术相对不复杂的患者更高。

（十四）食管损伤

食管胸段位于后纵隔，位置上的保护使得食管的钝性和穿透性创伤较少见[116]。食管钝性创伤较穿透性损伤更罕见，多由对颈部的直接冲击引起，如机动车碰撞减速时方向盘撞击、拳击手套等棉垫物撞击。如果胸骨和椎体间的食管壁与相邻膜性气管壁同时被压缩，两者同时破裂导致食管气管瘘，估计 1/3 食管气管瘘均由此产生、仅次于医源性因素。其他钝性损伤包括心肺复苏时手动按压（尸检发现占比高达 12%）和海氏急救法按压。

当声门闭合、腹内压增加导致食管腔内压升高时，会出现类似 Boerhaave 综合征食管破裂表现，多发生在食管胃交界处上方，由于左侧肌层薄弱，保护力弱，易在该侧全层破裂。与损伤的严重程度比，主要因为诊断延迟和随后的并发症导致该损伤死亡率高。气压伤的其他病因包括爆炸伤和高压气体吸入（如灭火器气体、含气碳酸饮料和咬汽车内胎漏气）。尽管食管血供丰富，但由于严重钝性创伤中断动脉血供，多有局部管壁或大段食管坏死。

由于对多系统创伤问题认识不足，钝性食管损伤早期常难以做出诊断。患者可能有食管瘘的症状体征：皮下气肿、纵隔积气、误吸（瘘管形成）、纵隔感染、低血压、心动过速，病情进展时还会出现败血症表现。尽管可以通过吞咽造影剂诊断，但严重受创的患者通常难以进行该检查。通过 CT 扫描能检测到某些食管造影中没有发现的颈部或纵隔的小瘘。食管镜检查有一定作用，有报道它比造影剂检查更灵敏[117]。

针对游离穿孔或瘘管形成，多提倡早期手术修复。仅瘘口很小且局限、临床病情稳定的患者才选择保守治疗（广谱抗生素、密切观察、肠外营养支持）。根据病变范围决定手术方式：颈部瘘口通常选颈部切口；若有胸腔瘘口，可能需要劈开上胸骨暴露术区；食管上 1/3 瘘口一般右侧开胸，食管胃交界处上方瘘口多选左开胸。手术原则与其余良性食管穿孔手术原则相同：修剪边缘失活组织后多层缝合，游离组织皮瓣行支撑修复。瘘管去除后，食管和气管开口一期闭合，组织皮瓣必须将缝合线隔开，防止瘘管重新形成。常用皮瓣包括肋间肌、带状肌、纵隔胸腺脂肪、心包和膈肌。为保护气管缝合口，提倡行气管造口术。对于诊断延迟和血流动力学不稳定的患者，可能需要先行食管分流术而非一期修复。

食管大面积坏死与高死亡率相关。若能行内镜检查，注意检查黏膜缺血改变情况，这类情况需要行急诊食管切除、近端食管造口分流术，后期重建完整消化道。

五、穿透性创伤

（一）刺伤与火器伤

评估和管理胸部穿透性创伤最好根据解剖结构来分析[118]，包括胸壁、大血管和其他主要血管结构、气管和主支气管、肺实质、心脏、食管和膈。每个结构可能独立受损或与其他胸内、胸外结构同时受损。胸部损伤评估要基于解剖学，系统、快速鉴别损伤并开始治疗。胸部穿透性损伤可能表现轻微，也可能严重，治疗首先是快速评估患者受伤的严重情况。即使表面"稳定"的

患者，也可能由于张力性气胸、心脏压塞及胸腔内大量出血，导致病情急速恶化危及生命。

完成初步检查后，应评估患者的伤残情况，特别是明确穿透性损伤的位置和机制，尤其是可能遗漏的很小的伤口。必须充分暴露、仔细检查关键区域，包括腋下。中心伤口与周围伤口临床意义不同。除了胸部损伤外，下胸与上胸伤口还分别提示可能存在腹部和颈部损伤。刀刺伤与枪弹伤的潜在穿透深度和周围器官损伤程度有所不同。刀伤局限于刀刃直接造成的伤口，仅将手动能量传递给周围组织。枪弹伤把子弹的质量和速度产生的动能传递给周围组织（动能 = 1/2 × 质量 × 速度^2），除了沿直接的伤口造成损伤外，还把动能转向周围组织产生放射损伤。伤口可分为"低能量转移"和"高能量转移"[119]。一般手枪伤是低能量转移伤，高速步枪是高能量转移伤。初步调查中都应考虑到这些问题进行评估。

（二）胸壁损伤

胸壁为胸内容物提供坚硬的支撑和保护。局限于胸壁的损伤几乎无须手术干预。包括肋间血管损伤引起的血胸和乳内动脉损伤，通常可以通过结扎或电灼治疗。高速弹片或猎枪造成的爆炸伤能导致胸壁大量组织缺失，包括软组织和骨性胸廓。这类损伤可先用无菌敷贴或软性 Esmarch 敷料覆盖，胸腔内放置胸管维持肺膨胀、控制漏气。可以二期使用背阔肌、胸大肌、前踞肌或网膜行旋转皮瓣或游离皮瓣完全修复缺损。

（三）气管和支气管穿透性损伤

气管和主支气管穿透性损伤很少，占胸部创伤入院患者 1%～2%，但这类损伤性质严重，患者多有呼吸窘迫[120]。遵循 ATLS 原则，行气管内插管管理气道以获得充足通气是治疗第一步。绝大多数气管钝性伤发生在隆突 2.5cm 内，近 3/4 穿透性气管支气管损伤发生在颈部气管[121]。针对更近端喉气管损伤要考虑可能会行手术建立气道，尤其是经口气管插管困难或不可行时，要立马手术。一项研究发现，这类损伤中几乎一半需要手术建立气道[122]。对于远端气管或支气管损伤，环甲膜切开术或气管造口术较气管内插

管没有任何优势。枪伤是中央气道损伤最常见原因，刺伤也可能损伤中央气道，但多发生在颈部[123, 124]。

气道损伤表现包括皮下气肿、咯血、气胸、放置胸管后漏气。胸部X线片可能看到气胸、纵隔气肿、肺或肺叶膨胀不足引起肺不张，肺沿肺门外、下方（而不是内、上方）萎缩时还能看到"Kumpe肺坠落征"[125]。气管或肺门损伤很难保证有效通气。胸膜腔内损伤会形成气胸，应立即放置胸管，若大量漏气应高度怀疑主支气管损伤。即使胸管引流没有漏气也不能排除损伤。邻近支气管边可暂时封堵漏口，血块堵塞支气管也能防止受伤处漏气。对于可疑支气管损伤的患者，插管和支气管镜检查是治疗的第一步。胸膜外或纵隔损伤可能不会造成气胸，但会有大量纵隔空气或皮下气肿。

运用软性支气管镜彻底检查气管支气管仍然是诊断的金标准。当怀疑有近端气管损伤时，可以利用支气管镜进行插管，彻底检查气道。患者清醒下就可以进行纤支镜引导气管插管，气道建立后再镇静麻醉。气管近端损伤最好先在损伤远端气管插管控制漏气。主支气管损伤初步治疗更具挑战。可用支气管堵塞导管或Fogarty导管封堵伤侧控制大量漏气、防止通气不足。如果条件允许，可使用双腔气管插管对气管未损伤侧单肺选择性通气。气道损伤会导致大量血液涌入气管支气管影响通气，尽量多用支气管镜行气道灌洗直到气道清洁。

气管、支气管损伤外科治疗遵循肿瘤的气管支气管切除缝合原则（图7-10）。近端气管损伤可以选择颈部切口或正中开胸入路，其余更远端的气管损伤最好从右后外侧开胸。支气管损伤最好从伤处后外侧开胸，但近端左主支气管和隆突损伤最好选右侧入路。进入胸腔后，首先分离肺动静脉控制肺门，由于可能有血管损伤被忽略，因此控制住血管近端很关键。可以用布带或止血带略微包扎血管，快速控制出血、减少空气栓塞风险。然后按标准袖状切除或支气管成形术，将气道切除、清创、可吸收线间断缝合。气道缝合采用无张力手法。在膜性软骨交界处等常见血管不受损的情况下，游离气道减小张力。大的气道缺陷可能需要切除肺，尽量做到保肺。对于肺叶支气管损伤，最好采用标准或袖式肺叶切除术。考虑到因创伤需要全肺切除的患者一般预后很差，要尽量避免全肺切除[126, 127]。术后护理包括积极排痰、尽早停止正压通气，多行支气管镜清除气道分泌物，防止肺不张。与其他胸外科手术一样，早期下床活动至关重要。

（四）肺损伤和血胸

继发于穿透性创伤的肺损伤包括刺伤胸膜或肺实质引起的小的撕裂，枪伤继发大的肺损伤。初步评估除基本的ABC外，病情稳定的患者还需行常规胸部X线检查。血胸和血气胸光靠查体不够，尤其是症状轻微、情况稳定的患者。对于没有症状且胸部X线片正常的患者，再观察一段时间后仍无异常的话，就能出院[128]。观察时间长短仍有争议，但一般6h后拍摄X线片足以发现迟发性血胸或气胸。事实上，所有胸外伤患者中只有不到1/5需要放置胸管治疗[129]。

为避免造成气胸和胸膜腔污染，一般不建议对胸部伤口进行局部探查。所有因穿透性创伤引起气胸或胸腔积液的患者，均应行胸腔闭式引流。即使气胸量或液体量很小，仍建议该操作。胸腔闭式引流可以监测出血及其他大出血、有开胸指征的情况。另外，它可以防止血血栓堆积导

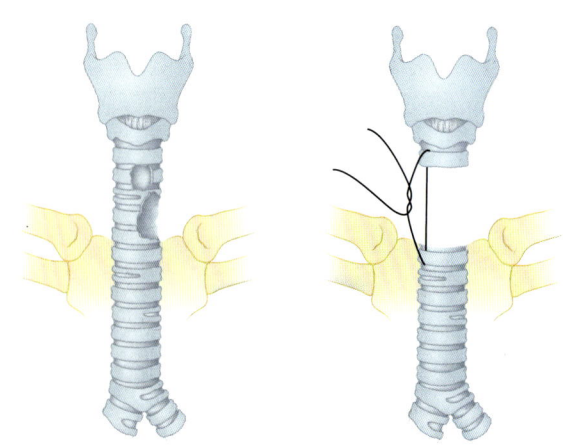

▲ 图7-10 颈部气管枪伤后切除、缝合

引自 Lee RB: Traumatic injury of the cervicothoracic trachea and bronchi. *Chest Surg Clin N Am* 7:300, 1997

致引流困难,避免后期胸膜剥脱的可能。若患者胸管引流很少且无漏气,可在术后第一天拔除胸管出院。若有持续出血,则需要开胸或视频辅助胸腔镜手术(VATS)。如果胸管插入时就有大量出血,应不采用胸腔镜而直接急诊开胸。

大多数肺裂伤不需要手术,胸腔闭式引流就能治愈。一项研究纳入 755 例胸部穿透性损伤,一半以上是枪伤,只有 8% 需要开胸[130]。胸腔内引流同时重建胸膜贴合区,能将引起低血压的出血静脉加压、并且密封漏气口。即使是战争相关高速创伤,胸管引流、抗菌治疗和伤口护理等保守措施也能起效[131]。胸管插入时出现大量漏气要考虑是否有支气管损伤,及时进行支气管镜检评估,必要时开胸检查。

当需要开胸时,基本规则是尽可能多地分离肺组织,避免切除解剖结构。从后外侧入路开胸抵达肺门,用双腔管或支气管堵塞导管迅速隔离伤侧肺,受损肺组织萎缩后进行无张力修复或切除肺组织有助于防止空气栓塞。与所有穿透性胸部创伤开胸一样,早期用布带或血管带控制肺门和肺血管,可快速控制血流以便发现之前遗漏的中央损伤。手术尽可能不伤及其余解剖结构。钉仓切除受损组织时在伤口周围会留出一定边缘。为止血,应用宽边血管吻合器处理血肿。如果钉仓线不足以止血,可以在钉仓基础上缝合加强止血。将线性吻合器钉砧座插入气道并启动吻合器进行"切除术",可以暴露出深部弹伤引起的持续性出血。如果有广泛组织损失,有必要切除受伤的肺叶。文献显示,死亡率与手术范围直接相关,从切除术的 13% 到肺切除术的 50%[132, 133]。多项研究已经把切除范围和钝性损伤机制作为死亡独立预测因子[133, 134]。尽量避免肺切除术,除非其他手段难以实施。考虑到胸膜腔污染及围术期感染、支气管胸膜瘘的风险,切除气管时支气管残端需要一定的覆盖。

创伤致胸腔出血后开胸的时机得到广泛讨论。如果放置胸管后立即引出 1500ml 以上或者置管 3h 后引流超过 250ml/h 时,建议开胸[135]。胸引量轻微变化都被当作手术干预出血的指征。然而最近一项多中心试验显示,死亡率随着胸腔引流总量线性升高,推荐在伤后最初 24h 内将 1500ml 作为手术干预的特征。

(五)心脏损伤

心脏穿透性损伤极难管理[136],是当代城市创伤中引起死亡的主要原因之一,院前死亡率和院内死亡率占比高。大多数患者到达医院前已死亡,几乎 2/3 的患者到达创伤中心时已经没有生命体征。不同研究该损伤死亡率亦不同。不难看出,该损伤机制直接影响了生存。心脏穿透性损伤一般为两种:刺伤或枪伤。钝性创伤导致肋骨或胸骨骨折断端刺伤心脏较少见。枪伤比刺伤死亡率更高,因为刺伤通常能迅速封堵裂口产生心脏压塞,让患者有时间进行相关治疗。枪击伤会产生更大、更不规则的伤口,由于心包囊不完整导致出血不能自行填塞。治疗濒死或危急的心脏穿透性损伤患者的措施包括气管插管管理气道、建立静脉通路容量复苏、左前外侧入路开胸。这一入路使心脏快速暴露,缓解出血产生的心脏压塞,允许外科医师进行心脏按压,控制住心脏损伤,交叉钳钳住降主动脉保证大脑和冠状动脉供血,在失血和休克的情况下进行容量复苏。

患者入院时的生理状况对预后判断有很大作用。临床表现取决于心脏压塞程度和失血量。冠状动脉损伤很少见,但可出现缺血使心肌功能障碍导致血流动力学不稳定。一项 105 例心脏穿透性损伤患者的前瞻性研究显示,入院时生命体征衰竭需要急诊开胸的患者死亡率为 86%,相对稳定能运送到手术室开胸手术的患者死亡率则为 26%[137]。如果术中主动脉用了交叉钳夹,患者预后不良概率大(死亡率 89%),可能因为这些患者入院时生理状况已经很差。该研究中穿刺伤(65%)的存活率明显高于枪伤(16%)。多项研究都明确救护车运输、刺伤或枪伤、窦性心动过速和到达急诊时的生命体征,是心脏穿透性损伤患者急诊开胸后存活的预测因素[138]。

所有心脏穿透性损伤都可能致死,目前尚不清楚心脏哪块区域受伤后预后更差。心脏穿透性损伤中超过 1/3 会导致右心室单独损伤,1/4 出现左心室单独损伤[101]。此外,30% 的患者会有多心室损伤。心室损伤中，因为位置特别靠前，右心室损伤似乎更常见。心房由于尺寸较小且位置的优势，受伤较少。心包内大血管损伤也不常见。虽然损伤某一解剖结构不一定预示着预后差，但多心室损伤和复杂心脏伤预后多比单腔损伤更差。

虽然多数心脏受损时有明显的临床表现，如血流动力学不稳定、心脏附近有穿透性损伤，但对其他病情稳定、可能有隐匿性心脏损伤的患者也要进行必要的评估和诊断。必须明确心脏损伤，即使小的心脏刀伤也不可能自行愈合，最后都会形成心脏填塞。由刀或子弹在心包产生的伤口常被血血栓或心包脂肪填堵。心脏出血积累后会影响心房心室的充盈。据报道，胸部穿透性刺伤中无症状的患者，心脏隐匿性损伤发生率高达20%[139]。心前区右侧或左侧的胸部、胸腹部、腹部的穿刺伤都建议进行检查。心动过速通常是前负荷减少和填塞前期最早表现。出血填满心包时，机体必须提高灌注压力克服心脏压塞压力，保证右心和左心充盈，导致临床出现颈部静脉扩张、奇脉（吸气时收缩压降低脉搏显著减弱或消失）。在嘈杂的急诊或低血容量患者中，这些症状可能很轻微，难以被发现。

有几种方法评估隐匿性心脏损伤。血流动力学不稳定的患者要立马进行 FAST 创伤重点超声评估。超声心动图在心包积液方面检测敏感，在临床出现症状前就能检查出填塞有关特征，如心房或心室的舒张期萎缩。心脏超声和超声心动图被广泛用于心包内穿透性损伤[140]。对于心包损伤、病情稳定的患者，超声心动图检查特异度达97%，敏感度达90%[141]。

入院后未及时手术的患者预后较差，基于此，所有胸部穿透性损伤、超声心动图或 FAST 检查发现心包游离积液、怀疑撕裂口血血栓的患者均应行外科手术探查。一项研究中，3 名病情稳定同时超声检查发现撕裂口血血栓的患者中，有 2 名病情进展，只有 1 名存活[142]。即使超声心动图显示心包少量积液的患者，在手术探查时都发现有严重心包损伤[143]。

CT 扫描是另一种评估心脏损伤情况的无创检查，但仍可能发现不了微小损伤或少量心包积液。CT 尽管对少量积液不敏感，仍是识别和定位心包或心内异物（如子弹和枪弹）的有效方式。为防止栓塞和感染，多数情况下都应去除这些异物。由于成像方式缺乏敏感性，当超声心动图正常但血流动力学不稳定暗示有心脏损伤时，要高度怀疑并且采取更积极的有创操作。所有穿透性创伤且超声显示心包积液的患者均应行心包切开术，优先采用剑突下入路[144]。推荐尽量选择小切口进行探查，病情稳定的患者可以从剑突下入路心包开窗（图 7-11）[139]。通过腹腔镜或胸腔镜也能进行心包开窗[145-147]。如果心包切开后发现有持续出血，应正中开胸更好地暴露出心脏和大血管。

1896 年首次报道 1 例心脏穿透性创伤的成功修复：德国法兰克福 1 名外科医师 Ludwig Rehn 从左侧开胸、用丝线缝合治疗 1 名右室刺伤出现失血性休克的 22 岁男性[148]。当今心脏穿透性损伤的治疗遵循心外科手术的基本原则。如果怀疑心脏损伤，在时间允许的情况下应把患者转移至手术室行正中开胸，或就从左前外侧沿第 4 肋间隙开胸，必要时将范围经胸骨扩大至右胸。血流

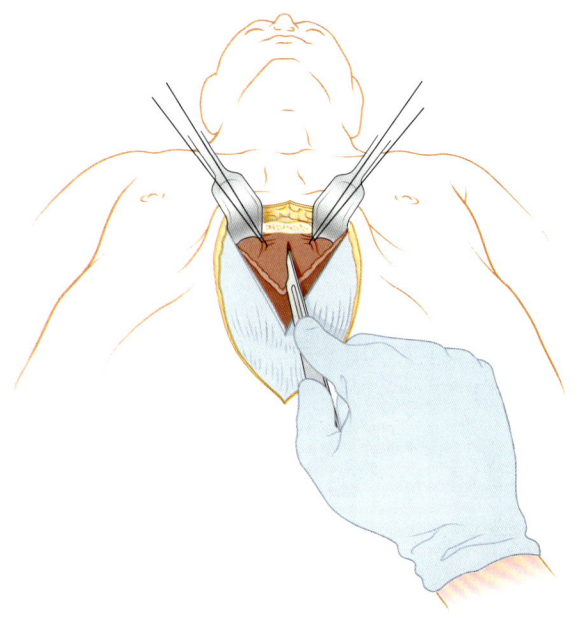

▲ 图 7-11　心包窗口下剑突入路

引自 Brown J, Grover FL: Trauma to the heart. *Chest Surg Clinic N Am* 7:325, 1997

动力受损、怀疑心脏损伤时不主张微创手术。对于病情稳定且诊断不明确的患者，可以选择单侧VATS或腹腔镜探查。心室刺伤应使用褥式全层缝合，为防止心肌撕裂使用 2-0 大针、Ethibond 缝合线和 Teflon 拭子。出血用手压或海绵球压住直到可以缝合。一般不提倡将 Foley 球囊充气填补心室或心房缺损，这样可能影响三尖瓣或二尖瓣的瓣膜功能或阻塞左右心室流出道，而且使用 Foley 导管会增加肺部空气栓塞或卒中的风险。

心房损伤建议用 4-0 聚丙烯缝线修复。根据心房缺损组织量和大小，小的可以使用棉拭子，较大缺陷可用自体心包修补。出血可能非常多，需要大量输血。如果有灌注师，术中应尽早使用血液回收装置。冠状动脉损伤是一类特别的损伤，并且死亡率很高。出血、早期心脏压塞和随后出现的心肌缺血，会导致心力衰竭继发血流动力学不稳定，应尽可能缝合冠状动脉控制出血，同时不完全封堵冠状动脉血供（图 7-12）。

冠状动脉左主干和前降支动脉作为大部分心肌的供血来源，损伤能产生灾难性后果。可以用止血钳末端夹小纱布压迫损伤近端和远端的动脉暂时控制出血。直接缝合或非体外循环下冠状动脉搭桥可行性低，除非在设备完善、有经验丰富的外科医师的情况下才考虑。结扎缝合冠状动脉主干是最后选择。如果结扎后血流动力学不稳定，应考虑进行体外循环，并在结扎区远端进行冠状动脉搭桥术。

心包内大血管由于分段较短，损伤不常见，但死亡率很高。一个研究中的心包内主动脉损伤的患者均死亡[149]。心包内主动脉撕裂可以用基本的血管操作、侧壁血管钳和 3-0 proline 缝线进行修复，修复时可以临时阻断下腔静脉（IVC）和上腔静脉（SVC），尽量减少出血。枪伤导致的巨大主动脉破裂一般都致命，但如果有条件行体外循环，最好使用主动脉交叉钳夹进行修复和缝合。

上下腔静脉损伤也很难控制。为暴露损伤，抬起或拉动心脏常会导致低血压患者血流动力学不稳定。因此，容量负荷很重要。可以用侧壁血管钳控制较小的外周损伤，但如果不小心伤及脆弱的组织可能导致医源性损伤。胸管和气管插管等分流设备用来控制出血，但用起来很不灵活。一定注意不要加重原本损伤。体外循环可用于上下腔静脉引流，能更好地控制复杂损伤。可能需要体外循环的情况包括其他措施无法控制的出血、冠状动脉损伤、瓣膜损伤、心内间隔缺损和心内有异物滞留[148]。虽然紧急的心脏穿透性损伤很少用体外循环，但若及时使用仍有可能成功救治患者[150, 151]。心脏穿透性损伤患者的预后中，枪伤存活率低于刺伤，多室损伤或心包内大血管穿透性损伤的生存率比单室损伤约低 1/4。生理状态差的患者生存率低于生理状态较好的患者[149]。

（六）空气栓塞和子弹栓塞

如果不排除相关伤害，子弹和其他弹片不会自发从胸部移除。异物对心脏的栓塞很少见，而当弹片从外周伤害的部位向血管内迁移时就会发生这种情况。诊断可以通过胸部 X 线片、CT、超声心动图、胸部透视做出。从去除所有心内异物到期待治疗，对于无症状患者的心内异物的管理一直存在争议，而大多数外科医师建议灵活管理。

首先必须确定心内异物的存在是栓塞而不是

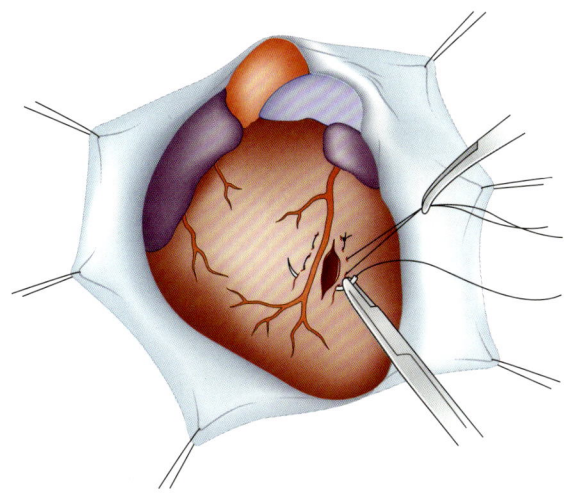

▲ 图 7-12　冠状动脉旁心室损伤的缝合修复
引自 Blaisdel FW, Trunkey DD, editors: *Cervicothoracic trauma*, ed 2, New York, 1994, Thieme Medical Publishers

源自直接胸部损伤。心内异物导致的直接损伤明确要求进行正中开胸以评估穿透性心脏损伤。但是，如果没有胸部损伤，可以假设心内弹片是栓塞。检查应包括胸部 CT 和二维超声心动图[152]。CT 扫描有助于定位异物。超声心动图证实其存在并确定栓子相对于其他心脏结构的确切位置及是否存在瓣膜功能障碍或间隔缺损。此外，超声心动图可以确定弹片是固定的还是可移动的。由于它们的栓塞性质，这些弹片通常位于右心。如果这些右侧的弹片看起来稳定并且在超声心动图上没有翻滚运动并且出现在腔室或心室壁中，则可以观察[153,154]。一些作者建议干预较大的（＞5mm）、不规则的、靠近动脉的及左侧腔内或部分嵌入的弹片[155]。

一般而言，如果心脏栓塞弹片位于左侧，可移动，较大或者合并有瓣膜功能不全的症状，则应将其去除，而不推荐使用抗凝或预防性抗生素进行期待治疗，但建议在 3 个月、6 个月和 1 年时进行随访超声心动图检查。

全身性空气栓塞是穿透性肺损伤患者中相对不常见但常常未被认识到的死亡原因。这通常发生在患有中央肺损伤患者的情况下。弹片或刺伤产生了从支气管到肺静脉的瘘管，当患者正压通气时则会产生气栓，这在高气道压力的情况下更常发生。当空气进入冠状动脉时，则会发生心血管塌陷，引起心肌缺血，导致心室颤动或心搏停止。空气栓塞的标志是咯血和源自肺损伤的血性空气泄漏，这可以在术中通过观察冠状动脉中的空气来确认[156]。

如果怀疑有空气栓塞，应立即对患侧进行开胸术，肺门应当被夹住以免产生更多栓子。应将患者置于头低位以防止脑栓塞。当进行开放性心脏按压时，可以使用大规格的针头和注射器通过左心室顶点或通过左心房顶部去除大量的空气栓塞，也可以使用注射器和小规格的针头去除冠状动脉的气栓。大量空气栓塞的结局很差，Estera 及其同事[156]治疗的 9 位患者中只有 3 例存活。预防这一问题至关重要，措施包括肺隔离直到患肺进行修复或切除，以防止受伤肺部的正压[157]。此外，快速的体外循环机制可以恢复循环，同时进行肺切除和心脏除气[158]。

（七）大血管损伤

超过 90% 的大血管损伤患者患有穿透性胸部创伤[159]。胸部大血管包括升主动脉、主动脉弓和降主动脉、无名动脉和无名静脉、锁骨下动脉和锁骨下静脉、肺动脉和肺静脉。大血管的损伤难以处理，大多数患者在到达医院之前已经死亡。到达医院的人中，大多数需要在急诊科立即开胸手术[160,161]。由于这些患者的不稳定性，以及他们需要立即进行外科手术，因此胸部大血管损伤的检查受到限制。然而，胸部 X 线片可能显示血胸、血气胸或纵隔血肿。

对情况较为稳定的患者进行的进一步检查应包括针对心包视图的 FAST（创伤超声评估方案）扫描和胸部增强 CT。这对于经纵隔枪伤的患者尤为重要[162,163]。鉴于新一代 CT 机的灵敏度以及扫描速度的提高，增强 CT 正代替 X 线血管造影成为这些损伤新的诊断方式。此外，CT 扫描可以发现其他胸部损伤。在没有足够的 CT 机或专门的创伤放射科医师的医疗中心，X 线血管造影仍可用作处理某些损伤的诊断工具及治疗性干预方式。

胸部大血管穿透性损伤的初始处理是迅速开胸手术手动填塞损伤或用血管钳控制损伤。锁骨下的损伤由于位于锁骨后而很难填塞，因此建议将 Foley 气球插入颈部伤口并施加拉力以填塞出血，直到可以更好地控制出血[164]。

胸部血管损伤的最终处理遵循血管修复的原则。主动脉损伤通常是致命的，因此快速暴露并控制这些损伤是至关重要的，而切口的选择则不能过分强调。升主动脉和主动脉弓损伤最好通过正中开胸。手动加压或使用血管钳控制出血后可以进行初步修复。如果没有体外循环，则不可以交叉钳夹升主动脉，因为常温条件下，患者无法耐受大脑血供的停止。体外循环和超低温心脏停搏已应用于复杂血管损伤的修复[165]。胸主动脉的损伤应选择左侧开胸入路。降主动脉可以交叉钳夹以实现近端和远端控制并执行初步修复或置入移植物。

肺动脉或静脉损伤时，最好通过后外侧开胸。对肺动脉的近端控制应当是第一步，这可以通过放置和收缩止血带来实现，以减少失血且更好地观察血管修复情况。肺静脉损伤可进行类似的控制。初步修复应尝试进行，而避免肺切除术，以免造成与手术相关的发病率和死亡率增加。

腔静脉和无名静脉损伤也使用标准血管技术进行修复。心包内的上腔静脉和下腔静脉可能难以暴露和修复，因此可通过右侧开胸术或正中开胸术接近。无分流的上腔静脉或下腔静脉结扎与生存率不相关。通过正中开胸可以最好地修复无名静脉损伤。如果存在足够的侧支静脉引流而无法进行修复，则可以结扎无名静脉。

锁骨下血管是最常受伤的胸部大血管，特别是考虑到它们在穿透性颈部损伤中的暴露和脆弱性[161]。用于控制出血的手术暴露让这些损伤具有挑战性。已经有许多入路被推荐用来控制锁骨下血管出血，包括锁骨切口、锁骨切口联合胸骨正中开胸术（图 7-13）、"trapdoor"或上胸骨开胸联合第 4 肋间开胸术（图 7-14），或使用第 2 或第 3 肋间的高位开胸术切口（图 7-15）。这些技术各有长处，切口的选择应基于外科医师对该方法的熟悉程度以及血管损伤是左侧还是右侧、近端还是远端。通过胸骨正中开胸术难以控制左

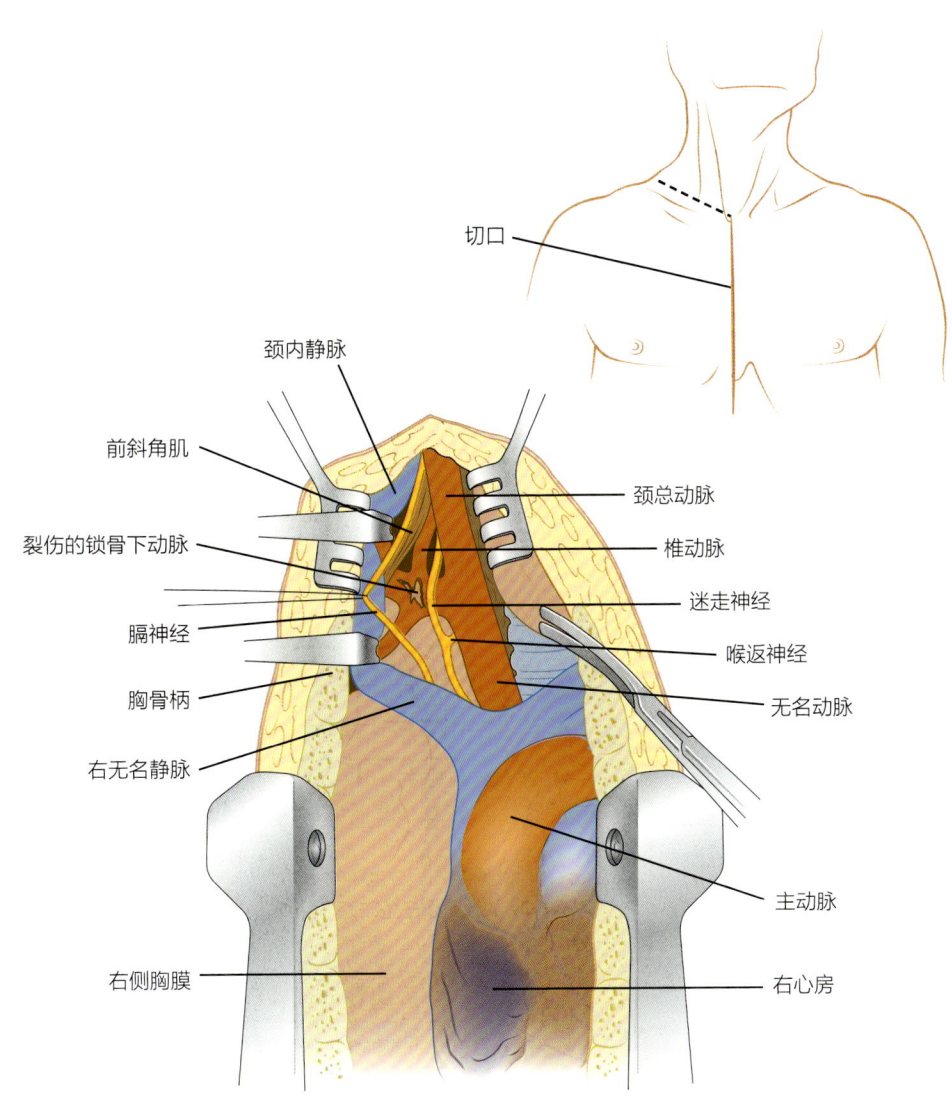

▲ 图 7-13　锁骨下切口和胸骨正中开胸术用于暴露和控制近端无名和右锁骨下动脉
引自 Ravitch MR, Steichen FM, Schlossberg L: *Atlas of general thoracic surgery,* Philadelphia, 1988, WB Saunders, p147

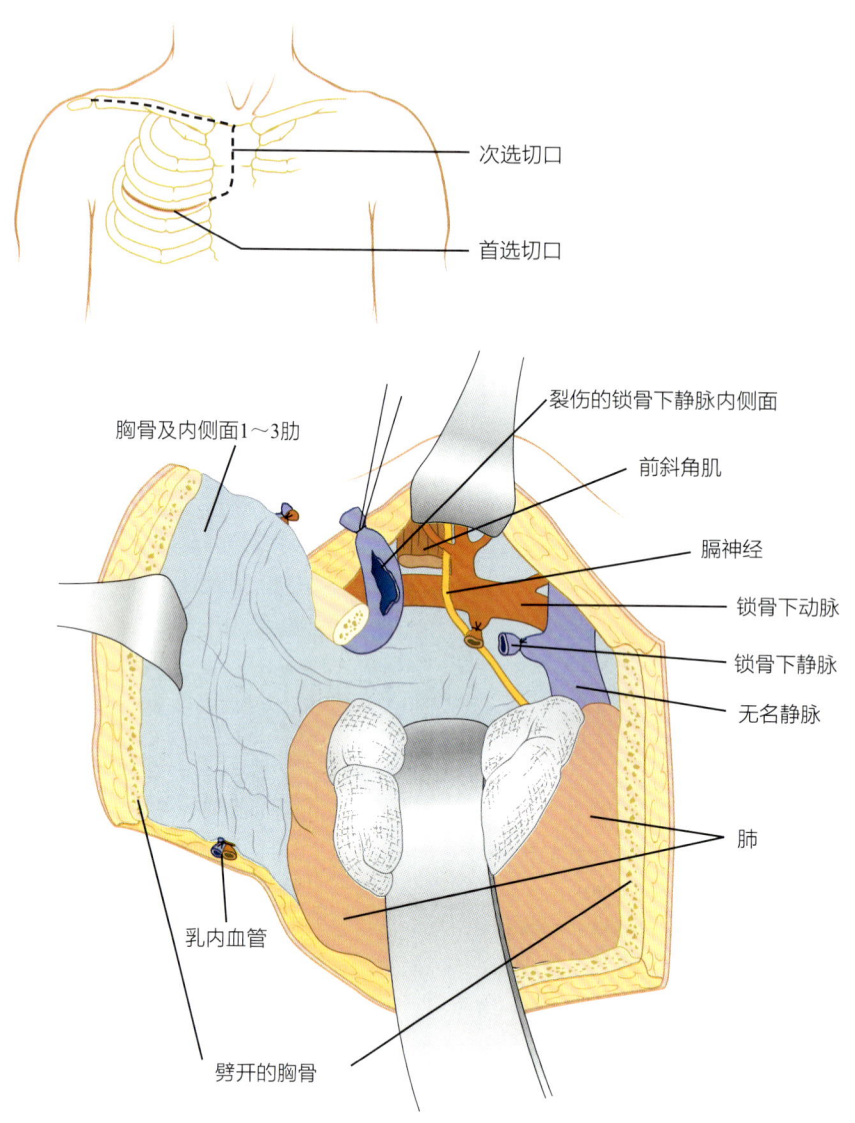

▲ 图 7-14 "Trapdoor"切口用于暴露和控制远端右锁骨下动脉损伤，也可用于左侧
引自 Ravitch MR, Steichen FM, Schlossberg L: *Atlas of general thoracic surgery*, Philadelphia, 1988, WB Saunders, p155

侧锁骨下动脉的损伤。通常，这些损伤可以初步修复，或必要时通过自体静脉或假体移植物置入来修复[166]。

目前，血管内支架置入在非主动脉大血管损伤中的作用正在被认识[96]，非创伤性颈动脉和锁骨下动脉病变的支架置入术已有充分的报道，但对创伤性损伤的应用则较少。据估计，超过 1/3 的非主动脉大血管损伤适合支架置入，但是有几个原因使这一领域缺乏进展，包括与靠近动脉起点处损伤相关的内漏高风险、多个血管分支点的闭塞和远端缺血风险等。迄今为止有限的系列病例报道称，血管内支架置入术在特定病例中是安全有效的，在非创伤性病变中的成功率高达 95%。由于狭窄或血栓形成导致的早期移植失败率及由于内膜增生导致的晚期失败率在 5%～10%[96]。

（八）膈肌损伤

穿透性创伤中的膈肌损伤较难诊断，尽管一旦做出诊断，其处理较简单。乳头连线及以下的任何穿透性损伤均应考虑有导致腹部和胸部损伤及穿透膈肌的可能。处理中的两难困境是如何诊断损伤并检查胸部和膈肌是否有损伤。膈肌的损伤可能很小，但由于可能发生潜在的相关腹部损

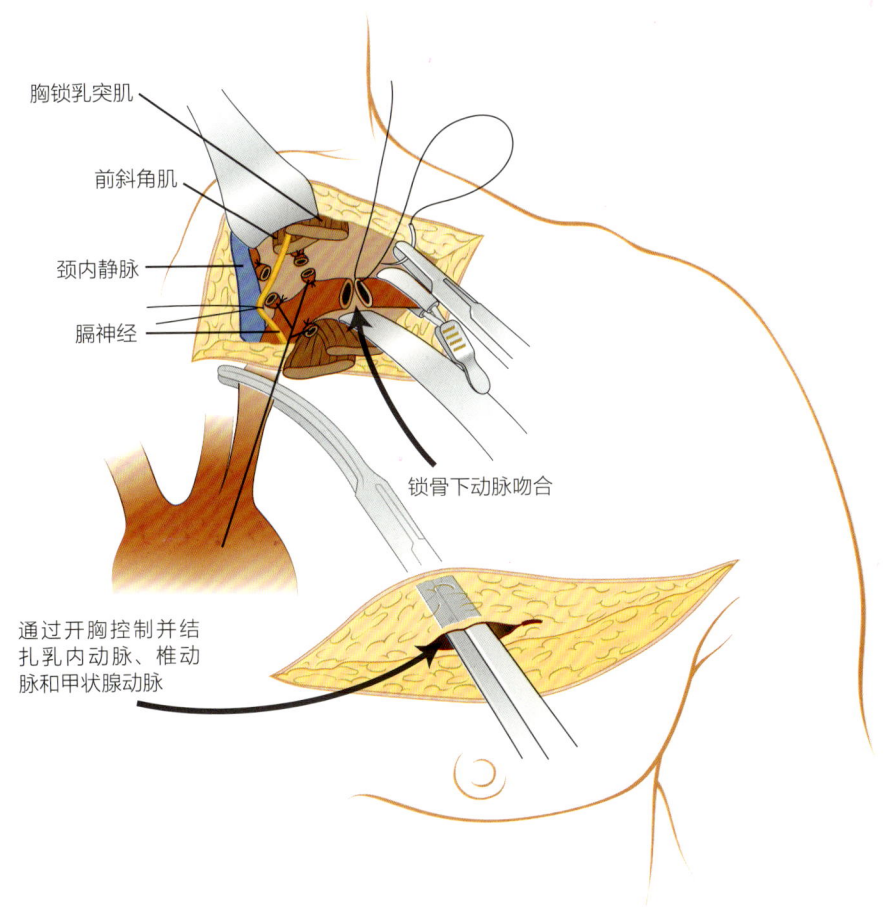

▲ 图 7-15　锁骨切口用来暴露和控制远端左锁骨下动脉损伤，单独的前上开胸术进行近端控制
引自 Ravitch MR, Steichen FM, Schlossberg L: *Atlas of general thoracic surgery*, Philadelphia, 1988, WB Saunders, p150

伤及慢性膈疝合并肠道嵌顿等长期的后遗症，需要进行修复。诊断膈肌损伤的无创手段包括胸部 X 线片和胸部 CT。然而，这些方法对于膈肌损伤的诊断并不可靠，准确率仅为 50%[167]。用于诊断穿透性膈肌损伤的其他更具侵入性的方法是诊断性腹腔灌洗（DPL），但这也可能漏诊膈肌损伤。因此，有人建议在某些穿透性创伤的患者中进行剖腹探查，具体而言为穿透性伤口位于前方第 4 肋间隙、侧方第 6 肋间隙，或后方第 8 肋间隙以下的患者进行探查[168]。腹腔镜检查和胸腔镜手术已被用于提高诊断敏感性，以代替剖腹探查评估膈肌。胸腔镜手术已被证明是评估膈肌、诊断和治疗各种胸部创伤的安全可靠的方法（框 7-3）[146, 147, 169]。

显然，任何有开胸或剖腹探查指征的人都应该在手术时检查膈肌。对于没有明确手术指征的

患者，在膈肌附近有高速损伤的条件下，或者在 X 线片表现有异常且膈肌处有伤口的条件下，胸腔镜是一种合理的检查方法。由于胸腔镜检查快速简单，因此当诊断不确定时，应使用胸腔镜检查，并可以使用胸腔镜联合标准缝合技术连续或间断地进行膈肌的修复。如果需要剖腹探查，可以经腹部修复膈肌，应使用（聚丙烯）间断修复而不是膈肌连续缝合。

根据一组 171 例的胸部穿透性创伤患者的研究提出了一种识别隐匿性膈肌损伤的方法。得到初始胸部 X 线片后，如果存在气胸或血胸，则放置胸腔闭式引流管。此外，需要进行 DPL 或腹部 CT 以评估腹部损伤。如 DPL 或腹部 CT 显示腹部损伤或血胸严重，则患者应进入手术室应用剖腹探查或开胸术评估膈肌情况。对于病情稳定且无须开胸或剖腹探查的患者，当出现以下两项

> **框 7-3　胸腔镜手术在胸部创伤中的作用**
>
> **适应证**
> - 进行性血胸的治疗
> - 迟发性血胸的治疗
> - 持续性气胸的治疗
> - 膈肌损伤的诊断和治疗
> - 心包开窗以缓解心脏压塞
> - 胸导管损伤的处理
> - 创伤后脓胸的治疗
> - 异物移除
>
> **相对禁忌证**
> - 凝血功能障碍
> - 已行开胸术
>
> **绝对禁忌证**
> - 血流动力学不稳定
> - 可疑心脏损伤
> - 可疑大血管损伤
> - 无法耐受单肺通气
> - 无法耐受侧卧位

或多项结果时，建议对膈肌进行胸腔镜检查：胸部 X 线片异常、相关腹部损伤、高速损伤、乳头连线及下方的损伤或右侧伤口[170]。

（九）食管损伤

由穿透性损伤引起的胸内食管损伤很少见。食管更常见于颈部受伤，食管在此处最容易暴露；然而，胸部食管损伤具有很高的发病率和死亡率。在一项多中心横断面研究中，伴有食管损伤的胸部创伤，其手术干预需求增加近 3 倍，而死亡率几乎增加了 20 倍[171]。造成这种情况的原因是多方面的。鉴于其在胸部的中心位置，相关的伤害在此系列中极为常见（98%）[172, 173]。此外，除非经过特别检查，否则可能会遗漏这些损伤。最后，食管修复在技术上有难度，且与并发症相关。一项关于穿透性食管损伤的多中心研究表明，食管损伤的术前检查导致手术延期和较差的结局[174]。其结论是，如果要对损伤选择性评估和处理，应迅速将患者转移到手术室。如果无法做到这一点，建议迅速进行手术探查。

是否进行食管损伤的检查取决于患者的稳定性。如果纵隔伤或经纵隔枪伤的患者病情稳定，则应立即行胸部增强 CT 检查并通过鼻胃管注射胃肠造影剂。这有助于描述相关损伤和子弹弹道，并有助于选择手术术式。如果患者的病情不足以行 CT 扫描且需要进行急诊手术探查，则应首先进行术中纤维支气管镜检查和食管镜检查，然后在怀疑发生严重相关损伤的一侧行开胸术。如果损伤无法确定，应在左侧行开胸术，以便必要时可以接近降主动脉交叉钳夹。优选通过双腔气管插管或支气管封堵器进行肺隔离，造成肺不张以提供更好的视野并优化损伤的修复。用于诊断食管创伤的纤维内镜检查已被证明是一种极好的诊断工具（灵敏度为 100%，特异度为 96%，在一项研究中准确度为 97%）[175]。利用食管镜在充满生理盐水的胸腔里进行术中充气可以帮助识别小的损伤。而更多的近端损伤最好通过右侧胸部第 5 肋间隙探查，特别是显示存在相关的气道损伤。支气管镜检查则对检查气管和更远端气道的损伤十分必要，食管胃交界处周围的远端食管损伤则最好通过左侧胸部第 6 肋间隙开胸探查。

胸部食管损伤应使用初步缝闭及充分的引流来修复。及时识别食管损伤至关重要，且必须修复。漏诊使得在已经历过一次生理损伤的患者中出现纵隔污染和随后的败血症。单纯的非手术胸腔闭式引流在治疗穿透性食管损伤方面没有作用。在这种情况下的死亡率为 50%[176]。

受伤的食管应行清创，恢复到干净并有活性的组织。与其他食管修复一样，采用双层缝闭，注意使用可吸收缝合线闭合黏膜层，其上覆盖第 2 层，用不可吸收缝合线闭合肌肉层。如果损伤靠近胃食管连接处，修复时应以肋间肌瓣或胃底覆盖。应使用多个胸腔引流管以确保一侧胸腔的充分引流及完全的肺复张以将胸膜紧贴在封闭物上。除引流管外，应在损伤区域附近放置柔软、封闭的吸引管（如 Jackson-Pratt 或 Blake 引流管）。如果修复术后证明有漏，可以缓慢取出胸管，患者最终可以带 Jackson-Pratt 引流管从医院出院，控制漏直至其闭合。在初次手术时或第 2 次手术时，应考虑术中放置胃和空肠营养管，以便术后出现漏时可以肠内营养支持。术后第 7 天可用食管钡餐检查行食管修复评估。

六、胸部创伤的并发症

对胸部创伤后并发症的完整讨论超出了本章的范围，但是框 7-4 中列出了较为常见的问题。许多并发症及其疗法与非创伤条件下类似，读者可参考本书相关部分；但是，胸部损伤特有的几个问题值得注意[177]。

（一）急性肺损伤和呼吸窘迫综合征

在美国，高达 20% 的急性呼吸窘迫综合征（ARDS）病例由胸部创伤引起。无论是直接损伤肺实质还是严重受伤患者的后遗症，ARDS 的死亡率仍约为 50%。ARDS 与急性肺损伤的鉴别可能很困难，有时也包括在疾病谱中；两者都表现为急性的非静水性肺水肿，胸部 X 线片上的浸润和低氧血症，这些症状在 ARDS 中通常更重[178]。随着免疫能力的改变和炎症细胞因子的产生，全身性炎症反应会发展且可以进展为感染性休克和有明确感染源的 ARDS[179]。无论病因如何，ARDS 的发展都难以预测，但有几个因素会增加这些患者的 ARDS 风险（框 7-5）。

对于 ALI 和 ARDS 主要采取的是支持性治疗，旨在纠正导致肺部问题的潜在病因[180, 181]。其他疗法包括机械通气支持、适当的营养支持、液体需求最小化、减少气压伤的允许性高碳酸血症，以及不断改变体位使肺水肿重新分布。药物治疗包括吸入一氧化氮、外源性或雾化表面活性剂、皮质类固醇及使用介质定向治疗，如非甾体类抗炎药和针对内毒素的单克隆抗体。此外，体外膜氧合已被用于支持这些患者。虽然大多数药物在前瞻性研究中没有显示出明显效果，但这些非传统疗法仍具有很大的前景。

（二）肺炎

在任何多发伤后，肺炎仍然是最常见的感染性并发症，特别是涉及胸腔的创伤。其发病率随着气管插管的持续时间增长而增加，且与创伤后 50% 的死亡患者相关。医院内获得性肺炎的病因可能很复杂，且与许多因素有关：潜在的肺部疾病、相关的损伤、多种抗生素治疗、上呼吸道定植、初始损伤时的吸入、局部防御系统的损害及免疫反应的抑制。

框 7-4　胸部创伤的并发症

肺部并发症
- 肺不张
- 急性呼吸窘迫综合征
- 急性肺损伤
- 肺炎
- 梗死
- 肺脓肿
- 动静脉瘘
- 支气管狭窄
- 气管食管瘘

胸膜腔
- 脓胸
- 支气管胸膜瘘
- 机化血胸
- 乳糜胸
- 纤维胸
- 膈疝

血管
- 血栓栓塞
- 空气栓塞
- 假性动脉瘤
- 大血管瘘

胸壁
- 疝
- 持续疼痛

纵隔
- 纵隔炎
- 心包炎

框 7-5　急性呼吸窘迫综合征的危险因素

- 吸入性肺炎
- 穿透性损伤合并肺挫伤
- 闭合性脑损伤
- 骨骼损伤
- 脓血症或感染
- 多次输血
- 胰腺炎
- 凝血功能障碍
- 吸入性损伤
- 烧伤

其诊断通常很困难，只有一半患者出现典型的发热、白细胞增多、呼吸窘迫和胸部 X 线片异常。痰取样对诊断至关重要；在插管患者中侵入性检查则更为必要，如经气管镜或支气管镜的支气管肺泡灌洗术。50% 的流感嗜血杆菌肺炎患者可出现胸腔积液。

起初应使用广谱抗生素治疗，但一旦病原体和抗生素敏感性恢复，就应缩小抗生素用量及种类。治疗中的其他原则包括良好的肺部护理及营养功能的维持。其对肺炎的预防至关重要，包括有效的感染控制、预防性抗生素应用及胃出血控制。

（三）胸膜腔并发症

创伤后脓胸的发生率在 2%～6%，而在置入胸腔闭式引流管后发生胸膜腔感染的患者中这一数字上升至 26%[182]。这种脓胸的治疗与肺炎源性脓胸相同，目的是控制感染、排出脓液、消除残腔、肺完全复张。然而，这种脓胸在某几个方面与肺炎源性脓胸不同。除革兰阳性微生物外，创伤后脓胸通常包括革兰阴性微生物成分，这是合并血胸的常见后果。此外，这些感染的积液通常很厚、体积很小，且不在早期或渗出期出现，需要开胸、引流及积极剥脱[183]。

（四）支气管胸膜瘘

持续性支气管胸膜瘘是肺实质穿透性创伤后的常见问题。通过潮气量减少 30%～50% 可以确定大量漏气，这通常是由于主支气管损伤，需要立即进行手术。持续超过 7～10d 的瘘管是手术干预的指征。据报道使用硬化剂的失败率很高。如果在持续性实质性瘘管中实施手术，建议仔细解剖和闭合，这是因为组织的脆弱性，有时会存在 ARDS 炎症变化。应暴露内部实质损伤，并缝合主要的细支气管。肺实质组织应逐层闭合，脏胸膜用缝合线缝合以减少漏气。如果实质组织没有适当地逐层闭合，则实质腔将持续存在并作为肺脓肿的病灶。瘘管很少需要解剖性切除；必要时楔形切除通常就足够了。

（五）大血管瘘

几乎所有创伤性动静脉瘘都是由穿透性损伤引起的。尽管大部分发生在颈部纵隔区域，但约 30% 在胸腔内大血管中发现[184]。受伤后 1 周，只有 20% 的患者有风险，在 2 周时则增加到 100%。在 12 周时，85% 的患者将具有某种类型的明显临床表现。

手术应在通过放射线检查证实瘘管存在后进行，通常应用血管造影术检查。瘘管"成熟"没有作用，因为静脉高压可以在修复期间和之后引起出血性并发症。对于外周血管建议使用自体静脉补片，而大血管、主动脉和主肺动脉则建议使用移植物修复。目前已有血管内支架置入术和栓塞术的报道；然而，对于较小的血管，建议选择性地使用这些方法。

第四篇 气 管
TRACHEA

第 8 章 气管病变
Tracheal Lesions

Harald C. Ott　Douglas J. Mathisen　著
李单青　译

气管内可发生各种良恶性病变，导致气道阻塞。气管病变的罕见发生及其隐蔽性可能导致对有这些病变患者的延迟诊断。外科和麻醉技术的进步使得对这些病变安全有效的切除、重建成为可能。对于不能进行气管切除和重建的阻塞性病变，仍然没有普遍的确定性治疗方案，但是存在若干缓解措施可获得满意的效果。最近有一些使用组织工程移植物进行气管置换的报道，为这些患者带来了希望。

本章着重于外科上可矫正的气管病变，包括那些涉及声门下喉部的病变。隆突病变的病理学和治疗将在一个单独的章节中讨论。对气管阻塞性病变患者的历史观点、术前评估、手术策略和术后护理进行详细讨论。

一、历史观点

在早年的气管外科领域，人们普遍认为，只有 4 个气管环，或者说大约 2cm（的距离），才可以安全切除、术中重建。Hermes Grillo 医师是现代气管外科之父，是他的工作造就了目前的手术方法。Grillo 等[1-3] 系统地研究了气管切除重建同时没有过度吻合张力的局限性。除此之外，这些研究还阐明了气管的血液供应进入其外侧椎弓根，并且只有通过前后解剖才能实现气管的安全游离。Dedo 和 Fishman[4] 描述了使得较长的气管切除术张力达到最小化的喉部松解策略。这些贡献使人们认识到，在极端情况下，多达 50% 患者的气管可以被切除和重建而没有有害张力。

二、解剖

气管从环状软骨下缘到隆突的长度平均为 11cm，另外还有 1.52cm 的声门下喉道。结构支持来自 18～22 个软骨 C 形环，大约每厘米 2 个环。环状软骨是正常气道中唯一完整的软骨环。气管大部分位于胸腔入口和胸腔内。颈部过度伸展可将气管的一半伸入颈部，屈曲可使大部分气管进入纵隔。

气管的血供是由许多节段性终动脉提供的。上气管的血供主要由甲状腺下动脉的分支提供，下气管主要由支气管动脉的分支提供。这些血管通过非常细的外侧蒂进入气管，并且缺乏节间侧支循环（图 8-1）[5]。喉返神经在气管食道沟两侧上行，并通过内侧的甲状腺软骨下角进入喉。左侧喉返神经伴行气管的整个长度，而右侧喉返神经仅存在于颈部近侧气管的气管食管沟中。

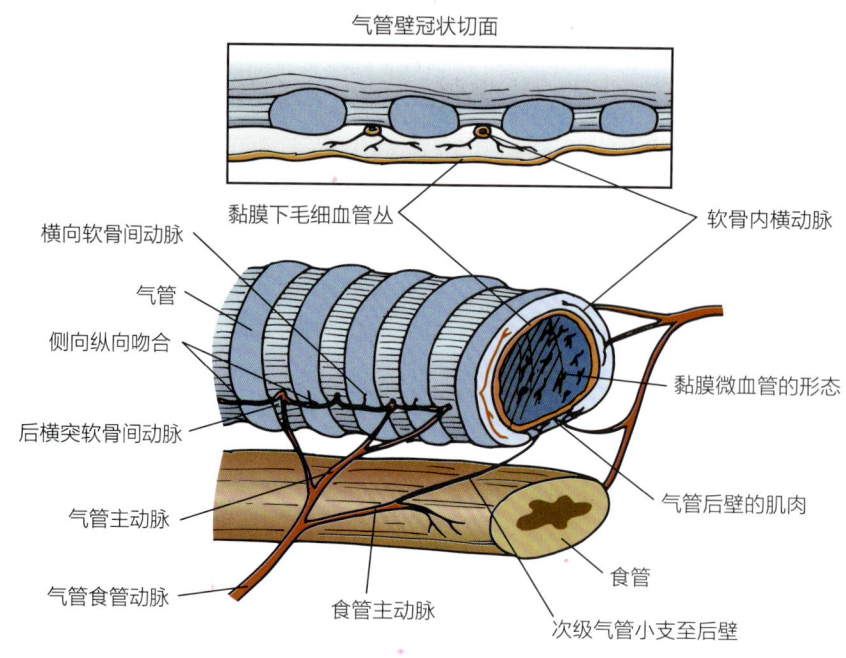

▲ 图 8-1 气管的镜下血供

横向纵行吻合形成的节间动脉穿过软骨环之间的软组织，在气管黏膜下形成丰富的血管网（引自 Salassa JR, Pearson BW, Payne WS: Gross and microscopical blood supply of the trachea. *Ann Thorac Surg* 24:100–107, 1977. Reprinted with permission from the Society of Thoracic Surgeons.）

三、气管病理学

气管的病理类型多种多样，从良性到恶性大多数情况下，气管病变会导致中心气道阻塞，继发呼吸功能不全。其他方面，如气管无名动脉瘘或气管食管瘘，也可能发生并同样有害。直接的外伤、钝伤或穿透伤，可以导致任何程度的气管撕裂或完全破裂。吸入性烧伤通常在近端声门下区损失最大，在远端气道减小。在大多数情况下，气管环不会被破坏[6]。特发性喉气管狭窄似乎是一种独特的疾病，导致声门下区域的炎症过程。这是一个不寻常的问题，几乎只发生在白人妇女中，最常见于30—50岁[7]。

（一）气管插管后损伤

长期以来，气管插管引起的医源性损伤一直是最常见的气道损伤。拔管后损伤包括肉芽肿、狭窄、软化、气管食管瘘和气管无名动脉瘘（图 8-2）。

气管插管后气管狭窄是最常见的医源性气管损伤。它发生于插管后，主要在气管插管（ETT）或气切管套囊的水平发展。套囊施加的径向压力导致周向性压力坏死，从而导致瘢痕性狭窄（图 8-3）[8, 9]。气管插管的路径不影响套囊损伤的发生，只会影响其水平。这些病变见于仅行经口气管插管的患者和以前行气管切开术的患者。气管切开后大容量低压套囊的使用和气管插管辅助通气的发展大大降低了套囊相关狭窄的发生率。然而，这些套囊的过度膨胀仍然可能导致局部气道损伤和继发性瘢痕形成，并且会导致这些损伤的持续发生。声门下区域的狭窄可发生于气管插管的延长带管、环甲切开术后或高位气管切口术后（管的颈部浸透环状软骨侵蚀所致）[10]。

气切口狭窄是由气切造口的逐渐扩大并通过最后的造口收缩愈合所引起的。这将缺损的两侧拉在一起，使气管腔变形为三角形，三角形的基部位于后方，由未受损的膜壁组成（图 8-4）。大的造口可能是由于初次气管造口时过度切除气管前方软骨、造口边缘的侵蚀性感染，或者最常见的，由通气期间连接在气切管上的装置的杠杆

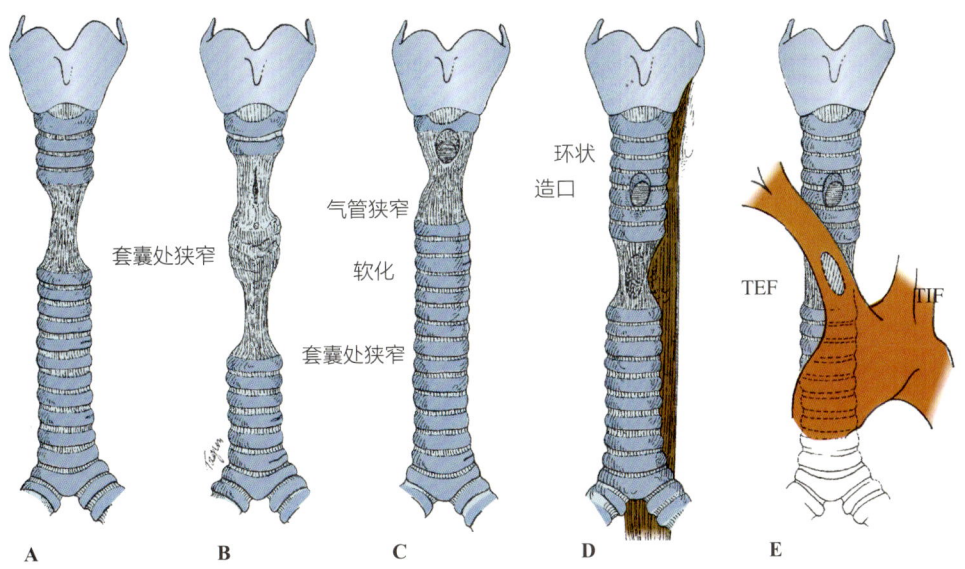

▲ 图 8-2 气管插管后主要病变图

A. 源于气管插管套囊处的狭窄；B. 源于气管造口管套囊处的狭窄，通常位于气管内低于气管插管更低的位置，造口处狭窄通常也发生于气管造口本身所在处，软化可发生在套囊水平或气孔和套囊狭窄之间的部分；C. 位于高位气管造口套囊处的狭窄，侵蚀环状软骨的下缘；在年龄较大患者中，可以反过来侵蚀到声门下喉，造成喉气管狭窄；D. 气管食管瘘（TEF），由套囊压在膜壁上产生，常由一根插入的、牢固的鼻胃管所导致；E. 气管内瘘（TIF）的一种类型，由高压套囊侵蚀所致，更常见的类型，但也很罕见，是低位气管造口术，它靠在无名动脉上。气管插管引起的喉部病变在这里没有显示（引自 Grillo HC: Surgical management of postintubation tracheal injuries. *J Thorac Cardiovasc Surg* 78:860, 1979.）

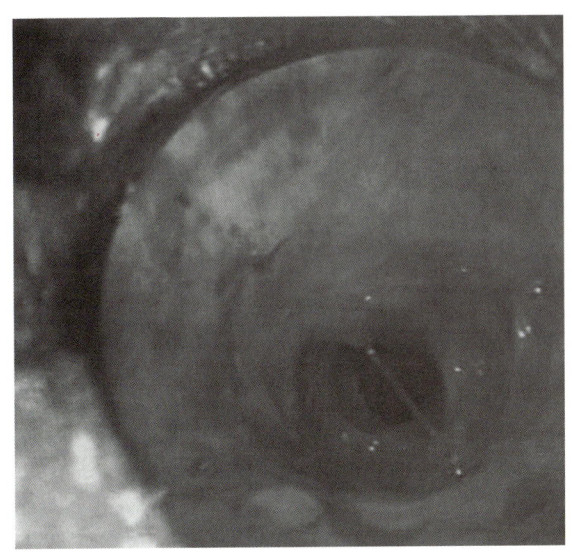

▲ 图 8-3 套囊水平的狭窄

这里的狭窄是环形的，剩下的管腔是圆形的

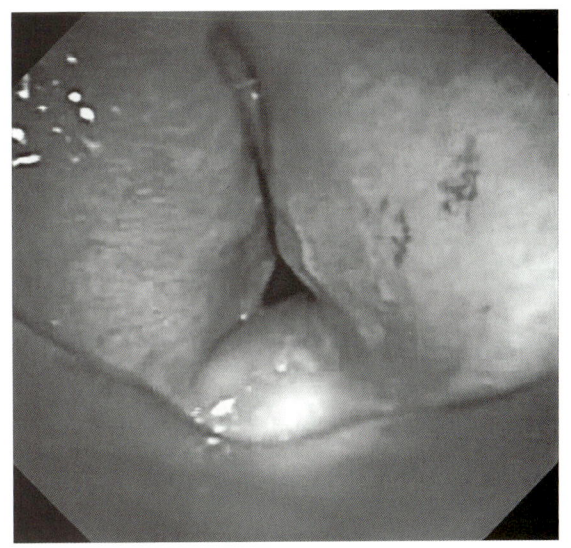

▲ 图 8-4 气管造口术造口部位狭窄

明显的是特征性的 A 形管腔，主要由前部和外侧瘢痕形成

作用引起的侵蚀。如果在气管的高处行气管切开术，狭窄可能延伸到声门下喉部。

长期的气管插管结合鼻胃管可导致气管食管瘘（图 8-5）。这种瘘是由气管里的插管套囊与食管里的鼻胃饲管产生的压力性坏死所引起的。因此，这些瘘管发生于膜性气管壁和食管前壁之间的交叉位置。气管前壁的损伤可导致气管无名动脉瘘，最常见的原因是气切管的内肘部对气管的直接侵袭，这可能是气切造口位置过低或者无名动脉位于胸骨切口附近所造成的。

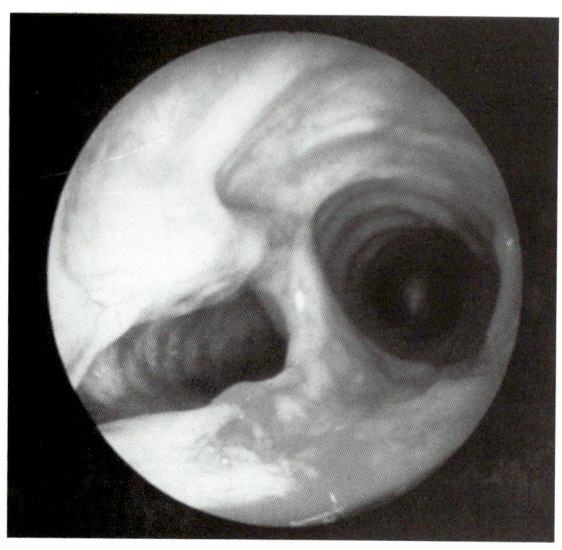

▲ 图 8-5　内镜下看到的气管食管瘘

（二）特发性喉气管狭窄

很少有患者在没有外伤、感染、吸入性损伤或气管插管史的情况下发生气管狭窄。特发性喉气管狭窄是一种排除性诊断，其特点是发生于声门下喉、环状软骨和上气管水平的炎症性瘢痕狭窄[7]。必须排除胃食管反流伴安静误吸、韦格纳肉芽肿和结缔组织病等病因。作为常规术前检查的一部分，所有患者都须进行血清学筛查 [抗核抗体（ANA）、抗中性粒细胞胞浆抗体（ANCA）]。95% 以上的特发性喉气管狭窄患者为女性，年龄在 30—50 岁，他们通常表现出上呼吸道阻塞的症状和体征。这些患者咽喉解剖和声带功能通常正常，然而导致气管腔狭窄的炎症过程本质上局限于气道壁和位于环状软骨水平紧邻结缔组织的很短（＜ 2.5cm）的区域。

在临床上，特发性喉气管狭窄外科治疗的最大挑战在于未来临床过程的不可预测性和易变性。当气道阻塞加重并且扩张经支气管治疗不能持续缓解症状时，才考虑手术治疗，然而，需明确说明，疾病仍有可能进展。大多数患者都接受了最好的治疗：喉气管全切除和Ⅰ期重建[11, 12]。切除和重建的时机是核心要素，必须在炎症反应最轻时进行。手术前可能需要重复支气管镜扩张。我们更倾向于在手术室用刚性支气管镜进行扩张，从儿科尺寸增加到成人支气管镜尺寸。

（三）气管支气管软化症

气道软化可能是插管后损伤的结果；然而，在慢性阻塞性肺病患者中，软化可发生于下气管、主支气管，有时甚至在没有插管的情况下向更远端的支气管中发展[13]。当患者深呼气或咳嗽时，气管膜壁靠近前方软化的软骨壁，造成气道几乎完全阻塞。随后，后膜壁拉长并变得冗余。患者可能出现呼吸困难、咳嗽和分泌物潴留。外科手术可将软骨的末端向后拉向彼此，使气道恢复一个更圆的形状，从而解决这种畸形。多余的膜性壁必须固定在后部夹板材料上，以防止其向前落入内腔。各种材料已被用于"夹板治疗"，但没有一个完全成功。这些材料包括阔筋膜、心包、冻干骨、聚四氟乙烯和刚性塑料夹板。生物网和冷冻保存的同种异体主动脉移植物可以作为人工组织的生物替代物，尤其是考虑到组织质量或并发症、气道侵蚀的时候。如 Rainer 和他的同事[14]所描述的，为了获得最大化的长期缓解，我们目前使用不可吸收聚丙烯网片来折叠膜壁。

（四）气管肿瘤

原发性气管肿瘤很罕见，估计年发病率为 2.7/100 万[15]。大约 2/3 的原发性气管肿瘤为鳞状细胞癌（SCC）或腺样囊性癌（ACC），这两种类型疾病的发病率相同。其余 1/3 的肿瘤广泛分布在恶性肿瘤和良性的异质性肿瘤中。累及气管的继发性肿瘤包括喉癌、甲状腺癌、肺癌和食管癌。很少有肿瘤转移至气管黏膜下层或纵隔，进而侵犯气管。

鳞状细胞癌可以是外生性（图 8-6）或溃疡性的。肿瘤可以转移至区域淋巴结，并以更具侵袭性和晚期的形式侵袭纵隔结构。总的来说，与腺样囊性癌相比，鳞癌进展似乎相对迅速。许多患者同时或不同时发展为第二原发性肺鳞癌口咽癌。鳞状细胞癌主要发生在吸烟的人群中[16]。

腺样囊性癌有长期的临床症状，有时候迁延数年，切除后多年之后才会复发。腺样囊性癌可在气道里和沿着神经周围组织进行长距离黏膜下延伸。尽管局部淋巴结转移较鳞癌少，但腺样囊性癌也可以扩散到局部淋巴结。虽然腺样囊性

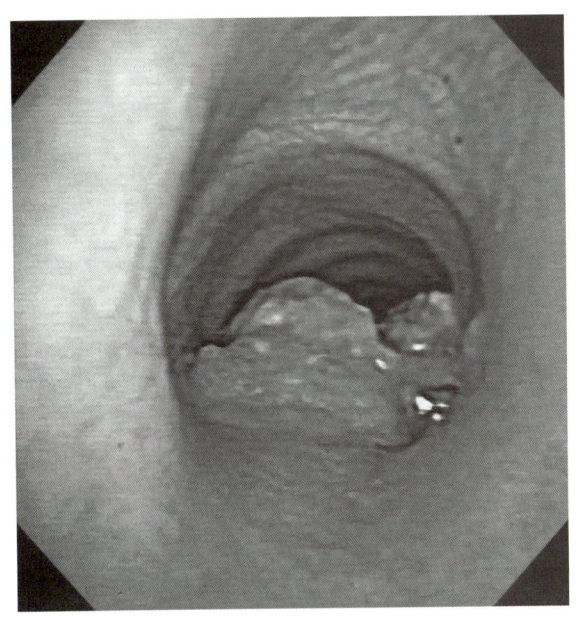

▲ 图 8-6　气管外生性鳞癌

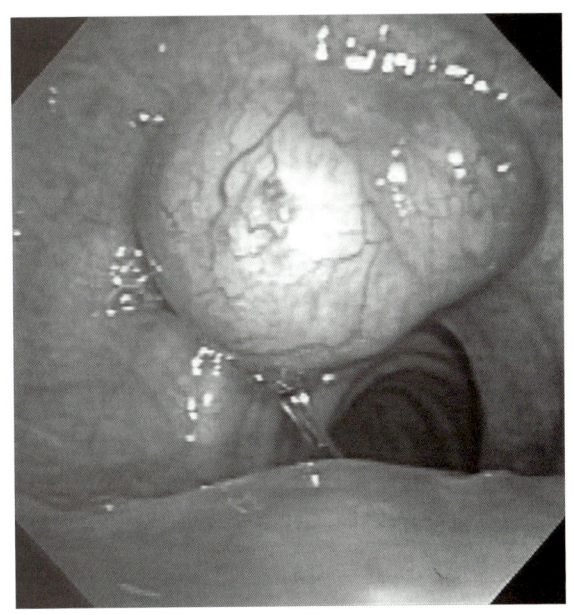

▲ 图 8-7　气管镜下看到的甲状腺乳头状癌侵犯气管

癌可以侵犯邻近的甲状腺或食管的肌肉层，但未经手术干预的腺样囊性癌在实际侵犯纵隔之前经常使纵隔移位。腺样囊性癌也可转移到肺、骨和其他器官。这些转移可缓慢生长很多年并且没有症状，直到它们变大。与气管鳞状细胞癌患者相比，腺样囊性癌患者的男女比例基本相等，而且这些患者的吸烟史似乎是免不了的[16]。

继发性肿瘤可直接侵犯气管。甲状腺癌通常侵犯气管的第 2 和第 3 软骨环，其中甲状腺峡部附着于气管（图 8-7）[17]。更常见的是，外科大夫在进行甲状腺癌切除术时，从气管上剃下肿瘤时发现肿瘤直接侵犯气管。在这种情况下，应该考虑同步或早期切除受累的气管。支气管或食管来源的癌均可从局部侵袭到气管。

四、临床表现

有气管病变的患者通常表现为上呼吸道阻塞的症状和体征：劳累时呼吸困难、喘息或喘鸣。不幸的是，这种表现常常被误认为成人发作性哮喘，并且在最终做出正确诊断之前，患者用类固醇治疗数月至数年的现象并不罕见。任何有阻塞性气道和气管插管病史的患者，必须考虑有气道狭窄，除非被证实不存在。

气管的肿瘤具有隐匿性，最常见的体征和症状是咳嗽（37%）、咯血（41%）和进行性气道阻塞，包括劳累性气促（54%）、喘息和喘鸣（35%）及较不常见的吞咽困难或声音嘶哑（7%）[15]。症状和体征可随肿瘤组织学的变化而变化。在鳞癌患者中，咯血症状显著，可快速诊断。腺样囊性癌患者通常以喘息或喘鸣为主要症状，这往往会导致诊断的延迟。在一项研究中，气管鳞状细胞癌患者在诊断前的症状平均持续时间仅为 4 个月，而 ACC 患者为 18 个月[18]。

气管食管瘘常表现为气管分泌物增加和气道内出现口腔摄取物。如果患者使用机械呼吸机，可能会发生胃扩张。先兆性出血可能预示着气管无名动脉瘘。在评估气切管造口出血的患者时，确定其来源是气管肉芽组织侵蚀还是黏膜创伤，而不是更有害的动脉瘘，这点是很重要的。

五、影像学

以气管为中心的标准前后胸部 X 线片可能显示一些气管病变。关于病变位置、纵向范围和可用于重建的正常气管数量的详细信息可以通过计算机轴位断层扫描来显示。这些在评估气管肿瘤方面特别有用，因为它们以能显示腔外扩张和纵隔淋巴结病为特征。最近，使用高速螺旋计算机断层扫描仪来获取图像，结合强大的三维图像软件，已经产生了令人印象深刻的二维和三维气道重建图像（图8-8）。

六、支气管镜

支气管镜检查对于确诊、设计手术方案和改善即将发生的气道阻塞是必要的。用硬性支气管镜测量的值决定了可用于重建的正常气管的数量，包括近端和远端。年龄、体质、术前手术和病变部位等因素影响可以安全切除的气管数量。对于良性狭窄，必须特别注意评估气管黏膜的状况。必须拆除留置的气切管或气管T管，并评估黏膜。如果存在广泛的黏膜炎症或溃疡，应延迟修复，直到出现黏膜的愈合。这可能需要短时间拔管或改用较小的T型管。特发性喉气管狭窄患者通常都有活动性炎症延伸到声门下。这些患者应该进行狭窄处的扩张，手术应该推迟到气道黏膜炎症消退。在手术修复之前，服用皮质类固醇的患者应完全停药至少1个月。这样做是为了减少这些药物对伤口愈合的不利影响。

拥有介入性支气管镜技术的专家对于安全地扩张良性狭窄或"挖出"阻塞性气道肿瘤是必不可少的。切除肿瘤后，可以评估远端气道、气

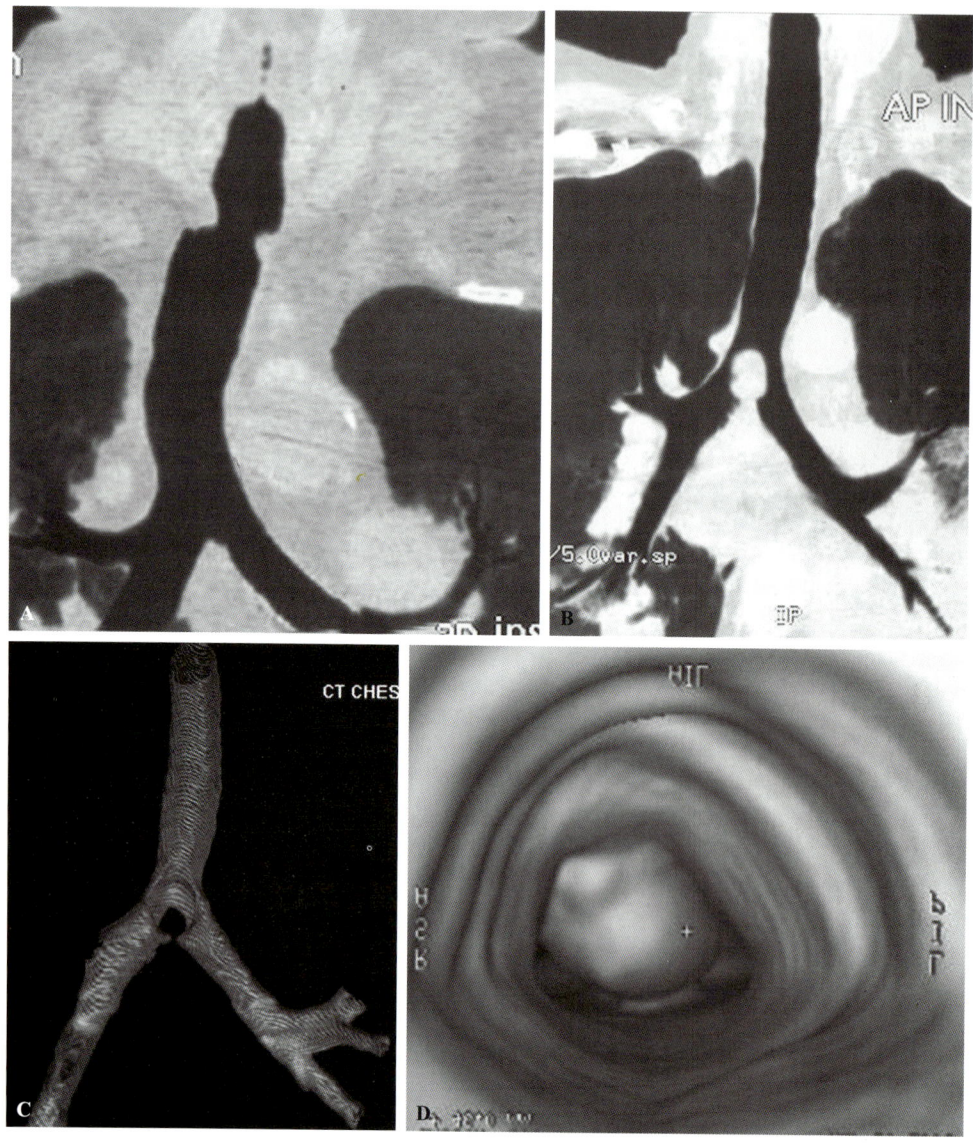

▲ 图8-8 二维和三维气道重建图像
A. 重新格式化的气管切开术后狭窄的计算机断层扫描（CT）二维（2D）图像；B. 隆突腺样囊性癌的二维图像；C. 气管气道柱的三维（3D）图像，显示同一隆突肿块的支气管内成分；D. 通过虚拟CT支气管镜三维图像观察支气管内相同的隆突肿块

管插管的安全通道或暂时建立气道以允许延迟手术。扩张狭窄的纤维性狭窄具有挑战性，可导致气道破裂、完全阻塞或气管黏膜过度破坏。Jackson 扩张器可以扩张狭窄，这是通过型号逐步增大的刚性支气管镜实现的。可以使用儿科和成人硬性支气管镜，增大尺寸并使用柔和的螺旋运动来实现扩张狭窄[19]。气囊扩张器通过柔性支气管镜的工作通道放置，可以实现有效的气道扩张，但我们更喜欢硬性支气管镜扩张，因为硬性支气管镜扩张器具有更好地控制和可视化的优点。阻塞性气管肿瘤首先考虑使用取芯技术处理，这通过硬性支气管镜、镊子和吸引器来实现[20]。使用支气管镜的尖端做螺旋运动，大多数肿瘤可从气管壁上剥离，然后用镊子移除脱落的肿瘤碎片。如果发生出血，支气管镜会向病变远端推进、填塞出血。直接应用肾上腺素抹剂可以帮助止血。

对于有严重气道狭窄的患者，应该在具备硬性支气管镜、活检钳和紧急气管切开所需器械的手术室进行评估。对于一些患者，放置气切管可能是保证安全气道的唯一方法。如果可能，这些气切管应该通过狭窄处放置，以保留未受累的气管，以便以后重建[19]。

七、麻醉

气道手术的麻醉对于外科医师和麻醉师来说都具有挑战性，因为可能会有气道受损，并且必要的话会在切除和重建期间共用气道，同时保持呼吸[21]。外科和麻醉小组的持续紧密沟通贯穿了整个手术的始终，尤其是在手术的开放气道阶段。在术前评估的检查和病史询问中，需特别注意劳累性呼吸困难和静息性呼吸困难、呼吸困难的类型，以及仰卧位舒适呼吸的能力，这有助于设计诱导和气道管理。在准备诱导时，应备好各种小直径（4.0~6.5）的气管内插管、无菌、螺旋钢制的强化气管内插管（用于整个外科领域的通气）和儿科支气管镜（以防需要检查气管内插管，或者以防无意中拔管）。应该考虑放置 1~2 条中型号的外周静脉导管和 1 条动脉置管，而通常不需要中心静脉置管。对于气道受损的患者，尤其是气道高度阻塞时，静脉诱导麻醉通常是可接受的选择（如丙泊酚，2mg/kg；芬太尼，2μg/kg；顺式阿曲库铵，0.15mg/kg），从而为硬性支气管镜检查和插管提供满意的麻醉和肌松作用。在经过选择的病例中，如果存在高度气道阻塞，缓慢吸入诱导维持自主通气可能是一种有效的替代方法[22]。这种方法可能比肌肉松弛药的使用更安全，后者使呼吸麻痹，需要迅速建立气道。

当诱导开始时，外科医师应该将硬性支气管镜的型号从儿科到成人依次排开。患者呼吸的剩余气道直径可窄至 2~3mm。大多数情况下，肿瘤的形状不是圆的。支气管镜检查后，小的气管内插管常常可以通过一个高度阻塞性病变。虽然并不理想，但可以将气管内插管固定在梗阻之上。

在气管切开时，在气管内插管（有眼型）的 Murphy 眼上缝合了柔软的红色橡胶导管后，气管内插管在直视下被拉回。红色橡胶导管在重建的后期起到引导气管内插管盲视再推进的作用。为了维持通气，将无菌、带有套囊的和装甲的气管内插管跨过手术野插入远端气道。无菌连接管接给麻醉师允许患者通气。只要有必要进行吸引或者缝合，就将铠装管取出。为了完成手术，最初的气管内插管被推进到远端气道，并打紧吻合缝线。术中应用高频通气同样成功，但我们对这里介绍的技术已经非常满意。高频通气在某些复杂的隆突重建中尤其有用。

通过使用短效药物（如丙泊酚）和弱化气道反射的药物（如瑞芬太尼）的全静脉麻醉药物来维持麻醉，这容许手术完成时快速苏醒和立即拔管，并在吸入药被手术中断期间维持持续麻醉。在苏醒和拔管期间，手术组和麻醉小组都必须在床边，因为在手术的这个关键阶段，可能会发生最严重的并发症，如吻合口破裂。必须立即采用挽救气道的工具，如喉镜、支气管镜、气管内导管和喉罩。一般而言，手术结束时，患者应拔管并能够自主呼吸。特别是当气管大大缩短时，即使是低压套囊与吻合口接触都是不可取的。为了优化术后期管理，我们通常采用技巧来保持上呼吸道畅通，包括良好的口咽吸痰、止吐药和床头抬高。如果预计会有肿胀，肾上腺素雾化可能是个有用的办法，同时，我们试图避免在术后即刻期使用皮质类固醇。为防止在苏醒期、拔管后和患者转运期间由不经意运动所致的气道中断，应指定该团队的 1 名成员确保患者的颈部始终保持弯曲。体外循环在成人气管手术中很少使用，但在某些复杂的重建中可能需要[23]。然而，体外循环在儿科人群中修复先天性气道病变可能是必要的，特别是在心脏畸形和矫形中[24]。

八、气管切除术

对于并不复杂的中上段气管切除术，患者取仰卧位，使用肩部下方的可充气气囊使颈部伸展。充气袋在解剖过程中通过伸展颈部来帮助暴露，当放气时，它允许颈部在吻合缝线打紧之前屈曲。头部支撑在一个泡沫环中，手臂塞在两侧。必须注意不要过度伸长颈部以避免颈神经根受压损伤。在颈椎活动受限的患者中，在麻醉诱导前测试活动范围和舒适伸展极限可以提供非常有用的信息。

颈部低位切口对于大多数涉及上气管的气管切除术是足够的。当病变累及中下段气管时，部分胸骨劈开的垂直延伸有助于暴露（图 8-9A）。通过颈阔肌进行解剖，颈阔肌下皮瓣高于甲状腺软骨的水平，低于胸骨切迹的水平。带状肌在中线分开，在紧贴气管壁的地方建立解剖平面，以避免损伤喉返神经（图 8-9B）。解剖气管前平面至隆突。无名动脉的筋膜和邻近的纵隔脂肪保持完整，以防术后发生气管无名动脉瘘。将无名动脉的收缩控制到最小，以避免减少脑血流量。可以通过右桡动脉置管监测压缩。

使用柔性支气管镜通过经口气管内插管透视受累气管区域，从而辅助标记远端切除范围。气管内插管的球囊是放气状态。气管病变的最远侧采用环周锐性解剖，解剖平面保持在气管壁上。将经口气管内插管撤回到上气道，并如前所述的缝到红色橡胶导管上。气管在病变最远端部分被切开，并双侧缝合 2-0 Vicryl 牵引缝线。这些缝线缝在气管壁中外侧、距离预期横断水平 1cm 远。完成远端气管的切开后，剩余远端气管的环周解剖限制在 1cm 以内，以保证局部气管的血供。将带套囊的带线气管内插管迅速送入远端气管段，并接在无菌连接管上，从而实现跨手术台通气（图 8-9C）。病变气管段从食管上锐性解剖，并在病变的最近端截断。然后缝合最接近 2-0 Vicryl 牵引缝线。

然后将患者的颈部弯曲，通过交叉牵引线测试吻合口的张力。如果已经达到了屈曲和安全解剖的极限，但仍然存在吻合口张力，则可以进行释放（压力）步骤。当外科医师确信吻合没有张力时，中断 4-0Vicryl 缝合线缝合，线结位于外面，从中线后方开始，并围绕两侧向前缝合（图 8-9D）。缝线距气管的切割边缘 5～6mm，针距 4mm。应在吻合口两侧围起一个气管环，以防止裂开。通常，跨手术台 ETT 必须在短时间内撤出，以允许更困难的缝合或从远端气道吸血。在完成前壁缝合之后，从远端气管段移除跨手术台 ETT，并且经口 ETT 小心地推进超过吻合口。

在打紧缝线之前，先将肩部下方的可充气安全气囊放气，再打紧 2-0 Vicryl 牵引缝合线，并且可能需要最后几度的颈部屈曲。然后将吻合缝线从前部打紧一直到后部，次序与它们缝合的顺序相反。在所有结都打好之后，我们测试气道的通畅性，方法是将套囊放气，并用 20～40cmH$_2$O 的压力加压，听管周是否漏气。缝合的完整性是在盐水浸泡且套囊放气的情况下进行测试的。充气至 20、30 和 40cmH$_2$O。在这个动作中，需要手动闭塞嘴和鼻子。将双侧胸骨舌骨肌从其周围附着处转移缝合到气管前壁吻合口的上方和下方，以充当血管化的组织支柱。在气管前留置封闭引流管。

在颈部适当屈曲位进行颏 - 胸缝合以防颈部过度伸展。在术后的头 5～7d，这种缝合线是无松弛的，以防止颈部伸展。患者在手术室拔管。当有必要进行术后插管时，可以留置小号的 ETT，在吻合口下面至少留有 2 个气管环，缝合标记，以标记未来可能的气管造口位置。这有助于有限地切开和再次手术术野中的精确置管。最好在气管造口术之前等待几天，以允许皮瓣和其他组织层在暴露于气道分泌物之前密封。这也得以解决手术后的气道水肿问题，可能避免了气管

第一部分 胸部手术
第8章 气管病变

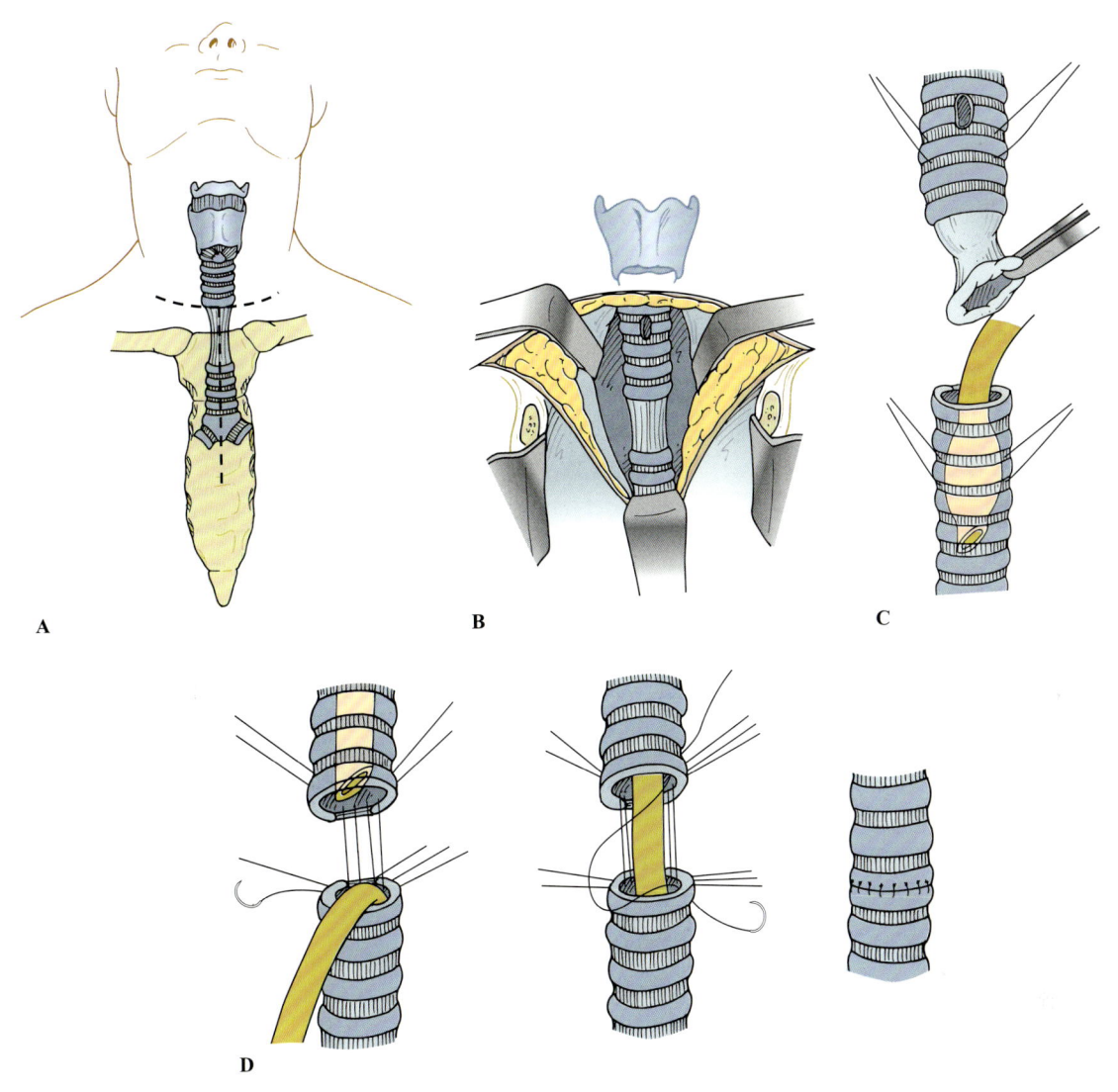

▲ 图 8-9 中段气管气道狭窄的切除

参见正文描述 A-D（引自 Grillo HC: Surgery of the trachea: current problems in surgery. *Ann Thorac Surg* 7:3–59, 1970. Reprinted with permission from Mosby, Inc.）

切开。在手术室应该尝试拔管，在这里可以进行支气管镜检查和放置小号气管造口管（如果有必要的话）。在初次手术中仔细定位和固定胸骨甲状肌和胸骨舌骨肌瓣有助于使可能的气管造口与切除创面床分离。对于气管肿瘤，方法稍加修改。需要相当多的经验来判断肿瘤是否可以安全地切除，并且有足够的组织来提供清晰的边缘，同时允许成功的气道重建。对于腺样囊性癌患者来说，这个决定可能特别困难，因为冷冻切片在明显清晰的切除边缘可以显示显微镜下的肿瘤。在肿瘤病例中，组织解剖平面必须远离气管受累

部分，以确保足够的径向切缘。离气管更远的解剖，比切除良性疾病时对喉返神经的危害更大。如果 1 条喉返神经被肿瘤侵犯，就应该舍弃该神经。邻近气管旁淋巴结与标本一起被整体切除，但是，为了减少气管吻合中涉及的气道断流，不应进行广泛的淋巴结清扫。在支气管或腺样囊性癌的病例中，通常建议术后放疗，除非有体力状态较差或吻合并发症禁忌[15]。

通过第 4 肋间间隙后外侧开胸的经胸入路，用于下气管和隆突的肿瘤和少数炎性病变。使用具有足够直径的超长、单腔 ETT 来向左主支气

管插管，以进行选择性通气来实现单肺通气。

胸段气管的解剖方法与近端病理学相似。在恶性肿瘤中，需尽量切除肿瘤周围的组织。最终，在肿瘤的下方周向性解剖气管（有时在肿瘤上方），尽管可以在下面的气管切断后可以完成上部的解剖。牵引缝线位于肿瘤远端的中外侧气管壁。如果横切面靠近隆突，缝线就放在左右主支气管的侧壁上。同样，将跨手术台的麻醉管连接至置于远端气管或最好是左主支气管中的柔性铠装管，以便在进行吻合时使右肺塌陷以便更好地暴露。如果这导致明显的肺内分流，通过轻微夹闭右肺动脉可能得到解决。

颈部弯曲，即使患者处于侧开胸体位，也能将近端气管送入胸内。在气管和主支气管前面进行解剖可以提供额外的活动性。这些是获得无张力吻合的重要方法。在切除恶性气管肿瘤时，由于担心气道血管断流，不应该切除未邻近肿块的气管旁和隆突下淋巴结。吻合技术与上气管吻合技术相似。

九、喉气管切除术

当上部气管病变累及环状软骨时，需要进行喉气管切除术（图 8-10）。手术过程必须适合解决遇到的特殊解剖学问题。通过将环状软骨的前方和侧方切成斜角，从而保护喉返神经，同时保留了环状软骨后板[25, 26]。环状软骨前方软骨的切除范围，从完全切除（横切线通过环甲膜）到完全不切除，这取决于其受累的程度。在声门下有明显"侧对侧"狭窄的患者中，针对性地部分切除外侧环状软骨，随后进行表面重建，为实现更大的腔提供了一种技术[27]。气管切除取决于病变对远端损害的程度（图 8-11A 和 B）。适当地裁剪气管，使得近端气管与喉的切缘很接近（图 8-11C 和 D）。Vicryl 缝合线放置在近端和远端的中间位置。采用间断的 4-0 Vicryl 缝合线进行吻合。牵引缝线交叉打紧，然后是间断的 4-0

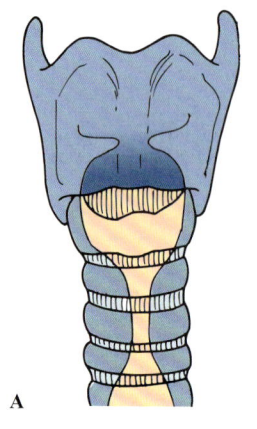
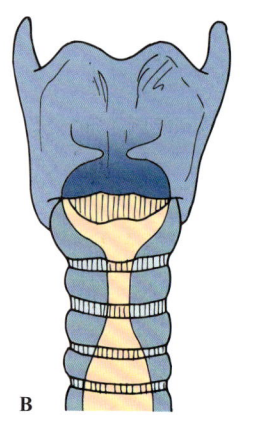
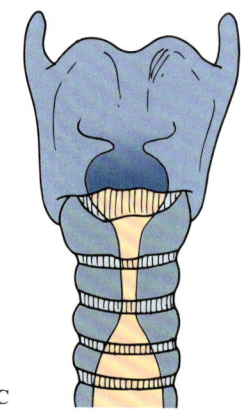
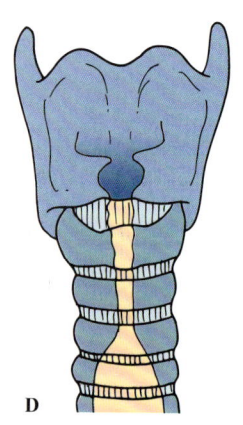

◀ 图 8-10 上呼吸道狭窄

A. 高位气管狭窄，容易通过节段切除和气管 - 气管吻合进行治疗；B. 到达环状软骨下缘的狭窄；C. 声门下喉和上气管狭窄，病变的范围很大，需要移除环状软骨的前部来矫正；D. 到达声门的狭窄，没有声门下的空间进行有效的吻合（引自 Grillo HC: Primary reconstruction of airway after resection of subglottic laryngeal and upper tracheal stenosis. Ann Thorac Surg 33:3-18, 1982. Reprinted with permission from the Society of Thoracic Surgeons.）

Vicryl 缝合线吻合（图 8-11E 和 F）。

当病变累及声门下喉后方时，在环状软骨板后方高处进行黏膜分离以切除累及的黏膜和黏膜下层，而后方软骨未被切除。黏膜切除不应该延伸到环状软骨板的上界。建立后方的宽基底气管膜壁瓣，并进一步重建环状软骨板后方的表面（图 8-12）。4～5 条缝线穿过环状板下缘的软骨部分和皮瓣近端边缘下方的气管膜壁的外部，以便将膜壁固定在环状板的下缘。把线结打在气道外面。吻合的后方使用间断的 5-0 Vicryl 缝合线，仅穿过喉后壁的全层黏膜和黏膜下层，然后穿过气管膜壁的全层。为方便打结，结可以打在吻合口内部。

十、释放步骤

气管前平面的解剖结合颈部屈曲产生足够的气道活动性，这允许大多数患者进行气管切除和一期重建。当进行扩大切除时，可能需要通过特定的操作获得更大的活动性，以实现无张力吻合。在 8.3% 接受插管后狭窄再切除的患者和 15% 接受肿瘤切除的患者中，这已被证明是必要的[19]。病变的位置是决定哪些手术将获益的一个重要因素。

某些释放操作对于实现颈部气管的额外活动性更有效，而其他释放操作对于释放胸内气管更有效。在进行上部气管切除术时，通过松解喉部并释放 Montgomery 舌骨上部可以获得 1.5cm 的额外长度[28]。这是通过分离插入舌骨中部上方的肌肉来实现的。舌骨本身在两侧小角的侧面分开，舌骨肌腱也分开（图 8-13）。喉部松解操作可能使患者容易产生术后抽吸，但该问题在大多数患者中都能得到及时解决。

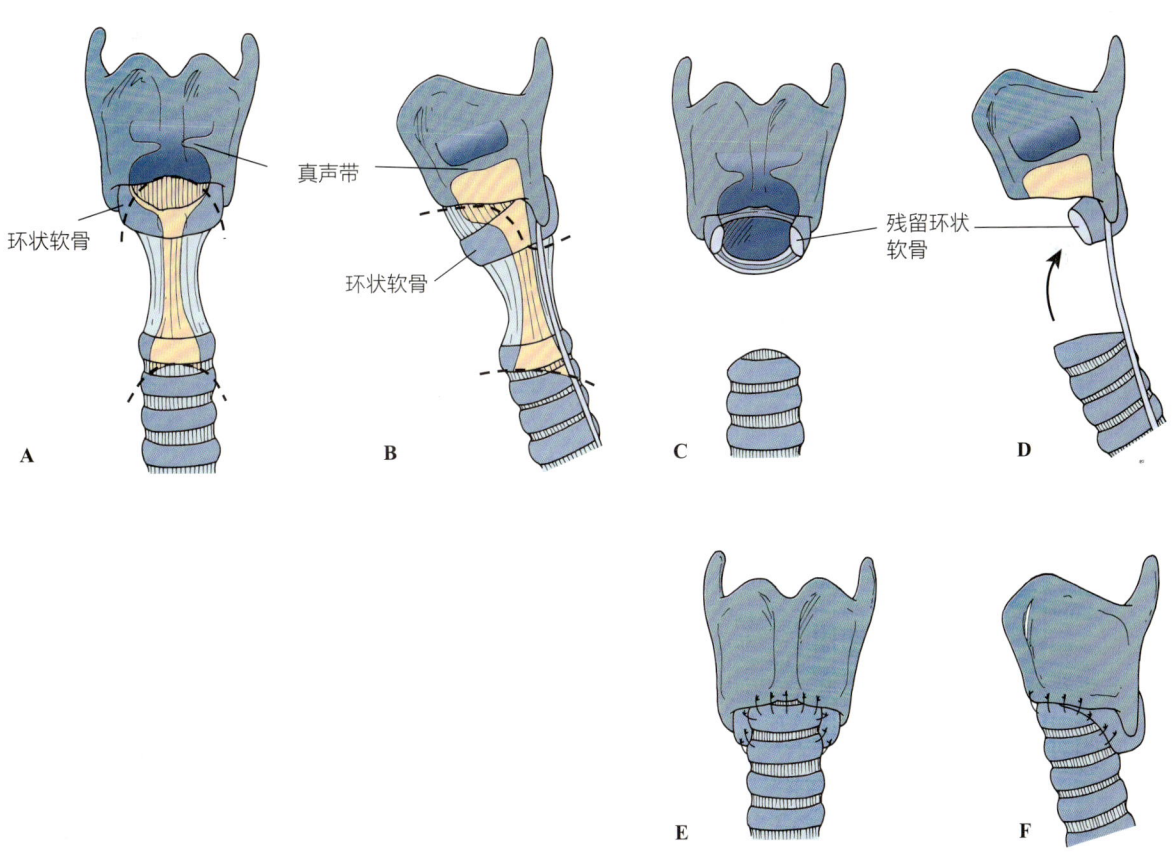

▲ 图 8-11 声门下喉及上气管前外侧狭窄的手术修复

A. 前后视图；B. 侧视图，显示疾病累及的程度和横切的最终路线；C、D. 取出标本后的喉和气管，喉返神经保持完好，喉部黏膜与软骨在同一水平上锐性切断；E、F. 重建前后和侧视图（引自 Grillo HC: Primary reconstruction of airway after resection of subglottic laryngeal and upper tracheal stenosis. *Ann Thorac Surg* 33:3–18, 1982. Reprinted with permission from the Society of Thoracic Surgeons.）

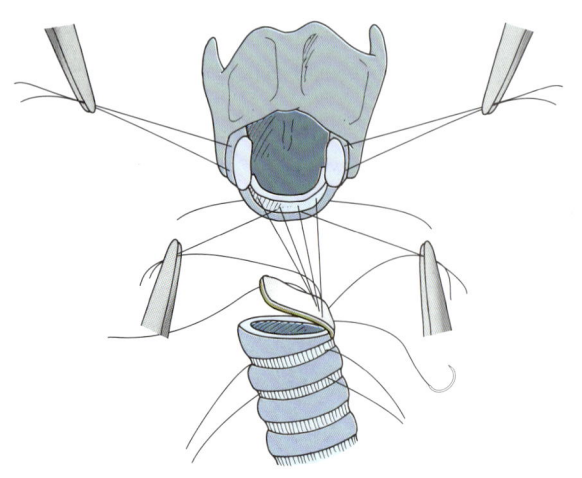

▲ 图 8-12　气管后方膜壁皮瓣的环状软骨表面修复技术
引自 Grillo HC: Primary reconstruction of airway after resection of subglottic laryngeal and upper tracheal stenosis. Ann Thorac Surg 33:3–18, 1982. Reprinted with permission from the Society of Thoracic Surgeons

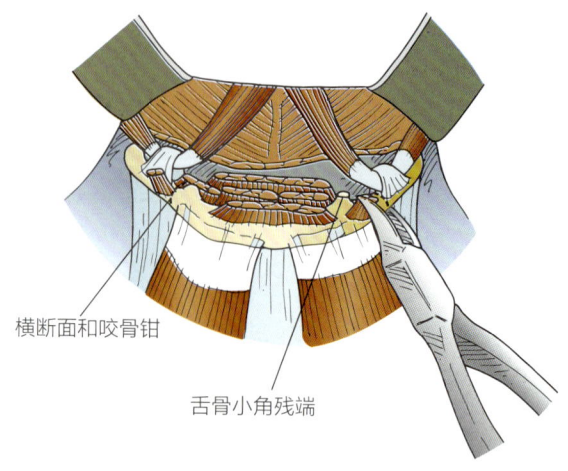

横断面和咬骨钳

舌骨小角残端

▲ 图 8-13　虚线表示舌骨的分割点，将其与两侧较大的角分开
引自 Montgomery WW: Suprahyoid release for tracheal anastomosis. Arch Otolaryngol 99:255–260, 1974. Reprinted with permission from the American Medical Association

对于经胸气管切除，最好通过肺门松解以获得额外的长度[29]。应首先游离右侧肺门，同时解剖下肺韧带。然后在下肺静脉下方的心包上做一个 U 形切口。心包可以在肺门周围做 360° 切开以增加活动度。在这种情况下，主支气管的血管和淋巴根部保留在心包后面。如果需要进一步游离，左肺门可以做类似的移动（图 8-14）；这可以通过胸骨正中切开术，通过打开心包，通过双侧开胸或扩大的横断胸骨来实现。与大多数气道手术一样，颈部屈曲是有帮助的；然而，尚未显示喉部松解对隆突水平的活动性是否有意义[30]。

十一、气管无名动脉瘘和气管食管瘘的修复

气管无名动脉瘘表现为大量气道出血或间歇性咯血。应在可控的手术室环境中对气管造口周围或通过气管造口发生的大量出血进行评估。在拔除气管造口套管之前，外科医师应该做好处理大量气道出血的准备，然后拔管并做支气管镜检查。如果发生大出血，通常可以将手指穿过造口进行压迫，在出血部位向前推压向胸骨来控制出血。将小号经口 ETT 送进气道超过手指，套囊牢固地充气，从而进行通气、通过抽吸血液保护肺部。如果瘘管位于达不到的地方，可以通过在出血的血管上放置充气的 ETT 套囊来控制出血。

通过在造口水平的颈部切口及胸骨切开术垂直延伸获得暴露。在手指压迫维持止血的情况下，解剖血管以控制近端和远端的血管。切除受累动脉段、重叠近端和远端血管。残端上覆盖周围的血管化组织。无名动脉解剖通常不会导致神经后遗症。根据气道破坏的程度，可能需要同时进行气管切除术。在更高的水平上开放新的气管造口，并且使用足够长的气管造口管以越过先前的造口。局部带状肌瓣缝合在初始吻合口上，以加快其愈合。在污染区域，大网膜转移可以是血管化良好组织的有用后备来源，这些组织可以通过胸骨正中切口的中线延伸来动员。

获得性、非恶性气管食管瘘经常出现，且患者目前仍然依赖呼吸机。瘘管在套囊处形成，通常与周边气管损伤有关[31]。在修补前采取临时措施脱机。气管造口管应该与位于瘘管下方的封堵套囊一起放置，以防污染气管支气管树。胃造口和空肠造口管应分别用于引流和喂养。食管内没有导管，应避免套囊过度膨胀。在尝试成功的外科修复之前，肺部脓毒症必须用适当、特制的抗菌谱和积极的肺部盥洗来控制。理想的情况是，患者在手术前应脱机或准备脱机，以减少对机械通气的需要，并在术后立即延长插管时间。

颈部切口需将造口包绕在内（图 8-15）。如前所述，气管被解剖并分离到瘘管的远端。当气管后壁从下到上被切开时，瘘管连接的地方被周向隔离，并以一小圈正常食管组织从食管分离（图 8-16）。取出标本后，用两层 4-0 丝线纵向封闭食管（图 8-17）。带状肌用于支撑食管闭合处，并作为血管化组织瓣填入食管和气管缝合线之间（图 8-18）。然后进行端对端气管吻合。可能需要用垂直缝合线部分修复气管后膜壁的缺损，以限制治疗大瘘口所需的气管切除量。在气管广泛破坏的情况下，当端对端吻合不可行时，通过 T 管关闭气道可能是有效的选择。偶尔，气管可能只有轻微的损伤，然后用肌肉支撑物进行简单的食管和气管修复。

十二、气管置换

当评估任何气管病变的外科手术可切除性时，没有明确的指南说明肿瘤最大尺寸是多少可

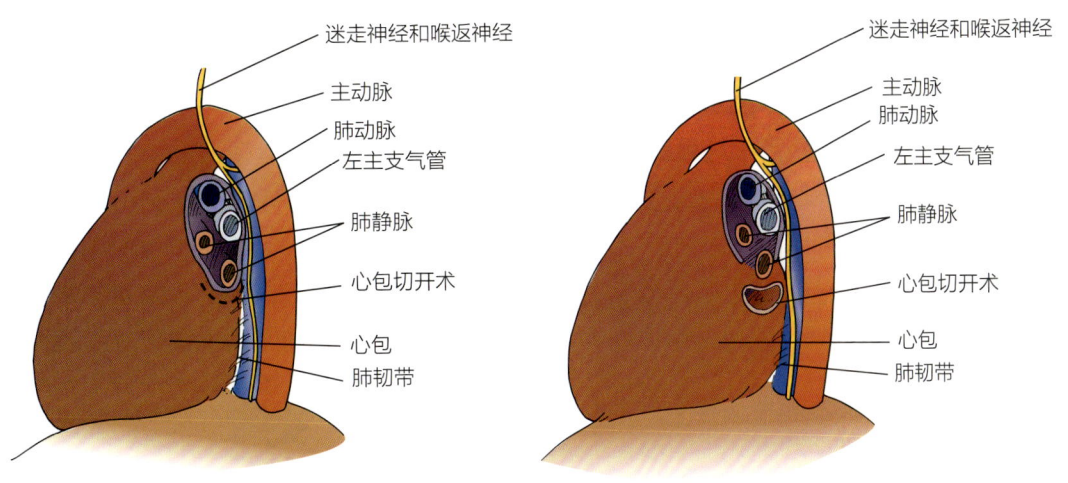

▲ 图 8-14 左侧心包内肺门松解技术显示 U 形心包切口允许肺门向上移动 1～2cm，以促进建立无张力吻合
引自 Newton JR, Grillo HC, Mathisen DJ: Main bronchial sleeve resection with pulmonary conservation. *Ann Thorac Surg* 52:1272–1280, 1991. Reprinted with permission from the Society of Thoracic Surgeons

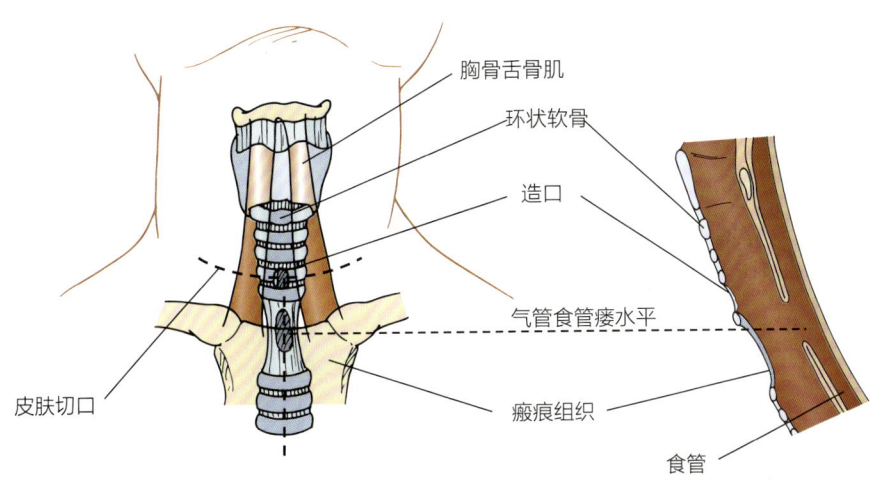

▲ 图 8-15 大多数气管食管瘘是通过低领切口暴露的，有时，需要进行部分胸骨上部切开术才能使气管的远端暴露
引自 Mathisen DJ, Grillo HC, Wain JC, et al: Management of acquired nonmalignant tracheoesophageal fistula. *Ann Thorac Surg* 52:759–765, 1991. Reprinted with permission from the Society of Thoracic Surgeons

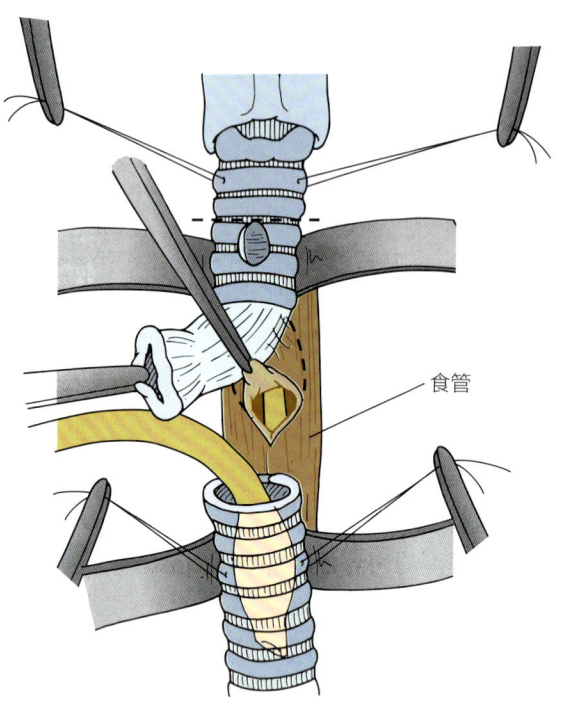

▲ 图 8-16 在靠近气管的地方进行瘘管上下的环向解剖，以避免损伤喉返神经，受损气管的分离使食管缺损暴露良好

引自 Mathisen DJ, Grillo HC, Wain JC, et al: Management of acquired nonmalignant tracheoesophageal fistula. *Ann Thorac Surg* 52:759–765, 1991. Reprinted with permission from the Society of Thoracic Surgeons

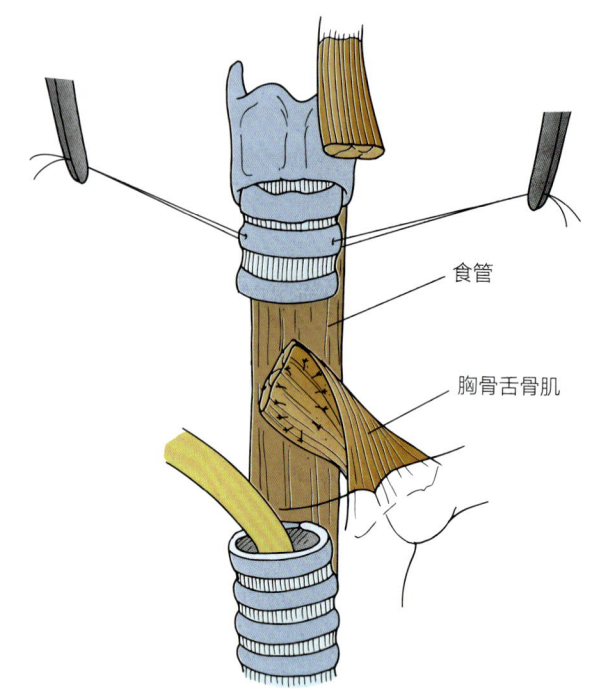

▲ 图 8-18 局部带状肌肉用于支撑食管闭合并将其与缝合线分离

引自 Mathisen DJ, Grillo HC, Wain JC, et al: Management of acquired nonmalignant tracheoesophageal fistula. *Ann Thorac Surg* 52:759–765, 1991. Reprinted with permission from the Society of Thoracic Surgeons

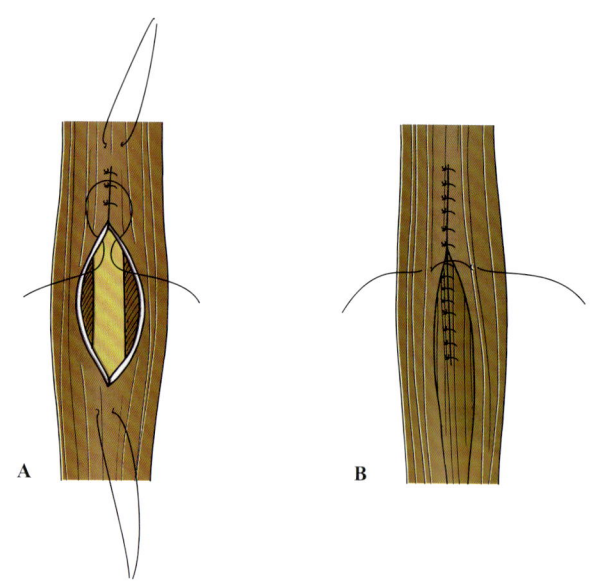

▲ 图 8-17 食管缺损分层闭合

A. 第一层关闭食管黏膜；B. 食管肌肉在第一层上闭合（引自 Mathisen DJ, Grillo HC, Wain JC, et al: Management of acquired nonmalignant tracheoesophageal fistula. *Ann Thorac Surg* 52:759–765, 1991. Reprinted with permission from the Society of Thoracic Surgeons.）

以容许直接端端吻合以进行安全的气道重建。必须考虑肿瘤范围、体质、年龄和外科医师经验等多个参数，以决定是否进行切除。根据我们的经验，在治疗腺样囊性癌（ACC）或鳞状细胞癌（SCC）的患者中，与不完全或未切除相比，完全切除与较高的存活率相关[32]。多中心回顾性研究证实，完全切除的患者与不完全切除的患者相比具有更高的 5 年存活率（55% vs. 25%）[33]。放射治疗可延缓 SCC 病情进展达 2 年、缓解 ACC 病情进展 5～7 年，但都会不可避免地复发[34]。虽然有治愈目的的切除是最佳治疗方法，但部分气道受累时间长的患者必须行非手术治疗。根据我们的经验，25% 的 ACC 患者和 33% 的 SCC 患者在术前评估中认为是不可切除的。

对于不能安全进行端对端吻合的患者，气管替代移植物可以为外科提供选择。已经探索了几种策略，包括同种异体移植、合成材料和组织工程移植。虽然已经报道了成功的同种异体移植，但是为了防止移植排斥反应和移植失败，需要使用慢性免疫抑制，这限制了它在肿瘤患者群体中的治疗潜力[35]。有一个成功病例的报道，是关于异位部位间接血管重建后的二期同种异体气管移植和随后撤掉免疫抑制的[36]。在同一组的随访研究中，免疫抑制的撤销导致随后4例患者的移植排斥反应和坏死，表明移植的同种异体气道仍具有免疫原性，需要慢性免疫抑制治疗以保持移植物的存活率和完整性[37]。

冷冻保存的同种主动脉移植物在大型气管替代动物模型中得到了广泛的研究，并已应用于临床[38-40]。但尸体的主动脉短期和长期机械稳定性不足，需要支架来维持气道通畅。在报道的2个病例中，吻合口裂开和随后的纵隔炎导致不良的结果。为解决机械稳定性和即刻灌注的需要，特别是在将组织移植物暴露于非无菌气管支气管树的情况下，已经报道了具有软骨增强和组织包裹的复合组织移植物的试验模型[41]。我们最近报道了使用低温保存的同种主动脉移植物进行喉部分切除术后的气道重建[42]。本系列中，15例患者行 I 期宽术野经颈部分喉切除术，随后进行低温保存的同种主动脉重建，从而避免了全喉切除。在这个方法中，重建的区域在颈部而不是胸部，血管良好的组织可用于支持快速血管重建，并且覆盖的缺损部分是局部的而不是周边的。随访中，所有患者拔管成功，并可发喉音。

最近关于组织工程化气管移植物的报道激发了个性化、再生的组织移植物用于气管替换。基于将生物或合成支架材料与可行的、源于患者的细胞和生长因子结合的概念，已经产生了各种移植物，并已达到临床研究应用阶段。一些病例报道描述了使用脱细胞气管和合成支架材料，这些材料被患者来源的细胞重新填充，并成功用于替换周边气道缺损[43-45]。类似于同种主动脉移植，这些工程组织挣扎于短期和长期的机械稳定性，以及缺乏即刻灌注；但长期随访似乎包含并达到可接受的气道稳定性和开放性。需要对各种支架材料、细胞接种和培养策略及外科植入技术进行系统评价，以产生更广泛使用组织工程气管替代移植物的临床方案。

所有气管替代移植物都面临类似的挑战。任何移植组织在植入后都会立即与外界直接接触，造成上皮损伤（对于存活的移植物）、感染和随后的吻合失败的风险。此外，植入移植物的短期和长期的机械完整性必须得到维持，以允许早期脱离机械支持和拔管，防止气道塌陷，并避免需要气道支架。

十三、围术期管理

术中和术后护理的目标是促进吻合口愈合和维持良好的肺部卫生。理想情况下，患者在手术室拔管。需要术后通气是气管切除术的禁忌证。边缘型肺功能患者在手术过程中需要仔细管理以避免术后机械通气。在此过程中，需要防止分泌物和血液污染远端气管支气管树，并避免过度通气。因特别高位的喉气管切除导致的严重喉水肿较少发生，一旦发生，需要24h使用类固醇，以避免可能即刻发生的再插管和气管造口术。在这些情况下，建议静脉注射地塞米松10mg，然后每6小时注射4mg。低黏度的氦氧混合气有时在这些情况下是有用的，因为它有时可以为其他措施起效获得足够的时间。在此期间，告诫患者不要说不必要的话，因为它会导致喉头水肿。利尿和抬高床头对减轻水肿很重要。手术后，通过面罩给患者提供湿化，以利于分泌物的清除。大多数患者能够通过咳嗽来清理气道。需要频繁在直视下进行治疗性柔性支气管镜检查以吸引分泌物。颈部屈曲用颏胸缝线保持5～7d，之后建议患者1周内不要再伸展颈部。在取下颏到胸的缝合线之前，我们常规地用柔性支气管镜检查吻合口以确保其正常愈合。术后最初几天开始谨慎地口服营养。

十四、结果

尽管这些损伤的病因学和避免这些损伤技术发展的概念还不明确，气管插管后损伤仍然是气管切除重建术后最常见的并发症。1995年，我们报道了503例因为插管后损伤接受气管切除和重建术的患者[46]。气管内插管或气管造口管球囊造成的损伤有251例，气管造口处的损伤占178例，

38 例患者有两方面的损伤。在 36 例患者中，确切损伤的位置不明确，通常是由先前尝试的治疗手段所造成的，包括多次的气管造口术。在 503 例患者中，441 例的损伤局限于气管，62 例伴有声门下喉受累。

许多患者在转诊前都曾做过手术。这些尝试包括切除（n=53）、气管手术 [如楔形切除、夹板或裂隙（n=31）]、喉手术 [如支架、移植或裂隙（n=20）]。60 例放置了 T 管，至少 45 例进行了激光治疗。8 例患者曾进行修补气管食管瘘手术，其中 3 位失败了。

有 350 例患者通过颈部切口进行手术。145 例患者接受了经胸骨角的部分上胸骨劈开，另外 2 例患者需要在此入路中增加右前切口。6 例患者通过后外侧高位开胸手术进行了修复。气管切除长度为 1.0～7.5cm，一般为 2～4cm。

503 例初治患者中，324 例行气管 – 气管吻合，117 例行环状软骨部分切除，喉气管吻合。在 503 例患者中，9.7% 接受了喉部松解手术。然而，450 例先前未行气管切除和重建的患者中，只有 8% 需要喉部松解，与之相对应的是，53 例既往行气管切除和重建的患者中有 24.5% 需要喉部松解。前一组中的许多人代表了我们早期气管外科的经验。只有 1 例患者需要心包内肺门松解。

结果分为良好、满意、失败和死亡。如果患者能够正常活动，术后的 X 线或支气管镜检查显示解剖学上良好的气道，则结果良好。如果患者能够进行正常的活动，但强调锻炼，则将其归入令人满意的类别；这也适用于异常情况，包括声带异常或在内镜或 X 线检查中有明显气道狭窄但没有症状的情况。失败表明需要永久性气管造口术或 T 管。平均随访 3 年。结果良好 440 例，满意 31 例，失败 20 例，死亡 12 例。失败病例中接受气管造口术（n=11）、T 管（n=7）或扩张术（n=2）治疗失败。

对于有经验的医师，喉气管切除和重建与极好的结果和轻微并发症有关。Grillo 及其同事[47]最初报道了 I 期喉气管切除术治疗特发性喉气管狭窄的结果，并已更新为包括 73 例患者的队列[48]。这些患者大多数是妇女（71/73），平均年龄 46 岁（13—74 岁）。28 例患者（38%）曾经接受过激光、扩张术、喉部或气管造口术。喉气管切除术后，大部分患者（67/73）在手术室拔管，7 例需暂时气管切开，在最后 30 例患者中只有 1 例接受气管切口。所有患者均成功拔管，无围术期死亡病例。主要发病为嗓音质量改变，并随时间延长而改善。67 例（91%）的特发性喉气管狭窄不需要进一步干预。6 例患者需要至少 1 次支气管镜检查肉芽组织或扩张（或两者兼有），只有 1 例患者观察到疾病进展。根据我们目前的经验，过去 100 例患者中没有一个需要气管切开。在一组特发性声门下喉气管狭窄患者中，侧对侧狭窄对于成功的重建是一个挑战[27]。2009 年，我们对 18 例患者进行了系列报道，其中前环状切除的标准技术被改进以专门处理小腔。除了切除环状软骨的前部（即切除外侧环状软骨的内侧 1/3～1/2），我们还进行特定的环状软骨成形术，从而实现了 3～5mm 的水平方向的扩大，从而增加了由此产生的声门下气道的侧对侧尺寸。术后功能优良，随访的休息和劳力性呼吸困难的满意度在 9.7～9.5，总体满意度为 10 分。

一个纳入 38 例患者、41 次手术的队列报道了气管食管瘘（TEF）修复的结果[31]。9 例患者进行简单的瘘管切开和闭合术。余下的患者进行了气管切除、重建联合食管修复。所有病例食管缺损均两层缝合，气道和食管缝合线之间均夹入有活力的带状肌。死亡 4 例（10.9%），其中 3 例在尝试经胸修复远端气管食管瘘后死亡。3 例患者发生复发性瘘管，1 例患者发生延迟性气管狭窄。所有病例均经再次手术治疗。在 34 名幸存者中，33 人能够正常吞咽，32 人无须气管装置辅助呼吸。1992—2010 年，又有 36 例患者接受了外科修复，我们最近更新了这个系列[49]。食管切除术和喉切除术后复杂 TEF 的发病率增加，而插管后 TEF 的发病率降低。相应地，气道切除和重建的比例（54%）比早期的队列（75%）更低。尽管在吻合口瘘、气道缺血或先前修复失败之后行 TEF 的修复有技术性挑战，但是缝合术的原则仍然是一样的。在再次手术中，插入富有活力的血管组织和间断缝合更为重要。

对208例原发性气管肿瘤的肿瘤学结果进行回顾性多中心研究[50]。50例组织学类型包括94例鳞状细胞癌、4例腺癌、65例腺样囊性癌和45例其他肿瘤。手术包括19例喉气管切除、165例气管切除和24例隆突切除术。手术死亡率为10.5%。正如所预期的，ACC的长期存活率明显优于SCC，5年生存率73% vs. 47%，10年生存率57% vs. 36%。

Gaissert及其同事[51]发表了马萨诸塞州总医院40年来治疗原发性气管腺样囊性癌和鳞状细胞癌的经验。在此期间，对270例患者进行了评估，组织学分布在ACC和SCC之间是均等的。手术切除191例（71%），手术死亡率7.3%（14/191）。重要的是，切除率和医院死亡率每10年都有所提高。随着该中心的经验不断增长，手术死亡率已从20世纪60年代的21%降至报道之前10年的3%。

79例患者[34例ACC患者（25%）和45例SCC患者（33%）]未进行切除。绝大多数病例的禁忌证包括肿瘤长度（67%）和局部范围（24%），远处转移很少（7%）。208例患者中的17例（8%）在手术探查时发现不可切除。ACC病变往往较长，并与更显著的局部侵袭有关。这解释了与SCC（18%）相比，观察到ACC切除术后有更多的阳性镜下气管放射状切缘（59%）。

所有原发性气管癌患者1年总生存率为84%，5年为45%，10年为25%。SCC切除后的平均生存期为38个月，SCC不可切除的平均生存期为8.8个月，ACC切除后的平均生存期为69个月，ACC不可切除的平均生存期为41个月。值得注意的是，15年后，ACC不完全切除患者的生存率仍为14.5%。多变量分析确定ACC和完全切除与5年生存率相关，而ACC、完全切除和年龄与10年生存率相关。肿瘤长度、淋巴结状况或切除类型不影响长期存活率。

ACC切缘肿瘤的存在，即使是术中冰冻切片，对于气道重建也特别重要。为了安全起见，外科医师必须经常妥协于完全切除术，而刚刚引用的数据表明，虽然没有统计学意义，但这些患者生存率有一些小的获益。所有这些患者现在都接受了术后放疗。缝合线复发到目前为止很少见，晚期复发与远处病变有关。与此相反，未切除肿瘤做放疗3~5年内均以局部复发为特征，虽然早期反应良好。

继发于甲状腺和侵入气管的癌症切除后也有良好的结果。在27例因甲状腺癌侵入气道而进行气管切除和重建的患者（包括简单和复杂的喉气管重建）中，2例在术后死亡，1例出现需要再次手术的短段气管坏死，所有其他的患者在初次手术后患者的气道都恢复较好。只有2例患者出现气道复发[17]。最近更新了这一系列，包括马萨诸塞州总医院治疗的82例患者[52]。在这一扩展的系列中没有再出现手术死亡。平均随访时间大于6年，平均生存期为9.4年，10年生存率为40%。

十五、并发症

对于手术切除和重建，气管手术后的并发症是相似的。2004年，Wright及其同事[53]对气管切除后的吻合并发症进行了最完整地分析。这项对901例患者的回顾性研究确定了导致这些问题的相关风险因素，并进一步描述了这些问题的处理方法。吻合并发症包括缝合线处的肉芽、狭窄和气管裂开。

自从将缝线更换为可吸收缝合材料用于吻合后，缝合肉芽肿的形成明显减少。事实上，1978年以来使用可吸收Vicryl缝合线几乎消除了缝线相关的肉芽问题。这些肉芽可以通过支气管镜缝合线切除和局部注射类固醇成功治疗。范围广泛的凸起可能需要再次手术切除或放置T管或气管造口术。

已经证实了几个预测吻合并发症的指标：再次手术、糖尿病、较长肿瘤（＞4cm）的切除术、喉气管切除术、年龄小于17岁及术前需要气管切开术。气管食管瘘患者的吻合并发症发生率高于气管肿瘤、插管后狭窄和特发性喉气管狭窄患者。值得注意的是，皮质类固醇的使用与并发症发生率的增加无关，这可能是因为该组所采用的管理策略——即在有大剂量类固醇存在的情况下推迟气管手术，直到激素量可以有效地减少时才手术。

总的来说，81 例患者在这一系列经历了吻合并发症。37 例患者出现缝合线裂开，37 例出现吻合口狭窄，7 例因肉芽组织形成而出现气道阻塞。采用多次扩张（$n=2$）、临时气管造口术（$n=7$）或气管 T 管（$n=16$）、永久性气管造口术（$n=14$）或 T 管（$n=20$）和再手术（$n=16$）治疗并发症。有吻合口并发症的患者死亡率为 7.4%（6/81），而没有吻合口并发症的患者死亡率为 0.06%（5/820）。在这一系列中，自 1988 年以来，没有患者死亡。这一成功可归因于术后支气管镜的常规使用，以及对吻合并发症的早期识别和随后的明确处理。

有 4 例患者发生了不同程度的缺血软骨坏死的吻合并发症。表现从皮下气肿、蜂窝织炎到支气管镜证实的部分软骨缺失。所有患者在重建时都仔细缝合带状肌。所有患者均接受气道完整性评估，并认为是稳定的。对患者进行静脉抗生素治疗，吸入妥布霉素雾化，如果出现呼吸急促，则吸入氦氧混合气。所有 4 例患者均接受高压氧治疗，以增加组织部分氧压并改善伤口愈合。患者一般每天接受 20 次高压氧治疗。所有患者均痊愈，无须气管造口术或 T 形管。所有患者均无症状，仅有轻微狭窄。如果术后支气管镜检查发现组织坏死，且气道稳定，则应考虑采用这种方法[54]。

十六、总结

胸外科面临的一些最具挑战性的问题包括气管插管后狭窄或特发性喉气管狭窄引起的良性狭窄、气管食管瘘或气管无名动脉瘘及气管的原发或继发肿瘤。支气管镜检查对确定诊断和制订术前计划至关重要。如果怀疑严重的气道狭窄，只有在有硬支气管镜的手术室才能进行软支气管镜检查，以防需要重新建立气道。熟悉跨手术台通气技术、有能力进行互动团队途径的麻醉团队是必不可少的。

所有气管病变的患者，从良性狭窄到恶性肿瘤，都值得认真考虑进行最终切除。非手术方法，如扩张、消融术或支架置入术都是姑息性的，只能用于临时性操作或不适合的外科手术的情况。决定病变是否可切除需要成熟的外科判断。所有切除的鳞状细胞或腺样囊性癌患者均应接受术后放射治疗。甲状腺癌继发侵犯气管的患者应考虑进行气管切除（即使是晚期疾病）以避免致命的气道缺损。若由一个经验丰富的团队操作，大多数患者都可以通过一次气管切除术成功治疗，术后的发病率和死亡率都很低，长期疗效也很好。

第五篇 良性肺部疾病
BENIGN LUNG DISEASE

第 9 章
先天性肺部疾病
Congenital Lung Diseases

Raghav A. Murthy　Kemp H. Kernstine　Harold M. Burkhart　Daniel T. DeArmond 著

郭　峰 译

各种先天性异常涉及肺部系统。其中一些会导致发育停滞和死胎。有些婴儿在分娩后存活了下来，但不久就死亡。有严重异常的新生儿在出生时通常表现为呼吸困难和发绀。年龄较大的儿童如果出现不太严重的异常，则可能会出现进食困难、呼吸道感染、发育迟缓或活动受限等问题。对于呼吸窘迫的新生儿，诊断和早期治疗的速度至关重要。气管插管可能拯救生命。在大多数情况下，检查鼻口咽、颈部和胸部及紧急 X 线片可以快速诊断。高质量计算机断层扫描（CT）可用于显示异常。超声心动图、磁共振成像（MRI）和内镜检查是提高诊断速度和准确性的重要辅助手段。

在过去的 10 年中，产前诊断的改进[1]允许对一些缺陷进行子宫内修复[2]。对于无生命维持缺陷，如无脑畸形及肾发育不全，父母可以选择终止妊娠。对于潜在的可纠正的病变，孕妇可以转移到三级医疗中心。先进的支持和外科技术提高了这些婴儿的存活率。

一、历史

1639 年[3]，Fontanus 首次提出先天性肺缺损，他描述了一个患有肺囊肿的婴儿。1777 年，Huber[4]描述了一名患有叶内型肺隔离症的婴儿，

其血供来自胸主动脉。在 19 世纪中叶，1 例叶外型肺隔离症被报道（Rokitansky lobe）。20 世纪初新生儿肺部感染的患病率非常高，以至于很难形成先天性肺部疾病的概念，并且没有先进有效的技术来治疗这类疾病。1917 年，Gladstone 和 Cockayne 从理论上阐述了隔离症的发生，1925 年，Koontz 回顾了先天性肺囊性疾病。1933 年，Rienhoff[5]进行了第一次先天性肺异常的手术矫正，即对 1 名 3 岁男童进行局部肺囊肿切除手术[6]。Gross 和 Lewis[7]对 1 名先天性肺气肿的患儿进行了第 1 例小儿肺叶切除术。1943 年[8]1 例右肺上叶和右肺中叶的囊性疾病被施行肺叶切除术。1946 年，Gross[9]对 1 名患有囊性肺疾病的 3 岁儿童进行了肺切除术。1949 年，Potts 实施了第 1 例新生儿肺叶切除术。Lewis 后来报道说，1 名儿童因叶内型肺隔离症接受肺叶切除手术，因为失去对全身供血动脉的控制而大量出血，结果导致死亡。随着先进的支持、麻醉、血管和旁路技术的发展，高危先天性病变儿童的死亡率显著下降。

二、胚胎学

人在出生前、出生后直至成年肺部都在发育。子宫内肺部发育分为 4 个阶段：1~5 周为胚

胎期；5～16周为假腺管期，16～26周为小管期；26周至出生为末端囊期[10-12]。

在胚胎期，前肠从第9天开始由胚胎内胚层发育，咽中沟从第22天开始由前肠发育。大约在妊娠第4周时，呼吸憩室或肺芽，从胚胎前肠腹壁伸出3mm。

在这个阶段，呼吸憩室被内脏间质包围，随后形成内脏胸膜。同时，外中胚层生长形成气管食管隔，有效地将肺组织与食管组织分离开来。肺芽最初形成气管，然后是2个支气管芽，在第5周开始时扩张形成左右主支气管。在接下来的几周内，5个独立的肺叶变得明显起来。

在假腺期（第5～第16周），支气管树发育，包括立方和柱状上皮层以及软骨环。在这个阶段，支气管树的重复分支产生了所有的气道。肺血管与气道共同发育；然而，气管和肺动脉分支仍然被间充质分隔。到第16周，支气管树和肺动脉完全形成，肺静脉共同流入心脏窦房区。

在小管期（第16～第26周），呼吸性细支气管分裂形成肺泡管，气道与肺动脉分支间充质分离开始消退，首次出现气–血屏障。到第25周，肺静脉引流完全形成。

终末囊期（第26～第40周）以空气–血液屏障的持续延长为标志。由于以前分隔它们的间充质正在消退，原始肺泡增殖并与周围的毛细血管密切接触。在促进因子（如成纤维细胞生长因子10）和抑制因子（如Sonic hedgehog和转化生长因子β_1）[13-15]之间的协调相互作用下，末端肺芽的末端囊形成。肺末端的流体压力似乎也起着关键性的作用[11, 16, 17]。成熟的肺泡在第30～第36周发育，气道在这之前几乎发育成熟。Ⅱ型肺泡细胞产生的表面活性剂，为以后的气体交换作准备。

肺的继续发展与肺泡增殖是终端隔膜持续性分离的结果。这种分离由转录因子、生长因子和细胞外基质分子驱动，与新生血管生成（受血管内皮生长因子影响）密切相关，其次是肺泡毛细血管的分裂和重塑。出生后不久，肺泡壁已经很厚，数量约为2000万个，但不到最终数量的10%。肺泡的发育会持续到8岁，但是2—4岁之后，肺泡的发育速度就会下降。在8岁末期，大约有3亿肺泡。10岁之后，人的肺泡会扩大但数目不会增加。肺–环境界面从出生时的3～4m^{2}增加到成年时的75m^2。从出生到5岁，气道直径增大；5岁后，近端气道生长速度快于远端气道。气管最初是漏斗状的，但在4岁时变得更圆。肺血管的长度和直径在18个月后迅速增加。

正常的气道和血管发育取决于多种因素。这些因素包括细胞间的相互作用、局部和全身的激素和生长因子、中枢和周围神经及胸壁的影响。后者涉及骨和肌肉结构的交叉影响。正常发育进程可能由这些因素中的任何一个缺陷引起改变。病毒感染、缺氧、饥饿和致畸源也可能破坏正常的肺部发育。在子宫内的气道阻塞可能产生多种疾病[18]。在这些患者中，84%有额外的非肺畸形[19]。

为了解释气管支气管发育异常的发病机制，提出了以下三个主要假说[20, 21]。

（1）缩小理论认为，最终的（畸形）解剖形态时由原始的哺乳动物肺部组织的萎缩和压缩造成的。

（2）迁移理论认为，支气管生成物具有迁移离开它们的原生地，到一个新的气管的潜力。

（3）选择理论认为，发育异常是由于支气管芽孢在萌芽期受到了间充质紊乱的影响[22]。

新生儿和儿童的肺部切除术效果较好。因为与成人相比，新生儿和儿童的纵隔和肺门脂肪较少，腺病和慢性疾病留下的瘢痕较少，解剖结构很容易分辨。小儿肺切除术预后良好。5岁以下儿童在切除后形成新的肺泡。5—10岁的人，虽然肺泡数量不再增加，但仍会长大。在婴儿全肺切除术模型中，肺功能在9～12个月内恢复正常[23-25]。像成人一样的肺气肿的改变有时会出现。在肺切除术后，儿童剩余的肺是正常的。儿童的肺似乎可以继续生长、成熟，并且发挥正常功能，即使他们进行大量运动[24, 25]。虽然随着运动，一氧化碳的扩散能力降低，肺动脉压力增加，但术后肺血管阻力正常[26]。

三、气管异常

（一）气管发育不全和闭锁

在 1900 年，Payne[27] 首次描述了先天性气管缺失。目前，不足 150 例病例被报道[28]。临床表现为低于正常喉部水平，部分或完全的气管缺失。如果没有气管或支气管与食管相连接，这种异常是致死性的[29]。Floyd 等[30, 31] 将气管发育不全分为三个不同的类型（图 9-1）。Ⅰ型气管起源于食管，包括隆突在内的远端气管较为正常。Ⅰ型占气管发育不全病例总数的 10%～13%。在Ⅱ型中，气管和隆突与食管融合，没有残留的气管。Ⅱ型占病例总数的 59%～62%。在Ⅲ型中，左和右主干支气管起源于食管，并且没有隆突。Ⅲ型占病例总数的 22%～31%。男性发病率以 2∶1 的比例占多数。在 90% 的病例中，还有其他的先天性病变[32]。气管发育不全可能与 VACTERL（脊椎、肛门、心脏、气管、食管、肾脏和先天性异常的四肢）[33] 和复杂的先天性心脏缺陷、上肢缺陷和十二指肠闭锁（称为 TACRD）[34] 相关。气管发育不全是由于胎儿在第 3～第 6 周时，喉部气管芽发育失败即气管食管的隔膜无法正常发育[35] 所导致。气管发育不全的产前诊断为早期治疗提供了最佳机会。常见症状包括羊水过多、食管扩张并充满液体、肺部扩张、隔膜倒置和胎儿水肿。其中许多特征与先天性高气道阻塞综合征（CHAOS）相似，这提示这些异常可能是同一基因的组成部分，只是在严重程度上有所不同。重要的是区分气管发育不全/闭锁和先天性高气道阻塞综合征（CHAOS），因为产前子宫内治疗（EXIT）可以挽救先天性高气道阻塞综合征（CHAOS）的生命，但无法治疗气管发育不全[36, 37]。

新生儿通常出现严重的呼吸窘迫、无法哭泣、无法被插管三种症状[37]。尽管文献报道了少数幸存病例，但多数胎儿难以存活[38, 39]。成功案例使用的是食管插管[40]，用鼻胃管与气管内导管联合从而对胃部减压。紧急支气管镜检查和气管造口术有助于诊断[41, 42]。CT 扫描是描绘新生儿解剖学结构的首选方法[43]。1 名幸存者患有Ⅱ型缺损并接受食管插管、胃造口术和食管远端束的治疗。据报道，患者幸存 4 年，在 3 岁时进行了结肠间置治疗。另一名患者患有Ⅰ型缺陷，幸存 6 年[39]。体外膜肺氧合（ECMO）可以延长患者的生命，直至可以实现更好的治疗方案[44]。如果患者病情稳定，他们应该检查其他需要治疗的危及生命的缺陷，如神经异常和心脏异常。胃食管的连续性可以通过结肠间置或管状胃来纠正，但是没有重建气管的尝试。也许在未来，重建发育不完全的气管、异体气管移植[45] 或组织工程替代品[46] 可成功应用于治疗。

（二）先天性气管狭窄

先天性气管狭窄（图 9-2）很少见。Cantrell 和 Guild[47] 描述了三种类型的狭窄。Ⅰ型是气管全长的狭窄。Ⅱ型是气管上部、气管下部或整个气管的漏斗状狭窄。Ⅲ型是下段气管的节段性狭窄。这种分类有助于识别有可能出现相关异常的患者，并在规划治疗时提供帮助。狭窄的区域有完整的软骨环，它的数量是可变的，为 2～18。这种罕见的异常在 50% 的病例中与肺血管吊带

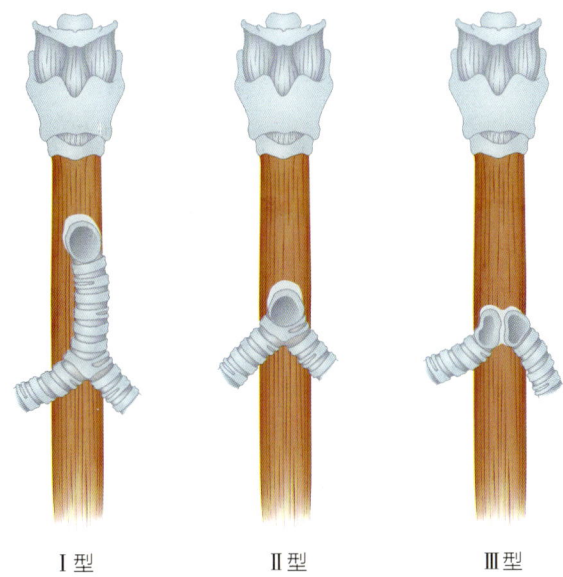

▲ 图 9-1 气管发育不全分类

气管发育不全有三种类型：Ⅰ型，气管起源于食管而不是喉部；Ⅱ型，没有气管，隆突起源于食管；Ⅲ型，每个主干支气管都来自于食管（改编自 Haben CM, Rappaport JM, Clarke KD: Tracheal agenesis. *J Am Coll Surg* 194: 217–222, 2002.）

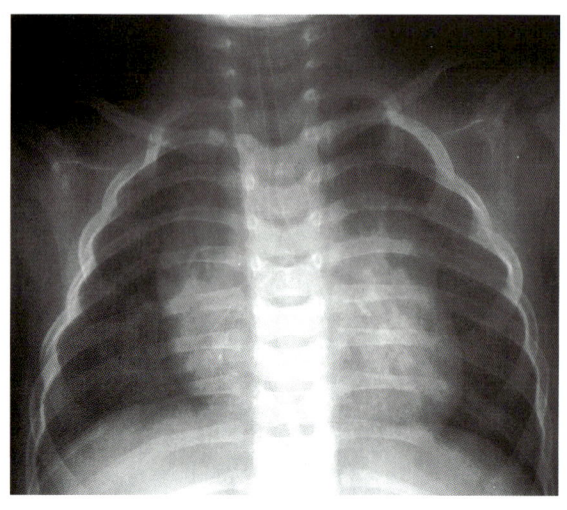

▲ 图 9-2　1 名 20 月龄的男孩气管狭窄（炉管气管），出生后喘鸣。正位 X 线片显示水溶性造影剂微弱勾勒出弥漫性狭窄的气管

（图片由爱荷华州爱荷华市医学博士 Simon C. Kao 提供）

或血管环相关[48]。已经提出了功能分类系统来帮助选择手术候选者[49-50]。

这些患者出生后通常会出现劳力性喘息或喘鸣。Ⅱ型和Ⅲ型异常与一个或多个支气管的异常位置相关，最可能是左肺动脉吊带。这三种类型都与肺发育不全有关。一种新的基于支气管分支模式的形态学分类提出、引入了先天性气管支气管狭窄这一术语[51]。症状因狭窄程度而异。在新生儿期或婴儿期出现严重喘鸣、发绀和复发性喘鸣的患者死亡率最高。这些患者中大多数具有相关的先天性畸形和感染。即使在手术矫正后，他们的预后也是可变的[49]。1 岁或之后不久的大龄儿童的手术死亡率为 10%~20%[52]。一些儿童，在儿童晚期或青少年早期，可能会出现不同程度的劳力性呼吸困难的哮喘。通常，这些儿童预后较好。CT，特别是多层 CT，比柔性支气管镜[53]更好，因为它提供了足够的细节，不仅可以 90% 的灵敏度评估气管支气管异常，还可以评估任何相关的异常情况。支气管镜检查有助于术中和术后的诊断、治疗计划和手术修复评估。超声心动图有助于评估心脏和血管异常。应对患者进行积极治疗，因为如果不进行手术矫正，患者猝死的风险很高[54]。部分气管切除是最常进行的手术。新生儿气管不能像成人气管那样承受张力[55]。

可以通过一期再吻合术切除婴儿 50% 的气管。如果涉及超过 50% 的气管或隆突，则修复要困难得多。

1964 年，Cantrell 和 Guild 施行了第一次修复，即一期切除和端对端吻合术[47]。重建材料采用心包[56]、主动脉同种移植[57]、肋软骨移植[58]、滑动气管成形术（图 9-3）[59-60]和自体气管[61]。完全修复气管狭窄和血管环或吊带需要体外循环及潜在的循环停止。Backer 及其同事[62]回顾了他们在 18 年中治疗 50 例患者的经验，比较了四种气管狭窄修复技术[1]、心包补片[2]、一期切除[3]、气管自体移植和滑动气管成形术[4]。他们得出结论，当涉及 8 个或更少的环时，直接切除是可取的。对于超过 8 环的狭窄，自体移植更好。血管内皮生长因子的应用具有改善气管自体移植结果的潜力[63]。与此相反，Muraji 及其同事[64]证明，滑动气管成形术技术允许早期拔管，并且在 1 例中具有良好的长期效果。目前，滑动气管成形术是长段气管狭窄的首选手术[51]。ECMO 可能是术后支持新生儿的必要条件[44,58]。切除后远期疗效表现为生长发育正常[65]。对于被认为无法通过手术矫正的患者，保守治疗包括球囊扩张和后路气管成形术[66-68]、支架植入术、局部类固醇注射、电切术和冷冻疗法[49,50]。

（三）气管软化症

在气管软化症中，薄弱的软骨在呼气时塌陷。吸气时，气管壁有足够的悬吊维持通畅。最常见的病理发现是软骨环为椭圆形而不是圆形。气管软化症有先天性和后天性两种类型。先天性形态可以是弥漫性的，包括近端和远端及主支气管；它与气管食管瘘有关[69,70]。较常见的后天形成是软骨支架退变，通常是血管受压所致，如来自血管环或悬索、邻近炎症过程、肿瘤或胸壁畸形（如漏斗胸）。

气管软化症通常在出生时不表现。在孩子出生几周后，病情会随着孩子的成长而恶化。咳嗽、呼吸困难、严重呼吸困难、喘鸣和发绀都可能发生。急性呼吸暂停，被称为"濒死期"，是最严重的表现。呼吸困难随着躁动或呼吸道感染

第一部分 胸部手术
第9章 先天性肺部疾病

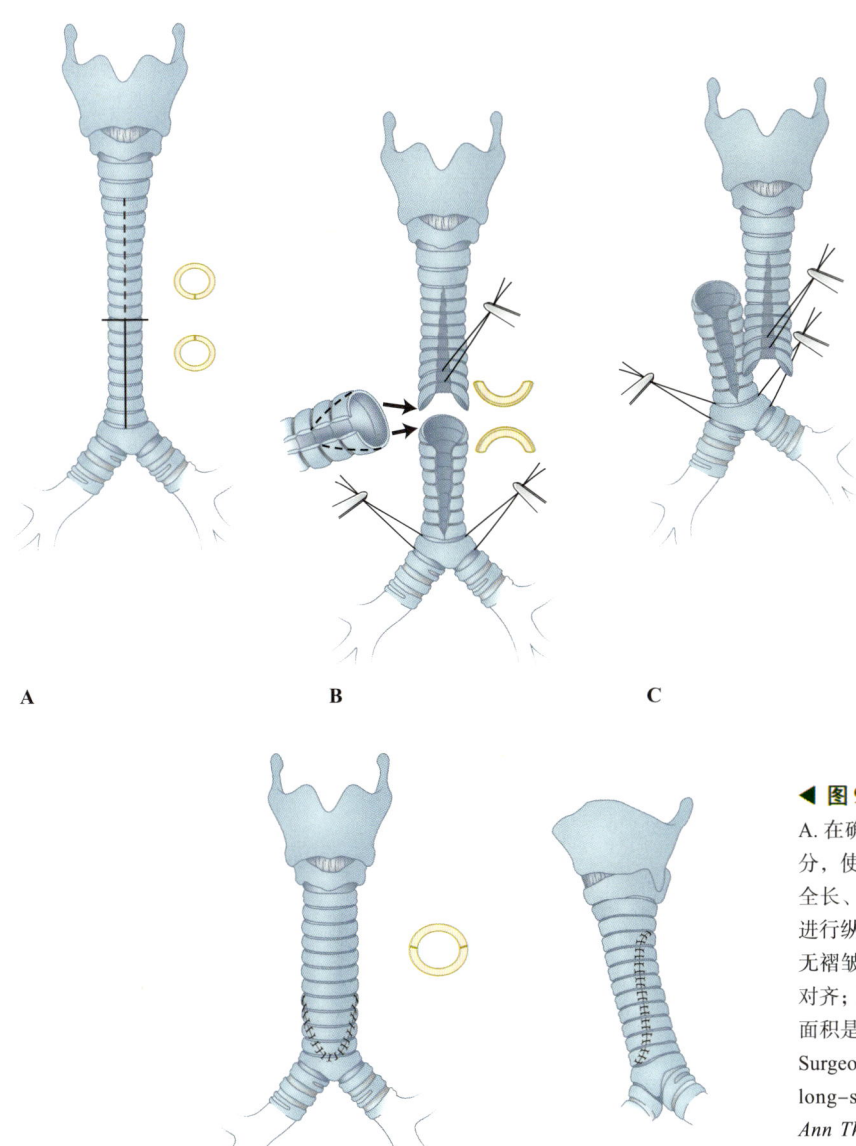

▲ 图9-3 先天性气管狭窄
A. 在确定狭窄区域后，切断狭窄的中间部分，使气管的两半断开；B. 然后在狭窄的全长、上半部分的后部和下半部分的前部进行纵向气管切口，修剪角落以进行均匀、无褶皱的吻合；C. 保持缝线有助于收缩和对齐；D、E. 吻合形成斜缝线，最终的横截面积是4倍 [改编自 the Society of Thoracic Surgeons. Grillo HC: Slide tracheoplasty for long-segment congenital tracheal stenosis. *Ann Thorac Surg* 58(3):613–619, discussion 619–621, 1994.]

而加重。这些严重症状应进一步检查。

食管闭锁患者中有1/4患有气管软化症。完整的评估可能需要气管镜检查、支气管镜检查、食管镜检查和食管造影检查。CT和MRI提供了额外的信息。鉴别诊断包括正常的脉动塌陷、支气管网和气管肿瘤。许多疑似患有气管软化的患者除了气管软化外还可能患有胃食管反流病或反流性疾病。这可能需要尝试使用质子泵抑制药和促运动药物或对反流进行正式评估[71]。

大多数情况下，气管软化症会随着年龄的增长而改善。濒死期（急性危及生命的事件）、不能停止使用呼吸机及不能茁壮成长是需要更积极治疗的迹象。如果气管软化是轻微的，应持续观察，婴儿通常会在接下来的2年内出现气管软化症。在较严重的病例中，保守治疗的死亡率高达80%。使用支架已经取得了不同程度的成功，以使软骨成熟，但这通常需要几个月的时间[72, 73]。气管造口术也有应用，但有一些并发症[74]。主动脉固定术（图9-4）单独或合并气管切除或支架置入，可通过第三间隙或胸骨正中切开经左乳房下进入胸腔。胸腺被保存下来。升主动脉显露后，通过无名动脉起始部上方和下方的主动脉外膜放置3~4根不可吸收的缝合线。这些缝合线附着在骨膜上。最后，通过术中支气管镜观察气

139

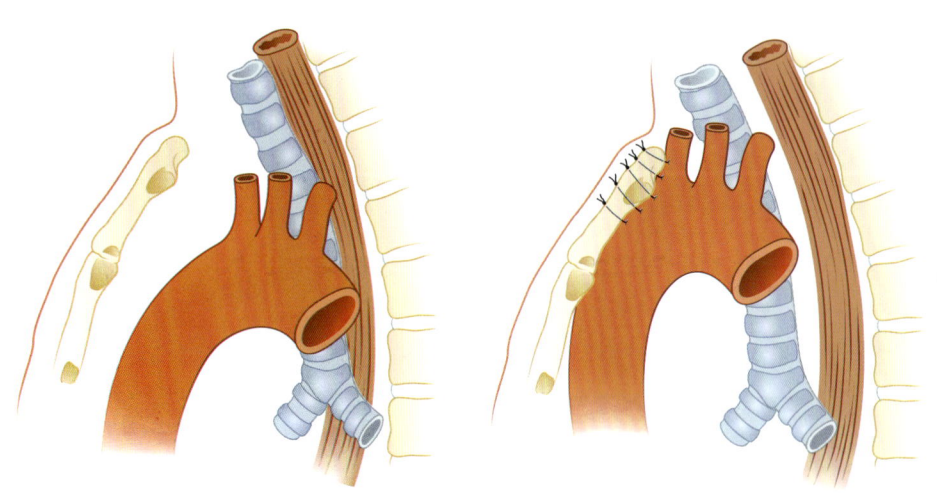

▲ 图 9-4 气管软化和主动脉固定术

在患有严重的气管软化和主动脉固定术的患者中，将近端横向升主动脉缝合到前胸壁或胸骨可以显著改善阻塞症状 [改编自 Weber TR, Keller MS, Fiore A: Aortic suspension (aortopexy) for severe tracheomalacia in infants and children. Am J Surg 184:573–577,2002.]

管内结果。到第四周为止，约 80% 的患者可以拔管，并且长期效果良好[75]。获得性形式与先天性形式相似。无血管压迫的较长段损伤经常需要气管切开术和机械通气一段时间。支气管软化可能同时需要主动脉固定和肺动脉固定[76]。主动脉固定术后的失败率为 10%~15%[77]。直接前部气管悬架越来越受欢迎。手术需要通过切开正中胸骨并扩张上腔静脉和主动脉之间的间隙。缝合线穿入气管壁，通过胸骨表面穿出，并直接绑在支气管镜下方来可视化。Mitchell 及其同事报道了 21 个有着良好结果的病例[77]。

四、支气管分支异常

支气管分支异常很少有症状。辅助支气管可以源于气管或主干支气管并且可能附着在未发育完全的肺上。它们通常偶然发现于尸检时。子宫内存在的子宫颈憩室可能会在出生之前消退。有支气管穿过纵隔供给对侧肺的病例报道[22, 78]。气管支气管或支气管束支是先天性分支支气管直接发自隆突上方的支气管的异常现象（图 9-5）。最常见的支气管位于右上叶。这些异常可能是独立的或合并其他气管肺异常。他们可以表现为喘息、喘鸣、肺炎、支气管扩张和咯血。辅助支气管和相关的异常如果出现症状，应切除肺组织[79]。胸部 X 线片和高分辨率 CT 有助于定义异常[80, 81]。纤维支气管镜、支气管肺泡灌洗和活体组织检查可以评估异常。支气管内抽吸、肺切除和移植都是治疗方法[22]。

以下的异常情况有更频繁的症状，可能危及生命，且有治疗的可能性。

（一）支气管闭锁

支气管闭锁是继气管食管瘘之后最常见的一种气道异常，1953 年由 Ramsay 和 Byron 首次提出[82]。叶支气管或段支气管终止于肺组织。支气管闭锁远端肺组织由于空气通过 Kohn 肺泡内孔和 Lambert 支气管肺泡通道进入而扩张并形成肺气肿[83]。在闭锁部分之外，在肺过度膨胀的近端，末端气道充满黏液。可以认为支气管芽以某种方式从支气管近端向远端分离并继续发育。另一种可能的解释是在闭锁段气道有血管损伤。在这两种情况下，远端气道继续正常发育。

婴儿通常在出生后会出现 4~5d 到几周的呼吸窘迫。他们可能表现为喘息、喘鸣、反复肺部感染。最常见位置在左上叶，然后是左下叶及右上叶。段支气管而不是叶支气管是闭锁性的，最常见的表现为新生儿第一次胸部 X 线片上的肺肿块。胎儿肺液被缓慢吸收，成为局部半透明，肺门呈不透明圆形或椭圆形密度。患者很少未经检查就成长到成年。

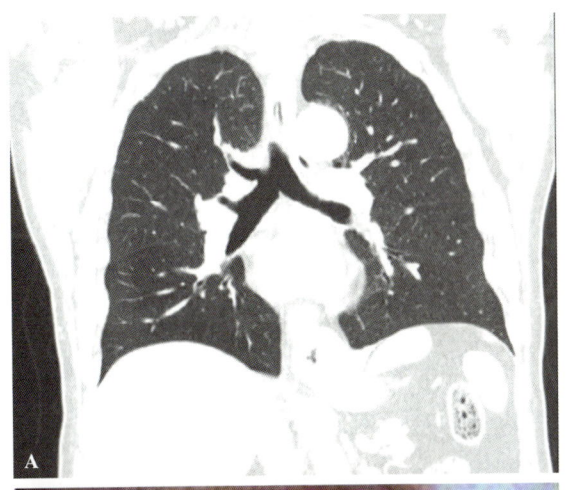

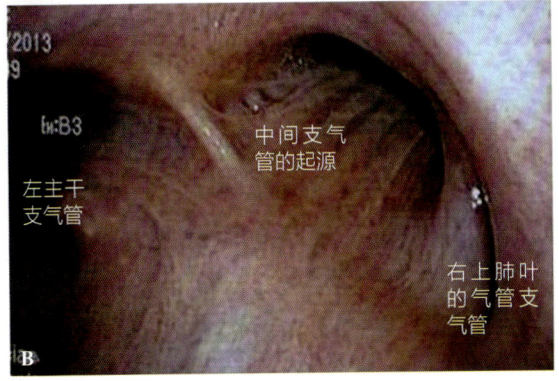

▲ 图 9-5 气管支气管
A. 计算机断层扫描的冠状视图显示气管支气管；B. 支气管镜观察来自气管的右上叶支气管的起源

为了更好地评估这种异常，应该进行 CT 扫描[84, 85]。产前超声检查诊断已有报道[86]。鉴别诊断包括获得性支气管狭窄（其中可能是长期气管插管）、支气管腺瘤、肺隔离症、黏液嵌塞、血管压迫综合征、Swyer-James 综合征和非典型支气管囊肿。

支气管闭锁切除术的适应证包括复发且严重的肺部感染、呼吸窘迫和半透明肺的增大[87]。一些外科医师会切除异常组织以防止感染。肺段切除术是可行的，但通常需要肺叶切除术。

（二）先天性支气管扩张

支气管扩张是指支气管或细支气管的异常扩张。目前认为该病继发于骨髓间充质未能分化为软骨和肌肉[88]。它本身不是特定的疾病，而是各种病理生理过程的共同终末阶段。囊胞性纤维症、原发性纤毛运动障碍、杨氏综合征、威廉姆斯-埃贝尔综合征、$α_1$-抗胰蛋白酶缺乏症和某些原发性免疫缺陷综合征都与支气管扩张有关。它导致慢性、轻度咳嗽并伴有复发性的肺炎。通常可通过 CT 确诊[89]，不需要支气管镜检查。鉴于高分辨率 CT 提供的细节，很少需要支气管造影。依靠累及段或肺叶的数量来进行治疗和预测。根据需要，为患者提供湿化、胸部理疗和氧疗。支气管镜检查用于可疑黏液阻塞或出血。最初通过栓塞、局部肾上腺素或静脉内加压素来控制出血。口服、静脉注射和雾化抗生素可能有助于控制症状[90]。局限性先天性有症状的支气管扩张症患者可能需要进行肺段切除、肺叶切除或可能的全肺切除术。手术治疗的成功与是否切除所有的患病肺有关[91]。

（三）气管支气管巨大症

气管支气管巨大症（Mounier-Kuhn 综合征）于 1932 年由 Mounier-Kuhn 首次提出[92]。其特征是气管和主支气管过度扩张（图 9-6）[93]。这种扩张是气管和主气道弹性组织和平滑肌萎缩的结果[94]。气道扩张可持续到三级分化气管。在病程中，气管环之间会出现黏膜疝，形成憩室。相关病症包括皮肤松弛症、Ehlers-Danlos 综合征（又称先天性结缔组织发育不全综合征）、马方综合征，肯-卡二氏（Kenny-Caffey）综合征，共济失调毛细血管扩张、强直性脊柱炎、布拉赫曼-德兰格（Brachmann-de Lange）综合征和轻链沉积病。当一个单纯病程发生时，可能存在隐性遗传[95]。

气管支气管巨大症也可能是由于严重的肺纤维化、气管壁上的牵引力增加而引起[96, 97]。随着这些憩室的发展，黏液潴留的发生导致支气管扩张和纤维化。患者最终无法清除分泌物而死于慢性感染和呼吸衰竭。

患者通常是 30—40 岁的男性[98]。50% 的气管支气管巨大症患者直到 30 岁才出现症状。他们通常有反复的下呼吸道感染。无症状患者的气管可能比正常大 3 个标准差，对于成人，它超过 3cm[99]。气管支气管巨大症患者经常有反复呼吸道感染和持续咳嗽。胸部 X 线片显示气管和主干

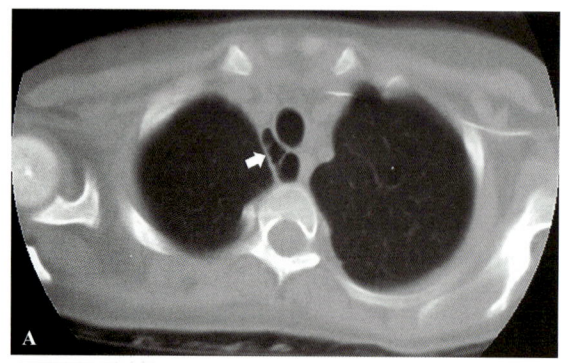

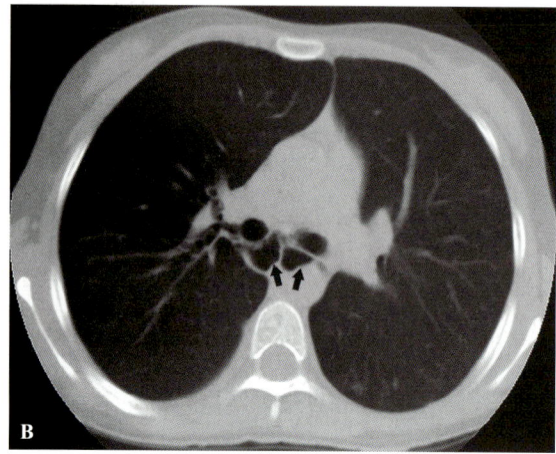

▲ 图 9-6　气管支气管巨大症患者（Mounier-Kuhn 综合征）

13 岁女孩伴有慢性咳嗽和支气管扩张。在气管的水平（A）和主支气管（B）进行计算机断层扫描，显示气道周围充有空气的小囊（箭），这是由于慢性炎症破坏了气管支气管树及其平滑肌的正常弹性特性（图片由爱荷华州爱荷华市医学博士 Simon C. Kao 提供）

气道扩张。CT 能更清楚地显示病变，成人[100]和儿童[101]的气管尺寸有助于诊断。支气管造影在区别获得性支气管扩张上可能是有必要的。由于多发气管壁憩室导致气道管腔显示不全，因此通常没必要做支气管镜检查。

一般而言，气管支气管巨大症无手术治疗方案。分泌物的控制有助于减少症状。支架和 T 管[102,103]可使症状显著缓解。气管支气管成形术可能有一定的作用。最近报道了一种成功的双肺支气管支架双肺移植治疗气管支气管巨大症的方法[98,104]。

（四）喉气管食管裂

喉气管食管裂是一种罕见的先天性异常，是由于食管未能与喉气管分离造成的[105]。患有这种异常的婴儿有无声的哭泣和呛食症状。在试图放置鼻胃管时，可以看到与气道相通。钡剂检查或内镜检查可显示瘘管。硬支气管镜检查是诊断和确定病变范围的必要手段。超过 3/4 的患者存活下来[106,107]。随着发现时间推迟，其死亡率较高。患者首先接受胃造口术治疗。然后，通过颈椎入路，将瘘管分开，修复食管和喉部，并在他们之间放置肌瓣以减少复发的可能性。将鼻胃支架留置一段时间。对于大型缺损，可能需要采用颈部和胸部联合入路的治疗方法[108]。

（五）气管支气管 – 食管瘘

气管支气管 – 食管瘘（TEF）是最常见的气管异常，发病率为 2.4/10000[109]。最常用的 TEF 解剖分类系统是 Gross[110]提出的：A 型为无 TEF 的食管闭锁；B 型为近端 TEF 食管闭锁；C 型为远端 TEF 闭锁；D 型为近端和远端 TEF 闭锁；E 型为 TEF 无食管闭锁（H 型）。C 型是最常见的，占这种气管异常的 87%，其次是 A 型（8%）、E 型（4%）、B 型（1%）和 D 型（1%）。相关的先天性缺陷很常见[109]；心血管异常位居榜首，同时发生在 35% 的 TEF 病例中。在大约 20% 的情况下，TEF 作为 VACTERL 综合征缺陷的一部分出现。

患者经常出现进食困难和流涎过多。还可能出现间歇性发绀和气管支气管感染。当在食管、胃和小肠中看到大量空气时，最为可能的诊断是最常见的 C 型。鼻胃管置入失败及其在 X 线片或造影透视上的位置可证实这种情况。Haight 被认为是第一个成功修复小儿 TEF 的人[111]。虽然最初是通过左侧开胸手术完成的，但 Haight 更喜欢右侧胸膜外开胸，以分离瘘管和食管吻合。大约有 15% 的病例出现食管吻合口瘘，但通过瘘口附近的引流管，95% 的瘘会自发愈合[112]。随后形成的狭窄是常见的，但它通常对扩张操作反应良好。重大的、危及生命的情况偶尔会发生。在这种情况下，或在所谓的长间隙闭锁的情况下，尽管有各种延长技术，但仍不能建立食管的连续性，可能需要通过结肠间置或管状胃进行食管替代。即使在患有严重食管吻合口瘘的重症新生儿中，胃上提也已成功应用于单独广泛引流的临时替代方案[113]。TEF 手术后的长期结果已成为多项综述的主题[114-117]。

对于 H 型瘘的结扎，要在右侧颈部做切口，以避开胸导管。胸锁乳突肌和颈动脉鞘内容物横向牵开。对喉返神经进行识别和保护，将瘘口切开并缝合。间置肌皮瓣可以减少复发的可能性。利用微创技术可以成功控制 TEF 的复发。在一个儿科队列中，瘘管在内镜引导下通过电灼透热法去上皮化，并通过纤维蛋白胶成功地进行了填塞[118]。对于不能经颈部切口进入的低位 H 型瘘，胸腔镜下结扎术是成功的[119, 120]。术后早期并发症包括吻合口狭窄、瘘管复发、胃食管反流。

令人惊讶的是，微创技术不仅越来越多地应用于瘘管闭塞的处理，而且也越来越多地应用于食管重建[121-123]。胸腔镜下修补是通过胸膜外途径完成的[124]，甚至长段食管闭锁也可以采用胸腔镜下途径[125]。对接受胸腔镜和腹腔镜检查的新生儿麻醉药使用及强化管理的细微区别越来越受到重视[126, 127]。精细的麻醉处理使得单心室生理的新生儿能够成功地进行 TEF 修复（无头三尖瓣闭锁）[128]。最近对来自 31 个国家的 217 名外科医师的调查中发现，50% 以上的外科医师使用胸腔镜进行修复。在 96% 的病例中，胸腔镜下修复是在胸膜内进行的，相比之下，89% 的开放病例是在胸膜外入路进行的[129]。

保留奇静脉（之前在食管闭锁和 TEF 修复过程中被无损地分离）已经取得了令人满意的进展。该理论认为可以避免术后纵隔水肿，从而最大限度地减少食管吻合并发症[130, 131]。这一概念的临床意义有待进一步评价。

（六）支气管胆管瘘

支气管胆管瘘（图 9-7）是一种非常罕见的先天性异常，报道过的病例可能少于 50 例[132]。这种病变的胚胎学基础是上消化道在喉气管之间的距离是重复的，其位置与喉、气管分支与肝憩室之间的肠道距离有关，或者该道是异常支气管芽与异常胆管结合的结果[133]。报道普遍

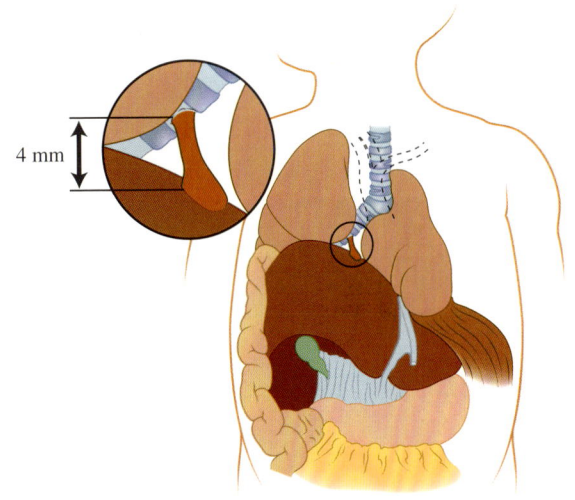

▲ 图 9-7　胆道支气管瘘
这个有胆汁痰和先天性膈肌缺损的孩子，在右侧主支气管和胆道树之间发现瘘管（改编自 DiFiore JW, Alexander F: Congenital bronchobiliary fistula in association with right-sided congenital diaphragmatic hernia. *J Pediatr Surg* 37:1208–1209, 2002.）

见于婴儿和儿童，但也有一些病例是在成年时确诊的[134-136]。瘘管由支气管和胆道型组织组成，起源于气道至肝脏。患者产生绿色痰，并出现呼吸困难和慢性咳嗽。婴儿可能出现呼吸窘迫[137]；女孩更容易受到影响。右中叶和右主干气道最常见，通常会引流至左肝管系统。合并异常包括食管闭锁和 TEF[138]、胆道闭锁[139]和右侧膈疝[132]。

诊断可通过支气管镜检查，在此过程中导管可能会进入瘘管进行造影剂和 X 线片检查[140]。这是一种更现代的支气管造影术。核素胆道扫描也可以诊断（^{99m}Tc-HIDA 胆道闪烁显像）[141, 142]；这对术后监测也很有用。最后，有报道用于新生儿诊断的 MRI，强调 T_1 加权梯度回波序列的实用性[143]。

对于确诊为支气管胆道瘘的患者，应结扎并切开瘘口，尽可能靠近气道横切断。有时需要进行肺切除术[135]。手术经胸膜或胸膜外右侧开胸。胆道造影选择性地证实胆道引流至十二指肠[142]。对于胆道引流功能受损或胆道脓毒症患者，可能需要肝叶切除术（一般为左侧）或 Roux-en-Y 肝空肠吻合术[144]。

（七）支气管肺前肠畸形

支气管肺前肠畸形呈现另一类先天性肺部疾病。分类包括隔离症（叶内型和叶外型）、支气管源性囊肿和其他不太常见的实体。

支气管肺前肠畸形是正常肺与食管或胃之间的一种异常沟通，是气道与肠道之间第二常见的异常沟通，而气管食管瘘是最常见的。腹部前肠出芽异常是支气管肺前肠畸形的胚胎学基础[145]。右下叶和左下叶受到同等的影响，而且是最容易受影响的。瘘管很少涉及胃底或食管中段，几乎总是累及食管下段。它与叶外型隔离症有关，通常在左边。通常在刚出生几个月内至18岁之间诊断。最有用的诊断检查是食管造影。这些畸形通常与其他异常有关，如膈疝和心脏、胃肠道或椎体异常。由于慢性感染，通常需要进行肺叶切除术，必须切除瘘口，修复食管缺损。如果没有感染的迹象，肺组织可能被保存下来。混合性病变是指先天性囊性腺瘤样畸形与隔离症之间的重叠。

（八）肺隔离症

肺隔离症是肺实质缺陷，即体循环动脉供血以及上呼吸道缺乏连续[146]。可分为叶内型和叶外型两种。它们总是位于肺的底部，男性比女性更容易受到影响，比例为3∶1。叶内型肺隔离症（图9-8）是覆盖着肺的脏胸膜的囊性异常，

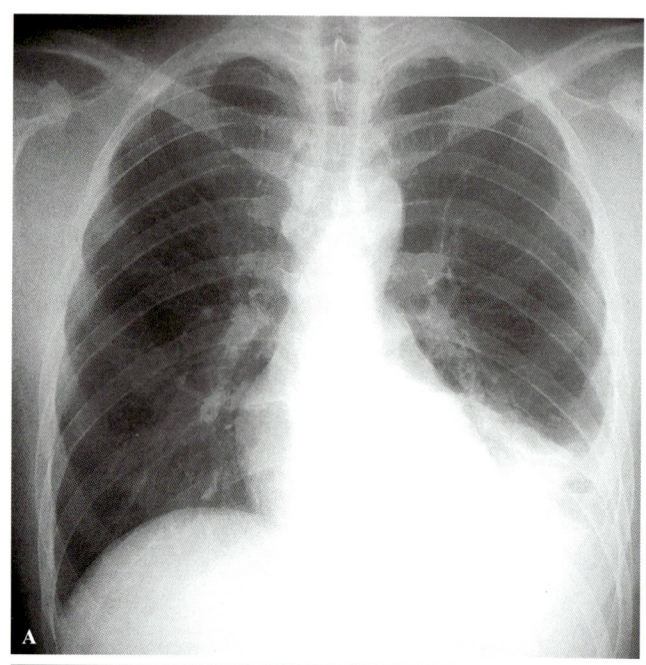

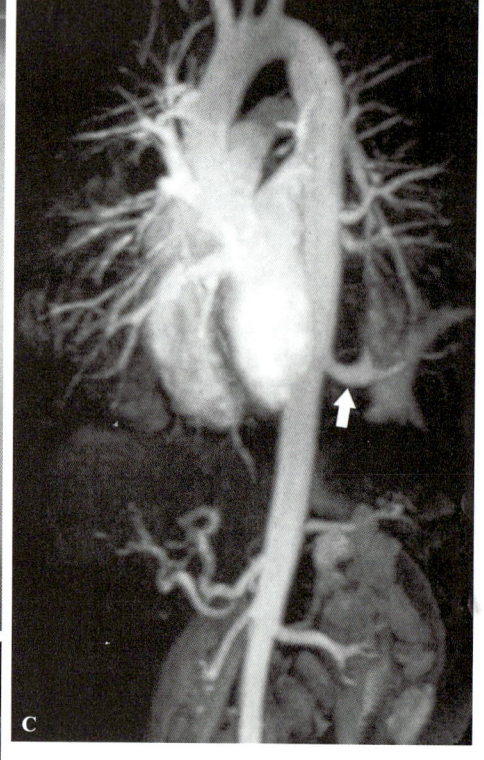

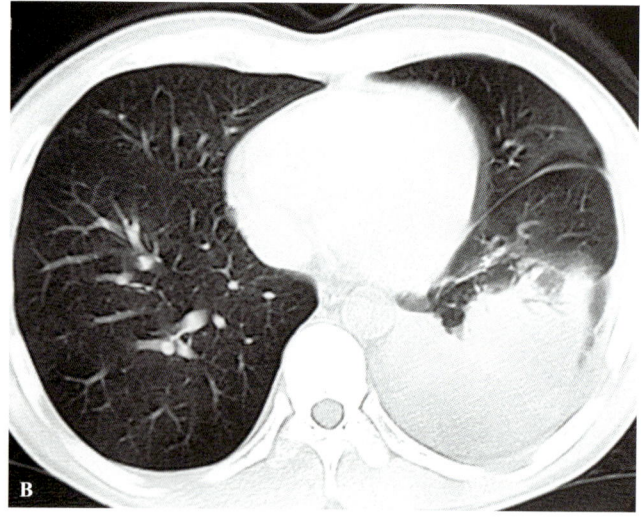

▲ 图9-8 叶内型肺隔离症
A. 正位胸部X线片显示左下叶实变；B. 肺部常规计算机断层图像显示左后下叶混浊影；C. 对比增强磁共振血管造影显示，一个大的动脉分支（箭）从低位胸主动脉供应这一区域（图片由日本旭川市旭川医科大学大学的Koji Takahashi博士提供）

144

而叶外型肺隔离症（Rokitansky 叶；图 9-9）是有单独脏胸膜覆盖的肿块病灶[146]。叶内型肺隔离症占所有肺隔离症的 75%。作为一个整体，叶内型肺隔离症从胸主动脉接受血管血供的病例占 74%，腹主动脉占 19%，肋间动脉占 3%，多种来源占 20%。异常血供最常从肺门进入异常肺。肺隔离症的静脉引流通常通过肺静脉，但也可能通过体静脉。叶内型肺隔离症最常见于左下叶的后段。

叶外型肺隔离症是圆形的、光滑的、柔软的肿块，通常位于横膈膜圆顶的上方；90% 发生在左肺底部。叶外型隔离症的静脉引流最常通过体循环流向奇静脉系统或半奇静脉系统；只有 20% 的病例显示静脉引流进入肺静脉。显微镜下，所有肺结构均表现在隔离肺上，包括肺泡、细支气管、软骨等。

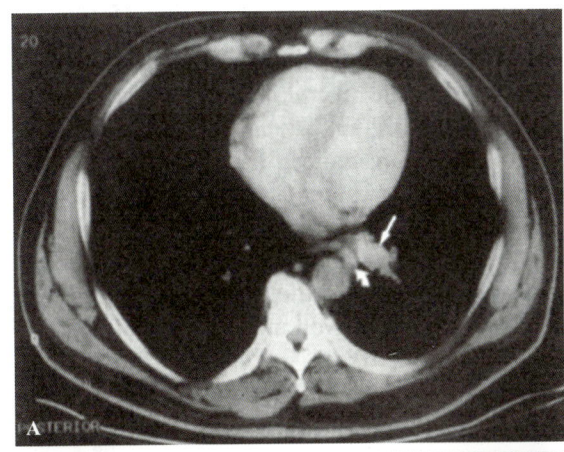

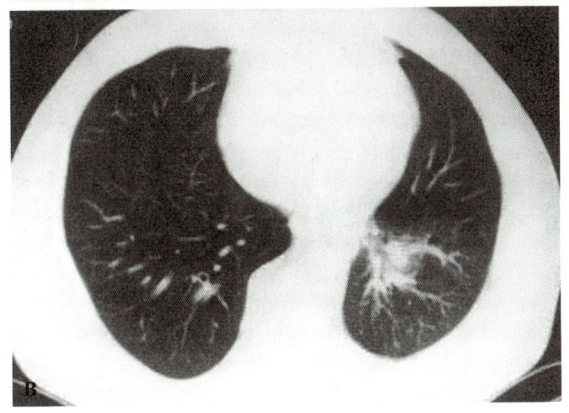

▲ 图 9-9　叶外型肺隔离症
叶外型肺隔离症最常见于左下肺，有自己的胸膜包埋和全身静脉引流，计算机断层扫描有助于更好地识别缺陷的解剖细节（引自 Singh SP, Nath H: A 53-year-old man with hemoptysis. *Chest* 120:298-301, 2001.）

叶内型和叶外型肺隔离症来自前肠组织，因此可能存在食管瘘。叶内型肺隔离症在子宫内可能表现出羊水过多，反复发作的肺部感染和咯血可能成为青少年或年轻人最常见的症状。叶内型肺隔离很少与其他先天性异常相关；叶外型肺隔离症有时与其他异常有关，尤其是先天性膈疝。叶外型肺隔离症可能发生在心包内或隔膜内或后腹膜隔膜下。恶性肿瘤已被发现在叶外型肺隔离症中，同时发现先天性囊性腺瘤样畸形，以及其他异常，如心包囊肿、食管失弛症、心脏缺陷。在没有恶性疾病的情况下，叶内型和叶外型肺隔离症的患者血清肿瘤标志物 CEA 和 CA19-9 均可能出现明显升高[147]。

CT 对于鉴别叶内型或叶外型肺隔离症是敏感且特异的[148]。MRI 可能也有帮助[149]。支气管造影和支气管镜检查不太可能提供额外的信息。钡剂食管造影可能是证明食管相通的必要条件。血管造影很少需要，因为非侵入性检查通常可以发现供血动脉。

许多病变可在产前发现，建议进行仔细的随访。如果注意到水样变化，则表明需要分娩[150,151]。在婴儿中，大的囊肿或引起血流动力学异常的囊肿可通过针吸或胸管造口术暂时排出，以便充分诱导麻醉。如果不涉及感染，可以切除单独的囊肿或可能的肺段。然而，在大多数情况下，需要进行肺叶切除术。早期发现异常的动脉血供是至关重要的，有助于避免灾难性的出血。大多数动脉的直径小于 1mm，但有报道称有些动脉的直径高达 2.5mm。系统性动脉粥样硬化可能使手术过程中难以操作。手术时应彻底寻找与胃肠道的沟通。静脉引流也可能是异常的，如果可能的话，应该在切除前确定。叶内型和叶外型隔离症都可以通过微创技术进行切除。术后疗效良好[152,153]。已经描述了 Amplatzer 血管塞的使用以控制这些患者的咯血[154]。

（九）肺奇叶

0.5% 的常规胸部 X 线片显示肺奇叶（图 9-10）。它是一种异常的叶状结构，奇静脉形成一个额外的沟，将上肺叶分为两个部分。其实肺

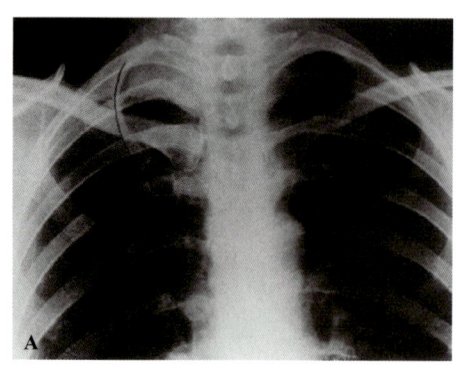
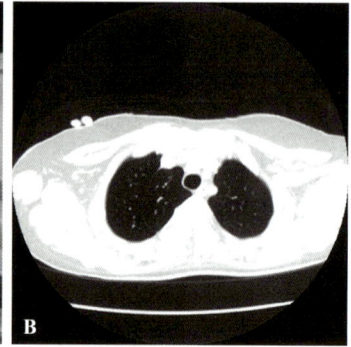
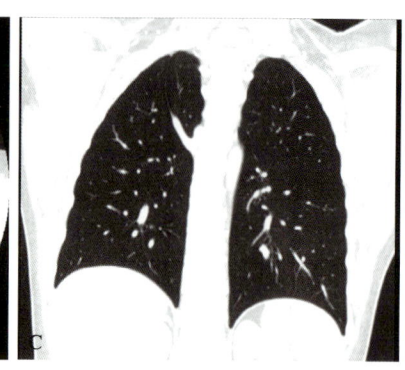

▲ 图 9-10 肺奇叶

A. 在胸部 X 线片上发现一个额外的裂缝，奇静脉在右上肺叶内形成一个单独的分支；B. CT 轴向切面显示肺奇叶；C. CT 扫描冠状位图显示部分奇静脉和肺奇叶

奇叶这个术语有点用词不当。这不代表有真正的解剖肺叶，因为没有单独的支气管节段。其他不寻常的区域可能发现分开的叶，特别是在舌段或在右和左背段。这些异常的叶状结构与任何其他先天性异常无关，也不会增加任何之后病理或发育异常的可能性。它们不需要治疗。

（十）马蹄肺

在这个罕见的、最近被回顾的肺异常中[155]，左右肺基底部被共同的组织融合，这些组织通过后纵隔延伸到主动脉前、心脏和食管的后面。临床意义在于它与反复肺部感染和肺动脉高压的相关性。高达 80% 的马蹄肺病例伴有弯刀综合征[156, 157]。在有 VACTERL 和其他支气管肺前肠畸形患者中，也应怀疑有马蹄肺[155]。

（十一）支气管囊肿

支气管囊肿是由于气管与前肠分化后气管周围异常出芽造成的。它们是纵隔囊肿中最常见的一种，约占这些病变的 60%。男性比女性更容易发生。囊肿的通常位置是沿右侧气管旁区域，但它们也可能附着在隆突处，通常在食管前方。它们可能在肺门，附着在肺叶支气管上，偶尔它们在肺内。它们也可位于隔膜下方或胸骨旁皮下组织，皮肤或心包中。囊肿的内层由带有杯状细胞的纤毛假复层呼吸道上皮组成。支气管的相通是罕见的[158]。囊肿是单房的，大小通常 2～10cm。它们可能含有正常的支气管成分，包括软骨和平滑肌，这有助于区分支气管源性囊肿和肠源性囊肿。未感染的囊肿可能含有黏液、血液或乳状物质。症状可能与肺动脉受压有关，也可能与阵发性房颤有关[159, 160]。支气管囊肿最常见于胸部 X 线片上的偶然发现，通常是伴有或不伴有气液水平的充气囊肿（图 9-11）。连续 X 线片可能表现出快速扩张。与纵隔囊肿（36%）相比，支气管囊肿更常出现感染症状（90%）[161]。

支气管源性囊肿的鉴别诊断包括淋巴结肿大、肺隔离症、畸胎瘤、血管瘤、脂肪瘤、错构瘤、神经源性肿瘤、前肠及心包囊肿、肺脓肿。CT 是有用的检测手段，低 HU 值（<20）是其显著特征。MRI 可能提供更多信息。支气管源性囊肿和肠源性囊肿的鉴别可以根据位置进行：肠源性囊肿通常发生在与食管密切相关的后纵隔。此外，在支气管源性囊肿的鉴别诊断中，支气管肺前肠畸形通常是多房的，更常与反复咳嗽、肺炎和咯血有关。超声内镜检查可能是有益的，但超声内镜引导细针穿刺可能是有害的[162]。

如果可能的话，支气管源性囊肿应完全切除，并修复所有相关的交通[163]。细针穿刺可能导致复发。纵隔镜下去顶术已经用于实施诊断。无症状囊肿应被切除以进行诊断，并预防与囊肿自然病史相关的并发症，包括穿孔、出血、肿大、感染和恶变。儿童的气道柔软，更容易受到囊肿增大所造成的危及生命的压迫[164]。恶性变已被报道[165-167]，包括 1 名 8 岁半女孩的腺癌[158]。典型的支气管源性囊肿可从纵隔切除。如果有蒂，支气管缺损就可通过结扎修复。长期效果非

第一部分 胸部手术
第 9 章 先天性肺部疾病

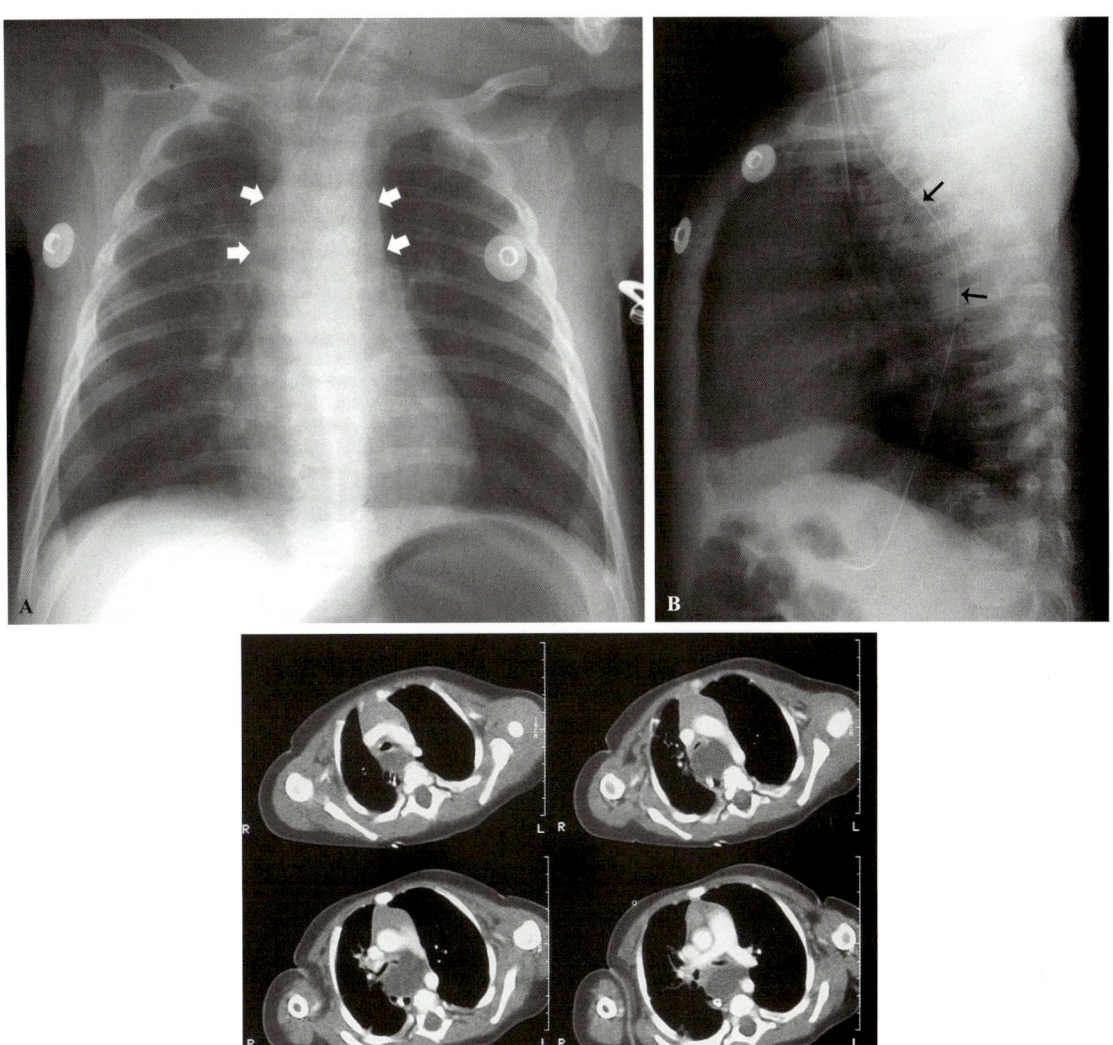

▲ 图 9-11 1 例 4 个月大患有支气管囊肿的男婴伴有咳嗽
前后位（A）和侧位（B）胸部 X 线片显示中央纵隔肿块（白色箭所指）向后移位，推移食管（由鼻胃管勾勒、黑色箭所指）。图 C 显示 4 个胸部连续轴位电脑断层影像显示气管后及隆突下肿块，密度较低。肿块切除及病理检查显示为支气管囊肿（图片由爱荷华州爱荷华市医学博士 Simon C. Kao 提供）

常好。电视辅助和机器人辅助的微创手术越来越流行[163,168]，但囊周粘连、气管或支气管通气、恶性变的可能应作为开胸手术的相对适应证。

五、肺芽异常

（一）肺不发育、发育不全和发育不良

肺不发育是病变侧完全没有隆突及主支气管、肺和肺血管系统。这首先由 Morgani 描述，少于 20 例病例被报道。当双侧肺都不发育时，通常合并心脏异常。单侧病例有心脏异常在 50%

以上，且右侧不发育更为常见[169]。性别分布大致相等。左右侧不发育分布也大概一致。有一些染色体异常的证据[170]。据报道，3 例病例的左侧肺不发育是一系列同侧面部、桡骨畸形和肾发育不全综合征的一部分[171]。在这 3 个婴儿中，肺动脉扩张引起明显的支气管压迫。相关的胃食管反流加重了呼吸窘迫。与宫内肺生长受损相关的其他因素包括胸内或胸外压迫、胎儿呼吸运动减弱和羊水容量减少[172]。胎儿超声检查可发现肺发育异常[173]。

当隆突和支气管存在而血管和实质消失时，

147

此类缺陷称为肺发育不全。有原始支气管干，隆突看起来正常。肺发育不全可以存在于单一肺叶或联合肺叶中。单肺叶最常见。最常累及的是右上叶和右中叶。

当累及单侧或单个肺叶时，不发育或发育不全可能是有症状的。患者可能有呼吸急促、呼吸困难或发绀等症状。老年患者可能表现为气喘。男孩比女孩更容易受到影响。当存在先天性心脏异常时，发绀和呼吸窘迫通常在出生时是明显。

胸部 X 线片显示纵隔向不发育或发育不全侧偏移（图 9-12）。肺动脉造影显示同侧肺动脉缺失。支气管镜检查有助于评估发育不良患者支气管残端的存在、长度和特征。CT 和食管造影有助于肺隔离症和肺不张的鉴别诊断。

双侧不发育危及生命。据报道，右侧病变的生存期长达 6 年，左侧病变的生存期长达 16 年[174]。在新生儿存活者中，30% 在第 1 年内死亡，50% 在 5 岁内死亡[175]。

肺发育不良时，支气管和支气管组织形成不良，肺泡数量减少。肺重量至少低于平均值的 1 个标准偏差[176]。大多数发育不良的病例继发于其他抑制正常肺发育因素，如膈疝、胸壁缺损、骨发育不良，甚至肌肉营养不良。原发性肺发育不良是罕见的并且常与唐氏综合征有关[177]。它通常是致命的，是肺动脉平滑肌肥大和肺动脉高压的结果。相关的先天性异常也降低了这些患者的预期寿命。

在肺发育不全中，如果反复感染，切除原始支气管干可能是必要的。对于肺发育不良，除了治疗心脏畸形或改善胸壁畸形外，没有特别的外科治疗。肺动脉肥厚的严重程度可导致持续致死性循环。在分娩时，受影响的婴儿可能有缺氧、酸中毒和高碳酸血症。这些患者需要接受镇静、麻醉、高频通气、血管扩张药、呼吸性碱中毒等治疗，必要时接受 ECMO 治疗。ECMO 改善了患者的生存状况[178-180]。治疗这些患者的另一种方法是使用高频振荡通气[181]。一半先天性膈疝的婴儿需要 ECMO，70% 的患者存活。先天性膈疝患者在修补时，不必切除发育不良的肺。不应该试图使肺过度膨胀。双侧肺移植是在极端情况下进行的[182]。产前外科治疗一直致力于缓解肺部压迫，但效果不明显[181]。虽然缺乏大型随机试验使得产前手术与产后治疗的风险和益处缺乏有力的量化指标对比，但已有外科手术干预报道[183-185]。文献综述显示 53 例心脏手术在单侧肺不发育或闭锁患者中进行，死亡率为 7.7%[186]。

（二）先天性叶型肺气肿

先天性肺气肿占所有先天性肺部畸形的 50%。它是一种由于支气管通畅性异常引起的组织学上正常、成熟的肺实质在出生后过度膨胀，其原因既有内部的也有外部的[187]。这是由于肺叶支气管阻塞，通常是上呼吸道导致肺泡空气空间过度膨胀，但没有实质破坏，与成人肺气肿不同。受影响肺叶的血管系统是正常的。最近，先天性肺段性肺气肿作为一种亚型被描述[188]。

扩张的肺经常压迫邻近的肺，在某些情况下，使纵隔远离肺气肿肺叶。其他描述性术语包括扇形叶性肺气肿、先天性段支气管软化、先天性肺叶过度膨胀及婴儿或儿童期肺气肿。25% 的

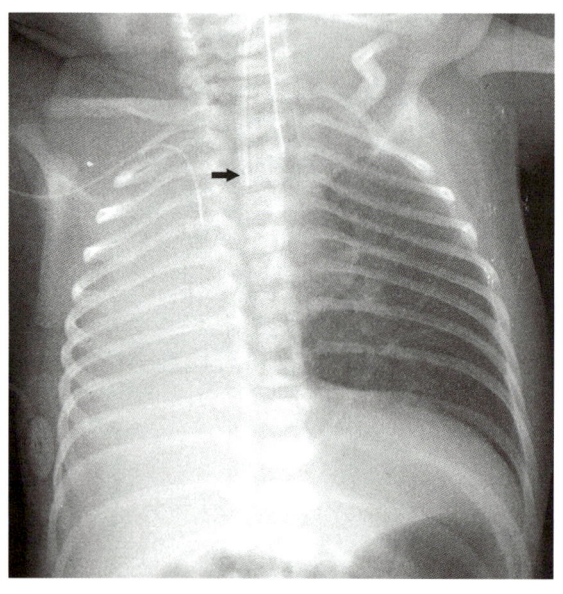

▲ 图 9-12 右肺发育不全
新生儿呼吸窘迫的正位胸部 X 线片。右半胸完全混浊，纵隔向同侧移位。患者还有食管闭锁（鼻胃管嵌在扩张的近端食管袋中，箭）和远端气管食管瘘（注意胃中的空气）（图片由爱荷华州爱荷华市医学博士 Simon C. Kao 提供）

病例有软骨缺损阻塞大叶支气管[189-191]。其他潜在的内在阻塞原因包括黏液堵塞和腔内肉芽组织。外源性梗阻可由心脏或血管异常引起，如法洛四联症、肺动脉狭窄、肺静脉回流异常、腺病、纵隔肿瘤和支气管或肠重复囊肿[192]。在一半以上的病例中，没有明确的病因[193]。

先天性肺叶气肿患者在出生时就有症状。几天之内，它们就会发展成喘息、呼吸困难或咳嗽[54]。最常累及的是左上叶，其次是右上叶，然后是右中叶，最后是下叶[194]。双侧发病时，受累的往往是左上叶和右中叶，男女比例为3:1。其中80%的患者在6个月前有症状，14%的患者有心脏畸形。肋骨和胸廓的异常也很常见。如果先天性叶肺气肿有症状但未予治疗，则第1周内死亡率为50%，另外30%~40%的患者将在下个月死亡。

在患有严重呼吸窘迫的新生儿中，胸部X线片通常足以进行诊断（图9-13A）。肺叶扩大、透亮、血管结构正常、合并邻近肺组织压迫和对侧纵隔偏移即可诊断的。

对于已有轻到中度症状的患者，CT扫描（图9-13B）可能是必要的，以排除纵隔肿块或血管异常。对于大一点的孩子，支气管镜检查有助于评估黏液阻塞或异物。支气管造影不太可能有帮助，现在很少使用。通气-灌注扫描在某些情况下可提供有用的信息[195]。新生儿的呼吸窘迫必须与其他肺部异常相鉴别，如气胸、先天性膈疝、具有球瓣机制的实质肺囊肿、囊性腺瘤样畸形和叶外型肺隔离症。

获得性肺气肿是一种不同的疾病实体，是呼吸窘迫综合征和长期机械通气的并发症，通常发生于右上叶。在获得性儿童肺气肿中，肺扫描显示受累肺的低流量，与先天性肺气肿的正常流量形成对比[196]。对于先天性肺气肿，可能需要超声心动图和其他测试（如磁共振血管造影）来评估相关的心脏或血管异常。无症状或轻微症状的患者无手术指征。肺功能可能保持稳定。一半的患者将在婴儿期恢复正常。对于有症状的患者，应切除所有肺气肿组织。通常需要做肺叶切除术。肺段切除在可能的情况下也是适

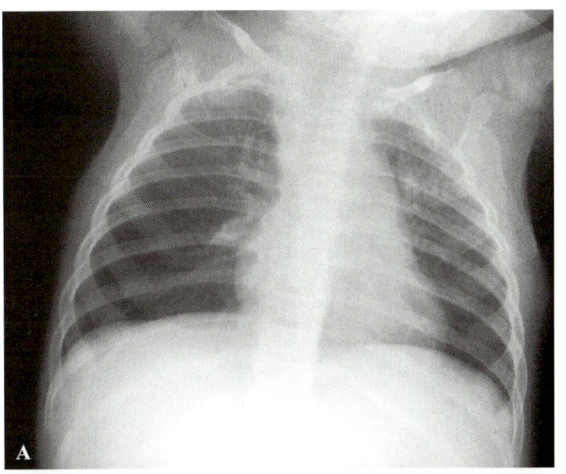

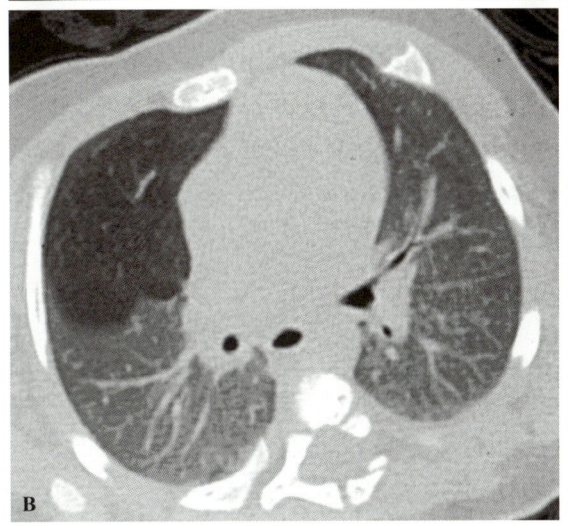

▲ 图9-13　先天性肺气肿

A. 胸部X线片显示1个月大的男孩右下肺野透亮；B. 刚好位于隆突分叉下方的肺的CT图像显示右中叶肺气肿、血管稀少、衰减减弱（图片由爱荷华州爱荷华市医学博士Simon C. Kao提供）

当的处理[187]。手术死亡率在某些系列中高达7%。最大的风险似乎是在麻醉诱导时。选择性插管已被用于防止肺气肿肺叶的过度膨胀而导致的心血管灾难[197]。高频通气也用于防止纵隔移位和血流动力学损害[198]。必要时进行针吸法[199]。此外，柔性纤维支气管镜已用于新生儿肺气肿减压[200]。外科医师应准备在诱导后立即开胸。一旦胸腔打开，肺气肿的肺叶可能自发地膨出胸腔。通常，即使在肺叶被切除后，气肿肺仍呈膨胀状态。肺门解剖通常是正常的，目的应该是切除所有的肺气肿组织，保留邻近的正常肺。切除后肺功能会受损[193,201]，但儿童的发育

149

正常[202]。已有报道长期随访[203]。与先天性肺气肿患者相比，获得性肺气肿患者在肺切除术后会进一步发展到呼吸困难[204]。气囊扩张治疗气道狭窄已成功应用[205]。

本书其他章节将详细描述了先天性肺气肿和先天性心脏病并存的处理[206]，肺动脉高压的存在与否是制订手术策略的关键因素。有时，例如在大动脉导管的情况下，肺气肿可能是由支气管的血管压迫引起的。在异常血管的矫正手术后，肺气肿可能会消失。

（三）先天性肺实质囊肿

先天性肺实质囊肿是罕见的，并可能在实质内发展为一个单一的实体，最常见的是在左下叶。异常的体循环动脉常供应囊肿区。囊肿内衬分泌黏液的假层状柱状上皮。囊肿通常与支气管相通。这种情况可能代表囊性腺瘤样畸形的一种变异。它也可能是肺部血液滞留的结果，在血液被重新吸收后，随后的空气滞留。受影响的婴儿表现出从慢性咳嗽到明显脓毒症的各种症状。先天性肺实质囊肿常伴有其他异常。该病包括间充质内支气管源性囊肿[207]。实质囊肿与B亚型Niemann-Pick病有关[208]。

呼吸窘迫在出生最初几天是常见的，在出生后几个星期囊肿往往形成感染。空气潴留可使纵隔移位。

囊肿很难与实质内脓肿进行区分。体循环动脉供应囊肿可以帮助诊断。囊肿不能完全塌陷，引流管引流不能使囊肿塌陷也有助于诊断。其他类似的异常包括先天性膈疝和肺炎后葡萄球菌肺炎囊肿。

一旦发现先天性肺实质囊肿，可以观察，除非感染、囊肿扩张或有其他症状。如果症状存在超过一年则很难治疗。如前所述，肺囊肿的恶变是一个问题[209]。对于感染的囊肿，应首先进行抗生素治疗，待脓毒症消退，然后切除。虽然囊肿切除如右S_3段切除可以满足需求，但肺叶切除术通常是必要的[207]。偶尔需要全肺切除以彻底治疗。将先天性肺实质囊肿的处理与先天性囊性腺瘤样畸形、先天性肺气肿、肺隔离症进行分类，并比较各病种的细微之处[210]。围术期可采用单肺高频通气和低速率间歇性强制通气相结合的方法治疗新生儿有症状的肺囊肿[211]。

（四）先天性囊性腺瘤样畸形

先天性囊性腺瘤样畸形（CCAM）在1949年首次被描述[212]。CCAM又称先天性肺气道畸形（CPAM）[213]，是一种由支气管过度增生而肺泡发育不正常构成的肿块。CCAM由软骨、平滑肌和包含柱状和立方上皮细胞的支气管腺体组成，占所有先天性肺异常的25%（仅次于先天性肺气肿）。血管发育正常，受累部位与正常气道相通。通常只有一个肺叶受到影响，该肺叶通常有一个孤立的病灶。

该异常可能在母亲妊娠第23周时出现羊水过多时发现。多达1/3的在子宫内确诊的患者在出生前就可缓解[189-191]。在大多数病例中，CCAM表现为新生儿急性呼吸窘迫伴有或不伴有肺部感染。CCAM必须与先天性膈疝区分开来，因为这两个病种在受影响的一侧胸腔内都显示出多个气 - 液体平。最初的胸部X线片显示一个固体肿块。随着时间的推移，胎液被重新吸收，囊肿充满空气（图9-14）。

CT扫描可能有助于诊断。最常见的合并异常是漏斗胸，也可能存在心脏和肺血管畸形。Stocker分类有助于治疗计划，将病变表现分为Ⅰ型、Ⅱ型和Ⅲ型三类[214]。Ⅰ型病变大，间隔宽，不规则囊性结构超过1cm。受影响的患者通常会活到足月，但偶尔会死胎。在Ⅰ型病变中很少有羊水过多或其他异常。在这些患者中，75%有纵隔移位，并伴有一些相关的发绀和咕哝。预后一般良好。一半的患者在婴儿期和幼儿期出现肺炎。在Ⅱ型CCAM（40%的病例）中，囊肿小于1cm，表现为支气管扩张。患者多为早产或死胎。纵隔移位较少见，细支气管增生较多。Ⅲ型病变是非常小的囊肿，小于0.5cm。它们占所有病例的10%。肿块较硬，似乎环绕着整个受累肺叶，通常是下肺。预后很差，患者通常在出生后几小时内死亡。CCAM的新Stocker病理分类根据起源分为5个亚型[213]。

第一部分 胸部手术
第 9 章 先天性肺部疾病

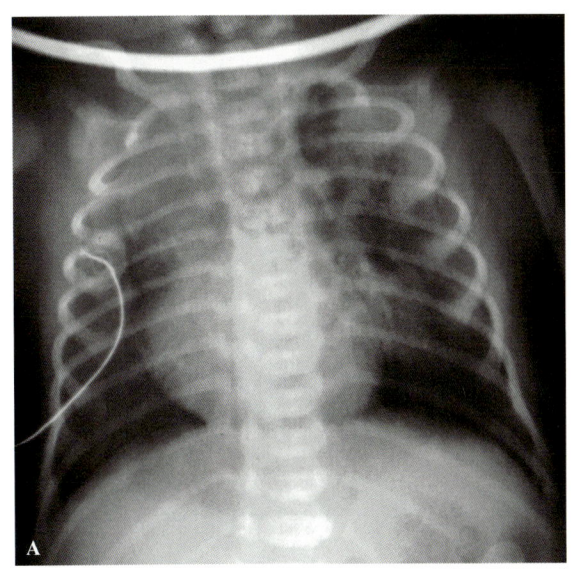

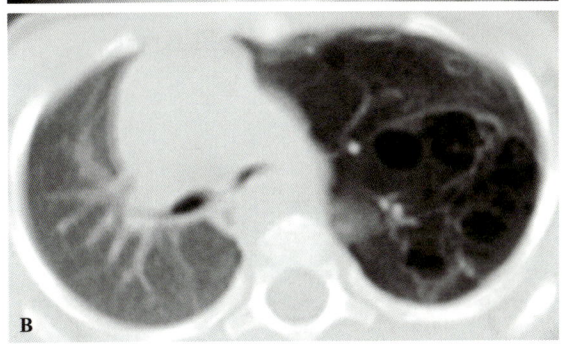

▲ 图 9-14 囊性腺瘤样畸形
A. 左肺中野病灶不明的新生儿胸部 X 线片；B. 胸部计算机断层图像显示同一区域多囊性病变。切除及组织学检查显示囊性腺瘤样畸形（图片由爱荷华州爱荷华市医学博士 Simon C. Kao 提供）

无症状的 CCAM 患者可在最初的 4~6 个月内发现。6 个月时可复查 CT 以评估 CCAM 增大或恶性变（考虑在这种情况下定义不明确的现象）。延迟干预可使孩子发育成熟，降低手术并发率。病变缩小或消失，正常肺的代偿性增大及不太可能发生远期恶性肿瘤都支持无症状患者进行保守治疗[215]。只有大约 10% 的未经治疗的无症状病变最终变得具有临床症状[216]。应观察所有减小但未完全消退的病变，直至其完全消退。许多外科医师仍然赞成切除无症状新生儿的囊性肺病变，理由是存在感染或恶性变的风险[217, 218]。在报道的儿童肺原发性横纹肌肉瘤和恶性间质瘤中，约 50% 的儿童有早期肺囊肿[209]。出生后有症状的病变应该切除，肺叶切除术被认为是标准

的手术。但其余未受影响的肺组织应保存。有证据表明，在可行的情况下，肺段切除术和楔形切除术与肺叶切除术一样有效，在避免长时间肺部漏气的前提下，可最大限度地增加肺储备[219]。进一步说，如果累及同侧多叶，肺段切除术可以避免肺切除术。CCAM 完全切除后，预后一般较好。

产前诊断提示子宫内手术治疗的可能性，但疗效仍有争议。Crombleholme 提出利用病变质量与头围的比值，即 CCAM 容积比（CVR），进行随访和（或）预测胎儿死亡[220]。大多数情况下，正常分娩和产后评估是足够的。只有少数 CCAM 会导致胎儿问题，胎儿水肿是死亡的最佳预测因素。当 CVR 值高于 1.6 时，发生水肿的风险为 15%~75%[220]。已经在胎儿 CCAM 中证实了成功的连续囊肿穿刺[221]。其他需要考虑的胎儿手术包括放置胸腔羊膜分流管、产前类固醇、开放切除大病变或 EXIT[213-222]。然而，在一项研究中，20 名产前诊断为 CCAM 的婴儿中，只有 8 名在新生儿期有症状[223]。微创技术和肺实质保留技术的应用越来越广泛，在婴幼儿病变的治疗中取得了良好的效果[224]。

（五）婴儿肺气肿

婴儿肺气肿并不常见，约占先天性异常的 2%。其形态谱已在一个包含 33 个病例的系列中详细描述，这些病例在华盛顿特区武装部队病理学研究所接受了大约 30 年的治疗[225]。与先天性肺叶气肿不同，婴儿肺气肿最常出现在上叶，并且在大约 20% 的病例中累及多个肺叶。通常合并其他异常。该病症表现为支气管血管结构周围的气体，且可能演变为纵隔气肿或气胸。它发生在约 20% 的呼吸窘迫综合征患者和 40% 需要呼气末正压的患者中。婴儿肺气肿在所有肺叶内均可表现为弥漫性多囊性异常[226]。必须与 CCAM 和先天性膈疝相鉴别。一旦确诊，只有不到 2% 的患者需要手术切除；大多仅通过支持措施即可改善。肺不张、呼吸机依赖和复发或持续感染是手术的指征。胸腔穿刺术或胸腔引流术是治疗气胸和呼吸窘迫的必要条件。保留相对健康的实质、切除受影响的组织是外科手术干预的目标。

151

(六)多肺泡肺叶

与支气管肺泡相比，多肺泡肺叶的肺泡数量明显增多。该病于1970年首次被发现，被认为是先天性肺气肿[227]。多肺泡肺叶不同于肺气肿，肺泡内滞留空气少，肺气肿变化不明显。与先天性肺气肿不同，这种情况下的影像学半透明是肺血管数量减少的结果[227, 228]。在这些患者中，胎儿肺液似乎有滞留，这一现象与先天性肺气肿无关[229]。然而，多肺泡肺叶有时会引起先天性肺气肿[193]。多肺泡肺叶可能与Ⅱ型CCAM[230]和婴儿肺气肿有关[225]。对于年龄较大的儿童，应行支气管镜检查以区分异物阻塞性肺气肿或支气管阻塞性炎症。诊断通常采用高分辨率CT。有症状的患者需要手术切除。

(七)肺淋巴管扩张

肺淋巴管扩张（图9-15）最初由Virchow描述为婴儿期弥漫性囊性淋巴管扩张[231]。

该病症有原发和继发类型。原发型表现为肺内淋巴管扩张，次要表现为肺静脉阻塞。这两种类型在新生儿中常伴有呼吸窘迫和发绀。这些患者中有一半合并心脏异常，通常涉及静脉回流。他们的胸部X线片显示了"肥皂泡"样外观与磨玻璃病变。CT在诊断上更具有特异性，但即使以现有的技术，在影像学上也很难将肺淋巴管扩张与先天性叶型肺气肿区分开来[232]。淋巴显像是除CT以外鉴别肺气肿与淋巴管扩张的辅助手段[233]。它几乎只在婴儿中诊断，在成人中也见过，经胸腔镜肺切除术后可通过组织学证实[234]。

淋巴阻塞可能继发于静脉阻塞。可能会导致先天性乳糜胸。因此，静脉损伤可间接导致胎儿的非免疫性水肿，并提出了先天性肺淋巴管扩张症–先天性乳糜胸–胎儿水肿的概念[233]。肺淋巴管扩张患者也可能累及肺外器官，尤其是消化道和腹部实性器官。预后与肺受累程度相关，肺广泛受累时预后较差[235]。如果双侧肺淋巴管扩张，预后尤其差。婴儿一般不易存活下来，但总的结果可能比过去认为的要好[236-238]。

为了实现生存，几乎总是需要立即进行产后呼吸机支持和胸膜引流。新生儿重症监护的发展改善了这些重症婴儿的预后。幸存患者的病程与其他患有严重慢性肺病的患者相似。一般需要家庭氧疗、气喘咳嗽的对症治疗和间断胸腔引流[239]。使用自体血灌注和倍他丁进行胸膜固定术已被报道[240]。乙碘化油（Lipiodol, Roissy – Charles de Gaulle Cedex，法国）是一种用于淋巴管造影的油基造影剂，可用于诊断和治疗。由于碘油的高黏度，会导致淋巴管的机械闭塞[241]。

尽管大多数肺淋巴管扩张症病例只是散发，但家族聚集情况也有发生[242]。候选基因突变包括血管内皮生长因子受体3（VEGFR3）[243]

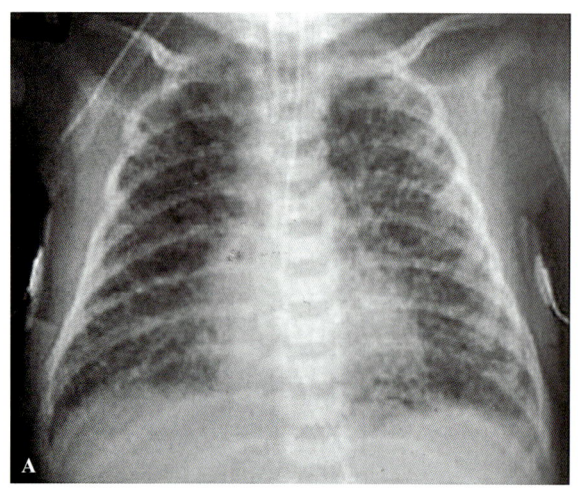 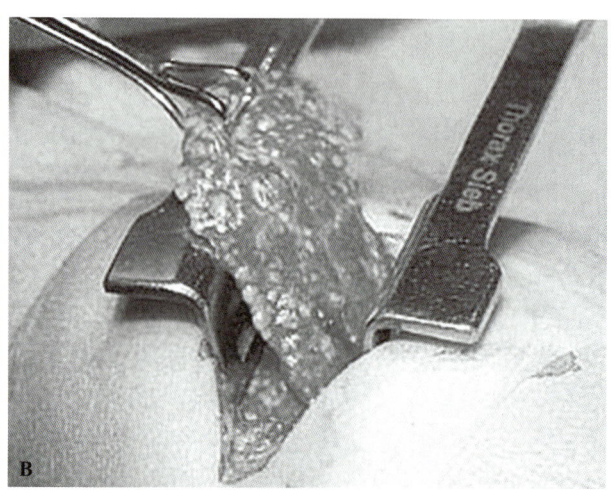

▲ 图9-15　肺淋巴管扩张
A. 胸部X线片示双侧淋巴管扩张的"肥皂泡"样表现；B. 手术中大体表现为囊性疾病

和 *FOXC2*，分别发生在 Milroy 和淋巴肿大 - 双行睫综合征中。该研究团队还发现，致死性乳糜胸的相关动物模型可能是 α_9 缺陷小鼠。1 名死于肺淋巴管扩张的婴儿的尸检显示，该疾病中内皮一氧化氮合酶明显上调[244]。从免疫组化的角度来看，CD31、CD34、结蛋白、平滑肌肌动蛋白和 D2-40 是诊断淋巴管扩张的关键抗体标志物[245]。

六、血管异常

（一）单侧无肺动脉主干

肺动脉主干缺失非常罕见，通常合并有其他心脏异常。1868 年，它由 Frentzel 首次描述[246]。受累肺部的肺静脉是正常的，但动脉供应来源通常是与气管相邻的体循环动脉。患者在儿童晚期出现反复呼吸道感染和呼吸困难。咯血是最严重的并发症，可能与支气管扩张有关。肺部感染需要手术切除。在文献报道的 352 例患者中，237 例与先天性心脏缺陷有关[246]。良好的肺实质内肺动脉的存在是手术建立与主肺动脉的连接或体循环至肺动脉分流的保证。肺动脉高压是该疾病过程的严重并发症[246]。

（二）特发性、透明肺综合征

透明肺综合征（Swyer–James 或 Macleod 综合征）定义为正常或缩小体积的肺组织，伴血管减少和空气滞留。它是常规胸部 X 线片中非常罕见的异常，患病率为 0.01%，首先由 Swyer 和 James[247] 以及后来的 Macleod 描述[248]。它被认为是有可能由闭塞性细支气管炎引起的慢性儿童下呼吸道感染引起的，导致肺血管变化和支气管扩张。

影像学表现为肺叶或整个肺的高透光、血管纹理减少、无支气管阻塞。可能存在支气管扩张，患者通常无症状。通过胸部 X 线偶然发现了一个小的或正常大小的超透明肺叶。患有此病的婴儿可能会有轻微的咳嗽或呼吸困难。CT 和支气管镜检查有助于诊断这些患者。肺动脉发育不全或器官发育不全可与肺透性增高有关，但缺乏空气滞留，而这是本综合征的一个重要发现。进行动态吸气和呼气 CT 扫描以评估。肺血管明显减少。虽然已报道手术切除作为肺减容的手段，但是透明肺通常不需要治疗[249]。

（三）肺动脉吊带

肺动脉吊带与左肺动脉起源异常有关。它起源于右肺动脉前方，然后经过气管后面和食管前面的右主支气管。根据一项大型二维超声心动图研究，该病患病率为每百万学龄儿童 59 例。它可能继发于全软骨气管环引起气管狭窄。症状包括呼吸窘迫、窒息、发绀和喘鸣。胸部 X 线片显示过度膨胀。支气管镜检查应排除完全气管软骨环[250]。食管造影和 CT 检查（图 9-16）可能有助于评估解剖结构。

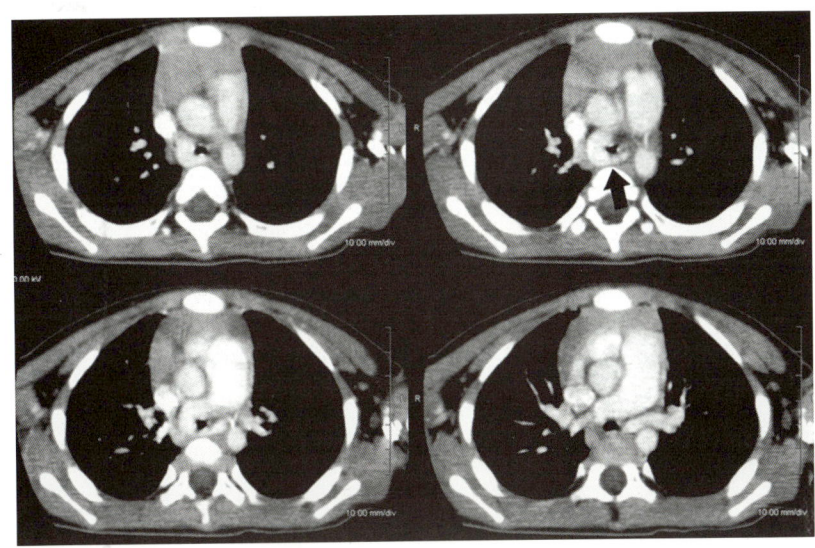

◀ 图 9-16　肺吊带（左肺动脉异常）
4 幅连续增强的电脑断层图像显示左肺动脉（箭）起源于右肺动脉（图片由日本旭川市旭川医科大学的医学博士 Koji Takahashi 提供）

为了纠正这一异常，可以经胸骨正中切开术及体外循环下切断肺动脉。切断左肺动脉，在气管前方与主肺动脉吻合。如果发现气管狭窄，可以同时治疗。其他人报道了另一种手术，在气管修复之前，先分离气管，将左肺动脉移到气管前[251, 252]。Backer 和 Holinger[250] 报道了 34 例通过胸骨正中切开术修复肺动脉吊带的患者，没有早期死亡，但有 4 例远期死亡。可在相同的操作中处理完全气管环异常。滑动气管成形术是目前长段气管狭窄的首选方法，对于短节段狭窄，优选采用切除后再吻合技术。

（四）孤立性肺动脉瘤

肺动脉瘤（图 9-17）是一种罕见的血管异常，于 1947 年首次由 Deterling 和 Clagett[253] 提出。40%～50% 的孤立性肺动脉瘤是先天性的，并且有家族聚集的特征[254]。散发性原因包括穿透性创伤、先前放置胸管放置术以及与肺动脉导管相关的损伤。肺动脉瘤也与梅毒、结核（Rasmussen 瘤）或更常见的真菌感染有关[255]。在巨细胞动脉炎或 Behçet 综合征中，孤立性动脉瘤也可能与肺动脉血管炎有关。Behçet 综合征通常表现为口腔和生殖器溃疡及葡萄膜炎，是一种广泛分布的血管炎，5% 的患者因肺动脉血管的炎性破坏而产生肺动脉瘤。Hughes-Stovin 综合征可能是 Behçet 综合征的一个亚型，没有口腔或生殖器溃疡，但伴有周围静脉血栓形成。

肺动脉瘤可发生于主肺动脉或肺叶或段动脉，呈梭状或囊状。孤立性肺动脉瘤患者通常无症状，病变仅在胸部 X 线片上表现为肿块。利用高分辨率 CT、磁共振血管造影或传统的肺动脉造影可以进一步评估。经食管超声心动图可能有助于任何相关血栓形成的评估。

肺动脉瘤的破裂通常会导致大量的咯血或血胸，而正在增大或有症状的动脉瘤应予以治疗[256]。如果病变是外周的，可以进行栓塞[257]。对于患有 Behçet 综合征或 Hughes-Stovin 综合征的患者，免疫抑制药可能有助于减轻相关症状。抗凝要谨慎使用。已经进行肺切除术、肺动脉一期吻合术切除、补片修复及移植物置换术[258] 的患者在血管炎的病例中，复发率为 25%[259]，可通过围术期使用类固醇和免疫抑制药治疗而缓解。

（五）Lusoria 吞咽困难

继发于血管结构压迫食管的吞咽困难被称为 Lusoria 吞咽困难。引起这种情况的最常见的血管异常是右锁骨下动脉异常[260]（图 9-18）。治疗取决于血管畸形压迫的情况和手术治疗。为处理右侧锁骨下动脉异常，经常再植于颈动脉。

（六）肺静脉异常

肺静脉先天性畸形包括弯刀综合征、部分肺静脉回流异常（PAPVR）、假弯刀综合征和肺静脉曲张。流入左心房的肺静脉数量可以从 1 条到 5 条不等[261]。左侧或右侧出现单个肺静脉（图 9-19）的发生率为 23.9%[261, 262]。1.6% 的病例出现右中肺静脉[261]。这些异常对肺切除和肺移植有影响。

（七）肺静脉曲张

肺静脉曲张是肺静脉瘤性扩张。它可以在肺的任何部位看到，是一种非常罕见的异常；截至 1988 年，仅有报道 71 例[263]。人们认为，以下两种过程的不同组合可能对静脉曲张的形成起重要作用：肺静脉高压和受影响肺静脉区域炎性

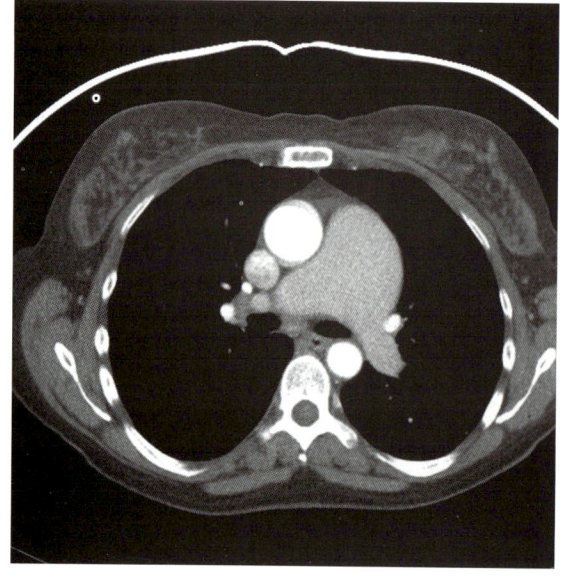

▲ 图 9-17　孤立性肺动脉瘤

第一部分 胸部手术
第9章 先天性肺部疾病

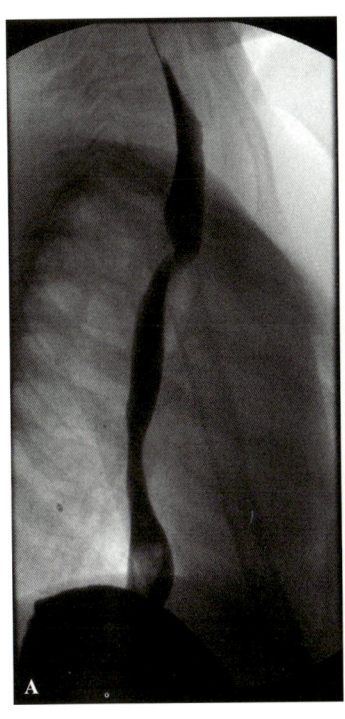
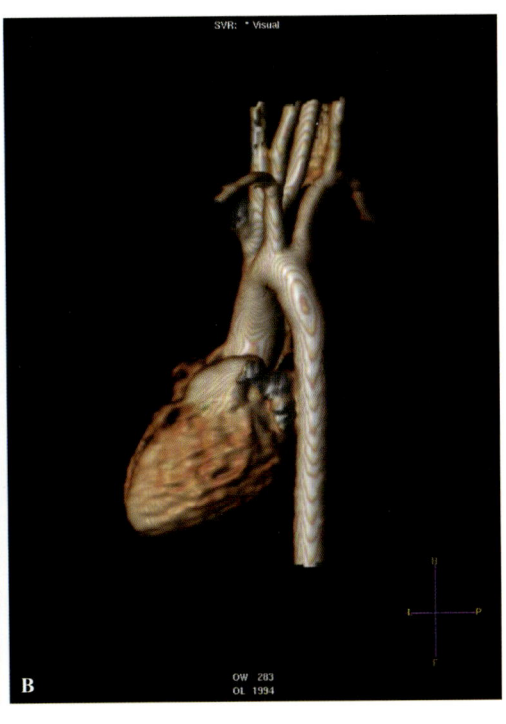

◀ 图 9-18 右锁骨下动脉异常
A. 食管造影显示血管压迫继发的食管后缩痕；B. 三维磁共振成像重建显示同一患者右侧锁骨下动脉异常

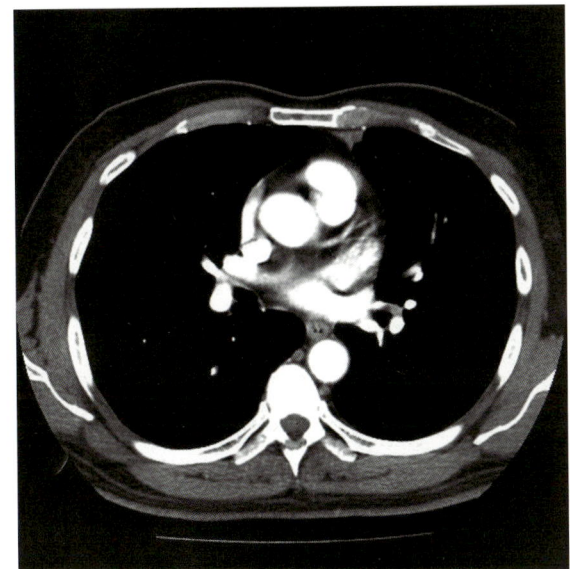

▲ 图 9-19 轴位电脑断层扫描显示左侧肺静脉主干流入左心房

改变。先天性肺静脉曲张是胚胎静脉引流通道扩张所致[264]。曾被描述为支气管扩张、结核、二尖瓣疾病和先天性心脏异常。单个病灶通常无症状；当症状出现时，一般可归因于相关的心肺疾病。出现症状的年龄范围在 7—82 岁，大多数患者症状出现在 40—70 岁。性别分布是平等的。

肺静脉曲张在颈部纵隔镜检查中被描述为一种意外发现[265]。它也可表现为脑栓塞或自发性支气管破裂咯血的症状。在二尖瓣疾病引起的静脉曲张患者中，右肺的静脉曲张较常见。当偶然发现肺静脉曲张时，应进行心脏疾病的评估。在肺部血管造影术中，Muller 手法（呼气后闭合声门吸气尝试）可增大静脉曲张的大小，而 Valsalva 手法则可减小静脉曲张的大小。CT 或动态 CT 可能有帮助。现有三种解剖类型：囊状、扭曲型和汇合型。汇合型指静脉汇合处的扩张，常与二尖瓣和左心疾病有关[263]。无症状肺静脉曲张并且无心脏病或传染病的患者可观察到预后良好[266]。如有心脏异常，应予以修复；这通常会导致疾病的好转。与非心脏病有关的咯血症状表明需要手术切除[264]。

（八）肺动静脉畸形

顾名思义，肺动静脉畸形涉及肺动脉分支和静脉之间的直接连接。它们可能是外伤、血吸虫病、癌症或放线菌病引起的病灶，与妊娠期的生理和激素变化有关。1/3 的患者有遗传性出血性毛细血管扩张症（HHT，也称为 Osler-Weber-Rendu 综合征）。65% 的肺动静脉畸形患者有单

155

个病灶,其中50%以上病灶小于1cm,病灶很少大于5cm。通常位于胸膜下。患者可能出现咯血、胸痛、鼻出血和心悸症状;并发症还包括脑血栓形成、脑脓肿和气胸。儿童更容易出现与发绀和充血性心力衰竭相关的弥漫性病变。

胸部X线片可显示非钙化肿块,动态CT和肺动脉造影有助于诊断(图9-20)。患者在做放射检查前,应先判断是否有鼻出血、皮肤损伤、血尿(HHT)及家族病史。HHT是一种罕见的常染色体显性异常疾病,与黏膜皮肤和内脏的毛细血管扩张有关。7%~15%患有HHT的患者都出现了肺动静脉畸形;当出现肺动静脉畸形时,患者患有咯血、红细胞增多症、鼻出血、脑出血和脑脓肿等疾病的可能性显著增大[267]。使用增强经胸超声心动图对诊断患者是否出现肺动静脉畸形有很大帮助,敏感性可达94%。

若患者患有HHT或出现相应症状,或者病变比较大、诊断没有把握,这时就需要进行外科手术切除。在患有HHT且未经过治疗的患者中,有一半出现了脑脓肿和脑卒中[268, 269]。如果病变被切除,最好先控制近端血管。当发现毛细血管扩张现象时,只有症状明显或病变增大时采用治疗。当毛细血管出现在肺表面时,除非是病变过大,否则没有必要进行切除。

另一个值得注意的先天性异常疾病是弯刀综合征(肺发育不良综合征)[270](图9-21)。在这种情况下,部分右肺或整个右肺的静脉引流进入下腔静脉,而不是左心房。右肺动脉供给异常也有可能与肺隔离症或肺动脉高压有关。血液由右向左分流对人体很重要,如房间隔缺陷就需要进行手术治疗。最近对于外科手术也进行了重新评估[271]。

七、结论

本章回顾了各类先天性肺部疾病。肺部的异常包括气管支气管的异常、肺实质的异常和肺血管的异常。严重缺陷可能会导致死胎或新生儿呼吸困难。其他临床表现则更隐蔽。对大多数病例而言,合理的诊断和治疗方法都与肺部胚胎学知识和相关历史文献有关。如今,技术的进步、新生儿手术、产前诊断和治疗取得了显著的发展,让患有先天性肺疾病的患者的预后得到了明显改善。

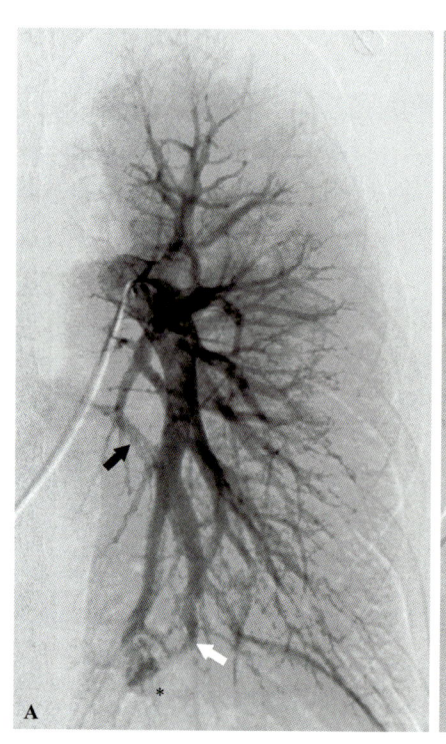
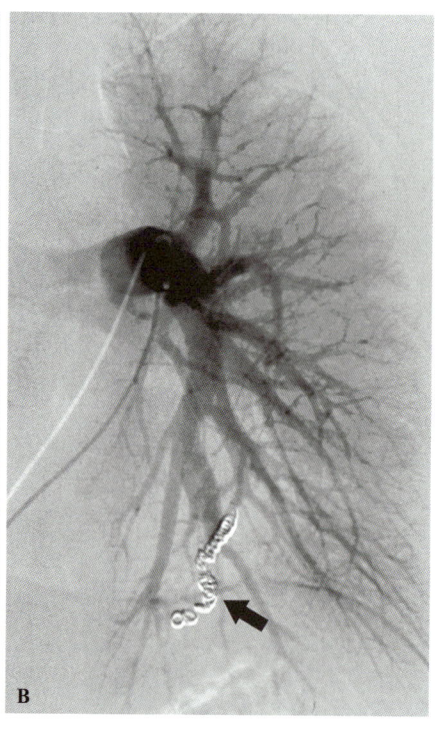

◀ 图9-20 肺动静脉畸形
14岁女孩选择性左肺动脉造影及螺旋栓塞。A.左肺动脉造影显示左肺基底部血管纠结(*),左肺叶下动脉基底支动脉供应(白箭),早期肺静脉混浊(黑箭);B.超选择性导管栓塞线圈(箭)后,畸形被封堵(图片由爱荷华州爱荷华市医学博士Simon C. Kao提供)

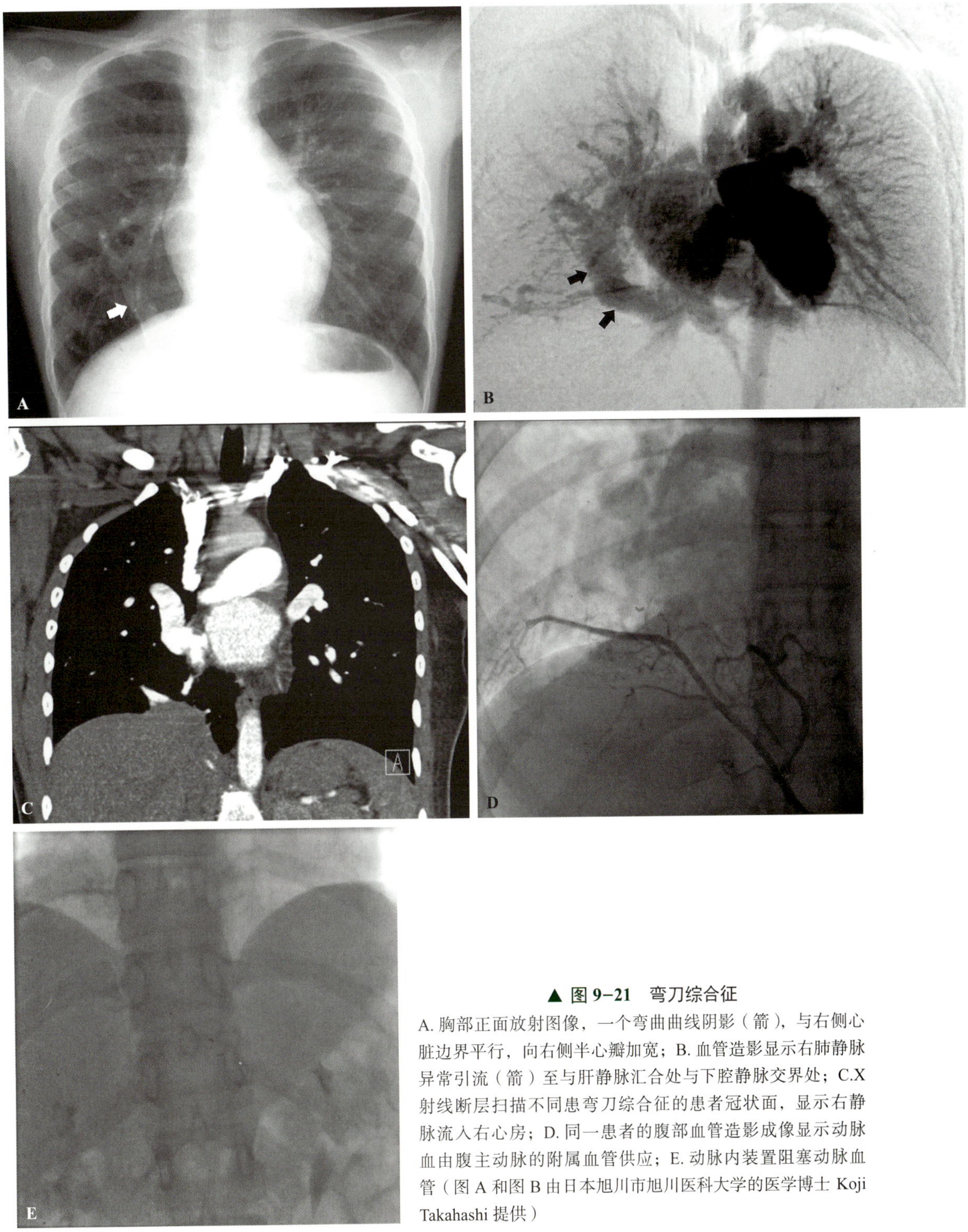

第一部分 胸部手术
第9章 先天性肺部疾病

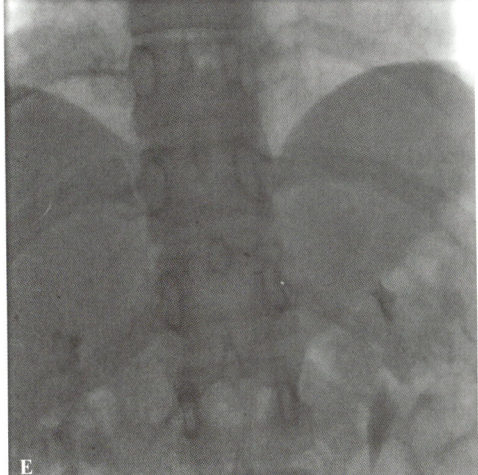

▲ 图 9-21 弯刀综合征

A. 胸部正面放射图像，一个弯曲曲线阴影（箭），与右侧心脏边界平行，向右侧半心瓣加宽；B. 血管造影显示右肺静脉异常引流（箭）至与肝静脉汇合处与下腔静脉交界处；C. X 射线断层扫描不同患弯刀综合征的患者冠状面，显示右静脉流入右心房；D. 同一患者的腹部血管造影成像显示动脉血由腹主动脉的附属血管供应；E. 动脉内装置阻塞动脉血管（图 A 和图 B 由日本旭川市旭川医科大学的医学博士 Koji Takahashi 提供）

第 10 章
肺良性肿瘤
Benign Lesions of the Lung

Doraid Jarrar　Benjamin Wei　Ayesha S. Bryant　Robert J. Cerfolio　著
郭　峰　译

一、定义和发病率

肺的良性病变少见。由于一些被称为良性的病变具有恶性特征，所以良性结节很难被定义和分类。然而，良性病变的最佳定义则是结节在肺实质中不转移且不穿透周围组织平面。当良性肿瘤被完全切除时，不应再复发[1]。

肺部良性肿瘤可按病理分类，但是，一个临床有用的分类应该结合位置（即支气管内或肺实质内），以及有关病变是单发还是多发的信息。肺良性肿瘤也可以根据其组织来源进行分类。这些分类包括未知性（错构瘤、透明细胞、畸胎瘤）、上皮性（乳头状瘤、息肉）、中胚层（纤维瘤、脂肪瘤、平滑肌瘤、软骨瘤、颗粒细胞瘤、硬化性血管瘤）和其他（肌纤维母细胞瘤、黄色瘤、淀粉样蛋白、黏膜相关淋巴肿瘤）。

引起争议的原因在于一些肿瘤通常被标记为良性，如肺母细胞瘤，但有可能表现出恶性特征。因此，恶性和良性之间明确的界限往往模糊不清。肺中存在的各种细胞类型均可引起肺的良性肿瘤。框 10-1 根据细胞来源列出了最常见的良性肿瘤。

大多数情况下，良性结节因为无法与恶性肿瘤鉴别而被切除。因此，在切除后才可确定良性病变。接下来描述对具有不确定的肺结节患者的经典评估。

二、不确定性质肺部结节的评估

对于一个来到诊室，患有不确定性质肺部结节的患者，最重要的一项检查是回顾旧的胸部 X 线片和计算机断层扫描（CT）。放射线照片应结合患者的病史来解释。其重要的因素包括既往实体器官肿瘤史和吸烟史。体检结果一般无阳性发现，没有任何颈部淋巴结病变。如果结节是新的或患者以前没有做过胸部 X 线片，则需进行胸部增强计算机断层扫描，可能还包括集成正电子发射断层扫描（PET/CT）。如果结节在胸部 CT 扫描中没有钙化，则认为肺部结节性质不确定[2,3]。

框 10-1　基于原发细胞的常见肺良性肿瘤

起源于上皮的肿瘤
- 黏液腺瘤
- Clara 细胞腺瘤
- 黏液囊腺瘤
- 多形性腺瘤

间充质起源的肿瘤
- 错构瘤
- 炎性假瘤
- 软骨瘤
- 纤维瘤
- 良性支气管内纤维组织细胞瘤
- 平滑肌瘤
- 脂肪瘤
- 淋巴病变

杂源性肿瘤
- 结节性肺淀粉样变
- 透明细胞瘤（糖瘤）
- 胸腺瘤
- 颗粒细胞瘤
- 畸胎瘤
- 肺副神经节瘤

正电子发射断层扫描（PET）和集成的 PET/CT 扫描近年来已成为普胸外科医师诊断的重要辅助手段。PET/CT 可以帮助医师检查大于 8mm 的不确定性质肺结节（PET/CT 会忽略较小的恶性结节）。如果结节的葡萄糖耐受性好，且最大标准单位值（maxSUV）为 2.5 或更高，则具有显著的恶性概率（> 90%）[4]。在 Bryant 和 Cerfolio[5] 对 585 例患者的研究中，496 例患者有恶性结节，其 maxSUV 中位值为 8.5。剩余 89 例患者为良性结节，maxSUV 中位值为 4.9（$P < 0.001$）。他们观察到，如果 maxSUV 为 0~2.5，结节恶性的概率为 24%；为 2.6~4.0，恶性概率为 80%；而 4.1 或更高比例的概率则是 96%。假阴性结果包括支气管肺泡癌 11 例，类癌 4 例，肾细胞癌 2 例。假阳性结果包括真菌感染 16 例[5]。同样，maxSUV 大于 2.5 的纵隔淋巴结肿大也可能为恶性；我们已经证明，maxSUV 为 5.3 或更高的淋巴结有 92% 的概率是恶性的[6]。对于 CT 扫描淋巴结病变或 PET/CT 扫描摄取淋巴结病变的患者，在手术切除前应行纵隔镜检查、内镜超声细针抽吸或内镜支气管超声检查，以获得组织诊断。如果 CT 和 PET 扫描结果不明确或不正常，通常选择较为适合手术的患者进行手术切除。

无论是经胸路径还是经支气管路径的针刺活检，都很少能改变这种类型结节的处理，特别是在没有淋巴结病变的情况下。确切的诊断只有通过切除活检才能实现，可以通过视频辅助方法、开放技术或机器人辅助胸腔镜进行，这取决于本文其他地方讨论的许多变量。导航性支气管镜在这些病变的检查中是一种有用的辅助手段，尤其是病变在组织中小而深的情况下。它允许外科医师对结节进行活检（这可能改变也可能不改变切除的需要），并标记出在微创手术中无法触及的更深的病变。此外，有朝一日，生物标志物集成板检测可能有助于确定孤立的肺结节是否代表癌症，而不是良性病变[7]。

在这一章中，我们将讨论最常见的肺良性肿瘤（腺瘤和错构瘤是肺良性肿瘤中最大的一组），并介绍与这些肿瘤相关的重要临床因素。每个部分都按照以下方式编排，以帮助读者理解：定义、发病率、特殊病史或体检结果、独特的放射学特征、术中需要切除的提示、病理特征、术后特殊护理或随访护理，以及复发风险。框 10-2 列出了良性病变的影像学特征。

三、错构瘤

错构瘤是最常见的肺良性病变，占肺非恶性肿瘤的 70% 以上[8]。这类间质肿瘤的发病率在 60 岁时达到顶峰，大约 90% 是无症状的。男性发病率是女性的 2 倍。这些肿瘤中有 90% 表现为孤立的外周结节，占所有孤立性肺结节的约 4%（图 10-1）。8%~10% 的具有咳嗽、咯血和复发性肺部感染症状的错构瘤通常是支气管内病变。即使对这些肿瘤进行了明确的活检并证明它们是良性的，因为会引起气道阻塞引起的局部问题，通常也要进行切除。这些问题包括复发性肺炎、肺炎性脓胸、咯血和咳嗽。激光消融虽可用于帮助打开气道，但完全切除仍是最优选择。

框 10-2　良性结节的放射图像特性

- 靠近肺门的结节性病变包括圆形肺不张（通常伴随胸膜增厚）、动静脉畸形和偶尔的支气管源性囊肿。
- 与血管相连的损伤包括结节性肺梗死、偶尔的孤立性转移性病变、动静脉畸形和支气管肺隔离症。
- 多发性周围三角形或圆形病变伴空洞和肺动脉分支，表明是脓毒性栓塞。
- 在空泡性结节中，壁厚提供了诊断信息。薄壁（< 1mm）的空泡性结节均为良性，壁厚在 1~4mm 的空泡性结节有 90% 为良性。相反，壁厚大于 16mm 的空泡性结节几乎都是恶性的。
- 在侵袭性曲霉病、接合菌病（黏菌病）、淋巴瘤、细支气管肺泡癌、球孢子菌病和（很少）细菌感染的背景下，可以注意到结节周围有光环。
- 细支气管肺泡癌可见以磨玻璃样病变（非实性结节）为主的结节。
- 小于 2cm 的结节 80% 是良性的，大于 3cm 的结节 90% 是恶性的，而 40% 的恶性结节小于 2cm。
- 小卫星病变包围的结节 90% 是良性的。
- 结节倍增时间小于 30d 或大于 480d 通常是良性的。支气管肺泡癌是这一规则的一个例外，可能有超过 700d 的影像学加倍时间。艾滋病病毒阳性患者中与 Epstein-Barr 病毒相关的淋巴瘤或肺癌可迅速增加 1 倍。

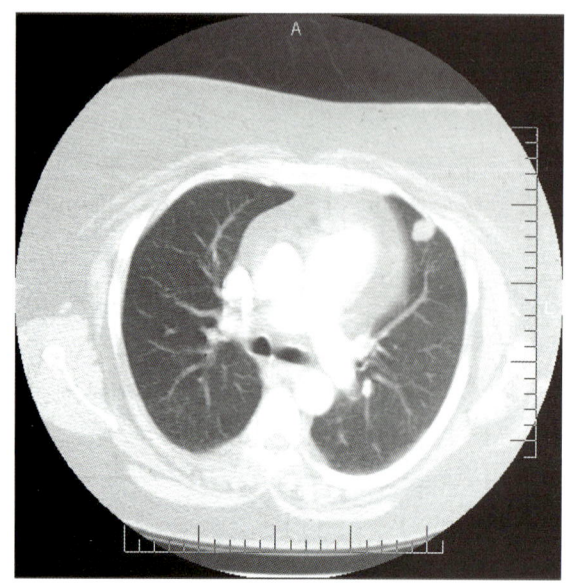

▲ 图 10-1　胸部 CT 扫描显示左肺下舌骨测量值为 1.4cm×1.7cm 的软骨错构瘤

患者为 49 岁女性，PET 扫描正常。因为她的临床表现显示为恶性疾病，所以做了左上叶楔形切除术。90% 的错构瘤位于周围，约占所有孤立性肺结节的 4%

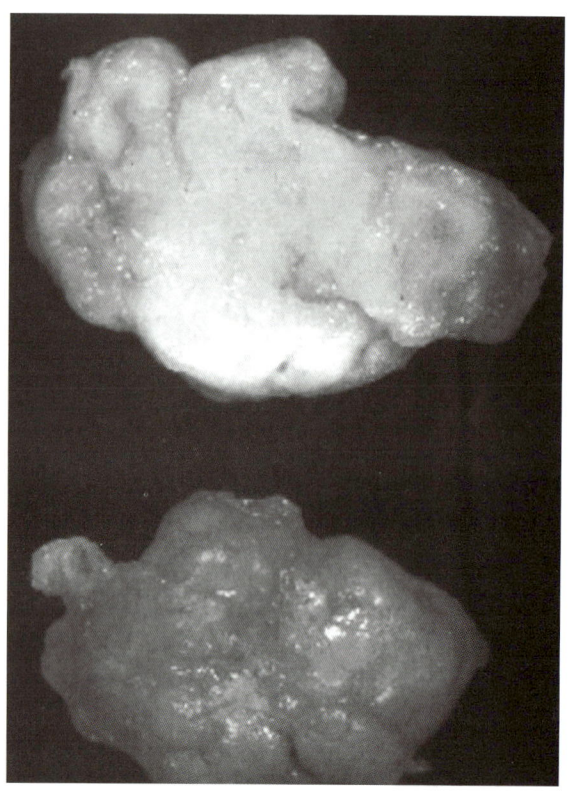

▲ 图 10-2　切除错构瘤的切面

软骨存在的大多数病变被诊断为错构瘤，其通常被软骨窝细胞纤维化组织包围。成熟脂肪细胞是一种常见的成分，其在 CT 扫描（低 Hounsfield 单位）上的存在是诊断错构瘤的有力证据[9]，在骨头、血管、细支气管和平滑肌很少发现。粗略检查时，错构瘤的典型表现是凸起的外观。通常大小为 1～3cm，病灶圆形且坚固，它们很容易从周围的肺组织中剔除（图 10-2）。与任何不确定的肺结节一样，如果可能的话，肺保留技术是最好的。

在影像学检查中（图 10-3），错构瘤是外周病变，通常位于下肺野并且边界清晰。大多数错构瘤直径小于 4cm，在 10%～30% 的病例中，放射线照片上可以看到钙化（图 10-4）。钙化被描述为"爆米花样"或"弥漫性"。错构瘤显示缓慢的增长率（每年约增长 3mm），并且很少是多发性的。尽管仅在一半的病例中可以识别，但 CT 扫描显示的脂肪密度（低 Hounsfield 单位）强烈提示为良性错构瘤[10, 11]。除非发生远端实质改变（如肺炎或肺不张），否则影像学检查不能鉴别支气管内病变。

虽然经皮胸腔针吸术可以在多达 85% 的病

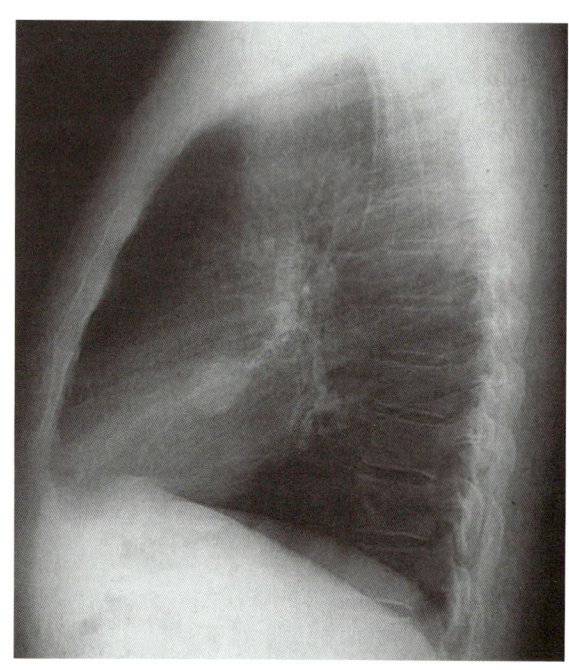

▲ 图 10-3　胸部侧位 X 线片显示与错构瘤一致的圆形病变

例中得出明确的诊断结果，但只有阳性和特异性的结果才能否定切除活检的必要性。视位置而定，病变可以通过视频胸腔镜手术（VATS）切除。对于需要更大切除的肺门或中央肿瘤，如肺切除

第一部分 胸部手术
第10章 肺良性肿瘤

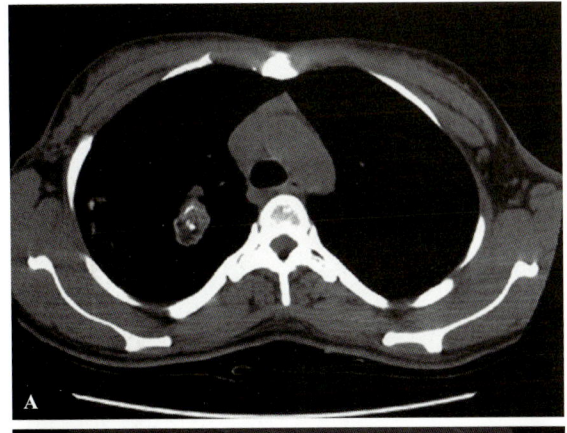
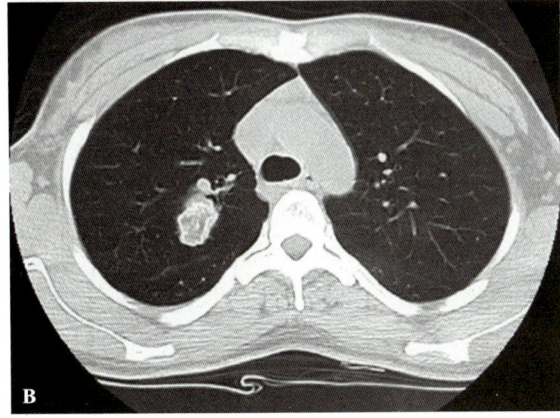

▲ 图 10-4 错构瘤
A. 右肺错构瘤，病变切除，证实为良性病变，病变常位于肺下野，界限清楚；B. 大多数钙化直径小于 4cm，10%～30%的病例在 X 线片上可以看到钙化

于 7%。这些恶性肿瘤的病因以及与错构瘤的关系尚不清楚。

数据来自以下两篇论文。

1. Henschke CI, Yankelevitz DF, Mirtcheva R, et al: CT screening for lung cancer: frequency and significance of part–solid and nonsolid nodules. AJR Am J Roentgenol 178:1053–1057, 2002；

2. Tsubamoto M, Kuriyama K, Kido S, et al: Detection of lung cancer on chest radiographs: analysis on the basis of size and extent of ground–glass opacity at thin–section CT. Radiology 224:139–144, 2002。

四、黏液腺腺瘤

黏液腺腺瘤是一种罕见的良性肿瘤，由支气管的黏液腺引起；它也被称为支气管囊腺瘤和黏液细胞腺瘤。虽然已经发表了几篇小系列病例报道，但这些肿瘤的确切发病率尚不清楚。要被归类为黏液腺腺瘤，肿瘤必须包含囊性腺体，囊性腺体位于软骨板表面，位于支气管内，并具有正常支气管浆液腺的特征。在组织学检查中，可观察到由分化良好的上皮排列的许多小的黏液囊肿（图 10-5）[10]。

这些良性病变通常是外生性的并且引起支气管阻塞；因此它们通常是由于咯血、复发性肺炎和持续咳嗽而出现的。由于其非特异性症状，黏液腺瘤可能长期无法被诊断[15]。病灶本身没有明显的影像学特征，但胸部 X 线片可显示阻塞性肺炎。CT 扫描可显示腔内肿块，而支气管镜可显示坚实、光滑、有光泽、界限清楚的肿块，可能有蒂[16]。这些非侵袭性肿瘤均匀分布于左肺和右肺，下肺叶的支气管更易受到影响。病变为软性、球形、息肉样，平均直径 18mm；然而，超过 6cm 大小的病变已被报道过[11,16]。虽然病变很少有蒂，但蒂可以通过刮除、冷冻治疗或激光消融完全切除。只有肺远端组织被破坏或慢性感染时，才需要手术切除。

五、感染性肉芽肿病

大约 80% 的良性结节是由感染性肉芽肿引起

术，支气管内超声引导细针抽吸可能有助于建立错构瘤的良性诊断并避免切除。与正常支气管软骨组织不同，错构瘤软骨细胞大小、形状、排列不规则，间隙突出[12]。考虑到恶性转化的可能性，有必要继续观察这些病变。尽管没有关于复发风险的长期随访数据，但阻塞气道的支气管内病变可能适合于使用圈套或钕钇铝石榴石激光切除进行支气管镜切除[13]。从历史上看，这些患者大多数都经历了袖状切除术。

卡尼三联征不常见，包括胃上皮样平滑肌肉瘤、肾上腺外副神经节瘤和肺错构瘤[11,14]。最常见的病变是胃病变，其次是肾上腺外副神经节瘤。

虽然错构瘤本身是良性的，但也有报道过在切除部位发生恶性转化的病例[14]。然而，这些同步或异时的癌似乎只是巧合，因为其发生频率小

161

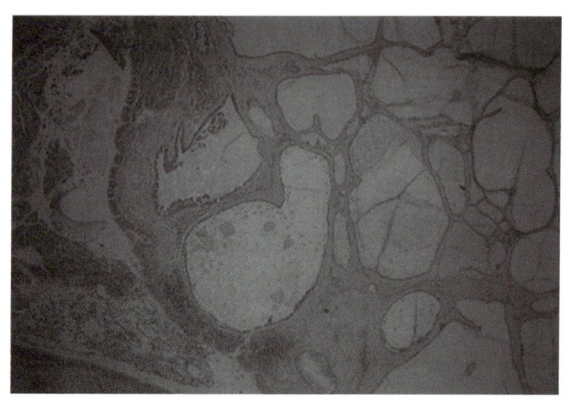

▲ 图 10-5　黏液腺腺瘤的显微照片

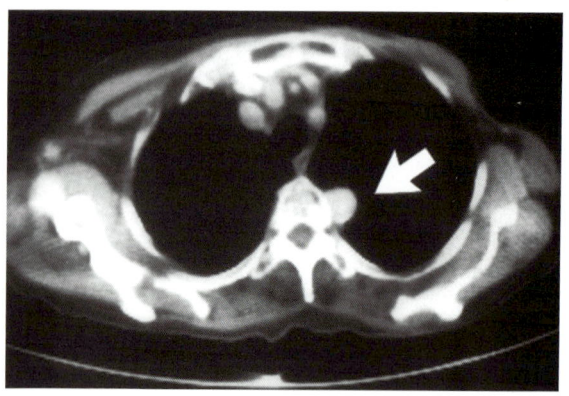

▲ 图 10-6　箭表示肺内纤维瘤，病变与内脏胸膜相邻，肿瘤呈圆形至椭圆形，直径通常小于 10cm

的 [14, 17]。地方性真菌（如组织胞浆菌病、球孢子菌病）和分枝杆菌（结核或非结核分枝杆菌病）是最常见的感染性肉芽肿的病因，表现为孤立的周围结节。特别是在肉芽肿性真菌病流行的地区（如西南的球孢子菌病和密西西比、俄亥俄以及密苏里下游河谷的组织胞浆菌病），缺乏 FDG 的肺结节成为肺癌的可能会减少。Deppen 及其同事 [18] 在一个组织胞浆菌病流行的地区工作，他们发现，对于 maxSUV 大于 2.5 的病变，PET 扫描对肺癌的特异性只有 40%，而最近的 Meta 分析估计为 83%[18]。当非结核分枝杆菌病表现为一个孤立的周围结节时，结节的原因通常等到病变作为一个假定的原发性肺癌被切除时才能被发现。在获得性免疫缺陷综合征患者中，卡氏肺孢菌感染可表现为孤立的周围结节，并可空泡化。

六、肺内纤维瘤

肺内纤维肿瘤与脏胸膜相邻，与局限性胸膜纤维瘤相同。已经使用诸如实质内局部纤维性间皮瘤、肺内纤维性间皮瘤、胸膜的局部纤维性肿瘤和胸膜的倒置纤维性肿瘤等术语，并且这些术语基本上是可互换的。脏胸膜是这些肿瘤最常见的部位，但它们也存在于腹膜后、纵隔和腹腔脏器的顶部表面。肿瘤呈圆形至椭圆形，并有一层光滑的脏胸膜覆盖（图 10-6）。大多数病灶的直径小于 10cm，组织学检查显示梭形细胞具有卵圆形细胞核，弥漫性细染色质，波形蛋白和表面受体 CD34 阳性染色 [19]。在大多数情况下，起源组织是脏胸膜的间充质层。尽管放射科医师在鉴别诊断中通常包括恶性间皮瘤，但对于这些病变没有已知的独特放射影像学特征。这些肿瘤与胸壁形成的钝角强烈表明肿瘤来自胸膜而不是肺。与弥漫性间皮瘤不同，肺内纤维瘤与石棉接触无关。手术切除通常在腔镜下进行。孤立的纤维肿瘤，无论是肺内的、息肉样的，还是无柄的，通常是良性的，但高达 10% 是恶性的。肿瘤的形态学表现不能用来区分良恶性肿瘤。完全切除良性孤立纤维肿瘤的复发风险非常低，但不是零；然而，恶性单发纤维肿瘤患者复发的风险明显较高，5 年生存率接近 50%，而良性单发纤维肿瘤患者的生存率为 90%[20]。

七、良性支气管纤维组织细胞瘤

纤维组织细胞瘤是一种由胶原蛋白、炎症细胞和间充质细胞组成的良性肺肿瘤。这些病变是罕见的支气管内病变，最常发生在儿童或年轻人群。因为它们非常罕见，所以确切的发病率是未知的。这些病灶与其他病灶无明显的影像学区别。根据支气管受累的位置或程度，外科治疗可能需要肺叶切除术或袖状肺叶切除术。Bueno 及其同事 [21] 描述了 5 个支气管内纤维组织细胞瘤的支气管成型切除术。

八、颗粒细胞瘤

颗粒细胞瘤，又称粒状细胞肌瘤，是另一种少见的良性肿瘤。最初认为这些肿瘤起源于骨骼肌；然而，现在的证据表明，这些病变起源于神经膜细胞，正如 Deavers 及其同事[22] 在 20 例病例中所描述的那样。有一半的患者都是偶然发现有病变区的。另一半患者是有梗阻引起的症状，包括阻塞性肺炎和肺不张。75% 的病例是孤立性病变。胸部 X 线片显示肺叶浸润、硬币样病变及肺不张。肿瘤通常位于大支气管内，并且可发展到支气管腔内，也可能累及到肺实质。肿瘤通常是局限性的，没有包膜，大小为 0.3~5.0cm。几乎所有颗粒细胞瘤 S-100 染色阳性；与 S-100 染色阳性的黑色素瘤不同，粒状细胞瘤 HMB-45 染色阴性[23]。治疗方案为完全切除，但发现有复发情况[22]。Epstein 和 Mohsenifar 发表的文献报道使用钕钇铝石榴石激光治疗梗阻性病变[24]。

九、炎性假瘤

炎性假瘤是无症状的单发结节，通常在常规胸部 X 线片或 CT 扫描中发现[25]。它们可以很大或占据气道（图 10-7）。由于这些肿瘤有许多其他名称，如浆细胞肉芽肿 - 组织细胞瘤复合体、浆细胞肉芽肿、组织细胞瘤、黄体瘤和黄瘤，因此常常出现混淆。炎性假瘤通常是边界清楚、无包膜、硬的、白色或黄色肿块。任何年龄都可以患此病，并且在男性和女性中患病概率是一样的。已确定两个主要的组成：纤维组织细胞和浆细胞肉芽肿。在这两类组织里，组织学检查显示炎性细胞混合，包括浆细胞、淋巴细胞和巨噬细胞。一些报道显示，炎性假瘤可能有两种类型[25]。纤维组织细胞炎性假瘤是具有侵袭性的、大的，并且比浆细胞肉芽肿更难切除，浆细胞肉芽肿的特点是体积小，容易楔形切除肿块，没有局部组织浸润的征象。这两种类型的机制尚不清楚，虽然微观上它似乎取决于炎症细胞的等级。Massachusetts 总医院提供的临床病理系列报道显示，组织性肺炎可能是炎性假瘤形成的病灶。隐球菌、组织原体和放射线菌感染与炎性假瘤的发生有关[26, 27]。切除这些病变通常既具有诊断性，也是治愈性的。炎性假瘤切除术后 10 年生存率接近 90%[28]。但是，然而，炎性假瘤的临床表现是易变的；它们可以表现出积极的局部增长和转

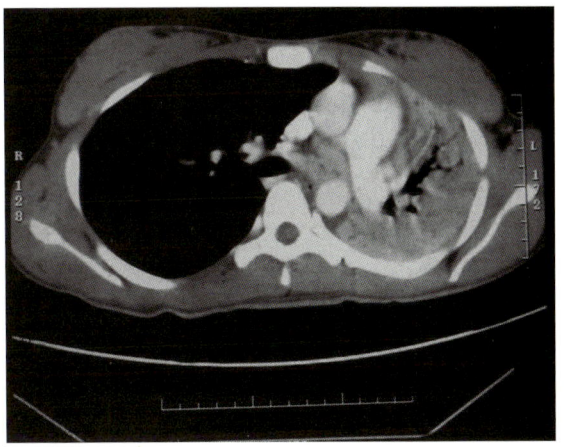

▲ 图 10-7　左主干支气管侵犯隆突的炎性假瘤
患者过去曾使用类固醇治疗；但是最近罹患多发肺炎，影像学检查显示她主支气管阻塞。患者行左主干支气管袖状切除术

移能力[29, 30]。对于多发病灶不能切除的患者，可选择其他治疗方式，如放疗和皮质类固醇治疗。

虽然原发性肺肿瘤在儿童时期并不常见，但浆细胞肉芽肿是青春期前最常见的肺病变。连续几次的胸部 X 线片通常显示结节大小未变，有些患者甚至不经治疗可出现结节缩小。不到 10% 的病例出现生长缓慢[31]。在 CT 扫描中，这些病变表现为边缘平滑。具有一定非均匀衰减的分叶状肿块。

十、乳头状瘤

乳头状瘤可分为鳞状、腺状或混合型，通常表现为支气管内病变。鳞状乳头状瘤是一种由鳞状上皮形成的良性上皮肿瘤。支气管内乳头状瘤分为两大类：多发性鳞状乳头状瘤和孤立性乳头状瘤。Drennan 及其同事发现了第三种，即炎性息肉[32]。

多发性鳞状乳头状瘤常见于伴有喉部乳头状瘤的儿童，通常由人乳头状瘤病毒引起。儿童可能是在分娩时被感染，因为他们的口咽和呼吸系统在分娩过程中会暴露。血清 16 和 18 型可作为致癌的促发因子。在大体检查中，乳头状瘤可以是外生性的，并且可能有支气管壁外生的成分和内生的成分以及阻塞部分气道。远端支气管扩张伴肺不张或周围肺实变。乳头状瘤是一种结缔组织间质，通常淋巴细胞会被浸润，表面覆盖有立

方体样或鳞状上皮。孤立的鳞状乳头状瘤比较罕见，并且倾向于中年男性吸烟者。咳痰、咯血、气喘和呼吸困难是由它引起的常见并发症。在组织学检查上，鳞状乳头状瘤有一个表面有层状鳞状上皮的薄的中央纤维血管核，并且会形成多个乳头状分叶。影像学检查可显示病变或肺不张。乳头状瘤通常位于节段性或近端支气管中。人乳头瘤病毒是这些病变的最常见原因。鳞状乳头状瘤可能与发育异常、原位癌或浸润性鳞状细胞癌病灶有关。在观察这些患者时，有时需要密切监视和重复活检。

腺状和混合型乳头状瘤在老年人群中发病比例与孤立性鳞状乳头状瘤的患者类似。这些乳头状瘤与吸烟无关。

纤维性息肉是支气管内病变的另一种类型，可单独或多发于支气管内。息肉通常起源于支气管黏膜并且具有纤维柄。它们被纤毛柱状上皮覆盖。纤维柄通常由疏松结缔组织组成，会受到浆细胞、淋巴细胞和嗜酸性粒细胞的浸润。这些息肉通常是良性的，可能继发于慢性炎症过程。

十一、结节性淀粉样病变

结节状淀粉样病变表现为肺内淀粉样蛋白沉积的病灶点集合；它们最常出现在肺下叶。有时称它们为淀粉样瘤。它们可以表现为单发或多发结节，主要有以下三种类型：气管支气管、结节性和弥漫性。虽然结节状淀粉样变与原发系统性淀粉样病变无关，但应排除多发性骨髓瘤。患者通常无症状，通常是在胸部 X 线片中偶然发现。由于与巨球蛋白血症和恶性淋巴瘤有关，患者应长期随访。手术切除通常是有效的。

十二、软骨瘤

软骨瘤定义为良性软骨组织，可发生在肺实质或软骨气道。支气管内病变可引起阻塞性症状，而实质肿瘤无症状。软骨瘤的组织学检查显示为良性软骨组织。部分患有此种不寻常病变的患者可能有 Carney 三联征，包括肺软骨瘤、胃平滑肌多发肿瘤和肾上腺外副神经节瘤[11]。病变可包括化生性骨骼、成熟软骨和黏液样间质。单发病灶多以切除诊断为主，预后良好。当患者有多个病灶时，一般通过穿刺活检等微创方法获得的组织样本，这通常足以做出诊断。

十三、肌上皮瘤

肌上皮瘤是一种罕见的良性肿瘤，发生于腺体上皮细胞和基底膜之间的肌上皮细胞。虽然这些病变更常见于唾液腺和乳腺，但肺实质中已报道罕见病例。Strickler 及其同事[33]描述了两个发现这种病变的患者。2 例患者在胸部 X 线片上显示均有肿块。其 S-100 的免疫染色呈阳性，与肌上皮瘤的诊断一致。手术是有疗效的。由于这些病变是如此罕见，病理图像和临床症状尚没有被描述。这种肿瘤的恶性类型——原发性肺肌上皮癌，也有过报道[34]。

十四、黏液性囊腺瘤

黏液性囊腺瘤是一种单细胞囊性病变，纤维壁由分化良好的良性柱状黏液上皮细胞排列[35]。这种病变通常发生在 50—60 岁的吸烟患者；但是确切的发病率尚不清楚。大多数患者无症状，通常是在胸部 X 线片检查时偶然发现。病变通常位于外围。肿瘤切除后，病变表现为充满胶质物质的单房囊肿。有时黏液渗出到周围的肺实质。由于这些囊肿可能含有腺癌，应完全切除。在显微镜下检查，这些病变可能类似于以前称为支气管肺泡癌的支气管源性囊肿。

十五、肺泡腺瘤

肺泡腺瘤是一种罕见的肿瘤，其特征为黏液和胶原性间质包围的立方形肺泡上皮细胞增生[36]。这些病变生长缓慢，界限清楚，具有多囊性，在非手术活检标本上与正常肺相似。Yousem[37]和 Hochholzer[38]报道了最大的一组数据，有 6 名患者，其中大多数是女性。其他小数据的报道也已发表[4]。病灶通常在胸部 X 线片上表现为肺中央不确定的结节。切除显示其有疗效。

十六、平滑肌瘤

平滑肌瘤是肺的良性病变，可发生在气管、

支气管、胸膜或肺实质。平滑肌瘤约占所有肺良性病变的 2%。Vera-Roman 及其同事[39]查阅了文献，发现男女比例为 1.5∶1（图 10-8）。体格检查并无异常。如果存在支气管内成分，一些患者会咯血；在其他情况下，肿瘤是胸部 X 线片检查时偶然发现的。结果表明，气管、支气管和实质的位置分布均匀。在组织学检查中发现平滑肌分化。免疫组织化学可以证实肿瘤的间充质来源，其中结蛋白、肌肉特异性肌动蛋白和波形蛋白染色呈阳性。这些病变中的一些对雌激素和孕激素受体染色呈阳性，并且可能依赖于某种激素环境，这就解释了为什么有些病灶有时会在妊娠、产后和更年期期间消失[40]。外科治疗包括切除，为首选的治疗方法。支气管内膜病变可以偶尔用激光消融治疗。否则，需要袖状支气管成形术。良性转移性平滑肌瘤常发生在年轻女性身上，并与子宫平滑肌瘤有关[41]。虽然存在某些概念，但这种情况的治疗并没有标准化。进行子宫切除术可以消除转移源头。用药物手段或双侧卵巢切除术，通过降低雌激素和孕激素水平来操纵激素，可导致肿瘤生长的消退或稳定。如果病变在治疗期间仍在增大，或者存在诊断不确定性，则可能需要手术[42]。尽管被标记为良性，这些病变也可以转移并导致死亡。

十七、淋巴管平滑肌瘤病

淋巴管平滑肌瘤病（LAM）是一种罕见的疾病，主要见于育龄妇女；1937 年由 von Stossel 在医学文献中首次描述[43]。它可以是散发性的，也可能与结节性硬化症有关。LAM 通过肺实质的囊性变性导致肺功能进行性下降，并可导致复发性乳糜性胸腔积液和自发性气胸。形态学上，LAM 的特征是梭形细胞的进行性增殖，类似于肺实质中的未成熟平滑肌和胸腹部的淋巴管。梭形细胞沿细支气管增殖导致空气滞留，最终形成薄壁囊肿，破裂时引起气胸。梭形细胞的增殖破坏淋巴引流，导致乳糜性胸膜积液。主要症状源于乳糜性胸腔积液（高达 80%）或气胸（30%~50%）。在这两种情况下，呼吸困难都是主要症状[44]。

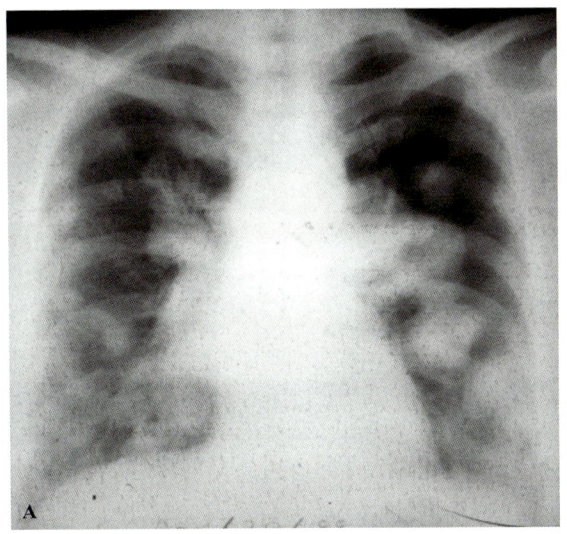
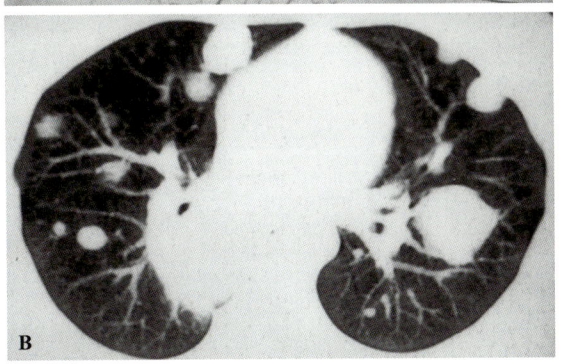

▲ 图 10-8 良性转移性平滑肌瘤
这些病变发生在年轻女性中并且与子宫的平滑肌瘤相关
A. 前后胸部 X 线片显示多发性肌瘤；B. 相应的胸部 CT 扫描

淋巴管平滑肌瘤病的影像学表现包括 X 线片上的网状、粟粒和蜂窝状。CT 扫描显示正常肺实质内多发薄壁肺囊肿。这些囊肿的通常直径在 0.2~5cm 之间。这种疾病类型不局限于任何肺部区域，而是弥漫地分布在整个肺部。肺门和纵隔腺病并不少见。诊断工作包括 X 线片、胸部 CT 扫描和肺活检。活检标本可以通过胸腔镜或经支气管活检获得。

对于 LAM 患者来说，胸外科医师的作用除了获得诊断性活检外，通常还涉及乳糜胸和气胸的处理，在某些情况下还涉及肺移植。对于发展为末期肺衰竭的 LAM 患者来说，肺移植是公认的选择。幸运的是，对 LAM 背后机制的研究最近带来了一些治疗见解。LAM 患者的平滑肌细胞中结节硬化复合体基因发生突变，导致哺乳动物雷帕霉素（mTOR）信号通路靶细胞本构性激

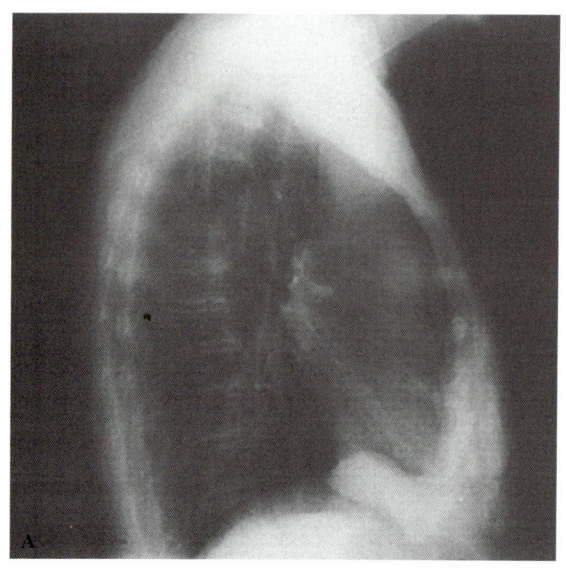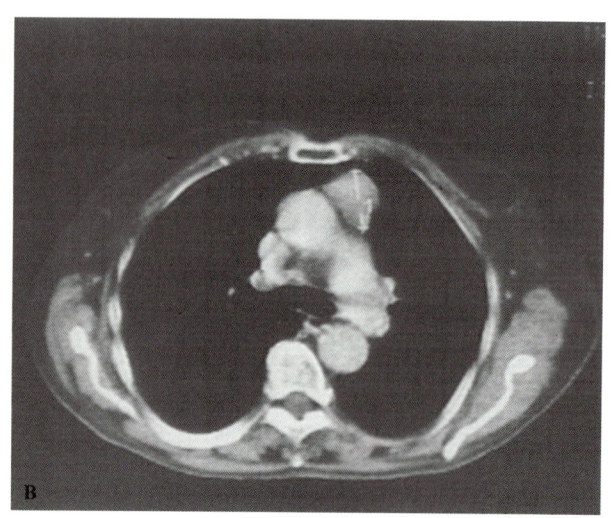

▲ 图 10-9 原发性肺胸腺瘤

在极少数情况下，当肿瘤广泛时，放射治疗可能是一个很好的选择。A. 肺胸腺瘤的胸部侧位 X 线片；B. 相应的 CT 扫描图像

活。西罗莫司（Sirolimus）是 mTOR 通路的抑制药，已被证明可以稳定 LAM 患者通常经历的 FEV_1 的进行性下降[45]。LAM 细胞也表达生长因子 VEGF-C 和 VEGF-D，虽然目前还没有针对这种细胞生长途径的治疗方法。历史上，使用他莫昔芬或双侧卵巢切除术等药物的抗雌激素治疗 LAM，但缺乏支持这种治疗策略有效性的数据。

十八、透明细胞肿瘤

透明细胞肿瘤（糖肿瘤）是未知组织来源的肺部良性病变。最近的证据表明，它来源于 Clara 细胞（非纤毛细支气管上皮）或上皮浆液细胞。这些肿瘤的详细检查显示，有一定的神经内分泌分化和人黑素或黑素体相关蛋白及 S-100 阳性染色。在放射学检查中，病灶常是外围的，大小为 1.5~3cm[46, 47]。切除是有效手段。鉴别诊断包括透明细胞癌、类癌和肾细胞癌等。

十九、原发性肺胸腺瘤

原发性肺胸腺瘤是一种胸腺瘤，常见于正常纵隔胸腺患者的肺内。肺胸腺瘤是罕见的，其确切的发病率不明，可发生在外围或中央。根据定义，肿瘤必须包含在内脏胸膜内，因为在主动脉肺窗和主动脉腔沟中可以发现异位纵隔胸腺组织。目前尚无明确的放射学特征。研究已使用免疫组织化学来确认诊断。胸腺 T 淋巴细胞必须从肺淋巴上皮样癌和原发性淋巴瘤中分化出来。手术切除通常是有效的。在少数情况下，当肿瘤广泛并且难以完全切除时，放疗等新辅助治疗方法已被描述（图 10-9）[48]。

二十、结论

肺的良性病变很罕见，并且通常仅在完全手术切除后才被诊断出来。如果如前面部分所述在彻底评估后结节性质仍然不确定，如果患者可以接受风险，切除是最好的。如果不选择手术，则需要仔细随访以确保恶性肿瘤不会漏诊。孤立性肺结节是一种常见的影像学表现，需要广泛评估才能做出良恶性诊断。仅用常规影像学技术对大小、边缘和轮廓进行形态学评估常常不能得到令人满意的结果。PET/CT 扫描增加了普通胸外科医师可用的无创设备，但是需要仔细解释研究结果。没有检测可以替代组织活检或切除。穿刺活检的正常并不排除恶性可能。微创技术的出现，如 VATS 和机器人技术，可能降低对具有不确定病变的患者进行干预的阈值，因为与开胸肺切除术相比，这些手术的并发症降低。即使结节是良性的，手术切除也能使患者安心，避免反复、昂贵、费时的放射检查。对于有呼吸道阻塞或累及症状的患者，如反复发作的肺炎、咯血、肺不张等情况，手术干预的决定更为明显。支气管内介入治疗需严格判断指征，而其他患者更好的选择是接受保留肺实质切除术，如气管成形术。虽然它们很罕见，但一般胸外科医师应该熟悉不同类型的良性病变，以指导患者并提供鉴别诊断。外科医师必须能够解释 X 线片和疾病，这些病变常常是模棱两可的。

第 11 章
间质性肺病
Interstitial Lung Diseases

Subroto Paul　Yolonda L. Colson　著
周小昀　译

间质性肺病（ILD）是一组超过 200 个临床疾病的总称，均以肺间质慢性、进展性、弥漫性炎症为主要临床表现。可为肺原发性病变，也可能是继发于全身性疾病如结缔组织病的结果。ILD 不包括继发于明确恶性肿瘤或感染病原的炎症反应，且本章不包括成人呼吸窘迫综合征（ARDS）。但这些疾病的临床表现及影像改变非常相似，必须进行鉴别诊断。

肺间质包括肺泡、肺泡壁内的上皮细胞和毛细血管细胞、肺泡间隔及包绕肺血管、支气管、淋巴结构的间质结缔组织。上述结构均可出现炎症反应，从而出现各种临床表现及影像学改变。根据不同免疫损伤导致的不同病理结果，可将 ILD 大致分为肺泡炎弥漫间质炎症型与肉芽肿优势型两种主要类型，这种分类虽不严格，但非常实用（框 11-1）。

任何病理反应的进展都可使肺间质从损伤发展到纤维化。因此，所有疾病均可表现为进行性的劳力性呼吸困难和（或）阵发性持续干咳，影像检查可见肺间质阴影。症状常出现多年，慢性进展，可伴过敏反应样急性加重，多见于超敏性肺炎、嗜酸性粒细胞性肺炎、药物诱导性肺泡炎等急性间质性肺炎，或结节病、肺泡出血综合征、隐源性机化性肺炎及结缔组织病相关的亚急性间质性肺炎。

临床表现常见为乏力、体重减轻，可有但少见为喘息、咯血或胸膜炎性胸痛。症状突然发作或胸痛突然加重往往提示自发性气胸，多见于组织细胞 X 增多症（肺朗格汉斯细胞组织细胞增生症）、结节性硬化、淋巴管肌瘤病及神经纤维瘤病。咯血可见于弥漫性肺泡出血综合征及肉芽肿性血管炎。其他系统受累情况有助于诊断肉芽肿性多血管炎（既往称韦格纳肉芽肿）及 Goodpasture 综合征。年龄、性别、既往史、家族史、吸烟史及职业和环境暴露等因素在本病鉴别诊断中具有重要意义。体格检查常可及双下肺吸气末爆裂音（撕尼龙搭扣的声音），但少见于肉芽肿型病变。常见基础心率快，病情进展可有发绀和杵状指。

一、间质性肺病的肉芽肿改变

肉芽肿是活化的免疫细胞（通常是巨噬细胞），通过包绕无抗原特异或抗原提呈的免疫识别颗粒

框 11-1　间质性肺病的分类

肉芽肿性
- 异物、无机粉尘
- 超敏肺炎
- 结节病
- 肉芽肿性血管炎
- Wegener 肉芽肿
- Churg-Strauss 综合征
- 嗜酸性粒细胞性肺炎
- 组织细胞 X 增多症

肺泡炎性
- 药物相关损伤
- Goodpasture 综合征
- 特发性间质性肺炎
- 结缔组织病相关的间质性肺病
- 弥漫性肺泡出血综合征

形成。这些颗粒可以是异物，或是可激活先天免疫系统的内源性蛋白抗原。先天免疫是非抗原特异性免疫系统，为机体抵御外来病原体包括吸入刺激物提供第一道防线。先天免疫系统可直接激活巨噬细胞，没有像 T 细胞或 B 细胞依赖的免疫反应所需的既往暴露或抗原提呈过程。活化的巨噬细胞在外源物周围成熟，形成上皮样细胞，从而形成肉芽肿[1]。

巨噬细胞活化和肉芽肿形成亦受到免疫系统其他细胞产生的特异性免疫信号的影响，包括外源颗粒或蛋白以抗原特异性方式触发的信号（图 11-1）。经抗原呈递细胞（如树突细胞）处理的外源蛋白片段表达于宿主主要组织相容性复合物（MHC）细胞表面。抗原特异性 $CD4^+$ 辅助 T 细胞在 II 型 MHC 提呈状态被间接激活，$CD8^+$ 效应 T 细胞则需 I 型 MHC 复合物。激活的 T 细胞产生各种细胞因子，进一步触发若干抗原特异及非特异细胞亚群。如激活的 $CD4^+$ 辅助 T 细胞和自然杀伤细胞的 Th_1 亚群可产生干扰素-γ（IFNγ），一期激活巨噬细胞，而 Th_2 亚群产生白介素 IL-4、IL-5，产生并激活嗜酸性粒细胞[1-3]。其他 T 细胞亚群，如 $CD8^+$ 效应细胞，参与清除蛋白抗原，调节免疫系统。炎症反应一旦激活，即有多种免疫细胞、补体、生长因子参与，或者形成散在的肉芽肿，或者炎症播散至肺泡腔及肺泡壁出现肺泡炎样改变（后面详述）。已证实肿瘤坏死因子（TNF）这种强效炎症因子参与了本病的炎症启动和驱动过程。抗 TNF 治疗成为靶向治疗炎性 ILD 疾病的新手段[4,5]。肉芽肿形成可见于多种肺部疾病，具有共通的病理生理过程，这些疾病的临床表现和检查结果将在后面详述。

（一）异物和无机粉尘

除非异物颗粒大到可堵塞气管支气管树，否则通常首次暴露在吸入性异物时可无任何症状。此时如儿童气管异物的诊断一样，诊断多依赖病史采集，需通过胸部影像学确认，甚至需要通过支气管镜检查明确诊断及进行治疗。长期吸入有机或无机粉尘都可导致肺部一系列的损伤性疾病进展。铅、铝、锆等金属粉尘不能被纤毛黏液系统清除，也无法被肺巨噬细胞分解，这些金属粉尘的长期慢性暴露史可明确导致肺间质肉芽肿性变[6]。敏感人群持续暴露在吸入性有机颗粒时也可导致过敏性肺炎，可同时有肺泡炎和肉芽肿改变。一次性大量暴露于无机细颗粒物的影响尚不明确。2001 年世贸中心袭击事件后，多数曾暴露于烟雾、灰尘和颗粒物的行人及工人们出现了多种非特异性呼吸系统症状，肺活检仅提示非特异组织改变。目前尚无长期随访结果，但有研究报道称许多人已出现明确的限制性呼吸功能障碍[7-11]。

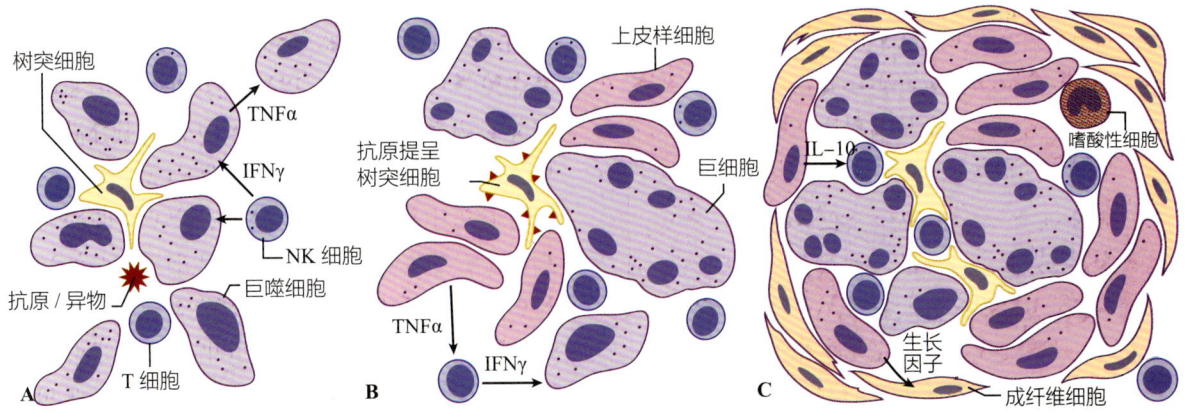

▲ 图 11-1　肉芽肿的形成和成熟

A. 巨噬细胞早期聚集在抗原或异物周围，释放促炎细胞因子[如肿瘤坏死因子 α（TNFα）和干扰素-γ（IFNγ）]及趋化因子（如巨噬细胞炎症蛋白 1α），使巨噬细胞进一步激活并募集其他免疫细胞；B. 经抗原提呈激活前来的 T 细胞后，树突细胞及巨噬细胞进一步活化，形成上皮样细胞和巨细胞，此时成纤维细胞被激活，导致局灶纤维化；C. 随着肉芽肿成熟，其结构逐渐致密，肉芽肿核心为巨细胞和 T 细胞。T 辅助性细胞 1（Th_1）反应导致 Th_2 释放 IL-5（白介素）等细胞因子募集嗜酸性粒细胞

（二）过敏性肺炎

过敏性肺炎，又称外源性肺泡炎，定义为经反复暴露于吸入性蛋白抗原后发生的免疫诱导损伤继发的以肺间质肉芽肿形成、肺泡炎和抗体反应为特征的病理过程[12-14]。研究发现多种有趣的职业病与长期暴露在一些抗原中有关，包括曲霉菌、鱼肉粉尘甚至雄鼠尿液等（表11-1）。早期抗原暴露可导致远段细支气管及肺泡渗出中性粒细胞及巨噬细胞，出现早期肺泡炎表现。患者可在接触数小时内出现咳嗽、发热、发冷等急性症状。随着抗原持续暴露，患者出现持续性咳嗽，当肺间质肉芽肿形成、间质性疾病进展时出现继发的进行性加重的呼吸困难[12,14]。

诊断依赖于详细的病史采集，需重点问诊职业及其他业余暴露史。胸部影像学可有类似间质性肺病的网格状或结节状改变，缺乏标志性诊断模式。胸部计算机断层扫描（CT）通常也无法确诊[13,14]。支气管肺泡灌洗（BAL）有一定提示作用，可发现$CD4^+T$细胞急性增多，而$CD8^+T$细胞慢性增加。但所有肉芽肿性间质性肺病均可有此特征性改变，故支气管肺泡灌洗结果仅能在一定程度上缩小鉴别诊断的范围。确诊需要对疑诊抗原的血清抗体水平进行检测。对于缺乏其他证据的患者可能需要经支气管镜或电视辅助胸腔镜手术（VATS）甚至开胸探查来进行肺活检以进行诊断。但若急性肉芽肿形成或肺泡炎形成慢性间质纤维化后，即使肺活检可能也无法明确诊断。

表 11-1 摘选的若干过敏性肺炎综合征

综合征	抗原
蔗尘肺	甘蔗中的放线菌属
霉奶酪肺	发霉奶酪中的青霉菌
堆肥肺	堆肥中的曲霉菌属
皮毛工人肺	动物皮毛粉尘
澡堂肺	澡堂天花板的霉菌
实验员肺	鼠尿
鱼肉工人肺	鱼肉沫
木工肺	木粉

治疗包括去除可疑抗原暴露因素、急性重症或慢性持续纤维化形成者应用类固醇激素[13-16]。肺活检组织的纤维化程度与预后不良呈正相关[15]。高分辨CT能辨识肺间质纤维化程度，可作为组织学评估的替代方法，成为预测长期生存及治疗反应的手段[16]。

（三）感染

结核分枝杆菌引起的肺部感染是全世界肺部肉芽肿性疾病的最常见病因[2,17]。局灶肺结核及播散性粟粒样肺结核均为肉芽肿形成。其他感染，如曲霉菌病或蠕虫感染也可导致肺部肉芽肿形成[2]。单纯应用影像学可能无法确诊上述疾病，需结合临床。肺部感染性肉芽肿的临床发病机制、临床表现、疾病过程及治疗在本书其他章节中论述，不在此ILD疾病中赘述。

（四）结节病

结节病是一种常见慢性系统性疾病，尚未认识透彻。多器官均可有肉芽肿性变，部分可无肺受累[18-20]。结节病发病率因所研究人群而异，在西方人口中，发病率为1万~2万，其中女性和非洲裔美国人发病率较高[21]。结节病在亚洲人群中并不常见。任何年龄均可发病，多数发病年龄在20—40岁[18,19,22,23]。

结节病病因尚不清楚。各种研究报道了环境、感染、遗传、免疫等各种假设并给出了一定的证据支持[23]。吸入金属粉尘引起的肺间质肉芽肿的病理表现与结节病一致，表明未知的环境暴露可能导致了结节病的发生[6,24,25]。感染性病因论的支持者认为致病因子必须经过吸入途径致病，因为80%患者有肺和纵隔淋巴结受累，在没有肺部表现的肺外结节病患者的BAL中，可检测到炎症细胞。有人认为致病因子可能是结核分枝杆菌或非结核分枝杆菌，但应用PCR（聚合酶链反应）对病变组织进行基因检测或抗体分析没有得出结论。亦有人认为致病体是小肠结肠炎耶尔森菌或伯氏疏螺旋体，但证据依然尚不充分。该病有一定的家族聚集性，白种人中结节病发病与人类白细胞抗原（HLA）A1和B8相关，提示遗传和基因在本病中起重要作用。参与该疾病发病机制的特定基因包括丁酰胆碱样2（BTNL2）、T细胞共刺激分子、膜联蛋白A11，以及几种细胞因子和趋化因子的多态性[26-28]。因结节病患者可有各种免疫异常，包括T细胞比例异常、CD4⁺T细胞亚群反应低下、B细胞系过激，以及巨噬细胞产生的炎性细胞因子IFN γ和RANTES水平变化等，提示MHC免疫因子可能也参与了结节病的发生发展[29-33]。

结节病症状多变且随时间波动。行胸部影像学检查发现的患者多无症状。其他可有发热、寒战、乏力及体重减轻等急性发作的全身症状。有症状者多合并类风湿性关节炎、系统性红斑狼疮或进展期系统性硬化等结缔组织疾病。肺部症状常包括呼吸困难和干咳[22]。常依据影像学进行诊断，表现为双侧肺门增大、纵隔淋巴结肿大，间质性肺病进展可有肺部网格及结节改变（图11-2）。胸部CT常见肺部结节及间质磨玻璃病变。疾病后期可见肺间质纤维化。血清学检查可有血管紧张素转化酶（sACE）升高，可能是由肉芽肿中活化的巨噬细胞产生的。BAL中淋巴细胞为主，表明肺泡炎合并肉芽肿性变。如有纵隔淋巴结肿大，最常应用纵隔淋巴结活检确诊[22,34,35]。极少数情况下可经支气管镜或VATS活检以明确诊断。病变肺组织的组织学检查发现非干酪样肉芽肿组织中血管紧张素转化酶水平明显升高。

治疗上，应对有症状的患者使用类固醇[22]，难治性病例可加用羟氯喹、甲氨蝶呤、来氟米特、硫唑嘌呤和麦考酚酸酯（骁悉）等二线药物。最近有研究显示对标准免疫抑制方案治疗反应不佳者，使用肿瘤坏死因子抑制药如英夫利昔单抗或阿达木单抗可能获益[27,36-41]。这些药物有潜在毒性，应小心监测。

（五）肉芽肿性血管炎：肉芽肿性多血管炎和Churg-Strauss综合征

与结节病一样，伴多血管炎肉芽肿疾病（GPA，既往称韦格纳肉芽肿）亦是一种系统性疾病，其特征为多器官系统内肉芽肿形成。GPA是一种罕见疾病，发病率为1/10万～3/10万，常于40—60岁发病[42]。严重病例可见GPA特征性改变：累及肺实质甚至肺于肾脏血管的坏死性空洞型肉芽肿[2,25,42-46]。临床表现多变，可仅累及肺部。病因假设涉及诸多因素，包括传染性疾病如细小病毒B19及其他吸入性物质、可吸入环境颗粒物如二氧化硅，以及与HLA等位基因DR1/DR2/DR12相关的遗传因子等。均有一些证据支持，但不确切。患者血清ANCA（抗中性粒细胞胞质抗体）抗体阳性，90%GPA患者C-ANCA阳性。C-ANCA是一种主要与神经营养因子PR3血浆丝氨酸蛋白酶结合抗体，而不是核周过氧化肌酶抗体P-ANCA[25,43,44]。C-ANCA在GPA发病中具体机制尚不明确。而且ANCA抗体阳性也多见于系统性红斑狼疮等可出现ILD表现的其他疾病[25,43-47]。

GPA患者可有严重爆发型，表现为因肉芽肿坏死空洞继发的大咯血和肾衰竭，也有较隐匿者仅有发热、乏力、体重减轻、进行性呼吸困

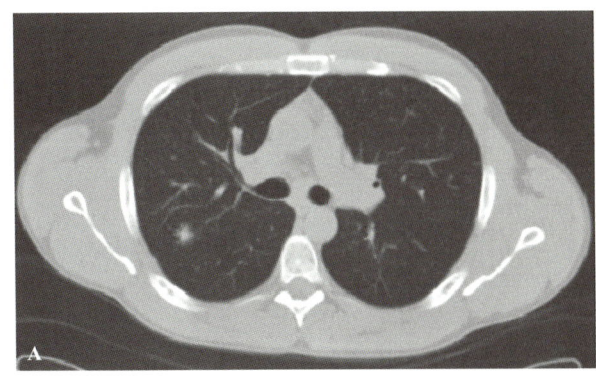
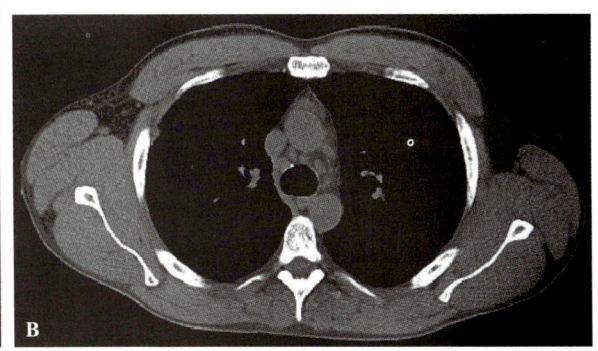

▲ 图 11-2　经颈部纵隔镜淋巴结活检提示非干酪样无坏死性肉芽肿患者的胸部 CT

图符合结节病诊断。A. 肺窗；B. 纵隔窗

难，病情进展才出现咯血。可合并神经系统及眼部受累。诊断方面除了病史采集，很大程度依赖血清 C-ANCA 水平及相关系统的实验室检查结果[25,43,46]。仅有 50% 患者的胸部影像学存在间质性肺病的网格结节样或散在结节表现。结节中心性坏死可出现为空洞样改变（图 11-3）。GPA 患者的 BAL 灌洗液含中性粒细胞及嗜酸性粒细胞。确诊可能需依赖肺组织活检或肾活检。病理检查常见含中性粒细胞、巨噬细胞及嗜酸性粒细胞的肉芽肿组织。根据病情严重程度选择治疗方案，药物包括类固醇及环磷酰胺或甲氨蝶呤等免疫抑制药。利妥昔单抗是一种针对 B 细胞的抗 CD20 单克隆抗体，已用于某些环磷酰胺或甲氨蝶呤治疗失败的病例[48,49]。

Churg-Strauss 综合征是一种罕见的全身性疾病，特征表现为嗜酸性粒细胞增多、血管炎及肺实质肉芽肿形成。许多人认为它是 GPA 及其他结缔组织病所在疾病谱中的一型[25,44,45]。因确诊困难，真实发病率未知，估测为 1/100 万~2/100 万，发病年龄为 20—50 岁[25,50]。与 GPA 和结节病一样，有人提出多种可能病因，包括养鸽史、蠕虫感染甚至吸食可卡因史。应用白三烯拮抗药的哮喘患者停用类固醇后可发生 Churg-Strauss 综合征[25,45,51,52]。

患者常有哮喘或过敏史，以发热、咳嗽、偶伴咯血起病，可合并消化道出血或神经病变。临床高度怀疑者结合症状、实验室检查和病理方可诊断。胸部 X 线片典型表现为双肺野片状渗出影，可有 IgE 和 P-ANCA 升高，BAL 灌洗液可见大量嗜酸性粒细胞[34,35]。确诊所需肺活检组织常见血管炎合并嗜酸性粒细胞性肉芽肿。治疗上包括类固醇及环磷酰胺、甲氨蝶呤、硫唑嘌呤或麦考酚酸酯等免疫抑制药。静脉应用抗肿瘤坏死因子、干扰素 -α、丙种球蛋白以及血浆置换也在难治性病例中取得了一定成功[48,49,53,54]。确诊为 Churg-Strauss 综合征患者预后较差，5 年死亡率为 50%~60%[44,45]。

（六）嗜酸性粒细胞肺炎

嗜酸性粒细胞性肺炎为一系列以肺组织中嗜酸性粒细胞聚集为特征性表现的疾病。已知病因的嗜酸性粒细胞性肺炎包括蠕虫感染（如粪类圆形虫与十二指肠钩虫）及药物过敏反应，导致外周血嗜酸性粒细胞增多并可出现系统效应，亦有病因不明的与肉芽肿性血管炎的类似情况（见上）[55,56]。上述情况有肺部受累时为嗜酸性粒细胞性肺炎。确诊依赖病史、血嗜酸性粒细胞计数、血清标记物甚至肺活检。

特发性嗜酸性粒细胞性肺炎可分为单纯、急性和慢性三种类型。单纯嗜酸性粒细胞性肺炎又称 Löeffler 综合征，较罕见，病理特征为肺间质水肿伴大量嗜酸性粒细胞浸润，症状常不明显。胸部 X 线片显示斑片状渗出影，哮喘或遗传性过敏症患者出现外周血嗜酸性粒细胞增多需考虑此诊断。这种类型多可自行缓解，多数不需进行肺活检或 BAL 检查。有症状或症状持续不缓解者，类固醇激素治疗反应均很好[55,56]。

急性嗜酸性粒细胞性肺炎较罕见，表现为急性起病的严重呼吸窘迫，甚至需要呼吸机辅助通气。其病因不明，可能继发于嗜酸性粒细胞介导的针对未知过敏原的过度免疫反应。患者表现为严重的呼吸困难和胸膜刺激症状。胸部 X 线片表现为与间质性肺水肿相似的网状片影。该病 BAL 中嗜酸性粒细胞可高达 80%，是本病的特征性改变。类固醇激素是主要治疗药物。本病常有复发[55,56]。

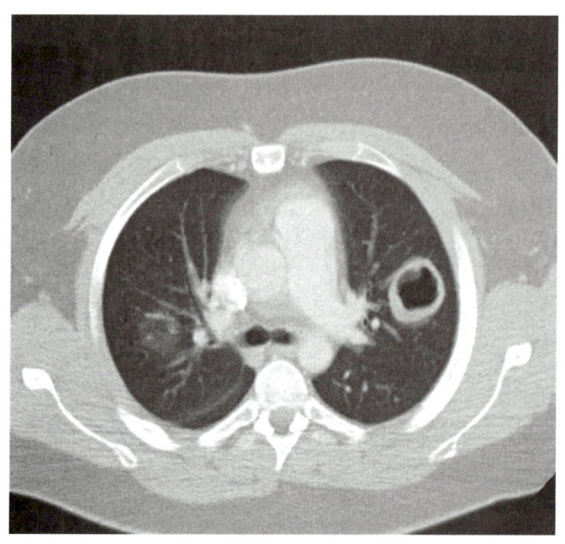

▲ 图 11-3 青年男性 Wegener 肉芽肿患者的胸部 CT 影像
图示肉芽肿中心性坏死后的空洞性病变，该患者肺部有多个类似病变

慢性嗜酸性粒细胞性肺炎组织学及影像学改变与上述类似，同样见于外周血嗜酸性粒细胞增多的哮喘或遗传性过敏症患者。但此类患者症状长期不缓解，因此，常需 BAL 液与肺活检中的至少一种确认嗜酸性粒细胞增多以明确诊断[35,56]。类固醇激素治疗疾病可迅速缓解[55,56]。

（七）肺朗格汉斯细胞组织细胞增多症

组织细胞增多症 X，曾称为嗜酸性肉芽肿、肺朗格汉斯细胞组织细胞增多症或朗格汉斯细胞肉芽肿，是一种罕见的、以特异性抗原提呈细胞（即朗格汉斯细胞）聚集在支气管周为特征表现的疾病。Letterer-Siwe 和 Hand-Schüller-Christian 病是本病儿童阶段的变异型，可没有肺部受累[57,58]。成人阶段特征表现为累及肺和骨骼系统的嗜酸性粒细胞肉芽肿。虽然罕见，但组织细胞增多症 X 多见于白人和女性。病因可能包括 Epstein-Barr 病毒或其他疱疹病毒感染[57,58]。最近有报道发现本病细胞克隆株端粒较短，更像一种肿瘤细胞[53]。亦有研究显示端粒酶活性与病情严重程度相关[59]。疾病早期胸部 X 线片可见双肺结节样改变，随疾病进展可出现网状结节样改变（图 11-4）。患者常在年轻无症状时经胸部影像学确诊。有症状患者表现为干咳及呼吸困难。BAL 具有诊断意义，灌洗液中可见大量朗格汉斯细胞[34,35,58]。临床不能确诊时需考虑行肺活检，此时见到特征性的朗格汉斯细胞浸润细支气管征象，是病理确诊的金标准。虽命名中有"肉芽肿"，本病严格意义上并不形成肉芽肿，病变中的主要细胞成分是朗格汉斯细胞而非巨噬细胞。病情持续可出现肺间质纤维化。部分疾病可有自行缓解，但通常需要类固醇激素辅助治疗[60]。

二、间质性肺病的肺泡炎改变

当免疫损伤主要发生在肺泡上皮表面时，肺泡壁及肺泡腔炎症即可出现组织病理学中肺泡炎改变。免疫系统的细胞免疫及体液免疫均参与了肺泡炎的发生和发展。肺泡炎见于多种肺部疾病（框 11-1）[61]。

活化的巨噬细胞、T 细胞及炎性细胞因子可导致 B 细胞活化及抗体生成。这些抗原抗体复合物沉积在肺实质内导致补体激活。膜攻击复合物形成的主要目的是清除抗原，但这种炎症反应在未经调节的情况下可对周围肺组织产生明显损伤。该级联反应（瀑布效应）简单示意图参见图 11-5[61]。

由补体途径产生的 C5a 和 C3b 等可募集细胞免疫的其他成分，杀灭病原体的中性粒细胞及巨噬细胞将进一步破坏肺间质。活化的巨噬细胞和其他免疫细胞产生更多的细胞因子，如 TNF 和 IL-1，它们与免疫复合物沉积和补体激活一起导致对肺实质及周围血管的直接损伤。许多其他细胞因子和炎症调节药，如前列腺素，也在 ILD 病理生理中发挥了重要作用。若免疫反应持续不缓解，将有越来越多的成纤维细胞被募集到损伤区域以修复损伤，则疾病早期肺实质中存在的急性炎症反应将被逐渐增加的纤维化所取代。纤维化是肺泡炎和肉芽肿免疫反应的最终共同途径，通常使得在 ILD 终末期无法区分这两种疾病过程。肺泡-内皮界面及周围间质不可逆的瘢痕化和纤维化导致气体交换功能明显受损，直至终末期 ILD。目前治疗相关研究集中在减轻或消除炎症反应，旨在纤维化发展前靶向抑制免疫通路上的诸多细胞因子。

（一）药物相关肺损伤

无论是由直接毒性还是免疫介导损伤引起，

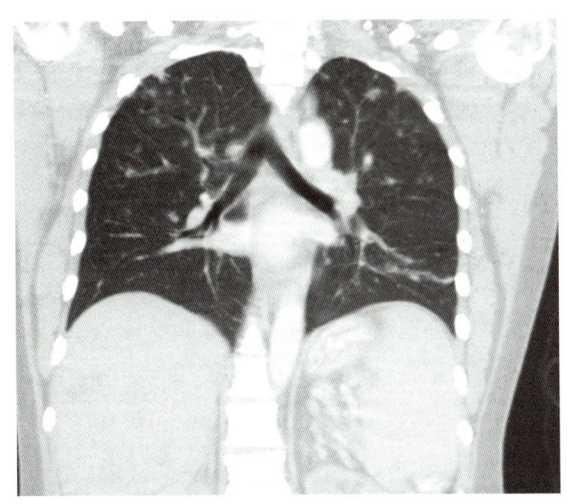

▲ 图 11-4　肺朗格汉斯细胞组织细胞增多症患者的胸部 CT 影像

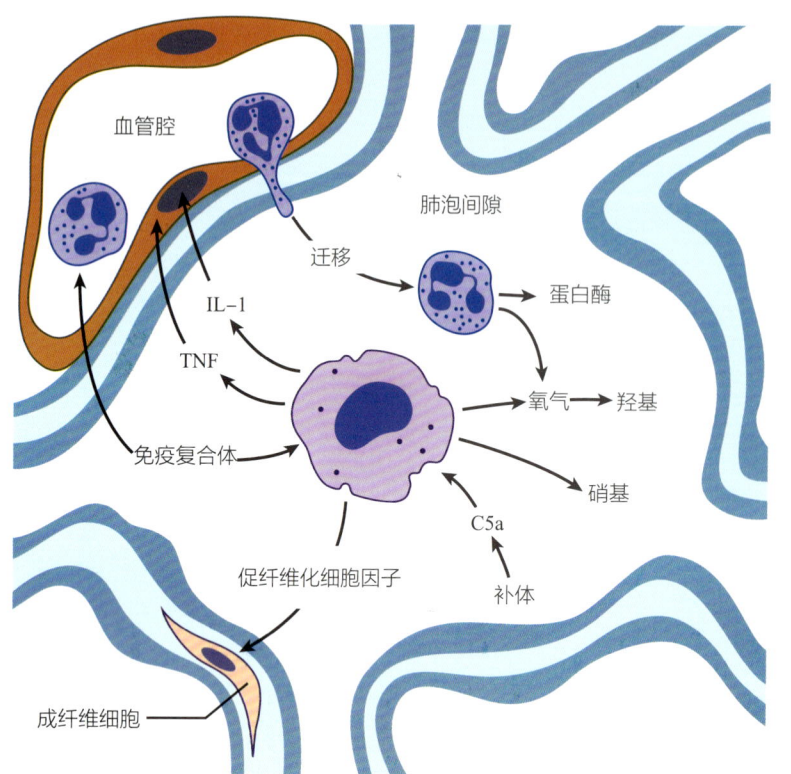

◀ 图 11-5 肺泡损伤的病理机制

肺泡中的巨噬细胞及多核细胞经补体、免疫复合物沉积及后续的细胞因子 / 趋化因子顺序激活后产生级联反应，产生对周围肺泡细胞膜及间质的急性损伤。IL. 白细胞介素；TNF. 肿瘤坏死因子

药物相关肺损伤最终都会导致肺泡炎改变。慢性损伤常可致不可逆的纤维化。许多药物都可导致药物相关肺损伤，在此仅讨论胺碘酮及其致病机制。辐射、博来霉素、呋喃妥因及长时间暴露于高浓度氧，均可产生氧自由基，从而对肺组织产生直接毒性损伤[62]。急性病理改变主要表现是肺泡炎，然后出现损伤修复后的纤维化改变。急性期患者的 BAL 标本含有大量中性粒细胞或嗜酸性粒细胞[34,35]。

胺碘酮是一种有效的抗心律失常药，具有诱导直接损伤及免疫介导损伤的能力。胺碘酮的直接毒性很可能是由产生氧自由基导致的。BAL 中大量淋巴细胞或富含肺磷脂的泡沫巨噬细胞表明亦存在免疫介导损伤的成分[62,63]。其肺毒性与患者年龄和用药疗程相关[64]。胺碘酮的肺毒性，特别在肺部手术患者中，尤为突出，认为特异性免疫应答成分参与其中[63]。药物相关 ILD 的胸部 X 线片呈间质性肺病改变，随着纤维化进展，BAL 灌洗液呈寡细胞改变，胸部 X 线片出现更明显的网状结节样改变[34,35]。诊断很大程度上需参考用药史。若在 ILD 晚期行肺活检则可能仅有纤维化改变。胺碘酮肺毒性的治疗包括迅速停用药物及控制症状。

其他可引起急性肺损伤的常见药物包括他汀类药物。他汀类药物是 3- 羟基 -3- 甲基戊二酰辅酶 A（HMG-CoA）还原酶的竞争性抑制药[65-67]。此类损伤不常见，但严重者可能致命。与胺碘酮肺损伤患者类似，在他汀类药物诱导肺损伤患者的 BAL 中也可发现淋巴细胞或泡沫巨噬细胞。治疗上包括停用他汀类药物及对症支持。

（二）Goodpasture 综合征

Goodpasture 综合征特征表现为肺出血和肾小球肾炎。其发病率低，主要见于 15—25 岁男性，并与 HLA-DR2 MHC 等位基因相关。有研究显示其他免疫、遗传因素甚至使用游离碱可卡因可能与本病发病有关[68]。发病机制为肺泡膜及肾小球膜表面胶原蛋白暴露后产生针对性抗体，进一步补体激活、产生免疫复合物介导的细胞免疫损伤攻击肺泡膜及肾小球膜，导致肺泡炎、肺出血及肾小球肾炎等肺与肾实质受损的结果[31,69,70]。

多数患者表现为咯血，偶有血尿。根据临床症状及肾活检基底膜的特征性抗 IgG 抗体线性染色能确定诊断[25,31]。胸部X线片可见出血继发的片状渗出。BAL不具诊断性，也很少行肺活检进行诊断[34,35]。治疗包括血浆置换清除抗体及免疫抑制治疗。

特发性肺出血的肺部表现与Goodpasture综合征类似。但特发性肺出血主要见于10岁以下儿童，且没有肾受累。患者表现咯血和缺铁继发的乏力。胸部X线片表现与Goodpasture综合征相似，但肺和肾活检组织缺乏抗基底膜抗体可鉴别两种疾病。其预后多样，治疗同样为血浆置换及免疫抑制治疗[31]。

（三）特发性间质性肺炎

特发性间质性肺炎（IIP）是以肺间质免疫细胞浸润、最终导致肺泡炎改变为特征的一系列肺部疾病。炎症反复不消退导致肺间质纤维化。因历史沿革及对本病认识的发展，本病有很多不同名称（Hamman-Rich病、特发性肺纤维化，寻常性间质性肺炎、弥漫性肺泡纤维化等），而导致诊断时易出现混淆。Averill Liebow提出一种实用的基于病理学的细化分类方法[80]。美国胸科学会（ATS）和欧洲呼吸学会（ERS）对该分类的修订更新具体见框11-2[71]。两个学会都强调采用临床、影像、病理相结合的多学科方法综合对IIP进行分类。临床信息包括临床表现、暴露因素、吸烟情况、合并疾病及实验室检查，结合影像学表现做出诊断。若胸部高分辨CT加临床表现仍无法确诊时应考虑肺活检。IIP应为除外性诊断，首先应排除药物及环境暴露所致超敏综合征、感染性疾病、结缔组织病（胶原血管疾病）等其他潜在病因[71]。

有人认为这种分类方法太过随意，疾病可能处于不同阶段即有不同名称[72-74]。然而这些分类都有明确的临床、影像、病理诊断标准，其预后因子及治疗确有差异，尽可能明确分类可有所裨益。我们将重点介绍下面一些类型及其常见组织学改变（表11-2）。

1. 家族性特发性间质性肺炎

有报道称IIP有5%～20%病例有家族史[71,75-80]。除遗传相关性外，需基于临床、影像及病理改变明确分类。家族性IIPS患者的肺表面活性蛋白（SFTPC、SFTPA2）和端粒酶蛋白（TERT、TERC）存在突变[71,75-80]。突变阳性者占家族性IIP的20%[71,75-80]。遗传传递表明此病为常染色体显性遗传。HRCT和肺活检无法鉴别家族性与非家族性IIP，仅家族史阳性时考虑本病诊断。基于上述临床、影像及组织分类选择治疗方案。

2. 特发性肺纤维化

特发性肺纤维化（IPF）的典型病理改变为肺泡间隔纤维性增厚伴淋巴细胞和浆细胞等炎性细胞浸润，曾称为寻常性间质性肺炎（UIP）。该病急性期组织检查可有肺泡炎、间隔炎性细胞聚集及局灶斑块状纤维化改变[72]。当除外其他间质性肺病（如结节病、过敏性肺炎、组织细胞增多症X、感染），胸部X线片呈间质性肺病改变，肺活检病理证实纤维化时可诊断特发性肺纤维化[71,72,81-85]。

IPF发病率为5/10万～20/10万，男性居多[50,81,86]。IPF病因尚不清楚。重金属粉尘暴露、溶剂、Epstein-Barr感染和丙型肝炎病毒都被认为是易感人群中诱发肺损伤的可能原因，但尚缺乏确切证据[35]。一些病例对照研究显示吸烟为风险因素。已发现HLA-B15、HLA-B8和HLA-B12基因位点与IPF相关，家族性IPF表明该疾病具有一定的遗传或免疫学倾向性[87,88]。进一步认为该病有免疫基础的证据，是患类风湿性关节炎、系统性红斑狼疮、进行性系统性硬化

框11-2　特发性间质性肺炎

主要特发性间质性肺炎
- 特发性肺间质纤维化
- 特发性非特异性间质性肺炎
- 呼吸性细支气管炎-间质性肺病
- 脱屑性间质性肺炎
- 隐源性机化性肺炎
- 急性间质性肺炎

少见特发性间质性肺炎
- 特发性淋巴样间质性肺炎
- 特发性胸膜间质纤维母细胞瘤

未分类特发性间质性肺炎

表 11-2　免疫性肺病组织学改变总结

疾　病	组织学
肉芽肿改变	
异物，无机粉尘	单纯肉芽肿
过敏性肺炎	$CD4^+/CD8^+T$ 细胞性肉芽肿、间质水肿、末期纤维化
感染	
结核	干酪样肉芽肿
结节病	非干酪样肉芽肿
肉芽肿性血管炎	
Wegner 肉芽肿	坏死性肉芽肿，累及血管
Churg-Strauss 综合征	坏死性肉芽肿，累及血管
嗜酸性粒细胞性肺炎	嗜酸性粒细胞为主的肉芽肿、间质水肿
组织细胞增多症 X	Langerhans 细胞肉芽肿
肺泡炎改变	
药物相关肺损伤	间质水肿伴炎性细胞浸润
Goodpasture 综合征	肾活检可见典型的基底膜抗 IgG 抗体线性染色、间质水肿伴炎性细胞浸润
特发性间质性肺炎	
特发性肺间质纤维化（IPF）	间质水肿和（或）纤维化，伴炎性细胞浸润；斑片状纤维化改变
脱屑性间质性肺炎（DIP）	间质水肿，散在炎性细胞浸润、轻度弥漫纤维化改变
特发性非特异性间质性肺炎（NIP）	间质增厚伴炎性细胞浸润、少量斑片状纤维化
急性间质性肺炎（AIP）	弥漫性肺泡损伤伴间质纤维性增厚、成纤维细胞增生
呼吸性细支气管炎 – 间质性肺病（RB-ILD）	末端细支气管出现巨噬细胞浸润
隐源性机化性肺炎（COP）	肺泡慢性炎伴细支气管肉芽组织，肺泡内可见巨噬细胞
淋巴细胞性间质性肺炎（LIP）	弥漫淋巴细胞与浆细胞浸润，肺泡损伤轻
特发性胸膜间质纤维母细胞瘤	弥漫肺泡损伤伴纤维化

者发生肺间质炎症和纤维化的风险极高，且在临床和病理上与 IPF 无法区分。最近一项基于微阵列分析和 MMP（基质金属蛋白酶）敲除小鼠的研究表明，MMP 可能参与了 IPF 的发生发展。但这些发现尚无确切的诊断和治疗意义 [89, 90]。

IPF 患者可有进行性呼吸困难、体重减轻和干咳。80% 患者胸部 X 线片显示出弥漫网状结节样线性阴影，下肺为著。胸部高分辨 CT 则进一步显示网格状改变，伴蜂窝状、囊肿形成及磨玻璃结节（图 11-6）[91, 92]。常有纵隔淋巴结肿大。BAL 可见大量中性粒细胞、嗜酸性粒细胞及淋巴细胞 [34, 35, 81]。有研究显示 BAL 液中淋巴细胞水平较高患者对类固醇治疗反应较好，预后较佳 [93, 94]。需除外其他原因导致的间质性肺病，结合胸部高分辨 CT 呈 UIP 改变，以及肺活检证实与 CT 病变一致时方可诊断 IPF。因此肺活检的主要目的是排除其他可能改变治疗计划或预后的间质性肺病的病因。经支气管肺活检组织

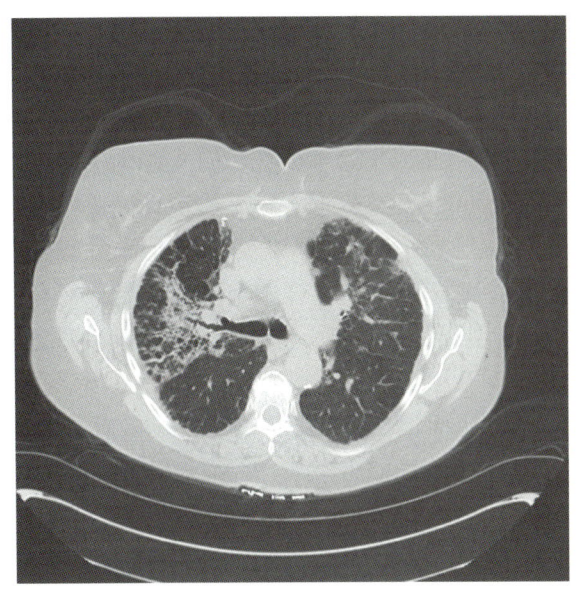

▲ 图 11-6 特发性肺纤维化患者胸部 CT 影像

注意其间质网格状改变及下肺蜂窝样变。患者后来接受了单肺移植手术

太少难以诊断，往往需要 VATS 或开胸肺活检确诊 IPF [81, 95]。

IPF 的主要治疗方法是类固醇激素、其他免疫抑制药及抗炎治疗，或两者联用，后者包括硫唑嘌呤、甲氨蝶呤、青霉胺、秋水仙碱、N-乙酰半胱氨酸（NAC）及环孢素。联合使用泼尼松 + 硫唑嘌呤 +NAC 是目前 IPF 国际共识委员会的推荐治疗方案。最近一项随机研究对比轻至中度 IPF 患者联合治疗与单独使用 NAC 或安慰剂的疗效 [96-99]。联合治疗组因中期分析显示严重不良反应事件发生率过高而提前终止，NAC 治疗组仍在观察研究中，但不再推荐联合治疗 [96-99]。还开发了新型药物，如吡非尼酮，可下调与炎性疾病相关的纤维化。最近一项针对特发性肺纤维化患者的随机临床试验证明，吡非尼酮治疗组有显著临床获益，预示该药可能成为未来 IPF 的主要治疗方法 [58, 59]。另一项 II 期、安慰剂对照、随机研究对比了酪氨酸激酶抑制药尼达尼布在控制 IPF 进展中的作用，主要研究终点是用力肺活量（FVC）的下降速度，次要研究终点是圣乔治呼吸调查问卷的生活质量评分 [26, 100]。尼达尼布是一种口服多靶点酪氨酸激酶抑制药，靶点包括血小板衍生生长因子受体、血管内皮生长因子受体及成纤维细胞生长因子受体。动物及人体模型研究显示这些分子通路参与了肺间质纤维化的发展。研究显示尼达尼布组 FVC 下降速度较慢，生活质量较好。基于上述研究，正在开展两项较大的评估尼达尼布的 III 期临床试验。需要更多研究以评估这些药物治疗 IPF 的安全性和有效性 [26, 100]。

IPF 的其他治疗药物包括凝血级联反应调节药等。一些动物实验表明凝血级联反应在肺纤维化发展中有举足轻重的作用，且既往临床试验显示抗凝治疗可使 IPF 患者获益 [100, 102]。近期一项对比华法林与安慰剂的随机研究入选了 145 例进展期 IPF 患者，但该研究中期分析显示华法林组死亡率较高而被提前终止 [100, 102]。故目前不推荐 IPF 进行抗凝治疗。

IPF 的外科治疗包括抗反流手术与肺移植。慢性肺病特别是 IPF 患者，胃食管反流病发生率较高 [103-105]。有人认为抗反流手术可在一定程度上提高运动能力、减少氧耗、延缓疾病进展，故理论上 IPF 伴食管反流患者，特别是药物控制不佳，食道 pH 监测及症状分析仍有反流者应行抗反流手术治疗。接受抗反流手术的 IPF 患者疗效不尽相同 [103-105]。

肺移植适用于药物治疗充分但疾病仍然进展的患者 [106, 107]。总的来说，肺移植是药物治疗失败的 IPF 及其他终末期 ILD 患者的首选方法 [72, 108-111]。肺移植的基本标准有：①经最优药物治疗，呼吸困难及低氧仍进行性加重；②肺活量达预测值 60%～70% 或更低，弥散功能为预测值 50%～60% 或更低；③双肺移植患者年龄不应超过 60 岁，单肺移植患者年龄不超过 65 岁 [112, 113]。结缔组织病相关肺纤维化的诊治与 IPF 基本一致 [108-110]。其肺部症状常与原发病情相关，并对原发病治疗有效 [81]。此类患者肺移植指征为结缔组织病控制稳定，但肺部症状经药物治疗不改善且进展者 [113]。IPF 患者经肺移植后 5 年生存率仅为 50%～70%，但相比 IPF 药物治疗患者仅 28 个月的中位生存期而言已是突破 [112, 114, 115]。

3. 脱屑性间质性肺炎

脱屑性间质性肺炎（DIP）往往比 IPF 组织学上显示更为均匀，间质仅轻度增厚伴散在炎性细胞浸润及轻度纤维化。DIP 发病率很低，常见于 40—50 岁吸烟人群 [50,71,72,81,86,116]。

患者可有呼吸困难及乏力，胸部 X 线片显示特征性的双侧磨玻璃病变，根据纤维化程度可呈线样改变。胸部 CT 可更清晰地显示磨玻璃病变。BAL 患者中炎性细胞常少于 IPD 患者，但嗜酸性粒细胞比例增加 [34,35,81,116-118]。与 IPF 类似，肺活检可有效排除其他 ILD 病因。但 DIP 中肺组织的弥漫改变可与 IPF 中的局灶改变相同，有时难以鉴别。BAL 灌洗液中嗜酸性粒细胞有助于鉴别诊断 [117,118]。DIP 常见于吸烟者，但非吸烟者中亦有 DIP 样改变。这些患者可能存在类似儿童中肺表面活性蛋白突变一样的潜在遗传性疾病。类固醇治疗可能有效，但该病通常进展，10 年生存率为 60%～70%。疾病终末期应行肺移植 [116]。

4. 特发性非特异性间质性肺炎

特发性非特异性间质性肺炎（NSIP）患者的肺活检组织学改变为间隔轻度增厚、炎性细胞浸润和少量纤维化 [71,72,74,81,119]。与 IPF 不同，NSIP 发病率低，无明显性别差异。该病的临床表现及影像学特征与 IPF 相似。NSIP 中最常见胸部 CT 异常与其他类型的 IIP 相似，包括磨玻璃结节、网状结节及牵拉性支气管扩张。NSIP 肺活检病理中的间质纤维化及慢性炎改变并无特异性，很难与药物毒性、过敏原暴露及结缔组织病（胶原血管病）的肺损伤相鉴别，故需排除上述情况后方可诊断 NSIP。本病预后差别大，其对类固醇和免疫抑制治疗的临床反应明显偏好，可明显改善整体生存 [74,81,119]。

5. 急性间质性肺炎

急性间质性肺炎（AIP）病情进展快，临床表现上与急性肺损伤和急性呼吸窘迫综合征（ARDS）非常相似，但不同的是该病缺少明确的创伤、败血症或受损原因。临床表现为快速进展的进行性呼吸困难甚至呼吸衰竭，常在 1 年内死亡。肺活检组织病理学可见弥漫性肺泡损伤、间隔纤维性增厚及成纤维细胞增生浸润 [72,81]。急性暴发性病例中，渗出性间质水肿取代纤维化，与弥漫性肺泡损伤类似，提示 AIP 是 IPF 和弥漫性肺泡损伤之间疾病谱的一种类型。影像学上 AIP 与 ARDS 表现类似，胸部 X 线片及胸部 CT 可见双侧斑片含气影及磨玻璃结节。AIP 预后极差，与急性呼吸窘迫综合征患者类似，死亡率高达 70%，多数患者在诊断 2 周内死亡 [81,120]。

6. 呼吸性细支气管炎相关间质性肺病

呼吸性细支气管炎相关间质性肺病（RB-ILD）病理改变特异，表现为细支气管末端可见巨噬细胞包绕及浸润 [121]。RB-ILD 发病率低，见于 40—50 岁男性，与吸烟密切相关 [81,121,122]。胸部 X 线呈弥漫网状结节改变，BAL 可见多量巨噬细胞 [34,35]。肺活检主要用于与嗜酸性肉芽肿及组织细胞增多症 X 鉴别 [121]。治疗包括类固醇治疗和戒烟。病程多变，很多患者在治疗期间进展。

7. 隐源性机化性肺炎

隐源性机化性肺炎（COP）或特发性细支气管闭塞性机化性肺炎，是以肺泡慢性炎症、细支气管及肺泡中肉芽组织增生、肺泡腔内巨噬细胞聚集为特征性改变的肺泡炎样间质性肺病 [30,71,121,123-125]。COP 发病率和病因学不明，核蛋白抗体阳性提示具有一定免疫病基础 [126]。该病罕见，患者表现为体重减轻及干咳，胸部 X 线片常见为双侧弥漫片影。胸部 CT 表现为伴磨玻璃改变的空洞性病变，亦可见于 RB-ILD 和组织细胞增多症 X [91,92]。BAL 灌洗液检查可见免疫细胞水平升高，可包括淋巴细胞、嗜酸性粒细胞、巨噬细胞及中性粒细胞。明确诊断需进行肺活检 [30,121,123-125]。治疗包括类固醇激素治疗，其常反应迅速伴病情消散。因感染、药物或结缔组织病继发性细支气管炎闭塞性肺炎的患者更易复发。复发性疾病仍然使用类固醇激素或其他免疫抑制药治疗，但需更长时间，有报道称少数患者治疗无效并进展为肺间质纤维化 [127]。

8. 淋巴细胞间质性肺炎

淋巴细胞性间质性肺炎（LIP）是一种淋巴增生性疾病，特征表现是肺间质出现淋巴细胞和浆细胞浸润 [87,128]，肺泡损伤微乎其微。本病包含在间质性肺病的诊断及鉴别诊断中，部分患者需肺活检以除外本病诊断。LIP 罕见，多见于儿童、免疫抑制者及 40—80 岁女性。与绝大多数 ILD 一样，其病因不清。患者可有发热、乏力、体重减轻等非特异性症状。胸部 X 线片和胸部 CT 表现为网状结节改变和散在磨玻璃病变,部分进展者可伴囊肿形成。BAL 灌洗液可见大量淋巴细胞,但对易感人群常需肺活检明确诊断[34, 35]。虽有进展为淋巴瘤的病例报道,但 LIP 初始治疗仍为类固醇激素[118, 129]。

9. 特发性胸膜间质纤维母细胞瘤

特发性胸膜间质纤维母细胞瘤是一种极为罕见的疾病,表现为胸膜及胸膜下肺组织纤维化。患者常在 50 岁左右出现反复感染。由于胸膜下纤维化,常出现气胸。该病多见进展,病死率为 40%[71, 130]。

10. 不可分类的特发性间质性肺炎

许多情况下 IIP 无法分类。可能由于临床、影像或病理证据不足或不一致。可能因患者已接受治疗导致无法辨别潜在疾病。应根据最可能诊断对患者进行治疗[56]。

(四) 结缔组织病相关间质性肺病

结缔组织病(CTD)常累及肺组织。系统性硬化症、多发性肌炎/皮肌炎及类风湿性关节炎是最常见累及肺部的结缔组织病。大多 CTD 合并 ILD 患者病情自限或稳定,但有部分可进展并恶化。肺部受累是 CTD 疾病严重程度的一项指标[56, 96]。肺活检可有 NSIP、UIP 及 LIP 等多种改变。NSIP 最为常见,类风湿性关节炎者可为 UIP。治疗主要针对 CTD 基础疾病,应用类固醇、麦考酚酸酯、利妥昔单抗等免疫抑制药或免疫调节药[96, 131, 132]。

(五) 弥漫性肺泡出血综合征

弥漫性肺泡出血非常凶险,以肺血管出血引起的大咯血为特征表现。患者表现为弥漫性间质浸润及低氧血症[133]。病情进展时发病率及死亡率极高。组织学表现为类似 AIP 和 ARDS 的弥漫性肺泡损伤,确诊证据为肺毛细血管渗漏伴间质水肿和炎症改变。胺碘酮、可卡因、丙硫氧嘧啶和西罗莫司等药物可引起弥漫性肺泡出血[133-135]。与结缔组织病、系统性血管炎及骨髓移植后状态亦相关。治疗方面主要是系统支持、加用类固醇激素、治疗潜在疾病以及纠正出血[133-135]。硫唑嘌呤或环磷酰胺等其他免疫抑制药已被用于类固醇无效患者,取得了不同程度的成功[133-135]。

(六) 淋巴管平滑肌瘤病

淋巴管平滑肌瘤病(LAM)是一种罕见的主要发生于女性的以肺部囊性变进行性加重为表现的疾病。本病因肺内平滑肌细胞无序增殖而发病。LAM 不是免疫相关肺病,LAM 患者胸部 CT 可有间质改变,主要为囊性变,故亦在本节阐述。LAM 临床表现为肺囊性变进展导致的气胸、呼吸困难和咳嗽。LAM 特征表现为是临床进展性疾病,常在确诊后 10~15 年内死亡[136-138]。诊断依赖肺活检。

目前 LAM 尚无标准有效药物治疗方法。多数疗法为支持性治疗。新的治疗方法基于发现 LAM 患者与结节性硬化症患者相似,具有 *TSC1* 和 *TSC2* 基因突变[136, 139-141]。*TSC1* 和 *TSC2* 基因的功能性产物分别为 hamartin 和 tuberin,可通过哺乳动物雷帕霉素靶标(mTOR)-雷帕霉素的靶点,成为细胞表面相关的复杂调节信号转导通路,调节雌激素受体、MMP、血管生成因子(如血管内皮生长因子)。已有若干综述很好地阐述了上述机制[136, 140]。这成为雷帕霉素入选 LAM 治疗随机临床试验的基础。雷帕霉素靶向抑制 mTOR,从而抑制 hamartin-tuberin 复合物,改善其在 LAM 中失调的情况[136, 140]。体外试验和体内模型均证实多西环素是 MMP 抑制药,可用于 LAM 治疗[136, 142, 143]。鉴于 LAM 为女性疾病,LAM 细胞雌激素受体阳性,体外试验发现孕激素可对 LAM 细胞有一定的抗增殖作用[144, 145],曾应用黄体酮探索性治疗 LAM,取得了一定效果。他莫昔芬等抗雌激素治疗可用于年轻女性患者[146]。肺移植是治疗无效人群的可选方案。

三、患者评估

接诊怀疑 ILD 患者时,详尽的病史采集和体格检查至关重要(图 11-7)。环境或职业暴露史、结缔组织病或遗传病均对诊断有重要意义。恶性肿瘤进展沿肺内淋巴管播散时,可有类似临床表现,因此需首先排除恶性肿瘤的病史及诊断[147]。

实验室检查筛查抗体水平确定结缔组织病、还要检测血清沉淀及血管紧张素转化酶水平。

肺功能检查用于评估肺功能障碍程度。ILD通常以限制性通气功能障碍为主，总肺容积、功能残余容量及残余容积均减少。由于总肺容量减少，1秒用力呼气量（FEV_1）和FVC常降低。由于肺间质顺应性变差，导致一氧化碳弥散能力（DL_{CO}）受损，导致 V·/Q·不匹配情况较实际病情更重。动脉血气可正常，也可因 V·/Q·不匹配出现低氧血症，在运动及睡眠时尤为明显。高二氧化碳血症意味着疾病进入终末期。胸部X线片及胸部高分辨CT等影像学检查可有效鉴别间质性肺病及其相关的渗出性病变[148]。胸部X线片结果通常是非特异性的，可有双下肺网状影，特别是在结节病、过敏性肺炎、矽肺、铍中毒及结缔组织病中上肺野可有结节影。胸部高分辨CT可评估病情及病变分布，特别适用于早期胸部X线片正常者的评估，并可评估有否淋巴结肿大、恶性肿瘤及肺气肿等对后续治疗有重要影响的因素。常规胸部影像学改变可能与ILD组织病理学或临床损伤程度不完全一致，但胸部CT结果可足以诊断并取代部分组织学诊断。

BAL可用于鉴别炎症成分较重的类型，如GPA，或检测特定细胞亚群，如嗜酸性粒细胞肺炎或组织细胞增多症X（朗格汉斯细胞），但多数ILD的BAL结果是非特异的[34, 35]。因此很多病例需经支气管镜 / 开胸 /VATS肺活检实现组织学诊断[84]。通常先试行经支气管镜活检，结节病、Goodpasture综合征、嗜酸性粒细胞性肺炎可实现确诊，或可排除恶性肿瘤性淋巴管炎（图11-8）或感染性疾病。如仍无法明确诊断，则应行多灶肺活检（最好获得两个不同肺叶组织标本），其是实现诊断、判断预后的最有效方法。一些临床医生认为左肺舌段或右肺中叶的单灶肺活检可提供足够多的相当于两灶标本取材量[149]。如在治疗前的疾病早期已有足量的活检组织，则应避免在蜂窝区域（仅能显示非特异性纤维化）取材，其诊断准确率可接近90%[150]。若临床或影像（如广泛的蜂窝状）提示手术风险极高或没有鉴别及改善预后的意义，则不应考虑肺活检手术。

已证实VATS经小开胸肺活检可与开胸肺活检一样具有诊断准确性[95, 151]。但患者须能耐受单肺通气并保持完全侧卧位。对于急性期或终末期患者，肺顺应性、DLco降低，全身麻醉及单

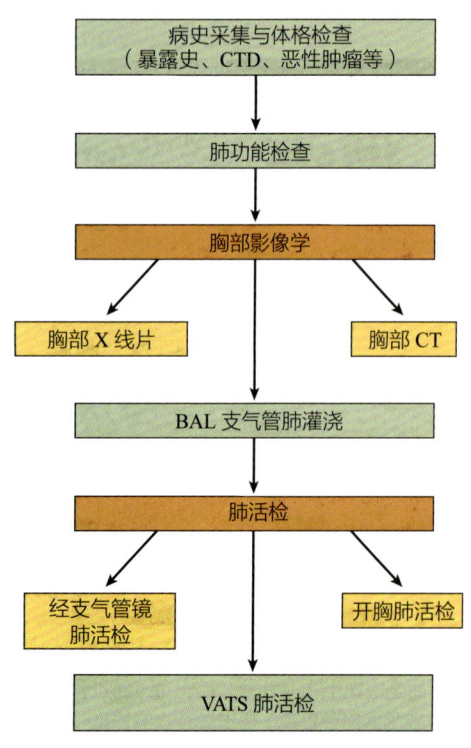

▲ 图 11-7 间质性肺病患者诊疗流程
CTD. 结缔组织病

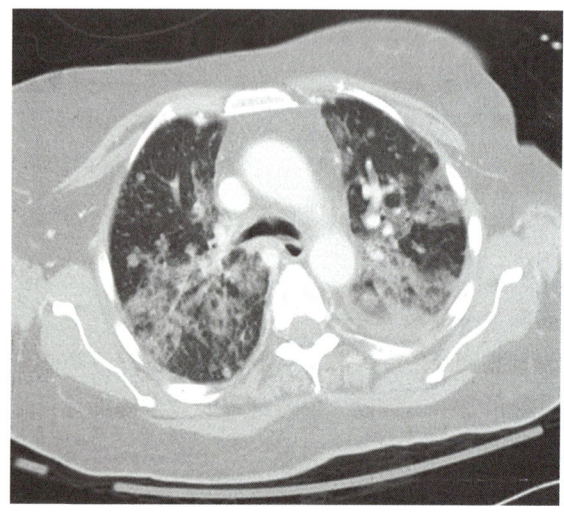

▲ 图 11-8 一例既往乳腺癌病史伴双侧快速进展的磨玻璃病变患者的胸部CT影像
肺活检证实转移性腺癌。肿瘤周围增生亦可导致局灶间质纤维化

肺通气耐受性受限，可能需经小开胸进行肺活检。理想情况下应在疾病分期较早且弥漫性纤维化开始之前进行肺活检。一旦出现弥漫性肺纤维化，诊断及术中管理都会越来越困难，VATS 更无法进行。VATS 理想适用人群是有呼吸症状但行动不受限且肺功能相对完好的 ILD 患者。

最近研究热点为寻找 IIP 特别是 IPF 的生物标志物。已知的血清生物标志物包括上皮和巨噬细胞蛋白，如金属蛋白酶、MMP-7 或趋化因子配体（CCL-18）[26, 96, 152]。其研究目标是鉴别 IIP 中 IPF 和非 IPF 患者及预后。生物标志物的引入可能会丰富现有的临床、影像和组织数据，便于今后对 IIP 进行更确切的分类。

四、治疗

治疗包括针对原发病的治疗及缓解症状。氧疗纠正低氧血症。除非有明确可去除病因或特异性治疗的病原体，否则治疗成功率极低。糖皮质激素是本病药物治疗的基石，几乎适用于所有被诊断患有特发性、间质性、嗜酸性粒细胞性或隐源性机化性肺炎的有症状患者，以及结缔组织病、结节病及 ILD。如果症状改善良好，尝试经数月内缓慢减药，过快停药可导致病情复发。虽然不断在研发和尝试更新的治疗方法，但目前广大药物治疗失败 ILD 患者的唯一选择仍是肺移植[73, 153]。

第 12 章
肺部感染性疾病
Infectious Lung Diseases

John D. Mitchell　著
田震寰　译

直到 1960 年，肺部传染性疾病治疗的发展仍是现代胸外科的基础。虽然重症监护的进展、抗生素治疗和其他替代疗法减少了很多肺部感染对心胸外科手术的影响，但是目前的证据表明其他类型的肺部感染正在增多。造成这种变化的原因有以下几个：广谱抗菌药物的使用选择出来耐药菌；新出现的机会性人类病原体；广泛的移植技术的应用，伴随着无处不在的免疫抑制方案；更重要的是，预防医学和公众的卫生措施在减少社区获得感染比率上的失败。如果有什么区别的话，当代心胸外科医师面临的感染疾病挑战比 40 年前要严峻得多。本章回顾了常见的肺部感染病因及其治疗。

一、肺部细菌感染

（一）社区获得性肺炎

术语"肺炎"是指下呼吸道感染，包括呼吸细支气管到远端肺泡。这些疾病被按临床症状的模式和时间以及患者存在的并发症来区分。这些区别在选择经验性抗生素时通常很有用。术语典型和非典型肺炎，针对的是致病微生物，已经过时了，在考虑治疗时偶尔会有用。由所谓的非典型微生物引起的肺炎（包括肺炎支原体、军团菌和肺炎衣原体）可占肺炎病例数的 40%，但很少能在临床表现上与典型的细菌性肺炎区别开来[1]。因此，初步治疗的选择应该考虑典型和非典型病原体。

社区获得性肺炎（CAP）是一种急性细菌或病毒性呼吸道感染，感染在医院或长期护理机构范围之外[2-4]。它仍是一种常见疾病，每年 500 万～600 万人中有超过 100 万人因其住院[5,6]。因为社区获得性肺炎不是必须上报的疾病，所以以上数据可能低估了实际情况。治疗这些患者的总费用每年接近 90 亿美元，其中大部分用于住院患者管理[6]。住院时间长短已被证明是决定治疗成本的关键因素[7]。肺炎仍然是在美国排第八位的死亡原因[8]。进展期肺炎的死亡率对于无并发症的门诊患者为 1%～5%，在住院患者中达到 23%，而在对那些需要在重症监护室（ICU）的患者最高达 40%[8, 9]。

导致 CAP 的最常见病原体均列于表 12-1 中。肺炎链球菌仍然是最常见的微生物，其次是流感嗜血杆菌、金黄色葡萄球菌、革兰阴性大肠埃希菌、军团菌、肺炎支原体、肺炎衣原体和呼吸道疾病病毒[3, 5, 9]。在高达 50% 的病例中，致病微生物无法鉴别。找到特定的可能病原体通常依赖于所研究的人群（表 12-1）和使用的诊断检验。如痰培养检查中肺炎球菌是最常见被鉴别出来，而肺炎支原体在血清学检查时常见。存在涉及非典型和典型的微生物的"混合"感染占比接近 40%[10]，其不确定当非典型微生物存在时是共同感染，还是感染过，还是定植。尽管如此，在几个大型回顾型研究已证实应用涵盖典型和非典型微生物的经验性抗生素能提高生存率、缩短住院时间有关并在几个大型回顾中缩短了住院时间[11-13]。

某些风险因素可能使患者易于感染特定的微

表 12-1 社区获得性肺炎：常见病原体

无并发症的门诊患者*	有并发症的门诊患者	无并发症的住院患者	需要重症监护的住院患者
肺炎链球菌	肺炎链球菌	肺炎链球菌	肺炎链球菌
肺炎支原体	肺炎支原体	流感嗜血杆菌	军团菌
肺炎衣原体	肺炎衣原体	肺炎支原体	流感嗜血杆菌
流感嗜血杆菌	混合感染[1]	肺炎支原体	革兰阴性大肠埃希菌
呼吸道病毒	流感嗜血杆菌	混合感染	金黄色葡萄球菌
军团菌	革兰阴性大肠埃希菌	革兰阴性大肠埃希菌	肺炎支原体
结核分枝杆菌	呼吸道病毒	吸入物（厌氧菌）	军团菌
真菌特有种	卡他莫拉菌	呼吸道病毒	呼吸道病毒
	军团菌	军团菌	肺炎衣原体
	吸入物（厌氧菌）	结核分枝杆菌	肺炎支原体
	结核分枝杆菌	真菌特有种	真菌特有种
	真菌特有种	肺孢子虫	铜绿假单胞菌

*. 慢性阻塞性肺病、充血性心脏病、糖尿病
1. 通常是典型和非典型生物的多菌感染

引自 Niederman MS, Mandell LA, Anzueto A, et al: Guidelines for the management of adults with community-acquired pneumonia. Diagnosis, assessment of severity, antimicrobial therapy, and prevention. Am J Respir Crit Care Med 163: 1730-1754, 2001

生物。例如，由耐药性肺炎球菌引起的肺炎与高龄（>65岁）、酗酒、免疫抑制性疾病或治疗、近期β-内酰胺药物治疗和其他重要的并发症相关。革兰阴性大肠埃希菌感染更常见于养老院患者；其他患者重要医疗因素，包括肺心病；最近接受过抗生素治疗的患者。假单胞菌感染更容易发生在患有结构性肺病、营养不良或存在免疫抑制或应用广谱抗生素治疗的人群[5]。流感嗜血杆菌感染多发生在吸烟者中而不是在非吸烟者中。

1. 社区获得性肺炎的临床表现

CAP 患者通常表现出咳嗽（90%）、呼吸困难（66%）、咳痰（66%）和胸膜炎胸痛（50%）。非呼吸道症状（如不适、头痛、恶心、肌痛、关节痛、腹部疼痛和精神错乱）在 10%~30% 的患者中出现。年龄较大的成年患者较年轻患者症状较少或者较轻。表现在体格检查上的体征包括发热（80%）、呼吸急促、心动过速和普遍的中毒状态。听诊上的湿啰音很常见（80%），多达 30% 的患者有并发症[14]。

对于所有表现提示肺炎症状体征的患者均应进行胸部 X 线片评估[15]。标准后的后前位和侧位胸部 X 线片通常显示节段（图 12-1）或肺叶浸润，通常伴有并发肺炎的胸腔积液。胸部 X 线片也有助于将肺炎与自其他可能表现出类似症状的疾病鉴别开来并且可以帮助评估严重程度（如多叶块合并）。也可以看出促成的或导致的因素（如支气管阻塞、肺脓肿或肺结核）。增加 CT 检查对困难病例偶尔会有所帮助，但是鲜有数据支持将其用于 CAP 患者的日常初步诊断中。

门诊患者很少必须进行实验室常规检查，但常规检查可能偶尔用来指引临床医师确定是否将模棱两可的病例收入院。住院患者的实验室检查应包括全血细胞计数、电解质和葡萄糖、肾和肝功能检查和血氧饱和度评估。15—54 岁的患者应该在知情同意后接受人免疫缺陷病毒（HIV）检查[15]。尽管有些人质疑血培养对低风险患者的意义，但用于鉴别病原体的化验（包括血液和痰的革兰染色和培养）应该在所有肺炎患者

中进行[16]。病毒培养未在 CAP 患者的初始评估显示出有用，不应常规进行[17]，尽管通过聚合酶链反应（PCR）分析的运用诊断率明显改善[18-21]。在开始治疗前应尽一切努力获得这些培养物，但不应以不必要的延误治疗为代价。培养结果应该与革兰染色一致以缩窄治疗用的抗生素范围。应抽取有意义的胸腔积液并送去进行实验室检验和培养。常规血清学和冷凝集素检测在 CAP 患者的初步评估中不是必需的[3]，但在特定情况下可能有用。这个建议是基于对门诊患者经验性治疗的低失败率。美国食品药品管理局批准的肺炎球菌尿液抗原检测方法可以用来增加标准的诊断方法[22-24]，其具有与革兰染色相似的快速结果的优势。据报道，其灵敏度和特异度为 80%～90%。使用类似技术检测痰液中的肺炎球菌抗原也有报道[25]。

由支原体引起的肺炎患者往往表现出类似于轻度病毒性疾病的体征和症状，起病缓慢，病情较轻。这些感染与其他"非典型"感染一样，年轻患者更常发生。头痛、不适、喉咙痛、低热和流鼻涕是常见的。如果有咳嗽，其特点往往是干咳的和痉挛性的。肺外表现可能占主导地位，如皮疹、关节痛和神经系统异常现象。胸部的体格检查可能只会有轻微的发现，尽管有时也能听到哮鸣音和爆裂音。放射学检查结果包括结节或支气管周围渗透，一种间质病变形式（图 12-2），偶尔有并发症。胸腔积液经常发生。虽然白细胞计数通常是正常的，但可有贫血，由溶血性贫血导致，Coombs 试验阳性。通过补体固定试验测定免疫球蛋白 M（IgM）或免疫球蛋白 G（IgG）滴度可获得血清学诊断。

军团菌引起的肺炎（嗜肺军团菌）自在 1976 年费城的美国退伍军人协会上最初确认的暴发以

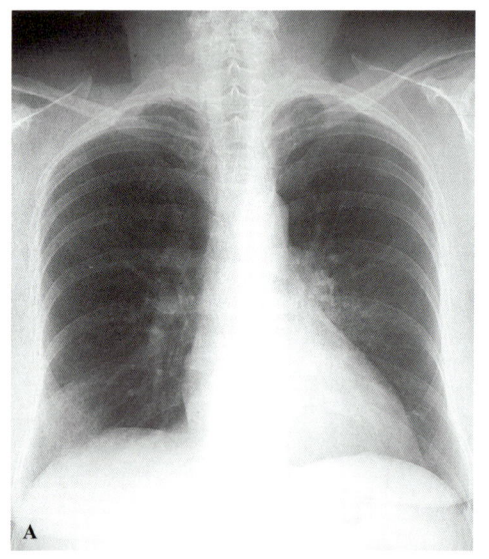

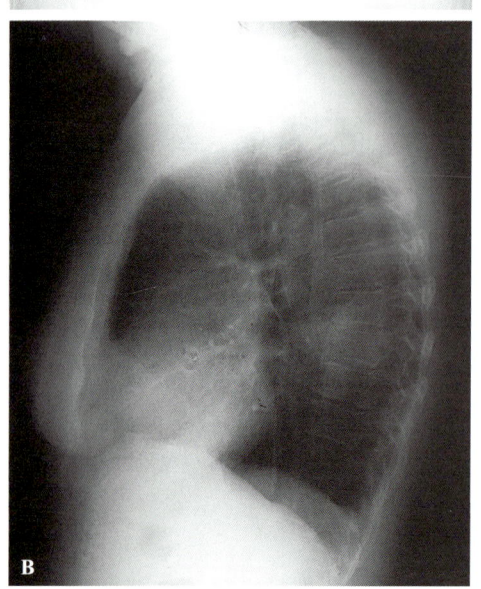

▲ 图 12-1　后前位（A）及侧位（B）胸部 X 线片显示左下叶上部分肺炎

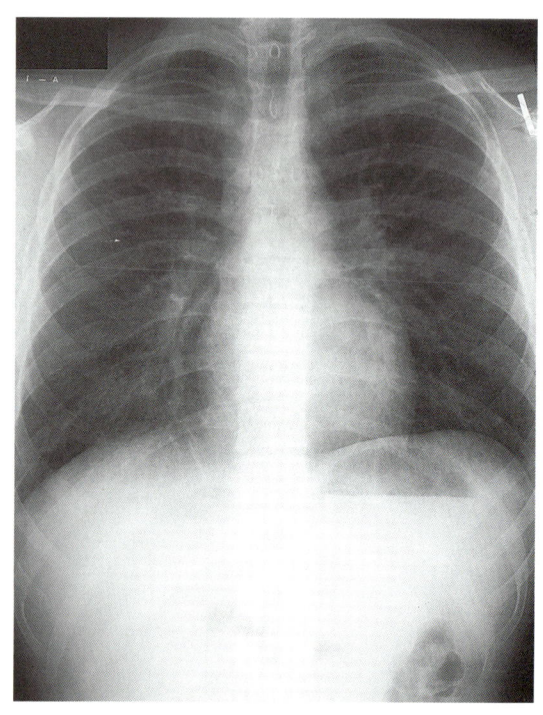

▲ 图 12-2　后前位胸部 X 线片显示支原体肺炎的间质病

来仍然存在疑问。在 1%～5% 的肺炎住院患者中发现了这种微生物，由于地域差异和准确诊断的困难，检测结果存在很大差异。培养可能仍然是鉴别军团菌的最佳方法，以及尿抗原检测[26]。然而，后一种检测可以急性感染后数月仍保持阳性。以肺炎症状为主（高热、畏寒、呼吸困难、咳嗽），但肺外表现（胃肠道不适、萎靡、肌痛）并不罕见。影像学检查常发现片状或弥漫性间质浸润，偶有实变（图 12-3）。衣原体生物（如肺炎支原体）引起的肺部感染与其他非典型肺炎相似。感染这种微生物也与慢性疾病如动脉粥样硬化性冠状动脉疾病有关。用于鉴别这种微生物的诊断试验包括直接组织培养（痰涂片和培养是没有帮助的）和通过微免疫荧光试验显示 IgG 滴度增加 4 倍或 IgM 滴度为 1∶16 或更高。

2. 社区获得性肺炎的严重程度

除了确定诊断外，在最初评估 CAP 时作出的一项关键决定涉及须住院治疗。许多患有 CAP 的患者是有严重并发症的老年人，对他们来说，进行性肺部感染是会危及生命的。另一方面，不恰当的 CAP 入院治疗给医疗保健系统带来每年数十亿美元的税务。在美国，不到 20% 的 CAP 患者入院治疗，但这些患者占到了疾病治疗相关费用的 90% 以上[6]。因此，制订了各种指南，以帮助临床医师评估病情的严重程度。其中一个被称为肺炎严重程度指数（PSI）的系统，经过肺炎患者结局研究组（PORT）队列研究中约 2300 名患者的数据进行了验证[27]。根据初始表现时获得的临床参数，确定风险评分或分级（图 12-4）。风险等级为Ⅰ、Ⅱ、Ⅲ的患者死亡率较低（< 1%），被认为风险较低，可进行门诊治疗。风险等级为Ⅳ或Ⅴ的患者相关死亡率较高（分别为 9.3% 和 27.0%）并被认为是适宜住院治疗的对象。此后，PSI 的值在多项研究中得到确认[28-33]，PSI 在美国胸科学会和美国传染病学会制订的指南中得到认可[3]。这些指南强调在确定治疗的初始位置时，基于：①危害家庭护理安全的因素评估；② PSI 评分；③临床判断的多步骤过程。然而，PSI 一直受到批评，因为所需要的评估相对复杂。

相比之下，英国胸科学会采用了另一种预测规则针对 CAP 的危险分层，称为 CURB-65[34]。CURB-65 使用 5 个预后变量：存在意识模糊、血尿素氮浓度（BUN > 20mg/dl）、每分钟呼吸频率（> 30 次）、低血压（收缩压 < 90mmHg；舒张压 < 60mmHg）、年龄（> 65 岁）。0 分或 1 分的患者适合门诊治疗；得分为 2 分或 3 分的患者应考虑收入医院，甚至进入 ICU；分数为 4

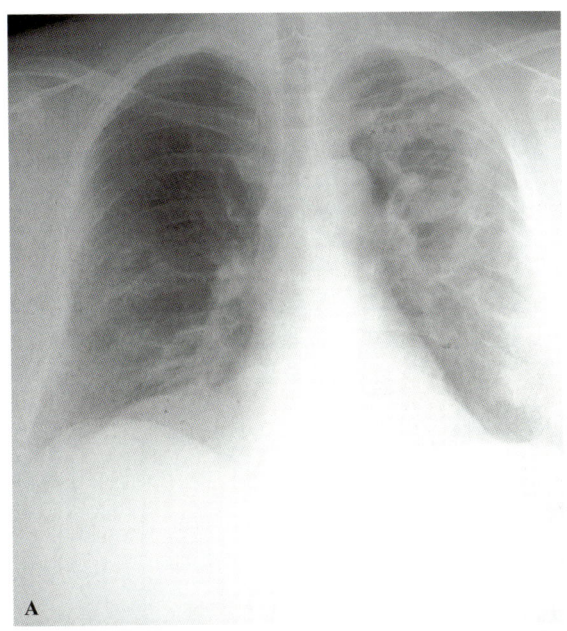

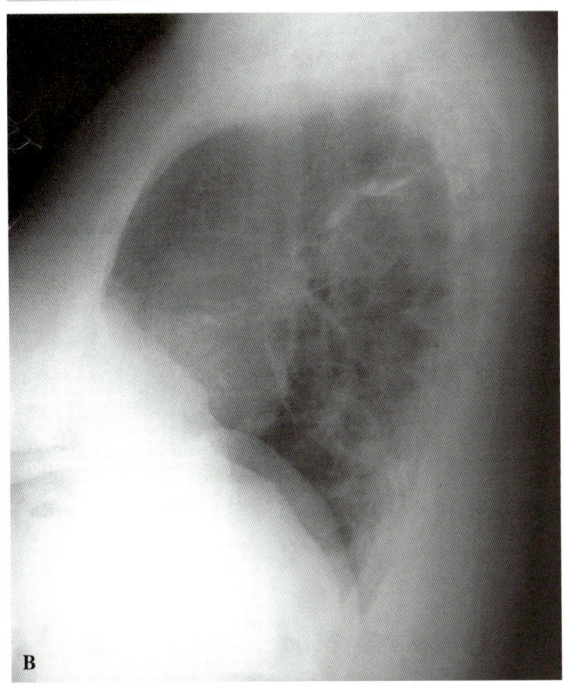

▲ 图 12-3 后前位（A）侧位（B）胸部 X 线片显示弥漫性浸润伴空洞，为军团菌感染的 X 线表现

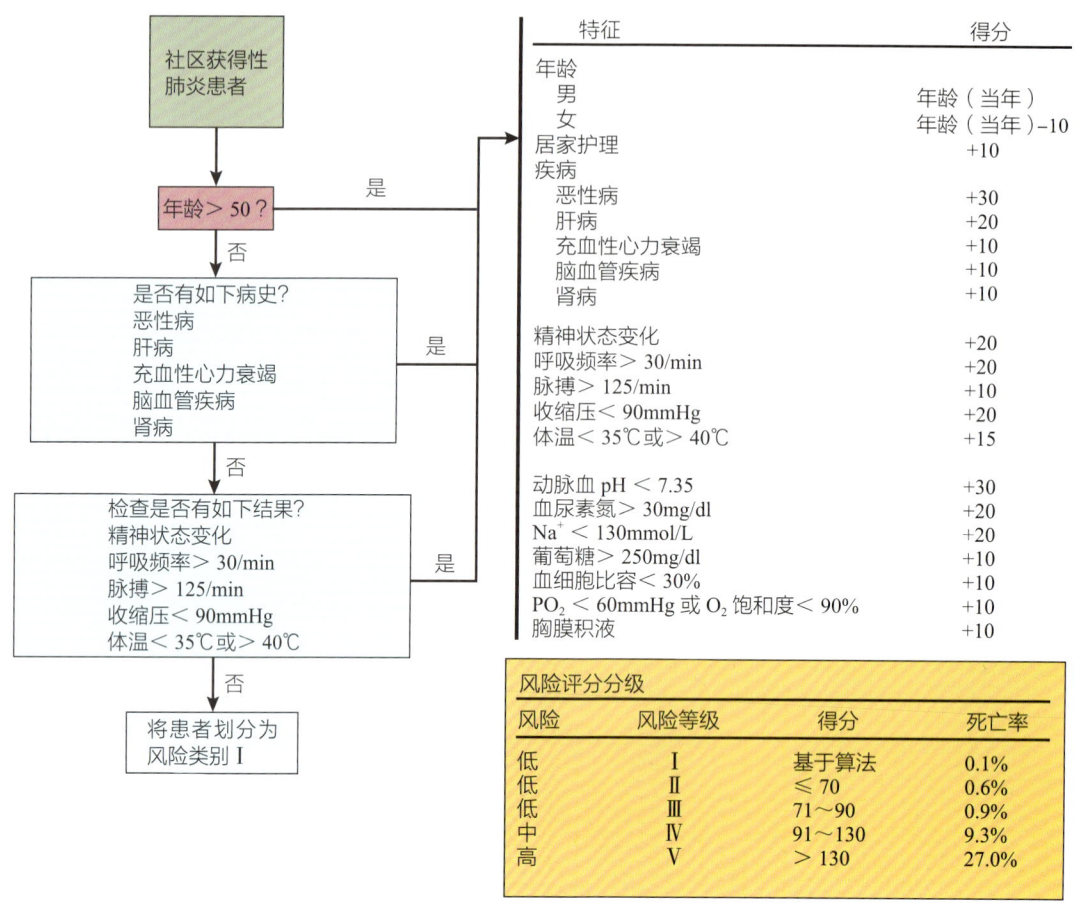

▲ 图 12-4　肺炎严重程度指数
BP. 血压；O_2. 氧气；PO_2. 氧的分压

或 5 分的患者应接受强制 ICU 护理。CURB-65 的简化版本，称为 CRB-65，去掉了 BUN 检测，因而适用于门诊处置[35]。

PSI 和 CURB-65 在不同的研究[28, 36, 37] 中比较了两个系统的优缺点。PSI 特别擅长识别死亡率较低的患者，但它往往会低估某些患者群体的疾病严重程度。而 CURB-65 更准确地识别出 CAP 病情严重和高死亡风险的患者。有人建议，这两种评估工具应当是互补的，而不是竞争的[38]。

3. 社区获得性肺炎的治疗

CAP 初始治疗情况如图 12-5 所示，由美国胸科学会和美国传染病学会描述，按照是否存在干扰因素、并发症和初始治疗位置进行分层[3]。已发表的数据支持使用现有的指南，其会带来更好的预后[11, 39-46]。需要强调的是，治疗的时机很重要，初次起病 4~8h 后应给予首剂量抗生素。及时给予治疗可提高生存率[46]。使用已发表的指南有助于及时提供适当的治疗。此外，尽管我们希望缩小抗生素的使用范围，但由于致病微生物无法被识别，因而在多达 50% 的病例中缩小抗生素使用范围这是不可能的。此外，相当一部分病例是混合多菌感染。依据这些指南，允许对这些患者使用广谱抗生素治疗。

关于治疗时间的临床决策在文献中很少得到支持。一般来说，大多数治疗方案持续 7~14d；在治疗期间，应考虑当前疾病的严重程度、对治疗的反应以及潜在的共病。大多数细菌感染，包括由肺炎链球菌引起的，治疗 7~10 次就可见良好的临床反应。支原体、衣原体和军团菌感染应该是治疗 10~14d，如果效果显著，可治疗更长时间。

CAP 患者对治疗的成功反应通常遵循一个可预测的过程。临床参数稳定通常发生在 72h 后，此后逐渐改善。目前疾病的严重程度和患者潜在

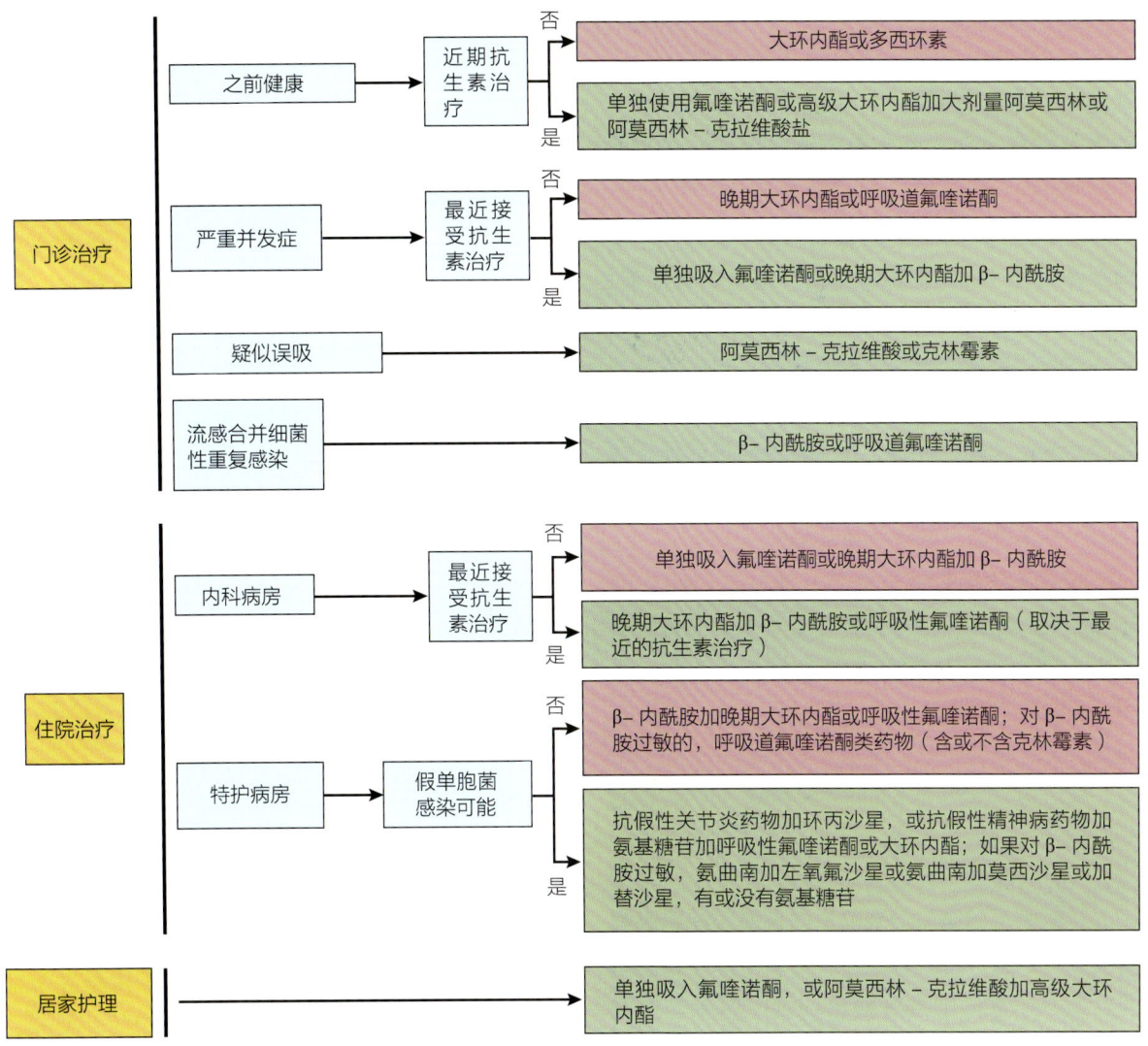

▲ 图 12-5 社区获得性肺炎的经验性治疗

疾病在对治疗的反应中起作用。发热反应和白细胞增多通常在第 4 天或第 5 天消失，影像学表现则滞后。事实上，在明确改善之前，最初的影像学异常可能会加重。只有 15% 患者的胸部 X 线片在出院时是正常的，许多病例需要 2~3 个月才能恢复正常。如果治疗反应良好，应考虑改为口服治疗。美国胸科学会描述了在口服药治疗前应满足的四个标准：①咳嗽和呼吸困难改善；②连续两次评估，间隔 8h，无发热（＜ 37.8℃）；③白细胞数正常；④一个有效的胃肠道口服摄入通路[5]。显然，考虑到临床情况，这些标准有一定的灵活性。依从性可能是口服药治疗的一个问题，在选择口服方案时应考虑药物的剂量和不良反应[42]。

研究了 2 种辅助治疗方法对重度 CAP 患者预后的影响。在一项回顾性分析中，在 CAP 疗效显著的研究中，一部分患者活化的蛋白 C 管控与死亡率下降相关[45]。进一步的研究，包括前瞻性随机试验，有待进行。在至少一项随机研究中，CAP 患者持续输注皮质激素与较低的死亡率、较短的 ICU 住院时间和较短的机械通气时间有关性[47]。在这一患者群体中，使用类固醇并没有增加并发症。

研究了两种血清标志物 C 反应蛋白（C-reactive protein，CRP）和降钙素原（procalcitonin，PCT），以评估 CAP 治疗的反应，确定治疗结果，并指导治疗时间。在这两者中，PCT 似乎最有希望。PCT 是降钙素的前体，无激素作用。在细胞因子、微生物毒素和细胞介导的免疫应答的刺激下，急性细菌感染时血清PCT水平升高。一项研究确定，在入院24h内绘制的血清PCT水平越高，PSI水平越高，死亡率越高[48]。其他研究者发现PCT水平在预测治疗结果和指导治疗持续时间方面有用[49-51]。

除非出现明显的临床恶化，临床医师应尽量避免在最初72h内更换抗生素。由于各种因素，多达10%的患者对初始治疗没有反应。耐药性或不寻常病原体的存在可能是原因，可以通过对病原体的进一步诊断试验、扩大抗生素治疗或两者兼而有之来加以补救。初始肺炎的并发症可能出现在局部（如肺脓肿、脓胸）或远处（如脑膜炎、心内膜炎、感染性关节炎）。

选择合适的影像学检查，如计算机断层扫描和超声心动图，以及根据试验和体检采集的液体样本，往往可以揭示持续性感染的来源。最后，一些类似肺炎的非传染性疾病，应该被排除在外。这类疾病很多，包括支气管源性疾病、癌症、淋巴瘤及各种炎症和肺间质疾病。

（二）医院获得性肺炎

医院获得性肺炎（Hospital-acquired pneumonia，HAP）是指在急性护理机构住院至少48～72h或插管患者中发生的肺部感染。后一种情况称为呼吸机相关性肺炎。HAP是第二常见的院内感染，死亡率最高[52-54]，之前报道的粗死亡率为30%[55]。院内肺炎的危险因素已被描述，包括高龄、慢性肺部疾病、既往腹部或胸部手术、气管插管和机械通气时间[56]。

有两个因素使患者易患院内肺炎：胃肠道有细菌定植及受污染的分泌物被吸入下呼吸道[57]。下文所述的若干预防措施的目的在于中断这两个进程。

1. 呼吸机相关肺炎

呼吸机相关性肺炎（VAP）是机械通气患者发生的一种院内肺部感染。早期发生于插管后48～72h内的VAP，通常是由对抗生素治疗敏感的细菌（如泛敏金黄色葡萄球菌、流感嗜血杆菌和肺炎链球菌）引起的，通常是由于插管过程导致的误吸。相反，晚发VAP往往是由耐抗生素微生物[如耐甲氧西林金黄色葡萄球菌（MRSA）、铜绿假单胞菌、不动杆菌和肠杆菌等]引起的[58]。VAP的危险因素包括机械通气时间、70岁以上、H_2或抗酸治疗、慢性肺部疾病、意识减退、需要再次插管、胃内容物吸入[52, 58-61]。根据美国疾病控制和预防中心（Centers for Disease Control and prevention）的数据，VAP的发病率在外科ICU中明显高于内科ICU[62]。

关于VAP的最佳诊断，文献中存在一些争议[63]。迄今为止，似乎很少有证据支持使用侵入性技术（支气管镜）进行诊断，与定量气管支气管抽吸相比，在随后的死亡率、住院时间或机械通气时间方面没有差异[64-68]。支气管镜可用于初始治疗无效的患者[69]。VAP的治疗包括一般的支持性护理和经验性广谱抗生素的使用，并以病情的严重程度为指导[52, 70]。初始抗生素治疗的充分性似乎是预后最重要决定因素[71, 72]。多项研究验证了针对VAP的预防措施。在文献中对采用半卧位、硫糖铝代替H_2拮抗药预防应激性溃疡、选择性消化道去污等措施的支持最强[73]。

2. 护理相关肺炎

卫生保健相关肺炎（HCAP）是指发生在与卫生保健有广泛接触的非住院患者中的肺炎。这类接触的例子包括门诊静脉注射治疗、住院或在过去30d内在医院或透析病房接受治疗；或居住在疗养院或其他长期护理机构。总的来说，治疗建议与HAP的建议是一致的[52]。

（三）吸入性肺炎

吸入是指将口咽或胃内容物吸入气管支气管树。这通常导致由接触无菌、酸性胃内容物引起的化学损伤引起的肺炎或由吸入受感染物质引起的肺炎。在极少数情况下，误吸可导致气道阻塞、肺脓肿等表现。吸入性肺炎是一种常见的疾病，占CAP的5%～15%，常见于疗养院住院患者、吞咽障碍患者和精神状态改变患者。它也是公认的全身麻醉并发症，在3000例手术中约有1例发生，在与麻醉有关的死亡中占10%～30%[74]。

胃吸入性急性肺损伤或肺炎，称为Mendelson

综合征[75]，似乎直接与吸入物质的酸度和体积有关。一般来说，肺损伤的发生需要 pH 小于 2.5 和体积大于 0.3ml/kg（70kg 成人大约为 21ml）。这种损伤遵循双相模式，最初是酸对脆弱的毛细血管和肺泡细胞的直接损伤，几小时后炎症细胞和介质迅速积累，导致局部和全身炎症反应。随后可能发展为急性呼吸窘迫综合征和多器官系统衰竭。由于胃液因酸性而无菌，感染通常不是这些病例的初始特征，但在疾病后期随着肺实质损伤，继发性感染变得突出。改变胃 pH 的操作可能导致胃内革兰阴性菌和其他微生物定植，导致误吸发生后早期感染。基本上是支持治疗。特别是在有误吸的情况下，支气管镜检查可以清除气道内残留的液体或碎片。应用糖皮质激素治疗吸入性肺炎并没有益处。虽然在这些患者中开始抗生素治疗是常见的做法，但这往往会过度治疗，单纯支持性治疗即可解决单纯性肺炎。此外，早期使用抗生素可能会促进微生物耐药性的产生。对于考虑为胃内定殖菌的患者，以及在误吸发生 48h 以上病情没有好转，且有肺部损伤、感染或浸润迹象的患者，应尽早考虑抗生素治疗[76]。建议使用广谱抗生素进行经验覆盖。

吸入性肺炎通常由吸入定植的口咽部细菌引起。其体征、症状和影像学改变是肺炎的典型表现。大约一半的正常成年人在睡觉时误吸[77]，如果感染发生，正常的保护机制要么失效，要么被吸入物的体积或细菌负担压倒。在仰卧患者中，肺相关节段（上叶后段、下叶上部分节段）最常受到影响。在直立的个体中，基底段（尤其是右肺的基底段）感染的风险最大。误吸在发生肺炎的患者中通常不易被观察到，根据已知有风险的个体的临床表现和特征的 X 线变化来诊断。应当给予抗菌治疗。使用抗生素覆盖厌氧菌可能有些过头，但在某些严重牙周病、酒精中毒和其他疾病占主导的情况下，这是合适的。在住院患者中，覆盖革兰阴性菌至关重要。

二、支气管扩张症

1819 年，Laennec[78] 首次描述了支气管扩张。它定义为支气管的永久扩张，是由反复发生的跨壁感染和炎症引起的。病程以气道的病理或 X 线表现为特征。圆柱状或管状支气管扩张导致气道扩张、呈微锥形；支气管扩张曲张类似于同名的慢性静脉状态，存在扩张和收缩的区域；在大囊性或球囊性支气管扩张中，气道的进行性扩张可以大囊状、球囊状结构结束，类似于一串葡萄。结核感染后常发生柱状改变，而梗阻或细菌感染后多发生大囊性或球囊性改变。浓稠的黏液分泌物常聚集在扩张的气道内，引起累及气道壁的慢性炎症状态。肺实质的扩张、扩张的气道远端也经常受到损害，出现纤维化和肺气肿的变化。与之伴随的是支气管动脉扩张和淋巴结增生。左下叶是最常受累的区域，其次是舌段和右中叶。

支气管扩张相关的病因和疾病状态列在框 12-1

框 12-1　引起或与支气管扩张有关的情况
感染
细菌
分枝杆菌
曲霉菌
病毒（包括 HIV）
先天条件
原发性纤毛运动障碍
α_1- 抗胰蛋白酶缺乏
囊性纤维化
气管支气管巨大症（Mounier-Kuhn 综合征）
软骨缺陷（Williams-Campbell 综合征）
肺隔离症
马方综合征
免疫缺陷
低丙球蛋白血症
继发于疾病状态或治疗
吸入或吸入有毒物质的后遗症
氯
异物
风湿性疾病
类风湿关节炎
系统性红斑狼疮
干燥综合征
复发性多软骨炎
炎性肠病

引自 Barker AF: Bronchiectasis. N Engl J Med 346(18):1383–1393, 2002

中。所有这些疾病的共同途径是支气管壁的复发性跨壁感染。细菌感染，特别是那些涉及潜在引起坏死的病原体，如金黄色葡萄球菌、铜绿假单胞菌、肺炎链球菌和各种厌氧菌的细菌感染，仍然是引起支气管扩张的重要原因，特别是在延误治疗或存在感染未能根治时。在过敏性肺曲霉病患者，支气管扩张是对真菌机体免疫反应的结果，随着炎症介质的产生，随后真菌直接侵入气道。病毒感染可通过直接感染和减少宿主防御导致支气管扩张。当考虑支气管扩张的病理生理学时，后一个情镜是常见的。原发性纤毛运动障碍和各种免疫缺陷，先天性疾病如低丙种球蛋白血症，其中就有损害的宿主防御机制。囊性纤维化是支气管扩张的另一个重要原因，更好发于上叶。偶尔，在中度囊性纤维化患者中，支气管扩张是其主要症状。一些自身免疫性疾病，如类风湿性关节炎和炎性肠病，存在反复肺部感染和支气管扩张的进展。

支气管扩张有局灶性和弥漫性。病灶类型常与引起相对或完全支气管阻塞的致病因素有关。如吸入异物、生长缓慢的肿瘤和支气管结石。在少数病例中，支气管受压（如中叶综合征）或支气管成角（手术切除肺叶后）导致梗阻，导致反复感染和局限性疾病的发展。感染后引起的支气管扩张更可能是局部的，而先天性缺陷引起的疾病更可能是弥漫性的。在最近一项研究中病情稳定的支气管扩张患者有64%的概率被潜在致病微生物（PPM）定植。分离出的最常见潜在致病微生物是流感嗜血杆菌、假单胞菌和肺炎链球菌。潜在致病微生物定植的危险因素包括14岁前诊断为支气管扩张、FEV_1为预测值的80%，以及存在曲张或囊状支气管扩张[79]。

支气管扩张患者会反复出现肺部感染，其特征是呼吸困难和持续的慢性咳嗽，咳出黏稠的脓性痰。咯血很常见，侵蚀到扩张的支气管血管时出现大咯血。偶尔，支气管扩张患者会表现干咳，这提示上叶受累。多数患者听诊可见爆裂音、哮鸣音。支气管扩张的影像学表现对诊断有重要意义。在大多数病例中标准影像检查是不正常的，表现为病灶区域的实变、肺不张、支气管

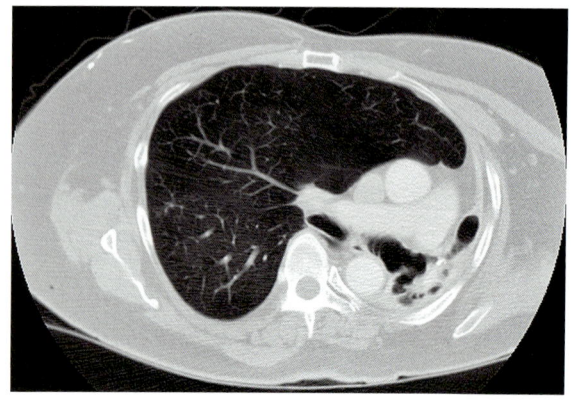

▲ 图 12-6　CT 显示终末期支气管扩张累及左肺，实质完全破坏

增厚的证据（典型的是远端可见环状阴影），在晚期病例中，表现为气道内扩张的囊性改变（图 12-6）。CT（特别是高分辨 CT）对支气管扩张的诊断更为敏感和特异。气道扩张的证据是与沿气道走形的囊泡或曲张改变，以及气道没有向周围逐渐变细，这都提示支气管扩张[80]。上叶受累提示诊断为囊性纤维化或变应性支气管肺曲霉病，中叶及舌部疾病多为环境分枝杆菌感染，如鸟类分枝杆菌复合体，下叶为主提示细菌感染。

支气管扩张的治疗包括①治疗潜在的疾病，如果可能的话；②适当使用抗生素抑制细菌负荷；③鼓励适当的肺部保健，包括常规使用支气管扩张器、痰液稀释剂和体位引流；④在合适的病例进行手术。手术的适应证有3个方面。首先，患者的病灶区域引起持续的症状，并伴有局限性肺实质破坏或抗生素耐药性或耐受不良，可选择切除治疗，通常行节段肺切除术或肺叶切除术。大部分切除手术都可以采用微创技术[81]。其次，对于极少数出现大量咯血的患者，如支气管动脉栓塞等微创操作不成功，应考虑手术治疗。最后，一些晚期支气管扩张的患者可能是肺移植的候选者[82-84]。与其他终末期化脓性肺疾病患者一样，建议序贯双肺移植以避免新移植的肺受到污染。

三、肺脓肿

肺脓肿是肺实质内的局限腔，腔内充满化脓性物质和空气。腔可能是坏死性感染的结果，也可能是继发性感染。脓肿的形成可能是单纯性

的，也可能是多灶性的，这取决于病因。如果脓肿持续6周或更短时间，则可武断地称之为急性脓肿；如果脓肿持续6周或更长时间，则称为慢性脓肿。进一步的分类来自于其根本致病原因，如前所述：原发性肺脓肿是由坏死性感染引起的，而继发性肺脓肿是由另一种病理实体引起的。

框12-2列出肺脓肿的原因。最常见的原因是无意中吸入受感染的口咽分泌物，这可能发生在意识受损的情况下，在牙齿卫生不佳的情况下，或与胃食管反流疾病或各种吞咽困难综合征（狭窄、Zenker等憩室、运动障碍、失弛缓症等）有关。肺脓肿可作为坏死性肺部感染的后遗症发生，尤其是在宿主免疫功能低下时。由肿瘤、异物或支气管外压迫引起的支气管梗阻易导致远端肺部感染及随后形成脓肿。由于空洞化的肿瘤、溶解性梗死，甚至是结构性的肺部疾病导致肺实质内先前存在的空洞，可继发性感染和脓肿。脓肿可直接向邻近扩张。最后，来自其他来源的血行播散可在肺内产生脓肿，这通常是多灶性的。认识到脓肿的继发性有直接的治疗意义，如异物吸入引起的脓肿如果不去除诱因，很可能对治疗反应不佳。

肺脓肿的位置是由气管支气管树的节段解剖和潜在原因决定的。其是吸入性的主要原因，常累及右上叶后段和双下叶的上部分相关节段。分布大致为右上叶（25%）、右中叶（10%）、右下叶（33%）、左上叶（12%）、左下叶（20%）[85]。

肺脓肿的细菌学表现往往与病因相符。许多肺部脓肿的门诊患者以革兰阳性菌（如溶血性链球菌、金黄色葡萄球菌、肺炎链球菌、绿色链球菌）为感染源，在医源性感染者中以革兰阴性菌（如变形杆菌、大肠埃希菌、铜绿假单胞菌、大肠埃希菌、艾肯菌）为主。在吸入性肺脓肿中，常见混合型菌群，厌氧菌在其中起重要作用[86]。好氧革兰阳性球菌和兼性革兰阴性杆菌常见，包括金黄色葡萄球菌、化脓性链球菌、肺炎克雷伯菌和铜绿假单胞菌。

临床表现为咳嗽、发热、不适、体重减轻、呼吸困难，偶尔伴有胸膜炎。这些症状使人联想到肺炎，可能在发病时潜伏。在少数病例中咯血可能是一个复杂的因素，可以表现为血丝痰到危及生命的出血。随着脓液引流到气管支气管树，患者可能会谈及产生大量恶臭的痰。未受累的肺可通过溢出效应而受污染，导致呼吸衰竭。如果脓肿足够大，就会对相邻的结构产生占位效应。破裂进入胸膜腔是罕见的，但可导致脓胸和暴发性败血症。

胸部X线片可能显示肺内空腔，并伴有气液平（图12-7）。与液气胸不同，脓肿在前膜和后膜上的气液面是相平的[87]。肺脓肿的特征在普通胶片检查中可能难以识别，并可能被误认为是其他诊断。在这些病例中，计算机断层扫描有助于描绘脓肿的确切解剖特征、位置及其与邻近结构的关系。例如，空腔肿瘤可能与脓肿混淆。与脓肿的薄而光滑的壁相比，肿瘤继发的空洞通常与厚而不规则的壁有关，这些特征对抗生素治疗无效。叶间积液或脓胸也可能被误认为是肺脓肿。一个透镜状的形状，与胸壁呈钝角，邻近的支气

框12-2 肺脓肿的原因
原发
吸入物
意识受损
严重牙周病
吞咽困难综合征、胃食管反流
坏死性肺炎
免疫力低下的患者
继发
气道阻塞
肿瘤
异物
淋巴结病
空腔病变
肿瘤
肺梗死
肺气肿、大疱性疾病
直接蔓延
阿米巴病（肝）
膈下脓肿
血行播散

引自 Hodder RV, Cameron R, Todd TRJ: Bacterial infections. In Pearson FG, Deslauriers J, Ginsberg RJ, et al, editors: Thoracic surgery, New York, 1995, Churchill Livingstone, pp 433–469

管血管结构受压，和一个分裂的胸膜征，表明在这些病例中存在胸膜腔积液[88]。除了标准的实验室检查外，还应使用支气管镜检查以评估肿瘤或异物引起的支气管梗阻，并可能获得培养物。准确的培养标本最好是通过经皮细针穿刺获得。在杨及其同事的一系列报道中[89]，细针穿刺培养病原体的成功率为 94%，相比之下，痰培养的成功率为 11%，灌洗的成功率仅为 3%。在大多数情况下，不建议尝试通过支气管镜引流，因为可能会使气道充满脓性物质。

肺部脓肿的成功治疗需要针对病原菌进行长期的抗菌治疗，并建立适当的引流系统。在大多数情况下，以内引流为主，辅以体位引流和胸部物理治疗。如果内引流不充分，可以进行经皮引流，通常效果良好（图 12-8）。经皮引流的并发症（脓胸、气胸、血胸）发生率不到 10%，胸膜粘连则更少。抗生素治疗的疗程一般为 6～8 周，影像学改善需 4～5 个月。肺脓肿的内科治疗在 85%～90% 的病例中是成功的[90]。手术治疗的适应证包括脓胸、支气管胸膜瘘、明显咯血、脓肿持续存在（尽管有足够的治疗）及怀疑潜在的恶性肿瘤。在治疗肺脓肿的手术过程中，应特别注意保护对侧肺免受溢液，通常通过双腔管实现。

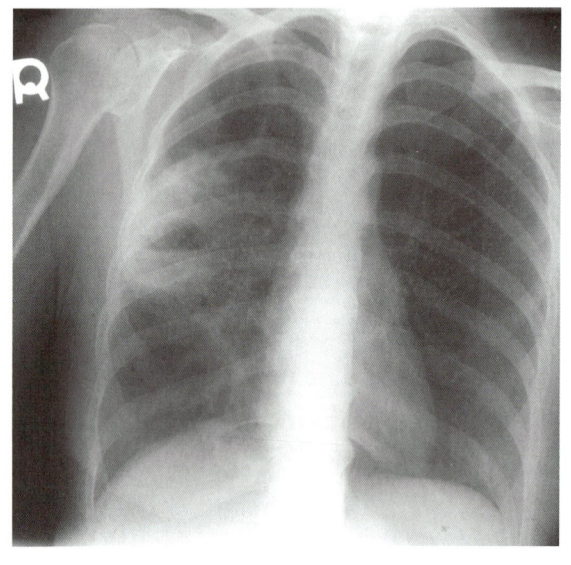

▲ 图 12-7 后前位胸部 X 线片显示肺脓肿伴气液面

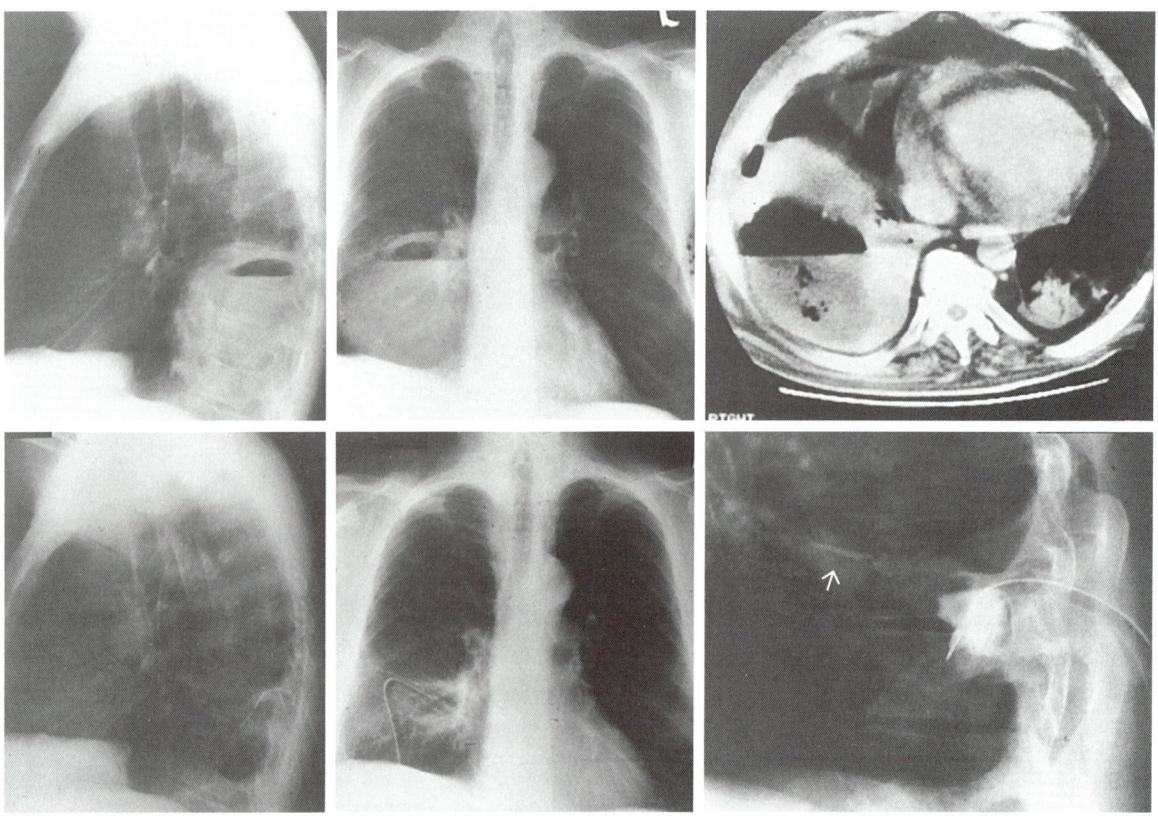

▲ 图 12-8 CT 及胸部 X 线片显示肺大脓肿（上片），经适当经皮穿刺引流（下片）后消退
箭所示是塌陷、收缩的脓肿腔

通常切除所累及的肺段，但如果肺段破裂进入胸膜腔，则只需要简单地切除腔体、去纤维板和广泛引流即可。据报道，内镜下引流肺脓肿取得了一些成功[91]。

四、肺的分枝杆菌病

结核分枝杆菌肺部疾病包括感染结核分枝杆菌及其毒性更强的形式，耐多药结核病（MDR-TB）和广泛耐药结核病（XDR-TB）[92]。其他由生物体引起的分枝杆菌感染也经历了一系列的名称变化，包括非结核性分枝杆菌、结核分枝杆菌以外的分枝杆菌、环境分枝杆菌感染及最常用的术语非结核分枝杆菌（NTM）[93]。虽然可以对结核感染及耐多药结核/广泛耐药结核进行良好的流行病学研究，但对非结核分枝杆菌感染的流行病学的研究数据很少。这可能是因为非结核分枝杆菌感染不能在人与人之间传播，因此无法向地方或国家卫生当局报道。

2013年，全世界有900万结核病患者，150万患者死于该病[94]。不幸的是，这些病例大多数发生在卫生保健系统不健全的国家。在印度，每年大约有50万人死于结核病。幸运的是，在接触结核病菌的人群中，只有10%~15%感染了临床疾病；然而，这就留下了大量的个体，一旦他们的抵抗力由于疾病或衰老而消失，那么这些个体就构成了结核病的潜在激活源。

结核病的早期治疗产生了疗养院制度。人们相信休息和新鲜空气对治疗肺结核是有益的。然而，从来没有很好的文献证明这种形式的治疗可产生任何长期效益。

结核病的外科治疗始于塌陷疗法。结核病菌是一种专性需氧菌，因此认为防止氧气进入空腔有利于空洞型肺结核患者的治疗。各种形式的塌陷治疗已被使用，包括胸廓成形术、蜡或树脂球充填术、膈神经破坏或中断、气腹和诱导气胸。直到1945年采用链霉素和对氨基水杨酸（PAS）进行化疗之前，塌陷疗法一直是结核病感染的首选治疗方法。直到1952年异烟肼的引入，抗生素治疗才得以延长治疗时间。

对于残余肺损伤或空洞疾病的结核感染患者，切除手术逐渐取代塌陷治疗成为主要的手术方式。随着1966年利福平的引入，对手术的需求明显减少，疗养院系统逐渐消失。几乎所有病例的药敏结核都可以单独用抗生素治疗。希望最近诊断检测方面的进展 [包括使用 Xpert MTB/RIF（实时 PCR 试验）进行快速识别] 将有助于确定感染个人并开始治疗[95-97]。药敏肺结核的标准疗程为6~9个月的异烟肼和利福平，前2个月加吡嗪酰胺和乙胺丁醇[98,99]。药敏肺结核患者仅在出现如下并发症时实施手术，如支气管狭窄，大量咯血在24h（＞600ml）、支气管胸膜瘘、需排除癌症的存在和行肺纤维板剥脱术，它发生在有胸腔积液的肺结核患者的胸腔内有多种微生物污染时。

同时对异烟肼和利福平耐药的结核病患者被划分为耐多药结核病。广泛耐药结核菌株不仅对异烟肼和利福平具有耐药性，而且对氟喹诺酮类药物和氨基糖苷（阿米卡星、卡那霉素）或卡雷霉素或两者都具有耐药性[100,101]。这些耐多药结核/广泛耐药结核患者对临床医师提出了更大的挑战，他们必须使用4~5种药物来优化治疗[101-103]。最近批准的贝达喹啉（bedaquiline）和地依麦迪（delamanid）等新药为治疗耐药结核病带来了新的希望[104,105]。

手术在耐药结核病的治疗中发挥着更大的作用。除以上列出的手术适应证外，对于持续性空洞疾病、毁损肺叶、毁损肺，不论有无痰液检查阳性，均可手术。在美国，耐多药结核病患者是接受结核病肺部手术的最大群体[106]。在治疗方案中增加手术已被证明是有益的[107,108]。

非结核分枝杆菌感染患者（NTM）提出了一个不同的挑战。最常见的 NTM 感染是复杂的鸟类分枝杆菌感染。这包括鸟分枝杆菌和胞内分枝杆菌，它们在培养时几乎无法区分。所谓的快速生长菌感染，如龟分枝杆菌、脓肿分枝杆菌和偶然分枝杆菌，在美国似乎正在增加，尽管还没有准确的流行病学资料。由于没有良好的抗生素覆盖范围，这些感染更难治疗[109]。这些快速生长的细菌感染中有一些毒性极强，可以破坏整个肺（图12-9和图12-10），手术以及继续使用任何

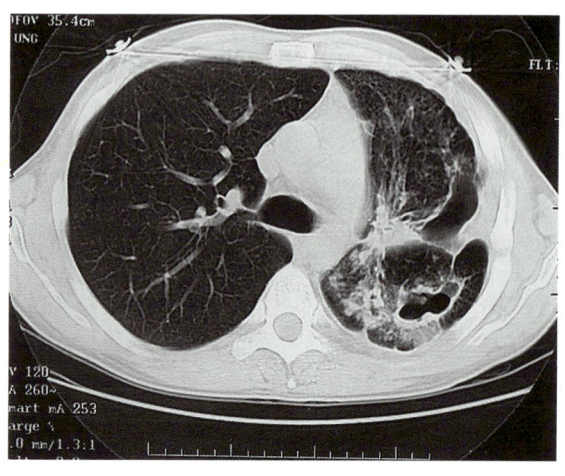

◀ 图 12-9 CT 显示一名感染分枝杆菌的患者患有严重的空腔疾病

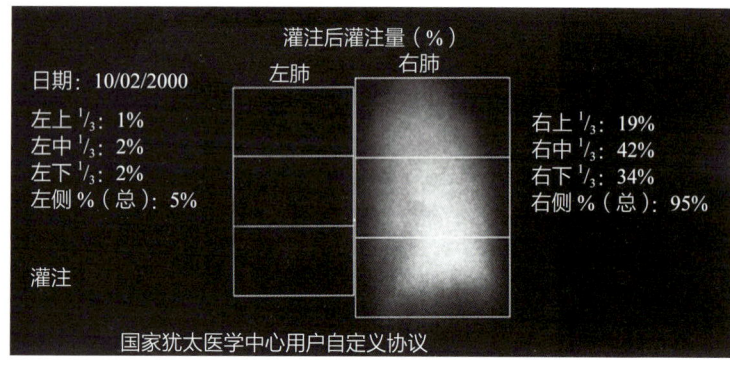

◀ 图 12-10 灌注扫描图 12-9 所示患者，左肺未灌注

可用的抗生素是控制这一过程的唯一希望。NTM 感染的具体类型包括女性的中叶和舌叶感染（图 12-11）[110]。这通常发生在体脂很少或没有体脂的苗条妇女身上，常与脊柱侧弯或漏斗胸等骨骼异常有关[111]。根据我们的经验，这种综合征在男性中没有被发现；然而，如果它真的发生了，也是非常罕见的。

术前准备是分枝杆菌感染患者治疗方法的重要组成部分。准备工作最重要的方面是营养。白蛋白浓度低于 3.0g/dl 的患者不应进行手术。营养补充可以通过口服或胃造瘘或空肠造瘘管来完成，以改善患者术前的合成代谢状态。最好的抗生素治疗是在手术前 3 个月。如果细菌数量减少，抗生素治疗可以延长；如果痰中抗酸杆菌呈阴性，这可以缩短。大约 50% 耐多药结核病患者术前痰呈阴性。与其他肺部手术一样，常规评估包括肺功能测试、通气灌注扫描和 CT。

手术原则包括留下足够的有用的肺组织，使术后患者恢复功能。所有手术都使用双腔管或支气管堵塞器。所有严重受累的肺，包括空洞病灶和毁损的肺，都应该切除，而留在肺其他部分的结节性疾病则可以留下。肌肉皮瓣的使用是有争议的。然而，我们认为在肺叶切除术后用肌皮瓣填充空间通常是有帮助的。使用肌皮瓣，我们认

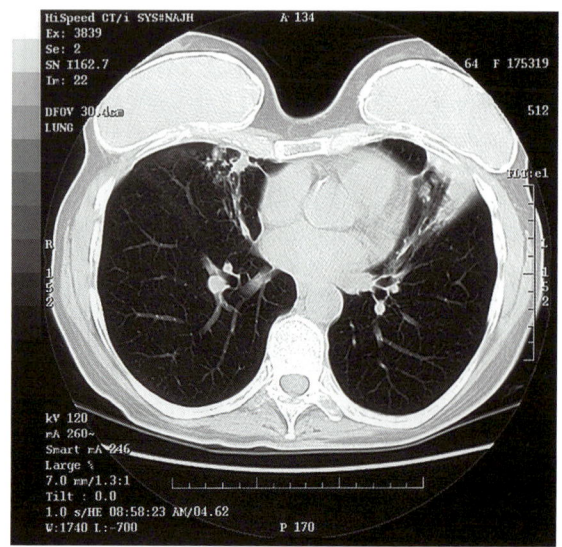

▲ 图 12-11 中叶及舌叶感染鸟分枝杆菌患者的 CT

为能降低支气管胸膜瘘的发生率。肌皮瓣使用在肺切除术后出现多种微生物污染、有明显的耐药性或手术时痰检查仍呈阳性的病例。如果胸内有大量的污染，且胸部是开放的，则使用大网膜瓣。由于先前的手术或极度恶病质而没有任何肌肉时，大网膜瓣也被用来覆盖支气管。如果胸腔是开放的（Eloesser procedure），使用浸润四倍稀释的次氯酸钠的Kerlix纱布填充，每天更换，持续5~6周。当瘘口闭合时，假设胸腔内胸壁清洁，Clagett溶液留在胸腔内。有人建议用壁胸膜来消除空间和密封漏气。这在分枝杆菌手术中是不实际的，因为上叶的剥离大部分是在胸膜外平面完成的。当肺叶切除术后出现明显的空腔时，可使用背阔肌覆盖支气管和肺门。如果肺切除术后只需要覆盖支气管，也可以使用肋间肌。术后，适当的抗生素治疗至少持续12个月。

虽然结核感染可感染正常肺组织，但NTM感染最常影响以前患病的肺，其病程发展比结核或耐多药结核要缓慢得多。肺部损伤可由以前的感染引起，如肺结核、支气管扩张或胸壁放疗。NTM患者常常被发现有基因异常，如基因杂合的囊性纤维化等异常，$α_1$抗胰蛋白酶缺乏症或纤毛功能障碍。值得注意的是，超过50%的NTM感染患者存在食管功能障碍。这些患者经常在夜间反流，造成肺部感染和损伤，使他们更容易患肺部疾病。

在美国，患有NTM疾病的白人患者数量异常高。此外，绝大多数NTM患者是女性（相对于男性）。这两项发现的原因尚不清楚。

在有经验的术者中，实施手术死亡率应低于3%。迄今为止涉及NTM疾病解剖性肺切除术的最大样本研究报道显示，在连续236名患者中，死亡率为2.6%，在该系列的后半部分病例中没有死亡病例[112]。非结核性分枝杆菌患者术后有25%~30%的概率出现并发症，但有经验术者可将其降低到15%以下。具体的并发症包括发生率高的支气管胸膜瘘，最常发生在右肺切除术后的NTM感染。龟分枝杆菌和脓肿分枝杆菌感染术后创面感染较为常见，有必要密切注意伤口愈合情况。其他并发症，如漏气、出血和肺切除术后肺水肿，与其他治疗非分枝杆菌疾病的胸外科手术相类似。

结核或耐多药结核的手术结果令人满意，而非结核分枝杆菌感染的手术则不太成功，缘于手术干预前的慢性疾病持续时间较长。早期手术对这些患者应该能改善疗效。坚持积极治疗手术并发症往往是取得良好效果的必要条件，并且这些困难的病例需要有经验的胸外科医师来治疗。

世界上有33%~40%的人感染了结核病，而且还存在贫困，这种疾病不会消失。随着NTM感染人数的增加，至少在美国，手术将继续在这些患者的治疗中发挥作用。

五、主要肺部真菌感染

在10万多种真菌中，只有300种左右与肺部疾病有关。肺部真菌感染是由于吸入了感染源而引起的。定殖或无症状真菌感染在美国很常见；估计有3000万人感染荚膜组织胞浆菌，另有1000万人感染粗球孢子菌。严重感染是罕见的，但在免疫功能受损人群中出现的频率越来越高。肿瘤化疗、抗感染抗生素、器官移植免疫抑制疗法和各种条件下的皮质类固醇的使用越来越先进，增加了通常无害的腐生菌（如曲霉、念珠菌和毛霉菌）的机会性感染。在这些条件下，以前所谓的病原真菌和非病原真菌之间的区别已经变得模糊。

除了详细了解易受感染的医源条件外，患者病史的其他方面同样可以为病原体提供重要线索。在健康人群中发现的3种主要真菌感染：组织胞浆菌、球孢子菌和芽生菌被认为是美国特定地理区域的地方性微生物。这些微生物是二态的；它们在自然界中以菌丝（霉菌）的形式存在，带有感染性孢子，这些孢子随后进入宿主，发展成类似酵母的阶段，即组织病原体。这些形态学上的差异是对温度变化的反应。孢子通过呼吸道以气溶胶形式侵入宿主，导致轻度或无症状感染。慢性肺部或播散性感染并不常见，存在完整的细胞介导免疫反应对预防严重的疾病至关重要。较常见的机会性真菌曲霉菌、隐球菌、毛霉菌普遍存在于土壤中。靠近建筑物或建筑工地，这些微生物可能发生气雾化，这与曲霉、组织胞浆菌病、球孢子菌病和其他感染的发生率增加有关[113, 114]。

肺部真菌感染最好通过培养出感染微生物诊断，但通过涂片或组织切片的识别也足以进行诊断。真菌在组织中表现最好的两种染色是高碘酸席夫染色和甲基胺银染色，但没有一种染色能显示所有的生物。宿主反应中的特异性免疫变化可能为诊断提供强有力的提示，并常常能在实际分离出该微生物前就能进行治疗[115]。然而，通常在染色标本中找不到病原学微生物，只能作出假定诊断。真菌的培养可以从组织、痰、胸膜液和其他临床标本中获得。建议在早晨采集至少6份诱导痰液标本。沙氏葡萄糖琼脂培养基是一种优良的通用培养基。必须及时把标本送到实验室。由于呼吸道培养可能仅仅是真菌定植的结果，因此从这些非无菌的地方分离出来的培养物可能与实际感染不符。无论如何，宿主的风险分层可能有助于这一点。一项研究表明，50%~70%免疫缺陷患者（如骨髓移植患者）的曲霉菌阳性培养，都与侵袭性感染有关，而囊性纤维化患者的阳性培养很少与侵袭性曲霉菌病有关[116]。循环真菌抗原（如曲霉病中的半乳糖甘露聚糖）和循环真菌抗原抗体（组织胞浆菌病和球孢子虫病）的血清学检查有助于诊断。利用PCR技术对曲霉、念珠菌和隐球菌的分子诊断技术正在研究中[117, 118]。

（一）组织胞浆菌病

组织胞浆菌病是一种由囊状双形态真菌组织胞浆菌引起的真菌感染。它在密西西比州和俄亥俄州的河谷地区很流行，那里对这种真菌的皮肤反应呈阳性的比例超过80%[119]。此外，皮肤试验反应性的发生率可能低估了真正的发病率，因为皮肤试验可能在一段时间后恢复为阴性。

酵母阶段的生物体是没有传染性的，也不存在通过人类直接接触传播的危险。来自菌丝期的小孢子作为传播媒介，吸入肺的远端气腔。没有关键接种物未知。几天后，小孢子萌发成酵母孢子，吸引中性粒细胞和巨噬细胞到感染部位。中性粒细胞对巨噬细胞摄取的酵母孢子基本上不起作用。感染的巨噬细胞将孢子转移到网状内皮系统的其他区域，产生亚临床播散性感染。在T细胞免疫受损的患者中，这一过程控制得很差。感染的结果取决于大约2周内特定细胞介导免疫反应的进展。肉芽肿形成于肺和纵隔淋巴结内，以隔离残余生物。随着上皮细胞肉芽肿年龄的增长，中央区域出现干酪样坏死，并可随着周围部分纤维化而钙化。在这些病变中，H. 荚膜生物通常只在干酪样物质中发现，在甲胺银染色中可见。通常在巨噬细胞的细胞内发现酵母。

大约一半的急性肺组织胞浆菌病是无症状的。其余患者为流感样疾病症状，伴有寒战、肌痛、头痛、干咳、呼吸困难和胸膜炎。这种疾病是自限性的，通常持续1~2周，但经常伴有持续数周的疲劳。偶尔，患者会出现心包炎或持续性症状或关节痛和结节性红斑[120]。这些症状对非甾体抗炎药反应良好。

进展性播散性组织胞浆菌病很少发生，通常见于细胞介导免疫受损的患者。肝、脾、淋巴系统、骨髓和肾上腺最常受累。弥漫性肺浸润可能出现并进展迅速，有时伴有休克和弥漫性血管内凝血。

慢性空洞性肺组织胞浆菌病约占有症状的组织胞浆菌病患者的10%。大多数人患有慢性阻塞性肺病（COPD）和其他的肺部结构缺陷，这些缺陷使他们更容易患病。临床表现与空洞结核相似，只是病情较轻。影像学表现与肺结核相似，纤维结节改变常累及肺尖、空洞及邻近胸膜增厚。

纤维化性纵隔炎表现为以前组织胞浆菌感染造成的过度瘢痕。这些症状是由纵隔结构（包括上腔静脉、肺血管、食管和气管支气管树）逐渐、持续受压引起的。钙化结节实际上可能侵蚀后两种结构，表现为支气管结石伴气道阻塞和咯血，或伴有局限性食管瘘和吞咽困难（图12-12）。这种进展在10%~20%的病例中是致命的，试图通过手术绕过或移除梗阻病变非常困难，而且往往没有效果。抗真菌和类固醇疗法在纤维化性纵隔炎中的应用有限，不能减缓疾病的进展[121]。

组织胞浆瘤是治愈的原发性组织胞浆瘤的残留，通常在胸部X线片上表现为无症状的硬币样病变。其意义是，如果病变无钙化，可能无法与肿瘤相鉴别，可能需要手术切除。CT 可显示中央钙化或周围钙化，这标志着良性病变。

活动性组织胞浆菌病的确切诊断依赖于分离培养出真菌。血清学免疫扩散试验可在 24~48h 内检测到荚膜梭菌抗体，但对有既往病史的患者也可能呈阳性。此外，在培养证实的组织胞浆菌病患者中，通常是免疫缺陷患者中，多达 10% 的患者检测结果为阴性。

两性霉素 B 是治疗组织胞浆菌感染的主要药物[122]。原发性、自限性感染不需要治疗，除非病情进展严重。治疗对于疾病播散和免疫缺陷人群是需要的。慢性肺组织胞浆菌病可用酮康唑或伊曲康唑治疗。只有在厚壁空洞、对对应的抗菌治疗无效和肺功能允许的情况下，才建议对该病的慢性形式进行外科干预。

（二）球孢子菌病

球孢子虫病是由致病性真菌球孢子虫感染引起的疾病。这种双态真菌在土壤中是霉菌，在组织中是孢子内生球。它相对耐寒，能耐受高盐和干旱的环境，但不能耐受严寒。它是美国西南部沙漠地区的地方病，几乎不可能在病区内预防其感染。其感染的结构称为关节分生孢子，它是由风或其他因素从霉菌柄分离出来的。关节分生孢子通过空气运输，吸入肺泡并转化为球形。肺内的小球体变大，充满内生孢子，最终破裂，释放出微小的内生孢子，继续侵入过程。吸入内皮孢子后临床病情的严重程度主要取决于宿主对球孢子菌产生细胞介导免疫以控制感染的能力。接触过该病菌的儿童更有可能出现轻微或无症状的感染，而成年人更有可能出现严重的原发性传播感染。非洲裔美国人比白种人患传播性疾病的可能性高 12 倍，美国印第安人、西班牙人和菲律宾人的患病风险也更高[123]。男性的患病风险比女性高。

原发性肺球孢子菌病，通常称为沙漠热或谷热，最常见的临床表现是咳嗽、发热、疲劳、呼吸困难、胸痛和头痛。暴露后 1~4 周出现症状。约 20% 的患者会出现结节性红斑或多形红斑，提示细胞介导的免疫应答和预后良好。在大多数

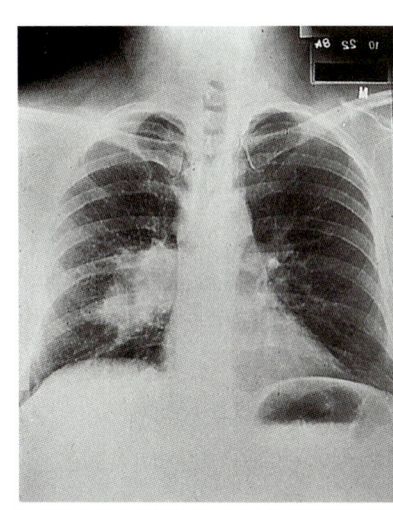
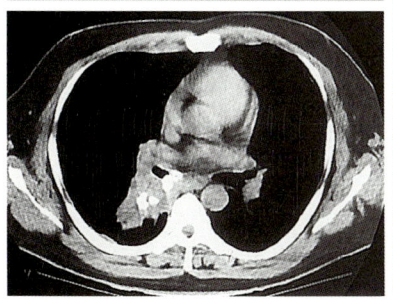
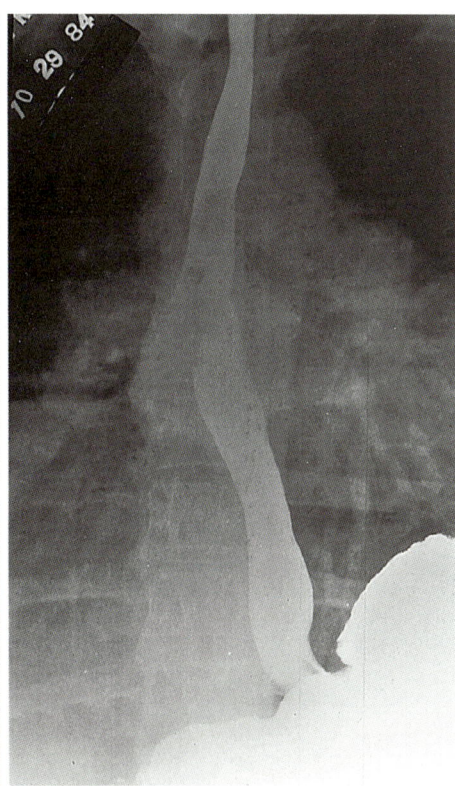

◀ 图 12-12 CT、食管造影、胸部 X 线片显示钙化纵隔肉芽肿，继发于组织胞浆菌病，侵蚀邻近食管

情况下，这种病是自限性的，几天内就会消退。更严重的原发性感染可伴有高热、咳嗽、体重减轻和肺部浸润的发展，可能需要数周时间才能解决。如果症状持续6周以上并伴有影像学表现，通常应开始治疗。

斑片状浸润是原发性球孢子虫病最常见的影像学表现，大小从亚段到肺叶不等。浸润物可以是单一的，也可以是多个。淋巴结肿大可以表现得非常明显，类似于淋巴瘤。随后常发生浸润物坏死，导致空化或合并成肉芽肿结节（图12-13）。空洞通常位于周围，可破裂进入胸膜腔，引起胸腔积液、气胸、支气管胸膜瘘和脓胸。也可能发生继发性感染和咯血。肺实质内形成的结节类似支气管癌，通常需要切除以解决问题。

可发生播散性球孢子菌病，通常是血行传播的结果。这些症状在原发性感染后数周内开始出现。可导致皮肤和软组织病变、骨和关节病变、累及泌尿生殖系统和脑膜炎等。

球孢子菌病的诊断依赖于在身体组织或液体中发现隐孢子虫。通过培养检测可能需要几个星期。血清或脑脊液可通过免疫扩散法检测球孢子菌抗体。这种检测通常在首次感染后4周内呈阳性，并在整个临床活动性疾病期间保持阳性。一些人在康复后持续产生可检测的抗体长达1年。阴性血清学不排除球孢子菌病的诊断。有一种皮肤试验可以显示对球虫素的反应，球虫素是在生物体的菌丝阶段产生的。阳性试验与免疫和良好预后密切相关。播散性疾病的患者往往没有这种细胞介导免疫的指标，而且在治疗结束时持续的皮肤测试呈阴性表明复发的可能性。

大多数球虫样真菌病患者不需要治疗。所有播散性疾病和广泛性肺疾病患者均应予以治疗。两性霉素B是治疗严重疾病的首选药物，氟康唑或伊曲康唑治疗效果较差[122]。脑膜受累应采用鞘内治疗。对于考虑癌变的陈旧性肉芽肿以及引起的并发症的空洞疾病，手术治疗是必要的。

（三）芽生菌病

芽生菌病是一种由双态性真菌真皮囊胚引起的全身真菌感染。这种真菌是一种土栖生物，特存在于美国东南部和中部，然而有趣的是，它很少从土壤中培养出来[124]。基于这个原因，加上缺乏适当的皮肤试验，使得对流行地域的精确界定存在疑问。感染性的小孢子虫被吸入肺泡，在肺泡中，微生物转化为寄生酵母样的形式。酵母快速繁殖，吸引中性粒细胞和巨噬细胞，随后，T细胞介导免疫反应。肺炎形成区域，累及区域淋巴结。当肉芽肿最终形成时，微生物被隔离，通过浸润和纤维化开始愈合。这些将产生晚期硬化病变并提示癌变。这些病变的晚期钙化较组织胞浆菌病或球孢子虫病少见。如果不发生迟发性超敏反应，真菌可能会扩散到全身，累及皮肤、骨骼、脑膜、前列腺或肾上腺，产生播散性疾病。在细胞介导的免疫缺陷患者中，芽生菌病可表现为一种迅速进展的感染[125]。

主要感染部位是肺，然而无症状感染的发生率很难确定。在有症状的病例中，该病可急性表现为发热、寒战、肌痛、关节痛，并伴有干咳或进展为咳痰。可出现咯血和胸膜炎疼痛。大多数有症状的患者在2~3周内痊愈。偶尔，症状会持续，导致慢性化脓和空洞。已康复的患者可能在远离原发部位出现复发性感染。

放射学表现是多变的。单发或多发浸润或结节，好发于下叶。可见胸膜受累，包括厚的、不规则的胸膜性病变。

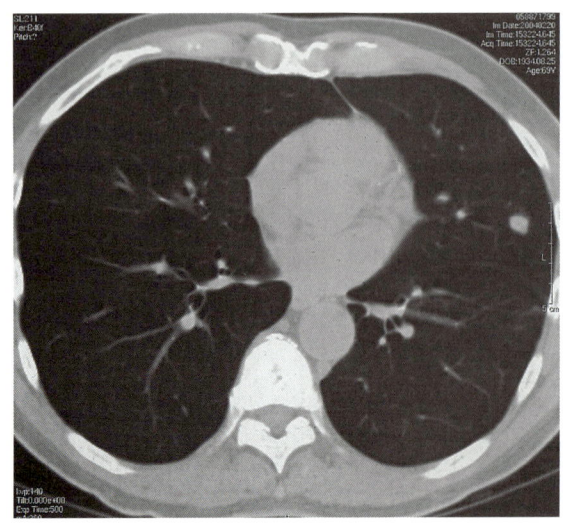

▲ 图12-13　CT显示由球孢子虫病引起的lingula肉芽肿

如果在标本处理过程中给予适当的护理，芽生菌很容易从受感染的液体或组织中分离出来。这种圆形、厚壁、单出芽酵母，测量直径8～15μm，在常规苏木精和伊红染色中就可以看到，高碘酸希夫和乌洛托品银染色能显示更多的微生物。痰液或其他液体应以 10% 的氢氧化钾溶液制备，并在显微镜下进行低照度检查。1h 内可做出明确诊断。相比之下，真菌培养可能需要数周时间。迄今为止，尚无对芽生菌病成功的血清诊断。

对于亚临床疾病，可暂缓治疗。在病情较严重但不危及生命的情况下，伊曲康唑是首选药物[122]。依曲康唑也可作为两性霉素 B 治疗后的辅助用药，用于播散性病例、免疫损害患者和轻度肺外疾病患者。对于危及生命和弥漫性疾病，两性霉素 B 是首选药物[122]。脑膜受累也需要两性霉素 B 治疗。手术在芽生菌病中的作用是帮助诊断和排除恶性肿瘤。

（四）曲霉菌病

曲霉菌是一种土壤中无处不在的微生物，它释放的小分生孢子很容易被吸入（图 12-14）。暴露的发生是不可避免的，因此主动感染的进展取决于其他因素影响。虽然已知的曲霉菌有 200 多种，但只有少数被认为是对人类致病的。烟曲霉、黄曲霉和黑曲霉最为常见，烟曲霉在人类疾病中占主导地位。对于免疫功能正常、无慢性或结构性肺疾病、无过敏或过敏症状的患者，通常可避免感染。在其他情况下，可能发生 3 种主要类型的曲霉菌感染，为重叠感染。患者可能发展为非侵袭性曲霉瘤、侵袭性曲霉病或曲霉过敏反应。曲霉感染的谱图如图 12-15 所示。

1. 曲霉菌球

空洞性肺疾病患者可能会发展成曲霉菌瘤，它是一种非侵入性感染，其特征是大量的真菌菌丝、炎症细胞、黏液和组织碎片，均位于预先形成的肺内空洞内（图 12-16）。典型的空腔是由于以前的结核感染形成，当然不总是这样的情况。其他类型的真菌也可以产生真菌球，但曲霉是目前为止最常见的[126]。曲霉菌球的真正发病率尚不清楚。在一项对 544 名肺结核患者的研究中，11% 的患者有曲霉菌球的影像学表现[127]。大多数曲霉菌球没有症状，但有些曲霉菌球可能长大或引起咯血，需要干预。另一方面，有些病例会自发好转。曲霉菌球很少发生侵袭和播散。除了

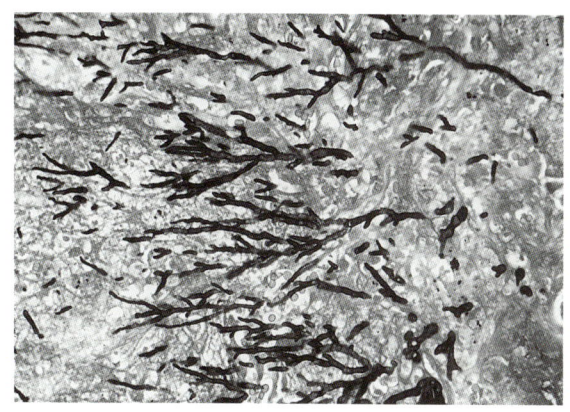

▲ 图 12-14　烟曲霉感染，可见分支、分隔的菌丝

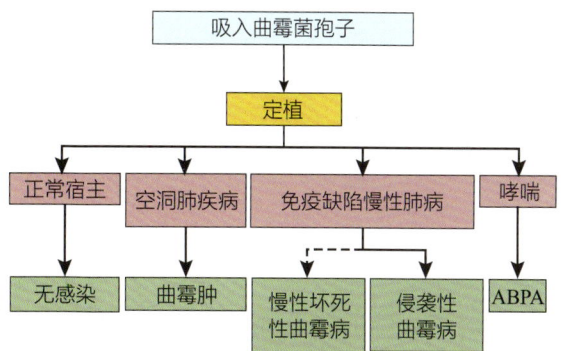

▲ 图 12-15　曲霉菌感染谱
ABPA. 变应性支气管肺曲霉病

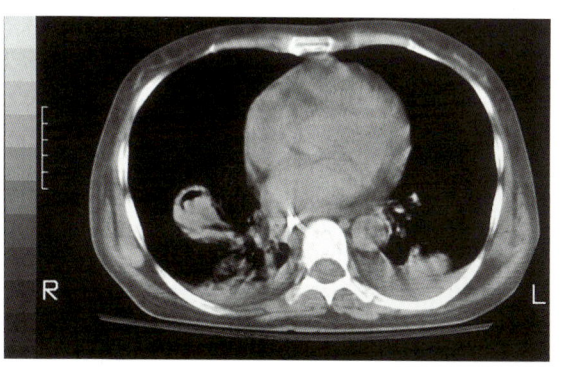

▲ 图 12-16　CT 显示右下叶曲霉菌球

咯血这一最常见的症状外，还会出现慢性咳嗽和体重减轻。腔体破裂入胸膜腔，有报道随后会形成脓胸和瘘管。

放射成像显示一个厚壁空洞腔，通常出现在上叶，腔内有肿块或真菌球。随着位置的改变，腔内肿块的位置是可变的，这虽不是可靠的诊断试验，但是一个有趣的发现（图 12-17）。鉴别诊断包括空洞性血肿、肿瘤、脓肿、Wegner 肉芽肿和包虫病；需要重视的是曲霉菌球可能与这些诊断共存。痰培养可培养出曲霉菌，但通常是阴性的。辅以血清学检查对影像学诊断有帮助。

包括两性霉素 B 在内的全身抗菌药由于对曲霉菌球瘤腔的穿透性差，在治疗中作用有限[122]。无症状的曲霉菌球可不予治疗。如出现咯血或其他由病变所致的症状，并有足够的肺储备，则建议手术切除。

2. 侵袭性曲霉菌病

急性侵袭性曲霉菌感染在免疫抑制和骨髓抑制的患者中是一种少见但却十分严重的疾病。骨髓抑制似乎是侵袭性肺曲霉病的最大危险因素：白血病患者的发病率是淋巴瘤患者或固体器官移植患者的 20 倍[128]。侵袭性曲霉病的危险因素包括长期中性粒细胞减少症、皮质类固醇治疗、移植（肺移植和骨髓移植的危险最高）、血液恶性肿瘤、细胞毒性治疗和获得性免疫缺陷综合征（AIDS）[129]。

下呼吸道是侵袭性感染的重点部位。因此，呼吸系统症状占主导地位，包括发热、咳嗽、痰液分泌和呼吸困难。在合适的临床环境下，若患者出现胸膜炎胸痛（由浸润血管所致肺梗死引起）和咯血，应提醒临床医师该诊断的可能[130]。随着进入血管，这种微生物可以扩散到其他器官，尤其是大脑，也可以扩散到心脏和腹腔内器官。

放射学表现可以是非特异性的。圆形密度影和周围胸膜样浸润提示梗死。典型的 CT 表现包括多发结节、晕状征象（结节周围出血）和月牙征（坏死后原结节区域透光）。痰标本中发现曲霉菌可能是定植的结果，尽管研究表明白血病患者和骨髓移植患者的阳性培养敏感性为 80%～90%[131]。支气管肺泡灌洗（BAL）有助于侵袭性曲霉病的诊断，尤其是弥漫性肺损害患者。支气管穿刺活检除了增加了风险外，对 BAL 检查几乎没有帮助。血清学研究在这种情况下也没有帮助。肺活检仍是诊断的金标准，但应针对疑难病例。

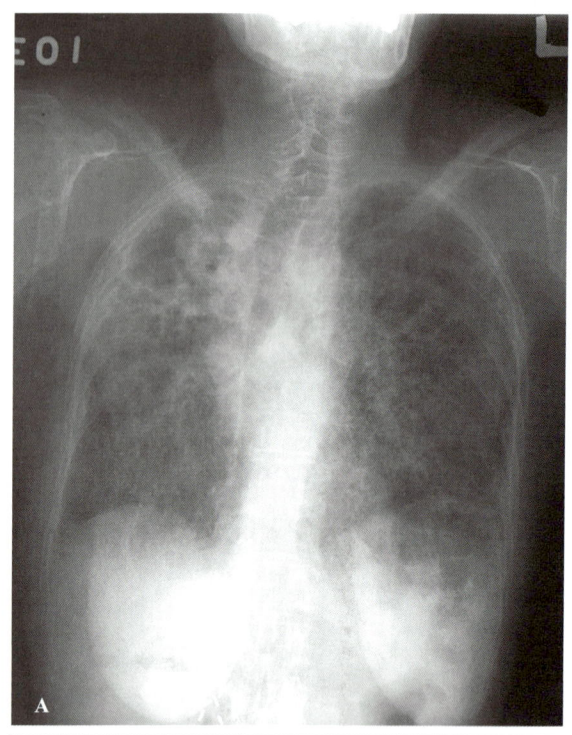

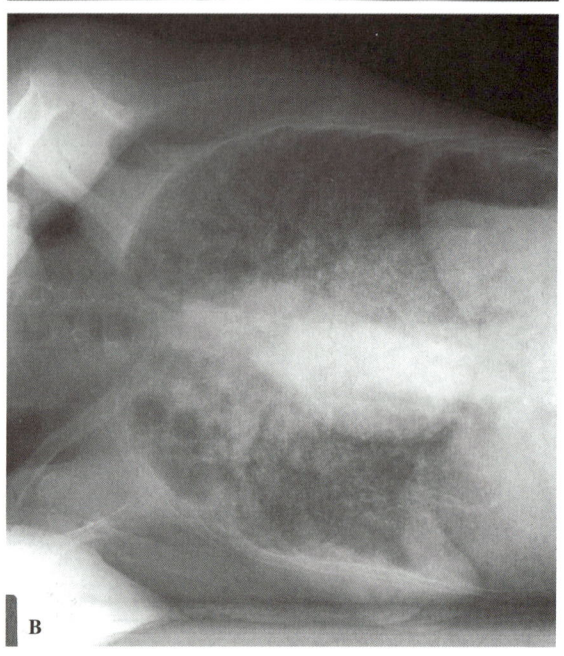

▲ 图 12-17 后前位（A）和平卧位（B）胸部 X 线片显示右上叶腔内曲霉菌球。菌球随着患者体位的改变而移动

侵袭性曲霉病的死亡率仍然很高，应尽早开始经验治疗[132]。治疗的选择仍然是两性霉素 B 或静脉注射伏立康唑，其次是口服伏立康唑或伊曲康唑[122]。

3. 变应性支气管肺曲霉病

变应性支气管肺曲霉病（ABPA）是一种对曲霉抗原，特别是烟曲霉的超敏反应。常见于长期哮喘或囊性纤维化患者。人们认为 IgE 和 IgG 介导的反应在 ABPA 中起核心作用。诊断通常在临床表现的基础上辅以放射学和血清学检查。患者出现喘息、发热、黏液堵塞；放射学研究显示肺浸润常位于肺上叶和肺中部。可见黏液引起的肺不张，表现为从肺门发出的带状、远端呈圆形的影像（图 12-18）。治疗包括口服糖皮质激素抑制曲霉抗原的免疫反应和继发性炎症反应。同时在治疗方案中加上伊曲康唑。

（五）肺隐球菌病

隐球菌是一种广泛存在与土壤中的有荚膜的真菌。尽管鸟类不能作为带菌者或载体，但它与鸟类（鸽子）的粪便有关。其通过呼吸道进入人体。因此，肺部感染可能是疾病的第一表现，但通常是可变的和非特异性的。大多数患者通常能自发缓解。在免疫系统受到抑制或受损的人群中，可导致疾病播散。隐球菌病好发于脑膜，可导致致命的脑膜炎。

隐球菌病的治疗涉及两性霉素 B 和氟胞嘧啶[122]。隐球菌感染通常会引起胸外科医师的注意。相比其他的肺部真菌感染，中央坏死和空洞是不常见的。病变常累及下叶，呈实性。多达 10% 的肺损伤患者在切除后会发展为隐球菌脑膜炎[133]。如果发生意外切除，应进行脊髓液取样。发现肺外疾病或残余肺疾病的证据应即刻开始治疗。

（六）毛霉菌病

毛霉菌病是一种罕见的真菌感染，通常是致命的，由真菌中接合菌类亚纲引起。毛霉菌广泛存在于土壤和腐烂的有机碎屑中。通过吸入孢子发生感染，常见于免疫缺陷者。毛霉菌感染的危险因素包括中性粒细胞减少症、酸中毒、高血糖、皮质类固醇治疗和铁氧胺治疗。这种真菌在酸性高血糖环境中生长最好，因此可以解释糖尿病酮症酸中毒患者的易感性。

毛霉菌感染可能涉及身体的几个部位，包括鼻、脑、肺、皮肤、胃肠道和中枢神经系统。鼻脑受累常见于控制不良的糖尿病患者，这些患者也可能有肺受累。肺方面典型表现为支气管肺炎（图 12-19），进而侵犯肺血管，导致栓塞。也可直接侵入肺外组织，包括胸壁和纵隔。

影像学表现是多变的，对确定诊断意义不大。培养的结果通常是阴性的；阳性结果强烈提示侵袭性疾病。病理检查可见广泛、常常无分隔的菌丝侵入组织。菌丝侧枝很短，呈 90° 角。

肺毛霉菌病的死亡率超过 50%。治疗包括 3 个部分：①纠正潜在的异常（如糖尿病酮症酸中毒时出现的高血糖酸中毒状态），如果可能逆转免疫抑制；②早期大剂量的两性霉素 B 治疗；③在可能的情况下，积极切除累及的肺和软组织。

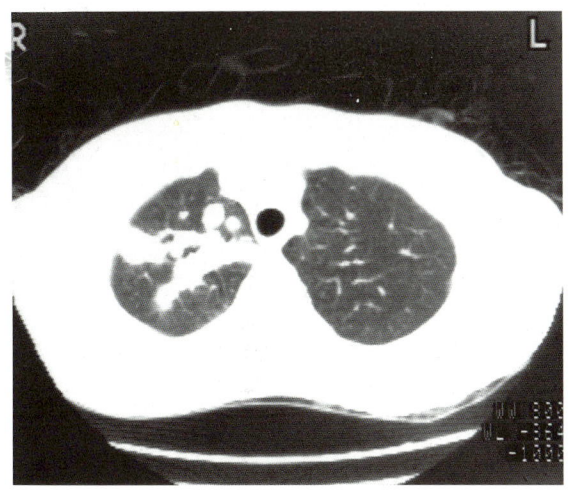

▲ 图 12-18　CT 显示右肺上叶过敏性支气管肺曲霉病

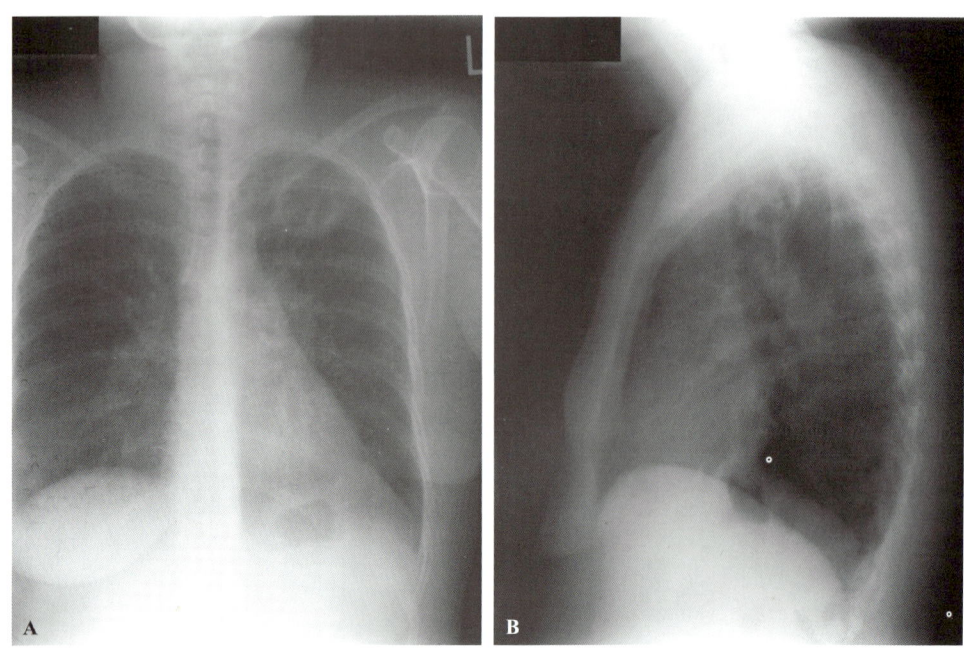

▲ 图 12-19 后前位（A）及侧位（B）胸部 X 线片显示左肺上叶毛霉菌病

第 13 章
肺气肿的外科治疗
Surgery for Emphysema

Pamela P. Samson　Bryan Fitch Meyers　著

秦应之　译

长久以来，胸外科医师一直关注如何改善晚期肺气肿患者的虚弱症状这一课题。早先曾经尝试过一些外科手段，如肋软骨切除术、膈神经压榨术、气腹术、胸膜摩擦术、肺去神经支配术及胸廓成形术等，大都已被弃之不用[1]。目前，对于难治性的重度肺气肿患者，只有三种术式可以采用：肺大疱切除术、肺移植及肺减容术。肺大疱切除术的起源可以追溯到 20 世纪初，当时为了消除肺大疱的占位效应，对巨大的肺大疱尝试采用外引流的方法使其萎陷，而不是将其切除。后来，这一方法逐步发展为切除肺大疱同时保留有功能的肺组织。肺移植术最早是由 Hardy 及其同事[2]在 1963 年成功完成，此后经过很长一段时间的改进，直到 20 世纪 80 年代早期，这项手术才逐步具备临床可行性，最初是心肺联合移植[3]，然后是单独的肺移植[4]。时至今日，肺气肿已经是导致肺移植术最常见的诊断之一。肺减容术最早是由 Brantigan 及其同事[5]提出的，当时是和肺去神经支配术联合进行的，但由于手术死亡率高达 16%，该术式经过初步尝试后就被抛弃。后来，经过对肺气肿患者肺移植术中及术后生理行为的观察，Cooper 及其同事[6]重新思考了肺减容术的意义，并改进了手术方法。

一、病理生理学

肺实质的破坏减少了能进行气体交换的有功能肺组织量。一旦肺组织被破坏，就丧失了弹性回缩和体积膨胀能力。这就导致晚期肺气肿患者具有典型的胸腔过度扩张表现，包括膈肌低平、肋间隙增宽及肋骨水平走行。这些解剖改变导致正常生物力学丧失，造成呼吸功增加和呼吸困难[7]。当这种肺组织破坏和过度扩张不均匀，病变最重的部分肺组织过度扩张，会压迫其余相对正常的肺组织，使其通气功能受损。小气道的阻塞是由可逆性的支气管痉挛和不可逆的相邻肺实质弹性回缩能力丧失共同造成的。一个肺气肿患者是否适合某种手术治疗，在某种程度上取决于肺组织破坏、肺受压和小气道阻塞这三者对总体肺生理功能损害所起到的相对作用大小。

二、肺气肿手术的患者选择

对于经过最优药物治疗仍有症状的肺气肿患者，可酌情施行肺大疱切除术、肺移植术及肺减容术。初始治疗应当包括支气管扩张药，以治疗气道梗阻的可逆成分，还应包括氧疗。戒烟是绝对必要的，在考虑手术治疗之前至少戒烟 6 个月才有效。参与肺功能康复训练有助于缓解主观呼吸困难症状、增加活动能力、改善主观生活质量[8, 9]。所有经笔者认为需要考虑手术治疗的肺气肿患者，都加入一项有监督的肺功能康复计划，而之后这些患者是否能够进行手术，在一定程度上还要看他们的依从性及康复治疗的进展。

三、肺大疱切除术

通常，巨大肺大疱型肺气肿是指一个或多个肺大疱占据一侧胸腔的 1/3 以上。需要考虑手术治疗的患者，多数有呼吸困难症状或者自发性气胸。其他罕见症状有大疱内出血或感染。在观察随诊期间，这些大疱的典型表现是进一步增大，导致更严重的呼吸困难，但肺大疱增大的速度并没有详细描述过。有些情况下，并不一定适合采用肺大疱切除术，这些情况包括多发较小的肺大疱、相邻无肺大疱的肺组织有严重的肺气肿及有重并发症。肺大疱切除术相对较少施行，几年前的一篇系统综述中，选取了39年中的22篇关于肺大疱切除术的文献，一共只有476例患者[10]。

手术方法取决于肺大疱的解剖细节及术者的习惯和喜好。对于一个界线清楚的有蒂肺大疱，可以采用保护肌肉的开胸切口或者电视辅助胸腔镜入路，用切割缝合器切除。而对于大量肺大疱，或者与周围正常肺组织融合、界线不清晰的肺大疱，则需要用切割缝合器做一个大楔形切除，在最大程度切除毁损的肺组织的同时，尽可能保留正常的肺组织。通常不需要做正规的肺叶切除术，但有时候某个肺叶几乎完全毁损，而且叶裂发育完全，肺叶切除术也是一个颇有诱惑力的选项，这可能会减少术后漏气的风险，避免过久的胸管引流。很多医师在做肺大疱切除术中，还会同时做局部壁层胸膜切除术或"壁胸膜帐篷"，有助于术后残腔管理，防止过久的胸管漏气。

30年前Fitz Gerald及其同事报道过肺大疱切除术的安全性[11]，在经过良好选择的患者中，死亡率为2.3%。我们最近的结果是类似的，43例手术中死亡1例（2.3%）[12]。经适当选择的患者，围术期的第1秒用力呼气容积（FEV_1）会增加，并且之后发生呼吸衰竭或需要气管切开的概率极低。肺实质漏气是最常见的术后并发症，据报道，肺大疱切除术后过久的胸管漏气（超过7d）发生率为53%～75%[12,13]。术者可以在术中采用一些方法以尽可能减少术后漏气，例如，用带垫片的切割缝合器、壁胸膜帐篷、壁胸膜部分切除、生物胶，或者术后用不影响患者活动的海姆立克单向阀（Heimlich valves）。

一项前瞻性研究纳入了41例肺大疱择期手术的患者，1年死亡率为7.3%，5年总死亡率为12.2%[14]。亚组分析显示，所有死亡病例的肺大疱周围都是弥漫、广泛的肺气肿（而不是正常的肺实质）[14]。而另一项在冰岛的回顾性系列研究则显示，术后30d内无一死亡，5年生存率为100%，10年总生存率为60%[13]。我们的临床系列研究显示，5年生存率为91%，2例最近的死亡病例，一例归因于肺炎，而另一例则是由于肺纤维化[12]。

总的来说，肺大疱切除术后患者从远期疗效来看，能在多大程度上摆脱呼吸困难是和残余肺的质量呈正比的。我们的经验显示，患者的FEV_1从术前的（1.2±0.6）L提高到术后6个月及1年的（1.9±0.9）L。肺大疱切除术后仍可持续检测到阻塞性肺通气功能障碍，说明尽管跟毁损的肺大疱区域相比，残余肺看上去似乎是正常的，但仍有肺气肿。然而在一项前瞻性系列研究中，Palla及其同事[14]发现，无论是有或者没有潜在肺气肿的患者，都能在长达5年的随访过程中有持续的FEV_1获益，两组患者都在术后2年FEV_1增值达峰，之后直到第5年逐渐下降。这项系列研究中，所有患者的呼吸困难症状都在术后即刻就明显减轻，直到术后5年才开始再次加重。尽管后期呼吸困难症状有所进展，但术后5年时观察到的呼吸困难相比于术前症状还是有明显的改善[14]。

四、肺移植术

在最初的单侧肺移植术成功治疗肺气肿被报道后[15]，这项技术不断进步，使得双侧肺移植术也变得安全可行[16,17]，此后，用肺移植术来治疗严重肺气肿变得越来越常见。1995—2012年，慢性阻塞性肺病（COPD）和肺气肿成了肺移植术最常见的适应证，大约占了所有肺移植术的33.5%[18]。这期间，3项单中心研究发现，双侧肺移植术比单侧肺移植术的5年生存率明显升高，而30d死亡率没有差别[19-21]。1项对于国际心肺移植协会（ISHLT）数据库的综述也确认了这一点，该综述分析了1987—2006年间的9883例单侧及双侧肺移植病例，证实接受双侧肺移植术的患者比起单侧肺移植术的患者有显著的远期生存优势（6.41 年 vs 4.59 年，$P<0.0001$），为控制两组间的混杂因素，进行意向性匹配后的风险比为 0.89（0.80～0.97）[22]。另一项回顾性研究，分析了 1656 例 60 岁及以上的肺移植患者，发现在单侧肺移植组和双侧肺移植组之间，30d、1 年及 5 年生存率均无差异[23]。这些研究最终导致接受双侧肺移植术的患者比例发生重大转变，从 1997 年的 27.5% 上升到 2011 年的 72.8%[18]。我们之前的报道中包括了 306 例患者，其中 86 例接受了单侧肺移植术，220 例接受了双侧肺移植术[19]。对照我院早期的报道，两组之间的发病率和死亡率相差不大，总体院内死亡率为 6.2%，住院时间、ICU 时间及机械通气时间也没有差异。然而，两组的远期生存率有差异，双侧肺移植组的 5 年生存率为 66.7%（图 13-1），而单侧肺移植组的则为 44.9%。国际心肺移植协会（ISHLT）数据库还显示，对于患有 α_1 抗胰蛋白酶缺乏症的患者，双侧肺移植患者的远期生存率比单侧肺移植患者具有显著优势[18]。值得注意的是，接受单侧肺移植术患者中，无论做的是左侧或是右侧肺移植术，在 30d、1 年、3 年及 5 年生存率均无差异，当需要进行这类肺移植术时，应当在移植前根据患者的灌注扫描等实际情况作出决定[24]。

肺移植术患者的选择标准是，患者因肺病致死的风险足够高，以至于值得冒险接受肺移植术。根据我们的经验，一般是患者需要平均略多于 4L/min 的吸氧量。进入肺移植等待名单的患者通常有如下典型特征：应用支气管扩张药后的 FEV_1 不高于 20%（通常可低至预期值的 10%），静息状态血氧分压（PO_2）低于 55mmHg，重度肺动脉高压，高碳酸血症（>55mmHg），危及生命的急性加重，以及严重的功能受限。患者常有动脉二氧化碳分压（PCO_2）进行性升高，个别患者在接受肺移植术时的 PCO_2 超过 100mmHg。尽管以前肺气肿患者的生存预后很难预测，但这些在等待名单上的患者比起其他肺病患者竟然表现出极为出色的生存率。2004 年，BODE 指数（体重指数、气流阻塞、呼吸困难和活动能力四个因素构成的预测模型）被认为是优于 FEV_1 的全因死亡率和呼吸相关死亡率的预测模型[25]。例如，BODE 指数最高的前 1/4（BODE 指数 7～10）患者 52 个月时的死亡率为 80%，中位生存时间约为 3 年[25]。国际心肺移植协会开展的一项关于肺气肿患者的死亡风险研究中，用 BODE 指数作为分层因子，结论是 BODE 指数高于 5 分的患者建议去肺移植中心咨询，而 7～10 分的患者则进入肺移植等待名单[26]。

由器官获取和移植网络在 2005 年施行的肺分配评分（Lung Allocation Score，LAS），改变了列入肺移植等待名单上的肺气肿患者接受肺移植术的比例。现在，供肺匹配是根据等待名单上的预估死亡风险及预估术后生存可能来确定的。一项多中心回顾性队列研究，比较了应用 LAS 前后的移植特征，结果显示，肺气肿患者的肺移植率显著下降（从占所有移植病例的 45.9% 降至 33.9%），特发性肺纤维化患者的肺移植率升高（从 14.7 上升至 24.6%）[27]，但院内死亡率和 1 年生存率没有差异[27]。另一项研究分析了 2002—2008 年之间在肺移植等待名单上的约 8000 例患者，结果显示，在实行 LAS 以前，COPD 患者的 6 个月及 12 个月死亡率是等待名单上最低的，而在 LAS 实行以后，死亡率进一步显著下降[28]。

单侧或双侧肺移植术后的肺气肿患者的短期及长期肺功能改善和活动耐力提升是戏剧性的，甚至不再需要吸氧。图 13-2 显示的是由 Gaissert

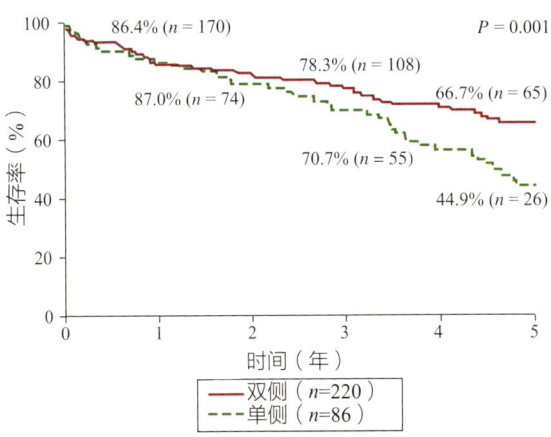

▲ 图 13-1 1988—2002 年华盛顿大学双侧和单侧肺移植术受体的生存曲线

及其同事[29]报道的单侧肺移植术后、双侧肺移植术后及肺减容术后FEV₁的巨大改变。图13-3显示的则是用6min步行距离作为活动耐力指标得出了类似的分层分析结果。尽管这两项结果都显示出双侧肺移植术组的改善最大而肺减容术组的改善最小，但活动耐力的绝对差异要远小于肺功能的绝对差异。BODE指数大于5分的肺移植患者的术后生活质量改善指标也在该研究中被记录（平均在术后4个月时评估）[30]。

肺移植术的缺点也众所周知。首先，由于缺乏供肺，受体等待时间可能超过1年。而一旦获得供肺，肺移植术后早期的并发症和死亡率也要高于肺减容术，据报道术后30d的死亡率介于5%~15%，但通常更靠近5%一端。其次，同种异体肺需要终生免疫抑制治疗，会增加个人和社会的医疗支出，还增加患者罹患恶性肿瘤（相较于非免疫抑制患者，也增加了恶性肿瘤的生长速度，以及任何肿瘤分期下相对更差的预后）和感染的风险。最后，肺移植术后，随着器官运作一段时间后，发生慢性移植肺功能不全（chronic lung allograft dysfunction，CLAD）的风险逐步升高，在第5年可高达50%~60%。国际心肺移植协会（ISHLT）和器官共享联合工作网（United Network for Organ Sharing，UNOS）登记处共同开展的一项回顾性研究显示，425例双侧肺移植术后患者中，年龄小于50岁的患者在术后30d、1年和5年的生存率分别为94.9%、84.7%和68.2%，而年龄在50—60岁的患者这一数据分别为93.0%、79.7%和60.5%[31]。

肺移植术还有一个充满争议的问题，那就是接受肺移植术的肺气肿患者是否真的得到了生存获益，过去10年中的不同文献报道结论各异[24-29]。值得注意的是，当对接受肺移植术的肺气肿患者无论用FEV₁或者BODE之进行分层分析时，在病情最严重的组中，所有的测量指标都提示有生存获益。例如，根据UNOS的数据库，数据模拟计算从2004年以来肺移植等待名单上的8182例COPD患者的结果显示，有79%的患者FEV₁低于16%，预计他们平均能获得1年的额外生存获益（相比之下，如果不根据FEV₁分层，等待名单上只有44.6%的患者能获得1年的额外生存获益）[32]。另一项单中心回顾性研究在BODE指数大于等于7分的COPD患者中也看到了生存获益[33]。通过在选择肺移植等待名单上预期寿命最短的候选患者和最有可能在术后存活并康复的患者之间进行权衡，供肺分配系统（lung allocation system）有可能优化肺移植带来的生存期延长（图13-4）。

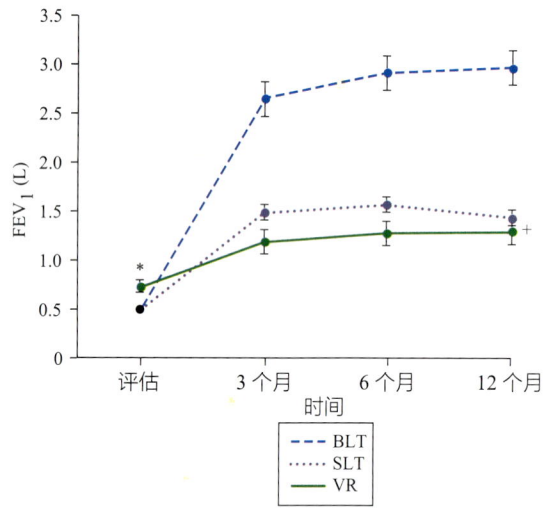

▲ 图13-2 双侧肺移植（BLT）、单侧肺移植（SLT）和肺减容（VR）术后观察到的第1秒呼气容积的变化
FEV₁：第一秒用力呼气容积

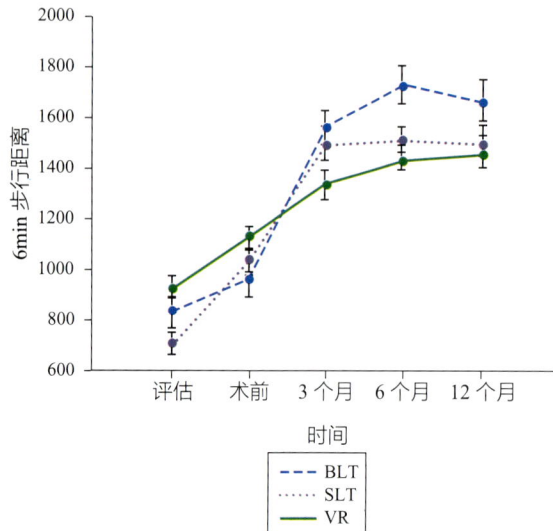

▲ 图13-3 单侧肺移植（SLT）、双侧肺移植（BLT）和肺减容（VR）术后观察到的6min步行试验结果的变化

第一部分 胸部手术
第 13 章 肺气肿的外科治疗

手术技术

我们现在进行双侧序贯肺移植术的入路是采用双侧第 4（或第 5）肋间前开胸。双侧乳内动脉均结扎并切断。切除第 4 肋近胸骨端约 1cm 的肋软骨，以便将第 4 肋向前上叠瓦状推移。在胸膜腔内尽可能向后切开肋间肌直至腋后线，以利于切口牵开。当术中需要更充分地显露胸腔术野时，还可以在第 4 肋间横断胸骨，此时整个胸腔呈河蚌状开口。根据术前定量通气灌注扫描确定肺功能最差的一侧肺，这部分肺被首先切除并置

换。预先解剖好双侧肺，以尽可能缩短最先植入的单侧肺经受所有心排出量的压力，这样有可能减少再灌注肺水肿的发生。

在肺动脉和肺静脉的一级分叉以外切断，从而保留足够长度的主干。通常在通往右上肺的第一支动脉结扎处以外 1cm 处用血管切割缝合器离断右肺动脉，而左肺动脉则需要保留得更长，在通往左上肺的第二分支以外离断。一般不用血管切割缝合器处理肺静脉，而在其二级分支处双重结扎以保留足够长度便于未来受体心房袖的吻合。动脉和静脉的解剖和离断要先于支气管离断，以免远端气道开放造成术野污染时间过长。从软骨环之间横断支气管，显露其后方的淋巴管和支气管动脉束，以便于结扎和后续分离。向近心端游离肺动脉残端，并用血管钳将其向前方牵拉，以更好显露后方的支气管。再将肺静脉残端向前外侧牵拉，从而可以环周切开心包。游离心包后，将肺静脉残端牵向前方并临时固定，这样就能充分显露支气管，从而可以在纵隔内充分游离支气管并将其离断。这时要在纵隔内仔细止血，因为在供体肺植入完成后，这部分术野就极难显露了。

同时，在备用手术台上准备供肺。直接在上叶开口近端离断供体肺的支气管，注意尽可能减少对供体支气管的解剖，以保留支气管周的侧支血流。游离肺动脉和左房袖，并剔除其表面的任何心包附着组织，以免吻合后造成扭曲。

一旦受体的病肺移除，立刻将供肺移入胸腔并用冰冻的生理盐水和冰泥保持低温。我们按以下顺序由后至前进行吻合：支气管、动脉和心房。先在吻合口支气管膜部和软骨部交界处的内侧和外侧角处用 4-0 PDS 缝线缝合两针，打结后，用一端缝线连续缝合供体及受体的气道膜部，再用 4-0 PDS 缝线间断"8"字缝合软骨部。

随后是吻合肺动脉。用心耳钳在近心端阻断肺动脉（已经充分环周游离至纵隔内），注意不要夹到肺动脉漂浮导管（Swan Ganz 导管）。在适当的部位切除血管断端钉线，使得供体及受体的肺动脉口径相匹配。供体肺动脉口径过粗时，需要在其第一分支动脉结扎处远心端分离，以匹

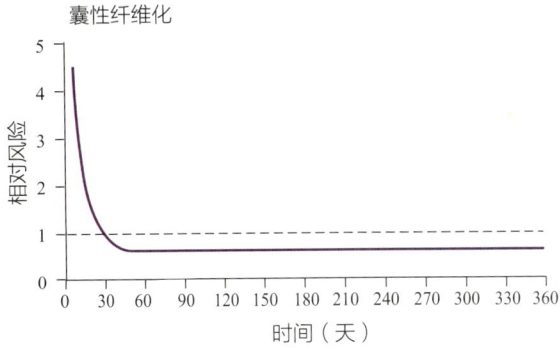

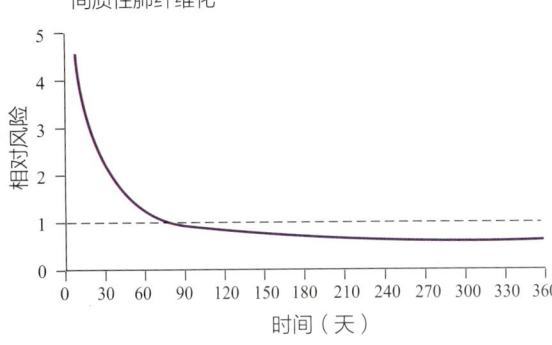

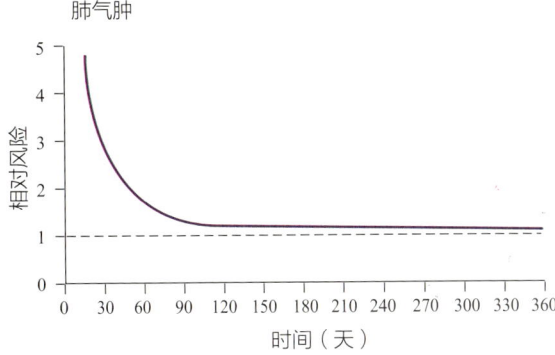

▲ 图 13-4　与肺移植等待名单上其他疾病在肺移植术后死亡相对风险的比较，并根据导致肺移植的潜在疾病诊断进行了分层

207

配较小口径的供体肺动脉；而当供体肺动脉口径较小时，需要在第一分支动脉的近心端或者就在第一动脉分支处分离肺动脉，以使口径最大化。修剪供体肺动脉至合适的长度，用 5-0 Prolene 缝线连续缝合完成肺动脉吻合。吻合操作必须精确，以小针距缝合，以免吻合口狭窄。

最后进行心房吻合。用心耳钳钳夹心房近心侧，钳夹过于靠近中心会造成对侧肺静脉回流减少以及心排量降低，而钳夹过于靠近外周则会影响到受体的心房袖。然后，剪断受体肺静脉的结扎线，剪开上、下肺静脉残端之间的心房桥，形成心房袖。用 4-0 Prolene 缝线进行吻合，最后几针有意先不抽紧，待血流冲刷排尽供肺及受体心房内空气后再抽紧。采用这种方法时，肺处于部分充气状态。还需要短暂松开肺动脉阻断钳，将肺内残存的灌注液冲洗出来。然后再次阻断肺动脉，然后短暂松开心房阻断钳以完全排尽心房内的空气。之后抽紧心房缝线，并释放移除阻断钳。恢复通气和灌注后，检查所有缝线并止血。

五、肺减容术

肺减容术（LVRS）这一概念是肺大疱切除术的延伸，旨在切除被破坏的肺组织，以促进相对受肺气肿影响较小的残余肺组织更好地恢复功能。对于经过仔细选择的候选患者来说，肺减容术的优点是能够缓解呼吸困难，改善呼吸功能，而没有器官移植术带来的高费用和副作用。不像肺移植术那样有无法避免的等待时间，一旦候选患者达到了肺功能康复锻炼目标，就已经做好了肺减容术的准备（框 13-1）。

过去的几十年中，很多团队报道过肺减容术的独立结果，这些结果一致显示肺减容术受者获益，并且死亡率和并发症发生率在可接受范围之内[34-38]。成功的肺减容术计划需要严谨地选择患者（表 13-1），系统科学的患者准备以减少风险因素，并进行仔细的术后护理。相比于考虑接受肺移植术的肺气肿患者，考虑进行肺减容术的患者可能年龄略大些（不超过 75 岁），术前应用支气管扩张药后 FEV_1 可能略高些（小于预计值的 40%），而且在高分辨 CT（HRCT）上必须表现

框 13-1　肺减容术和肺移植术的适应证和禁忌证
两种手术的共同适应证
合并肺毁损和过度通气的肺气肿
显著的肺功能不全（FEV_1 ＜预计值的 35%）
日常活动明显受限
最大限度的内科治疗无法纠正症状
两种手术的共同禁忌证
体重异常（＜ 70% 或＞ 130% 的理想体重）
同时存在增加手术风险的重大医疗问题
无法或不愿参与肺康复锻炼
不愿接受手术的并发症和死亡风险
既往 6 个月内使用烟草
近期或当前诊断为恶性疾病
超龄（肺移植术＞ 65 岁，肺减容术＞ 70 岁）
精神状态不稳定，如抑郁或焦虑
倾向于肺减容术的条件
显著的胸廓扩张
明显以肺尖为靶区的非均匀性病变
FEV_1 大于预计值的 20%
年龄为 60—70 岁
倾向于肺移植术的条件
弥漫性病变，没有靶区
FEV_1 ＜预计值的 20%
高碳酸血症，$PaCO_2$ ＞ 55mmHg
肺动脉高压
年龄＜ 60 岁
$α_1$- 抗胰蛋白酶缺乏症

出肺气肿的不均匀性。显著的高碳酸血症（PCO_2 ＞ 55mmHg）或者肺动脉高压（肺动脉收缩压＞ 45mmHg）是肺减容术的禁忌证。有报道单侧手术后 FEV_1 可增加 20%～35%，而双侧术后可增加 40%～80%。很多学者还报道过活动耐力的实质性提高、摆脱吸氧、摆脱类固醇激素，以及主观生活质量的提升。

表 13-1 肺减容术患者选择标准

入选标准	排除标准
总体	
最大限度康复治疗仍旧失能	无法参与康复治疗
戒烟时间＞6个月	未戒烟
患者的预期目标合理	严重的并发症
	既往胸膜固定术或开胸术
	低体重，超重
解剖学-放射影像学评估	
显著的肺气肿	支气管扩张
	最低程度的放射影像学肺气肿
非均匀分布性肺气肿	均匀分布的肺气肿
有低灌注肺靶区	没有靶区
有相对保留更好的肺组织	没有保留的肺组织
胸廓显著扩张	胸壁或胸廓畸形
生理学评估	
显著的气流阻塞	轻至中度气流阻塞
显著的过度膨胀	轻至中度胸腔过度膨胀
肺泡换气功能	肺泡换气功能显著异常
DLco＜50%（静息状态）	DLco＜10%，$PaCO_2$＞60mmHg
心血管功能	心血管功能
基本正常的射血分数	平均肺动脉压＞35mmHg
	左室射血分数＜40%
	严重的冠状动脉疾病

Ciccone 及其同事[39]报道了 250 例双侧肺减容术后患者的长期结果。平均随访 4.4 年后，5 年生存率估计为 68%。这 250 例患者中，有 18 例在中位间隔 4.3 年时转而接受了肺移植术。术后 5 年，FEV_1 的改善降低到平均 7% 的增加，但是仍有 53% 的患者的 FEV_1 较术前有持续获益。考虑到药物治疗手段全出仍不能阻止 FEV_1 持续恶化的残酷现实，这一发现更显重要。

国家肺气肿治疗试验（National Emphysema Treatment Trail，NETT）是迄今为止关于评估肺减容术在严重肺气肿治疗中的作用方面最大、最全面的随机对照试验。在 1998 年 1 月至 2002 年 7 月间，共有 1218 例患者在完成肺功能康复计划后，被随机分入双侧肺减容术组和继续最佳药物治疗组[40]。这项多中心研究显示，术后 90d 手术死亡率为 7.9%，不同手术入路（胸骨切开术和电视胸腔镜手术）或不同中心之间没有差异。尽管术后 90d 的手术死亡率和药物治疗组的 90d 死亡率之间有显著差异（7.9% vs. 1.3%；P＜0.001），但在 2 年随访时，总死亡率没有差异[40]。排除

高危患者后 [定义为受试者的 FEV₁ 不高于预计值的 20%，并且一氧化碳弥散能力（DLco）不超过 20% 或者是均匀性肺气肿]，术后 90d 死亡率降低至 5.2%[40]。Cooper 及其同事从一开始就避免给均匀性肺气肿患者做肺减容术，但是在这一高危患者组中得到的结果和 NETT 的报道不同。Meyers 及其同事报道过一组 FEV₁ 和 DLco 均低于 20% 预计值的患者，围术期死亡率为 5%，其获益时间与其余的肺减容术患者队列没有差别[41]。这项研究的生存曲线见图 13-5。

NETT 研究中，手术组在所有评估时间点（6、12 及 24 个月），其活动能力、6min 步行距离、FEV₁ 占预计值的百分数、生活质量评估及呼吸困难评分等方面的改善都明显更高。然而，当患者按照病变部位（上叶 vs. 其他部位）和活动能力（高 vs. 低）分为四个亚组时，就发现了结果的重要差别（图 13-6）。对于上叶病变的患者，术前活动能力较低者的生存 [死亡风险比（RR=0.47；P=0.005）]、工作负荷能力和生活质量测评都有显著改善，而术前活动能力较高者则仅在工作符合能力及生活治疗测评方面有获益[40]。对于非上叶病变的患者，术前活动能力较低者仅在生活质量测评方面有显著提升，而那些术前活动能力较高者则在任何方面没有改善，事实上还增加了死亡风险（RR=2.06；P=0.02）[40]。这些研究结果告诉术者和支付者应当选择合适的患者进行肺减容术。

NETT 研究中还包含了 α₁ 抗胰蛋白酶缺乏症患者亚组，其术后 2 年死亡率高于药物治疗组（20% vs. 0%），FEV₁ 获益时间降低[42]。之前也有一些单中心研究显示，相比于更典型的肺气肿患者，α₁- 抗胰蛋白酶缺乏症患者在呼吸困难评分和肺功能检测方面的改善程度较低，维持时间较短[43, 44]。

NETT 试验的 5 年随访时，手术组所有入组者的总死亡率显著低于"最佳药物治疗"组（总 RR=0.85；P=0.02）。在 3 年随访时，手术组的生活质量测评持续更高，而且活动能力保持显著改善[45]。5 年时的亚组分析显示，只有上叶病变且活动能力较差的患者组仍保持生存优势（RR=0.57；P=0.01），非上叶病变组中活动能力

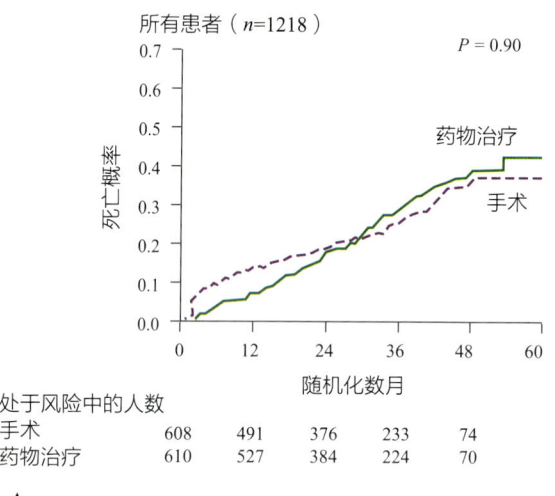

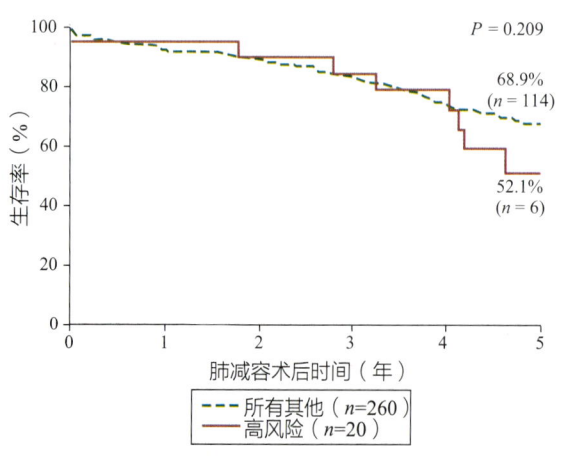

▲ 图 13-5　双侧肺减容术后 Kaplan–meier 生存曲线图

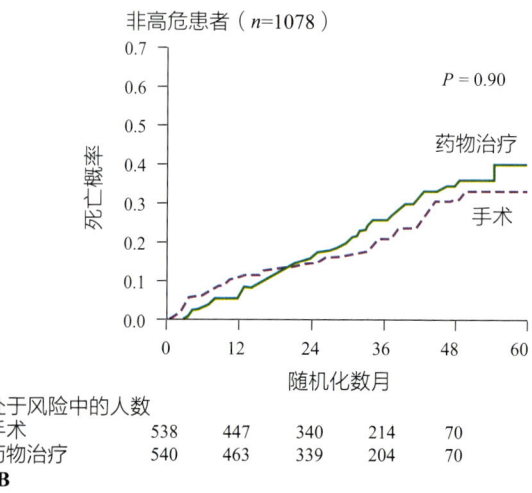

▲ 图 13-6　国家肺气肿治疗试验（NETT）生存曲线

较差的患者生活质量测评获益只维持了 2 年，低于上叶病变的两个组[45]。后期基于肺灌注扫描结果的探索性分析显示，只有当肺上部灌注减低时（定义为双侧上 1/3 的肺灌注小于总体肺灌注的 20%），上叶病变为主且活动能力较差的患者的生存优势才具有显著性[46]。这项分析还发现，在上叶病变患者中，有较高活动耐力且肺上部低灌注的那些患者也有显著的生存优势（RR=0.70；P=0.02）[46]。图 13-7 显示的是一张肺灌注扫描图，可以看到肺尖部灌注缺失，这是理想的肺减容术受者中常见的图像。

肺减容术后住院时间通常是 8~10d，住院时间的延长通常归因于术后持续漏气和房颤。在 NETT 试验中，90% 的患者在肺减容术后出现漏气，中位漏气时间是 7d[47]。上叶病变、严重的胸膜腔粘连、使用吸入性糖皮质激素及低 FEV_1 预计值会显著增加漏气发生的风险及漏气的时间[47]。漏气的速度和持续时间都与手术入路、缝钉垫片、切割缝合器品牌、术中附加操作（胸膜帐篷术、纤维胶的使用或化学胸膜固定术）等无关。需要注意的是，NETT 试验中有 96.4% 的患者术中使用了缝钉垫片，因此很难发现差异[48, 49]。漏气患者的术后住院时间显著延长（11.8d vs. 7.6d；P=0.0005）。超过术后 30d 的长期并发症很少见，但也有在术后 6~20 个月有患者咳出缝钉和牛心包垫片条的个案报道[50, 51]。最严重的后遗症是一例患者发生了相关的肺部感染，予以抗生素治疗。没有发生支气管胸膜瘘的患者，有可能是由于距离最早手术的时间尚短。

极少有患者在首次肺减容术后接受二次肺减容术。有一组 17 例患者在最初的肺减容术后出现局部肺过度膨胀，从而不再有临床获益[52]。用了多种手段进行二次干预，其中约 40% 接受了肺叶切除术，30% 为非解剖性肺切除术，其余 30% 则是清醒状态硬膜外麻醉下的肺折叠术[52]。尽管这样可以改善术后随访 1 年时的 FEV_1、最大肺活量（FVC）、残气量（RV）、6min 步行试验以及呼吸困难评分等指标，但是其围术期死亡率为 11.7%，高于初次肺减容术[52]。

技术

我们现在更倾向于采用电视胸腔镜（VATS）入路进行双侧肺减容术，有利于术野显露，便于操作，并发症也最少。根据 NETT 的经验，正中胸骨切开组和 VATS 组的死亡率没有差异，但是 VATS 组比起正中胸骨切开组，在手术费用、中位住院时间、术后 1 个月的独立生活患者占比等方面都显示出显著优势[53]。

很多重度肺气肿的患者都表现出以痰多为显著特征的慢性支气管炎。诱导麻醉后，插入单腔气管插管，并用软质支气管镜吸除气道分泌物，获取标本进行革兰染色和细菌培养。如果气道分泌物很黏稠，可以在手术操作结束时，置入迷你气切插管（译者注：经环甲膜穿刺完成），以便于术后肺部分泌物清除。完成支气管镜检查后，将单腔气管插管更换为左侧双腔气管插管。

然后暂停右肺通气，改为左侧单肺通气。麻醉医师需要注意避免左肺过度充气，气道压通常

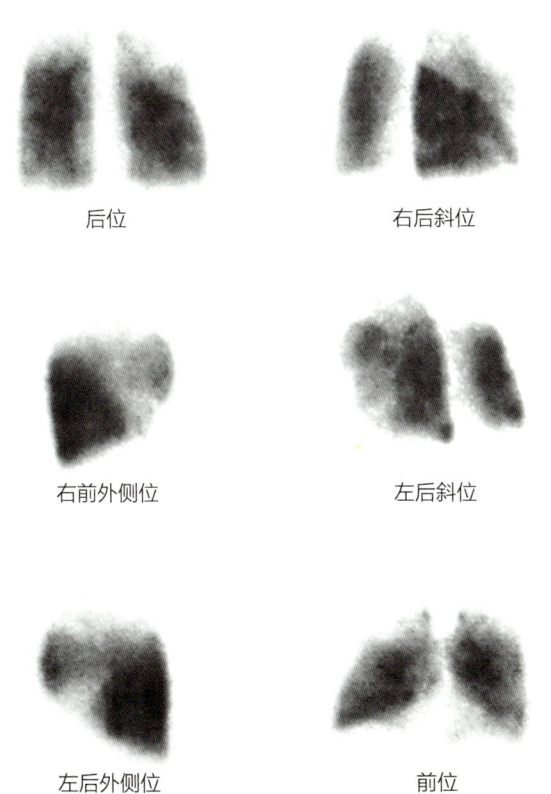

▲ 图 13-7　肺灌注扫描图显示典型的上叶为主的肺气肿，这被视为最适合进行肺减容术的形态

控制在15~20cmH$_2$O。高碳酸血症很有可能发生，但一般都能较好耐受。患者可采取仰卧位或者侧卧位，这取决于术者的习惯。第一个套管置于第7肋间，作为进镜孔。操作孔可以置于锁骨中线外侧的第4或第5肋间。停止右肺通气几分钟之后，右中肺和下肺通常就充分塌陷并逐渐变为肺不张，而上肺病变区域则可见到仍保持充气膨胀状态。用卵圆钳夹持的纱布块挤压工作区域肺组织，有助于逐渐排出上肺内的气体。很少需要松解下肺韧带。如果既往发生过肺炎，有可能出现致密粘连。

对于上肺病变，需要多次使用衬垫着牛心包条或类似材料的直线切割缝合器，将右上肺70%~80%的肺组织切除。还记得NETT试验显示这种垫片并没有作用吧，但是大多数病例都用了这种材料。在使用直线切割缝合器之前，可以预先用长弯钳对目标肺组织钳夹出一道线性的"压榨"痕迹。用切割缝合器（带垫片）从纵隔旁的右上肺前段开始一直向后裁切。需要注意的是，可能需要根据肺灌注检查结果调整切割的路线。应当注意避免跨越叶间裂切割，否则可能损伤下肺背段或者将背段的尖部和残余的上肺钉合在一起，从而阻碍了背段肺组织向上填充胸腔顶部。

我们更倾向于用一条连续的切割缝合线将大部分右上肺切除，而不是做很多次不连续的切除，始终要记得我们的目的是恰如其分地减少容积，而不是把所有病变严重的肺组织完全切除。偶尔会遇到上肺和胸顶及上纵隔致密粘连，这时在试图松解粘连之前先横断上肺的上部可能会更容易些。一旦完成横断，用钝性分离、电烧甚或切割缝合器等方法，会更容易将标本从胸壁和纵隔上分离下来，必要时也可以在纵隔面残余少量肺组织，以避免损伤膈神经。

完成右上肺部分切除后，用温热生理盐水冲洗浸泡胸腔，轻柔膨肺，通常此时没有漏气。复张的残余肺不能完全填充胸顶的情况并不少见。我们曾经考虑过用胸膜帐篷来解决这种情况，但是现在只在个别病例中采用，尤其是当残余肺粘连在胸壁或者膈肌上的时候。我们从没有做过胸膜固定术，无论是用摩擦法或者是喷洒滑石粉，即便患者并不是潜在的后续肺移植术候选者。最后通过进镜孔置入一根胸腔引流管。

之后转换为右侧单肺通气。对于上叶为主的病变，手术目的是切除左上肺的上部，完整保留舌段，因为舌段很少受累。跟右侧不同的是，左肺尖切除后，左下肺背段通常能很容易填充至胸顶。

用多个钉仓切除左上肺的上部1/2~2/3。切割缝合线通常平行于上下肺叶之间的斜裂。跟右侧一样，要注意避免钉线跨越叶间裂进入左下肺背段。完成左上肺部分切除后，同样膨肺检查漏气。跟右侧一样置入一根胸管。

手术结束后，在手术室拔除双腔气管插管。根据手术开始前的气管镜检查情况，如果觉得有必要进行迷你气切术，则在拔除双腔气管插管后立即进行，一般使用4mm直径的迷你气切管。

六、肺移植术和肺减容术的联合应用

肺减容术联合肺移植术曾在一些传闻的小样本患者集中得以报道。这种联合方法包括以下几种方式：肺减容术作为后期肺移植术的过渡手术，单侧肺移植术联合同期单侧肺减容术以防止自体肺过度膨胀，肺移植术后早期单侧肺减容术以治疗急性自体肺过度膨胀，以及单侧肺移植术后远期单侧肺减容术以治疗慢性自体肺过度膨胀。

在为肺气肿患者进行单侧肺移植术时，通过标准的单腔气管插管进行通气过程中，有可能出现动态的自体肺过度膨胀现象。由于移植肺可能表现为低顺应性的通气功能受限（尤其是在再灌注损伤的情况下），需要较高压力的正压通气，这会导致对侧高顺应性的自体肺显著膨胀，可能导致血流动力学受影响。可以通过双腔气管插管提供分肺通气或者尽早拔管，尽可能减小这种影响。但是，这种现象在术后或者拔管后的几个月仍可能出现，症状较轻较缓和。Todd及其同事[54]报道的多伦多经验显示，同期进行的单侧肺移植术和单侧肺减容术有望改善总体肺功能。这样做并没有增加额外的术后并发症，而且比起既往仅接受单侧肺移植术的病例对照组，术后3个月时的肺功能比预期的更好。Yonan及其同事[55]则回顾性分析了12例在单侧肺移植术后发生自体肺过度膨胀的患者，发现移植前低FEV_1、高RV及肺动脉高压等危险因素都和发生自体肺过度膨胀的高风险相关，他们不采用也不支持肺移植术联合同期肺减容术治疗肺气肿患者。

联合手术这一概念最先是由Zenati及其同事[56]于1995年引入医学文献中的。Meyers及其同事[57]描述了200例接受了双侧肺减容术中被认为有肺移植术指征的99例患者，中位随访时间为5.1年，99例中的32例被列入肺移植等候名单，最终15例真正接受了肺移植术。被免于列入等候名单及免于肺移植术的患者的Kaplan-Meier生存曲线如图13-8所示。能够预测是否需要接受肺移植术的术前或手术因素只有肺下叶肺减容术，而不是肺上叶减容术。

成功的肺减容术对患者的潜在获益之一是有可能因为疗效极佳从而完全避免了肺移植术。另一种可能是可以将肺移植术推迟几年进行，从而有可能赶上更新的技术、更好的免疫抑制药物及更好的总生存率。最后，由于肺移植术比肺减容术的术后死亡风险更高，凡是有可能推迟进入那条更为陡峭的生存曲线上去的任何努力都可能是有益的。

然而，把肺减容术作为肺移植术前的过渡手段，其对于重度肺气肿患者的潜在获益是有限的。为了达到显著的改善，现在已知的肺减容术对于解剖学和生理学方面的入选标准都要远比肺移植术更严格，所以肺减容术未必能够将一大部分等待肺移植的肺气肿患者都安全且成功地治好。同样的，如何治疗一个接近肺移植术适宜年龄上限的患者也是一项两难的挑战。最后，对于许多在双侧肺移植术前接受过肺减容术的患者来说，这并非是计划好的过渡手段，而是在最初肺减容术后的获益逐渐消失、症状日益加重之后的现实对策。

肺减容术后进行双侧肺移植术的技术流程也是一项挑战。尽管早先的一些研究报道过，肺减容术后接受肺移植术的患者在二次手术、住院时长、纵向肺功能测试或生存情况等方面没有差异，但需要重视的是大多数患者只接受了单侧肺移植术[58, 59]。最近的一项系列研究发现，比起其他双侧肺移植患者，之前有肺减容术史的患者有着明显更长的手术时间、更高的体外循环术使用频率（45% vs. 16%，$P<0.05$）、更长的体外循环时间、更高的输血率，以及更严重的胸壁及肺门粘连[60]。在围术期，肺减容术后进行双侧肺移植术的患者中有明显更多的因出血导致的二次探查手术、更多的膈神经手术、更高的需要透析的肾功能不全发生率、更长的ICU住院时间（14.4d vs. 3.2d，$P<0.05$）、更低的FEV_1（56.7±29.1 vs. 78.8±23.5，$P<0.05$）及更短的6min步行距离[60]。还要注意到，更长的缺血时间、乳糜胸、需要体外膜肺氧合（ECMO）的原发性移植物病变，以及院内死亡数也都接近具有统计学显著性[60]。肺减容术后双侧肺移植风险较高的现实，必然会影响患者知情同意过程和手术室的准备工作。

随着单侧肺移植术的比例持续下降，用肺减容术治疗单侧肺移植术后迟发或慢性自体肺过度膨胀的病例也越来越罕见。Kroshus及其同事[61]描述了3例用单侧肺减容术治疗肺移植术后自体肺过度膨胀及非感染或排异所致呼吸困难的病例，分别在术后12个月、17个月及42个月时进行肺减容术，所有患者的呼吸困难都有实质性的

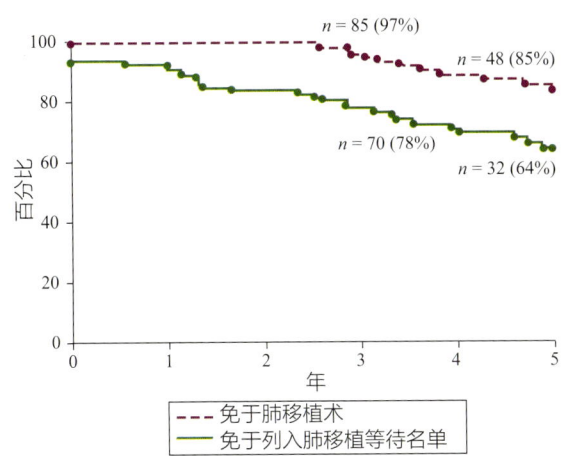

▲ 图13-8 99例双侧肺减容术时符合肺减容手术（LVRS）或移植条件的患者中被免于列入肺移植等待名单和肺移植的Kaplan-Meier曲线

缓解，活动耐力得以提升，胸部 X 线片影像也有改善。Le Pimpec-Barthes 及其同事[62]也作过类似报道，他们以右上肺叶切除的方式进行肺减容术，成功地治疗了症状性自体肺过度膨胀。

七、肺气肿的支气管镜治疗

基于肺减容术所显示的改善，主要有两种内镜方法被研发出来，用于减轻重度肺气肿患者的肺过度膨胀，并进行临床研究。

（一）内镜下置入单向阀

一种方法是通过支气管镜，在明显毁损、过度膨胀的那部分肺的段支气管内置入单向通气阀，以期能使这些肺段内的气体及分泌物向外引流，同时限制气体进入远端，从而达到肺排气的效果。设想随着时间的推移，这将促进这些肺段的肺不张并缩小体积。在一项单中心非随机研究中，根据 HRCT 和肺灌注扫描的界定，在非均匀性肺气肿患者的单侧肺的目标区域支气管内置入单向通气阀[63]。平均每个患者放入了 3.6 个单向阀，且所有的肺叶都适合放置。需要注意的是，在右中肺叶靶区放置单向阀时，总是将右中肺叶与右上肺叶一起处理[63]。在辅助吸氧、FEV$_1$、FVC、RV、6min 步行测试和呼吸困难评分方面，术后检测得到明显改善。在 5 年随访时，只有 6min 步行测试和呼吸困难评分仍保持着显著改善。根据 HRCT 扫描评估，将受试者分为叶间裂发育完全和不完全两组，叶间裂完全的患者在辅助吸氧和残气量（RV）方面在 5 年之后继续有改善。此外，这组患者的生存优势明显提高（100 个月时为 83.3% vs. 24%；P=0.003）。另一项已开发的技术是记录潜在靶区是否存在侧枝通气，该技术涉及用导管气球堵塞目标气道，然后通过控制台系统（Chartis）测量孤立段的气流和压力，从而测量侧枝通气[64]。

在一项多中心试验中，对以上肺病变为主的不均匀性肺气肿患者置入支气管内单向阀，在之后 1 个月、3 个月和 6 个月的随访中，根据圣乔治呼吸问卷调查（Saint George Respiratory Questionnaire）发现肺气肿得到明显改善。与 NETT 中的高危组具有相似条件的患者被排除在外。肺功能及 6min 步行试验未见明显变化[65]。值得注意的是，大约 25% 的患者在不同的时间点为行肺减容术而摘除单向阀（原因包括单向阀区域的肺炎、无效者要求摘除单向阀，以及一例患者因喘息和胸痛需要紧急摘除单向阀）[66]。没有单向阀腐蚀、移位或咯血的报道[65]。在另一项多中心随机试验——支气管内单向阀缓解肺气肿（endobronchial valve for emphysema palliation，VENT）试验中，在 6 个月时发现支气管内单向阀组和标准治疗组之间，FEV$_1$ 和 6min 步行试验有一个小的显著差异，这种显著性在很大程度上是归因于标准治疗组 FEV$_1$ 的持续下降[66]。值得注意的是，经过支气管内单向阀治疗的患者发生需要住院的 COPD 加重和靶肺叶肺炎的概率增加[66]。

（二）气道旁路

许多致残、终末期肺气肿的患者并不适合肺减容术，因为其肺部破坏是均匀一致的。在这些患者中，并没有目标区域可以进行肺减容术切除或放置支气管内单向阀。尽管如此，这些患者和其他终末期肺气肿患者一样，都受到肺部过度膨胀的严重影响。为了减轻这些患者的肺过度膨胀，可以进行气道旁路手术，直接沟通肺段支气管和邻近的肺实质。支架穿过支气管壁放置，一端在气道内，另一端在肺实质内。由于这些患者可能存在广泛的侧支通气，可能需要几个气道旁路支架。用于肺气肿的呼气气道支架试验（exhale airway stents for emphysema，EASE）是一项随机、双盲的国际试验，检查了在均匀性肺气肿和肺严重过度膨胀患者中应用气道旁路与假手术对照（只做了支气管镜）的情况。气道旁路组的患者可接受多达 6 个支架，每个肺叶最多 2 个支架（不包括右中叶）[67]。虽然术后肺功能测试有明显改善（FEV$_1$ 升高，RV 降低，FVC 升高），但这些改善只能维持 1 个月[67]。在症状改善方面，圣乔治呼吸问卷调查（SGRQ）在 1 个月时有显著改善，但与对照组相比，该结果在随后的随访（3 个月至 1 年）中也没有持续[67]。在随访 6 个月时的影像学检查中，仅有 25% 的患者还保有全部支架（大多数患者可能因咳痰而丢失了支架），而那些还保留支架的患者中，仅有 21% 的患者还保留了通畅性[67]。根据这项试验，气道旁路不太可能对肺严重过度膨胀的治疗或缓解产生任何持久的好处。

（三）气道镍铬记忆合金线圈

就在本章撰写的时候，一些中心正热衷于另一种新的方法来改善晚期肺气肿的症状。目前正在进行初步的试点研究，使用镍钛记忆合金支架缩小肺气肿的上肺叶，并增加其他未受累部分的肺通气和灌注。这种手术被称为支气管内线圈肺减容术（lung volume reduction endobronchial coils，LVRC），而支气管镜下进行对症治疗的手术总体被称为支气管镜下肺减容术（bronchoscopic lung volume reduction，BLVR）。初步的小型试验显示了令人鼓舞的结果，改善了肺功能，具有更好的运动耐受性，改善了主观症状控制。目前，这些设备仅供研究使用，读者必须及时查阅关于 LVRC 以及归属于 BLVR 类别的其他方法的最新报道。一项计划纳入 315 名患者的大型多中心试验（RENEW 试验），将有助于决定这一进入非手术肺减容类技术竞技舞台的最新成员的命运。

八、总结

肺大疱切除术、肺减容术和肺移植术的相似之处在于，它们都是一种旨在改善严重肺气肿的生理功能和症状的外科手术，但它们在理想的患者选择标准和预期结果方面却又都是独特的。我们赞成进行细致的患者筛选，期间所有的选择都应被考虑，并最终根据患者的解剖和生理特征进行调整。压迫相对正常的相邻肺的无功能、占位性大疱患者将接受胸腔镜下或开放性肺大疱切除术。对于适合肺减容术的理想情况，即肺过度膨胀、病变非均质性分布、FEV_1 大于 20%、CO_2 分压正常的患者，可以给予肺减容术。最后，弥漫性病变、低 FEV_1、高碳酸血症和有相关的肺动脉高压的患者被导向肺移植术。肺减容术并不是 $α_1$ 抗胰蛋白酶缺乏症患者的理想选择，在这些情况下我们宁可选择肺移植术。严格遵守这些标准，我们发现很少有肺气肿患者适合进行任何外科手术。肺减容术和肺移植术的联合，无论是同期还是序贯，是可行但很少是必要的。因为许多支气管内单向阀试验排除了那些在 NETT 试验中被认为是高风险的患者，我们评估支气管内单向阀缓解数据的主要人群是那些拒绝肺减容术或是有碍事的并发症的患者。目前，气道旁路手术仍是一种短期受益的手术，没有长期缓解的证据。新的治疗策略还需要通过严峻的挑战，这些挑战导致过去许多此类干预措施被摒弃。

第 14 章
肺 移 植
Lung Transplantation

Lisa M. Brown　Varun Puri　G. A. Patterson　著
秦应之　译

首例成功的人类肺移植术是由多伦多肺移植团队在 1983 年完成的[1]。距离这次里程碑式的手术已经过去了 30 年，至今已经完成了超过 15 000 例肺移植术。现在，肺移植已经是各种终末期肺病的首选治疗方案。由于技术的日益精细及对移植免疫学和微生物学的理解逐渐深入，肺移植术已经有了令人瞩目的发展。尽管进步巨大，但是供体的缺乏及慢性移植肺功能不全仍然阻碍了肺移植术发挥其全部潜能。为了解决供体短缺的问题专家们做过很多尝试，包括使用临界供体、活体肺叶供体、心脏停搏供体和分肺供体技术。慢性移植肺功能不全是限制长期生存的主要因素，为了寻找解决方案正在开展广泛的研究，以延长肺移植患者的生存期。

一、发展史

1947 年，Vladimir Demikhov[2,3] 首次在一条狗身上进行了肺移植术，这条狗术后存活了 7d，后来死于支气管开裂。1963 年，James D. Hardy 医师及其同事[4] 首次进行了人体肺移植术，尽管他们的患者在移植后 18d 死亡，但是这短暂的成功证明了手术在技术上的可行性，并在世界范围内激起了对肺移植的极大兴趣。接下来的 20 年里，大概又尝试了 40 例肺移植术，但无一长期生存[5]。而唯一一例活着出院的是 Derom 及其同事[6] 的一位 23 岁患者，他在移植后 8 个月得以出院，但出院没多久就死于慢性排异、败血症和支气管狭窄。这一时期的患者大多数在移植术后 2 周内死于原发性移植肺功能衰竭、败血症或排异反应，而 2 周以上死亡的最常见原因是支气管吻合口断裂。

多伦多肺移植团队最早于 1978 年第一次尝试肺移植，以患者死于支气管开裂而告终[7]。该团队通过试验性研究发现，围术期大剂量类固醇激素阻碍了支气管吻合口愈合[8]，而用带蒂大网膜包绕支气管吻合口可以恢复乏血供的供体支气管的血供，并防止支气管吻合口开裂[9]。他们还提到了受体的选择，因为早期的尝试都是在患急性病的、通常依赖于辅助通气的患者中开展。多伦多小组认为，肺纤维化导致的终末期呼吸衰竭患者为单肺移植提供了理想的生理条件。本体肺灌注和通气阻力的增加，会将灌注和通气优先引导到移植肺。1983 年 11 月 7 日，在一名 58 岁的肺纤维化患者身上成功地进行了首例肺移植手术[1]。现在看来，大网膜瓣的应用和围术期类固醇激素的克制应用具有最主要的历史意义。在最终的分析中，似乎是该团队在实践中对细节的关注导致了移植的长期成功。

Patterson 及其同事[10] 采用整块双肺移植技术把肺移植术对象扩展到感染性肺病及肺气肿患者。但整体双肺移植存在技术难度大、需要体外循环（CPB）、气管吻合口缺血并发症频发、心脏失神经、手术暴露不良导致后纵隔出血的困境等缺点。为了解决这些问题，Pasque 及其同事[11] 发明了双侧序贯肺移植技术。横断胸骨开胸术能极好地显露纵隔和双侧胸膜腔术野。最近，对这种切口进行了改进，尽可能避免切断胸骨，以消除胸骨创伤并发症。

肺气肿患者最初被认为不适合单肺移植，因为顺应性过高的自体肺容易出现过度膨胀，导致纵隔移位并压迫移植肺。尽管存在这种担忧，Mal 及其同事[12] 还是在 1989 年报道了采用单肺移植术成功地治疗了肺气肿。Pasque 及其同事[13] 报道了用单肺移植术成功治疗了肺动脉高压患者。

Starnes 及其同事[14] 报道了活体肺叶移植的首次应用。肺分离技术可使一个大的左侧供肺被一分为二，各个肺叶被分别双侧移植[15]。此外，使用来自心脏停搏供体的肺已经从研究领域转入临床实践[16]。最近，延长的常温离体肺灌注技术的使用，允许对高危供体肺进行客观评估和随后的修复（或排除），使得供肺被用于移植的百分比增加[17]。而且，当这些肺被移植后，其早期结果与那些经过常规选择并移植的肺相似[18]。

二、选择

（一）受体

根据最新的国际肺移植候选者选择指南加以改编，肺移植的一般选择条件列于框 14-1，而疾病特异性指南则列于框 14-2[19]。

受体年龄过高与肺移植术后生存率降低有关[20]，尽管如此，65 岁以上接受肺移植的患者还是增加了。2006—2012 年，10% 的肺移植受体年龄超过 65 岁，3% 的人年龄超过 70 岁，2000—2005 年[20]，分别增加了 3% 和 0.3%。一

框 14-1　肺移植受体选择标准

- 临床上和生理上严重的疾病
- 医学治疗无效或不可及
- 日常生活活动明显受限
- 预期寿命有限
- 心功能良好，没有明显的冠状动脉疾病
- 可走动，具有康复潜力
- 可接受的营养状况
- 满意的社会心理状况和情感支持体系

框 14-2　肺部疾病移植指南

慢性阻塞性肺疾病

- 患者的 BODE 指数*在 7~10 分，或者至少有以下之一
  - 曾经因急性高碳酸血症（PCO_2 > 50mmHg）导致病情恶化而住院
  - 尽管用了氧气疗法，仍有肺动脉高压或肺心病，或两者兼有
  - FEV_1 < 预计值的 20% 以及 DLCO < 预计值的 20% 或肺气肿均匀分布

肺囊性纤维化以及其他引起支气管扩张的病因

- 氧依赖性呼吸衰竭
- 高碳酸血症
- 肺动脉高压

特发性肺纤维化和非特异性间质性肺炎（NSIP）

- 有寻常型间质性肺炎的组织学或影像学证据，并还有下列任意一项
  - DLCO < 预计值的 39%
  - 在 6 个月的随访期间 FVC 减少 10% 或更多
  - 6min 步行试验中脉搏血氧仪测得氧饱和度降至 88% 以下
  - 高分辨率 CT 扫描显示肺有蜂窝状改变（纤维化评分 > 2）
- 有 NSIP 的组织学证据，并还有下列任意一项：
  - DLCO < 预计值的 35%
  - 在 6 个月的随访中 FVC 下降 10% 或更多，或 DLCO 下降 15%

肺动脉高压

- 最大程度药物治疗下，仍持续纽约心脏协会（NYHA）心功能Ⅲ级或Ⅳ级
- 6min 步行距离低（< 350m）或持续下降
- 静脉注射依前列醇或等效治疗失败
- 心脏指数 < 2L/（min·m²）
- 右心房压 > 15mmHg

*. BODE 指数包括体重指数、气流阻塞程度（按占 FEV_1 预计值的百分比评估）、呼吸困难程度 [根据经修改的医学研究委员会（MMRC）呼吸困难评分评估]、运动能力（按 6min 步行距离评估），该指标随体重指数、FEV_1 和步行距离的减小及 MMRC 评分的增加而增加

DLCO. 肺的一氧化碳扩散能力；FVC. 用力肺活量；NSIP. 非特异性间质性肺炎

项研究纳入了 225 例年龄≥ 70 岁的肺移植受体，结果显示其生存率和年龄为 60—69 岁的受体相似[21]。

肺移植的绝对禁忌证列于框 14-3[19]。前 5 年内有恶性疾病史者通常禁止接受肺移植，但可能的例外是肺原位腺癌或微侵袭性腺癌（以前被认作细支气管肺泡癌）患者。近期一项研究纳入了 29 例患有细支气管肺泡癌并接受肺移植术的患者，结果显示，与无癌症的肺移植患者相比，其 30d 死亡率和 5 年生存率相似[22]。有趣的是，侵袭性肿瘤或淋巴结转移的存在并不意味着没有长期生存的可能[22]。被认为近期已治愈的胸腔外恶性肿瘤患者仍可考虑进行移植。

以往的胸外科手术并非肺移植的绝对禁忌证，尽管它可能使移植手术复杂化。接受大剂量皮质类固醇治疗（≥ 20mg 泼尼松）的患者不符合肺移植的条件，因为有充分证据表明，它对支气管愈合和术后感染的易感性有负面影响。然而，低剂量或中剂量类固醇治疗并不会增加支气管吻合口并发症的发生率。呼吸机依赖并不是肺移植的绝对禁忌证，但它已被确定为增加死亡率的危险因素，这可能是由于长期辅助通气导致的呼吸肌无力所致[20]。

除原发性肺动脉高压（PPH）或艾森曼格综合征（Eisenmenger syndrome）患者外，所有患者在等待移植期间均参与有指导的运动康复计划。事实上，几乎所有的患者都经历了力量和运动耐受性的改善，而肺功能没有任何可测量的变化。这种增强的耐力使受体能够更好地经受移植手术及其后康复的严酷考验。

在美国，供肺的分配以前是根据候补名单上的时间分配的，而不考虑紧急医疗情况或病情恶化。这个系统是有缺陷的，因为它对那些在移植名单上病情好到能存活下来的受者更有利，而那些有可能获益最大的患者则在等待死亡。理想的器官分配系统可以在临床需要和移植术后的恢复能力之间权衡。器官共享联合网络（UNOS）胸部器官委员会修订了候补名单规则，根据移植需求的迫切性和移植后存活的可能性，为每位患者设定肺分配评分（LAS）。这使得 UNOS 在 2005 年根据 LAS 评分重新对成人肺移植的候补名单进行排序。分配系统的详细信息可在器官获取和移植网络的官方网站上找到[23]。

LAS 评分是通过估计等待名单的紧迫性——定义为没有移植可以存活的预期天数（框 14-4），以及移植后生存——定义为移植后第一年存活的

框 14-3　肺移植的绝对禁忌证
• 最近 2 年患有除皮肤鳞状细胞癌及基底细胞癌以外的其他恶性肿瘤；肺移植在局灶性原位肺腺癌（原名细支气管肺泡癌）患者中的作用
• 另一器官系统（心、肝、肾）有无法治疗的晚期功能障碍；冠状动脉疾病不能接受经皮介入或旁路手术治疗，或伴有明显的左心室功能损害，是肺移植的绝对禁忌证，但在某些病例中可考虑心肺移植
• 不能治愈的慢性肺外感染，包括慢性活动性乙型肝炎、丙型肝炎及人类免疫缺陷病毒
• 明显的胸壁或脊柱畸形
• 不依从或无法坚持药物治疗或后续随诊
• 伴有无法配合或无法依从药物治疗的无法治愈的精神或心理状况，
• 缺乏持续或可靠的社会支持系统
• 物质成瘾（酒精、烟草或毒品），无论是正在还是在过去 6 个月内

框 14-4　预测移植等待名单上患者死亡风险的因素
• 用力肺活量（FVC）
• 肺动脉收缩压
• 静息状态需氧量
• 年龄
• 体重指数（BMI）
• 糖尿病
• 功能状态
• 6min 步行距离
• 连续机械通气
• 诊断

预期天数（框 14-5）来计算的。然后，通过从移植后存活时间中减去等待名单的紧急程度，得到原始分配分数（以天计算），从而得出移植效益度量。这个分数在 1~100 的范围内标准化为 LAS，分数最高者列于移植名单首位。用于预测死亡风险和移植后生存的因素由胸部器官移植委员会定期审查，并根据需要更新。

（二）疾病特异性指南

阻塞性肺病，合并或不合并 α$_1$- 抗胰蛋白酶缺乏症，是目前最常见的肺移植适应证，占 2013 年国际心肺移植协会登记处（ISHLT）报道的成人肺移植的 39%[20]。肺移植的第二大常见适应证是间质性肺病，占肺移植的 24%[20]。

在考虑肺移植之前，患有阻塞性肺病的患者应当接受过包括支气管扩张药和氧疗在内的最大限度的药物治疗。对于理想的患者 [肺过度膨胀，病变不均匀分布，1 秒用力呼气量（FEV$_1$ > 20%），二氧化碳分压正常] 应考虑肺减容术（LVRS）[24]。我们没有发现肺减容术是 α$_1$ 抗胰蛋白酶缺乏症患者的理想选择，因为这些患者通常有弥漫性肺病。先前的肺减容术并不会危及随后肺移植的成功[25]，而且可能会由于延迟肺移植时间而获益[26]。我们赞成一个细致的选择过程，期间肺移植和肺减容术都被考虑，并且为每个患者做出最好的选择。一般来说，对于阻塞性肺疾病患者，FEV$_1$ 应小于预测值的 25%，且不可逆，尽管大多数患者在移植时 FEV$_1$ 通常小于预测值的 15%。高碳酸血症（PaCO$_2$ ≥ 55mmHg）、需氧量增加（PaO$_2$ < 55mmHg）、继发性肺动脉高压的发生、FEV$_1$ 的迅速下降或危及生命的感染频发，均提示病情进行性恶化、生存能力下降、需要肺移植[19]。

感染性肺病是另一种常见的肺移植适应证。囊性纤维化（CF）是一种常见的遗传性疾病，可导致双肺弥漫性支气管扩张破坏。如果不接受肺移植，绝大多数患者会在 20—30 岁死于进行性呼吸衰竭。根据 2013 年 ISHLT 登记，CF 是双侧肺移植的第二大常见适应证，也是肺移植的第三大常见适应证[20]。CF 患者死亡率最可靠的预测指标包括 FEV$_1$ 低于 30% 的预测值、PaCO$_2$ 升高、需要辅助吸氧、经常住院控制急性肺部感染及无法维持体重[27]。在该病的这一阶段，CF 患者通常有一个快速进展的恶化过程。为了抵消这一等候名单的高死亡率，其中的一些因素已被纳入供肺分配评分系统（LAS）。

对感染性肺病或痰量大的患者会反复进行痰培养，以确定细菌敏感性。对这些患者经常会给予吸入大剂量氨基糖苷类或黏菌素类抗生素。多重耐药菌感染的患者，尤其是泛耐药的洋葱伯克霍尔德菌（Burkholderia cepacia），被认为是高风险的，许多中心认为这是移植的禁忌证。一些研究表明，CF 合并 B. cepacia 感染患者肺移植术后早期死亡率明显升高[28, 29]。然而，最近的一篇综述发现，有几项研究明确支持将 B. cepacia 感染或定殖 CF 患者列入肺移植等待名单，因为与未感染患者相比，在生存和死亡风险方面没有差异[30]。在这些患者中想要移植成功，往往需要在体外协同试验的指导下，选择组合使用多种静脉抗生素。如果在协同试验中没有发现易感抗生素方案，我们就不进行移植。

肺纤维化和限制性肺疾病的诊断包括特发性肺纤维化（IPF）、其他病因的肺纤维化、伴有肺动脉压升高的结节病和闭塞性细支气管炎（非再移植病例）。2013 年 ISHLT 登记报道显示，IPF 是单肺移植的第二大常见适应证，也是双肺移植的第三大常见适应证[20]。在我们的经验中，这些移植候选者的肺功能测试方面有典型的限制性通气功能障碍，平均用力肺活量（FVC）为 1.35L，

框 14-5　预测肺移植术后生存的因素

- 用力肺活量
- 肺毛细血管楔压 ≥ 20mmHg
- 持续机械通气
- 年龄
- 血清肌酐水平
- 功能状态
- 诊断

FEV₁ 为 1.14L[31]。所有患者均需辅助吸氧，并表现出明显的运动耐受性损害。中度肺动脉高压在这些患者中很常见。需要肺移植的肺纤维化患者会被观察到有一个病情快速恶化的过程。设计供肺分配评分就是为了识别这些患者的医疗急迫性。

20 世纪 90 年代以前，肺动脉高压（PAH）患者由于缺乏可选的药物治疗，其预后较差，心肺移植是长期生存的唯一选择[32]。20 世纪 90 年代静脉注射依前列醇的引入以及对 PAH 发病机制的深入了解，导致了 PAH 的早期诊断和有效的药物治疗[33]。过去 30 年，对 PAH 药物治疗的进步使得大多数 PAH 患者的肺动脉压力改善、症状缓解，需要肺移植的患者数量也呈下降趋势[32-34]。只要这些患者在血管扩张治疗下能维持稳定的临床表现，移植就有可能推迟。目前移植的适应证是尽管有最佳的药物治疗但病情仍进行性恶化，其定义为纽约心脏协会（NYHA）心功能 III 级或 IV 级，低（< 350m）或下降的 6min 步行试验、静脉注射依前列醇或类似治疗失败、右心房压力（RAP）> 15mmHg，以及心脏指数 < 2L/（min·m²）。自从实施供肺分配评分后，PAH 患者的移植概率很低，与其他肺移植的适应证相比，其在等待名单上的死亡率增加[32]。来自 PAH 早期和长期评估疾病管理登记处（Registry to Evaluate Early and Long-term PAH Disease Management，REVEAL）的数据表明，用 RAP ≥ 14mmHg 或 6min 步行距离 ≤ 300m 对 LAS 分数进行修正后，将改善候补名单上 PAH 患者病情紧迫程度预测的准确性[32]。双肺移植术已成为大多数医疗中心 PAH 患者的首选术式；由于右心室通常在肺移植后迅速恢复，因此 PAH 患者很少需要心肺移植。在大多数中心，心肺移植术是为先天性心脏病合并肺动脉高压的患者保留的。但是，合并房间隔缺损或室间隔缺损的艾森曼格综合征（Eisenmenger syndrome）患者应考虑双肺移植和心脏缺损的修复。

（三）供体

移植领域的快速发展导致了所有合适的同种异体移植器官的短缺。这个问题对于肺移植尤其突出，因为根据框 14-6 中列出的标准，在其他合适的器官供者中，只有 15% 的人的肺适合移植。许多导致脑死亡的情况（如外伤、自发性脑出血）也会导致因为肺挫伤、感染、吸入性或神经源性肺水肿而造成的肺实质病理改变。

对供体肺来说，满意的气体交换是必不可少的，这可以通过在吸入氧浓度分数（FiO₂）在 100%、呼气末压力（PEEP）为 5cmH₂O 的情况下，测得一个大于 300mmHg 的 PaO₂ 来确认。PaO₂/FiO₂ 比值 ≥ 300 表明气体交换充分。在获取供体肺前不久的供体胸部 X 线片必须清晰显示肺野。在供体医疗机构进行的支气管镜检查中，经常发现黏液脓性分泌物，这很常见，如果供体在其他方面都是合适的，这并不是一个特定的肺移植禁忌证。然而，支气管镜下有吸入性肺炎或支气管内明显脓肿的证据，是肺移植的绝对禁忌证。

获得供者的病史，特别强调和注意供体的年龄、死亡原因、死亡时间、吸烟史和既往胸部手术史。供体年龄越大，肺移植后生存率越低，一般优选 55 岁以下的供体[20]。尽管如此，根据 2013 年 ISHLT 的登记，虽然年轻人（18—29 岁）占肺供体的 30%，但在过去 20—50 岁以上供体肺的使用还是增多了。虽然有些供体有明显的吸烟史（30 包年）是一个值得关注的问题，但如果供体肺在其他方面都合适，这并不是绝对禁忌

框 14-6　理想的肺供体选择标准

- 年龄 < 55 岁
- 没有肺部疾病史
- 正常的胸部放射影像序列
- 充分的气体交换功能：PaO₂ > 300mmHg，FiO₂=1.0，PEEP=5cmH₂O
- 支气管镜检查正常
- 乙型肝炎病毒和人获得性免疫缺陷病毒的血清学筛查结果阴性
- 与受体 ABO 血型匹配
- 肺大小匹配

证。事实上，英国的一项研究表明，尽管从有大量吸烟史的供体获取的肺与较差的预后相关，但与弃用有吸烟史供肺去等待潜在的无吸烟史供体肺相比，接受有吸烟史供肺的个体生存概率更大[35]。供体与受体 ABO 血型不匹配、人类免疫缺陷病毒阳性、活动性恶性肿瘤（中枢神经系统以外）和活动性肝炎病毒感染仍是获取供体肺的绝对禁忌证。在移植前，通常不会在供体和受体之间进行人类白细胞抗原（HLA）的组织相容性匹配，除非患者具有较高的群反应抗体或在既往受免疫致敏产生过已知的 HLA 抗体。

供体与受体的大小匹配是需要考虑的重要因素。大小匹配是否合适取决于受体肺部疾病的性质及预期的移植类型。使用基于年龄、性别、身高的标准诺模图（nomogram）是预测供体和受体肺体积大小匹配最可靠的方法，被所有肺功能实验室用于预测肺容量。对于接受单肺移植治疗阻塞性肺病的患者，我们尝试植入比受体预期肺容量大 15%~20% 的移植肺。大的移植肺很容易就能植入阻塞性肺病受体的巨大胸腔。然而，对于患有肺纤维化或肺血管疾病的患者，胸膜腔空间分别缩小或正常。因此，在这些患者中使用过大的移植肺是不可取的。在接受双侧肺移植的患者中，我们更倾向于将供体肺容量与在没有肺病的情况下受体可能具有的肺容量或预期肺尺寸进行匹配。双侧肺移植受体接受体积过大的供体肺，可能导致关胸后血流动力学不稳定。供体肺明显大于受体胸腔，但在其他方面都适用的话，并不妨碍肺移植的进行。我们会在另一张手术桌上做肺叶切除术来缩小供体肺的体积。如果植入后发现大小不匹配，则可用切割缝合器对舌段和右中叶进行双侧肺楔形切除。

某些情况下可以适当放宽通常严格的供体选择标准。双侧移植的供肺有轻度的肺渗出改变是可接受的。我们连续分析了 133 个供体肺，通过动脉血气分析和影像学评价，确定了 37 个供体肺质量处于边缘状态。边缘状态供体肺的术后功能与优秀供体肺相当[36]。最近的几项研究表明，使用放宽标准选取的供体肺，肺移植术后的存活率没有差异[37, 38]。

用于优化供肺的新技术被引入。利用分肺技术，将一具大型尸供体的左肺一分为二，两个肺叶用于较小体型受体的双侧肺叶移植。这需要非常高超的肺移植专业技术，但在某些医疗机构已经成功地完成并取得了良好的结果[15, 39]。活体肺叶供体也被采用，以解决尸肺供体短缺的问题。两个健康的供体每人捐献一个肺叶。供体右下叶和左下叶分别植入受体两侧胸腔[40]。虽然我们在这方面已经有了很多经验，但自 2005 年采用供肺分配评分系统以来，我们还没有在任何患者中使用过这一选项。

另一种重新流行起来的技术是使用心脏停搏供体[16]。肺是独特的，因为它能耐受热缺血长达 1h。这是可能的，因为肺代谢需求低，通常充满了充分氧饱和的血液，肺泡内充满氧气[41]。肺实质细胞依靠肺泡内的氧气维持细胞有氧代谢的能力，使肺有可能成为循环停止后理想的移植器官，即心脏死亡后供体（donation after cardiac death, DCD）。DCD 供体有四种类型：第 I 类（到达时死亡）和第 II 类（复苏不成功）组成了不可控供体，第 III 类（等待心脏停搏）和第 IV 类（脑死亡供体的心脏停搏）则组成了可控供体。可控 DCD 供体是最常见的类型。最大一项 DCD 供体系列研究纳入了 70 例双侧和 2 例单肺移植受体[42]。在该研究中，1 年和 5 年的生存率分别为 97% 和 90%，而 24h 内 3 级原发性移植物功能障碍的发生率在仅为 8.5%。其他几项近期的系列研究显示，肺移植受体采用 DCD 供体和脑死亡供体两者之间的结果相当[43-47]。尽管如此，只有几家移植中心实际采用 DCD。

肺移植领域的最新进展是体外肺灌注（ex vivo lung perfusion，EVLP）。Steen 及其同事开发了第一个体外灌注系统，目的是用它来评估心脏停搏供体的肺功能；他们描述了第一例将无法接受的供体肺进行体外修复，并成功完成肺移植的病例报道[48]。Keshavjee 及其同事成功开发了一种长期（12h）EVLP 策略，有助于仔细评估和修复供体肺[49]。这一策略由于严格遵从几个重要的概念而成为可能[50]。首先，使用无细胞灌注液以避免红细胞寿命较短的问题；肺是通过呼吸机而不是血管供氧的。其次，只有最大心排血量的 40% 用于肺灌注，从而在不影响灌注的情况下降低静水压和肺水肿。最后，该团队发现维持左房压 3~5mmHg 是重要参数。在一项里程碑式的研究中，多伦多肺移植计划团队确定了高危供体肺，并对这些肺进行了 4h 的 EVLP 治疗[18]。主要观察结果是 72h 原发性移植物功能障碍（primary graft dysfunction，PGD）。EVLP 组（20 个肺）PGD 发生率为 15%，对照组（116 个肺）PGD 发生率为 30%，次要终点：30d 死亡率、支气管并发症、机械通气时间、医院及重症监护病房（ICU）住院日长短无差异。最终，有可能用药物治疗供体肺以减少肺水肿和炎症的发生，或者用基因和细胞疗法处理供体肺以应对再灌注和免疫损伤[50]。

为了确保最有效的数据传输，美国移植网络需要一套复杂的计算机系统。UNet 是由器官共享联合网络（UNOS）为所有国家器官移植中心和器官获取组织建立的一个基于互联网的加密的移植信息数据库，用于登记移植患者，将供体器官与移植候选者进行匹配，并管理所有患者的关键数据。2006 年，DonorNet^{SM} 启动，以提高器官配置过程的效率和准确性。它是一个中央电子环境，在此环境中，器官获取协调员将最新捐赠的器官的信息发送给具有匹配候选者的移植中心。器官信息现在可以同时提供给多个移植中心，确保器官能够被有效匹配和配置。

三、供体手术

（一）获取

1. 脑死亡供体

一旦根据病史、胸部 X 线片、动脉血气分析确定了合适的肺移植供体，就需要进行软质支气管镜检查，以确保没有大量脓性分泌物或误吸迹象，并彻底吸净气管支气管树[51]。少量脓性分泌物在最初的吸力作用下被清除，这不是获取的禁忌证。解剖变异可能会使植入术复杂化。应该在心肺获取小组之间建立清晰有效的沟通。左、右心排气的位置、左房袖带的分隔、肺动脉主干（PA）的插管和分隔应加以讨论和商定。

采用标准的正中胸骨切开入路，心包和双侧胸膜腔都可被充分打开。持续用 30cmH$_2$O 的压力充气，使所有不张的肺段原位复张。通过在吸气末断开呼吸机，对肺进行顺应性检查，这应该会导致肺快速排气收缩。人工触诊肺部以排除任何意外的病变。心包用粗丝线缝缩，但不要打结，以便进入两侧胸膜腔。这时，在继续操作之前，我们要和植入手术组就供体肺质量和其他任何相关问题进行沟通。

从解剖主 - 肺动脉窗开始解剖胸部器官，为之后上主动脉阻断钳做好准备。将主肺动脉和右肺动脉与升主动脉分离。对上腔静脉（SVC）进行环周解剖，使其游离于所有纵隔组织。用一条粗丝带在奇静脉头侧环绕上腔静脉，然后松松套上隆梅尔血管阻断管。用 2-0 的丝线绕过奇静脉，并在离上腔静脉起始点约 0.5cm 的地方结扎。轻轻牵开上腔静脉和主动脉，在右肺动脉上方切开心包后壁，以显露气管。气管周围用手指钝性分离。然后仔细地锐性解剖沃特森心房间沟。该术式可进入左心房进行左心室灌洗，而且在切除心、肺时更容易区分心脏和肺左房袖。

在完成胸部解剖并确保腹腔器官获取小组准备就绪后，供体进行全身肝素化（250~300U/kg）。用常规的心脏停搏管行升主动脉插管以保护心脏。在肺动脉瓣附近用 prolene 线做 U 形缝合，将一个 Sarns 6.5mm 的金属弯管（安阿伯市，美国密歇根州）置入主肺动脉内，如果只取肺而不取心脏，则尖端指向主肺动脉分叉；如果心脏和肺都需要获取，肺动脉插管位置距离肺动脉瓣至少 1.5cm，插管尖端指向肺动脉瓣。

用细针将 500μg 冲击量前列腺素 -E$_1$ 直接注射入肺动脉；这可能引起低血压。然后，在横向阻断主动脉之前，通过三个操作来为心脏减压。首先，用隆美尔止血套管将上腔静脉丝带收紧。其次，通过 Waterson 房间沟在左心房做一个小切口，用 Yankauer 吸引器通过二尖瓣进入左心室。这个切口将在把左心房分离成心脏和肺袖时被扩大。最后用剪刀横断下腔静脉（IVC）。

然后横向阻断主动脉，启动心脏停搏过程。将肺保护溶液，50～75ml/kg 的冷（4℃）Perfadex（Addmedica，法国巴黎），通过重力作用灌注入肺动脉导管。大量冰液使得心脏和胸膜腔局部冷却。继续轻柔通气，防止肺不张，并有助于均匀分布灌注液。两侧肺应该随着肺灌洗都变白。

心脏停搏并完成顺行肺灌洗后，移除导管。现在从后方游离下腔静脉并解剖至右心房水平，确保在此操作过程中不要损伤右下肺静脉。接着，在心、肺小组的合作下进行左心房的分割。左房切口开始于左下肺静脉和房室沟（冠状窦）的中间，该切口在平行于房室沟的平面上向左侧的左心耳根部和右侧的下腔静脉下缘延伸。左心房切口是从左心房内完成的，在心脏和肺上都保留最佳长度的心房袖，使所有 4 个肺静脉开口都可以看见。最理想的心房袖应该在每个肺静脉开口周围保留有一圈左房（图 14-1）。横断上腔静脉和奇静脉，然后在插管部位切断主动脉弓和主肺动脉，这样心脏就被移除出术野。下一步，用一根 Foley 导管通过每个肺静脉口灌入 250ml 灌洗液进行逆行肺灌洗，这通常会将残余血液和小血栓从开放的肺动脉分叉中冲洗出来。在试验环境中，逆行肺灌注可改善肺氧合，提高肺顺应性，降低移植肺的血管外肺水指数[52]。

然后我们继续整块切除纵隔内组织，该技术避免了对气管膜部、肺动脉和肺静脉的损伤，最大限度保留了气道周围软组织提供的侧支血流。从主动脉弓血管水平向下分离纵隔组织到气管水平。然后拔除供体气管插管，在两条 TA-30 闭合缝钉线之间用锋利刀片整齐切断气管（图 14-2）。在此步骤之前我们无须膨肺。食管近端用 Endo GIA 直线吻合器（Covidien，博尔德，科罗拉多州）切断。直接先后分离剩余的纵隔组织到胸椎，这个器官组织块被轻轻地提起并从脊柱上剥离直至胸腔中部。然后注意力转向胸腔下部。在近膈肌处切开心包，注意不要损伤肺实质。将下肺轻柔牵向头侧以松解下肺韧带，注意保护肺。食管远端用 Endo GIA 直线吻合器切断。再次将剩余的纵隔组织向脊柱分离，然后沿着脊柱向头侧分离，直到与之前的分离部位"会师"，从而能将纵隔/肺组织块从胸腔内整块取出。

如果供体肺需要在不同的医疗机构中使用，它们需要在后备的手术台上分开。否则，就将其与冷保存液一起置入三层塑料袋内，并用冰冷藏运输。到达受体手术室后，在冰浴中分离两个肺。去除供体食管和主动脉。按顺序依次切断后

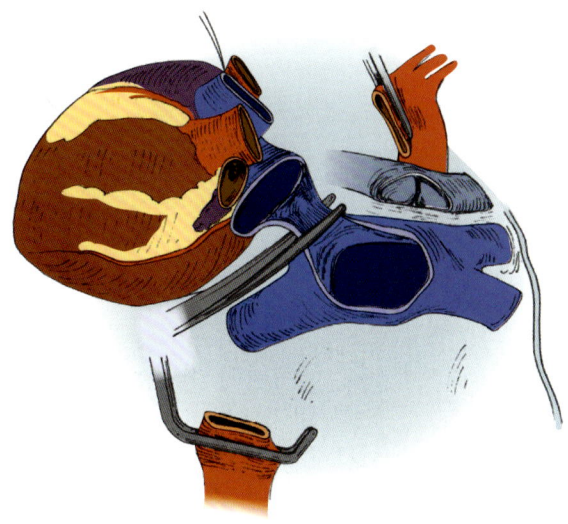

▲ 图 14-1　心脏正被移除，在每个肺静脉口周围留下一圈心房
引自 Sundaresan S, Trachiotis GD, Aoe M, et al: Donor lung procurement: assessment and operative technique. *Ann Thorac Surg* 56:1409–1413, 1993

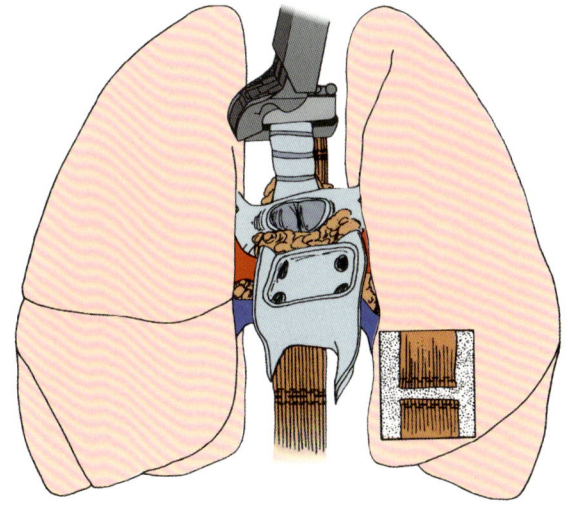

▲ 图 14-2　气管和食管的离断，双肺整体摘除前和心脏摘除后
插图为离断食管远端（引自 Sundaresan S, Trachiotis GD, Aoe M, et al: Donor lung procurement: assessment and operative technique. *Ann Thorac Surg* 56:1409–1413, 1993.）

方心包、肺静脉之间左心房、主肺动脉分叉处及靠近隆突的左支气管,从而将双侧肺分开。用 15 号刀片在隆突起始部整齐切断左主支气管,隆突先留在右侧。在距上叶支气管开口近心端一个气管环处切断主支气管,尽量减少对近端支气管周围的游离以保存侧支循环。左、右肺动脉分别在它们的第一个分支处切断。

2. 心脏停搏供体

我们对心脏停搏供体采用与有心跳供体相类似的方法,但有严格的时间限制。Gomez-de-Antonio 及其同事描述了一种替代方法,包括静脉动脉体外膜肺氧合和放置双侧胸管进行局部冷却[53]。

(二)心房袖和肺静脉损伤

损伤最常累及右下肺静脉,发生于分离左房袖或切断下腔静脉时。肺静脉损伤也可能是由于对肺下韧带的过度游离或心包内心房袖不必要的解剖造成的。这些损伤可导致再灌注时难以处理的出血。

如果供者左房袖不合适,或上、下肺静脉完全分离,则采用供体心包重建修复技术[54](图 14-3)。据估计,多达 2.7% 的患者可能需要左房袖重建,Oto 和他的同事已经很好地说明了他们的技术(图 14-4)[55]。

(三)肺动脉

右肺动脉更容易受到损伤,因为其走行在主动脉和上腔静脉后方。又因右肺动脉比左肺动脉长很多,故主动脉下右肺动脉的损伤通常不需要修复,只需在损伤处的远端修剪即可。如有必要,可简单缝合或用供体的肺动脉、奇静脉或心包重建修复。

(四)先天性支气管变异

最常见的变异是主气管上发出的上叶支气管,可以是段支气管或叶支气管。如果是段性支气管,可以缝闭或再植。如果整个右上肺叶支气管异常发自主气管,则可选择切除供体右上肺叶、左侧单肺移植或将中间段支气管和异常的右上肺叶支气管合并修整后与受体支气管吻合[56]。

四、受体手术

(一)麻醉和术中管理

一位富有经验、精通双腔管管理、支气管镜和经食管心脏超声(transesophageal echocardiography,TEE)的麻醉医师在移植团队中起着举足轻重的作用。除非预期需要因为体外循环而全身肝素化,否则我们的患者会接受硬膜外置管。如果是因为感染性肺病而进行肺移植,患者需要接受治疗性支气管镜检查,并通过粗的单腔吸痰管吸痰。桡动脉和股动脉管路、肺动脉导管、TEE 探头、手术台上和下半身的加热毯都是常规准备工作。患者取仰卧位,双臂收拢。在不影响

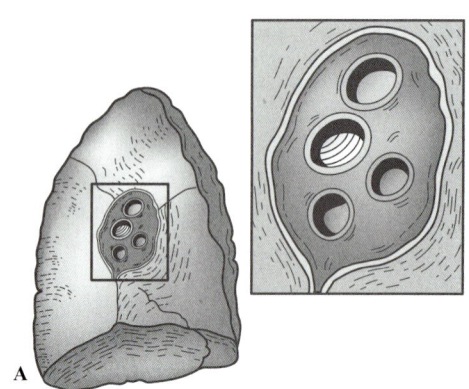
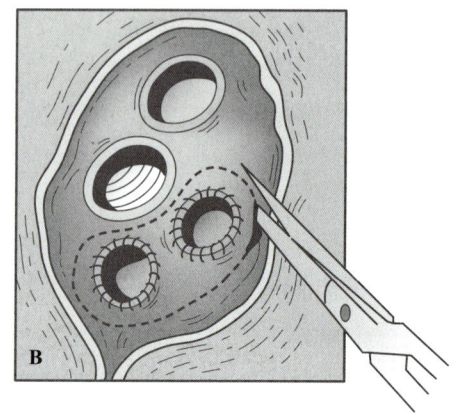

▲ 图 14-3 在次优获取供肺后创造一个新的心房袖

A. 上肺静脉和下肺静脉完全分离;B. 将每个肺静脉开口处的血管内膜外翻缝合贴于心包上,再切开心包重建心房袖(引自 Casula RP, Stoica SC, Wallwork J, et al: Pulmonary vein augmentation for single lung transplantation. *Ann Thorac Surg* 71:1373–1374, 2001. Copyright The Society of Thoracic Surgeons.)

第一部分 胸部手术
第14章 肺移植

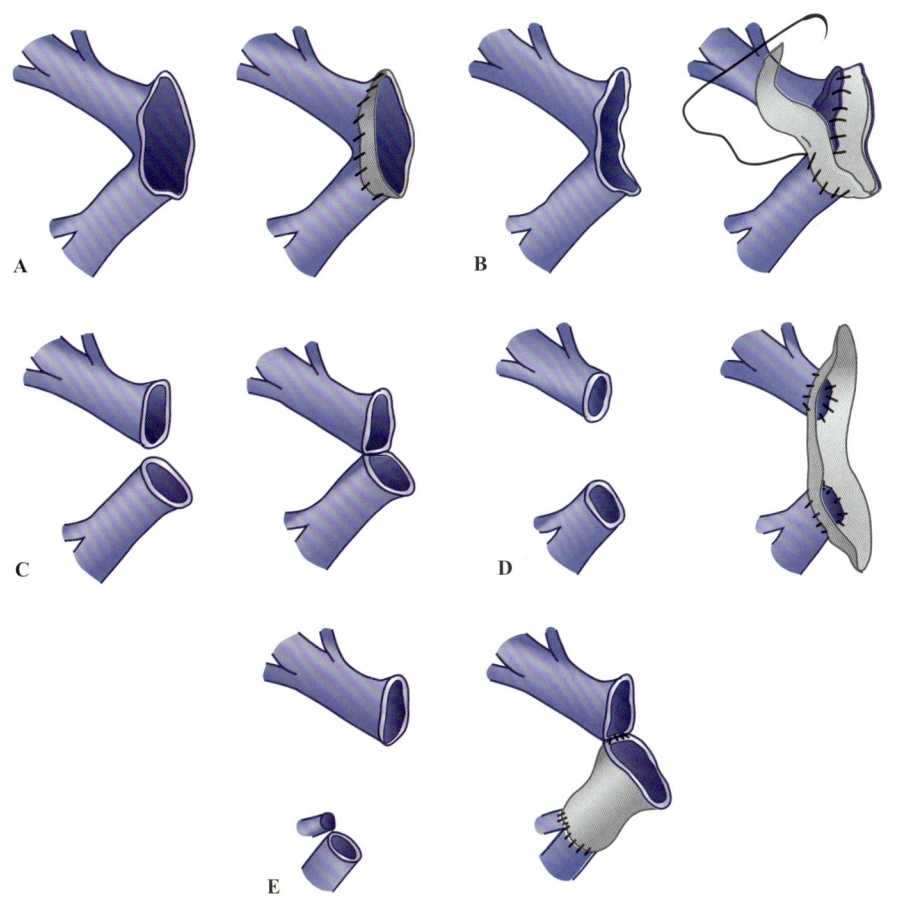

▲ 图 14-4 左房袖不足的重建

A. 前区心包补片扩大左房袖；B. 前区及后区心包补片扩大左房袖；C. 缝合修复分离但邻近的肺静脉口，形成横断面为椭圆形的袖；D. 分隔较远的肺静脉，用心包重建袖；E. 用供体肺动脉在段血管水平重建下肺静脉（引自 Oto T, Rabinov M, Negri J, et al: Techniques of reconstruction for inadequate donor left atrial cuff in lung transplantation. *Ann Thorac Surg* 81:1199–1204, 2006.）

终末器官灌注的情况下，尽量减少静脉输液可避免或减少术后呼吸功能不全。如有必要，我们酌情使用升压药，以避免过度的容量复苏。

TEE 在术中的各个连接处都很有用[57]。具体来说，TEE 监测被用于识别任何心内分流，评估肺动脉夹闭期间的右心室，根据右心室即将失代偿时的经典征象判断是否需要体外循环（CPB），评估动脉和静脉吻合口，检查左心房内是否有空气。对于围术期的急性难治性肺动脉高压，我们使用依前列醇或一氧化氮（或两者兼用）。吸入一氧化氮也适用于低氧合。

（二）植入

1. 切口

不切断胸骨的双侧前外侧开胸切口是双侧序贯肺移植的首选切口[58]。皮肤切口沿第 4 肋间隙水平的乳腺下皱褶，从胸骨外侧缘延伸至腋前线。将乳腺组织向上抬高，切断胸大肌。经第 4 肋间进入胸腔，结扎并切断双侧乳内动脉。或者，也可以保留乳腺内动脉，那就需要在胸骨边缘切除第 4 肋骨 1cm 长的肋软骨段，使第 4 肋骨在牵开切口时可以向上移动。通过将肋间肌从胸膜腔内向外侧切开到椎旁肌，可以进一步增大切口牵开的幅度。我们放置两个胸壁牵开器，彼此成 90° 角（图 14-5）。

河蚌式切口（胸骨横断开胸术）是通过切断胸骨将双侧前外侧开胸切口跨越中线连接起来的（图 14-6）。这个切口提供了很好的显露，需要切断双侧乳内动脉。当需要体外循环，或当心脏肥大和（或）胸腔相对较小以至于肺门显露困难时，该切口可以更好地显露术野。胸骨可以用 5 号胸

225

骨钢丝做两个 8 字缝合重新对接。

如果受体同期还要接受心脏手术，则采用胸骨正中切口。女患者的乳房会妨碍前外侧开胸切口的术野显露，这时也可用到这种入路。

当患者有明显的心脏肥大时，很难通过前外侧开胸切口显露左肺门，此时可采用后外侧开胸加前外侧开胸。即通过左后外侧开胸切口移植左肺，然后重新摆放患者体位，通过右前外侧开胸切口移植右肺来解决这一困难。

腋前保护肌肉的开胸切口最早见报应用于慢性阻塞性肺病患者的单肺移植术，该切口可改善胸壁及肩带的力学功能[59]。腋窝前小切口与传统的后外侧或河蚌式开胸切口在手术时间和对中心体外循环提供的插管能力方面是相当的[60,61]。

2. 全肺切除术

在受体肺切除前，应将供体肺分离，并做好植入准备，完成双侧肺门解剖和粘连松解。这样可以快速切除第二个肺，最大限度地缩短新植入的单侧肺暴露于整个心排血量的时间。根据术前通气灌注扫描，功能较差的肺要先移植，因为另一个肺更有可能维持单肺通气。

在全肺切除术中，松解胸膜粘连时严密止血是至关重要的，尤其是对于感染性肺病和有既往胸部手术史的患者更是如此。必须注意保护膈神经、迷走神经和喉返神经。解剖肺门时，肺动脉和肺静脉在第一分支远端切断，以保持主干的长度。右肺在前干分支以外约 1cm 处切断，左肺动脉则在发出左上肺第二分支以外切断。近心端可以用血管吻合器闭合，外周的血管则可结扎处理。该方法缩小了受体肺动脉口径的大小，可以提供更好的供体受体大小匹配，而结扎的受体肺动脉的第一个分支可在吻合时提供解剖学定位标志。接下来，在二级分支处切断肺静脉。分离支气管周围组织，支气管动脉出血可用电灼或结扎控制；感染性疾病患者的支气管动脉往往明显增粗。在上叶支气管起始部的近端锐性切断支气

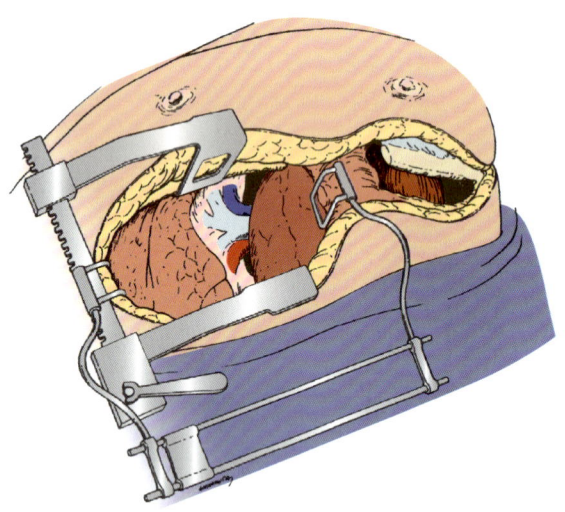

▲ 图 14-5 双侧前外侧开胸切口，两个牵开器呈直角放置
引自 Meyers BF, Patterson GA:Technical aspects of adult lung transplantation. *Semin Thorac Cardiovasc Surg* 10:213–220, 1998

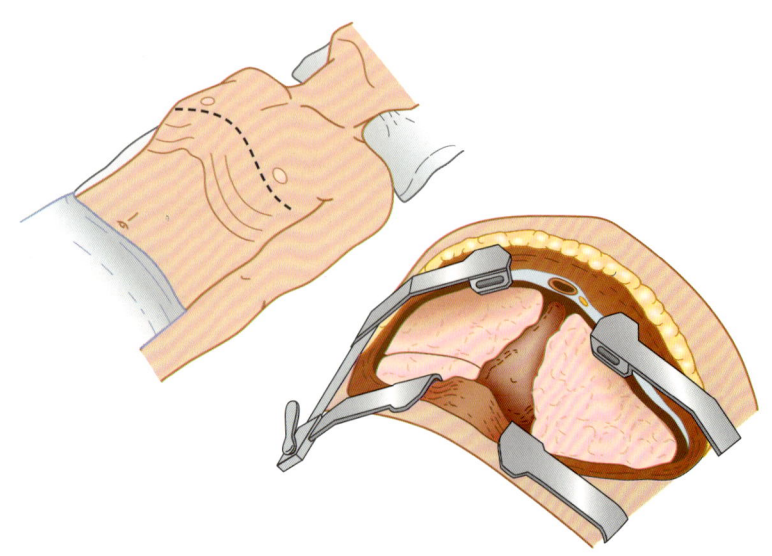

◀ 图 14-6 横断胸骨的河蚌式切口能很好地显露胸腔术野
引自 Lau CL, Patterson GA: Technical considerations in lung transplantation. Chest Surg Clin North Am 13:463–483, 2003

第一部分　胸部手术
第14章　肺移植

管，病肺被切除。所有的后纵隔和后胸壁出血均需得到控制，因为这是安全进入该区域的唯一机会。再接下来，要显露肺门以备植入供肺。用止血钳轻轻夹住肺动脉，向近心侧游离，并向前内方向牵拉。上、下肺静脉同样用止血钳夹住，其周围心包被广泛打开，肺静脉向前牵拉。至此，我们已经做好了肺移植的准备。

3. 植入供肺

供体肺覆盖冷垫，置入胸腔的冰泥床上。首先从支气管吻合开始。我们喜欢用两根 4-0 聚二氧环己酮（PDS）缝线连续缝合进行端-端吻合。在受体支气管前部缝制牵引线（0 号丝线）有助于显露。先连续缝合气道膜部，然后用第二根缝线连续环周缝合前面的软骨部（图 14-7）。在支气管大小明显不匹配的情况下，膜部用 4-0 PDS 连续缝合，软骨部则用 3-0 VICRYL 缝线（Ethicon Endo-Surgery, Cincinnati, Ohio；图 14-8）间断缝合。用供体和受体的支气管周组织覆盖吻合口的前部，以便在支气管吻合口破裂时对上覆的血管吻合口提供一定的保护。气道对端吻合优于套筒吻合技术[62]。

接下来，在尽可能靠近受体肺动脉近心端处

用血管钳阻断，并切除远端的缝钉线。修剪供体和受体的肺动脉，以防止过长和可能的扭曲，用 5-0 聚丙烯线连续对端缝合，注意针距要小而精确，进针不宜过深，以免吻合口狭窄（图 14-9）。

然后沿着肺静脉残端环周打开心包，再将肺静脉残端向外牵拉，并在受体左心房处用心耳钳夹闭。将受体肺静脉残端之间切开，使两个静脉开口连接形成心房袖。吻合采用 4-0 聚丙烯线连续缝合。缝合采用褥式外翻缝合技术进行，这种技术可使血管内膜与内膜对合，从而将有潜在致栓性的心房肌排除在外（图 14-10）。

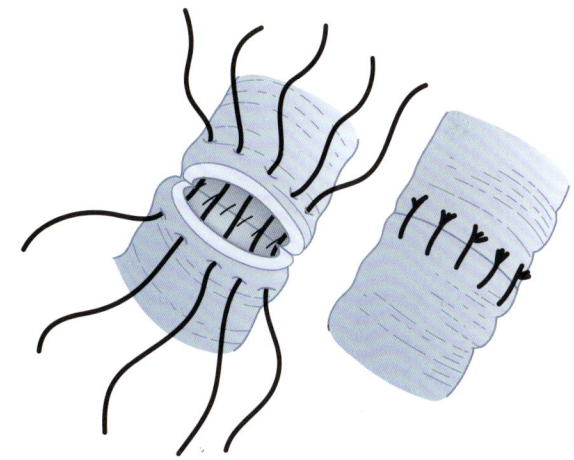

▲ 图 14-8　在支气管口径明显不匹配的情况下，用 3-0 VICRYL 缝线间断缝合支气管前壁进行吻合

引自 Meyers BF, Patterson GA: Technical aspects of adult lung transplantation. *Semin Thorac Cardiovasc Surg* 10:213–220, 1998.）

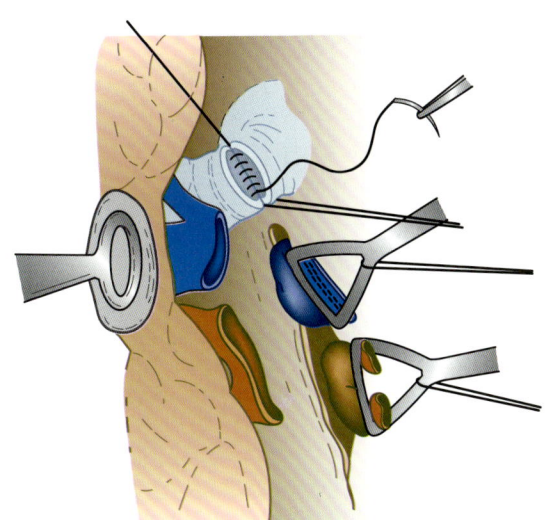

▲ 图 14-7　牵引肺动脉及肺静脉断端为气道吻合提供术野显露

用 4-0 聚二氧环己酮（PDS）缝线进行支气管吻合（引自 Meyers BF, Patterson GA: Technical aspects of adult lung transplantation. *Semin Thorac Cardiovasc Surg* 10:213–220, 1998.）

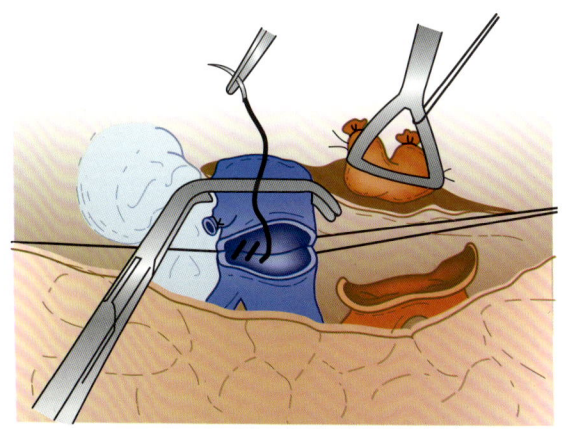

▲ 图 14-9　用 5-0 聚丙烯线连续缝合进行肺动脉吻合

引自 Meyers BF, Patterson GA: Technical aspects of adult lung transplantation. *Semin Thorac Cardiovasc Surg* 10:213–220, 1998

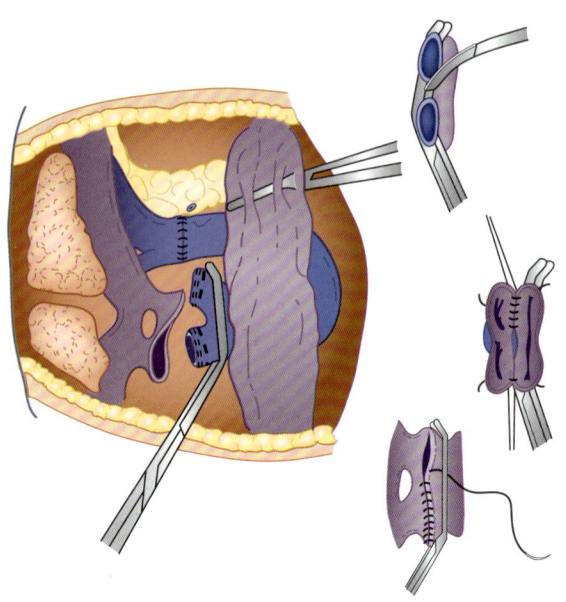

▲ 图 14-10 在左心房处用大心耳钳横贯夹闭，将两支肺静脉残端都切去，切开它们中间的心房桥，形成适合吻合的心房袖

引自 Patterson GA: Bilateral lung transplant: indications and technique. Semin Thorac Cardiovasc Surg 4:95–100, 1992

静脉吻合的最后几针线暂不收紧，肺部分充气，肺动脉阻断钳暂时松开，这就能将肺血管内空气排出。然后打开左心房心耳钳，彻底排出心房内空气，收紧心房缝线并打结。移除所有阻断钳。

如果手术是在没有体外循环的情况下进行的，那么在植入第一个肺后维持患者稳定是很重要的。肺动脉高压可能是由高碳酸血症引起的，经双肺通气一段时间后即可恢复。采用这种方法，通常可以在植入第二个肺的时候避免建立体外循环。

每侧胸膜腔放置两根24F Blake引流管（爱惜康，萨默维尔市，新泽西州），分别放置于胸膜腔顶部和膈面。如果预期术后有明显出血，则首选两根28F常规胸管而不是Blake引流。胸骨可以用5号胸骨钢丝做两个8字缝合重新对接，肋骨用粗的单丝不可吸收缝线间断8字缝合收拢，逐层缝合胸壁切口。

在双腔气管插管更换为单腔管后，用软质支气管镜检查气道吻合口，并吸除气道内的血和分泌物。然后，患者带气管插管转入ICU。

（三）体外循环

我们在患者身上选择性地使用体外循环。然而，对于儿童、不能放置双腔管的小体型患者、肺叶移植、同期的心脏内手术及大多数肺动脉高压患者则是指征。如果患者在手术过程中出现顽固性低氧血症、高碳酸血症、肺动脉高压或血流动力学不稳定，也应采用体外循环。术野显露困难是CPB的另一个指征，这常见于特发性肺纤维化的患者，表现为胸膜腔小，心脏向左移位，导致难以显露左肺门（图14-11）。此时，在膈肌纤维部缝制牵引线，并通过计划放置的胸管部位引入体外做牵引，可以改善暴露。左肺门显露不充分，有时是体外循环的唯一指征，这些情况下，我们还使用过Urchin心脏定位装置（Medtronic, Minneapolis, MN）来改善术野显露（图14-12）[63]。

当选择性使用体外循环时，我们在系统肝素化之前要完成大部分的解剖。采用标准主动脉插管，经右心耳置入二级静脉插管。我们避免使用泵吸引器。一侧肺植入后，左心房排气，撤除静脉阻断钳。这也能为吻合对侧静脉时腾出放置心房阻断钳的空间。

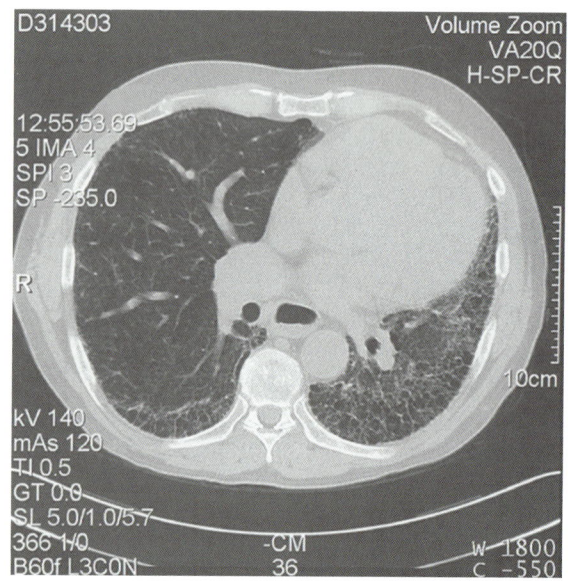

▲ 图 14-11 一位特发性肺纤维化患者的轴位CT影像，显示左侧胸膜腔明显变小伴有纵隔左移。这就提示需要应用体外循环以充分显露术野

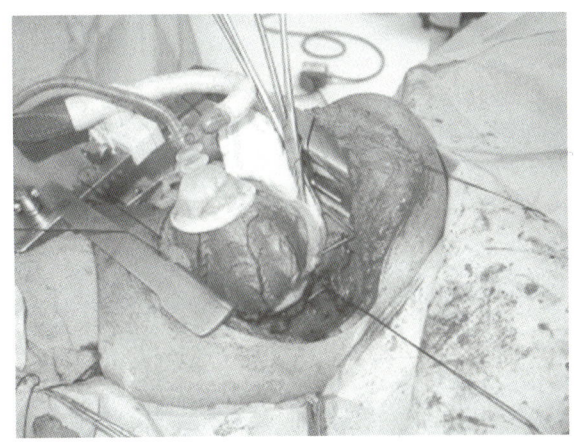

▲ 图 14-12 心尖吸引装置就位，用来提起心尖部，以改善左肺门的显露

引自 Lau CL, Hoganson DM, Meyers BF, et al: Use of an apical heart suction device for exposure in lung transplantation. *Ann ThoracSurg* 81:1524–1525, 2006

五、术后管理

（一）通气

患者转入 ICU，并按照标准技术进行通气。潮气量通常是 7～10ml/kg，调整 FiO_2 使 $PaO_2 >$ 70mmHg，大部分患者 PEEP 为 5～7.5 cmH_2O，要经常进行动脉血气分析。一段时间后进行初步评估，如果患者血流动力学正常稳定并且没有明显出血，气体交换也是充分的，开始尝试呼吸机脱机。根据气体交换和呼吸力学的标准决定是否拔管，大多数患者都在移植术后的 24～48h 内，经过标准间断指令通气（SIMV）或压力支持通气（PS）练习后成功拔管。拔管前，患者要接受支气管镜检查，以确保充分清除分泌物。这一标准管理方案被应用于所有因肺纤维化而接受双侧以及单侧肺移植的患者。

肺气肿或肺血管疾病患者接受单肺移植术后，需要采用不同的方法对患者进行管理[64]。防止肺气肿患者的自体肺过度膨胀以及压迫新植入的肺是肺气肿患者术后管理的主要目标。这是通过避免使用 PEEP 并使用较低的潮气量来实现的。如果空气滞留在自体肺内，它会导致气道高压，二氧化碳排出不充分，以及静脉回流减少引起的低血压。有时需要通过肺叶切除术甚至全肺切除术来减少自体肺体积[65, 66]。

在有肺血管疾病的单肺受体中，我们延长选择性通气时间（48～72h）。患者的体位被置于既能保持自体肺膨胀，又能保证移植肺得到恰当的引流的位置。采用标准潮气量，较高的 PEEP，7.5～10cmH_2O。如果发生早期移植物功能障碍、排斥反应或感染，导致机械通气时间延长，术后应尽早行气管切开。

（二）液体管理

术后早期，Swan-Ganz 导管和每日体重测量为液体状态提供了客观评估。患者从手术室返回时，液体平衡通常呈显著正平衡。术后早期要大剂量使用利尿药。有时，因肺动脉高压而进行单肺移植的患者，如果右心充盈压力过低，会出现血流动力学不稳定，这些患者可能需要较高的充盈压力。

（三）综合护理

术后，只有当发生重大问题时才进行定量肺灌注扫描以评估移植物血流。如果发现肺叶或更大范围的灌注缺损，应通过导管或手术探查进一步探询原因。术后需积极清除气道分泌物，并需要吸入支气管扩张药。物理治疗小组的早期和持续介入能够确保移植受体从床上起来坐到椅子上，在辅助下行走，并尽快使用跑步机或运动自行车进行康复训练。

六、免疫抑制

环孢素的引入彻底改变了实质器官移植术后免疫抑制治疗。肺移植术后的免疫抑制治疗被用于诱导、维持和治疗排异反应。

诱导疗法是有争议的。术中在再灌注之前常规给予大剂量甲泼尼龙。然而，对于诱导免疫抑制的常规应用尚无共识[67]。潜在的益处包括降低急性排异反应的发生率，延迟使用神经钙调蛋白抑制药从而防止肾毒性，以及减少闭塞性支气管炎综合征（BOS）。缺点是感染和移植后恶性肿瘤的风险增高。实际操作模式差异显著，大约有 50% 的肺移植患者接受诱导免疫抑制治疗。

现有两种诱导免疫抑制药：抗胸腺细胞球蛋

白和白介素 2 受体拮抗药（IL-2R）[67]。抗胸腺细胞球蛋白是一种针对 T 和 B 淋巴细胞表面抗原的多克隆抗体。在美国，有两种药物可用，一种是从兔子中提取的胸腺球蛋白（健赞公司，剑桥市，马萨诸塞州），另一种是从马中提取的 Atgam（辉瑞，纽约，纽约州）。在动物体内注射入胸腺细胞或淋巴细胞，形成抗人抗体，然后将其分离纯化，用于诱导治疗。IL-2R 拮抗药是针对活化 T 细胞上 IL-2 受体的人源化单克隆抗体，从而干扰 T 细胞增殖。巴利昔单抗（Basiliximab）（舒莱；诺华制药，东汉诺威市，新泽西州）是目前唯一用于诱导治疗的 IL-2R 拮抗药。这种药物通常耐受性良好，不增加移植后感染的发生率[68]。

对于维持治疗，大多数肺移植患者采用一种三药方案，包括神经钙调蛋白抑制药、抗代谢药物和低剂量皮质类固醇。根据具体情况，可以使用哺乳动物雷帕霉素靶蛋白（mTOR）抑制药代替神经钙调蛋白抑制药或抗代谢物。他克莫司（Prograf；安斯泰来制药公司，诺斯布鲁克市，伊利诺伊州）是神经钙调蛋白抑制药，抑制 IL-2 的转录，抑制 T 细胞的增殖；它抑制 T 细胞活化的效果是环孢霉素的 10~100 倍。麦考酚酸酯（MMF）（骁悉；基因泰克，南旧金山，加州）是一种非竞争性地阻断嘌呤合成途径中的一种酶的抗代谢物。西罗莫司（雷帕霉素；辉瑞制药，纽约市，纽约州）是一种结构与他克莫司相似的 mTOR 抑制药，与同样的胞浆免疫亲和素结合，但这种复合物在 T 细胞活化级联反应中与 IL-2 下游的 mTOR 结合。mTOR 抑制药在伤口和吻合口完全愈合之前不应使用，因为有几项术后早期应用 mTOR 致气道裂开的报道[69, 70]。依维莫司（Zortess；诺华制药）是一种新型的 mTOR 抑制药，具有更好的生物利用度和类似的副作用。大多数项目先给予中等剂量的皮质类固醇治疗[甲波尼龙，0.5~1mg/（kg·d），静脉注射]数天，然后开始口服波尼松 0.5mg/（kg·d）。移植后 1 年和 5 年时，他克莫司是最常用的神经钙调蛋白抑制药，而 MMF 则是最常用的抗代谢物[71]。

七、感染预防

在移植后的几天内，我们常规使用广谱抗生素（通常是头孢吡肟和万古霉素）。根据来自供体和受体气道病原培养的结果来调整方案。肺囊性纤维化（CF）患者需要增加雾化吸入黏菌素或妥布霉素，用药特别强调要覆盖假单胞菌在内。

巨细胞病毒（CMV）在肺移植受体中的再激活与巨细胞病毒性肺炎和胃肠道疾病有关，也会增加发生闭塞性支气管炎综合征（BOS）的风险。移植术后发生 CMV 相关并发症的风险高度依赖于供体和受体的 CMV 状态，供体阳性/受体阴性的风险最高[72]。最近的一项随机对照试验证实，在移植术后将预防性使用缬更昔洛韦的时间从标准的 3 个月延长到 12 个月，可使 CMV 疾病的发病率从 32% 降到 4%[73]。在平均接近 4 年的随访期间，长期 CMV 预防用药比起短期预防用药能提供更为持久的保护作用，CMV 的终生发病率分别为 12% 和 55%[74]。对于不匹配的受体，我们给予 3~6 个月的预防治疗。否则，我们采用先发制人的治疗策略，每周对受体的血液进行 CMV 聚合酶链反应（PCR）筛选，一旦 PCR 检测呈阳性需立刻开始治疗。移植后的第一年内，我们还定期给予阿昔洛韦（除非患者正在服用更昔洛韦或缬更昔洛韦）以预防单纯疱疹病毒感染。

曲霉菌是肺移植患者侵袭性真菌感染最常见的病原。因此，许多移植中心常规采用预防性抗真菌措施。近期的一项 Meta 分析评估了现有文献，比较了在有和无预防性抗真菌治疗的情况下，侵袭性曲霉病（IA）的发生和定植的情况[75]。结果显示，预防组 235 例中的 19 例（8.1%）和未预防组 196 例中的 28 例（14.3%）发生了侵袭性曲霉菌病（IA）（相对风险 0.36，95%CI 0.05~2.62）。预防组无论是侵袭性曲霉菌病还是曲霉定植均无明显减少。

肺孢子虫肺炎的终身预防在移植后 3 周开始。我们目前的治疗策略包括每周 3 次复方新诺明（罗氏实验室/基因泰克，南旧金山，加州）。一项关于实质性器官移植术后肺孢子虫肺炎的研究显示，肺移植受体发生肺孢子虫肺炎风险最高，而且这种风险不像其他实质性器官移植受体那样会在一年以后降低[76]。因此，建议终身预防。对磺胺类药物过敏时，可使用其他替代药物，如每月使用吸入的喷他脒。

在这些患者中，作为常规支气管镜检查的一部分，我们常规获取支气管肺泡灌洗液（BALF）标本进行细胞学检查、革兰染色、KOH试验（氢氧化钾）、抗酸杆菌染色，以及呼吸道病毒、单纯疱疹病毒和巨细胞病毒的免疫染色。此外，还要做细菌、分枝杆菌、真菌和病毒培养。

用放射学、临床和生理学标准很难区分感染性肺病和受体肺移植后早期排异反应。这导致了在这些患者中需要频繁进行纤维支气管镜检查。支气管肺泡灌洗和经支气管镜活检分别被用于查找机会性感染和排异的证据。这些检查常规在2~3周时进行，还要在2个月、3个月、6个月、12个月时，以及此后每年进行检查。

八、并发症

（一）技术问题

随着经验的增加，肺移植在技术方面变得越来越精细和可复制。然而，与任何其他重大手术一样，围术期可能发生技术并发症。围术期出血可能与在移除自体肺时造成很大的创面有关，这种创面可以是感染性肺病患者或既往接受过胸膜固定术造成的。体外循环常常会加剧这个问题。除了需要术中仔细谨慎止血外，我们还会用血液制品和重组Ⅶ因子积极纠正凝血障碍。此时，我们会延期关胸，拉拢皮肤并用无菌透明敷料封闭切口后，将患者转入ICU。通常在接下来的24~48h内可以最终关胸。这种方法并不增加切口并发症的发生率[77]。

支气管吻合的技术问题很容易在手术室通过移植后即刻进行支气管镜检查发现。吻合口的口径不合适立即进行手术翻修。肺动脉吻合口损害表现为持续性肺动脉高压和不明原因的低氧血症。术中经食管超声（TEE）可用于评估吻合口血流。术后即刻核素灌注扫描可显示灌注低于预期的区域。评估肺动脉吻合口的金标准是血管造影术，它还可以估测跨吻合口压力梯度。这个压力梯度可能在15~20mmHg，尤其在单肺受体中，其大部分心排出量进入移植肺；或在有高心排出量的双肺受体中。吻合口翻修的必要性取决于临床情况。在其他临床设定恰当的情况下出现显著的血流减少提示需要手术纠正，因为供肺支气管血供完全依赖于肺动脉的侧支血流。肺静脉吻合口损害可以是技术原因造成的，也可以是出血时压迫止血造成血栓引起的。同样的，可以通过经食管超声和血管造影术仔细观察静脉期发现问题。有时候，有必要通过手术探查来确认诊断并修复问题。

（二）原发性移植物功能障碍

肺移植受体发生原发性移植物功能障碍（primary graft dysfunction，PGD）的概率高达25%[78, 79]。PGD的死亡率高达30%，是围术期主要的致死原因。PGD的主要诊断标准为移植后48h内PaO$_2$/FiO$_2$比值降低，且术后胸部X线片全肺出现肺泡浸润影（图14-13）。国际心肺移植协会（ISHLT）根据这些标准设计了一个原发性移植物功能障碍分级系统（表14-1）[80]。

缺血再灌注损伤占了原发性移植物功能障碍病例的大部分（图14-13）。其他可能的病因包括供肺的病理情况，如吸入性肺炎、感染或挫伤。PGD的发病机制始于脑死亡后供体的病生理变化，它在冷缺血期及之后的再灌注期间继续发生[81]。缺血-再灌注损伤产生活性氧，进而损伤肺内皮和上皮。这种损伤导致毛细血管渗漏、肺水肿和肺顺应性下降，表现为低氧及胸部X线片上双侧肺浸润影。此外，供体肺中的巨噬细胞启动炎症级联反应，导致介质释放，然后募集并激活受体白细胞。受体肺动脉压升高和缺血时间延长一直被认为是发生PGD的高度危险因素。

原发性移植物功能障碍是通过在ICU进行积极的心肺支持来处理的。可采用肺保护性通气策略、利尿、吸入一氧化氮[82]和雾化吸入前列环素[83]。在大多数患者中，PGD经过数天的重症监护支持可得以解决，并获得满意的长期同

需要 ECMO 治疗 PGD。9.7% 的儿童和 2.8% 的成人肺移植受体使用了 ECMO[79]。在需要 ECMO 的患者中，只有 38% 的患者能存活出院。11 例患者因 PGD 进行了再次移植。PGD 的严重程度与 BOS 的发生有直接关系[84]。

（三）感染并发症

感染并发症是移植后发生并发症和死亡的主要原因。PGD 和非 CMV 感染是移植后 1 年内死亡的主要原因[85]。第一年之后，最常见的死亡原因是 BOS 和非 CMV 感染。

1. 细菌性感染

革兰阴性菌是细菌性肺炎最常见的病原菌，以铜绿假单胞菌最为常见，紧随其后的是葡萄球菌[86]。洋葱伯克霍尔德菌感染患者 1 年死亡风险比洋葱伯克霍尔德复合体感染患者高 6 倍，比未感染伯克霍尔德菌的患者高 8 倍[85]。肺移植前需仔细评估肺囊性纤维化（CF）患者是否存在伯克霍尔德菌。肺炎的典型症状，如发热和咳嗽，常被免疫抑制疗法所掩盖。因此，必须对所有肺移植术后肺功能恶化的患者进行彻底检查，而不考虑其症状。这包括胸部 X 线片、全血细胞计数、支气管镜检查，同时行支气管肺泡灌洗液检查，以及有可能的话经支气管活检。肺炎的经验性抗生素治疗应覆盖耐甲氧西林金黄色葡萄球菌、铜绿假单胞菌和非典型细菌感染。

肺移植受体有时会出现肺脓肿，CF 患者易因吸入上呼吸道或鼻窦感染定植菌而产生多灶性肺脓肿。这些患者的治疗方法和其他肺脓肿患者的治疗方法是一样的。应用广谱抗生素治疗，并做支气管镜检查以确保没有气道阻塞。

2. 病毒性感染

巨细胞病毒病是肺移植术后最常见的感染并发症（图 14-14）[85, 86]。在移植后的第一年，多达 1/3 的患者会出现这种情况[86]。由于肺可承载大量潜伏期 CMV 负荷，因此肺移植后 CMV 感染发生率要高于其他实质器官移植后。CMV 受体接受 CMV 阳性供肺进行移植时发生 CMV 感染的风险最大。因此，大多数项目将血清阴性供体与血清阴性受体配对。此外，CMV 可能使患

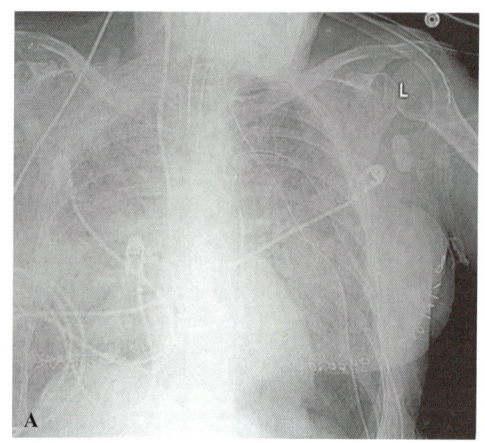
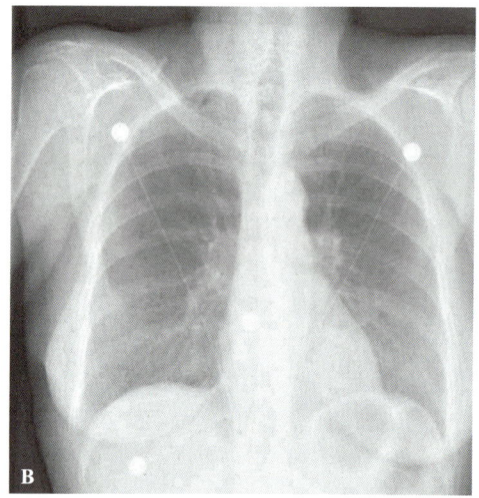

▲ 图 14-13　术后胸部 X 线片显示全肺出现肺泡浸润影
A. 胸部 X 线片显示缺血再灌注损伤典型的弥漫性实变影，右肺首先移植，这就解释了该侧损伤更重的原因；B. 同一患者完全康复后的胸部 X 线片

表 14-1　原发性移植物功能障碍分级系统

分　级	PaO₂/FiO₂	影像学浸润影
0	> 300	没有
1	> 300	有
2	200～300	有
3	< 200	有

引自 Christie JD, Carby M, Bag R, et al: Report of the ISHLT Working Group on Primary Lung Graft Dysfunction part Ⅱ: definition. A consensus statement of the International Society for Heart and Lung Transplantation. J Heart Lung Transplant 24:1454–1459, 2005

种异体移植功能。如果保守治疗不成功，则使用 ECMO 支持。我们对 983 例肺移植受体的治疗经验进行了回顾，其中 47 例患者在术后即刻阶段

者易于发生慢性同种异体移植排异反应。巨细胞病毒还会导致进一步的免疫抑制，使患者发生其他机会性感染和移植后淋巴增生性疾病的风险增加[87]。巨细胞病毒感染（病毒复制）的诊断在我们的机构是基于血液样本 PCR 检测阳性结果，而在组织活检切片中出现巨细胞（巨细胞病毒包涵体或免疫过氧化物酶染色阳性）则提示巨细胞病毒病（有症状的 CMV 感染）（图 14-14）。如果出现症状，给予患者静脉注射更昔洛韦或口服缬更昔洛韦治疗，直至不能检测到病毒复制后至少 1 周[85]。CMV 免疫球蛋白可用于标准抗病毒治疗无效的患者。

虽然非巨细胞病毒呼吸道感染不太常见，但也曾有报道[88,89]。这些病毒包括疱疹病毒、呼吸道合胞病毒、副流感病毒、流感病毒和腺病毒。这些感染也与后来发生的慢性同种异体排异反应有关[90,91]。治疗包括支持性护理和抗病毒治疗。

3. 真菌性感染

移植后常能分离出白色念珠菌，通常是定植性的，但也可具有侵袭性[86]。这些感染可能是有症状的，也可能是在常规支气管镜检查中发现的。念珠菌感染最常与气道吻合口并发症有关[92,93]。它们可以通过全身应用和吸入两性霉素 B 及氟康唑（某些种类具有耐药性）进行联合治疗。

导致移植后严重真菌感染的最常见原因是曲霉菌（图 14-15）。然而，更常见的情况是，在痰液或支气管肺泡灌洗液（BAL）培养中生长的曲霉菌往往提示定植（图 14-15）。定植是侵袭性疾病的危险因素之一，但只有一小部分定植患者发生更严重的感染[94]。曲霉菌感染分为局限性气道感染和侵袭性疾病。侵袭性疾病又分为气管支气管炎、侵袭性肺曲霉菌病和播散性曲霉菌病。曲霉菌气管支气管炎往往局限于支气管吻合口，这可能会侵蚀邻近的肺动脉，导致大量咯血和死亡。侵袭性肺曲霉菌病或播散性曲霉菌病的总死亡率接近 60%[95]。在一些不太严重的病例中，这会增加气道并发症的风险，包括狭窄和支气管软化[96]。伏立康唑是治疗侵袭性曲霉菌病的主要药物；两性霉素 B 的肠外脂类制剂是二线治疗方案。曲霉菌病的预防包括感染控制措施，如在医院建筑附近戴口罩，以及避免园艺、堆肥和其他户外暴露。曲霉菌一旦定植于呼吸道，就很难清除。

（四）急性排斥反应

急性排斥反应在肺移植后比其他实质器官移植后更为常见（图 14-16）[97]。尽管这是一种不常见的死亡原因，但它与慢性排斥反应有关。急性排斥反应大多发生在术后早期，且在术后 3 个月后发生率逐渐下降[98-100]。2004 年 7 月至 2012 年 6 月间，有 1/3 的肺移植成年受体在出院后至 1 年的随访期间发生过至少 1 次急性排斥反应[20]。

有急性排斥反应症状的患者表现为呼吸困难、低氧血症、低热和中度白细胞增多，很难与

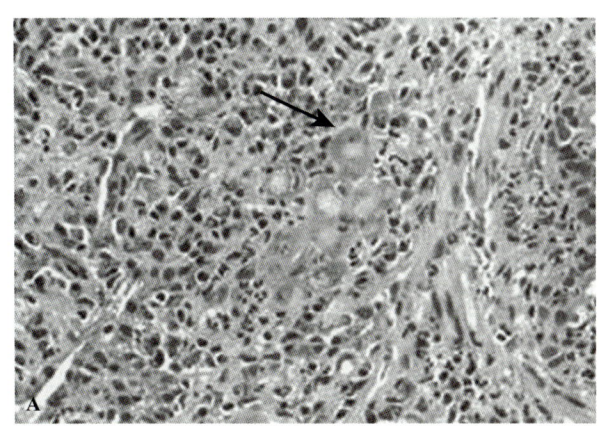 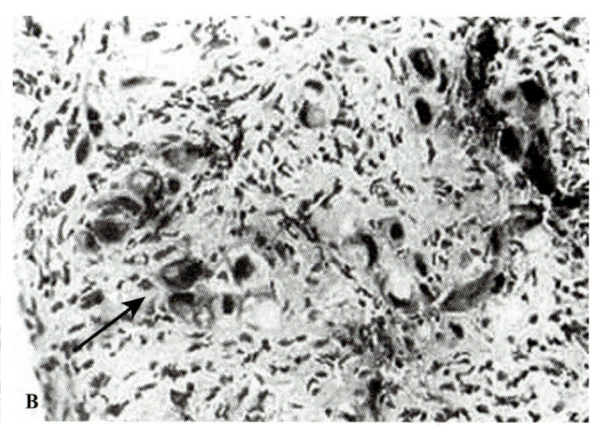

▲ 图 14-14 巨细胞病毒病

A. 经支气管肺活检显示有巨细胞病毒包涵体（箭）的巨细胞病毒性肺炎，用苏 – 伊（HE）染色；B. 免疫过氧化物酶染色显示巨细胞病毒包涵体（箭）

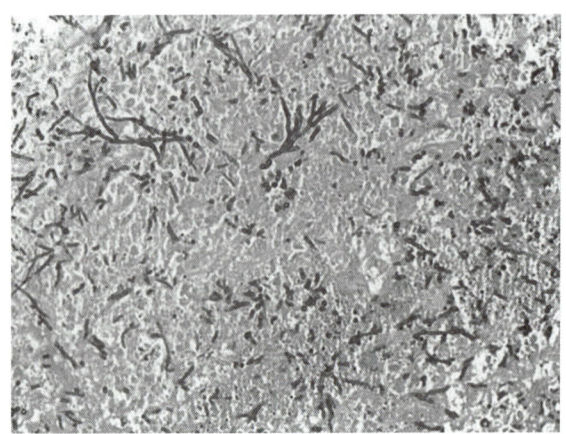

▲ 图 14-15 曲霉菌感染患者的组织病理学检查（HE 染色，原始放大倍数 ×20）

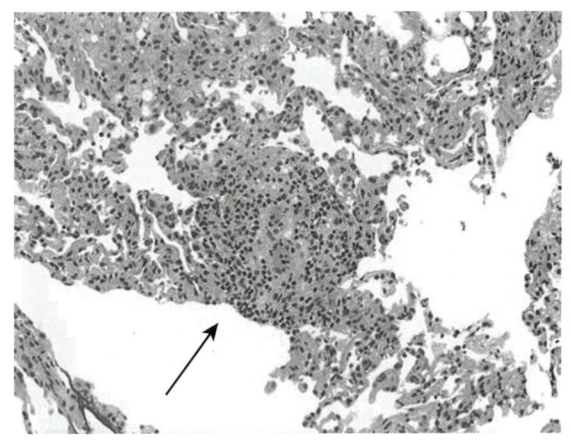

▲ 图 14-16 急性排斥反应的组织病理学检查（箭；HE 染色，原始放大倍数 ×20）

表 14-2 修订后的移植肺排斥反应分类及分级工作表

A：急性排斥反应	
0 级	没有
1 级	最轻微
2 级	轻度
3 级	中度
4 级	重度
B：气道炎症	
0 级	没有
1R 级	低级别
2R 级	高级别
X 级	无法分级
C：慢性气道排异反应 — 阻塞性细支气管炎	0 — 没有 1 — 有
D：慢性血管排异反应	移植物血管快速硬化

引自 Stewart S, Fishbein MC, Snell GI, et al: Revision of the 1996 working formulation for the standardization of nomenclature in the diagnosis of lung rejection. J Heart Lung Transplant 26:1229–1242, 2007

感染区分。胸部 X 线片常显示弥漫性肺门周肺间质浸润；然而，在第一个月后发生的急性排斥反应的胸部 X 线片可以显示正常。急性排斥反应的发作也可能表现出肺功能的下降：基线 FEV_1 或 FVC 下降 10% 或更多。支气管镜检查并行经支气管活检被用于确诊，并除外感染。如果血管周围或支气管周围有单核细胞炎症反应，则提示急性排斥反应。2007 年，ISHLT 修订了基于组织学标准的肺移植排斥反应分级体系（表 14-2）[101]。

急性排斥反应通常采用静脉注射甲泼尼龙治疗，每天 10～15mg/kg，持续 3～5d。通常在 8～12h 内症状和影像学表现就都有显著改善；然后在 2～3 周内逐渐减少类固醇剂量。复发性急性排斥反应需要重新评估免疫抑制基线。我们在 3～6 周内重复支气管镜检查以确定治疗的反应是否适当。有大约 1/3 的病例在随访中发现持续性急性排斥反应[102]。对于难治性急性排斥反应，则常开始进行试验性细胞溶解疗法[103]。其他疗法包括雾化吸入环孢素[104]、阿仑妥珠单抗[105]、甲氨蝶呤[106]、体外光透[107, 108] 和全淋巴辐射[109]。尽管在肺移植受体的维持治疗方案中引入了新的免疫抑制药，但尚没有一种药物能明显减少急性排斥反应发生[110, 111]。

（五）气道并发症

在标准的植入方法下，供体支气管因体循环支气管血供中断而出现缺血。供体支气管的血供在移植后的最初几天中依赖于肺动脉的侧支血流。气道缺血导致的吻合口并发症包括感染、裂开、狭窄和软化。尽管在吻合技术、肺保护和供体手术中注意保留侧支循环等方面的进步降低了吻合口并发症的发生率，但据报道这些并发症的发生率仍达 7%～14%[112-114]。

在回顾我们在密苏里州圣路易斯的华盛顿大学的经验时发现，气道并发症的发生率与移植手术的时期有关。在 1988—1993 年的早期阶段，气道并发症的发生率几乎为 16%；在后期，这一比例下降到了 10% 以下。重要的是，气道并发症似乎对总体生存没有不良影响[70]。

从技术角度看，供体支气管长度缩短（距离上叶支气管开口处近端一个气管环）减少了依赖侧支血流的供体支气管的长度。在肺准备过程中要保存供体支气管上的支气管周组织。套筒式支气管吻合技术并不能降低气道并发症的发生率，除非在供体和受体之间出现明显的尺寸不匹配，否则我们不会使用这种套筒式技术。改良的肺保存技术也提高了移植后的支气管存活能力。移植后肺实质病理性改变也会影响侧支血流，使缺血的供肺支气管坏死和裂开的风险增加。因此，同种异体移植肺的保存和术后充足的肺血流是非常重要的。令人惊讶的是，实验室证据表明类固醇在支气管血管再生和上皮再生方面具有有益作用[115, 116]。

术后用支气管镜检查监测可早期发现吻合口并发症。计算机断层扫描（CT）是一种有用的诊断工具，用于评估明确或可疑的供体气道并发症。后期气道狭窄患者可有呼吸困难、喘息或FEV_1降低的症状。支气管镜检查可以确诊。

（六）支气管不愈

有时可见供体支气管黏膜上皮有斑片状浅表坏死区，这不需要担心，最终会痊愈。轻微的支气管裂开也没有什么长期的不良后果。支气管膜部缺损通常会愈合且不会对气道有危害，而软骨部缺损常会导致一定程度的后期狭窄。显著的裂口（＞支气管周长的50%）可导致气道损害，这时应该有预见性地对该区域用激光或手工清创的方法来维持气道畅通。只有在远端主气道保持完整无损的情况下，才能置入支架。严重的开裂有时会直接连通胸膜腔，导致气胸和严重的漏气。如果肺保持完全膨胀，胸膜腔内没有残腔，瘘口终将封闭，气道有可能愈合而无明显狭窄[117]。

同样的，裂口可以直接与纵隔相通，导致纵隔气肿。如果肺保持完全膨胀，胸膜腔被填满，可以通过纵隔镜在靠近吻合线处放置引流管，以充分引流纵隔。这样也可以使吻合口愈合，通常不会有狭窄。

只有当有足够长的供肺气道可供再缝合时，才能对吻合口进行手术返修。然而，这种可能性极小，因为供肺支气管手术伊始就被裁切成适当短的长度。曾有用再次移植来治疗漏气无法控制或有纵隔污染的巨大气道开裂的案例。

支气管吻合口的坏死组织是腐生真菌生长的理想培养基。这些感染可以是并发症的重要来源。在一项研究中，肺移植后存活至少75d的受体中，有25%发生了涉及支气管吻合口的腐生真菌感染。在这些有吻合口真菌感染的患者中，有47%发生了气道并发症[96]。

（七）吻合口狭窄

慢性气道狭窄是由外科狭窄、肉芽组织、感染或支气管软化所致，缺血是其共同原因。可以尝试支气管镜下球囊扩张，这有可能避免支架置入[118]。我们曾用硅胶支气管内支架治疗这个问题[119]。需要每天吸入N-乙酰半胱氨酸以保持支架通畅。大多数支架只是暂时需要，因为几个月后，大多数患者无须支架就能维持满意的气道通畅。当吻合口狭窄的远端气道太细而不能置入硅胶支架时，或者硅胶支架在支撑起一个支气管时会阻塞另一个支气管时，可以使用自扩张金属支架。然而，肉芽组织很快就会长过网状的金属裸支架，有时使其无法移除。自膨胀硅胶支架也曾被使用。肉芽组织的治疗包括激光或镊子清创、扩张和支架置入[112]。反复气道狭窄曾有经局部应用丝裂霉素C[120]和大剂量近距放疗[121]后得到控制。最后，如果扩张或支架置入仍难以控制支气管狭窄，可以选择支气管袖式切除或再次移植[122, 123]。

（八）慢性排斥反应：闭塞性细支气管炎综合征

同种异体移植肺的慢性排斥反应是受体长期生存的主要限制（图14-17）。在移植后5年内有49%的受体发生了BOS，这一数据在移植后10年内是76%。此外，在移植5年后，死于BOS的人数占比为20%[20]。BOS的标志性临床特征是气道梗阻，FEV_1减少且对支气管扩张药没有反应。慢性排斥反应的关键性组织学改变是闭塞性细支气管炎，这是一种影响无软骨小气道的炎症

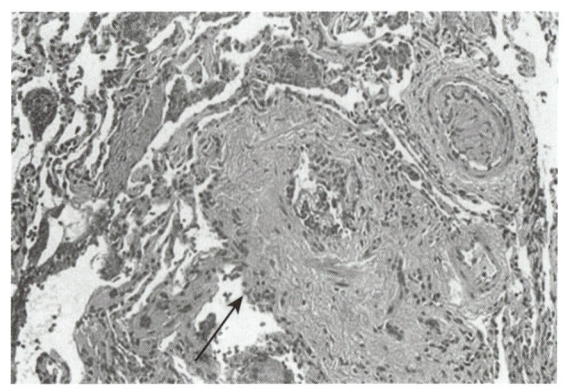

▲ 图 14-17 经支气管镜肺活检显示阻塞性细支气管炎，伴有小气道瘢痕形成和纤维化（箭；HE 染色）

过程（图 14-17）[124]。闭塞性细支气管炎为斑片状异质性病变，这就使得经支气管活检对慢性排斥反应的诊断敏感性仅为 22%～73%[125]。BOS 的临床诊断需要 FEV_1 持续下降 3 周以上，并排除肺功能下降的其他原因：急性排斥反应、吻合口并发症和感染[124]。BOS 的诊断并不要求组织学上有明确的闭塞性细支气管炎证据。

确定最佳移植后 FEV_1，并将其作为比较未来测量结果的基线。由此基线开始的 FEV_1 下降决定了 BOS 的发展阶段。至少在移植后 3 个月后才能对患者做出 BOS 的诊断。根据没有或有组织学证据将闭塞性支气管炎分为两个亚类，分别用 "a" 和 "b" 标识。表 14-3 显示了当前的分类系统[126]。25%～75% 力呼气流量（$FEF_{25\sim75}$）是该分类的一部分，在双侧肺移植受体早期气流阻塞的检测中，$FEF_{25\sim75}$ 比 FEV_1 更敏感[127]，但在单肺移植中差异很大。在 BAL 检测到的气道中性粒细胞增多[127]、呼气一氧化氮分数升高[128]、螺旋 CT 扫描见到空气滞留[129]，是提示 BOS 的额外诊断性检查。最近的一篇综述报道了发生 BOS 的危险因素（框 14-7）[124]。有趣的是，胃食管反流病是 BOS 的潜在危险因素。与合并反流但未接受过胃底折叠术的患者相比，先于肺移植接受过胃底折叠术的患者，在免于 BOS 和生存两方面都有所改善[130]。

闭塞性支气管炎的治疗选择有限，一旦出现，通常是不可逆的。标准治疗方案包括加强免疫抑制以稳定疾病进程。大剂量皮质类固醇、细胞溶解疗法、用 MMF 代替硫唑嘌呤、将环孢素换成他克莫司等治疗方案有时能成功地保护肺功能[131, 132]。一项单中心随机对照试验显示，肺移

表 14-3 阻塞性细支气管炎综合征诊断标准 *

BOS 评分	程　度	基线 FEV_1（%）
0	没有	> 90%，且 $FEF_{25\sim75}$ > 75%
0-p	潜在	81～90 和（或）$FEF_{25\sim75}$ ≤ 75%
1	轻度	66～80
2	中度	51～65
3	重度	≤ 50

*. 每个闭塞性细支气管炎综合征（BOS）评分都有一个亚分类，标注了组织学上确认的闭塞性细支气管炎的缺失或存在：a 表示"没有病理证据证明闭塞性细支气管炎"，b 表示"有病理证据证明闭塞性细支气管炎"

FEV_1. 第一秒用力呼气体积；FEF. 用力呼气流量

引自 Cooper JD, Billingham M, Egan T, et al: A working formulation for the standardization of nomenclature and for clinical staging of chronic dysfunction in lung allografts. International Society for Heart and Lung Transplantation. J Heart Lung Transplant 12:713–716, 1993; and Estenne M, Maurer JR, Boehler A, et al: Bronchiolitis obliterans syndrome 2001: an update of the diagnostic criteria. J Heart Lung Transplant 21:297–310, 2002

框 14-7　肺移植术后闭塞性细支气管炎综合征的危险因素
确定因素
• 急性排异反应
• 巨细胞病毒性肺炎
• HLA 不匹配
• 淋巴细胞性支气管炎 / 细支气管炎
• 不遵医嘱用药
• 原发性移植物功能障碍
潜在因素
• 下呼吸道曲霉菌定植
• 误吸
• 巨细胞病毒感染（没有肺炎）
• 供体抗原特异性激活
• Epstein–Barr 病毒再激活
• 自体肺病的病原
• 胃食管反流
• 供体年龄较大
• 肺炎（革兰阴性菌、革兰阳性菌、真菌）
• 延长的移植物缺血时间
• 巨细胞病毒以外的反复感染

引自 Hayes D, Jr: A review of bronchiolitis obliterans syndrome and therapeutic strategies. J Cardiothorac Surg 6:92, 2011

植后 6 周内给予雾化环孢素并常规全身免疫抑制，虽然急性排斥反应的发生率未受影响，但吸入环孢素的患者生存率提高，无慢性排斥反应生存时间延长[133]。多项研究表明为期 3～6 个月的阿奇霉素治疗可改善 FEV_1[134, 135]。他汀类药物（3-羟基-3-甲基戊二酸辅酶 A 还原酶抑制药）具有免疫调节作用，有报道显示肺移植患者急性排斥反应在服用他汀类药物的患者中不太常见[136]。此外，接受他汀类药物治疗的肺移植患者无一出现 BOS，但未接受他汀类药物治疗的患者中有 37% 出现 BOS，且接受他汀类药物治疗的患者 6 年生存率高于未接受他汀类药物治疗的患者（分别为 91% 和 54%）[136]。体外光透疗法也被证明可以降低肺功能下降的速度，在一项研究中 25% 患者的 FEV_1 有所改善[137]。

不幸的是，大多数患者要么罹患进展性闭塞性细支气管炎，要么由于加强免疫抑制而发生致命的机会性感染。在经过仔细挑选的 BOS 患者中，再次移植可能是一种选择。BOS 在再次移植后似乎不再以一种加速进展的方式发生。在肺再移植登记中，81% 和 56% 的患者在再移植后 1 年和 4 年时免于 BOS[138]。最近的研究表明，因 BOS 再次移植的 1 年和 5 年生存率与初次肺移植相似[133]。

（九）移植后淋巴增生性疾病

移植后淋巴增生性疾病（PTLD）是实质器官和骨髓移植后公认的并发症，肺移植后发病率为 2%～6%（图 14-18）[139, 140]。它包括一系列疾病实体，从非典型淋巴样增生到恶性非霍奇金淋巴瘤[141]。这些细胞最常见的是源于 B 细胞。PTLD 与 EB 病毒（EBV）有一定的相关性[142]。据报道，在肺移植受者中，移植前 EBV 血清学阴性与 PTLD 的发生密切相关。一些研究报道称，移植前 EBV 阴性的受体发生 PTLD 的风险增加了 6.8～20 倍[143]。

当 PTLD 发生在移植后的第一年，好发于胸部，通常出现在移植肺[140]。相比之下，第一年后发生的 PTLD 常在胸外，多见于腹部和盆腔（图 14-19）[144]。在我们的系列中，迟发的腹腔和盆腔 PTLD 病例多为恶性非霍奇金淋巴瘤，尽管积极治疗，但预后较差。相反，早期 PTLD 患者，除非诊断时就存在播散性疾病，一般预后良好，且常对减少免疫抑制有反应[144]。

PTLD 的治疗选择是根据疾病的分期和进展而定的。首先，尝试减少免疫抑制，尤其是当病变局限于移植物时。也有人建议同时使用抗病毒治疗[145]。虽然化疗（环磷酰胺、阿霉素、长春

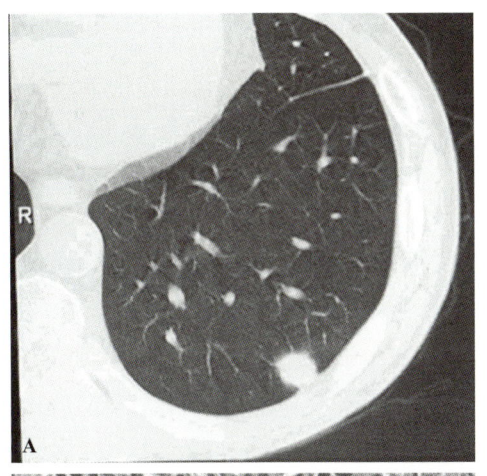

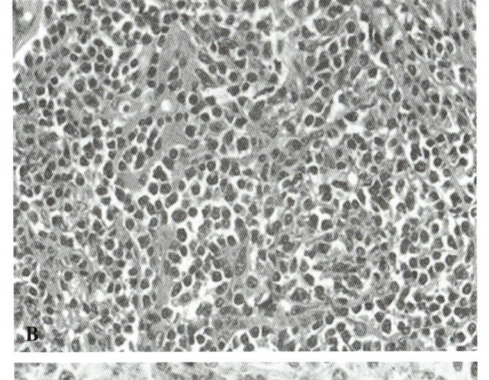

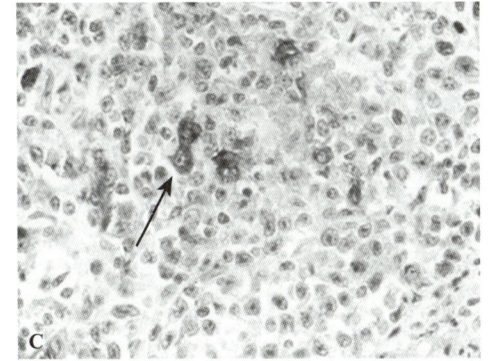

▲ 图 14-18　移植后淋巴增生性疾病
A. 1 例双侧肺移植术后数月患者的 CT 扫描显示肺内多发结节，发现是移植后淋巴增生性疾病（PTLD）；B. 1 例移植后淋巴增生性结节的组织病理学检查（HE 染色）；C. 1 例 PTLD 结节的免疫染色发现 EB 病毒阳性（箭）

新碱和泼尼松，CHOP）被用于病变广泛播散或进展期的患者，但治疗相关死亡率相当可观。利妥昔单抗已被证明对 CD20 阳性的 B 细胞肿瘤细胞有效，并被建议作为治疗 PTLD 的一线药物，一些研究引用的应答率大约为 66%[146,147]。针对儿童的预防策略可能包括匹配受体和供体的 EBV 状态，但这对成人无效，因为超过 90% 的人在 35 岁时 EBV 呈阳性。有个团队报道称，预防性使用抗病毒治疗可降低 PTLD 的发生率[148]。

（十）胃肠道并发症

胃肠道（GI）并发症是肺移植术后的常见并发症，在一些系列中的发生率高达 50%[149]。胃肠道非手术并发症，包括食管炎、胃食管反流、胃炎、胃瘫、消化性溃疡、胰腺炎、胆囊炎、CMV 肝炎、CMV 结肠炎、胃肠道出血、麻痹性结肠梗阻、憩室炎、艰难梭菌性结肠炎或腹泻，一般发生于术后第一个月内，多数患者保守治疗有效。需要手术的急腹症在移植后的任何时刻都可能发生，发生率为 4%~17%。按发生率递减顺序，它们包括肠穿孔、阑尾炎、胆囊炎、结肠炎和肠内积气[150]。PTLD 可表现为急腹症过程，继发于肠套叠（图 14-19）或肠穿孔。诊断这些胃肠道并发症需要高疑诊指数，因为免疫抑制可以掩盖临床症状和体征。急诊手术探查与高并发症率和高死亡率相关。然而，择期手术在这一人群中可以安全地进行，其并发症率是可以接受的[151]。

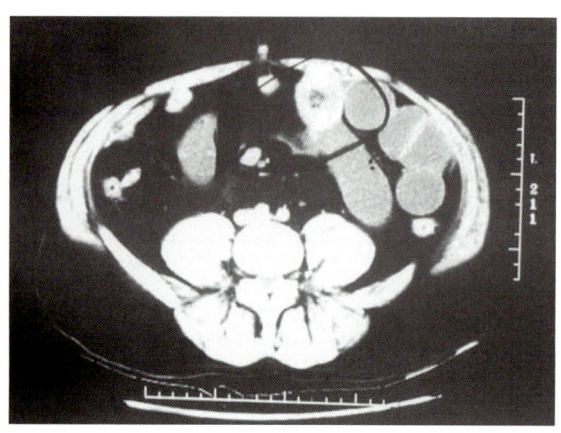

▲ 图 14-19　1 例患者的 CT 扫描显示继发于移植后淋巴增生性疾病的小肠肠套叠

九、结果

在生存者中，功能方面的结果是极好的（图 14-20）。患者通常在移植后 6~8 周内恢复正常水平的运动耐受性，无须补充吸氧。有人报道了 1988—2000 年在华盛顿大学接受移植手术的 300 多名肺气肿患者的长期结果[152]，一直到 2012 年的最新数据均可获得。在这 13 年期间（1988—2000 年），院内总死亡率为 6.2%，但在 1995—2000 年期间，死亡率仅为 3.9%。通过 FVC、FEV_1 和 6min 步行试验等参数测量，所有患者移植后功能结果均有显著改善。自供肺分配评分实施以来，IPF（29%）已成为本中心最常见的肺移植指征，其次是慢性阻塞性肺疾病（COPD）（25%）和肺囊性纤维化（17%）。1988—2012 年，共进行了 1216 例初次移植和 35 例再移植，共计 1251 例；其中 1038 例为双侧肺移植，194 例为单肺移植。在同一时期，不同肺移植适应证的 10 年生存率相似，从 31%~43% 不等。然而，CF 患者的 15 年存活率最高（32%），其次是 IPF 患者（25%）、原发性 / 特发性肺动脉高压（20%）、$α_1$ 抗胰蛋白酶缺乏症（17%）和慢性阻塞性肺病（16%）。

有几个中心报道了肺部感染性疾病患者接受肺移植的满意结果。多伦多肺移植团队报道手术存活者有良好的气体交换、肺功能和运动能力[153]。华盛顿大学也有类似的经验，总生存期与其他肺移植适应证的患者相当。

自分配制度修订以来，在我中心接受移植的患者中，超过 1/3 的肺移植的适应证是肺纤维化疾病（如 IPF）。在早期和晚期各时间点，其长期生存率均低于其他诊断的患者（图 14-20）。纤维化的患者中，早期死亡率可能受移植的复杂性影响，而后期死亡率可能受到受体的相对更大的年龄影响，一般 CF、PPH、$α_1$ 抗胰蛋白酶缺乏症患者相对年轻[20]。

1989—2001 年，我们的项目进行了 100 例 PPH 或继发性肺动脉高压的移植，其中 55 例成人和 45 例儿童分别接受了 51 例双侧肺移植、39 例单肺移植和 10 例心肺联合移植[154]。在这一复

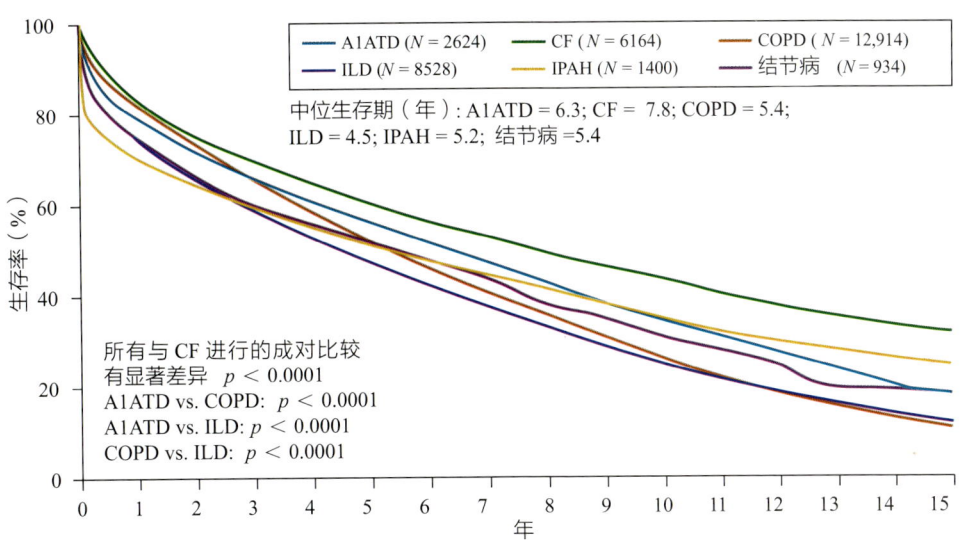

▲ 图 14-20　成人肺移植受者基于不同诊断的 Kaplan-Meier 生存曲线，以每年的生存率为条件（移植：1990 年 1 月至 2011 年 6 月）

A1ATD. α_1- 抗胰蛋白酶缺乏相关的慢性阻塞性肺病；CF. 囊性纤维化相关的支气管扩张；COPD. 非 α_1- 抗胰蛋白酶缺乏相关的慢性阻塞性肺病；ILD. 肺间质性疾病，包括特发性肺纤维化；IPAH. 特发性肺动脉高压；Sarcoidosis. 结节病（引自 Yusen RD, Christie JD, Edwards LB, et al: The Registry of the International Society for Heart and Lung Transplantation: Thirtieth Adult Lung and Heart-Lung Transplant Report—2013; focus theme: age. J Heart Lung Transplant 32:965–978, 2013.）

杂人群中，院内总死亡率为 17%，其中 PPH 移植的死亡率为 10.4%，继发性肺动脉高压移植的死亡率为 23.1%。与因肺气肿而接受移植的患者相比，其并发症发生率也明显更高：近 25% 的患者因出血而被送回手术室，24% 的患者再次气管插管，17% 的患者因长期呼吸机支持而需要气管切开，16% 的患者需要 ECMO 支持。在存活的患者中，右心室功能、肺动脉压力和阻力均有显著而持续的改善。

十、小儿肺移植

肺移植在 20 世纪 80 年代末以一种明智的方式扩大到儿科人群。根据 ISHLT 的报道，2011 年 18 岁以下接受肺移植的人数为 107 人[155]。这一数字在过去 10 年保持稳定，只占全部肺移植手术的一小部分。最常见的婴儿肺移植（< 1 年）适应证是先天性心脏病和表面活性剂蛋白质 B 缺乏，分别占了 1990—2012 年期间这个年龄段肺移植的 16.7%[155]。1—5 岁之间儿童中，22.4% 的肺移植是因为 PPH，16.8% 是因为 IPF。CF 是 6—10 岁儿童（53%）和 11—17 岁青少年（70.6%）肺移植的主要适应证。随着供肺分配制度的修订，肺将根据移植名单上的等待时间分配给 12 岁以下的潜在接受者。年龄为 12—17 岁的潜在接受者将根据他们的肺分配得分进行优先排序[156]。

儿童肺移植后的生存情况与成人中报道的大致相当，中位生存期分别为 4.9 年和 5.4 年[155]。与单肺移植患者相比，双肺移植患者的生存时间有所提高，但这可能有潜在疾病和其他受体因素的影响。绝大多数的小儿肺移植是双侧的。与成人一样，儿童肺移植术后早期死亡继发于感染和移植物功能衰竭，晚期死亡原因主要是闭塞性细支气管炎，其中 50% 以上在 5 年内发展为闭塞性细支气管炎[155]。

目前只有 20~30 个中心在进行小儿肺移植。我们中心于 1990 年 7 月开始了小儿肺移植项目。自启动以来，已经进行了 410 例肺移植。几乎一半的肺移植是在 CF 患者中完成的（47%）。肺移植的第二和第三常见适应证是肺动脉高压（12%）和闭塞性细支气管炎（7%）。受体的年龄跨度从不到 1 月龄至 25 岁。1998—2002 年，我们中心的精确存活率 1 年是 77%，3 年是 62%，5 年是 55%。早期死亡最常见的原因是移植物功能衰竭。后期死亡原因最常见的是继发于闭塞性细支气管炎（57%）、感染（21%）和移植后恶性肿瘤（18%）[157]。

十一、总结

肺移植是对经选择的晚期肺部疾病患者的有效治疗选项。尝试采用边缘供体、心脏停搏供体和体外肺灌注等手段以增加供体库。肺保护和免疫抑制策略继续发展。目前正在进行广泛的研究，以寻找克服慢性排斥反应和延长肺移植患者生存期的方法。

第六篇 肺 癌
LUNG CANCER

第 15 章
肺癌筛查：胸外科医师的挑战
Screening for Lung Cancer: Challenges for the Thoracic Surgeon

Brendon M. Stiles　Bradley Pua　Nasser K. Altorki　著

曹智理　译

肺癌是全球的健康负担，也是世界上最常见和最致命的恶性肿瘤之一。在美国，肺癌的发病率更是超过癌症总和的 25%，超过乳腺癌、结肠癌和前列腺癌的总和[1]。超过 80% 的肺癌患者死于该病，主要是因为有很大比例的肺癌患者表现为局部晚期或转移性疾病。直观地看可切除的和潜在可治愈疾病的早期治疗可降低肺癌总死亡率。历史上，美国的大部分临床医学会和医疗保健机构没有推荐过肺癌筛查。然而，随着 2011 年[2]，美国国家肺筛查试验（NLST）证实的死亡率改善，大多数美国指南现在建议用低剂量计算机辅助断层扫描（LDCT）对高危人群进行筛查[3-6]。这种转变在政策上可以预期大幅增加发现肺癌患者数，而且还可以发现有良性肺结节的患者。目前大部分争论已经转向识别最适当的"高危人群"进行筛查、保障筛检结节的适当管理，以及确定 CT 筛查的最佳持续时间。这个章节简要论述了肺癌筛查与优化筛查方案历史和根据。

一、肺癌筛查的历史

（一）胸部 X 线片筛查

20 世纪 50 年代[7]，当 DOLL 和 HILL 提出了吸烟和肺癌之间的联系，筛查肺癌高危患者的兴趣被点燃了。第一次大规模普查项目由 Brett 于 1960—1964 年在伦敦进行[8]。虽然不是随机试验，55034 名男性 3 年中每 6 个月接受胸部 X 线片（CXR）（筛查组）或在研究开始时的单个 CXR，接着是在 3 年结束时重复 CXR（未屏蔽组）。在 3 年结束时，与未筛查组相比（132 例 vs 96 例），筛查组有更多肺癌检出。在筛查后，可切除性提高了。尽管有这些发现，肺癌特异性死亡率在两组之间没有差别。20 世纪 70 年代，国家癌症研究所资助肺癌筛查的三个随机试验，这些随机试验包括胸部 X 线片（CXR）和痰细胞学，分别在约翰斯霍普金斯、斯隆凯特琳癌症中心纪念馆、梅奥诊所进行。同样，在筛查患者组中发现更多的癌症，切除率明显提高[9-11]。尽管如此，再次比较，在本次试验当中，筛查组的肺癌死亡率和未筛查组的差异无统计学意义。

（二）早期计算机断层扫描筛查研究

20 世纪 90 年代，现代计算机断层扫描仪（CT）分辨率和数据采集速度的提高，重新点燃了肺癌筛查的兴趣。来自于肺癌行动计划（ECAP）的 Henschke 和他的同事[12]的初始发现显示高危人群 LDCT 优于 CXR 对肺结节的检测。值得注意的是，2.7% 的参加 CT 筛查方案的人是肺癌患者，其中绝大多数是第一阶段[13, 14]。1 阶段早期肺癌行动计划（I-ELCAP）小组随后的报道提出了全部的治愈希望，这种希望是由 CT 筛查发现的 1 阶段肺癌患者的 10 年生存率来估算的[15]。该作者报道估计 10 年生存率有 88%，明显高于目前的分期制度的生存率，或以症状为结果的生存率。他们推断这是因为 CT 筛查致使肺癌的早期发现，因为这些肺癌是由 CT 发现的筛查是可治愈的，并发现 CT 筛查可降低肺癌死亡率。一些其他组织随后评价肺癌的 CT 筛查，Black 及其同事[16]在 2007 发表的评论确定 12 项研究，包括 2 项随机和 10 项研究单臂观测研究。在每一项研究中，研究人群和每个人的明确阳性结果有显著改变。筛查阳性率范围从 5.1% 到 51%。基线筛查中，1.8%~18% 的阳性结果被诊断为癌症。大多数肿瘤处于 I 期（53%~100%），可切除率高（＞78%）。只有一项研究报道了 5 年生存率：在基线筛查中检测到的癌症患者占 76%，在年度重复筛查中检测到的癌症患者占 65%[17]。

然而，用 LDCT 筛查肺癌并不被普遍接受，Bach 及其同事报道[18]来自多机构的 3246 例高危患者的 CT 检查结果。作者报道，被诊断为肺癌的人数增加了 3 倍，接受肺切除术的人数（与预期病例相比）增加了 10 倍。他们也没有发现筛查的肺癌晚期或死亡患者数量下降的任何证据。作者总结在降低死于肺癌的风险方面 CT 筛查可能没有意义，并建议 CT 筛查天生就容易误诊，从而使者暴露于不必要的手术中。研究产生争议的原因是时间相对较短（3.9 年），并且至少 1/3 的个体研究并不要求排除有症状的个体，这可能破坏核心概念筛查。

二、估算死亡率改善的现代方法

鉴于早期随机试验和前瞻性研究不能证明筛查对死亡率有利，其他人试图用现代方法解决肺癌死亡率降低的样本大小。McMahon 和梅奥诊所的同事[19]使用 1 520 名正在或曾经吸烟者接受 CT 筛查，以模拟肺癌和死亡的预测病例，将其与模拟的未屏蔽控制组进行比较。该模型最终基于年度 5 次筛选检查，每个研究组模拟了 50 万例病例，以生成精确的死亡率估算值。6 年随访，筛查组肺癌检出率估计比正常对照组增加 37%。模拟控制组相对减少肺癌的累积死亡率 28%。该模型包括许多假设，如肺癌发病率、遵守筛查方案和治疗、根据既定的指南、这项研究在 CT 筛查死亡率改善方面的论证令人信服。类似地，Foy 及其同事[20]使用了在癌症干预中开发的肺癌死亡率模型和监视建模网络（CISNET）说明降低死亡率的潜力。比较 CT 的成员包括性别和烟草筛查试验（NY-ELCAP）、自 β- 胡萝卜素和维生素 A 疗效试验的暴露匹配对照患者等根深蒂固的肺癌发病因素。

为了比较两组之间的预期肺癌死亡率，模型重复做了 5000 次。尽管建模的主题再次受到固有假设的影响，但是研究表明 CT 筛查患者组的肺癌死亡率相对减少 45.6%。最近，由 CISNET 代表 USPTF 搞了一个建模研究。模型使用来自 NLST 和前列腺癌、肺癌、大肠癌和卵巢癌的非识别数据（PLCO）试验创建[21]。作者判断了筛查年龄在 55—80 岁之间、至少 30 包/年的患者策略，以及退出后不超过 15 年作为平衡利与弊的最佳方案。在这种情况下，肺癌死亡率的减少估计介于 8.6%~23.5% 之间。所有这些研究，尽管是模型，表明 LDCT 筛查方案，在逻辑上遵循肺癌的早期治疗，提供死亡率效益确实是可能的。

（一）所有的金标准：美国国家肺筛查试验

在 2002—2009 年间，NLST 注册了 53456 例年龄为 55—74 岁的患者[2]。患者至少有 30 包/年的吸烟史，要么是现在的吸烟者，要么是在过去 15 年内戒烟的之前吸烟者。大多数患者为男性（59%），年龄小于 65 岁（73%）。该组用 3 年一次的 CT 筛查（26 723）和 CXR 筛查（27 733）进行为期 8 年的随访，并将低剂量 CT 筛查（26 723）与 CXR 筛查（27 733）进行比较（表 15-1）。在 CT 筛查组中，肺癌死亡 354 例，CXR

表 15-1　美国全国肺筛查试验结果（2011）

学习特点	CT 筛查组	胸部 X 线片筛查组
患者总人数	26 722	26 732
筛检间隔及随访	8 年随访，每年筛查 3 次	8 年随访，每年筛查 3 次
超过 3 轮阳性筛查率	24.2%	6.9%
假阳性率	96.4%	94.5%
阳性检测确定后的肺癌	649（2.4%）	279（1.0%）
阳性筛查测试后的外科步骤	713	239
群体中的癌症总数	1060	941
总的肺癌死亡率	354	442
CT 筛查组肺癌死亡率相对减少 CT 筛查组肺癌死亡率的相对降低	20.3%	
CT 筛查组总死亡率的相对降低	7%	

CT. 计算机断层扫描

组为 442 例，这意味着与肺癌相关的死亡率降低了 20.3%。此外，该试验的 CT 组的总死亡率降低了 7%。这种绝对死亡率的降低在肺癌筛查史上是史无前例的，CT 筛查的拥护者表示热烈欢迎。NLST 二级分析将继续在未来几年提供数据。此外，一些欧洲随机试验（MILD, DANTE, ITALUNG, NELSON, DLCST, LUSI, and UKLS）[22-28] 已经或正在比较肺癌 CT 筛查与不筛查。据期望，汇集这些试验结果和 NLST 将进一步阐明 CT 筛查的作用和更好地定义筛查方案。值得注意的是，DANTE[23] 和 DLCST[26] 试验均未能显示肺癌 CT 筛查的患者死亡率降低，但他们可能动力不足。其中最大的试验是 Nels[25] 课题，其尚未报道最终结果。

（二）重要统计概念

筛查在降低癌症特异性死亡率中的作用可能因提前时间、长度和过度诊断偏倚。虽然统计论证可以从许多不同的角度进行检查，有时也很难解释，但在 Strauss 之前已经对他们进行了很好地描述[29]。这里我们将强调一些重要的概念。

在所有的筛查试验中，人们必须区分前置时间和前置时间偏差。任何筛查程序的成功都取决于诊断和治疗的提前时间，其本身并不存在问题。短期生存率在提前和未提前的人群中进行筛查被用来评估价值，就产生了偏差。提前期偏差不应影响可切除性或更重要的是可治愈性。在患者老年肺癌筛查试验的亚群中，Mayo 和 Czech[9, 30] 的研究中有一个经筛查的病例，其 5 年存活者的比例与对照组相比有所增加。生存曲线从未收敛，表明筛查增加了癌症患者的治愈率。这些成熟的数据意味着，这种时间偏差并不能解释在这些群体之间生存的差异。I-ELCAP 研究者努力预估 10 年生存率，而不是短期生存率，也是为了避免任何可能的前置时间偏倚[15]。估计治愈率发生在生存率的平台期，额外的由竞争的原因引起的死亡是它的渐近线。正在进行的成熟 NLST 数据和从其他随机试验的数据的分析将有助于进一步澄清前置时间偏倚的潜在影响。长度偏差本质上是指倾向性筛查导致生长缓慢的癌症诊断在基线循环中更频繁，因为在筛查研究之前，肿瘤可能已经存在相当长的时间。因为肿瘤仅在重复筛查的情况下才检测到，远不值得关注。然而，Mayo 数据的回顾说明，在重复筛查的诊断中，流行病例中与发病病例比较（40% vs. 33%）存活率略好一些[29]。I-ElCAP 在患病率和发病率之间的生存率上没有区别。在 CT 中 NLST 试验筛查组 270 例（48%），CT 诊断 379 例，占 62%，重复筛查 2 例[2]。两组均未报道生存差异，但在今后的报道中有重要意义。

类似于长度偏差参数，过度诊断假说基于这样的想法，即筛查出的癌症可能是惰性的，甚至在临床上无意义。在 Mayo 和 Czech 的研究中，筛查组肺癌检出率都较高。尽管如此，整个筛查队列中的死亡率实际上比这两项研究都稍高一些。同样，在 Bach 及其同事的 CT 研究中[18]，肺癌检出率增加 144 例而预期病例为 45 例。尽管检测有所增加，但预期肺癌死亡率没有下降。使用过度诊断的可能性已经用于解释这些发现，以及 I-ELCAP 研究中出色的 10 年生存率预期。一些权威人士认为，通过筛查发现的许多肺癌，不会迅速发展到临床检测点，因此不太可能解释在筛查的个体中有意义的死亡份额。

也许理解过度诊断问题的最具挑战性的方面是定义术语本身。这个短语常用作同义词"伪病"，这意味着疾病会进展缓慢，不会因竞争性疾病而导致死亡。这个定义允许死于竞争（或意外）原因的肺癌患者被认为是过度诊断的例子，无论其肿瘤分期。过度诊断的概念首次提出基于梅奥肺的数据项目。在这项研究中，有超过早期阶段筛查组中的肺癌，但无差异死亡率。因此，得出的结论是：主要是早期癌症被过度诊断。然而，当检查时，它们不适合无痛性癌症的概况。其平均直径在 2cm，不存在于基线圆上，生长速度中位数为 101d，几乎全部为浸润性病变[9]。因此，在筛查组中，肺癌更容易被识别，不能被认为是惰性的。相似疾病组间生存率可以用很高的速率解释筛查组死亡的竞争原因，其中心血管死亡人数接近肺癌的 4 倍。

还有其他一些反对过度诊断的论据。例如，Sobue 及其同事[31]和 Flehinger 及其同事[32]记录了未经治疗的筛查肺癌死亡率超过 80%。筛查检测的小肿瘤的高死亡率反对他们假定的懒惰或非致命性。事实上，似乎即使是最小的肺癌也几乎总是致命的。Henschke 及其同事[33]对监测、流行病学和最终结果（SEER）数据库的分析显示未治疗 6~15mm 原发性非小细胞肺癌（NSCLC）的 8 年病死率为 87%。加利福尼亚癌症中心最近的回顾中，Raz 及其同事[34]研究了未治疗的 I 期非小细胞肺癌患者的长期生存情况。5 年总生存率仅为 6%，中位生存期为 9 个月。

尸检研究可以找到更多的证据来防止过度诊断。McFarlane 及其同事[35]报道称，在尸检时"意外"肺癌的发生率不超过 1%，许多患者实际上死于那些癌症。另一项研究发现尸检中肺癌的发生率稍高（3.3%），但因为一半的病例中肺癌被认为是死亡的直接原因，因此没有一种癌症在临床上无关紧要[36]。防止过度诊断的进一步证据也可以在 I-ELCAP 数据中找到。Henschke 及其同事[15]报道说，对于 I-ELCAP 筛查试验，一肺病理专家小组证实 95% 的 I 期癌症患者有侵袭性。在形态学上与"花园品种"肺癌没有区别。此外，使用免疫组化和荧光原位杂交技术对 I-ELCAP 筛查的癌症亚组的生物标志物进行了分析[37]。分子改变发现与传统诊断癌症发现的相似。值得注意的是，所有 8 名 I-ELCAP 患者未经治疗的 I 期癌症在 5 年筛查内死亡。最近，Patz 及其同事[38]将过度诊断称为 NLST 研究中死亡率改善的潜在原因。他们使用模型估计来确定 LDCT 筛查发现肺癌为过度诊断的概率为 18.5%（95%CI 5.4%~30.6%），尤其是当用 LDCT 检测细支气管肺泡癌（新术语中为无创性）时，有 78.9%（95%CI 62.2%~93.5%）过度诊断的概率。在 NLST 中，CT 调查组中有 110 个细支气管肺泡细胞癌，其中 95 例为筛查时被检测到。在 CXR 组中，只有 35 个细支气管肺泡细胞癌，其中 13 例为筛查时被检测到[2]。由于缺乏纵向研究，到目前为止，还不可能确定这些是不是过度诊断惰性癌症或是否会取得进步。作者承认这是他们的模型仅基于 3 个年度筛查和平均 7 年随访，任何过度诊断的估计终身随访方案必须慎重对待。虽然无创性肺癌的自然史并不是很清楚，一般来说，流行病学和病理学证据的平衡都似乎没有使肺癌成为一个很好的筛查过度诊断率先选项。

三、其他的筛查方法

正如 Brower[39] 及 Hements 和 Salgia[40] 所回顾的那样，在支气管癌前病变和早期肺癌中已经发现了一些分子改变。这些分子异常可能在高危患者的痰液或血液中被发现。共同的分子生物标记的方法包括新奇的高通量技术，其用于分析DNA、RNA蛋白质与自身抗体在生物学中的表达样品。而所有这些测试在血液或痰的基础上为肺癌检测提供了希望，但其没有被广泛评估或应用于大筛查种群。发展早期肺癌的敏感和特异性检测存在若干障碍，其中最重要的是该疾病的异质性。因此，这些技术在肺癌筛查中是否会起作用尚待分晓。目前没有足够的标准来评估样品，从而导致大量定量和定性报道之间的差异。然而，希望有一天，开发准确的血液和痰液试验以促进肺癌的诊断，这件事是可能的。这些测试可能与CT筛查方案相结合，或者使用生物标记物选择患者进行筛查，或者进一步增加分层患者发现CT检查有结节风险。

四、当前建议

美国胸外科协会（the American Association for Thoracic Surgery，AATS）成立了一个跨学科工作队，以构建肺癌筛查的建议，以将NLST的发现推广到长期临床实践中，以及解决与筛查有关的问题[4]。AATS在2012年度会议提出并接受了6个一致的建议（框15-1）。该组织建议对55—79岁之间至少有30包/年吸烟史的吸烟者和曾经吸烟者进行筛查。此外，如果增加存在危险因素，AATS推荐筛查年龄50—54岁，有20包/年吸烟史的患者。建议也提出了需要，癌症带病生存者肺LDCT监测的必要性，患者自我风险评估的需要，以及多学科评价的需要。重要的是，AATS在NLST中使用3年后没有建议停止筛查，由于缺乏停止筛选的科学证据。AATS还建议，长期癌症幸存者应该每年做一次LDCT，直到79岁，以防第二原发肺癌的发生。

美国预防服务工作队[3]的建议与AATS相似。他们建议对55—80岁的有30包/年吸烟史患者进行年度筛查，但建议在患者戒烟15年时停止筛查。USPTF也提出了贯彻筛查项目、戒烟咨询、共享决策与异常发现的标准化随访。美国国家综合癌症网络（NCN）也推荐LDCT用来筛查有肺癌危险的患者[41]。高风险被定义为55—74岁的患者，吸烟30包/年以上，戒烟史不足15年。他们还建议50岁或以上的有20包/年吸烟史的和有一项额外风险因素的患者进行筛查。除了AATS、USPPTF，还有NCCN，其他几个组织，包括美国胸科医师学会、美国社会临床肿瘤学、美国癌症协会和美国胸科协会都推荐基于NLST结果的LDCT扫描肺癌筛查。不管采用何种方法筛查肺癌患者，关于筛查的价值和最佳范例的争论很有可能继续存在，就像包括乳腺癌和前列腺癌等其他癌症一样。

2009年，美国预防服务工作队（USPSTF）发布了乳腺癌筛查的新建议，工作队将推荐年龄从40岁提高到50岁，建议74岁停止筛查。这与2002年的建议大不相同[42]。这些建议产生了重大的全国性争议。美国专利统计局对筛查数据的解读随后被一些调查人员驳回，他们继续声称40—84岁年龄段的筛查均有益[43]。同样地，前列腺癌筛查的价值也由于两个不同的里程碑式的

框 15-1　美国胸外科协会手术指南工作组关于低剂量计算机断层扫描在肺癌筛查中使用的建议
1. 在30年吸烟史的吸烟者与已戒烟者（55—79岁）中的全年低剂量CT（LDCT）吸烟者肺癌筛查
2. 持续低剂量CT（LDCT）随诊，79岁的肺癌患者发现第二原发性肺癌
3. 在20年吸烟史并具有其他并发症（导致肺癌风险在接下来的5年中增加大于5%）的吸烟者与已戒烟者（55—79岁）中的全年低剂量CT（LDCT）吸烟者肺癌筛查
4. 肺癌筛查、评估和治疗的多学科应用
5. 研发针对患者个人风险评估的网络应用程序
6. 继续与其他专业开展AATS合作，制订和完善进一步的准则

AATS. 美国胸外科学会；LDCT. 低剂量计算机断层扫描

引自 Jaklitsch MT, Jacobson FL, Austin JH, et al: The American Association for Thoracic Surgery guidelines for lung cancer screening using low-dose computed tomography scans for lung cancer survivors and other high-risk groups. J Thorac Cardiovasc Surg 144:33–38, 2012

研究结果而受到质疑[44]。欧洲随机化前列腺癌筛查的研究报道，在统计学上显著降低了20%的癌症特异性死亡率，这有利于基于前列腺特异性抗原的筛查[45]。相比之下，前列腺、肺、结直肠和卵巢癌筛查试验并未显示死亡率降低[46]。毋庸置疑，竞争临床试验的不同结构、未筛查的异质人群以及不断发展的技术进步也将针对肺癌筛查资料的临床实践困难继续作出绝对的应用。

筛查方案

目前筛查方案因制度而异。NCCN 和 I-ElCAP 小组出版了两本主要指南，建议肺筛查的算法，但目前还没有达成共识。美国放射学会（ACR）有望于2014年底为LDCT筛查出的结节提供一个结构化的评估、管理和分类算法，称为肺 RADS（表 15-2）。这可与 BI-RADS 和 LI-RADS 词典相比，它们分别用于筛查肝细胞癌的钼靶摄影以及 CT 和 MR 成像。预计将广泛采用，这将使筛查中心之间保持一致，并能够与 ACR 国家数据注册中心进行结果比较（NRDR：http://www.acr.org/Quality-Safety/eNews/Issue-05-March-2014/CT-Lung-Screening）。

我们目前的局部筛查方案从定义什么构成阳性或阴性筛查结果开始。在进入管理算法之前，必须首先评估结节的良性征兆，以免其进一步评估。一个有钙化的结节，除非有异常，否则很可能是良性的[47]。因此，如果它是唯一的发现，则被认为是阴性的结果。非钙化结节或含有偏心钙化的结节随后通过大小的标准进行评价。良性的另一个标志是含有脂肪衰减的结节。

这些结节很可能代表错构瘤。此外，有越来越多的证据表明，围生期附着于裂片表面的结节状固体结节晶状体呈三角形，很可能是良性的[48]。这个小组评估了 NELSON 试验的参与者，并在基线检查中将结节分类为符合裂周结节标准的结节。这些结节在随访5.5年后都没有变成恶性。一旦识别出不符合良性标准的结节，就对其密度进行评估，并将其分为纯磨玻璃（磨玻璃结节）或含有任何固体成分的结。如果最初的检测结果是阳性的，如诊断算法（图 15-1）所定义的，则遵循此算法，直到癌症被确认或怀疑水平降低以允许患者复诊。如果最初的测试是阴性的，则将患者转入下一轮筛查（年度）。

目前的螺旋 CT 扫描允许在单次屏气时获得小于1mm 切片厚度的图像。由于大多数肺部筛查中心使用这些较薄的切片来获得和解释图像，因此可以检测到较小的结节。NLST 在诊断算法中使用4mm 截止来将基线扫描视为正。由于对试验中假阳性率相对较高的担忧，一些研究人员建议采用更大的切除范围来考虑结节，以便保证比建议的年度筛查更密切的随访。Henschke 及其同事[49]回顾分析了 I-ELCAP 中 21 136 名参与者的筛查队列，并应用了更多的限制性阈值来识别

表 15-2　RADS 版本 1.0 分类描述和管理建议

类别	描述	管理	恶性肿瘤发病率	估计人口流行率
阴性	无结节/绝对良性结节	继续进行年度筛查	< 1%	90%
良性表现或行为	由于体积大或缺乏生长导致癌症的可能性低	12 个月内的 LDCT	1%～2%	5%
可疑良性	成为临床上活跃的癌症的可能性低	6 个月 LDCT	5%～15%	2%
A/B. 可疑	建议进行额外的诊断测试和（或）组织取样	A. 3 个月 LDCT 或者 PET/CT B. PET/CT 或者组织取样	> 15%	2%

CT. 计算机断层扫描；LDCT. 低剂量计算机断层扫描；PET. 正电子发射断层扫描

引自 *Lung-RADS Version 1.0 Assessment Categories release date: April 28, 2014. Available at http://www.acr.org/~/media/ACR/Documents/PDF/QualitySafety/Resources/LungRADS/AssessmentCategories*

结节为阳性。他们发现，使用6、7、8和9mm的替代阈值可以使研究频率分别为10.2%（95%CI 9.8%～10.6%）、7.1%（95%CI 6.7%～7.4%）、5.1%（95%CI 4.8%～5.4%）和4%（95%CI 3.7%～4.2%）。使用这些替代定义将分别减少36%、56%、68%和75%的工作量，从而使得研究人员建议进一步使用这些更高的阈值进行研究。我们目前对实体和亚实体结节使用6mm的截止值。

五、筛检结节的处理

无论目前关于筛查的辩论如何展开，该技术如何发展，胸外科医师将继续被要求对筛查发现或偶然发现的小肺结节的个体进行评价。这些患者的管理面临着一些挑战。了解恶性程度与结节大小之间的关系是很重要的。通过筛查或偶然研究发现绝大多数结节不是癌。在基线筛查中，这些结节的大部分小于6mm，因此实际上并不会显示阳性结果。即使对于较大的结节，重要的是要让患者放心，CT扫描显示阳性并不意味着他们有癌症。几个因素可以影响肺癌结节的可能性。在这些因素中，结节大小是最关键的。早期研究表明，小于5mm或等于5mm的结节恶性病变率为1%，6～10mm的结节恶性病变率为24%，11～20mm的结节恶性病变率为33%，大于20mm的结节恶性病变率为80%[12]。此外，大小改变也是需要考虑的最重要的因素之一，因为显示生长的结节被认为是活跃的。随访CT扫描的时间部分取决于结节的初始大小（因为测量小结节的生长更具挑战性）以及结节最初是在基线上检测到还是重复一遍才检测到的。在重复筛查中，随访的时间通常较短，因为通过重复筛查发现的癌症通常生长较快。

除大小外，其他几个因素也可能影响恶性肿瘤的发生。许多小结节（＞6）的患者通常被认为发生恶性肿瘤风险低，更有可能患有炎症性肺部疾病。结节的一致性也影响癌症的概率，一些研究者认为部分实性结节的恶性率（63%）高于非实性结节（18%），而实性结节的恶性率（7%）最低[50]。其他需要考虑的因素包括患者年龄、吸烟史、职业史、个人和家庭癌症史及肉芽肿性疾病的流行率。我们一般的射线随访算法如图15-1所示。对于直径小于6mm的结节或在基线CT上发现的小于10mm的非实性结节，我们建议在1年内重复进行CT扫描。对于直径为6～10mm的实性或部分实性结节，我们在3个月内进行重复CT扫描，以评估生长或分辨率。对于在年度重复筛查中发现的结节，直径小于3mm者应恢复到年度筛查，而直径大于3mm和小于6mm者应在6个月内进行CT随访。对于那些大于6mm，一个疗程的抗生素和在1个月内重复是一个额外的选择。Libby及其同事[15]建议，最初7～10d的抗生素疗程在基线筛查时导致29%的结节部分或完全消退，而在重复筛查时导致74%的结节部分或完全消退。在所有情况下，结节生长应提示仔细考虑活检或更密切的后续行动。Veronesi及其同事[51]报道PET筛查肺结节的敏感度和特异度分别为89%和93%。正电子发射断层扫描（PET）对于筛查发现的结节，特别是对于直径大于1cm的结节患者，可能是额外的诊断选择。患者队列中位结节大小为14mm。即使对于小于10mm的结节，敏感度和特异度分别为83%和100%。

一旦存在癌症的可能性，就必须建立准确的组织诊断。当基于基线特征、阳性PET扫描功能或生长显示而认为结节可疑时，我们通常进行经皮穿刺活检，用细针穿刺（FNA），甚至对于小于10mm的结节。在大容量中心进行的FNA可以极其精确，灵敏度为82%～99%，诊断准确度高达97%[52]。FNA可导致四种可能的结果：恶性、特异性良性、非特异性良性和非诊断性。恶性结节明确，疗程明确。非特异性良性和非诊断性结果的患者需要进一步的检查。Savage及其同事[53]对74例具有非特异性良性或非诊断性功能的FNA患者的回顾显示最终的恶性率接近18%。这种非特异性诊断可以包括非典型细胞或免疫反应。此外，如Travis及其同事[54]所述的，肺腺癌的组织学异质性继续被定义，导致最近在小活检中对腺癌诊断算法的重新补充。我们通常以很短的间隔（在3个月内）重复CT扫描，有无抗生素疗程，并逐渐增加间隔到随后的扫描，以

SABISTON & SPENCER 心胸外科学（原书第9版）
SABISTON and SPENCER Surgery of the Chest (9th Edition)

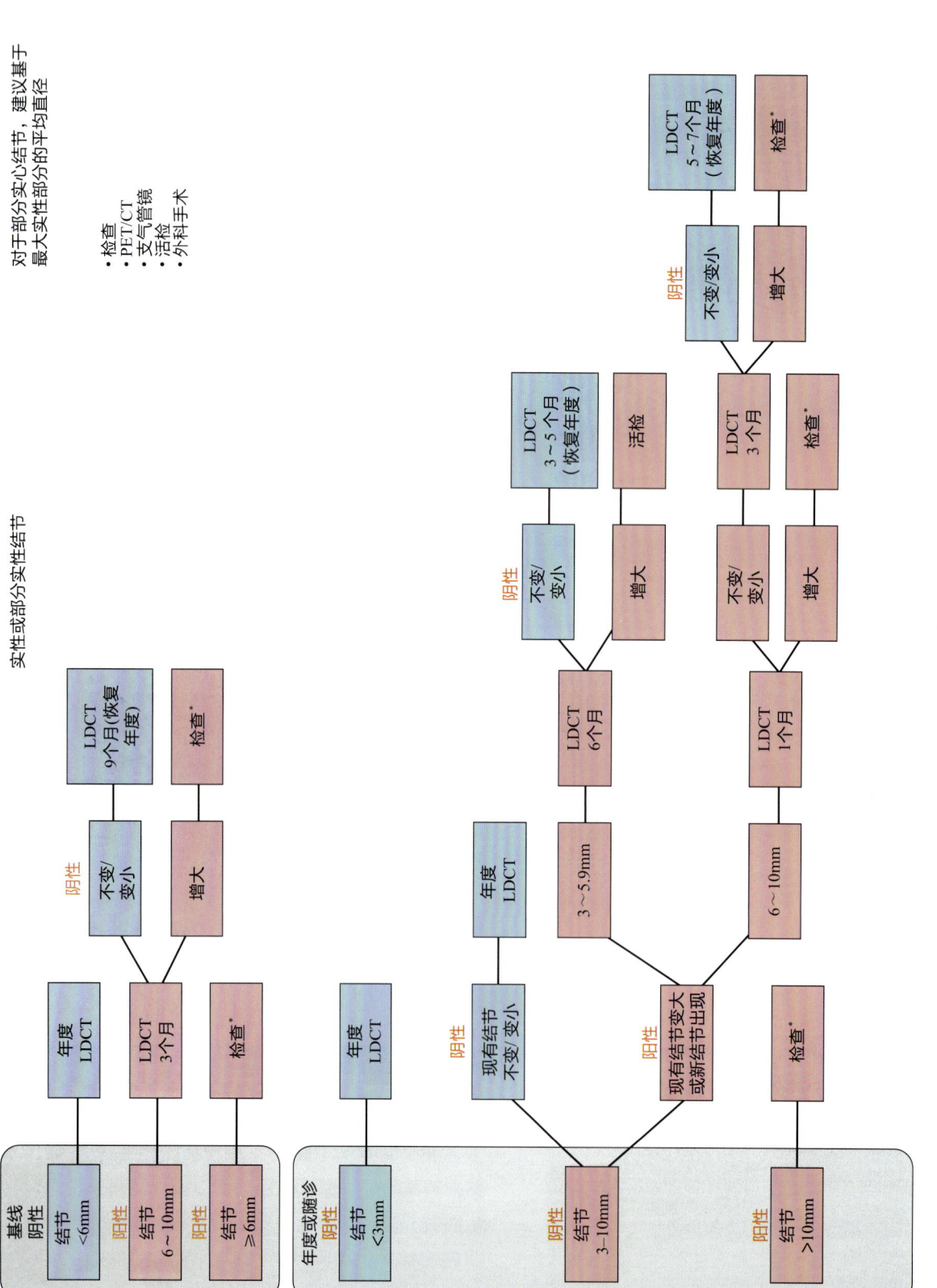

▲ 图 15-1　实性或部分实性结节（A）和非实性结节（B）的诊断流程图

该流程是由一个由胸外科医师、放射科医师、肿瘤学家和病理学家、肺病学家组成的多学科小组通过讨论创建的。*. 检查由主治医师决定，但通常由 PET/CT 和组织诊断组成，可通过支气管镜检查、CT 引导的活检或对于高度可疑结节，微创手术进行。CT. 计算机断层扫描；LDCT. 低剂量计算机断层扫描；PET. 正电子发射断层扫描

第一部分 胸部手术
第 15 章 肺癌筛查：胸外科医师的挑战

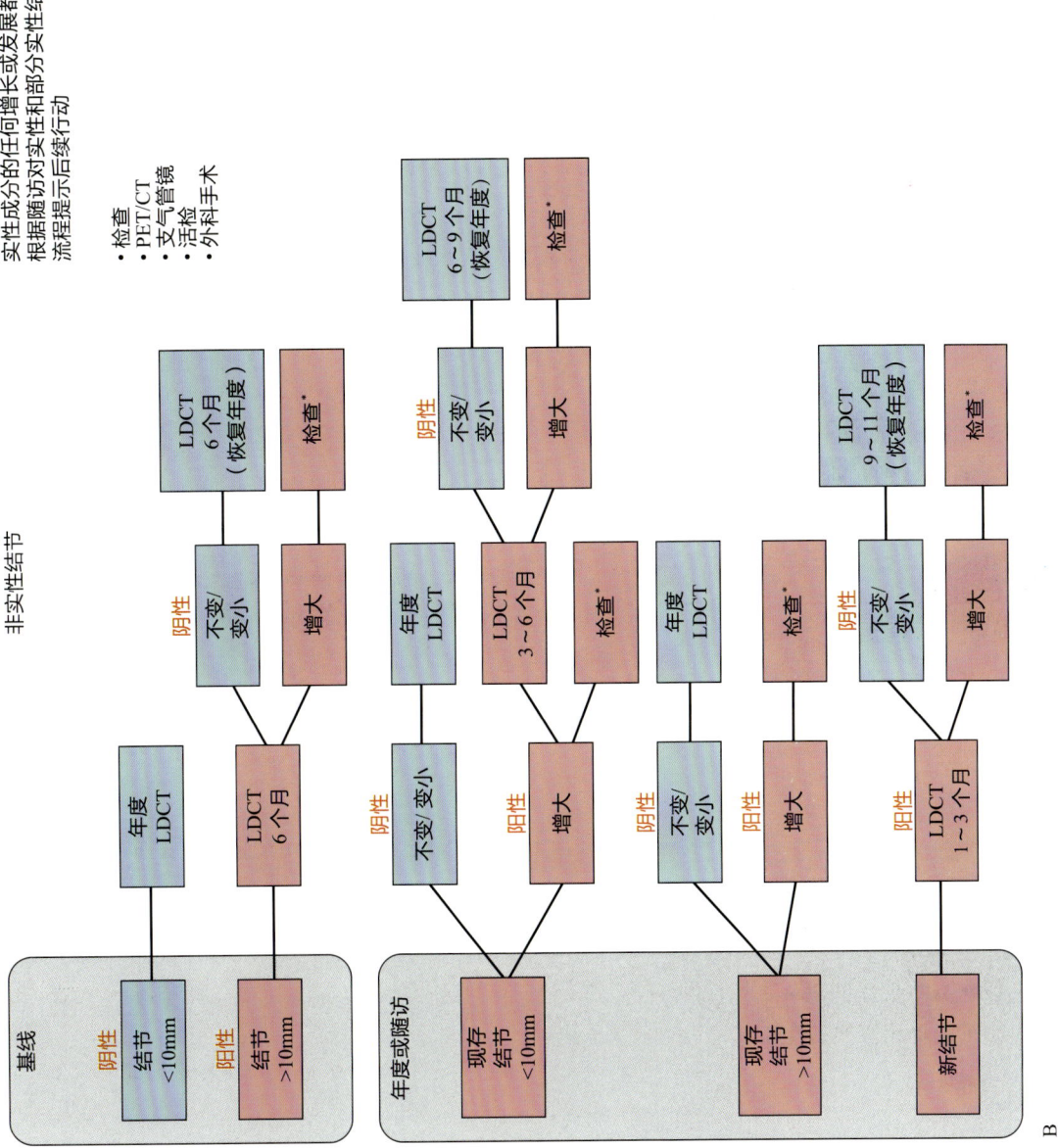

▲ 图 15-1（续） 实性或部分实性结节（**A**）和非实性结节（**B**）的诊断流程图

该流程是由一个由胸外科医师、放射科医师、肺病学家、肿瘤学家和病理学家组成的多学科小组通过讨论创建的。*. 检查由主治医师决定，但通常由 PET/CT 和组织诊断组成，可通过气管镜检查，CT 引导的活检或对于高度可疑结节、微创手术进行。CT. 计算机断层扫描；LDCT. 低剂量计算机断层扫描；PET. 正电子发射断层扫描

249

便确定结节的稳定性。连续 CT 扫描的体积分析也可以用于评估结节随时间的增长并推断恶性肿瘤。不幸的是，这种技术并非普遍可用，而且费用昂贵，而且因为部分固体结节和邻近血管的结节，其应用的可行性仍然受到质疑。根据临床怀疑和手术风险，进一步的生长需要重复 FNA 或手术活检。在没有常规进行 CT 引导下 FNA 的机构中，对于可疑结节，如支气管镜活检或外科活检，无论是开胸手术还是电视胸腔镜手术（VATS），都应更加依赖于更具侵入性的诊断技术。支气管镜活检是确定组织诊断的一种选择，尽管应用支气管镜检查的作用值很小，特别是在小的周围结节中。据报道，包括支气管内超声和电磁导航支气管镜在内的新技术，可使经支气管活检的诊断率提高到 60% 以上，甚至对于小的、周边病变也是如此[55, 56]。

当需要手术活检时，与开胸手术相比，VATS 被认为可以减少术后的发病率，但是伴随着在筛查研究中经常发现的偶尔难以触诊和可视化小病变。有几种技术可用于使用微创方法定位和切除小肺结节[57-62]。已经描述了术前用亚甲蓝、钢丝钩和金属线圈进行的标记。报道的并发症很少见，但包括标志物移位、气胸、肺内出血和空气栓塞。尽管这种方法在很大程度上依赖于操作员，但 Sortini 及其同事[63] 和其他研究人员也报道了超声定位的良好结果。其他小组描述了 VATS 放射性示踪定位技术，中位大小为 8mm 的结节成功率为 92%[64]。该技术可应用于所有胸膜表面，包括具有完全裂隙的叶间区域，并能够快速且可预测术中定位。该程序使用现成的技术组件，而所需的额外成本却最小。不管使用哪种方法定位小结节，VATS 切除术的发病率低，住院时间短且诊断准确度高。

六、总结

肺癌仍然是一种致命的疾病。筛查程序的目标是在早期、可治愈的阶段检测肿瘤，从而减少疾病特异性死亡率。筛查问题与胸外科医师密切相关，在筛查及其后果的辩论中，胸外科医师应该发挥主导作用。这尤其重要，因为筛查方案可能使提出手术切除的患者数量增加 10 倍[18]。胸外科医师的担当是在多学科环境中工作，以安全和负责任的方式指导和治疗这些患者，潜在诊断或治疗干预的发病率和死亡率较低。

第 16 章
肺癌的检查和分期
Lung Cancer Workup and Staging

Valerie W. Rusch 著

刘洪生 译

在美国，最早有数据可考的是 2010 年，当年有 201 144 名新发肺癌病例（男性 107 164，女性 93 984）[1]。死亡 158 248 人，肺癌仍旧是男性和女性癌症相关死亡的首要死亡原因。在新诊断为肺癌的病例中，将近 80% 为非小细胞肺癌，而其中 80% 已经有转移或局部进展。只有 20% 为有手术治愈可能的早期患者，根治切除的患者 5 年生存率为 40%～75%[2]。

新发肺癌患者的仔细分期十分重要，有下述几个原因。第一，确定患者的 TNM 分期（肿瘤大小、淋巴结、转移情况）可以让我们根据疾病的特定分期确定恰当的治疗方案。TNM 分期对于某些特殊情况尤其重要，如局部进展期肺癌，多模式治疗（新辅助治疗或辅助治疗）是标准治疗方案，还有如果肺癌转移了应尽量避免手术。第二，精准分期可以让临床医师评估患者的预后。第三，TNM 分期可以评估新的治疗方法，并比较各种研究及各中心的治疗效果。

对于检查到什么程度，一直存在争议，过去 10 年来检查的方法也有了很大的进展。

一、分期系统

分期是通过一些技术的结合确定患者肺癌进展程度的一个过程，包括病史、体格检查、影像表现和适当的有创检查。在开始治疗前，要确定临床分期（cTNM）。如果可以手术切除，术中发现和病理特点可以明确患者最终的病理分期（pTNM）。

1974 年，美国癌症联合委员会（AJCC）根据 TNM 的描述提出了肺癌分期系统[3]。Naruke 等[4] 根据解剖部位将淋巴结分站，设计了最初的淋巴结分布图。随后北美胸外科协会[5] 的 Moutain 和 Dreler[6] 又对其进行了修改。1986 年，AJCC、国际抗癌联盟（UICC）及日本的代表根据解剖将预后相似的患者分组，提出了肺癌的国际分期系统（ISS）[7]。这个系统是通过分析 M.D 安德森癌症中心（MDACC）的 3000 例肺癌数据库得来的。Naruke[8] 和 Wantanabe[9] 的研究进一步证实了 ISS 系统的正确性。1997 年，MDACC 的 5319 例[10] 患者数据更新修订了 ISS 系统，形成了 AJCC 和 UICC 的第六版分期。

1996 年，国际肺癌研究协会（IASLC）提出了一种国际分期方案，这也是第七版 TNM 分期的基础[11]。这个方案的目标是从更大区域，纳入更多的内科和外科治疗的患者数据来证实各自 TNM 分期的正确性[12]。这个数据库纳入了 100 869 例患者，包括 67 725 例非小细胞癌的患者，并进行了一些变更[13]。现有 N 分期没有变（图 16-1）[14]。对于 T 分期，基于患者原发肿瘤越大预后越差，在 T_1、T_2 分期中细分了肿瘤的大小，肿瘤最大径大于 7cm 为 T_3（表 16-1）[15]。同一个肺叶的多个结节，也就是以前认为的"卫星灶"重新从 T_4 分为 T_3，而同一侧不同肺叶的结节分为 T_4。M 分期细分为 M_{1a}（胸膜转移、恶性胸腔积液、对侧肺部转移）和 M_{1b}（胸外转移）[16]。加入 TNM 亚组的变化后，新的分期系统在各期总生存方面分布比较均衡，尤其是在 ⅡA 和 ⅡB 期之间（表 16-2）[17, 18]。

二、诊断和分期

诊断和分期要从基本的病史和体格检查做

SABISTON & SPENCER 心胸外科学（原书第 9 版）
SABISTON and SPENCER Surgery of the Chest (9th Edition)

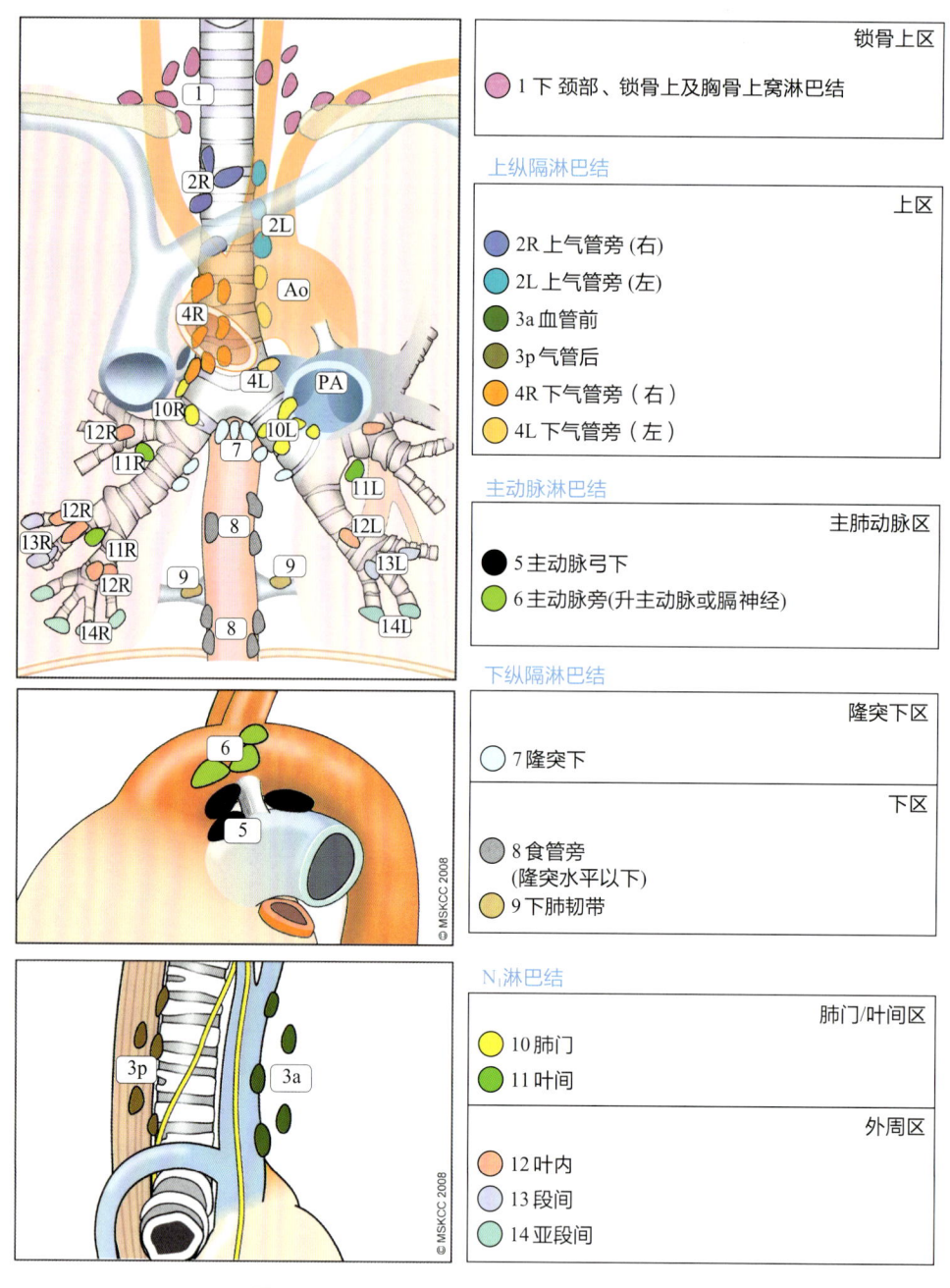

▲ 图 16-1 非小细胞肺癌分期中的区域淋巴结分站

Ao. 主动脉；PA. 肺动脉（引自 Rusch VW，Asamura H，Watanabe H，et al: The IASLC lung cancer staging project: a proposal for a new international lymph node map in the forthcoming seventh edition of the TNM classification for lung cancer. J Thorac Oncol 4:568–577，2009.）

起。一个研究要能达到对患者诊断和分期的两个目标。如果患者无法手术，需要多模式治疗，治疗前必须要有组织标本的诊断。如果患者适合手术切除，那么术前或术中明确病理均可，取决于外科医师的喜好。

病史和体格检查

患者来看外科医师之前通常已经做了一些检查。然而，病史和体格检查在开始的评估中一样很重要。一个详细的病史，如关于肺癌的危险因素、抽烟时间、石棉暴露和其他工业危险因素、肺癌之前的病史、症状等有助于临床医师评估肺癌的可能。Bach 等证明吸烟的时间，比每天吸烟量更能增加患者肺癌风险[19]。石棉暴露的强度和时间也与肺癌风险的增加相关，同时吸烟和石棉

表 16-1　T、N 和 M 的定义及第 7 版 AJCC 和 UICC 分期描述

	T（原发肿瘤）
T_X	原发肿瘤无法评估，或痰或支气管灌洗液中发现恶性肿瘤细胞但影像学或支气管镜看不到病变
T_0	没有原发肿瘤的证据
Tis	原位癌
T_1	肿瘤 最大径≤3cm，周围包绕肺或脏胸膜，侵及叶支气管（未累及主支气管）*
T_{1a}	肿瘤最大径≤2cm
T_{1b}	肿瘤最大径＞2cm 但≤3cm
T_2	肿瘤＞3cm 但≤7cm 或肿瘤具有任何以下特征（如果具有这些特征的 T_2 肿瘤≤5cm，则被归类为 T_{2a}） 侵犯主支气管，距离隆突≤2cm 侵犯脏胸膜（PL_1 或 PL_2） 肺不张或阻塞性肺炎累及肺门但不到全肺
T_{2a}	肿瘤最大径＞3cm 但≤5cm
T_{2b}	肿瘤最大径＞5cm 但≤7cm
T_3	肿瘤＞7cm 或直接侵犯以下任何部位：壁层胸膜（PL_3）胸壁（包括肺上沟瘤）、膈肌、膈神经、纵隔胸膜、心包壁层或肿瘤位于主支气管（距离隆突＜2cm*）但没有侵犯隆突；或全肺不张或阻塞性肺炎或同一个肺叶独立的结节
T_4	任何大小的肿瘤侵犯以下器官：纵隔、心脏、大血管、气管、喉返神经、食管、椎体、隆突、同侧不同肺叶独立的结节
	N（区域淋巴结）
N_X	区域淋巴结无法评估
N_0	无区域淋巴结转移
N_1	同侧气管周围和（或）同侧肺门淋巴结和肺内淋巴结转移，包括直接侵犯
N_2	同侧纵隔和（或）隆突下淋巴结转移
N_3	对侧纵隔、对侧肺门、同侧或对侧斜角肌或锁骨上淋巴结转移
	M（远处转移）
M_X	无法评估远处转移
M_0	没有远处转移
M_1	远处转移
M_{1a}	对侧肺叶独立结节；胸膜结节或恶性胸腔（或心包）积液†
M_{1b}	远处转移

*. 肿瘤局限于支气管壁表面并位于主支气管近端也归为 T_{1a}。
†. 绝大多数胸腔（和心包）积液是由肿瘤引起的。而在一些患者，多次检测肿瘤细胞阴性，积液不是血性的，不是渗出液。这表明积液与肿瘤无关，患者应归为 M_0

AJCC. 美国肿瘤联合委员会；UICC. 国际抗癌联盟

引自 Goldstraw P, Crowley J, Chansky K, et al: The IASLC lung cancer staging project: proposals for the revision of the TNM stage groupings in the forthcoming (seventh) edition of the TNM classification of malignant tumours. J Thorac Oncol 2(8): 709, 2007

表 16-2　T 和 M 分期的描述和分组

第六版 T/M 描述	第七版 T/M	N_0	N_1	N_2	N_3
T_1（≤2cm）	T_{1a}	ⅠA	ⅡA	ⅢA	ⅢB
T_1（>2～3cm）	T_{1b}	ⅠA	ⅡA	ⅢA	ⅢB
T_2（≤5cm）	T_{2a}	ⅠB	ⅡA	ⅢA	ⅢB
T_2（5～7cm）	T_{2b}	ⅡA	ⅡB	ⅢA	ⅢB
T_2（>7cm）	T_3	ⅡB	ⅢA	ⅢA	ⅢB
T_3 侵犯		ⅡB	ⅢA	ⅢA	ⅢB
T_4（同肺叶结节）		ⅡB	ⅢA	ⅢA	ⅢB
T_4（侵犯）	T_4	ⅢA	ⅢA	ⅢB	ⅢB
M_1（同侧肺）		ⅢA	ⅢA	ⅢB	ⅢB
T_4（胸腔积液）	M_{1a}	Ⅳ	Ⅳ	Ⅳ	Ⅳ
M_1（对侧肺）		Ⅳ	Ⅳ	Ⅳ	Ⅳ
M_1（远处）	M_{1b}	Ⅳ	Ⅳ	Ⅳ	Ⅳ

*. 这些修改纳入了第七版 AJCC 和 UICC 分期表

引自 Goldstraw P, Crowley J, Chansky K, et al: The IASLC lung cancer staging project: proposals for the revision of the TNM stage groupings in the forthcoming (seventh) edition of the TNM classification of malignant tumours. J Thorac Oncol 2(8): 709, 2007

暴露有协同效应。

一些症状，如声音嘶哑、体重减轻、神经系统的一些变化，能够提示患者可能出现转移，并为进一步检查提供线索。

体格检查也很重要。其能够反应患者的总体健康状态并影响我们治疗方法的选择。体检所见，如 Horner 综合征、杵状指，提示有肺癌可能。体格检查还可以提示疾病有无进展，如锁骨上窝摸到肿大淋巴结提示有淋巴结转移，肺部听诊能确认患者有无恶性胸腔积液。

三、无创检查法

（一）胸部 X 线片

当我们怀疑患者为肺癌时，通常会先给患者做一个正侧位胸部 X 线片。然而胸部 X 线片很难发现绝大多数直径小于 7～10mm 的病变[20]。胸部 X 线片可以定位病变的位置（中心或周边），并发现病变的一些相关表现，如肺不张、实变，是否邻近胸膜表面。还可以发现有无胸腔积液，有无胸壁侵犯或膈神经受侵引起的膈肌抬高。对于进展期肺癌可以明确骨转移引起的肋骨破坏或肺实质内的多个病灶。除非明显增大，胸部 X 线片明确肺门和纵隔淋巴结转移有一定困难。

（二）痰细胞学

虽然痰细胞学检查比较简单，但在北美很少用，因为现在中心型肺癌少见，而周围型腺癌较多。然而，在世界其他鳞癌居多的地方仍然是一个很有用的检查方法。

可以通过盐水雾化吸入或收集连续 3d 清晨患者咳出的痰液。根据发表的 16 项结果，每项至少有 50 例患者的研究，总体灵敏度为 66%（42%～97%），总体特异度为 99%（68%～100%）。在临床上，当怀疑肺癌的患者采用痰细胞学检查的时候，其诊断准确性更高，敏感度为 87%，特异度为 90%[21]。

（三）低剂量 CT

基于美国的一项大型前瞻性随机临床试验的结果，越来越多的患者（尤其是在发达国家）通过低剂量 CT 检查确诊肺癌。这项国家肺癌筛查实验（NLST）纳入了 33 个中心的 53 454 例肺癌高危患者（55—74 岁，每天吸烟 1 包，持续至少 30 年），将他们随机分为每年三次低剂量 CT 筛查或正侧位胸部 X 线片筛查组。无论什么原因，低剂量 CT 筛查组肺癌死亡风险都明显降低（减少 20% 相关风险）[22, 23]。大多数（63%）低剂量 CT 发现的肺癌是Ⅰ期。未来低剂量 CT 的使用将更加普及，取代大部分的胸部 X 线片检查。

（四）高分辨 CT

一旦通过胸部 X 线片或低剂量 CT 发现可疑病变，下一步要做胸部和上腹部的高分辨 CT 检查，最好同时增强扫描。通过这种检查可以明确肿瘤大小、特征（如毛刺、GGO 成分、有无钙化）及病变范围；是否侵犯邻近胸壁，以及评估纵隔侵犯程度。

CT 还可以发现其余肺实质及胸膜腔的情况；有无"卫星"结节或其他结节，肺大疱肺气肿改变，胸膜有无增厚，肿块或渗出。对于怀疑肺癌的患者，胸部 CT 应该包含上腹部、肝脏及肾上腺。虽然绝大多数上腹部偶然发现的结节为良性（肾上腺瘤、肝囊肿），但少数不怀疑转移的患者仍能发现转移灶。

胸部 CT 还可以评估纵隔淋巴结情况。增强检查对于区分淋巴结和血管十分重要。最常用的诊断异常淋巴结的标准为短轴直径≥ 1cm。虽然 CT 是最精准的测量淋巴结肿大的影像学方法，但是它在预测转移方面并不可靠。Toloza 等[24]对 20 个研究的 3 438 例患者进行了 Meta 分析，提示总体敏感度为 57%，特异度为 82%。因此，不能只根据 CT 的结果决定纵隔淋巴结的分期及后续的治疗方案。

（五）正电子发射断层显像（PET）

全身 PET 是通过检测低原子量(碳、氟、氧、氮)同位素释放出的正电子的生理成像技术。用放射性氟化物（^{18}F）标记的氟脱氧葡萄糖（FDG）是 D 葡萄糖的类似物，经过细胞吸收后可以被磷酸化并蓄积在细胞内，无法代谢掉。因为肿瘤细胞糖酵解速度增加，葡萄糖转运子过度表达，在肿瘤及可能转移部位 FDG 的蓄积更明显，更容易看到（图 16-2）[25]。PET 异常的标准为病变部位标准摄取值（SUV）大于 2.5 或病变部位的摄取值大于纵隔背景摄取值。PET 的分辨率的低限大约为 1.0~1.2cm，因此 PET 无法发现微小病灶。良性炎症或感染性病变（如肉芽肿，淀粉样变）也会造成 PET 假阳性。尽管有这些缺陷，PET 已经成为肺癌分期的强有力的工具。

在肺癌患者纵隔淋巴结分期方面，已经有一些研究表明 PET 要优于 CT。Pieterman 等[26]前瞻性比较了 CT 和 PET 判断 102 例患者纵隔淋巴结转移的准确性，这些患者均为经病理证实的手术患者，结果发现 PET 的灵敏度和特异度分别为 91% 和 86%，CT 分别为 75% 和 66%。基于 18 个研究的 Meta 分析表明总体的灵敏度为 84%，特异度为 89%[24, 26]。Toloza 等[24]还发现 PET 联合 CT 诊断的准确性更高，敏感度为 94%，特异度为 86%，结果支持对纵隔淋巴结转移可 PET 联合 CT 检查。经过 PET 检查，102 例患者有 62 例患者分期发生了改变，20 例患者分期下调，42 例患者分期上调，其手术结果证明是完全正确的。PET 在明确有无潜在远处转移方面也很有效。在 11 例患者（11%）中，PET 提示有骨、肝、和肾上腺的远处转移，而 CT 没有发现。

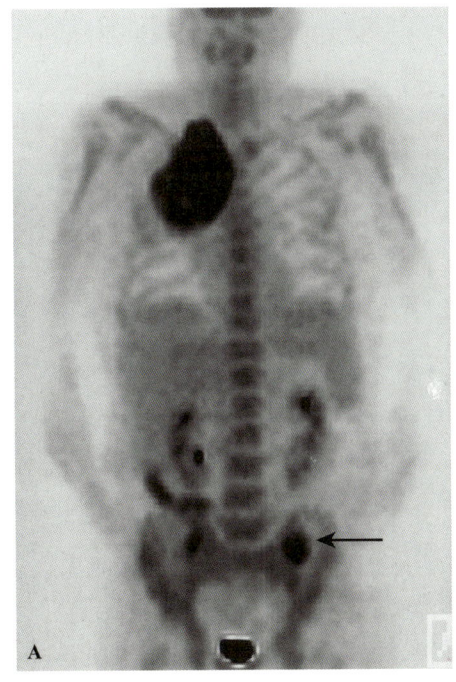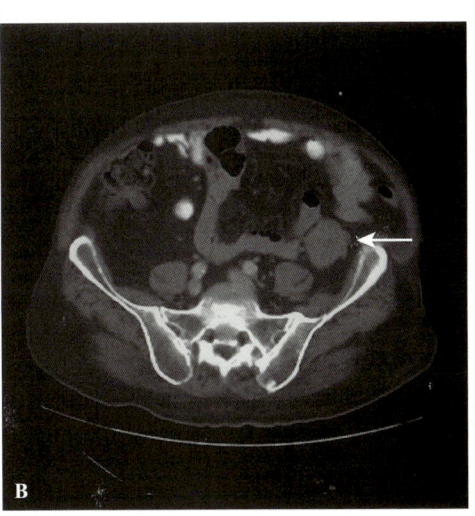

▲ 图 16-2　正电子发射断层显像（PET/CT）显示 1 例右侧肺上沟瘤患者（A）出现无症状后腹膜淋巴结转移（B）

在过去10年间，PET/CT已经取代了PET，其诊断的准确性和病变的解剖定位都有明显提高[27]。Cerfolio等[28]比较了129例NSCLC患者只做PET和PET联合CT的检查结果，这些患者随后都进行了手术并有病理结果证实。相较于PET，PET/CT在Ⅰ和Ⅱ期患者提示意义更好，不管在T分期（70% vs. 47%）还是在N分期（78% vs. 56%）准确性都更高。而且，在N_1和N_2转移方面，PET/CT的灵敏度和特异度更好，阳性预测值更高。在之前的研究中，PET/CT明确了19（14.7%）例患者有M_1转移。

已证实PET/CT比骨扫描更准确，灵敏度相似而特异度更高[29-32]。在一项最大的比较PET/CT和骨扫描的研究中，Song等回顾性分析了1000例诊断为肺癌的患者，其中有105例最终诊断为骨转移的患者做了PET/CT和骨扫描[31]。相较于骨扫描，PET/CT更准确（98.3% vs. 95.1%，$P<0.001$），灵敏度（94.3% vs. 78.1%，$P=0.001$），特异度（98.8% vs. 97.4%，$P=0.006$）更好。研究还证明相较于骨扫描，PET/CT假阳性率（1.2% vs. 2.9%）和假阴性率（5.7% vs. 21.9%）更低。PET/CT和骨扫描的一致性较好，计算得出的k=0.732。基于在胸内和胸外分期的明显优势，PET/CT现在已经是治疗前分期的常规检查方法。

（六）骨扫描

虽然评估患者有无潜在的骨转移方面，PET/CT已经基本取代了骨扫描，但在患者有阳性临床表现（如骨痛、压痛）的情况下，^{99m}Tc-亚磷酸二甲酯（^{99m}TcMDP）全身骨扫描相对更敏感，但特异性不高。Toloza等[24]对7项研究633例患者的Meta分析提示骨扫描的总体灵敏度为87%，特异度为67%。对于无症状的患者，假阳性更常见，如骨的退行性变或创伤。随访磁共振（MRI）可能有助于诊断，也可能没有帮助。假阴性虽然不常见，但也会发生，在一项研究中有6%的患者开始骨扫描阴性但1年内证实发生了骨转移[33]。

（七）磁共振显像

胸部磁共振显像（MRI）在肺癌的诊断和分期中相较于CT没有什么优势。Heelan等[34]评估了可手术的NSCLS患者MRI和CT的作用，发现在确定肺门和纵隔淋巴结转移方面，MRI并不比CT更准，实际上假阳性率更高。在最近的一项研究中，对比了33例术前肺癌患者全身MRI弥散加权显像和FDG-PET/CT的结果[35]。在发现肿瘤和分期方面，全身MRI灵敏度、特异度和准确性和PET/CT相当，但不优于PET/CT。然而，在某些方面MRI用处较大。当肿瘤与脊柱关系密切的时候，MRI对椎管看得更清楚，能更精准地发现脊髓病变，提示脊髓侵犯。对于肺上沟瘤患者（Pancoast瘤），MRI在确定肿瘤与锁骨下血管和臂丛神经的关系方面较CT更准确。

四、有创方法

（一）支气管镜

传统的白光硬质或纤维支气管镜能够看清气管支气管树，是评估怀疑肺癌或已证实为肺癌患者的标准方法。它有以下几个重要目的：诊断、分期、评估可切除性和观察除病变之外的其他支气管树。除了一些少见情况，在绝大多数情况下可视纤维支气管镜已经取代了硬质支气管镜。它在门诊就可以做，患者自然呼吸，通过局部麻醉和镇静后，经口或鼻腔即可完成。可以轻易地看到二级和三级亚段支气管。可以明确诊断的方法包括直接活检、刷检、生理盐水灌洗细胞学检查和在X线引导（或不引导）下经支气管针吸活检（TBNA）。使用多种方法（如活检、刷检和细胞灌洗）可以提高诊断准确性。

当支气管镜发现气管内肿瘤后，最好用活检钳或毛刷活检，敏感性为80%~100%[36, 37]。由于鳞癌和小细胞肺癌通常为中心型，支气管镜经常会有阳性发现。相反，当病变位于外周时，支气管镜检查经常为阴性，诊断灵敏度在37%~98%，主要取决于病变的位置和大小。肿块越大，在CT上表现为支气管与病变相通或在病变内，提示阳性发现的可能性越大[37]。用X线引导经支气管活检或TBNA和灌洗能够将准确性提高到80%[38]。电磁导航支气管镜（ENB）是一种在支气管镜检查过程中利用高分辨CT实时导航的经支气管镜活检方法。结合现场细胞学评估（ROSE），以 CT 为基础的"导航"可以做到对外周小病变的精准活检[39]。

当由于病变或转移的淋巴结造成支气管扭曲的时候（隆突的增厚和变钝及外压），也可以用 TBNA。TBNA 是用 20～22 号硬质针头通过纤维支气管镜来穿刺病变区域，Wang 和 Terry 首先推广应用了这种方法[40]。它安全且便宜，总体敏感性超过 50%，特异性为 96%[36,37]。如前所述，通过 X 线引导和现场快速细胞学检测，可以提高诊断准确性。虽然阴性结果仍需要手术证实，但如果结果阳性，特别是纵隔淋巴结果阳性，可以避免进一步行手术分期。其局限性包括对于小于 2cm 的周围病变，阳性率只有 30%，对于一些特殊部位的淋巴结无法取活检，包括前纵隔、主肺动脉窗、食管旁和下肺韧带旁淋巴结。这种技术现在已经大部分被最近兴起的经支气管超声取代了。

（二）经支气管超声

为了提高 TBNA 诊断的准确性，1990 年初，发明了经支气管超声（EBUS），并很快得到了推广应用[41]。最开始的探针是通过 X 线引导，可以提高 TBNA 在肺癌患者淋巴结分期的准确性[42,43]。之后，奥林帕斯公司发明了内置线性探针阵列，在尖端有一个凸型探针的超声内镜，从而可以用 EBUS 对 TBNA 进行实时引导。这种 EBUS 在纤维支气管镜的尖端加入了 7.5MHZ 的凸形传感器，视角为 90°，视角为前斜 30°。超声扫描角度与插入角度平行，通过尖端探针的直接接触获得影像。超声影像经过探头的处理后，可以观看静止图像，测量肿物大小，观看多普勒模式的图像。在直视下，用特定的 22 号针头经过支气管镜的活检孔透过支气管壁对靶区进行活检（图 16-3）。检查可以通过局麻或全麻进行。EBUS 的适应证包括肺癌和纵隔肿瘤的诊断，纵隔和肺门淋巴结的评估。可以进行淋巴结活检的部位包括 2、3、4、7、10 和 11 组淋巴结。主动脉弓下、食管旁、气管旁、段和亚段的淋巴结通常够不到。

已经有一些研究证实了 EBUS 在 NSCLC 患者纵隔和肺门淋巴结活检分期的准确性[44-46]。在一个早期研究中，Yasufuku 等[45] 在 105 例怀疑或已经证实的肺癌患者中成功地进行了 EBUS 检查。他们对 163 枚淋巴结进行活检，总体诊断准确性为 96.3%，灵敏度为 94.6%，特异度为 100%。需要注意的是，该研究剔除了良性疾病的患者，并不是所有的患者都做了手术以确证 EBUS 的结果。在后续的前瞻性对照研究中，Yasufuku 等在对 153 例怀疑或确诊肺癌的患者行 EBUS 活检后马上做了经颈纵隔镜活检。发现 EBUS 和纵隔镜在灵敏度、阴性预测值、诊断准确性和病理 N 分期方面没有明显差异[47]。他们也报道了 EBUS 可以精确评估肺门及叶间淋巴结的情况[48]。在操作过程中，结合 ROSE 法可以提高其准确性[49]。最近一项对 9 个研究共 1 066 例患者的 Meta 分析证实了 EBUS 准确性很好[50]。在很多中心，对于可切除的 NSCLC，EBUS 已经取代了大部分纵隔镜检查。

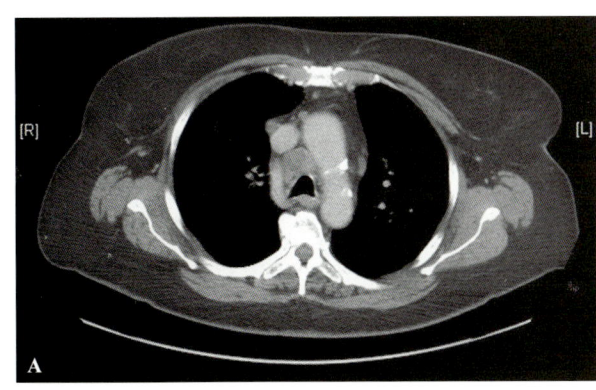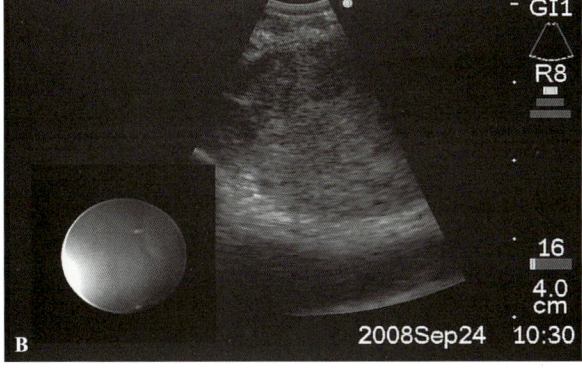

▲ 图 16-3　EBUS 引导穿刺

A. 胸部 CT 扫描发现增大的右侧气管旁淋巴结；B. 支气管超声（EBUS）——引导穿刺右侧增大的气管旁淋巴结

(三)自荧光支气管镜

对于通过痰细胞学发现的中心型异型性病变或早期肿瘤,其诊断和治疗一直是一个挑战。大概1/3的痰细胞学阳性的肺癌患者,影像学表现为阴性,需要多次支气管镜检查以明确病变部位[51]。为了提高局限于表浅黏膜的恶性肿瘤诊断的准确性,Huang等[52]发现在蓝光(波长442nm)照射下,正常和恶变支气管黏膜发光的强度不同。LIFE应运而生(荧光内镜成像技术)。正常支气管黏膜为绿色,而恶变黏膜为褐色[53]。之后的前瞻性研究比较了单用白光支气管镜和白光结合LIFE的结果,提示后者在发现上皮内和侵袭性肿瘤方面敏感性更高[53-56]。Lam等[56]报道了北美多中心173例患者的研究结果,提示白光结合LIFE相对于单纯白光的相对敏感度:上皮内病变为6.3,如果包括侵袭性病变,则为2.71。LIFE的作用除了对肿瘤复发和第二原发癌的随访监测外,就是对鳞癌的术前筛查,还有在一些肿瘤预防研究中,监测上皮内异型性的变化,目前这种方法应用范围不广。部分是由于目前中心型鳞癌少见,部分是由于这种技术进展不大,应用范围有限。

(四)经皮经胸穿刺活检

对于那些肿瘤进展或有手术禁忌证,不适合手术的患者,经皮经胸穿刺活检是获取肿瘤组织帮助诊断的有效方法。低剂量CT发现的外周非钙化结节越来越多,经皮经胸穿刺活检已经成为诊断早期肺癌的重要手段。随着荧光CT的出现,可以对外周小结节进行精准定位活检,经皮肺穿刺的准确性有了很大提高[57, 58]。这种技术最常见的并发症是气胸和轻度咯血。虽然报道的气胸发生率差异很大,但需要处理的情况不多,比例在1.6%~17%[59, 60]。最重要的危险因素是慢阻肺(COPD)[61]。咯血的发生率为5%~10%[62, 63],通常为自限性。如果使用20号以下的针头,那么很少出现大咯血的情况。相对禁忌证包括重度COPD、凝血异常、对侧行全肺切除和重度肺动脉高压。如果活检成功,其阳性率大概在90%左右,假阳性率不到2%[64]。然而,经常会出现假阴性的情况,所以如果结果阴性,应慎重,除非结果为典型的良性病变。

(五)经颈部纵隔镜

精确评估纵隔淋巴结受侵情况是至关重要的,其直接影响患者的治疗决策。在EBUS出现之前,经颈纵隔镜是肺癌患者术前纵隔淋巴结分期最准确的方法。1959年,Carlens首先报道了这种方法,它是通过将一个硬质的、带有光源的镜头从气管前的无血管区到达上纵隔进行操作[65]。在最近的一个对5687例患者的Meta分析中,总体灵敏度为81%,特异度为100%[65a]。纵隔镜活检阴性,意味着患者可行手术彻底切除可能性很大。Luke等[66]研究了590例纵隔镜活检阴性的患者,93%做了彻底手术切除。经颈纵隔镜可门诊进行,安全性很高。Hammoud等[67]回顾分析了2137例患者,发病率和死亡率分别仅为0.6%和0.05%。

在前EBUS时代,纵隔镜的适应证以及是否常规行纵隔镜检查经常有争议。绝大多数外科医师同意在以下情况下应该行纵隔镜活检:①CT上短轴淋巴结肿大超过1cm;②PET上呈高代谢;③可能需要新辅助治疗。相对适应证包括T_2或T_3期肿瘤,或组织学提示预后较差,如大细胞癌[68]。这些支持纵隔镜的人认为纵隔镜并发症发生率低,准确性高,如果纵隔镜活检阴性,有很大概率可行彻底切除,而CT的敏感性较低,有一部分T_1的患者也会发生纵隔淋巴结转移(表16-3),同时也能够筛查出可能从新辅助治疗受益的患者。过去的10年间,PET/CT结合EBUS-TBNA在NSCLC分期中逐步取代了纵隔镜。然而在EBUS-TBNA活检组织不够诊断或需要进行肿瘤的分子分型的情况下,仍适合行纵隔镜活检。

(六)经左前纵隔镜和扩大经颈纵隔镜

经颈纵隔镜的一个局限是左上肺癌的患者,无法活检主肺动脉窗和主动脉旁(第5组和6组)淋巴结。在这种情况下,有2种活检方法。McNeill和Chamberlain[69]最先报道,可以通过左前或胸骨旁入路活检第5组和6组淋巴结。在第2肋间做一个横切口,去掉肋软骨。钝性分离进入胸骨后胸膜外间隙,可以探查主动脉旁区。改良方案包括保留乳内动脉,为了有更好的显

表 16-3　临床分期 T_1 的非小细胞肺癌淋巴结转移率

作者（参考文献）	患者数（N）	淋巴结阳性率 +（%）	N_1（%）	N_2（%）	淋巴结跳跃性转移 N（%）
Ishida 等[87]	221	28	9	19	28
Naruke[88]	714	33	18	15	30
Asamura 等[89]	337	26	10	16	25
Oda 等[90]	524	22	8	14	51
Graham 等[91]	86	29	19	10	34

示视野，可以用纵隔镜，保留肋软骨等。3 个报道共 194 例左上肺癌患者采用了这种方法，38%（73/194）活检结果阳性，结果阴性的患者 95% 做了手术切除[70]。和经颈纵隔镜相似，报道的发病率和死亡率很低，分别为 8% 和 0%。

左上肺癌患者前纵隔淋巴结活检的另一个方法是扩大纵隔镜，Ginsberg 等[71] 首先报道了这种方法。如果经颈纵隔镜活检阴性，则撤掉纵隔镜，在无名静脉后方用手指钝性分离无名动脉和左侧颈总动脉之间的间隙，制造一个空间。重新插入纵隔镜病沿着主动脉弓的前外侧到达包含淋巴结的脂肪垫进行活检。如果患者主动脉扩张或者有钙化或以前做过正中开胸手术，则不适合行扩大纵隔镜手术。因为做钝性分离时有风险，而且有其他微创方法可以活检，比如 EBUS 和胸腔镜手术，扩大纵隔镜目前做得已经不多了[72]。

（七）斜角肌淋巴结活检

如果摸到或影像学（PET/CT）怀疑锁骨上窝有淋巴结转移，可以行颈部淋巴结活检。如果锁骨上窝可以摸到淋巴结，通常行针吸活检（FNA）就足够了。如果 FNA 无法诊断，或影像学怀疑转移，则需要进行切除活检。平行于锁骨，在胸锁乳突肌起点上方做一个 3～4cm 切口。在锁骨和胸骨头之间分离，在前斜角肌上方暴露斜角肌脂肪垫。注意保护位于前斜角肌后方的膈神经。也可以在行纵隔镜活检的同时进行斜角肌淋巴结活检。Lee 和 Ginsber 报道 N_2 淋巴结阳性的患者，有 15.4%（6/39）斜角肌淋巴结也阳性，提示 N_3 转移。

（八）电视胸腔镜手术

电视胸腔镜手术（VATS）是 NSCLC 的诊断和分期的有力武器。它需要患者全身麻醉并能耐受单肺通气。患者取标准侧卧位，通过狭小的肋间隙用单孔或多孔腔镜完成手术。可以探查一侧整个胸腔，包括肺门、纵隔、脏层和壁层胸膜和胸壁。VATS 主要用于周围肺结节的切除活检诊断或除外合并肿瘤或肿瘤转移[73]。它可以用于经颈纵隔镜（前纵隔、主肺动脉窗、主动脉旁）无法到达的区域或肺门，下肺韧带淋巴结的活检[74, 75]。一些研究已经证明 VATS 在肺癌的诊断和分期方面准确性为 100%，发病率死亡率很低。

（九）开胸手术

现在有多种微创诊断方法，超过 95% 的患者不需要开胸手术。而开胸手术探查仍然是最精细的评估原发病变、胸膜腔和同侧纵隔淋巴结的方法。可以用 Tru-Cut 针进行肿瘤活检，通过冰冻病理评估纵隔淋巴结转移范围和受侵情况。

五、远处转移的检查

约有 40% 的新发肺癌病例合并胸外转移。筛出这些患者十分重要，可以避免不必要的开胸手术和避免耽误患者及时进行全身治疗。目前，排除 NSCLC 患者最常见转移部位（肾上腺、肝脏、脑、骨）的标准的多器官影像技术是胸部和上腹部 CT，脑部增强 CT 或 MRI 和全身 PET/CT。

什么样的患者需要评估有无远处转移？这方面的前瞻性研究很少。大家普遍接受的情况是患者出现一些症状、体格检查有异常发现或实验室检查异常，提示患者转移风险增加的情况下需要评估。Silvestri 等做了一个大的 Meta 分析，发现临床评估阳性，患者有 50% 的可能在随后的影像学检查中发现异常[76]。这些结果提示病史、体格检查、实验室化验在指导患者的后续检查中至关重要。如果患者临床评估阳性（表 16-4），则应该进行多器官扫描。

对于没有症状的患者我们应该怎么办？对于没有症状和体征的患者进行多器官扫描是有争议的。一些研究表明对没有症状的患者进行常规术前扫描阳性率很低（3%～10%），远处转移的发现率为 2.7%～15%[77]。Silvestri 等[76] 在他们的 Meta 分析中计算了如果临床评估阴性，影像学扫描阴性的概率（临床评估的阴性预测值）。腹部、脑部 CT 和骨扫描的阴性预测值分别为 94%、95% 和 89%。仅有的一项前瞻性随机实验在没有症状的可手术肺癌患者比较了常规多器官扫描和胸部 CT+ 纵隔镜的差别，结果提示在不必要开胸率、术后复发或总生存方面没有差别[78]。尽管如此，最近更多的数据表明全身 PET 和 PET/CT 在发现非神经转移方面价值很大，在 10%～20% 常规检查方法阴性的患者中发现了转移[26, 79, 80]。因此，在所有活检证实或怀疑肺癌的患者中，应考虑将 PET/CT 作为标准的分期检查方法，还可以避免不必要的骨扫描。

此外，一些作者报道局部进展期肺癌（T_3 或 N_2）出现无症状远处转移的概率更高[81, 82]。其他一些报道提示腺癌较鳞癌更容易出现无症状脑部转移。然而，对于可切除的 NSCLC 患者，支持常规行头颅影像学检查的证据很少，主要基于一些回顾性研究。钆增强头颅 MRI 或常规头颅 MRI 均可。人们常用的方法是评估分期较晚的肺癌（Ⅱ期和Ⅲ期）可以查头颅 MRI 加 CT 和 PET/CT，对于Ⅰ期肺癌则没有必要，因为其无症状脑转移的概率只有 5%[84-86]。

根据目前证据，对于确诊或疑似肺癌的所有患者，应该行胸部高分辨增强 CT 和全身 PET/CT 检查。对于有些患者可选择性查头颅 MRI。以下情况可考虑行多器官扫描：①任何临床评估阳性的患者（症状、体征、血液检查）；②局部进展期肺癌（ⅢA 期）需要考虑多学科治疗的；③手术指征有疑问的早期肺癌患者（Ⅰ期和Ⅱ期）。

六、总结

肺癌是一种有挑战的致死性疾病。对于每一个患者来说，恰当的诊断和分期对选择最佳治疗方案至关重要。检查最重要的组成部分是病史和体格检查。现在有很多无创和微创的方法可以用来进行精准有效的肿瘤临床分期的评估。

表 16-4 转移的临床表现

临床评估	临床表现
症状	系统性表现：体重减轻＞ 5%，疲倦
	骨骼肌肉：局灶骨痛
	神经系统：头痛、精神状态或任何改变
体征	局灶性神经功能缺损
	锁骨上淋巴结肿大
	声音嘶哑
	上腔静脉综合征
	骨痛
	皮肤或软组织肿块
	肝大
实验室检查	贫血
	肝功异常
	高钙血症

第 17 章
肺癌的外科治疗
Lung Cancer: Surgical Treatment

Masaki Anraku　Shaf Keshavjee　著

刘洪生　译

本章概述了肺癌的外科治疗：手术适应证、肺切除的类型和范围，以及回顾了纵隔淋巴结清扫，重点基于最近发表的证据和新版国际 TNM 分期系统（第 7 版，2009）。微创肺切除（18 章）、气管病变（第 8 章）、肿瘤侵犯胸壁（第 20 章）和多模式治疗（19 章）将在各章节分别详述。

肺癌仍是世界范围内肿瘤的首要致死原因，2013 年在美国估计有 228 190 例新发病例，死亡 159 480 人[1]。对于早期（Ⅰ期和Ⅱ期）以及一些局部进展期（Ⅲ期）非小细胞肺癌，可以行彻底手术切除。在以下一些情况下，也可以考虑手术：孤立肾上腺转移、孤立脑转移的非小细胞肺癌患者、经过仔细筛查的一些小细胞癌患者。基于已经发表的一些临床研究，包括一些Ⅲ期临床随机实验，已经明确某些 NSCLC 术后进行辅助化疗可以延长患者生存时间[2-6]。新辅助治疗（诱导化疗或化放疗）可以改善 N_2 阳性或可切除的局部进展期 NSCLC 患者的预后[7]。

一、历史回顾

Davies[8] 在 1913—1914 年报道了第一例肺叶切除手术，患者术后 8d 死于脓胸。随着水封引流技术和麻醉技术的进步，肺癌的外科手术逐渐普及。1933 年，Graham 和 Singer[9] 成功报道了第一例一期全肺切除。从那以后，分别结扎肺血管、缝合支气管的全肺切除成了肺癌的标准术式。几乎在同一时间，Churchill 等[10] 介绍了他们解剖肺门肺叶切除的经验。Overholet 和 Langer[11] 首先报道了肺癌的肺段切除技术。随着技术的改良，人们发明出了更多的技术，包括 Price-Thomas[12] 在 1956 年首先报道了袖式切除术，Mathey 等[13] 和 Thompson[14] 报道了隆突切除术，Chardak 和 MacCallum[15] 报道了 Pancoast 肺癌的切除。1963 年 Grillo 等[16] 报道了隆突切除气道重建。1973 年，Jensik 等[17] 报道了大组的肺段切除治疗支气管肺癌的经验。从 1990 年早期开始，随着可视腔镜及器械的进步，电视胸腔镜（VATS）肺部手术在世界范围内得到了普及[18]。最近的一些研究表明机器人辅助外科手术在肺癌的外科治疗中也是安全和可行的[19, 20]。

二、肺部外科手术：适应证和技术

（一）肺叶切除

对于可手术切除的非小细胞肺癌，将肿瘤及所在肺叶整块切除仍是标准外科术式。对于肺功能不好或没有淋巴结转移的外周小结节，可以选择亚肺叶切除（肺段和楔形切除）。意向性肺叶切除的适应证将在后面讨论。如果肿瘤突出到主气道，这种情况下需要袖式切除术。有人会担心袖式切除与全肺切除相比，肿瘤切除可能不彻底。然而，与全肺切除相比，袖式切除证明长期效果更好，因其并发症的发生率和死亡率更低[21, 22]。

1. 体位和切口

患者取侧卧位，后外侧切口进胸是标准体位和切口，对肺门的暴露很好。如果可能的话，可以游离并保留前锯肌。最常用的经第 5 肋间进胸腔，沿肋骨切开前侧和后侧的肋间肌，这样肋间能撑得大一些。可以用前胸切口、侧切口或腋下切口。为了扩大切除肺尖部的肿瘤，偶尔也用半河蚌切口或胸骨正中切口，因为这两种切口对于胸廓入口、上肺静脉和主要的肺动脉暴露很好。

2. 肺门的游离和解剖

进入胸腔后，仔细探查胸腔。如果有胸腔积液则需要做细胞学检查和培养。所有肺叶都要探查一下以评估病变范围，确认有无意外发现的胸膜或肺内病变，并确认可否切除。游离下肺韧带至下肺静脉水平，环形打开肺门的纵隔胸膜，将肺完全游离。当打开前肺门时注意电刀不要损伤膈神经。左右肺门的后面观见图 17-1。

确认并游离肺门的血管（肺动脉主干和上、下肺静脉）。叶间裂往往发育不全，所以需要打开叶间裂来处理叶间结构。叶间裂往往需要钝性结合锐性分离。如果肿瘤有跨叶侵犯，一定要注意避免弄破肿瘤。左右肺的叶间视图见图 17-2。

3. 血管的处理

确认好叶间动脉后，进一步游离暴露肺段动脉。根据需要打开组织的多少，可以用电刀或切割缝合器打开。一些医师喜欢缝扎肺动脉（特别是比较粗的动脉），其他医师可能只是简单结扎。

大的血管也可以用切割缝合器。在下列情况下，可以考虑预先游离出肺动静脉主干套带控制：①肿瘤侵犯肺动脉主干；②肿瘤侵犯肺段动脉根部；③肺动脉周围炎症瘢痕或粘连严重。使用这种方法，如果肺动脉损伤出血，可以很容易地钳夹肺动脉控制出血。游离血管的顺序不是一成不变的，绝大多数情况下，先游离肺动脉，然后静脉，最后支气管，这样比较安全。一些医师喜欢先切断静脉以避免在操作过程中造成肿瘤细胞播散入血，但并没有证据表明这种方法会影响患者的预后。先断肺静脉的缺点是肺叶会因瘀血而肿胀，会增加手术难度。先处理容易处理的结构以使后面的结构更容易暴露。例如，如果需要可以先断气管使肺动脉更好地暴露。

4. 气管的处理

清扫完气管周围淋巴结后，暴露支气管，用切割缝合器闭合支气管。不要把支气管周围的动脉断得太多以免造成支气管胸膜瘘（BPF）。虽然可以手工缝合气管残端，但用闭合器更加快捷，和手工缝合一样安全。在激发前，需让麻醉师膨肺以确认不要夹到主气管或其他支气管。如果怀疑有气管侵犯，应行气管切缘冷冻病理检查。对于高危患者和行新辅助放化疗患者，应用心包外

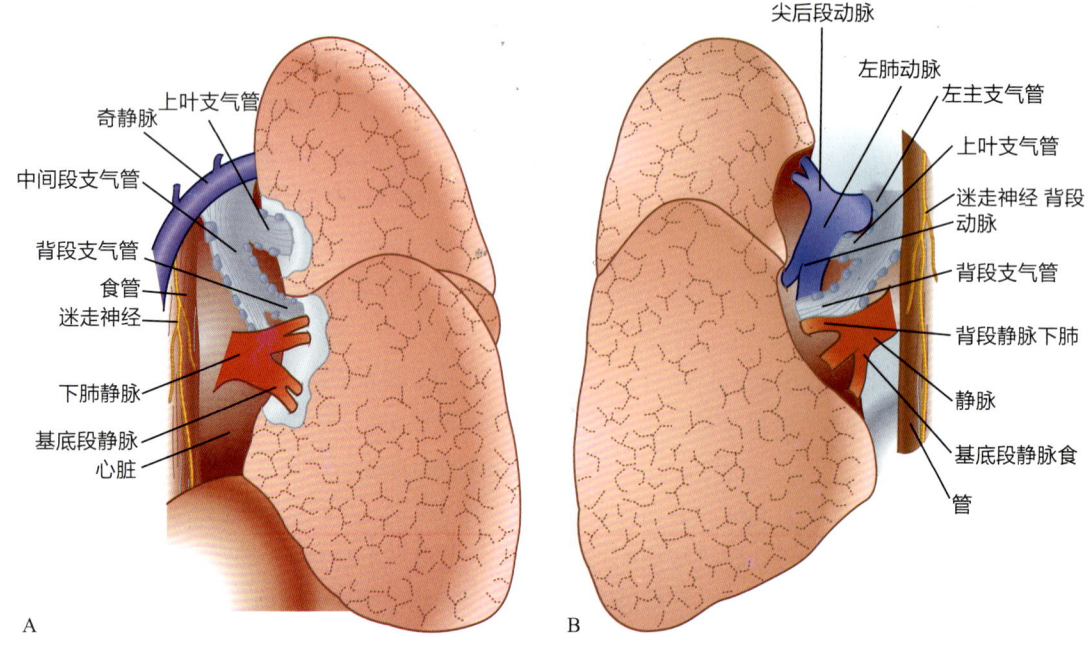

▲ 图 17-1 右肺（A）和左肺门（B）后面观
打开纵隔胸膜并向前牵拉（图片由 Dennis Wei 提供）

第一部分 胸部手术
第 17 章 肺癌的外科治疗

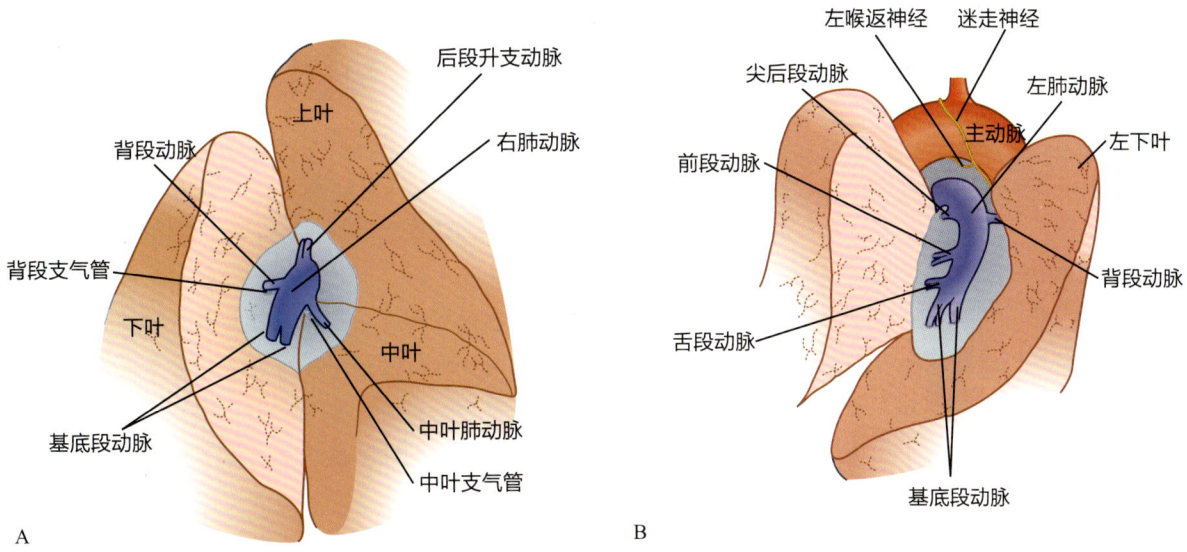

▲ 图 17-2 右肺（A）和左肺（B）的叶间视角
打开叶裂并暴露肺动脉分支（图片由 Dennis Wei 提供）

脂肪、心包、胸膜或肋间肌覆盖气管残端以减少术后支气管胸膜瘘的机会。行袖式切除时，应行冷冻病理以确保近端和远端切缘阴性。行气管吻合时，气管两端要缝牵引线。软骨部分用 4-0 可吸收线间断缝合，膜部用连续缝合，吻合口不要有张力。

5. 胸管的放置

要放置胸管引流液体和气体使余肺复张。放置胸管的另一个目的是监测术后出血量。虽然对胸管的粗细和数量没有固定标准，不过，我们通常上边放一个直管，下边放一个弯管（28F）。

（二）全肺切除

因为肺叶切除已经成为肺癌外科治疗的标准术式，所以已较少用全肺切除了。通常对于中心型肺癌可考虑全肺切除。但即使病变侵犯主支气管或中间段支气管，也可以采用袖式切除，并发症发生率、死亡率和远期生存也是可以的[23]。经过仔细评估和选择后，如果袖式切除也不行的中心型肿瘤，可以考虑全肺切除。

1. 切口

标准切口是经第五肋间后外侧切口，这种切口对前后肺门的暴露都很好。也可以用经前胸切口和保留肌肉的切口。进胸后，仔细探查肿瘤的范围。包括术中用支气管镜。通常术前就要根据患者的肿瘤位置和心肺功能的情况确定是否行全肺切除，然而有时候得需要术中评估以做出决定。只要能够彻底切除肿瘤，就尽量采用袖式切除等切除范围较小的术式，必要时可以同时行动脉成形。

2. 肺门的游离

一旦确认需要全肺切除，则需要游离肺动脉主干和上、下肺静脉。将肺向前上前拉，分离下肺韧带至下肺静脉水平，分离其周围的结缔组织游离出下肺静脉。在右侧要找到肺动脉主干和上肺静脉间的层面，在左侧，上肺静脉位于主支气管的前方，所以也要找到两者之间的层面。可以用双重结扎或闭合器切断静脉。如果肿瘤已经侵犯了心包返折，需要打开心包游离更近端的血管，用血管钳夹住并切断肺静脉，残端用不可吸收线双重缝合。如果肿瘤离肺动脉太近没有足够的空间用闭合器，则要打开心包以获得更多的空间（图 17-3）。在右侧通常需要游离上腔静脉来暴露更多的右肺动脉主干，在左侧需要切断动脉韧带以获得更多空间在近端闭合作肺动脉主干。在游离过程中，如果肿瘤没有侵犯喉返神经，一定要注意不要损伤它。在心包返折处打开心包，往近端游离，可以在左肺动脉根部切断肺动脉。当切断左肺动脉的时候，一定要注意不要牵拉太

263

用力而伤到右肺动脉。

(三) 气管的处理

为了避免气管残端留得太长，应尽可能向近端游离（距离隆突 3~5mm）。在右侧，很容易看到隆突并确认切断支气管的位置。切断左主支气管则需要适当牵拉一下支气管，因为左侧隆突不易看到。去掉气管周围的组织和淋巴结以暴露支气管，但应避免过度游离以影响支气管的愈合造成支气管胸膜瘘。对于做过新辅助放疗的患者，应该用心包外脂肪、纵隔胸膜、心包、肋间肌皮瓣甚至大网膜来覆盖保护右主支气管残端。而左侧支气管闭合后残端会缩回纵隔，所以左侧可以不用覆盖保护。Darling 等[24]报道右全肺切除支气管胸膜瘘的发生率约为 13%，左侧约为 5%，总体 8%。

(四) 全肺切除后空腔的处理

全肺切除后处理空腔的目的是让纵隔保持在中线位置。为了达到这个目的，一些人术后留置一个细胸管排气，然后在术后马上拔掉。而其他人则留置平衡全肺切除引流装置以维持正常压力，避免纵隔移位。可以用夹闭胸管并间断开放的方法让纵隔复位。在任何情况下都不要给胸管加负压，因为这样会造成纵隔向术侧明显移位。

(五) 亚肺叶切除（肺段切除和楔形切除）

亚肺叶切除最初是用来治疗肺部感染性疾病（如结核和支气管扩张）的，因为这些病往往常见于双侧或多个肺段受累。在肺癌的治疗中，对于肺功能不好不能进行解剖性肺叶切除的患者通常才选择亚肺叶切除，因为与肺叶切除相比，已经证明切除范围过小局部复发率会升高，患者预后更差[25]。然而，最近一些证据表明，亚肺叶切除特别是解剖性肺段切除实际上是可以选择的术式，不但肺功能不好的患者可以选择，对于低风险的早期非小细胞肺癌的患者也可以选择[26]。总的来说，解剖性肺段切除在清扫肿瘤周围淋巴结方面要优于楔形切除。对于那些小的、周边型的非实性肺癌，也可以接受大楔形切除[27]。术中要进行淋巴结采样或清扫并送冷冻病理以确认有无淋巴结转移。如果术中证明有淋巴结转移，如果有可能的话要转行解剖性肺叶切除。

手术原则

因为引导切除病变肺段的主要标志物为支气管，确认病变肺段的支气管是一个关键步骤。肺段切除通常先从动脉开始，因为这样可以更好地

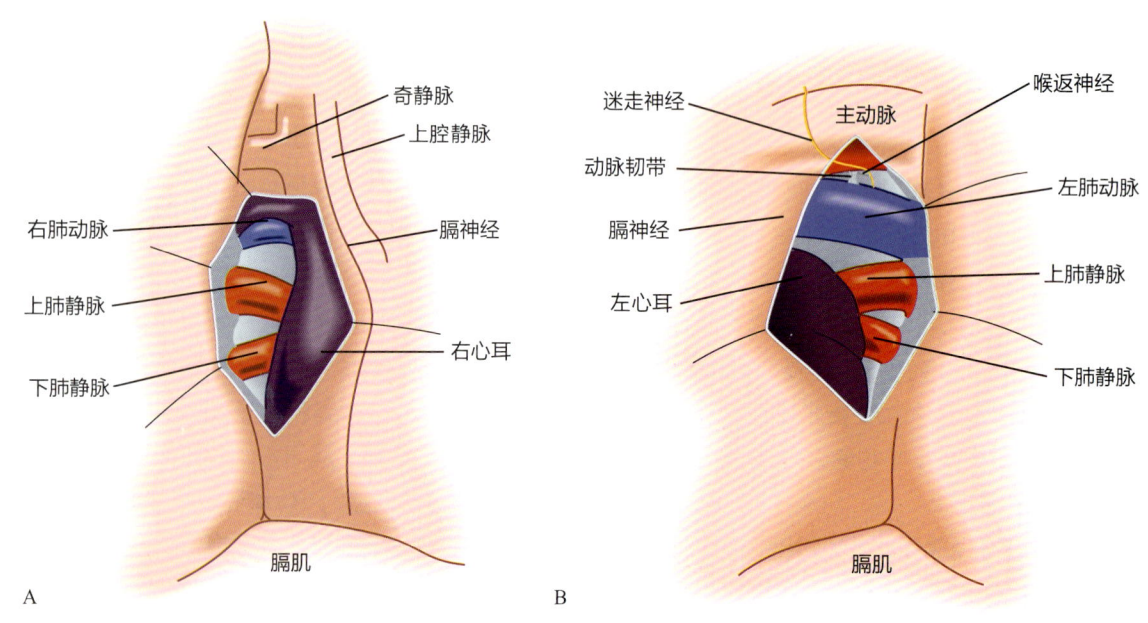

▲ 图 17-3 右侧（A）和左侧肺门（B）的前面心包内视角
图片由 Dennis Wei 提供

暴露病变肺段支气管,因为它们两个是伴行的。确认好段间平面后,最好再处理肺段静脉。引流邻近肺段的段间静脉通常要予以保留。段间平面的确认通常用膨胀萎陷法。首先,在萎陷的状态下夹闭病变肺段的支气管。然后膨肺,因为病变肺段不通气而其他部位通气,就可以确定界限。相反,可以先膨肺,然后夹闭病变肺段支气管,单肺通气后,因为病变肺段会维持膨胀状态,也可以确定界限。通常用可吸收的线(PDS 或 Maxon)间断缝合气管残端。如果病变肺段支气管长度足够,也可以用切割闭合器闭合支气管。在这种情况下,一定要注意不要损伤邻近支气管。通常可以用剪刀、花生米或手指锐性或钝性分离段间平面。小的静脉或支气管分支分别予以结扎或夹闭并切断。可以用切割缝合器切断段间平面,特别是需要多切相邻肺段一部分以确保切缘的时候。断面有漏气可以用不可吸收线修补。各种类型的肺段切除见图 17-4。

肺癌的楔形切除应严格限于小的周围型早期非小细胞肺癌。虽然楔形切除可以通过胸腔镜完成,但叶间的淋巴结清扫有一定困难。无论什么时候,只要怀疑切缘不够,就应转行解剖性肺段切除。

(六)纵隔淋巴结清扫

1. 基本原则

最近 CT、PET 和经支气管超声引导针吸活检在纵隔淋巴结分期中的应用大大提高了其诊断准确性[28, 29]。然而术中的淋巴结分期仍然是毫无疑问的金标准,也是准确确定患者 N 分期不可或缺的一部分,N 分期是一个影响患者预后的很重要的因素[30]。总体来说,淋巴结采样是指去掉大体上不正常的淋巴结。如果每站淋巴结都取活检,则称之为系统采样。如果系统去除解剖标志内所有包含淋巴结的纵隔组织,就叫作彻底

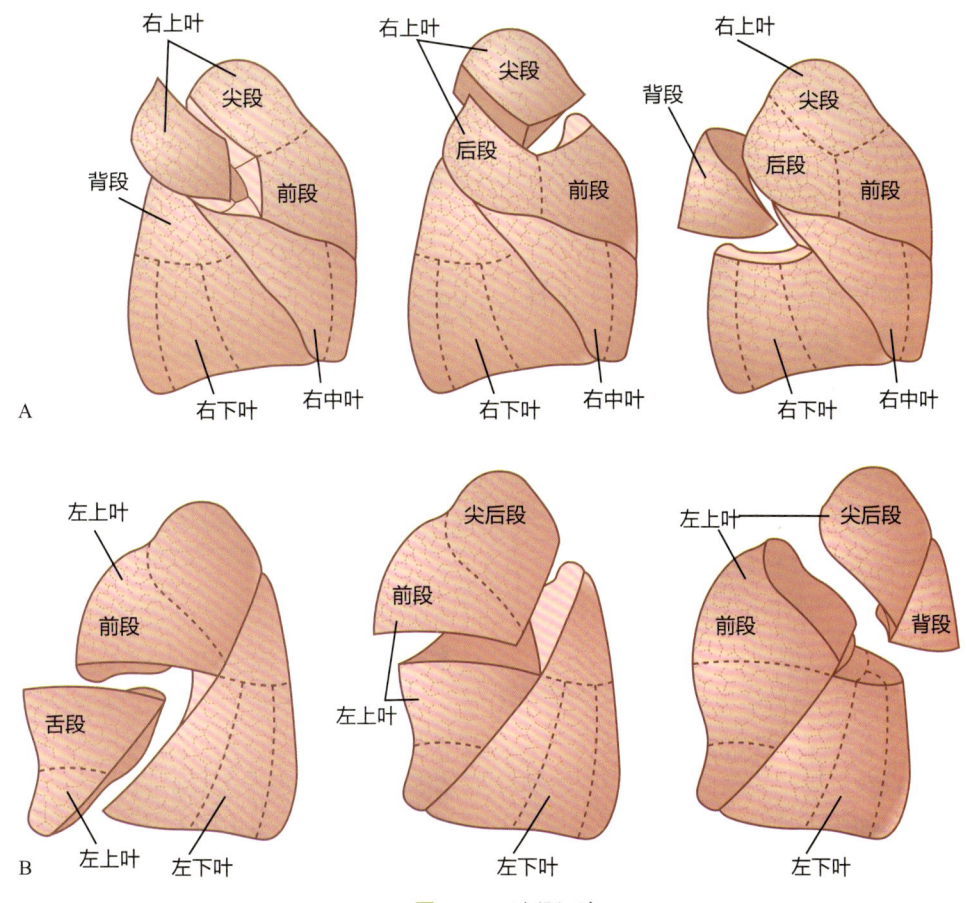

▲ 图 17-4 肺段切除

A. 右肺;上叶:后段和尖段;下叶:背段;B. 左肺;上叶:舌段、联合肺段、尖后段和背段(引自 Jensik RJ, Faber LP, Milloy FJ, et al: Segmental resection for lung cancer. A fifteen-year experience. J Thorac Cardiovasc Surg 66:563–572, 1973.)

淋巴结清扫。双侧纵隔和颈部淋巴结清扫称作扩大淋巴结清扫[31]。彻底淋巴结清扫在诊断准确性和患者长期生存方面是否优于系统采样一直有争议。这些问题稍后讨论。美国癌症联合委员会（AJCC）和国际癌症控制联盟（UICC）[32]提出的肺癌淋巴结分期的分类和图示见图17-5。

2. 手术方法

肺癌肺叶切除后几乎都会同时进行纵隔淋巴结清扫（MLND），因此最常用经后外侧开胸。也可以通过正中开胸、前侧开胸或胸腔镜手术。虽然每个医师所用的术式或淋巴结清扫范围可能不一样，但普遍接受的做法是右侧应清扫2R、

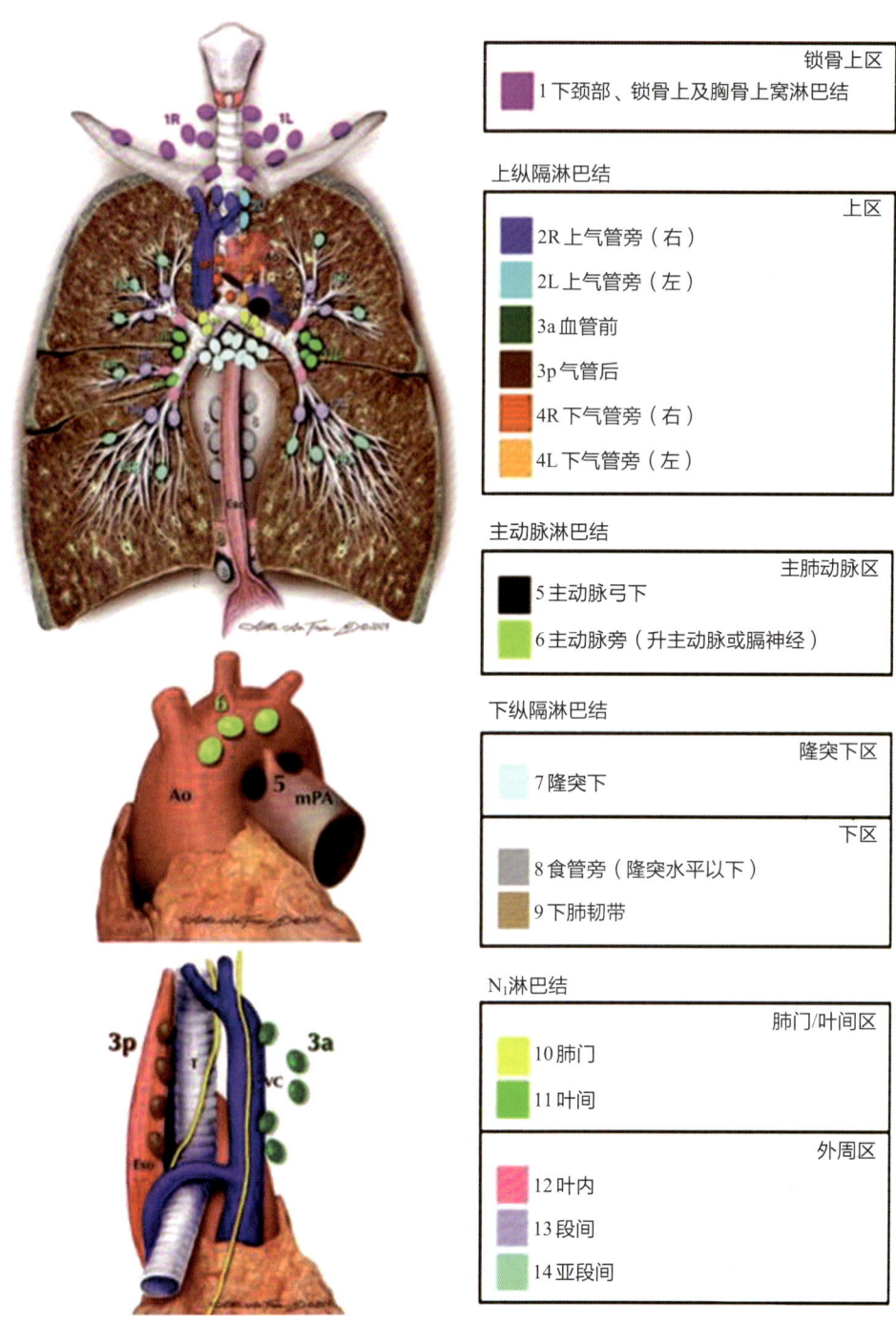

▲ 图 17-5 国际肺癌研究协会（IASLC）淋巴结图

引自 Rusch VW, Asamura H, Watanabe H, et al: The IASLC lung cancer staging project: a proposal for a new international lymph node map in the forthcoming seventh edition of the TNM classification for lung cancer. *J Thorac Oncol* 4：568–577，2009

4R、7、8、9 组和 10R 组淋巴结，左侧应清扫 5、6、7、8、9 和 10L 组淋巴结。在右侧，上纵隔的界限是前面上腔静脉，后面为气管，上界为无名动脉，下界为奇静脉，要清扫这个部位的淋巴结。打开纵隔胸膜后，从上腔静脉的后面和气管的前外侧清扫。经常会碰到 1~2 根小静脉引流到上腔静脉，可简单予以钳夹或结扎。右侧第二组淋巴结位于主动脉弓的头侧及右侧无名动脉的头侧之间。右侧第 4 组淋巴结位于主动脉弓头侧和右上叶支气管起始部之间。3P 组淋巴结位于食管和气管的膜部之间，3a 组淋巴结位于上腔静脉前方（右侧膈神经前方）。右侧第 10 组淋巴结沿右主支气管前缘一直到胸膜反折。

为了暴露隆突下淋巴结，将肺向前牵拉。沿食管前缘打开纵隔胸膜，从外侧开始，沿右主支气管的内侧缘向后清扫，一直到食管的前面和心包的前面。将位于主支气管和脂肪组织之间包含隆突下淋巴结的附属组织完全游离。在分离前，将进入脂肪组织的支气管动脉分支夹闭以避免不必要的出血。下肺韧带侧淋巴结很容易清扫（9组），如果有食管旁淋巴结（8组），应一并去掉。在左侧，要清扫主肺动脉窗（5和6组）和隆突下淋巴结（7组）。当清扫上纵隔淋巴结的时候，在左肺动脉主干上方打开纵隔胸膜，一直到主动脉弓的上缘、膈神经和迷走神经之间。从膈神经后方动脉韧带前方清扫主动脉旁（6组）淋巴结，在动脉韧带后方清扫主动脉下淋巴结（5组）。在清扫过程中，小的动脉和静脉可以钳夹或结扎处理，以避免电烧对膈神经、迷走神经和喉返神经的热损伤。隆突下（7组）淋巴结的清扫同右侧淋巴结清扫的方法一样。

三、非小细胞肺癌的外科治疗

对于 I 期和 II 期的 NSCLC，通常考虑手术切除。对于局部进展的 ⅢA 或 ⅢB 期 NSCLC 通常采用化疗和放疗。然而，ⅢA 或 ⅢB 期也有各种情况，对于一些患者，外科手术可使其受益。

决定是否手术外科干预主要基于以下几个因素，包括疾病的范围（T 和 N 分期）、年龄、心肺功能的储备、身体状态和并发症的风险因素。

对于局部进展期肺癌，可考虑新辅助或辅助化疗（加或不加放疗）。近来在一些临床研究中，一些可切除的早期 NSCLC 也做了辅助或新辅助化疗，这种组合疗法可能会延长患者生存。2009 年 UICC 和 AJCC 出版了第 7 版肺癌 TNM 分期[33]。

最近修订的 TNM 分期见表 17-1。每一期的 T、N 和 M 在这将分别讨论。

（一）T 分期：T_1 和 T_2

在第 7 版 TNM 分期中，根据 IASCL 肺癌分期规划的建议，将 T_1 和 T_2 进行了细分[34]。T 分期对 T_1 和 T_2 细分如下：①如果肿瘤小于等于 2cm 分为 T_{1a}，如果肿瘤大于 2cm 小于等于 3cm 分为 T_{1b}；②肿瘤大于 3cm 为 T_2，如果小于等于 5cm 为 T_{2a}，大于 5cm 小于等于 7cm 为 T_{2b}（表 17-1）。

对于 T_1 和 T_2 期肿瘤，如果患者适合手术，心肺功能好，手术方式本质上是一样的，首选的术式是肺叶切除[35]。然而，最近的对一些预后的研究提示对于小的周边部位的早期 NSCLC 患者或年龄大于 71 岁的患者，可以做亚肺叶切除（楔形或肺段），并不影响患者预后[36]。另外的一些比较肺叶切除与亚肺叶切除的多中心临床试验正在进行中[37,38]。另一方面，越来越多的证据表明对于没有淋巴结转移的大肿瘤，单纯手术切除并不够[2]。

淋巴结阴性、小的 NSCLC、亚肺叶切除与肺叶切除的比较

1973 年，Jensik 等[17]报道了肺段切除治疗周围型肺癌的 15 年经验总结。接受肺段切除的 69 例患者的 5 年生存率为 56%。其中，6（9%）例患者出现了局部复发。作者认为对于周围型肺癌患者，可选择肺段切除。早在 19 世纪 80 年代，肺癌研究组（LCSG）选择分期为（T_1N_0）的 NSCLC 患者进行了一项肺叶切除对比楔形切除或肺段切除的前瞻性随机临床研究，结果提示亚肺叶切除患者的局部复发率是肺叶切除组的 3 倍。因此，作者推荐亚肺叶切除应限于肺功能不佳的高危患者。

然而，最近的一些证据表明对于肺功能正常 T_1N_0 非小细胞肺癌患者也可以行根治性亚肺叶切除。肺段切除与肺叶切除相比的局部复发率和总

表 17-1　国际肺癌研究协会（IASLC）对 T、N 和 M 描述的定义

T（原发肿瘤）	
T_X	原发肿瘤无法评估，或痰或支气管灌洗液中发现恶性肿瘤细胞但影像学或支气管镜看不到病变
T_0	没有原发肿瘤的证据
Tis	原位癌
T_1	肿瘤最大径≤ 3cm，周围包绕肺或脏胸膜，侵及叶支气管（未累及主支气管）*
T_{1a}	肿瘤最大径≤ 2cm
T_{1b}	肿瘤最大径> 2cm 但≤ 3cm
T_2	肿瘤> 3cm 但≤ 7cm 或肿瘤具有任何以下特征（如果肿瘤≤ 5cm，被分类为 T_{2a}）
	侵犯主支气管，距离隆突≥ 2cm
	侵犯脏胸膜
	肺不张或阻塞性肺炎累及肺门但不到全肺
T_{2a}	肿瘤最大径> 3cm 但≤ 5cm
T_{2b}	肿瘤最大径> 5cm 但≤ 7cm
T_3	肿瘤> 7cm 或直接侵犯以下任何部位：胸壁（包括肺上沟瘤）、膈肌、膈神经、纵隔胸膜、心包壁层或肿瘤位于主支气管（距离隆突< 2cm*），但没有侵犯隆突；或全肺不张或阻塞性那个肺炎同同一个肺叶独立的结节
T_4	任何大小的肿瘤侵犯以下器官：纵隔、心脏、大血管、气管、喉返神经、食管、椎体、隆突、同侧不同肺叶独立的结节
N（区域淋巴结）	
N_X	区域淋巴结无法评估
N_0	无区域淋巴结转移
N_1	同侧气管周围和（或）同侧肺门淋巴结和肺内淋巴结转移，包括直接侵犯
N_2	同侧纵隔和（或）隆突下淋巴结转移
N_3	对侧纵隔、对侧肺门、同侧或对侧斜角肌或锁骨上淋巴结转移
M（远处转移）	
M_X	无法评估远处转移
M_0	没有远处转移
M_1	远处转移
M_{1a}	对侧肺叶独立结节、胸膜结节或恶性胸腔（或心包）积液†
M_{1b}	远处转移

*. 侵袭性成分局限于支气管壁（可能向主支气管近端延伸）的任何大小的罕见的浅表扩散性肿瘤也被分类为 T_1

†. 大多数肺癌胸膜（和心包）积液归因于肿瘤。但是，在少数患者中，对胸膜（心包）液进行的多次细胞病理学检查对肿瘤阴性，并且该液是非血性的并且不是渗出液。如果这些因素和临床判断表明积液与肿瘤无关，则应将积液排除为分期因素，并将患者分类为 T_1、T_2、T_3 或 T_4

引自 Goldstraw P, Crowley J, Chansky K, et al: The IASLC lung cancer staging project: proposals for the revision of the TNM stage groupings in the forthcoming (seventh) edition of the TNM classification of malignant tumours. *J Thorac Oncol 2*: 706–714, 2007

体生存率见表17-2[25,39-42]。虽然绝大多数证据是来自于回顾性研究，已经明确以下几种情况下适合行解剖性肺段切除。包括切缘、肿瘤大小和淋巴结情况。

为了达到彻底切除必须保证切缘阴性；然而，在肺段切除时切缘距肿瘤多远合适一直没有定论。Sawabata等[43]进行了一项前瞻性研究希望明确肿瘤切缘到底多少合适。在此项研究中，如果切缘距离肿瘤＞2cm或大于肿瘤最大直径（切缘与肿瘤直径比＞1），则切缘在显微镜下100%阴性。Schuchert等[44]报道与切缘与肿瘤直径比＞1，直径＜1的患者局部复发率明显增加（25% vs. 6.2%）。在此研究中，没有复发的患者切缘距离肿瘤平均距离为18.6mm，局部复发的患者切缘距离肿瘤的直径为12.8mm。因此，当切缘不够的时候（最好2cm），应该行肺叶切除或扩大肺段切除。术中应对肿瘤切缘行冷冻病理以确保切缘足够。

当考虑肺段切除的时候，肿瘤大小也是一个重要因素。肿瘤越大，局部复发和远处转移的风险越高。Fernando等报道对于肿瘤＜2cm的T_1N_0的NSCLC患者，亚肺叶切除和肺叶切除生存期没有差异，而当肿瘤＞2cm的时候，肺叶切除组的中位生存期更长（68.7个月 vs. 50.6个月）[40]。Okada等[45]报道肿瘤直径≤2cm和肿瘤直径2~3cm的一期患者5年无瘤生存率相似：肺叶切除分别为92.4%和87.4%，肺段切除分别为96.7%和84.6%。而在肿瘤直径＞3cm的患者肺段切除组较肺叶切除组生存明显变差（62.9% vs. 81.3%）。Bando等[46]报道肿瘤直径在2~3cm的患者较直径≤2cm的患者肺段切除后局部复发率明显增加。在Schuchert等[44]的报道中，ⅠB期的患者较ⅠA期的患者复发率增加。Jones等[47]报道了43例T_1N_0的NSCLC的肺段切除患者没有局部复发。EL-Sherif[48]等最近总结了他们亚肺叶切除对比肺叶切除的经验，研究发现ⅠA期NSCLC的患者亚肺叶切除和肺叶切除无病生存率相当，但在ⅠB期NSCLC患者，亚肺叶切除组生存更差[39,41,49]。最近的一些研究也表明在肿瘤＜2cm的T_1N_0的NSCLC患者肺段切除和肺叶切除远期生存相似。基于当前的证据，对于肿瘤尺寸≤2cm的早期肺癌患者，如果确定淋巴结阴性，可以行解剖性肺段切除。

亚肺叶切除必须行术中淋巴结评估。Miller等[50]评估了肿瘤直径≤1cm的NSCLC的手术患者淋巴结转移的发生率。89例患者肿瘤位于外周，3例位于中央，8例位于支气管内。在Okada等[41]报道的叶下切除的前瞻性非随机试验中，350例临床T_1（肿瘤大小＜2cm）N0非小细胞肺癌患者被分配行叶下切除术，其中20例（7%）

表17-2 早期非小细胞肺癌患者亚肺叶切除与肺叶切除长期生存与局部复发的对比

作者（年）	人数（亚肺叶/肺叶切除）	分 期	局部复发率（%）	5年生存率（%）
Ginsberg, Rubenstein[25]（1995）	125/122	cT_1N_0	6.3 vs. 2.1*	83 vs. 89
Koike等[39]（2003）	74/159	cT_1N_0	2.7 vs. 1.3	89 vs. 90
Fernando等[40]（2005）	124/167	pT_1N_0	17.5 vs. 10.0（肿瘤大小＜2 cm）	56 vs. 85个月（MS）
			4.4 vs. 3.5（肿瘤大小2~3 cm）	45 vs. 70个月*（MS）
Okada等[41]（2006）	305/262	cT_1N_0	4.9 vs. 6.9	90 vs. 90
Okumura等[42]（2007）	55/187	pT_1N_0†	NS	83 vs. 81

*. 统计学意义
†. 不包括大细胞肺癌
c. 临床；NS. 没有说明；MS. 中期生存；p. 病理

术中发现有淋巴结转移（N_1=11，N_2=9），从而转行肺叶切除。因此，即使肿瘤＜1cm，当行亚肺叶切除的时候，也建议行术中纵隔和肺门淋巴结采样或切除。

由于局部复发率较高，除了一些局限性的小的纯支气管肺泡癌，楔形切除并不太适合肺癌的外科治疗。Landreneau等[51]报道了T_1N_0的NSCLC患者楔形切除对比肺叶切除的局部复发率为24% vs. 9%。Sienel等[52]分析了T_1N_0的NSCLC患者肺段切除和楔形切除的局部复发率。肺段切除组做了系统性淋巴结清扫，楔形切除组做了淋巴结采样。与肺段切除组相比，楔形切除组的局部复发率显著增加（55% vs.16%），甚至在肿瘤直径≤2cm的患者复发率的差异也很显著（40% vs.11%）。局部复发率较高的原因部分可能是因为淋巴结的评估不足，因为经常无法采样叶间淋巴结或段门淋巴结，导致漏掉了阳性淋巴结和错误地降期。楔形切除也可以造成含有肿瘤细胞的引流淋巴管留在残留肺段，从而增加了局部复发的风险。因此，当早期NSCLC的患者考虑行亚肺叶切除时，建议性解剖性肺段切除，而不是楔形切除。如果心肺功能差，不能耐受解剖性肺段切除，可改行楔形切除联合放疗或短距离放疗以降低局部复发风险[40,53]。

虽然很多亚肺叶切除的证据是来自于回顾性研究，目前正在进行两项针对ⅠA期，周围型NSCLC大型前瞻性随机研究以期获得亚肺叶切除确凿的证据。癌症和淋巴瘤B组试验（CALBG140503）[37]和日本临床肿瘤组和西日本肿瘤组试验（JCOG0802/WJOG4607L）[38]打算招募1 000例患者。两个研究的不同之处是前者在实验组既包括肺段切除也包括楔形切除，但后者在亚肺叶切除组只有肺段切除。

（二）T分期：T_3

T_3包括：①肿瘤＞7cm；②同一肺叶多发结节；③任何大小的肿瘤侵犯了胸壁、膈肌、纵隔胸膜或壁层心包；④肿瘤位于主支气管距离隆突＜2cm但并没有侵犯隆突；⑤肿瘤引起全肺不张或阻塞性肺炎（表17–1）。后面将会针对各种情况分别讨论。

1. 肿瘤侵犯胸壁

这种情况的技术细节和结果在第20章有详细介绍。NSCLC侵犯胸壁通常是肿瘤位于周边的时候，因此纵隔淋巴结受累的情况少见。肿瘤侵犯胸壁的程度可从壁层胸膜直到肌肉和肋骨。对于那些肿瘤侵犯胸壁但没有纵隔淋巴结转移的患者，如果条件允许很适合行外科手术治疗。术后死亡率持续下降，最近文献报道在0%～6.3%[54-60]。总的来说，影响患者长期生存的因素包括：①彻底切除[54,56,60]；②胸壁的侵犯范围[55,56,60]；③淋巴结转移情况[54,56,57,59,60]。对于无法彻底切除的患者（大体或镜下）或无法切除的患者，5年生存率基本为零[54,60]。对于是否不管肿瘤侵犯深度如何都要整块切除胸壁的方法仍有争议，但一些学者赞成整块切除以达到彻底切除的目的[56,57,59]。日本的Kawaguchi等发表了一项外科切除T_3肿瘤的大型研究[61]。在这项研究中，407例有胸壁侵犯的患者5年生存率为43.2%。这组患者放化疗的作用仍不明确，需要进一步研究[59]。

2. 肺上沟瘤

肺上沟瘤（Pancoast瘤）是一种肺癌的独特亚型，侵犯胸廓上口。因为距离胸廓上口的结构很近，肿瘤经常很早侵犯相邻组织，引起相关症状。当肿瘤侵犯胸廓上口后面部分的时候，经常会侵犯臂丛神经的下面，特别是T_1神经根。在这些患者中，经常会表现为肩臂痛，放射到上臂的内侧（T_1）或手部第4指和第5指尺神经分布的区域（C_8），或两种情况均有。侵犯星状神经节会出现Horner征。如果肿瘤侵犯胸廓上口的前部则会累及锁骨下血管。

随着外科手术的进步和多学科诊疗模式的结合，最近开展了两项前瞻性多中心的Ⅱ期临床研究，即肺上沟瘤的NSCLC患者诱导放化疗后行手术切除[62,63]。Rusch等[62]报道了北美组间试验的结果（西南肿瘤组9416，INT0160），结果提示$T_3N_{0～1}$和$T_4N_{0～1}$期肿瘤均可从术前放化疗获益，病理检查提示反应率很高（61%的患者病理完全缓解或少量镜下残留肿瘤），彻底切除率也很高（总体为76%，94%的患者为开胸手术）。所有患者的中位生存期为33个月，达到R_0切除的患者为94个月。Kunitoh等[63]报道了T_3（$n=56$）或T_4（$n=20$）NSCLC患者经诱导放化疗后行手术切除的成熟结果（日本肿瘤组试验JCOG9806）。在此项研究中，57例患者（76%）进行了手术切除，再一次获得了高R_0切除率（总体为68%，90%的患者接受了手术治疗）。总体5年生存率为56%。在两项研究中，癌症的复发主要为远处转移，脑部为主要转移器官。在INT0160研究中，57例患者中有19例（41%）只出现了脑转移，在JCOG9806研究中，39例患者中有5例（13%）出现了脑转移。另外，MD Anderson癌症中心报道了一项前瞻性Ⅱ期临床研究，即对肺上沟瘤患者手术后行化疗（顺铂+依托泊苷）和放疗（50～60Gy）[64]。研究表明治疗后5年总体生存率为50%，10年生存率为45%。有趣的是，作为研究方案的一部分，32例患者有11例进行了预防性脑放疗（PCI，25Gy）。虽然因为缺乏其有效性的确凿证据，试验当中终止了PCI方案，但那些经PCI治疗的患者没有发生脑转移。因为主要的复发模式为远处转移，特别是脑转移，今后需要进一步完善多模式治疗方案以取得更佳效果。

3. 邻近隆突的肿瘤

肿瘤侵犯至隆突2cm以内称之为T_3，文献表明这种肿瘤亚型的患者可以从外科手术中获益。自从Price-Thomas[12]1947年首次发明了袖式切除以来，很多外科医师都很认同这种术式[65]，现在对于侵犯大气道的NSCLC，只要患者适合，袖式切除已经成为标准术式。对于距离隆突较近和位于气管根部、标准肺叶切除后残端阳性，以及N_1淋巴结阳性但可以彻底切除的肿瘤，都可以采用这种术式。因为术后并发症和死亡率较高，全肺切除和袖式全肺切除应严格限于那些袖式切除无法彻底切除干净的患者。Deslauriers等[22]报道袖式切除与全肺切除相比死亡率更低（1.6% vs. 5.3%），5年生存率袖式切除组为52%，全肺切除组为31%。袖式切除组5年生存率N_0为63%，N_1为48%，N_2为8%。虽然没有关于肿瘤邻近隆突的T_3期患者外科切除后结果的报道，淋巴结阴性和彻底切除对于提高生存率至关重要[22, 66]。

当肿瘤不光侵犯主气管还侵犯了动脉近端的时候，可同时行血管袖式切除以彻底切除肿瘤。Yildizeli等[66]报道了218例袖式切除的患者，28例（13%）患者做了血管袖式切除，绝大多数（20/28）是左肺上叶切除。Ma等[23]的Meta分析显示与全肺切除相比，袖式切除加或不加血管重建都不增加患病率和死亡率，而且比全肺切除的生存率更高。

4. 肿瘤侵犯纵隔胸膜或膈肌

肿瘤侵犯纵隔胸膜的患者通常预后较差。Riquet等[67]报道68例有纵隔胸膜侵犯的患者，25例（36%）切除后N_2淋巴结阳性。5年生存率为31%。Pitz等[68]报道完全切除的患者5年生存率为25%。

NSCLC侵犯膈肌的情况比较罕见，术前诊断比较困难。Yokoi等[69]发现术前只有1/3的患者（17/63）被诊断出了膈肌侵犯，Riquet等[70]报道只有4%（3/68）的患者术前诊断出了膈肌侵犯。影响这种亚型的预后因素包括淋巴结侵犯情况，切除是否彻底，以及膈肌的侵犯深度。在Yokoi等[71]的研究中，N_0的5年生存率为28%，$N_{1/2}$的5年生存率为18%，而侵犯壁层胸膜为33%，侵犯膈肌肌层或更深为14%。Rocco等报道有膈肌侵犯淋巴结为N_0的患者的5年生存率为27%。完全切除后，即使淋巴结为N_0，有纵隔胸膜和膈肌侵犯的患者的预后仍较差，原因可能为患者淋巴引流和静脉回流丰富[67, 70]，因此这种亚型的患者应考虑行辅助或新辅助治疗。

5. 同一肺叶多个结节

现在认为同一肺叶的转移预后要好于对侧肺叶转移或其他部位的转移。另外，术前通常不可能通过CT扫描看到的小卫星结节确定是转移或是炎性病变，因此同一肺叶上看到的卫星结节仍可行外科手术。在最近的一些研究中，病理证实同一肺叶转移的患者5年生存率为45%～57%[72-75]。这类亚型的患者行完全切除后淋巴结有无转移是重要的预后因素，但转移结节的数量是否是预后因素仍不清楚。

（三）T分期：T_4

T_4包括肿瘤直接侵犯重要纵隔结构，如心、食管、大血管、气管、椎体或隆突（表 17-1）。肿瘤合并恶性胸腔积液重新分为 M_1，因为这种亚型的缓和预后与其他部位转移的患者相似。有恶性胸腔积液的患者中位生存期仅为 8 个月，5 年生存率为 2%[34]。另一方面，同侧不同肺叶的多发结节重新划分为 T_4。

通常 T_4 期肿瘤是无法切除的。然而有一些高选患者可以通过手术，或结合化疗、放疗或放化疗等多模式方法行根治性切除。通常 T_4 期肿瘤合并 N_2 淋巴结转移不考虑手术，因为对这些患者的预后没有帮助。因此，如果考虑手术，应尽可能排除 N_2 淋巴结转移。而且美国胸科医师协会实践指南建议此类手术应在有经验的专科中心进行[76]。

1. 心脏和大血管

T_4 期肿瘤侵犯心脏很少能行外科手术切除。在中心型肿瘤侵犯下肺静脉和左心房的情况下有时可行手术切除[77]。可以用心耳钳夹闭一部分左心房，切除肿瘤后缝合缺损，或在体外循环下切除肿瘤（比如心室侵犯合并肺动脉主干受侵）[77, 78]。Tsuchiya 等[79] 报道了 44 例 NSCLC 行部分左心房切除的患者，5 年生存率为 22%。Riquet 等报道了肺癌侵犯心包（n=32）、心包和肺静脉（n=34）、心包和心房（n=34）的手术结果[80]。在以上三种情况下，手术方式主要为全肺切除（>90%）。单纯心包侵犯的患者 R_0 切除率为 81.3%，心包和肺静脉侵犯的患者只有 52.9%，心包和心房侵犯的患者为 40%。三种情况下的 5 年生存率分别为 15.2%、19.1% 和 7.2%。

NSCLC 侵犯大血管，包括主动脉、主肺动脉和上腔静脉的时候，可以手术或手术+多模式治疗。肿瘤侵犯胸主动脉或锁骨下动脉的时候，手术方式可以采用外膜切除或直接上侧壁钳缝合（补片或不补片），或用人工血管替换部分动脉。但肿瘤侵入动脉壁的时候，更适合这些积极的手术方式，因为这些患者有动脉突然破裂和栓塞的风险[81, 82]。根据 NSCLC 肿瘤的侵犯情况及淋巴结转移情况，一些研究报道了上腔静脉切除后的生存率。总体上，纵隔淋巴结转移的患者（$N_{0~1}$ 的 5 年生存率为 52%；N_2 为 21%）[83]，转移的淋巴结侵犯上腔静脉的时候（上腔静脉侵犯 5 年生存率为 36%，转移淋巴结侵犯上腔静脉为 6.6%）[84]，全肺切除（与肺叶切除相比 HR=2.9）的患者预后较差[85]。这类患者可以考虑新辅助治疗，因为通过减少肿瘤负荷可以减少肺切除范围（肺叶切除或袖式切除），而且可以降低远处转移的风险[85, 86]。

2. 隆突和气管

早在 19 世纪 50 年代就开始对肿瘤侵犯隆突或延伸到气管下段的 NSCLC 患者行隆突切除的外科手术[87]。随着外科技术的提高及围术期处理的进步，以及患者的合理选择，外科相关的住院死亡率持续下降。在过去的 10 年间，在一些有经验的中心，隆突全肺切除的死亡率为 4%~15%，总体可以接受[88-93]。

作为纵隔分期的一部分，有些人在开胸手术的时候喜欢行纵隔镜检查，充分游离气管，以避免沿着气管形成瘢痕并减轻吻合口张力[88, 90]。其他人则行术前纵隔镜检查以确认有无 N_2 转移，如果有 N_2 转移则可能需新辅助放化疗[89, 91]。最近 EBUS-FNA 技术的进步使其可取代纵隔镜检查[92]。硬质支气管镜更容易到达受侵的气管支气管分支，以确定可切除性并规划气道重建方法。

Mitchell 等参考麻省总医院的经验描述了隆突切除后各种各样的气管支气管吻合方法[94]。具体技术见第 8 章。右侧隆突全肺切除通常采用右后外侧切口，需要双侧气管重建时有时会采用正中开胸。左侧隆突全肺切除的方法根据情况有几种方式：正中开胸、河蚌切口、左开胸或双侧开胸。

纵隔淋巴结受累是一个很强的预后因素[88-93, 95]。无论是辅助性还是新辅助性，化疗还是放化疗，是否应用于这一 N_2 病变仍有争议。表 17-3 总结了最近一系列隆突切除术。

3. 同侧不同肺叶转移

最近 Nagai 等[96] 报道了同侧不同肺叶转移的患者手术切除后的 5 年生存率为 42.1%（pN_0, n=38）、7.9%（pN_1, n=19）和 10%（pN_2, n=52）。在此项研究中，大约 60% 的患者接受了 R_0 切除，11% 的患者接受了全肺切除。淋巴结阴性和阳性的患者生存有显著差异。因为纵隔淋巴结分期是

表 17-3 近期非小细胞肺癌隆突切除的研究

作者（年）	N（N2/3 的数量）	死亡率（%）	总体	5 年生存率（%） N0/1	5 年生存率（%） N2/3
Mitchell 等[88]（2001）	60（11）	15	42	51（N0）、32（N1）	12
Regnard 等[89]（2005）	65（23）	7.7	26.5	38	5.3
de Perrot 等[90]（2006）	100（27）	7.6	44	53	15
Macchiarini 等[91]（2006）	50（18）	4	51	NS*	NS
Roviaro 等[93]（2006）	53（NS）	7.5	33	NS	NS
Jiang 等[95]（2009）	41（14）	2.4	26.8	37.0	7.1

*. 多变量分析提示淋巴结是否受累是影响预后的危险因素

关键预后因素，如果对此亚型的患者考虑外科手术切除，需要仔细进行术前纵隔淋巴结评估。

4. 椎体

以前认为椎体有侵犯的患者无法进行手术切除，然而随着手术技术、术后护理和新辅助放化疗的进步，使得椎体有侵犯的患者也可以进行彻底手术切除，死亡率也可以接受[97, 98]。一些研究报道了 NSCLC 患者侵犯脊柱行椎体切除后的结果（半椎体或全椎体）。Grunenwald 等[97] 报道了 19 例行椎体切除的患者 2 年生存率为 53%。Gandhi 等[99] 对此类患者先行放疗后行手术切除，2 年生存率达到了 54%。Fadel 等[100] 报道 3 年生存率为 39%。Anraku 等[101] 报道了椎体侵犯淋巴结阴性患者（n=23）行手术包括多个全椎体切除后 3 年生存率为 58%（图 17-6A）。在此项研究中所有患者术前都进行了化疗或放化疗，病理检查提示 45% 的患者达到了完全缓解。23 例患者中有 19 例（83%）达到了彻底切除。病理达到完全缓解或几乎完全缓解（活细胞＜1%）的患者预后很好，而其他患者则预后不佳（3 年生存率 93% vs. 20%；图 17-6B）。因为使 R0 切除和病理缓解率与患者预后密切相关，此类患者强烈推荐术前新辅助治疗。最近的一些关于椎体切除的研究总结见表 17-4。

5. 食管

NSCLC 患者侵犯食管很少能彻底切除，预后也令人失望，因此出现明显食管侵犯被认为是无法切除的。Pitz 等[102] 报道了 12 例侵犯食管的患者中只有 3 例（25%）达到了完全切除。Bernard 等报道 NSCLC 侵犯食管术后的 5 年生存率只有 12%[103]。

（四）N 分期：N_0 和 N_1

Ⅰ/Ⅱ（N_0 或 N_1）期 NSCLC 患者的治疗决策相对明确。如果患者心肺功能好，主要治疗方法是手术切除（主要为肺叶切除）。然而，在治疗这个分期的肺癌时，手术方式的选择与辅助治疗或新辅助治疗的结合等方面的证据越来越多。因此，需要精准的肺门和肺叶间的淋巴结分期。Yasufuku 等[104] 报道术前可行 N_1（肺门和叶间）EBUS 针吸细胞学检查以区分 N_0 或 N_1，决定术前是否行新辅助治疗。临床为 N_0 的 87 例（53.4%）患者中（CT 和 PET 检查），1 例升期为 N_1（0.6%），6 例（3.7%）升期为 N_2。

临床为 $N_{0\sim1}$ 的患者，根据 T 分期和术中淋巴结的情况决定手术方式。如前所述（前面提到的"亚肺叶切除对肺叶切除"），对于周围型小结节（T_1）如果术中发现没有淋巴结转移，则可选择行亚肺叶切除，如肺段切除。因此亚肺叶切除时术中肺门和（或）叶间淋巴结的检查至关重要。这类肺癌大多数可行 VATS 切除。另外，有局部侵犯（T_3）的 N_0 的 NSCLC 的患者，可行扩大的整块切除，如全肺切除、袖式切除、胸壁切除或其他方式以确保切缘阴性。纵隔淋巴结采样对精准的分期至关重要。是否行彻底的纵隔淋巴结切

表 17-4 近期非小细胞肺癌切除椎体的研究

作者（年）	所有患者（N）	椎体切除（患者数）			治疗方案（n）	R₀切除（%）	生存率（%）
		总数	半椎体*	多节段†（%）			
Gandhi 等[99]（1999）	17	7	10	3（18）	单独的 S（1），R→S（1）S→R（6），C+R→S（3）S→C+R（6）	65	54（2年）
Grunenwald 等[97]（2002）	19	4	15	3（16）	S（8），R→S（2）C→S（5），C+R→S（4）	79	53（2年）
Fadel 等[100]（2002）	17‡	1	16	1（6）	S→R（9），C→S→R（7）C+R→S→R（1）	77	39（3年）
Anraku 等[101]（2009）	23	6	17	4（17）	C+R→S（22），C→S（1）	83	58（3年）

*. 包括部分椎骨切除术和横突切除术
†. 有 2 个或更多总椎体切除术的病例数
‡. 所有肿瘤均直接扩散到椎间孔，无椎管或椎体侵犯
C. 化疗；NS. 未说明；R. 放疗；S. 手术（引自 Anraku M, Waddell TK, de Perrot M, et al: Induction chemoradiotherapy facilitates radical resection of T4 non-small cell lung cancer invading the spine. J Thorac Cardiovasc Surg 137: 441–447, 2009.）

除将在这章后面讨论。

对于 N_1 甚至 N_0，分期为 T_{1b} 以上的患者，Ⅲ期随机临床试验已经证明以铂类为基础的化疗能够提高完全切除患者的生存期[105-107]。正在评估新的非铂类药物，包括分子靶向药物，以及肿瘤分子分型技术等不同组合的治疗方式以努力提高患者的预后。

（五）N 分期：N_2

N_2（同侧纵隔或隆突下淋巴结转移）的患者是否选择手术，长期以来一直有争议。N_2 有各种不同的情况，从术中冷冻切片发现或术后病理检查发现的纵隔淋巴结微转移到术前分期发现的纵隔肿大淋巴结侵犯，各种情况都有。Andre 等[108]的研究发现术前证实为 N_2（CT 或纵隔镜）较没有诊为 N_2 的患者生存明显变差（图 17-7）。N_2 的患者需要多模式治疗，包括化疗、放疗和手术，但是具体采用哪种模式，什么顺序（术前或术后）一直有争议。Albain 等对 396 例Ⅲa NSCLC 患者进行了一项Ⅲ期随机研究[7]。在这项研究中，经过放化疗后没有进展的患者被随机分为手术组和根治性放疗组。两组的 5 年生存率没有明显差异（27% vs. 20%，P=0.24）。然而，与根治性放疗组相比，手术组行肺叶切除的患者的无进展生存和 5 年生存率有改善（22% 和 36% vs. 11% 和 18%；图 17-8）

何时确定淋巴结是否有转移，有两种情况：①术前分期确定；②术中或术后病理检查确定（意外 N_2）。这两种情况直接决定了我们治疗方案的选择。

1. 术前分期发现 N_2

患者有多站肿大淋巴结（CT 上短轴＞2cm），并在组织学或细胞学证实为 N_2，这种情况通常采用非手术治疗（化疗或放化疗），因为无法彻底切除。另外，分期时发现多站小淋巴结

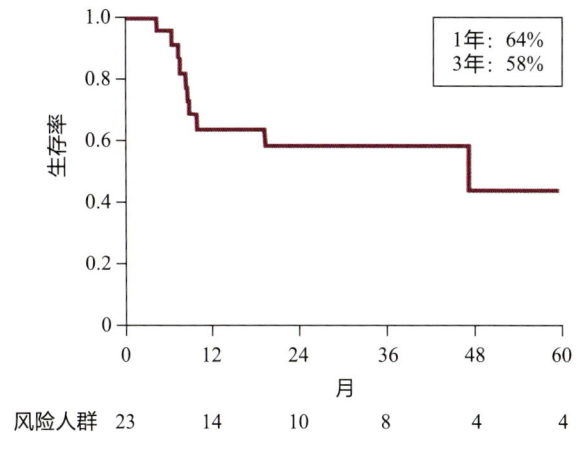

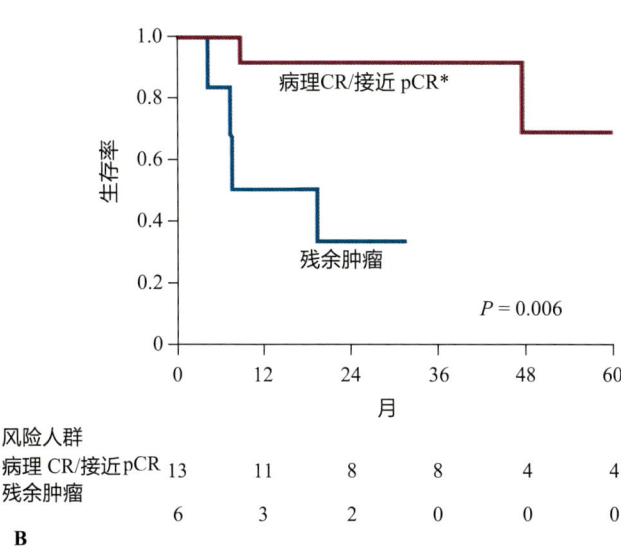

◀ 图 17-6 侵犯椎体的非小细胞肺癌患者诱导放化疗后彻底切除椎体后的生存率

A. 总生存（$n=23$）；B. R_0 切除患者切除标本达到完全缓解后的生存率（pCR, $n=10$；接近 pCR*, $n=3$；病理肿瘤残留, $n=6$）。*. 切除肿瘤中活的肿瘤细胞 < 1%（引自 Anraku M, Waddell TK, de Perrot M, et al: Induction chemoradio-therapy facilitates radical resection of T4 non–small cell lung cancer invading the spine. *J Thorac Cardiovasc Surg* 137：441–447，2009.）

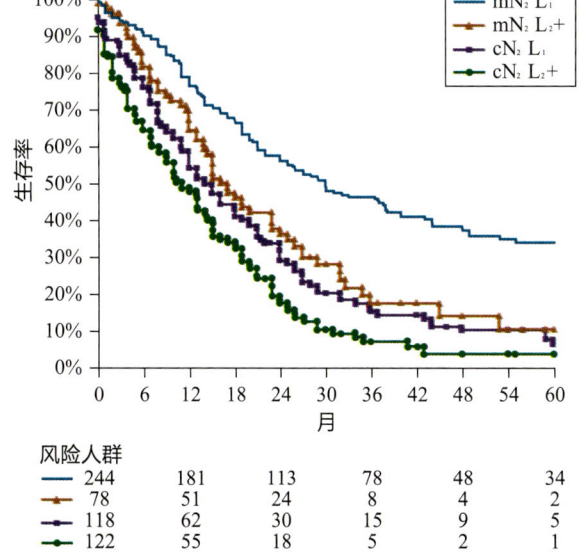

◀ 图 17-7 根据 N_2 状态和淋巴结受累个数，外科术后患者的生存率

cN_2 CT 证实 N_2（淋巴结短径 > 1cm）或纵隔镜术前证实 N_2 阳性；mN_2，术前未证实 N_2 阳性（所有淋巴结 CT 短轴 < 1cm 或纵隔镜阴性）；L_1. 单一淋巴结受累；L_2+. 多个淋巴结受累（引自 Andre F, Grunenwald D, Pignon JP, et al: Survival of patients with resected N2 non–small cell lung cancer. *J Clin Oncol* 18：2981–2989，2000.）

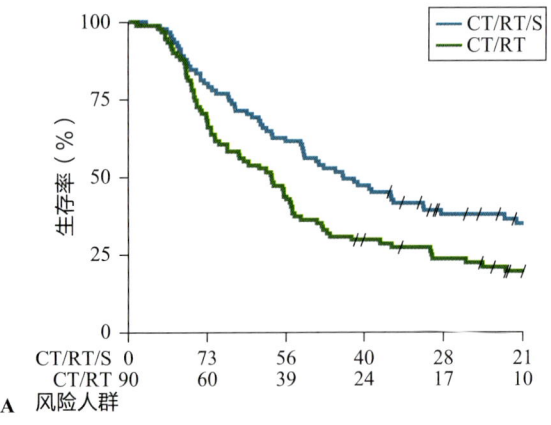

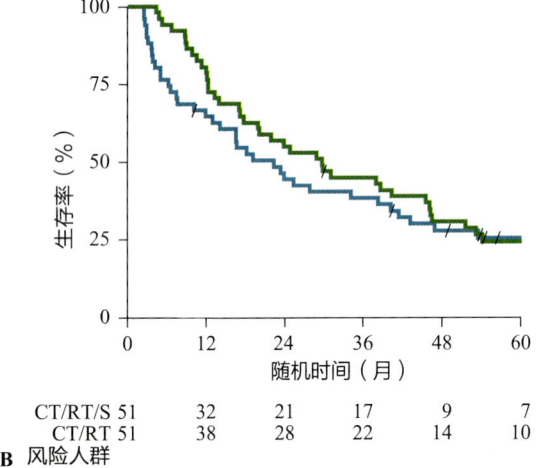

▲ 图17-8 诱导放化疗后手术（肺叶或全肺切除）与化疗+放疗在ⅢA（T₁₋₃pN₂）非小细胞肺癌生存率的对比

A. 肺叶切除与放化疗对比；B. 全肺切除与放化疗对比。CT/RT. 化疗加放疗；CT/RT/S. 化疗加放疗后手术（引自 Albain KS, Swann RS, Rusch VW, et al: Radiotherapy plus chemotherapy with or without surgical resection for stage ⅢI non-small-cell lung cancer: a phase ⅢI randomised con-trolled trial. *Lancet* 374: 379-386, 2009.）

或单站 N_2，没有任何远处转移的迹象，仍可考虑根治性手术治疗[7, 109]。新辅助治疗理论上的优点包括：①原发灶和淋巴结的降期有利于彻底清扫淋巴结；②降低手术时肿瘤细胞播散的概率；③在体内检验化疗和放疗的敏感性；④患者对治疗的依从性更好[110]。Uy 等[111] 报道活检证实为 N_2 的 NSCLC 患者，经新辅助放化疗后行手术切除，总体的中位生存期提高到 40 个月，在这组患者中，诱导治疗后的疾病缓解率也是预后因素。然而，新辅助治疗后是否行手术切除需要仔细评估，包括再分期、患者的身体状态和肺功能检查。特别是新辅助化疗有效的高风险患者，根治性放疗也是一种治疗办法，因为最近欧洲癌症研究与治疗组织（EORTC）肺癌组进行的一项随机临床研究表明放疗和手术组的结果相似[112]。

新辅助治疗后纵隔淋巴结的再分期十分重要，因为化疗后残余 N_2 是预后的不利因素，这类患者是否手术存在争议。虽然用胸部 CT 来确定纵隔淋巴结对新辅助化疗的反应不是最理想的选择，但已经有人使用 PET/CT[113, 114] 和经支气管镜超声针吸活检（EBUS-TBNA）[92,104] 来进行纵隔淋巴结的评估，这些方法都很有前景。Cerfolio 等[114] 进行的一项前瞻性研究中，病理证实的 N_2 患者经新辅助放化疗后，再分期用 PET/CT 评估比单纯 CT 更精准。在他们的研究中，最大摄取值降低 50% 高度提示病理完全缓解。Mrra 等[115] 报道新辅助化疗后重复纵隔镜是有益的，敏感性很高。然而在临床上，由于纵隔镜是有创检查，对技术要求较高，不常规使用。

Garrido 等[109] 进行的一项对纵隔镜证实 N_2 的患者，行新辅助化疗后手术的Ⅱ期临床实验中，残留 $pN_{1\sim3}$ 的患者 5 年生存率为 17.6%（图 17-9）。在他们的研究中，降期为 pN_0 的患者较 $pN_{1\sim3}$ 的患者生存率明显提高（5 年生存率为 51.6%）。然而，新辅助化疗后纵隔仍有小的淋巴结也可以考虑手术治疗，换而言之，有些患者可以通过清扫掉残余纵隔淋巴结而治愈。Dooms 等[116] 用（FDG）-PET 对新辅助治疗前后的患者进行扫描，试图选出适合手术的患者。他们发现这类患者治疗后 SUV_{max} 降低大于 60% 的患者生存期要明显好于降低小于 60% 的患者。

2. 术中发现 N_2 阳性

如何处理术中发现 N_2 阳性的患者存在争议。治疗方法包括放弃肺叶切除行辅助治疗后再考虑可否手术，或继续行肺叶切除然后辅助治疗。前一种方法的根据是已经有发表的临床证据包括随机临床试验证实新辅助治疗后手术效果更好[117]。在 VATS 的时代如果术中发现 N_2 阳性，停止切除肺叶行新辅助治疗更加合理，因为腔镜的切口给患者带来的损伤更小。而如果患者是开胸手术，创伤已经较大了，则可以考虑继续手术切除

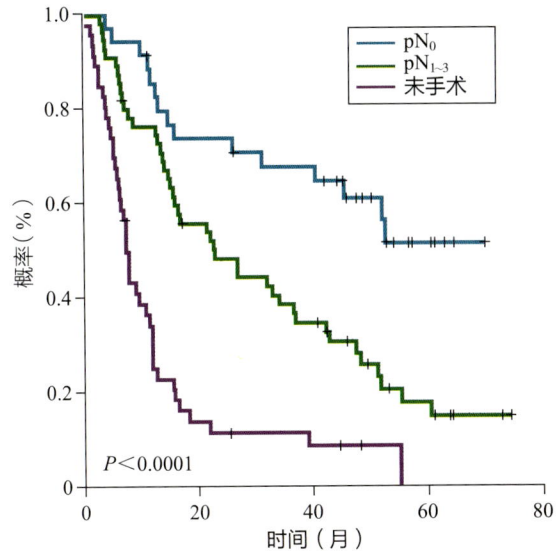

▲ 图17-9 纵隔镜证实为 N_2 的患者经诱导化疗后手术，病理降期后的中位生存率

引自 Garrido P, González-Larriba JL, Insa A, et al: Long-term survival associated with complete resection after induction chemotherapy in stage ⅢA (N2) and ⅡB (T4N0-1) non small-cell lung cancer patients: the Spanish Lung Cancer Group Trial 9901. J Clin Oncol 25: 4736–4742, 2007.

肺叶。另外，开胸手术的患者即使没有切除肺叶对新辅助的耐受性也会较术前新辅助的患者降低。Cerfolio 等[118]报道经过 PET/CT 和薄层 CT 评估（最有可能的是 N_2 有小淋巴结转移），术中意外发现 N_2 阳性但完整切除的患者 5 年生存率为 35%。

N_2 阳性的 NSCLC 的患者控制远处复发是重中之重，因为 N_2 阳性意味着远处复发的风险大大增加。Pisters 和 Le Chevalier[119]总结发现ⅢA（N_2）NSCLC 的患者术后复发率相似（表 17-5）。

有鉴于此，有很多关于 N_2 NSCLC 患者术后辅助化疗或放疗的研究，最近的两项随机临床研究证明以铂类为基础的化疗是有益的。国际试验协会（ANITA）的研究表明，与完整切除术后没做辅助治疗的患者相比，接受辅助化疗（加或不加放疗）的患者死亡风险降低（风险比为 0.69），生存期延长（表 17-6）[106]。国际肺癌辅助试验（IALT）的研究表明与单纯观察相比，辅助化疗的风险比为 0.79，支持辅助化疗[107]。

过去的一项 Meta 分析提示 NSCLC 患者术后行纵隔放疗证明无效[120]。然而，最近的一项通过监测、流行病学和最终结果（SEER）数据库的 Meta 分析提示术后放疗延长了ⅢA（N_2）患者的生存[121]。ANITA 的研究结果（非随机亚组分析）也表明术后放疗有益（表 17-6）。

（六）N 分期：N_3

对侧淋巴结转移视为手术禁忌，因为其术后远期效果很差。西南肿瘤组[122]报道 N_3 NSCLC 的患者新辅助放化疗后行手术切除后的 3 年生存率为 0%。因为 N_3 淋巴结手术无法切除，并认为提示肿瘤广泛淋巴结转移，无法达到完整切除。

表 17-5 可切除的非小细胞肺癌外科手术后预期生存

分 期		5 年生存（%）	复发（%）	
			局 部	远 处
ⅠA	T_1N_0	67	10	15
ⅠB	T_2N_0	57	10	30
ⅡA	T_1N_1	55	—	—
ⅡB	T_2N_1	39	12	40
	T_3N_0	38		
ⅢA	T_3N_1	25	15	60
	$T_{1\sim3}N_2$	23		

引自 Pisters KM, Le Chevalier T: Adjuvant chemotherapy in completely resected non-small-cell lung cancer. J Clin Oncol 23: 3270–3278, 2005

表 17-6 N₂ 阳性非小细胞肺癌术后加与不加以铂为基础的辅助化疗患者*的总生存率对比

生存时间	生存（%）			
	化疗组		对照组	
	放 疗	没有放疗	放 疗	没有放疗
1 年	98	71	74	57
2 年	77	49	48	35
5 年	47	34	21	17

*. N=224

引自 Douillard JY, Rosell R, De Lena M, et al: Adjuvant vinorelbine plus cisplatin versus observation in patients with completely resected stage IB-ⅢA non-small-cell lung cancer（Adjuvant Navelbine International Trialist Association [ANITA]）: a randomised controlled trial. Lancet Oncol 7: 719–727, 2006

因此，我们认为 N₃ 患者应行保守治疗。

（七）M 分期：M₁ₐ

M₁ₐ 包括对侧肺叶孤立的肿瘤转移结节，胸膜肿瘤播散和恶性胸腔积液。

1. 对侧肺转移结节

根据第 7 版肺癌 TNM 分期，对侧肺转移结节定义为 M₁ₐ（以前为 M₁），而同一肺内转移结节定义为 T₃，同侧肺不同肺叶转移结节定义为 T₄[33]。根据 IASLC 的数据，M₁ₐ 的患者中位生存期为 10 个月，5 年生存率为 3%[123]，比同一肺叶转移和同侧不同肺叶转移的 5 年生存率显著变差（分别为 28% 和 21%）。在 IASLC 数据库和 SEER 数据库中，这一亚型的中位生存期分别为 6 和 7 个月。虽然对侧结节转移不确定，且纵隔淋巴结阴性的情况下可考虑手术，对侧肺出现明确转移结节通常不考虑手术。FDG-PET 在检查有无远处转移方面敏感性较高[124]，但 PET 发现异常后需要经皮经肺穿刺或切除活检明确病理，特别是在孤立性病变的情况下[125]。

当肿瘤为双原发不合并纵隔淋巴结转移的时候，如果患者肺功能允许，最佳治疗方案是分期肺叶切除。如果心肺功能欠佳，病变严重一侧行肺叶切除，而对侧肿瘤可行亚肺叶切除（肺段或楔形）。通常肿瘤较小或为鳞癌的情况下考虑亚肺叶切除，因为相对不容易经淋巴系统转移，当然这种假设还需要进一步研究证实。如果患者肺功能很差，可考虑行双侧肺段切除。最近的一项关于多原发肺癌完全切除的汇总分析（N=467）表明高龄、男性、淋巴结转移和肿瘤位于同侧是预后不良的危险因素[125a]。那些 6 个月内完成彻底切除的患者（N=412），中位生存期为 50.7 个月。

原位腺癌（AIS）是腺癌的一种亚型，其特点是多中心发生，随着高分辨 CT 的出现，经常在疾病的早期就被发现。AIS 也可以和其他类型的 NSCLC 并存。多灶 AIS 或 AIS 合并其他类型 NSCLC 的处理将在后续章节讨论（见多灶原位腺癌）。

2. 恶性胸腔积液

病理证实为恶性胸腔积液是手术禁忌，因为无法彻底切除。然而，Ichinose 等[126] 报道术中发现少量恶性胸腔积液的患者（平均 37ml）术后 5 年生存率为 23%。Yokoi 等[127] 也报道了恶性胸膜炎的患者没有 N₂ 受累行胸膜外全肺切除后获得了长期生存（> 5 年）。

（八）M 分期：M₁ᵦ

M₁ᵦ 包括所有的肺外转移。绝大部分有远处转移的患者无法手术治愈，因此不考虑手术治疗。然而，对于孤立性肾上腺和脑转移的 NSCLC 患者，有证据表明外科切除有一定作用。

1. 肾上腺

孤立肾上腺转移的 NSCLC 患者很少（发生率 1.6%），因为肾上腺转移经常合并其他部位的转移[128]。根据孤立性肾上腺转移行肾上腺切除的报道，同时切除原发灶和肾上腺转移灶可以延长患者生存期。Mercier 等[129] 报道了 23 例行肺癌彻底切除后切除肾上腺转移灶的患者，5 年生存率为 23%。在此项研究中，6 例患者术前就发现了肾上腺转移，剩下的 17 例患者在肺部手术后的随访过程中发现了孤立肾上腺转移。为了完整切除转移灶，有 2 例同时行肾切除，1 例行下腔静脉切除，1 例行肝切除。Pfannnschmidt 等[130] 研究发现肾上腺切除后的中位生存期为 12.6 个月（$n=11$）。Tanvetyanon 等[131] 汇总分析了 10 篇文章的 114 例患者，总结了肾上腺切除术后的结果。作者得出结论认为从诊断为肺癌到发现肾上腺转移的时间间隔（DFI）为影响预后的因素。患者 DFI 小于 6 个月较 DFI 大于 6 个月的患者中位生存期明显缩短（12 vs. 31 个月）。美国胸科医师协会（ACCP）发布的指南推荐 $N_{0\sim1}$ 的肺癌合并孤立肾上腺转移时，如果条件允许，可行手术切除[132]。因为这类患者很少，辅助化疗或肾上腺部位放疗对患者长期生存的影响仍不清楚；然而，由于 CT、MRI 及 PET 等诊断方法的进步，越来越多的这种亚型的患者被诊断出来，将来的治疗策略需要进一步完善[133]。

2. 脑

NSCLC 的患者容易发生脑转移，通常为多灶。据报道 30%～50% 的 NSCLC 患者在病程中会出现脑转移[134]。肺癌孤立脑转移可分为 3 种亚型：①发现肺癌的同时发现单发脑转移；②肺癌手术后发现单发脑转移；③原发灶控制不佳出现的单发脑转移。这里我们只讨论第一种情况，因为外科医师经常会碰到这种情况需要作出决策。胸外科医师应该清楚切除彻底的 NSCLC 患者，切除孤立脑转移灶有一定治愈的概率。

梅奥诊所的 Billing 等[135] 回顾性报道了 220 例 NSCLC 脑转移的患者，有 28 例切除了脑转移灶。这些患者肺部和脑部都进行了手术切除。在这组患者中，所有的脑部手术都是在肺部手术前进行的，平均时间间隔为 14d。术后影响生存最主要因素是淋巴结转移情况。总体的 5 年生存率为 21.4%，但有淋巴结转移的患者（N_1 和 N_2）生存期不超过 3 年。

立体定位放疗（SRS）的出现为这类患者提供了另一种选择。Hu 等[134] 报道了合并孤立性脑转移的 NSCLC 患者采用 SRS 或手术，原发灶采用化疗、放疗或放化疗。原发灶治疗和不治疗的中位生存期分别为 15.5 个月和 5.9 个月。此外，生存时间与肺癌分期相关：Ⅰ、Ⅱ和Ⅲ期的中位生存期分别为 25.6 个月、9.5 个月和 9.9 个月。ACCP 指南认为预后的有利因素为年轻女性、肿瘤异时出现、身体状态较好或 T 分期较早[132]。在指南中，如果能够彻底切除原发灶和脑转移灶，可考虑外科手术。对孤立性脑转移灶，可选择外科手术或 SRS（加或不加全脑放疗）。根据发表的文献以及后面提到的指南，Ⅰ期的 NSCLC 合并孤立性脑转移外科手术的效果较好。那些合并 N_2 转移的患者应排除在外，因为纵隔淋巴结转移预示患者预后不佳。

四、特殊情况

（一）纵隔淋巴结清扫对系统性采样

肺癌分期对预测预后、比较临床研究的结果、制订治疗方案至关重要。为了获得更精准的纵隔淋巴结分期，对于Ⅰ和Ⅱ期及部分Ⅲ期可切除的患者，术中需要进行淋巴结的检查。然而，目前的方法五花八门，从肉眼观察到 MLND 都有，没有统一意见。实际上，据报道在美国只有 42% 的患者术中每站淋巴结都采样[136]。当前争论的焦点是术中纵隔淋巴结的分期，特别是 MLND 与系统性采样（SS）的比较，包括安全性、分期准确性、局部控制率和长期生存等。

1. 手术并发症

不同意 MLND 的观点是认为与 SS 相比，其并发症发生率较高。如乳糜胸、膈神经或喉返神经损伤、淋巴引流/出血量增加，或因整个淋巴引路通路的切除及局部血供的破坏造成人体抵抗力降低。然而，最近的报道包括一个随机临床研究表明 MLND 并不增加手术并发症的发生率[137-139]。Allen 等[139] 报道了一个大的多中心随机试验（美国外科医师学会肿瘤组试验，ACOSOGZ0030），在这个试验中肺癌患者随机分为淋巴结采样组（$n=498$）或淋巴结切除组（$n=525$）。采样组手术死亡率为 2.0%，切除组为 0.76%。并发症每组的发生率为 38%。特别要说的是术后乳糜胸、出血、喉返神经损伤或支气管胸膜瘘（BPF）的发生率没有统计学差异。引流管放置时间（采样对清扫，4 vs.5d）、平均引流量（1.34 vs.1.46L）或住院时间（2 组均为 6d）也没有统计学差异。

2. 分期准确性

在纵隔淋巴结分期时一个关键问题是 SS 是否像 MLND 一样精确。如果纵隔淋巴结评估不够充分，真正的 N 分期不清，就会造成假降期。在 ACOSOGZ0030 研究中，所有患者都首先进行了淋巴结冷冻切片检查。当所有淋巴结冷冻切片阴性时，才将其分为 SS 组和 MLND 组。淋巴结采样阴性分到了 MLND 组有 20（3.8%）例术后病理发现为阳性。因此，如果没有进行清扫，这些患者就会无法发现 N_2 阳性。

Keller 等[137]报道的一项非随机研究中，SS 和 MLND 在淋巴结分期上效果一样，SS 组发现 N_2 阳性的概率为 60%（n=112/187），而 MLND 组为 59%（n=110/186）。而在此研究中，MLND 发现多站淋巴结转移的概率明显增加（多站转移：在 MLND 组为 30%，SS 组为 12%）。这个结果与 Izbicki 等（SS 组 17.4%，MLND 组 57.2%）[140]和 Wu 等（SS 组为 28%，MLND 组为 48%）报道的结果相似[141]。

人们可能会问对于早期小的 NSCLC 都行彻底 MLND 是否有必要，这种情况现在经常遇到。在一项对直径＜ 2cm 的 T_1NO（n=115）NSCLC 患者的前瞻随机研究中，Sugi 等[142]发现，在 N_2 发现率（两组均为 13%）或生存率之间两组没有统计学差异，他们的结论是 SS 就足够了。

为了回答是否 MLND 能够提高准确性这个问题，Massard 等[143]进行了一项特别的多中心横断面研究。在这项研究中（n=208），作者对每例患者先行淋巴结采样，然后行 MLND。分别对采样的和 MLND 的淋巴结进行检查，每例患者进行自我对照。60 例 N_2 阳性的患者中淋巴结采样只发现 31 例（52%）。而且，25 例多站淋巴结转移的患者采样只发现 10 例（40%）。作者的结论认为在确定准确 N 分期方面，只行淋巴结采样是不够的。

3. 局部控制和长期生存

关于 MLND 的一个假设是它不但有利于提高分期，还有利于肿瘤的局部控制和长期预后；然而，MLND 的治疗效果一直有争议。与 MLND 相比，如果 SS 无法发现阳性纵隔淋巴结，将会导致局部复发率增加。另一方面，MLND 可以帮助清除传统方法[144]无法发现的纵隔淋巴结中潜伏的微转移细胞，从而提高彻底切除率。事实上，病理分期为 I 期或病理为 $N_{0\sim 1}$ 的患者行 SS 较 MLND 的局部复发率明显增加（分别为 45% vs. 13%，46% vs. 13%），这也支持后一种假说[138]。

一些前瞻性随机研究也验证了这些问题。Izbicki 等[145]发现病理为 $N_{0\sim 1}$ 的患者，与 SS 相比，MLND 能够延长肿瘤复发间隔；然而，在生存期上没有明显差异。Sugi 等[142]开展了一项对直径＜ 2cm 的周围型 NSCLC 型 SS 和 MLND 的前瞻性随机研究。患者随机分为肺叶切除加 SS（n=56）组和肺叶切除加 MLND（n=59）组。在此项研究中，两组在复发率和生存时间上没有差异。另一方面，最近 Wu 等[141]开展的一项前瞻性随机研究表明 MLND 较 SS 有生存获益（中位生存期，59 对 34 个月），局部复发率降低（2.9% vs. 4.8%）。这种生存差异在 I 期（5 年生存率，82.2% vs. 57.5%）和 ⅢA 期（27.0% vs. 6.2%）更加明显。关于 MLND 在局部控制和长期生存方面潜在获益的近期文献总结见表 17-7。

在早期 NSCLC（N_0 或非肺门 N、T_1 或 T_2）（ACOSOGZ0030）患者肺叶切除时比较 MLND（N=525）和 SS（N=498）大型随机多中心试验表明在局部、区域或远处转移方面两组没有差异[146]。而且，如果仔细采样纵隔淋巴结和肺门淋巴结为阴性，MLND 并不能提高患者生存。SS 的中位生存期为 8.1 年，MLND 为 8.5 年，5 年生存率分别为 69% 和 68%。

（二）多灶原位腺癌或微浸润腺癌

术语支气管肺泡癌和混合型腺癌（WHO1999 和 2004 年定义）已经在 2011 年国际肺癌研究协会 / 美国胸外科学会（IASLC/ATS/ERS）的肺腺癌分期中停止使用了[146a]。新的分期采用了原位

表 17-7 在可切除的非小细胞肺癌患者中系统性纵隔淋巴结清扫或系统性采样对局部复发和长期生存的影响

作者（年）	研究设计（患者数）	临床分期	系统性淋巴结清扫 vs. 系统性采样	
			局部复发（%）	无疾病生存（月，5 年生存率 %）
Izbicki 等[145]（1998）	随机（169）	Ⅰ～Ⅲ	28.9 vs. 34.4（NS）	48 vs. 24（NS）
Sugi 等[142]（1998）	随机（115）	Ⅰ	10 vs. 13（NS）*	81.4% vs. 83.9%（超过 5 年，NS）
Keller 等[137]（2000）	非随机（373）	Ⅱ，ⅢA	52 vs. 58（NS）*	57.5% vs. 29.2†
Wu 等[141]（2002）	随机（471）	Ⅰ～ⅢA	2.9 vs. 4.8	59 vs. 34† p-St. Ⅰ，82.2% vs. 57.5%†（5 年） p-St. Ⅱ，50.4% vs. 34.1%（5 年，NS） p-St. ⅢA，27.0% vs. 6.2%†（5 年）
Lardinois 等[138]（2005）	非随机（100）	Ⅰ、Ⅱ	p-St. Ⅰ，13 vs. 45† p-St. Ⅱ，17 vs. 55（NS） p-St. ⅢA，23 vs. 10（NS）	p-St. Ⅰ，60.2 vs. 44.8† p-N_0，52.8 vs. 44.8† 所有，46.2 vs. 41.1（NS）

*. 统计学差异
†. 包括远处转移
NS. 无显著差异；p-St. 病理分期

腺癌（AIS）和微浸润腺癌（MIA）的术语来分别描述纯贴壁生长的小的孤立性腺癌和贴壁生长为主浸润≥ 5mm 的腺癌。

AIS 和 MIA 的特点为多灶性，包括同时出现在双肺，这种多灶出现的原因仍有争议[147]。AIS 的一种影像学表现，称之为磨玻璃结节（GGN），它的特点是在 CT 上表现为局限性的，轻度到中度密度增加，不遮盖原有的支气管和血管结构。一个局限性 GGN 可以在病变里包含实性成分，通常提示有侵袭性。高分辨 CT 在确定 GGN 的影像学表现与病理特点的联系，包括纵隔淋巴结转移方面有一定作用[148, 149]。

治疗策略和结果

单发的 AIS 或 MIA 可以通过肺叶切除加淋巴结清扫治愈。Asamura 等报道临床为 ⅠA 期的患者影像学确认为非侵袭性腺癌性肺叶切除和 MLND 后效果很好[150]。特别是在高分辨 CT 上实性成分的最大直径（C）除以肿瘤的最大直径（T）（C/T 比值）小于 0.5 的时候，5 年生存率为 96.7%。

因为多灶 AIS 和（或）MIA 与其他类型的非小细胞肺癌相比预后较好，尝试了彻底切除病灶的办法。临床上，侵袭性肺腺癌可以表现为同时出现的、多发的病灶，AIS 或 MIA 表现为纯或接近纯的 GGN[151]。这种情况最合适的治疗方法仍不清楚。Gu 等采用切除主要的、侵袭性的病灶，对同侧可切除的 GGN 采用楔形切除的办法[152]。另一方面，Kim 等报道了多灶纯 GGN 手术切除后的长期结果。在此研究中 18 例患者切除了部分磨玻璃病变，剩下的用 CT 随访、中位随访时间为 40.3 个月。磨玻璃病变或者大小没有变化（n=15），或者消失了（n=3）。作者的结论是如果纯 GGN 不适合手术切除，可以用 CT 密切随访。Mun 等[153] 报道了胸腔镜切除小的、周围型多灶 BAC（27 例患者中 105 个 BAC 病变）的临床病理结果。在此项研究中，手术方式是肺叶切除或亚肺叶切除（楔形或肺段）加或不加淋巴结清扫。术前高分辨 CT 扫描上所有病变均表现为没有实性成分的 GGN（纯 GGN）。没有发现局部复发，而有趣的是术后 26% 的患者出现了新的 BAC 病变。

总之，孤立的外周性小磨玻璃病变，影像学上没有浸润性生长的迹象可行亚肺叶切除，而那些影像学上有浸润性生长的患者应行标准肺叶切除。多发 GGN 如果纵隔淋巴结没有转移，优先考虑外科手术切除，因为这种情况不应认为是 T_4 或 M_{1a}。

五、小细胞肺癌的外科治疗

在北美小细胞肺癌（SCLC）占所有肺癌的 15%[154]，其特点是生长迅速，很早就可以转移。只有大概 30% 的 SCLC 患者为局限病变（LD）。LD-SCLC 可行根治性放化疗，中位生存期为 23 个月，5 年生存率为 12%～17%。而广泛期 SCLC 以化疗为主，中位生存期大概 7～12 个月，只有 2% 的患者生存期达 5 年[154]。

19 世纪 70 年代以前，肺癌包括 SCLC 的治疗方法主要为手术，但英国医学研究委员会的一项研究使 SCLC 的外科治疗大受打击[155]。这个研究表明与放疗相比，手术组的 4 年生存率为 3%，而放疗组为 7%。因为所有存活超过 5 年的都在放疗组，因此放疗成了 LD-SCLC 的标准治疗。随着 TNM 分期的出现，人们再次评估了手术的作用。Shields 等[156] 报道了退伍军人管理局外科肿瘤组（VASOG）的经验，他们的结论使 T_1N_0 的 SCLC 可以考虑手术治疗。几乎与此同时多伦多手术组也强调 LD-SCLC 的患者手术切除可以降低局部复发率[157]。而且，几个研究组也评估了术后化疗的作用，确定可以提高患者生存期[158-160]。1983 年，肺癌研究组发起了一项前瞻性随机研究，新辅助化疗后将患者随机分为手术组和放疗组[161]。虽然有一些不足，但这是目前为止唯一的一项 LD-SCLC 患者比较手术和放疗的前瞻性随机研究。手术组的中位生存期为 15.4 个月（n=70），放疗组为 18.6 个月（n=76）。作者的结论是手术切除不能延长患者生存和局部控制。这个结论有一定局限性，手术组只有 77%（n=54）的患者进行了彻底切除。而且采用的既不是以铂类为基础的化疗也没有同步放化疗，现在的术前新辅助治疗应该更有效。最后，周围小结节估计为 T_1N_0 的患者，应该是最适合手术的，在这项研究中反而被排除了。

手术原则

根据一些病例报道和前瞻性 II 期临床试验，LD-SCLC 患者的外科治疗应遵循以下几个原则：① 小的没有纵隔淋巴结转移的外周病变有时会被误诊为 SCLC，其实有可能为类癌或不典型类癌；② 与放化疗相比，对早期 LD-SCLC（T_1N_0，T_2N_0）行手术治疗可提高局部控制率；③ 混合组织类型的肿瘤（SCLC 合并 NSCLC 成分）不可能通过放化疗根治，因为 NSCLC 成分对化疗不敏感；④ 局限的 SCLC 或化疗（放化疗）局部复发的患者行挽救性手术比同期二线化疗更有效。外科手术的最后一个适应证是 SCLC 初始治疗后又出现一个 NSCLC 组织类型的第二原发癌。虽然只有一小部分 SCLC 患者存活超过 2 年，随着针对 SCLC 治疗的进步，出现第二原发 NSCLC 的情况越来越常见。值得注意的是经过初始治疗的 SCLC 患者 2 年后出现的新发肿瘤最有可能为非小细胞癌。没有纵隔淋巴结转移的患者可手术治疗。然而，与初次为 I 期的 NSCLC 患者行楔形切除相比，第二原发癌为 NSCLC I 期的患者生存率明显降低（中位生存期，24.5 个月 vs. 58.4 个月）[162]。

1. **提高局部控制率**

虽然目前 LD-SCLC 治疗的主流为化疗加或不加放疗，目前积极的放化疗方案提示局部失败率高达 36%～52%[163]。达到完全缓解的 LD-SCLC 患者最常见的复发部位为原发肿瘤部位，其次为肺门或纵隔淋巴结[164]。在尸检中，只有 31% 的手术患者有原发灶的肿瘤残留，而 92% 的纵隔镜阴性 LD-SCLC 非手术患者在原发部位有肿瘤残留。Shepherd 等[157] 报道了多伦多的经验，采用包括手术在内的综合治疗后 35 例患者只有 2 例局部复发。最近德国的一组报道 LD-SCLC 患者彻底切除后辅助放化疗局部控制率为 100%，5 年生存率为 63%[165]。目前没有随机对照研究的数据对比放化疗和放化疗加手术；然而，外科手术在局部控制方面的作用是显而易见的。因此，对于孤立性小结节没有纵隔淋巴结转移的 SCLC 行手术治疗是合理的。特别是诊断不明确或有疑问的情况下，对 $T_{1\sim 2}N_0$ 的 SCLC，可以先手术治疗。在最近日本的一项研究中，临床分期为 I A（T_1N_0）和 I B（T_2N_0），术后病理证实为 SCLC，彻底切除后加辅助化疗，5 年生存率令人鼓舞，分别为 73% 和 67%[166]。

2. 混合类型的肿瘤

根据世卫组织（WHO）肺癌分类（1999），混有其他组织成分的 SCLC 定义为混合型小细胞癌。最近神经内分泌肺癌的外科手术结果显示 26.6% 的患者可归为此类[167]。新辅助化疗后行手术经病理证实为 SCLC 的患者，有 11%~15% 发现了 NSCLC 的成分[161, 168]。混合型 SCLC 的比例较高部分是由于其大多数位于外周，位于肺门的较少，手术较容易。此外，由于手术的标本组织较多，发现其他成分的概率也相应增加。另外一个可能的原因是 NSCLC 相对于 SCLC 对化疗更不敏感，在手术切除的残余肿瘤中，包含 NSCLC 成分的概率更大。因此，如果病理证实为混合型 SCLC，没有淋巴结转移，应行手术切除以提高局部控制率。手术也是综合治疗的一部分，因为对 SCLC 的成分，单靠手术不行。局部复发可能是因为有 NSCLC 成分，导致放化疗效果不佳，因此可考虑手术行挽救治疗。

3. 挽救手术

因为复发或二线化疗无效的 LD-SCLC 通常治疗效果不佳，这种情况下可选择挽救手术。多伦多手术组报道了一小部分受益于挽救手术的患者[169]。在这个前瞻性研究中，作者对放疗、化疗或放化疗后有肿瘤残留，或开始化疗有效但局部复发的患者进行了手术治疗。虽然术前有 25 例患者考虑为纯 SCLC，但术后 28 例患者有 10 例发现有混合组织成分，或为单纯的 NSCLC。这 10 例患者中位生存期超过了 2 年。因此，在残留肿瘤中包含混合成分或对治疗无效的 LC-SCLC 适合行挽救性手术。有鉴于此，值得考虑行二次活检以重新评估细胞类型。

4. 第 7 版肺癌分期和手术结果

根据对 IASLC 数据库的分析，修改后的 TNM 分期不但适用于 NSCLC 也适用于 SCLC[170]。对 349 例手术切除的 SCLC 患者的病理 TNM 分期清晰显示不同亚组预后不同（图 17-10）。手术切除后ⅠA 和ⅠB 期的 5 年生存率分别为 56% 和 57%。甚至在ⅡA 和ⅡB 期，5 年生存率也高达 38% 和 40%。结果支持外科手术可作为 SCLC 多模式治疗的一部分。后续对 SEER 数据库的分析表明，Ⅰ期 SCLC 的患者行肺叶切除不加放疗的 5 年生存率为 50.3%[171]。最近英国国家癌症知

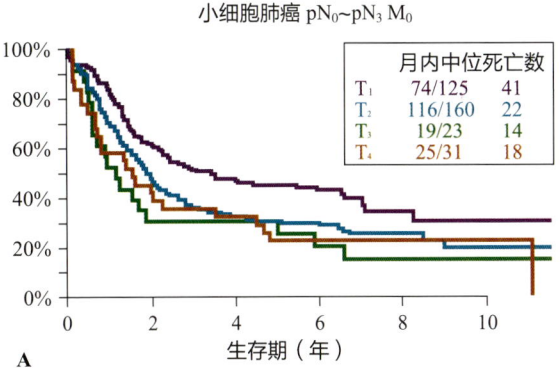

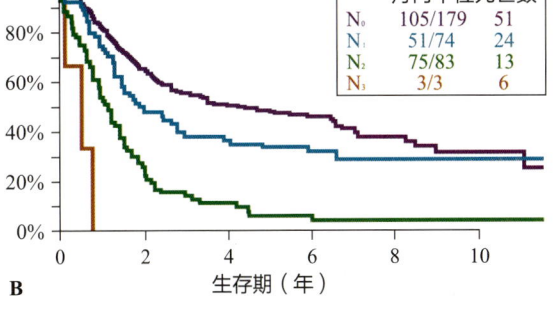

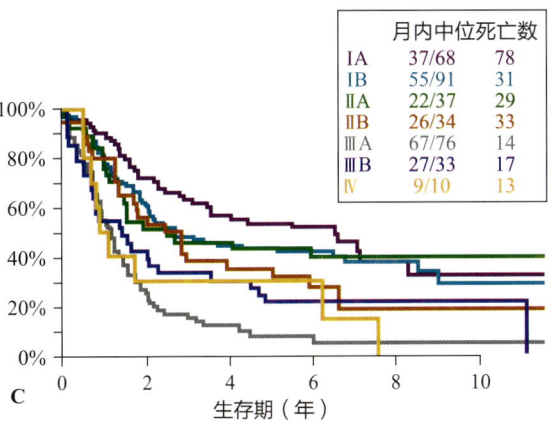

▲ 图 17-10 小细胞肺癌术后按 T 分期（A）、N 分期（B）和 TNM（C）的生存率

国际癌症控制联合会（UICC），第 6 版 [引自 Vallières E, Shepherd, Crowley J, et al: The IASLC lung cancer staging project: proposals regarding the relevance of TNM in the pathologi-cal staging of small-cell lung cancer in the forthcoming (seventh) edition of the TNM classification for lung cancer. *J Thorac Oncol* 4：1049–1059，2009.]

识库（NCDR）的另一项分析表明尽管预后不佳，SCLC行手术切除后5年生存率仍可达31%。总之，对LD-SCLC行手术是切实可行的治疗办法。为了进一步完善治疗方案，手术如何更好地与多模式治疗结合，如何选择适合手术的患者是首要考虑的问题。

六、总结

手术切除仍是NSCLC患者主要治疗手段，手术技术一直在进步。VATS和最近开展的机器人手术使胸外科医师对早期肺癌行微创手术而不违反肿瘤治疗原则。另一方面，外科手术技术、术中处理、术后护理的进步使我们可对侵犯其他器官的肿瘤行根治切除。对绝大多数可手术切除的NSCLC（ⅠA期除外）患者，如果健康状况允许，可考虑新辅助、辅助或两者结合的治疗。精准的肿瘤分期一直是决定最佳治疗方案的关键因素。

第 18 章
肺癌的微创手术
Lung Cancer: Minimally Invasive Approaches

Jennifer M. Hanna   Mark W. Onaitis   Thomas A. D'Amico   著

崔玉尚   译

肺癌患者的外科治疗手段不断发展与进步。对部分可切除肺癌，常规经典手术方法（包括标准的后外侧开胸手术、保留肌肉的小开胸手术、经胸骨开胸手术和正中开胸术）仍是合适的选择。然而，微创手术已逐渐被广泛接受成为早期肺癌的标准手术方式。越来越多在局部晚期病例的应用表明，微创手术亦可成为在确保肿瘤疗效的前提下将并发症降至最低的有效方法。

一、定义

同时使用腔镜手术和视频显示技术的胸部微创手术，被称为胸腔镜手术或视频辅助胸腔手术（VATS）。为清楚表示起见，术语 VATS 和胸腔镜手术定义为整个手术过程中不牵开肋骨、通过观看显示器显示进行操作的微创手术[1]。对于牵开肋骨、在腔镜辅助条件下直视切口进行的混合模式手术，称为腔镜辅助开胸手术。胸腔镜检查先被广泛用于肺癌患者诊断，早期通常先进行胸腔镜楔形切除用以确认恶性肿瘤的诊断，然后开胸恶性肿瘤的根治性解剖切除手术。此外胸腔镜还常用于恶性胸腔积液的胸膜固定术以及心包积液的心包开窗术。现在胸腔镜下进行根治性解剖切除手术在国际上已广泛推广，并不新奇。最新胸外科医师协会（STS）普胸外科手术数据分析显示，胸腔镜肺叶切除术数量已占整体肺叶切除手术的 45%[2]。

胸腔镜肺叶切除术定义为在不使用机械牵开装置及肋骨牵开条件下，使用可视腔镜及小切口（< 8cm）解剖性切除整个肺叶的手术方法[1]。解剖性切除包含分别游离并切断结扎所要切除肺叶的肺静脉、肺动脉、支气管，并与开胸手术一样进行恰当的纵隔淋巴结处理。对于特定患者，遵循开胸肿瘤学手术原则，可进行适合的胸腔镜解剖性肺段切除术[3]。理论上，微创手术的优势包括减少手术创伤和炎症反应、降低术后疼痛、缩短（胸腔引流）带管时间、减少住院时间、保留肺功能，以及诸多短期和长期的获益[4-9]。

二、发展史

微创胸腔手术的使用始于 1910 年，当时 Jacobeus 通过膀胱镜溶解粘连、使肺塌陷来治疗肺结核[10]。这种技术在 20 世纪早期被广泛应用，但在链霉素出现后基本上被废止。但随着腹腔镜胆囊切除术的蓬勃发展，微创手术得到推广和普及。Walker 及其同事于 1993 年首次报道了应用 VATS 进行解剖学肺叶切除术[11]。2006 年 CLGB（癌症与白血病协作组 B）首次以大样本、单中心、前瞻性序列研究报道证实了胸腔镜手术的安全性和可行性[12, 13]。

三、手术指征

一般而言，胸腔镜肺叶切除术的手术适应证与采用开放手术的肺叶切除术基本相同[1, 12-15]，适合确诊或疑诊肺癌（临床分期Ⅰ～Ⅱ）、具备可行根治性肺叶切除条件的患者。胸腔镜肺叶切除术的术前分期和患者选择应与传统开胸手术一样进行[16]。随着越来越多的对 VATS 手术术前规划和手术经验的关注，胸腔镜肺叶切除术的手术适应证也在不断更新。既往手术史、支气管内病变、新辅助化疗曾被视为胸腔镜手术禁忌，随着手术探索获得的经验，以及腔镜器械和胸腔镜成像设备的改进，目前多数胸腔镜经验成熟的医院已不再认为上述情况是绝对手术禁忌。因此最近有研究表明，VATS 肺叶切除术在经新辅助治疗患者中安全、有效，且并不增加并发症的发生率[17]。虽然支气管内病变既往被认为是 VATS 手术禁忌，目前支气管成形和胸膜全肺切除也已普遍用微创手术进行[15, 18]。

一些患者的肿瘤直径可能妨碍胸腔镜肺叶切除术的选择，因为一些大标本（直径大于 6～8cm 的肿瘤）可能无法在不牵开肋骨的条件下移出胸腔，从而否定微创手术在此类患者中的优势，但目前尚无绝对的尺寸标准。尽管存在争议，但有人认为可招募一些临床上认为无法手术切除、并不能耐受传统开胸手术的患者进行胸腔镜探查或治疗[1, 14, 19, 20]。Cattaneo 及其同事[21]的一项研究表明，对于 70 岁以上的患者，胸腔镜肺叶切除术较开胸肺叶切除术有更好的耐受性。一些研究进一步表明，VATS 肺叶切除术有利于减少术前肺功能差的患者的肺部并发症[2, 22]。胸腔镜肺叶切除术的最低生理指标目前尚无统一标准，但计划胸腔镜肺叶切除术的患者须考虑到必要时中转开胸的可能。

四、手术禁忌

胸腔镜肺叶切除术的绝对禁忌证包括无法行根治性肺叶切除，肿瘤分期达 T_3（侵犯胸壁）或 T_4（局部侵犯重要结构），进展期 N_2、N_3 阳性及无法耐受单肺通气的患者[14, 15]。相对禁忌证包括肿瘤位于叶支气管开口（尽管已有胸腔镜肺袖式切除的成功案例报道）[18]，肺门多发肿大钙化淋巴结导致血管分离困难及既往胸部放疗史。既往胸外科手术史、肿瘤累及心包、纵隔胸膜或膈肌（T_3）、叶裂发育不全及良性非钙化纵隔淋巴结肿大不应被视为禁忌证[15, 23]。技术进步使得经过新辅助治疗[包括ⅢA 期（N_2 阳性）] 的患者也能成功进行胸腔镜肺叶切除术[17]。最后，多数胸壁受累患者（T_4）应避免单纯使用胸腔镜手术方法，

但应用胸腔镜肺叶切除联合胸壁整块切除的根治性手术的安全性及可行性已被证实[24]。

胸腔镜下纵隔淋巴结清扫术（MLND）的疗效一度受到质疑[25]。一些研究对比了 VATS 与开胸肺叶切除术中 MLND 的情况。Kondo 及其同事的一项研究[26]，采用开胸再次清扫 VATS-MLND 后的纵隔淋巴结的方法，发现几乎没有残留淋巴结（平均 1.3 个淋巴结，中位数为 0 个淋巴结）。同样，Sugi 等[27]统计发现 VATS 肺叶切除者的纵隔淋巴结切除数量（平均 8.4 ± 1.0）与开胸肺叶切除者（平均 8.2 ± 1.5）之间无明显差异。最近，Watanabe 及其同事[28]对 770 例手术后 cN_0-pN_2 非小细胞肺癌患者进行了回顾性研究，其中接受 VATS 肺叶切除者（n=450 例）、开胸肺切除者（n=320 例），两组在切除淋巴结总数、清扫淋巴结总站数、纵隔淋巴结数以及纵隔淋巴结站数间均无差异。最近美国外科医师学会肿瘤学组 Z0030 试验（样本总数 N=752 例，VATS 手术 =66 例，开胸手术 =686 例）的数据显示 VATS 手术中 MLND 与开胸手术相比，可获得相似数量的淋巴结、采到相似数量的淋巴结站数，从而证实了 VATS 在 MLND 中的有效性[29]。

其他研究对 VATS 肺叶切除中淋巴结清扫的效果与标准开胸手术进行了比较，亦得到了相似的结果[30, 31]。尽管如此，仍有外科医师质疑 VATS-MLND 的确切性。迄今为止，鲜有研究对 VATS-MLND 的疗效提出异议，Den-linger 及其同事[32]进行的一项研究（VATS n=79 例，开胸 n=464 例）显示 VATS 手术获得淋巴结少于开胸手术（VATS 组 7.4 ± 0.6 vs 开胸组 8.9 ± 0.2，P=0.03），获得 N_2 淋巴结数量也较少（VATS 组 2.5 ± 3.0 vs 开胸组 3.7 ± 3.0，P=0.004）。在 D'Amico 等[33]最近的一项基于国家综合癌症网络数据库（NCCN）分析结果的研究显示，两组 VATS 与开胸手术例数基本匹配（总例数 N=388，VATS 组 n=199 例，开胸组 n=189 例），VATS 与开胸手术可获得类似的纵隔淋巴结数量（两组均为中位数 ≥ 4）和 N_2 淋巴结数量（两组均为中位数 ≥ 3）。VATS 手术亦可遵循现行指南，获得与开胸手术一样的三站纵隔淋巴结的样本率（VATS

组 66% vs 开胸组 58%，P=0.12）。

五、胸腔镜肺叶切除策略

在完成支气管镜检查和纵隔镜检查（根据指征）后，使用双腔气管插管或气管内阻断器实现单肺麻醉。患者取侧卧位，将手术床以髋关节为中心两头向下弯曲摆出腰桥，可增宽术侧肋间隙，利于胸腔镜入路及术野暴露。需使用保护垫保护并确切固定患者体位以避免神经损伤的可能。患者翻身固定后，麻醉师应重新确认气管插管是否对位良好。标记胸腔镜切口，常规消毒并铺单。腔镜入路取决于外科医师偏好。多数外科医师使用 3~4 个切口，但仅用两个切口也可完成肺叶切除术[15]。这种手术方式，先在腋中线第7或第8肋间建立5mm或1cm的胸腔镜探查视孔，选择此切口位置时要求不干扰前方的主操作口，又要可充分显示肺门的前方和上方。胸腔镜视孔使用入路装置，其他切口不使用入路装置。在建立操作孔前，务必应先探查有无胸膜播散等无法根治性手术切除的证据。

第二个切口为前方的主操作口（通常长4.5cm，也可延至 6.0cm），位于乳腺下缘第5或第6肋间，用于解剖、取标本等关键手术操作。通常选择肋间隙最宽的位置选择切口以方便处理肺门，而不全取决于要做的是上叶切除还是下叶切除。操作孔可使用切口保护套以减少软组织收缩、利于吸引，并可防止移出标本时的切口污染。可在腋窝或腋后增加辅助切口改善术野暴露、协助牵拉。

胸腔镜设备和器械对成功完成 VATS 肺叶切除术至关重要。多使用 30° 腔镜，以确保在尽量不干扰手术操作器械的同时充分清晰地显示手术操作视野。或可使用 45° 镜或软镜替代，但对扶镜助手要求更高。腔镜分离、解剖需要一系列外科手术器械，包括传统器械及专用胸腔镜及腹腔镜器械。带弯器械可减少互相遮挡或干扰碰撞的机会，非常有利于胸腔镜下解剖、游离及回拉。胸腔镜下（直线）机械切割缝合器，如 Endo GIA（Covidien, Norwalk, CT），可用于分别切割闭合血管（2.0 或 2.5mmU 形钉）、支气管（3.5 或 4.8mmU 形钉）或叶裂。

在建立探查入路后，外科医师首先应进行全面胸腔镜探查，包括确认肿瘤的位置、除外可见的胸膜转移、对下叶切除者游离下肺韧带。若术前未确诊恶性肿瘤，则先行胸腔镜下楔形切除活检术，通过取物袋或切口保护套将标本取出。经冷冻切片确认恶性诊断后，进行胸腔镜肺叶切除术。纵隔淋巴结清扫术（MLND）可与肺叶切除同时进行，也可在肺叶切除完成后进行[25]。

纵隔淋巴结分期的方法存在争议。鉴于对淋巴结清扫充分必要及安全性考虑，许多人主张行纵隔淋巴结采样术[25, 34]。另一些人使用胸腔镜下根治性纵隔淋巴结清扫实现 MLND，即右侧清扫 2、4、7、8 和 9 组，左侧清扫 5、6、7、8 和 9 组[25]。应至少获得 3 组纵隔淋巴结方满足要求[16, 33]。

在清晰暴露并充分暴露肺门结构条件下，术者经主操作孔进行肺门解剖。行上叶切除时，打开后胸膜反折有利于牵拉肺门结构、便于进一步解剖和离断。行胸腔镜下任一解剖性肺叶切除时，应先从肺静脉侧游离并解剖肺门结构，但可依据肿瘤具体大小和位置酌情调整手术步骤。行上叶切除时，需向后、向下牵拉肺叶便于操作。行下叶切除时，需向上提拉肺叶便于操作。上叶切除时，可将切割闭合器从原腋中线视孔进入，胸腔镜改由前方主操作孔观察，可更好地暴露上肺门结构。

通过胸腔镜视频高清显示及放大效应可实现精细肺门解剖，能够充分降低术中出血风险。但仍可能发生肺动、静脉较大分支的意外出血。多数情况下出血部位明确，可进行有效压迫，及时中转开胸。为尽可能减少血管损伤，外科医师采用各种技术来分离肺动脉和静脉分支，包括丝线牵拉悬吊血管以及引导切割闭合器的导管等。这些技术不是常规，仅在困难病例中需要使用。

所有肺叶切除标本应使用取物袋完整取出，以防肿瘤细胞污染切口。检查移除的肺叶标本及肺门结构以确定完成解剖性肺叶切除。标本取出后，温盐水冲洗胸腔，检查支气管残端。如有漏气，可再行切割闭合或腔镜下缝合漏气部分。

六、具体技术要点

(一) 左上肺叶切除术

用胸腔镜在腋中线切口处，检查水平裂及斜裂，并确认左上叶是否存在肿瘤。向后牵拉肺组织，辨认并解剖上肺静脉。然后使用弯分离钳分离并游离左上肺静脉，解剖上肺静脉后方可见肺动脉（图18-1）。然后置入切割闭合器（图18-2），离断上肺静脉，暴露肺动脉。游离肺动脉，重点处理尖前支（图18-3），然后进行切闭及离断。然后暴露左上叶支气管，切割闭合并离断（图18-4）。随后，处理后段升支动脉和舌段动脉（图18-5）。最后，裁切叶裂、取出标本。

(二) 右上肺叶切除术

因需处理水平裂及后斜裂，右上叶切除术比左上肺叶切除术稍复杂。先从腋中线视孔置入胸腔镜探查水平裂及斜裂，确认肿瘤位于右上肺。完全打开后纵隔胸膜，解剖并游离右上叶支气管，清扫第11组淋巴结。此时，可行右肺上叶支气管切合闭合离断，利于后续肺动脉的分离及处理。

然后向后牵拉右肺，辨识上肺静脉，解剖游离前纵隔间隙，找到中叶静脉及上叶静脉分支间的分叉。弯分离钳钝性分离并套绕上叶静脉；解剖上叶静脉后方即可见到肺动脉。切割闭合离断上叶静脉，暴露肺动脉。游离肺动脉，切割闭合尖前支（尖前干）动脉。然后处理后升支动脉。此时若尚未处理右上叶支气管，可此时行切合闭合离断。最后裁切前方的水平裂及后方的斜裂，取出标本。

(三) 右中肺叶切除术

在腋中线切口置入胸腔镜，探查水平裂及

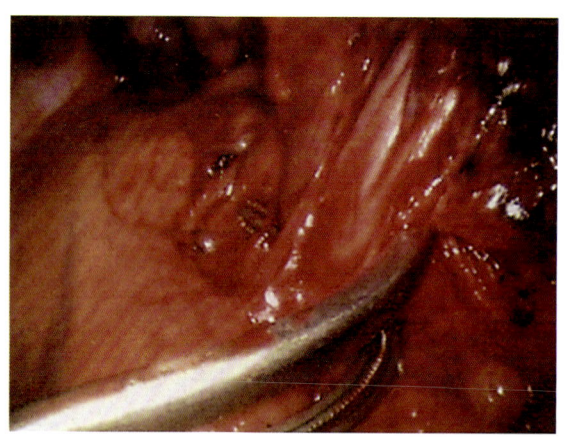

▲ 图 18-1　左上肺静脉，弯分离钳套过

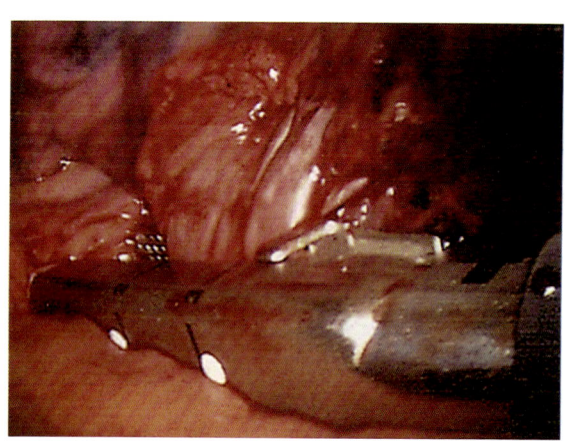

▲ 图 18-2　左上肺静脉，切割闭合前

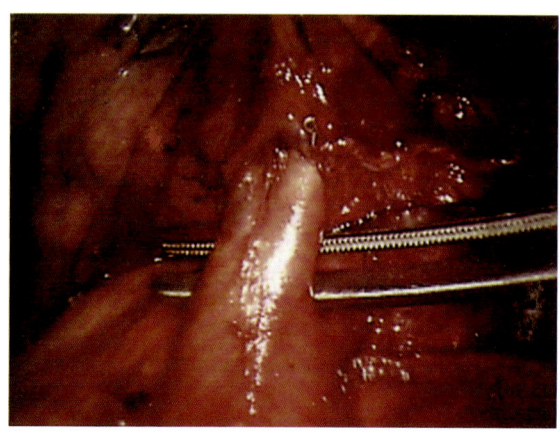

▲ 图 18-3　左肺动脉尖前支

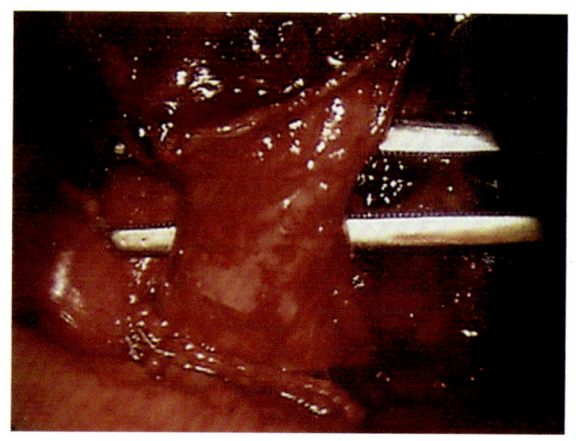

▲ 图 18-4　左上叶支气管，弯分离钳套过

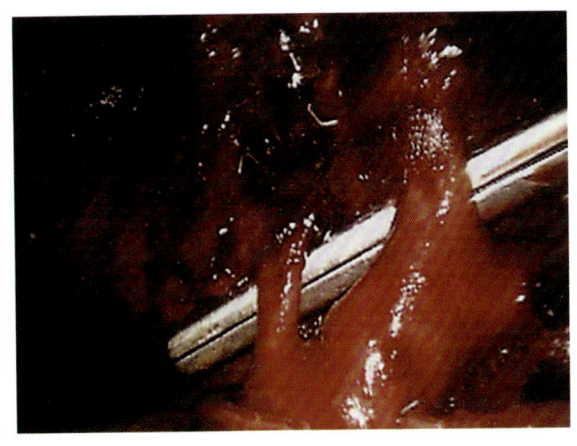

▲ 图 18-5　左上肺后段及舌段动脉

斜裂，确认肿瘤位于中叶。向后牵拉肺组织，辨识并游离上叶静脉以确认中叶静脉与上叶静脉分支间的分叉位置。套扎并切闭中叶静脉，暴露中叶支气管及中叶动脉。向外及向后牵拉中叶可最佳暴露中叶支气管。此时可套过并切闭中叶支气管，进一步暴露中叶动脉。然后处理切断中叶动脉，最后处理叶裂。

（四）下叶切除术（右或左）

下肺叶切除的步骤左右类似。腋中线切口进镜探查，确认肿瘤位于下叶。向前牵拉肺组织，在肺与食管间打开后纵隔胸膜。向外上方提拉下叶，切开游离下肺静脉下方的胸膜（下肺韧带），此时可分离并套扎下肺静脉，需确认下叶背段静脉亦被套扎，再进行切割闭合离断。进一步向上提拉肺组织可暴露下叶支气管及与中叶支气管（右肺）或舌段支气管（左肺）的分叉。然后分离、套扎并切割闭合离断下叶支气管，露出并处理下肺动脉干。最后裁切叶裂，取出标本。

（五）肺段切除术

胸腔镜肺段切除术是适用于肺功能差 [1 秒用力呼气量（FEV_1）或弥散容积（DC）小于预测值 50%] 或同时多原发肿瘤患者的解剖性切除方案。此外，小的（≤ 2cm）、外周型、原发性肺部肿瘤（特别是组织病理学上为微浸润类型），位于计划切除肺段中心者，是较合适的入选人群[3, 35-39]。可应用胸腔镜顺利完成肺段切除手术[40]。

较易操作的肺段切除包括下叶背段、左肺上叶舌段、下叶诸基底段（保留背段）、左固有上叶（保留舌段）及右上叶后段。当肿瘤侵犯段间平面时不应选择肺段切除术。要求肺段切缘应不少于 2.0cm 或肿瘤直径，并要求外科医师除按肺叶切除术规范清扫肺门及纵隔淋巴结外，还要清扫段间淋巴结[40]。

（六）肺楔形切除术

肺叶切除术较亚肺叶切除局部复发率低、整体生存率高，是目前绝大多数早期肺癌患者的首选治疗方案[16]。当考虑行亚肺叶切除时，首选解剖性肺段切除术。但对于不能耐受解剖性切除或解剖性切除非常困难的小的外周型肿瘤患者，楔形切除术（有些可追加放射治疗）可能是最好选择[16]。应用腔镜下切割闭合装置裁切肺组织可顺利移除较小的（＜ 3cm）肺外带结节。较大、位置偏向中心的肺内结节的楔形切除较具挑战性。

七、结果

胸腔镜肺叶切除在治疗早期肺癌的安全性和有效性已得到证实。虽然尚无胸腔镜肺叶切除与传统开胸手术间的前瞻性随机序列对照研究，但已有诸多单中心及多中心研究，以及 Meta 分析均证实胸腔镜肺叶切除术是临床分期为 I 期肺癌患者的合理治疗方案。

癌症和白血病协作 B 组（CALGB）报道了一项前瞻性多中心注册研究，入组了经胸腔镜肺叶切除的 127 名患者[1]，其中死亡率 2.7%，手术时间 130min，住院时间中位数为 3d。从这个首次证实微创肺叶切除术安全可行的多中心研究开始，许多后续研究进一步分析了微创手术的潜在优势。

（一）术后疼痛

经研究表明胸腔镜肺叶切除术最大优势之一是减少术后疼痛[19, 40-42]。Nomori 及其同事[41]比较了经年龄及性别匹配的分别接受胸腔镜肺叶切除术（n=33）或前外侧小开胸手术（n=33）的两组患者，接受胸腔镜肺叶切除术的患者术后第 1 天（POD1）和第 7 天（POD7）的疼痛较轻

（P < 0.05～0.001），且POD 7的镇痛要求较低（P=0.001）。Demmy和Curtis[19]报道了他们接受胸腔镜肺叶切除术或常规开胸肺叶切除术患者系列的研究结果，其中胸腔镜肺叶切除术后有6%患者主诉疼痛严重，开胸术后组高达65%，此外，胸腔镜肺叶切除术后报告疼痛轻微或无明确疼痛者有63%，开胸组仅为6%。

切口相关的慢性不适感是术后康复面临的另一重要问题。与急性疼痛相比，这类问题较难测量及比较，目前已有慢性疼痛及肩关节运动障碍的相关研究。Stammberger及其同事[43]随访173例VATS术后长期生活质量的研究表明，53%患者术后2周仅存轻度疼痛，术后6个月时75%患者没有疼痛主诉，仅有4%患者术后2年仍有轻到中度不适。

（二）术后肺功能

多数理论认为较小的切口、无肋骨牵开对术后肺功能损失会有一定改善，不少研究报道了胸腔镜术后肺功能检查（PFT）的数据。两项研究比较了VATS和保留肌肉的开胸手术两组术后动脉血氧分压（PaO_2）的情况，发现VATS组患者在术后第一周有更好的氧合指标[44, 45]。亦有研究证实胸腔镜术后数周及数月的FEV_1和FVC（用力肺活量）指标有明显改善[8, 19]。

（三）全身炎症反应

微创手术较常规较大切口的开放手术对全身的系统损伤更小[7, 8, 46-50]。许多研究对比了VATS和开放手术术后炎症介质的水平，发现VATS组C反应蛋白和白细胞介素（ILs）水平较低[7, 8, 46]。Yim及其同事[7]分析了36例经配对的胸腔镜肺叶切除术或开胸肺叶切除术患者的细胞因子反应水平，其中经VATS肺叶切除术患者的镇痛要求明显降低。此外VATS组的IL-6和IL-8水平明显低于开胸手术组。Leaver及其同事[46]则研究了由手术全身效应引发的免疫抑制，发现VATS组中CD4淋巴细胞和自然杀伤细胞数量较多，淋巴细胞氧化抑制较少。这些研究表明，VATS肺叶切除术比开胸肺叶切除术有更小的全身炎症反应、更轻的术后免疫抑制、更少的细胞毒性损伤。上述结果可部分解释为什么VATS肺叶切除术的围术期结果优于开胸肺叶切除术。VATS切除术后利于免疫健全状态是否可导致快速康复或肿瘤长期生存优势是未来的重要研究终点。

（四）肿瘤疗效评估

胸腔镜肺叶切除术是否能与经典的开胸肺叶切除术一样成为金标准，取决于其肿瘤疗效。迄今为止，只有一项小型前瞻性随机试验比较了VATS与开胸肺叶切除术的肿瘤学结果。在2000年发表的这项研究中，Sugi及其同事[27]报道了100例ⅠA期非小细胞肺癌患者接受开放（n=52）或VATS（n=48）肺叶切除术，术后3年及5年生存率没有显著性差异。尽管该试验未能充分评估手术间的差异，但其他一些回顾性研究足以进行有限的分析。首先，多数研究表明，开胸和VATS肺叶切除术中淋巴结清扫或采样获得的淋巴结数量没有差异[25-31, 33]。其次，现获的研究数据显示经胸腔镜治疗的Ⅰ期患者生存数据不比既往开胸者差[34]。更有深入分析研究认为VATS手术可提高生存[4, 5]。导致出现差异的原因尚不清楚，但理论上认为保护免疫功能、减少全身释放炎症因子可能起到重要作用[34]。此外，经新辅助治疗的Ⅱ期肺癌患者如经根治手术，术后亟需接受足量辅助化疗，胸腔镜肺叶切除术并发症发生率低，使得多数患者能够完成计划剂量的辅助治疗[51, 52]。

（五）成本效益

由于难以确认和囊括所有成本，对成本效益的评价尚存争议。显然VATS有相关的高值耗材，并且缺少VATS经验的医师手术时间更长。但很多胸腔镜下所需的一次性器械（如腔镜下直线切割闭合器）也被用于开胸或小开胸手术。Nakajima及其同事[53]发表的一项日本的研究显示VATS手术实际收费较低。评估成本效益的一个重要变量是住院时间。多数胸腔镜肺叶切除术患者的中位住院时间仅为3d[1-3, 6, 13, 14]。随着外科医师在胸腔镜肺叶切除经验的增加，手术时间将与传统方法相当。事实上，CALGB多中心研究显示胸腔镜肺叶切除的平均手术时间仅为130min[1]。

Swanson 等[54]近期的一项研究使用 Premier Perspective 数据库对美国 VATS 与开胸进行肺叶切除所耗医院成本进行了比较。共入组 3 961 名患者，其中开胸肺叶切除术（n=2907）、VATS 肺叶切除术（n=1054）、医院成本纳入了手术、住院时间及不良事件相关的费用。发现开胸肺叶切除术较 VATS 组的医院花费明显偏高，但 VATS 组受外科医师经验影响较明显，而开胸组影响不大。

（六）整体并发症

多项研究分析了胸腔镜及开胸肺叶切除术的患者数据，支持胸腔镜肺叶切除术并发症发生率较低的结论。一项研究比较了 122 名胸腔镜肺叶切除术的患者与 122 名开胸肺叶切除术的患者[55]，胸腔镜组整体术后并发症发生率较低（17.2% vs 27.9%，P=0.046），该研究仅匹配了年龄及性别因素，各组独立并发症的发生率没有显著差异。Whitson 及其同事[56]分析了 147 例（未经匹配）肺叶切除患者，其中开胸 88 例，胸腔镜 59 例，胸腔镜肺叶切除组肺炎发生率较低，出血量、房颤及呼吸机使用时间等其他并发症指标无明显差异。

基于前瞻性数据库，对 1999—2009 年在 Duke 接受肺叶切除患者术后并发症情况进行分析[57]，根据术前变量和分期进行倾向性匹配分析，共入组 1079 名患者，其中胸腔镜肺叶切除者 697 名，开胸肺叶切除者 382 名。整体而言，胸腔镜肺叶切除者发生长期漏气（P=0.0004）、房颤（P=0.01）、肺不张（P=0.0001）、输血（P=0.0001）、肺炎（P=0.001）、败血症（P=0.008）、肾衰竭（P=0.003）及死亡（P=0.003）的风险更低。倾向性匹配术前变量，分析两组 284 名患者，其中 196 名胸腔镜肺叶切除术者（69%）未出现并发症，明显少于 144 名开胸手术者（51%）（P=0.0001）。胸腔镜肺叶切除术较开胸组漏气少（13% vs 19%；P=0.05）、房颤少（13% vs 21%；P=0.01）、肺不张发生少（5% vs 12%；P=0.006）、输血减少（4% vs 13%；P=0.002）、肺炎较少（5% vs 10%；P=0.05），肾衰竭较少

（1.4% vs 5%；P=0.02），带管时间较短（中位天数 3 vs 4；P= 0.0001）和住院时间较短（中位天数 4 vs 5；P=0.0001）[3]。

Paul 及其同事[6]应用 STS 数据库得到了类似结果。在数据库搜索并确认 2002—2007 年所有经胸腔镜或开胸行肺叶切除者，经排查最终确认 6323 名患者，其中 5042 例为开胸肺叶切除者，1281 例为 VATS 肺叶切除者。将术前基线进行倾向性匹配评分，获得 1281 例与 VATS 匹配的开胸肺叶患者，对比两组术后并发症的发生率，发现 VATS 组 945 例（73.8%）无并发症，开胸组较低，为 847 例（65.3%）（P=0.0001）。与开胸肺叶切除组相比，VATS 肺叶切除组有较少的心律失常 [n=93（7.3%）vs n=147（11.5%）；P=0.0004]、再插管率 [n=18（1.4%）vs n=40（3.1%）；P=0.0046]、输血发生率 [n=31（2.4%）vs n=60（4.7%）；P=0.0028] 以及较短的住院时间（4.0d vs 6.0d；P=0.0001）和带管时间（3.0d vs 4.0d；P < 0.0001）。两组手术死亡率无差异[4]。

最后，两项重要的 Meta 分析评估了胸腔镜手术的优势。首先是 Yan 及其同事[4]对 21 项对比 VATS 及开放手术的研究进行了 Meta 分析，认为两种手术方法在局部复发率上没有显著差异，且 VATS 肺叶切除术后远处复发少（P=0.03），并有较好的 5 年生存率（病死率）（P=0.04）。然后 Cao 及其同事[5]应用类似方法，着重 Meta 分析了经倾向性匹配的研究，证实文献中单中心与多中心报道的 VATS 与围术期并发症风险降低明确相关（P=0.004）[6, 58]。

八、局部晚期肺癌的处理

最近有综述报道了接受根治性肺叶切除术并受侵胸壁切除的结果。78 例接受肺叶切除联合受侵胸壁切除的患者中，68 例采用传统开放手术，10 例采用杂交胸腔镜手术[24]，应用标准描述性统计分析术前、围术期及术后结果。所有患者均接受了根治性手术，切缘阴性。杂交胸腔镜手术组住院时间较短，并发症较少。杂交手术的优点包括切口更小、解剖精确、减少牵开肋骨及收缩/旋转肩胛骨（等引起的不适）。

Nwogu 及其同事[59] 研究了 VATS 全肺切除术的可行性。回顾了 2002—2008 年共 70 例肺癌接受全肺切除术治疗的患者，其中 VATS 组 24 例，开胸组 35 例，VATS 中转开胸者 8 例。每组均有 34% 的患者接受了诱导治疗。结果为 VATS 组住院时间较短，出血量较少，中转开胸者术中出血量显著增加。三组并发症发生率基本一致。

最后，肿瘤 T 分期（＞3cm）、N 分期（＞N_0）及中心型肺癌业已证明均不是胸腔镜肺叶切除术的绝对禁忌[58]。一项研究将 1195 例胸腔镜肺叶切除术患者进行分层，分为肿瘤较小、位于外周及临床评估淋巴结阴性组与肿瘤大于 3cm、位于中心、临床判定淋巴结阳性组，发现后者并未增加并发症及中转开胸风险。N_1 阳性者中转开胸率稍高，但该亚组在并发症发生率方面与其他组并无差别。

九、总结

微创手术治疗早期肺癌的方法已被证明是安全及有效的。胸腔镜肺叶切除术可实现完整的肺门解剖及血管的分别处理，可获得与传统开胸肺叶切除术相同的肿瘤疗效。胸腔镜解剖性肺切除已得到认可，其优势包括：术后短期疼痛轻、住院时间短、肺功能保护佳、后续辅助化疗耐受性好、并发症发生率低等。随着技术发展，胸腔镜也越来越多地应用于局部晚期肺癌的治疗。虽尚缺少比较胸腔镜与开胸手术在局部晚期肺癌治疗情况的前瞻性随机对照研究，但已发表的数据均未显示两者有疗效差异。

第 19 章
肺癌的综合治疗
Lung Cancer: Multimodal Therapy

Stefan S. Kachala　David P. Mason　Sudish C. Murthy　著

王维威　译

虽然长期以来手术切除被认为是治愈肺癌的最佳手段，但是单纯手术切除治疗非小细胞肺癌（NSCLC）的疗效仍然存在显著的不足。即使对于那些预后最好的患者（Ⅰ期），仍然有 20%～40% 的患者会发生病情进展，导致治疗失败[1-3]。此外，由于大多数患者在初诊时疾病本身并非处于局限期，所以只有少数 NSCLC 患者能够进行手术切除。

近年来，研究者一直致力于探索术前（诱导或新辅助）和术后（辅助）治疗的策略，以延长术后患者的生存期和提高可切除患者的比率。这些策略包括：放疗或化疗的单独使用，以及联合治疗，如序贯、同步放化疗等。

预测哪些患者仅接受手术切除后无法彻底治愈，就能精确地识别出那些适合接受多学科模式治疗的患者。为此目的，局部淋巴结受累是癌症复发的强效预测因子，应在治疗计划期间彻底明确淋巴结受累情况[4,5]。肿瘤的病理组织学类型和肿瘤大小也是影响术后患者癌症相关总生存的因素[6-8]。近期发现很多基因标记，与当前的成像方式（如正电子发射断层摄影术，即 PET）结合时，可以进一步细化预后预测因素[9-11]。最近的研究提出了使用组织学和分子标志物来分层预测可切除患者存活率的系统[12-14]。

在探索联合治疗策略的同时，也必须认真反思既往治疗模式失败的原因。Ⅰ期肺癌患者根治切除术后很少见局部淋巴结复发，但是区域淋巴结受累时相当常见。通过辅助放疗改善局部控制率的策略可能不会转化为患者的生存获益，因为这部分患者很少死于局部复发。即使存在局部淋巴结受累的情况，接受完全切除的Ⅱ期患者发生全身衰竭的可能性是局部的 2 倍[15]。此外，在根治术后复发的患者（ⅠB～ⅢA 期）中，75% 的病例发生远处转移。因此，对于高复发风险的可切除的癌症，有效的全身辅助治疗（化疗）将有利于局部辅助治疗（放疗）。

一、辅助治疗

尽管 35 年来大家一直对 NSCLC 多学科治疗有意义的临床试验充满热情，但直到最近这些研究结果才获得明显益处，即对于可切除的肺癌，辅助治疗具有明确和一致性的获益。这种不确定的部分原因可能是化疗和放疗方案经常改变，导致大量研究无法进行比较。而且，很少有研究设计成探索特定 NSCLC 分期的治疗效果，大多数研究倾向于将Ⅰ～Ⅲ期患者全部纳入治疗组中进行研究。在大多数试验中，由于缺乏精确、复杂的分期，这一设计缺陷无法解决。

不幸的是，由于种种原因，在大量学术中心产生的有意义的结果不容易转变成为规模较小、专业性较弱的机构的参考依据[17,18]。无论如何，所有诊断为 NSCLC 的患者都应由多学科小组或擅长此领域的医师进行评估，以便推荐和协调最佳治疗方案[19,20]。同时，对治疗后的患者进行密切随访也非常重要。

（一）辅助化疗

在早期针对肺癌辅助化疗的研究中重点关

注氮芥[21]、环磷酰胺[22]及洛莫司汀和羟基脲的联合应用[23]。这些试验表明，接受治疗的患者术后并发症多，无生存获益。两项Meta分析证实[22, 23]，接受环磷酰胺辅助化疗的患者长期生存率比未接受治疗的患者更差。由于在试验设计和化疗过程中未考虑组织学类型和病理学分期的影响，这些早期研究的结果常不被认可。在这些试验中使用的化疗方案已被证明对非小细胞肺癌患者即使无害，也是无效的。

随着几项研究开始记录铂类药物为主的化疗方案对晚期（Ⅳ期）非小细胞肺癌的疗效，铂类药物辅助治疗方案在切除术后的患者中进行了试验。肺癌研究小组[24]试验发现辅助治疗组患者在无疾病进展生存（DFS）和总体生存（OS）均获益。虽然生存优势在统计学上并不显著，但这一结果也足够让研究者继续探索铂类药物为基础的化疗方案的有效性。然而，随后的几项试验继续显示出较低的疗效，因为这些研究存在持续的试验设计缺陷。

一项基于环磷酰胺、阿霉素和顺铂辅助治疗切除术后Ⅰ～Ⅱ期NSCLC[25]的随机研究没有发现治疗有效。该试验失败的原因是无法在规定的时间内给患者提供规定方案的化疗，并且阿霉素治疗非小细胞肺癌患者的毒性大和有效率低。治疗组中只有不到30%的患者按照计划接受了化疗。其他随机研究也同样面临患者术后未能完成规定治疗周期的问题[26, 27]，这在一定程度上导致试验产生阴性结果。此外，以往大多数试验中使用的顺铂剂量（每个周期$40\sim60\text{mg/m}^2$）大大低于目前的推荐剂量（每个周期$80\sim120\text{mg/m}^2$）[28]。

尽管所有这些早期针对铂类为主化疗方案的试验结果在统计学上都被认为是阴性的，但在每项研究中，对照组和接受治疗的患者之间都存在细微的生存差异。毫不奇怪的是，1995年发表的一项荟萃研究，对几项以铂类为主化疗方案辅助治疗的临床试验进行Meta分析显示，接受治疗的患者死亡风险降低了13%（$P=0.08$）[29]。这一发现激发了研究者对这种铂类为主化疗方案作为辅助治疗的持续兴趣，并催生了后续几项现代试验。调整铂的剂量，使患者可按计划接受$300\sim400\text{mg/m}^2$（总剂量）。在辅助化疗的基础上，试验中心可自行决定是否进行辅助放疗。两项这样的研究表明，在接受治疗的患者中，倾向于生存获益，但这两项研究都不被认为是阳性结果的试验[30, 31]。然而，IALT试验显示[32, 33]，接受以铂类为主辅助化疗的患者具有明显的生存优势，研究纳入了切除术后Ⅰ～Ⅲ期的患者，发现5年后患者的生存优势为5%（$P=0.003$），获益更倾向于辅助化疗组而非单纯手术。这种生存优势的大小与辅助化疗对切除的乳腺癌和结肠癌的疗效相似[34, 35]。

LACE研究汇集了当时5项最大的随机试验的数据，并重新分析了这些数据[36]，研究收集了4500多名患者的资料，得出结论：肺癌术后接受以顺铂为主的化疗方案作为辅助治疗显著提高了NSCLC患者的生存率。LACE研究涉及的多项试验在不同分期（Ⅰ～Ⅲ期）患者中结果是不一致的，随后对汇集数据的亚组分析提供了关于辅助治疗对特定肺癌切除术后分期产生不同效果的证据。从LACE的结果来看，毫无疑问，Ⅱ期和Ⅲ期切除术后的患者从辅助化疗中获得了有意义的生存优势——总体生存率至少提高了5%，无病生存率至少提高了6%[36]。然而，尽管与CALGB 9633试验中ⅠB期患者的获益趋势大致相同，LACE试验中ⅠB期切除术后患者的获益要少得多。CALGB 9633是一项仅纳入ⅠB期切除术后患者接受辅助卡铂联合紫杉醇化疗的试验[37]。CALGB 9633的一个重要发现是，切除肿瘤大于4cm的患者确实可以从辅助化疗中获益[37]。目前的指南建议ⅡA～B期和ⅢA期（伴有隐匿性N_2）患者接受以铂为基础的术后化疗方案[19, 20]。完全切除（R_0）的ⅠA～B期NSCLC患者，建议不接受术后辅助化疗[19]。

分子靶向药物在肺癌辅助治疗中的应用是目前研究的热点。最近的一项Ⅲ期辅助临床试验中，表皮生长因子受体（EGFR）酪氨酸激酶抑制药（TKI）吉非替尼与安慰剂在切除术后的非小细胞肺癌中的对比研究被提前终止，原因是中期分析显示，吉非替尼既没有益处，也没有潜在的有害影响[38]。

（二）辅助放疗

影响辅助化疗效果的因素也同样影响辅助放疗。许多关于辅助放射治疗的随机试验纳入了非小细胞肺癌切除术后所有分期的患者，从而影响了对早期或局部晚期患者生存获益的准确分析。此外，由于放射肿瘤学领域的发展如此快速，许多早期的随机研究在其数据成熟之前就已经过时了。并且，大多数早期随机试验的效能不足。因此，尽管可行性研究和回顾性研究常常产生阳性结果，但没有随机试验数据表明术后放疗（PORT）有生存益处。

目前，没有理由将辅助放疗纳入切除术后的Ⅰ期和Ⅱ期NSCLC患者。三个随机试验[39-41]及这些试验的Meta分析（PORT研究）[42,43]，发现辅助放疗对早期NSCLC患者的生存率产生有害影响。假设的失败原因包括：放射治疗计划不佳[41]、较大的分割照射[39]、较大的总辐射剂量[39-41]、设备过时和质量控制不佳[44]。

虽然有部分研究者乐观地认为肺门淋巴结（N_1）阳性患者（Ⅱ期）将成为辅助放射治疗的优势人群，但实际情况并非如此。根据几项随机试验的亚组分析发现[42,43,45,46]，放疗对这些患者的局部控制率或总体生存均无显著影响。

最后，对于Ⅲ期（N_2/N_3）切除术后的患者，也没有足够的数据来支持辅助放疗的应用。尽管有报道称局部控制有所改善[45,46]，但这并没有转化为生存获益。支持Ⅲ期非小细胞肺癌患者术后接受辅助放疗的最有力论据来自于一项非随机、单中心、回顾性PORT研究[47]。研究者发现对于切除术后N_2阳性患者的存活率是最强的独立预测因子。然而，这项研究受到了广泛的批评[44]，PORTMeta分析始终未能证明辅助放疗对Ⅲ期疾病的疗效[42,43]。最近一项辅助化疗的试验表明，对于切除术后Ⅲ期的患者接受胸部放疗（在完成辅助化疗后），5年总体生存率有所提高[48]。因此，对于Ⅲ期NSCLC患者是否接受辅助放疗，仍然存在争议。

二、诱导治疗

诱导治疗或新辅助治疗是在明确的局部治疗（如手术）之前进行的任何系统性或区域性的减瘤治疗（如化疗、放疗、放化疗）的统称。对肺癌患者进行积极的手术[纵隔镜或胸腔镜手术VATS]或介入（经支气管针吸活检或超声内镜引导下细针穿刺）分期是必要的，以确保诱导治疗方案适用于相同或者相近疾病分期的患者群体。一些患者可能因为诱导治疗产生的3或4级毒性而无法接受手术，这个风险必须在治疗计划之前与患者进行充分的沟通。

在诱导条件下使用化疗有几个潜在的优势。首先，对可能的微转移性（全身性）疾病有较早的治疗。由于远处复发是最常见的失败模式[16]，全身疾病的早期根除可能转化为生存获益，而化疗在肿瘤负荷较轻时最为有效[49]。此外，药物传递和细胞毒性作用可能由于保留纵隔（可能是肿瘤）血液供应而增强。然而，也许最重要的是，当术前给予药物治疗时，由于患者的体力状态较好，更大比例的患者将接受预期的化疗剂量[50,51]。新辅助治疗还允许患者在接受手术前一段时间进行戒烟，这是改善NSCLC患者预后的一个关键因素[52,53]。

诱导放疗与化疗的结合已经并将继续进行积极的探索。几十年前曾报道过两项大型Ⅲ期试验，仅比较了诱导放疗的疗效（40～50Gy）[54,55]，发现患者的生存率均较低。目前，仅存在有限的数据支持单独诱导放疗作为一种诱导治疗手段，更多的研究集中在放疗联合化疗为基础的诱导治疗。

诱导疗法的广泛使用也存在一些问题。随后的手术通常在技术上更具挑战性，可能导致肺保留手术变得不那么可行。诱导治疗后手术的发病率和死亡率可能更高[30,56]，对于早期肺癌患者，考虑到预期相对较好的生存率，诱导治疗产生的风险可能远远超过任何有形的获益。尽管存在这些问题，一些研究组织正在探索更加严格的诱导策略，并显示出良好的安全性[57,58]。

(一)早期非小细胞肺癌的诱导化疗

来自其他实体肿瘤治疗试验的结果表明,化疗反应率提高,因为类似的药物方案适用于分期较早的患者[59]。2000 年由肺肿瘤双峰研究小组证实,诱导化疗适用于分期较早的 NSCLC 患者[50]。这项Ⅱ期试验观察了术前接受卡铂联合紫杉醇治疗的患者的客观反应率、毒性、可切除率、手术死亡率和中位生存期。所有患者计划术前接受 2 个周期诱导化疗,术后接受 3 个周期化疗。诱导治疗后,56% 的患者有主要的客观反应;86% 的患者接受了完全切除。令人可喜的是,96% 的患者接受了预期的术前化疗,46% 的患者接受了计划的术后化疗。接受治疗的患者术后恢复情况正常。

最近的一项随机试验的结果表明,诱导化疗对Ⅰ期和Ⅱ期的 NSCLC 有生存获益[30]。诱导化疗方案包括 2 个周期的丝裂霉素、异环磷酰胺联合顺铂。对于术前化疗有应答的患者,术后再接受两周期治疗。纳入研究的患者群体存在异质性,其中包括一些ⅢA 期的患者。尽管接受化疗的患者死亡率略高,但无病生存期比未接受化疗的Ⅰ期或Ⅱ期患者要长。术后分期Ⅱ期患者适合以铂类药物为主的化疗,Ⅰ期患者无须辅助治疗仍是首选治疗策略[19]。

(二)ⅢA/B 期非小细胞肺癌的诱导治疗

1982 年,Pearson 等报告了ⅢA 期(N$_2$ 淋巴结阳性)患者仅手术治疗的惨淡结果[60],研究发现合并多站纵隔淋巴结受累的患者 5 年生存率为 9%,显微镜下淋巴结阳性的患者 5 年生存率为 24%。即使对于隐匿的单站 N$_2$ 期患者,文献报道中最佳 5 年生存率也低于 30%[61]。入组患者大多死于转移性疾病,而非局部复发。因此,诱导化疗作为局部晚期 NSCLC 多模式治疗的系统组成部分已被深入研究。

到 20 世纪 90 年代中期,两项旨在研究诱导化疗后根治切除疗效的小型随机试验几乎同时发表,改变了公认的可切除的ⅢA 期(N$_2$ 阳性)NSCLC 的治疗标准。在此之前,ⅢA 期患者的标准诱导治疗方案是放化疗联合。总的来说,这两份报告仅代表了从 120 名患者中获得的数据。Rosell 等[62]比较了单独手术和术前 3 个周期诱导化疗(铂类为基础方案)后序贯手术。本研究所有患者均计划接受术后胸部放射治疗。第二项化疗强度更高的试验包括三个周期的顺铂方案作为诱导,对于有应答的患者,额外给予 3 周期的术后化疗[63]。在这项试验中,放疗被用于不能切除或非完全切除的患者。进入任何一项试验都需要经纵隔镜检查病理证实纵隔淋巴结受累(N$_2$ 期)或 T$_3$ 期。尽管这两项研究都有缺点,但由于中期分析显示出对接受诱导化疗的患者有利,这两项试验都提前终止了。成熟的、实际的(非精算的)生存更新已经发表,平均随访 7 年[64,65]。

2012 年报道了 CHEST 研究的结果[66]。本研究试图利用 EORTC 08955 的结果,其中吉西他滨联合顺铂诱导治疗产生了 70% 的反应率和接近 19 个月的中位生存期[67]。CHEST 研究因入组而提前终止,但即使有此限制,该研究 3 年无进展生存率为 5.1%,总生存率为 7.8%,两者仍存在绝对差异[66]。综上,这些研究证明了诱导化疗联合手术与单独手术相比,具有持久的、统计上显著的生存优势,并转化为 5 年生存率提高 20%。

(三)诱导化放疗

长期以来,化疗后序贯放疗(包括或不包括手术)一直被用于Ⅲ期 NSCLC 的局部巩固治疗[68-70]。同步放化疗相对于序贯放化疗具有理论优势。在非小细胞肺癌中起作用的现代药物(如顺铂、紫杉醇)是放疗增敏药,当同时给予电离辐射时,可产生协同杀瘤作用。尽管联合治疗毒性反应更明显[71],一些研究者发现,如果优化围术期护理措施和对患者进行筛选[56,72],随后的手术死亡率和发病率与单纯诱导化疗相似。同步放化疗诱导治疗的一个假设优势是减少肿瘤体积,将不可切除的病灶转化为可切除病灶,并实现切缘无残留(R0 切除),或可能进行较小的切除(肺叶切除相对于全肺切除)。最后,在肿瘤血管未被手术剥离破坏时给予电离辐射可能会增强治疗效果。

自 1990 年以来,对不能切除的ⅢA 期(巨

块 N_2 累及）患者和大多数ⅢB 期 NSCLC 患者的治疗方案一直是同步放化疗[73]。根据令人鼓舞的关于临床反应率的观察结果，但局部失败率令人失望，设计了试验来确定是否增加手术可带来"更明确"的局部控制率[74]。SWOG（西南肿瘤协作组）发起了关于该治疗策略报道最广泛、多中心的可行性试验，SWOG 8805。针对ⅢA 或ⅢB 期 NSCLC 患者，治疗方案包括两个诱导化疗周期（顺铂联合依托泊苷）和 45 Gy 剂量的同步放疗[75]。共入组 126 例患者，60% 为ⅢA 期，40% 为ⅢB 期。53% 的ⅢB 期患者为 N_3 淋巴结受累。尽管几乎 1/3 的手术需要全肺切除，但该研究报道手术相关死亡率为 6%[76]。这与无诱导治疗的外科手术相比[77, 78]，是比较好的，该研究强调了联合新辅助治疗后安全切除的可能性[75]，并且得到了多个研究的证实[57, 58]。

由于无法获得完整的切除，且在积极的局部治疗后几乎普遍存在全身衰竭的趋势，伴有 N_3 淋巴结受累的ⅢB 期患者通常被认为是不可手术的。随着诱导放化疗后序贯手术经验的积累，某些中心可以为经选择的ⅢB 期患者实施手术切除。在 SWOG 8805 研究中，ⅢA 期和ⅢB 期患者具有相同的临床和病理反应以及相似的生存率[75]。研究人员和其他研究者[79-82]注意到，只有在诱导治疗后对纵隔淋巴结病灶进行系统性清扫或切除的患者才能从治疗中获益。对于出现完全病理反应的患者（即在切除的样本中没有发现有活性的肿瘤），预计 5 年生存率为 40%～55%[72, 82]。因此，后续的治疗方案试图通过增加诱导放化疗的放疗剂量，使其大于 5900cGy，来提高术前淋巴结控制率[57, 58]。

一项单研究中心经验研究发现：使用高分割放疗和同步诱导化疗（顺铂联合紫杉醇）的经验确定了一个中间预后组[83, 84]。ⅢA/B 期患者，无论在治疗前是否有 N_2 或 N_3 疾病，接受该方案治疗的患者均同样可能获益（图 19-1）。从 N_3 期降至 N_2 期的患者，或在手术中确认 N_2 期的ⅢA 患者，仍有 27 个月的中位生存期和 31% 的 5 年生存率[72]。

最近一些针对ⅢA 期 NSCLC 诱导化疗和放化疗的随机研究对手术作为后续治疗的有效性提出了质疑。在 SWOG 8805 中，21% 的经手术切除患者在原发病灶和局部淋巴结出现病理完全反应（即 pT_0N_0）。另有 37% 的患者只有显微镜下残留的病灶[75]。这样的观察使一些研究者推测，手术切除是否真的有助于患者生存，或者仅仅提供了治疗反应的预后信息。

为了研究手术对Ⅲ期非小细胞肺癌患者是否有益，国家癌症研究所（the National Cancer Institute）发起了一项多中心Ⅲ期试验（INT

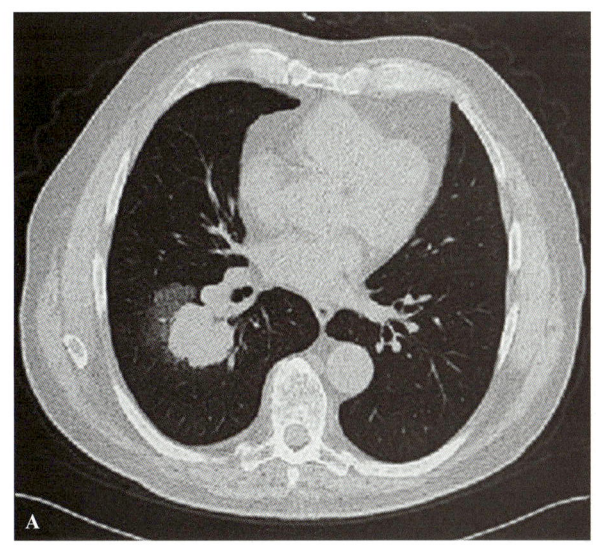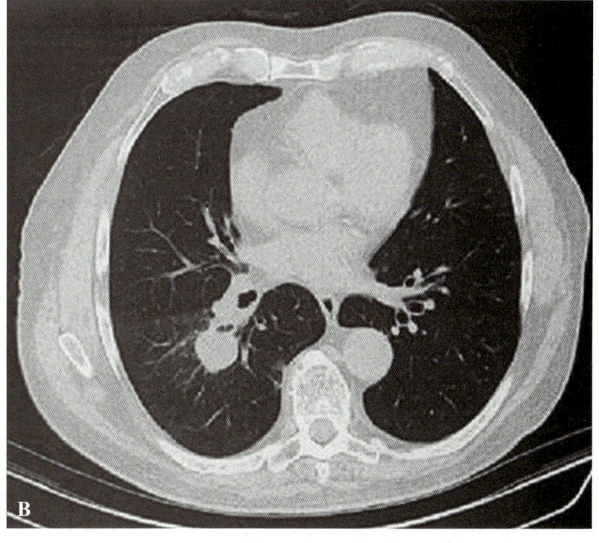

▲ 图 19-1　非小细胞肺癌（NSCLC）ⅢA 期患者放化疗前（A）和诱导治疗后（B）胸部 CT
注意治疗后原发病灶的大小和肿瘤周围毛玻璃样阴影有缩小

0139），其中 429 名患者接受了两个周期顺铂联合依托泊苷同步胸部放疗（45Gy），然后进行手术切除或根治性放化疗。可切除的患者在术后进行两个周期化疗，而被随机分配到非手术组的患者则接受根治性放疗，最高剂量达 61Gy，外加两个周期化疗。虽然手术组中早期死亡人数较多（14 例 vs 3 例），但将切除作为治疗的一部分时，无病生存率更高（log-rank，P=0.02）。手术组 3 年生存率为 29%，而单纯放化疗组仅为 19%[85]。在全组人群中没有显示出明显的生存优势，亚组分析显示，当手术切除是肺叶切除而不是全肺切除术时，有利于增加手术的生存获益[85]。

另一项诱导化疗后的随机试验显示，手术切除或根治性放疗两种治疗手段是等价的[86]。手术组和根治性放疗组的 5 年总生存率分别为 15.7% 和 14%。作者的结论是，由于不良反应和治疗相关的死亡率均较低，根治性放疗应该被认为是这些患者的首选局部治疗，而不是手术切除。

目前旨在提高 Ⅲ 期患者生存率的研究工作集中在新的诱导化疗药物组合、不同的剂量计划和强度、改变放疗分割方案，以及使用针对炎症、抗血管生成、组织侵袭、细胞增殖、凋亡和转移的药物治疗[87-89]。

手术仍然是这部分患者精确分期的核心手段，并提高了部分 ⅢA 或 ⅢB 期 NSCLC 患者的生存率。遗憾的是，并没有从患者特征或肿瘤特征中发现可以作为预测诱导治疗反应的标志物。此外，临床、非侵入性和放射影像学对治疗反应的评估令人失望[70]。半定量正电子发射断层扫描（PET）[90, 91]和一些微创技术（如超声内镜引导下细针穿刺[92]、VATS[93]、纵隔镜[94, 95]）可以识别出诱导治疗后最有可能受益于手术切除的患者。

由于以上这些原因，Ⅲ 期 NSCLC 患者的最佳治疗仍未确定。虽然手术的作用尚存争议，改善诱导治疗对疾病分期的影响尚不清楚，但很明显，完全切除可以在适当选择的患者中带来长期生存获益[96, 97]。

（四）特殊情况：肺上沟瘤

肺上沟瘤（Pancoast）患者是一个独特的群体，是诱导方案潜在的获益人群。其中一些肿瘤的生物学行为似乎与其他类型的非小细胞肺癌不同，因为广泛的局部疾病可以在没有伴随其他 T_3 肿瘤的全身性疾病的情况下发生[98]。尽管如此，区域淋巴结受累仍然是肺上沟瘤手术切除后影响生存的一个强有力的阴性预测因子。在肺上沟瘤切除术中，大约 1/3 为非完全切除[99]。而不完全切除对患者没有好处[99-102]。

第一次观察到肺上沟瘤切除后长期存活率是在辅助放射治疗后[103]。随后，研究人员制订了诱导放射治疗策略，与历史研究对照相比，该策略显著提高了患者的生存率[104]。尽管有这些进展，但只有不到 2/3 的 T_3N_0 患者有机会接受完全手术切除。与标准的 Ⅱ/Ⅲ 期患者不同，疾病进展以局部复发最常见[105]。

在 2001 年的一项多中心试验中，评估了诱导放化疗治疗肺上沟瘤的可行性[106]。研究人群包括 N_2/N_3 淋巴结阴性并伴有 T_3 或 T_4 肿瘤的患者，以及具有足够的心肺功能以耐受手术切除的患者。患者接受顺铂联合依托泊苷两周期化疗同步放疗（45 Gy）。放射野包括原发性肿瘤和同侧锁骨上窝淋巴结，但不包括肺门或纵隔。诱导治疗结束后 3～5 周行手术治疗。术后恢复后接受两个周期的"促进"（辅助）化疗。

92% 的患者按计划完成诱导治疗。相关死亡率为 3%。在入组的患者中，75% 的患者接受了手术切除。其中 92% 的患者接受了完全切除。完全切除患者的 2 年生存率惊人地达到 70%。该二期试验结果成熟后发现，全组 5 年生存率为 44%，局部复发率为 12%，而历史对照组的局部复发率为 40%[106, 107]。

三、建议

根据美国癌症分期联合委员会的定义[1]，非小细胞肺癌（NSCLC）初诊时的分期是目前唯一可靠的生存预测指标。因此，在考虑辅助治疗或诱导治疗之前，必须尽一切合理努力获得准确的分期信息。多学科治疗应结合具体的疾病分期，由多学科团队指导和协调。在表 19-1 中进行总结[19, 20]。

表 19-1 多模式指南摘要

分 期	手术	辅助治疗	放疗	化 疗	证据级别
Ⅰ	是	否	否	否	1B—手术切除 1B—不支持术后化疗 1A—不支持术后放疗
Ⅱ	是	是	否	是	1B—手术切除 1A—术后化疗 2A—不支持术后放疗
ⅢA					
（N_2-隐匿型）	是	是	可选	是	1A—辅助化疗 2C—辅助放疗
（N_2-潜在可切除）	是	否	是	是 推荐先明确 N_2 或诱导治疗	1A—明确诊断或诱导治疗后手术 1C—不支持先手术后辅助治疗
ⅢB （N_2, N_3）	否	否	是	是 明确同步治疗	1A—明确同步治疗 1A—不支持诱导治疗后进行手术

分期方案必须包括对远处转移病灶的彻底检查，并提供有关局部淋巴结受累的准确信息。我们目前倾向于将 PET 作为转移性检查的一部分，并倾向于使用纵隔镜检查来评估纵隔淋巴结情况，尽管我们认识到内镜和支气管内分期模式正迅速成为一种等效的治疗标准。但我们中心将 PET 用于纵隔分期的经验还没有达到其他研究中心报道的水平[108,109]，在我们的实践中也没有取代侵入性纵隔检查。

毫无疑问，辅助化疗在治疗可手术切除的Ⅱ/Ⅲ期非小细胞肺癌中发挥着重要作用，是目前的治疗标准[19,20]。化疗应围绕铂类药物为主的方案进行，而且越来越多证据表明，当给予患者预期的化疗剂量时，患者获益最大。

对于ⅠB期患者辅助治疗的使用仍存在积极的争论。正在进行的试验应有助于澄清这一问题，尽管根据目前的数据，不应推荐Ⅰ期肺癌患者接受辅助化疗[19]。

ⅢA/B 期非小细胞肺癌仅靠手术治疗效果不佳。经过大量的研究和争论，诱导放化疗的最佳应用在很大程度上仍未解决。虽然最近的随机试验不赞成实施手术，但完全切除可以为经适当选择的患者改善长期生存[96,97]。

第 20 章
肺癌侵袭胸壁肿瘤的外科治疗方法
Lung Cancer: Surgical Strategies for Tumors Invading the Chest Wall

Rajeev Dhupar　Michaela Straznicka　Garrett L. Walsh　著
王彦卿　李单青　译

一、概述和发展史

目前，无论对于男性还是女性，肺癌仍然是癌症相关死亡的主要原因。超过 75% 的非小细胞肺癌（NSCLC）在发现时已进入晚期，常有肿瘤的局部进展或远处转移。大多数可切除的肺癌局限于肺实质内，但 5%~8% 的肺癌超出肺叶，侵犯胸膜、胸壁肌肉等软组织及胸壁骨性结构[1, 2]。侵犯胸壁的病例手术分期为 T_3，定义为肿瘤累及壁层胸膜或壁层胸膜以外。病理学家可以通过胸壁侵犯的深度进一步描述这些肿瘤，但在 T_3 患者中这一亚群并不常见。

有史以来，组织学上只要肿瘤侵犯胸壁，都被认为是不可切除的。早期手术经验表明，侵犯壁层胸膜后进行手术导致胸壁结构不完整，吸吮伤口形成，往往会导致患者迅速死亡。1818 年 3 月，M.Michellall 博士在巴黎的法国研究会作报告时，报道了一例患者左胸壁出现一向外突出生长的菜花样肿块。Richerand 医师建议切除相关的肋骨和胸膜，这在当时是史无前例的。1818 年 3 月 31 日，Richerand 医师切除了左边第 6、第 7 肋骨，后由于进入胸腔，出现急性呼吸窘迫。后来使用带有蜡涂层的亚麻织物覆盖创面，病情得以好转。尽管术后经历了非常困难的过程，但患者最终得以幸存，并且在术后 27d 出院。最终的病理结果已无从考证，但我们怀疑该患者所患的是原发性肋骨恶性肿瘤[3]。

在 1883 年的夏天，一位才华横溢的年轻外科医师（H. M.Block）在当时被称为丹泽的东普鲁士（现波兰格但斯克）进行了第一次计划中的肺切除手术。Block 成功地在实验动物上完成了开胸手术并希望将他的经验应用在人类身上[4]。他选择了一名年轻的女性，该女性是他的亲戚，被诊断为双侧肺结核，然后做了一个开胸手术，切除了她的病肺。虽然手术的细节已不能得知，但我们知道手术以失败而告终。又过了几天，Block 医师以自杀结束了短暂而辉煌的职业生涯[5]。

1898 年，Murph[6] 在美国医学会的演讲中描述了开放性气胸的临床表现和处理经验。在 1898 年，Parham[7] 是美国第一个报道胸壁肿瘤切除术的医师，其中涉及切除 3 根肋骨。使用软组织覆盖控制气胸的方法由此创立。这个患者最终幸存了下来，尽管许多其他患者并没有活下来。

对于当时的外科医师来说，在一个依靠自主呼吸的患者身上，在打开的胸膜腔中进行手术是十分困难的。在没有充分的气道控制技术和呼吸机支持的情况下手术是非常困难的，一旦胸膜腔被打开，患者的病情会迅速恶化。因此，针对麻醉技术的缺陷，很多学者提出了不同的改进意见。

1904 年，在柏林召开的德国外科大会上有专家介绍了外科和麻醉的主要进展。提出了两种克服胸膜腔开放所带来的一系列病理生理过程的方法。来自布雷斯劳大学冯·米库利克茨外科诊所的 Ferdinand Sauerbruch 介绍了他的低压通气方法。开胸手术后，根据实验动物的胸膜腔内负压（-15cmH₂O），来保持肺的复张状态。Brauer[9] 描述了高压麻醉的益处在于可以保持肺的复张状态。

有趣的是，高压通气的麻醉方法最初是首选的技术。Sauerbruch 和 von Mickulykz 建立了一个足够大的负压手术室，能够容纳整个手术团队，在该手术室内成功实施胸部手术。这些手术室由 Sauerbruch 在慕尼黑持续修建，一直到 1918 年。使之成为整个 20 世纪 30 年代德国人最喜爱的手术方式。Sauerbruch 的思想和方法在他的同事和同时代人中占据了主导地位，以至于在这个时代德国的其他麻醉技术几乎没有什么进展。

然而，在大约同一时期，法国、英国和美国麻醉学的方法并没有因此停滞而是进一步发展。但是肺正压通气的应用发展缓慢。在当时只有通过气管插管才能可靠地将正压传递到肺部，而气管切开是唯一的气管插管技术。大多数外科医师不愿仅仅为了在正压下实施麻醉而行气管切开术。法国人 DePaul 在 19 世纪中期对新生儿进行了插管和复苏，他是第一个经口气管插管、用波纹管膨肺的人。其他法国外科医师，如 Tuffier、Quenu 和 Doyen，以及埃及的 Milton，在 19 世纪最后几年的开胸术中也使用了正压。

19 世纪末，来自纽约的 Joseph O'dwyer 和 George Fell 两名医师描述了气管插管技术和正压通气技术。O'dwyer 医师发明了一种实用的经气管插管治疗白喉的方法，在成千上万的病例中得到了应用，使这种可怕疾病的死亡率得到了令人满意的降低[10, 11]。Fell 医师还使用了一种简陋的设备来维持服用药物过量患者的通气[12]。1886 年，在新奥尔良，Parham 和 Matas 联合使用了 Fell 和 O'Dwyer 装置来实施术中正压通气麻醉[13]。

正压通气的使用确定了气管插管的必要性，以便可靠地向肺输送吸入式麻醉药物。1893 年，Eisenmenger 首次描述了一种带袖口的气管插管。Kirstein 推动了这种气管插管的应用，他在 1895 年引入了直视喉镜检查，以便在气道内安全、可靠地进行气管插管[14]。在 1907，Chevalier Jackson 改进了喉镜，制造了至今仍在使用的以他的名字命名的喉镜[15]。1928 年，Guedel 提出了一种实用的普通气管插管设计，从 20 世纪 30 年代开始广泛使用[16]。1942 年，Griffith 和 Johnson，在加拿大蒙特利尔引进了筒箭毒，以利于控制通气[17]。

随着气管插管技术和气道管理的进步，正压通气麻醉技术在 19 世纪的最后几年和 20 世纪的前几十年，逐渐成为临床常规使用的技术。直接的结果是，外科医师愿意越过壁层胸膜，处理复杂的胸腔内疾病。1904—1929 年，外科医师开始专科化，实施了一系列肺切除术，到 1929 年，胸外科已成为一门固定的专科。大多数早期的肺切除术和胸廓成形术应用于感染性疾病。手术的并发症发生率和病死率起初是可怕的，只有最勇敢的患者和最有能力的外科医师才选择继续从事这一领域。脓毒症是主要的死亡原因，主要与胸腔开放有关。

1947 年，Coleman 报道了整体胸壁切除同时肺切除后的长期生存情况[18]。与此同时，阔筋膜移植、自体肋骨移植、大皮瓣和背阔肌瓣移植的应用，胸壁重建技术取得了显著进展。1950 年 Campbell[19] 和 1966 年 Grillo 等[20] 对此作了报道。在过去的 40 年里，我们目睹了外科手术流程的进一步改进，预防性抗生素更加合理地使用，麻醉支持和监测愈加地完善，以及危重病护理单元更为广泛地应用。今天，正是有了这些进步，使得切除局部进展期广泛累及胸壁的肺癌成为可能。

Pancoast 瘤有独特的外科特征，需要分开讨论。

二、人口特征和症状

肺癌患者的通常发病年龄在 50—70 岁；肺癌很少发生在 30 岁以下的患者中，但是随着儿童和青少年吸烟的流行，晚期肺癌甚至可以在这些较年轻的年龄组中看到（图 20-1）。肺癌伴胸壁侵犯多见于 70 岁左右的患者，中位年龄是 65 岁（38—93 岁）[21-23]。总体而言，肺癌的发病率和死亡率仍然不成比例——男性比女性高，尽管这一差距正在缩小。肺癌合并胸壁侵犯在男

SABISTON & SPENCER 心胸外科学（原书第 9 版）
SABISTON and SPENCER Surgery of the Chest (9th Edition)

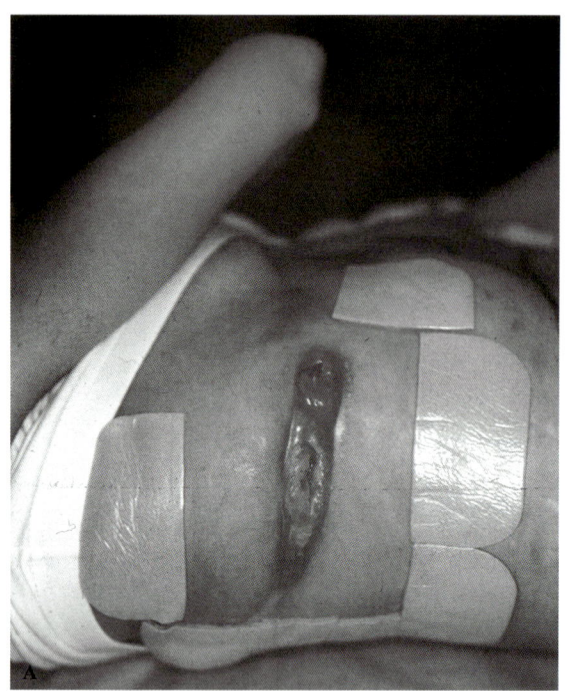

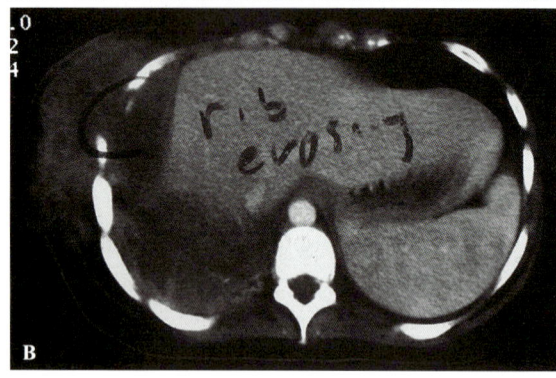

▲ 图 20-1 晚期肺癌甚至可以发生在较年轻的年龄组中
A. 一位 25 岁的女性来我院就诊，起初因肺脓肿而导致胸廓切开术切口与引流口不愈合；B. CT 扫描显示右肺下叶巨大肿块，后来病理显示为腺癌，直接侵犯胸壁，是造成伤口不愈合的原因

性中占压倒性优势；在最近的几项研究中，只有 10%～30% 的患者是女性[2, 21-23]。大约 2/3 的患者有吸烟史，平均每个患者有 50 包 / 年的吸烟史。

由于肺实质没有感觉神经纤维，所以大多数支气管源性肿瘤只有到晚期才出现临床表现。大多数患者表现为肺实质或气道受压、浸润或梗阻，或侵犯胸壁或纵隔结构。不幸的是，远处器官转移症状（神经症状、骨痛）也是常见的。

肺癌侵犯胸壁有相似的临床表现，包括胸痛（40%～60%）、咳嗽（14%）、复发地下呼吸道感染（10%～25%）、体重下降（10%～18%），咯血（12%）和呼吸困难（11%）。多达 25% 的患者也可能没有临床症状（表 20-1）[2, 21, 22]。

无论是一般肺癌还是侵犯胸壁的肺癌，都更容易发生在右肺[2]。Okada 及其同事发现发生在上叶的肺癌更容易侵犯胸壁，尽管并不是所有的病例都证实了这一发现[23]。肺癌一般更倾向于肺上叶，而不是肺下叶，其原因可能在于肺上叶的通气（以及相关的致癌物质）相对更多。

鳞状细胞癌是典型的吸烟相关肿瘤，多年来它是最常见的组织学类型。然而，近年来，腺癌已经取代鳞状细胞癌成为世界上最常见的肺癌。在几个研究中已经证实，侵犯胸壁的肺癌中，鳞状细胞癌仍然是最常见的组织学类型，其次是腺癌，大细胞癌和腺鳞癌在这些研究中所占比例较小[2, 22-24]。经计算机断层扫描（CT）测量，这些患者的肿瘤直径平均为 6.5cm；肿瘤最大直径范围在 2～18cm[2]。

三、诊断

胸部放射线检查虽然对胸壁受累的检测具有较差的特异性和敏感性，但对肺实质病变的鉴别仍有一定的价值。虽然仅在小部分的病例中可通过常规的胸部 X 线检查进行诊断，但是肋骨破坏是胸壁侵犯的一个可靠的指标。这些 T_3 病灶的病理学诊断通常由介入放射科医师经胸细针穿刺获得。

表 20-1 肺癌累及胸壁的主诉

主　诉	占　比
胸壁疼痛	40%～60%
反复下呼吸道感染	10%～25%
体重减轻	10%～18%
咯血	12%
呼吸困难	11%
咳嗽	11%
无症状	25%

胸部X线片或临床表现提示胸壁受累的周围型肺癌可能需要其他影像学检查来确认是否有胸壁侵犯。这些影像学检查包括CT、核医学（闪烁成像）骨扫描、磁共振成像（MRI）和正电子发射断层扫描（PET）。虽然这些影像学方法很容易诊断肿瘤累及胸壁的大体范围，但对确认壁层胸膜或纵隔胸膜侵犯也十分困难，而且结果往往不可靠[25-28]。

CT扫描的使用大大提高了肿瘤定位的准确性，可以准确评估相邻器官受累情况，改善了对淋巴结的评估，提高了对肺转移灶的识别能力。CT扫描在评估肿瘤破坏肋骨及侵犯肋间肌方面非常有效，但对于肿瘤侵犯仅局限于壁层胸膜或纵隔胸膜的患者，CT扫描相对不准确[25, 26, 28]。Shirakawa及其同事[29]通过吸气/呼气CT扫描识别出胸壁受累的患者。他们的研究证明，如果肿瘤位于中下叶，在呼吸时，肿瘤移动超过椎体高度的一半，则可以可靠地预测壁层胸膜未被侵犯。若肿瘤位于中下叶，该方法预测的准确性和阴性预测值分别为90%和86%。然而，如果肿瘤位于上叶，该方法无法预测肿瘤是否侵袭壁层胸膜。这种差异形成的原因在于，患者处于仰卧位时，上肺在正常呼吸时移动较小。

MRI具有多平面成像和高信号强度差等优点，对于判断血管是否受侵犯和脊柱是否受累具有重要价值。然而，传统的磁共振成像和CT扫描在评估壁层胸膜和纵隔胸膜是否受肿瘤侵犯方面一样有限。Kodalli及其同事使用屏气吸气和呼气MRI评估壁层胸膜的侵犯[27]。如果肿瘤相对胸壁结构或相关纵隔结构（如主动脉弓）在吸气呼气时移位超过5mm，可以排除胸膜侵犯。

这个研究表明，如果肿瘤位于中叶和下叶基底段，判断是否有胸膜侵犯的敏感性和特异性为100%。如果肿瘤位于上叶或下叶背段，其阳性预测值仅为40%，而阴性预测值为100%。MRI比CT扫描的优势在于它能够在冠状位上评估肺和膈肌的运动。冠状位图像上膈肌的运动小于1cm，表明呼吸运动不足，可要求患者深吸一口气，必要时可进行重复扫描。虽然最近的一些报道也评论了呼吸动力阳离子MRI在评价普通CT或MRI未明确显示侵犯胸壁的病灶时具有较高的敏感性、特异性和准确性，但这种模式在专科中心之外并没有广泛应用[30]。

有研究者对超声与CT检查胸壁受累情况进行了比较。在2008年的一个研究中，90例怀疑胸壁受累的患者在术前接受CT和US检查。他们判断胸壁受累的超声标准有：①肿瘤向胸壁内生长；②胸膜反射中断；③肋骨浸润；④呼吸运动障碍。满足其中两条及诊断累及胸壁，基于这些标准，超声检查被认为比CT更为敏感（89% vs. 42%），两者特异性相似（95% vs. 100%）[31]。超声在呼吸过程中具有实时成像的能力，从而为得到更精确的成像数据提供了可能。

有更多的有创检测方法被用于检测壁层胸膜受累的情况，包括人工气胸后使用呼气动态CT扫描[32, 33]。根据肿块与相邻结构之间的空气间隙来判断有无壁层胸膜受累。两项研究中其检测胸壁受累的敏感性均为100%，而检测纵隔受累的敏感性仅为76%。

Watanabe及其同事[32]的一项研究显示，以上方法检测肿瘤是否侵犯胸壁的特异性为80%。良性胸膜粘连会导致假阳性结果。而其并发症轻微，包括胸痛、呼吸急促和皮下气肿。尽管这些结果来自各种各样的影像学技术，但我们不认为这些检查是有必要的，因为它们可能使高危患者出现气胸，最终也不太可能进行手术。在某些情况下，CT引导下经胸细针穿刺活检时获得的CT图像可以发现活检时偶然获得的最小的脏胸膜与壁层胸膜之间的间隙，从而辅助诊断（图20-2）。

对于大多数患者来说，胸壁受累的术前评估并不重要，因为它通常不会改变手术的可切除性及治疗策略。但对于肺切除耐受性可能处于边缘的患者，鉴别胸壁是否受累，评估肺与胸壁联合切除的必要性，具有一定意义。如果评估患者无法耐受，则可能会导致临床医师采用放化疗等非手术治疗方式。

四、分期

准确的NSCLC分期对临床治疗的有效性至

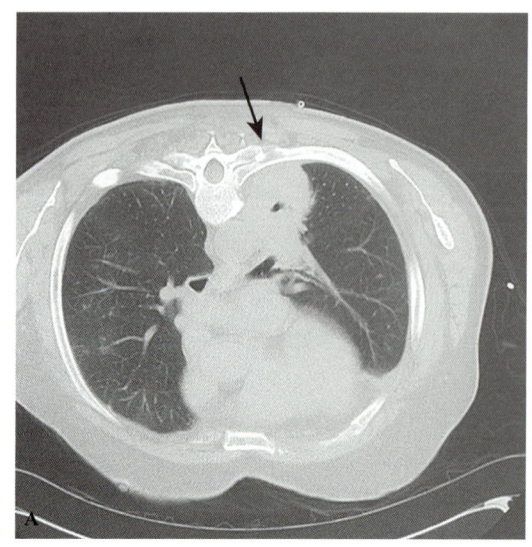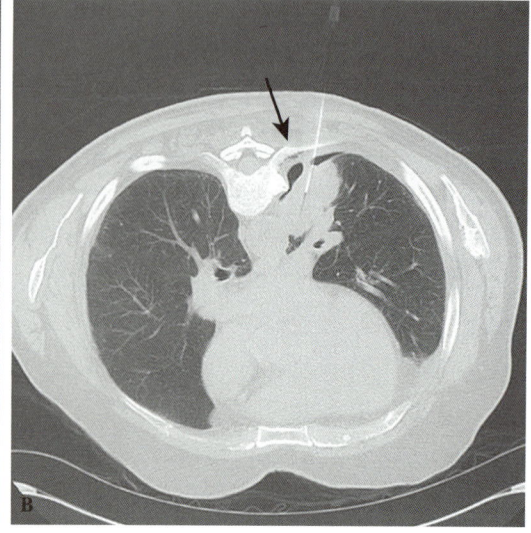

▲ 图 20-2　胸部 CT 显示毗邻后肋骨的肺肿块（左图箭所示）；经胸细针穿刺活检所获得的影像回顾显示肿块远离胸壁，气胸的病灶面积极小（右图箭所示）；其他图像显示与胸壁完全分离

注意：患者为了获得活检才倾向于做这些检查

关重要。标准分期包括完整病史及体格检查、实验室检查（包括钙、碱性磷酸酶、肝功能检查）、胸部 X 线检查、胸部及上腹部 CT 扫描（包括肾上腺）、全身检查。此外，当患者出现神经症状或局部病变进展或怀疑有淋巴结转移时，可行脑部 MRI 等检查。

根据国际肺癌分期系统，采用原发性肿瘤（T）、淋巴结状态（N）、远处转移（M）等信息进行手术病理分期（表 20-2）[34]。"T" 表示原发肿瘤的特征，包括大小和局部侵犯范围。胸壁浸润至少为 T_3（完整描述 TNM 分期，参考最新 AJCC 肺癌分期指南）。然而，"胸壁受累" 在病理学上包含的范围较广，从壁层胸膜浸润到全层胸壁被肿瘤替代均可认为胸壁受累。

分期系统的第二个特征为淋巴结状态（N）。临床上同侧肺门淋巴结受累被归为 N_1，并不认为是手术切除的禁忌证。纵隔同侧淋巴结肿大状态为 N_2。对这些患者最有效的治疗方式是有争议的，并将在稍后进行讨论。肿瘤转移至对侧纵隔、对侧肺门或任何一边的锁骨上淋巴结，均归为 N_3；N_3 的患者一般不考虑手术。

M_0 即为肿瘤无远处转移，有手术切除的可能性。然而，对于有远处转移的患者（M_1），目前选择全身化疗进行治疗，往往结合放疗进行局部控制。

1997 年，侵犯胸壁肿瘤的 TNM 分期系统发

表 20-2　肺癌 TNM 分期的简述

0 期	原位癌					
ⅠA 期	$T_{1a、b}$	N_0	M_0			
ⅠB 期	T_{2a}	N_0	M_0			
ⅡA 期	$T_{1a、b}$、T_{2a}	N_1	M_0	$T_{2b}N_0M_0$		
ⅡB 期	T_{2b}	N_1	M_0	T_3	N_0M_0	
ⅢA 期	T_3	N_1	M_0	$T_{1\sim 3}$	N_2M_0	$T_4N_{0\sim 1}M_0$
ⅢB 期	T_4	N_2	M_0	任何 TN_3M_0		
Ⅳ 期	任何 T	任何 N	$M_{1a、b}$			

生了重要变化。1997 年以前，定义为 $T_3N_0M_0$ 的 NSCLC 被划分为ⅢA 阶段。这些肿瘤患者的生存资料显示，单纯手术治疗的临床病程远期预后比其他ⅢA 期患者（即有肺门或纵隔淋巴结转移者 T_3N_1、T_3N_2、T_1N_2 或 T_2N_2）更好。随后，$T_3N_0M_0$ 的肿瘤被降至ⅡB 期。

因为侵犯胸壁且合并淋巴结转移的肺癌患者的生存率比单纯累及胸壁的肺癌患者预后更差，因此外科医师面对的临床挑战是对患者进行广泛胸壁重建手术之前，通过无创的影像学检查或微创的活检技术确定淋巴结是否有转移。

治疗前进行准确的临床分期至关重要。术前可用 CT 扫描、MRI 和 PET 扫描评估肺门和纵隔淋巴结的情况。全身 PET/CT 扫描能测量组织的代谢活动，并可以检测其他大小正常的淋巴结是否可能有肿瘤转移灶出现。然而，对于亚厘米结节的准确性较低。

尽管在核影像技术上取得了进展，纵隔镜检查仍然是评估纵隔淋巴结敏感性和特异性最好的检查方法，在进行任何重要的胸壁切除前都应该考虑到纵隔镜的必要性。另一种评估纵隔淋巴结分期的方法是支气管内超声引导细针穿刺（EBUS）。EBUS 是使用一种特殊设计的支气管镜，其尖端有一个超声换能器，允许在实时超声图像引导下对气道附近的淋巴结进行活检，并且可以检查 10、11 和 12 组淋巴结[35, 36]。据报道，EBUS 的敏感性和特异性高于 CT 或 PET，与纵隔镜检查相似，并且其创伤更小[37]。由于解剖的原因，术前对 N_1 淋巴结的评估更容易通过纵隔镜进行。对于 T_3N_1 的患者仍需考虑整体切除，并且他们的远期生存率高于 N_2 患者。

可弯曲支气管镜用于支气管活检、刷检、冲洗。虽然累及胸壁的周围型肺癌不太可能扩展到气道，但作者的经验是在切除前必须进行支气管镜检查，以确定支气管内无病灶，并评估气道解剖。

骨扫描可用于发现隐匿性骨转移和明确有骨转移症状的患者。骨转移最常见的转移部位是脊柱。MRI 被认为是最准确的检测脊柱内骨转移的影像学方法，通过骨扫描是否异常或有无症状来决定是否需要行 MRI 检查[38-40]。除了脊柱以外的其他骨骼中如有可疑地摄取核素，也需要进一步检查，然而此时 MRI 作用有限。当有肋骨骨折或外伤史时，可在骨扫描中看到假阳性结果。当骨扫描联合 PET 扫描时，假阴性可以被有效识别。骨扫描检查为阴性，而在 PET 扫描上显示阳性的病变，可能代表着有软组织转移[41]。Durski 及其同事[41] 建议所有的患者都进行 PET 扫描。只有当 PET 扫描呈阴性且有骨转移症状时才进行骨扫描。在他们的研究中，除了 PET 扫描之外，骨扫描并没有改变任何患者的临床分期，尽管它可以更精确地定位异常骨骼。

除了 CT 扫描，使用 ^{18}F-氟脱氧葡萄糖（FDG）的 PET 扫描常规用于 NSCLC 的初始诊断和分期。一项研究表明，同时进行 PET 和 CT 扫描比单独进行 CT 扫描更有效[42]。PET 对胸部淋巴结受累的敏感性和特异性分别为 70%～100% 和 81%～100%。而 CT 的敏感性和特异性分别为 25%～81% 和 56%～94%[43-47]。ACOSOG 试验 Z0050 用于评价 PET 对于 NSCLC 分期的有效性。他们的结果显示用 PET 对 NSCLC 患者进行分期可以减少开胸探查的发生率，但建议用纵隔镜检查证实 PET 阳性的纵隔淋巴结。此外，他们的建议还包括在疑似远处寡转移的病例中使用 PET 引导进行组织活检[48]。在一项前瞻性盲法试验中，将 PET/CT 与 PET 单独进行比较。在这项试验中，同一位放射科医师阅读了一份整合扫描图，并在稍后被要求只阅读 PET 图像。综合 PET/CT 在预测患者 T 和 N 状态方面更准确，在判断Ⅰ期和Ⅱ期疾病方面也更好[49]。全身 PET/CT 联合扫描已成为我们所有非小细胞肺癌患者术前评估的标准方法。

五、治疗

确诊 N_2 期患者且无远处转移的患者，按新辅助化疗方案给予治疗。对于那些肿瘤对化疗有客观缓解且病灶可以完全切除的患者，可以进行手术治疗[22]。化疗期间疾病的进展通常被认为是手术的禁忌证，因为这提示这类患者有可能为

N_3。在一些研究中，术前放疗并没有显示能提高生存率，但却增加了手术死亡率[1, 22, 50]。因此术前放疗应用并不广泛，在我们中心也不推荐。

除非有特殊情况，否则不应将有转移扩散迹象的患者视为手术候选人。这些情况可能包括孤立的脑转移，其可以在肺切除术前切除。

六、术前评估

对于准备接受肺肿瘤切除术的患者来说，围术期并发症最重要的危险因素是心血管和肺部疾病、代谢紊乱（如糖尿病）和营养不良。因此，完整的术前评估应包括心肺功能的检测、将血糖控制在可接受的范围内和必要的营养支持。肺活量测量、动脉血气、肺泡毛细血管弥散试验（DLCO）来确定肺储备能力和预测术后肺功能。心脏评估，应包括心电图（ECG）、超声心动图、运动平板测试，甚至心导管检查，以确定高危患者可纠正的心脏疾病。营养评估包括积极控制糖尿病，优化蛋白质储存，以及对严重营养不良患者行肠内或肠外营养。连续测量前白蛋白水平可作为营养改善的表现。

在评估患者的病情和肺切除的范围时，必须全面考虑胸壁在维持呼吸功能中的作用。大多数外科医师试图在术后将 FEV_1 至少达到预期的33%。肺活量测定、运动氧测试有助于根据这些肺功能指标确定手术的禁忌证。然而，没有任何一种术前检查能够准确预测需要接受胸壁切除的患者术后呼吸功能损害的情况。术前通常很难预测需要切除肋骨的范围及维持胸壁稳定所需的重建要求。膈神经或膈肌受累可导致呼吸功能进一步受损。有时，在肺功能处于边缘的患者中，如果胸壁受累部分较大，可能需要对肺进行非解剖切除或亚肺叶切除。

七、手术技术

成功完成这些手术需要我们和麻醉科同事进行良好的沟通和合作。有效的镇痛和良好的麻醉技术能够显著改善患者术中和术后的状态。充分控制疼痛，无论是使用硬膜外导管麻醉还是使用长效局部麻药或是镇痛药，在预防术后并发症的发生是至关重要的。此外，双腔气管插管在这些病例中是有一定作用的，并极大地改善了术中的术野。

在大多数患者中，肿瘤可以通过后外侧切口进行手术治疗。在累及胸壁和胸膜顶的肿瘤（肺上沟瘤与上叶肿瘤累及胸壁至颈部的肿瘤）中，通过前颈部切口来游离锁骨下血管和臂丛神经能够使患者获益（图20-3）。根据肿瘤位置的不同，切口可以在肩胛骨和棘突之间向后方和上方延伸。通过影像学和触诊，应在肿瘤下缘至少一肋间隙下方进入胸腔。在进入一侧胸腔时，对肺和胸壁进行检查，以确定肿瘤累及范围和评估切除部分胸壁后胸廓的稳定性。需要检查胸膜有无播散或其他部位是否有转移性病灶。应特别注意防止肿瘤与壁层胸膜的薄粘连被破坏，这种粘连可能与肿瘤有关。

当肿瘤侵入胸壁在术前有明显的影像表现时，应在肿块上下至少有一根肋骨和肋间肌未受累的情况下进行整体胸壁切除[51]。整体切除是指连续切除部分相邻壁层胸膜和胸壁软组织以及肺实质。覆盖的皮肤通常是完整的，尽管从外部即可看到肿瘤侵犯胸壁全层（图20-4）。

在少数情况下，当肿瘤很大的时候，会影响肺门结构的暴露。在这种情况下，通过多次使用切割缝合器切割正常的、未受累及的较薄的肺组织，使肿瘤与胸壁分离，从而能够更加安全地暴露肺门，进而避免因受肿瘤重力作用和附着的胸壁影响而产生扭转和牵拉的风险。无论何时完整切除都是更为可取的选择。

当肿瘤与胸壁之间有膜状粘连时，很难判断恶性肿瘤侵犯胸膜的程度。术中探查触碰肿瘤时肿瘤常可移动。外科医师术中不能轻视这些粘连。胸膜外分离层面必须从肿瘤附着部位开始。在剥离过程中，如果在胸膜外剥离的层次不容易识别，则必须立即停止剥离，并进行全层胸壁切除。如果胸膜外剥离容易进行，建议术中对壁层胸膜进行冷冻病理切片[2]。术中冷冻病理显示，肿瘤越过壁层胸膜，则需要切除胸壁。当进行胸膜外剥离术时，如果需要，胸壁上用金属夹子标记胸膜外剥离的位置，为术后辅助放疗进行定位

第一部分 胸部手术
第 20 章 肺癌侵袭胸壁肿瘤的外科治疗方法

标记。

一般认为距离肿瘤边缘 2cm 的距离是足够的，尽管有一些外科医师主张在肋骨切除术时需要距离肿瘤边缘 4cm[21, 52]。在这些研究中，一般切除 1～5 根肋骨，平均为 3 根[2, 21]。无论切除几根肋骨，至少要保证肿瘤被完全切除。

有几种特殊的情况值得进一步讨论。肿瘤累及椎间孔而没有累及椎管内的结构是值得特别关注的。通过肋横关节分离肋骨与横突，同时结扎神经根[53]。如果肿瘤延伸至脊柱，可能需要切除椎板以暴露硬膜外结构，同时识别神经根并切除。如果肿瘤侵袭椎体本身，可以对椎体进行部分切除。对于严重受累的骨性结构应一并切除，包括完全椎体切除术和脊柱重建（图 20-5）。

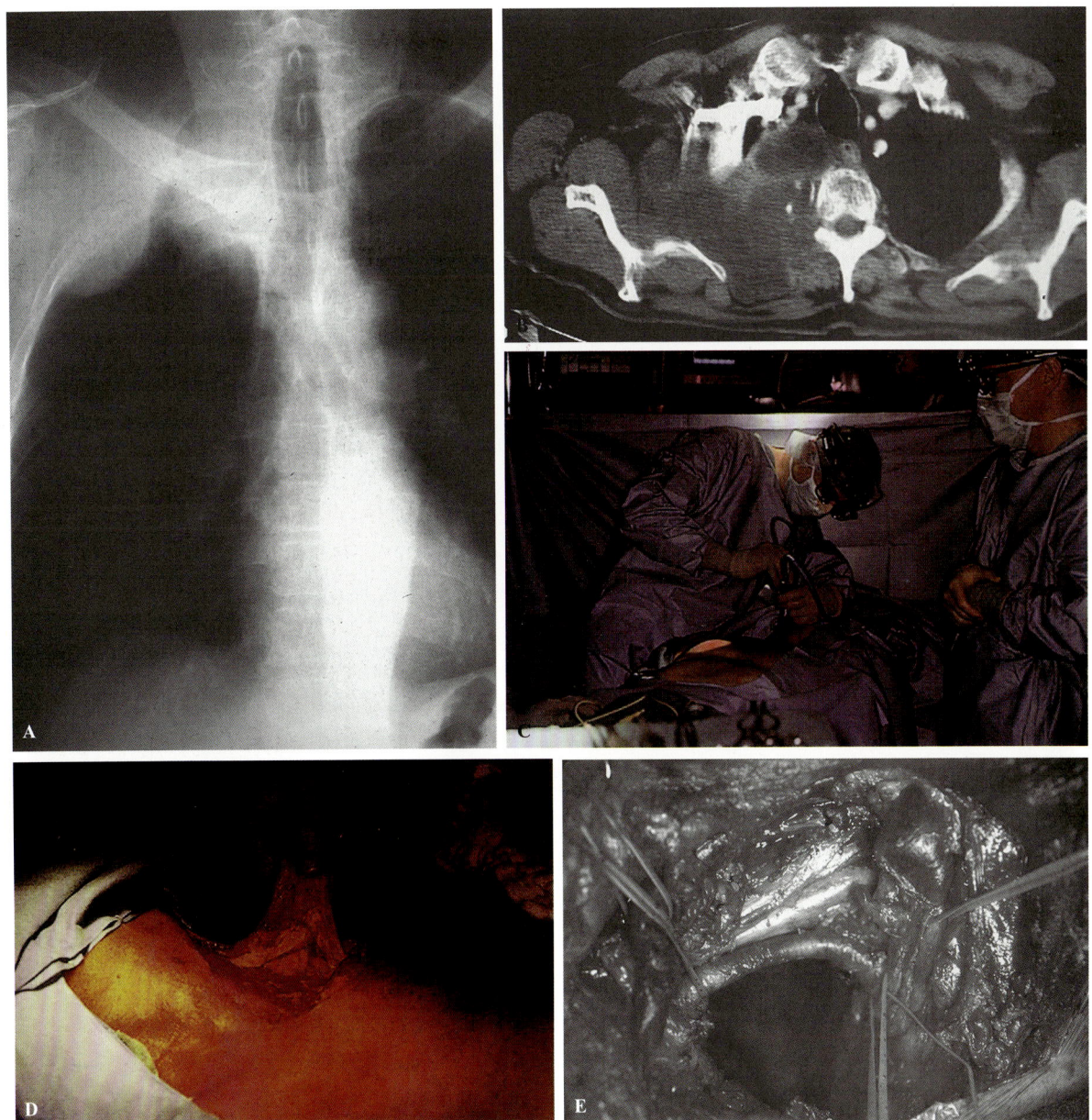

▲ 图 20-3 通过前颈部切口来游离锁骨下血管和臂丛神经能够使患者获益
A. 胸部 X 线片显示右上肺叶顶端巨大肿瘤，经胸针穿刺活检诊断为肉瘤样癌；B. CT 扫描显示全层胸壁受累，肿瘤延伸至胸壁后肌层；C. 在进行广泛的肺和胸壁切除术之前，常规行纵隔镜检查以排除 N_2 或 N_3 淋巴结转移；D. 首先经锁骨上颈部切口，解剖锁骨下血管和臂丛，这是沿胸锁乳突肌前缘和锁骨处的曲棍球棒状皮肤切口；E. 从前路切除第 1 肋骨和第 2 肋骨的特写，锁骨下静脉切除，锁骨下动脉和臂丛保留，如图所示

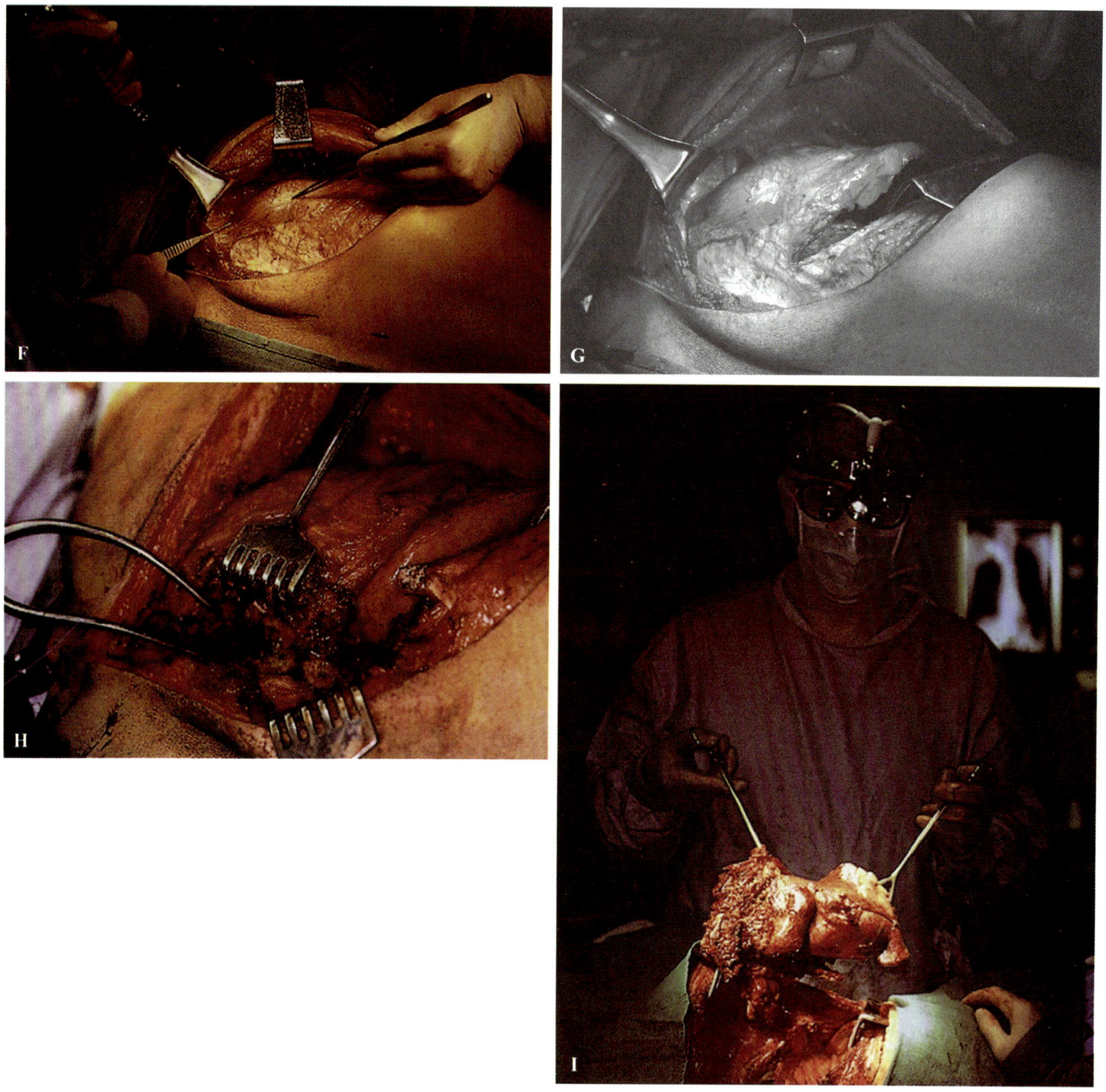

▲ 图 20-3（续） 通过前颈部切口来游离锁骨下血管和臂丛神经能够使患者获益

F. 患者再次换体位，最初的解剖是通过后外侧开胸，在分开背阔肌和前锯肌后将肩胛骨拉起，可识别肿瘤突出到胸壁间隙，但胸壁外表面无明显肿瘤累及；G. 在受肿瘤侵犯程度较低的下缘进入间隙；H. 椎骨旁肌的后隆起和后肋骨从横突处和椎体分离；I. 完全切除胸壁（第 1～第 5 肋骨）和右肺上叶

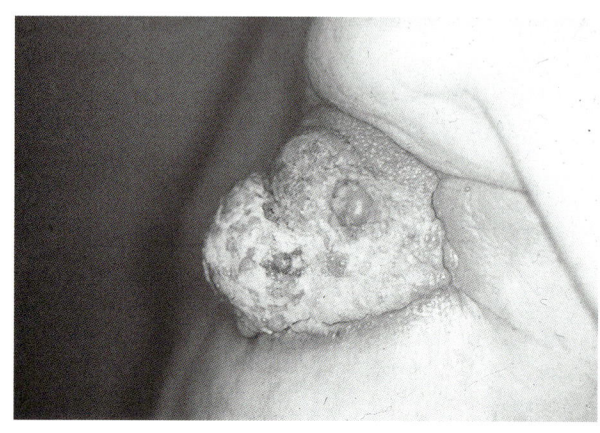

◀ 图 20-4 一名 75 岁男性，左前胸壁可见肿瘤呈蕈伞样生长，后确诊为原发于左上肺舌叶支气管肺癌，并有胸壁及皮肤的累及

第一部分 胸部手术
第20章 肺癌侵袭胸壁肿瘤的外科治疗方法

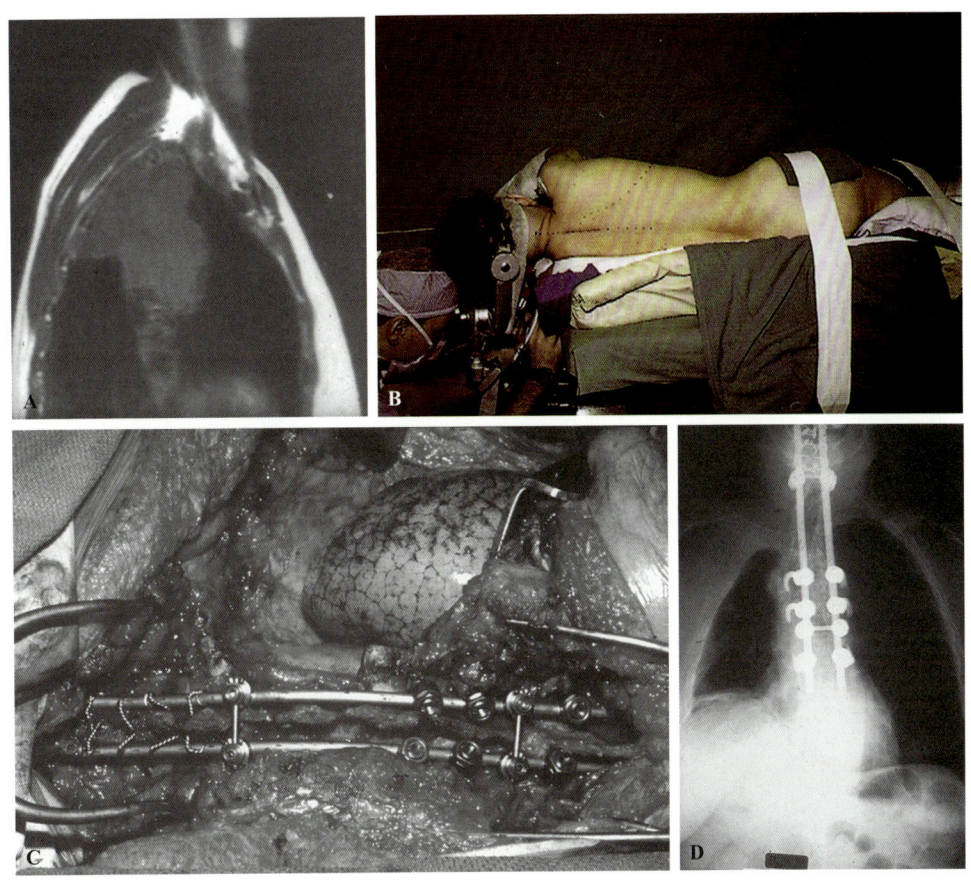

▲ 图 20-5 完全椎体切除术和脊柱重建
A.侧位胸部影像学显示右上肺肿瘤，累及胸壁及T_1～T_3椎体；B. 将患者头部固定在颈钳内，使其固定，并保持颈、胸椎在一条直线上，患者两侧使用沙袋固定，髂前上棘上使用体位垫及束带加以固定；C.术中照片显示切除的胸壁，右肺上叶和多节椎体后使用内固定棒保持脊柱的稳定；D.胸部X线片后前位片显示术后固定装置

关于椎体切除和重建的问题，本章不再进一步讨论。

如果肿瘤侵犯胸骨，需要整体切除胸骨和与胸骨相连的肋骨。要做到肿瘤的完全切除，可能需要完全切除胸骨。在胸骨切除术后，通常需要用坚硬的假体重建以防止连枷胸的形成。如果切除的胸骨局限于胸骨柄或少于胸骨的 1/3 时，通常是不需要重建的[54]。

有肿瘤累及的部分胸壁可以被暂时放入同侧胸腔内，等到肺切除后，一同取出。肺切除术的范围取决于实质受累的程度，以及患者的储备状况。长期生存的一个关键决定因素是能否实现完全（R_0）切除[1]。不完全切除（R_1）患者的生存率与非手术患者的生存率相似[1]。绝大多数情况，肺叶切除术足以实现 R_0 切除。

Burkhart 及其同事[21]在 95 例支气管肺癌合并胸壁受累的手术中，80% 的患者行肺叶切除术，13% 的患者行全肺切除术，4% 的患者行复合肺叶切除术，3% 的患者行亚肺叶切除术。Okada[23] 也在他的 132 例类似患者中进行分析，结果显示保肺手术更有优势，其中 49% 的患者接受肺叶切除术，15% 的患者接受肺段切除术，13% 的患者行袖状肺叶切除术，10% 的患者接受全肺切除术，8% 的患者接受肺叶切除及其他肺叶部分切除术，还有 5% 的患者接受袖状复合肺叶切除术或袖状全肺切除术。两个研究所纳入的患者组均行纵隔和肺门淋巴结清扫。在所有病例中，外科医师证实了 R_0 切除术的临床诊断。我们的经验是，建议对这些患者进行完整的纵隔和肺门淋巴结的清扫。

最近有关于通过完全微创胸腔镜技术，或胸腔镜辅助下进行整体胸壁切除术和解剖性肺切除

309

术的报道[55-57]。肿瘤切除的基本原则应与传统开放手术相同。

八、重建

胸壁缺损的重建是有争议的。一些外科医师不常规重建任何患者的胸壁缺损，而且他们报道的并发症发生率很低。Facciolo 及其同事完成了 104 例胸廓切除术，全层胸壁切除，同时没有对肋骨进行假体重建[2]。胸壁缺损可通过肩胛骨复位或胸壁肌肉转移修复。尽管结果很好但是关于精准的缺陷位置和肿瘤复杂程度并没有描述。

一般来说，全层胸壁缺损应考虑重建。胸壁切除的大小和位置决定了是否需要进行胸壁的重建。当缺损很小，约 5cm 或更小时，可以忽略骨骼成分，仅用软组织覆盖封闭缺损即可。由于肩胛骨覆盖于胸廓骨性结构表面，提供了支撑作用，直径不超过 10cm 的后部缺损可能不需要重建。但在一些特殊情况下，如胸廓正中后部缺损，可以使用将肩胛骨包入缺损的胸廓中，但是同侧手臂的运动会带动胸廓运动。因此，在这种情况下，要么重建胸壁，要么切除肩胛骨肩与上肢的连接。

许多复杂的胸壁缺损不仅需要稳定的骨骼，而且需要皮肤和软组织的覆盖来保护重建的胸廓。重建的适应证包括结构稳定性、胸壁前外侧缺损的美观性、消灭无效腔、以及从非解剖区储备的软组织来恢复胸壁的完整性。

重建可以使用自体组织，如阔筋膜移植或肌肉置换，或各种假体材料，包括网状材料、金属或软组织补片。当要封闭的伤口受到污染时，最好使用自体组织。严重污染的伤口可能需要保持开放一段时间，以便在试图关闭之前进行积极的局部伤口护理，有时会以延长机械通气为代价。

最常用的自体移植材料是增厚的局部肌肉皮瓣。虽然 Tansini 在 1896 年描述了背阔肌移植用于胸壁覆盖，但正是 Brown 及其同事在 1977 年重新引入肌皮瓣的概念，并掀起了对胸部肌肉和肌肉皮瓣重建的热潮[58]。如术前预估需要使用肌皮瓣，术中应始终保护所选择肌肉及其血管蒂（图 20-6）。

应用最广泛的局部皮瓣是背阔肌、胸大肌、腹直肌、前锯肌、斜方肌和三角肌。背阔肌因其体积大，运动范围广，通用性好，可同时应用于胸前及胸后部缺损。胸大肌也表现出很好的通用性，只有在需要覆盖胸廓后方缺损时才会出现明显的局限性。在这些情况下，它可以作为一个自由瓣进行使用。较少使用横向腹直肌肌皮瓣（TRAM），它几乎完全用于胸廓前部的缺损，并会围绕其血管蒂进行旋转。

当无肌肉瓣可用或肌肉瓣不能使用时，可以使用假体材料。由于人工合成材料的可用性和易用性，即使可以使用肌肉皮瓣，许多外科医师却更喜欢使用人工合成的移植物进行重建。假体材料的选择可能不同，但使用的材料类型通常取决于外科医师的喜好。LeRoux 和 Shama[59] 提出理想修复材料的特点：有一定的刚性，但同时应满足胸部运动的需要；组织相容性较好；感染可能性小，有一定的延展性、易变形性和射线穿透性，以便继续观察之后潜在的问题。

其他令人满意的特性包括低过敏原性、无致癌性、易于灭菌、有一定的密闭性和足够的强度。虽然目前还没有一种物质完全符合所有这些标准，但各种合成和替代塑料的材料可以得到相当满意的结果。

带或者不带甲基丙烯酸甲酯涂层的聚丙烯网（PM）（Marlex，Cranston，RI）、聚四氟乙烯（PTFE）网和可吸收聚羟基乳酸网可应用于不同的情况。聚四氟乙烯有各种厚度尺寸可选择，胸壁重建需要 2mm 厚的 PTFE，以承受闭合时产生的张力。一些外科医师认为聚四氟乙烯比 PM 更容易处理，因为它能够轻微拉伸，缝合时褶皱出现得更少，表面更加平整，而且可能会形成胸膜腔的防水密封效果[54]。然而，Deschamps 及其同事比较了 PM 和 PTFE，其结果和并发症没有显著差异[60]。

有甲基丙烯酸甲酯涂层的聚丙烯网（PPMM）提供了最大的强度，术后最为美观，但是植入困难。如果胸壁切除范围广，且怀疑重建可能出现反常运动，则修补材料需要达到一定的强度。在使用这种高强度材料时，需要记住几个要点。取

第一部分 胸部手术
第20章 肺癌侵袭胸壁肿瘤的外科治疗方法

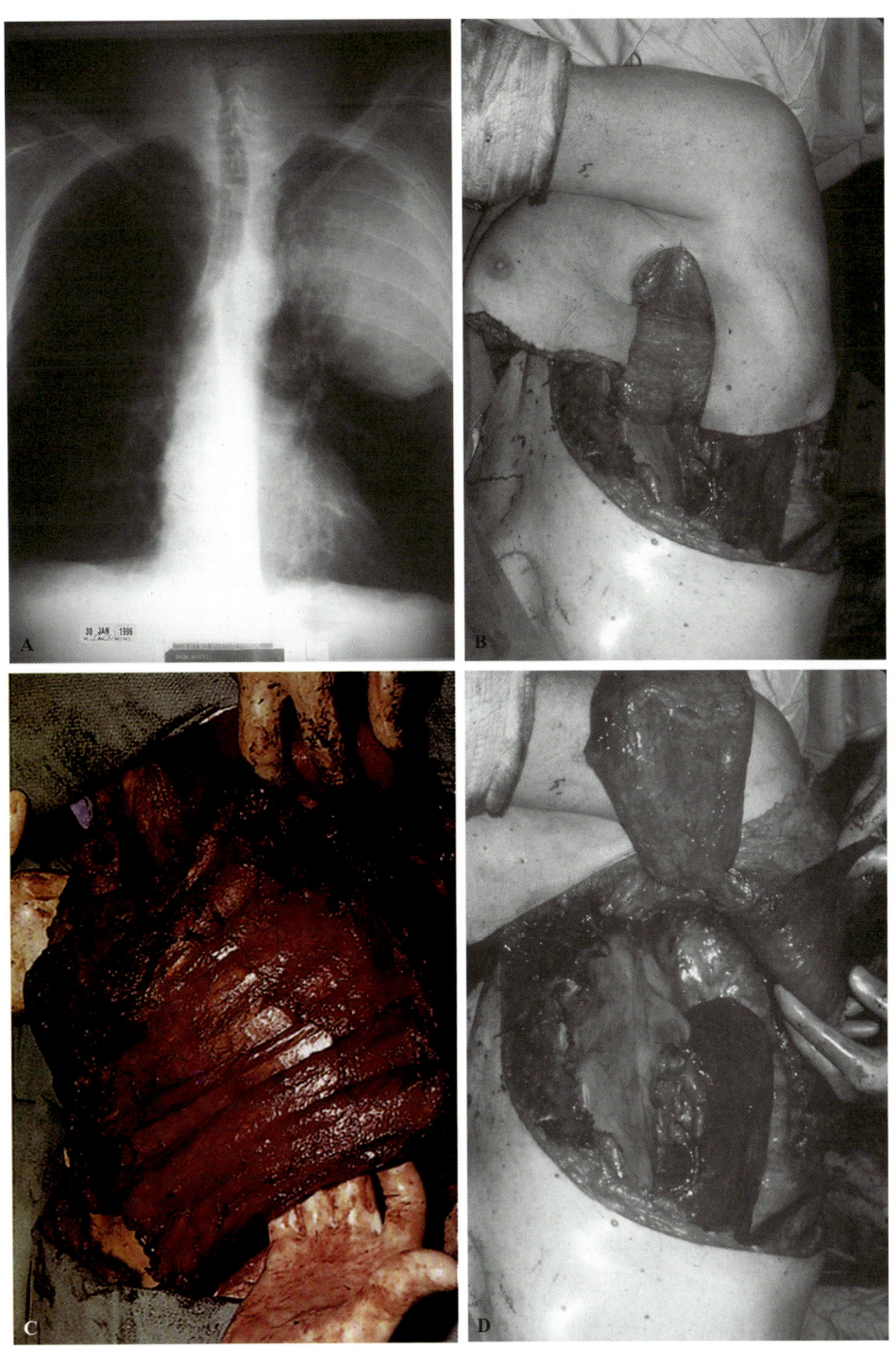

▲ 图 20-6 如术前预估需要使用肌皮瓣，术中应始终保护所选择肌肉及其血管蒂

A. 胸部X线片显示左侧上叶鳞状细胞癌，累及第1～第7肋骨，纵隔镜检查是阴性的；B. 手术侧卧位，皮肤切口的设计应考虑到皮瓣的移植；C. 手术中照片显示广泛的胸壁切除包含7根肋骨和与之连接的整个左上肺叶；D. 结果导致切除后胸壁缺损，使用术前准备的肌肉皮瓣（背阔肌、前锯肌和胸肌）用于覆盖使得人工胸壁得以重建

出标本后，如果最初的体位为折刀位，那么则应该将手术台恢复到正常体位。通过缺损的外周形态来确定重建的大小，补片要距离缺损周围 2～3cm，从而确保补片可以修补缺损。将一层薄薄的甲基丙烯酸甲酯直接涂在补片上，使补片与缺损胸壁边缘重叠 2～3cm，并且没有夹带水泥

311

层。水泥层不能完全延伸到肋骨的边缘，但至少要留出 1cm 的间隙。如果水泥被允许延伸到肋骨边缘，呼吸运动和躯干的运动可能会导致不协调，通常是患者会感到剧痛，并且出现"点击样运动"，运动度差、难以弯曲的假体会与胸壁的骨骼形成对抗。同样大小的第二层涂层，很快被应用到水泥上，从而创造了"三明治"样补片。当水泥变硬时，会产生大量的热量，因此必须小心避免与无保护的组织接触。当重建为侧胸壁时，重要的是重建胸腔的曲率。这可以通过允许三明治补片在形状合适的可锻铸型牵开器上变硬或允许三明治补片在患者（受保护的）髂骨上变硬来实现。

无论使用何种材料，补片都要严格使用不可吸收缝线来间断固定，缝线要穿过或围绕其余肋骨。如果胸廓后部缺损包含脊柱相关结构缺损时，可以在横突处通过钻孔进行缝合。然后用活性良好的软组织覆盖补片。在离重建物较远的地方可通过隧道放置胸腔闭式引流管，以避免与合成材料直接接触。当广泛的皮瓣与假体材料分隔并形成一个潜在较大的无效腔时，应该使用放置皮瓣下引流管，最好能有一定的负压吸引。

最简单、最实用的覆盖方法是局部组织堆砌。这对于接受高剂量放疗的患者尤其重要；局部组织可能损伤，愈合不良可能性大，在许多情况下，从非放射区旋转带蒂肌皮瓣是有利的。有时由于肌肉被切除或血管蒂被外科消融或放疗破坏时，局部肌肉瓣可能无法使用。在这些病例中，使用微血管重建的皮瓣游离组织移植可以获得良好的效果[61]。这些复杂的病例往往需要胸外科团队与整形外科同事密切合作。可用的移植物包括对侧背阔肌和前锯肌，以及同侧和对侧腹直肌肌皮瓣[61]。大网膜是一种很好的修复材料，可用于带蒂肌皮瓣移植失败的案例。负压引流常用于消除无效腔或用于修复重建表面的较大面积的缺损。每天从每个引流管引流的胸水量少于 25ml 时引流管可被拔除。

钛电镀系统也可用于重建胸壁缺陷，既可单独使用，也可与自体软组织或合成材料联合使用。多个钛板可以用来修补大面积缺损，以提供骨骼稳定性和防止胸壁反常运动。在用软组织覆盖之前，用钻头和螺钉将其固定在健康的骨骼上。同样，如果植入人工材料，必须要采取预防感染的措施，但从最初的随访报道的结果来看，胸骨和胸壁切除术近期效果是令人满意的[62, 63]。

累及胸壁的肺肿瘤在儿童中极为罕见，但在需要重建时，儿童的胸壁重建对胸外科医师提出了独特的挑战。由于儿童随着年龄的增长，胸壁会继续生长，因此在进行重建时限制了假体材料的使用。随着年龄的增长，补片可能会与原固定的位置分离，再次形成胸壁缺陷。如果采用更牢固的重建方法，永久补片可以起到系索的负面作用，最终导致挛缩和畸形。Tuggle 及其同事报道了 4 名儿童成功使用生物可吸收共聚物板重建胸壁。该材料已用于儿童颅骨和面部重建。他们列举的好处包括优良的抗拉强度、可塑形性和吸收能力，这将留下牢固的纤维组织，但理论上不会限制生长。他们在这个有限病例数的研究中指出，经过 2 年的短期随访，并没有出现胸廓不稳定或生长受限[64]。理想情况下，重建应该使用旋转肌肉皮瓣，其神经及血供应被仔细保存，从而满足胸壁生长的需要[65]。

九、术后护理

术后护理策略应针对每个患者进行调整。术前肺功能良好、手术切除和重建规模相对较小的患者，应于手术结束时在手术室拔管，在远程监护病房康复。在重症监护病房中，较虚弱的患者同时进行了广泛胸壁切除和重建时，可能需要保留气管插管 24～48h，并注意防治气道感染。对于所有的患者，作者更倾向于继续硬膜外镇痛，直到胸管被移除或术后 7d（以先取者为准）。积极的肺部抗感染治疗，包括早期行走、鼓励咳嗽咳痰和使用支气管扩张药物，这些是必不可少的，并由病房的全职呼吸治疗人员负责。所有患者在住院期间都需使用遥测监视器。术后抗生素的使用通常仅限于 24h，一般使用广谱头孢菌素。当引流管无气泡溢出，并且每 8 小时引流量小于 100ml 时，拔除胸管。额外的术后护理与其他开胸患者相似。

十、并发症

胸壁切除重建的并发症包括伤口血清肿形成、含有假体的伤口感染，以及假体置入后呼吸动力学的改变[60,66]。小的血清肿最好通过观察来随诊，因为随着时间的推移会逐渐消退。大的或有症状的血清肿可在严格无菌条件下、污染风险小的时候反复抽吸。外科切除并不常规应用，仅仅用于顽固性血清肿的治疗[60]。

使用人工材料后发生的伤口感染通常需要取出假体，用自体重建或延迟闭合的开放性伤口作为替代治疗。由于脏胸膜破裂或肺泡瘘的持续漏气可使呼吸道细菌感染覆盖的假体。在放置假体材料之前，需要多次检查，密封脏胸膜，并尽可能减少患侧胸膜腔内的残腔。在所有的肺切除术中，包括上肺叶、下肺韧带都应该松解，以保证余肺有足够的活动度，可以快速填满残腔。胸管应放置在胸腔内，尽量减少它们与补片的直接接触。当存在明显的肺泡瘘时，PM 比 PTFE 更好。PTFE 表面光滑，支气管胸膜瘘发生的可能性更小。PM 可以使术后胸膜腔粘连更易发生，可以有效地使肺快速复张，更适合于由肺泡瘘导致"污染"的胸膜腔。

全肺切除术后并发支气管胸膜瘘是一种极其危重的并发症，在胸壁切除和重建的病例中，治疗选择有限且复杂。大多数情况下需要拆除假体和开放伤口进行护理。在脓毒症初期存活并表现出伤口愈合迹象的患者可以考虑进行复杂的重建，包括肌肉瓣、网膜瓣，甚至胸廓成形术。通常情况下，面对这些复杂的情况，需要在熟悉重建技术的整形外科医师的帮助下使用多专业合作的方法来处理。

迟发性伤口感染可能由血清肿或远处感染的血行播散引起。在这种情况下，需要在手术室仔细检查胸壁修复所使用的假体。大多数早期假体感染需要移除假体，然后进行局部的伤口护理。在手术后几个月出现的原发感染中，不进行假体材料更换而取出假体通常能得到较好的效果，且对肺功能的损害较小。几个月后，就形成足够的纤维组织来替代原有的骨性结构，进而维持胸廓的完整性。对于迟发性伤口感染，取出假体困难时，可能需要有足够的时间使肉芽组织与假体结合。Deschamps 及其同事允许那些与肉芽组织良好结合的假体继续保持在体内，同时进行伤口清创和频繁地换药[60]。他们能够在不取出假体的情况下挽救大约一半的受感染的胸壁重建患者，也没有发展成迟发性伤口感染或窦道形成。

在极少数情况下，并发症的发生可能与人工材料的本身机械故障相关，如补片裂开导致肺疝，或连枷胸。我们曾经遇到过一个案例，一个特别活跃的年轻患者摔倒并折断了他的 PPMM 假体，从而发出令人不舒服的咔嚓声和胸廓稳定性丧失，此时就需要更换人工材料（图 20-7）。

术后呼吸力学的变化往往难以测量，而且这些变化取决于所使用的假体类型。由于用一种刚性结构代替了原有的动态胸壁，导致了胸壁的弹性和协调性丧失。动物研究表明，PTFE 比 PPMM 更好，因为它在呼吸周期中，使得胸廓始终保持动态变化，以适应呼吸的需要[66]。尽管研究有限，但术后 6 个月的随访显示患者肺功能良好。Lardinois 及其同事对患者进行了术前和术后 6 个月肺功能变化的研究，未发现 FEV_1 明显恶化，且大多数患者的胸壁与假体运动一致[67]。

当在椎间孔内剥离硬脑膜或因椎体受到累及部分甚至全部椎体切除时，可发生脑脊液泄漏。

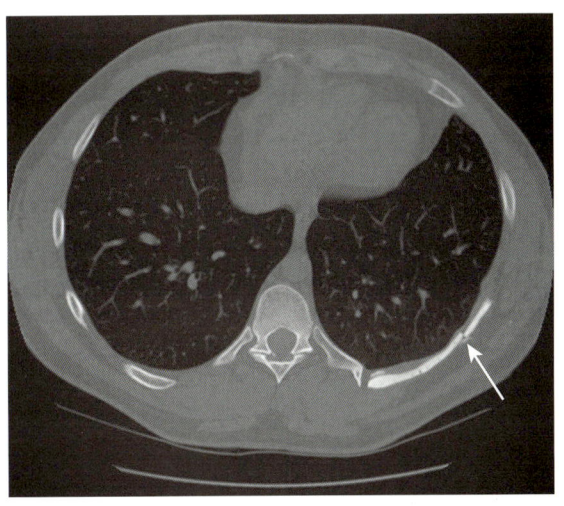

▲ 图 20-7 一个活跃的年轻患者的聚丙烯甲基丙烯酸甲酯胸部假体破裂了，导致胸廓不稳定和不舒服的咔嗒声提示假体需要更换

神经根应在远端结扎，直到出现外鞘覆盖的脊髓。在最初的手术中应仔细评估潜在的脑脊液泄漏。如果在切除过程中发生小的硬膜撕裂，需要用细单丝缝线修复，并用肋间肌、横膈膜或胸膜覆盖自体组织转移。胸内负压加上脑脊液产生的正压可导致慢性脑脊液漏。最初的治疗包括腰椎引流和患者仰卧不动，以减少脑脊液压力。而开胸术后仰卧位休息可引起严重的肺部并发症。

注意椎间孔周围的止血是最重要的。区域过度使用单极电灼，可导致烧灼电流传导，造成神经甚至脊髓损伤，更可取的是使用双极电灼。有时为了控制椎间孔出血，氧化纤维素的大量填充会导致由氧化纤维素肿胀引起的截瘫。幸运的是，如果立即再手术，去除氧化纤维素和覆盖的纤维蛋白胶和心包脂肪垫，这个过程通常是可逆的[68]。

广泛的肺和胸壁联合切除术，并延伸到椎体和硬膜囊的患者可以出现棘手的延迟并发症。例如，一名患者在切除一个涉及椎骨的肿瘤时发现了一个小的硬脑膜撕裂并进行了修复，但在剥离叶间裂时发生了长时间的漏气，因此胸管需要延长约 10d 才能拔除。患者在摘除胸管并出院后无任何问题。几个月后，他的精神状态发生了变化，从临床角度看，他的癫痫发作被认为可能是大脑的转移瘤所导致的。CT 扫描显示大脑内有大量的空气（图 20-8），它起源于一个小的支气管胸膜蛛网膜下腔瘘。这需要另外进行开胸手术，在肺和硬膜囊之间插入带蒂的网膜皮瓣，以关闭小的瘘口。术后 48h 内，患者神经功能恢复正常。

十一、病理学

完全切除（R_0）被定义为最终病理上组织边缘无瘤（阴性）的病理证据，并由外科医师评估所有肉眼可见的疾病，包括淋巴结疾病，均已被切除。在开胸手术中进行了完全切除，但在最终的显微镜病理检查中发现边缘为阳性的患者被归类为接受了不完全切除（R_1）。尝试切除后的仍有肿瘤残留属于 R_2 切除，包括无法切除的转移性淋巴结。

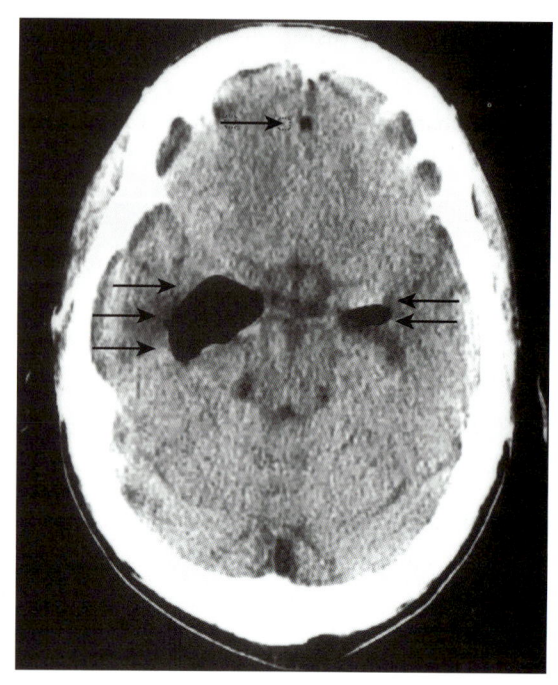

▲ 图 20-8　脑部 CT 扫描，显示了在合并胸壁、肺和椎体切除后继发的支气管 - 蛛网膜下腔瘘，并在脑室内发现空气（箭）

根据最终病理检查，胸壁浸润深度可分为三个级别：①仅累及壁层胸膜；②累及胸膜壁层及软组织；③不仅累及壁层胸膜、软组织、还累及了骨骼。完整的病理分期（TNM）是基于对原发肿块、周围边缘和淋巴结的显微镜检查。

基于不同的外科实践，对世界上有关文献的评估，肺癌患者加行胸壁切除术通常是复杂的。一些外科医师直接进行全层胸壁切除术，而不是试图通过胸膜外操作剥离壁层胸膜。在 Facciolo 及其同事[2]的 104 例全肺联合全层胸壁切除的患者中，侵犯的病理深度仅局限于胸膜壁层占 27%、侵犯胸膜壁层及软组织占 35%、侵犯胸膜壁层、软组织及骨占 38%。所有边缘在显微镜下均为阴性。无淋巴结转移占 80%（N_0），5% 的患者有肺门或者叶间淋巴结转移（N_1），有 15% 的患者有纵隔淋巴结转移（N_2）。

Chapelier 及其同事还专门对至少肉眼发现侵犯壁胸膜的肿瘤进行全层切除[69]。采用该方法治疗 100 例患者。病理报道显示侵犯壁胸膜有 29%，壁胸膜及肋间肌侵犯有 47%，骨侵犯有 24%。除一名患者外，所有患者的显微镜结果均为阴性。淋巴结的情况是65%为N_0，28%为N_1，7%为N_2。

Burkhart及其同事回顾性分析了95例支气管肺癌合并胸壁浸润行全层胸壁切除术的经验[21]。侵犯胸膜壁层的仅为31%，侵犯壁胸膜和软组织的为45%，侵犯骨结构的为24%。17%的患者病理上涉及N_1淋巴结，15%的患者病理上涉及N_2淋巴结。所有病例均行R_0切除。

Downey及其同事[1]报道了在纪念斯隆凯特琳医院334名胸壁T_3肿瘤患者的手术探查结果。术中结果包括175例R_0切除患者，94例R_1或R_2切除患者，65例仅行探查。175例R_0切除术患者中，80例（46%）根据术中外科医师对浸润程度的判断仅行胸膜外切除术。其余95例患者行全层胸壁切除术，其中壁胸膜侵犯占19%，壁层胸膜及软组织侵犯占25%，骨结构侵犯占56%。

Magdeleinat及其同事[22]尝试对所有壁胸膜容易切除的患者进行额外的胸膜切除术。肿瘤累及胸壁较深的情况下，切除相关的全层胸壁。共研究201例患者，其中89例（44%）肿瘤侵犯局限于胸膜壁层。其中10例患者接受了全层胸壁切除术，因为外科医师怀疑术中有肿瘤更深的浸润。只有一名接受胸膜外切除术的患者对侵袭深度的估计过低，在最后的病理检查中发现了显微镜下的残留。34例患者（17%）未行R_0切除术，最常见的原因是切缘有肿瘤残留。58%（N_0）无淋巴结转移，26%（N_1）可见叶间或肺门结节，13%（N_2）可见纵隔淋巴结转移。3%的患者被诊断为T_4。

使用免疫组化染色（IHC）检测淋巴结和切除边缘的微小转移病灶，提高了标准组织病理学评估的病理分期的精准度。Mineo及其同事分析了肺和胸壁切除术（N=47）所取得的淋巴结和切缘标本，IHC染色，发现超过10%的患者只在IHC中边缘阳性，这与局部复发有着密切的联系，和IHC染色中12%淋巴结有微转移，这与远处的复发密切相关[70]。淋巴结或切缘免疫组化阳性的患者无一存活超过4年，而淋巴结阴性和边缘免疫组化阴性的患者5年生存率为73%。这似乎是一个强有力的预后因素，但免疫组化检测疾病是否能提高辅助治疗的使用，和后续的生存优势仍有待观察。

十二、结果

手术死亡率定义为手术后30d内或同一住院时间内的死亡率。在许多研究中，术前筛查、麻醉技术和术后护理的改进降低了术后死亡率。对于远期生存最重要的影响因素是完全切除至显微镜下阴性边缘和无N_2淋巴结转移[71]。只要完成R_0切除术，胸壁切除的范围（肋骨数量）不是5年生存率的决定因素。这些结果已经被几项研究证实。

肺和胸壁联合切除患者的并发症和死亡率均高于单纯肺切除患者。这不仅是因为胸壁切除术所特有的潜在并发症，还归因于胸壁切除术所带来的手术损伤和生理损害的增加。Martin-Ucar及其同事在莱斯特的经验显示，因肺癌行胸壁切除41例患者中，60d死亡率明显增加，可达47%，与下列因素显著相关：体重（体重指数＜18.5）、年龄（＞75岁）和术前降低的FEV_1（＜70%预计值），而0死亡率的患者人群中没有这三个因素中的任何一个[72]。

Weyant及其同事报道了262例胸壁重建的结果（141例为肺切除合并胸壁切除）。在他们的系列研究中，最大的影响术后呼吸并发症的预测指标是胸壁切除的大小，他们提倡用PPMM夹心术对胸壁进行严格的修复，以保持胸壁生理功能的稳定性。尽管一些研究小组报道了胸壁切除联合全肺切除术患者的可接受的结果，但他们仍对此持谨慎态度[73]；在一个研究中，9名接受全肺切除联合胸壁切除术的患者中有4人在术后死亡[74]。

Facciolo及其同事[2]报道无手术死亡率，主要并发症发生率为20%，包括房颤、出血、长期漏气和脓胸。40%的患者接受术后放疗，所有N_2期患者均接受术后化疗。总体5年生存率为61%，中位生存期74个月。与N_0患者相比，N_2期患者的5年生存率更低（18% vs. 67%），有统计学意义。浸润深度也影响生存率，胸膜受累5

年生存率为79%，而胸膜、软组织和骨受累5年生存率仅为56%。更有趣的是，在N_0患者亚群中，仅局限于壁层胸膜浸润的肿瘤患者，其5年生存率高达90%。虽然术后放疗的标准尚未明确，术后增加放疗能够提高5年生存率，使其从47%显著提高到74%。

Chapelier及其同事[69]得出了不同的结果。手术死亡率为4%，术后并发症发生率为16%。中位生存期为18个月，2年生存率为41%，5年生存率为18%。N_2期疾病的5年生存率明显低于N_0期或N_1期（分别为0%、22%和9%），2根肋骨以上患者的生存率高于2根肋骨以下患者（$P=0.03$）。仅局限于胸膜的浸润与更深浸润程度相比，更有利于远期生存（$P=0.02$）。高分化肿瘤患者的远期生存率明显优于低分化或未分化肿瘤患者（$P=0.005$）。在本研究中，术后放疗或辅助化疗均未改善生存率。

Burkhart及其同事[21]总结了梅奥诊所的经验，死亡率和发病率略高。手术死亡率6.3%，并发症发生率45%。总体5年精准生存率为39%，其中ⅡB期（$T_3N_0M_0$）患者生存率最高（44%），ⅢA期患者生存率最低（26%）。有趣的是，在他们的研究中，女性的5年生存率显著高于男性（分别为53%和39%），没有淋巴结转移的女性的5年生存率最高（61%）。各组生存率均受浸润深度影响；侵犯胸膜壁层的肿瘤5年生存率为50%，而侵犯软组织的肿瘤5年生存率为35%，侵犯骨组织的肿瘤5年生存率为31%。虽然这些结果没有达到统计学意义，但这一趋势与在其他单位看到的结果一致。在他们的患者中，有10%接受了新辅助化疗和（或）放疗，在接受放疗的患者中，其手术死亡率提高了。治疗前患者的生存率未见改善。

Voltolini及其同事回顾性分析了68例患者的肺切除和胸壁受累的结果[75]。一项多变量分析显示，生存受到淋巴结有无转移、是否完全切除和胸壁浸润深度的影响。淋巴结阴性患者5年生存率为42%，而淋巴结阳性（N_1或N_2）患者5年生存率为17%。仅累及壁层胸膜的患者的5年生存率明显高于侵袭深度更深的患者（43% vs. 9%）。他们有3个患者的边缘呈阳性；没有人能活到随访1年。

Matsuoka及其同事[76]的研究结果报道了类似的结论，他们总结了涉及胸壁的肺切除术的经验。他们还发现，与淋巴结阴性患者相比，N_2阳性患者的5年生存率较低（6.2% vs. 44%），而不完全切除患者的5年生存率较低（14% vs. 34%）。然而，他们没有发现胸壁浸润的深度与预后相关。

在法国Doddoli及其同事[77]报道了来自3个机构的309名患者的结果。在他们的经验中，涉及胸壁的肺切除术的手术死亡率为8%，以及并发症率为33%。他们报道了ⅡB期（T_3N_0）患者的5年生存率为40%，而ⅢA期（T_3N_1或T_3N_2）患者的5年生存率仅为12%。在ⅡB期（T_3N_0）患者中，整体切除术的5年生存率（60%）高于胸膜外切除术（39%）。R_1或R_2切除的影响不能确定，因为他们纳入的病例只包括R_0切除的患者。Downey及其同事总结了斯隆·凯特琳纪念医院的经历，并与其他报道进行了比较[1]。所有接受手术的患者手术死亡率为3%。R_1或R_2患者的5年生存率为4%，与未切除探查患者的5年生存率（0%）相当。接受R_0切除术的患者术后死亡率为6%，5年生存率为32%。进一步分析R_0组显示无淋巴结转移患者生存更有优势；5年生存率$T_3N_0M_0=49\%$，$T_3N_1M_0=27\%$，$T_3N_2M_0=15\%$（$P<0.0003$）。单因素分析，全胸膜外或全胸膜切除后，组织学类型、不同浸润深度对生存率无显著影响。总的来说，完全胸膜外切除后的生存率与完全整体切除术后的生存率没有显著差异。然而，进一步的亚组分析显示，N_0患者在接受额外胸膜切除术和整体胸膜切除术时生存期延长（分别为65个月和21个月，$P<0.01$）。这与Doddoli的上述结果相冲突，在该研究中，ⅡB期患者整体切除后生存率更高[77]。他们还注意到术前、术中或术后给予放疗没有提高生存率。

Magdeleinat及其同事[22]记录的手术死亡率为7%，并发症发生率为36%。可以预见，围术期并发症在老年患者和肺储备有限的患者中更为常见。全人口的精算 5 年和 10 年生存率分别为 21% 和 13%。完全切除和不完全切除后 5 年生存率分别为 24% 和 13%。无淋巴结转移的亚组患者生存率最高。作者注意到，肿瘤未超出胸膜壁层患者的 5 年生存率高于肿瘤超出胸膜壁层进入胸壁的患者（37% vs 15%）。值得注意的是，对于局限于胸膜的患者，切除的类型（胸膜外或胸壁）不影响生存率（分别为 37% 和 31%）。

来自意大利的 Elia 及其同事[78]报道了 110 名患者类似的结果。他们报道的死亡率和并发症分别为 0% 和 28%。需要再次强调的是，淋巴结状况与 5 年生存率密切相关（N_0 为 47%，N_1 或 N_2 为 0%）（表 20-3）。他们还分析了 N_0 患者的手术类型的生存率，发现胸膜外切除术和整体切除术的生存率没有差异。没有关于 R_1 切除术患者生存率的报道，也没有关于按胸壁受累深度划分生存率的分析。

Lee 及其同事[24]最近报道了 107 例 NSCLC 行胸壁切除术的结果。其中 42% 的患者接受了全肺切除术，手术死亡率为 5%，并发症发生率为 21%。非手术死亡患者的 1 年死亡率为 59%。多变量分析发现影响生存的 5 个主要因素为：浸润深度、肿瘤大小、淋巴结状态（N_0、N_1、N_2）、完全切除和辅助治疗的完成。各项研究结果的比较见表 20-3。

十三、总结

综上所述，在可切除疾病的患者中，只有不到 10% 的患者发生支气管肺癌并侵犯胸壁。术前分期是必要的，因为转移性疾病是手术治疗的

表 20-3 肺癌合并胸壁浸润的手术切除结果

作者（日期）	死亡率（%）	发病率（%）	5 年生存率（%）	N_0 的 5 年生存率(%)	N_2 的 5 年生存率(%)	仅累及胸膜的 5 年生存率(%)	累及范围超过胸膜的 5 年生存率(%)	R_1 或 R_2 切除的 5 年生存率(%)
Burkhart 等（2002）[21]	6	45	39	44	26	30	31	N/A
Chapelier 等（2000）[69]	4	16	18	22	0	N/A	N/A	N/A
Doddoli 等（2005）[77]	8	33	31	40	8	45	N/A	N/A
Downey 等（1999）[1]	6	N/A	32	49	15	33	34	4
Elia 等（2001）[78]	0	28	35	47	0	N/A	N/A	N/A
Facciolo 等（2001）[2]	0	19	61	67	18	79	54	N/A
Magdeleinat 等（2001）[22]	7	36	24	25	21	37	15	13
Matsuoka 等（2004）[76]	N/A	N/A	30	44	6	33	36	14
Voltolini 等（2006）[75]	4	N/A	32	42	17（N_1 或 N_2）	43	9	0
Lee 等（2012）[24]	5	21	26	37	5	N/A	N/A	N/A

禁忌证。N_2 期疾病患者不应考虑外科治疗作为初始治疗。如果可以，这些患者应考虑进行综合治疗，可能包括新辅助化疗和（或）放疗，如果看到适当的反应，则在手术后进行辅助治疗。

手术入路可包括仅在肿瘤侵犯胸膜壁层时进行胸膜外切除术，也可包括较深软组织及骨性胸壁侵犯时更广泛的整体切除术。最重要的预测患者长期生存的指标是：是否 R_0 切除、淋巴结有无转移。前和外侧缺损通常需要重建。连枷胸有较大的后方缺损，可能导致肩胛骨功能受限。重建的选择有很多，包括自体组织皮瓣、旋转肌皮瓣和各种假体材料。重建的选择取决于每个患者和他或她的临床情况、外科医师的偏好，以及是否有专门的整形外科辅助。

经过最后的病理诊断为 N_0（ⅡB）的患者远期效果是令人满意的。对于 N_1 或 N_2（ⅢA）的患者术后辅助治疗并没有明确的规范和标准。

第 21 章
前路处理肺上沟占位
Anterior Approach to Superior Sulcus Lesions

Philippe G. Dartevelle　Sacha Mussot　著

崔玉尚　译

一、发展史

宾夕法尼亚大学影像学家 Henry K. Pancoast 最先报道了一例胸膜顶占位伴肩臂疼痛、手部肌肉萎缩和 Horner 综合征的患者,该肿物组织来源不明,综上临床表现被称为 Pancoast 综合征[1]。Tobias 则在 Pancoast 前已经描述此病的解剖和临床表现,并正确地指出该肿瘤是一种周围型肺癌。解剖学上"肺沟"是指从第 1 肋延伸到横膈膜的肋椎沟。Teixeira 总结认为肺上沟位于该凹陷最上部[2]。一般此部位的非小细胞肺癌被特指为 Pancoast 瘤,本章中 Pancoast 瘤专指肺上沟肺癌。事实上肺上沟肿瘤可有良恶性多种类型。此外,该定义意味着没有臂丛或星状神经节受累的证据。Detterbeck 认为若胸壁受累则应仅限于壁层胸膜,或可延伸至肋骨上缘、椎体或锁骨下血管[3],若胸壁受侵部位低于第 2 肋或仅有脏胸膜受侵,则不符合肺上沟瘤的诊断。Macchiarini 及其同事[4]亦报道了导致 Pancoast 综合征的多种病因(框 21-1),因此临床接诊 Pancoast 综合征时必须跟进组织学诊断。

二、临床表现

Ginsberg 及其同事[5]报道,居肺上沟部位的非小细胞肺癌在全部支气管肺癌中不足 5%。该肿瘤可源自上叶,并易侵犯壁层胸膜、胸内筋膜、锁骨下血管、臂丛、椎体或第 1 肋,占位效应决定了临床表现。

前斜角肌前方的肿瘤可侵犯颈阔肌和胸锁乳突肌、颈外静脉和颈前静脉、舌骨肌下腹部、锁骨下静脉和颈内静脉及其主要分支以及斜角肌脂肪垫(图 21-1)。第 1 肋间神经和第 1 肋骨受侵较膈神经及上腔静脉受侵更为常见,故患者常主诉疼痛分布于上前胸壁。

前斜角肌和中斜角肌间的肿瘤可侵犯前斜角

框 21-1　Pancoast 综合征的原因

肿瘤
- 原发性支气管肺癌
- 其他原发性胸部肿瘤:腺样囊性癌
- 血管外皮细胞瘤
- 胸膜间皮瘤
- 转移性肿瘤:喉癌、子宫颈癌、膀胱癌和甲状腺癌
- 血液肿瘤:浆细胞瘤、淋巴肉芽肿、淋巴瘤

感染性病变
- 细菌:葡萄球菌和假单胞菌肺炎、胸腔放线菌病
- 真菌:曲霉菌病、霉样真菌、隐球菌病
- 结核
- 寄生虫:棘球蚴病(包虫囊肿)

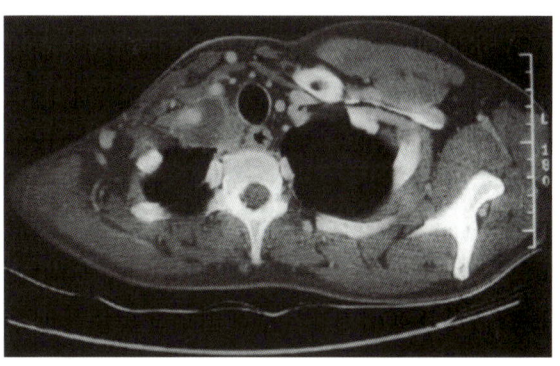

▲ 图 21-1　计算机断层扫描(CT)显示右上叶支气管肺癌居于肺上沟,侵犯胸廓上口及锁骨下静脉

肌（正面观：膈神经即位于其深侧）、锁骨下动脉及其一级分支（除外肩胛后动脉）、臂丛各干及中斜角肌（图21-2）。此位置肿瘤引起的症状和体征与臂丛神经中下干受压或受累有关（如放射至肩及上臂的疼痛及感觉异常）。

中斜角肌后方的肿瘤通常位于肋椎沟内并易侵犯 T_1 神经根、锁骨下动脉后方、椎动脉、椎旁交感神经链、下颈（星状）神经节及椎前肌肉。部分此类偏后肿瘤可侵犯横突（图21-3）或蔓至椎体（仅那些未累及椎管内组织的可行手术切除）。

此类病变属极外周型肺肿瘤，诸如咳嗽、咯血、呼吸困难等肺部症状在疾病早期非常罕见，反倒是沿肋间臂神经（T_2）分布的腋窝及上臂内侧感觉异常或疼痛更为多见。随着肿瘤进展，患者逐渐表现为 Pancoast 综合征。

三、术前检查

任何症状、体征提示胸廓上口受累的患者都应行充分术前评估，明确支气管肺癌的诊断，评估手术治疗的可行性。普通胸部 X 线片上，肺尖部位小肿瘤常被锁骨及第 1 肋遮挡。诊断需依据病史、体格检查、生化指标、胸部 X 线片、支气管镜检查、痰细胞学检查、细针经胸或经皮穿刺活检及胸部 CT（计算机断层扫描）。仅在上述检查结果均为阴性、并要排除胸膜腔转移时方考虑应用 VATS 实现组织学诊断。若 CT（计算机断层扫描）和（或）PET（正电子发射断层扫描）提示纵隔淋巴结肿大，则必须进行纵隔镜检查以排除 N_2 淋巴结转移，N_2 淋巴结阳性的患者多不适合行手术治疗。

神经系统检查、磁共振成像（MRI）或肌电图可用于评估臂丛、膈神经及硬膜外腔受侵的情况。通过静脉血管造影、锁骨下动脉造影、多普勒超声检查（脑血管疾病是椎动脉切除的手术禁忌）或 MRI（图21-4）评估血管是否有侵犯。若评估发现椎间孔可疑受侵，则应加行 MRI 以排除硬膜外间隙受侵的可能（图21-5）。

初步评估还应包括常规心肺功能检查和评价，需行 PET（正电子发射断层扫描）以排除远处转移等手术禁忌。

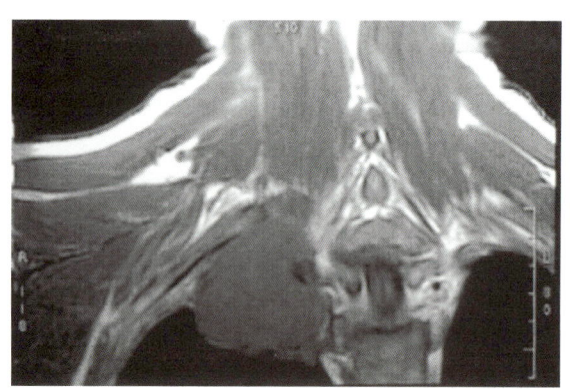

▲ 图 21-2 磁共振图像显示左上叶支气管肺癌侵犯胸廓中央入口及锁骨下动脉

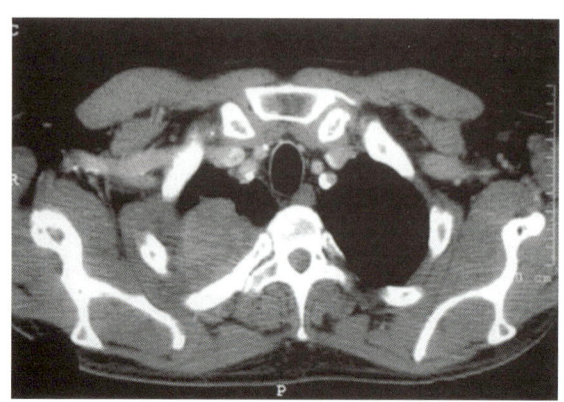

▲ 图 21-3 计算机断层扫描显示右上叶支气管肺癌侵犯第 1 后肋及横突，毗邻肋椎角

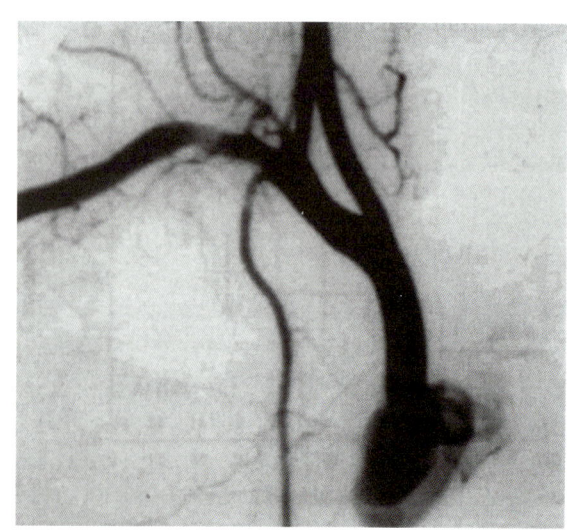

▲ 图 21-4 血管造影显示左锁骨下动脉斜角肌间瘤栓形成

第一部分 胸部手术
第21章 前路处理肺上沟占位

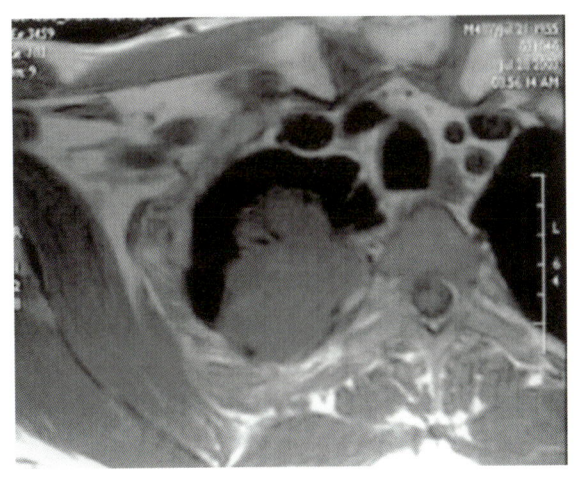

▲ 图 21-5 排除肿瘤侵犯椎间孔的磁共振显像

四、治疗

普遍认为肺上沟肿瘤是快速进展的致命病变。多年以来此类肿瘤被认为无法行根治性手术切除。直到 Chardock 及 MacCallum 进行了一例肺叶切除联合胸壁切除并跟进术后放疗者获得了成功。8 年之后，Shaw 及其同事先行术前放疗（4 周 30~45Gy，照射野包括原发肿瘤区、纵隔及锁骨上区域）后行根治性手术，成功治疗了肺上沟肿瘤。这种放疗 - 手术综合治疗模式比其他方法有更好的疾病控制效果及生存结果，因此迅速成为标准方法。最近，Ginsberg 及同事公布了肿瘤整块切除联合外放疗（术前、术后或围术期均行放疗）的生存获益证据，确定上述方法是肺上沟肿瘤治疗的金标准。手术应整块移除病变所在的上肺及受侵的肋骨、横突、锁骨下血管、T_1 神经根、背侧交感神经链上段及椎前肌肉。

1999 年，我们回顾并总结了治疗肺上沟病变的各种手术入路[8]。一般未侵犯胸廓上口的肺上沟肿瘤可通过 Shaw 等报道的经典后路方法实现整块切除。但后路手术无法直视并充分暴露胸廓上口及肿瘤完整切除的各解剖结构，故累及胸廓上口的肺上沟肿瘤应采用之前描述的经颈前路方法手术切除[9]。

该方法已逐渐被广泛接受，成为胸廓上口的所有良恶性肿瘤的标准手术方式。这种入路亦有利于自前外侧暴露上段胸椎。这种入路的禁忌证包括胸外远处转移、T_1 神经根以上的臂丛受侵、椎管或脊髓鞘膜受侵、斜角肌或胸壁外肌肉广泛侵犯、纵隔淋巴结转移（多灶 N_2 阳性）及进展期心肺疾病。

五、经颈前入路手术要点

需单肺麻醉并监测尿量和体温。健侧建立动脉监测及至少 2 条用于快速补液的静脉通路。患者取仰卧位，颈部过伸偏向健侧，肩后垫高充分暴露手术切口区域。消毒范围上自乳突下至剑突，从患侧腋中线横至对侧锁骨中线。取 L 形颈胸切口，其中垂直部分为胸锁乳突肌前纵形切口，水平部分为锁骨下方沿三角肌 - 胸大肌沟的横形切口（图 21-6）。根据肿瘤位置，可将 L 形拐点降至第 2 或第 3 肋间水平以充分暴露术野。电烧逐层切开，游离胸锁乳突肌胸骨附着部，剔除锁骨舌骨肌及患侧胸大肌上指突锁骨附着部，外翻肌皮瓣，即可充分暴露颈部及颈胸交界结构。

分离肩胛舌骨肌下腹，清扫斜角肌脂肪垫并

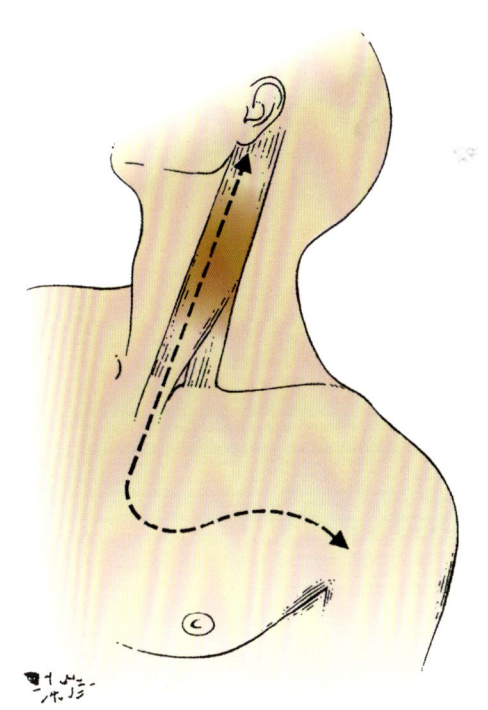

▲ 图 21-6 经颈前入路

引自 Dartevelle PG, Chapelier AR, Macchiarini P, et al: Anterior transcervical-thoracic approach for radical resection of lung tumors invading the thoracic inlet. J Thorac Cardiovasc Surg 105：1025，1993

送快速病理检查，以排除斜角肌淋巴结转移。分离胸骨甲状肌及胸骨舌骨肌后，外科医师用手指沿气管食管沟探查术侧上纵隔淋巴结。然后小心探查肿瘤侵及胸廓上口部分。仅在确定肿瘤可完整切除的情况下方建议切除锁骨内侧段。首先解剖颈静脉并沿其找到并分离锁骨下静脉分支。左颈手术，通常需要结扎胸导管。游离远端颈外静脉及颈前静脉，沿静脉可找到两者汇入无名静脉处。为充分暴露锁骨下静脉必要时可结扎颈内静脉（图 21-7），多数情况下不需结扎颈内静脉。若肿瘤累及锁骨下静脉，则可在近端及远端阻断后实现肿瘤部分切除及血管重建。侵犯无名静脉亦不是绝对手术禁忌。然后，应用电灼法沿第 1 肋斜角肌结节处或距肿瘤安全距离处切断前斜角肌（图 21-8），若肿瘤侵犯上段前斜角肌，则需切断 $C_3 \sim C_6$ 横突前结节附着部分。处理前斜角肌之前，应小心辨识并尽可能保护膈神经，避免不必要的分离或损伤所导致的术后呼吸功能障碍。

解剖并游离锁骨下动脉及其分支（图 21-9）。仅在肿瘤侵犯椎动脉，且术前多普勒超声未见明确颅外血管闭塞时可切除椎动脉。若肿瘤仅推压锁骨下动脉，可行血管外膜下切除；若肿瘤侵犯锁骨下动脉，为保障肿瘤切缘则需切除受侵部分。阻断近端及远端动脉后，可在肿瘤任一侧离断动脉（图 21-10），可使用 PTFE（聚四氟乙烯）人工血管（直径 6mm 或 8mm）进行重建，实际更多为松解颈内动脉及锁骨下动脉后行一期端端吻合。这些操作均在分离胸膜上膜（Sibson 筋膜）后的胸膜腔内进行。

根据肿瘤范围，中斜角肌在第 1 肋或更高

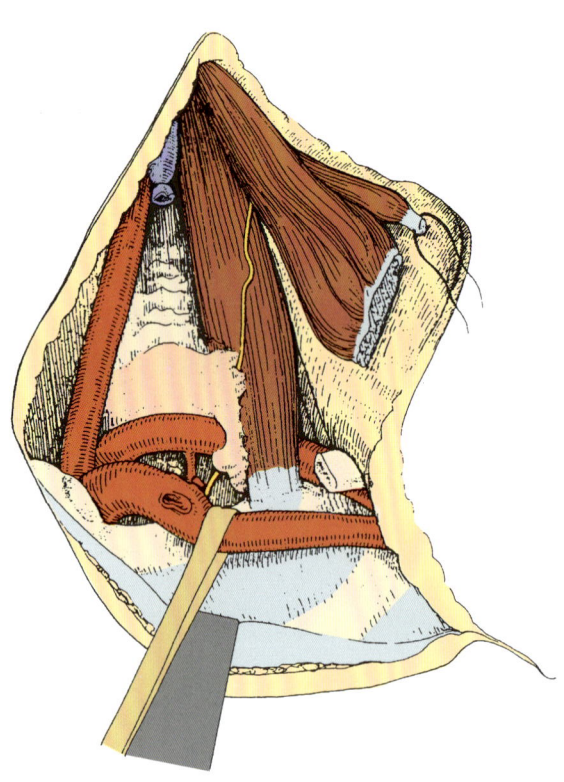

▲ 图 21-7 分离胸锁乳突肌胸骨头及肩胛舌骨肌下腹部后，显示清除的斜角肌脂肪垫及锁骨内侧段；暴露、解剖并分离颈外静脉及颈内静脉有助于暴露锁骨下静脉，从而评估肿瘤的可切除性

引自 Dartevelle PG, Chapelier AR, Macchiarini P, et al: Anterior transcervical-thoracic approach for radical resection of lung tumors invading the thoracic inlet. J Thorac Cardiovasc Surg 105：1025，1993

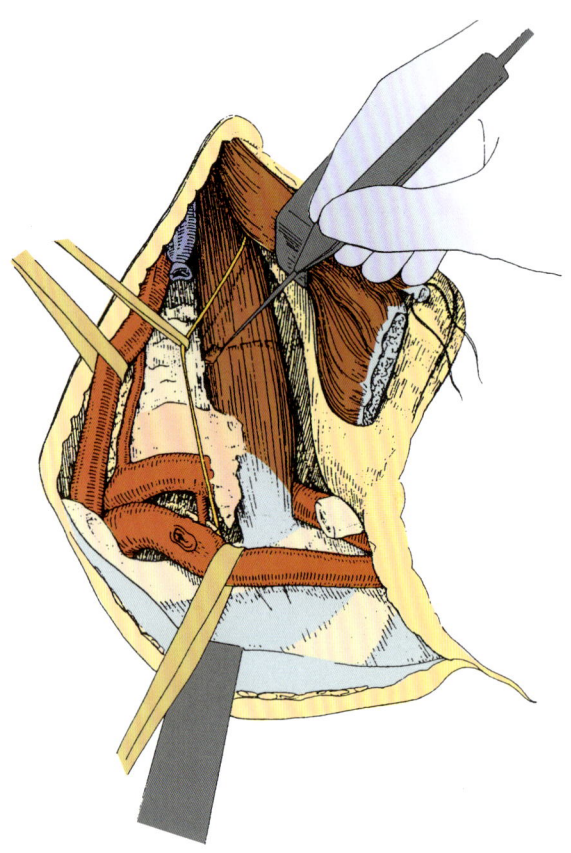

▲ 图 21-8 在第 1 肋骨上缘切开前斜角肌，暴露锁骨下动脉，游离并保护膈神经

引自 Dartevelle PG, Chapelier AR, Macchiarini P, et al: Anterior transcer-vical-thoracic approach for radical resection of lung tumors invading the thoracic inlet. J Thorac Cardiovasc Surg 105：1025，1993

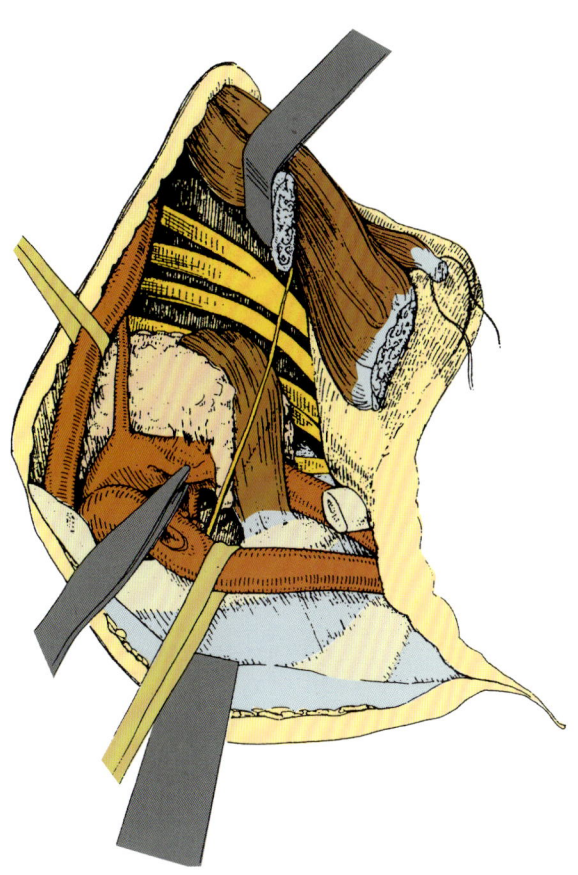

▲ 图 21-9　前斜角肌的收缩可以识别臂丛的肌间神经干

小心解剖锁骨下动脉分支，分离肿瘤与血管（若椎动脉未受侵犯则应保留）（引自 Dartevelle PG，Chapelier AR，Macchiarini P，et al: Anterior transcervical–thoracic approach for radical resection of lung tumors invading the thoracic inlet. J Thorac Cardiovasc Surg 105：1025，1993.）

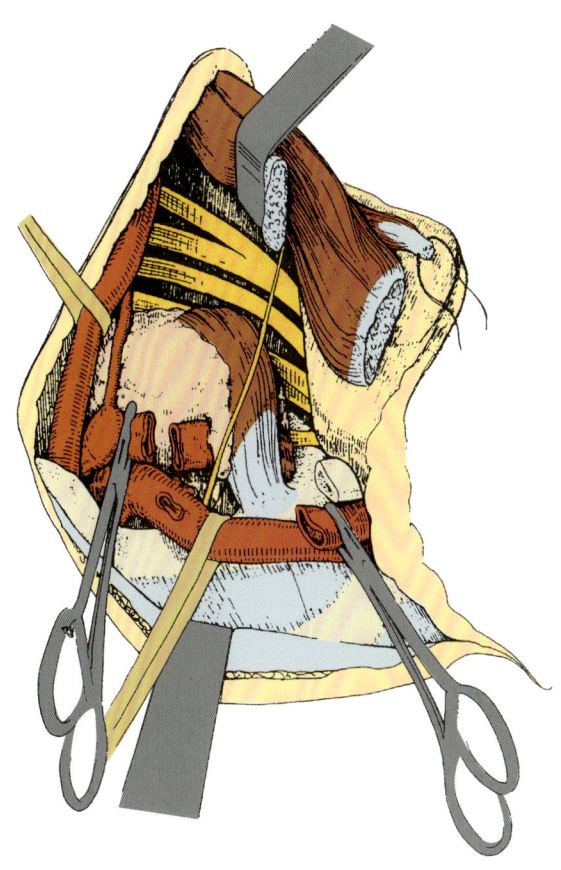

▲ 图 21-10　若肿瘤累及锁骨下动脉，则阻断近端和远端后，切除受侵部分血管

引自 Dartevelle PG，Chapelier AR，Macchiarini P，et al: Anterior transcervical–thoracic approach for radical resection of lung tumors invading the thoracic inlet. J Thorac Cardiovasc Surg 105：1025，1993

的上方被分离。特别是对侵犯胸廓中央入口的肺尖肿瘤，可能需切断中斜角肌附着于 $C_2 \sim C_7$ 横突后的结节部分。依次从外到内解剖游离可很容易辨识 C_8 和 T_1 神经根，并可找到它们汇合形成臂丛下干的位置。然后自 C_7 及 T_1 椎体前缘一并切除患侧椎前肌及椎旁交感神经链和星状神经节（图 21-11）。这可充分清除胸廓上口肿瘤的淋巴引流并暴露椎间孔。T_1 神经根常在 T_1 椎间孔侧方发出并在肿瘤上方近端分叉，尽管累及臂丛肿瘤位置很高，但通常不必游离到 T_1 神经根即可实现神经松解（图 21-12）。应避免胸外侧神经及胸长神经损伤而出现翼状肩胛。

在上肺切除术前先完成胸壁切除术（图 21-13）。在肋软骨交界处离断第 1 肋前外侧弓，第 2 肋中段离断第 2 肋，第 3 肋上缘朝向肋椎角刮平，

逐渐游离标本，离断肋骨与胸椎横突间的肋椎关节的前 2/3。如我们文中所述[9]，虽技术要求较高，可在此空间内进一步完成上肺切除，通常不需额外增加后方开胸。在缝合胸锁乳突肌胸骨附着部后，颈部切口分两层缝合，术侧胸腔放置常规胸管引流。

人们对保留锁骨的功能和美观越来越关注。我们认为保留和重建锁骨的适应证仅限于切除前锯肌及胸长神经者，该情况会导致肩胛骨旋转并向前拉伸。如上述（肩胛骨）与锁骨内侧半切除相结合，将使肩关节向前、向内旋转，导致严重的不美观及功能受损。如考虑到这种情况，则建议斜行切开胸骨柄从而完全保留胸锁关节、关节间盘及肋锁韧带，而不仅是简单的胸锁关节离断，然后使用金属丝穿过锁骨外侧段边缘及分离

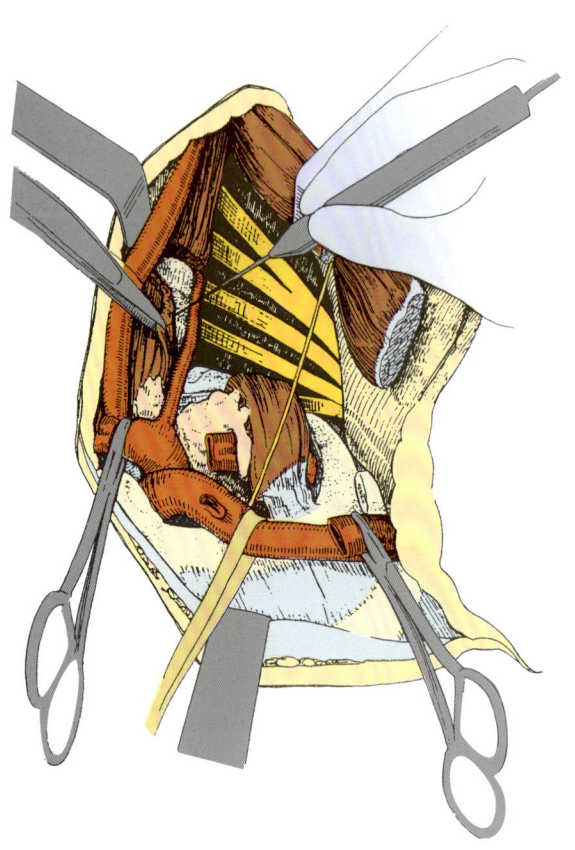

▲ 图 21-11 用骨刀自椎体前方广泛剥离椎前肌，分离并切除星状神经节和背侧交感神经链

引自 Dartevelle PG，Chapelier AR，Macchiarini P，et al: Anterior transcervical-thoracic approach for radical resection of lung tumors invading the thoracic inlet. J Thorac Cardiovasc Surg 105：1025，1993

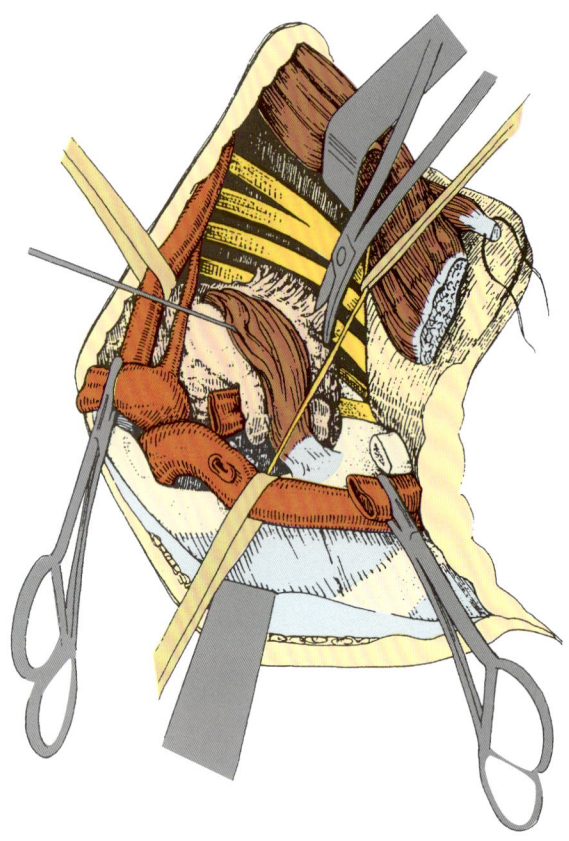

▲ 图 21-12 臂丛神经受累，若累及上干需由内向外行神经松解，若累及下干或神经根则需要切除 T_1

引自 Dartevelle PG，Chapelier AR，Macchiarini P，et al: Anterior transcervical-thoracic approach for radical resection of lung tumors invading the thoracic inlet. J Thorac Cardiovasc Surg 105：1025，1993

的胸骨柄以实现锁骨接骨法。

我们设计了一种切除侵犯椎间孔但未侵入椎管内的肺上沟肿瘤的手术技巧[10]（图21-14）。基本原则是联合经颈前路及后正中入路方法，可实现椎间孔切除及椎管内分离神经根。先经颈前路评估可手术及可切除性，如上所述，所有肿瘤切缘都满足后，患者取俯卧位，取后正中 $C_7 \sim T_4$ 切口逐层打开。

在三层单侧椎板切除后，在椎管内脊髓外鞘部分离神经根。患侧半椎体切除后连同肺叶、肋骨及血管的大标本可通过后切口整体移除（图21-15）。患侧脊柱内固定在所切除半椎体向上及向下各一椎体的椎弓根上。健侧则每节段椎弓根中均置一螺钉（图21-16）。然而，若发现脊髓前动脉通过受侵的椎间孔穿入椎管，则为手术

禁忌。侵犯横突的肿瘤应采用前路手术切除。该术式类似于后路，但操作从前到后，并需将手指放置在 T_1、T_2 横突后方以正确引导凿子（图21-17）。

六、手术并发症与死亡率

手术并发症种类繁多，严重程度各有不同。星状神经节损伤可发生 Horner 综合征，通常临床耐受性较好。其他神经损伤也均可能发生，尽管游离 T_1 神经根可不导致明显的肌肉麻痹，但切除臂丛下干可出现前臂及手部小肌肉的萎缩性麻痹甚至颈部交感神经系统麻痹（Dejerine-Klumpke 综合征）。术前应充分向患者交代此种并发症的风险，牺牲神经可缓解术前疼痛，可能实现肿瘤的根治，并可逐渐代偿适应，故是合理的选择。

第一部分 胸部手术
第 21 章 前路处理肺上沟占位

广泛胸膜粘连、胸壁切除及椎间孔周围静脉渗血可引起血胸。术中精细解剖后应广泛结扎颈部及胸内淋巴管，预防术后发生乳糜胸。如发生血胸或乳糜胸，则需长期带管引流、促进肺膨胀甚至再次手术。

联合经颈及中线切口的患者更易发生术后肺不张及灌注 - 通气不匹配。这是由于胸壁运动障碍和膈神经离断或解剖引起的暂时性麻痹。因此这些患者在术后早期无法自主呼吸。

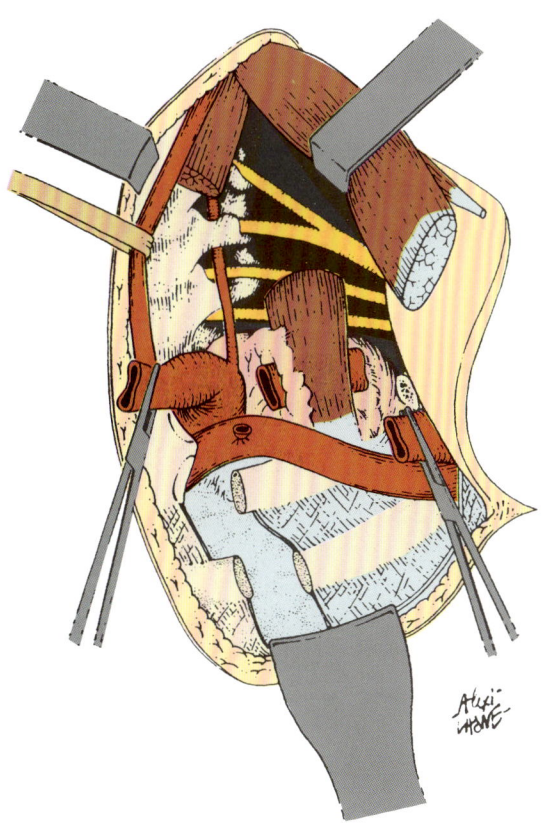

▲ 图 21-13 一旦胸廓上口上方结构与肿瘤分离，向前分离第 1、第 2 肋肋软骨交界处，并在保证肿瘤切缘距离情况下向后离断，于第 3 肋骨上缘至肋椎角划线并向下牵拉
引自 Dartevelle PG，Chapelier AR，Macchiarini P，et al：Anterior transcervical-thoracic approach for radical resection of lung tumors invading the thoracic inlet. J Thorac Cardiovasc Surg 105：1025，1993

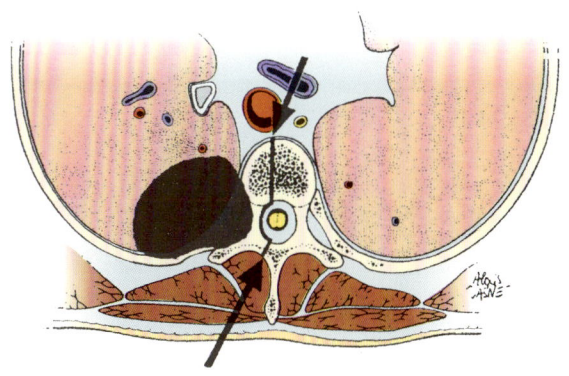

▲ 图 21-15 右侧肺尖肿瘤侵犯肋横突间隙、椎间孔及部分患侧椎体，先经上述经颈前入路游离肿瘤，然后经常规后路行半椎体切除及整块切除手术，箭显示椎体切除线
引自 Dartevelle PG，Chapelier AR，Macchiarini P，et al：Anterior transcervical-thoracic approach for radical resection of lung tumors invading the thoracic inlet. J Thorac Cardiovasc Surg 105：1025，1993

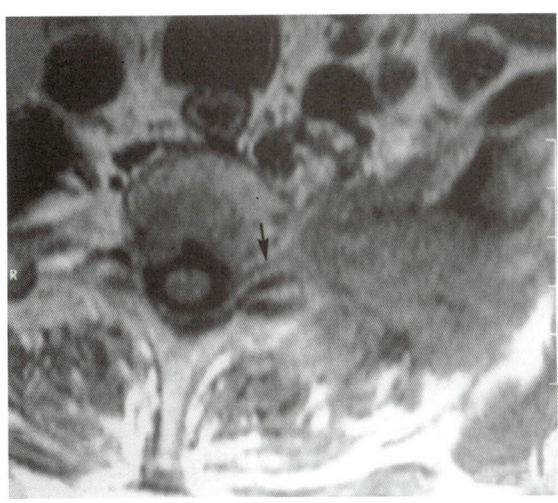

▲ 图 21-14 磁共振图像显示右上叶支气管肺癌侵入椎间孔（箭）但未侵犯椎管内

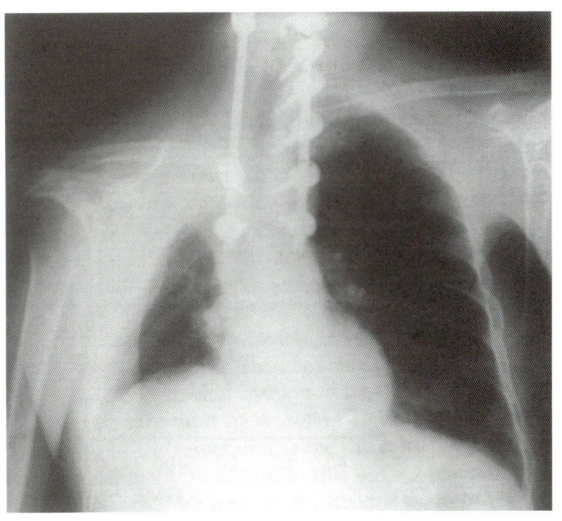

▲ 图 21-16 胸部 X 线片显示双侧脊椎内固定支撑棒
引自 Dartevelle PG：Extended operations for lung cancer. Ann Thorac Surg 63：12，1997

325

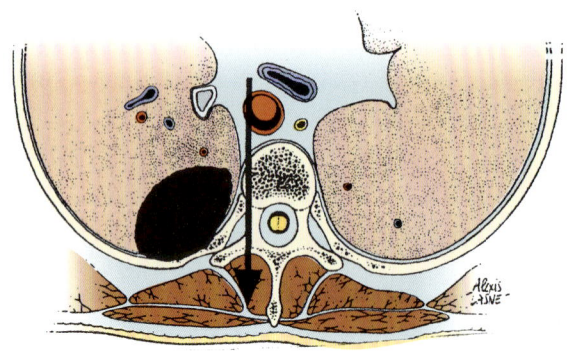

▲ 图 21-17　右侧肺尖肿瘤仅累及后肋，经颈前入路垂直整块切除侧方椎体、肋横突间隙及横突。箭所示为椎体侧方切除线

引自 Dartevelle PG，Chapelier AR，Macchiarini P，et al: Anterior transcervical-thoracic approach for radical resection of lung tumors invading the thoracic inlet. J Thorac Cardiovasc Surg 105：1025，1993.

由于术中扩大胸壁切除，可能损伤膈神经，术后常见肺不张。实现肺组织完全膨胀的方法有：增强通气（必要时的机械通气）、胸管充分引流、积极翻身活动、咳嗽、胸部理疗和吸痰（甚至临时气管切开）清除气道分泌物、充分镇痛及呼吸功能锻炼（鼓励式呼吸功能锻炼仪）。

应合理使用利尿药、避免容量过多导致的术后 ARDS（成人呼吸窘迫综合征）。保留胸管直至确认肺组织完全膨胀并无漏气、胸水引流不多。如有肺膨胀不全伴持续胸膜腔内空腔形成，将最终被渗出液填充，可不予处理。

锁骨下静脉切除术后应抬高术侧前臂，以促进静脉回流及侧支形成（1~2 个月内）。应密切监测桡动脉脉搏以判断锁骨下动脉再通后的通畅性。术前静脉给予负荷剂量肝素后，术后应过渡为口服抗凝治疗 6 个月。

神经系统并发症较少见，如继发于脊髓鞘损伤的脑脊液瘘。如有空气栓塞进入蛛网膜下腔、脑室、大脑中央管和软脊膜腔的风险，可能需要进行脑室 – 静脉分流并再次手术。

七、结果与预后

支气管肺癌源性肺上沟瘤经放疗联合后路手术的 5 年总体生存率为 10%~56%（表 21-1）。Arcasoy、Jett[11] 及 Ginsberg 等[5] 的报道显示无淋

表 21-1　手术治疗肺上沟肿瘤的结果

作者（发表年代）	总例数（N）	5 年生存率（%）	死亡率（%）
Paulson（1985）[15]	79	35	3
Anderson 等（1986）[16]	28	34	7
Devine 等（1986）[17]	40	10	8
Miller 等（1987）[18]	36	31	NS
Wright 等（1987）[19]	21	27	—
Shahian 等（1987）[20]	18	56	—
McKneally 等（1987）[21]	25	51	NS
Komaki 等（1990）[22]	25	40	NS
Sartori 等（1992）[23]	42	25	2.3
Maggi 等（1994）[24]	60	17.4	5
Ginsberg 等（1994）[5]	100	26	4
Okubo 等（1995）[25]	18	38.5	5.6
Dartevelle，Macchiarini（1998）[26]	70	34	—
合计	562	33 ±12*	3.5±3*

* 值为百分比 ± 标准偏差

引自 Dartevelle P, Macchiarini P: Optimal management of tumors in the superior sulcus. In Franco KL, Putman J Jr, editors: Advanced therapy in thoracic surgery. Hamilton，Ontario，1998，BC Decker，with permission

巴结转移组预后最好。我们的报道则显示手术根治率为100%，且无术后死亡或严重并发症[12]，5年生存率为35%，中位生存期为18个月，局部复发率低于1.8%。Fadel等报道整块切除了17例侵犯胸廓上口及椎间孔的非小细胞肺癌，其5年生存率20%，中位生存期为27个月[13]。不良预后因素中，仅淋巴结状态是无病生存的唯一预后指标（框21-2）。我们回顾分析了126例肺上沟肿瘤，90%的病例实现根治切除，中位生存期为28个月，5年生存率为39.3%[14]，其中一例为研究期内死亡。多变量分析显示姑息性切除及锁骨下动脉受累者预后均不良（P=0.01）。我们又总结了近期经整块切除的54例侵犯胸廓上口及脊柱的非小细胞肺癌[27]，其中91%实现病理根治性切除，1年、5年、10年生存率分别为82%、31%、31%。最新的综述和Meta分析已印证了上述结果[28]。总之，上述结果表明肺上沟肿瘤可在有经验的大医疗中心实现根治性手术，死亡率低，生存率尚可。

框 21-2　影响肺上沟肿瘤† 患者生存和无病生存 * 的因素

不良预后因素
- 女性
- 支气管镜检阳性
- 血清 CEA 升高
- Pancoast-Tobias 综合征症状完全
- 淋巴结阳性（N_1～N_3）

不影响预后的因素
- 左右侧或肿瘤位置
- 椎间孔侵犯

---

*. 多变量分析显示仅淋巴结状态对无病生存产生负性影响
†. 肺上沟肿瘤侵犯胸廓上口，并经颈前入路完全切除

第七篇 肺部其他恶性肿瘤
OTHER LUNG MALIGNANCY

第 22 章
肺部其他原发性肿瘤
Other Primary Tumors of the Lung

Dustin M. Walters　David R. Jones　著
田震寰　译

　　大多数原发性肺癌包括组织学变异将在本书的其他章节中描述。有时，胸外科医师必须诊断和治疗一些不常见的原发性肺癌。这些肿瘤往往与常见类型的肿瘤有类似的临床表现，但在治疗上有细微的差别。因此，了解这些肿瘤的特征以及诊断和治疗范例对胸外科医师临床实践很重要。

一、支气管肺类癌

(一) 流行病学

　　支气管肺类癌在所有类型类癌中发生率为25%，占成人原发性肺肿瘤的 1.2%[1, 2]，是儿童最常见的原发性肺肿瘤[3]。整体来说，将所有的类癌都考虑在内，其在男性与女性之间的分布几乎相当。但支气管肺类癌主要见于女性[4, 5]。白种人发病率明显高于黑种人、亚裔和拉美裔患者。与支气管肺癌相比，类癌在年轻患者中更常见，并且患者一般没有明确吸烟史[5]。

　　支气管肺类癌是由神经内分泌细胞引起的，因此被定在神经内分泌系统肿瘤谱中，包括侵袭性大细胞神经内分泌癌和肺小细胞癌。支气管肺类癌按组织学特征可分为典型或非典型。典型类癌占支气管肺类癌的 75%，通常位于中央区，很少发生转移[5]。相比之下，非典型类癌的位置更多见于肺周边，超过 40% 的病例发生转移。非典型类癌随年龄增长更易发生，年龄<30岁的患者很少见[6]。不像高级别支气管肺神经内分泌肿瘤（大细胞和小细胞的变异），典型和非典型支气管肺类癌很少与其他内分泌癌同时发生，但其与乳腺癌和前列腺癌共患的风险略有提高[7]。

(二) 病理学

　　大多数支气管肺类癌位于中央位置，尤其是典型类癌[8]。Fink 等报道，68% 的支气管肺类癌位于大支气管（13% 位于主支气管，55% 位于叶支气管），其余 32% 位于周边位置[8]。由于中央优势，这些肿瘤常在支气管镜下可见，无蒂，因血管密度不同而呈现为红棕色至蓝棕色的支气管内肿块，表面光滑。大体病理检查可见典型的类癌切面为白色或灰色，无出血或坏死。相比之下，非典型类癌往往位于肺的外周。大体病理检查，非典型类癌切面呈灰白色，也可呈棕褐色、粉红色、黄褐色或红色[11]。

　　世界卫生组织肺神经内分泌肿瘤分类基于形态学和组织学特征，其对肿瘤行为和预后有明确影响[12]。神经内分泌肿瘤谱包括低级别典型类癌、中级别非典型类癌和高级别大细胞和小细胞癌。典型类癌肿瘤细胞有丝分裂象＜2个/10个高倍视野（HPF），无坏死迹象，肿瘤最大径＞0.5cm。最大径＜0.5cm的肿瘤为微小类癌，本章后面会讲到。非典型类癌可见2～10个有丝分裂象每10个HPF，有坏死。图22-1显示出典型和非典型类癌的组织学形态。相比之下，大细胞癌和小细胞癌每10个HPF中含有＞10个有丝分裂象，这一特征可以在其他形态学基础上进一步区分。虽然世界卫生组织分类将这4种亚型分在支气管肺神经内分泌肿瘤下，但组织病理学和免疫化学研究结果均支持这一分类，支气管肺类癌与恶性程度高或高级别的神经内分泌肿瘤不同[13]。

Gustafsson及其同事[13]提出了一个单独的术语——弥漫特发性肺神经内分泌细胞增生（diffuse idiopathic pulmonary neuroendocrine cell Hyperplasia，DIPNECH）。这种罕见的癌前状态，以肺神经内分泌细胞和神经上皮细胞增殖为特征。当这种增殖延伸至基底膜外，这一组细胞被称为肺微小类癌。这些肺微小神经内分泌细胞结节样类癌增生＜5mm，对于那些增生＞5mm肿瘤结节则分类为类癌。DIPNECH也可以是一种自适应反应，见于生活在高海拔地区，对肺损伤产生反应的人，如闭塞性细支气管炎[14]、慢性咳嗽[15]或肺间质疾病[16]患者。DIPNECH、肺微小类癌和类癌的主要区别见表22-1。

（三）遗传学和生物化学

分子遗传学分析证实，多个基因参与类癌的形成和发展。其中一个重要的基因机制是杂合性缺失（LOH），可发生于多个染色体，包括但不限于3p、5q21（MCC/APC）、9p21（p16基因）、11q13[1型多发性内分泌癌（MEN1）基因]、13q14[视网膜母细胞瘤（RB）基因]和17p13（p53基因）[17,18]。染色体3p上的杂合性缺失在支气管肺神经内分泌肿瘤患者中最为常见，可见于40%的典型类癌和73%的非典型类癌[18]。p53突变和5q21缺失见于高级别肿瘤，并与较差生存率相关[17,18]。

已知支气管肺类癌可作为家族内分泌癌综合征的组成部分，家族内分泌癌综合征即MEN1，临床很罕见。MEN1基因突变灭活约见于47%的典型类癌和70%的非典型类癌[19-21]。最近的一项研究评估了129例MEN1患者，发现其中6例（5%）初步诊断曾被诊断为支气管肺类癌[22]。另外还有32名患者进行胸部计算机断层扫描（CT）复查，其中12例（38%）发现可疑肺结节疑诊为支气管肺类癌，有4例组织学证实为类癌。本研究证明MEN1患者支气管肺类癌的发病率比之前认为的要高得多。因此，建议MEN1患者自20岁开始，每3年接受一次胸部CT进行支气管肺类癌筛查[22,23]。

p53基因（17p13染色体）除众多其他功能外，在保持基因组稳定性方面还发挥重要作用。4%

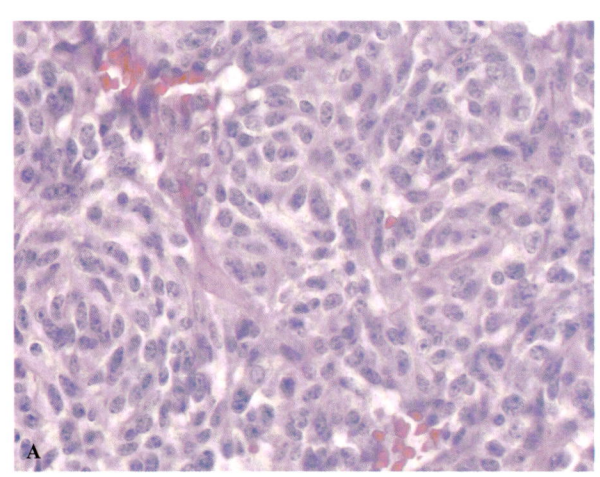 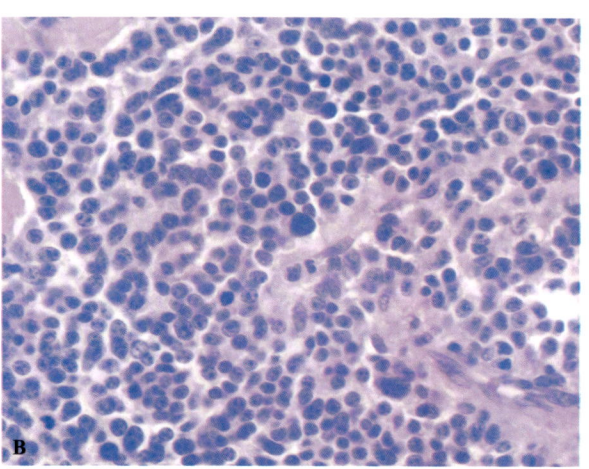

▲ 图 22-1　典型和非典型类癌的组织学形态
A. 典型类癌HE染色；B. 非典型类癌HE染色

表 22-1　类癌及相关肿瘤的病理标准

肿瘤类型	部　位	淋巴结转移	大体病理检查	组织学/WHO 分型
DIPNECH	多变	无	结节性支气管壁增厚	不超出基底膜
微小类癌	多变	无	病灶小，外观类似类癌	呈类癌样，但病灶 < 0.5cm，核分裂象非常罕见
典型类癌	中心型	少见	白色或灰色，伴有极小的坏死或出血	< 2 个核分裂象 /2 平方毫米，病灶 > 0.5cm，坏死少见
非典型类癌	周围型	常见	灰白色，部分呈现棕褐色、粉红色、红色或黄褐色	2～10 个核分裂象 /2 平方毫米，病灶 > 0.5cm，坏死常见

DIPNECH. 弥漫性特发性肺神经内分泌细胞增生；WHO. 世界卫生组织

典型类癌及 29% 非典型类癌中检测到 p53 位点杂合性缺失或异常表达 [24, 25]。Kobayashi 等 [26] 评价了 p53 蛋白在数例支气管肺类癌取样细胞中表达频率，发现典型类癌中没有任何表达；而 20% 非典型类癌样本中有表达。

（四）临床表现

支气管类癌的临床表现取决于肿瘤的大小和位置；鉴于类癌在中央区发生比例高，大多数患者有症状表现。最常见的症状是咳嗽、咯血、呼吸困难、喘息、肿瘤阻塞管腔导致的复发性上呼吸道感染或肺炎。与分泌的生物活性产物不同，这些症状在诊断前可能已经出现了很多年，几乎完全反映了病变的解剖位置 [27]。虽然一些支气管肺类癌的患者最初可能有类癌综合征 [28]（腹泻、潮红、支气管收缩和心力衰竭），通常这是非常罕见的 [8]。有时，支气管肺类癌会分泌促肾上腺皮质激素（ACTH）（库欣综合征）[29]、生长激素 [30] 或其他生物活性物质。类癌是异位 ACTH 分泌最常见的原因之一 [31]。框 22-1 列出了类癌引起的常见内分泌疾病。25% 的患者没有症状 [32]，因此，许多这样的肿瘤是偶然发现或从未被发现的。丹麦的一项人群研究表明，24% 的典型类癌及 7% 的非典型类癌是在尸检时才发现的 [27]。

（五）诊断

1. 影像学

支气管肺类癌胸部 X 线片（CXR）无特异性表现，但可表现为肺门或肺周孤立的、界限明确的肿块，偶尔伴有肺不张或阻塞性肺炎。发现可疑病变应进一步行胸部 CT 检查，CT 是首选的影像学诊断手段，可用于确定肿瘤的大小、位置以及可能累及的淋巴结。在 CT 上，类癌表现为界限清楚、均质的、球形/椭圆形的支气管内肿块（图 22-2），这些肿块影响或导致远端气道阻塞 [33]，没有毛刺。典型类癌通常富含血管，常见于中央位置。相反，非典型类癌通常位于外周，30% 伴有钙化 [10]。

大多数支气管肺神经内分泌肿瘤（80%）可见生长抑素受体表达，主要是 SST_2 受体 [34]。生

框 22-1　支气管肺类癌引起的常见内分泌疾病

　　类癌综合征
　　库欣综合征
　　肢端肥大症
　　高钙血症
　　低血糖症

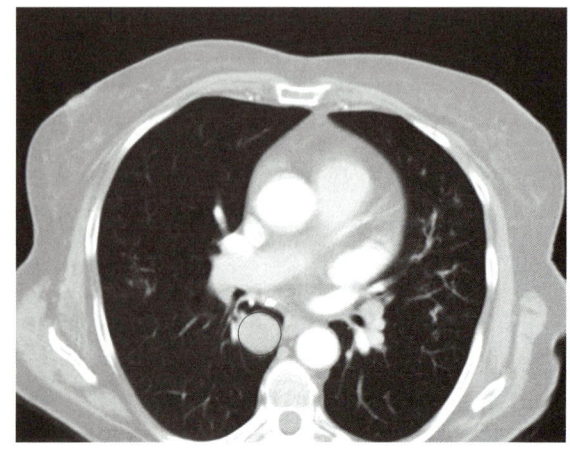

▲ 图 22-2　典型类癌的胸部 CT

生长抑素受体闪烁显像（SRS）与放射性同位素标记的生长抑素类似物（[111]In-奥曲肽和[111]In-兰瑞肽）可用于定位支气管肺类癌或转移性癌性病变。然而，只有 2/3 的类癌 SRS 检查呈阳性，而 CT 检查对原发性和转移性病变均显相清楚[35]。病理为良性的肿瘤也可以出现 SRS 假阳性结果。考虑到这些局限性及 CT 扫描的优势，SRS 很少用于支气管肺类癌的诊断或检查。

正电子发射体层成像（PET）在诊断支气管肺类癌中的作用不像 CT 或 SRS 那样明确，但已在几个小型、单机构研究中进行了系列分析，可能对某些患者有益。PET 的功能是检测肿瘤细胞内放射性标记生物分子[最常见的是[18]F-氟脱氧葡萄糖（FDG）]的积累。既往认为，单灶支气管肺类癌患者 FDG-PET 经常出现假阴性结果，因为它们在 FDG-PET 上代谢率通常是低的[36]。但是近年来，FDG-PET，尤其是与 CT 联合使用时，在某些患者，尤其是那些非典型类癌患者的分期方面显著改善[37]。与非典型类癌相比，典型类癌通常表现出明显较低的平均标准摄取值（SUV）。Chong 等[38] 回顾了 FDG-PET 扫描典型类癌（$n=2$）和非典型类癌（$n=5$）的最大 SUV。典型类癌 SUV 范围为 3.2～3.4，2 个标本肿瘤摄取量均低于纵隔。5 个非典型类癌标本中有 3 个的 SUV 值（4.0～7.1）高于纵隔。5 个非典型类癌中有一个病灶最大 SUV 测量值 1.7，同侧肺门淋巴结 SUV 测量值 11.2[38]。FDG-PET 另一个潜在优势是确定淋巴结和远处转移的能力，虽然有些情况下不能确定[37, 39]。综上所述，FDG-PET 的作用正在发生变化，未来它可能会在一些特定患者的体检中发挥作用，尤其是那些疑似非典型类癌的患者。考虑到 FDG-PET 扫描中假阴性结果的可能性，对 CT 上可疑的类癌病变应予以治疗。

2. 支气管镜检查

确定位于支气管内或中央位置的肿瘤，诊断上下一步应做支气管镜检查。Rivera 等[40] 回顾了近 3800 例中央支气管内病变的患者发现，纤维支气管镜检查发现中央病变整体敏感性是 88%。如前所述，大部分是支气管肺类癌（75%）位于中央位置，因此易于用支气管镜进行评估。最近，对于那些不适合用标准的支气管镜技术进行活检的患者，电磁导航性支气管镜（ENB）已被证实是一种获得周围病变组织的有效方法。在最近的一项研究中，ENB 能够使 48 例有此类病变，需要进一步行侵入性手术的高危患者中 37 例（77%）确立诊断[41]。在支气管镜下，类癌通常表面光滑，外观呈明显红褐色。应努力进行活检以确定诊断，尽管区别典型和非典型类癌有时是具有挑战性的，因为通常通过灵活的支气管镜获得的组织样本通常很小[42]。由于 5%～20% 的典型类癌和 30%～70% 的非典型类癌发生局部淋巴结转移，手术时应行淋巴结切除术以确定准确分期[11]。此外，还有文献中报道，有几例类癌支气管镜检查活检过度诊断为小细胞癌[43]。最好能仔细评估苏木精和伊红染色切片核有丝分裂象个数，以得到准确的诊断，因为不同的类型肿瘤治疗方法上有很大的不同。

过去，支气管镜类癌活检一种令人恐惧的并发症是大出血。然而，最近的一些研究已经证实此种并发症发生率很低，活检被认为是一种安全的手段。回顾 587 例进行纤维支气管镜或硬质支气管镜活检检查的患者，15 例患者有明显出血（2.6%），其中仅有 4 例（0.7%）继发大量不可控出血需要急救干预[44]。活检前黏膜注射肾上腺素可减轻出血风险。如果出血严重，难以控制，钕：钇铝石榴石（Nd：YAG）激光很有效[45, 46]。如果是标准支气管镜检查和 ENB 技术无法成功的周围肿瘤活检，CT 引导下经皮穿刺活检，胸腔镜手术和开胸是另一种选择。

3. 肿瘤标记物

5-羟色胺和尿 5-羟吲哚乙酸（5-HIAA）是众所周知的类癌活性激素类标志物；但他们不具有特异性。血浆中嗜铬粒蛋白 A（CgA）升高是支气管类癌相对敏感（75%）的标志物[47]。对于肾功能不全和萎缩性胃炎以及接受质子泵抑制药治疗的患者，必须考虑到由于这些原因导致 CgA 升高从而产生假阳性结果的可能。在临床实践中，没有证据表明肿瘤标志物水平测量值增加对患者治疗的价值；因此并不经常进行该检测。

(六) 分期

肺癌 TNM（肿瘤、淋巴结、转移）分期仍然是支气管肺类癌使用最广泛的分期方法[48]。Fink 等分析了 142 例支气管肺类癌，其中 128 例是典型类癌，14 例是非典型类癌。与非典型类癌（N_0=43%，N_1=29%，N_2=14%，N_3=14%）相比，典型类癌较少发生淋巴结转移（N_0=87%，N_1=10%，N_2=3%）。肺癌的其他组织学类型，对支气管肺类癌来说，N_1 定义为同侧肺门淋巴结受累，N_2 定义为同侧纵隔淋巴结受累，N_3 疾病定义为对侧或远处淋巴结转移。没有发现典型类癌患者出现 N_3 淋巴结受累。发现 2% 典型类癌和 21% 非典型类癌出现远处转移（M_1）[8]。

近期意大利一项大规模的研究[49]回顾性地分析了 252 例患者，其中 174 例为典型类癌，78 例为非典型类癌患者，在 38 年间，96% 的典型类癌患者都没有出现淋巴结转移，3.4% 的患者出现 N_1 期淋巴结转移，0.6% 出现 N_2 期淋巴结转移。相反，72% 的非典型类癌患者没有出现淋巴结转移，17% 的非典型类癌患者出现 N_1 期淋巴结转移，11% 非典型类癌患者出现 N_2 期淋巴结转移。因此，典型类癌很少发生淋巴结转移，而非典型类癌通常伴有 N_1 或 N_2 期淋巴结转移——再次证实了这 2 类肿瘤不同的生物学特性。表 22-2 是对前面提到的 2 项研究和其他相关研究的总结。

(七) 治疗

1. 手术

完整手术切除并保留正常肺组织仍然是支气管肺类癌的唯一治愈性治疗方法[13]。当考虑支气管肺类癌时，有 3 种手术目标：①完全切除肿瘤（R_0 切除）；②尽可能保留肺实质组织；③同侧或纵隔淋巴结分期取样切除。

中央位置典型类癌应使用保留肺实质的切除术，如袖状切除，或解剖肺段切除术[50-51]。由于局部复发罕见，典型类癌手术治疗不需要大范围切除[49]。Ferguson 及同事的一项多中心回顾性研究发现，对于周围典型类癌，广泛的非解剖楔形切除或节段切除是合理的，因为局部复发的可能性较低[52]。此外，对于没有淋巴结转移证据的典型类癌患者，可行袖状支气管切除术，而不切除肺实质也被报道过[53]。

大多数人同意，在可能的情况下，典型类癌行非解剖性切除术是可以接受的手术方式。非典型类癌的手术方法通常是肺叶切除术，很少行全肺切除术。袖状肺叶切除术是全肺切除术的一种合理的替代方法，且这种方法是首选的方法[54]。鉴于非典型类癌淋巴结转移倾向更大，建议行更广泛和更积极的切除（肺叶切除术、双叶切除术和全肺切除术）和淋巴结清扫[55-57]。

支气管肺类癌手术切除应行同侧纵隔淋巴结清扫或取样[49]。行淋巴结清扫的必要性是由淋巴结转移的可能性决定的，典型类癌的发生率为 4%~13%，非典型类癌的发生率为 28%~67%[8, 49, 50, 58]。

2. 内镜治疗

有研究报道，对于高选择性的腔内典型类癌患者，采用 Nd：YAG 激光切除或机械性肿瘤切除的支气管内介入治疗具有良好的局部控制能力和较低的复发率[59]。Bertoletti 及其同事对 18 例患者（均为典型的类癌、绝对的腔内病变、无淋巴结浸润证据）进行了纤维支气管镜和冷冻治疗。监测患者 55 个月，7 年有 1 例复发，无长期并发症。最近的一项回顾性研究将 25 例内镜治疗的患者与 48 例手术切除的患者进行了比较，2 组死亡率无差异[61]，2 组均未见复发。虽然这些结果令人鼓舞，但目前的标准治疗是手术切除，支气管内切除术应留作因医学风险因素不适合手术干预患者的备选治疗。

3. 放射、化疗和靶向治疗等辅助疗法

支气管肺癌对放疗反应不佳，这种治疗方式通常在手术切除不可行时使用，或在切除不完全时作为辅助治疗[13, 62]。

典型类癌行切除术后，无论淋巴结状况如何，辅助化疗都不起作用。对于非典型类癌患者，化疗可作为辅助手段，但通常有效率较低[63]。推荐以铂类为基础的联合辅助化疗方案，主要是基于非典型类癌与其他非小细胞肺癌（NSCLC）相似的适应证，是否出现 N_1 或 N_2 淋巴结转移。到目前为止，还没有专门针对非典型类癌的作

表 22-2 比较典型和非典型类癌的研究摘要

作 者	年	BP类癌	病例	N₀	N₁	N₂	5年生存率（组织学）	10年生存率（组织学）	5年生存率（淋巴结阴性）	10年生存率（淋巴结阴性）	5年生存率（淋巴结阳性）	10年生存率（淋巴结阳性）
Fink 等[8]	2001	典型	128	111	13	4	89%	82%	n/a	n/a	n/a	n/a
		非典型	14	6	4	2	75%	56%				
Filosso 等[50]	2002	典型	75	69	2	4	97%	93%	92%	87%	85%	52%
		非典型	38	24	7	7	77%	52%				
Cardillo 等[58]	2004	典型	121	107	14	0	99%	n/a	100%	n/a	90%	n/a
		非典型	42	15	18	9	70%	n/a	100%	n/a	59%	n/a
Garcia-Yuste 等[68]	2007	典型	569	517	32	20	97%	92%	97%	92%	100%	66%
		非典型	92	59	14	19	78%	67%	83%	70%	60%	60%
Rea 等[49]	2007	典型	174	167	6	1	n/a	93%	n/a	87%	n/a	50%
		非典型	78	56	13	9	n/a	64%				
合计		典型	1067	971	67	29	89%~99%	82%~93%				
		非典型	262	160	56	46	70%~77%	52%~67%				

BP. 支气管肺

用、药物或剂量方案的临床试验数据。

尽管细胞毒性化疗方案取得的成功有限，但最近的证据表明，针对哺乳动物的雷帕霉素[64, 65]、血管内皮生长因子[66]和血小板来源生长因子[67]的靶向治疗可能是有效的，尽管还需要更多的临床数据支持。

（八）预后

随着胸部影像学研究数量的增加，以及成像质量技术的增强，支气管肺类癌发病率有所增加。尽管可以认为早期发现了所有类癌肿瘤，但对 SEER 数据库回顾显示，在过去 30 年中，所有类癌（包括非典型类癌）患者的 5 年生存率在下降。生存率下降的原因尚不清楚，但可能与非典型类癌发生率的增加有关。

众所周知，与非典型类癌相比，典型类癌预后较好。这种差异主要是由于 2 种组织形态在肿瘤生物学上的差异所致。最近的研究表明，典型类癌患者的 5 年和 10 年生存率分别为 89%～99% 和 82%～93%。相比之下，非典型类癌患者的 5 年和 10 年生存率分别为 70%～77% 和 52%～67%[8, 49, 50, 58]。

淋巴结受累对非典型类癌的预后意义重大，已经有多项研究都证实了这一点（表 22-2）。非典型类癌淋巴结阳性患者 5 年生存率为 59%～60%，淋巴结阴性患者为 83%～100%。然而，对于典型类癌，是否存在淋巴结转移与生存率无关[58, 68]。

二、微小类癌

（一）流行病学

微小类癌是肺神经内分泌细胞的结节性增生，超出基底膜，但小于 5mm；那些增生超过 5mm 的被归类为类癌[13]。微小类癌和类癌在文献中长时间写在一起，但两者之间的关系还未确定。研究已经表明在正常肺中可存在微小类癌或与类癌相关的微小类癌[69, 70]。也有支气管周围[71]和肺门[72]孤立淋巴结转移的病例报告，这表明微小类癌可能具有肿瘤潜能。在每一种情况下，大体淋巴结检查正常；然而，显微镜下病理检查发现转移。

（二）病理

微小类癌由 Kulchitsky 细胞发育而来，Kulchitsky 细胞是支气管和细支气管黏膜中的增生性神经内分泌细胞。肿瘤可单发或多发，最大径 < 5mm，呈类癌样外观。有人认为，这些细胞分泌神经肽，可引起支气管周围反应，导致肺部纤维化疾病[14, 73, 74]。

（三）临床表现和诊断

大多数肺微小类癌没有症状，即使有多个小肿瘤存在，也是偶然才被发现。肺部症状、功能障碍和影像学异常有时可归因于多发性小肿瘤[75]。回顾性分析 28 例患者发现，多发结节患者最常出现咳嗽（59%）和呼吸困难（47%）；然而，41% 的患者在发现时没有任何症状。几乎一半（47%）的多发结节患者是非吸烟者，但 59% 的患者在肺功能测试中表现为阻塞性功能障碍[75]。

（四）治疗

对微小类癌的治疗尚未达成共识。如果在病理检查中发现切除边缘有微小类癌，则不建议进一步手术切除。如果微小类癌与支气管肺类癌有关，则根据类癌的组织学特征和分期决定适当的治疗方法。对于微小类癌患者应进行临床监测，因为一些人认为，在极少数情况下，它们会发展成为真正的类癌；然而，目前证据存在相互矛盾[76-78]。

（五）预后

向类癌进展的风险，虽然未被证实，但至少是不常见的，尽管有文献报道转移进展[71, 72]，这是一个非常罕见的事件。微小类癌继发肺纤维化疾病的风险很小。一项研究表明，当微小类癌与真正的类癌同时发生时，多中心病灶性可能导致预后较差[79]。大多数微小类癌患者病情将持续稳定而不需要额外的治疗。

三、原发性肺唾液腺型肿瘤

（一）流行病学

原发性肺唾液腺型肿瘤是一种少见的、低级

别胸腔内恶性肿瘤，约占所有肺肿瘤的 0.2%[80]。这些肿瘤包括腺样囊性癌（ACC）、黏液表皮样癌（MEC）和混合性肿瘤（ACC 和 MEC）[81]（表 22-3）。假设这些肿瘤起源于支气管树的黏膜下腺，可能与外分泌腺的结构同源[81,82]。

Molina 等对 62 例原发性肺唾液腺型肿瘤患者进行回顾性分析，发现 ACC 是最常见的组织学类型（64.5%），其次是 MEC（32.3%）和混合性肿瘤（3.2%）[83]。这些结果与既往系列研究结果基本一致，尽管在一些系列研究报道中 MEC 是最常见的组织学类型。ACC 患者通常比 MEC 患者年龄更大（54 岁 vs. 40 岁，$P=0.02$），更可能有吸烟史或目前吸烟[83]。

（二）病理

在支气管镜下或肉眼检查时，MEC 通常外观光滑，呈典型的粉红色、灰色或棕褐色。相比之下，ACC 通常是外部生长，边界不清，可能溃烂或浸润周围组织。在组织学检查中，MEC 患者可见黏液细胞与不同比例的表皮样细胞、透明细胞及"中间"细胞结合[83]。已有数个针对 MEC 的分期系统，其中 Brandwein[84] 和武装部队病理研究所（AFIP）[85] 系统是 2 种比较常用的分期系统。Brandwein 系统是一个三级分级系统（低、中、高），它为不同的组织学特征指定不同的评分。囊内组分（< 25%），小巢或岛状浸润，或核异型性为 2 分。淋巴/血管浸润、骨浸润、每 10 个 HPF 大于 4 个有丝分裂象、神经膜周围播散或坏死，应给予 3 分。这些分数的总和将 MEC 分为低（0 分）、中等（2～3 分）或高（4～21 分）级别[84]。同样的，AFIP 系统也是一个基于积分的系统：囊内成分或神经侵犯计 2 分，坏死或有 > 4 个有丝分裂象/10 个 HPF 计 3 分，退行性变计 4 分，再次进行积分，肿瘤分为低（0～4 分）、中（5～6 分）、高（7～14 分）级别[85]。表 22-4 是这些评分系统的总结。

ACC 显示不同程度的导管型细胞及肌上

表 22-3 原发性肺唾液腺型肿瘤

肿瘤类型	部 位	病理描述	痰液细胞学结果	治 疗
ACC	气管、支气管、肺	肌上皮细胞、导管型细胞	阴性	手术、放疗
MEC	支气管	黏液细胞、表皮细胞、透明细胞、间充质细胞	阴性	手术
混合瘤	气管、支气管	兼有 ACC 和 MEC 的特点	阴性	手术

ACC. 腺样囊性癌；MEC. 黏液表皮样癌

表 22-4 肺黏液表皮样癌的分级系统

	Brandwein 等[84]	AFIP[85]
参数	囊内成分 < 25%（2 分） 小巢/岛状浸润（2 分） 核异型性（2 分） 淋巴/血管浸润（3 分） 骨浸润（3 分） > 4 个有丝分裂象/10 个 HPF（3 分） 神经周围播散（3 分） 坏死（3 分）	囊内成分（2 分） 神经侵犯（2 分） 坏死（3 分） > 4 个有丝分裂象/10 个 HPF（3 分） 退变（4 分）
分级	低级别：0 分 中级别：2～3 分 高级别：> 4 分	低级别：0～4 分 中级别：5～6 分 高级别：7～14 分

AFIP. 美国军事病理研究所；HPF. 高倍镜视野

皮细胞，并根据其主要的结构模式进行分级。Perzin[86]和Szanto[87]分级系统，1级肿瘤以管状为主，无实体成分，2级肿瘤以筛状为主，实体成分＜30%，3级肿瘤实体成分＞30%。另一种常用的分级系统是由Spiro等讨论而来[88]，将1级肿瘤描述为以管状或筛状为主，仅有少量固体成分，2级肿瘤描述为50%为固体成分，3级肿瘤描述为大部分为固体成分。表22-5总结了ACC的评分体系。

（三）临床表现

大多数唾液腺型肿瘤是支气管内病变，主要发生在大气道，虽然很少有关于原发性肺周围ACC的报道[81, 89]。临床症状通常与肿瘤所处中央位置继发的腔内梗阻或腔外压迫有关。

Molina等回顾性分析了49例MEC和115例ACC患者，发现最常见的症状为咳嗽、呼吸困难、咯血、喘息和发热。呼吸困难（60% vs. 35%）和喘息（42.5% vs. 30%）在ACC患者中比在MEC患者中更常见[83]。

（四）诊断

除非肿瘤阻塞气道，否则胸部X线摄影很可能表现正常。特别的影像学研究为胸部CT，可以对ACC、MEC的腔内及腔外范围进行更详细的了解[90]。鉴于原发性唾液腺型肺肿瘤发病以中央心位置为主，纤维支气管镜是主要的诊断方式，可以直接显示肿瘤并提供组织诊断的机会。

（五）治疗

1. 手术

完整外科手术切除仍然是ACC和MEC唯一有效的治疗方法，应尽可能保留肺实质。考虑到ACC易于在黏膜下和神经周围扩散，术中冰冻切片可用于确认切缘阴性[91]。应该注意的是，ACC有沿神经周围纵向扩散的倾向，在某些情况下，可能无法保证显微镜下切缘阴性。在这种情况下，如果进一步切除会危及气管支气管吻合的成功，外科医师应抵制进一步切除的诱惑[92]。最近一项对原发性肺唾液腺型肿瘤患者的回顾研究显示，最常使用的切除术是肺叶切除术（44%）、气管切除术（26%）和全肺切除术（19%）。为保留肺实质，应考虑袖状切除。由于这些肿瘤的高复发率（23%～27%），在可能的情况下，应该以R_0切除术为目标。对于复发的患者，重复切除效果好，远期生存率高[93]。

2. 支气管镜治疗策略

Brutinel等总结了支气管内Nd：YAG激光治疗缓解支气管内梗阻的2年经验。116名参与研究的患者中，8人患有ACC。当这些患者接受激光治疗以缓解病情时，与更常见的肺癌患者相比，他们的症状持续时间更长。如果可能，支气管内激光治疗应先于放疗，因为放疗引起的水肿可能会暂时加重气道阻塞。支气管内近距离放射治疗可用于复发性ACC，具有良好的姑息性治疗效果。

3. 辅助治疗

ACC对辐射相对敏感，放射治疗对MEC的作用则更具争议。可能实现ACC完全反应的显著相关剂量≥60Gy[99]。对于ACC患者，放射治疗的作用通常是在辅助治疗，特别是在姑息性手术切除、切缘阳性时[83]。但是，也有报道称放射治疗是ACC的主要治疗方法，可获得完全的临床反应和长期无病生存[100, 101]。一般建议对中央部位ACC病变采用辅助放疗，无论是R_0、R_1还是R_2切除[102]。

ACC或MEC的化疗作用尚未明确，但转移性ACC可考虑化疗。Hotte等开展了一项Ⅱ期联

表 22-5　腺样囊性癌分级标准

等　级	Perzin 等[86]和 Szanto 等[87]	Spiro, Huvos[88]
等级 1（低）	主要为管状，无固体成分	主要为管状或筛状，少量固体成分
等级 2（中）	主要为筛状，＜30%为固体成分	50% 固体成分
等级 3（高）	固体成分＞30%	主要是固体成分

合研究，评估伊马替尼（格列卫）在 ACC 中的抗肿瘤活性，已知其表达高水平的 c-kit。在参与研究的 16 名患者中，有 15 人有可评估的反应。两周期后，9 例病情稳定，6 例病情进展。因此，常规给伊马替尼对 ACC 患者的治疗无作用[103]。

（六）预后

原发性肺唾液腺型肿瘤预后明显优于非小细胞肺癌，因为这些肺肿瘤被认为是低度恶性肿瘤。有研究报道，ACC 的 5 年和 10 年生存率分别为 55%~79% 和 39%~57%[83, 94]。而 MEC 的 5 年和 10 年生存率分别为 88% 和 88%[83, 94]。MEC、ACC 患者生存曲线见图 22-3。

肿瘤分级既是 MEC 预后的标志，也是决定 MEC 辅助治疗的因素之一[104]。Yousem 和 Hochholzer 报道，低级别 MEC 肿瘤患者生存率为 95%，并发现近 25% 的高级别 MEC 肿瘤患者出现复发[104]。淋巴结转移率与肿瘤分级有关，低分级 MEC 肿瘤为 2%，高级别 MEC 肿瘤为 15%，表现为区域淋巴结转移[82]。

四、原发性肺肉瘤

原发性肺肉瘤是一种罕见肿瘤，仅占肺癌的 1%。它们必须与更常见肉瘤肺部转移、原发性肺肉瘤样癌和累及肺的弥漫性恶性间皮瘤进行鉴别[105, 106]。准确采集病史非常重要，特别是要确认患者没有癌症病史。病史和体格检查也应侧重于寻找隐匿性肿瘤。但最终，组织活检对做出准确诊断至关重要。

既往认为，真正的肉瘤和含有肉瘤成分的癌之间的区别一直比较模糊，这使得较老的文献难以理解。2004 年，世界卫生组织为更好地界定这些区别，更新了原发性肺肉瘤和类似病变的分类。世界卫生组织确定了一组低分化非小细胞癌，其中包含肉瘤或肉瘤样成分，并将其标记为"肉瘤样癌"。2004 年世界卫生组织肉瘤样癌分类为 5 个不同的亚组：多形性癌、梭形细胞癌、巨细胞癌、癌肉瘤和肺母细胞瘤[105]。在后续的原发性肺肉瘤节和目前文献中保持了它自己的分类。

（一）原发性肺平滑肌肉瘤

原发性肺平滑肌肉瘤可发生在肺的几个区域，包括肺动脉（10%）、支气管（20%）和肺实质（70%）[107]。对 18 例原发性肺平滑肌肉瘤患者的回顾性分析显示，患者平均年龄 50 岁（范围为 5—76 岁）。大多数患者无临床症状，肿瘤是偶然发现的。大体病理检查，病灶边界清楚，灰白色，坚固，有弹性[108]。典型组织学表现见图 22-4。Moran 等根据细胞学表现将这些病变分为低、中、高级别。低级别肿瘤细胞呈梭形，增殖有序，多形性极小，有丝分裂象少，无出血或坏死。中级别病变维持有序增殖模式，但细胞异型性增加，偶见多形性，有丝分裂象较多。高级别病变细胞高度分化，多形性和异型性明显，有

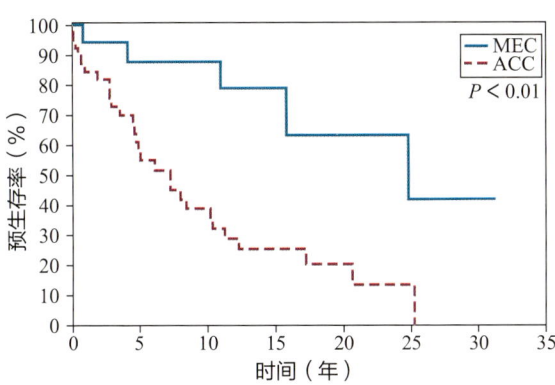

▲ 图 22-3 MEC 与 ACC 患者的 Kaplan-Meier 生存曲线

（引自 Molina JR, Aubry MC, Lewis JE, et al: Primary salivary gland-type lung cancer: spectrum of clinical presentation, histopathologic and prognostic factors. Cancer 110:2253–2259, 2007.）

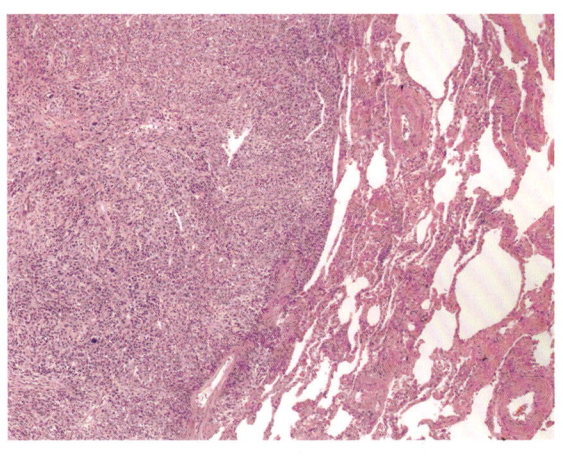

▲ 图 22-4 肺平滑肌肉瘤组织学表现

丝分裂象多，有出血和坏死。影像学上，肺平滑肌肉瘤通常边界清楚、平滑或分叶肿块，可表现为瘤内出血或坏死[109, 110]（图22-5）。

鉴于原发性肺平滑肌肉瘤的罕见性，治疗上几乎没有共识。最常见的治疗方法是根治性手术切除，其他肺部肉瘤也是如此[111]。放疗和化疗对原发性肺平滑肌肉瘤的有效性缺乏证据支持。但阿霉素和异环磷酰胺被认为是治疗软组织肉瘤最有效的药物[112]。分级是最重要的预后指标之一。在一项研究中，与低级别或中级别病变相比（研究结束时6例患者均存活，平均随访6年），高级别病变的预后明显较差[9例患者中有8例（89%）在确诊后2年内死亡][108]。

（二）原发性肺滑膜肉瘤

原发性肺滑膜肉瘤是一种间充质梭形细胞瘤，占肺恶性肿瘤的0.5%。肿瘤可能来自肺实质、支气管树或肺动脉[113]。大多数肿瘤是周围性的，偶有支气管内病变[114, 115]。诊断时患者的中位年龄为40岁，男女之间无统计学差异[116, 117]。大体病理检查，肿瘤为软性黄褐色肿块，常伴有坏死、出血和囊性改变，组织学上与其他软组织滑膜肉瘤无明显区别[108]。分子检测有一种特征性t（X；18）染色体易位，这些肿瘤出现的概率为90%，可以确证诊断[115]。此外，存在2种胚胎肿瘤标记物，即上皮膜抗原和波形蛋白，可能有助于区分原发性肺滑膜肉瘤与其他病变[113]。

与其他肺部肉瘤患者相似，大多数肺部滑膜肉瘤患者发现时没有症状。当出现症状时，咳嗽（21%）、胸痛（20%）和咯血（20%）是较为常见的症状[113]。滑膜肉瘤肺部转移比原发性滑膜肉瘤更常见；因此，在治疗前必须排除转移性疾病。原发性肺滑膜肉瘤的标准治疗方法是根据手术时的表现进行手术切除和辅助放疗或化疗。滑膜肉瘤对阿霉素和异环磷酰胺具有化学敏感性，总有效率为24%[118]。肿瘤有局部复发倾向，并扩散至胸壁、心包、椎旁软组织、膈肌和腹部[105]。原发性肺滑膜肉瘤患者总体预后较差，5年总体生存率为50%[119]。预测原发性肺滑膜肉瘤预后较差的危险因素有：发病年龄20岁及以上，肿瘤最小径>5cm，切除不完全，有丝分裂象多[113]。

（三）原发性肺上皮样血管内皮瘤

肺上皮样血管内皮瘤，曾被称为血管内细支气管肺泡肿瘤，是一种原发性肺肉瘤，目前认为其是一种中低级别的血管肿瘤。肺上皮样血管内皮瘤发生于年轻患者，女性比男性更常见[120]。大体病理检查，肿瘤呈灰白色或灰褐色。切面呈软骨密度，偶见钙化。肿瘤组织学上有独特的外观，黏液透明基质、上皮样细胞短索和巢相间[105]。

该病术前诊断仍很困难，大部分的诊断都是通过手术活检标本病理做出的。免疫组织化学染色显示含有因子Ⅷ相关抗原的恶性细胞胞浆弥漫性染色，证实了肿瘤细胞的谱系[120]。约50%的患者出现与其他肺肿瘤类似的非特异性呼吸系统症状（咳嗽、呼吸困难或胸痛）。影像学检查常发现双侧多发结节，偶有钙化[121-124]。

由于原发性肺上皮样血管内皮瘤很罕见，尚无关于标准治疗策略的数据。单侧结节的患者，楔形切除似乎与解剖性切除获得了相似的生存率[120]。淋巴结取样对预后评估的价值是未知的，因为只有少数患者有淋巴结转移[125]。双侧结节患者接受了多种治疗，从干扰素α-2a[126]到硫唑嘌呤[127]，再到多个楔形切除[128]、无治疗。Bagan及其同事支持采用肺移植治疗具有血管侵袭性和胸腔积液的肺上皮样血管内皮瘤患者，因

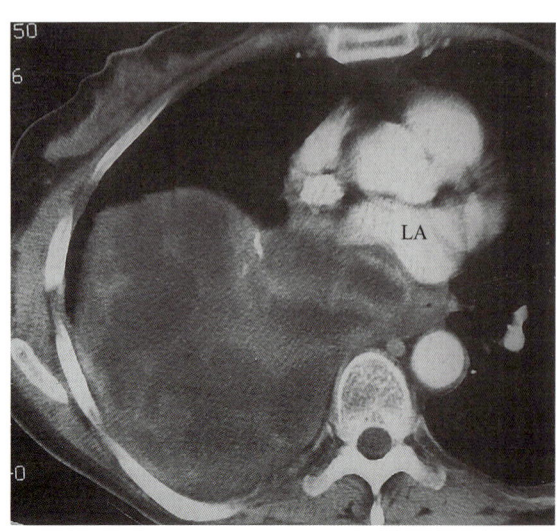

▲ 图22-5 平滑肌肉瘤的组织学切片

为这些患者的预期寿命不足 1 年[120]。

患者预后在一定程度上取决于转移部位；但与其他肺癌不同，肺上皮样血管内皮瘤患者肺和肝同时出现病变并不一定意味着转移。也可能是肝脏中第二个并发的原发性上皮样血管内皮瘤。这在移植界很重要，因为外科医师在肝血管内皮瘤的移植中并不认为肺部病灶是转移[129]。Bagan 等指出，目前肺癌的分期系统对原发性肺上皮样血管内皮瘤的预后没有预测作用，并提倡通过临床和影像学表现来指导预后[120]。肺上皮样血管内皮瘤可分为 2 组：①无症状结节患者，中位生存期为 180 个月；②有血管内皮细胞增殖症状（肺泡出血、咯血、血性胸腔积液）患者，生存情况明显较差，预期寿命一般不足 1 年[120]。

（四）原发性肺血管肉瘤

恶性血管肿瘤非常罕见，血管肉瘤占所有肉瘤的比例不足 1%[130]。肺血管肉瘤通常是皮肤或皮下组织、乳房、肝脏或心脏肉瘤转移的结果。原发性肺血管肉瘤有隐匿性生长模式的特点，发现时肿瘤就表现为广泛的局部浸润和血行转移[131]。从人口统计学角度看，血管肉瘤通常发生于中年人。肿瘤发生与放射治疗以及接触氯乙烯和砷有关[132]。

组织学上，这些病变可以模拟癌组织，并显示细胞角蛋白阳性[133]。一些患者可能有双侧浸润，从而掩盖了肺出血。最常见的临床表现是咯血[133]。影像学上，病变通常表现为双侧多发结节[134]。

手术治疗仍然是原发性肺血管肉瘤的主要治疗方法，首选根治性切除。血管肉瘤对放疗敏感。紫杉醇具有抗血管生成和凋亡作用，已证实对血管肉瘤有效。血管肉瘤患者的预后很差，大多数患者在发现的最初几个月内死亡[130]。

五、原发孤立性肺浆细胞瘤

（一）流行病学和病理学

髓外浆细胞瘤是一种非常少见的浆细胞来源肿瘤。这些肿瘤大多发生在头颈部；在罕见病例中，它们可能以单发结节的形式出现在肺内，也可能以叶状实变或弥漫性肺浸润的形式出现[136]。Joseph 和他的同事[137]评估了 19 例原发性肺浆细胞瘤，发现男女发病率相同，患者确诊时的中位年龄是 42 岁。

（二）临床表现和诊断

患者要么表现为无症状，要么有咳嗽、气喘或呼吸短促等非特异性肺部症状[136]。原发性肺浆细胞瘤很难诊断。临床医师应进行肺结节或肿块的检查，包括 CT 扫描。最常见的情况，诊断是在肿瘤切除后的组织病理学检查才做出的。

（三）治疗和预后

原发性肺浆细胞瘤治疗通常是单独手术切除，或手术切除加化疗或放疗的联合治疗。一篇总结 19 例肺浆细胞瘤患者治疗的综述发现，临床使用了各种治疗方法：手术（n=11）、放射治疗（n=3）、手术联合放疗（n=3）、手术联合化疗（n=2）。作者认为手术和放射治疗均有效，治疗后局部复发率低[137]。孤立性肺浆细胞瘤随着时间推移偶尔会发展为多发性骨髓瘤[138, 139]。因此，一旦确诊，就必须进行全面的评估，以排除全身性疾病。切除后应密切监测患者的血清和尿蛋白电泳、骨骼和骨髓检查[136]。

六、原发性肺淋巴瘤

（一）流行病学

原发性肺淋巴瘤并不常见，在肺癌[140]及恶性淋巴瘤[141]中不足 1%，约占结外淋巴瘤的 3.6%[142]。原发性肺淋巴瘤发病高峰年龄是 60—70 岁，男女分布相等[143]。免疫抑制是淋巴瘤发生的危险因素之一，这一点已得到充分证实[144]。

（二）病理

绝大多数原发性肺淋巴瘤是 B 细胞来源。62 例原发性肺癌淋巴瘤的临床研究显示，其中 58 例是 B 细胞来源，2 例是 T 细胞来源，2 例来源不确定[143]。B 细胞黏膜相关淋巴组织（MALT）淋巴瘤是主要的肿瘤类型。大多数 MALT 淋巴瘤都是低级别，但少数病例可能会转化成更高级别肿瘤[145]。

（三）临床表现和诊断

Graham 及其同事[145]报告了 18 例患有原发性肺淋巴瘤患者。患者确诊时常见的肺部症状包括咳嗽（50%）、呼吸困难（39%）和胸痛（17%）。另外，一些患者可出现全身疲劳症状（11%）和体重减轻（6%），20% 患者无症状。

（四）治疗

一旦诊断出原发性肺淋巴瘤，必须进行适当检查明确分期以排除胸外疾病。包括附加影像学检查，骨髓活检和实验室检测（乳酸脱氢酶和 β_2- 微球蛋白）[146,147]。对于 CT 引导活检诊断的孤立原发性肺 MALT 淋巴瘤，临床观察是唯一的治疗，根据症状和影像学进展为未来可能的疾病进展保留治疗。如果诊断是在楔形切除或肺叶切除术后确定的，切缘阴性，没有证据表明向高级别转化或其他部位转移，确定为完整切除，不需要进一步治疗。如果有残留病灶、对侧胸廓病灶、高级别淋巴瘤或胸外转移，则应考虑化疗，少数情况应考虑放疗[145]。

（五）预后

Cordier 等[148]报道，低级别原发性肺淋巴瘤 5 年生存率为 94%，高级别淋巴瘤的中位生存期为 3 年。Ferraro 等[149]报道，原发性肺部 MALT 淋巴瘤的 5 年生存率为 68%。

七、原发性肺黑色素瘤

（一）流行病学

原发性肺黑色素瘤是最罕见的原发性肺部肿瘤：英文文献中仅有几十例报道[150,151]。由于这些肿瘤的稀缺性，其临床表现、自然病史、治疗和预后方面均不确定。

（二）病理

做出原发性肺黑色素瘤的诊断并将其与更常见的转移性黑色素瘤区别开来并非易事。作者建议，诊断原发性肺肿瘤需要几个标准：①支气管上皮下见黑色素瘤细胞"巢"；②黑素瘤细胞侵袭支气管上皮；③孤立性肺肿瘤；④无皮肤、黏膜或眼部黑色素瘤病史；⑤彻底检查未发现隐匿性黑色素瘤的证据。尽管如此，对于该病变是否为肺原发性病变仍存在争议。争论的核心是，有人认为原发性肺黑色素瘤的发生必须有一个含有黑色素的前体细胞；然而，尚未证实在正常的气管支气管树有含黑色素的细胞[150]。尽管如此，仍有假设认为，由于气管与咽和食管有共同的胚胎学起源，而咽和食管都是已知会发生原发性黑色素瘤的地方，因此原发性肺黑色素瘤是残余成黑素细胞导致的。

（三）诊断和临床表现

Ost 及其同事对 20 例病例回顾性分析，发现原发性肺黑色素瘤的常见症状为咳嗽（50%）、咯血（40%）和阻塞性肺炎（25%）。值得注意的是，30% 的患者无症状（病变是偶然发现的）。25% 的患者出现体重减轻、盗汗或发热等全身性症状[150]。除了确定原发性肺黑色素瘤的病理外，还必须对患者进行全面评估，以排除任何其他原发性来源。

（四）治疗

如果遇到肺黑色素瘤，经过彻底检查，确定原发病变部位，适当的治疗方法是解剖切除（通常是肺叶切除术）加淋巴结清扫术[150]。

八、原发性肺癌肉瘤

（一）流行病学和病理学

原发性肺癌肉瘤曾被认为是原发性肺肉瘤，但由于两者组织学组成不同，这类肿瘤现已有自己的命名。癌肉瘤为包含癌性和肉瘤性成分的混合物，通常见于中老年人[155-157]。

（二）诊断

由于细胞角蛋白和波形蛋白抗体的存在，可以很容易地区分癌与肉瘤性肿瘤成分，因为这些抗体对诊断癌肉瘤肿瘤标志物的反应存在差异[155]。术前很少诊断出癌肉瘤。有时可用痰细胞学检查做出诊断，存在结节时，可通过经皮肺穿刺活检做出诊断[159]。

（三）治疗和预后

对于原发性肺癌肉瘤，最常用的治疗方法是完整手术切除，切缘清晰。Huwer 及其同事[155]主张，对于原发性肺癌肉瘤，应给予化疗和放疗（治疗软组织肉瘤的标准方式），认为预后在很大程度上取决于肿瘤的肉瘤性成分。

由于原发性肺癌肉瘤有向远处转移的倾向，且局部复发率高，其预后较差[160, 161]。Petrov 等[162] 报道的 5 年生存率为 49%，平均生存期为 37 个月。

第 23 章
继发性肺肿瘤
Secondary Lung Tumors

Michael Friscia　Melissa Culligan　Joseph Friedberg　著
张　晔　译

包括所有组织和器官在内，肺是位于肝脏之后，第二常见的肿瘤性疾病发生部位，20%～54%的癌症患者在其自然病史的某一时刻会出现肺转移（框 23-1 和框 23-2）。在没有胸外转移的情况下（即在大约 25% 的播散期的患者中），回顾性数据显示：如果患者选择合适，无论组织学如何，完全切除可使患者的生存率增加。单独切除或联合化疗达到治愈的病例已有报道[1, 2]。手术形式的姑息治疗可以改善生活质量。对于一些患者，手术可能具有辅助作用，例如确诊残存的肿瘤，使其能够获得挽救性治疗或获得用于靶向治疗分子检测的足够组织标本。

一、转移瘤切除的历史

在 19 世纪，欧洲文献中就有关于转移性肿瘤的肺切除术的零星报道。这些报道中的第一份是在 1855 年由法国外科医师 Sédillot 发表的，他切除了胸壁肿瘤并切除了累及肺部的病变[3]。Weinlechner 在 1882 年报道了一例肋骨肉瘤肺转移患者，该患者在肉瘤切除时有两处偶然发现的肺转移[4]。Kronlein 报道了第一例复发性胸壁肉瘤伴肺转移并在肺转移瘤切除术后长期存活的病例。该患者在确诊后存活了 7 年，最终死于肺部疾病复发[5-7]。

美国第一例，也许是最著名的一例择期肺转移瘤切除病例报道是在 1933 年由 Barney 和 Churchill 发表的[1]。在切除肾细胞癌后不久，他们注意到患者的肺结节，此前在胸部影像学中发现并被认为是肺结核灶，但其尺寸增加了 1 倍。这个现在被认为是转移灶的病变经放射治疗后疗效不佳，在切除该结节后，患者存活了 23 年，最终死于冠心病，尸检时未发现肿瘤复发的证据。尽管很早就发现（在 19 世纪后期）切除转移灶可以改善生存，但直到 40 年后，欧洲的 Divis 才将转移瘤切除作为单独一项手术，却未见到类似的结果[8]。在此后不久的 20 世纪初，美国的

框 23-1　最常转移至肺的原发灶部位*
• 乳腺
• 结肠
• 肾
• 子宫
• 前列腺
• 口咽癌

*.常见是因为发病率高

框 23-2　最倾向于肺转移的肿瘤
• 绒毛膜癌
• 骨肉瘤
• 睾丸肿瘤
• 黑色素瘤
• 尤因肉瘤
• 卡波西肉瘤

Torek 和 Tudor Edwards 在文献中也做出了类似报道[9, 10]。

这些早期的及其他类似报道为肺转移瘤切除术的普遍接受铺平了道路。虽然起初的手术适应证只针对那些孤立性转移的患者，但随着时间和经验的积累，外科医师开始进行更积极地转移瘤切除术。1947 年，Alexander 和 Haight 报道了第一宗 24 例接受肺转移瘤切除术的病例[11]。在该系列中，他们报道了一名患有梭形细胞神经源性肉瘤的年轻女性。1939 年，该患者因肺转移瘤接受了右下肺叶切除术。1940 年，该患者出现复发并接受了左上肺叶切除术。这篇文章第一次定义了肺转移瘤切除的标准，包括原发肿瘤的控制，无胸腔外受累以及足够的肺功能储备。

国际肺转移登记处（IRLM）旨在尽最大努力评估肺转移瘤患者。IRLM 成立于 1991 年，在北美和欧洲累计纳入了 5206 例患者。这一具有里程碑意义的研究表明，完全切除，长期无病生存和单一病变与更好的长期生存率相关。这项研究和其他研究有助于制定肺转移瘤切除术的标准，并判断术后预期的生存率[12-14]。

二、肺转移瘤的病理生理

1889 年，英国外科医师 Stephen Paget 观察到转移性疾病遵循非随机模式。他对具有各种原发肿瘤的患者进行尸检，提出了"特定肿瘤中的因子对特定靶器官中的某些因子具有亲和力"的假设。随后，理论不断进化并试图解释转移到特定器官的倾向性。"级联传播"理论假设单一器官代表第一个播散部位，然后是系统性播散[15]。这种转移性级联反应被认为是一系列复杂的事件并最终导致转移的产生。级联的初始阶段包括肿瘤通过血管新生不断生长，这是在肿瘤细胞和局部宿主细胞分泌的生长因子的刺激下产生的。肿瘤生长的侵入阶段涉及源自宿主和肿瘤组织的蛋白水解酶（基质金属蛋白酶、胶原酶、丝氨酸蛋白酶、半胱氨酸蛋白酶）在局部的产生和活化。这些酶可降低细胞黏附，刺激细胞迁移，增强化学性和随后的肿瘤细胞分离。

转移很可能是在细胞脱离原发肿瘤后开始的。通常，上皮细胞会经历失巢凋亡（细胞凋亡），因为一旦它们与母体组织分离，细胞-细胞相互作用就会丧失。转移细胞被认为通过与其他肿瘤细胞或宿主细胞形成细胞-细胞附着并通过抑制失巢凋亡的蛋白质的过表达来抵抗失巢凋亡。

从细胞外空间到血管腔的运动被称为血管内渗。癌细胞已被证实可通过局部释放细胞外基质降解蛋白（基质金属蛋白酶）来降解基底膜，促进迁移到淋巴和循环系统。一旦进入循环系统，肿瘤细胞必须避免被宿主免疫系统识别和破坏。循环中只有 0.1% 的肿瘤细胞会进而产生转移灶[16]。癌细胞得以存活的机制包括人类白细胞抗原（HLA）Ⅰ下调（免疫细胞识别的介质）和免疫原性抗原的缺失。癌细胞也通过免疫抑制细胞因子的产生来下调免疫系统。有证据表明，肿瘤细胞周围可形成血栓，保护这些细胞免受血液中的免疫和生理压力[17]。

肿瘤细胞与肺血管系统结合，通过血小板诱导的反应刺激内皮细胞回缩[18]。肺被认为是大多数器官引流的首要毛细血管过滤器，其丰富的毛细血管网络为定植提供了理想的环境。肿瘤细胞从循环系统进入间质的运动被称为血管外渗。基底膜突破会以类似于血管内渗的方式发生。

一旦外渗，肿瘤细胞可能保持静止或进行增殖。增殖和局部侵袭需要新血管形成，这是由促血管生成因子在细胞内外表达上调所诱导的。表皮生长因子（EGF）、血小板衍生生长因子（PDGF）和转化生长因子-α（TGF-α）在新环境中促进肿瘤细胞增殖。另一方面，宿主器官会产生抑制剂，如 TGF-β、乳腺抑素和双调蛋白，以防止转移灶植入。针对这些物质的研究正在进行中，以期评估其抑制转移的能力。

（一）转移瘤是否会转移

据报道，转移灶的转移需要遵循与原发性肿瘤转移相同的步骤：血管生成、血管内渗、停滞和血管外渗。1975 年，Hoover 和 Ketcham[20] 通过实验证明转移灶确实具有转移能力。在这个实验中，小鼠的原发肿瘤在肺转移发生后被切除。

然后将这些小鼠与正常的同源个体一起进行联体共生。在无肿瘤的个体中出现了转移，这一发现支持转移瘤会再转移的理论。此外，尸检和实验数据都明确了转移瘤再转移的概念[21]。在肺转移癌进行解剖性肺切除及淋巴结清扫的患者中会出现胸腔内淋巴结转移的情况，尤其是肾细胞癌（46.6%）[22]和结肠癌（9.8%）[23]，也进一步证实了这一理论。但另一方面，Sugarbaker及其同事采集了部分健康的肺组织并将其移植到已确定肺转移的小鼠体内。他们的研究结果表明并没有继发性肿瘤产生的证据，由此推论转移瘤并不会转移。

转移瘤是否会转移仍是未解之谜，对于肿瘤学家和外科医师来说仍然是一个挑战，因为他们力争于为肺转移瘤患者提供最佳治疗方案和正确的治疗时机。

（二）肺癌是否会转移到肺部

如某些尸检研究所示，肺癌可通过淋巴管道转移到同侧肺部，对侧肺部则较为少见。这些患者有一种原发性肺癌和肺内转移灶。根据国际肺癌研究协会（IASLC）肺癌分期系统的第7次修订，与原发肿瘤位于同侧相同肺叶将被视为T_3和与原发肿瘤位于同侧不同肺叶被认为是T_4[26]。然而，很难确定这些患者患有的是同期多原发病变还是原发性肺癌的肺内转移。Ichinose和同事已经使用DNA流式细胞仪来评估这些病变[27, 28]。使用这种技术，如果它们表现出完全不同的DNA倍性，则确定病变是同期多原发的。如果2个肿瘤均显示二倍体，或2个非整倍性肿瘤之间异常克隆的至少一个DNA指数相同或几乎相同，则它们被认为是转移性的。此外，杂合性缺失和p53突变状态已被用于区分多中心肺癌和肺内转移[29, 30]。根据这些评判标准，肺癌转移到肺部是存在的，但比同期多原发肿瘤少见。

三、肺部继发性肿瘤患者的评估

（一）症状及表现

因为75%～90%的继发性肺部恶性肿瘤患者无症状，他们的疾病最常于常规或随访放射检查时被偶然发现[31, 32]。无症状主要是由于肺部转移通常位于周边部位。鉴于肺转移瘤无症状的特点，在大多数癌症患者的随访中获取肺部影像学是必要的。

症状通常在支气管内或胸膜受累、病灶体积大或中心静脉阻塞时出现。患者可能出现咳嗽和咯血的症状，这表明支气管内存在病变，需要进行支气管镜检查。支气管内的转移瘤在实体瘤的患者中非常罕见，以乳腺癌、肾癌、胰腺癌、结肠癌和黑素瘤较为常见[33]。呼吸困难可能出现，通常继发于气道阻塞、胸腔积液、肺实质出现广泛多发转移灶或淋巴扩散。此外，还可能会出现胸痛、喘息或气胸的症状，但这些并不常见。

在体检期间，可能会听到喘息声，这是气道阻塞的标志。偶尔会听到心包摩擦音，表明心包受累。胸膜或心包受累常见于卵巢癌、乳腺癌或肺腺癌。胸腺恶性肿瘤在转移时会出现胸膜受累[34]。此外，当阻塞性病变伴有肺叶或肺段不张时，可能会发现呼吸音减弱和羊鸣音，在胸部影像学上表现为阻塞性肺炎。

（二）放射学评估

在原发性癌症的常规随访期间，大多数肺转移瘤是通过胸部影像学（图23-1）或计算机断层扫描（CT）（图23-2）被检测到的。影像学检查可用于确定疾病的程度，并确定个体是否适合进行肺转移瘤切除术。寻找胸外病变可能涉及对起初原发疾病部位进行显像并寻找远处转移。既往患恶性肿瘤的患者的新发肺结节应被视为癌灶，除非另有证实。

由于其较高的分辨率，螺旋CT是影像学手段中用于评估肺及转移性病变特征的金标准。肺转移灶可以很小（通常最大径＜1cm），并且在75%的病例中它们表现为多发病灶。大多数转移到肺部的病变发生在肺周围，并且倾向于肺的基底部，这可能是由于当患者处于直立位时，该区域的血流量增加[35, 36]。区分转移性病变和其他恶性或良性肺部病变会很困难。转移性病变的CT特征包括边界光滑、清晰，呈类圆形。具有不规则或毛刺状边界的病变通常与原发性肺癌相关，

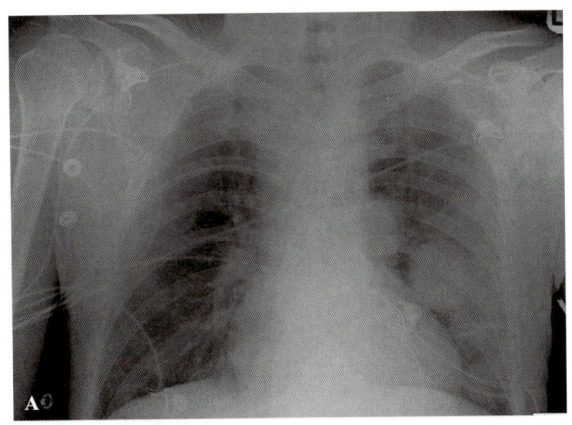
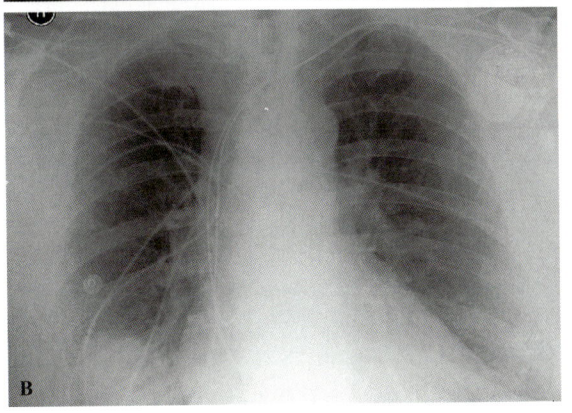

▲ 图 23-1　肺转移瘤胸 X 线表现
A. 左肺下叶转移瘤；B. 左肺上叶转移瘤

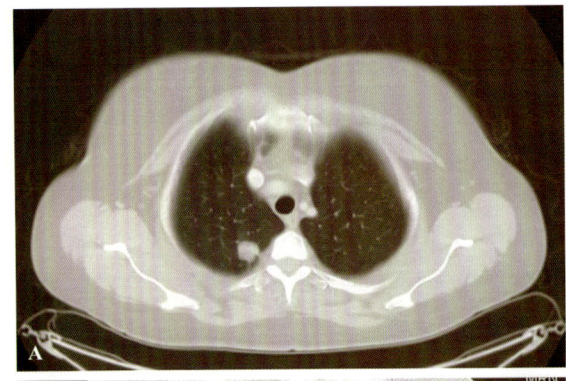
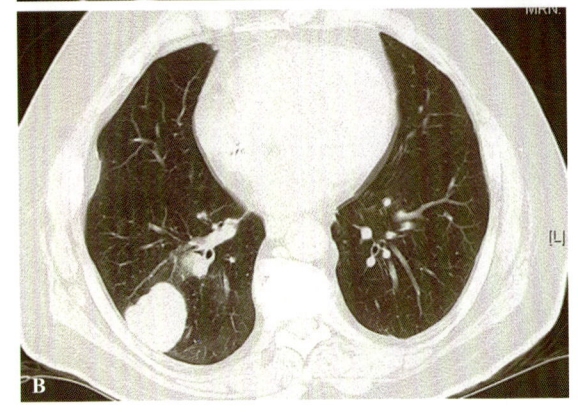

▲ 图 23-2　肺转移瘤胸部 CT 表现
A. 右肺上叶转移灶；B. 右肺下叶背段转移灶

这些在转移瘤中不常见[35]。肺结节的钙化在肺转移瘤中罕见。可能出现钙化的转移瘤包括骨肉瘤、软骨肉瘤、乳腺癌和卵巢癌。空洞可发生在良性病变中，例如由肺脓肿、曲霉菌病或肺结核引起的病变。会出现空洞的恶性结节包括鳞状细胞癌（原发性肺癌或转移癌），肉瘤和睾丸肿瘤。

当考虑患者进行转移瘤切除术时，正电子发射体层成像（PET）是必不可少的。在一组黑色素瘤患者中，^{18}F- 氟脱氧葡萄糖（FDG）-PET 的敏感度为 92%，特异度为 88%，准确率为 91%[37]。PET 有助于评估疾病的范围，包括原发病部位以及胸部和胸外的潜在转移部位。然而，PET 阳性结果应该谨慎解释，因为阳性结果的特异性较低。在考虑肺转移瘤的手术治疗时，应对 CT 和 PET 上确定的所有潜在转移性病变的部位进行全面评估，特别是纵隔区域，因为组织学确认的多器官受累可能会改变治疗策略。虽然 CT 可用于发现和鉴别肺转移灶，但需要注意的是，

术中肺触诊可能会发现影像学未能检测到的更小的肺实质病变。

(三) 组织学诊断

多种非手术性手段可用于明确组织学诊断。当结果可能左右治疗决策时，就应当使用这些手段，包括支气管镜和经皮细针抽吸术。对于手术适应证临界或拒绝手术但需要替代治疗的患者尤其如此。

痰细胞学检查曾一度备受推崇，但现已被支气管镜检查所取代。它往往不具有诊断性，因为大多数肺转移处于外周部[38]。在支气管内或中心型病变的患者中，支气管镜检查对肺转移的诊断是有用的。通过外周径向超声探头或电磁导航系统可提高支气管内活检的阳性率。经皮细针穿刺（FNA）是获得组织诊断的另一种选择，但其与气胸风险有关，在一些病例中发生率高达 27%[39]。不幸的是，这些手段因为敏感性低，因

此模棱两可或"阴性"结果不能据此确诊为良性疾病。此外，在目前分子和基因组检测的时代，使用这些微创技术获得足够的组织量进行检测有时可能很困难，并且可能需要多次进行。如果需要进行组织诊断但微创手段未能获得足够的组织，建议采用视频辅助胸腔手术（VATS）下切除活检。VATS 的敏感性和特异性接近 100%[40-42]。这是一种比 FNA 更具创伤的手术，需要全身麻醉和选择性肺通气。此外，当转移性疾病的程度有限时，它既可以是治疗性的，也是诊断性的，因为结节可以被完全切除。偶尔，胸腔镜粗针穿刺活检有一定的用武之地，例如在多发病变不能完全手术切除而治疗又依赖于组织学诊断的情况下，所有的微创手段均无收获或被认为不及 VATS 安全[43]。

有恶性肿瘤病史的患者，其肺结节的恶性概率较高。经皮或支气管镜检查所获标本未能确诊时无法完全排除癌症，因为其阴性预测值是较低的[44]。因此，旨在获得组织学诊断的非手术性手段应选择性使用，进行包含外科医师和肿瘤学家的多学科评估至关重要。在这样的情况下，诊断方法可基于风险因素，当地医疗的技术水平和病变的解剖位置来进行选择，以期后续获得恰当的治疗。

四、手术指征

进行继发性肺部恶性肿瘤手术的原因包括根治性切除，组织诊断或残留病变评估。在进行切除之前，一些问题应在患者的术前评估中进行考虑。

肺结节是否代表多器官转移中的一个部位，因此切除是否禁忌。肺癌的晚期患者常见肺部转移，多达 1/3 的患者会出现继发性结节。然而，在这些患者中，大多数肺结节（75%～85%）只是广泛转移的一个表现。因此，只有 15%～25% 的患者转移灶局限于肺部，是根治性切除的合适人选（表 23-1）。因此，术前评估应排除胸腔以外的病变。

当存在胸膜或心包积液时，应进行胸腔穿刺或心包穿刺以评估肿瘤。细胞学阳性是切除禁忌。然而，在高达 40%～60% 的病例中，细胞学可能出现假阴性[45, 46]。因此，在高度怀疑恶性渗出的情况下，细胞学回报阴性需进一步行心包和/或胸膜活检。VATS 方法可用于进入胸膜腔，并提供进入心包的微创经胸入路。它还提供了肺部视诊和触诊以及对纵隔淋巴结采样的机会。支气

表 23-1 最常见的转移灶及孤立转移的比例

原发病变	最常见的转移灶部位（%）	第二常见的转移灶（%）	孤立肺转移的比例（所有患者之中的 %）
乳腺癌	肺[141]（59～65）		22[103]
结直肠癌	肝脏[142]	肺[142]	2～4[2]
生殖细胞瘤	肺[143]		
头颈部鳞状细胞癌	肺[144]（75）		
黑色素瘤	肺[128]*†（18～36）		5[128]
骨肉瘤	肺[83]（85）		
肾细胞癌	肺[104]		4[104]
软组织肉瘤	肺[145]（80～90）		20[76]
所有肿瘤	肝脏	肺[146]	15～20[147, 148]

*. 次于皮肤、皮下、淋巴结
†. 为临床数据；然而，在尸检中的比例为 70%～87%

管镜检查应在胸腔镜或开胸前进行，以评估支气管内病变。

是否有非手术治疗可供选择，尽管手术切除继发性肺部恶性肿瘤可能会给患者带来显著的生存获益，但非手术治疗可能更适合某些癌症。例如在非精原细胞生殖细胞肿瘤的情况下，化疗取得了巨大成功，治愈率接近90%（见后述）。此外，在有所选择的病例中，射频消融或立体定向放疗等替代疗法可能是合适的（见后述）。

患者是否能耐受手术，与转移（如吸烟和高龄）相关的风险因素要求拟行手术切除的患者接受全面的医学评估，特别是注意其心肺功能。压力测试、超声心动图、动脉血气、肺功能检查和通气-灌注扫描是评估患者对拟行切除或单肺通气耐受能力所必需的。此外，先前使用的化疗药（如博来霉素或丝裂霉素）可能会导致肺功能的进一步受损，多柔比星可能与心脏损害相关。此外，如果病理提示为原发性肺癌或楔切未能完全切除，那么拟行转移瘤切除的胸外科医师须准备进行标准的肺叶切除术。因此，在术前评估中考虑到可能的解剖性切除及其相关风险十分重要。

病变是否可切除，不可切除被定义为超出脏胸膜包裹的非连续性受累[31]。这在手术时最容易判定。在术前，影像学只能用于估计可切除性。此外，胸腔镜检查有时可用于评估播散性疾病或因涉及主要结构而不能完全切除的较大肿瘤。如相邻肺实质内的肿瘤直接延伸并累及心包或胸膜，但并未出现相关的积液，则此处的心包或胸膜应与标本一起切除。以不连续的方式直接转移到胸膜或心包（即播散性转移）和恶性胸腔或心包积液一般都是切除的禁忌证。

原发肿瘤是否受到控制，在众多其他因素中，肺转移瘤切除术的疗效取决于对原发灶的控制能力。通常应在切除肺转移瘤之前解决原发性肿瘤。因此，在进行肺转移瘤切除之前，应进行彻底的术前检查以排除其他可能的转移部位或原发肿瘤的局部复发（框23-3）。

Alexander和Haight在20世纪40年代首先提出了适于肺转移瘤切除的入选标准。他们认为

框23-3　转移癌切除术的适用标准*
• 局部控制原发肿瘤或有能力同步切除原发肿瘤[20]
• 影像学检查结果与实际转移情况一致
• 无胸外转移（例如，转移局限于肺部）
• 有能力完全切除转移灶
• 没有足以妨碍手术的并发症
• 没有比手术更好的替代治疗方案

*.转移癌患者中大约有1/3会达到这个标准

手术切除的获益取决于原发肿瘤的控制，无胸外扩散以及充分的患者选择。约有1/3的患者符合这些选择标准，适合进行转移瘤切除。

五、手术入路

肺转移瘤手术治疗基于病变完全切除同时保留尽可能多肺组织的原则[47]。肿瘤在肺内的特定位置决定了切除所有病变所需切除的肺容量。保证切缘阴性的肺楔形切除是标准术式。对位于深处的病灶或中央型病变可能需要进行解剖性切除——肺段切除术、肺叶切除术或在罕见情况下的全肺切除术。

在手术时常规进行支气管镜检查以排除支气管内受累，这可能会改变手术入路或避免根治性切除。硬膜外镇痛已成为胸外科治疗术后疼痛和促进术后分泌物清除的金标准，特别是在需要开胸手术时。使用双腔气管插管或支气管封堵管的单肺通气允许外科医师对萎陷肺的浅表和深在肺实质进行彻底的手动检查。能同时用于切割和缝合的可弯式切割缝合器有助于切除可触及的结节并保留肺组织。在切除肺转移瘤时，1cm的边缘被认为是足够的，但尚未对此进行过系统性的评估。

切口的选择应考虑到病变的范围、完全切除的目标以及患者耐受手术的能力。转移瘤切除术的手术选择包括VATS、侧开胸及正中劈胸骨入路（允许同时进入两侧胸腔）。VATS手术通常包含2个或3个孔道进入胸腔，通过双腔气管插管进行同侧肺塌陷，以及通过最近的孔道进行手指

触诊和结节定位。中心型病变可能难以通过较小的切口触诊，此时进行开放手术也许是合理的。另外，VATS 下直接双手触诊是很困难的，但其可能有助于发现影像未见的其他病变。1996 年，McCormack 及其同事根据 CT 检查进行了 VATS 切除术，并在随后进行了开胸肺触诊，在 18 例患者中的 14 例发现了其他病变[48]。Cerfolio 及其同事研究报道，相比于开胸双手触诊，64 层螺旋 CT 扫描错过了 18% 经病理证实的转移灶[49]。其他研究表明，至少对于接受结直肠癌转移瘤切除术的患者而言，开胸与胸腔镜手术的生存率无统计学差异[50]。Lin 及其同事们报道了使用 VATS 方法进行的 99 例潜在治愈性转移瘤切除术，并证明了其长期生存率与开放手术的历史结果相当[51]。Landreauau 及其同事[52] 观察到 VATS 结直肠癌肺转移瘤切除术后，患者疼痛减轻以及住院时间缩短。此外，随着 CT 扫描技术不断发展，或将能实现小至 1mm 的结节检测，能进一步缩小 CT 扫描与手动触诊之间的差异[53]。但就目前来说，数据显示开胸和手部触诊仍是检测结节更为敏感的方法。然而，开胸与 VATS 之间的选择涉及多种因素，应针对每个患者进行个体化。

开放的入路包括标准开胸术、双侧同时或分期开胸术、河蚌和半河蚌切口以及正中胸骨劈开术。标准胸廓切开术可以作为单侧病变患者的根治性手术或双侧病变患者的分期手术进行，对侧的开胸术大约间隔 6 周进行。包括横向胸骨切开术的双侧乳房下切口（河蚌切口）可进入双侧胸腔以进行转移瘤切除术。半河蚌式切口是由单侧前胸切开和部分或完全胸骨劈开术组成。这些切口有时可能是正确的入路，但一般来说，它们中的每一种往往都比 VATS 或正中胸骨劈开术创伤性更大且患者更加痛苦。通过常规手段进行肺转移瘤切除术的发病率和死亡率分别在 0%～31.6% 及 0%～7.6% 之间[54]。

一些外科医师首选的胸骨正中切开术，可以进入两侧胸腔，但对于显露左下叶和大的后方中央型病变存在局限。有放射治疗、肥胖、慢性阻塞性肺病、糖尿病和类固醇使用史的患者采用正中劈胸骨可能有较高的伤口并发症风险。

转移瘤切除术通常是进行楔形切除。肺转移瘤多存在于肺外周部，因此采用肺钳和肺切割缝合装置能容易地进行楔形切除。在特定情况下，也可以进行电灼或激光切除[55-58]。可采用盐水灌注半个胸腔，使肺向前漂浮，以便更好地评估肺后方的区域。在这种情况下，切缘保证 1～2cm 的未受累组织就足够了。如果较小的手术会导致切除不完整或技术上不可行，则需要进行肺叶切除术。这种情况最常见的大的、中心型病变或病变紧邻近端支气管血管束，需要进行解剖性切除，以避免残留坏死的肺组织。在适当的情况下，切除与其他病变无关的直接受侵犯的胸壁，乃至全肺切除，已被证明可以改善患者生存情况[3, 59, 60]。

当考虑手术治疗（基于术前影像）单侧肺转移时，必须考虑该方法是否会错过未确诊的对侧病变以及是否会对患者有害。一项研究在术前影像学仅显示单侧肺转移的患者中，比较了胸骨劈开与单侧开胸术的差异[61]。使用单侧开胸术，并不能评估对侧肺，可能会存在未评估侧胸腔病变残余，从而导致该组的预后更差。但事实上，并未发现长期生存率的差异。此外，复发病变的再次切除已被证明可以提高生存，因此任何遗漏的亚临床病变都可以再次切除[61, 62]。这些结果已由 Younes 及其同事[63] 证实。在该项研究中，单侧病变患者接受了单侧开胸术（n=179），而双侧病变患者接受了双侧开胸术（n=88）。比较确诊为双肺转移（同时或非同时）的两组患者。在 3、6 或 12 个月内出现对侧肺复发的患者的 5 年总生存率分别为 24%、30% 和 37%。将对侧肺复发与入院时已存在双肺转移的患者进行比较，总生存率并无显著性差异。对侧复发仅有的两个预测因素是组织学结果和病理证实的转移灶数量。Younes 及其同事认为，对所有单侧肺转移的患者进行双侧探查是不必要的。

六、淋巴结清扫

在肺切除术中对转移瘤进行系统淋巴结清扫的作用尚不明确。许多研究不包括淋巴结数据，因为传统上淋巴结清扫并不是常规手术的一部分。报道中纵隔淋巴结转移率因组织学而异[14, 64]。在接受肾细胞癌肺转移切除的患者中，胸腔内淋巴结受累的比例可高达 46.6%[22]。另外，Putnam 及其同事证明肉瘤肺转移患者淋巴结转移率非常低[65]。

有证据表明，转移瘤切除术时非肉瘤性淋巴结转移的存在对生存有不利影响，这表明术前发现纵隔淋巴结转移可能导致手术取消[64]。此外，在转移瘤切除术中未行淋巴结切除可能会错误地将患者归为无病变。此外，淋巴结受累可能会影响随后的术后治疗计划。

七、肺转移瘤切除的结局

回顾性研究显示，在适当选择的患者中，肺转移瘤切除术可以提高生存率。当考虑到所有组织学时，接受继发性肺恶性肿瘤切除术患者的 5 年生存率为 25%～40%（表 23-2）。许多研究评估了潜在的预后指标，以更清楚地界定最有可能从转移瘤切除术中获益的患者。例如短的肿瘤倍增时间通常是病变高度恶性的体现，这些肿瘤的患者可能不会从切除中获益。在一些研究中能看到这些结果，但尚无定论[66-69]。此外，这种测量在实际应用中是较困难的。人们还研究了无病间期以预测结局。然而，较长的无病间期并未一致性地与更好的预后相关[65, 69-71]。尚不清楚是否存在多个结节，进而导致切除无效。在一次手术中切除多达 20～30 个转移瘤，其结果良好[72]。因此，多重性可能更适合于评估肿瘤的可切除性。所有用于预测转移瘤切除术阳性结果的标准都尚未得到普遍确立。大多数研究都提出完全可切除性是除组织学外唯一普遍认可的预后决定因素（表 23-3）。

许多研究试图评估肺转移瘤切除术的预后因素，但它们都缺乏足够的统计学效力来证明其临床意义。然而，一项研究报道了来自国际肺转移登记处（建立于 1991 年）18 个医疗中心不同部位的 5206 例（来自北美及欧洲地区）肺转移瘤病例。在这项回顾性研究中，无论原发组织学如何，3 项指标均显示具有预后意义：可切除性、无瘤生存超过 36 个月、孤立或多发病变。因此，基于患者具有的预后指标个数，有学者提出了一个 4 项指标的分期系统（表 23-4）。尽管这样的分期系统能更好地确定最有可能从转移瘤切除术中获益的患者，但即便预后指标较差，手术后的生存率可能仍优于任何其他治疗。因此，一些外科医师认为，无论这些因素如何，都应为患者进行转移瘤切除，除非难以达到完全切除。

除了上述与预后相关的因素外，其他因素显然不会影响预后。这些因素包括单侧（与双侧相

表 23-2 不同类型原发病变转移灶患者 5 年生存率

原发病变	病变未切除患者 5 年生存率（%）	病变已切除患者 5 年生存率（%）
全部肿瘤	—	25～40[65, 149]
乳腺癌	11[103]	35～50[105, 150, 151]
结直肠癌	< 5[54]	40～45[25, 152]
生殖细胞瘤	—	68[65]
头颈部鳞状细胞癌	—	29～60[65]
黑色素瘤	3～4[128, 129]	21～36[77, 128, 129]
骨肉瘤	0～17[83, 153]	20～40[65, 154, 155]
肾细胞癌	—	13～54[22, 156]
软组织肉瘤	—	20～40[65, 79]
尿道癌	—	25～43[156]

对应）疾病、年龄、性别和楔形切除与标准的肺叶切除术（框 23-4）。

在肺转移瘤完整切除后，复发是最常见的死亡原因。尽管如此，对一些组织类型而言，反复切除有助于延长生存期[62,65,73,74]。目前研究最多的组织学类型是软组织肉瘤。例如在国家癌症研究所进行的一项研究中，患者接受了软组织肉瘤的再次切除术，那些接受 1 次、2 次甚至 3 次复发切除患者的 5 年生存率并无明显差异[73]。应选择合适患者进行再次切除，重要的是应使用与初次切除相似的术前选择标准。这确保了不存在播散性转移和患者能够耐受既定手术。

八、特殊的肺部继发性肿瘤

（一）软组织肉瘤

软组织肉瘤由来源于间充质结缔组织的异质性非骨化恶性肿瘤组成。在 1997 年国际肺转移登记处的一份报道中，软组织肉瘤是最常见的肺转移瘤切除类型，占所有接受转移瘤切除术患者的 42%[75]。不幸的是，只有 50% 的肉瘤肺转移患者适合手术，其中 80% 接受了完全切除。在这 80% 的患者中，5 年生存率可达 20%～40%[76]。软组织肉瘤通常对全身化疗反应不佳，这使得手术成为唯一可能的治愈手段。然而，在没有随机性研究的情况下，这些结果是否反映了慎重的患者选择和良好的生物学行为而非手术的特定益处尚无从知晓。

患有肢体软组织肉瘤的患者比其他部位肉瘤的患者更容易发生肺转移[77]。Gadd 及其同事[76]分析了肢体软组织肉瘤的组织病理学发现及其与肺转移的关系。软组织肉瘤发生肺转移的概率受到组织病理学因素的影响，包括分化、大小以及原发肿瘤的位置。梭形细胞肉瘤患者肺转移发生率最高，而那些脂肪肉瘤患者发生率最低。

无论组织学如何，初次和重复转移瘤切除术均可改善长期生存。Sloan-Kettering 纪念医院一项针对 719 名肉瘤肺转移患者的研究显示，接受切除的患者的 3 年生存率为 46%，而非手术治疗的患者仅为 17%[78]。有利的预后指标包括肿瘤切除的完整性、无病生存期、肿瘤倍增时间＞ 40 天、结节数（4 个或更少）、分化、肿瘤组织学、切除的目标和患者年龄。

据报道，45%～83% 的患者完全切除转移性软组织肉瘤后再次出现肺复发，肺部再受累是高达 80% 患者最终治疗失败的主要原因[81]。据报道，再次软组织肉瘤切除术后 5 年生存率为 36%[82]。转移瘤不能完全切除，转移灶较大（＞ 2cm）和原发肿瘤病变等级较高的患者预后较差。

表 23-3 转移灶切除术的预后因素

绝对因素	意义不明的因素
完全可切除性	肿瘤倍增时间 无病生存期 病灶数量 病理类型 病变分期

表 23-4 预后分级系统

预后分级	预后指标数量*	5 年生存率（%）
Ⅰ级	无	61
Ⅱ级	2	34
Ⅲ级	3	24
Ⅳ级	不可切除	14

*. 3 个可能的预测指标是可切除性、中位无病生存期＞ 36 个月、寡转移（与多发转移相对）

（引自 Pastorino U, McCormack PM, Ginsberg RJ: A new staging proposal for pulmonary metastases. The results of analysis of 5206 cases of resected pulmonary metastases. Chest Surg Clin N Am 8: 197–202, 1998.）

框 23-4 不影响转移灶切除术患者预后的因素
• 年龄
• 性别
• 单侧或双侧病灶
• 楔形切除或全肺叶切除

(二)骨肉瘤(骨源性肉瘤)

与软组织肉瘤一样,骨肉瘤对肺转移有强烈的偏好。此外,病变本身通常多发并且切除后易于复发。因此,肺部受累是该疾病大多数患者的死亡原因。10%~20% 的患者在初始评估时存在远处转移,并且与其他组织学类型一样,胸部 CT 是监测的影像学手段。

在引入化疗之前,成骨肉瘤的总生存率仅为 10%~2%[70, 83]。然而,在 20 世纪 70 年代早期,采用化疗,尤其是大剂量的氨甲蝶呤,大幅改善了预后[84]。后来,随着多模式治疗的引入,化疗(多柔比星、大剂量环磷酰胺和顺铂)联合手术切除将 5 年生存率提高到 32%~40%[14, 85]。在某些情况下,治疗能实现治愈。由于转移瘤早期切除治疗结果的改善,使得更积极的肺转移瘤切除治疗得以发展。在有选择性的患者中使用包括肺转移瘤切除在内积极的多学科治疗手段获得了良好的结局,这也被近年来的其他研究所证实[86, 87]。尽管成骨癌手术切除具有生存优势,但 1 年内仍有 50% 的患者出现复发。最终,尽管原发病灶完全切除且无早期转移性肿瘤存在,但这些患者中有 85% 会反复出现肺部复发。如果可行,对于复发病灶建议切除,因为许多研究已证实其可提高生存率[29, 88]。如果患者不适宜手术,可以选择放疗或射频消融。

除完全切除外,没有其他预后因素与转移瘤切除术后的生存率提高始终相关。许多研究已经研究了上述特征(年龄、性别、位置、倍增时间、无病生存期、结节数量、可切除性),但发现很少能得出一致性结论。在大多数研究中,较差的预后与结节数量的增加相关[14, 89]。所有研究均表明完全手术切除是与预后相关的,而且当研究可切除性时,不完全切除总是与较差的结局相关[14, 90, 91]。此外,当原发肿瘤位于骨盆和椎体时,往往与较差的预后相关[92]。

(三)结直肠癌

肺和肝是结肠直肠癌中最常见的转移部位。在过去的 10 年中,转移性结直肠癌患者的生存率显著提高,这主要归功于几种新药。尽管如此,手术切除仍被公认在同时或非同时性结直肠癌肺转移的治疗中具有突出作用。由于肿瘤科医师掌握的有效药物越来越多,因此需要从多学科的角度仔细规划手术切除及其时机。

由于缺乏前瞻性数据,生存获益的证据仍然有限。然而,多项转移性结直肠癌肺切除术的研究表明,在有选择性的患者中,5 年生存率可达 27%~61%。与结直肠癌肺转移患者预后改善相关的因素包括原发肿瘤分期和是否完整切除。其他预后因素可能包括肺转移的数量,开胸术前血清癌胚抗原(CEA)水平和淋巴结转移的存在[93-99]。即使存在同时和异时性结直肠癌肺和肝脏转移,针对两者的手术治疗仍可达到长期生存,尽管不如转移较局限的获益多。Barlow 及其同事研究报道肝和肺联合切除术后中位生存期为 44 个月[100]。Gonzalez 及其同事研究报道先前接受过肝切除的结直肠癌肝转移患者,其在肺转移瘤切除术后无病生存的中位时间是 13 个月[101]。

基于这些回顾性研究,现已形成了结直肠癌肺转移患者手术切除建议的基本原则,但存在选择偏倚的看法仍引发对手术是否真正提高生存率的质疑。目前正在英国进行的一项前瞻性随机试验(PulMiCC)试图解答这一问题[102]。

(四)乳腺癌

乳腺癌的肺部受累最常与疾病播散相关,因此在考虑转移瘤切除之前,需要彻底寻找胸外疾病。在一项涉及 5143 例乳腺癌患者的研究中,Staren 及其同事报道 284 例患者存在肺转移,但其中只有 1% 的转移只局限于肺部[103]。他们观察到接受转移瘤切除的患者具有显著的 5 年生存优势(36% vs. 11%)。能改善预后的因素包括雌激素和孕激素受体(ER/PR)状态和完全切除[104, 105]。Meimarakis 等最近发表了乳腺癌肺转移的良好结局,包括在匹配年龄和原发肿瘤 TNM 期别的配对分析中,手术组患者的总生存率存在显著性改善[106]。

除了可能的治疗益处之外,乳腺癌转移灶切除还提供了对分子标记物(ER、PR 和 HER_2)的重新评估,因为原发灶与随后转移灶之间受体状态不一致率为 5%~30%。这些变化会显著影响后续辅助治疗的类型[107]。

（五）头颈部癌

头颈部癌通常通过局部淋巴管扩散。肺是远处转移较常见的部位之一，其次是骨和肝。患有头颈癌和频繁使用烟草的患者存在其他前肠恶性肿瘤的风险。有头颈癌病史的患者，其孤立性肺结节更有可能是肺原发性肿瘤，并应采取相应治疗。头颈癌转移瘤切除术后 5 年生存率为 29%~59%[108]。Shiono 等最近报道肺转移瘤切除术后 5 年生存率为 26.5%，男性和口腔原发肿瘤患者的预后极差[109]。

（六）肾细胞癌

肺是肾细胞癌转移的常见部位，尸检研究显示其发生率高达 72%~76%[110, 111]。在过去 10 年中，索拉非尼和舒尼替尼等酪氨酸激酶抑制剂已被证实可延缓肾细胞癌转移患者的疾病进展。但回顾性研究证实，在选择性的患者中进行手术切除可达到生存获益甚至治愈[112]。几项回顾性研究已证实了切除肾细胞癌肺转移的获益，据报道，患者 5 年生存率为 20%~50%。Han 及其同事[113]发现，多脏器转移的患者预后明显比单纯肺转移的患者差。孤立性肾转移瘤患者预后最好，5 年生存率高达 54%[114]。Assouad 及其同事[115]研究报道，患者 5 年生存率受最大转移灶的尺寸和纵隔淋巴结受累的影响。同时转移、是否超过六个转移灶、有无区域和纵隔淋巴结转移、可切除性已被确定为重要的预后因素[104, 116]。长期随访研究结果支持对肾癌肺转移的患者采取积极的手术方法[22, 117]。

（七）生殖细胞肿瘤

生殖细胞肿瘤仅占所有癌症的 1%，但它们是 15—35 岁男性患者中最常见的恶性肿瘤。大多数生殖细胞肿瘤对化疗具有高度敏感性，甚至转移性患者也有很好的预后。大多数转移性睾丸肿瘤患者在化疗后可达到临床完全缓解。生殖细胞肿瘤肺转移外科干预的关键是评估化疗后的残余肿块，特别是非精原细胞的组织类型。在这些情况下，切除转移部位的残余病灶可以去除化疗耐药的病变，也可以甄别出需要额外化疗的残余病灶。在非精原生殖细胞肿瘤化疗后病灶残余的 25%~30% 患者中，难以将坏死与成熟畸胎瘤或肿瘤残余区分开来。Cagini 及其同事[118]报道了 144 例患者，这些转移性生殖细胞肿瘤患者在化疗后对残余病灶进行了切除，在 44 例患者中发现了可治疗的恶性成分，63 例患者发现有分化的畸胎瘤。总体 5 年生存率为 77%，恶性畸胎瘤的患者存活率较低（51%）。该组中的特殊考虑因素包括先前使用过博来霉素，这会导致手术后肺部并发症的风险增加[119]。

（八）妇科肿瘤

肺是子宫癌扩散的最常见器官，约 6% 的患者能观察到孤立性肺转移[120]。在经过筛选的子宫癌肺转移瘤切除患者中，5 年生存率约为 50%[121]。Anderson 及其同事发现，接受肺转移瘤切除的腺癌（46 个月）患者与平滑肌肉瘤（25 个月）患者相比，中位生存期有所改善，尽管 Clavero 及其同事报道的中位生存率相近[120, 122]。完整切除，更长的无病生存，3 个或更少的转移灶与生存率改善相关[123]。此外，由于 ER/PR 受体阳性患者的反应率为 80%，平均存活高达 33 个月，因此肺转移灶的 ER/PR 状态显著影响子宫来源的癌症。

大多数转移至肺的卵巢癌患者都有恶性胸腔积液[125]。局限于肺且适合于转移瘤切除的患者非常少见。

（九）黑色素瘤

转移性黑素瘤的患者往往存在播散性转移，孤立性肺转移是罕见的。肺是黑素瘤患者中第二常见的转移部位，发生率为 12%~36%[126, 127]。肺转移的年发生率可从原发癌发病后 5 年的 10% 逐渐增加到 15 年的 17%。

只要可以进行完整的转移瘤切除，就可以采取积极的手术方法来治疗黑色素瘤引起的肺转移。这方面的证据部分来自于 Harpole 和其同事及 Tafra 和其同事的研究，他们分别报道了肺转移瘤切除患者的 5 年生存率为 20% 和 27%，而接受内科治疗的仅为 4% 和 3%。

如果不能进行完全切除，则在延长患者存活率方面很少或没有益处。影响患者生存情况的其他因素包括无进展生存期小于 5 年、既往化疗史、结节组织学、大于 2 个肺结节的存在和阳性淋巴结[128,130]。

（十）内分泌肿瘤

肺代表恶性内分泌肿瘤的罕见转移部位。经选择的缓慢生长的内分泌肿瘤患者可能会从转移灶切除中获益，这其中包括类癌、分化良好的甲状腺癌和甲状旁腺癌。在一项回顾性研究中，Khan 和同事报道，切除时纵隔淋巴结阳性的患者总生存期和无进展生存期均较短[131]。偶尔可采用切除转移瘤的方法缓解激素分泌症状[132,133]。

（十一）其他肿瘤

对于其他组织类型病变的肺转移而言，与历史数据相比，小型回顾性研究显示出令人鼓舞的患者生存率。这些病变包括肝细胞癌[134]、胃癌[135] 和胰腺癌[136,137]。事实上，除了考虑无进展生存期、转移部位局限、完全可切除性和低预期并发症率外，外科医师还应积极考虑为癌症患者切除可疑的肺转移灶。

九、其他治疗手段

在被认为适合局部区域治疗的肺转移瘤患者中，对医学上无法手术或拒绝手术的患者可以选择多种方案。与手术数据相比，这些治疗的数据基本上是有限的，并且没有随机对照数据。可选项包括立体定向放射治疗，射频消融和冷冻消融。

立体定向放射治疗（SBRT）是一种可以分有限数量区块使用局部放射治疗的技术。其最终结果是对小部分肺组织的高剂量辐射，对邻近肺和纵隔结构的损伤最小化。SBRT 对颅内和颅底肿瘤的成功治疗使其开始应用于其他部位，包括肺部。不良反应包括所治疗病变临近胸膜时会出现的胸壁疼痛和肋骨骨折以及治疗中心型病变时产生气道坏死而导致的肺毒性。据报道，寡转移性病变的局部控制率（定义为治疗病灶的稳定或减小）为 87%～100%。

射频消融（RFA）是一种热能传递系统，其将交流电通过针电极施加到组织中。能量输送的结果是探针附近的凝固性坏死和组织破坏。肺实质被认为是使用 RFA 的好地方，因为围绕实体肿瘤的肺组织充当了热绝缘体，允许能量集中在实体肿瘤区域[139]。可通过 CT 引导经皮穿刺接近病变或者通过术中的切口置入。

RFA 的入选标准是直径≤ 5cm，不能手术的非小细胞肺癌，以及在两侧肺中≤ 4 个继发性病灶。RFA 的可行性取决于诸如存在"进入窗口"和靠近肺门结构的因素。RFA 的并发症包括需要干预的气胸（30%）、胸腔积液、高热、感染和出血。Chua 及其同事报道了 148 例不适合手术切除的患者使用 RFA 治疗肺部肿瘤（73% 为结肠直肠癌转移）的经验，他们发现 46% 的患者完全缓解，39% 疾病稳定，16% 疾病进展，患者中位无进展生存期为 11 个月[140]。

十、非手术治疗

姑息疗法包括激光消融气道病变、气管支气管光动力治疗（PDT）、放射模式和气道支架术。肺转移引起的咯血往往通过体外放射治疗、激光消融或 PDT 控制。钕：钇铝石榴石激光器能提供有效的凝固和肿瘤坏死，有助于切除导致阻塞的支气管内肿瘤。它可以通过柔性或刚性内镜有效开展。PDT 已被证明可延长气道通畅时间，作为主要治疗方式或与激光联合使用。最后，气道支架术经常单独或与其他非手术治疗联合使用，以提高患者的生存质量。

十一、结论

目前，对于大多数组织学类型的肿瘤而言，转移瘤切除术是经筛查的肺转移瘤患者的治疗选择。目前的选择指南可用于确定哪些患者能从转移瘤切除术中获益。随着更有效的全身化疗治疗方案的出现，肺转移瘤切除术的作用正在发生变化，并在采用更微创的技术方面积累了更多经验。尚需对照性临床研究以帮助临床医师为每一个患者选择最合适的治疗。

第八篇 胸 壁
CHEST WALL

第 24 章
先天性胸壁畸形
Congenital Chest Wall Deformities

Konstantinos Papadakis　　Robert C. Shamberger　著
徐晓辉　译

临床上胸壁畸形的种类很多，它们引起的病理改变也千差万别。从发病率极低的心脏异位和窒息性胸廓萎缩到病理生理改变有限且发病率较高的漏斗胸和鸡胸，跨度非常大。在这一章里，前胸壁畸形将包含 5 个小节：漏斗胸、鸡胸、波伦综合征、胸骨缺陷（含心脏异位）及杂项窒息性胸廓萎缩（Jeune 病）脊椎胸廓结构不良（Jarcho-Levin 综合征）。

一、漏斗胸

漏斗胸在前胸壁畸形中的发病率最高。胸部中心的凹陷是由于胸骨和肋软骨反向成角导致的。一般第 1、第 2 肋的肋软骨和胸骨柄是正常的（图 24-1），而下部肋骨即将连接胸骨体的软骨部分被压低了。当然也有很多青春期后期的青少年或成人的肋骨前部骨化部分是向后弯曲的。评价畸形的测量方法有很多，但是没有一种被全世界所公认[1-4]。凹陷经常是对称的，如果左右有高低差别，通常右低左高的概率大，并同时伴有胸骨的扭转。一个通过 CT 评价不对称凹陷的系统已有报道[5]。很多患漏斗胸的患儿都有特征性体格、宽而扁的胸廓、背部前凸、钩肩畸形、肋弓外翻、站姿难看。

86% 的漏斗胸患儿在出生时或周岁前就已经表现出畸形了（图 24-2）。畸形不仅很少随年龄增长而自行矫正，反而会在青春期快速生长期间加重。Waters 等在 508 例漏斗胸患者中发现，有 26% 的患者同时有脊柱侧凸。因此对所有漏斗胸

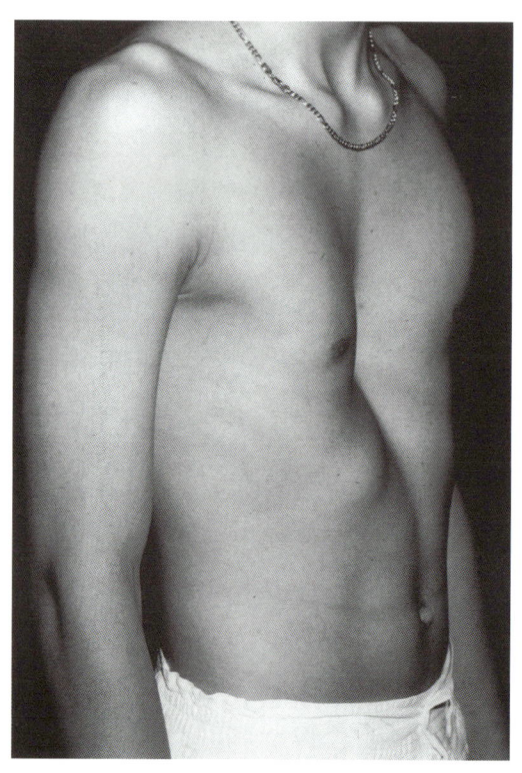

▲ 图 24-1　一例 16 岁 6 个月患儿，有对称的漏斗胸畸形。请注意，凹陷延伸到胸骨上切迹

第一部分 胸部手术
第24章 先天性胸壁畸形

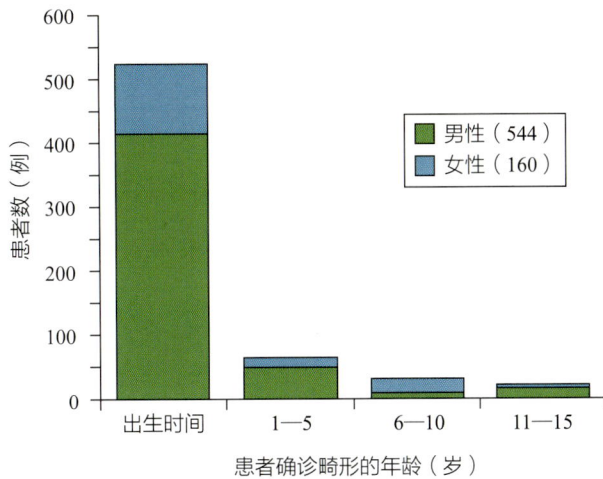

▲ 图 24-2　704 例漏斗胸畸形婴儿确诊年龄的分层。请注意，出生时或出生后第一年内确诊的病例数占多数，患儿男性占多数

（引自 Shamberger RC, Welch, KJ: Surgical repair of pectus excava-tum. J Pediatr Surg 23: 615, 1988.）

表 24-1　先天性心脏病合并漏斗胸及鸡胸

病　变	患儿
环形主动脉	1 例
主动脉瓣反流	1 例
原发性房间隔缺损	2 例
继发性房间隔缺损	3 例
完全性房室管	3 例
右位心	3 例
Ebstein 畸形	1 例
特发性肥厚性主动脉下狭窄	2 例
动脉导管未闭	1 例
肺动脉狭窄	1 例
法洛四联症	3 例
完全性肺静脉畸形	1 例
大动脉转位	6 例
三尖瓣闭锁	1 例
永存动脉干	1 例
室间隔缺损	6 例

引自 Shamberger RC, et al: Anterior chest wall deformities and congenital heart disease. *J Thorac Cardiovasc Surg* 96: 427–432, 1988

的患者进行脊柱侧突的临床评价是非常重要的。患者如果同时满足不对称漏斗胸、右侧深陷、胸骨扭转，那么他也经常会有脊柱侧凸[6]。在波士顿儿童医院接受胸壁矫形的患儿中，有 1.5% 同时合并先天性心脏病（表 24-1）[7]。而在所有先心病患儿中，仅有 0.17% 同时合并胸壁畸形。

部分漏斗胸和鸡胸的患者可同时合并哮喘。在一项对 694 例连续病例进行的回顾分析中，35 例（5.2%）患者同时合并哮喘，这个比例与普通儿童人群中的哮喘患病率差不多[8]。

（一）病因和患病率

据 Ravitch 报道，每 300～400 名活婴就会有一例出现漏斗胸，而漏斗胸很少发生在黑种人中。男性比女性的发病率高，比例约为 4∶1[9]。尽管胸骨内陷看上去好像是由过长生长的肋软骨导致的，但是其实至今漏斗畸形的原因仍是未知的。Lester 认为胸骨内陷是由于膈肌向后牵拉胸骨所致[10]。这种理论被一些病例证明可能有一定根据，有经矫形后的漏斗胸患者在接受膈肌修补后出现漏斗胸复发，也有漏斗胸经常会合并先天性膈疝的报道[11, 12]。漏斗胸患者的肋软骨组织在显微镜下的表现与脊柱侧凸、无菌性骨坏死、炎症反应很相似，但是导致这些变化的原因和其

存在的意义尚属未知[13]。704 例漏斗胸患者中有 37% 的患者有家族史，这提示漏斗胸这种疾病具有家族倾向性[14]。有一个家族的 4 个子女中有 3 个都患有漏斗胸。对 34 个有多个家族成员患有漏斗胸的家族进行的分析表明，漏斗胸的遗传模式是多因素的[15]。

马方综合征患儿胸壁畸形发生率高，而且这些畸形通常是严重的，通常伴有脊柱侧凸[16]。漏斗胸也是常见于腹肌缺乏综合征（梅干腹综合征）的个体[17]。漏斗胸也经常合并其他疾病和染色体缺陷，如特纳综合征。表 24-2 总结了相关的肌肉骨骼异常。

（二）症状

漏斗胸在婴儿期和儿童时期都有良好的耐受性。婴儿胸部的弹性较好，所以上气道阻塞，如扁桃体或增殖腺肥大，可加重前胸部凹陷。但这种阻塞不会导致漏斗胸。年龄较大的患儿可主

表 24-2 704 例漏斗胸患者中 130 例合并肌肉骨骼异常情况

异常	患者
脊柱侧凸	107 例
驼背	4 例
肌病	3 例
马方综合征	2 例
Pierre Robin 综合征	2 例
梨状腹综合征	2 例
神经纤维瘤病	3 例
脑瘫	4 例
结节性硬化症	1 例
先天性膈疝	2 例

引自 Shamberger RC, Welch KJ: Surgical repair of pectus excavatum. J Pediatr Surg 23: 615–622, 1988

诉软骨畸形区的疼痛或持续运动后的心前区疼痛。这些儿童和青少年也可能出现有症状的持续运动受限，这也限制了他们参加体育活动。

（三）病理生理

漏斗胸畸形对心肺的影响已经争论了几十年。尽管一些学者认为这种畸形对生理的影响是有限的，但是经过矫正手术以后许多患者感觉耐力增强了。这些发现可以追溯到 1913 年 Sauerbruch 进行的第一次外科手术[18]。患者是一位 18 岁的男孩，他仅在有限运动量下就会出现呼吸困难和心悸。手术 3 年后，他可以每天工作 12~14h 而不感到呼吸困难和心悸。在接下来的 30 年里，类似的观察结果也被重复报道过多次。研究人员试图找出生理异常或同时合并的其他异常，这些异常也许可以解释为什么手术后症状有所改善。早期心脏和肺功能的生理测量是粗糙的，并没有提供令人信服的证据表明心肺功能不足。在许多早期的研究中，即使这些测量结果通常都是在正常值的下限，但毕竟还是属于正常范围内[7]。近期 408 例漏斗胸患者的多中心队列分析发现，用力肺活量（FVC）和一秒率的中位数比预测值低 13%，用力呼气流量（FEF 2.5%~75%）的中位数比预测值低 20%[19]。

漏斗胸患者的收缩期经常出现心脏杂音，只要稍有运动，杂音就更明显。其原因是胸骨和肺动脉靠近导致杂音易于传导。

心电图异常是常见的，其原因是胸壁结构不正常，心脏向左侧胸腔移位[20]。对有心悸史的患者应进行 24h 心电监测来记录是否有心律失常，用超声心动图来评估二尖瓣脱垂的情况。有报道称，这些室上性心律失常在漏斗胸畸形矫正后得以缓解。

许多学者将术后运动耐受性的症状改善归因于肺功能的改善。然而，这是很难证明的，因为个体的肺功能差异很大，而且有时改善可能来源于体育锻炼和身体习惯改变。下面将对其中几项关键研究进行回顾。

1. 肺功能研究

早在 1951 年，Brown 和 Cook 就对手术修复前后的患者进行了肺功能评估[21]。他们发现，虽然肺活量（Vc）正常，但 11 例中有 9 例最大呼吸容量有所下降（≥50%），而术后其平均值增加了 31%。Weg 等于 1967 年对 25 名空军新兵进行了漏斗胸评估，并与 50 名未经筛选的基本学员进行了比较[22]。虽然 2 组的肺容积相等，用力肺活量相等，但漏斗胸组最大随意换气量明显低于对照组。1982 年，Castile 及其同事评估了 7 例漏斗胸患者，其中 5 例运动时有不适症状[23]。全部患者的平均总肺活量为预测值的 79%。流量曲线形态正常，除外气道阻塞引起的症状。负荷试验显示，无效腔与潮气量的比率和肺泡动脉氧分压在运动时会有正常的变化。然而，在 4 例有症状的漏斗胸患者中，随着工作量接近最大，测得的摄氧量越来越超过预测值。这种耗氧量变化的模式与正常人和 3 例无症状的漏斗胸患者不同，正常人的变化曲线是线性的。有症状的漏斗胸患者在最大体力负荷时的平均摄氧量比预测值高出 25.4%。而 3 例无症状受试者在运动中表现出正常的线性摄氧量变化曲线。摄氧量增加意味着这些有症状患者的呼吸做功增加，尽管肺活量正常或轻度减低。漏斗胸患者随运动而增加的潮气量不及正常人那么多。

1984 年，Cahill 及其同事对 5 例患鸡胸及 14

例患漏斗胸的儿童或青少年进行了术前和术后的研究[24]。鸡胸组未见异常。低正常肺活量的漏斗胸患者术后改善不明显，但是肺容积稍有改善，改善较明显的是最大随意通气量，表明术后漏斗胸患者运动耐受性提高的标准有2个，即总运动时间和最大耗氧量。此外，在任何给定的体力负荷下，患者术后都能表现出稳定的较低而稳定的心率、稳定的耗氧量、较高的分钟通气量。1985年Mead和他的同事通过评估腹内压力来研究肋骨的移动性[25]。如果腹压正常则提示肋骨活动正常。

Blickman及其同事于1985年用氙气通气和灌注扫描来评价17例漏斗胸患儿术前术后的肺功能[26]。12例患儿术前通气检查异常，7例术后改善。10例患儿术前灌注扫描异常，6例术后改善。17例患儿中，10例术前通气灌注比例异常，6例经修复后恢复正常。

1989年，有学者对88例漏斗胸和鸡胸患者在修复前和术后1～20年进行肺功能检查（平均8年）[27]。手术方式为大开胸。除脊柱侧凸和漏斗胸患者外，术前检查均在正常范围内（>预测值80%）。尽管随访时的绝对值可能大于术前评估时的绝对值，但各组术后以预期百分比表示的FEV_1和VC值均有所下降。经X线检查证实了胸壁形态的改善，肺功能的相对恶化并不是胸廓畸形复发导致的。术前与术后功能成负相关。功能预测值<75%的患者术后功能有改善，而术前预测值>75%时，术后功能改善不明显。MorShuis及其同事在1994年的一项研究中发现了几乎相同的结果[28]。他们评价了152例漏斗胸患者在术前和术后平均8年内的情况。这些肺评估结果与患者所报道的主观症状改善及其改善的胸壁形态相对比。无论初次修复年龄多大，术后研究中肺功能的下降归因于手术，因为术前肺缺损似乎是稳定的。这2项研究都有明显缺憾，主要因为手术和非手术组患者的年龄和病情轻重程度不匹配。

Derveaux及其同事在1988年评价了17例漏斗胸患者的跨肺和跨膈肌压力[29]。术前的随访评估时间平均达到12年。跨肺和跨膈肌压力降低显示限制性损害增加是由肺外因素而非肺本身因素所致，表明手术增加了胸壁的硬度。Wynn及其同事在1990年对12例漏斗胸患儿进行肺功能测试和运动测试[30]。对其中8例进行了修复，并在术前和术后进行了评估；对4例患儿仅进行了评估，没有进行手术。修复后的儿童总肺活量低于对照组。2组患者术前及术后心脏分钟输出量和每搏输出量均随运动而适当增加，手术对运动反应没有显著的生理影响。

1992年，Kaguraoka等对138例漏斗胸修复前后的肺功能进行了评估[31]。术后2个月开始VC下降，术后1年恢复至术前水平。42个月时，尽管胸壁结构有了显著改善，但这些数值仍保持在基线水平。Tanaka及其同事在1993年发现了类似的结果，他们采用的是改良的胸骨翻转技术；事实上，他们发现VC下降得更加显著且持久[32]。1994年，MorShuis及其同事评估了35例接受修复的漏斗胸患者；他们的年龄为（17.9±5.6）岁[33]。术前给予评估，术后1年再次评估。术前总肺活量（86.0±14.4）%和VC（79.7±16.2）%较术前预测值明显下降，而且术后下降更明显[-（9.2±9.2）%,-（6.6±10.7%）]。术后最大运动量时的呼吸效率明显提高。43%的患者在修复前由于通气因素导致活动受限，术后有好转的趋势。然而，无通气限制的组在手术后最初表现为呼吸受限，氧耗明显增加。

1996年，Quigley及其同事对36例患有漏斗胸的青少年和10名年龄匹配的健康对照者进行了基线评估，然后对15名患者进行术后平均8个月的评估，和对照组9个月的评估[34]。虽然漏斗胸青少年患者的VC平均值在正常范围内但他们的VC值还是低于对照组。平均总肺活量也正常。漏斗胸组与对照组在运动负荷表现上无差别，2组能维持的运动维持间和运动强度相似。2组肺功能随访结果无明显变化。运动时间和运动强度在那些做过手术的人中显著增加，而在对照组中没有增加。术后肺功能没有负面影响主要源于手术扩展的范围没有Derveaux[29]和Morshuis等[28, 33]报道的那么大。有一些研究报道了由Nuss倡导的新型漏斗胸微创矫正术对肺功能的影响[35, 36]。但是在这些研究中，术前肺功能几乎是无异常的或仅有很小的异常，修复后改善也不明显。一项145例微创漏斗胸矫正术患者的前瞻性研究也报道了类似的结果[37]。去除支架6个月后，静态值无明显改善。最近的一项研究对77例患者进行了术前和术后测试[38]。这项研究显示在FEV_1、FVC和氧脉搏方面有具有统计学意义的改善。

在最近的一项多中心研究中，如果漏斗胸患者术前的肺功能下降的较小，那么术后改善则只有6%～10%[39]。胸骨凹陷程度较严重的患者（CT指数＞3.2）肺功能改善较明显。对比术前和术后运动肺功能测试，术后患者的运动研究显示最大摄氧量增加10.2%，氧脉搏增加19%。据推测，后者可能是由于每搏输出量的增加所致。与以往的研究一样，虽然术前肺功能的平均下降和术后的平均改善有统计学意义，但修复前后的变化是有限的。

综上所述，过去40年来对肺功能的研究未能证明手术修复对肺功能有持续性改善。事实上，一些研究表明，在长期评估中，肺功能恶化的原因是修复后胸壁僵硬度增加。涉及12项研究的Meta分析显示肺功能没有明显变化[40]。尽管如此，运动负荷能力方面的研究表明修复后的运动耐受性有所改善，这种增强与心脏方面的因素有关[20, 41]。

2. 心血管

胸骨后移位可导致心脏畸形，特别是右心室内陷。如果心脏向左移位，血管造影可见右心室前壁有胸骨"压迹"。1964年Garusi和D'Ettorre[42]及Howard[43]通过手术解决了这个压迹问题。有研究报道，漏斗胸的右心室压力升高曲线与收缩性心包炎相似。1962年Bevegard通过右心导管和运动试验对16例漏斗胸患者进行了研究[44]。在一定的心率下，坐位时漏斗胸的运动能力明显低于仰卧位。从仰卧位换到坐立运动能力下降≥20%的患者的胸骨至椎体间的距离更短些。静息状态下从仰卧位到坐立位，测量的每搏输出量平均下降了40.3%，与正常人相似。仰卧位运动时，每搏输出量增加13.2%。在坐立位时，漏斗胸组从静息到运动的每搏输出量增加18.5%，明显低于正常人51%（$P < 0.001$）。因此，在漏斗胸组，增加心输出量主要是通过增加心率来实现的，因为每搏输出量的增加有限。所有受试者在静息和运动时测量的心内压力都是正常的，尽管心室容积有明显的限制。

Gattiker和Bühlmann于1967年在一项对19例受试者的研究中证实了每搏输出量增加受限的现象[45]。如果心率为170次/分钟，由于每搏输出量的减少，直立位的运动能力比仰卧位要低（平均低18%）。1972年Beiser和他的同事对6例有中度漏斗胸的青少年和年轻人进行了心脏导管检查[46]。静息时仰卧位测量的血压和心脏指数是正常的。中度运动时心脏指数正常，但有2例患者直立运动的反应低于预测值，有3例患者位于正常值的下限。本组患者的心脏指数为（6.8±0.8）L/（min·m²），对照组为（8.9±0.3）L/（min·m²）（$P < 0.01$）。心脏性能的差异再次似乎主要是由在垂直位置的漏斗胸组较小的每搏输出量造成的。与仰卧位运动相比，直立运动时每搏输出量降低31%，心输出量降低28%。对3例患者进行了术后研究，其中2例术后运动耐力有所提高，他们的心脏指数平均增加38%。由于术后患者在最大运动时的心率并没有加快，所以每搏输出量的增强是造成运动耐力改善的原因。

Peterson等于1985年对13例漏斗胸患儿进行了核素血管造影和运动研究[47]。13例患儿中，10例在手术修复前能达到目标心率；4例无症状。术后除1例患儿外，其余均在运动过程中达到目标心率；13例患儿中的9例达标时没有任何不适症状。术后静息状态下左、右心室舒张末期容积持续增加，平均每搏输出量增加19%。这些发现证实了先前由心导管显示的心室体积变化，尽管心脏指数的增加没有被证实。近期一项对42例患者术前和术后6个月的超声心动图的研究显示，术后右心室容积指数的变化有统计学意义[48]。但漏斗胸指数与右心室容积指数变化无相关性。

Malek等（2003年）对21例漏斗胸患者进行了最大运动试验和肺功能测试，其中18例做有氧运动，其最大摄氧量和氧脉搏均明显低于预期值[41]。这些限制是由心血管因素而非通气因素造成的，使乳酸蓄积的阈值低于正常。值得注意的是，Haller指数大于4.0的患者比病情较轻的患者出现携氧能力降低的可能性高8倍。

近期越来越多关于 Nuss 手术后患者心功能评估的研究结果被报道出来[36]。11 例患者修复后 3 个月超声心动图测量显示每搏输出量增加，患者主观感觉运动耐受性也有所改善。

有学者对 8 项研究中的 169 例患者进行了 Meta 分析，这些研究报道了修复前后患者心血管功能的定量数据[49]。分析表明，手术修复并没有明显改善心血管功能。

最近一项对 75 位青少年（漏斗胸组 49 例和对照组 26 例）的研究显示，在次极量运动中，漏斗胸患者的心脏指数较低，但 2 组间心率和心率增快比率无明显差异[50]。一项有关改良的 Nuss 手术一年后的随访研究显示，虽然手术后患者的心脏指数仍显著低于对照组，但还是有明显的增加。术后 3 年的随访以及随后摘除支架后的随访显示，患者的心脏指数或 FEV_1 与对照组之间的没有差异[51]。还需要更多的研究来进一步确定漏斗胸与心肺功能之间的关系。最近的动态或运动研究在这个领域是最有希望的。我们需要更有效的方法来评估患者的心肺功能，以便在患者群体中找出那些能通过手术获益的个体。

3. 二尖瓣脱垂的心脏超声研究

Bon Tempo、Salomon 和 Schutte 及其同事报道了胸腔后径短、胸壁畸形和脊柱侧凸患者出现二尖瓣脱垂的情况[52-54]。对患漏斗胸的成人进行的前瞻性超声心动图研究显示，33 例中有 6 例（18%）出现二尖瓣脱垂；而在另一组 17 例患者中，有 11 例（65%）出现了二尖瓣脱垂[55, 56]。胸骨凹陷所致心脏前部受压可使二尖瓣环或心室腔变形，并产生二尖瓣脱垂。应用超声心动图对 23 例漏斗胸患儿进行术前评价，发现 23 例都有二尖瓣脱垂[57]。其中 10 例术后心脏超声发现二尖瓣脱垂缓解了，这提示胸壁畸形矫治对缓解有帮助。Coln 等对漏斗胸患者进行运动中超声心动图检查（术前 123 例，术后 107 例）[58]。患者术前心腔受压者为 117 例（95%），手术矫形后受压都解除了。其中二尖瓣脱垂者缓解率为 69.57%（16/23），二尖瓣反流者缓解率为 96.55%（28/29）。术前有乏力症状的而术后缓解的有 106 例（86%），这与矫形手术对心脏产生的效果有关。

（四）外科修复

1911 年 Meyer 和 1920 年 Sauerbruch 报道了第一次手术矫正漏斗胸，Ochsner 和 DeBakey 总结了早期各种技术方法的经验[18, 59, 60]。在 1949 年，Ravitch 报道了一种技术，包括切除所有变形的肋软骨和软骨膜、游离剑突、游离胸骨肋弓、胸骨横截骨术将胸骨向前固定在过矫正的位置[61]。前 2 例采用克氏针固定，后 2 例采用丝线固定。

Baronofsky（1957 年）和 Welch（1958 年）先后报道了一种矫正漏斗胸的技术，该技术强调完全保存软骨膜，并将上鞘和肋弓附着在胸骨上[62, 63]。胸骨前固定采用丝线缝合。Haller 和他的同事后来发明了一种标记为三脚架固定术[64]。软骨下切除异常软骨后行胸骨后截骨术。大多数的头部正常的软骨是向后外侧方向延伸的。当胸骨抬高时，肋软骨的胸骨端高于肋骨端，为胸骨提供前向的支撑。一些医师认为金属支架对肋软骨塑形后也产生了对胸骨的支撑作用。Rehbein 和 Wernicke 开发出的支架可以放置在肋骨的骨髓腔中[65]。然后由胸骨前面的支架形成一个拱门，胸骨固定在这个弧形上。Paltia 及其同事通过胸骨的尾端放置了一个横向支架，牢固地固定了它的位置[66]。支柱的两端由侧面肋骨支撑。Adkins 和 Blades 及 Jensen 等，用金属支架支撑在胸骨下面[67, 67a]。Willital 利用多根肋软骨融合来为胸骨后支撑提供灵活性[68]。这些方法的最新创新包括生物可吸收支架，或使用 Marlex 网或涤纶血管材料作为支柱，但没有证据表明这些方法比传统的金属支柱方法更可取[69]。Robicsek 和 Fokin 报道了一系列的胸壁畸形[70]。对于有漏斗胸的患者，除胸骨翻转外，采用此技术可使胸骨具有更大的活动性。胸骨分为肋间肌肉和软骨膜，从顶端到畸形的上部。然后，它在前面的位置支持一个用 Marlex 网做成的"吊网"，并且缝在双侧肋骨末端。胸骨更大的活动性和永久植入物有何优点尚不清楚。没有随机研究比较缝合或支撑固定技术的复发率或并发症发生率。Oelsnitz 和 Hecker 及其同事使用缝线固定，在大宗病例分析中，90%～95% 的患者对他们的修复反馈满意[2, 13]。

在法语文献中，胸骨翻转术先后由 Judet 在 1954 年、Jung 在 1956 年提出[71,72]。胸骨完全游离，肋软骨被切断，使胸骨旋转 180°。Wada 及其同事在 1970 报道了一个来自日本的大样本的胸骨翻转术研究，基本上是一个免费的胸骨移植[73]。这是一个激进的方法，如果发生感染并发症将非常严重。Taguchi 及其同事在 1975 年对这项技术进行了改进，包括通过广泛的解剖来保存内乳血管，或者内乳动脉再移植[74]。这些修改是由于骨坏死和感染窦道形成的发生率较高而产生的，在 15 岁以上的患者中，有 46% 的病例发生了骨坏死和感染窦道形成。

Allen 和 Douglas 将硅材质的模块放在皮下入皮下以填补漏斗胸的凹陷[75]。虽然这种方法可以改善胸部的外观，但也发生了皮肤破溃模块逸出。这种方法不能增加胸腔的体积或减轻心脏的压力。另有学者报道了此种方法的美容效果，成人术后一般不会有肺限制，但有较大的皮下积液和血肿形成的概率[76,77]。Schier 及其同事报道了在患有漏斗胸的儿童和成人胸部应用负压装置的情况，早期的结果是令人鼓舞的，尽管矫治的耐用性还没有确定[77]。Haecker 和 Mayr[78] 报道了类似的装置。虽然情况有所改善，但只有 14.7% 的患者在治疗 12 个月后胸骨被提升到"正常"位置。

对硬膜外置管与患者自控镇痛用于疼痛控制的术后随机对照研究表明，疼痛评分有利于术后早期硬膜外入路和晚期患者自控镇痛[79]。硬膜外镇痛需要更长的时间，在手术室内由医生完成，还会有更高的治疗费用。

1. 漏斗胸微创修补术

1998 年，Nuss 首次报道了一种不切除也不游离肋软骨，仅在胸骨后用支架抬举胸骨的方法[80]。他修复了 42 例 15 岁以下的患者（中位年龄 5 岁），方法是在胸骨下放置一个凸出的钢板，并通过双侧胸部小切口将其置于心脏前部。用一把长钳子经胸骨后进行钝性盲分离，并从对侧纵隔伸出（图 24-3）。然后，在钳子中夹住一个条带，进而将一个钢板经胸膜腔和心包的前部拉过来。最初放置钢板时是凹面朝上，然后待它就位后翻转 180°（图 24-3）。当假定的软骨永久重塑发生时，钢板在移除之前需放置 2 年。虽然 Nuss 在他的初步报道中警告说，"这一手术的患者年龄上限需要进一步评估"，这项技术已经广泛应用于较大年龄患者，Hebra 及其同事报道了这种技术在成年人中的使用情况[81]。2002 年，Croitoru 报道了 Nuss 和他的同事使用这项技术治疗 303 例患者的结果[82]。这包括比初次报道中年龄更大的一组儿童（年龄在 21 月龄—9 岁，中位年龄为 12.4 岁）。12.5% 的患者的治疗需要用到 2 个条带。从 1998 年开始此手术在胸腔镜下操作以避免心脏损伤。69.4% 的病例放置侧位固定器，1998 年后常规使用，65.4% 的病例用线固定。目前建议留置钢板的时间是 3 年，硬膜外镇痛 2～4d，中位住院 5d、3～10d。早期并发症发生率低，其中气胸占 1.0%，心包炎占 2.3%，需放置引流者占 0.3%，肺炎占 0.7%，血胸占 0.3%，暂时性肢体麻痹占 0.3%，浅切口感染占 2.3%，因感染被迫取出钢板者占 0.7%。

晚期并发症包括：8.6% 的病例因钢板移位需要重新固定，其中很高比例（超过 50%）的患者没有使用固定器，或固定器未与钢板连接。当使用这两种调整处理方法时，只有 5% 的患者发生移位。有 1% 的患者出现了对钢板的过敏，主要表现为侧肋固定器附近局部皮疹。这需要更换为其他合金组成的板材。晚期血胸 2 例，其中 1 例继发于不明原因的创伤。矫形过度的发生率为 3.6%，漏斗胸转变为鸡胸的发生率为 1.3%，均为马方综合征或埃勒斯 – 当洛斯综合征。在这个大样本研究中，术后矫形结果非常满意的占（84.5%），良好的占（14.8%），失败仅 1 例，截止到该文章发表时仅 23.4% 的患者取出了支架。

在最近的对 863 例患者并发症的总结中发现，感染相关性并发症发生率为 1.5%[83]。其中包括 6 例钢板感染、4 例蜂窝织炎和 3 例切口脓肿。抗生素和手术引流术解决了 3 例钢板感染，3 例患者最终取出钢板，1 例在术后 3 个月，2 例术后 18 个月。83% 的感染病例以金黄色葡萄球菌为主要治病菌。在后续的报道中介绍了 2 例虽然出现感染但是仍然未取出钢板的治疗经验[84,85]。

第一部分 胸部手术
第24章 先天性胸壁畸形

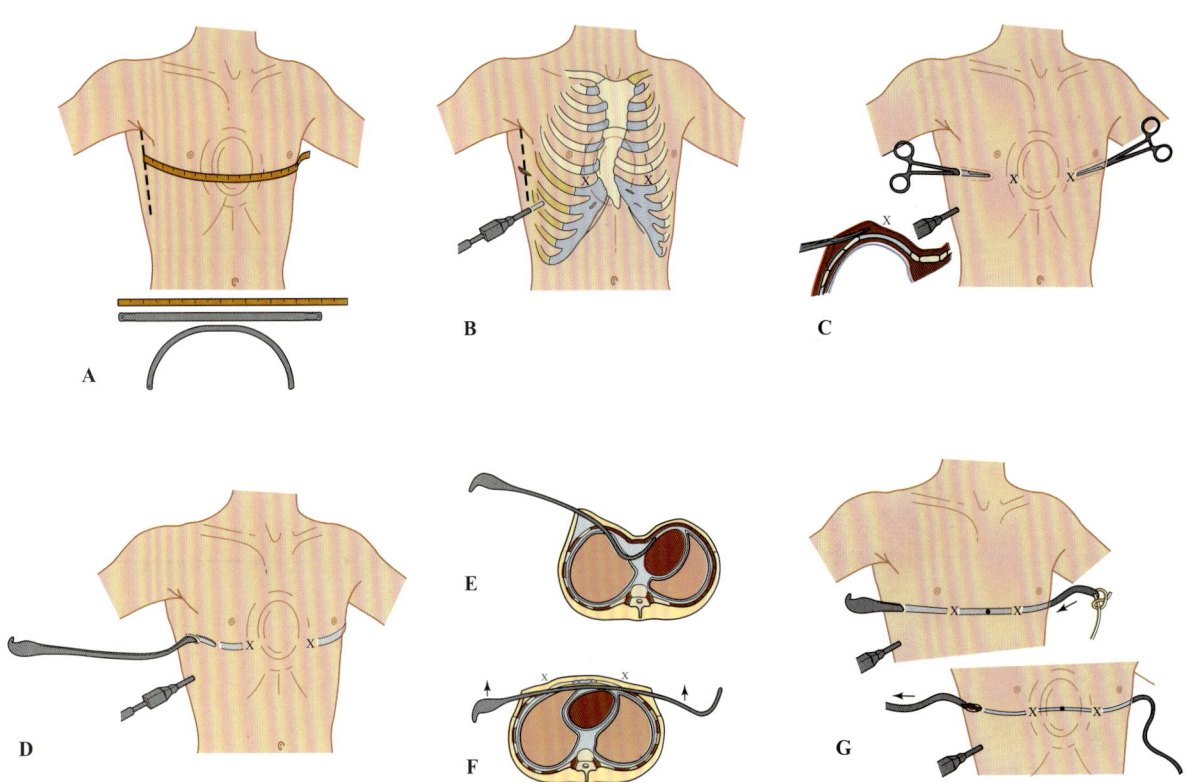

▲ 图 24-3 Nuss 首次报道了一种不切除也不游离肋软骨，仅在胸骨后用支架抬举胸骨的方法

A. 胸肌的长度是通过测量右腋下线到左腋下线的距离并减去 2cm 或 2.54cm 来确定的，因为钢板的路径比皮尺测量的要短；测量要经过胸骨上的最低点，杆弯曲到所需的凸形状，注意钢板的中段应该有 2～4cm 保持平直，以便有更大的稳定性；B. 在钢板插入的肋间下面 2 个肋间插入胸腔镜，以胸腔内有无异常情况或与表观不符的情况；如果一切正常，则在右侧腋中线附近做皮肤切口，在胸廓畸形的最大顶点建立皮下隧道（X）；X 点代表钢板进出胸腔的位置；它们位于肋间，与漏斗胸最凹陷点处于同一水平位置，应注意将其置于胸部最高点的内侧；C. 皮肤隧道是建立在肌肉之上的，从每侧皮肤切口开始，到同侧胸廓最高点。应建立隧道，使钢板进出胸廓的口位于漏斗边缘的内侧；胸腔镜到位后，将扁桃体钳子插入右侧皮下隧道，并在标记为 X 点的地方钝性戳入胸腔，注意不要损伤肋间血管、肺或心包；D. 在胸腔镜下，通过右侧隧道和胸腔造口术部位，将一种漏斗胸引导器（Biomet Microfixation，Jacksonville，FL）插入胸部；在胸腔镜的指导下，胸膜和心包被从胸骨后游离，形成一个胸骨后隧道；引导器在纵隔处缓慢向前推进，并通过左侧相应的肋间隙伸出胸腔，并通过对侧皮下隧道伸出皮切口；注意，左侧出胸腔的点位于左侧最高点的内侧；E. 在胸骨后解剖过程中，30° 胸腔镜便于显示，并时刻注意保持胸骨后方的解剖点，将心脏从解剖平面上推开；解剖时，心电监护仪应调到最大音量，以听清任何异常搏动或心律失常；F. 引导者通过左侧先前标记的肋间隙（X 点）将引导器推出胸部，并通过相应的隧道和切口向前推进；当引导器完全就位时，通过在两侧提升引导器来抬升胸骨，从而纠正漏斗胸；抬升引导器和胸骨的动作要反复操作多次；这是通过按压下胸壁，同时提升引导器；G. 一旦胸骨凹陷得到纠正，一个条带就被绑在引流器上，随着引导器从右侧逐渐抽出，条带自左侧进入并从右侧拉出

在 Nuss 和他的小组治疗患者中，有 2.2% 的患者对支撑用的金属是过敏的[86]。大部分患者（63%）有皮疹和红斑，32% 的患者有胸腔积液。值得注意的是，有 15% 的患者在术前查体是就发现皮肤有红斑。所以就红斑而言区分过敏性并发症和感染性并发症显然是至关重要的。为了避免拆除支架时因支柱周围形成额外的骨组织而增加失血，所以将支架和固定器最好放置在皮下而不是肌肉下的位置[87]。

Hebra 等对美国儿科外科协会内医师使用微创（Nuss）技术的结果进行了调查[88]。30 个机构提供了 251 个病例，但应当指出，42% 的病例手术是由一名外科医师治疗的。所报道的并发症与 Nuss 等相似，但频率较高，究其原因可能为术者多为新手，对手术步骤尚不熟练。钢板移位占 9.2%，气胸需行胸腔闭式引流术的占 4.8%。较少发生的并发症包括胸廓出口综合征、心包炎、需要输血的失血、心脏损伤、持续性心律失

361

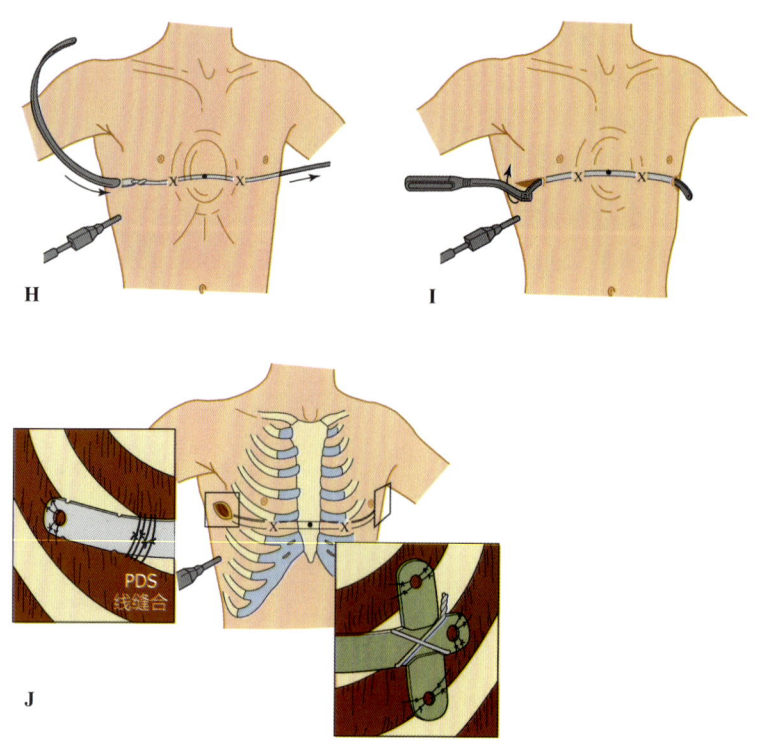

▲ 图 24-3（续） Nuss 首次报道了一种不切除也不游离肋软骨，仅在胸骨后用支架抬举胸骨的方法

H. 先前弯曲成凸状的钢板连接在引导条带上，然后在胸腔镜显示下缓慢引导穿过右侧皮下隧道，引导穿过胸骨下隧道，其凸面向后，直到它从对侧伸出；I. 钢板位于胸部内，其凸面向后倾斜，两侧露出等长的钢板；使用特别设计的钢板底座（Biomet Microfixation，Jacksonville，FL），将钢板旋转 180°，可以立即矫正胸肌畸形；钢板的两侧应贴合在肌肉上，不应太紧或太松；如果由于中间的压力使得条带在两侧都不合适，则可以在胸口仍在适当的情况下，根据需要对钢板进行改装和塑性；J. 钢板与底座结合，并用 3 号外科钢丝连接、固定。底座通过可吸收线缝合在肋间肌筋膜上来固定；另一种稳定技术使用腹腔镜"自动缝合"针，在胸腔镜引导下，用 0 号 PDS 或微乔线将底座与肋骨缝在一起

（引自 Shamberger RC, Nuss D, Goretsky MJ: Surgical treatment of chest wall deformities. In Spitz L, Coran AG, editors: *Operative pediatric surgery*, ed 6, London, 2006, Hodder Arnold.）

常和钢板压迫并侵蚀胸骨。许多外科医师都采用了胸腔镜来提高心脏前过钳子的安全性。其他外科医师在夹钳通过时用骨钩将胸骨抬高，以扩大心脏前、胸骨后的间隙。

Engum 等报道了一组 21 例患者，平均年龄 8.2 岁的研究结果[89]。他们的患者平均住院时间为 4.9d，与开放修复的时间相当。在他们的系列中遇到的并发症类似于其他人的经验，包括支架旋转，产生鸡胸畸形，进行性胸壁不对称，还有一例因不耐受慢性持续性疼痛而提前取出支架。

Molik 及其同事随后扩大了这一单一机构的回顾性分析，比较了 68 例标准开放手术修复和 35 例 Nuss 修复病例[90]。Nuss 手术所需时间（3.3h）比开放技术（4.7h）短，但并发症发生率（43%）高于开放手术（20%）。需二次手术的病例中，标准手术 4 例（6%），Nuss 技术 8 例（29%）。两者住院时间相当，开放手术 4.8d 与 Nuss 手术 4.0d。Nuss 手术后的患者硬膜外镇痛应用比率高，术后患者自控镇痛时间也较开放手术延长。

Fonkal 等对这两种方法进行了回顾性比较，由 2 个中心分别使用 2 种方法[91]。在 5 年内，对 68 例患者采用微创手术，139 例采用开放技术。Nuss 组的再手术和住院率较高，但注意到 90% 的并发症发生在前 25 例中，反映出经验与手术并发症发生率方面的作用。在这项研究中，很难确定硬膜外置管和静脉麻醉药使用上的差异是由于患者的实际需求不同，还是由于医疗机构对镇痛技术的偏爱造成的。开放手术的平均住院时间（2.9d）比微创手术住院时间（6.5d）短，但术后开始开放手术患者工作或上学的时间（12d）与微创手术（18d），基本是相似的。这些学者的结论是，长期随访是必需的，以确保专业医务人员和公共卫生工作者都知道这是漏斗胸患者的首选程序。

Croitoru 等最先报道了漏斗胸"过度矫正"和鸡胸畸形的存在，并指出它们与潜在的结缔组织疾病（马方综合征和 Ehlers–Danlos 综合征）有关[82]。Hebra 也曾报道一例 13 岁漏斗胸男孩接受 Nuss 修补后的一年出现了上述表现，还有其他一些医师也在开放或微创术后的漏斗胸患者身上观察到了类似情况[92,93]。目前尚不清楚是什么因素使一些患者易患这种并发症。

微创矫正手术的其他罕见并发症包括肺血管撕裂、双侧胸锁关节脱位、摘除支柱时出血；旋转 90°的支架伤及主动脉所产生的心脏压塞和休克；旋转 45°的棒伤及内乳血管所引起的致命出血[94-96]。由于有严重的不对称压迫的存在，胸廓出口综合征伴臂丛压迫也有报道[97]，而发生在膈肌水平的下腔静脉机械性梗阻也有相似的原因，以上这两种并发症都可以通过取出支架而得到缓解[98]。

Kelly 和他的同事最近总结了对 1215 例患者的治疗经验，并回顾了他们对手术所做的修改[99]。69% 的患者放置一根支架，30% 的患者需要两根支架；95.8% 的患者在拔除棒时取得良好的手术效果。支架移位的发生率从第一个 10 年的 12% 下降到第二个 10 年的 1%。对镍过敏的患者占 2.8%，绝大多数患者手术前就有过敏史。伤口感染占 1.4%（17 例），其中 4 例需手术引流术。患者接受手术时的中位年龄从 6 岁上升到 14 岁。技术改进包括常规使用单侧或双侧胸腔镜。将严重凹陷患者胸骨与心脏之间的解剖风险降至最低，包括通过剑下切口手动抬高胸骨，或先打通一个经上纵隔的隧道，放置引导器，再向下解剖下纵隔并抬高胸骨。当发现金属过敏时使用钛架；使用比从右至左腋下线的长度短 2.54cm 的支架；如果患者的压迫症状严重或患者年龄较大，则使用两根支架的概率更大些；使用金属稳定器降低支架旋转的风险。

微创手术也被用于复发性的漏斗胸。一项针对 100 例患者的分析表明，这种方法通常是安全和有效的，但是之前做过微创手术的患者可能有广泛的胸膜粘连需要剥离，而之前行开放手术的患者可能患有胸部营养不良症，需要更多根支架，并有更大的并发症风险[100]。

一项前瞻性的多中心研究漏斗胸修复手术的研究表明微创和开放手术的疼痛和并发症是相似的，修复可以在风险可控的情况下进行[101]。本研究的后续报道通过一项有效的调查工具证明，术前患者的心理社会功能与 CT 指数显示的漏斗胸的客观严重程度无关[102]。患者和他们的父母都反馈说，患者术后身体和社会心理功能都发生了显著的积极变化，包括社会自我意识下降，身体形象更好。

儿童在任何形式的修复后都应长期接受随访，直到他们完全恢复体形为止。只有这样，每个外科医师才能评价他手术的最终结果。令人遗憾的是，身体形状完全正常之前，畸形都有可能复发。

2. 漏斗胸的开放性手术修复

开放手术矫正漏斗胸的方法见图 24-4。在女孩中，特别注意将切口放置在乳房下皱褶内，从而避免了 Hougaard 和 Arendrup 所描述的乳房畸形和发育的并发症[103]。皮瓣用电灼向上游离至路易角，这样到达剑突下的距离较短。从胸骨和肋软骨表面游离起胸大肌，保留整个胸大肌和胸小肌和前锯肌（图 24-4A）。Ellis 和他的同事描述了将皮肤和肌肉一并游离的方法，这是一种合理但不被广泛采用的替代方法[104]。

围术期使用抗生素，术前应立即给予 1 次头孢唑林，术后给予 3 次。如果 8 小时引流量 ＜ 15ml，那么引流管就可以拔除了。所有患者在手术前 2 周内应避免服用阿司匹林和非甾体类抗炎药。

作者目前使用胸骨后支架进行内固定，使胸骨保持抬举的位置，并避免胸骨过于僵硬并保持一定的活动度利于缝合固定。虽然技术上幼儿比较适合做胸廓矫形术，但人们越来越关注这些幼儿的长期复发以及胸壁发育的损害。目前的做法是推迟手术，直到孩子们进入青春期。而在青春期后，胸部很少会继续发育，那么漏斗胸也就少了复发的机会（图 24-5）。Fonkalsrud 还建议将患者手术年龄推迟到 10 岁，因为在青春期生长

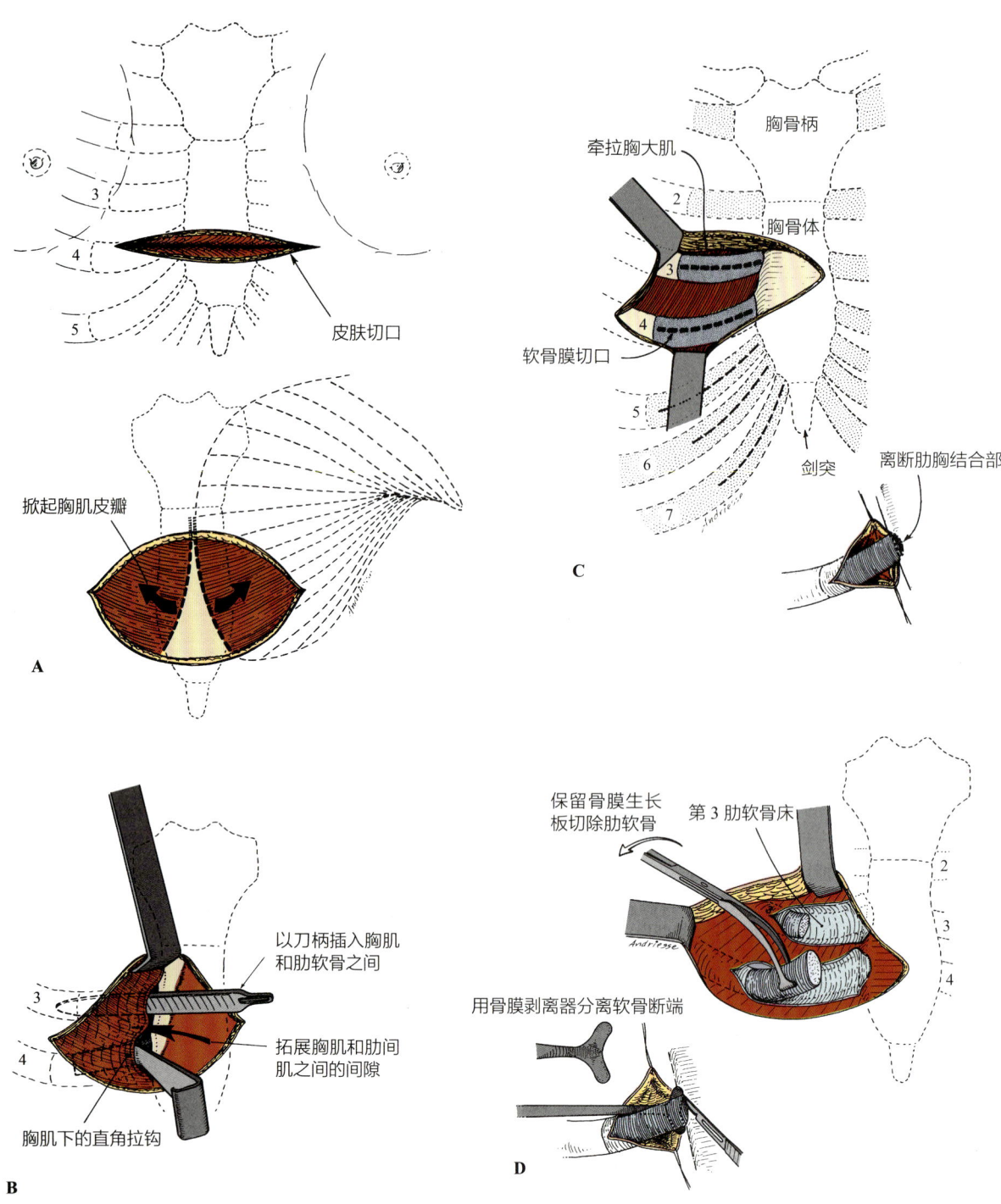

▲ 图 24-4 开放性手术技术修复漏斗胸

A. 切口位于两侧乳头间，与两侧乳头连线平行且偏下一些；对于女性，切口要放在未来乳房皱褶的下方；胸大肌与胸骨小肌和前锯肌一起从胸骨上游离开；B. 先用电刀将肌肉从胸骨表面游离开，过胸骨边缘进入肋软骨范围后，用刀柄沿肋软骨表面向外侧钝性推离肌肉，以保证游离正确的间隙；然后将刀柄换为直角拉钩向前牵拉；而后在邻近的肋软骨表面重复这一过程；解剖时将肌肉向前牵拉有利于识别无血管间隙，避免伤及肋间肌；肌肉游离向两侧延伸至第 3 至第 5 肋、软骨结合部。在第 6 和第 7 肋表面游离肌肉的范围应与上面第 3 至第 5 肋相当；C. 从肋软骨前方沿软骨走行方向切开软骨膜，软骨膜与肋软骨间有一个无血管间隙；在胸骨与肋软骨交界处，垂直 90° 切断软骨，以便看清楚肋软骨床后壁；D. 用到在软骨与胸骨的交界处断开软骨，切的时候将软骨向前牵拉，以保护后面的纵隔。分割后的软骨可以用 Allis 钳夹住并抬高。保留一小段肋软骨在肋骨、软骨结合部上，然后切断肋软骨；第 3 至第 7 肋的软骨部通常要被切除，有时因为漏斗范累及第 2 肋或该肋有向后移位，那么第 2 肋软骨也要切除，这种情况在年龄较大的患儿比较多（图 24-1）；第 6、第 7 肋一直到肋弓的软骨切除范围应该在肌肉游离的范围内。熟悉前部肋软骨的截面形状有助于其解剖；第 2、第 3 肋软骨宽而平，第 4、第 5 肋软骨是圆形的，第 6、第 7 肋软骨是窄而深的

第一部分 胸部手术
第24章 先天性胸壁畸形

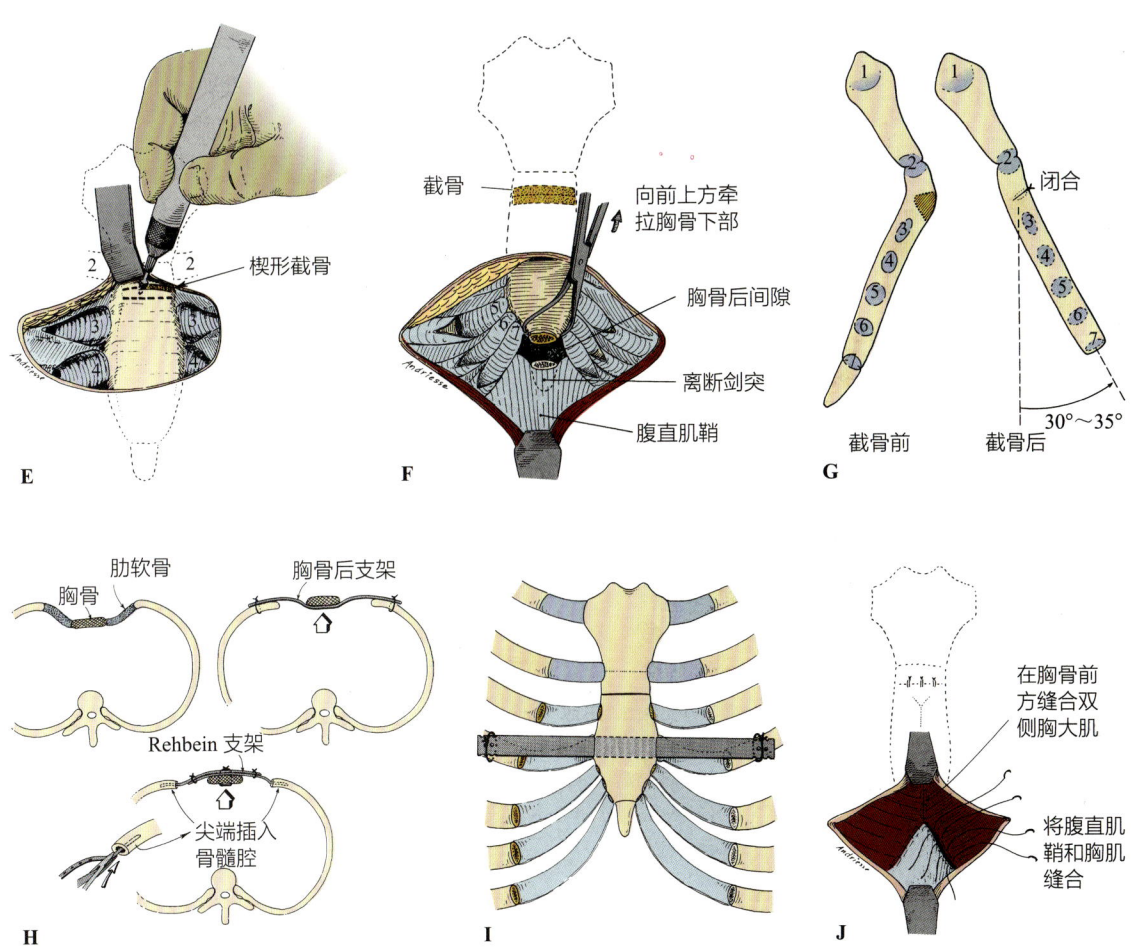

▲ 图24-4（续） 开放性手术技术修复漏斗胸

E. 胸骨截骨术的位置应该在最上一个变形的肋软骨水平或者在胸骨向后成角的水平，一般是第3肋软骨，但偶尔也可能是第2肋软骨；2个Hall横向胸骨切开术是通过间3～5mm空气钻进行的（Zimmer USA，Warsaw，IN）；F.用2把肋钳将胸骨下部和直肌瓣拉高，胸骨体上部截骨；用电烧将剑突与胸骨分开，以便游离胸骨间隙；如果做Nuss手术则无须这个步骤，除非胸骨位置正常，但是剑突向前突出；保留软骨膜和剑突的附着，可避免胸骨下方出现难看的凹陷；G.通过创建楔形截骨对胸骨异常位置进行矫正，胸骨抬高后截骨凹陷就会闭合，应该使胸骨略向前过度矫形一些，所谓矫枉必须过正；H.此图演示了胸骨后支架和Rehbein支架应用；Rehbein支架插入第3或第4肋骨的骨髓腔（内嵌），然后支架在胸骨前形成一个弓；胸骨被缝在弓上，以使其处于新偏前的位置；胸骨后支柱放置在胸骨后面，并固定在肋骨上，以防止移位；I.胸骨后支撑的前视图；将第3肋或第4肋的软骨膜与胸骨分开，胸骨间隙被钝性分开，以使支架可以通过胸骨后；两边固定在肋骨上防止迁移；然后用温盐水和头孢唑林溶液浸泡伤口，清除血块，检查胸膜是否破损；一个引流通过胸骨左侧的皮瓣，放置在胸骨旁，引流管放到创面的最高处；J.两侧胸大肌内缘缝合固定在胸骨中线，并向下延伸缝合连同腹直肌一起缝合成"奔驰"标，覆盖整个胸骨，也关闭了纵隔

（图A至G 和图J引自Shamberger RC，Welch KJ：Surgical repair of pectus excavatum. J Pediatr Surg 23：615–622，1988.；图D和图F引自original figures；图H和图I引自Shamberger RC：Chest wall deformities. In Shields TW, et al, editors：*General thoracic surgery*, ed 5，Philadelphia，2000，Lippincott Williams & Wilkins.）

过程中最容易出现复发[91]。相反，Humphreys、Jaretzki 和 Backer 等没有发现手术年龄和复发率之间的相关性[105, 106]。

在一系列研究中，并发症少且相对不重要，见表24-3[14]，704例患者中有17例复发，2%的患者发生气胸，仅需临床观察或穿刺引流。在整个系列中，只有4例患者需要放置胸管，在报道的最后20年中，没有一例患者需要放置胸管。随着围术期抗生素的使用，伤口感染是很少见的。

漏斗胸手术后最痛苦的并发症是畸形的复发。很难预测哪些患者会有严重的复发，但在肌肉发育不良的儿童和有类马方体型的儿童中，这种情况的似乎更加常见。所有马方综合征患儿均应采用支撑固定术，因为报道无支架固定的儿

365

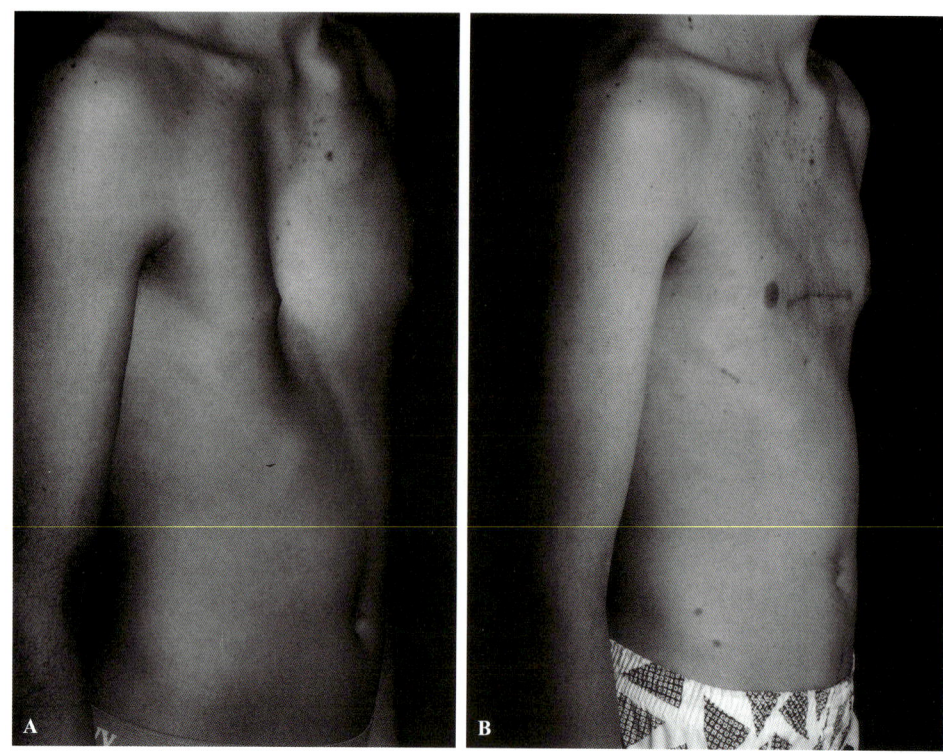

▲ 图 24-5　14 岁漏斗胸患儿术前及术后照片
A. 术前；B. 胸骨后支架术后 7 个月

表 24-3　704 例漏斗胸修复手术有 70 例出现了并发症

并发症	患　者
气胸*	11 例
伤口感染	5 例
伤口血肿	3 例
伤口裂开	5 例
肺炎	3 例
血肿	1 例
咯血	1 例
心包出血	1 例
严重复发	17 例
轻度复发	23 例

*. 需要放置胸管
引自 Shamberger RC, Welch KJ: Surgical repair of pectus exca-vatum. *J Pediatr Surg* 23: 615–622, 1988

童复发的风险很高。Scherer 及其同事报道了使用胸骨后支撑的低复发率（8 例中只有 1 例）[16]。Redlinger 及其同事报道了他们对马方综合征（33 例）和类马方体型（212 例）[107] 患者进行微创手术的结果，马方综合征患者的畸形更严重，需要多根支架进行矫正；马方综合征与类马方体型患者的临床结果相似。

虽然复发是对称的，但许多实际上是右侧的，有一个深的右胸骨旁沟和胸骨倾斜。第 3、第 4 和第 5 肋端向中间移动，肋软骨明显"收缩"。复发性漏斗胸的矫治通常是一项艰巨的任务。Sanger 及其同事报道了他们在二次矫正方面的经验[108]。他们切除再生的纤维软骨板，再次行胸骨截骨术，并在胸骨背面缝合胸肌。10 例患者早期疗效良好。在波士顿儿童医院的经验中，12 例患者接受了二次修复。切除第 3～第 5 肋软骨段是矫正畸形的必要措施。游离胸骨尖端后，将左纤维软骨板切除至第 3 或第 2 软骨鞘的水平，使胸骨向前移动并旋转到一个比较合适的位置。12 例重复手术中有 10 例未进入胸膜腔。术后随访 10～17 年，8 例胸廓形状合适，2 例仍有宽口浅凹陷，2 例复发。我们建议对所有进行二次修复的患者使用支撑固定术，因为软骨再生将比初次手术后缓慢且不充分。有研究报道，微创技术已经成功应用于复发性漏斗胸的修复[109, 110]。

1990 年，Martinez 及其同事首次描述了儿童在学龄前修复漏斗胸后胸部发育有缺陷的情况[111]。随后在 1996 年，Haller 报道了 3 例男孩，他们小时候都接受过切除肋软骨的手术，在十几岁的时候都表现出肋骨发育生长不足的情况[112]。这导致了胸部中部的带状狭窄，这被称为获得性Jeune 病见图 24-6。在某些情况下，没有切除肋软骨的第 1 和第 2 肋骨相对过度生长，导致胸骨上端前凸（图 24-6C）。Haller 认为这是由于在手术修复过程中出现的软骨接续部位损伤所致[112]。由于这些部位是肋骨的纵向生长中心，早期手术导致肋骨和胸骨因其生长中心或血管供应受损而生长不足。Martinez 等对 6 周龄的家兔进行实验证实，在 5.5 个月的观察期内，肋软骨切除对胸部生长特别是前后径有明显的影响[111]。仅切除肋软骨内侧 3/4 的软骨，保留肋软骨交界处的生长中心，损伤程度较轻。这种损害是由于软骨膜内的纤维化和瘢痕所致。不能生长的软骨鞘、骨或其他假体组织也不应该连接到胸骨后面，因为它们会在胸部形成带状狭窄。这种迟发性胸廓生长的并发症主要发生在儿童早期修复，可以通过延迟手术来避免，直到孩子们长大。通过将软骨的一部分留在肋骨的骨部分来保存软骨结合部，可以部分地减少生长受损的情况。Weber 和 Kurkchubasche 报道了一种改善"获得性 Jeune 综合征"患者严重肺损害的方法[113]。胸骨切开并使前缘骨膜永久楔形敞开，只让后缘骨膜愈合。胸膜双侧开放，软骨膜下切除 6 根肋骨。术后肺功能改善。另一份涉及 10 例患者的报道进一步证实了这项技术改善肺功能的效果，10 例中有 8 例证实了这一方法的有效性[114]。患者术后随访至完全发育：女孩 16 岁，男孩 19 岁。使用临床和莫尔摄影技术进行初步评估和后续研究，可以改进临床结果评估，并避免需要进行多次 X 线检查[115]。

二、鸡胸

鸡胸是胸骨或胸壁的前突，在波士顿儿童医院的所有胸壁畸形中鸡胸比漏斗胸少 16.7%。这种胸壁的前突通常分为四大类（表 24-4）[116]。最常见的形式，被 Brodkin 称为软骨角，包括胸骨的前突出和下部肋软骨的突出[117]。据描述，似乎有一只巨大的手挤压胸部，迫使胸骨和肋软骨内侧部分向前移动，肋外侧软骨和肋骨向内移动（图 24-7）[118]。很少有像图 24-8 这样的单侧肋软

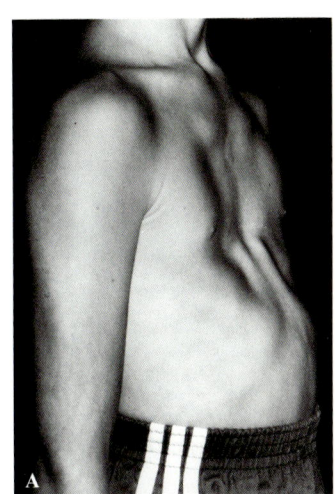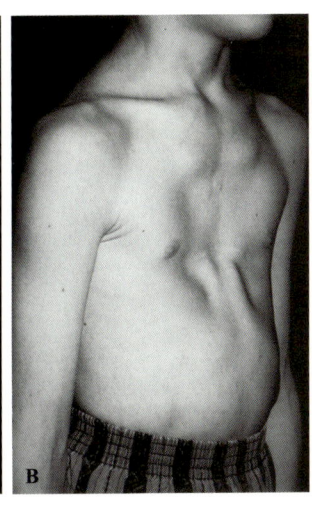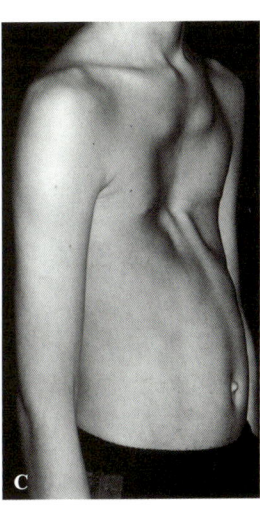

▲ 图 24-6　一组照片显示了修复质量可能会随着时间的推移而越来越差

这个男孩在 4 岁 3 个月时，接受胸骨缝合固定 Welch 修复手术，术后起初取得了良好的效果；7 年 6 个月（A）、9 年 3 个月（B）、12 年 9 个月（C）随访显示胸骨和肋软骨进行性凹陷，上胸部相对"过度生长"

骨向前移位而对侧软骨正常的不对称畸形。如果病变一侧有鸡胸，对侧有漏斗胸，这种混合型畸形常伴有胸骨旋转。一些作者将其归类为变种的漏斗胸。最少见的畸形是软骨波浪畸形，上胸突出，累及胸骨柄和第 2、第 3 肋软骨，胸骨体相对凹陷（图 24-9）。

（一）病因

我们对鸡胸的了解可能比其病因更多。其典型表现为肋软骨过度生长，软骨前屈，胸骨前移位。家庭发病率明显增加，表明它有一定的遗传基础。在对 152 例患者的回顾中，26% 的患者有胸壁畸形家族史，12% 的患者有脊柱侧凸[116]。男孩比女孩多，比例为 3∶1。脊柱侧凸和其他脊柱畸形是最常见的肌肉骨骼畸形（表 24-5）[116]。

鸡胸很少在患儿出生时发现，几乎有 50%

表 24-4　鸡胸的发病情况

胸骨体突出特征	患者
对称	89 例
不对称	49 例
突出与凹陷混合	14 例
胸骨柄	3 例
总计	155 例

引自 Shamberger RC, Welch KJ: Surgical correction of pectus carinatum. J Pediatr Surg 22: 48–53, 1987

表 24-5　152 例鸡胸患者中 30 例肌肉骨骼异常

异常表现	患者
脊柱侧凸	23 例
神经纤维瘤病	2 例
Morquio 综合征，离心性骨软骨发育不良	2 例
脊椎异常	1 例
脊柱前凸过度	1 例
驼背	1 例

引自 Shamberger RC, Welch KJ: Surgical correction of pectus carinatum. J Pediatr Surg 22: 48–53, 1987

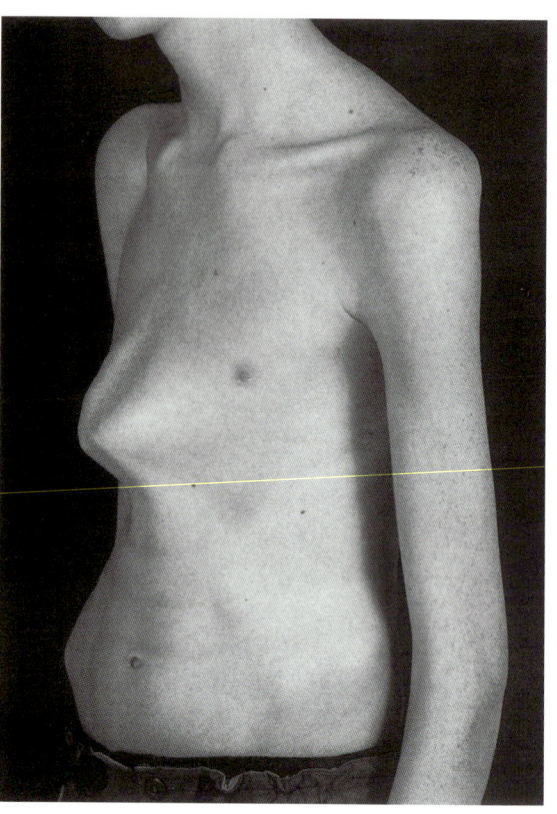

▲ 图 24-7　11 岁 6 个月男孩，对称性胸骨下段鸡胸

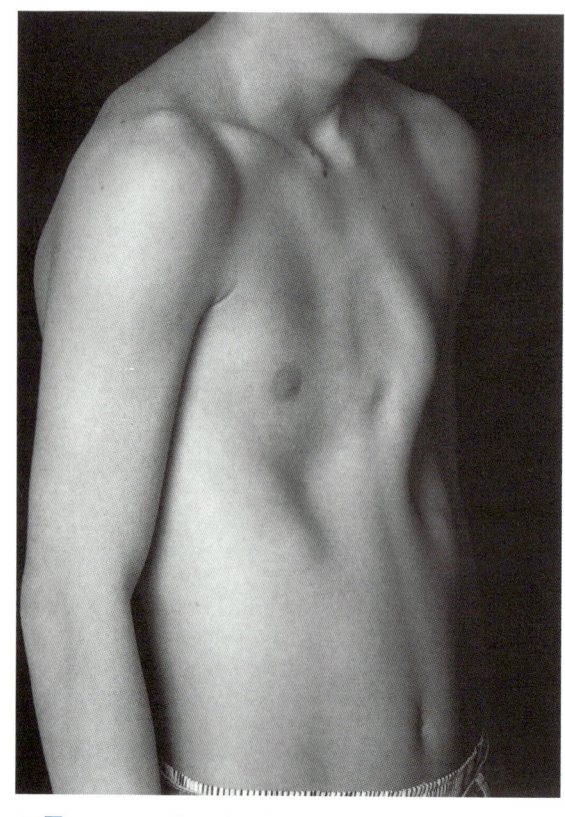

▲ 图 24-8　15 岁男孩，有明显的不对称性鸡胸，肋软骨突出局限于胸部左侧

第一部分 胸部手术
第24章 先天性胸壁畸形

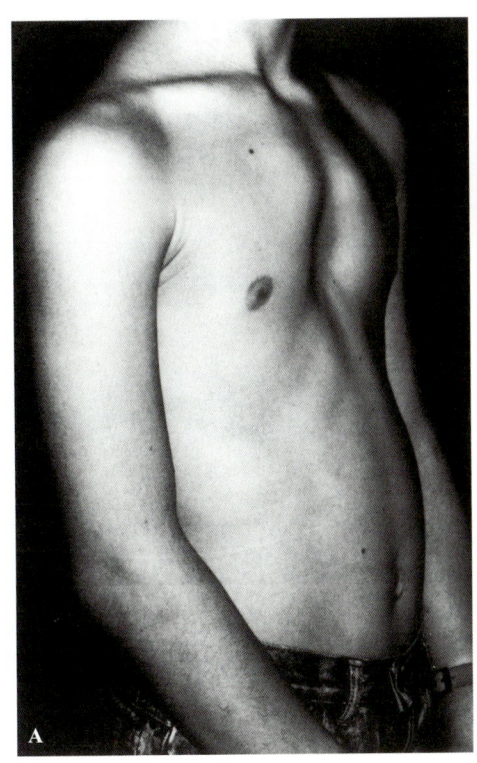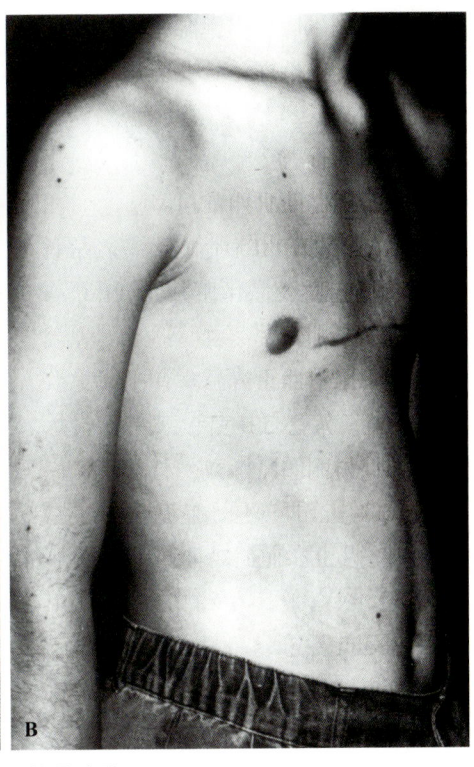

▲ 图 24-9 软骨畸形

A. 15 岁男孩，患有胸骨柄畸形；注意胸骨下部凹陷，突出的是第 2 和第 3 肋软骨的前突；B. 修复后胸骨轮廓得到改善，肋软骨位置更好些

的患儿直到 11 岁生日后才发现其畸形（图 24-10）。畸形通常发生在儿童早期，特别是在青春期发育迅速的时期。软骨柄畸形，与软骨角质形成不同，通常在出生时就被注意到，并伴随着一个截短的逗号状胸骨，没有胸骨柄、胸骨体的分界，这一缝隙愈合了（图 24-11）。Currarino 和 Silverman 报道了它与先天性心脏病风险增加的关系[119]。Lees 和 Caldicott 回顾了 1915 例胸部 X 线检查资料，发现 135 例胸骨融合异常[120]。这些儿童中有 18% 有先天性心脏病。

（二）外科修复

鸡胸的矫正有着丰富的历史，从 1952 年 Ravitch 第一次修复上软骨柄畸形开始[121]。他切除了多个肋软骨，并进行了双胸骨截骨术。1953 年，Lester 报道了 2 种修复下软骨角畸形的方法[122]。第一种方法是胸骨前部切除，因失血过多和效果不佳而被放弃。第二种方法是骨膜下切除整个胸骨，这是一种同样激进的技术。Chin（1957 年），后来的 Brodkin（1958 年）先后在剑突胸骨融合术中，将横断的剑突和附着的腹直肌缝合到胸骨更高的位置上[123, 124]。这可使年轻患者胸骨向后移位，胸壁灵活。Howard 将此方法与肋软骨膜下肋骨切除和胸骨截骨术相结合[118]。Ravitch 报道了一期或二期切除肋软骨修复软骨角畸形，并用 "REFING" 缝线使软骨骨膜缩短并向后移位[125]。3 例中有 1 例采用胸骨截骨术。Robicsek 等报道了肋软骨骨膜下切除、胸骨横截骨和胸骨突出部切除的修复方法[126]。使剑状和腹直肌重新连接到胸骨的新下缘，并向后拉。1973 年，Welch 和 Vos 报道了沿用至今的解决这些畸形的方法[127]。

1. 手术技巧

皮肤切口的位置、胸肌瓣的移动、软骨骨膜下切除均与漏斗胸的手术方法相同。胸骨的处理见图 24-12，用于各种畸形。在软骨柄畸形中，必须从第 2 肋骨开始向下切除各根肋软骨[128]。一个单肢中度 Hemovac 引流（Snyder Laboratories, New Philadelphia, OH）放置在皮瓣下，如漏斗胸

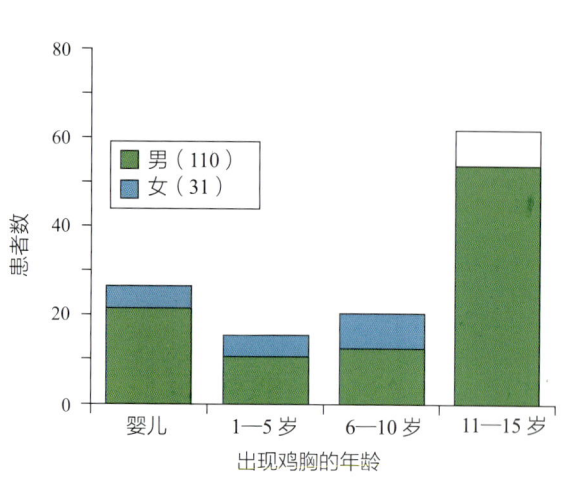

▲ 图 24-10　141 名婴儿和儿童出现鸡胸的年龄

值得注意的是，几乎有 50% 的儿童在青春期时出现前胸隆起（引自 Shamberger RC，Welch KJ：Surgical correction of pectus carinatum. *J Pediatr Surg* 22：48–53，1987.）

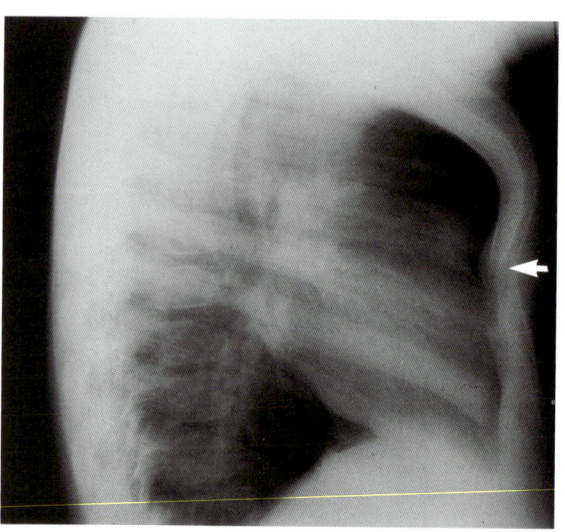

▲ 图 24-11　一名胸骨柄鸡胸男孩的侧位胸部 X 线摄影，短而且呈逗号状的胸骨看起来很明显，箭示胸骨截断处

（引自 Shamberger RC，Welch KJ：Surgical correction of chondromanubrial deformity（Currarino Silverman syndrome）. *J Pediatr Surg* 23：319–322，1988.）

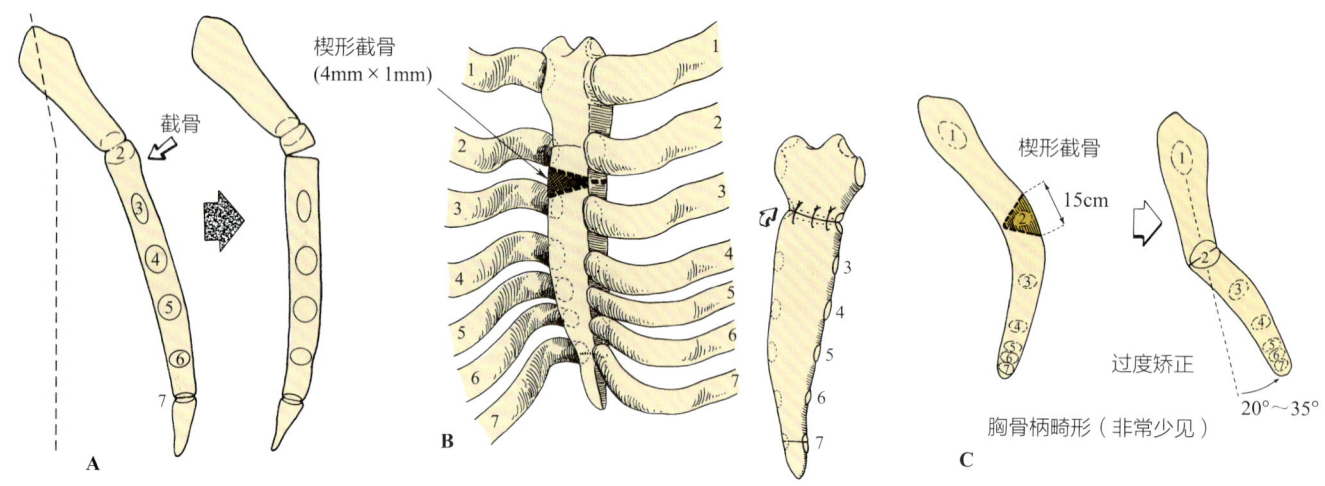

▲ 图 24-12　胸骨的处理

A. 一次或双次截骨并切除肋软骨可以使胸骨向后移位，取得一个比较满意的位置；B. 对于混合型鸡胸，可以将第 3 至第 7 肋软骨对称地完全切除，再加上 0°～10° 的截骨，待截骨创面愈合以后，胸骨就会向前移位且纠正之前的旋转；C. 胸骨柄型畸形是通过在胸骨前皮质，靠近胸骨柄做一种宽人的楔形截骨来矫正；创面愈合后，上部胸骨向后移位与第 1 肋固定，而下部胸骨要向前多矫正 20°～35°，并通过支撑或缝合固定在位置

（图 A 和图 B 引自 Shamberger RC，Welch KJ：Surgical correction of pectus carinatum. J Pediatr Surg 22：48–53，1987；图 C 引自 Shamberger RC，Welch KJ：Surgical correction of chondromanubrial deformity. *J Pediatr Surg* 23：319–322，1988.）

患者，吸引口在胸旁的位置，平切除最高一根肋软骨的水平。胸肌瓣和皮瓣靠近。围术期也像漏斗胸手术一样应用抗生素。

Abramson 和他的同事报道了一种治疗鸡胸的微创手术方法[129]。这项技术包括经胸外侧切口放置皮下弯曲的钢筋。骨膜下钢丝将小的固定钢板横向固定在肋骨上，弓形棒用螺钉固定在小的固定钢板上。结果令人满意。效果最好的患者是术后有灵活的胸壁，肌肉下插入钢板，并使用了更强的肋骨钢丝进行治疗的年轻患者。

2. 术后效果

绝大多数患者的手术是成功的[130]。在对152例患者的回顾中，术后的恢复顺利[116]。很少有需要输血的，而且在报道的最后10年中没有进行过输血。并发症发生率为3.9%（表24-6）。只有3例患者需要再次治疗，每一位都有额外的下肋软骨切除，以治疗持续的单侧肋弓畸形。

3. 非手术矫形

据报道，从1992年开始，在巴西就有医师尝试用矫形器治疗鸡胸。支撑装置的发展提高了其成功率，目前有几份报道表明，65%～80%的儿童可以单独使用支撑治疗来解决问题[131-135]。使用支架的依从性显然是年龄较大患者成功的限制因素。最近的努力集中在使支架易于隐藏并携带舒适。经过几个月的逐步修正，支撑方案取得了比以往更好的效果[132, 136, 137]。如果青少年对支撑项目的依从性差，可以通过脊柱诊所的来诊所来解决。

这种方法在对称畸形的患者中效果最好，即使在不对称的情况下也能得到可接受的结果。支撑在不同的机构之间不同，但是支撑成功的主要因素是患者对其使用的依从性[138-140]。最近，Colozza报道了一份关于接受支撑治疗的患者的生活质量的调查报道[140a]。结果显示，大多数患者对治疗后的外观满意，受支撑的疼痛很小，并会再次使用支架矫形。他们的自信心在支撑矫形后显著增强。

三、波兰综合征

1841年，波兰报道了一个病例患者，他同时患有并指的先天性胸大肌、胸小肌缺如[141]。其实Froriep早在1839年就曾报道过类似病例，但自1962年以来，Clarkson首先将此类患者归为一个独立的病种，并一直沿用波兰综合征来命名这种疾病[142, 143]。随后的报道描述了该综合征的其他组成部分，包括肋骨缺失、胸壁凹陷和乳房异常。该综合征的每个组成部分都有不同的严重程度。胸廓异常的程度可以是胸大肌胸小肌胸骨端发育不全，但肋骨正常，也可以是第2至第5肋骨前部和肋软骨完全缺如（图24-13和图24-14）。乳房受累的比率很高，从轻度发育不全到完全没有乳房（无乳房）和乳头（无乳头）（图24-13C）[144]。此病症另外还可表现出稀少的皮下脂肪和没有腋毛。手部畸形可包括手指发育不全（短指）和融合指（并指），主要累及中心三指。手指畸形更最严重的可以表现为"手闷子"型或"爪"型（手指缺如），这是非常罕见的[143, 145]。现已有关手指畸形的扩大分类方法[146]。波兰综合征也可能伴随着Sprengel畸形而发生。Sprengel畸形指肩胛骨的大小、高度和间距明显较正常人缩小。

波兰综合征一般出生即可发现，主要表现为没有乳房芽和乳头发育不良，其发病率为1/30 000～1/32 000[147, 148]。其中乳头发育不良往往表现为乳头向上移位。波兰综合征的病因迄今仍不明确。Bouview及其同事建议将同侧锁骨下动脉发育不全作为这一畸形的起源，但是，正如David所指出的，肢体的血流量减少不像是发育不良的原因，相反更像是发育不良的结果[149, 150]。虽然一些形式的并指是常染色体显性性状，但在波兰综合征患者中还没有发现类似的染色体异常，而波兰综合征通常是散发性的[151-154]。一个家庭中很少出现多个病例，即使是2个同卵双胞胎也有其中1个发病而另一个正常的报道。波兰综合征与第二种罕见的综合征有关联，即Möbius综合征：双侧或单侧面瘫和眼外展肌麻痹。已经查明了19例这类病例，但没有发现一个共同的病因。本文报道了这两种综合征的家族史[155, 156]。波兰综合征和儿童白血病之间也有不寻常的关联[157, 158]。

1970—1987年波士顿儿童医院共收治波兰综合征41例，其中男性21例，右侧23例，左侧17例，双侧1例[159]。手部畸形23例（56%），

表24-6 152例鸡胸修补术里，有7例出现术后并发症

并发症	患者
气胸*	4例
肺不张	1例
伤口感染	1例
局部组织坏死	1例

*. 2例气胸患者放置了胸管

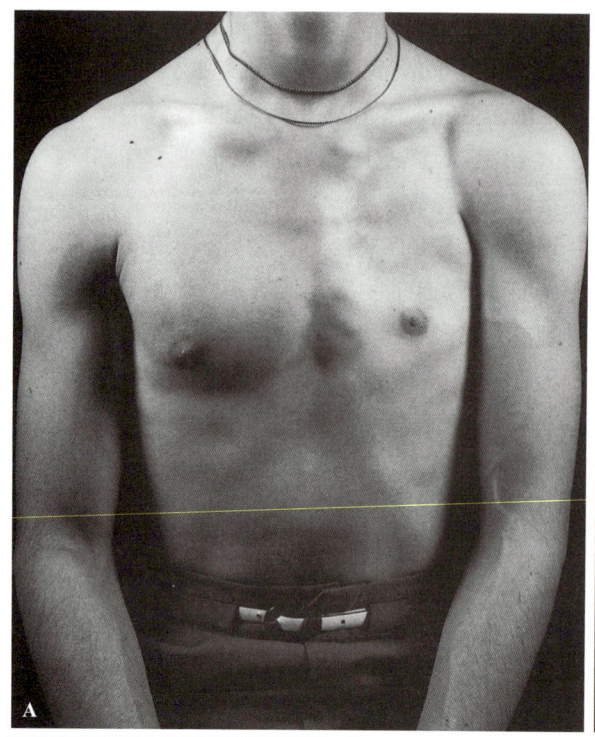
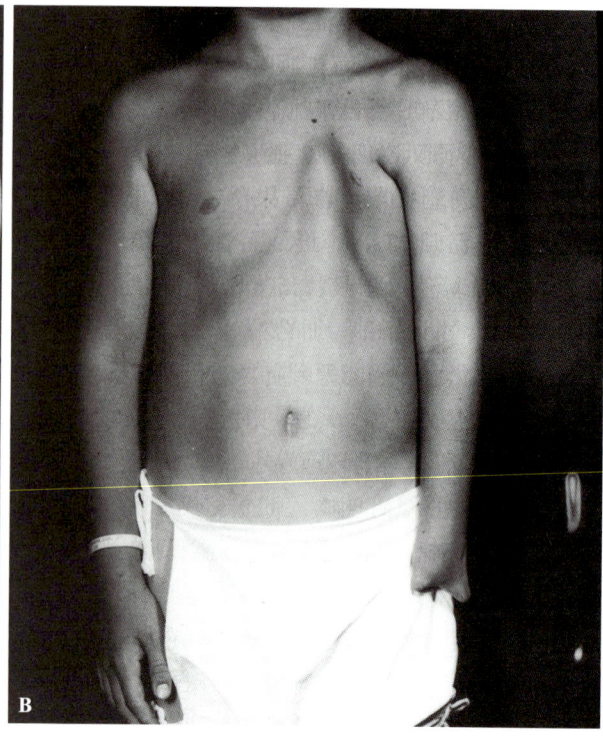
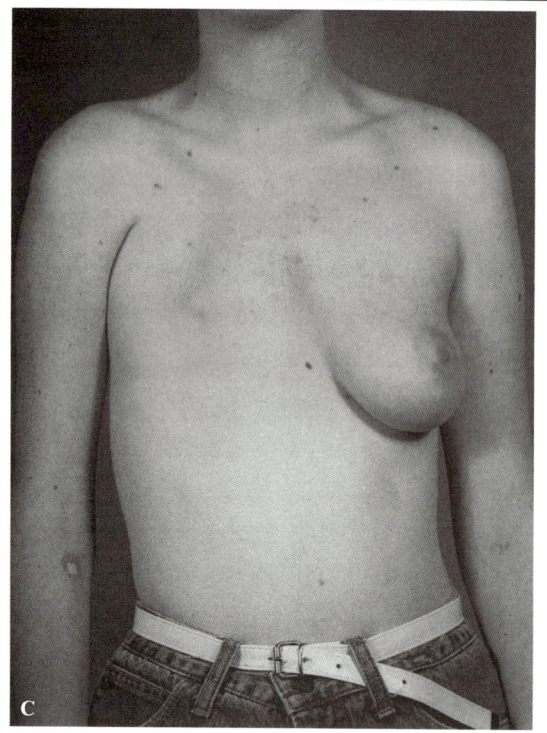

▲ 图 24-13 胸廓异常的程度可以是胸大肌胸小肌胸骨端发育不全，但肋骨正常，也可以是第 2 至第 5 肋骨前部和肋软骨完全缺如

A. 肌肉发达的 15 岁男孩，波兰综合征，由于胸大肌缺失而失去左腋下褶皱；他的胸骨和软骨正常，这有力的补偿了胸大肌和小肌肉的丧失所带来的缺陷；没有手术指征；B. 8 岁男孩，波兰综合征，胸部广泛的受累；胸大肌和小肌及带状肌至第 5 肋骨水平均缺如；有胸骨倾斜，第 3 至第 5 肋骨发育不全，到乳头水平就终止了；相应的肋软骨缺如；胸内筋膜紧贴皮下组织；注意患侧手的乳头发育不良和异位是波兰综合征相关的手部最严重的畸形；C. 患有波兰综合征的 14 岁女孩。应注意，右侧乳头、胸骨旋转、右胸凹陷；第 2 至第 4 肋骨和软骨缺失；在健侧乳房发育完全后再行患侧隆乳

乳腺畸形 25 例（61%）。10 例儿童的骨性胸廓畸形需要重建，3 例儿童需要肋骨或软骨移植才能完全修复。

外科修复

评估各种肌肉骨骼成分的畸形程度是胸部重建的关键。如果畸形仅限于胸大肌、胸小肌的胸骨端，而没有骨性胸廓畸形，无须修复，除非是女性患者可以施行隆胸术（图 24-14）。如果肋软骨凹陷或缺如，则必须考虑修复，以尽量减少凹陷，消除肋骨缺如导致的胸壁反常呼吸运动，并

第一部分 胸部手术
第 24 章 先天性胸壁畸形

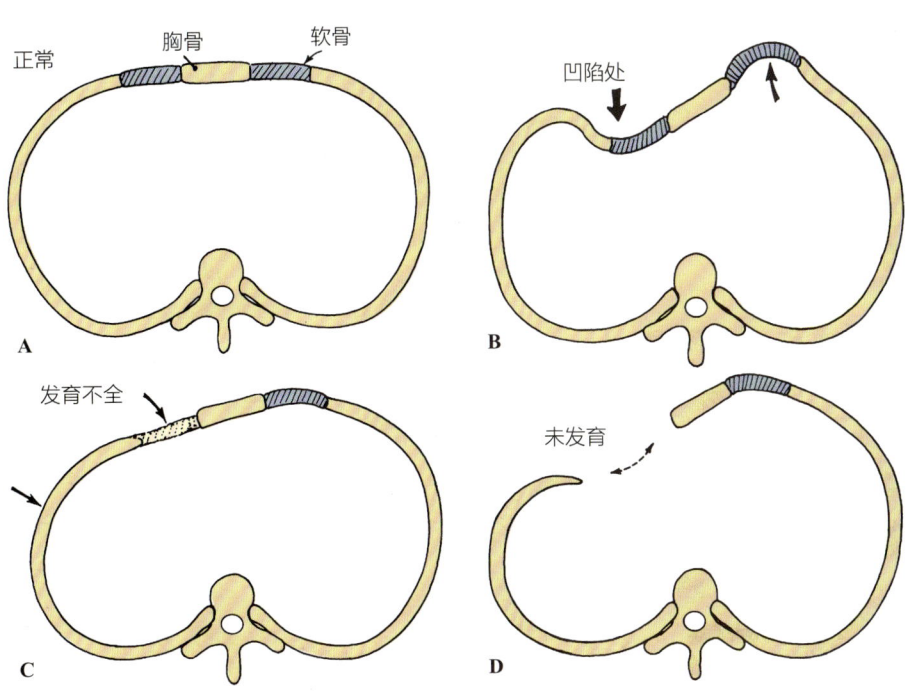

▲ 图 24-14 波兰综合征胸廓异常谱

A. 最常见的情况是，胸部完全正常，只有胸肌缺席；B. 胸壁受累侧凹陷，伴有旋转，常伴有胸骨凹陷；常出现对侧前突；C. 受累侧肋骨发育不全，但无明显凹陷；通常不需要手术矫正；D. 一根或多根肋骨发育不全通常与受累侧相邻肋骨凹陷和胸骨旋转有关（引自 Shamberger RC, Welch KJ, Upton J, Ⅲ: Surgical treatment of thoracic deformity in Poland syndrome. *J Pediatr Surg* 24: 760–765，1989.）

为女孩提供乳房重建的底部支撑。Ravitch 报道了通过单侧肋软骨切除、胸骨楔形截骨术矫正胸骨旋转、Rehbein 柱和 Steinmann 钉固定来矫正肋软骨向后移位[100]。我们进行双侧肋软骨切除术和斜行截骨术矫正胸骨旋转和后移位的效果非常好，就像治疗胸骨混合畸形和漏斗胸一样（图 24-15）。胸骨在后面支架支撑的情况下向前移位，这使向后移位的肋软骨也得以矫正。一侧异常突出往往会是对侧的凹陷更加明显（图 24-14B）。

肋骨内侧的缺失可以用从对侧取肋骨移植来处理。移植的肋骨必须固定在胸骨内侧和 "匕首点" 即发育不全的肋骨的外侧较为固定且能承受一定张力的位置。如果需要的话，还可以用网状移植物覆盖。需要注意的是，胸内筋膜和胸肌筋膜残余部分之间几乎没什么软组织组织存在。该区域的软组织可以通过背阔肌瓣的转移来覆盖。这对需要隆胸的女孩尤其有帮助[160-162]。皮瓣旋转很少见，如果发生在男孩，它将是背部出现较大的瘢痕并明显降低背阔肌的肌力。

定制的有机硅假体可以用来纠正胸壁凹陷和乳房缺如[163]。最近用于修复的最新材料包括 Surgisis（生物疝补片）和 "可摆动肋骨" 或可上下扩张的假体肋骨系统[164]。

四、胸骨缺损

与漏斗胸和鸡胸相比胸骨缺损是比较罕见的，但由于其具有特殊性的临床表现并且可能导致致命后果，所以在医学文献中胸骨缺损得到了广泛关注。胸骨腹侧融合失败所致畸形可分为 4 种：①胸骨裂；②胸部心脏异位；③胸腹部心脏异位；④颈部心脏异位。除胸骨裂外，其他 3 种情况都有心脏异位。胸部心脏异位，指心脏向前突出，心脏前方没有组织覆盖。颈部心脏异位，心脏突出更明显，心脏往往与头部融合。在胸腹心脏异位，心脏前有组织覆盖，心脏往往是通过膈肌缺损进入腹部的。

（一）胸骨裂

有胸骨裂的婴儿胸骨完全或部分分离，但心

373

脏处于正常位置。这种畸形是由于胸骨柄融合失败导致的，发生时间一般是在妊娠的第8周左右。患者虽然有胸骨裂，但有正常的皮肤覆盖，有完整的心包和正常的膈肌。患儿往往不会合并腹壁缺损，如脐膨出，也很少出现某种功能异常。缺损处向外突出会随着啼哭或Valsalva动作而加重。从109例胸骨缺损病例总结（表24-7）可以看出，裂痕主要累及胸骨上部[165]。而有心脏异位的患

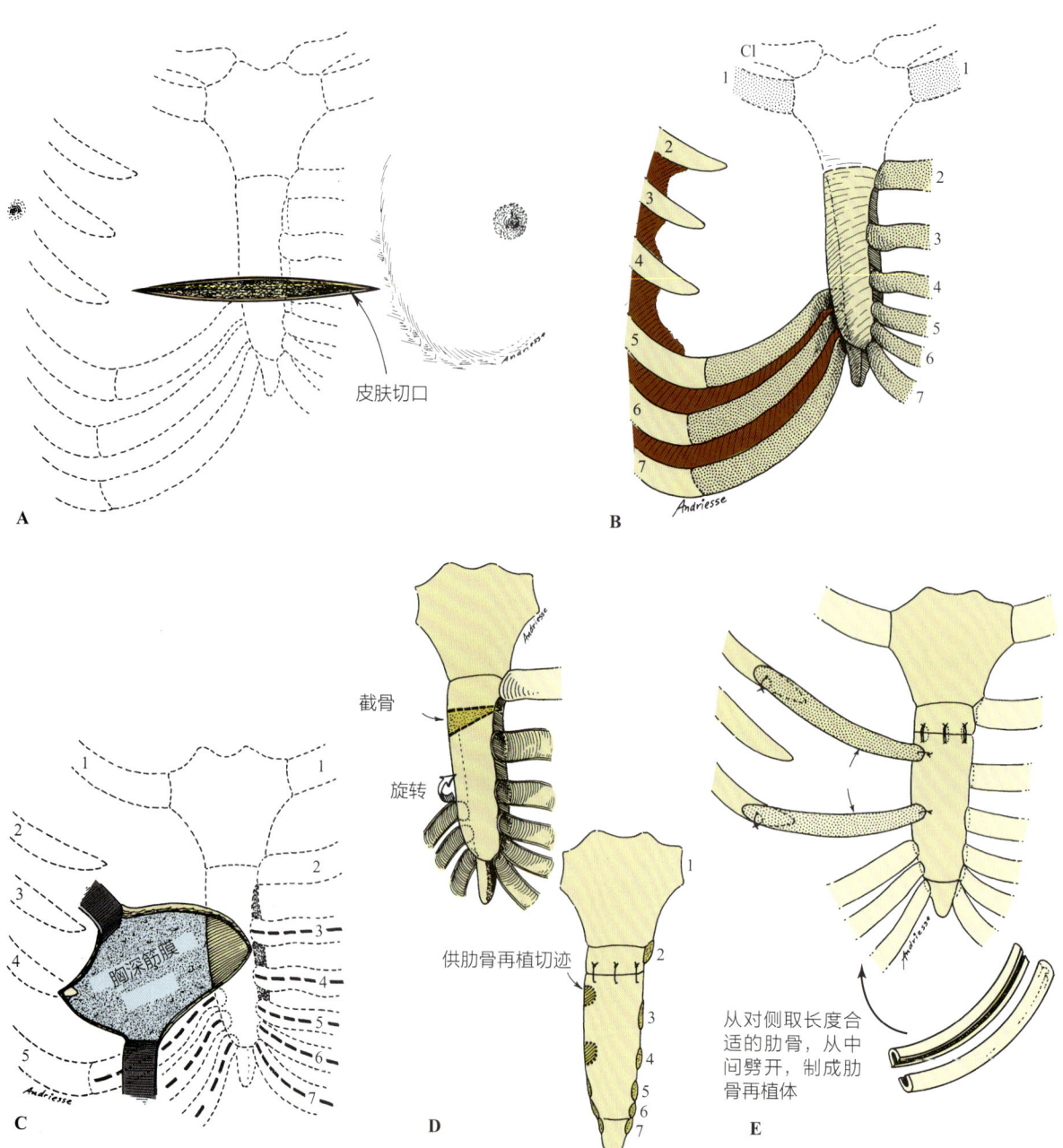

▲ 图 24-15　双侧肋软骨切除术和斜行截骨术矫正胸骨旋转和后移位的效果非常好

A. 在乳头线下面做一个横向切口，对于女性应选择在乳房下褶皱处；B. 图示畸形，胸骨旋转，受累侧软骨凹陷，对侧胸廓前突；C. 在肋骨发育不全的患者中，壁层胸膜就在皮下或在深筋膜下；胸肌瓣位于对侧，深筋膜在患侧；然后在肋软骨膜下切除肋软骨，如粗大的虚线所示；一般切到第3肋软骨的水平，很少到第2肋；D. 第2肋软骨下方做横向、偏置、楔形的胸骨截骨；胸骨的抬高加上胸骨后支撑，可纠正胸骨的后移位和旋转；E. 对于肋骨发育不全的患者，从对侧第5或第6肋骨取出并劈开的自体肋骨，然后用钢丝缝合到先前创建的胸骨切迹上，然后用钢丝横向固定到患侧肋骨。如图所示，肋沿其短轴被劈开，以保持最大的机械强度（引自 Shamberger RC, Welch KJ, Upton J, III: Surgical treatment of thoracic deformity in Poland's syndrome. J Pediatr Surg 24: 760–765, 1989.）

表 24-7　109 例胸骨裂患者骨缺损

骨缺损	患　者
上裂	46 例
上部裂一直延续至剑突	33 例
完全裂	23 例
下部至胸骨柄裂或中段完好	5 例
胸骨柄和剑突完好，但中心部位缺损（其中 3 例有皮肤溃疡）	2 例

引自 Shamberger RC, Welch KJ: Sternal defects. *Pediatr Surg Int* 5: 156–164, 1990

儿胸骨缺损主要位于胸骨下部。

胸骨裂与其他胸骨缺损的第二个区别是，胸骨裂的儿童很少有先天性心脏病。然而，胸骨裂和头颈部血管瘤之间确实存在着某种难以解释的关联，自 Fischer 在 1879 年首次报道了这种关联后，已经有 14 例相关的报道[166]。

外科修补

Maier 和 Bortone 于 1949 年完成了第一次胸骨裂修补手术，当时的患者为 6 周龄婴儿[167]。新生儿胸骨的弹性活动度非常好，这时胸骨柄合拢后不会产生对心脏的压迫（图 24-16）。表 24-8 汇总了一组 69 例胸骨裂修补术的情况。

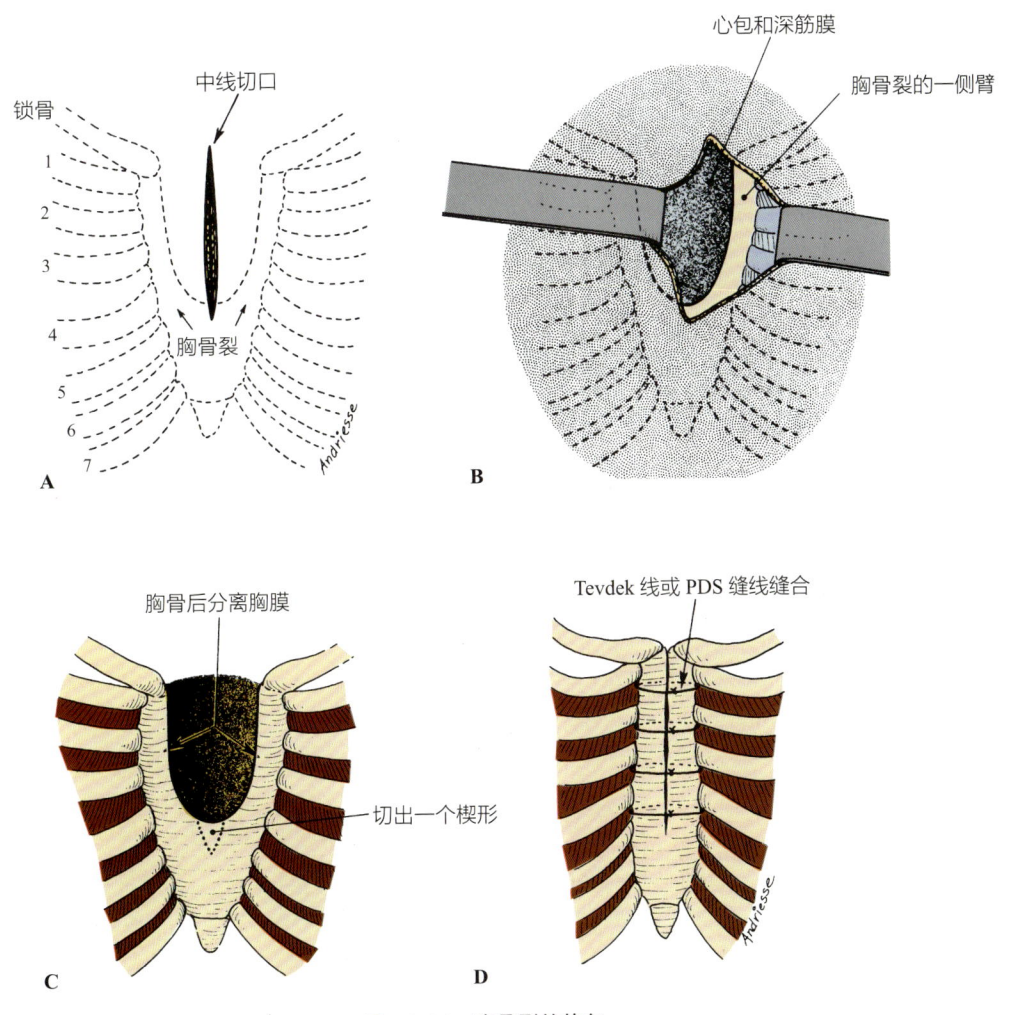

▲ 图 24-16　胸骨裂的修复

A. 胸骨裂的修复最好是沿缺损长度的纵向切口进行；B. 裂开的胸骨一侧臂恰好在皮下组织的下方，胸肌则在胸骨臂的更外侧；C. 钝性推离胸骨后面的壁胸膜以防缝合时损伤，在裂隙的最远端多切一个楔形，可使两侧裂开的臂合拢更完美；D. 缺损的闭合是用 2-0 Tevdek 线或 PDS 缝线完成的（引自 Shamberger RC, Welch KJ: Sternal defects. *Pediatr Surg Int* 5: 156–164, 1990.）

Sabiston 报道了通过多次斜行软骨切开来重建胸骨裂[168]。软骨增加了胸壁的尺寸和灵活性。该技术适用于年龄较大的婴儿和胸部弹性不好或合并其他缺陷的儿童。Meissner 报道了一种不同的修复方法，即用外侧的软骨补充内侧的缺损[169]。自 Burton 首次用部分肋弓修复胸骨缺损以来，我们就开始使用肋软骨、肋骨劈开和部分肋弓的自体骨移植[170]。由于异体材料具有感染的风险和并且这些材料无法与患者一起生长，所以其修复效果远不能令人满意。大多数医师现在推荐修补胸骨裂的治疗应该尽量在新生儿时期进行，如果不使用异体材料或自体移植的话，也可以简单地直接拉拢并闭合缺损两边。

(二) 心脏异位

虽然孤立性胸骨裂的治疗通常是成功的，但心脏异位，尤其是胸部心脏异位的外科修复死亡率很高。胸部心脏异位和颈部心脏异位的患者在修补时，比较难找到覆盖心脏的组织，这是死亡率高的原因。胸腹型异位心脏（Cantrell 五联征）的患者中，与预后主要相关的因素是患者的先天性心脏病[171]。

1. 病因

胸部心脏异位和胸腹部心脏异位的病因争论甚多。有些人认为这些异常是羊膜损伤的结果，也可能是绒毛膜层或卵黄囊损伤的结果[172-175]。这种损伤发生在妊娠期的第 3 周或第 4 周，此时心腔正在迅速发育。这个时间可能是心脏发育畸形的高发时段。VonPraagh 根据 Patten 和 Bremer 的胚胎学研究，认为胚胎头颈段的急速过度屈曲，使心脏下降到胸腔以外的位置[176, 177]。由羊水过少导致的异常胎儿形态异常可能会一直维持到分娩，并对抗正常心脏向尾部的移位，从而导致心脏向上异位。也有染色体异常导致心脏异位的相关报道[178-180]。

2. 胸部心脏异位

胸部心脏异位是产房中最引人注目的事件之一（图 24-17）。胸腔外面裸跳的心脏上可见心耳、冠状血管和心尖头位。心脏引带最初延伸至脐上中缝。Stensen 于 1671 年首次报道了心脏异位[181]。Stensen 的报道后来被 Willius 翻译。Stensen 确认了这位胸部心脏异位患者的法洛四联症的 4 个诊断要素[182]。心脏结构异常在胸部心脏异位中较常见（表 24-9）。列出截至 1990 年报道的相关心脏异常。75 例中仅有 4 例无先天性心脏异常。

患有胸部心脏异位的婴儿身体中线区域缺乏正常软组织。因为无法从周围游离足够的组织来覆盖心脏，所以很多第一次尝试修复都以失败告终。腹部缺损也经常出现。最近，Haynor 等通过计算机断层发现这类婴儿的胸腔内容积是减少的[183]。据报道，大多数成功的修复都不是真正

表 24-8 69 例胸骨裂修复方法

修复方法	患　者
一期近似与修复	25 例
滑动软骨切开术的一期修复（Sabiston）	19 例
旋转软骨切开术一期修复（Meissner）	3 例
其他软骨切开术一期修复	4 例
骨或软骨移植	8 例
人工网状材料覆盖	4 例
胸锁乳突肌瓣覆盖	3 例
局部软组织覆盖	2 例
皮肤闭合伴溃疡切除术	1 例

引自 Shamberger RC，Welch KJ: Sternal defects. *Pediatr Surg Int* 5: 156–164, 1990

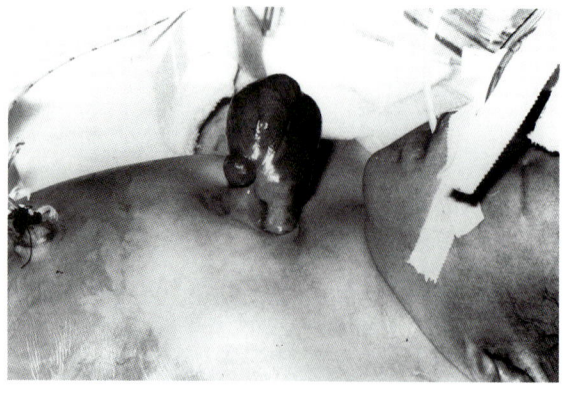

▲ 图 24-17　无腹壁缺损的胸部心脏异位患儿。心尖朝向头侧，心脏的任何移动都会导致心动过缓和停止，患者有复杂的法洛四联症

表24-9 75例胸部心脏异位患者合并先天性心脏病情况

先天性心脏病	患 者
法洛四联症	16例
肺动脉狭窄	6例
大动脉转位并肺动脉狭窄或闭锁	8例
动脉导管未闭	2例
三尖瓣与肺闭锁	3例
室缺和并房缺	6例
室间隔缺损	5例
房缺和并动脉导管未闭	4例
房间隔缺损	1例
动脉导管	3例
狭窄、房缺、动脉导管未闭	1例
狭窄	1例
主动脉发育不全	1例
左心室双出口	2例
右心室双出口	2例
主动脉狭窄、房间隔缺损、动脉导管未闭	1例
单心房、单心室	3例
双心房、单心室	3例
三房心	1例
迷走右锁骨下动脉	1例
双上腔*	1例
正常	4例

*. 还与许多列出的异常相关

(引自 Shamberger RC, Welch KJ: Sternal defects. *Pediatr Surg Int* 5: 156-164, 1990.)

的胸部心脏异位,而是胸椎-穹隆型心脏异位。Cutler 和 Wilens 于 1925 年第一次尝试用皮瓣进行修复,但由于心脏停搏而失败,据推测是心脏受压导致的[184]。在 29 次以上的尝试中,有记录成功的只有 3 名患者(表 24-10)。

第一次成功的还纳异位心脏手术是由 Koop 在 1975 年所做的,而报道者是 Saxena[185]。此例患儿的心脏结构正常,通过向下游离膈肌前部的附着部位,该患儿出生仅 5h 后皮瓣覆盖心脏的手术就得以完成。胸骨裂出的双臂相距约 5.08cm,如果将它们拉近并合拢则无法保证心脏不受压也无法保证心脏收缩正常。当患儿 7 个月大时,插入丙烯酸树脂 Dacron 和 Marlex 网封闭胸骨裂,然后进行同期皮肤封闭。皮瓣坏死伴随着异体材料感染,最终被完全去除。这个患儿经过 20 年的随访,身体很好。

Dobell 也报道了分两个阶段为 2 例异位心脏患儿成功实施了手术[186]。患儿 19 月龄,手术应用肋骨支架撑在胸骨缺损上面,而后再用胸肌瓣来覆盖。心包从其与前胸壁的连接处分开,使心脏能够部分回到胸腔内。Amato 及其同事们通过一次手术完成了对心脏的全面覆盖[187]。这类手术的主要手段是游离周围足够的软组织来覆盖心脏裸露于胸腔外的部位,而不是试图将心脏恢复到原位位置。值得注意的是,成功的病例都没有先天性心脏病或腹壁缺损,这些才是成功的关键,而不是外科技术的任何区别。自体组织覆盖心脏,无论是旋转皮瓣双蒂皮瓣,通常都会对心脏造成过度的压迫,或导致输出血管打折,或导致回心血量减少,总之影响心输出量。在大多数情况下,术中发现此种情况,都会为防止出现心

表24-10 胸部心脏异位的修复和他们的预后

作 者	年 份	心脏病损	修复的方法
Koop and Saxena	1975	无	出生后 5h 实施皮瓣覆盖,7 个月时用丙烯酸酯覆盖胸骨裂
Dobell	1982	无	出生后一期用皮瓣覆盖。二期用转皮瓣覆盖
Amato, Cotroneo, Gladieri	1988	无	游离皮瓣,降低膈肌,Gore-Tex*网再加皮瓣覆盖。患儿 11 月龄时死于误吸

*. Gore-Tex: W. L. Gore & Associates, Flagstaff, AZ

(引自 Shamberger RC, Welch KJ: Sternal defects. *Pediatr Surg Int* 5: 156-164, 1990.)

功能不全而放弃手术。在用自体组织移植（骨或软骨）或用合成材料修复时，移植物的感染和挤压总是会发生。这种矫形手术要想最终成功只有通过心脏表面的组织覆盖来实现，一定要避免一味想将心脏向后放入本已空间狭小的胸腔内。这将需要使用远离缺损的组织或人工材料。心脏异位再合并有严重的先心病对预后更是雪上加霜。治疗这一病变的唯一最新进展是妊娠早期超声诊断及时发现胎心病变，如果父母可以接受的话，可以终止妊娠[188,189]。

腹壁缺损在这些患者中也很常见，包括上腹部脐膨出或腹直肌分离，以及较少见的腹部脏器膨出（图 24-18）。相关的腹壁缺损摘要见表 24-11。然而，腹部缺损的存不是将异位心脏归为胸腹异位心脏这一类的证据。

3. 胸腹心脏异位（Cantrell 五联征）

在胸腹心脏异位患者中，心脏被一层脐膨出样膜或薄皮肤覆盖，皮肤通常有色素沉着。胸骨下部通常是裂开的，心脏没有像胸部异位心脏那样严重的向前扭转。Wilson 在 1798 年的早期报道中明确界定了 Cantrell 五联征包括的腹壁、膈肌和心包的相关躯体缺陷（图 24-19），以及先天性心脏异常。随后 Major 和 Cantrell 分别于 1953、1958 年复核了 Cantrell 五联征的定义[171,190]。尽管该病早在 Cantrell 报道前就被描述过，但是沿用至今它仍然被称为 Cantrell 五联征。胸腹异位心脏的五个基本特征是胸骨下裂，由于横膈发育不足造成的半月状前部膈肌缺损，膈缺损处没有壁层心包，脐膨出（表 24-12），在大多数患者中，有先天性心脏异常（表 24-13，图 24-19）。左心室憩室在此类患者中的发生率奇高。多数情况下，憩室通过膈肌和心包缺损突入腹腔。

胸腹部异位心脏的成功修补和长期生存的概率高于胸部异位心脏。1896 年 Arndt 尝试第一次将心脏还纳入胸腔时，但患者死亡了[191]。Wieting 在 1912 对胸腹部心脏异位实施了第一次成功的手术修复[192]，他成功地完成了横膈膜和腹壁筋膜的一期闭合，但忽略了心室憩室。最初的外科治疗必须解决覆盖在心脏和腹腔上的皮肤缺损。脐膨出一期切除并缝合皮肤可避免感染和纵隔炎，当然也有报道不缝合创面，仅应用收敛剂促进创面上皮化取得成功的案例。一些早期病例，如 1806 年的病例，记录了尽管心脏位置和覆盖范围不正常，但只要胸腹部异位心脏有完整皮肤覆盖，患者仍可长期生存[193]。

心脏手术技术的发展使先心病的治疗成为可能。目前推荐对胸腹异位心脏的患儿采取积极的治疗方法。腹壁缺损或腹直肌分离的修补可通过一期缝合或覆盖人工网眼材料来解决（表 24-14）。但胸腹缺损的一期闭合可能是很难实现的，原因是腹直肌分离后，它们的附着点也是分离的，且固定在肋弓上。一种可吸收的聚 L- 乳酸聚乙醇酸补片和其他修复材料已被用于修复[194]。心脏结构异常的手术最好在异位心脏矫形覆盖之前进行。修复腹壁和胸壁缺损对保护心脏和腹内脏器至关重要。产前超声的早期诊断并没有改变手术入路

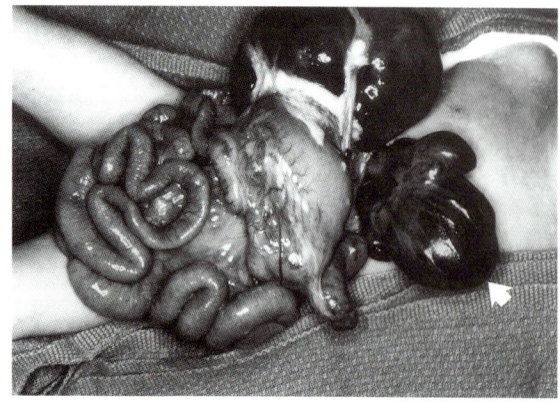

▲ 图 24-18　伴有胸廓外翻和腹部脏器肿大（箭）的婴儿

（引自 Shamberger RC，Welch KJ：Sternal defects. *Pediatr Surg Int* 5：156-164，1990. ）

表 24-11　75 例胸部心脏异位患者腹壁缺损情况

腹壁缺损	患　者
脐膨出	36 例
腹直肌分离（腹疝）*	6 例
内脏膨出	4 例

*. 经常有薄而有颜色的真皮覆盖

（引自 Shamberger RC，Welch KJ：Sternal defects. *Pediatr Surg Int* 5：156-164，1990. ）

第一部分 胸部手术
第24章 先天性胸壁畸形

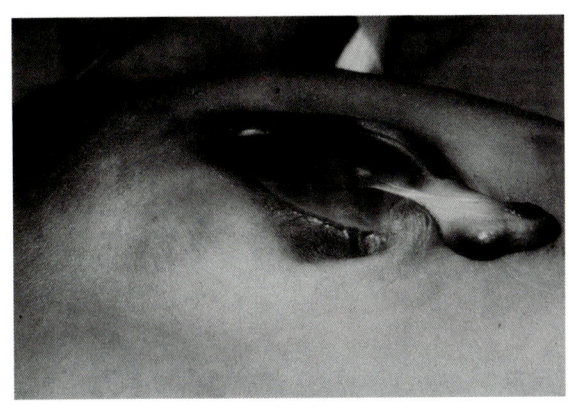

▲ 图 24-19 胸腹心脏异位的男婴，头朝左，注意上腹部脐膨范围延伸至脐上，肋弓下方可见心尖，恰位于脐膨出的上部

表 24-12 胸腹心脏异位患者腹壁缺损情况

腹壁缺损	患 者
脐膨出	64 例
腹直肌分离（腹疝）	40 例
横膈缺损	71 例
心包缺损	46 例

引自 Shamberger RC, Welch KJ: Sternal defects. *Pediatr Surg Int* 5: 156-164, 1990

或这一病变的总死亡率。波士顿儿童医院报道了 3 例胸腹部心脏异位的患者同事合并肺发育不全，其中 2 例病情危重，这在以前未见报道[165]。

五、弥漫性骨骼疾病的胸部畸形

（一）窒息性胸廓萎缩（Jeune 病）

1954 年，Jeune 和他的同事报道 1 例新生儿，胸廓狭窄，软骨多处异常[195]。患儿死于围产期早期呼吸功能不全。后来的作者进一步阐明了这种骨软骨发育不良的形式，它有不同程度的骨骼受累，是一种常染色体隐性遗传疾病，与染色体异常无关。其最突出的特征是狭窄的钟状胸廓和隆起的腹部。由于肋骨呈水平方向，胸部横轴和矢状轴都很窄，呼吸幅度很小（图 24-20），肋骨短而宽，伸展的肋骨、软骨交界处几乎不能到达腋前线，肋软骨丰富而不规则，类似串珠肋。镜下观察发现，软骨结合部出现紊乱和软骨内钙化

表 24-13 胸腹心脏异位患者同时合并的先天性心脏病情况

先天性心脏病	患 者
法洛四联症	13 例
法洛四联症合并左心室室壁瘤	1 例
左心室室壁瘤	16 例
左心室室壁瘤伴室间隔缺损	9 例
左心室室壁瘤伴肺动脉狭窄及室间隔缺损	1 例
左心室室壁瘤并房间隔缺损	1 例
左心室室壁瘤伴房间隔缺损及室间隔缺损	1 例
左心室室壁瘤伴室间隔缺损并二尖瓣狭窄	1 例
左心室室壁瘤伴左心室发育不全及室间隔缺损	1 例
室间隔缺损	8 例
室间隔缺损、房间隔缺损	2 例
室间隔缺损、单心房	1 例
房间隔缺损	3 例
房间隔缺损、室间隔缺损、完全肺静脉异常连接	1 例
动脉导管	5 例
单心房、单心室	5 例
肺动脉闭锁、单心室	2 例
肺动脉闭锁、室间隔缺损、动脉导管未闭	1 例
肺动脉狭窄、室间隔缺损	3 例
三尖瓣闭锁	4 例
左心室双出口	2 例
右心室双出口	2 例
大动脉转位、二尖瓣闭锁、肺动脉发育不全	1 例
大动脉转位、肺动脉狭窄	2 例
大动脉转位、室间隔缺损	1 例
主动脉狭窄、房间隔缺损、室间隔缺损	1 例
双上腔	1 例
正常	5 例

引自 Shamberger RC, Welch KJ: Sternal defects. *Pediatr Surg Int* 5: 156-164, 1990

379

表 24-14 胸腹心脏异位修复方法

方　法	病　者
一期缝合膈肌及腹壁缺损	8 例
一期脐疝切除、皮肤缝合	7 例
一期关闭膈肌	4 例
一期缝合腹壁缺损	2 例
一期硅橡胶袋覆盖，二期植皮覆盖腹部缺损	3 例
切除下肋骨和胸骨，增加胸廓的空间，一期皮肤缝合覆盖。	1 例
一期皮肤缝合，二期胸腹缺损人工网覆盖的分期修复	1 例
一期皮肤缝合，二期腹壁膈肌闭合	1 例

引自 Shamberger RC, Welch KJ: Sternal defects. *Pediatr Surg Int* 5: 156–164, 1990

不良，导致肋骨长度缩短。

与此病相关的骨骼异常包括短粗的四肢和相对较短和较宽的骨骼。锁骨固定、抬高、骨盆小、发育不良，呈方形髂骨。

此病还有不同程度的肺损害。虽然最初报道的新生儿病例无一存活，但随后 Kozlowski 和 Masel 等的报道已经证实，此类患儿是可以存活一段时间的[196]。尸检病例的病理结果显示出不同程度的肺发育异常。正如 Williams 及其同事所描述的，在大多数情况下，支气管的发育是正常的，肺泡分化不良[197]。

（二）脊椎胸廓结构不良

脊柱胸椎发育不良（Jarcho-Levin 综合征）是一种常染色体隐性遗传畸形，伴有多个椎体和肋骨畸形，由 Jarcho 和 Levin 在 1938 首次报道[198]。患儿的胸、腰椎大多数椎体是相互交错

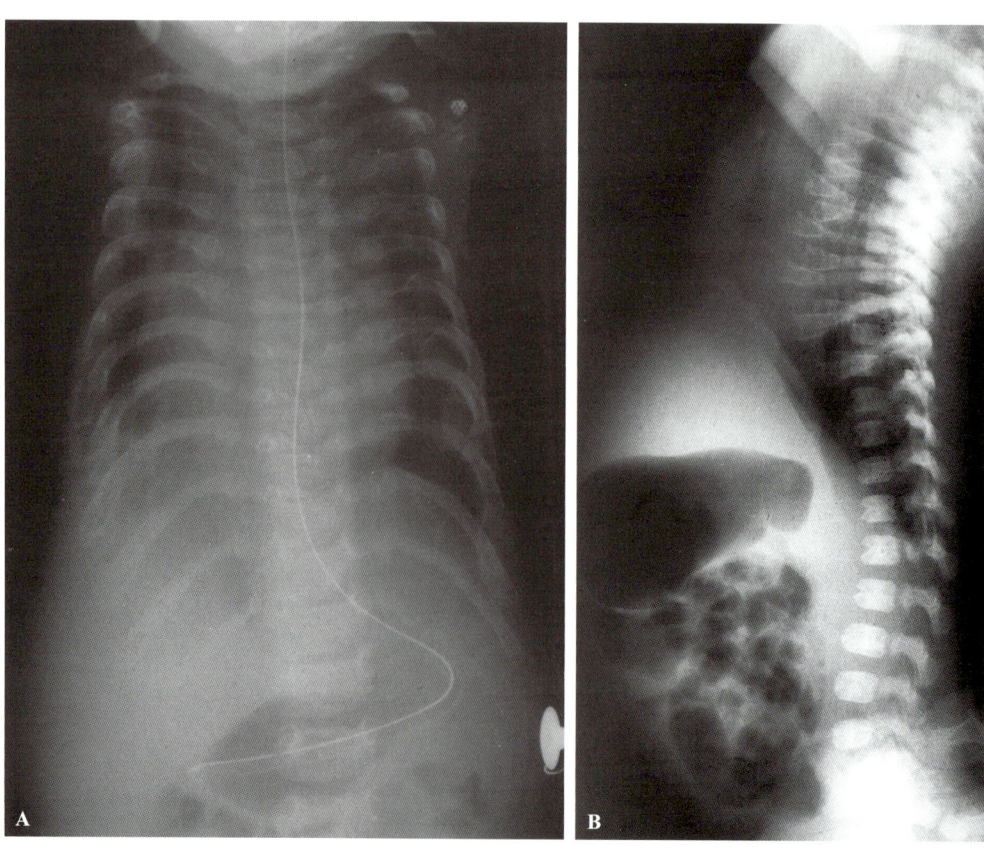

▲ 图 24-20 Jeune 病（窒息性胸廓萎缩）
A. 前后位 X 线摄影显示肋骨短而且水平走行，胸腔明显狭窄；B. 侧位 X 线摄影显示短缩的肋骨仅延伸至腋中线就停止了；在肋软骨结合部有异常的耀斑；该患儿 1 个月大时死于进行性呼吸功能不全，未经手术治疗。尸检显示肺泡发育不全

的半椎体。虽然骨形成正常，但椎体骨化中心很少超过中线。多根后肋融合和明显短缩的胸椎导致胸部 X 线检查出现螃蟹样纹理（图 24-21）。

胸廓畸形继发于脊柱异常，导致各肋骨起始部靠近。尽管 Roberts 和他的同事们报道的大多数婴儿都死于出生后 15 个月内，但确实尚没有可行的外科手术方案来救治他们[103]。此类患儿有 1/3 同时合并其他畸形，包括先心病和肾脏异常。Heilbronner 和 Renshaw 报道，在一个波多黎各家庭中的 18 名成员中有 15 名成员是此类患者[199]。

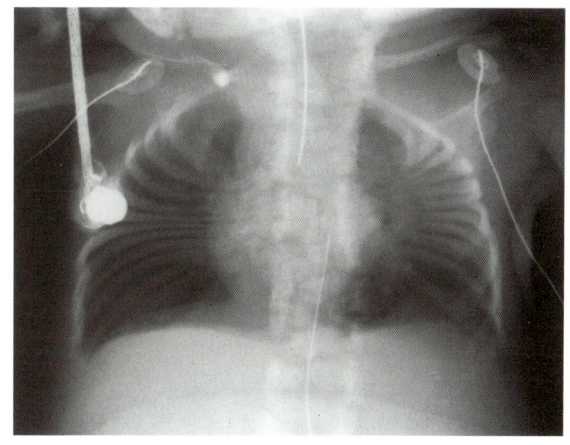

▲ 图 24-21 婴儿胸椎发育不良的胸部 X 线检查
严重的脊柱异常是明显的，多个交替的半椎骨产生一个类似螃蟹形状的肋骨

第 25 章
胸壁肿瘤
Chest Wall Tumors

Mark S. Allen 著
曹智理 译

胸壁肿瘤是一种相对罕见的肿瘤,包括多种软组织和骨肿瘤。虽然对于非专业诊所执业的医师来说胸壁肿瘤很少见,但对这些肿瘤的患者需要慎重对待,因为评估和治疗是多种多样的,而且充满了陷阱。有些肿瘤不需要治疗,有些肿瘤需要根治性手术切除,有些肿瘤需要术前化疗或放射治疗,而胸壁的重建一直是手术计划中的一个重要问题。即使是胸壁肿瘤的简单活检也是很重要的,因为不适当的活检会使未来的治疗更加困难。一般来说,胸壁肿瘤的治疗应该转到一个专门的中心,以获得最佳的结果。

Osias Aimaz 于 1778 年完成了第一例胸壁切除手术[1]。随着手术和麻醉技术的发展,胸壁肿瘤的治疗也随之发展。O.T.Clagett 在罗切斯特的梅奥医学中心做了很多开创性的工作,并在 1957 年发表了他的结果[2]。Pairolero 博士和 Arnold 博士随后在此基础上进行了胸壁肿瘤的手术切除和重建[3-6]。

由于病变罕见,大多数患者的管理数据都是建立在回顾序列的基础上的。没有随机试验;因此,我们所知道的大部分都不是基于证据,而是基于试验和错误。大的数据大多来自专门的癌症中心,如 MD 安德森癌症中心、纪念斯隆凯特林医院和梅奥医学中心。

但近年来,人们一直在努力汇集来自许多机构的信息,以提高对胸壁肿瘤的认知[5, 7-10]。

胸壁转移性病变也是最常见的胸壁肿瘤,其治疗取决于原发疾病的状况[11]。转移性疾病应偶尔切除或放射治疗,以控制或治愈症状。胸壁感染也可以被认为是"肿瘤"。然而,本章将讨论原发性胸壁肿瘤。

一、介绍和评价

(一)历史

与大多数医学问题一样,仔细的病史和体格检查可以帮助建立诊断和预防错误。虽然大约 20% 的原发性胸壁肿瘤患者的肿瘤是偶然发现的,但大多数患者都有肿块或疼痛。患者应该被问到疼痛是什么时候开始的,疼痛在哪里,疼痛的强度如何,什么使疼痛更好或更糟。疼痛通常,但不总是意味着恶性病变。需要麻醉药才能缓解的剧烈疼痛应该提醒临床医师肿瘤可能会侵犯神经。当肿块出现时,患者应该被询问它是什么时候发现的,并被问到确定它的生长速度的问题。应寻求发热、体重减轻和不适的病史,这将有助于缩小诊断的可能性。

应该询问胸壁有无创伤史,因为外伤和肉瘤的发展之间似乎有一定的联系。病史应包括先前的癌症、放射治疗、手术、感染、旅行和遗传病(如 Gardner 或 von Recklinghausen 病)

(二)身体检查

病史结束后,应将体检重点放在有关的病灶上。如果有肿块,应该触诊看它是硬的还是软的,是可移动的还是固定的,以及是否疼痛。它的位置应该被仔细记录下来。通常触诊病变与患者外科手术同样重要,这样才可能防止他或她将

第一部分 胸部手术
第25章 胸壁肿瘤

在手术任何术中意外。当手臂的运动时，观察肿块是否移动。淋巴结如果有肿大，应该触诊并和其他肿块、疤痕或软结节鉴别。

（三）胸部 X 线摄影

虽然不太敏感，但胸部 X 线摄影（CXR）可能是发现胸壁病变的初始影像。应获得既往的 CXR，并对其进行对比，以确定病变的生长速度。肋骨片可以帮助确定骨侵蚀或溶解性病变，但计算机断层扫描（CT）要敏感得多。CT 给出病变的位置及其与肋骨、软组织、胸膜和局部血管结构或神经的关系（图 25-1）。这对手术计划也很有帮助[12]。仔细观察 CT 通常会缩小诊断的范围，而在某些患者中则是诊断性的[13]。如纤维发育不良，其特征性溶解外观与完整的皮质；尤因肉瘤，它抬高骨膜（图 25-2），并出现一个 X 线征，称为 Codman 三角（这是 1 个假三角形，因为它只是 2 个侧面：原始骨和抬高的皮质）；特征性点状或环形钙化和弧形钙化出现在软骨肉瘤[14]。磁共振成像（MRI）也很有用，因为它可以多平面显示软组织、骨、神经或血管结构（图 25-3）[15]。偶尔，可通过特征性的 MRI 表现得出诊断，例如黏液样软骨肉瘤，病变具有明显的 T_2 加权图像高信号，继发于黏液样成分[12]。

电子发射断层扫描（PET）和骨扫描可用于发现转移性疾病。PET 获得的标准摄取值（SUV）可能有助于预后，但没有足够的数据支持这一假设。目前还不清楚是否对所有恶性原发性胸壁患者进行 PET 检查是否具有成本效益。如果怀疑有转移瘤，选择 PET 似乎是一个合理的选择。如果要明确肿块是恶性的或良性的，那么 PET 并不是一种确定性测定的方法。

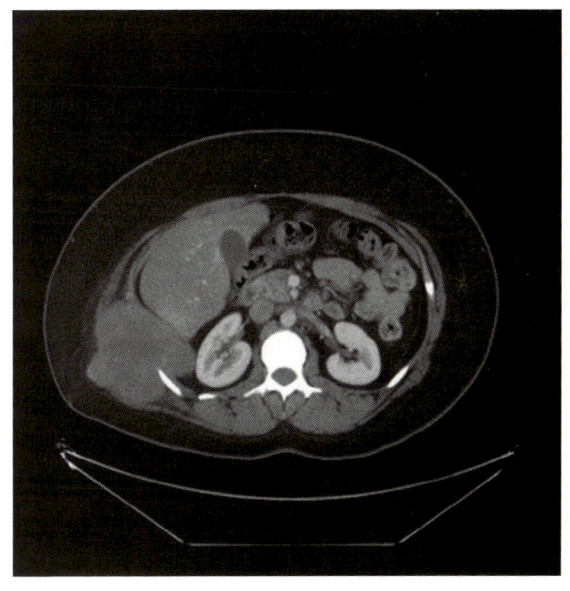

▲ 图 25-2 右后胸壁尤因肉瘤 CT 扫描

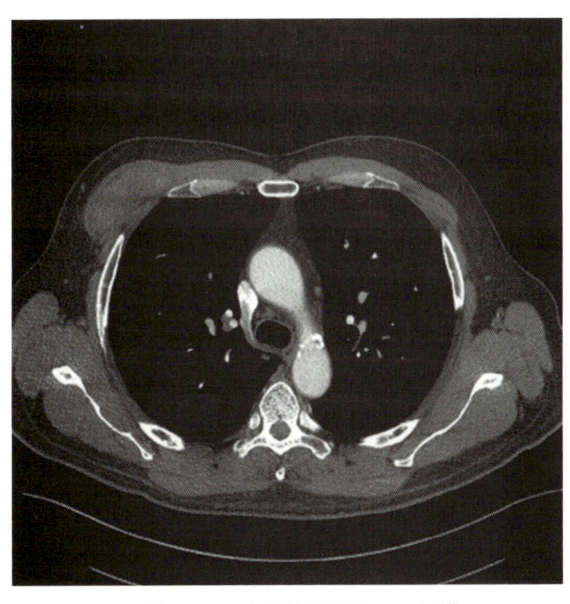

▲ 图 25-1 右前胸壁肿块 CT 扫描

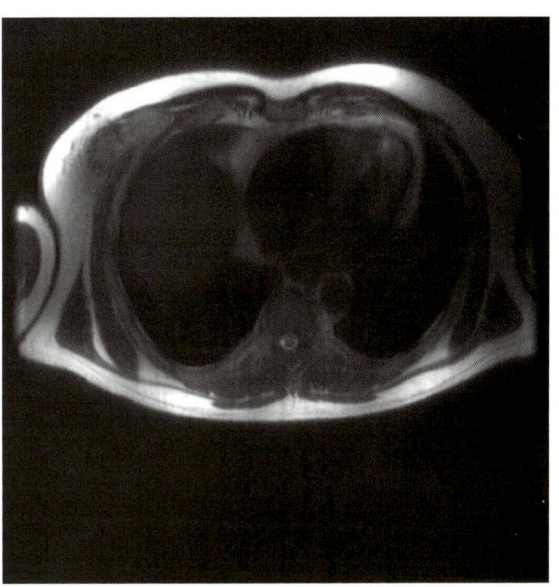

▲ 图 25-3 右前胸壁肿块的 MRI 表现如图 25-1 所示，MRI 通常是一种更好的方法来区分肿瘤和周围的组织

383

（四）术前评估

由于原发性胸壁肿瘤通常采用手术治疗，因此有必要对其他医学问题进行术前评估。心血管系统应检查可能的缺血性心脏病，肺功能障碍应进行肺功能测试，以确定切除部分胸壁的风险及其对肺力学的有害影响。如果患者吸烟，他们应该停止吸烟，以减少肺部感染的风险，并改善保留组织瓣的血运，这对肿块广泛切除是必要的。就像所有外科手术一样，糖尿病应该得到控制。患者还应接受必要的术后物理治疗咨询。

二、外科治疗

（一）术前活检

原发性胸壁疾病的主要问题之一是如何获得组织诊断[16]。如果活检不正确，未来的治疗甚至生存都会受到影响。如果病变较小（即 3cm），且位于有利位置（胸壁远离重要结构），则可进行切除活检[17]。由于病理检查往往需要一昼夜脱钙，冰冻切片可能无法获得。如果不能根据切除活检来确定病理，则应密切注意预防术后血肿的发生，因为血肿可能会扩散到周围区域。活检切口也应考虑进一步切除，因为如果病理回报恶性，应切除活检部位。第一次活检时应避免广泛的皮瓣游离或解剖，因为治愈率与切除的边缘有关。

对于较大肿瘤（即 ≥ 3cm）或位于关键区域（靠近大血管）的肿瘤，可以进行穿刺针刺活检。细针抽吸（FNA）作用不大，除非怀疑有转移病灶，因为 FNA 限制了组织学组织和组织结构的数量[17]。穿刺针活检的准确度约为 95%[18]。即使病理不能 100% 准确，结合良好的病史、体格检查和影像学检查，诊断也应该是高度可靠的。

（二）麻醉药考虑

胸壁切除通常在全身麻醉气管内插管下进行。如果预期肺切除或需要特殊暴露，可以使用双腔管，但通常单腔管麻醉就足够了。术后疼痛控制采用硬膜外镇痛，辅以肠外麻醉药和非甾体抗炎药物。围术期抗生素的常规使用标准（切口前一剂头孢菌素，术后一剂）已明确确立，应予以使用。所有患者，尤其是糖尿病患者的血糖控制，已被证明降低了术后并发症的发生率[19]。

（三）术中考虑

肿块的切除应该是完整的，切除的边缘取决于肿瘤的组织学类型及其在胸壁的位置。第一次切除效果最好，也可能是唯一的治疗手术的机会，因为复发肿瘤的再手术不太可能是有效的。切除应该是完整的，包括覆盖皮肤、软组织和肌肉，并有足够的边缘。没有随机试验可以帮助确定最佳切缘；只有回顾性系列可以确定切除的范围。1986 年，King 和他的同事基于梅奥诊所的病例报道了 90 例患者原发性胸壁肿瘤切除的结果[5]；大约 80% 的患者有恶性病变，其中 1/4 被归类为恶性纤维组织瘤（现称多形性肉瘤），1/4 为软骨肉瘤，另外 1/2 为其他病变。研究人员发现，切除边缘至少 4cm 的患者复发率低于边缘较小的患者。如果肿瘤已侵入骨髓，他们还建议切除邻近的骨髓腔（肋骨或胸骨）。在同一机构的另一项研究中，仅包括 96 例原发性胸壁软骨肉瘤患者，McAfee 及其同事报道了切除至少有 4cm 的边缘，手术在统计学上有显著的生存优势[20]。对于肿瘤过于接近重要结构的建议边缘，必须作出妥协。然而，对重建的担心不应限制切除的范围。有了现代的重建技术，就有了许多可供选择的方法，而且治疗方法也不应受到限制。胸腔镜检技术已经被用来切除这些类型的病变，但是关于长期预后的数据是有限的[21]。

（四）胸壁的重建

经广泛切除后，胸壁重建的目的是取代缺损的胸壁，为胸内脏器提供保护，恢复呼吸机制[22]。在非感染患者中，可以用多种材料重建坚硬的胸壁。厚 2mm 的聚四氟乙烯（Gore-Tex，W.L.Gore 和同事）是最容易用于胸壁重建的材料。将该材料用不可吸收的缝线缝在胸壁上，然后用软组织覆盖。其他选择包括甲基丙烯酸甲酯 Marlex 网，它可以放置在弯曲形状缺损的胸壁，用于修补更大的缺损[23]；聚丙烯（Prolene，Ethicon, Inc.）或 Polyglactin（Vicryl，eth，Inc.）网也可用于骨性胸壁重建[24]。

修复缺损需要软组织重建。如果缺损小,局部组织可以被游离,覆盖于缺损之上。对于较大的缺损,肌肉或肌皮瓣是用来覆盖缺损。包括背阔肌、胸大肌、腹直肌、前锯肌和外斜肌皮瓣。在罕见情况下,如果没有局部转移皮瓣,则需要一个游离皮瓣来覆盖缺损。如果必要的话,大网膜也可以应用于这个区域,为组织的生长提供一个血管床。Arnold 和 Pairolero 的系列研究是关于切除后胸壁重建细节的极好资源[3, 4, 25-27]。

(五)术后护理

在大多数胸壁切除术中,术后的护理应该是常规的,除非切除的胸壁面积太大,严重损害肺力学。如果术后出现呼吸困难,可能需要机械通气,但这是非常少见的。即使是完整的胸骨切除肿瘤通常不需要长时间的呼吸机支持。积极的胸部物理治疗和早期移动是护理的重要方面,尽管随机试验证明其疗效有限。适当的镇痛对于早期活动、深呼吸和咳嗽非常重要。如果在切除过程中进入胸腔,在24h内,当引流量低于300ml时,并且没有漏气,胸腔管就可以被拔除。

如果发生感染,并已使用异物进行重建,则需将异物移除。在开始的几周内,在材料下面形成一层厚厚的纤维层,所以切除不会导致气胸。可以去除异物,更换软组织,并对患者进行适当的抗生素治疗。如果长期整容效果不理想,则可在感染完全解决后,稍后再进行修复。

(六)定期复查

患者应在出院数周后返回医院进行随访,以确保他们康复正常,疼痛得到控制,并回答他们的任何问题。其他治疗,如放疗或化疗,取决于切除的边缘和肿瘤的组织学。患者应长期随访,以寻找复发的迹象。定期检查 MRI 或 CT 对术后切除区域的成像是有用的。每间隔一年复查似乎是合理的,但目前没有标准。

三、特异性病变

(一)良性的

1. 骨软骨瘤

最常见的良性胸壁肿瘤是骨软骨瘤,这种类型的胸壁肿瘤在男性中发生的频率是女性的3倍。骨软骨瘤是一种软骨状的骨突起,出现在骨的外表面,包含一个与底层骨连续的骨髓腔[28]。这些肿瘤中约有85%以散在发病,没有遗传性。遗传性多发性骨软骨瘤(HMO)是由外生骨疣(Multiple)-1(Ext 1)或外生骨疣(Multiple)-2(Ext 2)基因突变引起的一种疾病,是以常染色体显性遗传方式遗传的[29]。HMO 患者可能有多个病变。

这些病变可表现为无痛肿块或病理性骨折,也可为胸部 X 线检查偶然发现。它们有一种特征性的放射学表现,"无梗或有柄的外生瘤,其蒂与邻近的皮质融合,周围边缘钙化和肿瘤肿块内的点状钙化"[30]。

连续成像可以平安的观察病变。切除的适应证包括肿块增大,印证诊断的准确性,以及疼痛的发展。偶尔病变会挤压脊柱或血管系统,需要切除才能缓解。切除只需要阴性的边缘。

2. 软骨瘤

软骨瘤是一种良性软骨性肿瘤,通常发生在胸壁的肋软骨交界处。最常见的于20—30岁,约占良性胸壁肿瘤20%~30%。病变的病史通常是患者最近注意到的缓慢增大的非疼痛肿块。触诊时固定在骨性胸壁上,无压痛。X 线片表现为软组织骨膜肿块,皮质薄但硬化。经常存在钙化,可以呈弥漫性或点状。组织学分析显示,成熟的透明细胞具有黏液样变性和钙化的病灶。软骨瘤与软骨肉瘤很难鉴别,因此应切除该类型的肿瘤以确定诊断。通常是距肿物 2cm 的边缘直接切除肿物,如果是良性的,通常不复发。

3. 肋骨纤维性结构不良

肋骨纤维发育不良被认为是一种发育障碍,其中正常骨被纤维间质和未成熟骨所替代。它最常见发生在 20—30 岁,并且在男性与女性之间分布均匀。病变表现为无痛肿块,超过80%的患者为孤立性病变。多种病变可作为纤维性骨营养不良综合征的一部分发生,其中包括咖啡豆斑、内分泌紊乱、身材矮小症和早熟[31]。X 线检查显示肋骨中央纤维区,皮质变薄,有溶解成分。病变可出现"肥皂泡沫"或磨碎玻璃。组织学分析显示，不规则形状的骨细胞斑点，往往有奇怪的形状。有些人把它们描述为"汉字"征，以表示这种奇怪的外观[31]。治疗是观察，除非病变得疼痛或扩大。切缘阴性是有效的。

4. 嗜酸细胞肉芽肿

嗜酸细胞肉芽肿是淋巴网状系统的紊乱，并不是真正的骨肿瘤。它们涉及组织细胞、朗格汉斯细胞、巨细胞和嗜酸性粒细胞的增殖。它们可以影响肋骨或胸骨，在 5—15 岁的患者中发病率最高。他们表现为疼痛、发热和孤立的心包在胸壁。CT 扫描显示病变破坏皮质，形成新的骨膜下骨，类似骨髓炎或恶性肿瘤。核心活检可见电子显微镜下 Birbeck 颗粒[32]。治疗是诊断或缓解症状的局部切除。如果诊断是已知的，可以使用体内或全身皮质类固醇激素或低剂量放射治疗[33]。

5. 血管瘤

血管瘤被认为是发生在肋骨或肋间隙的先天性血管畸形。它们可能与创伤、激素失衡或肝脏疾病有关，但大多数被认为是先天性的。他们出现，类似于其他良性胸壁肿瘤，作为一个无痛的肿块，通常在儿童。在 CXR 上的 X 线检查显示一个软组织肿瘤的阴影（图 25-4）。CT 扫描显示特征性脂肪性肿瘤并偶见静脉结石。它们有一个"蜂窝"的外观。在 MRI 上，脂肪部分在 T_1 加权图像上具有高信号强度，而在 T_2 加权图像上，血管部分具有高信号（图 25-5）。对增大、疼痛或诊断有疑问的血管瘤，切除是必要的。偶尔肿块会大到足以导致充血性心力衰竭，但这是非常罕见的。应检查肿块伸入椎管的情况，因为这将使切除变得非常复杂。术前栓塞被用于大的血管瘤，以减少术中出血，但对孤立的小病灶是不必要的。应注意保证切缘阴性。

6. 神经纤维瘤 / 神经鞘瘤

这些肿瘤产生位于胸壁的神经细胞（神经鞘细胞）或神经鞘细胞（神经鞘瘤或神经鞘瘤）。神经纤维瘤可能与 I 型神经纤维瘤病有关，这是一种由 17 号染色体上的基因突变引起的疾病，该基因编码神经纤维素酶，是 RAS 癌基因信号

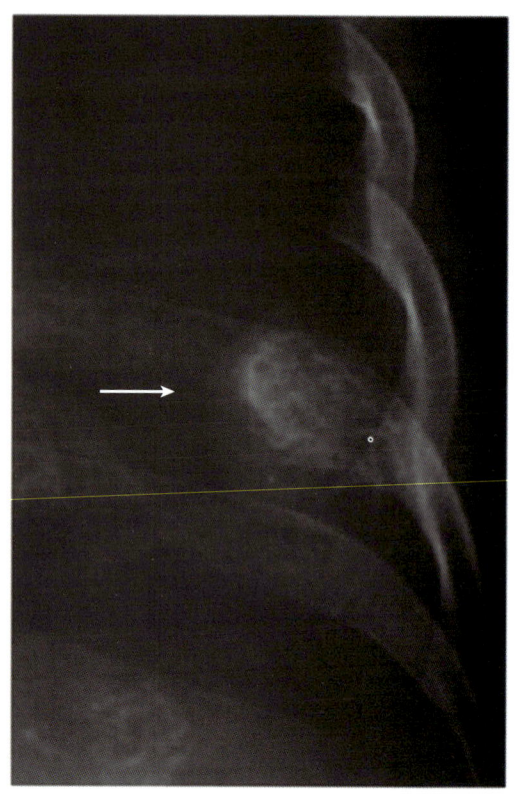

▲ 图 25-4　肋骨 X 线检查，位于第 7 肋骨上的肿块（箭），并在不规则的皮质之外膨胀。肿块内的钙化呈蜂窝状

（引自 Okumura T, et al: Hemangioma of the rib: a case report. *Jpn J Clin Oncol* 30: 354–357, 2000.）

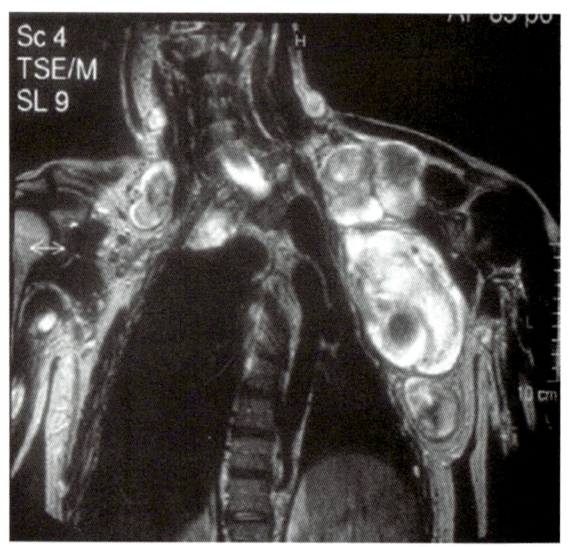

▲ 图 25-5　MRI 显示胸壁 T1 征的冠状图，胸壁呈分叶状肿块。锁骨上和锁骨下区受累，胸部严重畸形，胸椎侧凸明显

（引自 Margaritora S, et al: Giant neurofibroma of the chest wall. *Eur J Cardiothorac Surg* 21: 339, 2002.）

转导通路的负调节因子[34]。这些肿瘤要么表现为孤立形式的单纯性无痛扩张，要么表现为胸壁和其他部位的巨大肿瘤。它们会引起类似电击的症状。X线片表现为边缘平滑的肿块，增强的 MRI 见多岛增强影[35]。神经纤维瘤明显扩大，表明已发生恶性转化。如果怀疑癌变，则应切除肿瘤以控制症状。

7. 硬纤维瘤

硬纤维瘤虽然被归类为良性，因为他们没有转移，是局部侵袭性低度肉瘤，产生于筋膜和结缔组织。大约 20% 的病灶发生在胸壁。病因不明，但与创伤、家族性腺瘤性息肉病和加德纳综合征有关。有些肿瘤的雌激素和（或）孕激素受体呈阳性反应，这意味着用他莫昔芬等药物进行激素治疗可能会有所帮助。放射学上，它们往往是边界模糊的均匀肿块。宽边切缘的手术切除是治疗的首选。这可能是难治的肿瘤，涉及腋下、锁骨区或臂丛神经。来自梅奥医学中心的阿巴斯系列研究了 53 名患者（24 名男性和 29 名女性），他们的中位年龄为 39 岁[36]患者中，可见肿块占 66%，疼痛占 42%，无体征或症状者占 10%。所有患者均行广泛根治性切除，44 例完全切除。其中 7 例有显微切缘，2 例（R1 切除）边缘明显阳性（R2 切除）。随访 51 例，中位生存期 53 个月。5 年生存率 93%，局部复发 30%。放射线治疗一些复发的肿瘤，但它是否可以防止进一步的复发是未知的。这些患者应该终身随访，因为有些复发发生在初次切除后很久[37]。

（二）恶性肿瘤

1. 软骨肉瘤

软骨肉瘤是成人最常见的原发性胸壁恶性肿瘤。它们产生于软骨瘤、外生瘤或骨软骨瘤的新生或退变。他们可能与早前创伤有关。在大范围内，约 80% 发生在肋骨，20% 发生在胸骨[20, 38]。典型的表现是一个硬的、缓慢增大的痛性的肿块。在放射成像上，它是一个定义不清的分叶状肿块，常伴有皮质破坏和不同数量的钙化（图 25-6）。大约 10% 的患者出现转移灶，高分化的肿瘤更多的是以转移的形式出现。

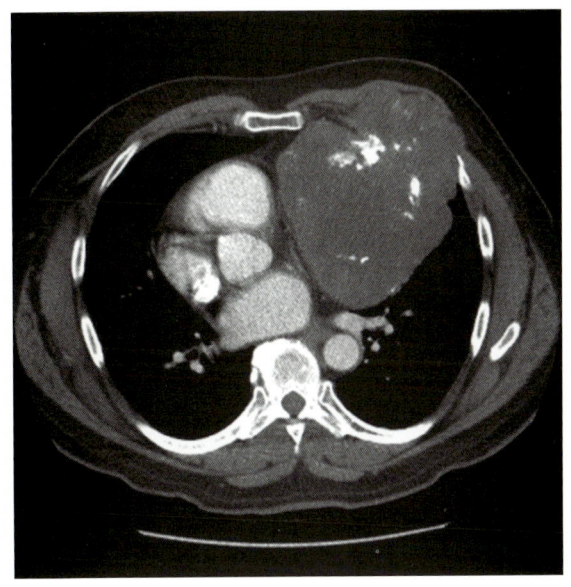

▲ 图 25-6　左胸前壁大型软骨肉瘤

病理检查证实软骨样基质细胞增多，双核细胞增多，有丝分裂活性增强[31]。在可能的情况下，治疗是广泛的手术切除；放射治疗和化疗对这些患者不能获益。在斯堪的纳维亚的一个大系列中，对在 22 年（1980—2002）期间治疗的 106 例患者进行了分析[38]。平均年龄为 59 岁，男性为 59 例，女性为 47 例。所有患者均行手术切除，但 9 例患者被认为病情太重，无法切除。总的 10 年生存率为 64%，可接受广泛切除的患者的生存率有所提。

梅奥医学中心对 96 例胸壁软骨肉瘤患者进行了检查，在另一系列研究中，研究人员发现患者的年龄（中位年龄 53.5 岁）与性别分布相似（55 名男性，41 名女性）[20]。其中 72 例在梅奥临床首次切除，28 例行宽切除（2～4cm 缘），25 例行局部切除（2cm 缘），19 例行姑息性切除。长期生存率取决于切除范围，切除范围广者 10 年生存率 96.4%，局部切除者 10 年生存率 65.4%，姑息性切除者 10 年生存率仅 14%（图 25-7）。

如果可能的话，有软骨肉瘤的患者应该接受广泛的切除（至少 4cm 的边缘）。放射治疗通常是给不能接受广泛切除的患者，因为肿瘤离重要结构太近。随访应该持续到患者的余生，因为这些肿瘤在手术切除后很晚才会复发。

治疗是新辅助化疗（阿霉素、氨甲蝶

呤、顺铂）和广泛的局部切除[40]。放射治疗无效。5 年生存率为 14%~50%，与化疗是否有效和接受广泛切除的情况有关。肺转移瘤切除术能延长患者的生命，因此应密切关注患者的病情。

2. 骨肉瘤

骨肉瘤是最常见的骨肿瘤，但低于胸壁软骨肉瘤。它们发生在较年轻的患者（10—25 岁），也可发生在与 Paget 病、早期放疗（至少有 10 年潜伏期）或老年骨坏死相关的病例[39]。视网膜母细胞瘤（13q14 染色体上的 RB1 突变）和 Li-Fraumeni 综合征（p53 突变）的危险性较高。肿瘤呈迅速扩大的疼痛肿块。可以看到碱性磷酸酶的升高，但这是一个非特异性的发现。X 线检查有时可以看到一种典型的太阳爆发模式。骨肉瘤通常比软骨肉瘤有更多钙化（图 25-8）。Codman 三角形是指在某些肿瘤中，由骨膜和皮质隆起形成的形状。胸部 CT 是一项重要的检查，因为至少 20% 的患者会出现肺转移。尤因肉瘤与皮肤肿瘤和原始神经外胚层肿瘤（PNET）一起构成一组具有神经来源的小圆细胞肿瘤[41]。这些肿瘤大多在染色体 11 和 22 [t（11：22）（Q24：Q12）] 的长臂之间有易位突变[42]。这是儿童和年轻人最常见的肿瘤，大约 6% 发生在肋骨。只有 15% 的尤因肉瘤发生在胸壁，而 50% 的 PNET 发现在胸壁。

3. 尤因肉瘤

尤因肉瘤是一种痛性的肿块，常伴有发热、不适和体重减轻。红细胞沉降率（ESR）可能升高。在放射学上，他们是大型、未钙化的肿瘤，伴有软组织和骨破坏。在 CT 上可以看到洋葱皮或暴晒现象。病理表现为小圆蓝细胞，胞质不清，糖原的存在使其呈周期性过碘酸 – 希夫染色阳性[31]。PNET 有玫瑰花，暗椭圆形核，神经原纤维核，使他们能够与尤因肉瘤区分开来。

尤因肉瘤的治疗方法是新辅助化疗，如果可能的话，随后广泛切除。由于该肿瘤可在肋骨的骨髓内扩散，因此应考虑切除整个肋骨。生存率取决于对化疗的反应和进行广泛的完全切除的范围。

4. 浆细胞瘤

胸壁浆细胞瘤是一种生长在肋骨内的单克隆浆细胞，与多发性骨髓瘤不同，是一种孤立的病变。它通常发生在老年男性，出现肋骨疼痛，没有明显的肿块。放射学上，它似乎是一个骨溶解过程，并经常出现副鼻孔混浊。进行穿刺活检以作出诊断，然后对病变进行放射治疗。建议剂量为 5000~6000cGy[16]。如果播散性多发性骨髓瘤不发展，治愈率相当好。不幸的是，大约 2/3 的

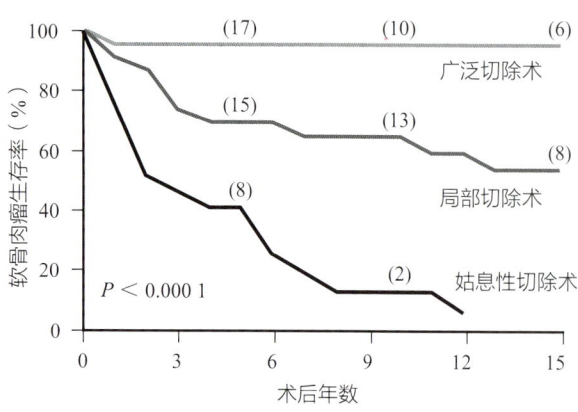

▲ 图 25-7 切除软骨肉瘤的生存率与切除边缘相符
引自 McAfee MK，et al：Chondrosar-coma of the chest wall：factors affecting survival. Ann Thorac Surg 40：535–541，1985

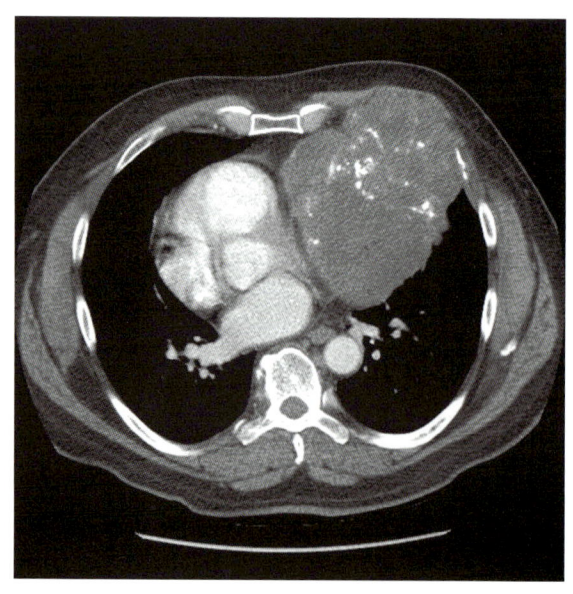

▲ 图 25-8 左胸壁骨肉瘤的 CT 扫描

患者在 3 年内发展为全身疾病[31]。

5. 其他肉瘤

几乎任何其他类型的肉瘤都可以以胸壁为主发生，尽管它们是非常罕见的。更常见的类型包括未分化多形性肉瘤［以前称为恶性纤维组织细胞瘤（MFH）］、脂肪肉瘤、神经纤维肉瘤、横纹肌肉瘤和放射性肉瘤。所有这些都有一个共同的表现，那就是一个痛性的、不断增大的肿块。一般来说，这种治疗是广泛的切除，有或不加放疗和（或）化疗。长期生存取决于肿瘤的级别和广泛切除的范围。

四、总结

原发性胸壁肿瘤包括多种细胞类型，其表现往往令人困惑。建立准确的病理诊断而不影响后续的治疗方案是一个重要的原则。对于大多数肿瘤来说，广泛切除是治疗的关键，应该在医师有经验治疗这些不一般的病变的中心进行。

第 26 章
胸出口综合征与背侧交感神经切断术
Thoracic Outlet Syndrome and Dorsal Sympathectomy

Harmik J. Soukiasian   Harold C. Urschel, Jr.   Robert J. McKenna, Jr.   著
周小昀   译

胸出口综合征，是由 Rob 与 Standover 提出的术语[1]，指锁骨下血管和臂丛神经在胸廓上口受压迫引起的一系列症状。根据推测的病因，它曾被称为"斜角肌综合征""肋锁关节综合征""过展综合征""颈肋综合征""第 1 胸肋综合征"等，这些名称各异的综合征其实表现相似，压迫机制通常很难明确，多是将神经血管挤压于第 1 肋上产生（图 26-1）[2,3]。

胸出口综合征（TOS）的症状与表现与受压结构有关，包括锁骨下静脉、锁骨下动脉或臂丛[4-6]。

神经血管在穿过前斜角肌或中斜角肌与第 1 肋骨之间时，或者是锁骨与第 1 肋间隙时，或者是进入胸小肌喙突止点下隧道时，均可受压[7-11]。

一、历史沿革

直到 1927 年颈肋都是公认的引起本病的原因。Galen 及 Vesalius 首先报道了颈肋的存在[12]。Hunauld 于 1742 年发表的一篇文章，被 Keen[13] 认为是首次阐明颈肋在本病发生中的重要性的公开报道。1818 年 Cooper 治疗颈肋症获得了一定成功[14]，1861 年 Coote[15] 进行了第一次颈肋切除手术。Halsted[16] 掀起了扩张颈肋远端锁骨下动脉扩张的热潮，Law[17] 报道了韧带不稳定在颈肋综合征发生中的作用。1927 年，Adson 与 Coffey[14] 提出前斜角肌在颈肋综合征中发生中起到了一定作用。Naffziger 与 Grant[18] 及 Ochsner 等[19] 推广了前斜角肌切开技术。Falconer 与 Weddell[20] 及 Brintnall 等[21] 认为肋锁筋膜参与了神经血管压迫。1945 年，Wright[22] 报道了胸小肌肌腱在肋锁区压迫产生的过展综合征。Rosati 与 Lord[23] 在前路探查、斜角肌切开、颈肋切除（如存在）、切开胸小肌及锁骨下肌肉及肋锁膜的基础上增加了锁骨切除。Bramwell[24] 发现并在 1903 年提出第 1 肋才是导致神经血管压迫的重要因素。Murphy[25] 因 1910 年进行了首例第 1 肋切除被载入史册。他沿用了几十年一贯的锁骨上入路，但原来此切口用于前斜角肌切开，而不是切除肋骨。

Brickner[27]、Brickner 与 Milch[28] 以及 Telford 和同事[29, 30] 认为第 1 肋是罪魁祸首。Clagett[2] 强调了第 1 肋的作用，通过后方胸廓成形术切除第 1 肋，可缓解神经血管压迫。1962 年，Falconer 与 Li[31] 报道前路第 1 肋切除术，1966 年 Roos[32] 介绍了腋窝入路切段并摘除第 1 肋的方法。Caldwell 及其同事[33] 报道了经胸出口测量运动传导速度诊断 TOS 的方法。Urschel 与 Razzuk[34] 推广 TOS 复发时的二次手术技术。

无论临床表现形式如何，TOS 的最佳诊断和治疗仍很难说清，治疗方法也各不相同[35-37]。

二、外科解剖学

在胸廓上方出口，锁骨下血管和臂丛穿过颈腋管进入上肢。颈腋管被第 1 肋划分为 2 部分：近端部由斜角肌三角和肋锁间隙组成，远端部为腋窝。近端部在神经血管压迫中更为重要。其上边界为锁骨，下边界为第 1 肋骨，前内侧为肋锁韧带，后外侧是前斜角肌和胸长神经。斜行止于第 1 肋斜角肌结节的前斜角肌，将肋锁间隙分为 2 个间隔：包含锁骨下静脉的前内侧间隔和包含

第一部分 胸部手术
第 26 章 胸出口综合征与背侧交感神经切断术

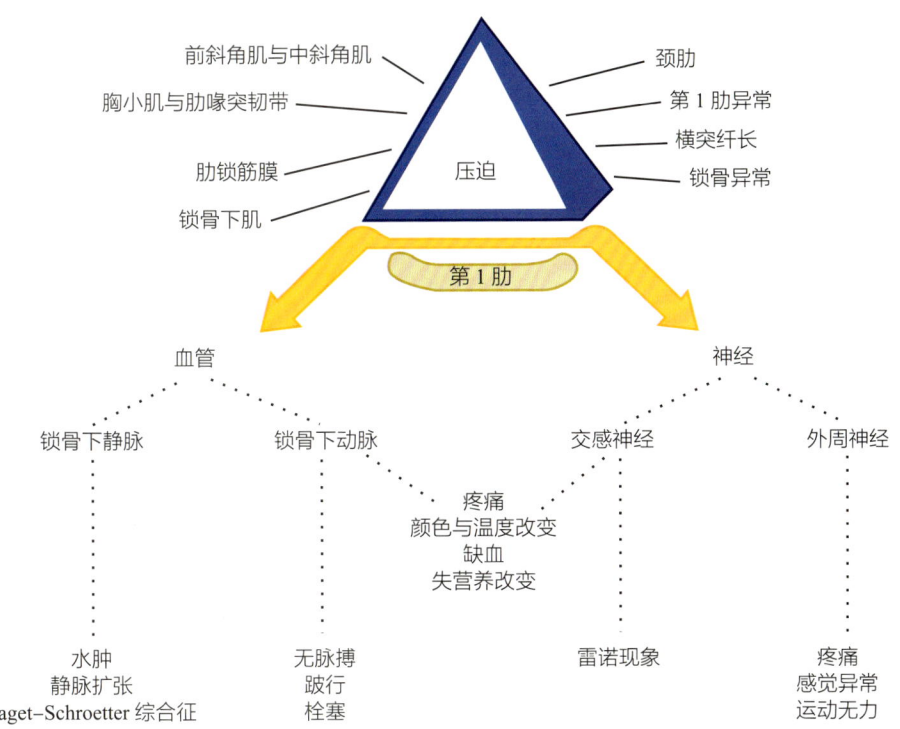

▲ 图 26-1 胸出口处肌肉、韧带及骨骼间异常关系图，均可将神经血管推挤在第 1 肋上产生压迫

锁骨下动脉及臂丛的后外侧间隔（图 26-2）。后者被前方的前斜角肌、后方的中斜角肌及下方的第 1 肋包绕，称为斜角肌三角。

三、功能解剖学

正常颈腋管，特别是其近端部（肋锁区），有足够空间令神经血管束通过而不会受到卡压，而在参与运动时该空间缩小。手臂外展时锁骨朝向第 1 肋及前斜角肌止点向后旋转。在过伸时，神经血管束胸小肌腱、喙突和肱骨头周被拉紧，此时喙突下倾，进一步增加了神经血管束的张力。胸锁关节通常成 15°～20° 角，在锁骨的外段下降时可形成更小角度（如姿势不良的肩下垂），并可出现肋锁间隙变窄[15]。正常吸气时，前斜角肌可提拉第 1 肋，缩小肋锁间隙。严重肺气肿或肌肉过度发达时（如某些年轻人）可导致第 1 肋抬起异常。

斜角肌三角，是被前方的前斜角肌、后方的中斜角肌及下方第 1 肋围绕的间隙，内有锁骨下动脉和臂丛直接于第 1 肋表面穿过。该间隙底宽 1.2cm，高约为 6.7cm（图 26-3）。神经血管束与这个三角形空间贴合紧密。可使三角形上极变窄的解剖学改变可撞击臂丛上段，影响神经干中第 5 颈椎（C_5）与第 6 颈椎（C_6）来源的神经，表现为前斜角肌综合征的上型。若三角形底部抬升，则压迫锁骨下动脉及含有第 7 颈椎（C_7）、第 8 颈椎（C_8）、第 1 胸椎（T_1）成分的臂丛下段，表现为前斜角肌综合征的下型。Swank 与 Simeone 均对这两种类型进行了报道[38]。

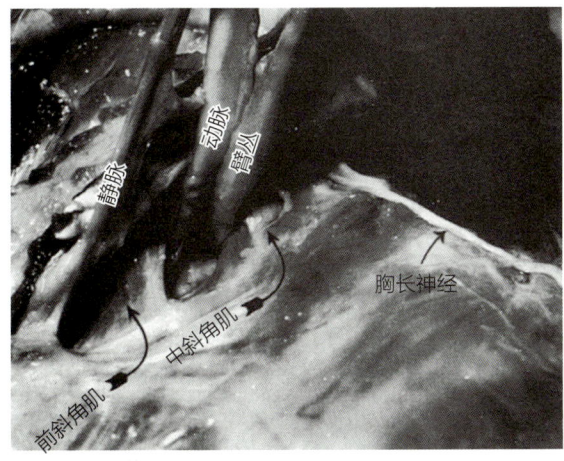

▲ 图 26-2 腋窝入路解剖显示神经血管束、前斜角肌及沿着中斜角肌后缘的胸长神经间的解剖关系

391

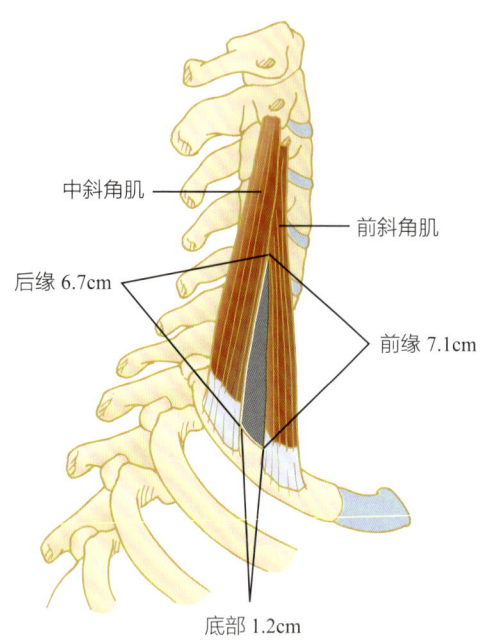

▲ 图 26-3　斜角肌（前）三角的各测量长度，神经血管束从这个狭窄的间隙中穿过
（引自 Rosati LM, Lord JV: *Neurovascular compression syndromes of the shoulder girdle*, New York, 1961, Grune & Stratton.）

四、压迫因素

诸多因素可导胸出口处神经血管束受压，但解剖改变是基础，先天、创伤以及偶发动脉粥样硬化因素均可加重解剖异常导致出现症状（框 26-1）[23]。约有 30% 患者具骨性结构异常，包括颈肋、第 1 肋双歧畸形，第 1、第 2 肋融合畸形、锁骨畸形，或既往胸廓成形手术史[3]。正位胸部 X 线片可见这些骨性异常，某些颈肋病例可能需加行颈段 X 线检查。

五、症状与体征

TOS 症状取决于神经与（或）血管在颈腋管中受压的情况。神经症状比血管症状更多见。症状方面，约有 95% 的病例存在疼痛及感觉异常，以及运动无力，有 10% 左右出现尺神经萎缩型的小鱼际及骨间肌萎缩。症状常见于尺神经支配区，涉及前臂与手的内侧、第 5 指及第 4 指的尺侧。疼痛发作常较隐秘，累及颈、肩、臂、手。疼痛及感觉异常会在手臂外展或颈部过伸位剧烈或持续的用力或劳作时发生。双手抱颈睡觉的姿

框 26-1	神经血管压迫综合征的病因

解剖性
- 神经血管受压的可疑部位
  - 斜角肌间三角
  - 肋锁间隙
  - 喙突下区

先天性
- 颈肋与其残余筋膜
- 第 1 胸肋发育不全
- 斜角肌
  - 前斜角肌
  - 中斜角肌
  - 小斜角肌
- 不稳定纤维带
- 分叉锁骨 或 分叉肋骨
- 第 1 肋外生骨疣
- 增大的 C_7 横突
- 肩胛舌骨肌
- 颈横动脉走行异常
- 肋锁韧带外侧止点异常
- 扁平锁骨

创伤性
- 锁骨骨折
- 肱骨头脱位
- 上胸部冲击伤
- 肩袖肌肉猛然扭曲收缩
- 颈椎病和颈椎损伤

动脉粥样硬化性

势可以引发症状。上肢或颈椎创伤是某些病例的促发诱因。体格检查可能无明确提示意义。如有体格检查异常，可表现为前臂和手内侧感觉减退。肌萎缩明显时则发生在小鱼际和骨间肌，表现为第 4、第 5 指爪形手。C_5 和 C_6 的成分受压的 TOS 上型中疼痛常位于三角肌和手臂外侧，出现这种症状应首先排除颈椎间盘突出[23]。C_7 和 C_8 成分受压时会影响正中神经支配区域出现食指甚至中指症状。颈肋可在胸出口压迫 C_5、C_6、C_7、C_8 及 T_1 任一成分并引起支配区不同程度的症状（图 26-4）。

一些患者中疼痛不典型，涉及前胸壁或肩胛下区域，因与心绞痛表现相似，被称为假性心绞痛。这些患者冠状动脉造影基本正常，但尺神经传导速度小于等于 48m/s，高度提示 TOS 的诊断。肩臂及手的症状可提示 TOS，但在早期可能并不

第一部分　胸部手术
第 26 章　胸出口综合征与背侧交感神经切断术

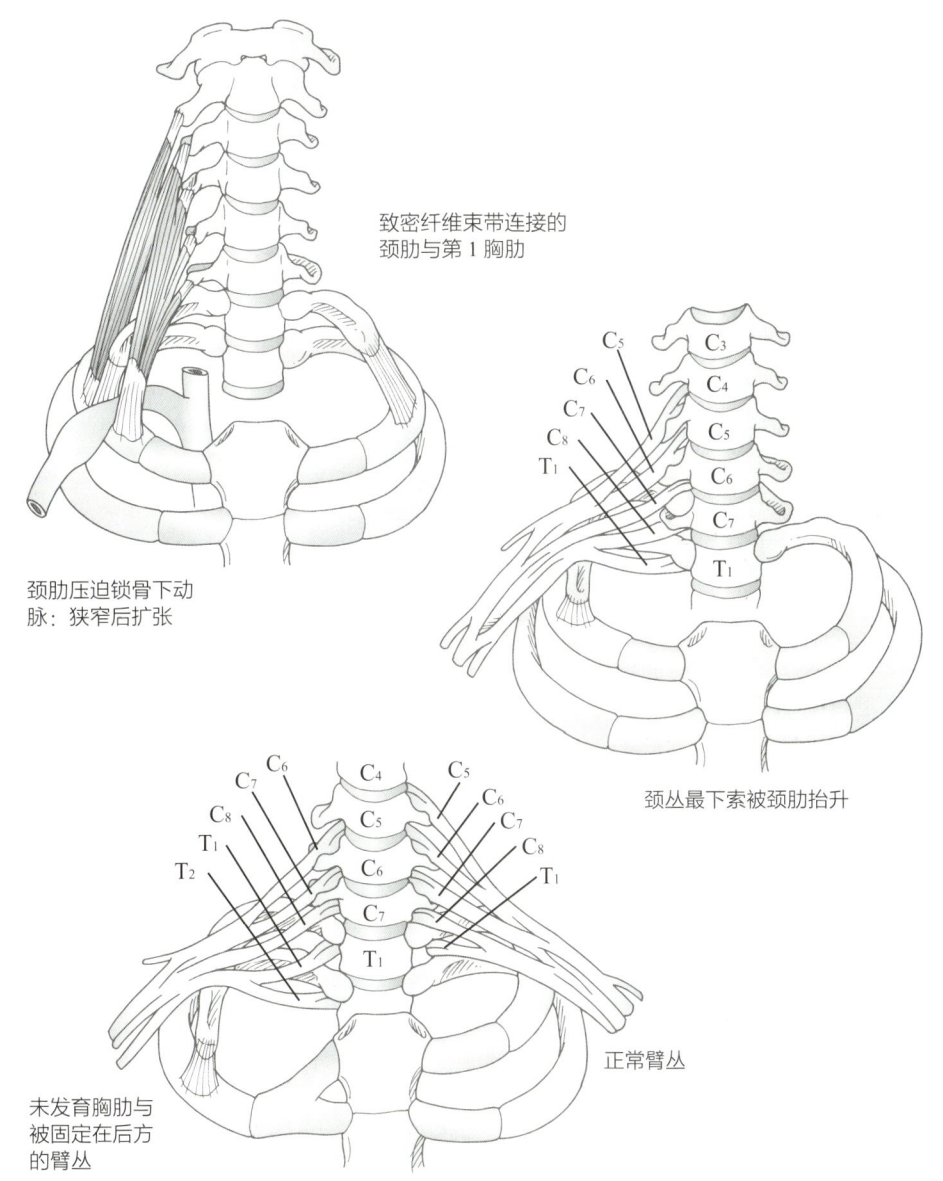

致密纤维束带连接的颈肋与第 1 胸肋

颈肋压迫锁骨下动脉：狭窄后扩张

颈丛最下索被颈肋抬升

未发育胸肋与被固定在后方的臂丛

正常臂丛

▲ 图 26-4　先天肋骨发育异常引起的压迫
引自 www.netterimages.com，©Elsevier 版权所有

明显，程度也不如胸壁疼痛严重。临床中常因忽略 TOS 的诊断，导致许多此类患者在没有确切诊断时被判定"心脏不足"，或被告知虽冠状动脉检查正常却不能解释胸痛时导致严重抑郁[39]。

动脉受压症状包括的前臂和手部发凉、无力、易疲劳以及较弥漫的疼痛[40,41]。约 7.5%TOS 患者存在雷诺现象[40]。与雷诺病那种双侧对称、冷或情绪诱发的情况不同，神经血管受压所致的雷诺现象常为单侧，多由受累手臂过伸、转头或提重物诱发，也可存在对冷敏感的情况。症状包括一个或多个手指突然发冷和变白，然后缓慢出现发绀和持续性红肿。神经血管压迫中的血管症状可能是持续动脉栓塞的前兆。当出现动脉闭塞，特别是锁骨下动脉闭塞，会表现为持续的手指发凉、发绀或苍白，甚至出现溃疡或坏疽。肩胛下区触诊可及明显动脉搏动，表明锁骨下动脉的梗阻后扩张或动脉瘤形成（图 26-5）[42]。

静脉梗阻或闭塞较少见，常被称为肌紧张后血栓形成，或 Paget-Schroetter 综合征。该病特征表现为上肢及肩部的肿胀、变色、浅静脉扩张伴一定程度的疼痛。部分患者醒来时观察到这种现象。其他见于手臂外展时持续用力后。突然

393

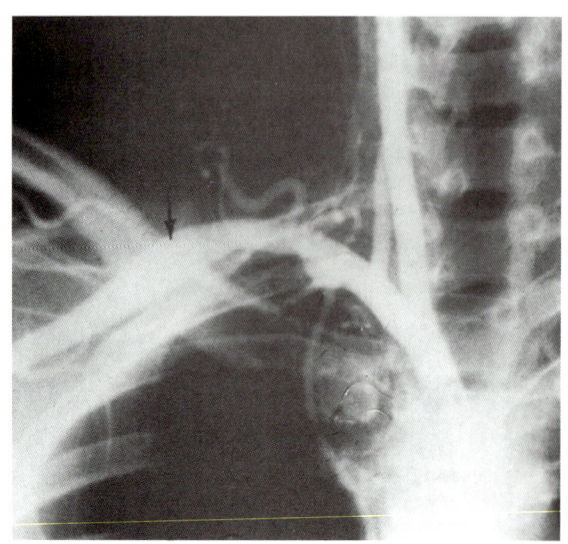

▲ 图 26-5 动脉造影显示右锁骨下动脉继发于胸出口压迫狭窄后（箭）

向后、向下的肩部支撑或手臂提重物或强力用劲时可收缩静脉并引发静脉痉挛，伴或不伴血栓形成。体格检查可有静脉血栓形成、腋静脉上中度压痛，并可触及静脉走行区的条索结构。随侧支循环形成，急性症状可在数周或数天内逐渐消退。若侧支循环形成不良，将出现症状复发 [43]。

体格检查的客观结果更多见于血管受压而非神经受压患者。诊断需依据桡动脉减弱或消失，及可引发症状复现的 Adson 或斜角肌试验 [44]、肋锁试验及过伸试验 [45] 3 种经典临床手法。

六、诊断

TOS 的诊断应包括病史、体格检查、神经系统查体、胸部和颈椎 X 线、肌电图及尺神经传导速度（UNCV）。表现不典型者，应加行颈髓造影、外周 [42] 或冠状动脉造影甚至静脉造影 [46]。详尽的病史采集、体格检查及神经系统查体常可指向神经血管受压的诊断。当一项或多项经典临床检查阳性，加之 UNCV 降低可以确诊 [47]。

（一）临床手法

临床评估最好基于桡动脉减弱或消失及 3 种可引出症状复现的经典临床手法 [23, 45]。

Adson 或斜角肌试验（图 26-6） [44] 是使前斜角肌和中斜角肌绷紧并使斜角肌三角变窄，加重已存在的对锁骨下动脉及臂丛的已有压迫。让患者根据指示摆好姿势并深呼吸，伸展颈部并侧向转头。桡动脉脉搏消失或变弱表明存在压迫。

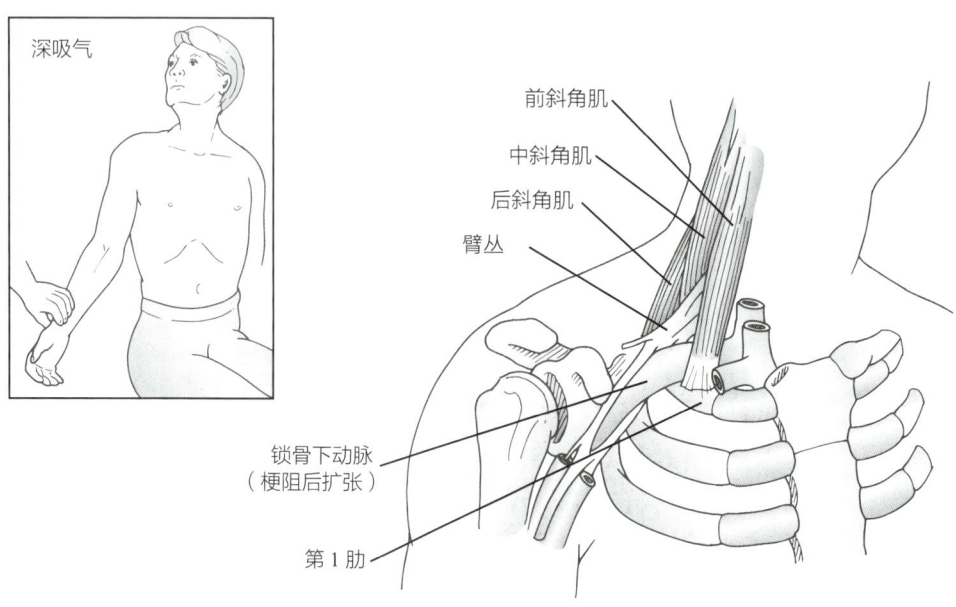

▲ 图 26-6 Adson 手法
斜角肌三角与神经血管束的位置关系
引自 www.netterimages.com，© Elsevier 版权所有

肋锁试验（军士位；图 26-7）中肩部向下向后牵拉。这种手法将锁骨拉向第 1 肋以缩小肋锁间隙，压迫神经血管束。桡动脉脉搏变化及症状出现表明存在压迫。

过伸试验（图 26-8）要将手臂过伸外展至180°，导致神经血管束成分被拉向胸小肌腱、喙突及肱骨头。桡动脉减弱提示存在压迫。

（二）影像学表现

胸部和颈椎 X 线检查有助于显示骨性异常，特别是颈肋（图 26-9）和骨骼退行性变。若颈椎片提示骨质增生和椎间隙变窄，则应行颈部 CT 以除外椎管及椎间孔骨质受侵。

（三）神经传导速度与肌电图

该试验广泛应用于鉴别手臂疼痛、刺痛及麻木，伴或不伴手部肌无力的鉴别诊断。这些症状可在脊椎、胸出口、肘关节附近等各个节段产生压迫导致，表现为迟缓性尺神经麻痹，如表现在手腕屈侧，则表现为腕管综合征。为明确诊断和定位受压部位，需沿神经各节段放置阴极电极，可准确测量尺神经、正中神经、桡神经及肌皮神经的运动传导速度[48]。Caldwell 及其同事[33]改良了胸出口患者 UNCV 的测量方法，通过记录在小鱼际或第 1 背侧骨间肌上产生的动作电位来确定尺神经近段及远段的传导速度。刺激点分别位于锁骨上窝、上臂中段、肘关节下及手腕（图 26-10）[41]。

（四）测量传导速度的方法

1. 设备

使用 Meditron 201 AD 或 312 或 TECA-3 肌电图仪测定每条上肢肌电图及神经传导速度。带三针或表面电极的同轴电缆用于记录荧光显示屏上出现的肌肉电位（图 26-11）。

2. 技术

使用 Krusen-Caldwell 法测定传导速度[33]。患者平卧于检查台上，手肘完全伸展，肩关节轻度外展约 20°，使尺神经刺激更为顺畅。通过特殊刺激器（图 26-12）分别在 4 个点刺激施加 350V 电刺激，此时皮肤电阻约为 5000Ω，负荷约 300V 电压。为获得最大响应，所有点均使用

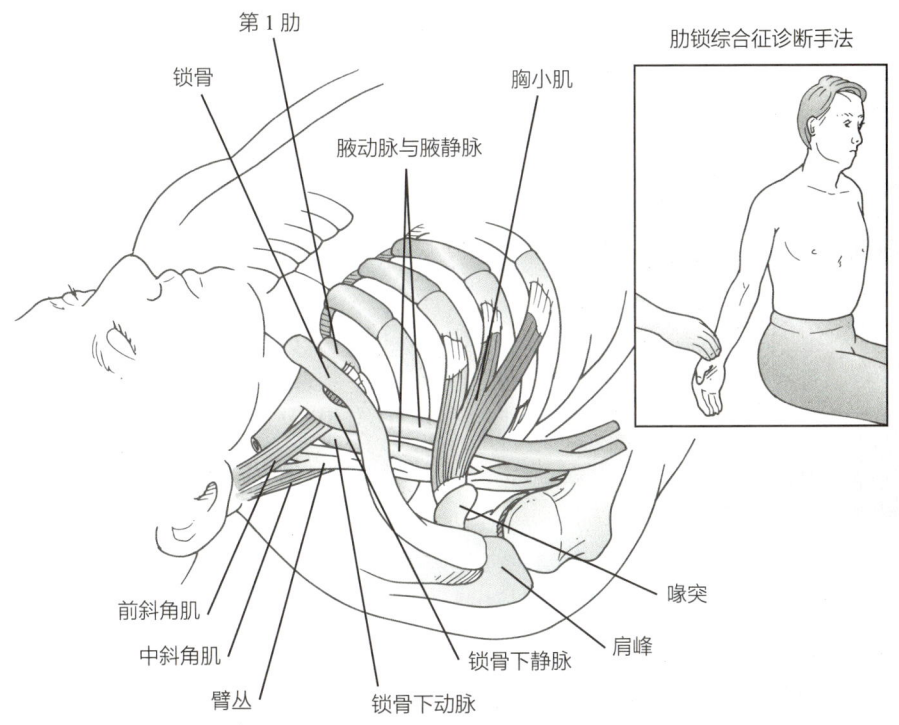

▲ 图 26-7　肋锁试验（军士位）
肋锁间隙与神经血管束的位置关系
引自 www.netterimages.com，© Elsevier 版权所有

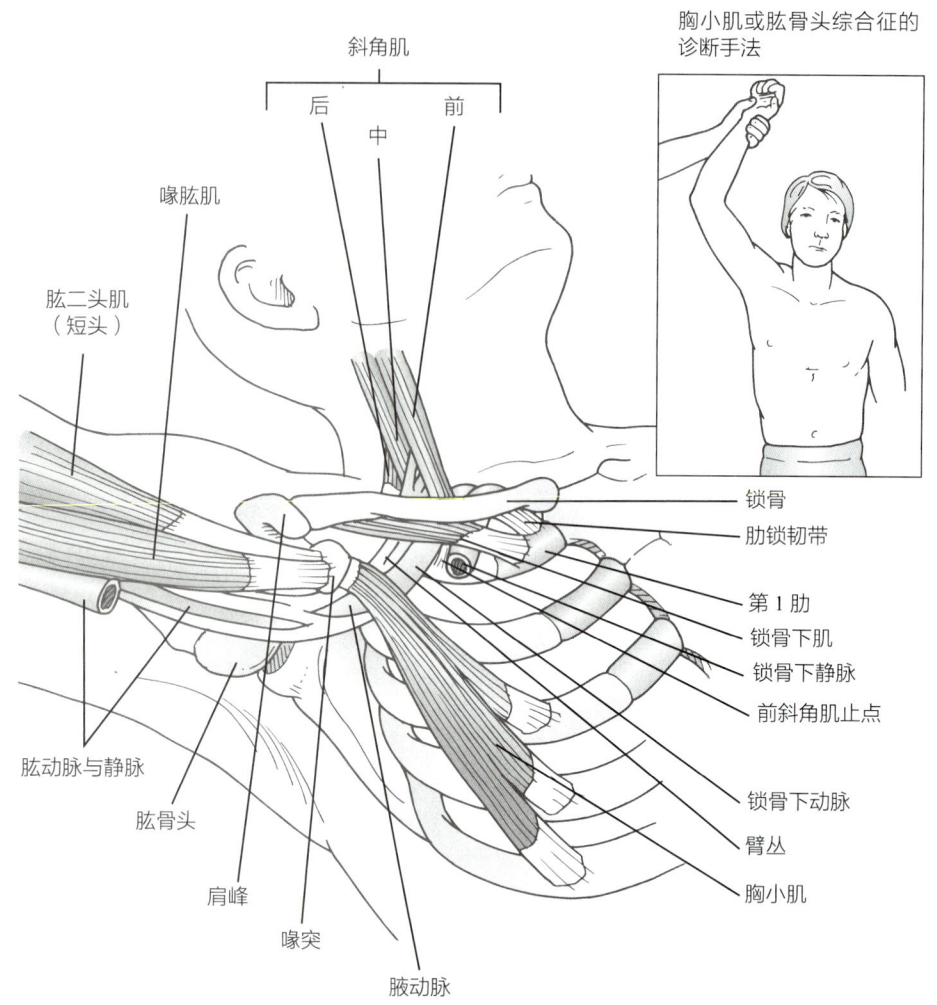

▲ 图 26-8 过伸试验
神经血管束与胸小肌腱、喙突及肱骨头（滑轮效应）的位置关系
引自 www.netterimages.com，© Elsevier 版权所有

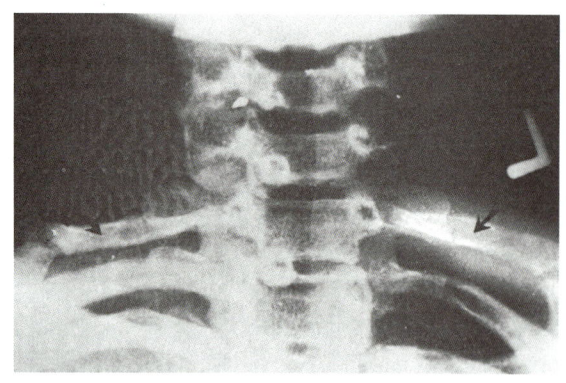

▲ 图 26-9 颈椎片显示双侧颈肋（箭）

超强刺激，刺激持续时间 0.2ms，肌肉持续时间则为 0.5ms。刺激后 TECA 屏幕上将出现刺激时间、传导延迟和肌肉反应等数据，每毫秒扫描均有时间标记。

通过 TECA 数字记录器或通过屏幕上的跟踪器可计算从 4 个刺激点到记录电极的刺激 – 延迟时间。

3. 速度的计算

在得到以"ms"为单位的延迟期后，钢尺测量 2 个相邻刺激部位间以"mm"为单位的距离。通过下述公式，可得到以 m/s 为单位的尺神经传导速度（图 26-13）：

速度（m/s）= 相邻刺激点间距（mm）÷
相邻刺激点间潜伏期的差（ms）

4. 正常尺骨神经传导速度

根据 Krusen-Caldwell 法[33] 测得的 UNCV 在胸出口≥72m/s，肘周≥55m/s，前臂≥59m/s，腕部延迟期为 2.5～3.5ms。段间神经传导速

第一部分 胸部手术
第26章 胸出口综合征与背侧交感神经切断术

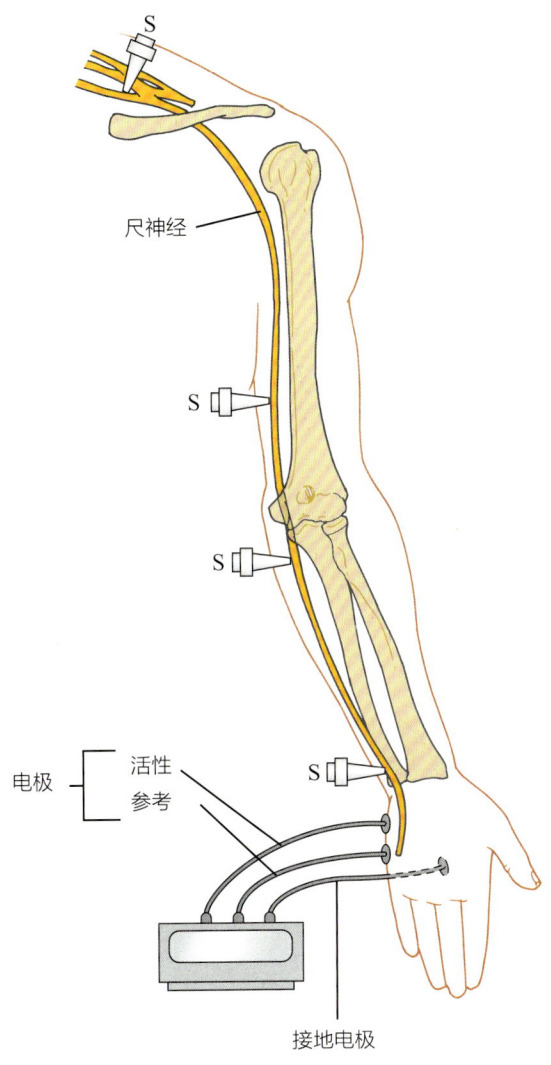

▲ 图 26-10 4个尺神经刺激点：锁骨上窝（臂丛干上 Erb 点）、肘关节上方、肘关节下方及在手腕

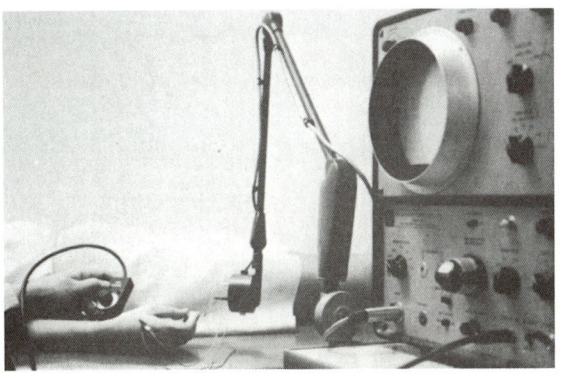

▲ 图 26-11 TECA-3 肌电图仪使用同轴电缆及三针记录产生的动作电位

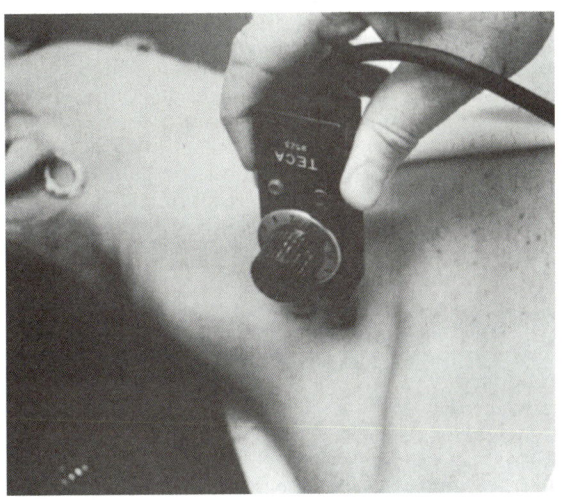

▲ 图 26-12 将刺激电极置于锁骨上窝胸锁乳突肌后方的臂丛 Erb 点（臂丛于胸出口的刺激点）

度减低或腕部延迟期延长表明存在压迫、损伤、神经病变或神经系统疾病。胸廓出口速度减低符合 TOS。肘周速度减低表明尺神经卡压或神经病变，腕管综合征患者腕部延迟期明显增加。

5. 受压分级

TOS 的临床表现与胸出口传导速度一致，速度 < 70m/s 表明有神经血管受压。根据胸出口测定速度的降低对受压严重程度进行分级：速度为 66～69m/s 时为微受压，速度为 60～65m/s 时为轻度受压，速度为 55～59m 时为中度受压，速度 ≤ 54m/s 时为重度受压。

6. 血管造影

简单的临床观察常足以判断上肢血管受累程度，如有锁骨下搏动性包块、无桡动脉脉搏，或有锁骨上/下区瘀斑时需行外周血管造影[42, 49]。锁骨下动脉及肱动脉的逆行或顺行动脉造影可明确病变并定位。静脉狭窄或梗阻如 Paget-Schroetter 综合征时，可行静脉造影判定血栓范围及侧支循环情况（图 26-14）。

MRI 检查在 TOS 的诊断中颇受欢迎。磁共振成像可更好地视显示并识别颈胸-臂连接处的各种间隙，并明确受压的神经或血管结构[50-52]。

该研究涉及所涉及的肩部成像，患者在侧面和头部受影响的手臂，以确定第1肋骨对血管和神经的影响。

397

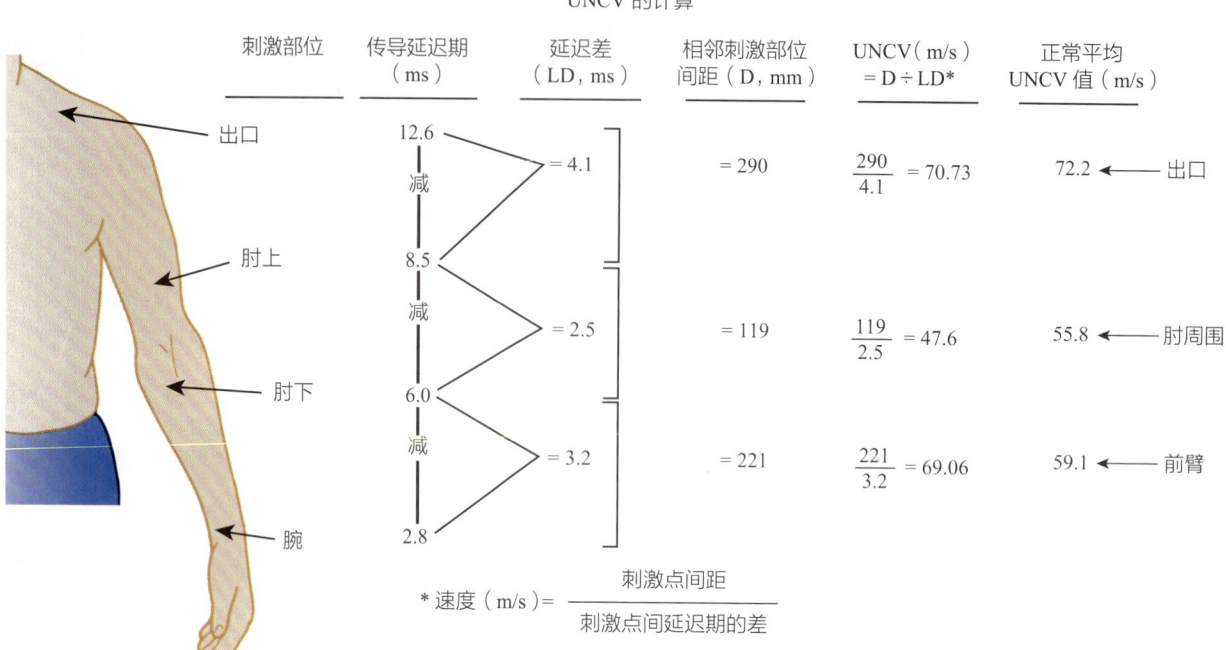

▲ 图 26-13 刺激部位以及计算尺神经传导速度（UNCV）的公式

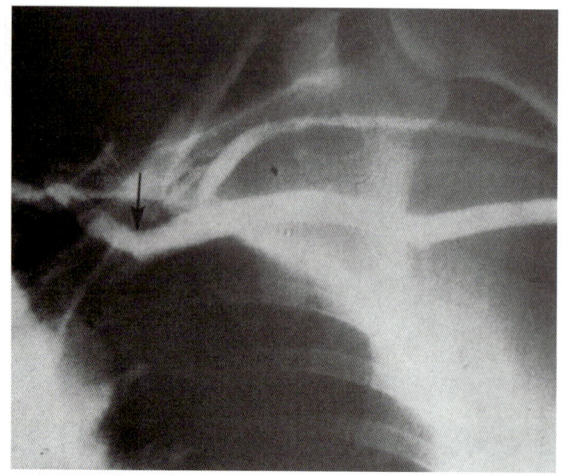

▲ 图 26-14 静脉造影显示胸出口压迫导致的左侧锁骨下静脉完全闭塞（箭），无侧支循环形成。术中发现静脉无血栓形成，移除第 1 肋可缓解静脉梗阻

七、鉴别诊断

TOS 应与多种神经、血管、心脏、肺与食道病变相鉴别（框 26-2）[3, 23, 47, 53]。

肩部和手臂神经源性疼痛较难鉴别，可来源于脊柱、臂丛及外周神经等各节段神经。上肢疼痛最常见神经源性病因是颈椎间盘突出，突出常发生于 $C_{5\sim6}$ 或 $C_{6\sim7}$ 椎间隙，并有特征性临床表现，包括间断出现的发作性疼痛和颈部僵直，疼痛则是沿肩胛内侧向肩部放射，偶尔放射至前胸、上肢外侧甚至放射到手指，可伴手指麻木和感觉异常。颈椎间盘突出的特征表现是以节段分布的疼痛。$C_5 \sim C_6$ 椎间盘突出可压迫 C_6 神经根，多引起拇指疼痛或麻木，偶有示指轻中度症状，出现肱二头肌及桡侧腕伸肌肌力减弱，肱二头肌腱反射减弱或消失。$C_6 \sim C_7$ 椎间盘突出可压迫 C_7 神经根，引起示指疼痛或麻木、屈示指及腕部尺屈无力、肱三头肌肌力减弱，腱反射减弱或消失。任一椎间盘突出可导致斜角肌痉挛，引发尺侧手 / 臂麻木。极少情况下，是 $C_7 \sim T_1$ 椎间盘突出导致 C_8 神经根受压引起手臂尺侧疼痛和感觉异常，并可产生手内肌无力[23, 54]。C_5、C_6 椎间盘破裂可出现节段感觉过敏，仅 C_7 椎间盘破裂导致手臂内侧疼痛[23]。

颈椎间盘破裂的诊断主要基于病史和体格检查，颈椎侧位 X 线检查可见颈椎生理曲度消失或反弓，反弓弧度顶点水平提示病变节段。肌电图可以定位神经根刺激的位置及严重程度。考虑颈椎间盘突出时，应行颈髓造影确认诊断[23, 54]。

颈椎病是上肢疼痛的另一病因，主要由椎间盘退行性变以及相邻椎体骨质增生、骨刺形成至椎管或椎间孔狭窄引起。颈椎 X 线检查或 CT 及肌电图有助于诊断（图 26-15）。

若干动静脉疾病易与 TOS 混淆（框 26-2），常可临床鉴别诊断[23]。

仅有不典型胸痛患者，除心绞痛外特别要想到 TOS 的诊断。当高度怀疑心绞痛时，加行平板运动试验和冠状动脉造影可排除冠状动脉疾病[39, 45]。

八、治疗

确诊神经性 TOS 后应行理疗。恰当的理疗方式包括热按摩、主动颈部运动、斜角肌拉伸、锻炼增强上斜方肌肌力和姿势调整。肩下垂常见于中年人，是本病的常见诱因，通过加强肩带肌、调整姿势可使许多病情较轻的患者症状明显改善。

对多数 UNCV > 60m/s 的 TOS 患者可行保守治疗。UNCV 值更低者即使理疗，往往仍有症状，可能手术切除第 1 肋并纠正其他骨质异常方能缓解症状[40, 41, 55]。

若理疗后神经血管压迫症状持续存在，且UNCV 改善不明显，应考虑手术切除第 1 肋及可能存在的颈肋[40, 41, 55]。Clagett[2] 推广了高后胸廓成形入路切除第 1 肋的方法，Falconer 及 Li[31] 则强调应采取前路，Roos[32] 则在 1966 年推出了经腋窝入路。

腋下入路是记录在册的可完全去除第 1 肋，且可将 C_7、C_8、T_1 神经根及臂丛神经的下干实现减压的手术方式。可无须如后路一样切断大量肌肉即可完成第 1 肋切除[2]；也无须如锁骨上前入路一样需要牵拉臂丛神经[31]；也不会像锁骨下入路那样难以去除第 1 肋后段，此外还缩短了术后行动不便的时间。本病 80% 患者为女性，因此更为特别的一点就是，此切口较其他切口更为美观，让患者更易接受[40, 41, 47, 56]。

框 26-2　胸出口综合征神经受压的鉴别诊断

颈椎
- 椎间盘破裂
- 退行性变
- 骨关节炎

肿瘤
- 脊髓肿瘤
- 臂丛肺上沟瘤

周围神经
- 体位性麻痹
- 周围神经卡压性神经病
- 腕管综合征 – 正中神经
- 尺神经 – 肘部
- 桡神经
- 肩胛上神经
- 药物性神经病

血管现象
- 动脉性动脉粥样硬化 – 动脉瘤闭塞
- 血栓性血管炎性闭塞症
- 血栓栓塞
- 血管炎、胶原病、脂膜炎
- 静脉血栓性静脉炎
- 纵隔静脉梗阻
- 雷诺病
- 反射性血管运动性营养不良
- 灼性神经痛

其他疾病
- 心绞痛
- 食管痉挛

（一）经腋下第 1 肋切除术

患者取侧卧位，头侧放置牵引滑轮悬吊上肢呈外展 90° 位，牵引重量常设为 2 磅（907g），可保持位置固定且不过度牵拉（图 26-16）[3, 45]，应用两个托手架将手臂固定在与身体 90° 位置并防止过展。

在胸大肌与背阔肌间的腋毛下缘作 3~4inch（1inch ≈ 2.54cm）的横切口，逐层分离至胸外筋膜（图 26-17）。注意少用电烧装置，小心分离并保护来源于胸壁进入术区皮下的肋间臂皮神经。

沿胸廓外筋膜向头侧分离至第 1 肋，钝性分离并显露神经血管束及其与第 1 肋、斜角肌的位置关系，避免损伤神经血管束（图 26-18）。识别前斜角肌止点，解剖后离断（图 26-19），用骨膜剥离器剥离第 1 肋，并小心钝性分离深侧的胸膜以免发生气胸。于第 1 肋中段切断肋骨，沿骨膜

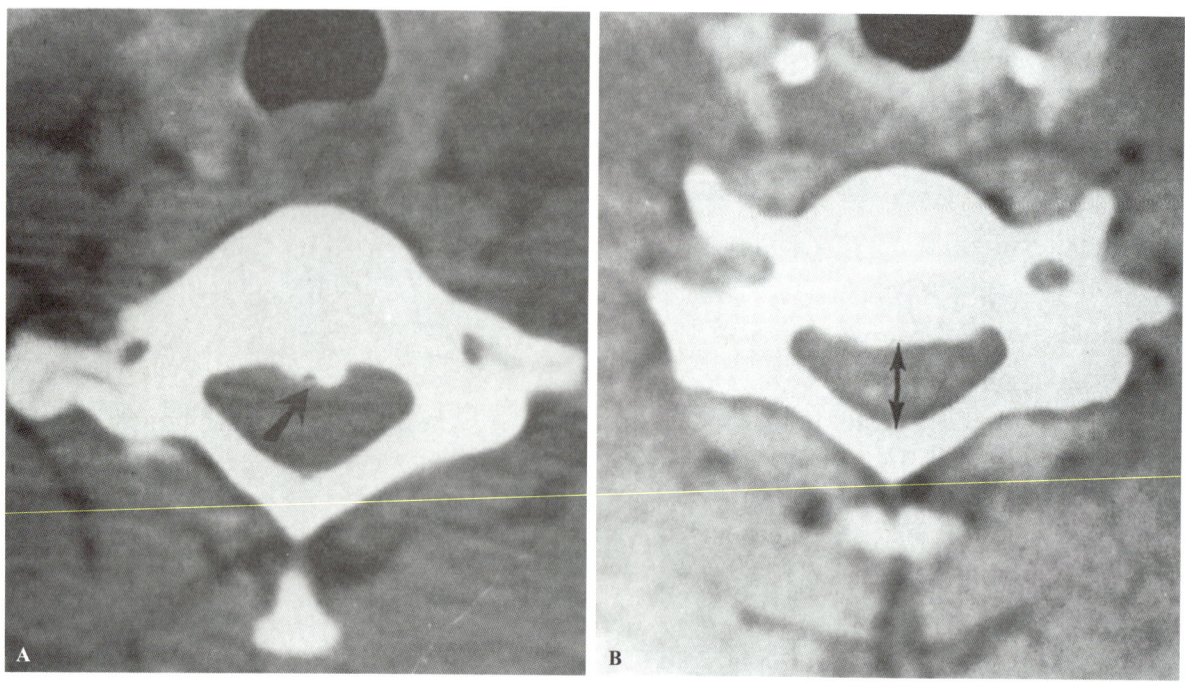

▲ 图 26-15　临床典型的胸出口综合征患者颈椎 CT 显示椎管内骨赘向内生长（单头箭，A），椎管前后径（B，双向箭）变窄

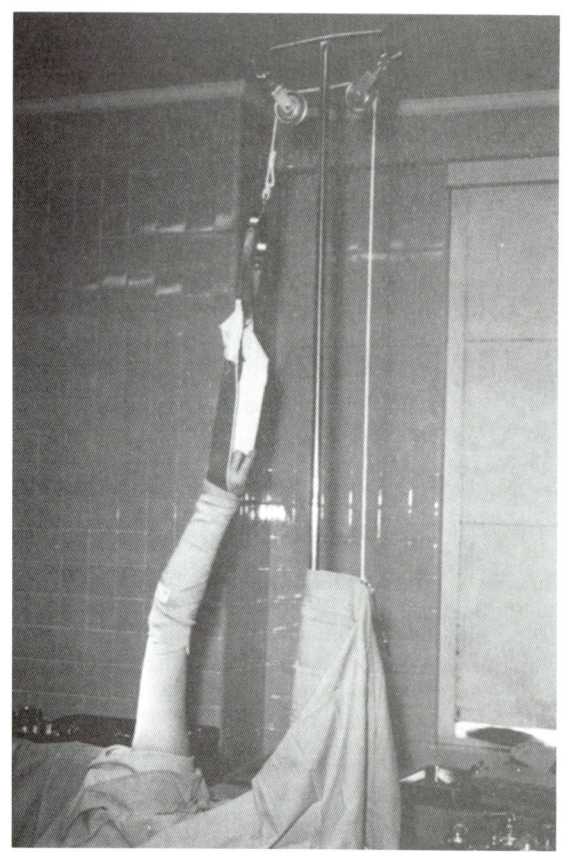

▲ 图 26-16　通过头侧牵引滑轮悬吊前臂使手臂外展 90°

下向前剥离至肋软骨交界处后离断肋骨，然后切开锁韧带，同方向后剥离肋骨，切除肋椎关节附件的横突、肋骨颈及肋骨头。用骨膜剥离器分离但不要切断中斜角肌第 2 肋止点，以避免损伤其后缘的胸长神经。可以用特殊器械（Urschel 双关节垂体钳及 Urschel Lexel 咬骨钳）移除已游离的第 1 肋骨颈和肋骨头。此时可见 C_8 与 T_1 神经根。如有颈肋，其前部常与第 1 肋形成关节，可在切除第 1 肋中段时予以切开，颈肋剩余部分应在切除后段肋骨时一并移除。放置伤口引流，因未切断大的肌肉组织，仅关闭皮下及皮肤即可。术后鼓励患者适当活动患肢如自我护理等，但 3 个月内应避免负重。术后一周应开始颈肌伸展锻炼，术后 3 周末开始轻度的上肢锻炼。

建议尽量完整切净包括肋骨头及肋骨颈部分的第 1 肋，以避免将来残端如果偏长，会再次刺激臂丛，导致症状复发。

（二）经腋下视频辅助胸腔镜手术（VATS）第 1 肋切除术

最近 TOS 治疗常选经腋下视频辅助胸腔镜手术（VATS）第 1 肋切除的方法。

第一部分 胸部手术
第 26 章 胸出口综合征与背侧交感神经切断术

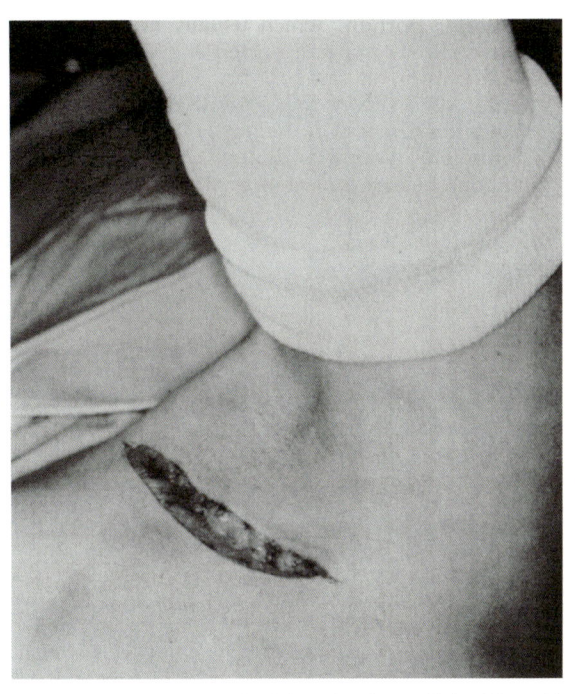

▲ 图 26-17 在胸大肌与背阔肌间腋毛下缘行横切口并前沿至胸壁

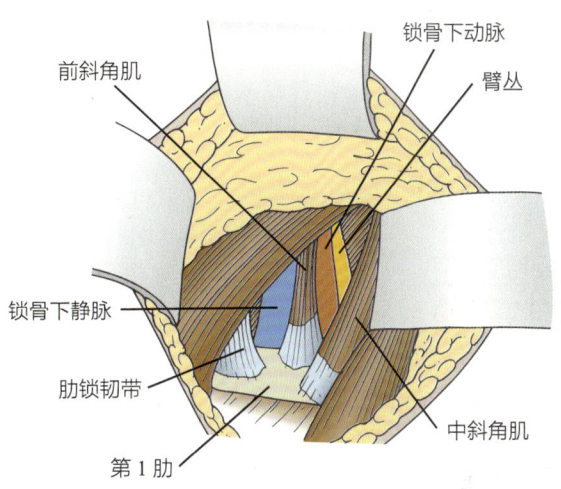

▲ 图 26-18 图示神经血管束与斜角肌、第 1 肋、肋锁韧带及锁骨下肌间的位置关系

全身麻醉，双腔气管插管，单肺通气，患者取侧卧位，手臂置于软垫或固定于悬吊架上。腋中线第 5 肋间置 5mm 套管，使用 30°胸腔镜观察。取反 Trendelenburg 体位、给予 6～10mmHg CO_2 人工气胸充分暴露第 1 肋。再取胸大肌和背阔肌间腋中线腋毛发际线边缘 3cm 切口（图 26-20）。应注意尽量减少在肋间臂皮神经附近使用电烧。

经腋下切口钝性分离胸壁至第 1 肋表面。第 1 肋平坦、表面宽阔，并在拱顶处可见锁骨下动脉，与其他胸肋明显不同。然后应用骨膜剥离器剥离肋骨外侧面。外科医师应将示指垫在臂丛与第 1 肋之间以避免损伤神经血管束。按肋骨外侧、下方及胸膜面顺序依次分离解剖。此时可打开第 2 肋附近胸膜以观察切开的肋骨表面，这样肋间肌

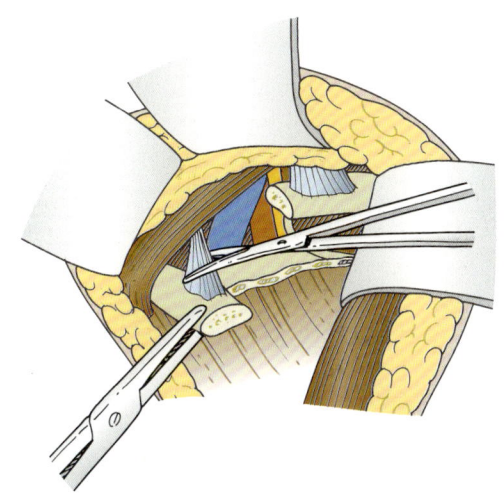

▲ 图 26-19 图示所分离的前斜角肌第 1 肋止点以及移除第 1 肋中段

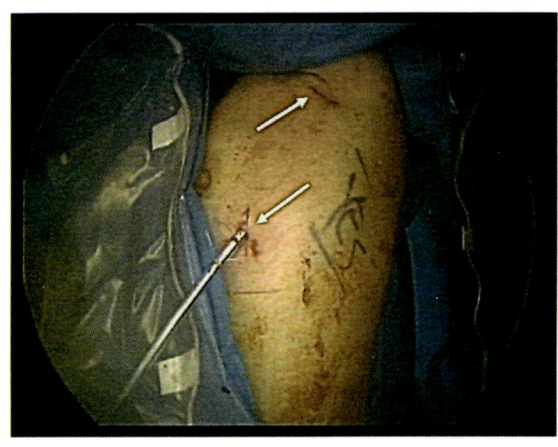

▲ 图 26-20 示视频辅助胸腔镜手术（VATS）第 1 肋切除术的切口（箭）

在胸大肌与背阔肌间腋中线腋毛发际线下缘第 3 肋间上做 2cm 切口。胸腔镜下于腋中线第 5 肋间做 5mm 切口，使用 30°腔镜。术末将从镜孔放置胸管

401

可以不太遮挡观察视野（图 26-21 和图 26-22）。

清楚看到第 1 肋后，将示指置于第 1 肋上方与臂丛之间，以保护神经，直角钳穿过第 1 肋上缘确认周围已充分游离。撑开直角钳，可切除约 1cm 第 1 肋腋中线部分（图 26-23 和图 26-24），以便外科医师向尾侧推移肋骨。这样可很方便地向前（胸骨）向后（椎体）全程剥离肋骨，然后于胸骨旁剪断肋骨，将其从后方肋椎关节上脱位（图 26-25 和图 26-26）。若脱离困难，则向后沿椎体剪除肋骨。此时清楚可见减压后的腋窝结构（图 26-27）。

九、用力后静脉血栓形成：Paget-Schroetter 综合征

腋静脉-锁骨下静脉的用力后血栓形成（Paget-Schroetter 综合征），常常继发于胸出口一种或多种压迫因素基础上，异常或过度使用手臂[46, 57]。

历史上，1875 年 Paget[58] 在伦敦以及 1884 年 Von Schroetter[59] 在维也纳分别报道了以腋静脉-锁骨下静脉血栓形成为特征的综合征，因此以两者名字命名了此综合征。此综合征与频繁运动导致直接或间接压迫静脉有关，因此增加了相关的

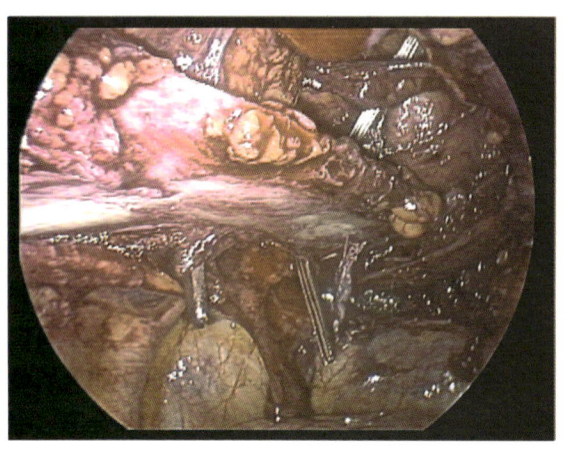

▲ 图 26-21　解剖游离第 1 肋

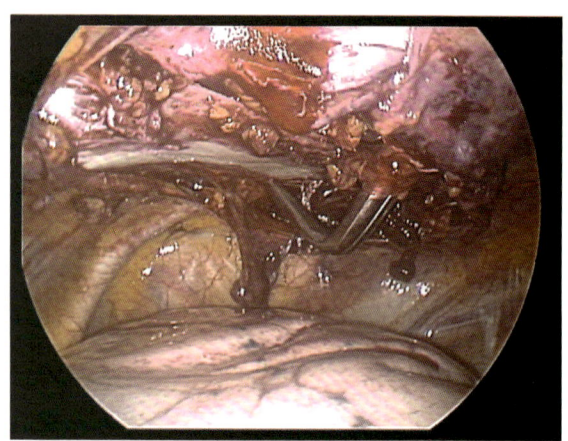

▲ 图 26-22　游离第 1 肋后，沿肋骨上下缘用直角钳进一步分离

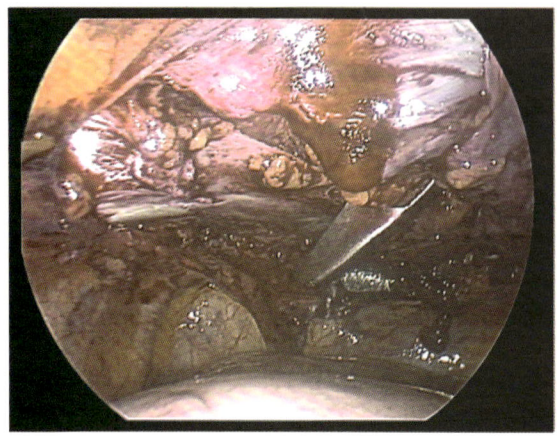

▲ 图 26-23　以咬骨钳剪除第 1 肋中段腋中线区约 1cm 部分。这样横断可破坏肋骨稳定性，方便后续促离断

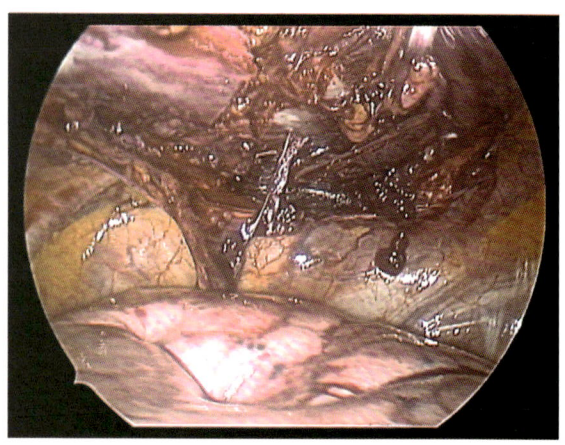

▲ 图 26-24　1cm 节段肋骨已通过咬骨钳移除。现在肋骨不稳定，使得更易离断

第一部分 胸部手术
第 26 章 胸出口综合征与背侧交感神经切断术

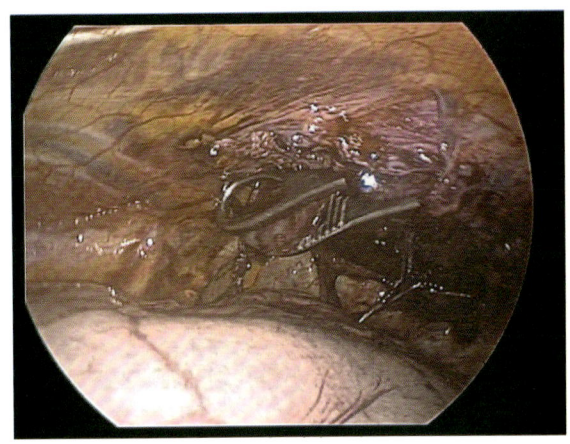

▲ 图 26-25 向前剥离并于胸骨 – 肋骨连接处离断第 1 肋

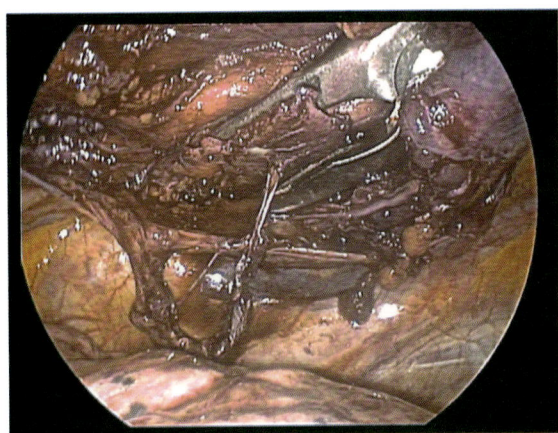

▲ 图 26-26 向后剥离并于椎体 – 肋骨连接处离断第 1 肋

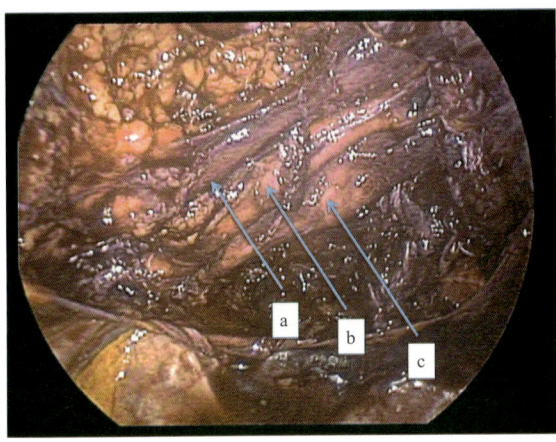

▲ 图 26-27 第 1 肋完全切除后，可清楚看见减压的腋窝结构：锁骨下静脉（a）、锁骨下动脉（b）、臂丛（c）

描述[60]。血栓形成可创伤引起[61]，或与需反复某种特定肌肉运动的特殊职业相关，如专业运动员、铸排机操作员、画家、美容师等。这些先决条件加上寒冷、创伤等因素，如肩扛滑雪板等，可增加血栓形成风险[62]。长期而言，各种血栓形成高危因素均可使本病风险增加、症状加重。

目前的 Paget–Schroetter 综合征病例均继发于 TOS：先天肋锁韧带偏外（图 26-28 为正常情况，图 26-29 为异常状态）、静脉外侧的前斜角肌肥大（如举重运动员）从外侧压迫腋静脉 – 锁骨下静脉。这证实了 Paget–Schroetter 综合征具有异常解剖基础导致静脉梗阻。

Adams 及同事[46, 64]报道了抬高手臂保守治疗与应用华法林（Coumadin）的长期随访结果。其中肺栓塞发生率为 12%，18% 的患者发生静脉扩张，68% 的患者（深静脉血栓形成伴有血栓后静脉炎综合征）存在肢体肿痛及浅表性静脉炎的晚期残余症状，还有 1 例患者出现股蓝肿。

多年来，治疗以抬高患肢和抗凝治疗为主，然后可恢复工作。若症状复发，则考虑行第 1 肋切除伴或不伴血栓切除术[64]，以及切除前斜角肌甚至颈肋、异常条索等胸出口的任何其他压迫因素[65-67]。

局部溶栓[68-70]结合快速康复的胸出口减压手术[71]的发展，使 Paget–Schroetter 综合征发病率降低，很少需行血栓切除术，且明显改善了临床效果，使更多患者能够重返工作岗位[53]。

尿激酶较链激酶的优势在于可应用导管对远端血栓进行局部溶栓[72-74]，而链激酶为全身溶栓易出现全身性并发症。术后持续泵入肝素直至拔除溶栓导管。另一方面，局部溶栓可跟进彻底的外科治疗，避免血栓切除带来的长期并发症和血栓复发[75-77]。

Paget–Schroetter 综合征的自然史表明仅通过保守治疗有中等致病率[78-80]。静脉或导管旁路手术[81-83]在该低压系统疾病中应用有限。TOS 以外的致病因素须依据上述基本原则优先处理[84, 85]。锁骨下静脉的间歇性阻塞[86]可致血栓形成，并行预防性减压[82, 83]。超过 600 名 Paget–Schroetter 患者接受 Urshel 的手术治疗。目前认为在腋静脉 – 锁骨下静脉闭塞 6 周内溶栓并行第 1 肋切除减压手术的患者预后最佳，该技术均得到了较好结果。若治疗时机超过 6 周，则预后稍差，但仍应采用

403

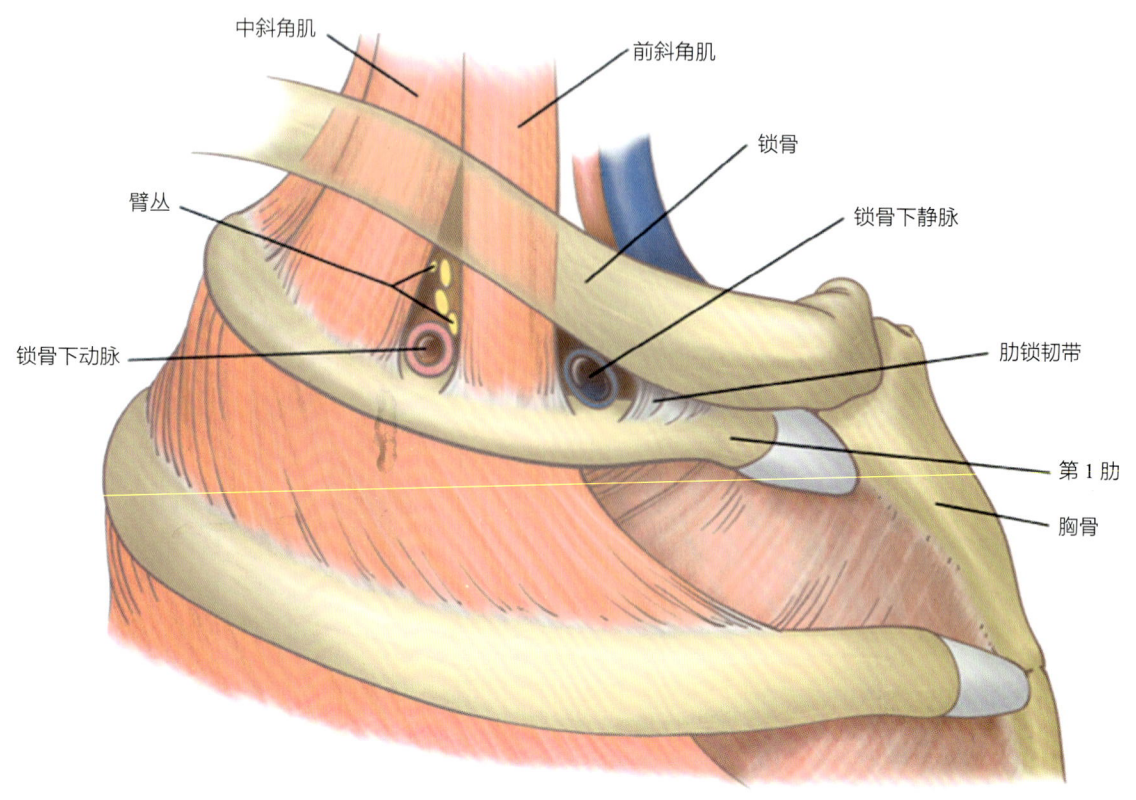

▲ 图 26-28 穿过胸出口的神经血管结构截面，锁骨在上，第 1 肋在下

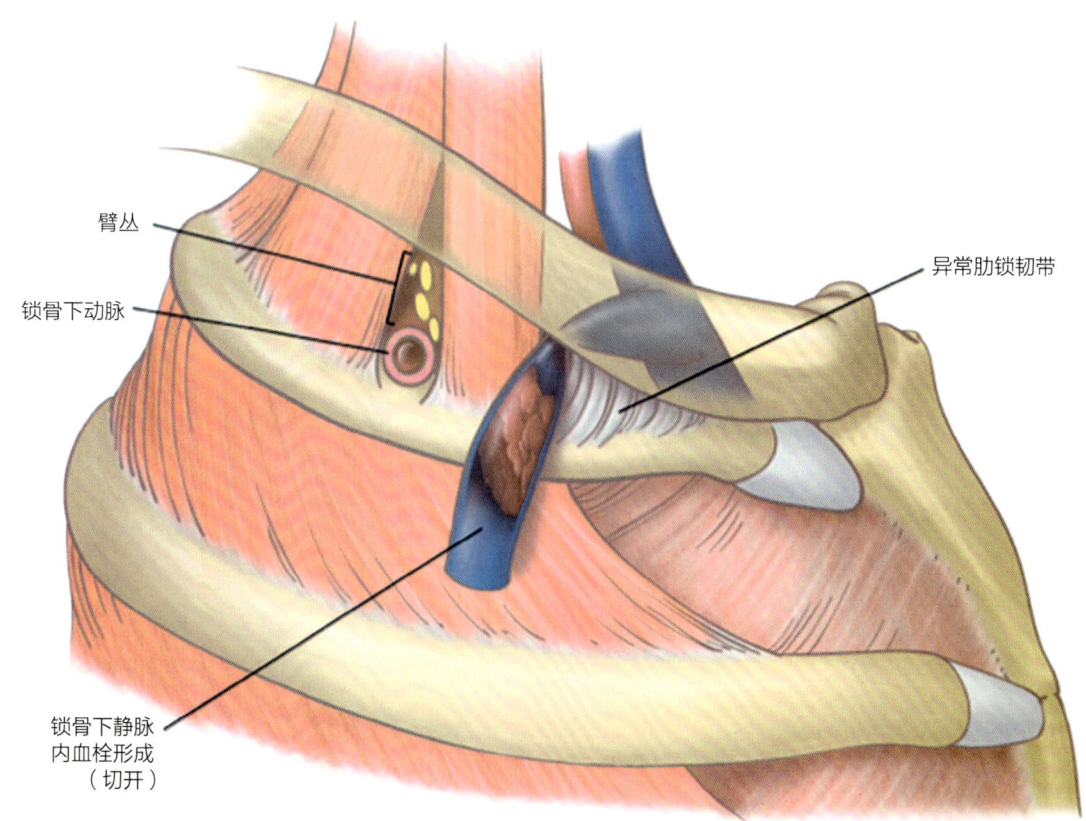

▲ 图 26-29 肋锁韧带偏外导致静脉闭塞

同样治疗方法以获得最优治疗效果[47,87,88]。

溶栓成功后，静脉造影常仍会显示静脉狭窄。因此，放射介入科医师或心血管专家有时会认为是"内部"问题而不是外压问题，进一步对静脉进行扩张。但球囊扩张后狭窄复现，于是又放置血管内支架。我们[87-89]及其他学者[90]的经验都证明这种办法是行不通的。一般而言，若静脉不通，则没有肋骨切除指征。

十、VATS背侧交感神经切除术治疗胸出口综合征

视频辅助的放大和优化成像系统使背侧交感神经切除术和TOS的治疗方法得以明显改善。开放式腋下入路治疗TOS手术速度慢、显露困难，甚至需要专门人手牵拉手臂保持体位。VATS技术解决了上述问题。胸腔内VATS手术解剖直观，无须外源性牵拉手臂，且手术团队均可清晰见到手术操作步骤，非常有利于住院医师的教学。若仅行交感神经切除术，VATS可减少患者疼痛并缩短住院时间。

VATS用于两种手术，一种是标准VATS两孔交感神经切除术，另一种是辅助经腋下切口切除第1肋。外科医师可直接或间接的观看显示屏上的图像进行手术。Martinez将VATS经腋下第1肋切除术式发扬光大[91]。

背侧交感神经切除术的主要适应证包括多汗症、雷诺现象和雷诺病、灼性神经痛、反射性交感神经营养不良（RSD）及上肢血管功能不全。除多汗症外，其余适应证都需行常规诊断检查，如颈交感神经阻滞，来评估是否可通过阻断交感神经节来缓解症状。当TOS合并轻中度雷诺现象时，切除如有的颈肋及第1肋，并剥离腋动脉–锁骨下动脉（神经切除术）术后症状缓解最为确切[40]。

除非雷诺病非常严重，否则很少需行交感神经切除术，这时应同时行第1肋切除及背侧交感神经切除术。相反，对于复发性TOS和灼性神经痛患者，背侧交感神经切除术应再次手术时进行[37,39]。

（一）病理生理学

交感神经切除术预期的主要生理效应是释放血管运动控制及和小动脉和动脉壁中肌肉成分的过度张力。对皮肤、外周肢体末端和骨骼循环改善名称，但对手臂骨骼肌影响很小。另一个已知功能是皮肤过度无用出汗时减少皮肤出汗。交感神经切除术通常导致代偿性出汗。RSD与疼痛、神经衰弱、皮肤萎缩（Sudeck-Leriche）及创伤后肢体有关，若诊断性阻滞有效，此类患者也可从交感神经切除术中受益。不建议糖尿病神经病变患者进行交感神经切除术。在充分保守治疗（包括停止使用烟草制品、使用β受体阻断药、外周血管扩张药及钙通道阻断药等）前，也不应用于血管痉挛综合征的治疗。

源自脊髓的节前交感神经与同节段躯体神经不是一一对应关系。C_1～C_4颈神经节融合为上颈神经节，C_5、C_6融合为颈中神经节，C_7、C_8融合为下颈神经节，并与T_1神经节融合为较大的星状神经节。颈神经节切除术不适用于上肢的去神经支配，因常为脊髓T_2～T_9，主要是T_2～T_4来源的节前交感神经支配上肢。约10%T_1节前纤维也参与上肢支配。多数患者上肢切断T_2、T_3椎旁神经节与交感神经链的联系纤维即可起效。T_2及T_3的节后纤维经常连接并分支与臂丛伴行，绕过星状神经节连接的T_2、T_3神经纤维被称为Kuntz神经[93]。按Palumbo推荐，对于剩下经星状神经节连接T_1的患者，应切除下1/3星状神经节实现足够的去交感神经支配效果[94,95]。

患有RSD或交感神经持续疼痛综合征（SMPS）的患者必须有外周神经分布以外疼痛的主诉[96]，且疼痛与损伤明显不成比例。我们观察到两种类型的RSD或SMPS：一种涉及手甚至大部分上肢，另一种只涉及一个或多个手指。任何情况下都无法通过特定的神经损伤来完全解释患者的疼痛，尽管特定神经损伤可导致更多的弥漫性症状。患者还可表现为手部功能减退。一些患者被诊断为SMPS，但检查时虽然有弥漫疼痛主诉，手部功能与肌力均在正常范围，这些患者没有SMPS。患者可有关节僵硬。根据SMPS不同病情阶段，皮肤及软组织营养状态随血管运动不稳定性的情况发生变化。

据Mackinnon和Dellon报道[96]，SMPS有早

期、中期和晚期阶段。在早期，可观察到手或手指中存在交感神经过度兴奋的血管运动不稳定，可有红、热、发绀及出汗等各种不稳定症状。水肿也是早期的经典表现。SMPS 中期，疼痛不太明显，通常在移动关节时出现，休息明显缓解。此时水肿和血管舒缩的变化已不明显，手表现出"烧伤样"营养不良外观，手部僵硬、软组织的萎缩。手背缺少正常皱纹，指尖呈锥形，指甲生长速度较正常明显增快，手部通常冰冷苍白。中期一般持续几个月。在晚期阶段，所有失用性萎缩的问题的叠加都会出现，此时常出现肘部和肩部症状。尽管早期 SMPS 只涉及手或一个或多个手指。晚期阶段的疼痛程度多变，且常是失用和僵硬的结果。SMPS 可影响足部、面部、阴茎等身体的其他软组织部位亦有表现。

（二）并发症

1. Horner 综合征

如果去除 C_7、C_8 神经节（星状神经节上部）则会产生 Horner 综合征。该综合征包括瞳孔缩小、眼球内陷、眼睑下垂、面部潮红、局部少汗。鉴于目前交感神经切除术通常不在第 2 肋或更高水平进行，因此发生 Horner 综合征的风险很小。

2. 术后神经痛

交感神经切除术后神经痛在上肢的发生率少于下肢。疼痛常发生在肩外侧及上臂。如果症状在术后 3 个月内发生，通常可通过临床病史证实该诊断。可以通过皮肤抗性和催汗活性检测以确认，测试结果显示交感神经活动增加，表明来自非切除的相邻皮节的反弹现象。反弹可能由于神经纤维再生或周围神经对儿茶酚胺的反应增加。症状通常可在保守治疗 3~6 周内缓解。苯妥英钠、卡马西平和钙通道阻断药都可用于此种情况[98]。

3. 症状复发

偶有交感神经切除术效果确切，术后手部温暖、循环良好，但在术后 3 个月出现症状反复。这些症状可能继发于神经再生或分支或再通，或未能从动脉剥离交感神经导致神经张力的下传。因此，这些病例应在手术中进行局部交感神经与腋动脉-锁骨下动脉的剥离[99]。此外首次手术时烧灼交感神经切除术区域通常可保持至少 3 年去交感症状。如果在首次手术后出现复发，我们在二次手术方面也有很疯地的经验。

（三）背侧交感神经切除术的手术方法

既往使用颈前入路，分离前斜角肌找到颈交感神经链[59]，星状神经节位于 C_6 横突上方。这种方法主要在神经外科医师和血管外科医师中使用。对于高血压患者，Smithwick[100] 和 Urschel 及 Razzuk[101] 使用并推广了俯卧位后路纵向胸骨旁切口，移除极小部分第 1 肋及第 2 肋，并在通常位置识别交感神经链，这种方法的优点是可在不改变患者手术体位的情况下同时进行双侧手术，随着 VATS 的出现，这种方法只具有历史意义。

另一种是经腋下-经胸入路，通过腋毛下第 2 或第 3 肋间横切口进行[94, 95, 102, 103]。这种方法较为痛苦，但有 VATS 辅助时，这种不适也非常轻微。当患者合并 TOS 时最常用方法即是经腋下入路第 1 肋切除+尾侧牵拉胸膜+背侧交感神经切除术[40, 55]。这种联合手术方法可减轻疼痛、降低发病率。VATS 也常用于这种手术。

（四）背侧交感神经切除术的演变

标准交感神经切除术是去除 T_1、T_2、T_3 交感神经节与交感神经链的联系。该方法包括去除含 T_2、T_3 神经节及互连纤维的下 1/3 星状神经节[40]，这是雷诺现象、灼性神经痛和 RSD 的标准治疗方法。多汗症的标准 VATS 方法包括在腋窝做 1cm 切口或通过 2 个 3mm 套管进行神经切除。胸外科医师协会交感神经切除工作组建议在第 3 肋表面横行切断交感神经链[104]。去除 C_8 或星状神经节的上 2/3 后会发生 Horner 综合征。完整的背侧交感神经切除术包括在第 2 和第 3 肋处切断交感神经链并移除星状神经节的下 1/3 联系纤维。该术式主要适用于雷诺病相关手指溃疡的患者。既往证据表明仅切除 T_2 和 T_3 神经节，而不是全部切除星状神经节，对多汗症、雷诺现象、灼性神经痛和 RSD 效果确切，可作为背侧交感神经切除的标准术式。上述并不是 Urshel 的经验，他认为不切断 T_1 无法很好地控制与雷诺病相关的溃疡，而近年精细解剖已几乎消除了术后 Horner 综合征的可能性。近年均在第 3 肋表面进行交感神经链切断术，如有明显的腋汗或足底出汗，则加行第 4 肋表面交感神经链切断术[104]。

（五）技术

有 2 种治疗 TOS 的交感神经切除术，一种是经腋下入路经胸交感神经切除术[105]，这种方法使用 VATS，塌陷术侧肺组织，保留第 1 肋，仅行胸内交感神经切除术[106]。另一种是适用于多数患者的经腋下切除第 1 肋、向尾侧牵拉胸膜及背侧交感神经切除术。

（六）Urschel 经腋下 – 经胸交感神经切除术

患者取侧开胸体位，下方手臂垫腋窝垫，上方手臂用 1 磅（453g）重量滑轮悬吊与胸壁成 90°[103]，上托手架固定并保持肩部不要过伸或过屈，每 3 分钟放松 1 次。在第 2、第 4 肋间取 3 个切口，从前方或腋中线孔进镜头。麻醉使用双腔气管内插管，使上肺充分塌陷，可仅下肺通气[107]。血液选择性分流至通气的下肺，可获得很好的氧合效果。

向下牵拉肺组织并行交感神经切除术。切开纵隔胸膜，在椎体肋骨颈部识别交感神经链，神经钩分离并提拉背侧交感神经链，将包括灰支、白支等各种神经连接夹闭后切断或烧断。星状神经节在下 1/3 和上 1/3 的交界处被分开，看起来像猫爪。锐性分离星状神经节，避免使用电烧或射波刀，以减少相邻 C_8 神经节受到热损伤或光损伤，从而继发 Horner 综合征。下 1/3 神经节可用电烧、激光或切割处理。可应用电凝止血，但需将能量调至最低，以减少发生 Horner 综合征的可能。不封闭胸膜腔，并经其中一个切口放置胸管引流。交感神经链存在曲度，很多病例中星状神经节是横向而不是垂直位于椎体横突表面的。特殊解剖知识非常重要，尤其是胸导管与交感神经链毗邻，如辨识不清可能会误伤。

（七）Urshel 经腋第 1 肋切除联合胸膜牵拉和交感神经切除术治疗胸出口综合征

该术式与其他 VATS 手术略有不同，需在腋毛发际线下方取实际横切口并行肋骨切除。使用带灯直角乳腺牵开器，并在切口另一侧用 Dever 牵开。用标准胸腔镜、Wolf 牌镜或 Olympus 消化软镜观察并显示。

用海绵棒向下牵拉胸膜，并在椎体横突上识别交感神经链，其在 T_2、T_3 神经节间是垂直的。而在 T_1，星状神经节下部，向前成角并几乎横向。在交感神经链所有交通支上放置夹子、切除 T_2、T_3 神经节。锐性分离星状神经节下 1/3，移除 T_1 成分，避免使用电烧或射波刀。切断交感神经链后使用电烧烧灼防止神经出芽与再通。仔细止血，放置大号圆形 Jackson-Pratt 引流，并将醋酸甲泼尼龙（Depo-Medrol）注射到已经松解后的神经根和臂丛附近。取出镜头，常规缝闭伤口。

（八）结果

926 例 TOS 患者单独行交感神经切除或联合第 1 肋切除效果满意[108]。仅 6 例患者术后 6 个月内出现了交感兴奋复发症状，经保守治疗后，6 名患者中有 3 名需再次行交感神经切除术。926 例患者中仅有 2 例出现交感神经切除术后神经痛，均经保守治疗好转。在非意向性 Horner 综合征患者中，有 4 例出现了 Horner 综合征，但都在几个月内自行缓解。42 例雷诺现象患者在没有行交感神经切除，仅行第 1 肋切除伴或不伴动脉周围神经切除术情况下成功改善了症状[47, 89]。

十一、胸出口综合征复发的再次手术治疗

第 1 肋切除可缓解 TOS 患者理疗未能缓解的症状。经手术治疗患者中，10% 有不同程度的肩、臂、手疼痛及感觉异常，这种症状通常轻微、短暂，并对康复理疗及肌肉松弛药反应良好。部分患者（1.6%）症状持续甚至逐渐加重，由于不仅仅是 C_8、T_1 的臂丛下干受累，臂丛主干也有受累，症状可比术前分布更广。症状可在肋骨切除术后 1 个月~7 年出现，多数在术后 3 个月内复发。症状常为波及颈、肩、肩胛下、前胸壁、手臂和手部的持续性或烧灼型疼痛，常伴有感觉异常。血管病变不多，有轻微的灼痛，偶

407

见切除不全的第1肋残端尖锐边缘损伤引起的锁骨下动脉假性动脉瘤形成（图26-30）。根据病史、体格检查、胸出口神经传导速度降低可诊断TOS复发。系统检查还应包括全面神经系统评估、胸部和颈椎X线（图26-31）、颈髓造影、锁骨下动脉血管造影及颈椎/臂丛磁共振成像[109]。

确定需再次手术的患者可分为2组。一组是首次手术后根本没有症状缓解的"假性复发"患者，其原因包括：有的患者被切除的是第2肋而不是第1肋；有的切除了第1肋但留下了颈肋；有的切除了颈肋，但留下了异常的第1肋；或切除了第2肋，留下了发育不全的第1肋。另一组是真性复发，是第一次手术后症状明显缓解，但随着时间延长第1肋残余部增生，或第1肋全部切除但臂丛周围创面瘢痕增生，导致TOS症状复现的患者。

所有具神经血管压迫症状的患者在第1肋切除术后均应进行理疗，若症状持续且UNCV传导速度仍低于正常，则意味着可能需再次手术。

TOS二次手术多采用高位方后胸廓成形切口，以便更好地暴露神经根和臂丛，并可充分显露锁骨下动脉和静脉，避免手术相关不良反应。该切口范围宽大，足以用于切除任何骨性异常或纤维带，满足神经根和臂丛广泛神经松解的需要。而经腋下入路暴露有限，前路及锁骨上入路均不适用于二次手术。

再次手术的基本要点包括：切除持续或复现的颈部第1肋骨性残余、松解臂丛和神经根、背侧交感神经切除。交感神经切除需切除T_1、T_2、T_3胸交感神经节，注意避免损伤C_8神经节（星状神经节上部）产生Horner综合征。再次手术可缓解明显或轻微的灼性神经痛，并减轻锁骨上、下区域的感觉异常。这组患者中"交感神经切除术后"综合征的发生率可忽略不计。神经刺激器用于术中区分瘢痕和神经根，以避免相关不良反应。

十二、胸廓出口综合征二次手术的手术技巧

此术式选择高后胸廓成形切口，从肩胛角上方3cm向下走行于肩胛角与脊突之间至肩胛角的尾侧5cm，斜方肌和菱形肌平分切口。将肩胛骨牵离胸壁，于第4肋上行骨膜下切口，分离前锯肌后上部，向内侧牵开骶棘肌。辨识第1肋及可能存在的颈肋残余部，行骨膜下切除并移除。切除肋骨残端（图26-32）后，除去再生的骨膜（图26-33）。据笔者经验，大多肋骨再生发生于肋骨残端，而非骨膜，虽然骨膜存在增生，但不是引起复发的主要原因。为降低骨性增生再发风险，

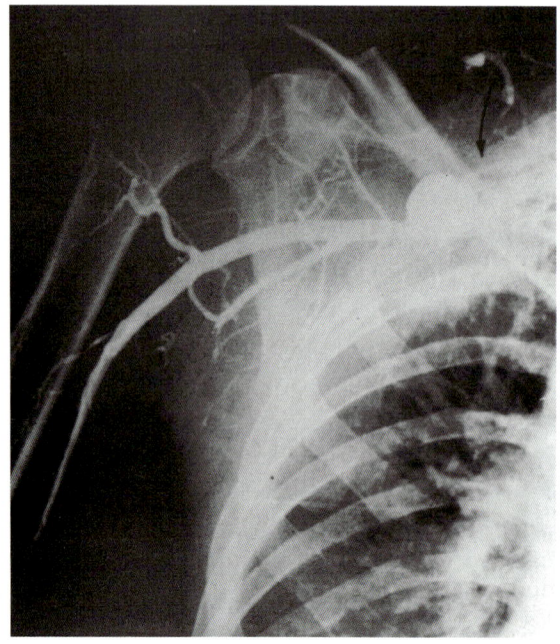

▲ 图26-30 动脉造影显示第1肋残端（箭）继发右锁骨下动脉假性动脉瘤

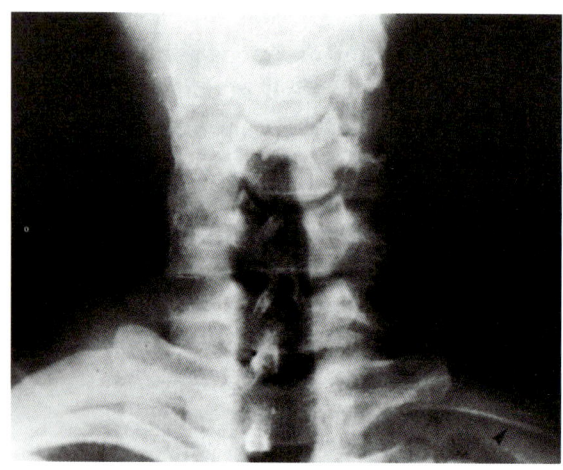

▲ 图26-31 胸出口综合征复发患者颈椎X线检查显示后方未被完全切除的第1肋残端（箭头）

第一部分　胸部手术
第 26 章　胸出口综合征与背侧交感神经切断术

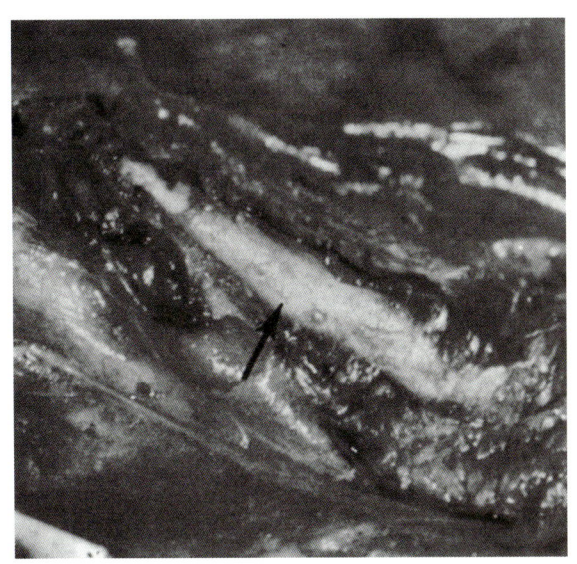

▲ 图 26-32　胸出口综合征复发患者的未完全切除的冗长的第 1 肋后部残余（箭）

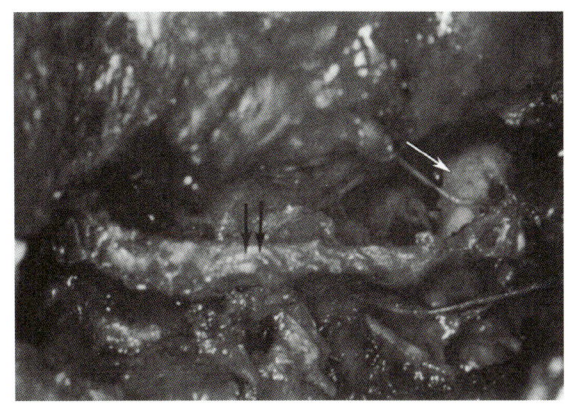

▲ 图 26-33　胸出口综合征患者的再生骨膜的纤维钙化带（黑箭）与第 1 肋后部残余（白箭）连在一起

在有神经卡压及疼痛症状患者的首次手术中完全去除第 1 肋非常重要。

若去除肋骨残余后仍有较多瘢痕组织，同期行交感神经切除是明智选择。向后切除约 1inch（1inch≈2.54cm）第 2 肋找到交感神经节。这样更容易绕开瘢痕组织顺利找到 T_1 神经。

使用神经刺激器行神经根及臂丛松解，松解至神经鞘，但不进入神经鞘，臂丛瘢痕向外周逐层松解。不建议行过度神经松解，打开神经鞘会产生更多瘢痕组织。若要最大程度减少瘢痕形成，应在 TOS 首次手术时完整切除第 1 肋、导管充分引流或胸膜切开减压、避免感染。

若症状明确，应松解锁骨下动脉和静脉，清除中斜角肌。胸膜外分离切除背侧交感神经。仔细止血，从腋窝穿刺并经肩胛下间隙放置 Jackson-Pratt 引流管（负压引流装置）在臂丛旁（不要接触臂丛神经）。臂丛神经局部应用 SepraSeal（透明质酸酶）和醋酸甲泼尼龙（Depo-Medrol；80mg），除非瘢痕疙瘩形成，不建议应用全身类固醇激素。薇乔缝线分层连续缝合关闭切口。术后适度范围运动以防肩关节活动受限，但应避免活动过度以减少瘢痕形成。

当是血管方面问题且出现假性动脉瘤或真菌性动脉瘤时，需使用特殊方法再次手术。旁路移植物从单独隧道从近端无名或颈动脉向远端肱动脉放置。常用大隐静脉作为移植血管，也可使用其他类型的人工血管。先结扎感染动脉瘤的供血动脉及下游动脉，然后经腋下入路切除动脉瘤，而不必担心出血或肢体缺血。

已有经腋下或后路适用的特殊手术器械，这些器械包括改良的强化垂体咬骨钳及改良的 Leksell 双关节咬骨钳，可在不伤害神经根情况下剪除肋骨。

交感神经切除术通过去除伴随动脉和骨骼的深层神经纤维，可缓解类似心绞痛、食管疾病或甚至肺部肿瘤引起的胸壁疼痛。

如果诊断正确并采取合适的手术方式，再次手术的结果常常不错[40]。1200 多例患者经 6 个月～15 年随访表明，所有患者经再次手术后症状明显改善，79% 患者症状改善时间超过 5 年。剩下 14% 需理疗；7% 均因瘢痕形成需再次手术。上述系列没有死亡，仅 2 例患者因感染需引流[107]。

十三、总结

胸出口综合征人群发病率约 8%。临床表现根据血管神经束受压成分可表现为神经性、血管性或神经血管性均有。临床疑诊者常需测定 UNCV 以确诊。初治多建议采用保守治疗，但约

5%TOS 患者症状持续，为第 1 肋切除指征。首选经腋下第 1 肋切除术，但 VATS 辅助、锁骨上入路及后路方法均是可行方案。

总的来说，上述经典方法间的预后及并发症没有显著差异，亦没有证据显示某一种方法最优[110-113]。

因此，外科医师需综合考虑偏好、舒适度、技术熟练度等多种因素选择对患者最佳的手术方式。约 10% 患者第 1 肋切除术后仍有不同程度的症状。多数患者可通过理疗改善，仅 1.6% 需再次手术。复发者再次手术需经高后胸廓成形切口进行[37, 107]。

致谢

Urschel 博士是 TOS 治疗领域的领军人物，他对本病的研究贡献培养了很多现在的外科医师，也将启迪很多未来的外科医师。他在本章中提出的关键点均以保留，并进行了适当更新。我们怀念他。另外，感谢 Rachel Montano 及 Brenda Knee 在本章编写人员组织、工作筹备、稿件撰写等方面提供的帮助。

第九篇 胸 膜
PLEURA

第 27 章
自发性气胸
Spontaneous Pneumothorax

Neal G. Moores　Karl G. Reyes　Siva Raja　David P. Mason　著
郎钟兴　译

气胸（pneumothorax）一词最早于 1803 年由 Jean Marc Gaspard Itard 提出[1]，源于当时他发现 5 例外伤患者的胸内出现了流动的空气。Pneumothorax 来源于希腊词语 pneuma（空气）和 thorakos（胸甲或胸腔），用于描述空气在胸腔内积累并导致部分或完全的患侧肺塌陷是非常恰到好处的。1819 年，René Laennec 首次描述了气胸的临床特征，他提出已存在的肺小疱及未被察觉的破裂和气胸相关的假设，因此出现了自发性气胸（spontaneous pneumothorax）一词[2]。在接下来的几十年内，这个病理生理学机制被 Kjærgaard 证实[3]。现今，气胸的分类主要基于临床表现和潜在肺部疾病来进行，并已有多种治疗方法，包括从胸膜腔内气体排空到气胸的预防。

一、流行病学

自发性气胸（spontaneous pneumothorax，SP）根据是否存在潜在的肺部疾病可分为原发性或继发性。典型的原发性自发性气胸（primary spontaneous pneumothorax，PSP）见于肺部无基础疾病仅有局部小疱的年轻患者。继发性自发性气胸（secondary spontaneous pneumothorax，SSP）发生于有明显的结构性肺部疾病患者，其肺部疾病直接导致气胸发生。

美国每年有将近 2 万例 PSP 的新发患者[4]，估计每年因此造成的经济损失达到约 1 亿 3000 万美元。PSP 的年发病率在男性中是 7.4/100 000～18/100 000，在女性中是 1.2/100 000～6/100 000[4]。PSP 多见于 10—30 岁的体型高瘦的患者[5]。吸烟是 PSP 的高危因素，导致 PSP 的患病风险增高 20 倍[6]。

SSP 是肺部潜在疾病的一种并发症，大多见于慢性阻塞性肺病[7]。SSP 每年的发病率在男性中大约是 6.3/100 000，在女性中为 2/100 000[4]。发病高峰年龄在 60—65 岁[5]。

二、病因

在行 CT 检查的患者中，80% 存在胸膜下肺小疱[8, 9]，在行电视辅助的胸腔镜手术（VATS）及胸部切开手术的患者中，75% 存在肺大疱[10-12]。因此可推测无明显先驱症状的 PSP 大多是由于胸膜下肺气疱的破裂导致。最近有研究提出可能存在比简单肺小疱破裂更弥散的病理性病因。在 PSP 患者的已切除肺组织中，荧光增强病理检测提示在远离小疱及其他可视异常部位的肺组织中存在异常的炎症改变和潜在空气泄漏点[13]。

PSP 首次发作后，复发率为 16%～54%，大多数研究表明平均为 30%[14, 15]。近期研究显示高分辨 CT 扫描下发现胸膜下肺小疱存在的患者复发风险可高达 68.1%，而无肺小疱存在的患者复发风险仅为 6.1%[16]。大多数复发出现在首次发作后的 6 个月至 2 年内[15]。具有吸烟史的身型高挑的男性患者复发风险急剧增高。对于吸烟患者，戒烟应当被严格执行[15]。PSP 二次发作后，复发风险显著提高，可达到 83%[7, 14]。

三、临床表现

典型的 PSP 患者表现为突发的胸膜炎性胸痛和呼吸困难[6, 17]，查体可发现叩诊肺区出现过清音、呼吸音及触觉语颤减弱。但气胸病变较小的患者查体可表现为正常。大多数 PSP 患者病情较稳定，主要因为 PSP 患者大多比较年轻，且非病变区域的肺部功能正常。SSP 的患者更容易出现呼吸窘迫，这是由于自发性气胸导致的呼吸系统损害叠加了先前存在的肺部疾病造成的[12]。而张力性自发性气胸比较少见，可出现心动过速、发绀和低血压。

四、影像学

胸部 X 线检查是诊断自发性气胸最常用的工具。在胸部 X 线图像中我们可以辨认脱离胸壁的细胸膜线。范围较小的自发性气胸在 X 线片上不容易被发现，呼出相可能对诊断自发性气胸更有利。通常，用气胸占据半胸廓的比例来衡量气胸的大小，虽然这是并不准确的[18, 19]。有时候，巨大的肺大疱可能被误认为气胸。肺大疱的界线通常倾向于被增厚的脏胸膜包裹。此外，在可疑的肺大疱外侧的胸膜线，通常能因可见的肺纹理而被识别（双壁征）[20, 21]。

对用于评估胸膜下肺小疱的常规胸部 CT，其重要性还存在争议。支持者认为用 CT 识别较大或较多的胸膜下肺小疱，可以为预防复发进行的早期外科手术干预提供依据[11, 22, 23]。反对者认为治疗不应该仅仅被这些发现影响[24, 25]。虽然 CT 不是作为自发性气胸诊断的必要常规检查，但当 CT 上发现胸膜下肺小疱时，其复发率是较高的，一部分医师会选择切除肺小疱来进行早期干预[16]。

五、治疗

自发性气胸的治疗原则包括从已建立的管理方案 [美国胸科医师学会（ACCP）共识声明] 到手术干预（表 27-1）。治疗方案选择是由多方面因素决定的：气胸量，患者平稳与否，症状表现，气胸初发或复发，以及是否伴随结构性的肺部疾病[19, 26]。治疗的关键步骤是排出胸膜腔内的空气（自行恢复或器械干预）。另外，对于自发性气胸复发患者，可以考虑施行预防气胸发生的操作。

（一）观察

量少的气胸指从顶壁层胸膜到胸顶距离小于 3cm 的气胸，且不伴有侧向成分。对无症状的患者应该进行密切的监测、查体、持续指氧监测、并于 3～6h 内复查胸部 X 线片[26-28]。ACCP 不建议对量少的气胸进行胸导管放置以及抽吸。我们的经验是需要在医院内对患者进行至少 24h 的监测。虽然部分表现出稳定影像学特征的患者可以出院并进行 12～24h 的随诊[16, 26]，但存在较高的漏诊风险，一旦漏诊张力性气胸结果是非常严重的[29]。量少的气胸通常可以自愈，但可能复发。若胸部影像提示自发性气胸范围进行性增大，则必须立即进行干预。

（二）抽吸

抽吸可以保证胸膜腔内气体排空，使得肺部完全复张。对于情况稳定的气胸量较大的患者，抽吸同样适用。我们推荐 Seldinger 法[30, 31]，即将一根细的单腔管放置于锁骨中线第 2 肋上缘。使用三通活塞连接一个大注射器进行抽吸，直到感受到阻力，这时通常说明肺已完全复张。然后对患者进行胸部影像学检查，再次确认肺部完全扩张以及导管被顺利拔出[27, 28, 32-36]。带单向阀（Heimlich 阀）[7] 的成套工具已商业化生产，这种气阀可以使气体单向排出胸膜腔，但不能进入，并可以在肺尚未完全复张的情况下保留在胸壁上。但如果想要更快地解决气胸，我们倾向于使用管式胸膜腔造口术，放置一个细的胸导管。抽吸的并发症通常是罕见的，但也可能造成

表 27-1　American College of Chest Physicians Delphi Consensus Statement on Spontaneous Pneumothoraces

Clinically stable with small pneumothorax	• Observation 3–6 hr • Follow-up CXR excludes progression: discharge and 1–2 day follow-up • Unreliable or impractical follow-up: observation 24 hr
Clinically stable with large pneumothorax	• Admission • Aspiration (or) tube thoracostomy • Heimlich valve (or) water seal • Highly reliable patients 　• May discharge to home with Heimlich valve with ＜ 48 hr follow-up
Clinically unstable with large pneumothorax	• Admission • Tube thoracostomy (24–28 Fr) • Pneumothorax catheter and Heimlich valve 　• Acceptable in small subset of patients 　• If initial placement does not resolve instability: rapid conversion to suction/water seal device and standard chest tube
Management of persistent air leak	• ＞ 4 days 　• Consider VATS and pleurodesis • Recommends against sclerosing agents through chest tubes • Surgical risk prohibitive, or patient refuses surgery 　• Pleurodesis via chest tube 　• Talc slurry 　• Doxycycline
Recurrence prevention	• Treatment reserved for second spontaneous pneumothorax • Operative intervention 　• Apical bullae resected, if present 　• Abrasive pleurodesis 　• Talc slurry: acceptable (alternative sclerosants rarely acceptable in this setting) 　• Parietal pleurectomy: acceptable (weak consensus) • Chemical pleurodesis an acceptable alternative 　• Talc slurry 　• Doxycycline

CXR, Chest x-ray; VATS, video-assisted thoracic surgery

From Baumann MH, Strange C, Heffner JE, et al: Management of spontaneous pneumothorax: an American College of Chest Physicians Delphi consensus statement. *Chest* 119:590–602, 2001

出血以及肺损伤。文献报道抽吸对于 PSP 的治疗成功率（66%～83%）高于对 SSP 的治疗成功率（37%）[27, 35]。抽吸效果不佳的自发性气胸患者，需要进行管式胸膜腔造口术。

（三）管式胸膜腔造口术

对于气胸量大或有症状的自发性气胸患者及大部分继发性自发性气胸的患者，建议使用管式胸膜腔造口术治疗。对于有张力性气胸征象的患者，即使尚未完成胸部影像学检查，也应当毫不犹豫的使用管式胸膜腔造口术。引流管放置在腋中线的第 5 肋间。以我们的经验而言，假如已经在胸腔镜下通过术孔放置了胸导管，则不需要再在床旁进行造口。

细的胸导管可能难以对准胸腔顶端，所以更推荐使用 28F 胸导管。胸导管应留置 24～48h。我们的经验是一旦看到肺部扩张即对胸导管进行水封。如果患者存在持续性的气体泄漏，并且无明显手术指征，可使用 Heimlich 阀。然后患者可以出院，在门诊随诊。关于抽吸气体，其效果还存在争议，但目前没有证据表明吸气可以加速自发性气胸的治愈，操作时应谨慎小心[37]。管式胸膜腔造口术可以成功治愈将近 90% 的首发 PSP 患者，50% 的首次复发患者，15% 的多次复发患者[38]。因此，复发的自发性气胸患者需要进行手术干预或使用化学性胸膜固定术。

（四）胸膜固定术

在管式胸膜腔造口术后，化学性胸膜固定术可能对预防自发性气胸复发效果较好。灌注硬化剂可使胸膜产生联合。最常用的硬化剂是滑石粉和多西环素溶液。鉴于高剂量的滑石粉可能导致成人呼吸窘迫综合征，其使用量应该限制在 5g 以内[39, 40]。从理论上讲，滑石粉在使用数十年之后有可能导致恶性转化，但到目前为止，在人群中这个观点还没有得到证实[41]。尽管如此，我们更推荐使用多西环素来进行良性的胸膜硬化。过程是从胸导管注入 500mg 的多西环素和利多卡因，改变患者体位，左右翻转使硬化剂均匀分布，然后抽吸 48h。进行床旁胸膜固定术治疗的自发性气胸患者复发率较高，为 8%~40%[40, 42, 43]。我们的习惯是，对不宜进行手术的患者进行床旁胸膜固定术，多数是继发性自发性气胸患者。

（五）手术

PSP 的手术指征是复发、量大或存在持续性的气体泄漏，并且在管式胸膜腔造口术后肺无法完全复张。其他手术适应证包括有双侧自发性气胸史的患者，以及从事高危职业的患者，若气胸复发风险很高，例如专业飞行员和潜水员[19, 26, 37, 38]。尽管一些胸外科医师建议 CT 上可见肺大疱的 PSP 首发患者接受手术治疗[22]，我们认为这个决策过于激进且不必要，目前也暂无支持证据；因此我们没有将这种做法纳入我们的治疗策略。

胸腔镜手术是自发性气胸的首选手术，取代了先前的腋窝开胸手术[44, 45]。手术的目标是切除肿胀的肺大疱，实现完全肺复张，并进行胸膜固定术来预防复发。标准的三孔胸腔镜手术使用双腔气管插管来进行肺隔离。整个肺都需要进行仔细的检查，应特别注意顶点和上端，因为肺大疱最常见于这些部位。半胸注入盐水，进行轻度的肺充气可以协助定位破裂的肺小疱。即使没有找到肺小疱，有的外科医师也会进行肺尖端的切除，但我们的经验是仅在确认肺小疱存在的情况下进行肺部切除（图 27-1）。对于正常的肺实质，不需要使用加固的钉针。

除了肺大疱切除术外，还应同时在术中进行胸膜固定术。机械性胸膜固定术是我们最常用的方法，即使用 Bovie 摩擦垫对壁层胸膜进行力度较大的摩擦（图 27-2）。我们的经验是同时将多西环素作为一种化学性硬化剂注入，尽管也有一些外科医师选择使用滑石粉，且获得了比较好的结果，肺功能受损程度随着时间推移的减少[46, 47]。虽然最近一项在韩国进行的研究表明，肺大疱切除术后是否进行机械性的胸膜固定术对复发率无明显影响[48]。

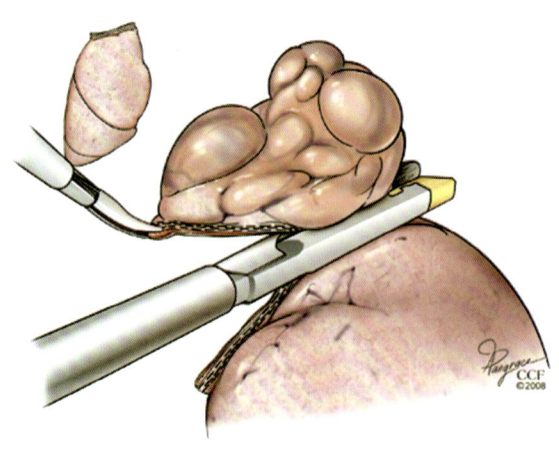

▲ 图 27-1 胸腔镜下的顶端肺小疱切除
转载自 the Cleveland Clinic Center for Medical Art Photography. © 2008，版权所有

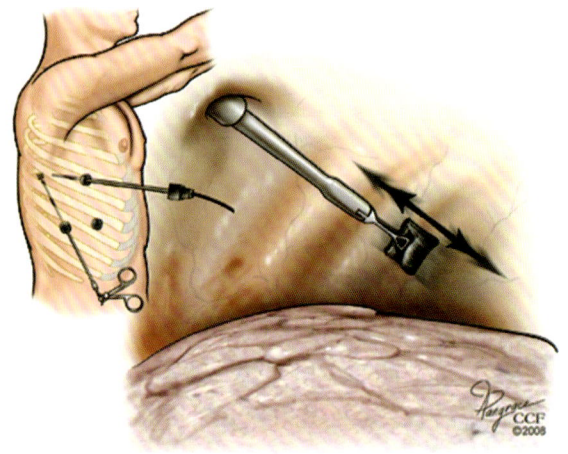

▲ 图 27-2 胸腔镜下使用电烙刮板进行机械性胸膜固定术
转载自 the Cleveland Clinic Center for Medical Art Photography. © 2008，版权所有.

另一个有效造成胸膜联合的方式是壁层胸膜切除术，可经胸腔镜或开胸。其结果与机械性摩擦相似[49, 50]。外科大夫应在术中尽可能控制气体泄漏。顶端的胸导管置入对于全肺复张是非常关键的。术后一旦胸部 X 线检查发现肺部完全复张且无气体泄漏存在，应尽快对胸导管进行水封。胸腔镜手术可以成功治疗自发性气胸，并且可以预防 90% 的患者复发[51]。虽然也有一些研究表明，行胸腔镜手术的自发性气胸患者复发率比开胸手术稍高一些，但患者群体一般较为年轻，考虑到因开胸手术造成的不适感及损失的工作时间，轻微增高的复发率是可以接受的[52]。开胸手术应用于胸腔镜手术失败或者因存在巨大的肺大疱而无法进行胸腔镜手术的患者。

六、特别考虑

（一）继发性自发性气胸

SSP 的临床表现与 PSP 相似；然而，因为 SSP 患者存在潜在的肺部疾病，即使气胸量较小，其呼吸困难和呼吸系统受损通常更严重。在这种情况下，应快速进行管式胸膜腔造口术。COPD 患者因肺孢子虫感染导致肺大疱破裂是 SSP 的主要原因，这些患者的肺孢子虫感染常继发于 HIV 感染、哮喘、囊性纤维化、坏死性肺炎或肺结核。另一些不太常见的原因包括特发性肺纤维化、朗格汉斯细胞组织细胞增生症、肺癌、淋巴管平滑肌瘤病、结节病和月经性气胸[12]。合并 COPD 的自发性气胸患者远期预后较差[53]。治疗策略应当个体化制订。对于病情严重的患者，应权衡手术与非手术治疗的利弊，非手术治疗可能带来潜在的病情进展和延长的治疗时间。我们发现 Heimlich 阀对于长期存在气体泄漏的患者尤为有价值，因为使用 Heimlich 阀的患者行动更方便，可以在门诊治疗。

（二）月经性气胸

月经性气胸是自发性气胸的一种罕见类型，通常在经期开始 72h 内发生。患者发病年龄不等，典型年龄为 30—40 岁。月经性气胸可能是由于先天性的膈肌穿孔导致气体通过腹膜腔进入胸膜腔或病理性胸内的子宫内膜异位导致脏胸膜穿孔[54, 55]。月经性气胸常见于右侧，但其原因暂不明确。对于干预后仍复发的月经性气胸患者，治疗可能具有挑战性。建议使用促性腺激素释放激素的激动剂进行激素治疗；然而考虑到存在副作用，可以结合手术以达到最佳效果[55]。胸腔镜术中应探查膈肌穿孔并行封闭，并应结合机械性胸膜固定术或胸膜切除术。在完全胸膜联合之前的一个或两个月经周期内可考虑行激素治疗[55]。

第 28 章
脓 胸
Empyema

Yaron Perry　Philip A. Linden　著
邴钟兴　译

一、流行病学

美国每年约有 60 000 人罹患脓胸，其死亡率为 15%[1]。现如今，美国约有 50% 的脓胸患者是由肺炎发展而来。胸腔感染也可源于肺部手术、创伤、食管穿孔或跨膈肌播散的腹腔内感染。至少有 40% 因肺炎住院的患者会出现患侧的胸腔积液[1]。在美国，肺炎后脓胸患者的平均住院日为 15d，儿童比成人更短一点。据 NIS 数据库的数据显示，其院内病死率为 7.2%，在儿童中较低为 0.4%，在 65 岁以上的成年人中则为 16.1%[2]。

二、历史回顾

脓胸通常指的是积聚在肺周围空间（即胸腔）的脓液。"empyema" 这一单词源于希腊语单词 "empyein"，意思是 "产脓的"。早在 2400 多年前，希波克拉底就第一次描述了脓胸的严重性质[3]。即使在那时已经认识到手术干预的必要，但直到 19 世纪晚期，开放引流仍是基本上唯一可用的治疗方法。Gotthard Bülau 是第一个对感染性胸水进行闭式引流的医师，他在 1891 年公布了这一方法[4]。然而，直到 1918 年，Graham 和 Bell 领导的美国陆军脓胸委员会的发现才使得它成为一种被广泛认可的治疗选择[5]。1917—1919 年的流感大流行导致链球菌性脓胸的发病率急剧上升。在大流行的早期阶段，开放性胸腔引流通常在军队医院中用来治疗肺炎后脓胸。这一操作通常要在脓胸的急性期早期、粘连形成之前进行，并且会导致肺萎陷和呼吸损害。在这种条件下，在健康年轻男性中这种疾病的早期死亡率为 30.2%。由于脓胸委员会的发现，我们对脓胸的病理和演变有了更多的认识。结果随着闭式引流的使用，脓胸的死亡率降至 4.3%。由 Graham 概述的原则，包括避免急性期进行开放引流、灭菌以及消除脓腔奠定了现代疗法的基础[6]。在 20 世纪中叶，随着有效抗生素的发现，脓胸的发病率显著下降。然而，抗生素的引入导致了耐药菌感染、多重微生物感染以及部分治疗性脓胸的出现。链球菌性脓胸发病率随之明显下降，金黄色葡萄球菌取代其成为主要的病原体。最近，革兰阴性菌及厌氧菌也经成为重要的病原体。尽管目前医学有了长足的进步，但是脓胸依旧与显著的患病率与死亡率相关，是一个具有挑战性的课题[7, 8]。

三、细菌学

传统意义上，与肺炎后脓胸相关的细菌有肺炎链球菌、化脓性链球菌、金黄色葡萄球菌，最近研究表明还包括咽峡炎链球菌（之前称为米勒链球菌）。厌氧菌在 25%～76% 的病例中被确认为是单独的或共存的致病病原体。最近，一篇针对 1996—2008 年期间 NIS 数据库的综述，描述了全美国社区医院中肺炎后脓胸流行病学特征的变化。脓胸相对发病率增幅最大的是年轻成年患者，最严重的病例与金黄色葡萄球菌感染有关。对于 40 岁以上的患者来说，金黄色葡萄球菌性脓胸的院内死亡率显著高于其他病原体引起的脓胸。对于 40—64 岁的金黄色葡萄球菌性脓胸患者，其死亡率可达 8.9%，而其他病原体则只有 4.4%～6.1%。对于 65 岁以上的个体来说，金黄色葡萄球菌性脓胸患者的死亡率则为 21.8%，而其他病原体只有 12%～16%[2]。

大多数脓胸被分类为未知病原体性脓胸。在病原体明确的病例中，金黄色葡萄球菌性脓胸占到脓胸发病率增加的大部分，而且这些患者住院时间长，死亡率也最高。在先前涉及三级医疗机构的研究中，也应该注意到金黄色葡萄球菌性脓胸的增加[9, 10]。

肺炎链球菌性脓胸在成人及儿童中的发病率均已趋于稳定。婴儿接种 7 价肺炎链球菌结合疫苗（PCV7）始于 2000 年[11-14]。研究表明，在引入这种疫苗之后，肺炎的住院率大幅降低[15, 16]。总的来说，在研究期间，全国儿童的肺炎链球菌性脓胸发病率保持相对稳定。2010 年美国引入的 13 价肺炎链球菌结合疫苗可能为对抗多种血清型的与脓胸相关的肺炎链球菌提供保护[17, 18]。

分类为未知病原体性肺炎后脓胸的数量已经显著增加。确定这类脓胸的病因非常困难，而且这种增加是与真正未知的生物体有关、不完善的实验室检测有关还是住院前抗生素使用的增加有关并不清楚。某些研究应用分子技术已经表明，很大比例的培养阴性的脓胸是由肺炎链球菌引起的，主要是 I 型血清型[19-23]。虽然最近的研究表明咽峡炎链球菌可能是脓胸的主要病因[24-26]，但是区别链球菌的种类很困难，在一些肺炎后脓胸中可发现混合性细菌感染[26]。

目前观察到的脓胸发病率增加的原因尚不清楚，其部分原因可能与耐药性病原体发病率的增加有关。金黄色葡萄球菌病例的增加似乎与耐甲氧西林生物体的增加有关[27, 28]。肺炎链球菌则是一个例外——由于 PCV7 疫苗的引入，耐药的肺炎链球菌性脓胸的发病率显著下降[29]。

四、发病机制

脓胸的经典发展过程分 3 个阶段：渗出期、纤维脓性期及机化期。当最初出现感染性生物体时，胸膜反应性形成水肿，且有蛋白质和中性粒细胞渗出到胸腔。炎性细胞因子导致胸膜间皮细胞和毛细血管细胞渗透性增加，从而导致了渗出。受到细菌的激活，间皮细胞充当巨噬细胞，触发了炎症的级联反应和化学因子、细胞因子、氧化剂和蛋白酶的释放，从而招募多形核细胞[1]。

在渗出期的早期，细菌的生长可能极少，渗出液可能是无菌的。病情进展的速度取决于生物体的种类，致病力，宿主的防御力以及抗生素治疗等因素。金黄色葡萄球菌性肺炎总是与胸腔渗出相关。对于单纯的肺炎性渗出，胸腔积液的通常 pH 值 > 7.2，葡萄糖水平相对正常，乳酸脱氢酶升高，但是在正常上限值的 3 倍以内。大多数单纯的肺炎性渗出的患者对单独抗生素治疗有反应。

未治疗的渗出性积液可能发展成为纤维脓性积液或复杂性的肺炎性积液。纤维脓性期代表纤维素在脏层和壁层胸膜上的沉积和分隔的形成。持续的吞噬和细胞裂解导致胸腔积液 pH 值 < 7.20，乳酸脱氢酶是正常水平的 3 倍以上，葡萄糖含量较低。当白细胞的浓度足够形成明显的脓糖时，复杂的肺炎性积液发展成为脓胸。脓液由纤维素、细胞碎片、活细菌及死细菌组成。当纤维素沉积到胸腔中时，淋巴管可能被堵塞，从而进一步增加胸腔积液的量。纤维素链导致了胸腔内分隔的形成，这阻止了利用细针或吸管引流胸腔积液[30]。这一阶段更可能导致革兰染色阳性和（或）细菌培养阳性。这一阶段的胸腔积液需要导管引流并经常需要手术引流。

最后一个阶段是机化期，这个阶段的特点是成纤维细胞的涌入、厚纤维胸膜板的形成以及致密隔膜的持续成熟。脏层和壁层胸膜都可能变得非常厚，胸腔内留存大量的积液。在疾病的这一阶段，单纯的液体引流是可行的，但是厚纤维板阻碍了下面肺的复张。"被困"的肺复张失败导致肺部通气或呼吸无法得到改善。胸腔剩余空间迅速重新充满感染性的积液。

五、诊断：临床症状和体征、胸水分析及影像学表现

临床表现可能因细菌病因不同而异，需氧菌

感染的患者病情更严重，初始表现与肺炎相似，接着是一组无法解决的症状，伴有胸膜疼痛、高热，而且接受适当抗生素治疗后也无法改善。免疫受损的患者、年龄大的成年患者以及厌氧菌感染者可能为惰性病程，会有体重下降、咳嗽、发热及贫血[25]。胸腔积液通常在立位片上很明显，侧卧位片可用于确定胸水是否能自由流动并且是否适于完全性经皮引流。

脓胸的典型表现包括白细胞增多、影像学检查提示胸腔积液、胸腔穿刺术引出脓性液体。感染的症状或体征、恶性肿瘤或相关疾病（例如心力衰竭或肝肾疾病）史对确定胸腔积液的病因有帮助。

超声可以探测分隔并且确定胸腔穿刺的位点，计算机轴向断层扫描（CAT）可以确定胸水的大小和位置，并且提供积液下肺实质和胸膜异常的信息。通过增强 CAT 可以进一步确定脓胸的特点，显示分隔或增厚的胸膜，肺 – 液界面检查可用于提示潜在的肺实质病变（例如脓肿或肿瘤）。积液和肺 – 液界面的出现可为是否需要手术干预提供提示（图 28-1 至图 28-4）。

胸膜穿刺术对确定积液的病因十分有用，胸水评估应当包括细胞学检查、pH 水平、革兰染色及培养、细胞培养、总蛋白、葡萄糖和乳酸脱氢酶水平。渗出液中的蛋白与血清的蛋白水平比值 > 0.5、乳酸脱氢酶与血清乳酸脱氢酶的比值 < 0.6 及胸水中的白细胞数尤其是中性粒细胞为主的增高都提示胸腔感染。胸水中葡萄糖含量低

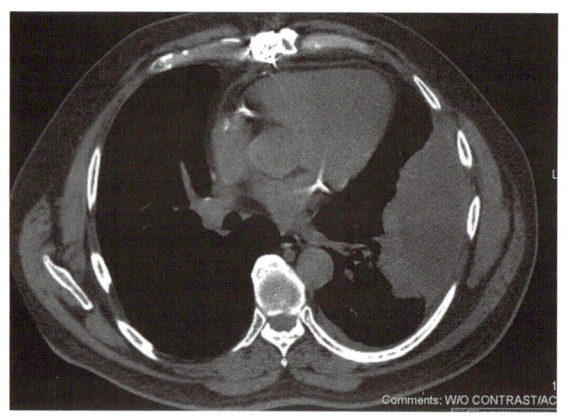

▲ 图 28-1 需要 VATS 胸膜剥脱术患者的 CT 扫描
存在透镜状的包裹表现，提示需要术中引流

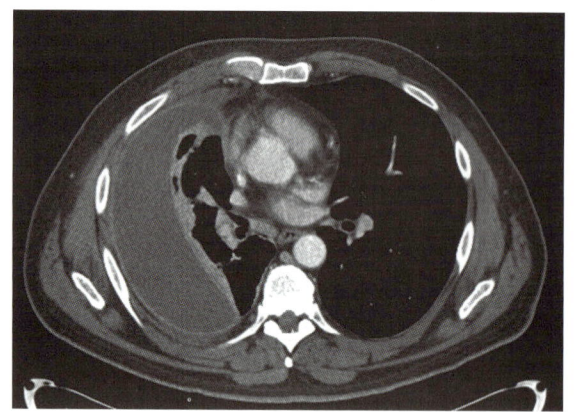

▲ 图 28-2 需要开放性胸膜剥脱术患者的 CT 扫描
存在渗出液未分层以及脏胸膜增厚，提示可能需要扩大性胸膜剥脱术

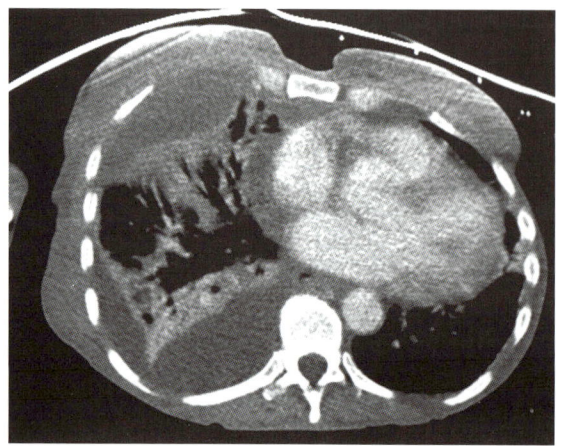

▲ 图 28-3 CT 扫描显示单纯底部包裹积液，提示需要术中引流

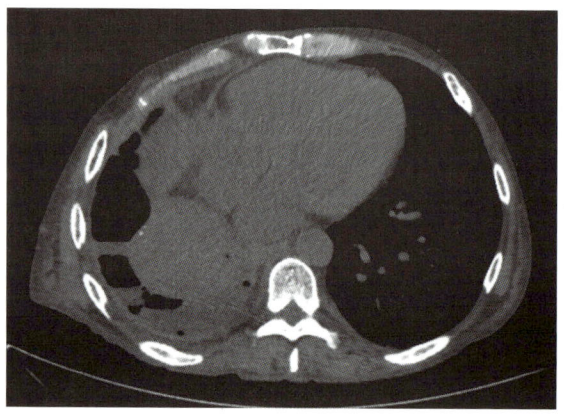

▲ 图 28-4 CT 扫描显示不均匀、分叶状的周围积液，提示存在增厚的脏胸膜并需要进行手术引流和胸膜剥脱术

而且 pH 值＜ 7.2 则是活动性胸腔感染及需要引流的指征。

六、治疗

肺炎性积液患者初始的抗生素选择通常由肺炎治疗指南决定，可根据血微生物培养、胸水微生物培养和药敏性的结果加以调整。虽然厌氧菌培养结果可能不易获得，但是应当经验性应用厌氧菌抗生素。万古霉素可应用于可疑的耐甲氧西林感染者。据报道，胸腔败血症的细菌学在社区获得性感染和院内感染之间存在显著差异[30]。早期合适的抗生素疗法代表着肺炎和肺炎性积液治疗的基石。由于并发症的风险很小，因此可以在没有诊断性穿刺的情况下观察到最小大小的自由流动积液。所有其他自由流动的积液应当做诊断性的穿刺。

单纯肺炎性渗出的、少量自由流动的、非包裹性的、革兰染色阴性的、pH 值＞ 7.2 并且培养阴性的积液通常是炎性的。其中大多数通过对原有肺炎的抗生素治疗可解决，并且无须正式引流就能被观察到[1]。当肺炎性积液从渗出期进展到纤维脓性期并且成为复杂的肺炎性积液时，胸水的早期引流变得十分必要。立即引流的指征包括大量积液（超过一侧胸腔一半）、形成分隔的积液、pH 值＜ 7.2、革兰染色阳性或培养阳性和低葡萄糖水平。穿刺出明显的脓液也是立即完全性引流的指征[1]。

引流的选择包括连续的胸腔穿刺术、胸腔置管引流术（可同时进行胸腔内纤溶）、胸腔镜下引流、开胸手术及引流（胸膜剥脱术）以及慢性开放性引流。引流方式的选择取决于胸腔积液的黏性、位置、量及分隔的程度，还包括患者的一般情况。

理论上，在没有分隔的情况下，胸腔穿刺术或胸腔置管引流术应该可以充分地引流积液。然而，随着持续不断的感染和炎症，积液将持续产生，这就需要反复的穿刺，连续的胸腔穿刺术通常不被推荐。一项研究表明，在使用这种策略的情况下，患者平均接受 7.7 次穿刺，平均住院日为 31d[31]，胸腔置管引流术通常用 24~32 号胸管放置在相关区域（通常是后肋膈陷窝）。如果胸腔感染被确诊而且所有积液被引流完全，胸管将留置直到引流量非常少，一般地要少于 30~40ml/d。

如前所述，复杂性肺炎性积液和脓胸的特征为胸膜腔内的促凝状态，这导致纤维素致密层和分隔的发展。这些复杂的包裹性积液不太可能用单纯的胸腔置管引流术充分引流，为了帮助引流脓胸包裹区域的积液，通过胸管滴注纤溶药已经是一种避免手术的方法。

胸腔内滴注纤溶药理论上可以溶解纤维素血栓和粘连，并且预防胸腔形成分隔。使用纤溶药是一种引起人们兴趣的疗法，因为导致患者胸腔引流失败最主要的原因就是放置好的胸管被富含纤维素的黏稠积液和（或）碎片堵塞，或者是纤维素带分隔了胸腔，将胸水包裹并阻止其流到胸管。其不良反应很轻微，只有罕见的发热和出血报道[32]。

链激酶、尿激酶和组织纤溶酶原激活剂都通过胸管注入。链激酶通常给药剂量为每天 250 000U 溶于 100~200ml 生理盐水，连用 7d。尿激酶通常给药剂量为每天 100 000~200 000U 溶于 100ml 生理盐水，连用 3d。组织纤溶酶原激活剂通常给药剂量为 10~25mg，每天 2 次，连用 3d。给纤溶药后，通常要夹闭胸管几个小时，组织纤溶酶原激活剂是一种重组制剂，在提供纤溶作用的同时没有抗原依赖性的反应风险，这一风险可在链激酶反复的给药过程中出现[33]。

Tuncozgur 及其同事们[34]观察了 49 例患者通过胸管滴注纤溶药与生理盐水的情况，他们发现纤溶药的添加，显著降低了胸膜剥脱术发生率（60% vs. 29%），缩短了缓解期和住院时间（14d vs. 21d），而且有更多的引流量（1.8L vs. 0.8L）。然而应当注意的是，即使是 14d 的住院日也远超 VATS 剥脱术的预期住院日。一项由 Diacon 和他的同事们进行的单中心安慰剂对照的随机试验[32]显示胸腔内滴注链激酶可以更快解决感染，减少手术的需求（13.6% vs. 45.5%），改善了复杂肺炎性积液和脓胸患者的结局。

Misthos 及其同事们进行的另一项前瞻性研

究[33] 比较了单纯胸腔置管引流术与和胸腔置管引流术联合链激酶的效果。单纯的胸腔置管引流术在 67% 的患者中成功，而链激酶的滴注在 87% 的患者中产生有利的结果，并且可以显著缩短住院日，降低死亡率和手术率。Davies 和他的同事们[35] 在 24 例住院第 2 至第 5d 的脓胸患者中比较了纤溶药与生理盐水的效果，他们均接受了胸腔置管引流术。这些研究者观察引流量和胸部影像学上的变化，纤维素溶解造成积液引流率的提高和胸部影像学上的改善，没有出现出血的并发症，对照组有 3 位患者需要进行手术，但是实验组中无手术需求。

Bouros 及其同事们[31] 在 31 例患者中比较了纤溶药和生理盐水的效果。接受纤溶药治疗的患者与对照组相比有更大的引流量且有更高的置管引流成功率（87% vs. 25%）。2 例接受纤溶药治疗的患者有手术引流的需求，而 12 例对照组的患者接受了交叉纤溶药治疗，其中 6 例有手术引流的需求。

Tokuda 及其同事们[36] 进行的一项 Meta 分析，纳入了所有主要的涉及胸腔内纤溶治疗且有安慰剂对照的研究。这项研究表明纤溶治疗有存活率提高和手术需求降低的趋势，但是其差异并不显著。

一项至今最大的前瞻性、多中心、双盲对照研究——多中心胸腔败血症试验（MIST）研究胸腔内使用链激酶对脓胸的治疗效果。总共有 454 例胸腔积脓的患者纳入研究，其胸水 pH 值均 < 7.2，胸水细菌培养均为阳性，患者被随机分到胸管引流联合链激酶组（每次 250 000U，每天 2 次，持续 3d）和胸管引流联合生理盐水组。研究的首要终点为死亡和出现手术引流需求。3 个月时（首要终点）患者死亡或有手术需求的比例在两组之间相似（31% vs. 27%）。死亡率、手术率、影像学检查结果或者住院时间均无差异。这项大型研究显示胸腔内使用链激酶没有比单纯的胸管引流为脓胸的治疗提供额外帮助。

对于能自由流动的单纯肺炎性积液或脓胸，胸腔置管引流术或者经皮导管引流仍是标准疗法。目前没有来自大规模随机对照研究的高等级证据支持纤溶药滴注疗法的使用。

对于状态较差的胸腔引流失败的拟手术患者，术前需要有一段时间的医疗稳定状态，然后可考虑在手术设备有限的医疗中心进行纤溶治疗。患者因素、专业知识、手术的可行性在一定程度上决定了在胸腔置管引流术联合纤溶治疗或胸腔造口术之间的选择。

通过胸腔镜的手术引流适用于胸腔引流失败的患者，胸腔穿刺术或胸腔置管引流术后肺未复张的患者，或者基于胸部 CT 表现不太可能用胸管有效引流的患者的初始治疗。包括有包裹性积液的患者，有浓稠脓液的患者或者 CT 显示有胸膜增厚的患者。在胸腔镜手术中，分隔可以被打破，浓稠的胸腔积液和碎片将完全被排出，胸腔可以被大范围的灌洗，胸管也可以被小心地放置。一些小的回顾性研究和非盲性的前瞻性研究显示胸腔镜手术的效果优于胸腔置管引流术联合纤溶治疗，这也让开胸手术的需求减半[38-40]。

在一项比较纤溶治疗和胸腔镜手术对脓胸患者疗效的前瞻性随机对照研究中，Wait 及其同事们[41] 随机地将 20 例复杂性多分隔肺炎后脓胸患者分成两组，一组接受胸腔置管引流术联合链激酶（每天 250 000U，共 3d），另一组立即接受胸腔镜引流。胸腔镜的治疗成功率更高，（91% vs 44%），胸管引流的留置时间较短（5.8d vs 9.8d），住院日也较少（8.7d vs 12.8d）。这项研究支持在包裹性积液的患者适宜手术的前提下，将胸腔镜引流作为其治疗的首选。

通常在脓胸的慢性机化期，脏胸膜上形成厚的纤维层，以至于即使是在引流积液之后，它也会限制肺的机能并且阻止肺复张。胸膜剥脱术允许从胸膜上切除所有的纤维组织并使得肺复张[42]。它有赖于肺的弹性填充胸腔。当肺被致密地压实时，即使行胸膜剥脱术并引流积液之后肺也无法在急性期复张。脓胸后肺受限可以减少 20%~25% 的患者肺灌注。接受胸膜剥脱术患者的肺功能可以显著增加。胸膜剥脱术可以提高肺灌注，将肺活量从 62% 提高至 80%，并且将 FEV_1 从 50% 提高至 69%。然而，胸膜剥脱术仍是一个具有显著患病率和报道死亡率高达 10%

的手术[42]。一些研究者已经发现增厚的胸膜在一段时间后可以溶解，并且推荐 6 个月后在进行胸膜剥脱术，但是这一观点属于少数[43]。在罹患严重败血症的患者中，通过胸腔置管引流术或即时的 VTAS 手术进行胸腔引流是首要的目标。胸膜剥脱术可在晚一点的时间当患者情况比较稳定时再进行。如果患肺有明显的受限而且有手术风险的话，建议延迟进行胸膜剥脱术。

对那些用胸腔镜引流未能及时控制的以及不适合进行胸膜剥脱术的败血症患者，应当进行开窗胸腔造口术。如果患者由于支气管胸膜瘘导致致病微生物持久的存在或者由于空间问题，比如肺切除术后脓胸，可以选择开放性胸腔造口术（图 28-5 至图 28-8）。

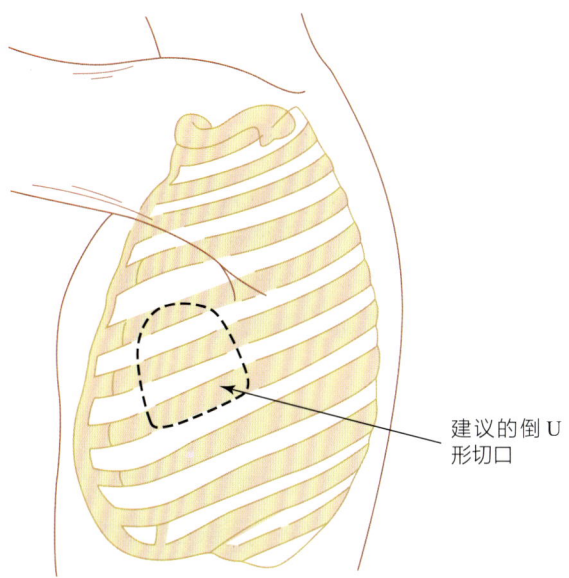

▲ 图 28-5 改良 Eloesser 皮瓣（flap）的建议切口，建议的倒 U 形切口在胸壁的左侧

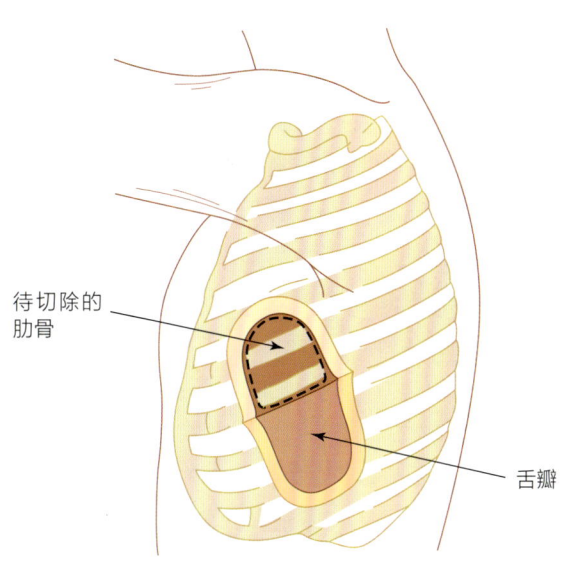

▲ 图 28-6 切口及舌瓣（reflected），确定待切除的肋骨

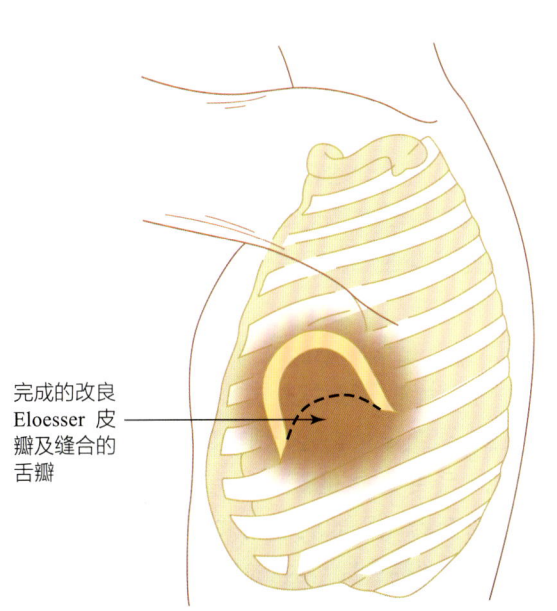

▲ 图 28-7 已完成的改良 Eloesser 皮瓣，舌瓣缝在脓胸腔底部

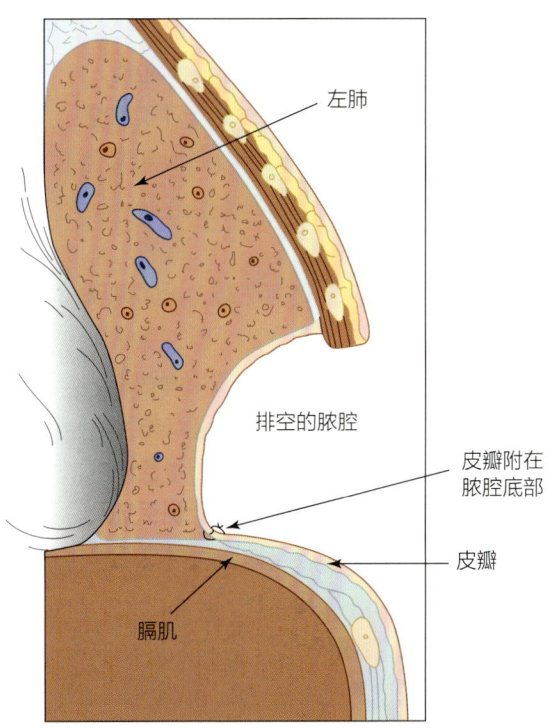

▲ 图 28-8 排空的脓腔和已完成的改良 Eloesser 皮瓣的横截面图，舌瓣缝在脓腔的底部

七、特殊情况：全肺切除术后脓胸及支气管胸膜瘘

（一）发病率

脓胸是一种并不常见的肺切除术后并发症，仅发生在 2%～16% 的患者中 [44-46]。大多数（80%～90%）肺切除术后的脓胸患者是由于支气管胸膜瘘（BPF），其死亡率为 5%～35% [47, 48]。据报道，支气管胸膜瘘在 2%～10% 的肺切除术的患者中出现 [44]。Deschamps [49] 回顾了 1985—1998 年在梅奥诊所接受肺切除术的 713 例患者。其中 10% 的手术是治疗良性病变。肺切除术后脓胸的发生率是 7.5%，肺切除术后支气管胸膜瘘的发生率则是 4.5%。与肺切除术后脓胸发生率增高相关的变量有良性病变，术前低 FEV_1，术前低二氧化碳弥散功能（DLCO），术前低血清血红蛋白，右肺切除术，支气管残端加固，完全肺切除术，胸管拔除的时间以及输血。与肺切除术后支气管胸膜瘘发生率增高相关的变量有良性病变、术前低 FEV_1、术前低二氧化碳弥散功能、右肺切除术、支气管残端加固、胸管拔除时间、12h 内的静脉输液增加以及总共的输血量。

通常认为，支气管残端加固对支气管胸膜瘘有保护作用，该研究中的意外发现可能与外科医师选择使用支气管残端加固治疗那些具有残端高破裂风险的患者有关。与支气管残端缝合相比，支气管残端钉合对支气管胸膜瘘更有保护作用。与肺切除术后脓胸或者支气管胸膜瘘无关的因素包括性别、年龄、吸烟史、相关的心血管疾病、皮质激素使用、慢性肾衰竭、糖尿病、血液病、肝硬化、肺以外的恶性肿瘤、身体质量指数、体重下降、疾病分期、术前化疗或放疗、术前预计肺总量及剩余量百分比、PaO_2、$PaCO_2$、扩大切除及术后机械通气时间。

肺切除术后脓胸最开始的症状和体征包括低热，全身乏力和白细胞升高。肺切除术后胸腔积液中出现气体无诊断意义，然而，即使在没有其他症状的情况下，气液平面的下降强烈也提示支气管胸膜瘘的出现。CT 扫描有助于显示包裹的气液袋的大小和位置，也可以显示纵隔边缘的正常凹度逆转及残余壁层胸膜的增厚 [50, 51]。与支气管残端相连的空气可能会引起对支气管胸膜瘘的怀疑，但无诊断意义。如果肺切除术后怀疑有脓胸，应进行支气管镜检查，彻底检查支气管残端是否有小的支气管胸膜瘘。相应地，对侧的气道也应当检查并收集痰液做培养。金黄色葡萄球菌和铜绿假单胞菌是最常见的致病微生物 [49]。在疑似早期脓胸没有瘘管证据的患者中，全身应用抗生素和观察可能是最合适的治疗选择。然而，在已证实的肺切除术后脓胸的病例中，治疗应当遵循既定的脓肿管理原则 [49]。这些管理原则包括充分的引流，合适的肠外抗生素，移除坏死组织及消除脓腔。消除脓腔可以通过转移活组织来实现，比如网膜或骨骼，这可以作为处理脓腔的主要手术或作为开放性胸腔造口术后几个月的分期手术来进行。

（二）治疗

当患者急剧表现出支气管胸膜瘘，对侧肺炎及呼吸窘迫的临床特点时，患者的管理应从紧急胸管引流控制感染以及阻止对侧积液溢出而开始。患者应位于侧卧位，肺切除侧朝下，直至胸腔充分引流。同时，根据临床需要提供呼吸支持。当存在大的支气管胸膜瘘并且需要机械通气时，使用双腔气管导管或直的长单腔管来使剩余的肺通气并绕过瘘管。这些患者的通气极具挑战性。如果瘘发生在围术期（第 1 个月左右），则推荐重复胸腔造口术并尝试胸腔引流及用肌瓣加固残端。此后，疤痕和肉芽组织阻止了支气管残端缝线的精确放置。其他治疗选择包括胸廓成形术 [52-54]、开放性胸腔引流术 [55-57] 和经胸骨经心包闭合瘘管 [58-60]。如果支气管镜检查显示主气管残端较长（＞1cm），那么使用胸腹吻合器进行经胸骨经心包闭合可能是一个好的选择。

隆突切除术已经很少被用于治疗肺切除术后残端的支气管胸膜瘘 [61]。Clagett 和 Geraci 在 1963 年 [62] 表明肺切除术后脓胸可以通过开放性胸腔引流、频繁的干湿敷料更换以及当胸腔洁净时，随着抗生素溶液的使用而继发的胸壁、胸腔闭合来成功治疗。治疗失败通常是由于持续性的

或复发的瘘[60]，因此，当支气管胸膜瘘存在时，原始的 Clagett 技术被改良为良好血管化的肌肉转置以在开放引流时覆盖残端以防止进一步的缺血和坏死[63]。我们的优先选择是在胸腔内转移胸腔外的骨骼肌[63-67]。通常来说，尽管先前进行了胸腔造口术，但是前锯肌仍然完好无损。其他可用的肌肉包括胸大肌，先前横切的背阔肌的头部和腹直肌。使用这些肌肉的优点包括足够的体积，轴向血供和相同内脏体腔中肌肉的可用性。背阔肌和胸大肌的移位导致最微小的容貌或功能异常，然而，前锯肌的移位可能导致翼状肩。

八、结论

肺炎和相关胸腔积液患者最初应进行胸腔穿刺术评估。存在包裹或胸腔积液分析显示有经革兰染色或培养证实的细菌，低葡萄糖或低 pH 和明显的脓液都是立即引流的指征。非分隔性肺炎性胸腔积液和脓胸可用胸腔镜置管进行充分治疗，但包裹性积液或者用胸管不能充分引流的积液最好用胸腔镜引流。治疗的基本原则是消除感染并允许肺复张以消除无效腔。如果内脏瘢痕形成导致肺受压，则需要行胸膜剥脱术。随着 VATS 技术的最新进展，大多数胸膜剥脱术可以使用微创技术进行。开放性剥脱术通常用于远期脓胸后严重瘢痕形成的患者。如果存在足够的胸腔空间并且无法进行剥脱术，则可选择胸廓成形术，肌瓣翻转术或开窗式引流术。

第 29 章
乳 糜 胸
Chylothorax

Gaetano Rocco　著
郏钟兴　译

一、定义

乳糜胸指的是胸膜腔内过量乳糜的积聚。胸导管的损伤可导致持续丢失乳糜，每日可多达 2~3L[1]，并可导致严重的脂肪（高达每日摄入量的 70%）、蛋白质和 T 淋巴细胞损耗[2]。因此，这些患者会出现免疫系统的显著紊乱及营养问题，并伴有大量积液诱发胸腔内结构错位所导致的占位效应。事实上，胸导管内乳糜的流速可高达 110ml/h[1]。如不治疗，乳糜胸的死亡率可达 50%[3]。

二、分类及病因

创伤性乳糜胸包括医源性乳糜胸和创伤后乳糜胸[2]，这是胸腔内大量乳糜积聚的最常见病因。多达 20% 的乳糜胸是肿瘤导致的[2]。梅奥诊所的一项近期研究报道，50% 的乳糜胸是由手术或损伤所导致的，44% 是其他病因导致的，6% 的病因不明[4]。与其他报告相比[5]，导致这种异常分布的原因是该机构每年进行了大量的手术。

在儿科，先天性乳糜胸于出生后早期出现。这可能是由于胸导管的畸形以及静脉压的突然升高所致[6]。新生儿乳糜胸可见于多种综合征，如努南综合征和唐氏综合征[2, 6]。此外，儿童心胸外科手术后乳糜胸的发病率可达 3.8%[7]。在该年龄段若发现胸腔积液应立即怀疑乳糜胸的可能[6]。由于阻碍回流，结核以及严重的纵隔占位可能导致儿童"自发性"双侧乳糜胸[8]。

胸腔内大量乳糜积聚可能与良性及恶性肿瘤有关。据报道，大约 50% 的乳糜胸患者患有癌症。其中，70% 的肿瘤为淋巴瘤[5]。相反，梅奥诊所 24 年内治疗的淋巴管平滑肌瘤（LAM）患者中仅有 10% 存在乳糜胸[9]。

术中损伤可能源于胸导管附近的手术操作[2, 10, 11]。即使是细微的操作，例如越过胸主动脉提起胸膜瓣或者下肺韧带分离，都可以导致此并发症[12]。梅奥诊所在 1999 年的研究报道，在 11 315 例普通胸外科手术中，47 例患者（0.42%）出现了术后乳糜胸[1]。

1% 的食管手术患者术后可并发乳糜胸[13]，其中约 90% 的病例需要再次手术探查[3]。相反的是，尽管有不足 1% 的患者会在肺切除术后出现乳糜胸，但是仅有 38% 的病例接受二次手术治疗[1]。De Meester 在本书的上一版中列出了乳糜胸可能病因的详细列表[14]，Nair 对其进行了修订[2]。

三、解剖

胸导管及其分支在存在一些差异性的分布规律。在胚胎发育的某些阶段，胸导管为双侧结构，在 40% 的人群中甚至有 3 条[15]。大约 65% 的人群解剖发现单侧胸导管。乳糜胸由淋巴液从主要集合系统（其中最大的是胸导管）或者从多条淋巴管中渗漏引起，这些淋巴管构成了分支网络，并被多项解剖学研究所证实[11]。

乳糜液向心回流进入左锁骨下静脉受 3 个因素影响[17]：①乳糜成分在肠内的持续吸收形成

的推动力,将乳糜液从乳糜池推动至左锁骨下静脉;②胸腔内负压产生的吸引力可促进其向头侧流动;③平滑肌产生的淋巴管收缩,可将乳糜液从淋巴管排空进入锁骨下静脉。

四、病理生理

乳糜胸可由乳糜瘘(直接损伤或主要淋巴管阻塞)、弥漫性乳糜渗出或者乳糜腹水跨横膈流动引起[9]。特发性乳糜胸(有时称自发性乳糜胸)和继发性乳糜胸的区别在于是否存在明确的病因。继发因素包括肿瘤和炎症,因为乳糜胸可产生于淋巴向心回流阻塞或者回流量增加伴有淋巴管极度扩张,进而导致淋巴液渗出至本被扩张的肺所压缩的空腔中。因此,淋巴管在初始阶段通过增加对胸膜腔的渗透性来保持其结构的完整性[2, 9]。依据此病理生理模型,缩窄性心包炎、上腔静脉阻塞和肿瘤治疗导致的纵隔纤维化均可产生乳糜胸[5]。此外,肝硬化患者由于回流异常及胸导管压力增高,导致胸导管直径增加2~3倍,进而可产生自发性乳糜胸[16]。发生乳糜胸的另一个因素是淋巴管瓣膜功能。肺切除合并纵隔淋巴结扩大清扫术后罕见的乳糜胸,证实了上述观点。瓣膜功能不全导致的淋巴液回流至淋巴结清扫区域,伴有淋巴管网损伤,这可以解释肺切除术合并淋巴结清扫术后乳糜瘘的形成[11]。

从临床的角度来看,胸膜肿瘤或结核来源的乳糜胸呈逐渐起病和进展。这种现象也可以用持续的乳糜成分刺激导致的脏胸膜增厚进而引起的进展性肺受累来解释[12]。此时,纤维化的脏胸膜起到了限制作用,降低了受累肺的顺应性。这种现象在所谓的假性乳糜胸中更为常见(见后文)。

乳糜胸的诱因或继发因素包括外伤因素和医源性因素,直接损伤、无意分离或钝器伤可同样对胸导管及其分支造成损伤。突发的脊柱过度拉伸(安全带损伤)[18]、椎体骨折或脱位或长期剧烈呕吐或咳嗽后均可产生胸导管的破裂[6]。

五、症状及诊断

从生化角度来说,乳糜的特征通常是胸水中三酰甘油的含量大于血浆中三酰甘油的含量(＞110mg/dl)[1],胆固醇/三酰甘油比值＜1,以及乳糜微粒的存在[2, 6, 19-21]。在外科文献中可找到对乳糜化学组成详细描述[1, 6]。乳糜胸有时需要同假性乳糜胸相鉴别[2]。假性乳糜胸指的是与乳糜胸相似的慢性渗出,但是缺乏乳糜胸的化学成分。结核或者类风湿关节炎患者的慢性胸腔渗出可能具有这些特征(即黄色或乳白色,无菌,高胆固醇)。

有趣的是,乳糜不含有可密封微小漏出的纤维蛋白原[3]。乳糜具有抑菌和产生胸膜表面化学刺激的作用[12],但这一发现尚有争议[2, 17]。另外,乳糜胸可影响胺碘酮、地高辛、环孢素等药物的生物利用度[2]。

严重乳糜瘘的急性发作可表现为呼吸困难和咳嗽,伴胸腔压力增加[2]。血流动力学紊乱也常见于高流量乳糜瘘[2]。相反的是,严重的营养不良和恶病质可能是持续性乳糜胸所导致的[2]。梅奥诊所的报告中描述了乳糜积聚相关症状[4]。经过21年的观察,203例患者发生了乳糜胸(男女比为1.21;中位年龄54岁)。其中57%出现呼吸困难,37%无症状。从症状产生到诊断超过7周[4]。

乳白色胸腔积液以每天超过400~700ml的速率积聚提示乳糜胸[12]。肺切除术后的空余胸膜间隙可容纳更大的乳糜量[12]。当决定手术结扎胸导管时,术前3h给予高脂饮食,伴或不伴染色剂,或者手术探查前1h皮下注射染色剂,有助于确定渗漏部位[12]。

有些人依赖足淋巴造影的结果来决定下一步治疗[16, 22]。事实上,由于碘造影剂的硬化作用,淋巴造影后乳糜间断渗出可预示不同的治疗方向[16]。是否只在再次外科探查患者中进行淋巴造影,还是在所有肺切除术后乳糜胸患者中常规进行淋巴造影仍存在争议[23]。但是,采用严格治疗方案,包括淋巴造影,来降低再次手术率的报道成功率更支持第二种观点[16]。

然而,淋巴造影发现小导管的漏出可能提示保守治疗的成功[16]。

六、治疗原则（表 29-1）

乳糜胸的 3 个治疗方法如下。

(1) 保守治疗（非手术治疗）。

(2) 以明确及分离导致乳糜瘘的胸导管并将其关闭为目的的手术治疗。

(3) 以闭合可能积聚乳糜的空腔为目的的手术治疗。

保守治疗是儿童心胸介入术后乳糜胸的主要治疗手段[7]。保守治疗的治疗原则包括禁食水、中链三酰甘油饮食或肠外营养[12]。

在成人中，术后 1 周检测到乳糜丢失超过 1L/d 或术后前 2 周 0.1～1L 的复发性乳糜胸是保守治疗失败的证据[16]。其他研究[12]建议如果持续 5d 每天漏出超过 1L/d，或者术后 2 周乳糜胸未消退，或存在严重的营养代谢紊乱，应选择外科治疗。食管切除术后早期外科干预的支持者建议如果连续两天内漏液持续大于 2L 应再次手术介入[3]。Cope 提出了一个治疗乳糜胸的观点，建议经皮将注射硬化剂到乳糜池中[24]。

手术介入或再次手术可通过开放式或视频辅助胸腔手术（VATS）/手术机器人的方法进行[25]。为了控制胸导管，越发频繁地采用安全微创技术可能会打破保守治疗和手术介入之间的平衡。实际上，手术可用于确定渗漏、闭合瘘管以及闭合胸膜腔，尤其在乳糜胸使食管切除术复杂化的情况下（表 29-1）。原则上，发现乳糜瘘的一次应该优先处理及手术治疗[3]。如果发生双侧乳糜胸，应优先进入右胸以结扎膈上胸导管[12]。文献建议的治疗方案可见表 29-1。

（一）肺切除术后的乳糜胸

尽管肺叶切除术后和肺切除术后残肺扩张良好，乳糜胸的病因及病理生理机制相似，但前者对保守治疗的反应通常较好[21]。在肺切除中，空余半侧胸腔内乳糜的突然积聚可引起纵隔向对侧移位，伴随心肺功能的损害。这种严重的临床表现见于几乎一半的肺切除术后乳糜胸患者中[26]。如果在持续两轮 8h 观察中，乳糜瘘出超过 400ml 则需要更加积极的治疗措施以在发病 3～5d 内尽

表 29-1 乳糜胸的治疗方法

非手术	手术：开放式或视频辅助胸腔手术（VATS）/手术机器人
仅胸腔引流[5]	纤维蛋白胶封堵[3, 12]
中链三酰甘油饮食/肠外营养[12]	大量结扎[1, 12]
生长抑素[12]	胸腔镜夹闭术[3, 12]
奥曲肽[12]	超声凝固[3]
依替福林[12]	纱布缝合[3]
辐射剂量高达 20Gy 的术后放疗[2, 12]	胸膜静脉或腹膜分流术[12, 20, 28]
一氧化氮[12]	胸膜纤维板剥脱术[3]
四环素/多西环素胸膜固定术[12, 20]	VATS 下滑石粉胸膜固定术[12]
聚乙烯吡啶酮胸膜固定术[29]	
OK-432 干扰素/白介素[20]	
博来霉素[20]	
淋巴管造影栓塞术[27]	
正压通气[20]	

VATS. 电视辅助胸腔手术

早结扎胸导管[21]。

据报道，乳糜胸更多发生于右侧，可能是因为支气管癌切除术后纵隔淋巴结清扫更彻底[16]。

（二）食管切除术后的乳糜胸

接受食管切除术的患者往往是患有严重的心肺并发症和营养不良的老年人[13]。此外，食管切除和消化道吻合需要多个手术视野。VATS 手术的应用减少了此类手术对于患者整体情况的影响。在一组 18 年内接受手术的 1787 例患者中，26% 的患者因其严重的心肺并发症进行了经膈食管切除术[13]。然而经胸入路和经膈入路术后乳糜胸的发病率无明显差异[13]。在梅奥诊所的一项队列中，食管切除术后此并发症的发生率为 2.9%[1]。调查者以具有经膈食管切除术的长期经验而闻名（接受此手术的患者接近 2000 例），其乳糜胸发病率为 1.5%，优于文献报道的 2%～4% 的范围[21]。

提倡早起再手术以结扎胸导管可以减少免疫和营养紊乱，避免对患者术后产生严重影响[13]。二次手术的死亡率为 16%，而保守治疗的死亡率超过 80%[3]。早期手术是控制乳糜胸的首选方法。

然而，食管切除术中建议进行膈上奇静脉与胸导管预防性吻合，可减少乳糜胸的发生率[2, 13]。

七、结论

在各种类型的乳糜胸中,术后乳糜胸均是一个严重的挑战,特别是在诱导治疗后进行食管切除术中(表 29-2)。目前的保守治疗,除了经典的治疗方法以外,还包括诊断性淋巴造影[37] 以及米多君,一种口服的 α 肾上腺素能药物[38]。

保守治疗联合必要时的手术治疗可使得大多数患者的问题得到缓解。

表 29-2 术后乳糜胸的治疗结局

手术类型	来源	百分比(%)	患者(例)	一线治疗	成功率
肺叶或扩大切除术	Takuwa 等[30]（2013）	2.3	37/1580	LFD OK432	84%
医源性损伤	Itkin 等[31]（2010）	NR	109	导管栓塞	67%
食管切除术	Shah 等[32]（2012）	3.8	34/892	保守治疗（38%）+ 手术结扎（62%）	100%
儿科心胸手术	Yeh 等[33]（2013）	—	163	NPO/TPN/ 奥曲肽 vs.MCT/LFD + 手术结扎	100%
新辅助治疗后食管切除术	Merritt 等[34]（2011）	7.4	4/54	—	—
新辅助治疗后食管切除术	Kranzfelder 等[35]（2013）	2%	39/1856	69% 手术结扎	—
肺癌切除术 STS 数据库	Kozower 等[36]（2010）	0.24	46/18 800	—	—

LFD. 低脂饮食；MCT. 中链三酰甘油（饮食）；NPO. 禁食水；NR. 未报道；STS. 胸外科医师学会；TPN. 全肠外营养

第 30 章
恶性胸腔和心包积液
Malignant Pleural and Pericardial Effusions

Sai Yendamuri　Chukwumere Nwogu　Todd L. Demmy　著
郦钟兴　译

一、恶性胸腔积液

胸腔积液是每年影响超过 100 万患者的常见临床问题[1]。在有些情况下，高达 22% 的胸腔积液是由恶性疾病引起的，每年有超过 10 万例恶性积液需要治疗[2]。由于胸腔积液的聚集，进展性肿瘤疾病的患者死亡率相当高。

（一）生理学

胸腔积液源于正常生理学紊乱导致的胸腔积液产生增加或组成改变，伴或不伴有胸腔积液吸收减少。这可能是由胸膜原发或继发肿瘤的胸腔播散或淋巴回流受阻所致。自由漂浮的肿瘤细胞阻碍了胸腔积液的吸收并产生血管活性物质，又进一步增加了胸腔蛋白和液体的产生并阻碍其吸收[3,4]。

（二）人口学特征

95% 的成人肿瘤胸腔积液是转移病变来源的，肺癌和乳腺癌占所有胸腔积液的 75%[5]。其他常见的原因包括淋巴瘤、胃癌和卵巢癌。大约一半的乳腺癌患者病程中会进展出胸腔积液，而在肺癌患者和淋巴瘤患者中此比例分别为 1/4 和 1/3。

而另一方面，大部分儿科的积液是良性的。如果积液为恶性的，则淋巴瘤或白血病将占其中半数，其余为混合性肿瘤，比如神经母细胞瘤、肾母细胞瘤和生殖细胞肿瘤[6]。

在胸膜恶性肿瘤的来源从未被发现的患者中，一开始未被发现的腺癌是独立存在的一种。他们与环境烟草烟雾的暴露有关[7]。

（三）评估

1. 病史和体格检查

典型的恶性胸腔积液患者是有症状的，主诉为呼吸困难、咳嗽或胸痛。不适感常与呼吸无关，但会随活动而加重。随着侵入性的胸膜转移，受累的神经根会表现出放射性疼痛。与心包积液类似，快速的液体积聚会使症状加重。对于至少 10% 的患者而言，呼吸困难是多因素造成的，不会因积液引流而改善。体格检查时出现触觉语颤降低、后胸壁叩诊浊音及呼吸音减低提示患者存在胸腔积液。随着积液量的增多，叩诊位置一旦高于液体水平面，可能会出现过清音，这是由肺的压缩和过伸所致。患者可能出现显著的支气管呼吸音。当出现大量积液时，可发现纵隔偏移造成的气管移位。恶性胸腔积液极少因张力性气胸而出现血流动力学改变。

2. 影像学

胸部 X 线检查发现肋膈角变钝是胸腔积液的早期证据，随影像质量的不同，少至 125～250ml 的液体量即可引起该变化（图 30-1）。偶尔在叶间裂中可见马蹄形阴影投射。大量积液并不常见，但一旦发生，就很可能是恶性的。对于结果不确定的患者，卧位片也许可体现积液的流动。卧位片中积液宽度超过 10mm 的患者常常可以成功穿刺[8]。

胸腔积液有特异的计算机断层扫描（computed tomography，CT）标准。一般而言，小腔形成、胸

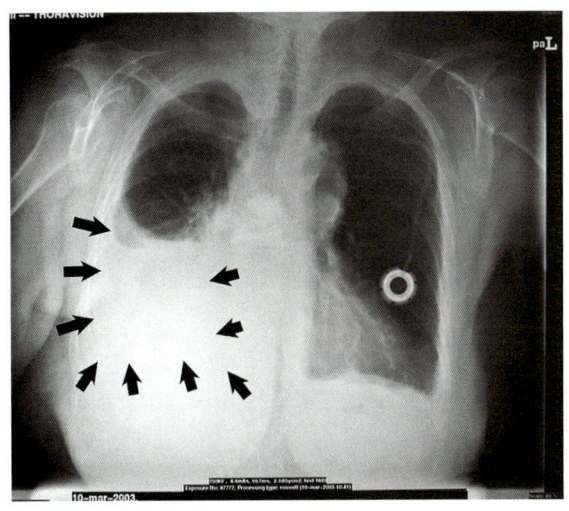

▲ 图 30-1 胸部 X 线检查发现大量右侧胸腔积液（以箭描绘轮廓）

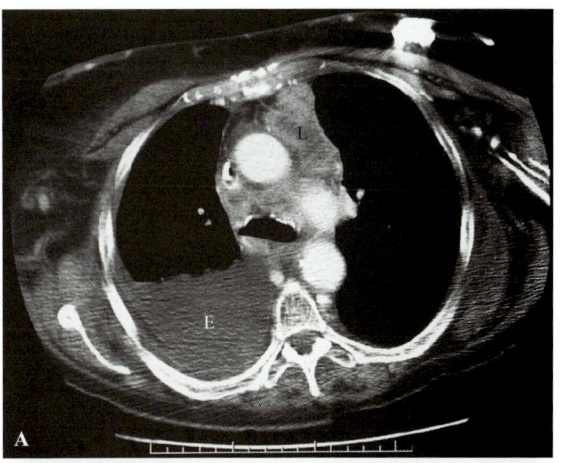

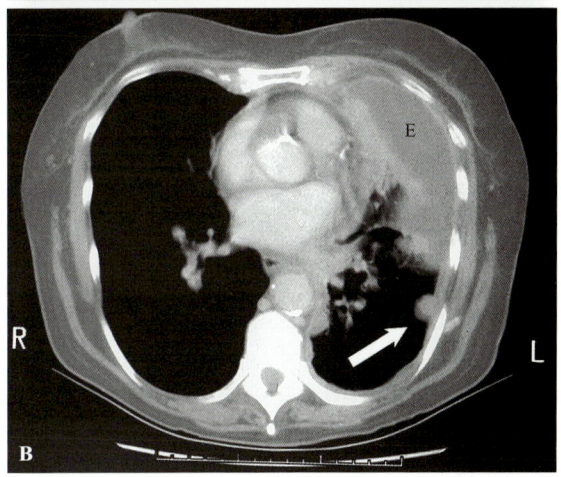

▲ 图 30-2 多个胸膜结节或结节状胸膜增厚通常限于恶性来源的胸腔积液

A. 一个恶性胸腔积液的 CT 扫描图像；B. 一个乳腺癌患者的胸部 CT，部分成功的化学硬化剂注入后左侧基底部胸腔积液复发。图像显示了中胸腔积液平的局部胸膜固定、胸膜增厚和一个胸膜结节（箭）；E. 积液；L. 血管周淋巴结病

膜增厚、胸膜结节和胸膜外脂肪密度升高仅在渗出性胸腔积液中出现。多个胸膜结节或结节状胸膜增厚通常限于恶性来源的胸腔积液（图 30-2）。胸膜增厚超过 1cm 也是可靠标准之一[9]。MRI 临床应用有限，但对于某些特定的胸膜肿瘤（如脂肪瘤），MRI 可能会更有作用。MRI 还可用来检测间皮瘤的侵袭范围[10]。对于少量胸腔积液，胸部超声可寻找进行诊断性胸腔穿刺术的最佳位置。通过超声可避开粘连，从而帮助胸腔镜或胸膜活检器械选择理想的进入点[11]。此外，超声对于预测积液的恶性特点具有一定的准确性[12]。

正电子发射计算机断层扫描（Positron emission tomography CT, PET/CT）可在其他影像学检查之前检测出早期的胸膜转移性疾病。如果核显像提示胸膜具有活动性而胸腔积液稀少，只要分期是相关的，则有必要行诊断性胸腔镜检查除外胸膜疾病。有限的数据表明，PET/CT 在鉴别良性和恶性胸腔积液方面具有很高的诊断准确性[13]。图 30-3 为一个恶性胸腔积液的 PET 扫描图像。

3. 诊断流程

胸腔积液可通过胸膜腔穿刺术确诊。当全肺复张已不可能或作为正式引流的前奏时，可仅抽取一小部分的胸腔积液。通常而言，尽可能多地引流胸腔积液为更可取的办法（图 30-4）。

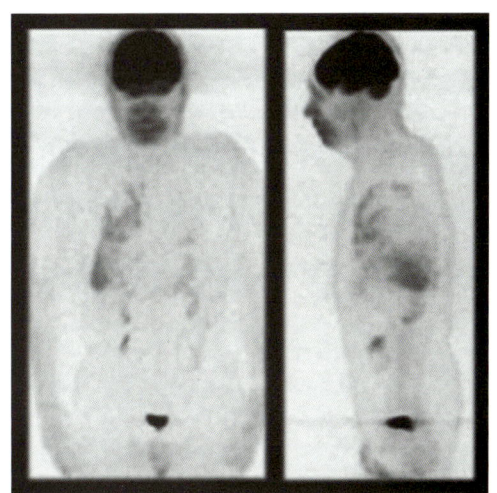

▲ 图 30-3 PET 扫描下带有恶性胸腔积液的一侧的胸部摄取增高

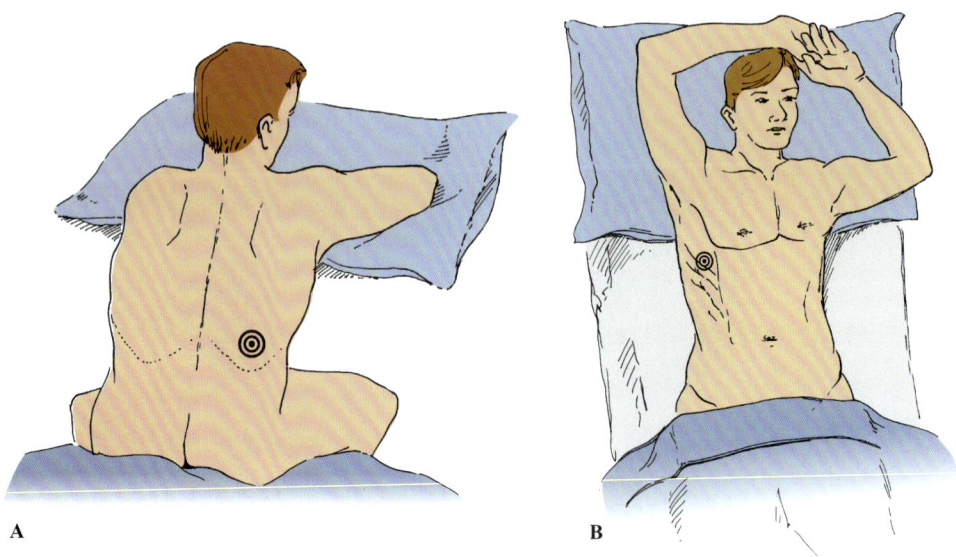

▲ 图 30-4 胸腔积液引流

A. 用于插入胸腔穿刺针或导管的常见患者体位；后入路使穿刺针可进入最依赖的（后胸膜）沟，以允许最大限度地引流非包裹性积液；B. 在患者侧位进行胸腔穿刺或胸导管置入，对于大量的侧面胸腔积液聚集也有所帮助；患者手臂外展、弯曲置于头部上方，以便于暴露侧胸壁

市面上的一些胸膜腔穿刺包可通过插入带有侧孔的软导管来完全抽出胸腔积液，从而促进引流。在引流期间可以重新调整导管，以防肺暂时性地堵塞侧孔。穿刺针带有可伸缩的钝性封闭器（如 Turkel 针），还可以防止进入胸膜时可能造成的肺损伤。

体格检查可以指导胸腔穿刺。另一方面，超声或其他的影像学检查可以优化穿刺针或胸管的放置，用于更复杂的情况下的积液引流（图 30-5）。尤其是对少量积液或长期伴有肺实变或胸膜小腔的胸膜疾病有很大帮助。标记"最深"积液区是有用的，但重要的是患者行胸腔穿刺术时必须保持与成像期间相同的体位。

尝试完全吸出慢性积液的过程应保持谨慎。通过注射器抽吸或真空瓶而施加到胸膜腔的高真空足以使肺泡破裂并引起复杂的液气胸。

4. 常规化学检测和细胞计数

实际上，所有的恶性胸腔积液都是渗出液。渗出液的实验室标准的建立基于指标的绝对值或与系统参数的比值。Light 标准是渗出液最有效的分类标准之一：胸腔积液 / 血清的总蛋白比 > 0.5，胸腔积液 / 血清的乳酸脱氢酶（lactate dehydrogenase，LDH）比值 > 0.6，以及胸腔积液的 LDH > 200U/L（超过正常血清 LDH 的实验室上限的 2/3）[1, 14]。

低血糖（< 60mg/dl）和低 pH（< 7.20）常见于恶性胸腔积液[15]。这些是源于恶性细胞和胸腔积液中的白细胞消耗葡萄糖和产酸作用，以及胸膜代谢增加。研究人员指出这抑或由葡萄糖、二氧化碳和氢离子的异常胸膜转运所致[16]。胸腔积液淀粉酶在大约 10% 的恶性胸腔积液患者有所升高，即使患者不患有胰腺疾病[17]。事实上，致使胸腔积液富含淀粉酶的最常见的原因就是肿瘤[18]。细胞计数也可以提示恶性疾病。对于一些

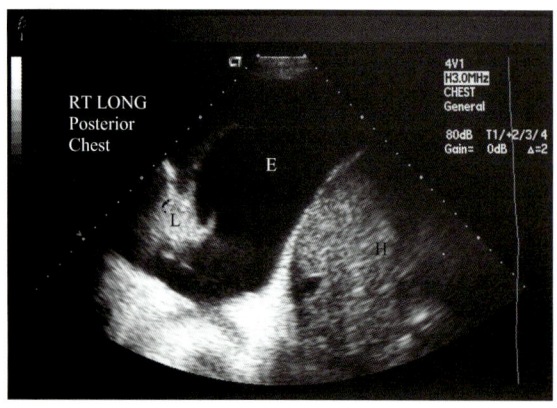

▲ 图 30-5 超声检查右侧胸部，以确保安全进入胸膜
E. 胸腔积液；H. 肝叶；L. 肺

研究者来说，血性胸腔积液是恶性积液最强的阳性预测因素。胸腔积液黏度也正在被研究列为一项诊断试验[19]。

5. 免疫细胞化学和特殊化学检测

许多研究者将研究重点聚焦于从胸腔积液中获得的细胞的染色模式上，以确认良恶性，如果存在恶性细胞，则准确地区分其来源。不幸的是，这些标记物还未达到足够的敏感度和特异度，但与单纯细胞学检查相比，它们一般可表现出其两倍的阳性率（80% vs. 40%）[20]。这些检查通常用于标准的细胞学筛查后，与细胞遗传学和其他多项检查结合，从而建立诊断。更完整的项目见表30-1。

其中一些标记，如p53，提示此类恶性积液比p53阴性的恶性积液预后更差[21]。另一个标记Ki-67，当其标记指数较低时与预后更差相关[22]。

血管内皮生长因子（Vascular endothelial growth factor, VEGF）已被发现是鉴别恶性积液的有效提示物[23]。其他列在表30-2中的特殊化学指标，有时可有助于恶性肿瘤的分类。它们的灵敏度和特异性随特定细胞类型的不同而改变。

在过去的几年中，癌症的表观遗传标记物已得到研究，其中包括用于鉴别良恶性胸腔积液的标记物[24, 25]。这些标记物常常具有样本加工更简单的优点，如果能得到验证，将给这一领域带来巨大影响。

6. 细胞遗传学

通过流式细胞计数或染色体分析进行DNA检测可以预测恶性肿瘤的可能性。具有标记染色体、非整倍体或超二倍体存在的证据提示恶性可能。非整倍体样本（通过流式细胞计数）具有高达96%的预测值[26]。在一例研究中，良性的反应性积液中未发现非整倍体[27]。端粒酶活性增强出现在92%的恶性积液中，而在良性积液中仅有6%（特异度94.2%）[28]。

7. 胸膜细胞学和活检

用标准染色（巴氏涂片）进行细胞学评价有时可以确诊恶性胸腔积液。在非常罕见的情况下（0.5%），会出现假阳性的结果[29]。在细胞学标本检查中，肺腺癌是最常见的诊断。乳腺癌积液标本的细胞学诊断率（大约78%）高于肺或其他组织来源的标本[30]。胸腔积液细胞学的敏感度常常高于无定向的胸膜活检。

当标准胸腔积液细胞学不够诊断时，胸膜穿刺活检有时可提供一些有助于诊断的额外信息（在一项研究中为48%）[31]。然而，在怀疑为恶性肿瘤的病例中，对于胸膜活检是否能在胸腔积液细胞学评估的基础上获益是有争议的。在另一项研究中，当细胞学结果为阴性时，只有7%的病例通过胸膜活检作出诊断[32]。应用超声实现定向活检可以改善这一点[33]。对于疑难病例，细胞学结合针吸活检的结果不及视频辅助胸腔镜手术（video-assisted thoracic surgery, VATS）获得的结果（41% vs. 97%）[34]。在几项研究中，无定向胸膜穿刺活检的典型诊断率为50%～60%，远低于VATS活检。在这些病例中使用定向的VATS方法的成功率大于90%[35]。混有特发性胸腔积液时（某些研究队列中占20%），胸腔镜检查不确定度可降至4%。胸腔镜活检并发症的发生率低，其死亡率小于1%，并发症发生率<10%[36]。图30-6显示了证实胸膜恶性肿瘤的胸腔镜图像。

使用胸膜刷是可使"盲检"结果向定向活检结果靠拢的一项技术改变，可以增加细胞学诊断率。在一个研究中，此项技术在90%的病例中获得了阳性结果，而常规细胞学抽吸和活检的阳性率分别为67%和58%[37]。由于VATS等定向方法成功率高，采用开胸手术进行胸膜活检非常少见。

当患者在VATS或开胸手术后仍无法确诊时，大约1/3的患者将在数月至数年后显示病因（通常是淋巴瘤或间皮瘤）[38]。对于原因不明的大量恶性积液的患者，纤维支气管镜检查可能会证实肺癌诊断。当积液量为轻度到中度且不伴有相关症状时，发现肿瘤的机会并不大，不足以作为支气管镜检查的依据。

综上所述，临床信息、常规细胞学结果、免疫细胞化学、流式细胞术和特殊化学检测结果必须结合起来才能得到最准确的诊断。

表 30-1 免疫细胞化学标志物

编号	检测物	良性间皮瘤	MM	一般癌症[*]	腺癌[†]	其他癌症[‡]	其他类型
20	AFP					++	肝细胞
88	阿尔新蓝	0		+			
89	B 72.3		0	++	+++		
20	B-19					++	前列腺
90	BCA-225	0		++			
91	BER-EP4	0	0	++/+++	+++		
20	CA 15-3					+++	乳腺
20	CA 19-9					+++	胃
92	钙网膜蛋白	+++	+++	0	0		
93	CD44s	+++		−			
93	CD44 v 3～10	0		+			
92, 94	CEA	0		+++	++	+++	结直肠
95	肌间线蛋白	++/+++	0	0			
96	E-钙黏蛋白	0	+++	++			
91	EMA	−	+++	+++			
97	GATA	0				+++	乳腺
98	GLUT1	−		+++			
88	角蛋白	0	+++	+	+++		
99	Ki67	0		++			
100	Leu M1				++		
20	MCA					++	乳腺
91	MCA-b-12	−		+++			
101	MOC31	0			+++		
92	黏蛋白卡红				+		
102	黏蛋白	0			+		
95	N-钙黏蛋白	++	+++	+			
103	p53	−/0		+			
104	UEA	0		+			
105	TIMP-2				++		
106	波形蛋白			+			
106	CKMNF 116			+			

[*]. 非特异的癌症诊断
[†]. 腺癌的特异性诊断
[‡]. 组织类型确定的癌症特异性诊断
数值范围：+++. > 90%；++. 60%～90%；+. 30%～59%；−. 10%～29%；0. < 10%.

AFP. 甲胎蛋白；CKMNF. 细胞角蛋白；EMA. 上皮膜抗原；GLUT1. 葡萄糖转运蛋白；MCA. 黏蛋白样癌相关抗原；MM. 恶性间皮瘤；TIMP. 组织金属蛋白酶抑制剂；UEA. 荆豆凝集素

表 30-2　多种胸腔积液化验检测恶性肿瘤的敏感度和特异度

编 号	化 验	敏感度（%）	特异度（%）
107	CA 19-9	36	83
107	CA 15-3	80~95	93
108	钙网蛋白	100	83.15
107	CEA	52	77
107	CYFRA 21-1	91	90
109	MUC-1 > 0.126	64	95.7
109	MUC-5AC > 0.028	72	98
110	唾液酸 > 0.075	68	77
111	唾液酸化 EA	64	95
112	TNF 比	84	90
107	TSA	80	67
113	CYFRA 21-1	47	92
114	MN/CA9	89	91
115	经 RT-PCR 的乳腺珠蛋白	82	75

CEA. 癌胚抗原；CYFRA. 细胞角蛋白片段；EA. 胚胎抗原；RT-PCR. 逆转录聚合酶链式反应；TNF. 肿瘤坏死因子；TSA. 总唾液酸

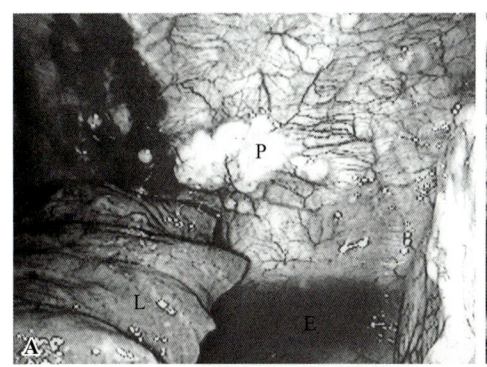
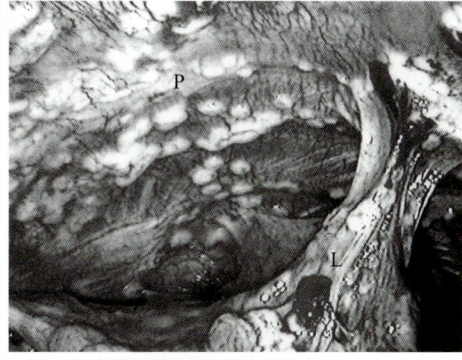
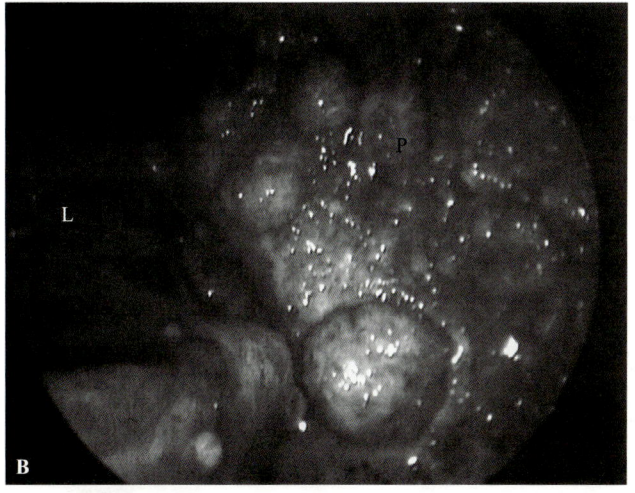

◀ 图 30-6　胸膜恶性肿瘤的胸腔镜图像

A. 肺癌，可见壁层和脏胸膜肿物及残余积液；B. 可见有"葡萄串"样特点的胸膜恶性间皮瘤 [E. 积液（残余的）；L. 肺；P. 壁层胸膜]

（四）治疗

恶性胸腔积液的最佳治疗方法是有争议的。成功控制恶性胸腔积液的技术有许多种。对某个患者的最佳选择是由诸如个体耐受程度和原发恶性肿瘤的预后等多因素决定的。额外的胸膜组织或定向活检的需求，以及全身麻醉后的诊断或治疗程序的需求，也指导胸膜干预的选择和时机。

受累胸部的解剖状态是很重要的。例如，相对起病较快的胸腔积液在排空积液后通常发生肺的全面扩张和胸膜贴合。另一方面，由于脏胸膜受限、支气管内膜梗阻、实质纤维化或肿瘤占位，长期的恶性肿瘤可能会阻止全肺扩张。为了帮助制订治疗计划，良好的诊断成像是很重要的。

治疗方案可分为单纯引流和引流同时冲洗胸膜腔。因为炎症反应与大多数胸腔积液有关，持续和完全的胸腔积液引流也可能实现胸膜贴合。最近的证据表明，反复地胸膜引流可以激活细胞因子，支持这一观点[39]。虽然传统上胸膜恶性肿瘤意味着外科手术无法治愈，但一些处于研究阶段的多学科方法为选定的病例进行手术，以提高治愈的机会[40]。

胸膜固定术后的胸部 X 线检查常显示多房积液，提示有脓胸。此发现可能代表该区域胸膜粘连迅速形成，其中并有炎性胸腔积液的积聚。这很可能是治疗效果所致的可接受的变化，而不是硬化剂的不均匀分布。

这种影像学表现通常会在 1~3 周内消失；然而，为了避免这种现象，一些医生在灌注胸膜固定剂之前会等待排液速率降低。目前尚不清楚这种做法是否必要。当在远离引流导管的区域已经发生显著的胸膜粘连时，在胸膜固定术之前长时间等待可能只会减少灌注剂暴露的胸腔范围。胸膜显著增厚甚至胸膜纤维化有时会作为胸膜固定术的长期后遗症出现。使用胸腔超声（图 30-5）可以指导少量胸腔积液的最佳引流位置或胸腔镜的最佳进入点，从而避免粘连。

1. 基于积液引流的恶性胸腔积液控制

对一些患者行反复的胸腔穿刺术，可适当控制恶性胸腔积液。这种选择对持续性积液控制无效，但在预后极差的病例中可提供暂时的症状缓解。当替代治疗可使患者的积液大大减少时，胸腔穿刺术也是理想选择。例如，淋巴瘤相关的积液也许可通过化疗来解决。

有时，由于同侧肺的顺应性差或萎陷，胸腔穿刺术会造成液气胸。如果气胸和呼吸困难症状保持稳定且无紧迫性，则应避免行胸腔置管术，因为此时胸膜贴合和此侧肺部有效通气是不可能的。随着时间的推移，液体将取代空气。可以通过测量胸腔压力的变化来预测肺萎陷[41]。

(1) 小导管引流术：植入长期的胸腔引流管或经皮放置中等耐久的胸腔引流管用于连续或间歇性引流比连续经皮穿刺抽吸要好[42]。胸腔引流管优势在于能获得近乎完全的胸腔积液引流，与胸导管有同样的排空胸腔效果。穿刺针抽吸很少能完全排出胸腔积液，也很少能维持肺部扩张到足以发生自发性胸膜固定的时间。即使不注入任何的胸膜硬化剂，由于潜在炎症和肿瘤的侵袭性的影响，某些特定患者中可仅通过维持胸膜贴合而实现胸膜固定[43]。

在前瞻性的随机临床试验中，使用带有阀门的小型硅胶导管（图 30-7），仅当连接至封闭系统时才允许引流，与传统的胸膜固定法相比，在 30d 时取得了大约 50% 的成功。

这项研究用 Tenckoff 导管、猪尾导管和 Pleuracan 胸膜腔引流套件重复进行[44-46]。每种装置都控制了 90% 以上的呼吸困难。间歇性胸膜引流对于那些由于脏胸膜不能接触壁层胸膜而无法实现胸膜固定的患者来说是一个有吸引力的选择。因此，这种方法经常被各个中心用做胸膜硬化的补充治疗。

(2) 胸腹腔分流术：另一种胸腔积液引流的方法是使用一种类似于将腹水引流到静脉系统的装置将胸腔积液泵入腹腔。因为需要克服负的胸膜内压，患者通常需要每天泵送分流泵室（图 30-8）4 次或更多，每次至少 20 下[47]。

超过 80% 的患者报告使用这种方法获得了优良结果，并且它避免了皮肤穿刺的需要。但不幸的是，使用这种技术，至少有 10%~20% 的患者

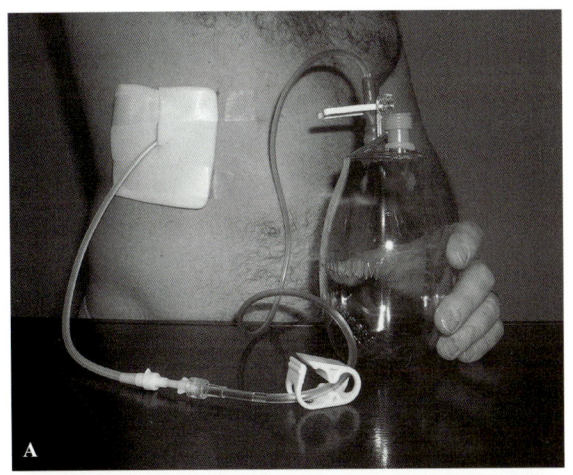

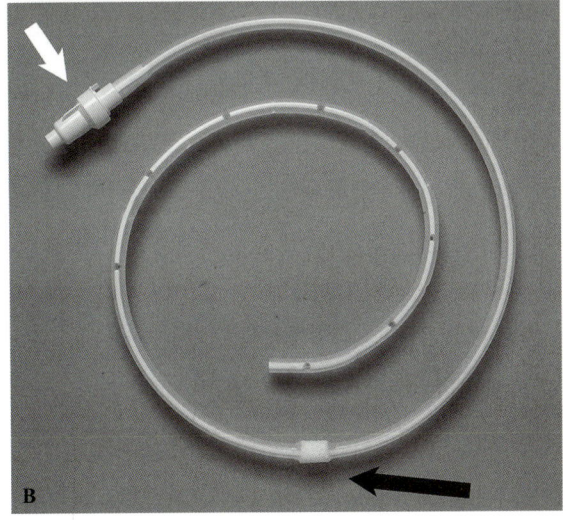

▲ 图 30-7 PleurX 胸腔引流管

A. 患者通过 PleurX 胸腔引流管连接至自动引流瓶；B. 导管特写。应注意单向阀（白箭）和提供组织内生长的尼龙搭扣（黑箭）

会出现分流器堵塞，可能需要修复；而且确认是否分流堵塞可能存在困难[48]。另一方面，这种分流器表现出与滑石粉胸膜固定术相似的存活率。此外，通常没有证据表明腹膜沉积是由这种胸腹腔分流术导致的。在胸腔镜检查中，当胸膜贴合不太可能，并且由于患者处于全身麻醉状态，分流器的放置相对容易时，可以决定使用分流器。

2. 基于硬化剂的胸腔积液治疗

一般来说，为加速胸膜固定的过程（这可能不能通过单纯延长引流时间实现），可以进入胸膜腔，引流大部分液体，然后注入一种物质增加炎症反应从而引起胸膜层强烈粘连。关于胸腔积液的特征如何影响胸膜固定术的成功或患者的预后，仍存在争议。例如，研究人员已经表明，胸腔积液低葡萄糖（＜ 60mg）、胸腔积液低 pH 值（＜ 7.2）、低体能状态（Karnofsky 评分＜ 70）、大量积液和胸腔积液高 LDH 水平（＞ 600U/L）都与胸膜固定术的失败率较高有关。这些值也预示着阳性的胸腔积液细胞学检查和较差的总体预后[49]。然而，其他一些研究者否认了这一发现，特别是在胸腔积液 pH 值这一方面[50]。实验证据支持一些硬化剂所需的炎症作用会被糖皮质激素抑制，从而降低胸膜固定术的有效性[51]。

在注入所需硬化药后将患者卷成不同体位滚动是另一种常见的做法。但这对于使用液体硬化剂的胸膜腔正常的患者是不必要的。如放射性药物标记和核医学显像所示，快速的胸腔内弥散仅发生在一个位置[52]。然而，当胸膜腔闭锁或未能实现全肺扩张时，滚动可能是有用的。颗粒状硬化剂，例如滑石粉，患者经过滚动后可能使其具有更均匀的分布，但这在一个小型前瞻性试验中已经被证伪[53]。胸膜固定术的做法似乎也有所不同，外科医生更倾向于使用滑石粉等，而内科医生则更倾向于使用博来霉素或环素类药物。

另一个有争议的做法是，在注入硬化剂之前，胸腔积液引流速率需要逐渐降低，这可能是不必要的。调查人员已经表明，每日大量的胸腔积液引流远不如全胸腔积液排空有用。胸部 X 线检查可见肺复张[54]。胸膜固定术似乎只对呼吸功能有轻微不良反应，但是这方面的研究有限[55]。最后，虽然胸腔硬化术通常是在住院患者中进行的，但是已经有成功的门诊胸膜固定术方案。

当胸膜固定术作为住院手术时，通常会插入胸导管。根据当地机构或操作者的偏好不同，胸导管的尺寸可以有显著的不同，从 20Fr 至 36Fr 不等（1Fr ≈ 0.33mm）。此外，在插入胸导管期间有时会出现高度不适和焦虑，镇静方法可以有相当大的变化。一般而言，恶性渗出物导致的呼吸困难不会完全失代偿，以至于需要在没有镇痛准备的情况下进行紧急安置胸导管。在胸导管放置期间如需大量使用局部麻醉药，可以建立标准化静脉镇静和镇痛的流程作为补充。

目前的趋势是使用较小的导管，既用于引

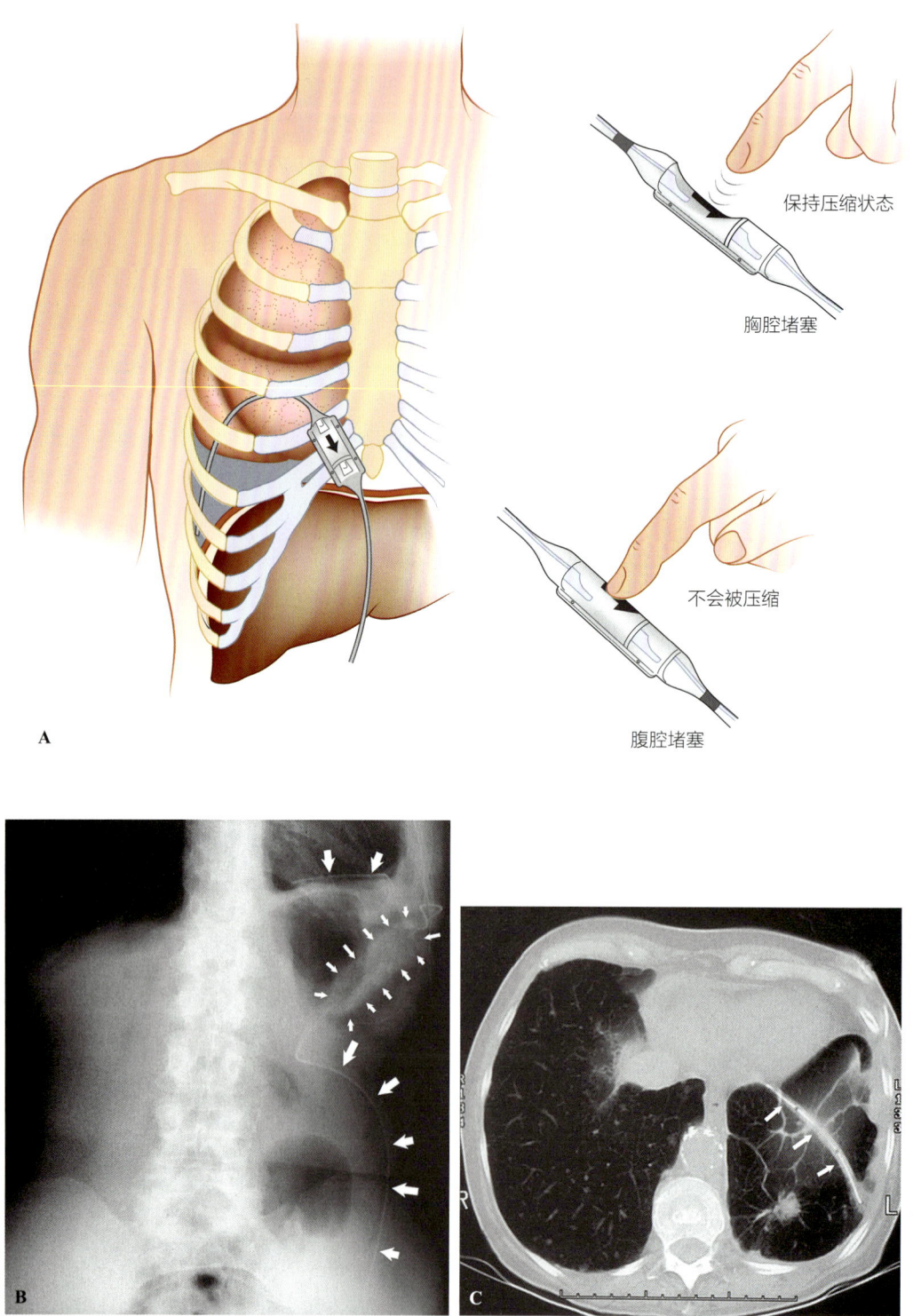

▲ 图 30-8　胸腹腔分流术

A. 分流器位置简图以及近端和远端梗阻的图示；B. 下胸和上腹的 X 线检查显示左侧胸腹腔分流器（箭），分流泵室置于肋缘，供患者自泵；C. CT 图像显示左下胸腔导管（箭）；此为图 30-2B 所示的乳腺癌患者，分流器置入左下肺包裹性胸腔积液后 3 个月的图像（图 A 引自 Ponn RB, Blancaflor J, D'Agostino RS, et al: Pleuroperitoneal shunting for intractable pleural effusions. *Ann Thorac Surg* 51: 605–609, 1991.）

第一部分 胸部手术
第 30 章 恶性胸腔和心包积液

流,也用于恶性胸腔积液的胸膜固定术。在一项前瞻性随机研究中,12Fr(1Fr≈0.33mm)导管可与标准大口径导管相媲美[56]。这个结果已经被其他研究重复验证,包括在住院和门诊患者中以猪尾导管、Cystofix 导管、Elecath 导管、PleurX 导管和滑石粉、多西环素或类似的传统硬化剂进行胸膜固定术。

(1) 化学硬化剂——滑石粉:1935 年滑石粉在治疗结核病的过程中首次被用于引发胸膜粘连,大约 25 年后,开始兴起用滑石粉控制恶性积液。使滑石进入胸膜腔通常有 2 种方法。一种是将粉末吹入(滑石粉喷洒法),另一种是灌注滑石粉与液体制成的悬浊液。所需滑石粉的用量一定程度上取决于输送途径及其制备方法。来自于喷雾器的细粉末能够以更小质量实现更广泛的分布(图 30-9)。然而,据报道,成功的滑石粉胸膜固定术通常使用量为 2~8g,5g 是多中心试验中最常见的剂量。

滑石粉通常优先在医院药房制备,而不是从昂贵的供应商购买。事实上,大多数其他固定剂比较起来,滑石粉的成本相对友好。使用纯净但不灭菌的滑石也是可以接受的,因为剧烈的炎症反应可杀死污染细菌。然而,标准的、优选的做法是使用经 132℃长时间烘烤、环氧乙烷灭菌(滑石粉放于玻璃纸袋中)或伽马辐射灭菌的滑石粉。

虽然滑石粉已经广泛用于恶性胸腔积液,并被认为是一种安全的临床手段,但一些患者仍要承受严重的炎症反应引起的呼吸功能不全。这种反应引起了专家们对其应用的质疑。临床结局和实验室检验表明,胸腔内注射滑石粉是系统性分布的,它对一些脆弱的患者可能会产生何种程度的不良影响,目前尚不清楚。一些研究人员建

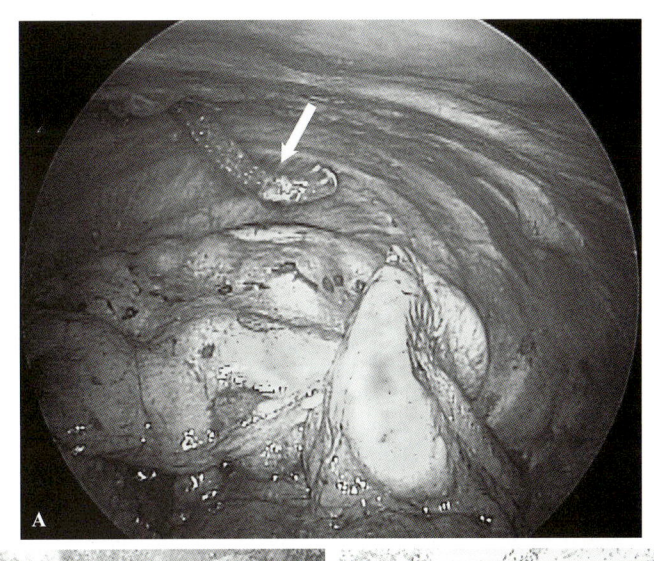

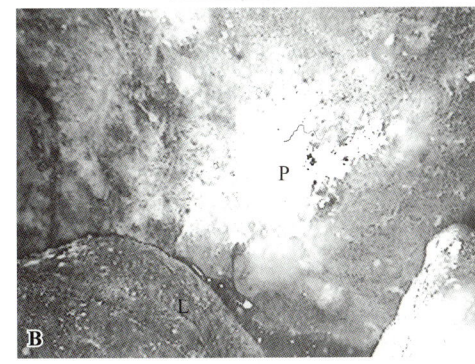
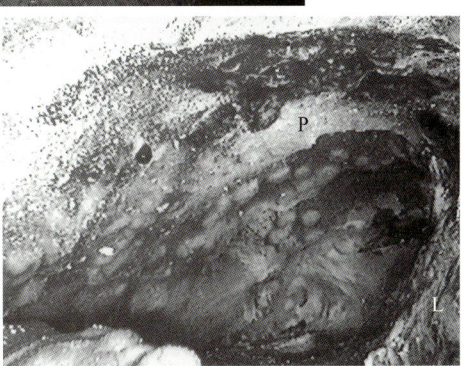

▲ 图 30-9 喷雾器的细粉末能够以更小质量实现更广泛的分布
A. 滑石粉喷洒前的左胸腔镜图像,喷洒导管成角度的尖端(箭)引导滑石粉对准目标区域;B. 滑石粉喷洒后的左胸腔镜图像(与图 30-6A 为同一个患者;L. 肺;P. 脏胸膜)

437

议，患者在使用后应作为住院患者观察长达72h。滑石粉引起间皮剥脱和渗出性的中性粒细胞性的胸腔积液与四环素类硬化剂造成的结果相似。对于某些肿瘤，例如间皮瘤，滑石粉还可以诱导细胞凋亡。但另一方面，如果有证据表明纤溶活性增加，那么滑石粉固定术可能不那么有效。

表30-3罗列了滑石粉和其他硬化药在非对比研究中所获的优良结果。住院时间从3.3至4.4d不等[57, 58]。相关的死亡率为0%～16%，相关的发病率为4%～14%，其中呼吸系统并发症的发病率最高。

当在比较试验（表30-4）中测试滑石粉时，结果不是那么有利，但仍等同于或优于其他常见的胸膜固定方法。这些研究大多具有良好的风险水平，并发症发生率＜20%，滑石粉造成死亡率不足5%。结果的不同是取决于患者群体，还是取决于使用的滑石粉的方法或成分呢？颗粒大小可能影响播散水平。至少20%的滑石粉胸膜固定术后患者会在胸部X线检查出现短暂的间质模糊影，可能是由于内皮损伤和毛细血管渗漏综合征造成的。滑石粉浆被认为是一种风险较高的注入方式，因为与这个方法相关的呼吸窘迫事件似乎被报道的更多。一些研究人员认为术中注入滑石粉会缩短住院时间。另一个进展是使用胸段硬膜外清醒麻醉，意在减少住院时间并加速恢复[59]。一项前瞻性研究显示手术室中使用滑石粉与床旁使用滑石粉浆相比，两者的30d积液预防率无显著差异[60]。

(2) 化学硬化药（环素类药物和博来霉素）：多剂量的化学硬化剂已经纳入了研究，但单剂量很可能就足够了。剂量20mg/kg的四环素作为单剂量方案被发现是有效的[61]。目前，多西环素可替代四环素用于临床应用。通常是剂量500mg的多西环素配入100～200ml 0.9%的生理盐水中。尽管手术中使用环素类药物引起了一定的兴趣，但是与床旁使用相比并无优势。四环素和博来霉素的非比较研究结果见表30-3。

博来霉素的总体成功率相当或略低于滑石粉胸膜固定术。乳腺肿瘤来源的胸腔积液的反应可能会优于其他肿瘤。很多时候，这些药物在胸腔中的作用可能比在腹腔等其他腔隙中的作用更好。

在一个多中心试验中，5%的患者在胸腔内灌注后出现疼痛和短暂发热[62]。在其他研究中，发热的发生率高达60%。目前还不清楚关于这些不良反应的报道为何有如此大的变化。

胸膜硬化术的报告需要根据治疗效果的随访

表30-3 常见硬化剂的非随机试验

试剂（编号）	患者（例）	成功率（%）*
滑石粉		
116	40	90%
117	42	82%
118	44	96%
58	24	88%
119	125	87%
滑石粉浆		
120	58	81%
121	34	100%
博来霉素		
122	38	63%
123	20	85%
124	19	79%
环素类		
125	25	59%
126	21	88%
127	31	100%
其他		
聚维酮碘		
128	52	96%
长春新碱		
129	15	80%

＊大多数研究人员根据症状控制和复查的胸部显像将100%的成功定义为胸膜固定术后30d胸腔积液被完全或接近完全控制。1个月是评估该终点结局的统一时间间隔，但有一些研究者随访时间更长。研究另一不同之处在于早期死亡是否被认为是失败事件

表 30-4 常见硬化剂的随机试验和成功率[*]

编 号	患者（例）	滑石粉浆	滑石粉	博来霉素	四环素	其 他	其他化合物名称
60	469[†]	70%	79%				
130	26	79%		75%			
131	33	92%			48%		
132	134		97%	64%	33%		
133	36		87%	59%			
134	62			64%	52%		
135	115[†]			64%	33%		
63	60			25%	35%	70%	博来霉素和四环素
136	106			72%		79%	多西环素
137	38			74%		43%	短小厌氧棒状杆菌
138	32			13%		65%	短小厌氧棒状杆菌
139	40			50%		80%	麦帕克林
140	40				80%	60%	六亚甲基四胺
141	102			69%		76%；71%	OK-432；顺铂+依托泊苷
142	160			85		62	干扰素 α-2b
143	49	84%				96%	硝酸银
144	18				83%	90%	奎纳克林

*. 大多数研究人员根据症状控制和复查的胸部显像将 100% 的成功定义为胸膜固定术后 30d 胸腔积液被完全或接近完全控制
†. 多中心试验

时间进行比较。一项调查发现博来霉素和四环素联合应用的长期成功率可达 70%。虽然 2 种药物早期效果良好，但 4 个月后，单硬化剂的成功率降至 25%～35%[63]。

(3) 其他硬化术化合物：其他用于硬化术的化合物包括三剂短小厌氧棒状杆菌（7mg 溶于 20ml 盐水中），效果良好（76%～100% 的成功率），但这种药物目前已经无法获得。胸腔内干扰素 -β（500～2000 万单位，最多 3 次给药）可以单独使用，但仅有 30% 的缓解率。然而，当干扰素 -β 序贯免疫治疗如白细胞介素 -2 和干扰素 -α 时，可出现 56%～70% 的响应率[64]。使用剂量 0.15～1.01mg 患者的肿瘤坏死因子治疗，4 周时的无复发率为 87%。这些患者会出现流感样症状，包括发热、寒战和疲劳[65]。

3. 放射性药物干预

20 世纪 60 年代，放射性化合物被用于控制恶性胸腔积液，如今它们重新引起了人们的兴趣。最常用的是磷酸铬（^{32}P）的腔内胶体悬浮液，因为与金等其他元素相比，其发射更安全，衰减更快。这些疗法在无对照试验中有 75% 的成功率[66]。通常 ^{32}P 的剂量为 6～12mCi，半衰期 14d。治疗性的胸腔穿刺（最大引流量）使用临时的胸腔穿刺导管。直到注入 ^{32}P 之前，导管保持原位。之后冲洗并撤出导管。患者如无并发症即可出院。

4. 机械磨除或激光

机械性胸膜磨除对于其他类型的胸膜疾病如气胸是有效的，而关于这方面的使用数据有限。实验数据表明，机械磨除并不比添加滑石粉等硬化剂好。类似地，激光治疗引起胸膜浅层破坏，在控制积液方面可能不那么有效。两者在愈合不良的肿瘤组织中的作用都不稳定，从而受到限制。

5. 胸膜切除术

考虑到侵入性外科手术的预期恢复时间，恶性胸腔积液患者的不良预后限制了选择此类手术的积极性。但是，当为了获得胸膜病理的直接诊断需要进行胸腔镜检查时，可以使用前面提到的侵入性较小的治疗。对于远处转移导致的早期死亡率不确定的恶性间皮瘤的患者，开胸和胸膜切除术更容易被接受。恶性胸腔积液胸膜切除术的死亡率至少为 12%。如果患者传统引流术和硬化剂失败，肺部塌陷或在开胸时被诊断为恶性胸腔积液或癌症胸腔播散，则考虑行胸膜切除术。然而，现在这些适应证在临床试验之外不常见的。为了减少对开胸手术发病率的担忧，VATS 胸膜切除术引起了人们的关注（图 30-10），它缩短了住院时间，并很好地控制了积液。在一系列接受 VATS 胸膜切除术的患者中[67]，死亡率为 0%，平均住院时长 5d。19 例患者中有 6 例在 12 个月内死亡，在剩余的 13 例患者中，2 例积液复发。

（五）预后和未来趋势

恶性积液患者的预后因临床背景的不同而不同，包括原发细胞类型的人群差异和用于控制积液的治疗的区域偏好。对于典型的恶性胸腔积液，诊断后 6 个月生存率低于 50%，2 年生存率低于 6%。此外，在这些患者中，仅通过连续胸腔穿刺治疗，而避免侵入性更大的疗法的患者存活时间特别短（13.9 周）。或者是，癌症初次诊断和恶性积液出现之间的间隔较长有利于生存。

乳腺癌的积液与更有利的存活率相关，尤其是当它们的雌激素受体为阳性并且细胞学显示成群的桑葚胚时。对于其他癌症的患者，涂片上出现大量恶性细胞团者也有良好的预后。不利的肿瘤表面受体对预后具有不利影响（参见"免疫细胞化学和特殊化学检测"）。

与其他治疗模式一样，患者的体能状态是决定最佳治疗的重要因素。在进行需要全身麻醉的侵入性较高的外科手术（例如胸腔镜）之前，倾向于患者的卡诺夫斯基评分为 70 或更高。这样的生存率使发病风险可站得住脚。

在开胸手术时，有时会发现一些少量恶性积液，周围伴有微小的癌性胸膜炎。如果仅有一个较小的原发肿瘤，其他区域疾病较少，若此时患者肺功能良好，进行正规的切除可能是合理的。虽然这种方法是有争议的，但采取这种方法的逻辑是基于一个发现：隐匿性胸膜转移的患者通过胸膜冲洗治疗可以延长生存时间甚至治愈。因此，对于患有微小胸膜癌病和 N_0 肿瘤的患者，可尝试进行胸膜消融治疗，以改善癌症控制并可能实现治愈。治疗方法之一是胸膜切除和腔内光动力疗法，它已被用于治疗间皮瘤，可能也有助于治疗原发性肺癌。对谨慎选择的患者进行的 II 期试验显示，6 个月局部控制率为 73%，中位生存期为 21.7 个月[68]。

其他纳入研究的积液控制方法包括热化疗和低渗化疗。间皮瘤的工作经验将热胸膜化学灌注应用在孤立转移性胸膜疾病中，在小系列患者中取得了有利结果[69]。溶栓剂可以破坏积液包裹，实现更有效的胸膜固定术或胸膜消融治疗。在多机构研究中，淋巴因子激活的杀伤细胞的转移改善了胸腔内的肿瘤溶解，胸腔内白介素 –2 可能通过恢复积液相关的淋巴细胞的免疫能力诱导

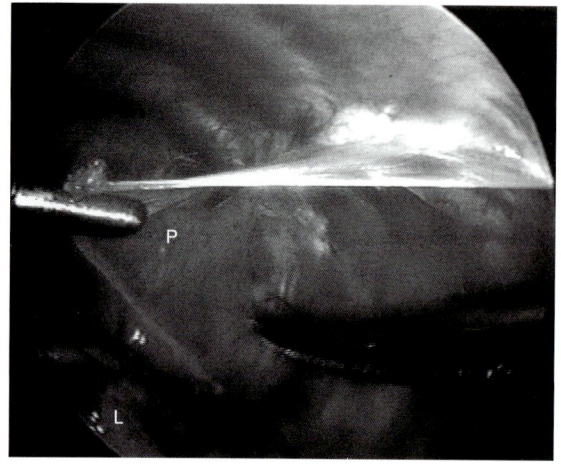

▲ 图 30-10 壁层胸膜切除术的电视胸腔镜手术图像
L. 肺；P. 壁胸膜剥离

了 37% 的完全反应[70]。细胞因子治疗，特别是 VEGF 受体阻滞剂的使用，可以控制一些胸腔积液。在相关研究中，吲哚美辛可抑制与腺癌相关的前列腺素类相关的内皮细胞通透性。但是胸腔内使用类固醇并不能减缓积液的再积聚。自杀基因疗法等基因疗法继续处于稳定的进展中，但仍应被视为研究性的[71]。

最后，胸腔内化疗本身不需要胸膜固定术即可控制积液。诸如顺铂、阿糖胞苷、阿霉素等药物已经出现混合结果。肺癌研究组的一项试验表明，在 3 周时完全和部分反应率为 49%[72]。更常见的是全身化疗；近期的全身化疗药物包括吉西他滨和长春瑞滨或与顺铂、异环磷酰胺和伊立替康的联合。唑来膦酸和低渗顺铂治疗也被提出[73, 74]。基因治疗也是另一个正在探索中的策略[75]。

硬化剂与化疗药物的融合是另一种新型方法。在一份初步报告中，阿霉素联合一种生物黏附化合物在 14 例患者中达到 100% 的应答率[76]。类似地，微球可以通过局部高浓度、全身低暴露实现胸腔内化疗。

恶性胸腔积液患者被提供多种治疗策略。根据组织学诊断、分子标记物、转移性疾病的累及范围和其他并发症，选择的治疗方式符合患者的预期存活率为最佳。尽管有一些有前途的研究，但这些患者的总体预后是有限的，治疗应着眼于改善生活质量。因此，侵袭性较小的门诊小导管方法正在替代传统的胸导管及滑石粉浆等住院治疗方法。一个随机对照试验（CALGB 30102）被设计来比较胸导管滑石粉浆（住院患者）和间歇小导管引流（门诊患者）。但是这项研究由于获益差而提前结束了，而数据分析表明小导管引流具有更好的缓解作用[77]。Puri 及其同事进行的成本 - 效果分析表明，在预后有限的患者中，隧道导管是最具成本效益的，而在预后较好的患者中，床边胸膜固定术是最具成本效益的[78]。

二、恶性心包积液

心包积液是恶性肿瘤患者最常见的心脏问题，1.5%~21% 的癌症患者被报道有此问题[79]。非恶性的条件也会引起癌症患者的心包积液。这些条件包括感染、尿毒症、充血性心衰、甲状腺功能减退和自身免疫疾病等。放射、药物诱导性心包炎和特发性心包炎也是已知的心包积液诱因。

最常见的累及心包的恶性肿瘤是转移性肺癌、乳腺癌、白血病、淋巴瘤和黑色素瘤。较少见的是继发于食管癌、胃癌、结肠癌、口腔癌、鼻咽癌、前列腺癌和卵巢癌的受累。原发性心包肿瘤非常少见，包括间皮瘤、纤维肉瘤、血管肉瘤和恶性畸胎瘤。

（一）机制

肿瘤通过直接延伸或通过血源性或淋巴扩散到心包。转移的纵隔淋巴结随后通过淋巴管逆流而扩散到心包。脏层心包液分泌的增加可能是肿瘤直接侵犯浆膜表面的结果。肿瘤引起的淋巴或血管阻塞增加了淋巴管和静脉静水压，促使心包液积聚。心包积液的血流动力学后果取决于其累积速率和心包顺应性。因此，如果大量积液在顺应性心包内缓慢积聚，也可能不引起任何症状。

（二）评估

心包积液的常见症状是呼吸困难、咳嗽和胸痛。体格检查发现有心动过速、反常脉搏、心音减弱、颈静脉压升高、低血压和交替脉。心脏压塞更有可能在快速积液后出现，并可能是恶性心包疾病的初始临床表现。

胸部 X 线片常显示心影扩大、纵隔增宽或肺门密度升高。X 线平正常并不能排除心包积液。心电图的积液标准为窦性心动过速、非特异性 ST 段或 T 波改变、低压描记和电交替。

超声心动图对于检测液体是否存在非常敏感，已经成为诊断心包积液的最有用的工具（图 30-11）。右心房或右心室受压，合并左心室尺寸减小，深吸气时下腔静脉未能塌陷，提示存在血流动力学受损。超声心动图还可指导安全地心包穿刺、引流导管放置或两者同时。之后可以进行心包液的细胞学检查。在已发表的系列中，恶性肿瘤患者的细胞学阳性率为 57%~100%[80]。CT 和 MRI 都可提供心包腔极佳的解剖学细节，但不能提供生理或功能信息（图 30-12）。

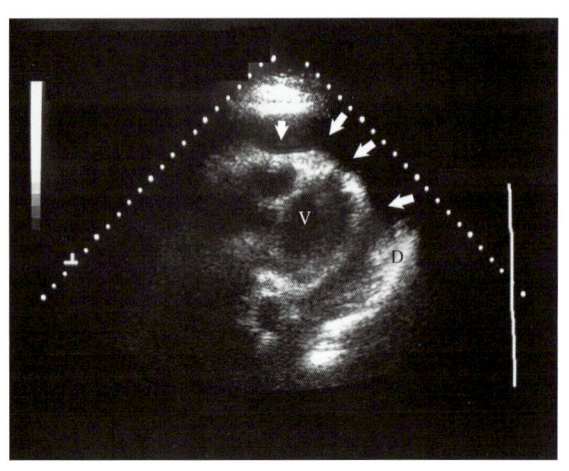

▲ 图 30-11　超声心动图下的大量心包积液（箭）
D. 横膈膜心包；V. 心室

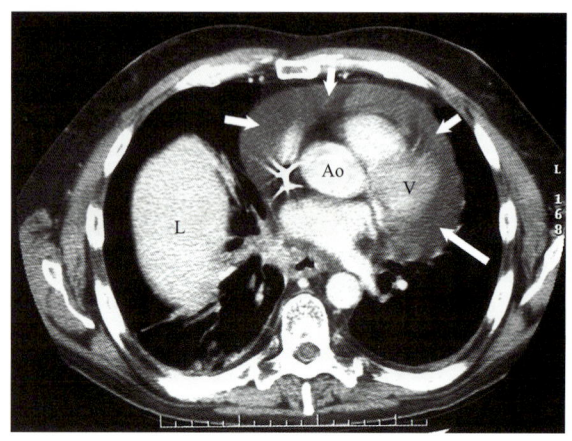

▲ 图 30-12　CT 扫描下中等大量心包积液（箭）
Ao. 主动脉根部；L. 肝顶；V. 房室交界及相邻的肺流出道

（三）治疗

各种治疗干预措施单独使用或联合使用来治疗恶性心包积液患者。主要目标之一是通过心外膜与心包膜的融合来清除任何潜在的心包间隙。患者体能状况、医疗并发症、恶性疾病阶段、预后和对其他癌症治疗的反应都会影响治疗选择。

心包穿刺术提供心包腔的即时减压，通常在超声心动图引导下进行。从而可减轻血流动力学损伤，但可能会迅速复发。已报道的复发率高达25%[81]。因此，除了预期存活期较短的晚期患者外，这种手术很少足够持久。

在心包穿刺时留置的心包导管允许在注射或不注射硬化剂的情况下引流额外的液体。许多研究者诱导心包硬化以防止心包积液复发。注射的药物有硫代噻吩、四环素、OK-432（一种免疫调节剂）、博来霉素、阿柔比星、丝裂霉素 C、氟尿嘧啶、放射性胶体，如 ^{32}P 和 ^{154}Au。多西环素可能产生剧烈的疼痛，并且与博来霉素一样，可能在相当数量的患者中产生发热反应。塞替派不会引起疼痛，也很少引起发热，且价格低廉，由于这些优点，它在某些中心是硬化剂的选择。心包腔内硬化术的总体成功率在 80% 以上[81]。一些中心已经使用了心包内注射放射性胶体的方法，但其普及程度受到一定限制，部分原因是与药物供应有关的后勤问题。心包腔内干扰素也被使用[82]。据报道，它能增强细胞介导的细胞毒性并具有抗增殖作用。秋水仙素也被认为可以抑制白细胞趋化性和减少单核细胞产生白介素 –1[83]。秋水仙素的这些作用已被开发用于治疗难治性恶性心包积液。这些导管干预措施的微创性质是吸引人的，并将单纯心包穿刺术后的复发率降低到可接受的水平。当侵袭性小的选择失败时，可以为适当的患者提供外科治疗。

建立剑突下心包"窗口"已经在手术中得到最广泛的应用（图 30-13）。它可以采用局部或全身麻醉，并发症发生率低，不需要像某些胸腔镜方法那样的单肺通气。

此方法已报道的成功率超过 90%[81]。许多心包液引流发生在升主动脉后部，通过丰富的隆凸淋巴系统。在那个空间中的负荷相对较小的肿瘤（对于正在行剑突下心包开窗术的外科医生来说是不可见的）可能会产生积液。这解释了为什么一些心包开窗标本在病理检查中没有显示恶性肿瘤的原因。

开胸术可用于胸膜心包开窗或进行心包切除术。后者据称在所有外科手术中作用最持久。但是它需要全身麻醉和最佳单肺通气，并且具有相对较高的发病率和死亡率。

胸腔镜手术旨在提供与开胸同样质量的心包引流，而避免开胸的发病率[84]。胸腔镜手术在病情非常严重的患者中已经得到很好的耐受，但仍然需要单肺通气和全身麻醉。当胸腔积液和心包积液同时存在时，应优先考虑胸腔镜手术（图30-14），可以一起处理胸腔和心包腔。此外，胸

第一部分 胸部手术
第 30 章 恶性胸腔和心包积液

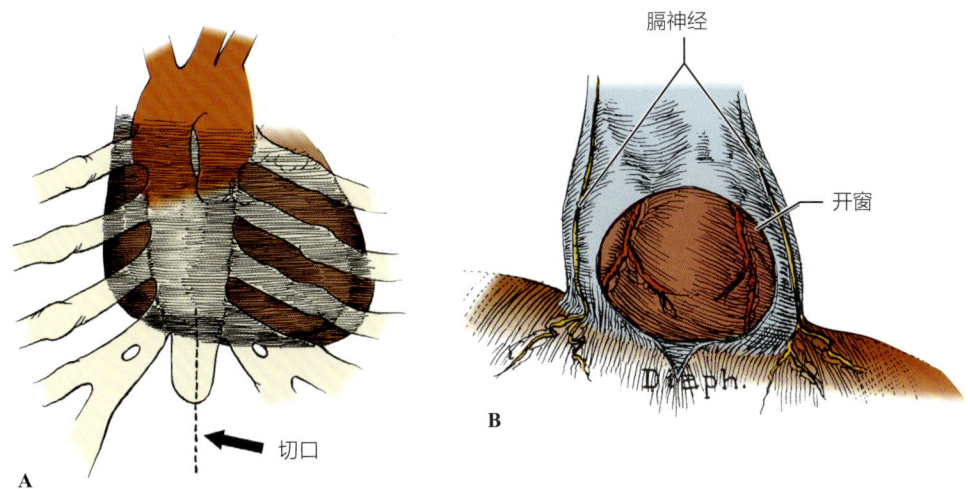

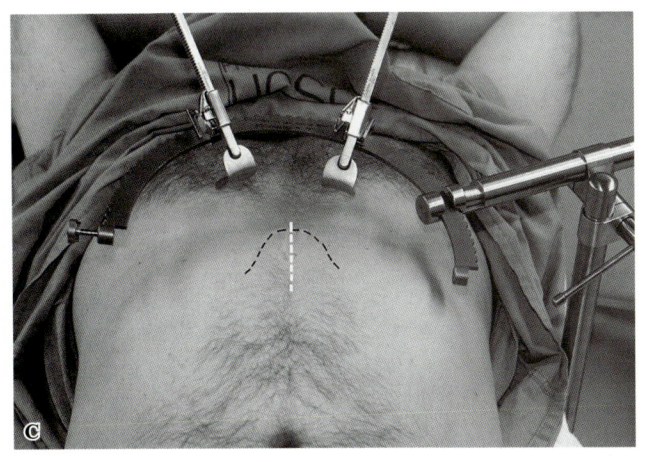

▲ 图 30-13 建立剑突下心包 "窗口" 已经在手术中得到最广泛的应用
A. 心包积液与计划的剑突下切口（箭）的关系；B. 已开辟大心包窗；局部切除剑突下软骨有助于暴露；根据外科医生的偏好，可通过放置引流管、打开胸膜腔或腹膜前腔来促进引流；C. 可通过自保持牵开器系统来帮助暴露，该牵开器系统将肋缘和胸骨向前提起以暴露上心包；患者位于 Bookwalter 牵开器系统的半圆环下，牵开器的小叶片提供牵引。黑色虚线表示肋缘，白色虚线位于剑突上，表示计划的切口
图 A 和图 B 引自 Ravitch M, Steichen F: *Atlas of general thoracic surgery*, Philadelphia, 1988, WB Saunders, p 175.

腔镜出色的可视化允许对未确诊病例进行直接活检。

经皮球囊心包开窗术已有报道[85]，其并发症包括需要引流的胸腔积液、短暂发热和小气胸。这可在局部麻醉下进行的，通常允许患者即刻出院。

Denver 胸腹腔分流术也可用于将心包积液引流到腹腔中[86]。患者只需局部麻醉和短期住院。患者需要每天多次按压装置的泵室。这种引流方法的可能缺点包括患者不配合和分流管堵塞。

被动心包腹腔分流术可以使用视频辅助技术完成[87]。这项技术实质上是用腹腔镜方法行经横膈膜的较大心包开窗，而不从外部引流。

化疗和放射治疗对于那些敏感的肿瘤患者是相当有效的。这些治疗方法可以与直接心包介入结合使用。

手术的选择取决于患者，必须个体化。没有哪一种方式明显优于其他方式，但侵入程度、发病率和成本差异很大。临床的重点应放在以最低可能的发病率，提供迅速而持久的积液缓解。

443

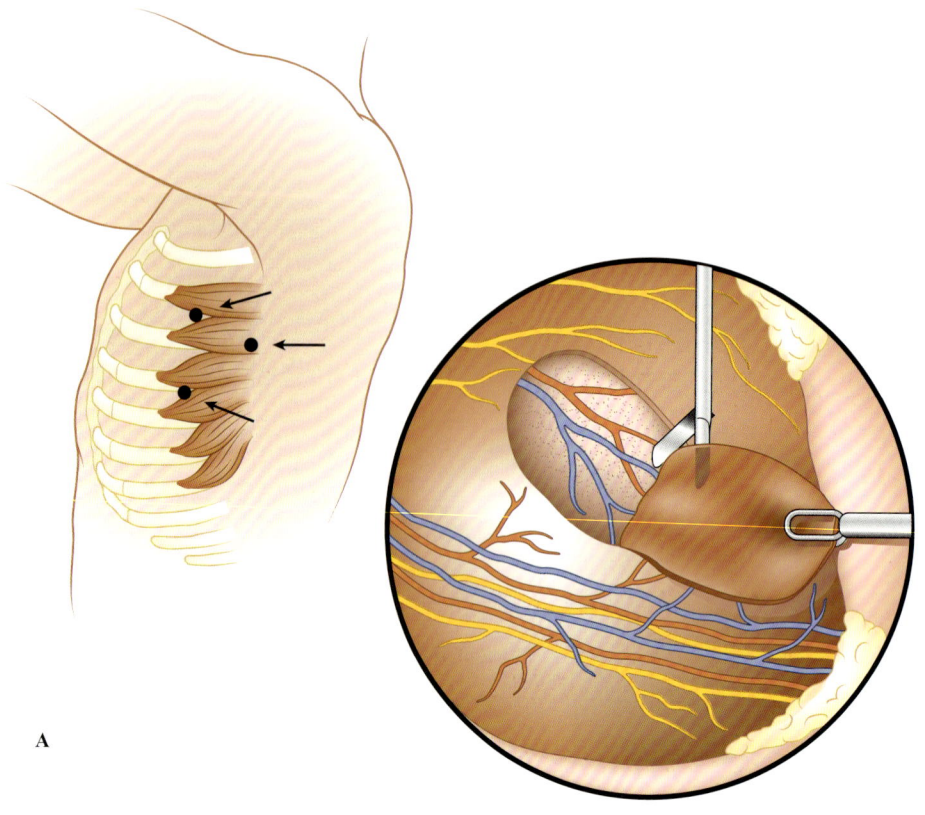

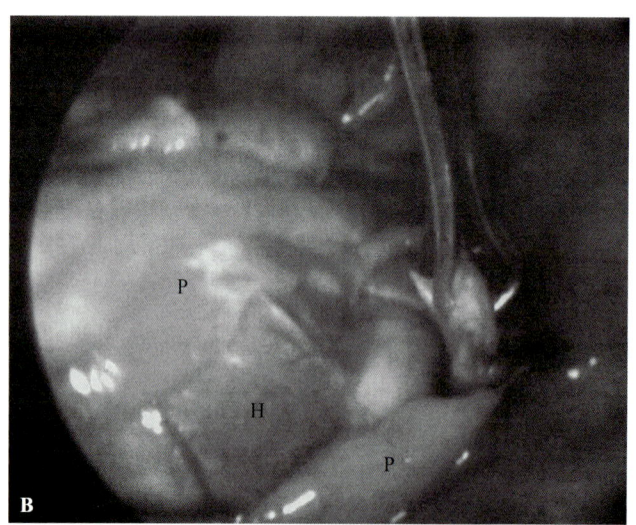

▲ 图 30-14　当胸腔积液和心包积液同时存在时，应优先考虑胸腔镜手术

A. 为胸腔镜心包开窗准备的套管位置。患者取仰卧位；相机套管位置最靠后，其余 2 个位置用于操作器械；B. 左侧胸腔镜心包开窗（左胸）的胸腔镜图像；H. 心脏；P. 心包

（图 A 引自 Inderbitzi R, Furrer M, Leupi F: Pericardial biopsy and fenestration. *Eur Heart J* 14：135–137，1993.）

第 31 章
胸膜肿瘤
Pleural Tumors

Ciaran McNamee　Jeffrey B. Velotta　David J. Sugarbaker　著
曹　磊　译

一、胸膜胚胎学与解剖学

胸膜是一层薄的连续膜，在胚胎发育过程中，当发育中的肺芽侵入胸膜腔时，胸膜分为 2 层。包覆肺的胸膜称为内脏胸膜，其后延续的浆膜层称为壁胸膜，覆盖胸壁、纵隔和膈。两层在肺门处融合，形成胸膜腔。胸膜腔内含有少量富含糖蛋白的液体，这些液体允许胸膜表面在呼吸过程中相互滑动。这些胸膜来源于胚胎发生时的中胚层，通过肺芽向内生长的分离使顶胸膜与外胚层融合形成胚体壁，内脏胸膜与内胚层融合形成脏壁层。因此，这三个胚层在胸膜组织发生中都有表达，这解释了胸膜肿瘤去分化为上皮和间质两种成分。

胸膜壁层的血供来自体循环：肋间动脉、锁骨下动脉、胸内动脉和膈动脉。内脏胸膜从支气管动脉循环和肺实质获得动脉血液供应。

壁胸膜淋巴引流遵循动脉血供并引流至体循环。内脏胸膜引流入肺实质。壁胸膜和纵隔胸膜尾侧自然形成的孔或气孔将颗粒物质转移到淋巴管中用于引流。积聚在胸膜腔内的大部分液体来自肺，被壁胸膜吸收。内脏胸膜缺乏躯体神经支配，而壁胸膜有丰富的躯体、交感和副交感神经支配网络。

胸膜薄而半透明。它由 5 个独立的层组成：①间皮层（由紧密连接连接的扁平间皮细胞）；②薄的皮下结缔组织层；③浅层弹性组织；④松散的胸膜下结缔组织层，其中有淋巴管、神经、动脉和静脉；⑤纤维弹性层，附着于下面的结构（肺、纵隔、膈肌和胸壁）。间皮细胞的特征是细长的微绒毛，延伸至胸膜腔，据信能将透明质酸释放到胸腔液中[1]。

胸膜对损伤的反应特征是蛋白质和中性粒细胞水肿及渗出。

这种反应称为渗出性胸膜反应。它是通过间皮细胞释放炎症介质（细胞因子、趋化因子、氧化剂和蛋白酶）来介导的。这些间皮细胞也具有吞噬能力。炎症较轻的情况可以通过间皮细胞吸收炎症产物来清除，并由淋巴系统转移液体和颗粒。严重或持续的损伤可促进间皮下成纤维细胞反应和致密粘连的形成。

胸膜反应可因感染性或非感染性损伤而发生，通常通过呼吸系统引起。感染性生物与脓胸有关。然而，内脏胸膜通过产生细胞因子 [转化生长因子 -β（TGF-β）和肿瘤坏死因子 -α（TNF-α）] 对自身免疫疾病、药物反应、辐射或尘肺作出反应，这又导致纤维蛋白基质的形成。石棉、二氧化硅和煤尘与壁胸膜表面致密透明纤维化的周边斑块的形成有关，这些斑块通常涉及膈肌和胸壁。

二、石棉相关胸膜病理学

（一）石棉纤维的生物学特性

根据石棉的纤维长度和其他可能造成其在人体中生物持久性的物理特性，石棉可分为 2 种主要类型。第一种类型的纤维是短而卷曲的，温石棉（或白色石棉）是其中的主要成员。第二种类型，称为角闪石石棉，具有细长的直纤维。它有几种亚型，包括青石棉、阳起石、透闪石、叶蜡石和阿莫石[2]。目前全世界使用的石棉大约95%是温石棉。剩下的5%是莫来石和青石棉，尽管这些纤维组通常混合在一起[3]。

根据石棉纤维的尺寸、形状和长度的物理特性，医学界提出了两个相互矛盾的理论来解释石棉纤维的致癌潜力。角闪石假说提出，角闪石纤维在肺中的耐久性和生物持久性归功于它们的长度。这个假设的支持者认为温石棉的短纤维分解快、清除快，不会引发癌症[4]。Stanton理论认为，角闪石石棉具有致癌性，因为长纤维能够深入胸膜，接触并刺激间皮细胞增殖[5]。不管是什么原因，似乎温石棉纤维被巨噬细胞从体内清除的速度要比角闪石纤维快得多，角闪石纤维在暴露后能在肺中保留很多年，因此它们具有很高的生物持久性。

有证据表明，石棉纤维的生物持久性与动物[6, 7]和人类的恶性肿瘤有关[8]。尽管对于不同纤维类型的确切致癌潜能，或恶性转化成间皮瘤所需的暴露水平或暴露时间尚未达成共识，但专家小组（4级证据）于2003年发表了关于这一问题的意见。该小组的一致意见认为，与角闪石石棉（尤其是青石棉）相关的较长、生物持久纤维比蛇纹石棉的短纤维具有更大的致癌潜力[9]。

（二）间皮瘤的流行病学

石棉接触与胸膜肿瘤后期发展之间的因果关系很强。然而，缺乏临床上可识别的、癌前的非侵袭性的恶性间皮瘤，再加上难以获得侵袭性活检材料，妨碍了检出引发或促进体内胸膜肿瘤发展的物质。因此，目前的许多知识来自3个来源：流行病学数据，石棉和间皮细胞系的体外研究，以及间皮瘤染色体研究的逆推假设。

1870年，恶性间皮瘤首次被确定为一个独立的诊断[10]。该诊断名称于20世纪30年代正式命名[11]。1920—1950年的医学文献中最初记载了石棉接触与间皮瘤发展之间有联系的怀疑[12-14]。尽管有大量的病例报道，但直到1960年，Wagner及其同事才报道了一系列病例，这些病例表明间皮瘤与南非石棉矿工接触石棉之间的强烈关联[10]。Selikoff及其同事在20世纪60和70年代在美国记录了石棉接触与胸膜肿瘤发展之间的明确联系[15, 16]。1965—1975年的多病例对照系列进一步证明了这种联系。这些报道在Britton对间皮瘤的流行病学综述中作了总结[17]。在这篇综述中，间皮瘤最显著的风险与职业暴露于石棉有关，主要是在造船厂，在那里青石棉被用于海军绝缘材料。具有间皮瘤发展不同相对风险的其他确定的接触群体包括安装绝缘的工人和石棉产品制造业或采暖和建筑业的工人[17]。

在Wagner发表之后，1980—1999年间进一步的世界性病例系列对比了角闪石和温石棉纤维暴露，证实了石棉暴露（尤其是角闪石纤维）和间皮瘤的关系。甚至温石棉矿工也被鉴定为间皮瘤的高危人群，尽管角闪石纤维（尤其是透闪石）对温石棉的污染是这些矿工患病的真正原因受到质疑[17, 18]。

基于对石棉与癌症发展之间有联系的怀疑，出现了工业法规。早在1932年，英国就颁布了名为《1931年石棉工业条例》的第一项石棉禁令。然而，直到1970年，英国才禁止使用青石棉。到1980年，大多数西欧国家也纷纷效仿。美国环境保护署于1971年将石棉列为有害空气污染物。截至1972年，公布了石棉的暴露限度，到1979年石棉的使用被减少。世界许多其他地区的石棉控制或管制尚未实现。

接触石棉和间皮瘤之间的潜伏期（20～50年）相当长[19]。虽然有关石棉接触间皮瘤的流行病学数据是明确的，但接触石棉的工人发生间皮瘤的终生风险为4.5%～10.0%[20-23]。因此，在石棉接触和胸膜肿瘤发展之间缺乏强有力的、直接的、可量化的联系妨碍了对个体疾病发展的预测，并且未来的预测仅在广泛的人口统计学方面相关。

1940—1970年，在造船和建筑业中，当石棉被以不受控制的方式使用时，西方人暴露在石棉的环境危害中。尽管全球环境管理机构都在关注这种疾病，但其潜伏期表明，在欧洲、北美和澳大利亚的发病高峰期可能在未来10～15年[24, 25]。间皮瘤发展的预测风险表明，该疾病在欧洲将继续增加，在2020年达到高峰，此后迅速下降，因为劳动力接触应该只影响1950年之前出生的人口（假设20岁开始工作，那时石棉条例开始实施）[17, 24]。对美国间皮瘤的预测高峰是2004年，澳大利亚是2015年，日本是2025年。然而，这些假设并不包括许多意想不到的因素，例如2001年美国世界贸易中心遭到袭击，估计有1000万纽约人暴露在石棉尘埃中[26, 27]。

（三）人群暴露

根据接触石棉的程度，可将石棉病患者分为4组：直接职业暴露、二次职业暴露、被动职业暴露和非职业暴露。

第1组包括直接接触者通过工作或直接无意中暴露于石棉纤维中。这一暴露群体的一个典型病例是澳大利亚Wittenoom地区的石棉矿工。这些矿工在工作时暴露在外面，但是因为用石棉代替草地覆盖校园和操场，他们的子女也受到直接暴露[25]。

第2组是指偶尔接触石棉的人，如水管工、木匠、海军人员和石棉安装工等。

第3组代表那些通过直接接触石棉并将纤维带回家的衣服上的其他家庭成员被动暴露的人。这个群体包括与前两个群体密切接触的人（如石棉工人的妻子）[28]。

少数人间皮瘤患者并无职业接触石棉史。其中有些人在自然栖息地接触了石棉纤维[29]，或者他们可能有遗传倾向[30, 31]。据推测，猿猴病毒40（SV40）与石棉在间皮瘤的发生发展中起协同作用，既可以作为致裂性转化器（染色体损伤的诱导剂），也可以作为细胞保护剂，使染色体受损的细胞存活和繁殖，而不是死亡（凋亡）[32, 33]。1950—1963年，SV40被鉴定为脊髓灰质炎疫苗中的污染物，其在间皮瘤发展中的作用程度仍存在争议和未定。

最后，2%～5%的间皮瘤病例发生在儿科人群中，这表明这些个体间皮瘤是遗传原因而不是环境原因[34]。

（四）石棉纤维的发病机制

石棉纤维良性石棉相关性胸膜病的发病机制被认为是表现为离散的壁层胸膜斑块或涉及脏胸膜增生和纤维化的弥漫性疾病[35]。石棉纤维到达壁胸膜引起胸膜斑块形成的机制尚不清楚。然而，如前所述，人们怀疑肺巨噬细胞不能吞噬这些颗粒是由于它们的长度和纤维穿透肺部并最终与胸膜中的间皮细胞相接触。已经提出了几种理论来解释纤维如何从脏层传递到壁层间皮细胞。有几个推测的原因。纤维可能突出通过脏胸膜，磨损和刺激壁胸膜表面。这些纤维可以穿过胸膜从脏胸膜迁移到壁胸膜表面，或者它们可以通过淋巴引流扩散到壁胸膜间皮细胞[27, 35]。

石棉对间皮细胞的作用是复杂的、多因素的，很难解释。例如，已经证明，在体外人间皮细胞经常在接触或吞噬石棉纤维后死亡[36, 37]。一种可能的解释是，石棉纤维可以诱导产生具有细胞保护作用的细胞因子，这些细胞因子促进石棉转化的间皮细胞存活和增殖。TNF-α在间皮细胞和巨噬细胞接触石棉后表达增加，其可能使石棉损伤细胞存活[38]。纤维持续存在可能导致慢性炎症，增加细胞生长周期，从而引起细胞有丝分裂改变。这些变化可能逐渐导致间皮细胞发生导致肿瘤形成的遗传和表观遗传变化。即使不直接干扰细胞的DNA机制，这些纤维也可能影响具有肿瘤学潜力的细胞。

除了诱导细胞增殖外，石棉纤维还具有其他的细胞学和致畸变的特性，可导致肿瘤形成。例如，将石棉纤维掺入间皮细胞可产生氧自由基[39, 40]、细胞因子、趋化因子以及表皮生长因子（EGF）和转化生长因子-α等生长因子[41-43]。这些成分能促进间皮细胞的增殖，使它们更容易受到DNA和遗传损伤的影响[44]。石棉可诱导有丝分裂原激活蛋白（MAP）激酶和细胞外信号调节激酶（ERK）1和2磷酸化，并增加下游肿瘤原癌基因的表达[43]。

石棉纤维也具有致畸变特性，也就是说，它们可以直接作用于染色体上。它们可能切断或破坏细胞的有丝分裂纺锤体，导致染色体异常[45]，如非整倍体的发生[46]。最后，它们可能通过启动子DNA CpG甲基化诱导表观遗传肿瘤抑制物沉默，从而允许致瘤细胞进入细胞周期，而不是在

有丝分裂的 G_1/S 间期停止[47]。

1. 石棉暴露引起的间皮细胞肿瘤变化

对恶性间皮细胞分子生物学变化的回顾性分析揭示了与正常间皮细胞力学不同的几个不同领域的分子变化。这些变异被认为是导致肿瘤形成的原因。

间皮瘤的染色体异常：体细胞突变引起核型改变，而基因缺失、基因沉默和 RNA 编辑也是恶性间皮瘤常见的染色体畸变。DNA 测序技术和比较基因组杂交技术可以区分肿瘤细胞的克隆性增殖[48,49]。这些技术还可有助于间皮瘤亚型的组织学鉴定和分类。它们可能有助于区分间皮瘤与类似表现的肿瘤，如腺癌[50]。对单个间皮瘤进行全转录和深测序显示，染色体和 mRNA 表达具有独特的个体肿瘤特征[51]。

恶性间皮瘤的这些染色体改变通常是多重的，可导致克隆增殖，表现出个体差异（丢失比增加更常见）[50]。在间皮瘤中，一个常见的缺失发生在 9p21 位点，其在间皮瘤细胞系和高达 22% 的原发性肿瘤标本中以 70% 的频率发生[52,53]。该基因座编码两种细胞周期素依赖性激酶（CDK）抑制因子，即 p16 ^{INK4a}（CDKN2A）和 P15 ^{INK4b}（CDKN2B），它们可以阻止视网膜母细胞瘤（Rb）蛋白的磷酸化。Rb 蛋白从细胞周期的 G_1 期开始调节细胞进入 S 期，这种蛋白被 CDK 抑制药阻止的磷酸化允许不受控制的细胞进入 S 期。9p21 基因还编码 p14 ^{ARF}，其作为重要的肿瘤抑制癌基因 p53 的调节子。该基因编码肿瘤蛋白 p53，对多种细胞应激如缺氧、DNA 损伤和癌基因激活作出反应，以调节诱导细胞周期阻滞、凋亡、衰老、DNA 修复或新陈代谢的靶基因。p53 蛋白在正常细胞中以低水平表达，而在各种转化细胞系中以高水平表达，据信 p53 蛋白促进细胞转化及癌变。p53 是包含转录激活、DNA 结合和寡聚域的 DNA 结合蛋白。它被假定与 p53 结合位点结合，并激活下游基因的表达，这些下游基因抑制生长和侵袭，从而 p53 通过启动基因的转录而起肿瘤抑制的作用，对 G_0 期的细胞周期阻滞和凋亡产生下游效应。p53 的下游靶点是 p21，一种多功能 CDK 抑制因子。p21 表达缺失与患者存活率降低有关[54]。此外，22 号染色体在恶性间皮瘤中经常丢失[55]。抑癌基因 NF2 位于这条染色体上。

2. 间皮瘤中抑癌基因的研究

(1) 肿瘤抑制基因和 CDK 抑制因子丢失：具有讽刺意味的是，恶性间皮细胞缺乏在大多数肿瘤中常见的 2 种基因突变，即肿瘤抑制基因 p53 和 pRb[56]。抑癌基因 p53 对细胞周期阻滞很重要，因为它阻止 DNA 受损细胞或遗传不稳定细胞的繁殖。它通过刺激 p21 的表达起作用，而 p21 又作为 CDK 抑制因子起作用。以同样的方式，Rb 基因，如前所述，也阻止染色体合成，从而抑制肿瘤增殖。

然而，恶性间皮瘤细胞的染色体畸变最终通过上游调节其基因产物而负面影响这两个肿瘤抑制基因。间皮瘤细胞中 9p21 位点的突变缺失影响 p53 上游调控因子 p14 ^{ARF}。该基因的缺失性中断使 TP53-MDM2 失活，这对于染色体损伤细胞的内在细胞控制极其重要。

通过减少 p21 基因产物，这种途径的失活使 CDK 磷酸化 Rb 蛋白，然后使受损细胞进入细胞周期的 S 期[57]。病毒在培养中将 p14 ^{ARF} 导入间皮瘤细胞，导致 p53 和 p21 的产生增加，导致去磷酸化的 Rb 和 G_1 的阻滞增加，并抑制间皮瘤细胞生长[58]。

以同样的方式，p16 ^{INK4a} 的缺失导致 CDK 4 和 6 的丢失，通过缺乏 CDK 抑制导致 Rb 基因的磷酸化[57]。70% 以上的间皮瘤细胞 p16/CDKN2A 基因缺失[50,59]。从 p53 可以看出，转染了表达 p16 ^{INK4a} 的腺病毒的间皮瘤细胞 Rb 磷酸化水平降低[60]，导致细胞周期停滞、细胞死亡和肿瘤消退。

(2) Merlin 和 RAS-ERK 通道：染色体 22 的改变可能导致 NF2 表达的改变，或者体细胞突变可能导致 NF2 改变，其在间皮瘤患者中发生率为 50%[61]。NF2 编码一种名为 merlin 的蛋白质（或者称为 schwannomin）。该蛋白在细胞质膜和细胞骨架之间的连接中起着重要作用，可通过抑制 RAS-ERK 途径和诱导细胞周期蛋白 D1 表达而发挥抑癌基因的作用。抑制或取消 NF2 功能及其下游产物 merlin 可能导致缺乏接触依赖性生长停滞[62-64]，以牺牲邻近正常细胞为代价抑制肿瘤增殖。

(3) 间皮瘤中癌基因的激活：在恶性间皮瘤中，转录因子 AP-1 和 β-连环素经常上调，而转录因子家族成员 Fra-1 则上调 AP-1。Fra-1 在恶性间皮瘤细胞中表达增加。与石棉或 EGF 有关，也与 ERK 抑制药作用减弱有关。转染 ERK 抑制因子或显著阴性 Fra-1 的间皮瘤细胞逆转其转化表型[65]。

转录因子 β-连环素受 Wnt 信号转导控制，因此 Wnt 的存在抑制了腺瘤性息肉病（APC）和轴突蛋白的磷酸化，从而允许 β-连环素的持续存在。β-连环素的增加导致 T 细胞因子 / 淋巴细胞增强因子（Tcf/Lef）蛋白与转录因子下游激活的核结合。间皮瘤细胞已经显示出 APC 表达改变[66]，它们可能表达 Wnt 通路的上游负性抑制药 [Wnt 抑制因子（WIF-1）和分泌的褶皱相关蛋白（sFRP）][67, 68]。

细胞外信号传导，通过 β-连环素下游激活的膜不整齐蛋白的过表达，可能在恶性间皮瘤中发挥重要作用[57]。

(4) 表观遗传方式：启动子甲基化对 WIF-1 和 sFRP 有灭活作用[69, 70]。

DNA 高甲基化是抑制肿瘤抑制基因功能的常见表观遗传学方法[71, 72]。然而，在接触石棉的情况下，由于石棉纤维，甲基化的诱导可能存在剂量依赖性的增加[47]。这种表型上重要的途径的高甲基化的确切机制尚不清楚。它也可以直接归因于石棉纤维的致碎裂特性，或可替代地归因于产生石棉的反应性氧物种的重复的炎症损伤，这可能导致有丝分裂刺激和启动子甲基化的增加。也可增加导致恶性肿瘤的获得性遗传或表观遗传学染色体改变[47]。

(5) 间皮瘤的生长因子：血小板衍生生长因子（PDGF）链 A 和 B 随着石棉接触而增加，它们与恶性间皮瘤的发生和发展有关[50, 73]。石棉还诱导 EGF 受体（EGFR）的自磷酸化。这可能导致 MAP 激酶级联和 ERK1 和 ERK2 激酶的激活，导致编码 fos-jun 和激活蛋白 1 家族成员的原癌基因的表达[43]。肝细胞生长因子（HGF）通过与受体 c-Met 结合，通过下游 AKT 和 ERK 途径介导细胞生长和迁移。间皮瘤患者循环中这种生长因子水平升高，因此抑制 HGF 受体 c-Met 可能是一种治疗选择[74]。EGFR（酪氨酸激酶受体 ErbB 家族成员）在恶性间皮瘤中高表达，与血管生成和增殖有关[75]。多种配体可以结合并激活该受体，导致细胞内酪氨酸激酶自磷酸化以及细胞增殖、分化和永生化的信号传导途径。其中 2 个重要的配体是 EGFR 和 TGFα，两者均通过间皮石棉暴露而增加。使用酪氨酸激酶抑制药抑制 EGFR76 和使用血管内皮生长因子（VEGF）通路抑制药抑制 VEGF 生成或 VEGF 受体[77]，可降低或抑制间皮瘤细胞生长。间皮瘤细胞 SV40 感染可增加 VEGF 的产生[78]。间皮瘤患者 VEGF[79, 80] 和 EGFR[76] 通路的抑制药目前已用于临床研究。

3. 间皮瘤细胞的病毒激活

SV40 是一种双链环状多瘤病毒，1955—1963 年在美国、加拿大、欧洲、亚洲和非洲污染了脊髓灰质炎疫苗。根据分子、病理和临床证据，这种病毒具有引起癌症的潜力[81]。它有 2 个主要的染色体区域，其中一个具有潜在的致癌能力。早期区域编码 SV40Tag（大肿瘤抗原）、SV40tag（小肿瘤抗原）和 17KT；晚期区域编码病毒的结构蛋白。

据推测 SV40 感染可能通过自分泌和旁分泌机制增加 VEGF[82]、HGF 等生长因子的细胞产生[78]。它还可能通过异位产生端粒酶保护细胞免于凋亡，从而防止染色体随着连续的细胞分裂而缩短[83]。

大肿瘤抗原（SV40Tag）可与抑癌基因 p53 和 Rb 结合，使其失活，从而使肿瘤生长不受调控。小肿瘤抗原（SV40tag）可抑制 PP2A，导致 MAPK 家族成员去磷酸化，Wnt 和 ERK 失活，导致细胞转录增加[84]。

尽管 SV40 病毒具有强大的肿瘤学属性，但关于 SV40 在细胞转化中的作用在文献中仍存在很多争议；SV40 的肿瘤学潜力非常有争议，目前的观点认为其肿瘤学潜力不大[85, 86]。SV40 在诱导间皮细胞瘤变中的作用的反论点由间皮瘤细胞中缺乏病毒颗粒所支持[87]。从经验上进一步支持这个反论点是，p14 ARF 和 p16 INK4a 引起间皮瘤突变，上游的 p53 和 Rb 失活，从而使这些肿瘤抑制基因的 SV40 失活变得多余，因此被淘汰。

（五）凋亡过程

caspase 途径的细胞外配体，如 TNF、TNF 相关凋亡诱导配体（TRAIL）和 Fas 配体，诱导正常细胞程序性死亡。间皮瘤患者中调亡的细胞内介质，包括端粒酶（见后文）和 bcl-2 家族的蛋白质增加，它们可能具有促凋亡和抗凋亡的特性。该家族的蛋白表达在临床医学中可能具有诊断和预后的作用[75, 88]。促凋亡 Bcl-2 蛋白通过增加线粒体膜通透性诱导细胞凋亡，进而激活 caspase 通路。抗凋亡 Bcl-xl 在间皮瘤中的表达增加。这也可以通过反义寡核苷酸抑制药[89] 或间皮瘤细胞的病毒载体转染来靶向治疗[90]。

三、胸膜肿瘤的临床特点

可通过胸膜增厚层的特征性影像学表现来识别胸膜肿瘤，该增厚层包含液体、固体肿瘤或两者的组合。由于肺部受限或压迫，患者可能出现或可能没有胸痛或呼吸困难的症状。在罕见的病例中，胸膜肿瘤与其他症状有关，如低血糖或肥厚性肺骨关节病。有症状或无症状患者胸膜增厚的影像学证据常常是临床检查的原因，以确认病理的良性或恶性性质，或者如果可能的话，纠正潜在的肺压迫。

通常很难区分良恶性胸膜反应（框 31-1）。与其他良性胸膜反应一样，间皮细胞也可能释放介质，如细胞因子、趋化因子、氧化剂和蛋白酶。这些介质可引起渗出性胸膜反应，引起间皮层和间皮下层的增生[1, 35]。这种反应可能类似于恶性过程。因此，胸膜增厚可归因于多种原因，从良性炎症到恶性肿瘤，如框 31-2 中总结。

框 31-1　引起胸膜增生的良性疾病

- 胸膜感染
- 辐射
- 外科手术
- 创伤
- 腔内治疗（化疗或使用硬化药）
- 胶原血管疾病
- 系统性免疫疾病（系统性红斑狼疮、类风湿性关节炎、Sjögren 综合征、韦格纳肉芽肿）
- 胸膜下肺异常（梗死、感染、肿瘤）
- 气胸
- 药物（硝基呋喃妥因、溴隐亭、甲酰亚胺、丙卡嗪）反应
- 胰腺炎、尿毒症
- 尘肺（石棉肺）

框 31-2　引起胸膜肿块原因

- 炎性胸膜反应
  - 反应性间皮增生或组织性胸膜炎与非典型间皮增生
  - 结节性胸膜斑块
- 可能与胸膜肿瘤相似的肺肿瘤
  - 肺部炎性假瘤
- 良性胸膜肿瘤
  - 孤立性纤维瘤
  - 脂肪瘤和成脂细胞瘤
  - 腺瘤性肿瘤
  - 钙化纤维瘤
  - 间皮囊肿
  - 多囊间皮瘤
  - 神经鞘瘤
- 低恶性潜能胸膜肿瘤
  - 硬纤维瘤
  - 分化良好的乳头状间皮瘤
  - 胸膜胸腺瘤
- 看起来像良性肿瘤的原发性恶性胸膜肿瘤
  - 恶性孤立性纤维瘤
  - 胸膜肺母细胞瘤
  - 局部恶性间皮瘤
  - 血管肉瘤
  - 脂肪肉瘤
  - 胸膜肺滑膜肉瘤
  - Askin 肿瘤或原始神经外胚层肿瘤（PNET）
  - 软骨增生性小圆形细胞瘤
- 恶性胸膜肿瘤
  - 胸膜转移性肿瘤
  - 恶性间皮瘤

（一）炎症性胸膜反应

胸膜对胸膜损伤的反应可能是反应性间皮增生，或是组织性胸膜炎（与稍后描述的非典型间皮增生相反），也可能是结节性胸膜斑块的形成。斑块是壁胸膜上钙化的无细胞沉积物。它们通常与石棉接触有关[91, 92]。这些良性病变往往是多发性的，可发生在双侧。它们的存在增加了间皮瘤或肺癌的可能性，无论是在临床表现上还是在将来的发病风险方面。

（二）与胸膜瘤相似的肺肿瘤

肺炎性假瘤是成人罕见的肺肿瘤，但儿童最常见的原发性肺肿瘤[93]。这些肿瘤可能与类固醇治疗引起的胸膜增厚有关[94]。

良性反应性间皮增生类似恶性肿瘤的特殊组织学特征包括高细胞数、细胞学有丝分裂、坏死、乳头状赘肉和间皮细胞在组织性胸膜炎中的滞留。免疫组织化学在鉴别良恶性胸膜病变中可能具有一定的帮助。其主要价值在于通过侵袭细胞的免疫染色来证明侵袭性。侵袭是恶性肿瘤的重要标志，必须在病理上与包埋、假侵袭或隔离区分开来[95, 96]。

在胸膜活检中可能出现非典型间皮细胞增殖的不确定病变，可以是单层或堆积的细胞。这些病灶可能显示细胞学不典型性增加，而没有真正的侵袭证据；它们可能保持良性或退化为恶性肿瘤[95, 97]。

（三）良性胸膜肿瘤

良性胸膜肿瘤在所有胸膜肿瘤中不足5%。更常见的是，胸膜肿瘤要么是转移癌，要么是弥漫性恶性胸膜间皮瘤。这些恶性肿瘤与良性胸膜肿瘤具有共同的特征，这使得很难确定诊断，尤其是对少量组织进行小活检。良恶性胸膜肿瘤的共同特点是均起源于或转移至间皮或间皮下表面；两者在手术切除后都可能复发；并且由于细胞异质性的模式，两者都难以在有限的组织活检材料中识别[98]。

然而，能够区分良性和恶性胸膜肿瘤是很重要的，因为良性形态具有极好的生存潜力。一些良性肿瘤在完全切除后可能复发，而且它们仍可经手术治疗并具有治愈可能。

胸膜良性肿瘤患者的X线检查显示壁层增厚，肺部受压。偶尔，这些肿瘤有肺部浸润的表现（尤其是以内脏胸膜为基础的），如单发纤维瘤的倒置纤维瘤。这些胸膜异常通过内脏或顶部胸膜的不同增厚来鉴别在鉴别诊断中，由于胸膜肿块的许多可能原因，这就使诊断陷入困境。此外，这些异常的细针抽吸对于确认诊断为良性胸膜肿瘤通常是不可靠的[96, 99-101]。

从临床角度看，原发性胸膜肿瘤的病理范围从良性肿瘤到具有某些恶性特征的良性肿瘤，再到恶性肿瘤。常见的胸膜肿瘤（胸膜的孤立纤维瘤）可以是良性或恶性的，也可以是良性或恶性复发灶[98, 102]。

可能保持良性特征的良性胸膜肿瘤

(1) 孤立性纤维性肿瘤：孤立性纤维性肿瘤是最常见的良性胸膜肿瘤，且罕见（截至2002年，仅报道800例）[98]。（相比之下，美国每年诊断出3000例弥漫性间皮瘤[103]）该肿瘤起源于间皮瘤的内皮下层，通常为孤立的，尽管可能发生在多个部位[104, 105]。多达22%的病例伴有肥厚性肺骨关节病，3%～4%的病例伴有严重低血糖[106]。后者综合征（Doege-Potter综合征）可归因于肿瘤源性生长因子（胰岛素样生长因子Ⅱ）[107]。

这些肿瘤常（＞80%）附着于内脏胸膜，常有蒂（80%）。在剩下的20%病例中，它们起源于横膈膜或纵隔表面的顶叶胸膜，而顶叶肿瘤更可能是无蒂而不是有蒂的[105]。有蒂肿瘤有2%的复发率，而无蒂肿瘤有8%的复发率[98]。

由于孤立性纤维瘤常有蒂，故可通过电视辅助胸外科手术（vats）切除。然而，切除应该是完全的，没有肿瘤破裂，以防止由于不完全切除肿瘤或瘤床种植引起的肿瘤复发。重要的是不仅要切除肿瘤，还要切除基底部为1cm肺组织。如因肿瘤过大而无法进行胸腔镜手术，可能需要开胸手术[98, 100]。对于源自壁胸膜的肿瘤需要至少切除部分胸膜，同时进行肿瘤切除。如担心可能恶性转化导致复发或侵袭，需要胸壁切除和肿瘤切除。

直径＞5cm的无蒂病灶应开胸手术切除，以防止复发[100]。如果看到内脏生长（倒置纤维瘤），这些肿瘤可能会侵肺，因此可能需要肺切除术。瘤周粘连是常见的（60%），其中可能隐藏有显微肿瘤沉积物，因此需要广泛切除。这可能包括肺、膈、胸壁和心包，应通过冷冻切片确定所有切缘在切除时无肿瘤[100]。复发肿瘤可以是多灶性的，并可能发生恶性转化[102]。由于组织学特征并不总是能预测复发的可能性，因此需要长期随访。

(2) 脂肪瘤和成脂细胞瘤：胸壁脂肪瘤通常是偶然发现的，在所有胸部 CT 扫描的发生率为 0.1%[108]。脂肪母细胞瘤是一种胚胎白色脂肪的肿瘤，通常发生在婴儿期或儿童早期[109]。脂肪瘤和成脂细胞瘤都是良性的，最好通过手术切除受累部位。

(3) 腺瘤样瘤：腺瘤样瘤是非常罕见的附带发现，表现为在壁层或脏胸膜上的孤立性局限性病变。它们通常在肺切除术时由于无关的病理原因而被识别。它们更常见于其他部位（最常见的是生殖道），切除是为了排除其他恶性胸膜肿瘤[110]。

(4) 钙化性纤维瘤：钙化性纤维瘤是罕见的，其特征是有致密的胶原组织及含有营养不良性钙化砂粒体。它们通常发生在皮下组织或深部软组织，但很少发生在胸膜（自 1996 年初次报道以来，已有 9 项关于这种肿瘤的研究报道）。钙化可作为单发或多发部位的肿瘤发生；钙化在普通胸部 X 线检查中通常不见，但在 CT 扫描上可见[111-118]。

(5) 单纯间皮囊肿：胸膜是间皮囊肿罕见的发育部位，被认为是胚胎发育后心包腹侧隐窝持续存在所致。这些病变常发生在右心肾前角。保持与心包连接的囊肿称为胸膜心包囊肿，如其与心包连接的颈部被掐掉，则称为间皮囊肿。除非出现症状，否则间皮囊肿可定期复查。出现症状后通过抽吸或 VATS 切除治疗[119, 120]。

(6) 多囊间皮囊肿：多囊间皮囊肿（多囊间皮瘤或多囊性包涵体囊肿）表现为多囊性充液的囊肿沿胸膜浆膜表面分布。这些是发生在无症状个体中的极其罕见的异常，通过 VATS 手术可以去除这些异常以排除其他病理[121]。

(7) 神经鞘瘤：神经鞘瘤是周围神经鞘瘤，可自发发生或放射治疗后[122]。它们可能出现在胸椎旁的胸腔内，并可能模拟有腔室的纤维沉积或局限性胸膜肿瘤。

切除肿瘤的关键是排除脊柱延伸的可能性，以防止血肿的形成压迫性脊髓造成截瘫，这些血肿是由肿瘤周围的出血引起的。

（四）低度恶性的胸膜肿瘤

1. 分化良好的乳头状间皮瘤

分化良好的乳头状间皮瘤通常发生于间皮表面的弥漫结节状生长，虽然只有浅表浸润，没有深度浸润，但复发或长期病变除外。诊断这个病灶很困难，因为它在小活检标本上看起来与浸润性间皮瘤（弥漫性恶性间皮瘤）相似。这些病灶在没有侵袭性的特征的情况下病程缓慢，大多数情况下不会缩短预期寿命[123]。

2. 硬纤维瘤

虽然胸膜硬纤维瘤已有文献记载，但硬纤维瘤通常起源于面部或肌肉神经结构，通常起源于胸壁并有内脏侵犯[124, 125]。它们可能通过 APC 肿瘤抑制基因或 β- 连环素癌基因作用于主要细胞内信号通路 Wingless/Wnt 通路的，与侵袭性纤维瘤病有关[126, 127]。

这些肿瘤的治疗需要完全切除，切缘阴性[124, 125, 128]，虽然切缘阴性也可能复发[125]。然而，复发肿瘤的外科手术切除具有极好的长期治愈效果[128]。

3. 胸膜胸腺瘤

胸膜胸腺瘤可能起源于胸膜，可表现为局限性或弥漫性。它们可能起源于胸膜异位胸腺组织，尽管这种情况很少见（到 2002 年仅报道 15 例）[129]。局限性病变可手术治疗；弥漫形式可能需要放疗[123, 130]。

（五）外表像良性肿瘤的原发性恶性胸膜肿瘤

1. 恶性孤立性纤维瘤

这种肿瘤起源于恶性变性的内皮下层的间充质细胞，与良性带蒂的肿瘤相比，患者更易发生更大、有症状、无蒂的肿瘤[98, 99, 131]。脏胸膜来源肿瘤恶性可能性较小[132]，而且它们比壁胸膜来源肿瘤更常有蒂[98,100]。恶性肿瘤也往往与这些肿瘤的 CT 异质性、胸腔积液、胸壁侵犯和正电子发射体层成像（PET）检查阳性有关[99,100]。众所周知，CT 引导下抽吸以确定恶性肿瘤是不准确的[99,100]，可能是因为肿瘤异质性导致采样错误。

肿瘤切除后，根据细胞密度和高有丝分裂计数、核多形性、肿瘤坏死区域的存在、间质或血管浸润来判断恶性肿瘤。在孤立性纤维肿瘤中，约 37%（7%~60%）[100]发生恶性肿瘤。复发通常是局部的并且与恶性肿瘤密切相关。其发生频率为：良性带蒂，2%；良性无梗，8%；恶性带蒂，14%；恶性无梗，63%[98]。

良性肿瘤也可能作为恶性肿瘤复发[102,133]，这表明患者需要长期随访。所有肿瘤和复发最好采用积极手术切除或必要时扩大切除术[98,100]。对恶性肿瘤辅助治疗的价值仍有争议[98,100,131]。

2. 肺母细胞瘤

胸膜肺母细胞瘤（PPB）起源于肺或内脏胸膜，影响 6 岁以下的儿童。这种肿瘤在从囊性阶段（Ⅰ型，多房囊性肿瘤）发展到侵袭性更强的阶段（Ⅱ型，混合囊性和实体性肿瘤），最后发展到侵袭性最强的阶段（Ⅲ型，实体瘤）方面是独特的。患者年龄与 PPB 类型相关：年轻患者（中位年龄，9 个月）倾向患有Ⅰ型，而年长患者（中位年龄，42 个月）倾向患有Ⅲ型[134]。有强有力的证据表明肿瘤从Ⅰ型到Ⅱ型再到Ⅲ型的顺序发展，手术切除Ⅰ型肿瘤后的复发总是以Ⅱ型或Ⅲ型肿瘤的形式出现，挽救率很低[135]。Ⅰ型肿瘤成功切除后的存活率为 85%~90%，但Ⅱ型肿瘤的存活率下降至 60%，Ⅲ型肿瘤的存活率下降到 45%[134,136]。有关该肿瘤的重要治疗要点是对任何多房性小儿肺囊肿进行彻底的组织学检查，继续对这些患者进行 CT 监测，并考虑对切除的Ⅰ型肿瘤进行辅助化疗[136]。

3. 局限性恶性间皮瘤

局限性恶性间皮瘤是一种罕见的肿瘤：截至 2007 年，英国文献中仅报道 46 例[137]。根据所有组织学、免疫组织化学和超微结构标准，这些肿瘤与弥漫性恶性间皮瘤相似[138]。它们的诊断取决于以下因素：①仅有局部浆膜或浆膜下肿瘤肿块的放射学、外科学或病理学证据，而没有弥漫浆膜扩散的证据；②病变与弥漫性恶性间皮瘤具有相同的显微镜下模式[139]。文献中的少数病例没有表明它与石棉接触有很强的关联[137]。手术切除后复发可发生于局部或伴有远处转移，弥漫性胸膜扩散很少发生于复发，且与弥漫性恶性间皮瘤相比，许多病例通过手术切除而治愈[137,138]。

4. 血管肉瘤

胸膜血管肉瘤分为上皮样血管内皮瘤和血管肉瘤，前者组织学分级较低。两者均可显示平滑至结节状胸膜增厚，类似于弥漫性恶性间皮瘤。鉴别这些血管肉瘤和间皮瘤可以通过血管标志物（CD34、CD31、第Ⅷ因子）的免疫染色[123,138]。这两种类型都非常具有侵袭性，尽管进行了积极的治疗，但结果往往很差[140]。

5. 脂肪肉瘤

脂肪肉瘤是罕见的（到 2007 年在英国文献仅报道 15 例）。它们被认为是来源于胸膜腔内原始间充质细胞的残余巢。手术切除并术后化疗是治疗这些肿瘤的推荐方法[123,141]。

6. 胸膜肺滑膜肉瘤

胸膜肺滑膜肉瘤是一种特殊的肉瘤组织学亚型，被确定为间充质梭形细胞瘤，具有 t（X；18）（p11.2；q11.2）的特异性染色体易位。但这个名字命名不当，这些肿瘤与滑膜组织无关。它们被认为是来源于具有上皮分化的全能间充质细胞。这些肿瘤大多以胸膜为基底，体积较大，坏死或出血区域不均匀；将这些罕见的原发性胸膜肿瘤与更常见的转移性滑膜肉瘤区别开来是很重要的[142]。关于这种肿瘤的治疗，文献中只有少数报道。治疗包括手术切除和辅助治疗。根据软组织滑膜肉瘤的经验和胸部肿瘤的经验，治疗方案中可以增加化疗或放疗[142,143]。

7. Askin 肿瘤或原始神经外胚层肿瘤

Askin 肿瘤，或原始神经外胚层瘤（PNET），是一种软组织肿瘤，在儿童和年轻人中表现为单一病变或多发性胸膜结节。其具有尤因肉瘤家族成员 t（11；22）（q24；q12）染色体畸变的特征。然而，PNET 起源于软组织，而尤因肉瘤是骨肿瘤。从 PNET[144]治疗的单中心报道或肿瘤[145]联合治疗结果中推断出的治疗建议为考虑新辅助化疗、手术切除和辅助放化疗。

8. 结缔组织增生性小圆细胞瘤

结缔组织增生性小圆细胞瘤是一种罕见的侵袭性恶性肿瘤，发生于青少年和青年男性；已报道胸部病例不足10例[95, 146, 147]。这些肿瘤可能仍局限于胸膜，但更常见的是弥漫性侵犯胸膜。该病变具有上皮、肌肉和神经标志物的独特表达，具有特征性融合蛋白，这是22号染色体上的尤因肉瘤基因和11号染色体上的Wilms肿瘤基因t（11；22）（p13；q22）之间的基因融合转录的结果[123, 138]。胸部病变患者预后很差，就像腹部患该肿瘤患者一样。

（六）恶性胸膜肿瘤

1. 转移性恶性肿瘤

胸膜转移瘤很常见（美国每年新增 > 15万例）；75%的病例起源于肺、乳腺或淋巴瘤，卵巢和胃的来源很少。在5%～10%的病例中，原发部位不明[148, 149]。转移性胸膜肿瘤患者常因胸腔淋巴管阻塞或因肿瘤侵袭时毛细血管通透性增加而出现胸腔积液的症状，这些症状可以是直接局部肿瘤侵犯，也可能是肿瘤（卵巢、乳腺）通过血液途径发生浆膜浸润[150]。继发性胸腔积液（副恶性积液）包括乳糜胸、近端支气管阻塞伴阻塞性肺不张以及癌恶病质引起的积液[149]。肿瘤转移至浆膜表面，导致渗出物在渗出物肿瘤细胞和来自原发部位或其他转移部位的细胞之间形成基于部位的细胞差异。这些差异包括基质金属蛋白（MMP）-2和其他黏附分子（钙黏附素、整合素）上调、对ERK驱动途径或趋化因子促增殖的依赖性降低以及凋亡抗性方面；尽管死亡受体表达增加，并且凋亡蛋白抑制药增加[150]。

恶性胸腔积液细胞学检查对恶性肿瘤的诊断率为62%～90%；可通过反复胸腔穿刺、电化学发光免疫分析、微卫星遗传分析、DNA甲基化、非整倍体测定，以及通过各种技术的免疫细胞化学检查进行诊断[151]。

EGFR突变、受体分析等基因表达检测对肿瘤的分化及治疗反应均具有重要意义[152]。恶性胸腔积液可以通过各种技术来管理，其目的是建立胸膜融合。这些技术的范围从各种导管引流程序，选择几种不同的硬化剂，胸膜腹膜分流或外科胸膜切除和剥离[148, 149, 151, 153, 154]。

限制积极的外科手术策略是适当的，因为除了乳腺癌，恶性胸腔积液的中位生存期不到6个月[155]。大量流出比少量流出更糟糕[156]。

2. 弥漫性恶性胸膜间皮瘤

弥漫性恶性胸膜间皮瘤（MPM）是最常见的原发性胸膜肿瘤，但其发病率低于转移到胸膜表面的远处恶性肿瘤[151, 154]。MPM是一种侵袭性肿瘤，起源于胸膜的间皮细胞。虽然它可以全身扩散，但它优先生长在浆膜表面，穿透叶间裂并最终包围肺。该病可发生在间皮细胞与间充质细胞脱分化的任何部位，包括腹膜、心包、睾丸鞘膜和卵巢。然而，胸膜是MPM最常见的受累部位。在美国，每年有2000～3000例新病例。英国和世界其他地区的年死亡率预计将继续上升，到2020年达到高峰[24, 157]。

间皮瘤有几种组织学亚型（图31-1）。上皮型间皮瘤是最常见的类型，其次是混合型/双相型、肉瘤型，很少是促结缔组织增生型[158]。在一项1517例病例研究中，上皮细胞型占61.5%，两相型占22%，肉瘤型占16.4%[159]。间皮瘤的不同组织学亚型包括管状、毛细血管、实性、大细胞或巨细胞、小细胞、透明细胞、印记细胞、腺体、微囊体、黏液样和腺样囊性[160]。

(1) 临床表现：在早期疾病中，症状常常是轻微的，并且该疾病可能仅仅因为对其他症状检查的胸部X线片上的偶然发现而被识别。间皮瘤最常见的症状是限制性压迫受累肺部引起的呼吸困难（80%）。咳嗽（69%）和体重减轻（40%）也可能发生；疲劳和虚弱通常是后来的症状[161]。间皮瘤通常与胸膜炎性胸痛无关[162]，可能提示胸壁受侵。如果侵犯局限于胸壁的局部区域，这仍然可以允许手术切除。如果扩散，它可能表明不可切除的疾病。

体格检查可显示一系列体征，从轻微疾病到无呼吸音，提示受累的半胸腔有单侧胸膜反应。

第一部分 胸部手术
第31章 胸膜肿瘤

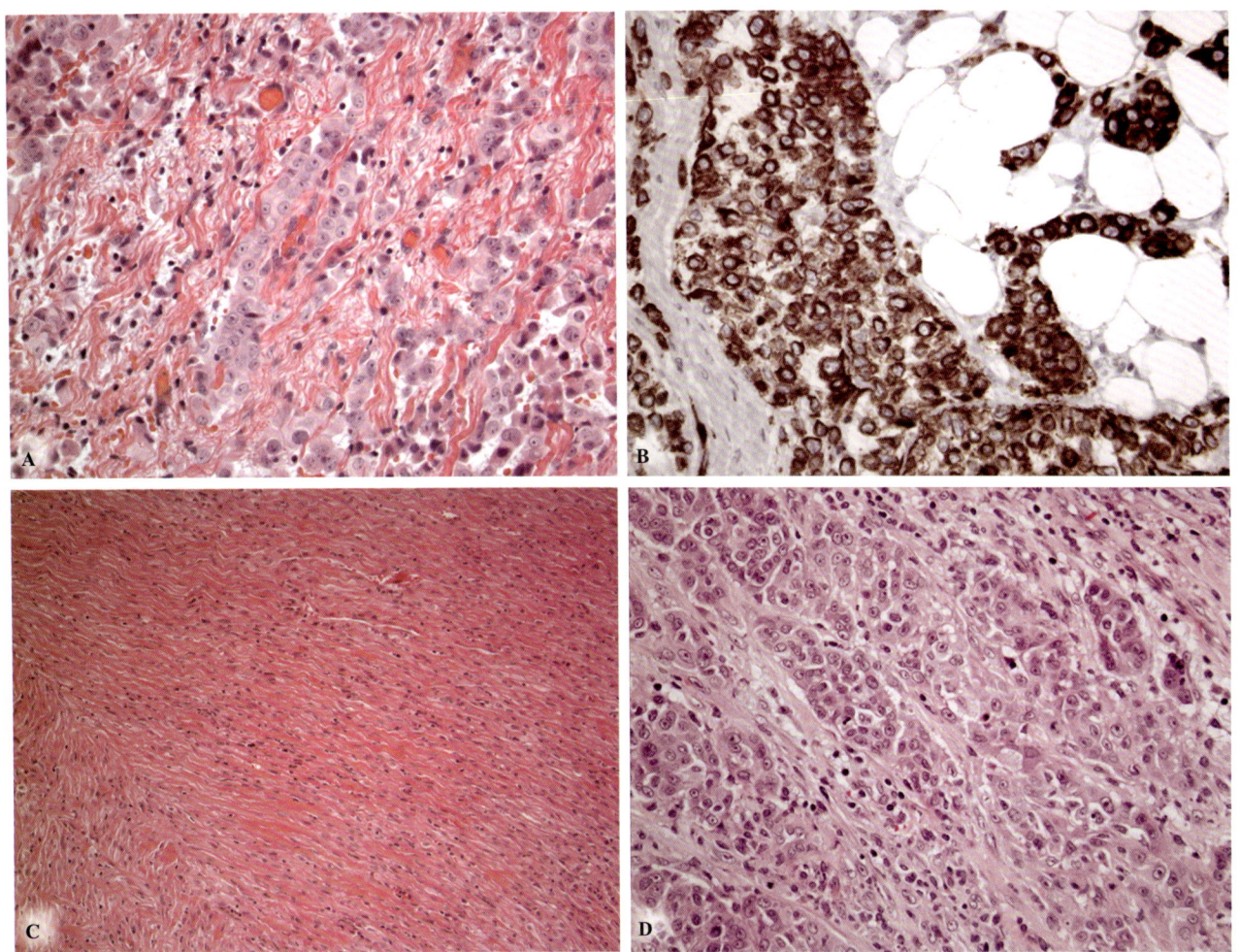

▲ 图 31-1　间皮瘤的有三种组织学类型：弥漫性恶性间皮瘤分为上皮样、肉瘤样或两相（混合）上皮样间皮瘤
A. 上皮样亚型 [苏木精 – 伊红（HE）染色，×400]。在这幅照片中典型的上皮间皮瘤，细胞管状排列；B. 恶性间皮瘤上皮样亚型的免疫染色。细胞角蛋白免疫染色（AE1/AE3，×400）显示的细胞更为坚实。显微镜下也显示肿瘤细胞侵入胸壁脂肪组织；C. 肉瘤样亚型（HE，×400）；梭形细胞呈片状或束状排列，形成与各种肉瘤相似的非特异性建筑图案；D. 双相或混合亚型的特征是同时存在上皮样和肉瘤样成分（HE，×400）
（图片由 Lucian Chirieac，MD，Brigham and Women's Hospital，Boston 提供）

　　胸部 X 线检查典型地显示出大的胸膜阴影，这也可能与胸膜基础肿块（被识别为结节状或不规则的胸膜增厚）的证据有关[163]。晚期患者胸部 X 线检查可见纵隔受压或肋间狭窄，肋骨侵蚀或骨膜反应提示胸壁受侵。胸部 CT 扫描比 X 线检查可更精确地显示病变的程度、肺部受压或受侵的可能性。局部结构，转移扩散至纵隔淋巴结。磁共振成像（MRI）在评估膈肌或纵隔侵犯方面通常优于 CT。然而，这两种方法都不是 100% 准确的，可能需要手术探查来确定病变的可切除性。

　　近来，PET/CT 显像显示可提高 MPM 分期[164]的准确性，并可显示胸外隐匿性疾病。PET/CT 对良恶性胸膜病变的鉴别诊断灵敏度为 91%，特异性为 100%[165]。

　　胸膜异常的组织学鉴定需要确定胸膜肿块的恶性性质，以及确定肿瘤类型和亚型。通常，胸腔穿刺是胸腔积液症状缓解和诊断的第一步。然而，这类样品的细胞学含量相对较低，只有 62%[166]。胸膜穿刺活检的收率稍好，为 86%[167]。胸腔镜检查是提高 MPM 诊断的有效方法，它提供了来自顶部、内脏和膈胸膜活检区域的标本[168]。通常仍需广泛取样，但 98% 的患者确诊为间皮瘤。

455

开胸手术或经胸腔镜手术所见的间皮瘤视觉表现可描述为局限性肿块病变（最罕见的形式）、胸膜填塞、小斑块（不连续）、胸膜肿块（汇合不一）、肺包绕等，肿瘤可侵犯胸壁和肺[139,169]。

为了进行组织学评价，必须仔细地评估取出的组织样本，以区分良性增生性间皮与恶性间皮瘤。上皮间皮瘤、肉瘤样间皮瘤和肉瘤的区别也很难确定。在上皮和梭形细胞肿瘤中，明确的间质浸润是最可靠的恶性肿瘤的指标[170]。胸膜腔内密集分布的间皮细胞与良性疾病过程一致，但如果在间质中发现，则更提示恶性间皮瘤。根据上皮细胞和梭形细胞的相对比例将恶性间皮瘤分为3种组织学亚型，包括上皮、肉瘤样瘤（梭形）和混合瘤（图30-1）。上皮亚型占肿瘤的50%以上，需要与腺癌仔细鉴别[171,172]。电子显微镜可能有助于鉴别。腺癌细胞下面的基底膜比间皮瘤细胞下面的基底膜结构更完整[173]。黏多糖染色（即periodic acid–Schiff, Mayer mucicarmine）在腺癌中呈强阳性，而在间皮瘤中通常无染色。透明质酸的存在有力地支持间皮瘤的诊断。上皮间皮瘤的特征不仅在于其结构模式，包括管状、管状乳头、乳头状、实性或微囊型，而且在于其细胞学特征，包括小细胞、大细胞、蜕膜样或透明细胞类型[174]。肉瘤样亚型占肿瘤的15%~20%，必须与肉瘤区分开来[175,176]。

虽然没有一个单独的免疫组织化学标记物足够敏感和特异性高来区分间皮瘤和腺癌、肉瘤或反应性间皮增生，但是目前一组标记物被用来帮助区分[177]。该抗体对间皮细胞具有良好的特异性，而癌胚抗原（CEA）对腺癌具有高度特异性[178]。低分子量细胞角蛋白是间皮瘤的一般标志物，而高分子量细胞角蛋白特别有利于上皮性间皮瘤[179]。甲状腺转录因子–1（TTF-1）和E-钙黏蛋白染色也有助于鉴别间皮瘤和腺癌：间皮瘤标本TTF-1阴性，腺癌标本E-钙黏蛋白阳性[180]。这两种标记物作为间皮瘤的一线免疫组织化学染色，如有必要，可接着进行一组二级抗体检测，包括BerEP4、Leu M1、calretinin、细胞角蛋白5/6和N-cadherin。基因表达谱分析技术有助于区分间皮瘤和腺癌[180]。本工作利用基因产物比值，是一种诊断MPM的新方法，准确率为95%~99%。

在间皮瘤的组织学确诊后，这种疾病的分期对于确定特定患者的最佳治疗方法至关重要。在评估新疗法的有效性时，分期同样重要，它有助于确保在治疗组之间进行适当的比较。在报道或比较研究结果时，区分临床和病理分期是很重要的。不幸的是，对于单个间皮瘤分期系统缺乏共识，并且现在正在使用多个分期系统。这些包括Butchart分期系统[182]、国际癌症控制联盟（UICC）[183]提出的肿瘤淋巴结转移（TNM）分期系统[183]、基于TNM状况的国际间皮瘤利益集团（IMIG）分期系统[184]以及Brigham和妇女医院/Dana-Farber癌症研究所分期系统[185]。

1976年报道的用于MPM的Butchart分类系统非常简单，但是它没有提供任何预测信息，因为任何超过第一阶段的信息都被认为是不可靠的[182]。

1990年报道的UICC分期系统基于用于非小细胞肺癌（NSCLC）的TNM癌症分期系统[183]。由于间皮瘤在胸膜腔内生长的特性，用NSCLC描述的T分期并不总是适用于间皮瘤患者。此外，虽然N个结节的描述与NSCLC相同，但在间皮瘤中，当胸腔完全充满肿瘤或积液时，往往难以评价结节位置。由于间皮瘤的总生存期很短，患者往往不能活到足以发现转移性疾病（M）的程度。再者，这个分期系统在临床上出现不足，因为它不与患者的生存和预后相关。

1994年，IMIG提出了另一个分级系统（框31-3）。这个分类系统试图解释间皮瘤的独特特征，同时使用公认的T和N状态指标。在这个系统中，T_{1a}肿瘤累及同侧壁胸膜，有或无膈肌受累，而T_{1b}肿瘤累及脏胸膜。T_2病侵袭肺实质，因此为了完全切除肿瘤，必须行肺切除术。这些肿瘤与胸腔积液有关。T_3肿瘤局部晚期，但仍可切除，因为累及胸内筋膜、纵隔脂肪、局限性胸壁或心包。对于T_4病变在技术上是不可切除的，它涉及肿瘤侵入胸壁、通过膈膜侵入腹膜或侵入对侧胸膜、纵隔器官、脊柱、心包内表面或心肌。IMIG系统淋巴结转移的分期类似于NSCLC

分期。Ⅰa和Ⅰb期分别与$T_{1a}N_0$和$T_{1b}N_0$相关。Ⅱ期包括T_2N_0肿瘤。Ⅲ期是任何T_3或任何N_1或N_2，Ⅳ期涉及任何T_4、N_3或M_1疾病。

Brigham Women 医院/Dana-Farber 癌症研究所的分期系统比基于 TNM 的系统（表31-1）更简单，并且对于以不同方式治疗的患者提供更好的预后价值。Ⅰ期可切除，无淋巴结转移。Ⅱ期肿瘤也局限于胸膜，但包括淋巴结（N_0或N_1）阳性。Ⅲ期不可切除，局部侵袭性肿瘤侵犯纵隔、膈肌或胸壁，伴有或不伴有胸外或对侧（N_2或N_3）淋巴结转移。Ⅳ期肿瘤与胸外转移有关。该系统根据患者的生存情况对患者进行分层，并考虑到可切除性、肿瘤组织学和结节状态。该分期系统的有效性已经在一项 120 例患者的分析中得到证实[186]。

表 31-1　Brigham Women 医院修订分期系统

Ⅰ期	局限于顶叶胸膜囊的疾病：同侧胸膜、肺、心包、膈膜或胸壁疾病，局限于既往活检部位。
Ⅱ期	胸内（N_0、N_1）淋巴结阳性的所有Ⅰ期病变。
Ⅲ期	疾病局部延伸至胸壁、纵隔或心脏，或通过横膈膜、腹膜，有或无胸外或对侧（N_2、N_3）淋巴结受累。
Ⅳ期	远处转移。

（2）预后：MPM 是一种罕见但高度侵袭性的胸膜肿瘤，它已经无法使用标准的治疗方法。未经治疗，中位生存期为 4～12 个月[187-189]。建议的治疗策略基于应用于其他实体瘤的相同原则，包括化疗、放疗、手术及其组合。治疗应答的评估可根据某些标准[190]。然而，间皮瘤具有独特的生长模式，并倾向于浆膜扩散，这使得常规治疗标准的应用有时很困难[191]。这些肿瘤治疗标准的修改与生存和肺功能相关，可用于测量间皮瘤治疗的结果[192]。除了肿瘤分期外，几个独立的预后变量也很重要，并且已经在两个评分系统中进行了定义[193,194]。这些包括年龄、表现状态和组织学亚型。不太重要的变量包括胸痛、呼吸困难、胸腔积液、石棉接触、体重减轻、贫血、白细胞增多、血小板增多（血小板计数 > 400 000/L）和乳酸脱氢酶升高（> 500U/L）。这些评分系统的预后价值在一组独立患者的回顾性回顾

框 31-3　国际间皮瘤协作组分期系统

T 原发肿瘤及范围

T_1　a：肿瘤局限于同侧壁胸膜，包括纵隔和横膈胸膜；不累及脏胸膜
　　b：肿瘤累及同侧壁胸膜，包括纵隔和横膈胸膜；散在病灶或肿瘤也累及内脏胸膜

T_2　累及同侧胸膜表面的肿瘤（壁胸膜、纵隔、横膈胸膜）；散在病灶或肿瘤也累及脏胸膜
　　膈肌受累
　　融合性脏胸膜（包括裂隙）或肿瘤从脏胸膜延伸至肺实质

T_3　局部晚期但有可能切除的肿瘤；累及所有同侧胸膜表面的肿瘤（壁胸膜、纵隔、横膈膜和脏胸膜）至少具有以下特点之一：
　　胸内筋膜受累
　　侵及纵隔脂肪
　　孤立、完全可切除病灶或肿瘤侵入胸壁的软组织
　　心包非跨壁受累

T_4　局部晚期，技术上不可切除的肿瘤；累及所有同侧胸膜表面的肿瘤（壁胸膜、纵隔、横膈膜和脏胸膜）至少具有以下特点之一：
　　胸壁弥漫性或多灶性肿瘤，有或无相关肋骨破坏
　　肿瘤经膈肌侵犯腹膜
　　肿瘤侵犯对侧胸膜
　　肿瘤侵犯一个或多个纵隔器官
　　肿瘤侵犯脊柱
　　肿瘤穿过心包内表面，有或无心包积液，或累及心肌的肿瘤

N 淋巴结

N_x　区域淋巴结无法评估
N_0　无局部淋巴结转移
N_1　同侧支气管肺或肺门淋巴结转移
N_2　隆突下或同侧纵隔淋巴结转移，包括同侧乳腺内淋巴结转移
N_3　对侧纵隔、对侧乳腺、同侧或对侧锁骨上斜角淋巴结转移

M 转移

M_x　无法评估远处转移的存在
M_0　无（已知）转移
M_1　有远处转移

分期

Ⅰ　a. $T_{1a}N_0M_0$
　　b. $T_{1b}N_0M_0$
Ⅱ　$T_2N_0M_0$
Ⅲ　任何 T_3M_0，任何 N_1M_0，任何 N_2M_0
Ⅳ　任何 T_4，任何 N_3，任何 M_1

中得到证实[195]。具有上皮组织学的肿瘤具有更好的预后[196]。

(3) 治疗：迄今为止，还没有关于 MPM 治疗的基于证据的一致性指南。由于其发病率极低，目前尚无随机对照试验来比较不同的手术方法或将手术与替代疗法进行比较。文献中的累积证据在于回顾性病例系列报道和前瞻性非对照研究。这些数据进一步被间皮瘤的分类和分期系统的变化弄混了。

① 放射治疗：间皮瘤细胞对放射治疗灵敏度中等，不像小细胞肺癌敏感，但比 NSCLC 敏感[197]。保留肺功能的有效治疗在很大程度上受到放射治疗术野中重要器官相关的附带损害的限制[198]。很难评估放射治疗的价值，因为目前没有大的研究将放射治疗与完全不治疗相比较。在 Ball 和 Cruick-shank 报道的 23 例患者中，接受 < 40Gy 治疗的患者没有有效的缓解，而接受高剂量治疗的患者缓解得更好[199]。

放射治疗在预防胸腔穿刺或胸腔镜活检术后局部复发方面是有效的[200]。然而，放射治疗通常对部分切除后疾病控制无效。由于对剩余肺部的毒性，剂量必须限制在 20Gy。当患者能接受胸膜外全肺切除（EPP）时，辅助放疗能帮助减少局部复发，60% 以上的病例发生在同侧胸腔。在一项没有统计学意义的非随机研究中，接受 EPP 后放疗的患者中有 31% 局部复发，而没有接受辅助放疗的患者中有 45% 局部复发[200]。切缘阴性的患者术后放疗后局部复发率无明显下降，而切缘阳性的患者术后放疗可能对术后复发率有利。以前基于胸部摄影的外照射疗法已经发展到包括基于三维场规划的调强疗法[201]。通过外科医师的仔细术中标记和放射肿瘤学家的术后计划，调强放射束使肿瘤床的靶向性最大化，并避免对周围重要结构的毒性[202]。

② 化疗：间皮瘤具有较强的耐药性，对单一药物化疗的有效率 < 20% 且对总体生存率无影响。抗代谢物、蒽环素和铂化合物似乎在间皮瘤中是最有效的。氨甲蝶呤在一项包含 63 例患者的 Ⅱ 期试验中显示出 37% 的有效率[203]。然而，58% 的患者出现毒性反应。在 35 例患者中，曲柔比星比阿霉素有更好的疗效，有效率为 26%[204]。在一项研究中，顺铂的有效率为 14%[205]。在较高剂量时，有效率为 36%[206]。然而，高剂量也有明显的不良反应，34% 的患者因为毒性而停止用药。卡铂的有效率为 11%，比顺铂的耐受性好[204]。长春瑞滨还具有单药抗间皮瘤活性，不良反应发生率低[207]。24% 的患者出现肿瘤厚度减少 50% 的局部反应，而 55% 的患者病情稳定（肿瘤厚度既不增加 25% 也不减少 50%）。吉西他滨单独使用时活性有限[208]。Pemetrexed 在 64 例单药治疗中显示出令人鼓舞的结果，14% 的患者出现部分反应[209]。

与单药治疗相比，联合治疗有效率增加。因此，单药治疗已让位于联合方案[210]。Vogelzang 和同事们的研究结果显示，培美曲塞联合顺铂治疗与单纯顺铂治疗相比，具有更好的生存时间、进展时间和有效率[211]。这是一项随机、多中心、Ⅲ 期临床试验，共有 456 例患者。超过 2/3 的患者以上皮型为主，78% 的患者为 Ⅲ 或 Ⅳ 期。联合组中位生存期为 12.1 个月，单用顺铂组为 9.3 个月，有效率分别为 41.3% 和 16.7%。这种联合疗法目前已被普遍接受为间皮瘤患者的标准疗法[212]，并已开始对二线化疗方案的进一步研究[213]。

③ 外科手术：在胸膜切除/剥离术（P/D）或 EPP 之前，患者必须是合适的开胸手术候选者。年龄和功能状态是首先要评估的标志。虽然没有年龄上限，但是对于年龄在 70 岁以上或 Karnofsky 功能状态低于 70 岁的患者需要谨慎。需仔细评估心肺功能：术前 1s 强制呼气容积（FEV_1）< 2L，或术后预测 FEV_1 < 0.8L，需要更深入的肺部检查。术前边缘 FEV_1 可作定量核素灌注扫描以预测术后肺容量[214]。超声心动图提供了有价值的信息，具有评估心脏功能、壁运动异常、瓣膜疾病，尤其是肺动脉压力的能力。如果需要进一步评估，可以进行右心导管插入术。左心室和右心室功能必须保留（> 45%）。肺动脉高压（> 45mm Hg）是 EPP 的禁忌证。

CT 和 MRI 用于确定肿瘤的解剖学范围和纵隔或胸壁的侵犯，并排除疾病的腹部延伸。CT/PET 扫描和颈部纵隔镜检查为胸外疾病和淋巴结转移提供了额外的分期。在纵隔镜检查中证实有纵隔淋巴结转移的患者应接受新辅助化疗使肿瘤降期，治疗后重新分期。手术的主要目标是切除所有肉眼可见的肿瘤（宏观完全切除）。EPP 的合格标准列于框 31-4[17, 32, 82, 182, 215-219]。不符合这些标准的患者仍可能是胸膜切除术的候选者。

框 31-4　胸膜外肺切除术合格标准
• Karnofsky 评分＞ 70
• 肾功能：肌酐＜ 2mg/dl（1mg/dl=88.4μmol/L）
• 肝功能：AST ＜ 80U/L；总胆红素＜ 1.9mg/dl（1mg/dl=88.4μmol/L）；PT ＜ 15s
• 肺功能：术后 FEV$_1$ ＞ 0.8L，根据 PFT 和定量 V/Q 扫描计算
• 心功能：正常心电图和超声心动图（EF ＞ 45%）
• 疾病程度：仅限于同侧胸腔，没有穿破膈肌、穿破心包或广泛的胸壁受累

AST. 天冬氨酸转氨酶；EF. 射血分数；FEV$_1$. 术前 1s 强制呼气容积；PFT. 肺功能检查；PT. 凝血酶原时间；V/Q. 肺通气/灌注

胸膜外全肺切除术：常规血流动力学监测、硬膜外腔和双腔气管内插管，行后外侧开胸术。切口开始于肩胛骨后部和脊柱的中间，沿第 6 肋骨延伸至肩胛骨尖下肋软骨联合部[220]。分离背阔肌和锯齿肌。一般来说，任何先前的胸腔镜检查口部位或切口在可行的情况下都被切除并合并到开胸手术切口中。仔细辨认第 6 肋，并从后副韧带前至前肋软骨连接处移除。这就建立了胸膜外解剖平面的起点，下一步就是建立这个平面。将融合的胸膜从胸壁切开，直到有空间插入牵开器。

然后，解剖以有组织的方式进行，将任何被解剖的平面填塞起来，以便在解剖其他部位时止血。用海绵棒或手指进行的钝性解剖与剪刀进行的尖锐解剖相结合。应注意锁骨下血管、对侧胸膜间隙和内侧胸膜血管、奇静脉、上腔静脉，以及食道（右侧）和主动脉、肋间动脉和食道（左侧）。连续重新定位有助于避免意外伤害，正确定位鼻胃管的触诊也是如此。

此时，应确定肿瘤的可切除性。一旦确定，就在胸壁和心包前缘剖开膈膜。通过小心的手工牵引，膈肌从胸壁上撕脱，这与锐性解剖不同，后者实际上会导致更多的出血。必须注意确保切除所有肉眼可见肿瘤，但膈脚的边缘必须保持完整，以便以后进行补片重建。尽可能保留腹膜完整。接下来，从尾侧打开心包。前内侧向膈神经和肺门血管切开。在心包内分开肺静脉。肺动脉在右侧以类似的方式被分离，但在左侧胸腔可心包外分离。每根血管分离都是使用内引导技术和内镜缝合装置完成的。之后，在食道的右侧和主动脉的左侧打开心包然后切除隆突下淋巴结，最后用粗缝合器将支气管分开。在解剖过程中通过支气管镜观察支气管有助于获得适当的支气管长度。一个短的、几乎是平齐的支气管残端减少了由气道分泌物引起的残端综合征的可能性，并且有助于减少残端破裂。

取出标本后，就对另外的淋巴结站进行采样，并对支气管残端进行渗漏测试。此时，进行化学清洗，然后使用顺铂和吉西他滨腔内热化疗 1h。如果患者术前检查肌酐清除率＜ 60ml/min 或视盘水肿，腔内化疗时间应缩短一半。接下来，使用网膜加固支气管残端。或者，也可以用心包脂肪垫覆盖。接下来，分别使用 2mm 和 1mm 膨胀聚四氟乙烯（e-PTFE）补片（Gore-Tex Dual Mesh；WL Gore，Flagstaff，AZ）重建膈肌和心包（图 31-2）。使用 9 针从后副韧带到第 6 肋软骨行周向固定补片。Gore-Tex 按钮或缓冲器用于防止缝线穿过胸壁（图 31-3）。然后将游离的两片隔膜片从后肋膈前角缝到心包底部，然后缝到食道和下腔静脉（右）或主动脉和膈脚（左）（图 31-4）。补片的不渗透性可以防止腹腔液在术后自由进入胸膜腔。

心包补片先开窗后缝合。然后向下固定在膈肌补片上，向前和上固定残余心包（图 31-5）。不应缝合太紧，因为这样会限制心脏的充盈，造成填塞效应。这在右侧更为重要，因为心脏有可能绕着腔静脉和疝的轴线转动。事实上，左侧心包并不总是需要修补的。一旦补片被放置，在膈肌补片上就形成一个椭圆形的开口，网膜被拉过这个孔（图 31-6）。它被固定在支气管上，主要是沿着周围组织采取额外的缝合。膈肌补片可以缩在构成动态补片的部分之间，注意不要使新膈肌太紧。而后就可以把这块补片固定在胸壁和膈

SABISTON & SPENCER 心胸外科学（原书第 9 版）
SABISTON and SPENCER Surgery of the Chest (9th Edition)

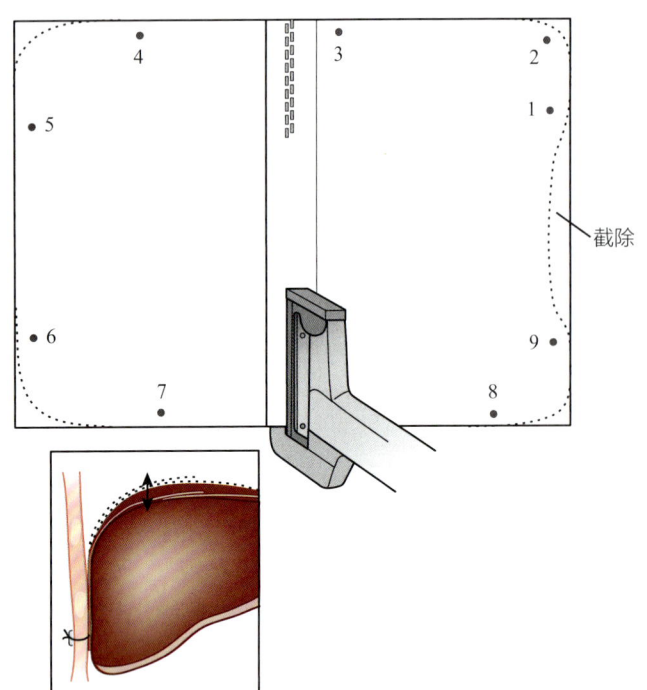

▲ 图 31-2 横膈膜补片的制作

脚的后外侧。完全止血是通过氩束凝固器实现的。剖胸手术以标准方式闭合，注意防止渗漏。采取额外的缝合，以确保胸壁和膈肌后外侧补片固定。用氩束刀彻底止血。标准方式闭合胸部切口，注意防水。术中留置一根 12Fr（1Fr ≈ 0.33mm）红色橡胶导管，用于平衡纵隔。男性在右侧 EPP 术后初期可放出 1000ml（左侧 750ml）胸腔积液，而女性可从右侧胸腔放出 750ml（左侧 500ml）胸腔积液。根据需要，根据胸部 X 线检查在术后排出额外的空气，目的是在第 3 天移除导管，以减少感染。

胸膜切除术是一种结合胸膜剥脱术的姑息性减瘤手术。适用于肺功能或生理状态禁忌行全肺切除术的患者。切口和初始解剖与 EPP 相同。一旦壁胸膜被游离，切开肿瘤至脏胸膜进行胸膜切除术。如果需要的话，可

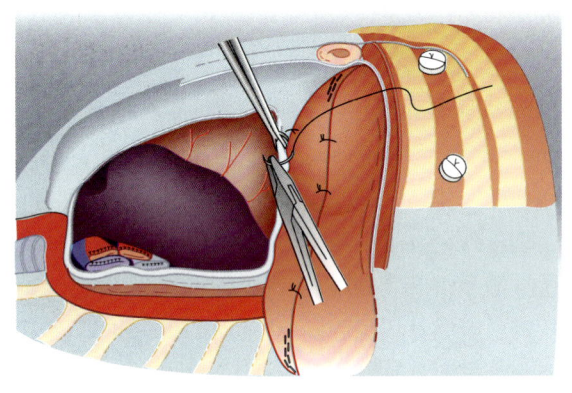

▲ 图 31-3 膈肌重建

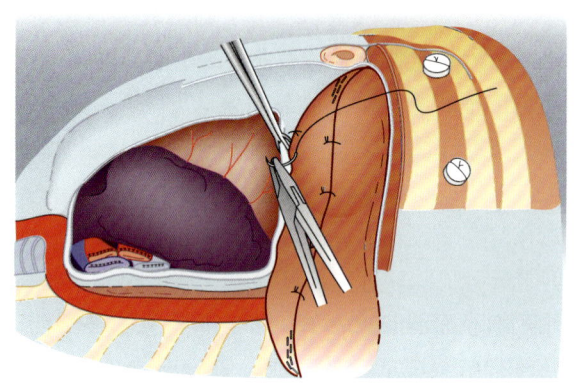

▲ 图 31-4 完成补片重建

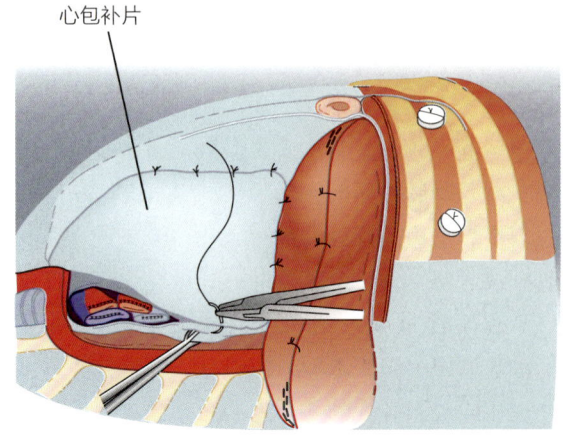

▲ 图 31-5 心包补片修补

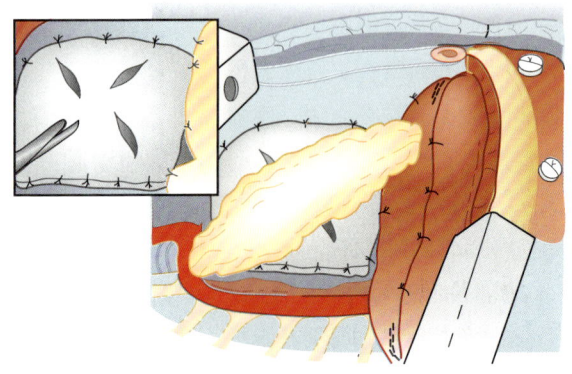

▲ 图 31-6 可以使用大网膜的一部分，小心地穿过补片，在支气管残端起到支撑作用，以帮助预防支气管胸膜瘘

以通过氩束刀或肺门夹来控制出血。尽可能多地切除肿瘤组织,尤其是那些延伸到裂隙中的组织,对于宏观的完全切除很重要[221]。在右边,并不总是需要重建膈肌,因为肝脏在那里,肺在原位。

(4) 术后处理:术后患者成功康复的要点包括疼痛管理、出入量平衡,以及警惕和诊断术后早期常见并发症的,这些并发症包括深静脉血栓形成、肺栓塞、声带麻痹、乳糜胸、脓胸、支气管胸膜瘘、纵隔移位[222]。必要时,用胸外硬膜外麻醉和患者自控镇痛泵(PCA)控制疼痛。适当的疼痛控制和离床运动(肺切除术患者的纵隔平衡最初48h后)对于预防对侧肺不张至关重要。因预期会有大量液体移位,留置Swan-Ganz导管到术后第2天取出。由于腔内化疗的全身炎症反应和交感干的解剖,患者往往会出现血管痉挛。在肺动脉导管取出后开始进行离床运动,并在随后的几天内继续进行。在最初的48h内,给患者一根鼻胃管而不用口服。然后,按照耐受程度进行饮食。因为误吸对任何有声音改变或误吸迹象的患者都有毁灭性的后果,所以在这类患者中,评估声带的门槛很低。限制体液和随意使用利尿药有助于达到适当的液体平衡:肺水肿是肺切除术的严重并发症。围术期应用β受体阻断药预防心房颤动。术后最初几周,每位患者每周进行静脉双多普勒检查,积极进行深静脉血栓的筛查和预防。

(5) 手术效果:关于胸膜切除术治疗间皮瘤的几项大型研究已有报道。纪念斯隆凯特琳癌症中心的一系列研究显示,64例患者的死亡率为1.8%,并发症率为25%,1年生存率为49%[223]。在德国,Achatzy及其同事回顾了245例部分和完全胸膜切除术病例,术后30d死亡率为8.5%,中位生存期为9.2个月[224]。Allen及其同事报道了56例患者,围术期死亡率为5.4%,并发症发生率为26.8%,1年生存率为30%[226]。最近,Richards及其同事们报道了对接受减瘤手术(胸膜切除术或EPP)联合顺铂行腔内热灌洗化疗术治疗患者的回顾性分析[221]。一组接受胸膜切除术的患者分别接受两种不同剂量的热灌注治疗低剂量(50~150mg/m[2])与高剂量(175~250mg/m²),研究发现接受高剂量化疗的患者的亚组表现出明显的生存效益。2009年发表的这项Ⅰ期研究的EPP组报道的总中位生存期为17个月(切除20个月;未切除10个月)。接受较高顺铂剂量的患者的中位生存期为26个月,接受较低剂量的患者的中位生存期为16个月(P=0.35)[274]。

在大多数研究中,胸膜外全肺切除术死亡率高于胸膜切除术。Butchart最初的系列研究的围术期死亡率为30%,与20世纪70年代的研究结果相当[182]。从那时起,大样本中心的经验表明,从EPP死亡率显著降低到10%以下。DaValle及其同事[227]公布的死亡率为9%,Rusch及其同事[228]报道的死亡率为6%。最近,Sugarbaker小组报道围术期死亡率为4%,并发症发生率为66%[229a]。

除了手术方法,淋巴结受累也是影响EPP或P/D后总体生存率的重要因素。Hysi等在法国进行了多中心回顾性研究,得出结论:淋巴结受累和转移淋巴结比例影响生存率[229]。他们发现切除标本淋巴结转移阳性患者中位存活率显著降低(N_0组22.4个月,N+组12.7个月,P=0.002)。淋巴结转移比率也很重要,因为较低的转移淋巴结比率(<13%)与显著提高中位生存期(19.9个月 vs. 11.7个月,P=0.01)相关。有趣的是,切除或受累的淋巴结数目与存活率无关,只有淋巴结转移比率与存活率有关,因此淋巴结转移比率是更可靠的预后因素。

3. 多学科治疗

早期尝试用单一疗法治疗MPM未能对患者存活产生显著影响(框31-5)。由于这些失败,医学界提出了多学科治疗策略。适于外科治疗患者多学科治疗包括P/D或EPP、对半胸的外照射和全身联合化疗。在非随机研究中,涉及联合化疗和外科手术、放射治疗和外科手术或联合化疗和放射治疗这两种方式的治疗方案显示出比单模式治疗效果有所提高。未经手术的联合化疗或放疗的治疗效果提高非常有限[230]。手术如P/D或EPP联合化疗或放疗与历史数据相比,存活率有所提高。来自纪念斯隆凯特琳癌症中心的Rusch和同事报道了105例MPM患者,他们接受了P/

> **框 31-5　恶性胸膜间皮瘤的治疗方法**
>
> **单一方法治疗**
> - 减瘤手术（胸膜切除/脱皮或胸膜外肺切除术）
> - 放疗（外照射，近距离放射）
> - 联合化疗 [单药或双药法：阿霉素、环磷酰胺、顺铂；吉西他滨、培美曲塞（见参考文献 267）和顺铂]
>
> **多学科治疗**
> - 手术和辅助放射治疗
> - 手术和辅助化疗
> - 手术和辅助放化疗
>
> **正在研究的创新疗法**
> - 用化疗药物进行腔内热灌洗
> - 光动力疗法
> - 基因治疗
> - 抗血管生成治疗
> - 免疫治疗

D 联合术中近距离放射治疗和辅助外照射[183]。中位生存期为 12.5 个月，局部复发是最常见的治疗失败。在同一机构的另一项研究中，28 例间皮瘤患者接受了 P/D 治疗联合胸膜内和辅助全身化疗[231]。1 年的总生存率为 68%，2 年为 40%，最常见的复发是局部进展。

1980 年，Antman 及其同事发表了一篇具有开创性意义的文章，在回顾性研究表明积极干预具有优势后，提出了一种治疗恶性间皮瘤的多学科方法[232]。Antman 发起了一项包括 EPP 和辅助放化疗的前瞻性多学科治疗方案。1991 年，Sugarbaker 报道了他的第一个病例研究，31 例患者在三合一治疗模式接受了 EPP 其死亡率很低（6%），并且这项研究确定了组织学切缘阴性患者亚组的生存率有提高趋势[233]。在此期间，其他中心发表了 EPP 后死亡率改善的病例报道[189, 227]。

Rusch 及其同事进行的一项前瞻性试验表明，EPP 患者的无进展生存期更长，但与那些接受较少根治性手术或非手术治疗的患者相比，无进展生存期没有差异[228]。Allen 及其同事发表了一系列回顾性病例研究，这些患者要么接受胸膜切除术，要么接受 EPP 辅助化疗或接受放射治疗[226]。接受 EPP 患者的中位存活率有升高的趋势，但无统计学意义。Sugarbaker 小组的研究中手术死亡率显著降低（4.6%）。1993 年，Brigham Women 医院/Dana-Farber 癌症研究所联合癌症治疗计划确认了一部分具有上皮组织学和结缔组织学状态的患者生存率显著提高[234, 235]。

Brigham Women 医院的下一个研究中 120 例患者的中位生存期为 21 个月[186]。根据 Brigham 分期系统，Ⅰ期患者中位生存期为 22 个月，Ⅱ期患者为 17 个月，Ⅲ期为 11 个月。随后，使用修订的 Brigham 分期系统，在 183 例患者中更新了这些数据，其中 N_2 疾病被重新分类为超过胸膜包膜的Ⅲ期（而不是Ⅱ期）疾病[185]。这种重新分类是对多变量分析的回应，该分析显示，在三合一治疗方案中，EPP 后不良预后的最重要预测因子是组织学亚型（非上皮性）、N_2 阳性结节病和切除边缘阳性。

在此期间，由 Rusch 领导的 IMIG 协会开发了另一个分期系统（框 31-3）[184]。根据 TNM 分期将大多数患者定为Ⅲ期，其作用是合并具有不同肿瘤特征的患者，并掩盖与此类预后标志物相关的生存益处。尽管如此，TNM 分级系统仍然得到了更广泛的应用。Rusch 进行了一组间皮瘤患者接受 EPP 或胸膜切除术后辅助治疗的前瞻性非对照研究，当考虑所有分期组时，肿瘤分期对总生存率有显著影响：Ⅰ期中位生存期 30 个月，Ⅱ期 19 个月，Ⅲ期 10 个月，Ⅳ期 8 个月。尽管根据手术切除的类型在生存率方面没有显著差异，但应当注意的是，胸膜切除术是在有微小内脏性胸膜肿瘤的患者中进行的，而那些有更多局部晚期肿瘤的患者则进行 EPP[184]。在解释手术结果时，认识到这种选择偏差很重要。

由于关于手术切除方式（P/D 或 EPP）的重要性存在很大争议，在缺乏比较两种方法的随机对照试验的情况下，这个问题可能仍然没有得到解决。Stewart 及其同事进行了一项研究，发现接受 EPP 治疗患者具有更长的无进展生存期和更长的局部疾病进展时间，证明 EPP 优于 P/D[236]。多学科治疗后失败模式的研究表明局部复发是治疗失败的最常见部位。Baldini 及其同事发现，46 例患者中有 25 例（54%）出现复发，平均复发时间为 19 个月。复发部位以同侧胸腔最常见（35%），其次为腹部（26%）、对侧胸腔（17%）和远处转移（8%）[237]。这项研究清楚地表明了恶性间皮瘤的局部侵袭性，并建议在完全切除肿瘤后，需要更有效的方法预防局部复发。

局部复发：同侧胸腔是恶性间皮瘤术后最常见的复发部位。Burt 及其同事近期研究表明，局部胸壁切除对复发性间皮瘤有益[238]。他们发现，在 1988—2011 年接受 EPP 或间皮瘤根治性胸膜切除术的 1142 例患者中，47 例（4.1%）有可切除的胸壁复发。复发部位以切口周围为主（49%），其次为肋膈角（38%）。胸壁切除术后无 30d 死亡，平均住院时间 3d。复发切除后的总中位生存期与复发时间呈正相关。上皮型病变患者的复发时间如果分别小于 12 个月、12～24 个月和 24 个月以上，对应的中位生存期分别为 8.9 个月、17.2 个月和 35.8 个月。作者认为，胸壁切除是治疗局部复发的一种安全有效的方法，复发时间似乎能预测生存率，复发时间缩短与病情恶化有关。

4. 创新辅助疗法

(1) 术中热化疗：腔内化疗作为改善局部控制的一种手段，曾经在腹部恶性肿瘤患者中进行研究[239, 240]。通过腔内给药，化疗药物通过扩散直接进入肿瘤细胞，从而最大限度地减少全身给药的毒性。化疗药物的穿透深度只有几厘米[241]，但是，肿瘤切除后这足以进行局部控制。在进行腔内化疗之前，必须先行肉眼可见病灶完全切除，以确保化疗药物完全接触所有可能含有癌细胞的表面[221]。化疗灌洗的最佳时机是在肿瘤手术切除后粘连形成之前。这使得在肿瘤细胞陷入纤维蛋白渗出物和粘连之前发生最大限度的药物暴露。此外，用药最佳时间是在切除后，此时残余肿瘤细胞的体积小到足以被化疗药物穿透。

胸膜内化疗将发生全身吸收，顺铂胸膜内给药后 1h 内出现血浆峰值；然而，与使用该药物输送系统的血浆水平相比，胸膜在局部优势[242]。结晶质输注术中应注意预防术后肺水肿，同时由于顺铂的潜在全身吸收，对肾毒性也有重要的关注。减轻肾毒性的辅助方法包括术中给予硫代硫酸盐和阿米福汀作为细胞保护剂，并在术后静脉水化。

热疗已被证明可以增加细胞渗透性，改变细胞代谢，并改善药物的膜转运[243]。热疗和顺铂有协同作用（表 31-2）[244, 245]。初步研究表明 EPP 后应用这种方法，中位生存期可提高到 18 个月[246]，在特定的患者中，可实现长期控制[247]。Tilleman 及其同事最近报道了 121 例 EPP 术后热化疗患者。本组病例中，完成本方案的患者死亡率为 1.1%，术后并发症发生率为 48.9%，肾毒性发生率为 9.8%。治疗组的总中位生存期为 13.1 个月，癌症特异性生存期为 16.9 个月。然而，在上皮组织学和早期疾病（Brigham Women 医院，Ⅰ或Ⅱ期）患者中，肿瘤特异性中位生存期分别提高到 21.4 个月和 22 个月[248]。

由于胸腔局部复发和腹部局部复发的可能性，术中双腔热化疗与 EPP 或 P/D 联合应用作为间皮瘤患者多途径治疗的一部分。

(2) 抗血管生成治疗：血管生成在肿瘤生长中起着中心作用，因此是癌症治疗重要靶点。目前正在试验的 3 种抗血管生成抑制药是沙利度胺、SU5416 和贝伐单抗。沙利度胺是少数几种口服抗血管生成药物之一。它已显示出以相对温和的毒性曲线并延长疾病稳定期的前景[249]。其他 2 种药物的研究涉及血管内皮生长因子，研究终点包括疾病进展时间和肿瘤反应率。SU5416 是 VEGF-1 受体 Flk-1 的抑制药，美国国家癌症研究所正在研究。贝伐单抗是正在芝加哥大学安德森癌症中心和宾夕法尼亚大学研发的重组抗 VEGF 单克隆抗体[250]。

(3) 光动力疗法：光动力疗法（PDT）是一个两步过程，首先涉及施用光敏剂，如 Photofrin 或 Foscan。肿瘤细胞优先吸收这些化合物。第二步是将肿瘤组织暴露在一定波长的光下。这种光能催化细胞反应，产生自由基，发生缺血性坏死，并导致细胞膜的损伤和血管阻塞。由于光的组织穿透深度有限，PDT 非常适合在手术减瘤后作为术中辅助使用。

这种疗法在间皮瘤患者中的应用研究已在数个中心进行[251-254]。Takita 及其小组于 1991—1996 年对 40 例患者进行了光敏素研究[253]。例患者行胸膜切除或胸膜外全肺切除，切除所有肉眼疾病或肿瘤消退至 0.5cm 以下，术中行 PDT。Ⅰ、

表 31-2　热疗腔内化疗研究

研　究	患者（例）	手术（患者数）	腔内化疗	总中位生存时间（月）	细胞保护	肾毒性（患者数）
Rusch 等，1994[268]	27	P/D	顺铂（75~100mg/m²）丝裂霉素 C（8mg/m²）	18.3	IV水化	(2)
Rice 等，1994[269]	19	P/D(9) EPP(10)	顺铂（100 mg/m²）丝裂霉素 C（8 mg/m²）	13	IV水化	无
Lee 等，1995[270]	15	P/D	顺铂（100 mg/m²）阿糖胞苷（1200mg）	11.5	IV水化	(1) III级
Sauter 等，1995[271]	13	P/D	顺铂（100 mg/m²）阿糖胞苷（1200mg）	9	IV水化	(1) IV级
Colleoni 等，1996[272]	20	P/D	顺铂（100 mg/m²）阿糖胞苷（1000 mg/m²）	11.5	IV水化	(2) III / IV级
Yellin 等，2001[247]	7	P/D(1) EPP(4) Thor(2)	顺铂（150 或 200 mg/m²）	NR	IV水化	无
Monneuse 等，2003[246]	16	P/D	丝裂霉素 C（max, 60mg），+/ 顺铂（max, 80mg）	18	IV水化	无
van Ruth 等，2003[273]	20	P/D(12) EPP(8)	顺铂（80mg/m²）阿霉素（20~35mg/m²）	11	IV水化	无
Chang 和 Sugarbaker，2004[274]	50	EPP	顺铂（MTD 250mg/m²）剂量递增研究	NR	IV 硫代硫酸钠伴灌洗	NR
Richards 等，2006[221]	44	P/D	顺铂（MTD 225mg/m²）	大剂量生存获益（18 个月 vs. 6 个月）	IV 灌洗后使用硫代硫酸钠（16 g/m²，6h）	(1) IV级 (2) III级 (4) II级
Zellos 等，2009[275]	29	EPP	顺铂（225mg/m²）*	20	IV 阿米福斯汀（910mg/m²）EPP 后 / 灌洗前	(8) III / IV级（除 1 例外，其他都是可逆的）
Tilleman 等，2009[276]	92	EPP	顺铂（225mg/m²）	13.1	IV 灌洗后硫代硫酸钠联合或者不联合阿米福斯汀（910mg/m²）灌洗前	(9) III / IV级（1 例不能归因于顺铂）

* 肾毒性与顺铂剂量无关，不能建立 MTD
EPP. 胸膜外肺切除术；MTD. 最大耐受剂量；NR. 未报告；P/D. 胸膜切除术 / 剥脱术；Thor. 开胸手术
（引自 Mujoomdar A, Sugarbaker D: Hyperthermic chemoperfusion for the treatment of malignant pleural mesothelioma. Semin Thorac Cardiovasc Surg 20:298–304, 2008.）

Ⅱ期患者的中位生存期为36个月，Ⅲ、Ⅳ期患者的中位生存期为10个月。由于光敏剂Foscan在增加氧单体产生和减少皮肤光敏持续时间方面具有更好的特性，因此于1997—2001年在26例接受P/D或EPP的患者中进行了Ⅰ期试验[251]。中位无进展生存期和总生存期分别为12.4个月。这些初步结果支持进行Ⅱ期试验。

(4) 免疫疗法：一些研究表明，间皮瘤细胞容易受到免疫学治疗方法的破坏[255]。Boutin于1991年报道了胸膜内使用重组干扰素-γ（IFN-γ）治疗恶性间皮瘤[256]。他的研究小组还利用可植入的给药系统，将免疫治疗剂长期直接注入受患侧胸腔，减少毒性，并允许门诊治疗[257]。一项针对89例早期疾病患者的前瞻性多中心研究显示，总有效率为20%，治疗耐受性良好[258]。对89例早期疾病患者进行前瞻性多中心研究，总体有效率为20%，治疗耐受性良好。确切的作用机制尚不清楚，但可能与IFN-γ介导的抑制白细胞介素-6（IL-6）产生有关，IL-6可能消除与间皮瘤细胞相关的全身表现[259]。

另一项研究是利用细胞因子白细胞介素-2（IL-2）来完成的，白细胞介素-2可以刺激T细胞、自然杀伤细胞和淋巴因子激活的杀伤细胞的增殖。在Ⅱ期试验期间，31例患者每周两次胸膜内反复灌注IL-2，持续4周，其中22例患者在于Ⅰ期[260]。90%的患者胸腔积液得到有效治疗，中位生存期为15个月。在另一项研究中，在Ⅰ期试验中，用IL-2治疗的总应答率为47%，在Ⅱ期试验中为55%[261]。Monti及其同事在给予IFN-γ后显示CD8[+]细胞和巨噬细胞原位活化[262]。尽管有理论上的考虑，使用活化巨噬细胞和IFN-γ输注的Ⅱ期试验没有显示抗肿瘤活性的改善[263]。

(5) 基因治疗：基因转移技术可以用来改变细胞以增强免疫原性。这可以通过多种方式实现，包括通过对各种细胞因子和共刺激分子的基因进行转染和表达[264]。在间皮瘤的小鼠模型中，用编码干扰素β（IFNβ）的腺病毒治疗肿瘤[265]。肿瘤在消退前治疗增加了长期无瘤存活率，术后2周时移植瘤细胞灶变小2~6倍。据推测，由于编码IFN-β的腺病毒介导的细胞毒性T淋巴细胞抗肿瘤反应的扩增，导致了残留肿瘤细胞的清除。

最近，一项对21例间皮瘤患者的小规模研究使用了一种编码单纯疱疹病毒胸苷激酶的载体进行高剂量治疗[266]。观察到一系列临床反应，包括2例患者在基因转移治疗后随访6年。在未来，增强基因转移的免疫效应可能会导致治疗反应的增强。

致谢

作者感谢Bill Richards博士和医学编辑Ann S. Adams对本章的贡献。

第十篇 膈 肌
DIAPHRAGM

第 32 章
膈肌手术的演绎之道
Surgery of the Diaphragm: a Deductive Approach

Carlos E. Bravo Iñiguez Mauricio Perez Martinez Daniel C. Wiener Michael T. Jaklitsch 著
崔玉尚 译

> 约好某一天，两人沿着边界走一趟，
> 在两家之间再把墙重新垒起，
> 我们一边走，一边把墙"扶"起来……
> 于是再说一遍："好乡邻全靠好篱笆。"
> 　　　　　　　　罗伯特·弗罗斯特《修墙》

膈肌是正压腹腔与负压胸腔间的分水岭。可能因是边界结构，水平方向的膈肌在普通胸部X线和CT检查中的显示欠清晰完整，很多外科教科书都没有膈肌手术部分。

我们认为有些膈肌手术的文献存在一些错误观点，基于对膈肌基本解剖和生理学知识的缺乏。虽然膈肌疾病少见，但在每台胸外科手术和多数腹腔手术中膈肌都是充分暴露可见的。因此本章中所提到的基本原则可手术室中进行确证。

所有膈肌手术遵循2个基本原理：①肌肉以轮辐状径向收缩；②平静呼气时，腹腔正压和肺弹性回缩在胸膜腔产生的负压作用在膈肌中央腱使其向胸腔位移，而后膈肌收缩牵拉肋缘并提升下部肋骨，增大胸腔体积。希望上述2个基本原理能让医师加强对膈肌生理和病理生理的理解，使用新技术，更好地对膈肌疾病进行手术治疗。

一、胚胎学

在子宫内，胎儿横膈膜与胸腹膜褶皱形成膈肌[1]。横膈膜是将心包与胸腔其余部分开的不成对腹侧膈膜，形成膈肌中央腱的三叶结构（图 32-1）[2]。其中一叶包裹右半胸腔，一叶包裹左半胸内，一叶位于心包下方。横膈背外侧部分开始形成胸腹膜褶皱，胸膜间皮与腹膜间皮相连成仅有 2 层细胞的薄膜。在胚胎第 7 周，来自 C_3、C_4 和 C_5 的肌节自外侧缘分别沿胸腹膜间隙内向左右胸腔中心移动，膈肌最外圈肌肉则来自 $T_7 \sim T_{12}$ 神经支配的肌节[2]。胚胎第 10 周，前肠从卵黄囊折返回腹腔，若此时膈肌未能完整连接成型，则消化道会滞留于胸腔内，形成先天性膈疝。

二、结构与功能

以上简述胚胎学暗示了膈肌的功能及病理的若干基本理念。肌肉沿肌节迁移线径向收缩，即肌肉纤维在中央腱和周围骨性胸廓间沿轮辐线短缩。因此，任何先天性肌肉或肌腱缺失都可能导致膈疝。

成人每侧膈肌类似于倒置的木制高尔夫球杆的表面。扇形肌腱就像扁平金属底板，环周肌肉

第一部分 胸部手术
第32章 膈肌手术的演绎之道

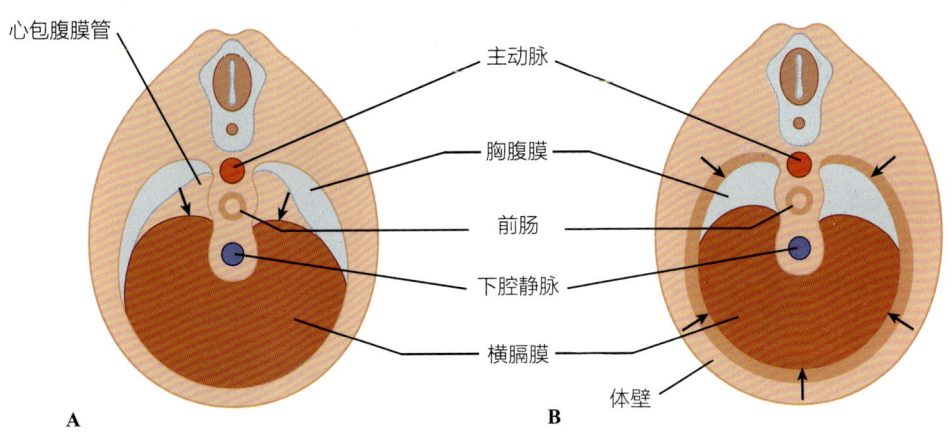

▲ 图32-1 第5～7周胚胎发育剖面图
双侧胸膜腹褶向前延伸到达横膈膜后缘，形成膈肌后部。横膈膜发育成大部中央腱
（引自 Larsen W: *Human embryology*, ed 2, New York, 1997, Churchill Livingstone.）

像弯曲的木杆头一样弯曲成沟。膈肌脚的肌肉束结并附着在腰椎上，就像木杆向下弯曲以附着在金属杆身上一样。

膈肌有3个自然裂孔（图32-2）。主动脉裂孔位于最后，由左右侧膈脚纤维包裹形成[3]。该孔道实际位于膈肌后方，而不是中间，包含主动脉、奇静脉和胸导管。食管裂孔位于主动脉裂孔腹侧，由主动脉食道管之间的右侧膈脚和心包肌腱上附着汇合的纤维组成。下腔静脉孔位于右侧胸腔肌腱和心包下肌腱的汇合处。

膈肌的扇形肌肉环周包裹胸廓内部，并附着于胸骨、下部6～7根肋骨，及腰椎椎体。后方肌纤维起源于外部韧带的腱膜弓，覆盖腰大肌和腰方肌。外侧膈肌纤维来源于肋骨，与腹横肌交错[3]。右侧膈脚比左侧更大且更长，源自上3～4个腰椎椎体。左侧膈脚源自上2个腰椎椎体。

吸气时，颈部斜角肌固定并抬升第一肋，外侧肋间肌收缩并抬起下方肋骨。就像连接在胸骨和脊柱上的斗柄一样，肋骨上移可以扩大胸腔、产生负压、使肺部通气[3]。

膈肌是吸气的主要肌肉[4]。在平静状态下，腹内压将中央腱向头侧胸腔推移。收缩时，径向肌纤维像鼓头一样将中央腱拉向腹腔。这在进一步增加了胸内负压的同时进一步增加了腹部正压。膈脚增加了中央腱的移动度。事实上，若固定胸腔仅有环周肌肉附着，则膈肌在协助下肋移

动和扩大胸腔的能力上有限。膈脚更粗的肌束，与膈肌扇形平面成45°～90°角，可像杠杆一样拉动锚定的腰椎，从而将中央腱固定在位。在下降时，扇形膈肌向下推压腹腔内脏，因有前腹壁阻挡，不能发生太大位移。中央腱变成固定点，膈肌扇形径向肌肉从该固定点收缩并因此能够提升下肋。即使腰部肌肉附着点比肋骨附着部位置更低，但膈顶肌腱才是肋骨附着的头侧支点。事实上，膈肌收缩只在腹腔脏器不动的情况下才会抬高下段肋骨，如果没有腹腔器官则不能抬高下段肋骨[3]。膈脚损伤比同样的外带膈肌损伤对患侧呼吸功能的影响更大。

用力吸气可使中央腱下降1～2个肋间隙。平静呼吸下，每侧膈肌参与15%～25%的呼吸肌功能，其余为肋间肌成分[5, 6]。用力呼吸时，膈肌工作量明显增加，可占到呼吸肌力的80%。

三、胸腹膜附着点

胸膜紧密地附着在膈肌中央腱及大部肌肉结构的上表面。在胸腔很难将胸膜将膈肌中央腱分离。胸膜贴覆胸壁表面并延伸折叠在膈肌表面，约有1cm的膈肌隐窝没有胸膜覆盖[7]。在胸膜外切除手术时，这部分没有胸膜覆盖的膈肌隐窝有利于外科医师将手指插入此腔隙向下钝性分离，以进一步分离并充分暴露膈肌（图32-3）。

腹膜与膈肌贴覆不很致密，在腹主动脉腹膜

467

SABISTON & SPENCER 心胸外科学（原书第 9 版）
SABISTON and SPENCER Surgery of the Chest (9th Edition)

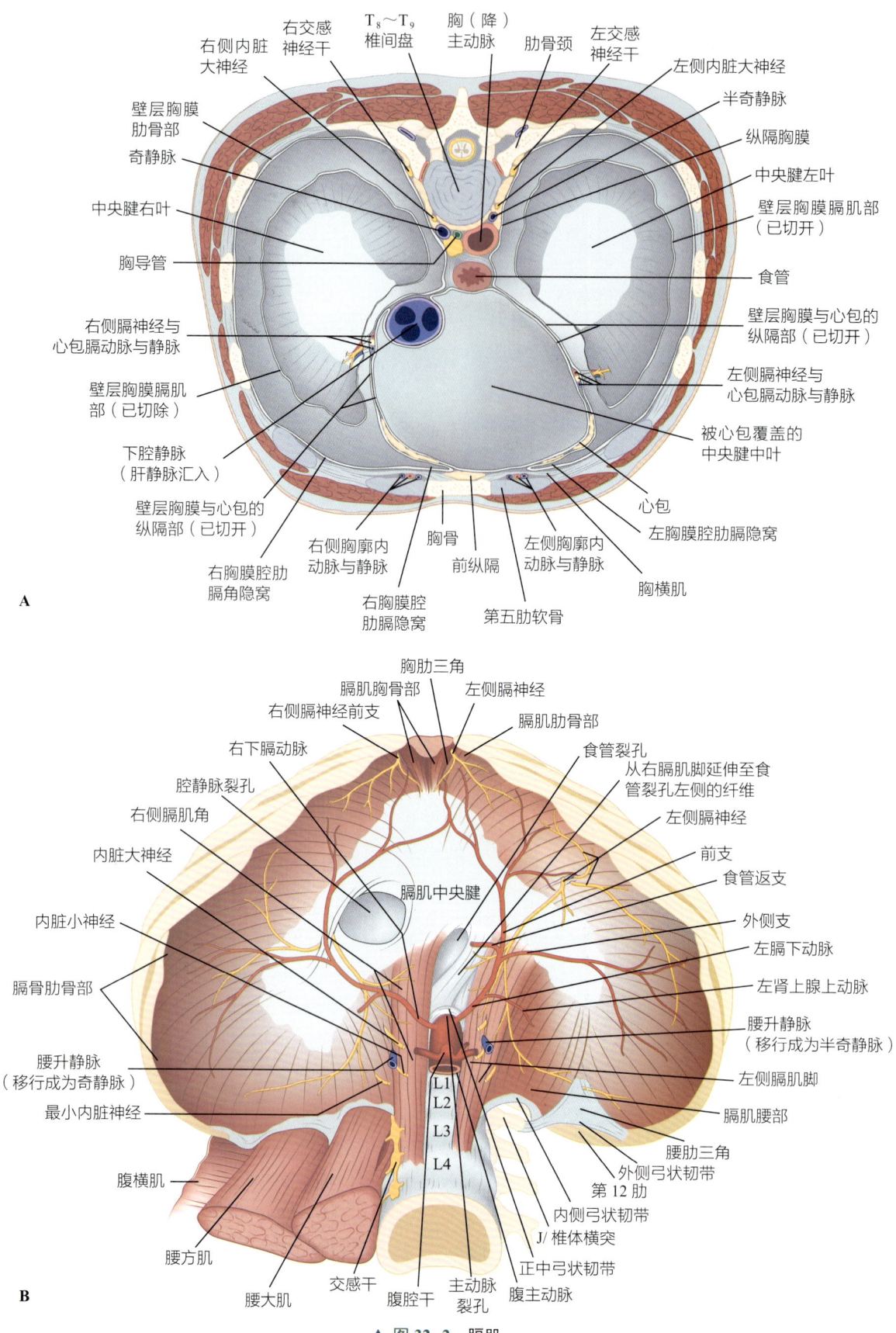

▲ 图 32-2　膈肌

膈神经解剖的上面观（A）和下面观（B），包括膈神经解剖。膈神经膈肌内走行很难在术中看到。熟悉神经穿行分布有助于膈肌切口的选择

第一部分 胸部手术
第32章 膈肌手术的演绎之道

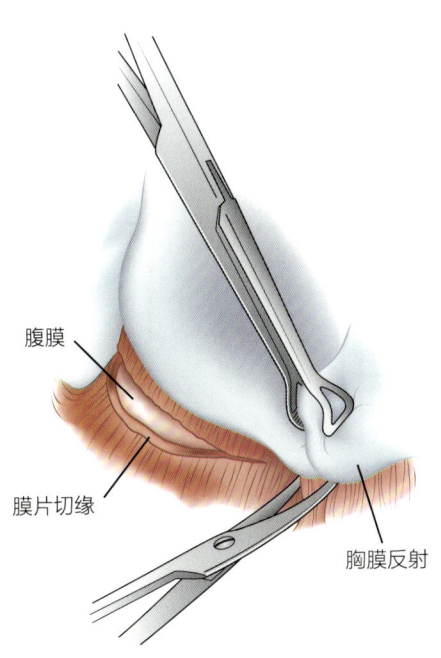

▲ 图 32-3 壁层胸膜沿肋骨贴覆折叠到膈肌表面，但未延伸至肋膈沟最深处。牵拉壁层胸膜可以暴露这部分裸露的膈肌

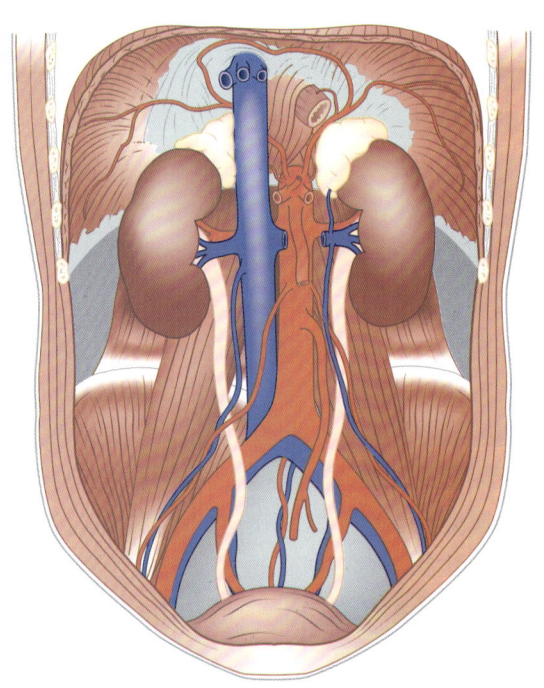

▲ 图 32-4 膈肌腹侧面的动脉解剖

外入路手术时可顺利实现钝性分离。分离平面是膈肌 - 腹膜间的膈下动静脉。腹膜自右侧中央腱分离后形成镰状韧带，与中央腱分离下方形成无腹膜附着的区域，即裸区。

四、动脉与静脉解剖

膈上动脉位于膈肌的胸廓表面，是发自下段胸主动脉下段的小分支，并在纵隔附近横穿膈肌后部进入膈脚上方[3]。它们与乳内动脉的两个分支肌膈动脉和心包膈动脉的末端吻合形成血管弓。肌膈动脉和心包膈动脉亦为膈神经和心包脂肪垫供血。

膈下动脉位于膈脚和膈顶下表面（图 32-4）。它们是较小的伴行血管，有多种解剖变异。可自腹腔干或其上方的腹主动脉发出。有时自腹主动脉或腹腔干动脉发出总干再分成两侧膈下动脉，有时，一侧血管来自主动脉，另一侧血管来自肾动脉。膈下动脉偏离膈脚沿膈肌下表面斜行向上肌向外侧延伸。左膈下动脉经食管后方，然后沿食管裂孔的外侧向前延伸。右膈下动脉则在下腔静脉后方穿行。

靠近中央腱后方双侧膈下动脉均分为内侧和外侧支。内侧支沿纵隔面向前延伸，穿过膈肌的肌部与肌膈动脉和心包膈动脉形成血管网。膈下动脉的外侧支向外侧延伸并与胸下段的肋间动脉交通。左膈下动脉参与一小部分下段食管的血液供应。双侧膈下动脉均发出同侧肾上腺分支，称为左 / 右肾上腺上动脉。

通常，膈肌静脉与动脉伴行。膈上静脉纤细，向前汇入乳内静脉。膈下静脉较为粗大，与膈下动脉全程伴行。右侧静脉汇入到下腔静脉。左侧静脉通常有两个分支，其中一支汇入左肾静脉或左侧肾上腺静脉，另一分支经过食管裂孔前方汇入下腔静脉。

五、淋巴

膈肌淋巴引流分别来自前方的内乳链及后方的胸导管。较小的侧支淋巴管沿侧后方胸壁分布沿肋间血管伴行[3]。非病理状态下这些淋巴管肉眼不可见，但在先天性心脏病中心静脉压升高，以及原发性淋巴管疾病（如海绵状淋巴管瘤）的患者中，可经常见到膈肌两侧迂曲增粗的淋巴管。

469

六、膈肌的神经支配

膈神经起源于 C_3、C_4 和 C_5 神经根，然后沿锁骨下动脉前方进入胸腔。约 64% 左侧膈神经位于左乳内动脉内侧；仅约 46% 右侧膈神经位于右侧乳内动脉内侧[9]。因此，正中开胸术游离左侧乳内动脉时更易伤到左侧膈神经。

多数膈肌来源于受 C_3、C_4 和 C_5 神经根纤维支配的颈段肌节。这些神经纤维汇合并形成膈神经，并随横膈向尾侧迁移时变长。但膈肌外缘起源于胸段 T_7~T_{12} 脊神经支配并向中央迁移体壁间充质细胞。此外，L_1~L_3 水平前肠来源的间充质参与并融合形成右侧和左侧膈肌脚[2,3]。

虽然有胸腰段脊神经根的小部分参与，膈肌大部受膈神经支配。尽管膈神经起源及其纵隔路径众所周知，但进入膈肌内的神经远端分布并无确切描述。1956 年，Merendino 等[10]基于电刺激研究及狗的大体解剖和约 40 个人体术中膈肌解剖的研究，发表并绘制了最详尽的膈肌内膈神经解剖分布图，是这方面被引用最多的文献。

膈神经通常在膈肌或膈肌正上方分叉。右侧膈神经自下腔静脉外侧中央腱内进入膈肌。左侧膈神经自心脏左缘外侧中央腱前进入膈肌。在了解膈肌四向运动模式后，即便无法直接看到膈神经的肌肉内的分布情况，也可作出大概的预测。膈神经首先分前干和后干（图 32-2B）。前干随后沿中央腱前内侧缘分为胸骨支和前外侧分支。后干同样沿中央腱后内侧缘分为膈脚支和后外侧分支。胸骨支和膈脚支较短，并分别继续沿前内侧和后内侧方向延伸。前外侧和后外侧分支较长，并毗邻肌肉纤维汇入中央腱部分。这两个分支支配了膈肌大部。他们间的解剖关系通常被比喻成一副手钳。这些分支通常在肌肉层内无法看到。

七、膈肌的切口

膈肌可有多种切开方法。某些区域可以安全地切开且不会出现损伤或功能丧失。另一些部位若切开或电烧不当，可能会导致出血、结构性无力或膈肌麻痹。

膈肌切口可分为 3 种：环周、中央腱及径向。外周环形切口对功能影响不大，但必须在中央腱外侧至少 5cm 处切开，以避免损伤膈神经的后外侧和前外侧分支。长时间手术后，这种切口很难正确对位，应在切开时双侧对应标记手术夹以帮助准确对合关闭切口（图 32-5）。

中央腱切口要尽量在膈神经穿入处 2cm 以外，这样不会切断膈神经任何大的分支。经这种切口可从胸腔充分观察腹腔，也可从腹腔观察胸腔，同时易于切开和缝闭。

自腋中线向中心的横行径向切口相对安全，因为它在膈神经前外侧及后外侧分支远端的中间（即穿过手钳的开口）。若从肋缘到食管裂孔做径向切口，则可能会切断膈脚或膈神经后外侧分支，导致节段性膈肌运动障碍。

八、创伤性膈肌损伤

钝挫伤和穿通伤都可损伤膈肌。下胸部及上腹部穿通伤易损伤膈肌。乳头是中央腱头侧最高体表标志，第 12 肋基底是膈肌最尾侧附着部，这些重要体表标志有助于外科医师及时识别穿通伤是否可能造成潜在的膈肌损伤。在此区间内穿过的子弹或刀伤均有可能导致膈肌撕裂。

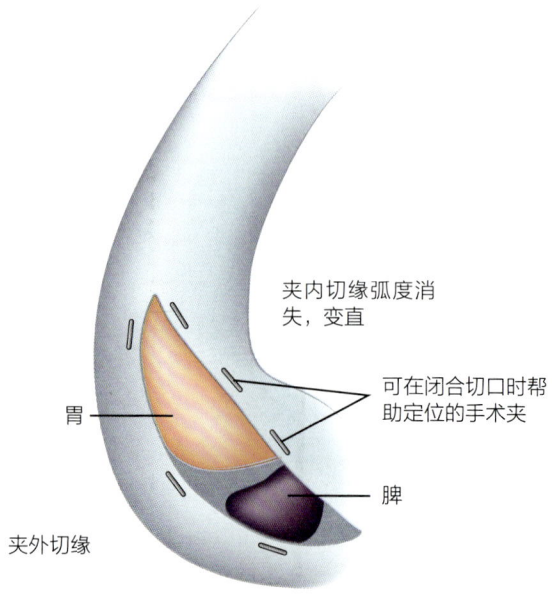

▲ 图 32-5 手术夹标记位置后切开的曲线膈肌切口；膈肌切开后径向张力发生变化，肌肉解剖扭曲；在切开前标记手术夹有利于关闭膈肌时准确缝合

钝挫伤可导致腹内压急剧升高，导致膈肌中央腱破裂。常见于系安全带发生高速撞车的患者。撞击发生前下意识的吸气、腹腔肌肉紧张、膈肌收缩，导致腹内压升高，结合撞击时安全带束缚的额外力量，可导致膈肌于膈顶或中央腱附着部发生破裂。因急性钝挫伤到达急诊室抢救的患者中，0.8%～1.6%存在膈肌破裂[11]。由于右侧有肝脏遮挡，这种钝挫伤所致膈肌破裂多发生在左侧。

如钝挫伤后的胸部X线或CT检查发现膈肌轮廓异常应高度怀疑膈肌损伤的可能。若检查前放置有显影线的鼻胃管，则更易发现问题。尽管如此，影像学检查可能仅见肋膈角不清，因此延迟诊断也不少见。文献回顾表明，某些医院误诊率甚至高达66%[12]。一种原因是传统CT成像技术对膈肌识别较差，报告称新型螺旋CT机膈肌识别灵敏度提高到84%[13]。如果临床高度怀疑膈肌损伤，可应用腹腔镜或胸腔镜微创手术探查除外隐匿性膈肌撕裂，这项技术极大提高了左侧胸腹穿通伤中隐匿性膈肌损伤的检出率。

膈肌损伤常合并腹部多脏器（肝、脾、胃、肾）损伤，一旦确诊，应积极开腹或腹腔镜全面探查。腹腔镜制备气腹时，应做好急诊胸腔闭式引流的准备工作，以防气腹经破裂的膈肌进入胸腔形成张力性气胸。诊断延迟者，则应行开胸或胸腔镜探查，此时腹腔疝入胸腔的内容物常与患侧的肺组织发生粘连。

膈肌损伤一旦确诊应积极行手术修补，及时纠正或有效预防并发症（如呼吸功能不全或有嵌顿及绞窄风险的腹腔疝）的发生。若疑诊膈肌破裂但无其他手术指征，应考虑行胸腔镜探查，可简单有效地明确诊断。在还纳腹腔内容物后，小的膈肌破损可在胸腔镜下直接缝合。胸腔镜探查和膈肌修补需要全身麻醉、单肺通气。因此手术时间取决于肺功能及神经系统状况。

膈肌侧方撕脱需在高一肋水平重新缝合固定。膈肌撕裂可用粗的不可吸收线缝合，注意避免损伤膈神经的主要分支。若缺陷较大并不能一期修复，可考虑补片修补。若急诊手术存在严重感染，首选可吸收或生物材料以免缺损挛缩和胸膜污染。若感染得到控制，可二次手术时更换永久补片。

九、膈膨升

膈膨升的两个常见原因是先天性膈肌膨出和膈神经麻痹（图32-6）。

先天性膈膨升包含胚胎期肌节迁移障碍的一系列疾病[14]。轻型病例可仅有中央腱缺如，严重病例可有中央腱及整体肌性横膈的缺如。缺如的肌部仅剩单层融合的胸腹膜，因缺少肌肉组织，这层膜可在同侧胸腹腔间位移。

儿童膈神经麻痹可由病毒感染、医源性损伤（通常在小儿胸外科手术后）或产钳分娩时颈后方膈神经牵拉伤引起，亦可能为先天性膈神经缺如。

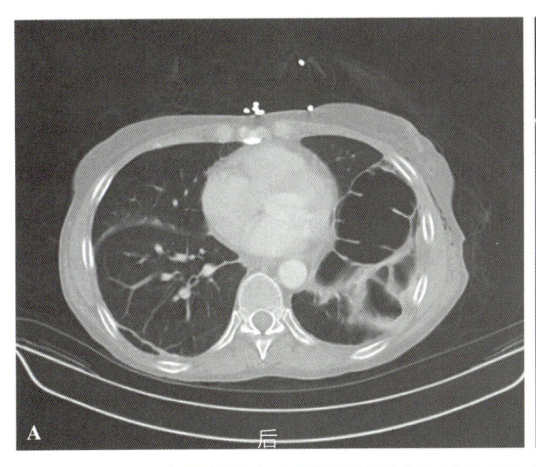
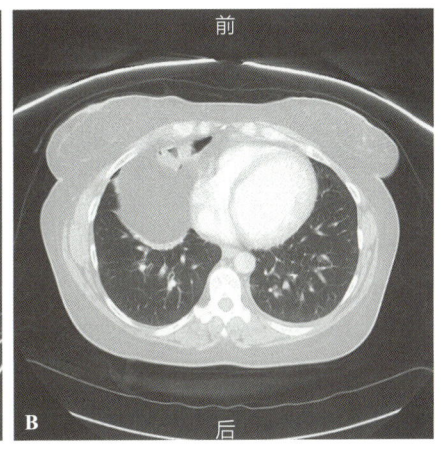

▲ 图 32-6 膈膨升的两大常见原因是先天性膈肌膨出和膈神经麻痹
A. CT 显示左侧膈膨升，应注意前后方向的肺组织；B. CT 显示 Morgagni 疝，应注意胸腔上部无肺组织

新生儿很难耐受膈膨升。无力的膈肌可压迫同侧下肺，如还合并大量腹腔内容物进入负压胸腔，将导致机械性的纵隔摆动，压迫对侧肺组织。患侧下肺不张、压迫左心房、肺静脉回流受阻，以及对侧肺受压进一步出现的肺不张[15]，最终会出现肺功能衰竭，需要气管插管及呼吸机支持。机械正压通气可实现肺复张、平衡摆动的纵隔，并将患侧膈肌推向腹腔。

有膈肌膨出症状的婴儿必须进行手术干预，但成年人中膈膨升的手术适应证尚不清晰。儿童的膈肌折叠术目前技术成熟，术后可有效实现脱离呼吸机。但成年患者情况则大不相同。特别是不需使用呼吸机支持的患者，表明成人耐受性更好。通常推荐症状进行性加重的患者行手术治疗。成人膈膨升常与膈神经损伤行疾病有关，包括脊髓疾病、颈部创伤、肿瘤或淋巴结侵犯膈神经，及医源性损伤等。某些经保守治疗功能可恢复。但在剩余患者中，膈肌折叠术这种低风险且成熟的方法，实施率持续偏低。对经电视辅助胸腔镜手术（VATS）单侧膈肌折叠患者进行的一项研究表明，术后6个月肺功能数据明显改善[16]。原因在于作为胸腹间屏障的膈肌张力增加后，可比之前松软麻痹的膈肌产生更大的胸腔内负压。

文献描述了多种膈肌折叠的方法。严重的膈肌缺如型（仅有胸腹膜隔绝）先天性腹腔突出症（膈肌膨出症）需要补片修补[14]。胸廓侧方有环状膈肌样结构，组织条件多足以锚定缝合补片，纵隔侧可将补片锚定缝合到心包和前胸椎韧带上。

最简单折叠手术是将膈肌中央肌进行叠瓦状缝合[17,18]。如果缝合距膈肌腱边缘足够远，拉伸折叠时可令膈肌向尾侧移动、患侧下肺复张以及纵隔复位（图32-7）[19]。中央腱折叠术可经胸腔镜、腹腔镜或杂交手术进行。随着视频设备进步和经验积累，微创手术的趋势将持续，并会鼓励更多医师转诊患者进行手术。Mouroux 及同事[20] 报道了12例经5cm切口胸腔镜辅助实施膈肌折叠的患者，其中应用 Duval 抓持钳将膈肌膨出的最高点向尾侧牵拉套叠成双侧皱褶结构。

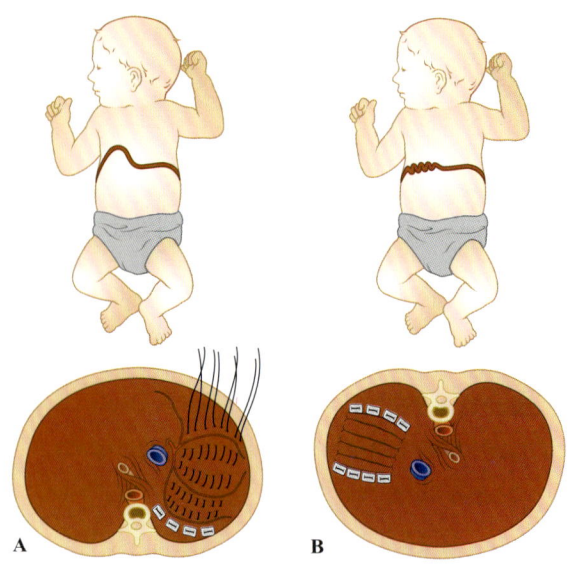

▲ 图 32-7 中央腱膈肌折叠法
沿中央腱与肌肉连接部跨越折叠缝缩，避免损伤膈神经分支。膈神经及血管分支多位于肌内，常不可见

Freeman 及其同事[16] 使用 VATS 下 EndoStitch 装置（Ethicon EndoSurgery，Cincinnati，OH）成功治疗了22例单侧膈肌麻痹患者，应用了传统开放折叠手术基础上改良的"手风琴"折叠法，进行6~8针平行的 U 形缝合。与开胸手术相比，住院时间更短，肺功能和生活质量明显改善。Kim 等[21] 报道了三孔全胸腔镜下膈肌折叠术技术，需增加二氧化碳气胸辅助及反 Trendelenburg 体位向下推压膈肌增加手术操作空间。Huttl 及其同事[22] 则采用经四孔腹腔镜方法，于膈顶保留缝线于后期牵引，可缝制12~15组 U 形缝线进行腹腔内膈肌折叠。最后，为解决微创入路缝合器械的难题，Moon 团队[23] 报道了提卷膈肌后应用腔镜下非切割闭合器原位闭合膈肌皱褶的方法。

由于膈肌膨出手术少，表现各样，进行真正对比手术方法的随机化研究非常困难。且当前大多外科医师仍将按最熟的手术方法进行手术。而这种老式的中央腱膈肌折叠术式的主要缺点是，折叠的主要部分是无弹性的中央腱，而有弹性的肌部会随时间进一步延展。我们发现中央腱膈肌折叠术后若干年膈肌会重新升高到肺门水平。本术后长期随访显示膈膨升复发报道多，多达19%患者需额外干预[24]。此外膈神经和血管分支在中央腱连接部进入肌肉，无法经胸直视。然而，为

第一部分 胸部手术
第32章 膈肌手术的演绎之道

了充分地缝缩中央腱，缝线需要延伸到肌肉区，使神经与血管分支易被损伤。鉴于上述原因，径向膈肌折叠术式更受推崇，其缝合效果也更接近于膈肌的自然生理状态。

David State 于 1949 年首先报道了治疗先天性膈肌膨出的肋下径向膈肌折叠术[25]。手术记录描述了右上腹横向大切口以及沿膈肌肌肉径向拉紧缝合至侧胸壁的方法（图 32-8）。亦有经胸径向膈肌折叠术的报道[19, 26]。

明尼苏达大学的 John Foker 自 1976 年沿用 Jaklitsch 等报道的经胸膈肌折叠术治疗了 35 例膈膨升儿童[27]，经后外侧开胸切口，采用带垫片缝线将膈肌叠瓦状间断水平褥式缝合固定在侧胸壁上（图 32-9）。折叠缝合线在外侧从剑突连续延至脊柱，内侧纵隔胸膜不需缝合。手术目的是产生有张力的横膈，术后胸部正位片上显示膈肌趋向平直。这种折叠方法可有效模拟膈肌扇形收缩的行为，并能最大限度地减少对神经或血管分支的损伤。

在该研究中，36 例经手术治疗者有 31 例（86%）在术后 3 天内脱机拔管，其中有 15 例患者术前需呼吸机支持[27]。没有术后 30d 内死亡，没有膈肌折叠术直接相关并发症。只有一例患者（3%）术后复发需二次手术。26 例患者长期存活（报道时中位随访时间 12 年）。1996 年应用膈肌超声对随访 18 例患者进行了再次评估，其中 14 例患者（78%）部分恢复了膈肌功能。

我们成功将这种术式扩大应用到胸腔镜治疗成人单侧膈膨升（图 32-10）。目前为三孔法，分别在第 6 肋间做前操作孔、第 8 肋间做后操作孔。第三孔经肋缘下用卵圆钳夹持膈肌中央腱腹侧，即可向尾侧牵拉膈肌显露折叠的膈肌纤维。经后操作孔可折叠缝合前方及侧方的膈肌，经前操作孔则可处理侧方和后部。

十、膈疝

涉及膈肌的疝气包括 Morgagni 疝、Bochdalek 疝以及中央腱疝和食管旁疝。

Morgagni 孔是乳内血管从胸腔经进腹腔的胸骨旁潜间隙。膈肌纤维向内插入胸骨剑突后方，向外连接肋骨侧缘（图 32-2B），在乳内血管周围产生小的三角形无肌肉间隙。

腹腔内压增高时，网膜、小肠或结肠可通过该缺损进入前纵隔。最常见症状是右侧肋缘下钝痛。其他常于影像学检查时意外发现。Morgagni 疝多见于女性、肥胖者，因左侧有心包阻挡，右侧发生居多。影像学可见胸骨旁密度影，CT 有助

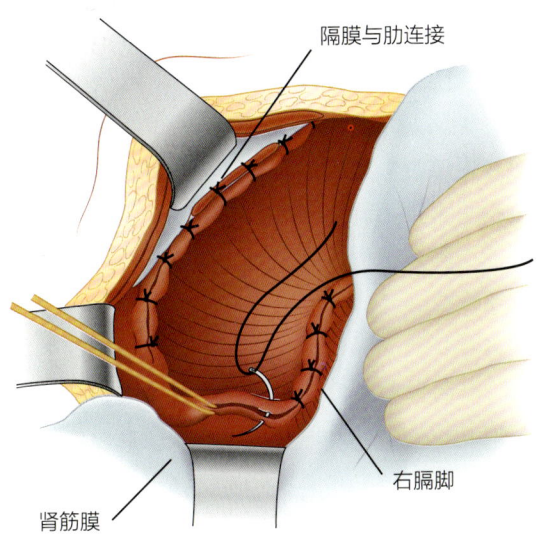

▲ 图 32-8 David State 在 1949 年最早报道膈肌折叠手术。采用大肋缘下切口，将膈肌及膈脚环周拉紧缝合到侧胸壁上，产生足够的张力

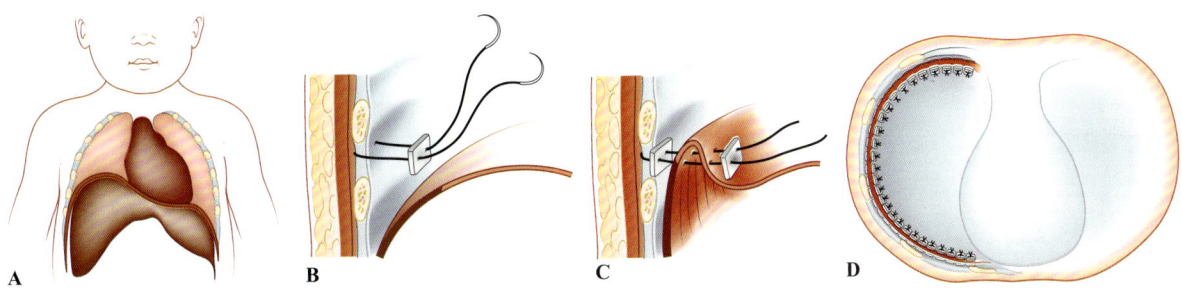

▲ 图 32-9 应用双侧垫片法从剑突到脊柱方向间断折叠缝缩膈肌。每根缝线都将松弛的膈肌肌肉折叠固定到侧胸壁上

473

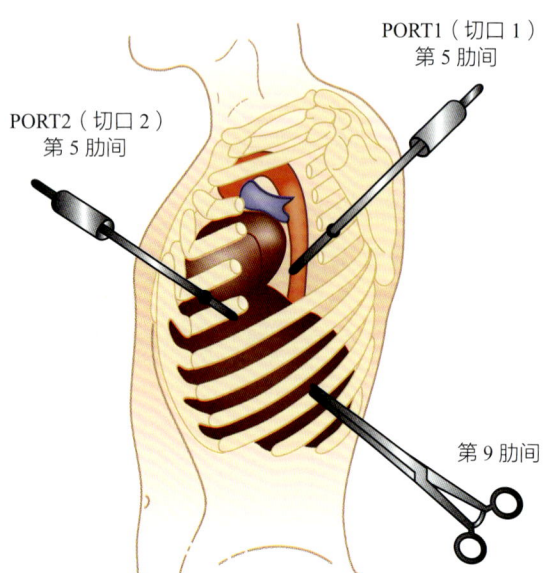

▲ 图 32-10　成人膈肌折叠术胸腔镜切口位置
（ICS. 肋间隙；引自 Mouroux J, Padovani B, Poirier NC, et al: Technique for the repair of diaphragmatic eventration. *Ann Thorac Surg* 62: 905-907, 1996.）

于鉴别疝与心包脂肪或心包囊肿（图 32-6B）[28]。

常经腹腔修补 Morgagni 疝，经腹腔镜及胸腔镜疝修补方法均有报道[29, 30]。常将胸骨后找到小缕胸横肌肉并与膈肌缝合以闭合疝孔。应用较粗不可吸收缝合线间断褥式缝合，或可应用腹直肌后鞘或肋骨协助封闭疝环。很少发生因张力无法封闭疝口的情况，此时可应用补片修补。

Bochdalek 疝发生于成人，较罕见，常因影像学检查偶然发现，或在器官嵌顿或肠扭转时被诊断[31]。这种疝多数较小可一期修复，可行微创手术。较大缺陷可应用补片修补。

先天性膈疝可发生于膈肌三叶中央腱发生的任一叶，影像学检查时易与膈顶肿瘤混淆。当中央叶疝时常合并下方心包缺如，可出现心包内见到腹部内容物的情况。中央叶较疏松，多可直接行一期修补，缺损较大时可应用补片修补。

食管旁疝是最常见膈疝。常根据临床及影像表现将裂孔疝分为四种类型，其中 I 型裂孔疝，或滑动疝，占食管旁疝 95% 以上，主因膈食管韧带环周结构薄弱，近端胃对称进入胸腔，多数合并短缩食管。多数 I 型裂孔疝无症状，偶然在影像学或内镜检查中发现。食管下段括约肌张力减低时方出现胃食管反流症状，症状与疝体积正相关[32]。

II 型食管裂孔疝，即食管旁疝与膈食管韧带局限薄弱有关，多见于食管前方或侧方。此时贲门仍位于腹腔，食管下段括约肌仍在膈肌水平，但部分胃底穿过疝环进入胸腔并对食管下段产生外压性改变。

III 型裂孔疝，或混合疝，是滑动疝及滚动疝的综合状态。因食管短缩，食管下段括约肌上移到胸腔内，部分胃底通过扩大食管裂孔亦疝入胸腔并压迫下段食管。采纳 Pearson 及其同事[33]的观点，即单纯 II 型疝很少见，胃食管交界处上移到胸腔的 I 型和 III 型疝更多见。

IV 型疝是膈食管膜出现较大缺陷，以致腹腔器官（例如结肠、脾和小肠）疝入胸腔。未经治疗的 I、II、III 型裂孔疝，随着膈脚间的缺损增大，均可发展成为 IV 型疝。随着疝环逐渐扩大，胃逐渐向胸腔位移，在腹腔正压和胸腔负压作用下，胃大弯旋向右侧胸腔，扭曲胃体，可导致胃扭转出现阻塞症状。若梗阻近段腔内气体或胃液潴留，梗阻腔内压可超过灌注压，可继发溃疡、出血和胃破裂。腹腔内脏器疝入胸腔合并胃扭转是急诊手术指示。鉴于此型疝有出现致命并发症的可能，多数外科医师建议，即使无症状也应积极行疝修补。

食管裂孔疝修补首先应明确裂孔肌肉缺损情况。一些有经验的外科医师主张经胸直视松解炎性粘连并行疝修补，但此法术后疼痛严重。最近发现腹腔镜入路下充二氧化碳气腹可向头侧推移膈肌，在辨识疝环界限、拉紧膈肌脚方面更有优势，腹腔镜下增加的张力以及胃与膈肌间的充裕空间极有利于进一步的解剖分离。

清除近端胃与膈肌间脂肪，分离并垂直向外提拉左膈脚，扩大紧缩的疝环，辨识并保护前方较远处的膈神经分支以及内侧膈静脉分支。因侧支循环丰富，处理左侧膈下动脉不会引起局部缺血。扩大紧缩的裂孔疝环可减小疝囊体积，有利于手术。有时可应用红色橡胶导管经疝囊颈部充气，以平衡还纳腹腔内容物时疝囊内的负压，促成疝还纳。

食管裂孔疝修补手术同时应关闭膈肌缺损。

事实上，正是膈肌病理进展继发食管下段括约肌松弛导致了胃食管反流。通常采用仿左右膈肌脚形式加固缝合关闭被扩大的食管裂孔。大食管裂孔疝中，膈肌脚缺陷可能相当大。若膈肌脚组织菲薄，常应用带垫片不可吸收线来重新缝制左右膈肌脚。所有疝修补都要遵守无张力原则，部分缺损可应用毡状或网状补片加固。已有两项对比网状补片与原位膈脚修补的随机研究，其中一项 Frantzides 及其同事[34]将 36 名患者随机分组，使用或不使用聚四氟乙烯（PTFE）网状补片。随访 3 年发现无补片组有 22% 复发，补片组无复发。另一项研究纳入 50 例患者，使用的是聚丙烯补片而不是 PTFE 补片，单纯膈脚成形组 26% 复发，补片组 8%。

补片修补术的晚期并发症包括补片移位以及食道或胃坏死，最终出现败血症而需要旷置食管。现有的生物补片可降低这种并发症的风险。已有应用猪小肠黏膜下层修补较大缺损裂孔的报道[36]。我们现在修补巨大食管旁疝时加强膈脚的首选方法是，先在网状补片上修剪出容纳食道的孔洞，然后在内镜下将补片包绕食管并置于裂孔水平后缝闭补片上裁切留下的切口。这种方法可有效重建裂孔，补片将与相邻组织很好的贴附，并不会留下其他永久材料。

腹腔镜抗反流术的术后并发症发生率约为 8%。所有经抗反流手术患者有 3%～6% 会因症状复发、症状不缓解，因并发症出现新症状等需再次手术治疗[37]。一项研究纳入了 627 例患者，其中 7% 证实出现解剖异常，伴或不伴胃底折叠破裂的包绕部疝入胸腔最为常见[38]。很多因素都可导致这种情况，包括膈脚关闭不全、短缩食管处理不当，以及 Valsalva 动作、咳嗽或干呕等多种导致术后腹内压增加的生理情况。

我们认为食管裂孔疝修补手术最常见错误是对短缩食管认识及处理不足。如果腹内压不高情况下，食管长度仍不足以使折叠的胃底保持在腹腔内，折叠的胃底将在术后数年逐渐疝入胸腔。我们通常采用 Collis 胃成形术以延长食管，确保折叠的胃底无张力地居于膈裂孔下方。

胃心包瘘是胃底折叠术后罕见却灾难性的并发症，多由食管短缩导致折叠部分胃腔疝入胸腔所致[39]（图 32-11），死亡率高达 50%，常见于有胃食管手术史的患者，瘘口很可能源于胃溃疡部。开腹 Nissen 胃底折叠术后并发症中，胃溃疡发生率为 3%～5%。多数溃疡发生接近胃底折叠区的胃小弯侧，且更多见于复发性食管裂孔疝患者。开腹 Nissen 胃底折叠术后晚期并发症的报道包括从胃到主动脉、膈肌、心包、右心室和支气管等各种类型[39]。

修复胃心包瘘的需切除部分心包及进入胃的瘘管（图 32-11）。然后可用带蒂膈肌瓣缝垫与暴露的心脏和胃小弯侧钉线之间。我们曾应用带垫片缝线缝闭膈脚肌肉并将包绕的胃底固定于膈肌下方。

十一、膈肌起搏

膈肌起搏可对肺功能受限和膈肌麻痹的患者有一定作用。1967 年该技术首次应用于临床，超过 700 例慢性通气不足的患者接受了这种治疗，有些长达 18 年[40]。但该技术的专业知识仅限于少数几个中心。长期连续起搏的技术细节主要由耶鲁大学的 William Glenn 制定。他和同事迅速将 1964 年的成功动物模型[41]在 1967 年转化为对中枢性低通气患者的治疗[42]。Glenn 与 Koda[40]以及同样来自耶鲁大学的 Elefteriades 与 Quin[43]均发表了有关此项技术的优秀翔实的研究论文。

膈肌起搏很多情况下，特别是在暂时性呼吸受限或并发症（如慢性阻塞性肺病）情况下，常被非有创性通气支持方法所取代，包括双阶气道正压和持续气道正压。但经过筛选的亚组患者可能受用膈肌起搏技术。本技术的理想适用对象为患有中枢神经系统疾病或上运动神经元疾病，但膈神经和膈肌功能尚完好的患者[43,44]。膈神经起搏的主要经验来自四肢瘫痪患者和中枢性肺泡通气不足患者。C_3 水平以上脊髓损伤患者是极佳的适用人群，这时膈神经上运动神经元去神经支配，但胸腔内神经纤维完整。由于膈神经起搏无法让失神经萎缩的膈肌运动良好，因此建议在神经系统损伤后立即放置起搏器预防膈肌萎缩的发生。

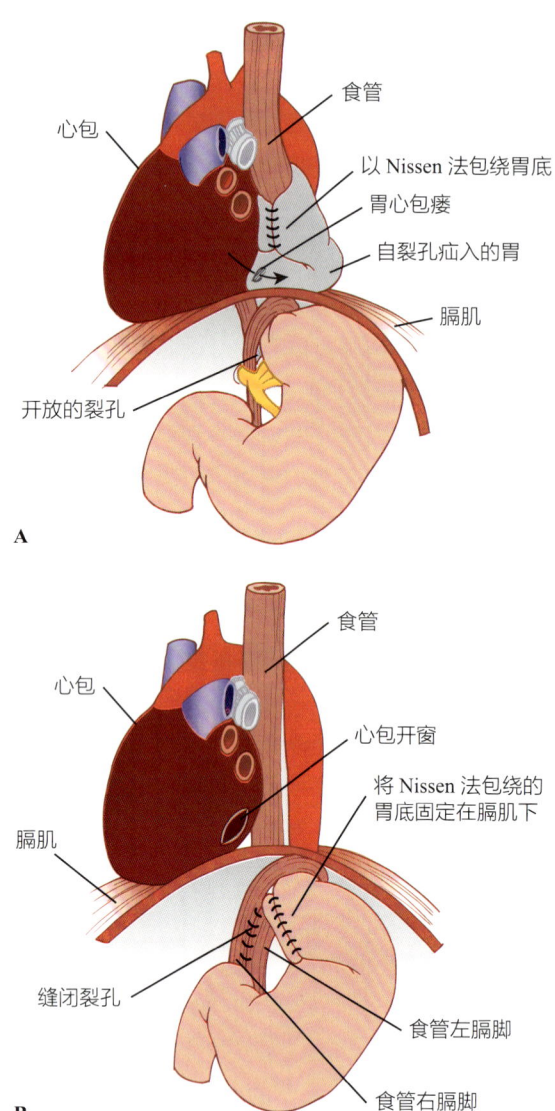

▲ 图 32-11 修复胃心包瘘的需切除部分心包及进入胃的瘘管

A. 胃心包瘘是胃底折叠术未封闭膈肌脚产生的灾难性并发症；瘘常发生于胃底折叠远端胃小弯侧；B. 使用膈肌瓣缝垫于心包与胃之间，修复瘘口

（引自 Murthy S, Looney J, Jaklitsch MT: Gastropericardial fistula after laparoscopic surgery for reflux disease. *N Engl J Med* 346: 328–332, 2002.）

膈肌起搏的主要治疗目标是改善氧合而不是排出二氧化碳。起搏要求有足够的呼气流量，因此限制了对患有严重慢性阻塞性肺疾病或其他胸壁、膈肌变形患者对膈肌起搏的应用[43]。使用前需证实有足够的膈肌强度、远端膈神经功能正常以及充分的胸廓移动度。

膈神经麻痹中经常讨论膈神经起搏的议题。

与心脏不同，骨骼肌固有的电导率缺乏不允许多个表面电极均匀地收缩肌肉。因此，需要完整的下运动神经元（即膈神经）通过整个肌肉中的神经递质传递电脉冲以进行协调收缩。由于轴突损伤阻止电脉冲传导至神经肌肉接头，因此直接膈神经损伤者不适用膈神经起搏。这些患者可以通过直接干预（即原发性膈神经修复或肋间或喉返神经移植）或支持措施（即膈肌折叠，夜间双水平气道正压通气或气管切开术）进行治疗[43]。

目前膈神经起搏器的最佳位置可经第 3 肋间前外侧开胸安置在上胸壁内，可将电极置于副神经进入 C_5 神经根下方的膈神经干附近[45]，在上胸段常汇入膈神经。应避免过多处理神经，减少对神经的损伤，以保证准确起搏。右侧膈肌起搏电极应植入在奇静脉及上腔静脉的上方（图 32-12）[44]，左侧则应植于主肺动脉窗[46]。然后电极连接导线穿过胸壁隧道连接胸壁内的接收器。虽然颈部很容易找到膈神经颈干，但 76% 患者的膈神经在此节段上缺少了 C_5 副神经部分[47]。此外，将电极置于上腔静脉上避免了电信号直接传导到心房，而发生在胸腔下部。现在可经胸腔镜放置电极[43]。因无法将起搏电极靠近膈神经的 C_5 分支，经颈植入电极方法已基本废止。

对患有中枢神经系统病变导致通气不足的患者，应经皮测试膈神经以验证完整的神经和肌肉功能。Shaw 及同事于 1975 年报道了该测试方法[48]。将一个无关的电极置于颈部皮肤上，并将一个 5～10mA、1ms 的起搏电极置于胸锁乳突肌的外侧边缘。膈肌强力收缩表示膈肌功基本正常，查体可以观察到膈肌有力的收缩，可应用透视或超声检查来量化膈肌动度，如动度 > 5cm 可考虑进行起搏干预[43, 44]。

最初的膈肌起搏器由连接到天线的单极电极和射频发生器组成。如果患者还具有心脏起搏器，则将使用双极电极。为了克服膈肌骨骼肌缺乏自然导电性，起搏器传递一系列幅度增加的脉冲电流，以刺激神经内的所有轴突[43]。脉冲序列引起均匀肌肉收缩的一个后果是每个肌束都被刺激收缩。因膈肌 24% 肌束是快速收缩、易疲

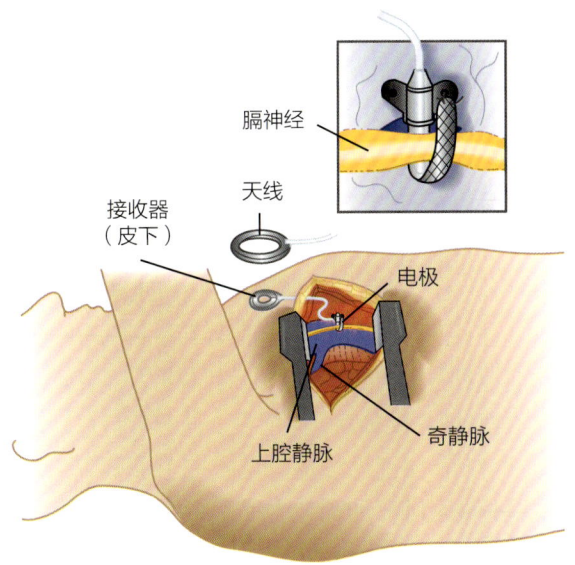

▲ 图 32-12　前内侧开胸术放置膈神经起搏装置

（SVC. 上腔静脉；引自 Kanaan S, Ducko CT: Disorders of ventilation: diaphragmatic pacing. In Fauci AS, et al, eds: *Harrison's principles of internal medicine*, ed 17, online update, New York, 2008, McGraw-Hill.）

劳的 ⅡB 型纤维[49]，只有经过肌肉不应期才能进行下一次全时起搏。四肢瘫痪患者的间断起搏不超过 14d，以避免产生胸腔积液[43]，起搏方案从每小时 15min 开始，每 7~14d 更换一次。因此，调理需要 3~6 个月。对需要进行全时、连续膈神经起搏患者，建议进行永久性气管切开术[43]。

全球有 4 种起搏系统：Avery 膈肌起搏系统（Avery Laboratories, Glen Cove, NY）, Atrostim 膈肌起搏系统（Atrotech, Tampere, Finland），维也纳膈肌起搏系统（MedImplant Biotechnisches Labor, Vienna, Austria）及 NeuRx 膈肌起搏系统（DPS; Synapse Biomedical Inc., Oberlin, OH）[44]。前三种由两部分组成，具有体外射频发生器和植入式接收器 - 神经电极。进一步的技术改进可能使膈肌起搏成为长期但最终可逆的呼吸功能障碍患者的一种更为通用的技术，如病毒性麻痹和医源性损伤。目前报道的最大宗膈肌植入起搏器的研究中有 165 例患者，其中 68% 的患者起搏时间不足 5 年，20% 为 5~10 年，10% 为 10~15 年[50]。

Onders 及同事[51]设计了一种可通过腹腔镜植入的独立膈肌起搏系统。这种形式的起搏仍需膈神经功能完整传导并引起肌肉收缩。置入腔镜后，首先使用专门的探头对膈肌进行扫描，确定膈肌动度最大位移点。一旦确定这点，即在两侧分别放置电极并重新测试，然后将引线穿出胸壁隧道。目前有限的研究显示，该方法结果与标准膈神经起搏相当[52]。与目前在用的膈神经起搏方法相比，潜在的优势包括设备更便宜，以及无须摆体位、单肺通气等 VATS 手术必需步骤即可同期植入双侧膈肌起搏电极等。若使用自然孔道内镜手术能进一步降低该手术的侵入性，并使重症监护室的临时起搏更加切合实际[53]。

目前，改善患者生活质量是继续研究膈肌起搏技术的驱动力。除了免于机械通气的明确优势以外，膈肌起搏还可以改善语音模式、从气管造口到气孔装置转换，甚至嗅觉恢复等[44, 46]。

总之，膈肌起搏对经严格选择的、膈神经及膈肌功能完整但上运动神经元受损的患者非常有用。单侧起搏的效果不佳，因为单侧刺激膈神经无法起效。患者选择和术前评估对长期膈肌起搏的成功至关重要[44]。若技术进步，能够实现直接肌肉刺激产生平滑、协调的膈肌收缩的话，将有很多患有运动神经元疾病（即暂时性或永久性膈神经损伤）的患者可以获益。

十二、膈肌肿瘤

膈肌原发肿瘤罕见，仅有零星个案报道。良性肿瘤包括各种纤维性肿瘤和脂肪瘤、神经源性肿瘤及囊肿。患者多无症状，常为影像学检查时意外发现。标准治疗是手术切除切除肿瘤并行膈肌的一期缝合或重建。原发恶性肿瘤可源自双侧膈肌、肌腱或间皮组织，多为间叶组织来源肉瘤伴侵袭性，全膈肌切除是这种肿瘤的最佳治疗方法。因化疗作用有限，且本肿瘤常为局部复发，故曾应用各种术前或术后放疗，甚至我们在切除膈肌原发或复发肿瘤术中放置近距离放射粒子来增强治疗效果。

肿瘤可从"篱笆"的任何一侧即胸腔或腹腔侵犯膈肌。腹部肿瘤侵犯膈肌最常见的肿瘤分别是腹膜后巨大肉瘤、肝细胞癌或上消化道肿瘤，包括侵犯食管裂孔的胃食管交界部腺癌。

胸部常累及膈肌的肿瘤是胸膜间皮瘤和胸壁

肉瘤，这将在其他章节详细讲述。原发性下叶肺腺鳞癌侵犯膈肌的分期为 T_3 期。部分侵犯膈肌的 T_3 期患者因术前影像学判定存在患侧胸腔积液升期为 T_4 期，通常不考虑首选手术治疗，一部分先接受化疗根据疗效确定后续手术可能获益人群。开胸探查术发现仅有 0.17%～0.4% 的患者有膈肌侵犯[54-55]。因此肺癌膈肌受累病例较少，数据有限。Weksler 等[56]首先定义了这部分患者，并报道了 1974—1995 年经开胸探查并行根治手术的 8 例非小细胞肺癌膈肌受累患者，其总生存期为 52.8 周。

为完善研究数据，已开展 2 项多中心回顾性研究。Riquet 等[56]回顾了来自 17 个医疗中心的 68 例非小细胞肺癌侵犯膈肌并行开胸手术治疗的患者，发现淋巴结转移率高达 67%，分析认为是膈肌淋巴引流广泛的结果。另一项研究纳入了日本肺癌外科学组 31 家医院的 63 例患者，对其中 55 例患者（87.3%）进行了根治性切除，5 年生存率为 22.6%[54]。研究发现膈肌受累深度与预后相关，其中膈肌侵犯较浅患者的 5 年生存率为 33%，侵犯较深甚至浸透全层腹膜者仅为 14.3%。膈肌受侵经根治手术患者的总生存率依然明显劣于胸壁受侵的 T_3 患者。

十三、膈肌切除与补片修补

肿瘤侵犯膈肌时切除部分膈肌是必要的。膈肌的延展性佳，中小范围的切除可一期缝合。较大面积缺损可应用网状或不通透补片实现修补。术侧胸腔仍有肺组织者，我们使用网状补片；胸膜全肺切除者为防止胸腹腔内液体移动应使用不通透补片。

下叶肺癌或胸壁肉瘤等较大肿瘤同时侵犯膈肌者可能需切除患侧所有膈肌。我们在行胸膜外全肺切除加膈肌整体切除治疗胸膜间皮瘤的过程中获得了丰富的手术经验[7]。

胸膜外全肺切除术是完整切除胸膜及其所有内容物，包括同侧肺、侧方心包及下方膈膜。因为胸膜无法与中央腱分离，所以如要保持切除胸膜完整，则必须切除膈肌。

进行膈肌切除，要先从肋膈角处牵拉胸膜暴露未被胸膜覆盖的裸区开始（图 32-13）[7]，然后从胸腔前部心包旁分离扇形的膈肌外侧径向肌纤维。外科医师用手指钝性分离膈肌与下方腹膜，并牵拉膈肌显露切缘，以便应用电刀切断后方的连接。后外侧膈肌常在外科医师直视范围外，但多可钝性剥离，这些部位很少出血。一旦在椎旁沟到达外弓状韧带，见到扇形肌肉下方的 Gerota 筋膜肾周脂肪，而不是腹膜，即可快速辨识并处理膈肌脚外侧缘，然后可将膈肌向心包外侧缘与腹膜完全分离，同时缝合腹膜缺口。

因纵隔胸膜无法从心包上完整剥离，胸膜外全肺切除需要切除侧方心包。从前方打开心包，向头侧分离膈神经至肺动脉水平，沿心包下方中央腱向术侧分离并打开三叶状膈肌肌腱。于膈神经进入前部膈肌的内侧做切口，并沿膈肌心包融合部延至右侧的下腔静脉裂孔或左侧的食管裂孔。

此时整个术侧膈肌仅存膈肌脚连接，在分离膈肌脚前需充分钝性游离肋膈沟处的胸膜，以防止后外侧胸膜残留在下方。膈上动脉不影响手术，无须辨识。膈下神经与血管位于膈肌脚的深面，易显露与结扎处理。膈下血管可在膈肌脚后

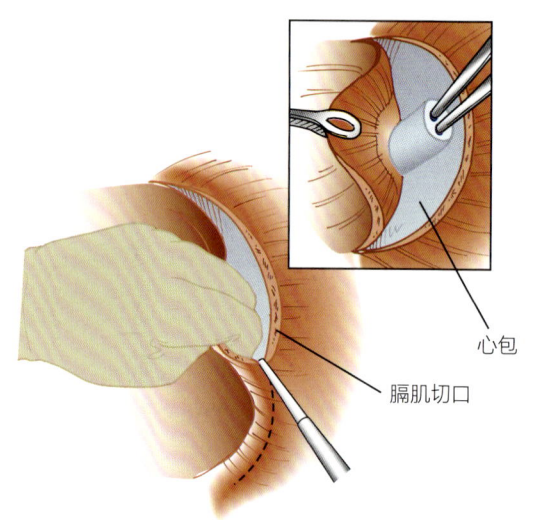

▲ 图 32-13 环形切开右侧膈肌暴露下方腹膜。切开扇形肌肉部分后心包外及膈肌脚的附着

（引自 Kanaan S, Ducko CT: Disorders of ventilation: diaphragmatic pacing. In Fauci AS, et al, eds: *Harrison's principles of internal medicine*, ed 17, online update, New York, 2008, McGraw-Hill.）

分支，故结扎"主干"（实为第一分支）后可能见到另一血管分支。左侧膈下静脉通常有2个分支，其中一支汇入左肾静脉或左肾上腺静脉，另一支经食管裂孔前汇入下腔静脉。右侧膈下静脉直接汇入下腔静脉，因此需要小心分离和结扎处理。暴力牵拉可能会将本静脉接近肝静脉汇入处撕脱。一旦处理完这些血管，膈肌脚即可轻易被分离，即完成了膈肌切除术。

胸膜全肺切除术后残腔充满胸腔积液，为防止胸腹腔间液体摆动，我们用2mm的Gore-Tex防水补片重建膈肌，可有效防止腹腔脏器疝入胸腔及不必要的放疗损伤，并能固定对侧膈肌内侧缘使其中心腱在位，实现锚定膈肌外侧扇形纤维束、协调膈肌功能的作用。如不进行膈肌补片修补，对侧膈肌功能将明显受限。

将补片修剪适形，将补片内侧缘先与心包下腱膜缝合，建议使用不可吸收软线（爱昔邦0号）进行缝合，然后从前方的膈肌扇形游离切缘沿心包连续缝合至下腔静脉孔或食管裂孔。我们使用消毒灭菌的皮具锥（钩针）设计了一种可靠的侧方锚定术式（图32-14）。用图示的钩针将已经穿过补片侧缘的缝线褂状穿出胸壁，应用2根血管导管穿过邮票大小无菌聚丙烯（补片同材料）垫片，将缝线圈固定在垫片"按钮"上，牢固的固定了补片，避免了补片侧方移位。

由于缺乏有力的软组织支持固定补片，胸椎与下腔静脉或食管间的后纵隔是较多发生补片失败、腹腔内容物疝入胸腔的区域。针对上述问题我们的外科团队设计了3种可行的手术方法：①将补片与椎前韧带行锚定缝合；②裁剪模拟膈肌脚的带舌凸状补片覆盖并折叠填充此薄弱区；③以中央钉合的2张2mm的Gore-Tex补片动态复合补片，可有效减轻侧方缝线张力。

第一种方法使用致密的椎前韧带来固定补片的后纵隔部分，可将下腔静脉与胸椎间的缝合缺损减少到几厘米。第二种方法允许舌形补片中央部分可凸向胸腔，除非整体舌形补片都疝入胸腔，否则可有效防止腹腔脏器疝入胸腔。如患者有腹胀既往史，最后一种方法可使补片适当扩张而不会破裂。

十四、总结

膈肌因其独特解剖位置，起着若干重要功能。它通过产生胸腔内真空、移动下段肋骨，是参与呼吸的主要肌肉。它是正压腹腔与负压胸腔间的屏障。它参与了下段食管括约肌的重要功能。

基于对膈肌解剖、生理、神经及血管支配的深入理解，膈肌手术并不复杂。一旦确认膈神经及血管的位置，可应用各种适形切口进行手术。膈神经与血管常位于肌肉内，不能在膈肌表面直观显现。因此，在中央腱及肌肉连接周围手钐状切开膈肌的理念非常受用。

膈肌修补（补片）术，适用于创伤性膈肌损伤、先天性膈肌缺损与疝。膈肌起搏不适用于膈神经麻痹者，以目前科技水平此技术需要功能完善的下运动神经元。膈肌折叠在这些病例中均会涉及，我们更推荐一种与径向缝缩皱褶类似的将膈肌肌肉与中央腱扇形折叠缝合的方法。

胃食管反流的治疗取决于下段食管括约肌的重建。膈肌脚间的软组织缺损，即裂孔疝，是本病发展的重要病生理过程。因此，我们认为加强膈肌脚、延长短缩的食管是实现经腹修补、预防

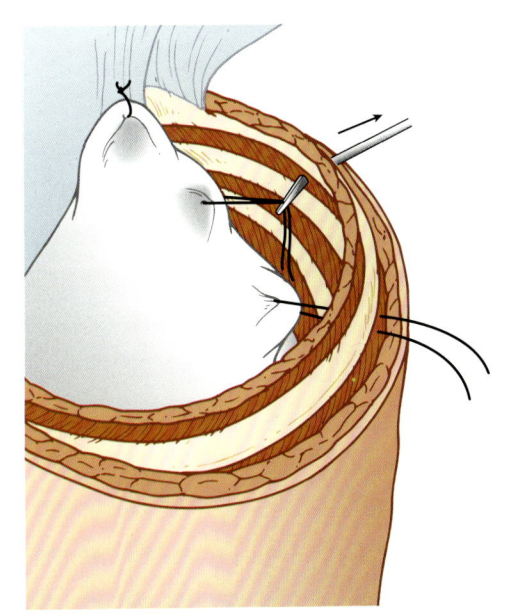

▲ 32-14 胸膜全肺切除中膈肌切除后需补片封闭。应用无菌钩针（皮具锥）经胸壁锚定并调整补片径线张力；将缝线在肋骨外侧穿套血管导管后固定在无菌"纽扣"上

胃心包瘘等并发症的重要步骤。

单侧膈肌可完全切除。较小缺损可一期修复，较大面积切除应使用补片修补以协助对侧膈肌功能。应根据术侧肺组织条件选择可通透性补片或不通透补片。补片修补原则为原位锚定膈肌残端，按轴向位移径向对合缝合另一侧切缘。

虽然膈肌是胸腔与腹腔间的界限，但它不应是胸外科医师和胃肠外科医师治疗领域间的天堑鸿沟。膈肌是一个很好的天然屏障，两侧的邻居都应熟悉掌握解剖学、生理学及切除修补的手术原则。

第 33 章
先天性膈疝
Congenital Diaphragmatic Hernia

Dario O. Fauza　Jay M. Wilson　著
韩志军　赵　珞　译

一、定义

不同的先天性膈肌异常包括一种或者多种膈肌缺陷致使腹腔内容物疝入胸腔。然而，先天性膈疝（CDH），也称为胸腹膜裂孔疝，特指膈肌后外侧方向的先天性缺陷。尽管命名为"膈疝"，真正含有疝囊的患者只占所有病例的15%~20%。

二、历史

膈疝是由 Ambroise Parè 于 1579 年首次报道的[1]。然而，Ambroise Parè 报道的 2 例膈疝是由外伤导致的。Teophile Bonet 在给一成人进行尸检时发现了 17 世纪初的首例 CDH[2]。George Macaulay 在 1754 年报道了首例新生儿 CDH 病例，这也是在尸检时发现的。这名新生儿在出生后 1h 内死于呼吸衰竭[3]。

在 1761 年，Giambattista Morgagni（Valsalva 的学生）写了一篇关于膈疝的综述，第一次指出 CDH 与肺发育不全相关[4]。在这篇综述里，Morgagni 报道了首例胸骨旁疝，其发生于一名老年男性。自此以后，这种膈疝命名为 Morgagni 疝。Vincent Alexander Bochdalek 于 1848 年报道了 2 例膈肌缺陷的病例，他指出缺陷部位位于膈肌的后侧方，Bochdalek 疝由此而来[5]。尽管应用广泛，Bochdalek 提出的发病机制和部位并不准确，换句话说，"腰肋三角破裂"是不准确的[6-8]。

Broman 在 1902—1905 年建立了 CDH 和胸腹膜胚胎发育差异之间的联系的研究[9,10]。尽管膈肌缺陷的解剖部位被广泛认可，但是导致 CDH 的原发病的位置尚不清楚。

Aue 在 1901 年给一名 9 岁的男孩成功地完成了 CDH 修补手术，但是在 1920 年报道的[11]。Hedenhain 在 1905 年首次报道了先天性膈疝的修补手术，患者也是一名 9 岁的男孩，该手术在 1902 年完成[12]。1940 年，Ladd 和 Gross 报道了一例出生第二天的新生儿患者成功接受了先天性膈疝修补手术[13]。Gross 在 1946 年也报道了一例患者在出生后 24h 内成功进行了 CDH 修补手术[14]。

1977 年，German 及其同事们报道了首例通过安放体外膜肺（ECMO）后幸存下来的 CDH 儿童[15]。从 20 世纪 80 年代中期开始，已有研究表明 ECMO 可以极大提高伴有 CDH 的新生儿的生存率[16-18]。

1989 年，Harrison 发表了对于 CDH 的进行产前修补的系列报道，这可以导致婴儿安全出生，但没有中期生存[19]。1992 年，该团队报道手术存活率为 28.6%[20]。

在 20 世纪 90 年代初，Wung 等提出了避免过度通气和减少气压伤的概念[21,22]。既往在有创通气时肺的医源性损伤很常见，而这些概念的提出显著降低了肺的医源性损伤，并有效改善患者生存[16,23-25]。

Shochat 和 Starnes 的团队在 1992 年给一名伴有 CDH 的新生儿成功进行了肺移植手术[26]。同样在 1992 年，Wilson 通过绵羊的动物模型研究发现，胎儿气管被阻断后，胎儿肺发育加速，可使伴有 CDH 的肺发育不全进行逆转[28]。1994年，Harrison 的团队首次在伴有 CDH 的人胎儿上成功应用了这种方法[29]。但是，胎儿气管闭塞，至少在北美的治疗中心，会导致产后护理的困难[30-32]。目前，在一些欧洲的中心仍然提议进行胎儿气管的闭塞治疗[33, 34]。在欧洲正在对胎儿气管闭塞治疗进行一项前瞻性随机试验研究。

"先天性膈疝注册"组织于 1994 年建立。该组织致力于交换和分析与 CDH 相关的数据，以及设计和实施多中心前瞻性试验。这项举措在儿科肿瘤学组于 20 世纪 80 年代首次建立后得以流行，这对 CDH 生存和处理指导有着很好的影响[35]。

1995 年，我们通过实验证明，使用全氟化碳进行连续肺内膨胀，使肺部在出生后也可以加速增长[36, 37]。在 ECMO 支持下，第一批接受此治疗的患者在 2000 年被报道[38]。由于监管和逻辑阻碍，针对这一方法的多中心前瞻性试验难以进行，但它仍然是一个预期的方法。同样在 2000 年，首次提出在动物模型中使用组织工程构建体修复膈肌缺损[39]。进一步的实验已经验证了可以进行组织工程膈肌修复，期待在不远的将来，通过监管部门批准后进行临床实验[40-44]。

总的来说，目前努力的目标是进一步完善产前和产后预后标志物，确定将从肺部生长加速（无论是产前还是产后）中受益的患者，通过组织工程增强膈肌修复，降低发病率并且使长期生存率逐渐增加。

三、流行病学

据报道，CDH 的发病率为 1/12 000～1/1200[45-54]。可能这种差异的主要原因是所谓隐匿的 CDH 死亡率，许多婴儿在进入治疗中心之前死亡，因此不包括在统计数据中。更好的有针对性的研究显示 CDH 发病率为 1/3163～1/2107[45, 47-50, 52]。由 Torfs 及其同事进行的有史以来最大的系列研究之一结果显示[52]，在加利福尼亚部分地区涉及 718 000 例出生和死产婴儿，CDH 发病率为 1/3163（在出生胎儿中占比）和 1/3340（在活胎中占比）。在主要的先天性异常中，CDH 是其中最常见的，大约占比为 8%[55]。

CDH 发病率没有明显的种族差异[50, 52]。Torfs 及其同事的研究显示 CDH 在农村的发病率比在城市地区高，但是其他系列研究尚未证实这一点。CDH 新生儿的早产率和体重偏差与普通人群没有明显差别[52]。伴有孤立的 CDH 的男孩比女孩常见（1.5∶1），性别分布在伴有其他先天性异常的 CDH 患者以及整个 CDH 患者中是正常的[52, 56]。

关于 CDH 在家族中反复出现的风险的争议是有限的。在绝大多数情况下，CDH 是零星发生的，到目前为止没有关于其有遗传成分的描述，在后代中发生的风险与一般人口相当[45, 47]。同时，很多家庭有一个以上的 CDH 病例，已经确定他们通常是兄弟姐妹[48, 52, 55, 57-63]。兄弟姐妹以外的亲戚也可以出现这种异常现象，但这种情况并不经常发生[58, 64, 65]。家族性 CDH 病例的流行病学概况与总体病例的差别很小：在男性中略多一些（约 2∶1）[57, 60, 64]，而对其他变量存在相互矛盾的数据[59, 65]。家族性的 CDH 的发生暗示其遵循一种多因素继承的模式，且为最可能的传播方式，CDH 在家族中反复出现的概率为 1.3%～2%[52, 55, 59, 62]。也有提出基因组印记现象的可能性[63]。近期一项单中心的畸形评估监督计划（迄今为止最大的一次 CDH 病例收集）显示 CDH 在兄弟姐妹中发生率低[66]。

四、DIAPHRAGM 的胚胎学

膈肌来自中胚层。它的发展是复杂的，尚未完全理解。它来自 4 个胚胎成分的融合：有 2 个奇数的结构，横膈膜和纵隔（也称为背系膜）；还有 2 个成对的结构，即两侧壁肌肉组织和胸腹膜隔膜（图 33-1）[9]。

膈肌在妊娠的第 3 和第 4 周开始发展，第一次出现膈肌的组成部分，横膈膜（图 33-1）。此时，横膈膜是一个不完全的间质分开物，与心包腔头侧和中肠的尾侧相关。横膈膜与纵隔在背侧融合。纵隔的每一侧都有胸膜管，它连接心包和

腹膜腔。膈肌的后续发育取决于关闭这些背侧胸膜管，这将形成胸膜腔。

在第 4 周，肺芽在纵隔内发展，开始突出进入胸膜管。在这个阶段，胸膜管非常小，心包腔非常大。胸膜管两侧形成嵴，将未来的胸膜腔在头侧与心包腔分开，在尾侧与腹腔分开。头侧的嵴会产生胸膜心包膜，尾嵴将形成胸腹膈膜（图 33-1）。

此时，胸膜腔扩大导致胸膜腔与心包腔之间的开口逐步缩小，以及发育为胸膜心包膜。胸腹膈膜以同样的方式发育[6, 7]。胸腹膈膜管在此时很小并将在妊娠的第 8 周最终关闭[6]。

胸腹膈膜管关闭后，胸腔继续扩张，与肺部生长平行。在头侧，其超出了心包腔的限制；在尾侧，其延伸到体壁[6]。在这个过程中，胸壁后侧的中胚层由扩大的胸膜腔尾部边界形成，使其内部成为膈肌一部分，这发生在妊娠第 9 天至第 12 周。同时，一个类似的过程发生在胸壁和腹壁侧面和前面的部分。这样的结果就是，膈肌的一部分起源于胸部和腹部的肌肉组织[6, 67]。

尽管有关膈肌发育的解释得到普遍接受，但在这个过程中关于膈神经的作用仍有争论。按照一般的原则，肌肉保持原有的节段性神经支配，某些学者认为成肌细胞与膈神经一并由发自舌骨下尾部的中胚层迁移而来，从第三和第四颈体节，朝向膈膜，这是膈膜肌肉的起源[68, 69]。然而，成肌细胞与膈神经一起移动的现象尚未得到证实，这只是一个被部分接受的理论。膈肌的中心腱是一个纤维结构，完全没有肌纤维，而这一事实也反对了上述理论[7]。无论如何，即使来自上颈节的成肌细胞跟随着膈神经，至少来源于胸壁和腹壁的部分膈肌支配神经应该在稍后转移到肌肉部分。膈肌每一个组成部分的发生异常都会形成不同形式的膈肌发育异常。

膈肌异常的不同变种。表 33-1 列出了膈肌的不同胚胎起源以及它们与不同膈肌缺损的关系。

五、病理

（一）病因

CDH 的病因尚不清楚。在一些罕见的存在膈肌缺损的综合征中，提出一个定义明确的遗传原因，例如三联体染色体 13 和 18。另一方面，单一机构综述显示，所有 CDH 病例（孤立的和伴有其他先天性畸形）中 17% 具有可识别的遗传病因学[66]。此外，在五对单卵双胞胎中没有 CDH 的一致性。在 CDH 患者中这些发现结合既往报道的新生儿显性突变，表明新突变

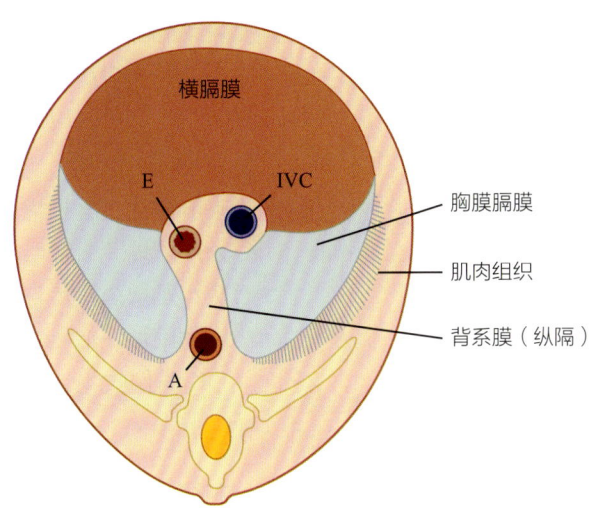

▲ 图 33-1 膈肌的 4 个胚胎构成
A. 主动脉；E. 食管；IVC. 下腔静脉

表 33-1 膈肌胚胎来源及相应的膈肌缺损

胚胎结构	时间（周）	形成部分	膈肌缺损
横膈膜	3 和 4	中心腱	心包疝（腹侧缺损）
胸腹膈膜	7 和 8	原始膈肌	Bochdalek 疝（后外侧缺损）
纵隔（背侧系膜）	—	中间部分和腕钩	—
体壁	9～12	周围肌肉部分	Morgagni 疝和膈肌膨升

可能是 CDH 病因学的一种重要机制。同时，疾病的异质性妨碍了使用标准方法论对 CDH 部位的发现。相对新颖的技术，如阵列比较基因组杂交，整体基因组表达谱和全外显子组等，已经阐明与 CDH 相关的特定基因异常的程度及相关性[70-75]。

即便如此，双胞胎数据也指出了这种可能性，即表观遗传异常有助于 CDH 发展。实际上，除了通过外科手术导致缺陷外，可以通过其他多种干预措施来实现 CDH，包括：饮食缺乏维生素 A[76, 77]、锌[78] 或镉[79]；给予沙利度胺[80]、抗大鼠兔血清[81]、2,4- 二氯苯酚 - 对硝基苯烷(硝基苯，一种除草药)[82-84]，或多溴联苯[85, 86]；诱导内皮硫酸乙酰肝素的缺乏[87]；和遗传基因操作，如 FOG-2、COUP-TFII、GATA-4、SOX7 和 Slit3 突变[88-92]。然而到目前，还没有确定这些实验模型和人类的临床 / 流行病学数据之间有明确关系。

（二）发病机制

CDH 的发病机制也是未知的。一般在肠道从脐带返回腹腔之前，这发生在妊娠 10 周，胸腹膜管和腰椎三角形在妊娠第 8 周和第 10 周之间关闭。如果没有发生关闭，肠道就会通过胸腹膜管，有时也通过腰骶三角，进入胸部，产生一个没有疝囊的"疝"。即使有膜状闭合，同样的现象也可能会发生，就会出现疝囊，如果后期发生劈裂就不会形成疝囊。无论哪种情况，都在胸腹膜管水平出现了膈肌的缺损[6, 7, 9, 10]。

关于 CDH 发展的主流理论是胸腹膜管的闭合不全，形成膈肌缺陷，腹腔内容物突入胸腔并阻碍肺的发育，形成肺发育不全和高血压，这些可以在 CDH 中联合出现。通过手术在不同种类动物胎儿中产生膈肌缺陷的动物模型[93-95]，或者将可充气假体置入胸腔，产生膈疝的模型[96]，这些模型均证实了这种观点。所有这些模型都在出生时出现肺发育不良和肺动脉高压。

尽管如此，目前最前言观点是原发性缺损不在膈肌而在肺芽，实际上是膈肌缺陷继发于原发性肺发育不全。这样反过来，因腹部内脏疝入胸腔而加重肺发育不全。从妊娠第 4 周开始，肺芽和胸膜腔的生长导致胸腹膜管逐渐变窄从而形成胸腹腔的膈膜[6, 7]。膈肌的发展，尤其是胸腹膈膜，与肺发育本身有关。研究人员通过硝基苯诱导 CDH 模型；在这个模型中，肺发育不良发生在膈肌缺损之前[83, 84, 97, 98]。这些发现与硝基苯导致独立的肺发育不全（不合并 CDH）相符合[99-101]。Iritani[83]研究报道，肺芽因为硝基苯的暴露首先出现发育不全，这导致肝后间充质血小板的发育不全，反过来这又与肺芽发育密切相关。这种间充质血小板是原始膈膜的前体部分。其发育不全会引起膈肌缺损，继而出现 CDH[83]。而且，认为肺呼吸道上皮的形态发生和分化密切依赖于间充质合成的细胞外基质[84, 102, 103]。Kluth 及其同事[103]研究显示，暴露于硝基苯的胚胎肺部在细胞外间充质基质表达异常，伴有延迟的上皮分化。Iritani 进一步推测 CDH 在人类左侧比较常见的这一事实，是因为肺芽发育往往左边比右边慢[83, 104, 105]，以及胸腹膈膜的融合也是左侧比右侧的更晚[93]。在硝基苯模型中肺发育不全存在独立的可能性，Alles 及其同事[106]的研究已经证实在一些颈体节的中胚层（膈肌的前体）中细胞死亡，提示有伴随膈肌发育异常的其他原发疾病。因此，在这个模型中 CDH 出现之后的机制还有待明确[106]。例如 FOG-2[-/-] 小鼠的敲除模型，也是原发性肺发育不全与 CDH 相关的进一步证据[89]。

近年研究认为膈肌和（或）肺的原发性内皮细胞缺陷可能性是起因。例如，在大鼠身上实验发现，诱导硫酸乙酰肝素缺乏，破坏血管生成发育并导致 CDH[87]。在大鼠模型以及人类婴儿的 CDH 中发现甲状旁腺和胸腺异常的鉴定与胚胎神经嵴功能异常相关，已指出嵴神经调节异常与 CDH 发病机制有潜在相关性，但这需要更进一步的认识[107]。一个所谓的"平滑肌假说"，提出以气道平滑肌发育异常作为 CDH 的发病机制的中心，但是尚未完全验证[108]。还有一些其他不太被接受的 CDH 发病机制理论[69, 109-111]。无论膈肌原发缺陷的位置和性质如何，膈肌缺陷本身通常会导致腹部内脏突入胸部，CDH 会促使肺发

第一部分 胸部手术
第33章 先天性膈疝

育不良恶化[93-95]。在妊娠时疝发生的越早和（或）疝内容物越大，肺发育不良就更严重。

（三）病理解剖学

1. 总结果

膈肌缺损或 Bochdalek 孔，位于横膈的后外侧，涉及部位至少来源于胸腹膈膜，很多时候就是紧邻它的区域，即腰骶三角（图 33-2）。缺陷的大小是变化很大的，从直径＜1cm 到一个几乎完全没有膈膜，缺损超出穹顶，几乎到中线，只是保留了一个小的前侧肌肉带。在缺损膈膜开口水平上没有纤维化或炎症迹象。80%～90% 的病例发生在左侧，10%～20% 的病例发生在右侧，发生双侧的病例罕见，约占 1%[17, 112]。

在大多数情况下，胸膜和腹膜在膈肌缺损边界是连续的，这可能会导致后方残留肌肉带的识别困难。仅约 15% 患者有疝囊。膈肌缺损的大小与疝内容物的容积并不一定相关。

由于疝进入胸部，纵隔通常向健侧移位（图 33-3）。患者双肺的体积和重量都小于正常人的肺，特别是在患侧的肺（图 33-4）[113-115]。通常肺叶是正常的，但在一些病例里可能会出现损害[113, 116]。另一方面，肺叶的形状通常是扭曲的[113, 116]。患侧的肺韧带几乎是缺如的[113]。气道级别的数量及其尺寸减小，特别是在患侧的气道[113, 116]。与肺部尺寸缩小是成比例的，肺动脉及分支的数量和尺寸都小于正常人，尤其是患侧[113]。

CDH 疝的内容物突出到胸腔及肺发育不全都可能会导致出现许多其他异常情况。因此，这种异常并不完全被认为是其他的与 CDH 相关的异常，但实际上这些异常是所谓的"CDH 综合征"的组成部分"[117]。这些最常见的异常有：动脉导管未闭，卵圆孔未闭和肠道扭转[117]。CDH 引起的一些不常见的异常有：胃扭转，胸腔大小异常，副脾和（或）先天性脾纤维化（发生在左

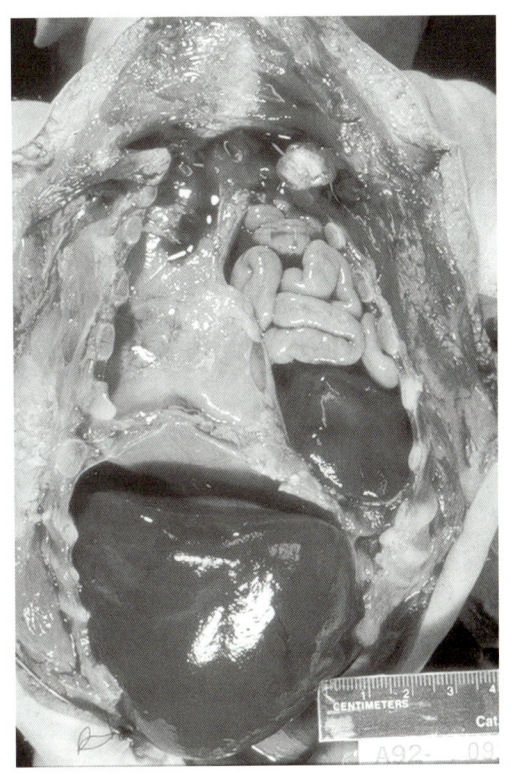

▲ 图 33-3 先天性膈疝新生儿的大体解剖，腹部脏器通过左侧膈肌的后外侧缺损疝入左侧胸腔，纵隔向右侧移位，没有疝囊

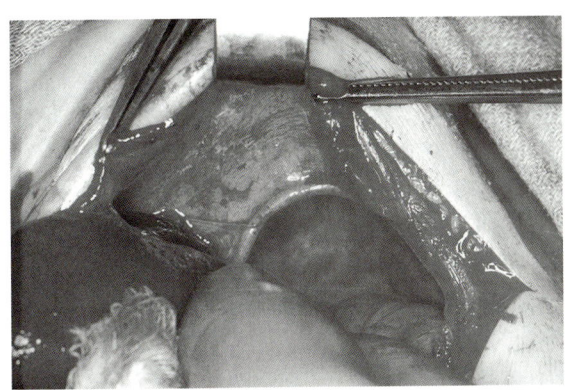

▲ 图 33-2 术中所见，患有先天性膈疝的新生儿，通过左侧肋下剖腹探查发现缺损位于左侧膈肌的后外侧

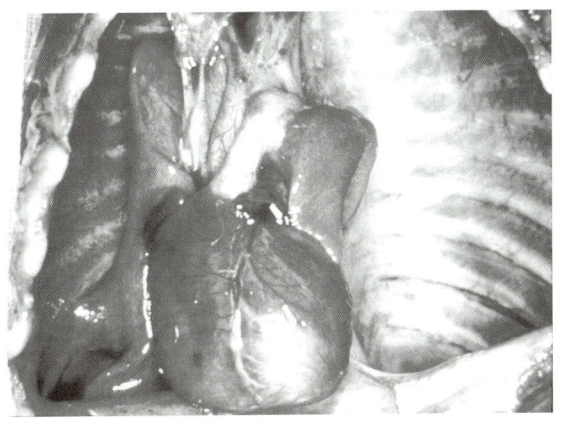

▲ 图 33-4 将图 33-3 中显示的疝入左侧胸腔的腹部脏器去除后的胸腔。应注意缩小的肺，尤其是左肺

485

侧 CDH），肝脏异常分叶和（或）肝肺融合（发生在右侧 CDH），肝叶发育不全和（或）纤维化（发生在右侧 CDH）[117-119]。另外，腹腔容积也会减少。

2. 显微镜下所见

除了缺损本身外膈膜没有表现出任何其他畸形。一些学者认为存在膈神经和肋间神经分支的密度减少[69]，但尚未被其他人证实且认为价值有限[106]。

CDH 对肺的影响在是非常广泛的。与疝同侧的肺部受损最多，但双肺都会受到影响。对于指定的患者，疝对每个肺的不同部分的影响都是不一致的。

气道分支顺序异常，更低级别的支气管和细支气管的数量减少，有时细支气管会完全缺如，从而使支气管可能直接开口于肺泡[113, 115, 116]。鉴于正常的气道分支在妊娠 16 周发育完成[104, 120]，通过大体或者镜下观察到气道发育减少，进一步的证实 CDH 和（或）肺发育不全是在此之前发生的，更具体地说是在妊娠第 10 和第 12 周之间。另一方面，气道软骨本身似乎没有受到影响，所以带软骨的气道占气道总数的比例正常[113, 116]。然而，含有黏液腺的支气管数量减少了[116]。

总的肺泡数量减少，与总肺容量有关[113, 115, 116]。然而，每个腺泡的肺泡数量也可能是减少或正常，表明肺泡数量总量减少大多数是由于终末细支气管数量减少的结果[113, 115]。肺泡大小也是小于正常[113]。关于 II 型肺泡上皮细胞的情况还不完全清楚。许多研究证实肺表面活性系统被抑制，但这是否与 II 型肺泡上皮细胞的密度减少有关尚不清楚[121-127]。已证实支气管肺的神经支配方面存在缺陷[128]。

与气道数量减少相同，动脉分支的绝对数量也减少了[113]，腺泡内动脉的密度可能正常[115]。动脉直径减小[113, 115]。各个级别动脉的肌层都肥大，而这种肥大的肌肉层也会向更远端的动脉分支延伸，而正常情况下这些动脉可能不会含有肌层[113, 115, 129, 130]。肺发育不全与肺动脉肌肉化之间似乎有直接关系，肺部发育不良越严重，动脉肌肉化的越严重[129]。肺淋巴发育异常已经在 CDH 实验模型中证实，但在人类婴儿中仍有待证实[131]。

（四）病理生理学

CDH 病理生理学改变的主要是肺动脉高压，以及肺部潮气量和顺应性的降低。这些改变的表现多种多样，可以几乎无症状到危及生命，主要取决于患者解剖异常的严重程度。一些研究认为肺表面活性系统的缺陷也是 CDH 病理生理学的一部分[121-124]。但是，这个观点越来越受到最近数据的挑战[127, 132, 133]。

在儿童中，总的外周气道横截面积相对的大于成人，因此 CDH 中的气道减少通常不会导致气道阻力显著增加[134]。CDH 患儿通气困难大多是由于肺顺应性和潮气量的降低导致的。这些发育不全的肺部的压力 – 体积曲线是异常的；因此，在给定的压力下，肺容量低于正常值[135]。吹气下的镜下分析表明，虽然有些肺泡可能在 15~20cmH$_2$O（1cmH$_2$O ≈ 0.098kPa）压力下打开，许多肺泡在 30~35cmH$_2$O（1cmH$_2$O ≈ 0.098kPa）压力下仍然关闭[136]。因此，更高的吸入压力转移到开放的肺泡，可能导致肺泡破裂和气胸[137]。目前尚不清楚肺顺应性降低是否与肺表面活性系统缺陷有关，或者与肺的胶原蛋白总量增加有关[121-123, 138]。双肺容量和总的肺泡数目减少直接导致肺的潮气量降低。这些通气异常是导致 CDH 患儿二氧化碳潴留的主要原因。

在 CDH 患者中，与气道发生的情况相反，肺的外周血管（较细的肺动脉、小动脉以及毛细血管）决定了肺的血管阻力。由于肺动脉分支数目的减少及血管直径的降低，总的肺动脉横截面积降低，导致了肺的血管阻力显著增加[139, 140]。肺动脉壁的肌肉化和过度反应也是肺的血管阻力增加的因素。某些生理刺激，如肺泡低氧、低氧血症、高碳酸血症、酸中毒、发绀、低体温、炎症介质以及对患者的某些处理，都可能诱发肺血管收缩，从而显著增加肺血管阻力[141, 142]。除了由于肺动脉和小动脉的管壁肌层肥大外，这些血管对外界刺激过度反应的原因尚不清楚。最近的数据显示，在 CDH 患者中，肺血管合成一氧化氮能力降低可能是机制的一部分[143]。前列腺素（血管调节因子）失调也起到了作用[140, 144-146]。内皮缩血管肽等其他的内源性血管调节因子对于增加肺血管阻力也可能有潜在的作用，但还存在争论[140, 147, 148]。

肺血管阻力增加导致肺动脉高压，在CDH的新生儿中是很常见的[136, 140, 149]。肺动脉高压导致肺内血流减少，进而导致右心室舒张末压力增加，从而可能会出现经由动脉导管或者卵圆孔出现的右向左分流[136, 141]。肺血流减少以及右向左分流，可引起低氧血症、高碳酸血症、酸中毒，而这些又刺激肺血管收缩，进一步加重肺动脉高压，结果形成难以打破的恶性循环。患者病情稳定、氧合满意，但任何或者无法察觉的刺激都可能引发这个恶性循环。肺动脉高压出现或者加重之前可以有暂时性的病情稳定期（被称为蜜月期）。Collins及其同事们[140, 150]，在20世纪70年代中期通过对于伴有CDH的患儿进行反复观察后提出了上述观点。关于蜜月期结束的机制一直无法明确，直到近几年找到证据认为由于心脏事件既不同程度的右心衰竭引起的[151]。那些没有经历蜜月期，出生后不久就表现出严重的低氧血症的患者，通常有严重的肺发育不良和肺血管异常[130]。

在胎儿，来自胎盘的含氧动脉血通过脐静脉返回右心室，经由卵圆孔或者动脉导管进入主动脉，只有大约7%心输出量经肺部[152]。因此由于肺动脉高压导致的血流动力学紊乱在子宫内几乎不会有表现。出生之后，由于负荷过重或者潜在的右心衰竭，血流动力学出现异常。因此，心衰是CDH病理生理学的一部分[136, 151, 153]，存活率在很大程度上依赖于心肌对肺血管系统负荷过重的抵抗能力。疝内容物使纵隔偏移，从而导致回心血量减少，也可能使患者血流动力学状态进一步的恶化。

已经证实，患有CDH患儿可能伴有肾上腺功能不足，对刺激反应不足[155]。同时有实验证据指出，在CDH患者中，低于正常水平的糖皮质激素有助于异常肺的发育和成熟[156]。CDH中这些病理生理学发现的真实含义仍需进一步解释。至少就受体而言，伴有CDH的胎儿或者新生儿的发育不全的肺可以像正常儿童的肺一样，对糖皮质激素、甲状腺素、维生素A（这些都与正常肺部发育相关）敏感[157]。

在CDH的各种病理生理学改变当中，肺动脉高压是导致新生儿期的死亡的主要原因。健康的新生儿接受全肺切除术也通常能够维持良好的氧合和通气，没有临床相关的肺动脉高压，因此单纯肺实质缺乏不能解释通常观察到的患有CDH婴儿的所有表现[158]。CDH新生儿双侧肺受损严重而导致总肺泡表面积不到正常的一半，这种情况很少见。因此，似乎会出现这样的情况：在临床上，肺血管系统异常比肺泡缺乏（肺部发育不全）更有意义。

六、临床表现

大约90%的CDH患者是在出生后的24h内出现症状的[159]。然而，这种疾病可以在任何年龄出现表现，更少见的是直到生命晚期才发现，甚至从未被诊断出来[160-162]。

当患儿在出生后的24h内出现症状时，主要的临床表现是呼吸系统疾病。症状和体征出现越早，肺部疾病越严重。新生儿在出生后的前6h内出现症状的认为风险高，占发病率的88%[159]。呼吸急促伴有三凹征很常见，发绀和面色苍白也是很常见。新生儿Apgar评分往往较低。如果不治疗，呼吸困难会加重，有3种原因：①由于吞入气体使胸腔内肠管膨胀，致使患儿呼吸性窘迫；②呼吸时胸腔内负压，导致胸腔疝内容物增加；③持续肺动脉高压产生恶性循环而导致的低氧血症、高碳酸血症、酸中毒。腹腔脏器疝入胸腔使腹部呈舟状腹。然而，随着时间的推移，由于腹内肠管扩张，腹部可以呈现正常的外观。胸部可能不对称且患侧较大，尤其是肠道充满气体后。心音通常会向健侧移位。有时气管也会向健侧移位。在患侧胸部，呼吸音可能会减少或消失，同时，可能存在肠鸣音。也许有时会出现血流动力学不稳定，出现低血压，由于纵隔移位和（或）因为肺动脉高压引起的右心衰竭导致的静脉回心血量减少所致。由于纵隔移位也可导致上腔静脉综合征[163]。如果未经治疗,有症状的新生儿通常会在数分钟或数小时内死亡[163]。

在新生儿期,很少会有明显的空心脏器的穿孔或绞窄,胃或小肠扭转、破裂,疝入的脾脏出血,以及胃肠道梗阻、脓胸、血胸、发热、动脉血压过低、凝血异常、贫血或低血容量性休克。CDH与早产儿B型链球菌败血症的关系也有过描述[164]。

在新生儿期以后首次出现CDH的表现时,部分或完全胃肠道(GI)梗阻比呼吸窘迫更常见,而这往往是比较温和的。与新生儿不同,迟发的CDH的表现很广泛,包括(除了胃肠道梗阻和呼吸窘迫以外)猝死,生长迟缓,疝入胸腔内的空腔脏器的穿孔或绞窄(可导致败血症、脓胸、气胸、血胸),疝入的脾脏破裂(伴有血胸、贫血和低血容量休克),气道感染或反复的肺炎,由于输尿管的疝入胸腔引起的尿路梗阻、胸痛、腹痛、呕吐、腹泻、厌食症、急腹症、胸内阑尾炎和其他罕见的表现[160,161]。

对于双侧的CDH,双侧并不总是同时出现临床表现。之前所述的表现会交替出现[165]。

七、诊断

大多数病例在分娩前通过常规产前超声检查可以确诊[166]。因为产前超声的应用越来越多以及超声技术和分辨率的提高,使在子宫内诊断CDH的比例不断增多。只要有羊水过多就应该进行胎儿超声检查,CDH是其原因之一,这显然是因为胎儿吞咽的羊水量减少,也可能是由于疝入的胃肠道梗阻引起的。一些作者也建议在羊水穿刺显示异常低水平的卵磷脂和鞘磷脂时,要进行超声波检查,因为可能存在CDH与表面活性系统缺乏之间的关联[123,124]。但是,这样的关联已不太被接受[126,127,132,133]。CDH可以在妊娠第11周到结束这个时间段通过产前超声来诊断;以前阴性检查结果可以在怀孕任一期间变成阳性结果[166,167]。假阴性和假阳性检查结果是可以发生的;胎儿超声检查准确率约占病例的90%[141,168]。通过产前超声检查发现疝内容物可以进出胸腔的情况并不少见,这种情况下疝是活动的[169]。既往研究报道,在妊娠中期诊断出CDH的病例,似乎在妊娠晚期病变消失了,而最后分娩出正常的婴儿[170]。当疝是单侧的,对于疝发生在哪一侧可能存在不准确之处,有时双侧CDH可能被诊断为单侧的[169]。可以通过产前超声检查来与CDH进行鉴别诊断的疾病包括:肺的先天性囊性腺瘤样畸形(CCAM)、膈肌膨升、Morgagni疝、食管裂孔疝、Cantrell五联征、原发性膈肌发育不全、心包疝、肺隔离症、肺囊肿、膈肌重复畸形、肺平滑肌肉瘤、纵隔畸胎瘤、食道闭锁伴气管食管瘘、原发性肺发育不全、原发性肺动脉高压、胸腔内的胃肠道重复畸形[141,171]。彩色多普勒、三维超声和磁共振成像(MRI)都可能有助于CDH的产前诊断[172,173]。过去,在极为罕见的情况下对于疑似病例也可考虑一些更加有创性的检查,如羊膜腔造影、计算机断层扫描(CT)、胸腔或腹腔内注射盐水作为"对比剂"后进行超声检查[169,174]。但是,胎儿MRI已成为新的金标准,这些更加有创性的检查已成为历史的兴趣。在大多数医疗中心,CDH的产前诊断通过超声来实现,并通过MRI来确认,通过羊水穿刺对胎儿染色体型进行鉴定。某些染色体异常被检测到,就要考虑终止妊娠。

胎儿出生后,胸部X线检查几乎就足以确认诊断了。典型的影像是在肺野内看到的肠袢,纵隔向健侧移位,腹部气体减少或消失(图33-5)。胃肠道充满气体之前进行了X线检查或肠道没有疝入(在右侧疝中更常见)可能会混淆诊断。如果胃疝入胸腔,X线检查下显影的胃管可能会对诊断有帮助。可以通过胃管注入对比剂后进行X造影来诊断,但应用较少。更少见的是,应用超声检查;此外,CT、MRI或对比灌肠也可发挥作用。胎儿出生后CDH的鉴别诊断疾病包括:膈肌膨升、肺炎、CCAM、肺囊肿、气胸、Morgagni疝气、食管裂孔疝、膈肌原发性发育不全、原发性肺动脉高压、原发性肺发育不全、心包疝、肺隔离症、心脏肿瘤和膈肌重复畸形。尽管有这些疾病的可能性,胎儿出生后CDH的诊断往往是相对很容易的。

488

第一部分 胸部手术
第33章 先天性膈疝

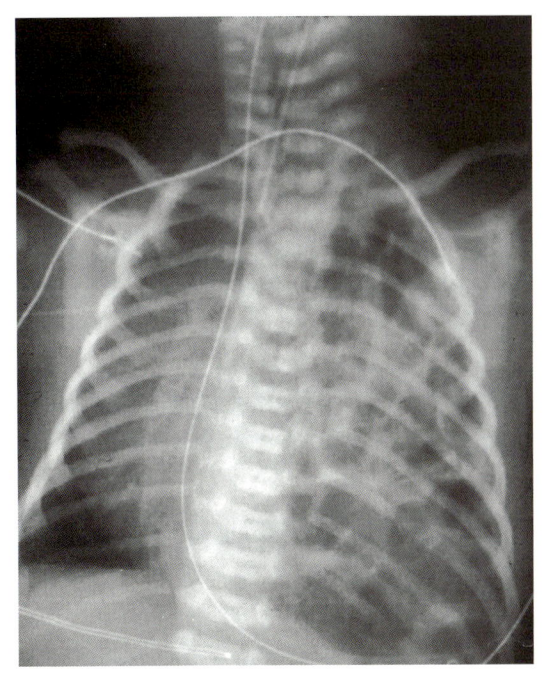

▲ 图 33-5　左侧先天性膈疝的胸部 X 线表现；左侧胸腔可见肠攀影，纵隔移向右侧，胸部可见胃管

CDH 的迟发表现，通常通过简单的胸部 X 线检查就可以诊断。在这些病例中，行 X 线检查时胃管也可能有所帮助。对于既往胸部 X 线检查正常的病例，需警惕 CDH 迟发的表现，其诊断可能会延误或者因为以下疾病而混淆：肺炎、CCAM、气胸、膈肌膨升、肺囊肿、肺结节或肺隔离症。鉴于 CDH 的迟发表现相对较少，所以除了常见的胸部 X 线检查外还需要其他检查。这些检查包括上消化道造影、超声、CT、MRI、X 线检查，少见的是对比灌肠。无症状的 CDH 患者也可能在做影像学检查时被偶然发现。

八、相关的异常

患有任何主要先天性异常的儿童再次患有另一个异常的风险要比正常人群高得多，患有 CDH 的新生儿也不例外。既往文献中与 CDH 相关的其他异常从很少见至发生率高达 60% 不等[52, 54, 117, 175]。对这种差异有几种不同解释：包含与 CDH 直接相关的其他异常现象，这被认为是所谓的 CDH 综合征的组成部分，就像前面所描述的；包括死产或在到达转诊中心之前死亡的患者；不同的诊断程序；不同的尸检率；患者占高危新生儿分析比例不同；某些先天性异常患病率的地域差异。这些研究已经确定了存在不同的相关异常，在全身系统中，主要是心脏畸形。

对 166 名高危新生儿进行详细回顾分析（在出生后的前 6h 内有症状），我们注意到，大约 40% 的患儿有一个或多个与 CDH 相关的先天性异常[117]。这个比例是在排除了所谓的"CDH 综合征"的其他相关异常后得出的。最常见的是心脏异常，占 63%；其次异常的是泌尿生殖道（23%），胃肠道（17%），中枢神经系统（14%），肌肉和骨骼（10%），染色体（10%），肺部（5%），其他异常等（5%）。在许多患儿中，有不止一个异常（表 33-2）[117]。我们的结果与另一个大型系列报道数据相仿[52, 175]。

在许多系列报道中，与 CDH 相关的高比例的心脏异常值得特别关注。例如，我们在回顾性研究中发现，心脏异常比其他所有异常加在一起还要高（表 33-2）[117]。在心脏异常中，心脏发育不全是最常见的[117]。这一发现也与许多其他观察相符合，即心脏发育不全与 CDH 相关，尤其是患侧心房，至少部分是由于由疝入的内容物压迫心脏而造成的发育不全，这与肺发育不全类似，也许这也应该被视为 CDH 综合征的一部分，它可能在心力衰竭中发挥一定作用[117, 176, 177]。存在心脏异常的患者与单纯的 CDH 患者相比，可出现导管后的 pO_2 降低[117]。实际上，对于过低的导管后 pO_2 的新生儿，应该特别小心寻找潜在的相关心脏异常。

疝出现的部位也与畸形的频率和方式相关[178]。这个有趣的首次发现需要进一步验证。迟发 CDH 患者出现其他异常的比例似乎也比普通人高。但是，已发表的相关系列报道较少，无法得出明确的结论。例如，Berman 及其同事[179]在对 26 例患者跨越 20 年的回顾分析中，发现 31% 的患者出现一个或多个相关异常。

九、预后因素

几十年来，寻找可靠的预后标记已经成为 CDH 研究的重要方面。与 CDH 相关的特定的病理特征中，在不同的治疗策略以及危及生命的病

表 33-2　166 例 CDH 高危新生儿的其他伴随异常 *

异　常	患者（例）	异　常	患者（例）
心脏		胆囊缺如	1
心脏发育不全	13	阑尾缺如	1
房间隔缺损	10	副胰腺	1
室间隔缺损	9	环状胰腺	1
主动脉峡部发育不全	3	十二指肠闭锁	1
主动脉缩窄	3	异位肝脏	1
永存左上腔静脉	3	异位胰腺	1
Ebstein 畸形	2	食管闭锁伴食管瘘	1
降落伞式二尖瓣	2	肛门闭锁	1
二尖瓣异常	1	神经管原肠囊肿	1
三尖瓣异常	1	隔膜胆囊（自由帽畸形）	1
左心包缺失	1	**肌肉骨骼**	
右肺动脉缺如	1	半椎体	2
主动脉瓣二瓣化畸形	1	肋骨缺乏	1
心尖裂开畸形	1	肋骨异常	1
房室共同通道	1	副肋	1
三房心	1	髋脱位	1
右心室双出口	1	肢体营养障碍	1
双冠状动脉口	1	多指（趾）畸形	1
弯刀综合征	1	骶骨发育不全	1
单冠状动脉	1	脊柱侧凸	1
泌尿生殖器		**染色体**	
隐睾	6	18 染色体三体	2
双角子宫	2	14 号染色体着丝粒异常	1
肾盂积水	2	12/15 染色体平衡易位	1
马蹄肾	1	染色体 7q 缺失	1
尿道下裂	1	染色体 12p	1
肾发育不良	1	嵌合三体	1
孤立肾	1	21 染色体四倍体	1
肾盂输尿管连接处梗阻	1	13 染色体三体	1
阴道或子宫闭锁	1	**肺**	
中枢神经系统		肺隔离症	2
脑积水	4	肺淋巴管扩张	1
脊柱裂	2	三分叉气管	1
Willis 环异常	1	**其他**	
小头畸形	1	腹股沟疝	2
脊髓脊膜膨出症	1	脐疝	2
Open spine	1	唇腭裂	1
颅内血管畸形	1	动脉圆锥面容	1
胃肠道		斜颈	1
Meckel 憩室	6		

*除去肺发育不良、动脉导管未闭、卵圆孔未闭、肠旋转不良、胃扭转、胸壁大小异常、副脾或先天性脾纤维化（左侧 CDH）、肝脏畸形（右侧 CDH）、疝同侧的肝发育不全或纤维化

引自 Fauza DO, Wilson JM: Congenital diaphragmatic hernia and associated anomalies: their incidence, identification, and impact on prognosis. *J Pediatr Surg* 29: 1113–1117, 1994

例中，比较这些标记的意义是至关重要的。

临床表现不同具有不同的生存率。从 1969 年 Young 的研究开始[180]，广泛认为出现症状时的年龄与死亡率之间是成反比的[53]。胎儿出生后的前 6h 内出现症状被认为是危险因素，此类患者存活率低[53]。

孤立的 CDH 患者的死亡率在性别方面没有差异；然而根据报道，对于同时合并其他异常的 CDH 患者，女性患者的死亡率比男性更高[52]。一些研究表明出生时胎龄越低或出生体重越低，存活率越低[53, 181]。低 Apgar 得分，特别是 5min Apgar 评分，也是与更高的死亡率有关[53]。与一些研究结果相反，在更大的系列研究中，疝发生的部位对预后没有影响[53]。膈肌缺损的大小已确定作为影响存活的一个决定因素，而且与合并其他相关异常和长期生存都相关[24, 53, 182-184]。最近，已经证明存在疝囊也影响预后，并与更好的结果相关[185]。是否存在相关的其他异常是对 CDH 存活率影响最大的因素。合并有其他相关异常的 CDH 新生儿，尤其是合并心脏异常，他们的预后比单纯 CDH 患儿要差，虽然随着时间的推移这类患儿的生存率已有所改善[53, 117, 186, 187]。

自 20 世纪 70 年代初以来，众多研究都试图将死亡率与血气值或通气参数相关联起来，它们之间可能是彼此独立或相互影响。参数包括导管后或导管前的 pH 值、最佳 pCO_2 或最佳 pO_2、肺泡动脉 O_2 梯度、平均气道压力、呼吸频率、肺顺应性、无效腔和潮气量[188-193]。过去，在手术修复疝或给患者放置 ECMO 之前，这些参数中最受欢迎的是在最大机械通气期间获得"最佳"的导管后 pO_2。pO_2 值 > 100mmHg 的儿童被标记为有反应并具有更好的预后，反之亦然[191, 192]。以前也使用过的其他参数，即所谓的 Bohn 标准，它是 pCO_2 与换气指数之间的关系（VI= 呼吸频率 × 平均气道压力）。其中有许多不同的组合；例如，pCO_2 > 40mmHg，VI ≥ 1000 的表明高死亡率[189, 191, 192]。一些学者提出了导管前血气比导管后血气更能预测肺部发育不全的程度，后者会受到肺动脉高压的程度以及右向左分流的影响。导管前 pO_2 < 100mmHg，导管前 pCO_2 > 60mmHg 与高死亡率有关[190, 194]。由于现在普遍接受温和通气的原则，允许性高碳酸血症和与机械通气有关的医源性损伤最小化，限制了导管前血气的预后价值；同时，在最大通气期间导管后血气中最佳的 pO_2，这一参数已经在实践中被抛弃了。我们的研究小组最近的一项研究表明，通过是否进行 30 天的肺部支持治疗可以很好地预测住院的时间、出院时氧气需求量和住院患者死亡率，也可以作为家庭咨询、出院计划以及识别潜在的高风险婴儿的简单预后指标[195]。

影像学标准也作为严重性预测因子被广泛研究。一个例子就是产前超声检查的价值。直到 20 世纪 90 年代初，产前超声的阳性结果被认为是预后不良的标志，特别是在妊娠 25 周前确诊为 CDH[196, 197]。最近，可能是因为在产前常规检查时超声的广泛应用，超声技术的改进，以及 CDH 新型治疗策略，产前诊断孤立的 CDH 本身没有预后价值，无论这个诊断在孕龄何时时间做出的[166]。除了膈疝以外，如果合并其他相关的异常，特别是心脏异常，在产前被诊断出来与出生后被诊断出来相比较，是有预后价值的[117]。

胎儿超声检查时的几个特异发现作为预后不良的标志物，如羊水过多，肝脏和（或）胃的疝入胸腔，左侧心脏发育不全，左心室不成比例，疝的区域比心脏区域大，肺占胸腔比例过小，胎儿呼吸运动减弱或消失，纵隔严重移位，胎儿呼吸运动期间流经鼻子和口咽的液体减少，以及通过动脉导管调节的血流出现湍流[167, 196-199]。但所有这些标记物的价值具有争议性且接受程度有限。肝脏疝入以及所谓的肺－头比值（LHR），即在预定的位置测量肺部和头部之间的相对比例，有部分学者强调了这两个因素的价值[200, 201]。例如，肝脏疝入胸腔并且 LHR < 1 的胎儿预后会特别差。但是关于这两个标志物的价值的争论仍在继续，特别是在不同的机构，显示它们结果是不一致的[159, 202, 203]。使用 MRI 对胎儿肺容量进行三维测量，已被更多机构采纳，包括我们的机构，并且这些测量指标可作为可靠的预后标志物[172, 204]。最近根据一个单中心研究结果提出所谓的 CDH 先天性复合指数，主要由 10 个基于影

像学的产前参数组成。但是，它还没有由多个其他机构验证[205]。

同样的，一些研究表明，某些产后的影像表现，无论是独立的还是联合出现，也可能与预后不良有关。胸部X线检查可见以下表现，例如胃疝入胸腔，同侧或者对侧气胸，间质性肺水肿，患肺比健侧肺明显缩小[206-208]。超声心动图表现包括：左心室体积缩小，双侧肺动脉大小比例失调，肺动脉主干与主动脉比例失调[209, 210]。另外，肺动脉造影结果显示，双侧肺动脉缩小，患侧肺的减小，周边肺动脉缩小[191]。类似于产前影像，这些产后影像学发现的预测价值也是值得怀疑的，并且很少有机构采用其中任何一种。

目前为止，下面这些因素已经由多中心、对照研究的数据证实对CDH具有预测价值：出现症状时的年龄，出生体重，5min Apgar评分，缺损大小，出现相关的心脏异常[24, 53]。所有其他建议的预后标志物的价值是有争议的，且接受程度有限。各种预后标志物的效果似乎也有所不同，具体取决于患病的部位[211]。所有涉及预后标志物研究的最常见的缺点是，其中的大多数是单中心研究机构得出的结果。因此，这些数据不可避免地与每个中心独特的患者人群和特殊的治疗策略相关，这些特点在每个中心都是不同的。另一方面，即使进行多中心对照研究行，由于CDH的治疗目标不同，也会降低研究结果的意义。ECMO和温和通气的应用是这类数据易受影响的例子，这些方法在他们使用之前就得出了几乎无用的结论，即使在特定的机构内也是如此。最近，对来自体外生命支持组织的数据进行广泛的回顾性分析，用ECMO来作为CDH患者的经验加权死亡率预测评分，但它还没有得到广泛认可[212]。

十、治疗

除了罕见的由于疝内容物压迫导致窒息外，CDH不需外科急诊手术。反之，则需紧急处理。事实上在疝修补后，呼吸情况会恶化，这并不少见[213, 214]。多数情况下，紧急手术不仅是不必要的，甚至是经常有害的；一段术前的稳定期是可以改善结果的[22, 215]。患儿在不稳定的情况下不应该去手术室手术。该稳定期的时间可能从<12h至几天不等。一些学者甚至建议等待直到达到稳定之后[22]。然而，这个建议仍然有争议，因为多中心的数据显示在没有遵守严格术前稳定期的患者也可以有很好的生存率，这表明该原则有一定的灵活性[216]。同时，在某些早产新生儿中手术风险较高，可以等几周到一个月或者更长时间再进行修复[159]。

对于患有CDH或者还同时合并其他相关异常的患者，他们的治疗策略要个体化。在修复好其他异常前先修复膈肌；但是，当CDH合并心脏异常时，这种策略可能导致难以接受的高死亡率[117, 159]。除非心脏缺陷很轻微，目前的趋势是先修复心脏异常，或者有时两者也可以同时修复。然而，针对不同情况的最佳治疗指南仍在修订中。

产前就诊断CDH的益处之一是可以在专门的治疗中心进行分娩。在产前就诊断出CDH，可以使产后CDH的修复效果达到最佳[166]。在我们和其他机构，都显示产后诊断CDH比产前诊断的婴儿存活率更低。除非有任何产科禁忌证，经阴道分娩优于剖宫产。

（一）术前护理

新生儿应在产房中气管插管。应避免在插管前通过面罩通气，可能有引起疝入胸腔的空腔脏器膨胀的风险。应该置入胃管，并持续、温和吸引，以尽量减少这种膨胀并引流可能被吞入的空气。建立中心静脉通路，通常通过脐静脉（但偶尔，尤其是右侧CDH，由于疝导致肝脏解剖变形，可能影响这条静脉的使用）。应该留置脐动脉置管，用来监测血压和导管后的血气分析。可以通过右桡动脉或者颞浅动脉的一支来采血监测导管前血气分析。在导管前和导管后区域放置经皮脉搏、血氧监测器，如果有可能的话放置经皮pO_2和pCO_2监测器。监测体温和呼吸频率。至少在高危的患者，安放Foley导管。控制静脉补液量，尽量减少肺水肿发生的机会。预防性应用覆盖革兰阳性和革兰阴性菌的抗生素。应尽可能避免使用正性肌力药物，这些药物不仅会增加心输出量，也会增加外周血管阻力，两者与可能存在的肺动脉高压一起，导致心脏负荷过重并难以承受，特别是当有一定程度的心脏发育不全时[117, 176]。如果必须使用这些药物时，许多人更喜欢使用多巴酚丁胺、氨力农、肾上腺素、多巴胺、去甲肾上腺素，因为这些药物在很小剂量时就可以产生肺血管扩张[141]。因为肺血管系统的高反应性，要限制对患儿的操作或将影响降到最低。

每个患有 CDH 的新生儿都应接受多普勒超声检查，明确有无比较常见并影响预后的右心衰竭和相关的心脏异常。应该明确是功能性还是结构性心脏疾病，并与疝一起认真治疗。有时儿童心脏病专家可以是这个多学科团队的成员来关注这些患者。与合并的其他异常表现相比，某些因素，如妊娠 25 周前确诊 CDH、Apgar 评分低、动脉导管后氧分压（pO_2）过低，被证明是危险因素[117]。如果存在这些因素，那么除了超声心动图以外，还强烈要求检查泌尿生殖道和头部超声以及染色体核型（如果怀孕期间还没有检查的话）[117]。

直到 20 世纪 90 年代初，新生儿一般通过镇静，肌肉松弛药物和过度通气，以及接受碳酸氢钠或氨丁三醇的全身碱化治疗来降低肺动脉高压。通气参数根据导管后血气进行调整。尽管目前被许多中心所采用，该治疗策略却会导致医源性肺损伤的风险显著升高。肺发育不全，特别是肺动脉高压均会导致低 pO_2 和高二氧化碳分压（pCO_2），尤其是在导管后血气里。如果想尝试获得正常的导管后血气值，则通常需要显著调高呼吸机参数，如呼吸频率（RR）、吸入 O_2 分数（FiO_2）、峰值吸气压力（PIP）、呼气末正压（PEEP）和平均气道压力（MAP），这样则会导致肺膨胀过度和严重的气压伤，以及高 FiO_2 水平导致的毒性。根据一项以这种方式治疗的 68 例先天性膈疝患儿的临床和尸检数据的调查显示，医源性肺实质损伤的比例和严重程度相当之高[177]。在该研究中，91% 的患者有弥漫性肺泡损伤，表现为透明膜增生，而且在患先天性膈疝同侧的肺部损伤更加明显。此外，65% 的儿童出现气胸，51% 出现肺出血，并且 6% 已患有不同程度的间质纤维化[177]。其他研究也显示肺泡破裂，肺泡基底膜损伤，肺泡出血和水肿，引起肺不张，肺顺应性下降，进一步导致气体交换能力下降[16, 127]。除了气压伤[136]，肺膨胀过度则会增加先天性膈疝新生儿的肺血管阻力，导致肺动脉高压进一步恶化[217, 218]。应用碳酸氢钠进行全身碱化可导致 pCO_2 升高以及水钠潴留。短时间使用氨丁三醇可能有用，但通常使用剂量较大，往往会导致全身水肿以及肺水肿。

对于患有先天性膈疝的高风险新生儿，Wung 及其同事则采用了另一种完全不同的策略[21, 22]。该策略包括以下指导原则：最低限度的镇静；不使用肌松药物；如果可能，选择通过流量同步的压力支持模式或同步间歇指令通气模式进行呼吸机辅助呼吸；如无过度通气，允许存在高碳酸血症，并且不做全身碱化治疗。患者情况主要通过导管前血气进行监测。呼吸机参数仅需维持导管前血氧饱和度（SaO_2）≥ 90%，无论导管后血气如何，高二氧化碳分压 pCO_2 也可以接受。呼吸机参数一般如下：基础呼吸频率（RR）≤ 40 次/分钟，PIP ≤ 30cmH$_2$O，PEEP ≤ 5cmH$_2$O，FiO_2 应尽可能低，以防止严重的导管前低氧血症。也就是说，除非存在因氧供不足引起的代谢性酸中毒，只要导管前血液中有足够的氧气进入大脑和心脏，导管后血中低氧分压 pO_2 和低氧饱和度 SaO_2 是可以接受的。只要血气中 pH 值处于"可接受"水平，高碳酸血症是允许存在的。该治疗策略的主要目标是预防气压伤，这可能是使用旧的"传统的"过度通气策略时导致的最常见的死亡原因[16, 22, 194, 219]。尽管在先天性膈疝患者中，使用镇静是有益处的，但却提高了肺血管系统的兴奋阈值。而在这种"新"策略中，使用镇静剂需要慎重，这样患儿才能在压力支持通气模式中有效地激活呼吸机。当患儿能够控制呼吸机的呼吸频率和流量时，他（她）可以在不影响功能残气量的情况获得更高的一秒量。该策略还能避免全身碱化治疗的不良反应。

如前所述，患有先天性膈疝的新生儿肺组织特别容易受气压伤的影响，因此气胸的发生十分常见。除了极个别情况下，我们不应该在手术修补膈疝之前引流同侧气胸，因为这有可能会导致疝出组织的医源性损伤。

1. 肺血管扩张药

除了通气策略以外，全身使用血管扩张药也可用于控制肺动脉高压。这些药物包括妥拉唑啉、硝酸甘油、硝普钠、乙酰胆碱、前列腺素 E_1、前列腺素 D_2、前列环素、异丙肾上腺素和硝苯地平等。然而这些药物对肺血管系统的选择性不够，并且通常导致外周血管阻力和体循环动脉压的下降。它们对动脉导管的压力梯度的影响极小甚至不存在，因此并不改变右向左分流的趋势。此外，这些药物可导致肺通气不良区域的血管舒张，加重肺内右向左分流。另一方面，体循环动脉压的下降需要进一步使用容量药物或正性肌力药物，而这两类药物都是应该避免使用的。Bos 和他的同事[220]研究报道，在高风险先天性膈疝患者中给予前列环素后，肺泡-动脉氧气梯度和氧合指数（$OI=MAP \times FiO_2/pO_2$）均减少，不过这对生存率没有影响。前列环素的使用则会增加出血时间，这在外科手术患者中也是不可取的[220, 221]。有人研究使用吸入性前列环素进行治疗，但并未得到临床有效性的证实[222, 223]。前列腺素 D2 的效果仍不确切，而低血压则是其常见的不良反应之一[140, 220, 223]。在这些血管扩张药中最受欢迎的可能是妥拉唑啉，一种 α-肾上腺素能受体阻断药，对心肌有轻度的肌力作用和频率作用。该药物也可以降低血栓素 B_2 的水平，而血栓素 B_2 有组胺作用，可能是导致先天性膈疝患者肺动脉高压的因子之一[142, 224]。患儿通常在负荷剂量（1~2mg/kg）4h 内会对妥拉唑啉有反应，主要表现为导管后氧分压 PO_2 的增加。应用负荷剂量以后通常以 1mg/（kg·h）速度予连续输注。与全身或外周给药相比，血管扩张药直接注入肺动脉并没有任何优势[225]。妥拉唑啉的不良反应可能很严重，包括体循环动脉低血压、上消化道出血、血小板减少、低钠血症和皮肤发红[142, 224]。如果出现上消化道出血，则应首先应用抑酸药物及洗胃治疗，因为妥拉唑啉可能会抑制西咪替丁的作用[226]。尽管妥拉唑啉以及其他血管扩张药可以偶尔稳定患者病情，甚至延长蜜月期，然而即使患儿氧合状况有所改善，也并未证实对生存有益[22, 215, 220]。事实上，大多数中心并不再使用全身肺血管扩张药。

西地那非有助于治疗与先天性膈疝相关的肺动脉高压[227-229]。初步研究结果令人鼓舞，但其治疗价值仍有待进一步研究确定。

2. 一氧化氮

目前已知的最有效的选择性肺血管扩张药一氧化氮（NO），它主要通过气管内给药途径。一氧化氮能使平滑肌松弛，但由于其半衰期极短，因此仅在局部产生作用。它主要起到一种称为血管内皮松弛因子（EDRF）的生物活性作用[230]。当一氧化氮作为吸入空气的一部分进行给药时，它可通过扩散作用穿过肺泡-毛细血管膜，并且刺激肺动脉平滑肌产生环状 GMP（cyclic GMP），从而诱导血管扩张。由于一氧化氮能很快与血红蛋白结合并失活，因此其作用主要局限于肺血管系统。

起初，人们很热衷于应用一氧化氮来治疗先天性膈疝的患者，但临床结果却令人大失所望。一氧化氮确实在某些时候有助于稳定患者病情；然而，即使开始的治疗效果比较满意，也可能会迅速耐受。迄今为止，一氧化氮的治疗效果仍有待证实[159, 231, 232]。实际上，对由不同原因导致呼吸衰竭的足月新生儿的研究表明，除先天性膈疝患儿外，吸入一氧化氮均可改善患儿氧合并降低其对 ECMO 的需求[233]。患有先天性膈疝的新生儿对一氧化氮治疗通常无反应的根本原因尚不清楚。有证据表明，如果与表面活性剂或液体通气（liquid ventilation）联合使用，一氧化氮可改善先天性膈疝患儿的氧合并降低肺血管阻力[127, 234]。在大多数治疗中心里，一氧化氮仅局限用于存在右心衰竭的先天性膈疝患者的治疗。

3. 表面活性剂

考虑到先天性膈疝患儿可能存在表面活性物质的缺乏，气管内应用外源性表面活性剂作已经被用于辅助治疗多年。然而，除了早产是其使用的适应证以外，到目前为止所获得的结果并不能证明其应用的合理性[132, 133]。

产前使用皮质类固醇激素可以诱导或至少增

加内源性表面活性物质的产生[235]。尽管该现象的确切机制尚未得到阐明，但也有人开始对先天性膈疝治疗中这种现象的产生进行研究[235]。

4. 其他机械通气模式

其他机械通气模式也在先天性膈疝患者的治疗中有所应用。其中例如高频振荡通气（HFOV），该模式以高达40Hz的频率震动和小于解剖无效腔的潮气量进行通气。与传统的机械通气不同，气体交换似乎并不依靠正压输送，而是通过扩散过程进行。与此同时，HFOV在某些情况下能最大限度减少气压伤并促进气体交换，尤其是CO_2的排出。这种通气模式，无论是否联合一氧化氮使用，已经在许多机构中所使用，然而效果不尽如人意[159, 236]。与一氧化氮类似，HFOV似乎仅是特定情况下的一种选择，而且其作用仍需进一步研究。总体上来说，在先天性膈疝患中应用HFOV的结果令人失望[127]。然而，Bohn提出，HFOV参数控制平均气道压力不高于14~16cm H_2O，峰值-峰值气道压力维持在35~45cm H_2O时，如果能早期使用，而不是为了挽救患儿或用于肺复张的情况下，是可以提高生存率的[237]。也有其他研究者认可HFOV在先天性膈疝治疗中的价值，并提出了相应的指导标准[186]。

气管内肺通气可促进主动呼气，大幅降低无效腔，从而加快二氧化碳清除，减少气压伤。该模式已在少数先天性膈疝病例中使用，并获得了较好的治疗效果[238]。令人遗憾的是，由于监管约束和专利冲突，导致无法开展更广泛，更有确定性的研究。

使用全氟碳（PFC）的液体通气也已应用了一段时间。全氟碳具有生物惰性，肺泡-毛细血管膜不可吸收，并且可以携带大量的氧气（尤其）和二氧化碳。此外，它具有低表面张力水平，可以作为真正的人造表面活性剂。混合液体通气（例如使用PFC和气体）也已经被证实可以增加肺顺应性并改善气体交换，尤其是氧气交换[239]。改善的氧合反过来促进肺血流的重新分布，从而减轻肺动脉高压[239]。液体通气，无论是否联合一氧化氮使用，也已经应用于少数先天性膈疝病例，取得了不错的效果[239, 240]。然而，它对先天性膈疝治疗最终结果预后和作用仍需要进一步阐明[127, 241]。

5. 体外膜肺氧合

自20世纪80年代中期以来，体外生命支持已经突破了实验治疗领域，并已成为先天性膈疝的标准治疗选择之一。一些早期研究表明，应用体外膜肺氧合（ECMO）能显著增加这些患者的生存率[16, 215, 242-244]。但是由于受试患者数量较少且均为单中心研究，这些研究的显著性差异受到了一定的限制。一项涉及65个医疗中心的632例先天性膈疝患者的多中心综述表明，ECMO将高死亡率预后患儿的生存率从53%提高到77%[127]。该研究同时也显示了ECMO对病例的严重程度和获益的直接关系。

虽然在体外支持期间，肺组织没有足够的时间生长以达到逆转肺发育不全的程度。但是，在患儿出生以后，ECMO可以起到桥梁的作用，降低肺血管高反应性，最大限度地引起肺重塑，增加肺动脉和小动脉的顺应性[115, 130]，并且使气压伤降到最低。关于手术修复膈疝与ECMO使用的最佳时机仍然存在争议[17]。对比术前与术后开始使用ECMO，患儿的生存率无明显差异[245, 246]。目前大多数治疗中心倾向于在术前稳定期间使用ECMO，在ECMO拔管后或在仍然在使用期间完成膈疝的修复[16, 247, 248]。尽管在ECMO使用期间需要抗凝，但已经有研究表明，通过药物预防措施和某些技术能够使出血并发症的风险降至最低，保证在旁路替代期间内进行安全的外科手术干预[16, 248-250]。有时，患者可能在术前期间稳定而暂时不需要ECMO支持，但在手术期间或手术后不久病情恶化，然后需要进行ECMO旁路替代治疗。

一些作者提出了关于ECMO和手术修复禁忌证的标准，这些禁忌证可能与威胁生命的肺部疾病有关[22, 114, 190, 194, 215]。鉴于许多其他研究报道显示患有此类疾病的患者存活的病例[16, 243, 245, 251]，且先天性膈疝的预后相关因素仍存在争议，除非存在其他被认为影响生命的因素，我们几乎为每个患者应用ECMO和手术治疗。

患者应用ECMO的具体适应证同样需要讨

论。鉴于先天性膈疝预后因素存在许多争议，目前提出的 ECMO 许多适应证尚未被广泛接受。通常，在其他疾病中使用 ECMO 的适应证并不适用于先天性膈疝的患者，因为先天性膈疝患儿特别容易受到医源性损伤，而那些需要使用 ECMO 的疾病的机械通气参数对这些患儿的肺部具有不可接受的损害。在大多数中心，当不得不使用有害呼吸机参数来维持先天性膈疝患儿生命时，会同时考虑使用 ECMO。不同机构之间对这种有害参数的定义差别很大。如前所述，一般来说，PIP 应≤ 30cm H$_2$O，PEEP 应≤ 5cm H$_2$O；可能的话应当在 72h 内逐渐将 FiO$_2$ 降低至 60% 或以下；尽管儿童在流量同步呼吸机支持下可以耐受的更高的呼吸频率，呼吸机的基础呼吸频率（RR）不应超过 40 次 / 分钟。通气参数主要根据导管前血气进行调节。如果患者在该指导条件下无法维持，则在特定病例情况下可考虑使用 HFOV 和（或）NO。然而这种情况下通常意味着需要立即进行体外旁路替代治疗。最近已有一些治疗中心对所谓的产前子宫内至 ECMO（EXIT-to-ECMO）方案的潜在获益进行了评估，即在产房中立刻对患有严重肺发育不全的婴儿使用旁路替代治疗。我们的经验表明，对预测肺容量低于 15% 的新生儿并不适用 EXIT-to-ECMO 方案[252]。如果可能的话，尽量选择静脉 - 静脉 ECMO，而不是静脉 - 动脉模式[16, 246]。如果 ECMO 在手术前开始使用，则在体外旁路支持下进行膈疝手术修补；但是，目前没有数据表明手术时机的选择对生存有任何影响。

（二）手术治疗

如果患者接受 ECMO 治疗，我们在手术前约 2h 开始连续输注氨基己酸（AMICAR，即一种纤维蛋白溶解抑制药），以降低活化凝血时间（ACT）[248, 250]。如果患者正在接受 HFOV 联合（或）不联合 NO 治疗，在手术过程中不需要停用，因为这在某些情况下是有用的。在不使用 ECMO、HFOV 或 NO 的情况下，术中通气的最佳形式为低压力和高呼吸频率，并且使用专用的婴儿或儿科呼吸机。传统的麻醉呼吸机并不适合这类儿童患者。

除了吸入性全身麻醉外，我们建议常规应用连续硬膜外麻醉，以便在术后早期拮抗箭毒，以及维持腹壁肌肉松弛[16]，促进术后早期恢复流量同步通气和最小肺容积的维持。应当避免使用一氧化氮，因为它往往会导致肠胀气，从而影响膈疝还纳和关腹。

手术时，嘱患者仰卧并将膈疝同侧后背垫起，令患者向膈疝对侧略微倾斜。相比经胸入路，一般更倾向于选择肋缘下入路进行剖腹手术[17]。小心还纳疝出内容物后，还应该探查同侧肺组织有无异常。与此同时，还必须仔细分辨有无疝囊存在。如果存在，则应当分离疝囊与膈肌，或至少切除部分疝囊。一般情况下，在打开覆盖该区域的腹膜和胸膜之后，还必须将残余膈肌后部与后腹壁分离。

我们建议在尽可能的情况下使用不可吸收的缝合线对膈疝进行一期修补（图 33-6）。但是，如果修复张力较大时，则不强迫进行一期修补，因为这将使膈肌变得平坦和紧张，生理功能减弱；另外胸腔过度增大，可能导致同侧肺部肺泡扩张，进而使得肺动脉高压和气压伤进一步恶化；膈肌的张力也可能牵拉肋骨，导致胸壁畸形；最后，腹腔容量将进一步减少，影响腹部切口的闭合[253]。根据先天性膈疝登记处资料显示，大约一半的患者在缝合膈肌的时候使用了某种类型的"补片"以减少张力[17, 35]。如果一期无法进行无张力膈肌修补，也可以选择其他手术方式，包括腹肌或胸肌皮瓣，游离筋膜移植物和一系列假体，如冻干硬脑膜、硅胶、涤纶、聚丙烯（Marlex，CR Bard, Inc., Murray Hill, NJ）、聚四氟乙烯（PTFE 或 Teflon；DuPont, Wilmington, DE）、复合假体等[17, 215, 254-260]。但无论使用何种技术，都应注意不要使膈肌太过平整，而是要有一个合适大小的圆顶形状，这样可以避免与一期张力修补膈肌相同的问题[253]。膈顶弧度也不能太过明显，否则可能会导致局部反常呼吸。我们和许多其他研究者不建议使用肌瓣修补，因为这将导致腹壁或胸壁的残缺以及局部出血风险增加，特别是在如果已经使用或可能使用 ECMO

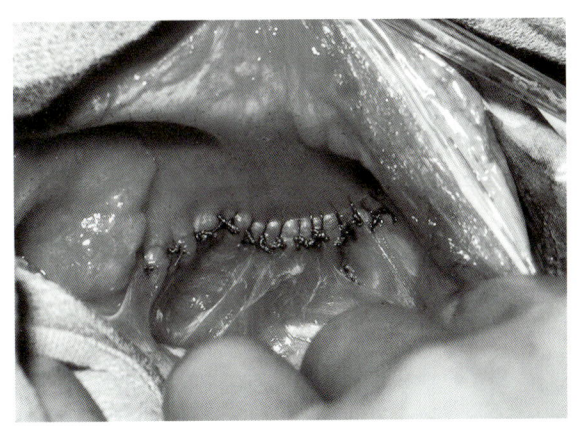

▲ 图 33-6 先天性膈疝新生儿膈肌缺损的一期修复

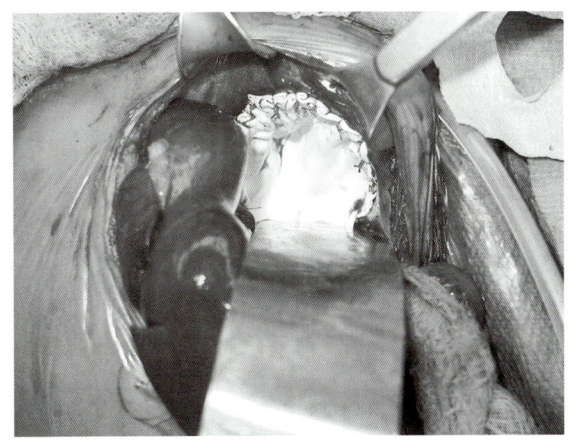

▲ 图 33-7 在患有先天性膈疝的新生儿中，用扩张的 Teflon（DuPont, Wilmington, DE）修复膈肌缺损

的情况下；然而，这种修补方式也有相当多的支持者。在大多数美国中心，儿外科医师都倾向于使用由强化聚四氟乙烯（图 33-7）或 Teflon-Marlex 复合材料制成的假体。一项研究表明，聚四氟乙烯假体短期内的生物相容性和运动形态比硅胶假体和肌皮瓣更好[261]。对许多无细胞生物假体，包括无细胞人真皮、交联猪真皮胶原和猪小肠黏膜下层，也进行了实验研究，但研究结果却各不相同[262-266]。在这些研究中，有关小肠黏膜下层和无细胞人真皮大多的结果令人失望，而交联猪真皮胶原（Permacol）的结果可能还有一些希望，尽管还需要更多研究中心的证实[266]。当后方残余膈肌太少而无法缝合的时候，可以使用血管钳轻柔的向前牵拉肋骨，然后将缝线绕过下方的肋骨进行固定，以避免损伤其神经血管束。

在完成膈肌缝合后，可将多孔胸腔闭式引流管，并置于水封下。通常不需要持续负压吸引，因为肺过度膨胀对先天性膈疝患儿是非常有害的。许多研究者甚至不建议放置胸管[22, 267]。有关先天性膈疝登记数据库的一篇综述指出，对 24% 的患者术后没有放置胸管[17]。

对于先天性膈疝患儿通常合并的肠旋转不良，我们倾向予术中纠正；然而，大多数中心都不进行这种操作[17]。在大多数机构，包括我们并不常规行阑尾切除术，以尽量减并发症发生率[17]。由于腹腔容积减小，经常出现关腹的困难。如果关腹后腹腔内压力过大，可能会出现下腔静脉受压综合征，胸腔顺应性和潮气量减低。为了防止这种情况，反复扩张腹壁和肠道排气可能有所帮助。有人建议行常规胃造瘘术以帮助胃肠减压，有利于关腹和减少术后呼吸系统并发症，但是没有证据支持这一方法[247, 268]。当不能保证无张力关腹时，应当考虑使用 silo 技术，然后进行术后持续减压以保证一期愈合[22, 215, 269]。另一个选择是简单地关闭切口，以后再行二期缝合[248]。当然，需要上述任何一种方法的情况还是很少见的。

在接受 ECMO 治疗的儿童中，应当采取一些预防措施以防止出血过多：应采用针尖电凝切开皮肤；当膈肌无法一期缝合时，如果后方残余膈肌和腹壁粘连在一起，不应进行解剖分离，而是如前所述，缝合绕过下方肋骨；最后，应将纤维蛋白胶应用于膈肌缝合线和其他粗糙表面[248]。我们无须留置腹腔引流管。如果无法一期关腹并应用 silo 技术，则应在患儿脱离体外旁路治疗后开始持续减压。

胸腔镜和腹腔镜下进行先天性膈疝的修复也越来越多[270-272]。在胸腔镜检查中，术中甚至经常应用轻度胸腔内正压，以帮助还纳疝内容物。在存在相关的心脏异常以及放置假体补片时，这些手术方式也证明是可行的。另一方面，最近的一项随机对照试验表明，与开放手术相比，胸腔镜下先天性膈疝修复术与长时间且严重的术中高碳酸血症和酸中毒有关，提出胸腔镜下修复先天性膈疝时使用 CO_2 吸入和常规通气的安全性问题[273]。在该研究之前，来自同一组患者的另一项研究显示胸腔镜下修复先天性膈疝期间患儿脑氧饱和度降低[274]。所谓微创手术修复先天性膈疝的指征及利弊尚未得到充分阐明。在动物模型中已经发现，在使用该技术的危重病例中应用气管插管通气可能是有益处的[275]。

（三）术后护理

如果患者在手术期间未接受 ECMO 治疗，那么应尽快恢复流量同步机械通气支持，必要时同时使用药物拮抗肌肉松弛。如果患儿在术中进行连续硬膜外麻醉，更有利于这一拮抗过程[16]。术前机械通气的指导原则也同样适用于术后期间。使用 ECMO 的标准也是如此。

尽管在疝修补术后部分患儿的呼吸功能会有所改善，但在术后即刻（或至少暂时性）却时常发生呼吸功能的恶化[213, 276]。这种现象被认为是由于膈肌和胸腔的解剖学改变，导致双肺过度通气和腹内压力的增加[276]。在这些情况下，呼吸机参数可能需要暂时"调高"，有时甚至可能需要使用其他通气模式甚至 ECMO。有时，术前已经使用体外旁路替代治疗并且在手术前撤管的患者在术后可能需要重新使用 ECMO（这也是我们更倾向于在体外替代治疗下进行手术修复的原因之一）。

另一个潜在的影响因素是静脉输液的使用。与患有其他外科疾病的新生儿相比，患有先天性膈疝的新生儿在出现手术创伤和出血导致的血容量不足时，首先表现为类似抗利尿激素分泌不当，并且可能导致水钠潴留[269]。对这种现象的解释尚不清楚。我们必须尽早发现这种情况，否则可能会导致患儿容量负荷过重，并对其呼吸和心脏功能造成伤害。

有时，腹部压力在术后即显著升高。此时应该注意有无下腔静脉综合征的可能，这可能导致心脏静脉回流减少，肾脏灌注减低或潮气量减少。如果有肾功能不全或呼吸及心脏功能恶化的证据，必须考虑使用肌松药物，以降低腹腔压力。在更严重的情况下，患儿可能需要返回手术室并应用 silo 技术。

使用胸腔引流管时，只需要置于水封下，而不需要持续负压吸引。因为患侧胸腔内有较大的残余空腔，这样可以避免双肺膨胀过度[22, 276]。胸腔引流管应当在拔除气管插管后以及液体引流干净后拔除。通常液体引流需要持续很长一段时间，直到肺组织膨胀占据整个胸腔。在此情况下，可以考虑在液体尚未排尽情况下拔除胸腔引流管，残余液体可通过胸膜暂时吸收。

使用 ECMO 的患儿应继续接受 AMICAR 治疗，以维持 ACT 低于常规旁路替代治疗水平[248]。当不使用 AMICAR 或未遵循上述预防措施时，出血相关并发症的发生率和严重程度将升高[215, 277]。当发生出血时，必须评估外科止血敷料的情况，以及监测胸腔引流管和腹腔引流管（如果存在）的引流量变化。在我们的治疗中，当 8h 以内血液损失等于或高于患者总血容量的 20%，或出现进行性腹胀，是二次手术探查的标准。通常情况下，在二次手术中无法找到特定的出血区域，而是发现整个手术区域内弥漫性渗血。在这种情况下，必须考虑使用与 AMICAR 和 ACT 水平相关的更积极的药物治疗。除了与 ECMO 相关的潜在的手术并发症之外，与体外循环本身相关的常见风险显然也有可能发生。

更少见的是，即使在术后早期，也有可能出现由于粘连，胃扭转或中肠扭转引起的消化道梗阻[278]。其他罕见并发症包括乳糜胸和乳糜腹水[279-281]。在迄今为止报道的少数病例中，这些乳糜瘘的原因尚不清楚。对于乳糜瘘的治疗应基于肠外营养，中链三酰甘油的应用。另外如有必要，偶尔进行细针穿刺引流[279-281]。

（四）迟发性先天性膈疝

无论初始的临床表现如何，包括偶然发现的病例，迟发性先天性膈疝患者应该尽快手术修复，因为疝内容物存在扭转和嵌顿的风险，甚至猝死[282-284]。在这些情况下，剖腹探查手术仍然是首选入路；然而，考虑到和新生儿患者相比，疝出组织可能与胸腔粘连较重，我们可以更多地选择经胸腔探查。通常，我们无法在术前判断患者更适合剖腹手术还是剖胸手术，那么个人主观偏好可能在决策过程中起作用。在特殊病例中，微创入路也是可以选择的。

十一、结局

在不同的转诊中心之间，先天性膈疝患者的生存率也各不相同。这些差异是由几个原因造成的。一方面，不同中心高风险新生儿的比例不同，可能导致人群偏倚。另外，患者可能在到转运到中心之前死亡，因此也不包括在最终数据里；Hamison 及其同事最早将此情况称为隐性死亡率[285]。与此同时，一些作者排除了患有威胁生命的肺发育不全这一争议标准的患儿，人为地提高了生存率[190, 194]。是否排除其他合并先天异常的先天性膈疝患儿同样会影响结果[117, 187]。不同医疗中心的治疗方案/策略也存在较大差异。这些差异性，以及研究样本量的不同，并且随着先天性膈疝治疗方案的不断演变，可以解释这些结果的不同。

考虑到上述局限性，最新的综述显示，在许多转诊中心，单纯性先天性膈疝患者的总体存活率接近 80%，与 20 多年前的数据相比大幅增加，当时 ECMO 并未广泛应用而且通常采用积极的过度通气策略[24, 35, 127, 194]。在我们的机构中，大于 80% 患者在产前即已明确诊断。因此，分娩可以提前计划好，通常在与我们相关的 1~2 个姊妹机构内进行。少数在我们的转诊基地出生后才诊断的病例也通常会被迅速转运给我们，因此我们的"隐性死亡率"实际上为零，而且我们的患者样本很大并具有说服力。根据其他转诊中心的数据，高危新生儿（约占我们病例的 90%）中，单纯先天性膈疝患者的存活率为 85%~90%，而包括其他相关异常的所有患者的存活率约 70%[16, 127, 286]。这些结果与温和通气和允许性高碳酸血症原则，以及积极和早期应用 ECMO 密切相关。在过去的几年中，在之前的治疗原则基础上再加上对右心功能的关注，在我们的机构中总体生存率超过了 80%[287]。在与先天性膈疝相关的其他异常中，最常见的是心脏缺陷，应该特别关注它们对预后的影响。既往认为心脏异常是死亡的预兆，而现在则认为不同类型心脏异常患者间总体预后差异很大[187]。在非高危患者中（如出生后 6h 后出现症状的单纯先天性膈疝），其存活率接近 100%[127, 194]。

十二、远期随访

在先天性膈疝患者存活率大幅上升的同时，可以预见的到患病率也将逐渐增加。在既往可能已经死亡的高风险儿童现在也能够存活，但是通常合并多系统问题，并且需要由专业的多学科团队跟踪随访[281, 286, 288-291]。这在那些不需要旁路替代的患者中是一个普遍现象，而在必须使用 ECMO 的患者中更为明显[281, 286, 290, 291]。包括我们的研究在内的许多研究发现，是否需要使用假体来修复膈肌与远期并发症的发生和严重程度存在直接关系[286, 288, 290, 291]。

先天性膈疝幸存者最常见的问题之一是胃食管反流（GER）[215, 247, 281, 286, 288, 289, 291, 292]。根据我们的经验，几乎每个孩子都有一些胃食管反流的表现，但只有大约 20% 的患者需要接受胃底折叠术[291]。有人认为，除了胃食管反流之外，通常还伴有食管动力异常，食管扩张也并非罕见，这也影响胃食管反流的治疗[292]。除了先天性膈疝对食管结构和 His 角的明确影响外，在实验动物中也发现了内在食管神经支配的异常，可能导致了这种常见的临床情况[293]。同样，在先天性膈疝的 nitrofen 模型中也发现了肠道神经支配缺失和胃肠蠕动受损，但其临床意义仍有待确定[294]。在我们的研究中，尽管在第一年热量摄入量高于正常值，仍有超过一半的儿童体重维持在 25% 人群线以下[291]。多达 2/3 的儿童通常因为经口喂养困难，可能需要通过胃管或胃造瘘才能充分喂养[281, 288, 292]。长时间插管可能会造成严重的经口厌食症，这在插管一年的患者中约占 1/4[291]。这些胃肠道和营养并发症大多数随着年龄的增长而有所改善[291]。

支气管肺发育不良或"慢性肺病"，通常在 1/3~2/3 的患者中存在[288, 295]。出院后需要通过鼻导管连续吸氧的情况并不少见（根据我们的经验约有 16% 的病例），一些患者甚至需要 2 年时间以上[159, 281, 288, 290]。通过基于高渗配方的饮食控制血容量，可能有助于减少肺部并发症的发生[281]。有时联合使用利尿药和支气管扩张药或类固醇也可能对患者有益[288, 290]。在我们的患者中，预防呼吸道合胞体病毒感染也可以降低与该疾病相关的急性呼吸衰竭的发生率和严重程度[290]。

虽然肺泡在 8 岁以前能持续增殖[120, 296]，但在先天性膈疝患者中无法达到正常水平[13, 115, 116, 297]。在胸部 X 线检查中偶尔可见气肿性改变，尤其是在肺组织较多的部位[298]。肺部放射性同位素扫描通常显示通气和灌注均不成比例的减少[290, 298]。有趣的是，尽管起初存在这些异常，远期来看肺功能似乎能逐渐恢复正常[134, 299, 300]。在大多数孩子中，经多普勒超声心动图评估的肺动脉压力通常随着时间的推移也逐渐恢复正常。然而，根据报道，由于右心衰竭导致的死亡病例也可以在晚至 18 个月大的孩子中出现[215]。

不同因素，包括低氧血症、通气策略和ECMO，可能影响神经发育结局。此外，虽然颅骨和大脑生长可能不会延迟，已有发现先天性膈疝的胎儿脑血流速度有所降低[301]。一般而言，与因其他疾病而需要旁路替代治疗的婴儿相比，接受 ECMO 治疗先天性膈疝的患者神经系统并发症的总体发生率无明显差异[302, 303]。然而，关于单纯认知发展存在一些争议。尽管一些学者发现先天性膈疝儿童的认知问题比因其他原因而接受 ECMO 治疗的患者更为频繁，但并未得到其他研究者的证实[286, 302, 303]。在大多数情况下，这种认知损害是轻度或中度的[281, 286, 288, 302, 303]。持续需要吸氧治疗和（或）无法健康成长的儿童似乎更容易发生神经发育并发症[304]。另外，神经发育迟缓往往会消失，或至少随着年龄的增长而改善，患者通常在学龄前达到平均水平[281, 286, 304]。

我们注意到已有多达 1/5 的儿童存在听力缺陷并且需要助听器，这一原因仍未完全阐明[281, 286, 288, 289]。我们推测原因包括长期碱中毒，氨基糖苷类抗生素的使用以及大剂量呋塞米的使用[281]。ECMO 的使用也是一个危险因素[305]。每个先天性膈疝的儿童，特别是有语言发育迟缓的儿童，必须定期筛查听力和脑干听觉诱发反应测试，因为听力缺陷可能会延迟发作[281, 286]。

胸壁发育可能受疾病本身及其治疗的影响。同侧胸腔的体积可能会减少，显然这是由于肺组织体积减小所致[306]。总体而言，高达 1/3 的儿童有一定程度的胸壁畸形，最常见的是漏斗胸和胸椎侧凸；而后者是接受假体修复的儿童膈疝复发的危险因素[281, 286]。一般来说，与先天性膈疝相关的胸壁畸形是轻度的，很少需要手术修复[281, 286]。

其他系统的并发症也有报道。根据我们的经验，肠梗阻是再次手术的最常见原因，其发生率不足 20%[281]。最常见的原因是术后粘连，其次是肠扭转和胃扭转[281, 286, 288]。还有其他一些少见疾病与先天性膈疝相关，包括膀胱输尿管反流、胆石症、无症状性肾结石、乳糜胸、肥厚性幽门狭窄、无功能性视力缺陷的视网膜血管病变和慢性上腔静脉综合征（后两种并发症可能与使用 ECMO 有关）[281, 286, 288]。

膈疝复发

据报道，先天性膈疝术后总体复发率为 6%～80%。随着时间的推移，复发率也随着新材料和（或）技术的引入逐渐变化。膈疝复发在前 18 个月内更为常见，但在任何年龄均可发生[307]。绝大多数病例发生在使用假体补片修复的儿童中，其中大约一半在较大和较长时间的队列研究中发生[247, 281, 302, 307]。与一期缝合修复相比，使用假体修复存在更高的感染率、粘连率以及胸椎和脊柱畸形[288, 309, 310]。与使用假体补片修补相比，利用游离腹壁皮瓣修复是否导致更高的复发率仍存在争议[308, 311, 312]。无论哪种方式，这些修复方式也比一期缝合修复更易失败，同时也会留下腹部缺损。目前微创途径是否对复发率有影响尚不清楚。

目前认为膈疝复发的主要机制与正常生长有关，可能导致假体的牵拉和脱离，这通常发生在其后内侧部分[247]。膈疝复发的最常见临床表现是肠梗阻和呼吸窘迫[286, 307]。无症状复发并不罕见[281, 307]，反复复发的患者也不少[307]。通常胸部 X 线检查即可诊断；然而，有时也需要行上消化道造影检查。有时根据疝出内容物不同，超声、CT 或对比灌肠也可能有所帮助。由于存在扭转或嵌顿的风险，膈疝复发应尽快通过外科手术修复。在某些病程短、病灶小和病变稳定的膈疝复发病例中，根据患者的整体状况，可能会推迟再次手术的时间[313]。鉴于膈疝复发最初通常无明显症状，我们建议，所有接受假体修补的患者术后每年应至少进行一次胸部 X 线检查[281]。

十三、未来前景

自 20 世纪 90 年代中期以来，先天性膈疝的治疗取得了很大进展。现在，主要转诊中心的生存率一直徘徊在 90% 左右。由于现在患病率与生存率同步增加，因此可以说，这一曾经致命的疾病已经变成了一种慢性疾病。未来的挑战主要在如何最大限度地降低患病率以及挽救肺极度发育不全的病例，因为这仍是该疾病导致死亡的主要原因。这些挑战是近来一些最新儿科手术研究工作的动力来源。下面将总结其中一些成就，以及一些简短的历史事件。

尽管有个别病例成功，为胎儿进行膈疝修补的结果是令人失望的[19, 20]。结果不好的原因之一是还纳疝内容物后导致腹内压增高，阻碍了脐带血流，并经常导致脐静脉和静脉导管扭结[20, 314]。Wilson 和同事们[28, 315, 316]在动物实验中首次发现，胎儿气管的完全闭塞大大加速了胎儿肺部的生长，逆转肺发育不全及其相关的肺血管异常，导致出生时肺功能显著改善（图 33-8）[28, 315, 316]。这一发现几乎立即应用于临床试验，其中首先通过开放手术完成胎儿气管闭塞，然后尝试通过胎儿电视镜，最后尝试经皮进行该操作[31, 32, 317-320]。气管阻塞装置通常在出生时、脐带闭塞之前通过一种 EXIT 操作移除。这一方法尽管取得了成功，但是在多数转诊中心的结果明显不如出生后进行护理。主要原因包括患者选择不同、术后早产、气管阻塞装置移位、胎儿肺液分泌不稳定，以及肺发育不全发生逆转后少数患者出现肺功能障碍（其原因尚待明确）[30-32, 318, 320]。即便如此，临床实验的发展有助于改善和优化未来的胎儿气管阻塞方案，例如患者选择的改善，以及超声引导或动态或可逆的微创技术、选择性胶体药物的肺内输送、非人灵长类动物模型的发展[321-326]。

胎儿气管阻塞后观察到的肺部加速生长依赖于肺泡 – 毛细血管膜分泌的肺液导致的持续肺扩张[28, 315, 316]。我们进一步发现，在出生后使用一种具有生物惰性且不可被肺泡 – 毛细血管膜吸收的名为 PFC 的液体培养基进行持续的肺扩张，也可以加速肺组织的生长发育[36]。这种现象无法在成人肺组织中重现[37]。显然，基于液体的肺扩张只会加速正常生长而不能诱导肺组织成熟。长期动物模型研究表明，基于 PFC 的肺扩张并没有产生有害影响[327]。在体外循环支持下接受 PFC 肺扩张的新生儿在 2000 年首次应用，效果令人鼓舞（图 33-9）[38]。目前正在进行一项更大的多中心研究，其 PFC 肺扩张的时间比美国食品和药物管理局通过的第一个研究中使用的时间更长。

先天性膈疝中进行肺移植的治疗理念如下：移植的肺（或肺叶）应用于维持患者，直到膈疝的对侧天然肺发育成熟到足以切除移植肺，并不再需要免疫抑制。已经有一些先天性膈疝常规肺

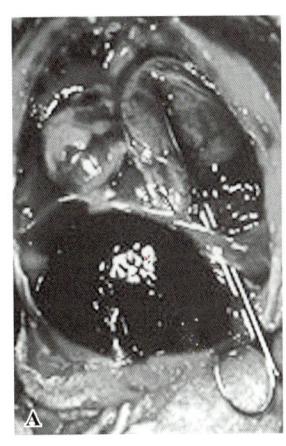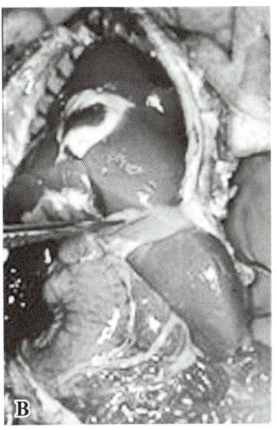

DH　　　　　　　　　　　DH/TL

▲ 图 33-8　先天性膈疝

A. 先天性膈疝动物实验中新生羔羊的尸检结果；剪刀通过左侧膈肌缺损处；腹部脏器疝入左侧胸腔；肺组织很小且几乎看不见；B. 在先天性膈疝动物实验中完全气管阻塞的新生羔羊的尸检结果；钳子钳夹左侧膈肌；双肺均明显增大；左肺还纳疝出的腹部脏器，并通过膈肌缺损进入腹腔；DH. 膈疝；TL. 气管结扎

（引自 DiFiore JW, Fauza DO, Slavin R, et al: Experimental fetal tracheal ligation reverses the structural and physiological effects of pulmonary hypoplasia in congenital diaphragmatic hernia. *J Pediatr Surg* 29：248– 256, 1994.）

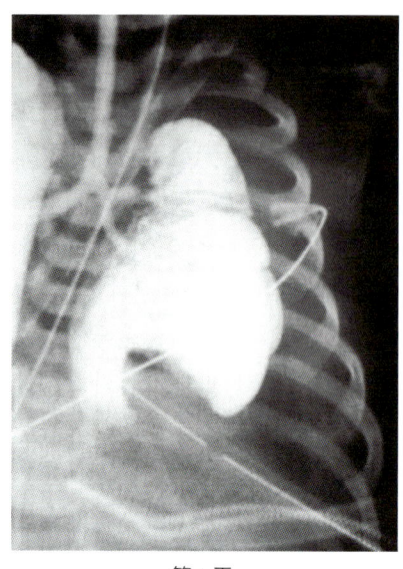
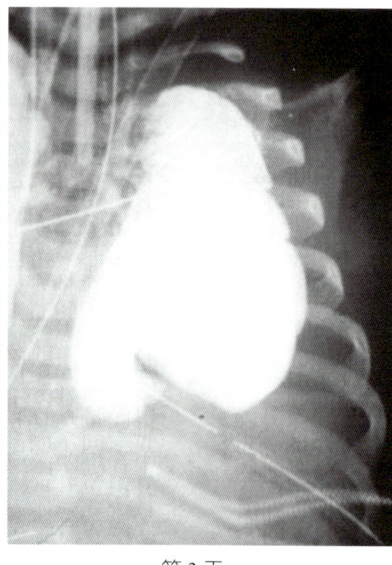
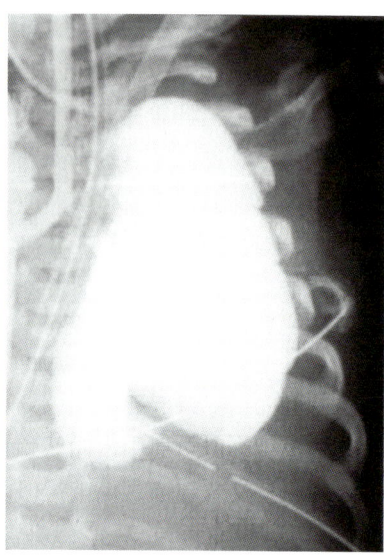

第1天　　　　　　　　　第3天　　　　　　　　　第7天

▲ 图 33-9　先天性膈疝新生儿的胸部 X 线检查，通过全氟化碳（不透射线）显示肺内扩张期患侧肺部发育情况
肺组织大小明显增加，而在对侧肺中没有发生
（引自 Fauza DO，Hirschl RB，Wilson JM：Continuous intrapulmonary distension with perfluorocarbon accelerates lung growth in infants with congenital diaphragmatic hernia: initial experience. J Pediatr Surg 36：1237–1240，2001.）

移植成功的病例[26]。虽然只是动物实验探索，但已经实现减体积肺移植供体的存活[328]。至少在可预见的未来，慢性供体不足以及其他新生儿减体积肺移植的困难使得这一方案价值受到限制。

使用自体组织工程进行膈肌重建于 2000 年首次提出，并且自那时起逐渐发展为新生儿期膈肌修复的可行且可能改进的替代方案之一[39, 40]。最新的数据显示，与等效的无细胞生物假体修复或肌源性细胞移植物相比，在特定合适的支架环境下，通过从羊水中分离的间充质细胞工程改造的自体肌腱进行膈肌修复，能使膈肌获得更好生物力学和功能[40, 41]。根据美国食品和药物管理局的指导原则下的组织细胞工程修复膈肌被证明是可行的[42, 43]。希望在不久的将来将这些发现转化为临床使用，并期待获得更多的生物安全性数据以符合监管部门的批准条件[44]。

先天性膈疝治疗的基础知识也应继续改进。我们期望能更好地理解该疾病的发病机理和病理生理学。由美国国立卫生研究院赞助的旨在揭示先天性膈疝遗传因素的大型多中心研究已经提供了新的视野[72]。先天性膈疝的产前基因治疗已经开始在啮齿动物模型中进行实验探索[329]。计算机模拟模型，包括细胞模拟的应用，可以为先天性膈疝的发病机制研究提供更多的信息[330, 331]。通过不断改进的成像方法，例如通过 MRI 进行的三维解剖测量，将帮助我们继续寻找预后标记。所谓的辅助治疗和替代通气方法的作用也应该进一步探索。

先天性膈疝登记处的作用与上述措施相比同样重要。与其儿科肿瘤学类似，该组织现在拥有数十个医疗中心，对这种疾病的理解和治疗产生了重大影响，其影响力还将继续扩大。最近该组织基于在修复时的膈肌缺损大小开发了一个分级系统。据报道，一期修复和小补片（分别称为 A 型和 B 型）与其他异常的低发生率相关，且存活率超过 96%。相反，大补片修补和膈肌发育不全（分别称为 C 型和 D 型）相关异常的发生率较高，且存活率较低（分别为 76% 和 58%）。膈肌发育不全合并心脏异常的患者存活率率最低，为 38%[331a]。我们希望未来的报道均使用该系统，以利于最终比较不同人群的严重程度。

十四、其他膈肌异常

除"经典的"先天性膈疝之外，还存在许

多其他先天性膈肌异常性疾病。可以在图 33-10 中看到它们在不同年龄的位置和发生率的概述[158]。到目前为止，经典的先天性膈疝是新生儿期最常见的膈肌异常疾病。而在成年之前，食管裂孔疝很少出现。在本节中，我们将简要讨论这些膈肌异常疾病。

（一）膈肌膨升

膈肌膨升是指膈肌的异常升高。它可以是先天性的或后天性的。获得性膈肌膨升，也被称为膈肌麻痹或膈肌瘫痪，通常是由膈神经损伤引起的。而膈神经损伤又可能是由于创伤，胸外科手术，肿瘤，炎症或中枢神经系统疾病，如脊髓灰质炎和 Werdnig-Hoffmann 病导致[332-334]。在先天性膈膨出病例中，膈神经基本是正常的。通常很难将先天性病例与由生产创伤引起的病例区分开来。如果有分娩并发症和（或）伴随臂丛神经损伤的表现，则应怀疑获得性膈肌膨升可能。

在先天性膈肌膨升中，受到影响的可能是整个膈肌，也可能仅是部分膈肌，通常是其膈顶，因为膈顶不是胚胎组织的交汇点。实际上，通常认为膈肌膨升是膈肌肌肉化的失败，而不是其所有胚胎成分融合的失败。其原因并不清楚。膈肌膨升可以发生在任何一侧，但在左侧更常见。双侧膈肌膨升的病例也有所报道[335]。在膈肌膨升区域，膈肌厚度及其肌纤维密度变化非常大，从正常厚度、几乎存在所有肌纤维到非常薄、没有任何肌纤维。膈肌膨升部分是没有功能的。在某些情况下，很难与含有疝囊的先天性膈疝病例鉴别。与先天性膈疝一样，可能存在多系统相关的肺发育不全，肠旋转不良和其他异常[336-338]。

膈肌膨升的临床表现也各不相同，而且在一定程度上类似于先天性膈疝。然而，新生儿期以后的表现更为常见，并且症状通常没有先天性膈疝严重。在年龄较大的儿童中，肺炎（经常反复发作的）可能是首发表现。胃肠道症状，通常是肠梗阻，以及发育迟缓也不少见。在 Werdnig-Hoffmann 病例中，由于膈肌膨升引起的呼吸窘迫可能是疾病的最初表现[333]。膈肌膨升患者也可能完全没有症状。通常可通过胸部 X 线检查诊断

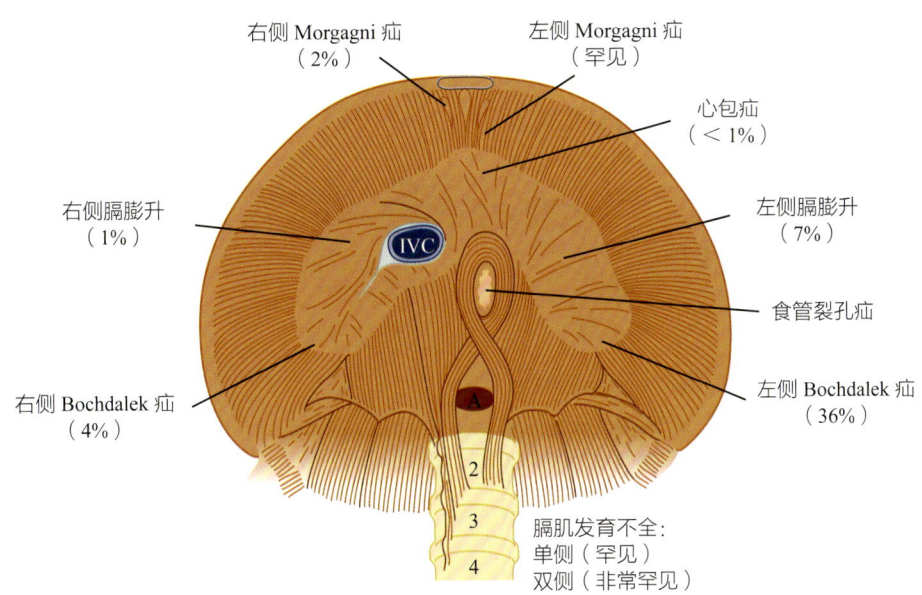

▲ 图 33-10　所有年龄段（包括儿童和成人）不同膈肌异常的总体相对发生率和病变位置
Bochdalek 疝是目前婴儿中最常见的疝气。在成年之前，食管裂孔疝很少出现。IVC. 下腔静脉

膈肌膨升，但有时可能还需要通过超声检查或荧光透视检查确认，这也有助于与先天性膈疝的鉴别诊断。在后两项检查中，在没有人工通气的情况下，我们应该能够注意到膈肌膨升区域的反常呼吸。

有症状性的膈肌膨升患者应进行手术修复。对于无症状的患者，如果膈肌膨升范围较大或肺功能检查结果异常，因为肺部生长可能会受到影响，通常建议进行手术。在一些无症状膈肌膨升患者中，膈肌功能随时间可能有不同程度的恢复，并且可能自发逆转，因此所谓的保守治疗可能最开始是合理的，但不会持续很长时间。

在手术中，通常优选使用不可吸收的缝线进行膈肌折叠，但是在部分患者中，切除部分膈肌然后重叠重建残余膈肌可能是最佳选择（简单的端对端缝合通常导致复发）。在右侧膈肌膨升中，大多数人更喜欢通过开胸手术进行修复。对于左侧膈肌膨升，开胸手术还是剖腹手术的选择仍然存在一些争议。我们倾向于经胸途径进行手术，主要是因为术中可探查膈神经分支，并在膈肌折叠时予以保护。这一点尤为重要，因为在膈肌折叠术后，膈肌功能可能至少部分恢复[339]。无论病变在那一侧，我们通常选择第7肋间进行开胸手术。在某些双侧病例中，腹部入路可能更合适。在过去10年间，经胸腔镜修复越来越受到大多数中心的青睐，并成为许多患者的首选方法；然而，目前尚不清楚复发率是否与开放性手术相当，而且这种技术仍在不断发展[340-342]。

（二）Morgagni 疝

Morgagni 疝也被称为胸骨后疝或胸骨旁疝。这种膈疝通过胸骨旁间隙发生，也称为 Morgagni 孔或 Larrey 裂缝，其是胸骨下缘横膈和胸壁之间两侧膈肌的小的三角形部分。这种疝可以发生在双侧，但右侧更常见。双侧同时发生的病例也有报道[343, 344]。如果存在疝囊，腹壁上动脉通常位于其外侧。Morgagni 疝在成人和年龄较大的儿童中更常见。在儿童时期，Morgagni 疝与经典先天性膈疝的发生比例大约为 1∶20[344-346]。该疾病的易感因素包括肥胖和创伤史。Morgagni 疝通常无症状，偶尔会导致轻微症状，如呼吸不适，胃肠道症状或上腹压痛。在儿童中症状往往比在成人中更常见[344]。这种疝大多数时候通过偶然的胸部 X 线检查诊断。侧位 X 线图像通常比前后位图像更有帮助，尤其是在钡餐或对比造影检查时。超声或 CT 也可能有助于确诊[344]。

Morgagni 疝内容物的嵌顿是很少见的。开放手术修复一般通过脐上经肋下途径进行。在还纳疝内容物和切除疝囊（如果存在）后，将膈肌缝合到腹直肌的后鞘上。膈肌修复通常不需要假体。此外，腹腔镜手术越来越受青睐，但目前尚不清楚它与开放手术修复的远期比较结果[347, 348]。

Morgagni 疝可能合并其他异常，最常见的是心脏疾病[344, 346]。肠旋转不良也比较常见[344]。Morgagni 疝可能是 Cantrell 五联征一部分，如果同时合并胸骨下部缺损、脐上腹壁缺损、心包缺损（所有这些都会导致心脏异位）以及心脏异常的话[349]。在这类患者中，我们通常会尝试将膈肌缝合到胸骨，并且可能经常需要假体补片进行修补。

（三）裂孔疝

食管裂孔疝可分为四种主要类型：①食管滑疝，是最常见一种，食管可以通过裂孔自由移动，因此食管胃交界处可以在胸部或腹部；②食管旁疝，其中食管胃交界处仍然在膈下，胃疝入胸腔而与食管平行；③联合疝，前两种类型同时存在；④有争议的先天性短食道。食管裂孔疝早在新生儿期就能出现症状；然而，大多数病例首次症状出现在成年期。呕吐是最常见的表现，但患者通常无明显表现。诊断通常依赖上消化道对比造影。胃镜检查通常也是诊断评估的一部分。手术治疗是首选，因为存在绞窄和嵌顿的风险。通过腹腔镜或剖腹手术，还纳疝内容物，缩小食管裂孔，并进行胃底折叠术。对于某些短食管病例的治疗选择仍然是一个备受争议的话题。

（四）心包疝

心包疝，也称为中央膈肌疝，是膈肌缺损导致疝的最罕见情况。在这类缺损中，腹膜和心包腔之间有沟通，有或无疝形成[350]。通常没有疝囊[350-352]。该病可以从出生后不久到成年后诊断，其中大部分病例在新生儿期确诊[352-354]。人们认为原发性缺损直接影响膈肌[158]。目前尚没有足够的数据来描述典型的临床表现。心包疝可以是无症状的，只是在胸部 X 线检查中偶然发现[353, 354]。建议通过腹部手术进行修复[353]。

（五）膈肌发育不全

膈肌发育不全通常与先天性膈疝相混淆，尤其是当膈肌缺损特别大，且后方残余膈肌没有从腹壁分离的情况下。真正的膈肌发育不全很少见，通常是单侧，左侧更常见，很少双侧发生[355-357]。一般在新生儿期发现，但在成年发现的病例也有报道[358, 359]。它可能与多个其他异常有关，特别是双侧病例患者[356, 360]。临床表现，诊断和治疗类似于先天性膈疝，除了总是需要假体补片来修复膈肌[359]。生存数据并不可靠，因为在许多研究中并未与经典的先天性膈疝鉴别开来。一般而言，考虑到膈肌缺损的大小，人们认为其预后比经典先天性膈疝要差。

（六）膈肌重复畸形

膈肌重复畸形，无论是部分还是完全，都是非常罕见的[361, 362]。它由一个纤维肌膜组成，将一侧胸腔分为两部分。在大多数情况下，重复的膈肌不受膈神经支配。重复膈肌可以是肌肉或纤维[363, 364]。重复膈肌可以位于胸腔内，同侧肺被分成两个部分；它也可能与异常气道或异常肺血管以及部分肺发育不全有关[364-367]。临床上，重复膈肌可导致新生儿期呼吸窘迫，儿童时期反复发作气道感染，成年期慢性肺部炎症，偶尔伴有支气管扩张[361, 366]。鉴于症状出现时的非特异性，通常仅能在术中确诊。在极少数情况下切除重复膈肌，可以改善呼吸道症状。据报道，至少有一例（右侧）先天性膈疝与新生儿重复膈肌有关[369]。

（七）筛状膈肌

在年龄较大的患者中，有学者曾报道了一例偶然术中发现右侧筛状膈肌，肝脏的几个部分通过许多膈肌缺损突出到胸部[370]。目前还不知道这是否是一种膈肌异常，存在明显的胚胎发病机制，或极为罕见的先天性膈疝变异，亦或仅仅是一种获得性膈肌缺损。

第十一篇 食管良性疾病
ESOPHAGUS—BENIGN DISEASE

第 34 章
食管解剖及功能
Esophageal Anatomy and Function

Daniel S. Oh　Tom R. DeMeester　著
郭　超　译

食管是一个肌肉管状结构，起于咽部与上食管括约肌（UES）或环咽的延续，终于胃底部与下食管括约肌交界。了解食管的解剖结构及其与其他器官结构的关系对于外科医师通过内镜检查、钡餐造影或计算机断层扫描评估所见病变位置至关重要；可以解释食管功能研究；并在手术过程中安全地暴露食管（图 34-1）。同样，前肠胚胎学知识是了解先天性畸形和食管疾病发病机制的关键。

一、胚胎学

当在喉气管憩室双侧出现成对的纵向凹陷时，形成胚胎食管。这些凹陷随后在内侧生长并融合以形成气管食管隔膜。该隔膜将前肠分为腹侧喉气管和背侧食管。两个侧沟的不完全融合之前被认为是先天性气管食管瘘发病的主要原因，但现在归因于肺芽的异常生长和分化。食管最初很短，但很快就会伸长；最后是在妊娠第七周达到最终的相对长度[1]。接下来是内胚层增殖，几乎消除了食管腔。随后通过的大空泡的融合发展而发生再通。迷走神经在成人食管下 1/3 处的位置不同是由于胃大弯和胃小弯不均匀生长引起的，因此左迷走神经向前旋转而右迷走神经向后旋转。

上食管括约肌和最近端的 1～2cm 的颈部食管主要是横纹肌。横纹肌源自尾部鳃弓，由迷走神经及其喉返神经分支支配。上食管括约肌主要由环咽肌组成，但它也受到下咽部收缩肌和食管上部的环形肌肉的帮助。研究表明，从主要横纹肌到主要平滑肌的过渡发生在食管的近端 4～5cm 处，而在环咽括约肌下方仅 1cm 的近端食管则是完全的横纹肌[2]。与颈部食管近段不同，胸部和腹部食管以及下食管括约肌（LES）完全由平滑肌组成，并且呈内部环形和外部纵形分布。在环咽下方 4～8cm 处的平滑肌和横纹肌成分之间存在过渡。下食管的平滑肌起源于内脏间充质细胞，由来源于神经嵴细胞食管丛神经支配。

胚胎食管黏膜发育复杂，出生前经历了几个阶段的变化[3]。在早期发育过程中，食管由分层的柱状上皮排列，然后变为纤毛；在食管的上端和下端则保留了简单的柱状上皮。到妊娠晚期，所有柱状黏膜被整个食管中的复层鳞状上皮所取代。出生时，整个食管看起来完全由分层的鳞状上皮覆盖，并直接邻接下食管括约肌下方的胃黏膜。随后的成长过程中，这种黏膜任何的改变都被认为代表了食管鳞状黏膜的化生，由于接触胃液引起的黏膜损伤，转变为贲门黏膜或肠上皮化生。

二、解剖学

(一) 颈部食管

颈部食管长约3～5cm。起于环咽肌下方，并且表现为咽下腓肌的延续。双侧下腓肌肌肉在环咽肌上方的空间是一个薄弱区域，称为Killian三角，是Zenker憩室形成的部位（图34-2）。颈部食管的开始标记为C_6的水平，终于T_1的下边界。颈部食管在下降时略微向左弯曲。在前方，它紧靠气管和喉部，可以从两个器官解剖分离。在后方，颈部食管位于椎前或食管后间隙的椎体上。这个间隙与上咽后间隙和下纵隔后部是连通的，这是从口咽感染下降致纵隔炎的主要途径。横向上，肩胛舌骨肌斜穿过颈部食管，并且通常需要将其分开以充分暴露食管。颈动脉鞘位于颈部食管侧面，甲状腺和带状肌位于前方。喉返神经位于食管和气管之间的凹陷中。右喉返神经沿更外侧并且倾斜的路线到达凹陷，更容易发生解剖变异。虽然颈部食管的手术入路可能是从颈部的任一侧穿过胸锁乳突肌内缘，但优选左侧入路，以避免损伤更多变异的右喉返神经。

(二) 胸部食管

胸部食管长约18～20cm（图34-1），从胸廓入口开始。在胸腔的上部，它与气管的后壁密切相关。这种密切关系导致食管上段癌早期侵袭到气管中，这可能会限制外科医师完整切除肿瘤。在气管分叉水平以上，食管向主动脉弓右侧和降主动脉方向下降，然后偏向左侧，通过气管分叉和左主支气管。在胸腔的下部，食管仍然偏向左侧，并向前穿过膈肌裂孔。胸部食管有三个自然狭窄区域：环咽或上食管括约肌；支气管主动脉狭窄，因为它穿过主动脉弓和左主支气管；下食管括约肌。

与胃肠道的其余部分不同，食管没有浆膜层，其强度主要来自其黏膜。胸部食管仅由胸膜壁层覆盖，使得该部位成为

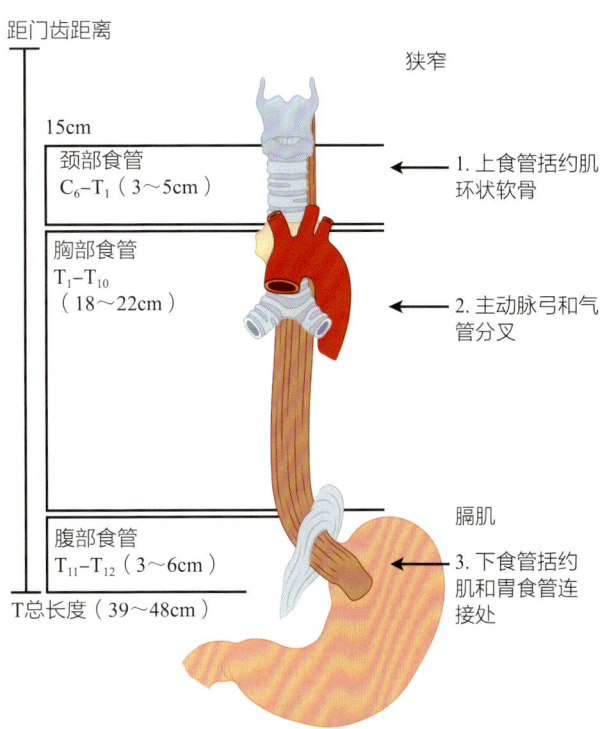

▲ 图34-1 经典的食管分段，其与颈椎和胸椎的关系可以作为放射学标志；显示了食管的大概长度和狭窄位置（箭）

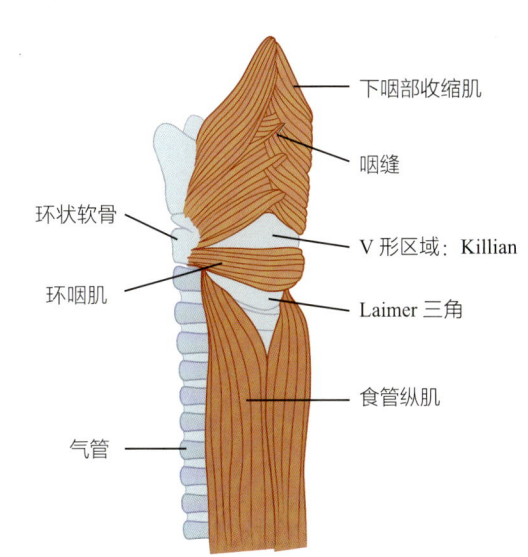

▲ 图34-2 咽食管交界处的肌肉结构，即上食管括约肌的区域，稀疏肌肉覆盖的三角形区域如图显示，Zenker憩室发自 Killian 三角

引自 Liebermann-Meffert D: Anatomy, embryology, and histology. In Pearson FG, Deslauriers J, Ginsberg RJ, et al, editors: *Esophageal surgery*, New York, 1995, Churchill Livingstone, pp 1–25

Boerhaave 综合征中最薄弱和最常见的穿孔部位，通常在左侧，相邻结构缺乏支撑。

奇静脉与食管右侧密切相关，它从腹部上升，然后从食管和右主支气管的椎旁位置弓形汇入上腔静脉。

胸导管在奇静脉和主动脉之间的远端胸部食管的后面和右侧上升。在大约 T_5 的水平，它经过主动脉并在食管的左侧上升，汇入左颈内静脉和锁骨下静脉的交界处。由于在食管切除术期间可能在解剖纵隔的过程中破坏胸导管，因此通常在胸腔中通过主动脉裂孔进行导管的结扎。

（三）腹部食管

腹部食管长 3～6cm，包括腹段的下食管括约肌。它起于食管通过膈肌裂孔的地方，被食管外膜包围，这是一种纤维弹性韧带，由膈下筋膜产生，作为衬在腹部的横筋膜的延续（图 34-3）。膜的上部围绕食管以圆周方式附接在裂孔水平上方 1～2cm 处。膜的下部与胃的浆膜混合，其末端为向前突出的脂肪垫，其大致与胃食管连接处对应。下食管括约肌是食管下端 3～4cm 长的高压区域[4]，并且不对应于食管外表面或内镜下黏膜外观中任何可见的宏观解剖标志。其功能源自肌纤维的微观结构。食管裂孔被右侧和左侧分支支撑，它们共同形成食管周围的膈肌骨骼肌吊带，起源于附着于第一腰椎前外侧表面的肌腱（图 34-4）。左右分支的相对作用并不固定。在食管后面，分支则联合于腱弓，腱弓位于主动脉前面的正中弓状韧带。

（四）食管壁的结构

食管由三个主要层次组成：黏膜、黏膜下层和固有肌层。黏膜层通常由非角化的复层鳞状上皮构成。在食管远端下食管括约肌内，鳞状上皮重复暴露于胃内容物可导致贲门黏膜柱状上皮化生。随着进一步的损伤和暴露于反流胃液的特定成分如胆汁酸，贲门黏膜可能转变为肠上皮化生或 Barrett 食管。

用于确定浅表癌症生物学行为的黏膜内关键层次是肌层黏膜。这种薄的发育不良的层次位于基底膜下方和黏膜下层上方。止于肌层黏膜的早

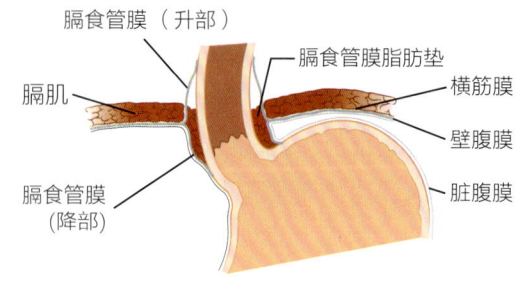

▲ 图 34-3　食管外膜附件

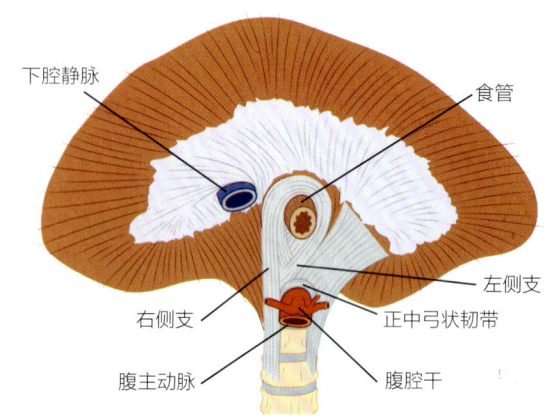

▲ 图 34-4　从腹部观察膈肌和食管裂孔

期肿瘤通常局限于黏膜层，并且几乎没有侵入淋巴管进行扩散转移的风险。发生肠上皮化生时，肌层黏膜常分裂成两个独立的层次，这可能会使确定浅表肿瘤侵袭深度变得困难[5]。

黏膜下层的特征在于丰富的淋巴丛，其延伸遍布食管。淋巴收集分支从黏膜下层内部产生，并穿过固有肌层，与区域淋巴结和食管外的胸导管相通。这种淋巴管网络使食管癌纵向扩散和跳跃性转移高发。临床上，通常由于这种淋巴系统，肿瘤通过肌层黏膜侵入黏膜下层，区域淋巴结转移率黏膜内肿瘤为不到 5%，而黏膜下肿瘤约为 50%[6]。同时，食管黏膜下层也分布黏液腺，分泌入食管。当黏膜发生化生时，这些腺体有助于确定食管的真实层次。

固有肌层具有内部环形层和外部纵向层。肌肉在近端为横纹肌并在食管上 1/3 处过渡到完全平滑肌。纵向肌肉层向下延伸成细长的螺旋形，当它下降到胃时旋转大约 90°。环形肌肉层比纵向层厚，其也呈椭圆形或螺旋形取向。肌肉的这种排列是食管蠕动前进的主要机制。

（五）血供、淋巴管和神经支配

颈部食管的主要血供来自甲状腺下动脉。胸部食管接收来自支气管和食管动脉的血供。75%的人有一支右侧和两支左侧支气管动脉，通常两个食管分支直接来自主动脉。腹部食管的血液供应来自胃左动脉的上行支和左右膈下动脉（图34-5）。在血管进入食管肌层后，直角发出分支，以提供广泛的纵向血管丛。由这个血管丛提供的丰富血供可以使食管从胃部游离牵拉至主动脉弓，而不会引起缺血性损伤[7]。

食管的毛细血管排入黏膜下和食管静脉丛，食管静脉起源于该静脉丛。在颈部，食管静脉回流到甲状腺下静脉；在胸部，它们回流到支气管静脉、奇静脉或半奇静脉中；在腹部，它们回流到胃冠状静脉（图34-6）。

淋巴引流通道几乎完全位于食管黏膜下层的肌层黏膜下方，构成密集且相互连接的淋巴管丛，淋巴管比毛细血管更多（图34-7）。黏膜下神经丛中的淋巴引流沿纵向延伸，并且在注射造影剂后，纵向扩散是横向扩散的6倍。在食管的上2/3处，淋巴管流主要是向头侧；在较低的1/3，它主要是向足侧。在胸部食管，黏膜下淋巴丛在穿透肌层之前沿纵向延伸很长距离后进入外膜的淋巴管。由于这种非节段性淋巴引流，肿瘤细胞的淋巴扩散可以在通过肌层淋巴通道进入区域淋巴结之前，在黏膜下淋巴管内上下延伸相当大的距离。由于这种特征，食管癌中的跳跃转移率很高。相比之下，颈部食管具有更多节段性淋巴引流到区域淋巴结中，因此，该节段食管中的肿瘤具有较少的黏膜下延伸。

来自颈部食管的淋巴液回流至气管旁和颈深部淋巴结，而来自上胸部食管的淋巴液主要回流至气管旁淋巴结。来自下胸部食管的淋巴液回流至隆突下和下肺淋巴结。来自食管远端胸部和腹部的淋巴液则回流入裂孔旁和胃周淋巴结[1]。

咽部和食管的副交感神经支配主要由第Ⅹ对脑神经或迷走神经提供。咽的收缩肌从咽丛接收分支，该咽丛位于中央收缩肌的后侧表面，由迷走神经的咽分支形成，第Ⅸ和第Ⅺ对脑神经的贡

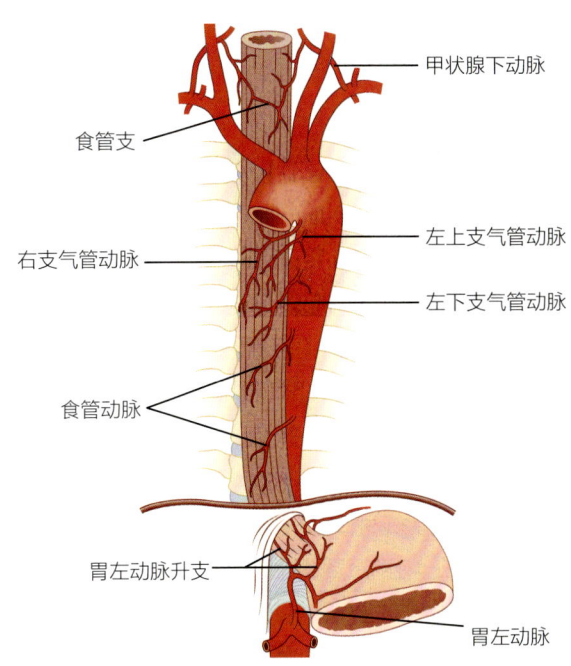

▲ 图 34-5 食管的动脉血供

引自 Rothberg M, DeMeester TR: Surgical anatomy of the esophagus. In Shields TW, editor: *General thoracic surgery*, ed 3, Philadelphia, 1989, Lea & Febiger, p84

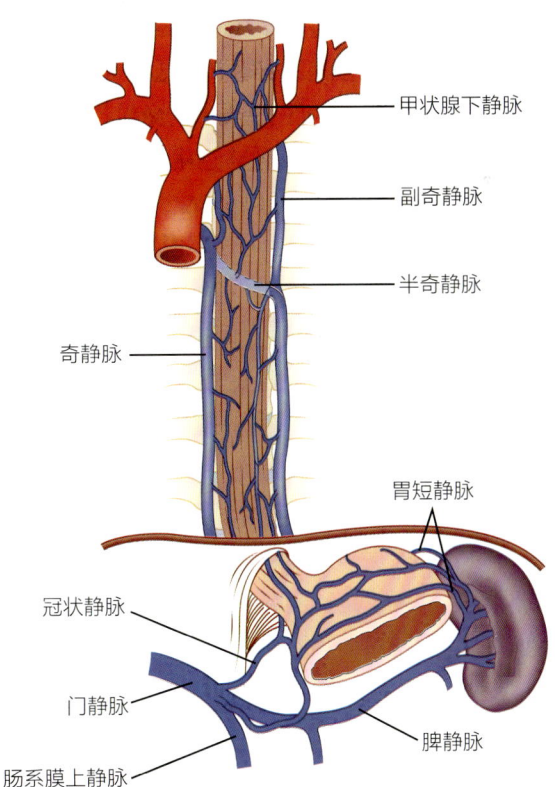

▲ 图 34-6 食管的静脉回流

引自 Rothberg M, DeMeester TR: Surgical anatomy of the esophagus. In Shields TW, editor: *General thoracic surgery*, ed 3, Philadelphia, 1989, Lea & Febiger, p85

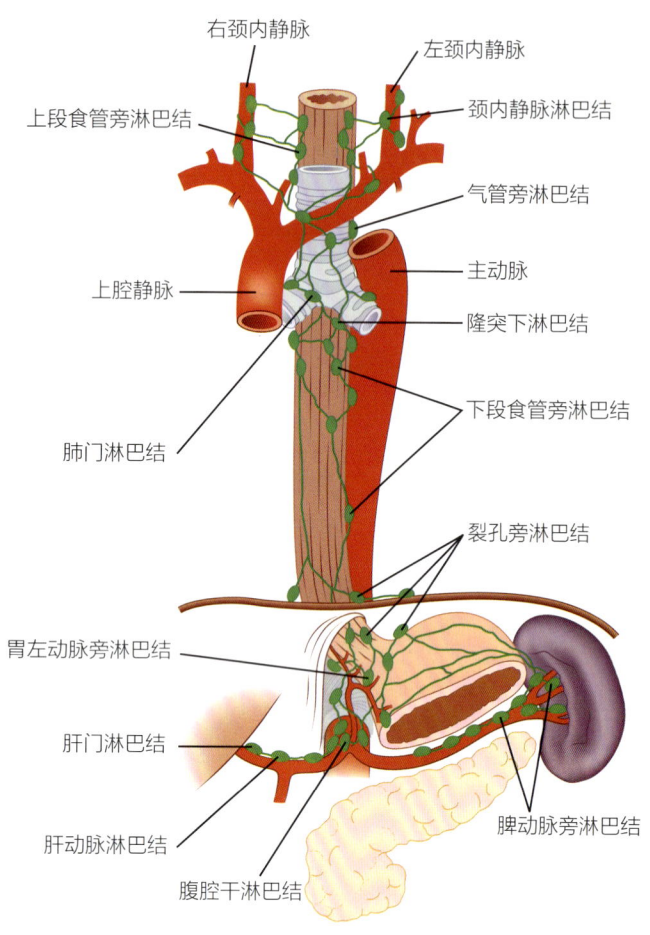

▲ 图 34-7　食管的淋巴回流

引自 DeMeester TR, Barlow AP: Surgery and current management for cancer of the esophagus and cardia: Part 1. *Curr Probl Surg* 25: 475– 531, 1988

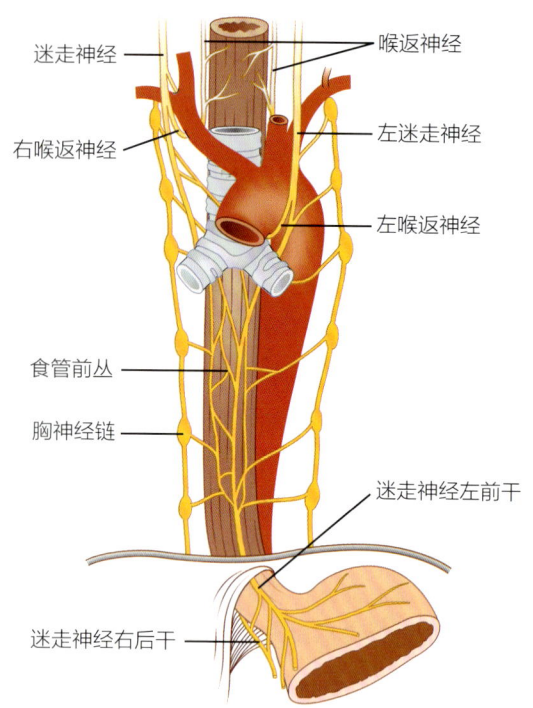

▲ 图 34-8　食管的神经支配

引自 Rothberg M, DeMeester TR: Surgical anatomy of the esophagus. In Shields TW, editor: *General thoracic surgery*, ed 3, Philadelphia, 1989, Lea & Febiger, p85

三、生理

为了理解营养摄入的机制，可以将食管视为一系列泵和阀结构。在咽部，舌和咽肌起泵的作用，而软腭、会厌和环咽作为控制流动的阀。在食管节段中，食管体起到推动食物推注的泵的作用，而下食管括约肌用于将食物输送到胃中并防止胃内容物反流到食管中的瓣膜。

（一）吞咽机制

吞咽可以自主控制随意开始，或者可以通过刺激前扁桃体和后扁桃体或下咽的后侧壁来反射性地引发吞咽。咽部的传入感觉神经是舌咽神经和迷走神经的上喉部分。一旦它被通过这些神经进入的刺激引起，髓质中的吞咽中心通过第Ⅴ、第Ⅶ、第Ⅹ、第Ⅺ和第Ⅻ对脑神经以及 $C_1 \sim C_3$ 的运动神经元释放脉冲来协调完整的吞咽行为。这些神经的放电总是以特定的模式发生并持续约 0.5s。人们对吞咽中心的工作机制并不了解，只了解它可以在各种不同刺激后触发吞咽。一旦被触发，吞咽反应总是严格顺序的传出神经源性脉冲

献很小。环咽括约肌和颈部食管接受来自右迷走神经和左右喉返神经的分支（图 34-8）。喉返神经的损伤不仅会影响声带的运动，还会影响环咽括约肌的功能和颈部食管的运动，使患者易发吞咽误吸。上胸部食管接受左侧喉返神经和两侧迷走神经支配。当右侧和左侧迷走神经下降到纵隔时，它们连接到食管的外表面。食管丛由左右迷走神经和胸交感神经链的分支形成，位于食管的前壁和后壁，支配下胸段[8]。神经丛的分支合并到左（前）和右（后）迷走神经干。

来自食管的传入内脏感觉神经纤维在胸段脊髓的前四段中没有突触，结束于交感神经和迷走神经组合通路。这些通路也包含心脏的传入内脏感觉纤维，这解释了食管和心脏疾病中症状的相似性。

模式。

摄入营养需要食物和液体从口腔进入胃。食物以各种形状和大小进入口腔，然后被牙齿咬碎，与唾液充分混合并润滑。当食物准备好吞咽时，作为泵的舌头将食物移动到后咽部并迫使其进入下咽部（图 34-9）。伴随着舌头的后部运动，软腭升高，从而关闭口咽和鼻咽之间的通道。随着吞咽的开始，舌骨向上和向前移动，从而抬高喉部并扩大咽后间隙。同时，会厌覆盖喉部入口以防止误吸。

在吞咽期间，由于舌头的向后运动和咽后肌肉的收缩，下咽部的压力突然上升至 60mmHg。下咽压力与低于大气压的食管或胸腔内压力之间存在相当大的压力差（图 34-10）。当环咽或上食管括约肌松弛时，这种压力梯度加速食物从下咽部进入食管。由后咽肌肉的蠕动收缩推动，并通过该压力梯度吸入胸部食管。

食物下降的关键是颈部食管肌肉的顺应性以及上食管括约肌的松弛时间及程度。顺应性异常和上食管括约肌开放可导致咽部吞咽困难。在将食物从口腔运动到食管期间，上食管括约肌被机械地拉开。附着在舌骨上的肌肉抬高喉部，在上食管括约肌发生肌肉松弛时拉开。这是由于收缩的环咽肌的张力降低引起的主动放松，并且它依赖于神经介导的反射。这是一个全或无的事件；通常不会发生局部放松。上食管括约肌在吞咽开始后 0.5s 内关闭，松弛后收缩压约为静息压力 30mmHg 的两倍。放松后收缩作为蠕动波在食管下继续传递（图 34-11）。闭合压力增高和蠕动波的产生防止了食物从食管回流到咽部。吞咽完成后，上食管括约肌的压力恢复到正常的静息压力。

吞咽时的咽部活动引发吞咽的食管期。由于其环形肌肉的螺旋排列，食管体起到蠕动驱动推进泵的作用，并且可以将一团食物推动到胃中。随着吞咽的行为，食管体的纵向肌肉缩短，从而

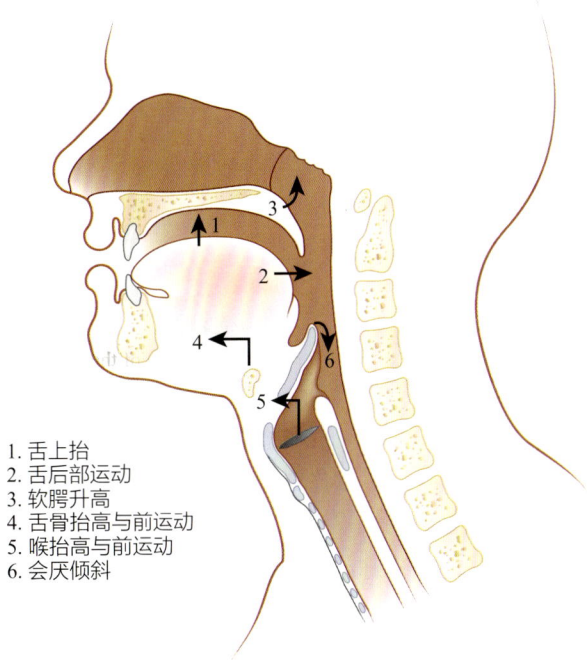

1. 舌上抬
2. 舌后部运动
3. 软腭升高
4. 舌骨抬高与前运动
5. 喉抬高与前运动
6. 会厌倾斜

▲ 图 34-9　吞咽过程中口咽期的动作顺序

引自 DeMeester TR, Stein HJ, Fuchs KH: Physiologic diagnostic studies. In Zuidema GD, Orringer MB, editors: *Shackelford's surgery of the alimentary tract*, ed 3, vol 1, Philadelphia, 1991, Saunders, p 95

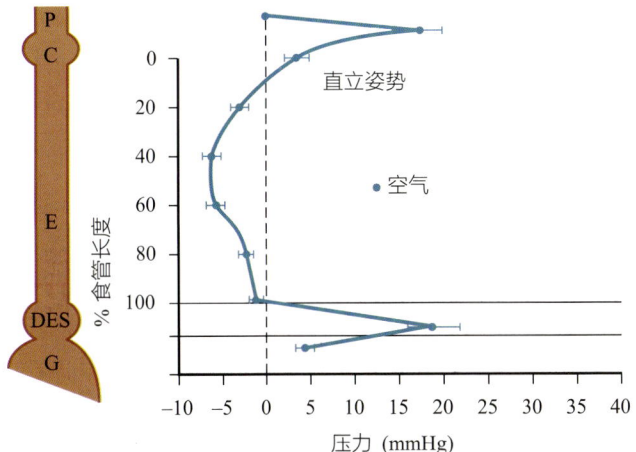

◀ 图 34-10　前肠的静息压力曲线显示大气的咽喉压（P）和低于大气压的食管压（E）之间的压差和高于大气压的胃内压（G），插入的高压区域环咽（C）和远端食管括约肌（DES）。放松环咽和远端食管括约肌压力将蠕动波推入胃中。食管不断蠕动从而使食物从具有小于大气压（E）的压力推进到食管区域并且进入胃中，其具有高于大气压（G）的压力

引自 Waters PF, DeMeester TR: Foregut motor disorders and their surgical management. *Med Clin North Am* 65: 1235–1268, 1981

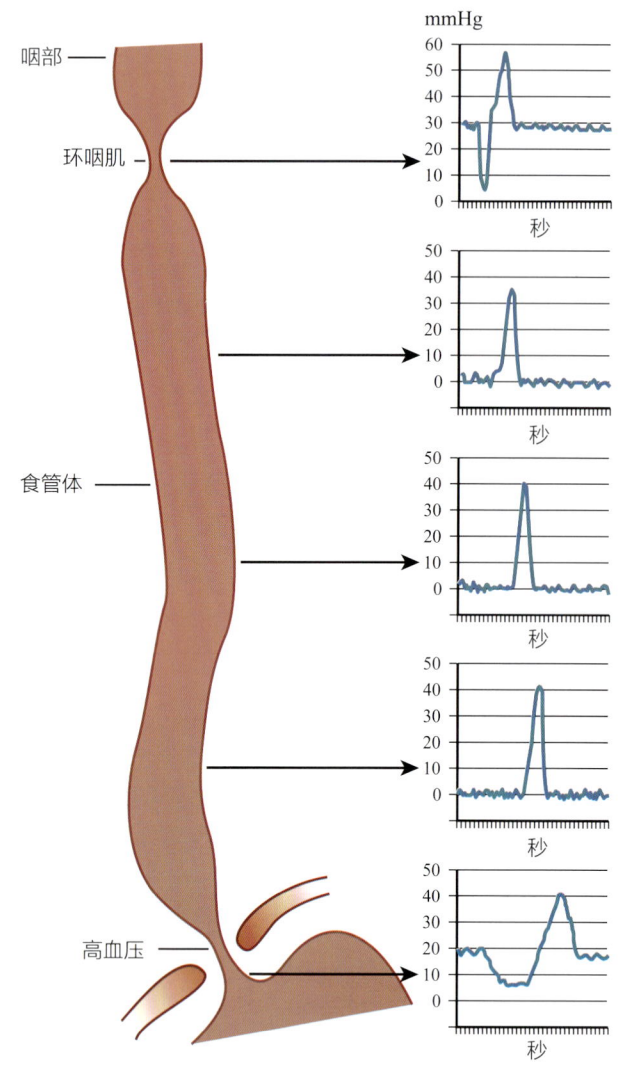

▲ 图 34-11　吞咽引起的食管腔内压力变化

引自 Waters PF, DeMeester TR: Foregut motor disorders and their surgical management. *Med Clin North Am* 65: 1235–1268, 1981

扩大管腔以接受食物（"响应"），之后环形平滑肌收缩形成蠕动波（"结束响应"）。在吞咽的食管期，蠕动以 12mmHg 的压力梯度（即，来自胸腔内负压力）移动到胃中（如胸腔内环境压力为 –6mmHg，腹腔内压力为 +6mmHg）。食管体下 2/3 有效和协调的平滑肌功能对于这种运动发生是非常重要的。

蠕动波产生的闭合压力可以在 30~120mmHg 之间。蠕动波在 1s 内上升到峰值，保持在峰值约 0.5s，然后在大约 1.5s 内消退。闭合性收缩的开始和结束的整个过程可能占据食管中的一个局部位点 3~5s[9,10]。主要蠕动收缩的峰值以每秒 2~4cm 的速度向下移动到食管。

吞咽开始后约 9s 到达远端食管。20s 后连续吞咽产生于第一次类似的蠕动波；然而，如果较早的重复吞咽，则食管变得无反应（吞咽抑制）。

为了效率更高，蠕动收缩必须具有足够的幅度以封闭食管腔并且保证蠕动波足够有序以推动食物朝向胃移动。不封闭管腔的低幅度收缩仅仅是揉动半固体食物而不是推动食物，并且整个食管体内的同时收缩导致分开食物甚至向口侧反向移动，这可以在钡餐造影上观察到节段性分布或头侧的造影剂外溢。

临床上，食管蠕动异常分为 3 大类，取决于哪个主要特征受损最严重。第一类缺陷存在导致蠕动波顺序缺陷的神经异常。这可以通过食管同时收缩而失去蠕动顺序来识别，并导致典型的原发性运动障碍（如弥漫性食管痉挛）。当收缩幅度减小但蠕动顺序仍然存在时，这就是第二类缺陷。这通常是由于肌肉损伤和肌肉形成纤维组织的结果。例子包括终末期胃食管反流性疾病和结缔组织疾病如硬皮病。第三类缺陷是由食管体的解剖结构改变引起的。当食管没有在远端固定时（如大的食管旁疝发生），可能导致蠕动效率的降低，这可能导致钡餐造影时食管上出现手风琴食管，钡的清除效果不佳。

（二）下食管括约肌

下食管括约肌作为屏障将胃液限制在胃中，并保护对酸敏感的食管鳞状黏膜层免受胃液回流的伤害。与其他类似于瓣膜的组织结构一样，下食管括约肌的功能失效可以以两种完全相反的方式发生，导致两种截然不同的临床疾病类型。无论下食管括约肌功能失效的类型如何，在食管近端都会产生继发的影响。下食管括约肌无法松弛或适当打开导致食管无法将食物推入胃，食管扩张，称为贲门失弛缓症。另一方面，下食管括约肌未能保持关闭则会导致食管鳞状上皮暴露于反流的胃液，称为胃食管反流病（GERD）。

下食管括约肌并没有明确的解剖学标志，内镜检查时无法看到；它被定义为测压过程中压力升高超过胃基线压力的区域。这种高压区域通常存在，除了两种情况：①吞咽后，当它瞬间开放或放松以允许食物进入胃中；②在打嗝时，允许气体从膨胀的胃底排出。几乎所有胃食管反流病发作的共同点都是这个正常的高压区或屏障的功能缺失。当不存在屏障时，就无法阻止胃液从较高压力（胃）的环境流向较低的环境（食管）。在早期 GERD 中，这通常是由屏障的暂时功能缺失引起的。在进展的 GERD 中，通常会有永久性的屏障功能缺失。

下食管括约肌或高压区域的三个特征保持了其作为阻挡胃内和腹内压力的屏障功能。其中两个特征 – 下食管括约肌的总长度和压力值 – 协作并相互依赖，以阻止胃液从胃流入食管[12]。当总长度越短，压力需要越高，下食管括约肌才能保持足够的抵抗力以维持功能（图 34-12）。结果是，当压力正常时，较短的下食管括约肌长度可能会影响屏障功能，同理，当下食管括约肌总长度正常时，较低的压力也会影响功能。实际情况下，压力是在一个点测量得到的，但实际上，压力是在下食管括约肌整个长度上施加的；这允许计算机形成下食管括约肌或屏障的三维图像（图 34-13）。该图像的体积反映了下食管括约肌对通过它的流体的阻力，这称为括约肌压力矢量。计算体积低于正常静息的 5%，表明下食管括约肌永久性功能失效[13]。对于外科医师而言，需要理解的基本原则是屏障或下食管括约肌的长度对其功能至关重要。

在胃充盈时下食管括约肌长度缩短，因为远端食管被扩张的胃底"吸收"（图 34-14）[14]；这类似于气球颈部在气球膨

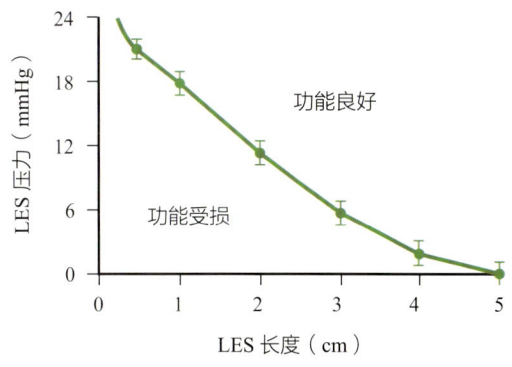

▲ 图 34-12　下食管括约肌（LES）压力（在呼吸反转点测量）和总体长度与流体通过屏障的流动阻力之间的关系
注意，高压区的总长度越短，压力必须越高以保持足够的阻力以保持屏障功能。屏障功能，无流动；屏障功能受损，各种流量的流动

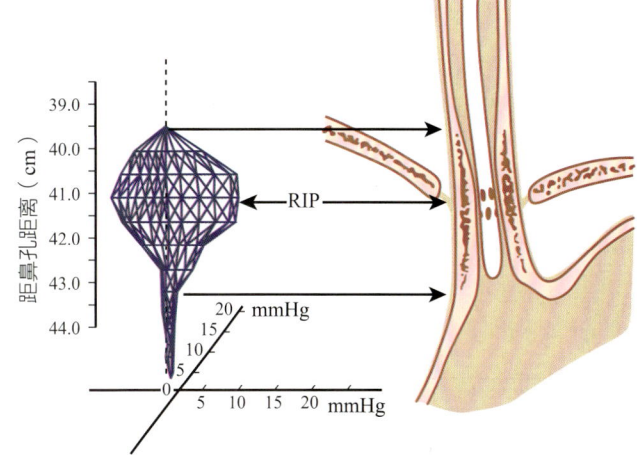

▲ 图 34-13　图示说明如何在下食管括约肌总体长度上以 0.5cm 间隔测量四个象限中的高压区域的压力来构建三维计算机图像
RIP. 呼吸反转点（引自 Stein HJ, DeMeester TR, Naspetti R, et al: Three-dimensional imaging of the lower esophageal sphincter in gastroesophageal reflux disease. *Ann Surg* 214: 374–384, 1991.）

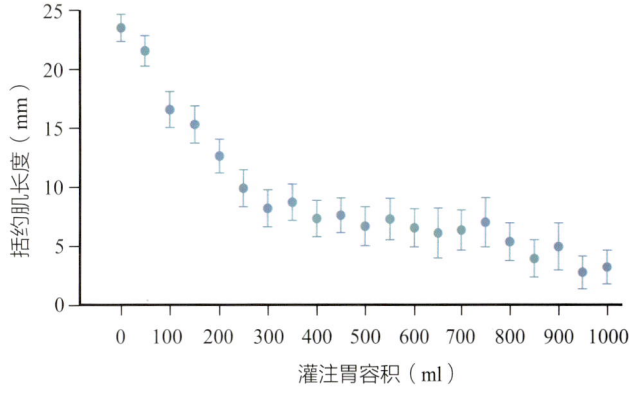

▲ 图 34-14　随着水容量的增加，括约肌总长度与胃扩张之间的关系
引自 Mason RJ, Lund RJ, DeMeester TR, et al: Nissen fundoplication prevents shortening of the sphincter during gastric distention. *Arch Surg* 132: 719–726, 1997

胀时缩短。由于过度的胃扩张（如暴饮暴食），下食管括约肌的长度缩短到临界点，压力急剧下降，并发生反流（图34-15）[15]。如果下食管括约肌的长度永久性缩短，正常进食导致的正常胃扩张也会引起餐后反流。在这种情况下，屏障能力则是一个不断变化的临床问题。观察发现胃扩张导致下食管括约肌缩短至临界长度，使得压力消失，食管管腔打开，并且发生回流为瞬时下食管括约肌机械松弛而不是由神经肌肉反射引起的。如果仅测量下食管括约肌压力而不测量其长度（如使用凹痕套管），则该过程表现为下食管括约肌压力的自然放松[16]。实际上，它是下食管括约肌的逐渐缩短而不是肌肉松弛，进而导致下食管括约肌压力的损失。

贲门局部解剖的变化，从His角的正常锐角到滑动食管裂孔疝的异常穹顶结构，影响胃扩张是否可以收缩括约肌。疝可由腹部压力对食管裂孔的冲击力或由食管本身的炎性纤维化产生的牵引力引起。由此导致的贲门几何形状的改变使括约肌处于机械上的失效，当胃扩张时其无法继续保持长度。与裂孔疝患者相比，在拥有正常His角的患者中打开括约肌需要更大的胃扩张[17]。原因是裂孔疝的穹顶或漏斗形状允许壁张力通过胃扩张拉开括约肌屏障，以更有效地作用于胃食管连接[18]，并且它解释了食管裂孔疝的与胃食管反流病的关系。Kahrilas及其同事[19]通过研究胃内空气输注对每小时瞬时下食管括约肌松弛或"缩短"次数的影响，证明了这种机械缺点。与没有疝的对照组相比，患有裂孔疝的患者每小时具有更显著的短暂下食管括约肌松弛。在空气输注开始后20～30min，下食管括约肌长度显著减少，发生在远端至头部方向，此后观察到下食管括约肌压力的下降。

下食管括约肌高压区的第三个特征是它的位置。高压区的一部分通常暴露于腹内正压环境，通常称为下食管括约肌的腹内段[20]。在腹内压增高时，其位置使得腹部压力不能同等地施加到下食管括约肌和胃上，则下食管括约肌的阻力很容易被克服[21-23]。这类似于吮吸浸在一瓶液体中的软吸管；流体的静水正压和吸吮吸管内的负压导致吸管塌陷而不是让液体沿负压方向向上流动。如果下食管括约肌的位置使得腹内段过短，则不能响应施加腹内正压而塌陷。另一方面，通过施加的腹内正压可以增强胃内压力，并且可以更易克服括约肌压力；胸腔内负压会促使反流发生。超过1cm的下食管括约肌需要暴露于腹压环境，以便有效地响应腹内压的变化。

如果在禁食状态下，下食管括约肌压力降低，总长度缩短或暴露于腹部压力环境的长度最短，导致阻力永久性丧失，胃内容物无阻碍地回流到食管中；这被称为屏障或下食管括约肌的永久性失效。下食管括约肌永久性失效的最常见后

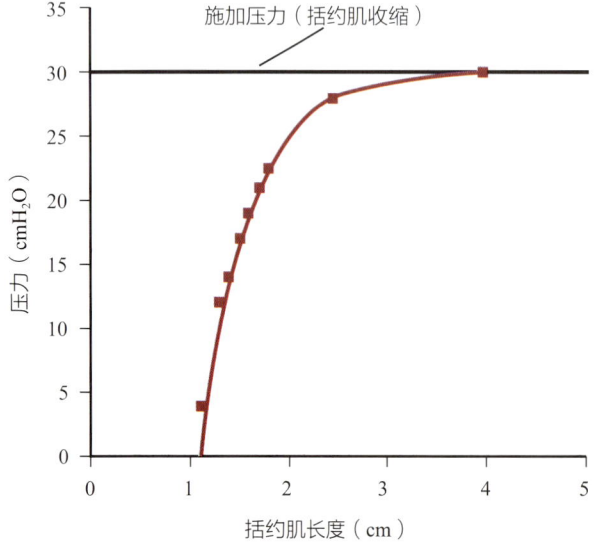

◀ 图34-15 通过测压法测量的静息下食管括约肌（LES）压力与施加压力或"括约肌收缩"时的下食管括约肌长度之间的关系保持恒定。使用下食管括约肌高压区的模型进行分析。注意，当下食管括约肌长度减小时，食管内记录的压力仅略微降低，直到达到 **2cm** 的长度，此时食管内压力急剧下降并且其能力丧失

引自 Pettersson GB, Bombeck CT, Nyhus LM: The lower esophageal sphincter: mechanisms of opening and closure. *Surgery* 88: 307–314, 1980

果是食管暴露于胃液，导致黏膜炎症性损伤，最终导致食管的固有肌层受损，从而导致食管收缩幅度减小、中断或蠕动失调。如果反流没有得到有效控制，食管清除功能逐渐丧失导致食管暴露胃液不断增加，造成进一步的器官损伤（图 34-16）[24, 25]。

胃食管屏障失效的原因及后果

早期胃食管反流病是由于空气和食物过量摄入导致胃过度膨胀导致屏障瞬时失效而引起的[11, 26]。胃壁扩张产生的张力拉动胃食管连接处，导致末端食管被"拉入"到扩展的胃底，从而缩短了下食管括约肌的长度。暴饮暴食时，括约肌会到达临界长度（通常为 1~2cm）；压力急剧下降，并发生回流（图 34-14）。如果吞咽的空气被排出，则胃扩张减少，下食管括约肌长度和屏障能力恢复，直至胃再次膨胀、下食管括约肌再次缩短进一步发生反流。胃食管反流病的患者常常出现吞咽困难，因为他们更频繁地吞咽唾液以中和酸性胃液，这些胃液会回流到食管中[27]。暴饮暴食和空气吞咽的作用共同导致餐后腹胀，反复嗳气，和早期胃食管反流病患者的胃灼热。西方世界该疾病的高患病率被认为是西方社会饮食习惯的结果。由于摄入过多的脂肪食物引起的暴饮暴食，以及胃排空延迟，导致餐

长时间胃扩张伴有下食管括约肌的缩短和屏障的重复瞬时失效。使用胃底折叠术进行手术矫正可以通过转移胃壁张力引起的胃食管连接处产生的力，进而降低胃痉挛进展所导致的屏障缩短[15]。

在进展期胃食管反流病中，括约肌长度的永久性丧失发生在从黏膜延伸到下食管括约肌肌层的炎性损伤中。Fletcher 团队[28]的研究表明，在禁食状态下，胃食管连接处存在持续的高酸度区域，这个高酸度区域在饭后向食管近端移动2cm[29]。这种迁移发生在胃部进食扩张时拉动远端高压区或下食管括约肌的一部分，因此允许高酸度区域移动到接近柱状茎突连接处。这种向食管近端的运动使远端食管鳞状黏膜暴露于酸性环境并导致形成贲门黏膜。炎症过程可以延伸到下食管括约肌的肌肉层，从而导致肌肉细胞损伤，同时高压区或下食管括约肌永久性缩短，并伴随高压区或屏障压力的幅度减小[30-32]。当禁食期间测量的下食管括约肌长度或压力低于正常值的2.5% 时，即可识别出失效的屏障[33]。

对于临床医师来说，识别出永久性失效的下食管括约肌有几个意义。第一，下食管括约肌失效患者的症状可能难以控制，并且药物治疗可能持续存在黏膜损伤[34]。通常需要通过手术来缓解这些患者的长期症状，以恢复胃食管屏障并阻止疾病进展。经验证明，腹腔镜 Nissen 胃底折叠术可以将下食管括约肌的长度和压力恢复到正常数值[35]。更新的括约肌增强技术，如磁性链环，是恢复下食管括约肌的另一种方法。第二，永久性失效的下食管括约肌通常与食管的收缩性和异常的蠕动波进展相关[37]；这使得回流酸的清除变得困难并且导致过多的食管暴露于酸。出于这个原因，仔细评估食管对评估抗反流手术至关重要，因为可以通过部分胃底折叠术来确定手术计划。第三，永久性失效的下食管括约肌和有效食管清除率的丧失导致食管暴露于胃液黏膜损伤和Barrett 化生，可能发生反复反流、误吸和肺部的纤维化。如果不重新建立屏障，长期使用酸抑制疗法可能会因为 pH 的改变而掩盖症状；然而，在下食管括约肌结构有缺陷的情况下，回流将继续有增无减[38]。

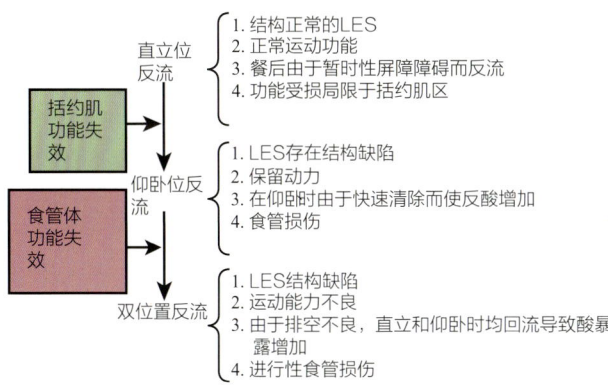

▲ 图 34-16　胃食管反流病（GERD）的进展过程

最初，食管酸暴露仅在饭后和患者处于直立、清醒位置时发生，这是由屏障的短暂失效造成的。随着下食管括约肌（LES）的炎性损伤，屏障变为永久性失效，使得患者处于仰卧位时发生食管酸暴露，而重力和食管功能在白天患者直立时可有效地清除回流的酸。仰卧位酸暴露对食管的炎性损伤进一步加重导致食管清除功能丧失，白天和夜晚食管的酸暴露均增加；这被称为双体位反流

四、食管功能的评价

彻底了解患者的潜在解剖和功能缺陷是成功治疗食管疾病的基础。用于评估食管的诊断检查是为了观察到结构异常，检测功能异常以及测量食管多大程度暴露于胃液。在笔者所在的医疗中心，一组四个诊断检查常用于评估已知或疑似的反流疾病：食管钡餐造影，上消化道内镜检查，高分辨率食管测压和动态 pH 监测。

（一）放射学评估

食管和胃的解剖学和功能的放射学评估是食管评估的重要方面之一，前提是外科医师具有食管生理学的知识储备。经典地，食管钡餐造影被描述为食管的路线图。拟诊食管疾病患者的首选诊断测试应该是吞咽钡餐，其中包括对胃和十二指肠的全面评估[39]。该检查的影像记录通过为外科医师提供实时可视化的钡餐流动来极大地帮助评估胃肠蠕动和食管裂孔疝的大小和可还原性。该检查还提供解剖学信息，例如阻塞病变的存在和前肠的结构异常。

咽部和上食管括约肌在直立位进行评估，评估咽部吞咽的相对时间和协调性[40]。这包括口咽吞咽运输、咽部收缩、食管咽段开放和吞咽时的气道保护程度。检查容易识别出憩室，会厌谷局部造影剂的停滞，环咽肌切迹或咽食管段的狭窄。这些是神经肌肉疾病的解剖学表现，并且是由于咽部和颈部食管的骨骼肌的去神经支配导致的肌肉顺应性丧失所致[41]。

对视频食管造影的蠕动评估通常会增加或补充食管测压法获得的信息。通过观察几个单独的钡剂吞咽动作，包括患者处于直立和仰卧两个位置，可以最佳地评估食管清除率；该检查可以用液体和固体食物进行。在正常吞咽期间，产生初始蠕动波，其将食物完全从食管推动进入胃。残留食物很少刺激产生二次蠕动波；相反，通常需要额外的吞咽动作。

此前已经报道了作者所在医疗中心开发和使用的方案[42]。正常受试者卧位时可以通过一次吞咽咽下 5 个 10ml 液体钡丸中的至少 3 个，并且五次吞咽仅有一次钡丸发生近端逃逸或远端保留。正常受试者可以在直立位置通过四次或者更少的吞咽次数咽下固体钡丸。食管同期收缩或无序收缩导致的运动障碍使钡柱具有分段的表现。这通常可以使食管内的钡具有珠状或螺旋状外观。在患有吞咽困难的患者中，使用钡棉花糖，一块面包或汉堡包可以识别液体钡研究中不明显的食管运输障碍。

大部分胃食管反流病患者同时合并食管裂孔疝[11]。患者处于卧位时，最容易证实食管裂孔疝。在该位置产生的腹内压增加促使疝气向膈膜上方移位。裂孔疝是反流的潜在病理生理学的重要组成部分。大的（>5cm）或不可缩小的食管裂孔疝表明食管缩短，食管疝会导致吞咽困难。在视频食管造影术中不容易看到反流，并且从胃到食管的对比的自发反流不一定预测酸暴露时的酸性异常。此外，在视频食管造影期间未能观察到反流并不表明没有疾病。

使食管壁膨胀的充盈技术可以辨别食管的外在压迫，并且需要完全扩张的食管胃区域来识别 Schatzki 环、狭窄或阻塞病变。可以使用黏膜皱襞显影或双重对比以增强对小肿瘤，食管炎和静脉曲张的检测。在钡餐检查期间评估胃和十二指肠有助于评估患有食管症状的患者。胃或十二指肠溃疡，肿瘤或胃十二指肠排空迟滞可以有症状表现提示食管疾病。

（二）内镜检查

食管内镜评估基本上是对前肠的检查。它是评估食管疾病患者的关键检查，即使食管造影表现正常。在食管镜检查之前获得的钡剂检查，通过将注意力集中在细微变化的位置并提醒检查者注意诸如颈椎骨赘、食管憩室、深部穿透性溃疡或癌的潜在危险斑点而对内镜医师有帮助。无论放射科医师对异常发现的解释如何，都应该用内镜目视检查食管的每个结构异常。

在每次进行内镜检查期间，以距门齿距离常规获得三个特定界标的位置：鳞柱状上皮交界、胃食管连接和膈肌角。膈肌角通常是明显的，并且可以通过让患者吸气来确认位置。胃食管连接是胃皱褶与管状食管交界的位置；它通常与鳞柱状上皮交界对齐。鳞状柱状交界处是绒状的深玫瑰色柱状上皮变为较轻的鳞状上皮的位置。当这个连接处不清晰时，窄带成像非常有助于区分柱状黏膜和鳞状黏膜，这是所有现代内镜系统检查的标准特征。当怀疑胃食管反流病时，应特别仔细检查是否为食管炎和 Barrett 柱状上皮食管。

Barrett 食管表现为食管内为柱状上皮而不是正常鳞状上皮的一种病症。在组织学检查中，它表现为柱状细胞的柱状黏膜，称为肠上皮化生。在内镜检查中怀疑鳞状柱状交界处与胃食管连接处分离。当观察到柱状化生时，必须进行组织活检以确认肠上皮化生的存在，以便对 Barrett 食管进行诊断；无杯状细胞的化生不符合这一标准。早期化生通常表现为不规则或偏心的鳞状柱状交界。在柱状化生区域，常规需要每 2cm 进行四象限活检。此外，在柱状段的初始部位最容易识别杯状细胞，特别是在鳞柱状交界处[43]。Barrett 食管易发生溃疡、出血、狭窄以及恶变。恶变的最早组织学征象是高度不典型增生或黏膜内腺癌。这些发育不良的变化具有斑片状分布的特点，因此每 2cm 至少应有 4 个活检标本从食道的 Barrett 黏膜内膜部分取出。对 Barrett 食管患者发生黏膜内腺癌的研究表明，大多数肿瘤出现在食管远端，靠近胃部[44]。

贲门或胃食管连接处的异常情况可以通过内镜的反转来显现，并提供关于胃食管屏障能力的补充评估。Hill 和他的同事[45]根据正常结构展开程度或严重程度，将胃食管瓣膜的外观从Ⅰ到Ⅳ分级（图 34–17）。这是一种常用的分级系统，允许内镜医师保持报告的一致性。希尔等级与胃食管屏障的能力密切相关；也就是说，希尔等级越高，酸暴露增加越普遍[46]。

通过观察胃食管连接处与膈脚的分离来诊断裂孔疝。根据定义，当至少 2cm 的皱褶顶部已经移动到膈肌的边缘之上时，则存在裂孔疝。突出的滑动裂孔疝通常与 GERD 有关。当观察到疝时，要特别注意排除突出的胃内的卡梅伦溃疡或胃炎。

随着内镜缓慢撤回，再次检查食管，并取出活检组织样本。需要识别环咽的位置，并且观察喉和声带。酸反流可能导致喉部炎症。还应记录声带运动，既可作为后续手术的参考，也可作为评估患者保护气道的能力。

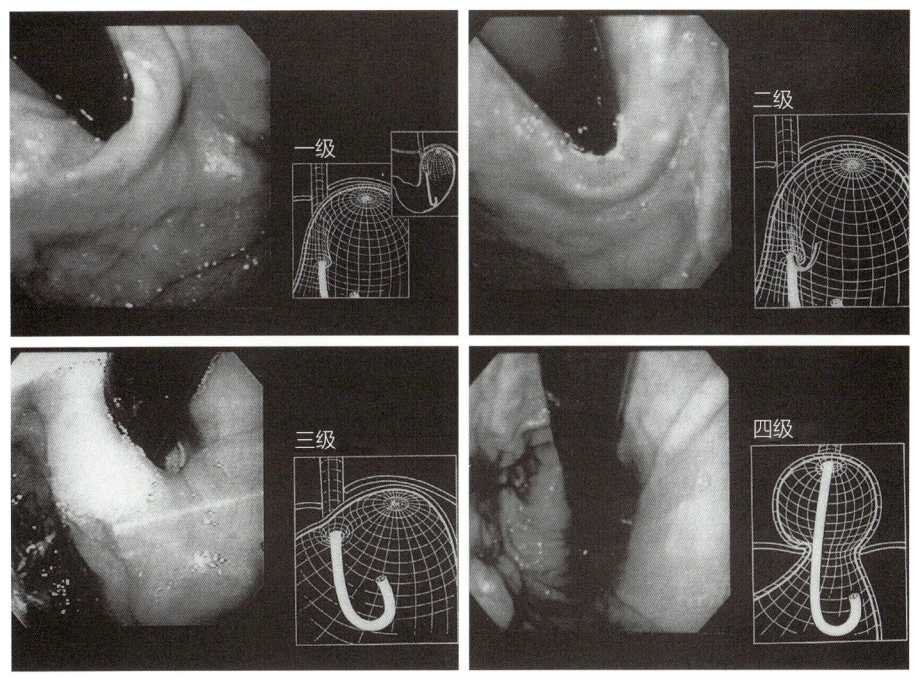

▲ 图 34–17　胃食管瓣膜的内镜下分级

引自 Hill LD, Kozarek RA: The gastroesophageal flap valve. *J Clin Gastroenterol* 28: 194–197, 1999

(三)食管测压

评估良性食管疾病患者的基本内容是评估食管收缩力和括约肌功能。每当出现吞咽困难、吞咽痛、胸痛、胃灼热和反流的症状表明食管存在异常时,就需要对食管进行测压。可以确认特定原发性食管运动障碍的诊断,例如贲门失弛缓症、弥漫性食管痉挛、胡桃夹子食管或下食管括约肌高压症。这项检查还可以识别由 GERD 和全身性疾病引起的失效的食管运动异常,例如硬皮病、皮肌炎、多发性肌炎或混合结缔组织病。在有症状的 GERD 患者中,食管测压法可以识别存在机械运动缺陷的下食管括约肌并评估食管体收缩幅度和波形的充分性。最后,对于准确放置与下食管括约肌上边界相关的动态 pH 监测器,测压是必需的。

高分辨率食管测压技术已成为标准技术,方法的改进,可以提供更详细的数据收集和更简单的数据解释。这项技术的理念是,通过大幅增加传感器的数量和减少传感器之间的间距,它可以提供从咽部到近端胃的食管整个压力分布,而无须重新定位或像常规测压法那样拉回导管。

目前最常用的高分辨率系统为固态测压组件,36 个圆周传感器间隔 1cm 分布(ManoScan, Covidien 公司)。这些传感器在 12 个径向分布的扇形中分别检测长度为 25mm 的压力。然后对每个扇形记录的压力取平均,使 36 个传感器都成为圆周压力检测器,具有固态测压系统的扩展频率响应特性,并且具备无水灌注系统的静水影响特性。周向压力传感器数量的增加使我们获得了更多的数据和细节。

通过复杂的形态绘图算法简化了对数据的分析,该算法将传统的线性波形描记转换为食管压力地形或 Clouse 图(图 34-18)。括约肌特征和食管运动功能由等距测压图表示,无须对 36 个传感器产生的增加的波形数据进行烦琐的分析。

通过将导管置入胃和食管来进行测试,以测量食管体内的收缩压力和波形以及括约肌的静息压力和对吞咽的反应。润滑的导管通过鼻孔进入食管。导管不断前进直到一部分传感器到达胃中。对于食管扩张或曲折的患者,例如疑似贲门失弛缓症或巨大食管疝的情况,建议通过内镜检查导管,确保导管确定位于胃内,而不是盘绕在食管中。评估压力拓扑图以确保导管完全穿过上食管括约肌和下食管括约肌。与传统的测压法不同,HRM 研究可以用 10 次吞咽进行测试,而不需要为检查不同位置来回反复移动导管。随后要求患者在安静呼吸的情况下停止吞咽 30s,这允

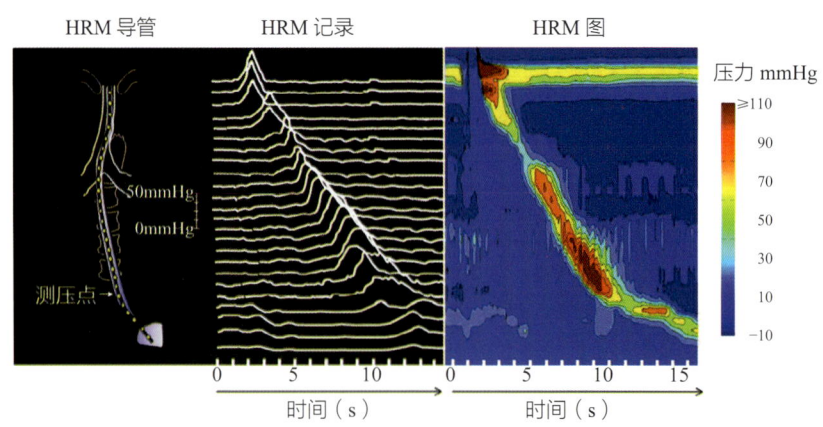

▲ 图 34-18 高分辨率测压(HRM)和食管压力地形(EPT)之间的区别

HRM 导管由 21~36 个紧密排列的压力传感器组成。食管中压力传感器的位置在左侧的解剖图中示出。如中间图所示,来自 HRM 记录的数据显示为每个压力传感器的记录,类似于传统的测压法。EPT 如右图所示。EPT 与 HRM 的区别在于它纯粹是一种数据分析方法,而 HRM 是一种数据采集方法。Clouse 图(EPT 图)源自从 HRM 获取的数据,并使用颜色特征显示以描述时空连续的蠕动幅度。在记录传感器之间间隔的连续模拟技术允许人们通过整个吞咽获得压力活动的连续不间断表示。请注意 Clouse 图提供增强的细节,特别是在食管胃交界处(引自 Pandolfino JE, Roman S:High-resolution manometry:an atlas of esophageal motility disorders and findings of GERD using esophageal pressure topography. *Thorac Surg Clin* 21(4):465–475,2011.)

许获得基础数据以评估静息上食管括约肌和下食管括约肌。患者取仰卧位，头部抬高，每次吞服5ml水，间隔最少30s，以防止吞咽抑制。完整的食管测压包括评估下食管括约肌的结构特征，下食管括约肌松弛程度，食管体协调性，收缩幅度和波形以及上食管括约肌功能。

1. 下食管括约肌

通过地标图评估静止下食管括约肌（图34-19）。下食管括约肌的下（远端）边界是静息压力升高到胃基线以上的点；上边界是括约肌压力达到食管基线的点。当在腹部环境中呼吸时发生的正压变为胸部环境中的负压时，可以识别出呼吸反转点。呼吸反转点是腹部和胸部之间的功能界线。下食管括约肌的静息压力是在呼吸反转点的呼吸中期期间测量的高于胃基线的压力。括约肌的总长度是从远端边界到近端边界的距离。腹段长度是从远端边界到呼吸逆转点的距离，并且表示下食管括约肌中受到腹内压力波动的部分。来自每个换能器的每一个测量结果表示为地标图测量期间的平均值，其持续30s。

结构缺陷的括约肌被确定为具有低静息压或长度过短的括约肌。根据针对普通志愿者的常规测压法所得到的数据，传统上使用以下特征来识别结构上有缺陷的下食管括约肌：①平均下食管括约肌压力小于6mmHg；②平均腹部长度小于1cm；③平均总长度小于2cm。根据基准数据，这些值低于2.5百分位数。下食管括约肌存在上述一个或两个缺陷可以通过良好的食管体功能来补偿，但是当所有三个都有缺陷时，过量的食管酸暴露是不可避免的。

应该注意的是，尽管HRM通过改善收缩波的分辨率已经彻底改变了对食管体的评估，但是对下食管括约肌的评估并不是最佳的。这主要是因为HRM导管的性质，其用作套管测压导管并且导致压力数据的周向平均。由于这个原因，上、下食管括约肌的长度评估被认为与使用手动拉动导管的常规测压法获得的长度评估相比不理想[46]。希望新开发的三维HRM导管能够进行更精确或更详细的评估，但临床经验也是充分评估的必要条件。

2. 下食管括约肌松弛

在开始吞咽后下食管括约肌压力通常立即下降至胃基线并保持打开直至即将到来的蠕动波到达胃（图34-20）。随着下食管括约肌随着食物的通过而关闭，随后观察到下食管括约肌的特征性收缩后松弛。使用HRM，在4s综合松弛压力（Integrated Relaxation Pressure，IRP）期间评估松弛情况。这个4s的窗口通常在吞咽期间以不连续的方式捕获，以消除来自膈脚的呼吸变化的影响。大于15mmHg的残余压力被认为是升高的，并且可能导致临床上对通过食管的食物输送产生阻力。

3. 食管运动

通过评估其收缩幅度、持续时间、斜率、速度和形态（即单峰、双峰或三峰）来评估食管体（图34-20）。收缩或近端蠕动中断的生理间隙通

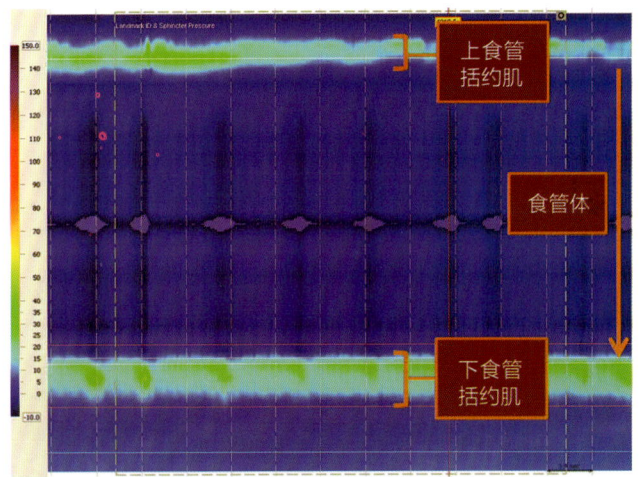

◀ 图34-19 显示地标图的高分辨率食道测压法

在图的顶部和底部分别观察到上、下食管括约肌。在研究这一部分中可以确定括约肌的静息压力和长度测量值，测量时禁止患者任何吞咽

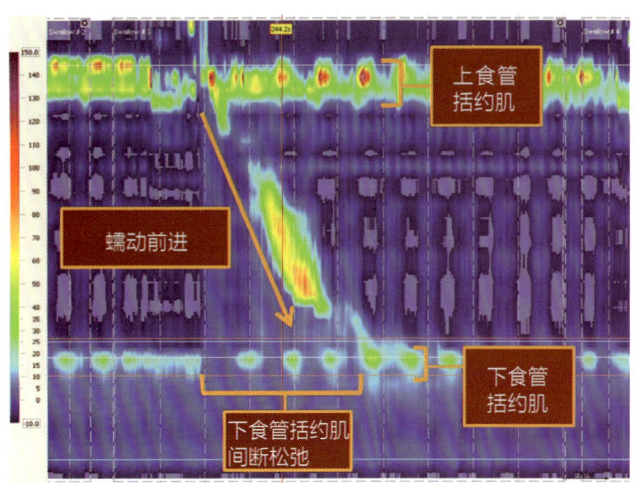

◀ 图 34-20 吞咽期间的高分辨率食管测压。吞咽的开始反映在食管上括约肌的短暂松弛，随后是蠕动压力波沿着食管体向下流动。注意下食管括约肌（LES）在吞咽开始时会松弛。在横纹肌和平滑肌之间的过渡区，在食管体的上 1/3 处观察到特征性的蠕动间断

常发生在食管的上 1/3 处，并且对应于上方的横纹肌和下方的平滑肌之间的过渡区。病理性中断是指长度超过 2cm 或远端食管发生断裂的断层。HRM 在评估食管体功能方面取得了最大的进步。重要的是在吞咽之间允许 30s 间隔以防止对身体的吞咽抑制，生理性抑制或不重复吞咽的蠕动。

利用 HRM 评估食管体功能的进一步改进是使用远端收缩积分（DCI），其给出了食管收缩功能的全面评估。这是在近端蠕动断裂和下食管括约肌上边界之间产生的收缩压力的综合表现，并且计算为振幅（mmHg）× 持续时间（s）× 长度（cm）的乘积，正常值从 500~4300 不等（图 34-21）。基于传统的测压法，认为在下食管括约肌上方 5cm 处的一个水平处的最小远端收缩幅度大于 20mmHg 是必要的，以克服抗反流过程的阻力。对于 HRM，目前认为 DCI 大于 500mmHg/（s.cm）是必要的，以尽量减少术后吞咽困难的可能性；然而，尚未对该临界值进行临床验证。

4. 上食管括约肌

使用与评估下食管括约肌技术类似的技术评估上食管括约肌的位置、长度和静息压力及其吞咽松弛。要评估的关键特征是咽部收缩的充分性以及上食管括约肌松弛的时间和程度。上食管括约肌僵硬或顺应性丧失的间接测量通过内部测压，其表现为咽部收缩的上行过程中的压力上升或峰值。

（四）高分辨率阻抗测定

即使增加了高分辨率的地标图，测压数据通常也与吞咽食物的有效通过并不完全相关。钡餐造影用于弥补测压的这一缺点；然而，一个缺点是这些测试不能同时进行。少见的是，这些研究与正常食管造影之间可能存在差异，但食管体测压特征较差，反之亦然。目前，作者正在使用具有高分辨率阻抗的组合高分辨率测压法来获得关

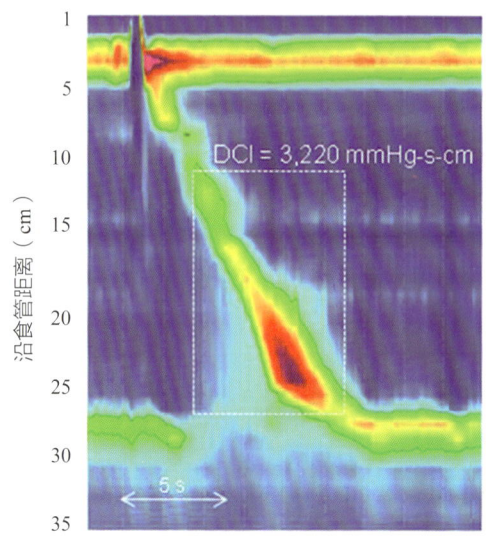

▲ 图 34-21 远端收缩积分（DCI）从近端蠕动中断到下食管括约肌的顶部测量。它提供了更全面的食管体收缩性评估

引自 Pandolfino JE, Roman S: High-resolution manometry: an atlas of esophageal motility disorders and findings of GERD using esophageal pressure topography. *Thorac Surg Clin* 21：465-475, 2011

于食物传输的额外信息。

（五）动态 pH 监测

动态 pH 监测的发展是了解 GERD 病理生理学的重大进步。所有先前的测试都依赖于通过诱发性操作来识别反流，这与患者的日常活动几乎没有关系。24h pH 监测测试使得可以确定患者在 24h 期间暴露于胃液的时间是否大于在正常受试者中发现的时间。

许多人认为 24h pH 监测试验是 GERD 诊断的金标准，因为它具有目前所有可用试验的最高灵敏度和特异性。任何患有 GERD 的患者都会出现这种症状，除非这些症状是微不足道的或通过短期的抑酸疗法可永久消除。持续抑酸的需要应该促进客观研究。对于正在考虑进行抗反流手术的患者，24h pH 监测研究尤为重要。GERD 的非典型临床表现也是常见的；它们包括诸如非心脏性胸痛（即，尽管心脏评估正常但疼痛）和呼吸症状如呼吸短促、咳嗽、夜间喘息和慢性声音嘶哑等症状。在这些患者中，24h pH 监测可以确认 GERD 的诊断，并可以将症状的发生与反流发作联系起来。

为了进行测试，将含有 pH 电极的细导管经鼻插入食管并放置在下食管括约肌上边界上方 5cm 处，该位置先前已通过测压法确定。可以选择使用不同的探针，但双极玻璃电极因其更高的可靠性和不需要外部参比电极而是优选的。电极连接到保持在患者一侧的外部便携式数字存储装置，并且以 6s 的间隔连续记录 24h pH（即完整的昼夜周期）。系统的预校准和后校准至 pH 为 1 和 7 对于排除电极漂移很重要。在确保导管的位置以确认胃中的酸并确保患者不患有萎缩性胃炎之前，执行胃"试纸"操作。然后指示患者进行正常的日常活动，但避免剧烈运动。患者被要求在白天清醒时保持直立姿势，仅在晚上睡觉时仰卧，并在平时进食两餐。仅食用 pH 为 5.0～6.0 的食物和饮料来标准化饮食。患者在日记中注意记录进餐时间、睡眠、第二天早晨起床以及任何症状的存在和持续时间。在作者所在的医疗机构中，患者还被要求食用由汉堡包、炸薯条和奶昔组成的挑战餐。已经发现，反流性食物通常可以发现在典型的 24h 内通常不会检测到的早期胃酸反流疾病[47]。图 34-22 显示了来自健康受试者和 GERD 患者的典型 24h pH 追踪。在测试开始前，应停止使用 H_2 受体阻断药和促胃动力等药物 48h。质子泵抑制药（例如奥美拉唑）应在 pH 监测前停止 2 周，因为它们具有持久的作用。

重要的是要强调 24h 食管 pH 监测不应被视为反流测试；相反，它是食管暴露于胃液的测量值。测量值表示为 24h 期间食管 pH 低于 4 的时间百分比。仅测量 pH 小于 4 的时间百分比，虽然简洁，但并未反映出暴露的发生方式；例如，它可能发生在一些长或几个短反流事件中。因此，还需要进行另外两项评估：①反流发作的频率；②其持续时间。因此，通过以下测量最好评估食管暴露于胃液[47]。

- 食管 pH 低于 4 的累积时间，表示为总体、直立和仰卧监测时间的百分比。
- 当 pH 降至 4 以下时，反流发作的频率表示为每 24h 发作的次数。
- 每 24h pH 保持在 4 以下超过 5min 的发作次数。
- 最长记录的反流发作的时间（以分钟为单位），pH 始终保持在 4 以下的最长时间。

24h 记录的这六个指标的正常值来自 50 个无症状对照受试者。正常的上限建立在 95 百分位数[47]。如果发生临床症状患者的值超出正常受试者的 95 百分位数，则认为它们测量的结果是异常的。世界各地的医疗中心报告了这六种指标的正常值适用。从 50 名健康志愿者获得的六项指标的正常值显示在表 34-1 中。已经据此推导出复合评分系统，其将 pH 记录的不同指标整合到食管酸暴露的单次测量中。该综合评分是根据六个指标计算的，并使用其标准差作为权重因子[47]。

对于有慢性咳嗽、声音嘶哑或肺吸入症状的患者，在食管或咽部近端放置额外的 pH 电极可能有帮助[49]。这种双探针导管特别有助于确定胃食管反流事件是否影响近端食管，可以间接证明酸暴露在咽部区域并随后发生刺激。如果近端食

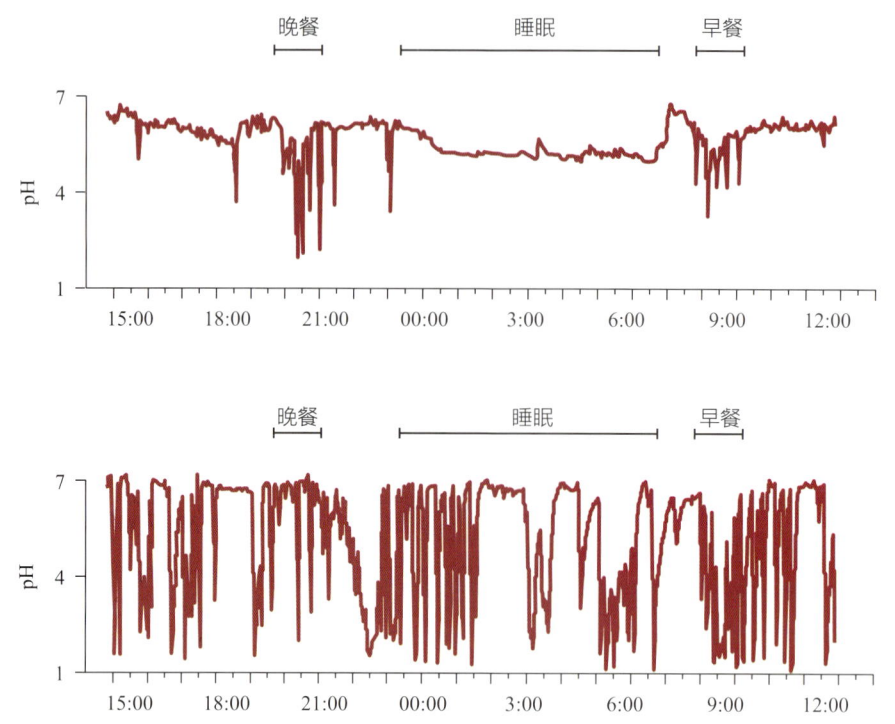

▲ 图 34-22　在健康受试者（上图）和 GERD 的患者（下图）中对远端食管进行 24h pH 监测

生理性反流发生在正常受试者中，主要在饭后直立位置。GERD 患者的记录显示直立和仰卧位置的反流发作次数增加，其中一些表现为清除时间延长

表 34-1　50 名健康志愿者的 24h 动态 pH 监测，于下食管括约肌上边界上方 5cm 处测量食管酸暴露

指　标	95 百分位数
食管 pH 低于 4 的累积时间百分比	4.5%
直立时食管 pH 低于 4 的时间百分比	8.4%
仰卧时食管 pH 低于 4 的时间百分比	3.5%
反流发作的频率	46.9
反流超过 5min 次数	3.5
最长反流时间	19.8min
24 小时 DeMeester 综合评分	14.7

引自 Johnson LF, DeMeester TR: Twenty-four-hour pH monitoring of the distal esophagus: a quantitative measure of gastroesophageal reflux. Am J Gastroenterol 62: 325-332, 1974

管中累积的酸暴露大于 1% 或反流发作次数大于 24（特别是如果反流发作与症状发作之间存在时间关系），则可记录并假设反流成为患者呼吸系统症状的原因[49]。同时也开发了近端 pH 监测的综合评分，类似于远端探针的评分，正常阈值综合评分为 16.4[49]。

如果评估食管功能的标准方法未能产生结论性结果，有时需要进行额外的检测，特别是在研究酸反流和食管外症状的关系时。已开发出一种新型咽部 pH 检测系统，可将 pH 探头直接放置在悬雍垂下方的咽部（Restech pH 探头，Respiratory Technology Corp，San Diego，CA）[50]。该探头采用新型锑传感器，可进行测量在该环境的潮湿空气中的 pH，而不会干燥并产生伪影。

该技术的早期临床经验表明，对于怀疑患有喉咽反流的患者，它是一种有用的辅助诊断试验。

通过多通道腔内食管阻抗监测可以获得非酸性或弱酸性的反流测试。这种类型的测量确定了通过给定介质的电流阻抗（阻抗）。电流阻抗随着电流行进的介质的成分（即空气、液体或固体）而变化。与pH探针结合，它可以区分酸性反流和非酸性反流，这对于抑酸治疗后仍有症状的患者尤为重要。

最后，对许多食管症状患者的胃功能评估可能很重要。胃排空障碍经常导致食管疾病，尤其是GERD，或与之混淆。具有固体食物物质（例如炒鸡蛋）的核医学放射性同位素检测已经用于此目的，并且在任何评估GERD的患者中都表明，其也具有恶心、早饱和呕吐等症状病史。这些信息对于防止在轻度胃瘫的情况下进行抗反流治疗可能是非常有价值的。

第 35 章
食管先天性疾病的手术治疗
Surgery for Congenital Lesions of the Esophagus

A. Alfred Chahine，David Spurlock，Kurt D. Newman 著
马冬捷 译

一、胚胎学

大约在胎儿生命的第 18 或 19d，脊索即脊椎骨的骨原开始形成，首先与内皮细胞紧密结合，然后与内皮细胞分离。前肠从内胚层细胞发展，因为它们是从脊索分离出来的。在胚胎发育的大约 3 周时，气管原基在前肠的头部表现为腹侧憩室。在接下来的几周内，憩室和前肠沿着气管食管沟的生长和延长使得食管和气管的分离，这在大约 5～6 周的胎儿生命中完成。在第 7 和第 8 周，食管上皮增生，几乎完全充满管腔。空泡出现在管腔内，管腔汇聚联通成食管腔最终在第 10 周内完成[1]。

食管的主要异常均是器官的有序发育出现异常的结果。气管和食管分离失败可能导致食管闭锁（esophageal atresia，EA）伴或不伴气管食管瘘（tracheoesophageal fistula，TEF）和喉气管食管裂（laryngotracheoesophageal clefts）。包括软骨在内的气管支气管成分可以残留在食管远端，导致先天性食管狭窄。食管腔联通失败可能成为食管闭锁和食管蹼的发病机制。壁内食管重复囊肿可能是由于食管空泡未能完全愈合和消失所致。内皮细胞和脊索有序分离的异常可以解释与食管闭锁相关的后纵隔和椎体缺损中重复囊肿的形成。

研究者们描述了阿霉素诱导的小鼠 EA 模型[2]，利用该模型，正在研究图案化基因和蛋白质，如 Sonic hedgehog（Shh）可能在 EA 的形态发生中的作用[3, 4]。Spilde 和同事使用相同的大鼠模型，以及 EA/TEF 的新生儿，研究前肠模式基因的分子表达以阐明 TEF 的起源。远端食道似乎起因于气管憩室，它伸长并连接胃，而不是来自前肠本身[2, 5, 6]。他们推测这可能解释众所周知的食道运动不良。

二、食管闭锁

（一）历史

Harmon 和 Coran 详细综述了与 EA 相关的历史背景[7]。1670 年的 Drston 和 1697 年的 Gibson 详述了 EA 的第一个病例。1939 年 Leven 和 Ladd 独立地报道第一批幸存者病例之前，花了 250 年的时间。通过实施一系列的手术，包括胃造口术、瘘管结扎术、上囊袋成形术、最后胸前皮管重建术，两者均能取得成功。早期的初期修复尝试均未成功。直到 1941 年，Haight 才报道了第一例初次修复的幸存者。在随后的十年中，很明显，低出生体重儿、严重相关异常儿和吸入性肺炎危重儿的死亡率非常高[8-10]。随后，转向对生病的婴儿进行分期手术，胃造口术，然后进行 TEF 分割，作为第三阶段进行食管重建[8-10]。1962 年，Waterston 提出了基于出生体重、肺炎和相关异常的分类[9]。20 世纪 70 年代和 80 年代，在呼吸、新生儿、麻醉和外科治疗以及引入更有效的抗生素方面取得了重大进展。这些进展包括气管内插管，这使得更容易防止从食管异常引起误吸和处理其后遗症。结果，多个组开始建议直接原发性吻合（出生后不久吻合）或延迟原发性吻合（为了治疗其他危及生命的异常或稳

定患者而延迟吻合），基于生理标准[11-19]而非患者的体重。20世纪开创了胸腔镜在食管EA/TEF和其他先天性畸形修复中的应用[20-27]。

（二）流行病学

据报道，EA的平均发病率约为每10 000名新生儿2.4人[28]。没有显著的性别倾向。EA患者也常伴发其他先天异常，范围在30%~76%之间[29-33]，这可能是因为EA畸形发生在胚胎发育早期，而胚胎发育早期正是器官发生活跃的时期。因此，EA/TEF的发病原因可能同时影响到其他器官系统。随着出生体重的降低，每个患者中发生的相关异常的数量增加[29, 34, 35]。随着过去几十年麻醉、呼吸和新生儿技术的改进，相关异常现在是EA患者死亡的主要原因[31]。最常见的相关异常是先天性心脏病，以某种形式存在于大约1/5的患者中[29, 33-37]。大约20%的患者会合并一些被称为VATER或VACTERL关联的一系列异常：椎体、肛门、直肠、心脏、气管食管、肾脏或桡动脉和肢体异常[36, 37]。

患有EA的婴儿通常出生时体重较轻，并且早产[35, 38]。在一项研究中，90%的EA患者胎龄低于第50%，40%胎龄低于第10或更小妊娠胎龄（small for gestational age，SGA）[39]。生长迟缓可能是继发于羊水蛋白吸收减少或机械因素[39]。严重宫内生长迟缓使SGA新生儿的死亡率增加，为同胎龄适胎龄新生儿的5~20倍[40]。

（三）解剖

有或没有TEF的EA有五种类型。根据分类方案对EA的类型进行不同的编号，因此最好描述实际异常，而不是指定一个数字或字母：具有远端TEF的EA、没有TEF的EA、具有近端TEF的EA、具有近端和远端瘘的EA和孤立的TEF（H型TEF）（图35-1）。在大型系列研究中，不同类型的分布在几十年间相对均匀，最常见的是远侧TEF的EA（表35-1）[11, 29, 41-43]。瘘管通常较小，大部分时间出现在气管分叉上方的膜状部分的中线上；然而，存在显著变异。

表35-1 食管闭锁类型的分布

异常类型	数 量	百分比（%）
EA与远端TEF	1024	87.1
EA	82	7.0
H型TEF	37	3.1
EA与近端TEF	11	0.9
具有双TEF的EA	22	1.9

EA.食管闭锁；TEF.气管食管瘘。数据引自参考文献[11, 29, 41-43]

（四）表现

产前超声检查高度怀疑为EA的表现是：羊水过多、无或有小胃泡、颈部可见食管袋是最显著的特征[44, 45]。产前诊断对家庭准备是非常重要的。与儿科医师和新生儿医师进行产前咨询并计划适当的分娩安排是极其有益的。产后，大多数EA患者在出生后的最初几个小时内被诊断出来。喂养窒息、唾液和饲食反流、通过TEF吸入唾液或胃内容物引起的呼吸窘迫是最常见的症状和体征。放置胃管无法通过可证实诊断。

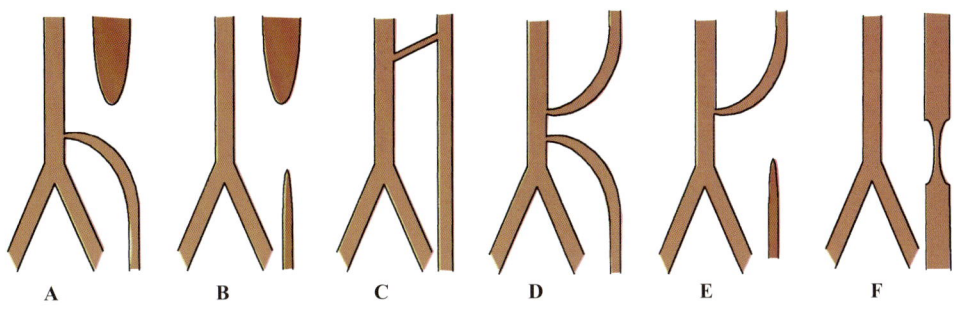

▲ 图35-1 食管异常类型的分类

A.食管闭锁（EA）伴远端气管食管瘘（TEF）；B.没有TEF的EA；C.TEF无EA（H型瘘）；D.EA伴近端和远端TEF；E.EA伴近端TEF；F.食管年龄狭窄

孤立性 TEF（H 型 TEF）患者可能直到数年后才被诊断。反复发作的误吸性肺炎和呛咳与喂养应引起怀疑。对比食管造影和硬性支气管镜在诊断上是互补的，这通常很难都做到[46]。

因为肠内没有气体，孤立性 EA 患者常有舟状腹。如果怀疑 EA，人们应该总是寻找 VATER 关联的其他物理体征：肛门直肠畸形、肢体异常和椎体缺陷（图 35-2）。

超声心动图、肾脏超声和椎体胶片通常用于排除主要的心脏、肾脏和椎体异常，作为 VATER 关联的一部分。超声心动图也有助于确定主动脉弓的位置和任何可能改变手术入路的异常中心血管的位置。最近，对无症状患者进行术前超声心动图的必要性提出了质疑[47]。

（五）初始管理

患有 EA 的患者有将唾液或胃内容物吸入气管支气管树的危险。在上袋内应放置一个带有靠近尖端的孔的 Replogle 型软抽吸导管，并连续抽吸。在存在 TEF 的情况下，患者应被置于角弓反张（reverse Trendelenburg position）位置，头部向上，以尽量减少胃内容物回流到气管。让患者俯卧也可以帮助保持胃食管交界点处于依赖性较小的位置并减少胃反流。对于孤立性 EA，角弓反张位有助于下咽被动引流，并补充导管的主动吸引。即使置有引流导管，经常抽吸下咽有助于降低抽吸的风险。如果 X 线片上有任何吸入性肺炎的证据，应开始使用广谱抗生素。

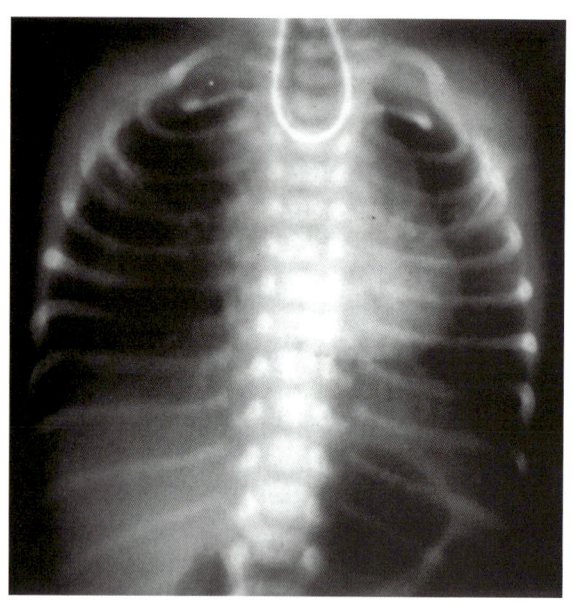

▲ 图 35-3　食管闭锁和气管食管瘘患者的胸部 X 线照片。注意导管在上袋内弯曲，肠道内有空气存在
图片由埃默里大学医学中心 Dr. R.Ricketts 提供

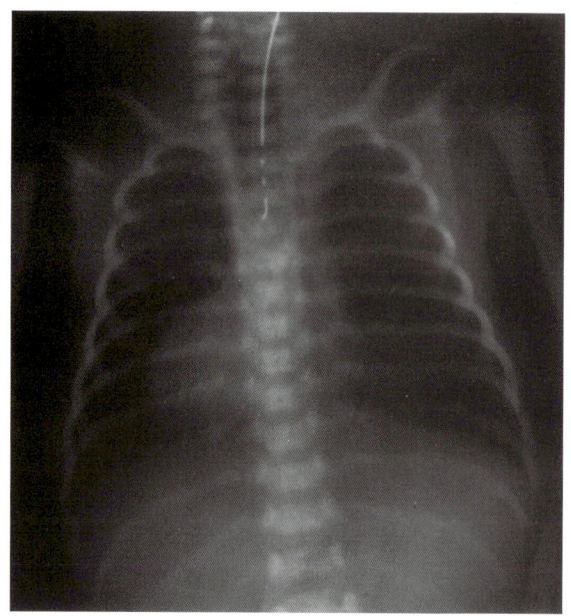

▲ 图 35-4　孤立性食管闭锁患者的胸部 X 线片
注意肠道内没有空气（图片由乔治敦大学医学中心 Dr. C.Leftridge 提供）

如果可能的话，对于 TEF 患者应避免正压通气，以减少通过 TEF 的分流和腹胀。因为大多数瘘管都位于隆突附近，所以管子的尖端应该保持在气管的高处，以防止管子的尖端在 TEF 中卡住。有时，TEF 足够显著，以至于不能维持足够的通气，特别是在存在呼吸窘迫综合征（RDS）

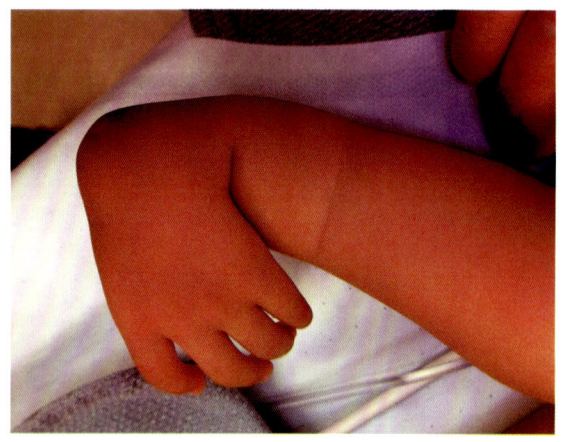

▲ 图 35-2　桡骨发育不全，VATER 系列异常的一个组成部分

第一部分 胸部手术
第35章 食管先天性疾病的手术治疗

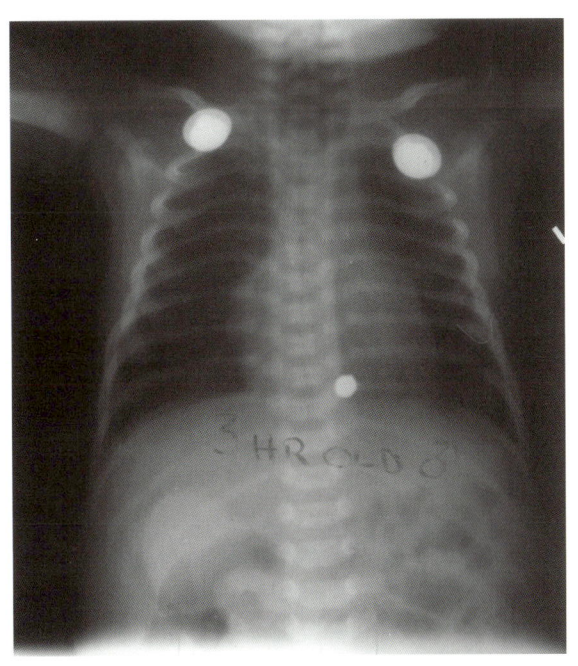

▲ 图 35-5 食管闭锁患者气道造影示近端囊袋扩张
图片由乔治敦大学医学中心 Dr.C.Leftridge 提供

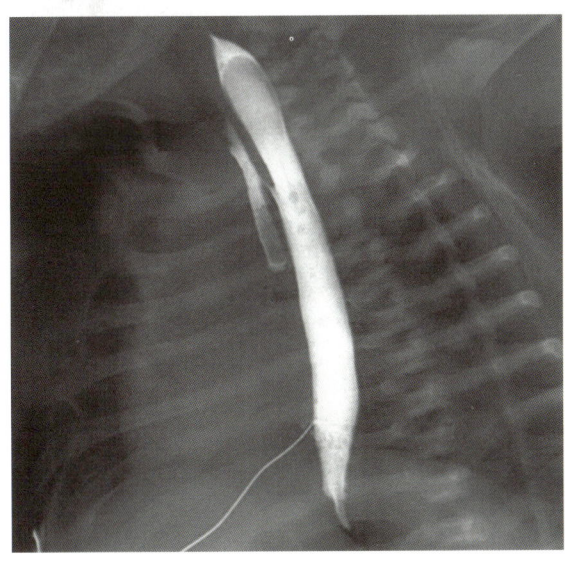

▲ 图 35-6 食管造影示孤立性气管食管瘘（H 型），对比显示气管
图片由乔治敦大学医学中心 Dr.C.Leftridge 提供

的早期患者中，伴随有颅内压增高。在这些病例中，急诊结扎 TEF 或食管瘘离断可能是必要的[48,49]。

紧急控制 TEF 的更困难的方法是用经支气管镜引入的 Fogarty 气囊清除 TEF[50]。TEF 的患者也有非常高的肠梗阻概率，例如十二指肠闭锁时，可能发生危险情况。大量胃扩张加重了呼吸

系统损害，并可能导致胃穿孔。必须进行紧急胃减压，有时在床边用针穿刺减压。

手术时机特别重要。影响时机的关键因素包括婴儿病情的严重程度、相关的异常和出生体重。Spitz 分类将低出生体重（＜ 1500g）和主要先天性心脏病确定为与 EA 相关的两个主要危险因素[51]。这个系统把患者分成几组。存活率估计为 I 组 97%（体重＞ 1500g，无重大先天性心脏病）、Ⅱ 组 59%（出生体重＜ 1500g 或重大先天性心脏病）、Ⅲ 组 22%（出生体重＜ 1500g 和重大先天性心脏病）。2006 年，Lopez 在一系列 188 名新生儿中验证了最初的 Spitz 分类[52]。基于重量的分类系统，如 Spitz 分类和 Waterston 分类，传统上用于评估外科干预的预后结果。然而，其他人还没有发现体重是独立的生存预测因子[53,54]。

几个小组调查了极低出生体重（ELBW，体重＜ 1000g）婴儿和非常低出生体重（VLBW，体重＜ 1500g）婴儿的手术问题，这些患者的理想外科治疗仍然存在争议。在 2006 年，Seitz 和同事发表了他们对 4 个接受 EA/TEF 开放性一期修复的儿童的数据，他们的体重在 780～1120g 之间[55]。术后并发症包括 1 例吻合口瘘，另 1 例食管狭窄需要扩张。他们得出结论，对于 ELBW 儿童来说，单阶段治疗是个不错的选择。2009 年，Petrosyan 和他的同事发表了一篇回顾性评论，对 25 名患有 EA/TEF 的 VLBW 婴儿在 1987 年至 2008 年间进行了开放手术修复[56]。研究人员将这些患者分成两组：其中 16 例接受一期修复，9 例接受分期修复。患者特征，包括体重和平均妊娠年龄没有差异。然而，一期修复组的吻合口瘘的发生率（50% vs 0%）、狭窄（81% vs 33%）和败血症 / 肺炎（81% vs 66%）均显著高于分期修复组。他们得出结论，早期 VLBW 患儿合并 EA/TEF 术后并发症的风险增加，并建议对这些患者采取分阶段外科手术，这与 Chahine 和 Ricketts 报道的系列手术是一致的[35]。

（六）操作原则

硬性支气管镜检查有助于确定 TEF 的准确位

置，重新发现罕见的变异，如双瘘或 H 型瘘和喉气管食管裂隙，识别气管软化的存在，并帮助放置气管插管以避免移位到 TEF（图 35-7）[57-59]。

采用 TEF 分割和端到端吻合术进行 EA 的初步修复是理想的目标（图 35-8）。标准入路为右后外侧开胸。如果患者有右侧主动脉弓，从左胸接近食管可能更容易。

患者在俯卧位有助于进入后纵隔。为了尽量减少新生儿开胸术所报道的一些并发症，即翼状肩胛骨和脊柱侧凸，可以考虑腋下皮肤皱褶开胸术（Bianchi[60] 报道并获得良好结果[61]）。传统上，在食管瘘发生的情况下主张采用胸膜外入路，以减少脓胸的风险。随着 70 年代和 80 年代更强大的抗生素的引入应用，随着手术时间的增加，胸膜后入路的重要性受到质疑[41, 62]。

后纵隔通过分隔顶侧胸膜暴露。奇静脉被分开以允许进入 TEF，TEF 通常位于它后面。瘘管由周边控制和闭塞。瘘管被分开，在气管一侧留下大约 1mm 的食道组织，以避免气管腔狭窄。如果残留了超过最小量的食道边缘可能产生食道囊袋，它可以随着呼吸积累分泌物。气管缺损以气管壁缝合方式闭合，通常采用可吸收的单丝缝合。

麻醉师在气囊导管上的轻微压力有助于识别上气囊，上气囊通常在胸腔入口处较高。通过瘘管的跨壁缝合使上食管的操作创伤较小。上囊和气管紧密地并置，通常共用一侧壁。食管袋和气管之间的解剖很精细。在避免迷走神经和喉返神经损伤时，应特别小心。囊袋被尽可能游离充分，以便使吻合的张力最小化。上段食管的血液供应是源自食管壁内的，即使经过广泛游离，也

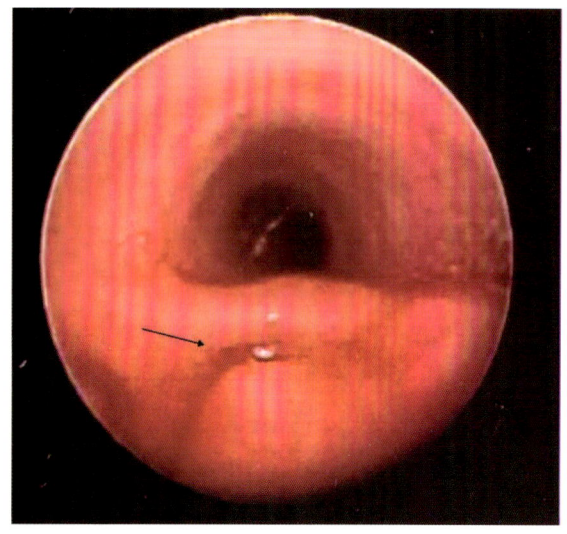

▲ 图 35-7　隆突近端气管膜部气管食管瘘（箭）的纤维支气管镜表现

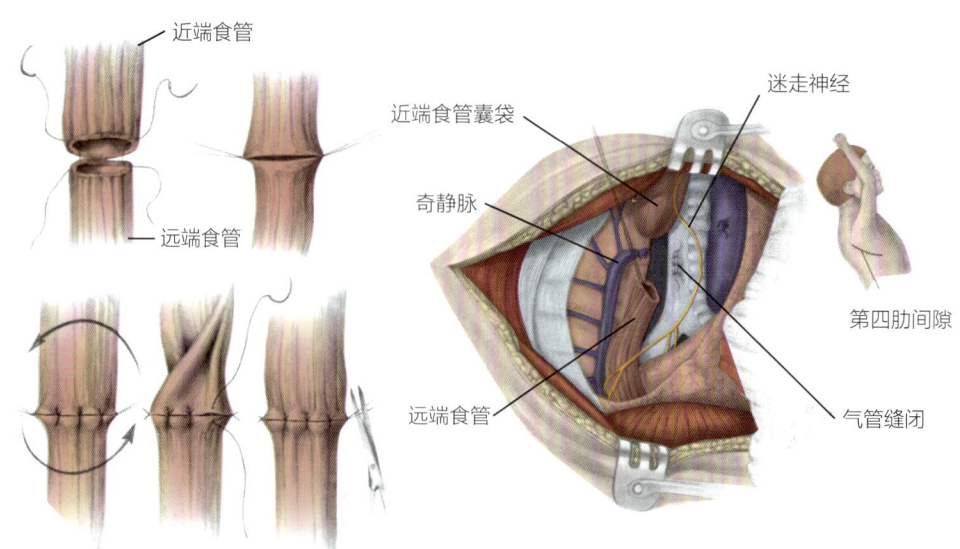

▲ 图 35-8　食管闭锁和气管食管瘘患者吻合口的构建

末端缝合线用来将食管段的末端拉在一起。一排简单的缝合线完成前面的部分吻合，结系在外面。其中一条角缝线在食管后面穿过，然后食管旋转 180°。在呈现的后表面用简单的缝合线完成吻合，该缝合线已经旋转到视野内。缝合必须是全层的，因为黏膜有收缩的趋势

第一部分　胸部手术
第 35 章　食管先天性疾病的手术治疗

能允许小程度的缺血。相比之下，下段食管是由主动脉的分支供应的，因此，应尽量减少其游离以防止缺血。食道两端被剪切，端对端吻合以单层方式建立，并有细小的单丝可吸收缝线。如果可能的话，打结要系在外侧。识别食管上段和下段的黏膜并将其纳入缝合线是至关重要的。保持缝合线松开和一并同时进行，这是很有帮助的，因为这样一起打结可以消除一些张力。食管和气管的缝合线必须分开，以避免瘘的形成。这通常通过胸膜瓣的插入来完成，但有时需要心包瓣。常规使用经吻合口喂养管仍存在争议[7]。在构建吻合之前，外科医师需要排除先天性食管狭窄，方法是通过将导管穿过远端食管进入胃[63]。在完成手术时，放置一个小胸管并将其固定在远离胸腔筋膜的胸膜上。通过吻合。术后大约 5 或 7d，进行对比研究以评估吻合。扩张的近端囊和小的远端食管之间的尺寸差异使得外观变窄，但通常造影剂迅速排空证明吻合口足够通畅。(图 35-9A) 随着时间的推移，大小差异变得不那么明显（图 35-9B）。如果没有瘘，取出胸管，开始喂养。由于胃食管反流（GER）的频繁发生以及酸对新鲜吻合口的不良影响，在吻合口愈合之前，应考虑持续使用酸抑制和促消化道动力药物，直到吻合口愈合。

在食管两端之间有显著间隙的患者中修复 EA 可能是具有挑战性的。挑战的程度反映在所描述的拯救原生食管的创新技术的数量上。Rehbein 和 Schweder 建议尽可能接近两端，并等

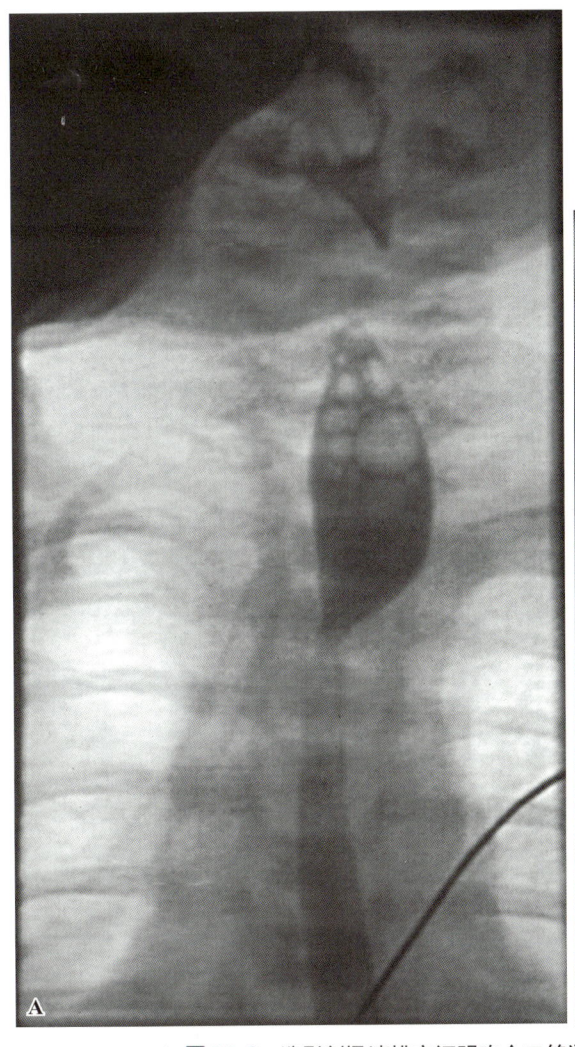
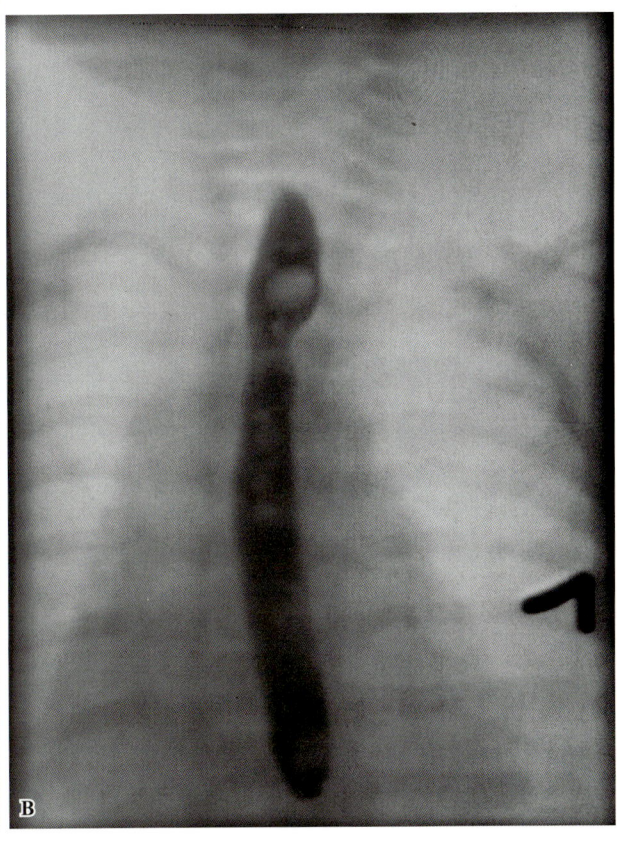

▲ 图 35-9　造影剂迅速排空证明吻合口够通畅；随着时间的推移，大小差异变得不那么明显
A. 术后 1 周食道造影显示吻合口未闭，近端和远端食道大小不一；B. 术后 2 个月食管造影显示大小差异减小

待缝合线周围出现瘘管，然后扩张瘘管[64]。早期结扎 TEF 和延迟一期吻合是手术分期的主张[65]。食管的生长可以是自发性的，也可以随着上部囊的扩张而活跃。对于组织脆弱的极低出生体重患者或不稳定的患者，延迟一期吻合肯定是一种安全有效的策略[13, 35]。Livaditis 和 Eklof 描述了在上食管上进行环形肌切开术以获得长度[19]。这已经被多个组使用并取得良好效果[66-68]。延迟气囊形成和憩室形成是环形肌切开术的两个常见远期并发症[69, 70]。如果需要更长的长度，可以通过颈部切口增加第二环形肌切开术。Kimura 及其同事主张通过实施一系列逐渐延长的颈部食管造口术来延长食管[71]。Foker 等提出应用张力将两端通过缝合带出皮肤并依次收紧[72]。描述了在 EA 修复时通过施行 Collis-Nissen 胃底折叠来延长远端食管[73]。在治疗长间隙闭锁和纯 EA 时，Schiparli 主张裁切胃的较小曲率以延长胃，翻转部分胃以获得高达 6cm 的长度[74]。在 U 形皮瓣建立后上袋的管状化是 Bar-Maor 等描述的一种有吸引力的技术[75]。

没有 TEF 的纯 EA 的修复更具挑战性。远端食管通常很短，间隙很大。在此情况下，可以尝试之前描述的所有技术。传统上，最常见的方法是延迟原发性吻合或食管替代[76]。结肠代食管、空肠代食管、胃管代食管和胃代食管是儿童食管代食管的既定技术[77-80]。最近，Foker 技术结合牵引和延迟一期吻合食管延长术已成为这些困难患者外科治疗的热门方法。在 2013 年，Nasr 和 Langer 进行了系统的回顾和累积分析，包括描述长间隙 EA 患者 Foker 技术或延迟的初级吻合的文章[81]。他们比较了 71 名接受 Foker 技术的患者和 451 名接受延迟一次吻合术的儿童，其主要结果为术后并发症，次要结果为最终吻合。他们的数据显示 Foker 组术后并发症的发生率显著降低，包括 GER、吻合口瘘率和术后狭窄率。此外，Foker 组与延迟吻合组吻合时间分别在 14±8.2d 和 83±62d 显著缩短。他们得出结论，在这个患者群体中，使用机械牵引至少和延迟的一期吻合一样的有效。

H 型瘘的入路通常通过右颈部切口，因为这些瘘大部分在颈部。瘘管的直接分割和修复食管和气管壁是目标（图 35-10）。通过支气管镜将金属丝穿过瘘管，并从口腔取出以帮助识别瘘管，如果瘘管比平常更远，则提供机会在瘘管上进行头牵引，从胸腔引出[82]。

1999 年，Lobe 及其同事首次在胸腔镜下修复了孤立性 EA[21]。此后，多组报道了 TEF 在胸腔镜下成功修复 EA（图 35-11）[24, 25, 83-85]。这种修理方法已得到更广泛的应用。2005 年，Holcomb 等对 104 例接受胸腔镜修补的 EA/TEF 新生儿进行了多机构回顾性研究[86]。他们的结果显示出优势，如在胸腔内解剖结构的良好视野和减少造成肌肉骨骼畸形（即有翼肩胛骨、胸壁不对称、锯齿状前肌萎缩、胸侧凸）。与开放式修复相比，手术时间大约 2h 时略短，呼吸机上的时间为 3.5d 略长。两种技术出院时间（18d）相当。然而，这是 I 期研究，并且没有回答胸腔镜技术是否优于开放式方法的问题。

自从 Holcomb 出版以来，已经发表了几篇文章来比较微创和开放的方法。然而，这些比较均未涉及前瞻性随机试验。2012 年，Burruto 和同事发表了一份对几篇回顾性综述的 Meta 分析，最终将 69 例胸腔镜手术和 97 例剖胸手术治疗 EA/TEF 进行了比较[87]。主要研究目标为术中和术后并发症。他们发现两组术中并发症没有统计学上的显著差异。此外，他们在包括瘘和狭窄率这些术后并发症中，这些组之间没有发现差异。他们得出结论，胸腔镜技术的结果和开放技术没有什么不同，但随机对照试验是必要的，以确定哪种术式选择更优越。

（七）并发症与远期效应

EA 修补的并发症可以认为是短期的（瘘、狭窄）和长期的（气管软化、GER、营养、复发瘘、异物嵌塞）。大多数大型系列报道吻合口瘘是 15%～20% 之间的比例[36, 41, 88]。大部分的瘘很小，可以用广谱抗生素和胸腔引流进行非手术治疗。极少数情况下，重大的瘘需要缝合修复或颈部分流。宽范围可能反映了狭窄定义标准的可变性（是否需要扩张、扩张的次数和切除的需

第一部分 胸部手术
第 35 章 食管先天性疾病的手术治疗

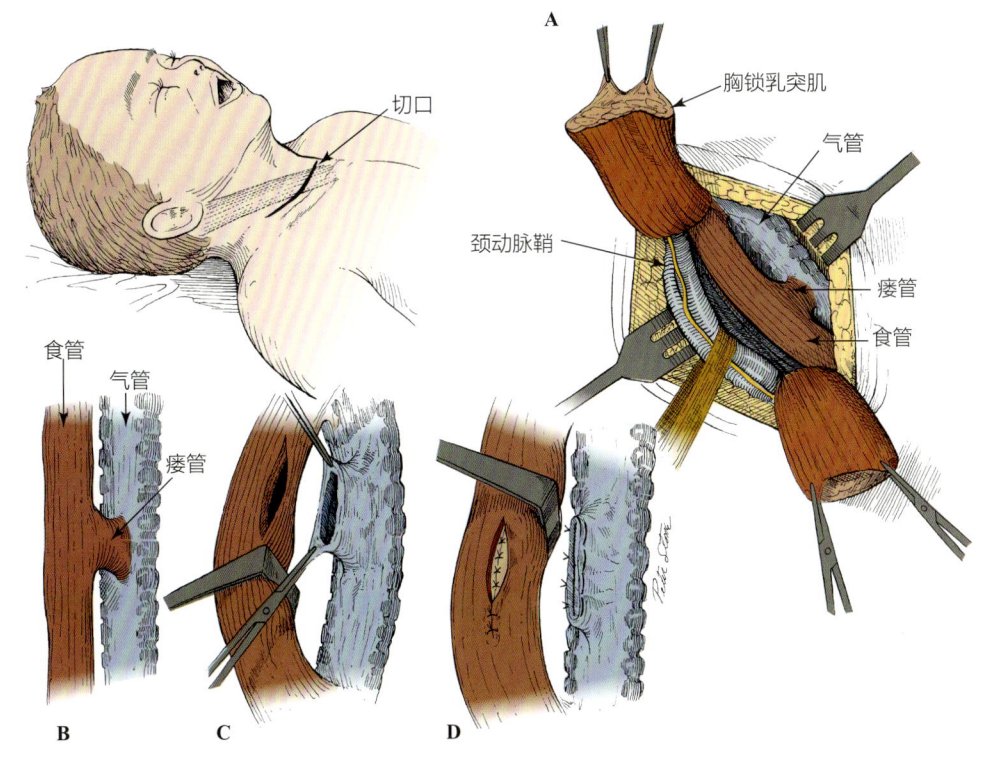

▲ 图 35-10 H 型瘘的修复
颈部有切口。胸锁乳突回缩或切断。瘘管与食管平分，以确保气管闭合而不致管腔狭窄

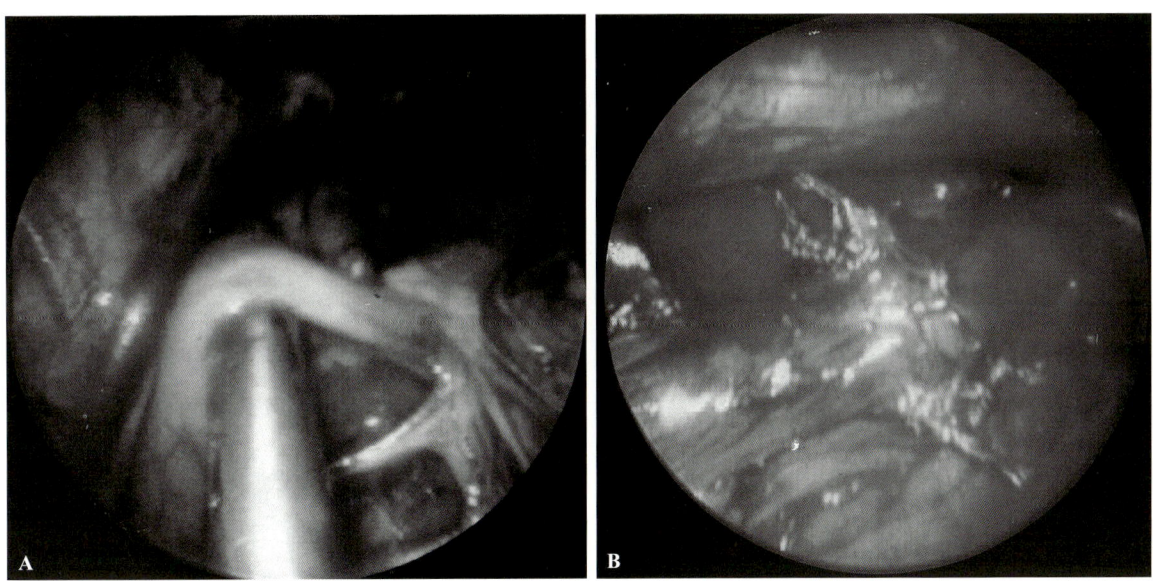

▲ 图 35-11 TEF 在胸腔镜下成功修复 EA
A. 胸腔镜下游离食管气管瘘；B. 胸腔镜下食管吻合后的外观（图片由斯坦福大学医学中心，Dr.C.Albanese 提供）

要）。Singh 和 Sun 已经建议用刮匙刮开远端食管，建立更宽的吻合，作为降低狭窄形成率的方法 [89]。症状包括哽咽、呼吸暂停、濒死状态和食物嵌塞。大多数狭窄用扩张器进行充分治疗。难于扩张狭窄应努力寻找和控制胃底折叠。顽固性狭窄也可继发于吻合口附近异位组织、肿瘤或气管支气管残余物的发生 [63, 90, 91]。治疗难治性狭窄的标准方法是切除和再吻合术。近来，介入放射

531

技术的应用使得用标准技术无法通行的狭窄得以再通[92, 93]。

GER 是 EA 患者的主要关注点，多达 54% 的患者发生 GER[36, 88]。它对于瘘和狭窄的发生率以及呼吸系统并发症，包括吸入性肺炎和发绀、濒死期的发病率有重要影响[88]。大多数 GER 显著的患者最终需要行胃底折叠术来控制他们的症状。EA 患者胃底折叠的短期发病率高于一般人群，可能是由于远端食管运动障碍。部分胃底折叠，如 Toupet 270° 后壁包裹，可以考虑用于严重运动障碍或小胃的患者。

随着 GER 在这个患者群体中的显著增加，人们担心食管黏膜的化生和为食管癌的最终发展。Sistonen 和他的同事研究了 502 名在 1949—1978 年间在赫尔辛基大学接受 EA 手术的患者。对这些患者进行图表回顾，主要关注癌症的发展，直到患者死亡或 2004 年 12 月[94, 95]。这些患者均未发生食管癌。他们发现，EA 患者手术后发生食管癌的统计风险低于普通人群的 500 倍。此外，总体癌症发病率与一般人群相似。然而，这个小组确实建议进行长期内镜检查。此后，一些作者发表了关于成年患者 EA/TEF 和 GER 修复后发展为食管癌鳞癌或腺癌的病例报道[96]。在 2010 年，Burjonrappa 等发表了一篇文章，描述了 51 名先前接受 EA/TEF 矫正的患者的内镜检查结果[97]。从 3 岁开始，每 3 年进行一次内镜活检。作者报道 15% 的患者在初次手术后发生化生（胃化生或 Barrett 食管），平均滞后 10 年。2013 年，Rintala 和 Pakarinen 更新了他们关于监测方案的建议，在 1 岁时进行初始内镜检查和 pH 值测量，并且随访内镜检查持续到 15 岁[98]。当时，患者在 15、30、40、50 和 60 岁时接受监视性内镜检查。然而，如果发现糜烂性食管炎、需要扩张的食管狭窄或柱状化生，这些间隔缩短到每 5 年一次。

复发性 TEF 多达 10% 的患者在 EA 修复后发生[36, 41, 88, 99]。症状包括咳嗽、发绀和窒息发作，以及反复呼吸道感染。这种诊断很难做出，而且严重依赖于对比研究。大多数需要重复切除，但是已经发表了用纤维蛋白胶、激光或组织黏合剂进行支气管镜闭塞的几篇报道[100-104]。

气管软化在 EA 患者中很常见，被认为是继发于扩张的食管袋对发育中的气管的长期压迫。EA 和严重气管软化症患者通常有特征性的吠咳。严重的症状包括喘鸣、窒息、呼吸暂停和濒死状态。在患者自主呼吸时进行支气管镜检查确诊，

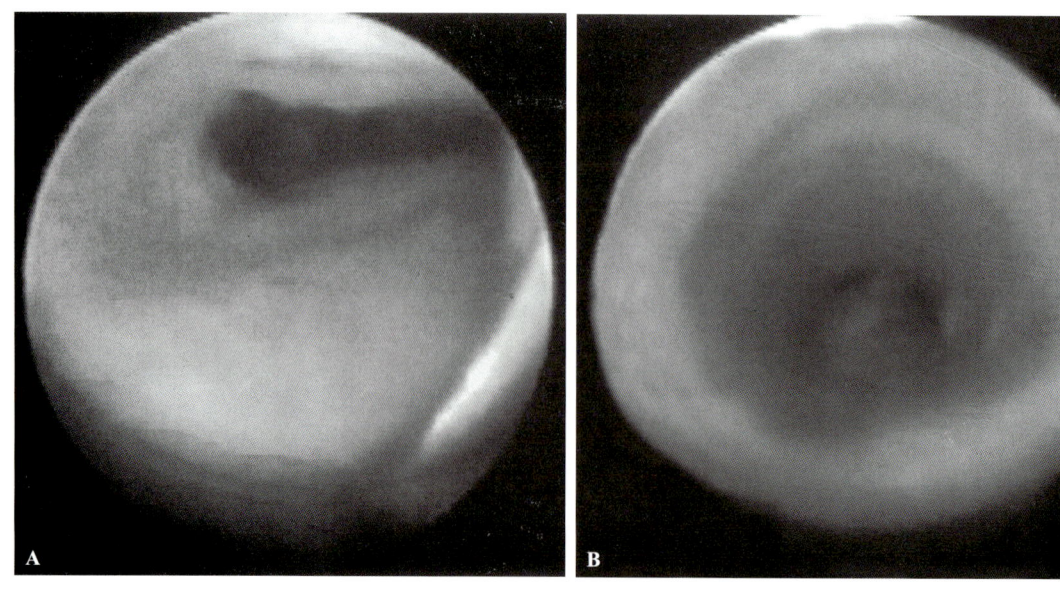

▲ 图 35-12 支气管镜检查可见直径的改善

A. 食管闭锁并气管食管瘘患者气管软化的支气管镜表现；注意气管的前壁和后壁几乎是接触的；B. 同一患者行主动脉内固定后的支气管镜表现。前壁现在通过主动脉悬吊支架打开（图片由儿童国家医学中心，Dr.D.Powell 提供）

最近通过 CT 和 MRI 确诊[105, 106]。有症状的患者通常受益于主动脉内固定术。缝合线放置在主动脉外膜上，固定在胸骨前面，从而悬吊气管并增加其直径。支气管镜检查可见直径的改善（图35-12）。这可以通过左侧开胸、前侧开胸或胸腔镜完成[105-107]。

Andrassy 等研究了 EA 患者的长期营养状况[108]。他们发现，尽管这些患者在修复后的最初几年遭受营养不良，但在后来的几年中，他们似乎"赶上来了"，特别是在 13 岁之后。EA 修补术后食管异物嵌塞的发生率至少为 13%[109]。通常需要食管镜来清理食管，评估狭窄程度，并可能扩张食管。未发现具体的发病诱因，但 5 岁后食物嵌塞的发生率降低。

随着 EA 修复经验的增加，更多的研究已经浮出水面，讨论 EA 修复的长期效果[98, 110-115]。这些研究显示限制性呼吸机缺陷、支气管高反应性和哮喘的增加，以及被认为继发于开胸手术诱导的肋骨融合的脊柱侧凸会增加 13 倍。一些研究已经调查了接受 EA 修复的成年人的生活质量。2005 年，Deurloo 等报道了 97 名 16 岁及以上接受 EA 修复的患者的这些生活质量问题[116]。问卷包括胃肠生活质量指数、疾病认知问卷和 3 个开放式问卷。对开放式问题的调查结果包括 8% 的回答是肯定的，他们回答了一个问题，即患者是否因为 EA 的修复而想做但不能做的事情。研究参与者提到的限制包括不能进行某些运动、不能举起重物和吞咽困难。在被调查者中，33% 的人回答是否存在 EA 的负面后果；胃肠道症状是最常见的反应。14% 的患者说他们在日常生活中有 EA 的积极体验，50% 的患者说他们感激活着。2008 年，Deurloo 等更新了他们的研究结果，25 例 18 岁以上成年人 EA 修补术后 GER、食管功能及生活质量的远期疗效[117]。采用测压、pH 测定和患者主观感觉吞咽困难或胃灼热评价食管功能。研究发现，70% 的患者符合"无效食管运动"的压力测量标准。在这项研究中，20% 的患者根据 pH 测量显示轻微或病理性反流。有趣的是，当将这些症状与对生活质量的影响相比较，吞咽困难对生活质量有负面影响，但 GER 没有。

三、食管重复畸形

（一）解剖与胚胎学

食管重复畸形的命名令人困惑。它们被称作肠源性囊肿、食管重复囊肿、神经肠囊肿和胃细胞瘤等。此外，当支气管源性囊肿发生在食管和气管之间的纵隔时，人们对它们也有一些困惑。因为前肠和脊索起源于彼此的直接连续性，并且因为气管和食管都起源于原始前肠，所以将所有这些囊肿看作前肠重复囊肿的连续体的一部分是有帮助的[118]。重复畸形可以由消化道或气管支气管黏膜衬里，不管它们位于哪里。大约 50% 的囊肿将包含异位胃黏膜。它们可以位于后纵隔或气管和食管之间。位于后纵隔的囊肿通常与椎体缺损有关。壁内重复畸形可能起源于食管腔空泡化失败。大多数食管重复畸形不与腔连通，但是它们可以呈管状，具有一个或多个通向腔的开口。它们可以局限于胸部或延伸到腹部，具有广泛的胸腹成分。大多数位于食管远端，但它们可以发生在食管全长的任何地方[119, 120]。

（二）发病率

食管重复畸形很少见，发生率为 1/8200[119]，只有 10%～22% 的消化道重复畸形是食管[120]。

（三）临床表现

大约 1/3 的食道重复畸形患者是没有症状的。有症状的患者有各种呼吸和肠道症状：呼吸困难、喘息、反复感染和肺炎、吞咽困难、厌食和胃黏膜异位出血[118]。如果囊肿有椎管瘘，脑膜炎可能是主要症状。

（四）诊断

胸部 X 线片通常显示纵隔肿块，有助于发现任何相关的脊椎异常。CT 扫描将进一步描绘肿块，并允许精确的解剖定位。如果有任何椎体异常，MRI 有助于排除椎管内病变。食管造影可显示外源性或内源性压迫。

（五）治疗

首选完全切除，传统上通过开胸手术，最新研究可通过胸腔镜治疗[20, 22, 23, 26, 121]。造口术和单纯抽吸术复发率高。如果囊肿与气管支气管树或食管共用一壁，部分壁可以保留在支气管壁后面，但必须剥离黏膜以防止复发。壁内囊肿摘除后不侵犯食管腔。插入食管内的胃管做标记可能使解剖更容易。后纵隔囊肿通常很容易切除，除非它们有椎管内的成分。位于食管和气管之间的囊肿可能具有挑战性，因为囊肿与气管密切相关。长管状食管重复畸形的胸腹联合手术可能需要经胸腹联合入路。

四、先天性食管狭窄

先天性食管狭窄（CES）是一种罕见的异常。

（一）解剖

已经描述了三种类型的 CES：纤维肌型、膜型和继发于气管支气管残余物的 CES。后两者通常难以扩张并且需要手术缓解。这些病变可以与 EA 并存，在 EA 修复时应通过将导管插入远端食管排除[63]。

（二）临床表现

CES 患者通常表现为进行性喂养不耐受和反流。通常症状直到患者开始吃固体食物时才表现出来。

（三）诊断

食道造影常被诊断为贲门失弛缓症，表现为远端食道逐渐变窄。超声内镜已用于鉴别气管支气管残余物继发狭窄与纤维肌增生[122,123]。

（四）治疗

气管支气管残余物和腔内膜引起的狭窄对扩张没有反应，需要用端对端吻合进行切除。并发症之一是食管缩短和胃食管反流。Nihoul-Fékété 等建议在远端食管狭窄的治疗中增加 Nissen 胃底折叠术，以防止这种并发症发生[124]。联合应用 Collis 胃成形术和 Nissen 胃底折叠术可以防止胃短缩和胃反流[125]。

五、喉气管食管裂隙

喉气管食管裂（LTEC）是一种罕见的由气管和食管有序分离失败引起的异常。

（一）解剖

LTEC126 有以下四种亚型。
(1) Ⅰ型：声带裂开，但不在声带下面。
(2) Ⅱ型：裂隙伸入但不穿过环状软骨后部。
(3) Ⅲ型：环状软骨型裂隙。
(4) Ⅳ型：裂口延伸到气管。

（二）临床表现

LTEC 具有广泛的表现症状。Ⅰ～Ⅲ型患者可能具有微妙的症状：慢性咳嗽、喘息、反复胸部感染。Ⅳ型患者通常具有与 TEF 患者类似的严重症状：喂养窒息、严重吸入性肺炎和呼吸窘迫。

（三）诊断

严格地行支气管镜和食管镜检查是做出诊断的关键。其他相关的异常，包括 TEF、GER、先天性心脏病、唇腭裂等，都应该寻找。

（四）治疗

对无症状的Ⅰ型裂隙患者进行观察通常是必要的。如果出现症状，可以通过内镜或开腹进行修复。需要修理Ⅱ至Ⅳ类裂缝。由于喉返神经损伤的高危性和对较长缺损治疗效果差，因此放弃了侧咽切开术。标准的方法是通过气管途径在中线将气道和气管分开以暴露 LTEC，然后进行修复。长型Ⅳ型裂孔修复困难，可能需要体外循环或体外膜氧合。儿科外科医师、耳鼻喉科医师和心脏外科医师之间经常需要多学科合作。

如果 GER 是显著的，积极治疗与胃底折叠将增加 LTEC 修复成功的机会。

第 36 章
食管良性疾病的外科治疗
Surgical Treatment of Benign Esophageal Diseases

Thomas W. Rice Steven S. Shay Sigurbjorn Birgisson 著
何 嘉 译

最好带着自己的食管去赴晚宴

LUCIUS D. HILL

食管主动将固体和液体从咽部输送到胃部。它没有消化、吸收、代谢或内分泌功能。这个转运的任务由两端带有括约肌的肌肉管道来执行。尽管食管功能和结构简单，但良性食管疾病的外科手术治疗相当具有挑战性。可选择修复受损的括约肌的方法相当有限；食管体功能紊乱几乎无法通过手术矫正来修复。通常，进展性疾病和（或）手术治疗的失败会导致食管无法修复。唯一的治疗选择是切除和替代。成功的外科治疗需要对食管解剖学、生理学、检查方法和疾病进程有充分完善的了解。

一、食管及周围结构

（一）食管壁的结构

食管内膜是有分层的、非角化性鳞状上皮（图 36-1），通过基底膜与食管壁的其余部分隔开。紧靠基底膜的是固有层，一层薄薄的具有胶原蛋白和弹性纤维的复合物的疏松结缔组织。它包含覆衬内皮的管道网络，这些管道既有毛细血管，也有淋巴管。黏膜肌层由一层纵行平滑肌组成，支撑着固有层。这个连续的肌肉层将食管内层形成一系列可随着膨胀而消失的褶皱。上皮，固有层和黏膜肌层组成了食管黏膜。

黏膜下层由包含血管和淋巴管网络的结缔组织组成。弹性纤维和胶原蛋白相结合，使这一层成为食管壁中最坚固的一层。黏膜下腺可产生浆液性和黏液性分泌物的混合型腺体。这些黏膜下腺是食管特有的，可据此将食管从胃的腺上皮化生区分开。来自这些腺体的导管穿过黏膜引流入食管腔。

固有肌层是肌肉套管，提供吞咽所需的推进力。有两层肌肉：内部环行层和外部纵行层。近端 4%～5% 的食管完全由横纹肌组成，远端 54%～62% 完全由平滑肌组成[1]。平滑肌首先出现在环行层前部。在环行肌层中从横纹肌到平滑肌的过渡是渐进的，50/50 点距离环咽肌约 5cm。

环咽肌 [食管上括约肌（UES）] 是起源于环状软骨的连续横向肌肉带（图 36-2）。在上部，

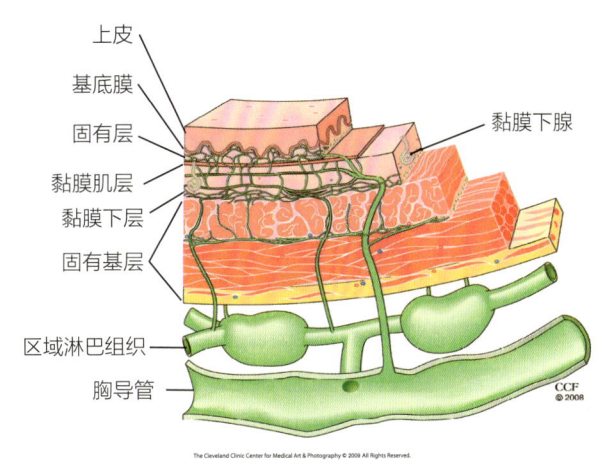

▲ 图 36-1　食管壁及其独特的淋巴引流
克利夫兰医学绘画与摄影临床中心 © 2009，版权所有

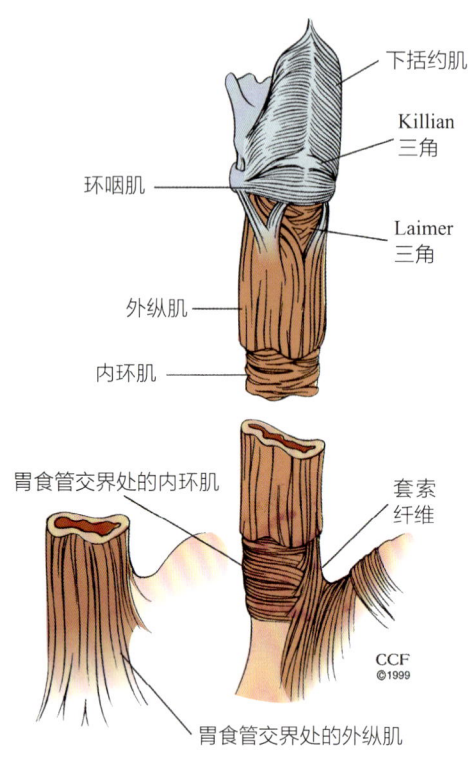

▲ 图 36-2　食管肌肉结构
EGJ. 胃食管交接处

环咽肌与下咽缩肌融合。Killian 三角形是下咽缩肌后部在环咽肌上缘的倒扇形薄弱区。在下部，环咽肌与固有肌层内层的环行肌层融合。固有肌层的纵行肌层起源于环食管肌腱的外侧面。在后面，这些前部和侧部组件在中线处会聚。因此，颈段食管后部近端的 1~2cm 仅由内部环行肌肉组成，形成一个倒三角形的潜在薄弱区域，称为 Laimer 三角形。

食管体的纵行肌纤维的收缩使食管缩短。内环行肌排列成不完整的环，产生螺旋形结构。食管体的肌肉层厚度相等且厚度均匀，直至食管远端 3~4cm。在这里，内环肌增厚并分裂成不完整的横行肌肉扣在远端食管的小弯侧面和斜行纤维扣在大弯侧面。这些成为胃吊索纤维（图 36-2）。尽管在食管下括约肌（LES）处不存在完整的环形带，但是在这个区域重排列的环行纤维负责形成 LES 的高压区。

食管位于由脂肪、神经血管、结缔组织以及被称为外膜的弹性纤维组成的食管床上。食管周围的这层疏松结缔组织包含淋巴管和区域淋巴结、血管和神经。与胃、小肠和结肠不同，除了短短的腹段食管外，食管不具备浆膜。

淋巴管起始于上皮和基底膜下方的固有层中的内衬内皮的盲囊。使用淋巴管内皮标记物 D2-40 对食管壁进行免疫组织化学研究，可以深入了解食管壁淋巴管的解剖结构（图 36-1）[2]。固有层包含一个密集的纵行淋巴管丛。已经发现罕见的穿通淋巴管引流入在黏膜下层的外缘的稀疏周围淋巴管网。来自黏膜下丛的穿通淋巴管，通常与动脉和静脉伴行，穿透固有肌层的内环肌层。在这里，它们汇入于此区域动脉、静脉和神经伴行的周围肌内淋巴丛。通常与动脉和静脉伴行的传入淋巴管将肌内淋巴丛引流入外膜的淋巴管通道。尚未发现从固有层网络到胸导管的直接关联[2]。许多作者已经记录了不通过区域淋巴管和淋巴结的中转，从黏膜淋巴管到胸导管的直接途径的存在。然而，这些路径的确切模式和发生方式是高度可变的[3-5]。

食管的动脉供应不是专属的。它来自供应颈部、胸部和腹部其他器官的血管。通常，这些血管与食管相距一段距离，将小的节段分支发送到食管的该节段。食管血液供应有 3 个主要来源。甲状腺上下动脉供应颈部食管。上胸段和中胸段食管从支气管动脉的分支接受供血。唯一专供食管的动脉是从气管隆嵴下方的主动脉前部发出的一个或两个分支。在 1/3 的尸检样本中，未发现食管动脉[6]。这些食管动脉直接供应下胸段食管。下胸段食管和腹部食管接受来自胃左动脉，偶尔来自脾动脉的分支。来自多个来源的节段动脉供应和丰富的壁内血管丛的组合确保了良好的食管血流，并且允许食管有很大的活动度而不引起食管动脉供血不足或缺血。因为食管动脉分支从距离食管一定距离的较大动脉发出，所以经裂孔（钝性）食管切除时从食管床拔脱食管是可能的，而不需要直接结扎食管动脉供应。动脉痉挛提供足够的止血，因此，这一手术没有大出血的并发症。

上皮下食管静脉汇入大量的黏膜下静脉丛，这些静脉丛贯穿食管全长[7]。下胸段和腹腔食管与门静脉系统之间存在静脉连接。小静脉穿过固有肌层，汇入食管表面的静脉。静脉区域回流分别为颈段食管汇入甲状腺下静脉和头臂静脉，胸段食管汇入奇静脉和半奇静脉，腹段食管汇入胃左静脉和脾静脉。

副交感神经和交感神经都会影响食管。迷走神经的分支提供副交感神经纤维，这些纤维支配肌肉层的运动和黏膜下腺的分泌。颈胸交感神经链和腹腔神经丛提供促进括约肌的收缩和食管体部肌肉松弛交感神经纤维，增加蠕动和腺体活动，并引起血管收缩。这些纤维随着血液供应进入食管壁，并在其内部形成纤维和神经节。肌间神经（Auerbach）神经丛位于固有肌层的纵行肌和环行肌之间并控制这些肌肉。黏膜下层（Meissner）神经丛控制肌层黏膜和黏膜下腺。

（二）区域解剖

食管横跨下颈部，胸腔和上腹部（图 36-3）。食管的解剖学分为五部分：颈段、上胸段、中胸段、下胸段和腹段食管。颈部食管的前壁与气管膜部后面紧密接触。喉返神经走行在气管食管沟的前侧方。颈动脉鞘侧向与颈段食管相连。颈部食管的后壁位于椎体上。

胸段食管占据后纵隔并向前跨过椎体。上胸段食管位于气管的后方，并由纵隔胸膜侧向束缚。在其左下方，它被夹在右侧的奇静脉和左侧的主动脉弓之间。中胸段食管位于肺门后面，位于奇静脉和降主动脉之间。下胸段食管具有相同的外侧和后侧边界，但位于心包后面。胸导管位于奇静脉和胸主动脉之间，位于中下胸食管的右后方。在大约第四胸椎的水平处，它穿过中线成为左侧结构。

腹部食管被固定在肌肉性质的食管裂孔中。下腔静脉位于右后侧；腹主动脉位于左侧后外侧。在上方，肝脏的左侧部分覆盖食管和食管胃交界处（EGJ）。

二、食管功能

吞咽分为三个阶段：口腔、咽部和食管。吞咽的动作是自主发动的，然后是一连串无意识的肌肉活动，这些活动会推动所吞的食块离开口腔。吞咽的食管时相起始于 UES 的松弛，咽部收缩运动同时开始。食物受到咽部收缩的推动，

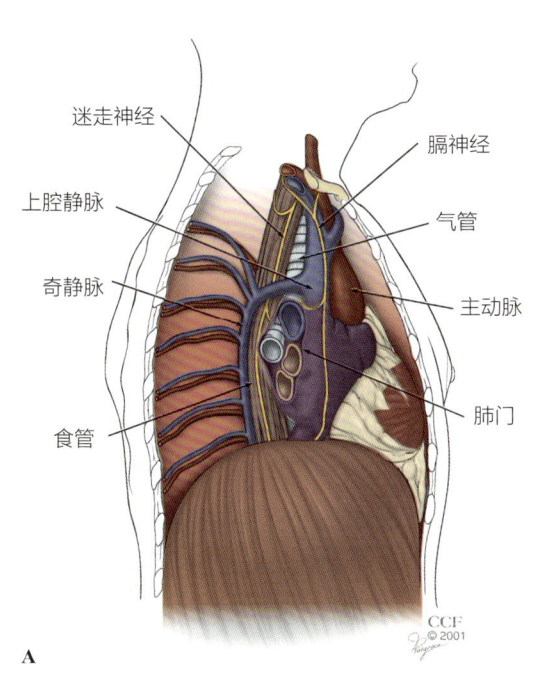
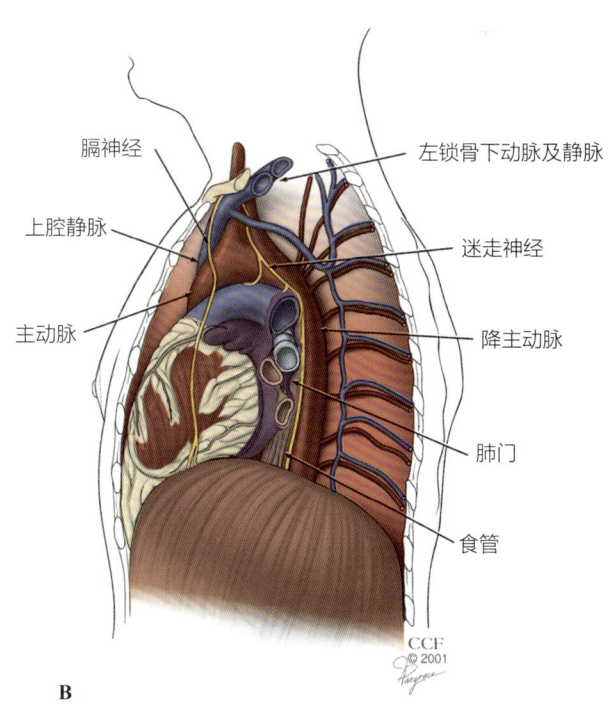

▲ 图 36-3　区域解剖
A. 右纵隔观；B. 左纵隔观

食物的穿过同时受到胸腔内负压的辅助。UES 放松的持续时间在 0.5～1s 之间。食块通过后，UES 收缩，再次达到静息压力。

在吞咽刺激后开始出现原发蠕动波，并且首先导致即刻平滑肌松弛，从而不增加腔内压力。然后，收缩前端开始在近端食管中以 7cm/s 的速度顺行传递。但是，收缩前端会逐渐降速，到远端食管中降至 2cm/s。这种降速是因为肌肉收缩的延迟期随食管下降而延长。收缩的强度随着沿食管的传递而增加。如果遇到阻碍，食管扩张会导致 UES 闭合，继发性蠕动波从阻塞部位开始并向远端传递。三级收缩是在吞咽之间自发发生的非蠕动性收缩，对食块的顺行传输无效。

LES 的静息压力超过胃内压力并防止胃内容物反流到远端食管。在咽部收缩的 2s 内，LES 松弛至接近胃内压力 7～10s。然后 LES 收缩至超过静息压力 8～12s，再恢复至静息压力。

三、食管评估

（一）病史和体格检查

最常见的与食管疾病相关的症状是胃灼热、反胃、吞咽困难和吞咽痛。其他可能与食管疾病相关的症状包括喉咙痛、声音嘶哑、咳嗽、口臭、眩晕、呃逆、误吸、喘息、胸痛、恶心、呕吐、呛咳、呕血和黑便。症状构成取决于食管疾病，本章的各个部分将对此进行了讨论。针对食管的体格检查是间接的，侧重于头颈部，胸部和腹部的发现。

框 36-1 列出了具有食管表象的全身性疾病，部分内容将在本章后面讨论。在历史和体格检查中应考虑这些潜在的隐匿性疾病。

（二）辅助检查

疑似食管疾病的患者通常会接受钡餐食管造影和（或）食管镜检查作为其初步诊断的检查。

1. 钡餐食管造影

可评估食管黏膜、轮廓和功能三个阶段的检查是最佳的[8]。在双相对比检查阶段，患者在直立位置同时摄入高密度钡剂和二氧化碳片，从而进行黏膜检查（图 36-4）。接下来，在右前斜

框 36-1	食管的系统性疾病
结缔组织疾病	扁平苔藓
硬皮病	白塞病
系统性红斑狼疮	**感染性疾病**
多发性肌炎	组织胞浆菌病
皮肌炎	结核
混合结缔组织疾病	放线菌病
雷诺病	免疫缺陷宿主
过敏性疾病	真菌：念珠菌
嗜酸性食管炎	病毒：单纯疱疹，巨细胞病毒
代谢性疾病	
淀粉样变	分枝杆菌
糖尿病	细菌：草绿色链球菌、葡萄球菌、杆菌、梅毒密螺旋体
甲状腺功能低减	
甲状腺功能亢进	原生动物
皮肤疾病	**其他疾病**
大疱性皮肤松解症	结节病
寻常天疱疮	克罗恩病
类天疱疮	
多形性红斑	

（RAO）位置评估食管功能，在 20～30s 期间单次吞下低密度钡（图 36-5）。检查过程被录像。在这个阶段试图引起反流的价值是值得怀疑的，因为 20% 的正常人有放射学的反流[9]。钡片或钡涂层的棉花糖或固体可能会发现液体钡研究无法观察到的异常。最后阶段，即全显影技术，通过患者处于半俯卧右前斜位并摄入低密度钡进行。通过多次快速吞咽使食管全长完全扩张并充满钡剂。这可以优化远端食管的成像，并且可以显示出小的裂孔疝、细微的狭窄或远端环（图 36-6）。食管排空后，食管壁上覆盖的剩余钡剂提供黏膜皱襞像，这项检查现在已经很少使用了。

定时钡食管造影是食管排空的简单测试（图 36-7）。患者摄入预定量的钡剂（通常是 250ml）后，以 1min、2min 和 5min 的间隔进行点拍照，如果需要，还可以在摄入钡后 10min 和 20min 进行点拍照。这样可以简单地量化食管排空，并且对评估动力障碍和治疗结果都很有用[10, 11]。

2. 食管镜检查

食管镜检查用于直视下评估黏膜和结构性食管异常。对上皮异常的活检是构成完整软性纤维食管镜检查的一个部分，包括食管炎、黏膜结

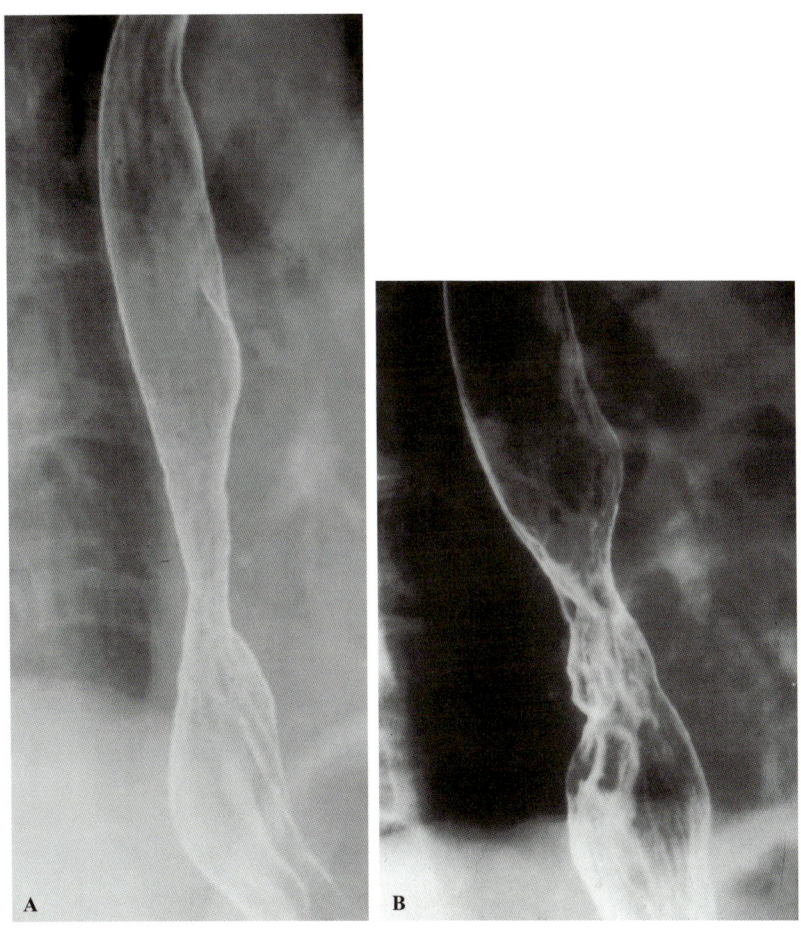

▲ 图 36-4 钡餐食道造影：黏膜

双对照相钡餐食道造影提供黏膜显影。A. 患有食管裂孔疝和消化性狭窄的患者；未见明显溃疡；B. 食管柱状上皮内衬、远端消化性狭窄、溃疡及结节形成的患者

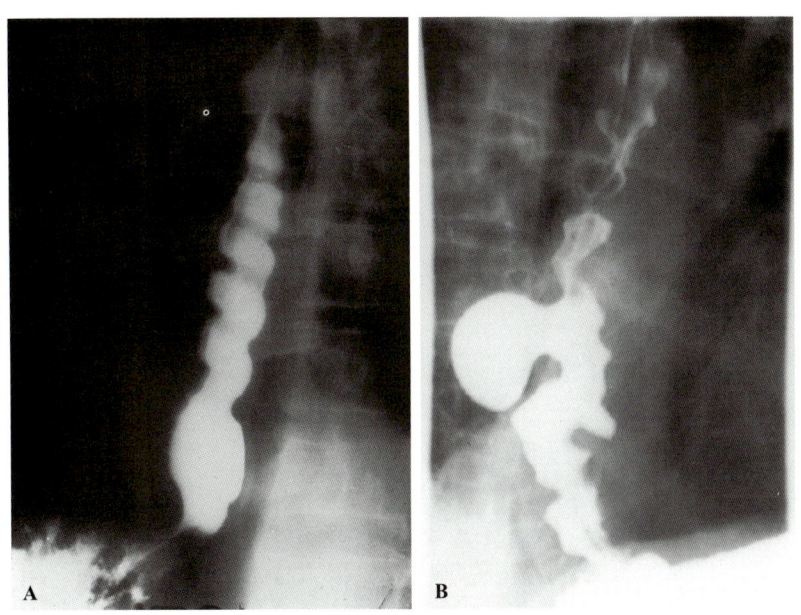

▲ 图 36-5 钡餐食管造影：功能

每20～30s单次吞咽造影剂，右前斜半俯卧位显像评估食管功能。A. 弥漫性食管痉挛患者（螺旋形食管）；B. 运动异常及食管中段憩室的患者

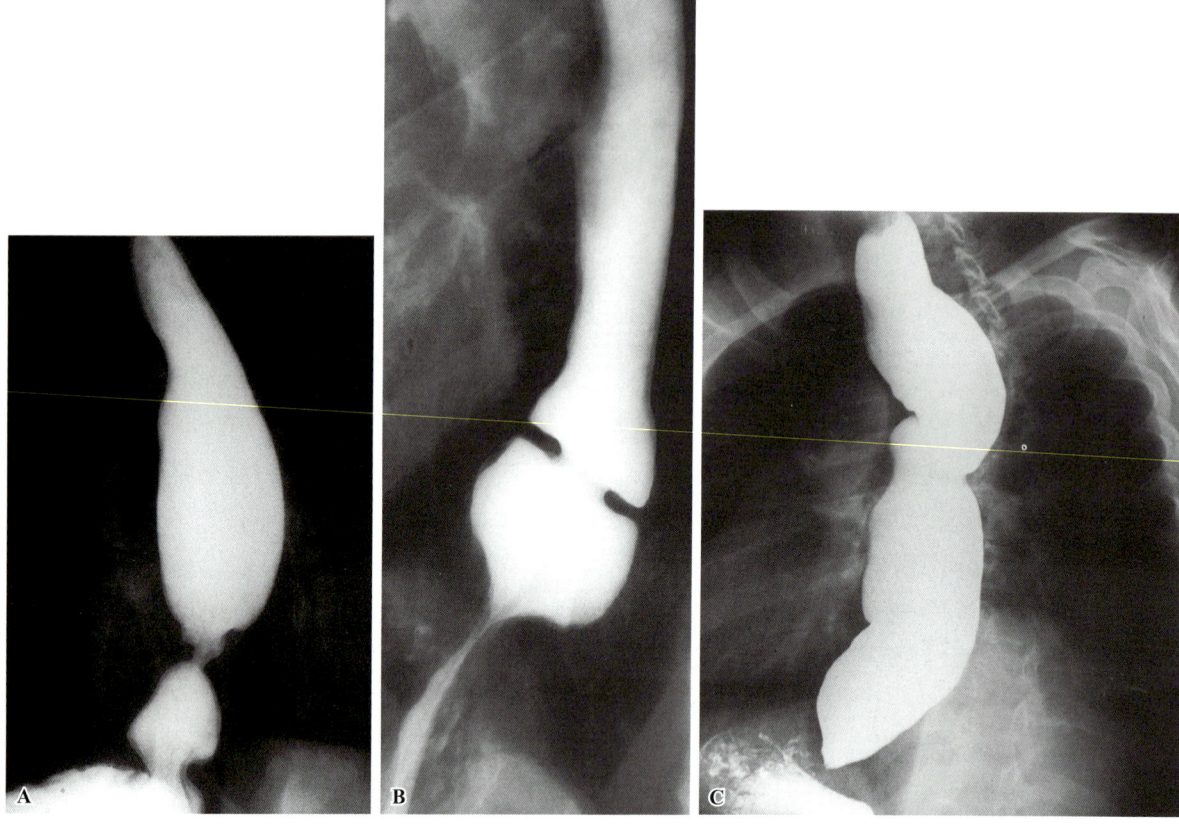

▲ 图 36-6 钡餐食管造影：轮廓

全柱状期使食管完全扩张并充满造影剂，以提供对食管轮廓的检查。A. 消化性狭窄引起的食管梗阻以及相关的无法还纳的食管裂孔疝；B. Schatzki 环的患者；C. 贲门失弛缓的患者

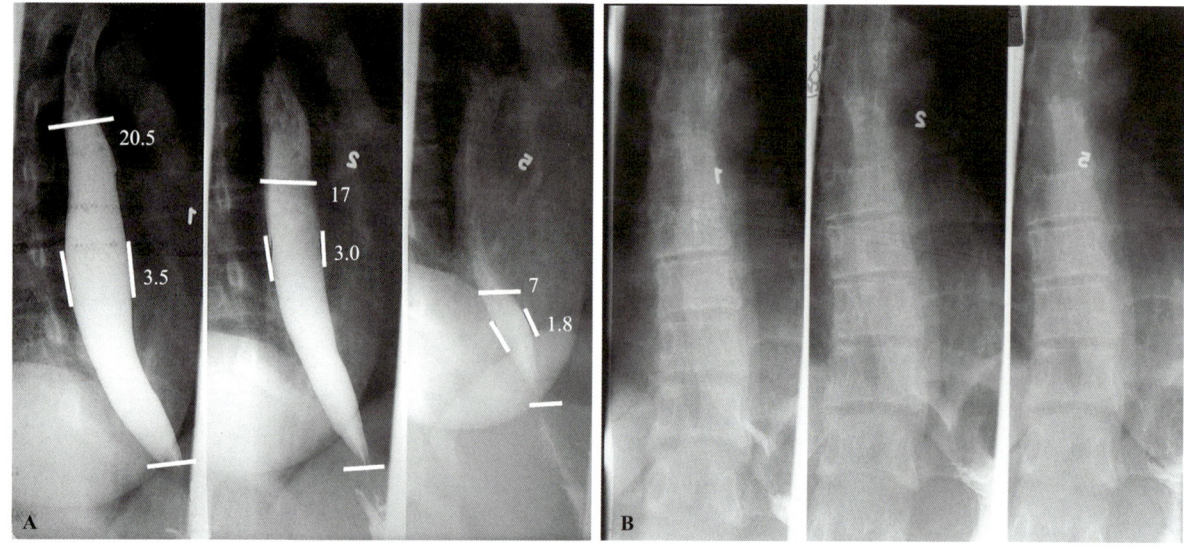

▲ 图 36-7 定时钡餐食管造影

A.Heller 肌层切开术之前，要求的 250ml 钡剂，患者只能摄入 70ml；分别在摄入后的第 1、第 2 和第 5min 测量食管柱的高和宽；B.Heller 肌层切开术后，摄入 70ml 钡剂，在第 1、第 2 和第 5min 食管中只留下微量的钡剂

节、柱状细胞节段和狭窄。然而，活检仅限于黏膜。可以通过外部压迫或上皮移位作为间接证据了解食管壁深层异常或食管外病变。内镜下切除，包括黏膜切除术（EMR）或黏膜下剥离术（ESD），作为可替代手术切除的内镜治疗，可用于诊断和治疗某些食管病变。在良性食管疾病中，内镜下切除术最常用于评估 Barrett 食管患者的病变[12]。

3. 食管测压

以下情况可作为食管测压的指征：①用于诊断已排除梗阻和嗜酸性食管炎所致的吞咽困难；②放置腔内装置如 pH 探针；③在抗反流手术前。

抗反流手术后或治疗贲门失弛缓后的吞咽困难也可作为指征[13]。高分辨率测压法（HRM）是传统低分辨率测压法的一项重大进步，它将压力传感器的数量从 5 个增加到 36 个，将传感器之间的距离从 5cm 降至 1cm，还包括咽部和近端胃部的传感器（图 36-8）。精细的计算机算法可在这些传感器之间进行运算，从而可以连续，无缝地评估从咽到胃的管腔内食管压力。在食管位置（y 轴）对时间（x 轴）的图上显示腔内压力色谱从而做出吞咽压力图谱（图 36-9）。通过消除 LES 穿通效应，导管放置更容易，检查持续时间明显缩短。由于这些特性，该技术已广泛应用于临床实践中。

HRM 通过补偿 LES 随吞咽的运动来准确测量 LES 松弛。HRM 还能测定吞咽刺激到食管收缩的潜伏期，以评估过早收缩，以及多个平滑肌收缩参数（顺行蠕动，振幅，食块内压）。这些和其他图谱参数如图 36-9 所示。表 36-1 列出了基于这些图谱参数建立的芝加哥食管动力障碍疾病分类标准，并得到了国际专家小组的认可[14]。针对 HRM 更详细的讨论 [例如，对食管胃连接部位结形态的详细评估，可以将 LES 和隔膜区分开（用于检测食管裂孔疝等）]，相关的其他指标，以及其在腹腔镜胃束带手术中的应用将在其他章节讨论[14-16]。持续累积 HRM 的经验，特别是预后数据将使未来的分类方案得以改进。

4. 阻抗测压

传统的阻抗测压导管会在低分辨率测压导管的四个食管测压部每一处增加一个阻抗对（图 36-8）。该导管通过对比食块通过与同时产生的食管蠕动和收缩振幅进行比较，并称为食管功能检查（图 36-10）[17]。在一个单中心 350 例患者的研究中，所有贲门失弛缓症和硬皮病患者都存在食块通过异常；而超过 95% 的测压正常的、胡桃夹子食管和 LES 功能障碍（高或低）的患者食块通过正常[18]。最近，一个同时具有高分辨率测压（36 个位点，相距 1cm）和高分辨率阻抗（18 阻抗对）的导管被开发出来，用于改善目前的低分辨率食管功能测试导管。由于这种新开发的导管能够将蠕动完整性异常与食块排空失调除相关联，基于此提出了弱蠕动的分类。

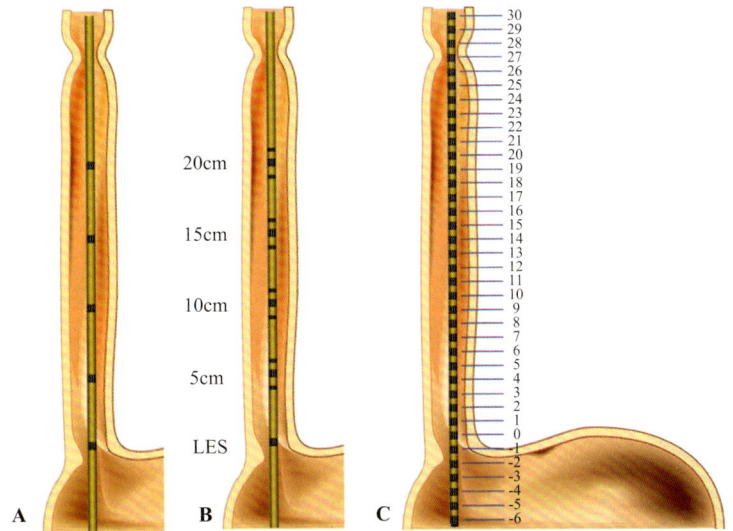

◀ 图 36-8 测压导管类型
A. 传统的分辨率测压导管有 5 处测压点，分别在下段食道括约肌（LES）以及其上方 5、10、15、20cm 的位置；B. 阻抗测压在低分辨率测压导管上有 4 对阻抗对在相应的食道测压部位；C. 高分辨率测压导管从咽到胃每隔 1cm 一个测压点，共有 36 个

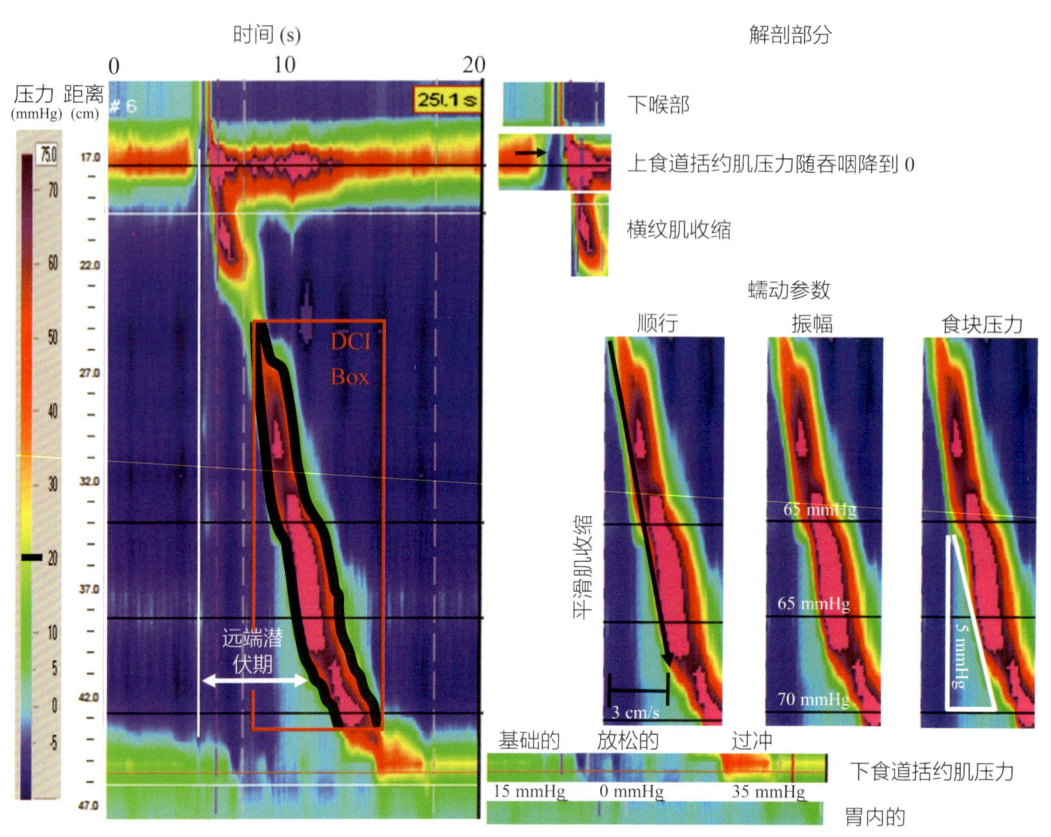

▲ 图 36-9　来自间隔 1cm 的 36 个测压点的高分辨率测压图谱

该图的左侧显示了几个图谱度量标准。远端潜伏期（白箭）是从吞咽开始（垂直白线）到蠕动减速（5s；正常，>4.5s）的持续时间。收缩活力 [DCI（远端收缩积分）框] 是平均压力（mmHg）× 持续时间（s）× 高度（cm）[2650；正常，450～5000mmHg/（s.cm）]。20mmHg 的等压线轮（黑色曲线）显示没有大的（>5cm）或小的（2～5cm）波形缺陷。该图的右侧将追踪从咽到胃的分成解剖节段。咽部是 16～18cm，吞咽 5ml 后食管括约肌（UES）（18～20cm）松弛，咽部收缩（黑色箭）发生，UES 压力从 50mmHg 降至 0mmHg。横纹肌收缩波在 UES 恢复时开始，并从 21cm 前进到 24cm，较低压力的过渡区（24～26cm）从此处开始。平滑肌蠕动收缩波从 26cm 延伸到 44cm，是顺行的（3cm/s；正常，<9）、正常幅度（50～75mmHg；正常，<180）、持续时间和内部压力。食管下括约肌（LES）从 44cm 延伸到 47cm，吞咽发生后开始松弛，压力从 15mmHg 到接近 0 点后松弛，然后超过 30mmHg

5. 常规和无线动态 pH 监测

动态 pH 监测可检测并量化酸性胃食管反流。由于此检查通常应在没有抑酸药物的情况下进行，因此质子泵抑制药（PPI）应停用 1 周，H_2 受体阻断药停用 24h，抗酸药停用 8h。传统的经鼻监测要进行 24h，将薄的 pH 导管放置在 LES 上方 5cm 处，通过测压法定位。指示患者这一天的活动和进食照常。由于症状相关性是该检查的重要组成部分，因此指示患者出现症状时，按下症状按钮。

选择一次 pH 小于 4 来定义为一次胃酸反流发作。24hpH 监测的正常参数定义详见表 36-2。总体胃酸暴露时间，以研究时间的百分比表示，是正常值和异常值之间的最佳鉴别[20]。综合评分，例如 DeMeester 评分和频率持续时间指数，在鉴别异常反流时并不比简单的测量参数更好。症状指数将症状与反流事件联系起来，通过反流症状发作次数除以总症状发作次数乘以 100% 来计算；50% 是最佳阈值[21]。

无线 pH 监测是最近的技术进步。Bravo 输送系统将一个尺寸为 6×5.5×25mm 的胶囊"固定"到距离鳞状柱状交界处上方 6cm 处的食管，通过内镜检查确定。不需要测定压力。改善患者耐受性使得患者活动度增加并改善了进食量；此外，将传统监测延长至 48h（图 36-11）[22]。与鼻腔监测相比，无线 pH 监测具有更高的诊断率，

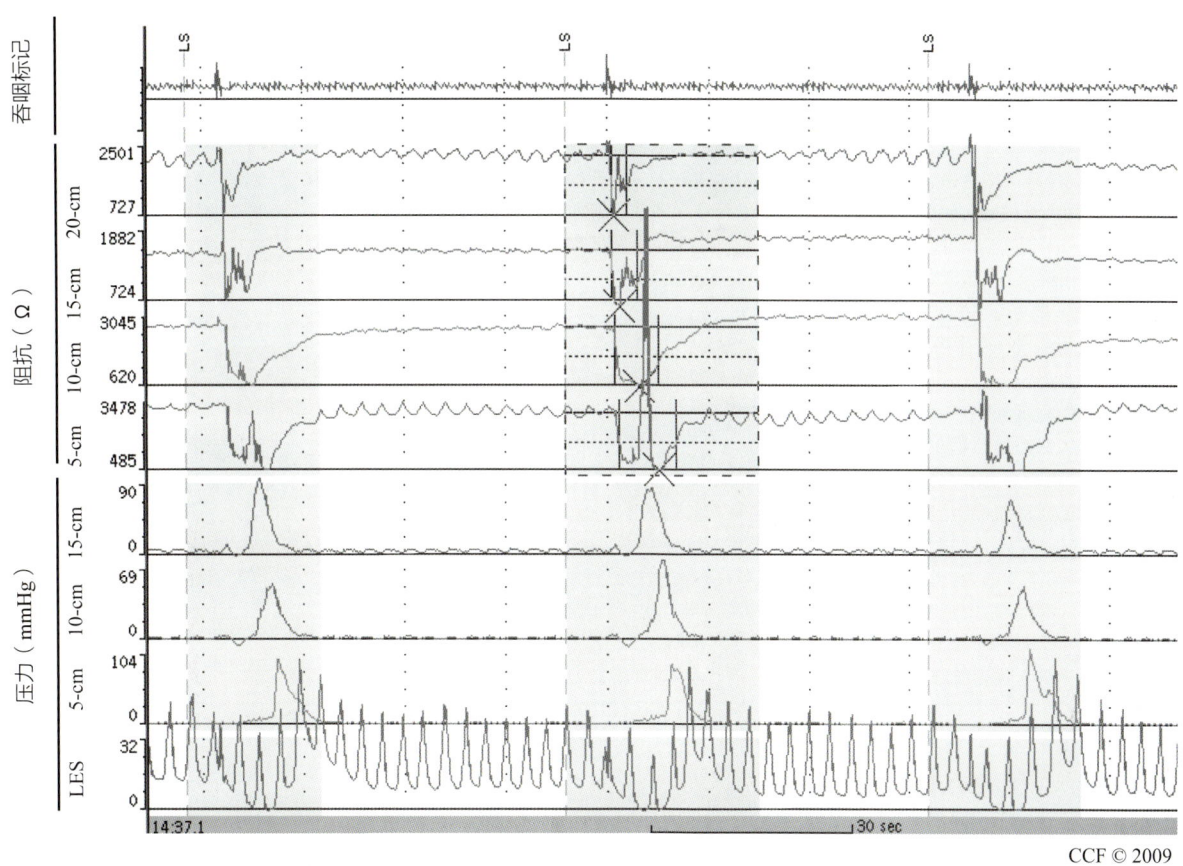

▲ 图 36-10　同时阻抗和测压显示在三次 5ml 盐水吞咽之后的正常吞咽团块的运输

随着阻抗的减小，吞咽团块推注进入发生在四个阻抗位置中的每一处（参见第二次吞咽中的第一垂直线）。四个部位阻抗的顺行减少表明正常的吞咽团块通过食道前进。吞咽团块维持低阻抗值之后，由于在相同水平同时进行食道收缩，引起吞咽团块的排空（参见第二次吞咽中的第二垂直线）使得每一处的阻抗向基线升高。四个阻抗位点的顺行增加表明吞咽团块从食管正常排空。可见正常的食管下括约肌（LES）松弛和过冲

因为无线 pH 监测对异常胃酸暴露以及阳性症状 – 反流关系的灵敏度更高[23]。无线 pH 监测的缺点包括成本高、偶尔过早脱离，并且在不到 2% 的病例中出现剧烈疼痛，需要内镜将装置移除。与鼻腔 pH 监测相似，无线 pH 监测无法检测到非酸性反流。

6. 阻抗 – pH 监测

当离子流体穿过电极对时，电流的阻抗会减小。在 pH 监测导管的多个位置放置阻抗对可以检测整个食管中的逆行流体流动，如果 pH < 4 则为酸性反流，或者如果 pH > 4 则为非酸性反流[24]。专家小组得出结论，阻抗 –pH 监测对于非 PPI 治疗的患者是检测患者所有反流发作的最佳方法，因此是胃食管反流病（GERD）患者症状关联的最佳检测方法。该试验具有局限性，例如必须要用鼻导管，以及食管炎或 Barrett 食管的患者检测基线低使得结果解读变得困难。此外，目前可用于自动检测反流发作的软件很敏感，但是并不特异，此时建议进行手动检测。

对于使用 PPI 治疗但仍怀疑食管和（或）食管外反流症状持续存在时，仍采用阻抗 –pH 监测（图 36-12）。症状指数阳性的小综病例组经胃底折叠术治疗显示出良好的结果。然而，我们认为对于阻抗 –pH 监测还需要进行多中心长期随访的对照研究，以确定这种监测对于仅存在症状相关却发现非酸性反流的患者中的作用。

7. 食管内镜超声检查

食管内镜超声（EUS）能够区分食管壁和食管周围组织，这是通过常规纤维食管不能获得的。它是评估食管壁异常和诊断非黏膜食管肿瘤

表 36-1 食管动力疾病芝加哥分类标准

诊断标准
贲门失弛缓症
• Ⅰ型贲门失弛缓症 – 平均 IRP ≥ 15mmHg，100% 蠕动失败
• Ⅱ型贲门失弛缓症 – 平均 IRP ≥ 15mmHg，蠕动缺失，全食管加压 ≥ 20%
• Ⅲ型贲门失弛缓症 – 平均 IRP ≥ 15mmHg，蠕动缺失，痉挛性收缩 ≥ 20% 吞咽
• EGJ 流出阻塞 – 平均 IRP ≥ 15mmHg，某些正常或弱蠕动
运动障碍（定义为在正常人群无法看到的模式）
• 远端食管痉挛 – 正常平均 IRP，≥ 20% 过早收缩（DL ＜ 4.5s）
• 手提钻食管 – 至少一个吞咽 DCI ＞ 8000，伴有单次或多次收缩
• 蠕动缺失 – 正常平均 IRP，100% 吞咽失败的蠕动
蠕动异常（由超过正常的统计限制定义）
• 蠕动力弱：
– 大的蠕动缺陷 – 平均 IRP ＜ 15mmHg 并且 ＞ 20% 的吞咽，在 20mm 等压线中断裂 ＞ 5cm
– 小的蠕动缺陷 – 平均 IRP ＜ 15mmHg 并且 ＞ 30% 的吞咽，在 20mm 等压线中断裂为 2～5cm
• 频繁失败的蠕动 – ＞ 30%，但 ＜ 100% 的吞咽伴有蠕动失败
• 伴有正常潜伏期的快速收缩 – 快速收缩 ＞ 20% 吞咽，DL ＞ 4.5s
• 高压性蠕动 – 平均 DCI ＞ 5000，但缺乏超收缩（手提钻）标准（也称为胡桃夹子）
正常（未达到上述任何诊断标准）

DCI. 远端收缩积分；DL. 远端潜伏期；EGJ. 食管胃交界处；IRP. 综合放松压力；LES. 下食管括约肌；IRP.LES 窗口 4s 内最低平均压力

引自 Bredenoord A, Fox M, et al: Chicago classification criteria of esophageal motility disorders defined in HRM esophageal pressure topography. Neurogastroenterol Motil 24（Suppl 1）: 57–65, 2012

表 36-2 24h pH 监测正常远端数值

参数	Johnson[313] 95 百分位数	Richter[314] 95 百分位数	Jamieson[315] 平均	Jamieson[315] 百分比
总时间（%）	4.45	5.78	4.5	95
直立时间（%）	8.42	8.15	7.1	93
平躺时间（%）	3.45	3.45	1.5	86
发作次数	47	46	56	98
大于 5min 的次数	3	4	3	94
最长发作时间（分）	19.8	18.5	12	84
复合评分	14.7	—	16.7	96

必不可少的。超声内镜用 5～12MHz 的超声波扫描食管壁。对于食管狭窄导致常规超声设备无法通过的情况，可以通过柔性内镜的活检通道伸入探针对狭窄部位进行评估。食管和食管周围组织可被分为 5 个不同回声的交替层（图 36-13）。该检查还提供了食管周围结构的图像，包括区域淋巴结；肿物的起源层次和超声特征对于诊断良性食管肿瘤至关重要；还可以研究食期周围肿块和区域淋巴结。EUS 引导下细针穿刺（FNA）提供食管肿瘤、食管周围肿瘤和区域淋巴结的细胞学和病理学评估。

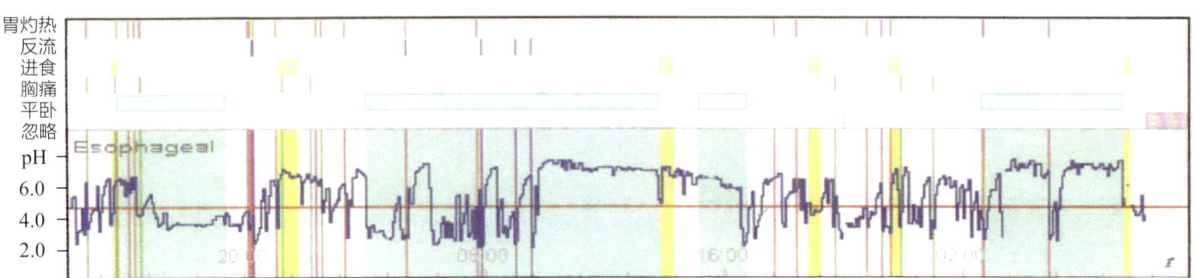

反流表 – 酸反流分析 – 第一天	总数	（正常）	直立	（正常）	平卧	（正常）
pH＜4 的时间比例（%）	33.0	5.5	20.9	8.2	38.8	3.0
反流次数	104		49		55	
长反流（＞5min）次数	14		3		11	
长反流时长（min）	111		39		111	
pH＜4 时长（min）	474		98		375	

反流表 – 酸反流分析 – 第二天	总数	（正常）	直立	（正常）	平卧	（正常）
pH＜4 的时间比例（%）	141	5.5	18.6	8.2	7.3	3.0
反流次数	100		87		13	
长反流（＞5min）次数	8		6		2	
长反流时长（min）	29		29		8	
pH＜4 时长（min）	178		140		37	

症状指数（SI）表格 – 总	总数	（异常）
胃灼热	57.1	＞50%
胸痛	50.0	
反流	100	
咳嗽	n/a	

▲ 图 36-11　对怀疑胃食管反流疾病（GERD）的无症状患者行 48hBravo pH 监测的例子；显示重度（第一天）和中度（第二天）双相酸暴露，以及每次胃灼热和反酸的阳性症状指数（50%）

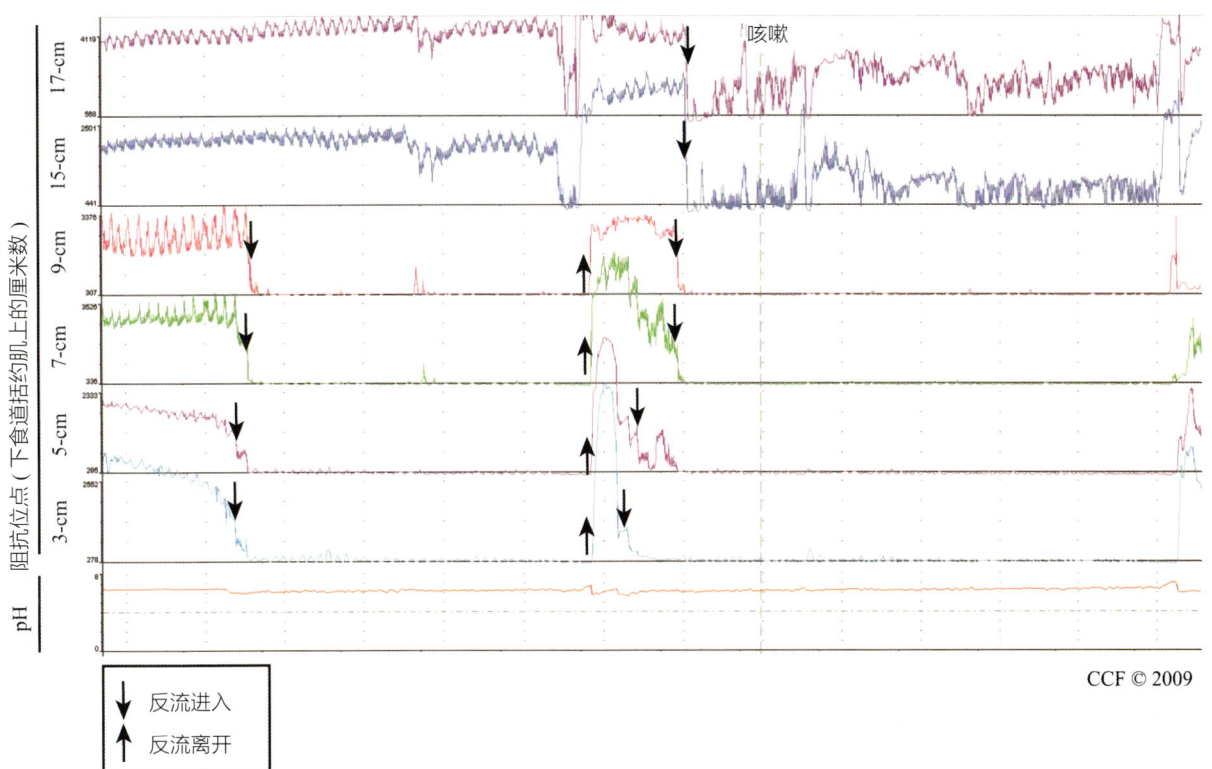

▲ 图 36-12　同时阻抗和 pH 监测显示接受抑酸治疗的患者有两次非酸性液体反流事件。第一个显示逆行液体反流到食管下括约肌（LES）上方 9cm（向下箭），随后所有部位在 2min 后清除（向上箭）。第二个显示逆行液体回流到食管最近端部位，40s 后出现咳嗽

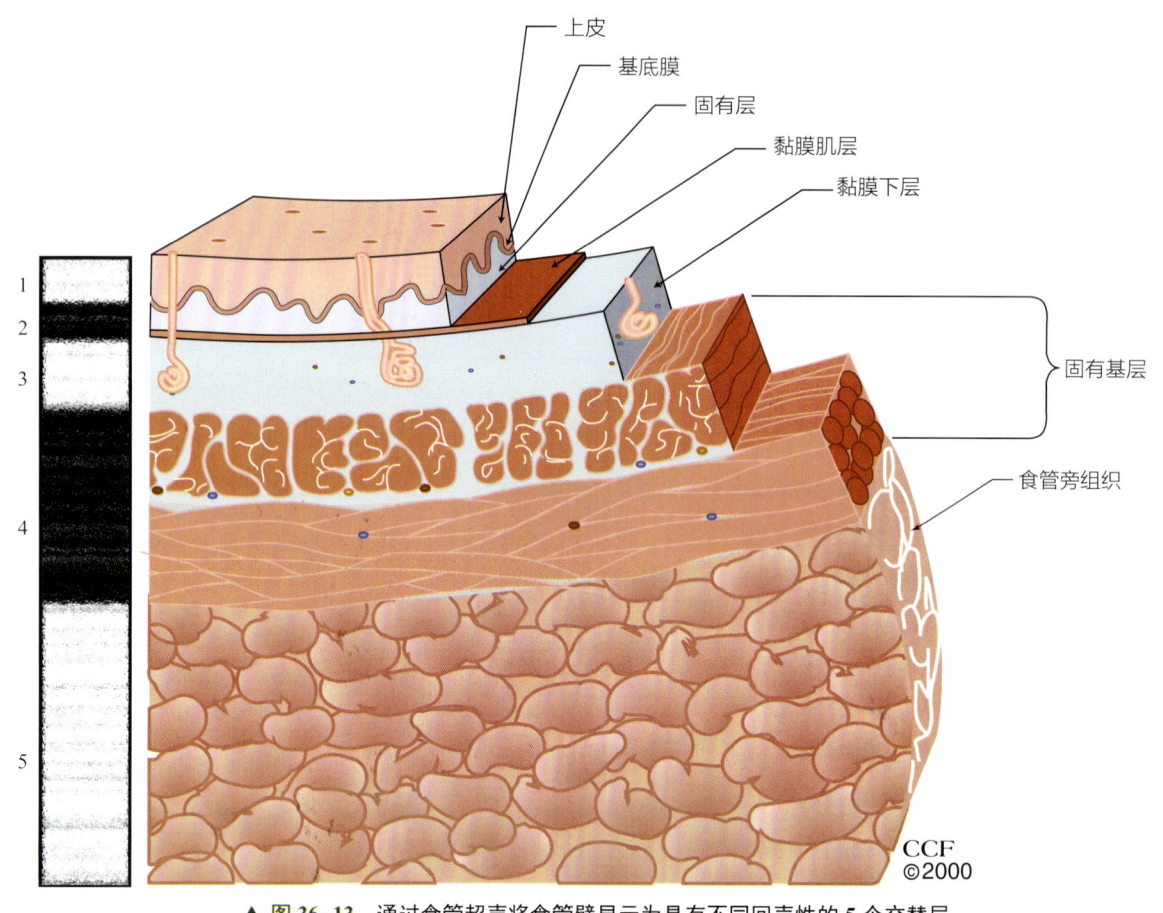

▲ 图 36-13 通过食管超声将食管壁显示为具有不同回声性的 5 个交替层

第一（内）层是高回声（白色），代表浅表黏膜（上皮和固有层）。第二层是低回声（黑色）并且代表深黏膜（黏膜肌层）。第三层是高回声的并代表黏膜下层。第四层是低回声，代表固有肌层。第五层是高回声的并代表食管旁组织。超声层的厚度不等于解剖层的实际厚度

四、良性食管疾病及其治疗

（一）食管裂孔疝

腹腔内容物通过食管裂孔疝出是常见的。通过手法刺激增加腹腹腔内压力，55% 接受钡餐检查的患者发现胃部疝入到胸部[28]。症状继发于反流、嵌顿或疝内容器官绞窄，或压迫胸腔内结构。有 4 种类型的裂孔疝，每种都有自己的症状表现。Ⅰ型或滑动裂孔疝是最常见的（图 36-6A 和 36-14）。由于膈 - 食管韧带变薄并伸长，EGJ 疝入后纵隔。此类疝不会造成嵌顿。大多数Ⅰ型食管裂孔疝患者无症状。如果出现症状，则与胃食管反流疾病（GERD）有关。Ⅱ型或滚动式食管裂孔疝是不常见的（图 36-15）。它们是由于膈 - 食管韧带的缺陷或孤立的薄弱点造成，当 EGJ 保持锚定在腹部时，一部分胃通过裂孔。由于胃由裂孔疝出并存留在胸腔内，会引起的胃阻塞、绞窄、贫血，以及不太常见的呼吸短促和心律失常等症状。Ⅲ型或混合型食管裂孔疝是第二常见的类型（图 36-16）。患者可能出现反流，Ⅱ型食管裂孔疝的症状，或两者兼而有之。由于Ⅲ型食管裂孔疝的体积增加，可能出现气管轴向扭转，并存在绞窄的可能性。在许多患者中，这些疝可能是由Ⅰ型进展而来[29]。Ⅳ型食管裂孔疝包含胃和其他腹腔内容物，如结肠、脾脏、小肠和胰腺（图 36-17）。术语食管旁疝有时用于描述任何Ⅱ型、Ⅲ型或Ⅳ型食管裂孔疝。

有症状的裂孔疝应该修补。无症状Ⅱ型和Ⅲ型疝的修补存在争议。在所有患者中，绞窄和胃坏死的可能是食管疝修补的首要原因，特别是因

第一部分 胸部手术
第 36 章 食管良性疾病的外科治疗

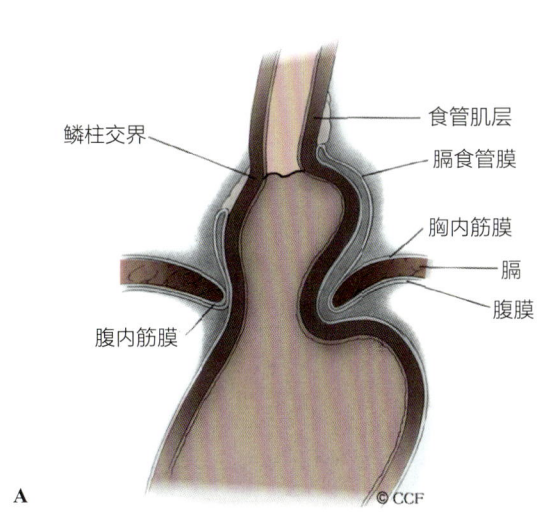
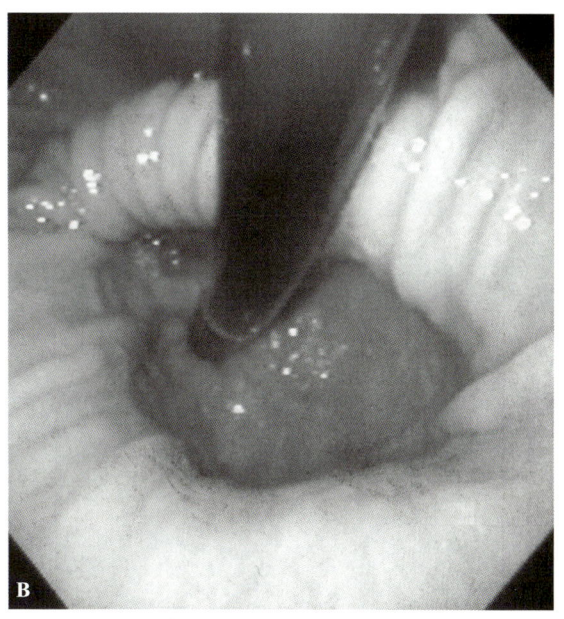

▲ 图 36-14 Ⅰ型食管裂孔疝
A. 示意图；B. 食管镜下从腹腔内胃一侧反向观。膈肌受压并且可见胸腔内的胃

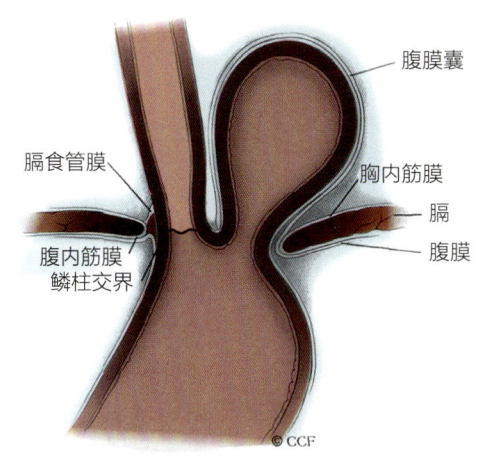

▲ 图 36-15 Ⅱ型食管裂孔疝

为这种并发症最初报告的死亡率为 50%[30]。然而，没有前驱症状就发生的绞窄并不常见；因此，这是一种过高的估计，对无症状患者的仔细随访比针对所有患者都进行修补的更可行方法。

修补遵循胃食管反流疾病（GERD）手术治疗的原则。是否加做胃底折叠术是有争议的，但如果存在有症状的胃食管反流疾病（GERD），则加做的指征明确。据报道，腹腔镜修补术具有更早和更高的失败率[31]。Meta 分析显示，在各种各样的随访中这个比率为 25%[32]。如此高的失败

率促使各种类型的网状补片应用于腹腔镜下的裂孔重建。据报道网状补片可以减少术后 6 个月的复发率但不是术后 5 年的复发率，这些早期发现的临床意义[35]和长期耐久性[36, 37]都存在问题。在大多数患者中，不需要加做胃造口术或胃固定术。与胃食管反流疾病（GERD）患者相比，Ⅲ型食管裂孔疝患者年龄较大且并发症较多。调整这些因素表明，Ⅲ型疝患者术后病程中的肺部、血栓栓塞和出血并发症发生率高于Ⅰ型食管裂孔疝[38]。

（二）胃食管反流疾病

胃食管反流疾病（GERD）在蒙特利尔共识会议上被定义为"由胃内容物反流导致棘手的症状和（或）并发症发展而来的病症"[39]。诊断是通过症状表现、内镜下的客观检查、动态反流监测和抗反流治疗的反应等综合判断得出。

胃食管反流疾病（GERD）的典型症状是胃灼热、反酸和吞咽困难。怀疑由胃食管反流疾病（GERD）引起的非心源性胸痛患者在开始胃肠道评估之前应排除心脏病因。胃食管反流疾病（GERD）是潜在辅助因素的食管外症状/疾病有哮喘、慢性咳嗽和喉炎，但反流性喉炎不应

547

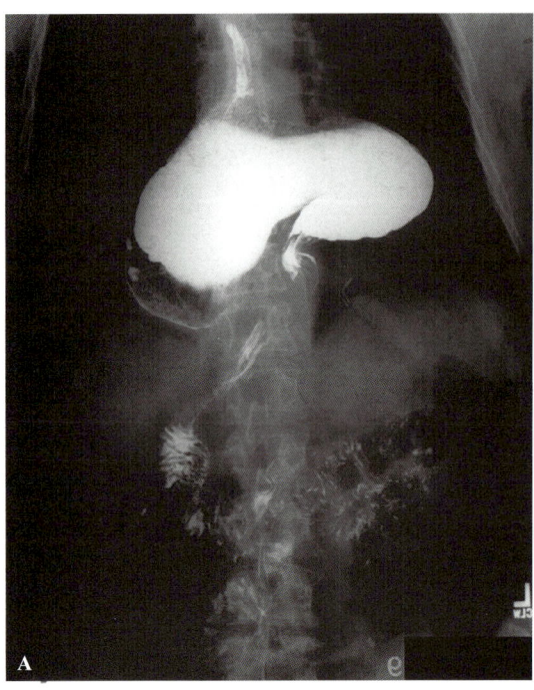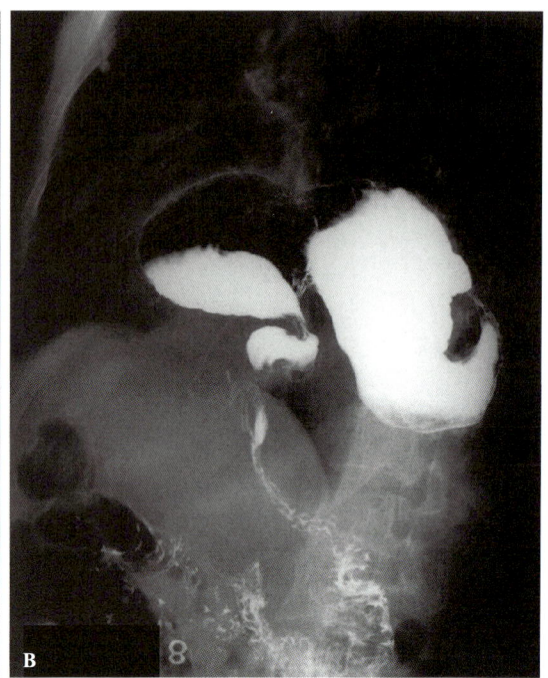

▲ 图 36-16　Ⅲ型食管裂孔疝
钡餐食管造影显示一个Ⅲ型食管裂孔疝伴器官轴位旋转。A. 后前位；B. 侧位

仅根据喉镜检查结果诊断[40]。其他非典型症状 / 疾病（肺纤维化、咽炎、中耳炎和鼻窦炎）通常被认为与反流有相关性，并被提议建立关联，但现有的数据不足以确定因果关系[39]。重要的是，腹痛，胀气和腹胀不应被误解为胃食管反流疾病（GERD）症状。

复杂的胃食管反流疾病（GERD）包括反流性食管炎、食管狭窄和 Barrett 食管。黏膜对酸的反应可能产生肠上皮化生（Barrett 食管），并且对黏膜下层和固有肌层的损伤可导致短食管（图 36-4 和图 36-6A）。Barrett 上皮中发生的消化性狭窄和高度异型增生或黏膜内癌是胃食管反流疾病（GERD）最令人担忧的并发症。

LES 和膈肌裂孔机制是抗反流屏障的主要组成部分[41, 42]。在 50%～90% 的胃食管反流疾病（GERD）患者中可见裂孔疝[43-46]。但是，反流事件最常见的是短暂 LES 松弛的结果，尽管低基础 LES 也在反流发生中起重要作用[47]。蠕动功能障碍和胃排空延迟导致的胃酸清除不足也导致某些患者处于长时间胃酸暴露中。

胃食管反流疾病（GERD）的主要治疗方法是药物控制。随机研究并未显示手术治疗比药物治疗具有优越性[48-50]。建议超重者减轻体重，有平卧症状者把床头抬高，以及其他针对个体量身定制的生活方式的改变[51]。8 周 PPI 疗程是缓解症状和使糜烂性食管炎愈合的首选疗法。PPI 可以治愈超过 90% 的食管炎患者。维持 PPI 治疗适用于 PPI 停止后持续出现症状的胃食管反流疾病（GERD）患者，以及合并有 Barrett 食管和糜烂性食管炎等并发症患者[42]，因为大多数洛杉矶（LA）分级 B～C 级别的食管炎在 6 个月内复发[52]。没有足够的证据建议支持或反对腔内抗反流手术[51]及经口无切口胃底折叠术成为药物治疗或传统手术治疗的替代方案[40]。但是，对经选择的患者使用 LINX 管理系统进行括约肌增强是很有前途的，大家都在热切地期待着更多数据结果[53, 54]。

非典型症状 / 疾病对 PPI 的疗效反应难以预期，特别是在没有典型症状的情况下。具有食管外症状的患者，并同时伴随典型的症状、中等大小的食管裂孔疝和 pH 测试显示中度反流的，可能对酸抑治疗有更好的疗效反应。PPI 治疗失败患者通常具有除胃食管反流疾病（GERD）以外的其他原因。越来越多盲目地将胃食管反流疾病

第一部分　胸部手术
第36章　食管良性疾病的外科治疗

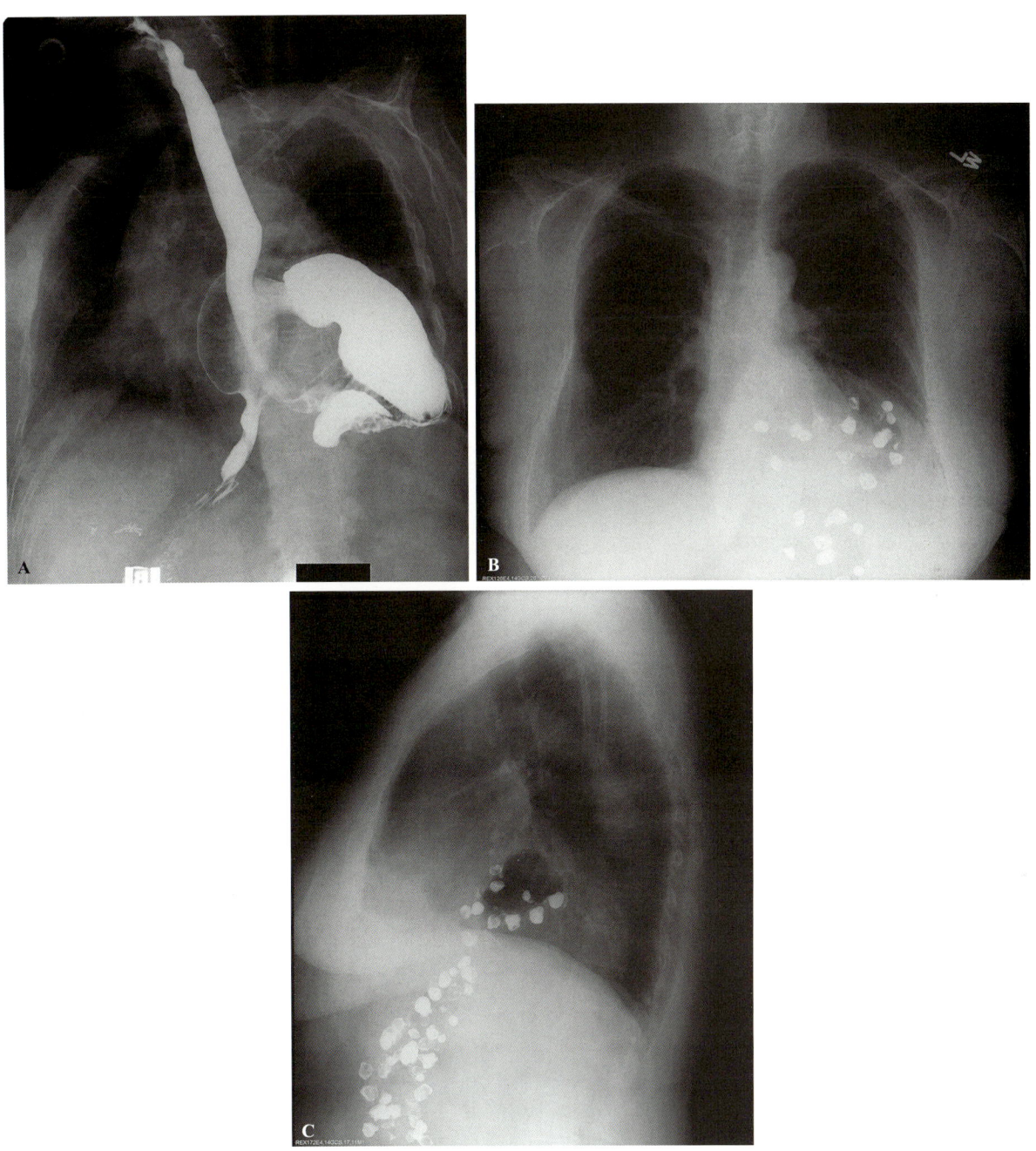

▲ 图 36-17　Ⅳ型食管裂孔疝
A. 钡餐食管造影显示伴有器官周围旋转的Ⅲ型食管裂孔疝，3d 后，在术前胸部 X 线片显示钡剂残留在结肠憩室；B. 后前位；C. 侧位。因此这是一个Ⅳ型食管裂孔疝

（GERD）控诉为食管外综合征的致病原因，以及缺乏准确的确诊诊断试验，导致针对这些疾病广泛的过度诊断和过度治疗。

胃食管反流疾病（GERD）的外科治疗对于长期接受治疗的胃食管反流疾病（GERD）患者是一种选择。对于依从性差，经历了药物治疗副作用或有药物治疗难以治疗的食管炎患者，应考虑这种方法[40]。除了高度选择的患者外，手术治疗通常不推荐给对 PPI 治疗无反应的患者[40]，特别是那些持续的和严重的"体积反流"的患者。

建议进行以下术前胃食管反流疾病（GERD）评估。第一，应进行内镜检查以评估是否存在食管炎、Barrett 黏膜、狭窄、食管裂孔疝和其他上消化道疾病，如溃疡病；第二，应进行测压以定位和测量 LES，排除其他诊断，如食管痉挛，并评估蠕动情况；第三，应该进行非治疗下的动态 pH 监测以确认 LA 级 C-D 侵蚀性食管炎或 Barrett 食管的患者中是否存在胃酸暴露过多。对 PPI 治疗有反应的典型症状以及通过 pH 监测确认存在异常胃酸暴露是胃食管反流疾病（GERD）手术治疗成功的可靠预测因子[56, 57]。我们通常也做食管钡餐造影来评估食管和 EGJ 的解剖、黏膜变化和食管功能。在疑似胃排空异常的患者中，需要进行核医学胃排空试验。

对于持续不典型症状/障碍的患者，手术治疗不太可能有效。最近的指南建议，对抗酸治疗优化使用 PPI 药物无反应的患者，一般不应通过手术治疗他们胃食管反流疾病（GERD）的食管外症状[40]。相反，应该探寻他们的非胃食管反流疾病（GERD）原因。虽然小型病例系列研究显示出抗反流手术对部分患者效果良好，这部分患者使用 PPI 治疗出现持续性咳嗽，并且通过阻抗-pH 监测显示咳嗽和非酸性反流的症状指数阳性[58]，但需要进行长期对照研究来验证这种方法[59]。

对于复杂的胃食管反流疾病（GERD）首先应采用积极的药物治疗，然而，消化性食管狭窄和慢性 Barrett 溃疡可能需要手术治疗。柱状细胞内皮的食管本身并不是手术的指征。然而，Barrett 食管患者应进行内镜监测以发现异常增生[60]。手术是否可以逆转柱状上皮化的变化，这一点值得商榷。部分患者柱状上皮化被逆转，虽然引人注意，但并不是胃食管反流疾病（GERD）手术矫正的有力论据。因此，预防或阻止柱状细胞内皮的食管恶变并不是手术的指征。即使He有柱状细胞内皮食管的患者进行抗反流手术，内镜监测的必要性也不会被消除。因此，尽管具有柱状细胞内皮食管的患者们生理障碍最多，疝最大，并且裂孔破裂的机制最多，但他们的手术指征仍然与鳞状细胞内皮食管相同[62]。

抗反流手术的原则是恢复腹段食管的长度，重建食管裂孔，以及加强 LES 的强度。这些可以通过多种方法和技术来实现。可能的方法，按使用率的降序排列，是胸腹联合、胸廓切开术、剖腹手术和腹腔镜手术。所有这些方法的设备是必要的。

恢复腹段食管长度需要还纳食管裂孔疝和游离食管。手术的这一部分必须要识别食管过短[64]。未能通过广泛地将食管游离到主动脉弓或通过添加 Collis 胃成形术来延长食管过短，将导致在张力下进行修复及早期的修复失败。对于有以下病史的患者应怀疑食管过短：既往有狭窄或扩张的病史；有长节段柱状细胞内衬的食管；大型Ⅰ型裂孔疝（>4cm）；Ⅲ型食管裂孔疝或在立位钡餐食管造影中无法还纳到膈下的裂孔疝。

重建裂孔的重要性不容小觑。它与 LES 在预防反流中发挥着相同作用[65]。最近添加网状补片增强裂孔闭合的方法忽略了抗反流手术的历史和该结构的动态性质。完全游离膈肌脚并小心切除疝囊可一期缝合重建食管裂孔。未能重建食管裂孔是腹腔镜抗反流手术失败的常见原因[66]。修复后疝复发的主要原因通常是修复存在张力（因为食管过短被忽略或未被识别）而不是因为裂孔重建未用支撑物。

胃食管反流疾病（GERD）手术矫正的最后一步是通过构建胃底折叠术来强化 LES，可以是全部胃底折叠或部分折叠。Nissen 胃底折叠术是一种 360° 全胃底折叠术，完全包围食管。典型的部分胃底折叠术通常为 270°，可位于前方（Belsey Mark Ⅳ 修复）也可位于后方（Toupet 修复）。从理论上讲，是在控制反流更好的全胃底折叠术及较少吞咽障碍的部分胃底折叠术之间做权衡。一些外科医师根据食管体的蠕动活动定制胃底折叠术[67]。HRM 和同期的高分辨率阻抗以评估食块运输可以测量出更精确的截止状态，何种程度的蠕动功能障碍需要部分胃底折叠术[19]。除非完成这样的测量，否则我们认为除了患有全食管不蠕动的患者以外，全胃底折叠术适用于所有其他的患者[68-72]。在复杂的胃食管反流疾病（GERD）存在的情况下使用部分胃底折叠术会导致修复失败的发生率增加[73]。应用适当构建的胃底折叠术手术治疗胃食管反流疾病（GERD）后的吞咽困难通常是短暂的。长期吞咽困难通常表明胃底折叠不良——存在长、紧或扭曲。胃底折叠术后恢复正常的食管动力并缓解胃食管反流疾病（GERD）是理论上可行。蠕动波的幅度的增大比传播失败得到纠正更可能实现。因此，应假设蠕动异常不会改善的前提下，构建胃底折叠术。最后，对任何考虑进行胃底折叠术的患者都必须提到术后出现胃胀气和早饱的餐后症状的可能性。

身体检查中被忽视但必不可少的部分是测量和记录体重和身高，并计算体重指数（BMI）。超重（BMI，25～29）和肥胖（BMI，30～34）患者的胃食管反流疾病（GERD）患者应该建议减肥并鼓励在择期手术前达到理想体重。由于肥胖和胃食管反流疾病（GERD）是相互关联的[74,75]，成功和持续的体重减轻可能会消除手术的必要性。尽管关于肥胖对抗反流手术结果的影响存在分歧[76-81]，但严重（BMI，35～39）和病态（BMI，≥40）肥胖胃食管反流疾病（GERD）患者体重减轻的健康获益使减肥手术成为这类患者最理想的治疗方式。

抗反流手术不是一劳永逸的。重要的是要指导所有患者避免过度增加腹内压力的活动并维持其理想体重[82]。不切实际的患者预期和腹腔镜胃底折叠术的广泛应用，尤其是未经仔细患者的筛选，在低手术量中心由经验不足的外科团队实施手术，导致了术后不良结果，以及对这一手术操作的负面影响[83-85]。

（三）运动障碍

1. 贲门失弛缓症

贲门失弛缓是一种罕见且无法治愈的神经退行性食管动力障碍，其发病原因不明，对不同性别和种族影响相同[86,87]。贲门失弛缓是由于对肌间神经丛的损伤，源自胞毒性T淋巴细胞对肌间神经丛中抑制性神经元的选择性破坏[88-92]。炎症性神经退行性损伤导致兴奋性和抑制性神经元之间失衡，累积导致食管体失蠕动和LES无法松弛。大多数患者抱怨对固体和液体食物的进行性吞咽困难以及反流。体重下降是一个常见的继发表现，取决于疾病的持续时间[94]。胸骨后不适很常见；显著的胸痛会影响一些患者，并且可能会持续存在，即使其他症状在成功治疗后缓解。反复发作的呼吸道感染、吸入性肺炎和肺脓肿可能是最初的表现，常常预示着疾病在进展期。大多数患者只有在食管肌间神经丛发生显著且不可逆的损伤后才会就医。

钡餐食管造影和食管镜检查通常是首先进行的诊断性检查，因为通常的症状是吞咽困难和反流。食管造影的典型表现是食管扩张、无蠕动、食管排空受损，以及EGJ部位的对称性逐渐变细（鸟喙或黑桃A外观）（图36-6C）。定时钡餐食管造影可以量化食管阻塞和排空（图36-7）。食管镜检查通常显示某种程度的食物或液体潴留（偶尔只有唾液），慢性淤滞改变，以及紧张、痉挛或褶皱的EGJ，但不限制内镜通过。当怀疑为贲门失弛缓症时，内镜检查对于排除良性或恶性狭窄至关重要，特别是假性贲门失弛缓症（继发于恶性肿瘤的食管梗阻），在临床上和食管压力学上与原发性贲门失弛缓症无法区分。

当前面的症状和检查提示为贲门失弛缓症时，由食管测压来确诊。通过压力测量描述，贲门失弛缓症的定义是LES的松弛不完全或松弛失败，以及食管体无蠕动[14,96]。在高达50%的患者中，静息LES压力可以是正常的；因此，LES压力升高并非诊断要素[14,97,98]。HRM最近根据不同的生物力学和治疗反应确定了三种贲门失弛缓症亚型（图36-18）。Ⅰ型（经典）具有极小或没有食管压力增加或蠕动活动；Ⅱ型是在至少20%的序列中，全食管压力增加，大于30mmHg；Ⅲ型（痉挛性、剧烈性）20%或更多的吞咽伴有过早的收缩。据报道，在所有可用的治疗方法后，Ⅱ型贲门失弛缓症是良好预后的预测因子。针对Ⅰ型患者应用Heller肌层切开术比使用气动扩张术明显效果更好。Ⅲ型患者和治疗前食管扩张预示着较差的预后[101-104]。虽然回顾性研究表明这些亚型可以预测临床预后，但尚不清楚该亚型是否具有临床影响，如帮助临床决策[99,105]。

贲门失弛缓症的治疗是姑息性治疗，旨在减少由LES失松弛引起的食管流出阻塞，以改善食管排空。治疗目标是症状缓解，改善钡造影下的

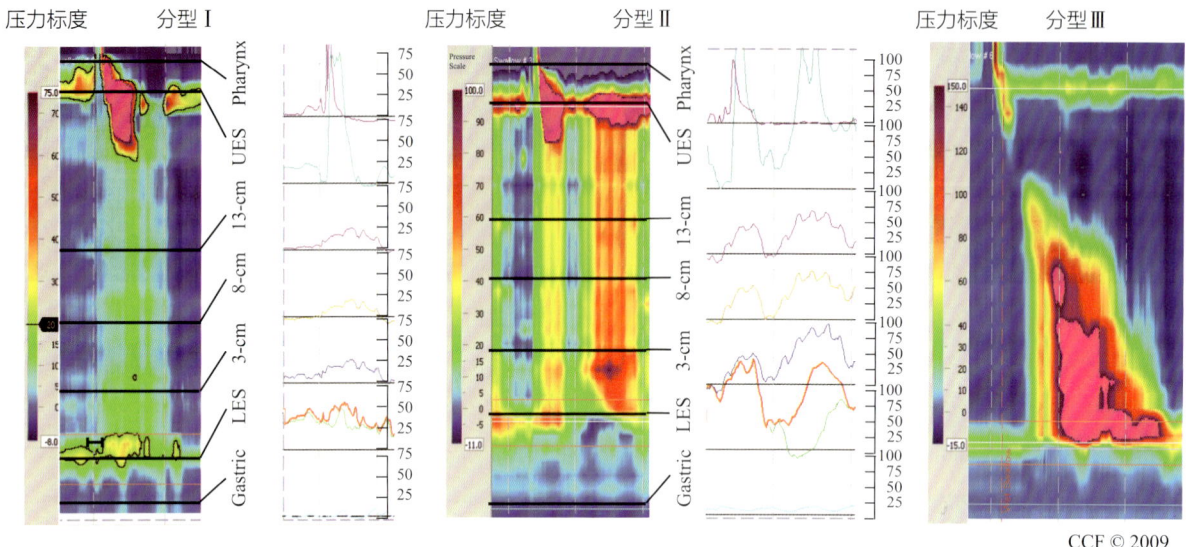

▲ 图 36-18 三种贲门失弛缓症亚型

Ⅰ型在食管的平滑肌部分没有明确的收缩。食管下括约肌压力（LESp）大于 30mmHg，LES 松弛也从不低于 20mmHg（正常，< 15）。Ⅱ型食管加压大于 40mmHg，同时并反复的从食管上括约肌（UES）延伸到 LES。Ⅲ型具有延长的、同时的、高振幅的收缩特征，即"剧烈的痉挛"。收缩不像Ⅱ型那样从 UES 延伸到 LES

食管排空[106]，并防止进展为巨食管。为了实现这一目标，贲门失弛缓症患者需要每 1~2 年由胃肠医师或外科医师进行主观和客观评估。贲门失弛缓症患者的排空状态可能是多样的[107]，但长期随访中的重复检查是有价值的。

可用的治疗选择包括为每位患者量身定制的药物治疗、内镜和外科手段。

口服药物选择效果最小。钙通道阻断药，长效硝酸盐和磷酸二酯酶 –5 抑制药可暂时缓解 LES 压力，并可提供短效但不完全的症状缓解。频繁和令人不快的副作用以及药物耐受是其使用受限制的主要因素[108-110]。

内镜下注射肉毒杆菌毒素（从神经末梢释放的乙酰胆碱强力抑制药）已被用于治疗贲门失弛缓症，可将 LES 压力降低约 50%[108, 111]。缓解是暂时的，平均持续 6 个月，大于 50% 的患者会出现复发症状[112, 113]。重复注射的耐药性被认为是由产生了针对肉毒杆菌毒素的抗体引起的。肉毒杆菌毒素的使用可能使未来的手术治疗复杂化，因为它会在黏膜下层和固有肌层之间的平面内引起炎症和纤维化，导致黏膜下平面的解剖困难[114-116]。虽然这可能导致术中黏膜穿孔率增加，

但似乎并没有延长住院时间或增加术后症状。这种疗法适用于不能耐受更积极治疗方式的患者，作为根治性治疗的过渡或针对顽固性贲门失弛缓症相关胸痛。

气动扩张和外科肌层切开术是贲门失弛缓症的两种最有效的治疗方式。使用现代 Rigiflex 球囊扩张器（球囊直径为 3.0、3.5 和 4.0cm）的气动扩张可成功控制了 50%~93% 的患者的症状[115]。分级扩张器方法，3.0cm、3.5cm 和 4.0cm 型号扩张器的良好至优秀治疗反应率分别为 74%、86% 和 90%，平均随访时间为 1.6 年（范围为 0.1~6 年）[110]。最近针对 22 项研究的总结报告，1212 例患者接受了 Rigiflex 球囊扩张治疗，其中 3 年的随访中有 2.0% 的穿孔率和 78% 的良好或优异的治疗效果。超过 1/3 的患者在 4 年内会出现症状复发，但他们可能会重复扩张治疗。

经腹或经胸入路的开放式改良 Heller 肌层切开术已成功治疗贲门失弛缓症。两项前瞻性研究报道了气动扩张与肌层切开术想比较[118, 19]。经过 4.8 年的随访，开腹肌层切开术使 95% 的患者症状得到控制，而使用 Mosher 系统的气动扩张症状控制率仅为 65%[118]。对 40 例患者进行的小

型随机研究显示，两种方式之间无差异，但肌层切开术使 LES 压力更低且反流较少。

腹腔镜 Heller 肌层切开术的发展导致更多的患者被转去外科手术治疗，气道扩张的患者减少[120]。腹腔镜 Heller 肌层切开术可缩短住院时间[121]。改善的结果导致手术量增加。短期随访中（平均 1 年），94% 的患者出现良好至优秀的症状控制，但报告 11% 的患者出现反流[116]。最近对 33 项腹腔镜 Heller 肌切开术的研究报告综述，1812 例患者中有 85% 在平均 32 个月的随访中有良好至优秀的效果，有 17% 的患者存在胃食管反流疾病（GERD）的术后并发症[117]。据报道，术前气动扩张会增加腹腔镜 Heller 肌层切开术中食管穿孔的风险。

无论用何种手术方法，肌层切开术的切开程度对良好的长期预后至关重要。对于症状以及生理的治疗效果，一个 3cm 直至胃部的肌层切开术优于更少的切开[123]。对于基层切开术是否还需要加做胃底折叠术的争论仍在继续。据报道，当使用经开胸入路时，胃底折叠术不太必要。这一发现很可能是由于肌层切开较少。然而，如果采用延长至胃部的更长的肌层切开术，谨慎的做法是加做部分胃底折叠以减少反流。已经证明加做部分胃底折叠术可以减少反流，而不会损害食管排空[125]。

系统性回顾比较 3086 例腹腔镜肌层切开术与 1065 例气动扩张患者的治疗效果显示，肌层切开组在治疗后 12 个月和 36 个月以上的症状缓解率明显更高（分别为 89.3% vs 68.2%，和 89.3% vs 56.3%）[126]。然而，在该研究中，将肌层切开术结果与第一次气动扩张的结果进行比较，并且重复气动扩张被认为是治疗失败。目前，分级气动扩张已被认为是一种可接受的治疗方法[105, 127]。根据一项加拿大对 1181 名最初接受气动扩张治疗的患者的研究，需要进行后续治疗，最常见的是"修饰性"扩张，在 1 年、5 年和 10 年的比率分别为 36.8%、56.2% 和 63.5%[128]。最近，一项在欧洲的多中心前瞻性试验将 200 例贲门失弛缓症患者随机分配到腹腔镜肌层切开术同时加用 Dor 胃底折叠术或分级气动扩张术。经过 2 年的随访，成功率没有统计学差异：分别为 87% 和 92%。

尽管腹腔镜肌层切开术加部分胃底折叠术和分级气动扩张似乎对于贲门失弛缓症患者作为初始治疗选择具有同样的效果，但治疗的选择应遵循患者的年龄、医院和当地的机构专业水平[105]来决定。

未能降低 LES 压力可能会导致"终末期"扩张的乙状食管，这可能需要进行食管切除术[130-134]。虽然气动扩张对于巨食管患者可能效果较差，但在考虑食管切除术之前，肌层切开术可能是一种合理的选择。两项研究显示，肌层切开术后这类患者的症状改善率分别为 72% 和 92%[135, 136]。尽管采用了气动扩张术或肌层切开术治疗，但仍有 10%~15% 的患者食管功能会逐渐恶化，最高可达 5% 的患者可能最终需要进行食管切除术[137]。食管切除术仅适用于气动扩张和（或）肌层切开失败的患者。食管切除术后症状改善率预计为 80%，但死亡率高达 5.4%[138-140]。

最近，一种新颖的内镜肌层切开术技术已作为腹腔镜肌层切开术的微创替代方法出现。经口内镜下肌层切开术（POEM）最初是在日本开发的[141]。使用带透明帽的常规内镜，创建腔内黏膜下平面到达食管环形肌肉，应用解剖刀在内镜下行肌层切开术[142]。内镜下肌切开术通常始于胃食管交界处上方 10cm 处延伸至其下方 2cm 处。手术时间约为 2h。一些研究报道短期成功率高于 90%[142-148]。POEM 后经常出现症状性反流和（或）反流性食管炎。POEM 已应用于所有类型的贲门失弛缓症，包括终末期疾病，以及气动扩张和腹腔镜肌切开术失败的病历。POEM 和腹腔镜肌切开术之间的非随机对照研究显示出相似的围手术期短期效果[146, 147, 149]。POEM 的更广泛应用需要前瞻性随机试验表明其与其他贲门失弛缓症的有效治疗方式的安全性和长期疗效相比结果[105, 150]。

2. 超收缩和痉挛性疾病

由于针对高张力性和痉挛性动力障碍的最初描述是使用传统测压法实现的，因此通过 HRM 的发明和进化已经对该描述做了实质性的改进以及其定义改变[14, 16, 96, 151-154]。通过分析根据食管压力图（EPT）得出的食管收缩模式，而不是作线性追踪，超收缩和痉挛性疾病的常规测压标准已发生显著变化。此外，对于非贲门失弛缓症相关原因引起的 EGJ 流出阻塞，现在可对 EGJ 的形态和动力学进行更详细地评估[155, 156]。

弥漫性（远端）食管痉挛（DES）是一种病因不明的运动性疾病。特征性病理生理学发现是食管远端的吞咽神经抑制受损[157-159]。患者通常表现为吞咽困难和（或）胸痛，大多数患者对胸痛进行了广泛心脏评估，但结果为阴性。钡餐食管造影典型地表现出正常的食管上段，在平滑肌（远端 2/3）部分具有开塞钻或念珠状图案（图 36-5A）。DES 是通过测压标准定义的，而不是临床、功能或病理标准来定义的[96]。因此，通过食管测压法来进行诊断。传统上，诊断需要 20% 以上的吞咽时出现同期正常（> 30mmHg）收缩或增加幅度收缩，以及出现间歇性正常蠕动收缩。可能存在的其他发现是重复或延长的收缩和 LES 压力升高[151]。HRM 已证明传统测压法测出的同期收缩不是真正的痉挛；因此，传统的测压定义可能导致与临床无关的 DES 的过度诊断[96, 160]。DES 在连续 400 例患者研究人群中罕见（1.5%）[154]。早期的芝加哥分型解释为"同期收缩"，如传统的测压方案中所描述的那样，快速收缩定义为收缩前速度（CFV）大于 8mm/s。DES 被 HRM 重新定义为超过 20% 的吞咽伴随发生快速收缩[154]。最近的芝加哥分型提出远端潜伏期（DL）小于 4.5s（过早收缩）作为表示同期收缩的改进指标[14]。DL 的减少被认为提示远端神经肌肉抑制的缺陷[161]。最近的一项研究表明，基于异常 DL 对 DES 的诊断定义了一个更特异的临床表型，而同期收缩的确定了大型异质性群体，其中大多数没有提示食管痉挛的临床综合征[162]。由 DL 小于 4.5s 定义的过早收缩的患者，在临床上被统一诊断为远端食管痉挛性疾病[162]。DL 因此已被收入最新的芝加哥分型关于 DES 的定义[14, 156, 158, 162]。DES 可能发展为贲门失弛缓症或是非典型贲门失弛缓变异症[158, 163, 164]。

由于对 DES 知之甚少，并且它很有可能包含亚组，包括有显著的吞咽困难或胸痛的患者，尝试多种疗法效果各异[165]。药物治疗包括 PPI，钙通道阻断药，硝酸盐和西地那非[166-169]。针对有选择的患者，内镜下向 LES 及远端食管肌肉中的肉毒杆菌毒素可成功地控制症状[170]。气囊或气动扩张已用于 DES 患者 LES 松弛不良的亚组[171, 172]。

一项出色的综述强调了对 DES 手术治疗要进行仔细的患者选择的必要性，并指出有手术指征的很罕见[173]。对于因药物难以治疗的严重 DES 患者，已报告从主动脉弓延伸到近端胃的长肌层切开术提供良好至优秀的症状控制率在 70%[174, 175]，并提供对吞咽困难和胸痛症状优异的中期控制。然而，据报道有 10% 的患者出现术后反流[116]。最近的报道表明，最近开发的内镜技术 POEM 可能成为另一种治疗方式[177, 178]。未来更多的研究以评估针对不同的 DES 亚组采用不同治疗方法的疗效是必要的。

食管高压蠕动性疾病，包括胡桃夹食管、痉挛性胡桃夹或手提钻食管，以及高张力性 LES，代表了食管测压测出的一系列食管活力异常[14, 15]。胡桃夹子食管的特点是远端食管高幅收缩，在传统测压方式中距 LES 3cm 及 8cm 的传感器上平均蠕动幅度 > 180mmHg，或 HRM 测量平均 DCI > 5000 且 < 8000mmHg/s/cm（HRM），但食管蠕动是正常的。在 400 例患者序列中，9% 的患者被发现有高张力蠕动 [平均 DCI > 5000mmHg/（s.cm）]，4% 患者中发现胡桃夹食管[154]。根据其定义，胡桃夹食管可以在健康者和无症状患者中出现[95, 154]。据报道，胡桃夹食管可与胸痛、吞咽困难和胃灼热症状相关。胡桃夹食管可在 48% 的非心脏性胸痛患者以及 10% 的吞咽困难的患者接受食管测压时被发现[177]。手提钻食管（图 36-19）指的是一种超收缩性疾病，是指在正常 EGJ 松弛的情况下，至少有一个吞咽引起的传播性收缩被 HRM 测量到 DCI 大于 8000mmHg/（s.cm）。收缩通常是多峰的，与反复延长收缩相关，引起手提钻样的运动。这种疾病在无症状的受试者中很少见，仅在 4% 测压病例中发现[153]。大多数患者有症状，最常见的

第一部分　胸部手术
第36章　食管良性疾病的外科治疗

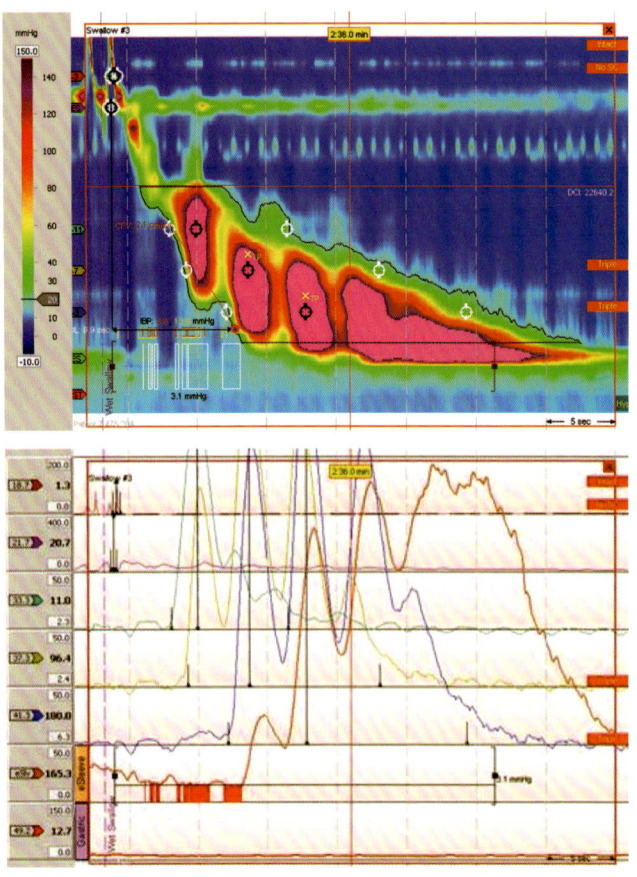

◀ 图 36-19　高分辨率测压法和传统测压法在患有手提钻食管的患者中显示食管压力图谱和具有极端远端收缩积分（DCI=22 640）和多峰收缩的吞咽线描记。食道蠕动和食管－胃交界松弛是正常的

是吞咽困难和（或）胸痛或反流症状。该病的病理生理学在很大程度上是未知的，但内镜超声检查发现高张力性收缩的患者食管肌层厚度增加[180]。高度收缩性食管不仅归因于原发性食管肌肉过度收缩，还可继发于反流性疾病或胃食管交界部机械性梗阻[152, 153, 181]。治疗以药物为主；然而，药物治疗是否与症状减轻有关仍有待确定。胃食管反流疾病（GERD）经常存在于这样的患者中，这些患者应该接受 PPI 治疗。尚未发现钙通道阻断药能持续有效。曲唑酮和丙咪嗪减轻了部分患者的胸痛[168]。食管肌肉内注射肉毒杆菌毒素也被使用[182]。应避免采用手术治疗。

3. 运动减弱性疾病

低收缩性运动障碍是经常遇到的非特异性食管运动异常[188]。它们被归类为无效的食管运动（IEM），轻度至重度蠕动性功能障碍，最近被归类为弱蠕动，具有或小或大的蠕动缺陷（间歇）和（或）频繁失败的蠕动[14, 151, 154, 184]。IEM 最常与胃食管反流疾病（GERD）相关，尤其是糜烂性食管炎，并且在超过 30% 的胃食管反流疾病（GERD）患者中可以被发现。在患有严重胃食管反流疾病（GERD）和巨大食管裂孔疝的患者中经常观察到低张力性 LES 压力。大约 30% 无胃食管反流疾病（GERD）的非阻塞性吞咽困难患者中也观察到了低动力性障碍[184-186]。恢复收缩力的治疗方案有限，但具有临界食管运动功能的患者具有良好的长期预后[181]。采用 PPI 的经验性治疗是合理的，因为 IEM 与胃食管反流疾病（GERD）的密切相关。对于尽管有 PPI 治疗仍有严重的吞咽困难患者，可以进行经验性扩张；然而，这是存在争议的[187]。

在完全胃底折叠术后，没有蠕动或严重的运动不足会引起吞咽困难。何种程度的运动不足会导致胃底折叠后的吞咽困难还尚不清楚；患有完全性蠕动缺失的患者（如贲门失弛缓症或硬皮病）将有很高的比例存在吞咽困难。术前患有吞咽困难和运动不足的患者术后更容易出现恶化的吞咽困难[188]。这些患者应考虑进行不完全性胃

555

底折叠术。另一方面，对一些术前患有吞咽困难和 IEM 的患者食管体功能和（或）术后吞咽困难可能会有所改善[188, 189]。阻力测压法可以评估 IEM 患者的食块运输异常[190]，与标准测压法比较，HRM 可以评估整个蠕动的波阵面，而不仅仅是 3~4 个压力点。很少有研究使用阻抗测压法来确定胃底折叠术后吞咽困难的风险[181]。一项研究表明阻抗测压法无法预测胃食管反流疾病（GERD）患者的吞咽困难或腹腔镜 Nissen 胃底折叠术后是否发生吞咽困难[188]。然而，与没有术后吞咽困难恶化的患者相比，术后吞咽困难恶化的患者术前液体食团清除率更低，液体食团通过时间更长。

4. 继发性食管动力障碍

硬皮病或进行性系统性硬化症是一种系统性疾病，通常会导致食管功能障碍。纤维化、胶原沉积和斑片状平滑肌萎缩是食管受累的组织学标志。食管骨骼肌不受影响。在硬皮病食管中，食管平滑肌被破坏导致食管下段蠕动减少或消失，

以及低张力性 LES（图 36-20）[191]。反流和吞咽困难是常见的主诉。治疗包括使用强力的 PPI 进行积极的酸抑制和对狭窄部位的扩张[192]。如果可能，应该避免手术，特别是如果存在蠕动缺失的情况下。当进行手术时，通常需要做食管延长（Collis 胃成形术）和部分胃底折叠术[193]。对于广泛的、可修复的食管损伤，可能需要切除。

卒中、肌萎缩侧索硬化和肌营养不良等神经和肌肉疾病可能伴有食管功能障碍。糖尿病或酒精性神经病变患者也可见食管受累。

（四）憩室

憩室是从胃肠道壁突出的外翻袋。真性憩室包含胃肠道壁的所有层次结构，在食管中并不常见。大多数食管憩室由黏膜、黏膜下层和肌纤维束组成，因此是假性憩室。憩室发展的机制尚不完全清楚。然而，根据可能的形成机制，食管憩室被分类为膨出性、牵出性或先天性。膨出性憩室通常发生在食管括约肌处或其近端或压力持久

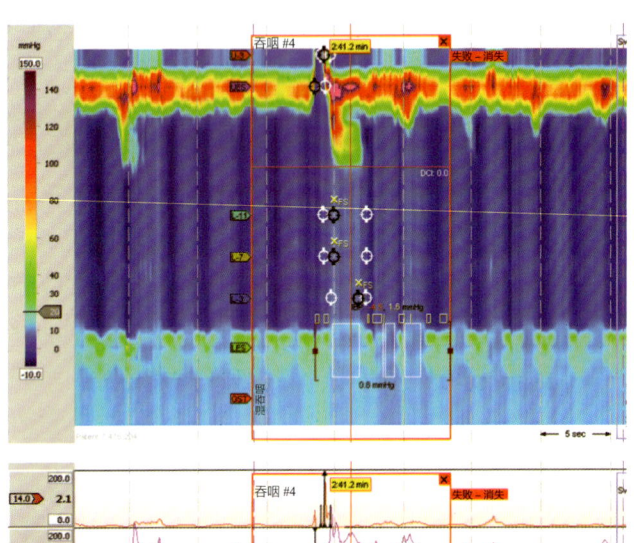

◀ 图 36-20 高分辨率测压和传统测压法测量患有硬皮病的患者

在远端 75% 的食管中完全没有平滑肌收缩。然而，在近端 25% 的食管中保留了横纹肌收缩。食管下括约肌压力小于 5mmHg

或增加的区域近端。它们被认为是胃肠道壁上过度向外的压力的结果。一般来说，这些都是假性憩室。牵出性憩室是由胃肠道壁外产生的力引起的，通常是真性憩室。它们并不常见，发生在食管周围炎症区域附近，例如慢性淋巴结炎。

最常见的是食管憩室是后天的。膨出性憩室可以位于食管的任何位置。牵出性和先天性憩室很少见。局灶性憩室发生在三个常见的解剖部位。近端，它们发生在下咽或咽食管区域。中段食管憩室常见于在气管隆嵴附近。远端或膈上憩室出现在胃食管连接处的几厘米内。

1. Zenker 憩室

Zenker 憩室是最常见的食管憩室，发生在环咽肌上方的 Killian 三角区。通常，它位于 C_6 或 C_7 椎体对面（图 36-21）。据报道，在 Zenker 憩室患者中发现不完全的 UES 开放。随着时间的推移，会在后咽和食管发展为永久性的窄口的向外膨出并向下扩大。结果导致出现唾液和摄入的食物存在囊内并且无法轻易地排空到食管中。

在早期，患者可能会抱怨他们喉咙的模糊感觉或黏着感、间歇性咳嗽、过多口水和间歇性固体食物吞咽困难。这些轻微的症状可能被认为是癔球症而漏过。随着憩室囊扩大，症状恶化，吞咽困难变得更加频繁。这通常发生在年龄超过 50 岁的患者身上。吞咽时的咕噜声、未消化食物的反流、口臭、声音改变、胸骨后疼痛和呼吸系统问题可成为伴随症状。为了帮助吞咽，患者使用不寻常的动作，例如清喉、咳嗽或在颈部施加手动压力。在极少数情况下，憩室可能变得足够大以阻塞食管。在这些患者中可以观察到颈部肿块。与 Zenker 憩室相关的最严重的并发症是误吸，可导致肺炎或肺脓肿。穿孔、出血或癌症也是 Zenker 憩室的并发症。

Zenker 憩室最好通过钡餐食管造影进行鉴定和评估，如前所述，钡餐食管造影也可以评估食管。在所有情况下都不需要进行内镜检查，但是当存在食管造影异常或同时伴随食管或胃部症状时，需要进行内镜检查。要安全地通过大型憩室，经验是必要的。环咽区的压力测试在临床上没有用。当症状或食管造影的发现有指征时，可进行食管测压，并且通常需要在内镜下进行。

治疗 Zenker 憩室的目标是增加 UES 顺应性并降低环咽肌的静息压力。这可以在内镜下通过使用内镜吻合器行食管憩室切除术完成[195]。这项技术的中期效果非常好[196]。大憩室和冗余的黏膜被报道为内镜下经口吻合术失败的危险因素[197]。开放式肌切开术对于小憩室是合适的治疗方法。对于大型憩室，需要进行肌层切开加悬吊或憩室切除术[198]。内镜和开放手术提供相似的疗效，并发症的发生率相同[199-201]。据报道，对于经内镜治疗的患者，使用牵引缝线确保憩室完全进入吻合器减少憩室复发[202]。

2. 胸中段憩室

胸中段憩室通常发生在距气管隆嵴的 4~5cm 之内。直到最近，这些憩室通常由继发于纵隔纤维化和（或）来自肺结核或组织胞浆菌病的慢性淋巴结病的牵拉所引起。许多患有这些憩室的患者被发现患有贲门失弛缓症，DES 或其他非特异性食管运动障碍引起的异常蠕动波（图 36-5B）[203, 204]。

食管中段憩室患者可能无症状，也可能会出现吞咽困难、胸骨后疼痛、反流、嗳气、上腹痛、胃灼热和体重减轻的病史。虽然归因于憩

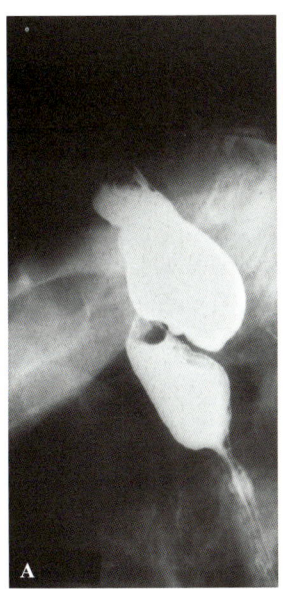
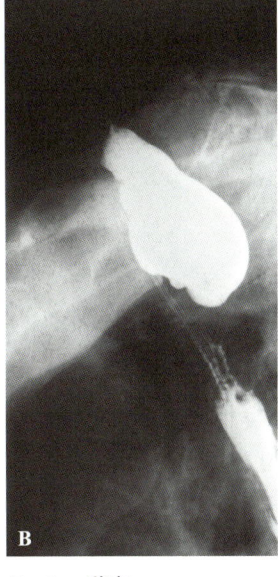

▲ 图 36-21 Zenker 憩室
钡餐食管造影时侧位观显示一个巨大的憩室（A）不随着反复的吞咽清空（B）

室，但这些症状可能是相关运动障碍的结果。并发症是不寻常的，但有自发性破裂、出血、误吸、食管支气管瘘和癌变的报道。

大多数患胸中段憩室的患者不需要治疗。据报道，尽管 80% 的患者有已证实的运动障碍，但只有 20% 的患者需要手术治疗[205]。憩室切除加食管肌层切开术是治疗与食管运动障碍相关的胸中段憩室的首选治疗方法。右侧开胸可在气管分叉处提供良好的食管和气道暴露。将探条放置在食管中可避免食管管腔的损害并且有助于引导憩室切除术。食管壁缺损应分两层进行修复：黏膜和黏膜下层用连续可吸收缝线封闭，固有肌层再用间断可吸收缝线缝合。食管修复可以用胸膜，胸膜心包脂肪垫或网膜做修补物。可以在憩室切除部位对面的食管壁上进行肌切开术。通过将憩室向上悬吊在椎前筋膜的憩室固定术[206]，单独肌切开术[207]和单独憩室切除术[208]已被成功地应用于治疗中胸段食管憩室。治疗继发于食管周围炎症的真性牵出性憩室，通常是在出现食管支气管瘘的情况下。需要切除憩室、修复食管、去除炎性淋巴结、闭合气道瘘和肌肉植入修补术。

3. 膈上憩室

膈上憩室发生在食管的远端 1/3，并且憩室的远端边缘距离胃食管连接处小于 4cm。通常伴有食管运动障碍或食管裂孔疝[209]。膈上憩室可能是无症状的，但患者通常会出现吞咽困难和反流。他们也可能主诉呕吐、胸部和上腹部疼痛、厌食、体重减轻、咳嗽、口臭和（或）吞咽嘈杂。症状与憩室大小之间没有明显的关系。症状可能更多地归因于潜在的运动异常而不是憩室。

钡餐食管造影最能识别膈上憩室并常常表征潜在的运动障碍（图 36-22）。许多患者在检查期间显示出奇怪的，非推进性三级收缩。除了固定的、广口的憩室外，在蠕动缺失的部分的近端也可发生短暂的外膨。定时钡食管造影可用于检测任何疑似排空障碍的患者，特别是贲门失弛缓症患者（图 36-7）。食管镜检查通常获得关于憩室的信息很少，但可以排除恶性肿瘤并评估相关的食管问题。食管动力评估在手术前是必不可少的。可能需要食管镜检查将测压导管通过憩室进入胃。

大多数作者同意单独行憩室切除术可能会导致复发并提倡加用肌切开术[210-212]。对憩室切

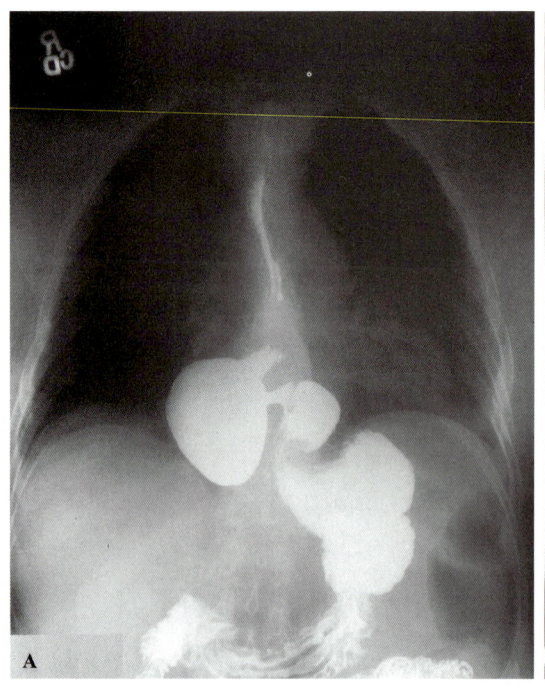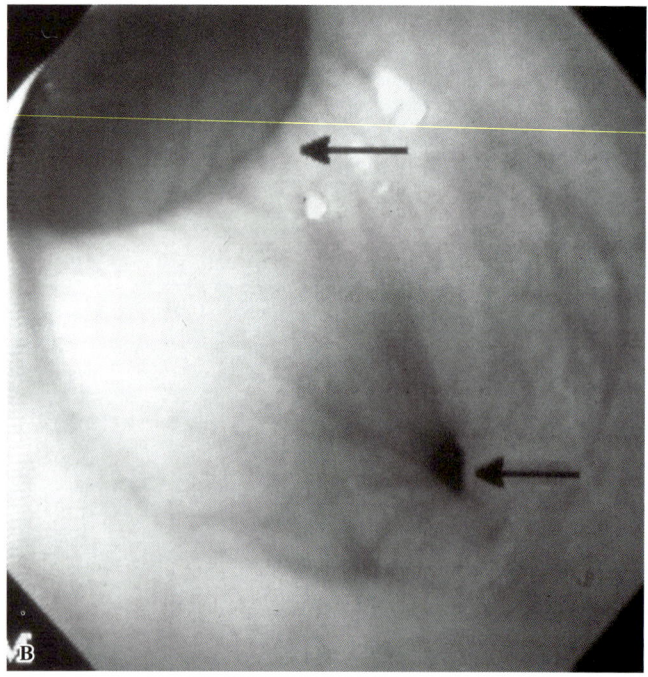

▲ 图 36-22 膈上憩室

A. 钡餐食管造影显示一个巨大的憩室；B. 在食道镜中可见宽口憩室（上部箭）以及移位的食管腔（下部箭）。检查中可以发现吞咽过程中憩室会被优先填充

除和肌切开外加入抗反流术是有争议的。然而，如果添加，部分（非阻塞）包裹，如 Belsey、Toupet 或 Dor 胃底折叠术，可以最大限度地减少术后吞咽困难。

由于膈上憩室罕见，大多数文献报道均来自单一机构的病例系列。最佳治疗方法和手术的步骤组成部分仍然存在争议。最近关于膈上憩室微创手术的文献综述确定了 25 篇出版物和 133 名接受治疗的患者[213]。这些患者中的大多数同时进行了肌切开术（83%）和胃底折叠术（85%）。手术死亡率为 2%，并发症发生率为 21%，15%的并发症为食管漏。

（五）良性食管肿瘤和囊肿

良性食管肿瘤并不常见，占食管肿瘤的不到 1%。EUS 在诊断中至关重要。因此，良性食管肿瘤在临床上最有用的分类是通过肿瘤在食管壁中起源的层次划分（框 36-2）。

框 36-2　食管良性肿瘤的分类

黏膜 [第一和第二食管超声（EUS）层]
　鳞状上皮乳头状瘤
　纤维血管息肉
　潴留性囊肿

黏膜下层（第三 EUS 层）
　脂肪瘤
　纤维瘤
　神经纤维瘤
　颗粒细胞瘤
　血管瘤
　涎腺型肿瘤

固有基层（第四 EUS 层）
　平滑肌瘤
　重叠囊肿

食管周组织（第五 EUS 层）
　前肠囊肿

---

1. 黏膜肿瘤

鳞状乳头状瘤是位于远端食管的突起，较小（<1cm）、单发、无蒂，通常偶然发现[214, 215]。它们并不常见，在 7618 例食管镜检查中检出率为 0.01%。组织学评估显示鳞状上皮覆盖的、来源于固有层的、血管化的凸起。活组织检查可区分鳞状乳头状瘤与小的浅表鳞状细胞癌。由于进展为恶性的很少，因此无症状患者无需随访。有症状的乳头状瘤或具有不典型组织学特征的乳头状瘤需要切除，通常是通过内镜完成。虽然鳞状乳头状瘤的病因尚不清楚，但已报道与人乳头瘤病毒和胃食管反流疾病（GERD）有关[215, 217]。

纤维血管息肉是由正常鳞状上皮覆盖的纤维、血管和脂肪组织的集合。虽然食管的纤维血管息肉在任何单一单位中都不常见，但文献中充满了个案报告。这些息肉通常出现在颈部食管并延伸到食管腔内，可能会进入胃。大多数患者抱怨吞咽困难和呼吸道症状[218]。反流进入下咽，随后可能出现误吸和窒息。这些病变可通过钡餐食管造影或食管镜检查发现（图 36-23）。因为纤维血管息肉填充食管腔并且具有与黏膜相似的成分，所以通过食管镜检查或 EUS 诊断是很困难的，甚至是不可能的[219]。尽管有些息肉可以在内镜下切除，但大多数息肉通过手术切除治疗。切除术后复发很少见[220]。

2. 黏膜下肿瘤

在食管镜检查中，脂肪瘤被认为是覆盖着食管黏膜的凸起。在内镜下探查时，它们具有淡黄色的外观，并带有柔软或枕状的纹理。食管镜活组织检查仅显示正常的鳞状上皮，因为活检钳很少穿透至黏膜下层。EUS 表现为均匀强回声病变，其起源并局限于黏膜下层。如果患者是无症状的，则只需要进行观察。通常，病变要达到极大的尺寸，患者才会出现症状。很少有恶变的报道[221]。纤维瘤和神经纤维瘤很少见。在内镜检查中，与脂肪瘤不同，它们触感更坚实。这些同样来自黏膜下的病变，在 EUS 下较脂肪瘤的强回声偏低。有症状的黏膜下肿瘤已经可采用微创技术剔除[222]。

颗粒细胞肿瘤是神经起源的，来自施万细胞。大多数颗粒细胞瘤患者无症状且很少需要手术治疗[22]。在食管镜检查中，这些病变为黄色、实性的结节，可通过常规内镜活检进行诊断（图 36-24）。在 EUS 上，颗粒细胞肿瘤来自黏膜下层并且是强回声的，但不如脂肪瘤[244]。具有致密核，富含颗粒包浆，缺乏有丝分裂相，以及强 S-100 蛋白表达的细胞巢是这些肿瘤的特征。这

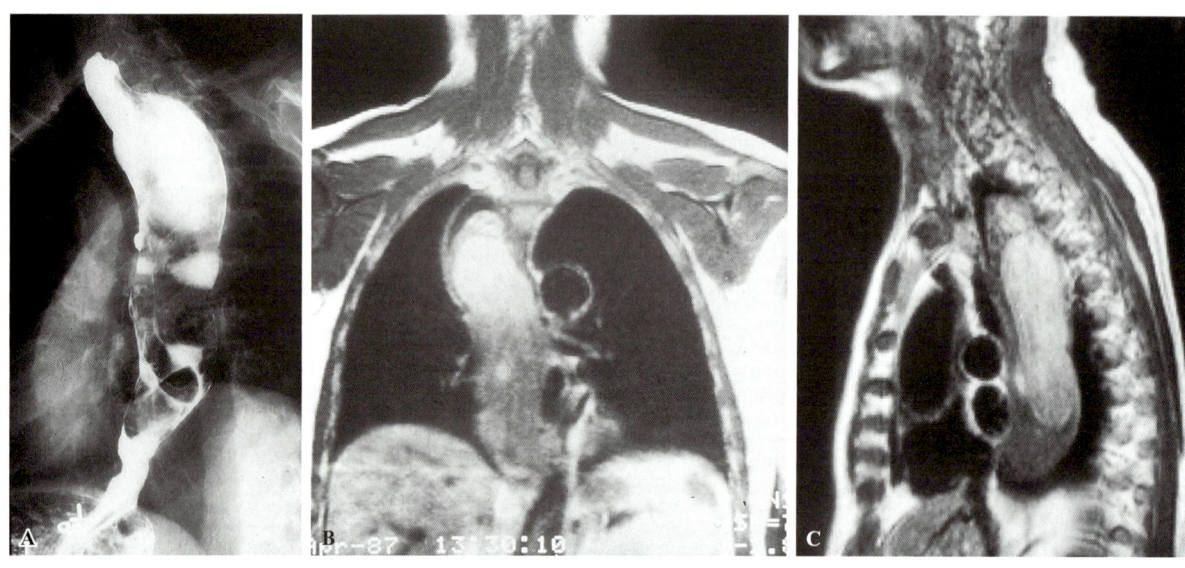

▲ 图 36-23 纤维血管息肉
A. 胸腔内巨大的息肉样充盈缺损；B、C. 磁共振显示巨大的软组织肿物填充食管腔

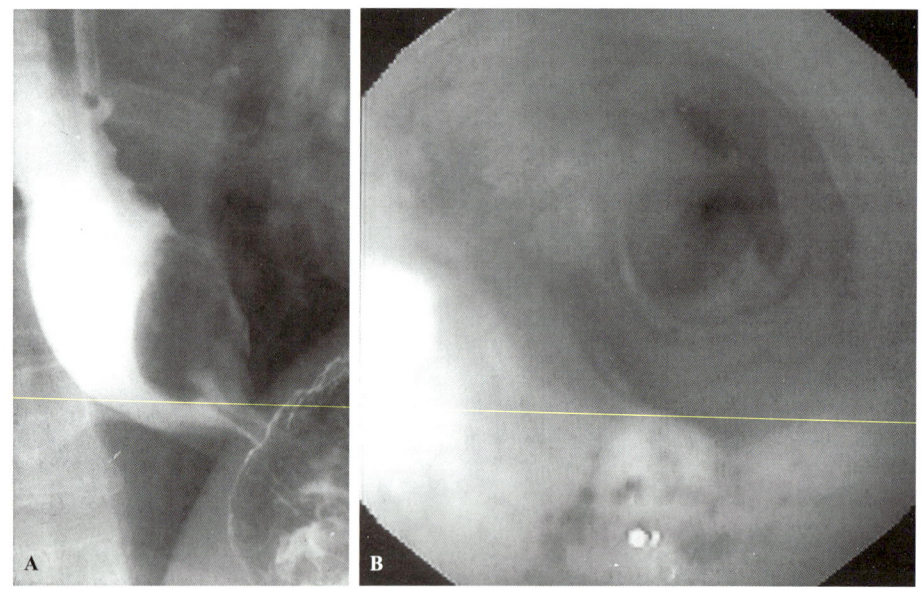

▲ 图 36-24 颗粒细胞肿瘤
A. 在有吞咽困难和胃酸反流症状的患者中，食管钡餐显示远端食管中的息肉样充盈缺损；B. 另一位患有颗粒细胞瘤的患者的食道镜检查显示肿瘤是上皮外的；该肿瘤的活组织检查诊断为颗粒细胞瘤

些肿瘤出现恶变已被报道[223, 224]。

血管瘤可出现吞咽困难和出血。大多数发现于食管下段，可能被误认为食管静脉曲张。EUS 检查显示为边缘清晰的低回声肿块，起源于 EUS 下第二或第三层[225, 226]。治疗方案包括观察、单纯切除、电凝或放射治疗[227]。食管中很少报告唾液腺型肿瘤，可能来自黏膜下的食管腺。

3. 固有肌层肿瘤

平滑肌瘤是固有肌层的良性平滑肌肿瘤。它们是最常见的良性食管肿瘤，占这些肿瘤的 70% 以上。大多数起源于胸中下段食管的内环形肌层。没有性别发病差异。平滑肌瘤通常发生在年轻患者中。虽然经常是无症状偶然发现[228]，但平滑肌瘤可引起吞咽困难、疼痛或出血。另外，下段食管平滑肌瘤通常与胃食管反流疾病（GERD）的症状有关。钡餐食管造影显示轮廓光滑的充盈缺损。在食管镜和EUS中，在第四超声层起源的低回声肿瘤表面可见正常的黏膜覆盖（图36-25）。非典型EUS发现是4cm或更大的肿瘤，不规则的边缘，混合的内部回声特征和相关的区域性淋巴结肿大。确切的诊断很难获得，因为内镜下的活检无法到达固有肌层，而EUS引导下的FNA也无法提供足够的信息来区分平滑肌瘤与平滑肌肉瘤。

有症状的平滑肌瘤应该手术切除。对于具有典型EUS特征的无症状肿瘤，需要进行期待疗法和EUS观察。平滑肌肉瘤非常罕见，良性平滑肌瘤的恶变也极少被报道[230]。胃肠道间质瘤（GIST）很少发生在食管中，必须与平滑肌瘤相鉴别。这些肿瘤起源于胃肠道节律细胞Cajal，对酪氨酸激酶染色呈阳性，应通过食管切除术切除。

4. 食管囊肿

食管囊肿是第二常见的良性食管肿瘤，占这些病变的20%。少数是获得性上皮囊肿，起源于固有层[232]。黏膜下腺炎是疑似的病因。大多数食管囊肿是先天性前肠囊肿[233]。它们内衬有鳞状、呼吸道或柱状上皮，可能含有平滑肌、软骨或脂肪。重复食管是一种前肠囊肿，它内衬鳞状上皮，它的黏膜下和肌层元素与食管固有肌层相互交叉。重复性囊肿可能与椎体和脊髓异常相关。许多患有前肠囊肿的患者在生命的第一年内发病，由于肿块效应而导致危及生命的呼吸危害。EUS可以清楚地定义这些肿瘤的壁内或食管外的性质，并可进一步确定它们的无回声，囊性性质（图36-26）[234-237]。无论如何，建议去除所有发现的囊肿，因为大多数囊肿会在成年期出现症状[238]。此外，还经食管引流的报道，但囊肿引流而不破坏其衬里常常导致复发。

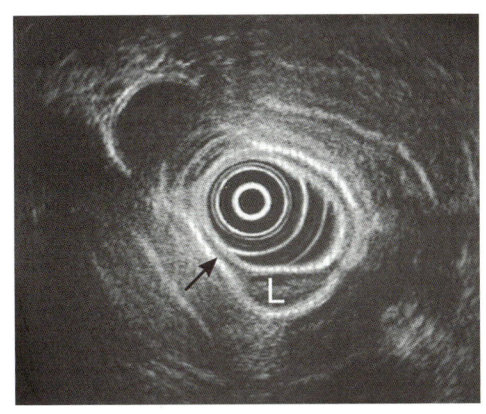

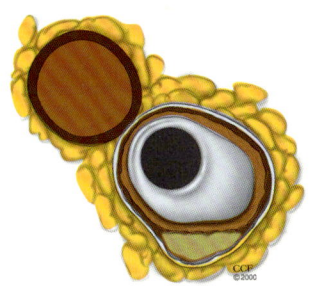

▲ 图36-25 食道平滑肌瘤（L）

上图：这种最常见的良性肿瘤的食管超声（EUS）显示为低回声、均质、界限清楚的肿瘤，没有相关的淋巴结肿大。EUS球囊过度膨胀将前三个超声层混合成一个强回声层。肿瘤起源于并局限于第四超声层（箭）；下图：良性平滑肌瘤起源于固有肌层，仅限于固有肌层

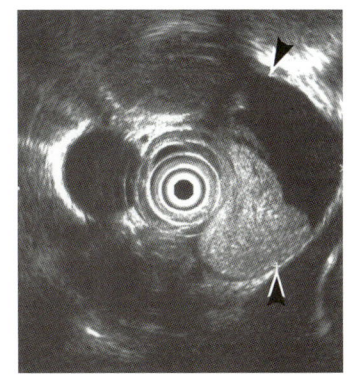

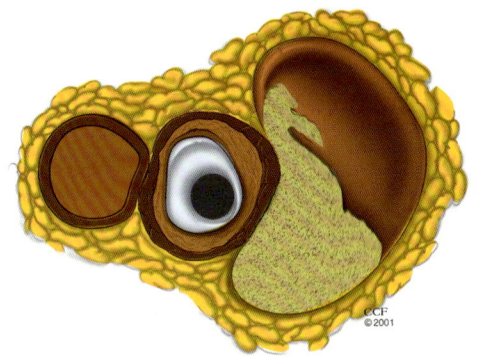

▲ 图36-26 前肠囊肿

上图：食管超声显示气管和食管附近的肿物（箭头）。囊肿有两个组成部分，一个表示蛋白质物质的高回声（白色）和一个表示液体的低回声（黑色）。下图：前肠囊肿与食管和气管密切相关

（六）食管损伤

1. 狭窄

各种良性先天性和后天性疾病以及恶性病变可导致食管狭窄。先天性食管狭窄非常罕见，发生在远端食管。它们可能由产生气管食管瘘或食管闭锁的相同发育异常引起[240]。获得性食管狭窄可以是良性或恶性的（框36-3）。大多数良性狭窄是由慢性损伤和纤维修复引起的，它们也可在单次损伤后发生。恶性狭窄通常是原发性食管腺癌或鳞状细胞癌。支气管癌的局部侵袭或乳腺癌，肺癌或肾原发癌的食管继发性受累可引起恶性狭窄。

2. 食管狭窄的原因

在食管腔是正常直径的一半之前，患者通常不会感到难以吞咽。由于梗阻是结构性的，与食管狭窄相关的吞咽困难是不可缓解和不断重复的。狭窄导致的吞咽困难通常可以通过病史与其他原因区别开来。食管运动障碍所致的吞咽困难通常是间歇性的，包括液体和固体。经常出现胸痛。呛咳、误吸、流口水或鼻腔反流提示口咽性吞咽困难，此外还有颈部固体推注保留感，导致反复吞咽。

钡餐食管造影通常是评估吞咽困难和疑似食管狭窄的首选检查。使用钡片（13mm）可以发现微小的狭窄。一旦确定了狭窄的解剖结构，食管镜检查对于描述狭窄、活检和狭窄扩张治疗至关重要。扩张成功后的 EUS 是食管镜检查或食管造影发现黏膜下或外在病变的重要诊断辅助手段。

食管狭窄的治疗流程如图 36-27 所示。对于良性可扩张治疗的狭窄，必须识别诱发因素并去除，并在必要时通过扩张治疗狭窄。单纯的良性狭窄通常可以用探针或通过内镜下的球囊扩张器来治疗。更复杂的狭窄通常需要导丝引导下扩张，最好通过透视进行。更长，更复杂和更紧密的狭窄通常继发于腐蚀性物质摄入、放射线、鼻胃管、嗜酸性粒细胞性食管炎或先天性食管狭窄；这些对扩张治疗特别具有挑战性。报告的穿孔率为 0.1%～0.4%，主要见于复杂的狭窄[241]。

框 36-3　食管狭窄

良性
先天性
- 食管闭锁
- 气管食管瘘
- 食管网

获得性
- 消化性
  - 胃食管反流
  - 硬皮病
- Schatzki 环
- 腐蚀性物质摄入
- 药物介导
  - 抗胆碱能药物
  - 阿司匹林
  - 硫酸亚铁
  - 福善美
  - 非甾体抗炎药
  - 奎尼丁
  - 补钾药
  - 四环素
  - 维生素 C
- 嗜酸性食管炎
- 医源性
  - 静脉曲张结扎/注射
  - 内镜下黏膜切除
  - 消融治疗（冷冻法/射频）
  - 手术后（吻合口）
  - 放疗
  - 器械
  - 鼻胃管
- 感染
  - 真菌：念珠菌
  - 细菌：梅毒
  - 分枝杆菌：结核
- 肉芽肿
  - 克罗恩病
- 皮肤病
  - 营养不良性大疱性表皮松解症
  - 类天疱疮
  - 白塞病

恶性
- 原发
- 继发

可能需要频繁的扩张治疗，并应考虑在狭窄部位注射激素治疗[242, 243]。临时支架置入术越来越多地应用于难治性良性食管狭窄，特别是塑料支架[241]。然而，最近一项关于使用自膨式塑料支

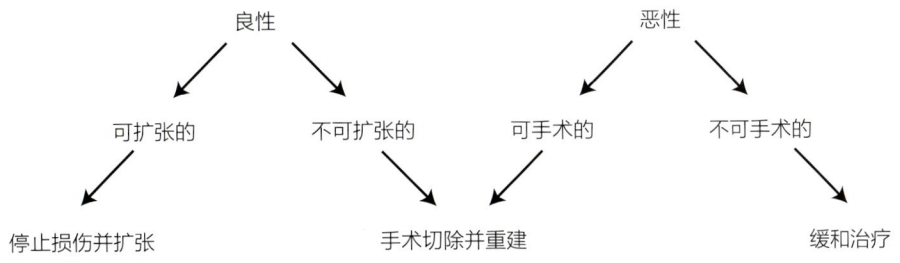

▲ 图 36-27 食管狭窄治疗流程图

架用于该适应证的汇总数据分析表明它仅具有中等效果，具有较高的早期移位和并发症率[244, 245]。最近的一项初步研究表明，可生物降解的支架对治疗难治性良性狭窄是安全并相对有效的[246]。无法扩张治疗的良性狭窄和可切除的恶性狭窄，需要通过切除和重建治疗。无法切除的恶性狭窄只能姑息治疗。

消化性食管狭窄是严重的、控制不良的胃食管反流疾病（GERD）的晚期并发症，并且是大多数良性食管狭窄的主要原因。幸运的是，自PPI的广泛使用以来，消化性狭窄的发生率降低了很多[247]。虽然最初的损伤局限于上皮，但持续暴露于反流性的胃内容物，损伤进展为涉及黏膜下层、食管肌肉组织，并最终达到食管周围组织。这种损伤由痉挛、炎症和纤维化组成。最终，损伤修复循环以瘢痕性纤维化和远端食管的生理性阻塞结束。大多数患有消化性狭窄的患者存在吞咽困难。在胃食管反流疾病（GERD）的治疗和随访期间，患者发生症状性狭窄的情况较少见。虽然患者通常没有先前的胃食管反流疾病（GERD）诊断，但超过 75% 的患者有反流症状[248]。

大多数消化性狭窄位于远端食管，通常位于食管裂孔疝上方（图 36-4 和 36-6A）。它们是同心变窄的光滑锥形区域。偶尔，不对称的消化性瘢痕形成类似癌的偏心狭窄。有症状的消化性狭窄通常长 1~4cm，直径 2~15mm。它们可能难以进行扩张治疗，并且它们经常复发，尽管激进的 PPI 疗法已经使这种情况不再常见。大多数消化性狭窄发生在鳞柱状交界处。在 EGJ 上方发生狭窄的情况提示 Barrett 黏膜，Barrett 黏膜中被报道有 44% 的患者合并消化性食管狭窄。

对于需要终身服药和不能耐受药物治疗的年轻患者，应考虑手术治疗。早期手术治疗比晚期干预有更好的长期结果，因为食管损伤更可能是可逆的。

对于难治性和复杂的胃食管反流疾病（GERD）患者还应怀疑硬皮病。该疾病影响食管的平滑肌，导致 LES 无功能和食管体运动性差。大量反流和食管排空不足导致严重的胃食管反流疾病（GERD）和难以治疗的消化系统并发症。治疗的主要方法是抑酸和反复扩张。因为存在蠕动不良或消失，如果可能的话，应避免进行抗反流手术。如果需要，那么存在指征行食管延长手术和部分胃底折叠术。完全胃底折叠术可能会使吞咽困难恶化，因为蠕动不足和排空能力差可能无法克服重建的 LES。消化性损伤可能非常严重，导致需要切除无动力的狭窄的食管。

Schatzki 环恰好出现在鳞柱状上皮交界处（图 36-6B）。这些环状狭窄涉及黏膜和黏膜下层。它们是薄的、网状收缩，通常与小的裂孔疝有关，并且最容易通过放射线检查发现。由于食管的不完全扩张，这些环可能在食管镜检查中被遗漏。当内环直径变为 13mm 或更小时，最常见的症状是间歇性固体食物吞咽困难。被认为与反流有关的 Schatzki 环可以适应扩张治疗。单个大口径探条扩张可能会产生持久的效果，特别是在扩张后给予 PPI 维持治疗[250]。

药丸引起的食管损伤患者一般没有既往食管病史。最初的损伤是溃疡，患者通常出现胸痛和吞咽痛[251, 252]。然后，无痛性吞咽困难预示着药丸引起的狭窄已发生。许多患者回忆起最初的药丸服用事件，通常是在没有注意的情况下匆忙摄入，通常没有液体送服并处于卧位。女性的丸伤比男性更常见。

药丸损伤的常见位置在颈段食管和胸段食管的主动脉弓水平，但其他解剖学或病理性狭窄的区域也可能捕获药丸。大多数药物产生的浅表伤害，通常会自行愈合。然而，奎尼丁、氯化钾和福善美可以产生严重的食管炎，并且可能发生透壁损伤，导致瘢痕形成和需要扩张治疗的狭窄。据报道还有可能导致出血、纵隔炎和食管穿孔。

在极少数情况下，食管狭窄可由数天至数周放置鼻胃管所引起。患者在取出鼻胃管后数周至数月出现症状。损伤的机制尚不清楚，但推测是由于插入鼻胃管时造成的创伤，鼻胃管的慢性刺激，LES 被留置鼻胃管管支撑导致持续开放所引发的无法控制的胃食管反流，或继发于鼻胃管放置的食管排空受损。典型的钡餐食管造影在食管中段和远段的长段狭窄伴广泛的溃疡形成（图 36-28）。最初，狭窄是平滑的，锥形的同心狭窄，类似消化性狭窄。进展可以很快，狭窄的长度和严重程度加剧类似于腐蚀性狭窄。治疗包括扩张，避免食管插管和激进的抗反流药物。

嗜酸性粒细胞性食管炎（EE）已被认为是吞咽困难和食管内食块梗阻的常见原因[244]。EE 被定义为一种病理性疾病，其临床特征在于食管功能障碍有关的症状，其组织学特征在于尽管有 PPI 治疗仍出现嗜酸性粒细胞为主（每个高倍视野峰值≥15 个嗜酸性粒细胞）的食管炎症[255]。提示 EE 的内镜检查结果是偶发环（波纹环或气管化）、线性皱纹、弥漫性食管狭窄或狭窄口径食管狭窄。钡餐食管造影似乎对诊断 EE 的灵敏度较低。虽然 EE 可以在任何年龄发生，但它主要出现在童年或 30—40 岁人群；男性比女性更常见[256]。三种主要用于 EE 的治疗方式"三 D"：饮食（Diet）、药物（Drug）和扩张（Dilation）[257]。由于 EE 被认为是免疫/抗原介导的食管疾病，特别是食物过敏相关，因此推荐局部吞服类固醇激素。消除饮食既对儿童特别有益，也对成人患者有特别的益处[258, 259]。对于与纤维狭窄相关的持续性吞咽困难，单纯食管扩张治疗可使大多数患

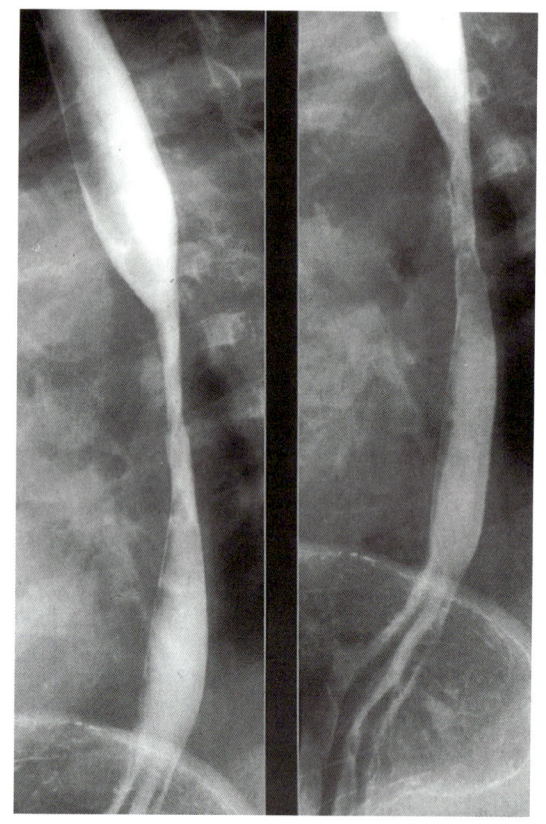

▲ 图 36-28 鼻胃管狭窄
一位持续在重症监护室住很久的患者，并且鼻胃管引流放置时间拖延很久，出院一个月后的钡餐食管造影显示在中段食管一段长且平滑、良性表现的狭窄

者吞咽困难得到持续缓解（＞1 年）[257, 260, 261]。研究表明 EE 扩张治疗的食管穿孔率与其他良性食管疾病的扩张治疗相似[262, 263]。当存在又长又紧的狭窄时，可能需要多次扩张治疗，目标直径建议为 14～15mm[264]。

放射性狭窄可以在接受 30～60Gy 放射剂量的 3～8 个月内发生[265, 266]。它们是平滑的、同心的和锥形的，并且它们位于放射野中。低剂量放疗和同时加用多柔比星也可以产生食管狭窄。这些治疗所致的其他食管并发症包括食管 – 气管瘘和食管 – 支气管瘘。

吻合口狭窄并发于食管切除术后重建过程中多达 1/3 的患者。产生这些狭窄的因素包括吻合张力、缺血、感染和放疗。在吻合口漏、局部感染和辅助放疗后，狭窄更为常见。治疗通常是反复地扩张。复发性癌可能难以通过食管镜检查发现，可能需要内镜超声检查[267, 268]。

3. 腐蚀性损伤

食管的腐蚀性损伤是由摄入强酸或强碱引起的。年龄和原因有双峰分布。对于5岁以下的儿童，摄入通常是偶然的——一个好奇的小孩摄入不正确储存的腐蚀剂产生的结果。第一次吞下有毒物质通常会阻止进一步的摄入和伤害。在成年人中，摄入大量腐蚀剂通常是自杀未遂

（1）早期治疗：获得摄入药物的估计量和性质的病史对于指导治疗至关重要[270]。漂白剂和磷酸盐清洁剂是很少产生明显伤害的刺激性物。摄入强酸会导致凝固性坏死，这可能会限制损伤的深度。然而，快速通过并在胃中汇集会促进胃损伤[271]。摄入黏性碱会导致液化坏死并增加损伤深度。历史上，大多数碱性物质是固体，通常限制口腔、口咽、下咽、食管和气管的损伤。显著的固体腐蚀物摄入可能会导致口腔疼痛、流口水、唾液过多、无法吞咽或拒绝吞咽或饮水、声音嘶哑、失音、呼吸困难、喘鸣，以及口、咽或喉部溃疡。目前，液态碱的可用性改变了损伤模式。这些物质迅速通过上消化道，在食管的生理狭窄点（环咽，气管分叉处的上胸段食管、远端胸段食管）对食道以及胃和邻近的腹腔器官产生严重的损伤。显著的液体腐蚀性碱摄入通常会导致吞咽困难、吞咽痛、胸痛和腹痛，以及纵隔炎或腹膜炎的征象。

患者应该被送进医院并接到命令不得经口服用任何东西。因为伤害是即刻出现的，稀释或诱导呕吐是没有帮助的。事实上，碱的反流可能使受伤区域重复暴露于腐蚀剂而使损伤恶化。液体复苏和广谱抗生素治疗至关重要。皮质激素的早期使用不能限制损伤的深度或减少晚期狭窄的发生率[272, 273]。如果出现明显的喉气管损伤，可能迫切需要插管或气管切开和机械通气。使用柔性纤维食管胃十二指肠镜快速评估上消化道对于确定损伤的位置和程度非常重要。这可以通过最小的食管镜以及通过限制充气来促进实现。腐蚀损伤的分级与皮肤烧伤相似[274]。一度损伤仅表现为黏膜水肿和充血。二度损伤表现为囊泡及水疱和假膜形成。三度损伤会产生深部溃疡并形成焦痂。

一度损伤的患者无需特殊治疗；狭窄的发生率很低。二度和三度烧伤患者早期死亡和晚期并发症的风险增加。应使食管重新得到上皮覆盖；早期扩张治疗可能会增加狭窄的形成和穿孔的风险[275]。经常的临床评估对于发现和治疗食管或胃坏死是非常必要的。对于伴有纵隔炎或腹膜炎的透壁坏死，建议切除受累器官或延迟重建器官。腐蚀性损伤并发的气管食管瘘需要通过食管切除、游离和气管切开术治疗[276]。重建一般迁延至数月。没有急性并发症的患者应该使用温和的液体或饮食和预防性抑酸药物。

摄入小型碱性圆盘电池对小孩子造成了特别的威胁。由于电流的产生，极强腐蚀性内容物从受损的外壳渗出，以及压力坏死，摄入后数小时内即可能导致严重的食管损伤。小心地通过内镜移除，主要目标要保证电池盒的完整性[277]。电池通过胃或下消化道通常是平安无事的。

（2）后期管理：如果患者出现症状或通过放射影像证实狭窄，则应在损伤后数周开始扩张治疗腐蚀性狭窄。尽管逆行扩张已被认为是最安全的扩张技术，但它需要胃造口术。顺行引导性探条扩张或球囊扩张也已成功[278]。在反复扩张过程中，局部注射类固醇对初始治疗扩张无反应的短的狭窄有效[279]。用于缓解腐蚀性食管狭窄引起的吞咽困难的生物可降解支架也被用作替代性的新治疗方式[280]。食管轴向缩短导致食管裂孔疝和胃食管反流疾病（GERD），并可能使原始腐蚀性损伤加重。过度扩张和无法扩张到足够直径的需要是切除和重建的指征。间置结肠曾经是切除腐蚀性食管损伤后替代物的首选，但现在，胃部如果没有被摄入损伤，那么胃是选择的替代器官[281]。摄入碱洗涤液使患者比一般人群的癌症风险增加1000倍[282, 283]。

4. 穿孔

食管穿孔导致化学和感染性纵隔炎，除非进行早期和有效治疗，否则这是致命的。医源性损伤是最常见的穿孔原因[281]。在诊断性内镜检查中，这种并发症的发生率低于0.05%，但发生率随着操作的复杂性和潜在的食管病变而增加。有记载，在腐蚀性狭窄扩张治疗后的穿孔率

高达 17%，而在贲门失弛缓症患者采用气动扩张术治疗中，穿孔率约为 2%（中位发生率高达 16%）[105, 278, 284, 285]。食管不仅可能受到器械损伤，还可能在食管附近的任何操作过程中受伤。创伤和自发破裂是次常见的穿孔原因。食管在大约 50% 的穿孔中是正常的。其余病例的病理改变包括 25% 的良性狭窄，15% 的憩室，10% 的癌症和 5% 的贲门失弛缓症[281, 286]。

高度的怀疑性对于早期识别伤害很重要。自发性破裂的症状通常是非特异性的，包括急性胸痛和腹痛、吞咽痛、呼吸困难和发热。可能会出现急性脓毒血症的灾难性表现。任何在食管器械操作后报告症状的患者都应该被认为有穿孔，直到排除诊断。胸腔积液、气胸、纵隔气肿和皮下气肿是非特异性胸部 X 线表现。然而，胸部 X 线片仅在 15% 的患者中是有诊断性的，并且在 10% 的情况下可能是正常的[287]。临床诊断食管穿孔可通过食管造影确认（图 36-29）。首先使用泛影葡胺水性造影剂进行，如果是阴性的，则用钡剂重复检测。如果仅使用水性造影剂，则多达 22% 的穿孔漏掉[288]。在许多机构中，口服造影剂的计算机断层扫描取代了钡餐食管造影。

部分损伤可能被局限在食管壁内。当裂伤局限于食管壁或造影剂自由流入食管而没有远端食管阻塞时，无发热或白细胞计数升高的患者可以继续观察[289, 290]。但是，如果确诊透壁损伤伴有纵隔污染，在液体复苏和静脉注射抗生素给药后还需要进行明确的处理。手术治疗的原则是对感染或坏死组织的清创，穿孔闭合，食管潜在病理（如果存在）的治疗和纵隔引流。在穿孔部位进行肌切开术可以识别和修复对黏膜的全部损伤。用补片修复可降低死亡率，减少瘘形成的发生率[291]。穿孔的延迟识别使得初次修复成功的可能性降低。此时的治疗应针对去功能、清创、引流和切除[292-294]。对于大多数颈部食管穿孔，可以进行无须修复的手术引流。向下引起纵隔炎时需要及时治疗颈部穿孔的纵隔成分，并可能需要在颈部切口加入右侧开胸术[295]。扩张覆膜金属支架治疗作为穿孔性食管癌的姑息治疗已获成功[296]。1/3 的患者在食管穿孔修复后出现吞咽困难，需要进行扩张或进一步手术治疗[297]。最佳治疗效果出现在穿孔修复过程中进行肌切开术的贲门失弛缓和其他运动障碍患者中。对患有狭窄或弥漫性食管疾病的患者，食管切除术可能产生最佳的长期效果。

内镜下支架置入以封堵穿孔，防止进一步污染，已被迅速接受并且越来越多地被使用[298-303]。通过经皮或微创方法对污染区进行了持续引流，无需开放手术[304]。食管支架置入术并不一定能使患者免于接受进一步的食管穿孔手术治疗，但它提供了食管抢救和早期恢复口腔饮食的优势。食管支架术在颈段食管、胃食管交界处或穿孔长度大于 5cm 时可能会失败[305]。

多个病例报告和小型序列研究报道了使用腔镜下钛夹治疗食管穿孔。该方法无法获得持久的全层封闭，阻碍了它的使用。但是，新推出的 Over-the-Scop 夹近期被报道在食管穿孔闭合方面非常成功[306, 307]。同样有希望和极具创新性的是腔内真空治疗[308, 309]。该装置通过内镜放置，每 3~4 天更换一次，直至穿孔闭合。

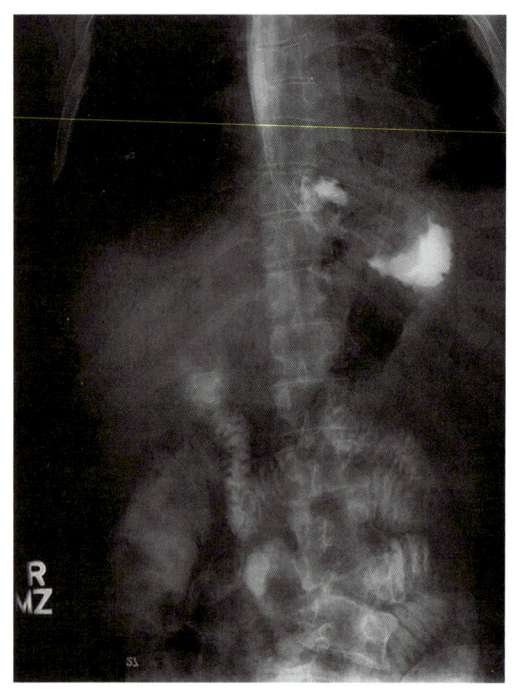

▲ 图 36-29 穿孔
刚刚接受非引导下食管远端狭窄扩张治疗的患者的钡餐食管造影显示钡剂向纵隔外渗

5. 食管异物

大多数摄入的异物都发生在幼儿身上[310]。在年轻的成年人，摄入的异物通常是与药物或酒精使用或精神疾病有关。在老年人，有假牙或食管病变时，食物块就可能成为嵌塞的异物。食块嵌塞是嗜酸性食管炎（EE）患者的常见表现，并可导致Boerhaave综合征[311,312]。嵌塞的位置总是处于生理或病理的狭窄区域。平片和造影显像对大多数患者是可以诊断的。大多数小钝器可以无困难地通过远端胃肠道。嵌塞的钝性异物可以通过软性食管镜和球囊导管或篮子被移除。锋利或尖锐的物体，如果锋利的边缘指向远离口腔，可以通过软性食管镜移除；锋利的后缘会造成很小的伤害。然而，如果前缘是锋利的，则可能需要将锋利边缘缩回到硬性食管镜的镜筒中来移除。偶尔需要手术切除来处理嵌塞的异物或并发撕裂伤和纵隔炎的异物。

五、结论

对食管解剖、功能和生理的理解对于正确诊断和成功治疗良性食管疾病至关重要。除了食管裂孔疝和胃食管反流疾病（GERD）外，适合手术治疗的食管疾病并不常见。恢复食管功能和吞咽能力至关重要。第一次手术的成功是非常必要的，否则患者将开始走上一条多次反复手术之路，最终因良性疾病却导致食管切除而结束。

第十二篇 食管癌症
ESOPHAGUS—CANCER

第 37 章
食管癌的分期方法
Staging Techniques for Carcinoma of the Esophagus

Virginia R. Litle 著
曹 磊 译

据估计，美国 2012 年确诊 17460 例食管癌新发病例，死亡 15070 例[1]。在美国，食管癌的 5 年总生存率仍低于 17%。预后不良可归因于肿瘤晚期诊断和肿瘤生物学特征。少于 50% 的患者在诊断时有条件进行根治性切除，没有手术切除是无法治愈食管癌的，因此对患者进行正确分期以确定他或她是否是手术候选者符合患者的最佳利益。在美国，80% 的食管癌死亡患者是男性，食管腺癌（EAC）在非西班牙裔白人男性和 55 岁以上的女性中的发病率继续增加，在非洲裔美国人中的发病率正在下降。

尽管 EAC 患者的总体预后仍很差，但局部或区域晚期疾病患者的 5 年总生存率已有所改善。远处转移患者的预后在 5 年时仍低于 3%[2]。改善患者的分期方式和适当选择治疗方案，以及内镜下治疗 Barrett 相关的浅表癌，有助于生存率的小幅提高。从原位癌和黏膜内癌的内镜黏膜切除术（EMR）到微创治疗，在微创治疗方面已取得显著进展。

食管胃切除术的入路。随着食管癌的治疗管理不断演进，EMR 已加入浅表病变的分期模式[3]。在早期发现疾病、为患者选择适当的治疗和手术治疗方面的改进，最终可能转化为总体生存率的提高。对于早期浅表性 T_{1a} 癌，EMR、消融治疗和挽救性食管切除术治疗治愈率达 100%[4]。对于低风险的 T_{1b} 肿瘤，平均随访 4 年，84% 没有疾病迹象[5]。对于完成分期的食管癌患者，食管切除术是最好的治愈机会。历史上，食管癌患者围术期死亡率曾高达 20%，这阻止了许多肿瘤学家将患者转诊接受根治手术[6]。随着手术方法的改进和围术期护理的改善，食管切除术后手术死亡率降低到 4% 以下[7-9]。

然而，由于食管切除术后对生活质量的负面影响，食管切除术应该被认为是一种根治选择，而不是姑息性方式[10]。目前可以采用支架、激光和冷冻治疗等形式提供更多的姑息性选择[11]，严重出血或复杂穿孔肿瘤可以姑息切除。准确的分期对于确定 Ⅳ 期患者的最佳姑息方式以及与患者和家庭进行现实的讨论也很重要。

除了早期发现这种疾病外，通过准确的分期检查对早期患者进行鉴别，可以正确选择手术患者。大多数机构提供的常规无创术前分期方法包括内镜超声（EUS）和正电子发射断层扫描 – 计算机断层扫描（PET-CT）扫描。早期患者受益于内镜或手术切除，而晚期患者受益于姑息性手术，如消融、扩张、支架、化疗或放疗，以提高生活质量。中期患者可以受益于新辅助治疗，然后手术切除治疗。

虽然新辅助化疗或放化疗的临床试验以前没有显示出一致的生存益处[12-15]，但最近研究和 Meta 分析显示出一些益处[16-19]。随着食管癌放化疗、外科研究（CROSS）的完成，新辅助化疗已成为大多数临床 T_3 期或淋巴结阳性（cT_3 或 $cN_{1/2/3}$）食管鳞癌或腺癌患者的治疗标准[20]。虽然这项研究包括 T_2N_0 癌症，但新辅助疗法对于这类患者的作用仍存在争议。

本章将概述目前可用来对内镜确诊的胸段食管癌患者进行分期的情况。

一、食管癌 TNM 分期

目前的食管癌分期系统遵循美国癌症联合委员会（AJCC）癌症分期手册，第 7 版，该手册使用肿瘤的 TNM 系统，T 代表肿瘤，N 代表区域性淋巴结，M 代表远处转移（表 37-1）[21]。TNM 分期系统最近进行了修订，其显著变化包括改变 T 分期，将肿瘤分级纳入分期，根据受累淋巴结的数目细分 N 分期，以及将腺癌与鳞状细胞癌（SCC）分开。转移性病变也只有一类。区分远处淋巴结和远处器官转移的 M_{1a} 和 M_{1b} 已被删除。高度异型增生现为原位 T（Tis），T_4 分为 T_{4a} 和 T_{4b}。T_{4a} 癌是局部浸润性的，但尽管有侵犯部分心包膜、胸膜或膈膜，但仍被认为是可切除的。T_{4b} 肿瘤侵袭气管、主动脉或椎体，并认为肿瘤不可切除。

分级系统的另一个主要改进是淋巴结分期。正如针对胃、结肠、黑色素瘤和其他恶性肿瘤所做的修改，所累及的淋巴结数目已成为预后标志，因此被纳入正式的分期系统。

食管癌的准确临床淋巴结分期是具有挑战性的，通常临床分期为淋巴结阳性或淋巴结阴性；然而，淋巴结分期的这种变化是重要的预后指标。来自不同食管组的多项研究发现，根据阳性淋巴结的绝对数目[22-26]、阴性淋巴结的绝对数[27]、阳性淋巴结与阴性淋巴结的比例，存在显著的生存差异[25, 28, 29]。

肿瘤的分级现在也是分期的一部分，因为分化越差，预后越差[30]。T_1 分为黏膜内癌 T_{1a} 和黏膜下病变 T1b。这种 T 分期的改变是基于淋巴结受累的发生率以及随后的深度增加的肿瘤的生存差异。其他变化包括 SCC 分期中增加肿瘤部位，以及根据 SCC 组进行混合组织学肿瘤分期。

二、内镜超声检查

食管癌的 EUS 分期是 Lightdale 于 1992 年在文献中首次提出的，在接下来的十年中，该模式成为新诊断食管癌患者分期的标准[32]。

在电子内镜检查之前，CT 扫描是判断是否对食道癌患者进行食管切除术的主要手段，MRI 和骨扫描有时根据临床表现进行。现在，EUS 可以通过提供肝、肾上腺或腹腔淋巴结转移的细胞学检查来帮助确定食管癌以及远处疾病的局部分期。

对于 PET-CT 上无远处转移证据的患者，EUS 用于 T 和 N 分期，以便转为新辅助治疗。它最常由胃肠病学家执行；然而，一些外科小组是有经验的，胸外科医师应该精通，以便他们能够为食管癌和肺癌患者提供一站式服务[33]。

常规 EUS 采用 360° 径向机械回波镜，7.5MHz 超声探头，清醒镇静。常规放射状 EUS 是评估原发性肿瘤进入食管壁深度的最佳方法。对于 EUS 引导的可疑淋巴结细针抽吸（FNA），使用曲线线性阵列回波内镜和 22 或 25 规格的针。7.5MHz 或更低频率的内镜在评估局部淋巴结方面优于高频内镜，因为其显示深度更大。内视镜诊断潜在恶性淋巴结的标准包括至少两个特征：圆形、离散型、低回声或大于 1cm 的尺寸[34, 35]。单纯的 EUS 对淋巴结成像特异性低，但可疑淋巴结的 FNA 可导致高达 95% 的特异性[36]。

EUS 仍然是测定 T 期最准确的方法，对低频探头[37-40]的准确率在 64%～80% 之间，对高频探头的准确率在 85%～92% 之间[35, 38, 41]。精确度只能在患者接受肿瘤和结节状态的组织学确认后才能计算。EUS 对最近 15 年一系列患者 T 和 N 分期的准确性总结在 表 37-2 中。综上所述，EUS 分期是指在开始新辅助治疗之前。

EUS 对 T_3、T_4 期[38, 39]的准确率为 80%～90%，对 T_1、T_2 的准确率下降到 74%[39]。200 多例病理证实为肿瘤和结节分期的患者中，EUS 分期误差

表 37-1 美国癌症联合委员会（AJCC）食管和食管胃交界处肿瘤的 TNM 分类

T	原发肿瘤	N	局部淋巴结
X	原发肿瘤无法评估	X	局部淋巴结无法评估
0	无原发肿瘤	0	局部淋巴结无转移
is	高度不典型增生	1	1~2 局部淋巴结转移
1a	肿瘤侵犯固有层或黏膜肌层	2	3~6 局部淋巴结转移
1b	肿瘤侵入黏膜下层	3	≥7 局部淋巴结转移
2	肿瘤侵入固有肌		
3	肿瘤侵犯外膜	M	远处转移
4a	可切除的肿瘤侵入胸膜、心包或隔膜	0	无远处转移
4b	不可切除肿瘤侵入其他结构，包括主动脉、椎体、气管	1	有远处转移

SCC 分期组	T	N	M	等级	肿瘤位置
0	Tis	N_0	M_0	1, X	任何
ⅠA	T_1	N_0	M_0	1, X	任何
ⅠB	T_1	N_0	M_0	2~3	任何
	$T_{2~3}$	N_0	M_0	1, X	下部，X
ⅡA	$T_{2~3}$	N_0	M_0	1, X	上部、中部
	$T_{2~3}$	N_0	M_0	2~3	下部，X
ⅡB	$T_{2~3}$	N_0	M_0	2~3	上部、下部
	$T_{1~2}$	N_1	M_0	任何	任何
ⅢA	$T_{1~2}$	N_2	M_0	任何	任何
	T_3	N_1	M_0	任何	任何
	T_{4a}	N_0	M_0	任何	任何
ⅢB	T_{4a}	N_{1-2}	M_0	任何	任何
	T_{4b}	任何	M_0	任何	任何
	任何	N_3	M_0	任何	任何
Ⅳ	任何	任何	M_1	任何	任何

腺癌分期组	T	N	M	等级
0	Tis	N_0	M_0	1, X
ⅠA	T_1	N_0	M_0	1~2, X
ⅠB	T_1	N_0	M_0	3
	T_2	N_0	M_0	1~2, X
ⅡA	T_2	N_0	M_0	3
ⅡB	T_3	N_0	M_0	任何
	$T_{1~2}$	N_1	M_0	任何
ⅢA	$T_{1~2}$	N_2	M_0	任何
	T_3	N_1	M_0	任何
	T_{4a}	N_0	M_0	任何
ⅢB	T_3	N_2	M_0	任何
ⅢC	T_{4a}	$N_{1~2}$	M_0	任何
	T_{4b}	任何	M_0	任何
	任何	N_3	M_0	任何
Ⅳ	任何	任何	M_1	任何

SCC. 鳞状细胞癌

以 T_0、T_1 低标记和 T_2 高标记为主[42]。Crabtree 及其同事对 EUS 准确分期 T_2N_0 肿瘤的可靠性进行了检验，他们回顾性地研究了胸外科医师学会（STS）、胸外科总数据库（GTDB）并得出结论：T_2N_0 肿瘤的临床分期不可靠[43]。他们报道了临床 T_2N_0（cT_2N_0）患者行原发性食管切除术后出现 26% 的降期和 47% 的升期。85% 的病例 EUS 能准确分期 T_3、T_4 病变[37]。在另一系列研究中，47 例接受腺癌或 SCC 手术切除的患者中，19% 的患者 EUS 分期过高，17% 的患者 EUS 分期过低[44]。

在病理证实的研究中，N 分期的准确率在 70%~86% 之间[34, 37-39, 45]。在 FNA 引导下应用 EUS 进行淋巴结活检前，EUS 淋巴结分期的假阴性率超过 33%[46]。支气管内超声（EBUS）还与 EUS 联合应用，以提高超声模式的分期精度。如前瞻性临床试验（NCT01038544）所示，新诊断的食管癌患者接受放射状和凸形 EUS 检查，然后进行凸形 EBUS 检查，以评估标准结点[47]。EBUS 补充了 EUS 对 2、4、7 站的检查，但也提供了进入 10R 淋巴结的途径。EBUS 使 12% 的患者上调，69% 的 EUS 患者分期获益，从而增加了 EUS 的灵敏度。EBUS 范围也可以通过紧密的恶性狭窄，恶性狭窄无法使用 EUS 分期，但允许进行临床 T 和 N 分期。

尽管 EUS 给食管癌患者的临床分期和治疗带来了很多便利，但是它仍然受到恶性狭窄的限制，从而阻碍原发肿瘤的分期。然而，在这些病例中，肿瘤梗阻几乎总是 T_3 或 T_4N_x[45]。此外，T_3 或 T_4 肿瘤是 N_1 的可能性超过 80%[48]。

随着早期食管癌患者内镜治疗的不断扩大，EUS 准确分期 T_1 型腺癌对于确定哪些患者可以获得有治愈潜力的内镜治疗以及哪些患者应该接受食管切除术具有重要意义。有经验的 EUS 组，黏膜内癌（T_{1a}）的分期准确率为 82%~94%[34, 38, 49]。T_{1b} 癌淋巴结转移的可能性大约为 20%，黏膜内病变的可能性小于 5%，因此，EUS T 分期可能有助于在内镜和外科切除之间做出选择[50]。然而，内镜下切除 T_1 肿瘤之前的 EUS 仍存在争议，因为其不高度精确，而且患者可能只需要 EMR 来分期浅表病变。

对于初发局部癌的患者，常规 EUS 加 7.5~12MHz 径向超声探头对肿瘤浸润的初步评估和寻找可疑淋巴结（低回声，>1cm）是有利的。高频 12~20MHz 探头对 T_1、T_2 可疑肿瘤可提供最准确的分期[43]，总体上使用 EUS 分期，pT_1 肿瘤低分期率为 18%，pT_2 肿瘤高分期率为 47%[40]。检查应包括全面评估胃旁站、肝下站和腹腔站的

表 37-2 内镜超声（eus）分期的准确性与病理分期

作者（年）（参考文献）	新辅助治疗	pT 分期（%）	pN 分期（%）
Pech 等（2010）[40]	否（179）	74	73
O'Farrell 等（2013）[127]	否（163）	71	65
Barbour 等（2007）[37]	否（209）	61	75
Davies 等（2006）[39]	否（94）	78	70
Larghi 等（2005）with miniprobe（15~20MHz）[41]	否	85	NA
Cen 等（2008）[34]	否（87）	NA	81
Vickers and Alderson（1998）[45]	否（50）	92	86
Zhang 等（2005）[53]	否（34）	79	74
	是（39）	51	54
Zuccaro 等（1999）[35]	是（59）	37	38

NA. 无法获得；P. 病理学的

肝脏和淋巴结。如果确定了可疑淋巴结，超声内镜允许可疑淋巴结的 FNA。

（一）EUS 与新辅助治疗

虽然在新辅助化疗后 70% 的患者中 EUS 是可行的[51]，但其准确率与现有新辅助方式相比下降到 50% 以下[35, 52]。超过 49% 的病例肿瘤深度分期过大，超过 38% 的病例结节状态分期过大[53]。45Gy 放疗后 T 分期的准确率为 37%～43%[35, 52]。辐射性纤维化导致 T 期过度或低度标记大约占 40%[51, 54]。只有当肿瘤对化疗没有反应时，EUS 对化疗后 T 分期才能准确[35]。在新辅助化疗或化疗后，由于继发于炎症后改变的准确率低[52]，EUS 基本上不被推荐[35, 55]。然而，单靠化疗后 CT 扫描或内镜检查在评估疗效方面不如 EUS[58]。

（二）转移性疾病

EUS 有助于确诊腹腔淋巴结转移（CLN），这预示着更坏的预后[57]。自 1999 年以来，Reed 系列研究 62 例患者中，95% 的患者进行了 CLN 的评估。本组 EUS 敏感度为 72%，特异度为 97%[58]。EUS 检测 CLN 转移的存在也与所有 T 分期的存活率降低有关。在另一项来自南卡罗来纳州医科大学的研究中，作者得出结论，EUS 检测无腹腔结节受累患者的 5 年生存率是 CLN 受累患者的 3 倍（39.8 个月与 13.8 个月）[59]。EUS 对肝转移瘤的活检和评估也有帮助[60]。在最近 132 例患者的研究中，EUS-FNA 对非囊性肝病灶的检测证实 20% 的病例有肝转移，EUS 在定量肝转移方面优于 CT，尤其在转移灶太小而无法用 CT 表现的病例中[60]。

三、内镜黏膜切除术

除了新 TNM 分期系统中受累淋巴结的数目和原发性食管肿瘤的分级外，T_1 细分为 T_{1a} 和 T_{1b} 反映了 EMR 可作为对浅表食管癌的诊断、分期和治疗重要方法。这项技术的先驱，May 和同事们最初报道，在 50 名患者中，内镜切除是高度不典型增生（现在称为 Tis）和 Barrett 食管患者早期腺癌的食管切除术的治疗选择[61]。这项技术源于日本治疗浅表性胃癌的方法，主要涉及识别黏膜异常，或者切割和凝固黏膜，或者使用抽吸、捆扎和结扎方法，就像做息肉切除术一样。对于 EMR，切除深度为黏膜下层。如果牵涉到固有肌，EMR 就不能完成，至少不能用吸引带技术完成。病灶切除后，由手术者仔细定位，并经胃肠病病理学家固定和检查，将其分类为 Tis、T_{1a} 或 T_{1b} 肿瘤。

根据黏膜下层的受累程度，T_{1b} 病变有更具体的深度分类。黏膜下 1～3 分型与淋巴结受累频率相关[5, 62]，但 T_{1b} 分型不属于第七版 TNM 分期的一部分。在 79 例食管癌切除术中，隐匿性结节参与 T_{1a} 肿瘤的风险被认为很低，从 0%～7% 不等[63-65]。淋巴结受累的任何可能性都会妨碍一些外科医师推荐内镜治疗，除非患者有高手术风险[63, 64]。肿瘤等级和淋巴管浸润是阴性预后标志物。在以后的验证研究中，原发性肿瘤的分子分期将帮助外科医师决定哪些患者需要食管切除，哪些可以内镜下治疗。

对于 T_{1b} 肿瘤，结节受累明显增加，从 21%～50%[65] 不等，因此需要手术切除。这种方式的增加显著和安全地影响了黏膜性食管癌患者的治疗，从而可以避免潜在的病态食管切除术[4]。

四、计算机断层摄影

CT 扫描对食管癌和胃食管交界癌（GEJ）浸润深度的准确率很低，T_2 为 33%，T_3 为 0%，T_4 为 50%，总体为 15%[66]。虽然在最近的系列研究中，CT 对 T 分期的总准确率为 59%[38, 46, 66, 67]，但 CT 用于鉴别远处转移和可疑的区域性淋巴结比用于评估肿瘤深度更多。在历史上，42 例手术切除的患者中，淋巴结阳性患者的 CT 分期平均为 50%，66 例，EUS 和 CT 联合检测局部淋巴结侵犯准确率为 82%[48]。在稍老的序列中，CLN 的 CT 分期的灵敏度仅为 8%，尽管在 74 例比利时患者中，通过实性器官转移或远处淋巴结转移诊断 IV 期疾病的特异性分别为 100% 和 58%，但准确率仅为 64%[44]。

常规 CT 扫描提高了对远处转移瘤的检测，但通常被更灵敏的 PET-CT 所代替。当然，在将患者交给外科医师进行评估之前，对胸部和腹部进行分期 CT 扫描仍然是很常见的。然而，CT 扫描在评价放化疗反应中仍可能起作用。一些研究小组提出，CT 扫描肿瘤最大横截面积的减少可能有助于术前评估化疗反应[52,68]。早期的研究表明，即使没有新辅助剂下调[69]，术前 CT 宽度也可能是影响预后的因素[56]。在放射学上对肿瘤测量的这种分期正在发展基于肿瘤长度的治疗反应评估的新兴趣[70]。

五、正电子发射断层摄影术

正如 EUS 有助于新诊断为食管癌的患者的术前评估和管理，PET-CT 增加了原发肿瘤的生物学信息，是鉴别远处转移的标准。

在 PET-CT 的广泛应用之前，曾单独研究 PET 对食管癌患者分期的有效性。华盛顿大学的 Flanagan 等发现，在 29 例接受根治性手术的患者（19 例腺癌）中，PET 扫描在 76% 的患者中准确检测到区域性淋巴结转移，在 93% 的患者中准确检测到远处转移。21 例食管癌或鳞状细胞癌患者行 PET 检查发现局部淋巴结受累的频率是 CT 的 2 倍，转移性疾病的检出率提高了 80%（CT 为 45%，PET-CT 为 82%）[71]。对于 EAC 或 SCC 患者Ⅳ期病变的检测，单用 PET 的灵敏度、特异度和准确率分别为 74%、90% 和 82%，而 CT 扫描的灵敏度、特异性和准确率分别为 41%、83% 和 64%[44]。PET 和 CT 扫描均未发现肝小转移（< 1cm），另 1 例未发现胰腺转移[72]。作者认为，在 36 例腺癌或鳞状细胞癌中，17% 的患者 PET 改变了临床处理[72]。仅 PET 的假阳性结果可由肉芽肿性疾病、反应性增生或肿瘤的局部扩展误解为局部淋巴结受累引起[44,72]。假阴性区域淋巴结受累可由正常大小的淋巴结和邻近原发肿瘤的隐匿性微转移疾病引起，原发肿瘤的 PET 摄取使结节摄取变得模糊。PET 对Ⅳ期疾病的假阴性表现可由腹膜转移、小肝转移（< 1cm）或浅肝转移和小肺病变引起[44]。

2007 年，ACOSOG Z0060 食管癌 PET 分期试验结果发表[73]。在这个组间试验中，单独使用 PET 而不是 PET-CT 来确定 PET 是否能够提高可接受的 5% 的转移检测率，从而防止食管癌转移患者不必要的手术。所有患者首先接受胸部和腹部的 CT 检查，如果阴性，则进行 PET 扫描以寻找Ⅳ期疾病。尽管 PET 阳性的可疑病变的组织确认是研究算法的一部分，但并非所有患者都能接受 PET 阳性区域的确认性活检。的确，两个接受手术的患者在活检后或肾上腺切除术后出现并发症，这些手术是根据假阳性的 PET 结果进行的。145 例 PET 扫描阴性的患者中 5.6% 在手术 6 个月内发生复发性癌（部位未明确）。该小组得出结论，4.8% 的患者在身体 CT 分期和必要的脑或骨显像后检测到确诊的转移病，否则可能符合治愈性外科手术，组织确认对于避免这些患者的 PET 扫描 3.7% 的假阳性率非常重要。

（一）初次分期

随着 15 年前 PET-CT 的出现，在大多数机构中[44,74,75]，这种方式已经取代了单独使用 PET。PET 扫描相对于 CT 扫描的最大优点之一是 PET 的三维成像。这种方式比 CT 扫描更能识别第二原发肿瘤[71]。PET 不能用来诊断食管癌，而是用来评估局部淋巴结和远处转移。淋巴结状态是潜在可切除疾病患者最重要的预后预测因子[76]，淋巴结阳性的临床分期使患者接受诱导治疗。理想的情况是，患者在开始新辅助治疗之前应进行 PET 阳性结节的组织学确认，但这种严格的管理不是常规的。

仅用 PET 扫描就能检测到的最小病变大小为 5mm。PET-CT 提高了 PET 单独用于鉴别恶性淋巴结的准确性，如 39 例患者中所示，因为 CT 改善了 PET 示踪剂的定位[78]。在本研究中，PET-CT 对 PET 阴性的小淋巴结（6~11mm）进行检测。发现或消除转移性疾病的 PET 检查结果显示约 20% 的患者最初通过 CT 分期改变了对患者的管理[77]。单用 PET 对 95% 以上的原发肿瘤是高代谢非常敏感[44,71,79]。

PET-CT 以与 PET 类似的方式进行，患者在扫描前禁食至少 4h，以便在研究时是正常血糖。放射性药物为 ^{18}F-2- 氟 -2- 脱氧 -D- 葡萄糖（F-FDG），是葡萄糖代谢的示踪剂[18]。F-FDG

被摄取到细胞内并磷酸化，但不能作为葡萄糖 -6- 磷酸盐代谢，而且蓄积在葡萄糖代谢活跃细胞内[18]。患者接受 ^{18}F-FDG，然后进行 CT 扫描，然后在注射放射性示踪剂 45～60min 内捕获 PET 图像。对 PET 和 CT 图像进行融合，并对 PET 和 PET-CT 图像进行分析。EAC 淋巴结分期的准确性由单纯 PET 的 78% 提高到融合 PET-CT 的 83%[78]。作者发现当包括原发肿瘤的直径时，分期准确率可提高到 95%。在 12 项研究的 Meta 分析中，PET-CT 对结节分期的灵敏度和特异性分别为 55%～62% 和 76%～96%，但作者认为其准确性并不比单独 PET 好[80]。Manabe 和同事们发现 PET-CT 对胸腔鳞状细胞癌淋巴结转移的灵敏度范围在 29%～53% 之间，但研究对局部胸腔淋巴结的特异性为 90%[81]。他们还发现，如某些原发性肺癌所见，原发肿瘤的低标准摄取值（SUV）与由于放射性药物示踪剂的低亲和力而导致的淋巴结转移的有限检测相关。

PET-CT 是检测Ⅳ期疾病的标准检查。在 M.D. 安德森癌症中心的一项诊断成像研究中，PET-CT 被用于检测 22% 的初期食管癌患者的远处转移[82]。最常见的转移部位是肝（10%）、骨（9%）、肺（9%）、肾上腺（2%）和腹膜（1.4%）。此外，0.3% 至 1.7% 的患者在骨骼肌、脑和甲状腺中发现"不典型"转移。1 例患者（0.5%）经结肠镜 PET-CT 局灶性摄取发现同步性结肠癌。尽管一些作者提出，从伦理上讲，不可能总是确认组织学上的转移性疾病，但反论是[77]，如果有可能的治疗选择，进行活检在伦理上是正确的。

手术切除后对化疗或放化疗有反应的患者预后较好[13, 15, 83-86]，及部分研究组认为只有完全缓解者才有生存优势[87]。约 25% 的病例发生完全病理反应[79, 88]。

（二）间段分期

PET 扫描在评估新辅助治疗反应中的作用是什么？历史上，化疗经过两个周期后，进行 PET 或 PET-CT 间歇扫描[88]，以选择应答者和非应答者。代谢反应评价用于食管癌和食管胃腺癌（MUNICON）新辅助化疗的个体化Ⅰ、Ⅱ期临床试验研究局部晚期远端食管癌和 GEJ 腺癌，其中间歇性代谢反应评价用于将患者分类为无答复者或答复者[89, 90]。

在 MUNICON Ⅰ试验中，应答者被认为在诱导化疗 2 周后原发肿瘤的 SUV 下降大于 35%。与接受全程新辅助化疗的应答者相比，无应答者接受手术治疗，中位生存期为 25.8 个月。在 MUNICON Ⅱ中，PET 无应答者接受了新辅助化疗，导致组织病理学应答增加，但仍然显著降低 2 年总生存率[90]。根据 MUNICON Ⅱ试验，新辅助化疗患者应用该方法是有益的。因为标准的护理，特别是 CROSS 试验，已经成为新辅助性同步化疗，PET-CT 间期分期是不可行的。在 MUNICON Ⅱ中，Lordick 总结说，由于大多数患者接受新辅助化疗，因此间歇期分期并不常见，而且放射线可以显示出具有误导性的持续阳性疾病，而几乎没有反应。

（三）再分期

通过 PET 或 PET-CT 扫描的代谢反应越来越显示与诱导治疗的组织学反应相关，灵敏度为 89%[91, 92]。在一项对 37 例 GEJ 腺癌患者（98% 临床分期为 T_3N_x，2% 为 T_4N_x）的研究中，SUV 显著降低的患者也能进行完全的手术切除[91]。此外，从诱导治疗后的重复 PET 图像上的最大 SUV 显著降低，可预测疾病复发的可能性较低[91]，提高无病和总生存率[79, 91-94]。新辅助化疗或化疗后重复进行 PET-CT 的最佳时间通常为治疗完成后 3～4 周。在治疗后的 PET-CT 中，转移性疾病的检出率为 8%～17%[79, 88, 95]。术中可发现远处转移，其中 2%～6% 的患者有[79, 88] 远处转移，而在一个系列研究中，29% 的患者有病理性 N_1 淋巴结转移，尽管在食管切除术前进行 PET-CT 检查阴性[88]。

正如 Downey 等最初提出用 PET-CT 扫描重新分期患者，SUV 减少是潜在的预后信息，其将 17 名诱导治疗后患者，分为 SUV 化疗前后变化大于或小于 60%。在 8 名手术切除的患者中，SUV 治疗期间减少了 60% 以上，67% 的患者术后 2 年无疾病。2 年总生存率差异为 89%，而

60%SUV 截止值的两组为 63%。其他研究支持使用 SUV 的相对降低作为诱导化疗组织学反应的预测因子，Roedl 等的灵敏度为 86%[70]，可用于确定反应者。然而，原发性肿瘤 SUV 的变化与化疗后组织学反应的相关性仍有争议[79, 88]。在一组接受食管切除术的 55 名患者中，PET-CT 只有 39% 的阳性预测值用于鉴别病理反应患者[88]。在另一项研究中，PET 对病理完全缓解的阳性预测值仅为 50%[79]。被认为有意义的最佳临界点尚不清楚。一些组的敏感度和特异性高于 35%，SUV 下降超过 45%，特异性高于 86%[91]，而生存率高于 60%。最后，马萨诸塞州普通研究组得出结论，在 47 例食管癌或 GEJ 癌患者中，通过 PET-CT 评估肿瘤长度的减少比 SUV 变化更能预测治疗反应[70]。

新辅助化疗或放化疗完成后，PET-CT 再分期的标准间隔约为 21~40d[79, 88]。对于大多数机构，在原发肿瘤 SUV 没有显著降低的情况下，放弃食管切除术还不是标准[88]。虽然重复内镜超声不是标准，但 M.D.Anderson 组对新辅助治疗的肿瘤反应的评价有 88% 的阳性预测价值[88]。

他们还发现，与单纯重复内镜检查相比，在诱导后重复内镜检查中添加 PET-CT 显著提高了检测残余肿瘤的能力[96]。

尽管在预处理和治疗后的 PET-CT 上 SUV 的变化具有预后意义，但诱导后的 PET-CT 的主要作用是排除转移性疾病，使患者无法从手术切除中获益。

六、手术分期

新诊断的食管癌患者手术分期的作用是什么？几个小组研究了这个问题，然后在 Krasna 领导的多中心试验中评估了可行性[97]。1995 年，当 Krasna 等报道了 CALGB 视频胸腔镜手术（VATS）分期的初步研究结果时，食管癌手术分期的早期结果进入了文献[98, 99]。三个相关机构得出结论，95% 的入选患者接受 VATS 分期是可行的，88% 的接受经证实病理分期食管切除术的患者正确分期。Luketich 等和 Bonavina 等分别报道了腹腔镜的使用情况[100, 101]。在 Bonavina 及其同事的研究中，50 例远端 EAC 或 SCC 患者接受了 CT 扫描、EUS 和腹腔镜检查。研究者得出结论，腹腔镜检查安全、快速（平均时间 20min），并改变了 10% 患者的治疗方法[101]。Luketich 和他的同事同时发表了 26 例 EAC（92%）或 SCC 患者微创分期的结果，并将腹腔镜/右侧 VATS 分期与 EUS 分期进行了比较。他们得出结论，手术分期提高了淋巴结分期的准确性达 16%[100]。

Krasna 领导了 CALGB9380 前瞻性试验，研究了通过腹腔镜和右侧胸腔镜进行手术分期的可行性，并发现该方法是可行的，阳性淋巴结的数目比通过侵入性较小的分期方式检测到的数目增加了一倍[97]。

一个未解决的问题，因为它不是研究的终点，是什么是手术分期的成本效益？由于进行了这些早期的研究，PET-CT 和 EUS 技术已经改善了分期，足以得出结论，手术分期不被认为是最受重视的标准，主要是因为增加的成本和患者发病率不超过小的潜在效益。然而，考虑到治疗 cT_2N_0 患者的争议，也许这部分患者的手术分期可能有一定的作用，因为微创手术分期优于单用超声内镜分期评估 N 状态[100]。

七、脑成像

食道癌引起的脑转移是罕见的。在食管癌的早期诊断中，1.7%~5% 的腺癌或鳞状细胞癌患者发现了脑转移[102-104]。最近研究表明 27 例食管癌患者（82% 腺癌）的脑转移与中位生存期 3.8 个月有关[104]。在潜在根治性食管切除术后，估计有 2% 的患者发生颅内转移[105]。食管转移通常转移到肝、肺、骨，在极少数情况下还包括肾上腺和肾。在一组 27 例（占所有食道癌患者的 1.7%）食管癌脑转移患者中在 8 年的时间里，只有一个患颅内转移成为食管癌征象。916 个患者行全脑放射治疗脑转移，只有 6% 的人来自胃肠恶性肿瘤，没有人来自食管[106]。然而，在一个大样本量食管癌中心，28% 的因胃肠道脑转移而接受立体定向放射治疗的患者有食管原发性病变[107]。大多数患者发生脑转移的报道确定了可能治愈切除术后的第四阶段疾病。在日本一项对 803

名接受脑转移治疗患者的研究中[108-110]，有2%来自原发性食管癌（52%的SCC）[109]。作者建议对接受转移切除术或立体定向放射外科的患者进行全脑放疗，以提高中位生存期，从18个月到66个月[109]。其他日本研究小组发现，在2%的患者中，大脑是复发性疾病的唯一部位，颅骨切开和切除术后平均存活17个月[108,111]。

目前，最初表现为食道癌的患者的脑部扫描（CT或MRI）适应证与其他实体瘤患者相似，这可能是新发的头痛或神经系统疾病，包括共济失调、感觉异常或虚弱。由于密歇根大学的常规脑部CT扫描不划算，作者们注意到脑转移的危险因素包括大的、局部的和区域性的晚期原发性癌症[102]。

新辅助治疗后和潜在切除前再行扫描怎么样？克利夫兰诊所有证据表明，接受新辅助化疗或辅助化疗治疗的食管癌患者脑转移的发生率较高，辅助治疗本身可能有助于脑转移的发展[105]。这个概念的意义在于，我们可能还不知道常规脑MRI或CT在食管切除术前接受新辅助治疗的患者中的作用。虽然发病率很低，神经病变或头痛的指南应该规定对脑转移瘤的评估，但在标准实践中，大多数患者在可能发病的食管切除术前都要进行脑部MRI检查。

八、分子标记：预后生物标志物

临床分期技术随着对Tis和T_{1a}肿瘤应用EMR技术而进步，然而，仍然需要解决有争议的领域，例如cT_2N_0肿瘤。由于EUS具有T分期不准确和N灵敏度不足的缺点，这些患者的初始治疗要么是食管切除，要么是新辅助治疗，最常见的是放化疗。cT_2N_0患者的某些肿瘤特征，如低分化或淋巴管浸润，可能改变肿瘤患者的治疗方案，从食管切除转为诱导治疗。

有关食管癌分子谱的文献正在缓慢增长。一些存活的早期预后预测因子包括不同的微小RNA（miRNA）谱[112]和cyclin D1基因表达的基因表达变体[113]。鉴于食管癌对诱导化疗的总体应答率为30%～40%，对食管肿瘤进行分子分析可实现靶向、智能的诱导治疗。在SCC和EAC[114-116]中的几项研究中，预处理基因表达谱在预测对化疗的反应中已经显示出重要意义，并且有越来越多的证据表明，肿瘤的基因表达谱可以帮助预测个体患者对化疗的反应[117]。基因表达谱的微阵列分析还有助于识别针对单个患者肿瘤的靶向治疗[118,119]。尽管在初步研究中，对化学放疗的病理反应与内镜活检的分子亚型有关[115]，但重要的基因和蛋白质尚未通过前瞻性研究证实。

迄今为止关于基因表达谱作为预后标记而非治疗反应预测标记的分子研究包括集成阵列比较基因组杂交（a-CGH）和基因表达，以基于感兴趣的异常区域和更差的患者存活来寻找预后特征[120]。在Pasello和同事进行的一项病理研究中[121]，染色体畸变与患者存活率相关，其中对33例切除的EAC使用多重连接依赖性探针扩增（MLPA）技术。用这种与a-CGH非常相似的技术，基因组畸变的总数与明显更差的存活率相关。将这些技术应用于原发肿瘤可以让早期患者接受诱导治疗。

另一种早期，$cT_{1/2}N_0$肿瘤的方法是使用基因特征分析来将肿瘤分类为更有可能发生淋巴结转移。虽然这些结果尚未见报道，但已有一些基因和蛋白质特征研究支持将分子分期纳入当前的TNM分期，以及再次支持分层诱导或切除后治疗。食管癌临床和分子分层（OCCAMS）研究组报道了一个四基因标记，与淋巴结阳性患者的生存率相关，并且是独立于TNM分期的预后因素[122]。最近，这些研究人员与食管中心合作，发现EGFR、TRIM44和SIRT2的三基因免疫组化预示着更差的存活率[123]。在许多研究中还发现基因翻译的普遍调控因子miRNA的表达与腺癌和SCC的存活有关[124-126]。

然而，我们可以开始设想一种未来的食管癌基因组分型分期系统，其中易于获得的食管癌内镜活检将允许进行分子分期。原发性肿瘤的综合遗传图谱包括基因和蛋白表达，通过验证性试验，分子分期可以弥补现有分期方法的固有缺陷。患者的治疗分层包括内镜黏膜切除治疗、靶向诱导治疗、传统新辅助治疗、微创食管切除术、整体食管切除术、姑息性治疗、最终化疗或无治疗。

九、总结

在美国，EAC 的发病率正在上升，治疗和分期方式正在演变，并转化为目前急需的提高生存率的措施。对新诊断出的食管癌患者进行适当的分期将转化为食管切除术患者的适当分型，从而有助于术后生存率的最佳结果。用 EUS、PET-CT 和早期癌症病例的 EMR 完成临床分期，并在多学科小组会议上讨论结果，改进诱导治疗和食管切除术的患者选择[39]。图 37-1 中概述的分期法适用于最近修订的 TNM 分期系统下的大多数胸部 EAC 和 SCC 患者。

肿瘤的分子分期尚未准备好纳入分期系统；然而，我们越来越接近。我们努力将食管生物标志物用于预后和治疗管理。我们期待这方面的进展，以便优化临床分期和有针对性的治疗，提高患者的生存率。

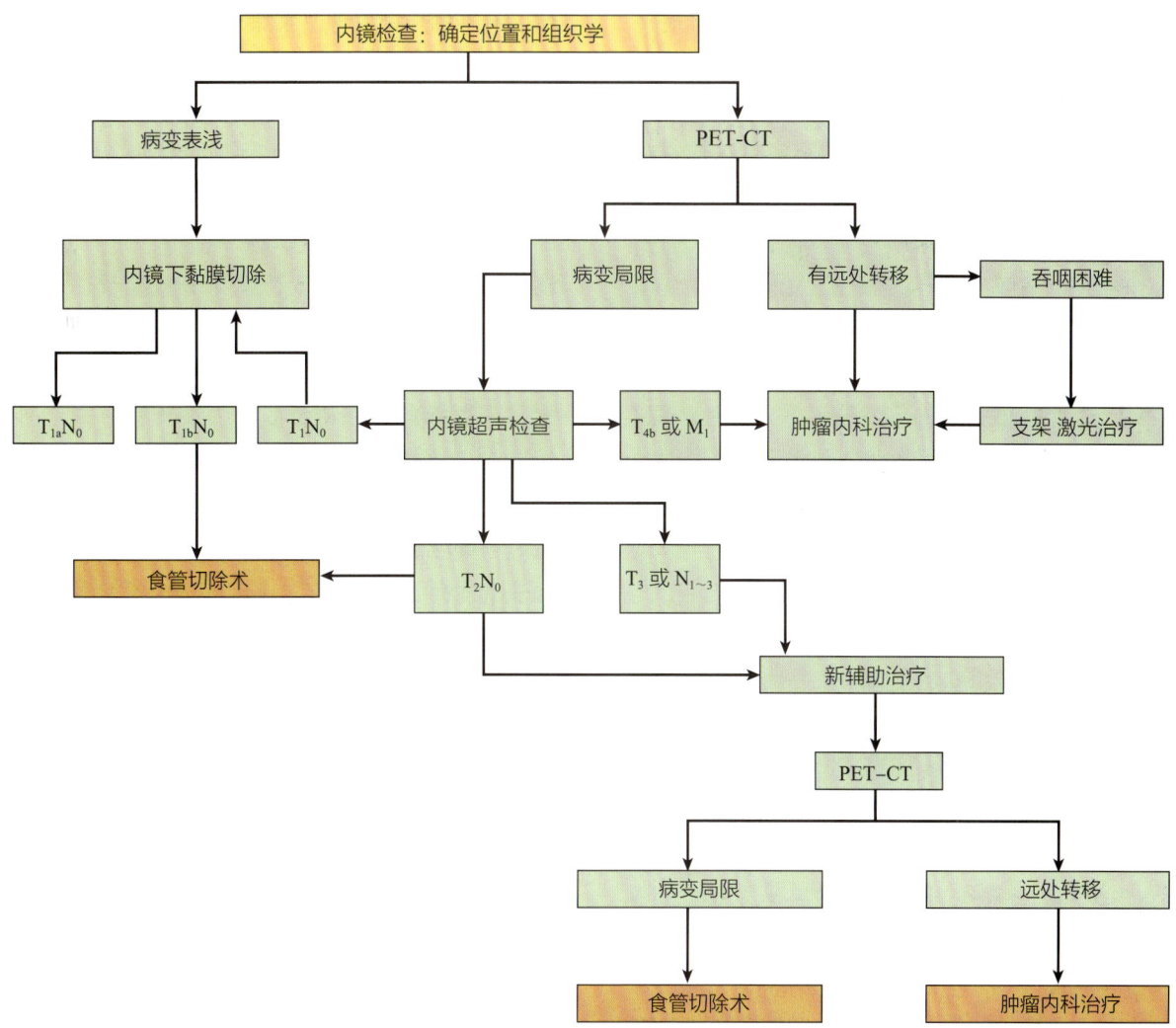

▲ 图 37-1 胸段食管癌患者分期的方法
转移性疾病必须通过对相关组织的病理评估来确认
PET-CT. 正电子发射断层扫描——计算机断层扫描

第 38 章
食管切除及消化道重建
Esophageal Resection and Replacement

Cynthia S. Chin　　Philip A. Linden　　Ali Al-Dameh　　Scott J. Swanson　著
郭　超　赵　珞　高　超　译

在过去的 30 年中，食管腺癌的患病率急剧上升。食管癌已经成为全球第八大常见癌症，2008 年诊断出超过 480 000 例新发病例。有记载的增加幅度约为 6～7 倍，食管腺癌现在约占食管癌手术工作量的 80%[1]。这种增加是前所未有的，其发生速度比任何其他癌症都要快[2]。

治疗这种疾病仍然是一项艰巨的挑战。根据美国癌症协会于 2013 年公布的 Cancer Facts & Figures，所有食管癌患者的整体 5 年生存率为 19%。尽管将化疗或放化疗纳入综合治疗策略，但目前手术切除仍然是大多数早期和局部晚期食管癌治疗方案的首选[3]。目前接受食管切除术的患者的 5 年生存率接近 35%[4]。

一、食管切除的历史

第一例食管切除术是在 125 年前进行的，但目前仍然是最具有挑战的手术之一，是所有常规手术中并发症发生较多的术式。得益于手术技术和麻醉技术的进步、重症监护和并发症的管理，在一些医学中心，围术期死亡率从 40% 降至不到 3%。然而这种手术的并发症并没有像死亡率那样明显下降。目前平均死亡率为 10%，并发症发生率超过 50%，术前选择合适的患者，周到的手术计划，细致的技术和及时的并发症管理对于确保患者的良好预后至关重要。

一般而言，外科医师的主要目标是根据每个患者的具体情况，平衡手术切缘和淋巴结清扫的充分性以及与计划手术方法相关的风险。患者自身情况和肿瘤特性应该在外科决策中起到关键作用，而不是根据术者或医院的习惯。

食管外科医师必须熟悉颈部、胸部和腹部的解剖结构，并熟练掌握整个消化道的手术，以便为需要食管切除的患者提供全面照护。只有掌握了这些知识，外科医师才能使手术适合患者，而不是患者去适应手术。本章详细介绍了这些问题。

Ivor Lewis 于 1946 年撰写相关论文，推动了经胸切除食管术的发展。他最初分两个阶段进行手术，首先通过开腹游离胃，第二步在几天后，切除食管并通过右开胸进行胸腔内吻合术。Lewis 对食管手术所涉及的挑战有了深刻的理解，他说"食管是一个困难的手术区域有三个原因：难以接近；缺乏浆膜层保护；并且被容易感染的结构中包围"[5]。Ivor Lewis 和经裂孔食管切除仍是当今最常用的食管切除技术。1962 年，McKeown 报道了三步骤食管切除术，增加了颈部切口和吻合术，以便在食管近端肿瘤中保留更好的边缘[6]。现在称为三孔或三切口食管切除术。

开放食管切除术有高达 60% 的病例发生并发症[7, 8]。因此，有几种手术方式通过胸腔镜或腹腔镜进行了改良。自从 Cuschieri 及其同事于 1992 年首次提出食管切除微创手术概念以来，文献报道逐渐增多[10-15]。

二、食管切除的技术特点

（一）改良 McKeown 或三切口手术

1. 适应证

三切口食管切除术（改良的 McKeown）是

一种可以实现多种目的的术式，可用于任何水平的肿瘤和各种良性或恶性疾病。它结合了 Ivor Lewis 方法的优点和经裂孔技术的优点。包括胸部完整的淋巴结清扫，直视胸腔内结构，避免胸腔内吻合，充分保证切缘，以及减少术后胃食管反流的机会。它对于食管中段和上段的肿瘤以及在长的 Barrett 食管中出现的肿瘤尤其使用，通常需要完全切除食管。

2. 禁忌证

右侧胸腔的粘连或无法耐受左肺单肺通气将使患者无法接受右侧开胸手术。相对禁忌证包括继发于肿瘤或血管供应有限的缩窄胃。肿瘤侵犯到胃部的患者需要比单纯食管肿瘤患者更广泛的胃切除术。如果没有足够的胃，这些患者则适合 Ivor Lewis 或空肠重建。

3. 术前准备

需要详细询问病史和体格检查来评估并发症。应进行胸部和腹部的 CT 和 PET/CT，以评估有无转移、解剖异常和肿瘤与重要结构相邻关系。应该行肺功能检查评估。虽然可能会增加肺部并发症的风险，但 1 秒内用力呼气量（FEV_1）下降并不是限制开胸的禁忌证。头部的 CT 和 PET/CT 可用于排除转移。当可能需要通过结肠代食管的情况下需要进行术前肠道准备。

4. 技巧

进行胃镜检查以识别肿瘤的位置并排除胃或十二指肠的其他疾病。胃镜的反转对于正确评估胃食管连接处是非常重要的。在胃镜检查中，隆突与切牙相距 25cm。应通过支气管镜检查仔细评估该区域内的肿瘤是否有气管肿瘤侵犯。双腔管插管，患者左侧卧位。右后外侧入路开胸宽度足以插入外科医师的手（约 10cm）。一部分背阔肌被切开；保留前锯肌（图 38-1）。将肋间肌从椎体后面到胸廓内血管的前面分开通常提供足够的工作空间无须切断肋骨。通常采用第五或第六肋间隙进入，这肿瘤的位置决定。

肺向前方牵引，电刀打开下肺韧带。在远离肿瘤和任何瘢痕的区域中，将覆盖食管的胸膜向前和向后打开，通过乳胶引流管包绕悬吊食管。向上牵引引流管，食管向前和向后显露，电

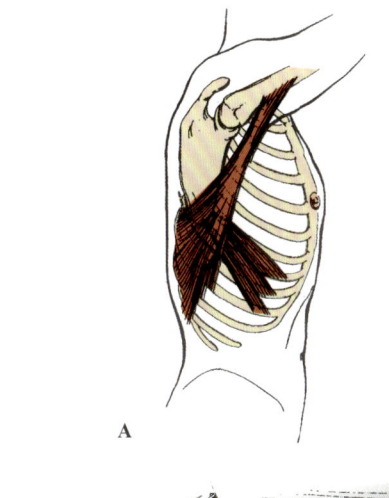

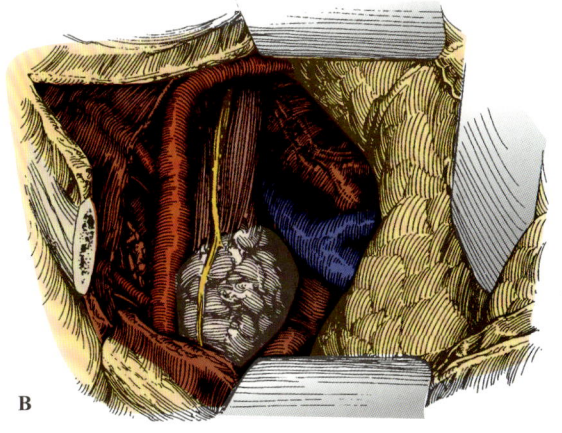

▲ 图 38-1　A. 进行右侧后外侧开胸术，将背阔肌分开；B. 通过切口观察肿瘤

引自 Swanson S, Grondin S, Sugarbaker D: Total esophagectomy: the Brigham and Women's Hospital approach. *Oper Tech Thorac Cardiovasc Surg* 4: 197–209, 1999

刀解剖游离周围结构，包括所有相邻的淋巴结组织。夹闭从主动脉供应食管的动脉分支，随后离断。在隆突区域进行的任何烧灼都必须处于较低能量设置，以避免对气管的热损伤。奇静脉通常是离断的。在奇静脉水平，在食管上解剖游离迷走神经。迷走神经的解剖很重要，因为迷走神经可导致喉返神经的牵引性损伤。进一步解剖迷走神经，使其远离食管，以避免喉返神经损伤。钝性解剖在右开胸手术中有效（图 38-2）。大多数解剖应该在后平面，以避免损伤喉返神经，通常走行在食管和气管之间的沟槽。在颈部食管周围放置打结的乳胶引流管并将其推入后颈部以便在颈部取出（图 38-3）。牵引引流管位于迷走神经相对于食管的内部，可以隔离颈部食管，而避免

SABISTON & SPENCER 心胸外科学（原书第 9 版）
SABISTON and SPENCER Surgery of the Chest (9th Edition)

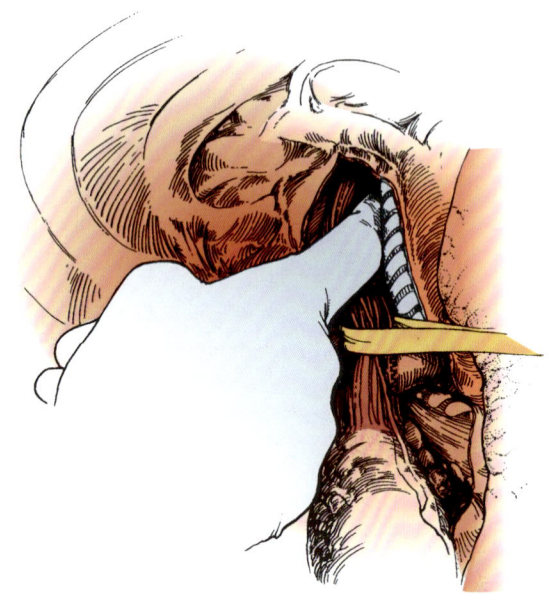

▲ 图 38-2 通过手指钝性解剖游离食管直到颈部

引自 Sugarbaker D, DeCamp M, Liptay M: Surgical procedures to resect and replace the esophagus. In Zinner M, Schwartz S, Ellis H, et al, editors: *Maingot's abdominal operations*, Stamford, CT, 1997, Appleton & Lange, pp 885–910

在喉返神经上产生牵引力。在胸腔顶部填塞纱布以帮助止血，并在关胸前将其取出。食管的下部环绕第二个乳胶引流管，继续解剖其余的远端食管，包括在肿瘤外侧的所有组织以及主动脉和脊柱的内侧。

如果肿瘤位于胃食管连接处附近，则需要切除食管旁 2cm 膈肌边缘（图 38-4）。将乳胶牵引管打结并留在腹部，以便在腹部手术中取出。通过用 0 号丝线将主动脉和脊柱之间的所有软组织结扎来阻断胸导管。检查胸部并彻底止血，取出先前填塞的纱布，并通过单独的穿刺口插入 28Fr 的直胸管并引导至胸腔顶点。2 号 Vicryl 缝线间断缝合关闭肋间。使用 0 号 Vicryl 缝线缝合背阔肌。用 2-0Vicryl 缝线缝合浅筋膜。用皮钉或缝合线处理皮肤。患者翻身至仰卧位置，并用单腔管重新气管插管。将横向垫枕放置在肩胛骨下方，并将头部向右转 45°。从脐部到肋骨边缘与剑突左侧的交界处进行上腹部切口；偶尔切除剑

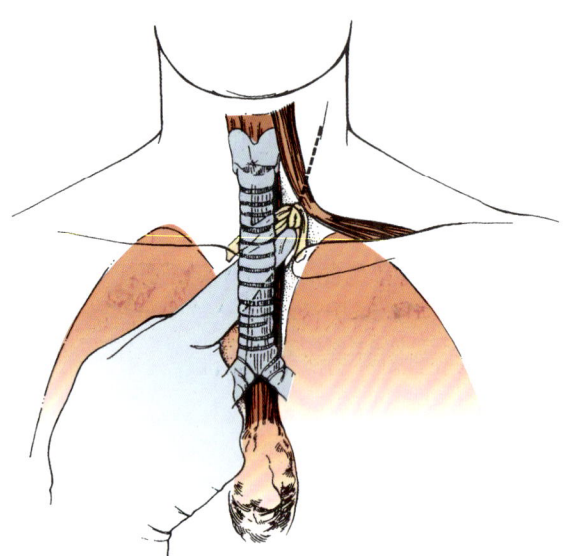

▲ 图 38-3 将打结的乳胶引流管置于颈部左侧，以便在颈部游离期间后续取出。这有助于确保食管的隔离而不会损伤喉返神经

引自 Sugarbaker D, DeCamp M, Liptay M: Surgi- cal procedures to resect and replace the esophagus. In Zinner M, Schwartz S, Ellis H, et al, editors: *Maingot's abdominal operations*, Stamford, CT, 1997, Appleton & Lange, pp 885–910

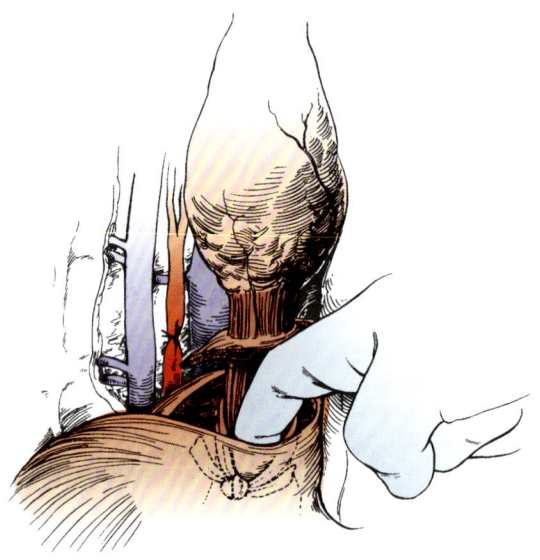

▲ 图 38-4 对于所有胃食管连接处肿瘤，将膈肌边缘连同病灶一同切除。将打结的牵引管放入腹部以帮助在腹部手术期间在胃食管连接处解剖食管

引自 Sugarbaker D, DeCamp M, Liptay M: Surgical procedures to resect and replace the esophagus. In Zinner M, Schwartz S, Ellis H, et al, editors: *Maingot's abdominal operations*, Stamford, CT, 1997, Appleton & Lange, pp 885–910

第一部分　胸部手术
第38章　食管切除及消化道重建

突以获得更好的可视化效果。探查腹部，注意转移性疾病，包括检查肝脏、网膜和腹膜表面。通过打开三角韧带来游离肝左叶。靠近三角韧带的是粗大的膈静脉，在解剖过程中应避免损伤。寻找围绕胃食管连接处的牵引管，并将剩余的韧带分开（图38-5）。可触及胃网膜动脉搏动。在胃大弯距离胃网膜动脉2cm处，进入胃小网膜囊。通过使用血管夹、丝线或超声刀，沿胃大弯弧线朝向脾脏进行解剖，进行血管分支的分割离断。胃短血管采用相同的方式处理。通过在脾脏后面放置棉垫来向前牵引脾脏可以有助于解剖胃短血管。短胃动脉被分开，就会进行针对幽门的进一步解剖。胃十二指肠动脉在幽门后面走行，然后分叉成胃右和胰十二指肠上动脉。通过Kocher手法从其腹膜后连接处游离十二指肠。当幽门可以到达食道裂孔时为十二指肠充分游离。

然后将胃向前抬起，胃和胰腺之间的任何粘连可以用电刀分开。识别胃左动脉并将其钝性镂空，将淋巴结组织保留在病灶上。使用30mm血管切割闭合器，在胃左动脉根部夹住。确认胃网膜动脉持续强脉搏后，离断胃左动脉（图38-6）。

通过使用电刀和切割闭合器处理胃窦韧带。可以进行幽门肌切开术或幽门成形术。如果进行幽门成形术，应该是单层间断3-0丝线缝合，仔细地肺缝合黏膜和肌肉。

随后将注意力转向颈部，沿着胸锁乳突肌的前缘从胸骨切迹做6cm的切口。颈阔肌被分开，在横向颈动脉鞘和内侧带状肌之间进行解剖。舌骨肌可以分开。牵引管的结应该可以在脊柱上触及。抓住牵引管，轻轻地游离食管。胃管部分撤回，颈部食管用75mm直线切割闭合器离断（图38-7）。将2号丝线缝合线固定在切断的食管远端，并用附着的丝线将病灶拉入腹部。将丝线的颈部一端固定在夹子上。

通过用多个75mm厚的切割闭合钉仓切除胃食管连接处和胃小弯来形成管胃（图38-8）。细长的管胃有助于胃排空。然而，直径小于6cm会影响静脉和动脉血液供应。切割线止于静脉汇集附近的胃小弯处。向着胃小弯这一点，可以将胃右动脉和相关组织分开，以使管胃长度最大化。

取出标本后，在胃和脾的残端上止血确认。在将管胃拉入颈部之前，应将食管裂孔扩张至四

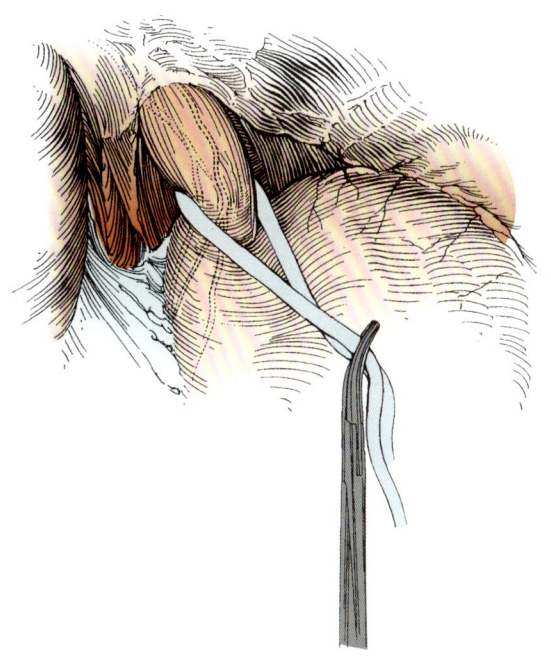

▲ 图38-5　牵引管牵引充分暴露，使食管韧带充分游离
引自 Swanson S, Grondin S, Sugarbaker D: Total esophagectomy: the Brigham and Women's Hospital approach. *Oper Tech Thorac Cardiovasc Surg* 4：197–209, 1999

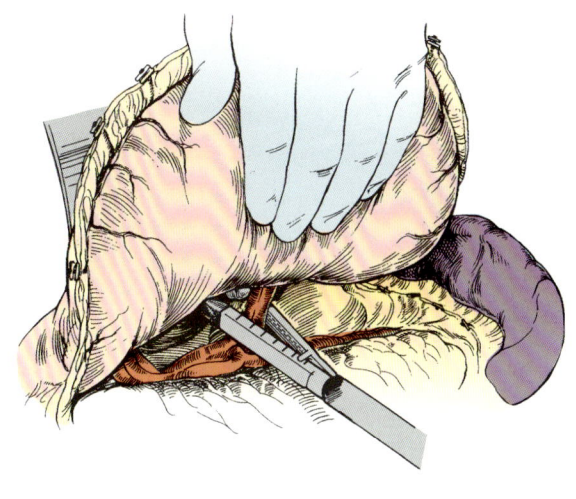

▲ 图38-6　在胃大弯和肝胃韧带完全游离之后，识别胃左血管。内镜血管切割闭合器用于离断这些血管，注意不要撞击腹腔干
引自 Sugarbaker D, DeCamp M, Liptay M: Surgical procedures to resect and replace the esophagus. In Zinner M, Schwartz S, Ellis H, et al, editors：*Maingot's abdominal operations*, Stamford, CT, 1997, Appleton & Lange, pp 885–910

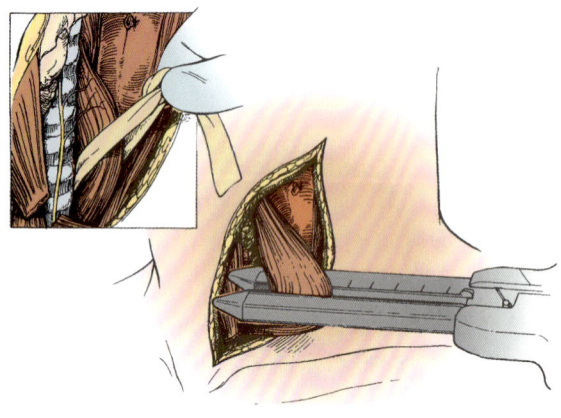

▲ 图 38-7 取出在胸部解剖期间放置在喉返神经内食管周围的牵引管。这有助于防止喉返神经损伤。后撤胃管后将食管离断

引自 Sugarbaker D, DeCamp M, Liptay M: Surgical procedures to resect and replace the esophagus. In Zinner M, Schwartz S, Ellis H, et al, editors: *Maingot's abdominal operations*, Stamford, CT, 1997, Appleton & Lange, pp 885–910

指。可以通过使用连接到 Foley 导管的内镜袋子以相对无创伤的方式将管胃拉到颈部。将丝线绑在 30cm 三腔 Foley 导管的末端[6]。内镜袋子固定在 Foley 导管的气囊上。将管胃放入内镜袋中，将带阀门的一端拉入颈部（图 38-9）。助手必须引导管胃穿过裂孔并到达下纵隔，确保没有扭转。将袋子从颈部的管胃上切下，并用器械抓住管胃。幽门应该位于裂孔位置。随后可以进行侧侧吻合，或功能性端端吻合。使用 75mm 线切割闭合器，然后使用 30mm 内镜缝合器吻合。或者，可以用间断的全厚度 3-0 丝线缝合，手工缝合颈部吻合口（图 38-10）。胃管穿过吻合口并放置于幽门附近，然后闭合其余的吻合口

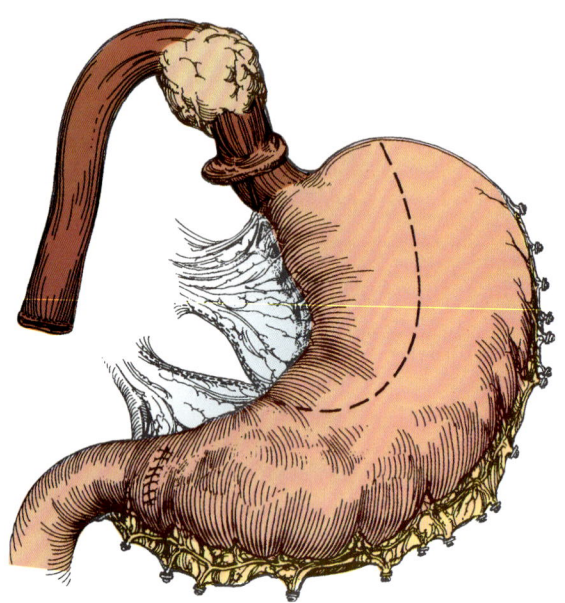

▲ 图 38-8 在完全解剖游离胃和将颈部食管离断牵引至腹部之后裁剪管胃。管胃应保持至少 5cm 的直径。这也允许胃食管连接肿瘤的更长切缘。图中进行了幽门成形术

引自 Swanson S, Grondin S, Sugarbaker D: Total esophagectomy: the Brigham and Women's Hospital approach. *Oper Tech Thorac Cardiovasc Surg* 4: 197–209, 1999

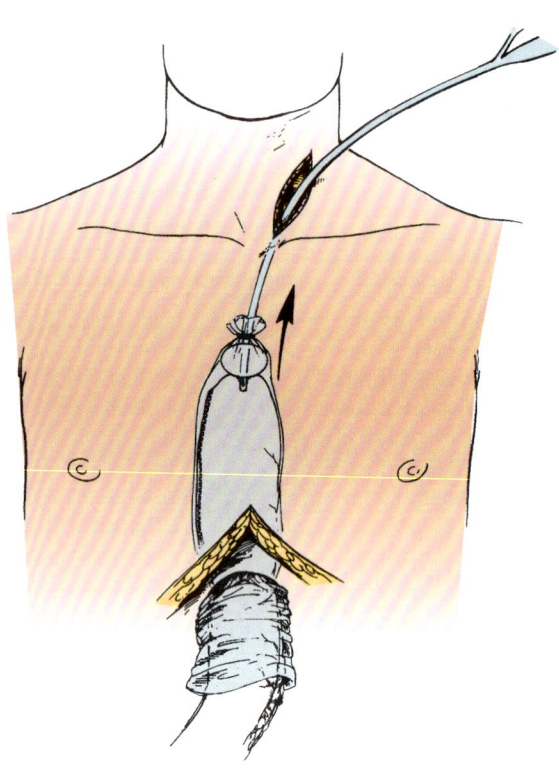

▲ 图 38-9 内镜袋用作将管胃拉入颈部以进行吻合的无创伤手段。当 Foley 导管被拉入颈部时，对 Foley 导管进行吸引

引自 Sugarbaker D, DeCamp M, Liptay M: Surgical procedures to resect and replace the esophagus. In Zinner M, Schwartz S, Ellis H, et al, editors: *Maingot's abdominal operations*, Stamford, CT, 1997, Appleton & Lange, pp 885–910

第一部分 胸部手术
第 38 章 食管切除及消化道重建

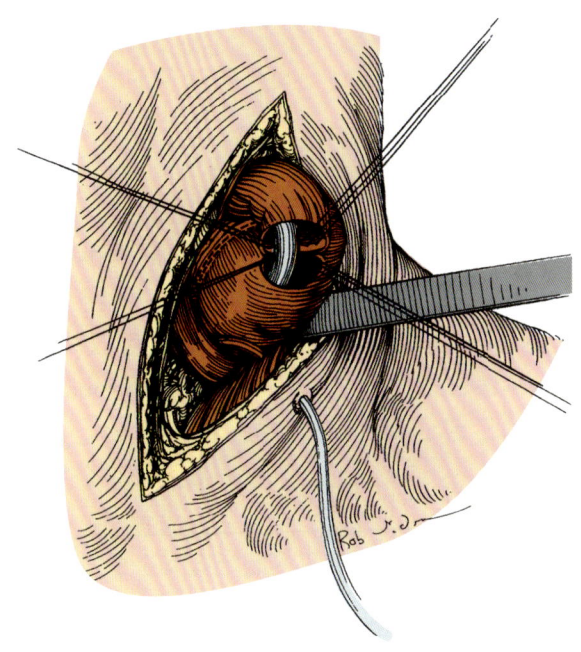

▲ 图 38-10 可以在胃管上方用间断的丝线缝合进行颈部吻合
引自 Swanson S, Grondin S, Sugarbaker D: Total esophagectomy: the Brigham and Women's Hospital approach. *Oper Tech Thorac Cardiovasc Surg* 4: 197-209, 1999

（图 38-11）。在吻合后沿脊柱放置引流管，并用 2-0 Vicryl 缝线闭合颈阔肌。皮肤用皮钉封闭。将营养管插入空肠中，位置位于 Treitz 韧带远端 40cm 处。腹部筋膜用连续 2 号丝线缝合，皮肤用皮钉处理。

（二）Ivor Lewis 食管切除术

1. 适应证
与三切口手术适应证相似。

2. 禁忌证
当肿瘤位于胸段食管的上 1/3，位于隆突上方，则建议使用颈部食管切除和颈部吻合以确保足够的切缘。累及到颈部食管的 Barrett 食管也是右胸吻合的禁忌证。粘连的胸膜腔或严重受损的肺功能应重新考虑开胸手术。

3. 技巧
患者取仰卧位。进行术前支气管镜检查和胃镜检查。从脐部到剑突正中切口。手术的腹腔部分与三切口食管切除术所描述的相同，完全游离胃，Kocher 手法处理十二指肠，幽门成形术，裁管胃和并放置 J 管。在关腹之前，尽量推送到胸腔中。在进行双腔气管插管后，将患者翻身左侧卧位，并进行标准的右后外侧入路开胸。通过第四或第五肋间隙进胸。将奇静脉游离并解剖胸段食管，包括所有相邻的软组织及淋巴组织。需要保证至少 5cm 的切缘，10cm 更加理想，因此通常在右胸进行吻合。将食管完全游离至切割线上方几厘米处的平面，以保持吻合的血液供应。牵起食管并将胃拉入胸腔，通过使用胃肠切割闭合器裁管胃。可以使用各种技术来进行吻合，包括单层手工缝合，双层手工缝合，端端缝合、侧侧缝合及功能性端端缝合。

不管采用哪种吻合技术，都建议在完成吻合后用网膜包裹吻合口并通过胃管。吻合可以以侧侧，功能性的端端方式进行，通过 GIA 75mm 或连续使用 30mm 内镜吻合器吻合，并用 30mm 或 60mmTA 钉仓闭合缺损。类似的技术将管胃和食管排成直线，并用线性切割闭合器或内镜缝合吻合后壁，并通过单层或双层技术缝合前壁。如 Orringer 所述，这种方法常用于颈部。也可以使用端端吻合器（EEA）进行吻合，尽管使用小于 33mm 的 EEA 吻合器进行吻合具有显著的狭窄风险[16]。使用 EEA 吻合器，应当在完成吻合后通过胃管。

如果要进行手工缝合吻合，在用无损伤肠钳夹住食管近端后，用刀将近端食管切开。使用间断的 3-0 丝线进行单层缝合，其中黏膜和肌层的厚度对应近似的组织层次。后侧的结可以系在食管内（图 38-12）[17]。1942 年，Churchill 和 Sweet 描述了双层吻合方法[18, 19]。在钉线以外至少 2cm 处，一个 2cm 直径的区域对胃浆膜进行缝合。底层血管用间断的丝线缝合。吻合后壁是用间断的 3-0 丝线缝合。使用 4-0 可吸收缝合线（肠线或 Monocryl）通过连续 Connell 缝合进行内层缝合以翻转黏膜。在完成内层缝合之前，将胃管放置到裂孔。然后用间断的 3-0 丝进行外层缝合。大网膜随后用于包裹吻合口。胃的远端部分被放置到腹部以避免胸部胃泡过大，这可能导致排空障碍。缝合线将管胃固定在膈肌上。一些外科医师习惯使用额外的缝线将管胃固定到胸膜，尽管这些缝合的有效性存在争议。

583

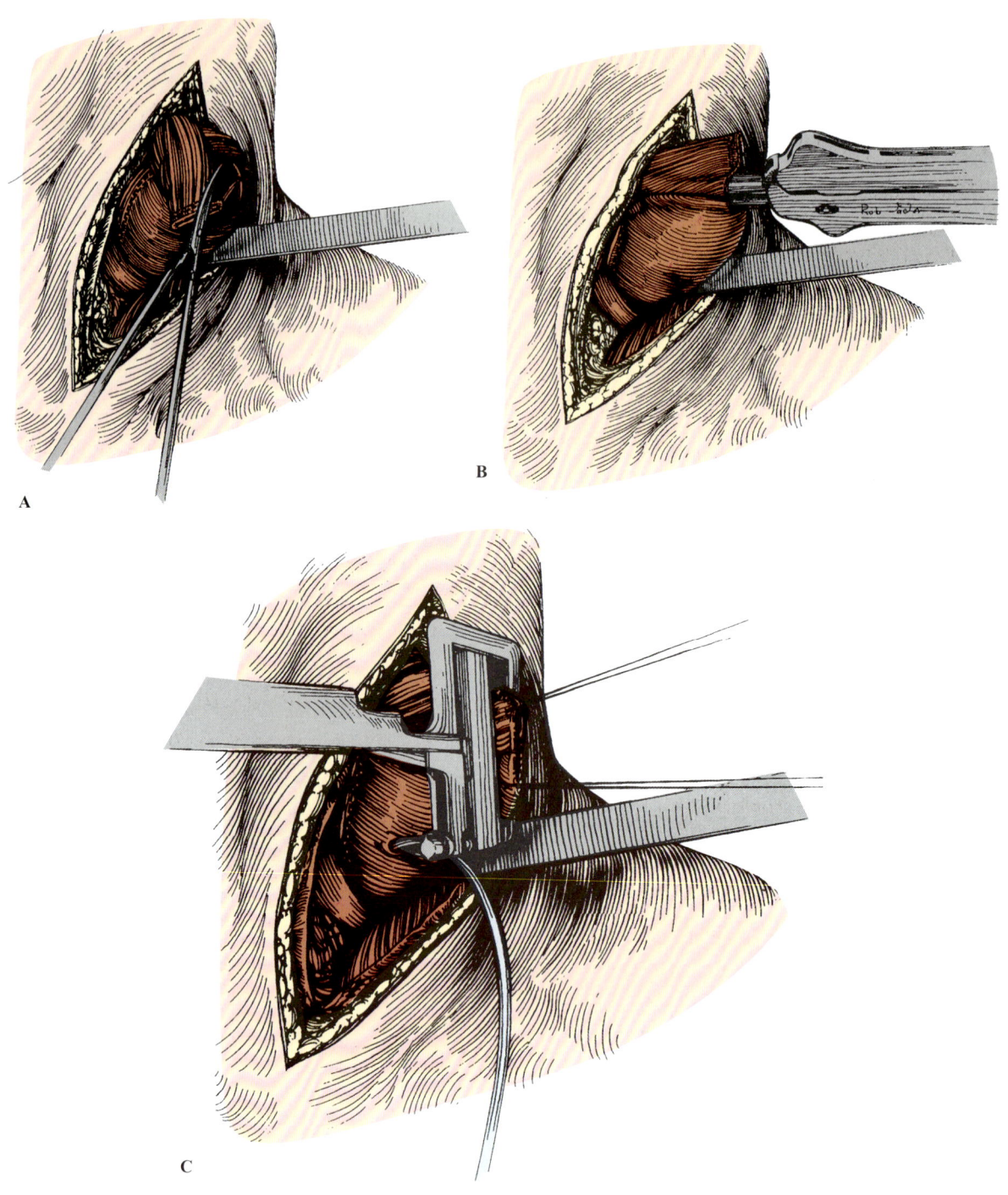

▲ 图 38-11 胃管穿过吻合口并放置于幽门附近，然后闭合其余的吻合口

A. 修剪近端食管钉线的拐角，并且在近端管胃中远离钉线进行切开；B. 胃肠吻合器用于吻合颈部吻合口的后壁；其余的部分可以通过内镜下 30mm 切割闭合器来实现；C. 用胸腹部吻合器封闭吻合口的前壁；在该图示中，胃管自颈部引出。这些管可用于代替鼻胃管，对患者来说更舒适（引自 Swanson S，Grondin S，Sugarbaker D：Total esophagectomy：the Brigham and Women's Hospital approach. *Oper Tech Thorac Cardiovasc Surg* 4：197–209，1999.）

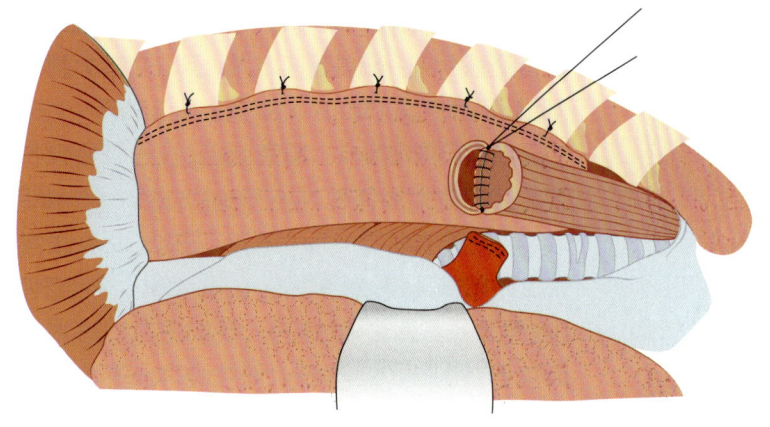

◀ 图 38-12 近端管胃行圆形切开后，在奇静脉水平行 Ivor Lewis 双层吻合。此处显示的管胃边缘固定在胸膜上，但这是否有效地减少了吻合的张力值得商榷

引自 Sugarbaker D, DeCamp M, Liptay M: Surgical procedures to resect and replace the esophagus. In Zinner M, Schwartz S, Ellis H, et al, editors: *Maingot's abdominal operations*, Stamford, CT, 1997, Appleton & Lange, pp 885–910

（三）经裂孔食管切除术

1. 适应证

一些医师认为，经裂孔食管切除术非常适合良性食管疾病，也可能适用于伴有高度不典型增生的 Barrett 食管，因此可能不需要完整的淋巴结切除术。其他因素，如肺功能差（FEV1 < 800ml 或预测 < 35%）和胸膜粘连，将有利于避免开胸手术。

2. 禁忌证

从经裂孔食管切除难以看到胸部中段食管的大块肿瘤，并且可能发生对相邻结构的损伤。食管肿瘤新辅助治疗后的瘢痕形成也可能使该术式变得困难。需要进行完整淋巴结清扫术是这种术式的禁忌证。

严重的冠状动脉或瓣膜疾病的存在使得当钝性解剖心脏临近结构时出现血压下降是非常危险的。在这些情况下，经胸入路可能是优选的。

3. 术前准备

与三切口手术术前准备相同。

4. 技巧

如前所述，进行支气管镜检查和胃镜检查。该术式的腹部手术步骤如前一节所述进行。头侧的牵开器有助于抬高剑突和胸骨以观察纵隔。食管周围软组织用电刀分开，胃食管连接处与膈脚分开，远端食管用乳胶引流管牵引。继续扩张腔隙以允许医师的手进入。各种手持可延展牵开器可用于通过间隙解剖纵隔。通过使用牵引管缩窄食管下部，下部食管通过裂孔解剖。直视下夹闭主动脉供应下食管的动脉分支。用指尖抵住食管，将食管从椎骨平面上直接推开进入上胸部。指尖的掌侧朝向食管。供应食管的动脉分支距离食管约 1cm 处，紧靠食管的解剖仅破坏直接进入食管的较小的动脉分支。紧贴食管的解剖也避免了对相邻结构的损伤。沿着左胸锁乳突肌的下边缘进行颈部切口。如上一节所述进行解剖，解剖识别食管并从颈部套出。从颈部左侧开始的方法有助于避免对右侧喉返神经的损伤，这种喉返神经比食管左侧喉返神经更远离食管。解剖紧贴食管以避免喉返神经损伤。金属牵开器不应放置在气管食管沟附近。牵引管放置在颈部食管周围。

用两个手指在后平面上对食管进行解剖。根据外科医师手指的长度，双手应该可以直接接触。可能会残留一些薄薄的软组织，可以轻柔撕开以使双手接触。或者，可以从颈部向后推进海绵棒以接触来自腹部的手（图 38-13）。然后解剖以类似的方式在食管的前表面上进行。必须特别注意气管区域，特别是隆突，以避免损气管膜部（在手术的这个步骤，如果发现气管旁解剖食管有困难或任何对气管的粘连或侵袭都应翻身左侧卧位，应该进行右开胸直接观察和解剖）。上方和下方的手指应在隆突区域相遇（图 38-14）。

颈部和腹部的解剖应该尽可能多地在直视下进行。气管下部附近的横向解剖通常无法直视，横向解剖必须果断地进行。外科医师的右手从腹部向上推进到从颈部完成环周解剖的位置。食指中指围绕食管，将食管周围软组织，当手拉回到腹部时，周围的残余软组织可以被撕掉。必须注意在奇静脉区域附近（图 38-15）。完全游离食管

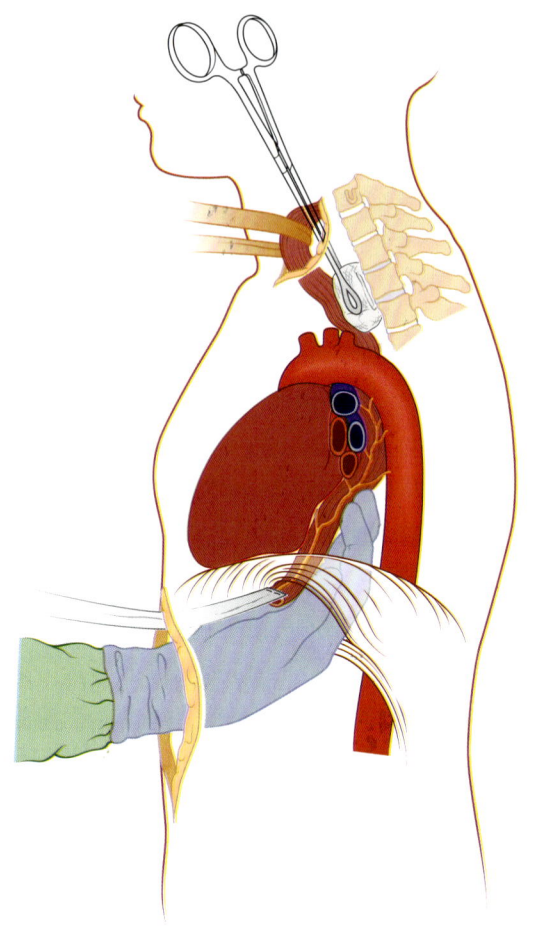

▲ 图 38-13 用与食管相邻的指尖进行后部解剖。如果外科医师的上手不能到达下手，则可以用海绵棒进行头侧方面的解剖

引自 Orringer MB, Sloan H: Esophagectomy without thoracotomy. J Thorac Cardiovasc Surg 76: 643-654, 1978

后，颈部离断食馆，将标本带入腹部。纵隔填塞用于止血。在管胃被拉入颈部之前，移除纵隔填塞物并检查两个胸膜腔是否完整。在移除悬吊之前，放置胸管进入胸膜腔。

（四）经裂孔与经胸食管切除术的比较研究

许多非随机的、回顾性的试验试图确定经裂孔入路和经胸入路围术期并发症发生率或长期生存率的差异（表 38-1）[20-22]。大多数研究规模较小，受到选择偏差的限制。Rindani 及其同事于 1999 年进行了一次大型 Meta 分析[23]，回顾了 1986—1996 年发表的 44 项文献，包括 5483 名接受 Ivor-Lewis 或经裂孔行食管切除术的患者。文献认为，肺炎的总发病率为 25%，两种技术之间没有明显差异。出血和心脏并发症的发生率也没有不同。最显著的差异出现在吻合口渗漏率（16% 经裂孔 vs. 10% Ivor-Lewis）、狭窄（28% 经裂孔 vs. 16% Ivor-Lewis）和复发性神经损伤（11% 经裂孔 vs. 5% Ivor-Lewis）上。而 Ivor-Lewis 组围术期死亡率（9.5%）高于经裂孔食管组（6.3%）。两组 5 年生存率相似，为 25%。Hulscher 及其同事也进行了一次大型 Meta 分析，回顾了 1990—1999 年发表的文献，共鉴定了 50 篇出版物，其中一些是随机对照研究，一些是回顾性分析，还有一些文章只采取一种手术入路。总体而言，经裂孔组的心脏并发症（20% vs. 7%）、吻合口裂开（14% vs. 7%）和声带麻痹（10% vs. 4%）高于经胸组。而经胸组与经裂孔组相比，肺部并发症（19% vs. 13%）、住院死亡率（9% vs. 6%）和手术时间（5.6h vs. 4.0h）更高。所有研究的 5 年总生存率相似（经胸切除 23%，经裂孔切除 21.7%）。这些研究具有历史和事实上的意义，但对每一种技术在相应人群中的优点几乎无法得出结论。

Orringer 及其同事回顾了他们 30 年来在共计 2007 名患者接受经裂孔食管切除术中的经验[25]。患者分为两组：第 I 组，1976—1998 年接受手术组；第 II 组，1998—2006 年接受手术组。两组

表 38-1 经胸和经裂孔食管切除术治疗食管癌的比较：围术期并发症

并发症	经 胸	经裂孔
失血（ml）	1001	728
手术时间（h）	5.6	4.0
心脏并发症（%）	6.6	19.5
肺部并发症（%）	18.7	12.7
吻合口漏（%）	7.2	13.6
声带麻痹（%）	3.5	9.5
乳糜瘘（%）	2.4	1.4
院内死亡率（%）	9.2	5.7

引自 Hulscher JB, Tijssen JG, Obertop H, et al: Transthoracic versus transhiatal resection for carcinoma of the esophagus: a meta-analysis. Ann Thorac Surg 72: 306–313, 2001

第一部分 胸部手术
第38章 食管切除及消化道重建

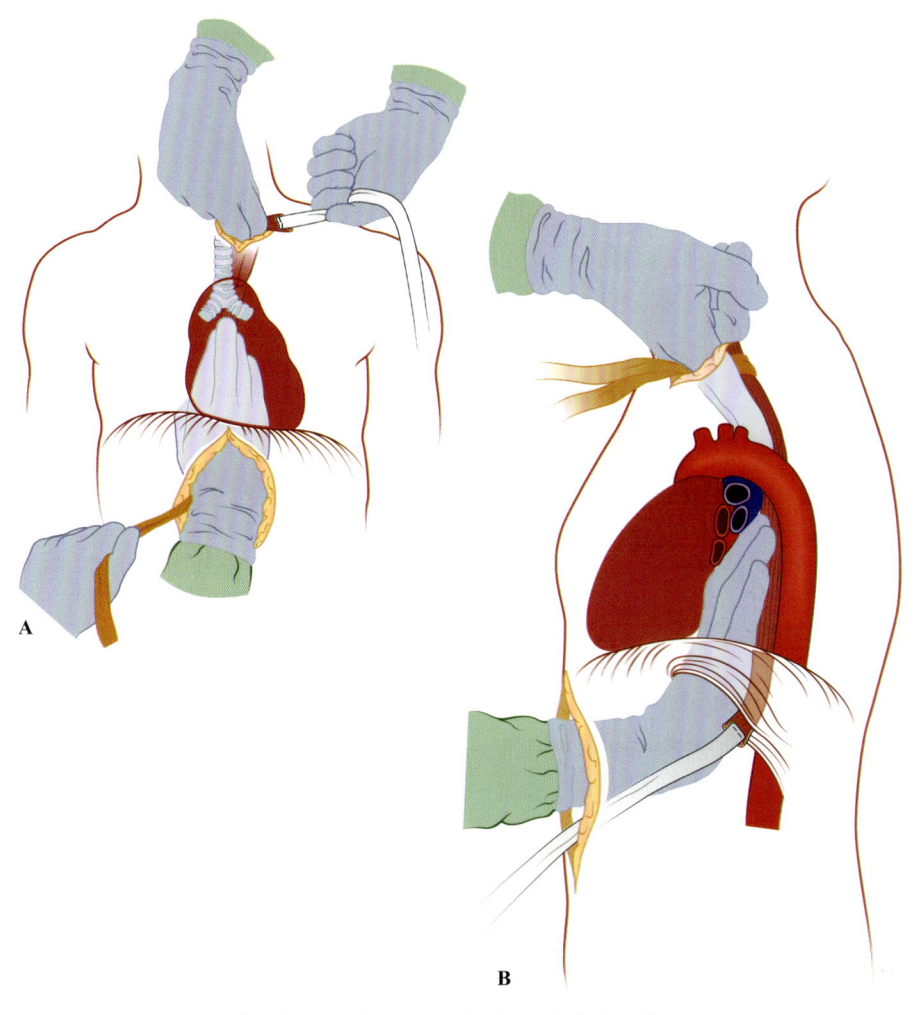

▲ 图38-14　上方和下方的手指应在隆突区域相遇

A. 用指尖对食管钝性解剖, 从气管分离; B. 指尖汇合。就像从颈部做纵隔镜检查一样, 上面的指尖应能够到达隆突附近 (引自 Orringer MB: Transhiatal esophagectomy without thoracotomy. In Cohn LH, editor: *Modern techniques in surgery*, New York, 1983, Futura Publishing)

◀ 图38-15　在完成解剖前平面和后平面后, 可以用食指和中指拐食管以钝性分离食管侧方软组织

引自 Orringer MB: Transhiatal esophagectomy without thoracotomy. In Cohn LH, editor: *Modern techniques in surgery*, New York, 1983, Futura Publishing

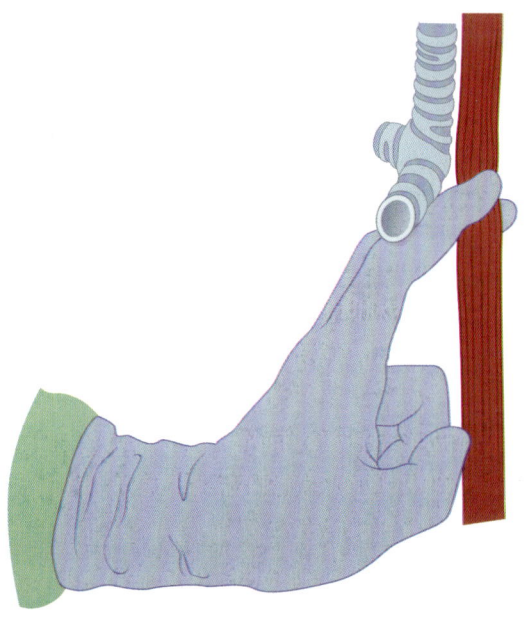

587

比较，术后需要再次手术的纵隔出血发生率均不到1%。第Ⅱ组喉返神经损伤的发生率（2%）明显低于第Ⅰ组（7%；$P < 0.0001$）。他们认为这种损伤的减少是因为手术技术进步的原因。乳糜胸占1%。需要住院超过10天的呼吸系统并发症的发生率为2%。他们还报道说，1997年后常规使用侧侧缝合的颈段食管胃吻合术，导致食管瘘的概率显著降低。医院总死亡率为3%。随着患者的增加，医院总死亡率却下降（第Ⅰ组，4%；第Ⅱ组，1%）。很明显，高度专业化的中心在经裂孔食管切除术中产生了令人印象深刻的结果。

Wolff及其同事回顾性地回顾了1994—2004年间梅奥诊所的所有食管切除术[26]。在517例食管切除术中，手术类型如下：经裂孔切除术（68例）、Ivor-Lewis切除术（392例）和改良Ivor-Lewis切除术（57例）。Ivor Lewis和改良Ivor-Lewis切除术的切除淋巴结数平均分别为18.7和17.4，这在统计学上没有区别。经食管裂孔患者的平均淋巴结数为8.99个。他们发现Ivor-Lewis组和经裂孔组有显著差异，手术标本中平均有9.5个淋巴结（$P < 0.001$）。手术时收集的淋巴结数量的重要性将在后面的章节中讨论。

Orringer及其同事利用Surveillance, Epidemiology, and End Results（SEER）对经裂孔和经胸手术后的结果进行了回顾[27]。他们鉴定了1992年至2002年间接受食管切除术的患者。在所研究的868例患者中，643例经胸入路，225例经食管裂孔切除术。他们得出结论，经食管裂孔切除术患者的手术死亡率低于经胸手术患者（6.7% vs. 13.1%；$P=0.009$）。经裂孔组（43.1%）吻合口狭窄，需要吻合口扩张的需求高于经胸组（34.5%；$P=0.02$）。经裂孔组的5年生存率明显较高；然而，在对患者和医院或提供者的特征进行调整后（如在中心进行的容量和受训人员的参与），发现经裂孔组和经胸组的吻合口狭窄差异并没有比文献中的大。

三项比较经裂孔切除术和经胸切除术的随机、前瞻性试验表明，这两种技术都可以安全地进行，而且这两种技术之间没有明显的差异。根据回顾性Meta分析推断，Rindani和同事估计，2360名患者必须随机分组，以显示围术期死亡率的显著差异，6400名患者需要显示长期生存率的差异。显然，这超出了任何前瞻性食管切除试验的能力[23]。

Goldminc及其同事于1993年发表了第一项随机前瞻性试验[28]。他们将67名70岁以下食管鳞状细胞癌患者随机分为Ivor Lewis食管切除术或经食管裂孔切除术。经胸组手术时间较长（6h vs 4h）。肺炎（20%）、吻合口瘘、复发性神经损伤、出血、围术期死亡率或住院时间无差异。平均随访3年，两组的生存率没有统计学差异。然而，对于那些有淋巴结转移的患者，没有一个经裂孔组患者在18个月时存活，而30%的经胸组患者在18个月时存活。

Wong及其同事报道了一个前瞻性随机序列，包括共39名接受Ivor-Lewis切除术或经食管切除术治疗的下段食管癌患者。29名接受新辅助治疗或FEV_1低于70%的患者被排除在研究之外。两组均无围术期（30d）死亡，尽管经裂孔组和经胸组的住院死亡率分别为15%和0%（无显著差异）。术中低血压发生在60%的经裂孔患者，但只有5%的经胸患者。失血、肺炎或复发性神经损伤无差异。经胸组手术时间较长。经裂孔组距肿瘤切缘平均长3cm。肿瘤复发率和存活率无显著性差异。这一组最近公布了他们在这项研究中的5年结果[30]。经过5年的随访，他们得出结论，两组之间的总生存率没有显著差异。然而，他们报道了在淋巴结转移的食管癌患者中，经胸组的生存率比经食管裂孔组有所提高。

最近，荷兰完成了一项随机研究，比较经裂孔或经胸组在食管及心脏远端腺癌的疗效；106例患者经裂孔切除术，114例患者经胸切除术[31]。平均随访时间为4.7年。每组住院死亡率为2%~4%。经胸组的呼吸并发症，包括肺不张和肺炎的发生率较高（57% vs. 27%），乳糜漏的发生率也较高（10% vs. 2%）。因为经胸组（57%）呼吸并发症的高发病率比许多以前的经胸切除术系列中文献的要高得多，因此他们产生了质疑。尽管没有达到统计学意义，但5年生存率有提高的趋势。

(五)微创食管切除术(minimally invasive esophagectomy,MIE)

Cuschieri 被认为是第一个应用微创方式行食管切除术。自从他最初描述了利用胸腔镜技术进行游离食管以来,有许多关于不同程度内镜介入的描述。三种最广泛的开放式食管切除术——三切口、Ivor-Lewis 和经食管裂孔切除术——都有内镜手术。

1. 微创三切口食管切除术

微创技术可用于改良 McKeown 食管切除术。手术的部分甚至全部均可以用胸腔镜或腹腔镜解剖代替。

(1) 适应证:目前尚未达成共识。有一些专家提出了一些建议。MIE 报道的这些好处将在后面的章节中讨论。

(2) 禁忌证:右胸膜腔粘连或无法维持孤立肺通气是该入路的禁忌证。与开放式食管切除术不同,视频辅助胸腔镜食管切除术需要近乎完美的萎陷肺,以便在胸腔内有足够的空间进行胸腔镜操作。有时,持续的右肺气道正压有助于充分的通气和氧合,对暴露的影响最小。微创手术的相关禁忌证与开放手术相同。与任何内镜辅助手术一样,外科医师的舒适性是使用这项技术的一个重要决定因素。那些没有接受过微创手术培训的人应该考虑和熟悉这项手术的外科医师一起进行这项高技术手术。

(3) 技术

①胸腔镜下游离食管:胸腔镜下游离食管需使用四个切口。患者左侧卧位后,在腋后线的第八肋间空间做一个 1cm 的切口。理想情况下,相机需要尽可能地向后,以获得最佳的视觉效果。然而,这个端口将用于胸管,任何更靠后的位置都将导致胸管无效,因为患者将躺在其上。

通过胸腔镜,检查右半胸腔是否有胸膜疾病,可能要禁止进一步手术。接下来放置其他三个入口,其中两个入口位于肩胛下角,位于第六和第九肋间。最后一个切口将位于第四肋间,与摄像机对齐。主要用于手术野的压肺和抽吸。

大多数外科医师为胸腔镜单独开一个端口。其他的标准的开放式器械,如环形镊子,通过其他切口进行操作。一些外科医师喜欢腹腔镜器械,所以他们使用 5mm 和 10mm 的端口,以方便通过这些手术工具。

一些外科医师在膈肌的中央肌腱上缝上一针,然后通过一个单独的肋间空间将其固定,使膈肌收缩。Kittner(Ethicon,Somerville,NJ)即用此方式,在镜头附近将膈肌悬吊,提供轻微的尾端收缩,提供更大的空间。

通过后操作口,外科医师使用超声刀,电刀(Ethicon,Somerville,NJ),来游离下肺韧带,打开后胸膜,从下至上清扫淋巴结,一直游离到奇静脉。

在食管附近打开奇静脉上方的胸膜。血管切割缝合器结扎奇静脉。结扎奇静脉后,有充分的空间操作后胸膜和气管旁。食管游离一部分后,可放置 Penrose 管。将 Penrose 管固定,可以在解剖过程中用作支撑食管的把手。迷走神经在奇静脉上方游离开,以防止对喉返神经的牵引损伤。充分对胸段食管进行游离,选择合适的位置将食管横切。需要注意的是,胸腔镜操作中没有打开膈肌裂孔,以便为下一步的腹腔镜操作提供足够的气腹。将 Penrose 管放入胸腔顶部,以便从颈部取出。全胸淋巴结切除术是手术的重要组成部分,应常规进行。放置胸管,关闭所有胸切口。患者仰卧,然后双腔气管插管改为单腔管。为下一步腹腔镜手术做准备。

②腹腔镜管胃成形,幽门成形术,空肠造口术:腹腔镜操作需要四个 5mm 和一个 10mm 端口。肝脏牵开器用于收缩肝脏左叶,因此可以看到食管下裂孔。站在患者左侧的助理将维护摄像头以及为外科医师提供张力。用超声刀打开胃网膜,非常小心地保持 2cm 左右的距离。胃短动脉可以用超声刀离断,结扎胃左动脉,清扫腹腔和胃左动脉旁淋巴结。管胃成形从远端胃小弯开始,使用 3.5 或 4.8mm 的血管切割缝合器沿胃大弯逐步离断,直到胃底。操作完毕后,可以看到一条连续的钉线(U.S. Surgical Corp., Norwalk, CT)。

幽门成形术可以用超声刀纵向切开幽门,间

断横向缝合行幽门成形[32]。最近的文献分析表明幽门成形术对胃排空障碍和胆汁反流的影响并不显著。因此，除非预计出现倾倒综合征，本文作者不会常规行幽门成形术[33]。

在进行颈部解剖之前，可以先进行空肠造口术。提升横结肠，找到Treitz韧带，在距离Treitz韧带40cm处的空肠处用内缝固定在前腹壁上，用空肠造瘘装置（Compat Biosystems，Minneapolis，MN）经皮置入空肠环。Seldinger技术用于引导导管进入空肠。通过向导管内注入空气并观察空肠扩张情况，可以直观地确定放置位置。

最后，如前所述进行颈部切口和解剖。腹腔镜下引导管胃通过裂孔，食管从颈部拉出，确保正确对齐。将标本送去病理检查，行胃食管吻合。

值得关注的是，Fabian及其同事发表了一份报道，其中21名患者在俯卧位行胸腔镜食管游离。他们认为胸腔镜游离食管在俯卧位与侧卧位在失血、淋巴结剥离数和并发症方面相当。然而，俯卧患者组的手术时间明显缩短[34]。

2. 微创Ivor Lewis食管切除术

该手术的推荐、禁忌和术前准备与开放式手术的相同。在食管胃十二指肠镜和支气管镜检查完毕后，患者取平卧位。腹腔镜部分，包括空肠造口管成形和幽门成形方式与微创三切口食管切除术相同。

在胃管成形和腹腔镜手术完成后，更换为双腔气管插管。患者左侧卧位。胸腔镜切口与微创三切口相同，只有一个例外，即可以在距第八肋间后入路切口3~4cm处放置腔镜伤口保护器[35]。伤口保护器的润滑作用可以使切割缝合器更容易进入。将食管游离到奇静脉上方几厘米。将管胃通过裂孔拉到胸腔，近端食管在奇静脉上方分开，标本从保护口取出。用吻合器行胃-食管端侧吻合，切割缝合器关闭管胃。最后放置胸管，常规关胸。

3. 微创经裂孔食管切除术

微创经裂孔食管切除术已被多个中心描述[36-38]。该手术与开放手术具有相同的准备和定位。腹腔镜器械用于纵隔解剖，避免了开腹经裂孔手术中的盲目、钝性解剖。食管胃吻合在左颈完成。然而该手术的主要问题有纵隔中、上1/3视野有限，纵隔淋巴结切除不全等。可以考虑在上纵隔放置纵隔镜帮助解决这个问题。

4. 微创食管切除术的结果

无论采用何种手术方法完成手术，食道手术治疗恶性疾病必须遵循一定的原则。手术必须确保肿瘤安全且完整切除，并留有足够的边缘，恢复胃肠道的连续性。文献中包含了许多关于MIE的描述和结果数据。然而，目前的出版物几乎全部由案例报道组成。

匹兹堡大学医学中心的Luketich和Associates公布了1996—2002年间222例连续微创食管切除术的结果[24]。患者平均年龄为66.5岁。手术指征为肿瘤（78%）和高度异型（21.2%）。侵袭性食管癌患者中，Ⅰ期31例，Ⅱ期71例，Ⅲ期81例，新辅助化疗78例（35.1%），放射治疗36例（16.2%）。55名患者曾接受过腹部手术。28例患者行幽门切开术，136例患者行幽门成形术。

Luketich和同事们为了减少幽门成形这个步骤，制作一个更窄的管胃（4cm）。然而，食管瘘发生概率增加。202例患者行腹腔镜空肠造瘘术。外科医师在206名患者（92.8%）中完成了微创食管切除术。12名患者需要中转开胸，4名患者需要开腹手术来完成食管切除。患者在术后第4天恢复肠内营养。中位重症监护住院时间为1d（1~30d），平均住院时间为7d（3~75d）。平均随访19个月（1~68个月）。随访期间对吞咽困难进行评分。平均健康相关生活质量评分为4.6分，为正常分。4%的患者出现明显的反流（评分>15）。30d手术死亡率为1.4%（3例患者）。第一次死亡与肺炎的发展有关。第二次和第三次死亡分别继发于心肌梗死和心脏压塞。并发症率为23.9%~32%。最常见的并发症是房颤(11.7%)和胸腔积液（6.3%）。有趣的是，6cm管胃患者的吻合口漏率为6.1%，而较小管胃患者的吻合口漏率为26.1%。食管瘘率显著增加（$P<0.001$）。Luketich及其同事将他们的研究结果与美国退伍军人事务部（VA）一个1777名接受传统食管切

除术患者的数据库中公布的结果进行了比较[41]。他们认为，他们的1.3%死亡率与VA研究的结果相比较良好，VA研究报道的死亡率为10%。VA数据库中的并发症发生率为50%，最常见的并发症为肺炎（21%）、呼吸衰竭（16%）和长期通气支持（22%）。而222例微创食管切除患者中，肺炎占7.6%，急性呼吸窘迫综合征占5%。因此，微创食管切除术比开放食管切除更占优势。

该报道还将其结果与Swanson的报道进行了比较。在250名接受开放改良McKeown食管切除术的患者中，报道的Ⅰ、ⅡA、ⅡB和Ⅲ期患者3年生存率分别为65%、41%、45%和17%。Luketich及其同事发现微创手术具有相似的存活率。与微创组相比，术前辅助治疗的比例更高可能是导致开放组患者死亡率（3.9%）和住院时间（13d）增加的原因。Berrisford和他的同事发现，随着手术经验的增加，微创食管切除术的手术时间显著缩短（$P < 0.001$）[42]。

一项研究评估了41名老年患者（75—89岁）的微创食管切除术[43]。在这组患者中，平均重症监护病房（ICU）时间为1d，平均住院时间为7d。主要发病率为19%，无围术期死亡率。

Nguyen和他的同事报道了开放式食管切除术（OE）和MIE的比较[44]。微创手术时间短，失血少，重症监护和住院时间短。然而，有人指出，MIE组晚期癌症较少。Law和同事比较了22例接受胸腔镜游离食管的患者和63例开放食管切除术的患者。胸腔镜组的失血率明显较低，但发病率和死亡率没有显著差异[45]。有报道将17例患者的腹腔镜辅助经裂孔食管手术与14例患者的开放式经裂孔食管切除术进行比较，也报道了微创组的手术时间缩短和失血减少[46]。在一组166例患者的病例研究中，微创食管切除术的患者与60例开放性经胸患者和59例开放性经裂孔患者进行比较，MIE组的死亡率更低，发病率更低[47]。

迄今为止，比较微创手术和开放手术的最大系列是Smithers发表的[47]。该组比较了开放式（114例）和胸腔镜辅助（309例）以及完全微创（23例）食管切除术。与开腹手术（600ml）相比，胸腔镜辅助（400ml）和微创（300ml）食管切除术的失血减少。与全微创（330min）相比，开放手术的手术时间更短（300min），但与胸腔镜辅助手术（285min）相比，开放手术的时间更长。全微创患者报道的住院时间最短（11d），其次是胸腔镜辅助患者（13d）和开放手术患者（14天）。相同分期的患者，三组的总中位或3年生存率没有差异。

Gemmill和McCulloch对1997—2007年的胃食管微创手术进行了系统回顾[48]。在46篇符合标准的文章中，23篇与食管手术有关。大多数研究都是病例报道，没有发表有关MIE的随机对照研究。合并文献1398例。405名患者接受了完全内镜手术；103名患者接受了腹腔镜和开胸手术；561名患者接受了胸腔镜和开腹手术。30d住院死亡率为2.3%，发病率为46.2%。吻合口瘘的发生率为7.7%。据报道，1268名患者的呼吸系统并发症发生率为13.2%。981名患者报道的平均手术时间为281min。随着手术经验的增加，整个MIE的手术时间显著缩短（$P < 0.001$）[42]。住院时间为2~195d，平均11d。607例患者平均获得淋巴结17.6个。住院时间和死亡率与开放组无差异。

在最近的一项更新中，Watanabe及其同事报道了胸腔镜辅助食管切除与开放手术相比，手术时间、失血和术后并发症方面更具优势[49]。关于纵隔淋巴结的总回收量，大多数研究表明，电视辅助胸腔镜食管切除术几乎等同于开放手术[50-52]。此外，Dantoc及其同事的Meta分析强调，在清扫淋巴结方面，胸腔镜食管切除术的效果明显优于开放手术[53]。Uttley和同事最近发表了一篇比较MIE和开放手术的系统性综述。在他们的回顾中，包括28项研究。没有随机对照试验。平均随访时间为30个月。MIE组的死亡率为2.4%，而开放组为3.8%。MIE组的复发率为23.4%，开放组为24.8%。MIE组气管穿孔率为2.3%，而开放组为6.5%。MIE组和开放组的声带损伤率分别为12.7%和9.6%[54]。

2012年，Mamidana和同事发表了一项基于英国人口的大型研究[55]，分析了2005年4月至2010年3月的医院数据，包括7502例食管切除术，其中1155例（15.4%）为MIE。开放组和MIE组30d死亡率（4.3% vs. 4.0%）和总并发症率（38.0% vs. 39.2%）无差异。然而，与开腹手术相比，MIE的术后再干预率更高（21% vs. 17.6%；P=0.006）。有人如Rice和Blackstone[56]、Pennathur和Luketich指出该结论是由于数据库的局限性导致。

2009年，东方肿瘤合作组织（ECOG）进行了一项前瞻性的多机构（ECOG 2202）第二阶段研究评估MIE。共登记106名患者。初步结果显示死亡率较低（2%），平均随访19个月，整个队列的3年总生存率估计为50%。生存率与开放手术相当。

迄今为止，已有三项Meta分析通过与传统开放技术的比较来检验MIE的短期结果[59-61]。在这些Meta分析中，两组患者术后主要并发症和死亡率基本上没有显著差异。然而，Biere和同事证实，与开放手术相比，MIE的吻合口瘘发生率要低得多[59]。Nagpal和同事从12项研究中比较了672例全MIE或部分MIE患者和612例开放手术患者。MIE组与OE组在手术时间、淋巴结个数、吻合口瘘发生率、30d死亡率等方面无明显差异，但MIE组的失血量明显降低，总发病率和呼吸并发症降低，ICU和医院缩短[61]。作者强调，在这些Meta分析中，参考结果时应考虑几个限制因素。有些因素不仅是由研究设计引起的，也可能是由研究规模、学习曲线、外科医师经验和出版物偏差引起的，在Meta分析中很难对这些因素进行调整。这一领域的随机对照试验将有助于理解微创手术对OE的益处，但完成这项研究所需的时间和数量是相当大的。外科技术，尤其是胸内及上消化道手术的特殊培训和学习是选择手术方式的必要因素，而大多数现有研究都没有捕捉到这些因素。我们还需要有质量且直观的研究去评估微创手术在远期生存率方面的优势。

欧洲的一个研究小组最近报道了第一个比较MIE和OE的多中心随机对照试验（时间试验）的结果。患者随机分为OE组56名患者和MIE组59名患者。无论是在手术后的前2周内还是在整个住院期间，MIE组的肺部感染发生率都明显低于OE组。MIE患者总的来说，手术失血少，术后生活质量好，住院时间短；然而，30d及住院死亡率在两组之间没有显著差异。两组间的肿瘤相关参数，如淋巴结数目，没有显著差异。尽管有越来越多的证据表明MIE的安全性和益处，但有必要进行更多的前瞻性多中心试验，以进一步评估MIE的远期效果。

（六）左胸腹入路食管切除

1. 适应证

左胸腹入路的适应证是有限的。距离门齿30～35cm的食管远端肿瘤。生理状态欠佳不适合行Ivor Lewis的患者可以考虑。

2. 禁忌证

距离门齿30cm以内吻合须位于主动脉弓上方或颈部或肿瘤较大使得从左胸入路困难。此外，许多人认为食管远端消化道狭窄也是禁忌，因为术后胃食管反流是一个严重的问题，会影响胸内吻合口愈合。

3. 技巧

左胸腹入路可以通过多种方式进行。所有麻醉方法都需要用双腔管隔离。患者取仰卧位，腹部上中线切口向上延伸到第七肋间，沿着肋缘打开胸腔，将膈肌暴露。这种手术切口应用较少，创伤较大，往往用于术中紧急开胸，比如胃癌位置较高腹部操作不能完成。相反，也可以让患者侧卧位，通过胸部切口进行完全食管切除术。腹部解剖可以通过打开膈肌进行（图38-16）。

最通用的胸腹联合入路包括将患者置于右侧卧位，腹部向后翻转45°。这种体位的好处是腹部位置有利于膈肌打开。同时准备好颈部切口预备颈部吻合。从肩胛下角线第七肋间切开，穿过肋缘至腹部中部。松解下肺韧带。食管用Penrose管环绕，减少食管的损伤，需要注意的是需要距离肿瘤一定距离。对食管及周围淋巴和结缔组织进行完全解剖，包括主动脉和心包之间的所有组织。注意保护左肺静脉。食管头侧解剖建议应在食管断端上方约3cm处进行，保留吻合

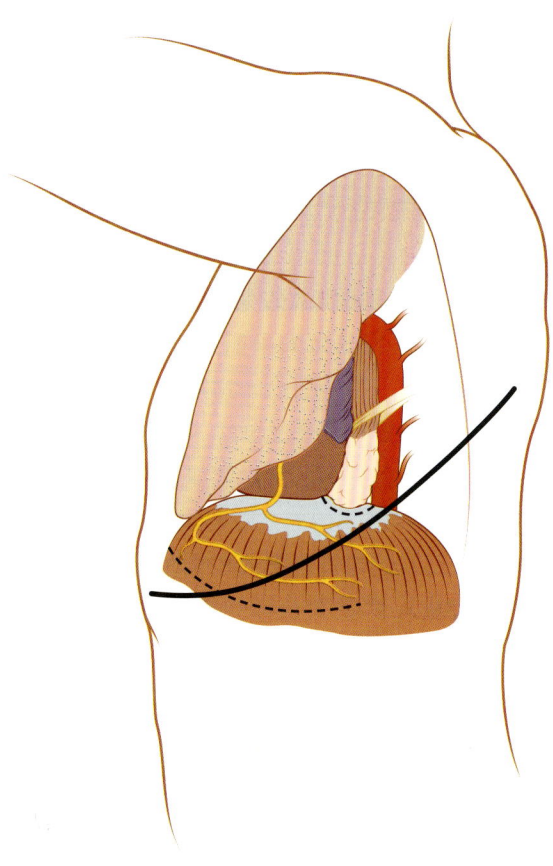

▲ 图38-16 左胸腹入路

如虚线所描绘，腹部可以通过膈肌中的切口进入。或者，切口可以跨越肋缘进入腹部，并且从肋缘切口向下打开膈肌（引自 Sugarbaker D, DeCamp M, Liptay M: Surgical procedures to resect and replace the esophagus. In Zinner M, Schwartz S, Ellis H, et al, editors: *Maingot's abdominal operations*, Stamford, CT, 1997, Appleton & Lange, pp 885-910.）

口附近的组织，以保持吻合口的血液供应。

在食管裂孔附近打开 2cm 左右的切口用以解剖腹部，有时候可以通过这个切口继续解剖胃短动脉和肝胃韧带，但在距胸壁 2～3cm 处的切口更方便暴露。解剖从胃食管交界处开始，沿着胃大弯，分割所有短的胃血管。管胃的处理已在三切口食管切除术一节描述。如果只切除有限的食管远端，并不需要对胃进行完全解剖，但需保证吻合口没有张力。管胃处理完毕后，可以拉入胸腔完成吻合。这种吻合可以手工缝合成单层或双层，也可以用 33mm 吻合器行端端吻合或侧侧吻合。在吻合前，建议提前放置鼻胃管。管胃吻合完毕后，可以在膈肌或相邻胸膜附近缝线固定。如果条件允许，建议在吻合口附近缝合部分网膜。吻合完毕后，0号线间断缝合膈肌切口。用金属线或 Prolene 线 8 字缝合关闭肋缘。腹部分层关闭。关闭胸腔前，建议在吻合口旁放置一软管，再放置一个胸腔闭式引流管。可吸收线关闭肋间肌，0号线关闭背阔肌，2-0 号线关闭皮下，3-0 号线关闭伤口。

（七）整块切除

尽管在手术技术、仪器和围术期护理方面已经取得了长足的进步，食管癌食管切除术后的长期存活率仍保持在 20% 左右。大部分食管癌表现为浸透食管壁（T_3）或淋巴结受累（N_1 或 N_2）。由于根治切缘难以通过大体评估甚至显微镜下评估，因此人们难以保证完全切除所有侵犯结构和淋巴结病变。为了确保完根治性切缘以及切除所有相邻的淋巴结组织，一些外科医师提出整块食管切除，包括切除标本中的所有相邻组织。DeMeester 和 Skinner 建议对所有心肺功能允许的患者进行整块食管切除术[63, 64]。在其中一项研究中，FEV_1 小于 1.5L 被认为是禁忌证。在非随机对照实验中，整块食管切除组患者远期存活率明显高于传统方法组患者。

1. 手术技巧

尽管经左胸或右胸均可进行整块食管切除，但是通过经左胸入路可以更容易地切除非常远端的食道肿瘤以及保证足够的切缘。由于术后反流性食管炎的发生率很高，经右胸入路手术也可以推荐。经右侧第六肋间进胸，在胸腔内两个平行的线内进行切除。在前面方切开心包，后方切至奇静脉后面。回流入奇静脉的肋间静脉均单独结扎，并将胸导管和奇静脉一起切除。部分外科医师并不切除奇静脉。与标本相邻的左侧胸膜也需要切除。该切除平面向头侧到隆突。在隆突上方，由于前方气管和后方脊柱的限制，切除边缘可能受到影响。

在食管裂孔处，切除标本需要包括 2cm 范围的膈肌。在腹部，需要切除胃小弯以及胃左动脉周围淋巴结。同时还需要切除胃后方以及胰腺上缘以上的所有组织。切除解剖腹腔干、脾动脉、肠系膜上动脉淋巴结。然后将胃管拉回至颈部以进行食管替代。DeMeester和他的小组常规切除近端2/3的胃、大网膜、脾脏及其附近淋巴结。他们用同向蠕动结肠替代食道。

2. 结果

比较整块切除与传统切除的回顾性研究可能存在严重的选择和分期偏倚。整块切除术通常排除了心肺储备较差的患者。此外，在传统切除术中，由于进行了有限的淋巴结清扫，可能会降低疾病的分期。这两个因素都有利于整块切除组的分期相关生存率的提高。Skinner有关128名患者系列研究中，78名患者进行了整块切除术，其余患者则接受了简单的切除术，其中大部分通过经胸入路。两组之间围术期死亡率相似，约4%～5%。肺炎，吻合口漏和喉返神经损伤发生率也相似。Ⅲ期患者的4年生存率在整块切除组中为37%，在经腹切除组为0%。在早期患者中，整块切除患者生存率也更高。在DeMeester系列研究纳入了69名胃食管连接处肿瘤患者。健康状况良好的可切除患者进行整块切除术，而健康状况不佳或明显无法切除的疾病患者进行了经腹食管癌切除术。整块切除组（41%）与经腹切除组（14%）相比，5年生存率明显更好。然而该研究并未提及并发症发生率。

（八）三野淋巴结清扫

三野淋巴结清扫术是一种术语，即在传统的食管癌切除术中进行的胸部和腹部淋巴结清扫，再加上颈部淋巴结清扫术。10%～30%的下端食管癌患者的存在颈部淋巴结转移，同样颈部食管癌患者的腹腔淋巴结也是如此[65-67]。该技术的支持者认为，即使在下段食管癌患者中，颈部淋巴结也应当常规清扫切除。

该操作的腹部和胸部手术部分几乎与三切口整块食管切除术相同。注意胸腔内喉返神经链的解剖。双侧颈部使用U形切口切开，分离双侧胸锁乳突肌。解剖切除颈静脉深部和外侧淋巴结，以及颈部喉返神经周围淋巴结和锁骨上淋巴结。

在经验丰富的手术医师操作中，喉返神经损伤的发生率并不高于其他需要颈部切口的食管切除术。Altorki和Skinner[66]报道的喉返经损伤率为6%。该研究中只有一例合并肺炎并因此死亡。尽管三野淋巴结清扫术的获益尚不明确，但一些较早的研究表明生存率有所提高[65, 68]。来自日本的Ando[67]和来自美国的Altorki的研究[69]显示，整块食管切除术加三野淋巴结清扫术的患者5年生存率为40%～50%。Ando的研究仅限于食管鳞癌的患者；而美国的研究则包括食管腺癌和鳞癌的患者。两项研究围术期死亡率为5%～8%。肺部并发症发生率为20%～25%。在Altorki的研究中，喉返神经损伤率为9%；Ando的研究没有提及喉返神经损伤率。在这些研究中，围术期并发症率与其他研究相当，而Ando研究中的围术期死亡率与其他未进行整块切除和三野清扫的大型研究相比高3%～4%[17, 70]。尽管尚不清楚日本和美国人群之间的选择因素或肿瘤生物学差异是否可能导致一些差异，但该手术后的长期存活率仍然令人印象深刻。

1. 手术变异

（1）俯卧位微创食管切除术：由于俯卧位的人体工程学因素能减少肺部并发症发生率，许多外科医师开始提倡俯卧位下胸腔镜游离食管。Noshiro及其同事发表了他们在俯卧位下行微创食管癌切除术的经验[71]。与左侧卧位相比，俯卧位出血更少，且能更好暴露左侧喉返神经周围的手术视野。然而，喉返神经损伤率在俯卧位和左侧卧位患者之间无差异。

Palanivelu及同事发表了一篇包含130例患者的队列研究，这些患者使用右俯卧位入路胸腔镜下游离食管。该入路允许左肺通气以及间歇性右肺通气。平均手术时间为220min（范围160～450min），中位ICU停留时间为1d（范围1～32d）。术后肺炎发生率仅为1.54%。因此作者提倡俯卧位手术，这样允许部分间歇性右肺通气，并可能预防术后肺不张[72]。主张俯卧位的外科医师认为与仰卧位相比，俯卧位状态下功能残气量、通气-灌注比，背段肺通气，胸壁运动相关潮气量以及肺泡复张均有改善。进一步比较左侧卧位与俯卧位的文章也已经发表[73]。该文章分析了12篇报道俯卧位胸腔镜食管切除术后的结果。所有12项研究均为单中心非随机前瞻性或回顾性研究，其中4项与传统微创手术相比较。俯卧食管切除术已被证明既可行又安全；然而，没有令人信服的证据表明它优于其他形式的食管手术。因此，需要进行更多的对比研究以明确在微创食管癌切除术中俯卧位比左侧卧位的优势。

(2) 机器人辅助食管切除术：机器人辅助食管切除术已有大量的报道。最近有关机器人辅助微创食管癌切除的综述文章认为，与开放手术或微创食管癌切除术相比，机器人辅助微创食管癌切除的数据表明具有安全性，可行性和等效结果。然而，没有数据表明，在手术并发症、疼痛、住院时间、手术时间或总费用方面，机器人辅助微创食管癌切除具有优势[74]。

Weksler 及其同事对接受胸腔镜机器人辅助微创食管癌切除的11例患者和接受微创食管切除治疗的26例患者进行了回顾性比较。手术时间，术中出血量，术后并发症或住院时间均无明显差异[75]。

伊利诺伊大学的 Galvani 及其同事报道了18名接受机器人辅助经腹食管癌切除的患者。虽然6例（33%）患者发生吻合口漏，但其他结果如平均估计出血量（54ml）和低心肺并发症率（1例胸腔积液和2例心房颤动）提示机器人经腹食管癌切除术的安全性和可行性[76]。

Rusch 及其同事[77]最近报道了接受了四臂机器人食管切除术的21例患者队列研究（17例采用 Ivor Lewis 技术，4例采用 McKeown 技术）。中位手术时间为556min（范围为395~807min）；其中最后5例患者减少到414min（范围405~543min）。住院时间中位数为10d（范围为7~70d）。切除的淋巴结中位数为20（范围10~49）。5名（24%）患者中转开放手术。5名患者（24%）出现严重并发症。1例（5%）在术后70d死于并发症，3例（14%）出现临床上明显的吻合口漏。

目前正在进行的 ROBOT 临床试验是第一个旨在比较机器人食管切除术与开胸食管切除术的随机对照试验，该试验于2012年1月开始[78]。在得到进一步的结果之前，仍需要仔细评估机器人辅助胸腔镜食管切除与没有机器人辅助的传统胸腔镜食管切除术的优越性。

2. 清扫淋巴结数量的预后意义

对扩大淋巴结清扫术益处的评估必须考虑到该手术的潜在并发症发生率。在证明存活率有所改善之前，该手术的潜在并发症发生率更具有意义。

Rizk 及其同事[79]报道了食管癌患者淋巴结转移数量的预后意义。该回顾性研究包括了1996年1月至2003年9月期间手术的336名患者的病例资料。所有患者接受了手术并作为他们唯一的治疗方法。除T、N和M分期外，使用淋巴结作为变量的递归分区分析显示，存在超过4个阳性淋巴结是最重要的预后因素。该研究还发现，当标本切除超过18个淋巴结时，发现阳性 N_1 淋巴结的可能性有所增加。他们得出结论，当切除适当数量的淋巴结时，肿瘤的浸润深度并非预后指标，其存活评估将基于淋巴结转移情况。自这篇具有里程碑意义的文章发表以来，又有一些文章证实，清扫淋巴结的数量具有预后意义。

Greenstein 及其同事[80]评估了在1988—2003年间 SEER 数据库中诊断为食管恶性疾病并且行食管切除术治疗的972名患者。有趣的是，通过年龄、种族、性别、组织学、肿瘤状态和术后放疗的多变量回归分析发现，具有18个或以上阴性淋巴结的患者具有更高的疾病存活率。

另一组应用 SEER 数据库的报道指出，清扫淋巴结的数量是食管恶性疾病切除术后存活率的独立预测因子[81]。在2303名患者中，1700名患者进行了开胸食管切除术，603名患者进行了非开胸食管切除术。Cox 回归分析显示，清扫淋巴结的数量是存活率的独立因素。他们的结论指出，切除标本中必须有23~29个淋巴结才能提供最佳生存率评估。

Altorki 及其同事[82]回顾性分析了他们单一中心在1988—2006年期间接受食管切除术的264例食管癌患者病例资料。他们认为，扩大的淋巴清扫是一个有利于存活的独立因素。存活优势最明显的是经过广泛淋巴结清扫术后存在淋巴结转移受限的远端食管癌患者亚组。最近的一项综述得出结论,根治淋巴结清扫是有益的,并为可切除食管癌患者提供了更好的生存优势[83]。

(九)代食管技术:结肠和空肠

1. 结肠

(1) 适应证:胃是食管替代的首选。相比于结肠它具有几个优点,包括可靠的血供(通常没有动脉粥样硬化),少细菌负荷,并且仅需要单次吻合。在胃无法使用的情况下,例如由于既往腹部或胃手术或同时存在胃肿瘤时,结肠成为优选的替代管道。左半结肠与右半结肠的不同之处在于其管腔较小且更接近于食管管腔。其可用长度也通常大于右半结肠。左半结肠的血管解剖变异比右半结肠更少;但是,肠系膜下动脉的动脉粥样硬化疾病的发生比其他肠系膜血管更常见。通常选择顺蠕动方向且尽量保证无张力吻合。

(2) 禁忌证:结肠来源肿瘤,狭窄或广泛的憩室病是结肠代食管的禁忌证。此外,既往腹部手术可能已经切断结肠动脉血供或静脉回流的情况下,可能导致部分结肠无法使用。由于肠系膜下静脉回流进入脾静脉,因此既往重症胰腺炎或脾静脉血栓可能导致肠系膜下静脉血栓形成,因此也无法使用左结肠替代食管。

(3) 术前准备:对于行食管切除术患者,应对患者进行心肺疾病功能评估及胃重建检查。此外,对于年龄超过40岁的患者或其他患有动脉粥样硬化疾病危险因素的患者,应进行术前肠系膜血管造影。应用钡灌肠或结肠镜检查以排除结肠肿瘤或广泛的结肠憩室。术前应用机械肠道准备和抗生素肠道准备。

2. 左半结肠

如前所述,左半结肠比右半结肠更具有优势,包括长度更长,血管解剖变异更少,以及管径更接近于食道。采用腹部正中切口探查腹部。沿着Toldt筋膜游离左半结肠至腹膜后。可以通过布带测量近端食管切除处到远端与胃吻合处的长度,以估计替代肠管的长度。

左半结肠的血供可以通过术中光照透视进行寻找。结肠中动脉可以应用无损伤动脉夹钳夹。应当保证边缘动脉的搏动。如果有任何问题,可以使用多普勒超声探头,或者原位松开动脉夹并检查肠管否有足够的血流灌注。只有在确定替代肠管质量满意后才能进行食管切除术。然后开始游离左半结肠。游离准备用于替代食管的左半结肠和结肠脾曲之间的网膜。分离结肠中动脉并在肠系膜根部切断,注意远离结肠缘动脉(图38-17)。吻合两侧结肠断端,并关闭肠系膜缺损。

可以首先进行近端吻合或远端吻合;然而,我们认为首先行近端吻合能更好地确定替代肠管的长度并确保其在颈部的位置。通过无损伤方法例如使用内镜袋(参见三切口技术),将替代肠管的近端拉到颈部。首选后纵隔食管床(原位)通道,因为这是胃和食道之间的最短路径(图38-18)。如果由于胃导管漏或者其他原因导致的既往感染或瘢痕形成而无法使用后纵隔食管床通道时,胸骨后前纵隔通道或经胸膜通道也可以选择。然而,这些通道可能导致替代肠管成角而引起排空障碍。如果采用胸骨后前纵隔通道,则必

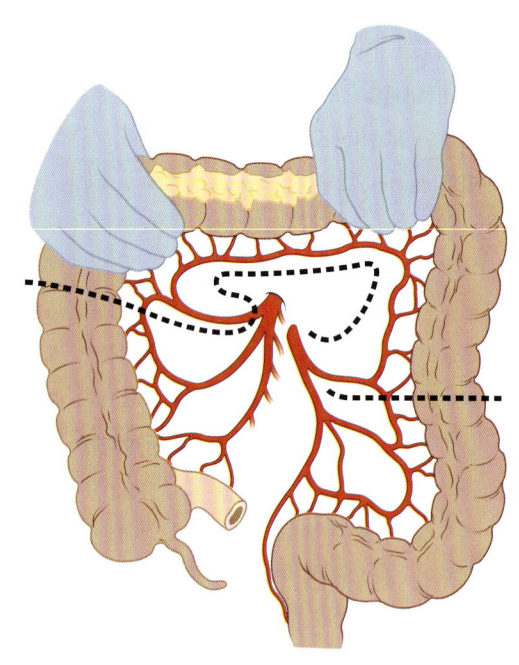

▲ 图 38-17 利用光源透照结肠系膜,显示肠系膜血管。虚线是基于左侧结肠动脉的肠管切除线

引自 Sugarbaker D, DeCamp M, Liptay M: Surgical procedures to resect and replace the esophagus. In Zinner M, Schwartz S, Ellis H, et al, editors: *Maingot's abdominal operations*, Stamford, CT, 1997, Appleton & Lange, pp 885–910

第一部分　胸部手术
第38章　食管切除及消化道重建

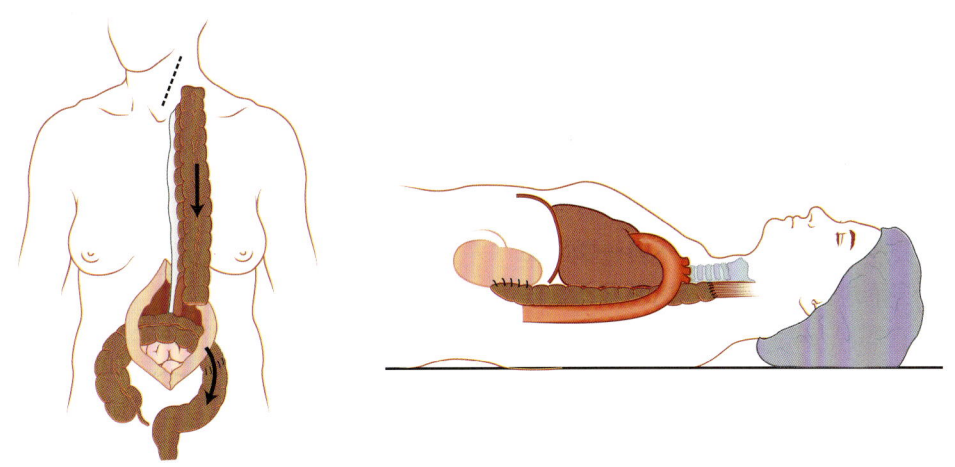

▲ 图 38-18　后纵隔食管床（原位）通道是胃与食管之间的最短路径

引自 Sugarbaker D, DeCamp M, Liptay M: Surgical procedures to resect and replace the esophagus. In Zinner M, Schwartz S, Ellis H, et al, editors: *Maingot's abdominal operations*, Stamford, CT, 1997, Appleton & Lange, pp 885–910

须常规切除胸骨柄或部分胸骨柄以预防肠梗阻，并且给结肠留出足够的空间。多余的替代肠管需要切除。如果存在明显多余的肠管，则可以根据需要切除近端。近端吻合术通常采用单层或双层手工缝合，将食管远端和替代肠管非系膜侧行端-侧吻合。也可以如三切口食管切除术中所述使用吻合器技术。吻合远端之前需要将胃管置入胃内。应观察替代肠管的血供以避免供血不足或静脉淤血。胃结肠吻合可采用 EEA 吻合器或侧-侧功能性端-端吻合方式。在关闭切口之前，应将替代肠管缝合到膈肌角以防止结肠或腹部内脏疝入胸腔。

3. 右半结肠

在许多情况可导致左半结肠并不适合用作替代肠管。这些情况包括广泛的憩室疾病，继发于局部缺血或憩室感染的狭窄，肠系膜下动脉粥样硬化闭塞，以及肠系膜下静脉血栓和脾静脉血栓形成。右半结肠是可选择的替代肠管，并且很容易到达颈部食管。

检查右侧半肠是否正常，并游离腹膜后组织间隙。利用光源透照右半结肠系膜以显示回结肠动脉，右半结肠动脉，边缘动脉和结肠中动脉。

轻柔钳夹回结肠动脉和右半结肠动脉，检查右半结肠是否可通过边缘动脉获得充分灌注。然后切除右半结肠，保证边缘动脉完整。需要同时行阑尾切除术。替代肠管是否应包括回盲瓣和部分回肠仍有争议。回肠为食管吻合提供了更好的管径尺寸匹配，并且理论上回盲瓣可以防止颈部反流。反对者则认为尽管尺寸不匹配，食管末端与结肠侧的手工吻合很容易，颈部反流性食管炎也很少见，而回盲瓣则可能导致顺行性梗阻。

用 GIA 75mm 切割闭合器切除适当长度的右半结肠，并进行结肠吻合术。从外科医师的角度来看，将右半结肠逆时针旋转，近端以无损伤的方法被牵拉至颈部。在近端将食管与结肠系膜侧行简单的单层端-侧吻合。剩余过长的肠管放入腹腔，并将替代肠管固定于食管裂孔。此时，远端过长的替代肠管可以在末端血供处切除。结肠-胃吻合通常采用 EEA 吻合器或侧-侧吻合技术。可以将结肠置于胃的前部或后部。

4. 空肠

(1) 适应证：空肠可作为游离移植物，带蒂移植物或 Rouxen-Y 吻合替代部分食管[84, 85]。当由于既往手术或内在疾病而无法使用胃时，可以用空肠替代食管。计划行局限性远端食管切除术时，空肠或结肠比胃具有更好地抗胃食管反流作用。远端食管狭窄手术使用结肠或空肠代食管而不是胃。与使用顺蠕动空肠替代相比，胃上提手术患者发生严重胃食管反流的比例极高。在颈部食管的重建可使用游离空肠移植替代食管。在全胃切除术（包括远端食管切除术）后，Roux-en-Y 空肠吻合术可用于替代胃和远端食管。

597

(2) 禁忌证：小肠本身疾病，无论是炎性肠病还是既往小肠手术史，都可能影响小肠作为替代食管使用。由于长度不足以到达颈部，单独使用空肠通常不能完成全食管替代。

(3) 术前准备：机械肠道准备并非空肠替代食管手术所必需，但我们仍然推荐术前进行肠道准备。因为如果术中发现空肠血供受损而无法进行食管替代，则可以选择结肠代食管继续手术。应在术前给予抗生素（头孢菌素和抗厌氧菌抗生素）。

(4) Roux-en-Y 空肠吻合：Roux-en-Y 空肠吻合术（图 38-19）可用于全胃切除术和远端食管切除术后的消化道重建。有时 Roux-en-Y 吻合可能高至颈部，但与胃不同的是并不能完全保证能吻合至颈部食管。在全胃切除术后，在距离 Treitz 韧带约 20~30cm 处切断空肠。将空肠提拉出腹腔并通过光源透照找到系膜血管弓。确定空肠切断位置以及系膜血管切断位置，以允许空肠向上牵拉至胸腔。确定并保护好空肠血供。在系膜表面进行标记，并用动脉夹夹住要切断的血管。观察肠管几分钟以发现检查是否缺血或充血。通过这种技术，可以游离大约 60cm 的空肠管。在结肠中血管左侧打开横结肠系膜，使空肠及其系膜从中穿过。对于全胃切除术后的食管替代，近端吻合位于上腹部的远端食管。如果因为贲门恶性病变还需进行远端食管切除术，腹部切口需沿肋缘向上延长进入左侧第六肋间或第七肋间。如果在切断食管并 Roux-en-Y 端肠管移至下胸部后发现还需要额外长度的空肠，则需对下一个肠系膜血管弓进行试验钳夹并分离切断。

食管空肠吻合术可以通过吻合器或手工缝合进行。使用 EEA 吻合器最容易进行吻合术。理想情况下，应使用 33mm 的 EEA 吻合器以避免吻合口狭窄。远端食管可以用润滑的扩张器轻微扩张。2-0 Prolene 线全层缝合远端食管以形成荷包并装入抵钉座。EEA 吻合器的可以通过近端空肠断端插入空肠。注意吻合器不要阻塞空肠腔。应确保两端切除圈的完整性。在移除 EEA 吻合器后，可以使用 TA 60mm 闭合器封闭空肠残端。也可以行双层手工肠吻合术。外层使用 3-0 丝线缝合空肠浆肌层及食管肌层，内层则间断使用 3-0 或 4-0 肠线行全层缝合。

应用丝线将空肠间断缝合固定于食管裂孔。这样可以防止腹腔内容物疝入胸腔以及减少食管空肠吻合口的张力。同样，应缝合结肠系膜缺损以避免内疝。远端吻合术可以手工缝合或通过侧 – 侧功能性端 – 端切割闭合技术进行。

(5) 带蒂空肠替代术：使用左胸腹联合切口，切开左侧第七肋间并沿肋缘延伸至腹直肌。与 Roux-en-Y 吻合一样，光源透照法寻找空肠血管弓，并且从 Treitz 韧带远端 20cm 处开始选择适当长度的空肠。需要选取单支大血管供血的替代肠管。使用 GIA 切割闭合器切断近端和远端空肠，并分离切断肠系膜血管至根部。两侧空肠通过侧 – 侧功能性端 – 端切割闭合重新连接。将带蒂空肠穿过结肠系膜并上提至左胸腔。近端行类似于 Roux-en-Y 食管空肠吻合术。远端空肠胃吻合可以手工进行双层吻合，也可以用 EEA 吻合器（图 38-20）。

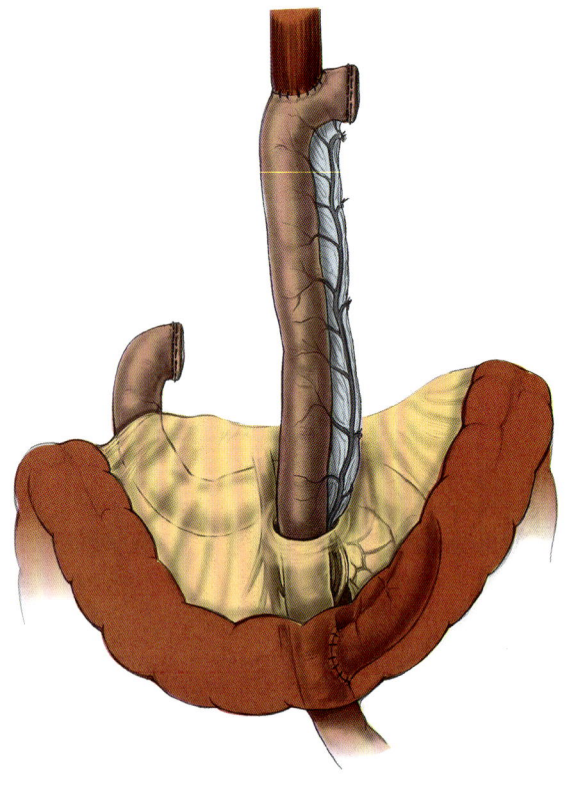

▲ 图 38-19 Roux-en-Y 空肠吻合对于胃食管切除术后的消化道重建非常有用

(6) 游离空肠替代：带蒂空肠可能无法到达上段食管，而游离空肠替代可以。目前尚不清楚使用短空肠是否优于管状胃进行全食道替代。空肠的使用降低了胃食管反流的发生率；然而，危及生命的替代肠管局部缺血和坏死的风险却显著升高。此外，由于需要两次吻合，吻合口漏的风险也有所升高。

与带蒂空肠替代一样，选择游离一小段空肠用于食管替代。采用左颈部切口，分离食、颈动脉和颈静脉血管。手术刀切断空肠血管后，用肝素盐水冲洗动脉和静脉。首先手工吻合近端，使用手术显微镜和精细的 9-0 或 10-0 缝线将空肠血管与颈动脉和颈静脉血管吻合，然后行远端肠管吻合术（图 38-21）。使用网状中厚皮片覆盖替代肠管以便术后监测其活力。

三、食管切除术后康复的考虑因素

（一）围术期死亡率

历史上食管切除术在常见的切除术中的围术期死亡率最高。在有潜在营养不良且可能发生严重纵隔感染的老年患者中，进行联合三个体腔的长时间手术导致围术期死亡率为 15%～40%[86, 87]。1980 年后的报道显示死亡率有所改善，约为

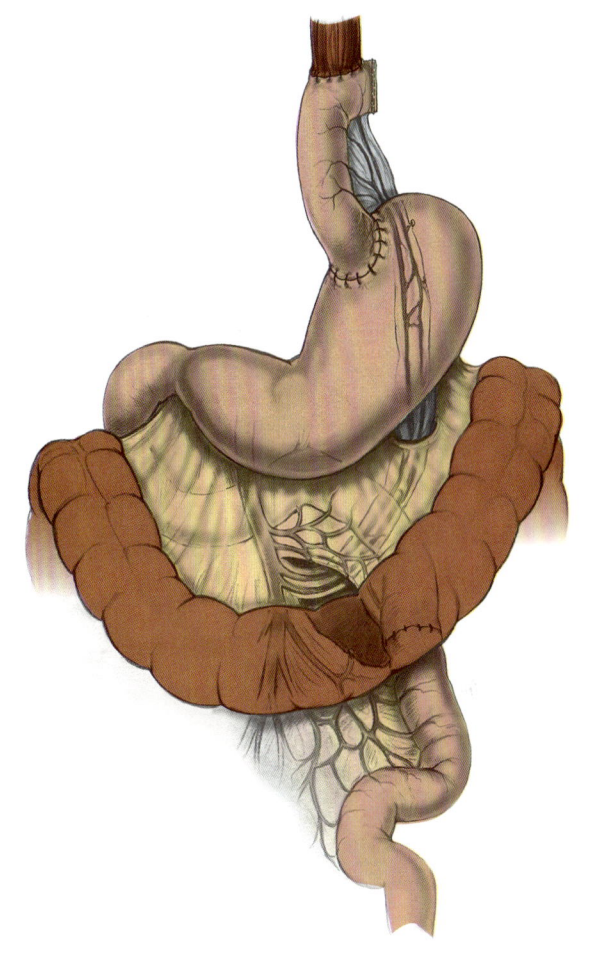

▲ 图 38-20 带蒂空肠非常适合远端食管替代。从 Treitz 韧带伸出 20cm 开始获取适当长度的空肠

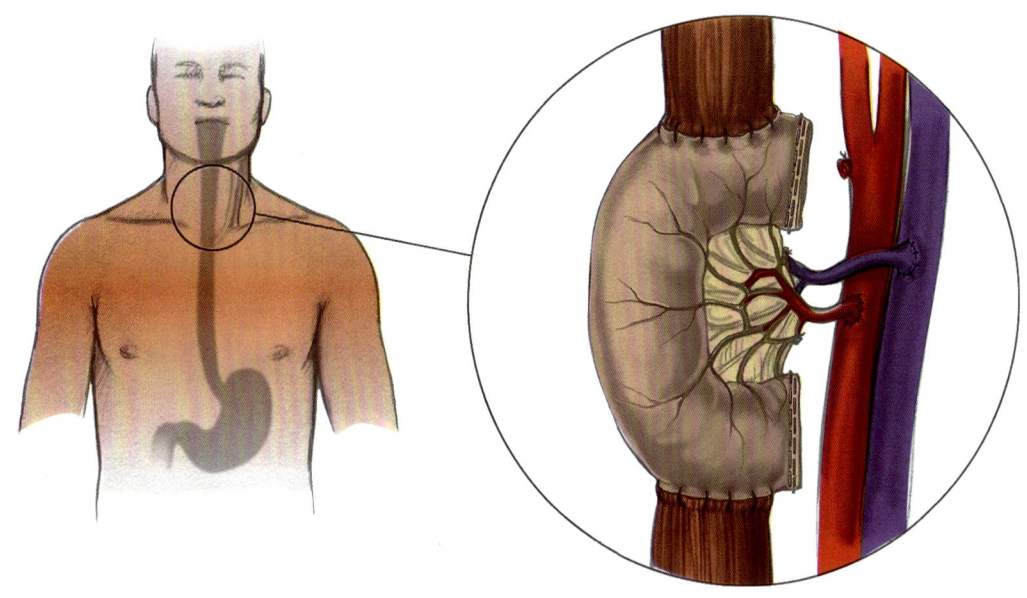

▲ 图 38-21 在近端食管等带蒂空肠无法到达的地方，可使用游离空肠替代。供血的动静脉在手术显微镜下与颈动脉和颈静脉血管吻合。使用网状中厚皮片覆盖替代肠管以便术后监测其活力

15%，其中 1986—1996 年间发表的大型 Meta 分析显示，死亡率约为 6%～10%[23, 88]。几个大型学术中心发布的大型系列研究发现死亡率约为 3%～4%[17, 70, 89]。

从 20 世纪 70 年代末起出现了食管切除术与医院规模和预后之间的关系研究[90]。在 Thoracic Surgery Clinics 杂志的一篇综述中，Chang 和 Birkmeyer[91] 指出 12 项研究中有 11 项得到了食管切除术中规模 - 预后关系的显著统计学差异。一位作者使用 Medicare 数据库进行了迄今为止最大规模的评估食管切除术死亡率的研究[92]。他的分析显示 6337 名患者在 1575 家医院接受了食管切除术，其中小规模医院被定义为每年手术少于两次的医院，大规模医院每年进行超过 19 次此类手术。大规模医疗中心的住院死亡率（8.1%）比小规模医院（23.1%）低得多。该团队还有一项研究讨论了外科医师数量和预后的关系[93]，使用了 1998—1999 年的 Medicare 数据库，并发现手术死亡率与外科医师数量成反比。他们发现，外科医师和医院规模均为预后的独立因素。大规模医疗机构中，低数量外科医师术后死亡率大于高数量外科医师。如何在这项高难度手术中制定应用于医院和外科医师的政策则超出了本章讨论的范围。

一些研究认为年龄是导致食管切除术后并发症和死亡率增加的危险因素。一项全国住院患者样本数据库的分析显示，80 岁以上患者食管切除术后围术期死亡率为 19.9%，与 65—69 岁患者术后围术期死亡率的 8.8% 存在显著差异（$P < 0.0001$）[94]。显然，过去十几年间，手术技术、麻醉和重症监护的进步显著提高了食管切除术的安全性。在较早的系列研究中，围术期死亡的最主要原因是吻合口漏或替代食管漏引起的胸腔内感染。临床中出现较为明显的胸腔内漏患者死亡率可能大于 50%[95]。早期积极治疗胸内食管漏很关键，可能减少其致命影响。

在近年来发表的大型系列研究中，患者死亡率低于 5%，围术期死亡的最常见原因不是替代食管漏，而是肺部原因如呼吸衰竭、肺炎或肺栓塞[17, 70, 89]。食管漏发生率的降低与早期积极治疗使胸腔内肠管漏变成不常见的围术期死亡原因。

（二）早期围术期并发症

1. 吻合口漏

Ivor Lewis 食管切除术后胸腔内漏的发生率通常为 5%～10%[19, 23]。颈部吻合术后漏的发生率较高，一般为 10%～15%[23, 70]。较早的研究认为颈部吻合口漏的发生率为 25%～26%，而最新的一项大型研究得到的发生率为 8%[17, 87, 96]。一项回顾性研究显示，白蛋白水平低于 3g/dl，切缘阳性和颈部吻合是食管切除术后吻合口漏的危险因素[96]。有几个因素可能导致颈部吻合口漏发生率的增加。所需替代食管长度的增加可能导致吻合口张力增加；吻合处的血供也可能因为远离了胃网膜动脉根部而受到影响，而且动脉灌注和静脉回流可能受到胸腔入口变窄的影响。在一项纳入了 102 例接受 Ivor Lewis 食管切除术的患者的随机试验中，发现手工吻合与吻合器之间的吻合口漏发生率并无显著差异。单层手工吻合后的吻合口漏的发生率为 5%，而使用吻合器的发生率为 2%[97]。

梅奥诊所发表了有关吻合器与手工食管 - 胃吻合术的回顾性综述[98]。在梅奥诊所中，手工食管胃吻合术仅在 2002 年前使用，此后则使用吻合器进行吻合。对这段时间内 280 名经腹、经胸或三切口方法行食管切除术的患者进行研究发现，与手工吻合组相比，吻合器是安全的，且吻合口漏和需要术后食管扩张的比例更少。显然，吻合器优势在于不那么依赖于术者手术水平，且更具有可重复性。

胸腔内吻合口漏是危及生命的事件，通常需要立即进行手术干预。尽管在过去的几十年中，在大型医疗中心中由于该并发症导致死亡率已降低，但入住 ICU、住院时间以及延迟康复的成本仍然很高。所需的干预包括了局限性吻合口漏的修补和引流、T 管的放置、切除瘘管并将存活管状胃还纳回腹腔进行消化道改道。患者病情越严重，所需的治疗就越激进和明确。在极少数情况下（临床无症状，漏出内容物可回流至替代食管而非靠近气管或主动脉等重要结构），可以用抗生素保守治疗并严格禁食禁水。

从历史上看，胸内漏比颈部吻合口漏的死亡率更高。不过在引流充分的情况下，一些学者开始质疑这一观点[99,100]。随着支架技术的发展，也有一些研究探讨其治疗吻合口漏的作用[101-104]。Siewert等[101]在10例胸内漏患者的漏口处置入了自扩张的覆膜金属支架。通过放射学方法检查发现，除一名患者以外，其他所有人吻合口漏均封闭。该失败患者在调整支架后，吻合口漏也得到了封闭。4名患者因发生了支架移位需要置入新支架。除一名患者外，其他所有患者的吻合口均完全封闭。2名患者死于与支架置入无关的原因，但进一步的细节并不清楚。支架技术逐渐发展出新的适应证，然而，并没有大型随机试验研究其控制吻合口漏的指征。

尽管颈部吻合口漏发生率较高，但往往并不危及生命。较早的病例研究认为颈部吻合口漏死亡率高达20%，但近期研究发现死亡率要低得多[17,95]。颈部吻合口漏的发生一般晚于胸内漏，许多仅在常规术后钡餐试验或钡餐试验正常但开始恢复经口进食时被发现[105]。颈部吻合口漏患者可出现低热，局部皮肤发红或切口愈合不良。治疗通常需要进行打开颈部切口并放置引流条。由于吻合口坏死引起的较严重的食管漏可用硅胶支架或T管治疗。颈部吻合术后因吻合口回缩至胸腔或肠内容物排入胸腔而导致的胸内漏，则应与其他类型的胸内漏同等对待治疗。晚期吻合口狭窄的发生率增加，是无全身性败血症的颈部吻合口漏的主要远期影响。

2. 呼吸系统并发症

肺炎、肺不张和呼吸衰竭可能是现代食管切除术后最严重的并发症，因为它们发生率更高且可能危及生命。食管切除术后肺炎的发生率为2%～47%[31,95]，4%的患者在食管切除术后出现呼吸衰竭[23]。有学者认为，避免经胸腔手术可以减少肺部并发症的发生，但尚未得到文献的支持。在Goldminc及其同事的随机对照试验[28]中，经腹食管切除术与Ivor Lewis食管切除术相比，两组的肺炎发病率均为20%。在Chu和同事的随机对照试验[29]中，比较39例患者经腹食管

切除术与Ivor Lewis食管切除术的肺炎发生率，其中经腹食管切除术的肺炎发生率为10%，Ivor Lewis切除后为0%（无显著差异）。一项欧洲的随机试验比较了经腹食管切除术与三切口整块食管切除术，结果显示三切口手术组（57%）与经腹手术组（27%）的肺部并发症（肺炎或肺叶不张）发生率有差异[32]。该研究中两组患者肺部并发症异常高发是值得疑问的。通常，肺部并发症的发生率在20%以内[24]。既往文献报道的全食管切除术中，肺炎发生率为5%[63]。

保留肌肉、小切口开胸手术、硬膜外麻醉和早期下床活动对于减少开胸术后呼吸系统并发症至关重要。多因素分析显示，年龄和低FEV_1可预测术后呼吸衰竭[106]。年龄，术前化放疗和低FEV_1也被确认为是食管切除术后呼吸衰竭的危险因素[107]。

正如前面关于MIE部分所讨论的，许多小切口的微创手术支持者认为患者术后的肺部并发症较少。

3. 喉返神经损伤

相比于胸腔内吻合术，颈部吻合术后喉返神经损伤和声带功能障碍的发生率更高。单侧声带的功能障碍可导致声音嘶哑，虽然可能症状较轻，但如果不及早发现和治疗，可能会引起一系列危及生命的并发症。声带无法闭合导致很难做到有效的排痰和肺分泌物的清除。在吞咽和明显或轻微吸气的过程中，由于缺乏气道保护会加剧这种情况。

颈部吻合术（11%）的喉返神经损伤发生率高于胸腔内吻合术（5%）[23]。在右侧胸腔，在靠近锁骨下动脉周围时可能因对迷走神经的牵拉或烧灼而损伤喉返神经。此外，当食管被切断剥离气管食管沟时，颈部解剖可能导致喉返神经的直接损伤。在颈部分离食管时必须注意识别和避免喉返神经损伤。靠近喉返神经分离并不一定会损伤他们；一项关于三野淋巴结清扫术的研究发现清扫喉返神经周围的所有淋巴结导致喉返神经损伤的概率仅为6%[66]。

早期识别和治疗喉返神经损伤（本身是一种非危及生命的疾病，除非两条神经同时受伤）对

于预防误吸和肺炎等潜在的致命并发症至关重要。在食管切除术后出现声音嘶哑和无法咳嗽的所有患者都应进行喉镜检查。单侧麻痹的声带可以通过注射或假体植入复位。早期干预可降低肺部并发症发生率[17]。

4. 出血

食管切除术后出血的发生率约为5%，并且与使用的技术没有相关性[23]。在一项Meta分析中，经胸入路的平均失血量略高，平均1000ml，而经腹入路平均为728ml[24]。在进行食管切除术前应停用抗凝药物和抗血小板药物。低剂量皮下注射肝素不会增加食管切除术后出血的发生率。通常在胸腔下部发现的主动脉和食道间的直接分支血管应该被结扎，而不是简单的烧灼。供应食管的较大动脉分支在距食管1~2cm的位置处形成小动脉丛。应贴近食管钝性分离，这样仅破坏较小的小动脉。

5. 乳糜漏

胸导管从腹部L_2水平的乳糜池开始引流。它经主动脉裂孔进入胸腔，并在右侧胸腔内食管后方沿着椎体从奇静脉和主动脉之间上升。有时下胸部裂孔水平处会存在不止一个胸导管。在大约T_6水平，它向左穿过主动脉后方并沿着左锁骨下动脉后方的食管左侧上升。在锁骨上方，胸导管在颈动脉鞘后面下降并且在前斜角肌和膈神经之前下降到左颈内静脉和锁骨下静脉的交界处。胸导管损伤可发生在沿食管分离的任何位置。食管切除术后乳糜漏的发生率为2%~10%[23,31]。经胸切除术后发生率更高，可能是与分离食管和扩大淋巴结清扫有关。在裂孔处进行胸导管的预防性结扎可能有助于降低术后乳糜漏的发生率。如果在食管切除术48h后胸腔引流量大于1000ml/d，则应怀疑乳糜胸。诊断可能很困难，因为只有在进食后的患者中才会出现经典的牛奶样乳糜漏外观。革兰氏染色将排除多核细胞。应该送检引流液以确定三酰甘油水平、胆固醇水平和细胞计数。三酰甘油水平大于1mmol/L、淋巴细胞比例大于90%提示乳糜漏。胆固醇与三酰甘油的比值小于1，并且电泳分理出乳糜微粒也可以诊断乳糜漏。最好且最简单的测试方法可能是通过J管以30ml/h的速度喂养奶油3~4h，观察胸腔引流液是否从浆液性变为乳白色。

食管切除术后出现大量乳糜漏无法通过保守治疗治愈。在经历了重大手术后营养不良的患者恢复过程中，淋巴细胞、蛋白质、脂肪和体液以1L/d或更高的速度持续流失会引发灾难。一旦确诊，或即便是高度怀疑，患者也应当再次手术以便在裂孔处结扎胸导管。在手术前，应将通过J管灌注奶油数小时。结扎胸导管的方法可以通过右胸切开术或胸腔镜手术。确切的损伤部位通常可以在患者服用奶油后定位。可以用4-0或5-0单股缝线进行修补。如果对修补的完整性有疑问，则应在裂孔水平处对胸导管进行牢固的结扎。切开胸膜，并使用0号丝线牢固缝合奇静脉和脊柱前主动脉之间的所有组织。如果组织完整性较差，可以使用褥式缝合。在关胸之前应仔细检查以确认乳糜漏是否完全停止。

已经有学者提出使用无创方法治疗胸导管乳糜漏。胸导管可通过经皮导管乳糜池穿刺插管并用弹簧圈或者纤维胶栓塞。在一项对42名患者（其中9名为食管切除术后患者）进行的试验中，26例患者可以成功栓塞，其中16例治愈[108]。该技术正在改善中，目前适用于手术修复失败或不适合手术修复的复杂患者。

6. 心血管并发症

食管切除术围术期心律失常的发生率为20%~60%[109-114]。新发围术期房颤的发生与吻合口漏和肺部并发症有关[111]。使用钙通道阻滞药和β受体阻滞药可以有效治疗心律失常[115]，但预防性给予地高辛的患者并未降低心律失常的发生率[110]。

食管切除术后心肌梗死的发生率为1%~2%[109]。目前，21个国家的182个中心正在进行一项双盲随机试验，以评估围术期β阻滞药对接受非心胸手术患者的益处。该研究已纳入6400名患者，并计划积累10 000名患者[116]。

(三) 术后远期并发症

1. 吻合口狭窄

尽管吻合口狭窄并不危及生命，但严重的

吻合口狭窄会抵消食管替代术的益处。一项大型回顾性 Meta 分析得出结论，颈部吻合术后症状性狭窄的发生率（28%）略高于 Ivor Lewis 术后（16%）[23]。这可能是因为颈部吻合口漏的概率更高所致。经腹食管癌切除术后良性狭窄的危险因素分析发现，使用吻合器吻合，吻合口漏和合并心脏疾病是狭窄发生的风险因素[117]。早期研究发现术中出血量以及管状胃血供不佳是危险因素[118, 119]。从这些研究中可以看出，有三个因素影响术后吻合口狭窄的发生：感染，缺血和机械因素。

吻合口漏是大家公认的发生远期狭窄的危险因素之一。奇怪的是，Honkoop 及同事[117]发现，临床显著吻合口漏与吞咽相关吻合口漏相比，远期狭窄的发生率并没有差异。一些医师一直倡导早期扩张术（术后 7～10d），以防止颈部吻合口漏后发生再狭窄[120]。缺血是吻合口漏的主要原因之一，但很难判断单纯缺血对术后吻合口狭窄的发生有多大影响。应该尽一切努力避免缺血（充足的血液供应，吸氧，避免充血）以防止吻合口漏和狭窄。与此同时，机械因素会影响吻合口狭窄的发生。Law 及其同事[97]进行了比较手工吻合与 EEA 吻合 Ivor Lewis 术的随机临床试验。手工吻合术后狭窄的发生率为 9%，而吻合器吻合术后狭窄的发生率为 40%。使用 33mm EEA 吻合器未发生狭窄，但使用 29mm 吻合器时发生率为 12.5%，使用 25mm 吻合器时发生率为 43%。应当尽可能使用 33mm 的吻合器，尽管并非所有食管都适合使用。否则，应考虑手工吻合或其他的吻合器技术。在得克萨斯大学 MD Anderson 癌症中心进行的一项回顾性研究表明，与手工吻合相比，侧 – 侧吻合器食管吻合术后吞咽困难及狭窄扩张术发生率更低，可能是将来的新的吻合趋势[121]。

术后狭窄通常需要反复食管扩张术来缓解。在 Honkoop 的研究中，平均需要三次扩张术才能实现正常吞咽。519 次扩张术中有 2 次发生食管穿孔。这两例穿孔均导致患者术后死亡。Law 及其同事的研究发现，53% 接受一次扩张治疗，20% 接受两次治疗，12% 接受三次治疗，8% 接受四次治疗。两项研究中患者均未再次手术治疗。

Martin 及其同事[122]报道，大多数食管切除术后患者会有一定程度的吞咽困难。有些人主张即使没有解剖学因素，吞咽困难患者也需要行早期食管扩张术[123]。

Barthel 及其同事[124]提倡使用硅胶管支架作为食管扩张术的替代方案。他们评估了 8 名在食管切除术后持续性吻合口狭窄的患者。他们在 8 名患者中放置了 13 个支架，狭窄处距离切牙 20～23cm。所有狭窄长度均小于 2cm，而扩张前直径为 2～5mm。作者认为支架置入显著延长了内镜扩张干预的时间间隔。然而，他们的数据显示在移除支架后并没有永久解决狭窄的问题。

2. 术后反流

几乎所有患者在食管切除术后在一定程度上会发生十二指肠内容物反流。目前尚不清楚保留幽门是否可防止胆汁反流。事实上，Romagnoli 及同事的一项研究[125]对 16 名患者的去神经管状胃进行了 24h 胆汁监测，结果显示无论是否存在胃管引流，胃内胆汁浓度均有所升高。

在食管远端切除后行胸内食管状胃吻合术的患者中，需要干预的严重反流发生率接近 20%[126]。因此，当远端消化道狭窄行食管替代术时，应使用结肠或空肠替代。这些替代肠管在顺蠕动情况时更能抵抗胃反流的影响并帮助排空胆汁。

3. 管胃排空障碍

影响食管切除术后迟发性排空障碍有几个因素，包括迷走神经干切断，幽门引流不畅，幽门成形部位肿胀，下胸部肠管过长扭转，替代肠管过宽和扩张。其中一些因素难以评估，而另外一些因素已有详细的研究。溃疡性疾病行迷走神经干切断术后，胃排空受损的发生率为 25%[127]。然而这一结论是否适用于食管切除术后的残胃仍不明确。一项研究显示，食管切除并行幽门成形术后的胃排空延迟更少（未行幽门成形术患者放射性标记水排空时间为 378min，而幽门成形术患者为 161min）[128]。其他研究未发现管状胃排空的明显差异[129]。在所有情况下，胃排空试验与临床症状之间往往没有明显相关性。

Fok 及其同事[130]进行了一项关于幽门成形术与无幽门成形术的前瞻性随机试验，该实验包括了 200 名接受 Ivor Lewis 食管切除术和管状胃重建的患者。幽门成形术组没有出现并发症。在未行幽门引流的 100 名患者中，13 名患者出现胃排空障碍症状。其中两名患者因吸入性肺炎死亡，一名患者需要再次手术，另外三名患者症状时间较长。术后每日胃管引流量在两组间无显著差异。幽门成形术组患者术后 6 个月时测量的胃排空时间为 6min，而在未行幽门成形术的患者中为 24min。未行幽门成形术的患者在术后 6 个月时胃排空障碍症状也比幽门成形术组更多。作者强烈建议常规行幽门引流术。另外一组对比幽门成形术与幽门肌层切开术的随机试验发现，两种方式都是有效和安全的[131]。术后 6 个月时幽门成形术组与幽门肌层切开术组相比，胃排空速度快两倍；然而，排空障碍症状的发生率似乎没有明显不同。

Kim 和他的同事[132]报道了 21 例患者中使用球囊扩张术治疗食管切除术后胃排空延迟的研究。该研究通过放射性同位素成像测量球囊扩张前后的胃排空速率。19 名患者中行单次扩张，2 名患者需要二次扩张。67% 的患者在球囊扩张后胃排空改善；7 名患者得到极大改善，6 名患者略有改善，而 6 名患者没有改善。该组患者未出现并发症。不过这是一个少量病例报道，仍需要进行更大规模的研究以观察球囊扩张的益处。

管状胃的宽度也被认为会影响胃排空速率。管状胃不应太宽，不要超过胃窦的宽度。一项回顾性研究观察了管状胃大小与排空速率之间的关系，发现管状胃偏窄的患者胃排空延迟症状发生率（3%）远低于全胃（38%）或远端大部胃切除的患者（14%）[133]。然而，过窄的管状胃可能会因动脉血供受损和静脉充血而导致缺血。在作者看来，管状胃直径不应小于 5cm。适当的管状胃长度也很重要，因为过长的管状胃可能在右胸腔中折叠并且与排空障碍有关。

（四）局部复发

局部复发的因素包括切缘是否干净和周围淋巴结的转移情况。Tam 及同事[134]发现局部复发率与肿瘤食管壁侵犯（T_3）之间存在相关性，但与肿瘤分化程度或淋巴结转移无关。如前所述，是否行完全淋巴结清扫术，在完整淋巴结清扫（经胸或整块切除）的支持者和简单的经腹食管切除的支持者之间仍有争论。

肿瘤切缘直线距离不够导致复发的问题也有进一步研究。可触及的术中原位切缘距离大于组织固定缩小后的切缘距离，而后者又比最终的石蜡固定切缘距离长。Siu 及其同事[135]估计，切除食管后的切缘距离约为原位切缘距离的 50%。切缘长度的描述必须考虑这个因素。Tam 和同事[134]检查了 100 名食管鳞状细胞癌患者的原位切缘距离。当原位切缘距离小于 5cm 时，吻合口复发率为 20%；在 5~10cm 之间，有 8% 的概率；当切缘距离大于 10cm 时，没有发现吻合口复发。Wong[16]进一步指出，其实很难获得 10cm 以上的肿瘤切缘距离，因为平均食道肿瘤的长度是 6cm。假设平均食管长度为 25cm，如果要保留喉部，只有远端食管肿瘤才能获得 10cm 的切缘距离。另一位作者提出，切除胃食管交接处腺癌后足够的远端切缘应为 6cm[136]。

（五）长期（5 年）生存

食管癌患者的长期生存仍然是肿瘤内科和外科医师最关心的难以实现的目标。过去的 20 年中，尽管围术期护理的进步使患者围术期死亡率降至 7% 甚至更低，但患者的 5 年生存率并没有明显变化。Cunha-Melo 及其同事[86]对 1953—1978 年之间的病例分析中所描述的 5 年生存率（18%）与 Hulscher 及其同事[31]关于 1990—1999 年之间 Meta 分析结果（22%）类似。对于进展期食管癌（侵犯食管壁或淋巴结转移阳性）的患者，新辅助治疗是否会改变其总生存期仍待观察。已有三项食管切除术前使用新辅助化放疗的随机试验完成。一项研究随机将 100 例食管癌患者分为术前放化疗联合经腹食管癌切除术和单纯经腹食管癌切除术两组，结果显示，新辅助组的 3 年生存率为 30%，而单纯手术组为 16%，不过并无统计学意义[137]。一项欧洲研究将 282 例鳞状细胞癌患者随机分为新辅助放化疗后经胸整块食管切除术和单独进行食管切除术两组，结果发现 5 年生存率并无差异[138]。Walsh 及其同事[139] 随机分配 113 例腺癌患者为单独手术组与放化疗后手术组。新辅助组的 5 年生存率约为 50%，单独手术组的生存率异常低（8%），并具有统计学差异。人们已经尝试进行更大样本量的随机试验；然而，他们在随机招募患者方面遇到困难，并且可能永远无法评估新辅助放化疗的真正益处。

一些独立中心报道了进行食管根治性整块切除和三野淋巴结清扫患者 5 年生存率在 40%～50% 之间[67, 69]。这些结果在整块食管切除和三野淋巴结清扫术章节中已经讨论。

四、总结

食管切除术围术期死亡率逐渐从过去 50 年的 40% 以上降至几个大型学术中心所述的 3%，这主要归功于患者适应证的选择、手术技术、重症监护、早期识别和积极处理围术期并发症的发展。减少并发症和增加治愈率需要食管外科医师熟悉颈部，胸部和腹部的解剖，并且训练有素地使用各种食道切除和重建方法。随着 MIE 技术的推广，许多机构报道了他们的经验认为 MIE 比开放手术更具有优势。但是，仍需要随机对照试验的证实。

第 39 章
食管癌的综合治疗
Multimodality Therapy for Esophageal Cancer

Wayne L. Hofstetter   Boris Sepesi   著
王维威   译

一、概述：多学科治疗的原则

长久以来，食管癌总体治疗的效果有限。自20世纪至今，食管癌在诊断和治疗方面取得了诸多进步。自建立起可靠、安全的胸外科麻醉技术以来，食管手术相关死亡率大幅下降，同时局部控制率（在根治性手术能够做到的范围内）得到大幅提升，这些技术的进步奠定了外科手术在食管癌治疗策略中的重要地位。虽然，这些具有代表性的先进技术已经帮助医师治愈相当比例的患者。但是，根治性手术的有效性已经达其上限。现在该领域正在避免扩大切除术，以利于减少创伤和降低手术死亡率。生存获益的转化是通过避免手术相关死亡的发生，而不是通过对重症患者实施姑息性手术来实现的。即通过筛选评估具有高风险因素的患者，如：围手术期高死亡风险或远处转移风险的患者。虽然这样的筛查评估有助于改善治疗效果，但它剔除了那些不能接受局部/区域性挽救治疗的患者。根治性手术切除仍然被认为是食管癌治疗策略的基石，但多数情况下，无论是否进行其他形式的局部/区域治疗，根治性切除术都不能治愈晚期患者。远处复发仍然是食管癌患者死亡的主要原因。

由于缺乏真正有效的筛查方法，大多数食管癌患者发病时即处于局部晚期状态。制定好局部晚期以及远处转移患者的治疗策略，才最有可能帮助食管癌患者实现生存获益。多学科治疗模式的发展始于几十年前，最初是因为发现有时无须手术也可以治愈一部分患者。但是通过非手术方式获得的局部控制率相对较低，而包含手术方式的多学科治疗策略可以有效地解决局部侵犯和淋巴结转移的问题。局部治疗和系统治疗相结合的模式已经成为许多临床试验的研究重点，这些试验探讨了各种治疗手段的作用以及联合治疗的时机问题。

术前（新辅助）联合治疗与术后（辅助）治疗的对比性研究，要基于患者的耐受性和依从性原则。在早期多学科治疗临床试验中存在一种现象是，如果在手术前开始干预性研究，患者能够更好地接受所有治疗。当患者处于带瘤状态接受治疗时，可以通过影像学评估直接观察治疗反应，并在手术切除后进行病理评估。这些临床结果相当于疗效的替代终点。相反，辅助治疗的倡导者仅对基于最终病理分析有适应证的患者进行治疗，从而使一些患者避免了不必要治疗导致的相关毒副反应。

二、放射治疗

在手术时代到来之前，放射治疗是食管癌公认的主要治疗手段。早期使用镭锭治疗的经验发现食管肿瘤发生退缩，但很少完全治愈。随着手术护理的发展，外照射放疗成为食管癌治疗多学科方法中的组成部分，其目的是对手术区域内或周围的区域进行照射[1]。

（一）术前放疗及手术

食管癌术前放疗的随机试验主要集中在给予20～40Gy的中等剂量放疗，以减少局部复发（表 39-1）。给予患者低剂量放疗的目的是避免增加手术的并发症。这些试验主要针对鳞状细胞癌（SCC）患者，没有任何一项试验证实在术中放疗增加生存获益[2-5]。Arnott 等（1998）对 1147 例患者的 Meta 分析重申：术前单独放疗并不能提高可切除食管癌患者的生存率。然而，将不同组织病理和不同肿瘤部位的患者集中到一组进行分析可能会产生偏倚[6]。对这些早期研究的另一个潜在的质疑是基于现代放射治疗的技术更精确、更有效且毒性更小，从而允许更高剂量的放疗来达到预期的效果。

（二）手术及辅助放射治疗

外科医生在几十年前面对的患者与当今有很多不同。鳞状细胞癌是最主要的病理学类型。肿瘤负荷大，常累及周围结构，患者常伴有营养不良、肝硬化和（或）肺部疾病。术前分期仅限于钡餐造影和极低分辨率的计算机断层成像（CT），结果非常不准确。达到完整的手术切除（即切缘无残留，R_0）常常很困难，在手术野内或术野周围肿瘤残留是手术失败的常见原因。食管癌切除术后局部复发的问题推动了术后放射治疗（PORT）的研究。这种方法的基本原理是能够在不加重围手术期并发症的情况下，在术后提供更高剂量（40~60Gy）的照射。PORT 模式于 20 世纪 60 年代被提出，但到 80 年代，一些前瞻性试验表明，与单纯的外科手术相比，术后放疗可以更好地提高局部控制率，但并可能提高生存率。事实上，在一些Ⅲ期试验中，食管癌术后放疗具有潜在的生存获益趋势（表 39-2）[7-10]。然而，四项已发表的随机试验的结果是相互矛盾的：一些研究结果是阳性的，而另一些研究没有显示出任何获益。那些显示出生存获益的研究被质疑的主要原因是存在入组患者的选择偏倚。更重要的是，这些研究没有一项使用诸如调强适形放射治疗（IMRT）和质子治疗等新的放射治疗技术，而这些技术目前已被广泛应用于临床实践中了。

三、化学治疗

现在，化学治疗似乎成为食管癌治疗方法中的一个极具吸引力的治疗方式。食管癌最常见的死亡原因是发生远处转移。采用全身化疗来治疗血液系统恶性肿瘤的方法是非常有效的。化疗能够降低瘤负荷大的、可切除肿瘤的分期，从而提高完全切除率（R_0），并降低局部/区域复发率[11]。随着患者吞咽困难症状的缓解，肿瘤发生退缩，患者的营养状态可以不依赖营养剂而得以恢复。最后，化疗作为一种系统治疗与放疗存在协同作用，进一步加强了其临床应用的证据。

目前的主流化疗方案通常是以铂类化合物与氟尿嘧啶（5-FU）或紫杉烷联合使用为基础的二联或三联方案[12]。这种方法在早期Ⅱ期试验中已经取得了令人鼓舞的结果，在某些病例中，偶尔会出现高达 50% 的病理完全缓解率。

表 39-1 食管癌术前放射治疗的随机试验

研究者	年	组织学	患者总数	治 疗	5 年生存率	P
Launois 等[2]	1981	SCC	124	XRT（40Gy）+ surgery 外科手术 alone	12 10	NS
Wang 等[3]	1989	SCC	206	XRT（40Gy）+ surgery 外科手术 alone	35 30	NS
Gignoux 等[4] (EORTC)	1987	SCC	208	XRT（30Gy）+ surgery 外科手术 alone	10 10	NS
Arnott 等[5]	1992	SCC/EAC	176	XRT（20Gy）+ surgery 外科手术 alone	17 9	NS

EAC. 食管腺癌；EORTC. 欧洲癌症研究和治疗组织；NS. 不显著；SCC. 鳞状细胞癌；XRT. 放射治疗

表 39-2 食管癌 PORT（40～60Gy）的随机试验

作者	年	组织学	患者总数	治疗	中位生存时间（月）	3年生存率	P
Ténière 等[7]	1991	SCC	221	外科手术 + XRT 单独外科手术	18.0 18.0	26.0 24.0	NS
Fok 等[8]	1993	SCC	130	外科手术 + XRT 单独外科手术	8.7 15.0	11.0 22.0	0.02
			60	外科手术 + XRT（治愈性） 单独外科手术（治愈性）	15.0 21.0	24.0 28.0	NS
			70	外科手术 + XRT（缓解性） 单独外科手术（缓解性）	7.0 12.0	0 15.0	0.09
Zieran 等[9]	1995	SCC	68	外科手术 + XRT 单独外科手术	— —	22.0 20.0	NS
Xiao 等[10]	2003	SCC/EAC	495	外科手术 + XRT 单独外科手术	—	43.5 50.9	NS
		Ⅲ期病变（亚类分析）	272	外科手术 + XRT 单独外科手术		43.2 23.3	0.0027

EAC. 食管腺癌；NS. 不显著；PORT. 术后放疗；SCC. 鳞状细胞癌；XRT. 放疗

（一）术前化疗和手术

已有几项前瞻性随机试验比较了化疗后序贯手术与单纯手术的疗效（表 39-3）[13-22]。Roth 等进行了一项具有里程碑意义的试验，比较了食管中下段鳞状细胞癌患者单纯手术切除和接受顺铂为基础化疗后序贯手术切除的疗效[13]。本研究观察到：与对化疗无应答患者（20 个月 vs. 6 个月；$P=0.008$）相比，对化疗产生重大或完全缓解的患者（分别为 47% 和 5%）中位生存期明显延长。该研究表明，在类似肿瘤的人群中存在生物学异质性导致对治疗反应的差异性，对于治疗的反应可以转化为生存获益。

INT 0113 研究是一项对比食管癌患者接受术前和术后化疗与单纯手术疗效差异的大型随机试验[17, 18]。在这个试验中，外科手术中增加化疗并没有显示出明显的生存获益。该试验的显著缺点之一包括术前（66%）和术后（38%）化疗的依从性较低，以及使用过时的临床分期和采用钡餐造影评估疗效。本试验观察到的局部/区域复发率为 30%。这些结果使得后续研究集中于进行更多根治性手术，并将放射治疗应用于多学科治疗方案中。最终，这项试验的 3 年生存率没有达到预设目标（化疗加手术组，23%；单纯手术组，26%；$P=0.74$）。

MRC 试验，是一项前瞻性随机试验，它与 INT 0113 试验结局不同，该研究也评估了在局部晚期食管癌患者中化疗联合手术与单独手术治疗的差异，通过联合治疗手段患者获得了显著的生存改善[19]。该试验入组了 802 例患者，随机分为化疗联合食管切除术组和单纯食管切除术组。化疗联合手术组（顺铂 + 5-FU）患者的耐受性远好于 INT 0113 试验，MRC 试验中治疗的完成率为 86%。与单纯手术相比，联合治疗带来了生存获益。2009 年该试验公布了中位随访时间达 6 年的长期随访结果，化疗联合手术组患者 5 年生存率为 23%，单纯手术组患者 5 年生存率仅为 17%（$P=0.03$）。无论腺癌还是鳞癌患者均可实现生存获益[20]。

2006 年 MRC 进行的一项胃癌辅助化疗研究（MAGIC）也证实术前化疗可转化为生存

表 39-3 食管癌术前化疗的随机试验

研究者	年	组织学	患者总数	药物	3年生存率	中位生存时间（月）	P
Roth 等[13]	1988	SCC	36	Cis, Vb, Bleo None	25 5	10 10	NS
Schlag 等[14]	1992	SCC	69	Cis, 5-FU None	— —	8 9	NS
Law 等[15]	1997	SCC	147	Cis, 5-FU None	44 31	17 13	NS
Ancona 等[16]	2001	SCC	96	Cis, 5-FU None	44 41	24 15	NS
Kelsen 等[17, 18]（RTOG 8911）	1998/2007	SCC + EAC	440	Cis, 5-FU None	23 26	15 16	NS
MRC[19]	2002	SCC + EAC + UD	802	Cis, 5-FU None	43* 34*	16.8 13.3	< 0.005
Allum 等[20]（OEO2）	2009	SCC + EAC + UD	802	Cis, 5-FU None	23 17	—	0.03
Cunningham 等[21]（MAGIC）	2006	EAC	503	ECF（术前术后） None	36 23		0.009
Ychou 等[22]	2011		224	Cis, 5-FU			0.02

*. 2年生存率

Bleo. 博莱霉素；Cis. 顺铂；EAC. 食管腺癌；ECF. 表柔比星、顺铂和5-FU；5-FU. 氟尿嘧啶；MRC. 医学研究理事会；NS. 不显著；SCC. 鳞状细胞癌；UD. 未分化癌；Vb. 长春新碱

获益。该随机试验采用顺铂、5-FU、表柔比星作为围手术期治疗方案，在手术前和手术后进行三个周期化疗[21]。治疗组患者总体生存较好 [HR=0.75（95%CI 0.60~0.93）；P=0.009]，无进展生存 [HR=0.66（95%CI 0.53~0.80）；P < 0.001] 与单独手术组患者相比，生存期更长。值得注意的是，大多数入组患者为胃癌，只有一个亚组有食管或胃食管交界处（GEJ）肿瘤。

总体来说，在术前化疗的试验结果中存在疗效的偏倚。MRC 和 MAGIC 试验表明，在食管癌切除术中联合化疗是可行的。然而，在这些试验中手术切除的完整性也存在临床差异性。INT 0113 试验的 R_0 切除率非常低（部分原因是入组患者手术依从性差）。考虑到 R_0 切除在大多数实体瘤患者中是生存获益的重要预测因素，因此，化疗联合根治性手术或放化疗联合手术是否能获得更好的 R_0 切除率，达到更好的整体预后改善仍然是一个问题。

（二）手术和辅助化疗

对食管癌进行准确的临床分期一直存在较大难度，经常发生患者临床分期不足或过度的现象[23]。确定疾病分期更准确方法是评估未经治疗患者的手术标本[24]。倡导辅助化疗的临床医生倾向于使用该方式，因为从理论上讲，通过检查手术标本，可以避免在被过度临床分期的患者中盲目使用过度治疗。该策略仅针对在病理分期中具有高复发风险因素（例如，淋巴结受累）的患者。

总结现有数据（表 39-4），没有Ⅲ期试验数据支持食管腺癌患者单独进行辅助化疗[25-28]。对于那些在任何治疗前都首选手术切除的临床医生

表 39-4 食管癌术后化疗的随机试验

研究者	年	组织学	患者总数	治　疗	5 年生存率	中位生存时间（月）	P
Pouliquen 等 [25]	1996	SCC	120	顺铂 + 5-FU 单独外科手术	— —	13 14	—
Ando 等 [26] (JCOG 9204)	2003	SCC	222	顺铂 + 5-FU 单独外科手术	55* 45*	— —	0.037
Armanios 等 [27]（Ⅱ期）	2004	EAC	58	顺铂和紫杉醇	60†	30	N/A

*. 5 年无病生存率
†. 2 年生存率
EAC. 食管腺癌；5-FU. 氟尿嘧啶；N/A. 无效；SCC. 鳞状细胞癌

来说，这个结果令人苦恼。如果手术切除完整并达到根治，那些在病理分析上表现为淋巴结转移的患者面临着远处转移的高风险，但唯一有数据支持术后辅助治疗的试验则使用了化疗和放疗[29]。关于鳞状细胞癌，结果好坏参半，一些试验结果获益，另一些则没有。那些显示出生存获益的试验因选择偏倚和过早终止研究而受到质疑。尽管如此，对于病理学上诊断淋巴结受累的鳞状细胞癌患者常常接受了化疗。

四、同步放化疗

（一）联合放化疗

化疗和放疗作为个体化治疗手段对于食管癌均会产生细胞毒作用。当这两种疗法同时使用时会产生协同效应，同时在较低剂量下也会导致细胞毒性的增加。采用放化疗联合治疗胃食管交界癌（GEJ）和胸段食管癌的基本原理是：放化疗对于颈段食管鳞癌有明确疗效。这种治疗模式随后被应用于胸段食管癌的治疗。表 39-5 总结了几项放化疗联合治疗胸段食管癌临床试验的结果，这些研究结果支持形成目前的治疗策略。

放射治疗肿瘤学组（RTOG）85-01 研究是同步放化疗在胸段食管癌中具有里程碑意义的试验[28]。这是一项非手术干预的随机化前瞻性多中心试验，在 121 例食管鳞状细胞癌和腺癌（$T_{1\sim3}N_{0\sim1}M_0$）患者中对比了放化疗与单独放疗的疗效差异。61 例患者接受顺铂联合 5-FU 治疗，放射剂量 50.4Gy，60 例患者仅接受 64.8Gy 的放疗（表 39-5）。中位随访时间为 17.9 个月，同步放化疗组的患者在生存率和局部/区域复发率方面均优于单纯放疗组。放化疗组 2 年生存率为 38%，单纯放疗组为 10%（$P < 0.001$）。该研

表 39-5 食管癌的确定性放疗与单独放射治疗的研究

研究者	年	组织学	患者总数	治　疗	中位生存时间（月）	2 年生存率	P
Herskovic 等 [28] (RTOG 85-01)	1992	SCC + EAC	121	顺铂 + 5-FU + 50.4Gy 64.8Gy 单独放疗	12.5 8.9	38 10	0.001
Cooper 等 [30]*	1999	SCC + EAC	129	顺铂 + 5-FU + 50.4Gy 64.8Gy 单独放疗	— —	26† 0†	< 0.001
Minsky 等 [31] (RTOG 94-05/INT 0123)	2002	SCC + EAC	236	顺铂 + 5-FU + 50.4Gy 顺铂 + 5-FU + 64.8Gy	18.0 13.0	40 31	NS

*. RTOG 85-01 试验长期随访结果
†. 5 年无病生存率
EAC. 食管腺癌；5-FU. 氟尿嘧啶；NS. 不显著；SCC. 鳞状细胞癌

究在中期分析时发现由于治疗优势已达到统计截点，故试验被提前终止。虽然 4 级毒性发生率在放化疗组要高得多（20% vs. 3%），但研究认为放化疗的毒性是提高整体生存率的代价。

在 RTOG 85-01 试验的长期随访中，增加了 73 名接受放化疗的非随机患者，治疗组的生存优势依然明显[30]。在至少 5 年的随访时间内，单纯放疗组的患者无一存活，而接受放化疗的患者随机化和非随机化组的生存率分别为 26% 和 14%（$P < 0.001$）。此外，随机组中 22% 的患者存活至少 8 年。鳞状细胞癌患者的生存率高于腺癌患者（21% vs. 13%），但统计学差异不显著。一小部分患者死因归结于放化疗毒性反应（2%）。然而，放化疗组存活超过 90 天患者的毒性反应与单纯放疗组的患者没有区别。这是第一个证实部分食管鳞状细胞癌和腺癌患者可以在不切除的情况下获得治愈的随机研究。

根治性放化疗的一个主要问题是局部/区域治疗失败率非常高，据报道在试验中有高达 60% 的患者无法进行手术。提高原发病灶的非手术控制率成为后续食管癌试验的研究重点。INT 0123/RTOG 94-05 试验改进了同步放化疗方案中放疗的剂量强度，以改善局部/区域疾病控制率[31]。研究人员随机选取 218 例符合入组条件的分期 $T_{1\sim4}N_{0\sim1}M_0$ 的食管鳞状细胞癌（$N=187$）和腺癌（$N=31$）患者。半数患者（109 人）接受诱导化疗后接受同步放化疗，放疗剂量达 64.8Gy；另一半患者接受同样的化疗，但放疗剂量仅为 50.4Gy。在诱导阶段，这种强化化疗的依从性为 69%，而在放化疗阶段仅为 48%。影像学完全缓解率为 47%。在 16 个月的中位随访期间，生存率和局部/区域疾病控制率与 RTOG 85-01 试验没有显著差异。重要的是，RTOG 94-05 的毒性更强，高剂量放疗组出现了治疗相关性死亡。尽管存在放射治疗分割方式的细微差别（INT 0123/RTOG 94-05 试验受到指责），这项研究确定了目前的放射剂量为 50.4Gy[31]。

（二）选择性手术

比较放化疗后有无手术治疗指征的随机试验表明，不接受手术切除有时也可以达到治愈的目的。我们把完成放化疗后的患者分为三组：一组是接受放化疗即可被治愈；一组是接受放化疗后因发生远处转移不可被治愈；一组是在放化疗后接受进一步局部治疗（如手术切除）以达到治愈的目的。

已经通过放化疗治愈的患者，目前因晚期状态（最终导致远程转移）而被认为无法治愈的患者，以及需要进一步接受局部/区域治疗（切除）才能治愈的患者。从接受过放化疗的患者中筛选出适合手术切除的患者，并确定哪些患者不会获益，就有可能将手术切除机会留给那些风险适当、需要切除才能治愈的患者。不完全应答者将进行手术切除，完全应答者或将发展为远处转移的患者将避免接受手术切除。问题是需要明确患者归属于哪一组。

两项随机试验旨在评估选择性手术方法作为鳞状细胞癌患者药物治疗后的辅助手段的疗效[32, 33]。这两项研究均显示出患者对治疗有较高的临床反应率，这表明对于每一位接受放化疗的患者来说，采用接受在放化疗后选择性手术与使用外科手术的结果是相同的。同样，RTOG 完成了一项包括腺癌患者的 Ⅱ 期研究（RTOG 0246），表明该方法在多中心研究中是可行的，尽管具有较高的医疗死亡率（5/41）[34]。这些研究没有一项被设计成显示优于计划的三联疗法（化疗放疗＋手术），因此不能就此问题得出结论。RTOG 0246 研究表明，在选择性切除的患者中，18 例患者中有 17 例病理标本中有疾病残留。研究中唯一一个病理完全缓解的患者坚持接受手术治疗。这些结果强调了具有多学科治疗经验的外科医生预测肿瘤残留的积极价值。该系列研究中也有几例患者接受了姑息性切除，提示病情评估的准确性差。实际上，与发生完全反应的患者相比，发生不完全反应的患者更容易被识别。

（三）术前放化疗和手术

关于术前治疗策略，目前主要采用先放化疗后手术切除的方式，因为这能最大限度地提高局部/区域控制率，并有可能消除早期不可见的转移病灶。但对处于晚期疾病状态患者的作用不应过分夸大。这种治疗策略实际上主要集中在局部 / 区域控制，用这种方法治疗病情已发生远处转移的患者结果并不理想。

1992—2012 年的 20 年间，有 9 项食管癌三联疗法的随机试验。表 39-6 回顾了这些试验中使用的放疗剂量和化疗方案[35-43]。组织学类型主要是鳞状细胞癌和腺癌，在不同的试验之间存在显著差异。许多试验的效力不足，未能达到试验的预设目标或统计终点。在 9 项试验中，只有 3 项选择了综合治疗而不是单纯手术。其中两个阳性结果的试验，Walsh（1996）[38] 和 Tepper 等的 CALGB-9781 研究受到了严厉的批评[42]。Walsh 的试验有统计错误，而且手术组的手术效果异常糟糕。Tepper 的试验实际入组患者仅为计划入组数量的 1/10。

van Hagen 等（2012）报道了一项最新的随机试验，比较了食管癌和胃食管交界癌的放化疗与单纯手术后放化疗的比较。本研究报道了 368 例可手术切除（$T_1N_1 \sim T_{2,3}N_{0,1}$）的患者[43]。在可分析结果的 366 例患者中，188 例接受单独手术，178 例手术后接受了放化疗。75% 的患者为腺癌，而 23% 的患者为鳞状细胞癌。化疗方案由卡铂和紫杉醇联合用药 5 周，同时给予三维适形放疗，剂量 41.4Gy/23f，5f/w。治疗组在 4~6 周内切除，对照组在随机化后立即进行切除。放化疗毒性较低，毒性反应包括白细胞减少（6%）、中性粒细胞减少（2%）、厌食症（5%）和疲劳（3%）。三联组 R_0 切除率（92%）明显高于单纯手术组（69%；$P < 0.001$）。病理完全

表 39-6 食管癌术前放化疗的随机试验

研究者	年	组织学	患者总数	治 疗	中位生存时间（月）	3 年生存率	*P*
Nygaard 等[35]	1992	SCC	88	外科手术 顺铂 /Bleo + 35Gy	7.5 7.5	9.0 17.0	NS
Le Prise 等[36]	1994	SCC	86	外科手术 顺铂 /5-FU + 20Gy	10.0 10.0	13.8 19.2	NS
Apinop 等[37]	1994	SCC	69	外科手术 顺铂 /5-FU + 40Gy	7.4 9.4	10.0* 24.0*	NS
Walsh 等[38]	1996	EAC	113	外科手术 顺铂 /5-FU + 40Gy	11.0 16.0	6.0 32.0	0.010
Bosset 等[39]	1997	SCC	282	外科手术 顺铂 + 37Gy	18.6 18.6	— —	NS
Urba 等[40]	2001	SCC + EAC	100	外科手术 顺铂 /Vb/5-FU + 37Gy	17.6 16.9	16.0 30.0	NS
Burmeister 等[41]	2005	SCC + EAC	256	外科手术 顺铂 /5-FU + 35Gy	19.0 22.0	— —	NS
Tepper 等[42] (CALGB 9781)	2009	SCC + EAC	56	外科手术 顺铂 /5-FU + 50.4Gy	21.5 53.8	16.0* 39.0*	0.002
van Hagen[43] (CROSS)	2012	SCC + EAC	366	外科手术 顺铂 / 紫杉醇 + 41.4Gy	24.0 49.4	34.0* 47.0*	0.003

*. 5 年生存率

Bleo. 博来霉素；EAC. 食管腺癌；5-FU. 氟尿嘧啶；NS. 不显著；SCC. 鳞状细胞癌；Vb. 长春碱

缓解（ypT₀N₀M₀）在鳞癌患者（49%）中明显多于腺癌患者（29%）。两组手术摘除相近个数的淋巴结后，病理分析显示单纯手术组有75%的患者处于N₁状态，放化疗加手术组有31%的患者处于N₁状态（P<0.001）。在45个月的中位随访中，接受三联疗法患者的中位总生存期（49.4个月）明显长于仅接受手术的患者[24个月；HR=0.65（95%CI 0.49～0.87）；P=0.003]。三联疗法组的5年生存率为47%，而单纯手术组为34%[HR=0.65（95%CI 0.49～0.87）；P=0.003]。同样，三联组中位无病生存期更长[三联疗法组未达到截点，单独手术组为24.2个月；HR=0.49（95%CI 0.35～0.69）]。根据组织学亚组分析，三联疗法对鳞癌（P=0.01）和腺癌（P=0.049）患者均可获益，但在鳞癌患者中获益更为明显。有趣的是，在风险比分析中，三联疗法更利于男性、鳞癌和临床淋巴结阴性的患者[HR=0.42（95%CI 0.23～0.74）；P=0.003]，但淋巴结阳性的患者除外[HR=0.80（95%CI 0.57～1.13）；P=0.21][43]。

（四）手术在食管癌三联疗法中的作用

术前放化疗可提高R₀切除率，降低局部/区域复发率，并导致某些患者出现病理完全缓解，但其他食管癌患者亚组显然不能从单独手术的新辅助治疗中获益。同样，用放化疗治愈癌症的患者可能无法从手术中额外获益。问题是，我们目前无法准确地选择这些患者，因此必须寻找能够预测治疗结果的替代标志物。临床决策需要发现一种简单、可重复、有效的分子标志物。评估术前治疗后肿瘤病理标本有助于发现食管癌患者生存的预测指标[44]。组织生存能力是生存的短期替代终点。除了手术治疗的潜力之外，病理标本还为开发新的治疗策略提供依据。

关于生存率，食管切除术对根治性放化疗后整体生存率和无病生存率有多大贡献？这个问题已经成为两个欧洲试验的焦点。在FFCD-9102试验中，研究人员将259例可手术治疗的T₃N₀～₁M₀食管癌患者（88%为鳞癌）随机分组，这些患者对初始放化疗有应答，进行更高剂量放化疗，随后进行观察或切除（无应答者接受非研究方案治疗）[32]。单纯放化疗组2年生存率为34%，化疗+手术组为40%（P=0.44），中位生存时间分别为17.7个月和19.3个月。局部控制率的获益趋势倾向于手术治疗组，但没有显著性差异（化疗组57%和化疗加手术组66%）。值得注意的是，研究人员观察到，放化疗加手术组的初始毒性较高，死亡率也较高，这可能抵消了手术带来的获益。放化疗加手术组90天死亡率为9.3%，单纯放化疗组90天死亡率仅为0.8%。

Stahl等2005年报道了一项在德国进行的多中心Ⅲ期试验，入组172名患者在术前接受诱导化疗后序贯同步放化疗[33]。所有患者均接受化疗加放化疗，但随机进行观察或手术治疗。他们将研究局限于局部晚期（T₃～₄N₀～₁M₀）食管中上段鳞癌患者，但与FFCD-9102试验相比，他们包括有应答者和无应答者。在中位随访时间达6年（范围1.4～9.3年）时，研究者发现手术组的局部/区域控制明显优于观察组，但未能转化成统计学上有显著差异的生存优势。与法国的试验类似，他们得出的结论是，尽管手术组患者死于癌症的可能性较小，但与非手术组相比，手术组患者发生治疗相关死亡风险的概率要高得多。具体来说，手术组的死亡率是12.8%，而非手术组是3.5%。这项试验和法国的研究主要由鳞癌患者组成，他们对同步放化疗的反应始终比腺癌患者更好。这两项试验都因手术组患者死亡率过高而饱受质疑。

Murphy等人着手回答关于化疗后外科手术附加作用的问题，对143例符合三联疗法策略的临床分期Ⅲ期食管腺癌患者进行回顾性分析[45]。他们只入组那些在术前化疗完成后适合做手术的患者；114例患者接受了手术，29例未手术，原因是患者拒绝手术或者医生选择观察。手术组和未手术组的人口学数据相似。生存分析表明，接受手术的患者总体死亡率和疾病特异性死亡率分别为50%和54%。多变量分析发现：肿瘤分化程度差[HR=2.04（95%CI 1.23～3.37）]和手术切除[HR=0.504（95%CI 0.28～0.89）]是与整体生存率相关的独立因素。本研究提示手术切除是局部晚期食管腺癌三联疗法的重要组成部分[45]。

（五）手术联合放化疗与手术联合化疗

目前，化疗在与放疗同时进行时被分割，并起到全身增敏的作用。治疗主要集中在放疗照射区域。如果在放射治疗中加入足量的全身化疗，这是否会改善食管癌患者的预后？两项随机试验比较了化疗和放化疗后进行手术的疗效差异[46, 47]。Stahl 等（2009）[46] 在 III 期研究中解决了这个问题，他们将可切除的局部晚期的 I～III 型 GEJ 腺癌患者随机分组接受 15 周化疗，然后进行手术；或者 12 周化疗及 3 周同步放疗（30Gy）后手术切除。中位随访时间为 45 个月，该试验证实了化疗序贯手术达到 3 年生存率和局部控制率的获益。但是并未达到统计学差异（$P=0.07$ 和 $P=0.06$），这可能是由于统计学中的 II 类错误，因为该试验中只有 126 名患者受益。值得注意的是，两组患者的院内死亡率差异显著：化疗加手术组 3.8%，放化疗加手术组 10.2%（$P=0.26$）。Burmeister 等[47] 的一项随机 II 期试验也未能证明放化疗优于手术后的化疗，但他们发现，在治疗模式中加入放疗时，R_0 切除术率更高，尤其是在肿瘤体积较大的患者中。值得注意的是，Stahl 的试验中确实比较了诱导治疗的不同（尽管时间较短），但并非标准的同步放化疗。

（六）术后放化疗

研究者已经在多项试验中证实术后放化疗的可行性，其中最大的一项试验由 MacDonald 等在 2001 年报道[29]。该研究主要入组胃癌患者，也包括贲门癌患者。与单纯手术相比，手术序贯辅助放化疗患者的生存率更高。这种辅助治疗模式的主要局限性在于对因手术而虚弱的患者进行放化疗很困难。此外，用于重建肠道连续性的组织导管的放疗可能会产生短期和长期的副作用。暂时没有试验评估根治性手术（enbloc 术式和 D_2 淋巴结切除术）后辅助治疗的益处。

五、Meta 分析

Sjöquist 等[48] 进行的一项纳入 24 例试验和 4188 例患者的 Meta 分析，主要分析新辅助化疗或可切除食管癌放化疗后的生存率，这为多学科治疗与单纯手术治疗的生存获益提供了证据。然而，新辅助化放疗相对于新辅助化疗的明显益处没有得到证实。

六、总结

食管癌的多学科治疗将继续深入研究。很快，分子预测因子将揭示哪些患者需要手术治疗，哪些患者将完全受益于单纯的放化疗。肿瘤分子生物学/肿瘤易感性的研究需要关注特定的患者群体。针对食管癌的靶向治疗仅限于曲妥珠单抗，但目前只有 10%～15% 的晚期患者适合接受这种治疗。我们的希望是将这种治疗发展成潜在可治愈患者的治疗手段。最后，疾病分期的准确性在这一章中没有充分说明，但也是很重要的。cTNM 分期存在太多的异质性，主要是因为成像技术灵敏度不高，无法提供准确的结果和必要的信息。随着替代治疗策略的出现，准确的分期将变得更加重要。

# 第十三篇 纵 隔
MEDIASTINUM

第 40 章
纵隔解剖及纵隔镜
Mediastinal Anatomy and Medicstinoscopy

Pamela P. Samson　Bryan Fitch Meyers　著
郭　超　译

一、纵隔解剖

纵隔的解剖学边界包括上部的胸廓上口，下部的膈膜，前部的胸骨，后部的脊柱和双侧的胸膜腔。将纵隔分成解剖学区域为疾病的诊断和分类提供了便捷的方法。

经典方法是将纵隔分为四个部分：上部、前部、中部和后部（图 40-1）。上纵隔包括从胸廓上口上方到由胸骨柄的下缘和第 4 胸椎的下缘组成的假想平面以上的全部组织结构。该平面下方的下纵隔进一步分为前纵隔、中纵隔和后纵隔。前纵隔和中纵隔之间的边界是前心包，而中纵隔和后纵隔之间的边界是气管分叉的后部、肺血管和心包。在这个四分法中，气管和食管的上部包含在上纵隔内；下部包含在中纵隔和后纵隔内。

Shields 提出了一个更简单的三分法，包括前纵隔、中纵隔（或内脏纵隔）和后纵隔（椎旁沟；图 40-2）[1]。所有三个纵隔的下界均为膈膜，侧面为胸膜腔，上至胸廓上口。前纵隔前界为胸骨内面，后界为心包前壁与大血管，并且包含胸腺、乳内血管、结缔脂肪组织及潜在的病理病变，如异位甲状旁腺组织或胸骨后甲状腺肿。中纵隔前方为前纵隔后界，后方位于椎体前方，它占据了整个胸廓上口并包含大部分纵隔结构，即大血管、心脏、心包、气管、近端主支气管、迷走神经、膈神经、食管、胸导管、降主动脉和奇静脉系统。后纵隔（椎旁沟）由沿胸椎的潜在空间组成，其包含交感神经链、肋间神经血管束的近端部分、胸椎神经节和远端奇静脉。虽然一些解剖学家可能认为椎旁沟不是真正的纵隔空间，但该区域常常发生病理改变（即神经源性肿瘤）。纵隔解剖结构的详细图解，如图 40-3 和图 40-4 所示。

二、纵隔中的潜在间隙

为了便于准确地描述病理性改变（最常见的是淋巴结肿大）的位置，在纵隔内划分了几个潜在的间隙。气管前间隙是一个三角形空间，右侧是上腔静脉和右侧头臂静脉，左侧是主动脉和心包，后部是气管。从气管前间隙继续下行是隆突下间隙。这个间隙的上部为隆突，两侧为主支气管，右肺动脉位于前方，食管则位于后方（图 40-3）。气管前间隙和隆突下间隙经常被暴露用于进行纵隔镜和支气管内超声。主动脉肺窗上界为主动脉弓，内部为气管和食管，下界为肺动脉，两侧为胸膜。该间隙包含淋巴结、动脉韧带和左侧喉返神经（图 40-4）。常规经颈部纵隔镜

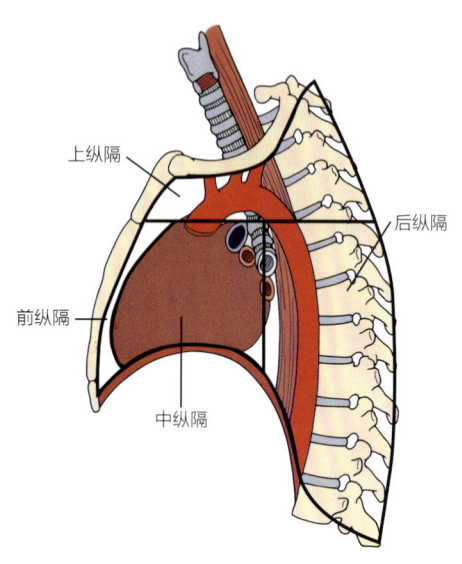

▲ 图 40-1 纵隔的四分法

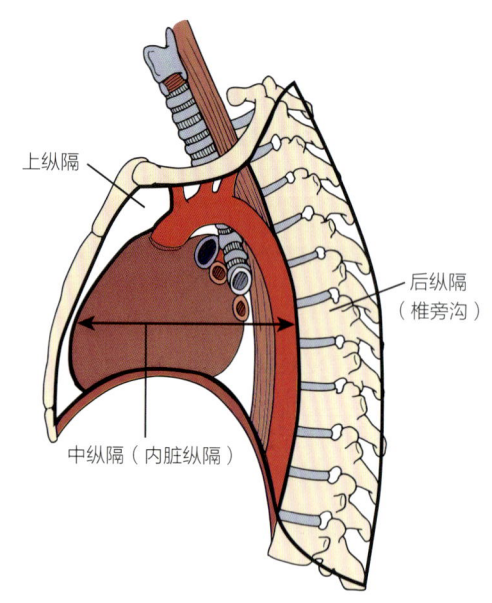

▲ 图 40-2 纵隔的三分法

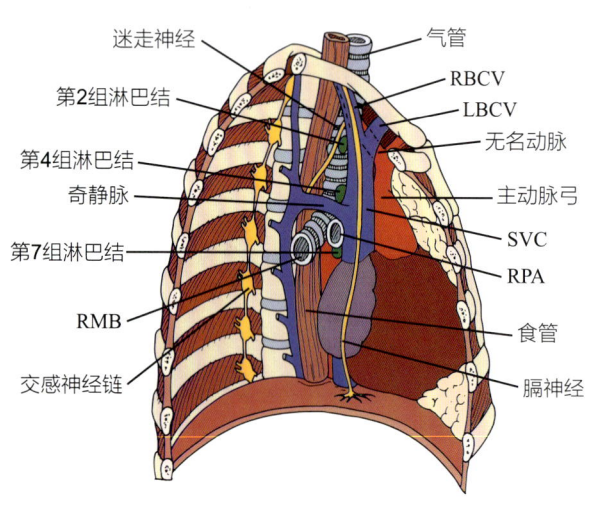

▲ 图 40-3 纵隔的右侧面观
LBCV. 左头壁静脉；RBCV. 右头壁静脉；RMB. 右主支气管；RPA. 右肺动脉；SVC. 上腔静脉

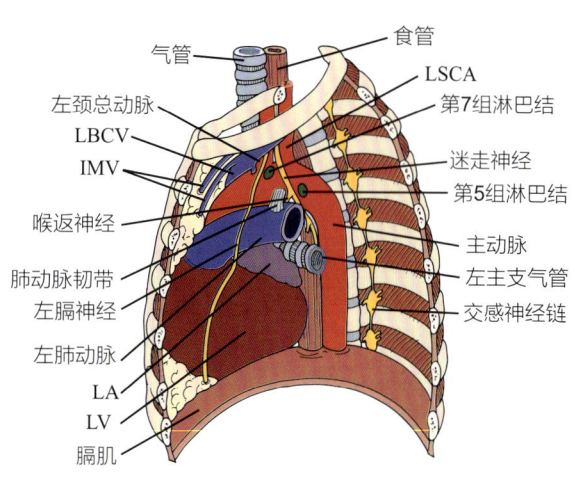

▲ 图 40-4 纵隔的左侧面观
IMV. 乳内血管；LA. 左心房；LBCV. 左头臂静脉；LSCA. 左锁骨下动脉；LV. 左心室

检查不能完全进入这个间隙，但是前纵隔切开术（Chamberlain 手术）、扩大颈部纵隔镜检查、胸腔镜检查或开胸术都可以进入主动脉肺窗。

三、纵隔淋巴结解剖

1997 年美国癌症联合会（AJCC）和国际抗癌联盟（UICC）采用了相同的胸部区域淋巴结分组，称为 Mountain-Dresler 图表，现已被广泛采用（图 40-5）[2]。该方法将淋巴结分为 14 个组，其中 1～9 组在纵隔胸膜内，并被认为是纵

隔淋巴结。锁骨上纵隔组（1 组），上段的右侧和左侧气管旁淋巴结（2R 组，2L 组），下段的右侧和左侧气管旁淋巴结（4R 组、4L 组）和隆突下淋巴结（7 组；图 40-3），以上是可以通过颈部纵隔镜检查到达的区域，而 5 组（主动脉下淋巴结）和 6 组（主动脉旁淋巴结；图 40-4）则需要其他方法，如扩大纵隔镜或前纵隔切开术（Chamberlain 手术），或偶尔需要超声内镜检查（EUS）。

第一部分 胸部手术
第40章 纵隔解剖及纵隔镜

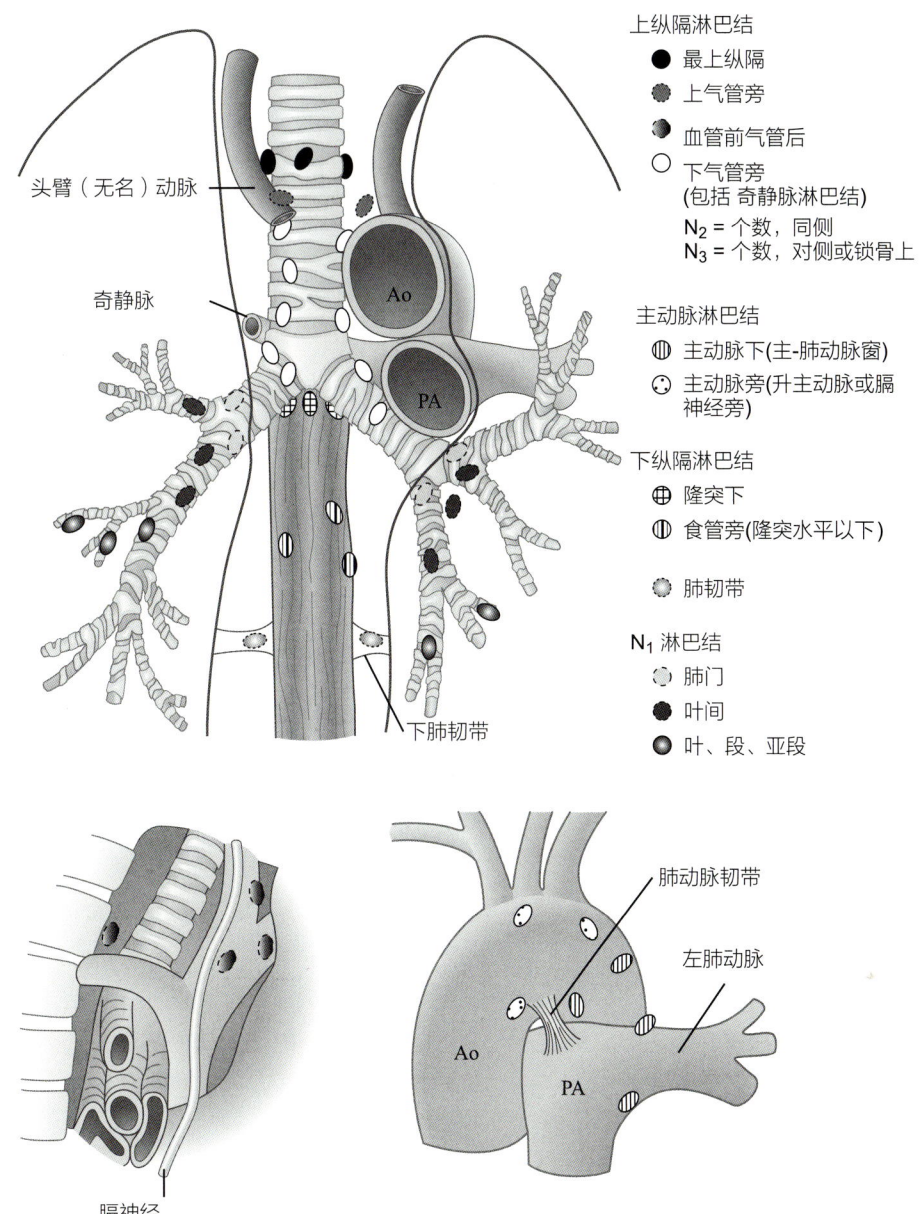

▲ 图 40-5 用于肺癌分期的纵隔区域淋巴结分组
AO. 主动脉；A-P. 主－肺动脉；PA. 肺动脉
引自 Mountain CF，Dresler CM：Regional lymph node classification for lung cancer staging. *Chest* 111：1718–1723，1997

四、评估纵隔淋巴结的适应证

纵隔淋巴结手术评估的最常见适应证是非小细胞肺癌（NSCLC）。其他适应证包括病因不明的纵隔淋巴结肿大、纵隔肿物、原发性气管肿瘤和部分食管肿瘤。纵隔镜检查的适应证也包括支气管囊肿的引流、脓肿引流、异位甲状旁腺组织的鉴别，以及上腔静脉综合征的组织取样。

五、纵隔镜的有效性及实用性

理想情况下，行纵隔镜检查应对 2R、2L、4R、4L 和 7 组纵隔淋巴结进行采样（每组至少有一个样本），但比较困难。据估计，大约一半的假阴性纵隔镜检查结果是因为纵隔镜无法取到阳性病理标本所致[3]。一项比较传统纵隔镜与视频辅助纵隔镜检查的回顾性临床研究显示，后者并发症发生率显著降低（3.6% 和 1.6%；

617

$P=0.03$），通过后续的肺切除术后病理证实，在分期时使用视频纵隔镜检查淋巴结取样数量较多，漏诊淋巴结数量较少[4]。另一项回顾性研究显示，视频纵隔镜检查的淋巴结样本平均数（7和5；$P<0.001$）和抽样淋巴结组数（3.6和2.6；$P<0.01$）存在优势，但与之前的研究相反，视频辅助纵隔镜的并发症发生率较高（3.8%和0.8%；$P=0.04$），这可能是由于过度的解剖[5]。经过术后证实，最常见的淋巴结活检假阴性为第7组（开胸手术中大约70%的意外 N_2 淋巴结转移）[5]。然而，假阴性中传统纵隔镜检查占90%，视频辅助纵隔镜检查仅有1例[5]。

使用现代影像技术，包括高分辨率计算机断层扫描（CT）和正电子发射断层扫描（PET），已经为有创纵隔淋巴结评估提供了新的选择，特别是对于Ⅰ期非小细胞肺癌（NSCLC）患者。一些临床研究表明，PET/CT的灵敏度和阴性预测值接近经颈纵隔镜检查所达到的水平（表40-1）[6,7]。然而，对大规模临床研究的分析提醒外科医师需谨慎对待PET的结果。在一项研究中，术前PET（单独）后接受纵隔镜检查，PET的敏感度为64.4%，特异度为77.1%，阳性预测值为44.6%，阴性预测值为88.3%，准确性为74.3%[8]。在另一项样本量基本相同的临床研究中，首先使用PET-CT评估患者，随后通过纵隔镜检查，敏感度为70%，特异度为94%，阳性预测值为64%，阴性预测值为95%，均有所改善[9]。然而，两项研究均表明，PET或PET/CT会出现干扰临床的假阳性结果，如果未经确认将导致不必要的诱导治疗，或者在临床实践中，可能导致患者接受了不必要的手术治疗。这些结果表明在正式临床干预之前，需要对纵隔淋巴结分期进行病理学确认。

欧洲胸心外科学会为NSCLC术前分期的纵隔淋巴结评估提供了建议（图40-6）[7]。同样，NCCN指南目前建议，对于临床分期ⅠA～ⅢB的NSCLC患者，术前PET/CT扫描和纵隔淋巴结病理活检评估[纵隔镜检查或支气管内超声-经支气管针吸活检（EBUS-TBNA）]、EUS或CT引导下穿刺活检[10]。然而，通过成本效益分析发现，PET/CT诊断临床Ⅰ期肺癌患者从纵隔镜检查中获益很少[11]。在这一项临床研究中，针对Ⅰ期NSCLC患者中接受了纵隔镜检查，只有3%的人表现出 N_2 转移，另外3.6%的患者在确诊手术后发现隐匿性的 N_2 转移[11]。在这种 N_2 转移的概率下，纵隔镜检查增加了0.008年的预期寿命，计算下来每生存年均需花费超过250 000美元[11]。针对ⅠA或ⅠB期的患者，在CT和PET筛查后，许多临床医师不会常规进行纵隔镜检查。以下情况可能例外，包括患有中心型肿瘤，支气管肺泡细胞癌的患者，或者原发肿瘤的轻度代谢增高低，但出现了虽然PET阴性但肿大的纵隔淋巴结[7]。CT或PET扫描后诊断 N_1 转移的患者应该进行纵隔评估。

表40-1 不同纵隔淋巴结评估方式的比较

方　式	敏感度（%）	特异度（%）	阴性预测值（%）	阳性预测值（%）	患病率（%）
CT	57	82	83	56	28
PET	84	89	93	79	32
TBNA	76	96	71	100	70
EUS-FNA	88	91	77	98	69
纵隔镜	81	100	91	100	37

CT. 计算机断层扫描；EUS-FNA. 经支气管超声-细针穿刺活检；TBNA. 经支气管针吸活检
引自 De Leyn, Lardinois D, Van Schil PE, et al: ESTS guidelines for preoperative lymph node staging for non-small cell lung cancer. Eur J Cardiothorac Surg 32: 1–8, 2007

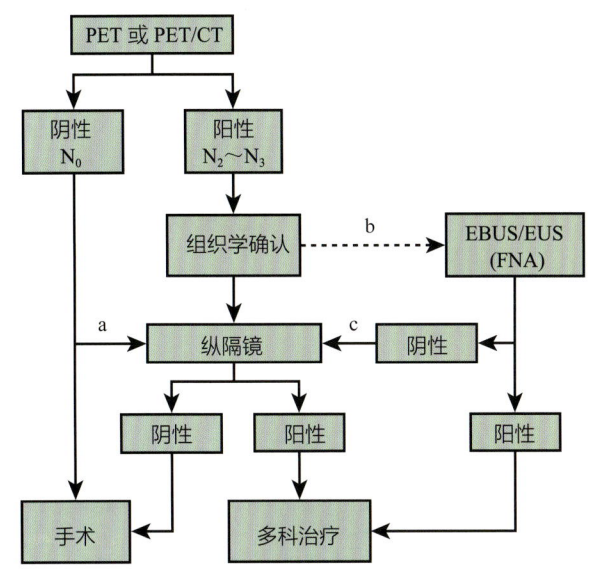

▲ 图 40-6　当可以采用 PET 或 PET/CT 时，纵隔分期的流程图

FDG. 氟脱氧葡萄糖；FNA. 细针穿刺；LN. 淋巴结（引自 De Leyn P, Lardinois D, Van Schil PE, et al: ESTS guidelines for preoperative lymph node staging for non–small cell lung cancer. *Eur J Cardiothorac Surg* 32: 1–8, 2007.）

六、术前评估

针对患者接受纵隔镜检查的标准术前评估包括询问病史和体格检查，需特别关注颈部或胸部的手术史，或者局部合并的疾病如甲状腺肿或者主动脉和无名动脉的动脉瘤等可能妨碍安全进入气管前间隙。既往颈部或胸骨切口，包括纵隔镜检查史，可能使局部解剖复杂化，但它们并非手术的绝对禁忌证。一项回顾性临床研究比较了 20 年来既往胸骨切开术后（半数为左乳内动脉冠状动脉移植）的患者接受经颈部纵隔镜检查和左前纵隔切开术，表明这两种方法的疗效和安全性没有差异[12]。

无名动脉的血管钙化可增加栓塞事件的风险，因为在纵隔镜操作期间可能影响该血管。此外，如果操作过程中纵隔镜压迫供应右颈总动脉的无名动脉，则左颈总动脉的完全动脉粥样硬化闭塞可能增加患者卒中的风险。术前评估还应注意颈椎关节炎，因为手术需要适度的颈部延展。严重的颈椎后凸可能导致无法置入纵隔镜。患者还应该接受全身麻醉前的常规实验室检验，并且应该进行输血前的常规准备。

七、纵隔镜的潜在并发症

由熟悉周围解剖结构以及纵隔镜检查流程的经验丰富的外科医师进行操作，纵隔镜检查是一项安全的手术。留意针对轻微渗血的止血可以帮助预防随后出现的更大问题。一项超过 2000 例手术的大样本研究描述了并发症发生率为 0.6%，死亡率为 0.2%[13]。可能的主要并发症包括大血管出血（主动脉、无名动脉、肺动脉、支气管动脉、腔静脉、奇静脉），食管穿孔和在严重动脉粥样硬化的情况下继发于无名动脉压迫的脑卒中。其他潜在并发症包括左侧（极少出现右侧）喉返神经损伤、气胸、伤口感染和颈部切口肿瘤播散。

对于 N_2 转移的肺癌患者在新辅助放化疗后拟通过纵隔镜再分期，尽管此前没有纵隔镜检查史（即 EBUS-TBNA 之前确定 N_2 阳性），需要注意可能存在新辅助治疗导致的纵隔变化。在一项临床研究中，对 51 名患者在放射治疗后接受纵隔镜检查，其中约 10% 的患者出现并发症，包括两例永久喉返神经损伤，一例导致急诊右开胸的合并损伤，以及两例因风险过高而被终止了手术[14]。这些出现并发症的患者除了一位外，所有患者均接受了大于或等于 60Gy 的放疗。然而，纵隔镜检查在灵敏度、特异性和阴性预测方面的总体表现与没有事先治疗的纵隔镜检查的指标相似。虽然这种并发症发生率高于其他报道，但似乎应该谨慎地说，当患者有纵隔放射治疗的已知病史时应该操作格外小心。

用于评估诱导治疗后纵隔淋巴结、二次纵隔镜检查或肺癌复发的纵隔镜检查也可能是危险的，即使对有经验的外科医师也是如此。虽然一项针对近 100 名患者的研究发现，其并发症发生率为 4%，但这些并发症的严重程度高于初次手术，包括肺组织活检，需要补片修复的支气管损伤，需要紧急右开胸的上腔静脉损伤，近端无名动脉出血导致心脏压塞和死亡[15]。此外，回顾对 ⅢA 期 NSCLC 诱导治疗后再次接受再分期的患者时，可以考虑选择更安全的 EBUS-TBNA 和 EUS-FNA（EUSFNA 将在本章后面讨论），相比二次纵隔镜检查有更低的假阴性率和更高的灵敏度[16]。由此看来，二次纵隔镜检查并不是十分必要的。

八、手术技巧

标准经颈纵隔镜检查通过颈部切口置入照明的中空金属纵隔镜进入中纵隔结构。大口径静脉通路是必要的，许多麻醉医师通常会放置一个右桡动脉导管来监测动脉血压并观察手术过程中的无名动脉压迫。或者，一些医院采用右侧脉搏血氧仪探头。患者插管后，仰卧体位，颈部轻微伸展，并用放在肩部后面的充气袋或卷毯支撑（图 40-7）。

将气管插管导管放置在患者右侧并保持尽可能的侧下方，以允许外科医师将纵隔镜直接放置患者中线的下巴上。必须避免将患者的下巴转向一侧，因为这会导致切口偏移，这使得随后的解剖更加困难并且影响美观。

整个胸骨和前颈部区域通常消毒铺巾以便于正中开胸以应对遇到大出血等并发症。

在胸骨上切迹上方一横指做一个 2.5cm 的横切口，并在皮肤切口下分离颈阔肌。在带状肌肉中线垂直打开，向下解剖到气管。有些时候，有必要离断低位甲状腺峡部或甲状腺动脉到达气管。将气管前筋膜打开，并进行钝性手指分离，以在足侧形成气管前方的间隙。在合并动脉瘤，增大的 2 组（右侧）淋巴结的情况下，或解剖变

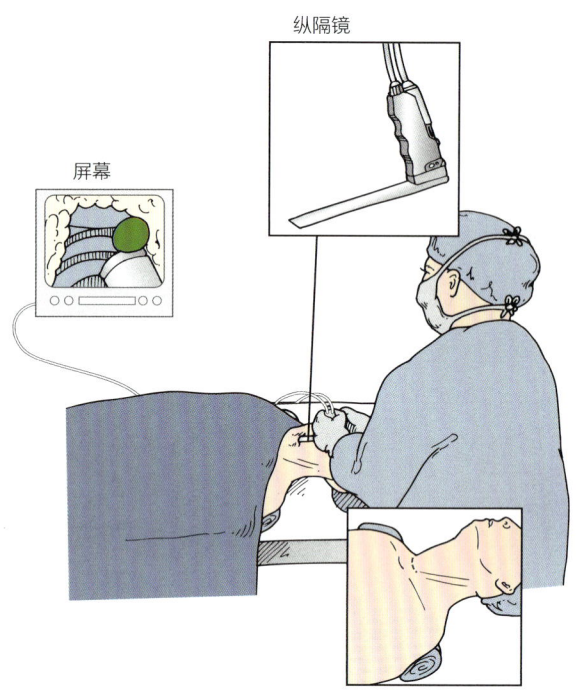

▲ 图 40-7　用于电视辅助纵隔镜检查的患者体位和设备位置

外科医师通过视频监视器观察手术区域。上插图为电视辅助纵隔镜。下插图为患者颈部伸展体位，切口部位以及患者肩部后方的支撑

异，可以看到高位无名动脉。术前 CT 扫描可以提示这种情况，并有助于避免在解剖期间对血管造成伤害。外科医师可以在气管前间隙的手指钝性解剖期间获得局部解剖情况，包括升主动脉的确切位置以及无名动脉穿过视野的角度和水平。此外，可以用外科医师的指尖触摸分离远端气管旁边的牢固的病理性淋巴结并且部分地分离周围组织。

然后将纵隔镜插入已创建的气管前间隙（图 40-7）。标准纵隔镜是一种中空的照明金属管，只允许一个人观察手术区域。电视辅助纵隔镜的发明（图 40-7 和图 40-8）已允许团队的所有成员观察手术区域。这为在培人员提供了教育机会，提高了对手术的参与程度（包括对外科医师需求的预期），并允许在操作培训期间上级医师进行更好的监督。此外，可放大、改进的光学和照明同时增强了解剖的可视化（图 40-8）。如果有一名助手上台操控纵隔镜，外科医师可以使用两种器械操作进行双手解剖和止血。

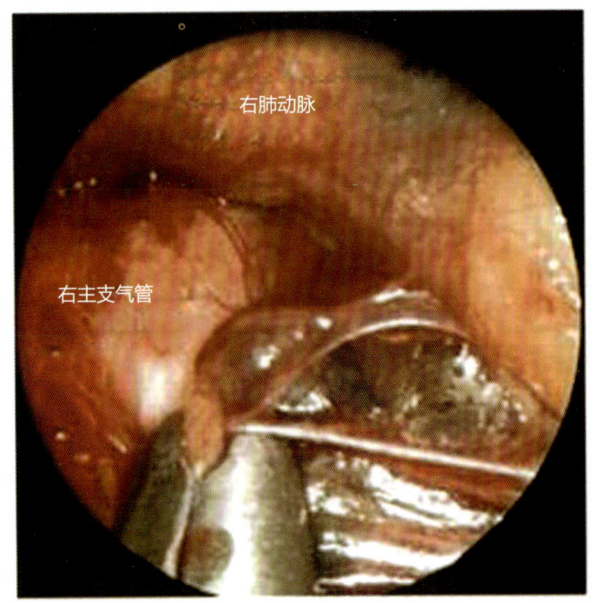
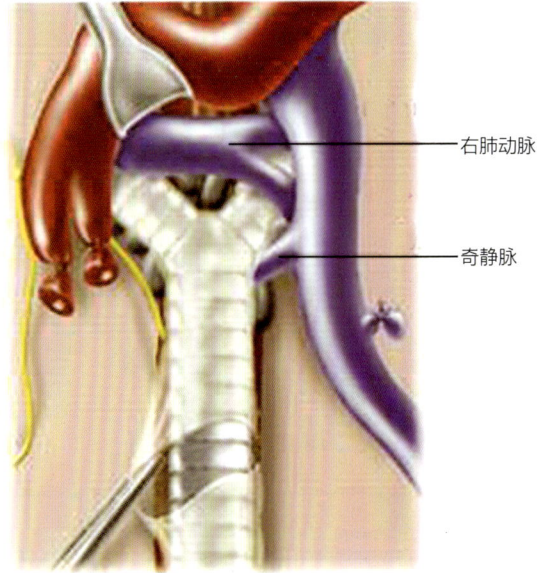
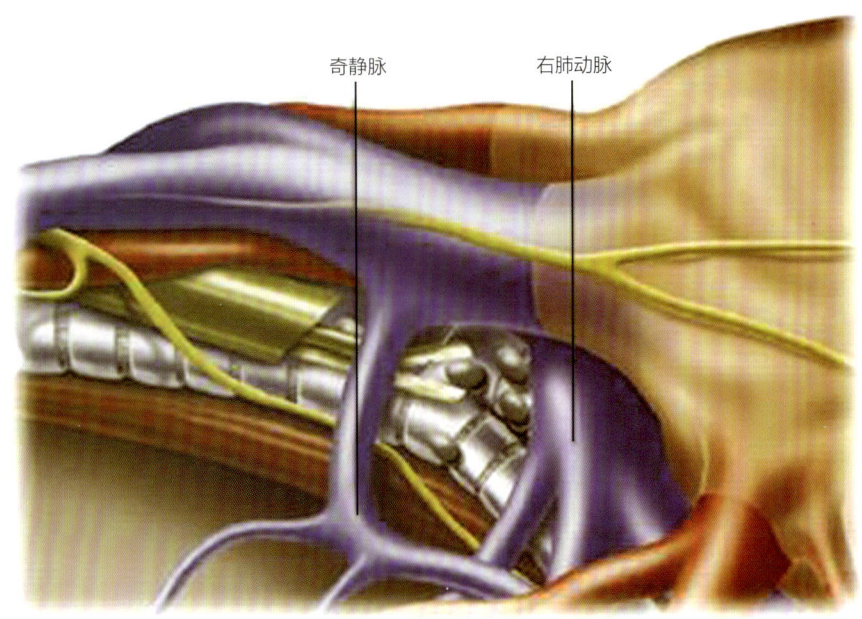

▲ 图 40-8　经颈部电视纵隔镜提高了可视水平

引自 De Leyn P, Lardinois D, Van Schil PE, et al: ESTS guidelines for preoperative lymph node staging for non-small cell lung cancer. *Eur J Cardiothorac Surg* 32: 1-8, 2007

九、高位气管旁解剖

高位气管旁水平的主要解剖学标志是无名动脉（图 40-9 和图 40-10），其被视为穿过气管前方的搏动结构。第 2 组淋巴结位于该水平及以上的气管左侧和右侧。图 40-11 显示了从淋巴结水平的内镜视图与从右侧胸部看到的矢状解剖结构的关系。在图 40-12 中可以看到内镜视图与纵隔结构头侧横断面视图的关系。

术者对气管旁组织的初始解剖通常无法发现明显的淋巴结。随后通过气管前组织间隙进行钝性解剖，在谨慎地使用吸引器的帮助下，通常可以暴露下方的淋巴结。色素沉着有助于识别淋巴结。笔者建议进行钝性淋巴结清扫，使淋巴结进

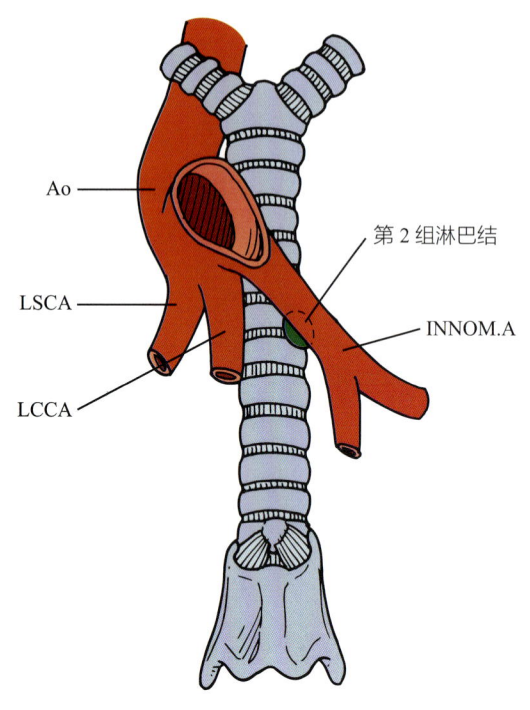

▲ 图 40-9 从外科医师站在患者头侧的位置看到的高位气管旁水平的解剖结构
Ao. 主动脉；INNOM.A. 无名动脉；LCCA. 左颈总动脉；LSCA. 左锁骨下动脉

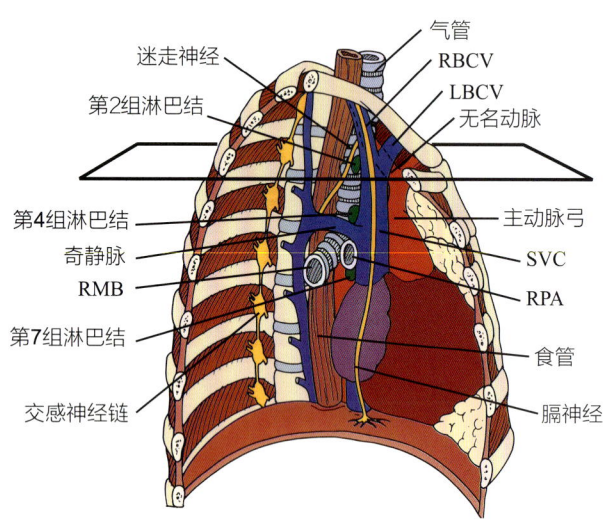

▲ 图 40-11 右侧纵隔视图
该平面穿过高位气管旁水平第二组淋巴结水平的纵隔结构。LBCV. 左头臂静脉；RBCV. 右头臂静脉；RMB. 右主支气管；RPA. 右肺动脉；SVC. 上腔静脉

入术野（图 40-10）。这个技巧有助于防止其他"深色"的气管旁结构被无意活检，例如腔静脉或右侧头臂静脉，它们通常不会进入术野。换句话说，淋巴结应该被认为是三维结构；解剖后，大静脉是二维的深色平面结构。

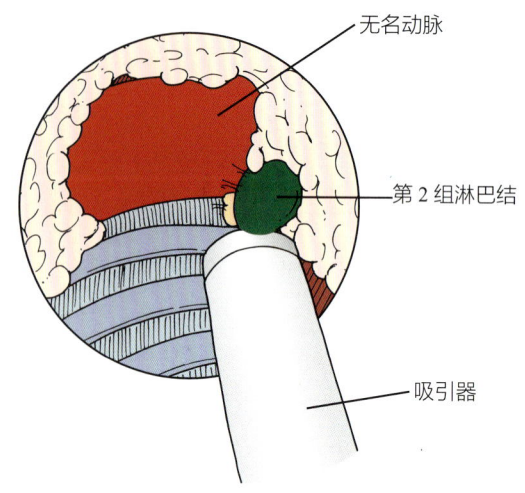

▲ 图 40-10 通过纵隔镜在高位气管旁的观察视角
注意后方的气管环和前方的无名动脉。还要注意通过气管前筋膜进行吸引器的钝性解剖，使位于气管右侧下方的第二组淋巴结进入术野

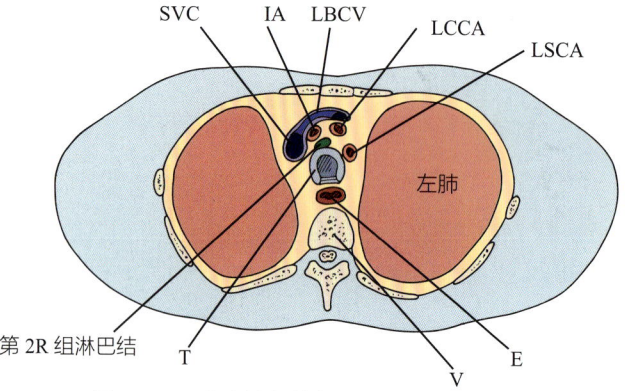

▲ 图 40-12 在高位气管旁水平的横断面纵隔结构
E. 食管；IA. 无名动脉；LBCV. 左头臂静脉；LCCA. 左颈总动脉；LSCA. 左锁骨下动脉；SVC. 上腔静脉；T. 气管；V. 椎骨

十、低位气管旁解剖

在无名动脉下方的解剖到达气管下方区域和第 4 组淋巴结，位于气管右侧和左侧的隆突处（图 40-13）。在对气管旁组织进行钝性解剖后，淋巴结隆起进入术野，如果对于拟活检的组织是否为淋巴结有任何疑问，最好先用小口径的针头吸取组织进行验证，排除血管结构（图 40-14）。这种可以在任何情况使用的操纵技巧还可以提醒术者存在于待活检淋巴结正下方的主要血管。这非常重要，因为淋巴结和下方的大血管之间的炎性或恶性粘连可导致在淋巴结活检期间对血管造成撕

脱。在该平面位于气管右侧的非淋巴结结构包括奇静脉，上腔静脉，纵隔胸膜和右肺上叶。脏胸膜可能像淋巴结一样呈深色，但肺部看起来在呼吸后具有特征性地胸膜后移动。在该平面位于气管左侧的结构是主动脉弓，左侧喉返神经，来自主动脉的支气管动脉分支和食管。食管位于该平面的气管的后部和左侧，并且可以被误认为是充满白色肿瘤的淋巴结。它可以通过其外部肌肉层的纵向肌纤维鉴别。

在左下气管旁区域应避免使用电凝，以防止无意中损伤食管或损伤位于气管食管沟中的左侧喉返神经。如果发现食管损伤，应立即通过右侧或左侧开胸修复食管。大多数外科医师宁愿选择恰当的开胸手术来修复这个水平的食管。而且，

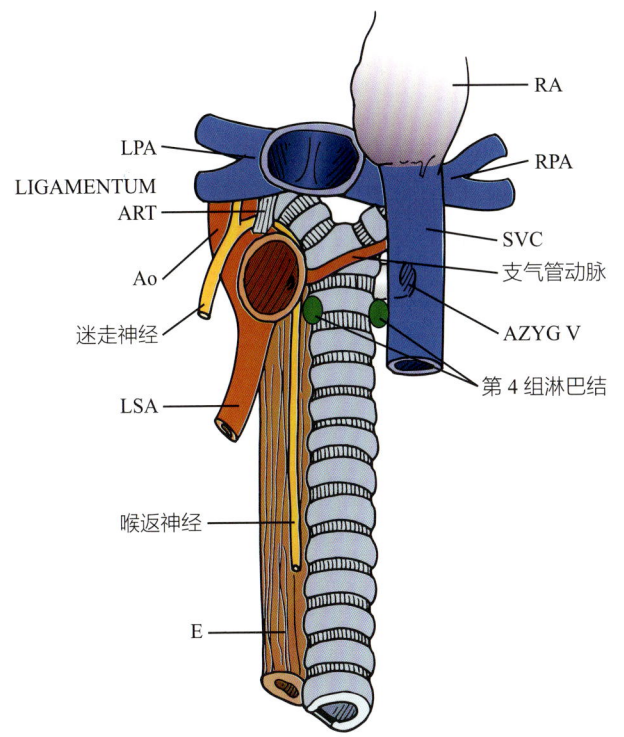

▲ 图 40-13 从外科医师角度在患者头侧位置看低位气管旁的解剖结构
Ao. 主动脉；AZYGV. 奇静脉；E. 食管；LIGAMENTUM ART. 肺动脉韧带；LPA. 左肺动脉；LSA. 左锁骨下动脉；RA. 右心房；RPA. 右肺动脉；SVC. 上腔静脉

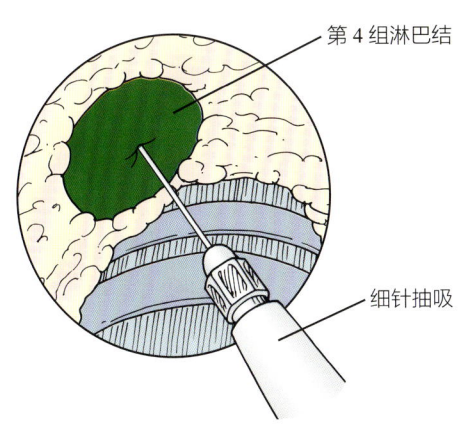

▲ 图 40-14 通过纵隔镜观察低位气管旁结构
注意在对疑似淋巴结进行活检之前，使用细针来排除血管结构

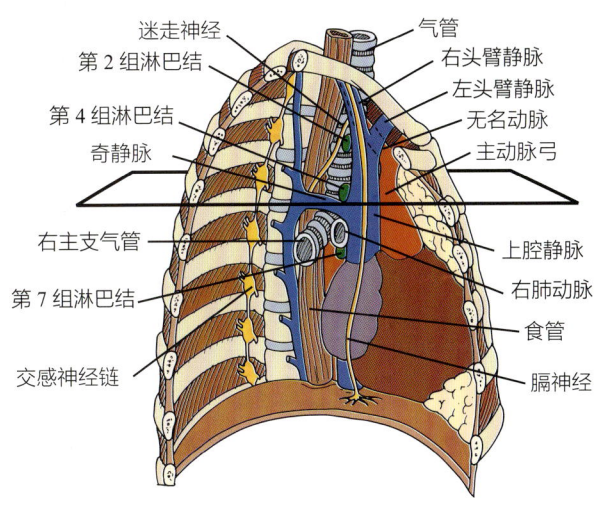

▲ 图 40-15 右侧纵隔视图，平面穿过低位气管水平的纵隔结构

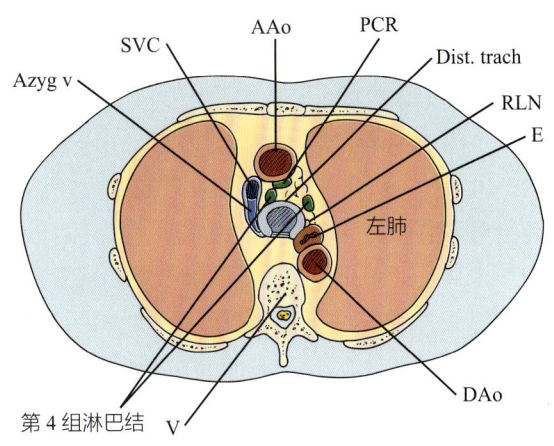

▲ 图 40-16 横断面观察低位气管旁纵隔结构
心包反折（PCR）是一种含有流动液体的结构，通常被误认为下纵隔淋巴结。沿着升主动脉（AAo）外壁结构的变化其实为充满血液的结构而不是淋巴结。Azyg v. 奇静脉；DAo. 降主动脉；DIST. trach 远端气管；E. 食管；RLN. 喉返神经；SVC. 上腔静脉；V. 椎骨

如果左侧存在既往的肺部疾病，则可以使用左开胸术来同时解决这两个问题。食管损伤部位通常直接位于主动脉弓内侧。经过谨慎操作，大多数外科医师将永远不会面对这种罕见并发症。第 4 组淋巴结水平的矢状和横向解剖结构的关系分别参见图 40-15 和图 40-16。

十一、隆突解剖

隆突解剖的主要解剖标志是气管的局部增宽，隆突处的三角形气管软骨，左主支气管近端和右肺动脉向前的交叉（图 40-17）。由于其发自气管更靠后的位置，近端右主支气管可能难以识别。隆突水平结构的纵隔视图如图 40-18 所示。

对气管远端的三角软骨的识别有助于明确平面并防止误将近端左主支气管认作气管。在对隆突水平进行解剖时，必须非常谨慎地处理肺动脉右侧位置。该搏动结构横穿穿过气管前方区域。对任何可疑的淋巴结组织进行扩大钝性解剖，然后在活组织检查前进行细针吸抽吸是至关重要的（图 40-18）。

图 40-19 显示了从右侧胸腔看到的第 7 组淋巴结平面的内镜视图与解剖结构的关系。该水平的横断解剖结构如图 40-20 所示。

十二、结节活检技巧及切口缝合

如前所述，通过使用钝性烧灼器械解剖气管前间隙来开始纵隔淋巴结活检（图 40-10）。接下来，对疑似淋巴结进行针吸，以确认它不是血管结构（图 40-14）。最后，用活检钳取出活检标本（图 40-18）。通常，第一次取样仅移除淋巴结的外部囊皮并暴露下面的淋巴结实质，然后可以进一步采样。如果在需要采样的淋巴结区域没有看到淋巴结，通常可以稍微撤回纵隔镜，甚至旋转以观察位于气管前方或前外侧的组织。在这些区域可以通过进一步解剖发现淋巴结组织。在活检后，通过电烧或使用纱布压迫实现止血，所述纱布用不透射 X 线（通常被描述为 Vag Pack）进行标记。在整个手术过程中必须密切注意止血，以保持清晰的术野。对于轻微、持续的渗血，后撤纵隔镜并稍作等待通常可以实现止血。手术过程

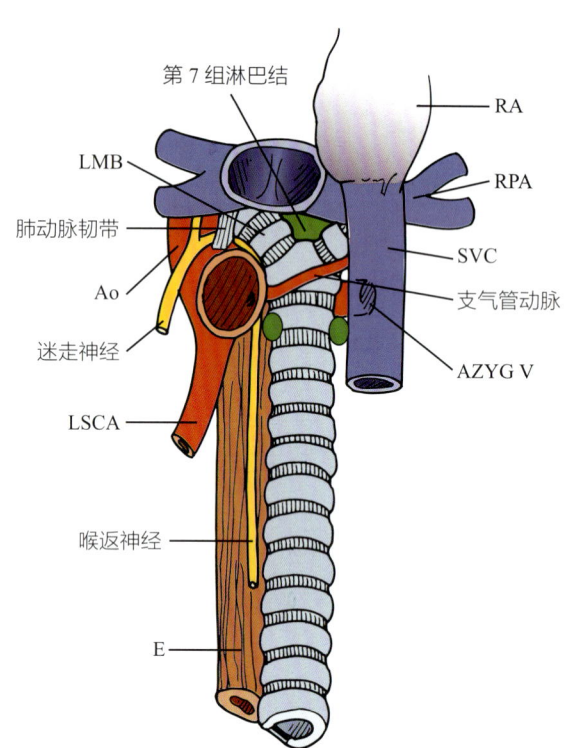

▲ 图 40-17　从外科医师站在患者头侧的视角看到的隆突平面的解剖结构

Ao. 主动脉；AZYG V. 奇静脉；E. 食管；LMB. 左主支气管；LSCA. 左锁骨下动脉；RA. 右心房；RPA. 右肺动脉；SVC. 上腔静脉

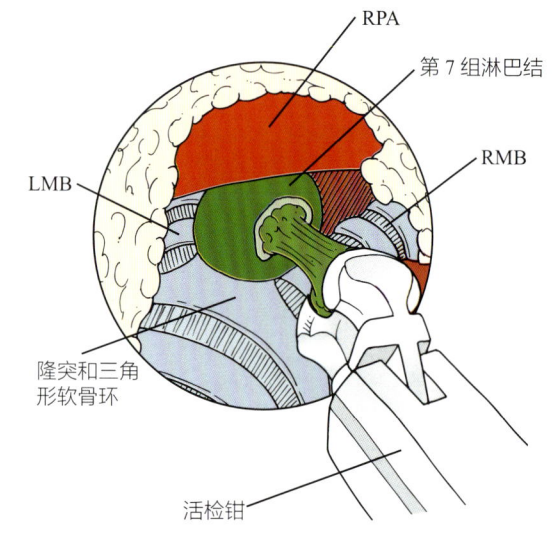

▲ 图 40-18　纵隔镜视角观察到的隆突平面

注意增粗的气管直径和三角形气管软骨恰好靠近包含第 7 组淋巴结的隆突下结构。如前所述，在钝性解剖和针吸之后，用淋巴结活检钳对淋巴结进行活检。LMB. 左主支气管；RMB. 右主支气管；RPA. 右肺动脉

第一部分 胸部手术
第 40 章 纵隔解剖及纵隔镜

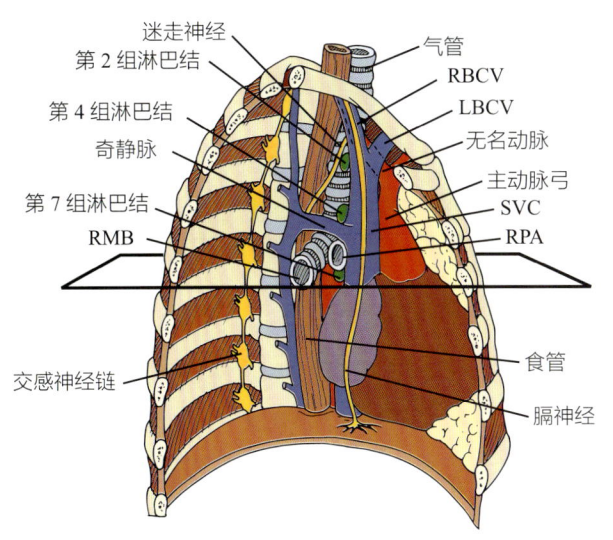
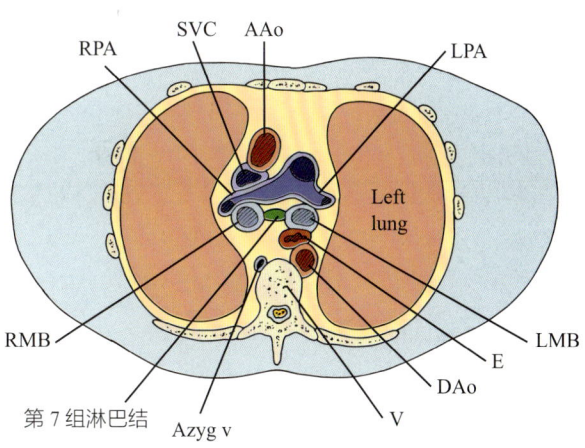

▲ 图 40-19 右侧纵隔视图，平面穿过隆突下水平的纵隔结构
LBCV. 左头臂静脉；RBCV. 右侧头臂静脉；RMB. 右主支气管；RPA. 右肺动脉；SVC. 上腔静脉

▲ 图 40-20 隆突下水平的横截面视图
AAo. 升主动脉；Azyg v. 奇静脉；DAo. 降主动脉；E. 食管；LMB. 左主支气管；LPA. 左肺动脉；RMB. 右主支气管；RPA. 右肺动脉；SVC. 上腔静脉；V. 椎骨

中内镜下使用钛夹并不有助于解决可见的血管出血。内镜下许多尝试使用钛夹止血的失败案例通常并不会被报道；因此，在采取此技术之前，强烈建议需非常谨慎小心。充分止血后，可移除纵隔镜并将伤口分层缝合。在中线垂直间断缝合带状肌，横向间断缝合颈阔肌；用皮下缝合线关伤口。我们为所有患者申请术后胸部 X 线，以确保没有气胸、局部包裹积液或其他可见的异常。经过标准的麻醉后护理，患者可以随后出院回家。或者，在纵隔镜检查后，病理学家对淋巴结进行冰冻切片评估，可以在同一次麻醉下重新摆体位进行肺切除术。

十三、大出血的处理

合理制定的应急预案有助于解决纵隔镜检查中出现的大出血。出血所导致的第一件事是失去观察机会。我们建议将纵隔镜留在原位，并立即用长纱布或 Vag Pack 压迫手术区域。除了来自体循环的大动脉外，这种压迫通常可以暂时控制大多数出血。如有必要，然后将注意力转向容量复苏和输血。等待几分钟然后取出纱布通常可以实现止血。如果仍有出血，可以采用局部止血药（例如氧化纤维素）重复压迫，通常可以控制静脉和轻微动脉出血，而无须采用正中劈开胸骨或侧开胸。压迫不适用于主动脉、无名动脉和主

脉附近的支气管动脉损伤和主要肺动脉损伤。上述情况，应首先使用纵隔镜压迫血管或移除纵隔镜并用手指将血管压在胸骨上，直到胸骨正中切口（在大多数情况下是首选的）或侧开胸以允许直接控制血管。

十四、扩大纵隔镜

我们使用扩大纵隔镜来描述对于除纵隔第 2 组、第 4 组和第 7 组淋巴结的常规评估之外的纵隔镜技术。一种常见的误解是普通的纵隔镜检查可以评估整个前纵隔。实际情况是，通过一种纵隔镜的改良版，被称为经颈部扩大纵隔镜的检查技术，其可以进入前纵隔以及主肺动脉窗口中的第 5 组和第 6 组淋巴结（图 40-5）。该术式通过相同的颈部切口开始，但外科医师随后在无名动脉前面和左头臂静脉后面创建一个间隙。虽然此手术已经被记载并描述，但实际上很少真正实施，主要是由于在狭窄的解剖学空间中主要血管的解剖十分困难，以及前纵隔切开术或胸腔镜检查很容易进入主肺动脉窗口。此外，许多胸外科医师的观点是左肺上叶肿瘤伴有第 5 组和第 6 组淋巴结（如果限于淋巴结内扩散和没有其他纵隔淋巴结受累），手术切除的预后好于在患有纵隔淋巴结转移的其他肺叶肿瘤的患者，因此不必刻意在肺切除术前进行分期。

625

经颈部扩大纵隔淋巴结切除术（TEMLA）也是 NSCLC 的纵隔分期选择，通过颈部长约 5～8cm 的切口进行手术，可以完全切除除肺韧带淋巴结（第 9 组）外的所有纵隔淋巴结最远端左侧气管旁淋巴结（第 4L 站）[17]。一般认为，TEMLA 是一项开放手术，部分采用了纵隔镜辅助和视频胸腔镜辅助技术。TEMLA 的手术技术包括使用特殊牵开器抬高胸骨柄，以及双侧喉返神经和迷走神经的可视化。与常规纵隔镜或电视纵隔镜相比，其具有更高的灵敏度和特异性。

电视辅助纵隔淋巴结清扫术（VAMLA）是一种纵隔解剖技术，用于根治性纵隔评估，并作为肺叶切除术时开放性淋巴结切除术的辅助手段[18]。VAMLA 包括完整清扫隆突下结构，右气管旁，右气管支气管，以及左侧气管支气管和气管旁的气管前间隙。使用一种特殊的具有可展开刀片的专用纵隔镜。一项比较传统纵隔镜与 VAMLA 的回顾性临床研究表明，采样淋巴结的平均数量显著增加，灵敏度和阴性预测值提高，甚至 VAMLA 可改善 5 年生存率，可能得益于 N_2 淋巴结的检测和分类[19]。同时，VAMLA 的并发症发生率也明显较高（9.0%，与传统纵隔镜组的 4.1% 相比），最常见的并发症是发音困难[19]。

十五、纵隔淋巴结腔镜评估的技巧

最近的显著变化是外科医师和肺病专家在纵隔的病理分期中越来越多地使用 EBUS-TBNA。EBUS-TBNA 可以获得第 1 组、第 2R 和 2L 组、第 3 组、第 4R 和 4L 组及第 7 组，同时还可以获得双侧 10R、10L 组和 11 组肺门淋巴结，部分 12 组。EBUS 使用集成的 7.5MHz 曲线超声扫描仪，通过支气管壁扫描纵隔结构（图 40-21）[20]。专用的穿刺针系统连接到支气管镜并通过工作通道前进。当前进时，可以实时看到针头（图 40-22）[20]。EBUS-TBNA 支气管镜因为远端更厚更硬，所以与操纵传统的支气管镜稍有不同。向前的视图是倾斜的而并不是直的。一旦掌握，该内镜系统允许在实时超声引导下进行淋巴结活检。EUS-FNA 还可以进入第 8 组和第 9 组淋巴结（提供更好的后纵隔淋巴结和下纵隔淋巴结通路），只留下第 5 组和第 6 组的侧面，无法通过 EBUS 或 EUS 进行活检[21, 22]。

虽然选择创伤更小的纵隔评估方法非常有吸引力，特别是对于体积庞大且可疑的纵隔占位的患者，使用这种技术进行纵隔分期仍然存在缺陷。尽管一些研究报道了 EBUS-TBNA 与纵隔镜活检确定最终病理 N 分期的相似结果，但也有一

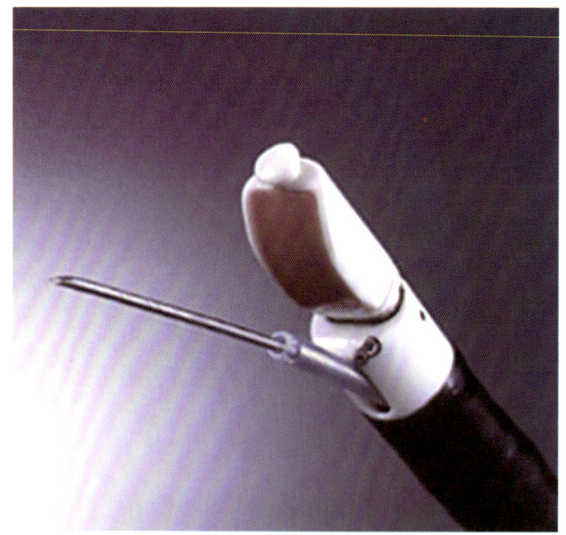

▲ 图 40-21 支气管内超声－经支气管针吸的支气管镜远端。针尖斜向前方，因此穿刺部位可以在 EBUS 视野内
引自 Ernst A, Feller-Kopman D, Herth FJ: Endobronchial ultrasound in the diagnosis and staging of lung cancer and other thoracic tumors. Semin Thorac Cardiovasc Surg 19：201– 205，2007

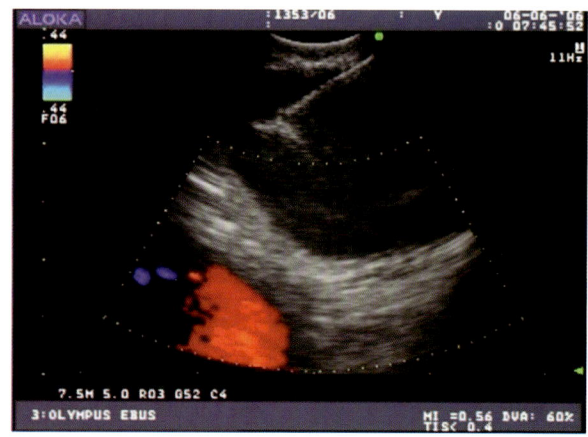

▲ 图 40-22 支气管内超声引导穿刺 10R 淋巴结
穿刺针在病变内清晰可见。该系统还允许对不清楚的结构进行彩色多普勒评估（引自 Ernst A, Feller-Kopman D, Herth FJ: Endobronchial ultrasound in the diagnosis and staging of lung cancer and other thoracic tumors. Semin Thorac Cardiovasc Surg 19：201–205，2007.）

些重要的特殊情况使得这一结论存在争议[23]。纵隔镜活检提供了足够的淋巴结组织进行分析，而EBUS只能提供针吸样本，假阴性率有可能升高，特别是针对可能存在微转移的可疑淋巴结。目前已经开发出一些新技术，例如EBUS引导的迷你钳进行活检，但是用于除NSCLC之外的纵隔疾病的患者[24]。针对8项关于EBUS-TBNA研究的一项综述显示，其与视频纵隔镜检查有类似的灵敏度，但对于临床非常重要的平均假阴性率则为24%（范围为1%~37%）[3]。而该项综述中纵隔镜检查的平均假阴性率只有10%[3]。在一项临床研究中，EBUS-TBNA阴性患者如果临床上持续高度怀疑存在病变，通过CT或PET/CT检查后进行纵隔镜活检显示，28%的患者存在N_2淋巴结阳性[25]。

同样值得关注的是，EUS-TBNA的许多研究是针对具有更明显目标的、游离的、扩大的纵隔淋巴结的患者进行的，因此人为地增加了EBUS-TBNA的灵敏度[3, 26]。由于担心对于晚期T分期（T_2~T_4）患者的假阴性率和不明确的表现数据，且当没有明显的纵隔淋巴结可以进行EBUS-TBNA检查时，美国胸科医师学会目前的建议是当EBUS-TBNA得出临床怀疑的阴性结果，应在最终治疗前通过纵隔镜检查确认[3]。在一项前瞻随机对照试验中，将单独纵隔镜检查与EBUS-TBNA和EUS-FNA进行了比较（如果通过超声内镜检查未发现淋巴结转移，则进行术中分期），发现需要通过超声内镜以及术中分期综合考虑，从而实现对纵隔淋巴结转移的充分评估和防止进行不必要的开胸术[27, 28]。

这些内镜技术的另一个作用是在首次纵隔镜检查初步诊断N_2转移，在诱导治疗后可以对纵隔重新进行评估。如前所述，复查纵隔镜仍然是一项技术上困难且具有潜在危险的手术。我们更倾向于通过EBUS-TBNA初步诊断N_2转移情况（更可能是更容易获得的更大目标）而非纵隔镜，以在诱导化放疗后进行再分期。此外，强烈建议胸外科医师掌握超声内镜评估淋巴结肿大的方法，在初步进行EBUS-TBNA病理诊断后，可以直接在手术室中进行随后的操作。

第 41 章
前纵隔肿块
Anterior Mediastinal Masses

Chuong D. Hoang　Joseph B. Shrager　著
陈野野　译

纵隔的解剖学在这本书的其他章节被详细地描述过，这里再次从胸外科的角度来回顾并突出之前已提到过的纵隔在放射学及外科解剖学的分区。最简单和最常用的方法是 Shields[1] 提出的三分法。他把纵隔分为前纵隔、中（或内脏）纵隔和后（或椎旁）纵隔。图 41-1 显示了每个部分的解剖学界限，表 41-1 列出了每个部分中包含的结构。位于前纵隔的肿块，需要根据该区域正常的结构知识来进行鉴别诊断。从胸外科的角度来看，通过这样的鉴别诊断才能选择出最适当的诊断和治疗方法。

框 41-1 列出前纵隔肿块可能的所有病理类型。迄今为止最常见的三种是胸腺瘤、淋巴瘤和畸胎瘤（和其他生殖细胞肿瘤）。

表 41-1　纵隔分区及内容物 *

前纵隔	内脏纵隔（中纵隔）	椎旁纵隔（后纵隔）
胸腺	心包 / 心脏	交感神经链
胸廓内血管	大血管	近端肋间结构：神经、动脉、静脉
胸廓内淋巴结	气管	食管旁食管后淋巴结
血管前淋巴结	左右主支气管近端	肋间淋巴结
脂肪结缔组织	食管 膈神经 胸导管 奇静脉近端 气管旁淋巴结（2、4、7组） 胸膜心包淋巴结 脂肪结缔组织	

*.引流前胸壁及女性乳腺的淋巴结位于前纵隔，而肺的淋巴引流如大多数引流肺癌的重要淋巴结则于内脏纵隔（经许可引自 Shields TW: General thoracic surgery, ed 2, Philadelphia, 1983, Lea & Febiger.）

一、胸腺肿瘤

胸腺病变约占成人前纵隔肿块的 50%，因此非常重要。虽然前纵隔的淋巴瘤和生殖细胞瘤通常累及胸腺，或者本身就起源于胸腺内细胞（或两者兼而有之），但是这些类型的肿瘤更适合作为单独一组病变与胸腺肿瘤分开进行讨论。本节讨论的胸腺肿物类型见框 41-2。

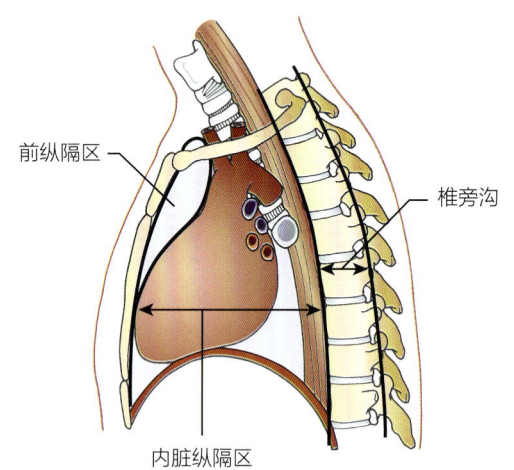

▲ 图 41-1　Shields 提出的纵隔三分法分区

经许可引自 Shields TW: *General thoracic surgery*, ed 2, Philadelphia, 1983, Lea & Febiger

> **框 41-1　前纵隔肿块病变鉴别诊断**
>
> 肿瘤样病变
> - 甲状腺
>   - 胸骨后甲状腺
>   - 异位甲状腺组织
> - 胸腺
>   - 胸腺增生
>   - 胸腺瘤
>   - 胸腺癌
>   - 胸腺类癌
>   - 胸腺小细胞癌
>   - 胸腺囊肿
>   - 胸腺脂肪瘤
> - 畸胎瘤
>   - 成熟畸胎瘤
>   - 未成熟畸胎瘤
>   - 畸胎瘤伴恶性成分
> - 淋巴瘤
> - 异位甲状旁腺及腺瘤
> - 生殖细胞肿瘤
>   - 精原细胞瘤
>   - 非精原细胞肿瘤
>   - 卵黄囊瘤
>   - 胚胎癌
>   - 绒毛膜癌淋巴管瘤
> - 血管瘤
> - 脂肪瘤
> - 脂肪肉瘤
> - 纤维瘤
> - 纤维肉瘤
> - 颈部纵隔淋巴水囊
>
> 感染
> - 急性下行性坏死性纵隔炎
>   - 颈深间隙细菌感染延伸至前纵隔导致脓肿形成和败血症
> - 亚急性纵隔炎
>   - 真菌、分枝杆菌、放线菌或组织胞浆菌导致前纵隔感染性包块
>
> 血管
> - 主动脉弓血管瘤突向前纵隔
> - 无名静脉血管瘤
> - 上腔静脉血管瘤
> - 上腔静脉扩张（异常非静脉回流）
> - 永存左上腔静脉

> **框 41-2　胸腺肿物**
>
> - 胸腺增生
> - 胸腺瘤
> - 胸腺癌
> - 胸腺神经内分泌肿瘤
>   - 类癌
>   - 小细胞癌
> - 胸腺囊肿
> - 胸腺脂肪瘤
> - 胸腺转移性肿瘤

（一）胸腺瘤

胸腺瘤是最常见的胸腺肿瘤，约95%位于前纵隔。它们之所以具有外科学意义，一是因为切除是主要的治疗方法，二是因为它们与重症肌无力（myasthenia gravis，MG）之间有趣的联系（胸腺切除术对MG的病程可能存在有利影响）。

胸腺瘤可以完全位于包膜内也可以出现外侵。大量文献总结报道提示，完全位于包膜内的约占40%～70%，外侵病变（镜下或肉眼外侵）在30%～60%之间。虽然局部侵犯多数是对包膜或邻近器官组织的侵犯，但也可以发生胸膜腔播散以及远处转移，尤其是胸膜、膈肌及纵隔淋巴结。大多数研究报道的远处转移少见（比例<5%），但也有部分大型中心报道侵袭性胸腺瘤中出现远处转移的比例可高达30%[2]。

1. 病理

胸腺瘤起源于胸腺上皮细胞，但大多都不同程度地混合了上皮细胞和淋巴细胞[3]。传统的胸腺瘤病理分型即根据细胞类型组成成分：①淋巴细胞为主型；②上皮细胞为主型；③混合型[4]。另外在上皮类亚型中还有一种梭形细胞的变体。混合型在所有胸腺瘤中占比大约50%，剩下基本由淋巴细胞为主型和上皮细胞为主型平分。不幸的是，除了梭形细胞亚型似乎提示较好的预后外，其余亚型似乎在预后方面并没有显著差异，因此很多学者提出新的病理分型（后续讨论）。

另外与其他亚型相比较，淋巴细胞为主型胸腺瘤在临床上很难通过小标本（如穿刺活检）来建立胸腺瘤的诊断，主要是难以与淋巴瘤鉴别。由于胸腺瘤中95%～100%都存在细胞角蛋白[5]，因此通过免疫组化染色细胞角蛋白有助于胸腺瘤的诊断。而嗜铬粒蛋白染色有助于鉴别胸腺瘤与神经内分泌肿瘤（前者染色阴性而后者为阳性）。

2. 分期

目前还没有建立有价值的胸腺瘤 TNM 分期系统。

目前最常用的临床分期系统是 1981 年由 Masoaka 及其团队提出的[6]（表 41-2）。其分期系统将术中发现的病变包膜是否完整、是否粘连或侵犯临近结构等因素考虑在内。同时也考虑到大体情况下包膜完整也有可能出现镜下包膜受侵犯。在 Masoaka 分期系统建立初期以及后来改版的应用情况下，很多研究者都认为这个分期系统对胸腺瘤预后判断有一定价值。

1985 年，Marino 和 Muller-Hermelink[7] 提出另一种分型系统并命名为 Muller-Hermelink（MH）系统。将胸腺瘤分为皮质型、髓质型及混合型。皮质型主要包含有特征性的中大上皮细胞，并富含淋巴细胞。髓质型则是表现不一的中小上皮细胞而淋巴细胞极少。前者一般为较高的临床分期而后者很少出现外侵，提示髓质型预后较好而皮质型较差。世界卫生组织（World Health Orgnizationg，WHO）在 MH 系统[8-11] 的基础上修改并提出胸腺瘤相关的分型系统，表 41-2[12]。目前正是结合 WHO 的组织分型系统以及 Masoaka 分期系统来综合判断胸腺瘤的预后。

3. 临床表现

胸腺瘤的高发年龄在 40 岁以上，男女比例相当，约 50% 患者无症状；其他患者可能出现因肿瘤外侵而引起的局部症状（如疼痛、呼吸困难、咳嗽、声音嘶哑等等）或者胸腺瘤相关的系统性症状。

4. 合并重症肌无力（Myasthenia Gravis，MG）

部分胸腺瘤可能合并自身免疫相关的一系列疾病，而其中最常见的为 MG。目前积累的数据显示约有 5%～15% 的 MG 患者可合并胸腺瘤，而胸腺瘤患者中约有 30%～50% 临床合并 MG。需要注意的是，就算在发现胸腺肿瘤时并未出现 MG 症状，MG 也有可能在之后出现，甚至在胸腺瘤切除后也有可能出现。基于此原因，在手术切除可能为胸腺瘤的前上纵隔肿瘤时，有必要进行全胸腺切除。由于 MG 是一种乙酰胆碱受体抗体相关的自身免疫疾病，这些抗体的产生可能与胸腺组织相关，因此全胸腺的切除在 MG 的治疗中至关重要[13, 14]。

MG 与胸腺瘤的相关性有着长久而有趣的历史，不在本章节讨论。但需要提出的是，Schumacher 与 Roth 在 1912 年首次描述了全胸腺切除后使 MG 病情获得了改善[15]，Blalock 及其同事在 20 世纪 30 年代末期[16] 对全胸腺切除与 MG 疾病病程的相关性进行了更系统的评估，而后来又出现了手术相关并发症及罕见的致死率与 MG 缓解率之间的争论。直到 20 世纪 60 年代及 70 年代，随着加强围术期管理降低了发病率和手术的疗效更为明确，不伴随胸腺瘤的 MG 患者实

表 41-2 胸腺瘤分型分期表

期别	Masoaka	WHO
Ⅰ期	有包膜，可能出现镜下侵犯包膜，但未浸出	A 型（梭形细胞，髓质）
Ⅱ期		AB 型（混合型）
ⅡA	镜下侵及或粘连胸腺或脂肪，但未突破纵隔胸膜或心包	B 型
ⅡB	大体见浸透包膜	B1（淋巴细胞为主，皮质）
Ⅲ	大体浸及邻近器官（心包、大血管、肺）	B2（皮质）
Ⅳ		B3（上皮细胞，分化好的胸腺癌）
ⅣA	胸膜腔或心包内播散	C 型（胸腺癌）
ⅣB	淋巴或血行转移	

*. 在世界卫生组织（WHO）栏中括号内的术语表示与最新分型最为接近的以前的组织学分型术语

施全胸腺切除才得到广泛认可。越来越多的数据显示全胸腺切除使得 MG 的缓解率明显高于药物治疗。针对这一联系，一项由国家神经系统疾病与卒中研究所发起的多中心随机研究[17]，在近年来将有重要结果展示。

5. 合并其他疾病

框 41-3 列出了 MG 和其他一些胸腺瘤合并的常见的系统性自身免疫性疾病。2%～15% 的患者合并血细胞减少症。其中最常见的类型是纯红细胞再生障碍贫血，考虑其机制可能是异常的 IgG 抑制了红细胞的合成。而合并此类疾病的胸腺瘤多数情况是预后较好的梭状细胞肿瘤[18]。大约 1/3 的患者在胸腺切除后贫血情况的到改善[19]。合并低丙种球蛋白血症占比不到 5%，主要为老年患者，胸腺切除后病情基本无改善，预后也较差。其他发病率较低的合并胸腺瘤的自身免疫性疾病中，系统性红斑狼疮最为常见，胸腺切除术对其免疫病的病情并无改善作用。

6. 可能为胸腺瘤的前上纵隔肿物

(1) 影像学检查：放射影像在胸腺瘤的评估中有着至关重要的作用。由于许多患者没有症状，常规胸部 X 线片提示纵隔增宽或侧位胸部 X 线片提示前上间隙消失可能是患者就诊的最初表现。针对这样的患者，胸部增强 CT 应该是下一步的首选检查。对存在 MG 或者其他可能与胸腺瘤相关疾病的患者，胸部 CT 也应该作为常规检查项目。

虽然目前 CT 还不能明确诊断胸腺瘤，但对于出现在 40 岁以上患者中，CT 提示前上纵隔实性肿块，边界清楚，没有如囊肿及畸胎瘤那种低密度区表现时，都提示胸腺瘤诊断的可能（图 41-2 和图 41-3）。由于胸腺瘤和畸胎瘤都可能由钙化成分，因此是否存在钙化并不能帮助鉴别。对于淋巴瘤的鉴别是比较困难的，除非存在前纵隔之外的淋巴结受累，或者出现 "B" 症状。仅靠胸腺瘤的高发年龄不能进行鉴别。在肿瘤中含有液性或脂肪类成分时，有时 CT 不能清晰显示，或者在血管可能受累而增强 CT 显示不清楚时，磁共振成像（Magnetic resonance imaging, MRI）可以提供有效的补充信息。

另外，胸部 CT 还可以初步提示胸腺瘤的局部外侵情况。肿瘤与周围结构间隙消失提示肿瘤直接侵犯。有时还可以显示脏层及壁层胸膜的播散。结合近期在侵袭性胸腺瘤及胸腺癌中新辅助放化疗所取得的成果，当存在这些侵袭性情况时一般提示外科医师先进性活检而不是直接手术[20-22]。正电子发射断层显像技术（positron emission tomography, PET）在胸腺瘤中的价值目前还不明确。有报道认为 PET 可能对胸腺瘤亚型的不同恶性程度预判有一定作用[23]。

(2) 血液指标：所有存在前上纵隔肿物的男性患者都应该进行血浆甲胎蛋白（α-fetoprotein, AFP）、β-人绒毛膜促性腺激素（β-human horionic gonadotropin, β-hCG）及乳酸脱氢酶检测。这些指标在成熟畸胎瘤中处于正常水平，而在恶性生殖细胞肿瘤中可以有显著的升高，临床

框 41-3　胸腺瘤相关的最常见的系统性疾病

- 重症肌无力
- 血细胞减少症（红细胞减少症最常见）
- 胸腺非恶性病变
- 低丙种球蛋白血症
- 系统性红斑狼疮
- 多发性肌炎
- 类风湿关节炎
- 甲状腺炎
- Sjögren 综合征
- 溃疡性结肠炎

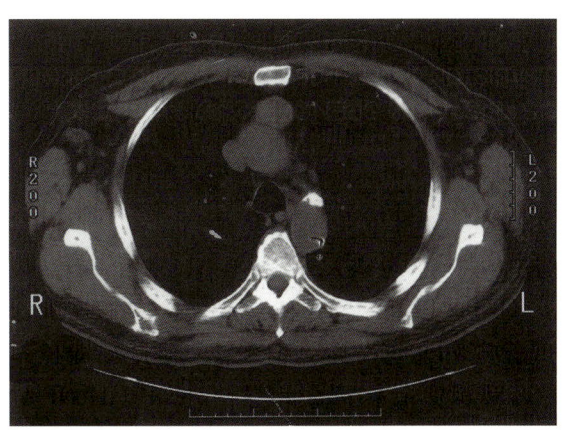

▲ 图 41-2　一例无外侵的胸腺瘤的 CT 特征：边界清楚、实性的前纵隔肿物

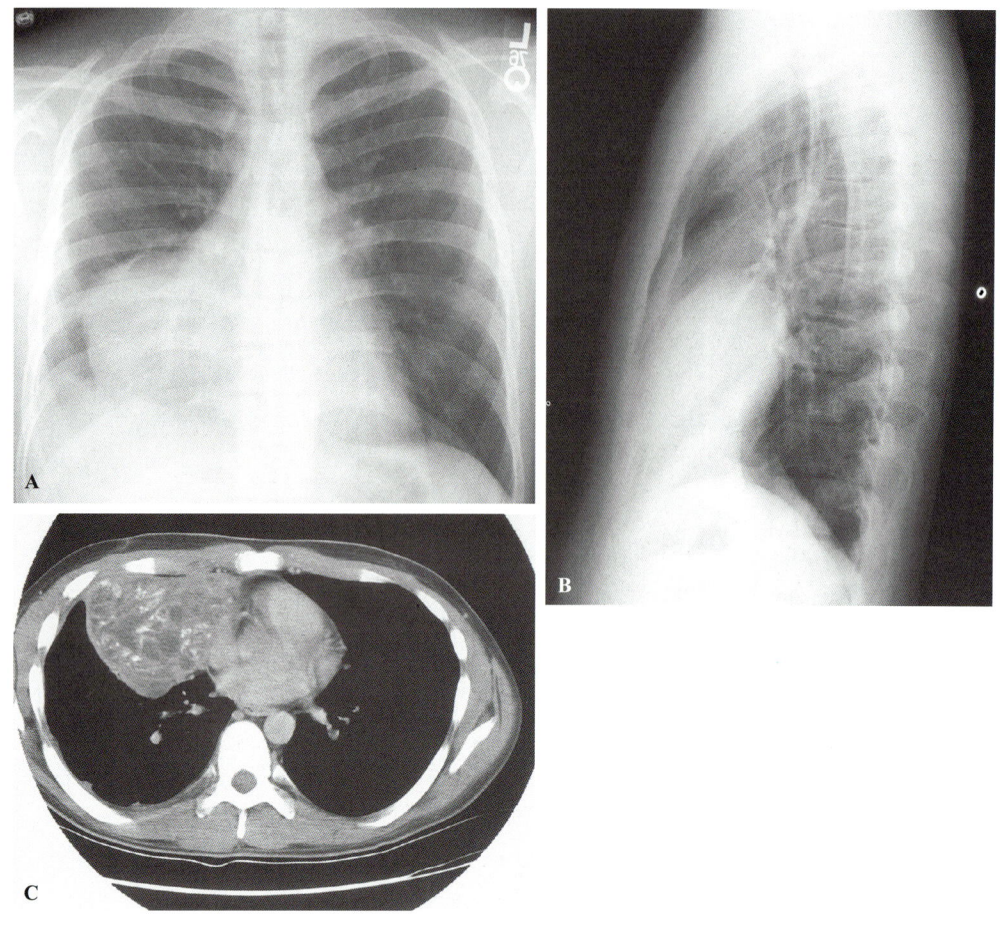

▲ 图 41-3 胸腺瘤

一例 21 岁男性患者的后前位（A）和侧位（B）胸部 X 线片提示紧邻心脏边缘的巨大肿物，形态学特点符合纵隔畸胎瘤。CT 扫描（C）提示是一复杂的囊性肿物合并实性成分，包含脂肪及钙化成分，因此诊断为畸胎瘤。未发现转移病灶，但最终鉴别畸胎瘤还是畸胎癌只能通过病理检查（图 A 和图 B 由 Wallace T. Miller, Jr., Hospital of the University of Pennsylvania, Philadelphia 提供）

医师可以根据这些指标的升高建立相应的诊断而排除胸腺瘤。

(3) 重症肌无力的评估：对于所有疑似胸腺瘤的患者都应详细询问是否存在肌肉无力或眼部及球部症状。MG 的诊断常常依赖典型的病史或体征，抑或两者兼有，再结合两项阳性的专科检查。包括药物实验、血清检测及电生理检测。不幸的是，还没有哪种检查可以在胸腺瘤患者中排除 MG 的诊断。如果胸腺瘤患者初次就诊时疑似 MG 的诊断，哪怕是有一点 MG 的提示，都需要在胸腺手术前咨询有经验的神经内科医师进行相应的专科检查。

MG 患者根据其病情的严重程度，需要在术前综合应用胆碱酯酶抑制药、激素、丙种球蛋白甚至血浆置换术等治疗方式调整患者术前状态以适应手术治疗。另外，需要避免使用可能加重 MG 病情的药物（如氨基糖苷类、某些吸入性麻醉药、碘化造影剂等）。围术期用力肺活量（forced vital capacity，FVC）的检测，比较术前术后的系列数据变化，有助于判断 MG 患者全麻术后拔管的适当时机以及早期判断术后病情恶化情况。

(4) 活组织检查：通常而言，前上纵隔孤立性肿物符合以下情况时建议首选手术治疗：① CT 或 MRI 形态上判断为畸胎瘤；② 40 岁以上，无临床症状，无淋巴瘤表现，血 AFP 及 β-hCG 正常；③合并 MG。其他情况，尽管有病史、体格检查、影像学及血清学检查，但肿块仍然不能鉴别表胸腺瘤、淋巴瘤或畸胎瘤时，需要进行组织活检。

但目前针对活检究竟是采用粗针穿刺[24]、正中开胸还是胸腔镜手术（video-assisted thoracoscopic surgery，VATS）还存在争议（见活检入路，后续讨论）。穿刺的缺点是对获取标本的质量无法保证，而对于淋巴瘤与胸腺瘤的鉴别，以及不同类型淋巴瘤的分型，无论是病理科医师的经验诊断还是通过细胞学或流式细胞仪的检测都需要获取质量满意的标本。正中开胸无疑能够提供高质量的标本，但存在（尚未得到证实）胸腺瘤细胞播散的风险而导致肿瘤无法切除。这种情况在VATS 的操作中可能更为显著。如果诊断首先考虑为淋巴瘤的话，正中开胸或 VATS 应该是首选的活检方式，而对于胸腺瘤及生殖细胞肿瘤，则更适合选择穿刺活检（尤其对于影响学考虑为需要做新辅助治疗的侵袭性胸腺瘤）。

7. 治疗

(1) 手术：手术完整切除肿瘤及胸腺是针对术前判断无明确侵袭病变的最佳治疗方式。操作细节会在后续章节讨论。

(2) 辅助治疗：胸腺瘤是化疗敏感的肿瘤，因此对于侵袭性胸腺瘤，应考虑进行术前新辅助化疗。含铂类的化疗药物反应率较高，而且可以增加完整切除的比例。这些患者很可能也需要术后放疗，部分研究把新辅助放疗也纳入新辅助治疗的范畴。

术后放疗适用于未能完整切除或者完整切除的 Masoaka Ⅲ 期的胸腺瘤患者。Ⅰ 期患者完整切除后复发率低于 5%，因此这部分患者术后不需要进行辅助放疗。Ⅱ 期患者是否进行术后辅助放疗还存在争议。如果外科医师对切除的边界没有疑问的话，我们[25]以及其他研究者[26]都强烈建议 Ⅱ 期患者术后不进行放疗。

8. 预后

胸腺瘤患者预后与分期相关。Masoaka Ⅰ 期患者完整切除后预后非常好，远期复发率低于 5%，5 年、10 年存活率分别为 99% 和 90%[27]。随着期别上升，其复发率也递增而存活率下降。Ⅱ 期患者完整切除后，无论是否接受放疗，远期复发率都达到 20% 左右[26, 28]，5 年、10 年存活率分别为 70%~90% 和 55%~85%[28, 29]。一项来自日本的报道提示更好的存活率，10 年、20 年分别达到 94% 及 90%[27]。Ⅲ 期患者 5 年存活率则降至 50% 左右[30]。目前比较明确的是 Ⅲ 期患者中也有很多病例能达到肿瘤的完整切除，包括受累的大血管和肺组织，从而达到治愈效果。

但不明确的情况是，部分 Ⅲ 期甚至 Ⅳ 期患者在获得完整切除后，与仅仅活检的病例相比较，预后得到改善。MD Anderson 肿瘤中心（得克萨斯州休斯顿）报道了他们的一项队列研究（22例），即一项关于侵袭性胸腺瘤诱导化疗后行手术、放疗及巩固化疗的 Ⅱ 期临床实验评估肿瘤的可切除性[31]。其中 10 例患者都是 Ⅳ A 期，总体结果令人鼓舞。全组中位随访时间 50 个月，19例完成多学科综合治疗的患者中有 18 例患者达到无疾病存活。无疾病存活率达到 5 年 77% 和 7 年 77%。强烈提示，与其他没有包含手术的多学科治疗的研究相比较，若有手术完整切除的机会，应当将手术列入多学科治疗中。

以前曾有观点认为，当 MG 合并胸腺瘤时，手术切除胸腺会带来不良结果。但事实上近些年的研究表明这种观点并不正确。一项来自多伦多总医院的综述表明，MG 患者无论是否合并胸腺瘤[32]，在胸腺切除术后其完全缓解率及术后 Osserman 分级都没有差异。MG 患者无论是否合并胸腺瘤其术后 5 年的完全缓解率都在 36% 左右。

（二）胸腺癌

胸腺癌是一种罕见的上皮来源的侵袭性肿瘤。一项 60 例患者的临床研究提示其 5 年存活率在 33% 左右[33]。组织学上，这组病例包含了一系列不同的细胞类型。但它们在光学显微镜下的恶性形态学表现是一致的。虽然没有正式的分级系统，但从组织学上将其分为低级别和高级别可以显示出明显不同的预后情况。低级别肿瘤包括鳞状细胞癌、黏膜上皮样癌及基底细胞样癌。高级别肿瘤包括肉瘤样癌及透明细胞癌。低级别肿瘤中位存活期 29 个月而高级别肿瘤的中位存活期为 11 个月[34]。胸腺癌目前也提倡多学科综合治疗，包括诱导化疗、手术（能切除的）以及

633

放疗。但不幸的是，多数患者都出现局部或远处复发并最终死于该疾病。对于不能切除的病例，目前也在采用多种综合治疗模式。但由于病例数过少，而且各中心治疗结果差异太大，因此这些治疗方式是否能够提高手术切除率或者改善预后还并不确定[35]。

（三）胸腺神经内分泌肿瘤

胸腺神经内分泌肿瘤包括胸腺类癌及胸腺小细胞癌。由于均含有胺前体摄取和脱羧细胞，因此这些肿瘤实际属于同一类型的肿瘤。

胸腺类癌男性多见于女性，1/3 的患者可以异位分泌促肾上腺皮质激素而导致库欣综合征。常常预示预后不良。胸腺类癌的治疗依赖完整切除，但完全治愈率很低。多学科治疗的效果尚不明确。

胸腺小细胞癌非常罕见。梅奥中心回顾的 20 年肺外小细胞癌经验中，54 例[36] 患者中仅有 3 例。此类肿瘤的侵袭性极强，通常应用化疗或者合并放疗进行治疗。同小细胞肺癌一样，刚开始对化疗都比较敏感，但容易出现耐药。

（四）胸腺其他疾病

1. 胸腺增生

婴幼儿时期胸腺是占据前纵隔的较大的锥形腺体。腺体随年龄增长而逐渐萎缩退化。成人胸腺组织较为复杂，由含脂肪成分为主的组织，外敷包膜。真正的胸腺增生是在同年龄阶段的胸腺在重量及大小上均增大，但关键在于组织病理学上的增生，即富含胸腺细胞而脂肪含量较少。胸腺增生可以呈现不同的表现，从成人查体意外发现不伴随症状，到婴幼儿巨大肿块压迫气管导致呼吸困难。胸腺增生也可以合并 MG，并可能是MG 的原因，但胸腺增生也有可能合并 Graves 病及其他一些严重疾病，还有可能与甾体类激素药物反应相关——即所谓的"胸腺反弹"。在胸腺增大患者考虑手术介入之前，这些原因都必须考虑到。

不幸的是，还没有具体研究提示不同年龄阶段的"正常胸腺"大小。因此胸外科医师通常仅仅根据经验来判断就诊患者的胸腺是"正常"还是"增大"。一位资深作者的研究提示对于无症状的弥漫增大而没有明确肿物的胸腺，可以保守观察而不用手术切除[37]。其他研究也提示，对于很多并没有其他异常提示仅仅为胸腺轻微增大的患者，进行了没有必要的胸腺切除术，术后提示为正常胸腺组织[38]。

2. 胸腺脂肪瘤

胸腺脂肪瘤与其他纵隔肿瘤的区别在于其位于胸腺包膜之内。组织学上此类肿瘤包含成熟脂肪细胞和一些正常的胸腺成分。有趣的是胸腺脂肪瘤可以合并胸腺副肿瘤综合征如纯红细胞贫血，再生障碍性贫血以及低丙种球蛋白血症（见之前章节内容）。胸腺脂肪瘤的治疗即手术切除。

3. 胸腺囊肿

纵隔胸腺囊肿占所有前纵隔肿物的 0.2% 左右[39]。通常没有临床症状，在体检时意外发现。多为单房，囊壁中需要含有胸腺组织才能确定诊断。作为单独的病种，完全为良性病变并无不良后果。只在不能除外含有囊性成分的胸腺瘤时（如囊性胸腺瘤）需要手术切除。但不幸的是，根据影像学检查常常难以鉴别两者。因此有时需要手术切除，从而获得治愈并明确诊断。

二、生殖细胞肿瘤

（一）良性纵隔畸胎瘤

良性纵隔畸胎瘤占纵隔生殖细胞肿瘤的 60% 左右。成人患者一般无症状，但在肿瘤较大时可以引起咳嗽即胸痛等不适。而儿童则常常出现呼吸道压迫症状。CT 上常常表现为边界清楚的肿块内部可含有钙化。由于内部可以含有多种组织成分如脂肪、肌肉、骨骼以及囊性成分，因此在增强时可以出现不同程度强化（图 41-3）。治疗上主要方式是完整切除，传统上还是正中开胸入路，现在更多采取 VATS 或者机器人手术的方法，侧开胸联合正中开胸用于一些巨大的肿瘤切除。

（二）纵隔恶性生殖细胞肿瘤

纵隔恶性 GCT 分为精原细胞肿瘤和非精

原细胞肿瘤两类。前者占 40% 左右，而后者占 60%。非精原细胞肿瘤包括胚胎癌、绒毛膜癌、卵黄囊瘤以及畸胎癌。这些肿瘤常常是范围较大（但并未分散）的前上纵隔肿块，多侵犯周围组织结构而引起相应的症状。

恶性 GCT 在男性中更多见，但报道的病例多为女性[40]。术前的评估包括体格检查尤其在男性患者中需要检查睾丸确定前纵隔病变为原发病变而不是转移病灶。影像学评估需要进行胸腹盆的 CT 检查。血液 AFP、β-hCG 及乳酸脱氢酶是术前需要检查的。

单纯精原细胞肿瘤一般血 AFP 水平正常而 β-hCG 轻度升高。而单纯非精原细胞肿瘤可能有 50% 的 AFP 升高和（或）50%β-hCG 升高。AFP 升高多数与卵黄囊瘤相关，而 β-hCG 的升高则多数与绒毛膜癌相关。鉴别精原细胞 GCT 和非精原细胞 GCT 对于治疗措施的选择和预后判断至关重要。与睾丸精原细胞瘤一样，纵隔精原细胞肿瘤对放疗高度敏感，但目前的首选治疗多为含铂药物化疗，此类肿瘤对化疗也比较敏感且单纯精原细胞肿瘤的化疗治愈率可达到 80% 左右[41]。经治疗后的精原细胞肿瘤，针对 PET-CT 的活性残留或者组织学上的残留，如果能手术的话一般首选手术治疗而不是附加放疗。化疗也可以作为候选方案。残留病灶的最佳治疗方式目前还存在争议[42]。

经穿刺活检明确诊断的非精原细胞肿瘤一般采用三药联合化疗，即顺铂、异环磷酰胺、依托泊苷。一般来说，在经化疗后肿瘤标志物下降至正常水平后，才应用手术切除残留病灶（间接提示肿瘤对药物反应越好，越有可能获得完整切除）。但这种情况正在发生转变。印度大学的研究者回顾了 25 年共 158 例纵隔非精原细胞 GCT 的诊治经验[43]，中位随访时间 34 个月，有 62% 的总生存率。多因素分析提示，化疗后病理上肿瘤组织的完全坏死是独立的预后相关因素。而不含博来霉素的化疗方案可降低非精原细胞 GCT 的手术风险。来自 Memorial Sloan-Kettering[44] 及其他一些中心[45] 数据显示所有经过化疗后有残留的病灶，即便是肿瘤指标仍然上升也应该进行手术切除。这些研究提示，化疗后血肿瘤指标水平和病理的符合率较差。另外，目前还没有有效的二线药物，术前肿瘤指标升高的与术前肿瘤指标正常的患者相比，远期生存情况并没有明显差异。

三、淋巴瘤

无论是霍奇金淋巴瘤还是非霍奇金淋巴瘤都可以表现为前纵隔肿块。结合病史和 CT 扫描有时可以获得临床疑诊。虽然目前在很多中心都可以只通过粗针穿刺后行流式细胞仪分析即可得出诊断，但我们仍然认为，如果疑似淋巴瘤，应首选手术活检而不是穿刺活检，来获得最精确的诊断（见前面的讨论）。手术活检入路包括经颈部纵隔镜，前纵隔切开，以及相对用得较少的胸腔镜。活检时外科医师和病理科医师需要合作以确定获取了正确的病变组织。霍奇金病的诊断一般由镜下看见 Reed-Sternberg 细胞来确定。而非霍奇金淋巴瘤则需要结合光镜下细胞形态以及细胞表面标记物共同确定。细胞流式仪分析需要新鲜标本，因此外科医师需要注意不要把所有的标本都用福尔马林进行固定。

用 CT 或者 PETCT 来评估淋巴瘤在化疗及放疗后残留病灶中的成分一直存在较大争议。部分临床医师认为应采用多点穿刺活检的办法，但受到取材不准的限制。手术活检敏感度更高因而收到更多青睐。

四、胸骨后甲状腺

胸骨后甲状腺以及异位甲状腺可以表现为纵隔肿物。多数胸骨后甲状腺患者在颈部也可以触及增大的甲状腺。普通胸部 X 线片上表现为气管偏移。CT 平扫是区别胸骨后甲状腺与其他纵隔肿物的一项简单有效的检查。由于甲状腺含碘，因此在非增强的 CT 上其组织密度也相对较高，从而确定诊断。大多数胸骨后甲状腺为甲状腺肿，但从影像学检查上无法鉴别其良恶性。绝大多数胸骨后甲状腺肿都可以通过颈部切口进行切除。主要原因还是甲状腺上、下血供都来自于颈部。在某些情况下，部分胸骨劈开有助于获得足够空间利于胸骨后甲状腺肿的切除。而较为极端的情况下，可能由于压迫导致气管软化或者恶性病变对气管的侵犯，可能会在甲状腺病灶切除同时，使用气管支架甚至切除异常气管并行一期吻合。

五、纵隔高功能甲状旁腺腺瘤

纵隔内异位甲状旁腺（包裹于胸腺内）并不常见。此类患者常常出现原发性甲状旁腺功能亢进而且颈部探查未发现异常。纵隔探查前需要详细检查进行病变定位。非功能性解剖学检查如CT和核磁可以显示边界清楚的纵隔肿物。^{99m}Tc-sestamibi 闪烁显像是定位这类异位高功能甲状旁腺腺瘤的最佳检查手段。较为罕见的情况下，无法获得异位甲状腺腺瘤的定位，可能会实施胸腺组织"盲"切。对于异位甲状旁腺腺瘤的治疗手段即为手术。一般是通过颈部入路（如颈部切口胸腺切除术）或者正中开胸或者胸腔镜。切除范围包括胸腺、周围脂肪组织以及腺瘤。术中应用快速甲状旁腺素水平检测可以证实病灶定位以及证实腺瘤的成功切除。甲状旁腺组织也至少应该由冰冻切片来证实。如果选择了颈部入路或者胸腔镜入路，但术中快速甲状旁腺素水平检测未见甲状旁腺素恢复正常，或者冰冻切片未证实存在甲状旁腺组织，则外科医师需要中转正中开胸手术。

六、手术活检入路

（一）Chamberlain 入路（前纵隔入路）

通常在全麻下进行，需要时也可以局部麻醉。患者仰卧位，上臂收拢，于胸骨旁胸骨柄与第 2 肋软骨连接处外侧做 5cm 水平切口。胸部肌肉纤维自胸骨软骨端和肋骨软骨端分离。第 2 肋软骨自骨膜下剔除，轻柔地推开纵隔胸膜以避免进入胸膜腔。因有时需要分离胸廓内动静脉以利于充分显露，故需要小心避免损伤。然后可以在直视下通过解剖刀及活检钳进行组织活检。关闭切口时，软骨外膜需要保留以利于软骨的再生长。

（二）颈部入路（经颈部纵隔切开术）

经颈部入路的活检需要在颈部做一领式切口，暴露方式与后续描述的经颈部胸腺切除术一致，由拉钩协助显露。一经显露后，即可通过解剖刀及活检钳获取标本。此入路尤其适用于位于胸骨后而通过前纵隔入路难以获取可能需要中转开胸的那些病变[46]。

（三）胸腔镜活检

VATS 虽然也可用于前纵隔肿物活检，但多数情况下可以用更直接的方法。经左侧或则经右侧胸腔镜一般根据病灶显著位置来选择。30°镜头有助于获得更好的视野。一般选择腋前线4 肋间入路，2cm 的单孔即能满足简单活检的需求，活检钳与镜头平行进入即可。有时可能需要附加操作孔。需要打开膈神经前方的纵隔胸膜以显露前纵隔结构。轻轻推开前纵隔结缔组织，暴露并辨认前纵隔病变，应用镜下活检钳即可获取。

作者认为 VATS 显得比较麻烦而且相对于前纵隔切开及颈部入路而言风险更高。虽然膈神经损伤罕见，但却是灾难性的。VATS 活检几乎无法避免肿瘤细胞暴露至胸膜腔，从而引起与胸腺瘤播散类似的胸膜腔转移。最后，VATS 要求单肺通气，尤其遇到肥胖患者或者由气道压迫的患者时，对麻醉医师而言，麻醉的难度和风险也相应地增加。

（四）扩大纵隔镜

Ginsberg 团队于 1987 年报道了经颈部扩大纵隔镜来进行肺癌分期[47]。此方法可以通过标准颈部纵隔镜入路将纵隔镜置入前纵隔区域。涉及在无名动脉起始处与左侧颈总动脉之间建立隧道，方法是通过手指进行仔细的钝性解剖，然后置入纵隔镜并向左前方进入隧道，识别病变后进行活检。这项技术由于操作部位在主动脉和肺动脉近端，因而存在大出血的风险，要求有较为丰富的经验。只有在外科医师经过充分的培训后，才适合应用此技术，否则的话建议应用前面提到的前纵隔切开入路或颈部入路，相对简单而安全。

七、治疗性手术步骤：胸腺切除技巧

因为胸腺瘤是前纵隔最常见的肿瘤且治疗需要切除整个腺体，因此前纵隔肿瘤移除的主要术式就是胸腺切除术。只有在术前诊断前纵隔肿瘤是胸腺瘤以外的肿瘤（主要是畸胎瘤），这种时候外科医师才考虑进行单纯肿瘤切除而不切除胸腺。这种情况在术中需要冰冻切片确定术前诊断以避免病灶实际为胸腺瘤但却未能实施全胸腺切除。

胸腺瘤患者需要行全胸腺切除的主要原因有以下几个。

(1) 通过自然解剖界限保证了足够的切缘。

(2) 部分患者胸腺瘤切除后可能出现 MG。而针对 MG 而言，全胸腺切除有改善 MG 的作用。因此在胸腺瘤切除时需要做全胸腺切除。

（一）正中开胸胸腺切除术

正中开胸仍然是胸腺切除术最常用的入路。尽管胸骨全程切开是最为经典的方法，现在也有推荐应用上段胸骨劈开并横断连接第 3 或第 4 肋间[48]。我们发现胸部劈开胸骨疼痛并不比全劈开少，显露也受到一定限制。肿瘤累及的周围组织需要作为整块一并切除。常累及的组织包括胸膜、心包、左无名静脉（切除后可以不用重建）、上腔静脉（切除后需要重建）以及肺组织。双侧纵隔胸膜需要广泛打开显露双侧胸膜腔前方达胸骨后，后方达膈神经。所有手术操作中，需要沿胸腺上极分离达到甲状腺悬韧带以保证胸腺上极达到完整切除，而双侧膈神经间的脂肪组织需要完全清除直达膈肌。尤其对于 MGFA 分型中为 T_{3b} 型重症肌无力的患者尤其如是[49]。不同外科医师在进行广泛的胸腺切除术时的范围可能不同。

（二）经颈部胸腺切除术

作者曾经报道过对于直径小于 4cm 的非侵袭性胸腺瘤可以经颈部入路行胸腺的完整切除（现在一般应用于直径不超过 3cm 的肿瘤）[46]。但在应用这一术式时，若发现肿瘤有外侵情况，需要及时中转开胸。而相反的不断有证据表明，不伴有胸腺瘤的情况下，经颈部胸腺切除数对于 MG 的治疗与创伤更大的手术方式效果相似[50]。表 41-3 比较了现代一些较大样本的不同手术入路治疗 MG 的胸腺切除术。值得注意的是，不同入路的胸腺切除术在 MG 的完全缓解率上并没有显著差异。

经颈部胸腺切除或者其他前纵隔肿物的切除的入路一般是在胸骨静脉切迹上方做一 5cm 左右的弧形切口。细节在其他文章中已有相关讨论[65]。简而言之，双侧上极切除后，每侧上极用丝线进行牵拉以协助剩下腺体的切除。另外用一 Cooper 拉钩（宾夕法尼亚州华盛顿堡皮林公司）置入胸骨后最大限度地抬起胸骨，配合肩部垫高，并将无名静脉收纳胸腺的各支静脉回流支进行结扎处理。术者坐于患者头部，借助头灯照明，通过钝性分离为主的方法可以达到延包膜外的整体胸腺切除（图 41-4）。手术还应该切除双侧膈神经之间以及膈肌以上的所有胸腺外纵隔脂肪组织。手术操作不切除纵隔胸膜以及纵隔胸膜脂肪（正中开胸时一般会切除），膈神经后方组织以及其他可能出现异位胸腺组织的区域。术后不需放置引流，患者可以在手术当天出院。

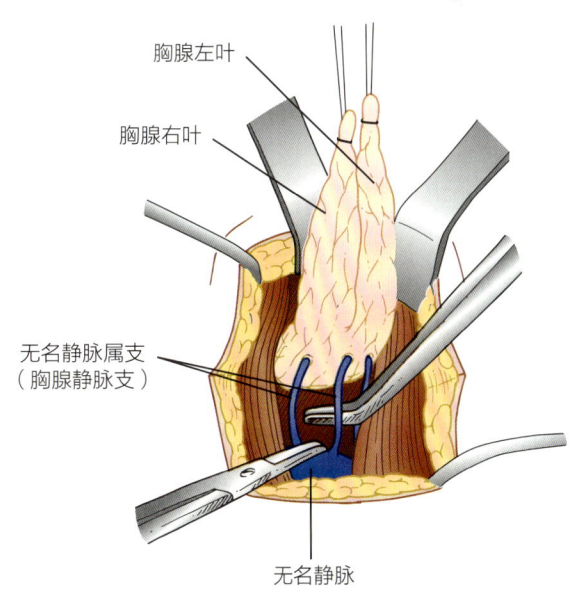

▲ 图 41-4　经颈胸腺切除术

图片显示外科医师从手术台头侧，上面是结扎的胸腺两极向头侧牵拉，控制进入胸腺的来自无名静脉的分支血管（引自 Kaiser LR: Atlas of general thoracic surgery, St. Louis, 1997, Mosby-Year Book, with permission.）

表 41-3 大量文献显示三种不同术式切除胸腺后重症肌无力的缓解率 *

	参考文献	粗略的完全缓解率（%）	中位随访时间（年）	Kaplan–Meier 5 年缓解率（%）
扩大胸腺切除：正中开胸联合颈部切口	Ashour 等[51]	35	1.7	NA
	Jaretzki 等[52]	46	3.4	50
	Busch 等[53]	19	7.7	NA
	Klein 等[54]	40	5.0	NA
正中开胸胸腺切除术	Budde 等[55]	21	4.3	NA
	Durelli 等[56]	NA	5.0	30
	Masaoka 等[57]	40/45	5.0/20.0	NA
	Mulder 等[58]	36	3.6	NA
	Stern 等[59]	50	6.8	NA
	Huang 等[60]	58	8.5	NA
	Kattach 等[61]	17	4.5	NA
经颈部胸腺扩大切除术†	Bril 等[62]	44	8.4	NA
	Calhoun 等[63]	35	5.0	NA
	de Perrot 等[64]	41	4.1	30
	Shrager 等[50]	37（29）‡	4.4	43（33）‡

*. 只包括过去 20 年英文文献中的研究，这些研究代表了一种类型的系列手术，至少有 48 名成年患者，并报告了完全缓解率和平均随访情况

†. 只包括使用 Cooper 胸腺切除牵引器的经颈部切除术的系列研究

‡. 括号中的值表示完整响应的最严格定义

NA. 无数据

（三）扩大胸腺切除：正中开胸联合颈部切口

Jaretzki 及其他部分学者提倡对于 MG 患者，应当通过正中开胸联合颈部切口进行胸腺扩大切除，需广泛切除包括颈部以及纵隔脂肪等之前研究提到的所有可能存在胸腺组织的区域以达到"最大化"切除[66]。虽然 Jaretzki 始终认为扩大胸腺切除能够更好地控制 MG 的病情，但似乎这种扩大化的胸腺切除术并不比其他手术方式，即使是经颈部切除这种创伤最小的方式切除胸腺后的效果好多少（表 41-3），因此也并不能说服其他术者采用这种术式。

（四）胸腔镜胸腺切除术

现已有多种经腔镜切除的方式报道，显示经腔镜手术可以完整切除胸腺[67, 68]。胸腔镜联合颈部切口并胸骨抬起的术式也有报道[69]。毫无疑问的是，胸腔镜的经肋间的切口相较于胸骨上窝小切口的颈部胸腺切除术而言，其疼痛感明显比后者剧烈。因此对于无胸腺瘤的 MG 患者而言，除非单纯胸腔镜能够切除更完整的胸腺组织或者有更高的完全缓解率，否则我们似乎没有理由要用胸腔镜代替或胸腔镜联合颈部切口胸腺切除术。尤其是即便达到胸腺"最大化"切除，相对于颈部切口胸腺切除术，MG 患者的完全缓解率似乎也没有明显的增加。Shigemura 团队[70]在一项纳

入了20例患者旨在比较各种腔镜手术联合或不联合颈部切口手术有效性的前瞻性研究中发现，完全用VATS并不能达到胸腺的完整切除。

对于较小的非浸润性的胸腺瘤而言，胸腔镜手术也获得较好的结果。但考虑到在术中可能出现胸腺肿瘤包膜的损伤导致肿瘤向胸膜腔种植转移（与胸腺瘤自身的播散途径一致），因而大部分外科医师，即使不是全部，在应用胸腔镜时都会相对比较谨慎。目前已有多个报道提示，Ⅰ、Ⅱ期胸腺瘤，在小于4cm时，通过VATS手术是安全有效的。但需要注意的是，由于胸腺瘤有可能在手术后10年左右复发，因此目前随访时间还不够长，可能是这些研究报道结果的应用受到限制的重要原因。

（五）机器人胸腺切除术

虽然在概念上以及解剖上与VATS胸腺切除术有一定差别，但机器人系统行胸腺切除术相较于VATS还是有一定的优势并且临床上也得到越来越多的应用。胸腔内机器人技术可能是治疗纵隔肿瘤的理想方式，因为在纵隔这一相对狭小的空间内，机器人系统的关节臂可以充分地发挥其优势。而对于MG患者而言，较早应用机器人系统的研究者已总结出其中期随访结果，提示其稳定的缓解率不亚于VATS手术后患者[71,72]。对于胸腺瘤而言，与VATS相同，也存在腺瘤播散的问题，但一项欧洲的多中心研究已经提示在Ⅰ期及Ⅱ期患者中应用机器人技术是安全且有效的[73]。4个中心共79例患者，肿瘤中位直径3cm（主要经左侧入路），1例中转开胸，无血管、神经损伤，住院日中位值为3d。而最为重要的是，5年疾病相关存活率达97%，仅1例患者出现胸膜腔播散性复发。而经右侧的机器人手术，一些术者建议需要在左侧附加一观察孔以清晰地辨认左侧膈神经。当然，随着机器人技术的应用不断增加，会有更多的病例总结结果和更长时间的随访结果。

八、小结

我们回顾了出现在前纵隔的各种不同的肿物，尤其关注这些肿物引起的临床表现、其诊断以及治疗方法。强调了胸腺疾病与MG的联系。描述了各种途径的手术活检以及切除的方式，并探讨各种术式的优缺点。对前纵隔肿物的治疗方式，活检还是切除，需要外科医师根据每一个患者的具体情况来灵活应变，做出最佳选择。

第 42 章
中 纵 隔
The Middle Mediastinum

Christopher W. Seder　Michael J. Liptay　著
陈野野　译

一、解剖

传统的三分法中的中纵隔，前界是心包，后界是心包及气管壁外膜，两侧为纵隔胸膜，上界为胸口入口，下界为膈肌（图 42-1）。此区域内包含部分气管、心包内结构、淋巴管及神经等结构。胸腔内气管、主支气管近端、心包、膈神经、心脏、升主动脉、主动脉弓起始部都在中纵隔内。同时中纵隔还包含丰富的淋巴管网结构主要负责肺及食管的淋巴引流，如气管旁及隆突下淋巴结。

二、诊断方法

（一）症状及体征

中纵隔病变患者多数无症状，一般因为部位和大小的不同以及病变的性质如良性、恶性、感染性、炎症性的不同也可以表现出各种各样不同的症状和体征。最常见的症状是咳嗽、呼吸困难及胸痛。在恶性病变中，也有可能因直接侵犯导致膈肌麻痹以及乳糜胸。上腔静脉受压可以导致上肢血液回流障碍。比较罕见的情况，也可能由激素或内分泌物质异常分泌引起系统性表现。

（二）影像学检查

传统的胸部 X 线片常常是中纵隔病变的首选检查。气管树的狭窄或者移位，心包轮廓的增大，大血管的钙化等等都可以在胸部 X 线片上发现（图 42-2A）。右侧气管旁线由气管外侧缘、纵隔组织和气管旁胸膜形成，在后前位胸部 X 线片上（chest X-ray，CXR）应该清晰可见。若消失意味着可能存在气管旁肿物、右位主动脉弓以及第 4 组淋巴结肿大等等。类似的，在 CXR 上，主肺动脉窗在主动脉结和左肺动脉之间的交界处应表现为内陷的凹形。若此处饱满可能提示如主肺动脉窗淋巴结肿大之类的异常。但由于分辨率有限，CXR 通常不能提供较为精确的诊断。这就需要进一步更为精细的其他影像学检查。

在怀疑中纵隔病变时，常常需要进行计算机断层摄影（Computed tomography，CT）检查，并应用口服或者静脉对比剂。高分辨螺旋 CT，即断层间距达 1mm，可以作为中纵隔病灶的检查方式。中纵隔的所有结构都能在 CT 扫描上清晰显示，而且可以进行三维重建，对于评估如气管、主动脉等结构的细节情况有重要作用。钙化纵隔淋巴结和肺肉芽肿的存在可能提示亚急性的良性病程，如纵隔组织胞浆菌病等。

中纵隔

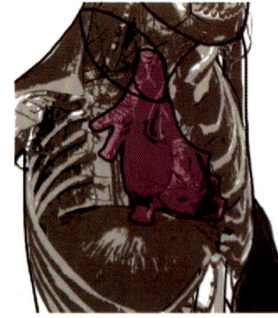 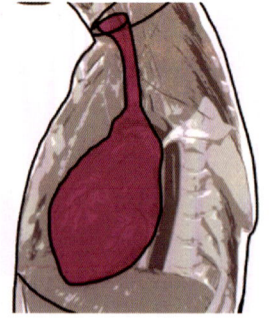

RAO 观　　　　　　　LAO 观

▲ 图 42-1　传统的三分法的纵隔分区
图片由 Gary Chmielewski, MD 提供

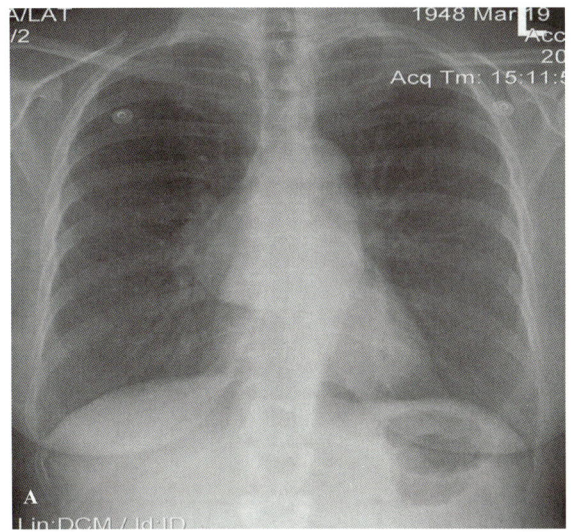
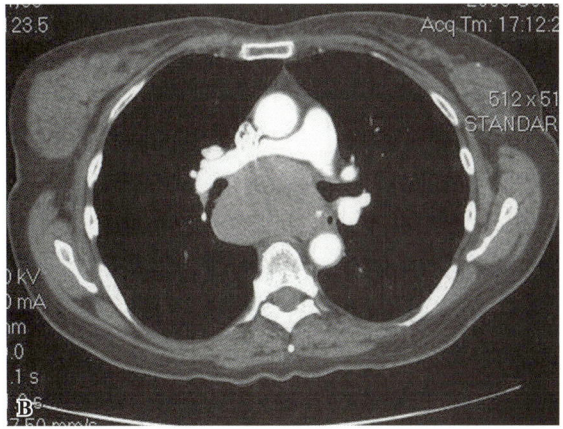

▲ 图 42-2 浆细胞瘤

A. 一名 55 岁女性患者因胸闷和轻度吞咽困难进行的后前位胸部 X 线片检查；可发现一较大肿块位于纵隔；B.CT 扫描提示隆突下肿块。鉴别诊断需考虑淋巴腺病（淋巴瘤）以及支气管源性囊肿或食管重复性囊肿。术后病理提示为浆细胞瘤

磁共振成像（Magnetic resonance imaging，MRI）可以提供更详尽的信息。其优势在于可以鉴别中纵隔肿物为囊性、实性、还是血管性病变。而且对于是否侵犯血管结构，MRI 较 CT 更有优势[1]。T_1 加权像偏重于对结构界限的勾勒，而 T_2 加权像则重在区分囊性实性病变。

^{18}F- 氟脱氧葡萄糖（fluorine-18 fluorodeoxyglucose，FDG）正电子发射断层成像（Positron emission tomography，PET）也能有效评估中纵隔病变。目前作为肺癌即食管癌分期的重要检查项目，也是作为纵隔淋巴瘤随访的方法[2, 3]。PET 联合 CT，可以更为精确的定位高代谢病变部位，从而增加诊断的准确性。FDG 摄取指可以表示病变代谢活性[4]。高代谢区域常常提示病变区域作为活检的靶目标。但 PET 的局限性在于常常难以区分是炎症还是恶性病变引起的代谢异常增高。比如肺炎相关的纵隔淋巴结肿大也可以导致 FDG 代谢的增高。

除超声心动图外，经胸超声对中纵隔的评估价值有限。但气管内镜下超声（endobronchial ultrasonography，EBUS）以及经食道超声（transesophageal ultrasonography，EUS）已成为目前评估纵隔病变的有效检查手段。两者均可在门诊进行，患者只需要采取轻度镇静即可。EBUS 还可以观察 2、4、7、10、11 组淋巴结并进行采样。如果再加上 EUS 的话就可以取 8 组和 9 组的淋巴结。两种方式都可以区别实性和囊性病灶，可发现小到 5mm×3mm 的淋巴结并经超声引导行细针穿刺活检[5]。

其他检查如白细胞闪烁照相术，淋巴显像和间碘苄基胍（metaiodobenzylguanidine，MIBG）扫描，在中纵隔病变性质判断方面具有一定作用，但需要掌握较为严格的适应证。

（三）有创检查技术

1. CT 引导下经皮穿刺活检

中纵隔病变可由 CT 引导下经皮穿刺活检。CT 引导下既可细针穿刺也可粗针穿刺。优点是在门诊局麻下进行，即可获取可供诊断用的组织。经验丰富的医师通过穿刺尤其是粗针穿刺而获得很高的诊断率。缺点是对于较小的病变，可能获取失败或者获取的组织不够。

2. 超声内镜或支气管内镜超声引导下活检

EBUS 和 EUS 越来越多地应用于中纵隔病变的活检。EUS 下可用粗针或者细针穿刺获取病变组织而只有很少的并发症。EBUS 引导的细针穿刺活检主要用于主气管或主支气管周围的病变，这些方法越来越多地应用于肺癌的分期，也可用于中纵隔病变的活检[6-10]。有病理意义的淋巴结多为圆形、均质、低回声，直径多 > 1cm。已有多项报道认为，EUS 联合 EBUS 对于疑似肺癌的患者可以达到与纵隔镜媲美的分期准确性，比单用其中某一项要更准确。另外，内镜超声引导穿

刺活检的另一优势是不需要全麻，并发症少，因此受到广大患者的青睐[11]。而且与手术相比，其效价比更高[12]。

3. 经颈部纵隔镜和前纵隔切开术

经颈部纵隔镜传统上认为是纵隔病变评估的金标准。经验丰富的术者完成的纵隔镜术，其发病率仅2%，死亡率0.1%。其优点是可以获取大块病变组织，获取气管前、气管旁、隆突下等多部位的淋巴结。但无法获取下后纵隔区域以及主动脉窗的淋巴结。

部分情况下，可能需要在胸骨旁3~4cm切口行前纵隔切开术（Chamberlain手术）以获取组织进行诊断。这样可以在直视下行前纵隔肿物、主肺动脉窗、主动脉旁肿物的活检。经颈部纵隔镜以及前纵隔切开术的主要缺点是需要开口并且需要全麻。但目前通过这两种方式之一，即可以使多数病例获得诊断所用标本。

4. 电视辅助胸腔镜手术（video-assisted thoracoscopic surgery）

VATS用于胸部病变的诊断和治疗已获得广泛认可。术者通过VATS可探查整个单侧胸腔全貌及单侧纵隔情况。VATS下结合适当的器械可以获取基本上所有纵隔分区的组织活检。且多数中纵隔病变都可以通过VATS技术进行切除。VATS对于中纵隔病变尤其是需要直视下进行检查和治疗的病变如临近心脏大血管的病变，其应用非常有价值。VATS的主要缺点是需要全麻而且需要单肺通气，另外外科医师在解剖病变时，存在引起恶性病变胸膜腔播散的风险。无论怎样，VATS已经成为胸外科医师强有力的工具[13]。

5. 其他技术

极为罕见的情况，如果这些方式都不能对中纵隔病变成功获得活检组织进行明确诊断，则可能需要侧开胸或者正中开胸来获得组织学病理诊断。

三、中纵隔疾病

（一）纵隔淋巴结病

中纵隔淋巴结肿大可见于多种疾病。恶性病变中，肺癌淋巴结转移最为常见。气管旁、气管支气管角、隆突下等是最为常见的受累区域。当恶性病变累及这些淋巴结时，可以在影像学检查上表现出淋巴结体积的增大或在PET扫描中表现出代谢增高。气管及食管的恶性肿瘤，黑色素瘤以及胸腔外的恶性肿瘤转移至肺后，也可能继续转移至纵隔淋巴结。而胸腔外恶性肿瘤也可以直接转移至纵隔淋巴结而不出现肺部转移灶。中纵隔区也是霍奇金淋巴瘤以及纵隔原发B细胞淋巴瘤的主要部位。但一般典型的淋巴瘤都合并前纵隔肿物。淋巴管瘤是中纵隔另外一种较为罕见的淋巴相关疾病。

而在中纵隔淋巴结相关疾病的良性病变中，炎症或者感染相关疾病最为常见（表42-1）。结节病是中纵隔淋巴结良性病变中最为常见疾病之一。CT上多表现为肺门或者纵隔淋巴结肿大。结节病容易和恶性病变相混淆。诊断一般是血管紧张素的升高以及组织病理学证实为非坏死性肉芽肿性炎。虽然PET扫描不能确诊结节病，但有学者认为可以用FDG的摄取情况来评估结节病的治疗效果[14]。

组织胞浆菌病是一种常见的纵隔淋巴结病变，尤其在密西西比、俄亥俄州和密苏里河谷。这种真菌感染可以引起胸部一系列的疾病表现包括良性淋巴结肿大（有特征性的钙化）、支气管结石、肉芽肿形成和纵隔纤维化。纵隔区域的其他真菌感染还有隐球菌病和球孢子菌病。分枝杆菌感染，无论是结核性还是非结核性，也都可以

表42-1　纵隔良性淋巴结肿大的组织学诊断

诊　断	患者（例）	百分比（%）
非干酪性肉芽肿	130	63
淋巴结滤泡反应性增生	20	10
干酪样肉芽肿	16	8
炭疽病	11	5
其他	29	14
总计	206	100

引自 Hammoud ZT, Anderson RC, Meyers BF, et al: The current role of mediastinoscopy in the evaluation of thoracic disease. *J Thorac Cardiovasc Surg* 118: 894–899, 1999

引起肺门及纵隔淋巴结肿大。与恶性疾病一样，纵隔淋巴结的受累可继发于肺实质感染，如细菌或病毒性肺炎。

中纵隔其他比较罕见的淋巴结疾病还有由充血性心力衰竭引起的淋巴结肿大。巨淋巴结增生症，或称为 Castleman 病，常表现为单一的实性病变，也可以是多中心的。虽然可以发生于全身各部位，但大多数（70%）都出现在胸腔[15]。其病因并不明确，患者通常没有症状。

（二）气管疾病

气管是连接咽部及主支气管的管状结构，成人中一般 11~13cm 长。起自环状软骨，仅有的完整软骨环的，终止于左右主支气管分叉处。胸段气管及主支气管穿行于中纵隔中并可以引起相应的一系列病变。气管原发肿瘤如鳞状细胞癌及腺样囊性癌可以累及气管的任何部位，但多发生于胸段气管。其他病变如淀粉样变或 Wegner 肉芽肿也可以累及气管。气管软化症，可能是先天性也可能继发于其他异常，如慢性阻塞肺部疾病，可累及胸内气管以及主支气管。

支气管源性囊肿是最常见的先天性前肠囊肿，由胚胎发育时气管咽沟异常萌发而来[16]。与食管重复囊肿不同，支气管源性囊肿一般不合并先天性脊柱或骨骼异常。80% 的支气管源性囊肿来自于中纵隔，而且多数在隆突近端右主支气管侧。支气管源性囊肿内膜纤毛柱状上皮细胞或含有黏液的长方体上皮细胞。黏液分泌可导致囊肿随时间而逐渐增大。液气平的存在表明囊肿与气道相通。这些囊肿可能是偶然发现的，或者患者在表现出咳嗽、呼吸困难或吞咽困难等症状时检查发现。由于存在感染的风险，因此常规建议那些能够耐受手术的患者进行手术切除。通常可以以微创方式进行；然而如果囊肿存在感染，手术应该被推迟，直到完成抗生素治疗。

（三）心包疾病

心包囊有多种功能包括对心脏的机械保护和润滑，以及对心脏机械功能有一定作用。影响心包的最常见病症是心包积液。心包积液的存在可导致舒张期充盈受限。最常见的原因是恶性肿瘤，75% 以上的恶性心包积液来自肺癌和乳腺癌患者[17]。其他原因包括心肌梗死、心脏手术和创伤。治疗包括心包穿刺引流术或心包开窗术。

急性心包炎可由多种原因引起，包括结缔组织疾病、尿毒症、感染、恶性肿瘤和心脏手术等。然而，多数情况下可能无法确定明确的病因。典型的临床表现有发热、胸痛等不适以及白细胞增多。炎性胸痛常随呼吸深度增加而加重，查体时可以听到胸膜摩擦音。心电图可显示弥漫性 PR 压低和 ST 段抬高，无 Q 波或 T 波反转。CXR 可显示心脏增大，反映心包积液。超声心动图用于评估心包液量并排除其他病情，如心包内肿瘤等。治疗主要是包括针对原发病的治疗，以及非甾体类抗炎药物治疗，秋水仙碱，加或不加激素[18]。心包炎严重或反复发作时，可能发展为慢性疾病，会影响心脏舒张期充盈损害心脏功能。缩窄性心包炎须与限制性心肌病鉴别，治疗上需要切除增厚心包。

心包囊肿被认为是在胚胎期出现的异常发育，其发病率大约为 1 例/10 万人。它们最常见于右心膈角。心包囊肿通常是无症状的；然而，大约 20% 的患者会出现呼吸急促，心脏受压或感染症状。它们通常在常规 CXR 中被发现。CT 扫描和超声心动图可以帮助鉴别心包囊肿与 Morgagni 孔疝气或其他纵隔病变。治疗包括经皮引流或手术切除。

心包肿瘤极为罕见，其中间皮瘤是最为常见的心包原发肿瘤。转移性心包肿瘤（例如来自肺、乳腺，前列腺的恶性肿瘤以及淋巴瘤）远比心包原发性肿瘤更为常见。

（四）纵隔感染

急性纵隔感染比较罕见。大多数继发于其他感染，如食管穿孔、正中开胸后的胸骨感染，扁桃体或牙源性感染脓肿下行性感染等等。医源性食管穿孔是食管穿孔的最常见原因，多在内镜手术时发生，颈部食管常见。然而，自发的穿孔以及胸部手术中食管穿孔也有发生。食管穿孔后口咽部分泌物进入中纵隔导致污染，引起一系列临床表现如继发于纵隔炎的脓肿形成或脓毒症综合征。治疗取决于穿孔部位、就诊时间，以及患者的临床情况。主要治疗原则包括广泛引流、清除坏死组织，以及通过腔内支架等方式来关闭瘘孔。

正中开胸术后的中纵隔污染主要由皮肤菌群引起。这种感染最常发生在心脏外科手术后，危险因素包括糖尿病、再次胸骨切开，以及采集双侧乳内动脉。治疗包括抗生素、清除任何外来材料及坏死组织和骨骼，可以应用肌皮瓣覆盖创面。

口咽部细菌菌群通过下行性感染进入中纵隔血管周围、气管前或后纵隔引起急性坏死性纵隔炎可以危及生命。它最常见于 40 岁左右男性。坏死性纵隔炎通常继发于牙周脓肿，是多种微生物包括需氧菌和厌氧菌的混合物性感染。颈胸部 CT 扫描是对确定感染范围至关重要。治疗通常包括广谱抗生素与早期手术引流，引流可以通过颈部或胸部或两者同时引流。坏死物的完全清除对预后至关重要，对进行经胸部以及经颈部引流的外科医师的门槛应适当放低。同时需要及时处理原发病。

纤维性纵隔炎是一种罕见的疾病，由纵隔内细胞外胶原和纤维成分增生造成。这种增生被认为是因荚膜组织胞浆菌感染[19]引起的免疫介导的超敏反应。一般有两种形式：局限型和弥漫型。最严重的情况是纤维化组织逐渐包绕纵隔结构包括气道、上腔静脉和肺动静脉分支等，导致这些结构受压并引发相应症状。抗真菌治疗效果不佳，因此在必要时治疗以缓解症状为主。外科手术及非手术的血管介入治疗有可能使症状得到一定缓解，但并不能持久[20]。

第 43 章 后 纵 隔
The Posterior Mediastinum

Larry R. Kaiser 著
陈野野 译

后纵隔是一含有多种解剖结构的区域，包括内脏器官、大血管结构、大的神经结构和重要的淋巴管等。直接起源于纵隔的病变相对于各种继发的病变少见，在除外了脊柱部位的转移病变后已很少有其他的转移病变了。后纵隔最常见病变是神经源性肿瘤。其次是血管瘤、间质来源肿瘤和淋巴病变等。

一、解剖

后纵隔，也称为椎旁纵隔，是指心包后方和脊髓前韧带间包括椎旁沟的特定空间。按照传统四分法，纵隔分为前、中、后和纵隔室。后纵隔上界为 T_4 椎体下缘[1, 2]。

而传统三分法中，没有上纵隔，因此胸部脊柱都在后纵隔范围内。而膈肌是所有 3 个纵隔区域的下界。在这样的分区下，后纵隔包含食管、升主动脉、交感神经链、迷走神经、胸导管、奇静脉、半奇静脉、脂肪和淋巴结（图 43-1）[1]。Fujimoto 团队[3] 近期根据螺旋 CT 断层影像学提出对纵隔新的分区方法。因为 CT 扫描已经是纵隔病变诊断及治疗的常规，因此这样的分类更有亲和力而且更适合临床应用。作者提出根据 CT 轴向影像将纵隔分为四个区域：上纵隔、前纵隔（血管前区）、中纵隔（气管 - 食管周围区）及后纵隔（脊柱旁区）。笔者通过回顾 445 例经病理证实为后纵隔肿瘤的患者资料后证实这种分类的有效性（图 43-2）。

二、流行病学

纵隔肿块的位置在儿童和成人之间有显著差异[4]，

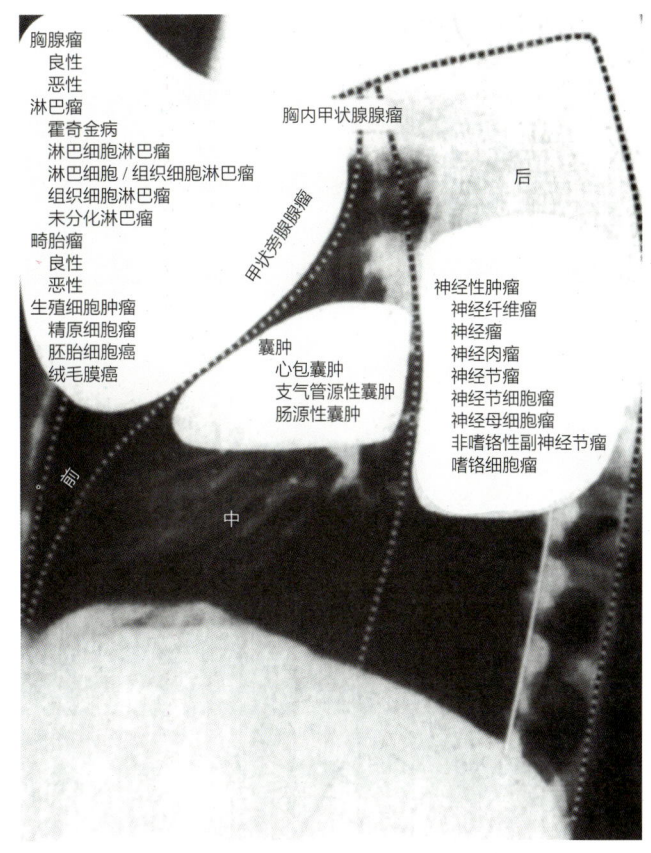

▲ 图 43-1 胸部 X 线片侧位相纵隔解剖分区中常见肿瘤及囊肿
引自 Davis RD Jr, Sabiston DC Jr: Primary mediastinal cysts and neoplasms. In Sabiston DC Jr, editor: *Essentials of surgery*, Philadelphia, 1987, WB Saunders

SABISTON & SPENCER 心胸外科学（原书第 9 版）
SABISTON and SPENCER Surgery of the Chest (9th Edition)

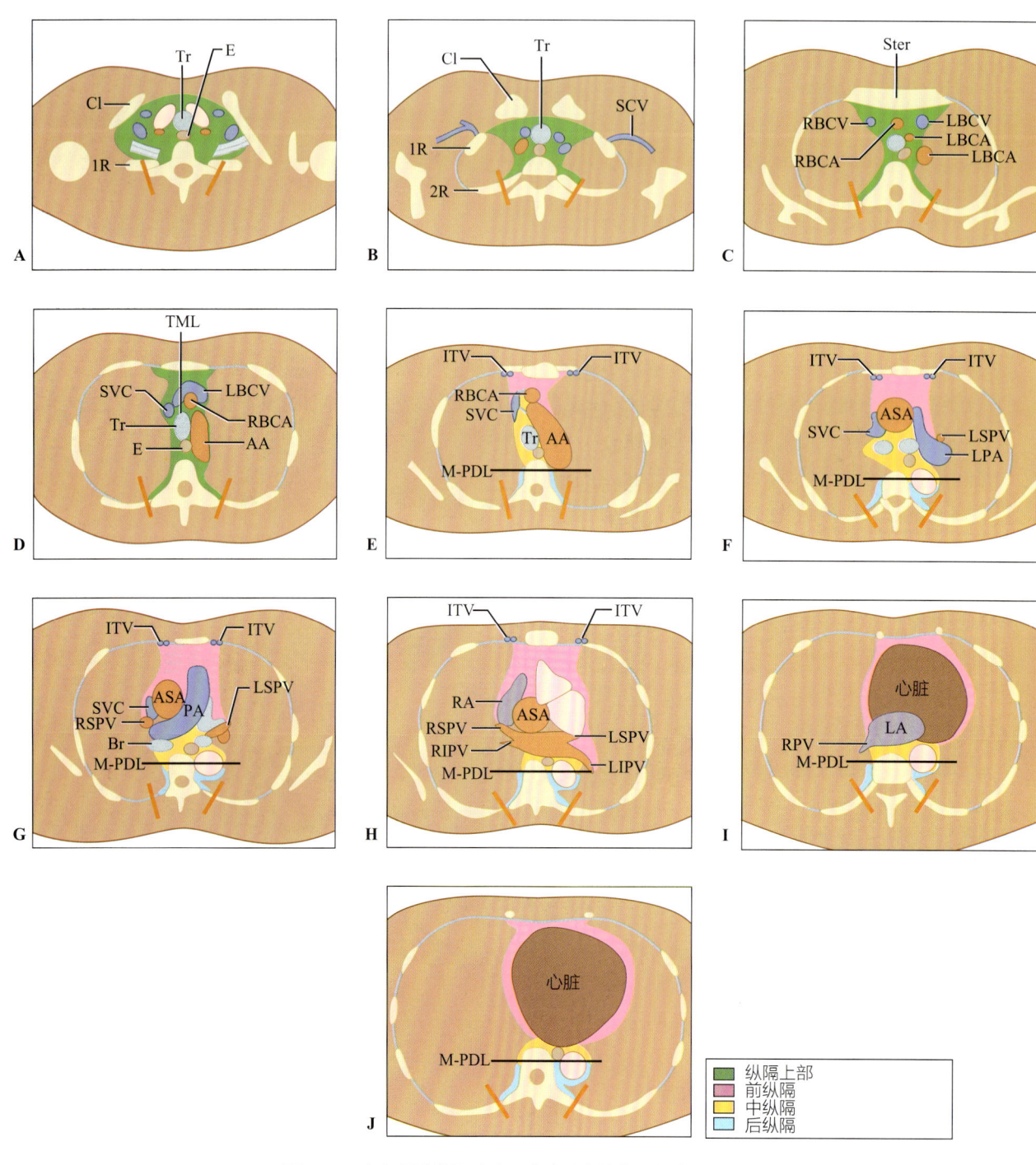

▲ 图 43-2 根据日本纵隔肿瘤及胸腺研究协作组制定的纵隔分区法

A. 胸腔入口；B. 锁骨上缘；C. 胸锁关节；D. 左头臂静脉跨越气管中线；E. 主动脉弓；F. 气管隆嵴；G. 右主肺动脉；H. 肺动脉干；I. 左心房；J. 三尖瓣；1R. 第 1 肋；2R. 第 2 肋；AA. 主动脉弓；AsA. 升主动脉；Br. 支气管；CL. 锁骨；E. 食管；ITV. 胸廓内血管；LA. 左心房；LBCV. 左侧头臂静脉；LCCA. 左侧颈总动脉；LIPV. 左下肺静脉；LPA. 左肺动脉；LSCA. 左锁骨下动脉；LSPV. 左上肺静脉；M-PBL. 中后界限；PA. 肺动脉；RA. 右心房；RBCA. 右头臂动脉；RBCV. 右头臂静脉；RIPV. 右下肺静脉；RSPV. 右上肺静脉；SCA. 锁骨下动脉；SCV. 锁骨下静脉；Ster. 胸骨；SVC. 上腔静脉；TML. 气管中线；Tr. 气管 [引自 Fijimoto K, Hara M, Tomiyama N, et al: Proposal for a new mediastinal compartment classification of transverse plane images according to the Japanese Association for Research on the Thymus (JART) General Rules for the Study of Mediastinal Tumors. Oncology Reports 31：565–572，2014，with permission.]

成人，65% 的病变发生在前上纵隔，10% 位于中纵隔，25% 位于后纵隔；而在儿童中则相反，25% 的病变发生在前上纵隔，10% 的病变发生在中纵隔，后纵隔占 65%。简而言之，儿童以后纵隔病变为主，而成人则以前纵隔为主。

三、诊断

大约 50% 的纵隔后病变是无症状，胸部 X 线片或其他原因进行 CT 扫描时发现。作为一个粗略的指南，无症状的病变倾向于良性，而有症状的多为恶性肿瘤。有症状的患者的占比基本与纵隔恶性病变的占比匹配。在成人中，50%～60% 有症状，在儿童中则更多，占 60%～80%。因此儿童中的纵隔肿块更可能是恶性病变。发现后纵隔肿块后，需进行详细的病史询问和体格检查，特别需要注意是否存在声音嘶哑或霍纳综合征。患者的年龄也很显著缩小了鉴别诊断范围。

CT 是首选的影像学检查方法，可以清楚地看见后纵隔病灶并初步判断是否存在外侵，虽然鉴别外侵和毗邻有时很困难。CT 常能鉴别病变并辨识其来源，正确的诊断需要严格的放射影像检查[5]。MRI 在某些情况下更有应用价值，尤其是对哑铃肿瘤的评估，看清对椎管内的侵入程度，另外 MRI 还可用于囊肿和髓外造血的检查。但对大部分纵隔后肿块而言，CT 扫描仍然是更好的成像方式[6]。纵隔超声检查与 CT 相比虽然价格较低，但在后纵隔肿物的诊断中价值不大[7]。

对纵隔肿块活检需要慎重。在某些情况下术前活检并不需要，甚至可能有害。活检阳性的可能性取决于病变局部症状以及外侵情况。后纵隔病变活检可用细针抽吸（CT 引导）或胸腔镜检查的方法[8, 9]。如果因为病变位于椎体旁沟内而无法通过这些方法获得病理，可用后外侧小开胸手术获得足够的组织用于诊断，或者如果可行的话，全部切除病变[10, 11]。

四、后纵隔外科手术入路

根据病变部位与脊柱的相对位置，已经描述了多种手术入路。包括经颈前路入路，后椎旁入路，后外侧开胸术或 VATS[13] 或经腹部切口等等（图 43-3）。

经颈前路入路主要是通过胸锁乳突肌前缘切口，最难进入的部位在 T_1 椎体水平，因为经胸或经颈入路都不理想。对于这个部位的手术，应行扩大切口沿着胸锁乳突肌前缘直到胸骨柄，然后沿着锁骨下区域向外，将胸骨柄拉起后，显露 T_1 椎体。我们应用这种方法在几个病例中获得很大的成功。Di Rienzo 团队[12] 描述了一种改良的经胸骨肌入路进行 C_7 至 T_2 水平病变的切除，并认为无论经右侧还是左侧都可应用，因血管解剖很相似[12]。

当需要手术处理后纵隔更靠下方的椎体肿块时。可通过对一根或多根肋骨的后段进行节段性切除而进入后纵隔区域。标准后外侧开胸术，是进入后纵隔最常用的方法，能够提供很好的显露，而病变的具体位置决定经哪一肋间进入。

后纵隔也可通过经腹入路，通过食管裂孔，如各种反流手术或裂孔疝修补术方法，以及经食管裂孔食管切除术的方法[13]。经颈及经腹联合可以提供一种理想的胸膜外食管切除仿佛，可以不

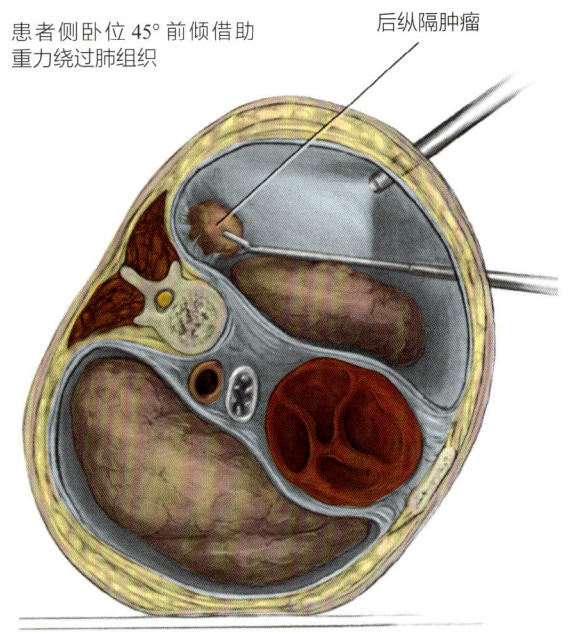

▲ 图 43-3　胸腔镜下切除后纵隔肿瘤

经许可转载自 Davis RD Jr, Sabiston DC Jr: *Textbook of surgery*, Philadelphia, 1997, WB Saunders, p 1915

进入任何一侧胸膜腔。经腹裂孔水平入路也可以显露乳糜池，在出现乳糜胸而经胸导管结扎后无缓解的情况下，可以进行乳糜池结扎。

目前大多数外科医师都倾向于使用 VATS[13] 处理后纵隔病变，一般取决于外科医师对 VATS 的经验和喜好。如果目的是确保获取足够的组织进行病理学诊断，则应当选 VATS[9, 14, 15]。Zierold 和 Halow[16] 进行了回顾研究 VATS 肿瘤纵隔后神经源性肿瘤，共 29 名患者（男性 13 名，女性 16 名；26—68 岁）。术前所有 29 例患者都进行胸部 X 线片和 CT 检查，其中 15 例患者进（52%）行了 MRI 检查。所有肿瘤都位于后纵隔，且并未发现有侵袭性或恶性病变的证据。12 例（41%）患者中转开胸（11 例为小切口，标准后外侧切口 1 例）。需要转化为开放手术的肿瘤平均大小为 4.79cm，而适合单独 VATS 的肿瘤平均大小为 3.84cm，两者见没有显著差异（$P < 0.09$）。他们认为，无论肿瘤大小或性质，胸腔镜都能成功切除肿瘤，但恶性病变，局部外侵以及大于 5cm 的肿瘤可能需要中转开胸。Cardillo 团队[17] 则详细介绍了他们的 93 例后纵隔神经源性肿瘤手术切除的体会。57 例经 VATS 切除，其中 44 例完全 VATS 而 13 例中转开胸。手术时间、术后住院时间及疼痛感，VATS 组都显著下降。目前中位随访时间达 73 个月，并未出现复发病例。

机器人手术为更新的技术，用于纵隔包括后纵隔病变切除术。Melfi 团队[18] 最近发表了其单中心纵隔机器人手术的 10 年经验报道。69 名患者使用达·芬奇机器人系统手术，包括 13 例椎体旁神经源性肿瘤切除。患者均为侧卧位，根据病变部位定位机械臂位置可能不同。大多数在第 4 肋间，通过最宽前操作孔，一般最长不超过 3cm 进行肿瘤切除。没有进行附加切口。作者注意到学习过程重点的显著进步，特别体现在前纵隔肿物的手术，从头 10 例手术到第二个 10 例手术，平均手术时间由 194min 降至 97.5min。作者确认了机器人手术对不同类型纵隔病变的安全性和有效性，但他们也指出过高的成本使其应用受到严重限制。

五、后纵隔病变

（一）神经源性肿瘤

胸腔神经源性肿瘤多发生于后纵隔，年轻人及儿童常见[19]。近几十年来，尽管后纵隔肿瘤仍然是儿童最常见的恶性肿瘤，在成人中则比前纵隔肿瘤（胸腺瘤或淋巴瘤）少见。成人中后纵隔肿块占比约为 15%。另外，成人后纵隔肿瘤的恶性比率低于 10%。但儿童中恶性病变达 50%[19]。Takeda 团队回顾其 50 年间 146 例胸腔内神经源性肿瘤病例，儿童 60 例，成人 86 例，其中神经结细胞瘤 51 例，神经鞘瘤 37 例，神经纤维瘤 30 例、神经母细胞瘤 18 例，神经结母细胞瘤 5 例，其他 5 例[20]。这其中 136 例病变位于后纵隔，而仅有 13 例病变延伸至椎管内，84% 的成人患者以及 60% 的儿童患者在就诊时无临床症状，20.5% 的病变为恶性，主要发生在 5 岁以内的儿童。

神经源性肿瘤胚胎起源于位于脊髓神经节附近的神经脊细胞，交感神经或副交感神经成分均有可能（框 43-1）。肋间神经起源的神经源性肿瘤的鉴别诊断包括神经纤维瘤、神经鞘瘤以及神经源性肉瘤。起源于交感神经结的肿瘤包括神经结细胞瘤及神经母细胞瘤。后纵隔副神经节细胞来源可出现嗜铬细胞瘤。神经源性肿瘤很少起源于膈神经或迷走神经。

神经源性肿瘤可以是良性也可以是恶性。良性病变可分为神经鞘瘤（施万细胞瘤）或神经

框 43-1　后纵隔神经源性肿瘤

肋间神经肿瘤
- 神经纤维瘤
- 神经鞘瘤
- 神经纤维瘤肉瘤
- 神经肉瘤

交感神经节肿瘤
- 节细胞瘤
- 神经节母细胞瘤
- 神经母细胞瘤

副神经节细胞瘤
- 副神经节瘤（嗜铬细胞瘤）

纤维瘤。神经鞘瘤更为常见。神经鞘肿瘤患者中，25%～40%有Ⅰ型神经纤维瘤病（NF1；von Recklinghausen病），一种由在17号染色体q11.2上的神经纤维蛋白基因发生突变引起的常染色体显性遗传疾病。NF1在世界范围内的发病率为1/2500～1/3000。恶性肿瘤（神经源性肉瘤或恶性神经鞘瘤）的发病率不常见。存在NF1的患者中恶性肿瘤的发病率较高（10%～20%）。

良性病变患者通常无症状，与恶性肿瘤患者相反，后者常出现脊髓压迫症状或有咳嗽、呼吸困难、胸壁疼痛或声音嘶哑等等。交感链的颈神经节受累可引起霍纳综合征，虽然很少见但并非闻所未闻。因大多数神经源性肿瘤患者无症状，故最初多由其他原因进行胸部X线片或CT扫描时发现。较为罕见的情况，患者可能有嗜铬细胞瘤或有分泌化学活性的神经母细胞瘤或神经节神经瘤。所有有症状的患者，尤其是有明显的高血压或高代谢病史的患者，需要化验血清儿茶酚胺水平和24h尿高香草酸及香草扁桃酸水平。如果这些水平升高，提示嗜铬细胞瘤可能，术前需要应用α肾上腺素阻断药联合β受体阻断药以避免因术中刺激肿瘤引起大量儿茶酚胺释放引起的相应并发症。

肋间神经源性肿瘤通常是神经鞘瘤或神经纤维瘤[21]。神经鞘瘤（斯旺细胞瘤）是最常见的神经源性肿瘤。组织学检查[22, 23]，这些肿瘤包膜完整，坚硬的，灰褐色的肿块[24]。它们可呈现两种形态模式：一种是呈栅栏样结构排列生长（安东尼A型），另一种是呈松散网状形式生长（Antoni B型[25]；图43-4）。神经纤维瘤则是包膜不完整，梭形细胞呈杂乱无章的方式排列[26]。神经纤维瘤病1型肿瘤往往形成于椎体旁沟并有潜在恶化为神经纤维肉瘤的可能。这是其手术治疗的主要的适应证。

神经母细胞瘤、神经节神经母细胞瘤和神经节神经瘤是交感神经系统的肿瘤，起源于原始交感神经节，统称为神经母细胞肿瘤[27]。可以于所有交感神经存在的地方产生，在颈部、纵隔后部、肾上腺、腹膜后和骨盆。三种肿瘤因细胞及胞外分化程度不同而不同，呈现为连续的成熟分化过程。未成熟的高度恶性肿瘤具有很强的侵袭性，多发生于年轻患者中（中位年龄不到2岁），而成熟肿瘤，特别是神经节神经瘤，发生于年龄较大的儿童（中位年龄大约7岁），呈良性生长方式[27]。

神经节神经瘤通常表现为良性肿瘤。由神经节细胞和神经纤维组成。是儿童最常见的神经源性肿瘤，常位于椎旁区域；多在常规胸部X线片检查时发现。这些肿瘤分化良好的并可出现囊性病变。在横截面成像时可以显示囊性区。手术切除是可达到根治效果（图43-5）。

神经节母细胞瘤可由成熟细胞和不成熟细胞两种神经节细胞构成，其恶性潜能介于神经节神经瘤与神经母细胞瘤之间[28]。包膜清楚，常有临床症状。在这两类神经节母细胞瘤中，复合型的65%～70%的患者可出现转移性病灶，而在所谓的弥漫型中则只有不到5%的患者发展成转移性疾病。

神经母细胞瘤是一种发生在幼儿和婴儿中的高度恶性肿瘤。超过75%的肿瘤出现在4岁以下。尽管胸腔内神经母细胞瘤仅占所有该病变的20%左右，但在儿童中这些肿瘤占纵隔神经源性肿瘤的50%以上。在组织学检查中，这些肿瘤是由小而圆的未成熟细胞排列呈在花环样结构。肿瘤具有高度侵袭性，诊断时病变常常已转移到局部淋巴结、骨、脑、肝和肺等。但有趣的是，在某些患者中，即便出现了转移，也表现出相对良性的病程。诊断时的正常通常包括咳嗽、发热、吞咽困难、胸痛，偶尔还有可能出现截瘫。有时，患者可能有副肿瘤综合征，如因血管活性肠蛋白综合征，多克隆眼阵挛综合征和嗜铬细胞瘤样综合征等引起的水样腹泻。但存在功能性DNA如肿瘤原癌基因以及合成儿茶酚胺，是与预后相关的，并有助于将肿瘤分为高、中或低风险。神经节母细胞瘤和神经母细胞瘤可以从包膜完整无外侵的Ⅰ期病变，到远处播散的第Ⅳ～S期病变。治疗包括多学科方法，包括手术大部切除，全身化疗和放射治疗。神经母细胞瘤的5年总生存率稍高于20%。尽管最近治疗取得了一定进展，如骨髓移植等，但是神经母细胞瘤对大部

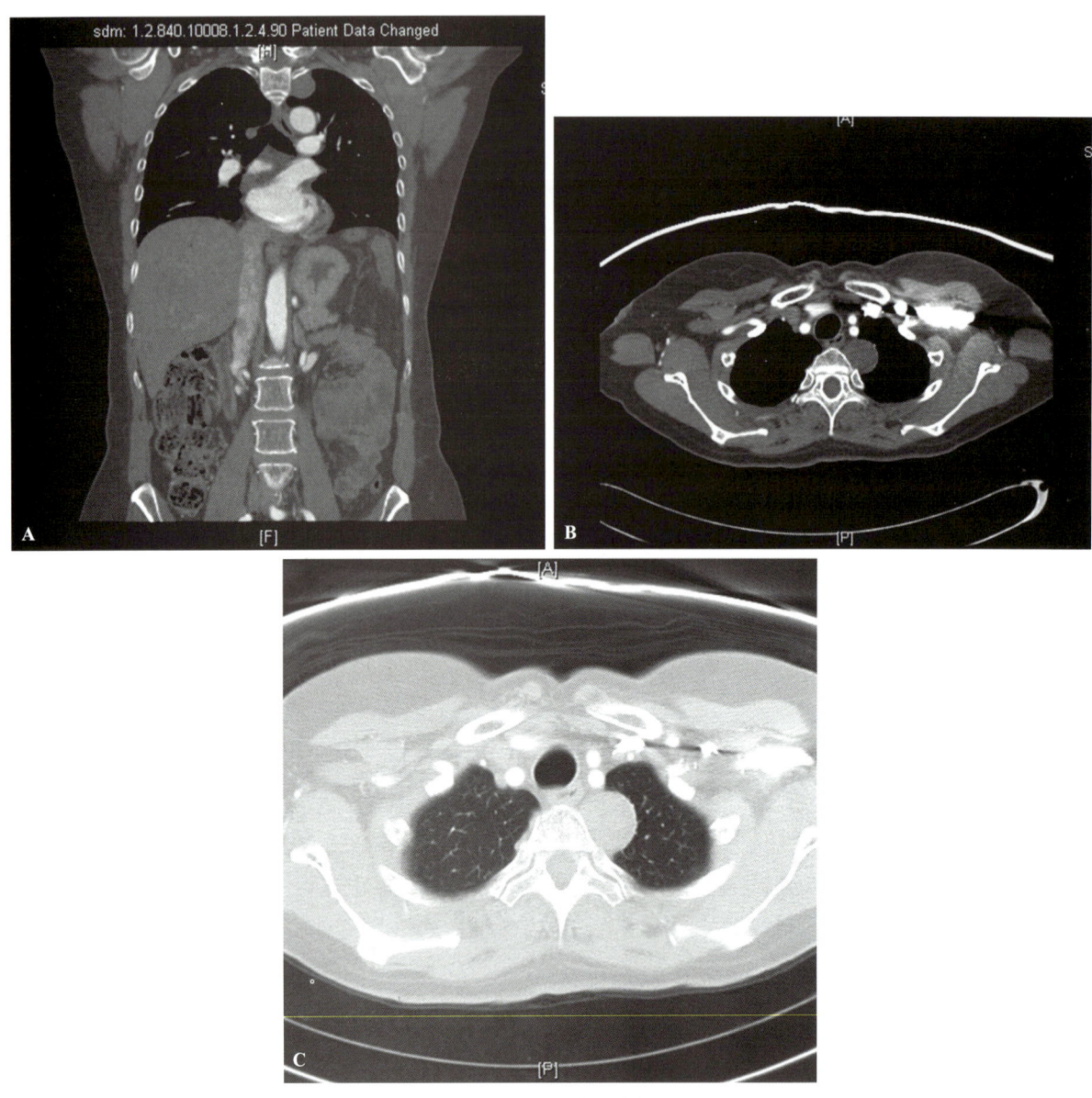

▲ 图 43-4 神经鞘瘤

A. 位于 $T_1 \sim T_2$ 水平的神经鞘瘤，为 CT 冠状位成像；B. 轴位像上可看到病灶紧靠椎体；C. 显示病灶与肺实质的关系

分患者仍然是一种致命的肿瘤，占小儿肿瘤死亡的 10%，儿童肿瘤死亡的 15%[29]。由于这些病变罕见，对于这些肿瘤患者，通常是在有多学科合作治疗能力和经验的专科治疗中心进行治疗。

CT 扫描有助于阐明肿瘤类型和肿瘤发展程度（图 43-6）[6, 27]。周围神经的神经源性肿瘤通常是位于椎旁沟的边界清楚的圆形或椭圆形非钙化肿块。神经鞘瘤在增强 CT 下可以出现均匀的或不均匀的，而且是不同程度的强化[30]。CT 增强后，这些肿瘤因组织学类型的不同而表现出不同程度的衰减。神经纤维瘤在平扫 CT 上通常是呈均匀的低衰减病变。增强 CT 显示上则表现均匀强化或早期中央强化。而恶性神经鞘瘤则表现为不同程度的衰减[25]。

起自交感神经链的肿瘤常常沿着脊椎轴像延伸，因此在侧位胸部 X 线片上很难发现。交感神经链肿瘤一般无钙化也不引起骨改变。神经节神经瘤的特性影像学表现是无论在平扫还是增强 CT 下都表现为长方形、均匀的低衰减病变。神经母细胞瘤影像学多表现为侵蚀性生长的软组织病变，通常伴有钙化。神经节母细胞瘤的影像表现则同时有神经节神经瘤和神经母细胞瘤的影像

第一部分 胸部手术
第 43 章 后 纵 隔

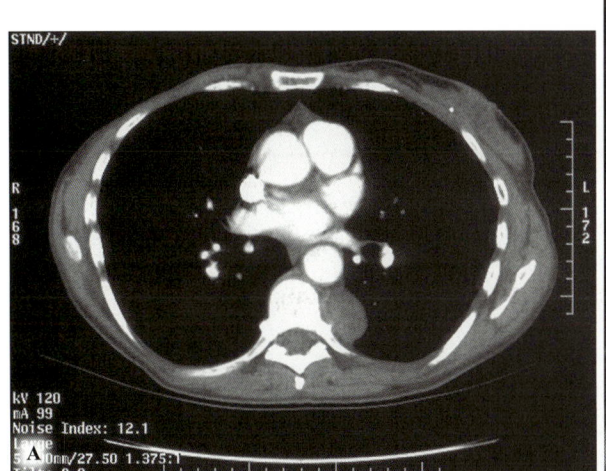
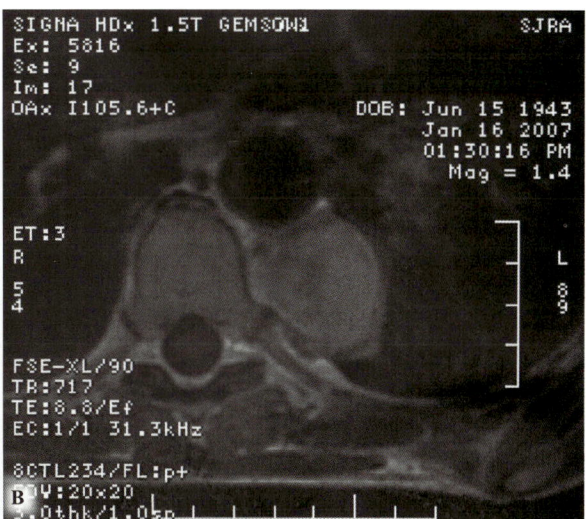
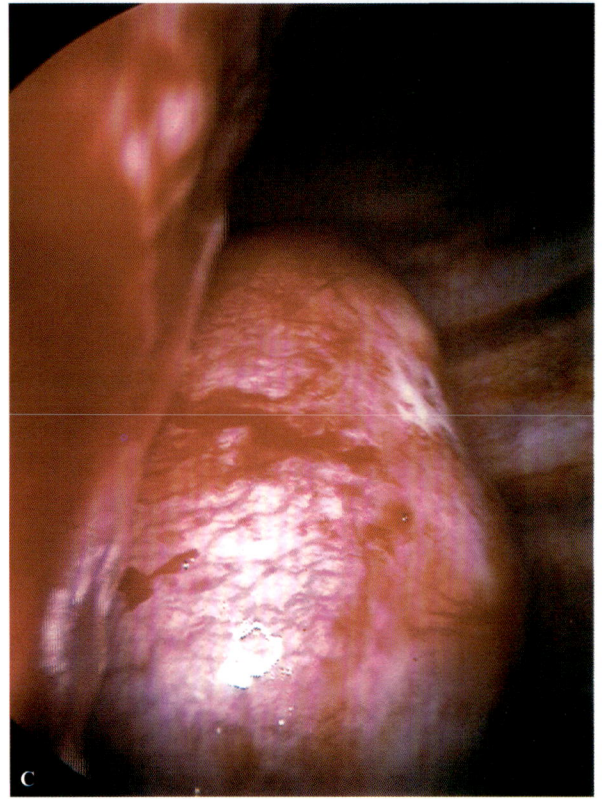

▲ 图 43-5 神经节细胞瘤

A. 一例神经节细胞瘤的 CT 轴位图像；B. 同一病变在 MRI 上的表现；C. 胸腔镜手术中看见的一例神经节细胞瘤的图像（图片由 Dr. John Kucharczuk 提供）

学特点。副神经节瘤的 CT 图像特征是位于主动脉肺窗，增强后出现显著强化[25]。MRI 有助于进一步辨认神经源性肿瘤与邻近结构比如脊髓、主动脉和食道等的关系，尽管有时对区分毗邻和侵犯仍然很困难。

位于纵隔后部的肿瘤通过椎间盘延伸入椎管孔被称为哑铃肿瘤。术前确定神经源性肿瘤是否延伸至脊柱内对于外科手术治疗策略制定至关重要，因为需要胸外科及神经外科合作手术以避免椎管内出血而导致脊髓受压[31-34]。这可以通过 MRI 检查来判断椎管内是否存在肿瘤。这些患者很少表现出脊髓受压症状。约 10% 的神经源性

651

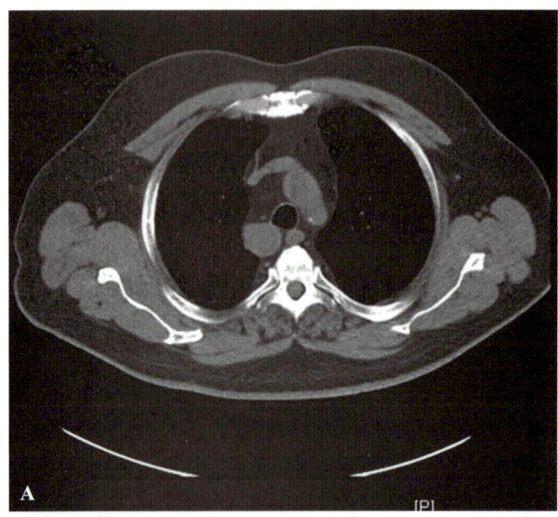

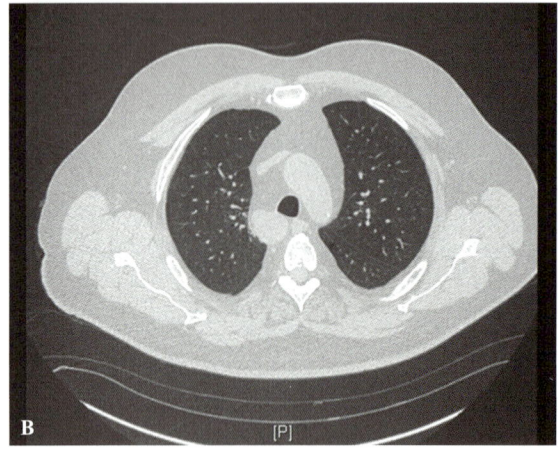

▲ 图 43-6　一例神经鞘瘤的 CT 图像，靠近椎体及气管
A. 肺窗；B. 纵隔窗（图片由 Dr. John Kucharczuk 提供）

肿瘤通过椎间孔延伸至椎管内。尽管大多数病变是良性的，但也有 1%～2% 是恶性的。MRI 典型表现是光滑的密度均匀的紧靠脊柱的圆形病变。

如果决定获取病理诊断来证实病灶为神经源性肿瘤，则经皮细针穿刺活检是较为适合的方法。特征性影像学表现加上活检病理为梭形细胞肿瘤即可诊断为神经源性肿瘤。活检病理同时有梭形细胞和节细胞则诊断为节细胞神经瘤。免疫组化分析尤其是有分子标记物如 S-100 肿瘤抗原的阳性表现可明确诊断[33-36]。

外科手术是神经源性肿瘤的标准治疗方法。因此，只有在病理结果会改变治疗方案时才建议做术前活检。手术切除纵隔后神经源性肿瘤多通过传统的后外侧胸廓切开术完成，目前这仍然是一个非常有效而安全的方法。近期 VATS 技术使得微创手术应用无后纵隔肿瘤的诊断和治疗[37]。VATS 相对经典的开胸手术而言，其优点是缩短手术时间，减少术后平均住院时间，以及在很多患者中减少术后疼痛[38]。良性胸内肿瘤是 VATS 应用的理想病变。

不管后纵隔肿瘤的种类和大小，都可以通过 VATS 完成切除。但是恶性肿瘤的转移、外侵以及大于 5cm 的病灶增加中转开放手术的可能性[16]。

标准手术入路是后外侧开胸并暴露后纵隔（图 43-7）。肿瘤总是位于椎旁沟，因此都是先打开肿瘤表面的纵隔胸膜，借助钝锐性解剖后，将病变自椎体表面剥离。较为罕见的情况下可能出现肿瘤对椎体的侵犯，而重要是需要辨识病变是否累及椎间孔。解剖过程中如果发现肿物累及神经根，椎间孔扩大，则很有可能肿瘤已延伸至椎管内。一旦发现椎间孔增宽，最好由神经外科医师行椎间孔切开以确保肿瘤完整切除，避免肿瘤残留或椎管内出血。受累神经根一般需要一并切除，但有时也有可能根据情况保留神经根。有时肿瘤起自交感神经链，需要仔细辨认病变完整切除相应的交感神经链。如果可能，应尽量避免切除血管。

一旦胸膜被切开后，通常是直接应用钝性和锐性分离，并将肿物移除。基本上在所有情况下都能完成完全切除。经常通过皮肤上的小切口即可通过 VATS 将肿瘤切除。但是，如果 VATS 切除困难，应该毫不犹豫地中转开胸，尤其是病变位于胸廓入口。

当肿瘤累及椎管内时，有学者描述了一种较好的方法，即后外侧开胸联合经胸部椎板切除[39]，以期将肿瘤切除并避免对脊髓的牵拉[40]。另一种方法是，先经脊柱后入路行椎板切除术并切除椎管内部分肿瘤，紧接着进行开胸手术切除椎旁肿瘤。

近期报道的一种新方法是通过后路切除椎板和邻近的一小部分肋骨头和肋骨颈[41]，暴露并切除肿瘤，从而避免开胸术后对壁层胸膜的破坏。无论是哪种方法，一旦发现哑铃型肿瘤，因由胸外科即神经外科医师共同合作行一期肿瘤切

第一部分 胸部手术
第43章 后纵隔

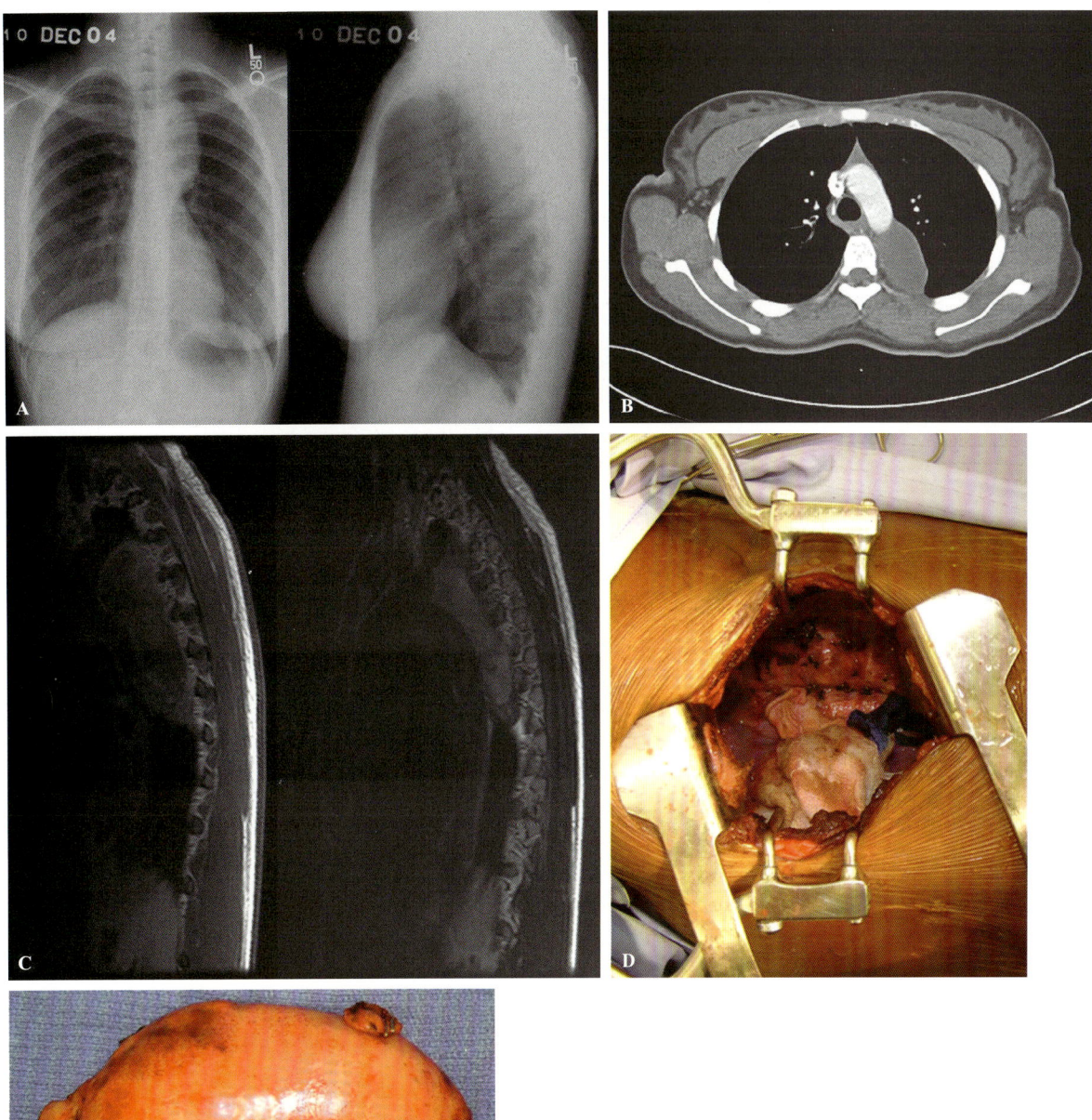

▲ 图43-7 神经节神经瘤
A. 一名17岁女孩因喘息和胸部不适进行的胸部正侧位X线片；注意后前位上的椎旁肿物，并在侧位片上证实肿物位于后方；B. CT扫描证实肿物位于后纵隔椎体旁；注意肿物从T_3水平延伸至T_8水平，靠近主动脉；C. MRI矢状位片，提示椎旁肿物，并证实其未累及椎管内；D. 开胸术中可见肿物；E. 完整的标本外观和剖开后内部图像。最终病理学分析显示有神经节神经瘤

653

除术[34, 42]。

原发性神经源性纵隔的预后因肿瘤组织病理学类型的不同而不同。良性神经源性肿瘤可完全手术切除而预后良好；但恶性神经源性肿瘤长期存活率仍然很低[19]。良性病变的复发率极低[43]。Kang的团队[44]回顾了18年间38例儿童纵隔恶性神经源性病变外科手术的结果：神经母细胞瘤23例（60.5%），神经节神经母细胞瘤14例（36.8%），恶性神经上皮瘤1例；平均年龄为3.4±3.0岁，26例患者就诊时时有症状。30例患者基本达到大体切除，肿瘤局限的5年存活率为95.2%，而已有转移的Ⅳ期肿瘤5年存活率为52.5%。

神经母细胞瘤的自发消退虽然极为罕见，但已有相关报道。Ⅰ期（无侵犯性）神经母细胞瘤单纯通过手术治疗，Ⅱ期病变（中线同侧局部浸润）需要术后放疗。Ⅲ期病变（外侵穿越中线）和Ⅳ期病变（全身转移）则需要多学科肿瘤，包括姑息切除、放疗、化疗、二次手术等等。1岁以下的儿童往往预后良好；年龄较大的儿童年龄越大，预后越差。

（二）食管肿物

食管相关后纵隔病变包括肿瘤、食管囊肿[45]、憩室、裂孔疝、巨食道症和食道静脉曲张[46]。食道疾病很少能在胸部X线片上看到。食管癌在X线片上通常表现为正常，虽然有时可以看到一些细微的异常表现，包括心脏后肿块、奇静脉食管凹陷异常、纵隔增宽、气管后条纹变宽、食管气－液水平。这些异常通常是在其他方法已确诊后，回顾性读片时才认识到。食管裂孔疝常见于成年人，是在胸部X线片上能看到的最常见的食管病变，尽管其发病主要是在有症状如严重的胃食管反流。和其他后纵隔病变一样，CT是可靠诊断即评估方式，可以评估肿瘤大小及其对纵隔和气管支气管树的侵犯程度，同时也可以判断是否存在食管癌肝、肾上腺和上腹部淋巴结的转移。

目前食管内镜超声检查（EUS）已成为食管癌最精确的局部分期方式，配合细针穿刺活检在区域淋巴结分期的准确度上达到了一个全新的高水平，有报道认为其准确率已可达到90%左右[47]。经食管超声心动图（TEE）可能是评估纵隔肿块的辅助工具，但必须与CT或磁共振成像进行配合。TEE可以很好地展示后纵隔肿块对左心房或心室的影响。在进行超声心动图特别是二维回声检查时需要知道，胃部及食道病变常常可以累及后纵隔，可能会误认为左心房肿块[48]。

钡餐造影检查能明确地识别裂孔疝类型，多为滑疝，有症状性患者中比例达15%[49]。胸部X线片上心脏后方见的气－液平即可提供足够的证据来诊断裂孔疝。具体细节将在后续章节中详细介绍。钡餐造影检查对于心脏后肿块的性质判断如静脉侧支、假性肿瘤等仍是最佳的检查方式[50]。对食管癌的完整讨论详见第37章到第39章。

（三）后纵隔囊肿

纵隔囊肿是一组罕见的先天性良性病变。后纵隔囊性病变比较罕见，包括支气管源性囊肿、包虫病[51]、肠源性囊肿、食管内囊肿以及神经肠囊肿。胸部CT是纵隔后囊肿最有效的诊断方法（图43-8）[52]。

关于这些囊肿的重大争议是选择观察还是手术切除。它们是良性病变，手术并发症及死亡率低，并且手术可以排除其恶变可能并达到治愈效果[52]。报道说纵隔囊肿手术可以安全进行并达到无复发[53, 54]。或者，许多囊肿的"治疗"也可以选择通过胸部X线片或CT扫进行动态观察。

1. 支气管源性囊肿

纵隔囊肿占所有纵隔肿块的20%，而支气管囊肿占所有纵隔囊肿的60%[10, 55-57]。这些囊肿是支气管肺前肠畸形引起一系列疾病的一部分，其他还有包括叶外和叶内型隔离以及先天性肺囊性腺瘤样畸形。

囊性病变可位于肺实质内或纵隔。组织学检查上支气管源性囊肿内衬纤毛柱状上皮细胞。囊肿壁可由软骨、黏液腺和平滑肌组成。他们很少与气管支气管树相通。

支气管囊肿患者偶尔会出现症状，通常因邻近结构的压迫或反复感染引起。食管旁支气管源性囊肿常因胸部X线片检查时偶然于后纵隔发

第一部分 胸部手术
第43章 后纵隔

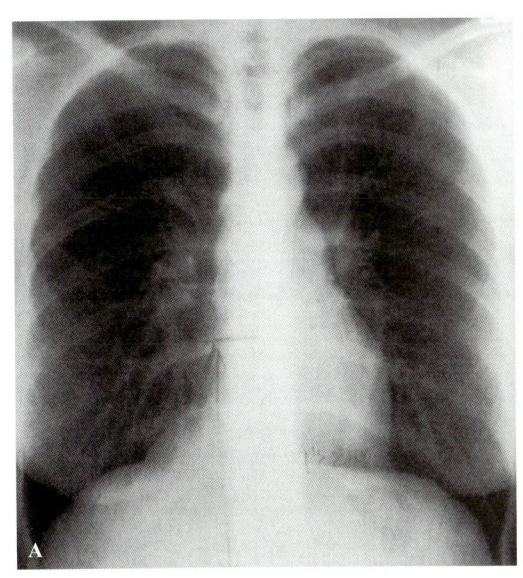
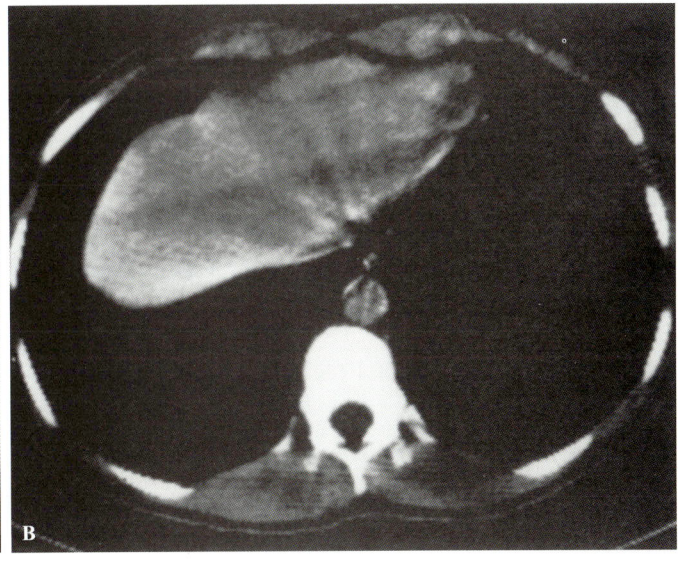

▲ 图 43-8 心包囊肿
A. 胸部 X 线片提示在右侧心膈角处的心包囊肿；B. CT 影像显示特征性密度及典型的解剖部位

现。如果诊断为支气管源性囊肿且患者无症状，则观察是较为适当的选择。如果有任何影像学表现、细胞学阳性结果或有如肿大或复发等证据提示存在恶变可能，则应该手术切除。如果出现症状，特别是疼痛、咳嗽或咯血等，则也应当进行手术切除。钡餐造影检查可以鉴别吞咽困难是否为病变外压引起。存在气 – 液水平可能提示囊肿与支气管肺树（罕见）相通以及复发性感染，提示需要考虑手术切除。一旦支气管源性囊肿感染，且感染很难根除，则应该切除病变。

症状往往会随着时间的推移而发展，因此最好在无症状期进行手术。VATS 方法提供了一种切除这些良性病变的理想方法。具体方法取决于病变位置，如果它们位于上纵隔，则其中许多病变可以通过纵隔镜切除。Martinod 团队[56]报道了他们 3~7 年的工作经验，应用 VATS 进行了 10 例后纵隔支气管源性囊肿的手术切除。囊肿平均大小为 4.9cm，最大直径 10cm。无手术相关死亡或并发症。长期随访（4.5~7.5 年）无晚期并发症或复发出现。

2. 胃肠源性囊肿

胃肠源性囊肿或食管重复囊肿是原始的前肠向后发出而形成的食管周病变。可以表现为中纵隔或后纵隔肿块，尤其多见于年轻的患者。它们邻近于食管壁或发生于食道壁内，很少与上消化道相通。

在组织学检查中，食管重复囊肿内膜无角化鳞状、纤毛柱状、胃或小肠上皮细胞。对于区分食管囊肿和支气管源性囊肿而言，内膜的上皮细胞种类没有什么帮助，食管囊肿中两层肌肉、支气管源性囊肿中的支气管腺体或软骨能在大多数情况下区分两者[54]。

患者可能有各种各样的症状，但这通常是无症状的。呼吸系统可出现咳嗽、呼吸困难、反复肺部感染等，胸痛并不常见。如果存在胃黏膜，可引起食道穿孔可导致吐血或侵蚀邻近肺实质形成脓肿。这些病变极少出现这些并发症。

上消化道的诊断主要借助食管超声检查、胸部 CT 及增强[45]。^{99m}Tc 扫描可用于查找异位胃黏膜。治疗上可以选择手术，无论是胸腔镜还是开放式手术。通过微创技术 VATS 可使大多数此类这些病变达到完全切除。后外侧开胸则用于需要大范围显露病变。问题焦点总是在这些良性病变是否有必要进行切除。当然，如果病变产生压迫症状或发生感染时看到需要切除的；而偶然发现的无症状病变，是否进行手术切除仍然存在争论。由于囊内容物有时可以很黏稠而浓缩导致 CT 上看起来很像是实性病变，因此通常并不清楚病变是否真的为囊性的。这种情况下可以选择手术切除病灶,特别是可以通过微创的方法完成。对于明显是囊性病变而又无症状的情况下,观察可能是最佳方法。

3. 神经肠囊肿

神经肠囊肿占前肠囊肿的 5%～10%。多出现在 1 岁以下的婴儿,成人中很少见[53]。他们经常通过一根柄与脑膜相连,可能同时存在先天性胸椎缺陷。神经肠囊肿具有内胚层和外胚层或神经源性成分。它们是由于胚胎发育中脊索自原肠分离失败而形成。CT 扫描显示纵隔囊性病变合并椎体异常如先天性脊柱侧凸、半椎骨畸形或脊柱裂,这种情况应立即考虑神经肠囊肿的诊断。

(四) 后纵隔其他肿块

原发性或转移性胸椎肿瘤也可表现为纵隔后椎旁肿块。淋巴瘤,特别是霍奇金病,可以累及后纵隔壁胸膜淋巴结形成一个椎旁的梭形软组织肿块。感染如结核、外伤后血肿也可表现为椎旁肿块。胸降主动脉动脉瘤是一种严重的疾病,可被误认为纵隔肿块。

髓外造血,一种对骨髓造血不足的代偿性反应,是脊椎旁肿块的罕见原因[60]。常见骨髓外造血受累部位一般是肝、脾和淋巴结。然而,有时也可累及椎旁后纵隔部位,如遗传性球形细胞增生症。髓外的造血肿瘤可不发生严重的慢性溶血性贫血。因此,后纵隔肿块患者即使没有临床贫血的证据,在鉴别诊断时也需要考虑到这个疾病[61]。先前有报道提示可以用常规胸部 X 线片和 CT 扫描的进行诊断,而不需要活检或开胸手术[62]。后来的研究报道阐明了 MRI 在确定胸髓外造血中较 CT 有一定优势,但因为 MRI 在胸部应用的特定限制,因此通常与 CT 联合应用[60, 63]。

Castleman 病(巨大淋巴结增生)是以肿大淋巴结包围血管瘤为特征的肿块(图 43-9)。正是这种特征使得 CT 检查对于其诊断很有价值,因为 CT 可以肿大淋巴结病包绕的包膜完整的肿块,强化明显并能与主动脉区别。组织学上分为三种不同的类型:透明血管型、浆细胞型及广泛型。前两个多为局部病灶,第三种是多中心的(广泛型)疾病。

透明血管性占 90%,是一种局部病变,患者通常无症状,通过检查偶然发现。有报道 Castleman 病可表现为脊髓硬膜外肿块并压迫脊髓[66]。治疗上应选择手术;放疗效果不佳。浆细胞型也是局部的,并不常见的。临床症状多见,可表现为发热、疲劳、体重减轻和溶血性贫血。血沉通常很高,与增生性淋巴结产生白细胞介素 -6 引起高丙种球蛋白血症有关。治疗上应选择手术。

广泛性或称多中心型 Castleman 病在组织学上有两种局部型的形态特征。多发生在老年患者,常表现为严重的全身系统性症状,全身性淋巴结肿大以及肝脾肿大。这种病的死亡率是 50%,中位生存期为 27 个月。发展为淋巴瘤很常见(图 43-8)。诊断淋巴瘤是取病变活检,治疗则与淋巴瘤的治疗方法相同。

其他罕见的原发于后纵隔椎旁沟的肿块中包括血管肌脂肪瘤[67, 68]、叶外型肺隔离症[69]、神经内分泌癌[70]、纵隔室管膜瘤[71]、细胞血管瘤[72]、黑色素副神经节瘤[73]和延伸至纵隔的胰腺假性囊肿。

六、纵隔感染

下行性坏死性纵隔炎是一种累及后纵隔的急性或慢性的潜在性致命疾病[74]。急性纵隔炎最常见于术后感染或食管穿孔,最常见的微生物为葡萄球菌属。急性纵隔炎患者通常表现出典型感染症状,包括发热、心动过速和白细胞增多。皮下气肿可以由食管穿孔引起,也是感染的另一个线索[74, 75]。慢性纵隔炎的病因是肉芽肿性感染,当肉芽肿破裂时,内容物可引起纤维化反应。

后纵隔比胸腔其他部位更易感染。从解剖学上解释,主要因为感染更容易到达后纵隔,而且后纵隔与颈部和腹部相通。下方的腔静脉和主动脉横膈膜裂孔密封良好;然而,食管裂孔,位于胸腔最后下方,常常关闭不佳,从而在后纵隔之间提供了一条于腹部相同的隧道。同样,来自头部和颈部的感染也很容易进入后纵隔。颈部前筋膜感染需经过颈根部再到达纵隔。两个后部间

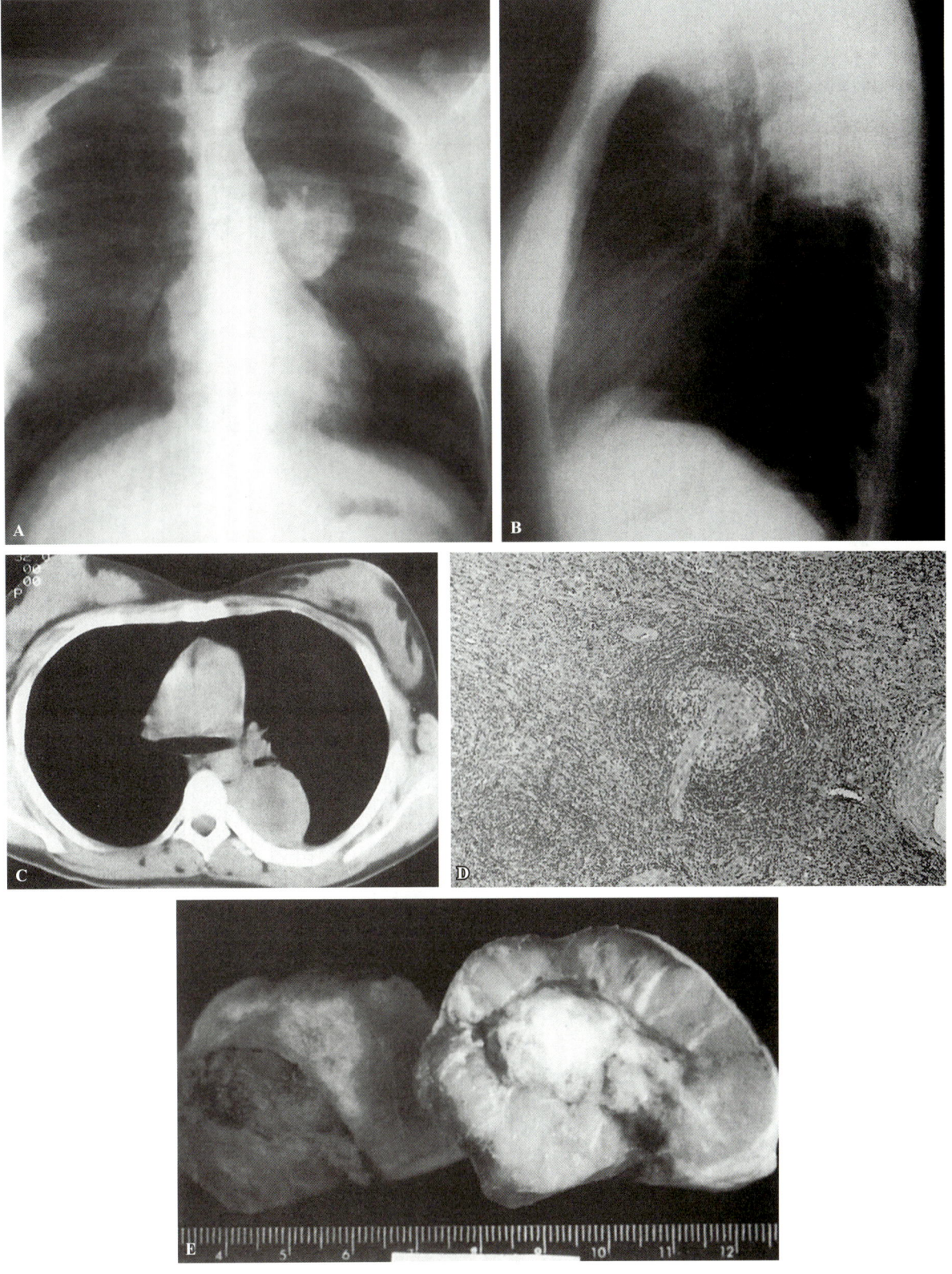

▲ 图 43-9 巨大淋巴结增生症

A 和 B. 一例发生在后纵隔的巨大淋巴结增生症（Castleman 病）的胸部 X 线片表现；C. CT 表现类似神经源性肿瘤；D. 肿瘤的显微照片显示透明血管型病变的形态特征：小的透明滤泡和滤泡间毛细血管增生；E. 大体标本照片

隙直接联通咽、颈和纵隔。第一间隙位于内脏筋膜和翼状筋膜之间，由于其直接与后纵隔相通，因而被称为危险间隙。第二间隙位于椎前筋膜与椎体之间，主要是椎体间感染扩散。

可想而知，后纵隔比前纵隔更容易形成脓肿（图43-10）。虽然感染可能是原发性的，但大多数感染是继发性的，而且感染来源通常显而易见。后纵隔脓肿最常见的表现包括疼痛、吞咽困难、咳嗽和呼吸困难。疼痛主要在吞咽和咳嗽时发生，位于肩胛间并可以向前方放射。症状是由于病变累及食管和气管的上胸部造成。食管穿孔是后纵隔脓肿最常见的原因，如果不能迅速识别和治疗，通常可以危及生命。后纵隔脓肿的其他原因有来自口咽、脊柱、肺膜或腹腔感染。

CT扫描可显示气-液平或纵隔积气，或表现为一实性肿物（图43-11）。少数情况下，如果没有持续瘘的存在，非手术治疗包括静脉注射抗生素是适当的，但多数情况下急诊最基本的治疗是手术引流并清除坏死组织。外科手术包括在清创、冲洗、引流、闭合食管穿孔（伴或不伴肌肉覆盖）后行胸膜广泛切开。累及后纵隔的弥漫性纵隔炎可能同时引起心包炎或双侧渗出性胸膜炎。

七、总结

后纵隔的病变最常见的是神经源性病变，在成人中通常是良性的。尽管如此，但通常需要进行手术治疗。微创手术方法为在无症状前切除这些病变提供了额外的方式。

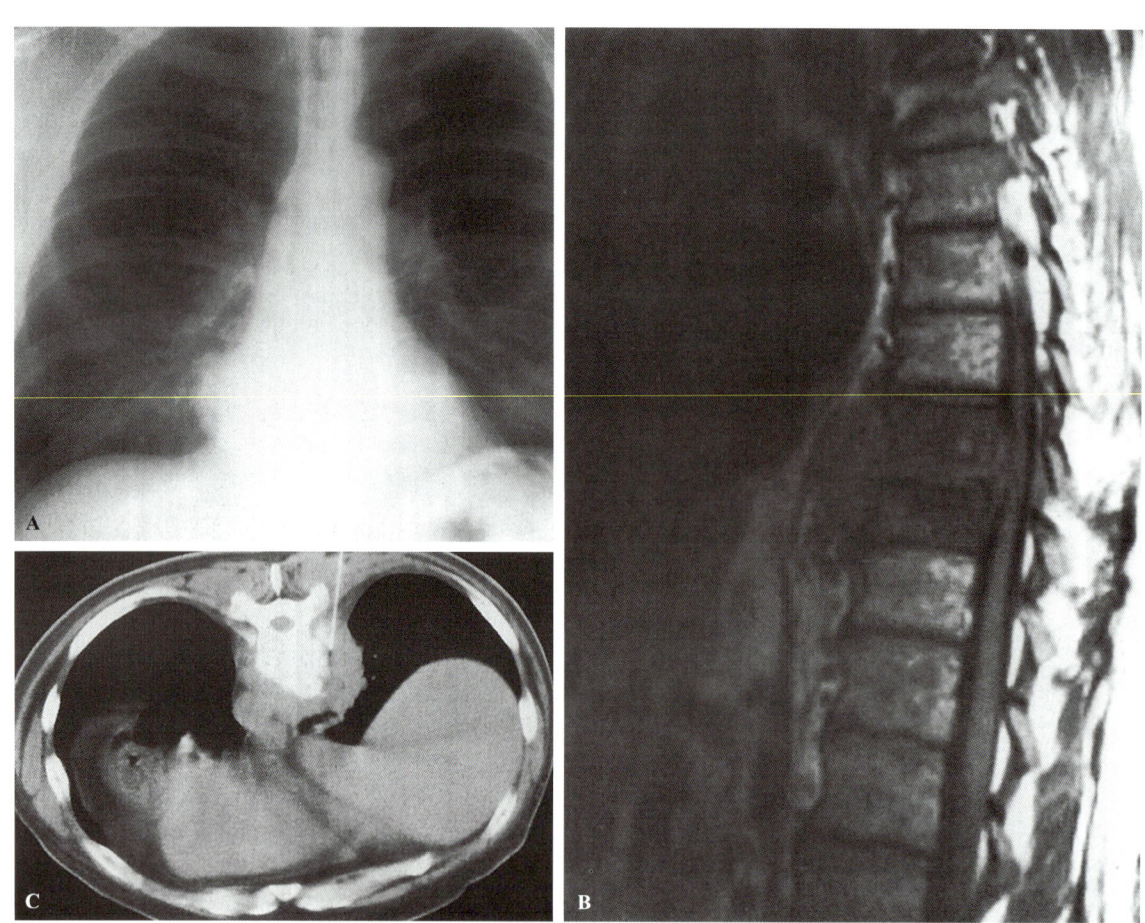

▲ 图 43-10　一名 45 岁艾滋病患者全身感染，椎旁形成的脓肿

A. 胸部正位片显示心脏右侧后面的肿块；B. 脊柱 MRI 显示两个椎体密度降低伴前后方肿块；C.CT 引导下的穿刺提示为金黄色葡萄球菌感染（经许可转载自 Gamsu G：The mediastinum. In Moss AA，Gamsu G，Genant HK，editors：*Computed tomography of the body*，ed 2，vol 1，Philadelphia，1992，WB Saunders，p83.）

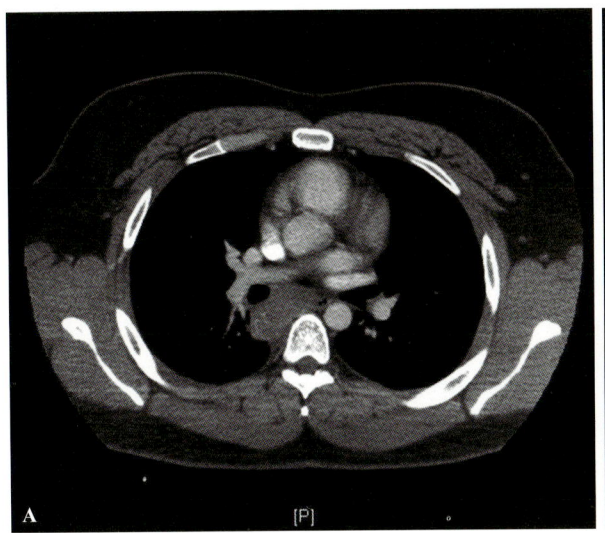 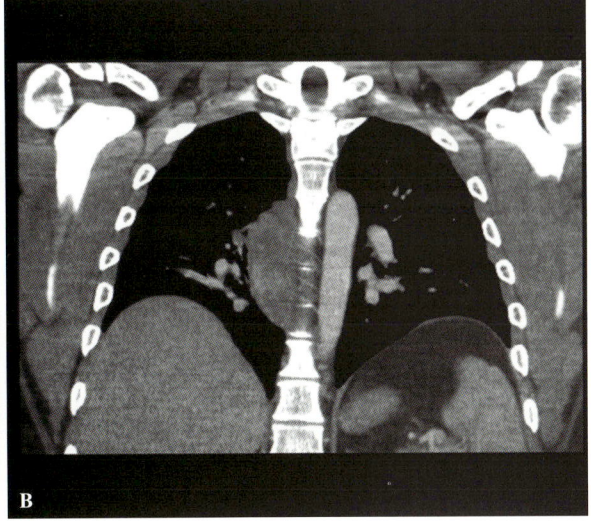

▲ 图 43-11 后纵隔坏死肉芽肿感染
A. CT 扫描显示后纵隔坏死肉芽肿感染；B. 冠状位重建

第 44 章
多汗症的手术治疗
Surgical Treatment of Hyperhidrosis

Daniel L. Miller　Meagan M. Miller　著
马冬捷　译

多汗症是一种病理状态，特征是出汗过多，超过正常生理体温调节所需。这种产生汗液过剩会引起严重的心理社会痛苦，会对个人的生活质量产生负面影响。多汗症的发病率取决于文化、气候和主观定义。多汗症影响 1%～3% 的美国人口，但是这个百分比可能被低估，因为患者很少报道并且医师的诊断不正确[1]。多汗症无性别差异，主要影响青少年或年轻人，并且可能影响身体多个部位。其特点是，手掌症状始于儿童早期，青春期出现腋窝症状，成年期出现颅面部症状；青春期通常症状加重。

多汗症是一种原发（特发性）或继发性疾病，伴有局部或全身出汗。局灶性或原发性多汗症是出汗过多，与全身过程无关，通常影响手掌、腋窝或脚。此外，一些患者可能患有颅面多汗症，或脸红过度，这与情绪激动、职业和社会压力有关。多汗症可继发于各种疾病，如甲状腺功能亢进、高血压病、糖尿病、全身感染、脑损伤和某些药物使用。全身性疾病需要正确诊断和治疗，不应该通过手术治疗。此外，超重（体重指数＞ 28）的患者可能具有全身或继发性多汗症[2]。

汗腺是多汗症的主要原因[3]。汗腺受交感神经支配，使用乙酰胆碱作为主要的神经递质。产热发汗由下丘脑控制，而情绪性出汗则由大脑皮层调节。交感神经信号通过胆碱能自主神经元传递到汗腺。原发性多汗症患者的汗腺在组织和功能上通常正常。虽然病理生理学仍然不清楚，但多汗症的病因似乎是对情绪应激的一种异常的中枢反应，但也可以自发和间歇地发生。此外，

有证据表明多汗症的遗传成分存在，可呈家族性[4]。遗传分析表明，5% 的人群中可能存在多汗症的等位基因。

对于原发性多汗症的最佳外科治疗仍存在很大争议。这部分是由于对用于诊断问题和外科治疗的术语的定义不当。例如，胸腔镜手术（VATS）交感神经切断术还有其他名称，如内镜胸交感神经切断术（endoscopic thoracic sympathectomy，ETS）或交感神经切断术。这些术语不是同义词。交感神经切除术和神经节切除术是指交感神经和神经节的全部切除，或两者兼有。交感神经切断术和交感神经切开术是指切断或简单地切断交感神经链。交感神经阻滞是指一种潜在的可逆过程，如以钛夹钳夹交感神经链或局部注射麻醉剂。选择性交感神经切除术是指用交通支切断术来保存交感神经链。为了帮助澄清这些争议，胸外科学会多汗症工作组发表了一篇关于多汗症外科治疗的专家共识文件，该文件建议采用一个标准的国际术语，它指的是肋骨高度（R），而不是在脊椎水平神经被中断，链如何被中断，以及系统化的出汗模式、强度和生活质量的术前和术后评估[5]。该报道还建立了交感神经切除术治疗多汗症的具体策略。

一、交感神经手术命名法

国际交感外科学会（The International Society on Sympathetic Surgery，ISSS）和（the Society of Thoracic Surgeons STS）胸外科协会多汗症工作组决定，需要一个国际上认可的命名法。人们常

常不清楚外科医师到底在哪里以及如何中断这一链，这使得几乎不可能比较技术和结果。术语需要包括交感链中断的位置和如何中断的方法。存在各种解剖标志，以指导外科医师确定交感神经切除术的链或神经节在何处分割或夹持的确切水平。ISSS和STS委员会的共识使用了一个基于肋骨的命名法。这个决定是基于太多的患者有纵隔脂肪，遮挡了本能够明确的识别特定神经节，以及大量的神经节解剖变异。外科医师也可以在手术记录中加入被中断的神经节。此外，委员会一致认为，需要对中断的类型进行描述，以表明交感神经链是否被修剪、切割或烧灼，或局部神经链段是否被移除。

因此，在写手术记录时，缩写为R_3或R_4（R表示肋，数字表示哪个肋）。如果交感神经链被夹在第二根肋骨的顶部，操作注释的缩写是"释放钛夹于R_2上缘"。如果交感神经链被烧蚀在第四根肋骨的顶部和底部，操作注释将是"烧蚀于顶部R_4，底部R_4"。以便于全世界的外科医师更好地互相交流[5]。

交感神经切除术治疗多汗症的文献必须谨慎解释，因为定义可能因纸而异。一些研究使用客观数据，如术后手温来判断是否成功，而另一些研究仅仅依靠患者的主观报道。并非所有的研究都对代偿性多汗症（compensatory hyperhidrosis，CH）进行类似的评估，或在术后同一时间点进行评估，或去量化代偿性多汗的程度。De Campos及其助手[6]开发并使用了最好的数据收集表单之一，以努力使结果标准化。随访是多汗症治疗的关键部分。建议患者在1个月、6个月、1年内进行随访或调查，如果可能的话，每年随访至少至术后5年。

二、VATS交感神经切断术患者的选择

VATS交感神经切断术的理想人选是那些在早期（通常在16岁以前）开始多汗症的年轻人，在手术时年轻（通常小于25岁），有适当的身体质量指数（<28），在睡眠期间没有出汗，相对健康（无其他显著并发症），无心动过缓（每分钟静息心率<55次），无相关体汗。

只有一小部分患者需要接受外科治疗。外科咨询应包括原发性多汗症的正确诊断，涉及的解剖位置，多汗症的出汗量，以及充分讨论手术选择和潜在的并发症。应当告知患者，最合适的患者是那些手掌或手掌、腋窝多汗症或两者都有的患者。最后，还应告知患者成功率和失败率以及长期结果。医师可以向患者提供选择权，与已经接受手术的患者讨论手术过程及其不良反应。这可以通过根据健康保险便携性和责任法案（Health Insurance Portability and Accountability Act，HIPAA）指南召开的电话会议来完成，或者根据患者的要求面对面地进行。

在任何外科手术之前，患者通常是药物保守治疗无效。大多数保险公司要求患者至少三次非手术治疗失败。一线治疗通常是处方强度止汗药，其作用是通过机械阻塞小汗腺导管或引起分泌细胞萎缩。这些止汗药包括20%氯化铝在乙醇（干溶胶）或6.25%四氯化铝（Xerac）。使用这些药物的缺点包括皮肤色素沉着、接触性皮炎以及必须长期持续使用。口服药物也可用于治疗多汗症，最常用的是抗胆碱能药物（甘丙酯、丙花青素、羟丁炔），但为达到减少出汗所需的剂量常会导致明显的不良反应，如口干、视力模糊和尿潴留。由特定情绪事件触发的多汗症患者中，β受体阻断药或苯二氮䓬类药物可能有助于减少导致过度出汗的情绪刺激。长期口服这些药物是不明智的，而且退药后反弹性出汗可能比基线多汗症更严重。

可以使用离子导入疗法。它是通过施加直流电通过完整皮肤引入电离物质。离子导入术最常用于手掌或足底多汗症，也可使用特殊的腋下电极，但效果较差。随机试验数据有限，但离子导入似乎可减轻约85%的手掌或足底多汗症患者的症状[7]。缺点是购置机器成本、治疗劳动强度、皮肤刺激征和鳞屑反应。并且，主要是与日常治疗疗程相关出现的疼痛。

A型肉毒杆菌毒素（Botox）和B型肉毒杆菌毒素（Myobloc）已被证明对腋窝和手掌多汗症有效，尽管肉毒杆菌毒素尚未被食品药品管理

局（FDA）批准用于治疗手掌。肉毒杆菌素阻断乙酰胆碱从自主神经元突触前连接处的释放，并暂时减少出汗。效果通常持续 3～4 个月。由于会产生抗毒素的抗体，即使重复注射，疗效超过两年者也很少见[8]。缺点包括注射部位疼痛、短暂的手无力和较高的治疗成本。

外科治疗对难治性原发性多汗症非常有效，其基础是中断从交感神经节到汗腺的神经传递。目前，VATS 是首选方法。交感神经切断术治疗多汗症的文献必须谨慎解读，因为切断交感神经链的水平、治疗成功标准和术后代偿性出汗的发生率的定义并不统一。

三、交感神经链切断位置

（一）手掌多汗症

关于如何治疗只表现为手掌多汗症的患者有不同意见。对于那些因为希望手完全干燥而愿意接受较高代偿性出汗风险的患者，建议在 R_3 和 R_4 处进行交感链的两次切断。然而，根据 Liu 等在 2009 年的前瞻性随机研究[9]，以及 Yang 等在 2007 年的一项研究，10 例仅行 R_4 单独切断对这些患者可能是可以接受的，因为它限制了代偿性的程度；然而，它可能导致手仍潮湿。应向患者介绍答疑这些差异，并让患者参与决策过程。由于这些原因，推荐单用 R_3 交感神经顶部切除术治疗孤立性手汗症。

手掌和足底多汗症患者表现出不同的挑战。同样，有两种手术都可以选择。单独进行 R_4 切断可以降低代偿性出汗的发生率。或者，切断 R_4 和 R_5 是合理的选择；因为这会导致脚干燥，所以是首选的治疗方法。

（二）腋下多汗症

VATS 交感神经切断术治疗腋窝多汗症通常不那么成功，并且比交感神经切断术治疗手掌多汗症具有更高的"遗憾率"。定性回顾分析显示，即使切断的交感神经链水平相当低，代偿性出汗的发病率仍呈下降趋势[11,12]。在 2008 年对腋窝多汗症患者、Munia 等的随机、前瞻性研究中显示[13]，所有处于术后 1 年行 R_3/R_4 交感神经链切断组的代偿性出汗发生率和严重程度高于单纯 R_4 切断组（42%）。Chou 等发现[14]，仅接受 R5 切断的腋窝多汗症患者没有出现代偿性出汗，没有人后悔做手术。因此，对于有手和腋窝、手腋窝足底或单纯腋窝多汗症的患者，推荐切断 R_4 和 R_5。

（三）颅面多汗症

与影响下半身的多汗症患者相比，头颅和面部出汗的患者呈现出更复杂的问题。Chou 等在 2006 年报道了 33 例颅面部出汗患者 R_3 链切断的经验[14]。他们发现只有 3 个患者（9%）后悔手术，9 个（27%）报道代偿性出汗的患者。在同组研究中，他们还对 54 例脸红患者进行了 R_2 切断治疗。超过 40% 的患者出现了代偿性出汗，16.7% 的患者后悔做手术。Licht 等在 2006 年对 173 例脸红患者的 R_2 切断与 R_2 和 R_3 切断进行了比较[15]。他们发现，与 R_2 切断组（83%）相比，进行 R_2 和 R_3 切断组的代偿性出汗率（95%）显著更高。颅面出汗必须区别于脸红。根据这些和其他研究的发现，建议对颅面部出汗单独切断 R_3，因为与 R_2 或 R_2 和 R_3 横断相比，它降低了出现代偿性出汗的风险和霍纳综合征的风险。

四、切断类型

交感神经链应该切除、横断、烧灼消融，还是用超声刀切开，还是应该用夹子？不同技术之间没有明显的差别；当达到正确的切断水平时，结果都非常理想，并且可以重复。关于神经断裂最重要的概念是在神经链的断端之间有足够的分离（> 1.0～1.5cm），因此不可能再生。通过消融神经，它更不太可能再生，导致复发。此外，周边副神经（Kuntz 束）也必须被切断，以防止持续的过度出汗或复发。尽管最初曾推测可以经"外科逆转"通过移除夹子而逆转代偿性出汗，但术后代偿性出汗情况在取出夹子后的长期随访中显示出令人失望的结果，这很可能是由于多个夹子导致交感神经链的永久性神经损伤，而这通常是不可逆的[16]。

五、外科技术

（一）胸腔镜交感神经阻滞

暂时性 VATS 交感神经阻滞作为门诊手术在我院的主手术室或门诊手术中心进行。患者处于仰卧位。单腔气管插管全身麻醉，通常为 7.0 或 7.5Fr 的单腔气管插管。患者入睡后，手臂横向伸展到 90°。避免过度外展上肢，以防止损伤臂丛。温度探针放置在每个食指上。双侧腋窝均备皮。先做右侧胸手术，沿着腋中线，在第四肋上缘垂直切开一个 4mm 的切口。使用蚊式钳，胸腔进入第四肋骨期间暂停通气。在持续呼吸暂停期间，放置 3mm 30° 硬性胸腔镜（德国慕尼黑 Karl Storz）。在胸腔镜的旁边，还放置了一个标准的腹腔镜 Veress 针（埃塞俄比亚公司，辛辛那提，俄亥俄州）。在顺利地放置两个装置之后，恢复通气，女性潮气量减少 250ml，男性潮气量减少 300ml。暂时的 CO_2 注入进行约 10mmHg 约 30~90s，以使肺部分塌陷。详细检查心尖和后胸，以便准确识别交感链及其副神经的解剖结构。

在执行阻滞之前，记录手指温度作为基线测量。该阻滞是通过在胸腔镜直视下放置一个 2mm 的空心半刚性导管到胸部顶部进行的。然后通过导管放置 22 规格的腹腔镜针。交感链在每个计划交感神经切断部位注射 2.5ml 的 0.25% 马卡因和肾上腺素，每个副神经注射 1.0ml。在完成主要目标神经链及其神经分支的阻滞后，在 5min 内进行阻滞后测温。取出针头，将导管的外端置于一盆无菌水中，形成水封。将正压通气调节到 40mmHg 排出胸腔内游离气体。气胸抽走后，取下导管。皮肤用多抹棒（Dermabond）黏合平整。左侧胸腔手术以同样的方式完成。在做切口之前和闭合时，在每个切口中注射 15ml 0.25% 马卡因。另外，在制作切口之前，静脉注射 30mg 酮咯酸。患者被带到康复室进行立位胸部 X 线片检查，随后准备出院。

（二）胸腔镜交感神经切断术

随后的交感神经切断术通常在 VATS 阻滞术后 4 周内进行。同样，手术是在我们医院的主手术室或门诊手术中心进行的。在以前切口基础上重新做单侧 4mm 的双侧切口，再次使用蚊式钳，胸腔进入第四肋骨期间暂停通气。在持续呼吸暂停期间，放置 3mm 30° 硬性胸腔镜。在胸腔镜的旁边，放置腹腔镜 Veress 针。在顺利地放置两个装置之后，恢复通气。进行快速的二氧化碳吹入。取出 Veress 针，通过胸腔镜旁边的同一切口，放置一个 2mm 长的电钩。再次，对心尖和后胸进行详细检查，以准确识别交感链及其副神经的解剖结构。在交感神经切断术之前，测量手指的温度作为基线。然后将交感神经链分隔在第二、第三或第四肋上，用 2mm 长的电钩完成计划中的交感神经切断术（取决于术前指征，仅 T_2 指征，仅 T_3 指征，或 T_3/T_4 指征）。所有的神经分支也用电钩烧灼开。神经的烧灼断端彼此应分开，至少有 1.0~1.5cm 的间隙，以减少神经再生的机会和多汗症的复发。导管的外端放置在无菌水的盆中以产生水封，排出胸腔内残气。排净胸腔残气后，取下导管。皮肤用多抹棒黏合。左侧手术是用同样的方式完成的。在做切口之前和闭合时，在每个切口中注射 15ml 0.25% 马卡因。此外，在切开切口前给患者静脉注射 1000mg 对乙酰氨基酚和 30mg 酮咯酸。

在恢复室中，在完成手术后大约 30min 内拍摄一个立位胸部 X 线片。如果胸部 X 线片满意，患者仅有轻微的不适，即可以出院。嘱咐患者在术后 3~4 周返回诊所随访。术后瘢痕非常小（图 44-1）。

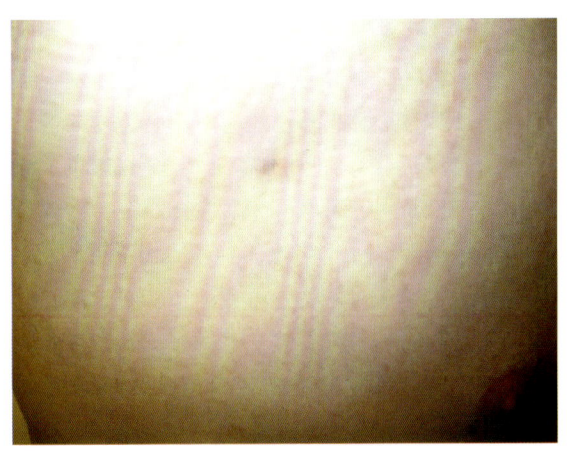

▲ 图 44-1　电视胸腔镜手术（VATS）术后 4 周瘢痕

六、并发症及治疗

因为手术的目的是提高患者的生活质量，所以应该尽量减少至基本消除并发症。多汗症手术的主要不良反应包括代偿性出汗、心动过缓和霍纳综合征。然而，重要的是，要告知患者使其意识到真有可能会发生的所有并发症。

最常见的不良反应是代偿性多汗，根据文献，其发生率为 3%~98%[17, 18]。代偿性多汗的临床表现可分为轻度、中度或重度[9]。轻度只是少量出汗，由环境热、心理压力或体育锻炼引发。形成的汗水不流动，可以忍受，不会造成尴尬或需要换衣服。中度是指出汗量适中，由环境热、心理压力或体育锻炼引发。汗水凝结成水滴，流淌着，但还不需要换衣服。因此，出汗虽然不舒服，但并不使患者难堪。严重或剧烈代偿性出汗是指大量出汗，常无环境热、心理压力或体育锻炼即可引发。严重代偿性出汗时，汗滴大量形成，需要每天换一次或多次衣服。如果患者术前本身已经在躯干、腹股沟区或大腿上部出现出汗增加，那么应警告患者他或她术后患代偿性出汗的风险增加，并且患者应三思后考虑是否手术。

文献中引用的中度至重度代偿性多汗最常见的危险因素是切断 T_2 神经节（R_2，R_3）[10, 19]。切断水平的数目是否作为危险因素尚未确定[20, 21]。文献已经描述了一些技术以帮助预测或最小化代偿性出汗的程度。米勒等在 2007 年开发了盐酸丁哌卡因的颈动脉阻滞技术，用于代偿性出汗风险增加的患者[22]。该技术对于预测哪些患者可能会发展成严重代偿性出汗是有用的。待严重的多汗症停止后，稍后再行神经切断术。帮助代偿性出汗患者的其他选择包括增加使用药物的剂量（盐酸奥昔布宁或其他抗胆碱能药物）和腋下汗腺吸脂。味觉性出汗也可能发生，但很少，仅有不到 0.1% 的患者。

霍纳综合征是另一不良反应，据报道在 VATS 交感神经切断术后发生率在 0.7%~3% 之间。对于颅面部多汗症患者应考虑霍纳综合征的可能性，因为由于第二肋骨定位不当，可发生因烧灼、牵引或周围炎症导致的直接损伤。各中心的研究都缺乏准确定位避免损伤的手术经验。这种并发症的风险可以通过第二肋骨（R_2）以下的手术来最小化，尽管仍然有可能因间接损伤出现霍纳综合征。可能出现切断平面的误判；一些人建议如果解剖结构不确定，需进行术中 X 线定位。解剖上，星状神经节可在左侧低至 R_3。

对于多汗症手术后的永久性心动过缓也有报道[23]。这个问题需要对那些每分钟静息心率小于 55 或 50 次的患者充分讨论，因为有报道说患者可能需要安装起搏器。作为需要激烈运动的运动员，在运动中可能心率或血管张力将代偿性增加，应告知他们适当减少运动量，并且鼓励他们在剧烈运动时喝大量电解质饮料。

其他较不常见的并发症（1%）包括需要胸管引流的气胸、胸腔积液、急性出血或迟发性血胸、乳糜胸和持续肋间神经痛。Miller 和 Force 推荐，通过放置胸管[24]或完全不放置胸管可以减少出血和疼痛并发症[25]。气胸的发生也可以在仔细注意放置戳卡及器械以避免肺实质损伤，而达到最小化。

复发性多汗症是多汗症手术的另一个潜在不良反应。发病率有很大差异，有报道为 0%~65%[26]。这种广泛的差异可能是由于所使用的技术不同、交感链切断水平、使用的定义和随访时间长短不同所致。失败的主要原因是手术切断不够。这可归因于交感神经链的解剖学变化、外科技术、严重的胸膜粘连、交感神经链上血管存在或静脉引流异常、脂肪组织丰富，以及可能的神经再生，尤其儿童术后神经再生。重新再次做交感神经链切断术已经被提倡并成功地实施，主要针对术后短期内发现的失败疗效。第一次手术后的粘连是再次行交感神经切断术的最常见困难[27]。在进行第二次手术之前，分析以前的病历和手术记录是必要的。

七、多汗症的其他外科治疗

腋窝多汗症的其他外科治疗是通过刮除[28]或抽脂[29]去除腋窝的汗腺。并发症包括伤口感染、瘢痕形成、皮肤坏死和皮肤变色。VASER

（Sound Surgical Technologies，Louisville，CO）是 FDA 批准的第三代超声设备，能够乳化腋窝组织和腺体。主要不良反应包括短暂的感觉障碍、硬结、血肿和瘀斑[30]。所有这些手术大约需要 1h 才能完成，并且可以在诊室进行。

八、结论

VATS 交感神经切断术治疗难治性原发性多汗症是非常成功的。可以通过烧灼、剪断或钛夹钳夹交感神经链来实现交感神经链的中断。尽管基于患者多汗的分布所需的切断水平仍然存在争议，但标准化的解剖学分类和仔细的文献回顾为治疗策略提供了最佳框架。彻底的术前检查，注意神经切断时的细节，理解需要被切断的平面；术前对患者进行关于手术治疗方案、成功率和并发症的全面教育，将显著改善患者生活质量，提高患者满意度。这些结果还取决于天气、气候、体育活动和体力劳动、心理方面以及患者的其他具体情况。

第 45 章
胸部恶性肿瘤的分子生物学
The Molecular Biology of Thoracic Malignancies

Shawn S. Groth　Jonathan D'Cunha　著
梁乃新　译

Blake Cady 博士曾充分阐述过：决定肿瘤外科治疗结果的主要因素是肿瘤生物学。

"如果说生物是国王、自然选择是王后，那么手术治疗的技术细节就是这个王国的王子和公主们。他们常常试图推翻国王和王后强大的权力，虽然有那么几次表面上看起来像是胜利了，但长期来看并没有起到什么效果。"[1]

类似这样的反思以及我们的临床经验都强调了我们只能通过尽力理解和改变肿瘤生物学的性质，从而有效、长久地影响大多数癌症患者的预后。

一场关于胸部恶性肿瘤患者医护的变革正在到来。分子诊断和分析技术的临床应用迅猛扩展，而近期的一些研究也展示出了它们在胸部恶性肿瘤诊疗中的潜力。特别应该强调的是，基于每个患者的复发和死亡风险以及肿瘤的基因特征的基因科学，不仅可能具有指导确定治疗方案的潜力，还可以为患者提供关于复发风险和治疗预后的咨询。随着我们对于肿瘤生物学理解的持续进展，有效的个体化肿瘤治疗确实正在变为现实。本章内容简要总结了现阶段对于胸部恶性肿瘤发生与转移背后的分子生物学机制的认知，同时还将着重说明表观遗传学、蛋白质组学、生物标记物以及个体化肿瘤治疗在胸部恶性肿瘤患者医护中的作用。

一、肿瘤发生与转移的机制

一个细胞从正常状态逐渐发展为明显的恶性肿瘤是一系列复杂的基因突变所导致的最终结果，造成这些基因突变的原因包括多种环境或生物学因素。胸部恶性肿瘤的准确发生机制十分复杂而且尚未完全研究清楚（图 45-1），但是文献中已经报道了一些重要的机制。

（一）环境暴露

首先，大多数胸部恶性肿瘤是由于其所暴露的外界环境对细胞基因组产生影响进而最终形成的癌变，这些环境因素包括吸烟、饮酒、慢性胃食管反流、石棉等。与这些外界环境因素接触会导致 DNA 结构的变异（比如：嘧啶二聚体、双链断裂），进一步会影响到 DNA 复制和转录过程。接触外界环境因素也有可能会引入基因突变，这是因为细胞内的 DNA 修复机制在尝试纠正这些有问题的 DNA 结构时有可能出现错误。另外一些包括石棉在内的致癌物在造成基因突变之前则有可能导致染色体缺失、增加或者重排[2,3]。

（二）基因突变

其次，突变后的基因会选择性的使癌细胞具

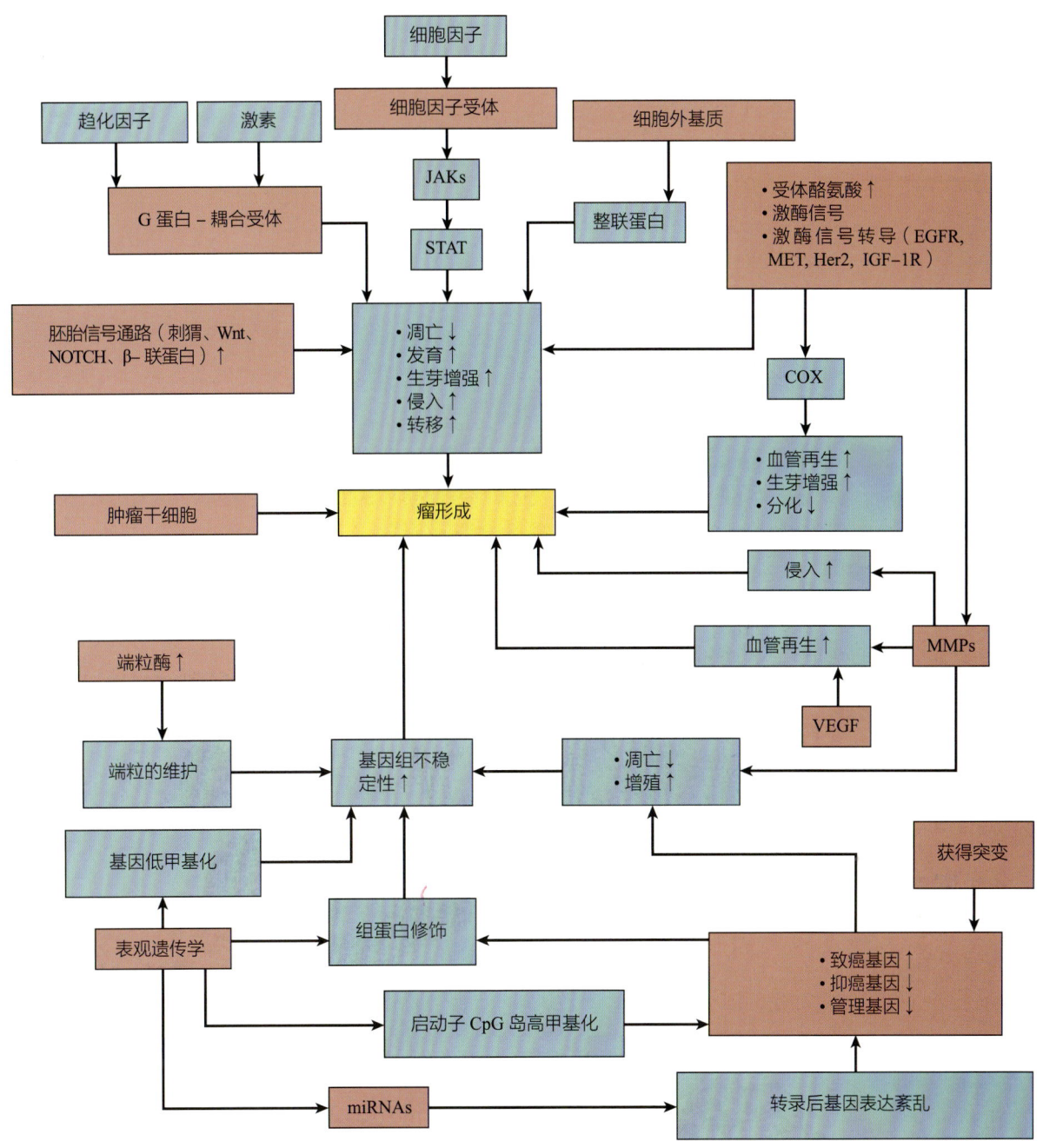

▲ 图 45-1 肿瘤发生过程相关通路概览

有生长优势，进而促进癌症的发生。这些基因突变既有可能是先天遗传得到的生殖细胞突变也可能是后天获得的体细胞突变。原癌基因是指编码与细胞周期、细胞分化相关的，或者调节细胞凋亡（细胞的程序性死亡）的蛋白质的基因。基因的点突变、易位、扩增、插入或缺失都有可能导致原癌基因的变异，突变后的基因被称为致癌基因。致癌基因往往表现出持续激活或者异常激活的状态，而野生型基因在同样条件下则不会表现出这些特点[4]。

抑癌基因则像是基因水平的刹车片，通过调节细胞分裂、DNA修复以及细胞凋亡过程起到控制异常的细胞增殖的作用。与致癌基因相反，抑癌基因突变一般是隐性突变，即需要两条等位基因都失去正常功能。最具代表性的突变方式是，其中一条等位基因由于基因突变或者表观遗传修饰改变（后续详细讨论）导致失活，另外一条等位基因则是通过杂合性丢失方式失活[5]。抑癌基因突变通过使细胞增殖过程中的检查点失去正常功能，导致细胞获得生长优势。

DNA错配修复基因最初是参与修复DNA复制过程中出现的错误（recessive gene）。DNA序列中存在一些串联重复序列叫作微卫星（microsatellites），这些序列在DNA复制过程中很容易出错，因此Microsatellites不稳定性是DNA修复功能缺陷的一个特征[5, 6]。为了更好地理解原癌基因、抑癌基因和DNA错配修复基因间的关系，它们又被细分为看门人（gatekeepers）、守护者（caretakers）、设计师（landscapers）。

gatekeepers是致癌基因和抑癌基因中控制细胞生长和分化的基因[7, 8]。与此对应，caretakers是抑癌基因和DNA错配修复基因中负责维持细胞基因组稳定性的基因。caretaker基因出现突变会激化基因组的不稳定性，加快其他基因突变的速率，包括gatekeeper基因，进而促进癌症的发生[7, 8]。如果这些突变导致了细胞增殖或者抑制细胞凋亡等方面的选择优势，那么肿瘤的形成几乎会是确定的。另外，landscaper基因不直接参与细胞生长过程，而是营造出适宜细胞不受调控增殖的细胞外基质环境[8, 9]。尽管正常的细胞外基质环境具有固有的抗肿瘤功能，一旦landscaper基因发生突变，不管是先天的还是后天获得的突变，都会促进肿瘤生长，这是由于landscaper基因突变会削弱细胞外基质天然的抗肿瘤功能，比如，影响了细胞的黏附性、细胞内的信号通路以及固有免疫功能等，或者也可能导致组织微环境更接近肿瘤的状态，比如通过影响基质金属蛋白酶以及血管生成[10]。

（三）突变异质性

另外，肿瘤发生过程中获得的各种基因突变并不是同等重要的，其中某些突变对于肿瘤发展起着更为重要的作用[11]。在肿瘤不断发展的过程中有一个现象叫作癌基因成瘾，指的是癌细胞的增殖越来越多的依赖于更强的驱动突变[12, 13]。正是由于肿瘤的生长、存活依赖于这些关键基因的表达产物，这种依赖性成了肿瘤细胞看似无懈可击的盔甲之下暴露出的"阿喀琉斯之踵"，是潜在的治疗靶点[12, 13]。驱动突变（driver mutation）只占到癌症突变中的一小部分，但由于它们为癌细胞提供了生长竞争的选择性优势，因此会在癌症发生过程中逐渐富集，是它们"驱动"了癌细胞增殖。与之对应的是伴随突变（passenger mutation），虽然它们占到了大多数，但并不会给癌细胞增添竞争优势，只是单纯可预见的克隆扩增或亚克隆扩增的结果[14]。换言之，伴随突变只是搭上了这趟顺风车。因此，为了在肿瘤治疗中起到良好的治疗效果，我们必须从众多的伴随突变中分辨出驱动突变并且找到有效的方法靶向它。

肿瘤中发现的大多数基因突变都是纯系的，即肿瘤中所有细胞都拥有这个突变，但有时也会出现亚克隆性突变，不同的亚克隆性突变可能存在于原位肿瘤内部，不同转移瘤间，转移瘤内部以及不同患者间，亚克隆性突变是肿瘤异质性的重要来源[15]，它可以很好地预示治疗结果。

原位肿瘤的异质性指的是肿瘤内部的肿瘤细胞表现出异质性[15-17]，肿瘤细胞分裂时，两个后代子细胞有机会获得新的、与亲代细胞不同的突变，因此当细胞沿着癌症发生过程的基因树向下分裂时，代数差别越大的细胞也会有着更大的基因层面的差异。在实际临床工作中，这类肿瘤异质性一般不会影响到局部肿瘤患者，因为他们的原位肿瘤一般通过手术切除了。但是，肿瘤发生过程的基因树的分散度决定了不同转移瘤间的异质性[15]。

转移瘤间的异质性指的是同一患者体内、空间上位于不同位置的转移瘤灶基因表达的异质性[15]。转移瘤的异质性具有很重要的临床意义。大多数癌症患者死于转移瘤对身体带来的无法承受的压力，这是由于很多转移瘤无法被手术切除，同时对化疗、放疗的反应不佳。举一个极端情况，如果患者体内的每一个转移瘤的基因表达都具有很大差异，导致它们对化疗药物的应答情况完全不同，那么这个患者长期存活的可能几乎为0。但幸运的是，大多数转移瘤间的异质性体现在伴随突变基因，与转移相关的基因突变发生在祖细胞中，在肿瘤转移之前就出现了[15]。

与原位肿瘤细胞增殖过程带来的异质性（原位肿瘤内部的异质性）类似，转移瘤内部的异质性是由转移瘤起始细胞分裂过程中出现的基因突变所导致的最终结果[15]，这些基因突变是肿瘤耐药性的基础。转移瘤灶最初可能对靶向转移前祖细胞突变的药物有应答反应，体现在治疗后的医学影像中可观察到病灶体积缩小或者完全消退。然而，很可能已经有几百或几千个癌细胞获得了耐药性，但是由于细胞数量较少，超出了医学影像学或者其他临床检查的分辨率。在这种情况下，癌症复发是不可避免的。

最后一种异质性体现在不同患者间的同类型肿瘤中（不同患者间的异质性）[15]，这种形式的异质性支持了临床中观察到的现象，即：没有任何两个患者是一样的。因此，对同一类型肿瘤的患者采取一成不变的全身治疗方案不会带来完全一致的应答率。即便两个患者最终结果是一样的，比如一个特定的驱动突变基因导致的肺癌，每个患者体内的突变也可能是完全不同的，以至于基因编码序列的不同，最终导致表达不一样的蛋白质。即使蛋白质产物存在很小的差别也会影响蛋白质的构象，进而影响对治疗的灵敏度。这种异质性有可能是宿主因素导致的，比如更容易导致癌症的先天突变、影响化疗药物代谢动力学的突变以及宿主内部环境共容易促进肿瘤增殖。这种异质性也有可能是由于不同肿瘤在克隆性或亚克隆性扩增的过程中获得的差异性突变。

（四）DNA非整倍体

DNA非整倍体，即染色体数量或内容的异常，是实体肿瘤中最常见的现象。造成非整倍体的因素可能是有丝分裂异常、染色体黏合缺陷、染色体和微管附着异常、有丝分裂检查点的信号通路减弱或者有丝分裂检查点基因的突变[18, 19]。非整倍体在癌症发生过程中的作用存在争议，它可能只是加速癌症发生的过程而非直接导致。比如，能够重分配染色体的细胞群更容易出现通过杂合性丢失使得抑癌基因失活的情况或者出现突

变的致癌基因复制，进而导致细胞获得生长优势[19]。另外一种可能，不管是自发产生还是致癌物诱导出现的非整倍体可能会催化基因组不稳定性的链式反应，并最终引发癌症的发生。不管非整倍体在癌症发生中起到何种确切的作用，它都具有重要的临床意义，因为它可能是癌细胞获得耐药性的机制之一。

（五）细胞增殖失调

如果原癌基因突变或者抑癌基因突变会加强细胞增殖或者减弱细胞凋亡过程，那么这些突变就会促进不受控制的细胞生长[5]。细胞增殖受细胞周期蛋白（cyclins）的直接调控，细胞周期蛋白与细胞周期蛋白依赖性激酶（cyclin-dependent kinases，CDK）直接相互作用并且受到细胞周期蛋白依赖性激酶抑制药（cyclin-dependent kinases inhibitors，CDKI）的调控。细胞周期蛋白的高表达以及CDKI蛋白的低表达或失活导致了细胞周期失调。

细胞周期也受到端粒的控制。端粒是染色体末端的串联重复DNA序列，保证DNA编码区都可以被完整复制，因而防止了酶促降解起到稳定染色体的作用。在每个细胞周期中都会有少量端粒DNA丢失，一旦DNA到达临界值，就会有阻止细胞继续分裂的信号出现[20]。端粒酶是一种核糖核蛋白酶体复合物，包括一个逆转录酶亚基和一个RNA亚基，负责保持端粒长度、避免细胞复制衰老[5, 20]。大多数体细胞不具有端粒酶活性，与它们不同，在很多癌细胞中端粒酶的活力是增强的，这意味着端粒酶活力可能会是良性肿瘤向恶性肿瘤转变的标志，也有可能成为治疗靶点。

多条复杂的、相互联系的通路控制着细胞周期。非编码RNA（ncRNA）是一些不能够转录成蛋白质但是具有生物学功能的RNA分子，它们是调节细胞周期信号通路的重要介质。其中一种ncRNA叫作小RNA（microRNA，miRNA），它是一种短的、单链ncRNA（大概22个碱基），在调节mRNA翻译和降解中起到重要作用。miRNA能够通过碱基互补配对的方式结合在靶

mRNA 非翻译区中与它互补的序列[21]。miRNA 可以直接或通过表观遗传学层面间接的调节抑癌基因和致癌基因的翻译，也可以激活 Toll 样受体（Toll-like receptor）介导的肿瘤免疫反应[21]，这些功能使得 miRNA 在肿瘤发生过程中起到一些作用。反过来，miRNA 也可以被其他内源性的 RNA 调节，这些 RNA 通过竞争性结合 miRNA 来阻止 miRNA 和它的靶 mRNA 相互作用[22, 23]，从而去除 miRNA 对于基因表达的抑制作用。最终呈现出的结果综合了复杂的信息网络，它包括 miRNA 和内源性 RNA 介导的、传统基因层面和表观遗传学层面对基因表达的调控。内源性 RNA 功能失调会失去对某些 miRNA 功能的调节能力，比如那些抑制致癌基因表达的 miRNA，因此可能促进癌症的发生[22, 23]。

（六）肿瘤干细胞

大多数癌症是由单一细胞获得基因突变后引起的[24]。这种细胞被认为是肿瘤干细胞，它们可以自我更新、增殖以及产生肿瘤内部癌细胞间的异质性[25]。目前关于肿瘤干细胞的来源尚不清楚，它们可能是多能干细胞、组织特异性的成体干细胞获得致癌突变后形成的，也可能是成熟细胞受到微环境的影响后去分化形成的[2]。从肿瘤干细胞开始的肿瘤进展过程也尚不清楚，这个过程中可能包括肿瘤干细胞的异常分化，也可能包括肿瘤细胞和分化后的体细胞间的细胞融合过程，融合后的细胞通过细胞分裂进而分裂成一系列表现独特的肿瘤干细胞、具有基因突变的分化细胞或者融合细胞。这两个过程均有可能导致肿瘤中细胞的异质性以及染色体的异倍性[2]。

越来越多的证据指向肺癌干细胞的存在，正常的干细胞和肺癌细胞拥有一些共同的促进细胞增殖的信号通路 [比如，K-ras、Hedgehog、phosphoinositide 3-kinase（PTEN）][26]。此外，肺癌细胞通常和肺癌干细胞拥有同样的细胞表面标志物，这也可以解释肺癌沿着气管 - 支气管 - 肺泡轴线的组织学分布[26]。比如，鳞癌一般出现在中心气道，鳞癌细胞和中心气道假复层上皮干细胞同样都包含表达角蛋白的基底细胞[27]。

关于食管癌干细胞的证据也逐渐增多，几项基于小鼠模型的研究展示出了一些表型相关的干细胞表面标志物，比如：α-6 integrin[28]、p75ntr[29]和 CD44[30]。根据小鼠模型中发现的证据，多能骨髓干细胞促成了 Barrett 食管炎[31]。肺和食管上皮组织的更新速率相对血液细胞和角质细胞较低，因此关于肺和食管干细胞的基础研究受到了一定限制。

肿瘤干细胞理论在临床治疗中具有重要意义。现有全身化学疗法的成功是基于一个假设模型，它认为肿瘤中的所有细胞都具有完全相同的致癌能力[32]。然而，如果只有一小部分细胞具有增殖潜能（比如肿瘤干细胞），治疗失败的可能性很大。事实上，具有 CD133+ 肺癌干细胞的非小细胞肺癌患者（non-small-cell lung cancer，NSCLC）对铂类药物治疗的应答较差[33]。肿瘤干细胞耐药的机理有以下几种潜在的可能：①肿瘤干细胞表现出相对静止的特点（非干性的癌细胞复制速度很快）；②在低氧的环境中更容易存活；③强化了化疗药物外排的机能；④增强了 DNA 修复功能[32, 34]。

二、表观遗传学

在普通遗传学中，基因的表达产物（对应的是表型）与该基因的 DNA 序列（即基因型）直接相关，但是表型和基因型间看似简单的关系往往更复杂。基因表达层面可遗传的改变并不都是伴随着 DNA 序列的改变，被称作表观遗传学的生物学过程让基因型和对应表型之间的关系变得更为复杂，表观遗传学可能导致实际的表型与根据基因型预测出的表型不一致。表观遗传学的变化可能可以解释为什么人体内的细胞都拥有相同的基因组但是它们基因表达的情况却有巨大的差别，而且这种差别是稳定的[35]。

表观遗传学领域研究最多的是 DNA 甲基化。在正常细胞中，DNA 甲基化主要发生在与鸟嘌呤（Guanine，G）通过磷酸二酯键相连的胞嘧啶（Cytosine，C）上，这种二核苷酸序列（5' cytosine-phosphate- guanine，CpG）与 C-G 碱基配对不同[36]。CpG 含量比较高的区域被称为

CpG 岛（CpG islands），CpG 岛覆盖了很多基因（约40%）的启动子区域，这些区域在正常组织中一般是未甲基化的[36, 37]。这些 CpG 岛被 DNA 甲基转移酶甲基化后会抑制转录过程[38]。在肿瘤发生过程中随着基因缺陷的逐渐积累，总基因组 DNA 甲基化水平逐渐降低，但 CpG 岛则更容易出现超甲基化，同时组蛋白修饰水平也会升高[36]。

相较于正常细胞，癌细胞内的基因组总体呈现出低甲基化的状态，这可以看作是癌细胞的一个表观遗传学印记[39, 40]。低甲基化出现在高度重复且分散分布的 DNA 序列中，进而干扰到附近基因的转录以及癌症相关基因的插入[41, 42]；低甲基化也会出现在染色体着丝点的卫星 DNA 单体[43, 44]和单拷贝的转录调控序列[45, 46]。虽然 DNA 低甲基化和 CpG 岛的超甲基化都促进了肿瘤的发生，但这两个过程是相互独立的，DNA 低甲基化既不是 DNA 超甲基化的前提也不是它的结果[47]。

关于低甲基化促进肿瘤发生的机制目前了解的还不充分，但可能与基因组的不稳定性（进而促进基因重组）和转录调控元件的功能失调（进而提高了致癌基因的表达水平）相关[47]。

与肿瘤发生相关的 DNA 超甲基化通常影响了某些基因启动子区的 CpG 岛，这些基因包括抑癌基因（80%的肺癌患者甲基化水平上调），以及某些上调致癌基因表达或降低抑癌基因表达的转录因子[48, 49]。虽然了解的尚不充分，但是超甲基化也可能影响了不含 CpG 岛的启动子区或者基因靶标位点[50]。总之，启动子区的 CpG 岛超甲基化后会导致转录无法起始，除非受到其他信号影响，比如去甲基化或者染色体调整[50]。因此，抑癌基因表观遗传层面的基因沉默会导致细胞生存和增殖相关通路的上调。多个基因突变往往分别影响不同增殖通路中的某一点，与此不同的是，多种表观遗传学改变可能同时影响某一条信号通路，进而影响其他通路。因此，表观遗传学的改变是通过一种更加整合的方式促进肿瘤发生[50]。

组蛋白是染色体中最主要的蛋白质组分，它同样受到表观遗传学的修饰，其中绝大多数是通过改变赖氨酸的乙酰化（通过组蛋白乙酰转移酶和组蛋白去乙酰酶）、精氨酸或赖氨酸的甲基化（通过组蛋白甲基转移酶）以及丝氨酸的磷酸化（通过组蛋白激酶）[36]。这些共价修饰会改变染色体的理化性质，进而影响催化酶与染色体间的相互作用及其对于基因活性的调控[35, 52]。还有一些非共价修饰会导致染色质变异，包括染色质改构复合体、组蛋白变异以及核小体改构（核小体是 DNA 缠绕组蛋白形成的片段）[35, 50, 53]。表观遗传水平的染色质修饰者（比如在长期抑制转录活性中具有重要作用的蛋白质多梳复合体）可能将表观遗传层面的基因沉默和肿瘤干细胞联系在一起[50, 54]。

DNA 低甲基化、DNA 超甲基化、组蛋白修饰以及其他可能存在但尚未发现的表观遗传通路并不是互相排斥的，它们在功能上有很多重要的关联，因此形成了一个复杂的信号网络从而影响基因表达[55-58]。在癌症中，表观遗传学的改变可以作为生物标记物或者潜在的治疗靶点。

三、蛋白质组学

由于翻译后修饰的存在，DNA 或 RNA 水平的基因组研究并不能很好的反应细胞或组织内蛋白质的表达水平以及受蛋白质表达影响的表型[59]。蛋白质组（proteome）是在蛋白质水平对于基因组的一个补充，因而蛋白质组学（proteomics）是关于某个生物体的基因组所表达的全部蛋白质的结构和功能的研究[60]。由于翻译后修饰及其导致的蛋白质的异质性，人类蛋白质组学要比人类基因组学更复杂。

在大多数蛋白质组学的方法中，首先要对某个目标样品进行均质化处理，进而通过双向聚丙烯酰胺凝胶电泳（two-dimensional polyacrylamide gel electrophoresis，2D-PAGE）分离样品中的蛋白质[60, 61]。双向是指样品中的蛋白质首先根据等电点的不同进行分离，然后再根据蛋白质分子量的差别进行第二次分离。蛋白质在这种胶上显示为各种斑点，这些蛋白质可以通过 Western blot 进行鉴定再和蛋白质数据库进行比对，也可以通过胰蛋白酶消化后再进行质谱分析[59]。除了2D-PAGE，还有其他技术可以从样品中分离多肽，比如高效液相色谱（high-performance liquid chromatography，HPLC）以及无凝胶同位素标记技术[59]。

在蛋白质组学研究中，不管采用哪种分离技术，质谱分析是最主要的鉴定样品中的蛋白质或多肽的方法。蛋白质鉴定依靠蛋白质的分子量和电荷量（m/z ratio，质荷比）。为了得到这些测量值，样品首先被离子化（比如通过基质辅助激光解吸离子化技术或者通过电喷雾离子化技术），然后通过质量分析器，质量分析器可以根据质荷比对离子进行分离（比如，利用飞行时间、傅里叶变换或者离子阱等），最后再经过质量检测器的处理[59, 60, 62, 63]。在这一系列分析之后还可以再加上另外一台质谱仪（被称为串联质谱分析），用于鉴定肽链的氨基酸序列。最终得到的数据结果和蛋白质数据库进行比对从而鉴定出样品中含有的蛋白质[59, 60]。除了分成两步进行蛋白质组学分析，多维蛋白质鉴定技术还可以利用高效液相色谱与串联质谱分析联用的方法[64]。

了解蛋白质组学会帮助我们更深入的了解胸部恶性肿瘤的基因组扰动所带来的下游细胞应答反应。

四、代谢组学

代谢组学是指同时、定量的描述生物样品中所有内源性代谢产物[65, 66]，这些生物样品可以是组织、血液、尿液等。代谢组学反映出酶基因调控的变化和代谢酶动力学的改变从而对直接环境中细胞表型的变化进行全面的评估[65]。代谢产物包括细胞呼吸作用中产生的代谢产物（比如糖酵解、无氧代谢以及三羧酸循环过程中的代谢中间产物）、氨基酸代谢产物（比如必需脂肪酸或非必需脂肪酸及其代谢产物水平的改变）、脂肪酸代谢（比如饱和脂肪酸和非饱和脂肪酸的相对丰度）以及核苷酸代谢[66, 67]。大多数代谢组学的平台是基于光谱技术，（比如，磁共振和质谱）[66]。多元代谢组学分析要分成三个主要步骤来开展。首先，应用模式识别（也叫群组聚类）来解译两组样品光谱模式间的差异（比如，肿瘤样本和正常样本）；然后，再根据磁共振化学位移将第一步分析中鉴定出的感兴趣的光谱区域与特定代谢产物关联起来。最后，明确感兴趣的代谢产物与某个特定临床结果间的关联[65]。尽管关于癌症代谢组学的研究仍处于临床前探索阶段，但代谢组学通过提供相对便宜、快速且自动化的方法来检测生物样本中的生物标记物，在癌症诊断和治疗反应评估中具有潜在作用[65-67]。

五、核酸及蛋白质生物标志物在临床中的应用

生物标志物是指某个生物过程的替代指标，可以被定性或定量测量。DNA生物标志物包括突变（出现在致癌基因、抑癌基因或错配修复基因中）、单核苷酸多态性、DNA拷贝数变化、染色体易位、微卫星DNA不稳定性以及表观遗传改变（比如启动子甲基化差异）。RNA生物标志物包括信使RNA（mRNA）和miRNA。蛋白质生物标志物包括表达在细胞表面或者分泌到血清中的蛋白质。对于胸部恶性肿瘤患者来说，核酸和蛋白质生物标记物可能在患者护理中具有诊断、预后和预测作用，并且可以作为治疗靶标。

一般而言，检测肿瘤组织中的核酸和蛋白质生物标志物主要具有预后、预测和治疗意义。相反，在其他组织和体液中检测这些生物标志物主要对癌症筛查和隐匿性恶性肿瘤的检测具有诊断意义。

（一）肿瘤组织检测

1. 肺癌

(1) p53：p53是一个抑癌基因，它在细胞周期调控、细胞凋亡和DNA修复中具有关键作用。因此，p53失活（或突变）会导致细胞周期进展的紊乱，细胞凋亡的逃避，以及由于DNA修复机制受损导致的基因组不稳定性。鉴于其在控制细胞增殖中的重要作用，难怪p53突变成为所有人类恶性肿瘤中最常见的突变[68]。差不多50%的NSCLS和90%的小细胞肺癌含有p53基因的突变或缺失[68, 69]。一篇涵盖了56项研究的系统

性综述发现，在 NSCLC 中对于所有分期不管是腺癌还是鳞状细胞癌 p53 突变总是对应较差的总体存活率。在该研究中，由于没有足够的数据，因此不能确定 p53 突变对于小细胞肺癌预后的意义[70]。

(2) ERCC1：基于铂类的化疗是可切除 NSCLC 患者新辅助化疗和辅助化疗的金标准，也是治疗无法切除的 NSCLC 患者的金标准[71-73]。铂类化疗药物（比如顺铂、卡铂以及奥沙利铂）的作用机制是形成 DNA 加合物[74, 75]。这些 DNA 加合物破坏 DNA 复制。

核苷酸切除修复交叉互补基因 1（Excision repair cross-complementing group 1, ERCC1）参与 DNA 修复过程，可识别并去除铂诱导的 DNA 加合物，从而产生对铂类化学疗法的抵抗力[68]。ERCC1 的表达很常见（一项研究显示存在于 44% 的肿瘤中）并且是一个重要的预后因素（与治疗无关）。ERCC1 的低表达与较差的预后相关，并且可以鉴别出可能受益于铂类化学疗法的患者[77]。相反，ERCC1 的高表达与更好的预后相关，并且可以鉴定出不太可能从铂类化疗中获益的患者[76, 78]。一种可能的解释是高水平的 ERCC1 表明完整的 DNA 修复能力，因此具有更高的基因组稳定性[78]。在一项对 51 例接受了手术切除治疗的 NSCLC 患者进行的研究显示，高水平 ERCC1 表达与中位总生存期 60 个月的延长绝对相关[78]。

(3) k-ras：k-ras 基因编码一个 G 蛋白，参与了细胞生长、分化以及凋亡相关的信号传导过程。在 NSCLC 患者中，与不吸烟者（6%）相比，白人吸烟者中 k-ras 突变更为常见（26%）；与鳞状细胞癌（5%）相比，k-ras 突变在腺癌中更常见（30%）[79-82]。值得注意的是，k-ras 突变与 EGFR 突变相互排斥。因此，具有 k-ras 突变的患者可能对 EGFR 靶向疗法具有内在耐药性[83]。

检测 k-ras 突变的金标准是 DNA 测序[84]。目前，还没有专门针对 k-ras 突变的有效疗法，有希望的小分子抑制药正在进行临床前研究。

(4) 表皮生长因子受体（Epidermal Growth Factor Receptor, EGFR）：表皮生长因子受体是人类 EGFR（HER）跨膜酪氨酸激酶受体家族的成员，其促进细胞增殖，损害细胞凋亡并增加血管生成[68, 84]。EGFR 过表达和突变少见于小细胞肺癌[68]。相反，EGFR 过表达在多达 80% 的 NSCLC 中可见[85]；EGFR 突变发生在多达 22% 的 NSCLC 中，并且在女性、东亚血统、非吸烟者和腺癌患者中最常见[84, 85]。这具有重要的治疗意义，因为具有 EGFR 突变的 NSCLC 患者在用 EGFR 酪氨酸激酶抑制药治疗时具有存活收益。

(5) EML4-ALK：间变性淋巴瘤激酶（Anaplastic lymphoma kinase, ALK）是一个受体络氨酸激酶，因此它参与到细胞内信号转导过程[86, 87]。在大约 3%～13% 的 NSCLC 患者中，EML4（echinoderm microtubule-associated protein-like 4）基因的 5′ 端与 ALK 基因的 3′ 端相结合，形成一个融合的致癌基因（EML4-ALK），该融合基因常见于年轻患者、女性、轻度或从不吸烟者以及腺癌（特别是具有腺泡组织学）的患者[88]。EML4-ALK 导致 ALK 的固有活性，进而激活下游几条在细胞增殖中具有重要作用的信号通路（例如 Ras、JAK3-STAT3、PI3K）、抑制细胞凋亡以及细胞迁移[86]。EML4-ALK 致癌基因具有治疗意义；克唑替尼是一种靶向该致癌基因的 TKI。值得注意的是，EML4-ALK 突变与 k-ras 和 EGFR 突变相互排斥。

(6) 血管内皮生长因子（Vascular Endothelial Growth Factor, VEGF）：VEGF 与一些刺激血管生成的受体酪氨酸激酶（VEGF 受体）结合。在 NSCLC 中，表达 VEGF 导致较低的总体生存率[89]。在一项关于可切除 NSCLC 的研究中，表达 VEGF 导致全因死亡风险增加 7 倍[90]。VEGF 也具有治疗意义；贝伐单抗（bevacizumab）是一种针对 VEGF 的单克隆抗体，对特定 NSCLC 患者有效。

(7) 肿瘤标志物系列（Tumour Panels）：与所有胸部恶性肿瘤一样，肺癌不可能通过单一的生物标志物完全表征。每种肿瘤都有其独特的"分子指纹"。因此，肿瘤标志物的组合系列检测，相较检测单个肿瘤生物标志物，可能更有用。D'Amico 及其同事检查了 408 例 I 期 NSCLC 患者的肿瘤，他们通过免疫组织化学（IHC）确定了5种与复发和死亡风险相关的生物标志物。每个标志物关联不同的致癌通路：细胞凋亡（p53）、血管生成（Ⅷ因子）、生长调节（erb-b2）、细胞黏附（CD-44）和细胞周期调节（Rb）[91]。依据该模型按照存活率对患者进行分类：0~1个标记物（5年生存率77%），2个标记物（5年生存率62%）和3~5个标记物（5年生存率62%）。

（8）基因芯片分析：肿瘤发生和转移在很大程度上受转录水平的调控，因此，通过对基因表达进行全局性评估可以获得十分深入的了解。这种分析的主力是基因芯片，基因芯片包含多个具有基因特异性的多聚核苷酸（探针），它们沿着二维网格（阵列）的坐标精确排列[92]。实验组样本和参考样本的总RNA首先被逆转录为荧光标记的互补DNA（cDNA）之后再孵育到基因芯片上。该过程可以同时定量测量所有mRNA转录本的相对值（实验组对比参考组）。固定在基因芯片上的探针的数量可能达到成百上千个，可以反映基因表达的相对程度。该方法依赖于互补核酸链之间杂交的高度灵敏性和特异性。

数据分析围绕4个共同的主题：检测基因表达的差异、发现模式、预测样本特征以及推断分子信号通路和网络。基因芯片研究会产生大量数据，这是该技术的主要挑战之一。

许多基因芯片研究利用基因表达的差异来预测患者的存活以及鉴定潜在的新治疗靶标[93-95]。Beer及其同事对86例早期腺癌进行了检查，并根据分层聚类的方法构建了包含50个基因的风险指数[95]，其中的成员包括之前与患者存活无关的基因，提示这可能是潜在的新型治疗靶点。通过使用这套基因集合，研究人员能够预测患者存活率。

其他基因芯片研究基于基因表达谱发现一定的模式，从而分离NSCLC组织。Bhattacharjee及其同事[96]研究了186例NSCLC肿瘤，他们基于基因表达谱使用专门的聚类技术进行模式发现，识别出4个不同的腺癌亚组。

迄今为止，已有许多研究扩展了miRNA在NSCLC组织中潜在的预后意义。Raponi及其同事[97]报道了miRNA-146b在鳞状细胞癌总体生存率中的强大预测能力。Landi及其同事[98]鉴定了另一种miRNA表达谱，该表达谱基于miRNAs-7e和miR-34a、-34c-5p、-25和-191的表达降低可以明显区分出165个腺癌和125个鳞状细胞癌。该miRNA组与患有Ⅰ~ⅢA期鳞状细胞癌的男性吸烟者的生存率较低有关[98]。

肿瘤组织中的miRNA除了具有预后意义，也有人研究了癌旁组织微环境中的miRNA，并且得到了有意思的结果。Boeri及其同事[99]已经探索出了肺部肿瘤组织和正常肺组织的miRNA表达谱，并指出根据miRNA表达模式可以显著的分辨出肿瘤与正常肺组织间、肿瘤组织学层面、生长速率方面以及临床结果的差异。越来越多的证据表明正常的肺部微环境可能会影响肿瘤的生长和增殖，这些发现进一步强化了该观点。

最后，基因芯片技术也可能成为指示淋巴结转移风险和化疗反应风险的指标。Kikuchi及其同事对37个NSCLC肿瘤的癌细胞进行了显微切割，之后进行了基因芯片分析并使用聚类算法将腺癌与鳞状细胞癌区分开来，以发现全新的参与肿瘤发生的基因。他们对18个腺癌单独进行了一项分析，鉴定出40个基因，这些基因的表达谱可以可靠地区分出肿瘤是否发生了淋巴结转移。最后，他们能够根据表达谱预测肿瘤对化疗药物的灵敏度[100]。该研究强调了NSCLC患者基因表达谱有可能用于指导个性化癌症治疗。

（9）蛋白质组学分析：肺癌标本的蛋白质组学分析证明了蛋白质信号可以应用于肺癌的诊断和组织学分类[101-103]。蛋白质特征也具有潜在的预后意义。Yanagisawa及其同事[104]检测了Ⅰ期NSCLC患者的蛋白质特征，并在内部验证了25个蛋白质特征组，发现了一个高风险特征，该特征可以显著的预测出总体生存率和无复发生存率。这些研究强调了蛋白质组学在劝诫患者和识别高复发风险患者中具有潜在作用，因而可用于指导治疗。

2. 食管癌

（1）Her2：Her2/neu（也叫作ErbB2）一种受体酪氨酸激酶，通过PI3K信号通路抑制细胞凋亡并促进细胞增殖[105]。在腺癌中，10%~80%的肿瘤样本过表达Her2/neu，而在15%~100%的样本中发现了基因扩增[105, 106]。Her2/neu过表达关系到侵袭深度、淋巴结转移、远距离转移和不良预后[105, 107, 108]。与腺癌相比，鳞状细胞癌中Her2/neu过表达（0%~56%）和基因扩增（0%~25%）的比例较低[105, 109]。虽然Her2/neu过度表达也可能与鳞状细胞癌的分期和预后相关，但它独立的预后价值仍存在争议[105]。Her2/neu的表达具有重要的治疗意义，因为有可用的人源化单克隆抗体药物（trastuzumab，曲妥珠单抗）。

（2）VEGF：与肺癌患者一样，VEGF的表达对食管癌患者具有重要的预后和治疗意义。根据一项最近的Meta分析（Meta-analysis），高VEGF表达的食管癌患者的死亡风险增加了近两倍[110]。贝伐单抗是一种与VEGF结合的单克隆抗体，从而削弱其激活VEGF受体的能力。

（3）基因芯片分析：关于食管肿瘤的基因芯片研究也帮助我们加深理解了基因芯片在治疗食管癌患者中的潜在作用。基因芯片能够区分不同进展阶段的疾病组织。Zhou及其同事能够识别基因在正常黏膜、基底细胞增生、高度异型增生、原位癌和明显癌症中的表达差异[111]。基因芯片研究也发现了基因表达谱，该基因表达谱可以区分Barrett食管和腺癌[112, 113]以及腺癌和鳞状细胞癌[111]。此外，这些分析证明了基因表达谱对于经历手术切除的食管癌患者预后的重要性。在一项对64名接受了食管切除术的患者进行的研究中，Luketich及其同事证明了依靠肿瘤的遗传特征能够前瞻性地将患者分为高风险和低风险人群。在他们的多变量分析中，在不依赖其他条件的情况下只有基因特征与生存率相关[114]。

基因芯片分析也发现了新的致癌基因，这些基因加深了我们对肿瘤发生以及食管癌治疗的理解。Zhou及其同事[111]发现了一个在癌症发生过程中起着重要作用的基因（P160ROCK，一种rho相关丝氨酸/苏氨酸激酶的同工酶，可以调节细胞运动和形态变化）。与正常组织相比，该基因在高度异型增生组织中显著上调。因此，它的活化可能是食管癌发生的早期事件之一，也可能是一个潜在的治疗靶点。

最后，基因芯片分析可用于预测患者对治疗的应答。Kihara及其同事[115]利用20例从接受辅助治疗的食管癌患者体内切除的肿瘤开展了一项研究，得到一组包含52个基因的基因集合，该集合准确地预测了各种药物的预后、化疗灵敏度及化疗耐药性。对于这些基因集合和预测的模型的验证还未进行。

3. 间皮瘤

基因芯片分析：由于恶性胸膜间皮瘤（MPM）是一种相对罕见的肿瘤，因此很少有研究评估基因芯片在间皮瘤患者中的应用。与其他恶性肿瘤的基因芯片分析相似，对MPM的研究揭示了肿瘤发生和肿瘤传播的机制。Hoang及其同事注意到蛋白裂解酶（matriptase，是一种膜蛋白酶，与其他蛋白酶的激活，肿瘤侵袭和转移有关）的过表达[116]。

与其他恶性肿瘤类似，基因芯片提供了MPM患者的预后信息。布莱根妇女医院的研究人员检查了17名MPM患者的标本，这些患者的总生存时间不同，确定了一项包含四个基因表达比率的检验，该检验可以可靠地预测治疗的结果，与组织学亚型无关[117]。

（二）淋巴结组织检测

1. 肺癌

通过常规组织学分析评估，区域淋巴结转移的患者相比于淋巴结阴性的患者，存活率显著降低[118]。然而，即使淋巴结阴性的T_1或T_2肿瘤在完全切除淋巴结后，5年癌症特异生存率也只有60%~90%，这可能是由于未检测到的隐匿性微转移[119, 120]。两种主要用于检测隐匿性微转移的技术包括：IHC和逆转录酶-聚合酶链反应（RT-PCR）。两种技术都依赖于找到明确的肿瘤标志物。

癌症和白血病B组（Cancer and Leukemia Group B，CALGB）9761是一项前瞻性、多机构研究，它评估了对于接受了早期（$T_{1-2}N_0M_0$）NSCLC治愈性切除术的患者来说隐匿性纵隔淋巴结转移的预后意义。作为该研究的一部分，评估了纵隔淋巴结中细胞角蛋白（AE1/AE3，一种上皮肿瘤标志物）的IHC[121]。在该研究的前193名患者中，细胞角蛋白IHC显示有11%的患者进展为N2等级[121]。通过IHC检测隐匿性微转移有两个主要缺点：①需要肉眼检测（因此存在人为错误的风险）；②无法测试整个淋巴结样本。RT-PCR克服了这些缺点。

根据许多基于RT-PCR的研究，癌胚抗原（carcinoembryonic antigen，CEA，一种胚胎上皮表面糖蛋白）是另一种可能适用于NSCLC的肿瘤标志物[122-124]。这些研究共同表明CEA具有相对较高的灵敏度（它可以在多达106个正常细胞中检测出1个恶性细胞）和高特异性（因为它几乎可以在所有上皮细胞中检测到，但在非上皮细胞中检测不到）。因此，检测中枢淋巴结（来自胚胎间充质组织）中的CEA（上皮蛋白）是隐匿性转移敏感且特异的标志物。CALGB 9761使用标准RT-PCR检测CEA；根据纵隔淋巴结的RT-PCR结果进行分析，43%的患者分期被升高了[125]。

通过IHC和标准RT-PCR检测隐匿性微转移有一个潜在的缺点，即这两种方法只能给出隐匿性转移存在或不存在这样一个二元论的结果（是/否）。但事实上，微转移负担量可能是很重要的因素，而实时定量RT-PCR（QRT-PCR）是解决该问题的一种方法。

QRT-PCR使用一种具有特异分子靶向性的寡核苷酸探针（例如，CEA mRNA）以及共价连接的荧光报告分子和淬灭染料。如果存在目的靶标，寡核苷酸探针将退火并与它相结合。在PCR延伸阶段，荧光探针被Taq DNA聚合酶的核酸外切酶活性所切割，从而使报告染料的发射光增强。以PCR循环数为横坐标绘制出相对荧光强度变化的曲线，并计算相对于背景荧光强度上升的点[阈值循环$^{(C_T)}$]。由于C_T值随着目标分子量的增加呈线性下降，因此它们提供了定量测量。

通过QRT-PCR在53名入组CALBG 9761研究的患者样品中检测CEA证实了使用QRT-PCR检测隐匿性微转移的可行性，结果显示每个淋巴结中含有的隐匿性微量转移肿瘤细胞的中位数是7190个[125]。几项回顾性研究证实了这些发现，并且提出通过QRT-PCR检测CEA揭露出的隐匿性转移与预后相关[126,127]。在NSCLC患者中，隐匿性转移对预后的重要性还需等待CALGB 9761研究的最终分析，而该研究目前正在进行最终总结。

除了CEA，还有许多其他肿瘤标志物（如细胞角蛋白7、细胞角蛋白19、黏蛋白前体1、KS1/KS4、LUNX和PDEF）[128-131]。人们对KS1/KS4格外感兴趣，因为它对肺癌有极高的特异性，而且它可以被单克隆抗体Ber-EP4识别[131]。此外，还有靶向Ber-EP4的单克隆抗体（例如，edrecolomab），Ber-EP4可能成为一种治疗靶点。但它在治疗肺癌方面的作用尚未确定。

2. 食管癌

食管癌患者复发和生存率较低有一个强有力的预测因子，即淋巴结受累[118]。食管癌和NSCLC类似，关于评估IHC检测微转移的预后重要性的研究结果不一，因而强调了一个IHC潜在的缺陷：采样误差，因为仅检查了有限数量的淋巴结切片[132-136]。

Luketich及其同事从30例组织学上淋巴结呈阴性的食管腺癌患者中得到了387个淋巴结，并用QRT-PCR检测其中的隐匿性微转移[137]。根据CEA的表达，发现11例患者有隐匿性转移，其中9名患者复发。Kaplan-Meier分析显示淋巴结的QRT-PCR检测结果呈阳性与显著降低的无病生存率及总生存率相关[137]。这些研究强调了使用QRT-PCR鉴定高复发风险患者的潜在作用，因而可以指导使用辅助化疗。

（三）血液检测

利用遗传科学检测外周血中的循环肿瘤细胞（CTC）在癌症筛查、风险分级、评估治疗反应和个体化治疗等方面具有潜在作用。由于取外周血是安全的并且易于获取，因此这种方法很有吸引力。但是，存在几个挑战。首先，需要确定一个敏感且特异的标志物。其次，在106个背景循环肿瘤细胞中必须检测到一个CTC。因此，大多数方法都会先有一个步骤富集外周血，然后再进行 RT-PCR。尽管如此，可能存在很低的信噪比，导致难以从背景基因中区分出有意义的信息。

1. 肺癌

(1) 核酸：虽然 CTC 在早期 NSCLC 患者中可以被检测到，但对于晚期疾病患者的检测更为常见[138]。几位研究人员使用 RT-PCR 检测 NSCLC 患者的循环肿瘤细胞。此类检测集中在有限数量的 mRNA 肿瘤标志物，如 EGFR[139] 和 CEA[124]。这些研究突出了几项重要发现：①术前血液检查阳性和术后病理分期之间存在明显的相关性；②大量"早期"NSCLC 患者（基于放射学研究及肿瘤和淋巴结的常规组织学分析）在手术后复发；③持续阳性的术后血液样本与分期之间存在相关性，提示为隐匿性全身性疾病。

一些研究人员尝试评估循环 miRNA 是否可以作为检测癌症的生物标志物。2008 年，Mitchell 及其同事首次证明来自临床的血浆和血清样本中含有大量的 miRNAs，并且经过反复冻融仍以稳定形式存在[140]。进一步的研究证实了循环 miRNA 有希望成为诊断和预后的生物标志物。许多研究表明，循环 miRNA 与癌症分期和存活之间存在联系。毫不奇怪，大多数关于单个 miRNA 表达和 miRNA 集合的研究结果不太一致，这很可能是因为选择偏倚以及缺少数据标均一化处理方法。血清中缺乏可靠的管家 miRNA 作为参照，这使得这些研究的意义变得很复杂[141]。

因为没有任何单一肿瘤标志物可以提供足够的灵敏度，因此可能更倾向于使用肿瘤标志物组合[142]。尽管这些研究很有前途，但没有前瞻性研究证实使用核酸肿瘤标志物检测 CTC 的预后意义。

(2) 蛋白质：几年来，一直有人对鉴定肽、蛋白质和自身抗体等肿瘤生物标志物感兴趣[143-146]。其中检测血清中的自身抗体似乎是最有希望的。异常表达或结构改变的蛋白质可能会引起自身抗体的产生，许多研究已经证明了检测此类抗体是可行的[147-149]，并以此作为开发生物芯片的基础。生物芯片可以提供对肿瘤抗原有应答的抗体谱[150]。

2. 食管癌

CTC 的存在具有重要的预后意义。对于食管癌转移的患者，两个或更多 CTC（每 7.5ml 外周血）对应较低的无进展生存期和整体存活率相关[151, 152]。CTC 的存在也具有重要的治疗意义，因为它对应较低的化疗反应率[151] 和放疗反应率[153]。

（四）骨髓检测

肺癌：利用 IHC，几组研究表明，在 NSCLC 患者中，骨髓微转移的发生率为 22%～59%，具有潜在的预后性[154-158]。

（五）痰液检测

肺癌：几十年来一直在研究通过痰液分析实现早期肺癌检测。在 20 世纪 80 年代，一些肺癌筛查试验测试了痰液细胞学和胸部 X 线片在肺癌早期诊断中的作用，证明了标准痰液细胞学对肺癌检测的灵敏度相对较低[159-161]。即便如此，痰液标本随时可以从患者身上获取，因而痰液细胞学作为肺癌筛查和监测的方法变得很有吸引力。因此，自从那些最早使用分子技术增强痰液分析灵敏度的筛选试验以来，人们对此越来越感兴趣。

肿瘤 DNA 在正常 DNA 背景中的占比相对较低（约 1%）[162]。因此，未经加工的 DNA 和 RNA（通过基因测序或突变特异性寡核苷酸杂交进行分析）在肺癌筛查中没有用处[162]。然而，对 p53[163]、k-ras[164]、EGFR[165]、EML4-ALK[166] 及其他标志物采用 PCR 突变分析可能会有所帮助。其他潜在的生物标志物包括不均一核糖核蛋白 A2/B1[167]、高甲基化启动子[168] 和 microRNA[169]。鉴于肺癌的异质性以及缺乏 100% 敏感的肿瘤标志物，肺癌筛查可能需要一组肿瘤标志物。这样的肿瘤标志物组尤其可用作低剂量计算机断层摄影筛查程序的辅助手段。

六、第二代 DNA 测序技术在临床治疗中的应用

近 30 年来，最常见的 DNA 测序方法是基于毛细管电泳的 Sanger（链终止）方法[170]。这种方法包括将 DNA 变性为两条链，然后在体外

用聚合酶和化学改变后的核苷酸进行 DNA 复制。一旦将改变后的核苷酸掺入正在复制的 DNA 序列中，DNA 复制就会终止。用四种核苷酸中的每一种分别进行该过程，从而产生各种长度的 DNA 链，它们彼此重叠以解译 DNA 编码。最近，Sanger 技术已经在很大程度上被下一代（也称为第二代）测序所取代。

与基于 Sanger 法的方法类似，在依照 DNA 模板复制的过程中，第二代测序方法需要从 DNA 片段发出的信号中按顺序检测出核苷酸。但与 Sanger 方法不同的是，该过程实现了数字化和大量平行测序，从而以更低的每碱基成本实现更高通量的 DNA 测序。目前可用的第二代测序平台包括 Illumina、Helicos、454 焦磷酸测序、SOLiD 和 Ion Torrent。第二代测序可应用于全外显子组（外显子序列，即编码蛋白质的 DNA 序列）、全转录组（表达出的基因序列）、全基因组、表观基因组和基于位置的方法（标出核酸 - 核酸、核酸 - 蛋白质相互作用的位置）[171-173]。第二代测序技术使癌症遗传学从聚焦于一点的方法（例如，单基因测序）转向更全面的方法[172]。测序的"深度"是指单个核苷酸被读到的次数，因此产生了"深度"和"超深度"测序的术语。第二代测序技术允许非常高的测序深度（也称为覆盖度），从而实现更高的测序灵敏度。如本章前面所述，肿瘤是一群异质细胞的组合，第二代测序技术对样本异质性的评估更为公正。

第二代测序技术在肿瘤学中具有许多潜在的作用，包括致癌基因的发现、染色体重排的发现、肿瘤中克隆和亚克隆细胞群的表征，以及生物标志物的综合分析。对生物标志物的综合分析可以在治疗过程中纵向追踪信号通路的过继性变化[174-176]。例如，第二代测序可用于追踪治疗过程中的循环肿瘤标志物以及筛选肿瘤的过继性变化，从而在治疗过程中适当调整治疗方案。随着第二代测序技术的使用越来越广泛，它在个体化肿瘤治疗中具有巨大的潜力。人类基因组计划耗时超过 12 年，耗资 27 亿美元。利用第二代测序技术，一个人的全基因组测序可在不到一周的时间内完成，价格在 5000～10 000 美元。随着这些技术的成本不断下降，第二代测序技术可能会出现在癌症患者的临床治疗过程中[171]。

七、个体化肿瘤治疗

即使是组织学上相似的肿瘤也会呈现出异质性——没有任何两种肿瘤以及它们的生物环境是相同的。因此，对肿瘤采用"一刀切"的方法导致频繁出现治疗失败。随着我们对胸部恶性肿瘤分子生物学的理解不断加深并且变得越来越复杂，个体化肿瘤治疗正在成为现实。许多技术（例如，差异基因表达谱的评估、蛋白质表达谱和隐匿性转移的检测）很有希望，但是很大程度上未经证实并且尚未引入到主流的临床治疗过程中。其他技术（例如，基因过表达和基因突变的检测）正活跃地应用于实践中，并且已经可以使用合理的靶向治疗方案（表 45-1）。在治疗 NSCLC 方面发展最为迅速的是通过分子诊断对患者进行风险分级（进而指导治疗）以及使用靶向治疗。

（一）个体化化疗

以 ERCC1 为例，ERCC1 过度表达与对铂类化疗药物应答不佳相关；此外，ERCC1 阴性的肿瘤与较低的生存率相关[76]。因此，以顺铂为基础的辅助化疗可能使 ERCC1 阴性肿瘤患者受益[68]。目前，有几项临床试验正在探索依据 ERCC1 的状态采取个体化疗方案，包括：Ⅰ 期 NSCLC 切除后的辅助治疗（NCT00792701）、Ⅱ 期至 Ⅲ 期（非 N_2）NSCLC 切除后的辅助治疗（NCT00775385）以及晚期 [Ⅲb 期（恶性胸腔积液）和 Ⅳ 期]NSCLC 的治疗（NCT00499109）。

最近一项具有里程碑意义的试验，即 BATTLE 试验（综合了生物标志物的肺癌消除治疗法），招募了 255 名 Ⅳ 期 NSCLC 的耐药患者，并对患者的实时核心活检样品进行分子生物标志物分析，根据其分子特征将患者自适应随机分组到 4 个治疗组之一（埃罗替尼、凡德他尼、厄洛替尼加蓓萨罗丁、索拉非尼）[177]。在 8 周时，控制率达到 46%，建立了一个潜在的新 NSCLC 治疗范例。

表 45-1　非小细胞肺癌致癌基因和靶向治疗方案遴选

致癌基因变异	发生率（%）	临床相关性	治疗方案
BRAF 突变	1~5	V600E 突变：最常见、与是否吸烟无关 可能是获得性 EGFR TKI 耐药的分子机制	V600E 突变：达拉菲尼、维莫非尼
EGFR（ErbB1, HER1）突变	13~50	19 号外显子缺失及 21 号外显子点突变最常见 主要见于腺癌和非吸烟者 亚裔人群突变率高达 50%	TKI：吉非替尼、埃罗替尼 单抗：西妥昔单抗
EML4-ALK 融合	3~13	在腺癌、非吸烟人群、男性、年轻患者中突变频率最高	非特异 TKI：克里唑蒂尼
Her2/neu（ErbB2）突变	2~6	大多是腺癌和非吸烟者	单抗：曲妥单抗
扩增	23	EGFR TKI 耐药的分子机制	
KRAS 突变	5~30	大多是腺癌和吸烟者 可能与 ALF、BRAF、PI3K 抑制药的耐药有关	没有审批通过的药物 小分子抑制药正在进行临床试验
MET 突变	<5		
扩增	21	EGFR TKI 耐药的分子机制	非特异 TKI：克里唑蒂尼
PIK3CA 突变	<10	通常和其他突变一起出现，在鳞状细胞中更常见	非特异 TKI：克里唑蒂尼
扩增	5~43	EGFR TKI 耐药的分子机制	
PTEN 突变	1.7~10	与 PI3K 激活和 EGFR TKI 耐药相关，对 PI3K 抑制药敏感 在鳞状细胞中更常见	非特异 TKI：克里唑蒂尼
功能缺失	4~21	与 PI3K 激活和 EGFR TKI 耐药相关，对 PI3K 抑制药敏感 在鳞状细胞中更常见	
RET 融合基因	1~2	大多是腺癌和非吸烟者	RET 抑制药：卡博替尼
ROS1 融合基因	2	大多是腺癌、非吸烟者及年轻患者	ALK 抑制药：克里唑蒂尼
VEGF			单抗：贝伐单抗 VEGFR TKI

BRAF. v-raf 小鼠肉瘤病毒癌基因同源物 B1；EGFR. 表皮生长因子受体；EML4-ALK. 棘皮动物微管相关蛋白样 4 间变性淋巴瘤激酶；ERBB. 禽类成红细胞病毒癌基因 B；Her2. 人类表皮生长因子受体 2；KRAS. 大鼠肉瘤病毒癌基因同源物；MET. 上皮细胞转化；PIK3CA. 磷酸肌醇 -3- 激酶催化 - 多肽；PTEH. 同源性磷酸酶；RET. 转染过程中重新排列；ROS1. 活性氧种类 1；TKI. 酪氨酸激酶抑制药；VEGF. 血管内皮生长因子；VEGFR. 血管内皮生长因子受体

引自参考文献 [79-82, 84, 85, 88, 186]

（二）靶向治疗

靶向治疗主要用于晚期（Ⅲb 期和Ⅳ期）癌症患者。特别而言，所有晚期患者都应检测 EGFR 和 ALK 突变。对于非鳞状Ⅲb 或Ⅳ期且具有 EGRF 突变的 NSCLC 患者，相较于安慰剂组，酪氨酸激酶抑制药组（即厄洛替尼、吉非替尼和阿法替尼）的总生存率（中位数：6.7 个月 vs. 4.7 个月，$P < 0.001$）[178]、无进展生存期（中位数：10.8 个月 vs. 5.4 个月，$P < 0.001$）[179] 和客观缓解率（73.7% vs. 30.7%，$P < 0.001$）[179] 都显著提高。不幸的是，长期使用 TKI 的结果令人失望，大多数肿瘤对 TKI 产生了抗性[180]，这是

由于信号通路间的交差以及反馈回路的重构导致的。因此强调了需要靶向癌细胞的多种细胞生长和增殖通路。

西妥昔单抗是一种靶向 EGFR 胞外结构域的单克隆抗体，可作为口服 TKI 的替代品。然而，对于晚期 NSCLC 患者，治疗方案中加入西妥昔单抗仅微提高了总生存率（11.3 个月 vs. 10.1 个月，P=0.044），而且更难以给药，并有更高的毒性[181]。

对于携带 EML4-ALK 突变的患者，TKI 治疗无效，这是由于 ALK 突变与 EGFR 突变相互排斥[182]。然而，对于携带 EML4-ALK 的患者，克唑替尼（一种 ALK 抑制药）可能会有效。根据第一阶段临床试验的初步数据，总体反应率达 57%，33% 的患者在中位随访 6.4 个月时病情稳定[183]。目前正在进行第三阶段临床试验。

已经确定了另外一些潜在的治疗靶点。腺癌中可靶向的致癌基因包括 BRAF 突变、HER2 插入、MET 突变、PIK3CA 突变、RET 重排和 ROS1 重排[184]。鳞状细胞癌中可靶向的致癌基因包括 DDR2 突变、FGFR1 扩增和 PIK3CA 突变[184]。端粒酶抑制药也可能对治疗 NSCLC 有效，包括治疗癌症干细胞[185]。

与基因突变相反，DNA 甲基化和组蛋白去乙酰化是可逆的过程。因此，DNA 去甲基化药物和组蛋白去乙酰化酶抑制药理论上可以改变肿瘤发生过程中出现的表观遗传变化，因而可以同时靶向多条信号通路[36]。不幸的是，这些针对表观遗传的药物尚未在实体肿瘤中证实有效，而且由于对基因表达存在非特异性影响，反而有可能促进肿瘤生长[36]。

八、总结

在过去的 50 年中，在全身化疗、放疗、围术期患者护理和外科手术技术方面都取得了重大进展，其中也包括微创技术的出现和发展。同时，我们对生物学的理解也发生了一场革命，包括 DNA 结构的表征、致癌基因的发现以及针对这些致癌基因的靶向治疗的发展。与肿瘤发生相关的信号通路极其复杂且相互交织，随着我们对这些通路的了解逐渐加深，我们有能力依靠个体化肿瘤治疗对肿瘤生物学产生重大影响，从而改善癌症患者的治疗结果。未来道路上的挑战是巨大的同时也令人兴奋，因为我们越是深入理解胸部恶性肿瘤，就越能意识到"生物学是国王"。

第 46 章 创新性治疗与技术
Innovative Therapy and Technology

Valentino J. Bianco　Arjun Pennathur　James D. Luketich　著

梁乃新　译

在男性和女性人群中，肺癌仍然是导致癌症相关死亡的头号因素，而且发病率持续上升，美国每年新确诊的病例约 175 000 例[1]。本章中，我们回顾了几种可用于高危肺癌（原位或转移）患者的创新疗法。这些新疗法的应用仍在不断发展，在大多数情况下，手术切除仍然是治疗的主要方法。肺叶切除术多年来一直被认为是早期非小细胞肺癌（NSCLC）的标准治疗方式，而亚肺叶切除术并不理想，因为患者复发的可能性升高[2]。有关边缘良好的小肿瘤（肿瘤小于 2cm，边缘距离至少为肿瘤直径）的最新数据显示局部复发率已降至与肺叶切除术接近[3]。然而，大多数晚期 NSCLC 患者以及一定数量的早期癌症患者无法接受肺部切除手术，因为他们的心肺功能受损或者存在其他原因[4]。手术效果不明显或不适合时接受传统切除术的患者可以考虑替代传统手术的最新治疗方法。正如其他最近进展一样，比如视频辅助胸腔镜手术（VATS），这些较新的、侵入性较小的方法让外科医生即使在肺边缘保留的情况下也能治疗患有恶性肿瘤的患者[5]。

本章主要讨论两种消融手术，即是射频消融手术和立体定向放射手术，它们适用于高风险或不适宜手术的患者。也评价了另一种消融术——微波消融，但目前这种新方法的临床使用经验有限。我们还会简要讨论一些更新的消融技术，比如不可逆的电穿孔。这些微创治疗的主要目的是局部破坏肺部或胸部肿瘤，同时保留周围的正常组织。此外，我们还会讨论针对胸膜恶性肿瘤的胸腔化疗药物灌注。

重要的是，胸外科肿瘤学家要及时了解新疗法、设计临床试验并理性地评估和报告结果。引入新技术不应该改变谁来治疗胸部恶性肿瘤。外科医生不能适应新技术将导致对胸部恶性肿瘤患者医护过程的碎片化。然而，就目前而言，可评估的数据支持这样的理念：理性情况下大多数局部胸部恶性肿瘤仍应通过微创手术切除来治疗。因此，应该让经验丰富的胸外科肿瘤学家参与设计临床试验，否则患者受到损害的风险将增加。

一、射频消融

射频消融（RFA）是一种热消融方法，它使用高频交流电产生热量进而凝结组织。RFA 系统通常有三个部分：发生器、放置在肿瘤内的有源电极和放置在患者大腿上的回流电极（Bovie 垫）（图 46-1）。随着射频能量从有源电极移动到回流电极再返回到有源电极，组织内的离子会随着电流方向的变化而振荡，导致组织摩擦发热。当组织内的温度升高超过 60℃时，蛋白质发生变性和凝固坏死进而导致细胞死亡。此外，能量向有源电极附近扩散的量很小，因而满足了将能量聚集于靶点病变以及对周围正常组织损伤的最小化。这种微创消融方法包括多项优点：与更具侵入性的方法相比降低了发病率和死亡率；降低了每次治疗的成本；降低了建立程序和相关技术的成本；减少了住院时间以及只需单次治疗就可完成[6, 7]。RFA 治疗肺部肿瘤的目标是让病变完全凝固性坏死，并向邻近的正常肺实质中延伸一小部分。

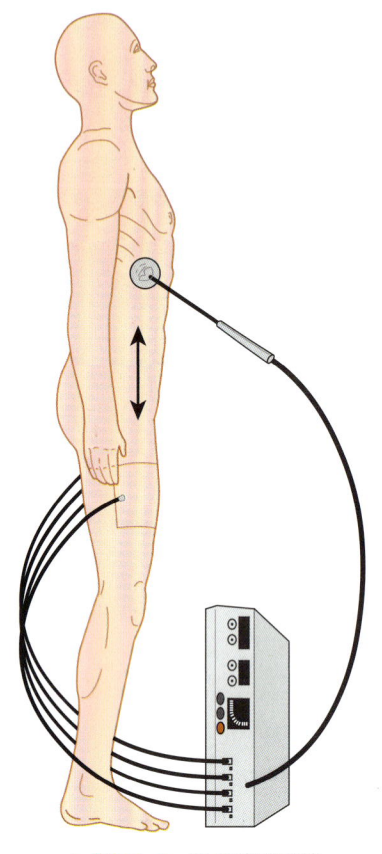

▲ 图 46-1　射频消融系统

RFA 最初主要用于治疗肝脏肿瘤，既可以作为手术切除的辅助治疗手段，也可以作为主要治疗方法。由于并发症发生率低，RFA 可能取代其他热消融方式（如冷冻疗法）[8, 9]。肺部 RFA 也降低了主要并发症的发生率，包括脓毒症、呼吸道感染、出血、手术穿刺部位感染以及持续漏气[6]。一项针对 2320 例接受了经皮 RFA 治疗的肝脏恶性肿瘤患者的大型国际多中心研究显示，死亡率为 0.3%，并发症总体发生率为 7.1%[10]。

几个位于世界各地的治疗中心已发表报道，证明了 RFA 用于治疗肺部肿瘤的安全性和可行性[11, 12]。用于研究 RFA 治疗肺部肿瘤可行性的动物模型也被用于开发适用于人类的治疗方法。在 Goldberg 及其同事[13]开展的一项研究中，他们使用了肺肉瘤的兔模型，7 个病灶在 90℃下用 RFA 处理 6min，其余 4 个肿瘤作为对照未进行治疗。作者注意到计算机断层扫描（CT）的结果可作为肿瘤周围发生凝固性坏死的证据，放射性照相显示出包裹病变的不透明度增加。随后

发生的是中心组织缩减并形成空穴。组织学分析显示，至少 95% 的肿瘤结节是坏死的，但是一些兔子（43%）的肿瘤外围有残留的肿瘤巢。气胸是唯一与手术相关的并发症，实验组发生率 29%，对照组为 25%。在另一项研究中，Miao 及其同事[14]将 VX2 肉瘤植入 18 只兔子的肺部（12 只治疗组和 6 只对照组），然后使用冷的尖端电极对病灶进行 RFA 处理。在 33% 的兔子中实现了绝对的肿瘤根除。在存活期超过 3 个月的兔子中观察到 41.6% 的部分缓解率。在组织病理学评估中，消融后的病灶保留了其基本组织结构，并具有凝固性坏死的证据，在相邻的正常肺实质中发现周围水肿和炎症。治疗后 1~3 个月，消融后的肿瘤会变成具有纤维包膜的凝固性坏死的萎缩性结节。

在评估肺部肿瘤患者的术后应答反应时，这些消融后改变的时间和进展成为很重要的问题。一些研究人员在开展 RFA 后进行手术切除，以评估消融手术的疗效。在一项包含了 15 名患者的多中心研究中，13 例患者可以进行消融治疗[15]。在这 13 例患者中，中位肿瘤杀伤率为 70%，其中 7 例患者实现 100% 消融。最后 6 例中有 5 例表现出 100% 消融。Nguyen 及其同事[16]发表了一项关于"消融和切除"研究的结果，其中使用了重要的免疫组织化学染色来评估肿瘤细胞的活性。使用该技术研究的 7 种肿瘤显示出超过 80% 的死亡率。3 名患者（38%）表现出 100% 的无生存活性，所有 3 个肿瘤的直径均小于 2cm。使用 3 或 3.5cm 有源电极进行单次消融时，较大的肿瘤可能消融不充分。Schneider 及其同事[17]报道了他们的一系列"消融 - 切除"肺转移瘤切除术。18 名患者接受了 RFA，随后开胸并切除了 18 个不同的实体肿瘤转移灶。病灶大小范围为 0.7~2.5cm。用免疫组化方法评估切除的标本的肿瘤活性。完全消融达到 39%，在 50% 的切除病灶中实现了超过 90% 的消融。作者认为这是一次成功的消融，并断言残余病灶（如果没有被切除掉）的后续生长是不太可能的。剩余 11% 的患者中显示出不完全消融（消融低于 90%）。在另一项由 Ambrogi 及其同事进行的

研究中，共有9名患者接受了CT引导或开胸RFA，之后又进行了手术切除[18]。9例患者中有6例（67%）出现完全消融。这些研究表明，虽然RFA可以产生有效的消融，但100%的肿瘤细胞死亡并不能普遍实现，手术切除仍然是那些能够耐受外科手术干预治疗的患者的首选治疗方案。

美国食品药品管理局批准的可用于开展RFA设备包括3种：① LeVeen（Boston Scientific, Boston, MA）；② RITA（AngioDynamics, Latham, NY）；③ Valleylab（Covidien, Boulder, CO）。Boston Scientific和Covidien设备是基于阻抗的系统，治疗的终点由组织阻抗的显着增加确定，因为阻抗的增加说明目标病灶的电导率发生改变，即被消融。RITA系统是基于温度的装置，它将肿瘤组织的温度升高至预定的致死水平并保持一段时间。Boston Scientific和AngioDynamics（图46-2和图46-3）的有源探针由可扩展的针头系统组成，而Covidien的系统由放置在肿瘤内的单针或3个平行针组成（图46-4）。Covidien的电极由近端绝缘部分和远端非绝缘的有源尖端组成。通过连续输入冷生理盐水冲洗电极，因此有时将其称为"冷头"电极。溶解的盐离子增强电导率，因此理论上减少了实现有效消融所需的时间。

两项动物研究通过评估肝脏模型中的消融区域来比较各种探针的相对功效[19, 20]。在最近一份来自日本的报道中，RFA被用于治疗128例患者体内的342例肺部肿瘤，肿瘤大小超过2cm，多变量分析显示使用单针VL探针对应局部进展。进一步比较阵列探头和内部冷却电极对肿瘤治疗的效果，发现使用内部冷却电极是局部进展的独立危险因素 [HR=3.39，95% CI 1.56-7.38][21]。

（一）患者选择

对于Ⅰ期NSCLC，RFA为那些肺切除手术风险更高的患者和拒绝手术的患者而保留。有时，对于医学上无法手术的终末期肺癌患者（例如，卫星结节），RFA可能是一种合理的治疗方法[22]。对于直径＞5cm的结节，RFA的疗效较

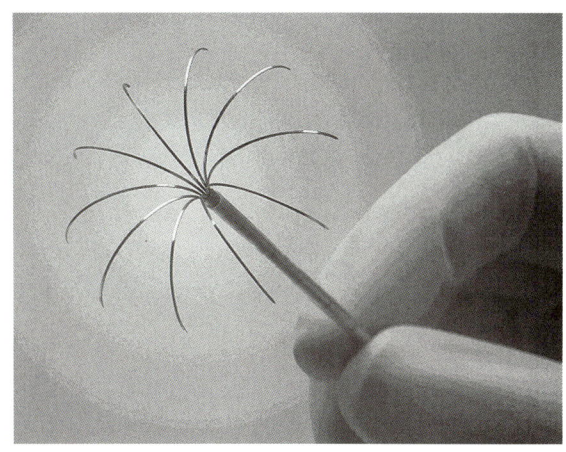

▲ 图46-2 LeVeen的电极针（Boston Scientific, Boston, MA）

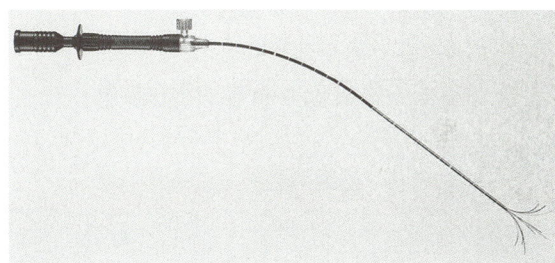

▲ 图46-3 RITA的电极（AngioDynamics, Latham, NY）

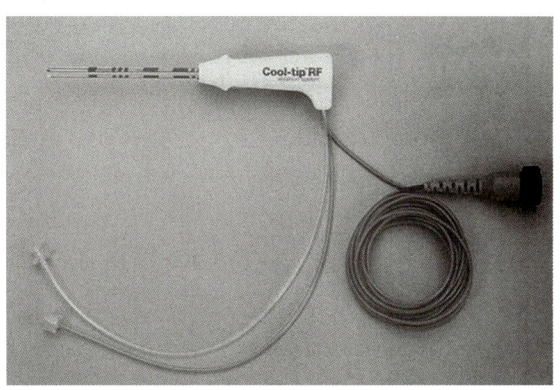

▲ 图46-4 Valleylab的探针（Covidien, Boulder, CO）

低。RFA也不建议用于中央型肿瘤或与纵隔相邻的病灶[23]。其他可能接受RFA治疗的患者包括那些对根治性放疗和化疗有反应但有持续孤立性周围病灶的晚期患者，以及那些在接受过肺切除术后出现复发性孤立癌症的患者。Leung及其同事证明，把热消融技术（包括RFA）应用于事先辐射过的区域，可能提高复发性NSCLC患者的生存率[24]。

对于一些有局限性外周肺转移的患者，RFA也是一种合适的选择。与切除类似，这种治疗应保留给那些转移灶数量有限的患者，位于胸部的癌症，受控或可控的原发部位，以及被认为肺转移瘤切除手术风险较高的患者。在某些情况下，不可能完全切除所有肺部转移灶，而RFA可以在术中作为辅助手术治疗手段。我们发现，RFA适用于以下情况：外周结节被楔形切除而其他更深的结节需要进行肺叶切除术或肺切除术。为了保留肺实质，可在开胸手术中对其中一些肿瘤采用RFA治疗。我们最近报道了RFA治疗对高危肺部转移患者的疗效。虽然手术切除仍然是标准治疗方案，但我们发现RFA在特定的患者中是安全可行的，或者与手术切除结合以保留肺实质[25]。表46-1概述了使用RFA的患者选择标准。

表46-1 射频消融的患者选择标准

入选标准	排除标准
Ⅰ或Ⅱ期*NSCLC；较差的手术候选人	肿瘤邻近肺门或大的肺血管
Ⅱ期NSCLC（卫星结节位于同一肺叶）或Ⅲ/Ⅳ期（结节位于另一个肺叶或肺）；较差的手术候选人	恶性积液
Ⅲa期或Ⅳ期，标准治疗后仍留有孤立性肺部结节	肺动脉高血压
有限的肺部转移和复发肿瘤；原发肿瘤已被控制或可控；较差的手术候选人	一个肺中有超过3个肿瘤
目标病灶≤5cm	目标病灶>5cm

*. Ⅱ期患者应接受额外治疗，因为N₁疾病不能接受射频消融治疗

NSCLC. 非小细胞肺癌

（二）手术技术

根据我们最初的经验，一些患者的RFA手术是通过开胸手术进行的。这种方法为RFA应用提供了最受控制的方法，但是却否定了该技术最具吸引力的属性，即适用于非手术情况。手术切除仍然是早期NSCLC的标准治疗方法。RFA应作为手术的辅助治疗手段，或作为不能或不愿接受手术切除的患者的次优替代品。可能出现如前所述的情况，患者有两个或更多的肿瘤灶，一些肿瘤适于手术切除，另一些适合使用RFA。尽管VATS被认为是一种有吸引力的RFA应用方法，但在肺部塌陷的情况下在肿瘤内部进行理想的针头部署通常很困难。

最常见的肺部RFA方法需要在CT引导下经皮插入。在进行CT引导的RFA时可以使用全身或局部麻醉，我们倾向于使用全身麻醉[26]，这样可以更加可控地进行针头部署、消融和组织活检（如果需要的话）。此外，一些患有心肺功能障碍的患者在清醒或镇静状态下可能难以维持最佳的体位。在CT引导RFA期间，患者的体位非常重要。有利的患者体位是指在穿透最少量正常肺组织的情况下进入目标病灶。这降低了出血和持续漏气的风险。体位固定对于在扫描过程中合理去除RFA探针也很重要。一次可以消融的最大病灶数是值得商榷的。然而，作为一般规则，不推荐一次性消融超过3个病灶。

（三）治疗应答

RFA引起的炎症反应可持续长达3个月，因此难以通过放射影像确定肿块代表的是瘢痕还是存活的癌症。在放射影像中，肿块最初可能看起来比较大，随后尺寸减小。消融后的病灶可能表现出中央空洞（图46-5）或形成气泡样征，两者都是有效消融的放射影像学指标。其他中心使用CT密度测定方法来评估持续性或复发性疾病[27]。密度测定法包括注射造影剂，紧接着在注射之后的45、180和300s拍摄消融结节的CT图像。这些密度测量技术非常耗时，并且通常仅对那些单个肿瘤结节的患者有用。对实体肿瘤的应答评估标准（The Response Evaluation Criteria in Solid Tumors）进行了修改，以客观评估治疗应答（表46-2）[25]。每隔3个月进行一次CT扫描，以评估病灶的大小和特征。在可能的情况下，也可以用正电子发射断层扫描（PET）扫描帮助确定肿瘤的反应。美国外科医师学会肿瘤学组（ACOSOG）完成了一项多中心研究，评估了RFA在ⅠA期NSCLC高危患者中的应用。这

第一部分 胸部手术
第46章 创新性治疗与技术

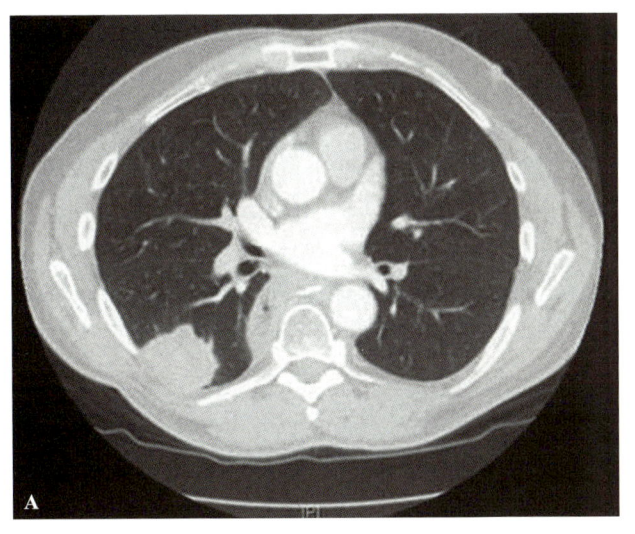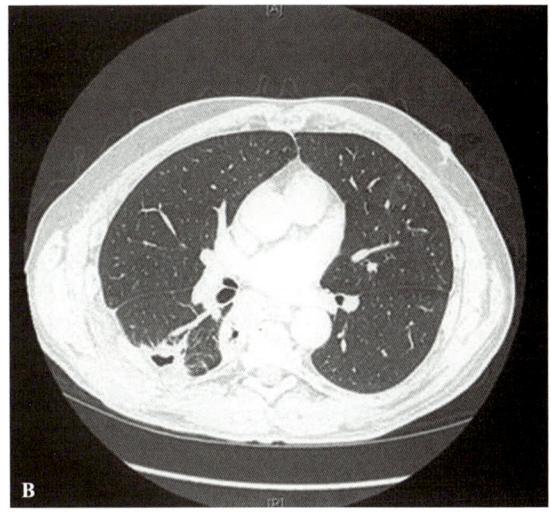

▲ 图 46-5 肿瘤消融的放射影像学证据
A. 消融前；B. 消融后三个月；注意中心空洞化和整体尺寸的减小

表 46-2 修订后的 RECIST 标准

应答反应	CT 中肿块大小	CT 中肿块性质	PET
完全应答 （出现以下两项）	病灶消失（瘢痕）小于初始大小的 25%	形成包囊/空洞 整个病灶密度低	SUV < 2.5
部分应答 （出现以下一项）	目标病灶的 LD 下降超过 30%	中心坏死或中心空洞化具有液体密度	SUV 或 FDG 摄入区域下降
病情稳定 （出现以下一项）	目标病灶的 LD 下降小于 30%	固体肿块外貌，无中心坏死或空洞化	SUV 或 FDG 摄入区域不变
病情进展 （出现以下两项）	目标病灶的 LD 增加超过 20%	固体肿块，侵入相邻组织	SUV 或 FDG 摄入区域变大

CT. 计算机断层扫描；FDG. 氟脱氧葡萄糖；LD. 病灶最大直径；PET. 正电子发射断层扫描；RECIST. 实体肿瘤的应答评估标准；SUV.PET 扫描中 18F-FDG 标准摄取值

项研究（Z4033）通过标准化的随访方案评估肿瘤的应答反应，以回答该问题。初步结果已经提交，正在等待最终结果[28]。

（四）临床结果

根据匹兹堡大学最初使用 RFA 的经验，作者治疗了 18 名患者的 33 个肿瘤[23]，肿瘤病理包括了转移瘤（n=8）、肉瘤（n=5）和 NSCLC（n=5），平均年龄为 60 岁（范围 27~95 岁），作者的主要发现是对于大小超过 5cm 的肿瘤的治疗缺乏有效性。根据实体肿瘤的应答评估标准，对于小于或等于 5cm 的肿瘤，作者通过放射影像学确定应答率为 66%，而肿瘤大于 5cm 的患者仅为 33%。

一项多中心研究总结了 493 例肺部结节经皮 RFA 手术的结果，结论是 RFA 是安全的，发病率和死亡率可忽略不计（0.4%），并且与生活质量的提高有关[29]。

作者报道了本治疗中心在 I 期 NSCLC 治疗中使用 RFA 的经验[30]。3 年间有 19 名患者在接受了 RFA 治疗，中位年龄为 78 岁（范围 68~88 岁）。两名患者（10.5%）初始完全缓解，10 名患者（53%）部分缓解，5 名患者（26%）病情稳定，两名患者（10.5%）发生早期进展。在随访期间，8 个结节（42%）发生局部进展，进展的中位时间为 27 个月。尽管在随访期间发生了 6 例死亡，但没有与手术相关的死亡出现。其余患者的中位随访时间为 28 个月（范围 9～52 个月）。1 年生存率估计为 95%（95% CI 0.85～1.0），还未达到中位生存期。

作者发表了一项关于图像引导的肺部恶性肿瘤 RFA 的研究[31]，包含了 100 名患者，中位年龄为 73.5 岁（范围 26～95 岁），其中有 46 例原发性肺癌患者、25 例肺癌复发患者和 29 例转移性肿瘤患者。住院时间的中位数是 2d（范围 1～33d），最常见的并发症是气胸。35 例患者体内治疗过的病灶出现局部进展，局部进展的中位时间为 15 个月。平均随访时间为 17 个月，整个组的中位总生存期为 23 个月。

Lanuti 及其同事[32]发表了一项包含 31 例未经手术治疗的 NSCLC 患者的研究的中期结果，这些患者共接受了 38 次经皮 RFA 治疗。没有出现术后 30d 内死亡的情况，5 次治疗导致气胸，3 次需要胸部插管。6 名患者在治疗后 4 周内出现肺炎，但所有人都通过口服抗生素治愈。有 8 例术后胸腔积液。这些都是典型的并发症。作者报道，一名患者在消融了邻近纵隔的右上叶病灶后出现短暂的喉神经损伤。我们重申，RFA 不应被用于中央病变。肿瘤大小范围为 0.8～4.4cm。通过 CT 和 PET 进行评估，在所有经过治疗的肿瘤中局部复发率为 31.5%，但在大于 3.0cm 的肿瘤中为 50%，在 2.0～3.0cm 的肿瘤中为 44.4%，在小于 2.0cm 的肿瘤中为 21.7%。在中位随访时间 17.3 个月时的生存率为 74%，总生存期为 30 个月。Lanuti 及其同事最近公布了一项关于评估 NSCLC 局部复发的管理的研究结果[33]。2003—2010 年，45 例患者共进行了 55 次消融治疗，治疗后共有 21 例局部复发。平均肿瘤直径为 2.3cm（范围 0.7～4.5cm），80% 直径超过 3cm 的肿瘤出现局部复发，局部复发患者的总体生存率与未复发的患者接近。

RAPTURE 研究[34]是一项前瞻性、以治疗为意向、单臂、多中心、国际化的临床试验，旨在验证 RFA 治疗肺部肿瘤的可行性和安全性，以及评估疗效。105 名患者共患有 183 个肿瘤、接受了 137 次 RFA 治疗。所有患者均被视为未经手术治疗的患者，没有出现死亡；27 名患者出现气胸需要胸导管引流；15 例患者出现胸腔积液，4 例需要引流。肿瘤大小范围为 0.5～3.4cm。术前以及术后 1、3、6 和 12 个月分别对肺功能进行评估，未发现明显变化。在可以评估肿瘤应答反应的 85 名患者中，88% 的患者在 1 年时表现出对治疗的完全缓解；局部进展率为 12%；总生存率为 70%；1 年时癌症特异性生存率为 92%。

Huang 及其同事[35]进行了一项研究，评估 RFA 治疗肺部恶性肿瘤的安全性和有效性。7 年期间，329 例患者（237 例 NSCLC 和 92 例转移癌）接受了 CT 引导下 RFA 治疗。30d 死亡率为 0.6%，死亡 2 例患者（1 例死于心脏压塞，另一例死于咯血），329 例患者中有 113 例（34.3%）出现术后并发症。并发症包括 63 例（19.1%）气胸，15 例（4.5%）肺炎，14 例（4.2%）咯血，10 例（3%）血胸，3 例（0.9%）心脏压塞。大于 4cm 的病灶局部进展的风险显著增加。中位无进展间隔为 21.6 个月，1 年、2 年和 5 年生存率分别为 68.2%、35.3% 和 20.1%。总之，作者认为 RFA 是一种治疗肺部恶性肿瘤的安全有效的方法，但指出需要适当的培训和患者选择以限制并发症。

ACOSOG 完成了一项多中心研究（Z4033），其中包括来自 16 个中心的 54 名患者，对 IA 期 NSCLC 高危患者使用 RFA 进行了评估[28]。该试验的初步结果已经给出，1 年和 2 年的总生存率分别为 87% 和 70%。一年局部无复发率为 70%，2 年局部无复发率为 61%。在 24 个月时 FEV1 的变化和肺一氧化碳弥散量（DLCO）没有临床显著性。该试验最终结果的公布仍需等待。

这些结果显示了 RFA 在不适合手术切除的肺部肿瘤中应用的中期结果以及可行性和安全性。在图像引导下更精确地定位病灶从而进行消融治疗的相关技术正在发展，其中一项技术是电磁导航辅助的 RFA[36]。这些技术可以改善 RFA 术后的局部进展率。对正在进行中的临床试验进行深入的批判性评估将有助于确定 RFA 对长期肿瘤控制的影响及其对更大肿瘤和更晚期疾病的潜在适用性。

二、立体定向放射治疗

传统的外放射治疗通常主要用于治疗无法进行手术切除的 NSCLC。不幸的是，很难治愈，经常出现局部进展，且并发症发病率可能很高。Qiao 及其同事[37]总结了 18 项关于 I 期 NSCLC 外放射治疗的研究结果。平均的 3 年和 5 年生存率分别为 34% 和 21%。在一项对 71 名淋巴结阴性患者进行的研究中，用不少于 60Gy 的外放射线照射他们体内的原发肿瘤，结果显示 3 年和 5 年生存率仅为 19% 和 12%[38]。在另一项关于 60 例 I 期或 II 期 NSCLC 患者的放疗研究中，53% 的患者出现局部进展，中位无进展生存期为 18 个月，总体中位生存期仅为 20.5 个月[38a]。

较高的辐射剂量似乎可以增强对局部肿瘤的控制[39]。Bradley 及其同事[40]表明，接受超过 70Gy 放射线照射的患者比低剂量治疗的患者具有更好的局部控制和明确病因的存活率。然而，高剂量辐射会导致毒性增加并对周围的肺实质造成损害。放射性纤维化似乎取决于肺部放射量超过 20～30Gy 的阈值[41]。肺部毒性是 NSCLC 外放射治疗的主要并发症。放射性肺炎是一种可能危及生命的后遗症，在明确接受过放疗的患者中的发生率为 8.3%[38a]。毒性较高、生存率低以及局部进展率高使得人们对肺部肿瘤的放疗替代方法越发感兴趣。

（一）技术

立体定向放射治疗 [SRS，也称为体部立体定向放射治疗（SBRT）或立体定向消融放疗（SABR）] 是一种相对较新的方法，能够选择性地将高剂量的高能射线发送到精确的目标位点。通过计算机控制的肿瘤空间定位和多个交叉发射但最终汇聚在肿瘤上的射线束来提高准确性，从而使得对周围正常组织的损伤最小化。在许多医疗中心，这项技术已成为颅内肿瘤（伽马刀）的标准治疗方法。然而，与大脑不同，呼吸运动对于向肺部肿瘤精确发射射线增加了技术上的困难。膈膜附近的呼吸位移最大，肺尖附近和隆突附近的呼吸位移不太明显。有几种技术可以最大限度地减少呼吸运动对聚焦射线精确传递的影响。一种方法是使用屏气技术，通常与腹部压迫装置结合使用，以限制膈膜向尾侧移动的能力[42]。

在匹兹堡大学，作者发布了使用 Cyber Knife 立体定向放射治疗系统（Accuray，Sunnyvale，California），一种无框架的 SRS，进行 SRS 的结果[43]。Cyberknife 系统包括一个安装在机械臂上的线性加速器作为放射源（图 46-6）。在开始治疗之前，将 2～4 个小的金制基准植入肿瘤周围的肺实质中，该过程可以在 CT 引导下经皮完成或在荧光透视引导下经支气管完成。在治疗时，Cyberknife 系统上的摄像头使用这些标记在空间上定位肿瘤。CyberKnife 同步选项记录呼吸运动，并将此信息与基准图像相结合，以优化呼吸周期中任何时间点上放射线的精准发射。与使用屏气和固定技术相比，该系统的一个主要优点是治疗时间更短，因此那些心肺功能不足的患者可以更好地耐受（图 46-7）。

（二）患者选择

SRS 的患者选择与 RFA 相似，但有一些明显的不同。SRS 的一个优点是可以安全地治疗中央肿瘤，尽管剂量相关毒性仍然是一个问题。因此，我们使用降低剂量（通常 12Gy，4 个部分）的改良方案来治疗中心型肿瘤。此外，我们发现骨肉瘤可能极难用 RFA 针穿透。由于 SRS 是将基准点定位在肿瘤附近而不是在肿瘤内，所以 SRS 可能更适用于治疗转移性骨肉瘤。

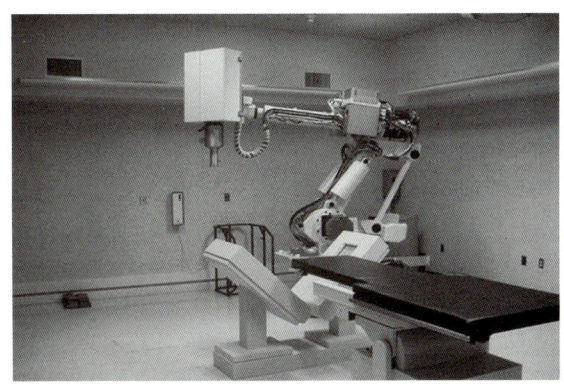

▲ 图 46-6　CyberKnife（Accuray）自动立体定向机放射治疗系统

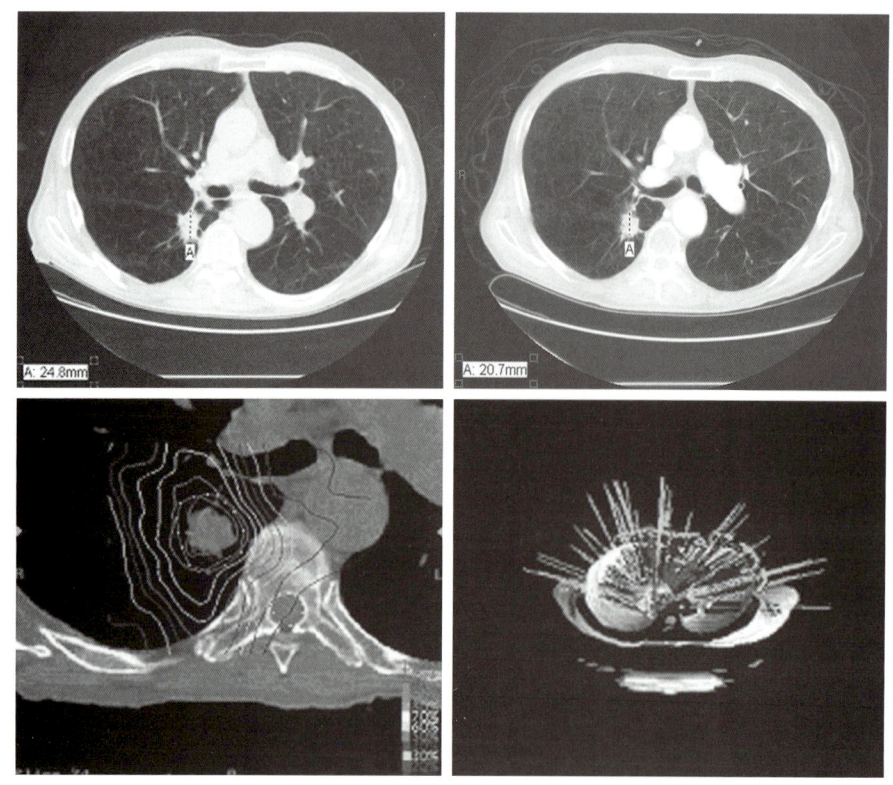

▲ 图 46-7 经过 CyberKnife 立体定向放射治疗系统（SRS）治疗的右肺鳞状细胞癌的 CT 扫描图
A. SRS 治疗之前；B. 治疗后三个月；C. 等剂量线显示的辐射方案；D. 辐射路径

（三）结果

Whyte 和同事[44]发表了第一批使用 Cyberknife 系统对肺部肿瘤进行 SRS 治疗的结果，该研究包括来自两个机构的 23 名患者，其中，14 名患者使用呼吸门控方法，9 名患者使用屏气方法；使用单次 15Gy 的剂量；3 名患者在放置基准点后出现气胸；没有患者出现放射性哮喘或明显的放射性肺炎；平均随访时间为 7 个月。此时，2 例患者（8.6%）完全缓解；15 例（65.2%）部分缓解；4 例（17.4%）病情稳定；2 例（8.7%）病情进展。

作者在匹兹堡大学最初的时候使用 Cyberknife 系统对 32 名患者（27 名 NSCLC 患者，5 名肺部转移瘤患者）进行了 SRS 治疗[43]。患者接受了单次 20Gy 剂量的放射治疗。应该注意的是，SRS 的放射生物学（通过单一高剂量聚焦射线）与外放射治疗的放射生物学不同，SRS 的生物有效剂量要高得多[45]。生物有效剂量（BED）基于线性二次方程，并且可用于比较不同机构之间的剂量。BED=nd（1 + d /$^{[\alpha/\beta]}$），其中 n= 次数，d= 每次剂量，每种类型的组织对应特定的 α/β 值（正常肺实质的 α/β=3，肿瘤的 α/β=10）[46]。较高的生物有效剂量可以延长局部无进展生存期[47, 48]。在作者初始的实验方案中，SRS 治疗 20Gy 的剂量相当于标准技术 60～70Gy 的生物有效剂量[43]。对 32 例患者进行 SRS 治疗后，7 例（22%）出现初始完全缓解，10 例（31%）部分缓解，9 例（28%）病情稳定，5 例（16%）病情进展。整组患者和 I 期患者的 1 年总生存率分别为 78%（95%CI 0.65～0.94）和 91%（95%CI 0.75～1）。

作者报道了 100 例接受了 SRS 治疗各类肺部恶性肿瘤患者的治疗结果，其中包括 46 例原发性肺癌患者，35 例复发癌患者和 19 例肺转移瘤患者[49]。患者最初接受单次中位剂量为 20Gy 的治疗，后来对外周型肿瘤病灶增加到 3 次 60Gy。并发症包括 26 例患者（26%）在经皮放置基准点后发生气胸，1 例患者出现慢性阻塞性肺病恶化，1 例患者在初始 SRS 治疗后 1 个月死亡。使用改良后的 RECIST 标准评估 90 名可评估患者对治疗的初始反应。完全缓解率达到 20%，部分缓解率为29%，22%患者病情稳定，29%患者出现病情进展。25名患者治疗后的结节发生局部进展，局部进展的中位时间为22个月。中位随访时间为20个月，整个组的中位总生存期为24个月，2年总生存率估计为50%。SRS剂量增加（60Gy）可推迟局部进展发生的时间。外周型肿瘤的单次剂量为20Gy，随着局部进展的增加，我们将外周型肿瘤的剂量增加至3次60Gy。

已经研究了SRS剂量递增对肿瘤患者预后的影响。Timmerman及其同事[42]之前报道了37例I期NSCLC患者的剂量递增研究的结果，使用的是屏气方法以及腹部压迫技术。在该系列中，剂量从3次20Gy递增至60Gy。27%患者出现完全缓解，60%出现部分缓解。在中位随访时间15个月时，6名患者（16.2%）出现了局部复发，而且全部6名患者都接受了单次低于18Gy剂量，这也支持了剂量递增的理念。该研究小组在2年后发表了一项随访研究[50]。I期NSCLC患者被分为T_1和T_2期肿瘤。剂量限制性毒性包括支气管炎、心包积液、缺氧和肺炎。局部复发发生在4个（21%）T_1肿瘤和6个（21%）T2肿瘤中。在T_1肿瘤中，8名（42%）患者出现局部或远距离复发（或者两者同时发生）。在T_2肿瘤中，6例（21%）出现局部或远距离复发。

虽然在SRS治疗期间增加剂量可以提高局部控制，但是当治疗中心型肿瘤病变时，增加剂量也会导致毒性增加[51-53]。有一项II期临床研究包括了70名不愿进行手术的I期NSCLC患者，对他们进行了3次60～66Gy剂量的SRS治疗，95%患者出现局部控制，预计2年总生存率可达54.7%[52]。然而，对中心型肿瘤患者的毒性增加，中心型肿瘤组的2年无严重毒性率为54%，而周围型肿瘤组为83%。在17.5个月的中位随访期间，70名患者中有6名（8.6%）死于与治疗相关的原因。基于这些结果，作者得出结论：该治疗方案不应用于肿瘤位于中心气道附近的患者。鉴于这些数据，我们对外周型肿瘤病变使用3次60Gy剂量，对于中心型肿瘤我们目前使用改良后的剂量方案，即4次48Gy。

还有一种目前正在研究的治疗方法：对于局部晚期癌症患者，在常规化放疗的基础上增加剂量递增的SBRT作为"增强剂"。Karam及其同事[54]报道了一项研究结果，其中包括16名局部晚期NSCLC患者，他们除了接受中位剂量为50.4Gy的常规化放疗外还额外接受了平均剂量为25Gy（范围20～30Gy）的SBRT治疗。患者的一年总生存率为78%，癌症进展的中位时间为10个月。作者得出结论：在常规外放射治疗的基础上增加剂量升高的SBRT对于局部晚期NSCLC是可行的。

另外还发表了几个病例系列[55-58]。Nguyen及其同事发表了一篇关于早期NSCLC的综述[46]，他们将已发表的VATS肺叶切除术的数据（19项研究，3988例患者）的有效性和并发症发病率与已公布的SRS数据（24项研究，1485名患者）进行比较。SRS数据进一步细分为BED至少100Gy的研究（14项研究）和BED小于100Gy的研究（10项研究）。对于使用100Gy或更高BED的研究，局部控制和生存率是相当的。VATS组的死亡率为1%，接受超过100Gy的SRS组的死亡率为0.4%。所有SRS组的死亡（6名患者）均来自一项研究，该研究对中心定位的肿瘤使用了>180Gy的BED。VATS组并发症的平均发病率为16%（持续漏气、心律失常、肺炎、卒中、肺栓塞），而整个SRS组的平均发病率为4%（3～4级肺炎、肋骨骨折、胸腔积液）。VATS组2～5年生存率为60%～96%。接受超过100Gy的SRS组的生存率为42%～91%，接受低于100Gy的SRS组的存活率为24%～90%。尽管未在所有研究中报道，但局部控制的范围在VATS组中为88%～100%，在接受超过100Gy的SRS组中为74%～100%，在接受低于100Gy的SRS组中为57%～91%。作者指出，SRS是可行的并且对应最低的并发症发病率，而且超过100Gy的SRS与VATS肺叶切除术在局部控制方面具有可比性[46]。我们已经改进了最初单次20Gy的治疗方案，现在对于外周型肿瘤总共进行3次、对于中央型肿瘤进行4次以实现超过100Gy的BED。

Onishi及其同事[59]报道了日本多机构的

SBRT 数据。99 名拒绝手术治疗的手术候选患者接受了 SRS 治疗。对于这些可进行手术的患者，其中那些接受了超过 100Gy BED 治疗的患者的 5 年总生存率为 70.8%，而接受低于 100Gy BED 治疗的患者为 30.2%。已经报道了的关于使用 SRS 治疗可切除Ⅰ期 NSCLC 的多机构Ⅱ期临床研究包括日本的 JCOG 0403 和美国的 RTOG 0236。由匹兹堡大学领导的另一项多机构Ⅱ期临床研究（NCT00643318）正在进行中，研究将 Cyber knife SRS 用于不愿进行手术的Ⅰ期 NSCLC 患者。之前开始了两项关于使用 SRS 对可手术的Ⅰ期 NSCLC 患者进行外科手术切除的随机多机构研究，然而，由于收益低，这两项研究被终止了。一项研究（STARS；NCT00840749）由来自 MD 安德森癌症中心的小组领导，另一项研究（ROSEL；NCT00687986）主要在荷兰。荷兰的这项研究不需要肺癌的组织确认，这将影响对结果的解读。

Timmerman 及其同事[60]最近报道了一项为期 3 年的前瞻性多中心Ⅱ期临床研究（RTOG 0236）的研究结果，该研究包括了 59 名（55 名可评价的）接受了 SBRT 治疗的早期肺癌的患者，他们无法进行手术切除治疗。55 名可评价患者的中位随访时间为 34.4 个月（范围 4.8~49.9 个月）。28 例患者在 SBRT 治疗后完全缓解，21 例患者部分缓解，完全缓解和部分缓解的总和在对治疗有应答的患者中占到 89%。3 年原发肿瘤控制率为 97.6%，只有一名患者在原发肿瘤部位复发或进展。3 年无病生存率和总生存率分别为 48.3% 和 55.8%。对于整个患者组，无病生存率的中位数和总生存率的中位数分别为 34.4 个月和 48.1 个月。由匹兹堡大学的研究人员领导的关于使用 Cyber knife SRS 治疗不愿进行手术的患者的大型多中心Ⅱ期临床试验的初步结果已经展示出来了[61]。在这项大型多中心试验中，78 例Ⅰ期 NSCLC 患者接受了 SRS 治疗（3 次 60Gy 分）。中位随访时间为 26 个月，2 年癌症相关生存率为 79%。在随访期间，3.8% 的患者仅表现出局部进展。作者得出结论，SRS 的中期结果很有希望。目前正在进行额外的随访，以全面评估这次试验中 SRS 的结果。

Fakiris 及其同事报道了一项前瞻性Ⅱ期临床研究的最新结果，该研究评估了 70 名接受了 SBRT 治疗的 T_1 期（$n=34$）和 T_2 期（$n=36$）NSCLC 患者的结果，这些患者不愿接受手术切除治疗[62]。治疗按 80% 的等剂量体积进行，T_1 期肿瘤患者的总剂量为 60Gy（3 次 20Gy），T_2 期肿瘤患者为 66Gy（3 次 22Gy）。

中位随访时间为 50.2 个月（范围 1.4~64.8 个月），其中包括全部 70 名完成了 SBRT 治疗的患者。3 年总生存率为 42.7%（95% CI 31.1%~54.3%），中位生存率为 32.4 个月。T_1 期肿瘤患者的中位生存率为 38.7 个月，T_2 期肿瘤患者的中位生存率为 24.5 个月。

（四）总结

上述新型治疗方法均不如手术切除有效。RFA 从内向外消融癌症病灶，治疗失败通常见于病灶的外周。而另一边，SRS 可以配置成向整个目标靶点发送高剂量射线，通常包括病灶周围的少量正常肺实质。在匹兹堡大学，当使用 RFA 治疗大于 3cm 的病灶或不对称病灶（不可能实现均匀消融）时，我们通常会放置基准标记。在随访期间，如果怀疑有肿瘤持续存在，可以用其他 RFA 方法或 SRS 方法再次进行治疗。对于此类情况，我们更多使用 SRS 而不是 RFA 方法。

三、微波消融

微波消融（MWA）是一种相对较新并且有前景的肿瘤消融方式。微波包括了介于 900~2450MHz 的电磁辐射区。微波具有电特性，当波从波峰到波谷传播时，电荷从正变为负。当微波辐射与水相互作用时，各个极性分子都会振荡，随着微波电荷的变化而来回翻转。由于频率高，水分子的极性每秒改变 20 亿~50 亿次。由此导致的摩擦会产生热量。这种电介质加热可以达到凝固蛋白质并导致细胞死亡的程度[63, 64]。

与 RFA 一样，MWA 适用于经皮或开放式手术的方法。通常，微波天线通过 CT 引导插入目标病灶中，其方式与 RFA 探头非常相似。天线的大部分都是绝缘的，尖端暴露在外且长度可调。天线连接到微波发生器上，由微波发生器发射电磁波。这导致了水分子的激发以及随后的摩擦和热量的产生，并最终导致凝固性坏死。与RFA不同，MWA不需要回流电极。此外，可以同时激活多个天线（多个有源天线同时治疗一个或多个病灶）。MWA可以使目标病灶内达到更高温度，从而在更短的时间内产生更大的消融区[64]。与RFA一样，MWA最初在临床上用于治疗肝脏肿瘤[64-66]。

利用MWA治疗肺部肿瘤的临床经验相对有限，只有少数研究探讨了MWA在肺部恶性肿瘤中的应用。Feng及其同事[67]报道他们利用MWA治疗了20例患者体内的28例肺部肿瘤，其中13例（46.4%）结节出现超过50%的应答，3例（10.7%）出现完全缓解。没有发现明显的并发症。Simon及其同事进行了一项"消融–切除"研究[64]。患者在原计划的切除手术之前先接受MWA治疗。患者的平均肿瘤直径为3cm（范围2～5.5cm），平均肿瘤体积为7.1cm³。最大消融达到4cm（3～5cm），消融区体积为23.4cm³。

Belfiore及其同事[68]报道了一项研究结果，该研究包括对56名患者（44名肺癌患者，12名转移癌患者）体内69个独立肺癌灶进行MWA治疗。18名患者出现气胸，其中8名患者需要胸管，10名患者在针头插入部位有疼痛（轻度至中度），4名患者出现发热症状。12、24和36个月的总生存率分别为69%、54%和49%。平均存活时间估计为27.8个月。

Lu及其同事[69]对69例接受经皮MWA治疗的肺部恶性肿瘤患者进行了研究，包括了不同阶段的癌症患者，其中包括了22名复发癌症患者，21名转移癌患者和26名原发性肺部恶性肿瘤患者。NSCLC患者中，Ⅰ期患者7名（14.58%），Ⅱ期10名（20.83%），Ⅲ期22名（45.84%）和Ⅳ期9名（18.75%）。最常见的并发症是气胸，发生在13例（18.84%）患者中且严重程度不同。根据3年的分析，15例患者出现局部肿瘤进展，进展率为16.13%。NSCLC患者1年、2年和3年的总生存率分别为75%、54.2%和29.2%。转移性肺癌患者1年、2年和3年的生存率分别为47.6%、23.8%和14.3%。

Wolf和同事[70]回顾性地总结并发表了他们使用CT引导的MWA治疗50例患者体内82例肺部肿瘤（原发性NSCLC和转移瘤）的临床经验。平均肿瘤大小为3.5cm±1.6cm。不超过2cm大小的病灶使用单个天线，大于2cm的病灶使用多个天线。随访评估包括CT和PET成像。30d死亡率为0，并发症包括急性呼吸窘迫综合征（1例患者，占消融患者的2%）、皮肤烧伤（2例，3%）、气胸（26例，39%；8例需要胸管）、轻微咯血（4例，6%）、疼痛（1例，2%）、消融后综合征（1例，2%）和感染（2例，3%）。在平均随访时间10个月时，48%的患者有残留或复发肿瘤出现。1年局部控制率为67%，首次复发的平均时间为16.2个月。1年、2年和3年的存活率分别为65%、55%和45%。1年、2年和3年的癌症相关存活率分别为83%、73%和61%。大于3cm的肿瘤没有表现出明显降低的局部控制率或存活率。放射影像学证据表明，消融后病灶空腔会降低癌症相关死亡率。

Wolf及其同事[71]最近发表了一项前瞻性的"消融–切除"研究，其中包括了10名接受术中MWA治疗的肺部恶性肿瘤患者。肿瘤组织学形态不同，包括3例鳞状细胞癌、5例腺癌、2例转移肿瘤。最大肿瘤直径的均值为2.4cm，消融区的最大直径（基于5个肿瘤样本）为4.8cm。消融区的术后组织学特征包括凝固性坏死、无定形细胞质、无可辨别的细胞膜以及丧失细胞结构。使用烟酰胺腺嘌呤二核苷酸组化染色进一步检查消融区，证实了6个样本具有延伸到肿瘤周围实质中的凝固性坏死，并且在活细胞和死的消融细胞之间的边界过渡区之外也可以观察到细胞死亡。6个消融区中的5个被认定为完全消融。除轻微漏气外，严格鉴定MWA并未导致其他并发症，尽管手术切除导致一例患者在术后因肺炎和呼吸衰竭而死亡。他们的结论是癌周消融区可以当作肿瘤切除手术的边界。虽然这项研究的结果令人鼓舞，但我们认为应该谨慎一点，因为只有50%的患者（10人中有5人）证实了消融区内的细胞完全死亡。需要进一步的研究来支持MWA治疗能够提供一致的微观阴性肿瘤边缘。

MWA可以实现更高的肿瘤内部温度、更大的消融区域以及更快的治疗时间。在确定MWA在早期肺癌治疗中的作用之前，还需要更多使用该方法的经验以及设备和技术的改进。

四、冷冻消融

冷冻治疗是另一种治疗肺部恶性肿瘤的消融技术，实质上是通过冰冻细胞诱导肿瘤死亡。冷冻治疗已被用于其他几种癌症[72-75]。与RFA类似，冷冻消融最适合那些不适合进行切除手术的患者[72]。冷冻疗法可以通过多种途径进行，比如经支气管或经皮。关于肺部肿瘤的冷冻疗法的报道很少。

Wang及其同事[76]报道了187名胸部肿瘤患者接受CT引导下经皮冷冻治疗的结果。他们使用CT成像技术来对比形成的低密度冰和所治疗肿瘤的大小和位置。对于4cm或更小的外周型肿瘤（n=101），形成的低密度冰的平均肿瘤覆盖率为99%；对于位于中心位置的体积大于4cm的肿瘤（n=58），平均肿瘤覆盖率为80%。Kawamura及其同事[77]应用冷冻疗法治疗小的肺部转移瘤，对20名患者体内的35个肿瘤进行了冷冻消融。1年生存率为89.4%，7例（35%）患者在中位随访时间21个月时出现局部复发。

五、胸腔化疗药物灌注

对于恶性胸膜间皮瘤患者或者由胸腺恶性肿瘤导致的弥漫性胸膜疾病患者，单独手术治疗或者与传统化疗、放疗相结合的手术治疗效果令人失望。对于这些恶性肿瘤的标准治疗方法还在不断发展中。Baldini和同事们[78]回顾了一系列接受多种方法治疗的恶性胸膜间皮瘤患者。在这些患者中，54%的患者出现复发，其中35%的患者复发部位包括同侧半胸。已经研究了几种在完全切除肉眼可见病灶手术（MCR）后用于改善局部疾病控制的策略。一种治疗恶性胸膜间皮瘤的方法是手术切除所有肉眼可见病灶（大规模完全切除），然后将这半边胸部浸泡在细胞毒性药物中（化疗药物灌注），同时也可以配合上高温热疗。这种方法的优点是任何遗留的肉眼不可见的病灶被直接暴露在高于常规（全身）化疗可实现的药物浓度中，同时还可以减小全身性毒副作用。一些研究表明，与常温化疗药物灌注相比，增加热疗可以增加局部组织和细胞内化疗药物的浓度[79]。顺铂是报道最多的用于胸腔内高温化学灌注的药物。早期胸腔内注射顺铂进行"热化疗"的经验表明术后使用热化疗对治疗癌性胸膜炎具有潜在效果[80]。

大多数术中高温化学灌注（HIOC）是用于治疗腹腔内恶性肿瘤[79-81]。一些医疗中心已经发表了减瘤术后进行术中高温胸腔内灌注化疗药物的试验结果，这是非随机性试验。在大多数医疗中心，该方法仅限于临床试验，大多数用于恶性间皮瘤患者，少数用于胸腺恶性肿瘤患者。应用化学灌注治疗ⅢB期NSCLC的数据相对较少。虽然必须要提醒大家注意该方法的有效性，但这些报道已经显示出了可行性和乐观的前景，局部控制以及某些情况下的生存率可能优于历史对照。

灌注液的最佳温度尚不清楚，但是在原位肺保留时，例如单独进行胸膜切除术后，超过43℃可能导致出现肺水肿的风险增加。HIOC的主要问题之一是肾毒性。在胸膜外全肺切除术的情况下，在与切除手术相同的环境下灌注可能导致肺切除术后肺水肿的风险增加，这是由于常规注射了大量用于尽量减少顺铂肾毒性的水合物。根据我们的经验，如果进行胸膜外肺切除手术，我们可能会考虑延迟几天进行顺铂的高温化学灌注。如果患者对侧肺部运作良好并且氧气需求量很少，我们将再次回手术室并给患者大量补水以保护肾脏，然后我们通过胸腔镜途径进行高温化学灌注。有几种辅助方法被用来降低患者的肾毒性，比如，在手术前一天让患者入院并在切除手术和HIOC之前静脉补水一整晚。此外，还有一些临床研究用氨磷汀和硫代硫酸钠进行药物细胞保护[84,85]。一般而言，该技术包括MCR，之后进行氨磷汀输注。在完成止血后，在42℃的温度下用顺铂进行HIOC。在胸腔内灌洗结束时，静脉注射硫代硫酸钠来结合并灭活体内循环中残留的顺铂。关于化学灌注的临床试验总结如下[82,83]。

Zellos 及其同事[84]对 42 例患者进行了一项关于前瞻性研究方案的研究，该方案采用术中高温顺铂来治疗恶性胸膜间皮瘤。在该研究中，使用氨磷汀以降低顺铂的肾毒性。在高温化学灌注前注射氨磷汀。29 例患者接受胸膜外全肺切除术，然后在 42℃的温度下进行术中的腹部和胸部高温顺铂灌注，保持 1h。术后中位住院时间为 15d，最常见的并发症包括 19 例（66%）心房颤动以及 9 例（31%）患者形成深静脉血栓。15 名患者接受了较高剂量的顺铂（175~200mg/m²），他们的中位生存期为 26 个月，与接受较低剂量（75~150mg/m²）顺铂的患者相比（中位生存期 16 个月）有所提高。

Tilleman 及其同事[85]报道一项前瞻性的Ⅱ期临床研究的结果，该研究通过胸膜外全肺切除术并随后进行腔内高温顺铂治疗（剂量为 225mg/m²）的方法治疗了 121 名恶性胸膜间皮瘤患者。在该研究中，在顺铂灌注之前通过静脉注射氨磷汀，并且在化学灌注后立即静脉注射硫代硫酸钠以增强对肾脏的保护。在最初入组的 121 名患者中，96 名患者接受了胸膜外全肺切除术。在这 96 例患者中，92 例在胸膜外全肺切除术后进行了顺铂灌注。与单独使用硫代硫酸钠组（65 例中出现 7 例）相比，使用氨磷汀和硫代硫酸钠组（27 例中出现 1 例）的肾毒性较低。92 例患者中有 47 例（51.1%）出现复发，平均无病间隔为 15.3 个月。中位随访时间为 31.2 个月（范围 16.7~45.8 个月），中位总生存期（121 例）为 12.8 个月。未接受基于 HIOC 方案治疗的患者的中位生存期为 11 个月，而治疗组的中位生存期为 13.1 个月（92 例患者）。与Ⅲ期肿瘤（11.5 个月）患者相比，早期肿瘤患者（Ⅰ期或Ⅱ期）的中位生存期（21.3 个月）在统计学上显著提高（$P=0.0071$）。治疗组的总体癌症相关存活率为 16.9 个月。

在一份报道中，Yellin 及其同事[81]描述了在一群胸膜受累的恶性肿瘤患者中用顺铂进行高温胸腔灌注的结果，他们的肿瘤类型是不同的。26 例患者中 7 例为恶性间皮瘤、7 例为ⅣA 期胸腺瘤、4 例为胸腺癌、1 例为胸壁肉瘤、3 例为 NSCLC，2 例为转移性肉瘤、2 例为转移瘤（1 例卵巢，1 例未知来源）。有 10 例患者通过切除及胸膜切除手术切除了所有明显病灶，8 例胸膜外全肺切除术，其他患者进行了不完全切除手术。用不同浓度的顺铂在 42℃灌注温度下进行 1h 的热化疗。胸膜内温度范围为 40.1℃~41.5℃，最高全身温度为 38℃。所有患者的肌酐清除率均未发生变化，化疗后未出现明显的血液毒性，只有一位患的血小板减少。最明显的术后并发症是脓胸，26 例患者中有 4 例（15%）发生脓胸。有一例患者胃疝术后死亡。24 名（71%）可评估患者中有 17 名的同侧胸膜肺病得到完全控制。该组患者的总体 3 年生存率为 44%。

在来自荷兰癌症研究所的 de Bree 及其同事的报道中[86]，对 11 例恶性间皮瘤患者和 3 例胸膜胸腺瘤转移患者进行了减瘤术，然后用阿霉素和顺铂的组合对胸膜腔进行高温化学灌注。在胸腺瘤组中，对 3 名患者进行了 4 次灌注（一名患者在随访中发现了对侧胸膜转移，于是进行了第二次手术），并发症包括 1 级 2 等肾毒性和 1 次伤口裂开。在 18 个月的早期随访中，所有 3 名患者都活着并且没有疾病。然而，在一项随访反馈中，两名患者出现癌症复发[87]。在间皮瘤组中，平均随访时间为 7.4 个月，有 3 例复发，其中两例患者死于对侧胸膜和腹膜肿瘤。

同一研究小组[88]最近报道了关于 20 例接受减瘤术和高温化学灌注治疗的间皮瘤患者与另外 15 例接受胸膜外肺切除术和术后半胸 54Gy 放射治疗（无化学灌注）的间皮瘤患者的预后的比较。只有化学灌注组出现术后死亡 [2 例（10%）]，且并发症较多（70% vs. 53%），生存期较短（11 个月 vs. 29 个月；P=ns）。胸膜外全肺切除术/放疗组和高温化学灌注组的局部控制率分别为 67% 和 20%。胸膜外肺切除术/放疗组未达到局部复发的中位时间，而化学灌注组为 9 个月（P=0.003）。虽然可行且与历史对照的结果不同，但是热化学灌注导致了更严重的并发症和相对较短的局部控制。

Richards 及其同事[89]报道了他们对 44 例恶

性胸膜间皮瘤患者进行治疗的经验，这些患者接受了切除手术，然后进行了术中腔内化学灌注，所使用的顺铂剂量不断升高。他们报道的死亡率为11%，从250mg/m^{2}剂量的顺铂开始出现剂量限制性肾毒性，并且出现心房颤动（32%）、急性呼吸窘迫综合征（11%）、肺炎（9%）和深静脉血栓形成（9%）。接受低剂量高温化学治疗（50～150mg/m^2，中位生存期6个月）和接受较高但无毒性剂量（175～250mg/m^2，中位生存期18个月）的患者间的生存率存在显著差异。

最近Sugarbaker及其同事[83]研究了103名接受手术MCR治疗的恶性胸膜间皮瘤患者。在103名患者中，72名患者进行了高温术中顺铂化疗。与未接受过高温顺铂治疗的31例患者（12.8个月）相比，接受HIOC治疗的72例患者的复发间隔时间显著延长（27.1个月）。此外，与未接受高温顺铂治疗的患者（22.8个月）相比，HIOC组的总生存期（35.3个月）也得到了延长。

虽然某些特定的临床中心报道了一些有关化学灌注疗法令人鼓舞的结果，但是常温/高温腔内化疗对于胸膜广泛受累的胸部恶性肿瘤的确切作用尚不清楚。需要进一步的临床试验来确定合适的候选人、最佳的化疗药物以及灌注的时间和温度。逻辑上的入组标准可能包括肿瘤只限于单侧胸膜腔、局部肿瘤可以进行大量切除以及没有远距离胸外转移。

六、研究中的治疗方法

最近正在开发中的用于治疗肺部肿瘤的方法包括支气管镜检查引导的RFA、高强度聚焦超声以及不可逆电穿孔。动物模型和人体研究的结果已经证明支气管镜检查引导的内部冷却RFA是一种潜在的"安全并且可行"的肺部肿瘤治疗方法[90,91]。高强度聚焦超声已被证实可以高精度地消融靶标肿瘤灶。然而，由于肺部通气这一固有限制存在（使用超声的不利环境），大多数评估高强度聚焦超声有效性的临床试验都是针对除肺癌之外的恶性肿瘤。最近一项使用体内猪肿瘤模型和体外人肺模型的研究提出了利用"肺部注水"作为解决肺部环境问题的可能解决方案，即将肺部充满等渗盐水，直到达到功能残气量[92]。通过制造电脉冲的原理实现不可逆电穿孔的功能，通过在细胞膜上形成孔洞（电渗透）影响细胞膜的正常功能，进而导致不可逆的细胞死亡和肿瘤消融[93]。不可逆电穿孔与其他消融技术不同，因为它不是利用热能导致肿瘤细胞死亡，这是把该方法应用于肿瘤消融的主要推动力。人们相信不可逆电穿孔不易受到热消融（RFA，MWA）引起的"热库效应"的影响，因此可以更有效地在大血管附近使用[93-96]。最近一项在猪模型上开展的研究的初步结果表明不可逆电穿孔的肿瘤消融原理包括非热能以及"保留细胞外基质"[97]。

七、对胸外科肿瘤医生的意义

随着用于治疗早期肺癌的经皮消融技术的出现，人们对于治疗这些患者的最佳方法存在争议。此外，随着全国肺部筛查试验（NLST）显示肺癌的早期发现对特定患者有益[98,99]，并且随着CT筛查越来越多普遍，许多小的肺部病灶变被发现，其中一些发现于老年患者及高危患者。关于经皮消融技术的争议是由横跨了多个学科领域的新技术的出现所驱动的，涉及介入科医生、胸科医生和胸外科肿瘤医生。有些人渴望继续使用传统手术，但与传统手术治疗进行仔细对比后，其他人开始考虑放弃对肺癌患者进行传统手术治疗。然而，随着患者对寻求微创手术的倾向不断增强，对于更小、更早、更容易治疗的癌变的检测变得越来越普遍，而且我们可以看到许多患者选择侵入性最小的治疗方法。因此，关于哪些患者应该采用这些新的、侵入性较小但可能不太有效的治疗的问题仍然存在。另一个问题是应该由谁来操作这些手术，应该让经验丰富介入医生再搭配上手术支持，或者是在开放手术和微创手术方面具有丰富经验的胸外科医生再让他们接受经皮CT引导技术的培训，或者是团队合作的方法，即放射科医生进行组织活检、外科医生进行消融？考虑到医疗机构间和科室间的不均衡以及外科和放射科工作人员的专业技能和兴趣方面的差异，不同医疗中心采用了多种多样的方式。

VATS 技术的实施也发生了类似的程序演变。胸外科医师协会/美国胸外科协会发表了关于 VATS 的立场声明，建议这些程序应由熟悉开胸手术操作及并发症管理的外科医生进行。外科医生必须具有判断是否需要进行开放式胸腔手术的能力，并接受过相关训练且具有操作能力，并且应该亲自指导患者的术前和术后护理[100]。虽然一些介入科医师可能具有操作高难度经皮介入治疗的经验和能力，但他们接受的临床训练存在很大差别，许多人可能从未研究或治疗过肺癌患者。相反，许多胸外科医生在他们全部的临床训练和职业生涯中都在治疗肺癌以及进行常规的微创和经皮手术。胸外科医生在肺部生理学、胸部肿瘤学、肺部手术和淋巴结评估领域接受过专门培训，并且个人能够处理与手术相关的并发症。此外，他们一直并将继续参与肺癌患者的初步检查和随访护理，而且一直以来都与顾问建立了良好关系从而更好地管理这类疾病。

然而，毫无疑问的是，胸外科主导地位带来的自满会导致对这些新技术的接受和吸纳不能及时进行，导致接受过关于新技术应用训练的胸外科医生的流失。资质认证也是一个重要且有争议的话题。必须建立医院管理和科室指南，以明确哪些医生是允许进行这些手术操作的。外科医生需要接受专门的教学课程，课程应涵盖基本基础知识和技术，并结合一段时间的监督指导，在监督指导下进行规定数量的干预治疗，直到操作的熟练度得到保证。关于外科医生在胸部内进行 RFA 操作目前没有国家公认的标准。

如何搭配 CT 扫描仪也是一个难题，带有内置 CT 扫描仪的手术室是进行这些手术最理想的环境，但在许多医疗中心还无法实现。然而，配置手术室时，必需的手术设备和工作人员要随时待命，从而使手术过程中和出现并发症时可以更安全、更有效地进行控制。如果必须在放射科场所中进行这些手术，胸外科医生应该与介入科同事一起合作完成。房间必须能够支持麻醉回路，有内置氧气和抽吸装置。任何与手术相关的耗材必须存放在现场或者便携式推车中。必须采取质量保障程序，以确保患者最好的预后结果，并通过数据库监测治疗的发病率和死亡率。在任何给定的临床环境中，胸外科医生最适合决定使用哪种手术或消融方法。无论是使用开放式、胸腔镜、经皮手术还是 SRS 来治疗肺小结节患者，都需要对每种技术进行仔细评估和专业的判断，以保证最佳的肿瘤治疗的预后。当然，经皮和其他消融治疗方式最终都将在肺功能受损的高风险患者身上起到一定作用。

在管理高难度病灶患者（例如磨玻璃样混浊）时，决策可能变得更加复杂。这些病变往往较小且生长缓慢，并且具有更加惰性的自然病史。其中一些病灶可能是原位癌或少量侵入性癌症，在这种情况下，解剖切除（不管是否清扫淋巴结）可能并不总是必需的[101]。在这种情况下使用经皮消融技术可能是这些技术理想的应用场合。

随着这些创新技术的发展和完善，必须小心几个潜在的重要问题，包括在不确定的孤立性肺结节中的过度使用，中小型肺肿瘤的治疗不当或不充分，针对转移瘤的不当干预，以及手术干预前对肿瘤分期不充分的风险。为了避免这些问题，在推动这些技术在胸部恶性肿瘤中应用的过程中，胸外科医生应该保持领导地位。

八、总结

已经证明了 RFA 和 SRS 在治疗肺部小肿瘤中是安全的并且具有一定的疗效。与 SRS 相比，RFA 似乎具有更高的局部进展率；然而，随着用于影像学引导下消融手术的肿瘤定位技术的发展，利用更精确的图像引导下经皮消融技术，这些结果可能会得到改善[29]。RFA 可以进行单次治疗，而现在看来如果进行 3～4 次照射以增大辐射剂量，SRS 会更有效。RFA 不建议用于中心型肿瘤。另外，对于一些肿瘤（例如，小的肺尖肿瘤、靠近隔膜的后部定位的肿瘤以及靠近肩胛骨的肿瘤），可能难以经皮准确放置探针。具有这些类型肿瘤的患者使用 SRS 治疗更为理想。对于无法进行手术的患者来说，高 BED 的 SRS 似乎是有效的治疗方式。由于 60Gy 剂量（3 次）对中心型肿瘤来说毒性较高，中心型肿瘤患者需要使用较低剂量的改良方案。我们使用 3 次

60Gy 的剂量治疗外周型肿瘤；使用改良方案，4 次 48Gy 的剂量治疗中央型肿瘤。在某些情况下，RFA 和 SRS 的组合治疗方案可能更有用。

目前使用 MWA 和冷冻疗法的经验非常有限，无法评估它们在肺癌防治方面的价值；正在进行进一步的研究。相较于 RFA，MWA 的处理时间和热库效应可能较小。这可能是保护性的，可以最大限度地减少大血管的坏死并降低致命性大咯血的风险。之后的研究需要使用标准化方法来评估各中心间治疗的长期预后结果。必须对不同的 RFA 和 SRS 系统进行比较，从而详细描述这些方法在早期肺癌治疗中的最佳应用方案。在获得这些消融技术的长期数据之前，如果可以进行手术切除的话，临床上还应继续选择手术切除对患者进行治疗。

尽管手术切除仍然是局部控制肺部恶性肿瘤的金标准，但 RFA 和 SRS 等新技术有可能在未来实现更微创的治疗。作者预计这些较新的、侵入性较小的技术将补充现有的微创手术治疗，可能进一步减轻治疗负担并最终提高特定高风险肺癌患者的生存率。在接下来的十年中对这些技术的严格评估将确立它们的作用，胸外科肿瘤医生必须与不断发展的技术保持同步，在对新技术的评估中发挥积极的领导作用。

第二部分
成人心脏手术
ADULT CARDIAC SURGERY

第十五篇	基础理论	/ 698
第十六篇	诊断步骤	/ 773
第十七篇	心血管疾病的内科与导管治疗	/ 846
第十八篇	心脏外科手术患者的围术期与术中管理	/ 899
第十九篇	主动脉疾病的外科治疗	/ 1009
第二十篇	瓣膜性心脏病的外科治疗	/ 1168
第二十一篇	心律失常的管理	/ 1319
第二十二篇	冠状动脉疾病及其并发症的外科治疗	/ 1378
第二十三篇	心力衰竭的外科治疗	/ 1484

第十五篇 基础理论
BASIC SCIENCE

第 47 章
心脏外科解剖
Surgical Anatomy of the Heart

Andrew C. Cook　Benson R. Wilcox[†]　Robert H. Anderson　著
李冠军　译

在这一章节，我们简要概述了一份与心脏外科医生相关的心脏结构。我们描述心脏位于身体的正常解剖位置[1]。然而，无论照片是在手术室拍摄还是解剖标本拍摄，我们把心脏组成部分描述为正如外科医生在手术过程中看到的那样[2]。在一些实例中，应用非手术方式拍摄的心脏图片将信息完美呈现出来。

一、心脏的解剖位置

不管手术方法如何，外科医生要想进入纵隔，必须面对包裹在心包内的心脏。心包独立围绕在心房和心室周围，但是在心脏动静脉出入口处，它覆盖在大动静脉的外膜上，这些附属物封闭心包腔。心包腔位于两层浆膜心包之间，由一薄壁纤维腔的自我反折而成。内层（心外膜）紧密黏附在心肌上，而外膜附着于纤维心包。所以，心包腔是纤维心包内层和心脏表面之间的空隙（图 47-1）。由于心室和大动脉的形状，心包腔的浆膜心包形成 2 个心包隐窝。第 1 个隐窝是心包横窦，它是一个位于大动脉后面和心房前面的马蹄状间隙（图 47-2）。心包横窦横向两侧，其两端和心包腔的其余部分可以自由流通。第 2

个隐窝是心包斜窦，它是在左心房后面的一个盲端腔隙（图 47-3）。

外科医师所面对的心脏大部分被右心占据，所以事实上右心在前面。然后，外科医师面对广泛附属在心包上界接受上腔静脉的右心房附属物。左边是主动脉和肺动脉干，从心底出来，往上延伸，而主动脉根部在右下方。然而，主动脉根部不是一直维持这种正常关系，心室和动脉之间的连接会反常。右心耳形态学上有一个特征性的三角形状，并

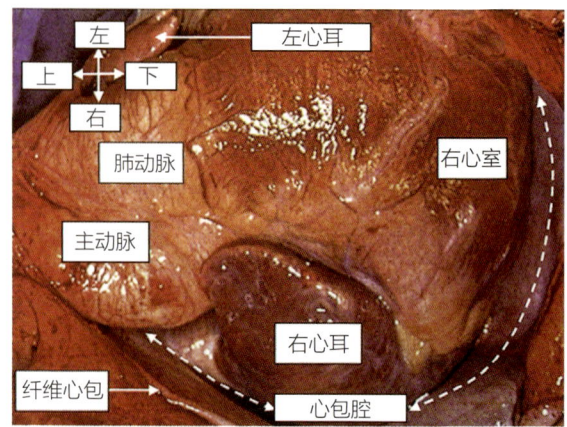

▲ 图 47-1　通过胸骨正中切开术显示心脏。位于纤维心包和心外膜之间的心包腔被打开。指南针显示方向
Copyright for the original illustration from which this figure was prepared belongs to Benson R. Wilcox, Andrew C. Cook, and Robert H. Anderson

---
† 已故。

第二部分 成人心脏手术
第 47 章 心脏外科解剖

且和它的静脉部分有广泛连接（图 47-4）。左心耳形态不能被立即看到。如果进一步寻找，可以在肺动脉干左边发现一个管状结构（图 47-5）、和心房的剩余部分有狭窄的连接。

心室延伸成心尖，正常可以达左胸中线。心脏的整体轮廓通常是 1/3 在右边，2/3 达左中线（图 47-6）。心室或者心尖的异常位置高度提示先天性心脏畸形的存在，然而并不总是这样。在形状上，心室是一个三面锥体，有 3 个表面：①膈肌面；②前肋或者胸肋面；③左侧或者肺表面。前两个表面之间的边缘是尖的，所以被称为锐

缘。胸肋面和肺表面之间的过渡较平缓圆润。对于外科医师来说，因为肺表面由钝边动脉供血，所以被认为是钝缘（图 47-7）。心室前表面的大部分被右心室占据。右心室左边界是前室间隔，左冠状动脉分支沿其下行，并且它的右边界是右

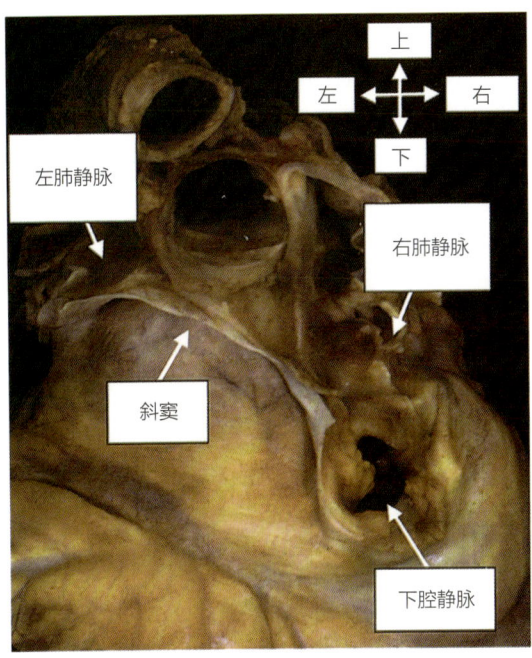

▲ 图 47-3 解剖标本从尸体上取下，使心尖向下，从心脏后面观察。心包斜窦位于肺静脉周围的心包反折和下腔静脉之间

Copyright for the original illustration from which this figure was prepared belongs to Benson R. Wilcox, Andrew C. Cook, and Robert H. Anderson

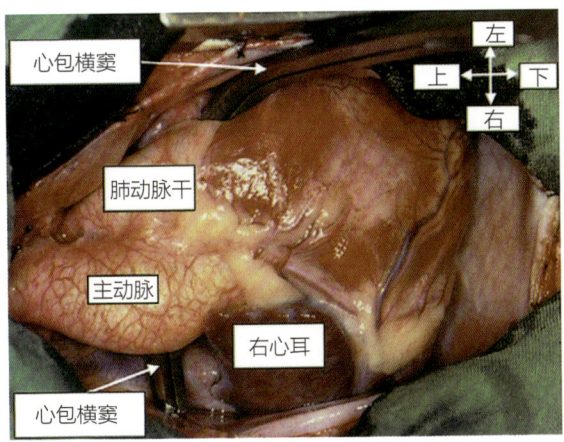

▲ 图 47-2 在手术室中随着心包的打开，手术钳穿过位于动脉干后方和心房前方之间的心包横窦

Copyright for the original illustration from which this figure was prepared belongs to Benson R. Wilcox, Andrew C. Cook, and Robert H. Anderson

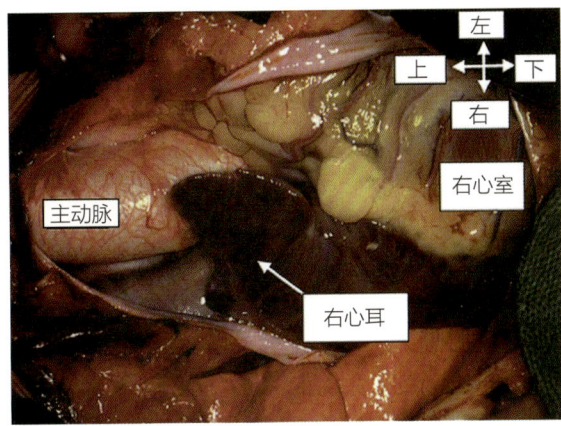

▲ 图 47-4 和在手术室中通过正中胸骨切开术看到的一样，这张心脏图片在形态上显示了右心耳典型的三角形外观

Copyright for the original illustration from which this figure was prepared belongs to Benson R. Wilcox, Andrew C. Cook, and Robert H. Anderson

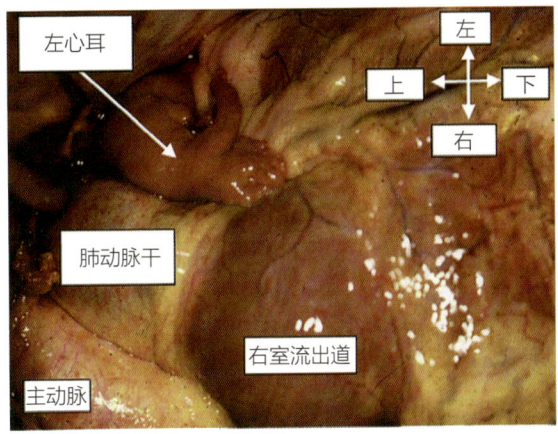

▲ 图 47-5 通过正中胸骨切开术打开心包后，旋转心脏显示左心耳典型的管状形态学结构

Copyright for the original illustration from which this figure was prepared belongs to Benson R. Wilcox, Andrew C. Cook, and Robert H. Anderson

699

冠状动脉，其在房间沟斜行。

鉴别心脏表面解剖有助于确定一个进入给定心腔的切口的最佳位点。右心室肺动脉起源于相对无血的出口位置，为进入心室腔提供了迅速通道。右心房的重要标志是终端沟，并且标志着心耳和静脉部分的分界（图47-8）。窦房结通常位于终端沟内，通常在心耳顶部下方的上腔静脉和右心房交汇处外侧。位于终端沟后面并且平行于终端沟的是第二个较深的位于右心房和右肺静脉之间的界沟。解剖到这个深的心房间沟，也被称为 Waterston 或 Sondergaard 沟，这允许切口进入左心房（图47-9）。

二、右心房形态学

右心房有3个组成部分：心耳、接收静脉系统回流的静脉窦和前庭。隔膜将右心房和左心房分离。正如前面所提及的，在外部，心耳和静脉窦之间的连接被突出的终端沟标记。在内部，界沟与终端嵴的位置相对应，并且产生了心耳的梳状肌（图47-10）。值得注意的是，心耳的梳状肌包绕第3部分（前庭）的全部，并且是包绕三尖瓣口的平滑肌（图47-11）。无论是异位还是异

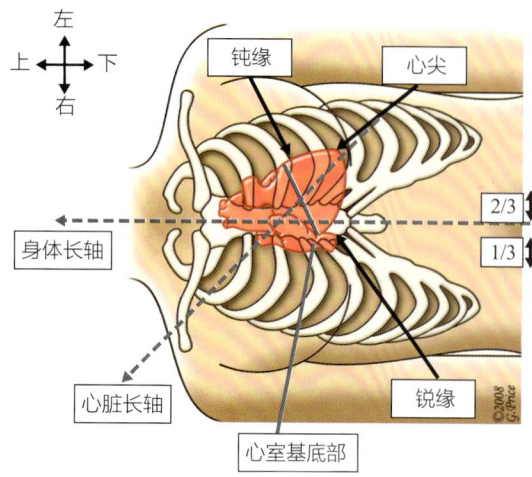

▲ 图 47-6 心脏结构被放置在胸部，正如外科医师站在手术台的右边看到的那样。值得注意的是，在通常情况下，心脏轮廓的 2/3 位于中线左侧

Copyright for the original illustration from which this figure was prepared belongs to Benson R. Wilcox, Andrew C. Cook, and Robert H. Anderson

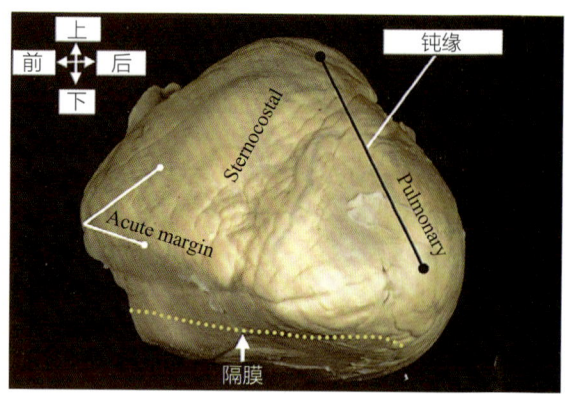

▲ 图 47-7 自胸腔中移出心脏，从心尖处朝向心室底部观察心脏。可以观察到心室的表面以及锐缘和钝缘的位置

Copyright for the original illustration from which this figure was prepared belongs to Benson R. Wilcox, Andrew C. Cook, and Robert H. Anderson

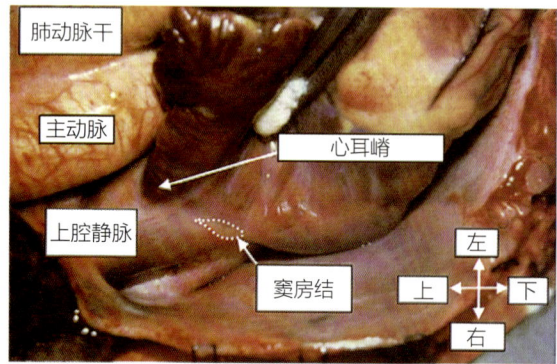

▲ 图 47-8 在这张拍摄于手术室的照片中，外科医师已反折心耳，以显示终端沟和心耳嵴的位置。注意窦房结的位置（虚线）

Copyright for the original illustration from which this figure was prepared belongs to Benson R. Wilcox, Andrew C. Cook, and Robert H. Anderson

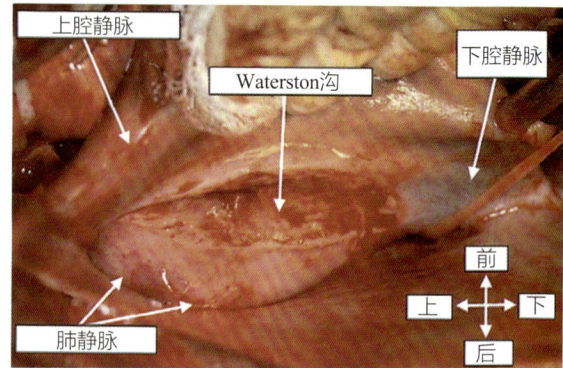

▲ 图 47-9 通过胸骨正中切开术，外科医师切开了覆盖着 Waterston 沟的心外膜，显示了体循环静脉分支和右肺静脉之间的深褶皱底部

Copyright for the original illustration from which this figure was prepared belongs to Benson R. Wilcox, Andrew C. Cook, and Robert H. Anderson

构，广泛分布的梳状肌都确保了心房的正确形态[37]。从上往下看，心耳终止于形成终端沟的心脏顶部，并且延续于主动脉后面的横窦，穿过房间沟形成 Bachmann 束（图 47-12）。窦房结位于终端沟的心外膜下。纺锤形结构位于右顶部，横向达上腔静脉连接处。在大约 1/10 的病例中，窦房结延伸穿过心房顶进入房间沟，悬垂穿过腔静脉连接处[4]。对于外科医师，窦房结动脉也很重要。在大约 55% 的人群中，窦房结动脉是右冠状动脉的分支，在剩余人群中，它是回旋支的分支[5]。无论窦房结动脉的起源如何，它的走行都是穿过上房间沟到达上腔静脉连接处，走行于心房心肌。到达腔静脉连接处后，动脉可以横穿心耳顶部，穿过后腔，甚至分开形成围绕连接处的动脉环。

当检查右心房内部形态时，在腔静脉孔和三尖瓣孔之间似乎有一个广泛的隔膜表面。显然这个隔膜是假的[6, 7]。左、右心房之间真正的隔膜是由卵圆孔板（来源于胎儿节隔膜）和毗邻的前下肌缘形成[6]。广泛的上缘或者所谓的第二房间隔是由体循环静脉和肺静脉之间的深在的房间隔折叠延伸形成（图 47-13）。在主动脉根部周围，动脉前壁的大部分折叠起来。被限制的真正的动脉内膜边缘具有重要的外科意义，因为当试图通过右心房入路进入左心房时，很容易进入心脏。

除了窦房结的位置和动脉隔膜的范围外，在右心房具有外科意义的重要区域是动静脉窦的位置。这包含在 Koch 三角内（图 47-14）。Koch 三角的重要分界是：Todaro 腱、三尖瓣隔瓣叶和冠状窦口[8]。Todaro 腱是由欧式瓣和冠状窦瓣联合形成的纤维结构。这 2 个瓣膜残体的纤维延伸部分将自身埋在将卵圆窝和冠状窦口分开的组织中，并且插入中间纤维体作为 Todaro 的肌腱运行。房室传导组织轴的整个心房组成部分包含在 Koch 三角的范围内。在心脏的正常节段连接中，如果这一区域在外科手术期间被小心避开，房室传导组织将不会被损坏。本身位于这个三角的心房平滑肌中的窦房结在三尖瓣隔瓣交点上面一段

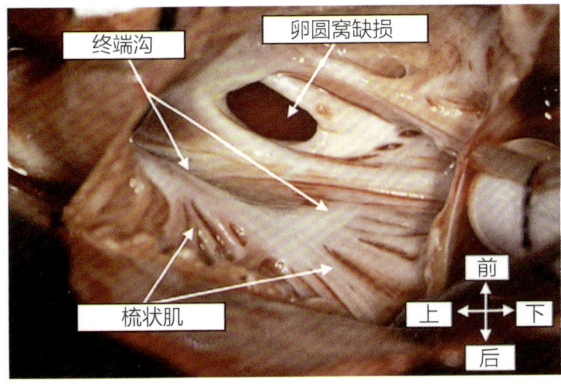

▲ 图 47-10 打开卵圆窝缺损患者的右心耳，可以发现梳状心耳心内膜表面的构型与光滑、壁的体静脉窦明显不同。梳状肌起自终端嵴，外侧有终端沟（见图 47-7）
Copyright for the original illustration from which this figure was prepared belongs to Benson R. Wilcox, Andrew C. Cook, and Robert H. Anderson

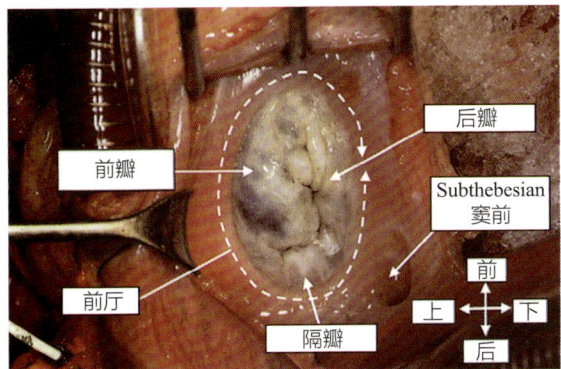

▲ 图 47-11 打开右心房可以显示三尖瓣的光滑前庭。瓣膜的 3 个瓣叶分别位于间隔、前上方和下方。注意广泛的 **subthebesian** 窦，当以不正确的角度观察心脏时，其常被描述为咽鼓管上窦
Copyright for the original illustration from which this figure was prepared belongs to Benson R. Wilcox, Andrew C. Cook, and Robert H. Anderson

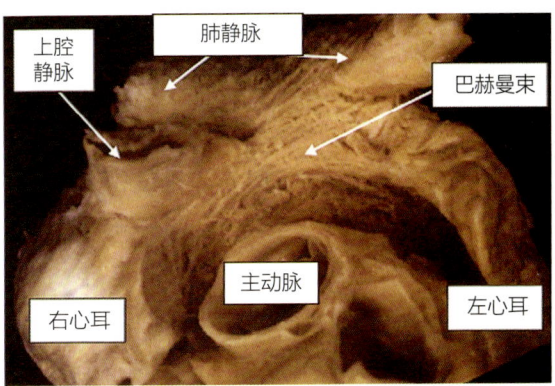

▲ 图 47-12 前上房间沟表面切除心外膜后，从前面对心脏进行拍照。注意从上腔静脉前的心耳嵴向左心耳延伸的广泛平行纤维。这是 **Bachmann** 束
Copyright for the original illustration from which this figure was prepared belongs to Benson R. Wilcox, Andrew C. Cook, and Robert H. Anderson

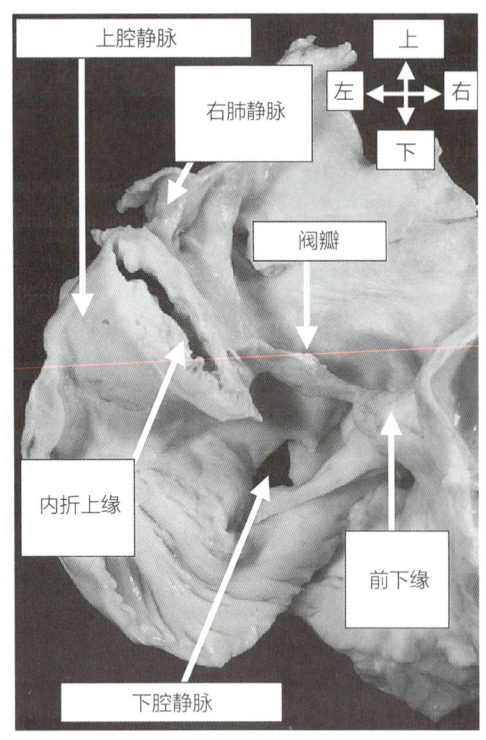

▲ 图 47-13 心脏通过卵圆窝以四腔方式切片。切面显示，所谓的第二房间隔不超过体循环静脉窦属支与右肺静脉之间的内折心房壁。真正的隔膜结构是卵圆窝的底部（瓣阀）及其来自前下缘的铰链点

Copyright for the original illustration from which this figure was prepared belongs to Benson R. Wilcox, Andrew C. Cook, and Robert H. Anderson

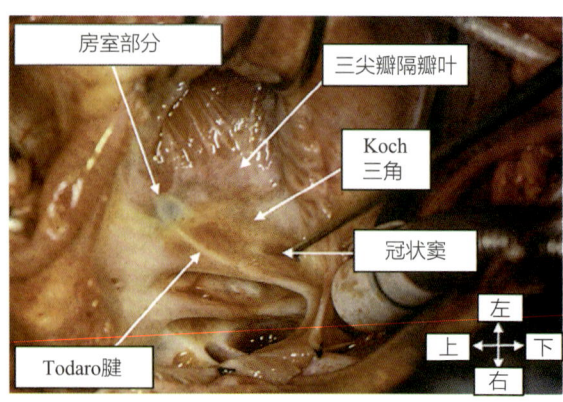

▲ 图 47-14 通过正中胸骨切开术打开右心房，以显示 Koch 三角的标志。在该患者中，可清晰看到 eustachian 瓣经 Todaro 腱延续，并且肌腱插入中央纤维体的房室部分

Copyright for the original illustration from which this figure was prepared belongs to Benson R. Wilcox, Andrew C. Cook, and Robert H. Anderson

距离。然而房室束或多或少会直接穿过 Koch 三角的顶点。

近几年，有很多关于窦房结冲动至房室结的特定传导组织通路的文章[9, 10]。现在可以明确说明，在窦房结和房室束分支之间没有绝缘或者孤立的特定传导组织束[11]。心房的主要肌束作为传导的主要通路，但是这些主要通路的行径是被心房的整体几何结构决定的。理想情况下，在心房手术期间，主要肌束，如终末嵴或卵圆窝上缘，应该被保护起来。但是，即使他们不能被保护起来，外科医师应该确定只要有一些心房肌和窦房结相连，节间传导就将继续；只要把窦房结动脉或者窦房结本身保护起来，他们都将不会受到伤害。所以，避免术后房性心律失常的关键是严格保护窦房结和房室结以及他们各自的动脉[2]。

中心纤维体接触 4 个心腔中的 3 个，但是在右心房，外科医师可以首先看到并且清晰地看到这一纤维体（图 47-14）。中心纤维体不是一个特定体，它被定义为一个区域，心脏内部隔膜、房室瓣和主动脉瓣都加入纤维体。当从左心观察时（图 47-15），可以评估其接近主动脉瓣和二尖瓣的程度和接近传导束中左束支的程度。由于中心纤维体和心脏的很多重要结构都有密切关系，所以对于外科医师而言，它是解剖焦点[2]。

围绕三尖瓣口的心房前庭与静脉组件和右心房的附属物是连续的。其前上部覆盖三尖瓣的前间隙连合，并继续沿着右心室的室上嵴。后下方的组件在冠状窦的孔口下方延伸，其中通常可以在窦后面发现广泛的小梁憩室，即 Keith 所谓的 posteustachian 窦。

三、左心房形态学

由于左心房的位置，外科医师在暴露心脏时，仅仅左心耳是可以被立即看到的。和右心房一样，左心房有静脉附属物，心耳及前庭，并且隔膜将其与右心房分开。另外，左心房拥有一个结构良好的支架，在完全肺静脉异位连接时，连接这样不正常的静脉连接，可以形成心房顶。然而，和右心房不一样的是，左心房的静脉附属物比心耳大得多，并且这两部分之间的狭窄连接没有被终端沟和顶标记（图 47-16）。梳状肌在附属物中形成，和右心房不一样的是，他们没有延伸

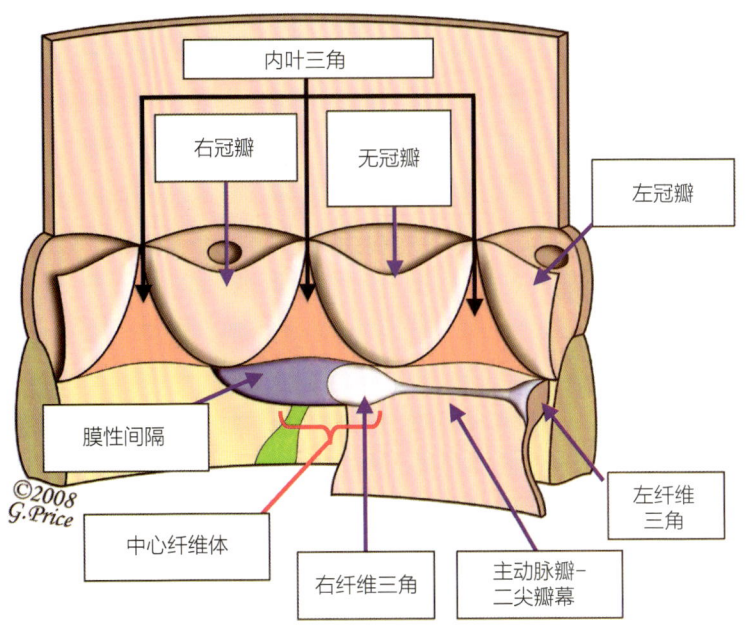

◀ 图 47-15 主动脉根部的左心室面显示了纤维骨骼的不同成分。主动脉瓣和二尖瓣瓣叶之间的纤维连续性区域两端增厚，形成纤维三角。可以看到，右三角区与间隔相连续，这些结构形成中央纤维体。值得注意的是，膜性间隔本身作为主动脉根部纤维性瓣间三角之一继续向上延伸至窦管交界处。同时注意左束支的位置（见图 47-26）

Copyright for the original illustration from which this figure was prepared belongs to Benson R. Wilcox, Andrew C. Cook, and Robert H. Anderson

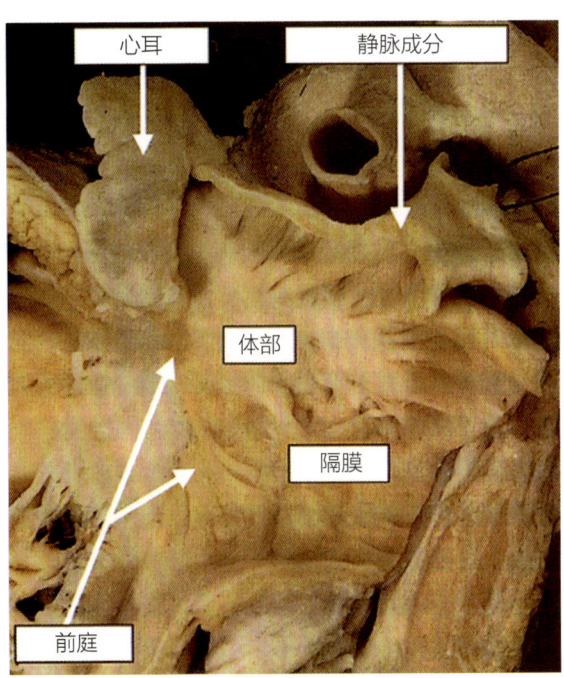

▲ 图 47-16 从心脏左侧对左心房的形态进行拍照，以显示组成部分。注意接受心腔的间隔面的主体部分

Copyright for the original illustration from which this figure was prepared belongs to Benson R. Wilcox, Andrew C. Cook, and Robert H. Anderson

到前庭周围[3]。梳状肌长度的不同使得左、右心房在形态学上区别开来。由于左心房的后方位置和 4 条肺静脉牢固的连接，直接进入左心房是困难的；所以，外科医师必须利用自己的解剖学知识来获得左心房腔最好的暴露。最流行的路线可能是在房间沟后面做切口。正如所描述的一样，右肺静脉和腔静脉之间广泛的内折形成了卵圆窝的上缘。沿着房间沟后面的直接切口使得外科医师可以直接进入左心房。因为房间沟之间的内折也形成卵圆窝上边界，通过右心房接近并在窝内向上切开可以获得相同的通路。到达右心房更远的途径是所谓的较好途径，即直接经过主动脉根部切割。

一旦进入左心房，左心耳开放的小尺寸是明显的，正如外科医师所见的一样其靠近二尖瓣口的左侧。肺静脉心房的大部分通常位于较低位置，远离手术视野，并且图中以二尖瓣口前庭为

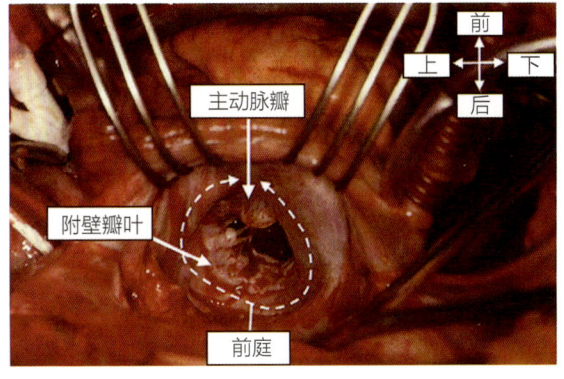

▲ 图 47-17 通过左心房顶切口对左心房进行拍照。注意有主动脉瓣和附壁瓣叶的二尖瓣前庭

Copyright for the original illustration from which this figure was prepared belongs to Benson R. Wilcox, Andrew C. Cook, and Robert H. Anderson

主（图 47-17）。房间隔部分在前，展示了左边部分典型的粗糙的瓣膜 - 阀门部分（图 47-16）。房间隔的瓣膜 - 阀门和心耳开口部分之间的一大片组织是前房间沟深部的内部。

四、右心室的形态学

对于心室形态学的理解大部分是通过将心室考虑为 3 部分（图 47-18），而不是传统的静脉窦和圆锥部分。这 3 个部分分别是入口、小梁和出口部分[12]。右心室入口部分包含并且限制为三尖瓣和其张力装置。瓣叶的位置分别是间隔、下位和前上位。瓣膜最常见的区别点是直接连接在隔瓣叶索的隔膜上（图 47-19）。右心室小梁部分延伸到顶端，在这里，它的壁比较薄并且特别容易被心导管和起搏器电极刺穿导致穿孔。右心室出口部分是一个完整的肌肉结构，漏斗部，可以支持肺动脉瓣。肺动脉瓣的 3 个瓣叶没有一个环形结构。相反，这些瓣叶依附于漏斗部分的半月形肌肉组织（图 47-20），半月形的铰链点穿过结构上的心室大动脉交界处，由此形成一个完整的圆环，窦管交界处亦是如此[13]。瓣叶的基础附件连接在心室，上游相当于结构上的心室大动脉连接处，然而，瓣叶的外周部分连接于心房窦管连接处。所以，瓣膜的整体结构需要三尖冠的形状（图 47-21）。

右心室的一个显著特点是分隔三尖瓣和肺动脉瓣的有重要作用的肌肉支架：室上嵴。尽管，室上嵴第一眼看起来像一个大的肌肉束，但是大部分仅仅是内折叠的心内曲线。通过这一部分的切口或深部缝合都进入横窦和右心房室沟，并且可能损坏右冠状动脉[14]。室上嵴的远端部分与独

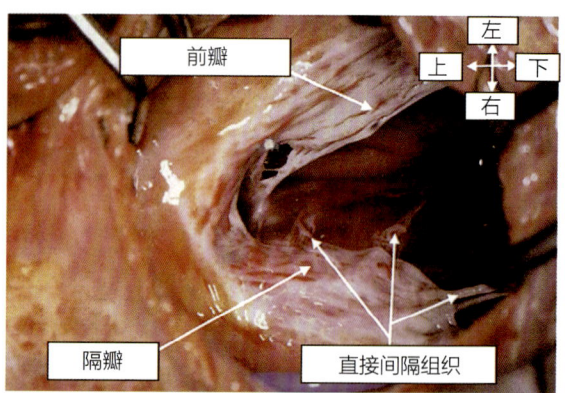

▲ 图 47-19 通过右心房观察三尖瓣。注意直接附着在隔膜腱索的隔瓣叶。这是三尖瓣最具特征的形态特点
Copyright for the original illustration from which this figure was prepared belongs to Benson R. Wilcox, Andrew C. Cook, and Robert H. Anderson

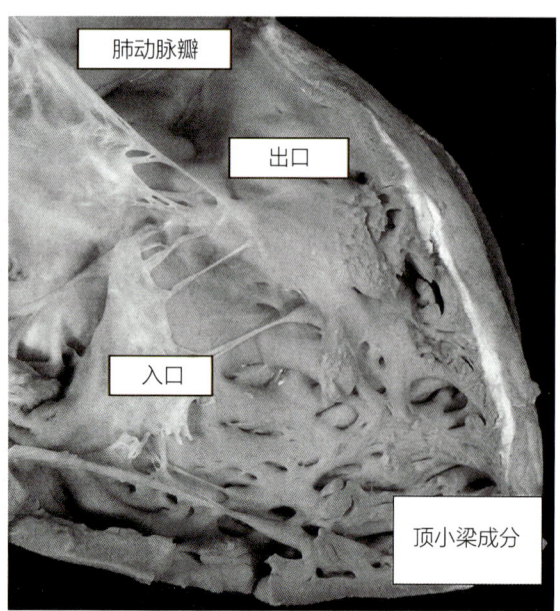

▲ 图 47-18 右心室形态上呈扇形开放，间隔面拍照显示其 3 个组成部分
Copyright for the original illustration from which this figure was prepared belongs to Benson R. Wilcox, Andrew C. Cook, and Robert H. Anderson

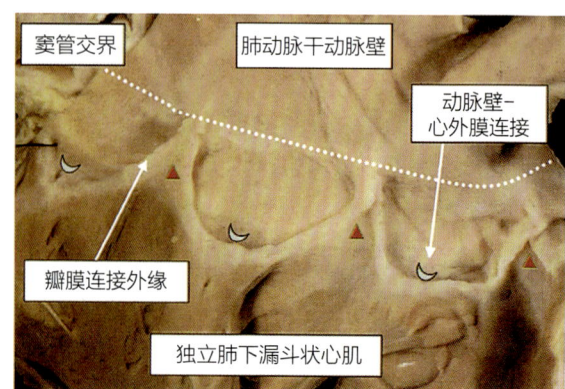

▲ 图 47-20 开放肺动脉流出道，切除肺动脉瓣瓣叶，可见半月瓣附着。最远端连接于窦管交界（虚线）。在近端，铰链点将右心室肌肉组织并入每个肺动脉瓣窦（灰色新月体）底部。组成肺动脉干动脉壁的纤维三角（红色三角）并入心室流出道
Copyright for the original illustration from which this figure was prepared belongs to Benson R. Wilcox, Andrew C. Cook, and Robert H. Anderson

立肺下漏斗部相连续，这个肌肉套的存在允许瓣膜被移除并在 Ross 手术中用作自体移植物（图 47-22）。室上嵴的主体部分插入于右心室间隔小梁分支之间。被称作隔缘小梁的结构牢牢扣住室上嵴的上支和下支。上支向上延伸到肺动脉瓣的附着部位，然而，下支向后延伸至膜隔室室间隔部分的下方。典型的内侧乳头肌（图 47-22）通常起源于下支，并且一条从肌肉延伸到 Koch 三角形顶点的线标志着房室传导轴的位置。隔缘小梁的主体延伸到心室的顶部，在这里它分裂成一个小的小梁鞘。其中一些混合在小梁部分，另一些支撑着三尖瓣的张力装置。两个小梁可能特别占据主导地位。一个是三尖瓣的前乳头肌，另一个从间隔小梁延伸到乳头肌，形成了调节带。其他重要的右心室小梁通常位于漏斗部的过渡区。这些隔顶小梁数量上是可变的（图 47-23）。

当心室畸形时，心尖小梁粗大是其最常见的形态特点。在正常心脏中，两个心室之间存在着许多形态学上的差异，包括房室瓣瓣叶的排列及其张力装置、形状、壁厚和流出道的结构。然而，在先天异常的心脏中，这些特点可以被改变或缺失。因此，在做最终的决定时，遵循 Van Praagh 和同事[15]介绍的形态学方法是重要的，这一方法阐明了一个可变特点不应该在另一个本身变化的特点基础上进行定义。所以，当区别心室形态学时，依赖右心室粗糙小梁和那些左心室

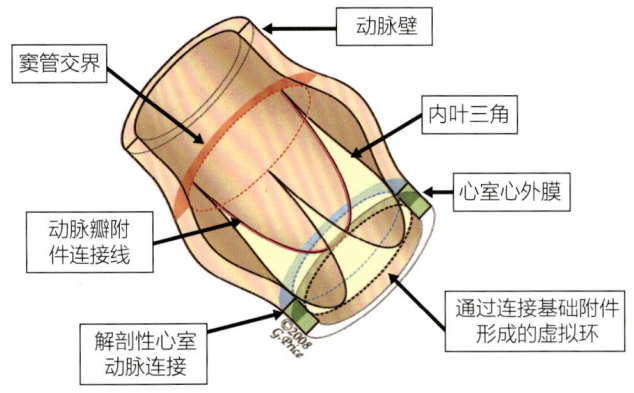

▲ 图 47-21 动脉瓣理想的三维排列。瓣叶无环状支持。相反，瓣叶以皇冠样方式附着在动脉根部内

Copyright for the original illustration from which this figure was prepared belongs to Benson R. Wilcox, Andrew C. Cook, and Robert H. Anderson

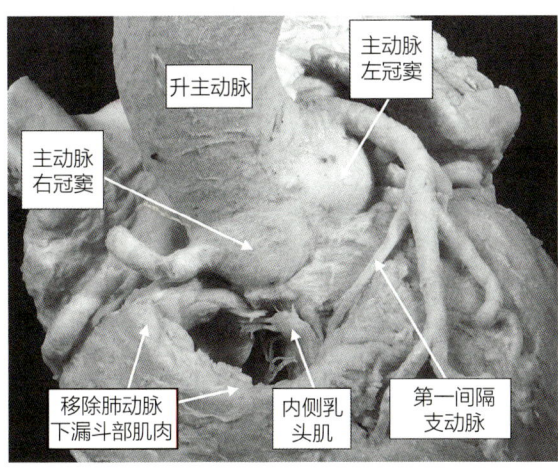

▲ 图 47-22 在这个解剖标本中，肺动脉下漏斗部肌肉的独立套筒被移除，正如外科医师在 Ross 手术期间取出肺动脉瓣。分离未影响左心室腔。注意内侧乳头肌和第一间隔支动脉的位置

Copyright for the original illustration from which this figure was prepared belongs to Benson R. Wilcox, Andrew C. Cook, and Robert H. Anderson

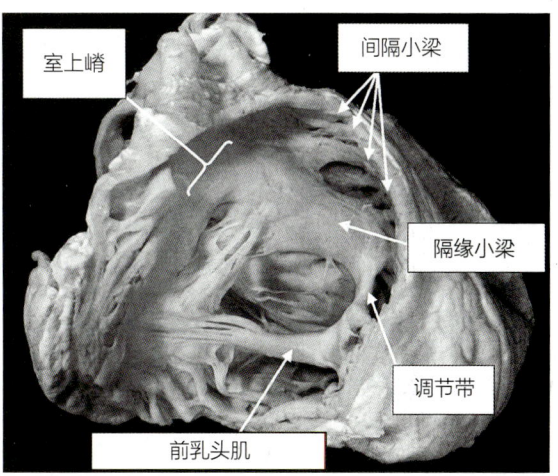

▲ 图 47-23 在解剖学姿势上可见，该心脏通过将右心室前壁开窗进行准备。解剖显示隔缘小梁通过调节带连续至前乳头肌，并良好显示多个隔顶小梁

Copyright for the original illustration from which this figure was prepared belongs to Benson R. Wilcox, Andrew C. Cook, and Robert H. Anderson

顶端更精细的部分之间的对比是很有必要的。

五、左心室形态学

左心室通常也按照入口、小梁及出口 3 部分考虑（图 47-24），尽管和右心室形成对比，但是在左心室，入口和出口部分在形态上重叠较大。二尖瓣及其张力装置围绕着并且限制着入口部分。二尖瓣的 2 个小叶，由 2 个突出的乳头肌群和它们的小结带支撑着，沿单侧瓣膜贴合区闭合，有很大的差异（图 47-25）。主动脉瓣瓣叶短，蜷伏并且相对方形。和主动脉瓣中的 2 个瓣叶纤维连续的瓣叶最好被称为主动脉瓣叶，因为它不严格位于前面或者上面的位置。另一个瓣叶位置较浅，并且其连接更广泛，和左心房室连接部分相连，它被准确地称为 mural 瓣。由于二尖瓣的主动脉瓣叶也构成了左心室出口的一部分（图 47-26），所以入口和出口之间的区别有些模糊。瓣膜的乳头肌位于前下和后上位置，在它们的起源处彼此接近。肌肉通常被描述为后内侧和前外侧，但这是错误的，这反映了以前的解剖学家和其他人对心脏的描述，就像将心脏定位在其顶点一样[1]。主动脉下流出道的深部后憩室使二尖瓣的主动脉瓣小叶远离室间隔（图 47-26）。左心室的小梁部分延伸至心室顶，具有特征性的细小梁（图 47-24）。

与右心室一样，心尖部心肌也很薄。这个特征对于心脏外科医师在右心室放置导管和电极或放置左心引流管是重要的[2]。立即穿孔或延迟破裂都可能发生。左心室流出道部分支撑着主动脉瓣。与右心室流出道不同，左心室流出道部分不是一个完整的肌肉结构。隔壁主要是由肌肉组成，但膜性隔膜形成主动脉下流出道的一部分。流出道后面部分由连接主动脉瓣装置和二尖瓣主

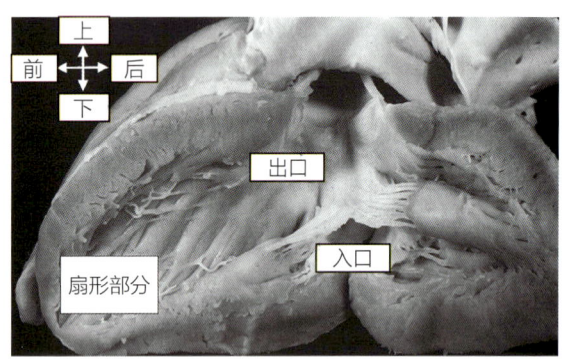

▲ 图 47-24 左心室在形态上呈扇形开放以显示其 3 个组成部分

Copyright for the original illustration from which this figure was prepared belongs to Benson R. Wilcox, Andrew C. Cook, and Robert H. Anderson

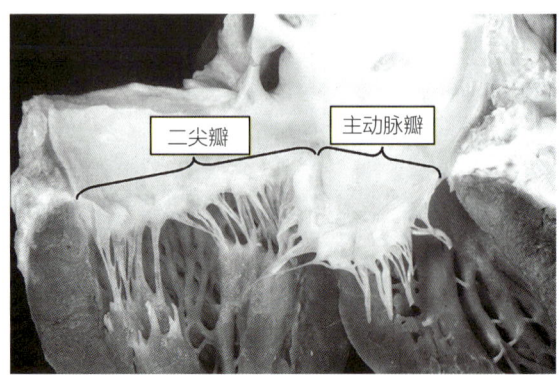

▲ 图 47-25 通过左心房室交界打开心脏，并显示二尖瓣主动脉瓣叶和附壁瓣叶结构之间的差异

Copyright for the original illustration from which this figure was prepared belongs to Benson R. Wilcox, Andrew C. Cook, and Robert H. Anderson

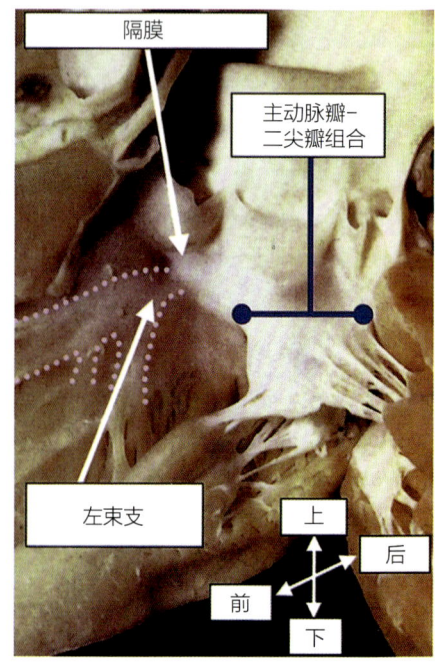

▲ 图 47-26 经左心室流出道切开标本，显示左束支与室间隔膜部及主动脉根部的关系。注意主动脉至二尖瓣纤维连续性区域

Copyright for the original illustration from which this figure was prepared belongs to Benson R. Wilcox, Andrew C. Cook, and Robert H. Anderson

动脉瓣叶的纤维组成（图 47-26）。和肺动脉瓣一样，主动脉瓣叶是半月形的，外周附件部分被窦管连接支撑，然而最基础的部分起源于心室结构。整体布置呈皇冠状（图 47-21），而不是形成环状[13, 16]。

流出道的肌间隔表面是平滑的，并且沿着这个表面级联形成呈扇形的左束支分支。左侧束支下降的标志是位于主动脉瓣右冠瓣和无冠瓣之间并位于下方的膜性隔膜（图 47-15）。最初，肌束下降成为一个相对狭窄的单独束，但它很快分成 3 个相互连接的束，并且辐射到前方、间隔和后方。相互连接的辐射直到其本身已经下降到 1/3～1/2 的间隔长度时才以任何程度扇形分散开来。

六、主动脉

升主动脉开始于远端末端的 3 个主动脉窦，即窦状结，位于主动脉瓣叶自由边缘的开口处。它经过短暂的路线，向上并且向右倾斜，并且略微向前到达胸骨。主动脉被包含在纤维心包内，所以它的表面被浆膜心包覆盖。它的前表面直接与肺动脉干相连，肺动脉干也被浆膜心包覆盖。这两条血管构成心脏的血管蒂。升主动脉前内侧与右心房附属物相连，后外侧与右心室流出道和肺动脉干相连。心包外的胸腺位于心包和胸骨之间。右心房内侧壁、上腔静脉和右胸膜与心包右侧相连。在心包左边，它的主要关系是与肺动脉干的关系。升主动脉后面是心包的横窦，它把升主动脉从左心房根部和右肺动脉分隔开来。

主动脉弓开始于心包反折的上附着处，这里恰恰也是头臂动脉起点的近端（图 47-27）。它继续向上延伸，然后向后和向左走行，穿过远端气管侧方，最后结束于脊柱外侧。在这里升主动脉被胸膜壁层和动脉韧带所束缚。在升主动脉走行过程中，发出头臂干、左侧颈总动脉和左侧锁骨下动脉。支气管动脉可以产生于主动脉弓，并且如果不小心发现主动脉缩窄的存在，就会特别麻烦。左侧膈神经和迷走神经在纵隔胸膜下方穿过主动脉弓的前外侧。左侧喉返神经起源于迷走神经，并且向上卷曲在动脉韧带周围，然后到达主动脉弓的后内侧。在这个位置，主动脉弓内侧与

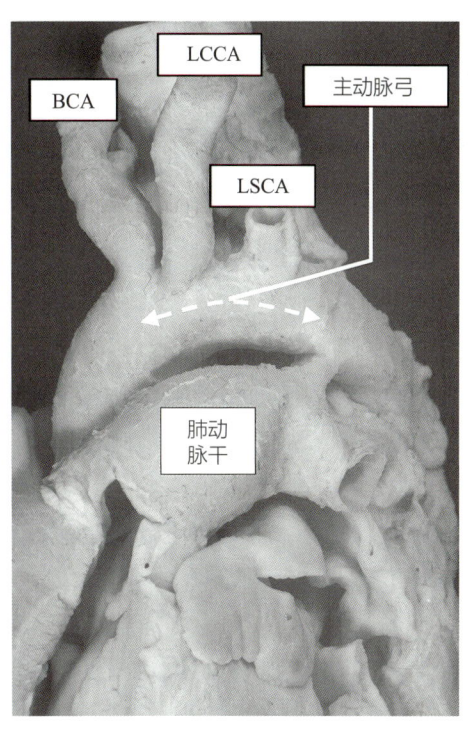

▲ 图 47-27 从解剖学位置左侧进行心脏拍照，以显示大动脉和动脉导管的正常结构。BCA. 头臂动脉；LCCA. 左颈总动脉；LSCA. 左锁骨下动脉

Copyright for the original illustration from which this figure was prepared belongs to Benson R. Wilcox, Andrew C. Cook, and Robert H. Anderson

气管分叉处和食管有关，下方与左侧主支气管和左肺动脉有关。

降主动脉或胸主动脉延续于主动脉弓，在起始处位于椎体外侧，终止处位于椎体前方。在整个过程中，它会向胸腔的各个器官发出许多分支，同时也会发出较低的 9 对肋间动脉。这些血管对心脏外科医师来说是至关重要的。在主动脉缩窄中，它们作为主要的侧支血管绕过阻塞的主动脉，这是在较大主动脉缩窄儿童中可以看到肋骨压迹的原因。如果在对这样的患者进行手术时，没有恰当保护这些血管及其到达胸壁的分支，可能会造成出血麻烦。此外，外科医师必须牢记肋间血管的背支提供了一个重要的向脊髓供血的脊髓分支。由于很难准确地预测这些重要的分支将从哪里出现，外科医师必须尽一切努力保护它们的起源不受永久性闭塞的破坏。重要的支气管动脉（图 47-28）也起源于胸主动脉降段。当存在肺动脉闭锁时，这些血管会扩张，作为肺

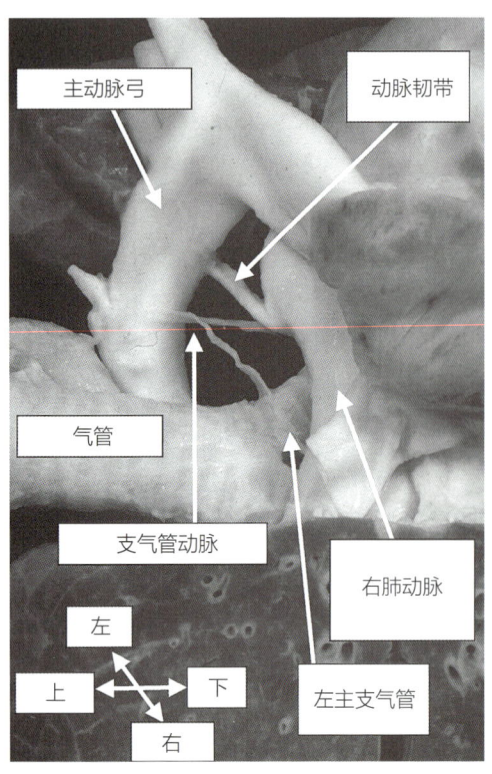

▲ 图 47-28 正如外科医师通过正中胸骨切开术看到的心脏。主动脉弓向前偏转，并被切开以显示支气管动脉的起源。注意该标本中的动脉导管已变成韧带状

Copyright for the original illustration from which this figure was prepared belongs to Benson R. Wilcox, Andrew C. Cook, and Robert H. Anderson

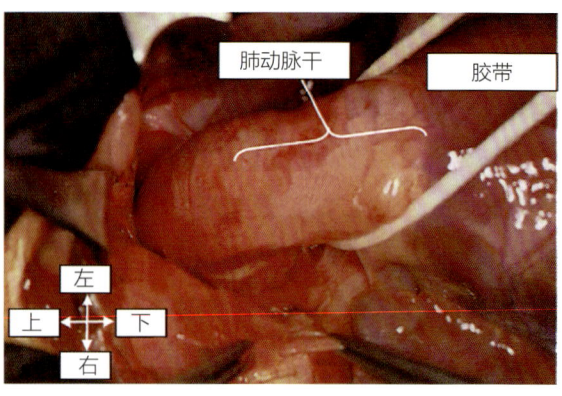

▲ 图 47-29 通过正中胸骨切开术的心脏视图显示了肺动脉干的范围，并且外科医师用胶带环绕了肺动脉干。注意环形心室动脉交界处

Copyright for the original illustration from which this figure was prepared belongs to Benson R. Wilcox, Andrew C. Cook, and Robert H. Anderson

血管供应的来源发挥作用。

七、肺动脉干及分支肺动脉

肺动脉干是一短血管，成人体内长度通常＜ 5cm（图 47-29）。肺动脉干被完全包含在心包内，并且和它的走行伴侣升主动脉一样，也被一层浆液性心包所覆盖，只是在血管蒂中 2 支血管彼此相接。肺动脉干起源于心脏最前方，位于胸骨外缘和第二肋间间隙后面，主动脉根部的左边上方。最初，肺动脉干覆盖在主动脉和左冠状动脉之上，但很快便与升主动脉平行了。左冠状动脉突然向前转向至位于左心耳和肺动脉干之间。动脉韧带从主动脉弓延伸到肺动脉干的末端，末端肺动脉干分为左、右肺动脉。左肺动脉位于左主支气管之上，降主动脉前向外侧，然后分支到肺门。右肺动脉比左肺动脉长，不得不穿过主动脉弓下方纵隔，然后到达上腔静脉后方，最后到达肺门，位于奇静脉的后下位，左侧主支气管前方。右肺动脉通常在到达心包横窦后的上腔静脉外侧壁之前分支。在这种情况下，大的上肺叶动脉分支可能被误认为是右肺动脉。

八、冠状动脉及静脉

冠状动脉循环由冠状动脉和静脉以及心脏的淋巴管组成。由于淋巴管对手术解剖的影响有限，因此未作进一步讨论。冠状动脉是主动脉上行部分的第一个分支，它起源于主动脉根部，紧挨着心脏。通常，主动脉根部有 3 个窦，但只有 2 条冠状动脉。因此，主动脉窦可以根据它们是否形成动脉来命名，正常排列是右冠窦、左冠窦和无冠窦（图 47-30）。在这方面，根据冠状窦的右和左产生了右冠状动脉和左冠状动脉，而不是冠状窦相对于身体左右坐标的位置。这很重要，因为在正常的心脏中，主动脉根部是倾斜的，而在畸形心脏中，根部的位置经常也是不正常的。然而，无论主动脉根部的位置如何，2 根冠状动脉几乎都是起源于面向肺动脉干的主动脉窦。正因为如此，将这些窦称为左手窦和右手朝向的窦以站在非朝向窦内的观察者为参照点，看向肺动脉干的方向更方便、更准确（图 47-31）。这个惯例由 Leiden 小组介绍[17]，无论动脉干的关系如何，都是如此。

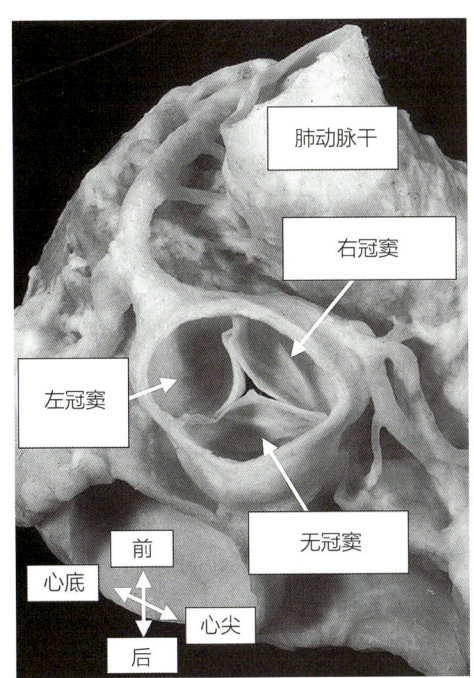

▲ 图 47-30 在窦管交界水平切除主动脉，从上方和右侧对心脏进行拍照。图中显示冠状动脉起源于邻近肺动脉干的 2 个主动脉窦。再次注意到位于肺动脉干与右心室漏斗部肌肉组织之间的环形解剖心室动脉交界处（与图 47-29 比较）

Copyright for the original illustration from which this figure was prepared belongs to Benson R. Wilcox, Andrew C. Cook, and Robert H. Anderson

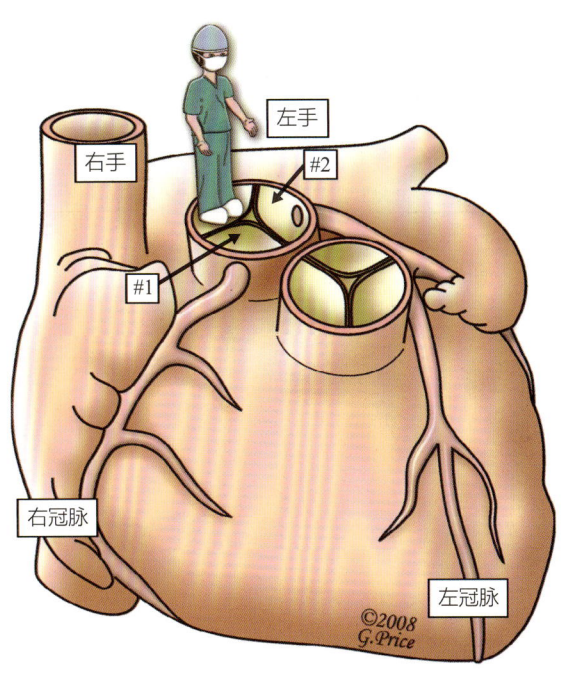

▲ 图 47-31 从外科医师的视角来看，支撑冠状动脉的两个主动脉窦在右侧和左侧。传统上，右侧窦被认为是窦 #1。在正常心脏中，该窦产生右冠状动脉。无论动脉干的相互关系如何，冠状动脉窦命名的惯例是成立的

Copyright for the original illustration from which this figure was prepared belongs to Benson R. Wilcox, Andrew C. Cook, and Robert H. Anderson

冠状动脉通常起源于窦管连接下的主动脉窦。与交界相关起源的偏差并不罕见，并且只有在它们偏离 > 1cm 时才被认为是异常的。根据 Bader[18] 来说，这种情况的发生率是 3.5%。动脉开口可以偏向心室，使动脉出现在主动脉窦深处，或朝向主动脉弓，使起点在窦外。这种移位可导致动脉倾斜穿过主动脉壁，因此称为壁内过程，特别是当偏离的起源与瓣膜结合处密切相关时，这种情况可能会引起腔内狭窄和心肌灌注不良[19]。

左冠状动脉几乎总是起源于左冠窦中的单孔。相比之下，在大约所有心脏的 50% 中，右冠窦有 2 个孔。在这种情况下，这些孔的大小不一致，较大的孔产生右冠状动脉的主干，而相当小的第二个孔通常产生漏斗状动脉，或很少产生供给窦房结的动脉。冠状动脉也可能出现，尽管冠状动脉很少来源于孤立的冠状窦，但也可能发生，并且通常是在右冠状窦内。

冠状动脉主支遵循房室沟和室间沟的心外膜行进。右冠状动脉从右侧主动脉窦发出并立即进入右心房室沟（图 47-32）。在大约 90% 的案例中，这条动脉产生了所谓的后降支，事实上这条动脉位于下方而非后方。这些病例的一大比例中，这条动脉继续超越心尖部，并提供下行分支到达左心室的膈面；这称为右冠状动脉优势（图 47-33）。因为这条动脉环绕三尖瓣口，所以它和瓣膜附件的关系是最紧密的，并且这一附件靠近其尖锐的边缘分支。其他重要的分支也起源于这个动脉的环绕部分。动脉出现后立即产生可能源自其中一个单孔的下降的漏斗状分支。在 50% 以上的病例中，右冠状动脉也会产生供应窦房结的动脉。窦房结动脉可以从侧面产生于右冠状动脉，虽然这种情况很少出现，但是具有重要意义，其在右心耳外侧缘行走直达终端沟。

左冠状动脉的主干来源于肺动脉干和左心耳之间的左冠窦。这是一个短的结构，再分支成

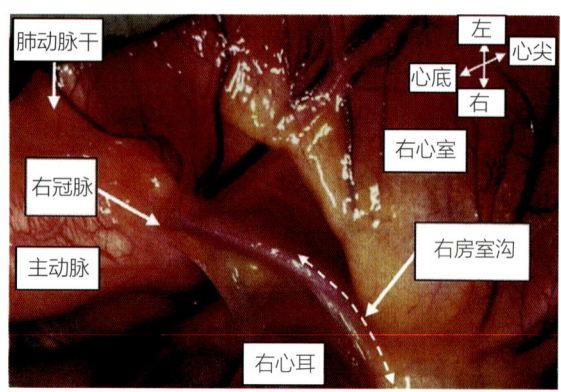

▲ 图 47-32 这张照片是通过正中胸骨切开术拍摄的，显示了右冠状动脉的主动脉起源

Copyright for the original illustration from which this figure was prepared belongs to Benson R. Wilcox, Andrew C. Cook, and Robert H. Anderson

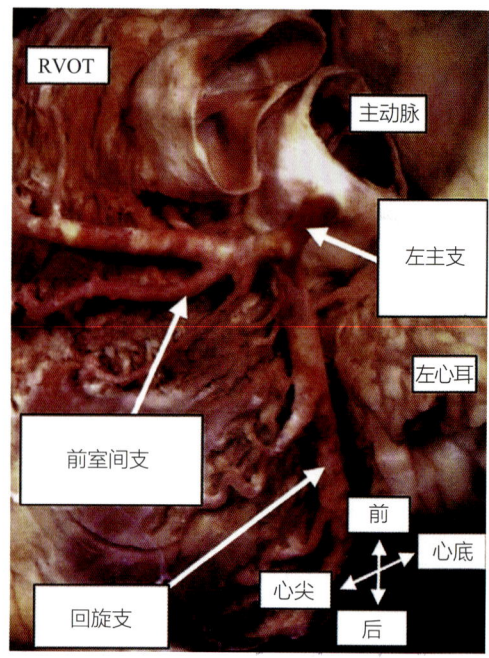

▲ 图 47-34 将心脏置于解剖学位置，并从左侧进行拍照，显示了左冠状动脉主干的分支。RVOT，右心室流出道

Copyright for the original illustration from which this figure was prepared belongs to Benson R. Wilcox, Andrew C. Cook, and Robert H. Anderson

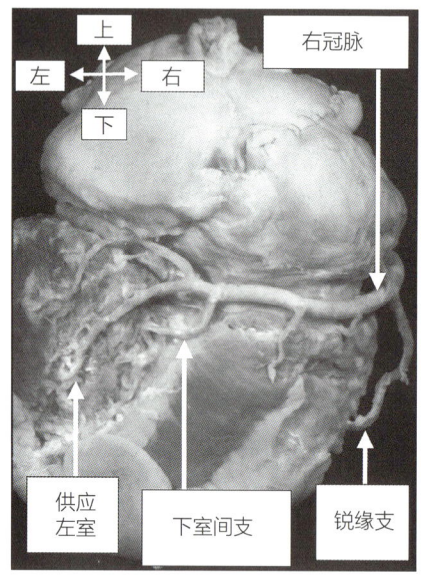

▲ 图 47-33 从胸腔内取出心脏，将其置于心尖部。切面显示右优势冠状动脉

Copyright for the original illustration from which this figure was prepared belongs to Benson R. Wilcox, Andrew C. Cook, and Robert H. Anderson

前室间支和外周分支之前很少超过 1cm（图 47-34）。在一些心脏中，主干分成 3 个分支，在两个主要分支之间存在一个中间支。中间支为左心室钝缘供血。前室间支在前室间沟内走行，发出到达钝缘的对角支和到达中隔的重要穿支。第一个主要的隔膜穿支是特别重要的（图 47-22），因为当肺动脉瓣被移除作为同种移植物时，它容易被破坏[20]。然后室间支继续行至顶点，它经常在顶点下弯曲到达心室的膈肌表面。左冠状动脉的外旋支向后走行到达二尖瓣开口。当它产生下室间支时，与孔口的关系最密切，这也就是所谓的左冠状动脉优势（图 47-35）。然而，左冠状动脉优势仅在约 10% 的病例中被发现。当左冠状动脉不占优势时，外周动脉通常通过分支下行至左心室肺表面而终止。在约 45% 的正常人中，外旋支也可以供应窦房结的动脉。

在这些动脉和伴行静脉的大部分心外膜走行中，它们被包裹在心外膜脂肪组织中。在一些心脏中，心肌本身可以形成动脉节段上方的"桥梁"。这些桥梁在冠状动脉病变发展中的作用尚不清楚。当然，它们可以成为外科医师分离冠状动脉的阻碍。

冠状静脉将来自心肌的血液引流入右心房。较小的静脉（即前部和所谓的心小静脉）将血液直接排空至心房腔。它们没有外科手术意义。较大的静脉伴行主要动脉，并且是冠状窦的支流。心脏大静脉沿着前室间（左前降支）动脉运行。它围绕着二尖瓣并且进入房室沟的后缘和左缘，

第二部分 成人心脏手术
第47章 心脏外科解剖

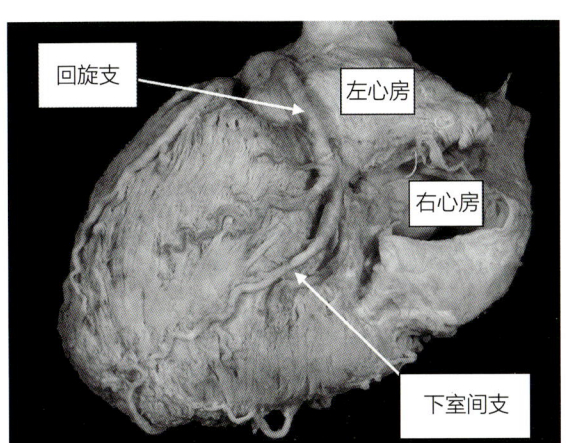

▲ 图 47-35 心脏定位于解剖学位置方向，从膈肌方面拍照，显示冠状动脉回旋支占主导地位（与图 47-33 相比）
Copyright for the original illustration from which this figure was prepared belongs to Benson R. Wilcox, Andrew C. Cook, and Robert H. Anderson

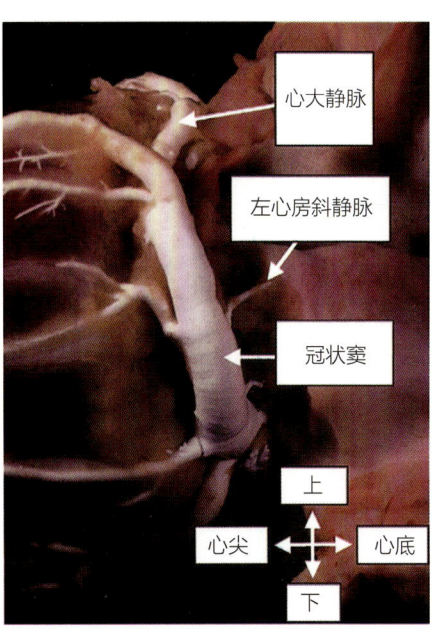

▲ 图 47-36 标本是通过用硅橡胶聚合物填充冠状窦制备的。心脏的位置显示其膈面。冠状静脉窦是在心大静脉与左心房斜静脉汇合处形成的
Copyright for the original illustration from which this figure was prepared belongs to Benson R. Wilcox, Andrew C. Cook, and Robert H. Anderson

成为接受左心房斜静脉的冠状窦（图 47-36）。然后冠状窦沿着位于左心房壁和心室肌之间的冠状沟走行，然后排入右心房。在十字位置，冠状窦接受心中静脉，其伴随着下室间（后部）支上升，并且心小静脉伴随着右冠状动脉环绕三尖瓣。有时候，后 2 条静脉直接将血排至右心房。冠状窦口被冠状窦瓣调控，无冠状窦口的情况是几乎不存在的。在心脏静脉上也可以发现瓣膜。在心脏大静脉里发现绕肺表面转动的瓣膜是最恒定的，并且被称为 Vieussens 瓣。

致谢

本章所依据的研究工作得到了英国心脏基金会的资助。

儿童健康研究所和大奥蒙德街儿童医院国家卫生服务局信托基金的研究工作得到了国家卫生服务局的资助。

第 48 章
血管生理学
Vascular Physiology

Ashraf A. Sabe　David G. Harrison　Frank W. Sellke　著
李冠军　译

心肌和肺灌注被一系列复杂的内在和外在的影响血管的内外因素调节。手术方案通常基于大动脉的解剖，这些血管的阻塞性病变和血管舒缩状态的存在可以影响心肌、肺或其他器官灌注。正常情况下，微循环在血流的调节中起着重要作用。对血管张力和血管舒缩的调节的基本了解，以及各种疾病状况的影响对于优化患者的治疗是必要的。在过去的四十年里，人们已经学到了很多东西，这促进了人们对健康状态和疾病状态下的血管调节和器官灌注的认识。

血管壁由三层构成：内膜、中层和外膜。内层或内膜由内皮细胞组成。最初，内皮被认为主要作为大分子扩散的屏障发挥作用，但现在已知内皮在血管功能、血管张力调节和控制局部血流中发挥着关键作用[1]。中层包围着内膜内皮层，并且它由可变数量的平滑肌细胞组成。平滑肌细胞也通过体液血管活性因子、神经介质或局部旁分泌因子控制血管张力（图 48-1）。最外面的外

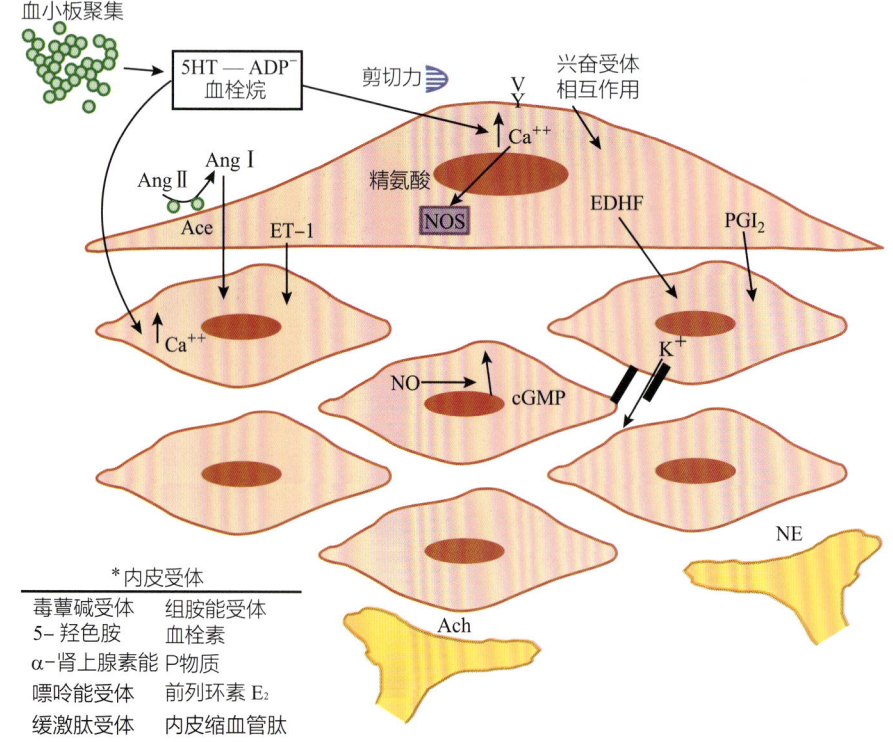

▲ 图 48-1　内皮细胞释放的因子、活化的血小板和白细胞、神经元释放因子和循环物质对血管张力的调节
Ace. 血管紧张素转换酶；Ach. 乙酰胆碱；ADP. 腺苷二磷酸；Ang. 血管紧张素；cGMP. 环磷酸鸟苷；EDHF. 内皮源性超极化因子；ET. 内皮素；5HT. 5- 羟色胺（血清素）；NE. 去甲肾上腺素；NO. 一氧化氮；NOS. 一氧化氮合酶；PGI$_2$. 前列腺素 I$_2$

膜层围绕着这些血管平滑肌细胞，并为血管特别是较大的动脉提供完整性结构。

基于微血管结构特点的分类是相当武断的，并且缺乏对微血管段如小动脉、微动脉和小静脉的定义的均匀性。此外，这些部分之间的过渡是渐进的，他们之间没有明确的界限。通常，微血管被定义为内径小于300μm的血管。毛细血管是最小的血管，被定义为血管壁仅由内皮细胞组成的血管。向毛细血管流入血液的微血管是动脉微血管，从毛细血管排出血液的微血管是静脉微血管[2]。动脉微血管通常有3层：①薄内膜；②相对较厚的中层，由一层到几层平滑肌细胞周向排列组成；③外膜，由纤维素和成纤维细胞组成。静脉微血管收集来自毛细血管的血液，并且具有比动脉微血管更薄的血管壁。微静脉（直径50μm）没有平滑肌细胞层。较小的微静脉仅由内皮细胞和周细胞构成。小静脉是高渗透性的，并且在营养交换中具有重要作用。

心肌灌注的调节取决于许多内在和外在因素，这些因素可能被动脉粥样硬化病变影响。在冠状动脉循环中，已经表明除了实际的解剖结构，血管的舒缩调节在冠状动脉灌注和手术决策中起着重要的作用。血流量也很大程度上取决于微循环产生的阻力。虽然早期有研究使用流量测量和阻力计算间接评估血管舒缩调节，但是最近对于完整的冠状动脉循环特性的研究已经产生了大量信息，并且现代分析生理数据的分析方法也是如此[3-6]。

微循环具有独特的功能，让它对营养素的动态变化与周围组织的相互作用做出反应。值得注意的是，虽然各种血管床有许多相似之处，但也有微妙的差异。本章将讨论血管张力的调节，重点是冠状动脉循环和肺循环，并将陈述近期研究缺血性心脏病进展的生理和分子基础。

一、血管阻力

了解血管阻力很重要，因为这些阻力血管会导致压力损失，并且负责灌注的调节。最初，毛细血管前小动脉被认为负责血管阻力，并且直径大于25μm～50μm的血管几乎没有阻力。然而，随后的研究显示，血管阻力中超过50%是由直径大于100μm的血管引起的，甚至包括直径达300μm的血管[7,8]。与先前的观点相反，血管舒张条件下的静脉循环占高达30%的血管阻力。图48-2显示，用双嘧达莫舒张血管后，大动、静脉在阻力中扮演更重要的角色[8,9]。相似的是，局部缺血导致明显的血管阻力重分布，这表明血管阻力的重分布是动态的，并且很大程度上也取决于血管张力。

微血管阻力的重新分布可以改变每个微血管段的肌源性张力，这是因为某个血管段的管腔压力是由系统压力和血管阻力上游分布决定的。如当通过小动脉的扩张使阻力向上游移动时，上游微血管的管腔压力会下降，并且导致肌源性扩张。由阻力再分配引起的静脉压的改变也会影响物质交换的能力，并导致水肿形成。

在冠状动脉循环中，当血管从心外膜走行穿过心肌时，压力损失也会发生[10]；这在心肌肥大

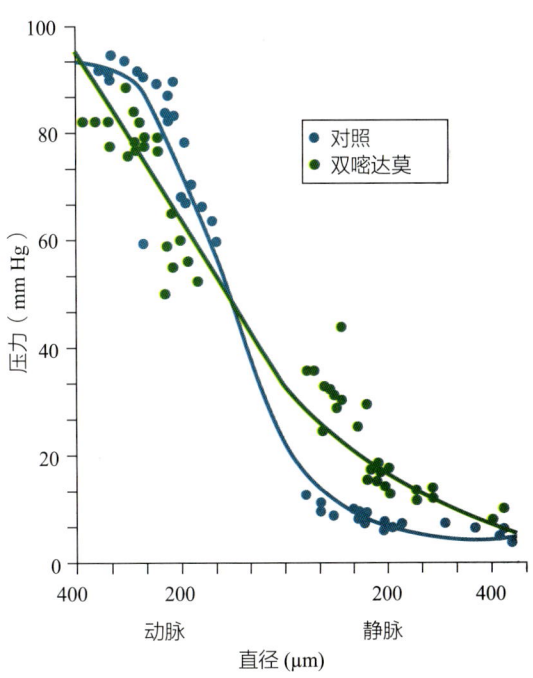

▲ 图 48-2 基础条件下和双嘧达莫血管舒张期间冠状动脉微循环中的血管内压力，血管阻力的分布不是一成不变的。相反，调节血管张力的血管直径的大小取决于血管张力

引自 Chilian WM, Layne SM, Klausner EC, et al：Redistribution of coronary microvascular resistance produced by dipyridamole. *Am J Physiol* 256：H383–H390，1989

情况下进一步突出。这种现象在临床上特别常见，因为它部分地解释了肥厚心肌易发生心内膜下缺血的原因（图 48-3）。肥厚心肌的病理状态导致心内膜下灌注压降低，使其易于发生缺血和梗死[11]。

二、血管张力的调节

（一）控制血管舒缩的内外因素

血管舒缩张力受血管壁内在特性、局部神经支配和来自周围实质组织的物质的影响。血管舒缩张力的调节与器官灌注密切相关。图 48-4 总结了血管对内源性物质的反应。所有这些因素在微血管张力的形成中都起着特别重要的作用。

基于体外观察，Jones 及其同事[12] 发现与肌源性因素相比，较大的小动脉对剪切力更敏感，而微血管对代谢因素更敏感。基于血管大小的不同调节形式，他们将动脉微血管分为三个微区：①小动脉（<50μm），对代谢产物最敏感；②中动脉（50~80μm），大多数对肌源性机制敏感；

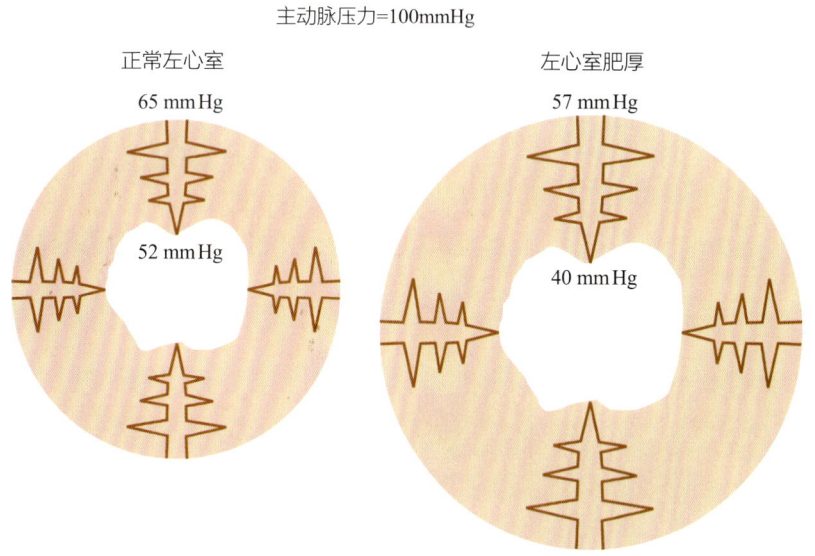

◀ 图 48-3　正常和肥厚心脏冠状动脉灌注压的跨壁损失。在经左冠状动脉主干 100mmHg 灌注的心脏中，使用微刺技术测量压力

引自 Fujii M，Nuno DW，Lamping KG, et al: Effect of hypertension and hypertrophy on coronary microvascular pressure. *Circ Res* 71：120–126，1992

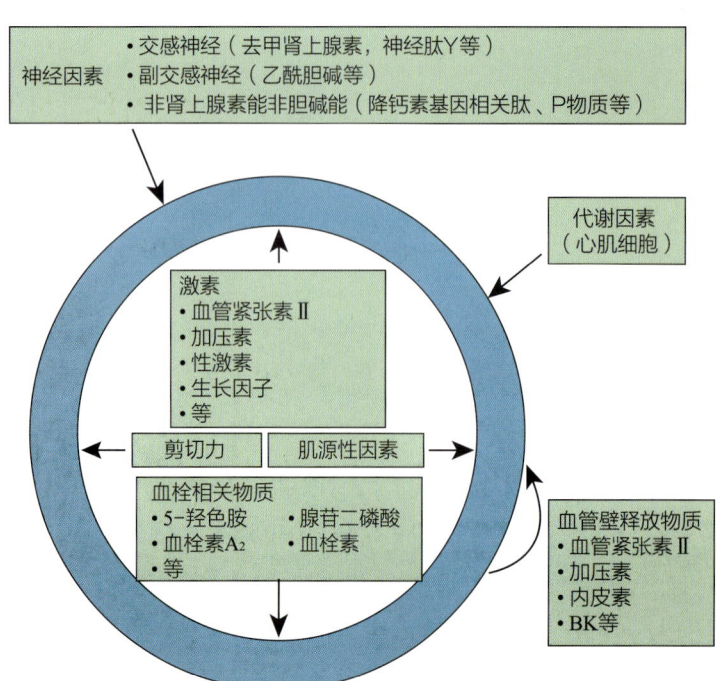

◀ 图 48-4　影响微血管张力的因素

引自 Komaru T，Kanatsuka H，Shirato K：Coronary microcirculation: physiology and pharmacology. *Pharmacol Ther* 86：217–261，2000

③大动脉（80～150μm），对流体引起的扩张最敏感。毫无疑问，这三者之间存在重叠；但是，这个模型为理解微血管的调节提供了一个框架。

Jones及其同事假设在面对诸如代谢产物增加或灌注压力下降等各种不同影响时，这3个微区的纵向配置能够实现综合调整。例如，小动脉通过增强新陈代谢而扩张以降低上游微血管的管腔压力，从而导致中动脉通过减少肌源性张力以扩张管腔。这些微血管扩张也可以产生剪切负荷的增加，并且导致大动脉流体介导的扩张的增强。因此，动脉微血管所有的尺寸或结构域都会为应对代谢产物的刺激而扩张。这种微域假设至少可以部分解释这一明显的微血管纵向异质性。

（二）内皮细胞的作用

内皮细胞在血管舒缩张力的调节中发挥着重要作用。很多物质通过内皮细胞介导的机制影响血管张力。内皮细胞也释放一些物质来影响冠状动脉阻力，这些物质包括血管舒张因子如一氧化氮（NO）、前列腺素和血管收缩因子包括血管紧张素转换酶内皮素和反应性氧（总结在图48-5）。作为主要的调节分子，NO由被称为内皮型一氧化氮合酶（eNOS or NOS-3）的组成型表达酶产生。NO是由于一系列电子从还原酶结构域上的腺嘌呤二核苷酸磷酸（即NADPH）转移到还原型腺嘌呤二核苷酸（FAD）和还原型单核苷酸（FMN），以及电子转移到加氧酶中的假体血红素结构域的结果。当亚铁血红素减少时，精氨酸被催化成瓜氨酸和NO。NO形成后扩散到下面的血管平滑肌，在那里它的行为活动包括刺激可溶性鸟苷酸环化酶，增加环磷酸鸟苷（cGMP）的含量并通过激活cGMP依赖性蛋白激酶促进血管舒张[13]。虽然钙和钙调蛋白的结合是eNOS有活性的先决条件，但其他事件如磷酸化[14]、膜结合[15]、eNOS和热休克蛋白结合及整合膜结合蛋白质[16]的联系也可以调节NOS活性。此外，NO可与含硫化合物发生反应，以形成具有生物活性的亚硝基分子[17]。

尽管eNOS是组成型表达的，但它通过一些因素经历了重要的基因表达调控，如剪负荷、内皮细胞生长、缺氧、接触氧化型低密度脂蛋白，并接触细胞因子[18-20]。在冠状动脉循环中，NO的释放赋予血管一种基础的舒张状态；因此，给予NO合成酶拮抗药增加静息冠状动脉阻力。然而，当赋予乙酰胆碱和缓激肽等物质时，各种大小的冠状微血管均扩张，从而导致冠状动脉阻力的降低。在很多疾病状态下，内皮NO的产生受到各种机制的影响。图48-6总结了通过NO发挥作用的信号转导途径。最重要的途径可能涉及

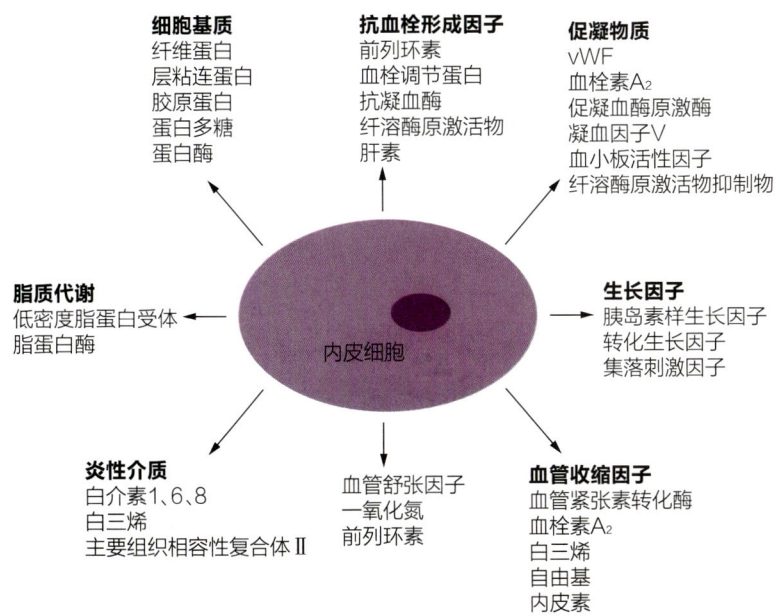

◀ 图48-5 内皮细胞同时具有代谢和合成功能。通过分泌多种介质，这些细胞能够影响全身细胞的功能

引自Galley HF, Webster NR: Physiology of the endothelium. *Br J Anaesth* 93: 105–113, 2004

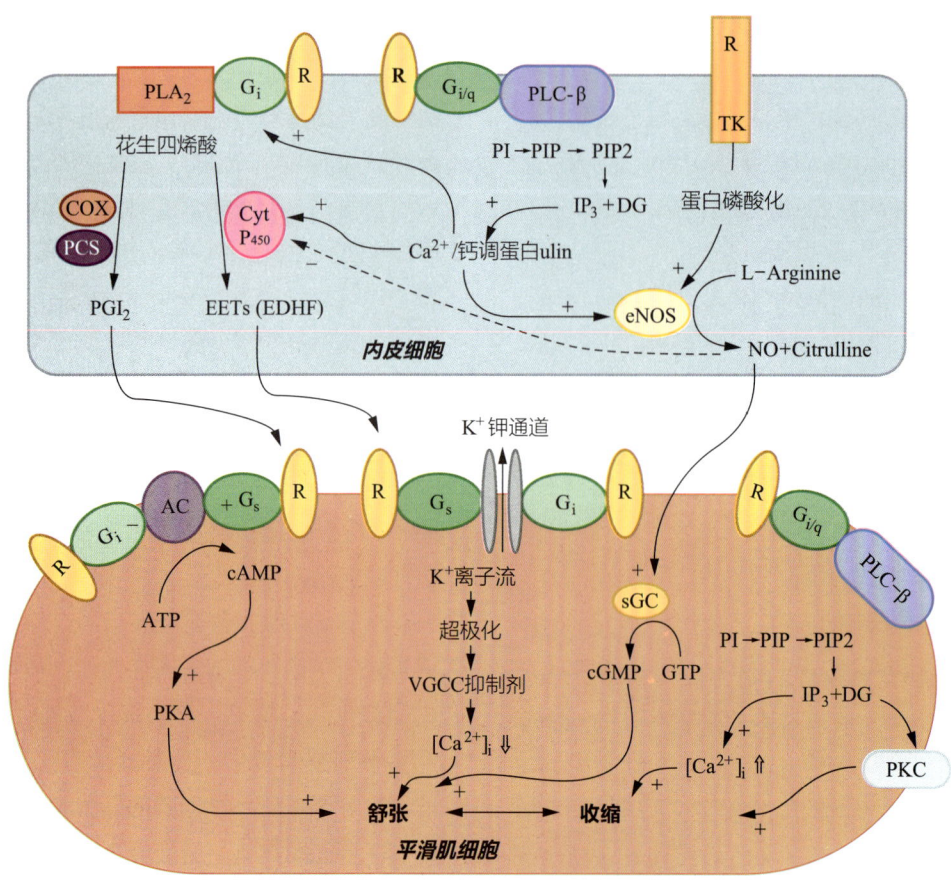

▲ 图 48-6　血管对激动剂反应的信号转导通路

一氧化氮（NO）、前列腺素 I_2（PGI_2）和内皮源性超极化因子（EDHF）对于内皮细胞和血管平滑肌细胞之间的相互沟通联系非常重要。AC. 腺苷酸环化酶；COX. 环氧合酶；Cyt P_{450}. 细胞色素 P_{450}；DG. 二酰甘油；eNOS. 内皮型一氧化氮合酶；Gi. Gi- 蛋白；Gq. Gq 蛋白；PCS. 前列环素合酶；PI. 磷脂酰肌醇；PIP. 磷脂酰肌醇 4- 磷酸；PIP2. 磷脂酰肌醇 4,5- 二磷酸；PKA. 蛋白激酶 A；PLA2. 磷脂酶 A2；PLC. 磷脂酶 C；R. 受体；TK. 酪氨酸激酶；VGCC. 电压门控钙离子通道（引自 Komaru T，Kanatsuka H，Shirato K：Coronary microcirculation：physiology and pharmacology. *Pharmacol Ther* 86：217–261，2000.）

可溶性鸟苷酸环化酶的活化，催化三磷酸胍形成 cGMP。cGMP 用作 cGMP 依赖性蛋白激酶的变构调节剂，导致收缩蛋白和离子通道磷酸化，从而减少细胞内钙及降低收缩蛋白对细胞内钙的敏感性。NO 与线粒体中的细胞色素氧化酶的结合会改变氧气的消耗，并且反过来可以影响氧气的需求。同样地，心房利钠肽和脑利钠肽的受体也是鸟苷酸环化酶的微粒形式，并且这些信号通过类似的途径进行血管舒张。NO 也会通过释放对硝普钠和有机硝酸盐做出反应。

虽然 NO 是血管张力的主要调节因子，但还有其他因素调节冠状动脉、肺动脉和外围循环的内皮依赖性血管张力。内皮源性超极化因子（EDHF）就是一个例子。血管平滑肌的内皮依赖性超极化通过钙依赖性钾通道的开放介导，导致 K^+ 从细胞中排出。当血管平滑肌超极化时，电压敏感的钙通道是关闭的，导致细胞内钙的减少。各种 EDHF 的作用可能会根据血管尺寸的大小、物种和相关床的改变而改变。可能有几个 EDHF 存在，但目前的证据表明过氧化氢和烯酸，一种花生四烯酸的细胞色素 P_{450} 代谢产物，发挥着重要作用。线粒体为了对剪切力和乙酰胆碱做出反应，产生了过氧化氢。过氧化氢不仅可以打开大量的电压门控钾通道；它还可以激活蛋白质激酶 G，引起氧化和二聚化[21]。内皮细胞合成的前列腺素也调节微循环张力。内皮细胞产生的主要前列腺素是前列环素。NO、EDHF 和前列环素之间存在实质性的相互作用。释放这些因子的主要刺激因素是剪切负荷，或流体流过内皮细胞的流体切向力，从而导致依赖流动的血管舒张。有趣的是，随着血管直径的减少，NO 的重要性似乎下降，并且 EDHF 的作用增加。另外，当 NO 浓度低时，EDHF 可能会增加。内皮细胞和血管平滑肌细胞及中膜之间的相互作用在图 48-7 中被概括。

（三）代谢产物的作用和自我调整

在灌注压改变期间，血管床调整其张力以维持血流持续流动的能力被称为自身调节[22]。当冠状动脉循环压力为 40～160mmHg 时，这个过程最为有效。心内膜下和心外膜下可以观察到的自动调节的压力范围是不同的。在压力低于 60～70mmHg 时，心内膜下的血流开始减少，而在心外膜下，这些流量的减少发生在明显较低的压力水平[23]。临床上，全身性动脉高血压影响心内膜下自身调节的范围，所以血流在更高的压力下开始下降。心内膜下灌注压这样的变化，在肥厚心肌的情况下增加心内膜下缺血的可能性。全身性高血压患者可能具有低得多的自身调节能力，并且血压正常的患者中即使血压足以维持充分的灌注，在手术期间或其他时间可能更容易发生脑缺血。

关于自身调节和代谢血管调节的血管舒缩张力的主要变化发生在直径小于 100μm 的血管中。心肌的耗氧率与冠状动脉微循环张力的心肌灌注密切相关。因为心肌氧耗已经接近休息状态下的极限，所以心肌提取额外氧气以满足增加的需求的能力被限制。为了解除这种限制，冠状动脉流量增加以满足增加的心肌氧需求。

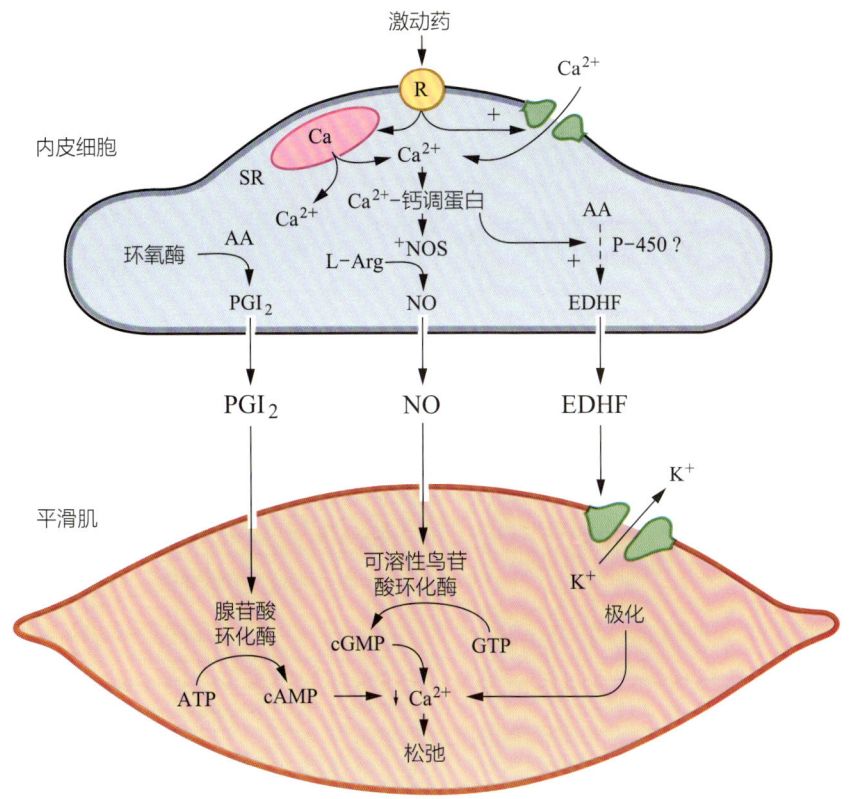

▲ 图 48-7　胞质钙离子浓度增加在 EDRF 释放中的作用

内皮受体激活诱导钙离子内流进入内皮细胞的细胞质。与钙调素相互作用后，NO- 合成酶和环氧合酶被激活，导致 EDHF 的释放。NO 通过激活 GTP 形成环 GMP（cGMP）引起血管舒张。EDHF 通过开放 K⁺ 通道引起超极化和舒张。前列环素（PGI₂）通过激活腺苷酸环化酶（AC）引起舒张，从而导致环磷酸腺苷（cAMP）的形成。胞质钙离子浓度任何程度的增加（包括钙离子载体 A23187 诱导的增加）均可引起舒张因子的释放。当激动药激活内皮细胞时，磷酸肌醇的增加可能通过从肌质网（SR）中释放导致细胞质 Ca²⁺ 的增加（引自 Vanhoutte PM，Boulanger CM，Vidal M，et al.Endothelium-derived mediators and the renin-angiotensin system. In Robertson JIS，Nicholls MG，editors：*The renin-angiotensin system*，London，1993，Gower Medical.）

（四）流动引起的扩张

流动引起的扩张是包括人在内的各种动物器官中血管普遍存在的现象[2, 24, 25]。流动引起的扩张通过以下方式起着重要的生理作用：①保护血管壁免受摩擦引起的损伤；②当存在局部充血时，通过扩张上游血管来防止血管窃血现象的发生；③减少流动分布的异质性；④缓冲压力分布以对快速压力变化做出反应。

内皮细胞感知流动的机制一直是实质性研究的焦点。Tzima 及其同事[26]的研究确定了一种由 VE 钙黏蛋白、血小板内皮细胞黏附分子（PECAM–1）和血管内皮生长因子受体 –2（VEGFR–2）组成的机械感觉的复合物，这个过程是至关重要的。剪切力似乎刺激 PECAM–1 和 VE- 钙黏蛋白，其反过来激活 VEGFR–2，导致下游信号转导活动。与肌源性反应相反，内皮细胞是引起扩张所必需的。流体介导的血管舒张的调节是有争议的，至少在猪冠状动脉小动脉中已经显示 NO 和前列腺素都参与其中[27, 28]。调节的确切机制可能取决于年龄、血管大小和血管床。流体诱导的小动脉扩张的可能机制总结在图 48–8 中。

自身调节是由几种因素的作用介导的，如 NO、EDHF 和腺苷。去除特定因子不会阻止自身调节的发生，因为其他因素似乎可以接管其功能。腺苷和过氧化氢也会引起血管平滑肌的超极化。根据 Duncker 及其同事[22]和其他人的研究，我们现在知道了有几个因素共同作用来影响代谢调节和自身调节，因为任何特定途径中断，仍可充分调节冠状动脉血管张力[22]。

（五）神经体液对微循环的影响

冠状动脉系统受交感神经和副交感神经支配[29]。从这些神经中释放的神经递质和各种体液物质都显著影响微血管张力。神经体液因素和肌源性、流动性诱导、局部代谢控制共同影响冠状动脉微血管张力，他们参与确定心肌氧气和营养供应所需的冠状动脉血管阻力（见图 48–4）。

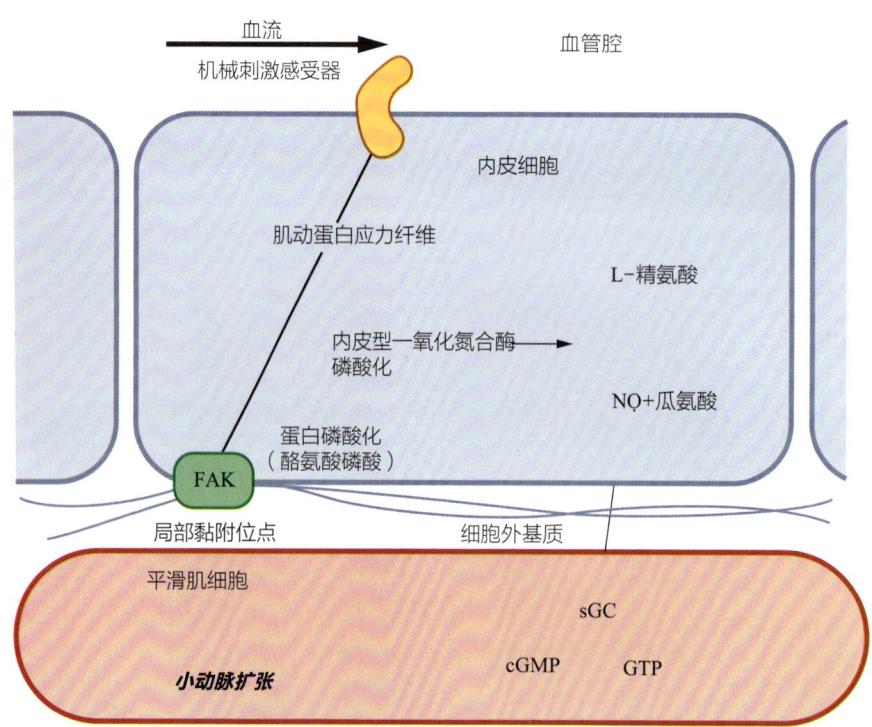

▲ 图 48–8　血流引起小动脉扩张可能的信号转导途径，通过肌动蛋白负荷纤维的机械负荷转导以及随后的黏着斑激酶和内皮型 – 氧化氮合酶（eNOS）磷酸化的激活介导；cGMP. 环磷酸鸟苷；FAK. 黏着斑激酶；GTP. 三磷酸鸟苷；NO. 一氧化氮；sGC. 可溶性鸟苷酸环化酶

引自 Komaru T, Kanatsuka H, Shirato K: Coronary microcirculation: physiology and pharmacology. *Pharmacol Ther* 86: 217–261, 2000

交感神经和副交感神经系统在冠状动脉灌注的调节起重要作用。在体内，血管对交感神经刺激的反应由α-肾上腺素能受体和β-肾上腺素能受体介导。在冠状动脉循环中，主要的受体亚型是β-肾上腺素能受体[30]。例如，直接交感神经刺激引起冠状动脉血管舒张和冠状动脉血流增加。如果给予β-肾上腺素能拮抗药，可以观察到短暂的血管收缩[30]。当在体外研究冠状微血管时，α-肾上腺素能刺激具有最小的收缩效应。当使用药理学选择性刺激α₂-肾上腺素能受体时，所有大小的冠状微血管存在相当强的血管舒张作用，主要是内皮源性NO释放的结果[30]。β-肾上腺素能刺激对所有冠状动脉产生有效的松弛作用，尤其是对小阻力血管效果更显著。此外，在体外研究中发现，β₂-肾上腺素能受体亚型主要存在于直径小于10μm的血管中，而在体内研究中，混合β₁-和β₂-肾上腺素能受体群体控制着血管阻力[30]。另一方面，较大冠状血管由混合的β₁-和β₂-肾上腺素能受体亚型群调节。通过迷走神经刺激或输注乙酰胆碱激活胆碱能受体可使冠状血管均匀扩张[31]。这种血管舒张主要由内皮衍生的NO介导，尽管EDHF[32]的释放和前列腺素物质的释放可能也促进这一作用[33]。由于心率和心肌收缩力下降引起的代谢介导的血流减少，迷走神经刺激引起的冠状动脉血流增加可能会减弱[34]。

其他作用于冠状动脉循环的神经递质包括神经肽Y，其主要由去甲肾上腺素作为来自交感神经节后神经末梢的共同发射器在强烈的交感神经激活时释放[2,35]。冠状动脉内应用神经肽Y显著降低冠状动脉血流，产生无大冠状动脉收缩的心肌缺血[36,37]。这些结果表明其对冠状动脉微血管的强效和特异性收缩作用。物质P是一种有效的血管扩张剂，其作用依赖于内皮，包含在血管周围的神经纤维和感觉神经节内[38]。

（六）内在的肌源性张力

当向微血管施加腔内压力时，可以观察到其肌源性收缩，如管壁张力升高或血管直径减小所示。微循环具有这种内在的肌源性反应，这也有助于维持基底血管张力和自身调节[39]。最近的证据表明，在微循环中，内弹性膜中的开窗允许内皮和血管平滑肌之间的通信。低压激活该膜性结构域中的内皮TRPV4通道，促进内皮细胞钙沉积、血管平滑肌超极化和血管舒张[40]。诸如这些反应在确定基础张力和维持下游交换血管的腔内压力在生理水平内起关键作用[41,42]。在心肌中，心外膜微血管对压力增加的肌源性反应大于来自心内膜下的血管。此外，在炎症状态期间，当诱导型一氧化氮合酶（iNOS）的表达增加导致心肌灌注改变时，肌源性张力可降低。在血管平滑肌伸展期间发生的肌源性张力增加与肌醇1,4,5-三磷酸酯的增加相关，可能是由于磷脂酶C的活化[39,43,44]。此外，肌源性调节介质20-HETE通过促进Ca^{2+}激活的K^+（BK）通道抑制促进血管平滑肌收缩。这会诱导去极化并增加钙离子的水平。这种作用很可能是由L型Ca^{2+}通道的激活或蛋白激酶C的激活和Na/K-ATP酶的抑制引起的[45]。可能参与肌源性反应的其他介质包括丝裂原活化蛋白激酶和Rho蛋白。下游介质Rho激酶可通过调节肌动蛋白细胞骨架来调节肌源性张力。一种治疗高血压和冠状动脉痉挛的潜在治疗药物是使用Rho激酶抑制药。肌源性张力的可能机制概述如图48-9所示。

（七）血管外因素和体液对微循环的影响

在诸如局部缺血导致组织顺应性降低或组织水肿增加的病理过程中，血管外力具有特别重要的作用。例如，侧支灌注对心率（更频繁的血管外压缩）和心室直径（伸展）的变化特别敏感[6,46]。冠状动脉循环特别独特，因为它暴露于由邻近心肌的收缩和心室内压力产生的大量血管外力。与血管外力的概念相关的是在某些情况下这些可能使冠状血管塌陷的想法。值得注意的是，当主动脉压力降至25～50mmHg时，通过心外膜冠状动脉的血液停止流动，当管腔内压力下降到低于该临界值时，血管外力或许足以使冠状动脉塌陷[47]。即使动脉驱动压力低于冠状静脉压，冠状动脉微循环中的流动也会持续。基于建模和各种实验干预，我们已经确定较大上游血管中顺行

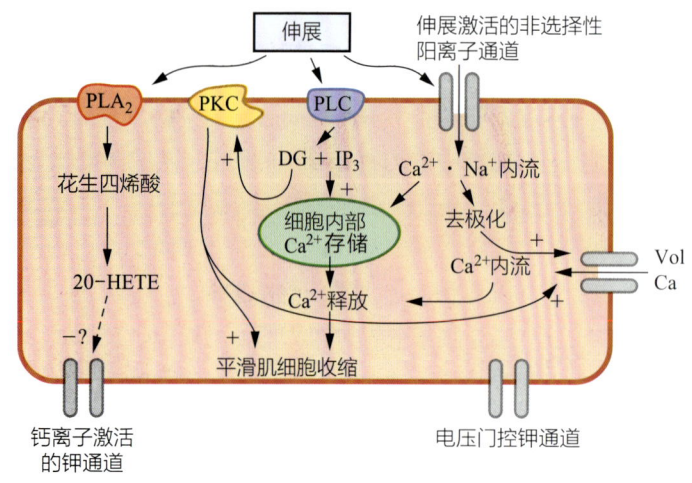
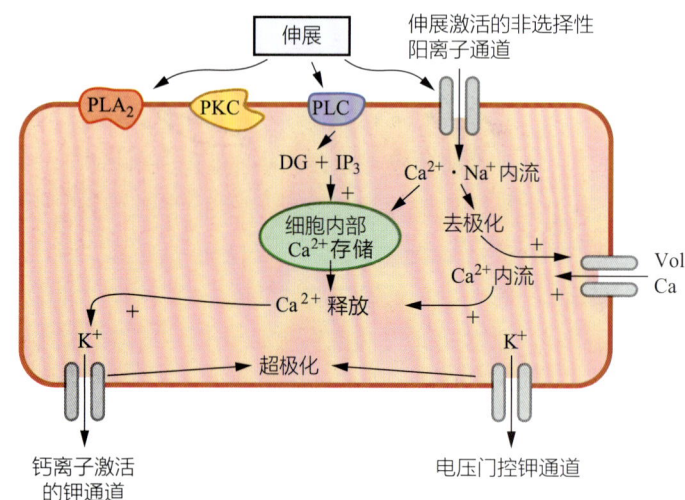

▲ 图 48-9 肌源性收缩（A）和其代偿机制（B）的示意图

DG. 二酰甘油；20-HETE. 20- 羟基二十碳四烯酸；IP_3. 肌醇 1,4,5- 三磷酸；PKC. 蛋白激酶 C；PLA2. 磷脂酶 A_2；PLC. 磷脂酶 C（引自 Komaru T，Kanatsuka H，Shirato K：Coronary microcirculation：physiology and pha-rmacology. Pharmacol Ther 86：217—261, 2000.）

血流量的减少与微血管中的持续向前流动相关，并且这是由于冠状动脉循环中的容量的原因[48]。Kanatsuka 及其同事[49]使用浮动显微镜观察心外膜毛细血管，并且展示了即使灌注停止在更近端的血管中，红细胞也能够继续流动[49]。使用这种方法，他们表明，在心外膜冠状动脉微血管中停止的压力仅比右心房压力高几毫米汞柱[49]。此外，当心室舒张压高时，心内膜下深处的血管可能会因从心室腔传来的压力而塌陷。相反，冠状动脉心外膜血管不会在任何压力下关闭。因此，"临界闭合压力"的概念似乎不适用于冠状动脉循环中的所有血管。

冠脉微循环对体液因子的反应随血管大小和位置的不同而不同。当将内皮素 -1 给予冠状微血管的外膜表面时，血管产生收缩。内皮素 -1 产生的收缩程度与血管的大小成反比。相反，当动脉内施用内皮素 -1 时，血管发生舒张，这可能是通过释放 NO 引起的[31, 33]。5- 羟色胺收缩直径小于 100μm 的血管，而它导致较小的动脉舒张[50]。另一方面，血管加压素产生的直径小于 100μm 的微血管的收缩力比在较大的微血管中产生的更大[51, 52]。在较大的心外膜冠状动脉中，血管加压素主要导致血管舒张。

（八）小静脉在血管阻力中的作用

血管舒缩调节的控制在静脉和动脉的微循环之间是不同的，并且对病理刺激的某些反应优先发生在毛细血管床的一侧。因此，需要考虑除动脉循环之外的静脉循环。在血管扩张的情况下，如在运动、代谢应激或心肌缺血后的再灌注期间，小静脉具有相当大的重要性。静脉循环可以影响心脏的心肌硬度和松弛特性。与同一血管床中的动脉相比，静脉对激动药和神经元刺激的反应也不同[33, 52]。小静脉也是中性粒细胞黏附和迁移的起始位点，而小动脉在炎症反应中很少表现出这些初始变化[53]。缺血再灌注已被确定引起静脉内皮功能障碍，在类似条件下，白细胞优先黏附于小静脉而不是黏附于动脉内皮细胞，小动脉似乎比冠状静脉更容易减少内皮依赖性舒张[54]。此外，补体片段C5a引起中性粒细胞黏附于小静脉但不是黏附于小动脉，这表明在两种血管类型中，不同的机制介导中性粒细胞 - 内皮细胞的黏附[55]。

三、血管生长中的内皮生长因子及其对损伤的反应

确定NO和NO相关因子在血管发育中的作用是重要的（图48-10）。NO通过细胞凋亡抑制血管平滑肌细胞增殖。动物模型显示，用NO形成的抑制药L-硝基精氨酸甲酯治疗，显著增加血管损伤后的新生内膜发育[56]。用eNOS cDNA进行局部转染也可减少球囊损伤后的内膜增殖[57]。在eNOS缺乏的小鼠中，其血管对损伤的反应增强[58, 59]。因此，NO和cGMP-升高药可抑制成纤维细胞和血管平滑肌的生长。NO对血管平滑肌生长的这种作用是由cGMP介导的，并且可以通过cGMP类似物如心房利钠因子来模拟[59, 60]。

NO在血管生成过程中起重要作用，并且内皮细胞似乎对NO的生长抑制作用不敏感。事实上，血管内皮生长因子（VEGF）-1在血管生成过程中的作用是由NO介导的。与对照组相比，增殖期内皮细胞的eNOS表达增加了6倍，而eNOS敲除的小鼠几乎没有VEGF活性[19]。在血管损伤反应期间，这种前馈条件促进血管生长，因为当内皮细胞增殖形成新的血管时，高水平的NO促进管形成。同样，对于剥脱损伤，增殖的内皮细胞在生长期间增加NO的产生以补偿裸露区域中内皮细胞的缺乏，同时也减少血小板黏附和同一区域的血管平滑肌增生。此外，来自骨髓的内皮祖细胞（EPC）在修复裸露的血管以及血

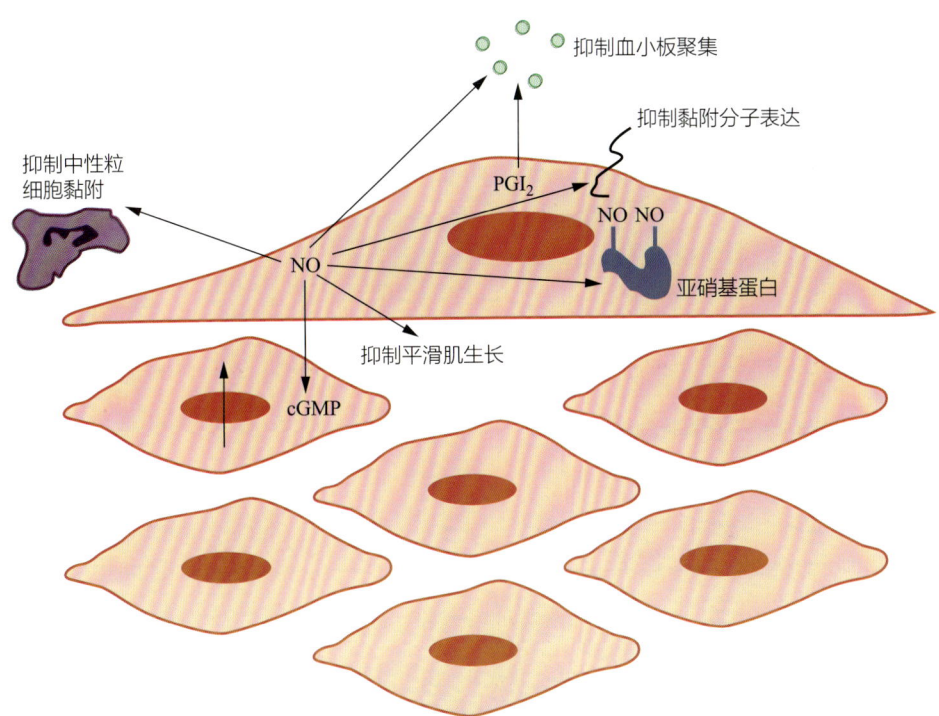

▲ 图 48-10　内皮细胞和血管平滑肌细胞示意图，证明内皮细胞释放的一氧化氮在调节血管功能、结构和损伤反应中的多方面作用。cGMP. 环磷酸鸟苷；PGI₂. 前列环素

管生成中发挥作用。虽然没有完全阐明，但循环中的 EPC 似乎在个体中的数量是不同的。常见的危险因素如糖尿病和高胆固醇血症会减少这些细胞，而降脂药物如 3- 羟基 -3- 甲基戊二酰辅酶 A（HMG-CoA）还原酶抑制剂却可以增加这些细胞。

四、疾病状态对冠状动脉循环的影响

冠状动脉微血管稳态可在疾病状态中通过改变血管直径、数量或对体液因子的反应，受到不利影响。内皮对血管调节的贡献特别容易受到诸如动脉粥样硬化、高脂血症、糖尿病和衰老过程等病理的影响。图 48-11 中突出阐明了此机制。这些异常内皮依赖性反应的潜在机制很可能是多因素的。起作用的因素包括 G 蛋白信号异常，导致内皮细胞受体激活而引起 eNOS 活化减少；改变 eNOS 四氢生物蝶呤的关键辅助因子水平；以及不对称二甲基精氨酸的过量产生时活性降低，二甲基精氨酸作为 eNOS 底物 L- 精氨酸的拮抗药发挥作用。已经表明，在存在常见危险因素的情况下，氧化应激张力（通过增加血管超氧化物 O_2^- 的产生）显著增加。氧化应激的这种增加将导致内皮依赖性血管舒张的减少。

可以接受的是，影响内皮依赖性血管扩张的疾病会影响冠状动脉微循环以及较大的血管。在喂食高胆固醇饮食 18 个月的猴子的冠状动脉微血管中，内皮依赖性血管舒张性乙酰胆碱和缓激肽显著受损，并且有时可观察到反常收缩[61]。在其他动物模型中已经进行了类似的研究。随后使用体内技术进行的研究表明在高胆固醇血症猴的冠状动脉微循环中，血清素和麦角新碱（均已被内皮调节）引起的血管收缩显著增强[62]。这些结果令人印象深刻，因为冠状动脉微循环不受明显动脉粥样硬化的发展的影响。因此，在动脉粥样硬化危险因素的情况下，内皮功能发生障碍导致血管反应异常。在患有高胆固醇血症的人中，通过降低胆固醇可以减少对乙酰胆碱的反应[63]。在高血压[64]、缺血再灌注[55, 65] 和糖尿病[66] 的实验模型中已经进行了类似的观察。有人提出，尽管冠状动脉解剖正常，但这种内皮功能障碍在临床症状的发展中起作用。

受损的内皮依赖性血管舒张也与心血管事件增加有关。心血管疾病中 NO 的损失不仅使血管舒张减少；它还易于形成动脉粥样硬化病变和血管平滑肌增生。NO 还具有抗氧化特性，可防止内皮细胞黏附分子的表达。与临床环境相关的一

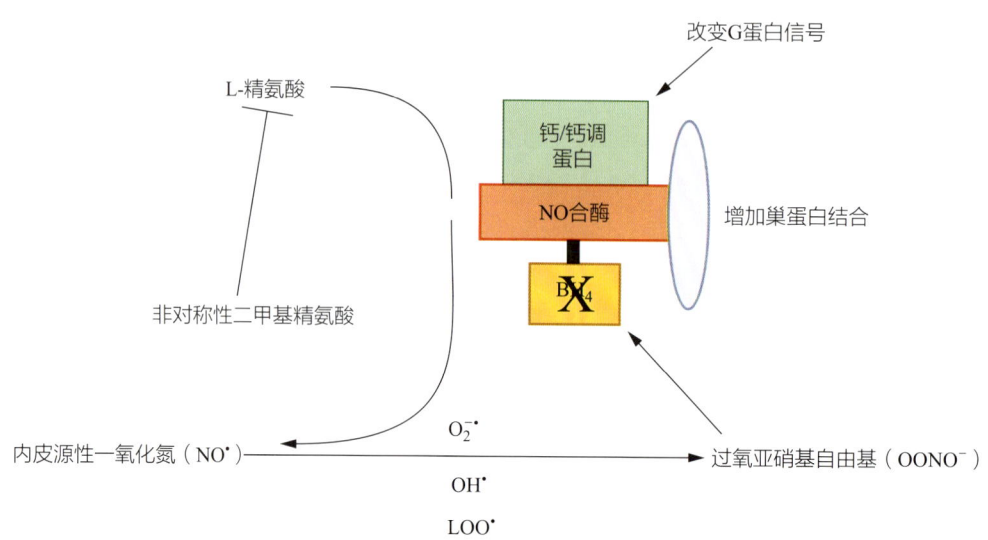

▲ 图 48-11　在动脉粥样硬化、糖尿病和许多其他病理状态下，内皮源性一氧化氮（NO·）的生成和生物反应性降低。非对称性二甲基精氨酸（ADMA）作为 I - 精氨酸的拮抗药。在氧化应激增加的条件下，超氧化物和其他氧自由基可能干扰 NO· 的有效性。过氧亚硝基自由基（OONO·）能抑制一氧化氮合酶（NOS）的辅因子四氢生物蝶呤（BH_4）。LOO·. 过氧化物自由基

个例子是在心脏手术期间，心脏停搏和心肺分流术后冠状动脉微循环的内皮变化[67]。在这种情况下，内皮功能障碍在体外循环后会持续一段时间，之后功能恢复正常。这一结果具有重要的临床意义，因为接受冠状动脉搭桥术的患者（通常看似完成冠状动脉血运重建）在手术后数小时内表现出心肌缺血的迹象很常见——很可能是由内皮功能障碍引起的。

冠状动脉循环中的侧支血管在冠状动脉疾病中特别重要。尽管灌注压较低，这些侧支允许正常静息灌注到由闭塞血管供应的心肌区域，然而，通过侧支营养的冠状动脉小动脉产生明显异常的血管反应，如受损的内皮依赖性血管舒张和增强的血管加压素收缩[51]。这种侧支依赖性区域的微血管内皮依赖性舒张受损的可能机制可能涉及剪切负荷、侧支依赖性微脉管系统中的脉动流动或细胞内钙水平的变化。这种变化可能在疾病状态期间引起微血管张力的干扰[18]。

临床上，患有心室肥大的患者经常主诉心绞痛样症状。动物和人体研究表明，在应对反应性充血或药物刺激时，心肌肥大导致冠状动脉循环扩张的最大能力降低[5, 64, 68]。这种异常反应的原因可能是心肌质量增加与冠状动脉微循环相对减少之间的不匹配。由于冠状动脉小动脉相对缺乏，可以降低正常供应心肌质量的峰值流量，因为随着心肌肥厚，冠状动脉阻力循环可能不会增加到足以跟上更大的肌肉质量。血管舒张反应受损的另一种可能机制可以通过内皮功能障碍来解释，因为许多与心肌肥大相关的疾病也与内皮NO生成的丧失有关。

在正常心脏中，心外膜冠状动脉的直径与灌注的心肌质量之间存在线性关系。有趣的是，心外膜冠状动脉没有扩大到与心肌肥大相同的程度，因此对于任何直径的冠状动脉，灌注的心肌量增加了两倍。这种现象在存在冠状动脉狭窄时特别明显，其中被认为是最小的小病变成为肥大状态的血流限制。

五、肺血管的生理学

肺血管反应具有独特的特征，这使其与其他血管床区别开来。正常肺循环是一种低压、低阻环路，静止张力很少或没有。与体循环相比，神经和体液机制占主导地位，肺循环受影响血管平滑肌张力的主动因素（如自主神经、体液因子、气体）和被动因素（如心脏输出、左心房压力、气道压力）的控制[69]。

在正常状态下，肺动脉与全身动脉不同，具有更薄的平滑肌层，这与低压系统一致。小肺动脉是肺血管阻力的主要影响因素，如缺氧性肺血管收缩。此外，肺毛细血管床和全身毛细血管床反应也不同。肺静脉在结构上与肺动脉相似，但平滑肌较少，并且可能受到不同的调节。肺动脉收缩导致肺动脉压升高，这会增加右心的压力，而肺静脉收缩会增加肺毛细血管压力，这可能导致肺水肿。随着疾病的发生，肺血管的结构可能会发生显著的变化。随着肺血管压力的逐步增加，存在着结构重塑，特别是在内膜层中具有纤维化，并且平滑肌层的尺寸增加，这导致控制机制的显著改变[69]。

肺循环的独特特征是其对缺氧的反应。当氧气张力急剧下降时，肺动脉收缩（图48-12），和全身血管因缺氧而扩张不同。这种现象称为缺氧诱导的肺血管收缩（HPV）是一种重要的机制，通过将肺部通风不良区域的血液流向正常或相对较高的通风区域，有助于将通气与灌注相匹配[70]。虽然急性HPV有利于气体交换，并使肺动脉中的静脉血氧合最大化，但是持续HPV或长期缺氧是患者肺血管阻力和缺氧性心肺疾病的肺动脉压升高的主要原因[71]。慢性血管收缩导致血管重塑、肺动脉高压和可能的肺心病。如患有慢性阻塞性肺病的患者通常有低氧血症，并且可能属于这一类[72]。同样，肺血管收缩对患有先天性心脏病的儿科患者提出了挑战，因为他们特别容易发展成心脏介入术后的肺动脉高压[73]。肺移植后肺血管阻力通常会增加。缺氧是这些患者的有效血管收缩刺激[74]。

尽管HPV的确切机制仍不清楚，但许多人认为它与导致收缩的肺血管平滑肌中钙通道的抑制有关[75-78]。这一假设得到越来越多的证据证明，细胞溶质钙的增加似乎是HPV发展中的重

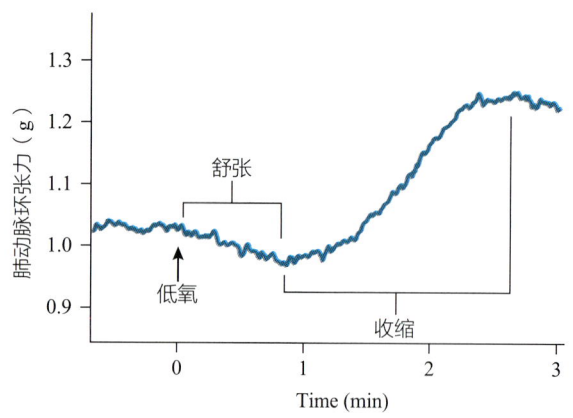

▲ 图 48-12 离体肺动脉对缺氧反应的实际描述

在含有改良 Henseleit 溶液的 37℃器官浴槽中，在钢丝之间支撑并与测力传感器连接的离体大鼠肺动脉，滴加去氧肾上腺素（10-7M）收缩，并充入 95% 氧气、5% 二氧化碳（缺氧）。由此产生的张力描记显示血管在短暂的收缩之前出现舒张（引自 Tsai BM，Wang M，Turrentine MW，et al: Hypoxic pulmonary vasoconstriction in cardiothoracic surgery: basic mechanisms to potential therapies. *Ann Thorac Surg* 78: 360–368, 2004）

要因子[77, 79]。也已显示缺氧促进膜去极化[79]。或者，HPV 也可能与抑制或分泌导致血管收缩的未知内源性介质有关[71]。肺静脉高压导致肺内皮功能障碍，其特征是 NO 的生物利用度降低，血管收缩剂如内皮素 1 和血栓素 A_2 的形成增加[80, 81]。因此，肺静脉高压可能增加肺血管收缩和重塑并导致肺血管阻力的增加[82, 83]。肺血管反应可能进一步增加充血性心力衰竭的肺动脉压并增加右心室衰竭的风险。

除氧气外，用作 HPV 潜在疗法的药物包括吸入 NO、前列腺素、内皮素受体拮抗药、蛋白激酶 C 抑制药和钾通道激活药（图 48-13）。目前，先进疗法更可能包括组合治疗，并经常掺入内皮素受体拮抗药或环 GMP 磷酸二酯酶 –5 抑制剂[84]。吸入血管扩张药被认为主要作用于肺循环（如依前列醇或磷酸二酯酶 –3 抑制药米力农）

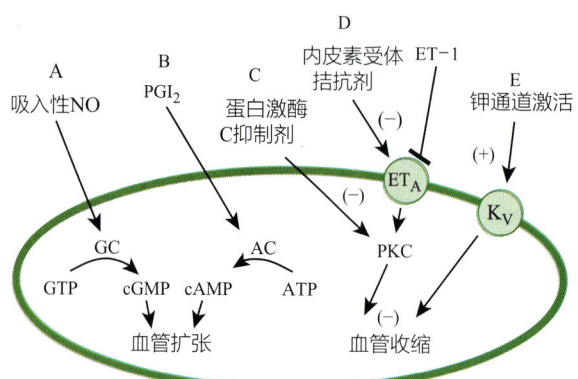

▲ 图 48-13　阻断缺氧性肺血管收缩的治疗策略（A）吸入性一氧化氮（NO）和（B）前列环素（PGI_2）分别激活鸟苷酸环化酶（GC）和腺苷酸环化酶（AC）引起血管舒张；（C）蛋白激酶 C（PKC）抑制药可阻止蛋白激酶 C 介导的血管收缩；（D）内皮素受体（ETA、ETB）拮抗剂阻止内皮素 –1（ET-1）与 ETA 结合，从而抑制血管收缩；（E）钾通道激活可防止钙依赖性血管收缩。ATP. 腺苷三磷酸；cAMP. 3′5′– 环磷酸腺苷；cGMP. 3′5′– 环磷酸鸟苷；GTP. 三磷酸鸟苷；Kv. 电压门控钾通道

引自 Tsai BM, Wang M, Turrentine MW, et al: Hypoxic pulmonary vasoconstriction in cardiothoracic surgery: basic mechanisms to potential therapies. *Ann Thorac Surg* 78: 360–368, 2004

来规避潜在有害的全身不良反应[85, 86]。

六、心肌灌注的提高

尽管基于导管的干预措施和冠状动脉搭桥术的使用有所改善，但是许多患有这种弥漫性冠状动脉疾病（CAD）的患者认为这些干预措施导致血运重建不完全或失败。这些患者的临床结果较差，与生存率降低和无心绞痛生存率降低有关。我们将简要讨论替代和理论方法，以改善患有CAD的不适合当前的干预措施的患者的侧支形成。这些疗法包括生长因子疗法、基因疗法、细胞疗法和辅助药物治疗。

值得注意的是，由通用术语血管生成产生的侧支形成实际上包括3种不同的血管形成模式。这些血管形成模式包括"真正的血管生成"、动脉生成和血管发生。真正的血管生成是来自已存在血管的血管的生长；动脉生成是来自现有血管的大肌性动脉的生长；血管发生是祖细胞从头形成的血管。这三个实体具有不同的监管和发展过程。在这些过程中，动脉发生最有效地改善了侧支依赖性心肌灌注。

（一）血管再生

我们还发现，除了改善心脏性能的其他方面之外，用血管生成生长因子和基因疗法治疗侧支依赖性血管可以增强内皮依赖性舒张。几项动物研究表明，在慢性缺血的情况下，治疗性血管生成干预与侧支提供的心肌灌注和内皮依赖性血管舒张的改善有关[87-89]。这些研究使用生长因子，如VEGF、成纤维细胞生长因子FGF-1或FGF-2置于血管周围区域。这些因子起作用的可能机制包括FGF-2和VEGF诱导的NO释放，其改善侧支灌注并减少组织缺血[90]。此外，已经显示在慢性缺血期间出现FGF-2和VEGF受体的上调。与结果一致的研究显示，在施用生长因子后，内皮依赖性舒张发生在侧支依赖性区域，但不发生在通过原始血管灌注的心肌中[91]。此外，这些生长因子可以刺激促进治疗部位的侧支生长和内皮功能的骨髓来源的内皮祖细胞的释放。不幸的是，迄今为止的临床试验并没有证明患者生长因子和基因治疗的重要性。同样，在临床试验中，细胞疗法在很大程度上未能在心肌缺血的情况下增强侧支形成以提供充分的灌注。已经进行了许多临床研究，其中患者在心肌梗死后几天接受了骨髓来源的单核细胞或内皮祖细胞。其他临床试验同样发现临床上细胞治疗无意义[92]。这些研究表明细胞疗法在短期和长期都是安全的。研究结果的差异可能与患者的选择、并发症和分娩方式有关。

（二）挑战和未来方向

多种因素可能解释了未能通过血管再生的生长因子、基因或细胞疗法再现多个有效的临床前试验。患有终末期CAD的患者通常具有显著的共病症状，包括糖尿病和高胆固醇血症，导致异常的血管信号转导和内皮功能障碍[93]。这些条件导致恶劣的局部环境，其具有增加的氧化应激和增加的抗血管生成蛋白的表达[94]。技术问题可能导致生长因子治疗失败，包括不完全或非持续的药物输送。同样，基于细胞的疗法因生物和技术上的失败而忧虑。问题包括注射过程中的技术故障导致心脏注射部位的细胞"冲洗"或"漏出"，缺乏归巢和细胞结合以及细胞死亡[95]。改善细胞归巢和存活的潜在方法包括热休克处理和生物活性基质的结合。改善功能的另一个努力是生长因子与基于细胞的疗法的共同给药。基于基因的疗法可能对改善血管生成和心肌灌注具有最大的帮助，但是研究最少且最难理解[95-97]。基于基因的疗法导致存活蛋白的过表达，基因工程骨髓细胞和胚胎干细胞的使用。此外，研究人员还寻找辅助药物以改善再生疗法。常用的药物如他汀类药物、环氧化酶抑制药和二甲双胍以及白藜芦醇等天然物质在临床前和临床研究中都表现出多种多效性[98-104]。这些药物和其他药物对高血糖、高胆固醇血症和氧化应激的直接和间接影响可与其他疗法协同作用以改善侧支形成[98-104]。尽管迄今为止缺乏整体临床效果，但是再生治疗的未来很有希望。治疗患者并发症的改进以及对血管生成基础科学、药理学、基因工程和更多基于程序的干预将需要证明再生疗法的成功临床应用。

七、总结

本章概述了一些关于血管张力的生理和病理生理机制的新概念。外周血管的特性不能推广至冠状动脉或肺循环。类似地，不能概括一种尺寸或类别的冠状微血管系统的特性。当然，最近研究中使用的技术与旧研究中的技术发生了巨大的变化。我们试图将重点放在使用较新的技术（体外制剂或原位观察）直接检查微血管系统的研究上，但对完整动物或孤立心脏中进行的完整循环的经典研究也很重要的。较新的研究问题是需要使用更基本的技术，包括细胞培养和分子生物学方法。最近的一项发展是能够在导管插入实验室中对人类受试者进行许多体内血流动力学测量，从而避免了后续大型动物研究的需要和费用。随着血管生物学的发展，我们将继续验证在患者完整血液循环中的观察结果，并将这一基础科学转化到临床环境中。

第 49 章 心肌生理学
Physiology of the Myocardium

R. John Solaro　Margaret V. Westfall　著
闫会敏　译

一、心肌的综合生物学

构成心肌的肌肉的基本功能是在动脉舒张期间向动脉输入进入心室的血液量[1]。这种输入必须在舒张末期压力的狭窄范围内发生，并且必须产生向器官与细胞需求相匹配的物质流。术语"需要"意味着"匹配氧气的流量"，即细胞以高于所有其他物质的速率消耗氧气，以满足对氧气的需求。通过供应组织的氧需求，满足了对血液中所有其他物质的需求。运动期间所做工作的一个必然结果是氧气消耗增加，并且随着氧气消耗的线性递增，心输出量（CO）呈线性增加，以匹配静脉回流（VR）的增加。氧需求与 CO 和 VR 的紧密耦合表明调节系统能够感知组织氧需求，并且参与调节 CO 的控制机制。在本章中，我们关注心肌在心血管系统将氧气需求与氧气供应联系起来的任务中的作用。

在完成这项任务时，心肌的活动必须在很大范围的短期调节（s、min 和 h）和长期调节（天、周和年）之间变化。在短期内，在正常的一天中，由于组织氧需求引起心输出量从睡眠变为剧烈运动的变化，心肌活动的变化通过内在和外在控制机制发生。主要的内在调节器是 Frank-Starling 机制，其中心室产生的压力随着舒张末期容量的增加而增加。心肌的外在调节因子包括交感神经和副交感神经系统的自主神经，以及包括儿茶酚胺、甲状腺激素和胰岛素在内的体液因子。在长期调节中，心肌的活动更加永久地改变，以响应与频繁发作的慢性运动相关的氧需求的长期变化以及与衰老和各种长期病因相关的泵和血管系统的状态改变。在这种长期调节中，构成心室心肌的细胞的大小发生变化（即肥大或萎缩，细胞数量没有变化）。通过调节收缩和舒张的亚细胞机制的改变来重塑细胞。这种长期调节在生理上随着心脏从未成熟心肌到成熟心肌正常发育，正常的生理衰老，以及直接或间接影响心肌功能的获得性或遗传性病理而发生[2, 3]。在本章中，我们将重点放在心肌短期调节的细胞、亚细胞和分子机制的当前概念和理论上。这些机制受到解释心脏的动态和稳态功能特性的限制。运动发作期间的心率和心室容量的变化揭示了这些功能特性。

二、运动中的心脏动力学

图 49-1 显示了在固定自行车上进行一次运动期间，健康成年人的心率（HR）、CO、每搏输出量（SV）和心室容量的变化。在给予普萘洛尔（β- 肾上腺素能阻断药）之前和之后进行测量，请注意，在控制条件下，CO 随工作负荷增加，即使 CO 几乎增加了 3 倍，但舒张末期容积（EDV）保持相当稳定。SV 增加，收缩末期容积（ESV）下降。这些数据表明，运动中出现的 VR 增加主要由心脏的 HR 增加和 ESV 的减少来解决。根据 Laplace 定律，由于能量成本的增加，EDV 作为增加 CO 升高的机制是不利的[1]。ESV 的降低提供了一种重要的机制，可以在不增加 EDV 的情况下将 CO 与增加的 VR 匹配。正如我们将要表明的那样，在恒定 EDV 下 ESV 的这种减少可以是心脏细胞的收缩能力的一种度

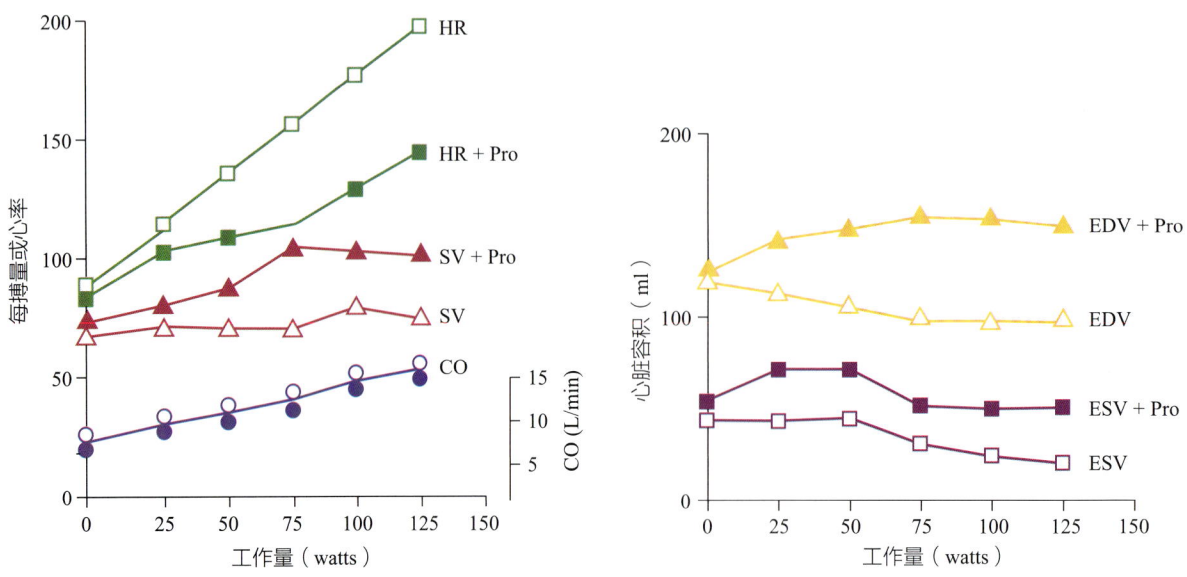

▲ 图 49-1 一次运动中心率（HR）、心输出量（CO）和左心室容量对工作负荷的依赖性

在给予 β- 肾上腺素能阻断药普萘洛尔之前和之后，对健康的年轻人进行实验。EDV. 舒张末期容量；ESV. 收缩末期容量；Pro. 普萘洛尔；SV. 每搏输出量（数据由 Edward Lakatta 博士提供）

量，即心脏的收缩性或收缩力状态。用普萘洛尔阻断肾上腺素能受体后，交感神经系统影响心脏的能力减弱了；然而，CO 仍然增加了大约 3 倍。该结果证明了心血管系统在没有交感神经系统控制的情况下有使 CO 与增加的组织氧需求相匹配的能力。

但是，在普萘洛尔存在的情况下 CO 的增加，不会在没有成本的情况下发生。一个代价是 HR 的增加减少了。随着 HR 的降低和 CO 的恒定，SV 必须升高（CO = SV × HR）。SV 的增加很大程度上是由于 EDV 的增加。EDV 的增加对收缩构成威胁，并且它们还可以通过细胞伸展刺激肥大的信号转导途径[2, 3]。普萘洛尔的这些作用表明 β 受体和交感神经系统在调节心脏维持 CO 的能力中的重要作用，对 EDV 变化很小或没有作用。图 49-2 描绘了心脏功能的动态，数据与运动发作前后左心室容积的时间依赖性有关。这些数据证明了 ESV 的减少，EDV 几乎没有变化，增强的动力学和收缩 - 舒张周期的缩短。心动周期时间的缩短对于在运动中发生的快速 HR 期间维持心脏充盈是至关重要的。图 49-2 还说明容积变化与组成左心室腔室的细胞缩短有关，并且细胞长度的变化反映了肌节长度的变化。接下来，我们讨论了负责维持 CO 的分子和细胞机制以及最小的 EDV 变化。

三、分子细胞生物学

图 49-3 描绘了涉及兴奋、收缩和舒张的细胞结构。低电阻的紧密连接来连接心脏细胞[4, 5]。当一个细胞被激活（去极化）时，所有细胞都被激活。因此，与骨骼肌不同，心脏不会招募运动单位来调节收缩。相反，调节是在细胞自身的水平上。存在允许调节每个细胞活性以满足对循环

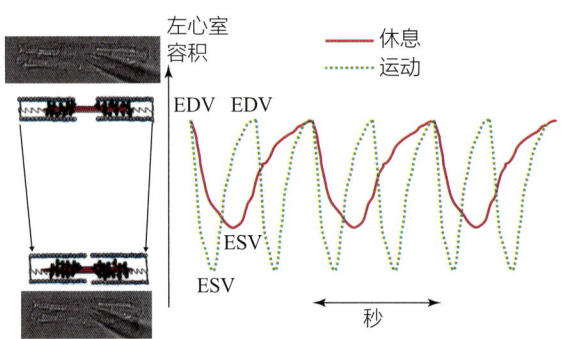

▲ 图 49-2 左心室（LV）容积在运动前和运动中的时间依赖性。注意与心率增加相关的周期时间的减少。左图描绘，容积变化如何反映构成心室腔的心肌细胞的肌节长度和细胞长度的变化，EDV. 舒张末期容量；ESV. 收缩末期容量

第二部分　成人心脏手术
第49章　心肌生理学

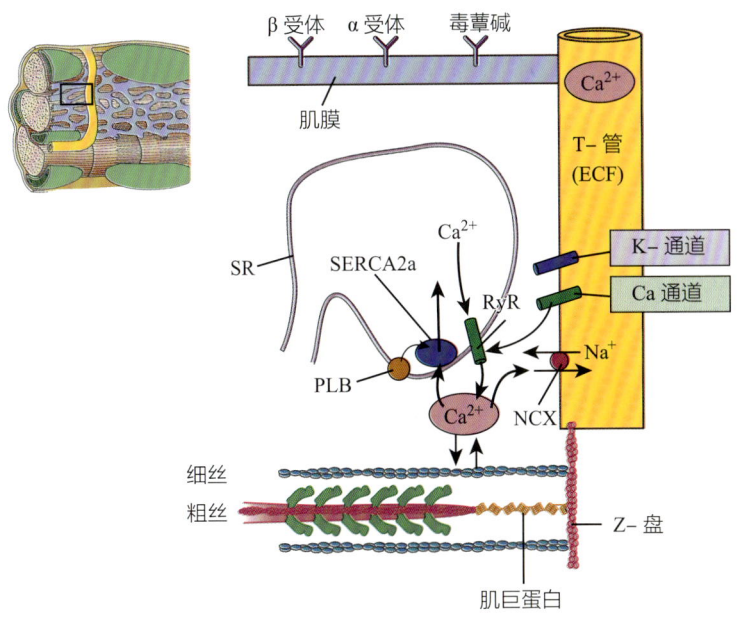

◀ 图 49-3　显微镜观察心肌细胞的一部分，说明对兴奋 - 收缩耦合至关重要的结构
含 T- 管的通道和转运蛋白显示为表面膜（或肌膜）的内陷，其包含去甲肾上腺素、肾上腺素的 α 受体和 β 受体及乙酰胆碱的毒蕈碱受体。还显示了肌质网（SR），一种内部封闭的小管网络，其中高浓度的 Ca^{2+} 储存在心脏舒张期。随着细胞的电兴奋，Ca^{2+} 通道打开并且 Ca^{2+} 向细胞质中少量释放通过 ryanodine 受体（RyR 2，SR Ca^{2+} 释放通道）诱导从 SR 释放 Ca^{2+}。Ca^{2+} 移动到肌纤维（显示为半肌节；图 49-4）并激活收缩。通过 SR Ca^{2+} 激活的 Mg-ATP 酶（SERCA2a）从细胞质中除去 Ca^{2+}，并通过肌膜中 Na^+/Ca^{2+} 交换剂（NCX）的作用交换 Na^+。Phospholamban（PLB）抑制 SERCA2a 对 Ca^{2+} 的转运，当 PLB 磷酸化时释放抑制作用。ECF. 细胞外液

的不同需求的机制。我们现在将集中精力从心肌特性来了解明显的左心室心功能。

目标是了解以下内容。
- 从舒张期到心脏收缩期发生的壁张力和心室容积变化的分子和细胞机制
- 在基础生理状态和运动期间，心脏使用的调节装置确保 SV 在最佳 EDV 下等于 LV 射血
- 确保心搏动态调整以匹配主要频率（即 HR）的机制

四、肌节力学

肌节是心肌细胞缩短和产生力的能力的基本结构单位（图 49-4，图 49-3）。构成粗丝的肌球蛋白分子（交叉桥）的侧臂是分子马达，其也水解腺苷三磷酸（ATP）。肌球蛋白头上的轻链（其在心室和心房中不同）似乎调节 ATP 水解的速率。粗丝相关蛋白（称为肌球蛋白结合蛋白 C 或 C 蛋白）在调节交叉桥的径向运动中可能是重要的。C 蛋白还与肌动蛋白结合，肌动蛋白是一种从肌节中心延伸到 Z- 盘的长结构蛋白。这种交互在跨桥功能和交叉桥功能中及产生被动张力中具有重要意义。

肌球蛋白交叉桥与细丝的肌动蛋白的反应产生活跃的细胞力、缩短和功率[6, 7]。基本反应循环包括：附着步骤；肌球蛋白头的杠杆臂的移动，促使每个半肌节中的细丝向中心滑动；完成循环的分离步骤[6]。图 49-4 显示了舒张期（左）和动力冲程结束时（右）的跨桥。这些运动的能量来自每个循环中一分子 Mg-ATP 的水解。在心脏舒张期，交叉桥包含结合的 Mg-ADP 和无机磷酸盐（Pi），其由肌球蛋白头表面上的 Mg-ATP 分裂产生，使其与肌动蛋白反应。当肌动蛋白位点变得可用时，跨桥附着并进入催化循环，其中 Pi 和 Mg-ADP 的释放以及交叉桥的异构化引起交叉桥的机械状态的逐渐变化，导致细丝滑动。末端状态是强结合的，所谓的严格交叉桥，其不含 Pi 和核苷酸。分离需要 Mg-ATP 的结合，其快速分裂，不释放产物，因此如果肌动蛋白仍然可接近，则循环可以再次开始。每个肌动蛋白 - 跨桥反应循环由 Mg-ATP 的水解提供动力。

Tn（一种异三聚体蛋白复合物）和原肌球蛋白（Tm）的移动开启肌动蛋白 - 交叉桥反应[3, 8]。图 49-4 和图 49-5 说明了这个过程中的步骤。在舒张期，Tn 和 Tm 位于细丝上，阻碍肌动蛋白 - 跨桥反应。Tn 和 Tm 主要通过肌钙蛋白 I（TnI）的束缚作用保持在该位置。TnI 是 Tn 复合物的抑制蛋白，其通过高碱性肽与肌动蛋白紧密结合，

729

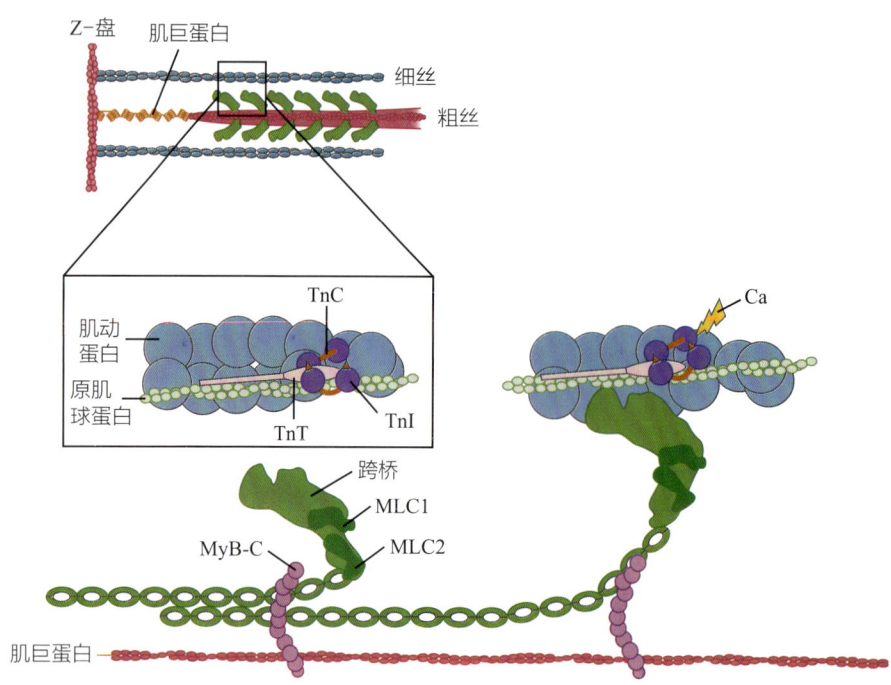

▲ 图 49-4 心肌细胞半肌节的图示，显示舒张期和收缩期的调节单位

显微镜观察显示调节单元由 7 种肌动蛋白、1 种原肌球蛋白（Tm）和 1 种异三聚体肌钙蛋白复合物组成，复合物由 Ca^{2+} 结合蛋白（TnC）、抑制蛋白（TnI）和 Tm 结合蛋白（TnT）组成。虽然这里没有显示，但是半肌节中的细丝包含大约 30 个调节单位。在文本中进一步讨论的交叉桥的作用是在每个半肌节中通过与 ATP 水解驱动的肌动蛋白的反应将细丝推向肌节的中心。通过原肌球蛋白和肌钙蛋白与细丝反应阻碍了交叉桥。Ca^{2+} 与肌钙蛋白 C 的调节性叶的结合从该抑制中释放细丝。肌球蛋白结合蛋白 C（MyB-C）和肌球蛋白轻链（MLC1 和 MLC2）调节跨桥活性。肌巨蛋白是负责被动张力的主要结构蛋白

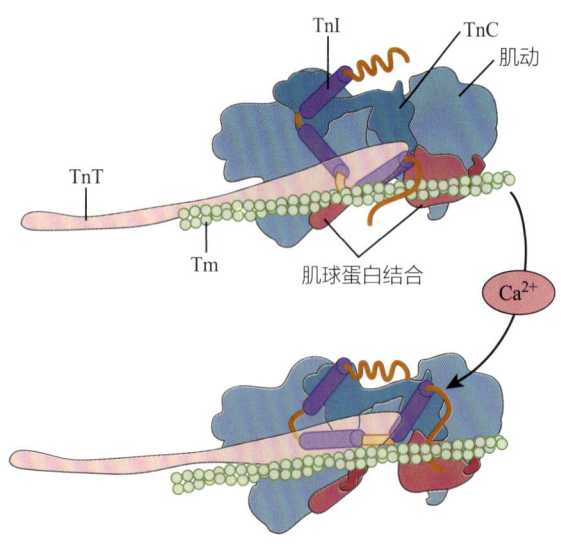

▲ 图 49-5　Ca^{2+} 激活细丝的分子机制

在舒张期，原肌球蛋白（Tm）和肌钙蛋白（Tn）通过对与肌球蛋白反应的肌动蛋白位点的空间和变构作用阻止细丝－交叉桥反应。TnI，抑制蛋白，通过抑制肽（Ip）与肌动蛋白紧密结合。随着 Ca^{2+} 与肌钙蛋白 C（TnC）的结合，促进了 Tn 的 Ip 和 C 末端区域之间的强烈吸引，导致 TnI 的 Ip 远离肌动蛋白结合位点的运动，释放 TnT 和 Tm 的运动，暴露与肌球蛋白交叉桥反应的肌动蛋白区域

结合到 TnT 的 C 末端（Tn 的 Tm 结合单位）和肌钙蛋白 C（TnC）的 C 末端（Ca^{2+} 受体蛋白）。TnI 的这种抑制特性通过这些多蛋白质－蛋白质相互作用而被扩增，以将长 α- 螺旋 Tm 固定在阻塞位置，该阻断位置包括沿着细丝的许多肌动蛋白。当通过稍后总结的机制释放到肌丝空间中时，Ca^{2+} 结合于异三聚体 Tn 复合物中的 TnC 的 N 末端叶上的调节位点。Ca^{2+} 与 C- 叶结合暴露出疏水性氨基酸的"黏性贴片"，其促进 TnC 与 TnI 的抑制性肽和 C 末端区域的结合。该反应从肌动蛋白释放抑制肽并导致 Tn 复合物在细丝上枢转，其中 TnT 充当杠杆以使 Tm 从其在细丝上的阻挡位置移动。从舒张期到心脏收缩的过渡的一个重要方面是交叉桥与细丝的反应本身可以通过协作反馈机制促进更多的肌动蛋白跨桥反应。显然，跨桥结合可以增强 TnC 对 Ca^{2+} 的亲和力，并使 Tm 远离与交叉桥反应的肌动蛋白区域。

在这个阶段，重要的是要理解与细丝反应的交叉桥的数量决定了肌节产生的力。与细丝

反应的交叉桥数量的一个重要决定因素是释放到肌丝上的 Ca^{2+} 的量，因此，肌节 TnC 蛋白与 Ca^{2+} 的相对占有率（在基础状态下，约占 TnC 的 20%～25%）[8]。与细丝反应的交叉桥数量的其他重要决定因素是肌节长度[9]和负荷（拉伸速度）[6]。我们将讨论每个变量影响循环交叉桥数量的机制。

与细长丝交织的分子弹簧在肌节中形成弹性元素，决定细胞的被动弹性特性，并可能在细胞的主动收缩中发挥作用[10]。主要的弹性元素是巨大的蛋白质肌巨蛋白（图 49-3），这是一种长而灵活的蛋白质，从 Z- 盘延伸到肌节的中线。如图 49-3 所示，肌巨蛋白在 Z- 盘附近有一个像弹簧一样盘绕的区域。有丰富而有力的证据表明，当肌节被拉伸时，肌巨蛋白伸长，产生被动张力。此外，有证据表明，当肌节缩短时，肌巨蛋白弹簧施加的恢复力可能在舒张早期很重要。细丝 – 细丝重叠区中的肌巨蛋白区域也与肌球蛋白结合蛋白 C 相互作用，肌球蛋白结合蛋白 C 是与肌球蛋白头颈区域结合的相关蛋白质。

因此，肌巨蛋白的构象变化也会影响跨桥的处置。尽管未在图 48-3 中描述，但肌节的 Z- 盘不仅固定细丝；它还通过肌巨蛋白和细丝之间的相互作用将肌节串联起来。还存在将肌节与表面膜连接的侧向连接。除了它在力量传递中的作用之外，Z 盘正在成为细胞中的交流场所。Z- 盘似乎是许多不同蛋白质之间相互作用的交叉点，包括通道、激酶、磷酸酶和细胞骨架元素，它们连接细胞核以及细胞骨架蛋白和膜黏附复合物上的膜蛋白网络[10]。

我们将使用图 49-6，其将与心搏相关的环形缩短与肌节活动联系起来，以讨论前负荷、后负荷和收缩性的细胞和肌节相关性。在图 49-6 中，我们将心搏的收缩 – 舒张周期与单个肌节中的事件、肌肉发生的机械变化、与心脏搏动有关的肌节被动元素联系起来。肌节被描述为与被动弹簧串联的可收缩元件，被动弹簧是集总弹性元件（胶原蛋白，肌动蛋白和细胞骨架蛋白）。附着在肌节末端的负荷在激活前确定肌节长度，称为前负荷。前负荷将肌节拉伸至舒张期；该心室前负荷的相关性是 EDV。在心室中，当被动弹簧伸展

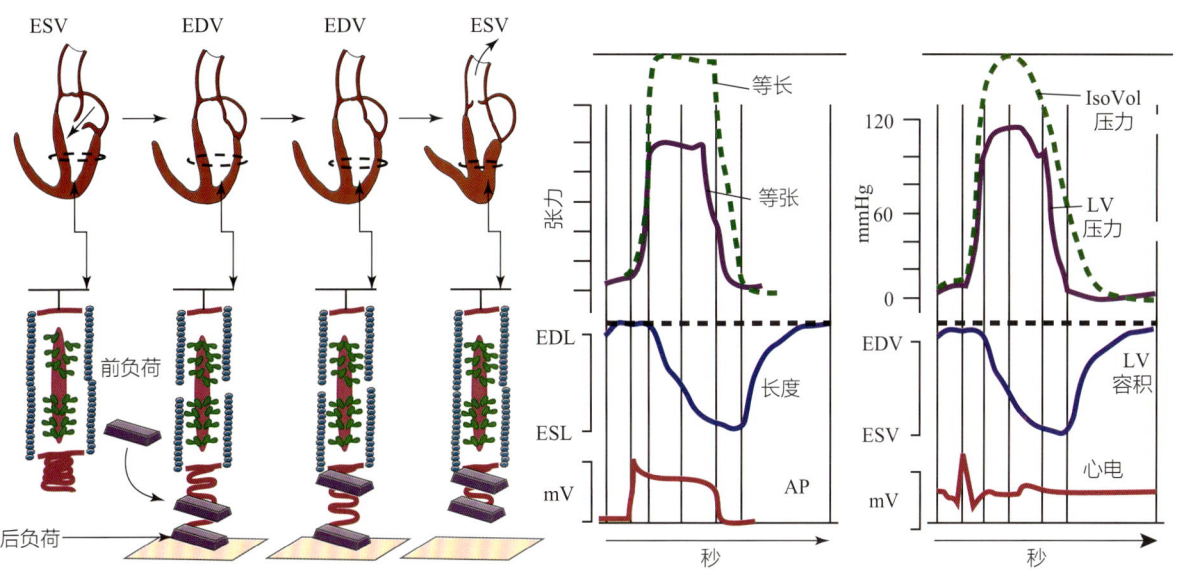

▲ 图 49-6 心动周期中心室状态与离体肌肉组织力学之间的关系

该循环在左侧以收缩末期容积（ESV）和收缩末期（ES）肌节长度开始。在线性肌肉设置中，舒张末期容积（EDV）的模拟是重量（在激活之前添加）的前负荷。前负荷的增加确定了肌节长度。肌节必须提升的负荷直到激活后才能看到，并且平台上支持后负荷。激活由动作电位（AP）触发并作为心电图（ECG）测量，产生交叉桥的力与肌动蛋白反应；这种等张力产生张力，直到产生的张力与后负荷相匹配。此时，肌节缩短的速度适合于与负荷反应的交叉桥的数量。这种肌节活动反映在心室中，因为壁张力增加，等容（IsoVol）压力发展，然后打开主动脉瓣，并且血液喷射抵抗主动脉中的上升压力。虚线表示肌肉长度保持恒定的测量值，或者其中主动脉被夹住以产生等容搏动的测量值。压力或张力的峰值幅度提供了收缩性的量度。EDL. 舒张末期长度；ESL. 收缩末期长度；LV. 左心室

时，舒张末期压力（EDP）发展。

图 49-6 还显示了带有附加后负荷的肌节。肌节直到激活后才"看到"这种负荷。心室后负荷与主动脉压相关。

通过细胞激发，Ca^{2+} 被释放到肌细胞中，肌节中的交叉桥与细丝上的肌动蛋白位点发生反应，细胞产生张力、缩短和拉伸弹性元件。随着张力的增加，后负荷被解除，肌肉细胞缩短。只要它可以产生与后负荷相等的张力，肌节就会缩短。当激发减弱时，细胞恢复到舒张状态，为另一个循环做好准备。图 49-6 还显示了等张力抽动（负荷恒定）和心室压力的记录。细胞紧张的相关性是压力 [根据 Laplace 定律，其中壁张力 = 压力 × 曲率半径 ÷（2 × 壁厚度）]，细胞长度的相关性是心室容积。实际上，在射血期间主动脉压力增加，因此严格来说，后负荷不是恒定的。这被称为增张性收缩。通过重复这一系列事件来阐明收缩性的概念，但是肌节保持等长（图 49-6 中的虚线）。在这种情况下，肌节不能提升负荷并且在特定长度处产生可能的最大等长张力，这由用于与交叉桥反应的细丝部位的前负荷和可用程度确定。等长张力的峰值幅度是收缩力的量度，其中一个定义是当肌节延长或缩短时的最大张力。等长收缩中的峰值张力部分地反映了递送到肌丝的 Ca^{2+} 的量，并且部分地反映了肌节长度。正如我们将要看到的，Ca^{2+} 的量是心肌细胞中的调节变量；因此，等长收缩中的峰值张力

或收缩性可以增加或减少。在动物实验中，这种收缩性的测量也可以在跳动的心脏中确定[1]。方法是暂时交叉钳夹主动脉，这产生阻力并因此产生无限的后负荷。图 49-6 右图中的虚线表示心室的等容搏动。在这种等容搏动中的峰值压力是对收缩性的衡量，就像峰值张力是衡量肌节的收缩性。

如果没有夹紧主动脉的严重侵入性手术，如何在人体中测量收缩性？目前对收缩性的定义如何与先前的指标相关，即收缩性与收缩压长度和肌节的收缩末期压力（ESP）有何关系？这两个问题的答案都是根据左心室搏动的压力－体积循环来表达的。图 49-7 显示了在 3 种不同的后负荷发生的心动周期间心室压力对心室容积的依赖性。该图还说明了 ESV 和 EDV 中心室的横截面积与细胞肌节长度的变化相关。在一次搏动中，心脏舒张期间的容积（负荷量）从 ESV 伸展肌节以建立舒张末期细胞长度和 EDV。

通过电激活，Ca^{2+} 被释放到肌丝空间。肌节在等长时产生张力（等容压力发展），直到细胞张力产生大于主动脉压力（后负荷）的压力；阀门打开，血液从心室排出。随着肌节缩短到心室中产生的压力不再超过后负荷的点，射血继续进行。在该 ESP 点，随着电激活的减弱和舒张期 Ca^{2+} 的恢复，瓣膜关闭，并且压力下降为等容量。因此，ESP 是肌节不再缩短或延长的一个点。ESP 实际上是一个基本上反映等长张力的点——

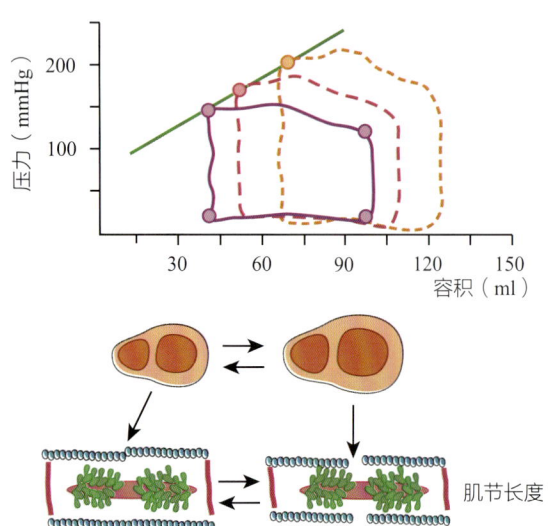

◀ 图 49-7　左心室的压力－容积（P-V）关系

通过将血液或盐水注入循环而产生的不同舒张末期容积的心室。P-V 环表示在静止状态下在人类受试者中获得的数据。收缩末期压力（ESP）点显示为实心圆圈。这些点代表心室既不伸长也不缩短的状态，并且在该特定心室容积(肌节长度）处产生峰值压力(张力）。因此，体积 -ESP 关系上的点反映了肌细胞的长度张力特性。这些点与心肌细胞周围阵列和肌节长度之间的关系示意性地显示，以说明 P-V 环根植于肌节长度和心室几何形状之间的复杂关系。有关进一步的讨论，请参阅文本和 Covell and Ross[1]

即收缩力的量度。ESP 点可以通过改变后负荷来改变，如图 49-7 中虚线压力 - 容积回路所示。在该实例中，通过 VR 的增加快速增加负载量从而增加了后负荷。如后面所讨论的，这些 ESP 点反映了等容压力或等长的细胞张力，并且是肌节长度 - 张力关系的点。连接这些点的线表示恒定的收缩状态。每个点的压力或张力都不同，因为肌肉和肌节长度已经改变，而不是因为收缩性已经改变。因此，图 49-7 中描绘的每个搏动肌丝释放的 Ca^{2+} 量基本相同。随着心室容量的增加，ESP 增加是 Starling 心脏定律的本质，也被称为 Frank–Starling 关系 [1, 9]。

如前所述，ESP 还反映了缩短的程度。想象一下，正如我们稍后将要考虑的收缩力会增加。ESP- 容积关系将向上和向左移动，因此在给定的后负荷下，肌节将能够比前一水平缩短得更多。周向缩短将在更大程度上发生，并且对于给定的后负荷，SV 将增加。在描述了收缩性可以改变的细胞机制后，我们再次提出这个概念。

五、兴奋 - 收缩耦联

由于认识到 Ca^{2+} 触发并调节肌动蛋白 - 跨桥反应的数量，因此理解开关心脏搏动必须涉及提供和去除肌钙蛋白 Ca^{2+} 的细胞机制。图 49-8 显示了在搏动期间，细胞内 Ca^{2+} 瞬时增加的证据。成年哺乳动物心肌细胞已经进化出精细的膜状结构和膜蛋白，以使 Ca^{2+} 在心脏舒张期间远离细肌丝，并在心脏收缩期间为肌纤维提供 Ca^{2+} [4, 11, 12]。肌丝由管状膜网围绕，称为肌质网（SR）。这些小管形成内部封闭的隔室，其与细胞外液不相邻并且包含许多调节 Ca^{2+} 的储存、释放和再摄取的蛋白质。如图 49-3 所示，心室肌细胞的表面膜或肌膜下陷入细胞内部并形成 T- 管。这些内陷沿着细胞的长度发生，与每个肌节对齐。T- 管用于将细胞外液，以及膜离子通道、转运蛋白和交换剂带入细胞内部的深处。T- 管靠近 SR 的末端肿胀，SR 是舒张期间 Ca^{2+} 的主要储存库。

肌纤维膜（SL）、T- 管、SR 和肌丝中的蛋白质和蛋白质复合物的整合活性构成了称为兴奋 - 收缩耦联的过程的基本要素，其中到达细胞的电脉冲与 Ca^{2+} 释放耦联并促进肌动蛋白 - 交叉桥反应 [4, 11, 12]。

膜电位、细胞内 Ca^{2+} 和张力细胞过程的测量显示如图 49-8 所示。触发事件是 SL 的动作电位去极化和随后的肌纤维 T- 管的去极化。这种兴奋过程启动电压依赖性 L 型 Ca^{2+} 通道（也称为二氢吡啶受体）的激活，其主要聚集在肌纤维膜 -SR 连接处的 T- 管内。SR 的横管含有 Ca^{2+} 释放通道。这些通道也被称为兰尼碱受体（RyR_2，心脏同种型），因为它具有结合这种生物碱的能力。去极化诱导 Ca^{2+} 电流（I_{Ca}）通过 L 型流入，在心脏收缩中，通道贡献约 20%～25% 的游

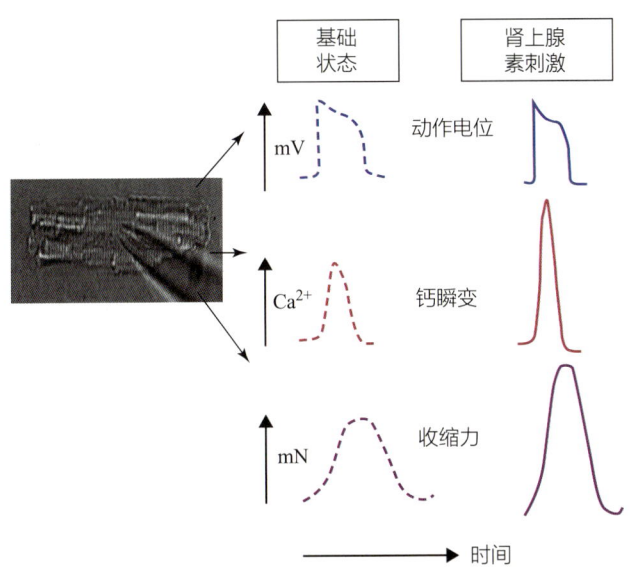

◀ 图 49-8 基础状态和肾上腺素能激动药刺激过程中动作电位，Ca^{2+} 细胞内瞬时变化和单个心肌细胞等长张力的示意图

肾上腺素能刺激的作用是动作电位的缩短，以及 Ca^{2+} 瞬态和收缩张力的放大和动态的增加

离 Ca^{2+}。同样，重要的是，I_{Ca} 被提议在局部起作用，通过 SR Ca^{2+} 释放通道触发 SR Ca^{2+} 的释放。通过 RyR 释放 Ca^{2+} 贡献了心脏收缩所需的剩余 75%～80% 的 Ca^{2+}。通过 I_{Ca} 的 Ca^{2+} 流量与 RyR_2 释放的 Ca^{2+} 之间的耦合过程称为 Ca^{2+} 诱导的 Ca^{2+} 释放（CICR）。I_{Ca} 的 RyR_2 门控是 CICR 的精髓。使用检测 Ca^{2+} 的荧光指示剂的实验揭示了 RyR 受体的局部簇的活性。这些实验演示了一些称为 Ca^{2+} 放电的基本事件，这些事件反映了小组 RyR 的活动。增强的 I_{Ca}，增加局部 Ca^{2+} 积累，其增加 Ca^{2+} 放电频率并产生从 SR 释放的 RyR Ca^{2+} 的分级刺激。释放到胞质溶胶中增加了肌丝周围的 Ca^{2+} 的局部浓度，并促进 Ca^{2+} 与细丝上的 TnC 结合。Ca^{2+} 与 TnC 的反应引发蛋白质 - 蛋白质相互作用，其将细丝的调节因子从抑制状态释放（图 49-4 和图 49-5）。在基础生理状态的心脏搏动期间，递送至肌丝的 Ca^{2+} 的量仅足以激活约 20%～25% 的调节因子。75% 的肌动蛋白 - 交叉桥反应仍然可用于收缩性的增加，形成通常被称为心脏储备的分子基础。

如图 49-8 所示，在心脏收缩期间观察到的 Ca^{2+} 水平的升高是短暂的，SL 和 SR 蛋白质可以隔离 Ca^{2+} 并在恢复舒张期时将其恢复至基线水平[4, 11, 12]。在稳态收缩 - 舒张循环中，相等的流出量必须与 Ca^{2+} 的流量相匹配。在人类的心脏，这个隔离过程涉及两个主要的细胞泵。通过存在于 SR 的纵向小管上的 Ca^{2+} 泵（肌肉内质网 Ca^{2+} 泵，SERCA2a 同种型）将大部分 Ca^{2+}（70%）重新隔离到 SR 中。SERCA2a 是 Ca^{2+}- 活化的 Mg-ATP 酶，其将 Mg-ATP 水解与 Ca^{2+} 从细胞质向 SR 的主动转运相结合。高容量、低亲和力的 Ca^{2+} 结合蛋白，称为集钙蛋白，在 SR 内部充当 Ca^{2+} 的储备。通过以向内模式（向内 $I_{Na/Ca}$）操作的 SL Na^+/Ca^{2+} 交换剂从细胞中除去大部分剩余的 Ca^{2+}。来自细胞溶质的 Ca^{2+} 流出的相对小和缓慢的过程包括通过肌纤维膜 Ca^{2+} 泵运输并转运到线粒体腔中[9]。通过 Na^+/Ca^{2+} 交换器和这些缓慢过程的 Ca^{2+} 通量的比例是物种依赖性的，啮齿动物中这些机制所处理的 Ca^{2+} 的比例低于人类。在将啮齿动物研究中获得的结果应用于人类心脏功能时，需要考虑这种物种差异[4]。

六、通过磷酸化调节兴奋收缩耦联

自主神经系统是递送至肌丝的 Ca^{2+} 量的主要调节因素[4, 11, 12]。心肌已经进化出精细的信号级联，以将肾上腺素能和胆碱能神经活动以及神经介质（如肾上腺素和乙酰胆碱）的血液水平与细胞 Ca^{2+} 通量的调节联系起来。如图 49-9 所示，神经递质、神经介质或药理学激动药与肾上腺素能或胆碱能受体的结合会触发级联反应。GTP 结合蛋白，统称为 G 蛋白，转导受体与腺苷酸环化酶酶活性改变的结合，腺苷酸环化酶可从 ATP 中产生环腺苷单磷酸（cAMP）。与肾上腺素能受体相关的刺激性 G 蛋白（Gs）促进 cAMP 的形成，而抑制性 Gp 蛋白（Gi）抑制腺苷酸环化酶并可激活磷酸酶。cAMP 激活蛋白激酶 A（PKA），磷酸化调节 Ca^{2+} 从肌丝内进入和退出的关键蛋白。在 SR 中，PKA 底物是受磷蛋白（PLB），一种

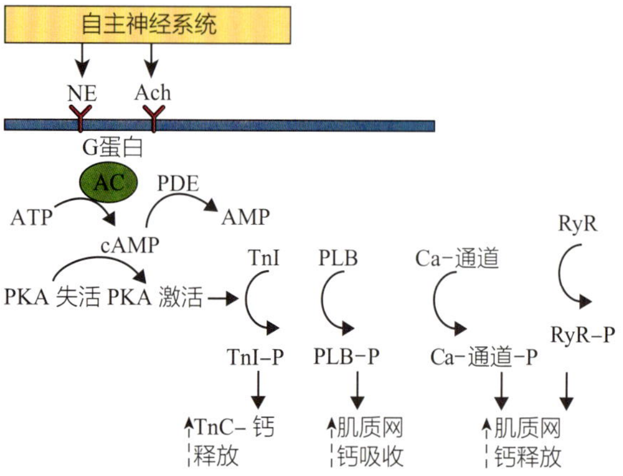

▲ 图 49-9　心肌细胞中自主信号转导和信号转导的示意图
通过神经递质乙酰胆碱（Ach）和去甲肾上腺素（NE）与所示受体的结合，存在腺苷酸环化酶（AC）的活化、环状腺苷一磷酸（cAMP）的活化和蛋白激酶 A（PKA）的活化。cAMP 的水平也受到将 cAMP 转化为 AMP 的磷酸二酯酶（PDE）的活性的调节。PKA 使肌钙蛋白 I（TnI）、受磷蛋白（PLB）、Ca^{2+} 通道亚基和 ryanodine 受体（RyR）及 K 通道（未显示）磷酸化。这些磷酸化引起对 Ca^{2+} 摄取和释放到细胞质的影响，导致收缩性及收缩和舒张的动力学增加。称为磷酸酶的单独酶催化去磷酸化

小的蛋白脂质，当去磷酸化时，抑制 SERCA2a 的活性（图 49-3 和图 49-9）。PLB 也是 Ca^{2+} 激活的钙调蛋白抑制激酶（CAMK）的底物[4, 11]。这种 Ca^{2+} 依赖性磷酸化在"阶梯"效应中显得很重要，其中由心肌产生的力随着 HR 增加。通过 PKA 或 CAMK 磷酸化 PLB 抑制 PLB-SERCA2a 相互作用并从抑制中释放 Ca^{2+} 泵活性；Ca^{2+} 泵的亲和力增加，而不改变最大 Ca^{2+} 传输速度。这种 Ca^{2+} 摄取的增加增加了加载到 SR 中的 Ca^{2+} 并诱导肌细胞的加速松弛。

Ca^{2+} 从细胞质和肌丝中去除的速率的增加在很大程度上归因于在肾上腺素能刺激期间增强的松弛和缩短的收缩-舒张循环。增强的松弛还取决于 Tn 的 PKA 依赖性磷酸化[3, 8, 13]。在 PKA 位点的 TnI 的磷酸化增强了 Ca^{2+} 从 TnC 释放并加速了跨桥循环速率[8]。PLB 和 TnI 磷酸化的这些后果对于心脏在肾上腺素能刺激期间将其活动周期调节至快速心率的能力是至关重要的，并且适应增加 VR 而 EDV 没有显著变化（图 49-1 和图 49-2）。构成心脏 L 型 Ca^{2+} 通道的蛋白质寡聚组装体中的亚基也是 PKA 的底物[4]。磷酸化增强了通道在去极化时打开的可能性，但它不会影响统一的传导。Ca^{2+} 触发的增加以及与 PLB 磷酸化相关 Ca^{2+} 负荷的增加，基本上导致收缩期 Ca^{2+} 瞬变的增加（图 49-8）。PKA 和 CAMK 通过 SR RyR 释放 Ca^{2+} 的调节也提供了控制 Ca^{2+} 向肌丝递送的机制，从而通过增加 Ca^{2+} 释放通道的开放概率来控制收缩性。在 SR 腔内加载的 Ca^{2+} 的量是影响 RyR Ca^{2+} 释放的关键因素。SR Ca^{2+} 含量的增加通常刺激 Ca^{2+} 放电的频率和振幅，并且减少含量逆转这些趋势。

心脏动作电位的持续时间也被肾上腺素能刺激缩短（图 49-8）。这似乎是因为 K^+ 通道的一种形式的 PKA 依赖性磷酸化在确定动作电位的持续时间中是重要的[14]。这种酶被称为磷酸酶的分离酶，由不太清楚的调节途径控制，催化去磷酸化和基础状态的恢复。

七、交叉桥和每搏输出量

在将心脏的分子和细胞特性与心输出量相结合时，我们使用的前提是，每搏输出量最终取决于肌动蛋白-肌球蛋白的相互作用。到目前为止，我们已经讨论了 SV 在收缩性、后负荷和前负荷方面的决定因素。我们现在讨论相容性、后负荷和前负荷之间的关系，作为与细丝反应的产生力的交叉桥的循环次数和速率的决定因素。下面的等式用于说明该分析的进展，从有源交叉桥确定细胞长度和张力的收缩变化、SV 和 CO。

$$CO = HR \times SV \quad \begin{matrix} \text{（LV 容积和压力的变化）} \\ \text{（细胞张力和长度的变化）} \end{matrix}$$

细胞长度和张力的特性在高度复杂的情况下与 LV 压力和体积相关[1]。然而，对收缩桥如何决定细胞张力和缩短的理解，为理解这些特性与心室腔相关的几何因素奠定了基础[1, 15]。

八、细胞生物学的收缩性

引起备用的肌动蛋白-跨桥反应的输送到肌纤维中的 Ca^{2+} 的量的变化可以通过以下方式发生。

- 如前所述，细胞内 Ca^{2+} 的变化和自主神经系统的活性释放神经介质，其改变细胞中调节蛋白的磷酸化状态。
- 发生细胞化学环境的变化，例如在冠状动脉血流减少期间发生的代谢废物的累积，并导致酸中毒。
- 心率的变化发生。随着 HR 的增加，通过涉及 Ca^{2+} 钙调蛋白依赖性激酶的磷酸化，SR 在更大程度上填充 Ca^{2+}。
- 药剂给药可引起变化。影响收缩力的药物称为肌力药物。一些药剂如洋地黄通过抑制 Na^+/K^+-ATP 酶，减少 Na 梯度，从而通过 Na^+/Ca^{2+} 交换器抑制 Ca^{2+} 释放，间接增加了进入 SR 的 Ca^{2+} 负荷。一些正性肌力药通过抑制磷酸二酯酶活性抑制 cAMP 的分解，而其他药物，称为 Ca^{2+} 致敏剂，直接激活肌节[16]。

图 49-10 显示了心室压力和心室乳头肌产生的张力的记录。在精确确定收缩性时，重要的是后负荷和前负荷保持不变。如果压力在恒定的

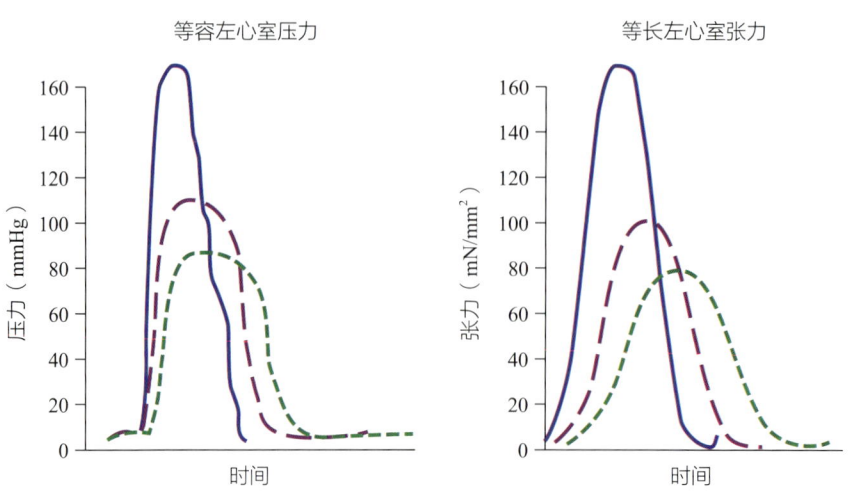

▲ 图 49-10 3种收缩水平的等容收缩和等长收缩的比较

在这些条件下的张力或压力的峰值幅度提供了心脏的收缩性或收缩状态的量度。最大压力发展速度（+dp/dt$_{max}$）也提供收缩力的测量。即使在正常搏动期间压力不是等容的，+dp/dt$_{max}$仍然是收缩性的有用指标

LV容积下产生或者张力在恒定的肌肉长度下发展，则满足这两个约束条件。在这种情况下，峰值压力或张力会随着输送到肌丝的Ca^{2+}的量而变化，例如，随着交感神经系统刺激的变化而变化。请注意，压力的增加率也随着收缩性而变化。压力曲线的时间导数给出了最大压力上升（+dp/dt）和下降（–dp/dt）速率，即使后负荷和前负荷不受严格控制，两者都是有用的指标。射血分数（SV/EDV）也是收缩性的指标，正如从心脏功能的超声心动图评估获得的收缩末期与舒张末期的比值。

九、后负荷的细胞生物学

根据称为力-速度关系的横纹肌的一般特性，心肌细胞提升轻负荷更快比较重的负荷[6]。当载荷接近零时，缩短速度接近最大值（V_{max}），在最大载荷下速度为零，并且细胞在特定条件下产生最大等长张力。随着负荷在这些极端值之间增加，细丝滑动速率降低，允许交叉桥反应的时间更长。通过这种机制，循环交叉的次数与肌肉发现它必须提升的负荷相匹配。如图49-6的上下文中所讨论的，在等长极端（零速度）处，Ca^{2+}激活水平决定了最大张力。同样显而易见的是，Ca^{2+}还通过增加过渡桥进入产生力的状态的倾斜率来增V_{max}。因此，力-速度关系随着收缩性的增加或减少而变化。

十、细胞长度的细胞生物学

我们现在明确地将心肌细胞的肌节长度张力特性与压力-容积关系联系起来。图49-11显示了肌节长度与主动和被动（静止）张力之间的整个关系。主动张力从最佳值上升和下降，而被动张力呈指数上升。被动张力的上升会升高左心室舒张压，在心脏细胞中是如此陡峭，以至于不允许将心室充盈至肌节长度大于2.2μm。换句话说，在心脏舒张期间，心房压力不能增加到足以使心室充盈到产生超过2.2μm的肌节长度的体积。因此，在生理状态下，考虑到长度-张力关系，以及心脏的体积-压力关系，这些关系限于图49-11所示的操作范围。为了测量长度-张力关系，肌肉细胞静息拉伸至各种肌节长度并保持等长。当细胞伸展时，细胞产生被动张力。在每个长度，刺激细胞以给出在特定肌节长度时的总等长张力的测量值。两种长度如图49-11所示。在长度较短的情况下，由于细丝的双重重叠，没有被动张力以及最大张力基本上为零。在最佳肌节长度下，主动张力（总张力和被动张力之间的差异）处于最佳状态。由于肌节和细胞外基质中的被动成分（特别是肌巨蛋白）被拉伸，因此在这个肌节长度处存在一些静息张力。在2.2μm的最佳肌节长度下，粗丝交叉桥和细丝之间存在最大重叠。

第二部分 成人心脏手术
第49章 心肌生理学

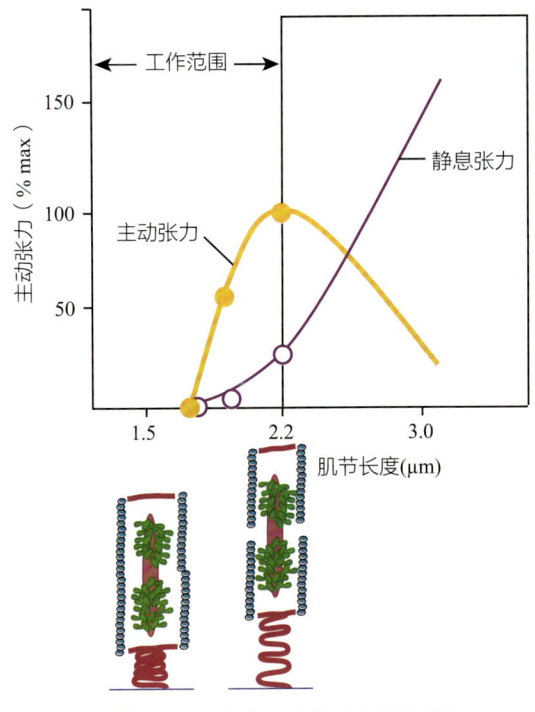

▲ 图 49-11 张力对肌节长度的依赖性

显示了三个测量值，其中线性肌肉制备物（乳头肌或小梁）从其平衡长度伸展，并且进行静息（被动）和总主动张力的确定。主动张力是总张力和被动张力之间的差异。超过肌节长度 2.2μm，静息张力升高至非生理性高水平。因此，细胞永远不会超出工作范围。在长度 – 张力关系的最末端描绘的两个肌节说明了被动弹簧在肌巨蛋白中的拉伸以及细丝和粗丝的重叠变化

在图 49-12 中，我们展示了长度 – 张力关系的工作范围如何与左心室的压力 – 容积关系相关。基本前提是细胞和肌节长度跟踪心室容量的变化，心室压力跟踪细胞张力的变化。因此，可以想象通过类似于产生长度 – 张力关系的方法产生容积 – 压力关系。在这种情况下，尽管 EDV 逐渐增加，但在每个容积测量 EDP，如同峰值收缩等容压力一样。图 49-12 显示了每个心室容积与特定肌节长度的关联。重点如下。

- 一方面，细胞长度和张力以及另一方面心室容积和等容收缩期峰值压力之间的关系的测量是在恒定的收缩力下进行的。基础收缩力状态代表最大收缩力状态的 20%~25%。
- 连接以恒定体积确定的峰值收缩压点的线是衡量收缩力的量度。这些收缩压点基本上与后负荷变化所记录的 ESP 点相同（图 49-7）。如前所述，ESP 表示细胞既不延长也不缩短的点。
- ESP- 容积关系的位置是 ESV 的关键决定因素，因此也是心室射血的能力的关键因素。
- 图 49-12 表明该位置随着收缩力的增加

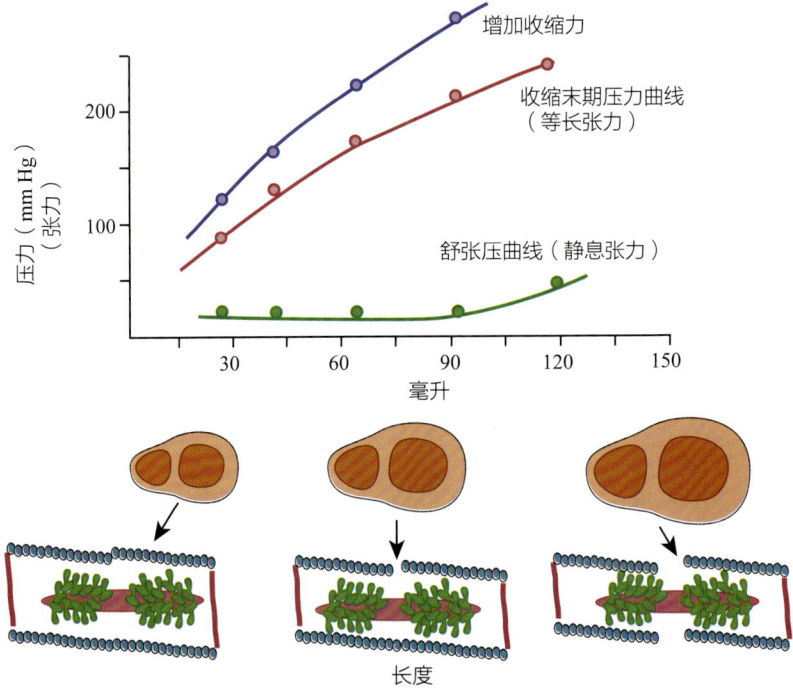

◀ 图 49-12 从一系列舒张末期容积的等容压力发展的稳态测量产生收缩压和舒张压曲线

通过用交叉钳夹主动脉绘制心脏中每个心室容积的舒张峰值和收缩压峰值来产生曲线（图 49-6 所示）。心室容积与肌节长度和心室压力与张力的相关性强调压力对容积的依赖性根植于心肌肌节的长度 – 张力关系

737

而变化,我们现在将其视为细胞 Ca^{2+} 活化的增加,导致特定心室容积的峰值收缩压增加。Otto Frank 和 Ernest Srarling 在 100 多年前就已经认识到这种心室容积和压力之间的关系,并且通常被称为 Frank-Starling 关系或 Starling 心脏定律。

尽管对 Starling 定律有着长期的了解,但是负责 ESP- 容积关系形状的分子机制仍然不清楚[9]。这种关系比人们对细丝重叠的简单几何考虑所预期的更陡峭。有充分的证据表明,这种相对陡峭的关系是 Ca^{2+} 激活长度依赖性的结果[9]。肌丝对 Ca^{2+} 的反应测量表明肌节变短,Ca^{2+} 敏感性降低。因此,在收缩期 Ca^{2+} 的恒定水平,我们预计肌节对 Ca^{2+} 更敏感,因为它们的长度增加。这导致更陡峭的长度 – 张力关系,其将在 Ca^{2+} 灵敏度没有变化的情况下发生。纤维间距的长度依赖性变化,远离粗丝本身的交叉桥的径向运动,以及肌丝的依赖于交叉桥的激活都被称为依赖于长度激活的机制[9]。

十一、心脏功能曲线

到目前为止,我们已经描述了 CO 的调节作为工作负荷、HR 和心室容量之间关系(图 49-1),作为时间和心室容量变化之间的关系(图 49-2),以及心室容积与心室压力之间的关系(图 49-7)。我们现在考虑另一种心输出量调节视图,即所谓的 Starling 曲线或 Starling 关系,或简单的心脏功能曲线。这些曲线将心室充盈的一些测量值(例如 EDV 或 EDP)与某些测量的射血、SV 或 CO 相关联。图 49-13A 描述了从恒定收缩力和后负荷的压力 – 容积环的 SV 的确定过渡到 EDV 和 SV 之间的关系。在不同的前负荷下显示三个心脏搏动。因此,函数曲线在恒定的后负荷和收缩力下提供 EDV 和 SV 之间的关系。图 49-13B 显示了由于后负荷升高导致的心脏功能曲线的变化。在这种情况下,压力 – 容积回路显示相同的 SV,这是在升高的 EDV 下实现的。图 49-13C 显示由收缩力增加引起的心脏功能曲线的变化。压力 – 容积回路显示相同的 SV,这是在较低的 EDV 和 ESV 下实现的。人们想象图 49-13A 中所示的所有负荷都会发生相同的偏移,根据 HR 的知识,可以将 EDV-SV 关系转换为 EDV 和 CO 之间的关系。后负荷和收缩力增加和减少 EDV、CO 和 SV 之间关系的影响如图 49-14 所示。

在任何特定时间在心脏中起作用的确切心脏功能反映了许多因素的综合效应。这些因素包括后负荷(血压)和收缩力的决定因素、HR 的变化、自主神经系统活动和循环神经介质的水平、细胞内和细胞的化学环境(缺氧、缺氧、酸中毒、高碳酸血症代谢物)和药理学以及影响后负荷或收缩力的药物制剂的存在。

EDV 由回流到心脏的血流决定,而血流又由总血量、静脉张力、流动阻力、肌肉泵作用和胸内压力决定。在图 49-1 所示的运动事件揭示了这些心脏功能决定因素在生理状态中的综合影响。病理生理状态可以通过这些生理控制机制的分解来理解[16, 17]。例如,在心力衰竭中,通过减少 SERCA2a 的表达可以减少 SR Ca^{2+} 负荷。肌纤维对 Ca^{2+} 的反应也可能有所改变。

这些变化的最终效果是收缩力降低,就像图 49-1 所示数据中 β- 肾上腺素能阻滞所模拟的那样。随着 EDV 的升高,心脏细胞被刺激生长,但是生长变得适应不良并且随着重塑发生失败。对这些事件的详细讨论超出了本章的范围,但很明显,对心脏病理生理学的理解始于对心肌生理学的理解[16, 17]。

第二部分 成人心脏手术
第49章 心肌生理学

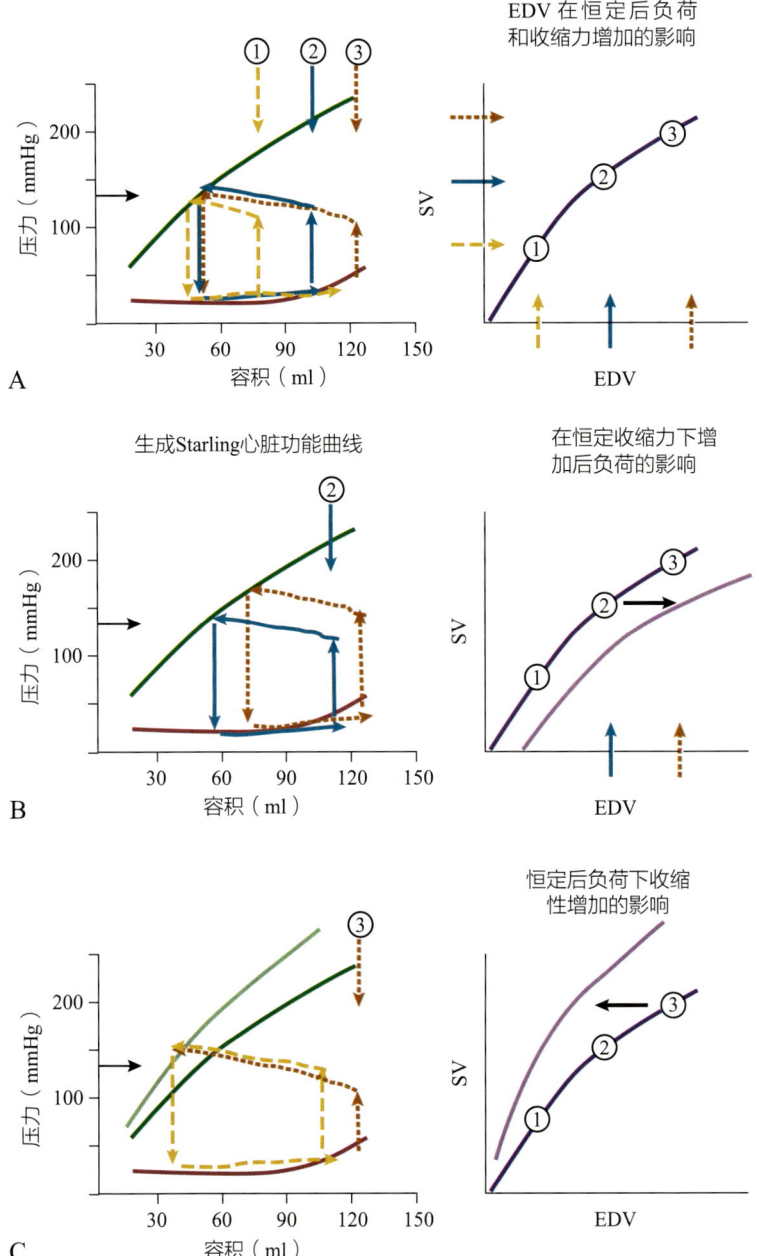

◀ 图 49-13 从压力-容积关系生成 Starling 心脏功能曲线

A. 3 个心脏搏动（1,2,3）显示在恒定的收缩力和后负荷下前负荷增加。在与每个搏动相关联的每个舒张末期容积（EDV）下的每搏输出量（SV）的图产生心脏功能曲线或 Starling 关系的共同形式。B. 后负荷增加后稳态压力-容积回路的变化。为了说明的目的，仅显示来自 A 的搏动 2，但在所有 EDV 中将发生类似的心脏功能的变化。C. 收缩力增加后稳态压力-容积回路的变化。为了说明目的，图中只显示了 A 中的搏动 3，但是在所有 EDV 中都会发生类似的心脏功能转变

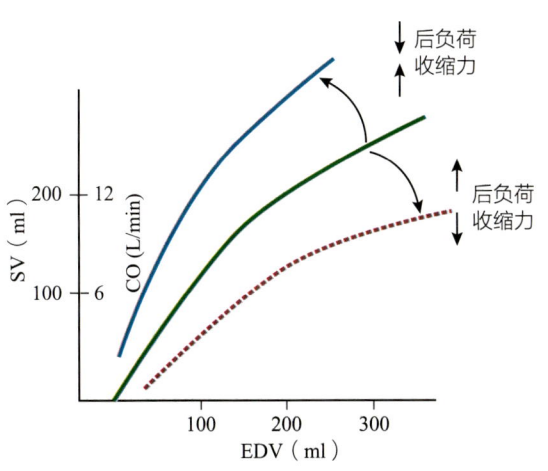

◀ 图 49-14 后负荷和收缩力改变对心脏功能曲线的影响

每条曲线代表恒定收缩力和后负荷的状态。心脏功能曲线从生理基础状态（中心实线）的移位随着后负荷和收缩力的变化而发生。CO. 心输出量；EDV. 舒张末期容量；SV. 每搏输出量

第 50 章 心室力学
Ventricular Mechanics

Mark Ratcliffe　Liang Ge　Julius Guccione　著
闫会敏　译

在本章中，我们将研究组织和器官水平的心脏力学。本章将主要关注左心室（LV），但将包括左心房功能的简短讨论，因为它涉及 LV 充盈和静脉相互作用。首先，我们将回顾几个重要的心肌结构要素，了解哪些是在主动收缩（收缩）及松弛和充盈（舒张）期间理解功能所必需的。接下来，我们将回顾构成心动周期的心脏机械和血流事件。然后我们将介绍舒张和收缩功能，重点是压力 – 容积分析。随后将讨论泵功能、心肌能量消耗和心肌效率。

将简要讨论有限元素法作为计算区域收缩性和压力的方法。在每个部分中，我们将考虑常见的临床条件如心室肥大和心肌缺血对心室功能的影响。在适当的地方，我们将简要描述用于测量区域和完整 LV 功能的最先进方法。

一、心室组织结构

心肌的组织水平结构与收缩和舒张功能密切相关。例如，肌细胞方向决定在主动收缩期间发生的 LV 扭转，以及随后在松弛和充盈期间发生的解扭。细胞外基质（ECM）是 LV 舒张顺应性的重要决定因素。

（一）肌细胞定向

肌纤维的定向是复杂的，LV 壁和不同 LV 区域都有变化。肌纤维的定向首先由 Streeter 及其同事[1]量化，他们测量了在狗心脏 LV 壁上获得的切向切片中的肌细胞方向，并发现螺旋角平滑过渡（在相对于水平面的切向平面中），从心外膜（-60°）到心内膜（+60°）。Streeter 收集的肌纤维定向数据见图 50-1[1]。使用这种组织学取样的其他研究在不同的物种证明了这些结果。

磁共振成像的最新进展允许对整个心脏中的肌纤维进行快速、无损的评估。磁共振弥散张量成像利用水通过有序组织的各向异性扩散。该方法与组织学测量的纤维角度[2]相关，并已用于在

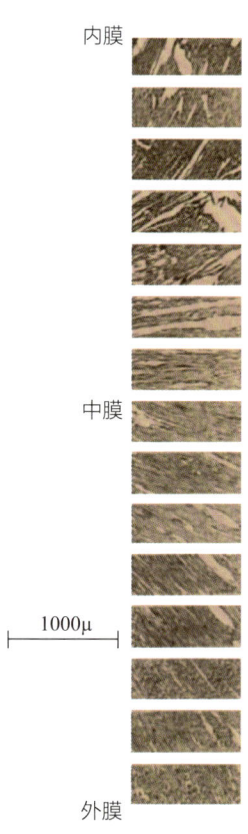

▲ 图 50-1　心肌纤维方向的显微照片

引自 Streeter DD Jr, Hanna WT: Engineering mechanics for successive states in canine left ventricular myocardium. Ⅱ. Fiber angle and sarcomere length. *Circ Res* 33:656–664, 1973

正常兔、山羊、绵羊和人的整个左心室中彻底地绘制纤维方向。

(二) 心肌的层状组织

自19世纪以来，心肌的层状性质得到了认可[3]。相邻的肌细胞被组织成厚度为3～4个细胞的薄片或薄层[4,5]。此外，薄片之间存在广泛的解理面[4,5]。最明显的是在LV的中间壁，其中平面是径向定向的。最近，Torrent-Guasp[4] 提出了LV的层状组织，他们认为LV由单个折叠的心肌带组成。另外，Lagrice及其同事提出了一种基于有限元的数学模型来表示层的几何形状[5]。图50-2中可以看到心肌层状结构图[5]。

(三) 细胞外基质

ECM是LV舒张顺应性的重要决定因素。ECM的扫描电子显微镜显示了广泛的胶原纤维网络，其被组织成3个主要成分[6]。简言之，肌内膜包围单个细胞和细胞群，而外膜包围整个肌肉群[7]。肌束膜纤维连接细胞群。在图50-2A中可以看到肌束纤维。值得注意的是，与乳头肌相关的肌腱纤维具有盘绕形状，在乳头肌力量和硬度方面具有潜在的重要作用[8]。

二、心脏循环

(一) 电机械激活

心脏的节律性电激活通常始于窦房结（SA）。电激活在心房上迅速扩散，引发心房收缩。当电激活通过房室（AV）发生缓慢移动时会有延迟。然后电激活沿着His束、右束支、左束支和分支（Purkinje纤维）快速传播，然后开始协调心室收缩。心室的激活形成心电图的QRS复合波。

(二) 心脏循环

图50-3中示意性地显示出了心动周期期间ECG和左心房、LV和主动脉压的图。LV的去极化和收缩提高了LV腔内压力。首先，这导致二尖瓣关闭。当LV压力超过主动脉中的压力时，主动脉瓣打开并且加压的血液被喷射到主动脉中。

在射血结束时，LV压力降至主动脉压以下同时主动脉瓣关闭。使得局部引发肌细胞的松弛，而不是由传导系统直接协调。当肌细胞松弛

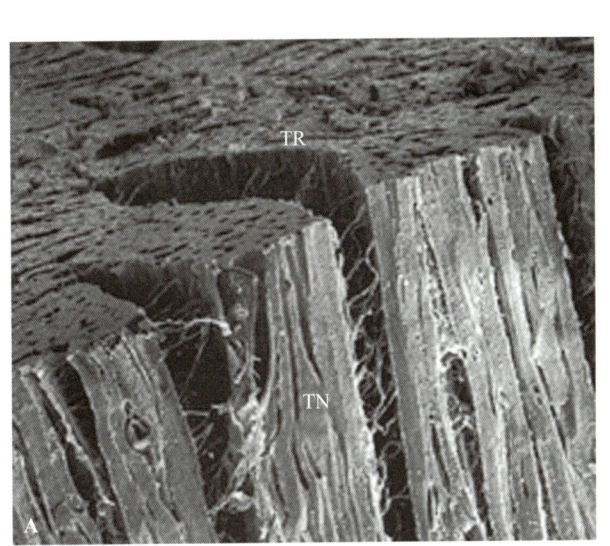
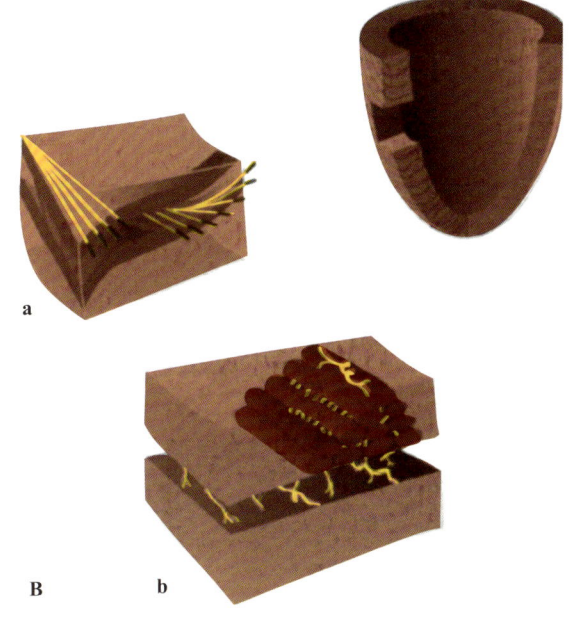

▲ 图 50-2　A. 左心室、中前中壁的扫描电子显微镜图像。显示了纵向（TN）和横向（TR）表面。B. 心脏微观结构示意图。透壁节段 a 包含紧密耦合的肌细胞层。这些层在大致径向方向上延伸，并且在相邻层之间存在周向和切向肌肉分支。指示了肌纤维轴的方向，b 细胞排列。细纹，细胞外胶原基质的成分

引自 Legrice IJ, Hunter PJ, Smaill BH: Laminar structure of the heart: a mathematical model. Am J Physiol 272[5 Pt 2]:H2466–2476, 1997

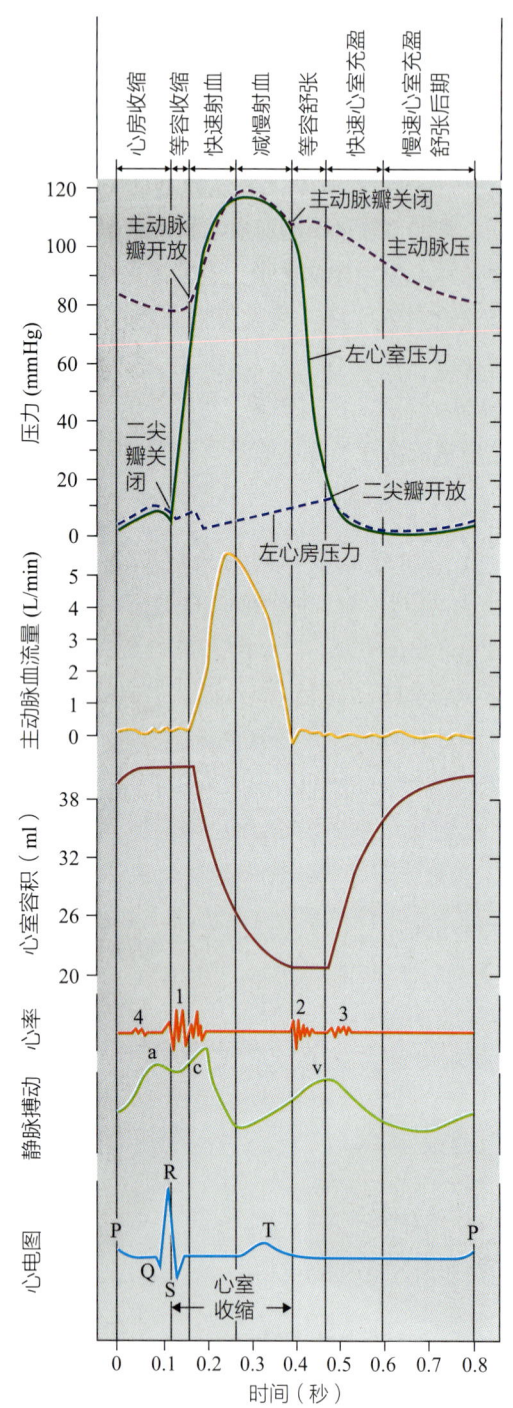

▲ 图 50-3　心动周期

肺动脉和右心室压力的时间过程与主动脉和左心室相似，但规模较小（引自 Hurst JW, Logue RB: *The Heart*, ed 2, New York, 1970, McGraw Hill, p 76.）

时，心室中的压力下降。当 LV 压力低于心房压力时，二尖瓣打开并开始充盈。

（三）压力 – 容积循环

左心室的压力和容积如图 50-4 所示。主动

收缩（心脏收缩）从循环的右下角开始。收缩是等容的，直到主动脉瓣在右上角打开并且心室射血。心脏收缩的结束是环的左上角。舒张期最初是等容的，直到二尖瓣在左下角打开并开始心室充盈。心室充盈始于循环的左下角。心室充盈可分为早期快速充盈、缓慢充盈（舒张末期）和与心房收缩相关的充盈的时期。充盈的结束是心脏舒张的结束（循环的右下角）。

三、左心室充盈的决定因素

（一）压力 – 容积分析

心动周期的压力 – 容积分析是 LV 力学的基石。心脏功能的压力 – 容积分析最初由 Otto Frank 描述[9]，但最初受限于缺乏测量 LV 压力和容积的合适方法。随着 20 世纪 60 年代可用于测量体内心室容积的血管荧光电影照相术[10]和超声心动图[11]等方法的发展，人们对使用压力 – 容积分析测量舒张和收缩功能重新产生了兴趣[12]。

从那时起，心脏成像方法已大大进步。最广泛用于研究心脏的成像方法仍然是超声心动图，可以通过超声心动图获得的其他类型的数据是通过多普勒效应测量的流速（或至少沿着超声波束线的速度分量）[13]。磁共振成像（MRI）与心脏同步成像可以提供高质量的已配准的空间图像，可用于计算数量；MRI 是当前心脏全局功能体积测量的"黄金标准"[14]。计算机断层扫描（CT）在成像质量和速度方面取得了最新进展，并且它还可以提供全局功能量测量，尽管它在时间分辨率上仍然比 MRI 差，并且还具有涉及辐射暴露和使用潜在有害物质的额外缺点。由于 CT、MRI 和三维（3D）超声心动图可以构建来自多个心动周期的对比数据集，因此只有在血流动力学处于稳定状态时才能使用它们。

电导导管最适用于 LV 前负荷或后负荷变化期间的实时容积测量[15]。然而，导电导管由于平行电导而无法测量绝对心室容积是该方法的局限性[15]。

除非负荷或收缩强度（收缩性）改变，否则压力 – 容积环保持相似。如果改变前负荷或

后负荷，如通过夹紧腔静脉或主动脉，虽然收缩性保持不变，但会产生一系列曲线。舒张末期和收缩末期点在两条直线上。舒张末期线，称为舒张末期压力－容积关系（EDPVR）或心室顺应性曲线，通常是曲线。典型的 EDPVR 关系见图 50-5A。收缩末期线，称为收缩末期压力－容积关系（ESPVR）或收缩末期弹性，几乎是直的。ESPVR 关系将在后面进一步讨论。

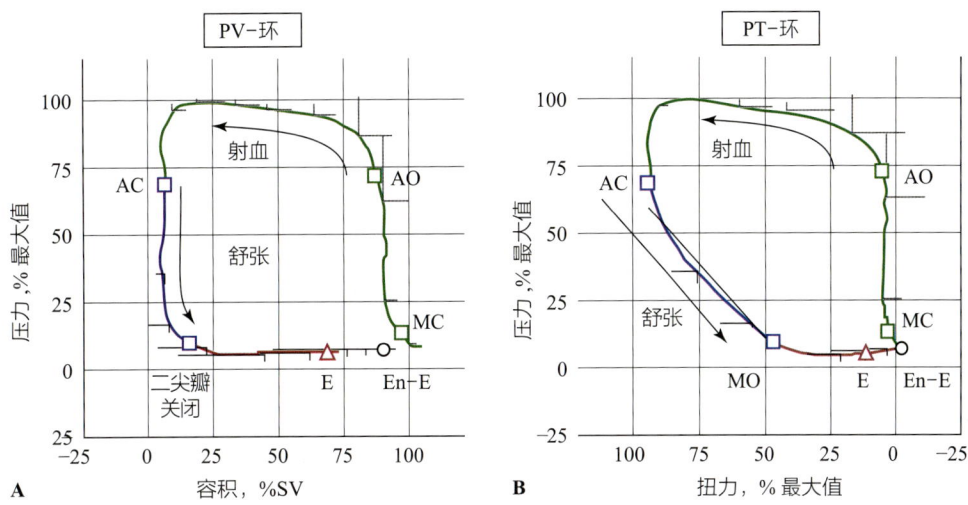

▲ 图 50-4 **A.** 左心室的压力－容积（PV）（工作）回路；**B.** 左心室的压力扭转（PT）环。可变负荷（腔静脉闭塞）期间的循环以及相关的收缩和舒张刚度曲线。**Ac/Ao.** 主动脉瓣关闭/打开；**E.** 峰值；**En-E.** 填充结束；**MC/MO.** 二尖瓣关闭/打开；**SV.** 每搏输出量

引自 Notomi Y, Martin-Miklovic MG, Oryszak SJ, et al: Enhanced ventricular untwisting during exercise: a mechanistic manifestation of elastic recoil described by Doppler tissue imaging. Circulation 113[21]:2524–2533, 2006

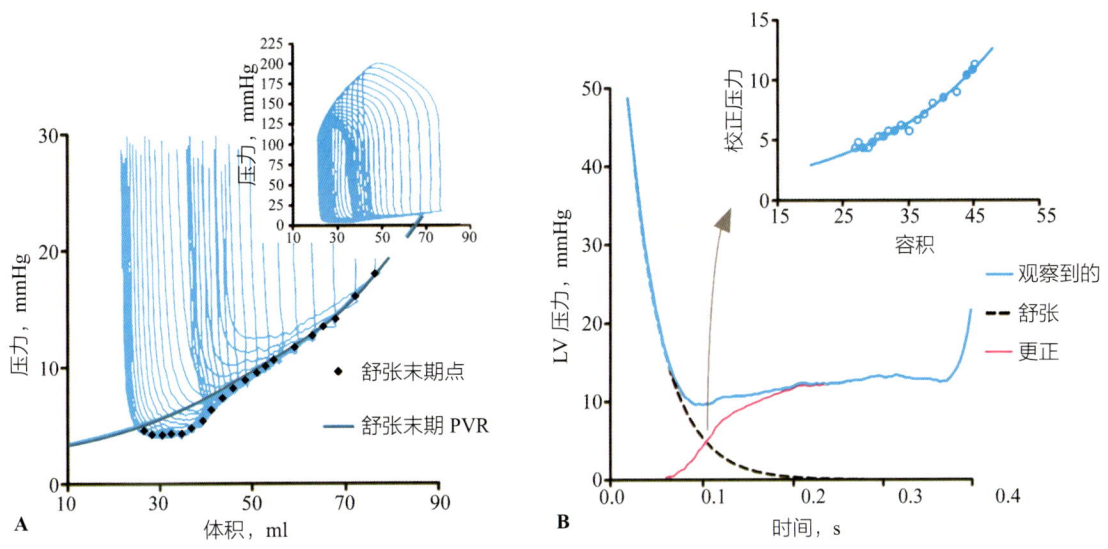

▲ 图 50-5 舒张末期压力－容积的表征关系（EDPVR）通过多次拍（A）和舒张校正的单拍（B）方法。请注意，A 中的图形从完整的压力－容积循环数据（插入）中展开。**LV.** 左心室

引自 Jaber WA, Lam CS, Meyer DM, et al: Revisiting methods for assessing and comparing left ventricular diastolic stiffness: impact of relaxation, external forces, hypertrophy, and comparators. Am J Physiol Heart Circ Physiol 293[5]: H2738–2746, 2007

框 50-1 舒张末期压力 – 容积关系
EDPVR 受以下因素影响：
• 心肌（肌细胞和细胞外基质）被动刚度
• 肌细胞松弛
• 心室吸引
• 心室相互作用
• 心包

（二）舒张末期压力-容积关系（左心室顺应性）

EDPVR 通常以指数关系[2]描述。

$$P_{ED} = A + B e^{\alpha V_{ED}} \quad (1)$$

其中 P 是左心室压力，V 是左心室容积，ED 是舒张末期，A 是左心室压力的偏移；B 和 α 是舒张刚度常数。请注意，EDPVR 曲线向上移动到左表示舒张期室刚度的增加（顺应性降低）。向下或向右移动曲线意味着舒张室刚度降低（顺应性增加）。

值得注意的是，干预前后受试者之间 EDPVR 的统计学比较是一个问题。t 检验不合适，因为它没有考虑到共线性[16, 17]。对数变换允许使用多个线性回归，但必须删除偏移项（A）[16, 17]。

$$\ln(P_{ED}) = \ln(B) + \alpha(V_{ED}) \quad (2)$$

其中 P 是左心室压力，V 是左心室容积，ED 是舒张末期，A 是左心室压力的偏移，B 和 α 是舒张刚度常数。框 50-1 中列出了确定 EDPVR 的机械因素的简短列表。

（三）心肌刚度

肌细胞和 ECM 刚度（前面讨论过）是心脏 LV 舒张功能的决定因素。现在认识到肌细胞的被动刚度依赖于巨细胞内蛋白质肌巨蛋白。如前所述（图 49-3），Z 线或 Z 盘是 I 带的中心点和肌动蛋白的附着点（细丝）。M 线是 A 带的中心点（肌球蛋白；粗丝）。肌动蛋白分子从 Z 线延伸到 M 线[18]。连续的肌动蛋白分子头对头和尾对尾排列，形成连续的蛋白质结构，延伸肌细胞的整个长度。大多数的肌巨蛋白 I 带区域是可扩展的并且起到分子弹簧的作用，当细胞被拉伸或压缩时会产生恢复力。肌巨蛋白充当弹簧，当压缩或拉伸时产生恢复力[19]。图 50-6[19] 显示了肌

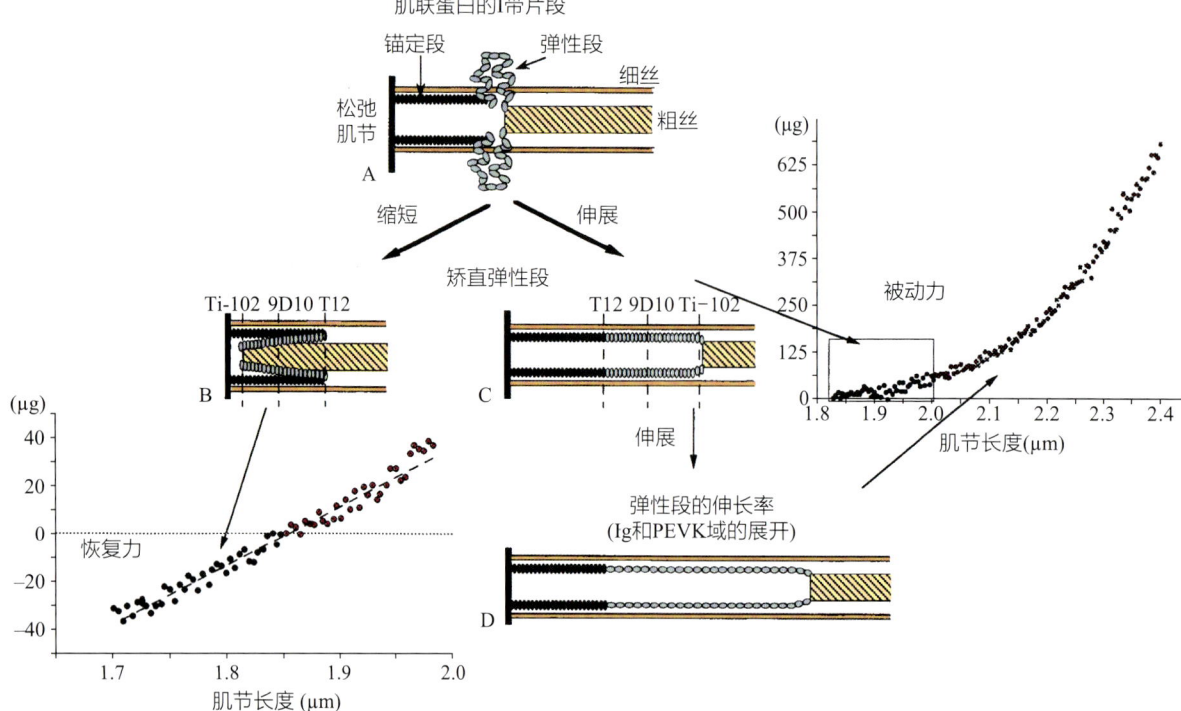

▲ 图 50-6 关于肌动蛋白如何产生被动力和恢复力的工作假设。Ig. 免疫球蛋白；PEVK. 果仁糖、谷氨酸、缬氨酸和赖氨酸

引自 Helmes M, Trombitas K, Granzier H: Titin develops restoring force in rat cardiac myocytes. Circ Res 79[3]:619–626, 1996

巨蛋白结构。

（四）肌细胞松弛

左心室舒张是舒张早期充盈的一个组成部分。LV 舒张是能量依赖性过程，涉及从肌钙蛋白-C 中除去 Ca^{2+}，然后肌动蛋白和肌球蛋白交叉桥解离，从而允许肌原纤维松弛并恢复其原始的舒张末期长度[20]。典型的 LV 弛豫曲线见图 50-5B[21]。

LV 舒张通常由等容舒张（T）的指数时间常数决定，需要心脏导管检查术来测量 LV 压力。

$$P(t) = P_0 e^{-\frac{t}{T}} \quad (3)$$

其中 P（t）是左心室压力随时间的变化，P_0 是 dP/dt_{min} 时的压力，t 是 dP/dt_{min} 后的时间，T 是等容压降的时间常数[22]。图 50-5B 演示如何从实际的舒张压力数据中减去舒张压力（公式 3）以获得校正压力[21]。

（五）左心室扭转和反冲

前面描述的肌纤维结构（心室组织的结构）导致 LV 在心脏收缩期间经历扭转。扭转的大小是肌细胞收缩性的函数[23]。当肌细胞收缩和扭转发生时，细胞外胶原基质[24]和细胞内蛋白被压缩[18]。在舒张早期发生解旋。在等容舒张期间，LV 解旋发生 40%[25]。

在心室充盈期间，LV 继续解旋。二尖瓣打开后立即在 LV 顶部和底部之间形成压力梯度[26]，这决定了早期 LV 的充盈[27]。解旋率是 LV 顶部和底部之间压力梯度的预测因子，也是舒张期松弛时间常数的预测因子[28]。最后，反冲率是 LV 舒张的前负荷独立评估[29]。

（六）心室吸引

在一系列实验中显示了左心室舒张早期负性腔内压力的存在[30, 31]，其中 Starr Edwards 二尖瓣瓣膜在舒张期充盈期间被修改为闭合。来自 Yellin 的一项实验的数据见图 50-7，其中二尖瓣关闭引起 LV 负压（在灰条的右侧）[31]。

现在认为心室吸引是由舒张早期压缩的肌细胞的 LV 扭转和弹性回缩引起的。概念是收缩末期容积低于舒张平衡容积[32]。因此，根据肌细胞松弛的时间过程，LV 产生前面描述的负性腔内压力。简而言之，心室吸引有助于通过二尖瓣将血液吸入腔室。

（七）超声心动图测量舒张功能

舒张功能的大多数临床测量集中于超声心动图多普勒血流模式。通常，早期血流（E 波）高于与心房收缩（A 波）相关的流量。二尖瓣血流模式见图 50-8[33]。舒张功能障碍通常与 E/A 比值的逆转有关[34]。然而，扩张型心肌病的 E/A 比值可以介于完整的 A 波优势（这表明心室依从性

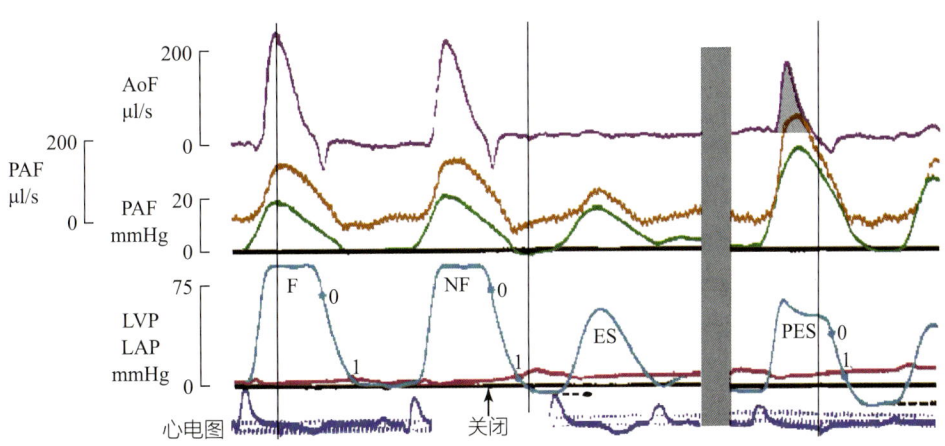

▲ 图 50-7　二尖瓣关闭的血流动力学反应的示波记录

注意，在二尖瓣关闭（灰色条）后，心脏舒张期间的左心室压力（LVP）为负。AoF. 主动脉血流；ES. 收缩期搏动；F. 充盈期搏动；LAP. 左心房压力；NF. 非充盈期搏动；PAF. 肺动脉血流；PES. 收缩后搏动；RVP. 右心室压力；[引自 Yellin EL, Hori M, Yoran C, et al: Left ventricular relaxation in the filling and nonfilling intact canine heart. Am J Physiol 250[4 Pt 2]:H620–629, 1986.）

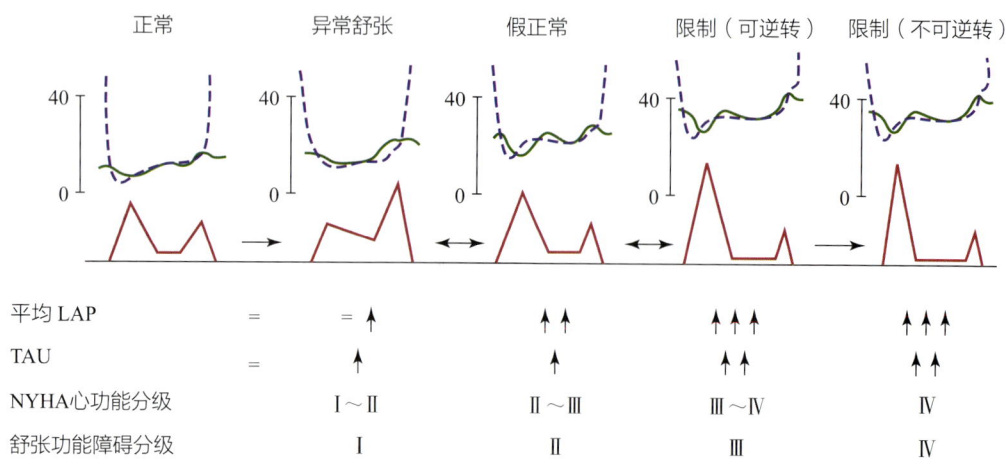

▲ 图 50-8 基于心脏病患者疾病模式进展的舒张功能障碍评分系统图

LAP. 左心房压力；NYHA. 纽约心脏协会分型；TAU. 左心室舒张的时间常数（见公式 3）

引自 Nishimura RA，Tajik AJ：健康和疾病中左心室舒张充盈的评估：多普勒超声心动图是临床医生的 Rosetta Stone. *J Am Coll Cardiol* 30 [1]：8-18，1997

降低）和假正规模式（E 波优势）之间[35]。然而，由于心房压力、心室舒张时间和二尖瓣关闭不全等混杂因素，二尖瓣模式难以解释[36]。此外，衰老与 E/A 比值下降有关，可能与随着年龄增加心肌纤维化有关[37]。图 50-8 中可见异常的二尖瓣流动模式[33]。

（八）心房收缩

心室舒张末期的心房收缩增强了下一次心室收缩前心室的最终充盈[38]。

（九）心肌缺血引起的舒张功能障碍

急性冠状动脉闭塞导致 EDPVR 向上和向左移动[39]。最初认为 EDPVR 的变化是心肌被动刚度增加的线索。然而，现在认为 EDPVR 的变化继发于由完整的心包介导的右心室压力增加[40]。前壁心肌缺血还与 LV 顶部和底部之间的压力梯度的降低相关，其通常在心脏舒张的快速推进期间发生。该机制被认为是心肌收缩力和 LV 扭转的丧失以及随后在弹性反冲期间释放的能量无法储存[26]。值得注意的是，DCM 患者显示出异常低的舒张期吸力[41]。机制可能是相似的。

（十）肥大的舒张功能障碍

向心性肥大是 LV 的肥大，其中壁厚与心室半径的比例增加[42]。它通常由高血压和主动脉瓣狭窄引起。向心性肥大的舒张功能障碍的原因被认为是心肌刚度的增加，而不是心肌舒张或回缩的改变[43]。在主动脉瓣狭窄的患者中，大约 50% 收缩期射血正常的患者和 100% 患有功能低下的患者发现舒张功能障碍[44]。

四、收缩功能和心室收缩末弹性

（一）心输出量和心脏指数

最简单和最常见的收缩功能测量是心输出量（CO）和射血分数。舒张期（ED）和收缩期（ES）的容积之差是每搏输出量（SV）。

$$SV = V_{ED} - V_{ES} \quad (4)$$

并且心输出量是每搏输出量乘以心率（HR）。

$$CO = HR \times SV \quad (5)$$

为了解释不同体型的受试者心输出量的预期差异，我们可以使用心脏指数（CI），它可以根据体表面积评估心输出量。

$$CI = \frac{CO}{BSA} \quad (6)$$

（二）Swan-Ganz 导管

指示剂稀释技术被广泛用于估算心输出量，使用 Swan Ganz 导管进行热稀释是最常用的指示剂方法[45]。通过 Swan-Ganz 导管的近端口将大剂量的室温盐水注入右心房。当导管通过肺动脉时，导管尖端的热敏电阻测量温度的变化[45]。使热稀释心输出量与用 Fick 原理的心输出量测量相比是有利的[46]。

Swan-Ganz 导管被许多心脏手术室使用；然而，最近有关该设备的风险收益有争议[47]。0.1% 的患者出现包括右心室穿孔和肺动脉破裂在内的并发症[48]。最近的一项 Meta 分析发现，优势比为 1.0[49]。

（三）射血分数

SV 与 ED 容积的比率是射血分数（EF）。

$$EF = \frac{SV}{V_{ED}} \quad (7)$$

心输出量和射血分数均对后负荷敏感。具体而言，后负荷（血流阻力）越大，心输出量和射血分数越低。此外，改变心室大小和材料特性的手术和操作可导致射血分数增加，这并不代表心室泵功能的真正增加。Dickstein 及其同事之前就 Batista 手术和 Wall 及其同事[51]就细胞移植都提出了这一点。因此，如果外科手术增加射血分数，则该泵功能得到改善的结论是不正确的。

（四）收缩末期压力-容积关系

一些作者提出了 ESPVR 的概念，并建议它可以作为全心室收缩力的指标[52-57]。原则上，ESPVR 的测量是直截了当的。它仅需要在两个或更多的前负荷或后负荷条件下获取心室压力-容积（PV）环。识别这些 PV 环上的收缩末期点，并通过它们画出一条线；该线的斜率是收缩期（峰值）弹性或 E_{max}[52-57]。有和没有儿茶酚胺作用的典型 ESPVR 关系如图 50-9 所示[57]。

ESPVR 具有很大的价值，因为它具有固有的负荷独立性；但是，必须认识到 ESPVR 本身不是泵功能，因为它不考虑舒张功能。与 EF 一样，Dickstein 及其同事之前已经就 Batista 手术提出了这一点。

E_{max} 通常用以下等式描述。

$$P_{ES} = E_{ES}(V_{ES} - V_O) \quad (8)$$

其中 ES 是收缩末期，而 E_{ES} 和 V_O 分别是 ESPVR 曲线的斜率和容积截距[55]。注意，ESPVR 曲线向上和向左移动表示心室收缩刚度的改善。

曲线向下或向右移动意味着收缩功能更差。注意这两个斜率和截距可以改变[12]。

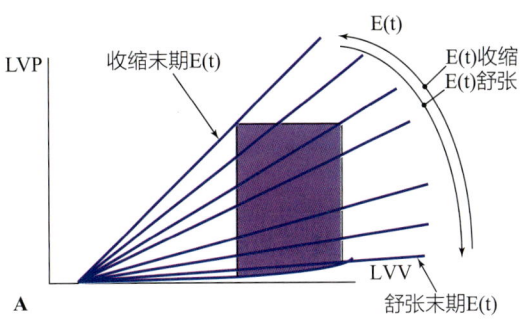
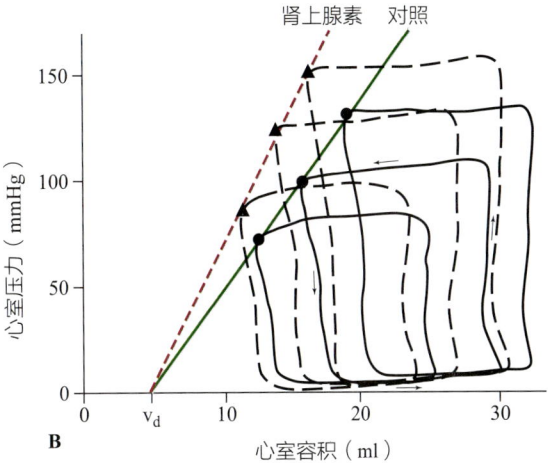

▲ 图 50-9　A. 时变弹性 [$E_{(t)}$] 概念和收缩末期压力-容积关系图（ESPVR），有或没有儿茶酚胺作用；B. 左心室压力-容积环图失神经心脏。LVP. 左心室压力；LVV. 左心室容积

引自 Suga H, Sagawa K, Shoukas AA: Load independence of the instantaneous pressure-volume ratio of the canine left ventricle and effects of epinephrine and heart rate on the ratio. *Circ Res* 32[3]:314–322, 1973

（五）心肌缺血引起的收缩功能障碍

心肌缺血和梗死导致所涉及的心肌细胞收缩功能丧失。结果，ESPVR 曲线向右移动[58]。

五、泵功能

（一）Frank-Starling 关系

心输出量由内在的心脏和外在机制调节。Frank-Starling 关系是主要的内在心脏调节机制。1914 年，Patterson 和 Starling 描述了每搏输出量-末期舒张和每搏输出量-末期舒张压关系[59,60]。Starling 的工作非常出色，因为他没有心脏成像并且依赖于心脏周围的圆柱形容器中的水置换作为左心室容积的量度。每搏输出量-舒张末期压力通常被称为Frank-Starling关系或Starling定律。

Frank-Starling关系的分子决定因素在第48章中讨论。简而言之，肌细胞产生的力的大小取决于它们在收缩开始时的初始长度，如Frank-Starling所述。Frank-Starling关系的一般形态见图50-10[61]。尽管用二次多项式函数来近似关系，但不存在特定的数学关系[62]。注意Frank-Starling曲线向上和向左移动反映了泵功能的改善。曲线向下和向右移动意味着泵功能更差。

最近，Flower及其同事[61]推荐了每搏作功-舒张末期容积关系，因为它具有线性特性（图50-10）。

$$SW = M_W(V_{ED} - V_W) \quad (9)$$

其中 M_W 和 V_W 分别是前负荷可调节每搏作功（PRSW）关系的斜率和截距[61]。每搏作功定义如下。

$$SW = \int_{ED}^{ES} P(V)dV - \int_{ES}^{ED} P(V)dV \approx P_{Max}SV \quad (10)$$

其中 SW 是每搏作功，ED 是舒张末期，ES 是收缩末期，P 是左心室压力，V 是左心室容积，SV 是每搏输出量。请注意，必须考虑两种类型的作功。从心脏舒张末期到收缩末期的积分给出心脏在心室射血期间所作的功。一旦二尖瓣打开，脉管系统就会在心室充盈期间对心室进行作功。舒张末期压力-容积关系下的压力-容积图的积分给出了心室上脉管系统所作的功。

（二）张力频率关系

收缩频率对心肌张力的产生的影响被称为张力频率关系或阶梯或起步现象[63, 64]。具体而言，在离体猫乳头肌中，当收缩从20次/min增加到200次/min时，所产生的力显著增加[65]。这种效应被认为是继发于细胞内 Ca^{2+} 浓度增加。张力频率关系在正常人心脏中起作用[66]。然而，心率对肥厚型心肌病患者EES[67]和扩张型心肌病患者肌条的张力发展不存在影响[66]。

六、血压和心脏输出的非Starling调节

心输出量的外在调节机制由自主神经系统介导，包括对心率和心室收缩力的影响。源自脊髓上胸段和下颈段的传出交感神经纤维与星状和中间神经节中的节后纤维突触。节后交感神经纤维在交感神经纤维进入心脏之前加入交感神经纤维以形成心丛。节前性副交感神经纤维在迷走神经中走行，与心脏外膜细胞的节后纤维突触[44]。交感神经活动增加心率，而副交感神经减少心率。值得注意的是，副交感神经活动通常占主导地位。

压力和容积受体为两种重要的心率调节机制提供输入：压力感受器[14]和Bainbridge反射[13]。全身血压的增加刺激颈动脉窦和主动脉弓中的压力感受器并增加副交感神经张力，导致心率降

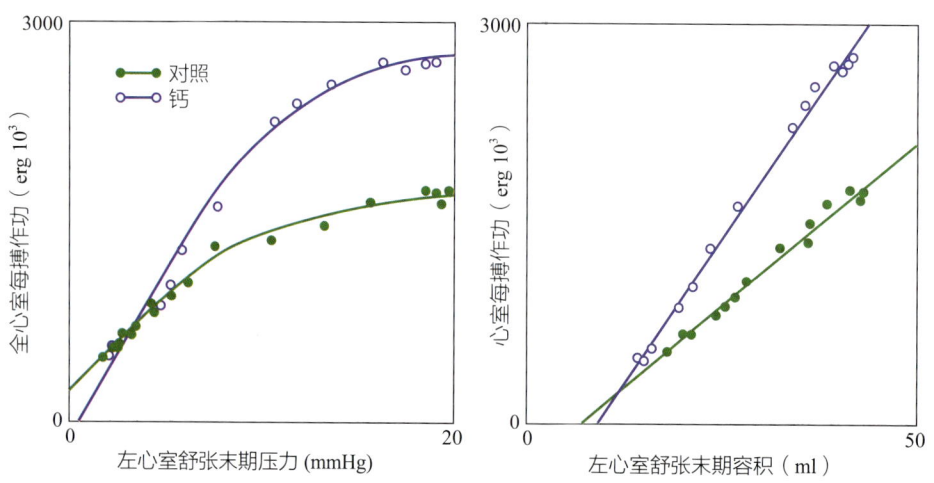

▲ 图50-10 钙输注对每搏作功与舒张末期压力（左）和每搏作功与舒张末期容量（右）的影响

引自 Glower DD, Spratt JA, Snow ND, et al: Linearity of the Frank-Starling relationship in the intact heart: the concept of preload recruitable stroke work. *Circulation* 71:944–1009, 1985

低[14]，这被称为压力感受器。相反，循环血容量的增加刺激心房中的拉伸受体并增加交感神经张力，导致心率增加（即 Bainbridge 反射）[13]。由此产生的心率变化是竞争反应的总和。

此外，自主神经系统改变心房和心室收缩力。与心率的影响相比[68]，心脏交感神经纤维的刺激已被证明可使 LV 压力加倍，交感神经活动对收缩力的影响强于副交感神经活动。

多种循环激素影响心肌收缩力。最明显的激素是肾上腺素，它从肾上腺髓质释放到血液循环中，作为身体对危险或其他压力的紧急反应的一部分。其他增加收缩性的循环激素包括甲状腺激素[40]、胰岛素[43]和胰高血糖素[69]。

七、心肌能量消耗和效率

心肌能量消耗的决定因素

由于心脏能量代谢是有氧的，因此心肌耗氧量（MVO_2）应与心肌能量消耗成比例。许多研究者提出了解释心室能量消耗的模型[70, 72]。Braunwald 在 20 世纪 50 年代开始的开创性工作中发现了心壁张力[70]和收缩性[71]是 MVO_2 的决定因素。Braunwald 的张力时间指数概念已被 Weber 等扩展为收缩期的积分[68]。应该注意的是，Braunwald 在这个领域的工作是我们治疗心肌缺血的基石，如减少后负荷和 β 受体阻断药减少心率。

Suga 及其同事[73]提出了一种基于压力－容积分析的心肌能量消耗模型；他们使用一种孤立的心脏模型，允许弹出具有可变后负荷的搏动来研究每搏作功、势能和心肌耗氧量之间的关系。有趣的是，他们发现压力－容积分析描述的心室能量与氧气消耗之间存在密切关系。具体而言，他们发现每次心脏搏动的总耗氧量与势能（图 50-11，紫色三角形）和每搏作功的总和成正比（图 50-11，金）。

$$PVA = (SW + PE) \alpha MVO_2 \quad (11)$$

PVA 是压力容积区域，SW 是每搏作功，PE 是势能[73]。

心室功能的效率可以通过外部作功除以每次心脏搏动消耗的总能量的比率来计算。总作功量等于每次心脏搏动的总能量消耗。每次心脏搏动所消耗的总能量等于外部作功和每次心脏搏动的势能之和。因此，效率可以从泵消耗的氧气除以每次搏动消耗的总氧气量得出[74]。

$$效率 = \frac{SW}{MVO_2} \quad (12)$$

可以通过 LV 压力－容积图中 EE 和 EA 的相对变化，解释 SW/MVO_2 效率的所有变化。

八、后负荷和心室动脉耦合

最佳血管功能对于最佳的心室功能至关重要。阻抗是系统与驱动功能的对抗。当源的输出阻抗等于负载的输入阻抗时，实现系统的最大能量传递。

心脏的阻抗可以通过压力－容积关系来描述。收缩末期压力－容积关系描述了心脏的输出阻抗。Sunagawa 及其同事[75]开发了一个公式，给出 SV 作为给定前负荷作为收缩期心室特性（E_{ES}，V_0）和动脉弹性（E_A）的函数[75]。该模型

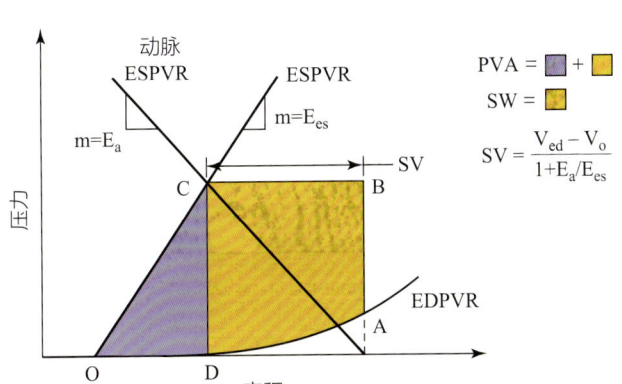

▲ 图 50-11　基于压力－容积分析的心肌能量消耗模型

灰色三角形，势能。A. 舒张末期；B. 射血开始；C. 收缩期结束；D. 等容舒张的结束。请看关于动脉 ESPVR 和 EA 的解释的后负荷和心室动脉耦合的部分。EDPVR. 舒张末期压力－容积关系；ESPVR. 收缩末期压力－容积关系；PVA. 压力容积区；SV. 每搏输出量；SW. 中风工作（引自 Suga H: Total mechanical energy of a ventricle model and cardiac oxygen consumption. Am J Physiol 236[3]:H498–505, 1979.）

包括血管系统作为改进的 Windkessel 元素，E_A 是 Windkessel 元素阻抗的集总参数表征[76]。方程式如下。

$$SV = \frac{V_{ED} - V_0}{1 + \frac{E_A}{E_{ES}}} \quad (13)$$

其中 SV 是每搏输出量，V 是 LV 容积，ED 是舒张末期，V_0 和 E_{ES} 分别是 ESPVR 关系的截距和斜率，E_A 是动脉弹性。

Burkoff 和 Sagawa[76]扩展了 SV/EA 相关性（方程13）[75]，包括 SW、MVO_2 和心室效率。该模型预测当 $E_A = E_{ES}$（$EA/E_{ES} = 1$）时，SW 将是最大值[76]。注意，导致效率最高的后负荷始终低于提供最大 SW 的后负荷，因为担心在不同点发生了最大的 E_A/E_{ES}，因为冲击量和效率发生在不同点，De Tomb 及其同事测量了孤立心脏中的每搏作功。发现最大每搏作功发生在 $E_A/E_{ES} = 0.80$，但效率在 $E_A/E_{ES} = 0.70$ 时最大。然而，有一个显著的 E_A/E_{ES} 值范围，其中每搏作功和效率都超过其最大值的 90%（图 50-12）[77]。因此，LV 和动脉系统之间的阻抗匹配确实似乎是重要的。

随后在患有扩张型心肌病的患者中测量 E_A/E_{ES}。E_A/E_{ES} 为 3.24，但患者给予多巴酚丁胺时降至 1.86，降低后负荷时降至 1.78[78]。本研究表明，肥厚和衰竭心脏的阻抗匹配远非最佳，为减少后负荷的治疗奠定了基础。

九、区域应变

应变是身体在其参考配置方面的归一化变形。例如，对于一维杆，应变定义如下。

$$\pounds = \frac{I - I_0}{I_0} \quad (14)$$

其中 £ 是应变，I 是变形长度，I_0 是初始长度。

将一维应变扩展到 3D 需要数学表示二阶张量，定义如下。

$$\varepsilon = \begin{bmatrix} \varepsilon_{xx} & \varepsilon_{xy} & C_{xz} \\ \varepsilon_{yx} & \varepsilon_{yy} & C_{yz} \\ \varepsilon_{zx} & \varepsilon_{zy} & C_{zz} \end{bmatrix} \quad (15)$$

其中 ε_{xx} 是 x 方向上的法向应变，ε_{xy} 是 y 方向上 x 面上的剪切应变。注意，应变张量与 $\varepsilon_{xy} = \varepsilon_{yx}$ 对称，因此只有 6 个独立变量。正常和剪切应变的图形表示如图 50-13 所示。

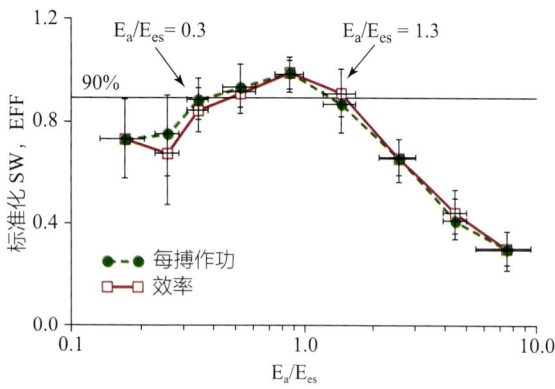

▲ 图 50-12 平均标准化每搏作功（SW）和每搏作功心肌耗氧量（MVO_2），作为动脉弹性（E_a）与收缩末期压力 – 容积关系斜率的曲线的函数（E_a）。EFF. 效率

引自 De Tombe PP, Jones S, Burkhoff D, et al: Ventricular stroke work and efficiency both remain nearly optimal despite altered vascular loading. Am J Physiol 264[6 Pt 2]:H1817–1824, 1993

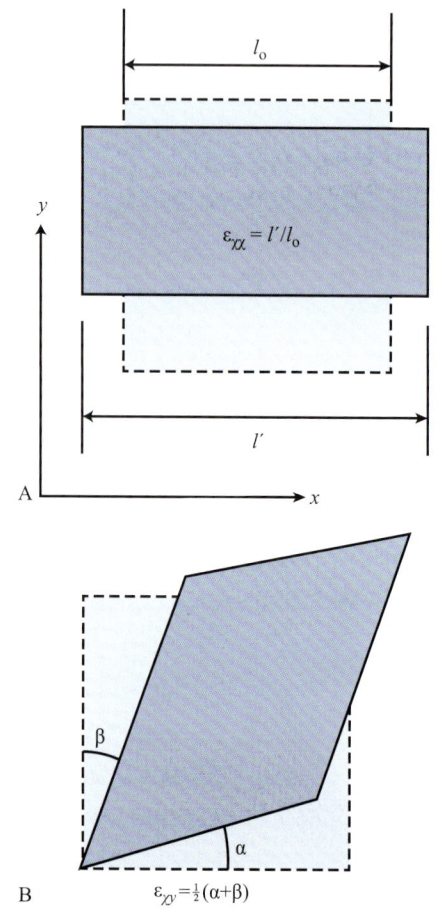

▲ 图 50-13 正常（A）和剪切（B）应变的图形表示

此外，法向和剪切应变值取决于参考系的选择。例如，其中 ε_{xx} 在局部肌纤维方向上取向的参考系将不同于 ε_{xx} 在圆周或环向上取向的参考系。另外，在每个位置处的组织中总是存在一组相互正交的初始方向，其将在运动之后保持正交，即"特征向量"或变形的主要方向。其中一个方向位于最大延长方向，另一个方向位于最小延长或最大缩短方向；沿着这些方向的特征向量的应变分量称为主要应变。主要应变及其方向提供了与参考框架选择无关的变形描述。

（一）植入标记

区域心脏应变测量被广泛用于评估区域心肌功能。从等式 14 可以明显看出，为了测量心脏应变，需要跟踪特定组织区域随时间的变形。一种方法是跟踪植入的射线照相标记物[79-81]。第二种方法是使用声学测量法来测量一维或三维心脏位置和应变[82-84]。

然而，这种方法的侵入性限制了这种方法主要用于动物研究。

（二）超声心动图

近几十年来现代成像技术的快速发展使得有可能在人类受试者中非侵入地测量体内心脏应变。目前有两种超声心动图方法可用于测量心脏应变。第一种方法是组织多普勒成像[85]，使用回波多普勒来测量近端 LV 壁中心肌的速度。速度的梯度给出了超声波束方向上的一维组织变形率（也称为应变率，$e = \dfrac{d\varepsilon}{dt}$）。然后通过整合心脏循环中的应变率来计算心脏应变[85]。

应变测量的第二种超声心动图方法是斑点追踪超声心动图[85]。斑点是出现在 B 型超声心动图图像上的超声心动图非均匀性区域。这些区域是由超声波的反射、折射和散射引起的随机产生的伪像心壁上的光束[85]。保持稳定的斑点可以用作跟踪心脏运动的标记。通常，应用图像相关方法以逐帧地跟踪斑点。可以跟踪心脏壁的完整二维运动，并且随后可以根据这些运动数据计算二维心脏应变。最近，斑点追踪技术已经扩展到 3D。

（三）磁共振成像

磁共振图像作为用于心脏运动的非侵入性评估的方法具有若干优点，包括恢复心脏壁内的完整 3D 运动模式的可能性。已经使用两种方法来研究 MRI 的心肌运动。第一种方法是磁化标记，它使用改进的非侵入性 MRI 技术创建局部的组织磁化的扰动 [例如，磁化空间调制（SPAMM）][86-88] 非侵入性地在心壁内产生 MRI 可见的界标。这些标记物沿着下面的组织移动并且将在组织的顺序上持续数次 T_1 弛豫时间（参见 Bernstein 及其同事[89] 关于 T_1 和 T_2 弛豫时间的参考文献），以便可以在心动周期内跟踪它们。第二种方法是所谓的位移编码方法[90]。MRI 使用沿着 3 个垂直方向具有强空间梯度的磁性毡来创建测量对象的图像。在这样的磁场中移动物体，磁性梯度会导致相移，从而在采集的图像中产生伪影。已知相移量与运动程度线性相关。这个性质已被用于非侵入性 MRI 以测量体内血流速度[91-93]。然而，直接相移方法受到组织 T_2 弛豫时间的限制，这比 T_1 弛豫时间短得多，并且不适合于全周期心脏运动测量[90]。位移编码刺激回声技术通过创造性地将 SPAMM 和相移技术结合在一起来解决这个问题[90]。位移编码的相位信息沿着静磁场的方向存储，从而导致编码持续时间与 T_1 弛豫时间相当。

十、区域负荷与有限元方法

心房和心室心肌、瓣膜和心脏结构的负荷分布由以下几点决定：①壁的三维几何和组织结构；②心室腔和心包压力和结构，如心室底部的环形骨架施加的边界条件；③肌纤维的三维机械特性及其在松弛和主动收缩状态下的胶原相互作用。在这样一个复杂且不断变化的机械系统中，为了预测心壁负荷的分布而制定数学模型显然是困难的，但有一些重要的原因可以尝试。准确的心室心肌力学模型将为解释病理状况中发生的心脏功能的复杂区域变化提供坚实的基础，如缺血性心脏病[94,95]，就组织局部特性的变化而言。了解完整心肌中的负荷分布也可以提供对正常心室功能的有价值的了解，因为局部冠状动脉血流、心肌耗氧量[96]、肥大和重塑[97, 98]都受到心室壁负荷的影响[99]。

为了使这个问题在数学上易于处理，许多工作人员使用简单的几何近似法开发了左心室力学模型，如薄壁球体[100]、薄壁椭圆体[101-105]、厚壁椭圆体[101-104, 106, 107]、厚壁球体[108-113]、厚壁圆柱体[96, 114-121]、旋转固体[122]，和非圆柱体[123]。

$$P = \frac{T_1}{r_1} + \frac{T_2}{r_2} \quad (16)$$

其中 P 是腔内压力，r_1 和 r_2 是膜的最大和最小（主要）曲率半径，T_1 和 T_2 是膜沿相应方向的张力[124]。值得注意的是 Laplace 负荷定律假设一个薄壁球体（即壁厚与半径的比值很小）；因此，计算的是张力，而不是压力。

这种近似通常忽略了心壁的材料特性的非均质性。此外，它们通常也忽略了即使在没有压力差（无负荷状态）的情况下，在心壁中也存在显著的残余负荷，即使在没有收缩或室内加压的血液的情况下通过切口进入心壁的实际表现也是如此[122, 125]。

尽管存在这些局限性，但使用 Laplace 定律预测的压力在正常和全腔异常的 LV 中是准确的[126]。然而，Laplace 定律在心肌梗死（MI）后的 LV 中并不准确。例如，Zhang 和他的同事[127]发现改良的 Laplace 和有限元方法在梗死边界区（BZ）心内膜和心外膜中的显著差异[127]。

更复杂的公式试图将室壁的有限厚度明确考虑在内。其中最常见的是 Janz 开发的以下方程式。

$$\bar{\sigma}_{\theta\alpha} = P \frac{\Delta A_C}{\Delta A_W} \quad (17)$$

其中 $\bar{\sigma}_{\theta\alpha}$ 是平均圆周负荷，A_C 是心腔的面积，A_w 是心壁的面积（图 50-14）[122]。

（一）有限元法

早在 1906 年，研究人员首先开始通过用弹性条形网格模拟身体并使用它来建议连续体力学问题的解决方案框架分析方法[128]。1941 年，Courant 认可三角子区域上的分段多项式插值作为变分问题的 Rayleigh-Ritz 解。这两种方法都不实用，因为当时没有计算机，在工程师独立开发之前，Courant 的工作基本上已经忘记了。到 1953 年，结构工程师用数字计算机解决矩阵刚度方程。有限元方法在工程中的广泛使用始于 Turner 及其同事[129]和 Argyris 和 Kelsey 的经典论文[130]。这个术语有限元是在 1960 年创造的，并且该方法在 1963 年开始被认为在数学上是严谨的。

已经提出了许多心室力学的有限元模型，但它们中的大多数不包括与大变形相关的非线性运动学项，因此需要在每个负载步骤处迭代求解非线性控制方程。Janz 和他的同事的研究证明了采用非线性有限变形理论进行分析的重要性[131]。

左心室的一些有限元建模研究通过显示与植入标记测量的心肌应变的良好一致性验证了负荷计算[107, 120, 125, 132]。然而，这种技术是侵入性的并且限于几个同时的 LV 位置（通常仅两个）。随着

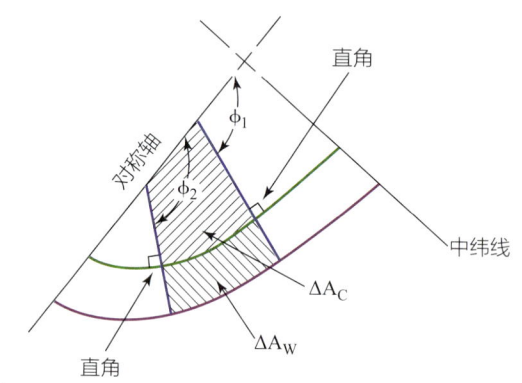

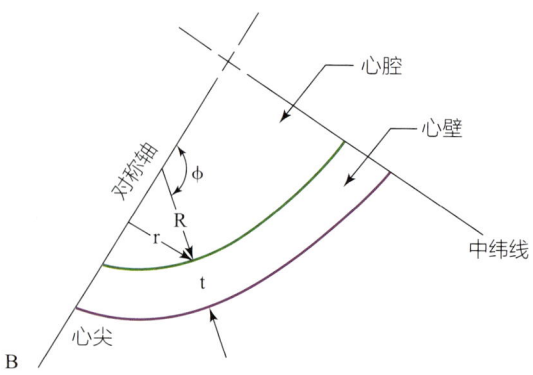

▲ 图 50-14　使用地理公制近似估计局部心肌应激
A_C. 心腔面积；A_W. 心壁的面积；r. 腔表面的圆周曲率半径；R. 腔表面的经向曲率半径；t. 壁厚（引自 Janz RF: Estimation of local myocardial stress. Am J Physiol 242[5]:H875–881, 1982.）

MRI 的进步，心肌应变可以通过标记的 MRI 在整个 LV 中无创地量化[133, 134]。在一项开创性的研究中，Moulton 及其同事[135]使用标记的 MRI 来确定犬心脏搏动的二维有限元分析中的各向同性的舒张期材料特性。用一个更现实的材料定律，Okamoto 及其同事[136]使用标记 MRI 确定三维有限元模型中的各向异性心肌材料特性。然而，实验准备和负荷条件不是生理学的，以产生显著的横向剪切应变。从那时起，Guccione 及其同事[137]已经成功地模拟了心肌梗死的绵羊模型中的终末等容收缩（参见心肌材料参数的逆向计算）。

我们最先进的有限元模型建立在连续大变形介质力学的定律之上，并且已在前面描述过[137, 138]。简而言之，被动心肌由应变能函数 W 建模，它相对于局部纤维方向是各向异性的。

$$W = 0.5C(e^Q - 1) \quad (18)$$

$$Q = [b_f E_{11}^2 + b_t(E_{22}^2 + E_{33}^2 + E_{23}^2 + E_{32}^2) + b_{fs}(E_{12}^2 + E_{21}^2 + E_{13}^2 + E_{31}^2)] \quad (19)$$

其中 E_{11} 是纤维应变，E_{22} 是交叉纤维平面内应变，E_{33} 是径向应变，E_{23} 是横向平面剪切，E_{12} 和 E_{13} 是剪切分别在纤维交叉纤维和纤维径向坐标平面中的应变，其中 $C = 0.88$ kPa，$b_f = 18.48$，$b_t = 3.58$，$b_{fs} = 1.627$[139]。

我们在研究工作中一直使用时变弹性模型来模拟心肌的主动收缩[137]。时变弹性模型具有以下形式。

$$T_0 = T_{max} \frac{Ca_0^2}{Ca_0^2 + ECa_{50}^2} C_t \quad (20)$$

其中 T_{max} 是在最长的肌节长度和最大细胞内钙浓度 $(C_{ao})_{max}$ 达到的最大等长张力，C_{a0} 是细胞内钙浓度，ECa_{50} 是长度依赖性钙敏感性。C_t 是读取的随时间变化的变量。

$$C_t = \frac{1}{2}[1 - \cos(\overline{\omega})] \quad (21)$$

其中 ω 是时间和肌节长度因变量，从收缩开始时的 0 增加到峰值收缩期间的 π，然后在心脏舒张期间减少到 0。该模型是纯粹的现象学模型，但它可以提供合理的心脏收缩预测。

（二）负荷计算

有限元建模可用于计算心房和心室心肌、瓣膜和心脏纤维结构的负荷。而且，有限元建模还可以预测收缩末期和舒张末期压力 - 容积关系，从而预测心脏的泵功能。

一个例子是基于有限元的 Acorn CorCap 心脏支持装置（Acorn CSD）的分析[140]。Acorn CSD 是一种双向编织聚酯纱线夹套，放置在心脏的心室周围。假设 Acorn CSD 可以减少心室壁负荷，停止甚至逆转不良心室重塑过程并改善心脏功能[141, 142]。为了研究 Acorn CSD 对心脏的影响，建立了一种由快速起搏诱发扩张性心肌病的阻塞的双心室的有限元模型。Acorn CSD 被建模为附着于心外膜上的薄壳层。该装置的预拉伸（松弛、拉伸、拉紧）也被建模以研究装置植入对壁负荷和心脏功能的影响（图 50-15A）。模拟显示 Acorn CSD 可以大大减少舒张末期肌纤维负荷（多达 78%）。然而，减压总是伴随着舒张压的降低；LV ED 压力 - 容积关系向左移动 7% 而没有预拉伸，在预拉伸时向左移动 11%。然而，收缩期压力 - 容积关系不受 Acorn CSD 存在的影响。结果，Starling 的关系变得更加压抑，并且没有预拉伸，每搏输出量减少了 23%，预拉伸情况下减少了 30%（图 50-15B）[140]。

（三）心肌材料参数的逆向计算

有限元建模还可用于通过将实验测量的心肌应变与由有限元程序计算的应变进行比较来计算舒张和收缩心肌材料参数。围绕 MI 的非缺血性 BZ 是说明性的。自 20 世纪 80 年代中期以来，人们已经知道，在前期心肌梗死后非缺血性 BZ 患者的收缩期缩短[143]，和 Jackson 及其同事[83]描述了绵羊前期心肌梗死后的梗死延长，这种情况在正常的 BZ 血流中令人惊讶地发生[83]。Guccione 通过手动调整局部心肌收缩力对局部收缩性参数 Tmax 进行了逆向计算[137]。直到有限元计算的 BZ 应变与 MRI 测量的应变相似，发现正常灌注 BZ 的区域收缩性减少了 50% 以上，最近，通过自动优化程序优化了心肌材料参数[144, 145]。

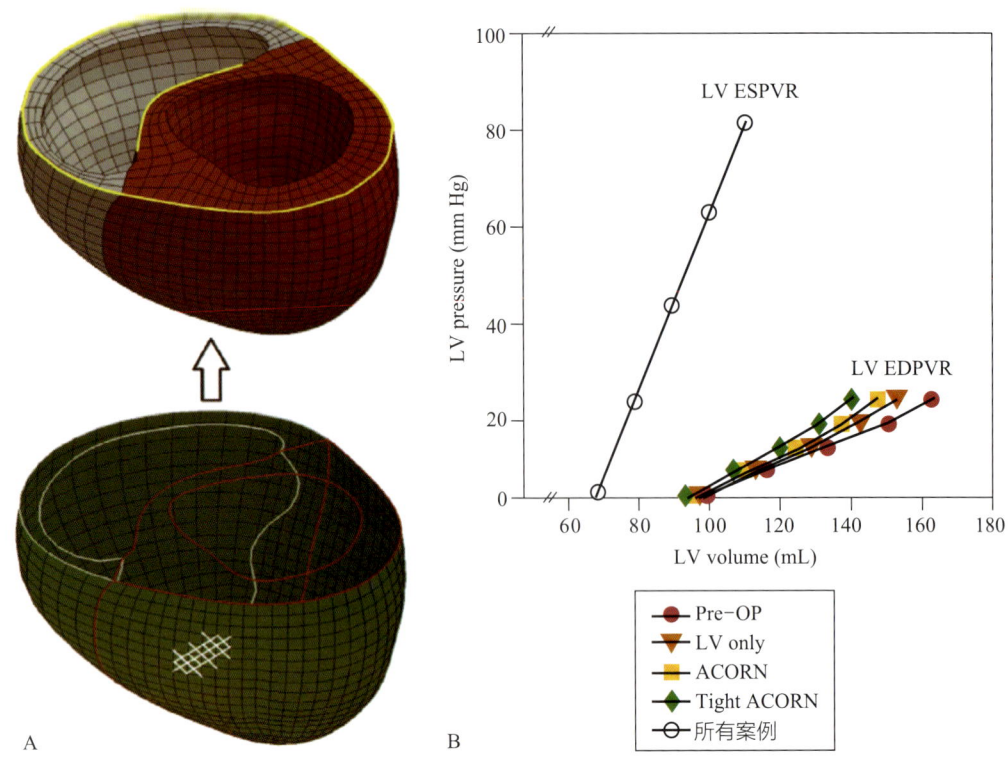

▲ 图 50-15　A. 快速起搏诱发的心肌病犬心脏创建的双心室有限元模型。B. 左心室收缩末期（**LV ESPVR**）和舒张末期（**LV EDPVR**）压力 – 容积关系（**Pre-OP**）之前和之后（不同装置植入：**LV Only** 装置仅包裹在左心室周围；**ACORN**- 松弛橡子植入；紧密 **ACORN**：装置在植入前被拉伸）

（四）虚拟手术

心脏手术通常涉及组织切除、缝合或机械装置植入。与传统动物实验相比，有限元建模的独特优势在于它能够进行重复的虚拟实验。

一个例子是使用基于后外侧心梗后 8 周具有中度缺血性二尖瓣反流的绵羊的有限元模型进行的二尖瓣环成形术的模拟[146]。心脏 MRI 用于测量心脏几何形状和心脏收缩运动。创建了包括左心室和二尖瓣的有限元模型。使用这两个环使用所谓的虚拟缝合技术创建并植入鞍形（Physio Ⅱ；Edwards Lifesciences，Irvine，CA）和非对称（IMR ETLogix；Edwards Lifesciences）瓣环成形术环的有限元模型（图 50-16）。虽然两个环均显示可降低基底区域的 LV 收缩末期肌纤维负荷，但 ETLogix 环被发现具有略高的心室壁负荷降低效应[146]。

（五）多尺度建模

心血管系统本质上是多物理学、多尺度系统。它涉及电生理学、心脏力学和血流动力学涵盖分子、细胞、组织、器官和全身。目前正在开展研究工作，开发多尺度、多物理场仿真工具，最终能够以综合方式模拟复杂的心血管系统[147]。潜在的应用包括预测心脏手术的效果（例如，心脏再同步治疗[148]、被动心脏约束[140]），研究新药对心血管系统的影响[149]，揭示心脏病的机制[150]，等等。

这种多物理场模型的一个关键组成部分是肌丝主动收缩模型，其中包括心脏力学的电生理学。方程 19 和 20 列出的主动收缩模型不适合这样的任务。需要越来越复杂的模型；多年来，已经开发了许多这样的模型[151-155]。这些模型通常寻求直接模拟交叉桥、肌细胞中潜在的收缩机制，以及通过一组数学方程的循环动力学。这些模型源于最初由 Huxley 开发的跨桥模型[151]。然而，原始的 Huxley 型模型需要一组偏微分方程（PDE）来模拟附加交叉桥的分数

第二部分 成人心脏手术
第 50 章 心室力学

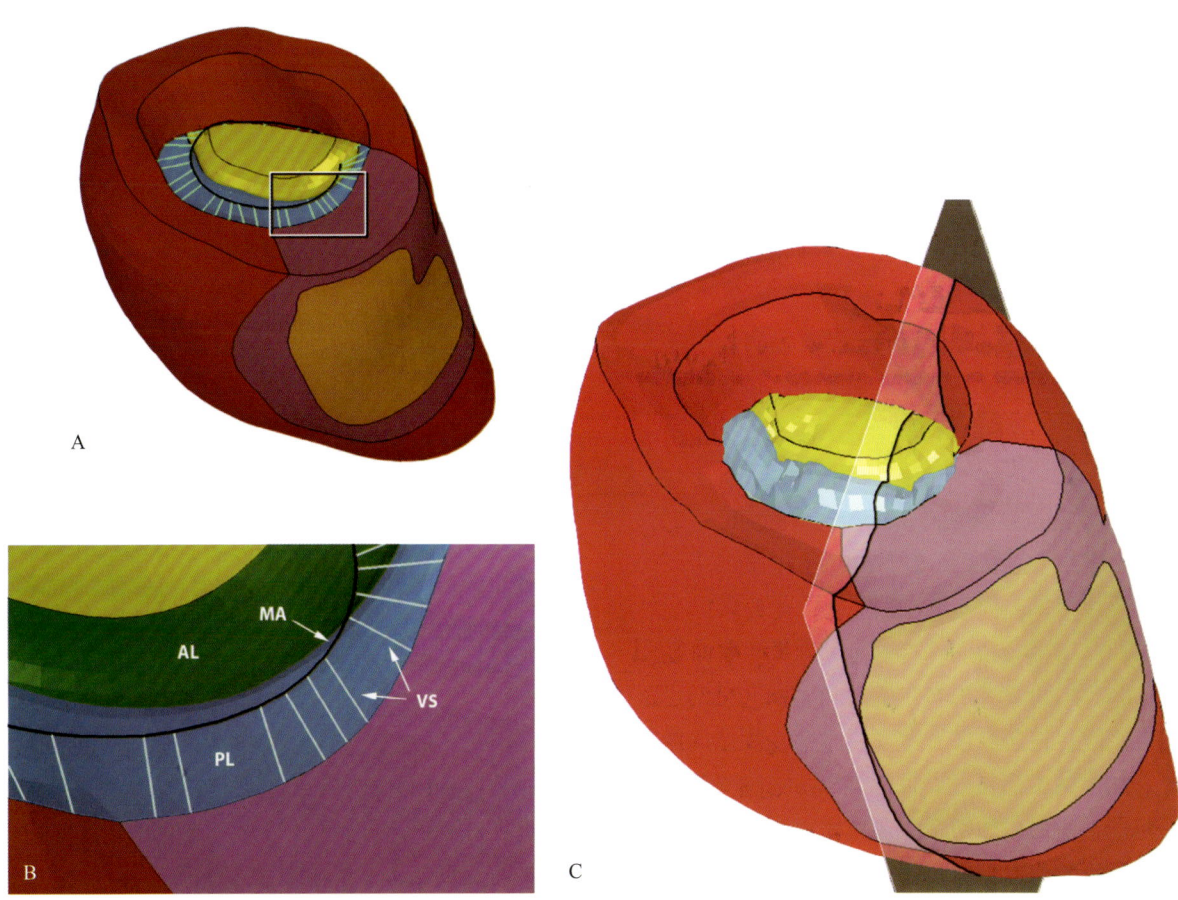

▲ 图 50-16 带有 Physio Ⅱ 环（黑色）的虚拟二尖瓣瓣膜成形术
A. 虚拟缝合线（青色）即将附着 Physio Ⅱ 环；B. 扩展的 A；C. 区域视图，在虚拟 Physio Ⅱ 附着后的收缩末期。添加白色阴影平面以显示小叶接合轮廓。AL. 前叶；MA. 二尖瓣环成形术，PL. 后叶；VS. 虚拟缝合 [引自 Wong VM, Wenk JF, Zhang Z, et al: The effect of mitral annuloplasty shape in ischemic mitral regurgitation: a finite element simulation. Ann Thorac Surg 93(3):776–782, 2012.]

作为心脏应变函数的概率密度函数。将这些基于 PDE 的细胞或组织水平的主动 - 收缩模型结合到器官水平的有限元模拟中将使得计算过于昂贵。为了缓解这个问题，已经开发了基于常微分方程的模型。Rice 及其同事[154] 开发的模型代表了最先进的技术。他们的模型中使用一组常微分方程来近似协同结合钙与激素和跨桥的平均应变。他们的模型能够重现许多肌细胞收缩实验，包括稳态力 - 肌节长度关系、稳态力 - 钙关系、包括 Ca^{2+} 激活和肌节长度效应在内的等长收缩，以及细胞缩短搐作为激活剂 Ca 的函数，等等。该模型已成功地纳入大规模有限元模型，以分析心脏电生理学与力学之间的相互作用[156]。

十一、心室相互作用和心包

右心室可影响左心室或与左心室的表现相互作用，反之亦然[157, 158]。以两种方式发生相互作用。首先，心室是串联连接的，一个的输出变化会影响另一个（串联相互作用）。此外，由于右心室和左心室在整个室间隔中机械连接，因此发生直接心室相互作用。确定串联和直接相互作用的相对影响可能是困难的。Slinker 和 Glantz 使用统计方法[159]，Baker 使用右心脏旁路[160]，和 Slater 及其同事[161] 使用孤立的心脏制备来确定串联和直接心室相互作用的相对贡献。

心室相互作用分析分为舒张期[159] 和收缩期相互作用[161-163]。对于完整的心包，Slinker 和 Glantz[159] 确定直接心室相互作用是舒张末期的串联相互作用的一半重要[9]。同心肥大进一步降低了舒张直接相互作用的影响，可能是因为隔膜较厚[164]。

通过引起右心室负荷或左心室负荷的突然变化并测量另一个心室的性能来测量心脏收缩期间的心室相互作用。通常报告压力变化或增益的比率。典型的从右到左增益为 10%[163]。典型的从左到右的增益为 4%[163]。扩张型心肌病的收缩相互作用显著增加，心脏移植切除的离体灌注心脏的右侧耐受性增加了 22%[161]。

十二、心包

心脏由心包包绕。这种双层纤维囊是柔韧的但不可拉伸的。内（脏）层实际上是心脏的心外膜方面的一部分，而外（壁）层紧密贴合心脏周围，两者之间有潜在的空腔。

通常，这些层仅由作为润滑剂的薄膜流体隔开，使得两个表面可以自由滑动。心包内部被胸腔包围，胸腔内通常低于大气压，这可能有助于静脉回流到心脏右侧。在讨论心肌缺血对舒张功能障碍的影响时[40]，心肌周围在调节心室之间以及心房和心室之间的机械效应中起重要作用（图 50-17）[165]。

致谢

我们使用了前作者 Leon Axel 撰写的内容。

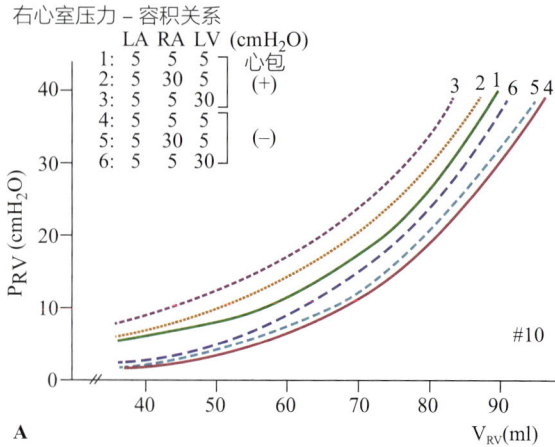

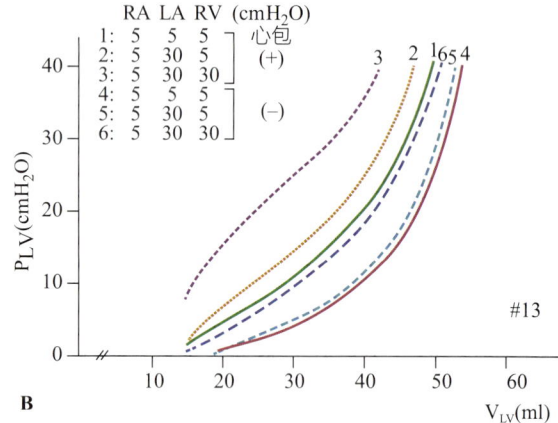

▲ 图 50-17　右心室（A）和左心室（B）在有心包和无心包及不同条件下充气时的压力 – 容积曲线的代表性数据。**LA.** 左心房；**LV.** 左心室；**RA.** 右心房；**RV.** 右心室

引自 Maruyama Y, Ashikawa K, Isoyama S, et al: Mechanical interactions between four heart chambers with and without the pericardium in canine hearts. Circ Res 50(1):86–100, 1982

第51章
凝血、输血与血液保存
Blood Coagulation, Transfusion, and Conservation

Jerrold H. Levy　Ian J. Welsby　Charles E. Murphy　著
张晔岑　译

心脏手术后，定量和定性检查会提示凝血异常。先天的和后天缺陷都会导致出血。抗凝血药物，包括抗血小板药物（氯吡格雷、普拉苏格雷、替加瑞尔）和新的口服抗凝药物（达比加兰、利伐沙班和阿比沙班）的使用越来越多，导致术前凝血障碍[1]。这些事件产生复杂的凝血改变，而肝素和体外循环使其进一步复杂化，从而导致更多凝血机制中的后天缺陷[2]。大出血、稀释性凝血变化和低温都会导致凝血疾病。

心脏手术后出血的处理，需要一种基于预防和治疗的综合方法[3,4]。在高危患者中，术中防止出血的措施可用于改善体外循环（CPB）和纵隔引流术的凝血效果。组织损伤和应激反应也能激活纤维蛋白溶解，产生凝血障碍。治疗出血和减少异基因输血需要的药物疗法已被研究过。在心脏外科手术部分，我们将对其进行详细的回顾。

术前和围术期多次干预，可减少出血和术后输血。可能减少输血的术前干预措施包括识别高危患者，他们应该接受术前和围术期的血液保存干预，以及停止使用抗血栓药物（框51-1）。围术期保存血液的干预措施包括使用抗纤维蛋白溶解药物，选择性使用非体外循环冠状动脉搭桥术，常规使用细胞保存装置，以及在符合指征的情况下实施适当的输血。一项重要的干预措施是应用一种基于机构、为所有卫生保健提供者所接受的多模式血液保护计划，其中包括精心规划的输血算法，以指导输血决策。本章将重点讨论心脏手术中发生的凝血变化，讨论预防和治疗出血的方法，并回顾血液保护策略。还将回顾药物试剂的最新概念。

> **框51-1　预测术后出血的因素：CT手术**
>
> - 高龄
> - 体型小或术前贫血（RBC量低）
> - 抗血小板及抗血栓药
> - 手术时间延长（CPB时间）与OR类型高度相关。
> - 急诊手术
> - 其他并发症（CHF、COPD、HTN、PVD、肾衰竭）

CHF. 充血性心力衰竭；COPD. 慢性阻塞性肺疾病；CPB. 冠状动脉搭桥术；HTN. 高血压；OR. 手术室；PVD. 周围血管疾病；RBC. 红细胞（引自 Society of Thoracic Surgeons Blood Conservation Guideline Task Force, Ferraris VA, Ferraris SP, et al: Perioperative blood transfusion and blood conservation in cardiac surgery: The STS and The SCA Clinical Practice Guideline. Ann Thorac Surg 83(Suppl 5):S27–S86, 2007.）

一、正常凝血机制

在患者中，血管内皮细胞在防止血栓形成方面起着重要作用。血管内皮是一个非血栓形成的表面，分泌各种物质以防止凝血发生（图51-1）。前列环素、组织纤溶酶原激活物、硫酸肝素、抗凝血酶Ⅲ、蛋白C和内皮源性舒张因子被表达或分泌，以抑制血小板活化和纤维蛋白形成，并保证血管通畅[5]。然而，如果血管被切断或以其他方式损坏，组织因子和其他分子启动子被释放或暴露以提供血栓形成表面。内皮下血管基底膜的暴露可激活血小板，组织因子的表达也可激活凝血酶生成和细胞扩增[6]。凝血级联的启动机制是血小板活化。血小板上的受体通过与血管性血友

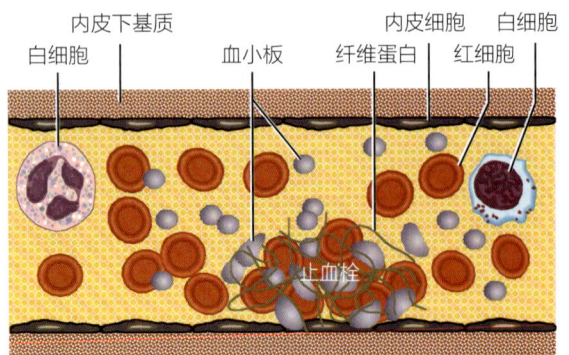

▲ 图 51-1 止血是预防失血；它是通过血管收缩及细胞因子和凝血因子的凝结来实现的

控制了不适当的出血，并通过凝血和纤溶系统内的平衡来维持血液的流动性。血管损伤或破裂，血小板缺损，正常循环的抗凝药异常以及纤溶机制会破坏纤溶和凝血之间的平衡。血液通常通过衬有内皮的血管内循环，不会发生凝血或血小板活化，也不会出现明显的出血。内皮细胞的损伤触发了止血过程，该过程始于组织因子的释放、内皮下蛋白（如胶原蛋白）的暴露、血小板与受损内皮的附着（黏附）或通过血管性血友病因子桥（von Willebrand factor bridge）的结合。然后血小板改变形式（即活化）并释放刺激凝血过程的因子。它们也结合在一起（即聚合）。同时，血浆蛋白可以与内皮下的元素发生反应，从而激活凝血的接触相。暴露的成纤维细胞和巨噬细胞在受伤部位向血液提供组织因子（一种膜蛋白），从而触发凝血的外源性阶段。在正常情况下，止血可以保护个人免受创伤造成的大量出血。在异常状态下，可能发生危及生命的出血或血栓形成会阻塞血管。凝血受许多不同因素的影响，这些因素包括：血管外基质和内皮反应性的改变、血小板、凝血蛋白、凝血抑制药，以及纤维蛋白溶解（经许可，引自 BleedingWeb.com.）

病因子（VWF）形成桥梁而与受损血管结合，从而引发血小板黏附[7]。血小板一旦黏附，就会发生表面受体改变，导致血小板聚集。一旦血小板聚集，它们就会暴露在其表面的各种因子，这些因子为凝血级联的额外启动和早期凝血栓的形成提供了一个模板。血小板在维持血管止血中起着至关重要的作用。血小板数量或功能的任何异常都可能导致术后凝血和出血。

二、抑制凝血：抗凝

（一）肝素

肝素是心血管手术中防止凝血的主要药物。肝素是从猪肠，以前从牛肉样肺中分离出来的，在那里它与组胺结合并储存在肥大细胞颗粒中。当肝素被分离，纯化时会导致分子的混合。肝素是一种酸性分子，其侧基为硫酸盐或 N- 乙酰基，附着在单个糖基上。这些结构特征对产生抗凝血活性很重要[8, 9]。肝素通过与抗凝血酶Ⅲ（AT）结合而发挥抗凝作用，使凝血酶 –AT 复合物的形成率提高了 1000～10 000 倍。凝血级联中的其他因素，包括因子 X a，也被 AT 抗凝作用所抑制[9]，因此抗凝作用取决于是否存在足够数量的循环 AT。

肝素抗凝作用可通过用高碱性分子鱼精蛋白去除 AT 中的肝素而立即逆转。肝素还与许多其他的血液和内皮蛋白结合[8]。这些蛋白质中的每一种都能影响肝素作为抗凝血药的作用能力，并与 AT 水平一起影响患者的肝素剂量反应。肝素在急性或持续给药后也会产生血小板功能障碍，特别是在心脏手术中使用高剂量的肝素。由于免疫相关的原因，包括超敏（过敏）和肝素引起的血小板减少（稍后讨论），肝素也可能发生严重的不良反应。

2008 年 1 月，美国食品药品管理局（FDA）收到了透析患者急性过敏反应的报告。疾病控制和预防中心确认肝素是这些病例的共同特征，于是召回这些地区的肝素。在最初的召回之后，仍然有来自其他临床环境的患者的过敏反应的报告。这种污染物最近被确认为一种不寻常的过硫酸化形式的硫酸软骨素[10]。像这样的高电荷分子可以激活血浆中的酶级联反应。激肽通路的激活是通过接触激活从而产生血管扩张，这是已报告的不良反应的机制[10]。

1. 鱼精蛋白给药与肝素逆转

鱼精蛋白是从鲑鱼精子中分离出来的一种碱性多肽，是一种重要的中和剂。鱼精蛋白主要由精氨酸组成，通过非特异性酸碱相互作用（聚阴离子 - 聚阳离子）逆转肝素。鱼精蛋白可通过非特异性多聚阳离子（酸碱）相互作用，立即逆转普通肝素的抗凝血作用。可以用不同的方法来计算鱼精蛋白的逆转剂量，但使用 1.0 : 1.3mg 鱼精蛋白与初始剂量 100 单位的普通肝素的比值是一个合适的预计[8]。鱼精蛋白在过量使用时有可能作为抗凝血药发挥作用（图 51-2）[11]。关于鱼精蛋白和潜在不良影响的额外考虑将在之

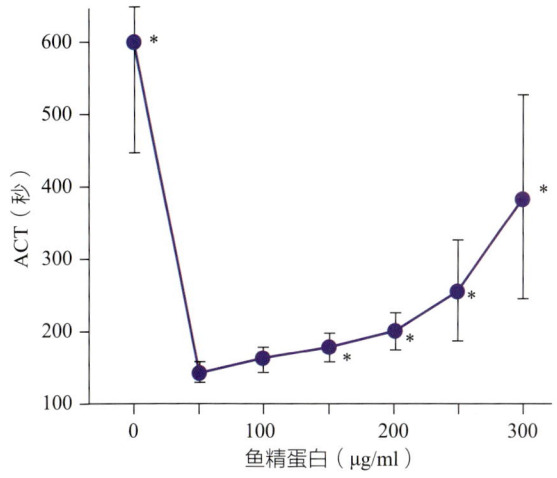

▲ 图 51-2　过量的鱼精蛋白会导致止血功能障碍

过量的鱼精蛋白会导致活化凝血时间（ACT）升高，其剂量大于逆转全身性抗凝所需的确切剂量。应严格避免过量服用鱼精蛋白（引自 Mochizuki T, Olson PJ, Szlam F, et al: Protamine reversal of heparin affects platelet aggregation and activated clotting time after cardiopulmonary bypass. *Anesth Analg* 87:781–785, 1998.）

后考虑。

2. 低分子肝素

低分子肝素（LMWH）是由普通肝素产生的片段的衍生物，平均分子量约为 5000 道尔顿。少于 18 个糖类的 LMWH 片段保留了形成 X a 所需的关键戊糖序列：抗凝血酶复合物[12]。LMWH 被认为具有治疗作用，因为 X a 因子的产生比凝血酶的产生早了几步发生；抑制 X a 对凝血后期的步骤有明显的影响。LMWH 在心血管医学中的应用正迅速增长和发展，因为它的半衰期长，且易于服用；然而，由于常用的凝血试验不受 LMWH 的影响，LMWH 对心脏外科患者可能会造成潜在的问题。此外，由于这些药物不容易被鱼精蛋白逆转，所以不适合用于体外循环。

（二）磺达肝素

磺达肝素是一种合成的戊糖，作用时间比 LMWH 长，它选择性地与抗凝血酶结合，并可迅速和可预测地抑制因子 X a[13]。磺达肝素在预防骨科手术患者静脉血栓形成方面比依诺肝素更有效，在有效预防静脉血栓形成方面与依诺肝素相似。其与依诺肝素或普通肝素对肺栓塞患者的作用相似[14]。急性冠状动脉综合征患者和以下患者的经皮冠状动脉介入治疗试点试验表明，磺达肝素与依诺肝素一样有效或安全[15]。评价急性缺血综合征策略的第 5 组织（OASIS-5；NCT 00139815）试验比较了磺达肝素和依诺肝素（洛文诺，赛诺菲-安万特）对无 ST 段抬高的不稳定型心绞痛或心肌梗死的高危患者的疗效和安全性[15]。这项研究的结果表明，磺达肝素减少了类似依诺肝素的缺血性事件的风险，大出血的风险较小。

（三）华法林

华法林是最常用的口服抗凝药，它是一种维生素 K 拮抗药。华法林有重要的局限性，包括起效缓慢和偏移，治疗窗口狭窄，代谢受饮食、伴随药物治疗和遗传多态性的影响。华法林也需要仔细监测[16]。华法林是一种维生素 K 类似物，能干扰凝血因子转化为活性形式。在翻译后合成活性凝血因子 Ⅱ、Ⅶ、Ⅸ 和 Ⅹ 所需的羧化反应中，维生素 K 是必需的。没有维生素 K，这些凝血因子无法螯合钙，而钙是它们在正常凝血过程中与磷脂膜结合所必需的，从而降低凝血酶原激活。华法林还能抑制蛋白 C 和蛋白 S 的羧化，从而损害抗凝蛋白的功能。华法林通常是预防人工心脏瓣膜、心房颤动、心房壁血栓、深静脉血栓或既往肺栓塞问题患者血栓栓塞的主要药物。华法林在摄入后 1～4h 内从胃肠道迅速吸收，血浆峰值浓度达到高峰；其抗凝血作用只有在正常维生素 K 依赖性凝血因子浓度显著降低后才发生。

NOAC 试剂希美加群是第一个口服抗凝药，但由于肝毒性最终从欧洲市场中撤出。目前，建议使用新一代直接凝血酶抑制药达比加群（泰毕全）治疗心房颤动和 VTE 预防[17]。其他药物包括利伐沙班和阿伊沙班，也获批用于阵发性房颤和 VTE 预防。利伐沙班和阿帕沙班针对因子 X a，而达比加群酯抑制凝血酶。利伐沙班是针对因子 X a 活性位点的小分子。口服给药后，所有药物在几小时内迅速起效。虽然不需要对 NOAC 试剂进行监测，但可以使用现成的凝血试验来确定其效果。对于达比加群，这包括凝血酶时间和部分凝血活酶时间，有条件的情况下可用一种达比加群特异性的检测，即稀释凝血酶时间（HemoClot 法）。对于利伐沙班和阿帕沙班，用与 LMWH 试验相似但针对特定药物进行校准的抗 X a 试验测量包括依多沙班在内的 X a 抑制药的水平。所有药物都有一些肾脏毒性作用，但达比加群是最依赖肾功能的药物，所有 NOAC 制剂，都必须对肾脏功能障碍患者进行剂量调整[17]。因为治疗方式在不断发展，关于 NOAC 药物和出血的更多信息，最近的一项综述已经讨论了这一点[17]。

（四）肝素诱导的血小板减少症及新的抗凝血药物

肝素诱导的血小板减少症（HIT）是由肝素 – 血小板因子 4（PF4）复合抗原诱导的抗体（IgG）产生的一种潜在的危及生命的不良反应。血清阳性患者接触肝素，有形成肝素 PF4 抗原和免疫复合物的风险[18]。这些免疫复合物通过血小板 FC 受体（CD32）与血小板结合；这会产生血管内血小板活化、血小板减少和血小板活化，并伴有潜在的血栓栓塞并发症，这可能导致截肢或死亡[18]。HIT 可在肝素治疗 5~10d 后发生，但可能发生较早，因为在先前的医院或心导管实验室可能已有隐匿肝素暴露。

这种严重的、但可治疗的血栓前疾病的发生在 1%~3% 的肝素患者中发生，并大大地增加了他们的血栓风险[19]。HIT 抗体（IgM 和 IgG）比显性疾病本身更常见。即使没有血小板减少症，IgG 亚类也可能与血栓形成率和死亡率增加有关。当血小板计数从基线下降超过 50%，使用肝素后 4~5d 以上（或如果以前接触过肝素）或在肝素治疗期间或之后不久出现新血栓，排除其他原因时，应怀疑是否有感染。当强烈怀疑 HIT 时，无论是否合并血栓形成，应立即停止使用肝素，并应立即启用一种快速的、非肝素替代的抗凝血药，如直接凝血酶抑制药（阿加曲班或比瓦利定）[19, 20]，因为 HIT 是一种血栓前疾病，发病率和死亡率都很高。

循环中的肝素 –PF4 抗体是短暂存在的，但它们与长期不良反应有关。如果患者需要心脏手术，并有感染史，应检查抗体滴度。如果患者目前是阴性的，肝素是可选择抗凝血药[21]。比伐卢定已成为研究最多的药物，用于 HIT 患者的开腹或非体外循环手术[22, 23]。在重症监护病房预防患者 HIT，磺达肝素是一种潜在的选择，但其长期作用使其不切实际。利伐沙班可以起到预防作用，也可以通过鼻胃管给予。但最终，患者应改用华法林进行长期抗凝[18]。在血小板计数恢复之前，不应开始使用华法林。在停止直接凝血酶抑制药之前，应至少共同使用直接凝血酶抑制药和华法林 5d。NOAC 制剂的作用尚待确定。

三、获得性血小板功能障碍

抗血小板药物是治疗动脉粥样硬化性血管疾病和冠心病的主要药物。这种治疗的基础是血小板在引起动脉粥样硬化并发症的过程中起作用[24]。阿司匹林治疗可减少动脉闭塞性血管事件的发生。阿司匹林不可逆地乙酰化环氧化酶，从而阻止血栓素 A_2 的形成。血栓素 A_2 是一种前列腺素，介导更多血小板的激活。氯吡格雷是一种抑制 P2Y12 受体的噻吩吡啶，广泛应用于动脉粥样硬化性血管疾病患者和不耐受阿司匹林的患者[24]。在冠状动脉支架置入术后和急性冠状动脉综合征后 9 个月内，建议采用阿司匹林和氯吡格雷联合用药[24]。这些药物和其他抗凝治疗在大多数情况下都与术中和术后出血过多以及由此产生的输血有关[25-27]。血小板减少症或血小板质量缺陷患者（如肾衰竭、血管性血友病）可能代表着更大的出血风险。这些高危患者在心脏手术前应考虑停止使用抗血小板和抗血栓药物。

氯吡格雷和阿司匹林治疗可提高急诊冠状动脉搭桥术（CABG）术后出血、输血和纵隔出血的发生率[28-30]。美国心脏病学会 / 美国心脏协会（ACC/AHA）指南和当前的胸外科医师协会（STS）指南建议如果可能的话在心脏手术前 5~7d 停止腺苷二磷酸（ADP）抑制药，因为服用 ADP 抑制药 5d 以上的患者术后围术期出血和输血的风险增加[31]。然而，在使用药物洗脱支架的患者中，血小板抑制药的突然中止也可能增加血栓形成事件的风险，并且在这种情况下没有提供指导治疗的证据。建议与包括心脏病学家、心脏外科医师和麻醉师在内的心血管团队的所有成员进行讨论。应尽快使用新的较短作用抗血小板药物（如坎格雷洛）可能提供重要治疗和新的管理模式[32]。改用糖蛋白Ⅱb/Ⅲa抑制药（GPI）或直接凝血酶抑制药也是可能的替代方案[25]。

额外的治疗药物可以导致血小板功能障碍。血小板糖蛋白（GP）Ⅱb/Ⅲa复合物在血小板介导的血栓形成中也起着重要作用。GPⅡb/Ⅲa抑制药在治疗急性冠状动脉血栓性疾病中的应用较少，这很可能是因为2013年ST段抬高性心肌梗死（STEMI）指南中氯吡格雷的使用越来越多[33, 34]。GPⅡb/Ⅲa（Ⅱbβ_3）是血小板上的一种受体，与关键的凝血蛋白（包括纤维蛋白原和VWF）结合，以实现血小板和血小板聚集的交联。GPⅡb/Ⅲa拮抗药阻断最终的共同途径，并作为血小板参与急性血栓形成的抑制药。三种不同的药物在拮抗药亲和力、可逆性和受体特异性方面存在差异。

第一种药物单克隆抗体阿昔单抗（抗血栓药ReoPro），被批准用于经皮冠状动脉介入治疗。替罗非班（抗血小板聚集药）是一种非肽类药物，被批准用于治疗急性冠状动脉综合征（不稳定型心绞痛或非Q波心肌梗死）。经皮冠状动脉介入治疗和急性冠状动脉综合征患者均采用依替巴肽（抗血栓药）。在冠状动脉介入治疗中可使用短效药物替罗非班和依替巴肽。阿昔单抗是一种较长的作用剂，由于其半衰期长，并有可能产生血小板减少和出血，因此使用频率降低。

四、凝血试验

术前凝血检查通常用于识别出血风险患者，并确定是否存在可能导致出血的任何特定缺陷。由于血小板功能障碍是心脏手术后出血的主要原因，实验室对血小板功能的评估能提供有价值的信息。然而，大多数作为即时测试或实验室基础测试的血小板功能测试还没有在心脏外科患者中得到适当的验证。此外，稀释性血小板减少会影响检测结果。需要对血小板功能进行更好的测试，并应在这些患者群体中应用，以便准确诊断潜在的疾病[35]。

尽管在心脏外科患者的围术期管理中缺乏支持血小板功能测试的研究，但多项研究表明，使用即时凝血试验的算法可以减少心脏手术后的出血和输血需求。一个重要的注意事项是，在没有出血的患者中，凝血测试结果也可能是异常的。输血算法可以防止或减少凝血因子的经验性应用[36]。心脏外科服务应使用基于实验室指导算法的输血指南，并应对照该标准测试即时检验可能的好处。

（一）出血危险因素

Ferraris和同事[25]总结了与患者相关、程序相关和过程相关因素引起的输血需求增加相关的变量。然而，大多数研究并没有区分红细胞（RBC）输血和凝血因子输血。Ferraris和同事[25]确定了与术后输血量增加相关的高危人群。确定6个变量为出血危险的重要指标：①高龄；②术前红细胞容积低（术前贫血或小红细胞容积）；③术前抗血小板或抗血栓药物；④再手术或复杂手术；⑤急诊手术；⑥某些患者存在并发症。审查的网站可查阅以下网址：www.sts.org/site/Default/files/Documents/pdf/Guidals/Blood Protecation Up date0311.pdf。

（二）患者相关因素的出血

某些患者有更大的出血风险，如后天或先天性凝血病，计划再手术或复杂手术的患者（例如，联合瓣膜和冠状动脉重建术，以及主动脉夹层伴深低温循环停止）。有证据表明某些患者对抗血小板药物有明显的反应[37]。因任何原因导致血小板减少的患者（定义为血小板计数小于50 000/mm^3）在CABG术后出血过多的风险很高。术前贫血患者的初始红细胞质量较低。贫血以复杂的方式也可能导致出血。患有其他先天性或后天性血小板缺陷的患者，如血管性血友病、巨血小板综合征和血小板无力症患者，出血的风险增加[25]。获得性质量缺陷的发生与肝和肾衰竭，以及随后的一些药物的使用相关。

(三) 医师相关因素的出血

外科医师是外科出血和输血的重要因素之一。手术方法差异很大，影响发病率和死亡率[38]。体外循环次数影响血小板功能和术后出血。对手术技术和术中止血的细致关注会影响出血和输血需求。与术后出血的诊断和治疗有关的实践模式的差异也有助于输血实践的多样性[39]。输血实践也因中心而异[25, 40, 41]。

(四) 手术相关因素的出血

某些与手术有关的因素增加了出血的风险和围术期的发病率和死亡率。再次手术有较高的输血率。手术的类型和紧迫性是输血的独立预测因素[42-45]。体外循环也会影响血小板功能和凝血功能[45]。非体外循环心脏手术与输血需求的全面减少有关[46, 47]。复杂的长时间手术，包括使用双侧乳内动脉移植、自体肺动脉瓣置换术（Ross 手术）和置入心室辅助装置或人工心脏，都是与出血风险更大相关的复杂手术的例子[25]。

(五) 药物相关因素的出血

心血管疾病的预防和治疗是建立在抑制血栓形成、血小板功能或溶栓的基础上的，就像以前一样[48]。服用这些药物的患者，如 Ferraris 和同事所描述的，有更大的出血风险[25]。然而，在使用华法林的体外循环患者中，由于凝血酶抑制，情况可能不是这样[49]。Ferraris 指出，术前抗血小板和抗凝治疗作为预防冠心病的预防措施，与术中和术后过度出血以及由此产生的出血有关。因此，患者术前用药方案的这一方面必须加以管理，以获得最大的心脏保护效益，同时尽量减少出血性并发症的风险[25]。如前所述，氯吡格雷和阿司匹林治疗导致更高水平的术后出血，输血更多，以及更多的急诊 CABG[28-30] 后纵隔出血的探查。ACC/AHA 指南和现行 STS 指南建议在心脏手术前 5～7d 停用 ADP-抑制药，同时认识到接受 ADP 抑制药的患者在 5d 内手术会增加围术期出血和输血的风险[31, 48]。

五、输血治疗与输血指南

在心脏外科患者中，红细胞或血小板输注的适当使用仍然是明确的。本文报道了心脏外科患者出血处理的指导原则和输血算法[43, 50]。（心脏手术中的出血和再探查一直与不良结果有关[51-53]。结果，患者经常在围术期出血时接受输血；然而，CABG 手术中广泛使用的血制品说明，缺乏一致的支持输血决定循证医学。这些比率从红细胞的 3%～83% 到血小板的 0%～40% 不等[40, 41]）。

已经开发的输血算法是使用机构衍生的输血实践和护理点测试来指导出血和输血的治疗方法。在大多数研究中，护理点检测和输血算法在随机研究中减少输血和改善凝血[54-57]。不确定算法、多学科方法或护理点测试在降低血液制品利用率方面是否更重要。Ferraris 指出，多模态方法的重要性是最重要的因素，而不是进程的各个组成部分。

美国麻醉师协会成立了血液成分治疗工作组，为在围术期环境中输注红细胞、血小板、新鲜冷冻血浆和低温沉淀制订基于证据的适应证。根据确切的方法制定了具体的指南[58]。工作组的建议已经发表，可在 www.asahq.org/For-Members/Practice-Management/Practice-Parameters.aspx 上找到，并列在框 51-2 中。虽然这些指南被报告为建议，但对于心脏外科患者使用特定的血液制品也有其他重要的考虑因素。接下来将介绍个人输血的基本原则。

(一) 红细胞

不幸的是，没有一个对所有患者适用的最低可接受的血红蛋白水平。慢性贫血比急性贫血耐受性好。对于急性贫血，增加心输出量和改善氧转运的代偿机制依赖于患者的心血管储备。这可能是心力衰竭或血流受限病变心脏外科患者的一个问题。应考虑多种因素，包括血管内容积、活动性出血的存在和氧转运的需要。正在接受多种肌醇并且有主动脉内球囊泵的贫血心脏手术患者可能需要红细胞，虽然贫血的定义是有争议的。输血的需要必须平衡风险和从创伤、外科手术或疾病中恢复的氧气能力的需要，正如美国麻醉师协会关于围术期输血和辅助治疗的实践指南所指出的那样[59]。协会在其建议中指出[59]：输

第二部分 成人心脏手术
第51章 凝血、输血与血液保存

框 51–2　在围术期输注红细胞、血小板、新鲜冷冻血浆和冷沉淀的循证指征

- 手术患者出血的风险取决于出血范围和手术、控制出血的能力、预期的出血率以及无法控制的出血结果
- 红细胞输血不应由单个血红蛋白"触发"来决定，而应基于患者发生氧合不足并发症的风险。建议在血红蛋白浓度大于 10g/dl 时很少提示输入红细胞，而小于 6g/dl 时几乎总是提示输入。自体输血的适应证可能比同种异体输血更为宽松
- 当血小板减少症是由于血小板破坏增加而导致的，预防性血小板输注无效。如果血小板计数低于 $50×10^9$/L，则外科手术中微血管出血的患者通常需要输注血小板，如果血小板计数低于 $100×10^9$/L，则很少需要输注血小板
- 新鲜的冰冻血浆可用于华法林治疗的紧急逆转，纠正已知凝血因子缺乏症（无法提供特定浓缩物）及纠正凝血酶原和部分凝血活酶时间超过正常 1.5 倍时的微血管出血。禁忌增加血浆量或白蛋白浓度
- 对于对去氨加压素无反应的血管性血友病患者、血管性血友病患者出血以及纤维蛋白原水平低于 80～100 mg/dl 的患者，应考虑使用冷沉淀

引自 *Practice Guidelines for Blood Component Therapy: a report by the American Society of Anesthesiologists Task Force on Blood Component Therapy. Anesthesiology* 84: 732–747, 1994

注红细胞通常应在血红蛋白浓度较低时使用（如年轻的健康患者的血红蛋白浓度低于 6g/dl），尤其是在急性贫血时。当血红蛋白浓度超过 10g/dl 时，通常不需要红细胞。这些结论可在预期失血或进行性损伤（即心肌、中枢神经系统或肾）或靶器官缺血的情况下改变。确定中间血红蛋白浓度（即 6～10g/dl）是否合理或需要输血时，应根据器官缺血、潜在或实际持续出血（发生率和幅度）、患者血管内容积状况以及患者发生缺氧并发症的危险因素。这些危险因素包括低心肺储备和高耗氧量。

输血的血红蛋白临界值标准不应作为绝对适应证，如果出现心肌供氧不足的迹象或症状，则应向心脏病患者输血。

输血与发病率和死亡率显著增加有关。Cleveland 诊所的一项观察队列研究包括了 11 000 多名患者。这项研究显示，在接受红细胞输注的患者中，死亡率和发病率呈剂量依赖性增加，包括肾衰竭、严重感染和卒中。他们的结论是，围术期红细胞输注是最可靠的一个因素，与孤立冠状动脉搭桥术后发生术后疾病的风险增加有关。这些发现得到了来自心胸外科试验网络的一项研究的加强。这项对 5000 多名患者的前瞻性观察试验发现，每次输注红细胞与主要感染风险增加 29% 有关（$P<0.001$）。另一项由 8000 多名患者组成的单一中心的回顾性队列研究发现，红细胞输注与死亡率、感染、住院时间和费用之间有很强的相关性[60]。与红细胞输注相关的不良事件的一个重要方面与输注红细胞的储存时间有关[61-63]。储存时间延长与并发症的发生率增加有关，目前国家心脏、肺和血液研究所正在研究心脏手术中的这一问题。

（二）血浆和新鲜冷冻血浆

采集 1 单位血液后，去除红细胞和血小板后留下血浆。血浆中含有凝血因子、纤维蛋白原和其他血浆蛋白，体积为 170～250ml，冷冻后可储存长达 1 年。新鲜冷冻血浆（FFP）很少可用；大多数可输注血浆被命名为 FP24，在收集后 24h 内冷冻。输注前，血浆必须在 37℃ 的水浴中解冻，大约需要 30min。解冻后，血浆储存在 1℃～6℃，并在 24h 内输注。血浆应通过带有 170μm 过滤器的装置给药；如果不在 24h 内使用，则可将其重新标记为"解冻血浆"，并在 1℃～6℃ 下储存 4d。解冻血浆的所有因子维持正常水平，除了因子 V（下降到正常的 80%）和因子 Ⅷ（下降到正常的 60%）[64]。因为这些因子的水平高于它们的正常凝血功能的体内阈值，并且 FⅧ 是一种急性相反应物，FP24 或解冻血浆可用作 FFP 的可接受替代品[64]。

血浆用于治疗凝血病所致出血，其活化部分凝血活酶时间（PT）或凝血酶原时间（PT）/国际标准化比值（INR）均大于正常值的 1.5 倍，或凝血因子测定值小于 25%[59]，即凝血因子不可用或未指明。血浆通常用于在手术前或在活动出血发作期间逆转华法林的效果，（见下文关于抗凝逆转的讨论）。当需要血浆时，应在计算出的剂量内给药，以达到血浆因子浓度的至少 30%。

10~15ml/kg 血浆一般会使大多数凝血蛋白增加 25%~30%（或增加 0.25~0.3U/ml）。5~8ml/kg 的剂量可能仅足以部分逆转华法林的抗凝血作用，因为血浆最低 INR 值为 1.4~1.5[59]。血浆也是 1∶1 比例红细胞的一部分：大出血的血浆输注算法。

血浆在心脏手术中被过度使用，通常是因为经验性治疗。心脏手术后出血的一个主要原因是血小板功能障碍。此外，PT 和部分凝血活酶时间（PTT）被广泛用于评估出血，但在心脏外科手术患者中却从未被证实能反映出血情况，在未出血的患者中也可能出现异常。这些事实将支持在心脏手术的背景下限制性地血浆使用，这是基于实验室测试，在合理的凝血研究中记录了显著异常。

（三）冷沉淀

冷沉淀是血浆在 1~6℃解冻后沉淀的不溶性蛋白质，被称为冷沉淀过程。冷沉淀的残余部分（约 15ml）被重新冷冻和储存。冷沉淀含有治疗量的因子Ⅷ∶C、ⅩⅢ因子、VWF 和纤维蛋白原。每袋冷沉淀含有 80~100 个因子Ⅷ∶C、150~200mg 纤维蛋白原、大量因子ⅩⅢ和 VWF，包括重要的高分子量多聚物。冷沉淀用于增加因大出血或凝血病而耗尽的纤维蛋白原水平，也可用于治疗先天性或后天ⅩⅢ因子缺乏症。

在欧洲，特定的纤维蛋白原可用于纤维蛋白原替代治疗。然而，在没有持续消耗或大量出血的情况下，每 10 千克体重就有一个单位的冷沉淀（10 单位是典型的成人剂量）使血浆纤维蛋白原增加约 50~70mg/dl[65]。传统上建议最低凝血水平为 100mg/dl。正常的纤维蛋白原水平为 200mg/dl 及更高，高水平的纤维蛋白原可能对血栓的形成很重要（见纤维蛋白原部分）。由于冷沉淀不含因子Ⅴ，它不应是弥散性血管内凝血病的唯一替代疗法，而这种疾病几乎总是与各种因素缺陷和血小板减少有关，如美国血库协会（AABB）的指南所指出的那样。由于纤维蛋白原是凝血功能和凝血强度的重要决定因素，所以在出血患者中，尤其是多次输血后，应定期评估纤维蛋白原水平。低纤维蛋白原血症本身可导致 PT 和 PTT 延长，单纯输血可能无法提供足够的补充。冷沉淀很可能在心脏外科患者中使用不充分，这些患者正在出血，并对标准血浆和血小板不耐受。

（四）大量输血

大量输血是指在几个小时内大量替换超过一个血量或超过 10 个单位的红细胞。在急性临床情况下，或持续需要时，在 1h 内输注 4 个单位或更多的红细胞，或在 3h 内替换 50% 的总血容量为更合适的定义[66, 67]。导致大量输血的最常见的临床情况是大面积创伤；然而，在外科手术过程中也可发生在非创伤情况，如胸外科手术中的大量失血[66, 67]。从伊拉克战争中可了解到这一领域的广泛信息[68-70]。输血是治疗急性出血的主要治疗选择；然而，在创伤患者中，理想的解决办法是新鲜全血，而这种方法并不广泛。大量输血时凝血病的病因是复杂的，包括稀释、低温、组织低灌注和缺血、酸中毒和弥散性血管内凝血。弥散性血管内凝血也可发生在心脏手术中。治疗凝血病应包括血浆置换，包括有针对性的血液成分治疗，重建正常体温，以及纠正酸碱异常。由于纤溶，抗纤溶应在所有心脏外科患者中考虑。使用凝血酶原复合物浓缩物和重组活化因子Ⅶ（rFⅦa 切片）来管理常规措施无法控制的出血的方法仍在改进[71]；然而，在心脏外科患者中有一些有趣的研究支持其有效性[72]。

六、输血的不良反应

异体输血的风险不仅限于病毒传播，还包括过敏、同种免疫、细菌脓毒症、移植物抗宿主病、输血相关的急性肺损伤（TRALI）、肾衰竭、容量过载和免疫抑制[73-75]。除了可能的细菌污染外，血小板输注还含有高浓度的供者白细胞。供者白细胞的输血有可能产生多种不良反应。白细胞介素 6（IL-6）、白细胞介素 8（IL-8）、组织坏死因子 α（TNF-α）等细胞因子及血小板产物中的其他炎症介质可能导致不良结局。

没有白细胞的血小板浓缩物被发现是一种有

利于炎症的混合物[76]。血小板输注虽然没有进行类似的工作，但细胞因子、肿瘤坏死因子α、白细胞介素6和白细胞介素8的水平比血小板制品的基线高出100～1000倍[76]。由于补体和细胞因子降低血小板功能和增加组织纤溶酶原激活物的释放，大量的促炎介质从血小板输注中流入可能会减轻血小板的促凝功能，增加出血，或使血小板输注无效[77]。

虽然活化的白细胞参与产生大量的补体和细胞因子，但白细胞减少血小板的免疫抑制作用可能仅部分有效[78]。在红细胞输注中，白细胞减少可影响白细胞表面的T细胞活化和关键免疫分子的表达[79]。其他不受白细胞抑制作用的免疫抑制机制也可发挥作用。游离的非蛋白质结合铁的存在导致白细胞的活化（无论是异基因的还是自体的）[80]。此外，经减少白细胞处理并在室温下储存的血小板单位可以增加导致脓毒症的血小板输注单位的数量。细菌细胞壁物质对体外循环全身炎症反应的影响尚不清楚。

与自然血液循环中的血小板相比，血小板输注长期以来一直被认为具有储存性损害，导致效率下降[81]。大部分血小板可能已经死亡，其功能仅限于细胞膜。这种缺乏正常细胞活动和调节的现象可能在增加不良事件中起一定作用。例如，将血小板制品注入具有栓塞性结节的患者可能会增加血栓或梗死。（同样，如果血小板输注增加血栓形成倾向的累加，再灌注冠状动脉或大脑动脉的高凝状态可以促进血栓的产生。）最能反映这一点的是一项研究，表明血小板输注与感染、血管紧张素的使用、呼吸药物的使用、卒中和死亡有关[76]。

（一）输血相关性急性肺损伤

输血最致命的不良反应之一是TRALI。心脏外科患者的TRALI发生率可能更高，最近的一份报道表明，发生并发症的患者住院死亡率为13%。通过FDA的报告，TRALI是导致输血相关死亡的主要原因[82]。严重形式的TRALI的临床表现与成人呼吸窘迫综合征（ARDS）是无法区分的。其特点是急性发作（输血后1～2h内）、双侧肺浸润、缺氧，无心衰迹象[73, 83, 84]。TRALI可较ARDS更快解决，死亡率较低。TRALI通常发生在输血后6h内（通常少于2h），通常在24～72h内消退，死亡率为5%～10%。ARDS通常在暴露于其一个危险因素后至少24h才会发展；它的持续时间通常超过72h，死亡率接近30%～60%[73]。由于对TRALI的认识和识别能力的提高，以及输血的传染性和溶血性并发症的发生率降低，TRALI目前是向FDA报告的输血相关死亡率的主要原因，并已成为输血相关疾病的一个常见原因[85]。它可以在输血后发生，如红细胞、血小板和FFP，但最常见的是含有FFP和血小板等血液成分的血浆。TRALI可与其他输血和非输血相关的事件相混淆，如过敏反应、溶血、循环超载和心力衰竭。它可表现为急性休克、水肿性肺水肿和肺动脉高压[86, 87]。目前的风险估计表明，每8000～70 000个单位输注中发生1次TRALI[73]。

根据输血成分中的致病因素和心脏手术后肺循环的炎症状态，两种不同但有时是互补和重叠的致病机制被认为是导致TRALI的原因：大多数是"经典抗体介导的"，有些则是"两次打击（炎症损伤）"[73, 86, 88]。大多数TRALI病例是由于被动转移供者相关抗白细胞抗体所致[89]。当供者抗体与患者白细胞上的HLA或粒细胞特异性抗原发生交叉反应时[73]，粒细胞启动和活化，导致肺隔离症和蛋白酶、氧化剂和白三烯的释放。反过来，这会导致肺泡上皮和微血管内皮损伤，导致通透性增加，最终发展为非心源性肺水肿。

TRALI的两次打击模型类似于提出的引起ARDS的模型。然而，在TRALI中，血液成分中的特定病原体是未知的。有越来越多的证据表明，白细胞启动脂类与血小板释放的CD 40配体或储存过程中红细胞或血小板中积累的几种反应性类脂类物质有关。这些化合物被称为生物反应调节剂，可以是第一种肺损伤，但更有可能是第二种。第一次损伤或打击通常是全身炎症状态，继发于大手术、脓毒症、创伤或肺部引流。SIRS状态引起肺内皮细胞和多形核淋巴细胞（PMN）启动激活，导致肺血管的隔离。第二次打击发生在注入的成分中，由生物反应调节剂激活启动后的 PMN。TRALI 的治疗是支持的。应向医院输血服务部门报告可疑的 TRALI 病例，以便展开适当的调查。这应包括对相关供者进行抗白细胞和抗血小板抗体检测，以及对 HLA 抗原进行分型（即通过输血前标本或颊拭子技术中的白细胞）。如果发现对患者白细胞有特异性反应的供者白细胞抗体，则建议今后避免从该供者中输入含有血浆的成分。然而，患者在未来输血时不会增加 TRALI 反应的风险。最近减少 TRALI 的努力侧重于减少多次献血者血浆的输血[90]。

（二）血液保护策略

1. 术前自体捐献

术前自体捐献是心脏外科和非心脏手术患者的一种技术。由于许多患者迫切需要手术，时间顺序使得这一技术在心脏手术中难以使用。关于这一技术的成本效益的其他问题也曾在前面讨论过。医院和血库需要特殊的途径来隔离和保存血液供后续手术使用。此外，在危重心脏病患者中，容量变化和血流动力学不稳定的可能性一直是人们关注的问题。美国血库协会关于术前自体献血的指导原则建议，一次不应超过 450ml 或 12% 的估计血容量，捐献时患者的血红蛋白浓度应为 11g/dl 或更高。捐献不应短于每 3 天一次。自体供体常于术前用促红细胞生成素进行，以增加红细胞质量。最近的一项 Meta 分析显示，使用促红细胞生成素 [相对危险度（RR）=0.28；95% CI 0.18~0.44；$P<0.001$] 和不使用自体献血（RR=0.53；95%CI 0.32~0.88；$P<0.01$）与心脏手术前输血减少有关[91]。此外，一项随机的盲法对照研究表明，非常短期的大剂量促红细胞生成素方案在减少非体外循环冠状动脉搭桥术相关输血方面的有效性[91]。

2. 急性等容血液稀释

术前可在手术室采集自体血（占血容量的 15%~20%），并进行扩容，以维持正常血容量。这项技术经常用于正常~较高的红细胞量患者，并计算血管内容积。有报告显示，体外循环后自体血再灌注时，异体输血减少了 20%~58%[58, 109]。

3. 血小板血浆置换

富含血小板的血浆是在手术室利用血浆置换得到的，红细胞通过大口径中心静脉经导管回流。自体富血小板血浆在体外循环和肝素中和后再输。这种技术的效果还没有得到很好的证实，也没有得到广泛的实践[16, 45, 52, 127]。

4. 红细胞提纯技术

红细胞回收是心脏手术中常用的方法[92]。流出的血用一种特殊设备从外科手术现场取出，并与抗凝血药（肝素或柠檬酸盐）混合使用。红细胞通过离心机从血浆和其他形成的元素中分离出来，然后用盐水清洗。回收后的血液是一种纯红细胞制品，用洗液（通常是盐水）稀释成 50%~60% 的血细胞比容。临床医师还可以处理体外循环中从体外循环分离出来的血液，但是，这项技术会去除血小板和凝血因子。

七、止血药在外科中的应用

虽然外科出血的标准治疗方法是输血[74, 76, 93]，但很少有研究表明其有效性[94]。出血和需要再探查也可能导致死亡[44, 75]。心脏手术期间使用多种全身和局部止血药物（框 51-3）。在这个患者群体的一个独特的方面是有能力先发制人地治疗潜在的出血原因，特别是使用抗纤溶药物。使用的多个制剂将在本节中进行回顾。

框 51-3　止血药

- 抑肽酶
- 赖氨酸类似物
- 鱼精蛋白
- 去氨加压素（DDAVP）
- 重组因子 Ⅶa（rF Ⅶa, NovoSeven）
- 纯化的凝血酶原复合物浓缩物（PCC）：
  3 成分：脯氨酸，贝布林
  4 成分：人凝血酶原复合物 /Beriplex, Octaplex
  已激活：FEIBA
- 纤维蛋白原
- 纤维蛋白胶，局部凝血酶

经许可，引自 BleedingWeb.com

（一）抗纤溶药

手术和体外循环期间的组织损伤会直接和间

接激活产生纤溶的复杂凝血途径[95,96]。关于使用抗纤溶药物抑肽酶和赖氨酸类似物来改善CPB在成人和儿童患者中的不良反应的研究已经广泛发表[97-99]。在减少出血和输血方面的有效性已得到很好的证实，正如胸外科医师学会和心血管麻醉师学会最近发表的指南所指出的那样[25]。虽然在安慰剂对照研究中广泛研究了抑肽酶的安全性和有效性[99]，最近来自观察数据库的报告提出了问题，而且它已经从北美和欧洲市场上删除[100,101]。

（二）赖氨酸类似物：氨基己酸和氨甲环酸

合成的赖氨酸类似物氨基己酸（EACA或Amicar）和氨甲环酸（TA）通过附着在纤溶酶分子的赖氨酸结合位点上，取代纤溶酶原而抑制纤溶[5]。Levi报告了对3种最常用的减少围术期失血的药物[抑肽酶、赖氨酸类似物（EACA和TA）和去氨加压素]进行的所有随机对照试验的Meta分析。如果研究报告了至少一个与临床相关的结果（死亡率、再次开胸手术、接受输血的患者比例或围术期心肌梗死）以及围术期失血情况，则纳入研究。此外，还对复杂心脏手术进行了单独的Meta分析，72个试验（8409例）符合纳入标准[102]。与安慰剂相比，抑肽酶治疗可降低短期死亡率近2倍（OR=0.55；95% CI 0.34～0.90）。抑肽酶和赖氨酸类似物治疗可降低手术探查次数（OR=0.37；95% CI 0.25～0.55）；相对OR=0.44，95% CI 0.22～0.90。这两种治疗也大大降低了接受任何异基因输血的患者的比例，而不增加围术期心肌梗死的风险[102]。

从Cochrane数据库中，Henry和他的同事[103]报告了一项针对非紧急手术的成人抗纤溶药物随机对照试验的评估。两位评审员独立评估试验质量并提取数据[103]。他们发现61项抑肽酶试验（7027名参与者）中，抑肽酶可使红细胞输注率降低30%（RR=0.70；95% CI 0.64～0.76）。平均绝对风险降低20.4%（95% CI 15.6%～25.3%）。在需要输血的人群中，抑肽酶的使用平均节省了1.1个单位的红细胞（95% CI 0.69～1.47）。抑肽酶也显著减少出血再手术的需要（RR=0.40；95% CI 0.25～0.66）。然而，他们没有报告其他血液成分（即血小板）的输血量减少。他们还发现了18项TA试验（1342名参与者）中，TA可使红细胞输注率降低34%（RR=0.66；95% CI 0.54～0.81）。这意味着绝对风险降低17.2%（95% CI 8.7%～25.7%）。血栓素A的使用使需要输血的人减少了1.03单位的红细胞（95% CI 0.67～1.39）输注。他们发现了四项EACA试验（208名参与者）中，EACA的使用导致红细胞输注量减少（RR=0.48；95% CI 0.19～1.19）。八个试验对TA和抑肽酶进行了"头对头"的比较。两种药物对TA的红细胞输注率（RR=1.21；95% CI 0.83～1.76）与抑肽酶比较无显著性差异（RR=1.21；95% CI 0.83～1.76）。他们还报告说，抑肽酶似乎与过度的不良反应风险无关，包括血栓栓塞事件（血栓RR=0.64；95% CI 0.31～1.31）和肾衰竭（RR=1.19；95% CI 0.79～1.79）。作者推断，抑肽酶减少了红细胞输血的需要，减少了出血的再手术需要，而没有严重的不良反应。然而，对135000多名患者进行的i3药物研究显示，接受抑肽酶治疗的患者死亡、肾衰竭和心力衰竭的风险增加。在BART试验发表之后，拜耳在2008年从市场上去除了抑肽酶[104]。虽然对TA和EACA的研究较少，但TA似乎与抑肽酶同样有效。

儿科患者

Eaton回顾了儿童心脏手术中赖氨酸类似物的11项比较研究，包括1000多名患者[97]。大部分研究是前瞻性、随机、对照试验；然而，50%以上的研究患者来自一个单一的中心（全印度研究所），包括750名发绀患者[93]。2项研究涉及EACA[105,106]，3项涉及TA[107-109]，和1项比较两种药物[110]。所有6项研究都显示了抗纤溶治疗在减少出血和输血方面的效果。24h失血量减少11%～44%，接受治疗的患者接受的输血量比对照组少20%～50%。胸骨闭合时间缩短6～25min，再探率提高50%～100%。在再手术中，抗纤溶治疗的益处不太明显。EACA和TA均能有效地减少发绀患者的出血和输血，但在其他高危人群和混合人群中效果不佳。儿童抗纤溶药物综述详细介绍了这些数据[97]。

(三) 鱼精蛋白

鱼精蛋白是一种由大约 70% 精氨酸残基组成的多肽，因此具有较高的 PKA，可通过形成简单的酸碱相互作用来逆转酸性分子肝素[111]。鱼精蛋白不能逆转低分子量肝素。给药后，鱼精蛋白迅速逆转肝素的活化凝血时间，但血浆中凝血酶原片段 1.2、凝血酶 - 抗凝血酶复合物和纤维蛋白单体的浓度明显升高。

鱼精蛋白可引起不良反应，包括过敏反应、急性肺血管收缩和右心室衰竭及低血压[111]。对鱼精蛋白的不同反应已被报道，从最轻的心血管反应到危及生命的循环衰竭。鱼精蛋白对生命的威胁反应可能是由免疫特异性抗体介导的真正的过敏或过敏表现。糖尿病患者由于胰岛素和鱼精蛋白含有的中性鱼精蛋白 Hagedorn（NPH）的存在而增加了发生不良反应的风险[111]。Stewart 报告说，胰岛素依赖型糖尿病患者心导管化反应的发生率为 27%，他们也在接受 NPH 胰岛素制剂。其他报道没有证实 Stewart 的极端结果[112]。在一项对 1551 例心脏手术患者的研究中，我们报告了 NPH- 胰岛素依赖型糖尿病患者对鱼精蛋白的反应发生率为 1/50，而在非 NPH- 胰岛素依赖型糖尿病患者中，这一比例为 1/1501[113]。一项随后的前瞻性研究发现，在 NPH- 胰岛素依赖型糖尿病患者中发生的反应小于 1%（1/160）[114]。报告有鱼精蛋白反应风险的患者，包括输精管切除术、多药物过敏和既往鱼精蛋白暴露[111]。Levy 报告说，处于危险状态的心脏外科患者的生命危险反应发生率为 0.6%~2%[113, 114]。目前，没有临床上可用的替代鱼精蛋白。

(四) 去氨加压素

去氨加压素（DDAVP）是精氨酸加压素的 V_2 类似物，能刺激内皮细胞释放超大型 VWF 多倍体。DDAVP 增加 VWF 和相关因子Ⅷ水平。此外，去氨加压素可诱导正常 VWF 从细胞腔隙释放出来[115-118]。血管性血友病（VWD）是最常见的遗传性出血障碍，是由于 VWF 的数量（1 型和 3 型）或质量（2 型）缺陷所致[119]。DDAVP 是治疗 1 型 VWD 的方法。DDAVP 在 3 型和严重的 1 型和 2 型 VWD 中无效。血浆病毒灭活的 VWF 浓缩物应用于出血发作、手术和二级长期预防。

DDAVP 应以 0.3μg/kg 的剂量缓慢静脉滴注，以避免低血压[120, 121]。一项初步研究报道说，在复杂的心脏手术中，去氨加压素可减少失血和输血需求约 30%[122-124]。后来，试图重视这些，发现结果不确定；大多数没有证实最初报道的显著效益[121, 125]。Mannucci 指出，在 1295 名接受心脏手术的患者中，有 18 次试验显示对围术期失血量影响不大（中位数减少 115ml）[118]。虽然 DDAVP 有助于减少围术期出血，但其效果太小，无法影响其他临床相关的结果，如输血和再手术的需要。Levi 指出，接受 DDAVP 的患者的心肌梗死率是安慰剂患者的 2 倍，临床结果没有改善[126]。然而，另一项评估 16 项 DDAVP 在心脏手术和其他高危手术中的试验的回顾显示，接受 DDAVP 的患者与接受安慰剂的患者血栓形成率没有显著差异（3.4% vs. 2.7%）[127]。

(五) 纤维蛋白原

纤维蛋白原是一种重要且常被忽视的凝血因子，在外科患者产生有效凝血中起着重要作用。血浆纤维蛋白原水平是围术期出血的重要预测指标[94, 128]。Blome 和同事[129]报道心脏搭桥术后纤维蛋白原水平与术后胸腔引流量呈负相关，而出血与血小板计数、凝血酶原时间或活化部分凝血活酶时间无关。据报道，纤维蛋白原水平下降会对产后出血的严重程度产生不利影响。妊娠晚期，纤维蛋白原水平升高到 400mg/dl 以上。每降低 100mg/dl 的纤维蛋白原水平，出血的概率就会高出 2.63 倍[130]。这些临床数据突出了纤维蛋白原在预防过度出血中的关键作用。在实施其他促凝干预措施（如 FⅦa）之前，需要达到足够的血浆水平（≈200mg/dl）。人血浆来源的纤维蛋白原浓缩物可有效复制纤维蛋白原，否则可给予富纤维蛋白原的冷沉淀（每单位 10kg 体重可使纤维蛋白原增加 50~70mg/dl）。在欧洲，纤维蛋白原浓缩物是可用的，而冷沉淀是不使用的。

近年来，心脏外科手术中的数据越来越多，显示出纤维蛋白原在减少心脏外科患者出血方面的有效性[131]。然而，图51-3所示，纤维蛋白原是多模式治疗方案的关键部分（图51-3）[132]。

（六）重组因子Ⅶa

重组活化因子Ⅶ（rFⅦa）是应用重组技术的一个重要例子，它能够大量合成对特定生物功能至关重要的特定分子。尽管人们已经描述了rFⅦa的多种作用机制，但rFⅦa通过与暴露的组织因子结合，在组织和血管壁损伤的部位局部作用，形成少量的凝血酶，足以激活血小板[133]。活化的血小板表面可以形成一个模板，rFⅦa直接或间接地介导FXA的进一步激活，最终形成更多的凝血酶，并导致纤维蛋白原转化为纤维蛋白[129, 130, 134, 135]。在围术期患者中，rFⅦa是一种治疗难治性出血的非正式批准方法，在美国被批准用于治疗血友病患者的出血，灭活输注的异体因子Ⅷ或Ⅸ浓缩物[132]要求患者拥有的抗体（抑制药）。许多报告描述了rFⅦa在手术、创伤或自发性颅内出血后大出血患者中的应用。

初步临床试验报道显示，在接受rFⅦa治疗的患者中，血栓并发症的发生率相对较低，类似于服用安慰剂的患者[136]。然而，大多数病例报告使用rFⅦa作为急救疗法（框51-4），包括凝血功能受损的患者，接受多次输血的患者，以及不良事件风险很高的患者。

框 51-4　围术期用重组因子Ⅶa进行援救治疗
• 严重（1L/h）或威胁生命的（中枢神经系统）出血，无手术出血来源
• 对常规止血疗法（即血小板、新鲜冰冻血浆、冷沉淀、去氨加压素）的边缘反应
• 明智地用于心血管疾病、弥散性血管内凝血病或持续激活（体外循环）
• 考虑降低剂量（30μg/kg）
• 没有多种抗体和血小板或因子的患者

引自 Levy JH: Pharmacologic methods to reduce perioperative bleeding. Transfusion 48:31S–38S, 2008; Goodnough LT, Lublin DM, Zhang L, et al: Transfusion medicine service policies for recombinant factor VIIa administration. Transfusion 44:1325–1331, 2004; and Despotis G, Avidan M, Lublin DM: Off–label use of recombinant factor VIIA concentrates after cardiac surgery. Ann Thorac Surg 80:3–5, 2005

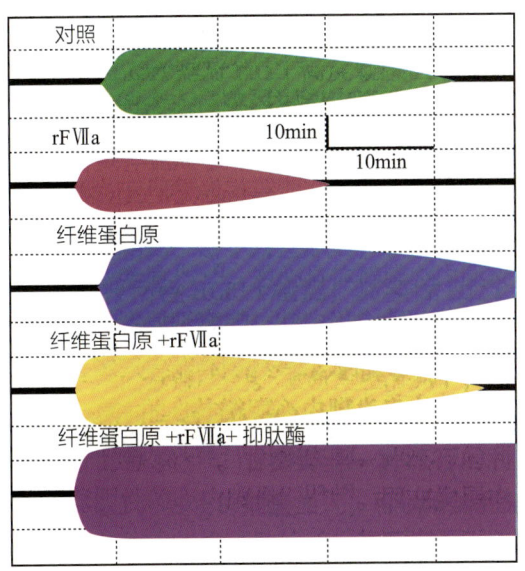

▲ 图51-3　在志愿者血浆中添加组织因子纤溶酶原激活药的情况下，添加重组因子Ⅶa（rFⅦa）、纤维蛋白原或两者后，用ROTEM装置获得的血栓弹力图记录

加入组织型纤溶酶原激活药以刺激纤维蛋白溶解。最大的血栓硬度（血栓描迹的宽度）仅在添加纤维蛋白原后才得到改善。加入rFⅦa后，凝血开始时间较短，但与含纤维蛋白原的样品相比，其裂解程度（即，血栓硬度降低）增加了。加入rFⅦa和纤维蛋白原后观察到纤维蛋白溶解，加入抗纤维蛋白水解酶抑肽酶后血血栓结构得到改善。rFⅦa的终浓度为1.5μg/ml。纤维蛋白原的最终浓度为100mg/dl［引自 Tanaka KA, Taketomi T, Szlam F, et al: Improved clot formation by combined administration of activated factor VII (NovoSeven) and fibrinogen (Haemocomplettan P). Anesth Analg 106:732–738, 2008.]

输血治疗在产生不良结果方面的复杂作用在文献中越来越多地被注意到。一份使用FDA MedWatch数据库的报告指出，在非血友病患者中，rFⅦa是非正式批准使用的，血栓栓塞事件中动脉血栓形成（如卒中、急性心肌梗死）占54%[137]。静脉血栓栓塞（主要是静脉血栓形成或肺栓塞）占56%。在报告的50例死亡中，有72%栓塞被认为可能是由于血栓。目前尚不清楚需要使用rFⅦa的临床条件在多大程度上增加了血栓形成的风险[115]。rFⅦa的其他主要问题包括成本和剂量策略，这些都不是基于证据的。在心脏手术中使用中等剂量的随机研究引起了安全性的担忧；鉴于这些和其他不利的血栓形

成的迹象，进一步的随机研究是不可能的。然而，Mannucci 和 Levi[115] 注意到，rFⅦa 已经扩充了非血友病患者急性出血的治疗方案[115]，并继续用于难治性出血。2009 年，采用 40μg/kg 或 80μg/kg 剂量组和对照组公布了激活因子Ⅶ的Ⅱ期剂量提升试验。主要终点是不良事件，其次是再次手术率、失血量和输血需求。40g/kg 组（14%，$P=0.25$）和 80g/kg 组（12%，$P=0.11$）与对照组（7%）比较，差异无统计学意义。

（七）维生素 K 拮抗药相关性凝血病的逆转

老年、复杂、危重的患者通常接受华法林和衍生药物预防心房颤动或瓣膜病。在停止治疗后，维生素 K 拮抗药的抗凝血作用需要数天才能恢复到基线水平，但可以更快地被维生素 K、FFP 和其他新的治疗药物逆转。当华法林治疗需要逆转时，患者口服或肌肉注射维生素 K 10～20mg。凝血酶原时间可以在 24～48h 逆转，如果患者没有潜在的肝脏疾病，逆转也取决于抗凝水平，这会影响因子水平。在需要紧急手术的患者，使用 FFP 不能轻易逆转抗凝作用。即使在使用多个单位之后，获得的最小 INR 约为 1.5。

在围术期，这些药物的抗凝作用往往迫切需要止血药来逆转。凝血酶原复合物浓缩物（PCC）最初是为了复制血友病 B 中的第Ⅸ因子而开发的，它含有标准数量的第Ⅸ因子以及各种量的其他维生素 K 依赖性因子（凝血酶原、FⅦ、FⅩ、蛋白质 C 和 S）。指南中推荐 PCC 作为治疗危及生命的出血和 INR 升高的主要治疗方法，而 rFⅦa 可以被认为是一种替代方法[138]。证据表明，与 FFP 相比，PCC 提供了更快的 INR 校正和更好的出血控制；它们还具有较低的输注量，而且更容易使用[139-142]。虽然历史上对 PCC 潜在的血栓形成风险有担忧，但今天的 PCC 有了很大改进[141]。虽然临床医师仍然使用 rFⅦa 紧急逆转华法林和其他维生素 K 拮抗药，但 PCC 在纠正潜在的凝血疾病方面更为有效[48,141]。尽管许多需要快速逆转华法林的患者目前正在接受 FFP 治疗，但 PCC 应被视为这种情况下的替代疗法。2013 年，一种四组分 PCC 获准在美国使用 [凝血酶原复合物浓缩物（kCenta）][142]。

（八）局部止血药

局部药物常被用作促进外科止血的辅助措施；它们包括微纤维蛋白胶原、牛胶原与自体血浆混合的复合物和纤维蛋白黏合药（框 51-5）。明胶海绵或泡沫胶，是纯化猪肉皮明胶，旨在增加接触激活和止血。明胶物质在血液中可吸收其重量的几倍。泡沫胶可以干涂，直接涂在出血表面和加压使用，也可以在盐水中湿敷。氧化纤维素，包括可吸收止血纱布或氧化纤维素，来源于 α- 纤维素，是以植物为基础的。可吸收止血纱布以"编织形式"，氧化纤维素以微纤形式出现。这些纤维素衍生物是酸性的，被认为会引起一些小血管收缩和接触激活。他们需要一个完整的止血系统才能有效。这些制剂需要干燥使用，并在 4～8 周内吸收。微纤胶原蛋白（Avitene）常以细粉末形式使用，但也可以以非织造网状形式使用。这种胶原蛋白的制备来源于牛的皮肤，并与血液表面紧密结合。干燥的区域没有必要使用胶原蛋白。与凝胶泡沫相比，微纤胶原蛋白引起的肿胀最小。和其他药剂一样，微纤胶原蛋白增强了接触激活。胶原海绵来源于牛跟腱或牛皮，与微纤胶原蛋白相似，其作用机制与牛跟腱或牛皮相似，作用方式基本相同。

框 51-5　局部止血药

- 明胶海绵：泡沫胶、精制的猪肉皮明胶（如 Jell-O）
- 氧化的再生纤维素：可吸收止血纱布或氧化纤维素，来自编织或微原纤维形式的 α- 纤维素（植物基础）
- 微纤维胶原蛋白：阿维坦（源自牛皮肤的胶原蛋白）
- 局部凝血酶：牛源、人和人重组体（Recothrom）
- 纤维蛋白黏合药：蒂沙尔，克罗斯尔（人纤维蛋白原、牛凝血酶、抑肽酶）

经许可，引自 BleedingWeb.com

其他类型的止血药物是基于局部凝血酶单独使用或与其他药物联合使用。1999 年，胶基质凝血酶封闭剂问世，它由牛凝血酶和交联明胶颗粒混合而成。在前瞻性的、随机的单中心试验中，胶基质凝血酶封闭剂获得了比其他止血药物更高的止血率和更短的止血时间。纤维蛋白封闭

剂，包括 Tisseal 和 CoSeal，是纯化的人纤维蛋白原、牛或人凝血酶与抗纤溶剂的结合，以防止血栓溶解[143]。这些药物需要一个相对干燥的环境。也有基于机构的自体纤维蛋白封闭胶，其中纤维蛋白原和凝血酶是从患者的血浆或血小板凝胶从自体血小板获得。牛凝血酶的主要问题之一是形成能够与患者凝血酶和因子Ⅴ交叉反应的抗体，产生从过敏反应到出血的复杂症状[144-150]。因此，已开发纯化和重组人凝血酶。Evithrom 可用做人凝血酶，且 Recothrom 可作为重组凝血酶提供[151]。人类凝血酶是通过广泛的手段纯化的，但它仍然带有"可能会传播病毒等传染性物质的风险，理论上说是克-雅病（Creutzfeldt-Jakob，CJD）制剂，尽管其制造步骤旨在降低病毒传播的风险"。

总之，凝胶泡沫、可吸收止血纱布、微纤胶原蛋白和这些胶原海绵可以储存在室温，它们开盒即用。封印需要 2～5min 的准备时间。凝血酶与钙混合，并将其添加到明胶颗粒中。纤维蛋白封闭胶在使用前必须冷藏并解冻。准备时间可达 20～30min。

八、手术入路

心脏外科手术的经导管方法与较低的输血率有关。比较高危患者经导管主动脉瓣置换术与外科主动脉瓣置换术，TAVR 组主要出血事件明显减少（9.3% vs. 19.5%，$P<0.001$）。同样，一项对比胸降主动脉疾病的血管内修复和开放手术修复的 Meta 分析显示，输血率和再次手术出血的发生率显著降低。

九、血液保护计划

越来越多的证据支持针对性方案的有效性，以安全减少血液的使用。Brevig 和他的同事发表了他们在一家社区医院建立多学科项目的经验[152]。这一回顾性的单中心研究包括 2500 多名接受红细胞输注的患者。他们项目的自我识别的基本特征包括外科医师对止血的关注，减少血液稀释的灌注策略、血液保护协调员、贫血管理的治疗方案、医师支持、减少输血的机构多学科承

诺，以及对特定提供者数据的审查。他们显示接受输血的患者比例显著下降。弗吉尼亚心脏手术质量小组最近的一项研究检查了一项血液保护倡议，其中规定了输血触发因素对风险调整后的死亡率和发病率的影响。这项回顾性的多中心研究涉及超过 14 000 名 CABG 患者。术中输血率（24% vs. 18%，$P<0.001$）和术后输血率（39% vs. 33%，$P<0.001$）在指导后减少。此外，输血率的降低与较低的死亡率和较低的肺炎发生率、长时间的通气时间和肾衰竭有关。在密歇根州，一家多中心的质量合作机构将血液使用作为一种质量指标。2008 年，机构输血率被列入措施清单。还有一个教育项目，重点是输血风险和保存血液的方法和效益。主要结局是红细胞、FFP 和血小板的输注率。2008—2012 年，所有制品的输血率均有所下降（$P<0.001$）。这一结果与降低胸骨深部感染率、再次手术治疗出血、延长通气时间、肾衰竭和在重症监护病房的住院时间有关。死亡率没有变化。支持血液保护项目安全的更多证据来自 Cleveland 诊所与耶和华见证人心脏手术的经验。在 18 年的时间里，300 多名耶和华见证人接受了心脏手术。与接受输血的匹配患者相比，见证人的并发症更少，住院时间也更短。两组住院死亡率相似（3.1% vs. 4.3%，$P=0.4$）。有证据表明，心脏手术保护血液比常规治疗有更好的效果。

十、总结

心脏外科患者有很大的出血风险。某些患者有更大的出血和输血的风险。重要危险因素包括：①高龄；②术前红细胞容积低（术前贫血或容积小）；③术前抗血小板或抗血栓药物；④再手术或复杂手术；⑤急诊手术；⑥某些非心脏病患者的并发症。围术期干预可能减少出血和输血的需要。保护血液的干预措施包括使用抗纤溶药物、选择性使用非体外循环冠状动脉搭桥术、常规使用细胞保护装置和实施适当的输血适应证。一项重要的干预措施是应用一种基于机构并为所有卫生保健提供者所接受的多模式血液保护计划，其中包括精心规划的输血算法，以指导输血

决策。以证据为基础的血液保护技术包括：①增加术前血容量（如红细胞生成素）或减少术后出血的药物（如抗纤溶药物）；②保护血液的装置（例如术中血液抢救和保血干预）；③保护患者自身血液不受手术压力的干预（如自体预献血和降容血液稀释）；④共识，机构专用的输血算法，辅以即时核验；⑤综合上述各项的多方式保护血液（最重要）。

第十六篇 诊断步骤
DIAGNOSTIC PROCEDURES

第 52 章
冠状动脉造影：瓣膜与血流动力学评估
Coronary Angiography: Valve and Hemodynamic Assessment

Alexander G. Truesdell　J. Dawn Abbott　著

张晔岑　译

心导管术和冠状动脉造影是诊断和评价冠心病和瓣膜病的重要工具，美国每年有数百万次手术。自 20 世纪 20 年代 Werner Forsman 首次插入血管内导管以来[1]，F. Mason Sones 第一次于 1956 年进行选择性冠状动脉插管[2]，随后 Andreas Grüntzig 于 1977 年首次实施冠状动脉成形术[3]，至今，血管成形术和支架置入术是所有主要血管床介入导管的主要方式。

在美国，冠状动脉疾病（CAD）是导致死亡的主要原因[4]，尽管在一级和二级预防以及基于快速导管的急性冠状动脉综合征的应急管理方面取得了显著的改善，但几十年来一直保持相对稳定的统计学数据[5]。CAD 的发病率同样是一个主要的公共卫生问题，因为增加了导致充血性心力衰竭（CHF）的生存人数[6]。

一、诊断性导管技术

（一）适应证

诊断性心导管检查最常见的指征是评估临床疑似冠心病的存在、范围和严重程度，或评估非冠状动脉瓣膜或心肌紊乱的严重程度，特别是在考虑手术或经皮介入时[7-11]。进行侵入性冠状动脉造影或血流动力学检查的决定应基于对适应证、风险 – 受益比率和备选方案的仔细分析，以便最好地确定哪些患者将从手术中获益最多[12]。

（二）禁忌证

除了患者拒绝，几乎没有绝对的心导管禁忌证。主要的相关禁忌证包括活动性出血、严重贫血、凝血病、未控制的高血压、严重的电解质异常、晚期肾功能不全、活动性感染、失代偿性心力衰竭和近期卒中（框 52-1）[11]。

框 52-1　心脏导管术和冠状动脉造影的相对禁忌证

- 活动性出血或严重贫血
- 严重凝血病
- 晚期肾功能不全
- 高血压未控制
- 电解质严重失衡（如严重的低钾血症）
- 活动性感染或不明原因的发热
- 急性或亚急性卒中
- 失代偿性心力衰竭，妨碍患者变换姿势或氧合

（三）并发症

诊断性心导管引起的主要并发症的总体风险小于 1%，但周围动脉疾病患者的非主要血管进入部位并发症，如无生命危险的出血或假性动脉瘤形成，可高达 3%[13]。此外，动脉粥样硬化血管的导管操作可导致栓子（血栓、动脉粥样硬化

碎片、钙或空气）或血栓形成，可能导致卒中、心肌梗死、肾功能恶化或心力衰竭（框 52-2）。

框 52-2 心脏导管插入术的可能并发症
• 死亡：0.1%～0.2%
• 心肌梗死：0.1%
• 卒中：<0.4%
• 血管并发症：2%～5%
• 严重排斥反应：<0.2%
• 肾衰竭：1%～30%

二、冠状动脉造影

冠状动脉造影是通过选择性注射冠状动脉来完成的。在罕见的情况下，非选择性冠状动脉成像或主动脉造影也可用于鉴别难以定位（主要是起源异常的冠状动脉）或旁路移植物的自然冠状动脉开口。

（一）血管入路

在美国，尽管腋窝、肱骨和桡骨入路也可以使用，冠状动脉造影最常见的通路仍然是股动脉[14]。由 Lucien Campeau 于 1989 年首次采用的经桡动脉插管方法[15]正越来越多地被用于诊断性冠状动脉造影和经皮冠状动脉介入治疗，主要是因为它的出血率较低，减少了进入部位的并发症，改善了患者的舒适度，并减少了住院时间和住院费用[16-20]。虽然与世界其他地区相比，美国采用桡动脉入路的数量增长速度缓慢，但经桡动脉手术的数量已从 2008 年的 3% 增加到 2011 年的 8% 以上，预计 2015 年将上升到 20% 以上[21]。在国际上，有许多中心目前通过经桡动脉方法执行超过 95% 的手术操作。

通过桡动脉入路所特有的挑战包括很难穿过痉挛性桡动脉或弯曲的桡臂动脉或胸动脉。（图 52-1）[17,22]。术后永久性的桡动脉闭塞很少发生[23]，通常由于手的双血供而在临床上无症状。然而，桡动脉闭塞可影响作为旁路导管的桡动脉未来的使用[24]。实验室研究证实，减少血液流动介导的血管扩张和内膜增生，在理论上降低了在经过桡动脉导管插入术的患者的桡动脉中的桡动脉移植物通畅性[25-27]。

最常见的血管插管方法是 Seldinger 技术[28]。在这一技术中，目标血管被刺穿，一根导丝（通常是 0.035 英寸的 J 形金属丝）（1 英寸 =2.54cm）被推入管腔[29,30]。对于桡动脉插管，使用带有 0.018 英寸金属丝的微穿刺针和带亲水性涂层的专用桡动脉鞘。一旦进入，护套作为入口点通过和交换所有的导管和设备，通常在 0.035 英寸的 J 形金属丝上。当导管进入升主动脉后，导丝被拔出，导管连接到一个多管系统，在封闭系统

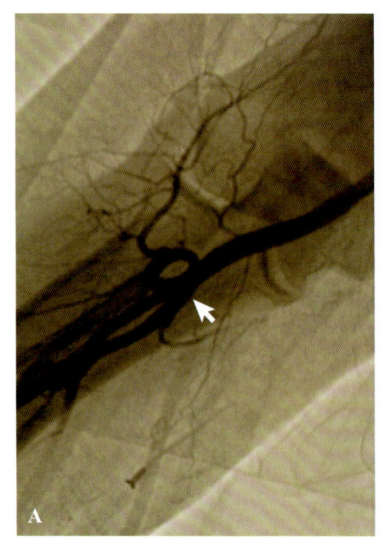 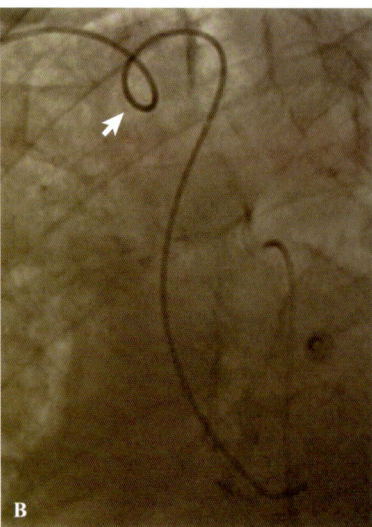 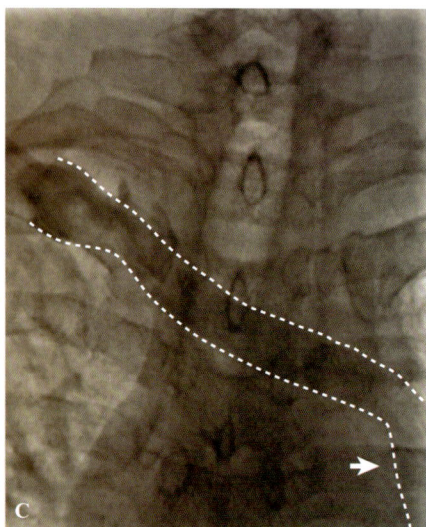

▲ 图 52-1　A. 桡动脉环；B. 右锁骨下动脉的曲折度；C. 在尝试通过右肘前静脉进行右心导管插入术时，对先天性右上腔静脉（SVC）缺失和持续性左 SVC（箭）静脉造影

第二部分 成人心脏手术
第52章 冠状动脉造影：瓣膜与血流动力学评估

中，允许在导管尖端同时注入造影剂和传递压力。然后用连续的压力监测将导管清除并推进到冠状动脉的开口中。如果压力波形损伤或导管未回流，应怀疑有明显的冠状动脉开口病变、不利的导管接合角度、导管扭结或血栓或动脉粥样斑块的截留。在任何冠状动脉的接合和注射过程中，应始终小心，以避免潜在的致命并发症，如引入空气、血管夹层、冠状动脉插管、左主干病变或动脉粥样硬化病变的破裂。

准确的冠状动脉解剖描述和冠状动脉狭窄的识别取决于是否获得多个正交视图，以便能够充分显示所有冠状动脉节段，而不发生收缩或重叠。预置冠状动脉用于选择性地连接左、右冠状动脉。特定诊断导管的选择取决于动脉入路的位置、主动脉根部的大小和冠状动脉的解剖起点。通常以 Judkins 左 4cm 导管（JL4）和 Judkins 右 4cm 导管（JR4）作为左、右冠状动脉造影的默认导管，分别通过股动脉入路（图 52-2）。经桡动脉冠状动脉造影一般可以无困难地使用股动脉导管曲线进行；然而，选择右桡动脉入路要合适地拟合可能需要较短的 JL 曲线和较长的 JR 曲线。此外，一些通用导管也可用于右冠状动脉造影和左冠状动脉造影，通常还可用于左心室造影，如 Kimny、Jacky 或 Tiger 导管。

（二）左冠状动脉造影

对左主干（LM）冠状动脉口的安全插管，最好是确认压力追踪既不受压，也不被心室化。默认的 JL4 导管大约 80% 成功地进入左主口。如果主动脉瓣根扩张或异常狭窄，则可能需要更长或更短的导管（JL5 或 JL3.5），而后起源的左主干通常最好使用 Amplatz 导管。

在血管造影中明确冠状动脉解剖结构，造影剂需注射 8~10ml。在血管造影术期间使用的成像角度允许使用正交视图对冠状动脉解剖结构进行三维重构，以使在多个平面中每个动脉和其开口、近端、中和远段可视化。

左冠状动脉系统开始于左主干，其末端分叉为冠状动脉左前降支（LAD）和左回旋支（LCX）。在约 1/3 的患者中，LM 最终进入 LAD、LCX 和中间分支（冠状动脉中间支），主要供应左心室游离壁[31]。左前降支在室间沟和斜向分支发出间隔支，供应左心室的前外侧游离壁。LCX 在房室（AV）沟内前行，发出钝缘分支，供应左心室外侧游离壁（图 52-3）。

（三）右冠状动脉造影

右冠状动脉（RCA）通常使用 JR4 导管。RCA 走行于室间沟，并发出锐缘支和右心室分支，供应右心室游离壁。RCA 在心脏房室交界处分支形成右后外侧支（PLB）和右后降支（PDA），供应左心室下外侧段、下壁和室间隔后部（见图 52-3）。

冠状动脉循环的优势分型取决于哪支动脉供

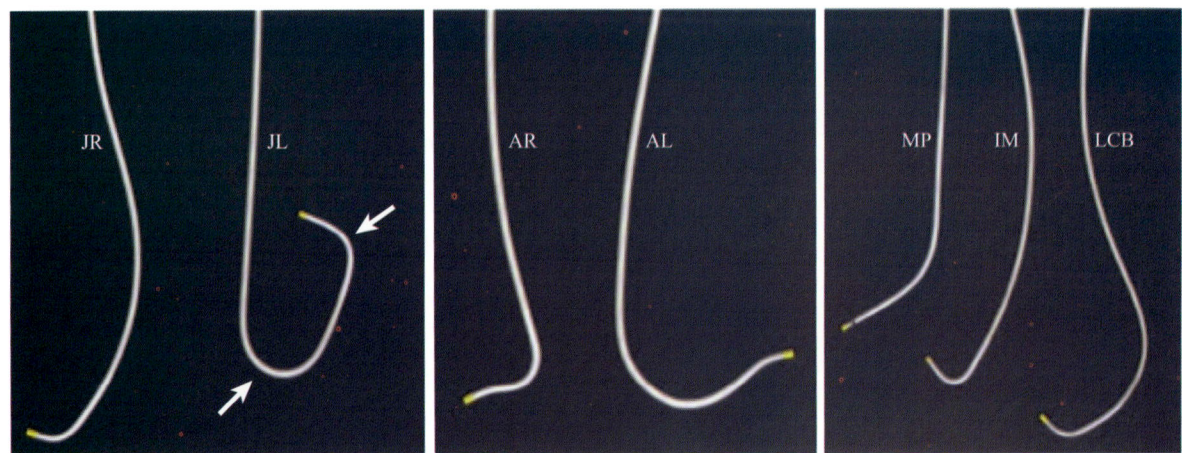

▲ 图 52-2 诊断性冠状动脉造影中使用的代表性针端构造和导管：Judkins 右（JR）和左（JL）导管。显示了 Judkins 左导管的主要曲线（上部箭）和次要曲线（下部箭）。Amplatz 右（AR）和左（AL）导管；多用途（MP）导管；内乳（IM）导管；左冠状动脉旁路（LCB）导管

应后循环——PDA 或 PLB。大约 60% 的人群是右优势型（RCA 提供这 2 个分支），25% 是共同优势型（RCA 提供 PDA，LCX 提供 PLB），15% 是左优势型（LCX 提供这 2 个分支）[32]。

（四）冠状动脉畸形

除了前面描述的典型冠状动脉解剖外，还存在一些冠状动脉变异（图 52-4）。大多数是简单的解剖变异，如 LAD 和 LCX 的双重开口，其他的则是先天性异常，如 LCX 异常起源于 RCA[33-36]。这些先天性异常大多对冠状动脉循环几乎没有影响；然而，如果 LM 或 LAD 起源于 RCA 或右冠状动脉端，并在主动脉和肺动脉之间向后走行，则会导致死亡率增加，通常继发心律失常和缺血。

（五）血管造影投影

在冠状动脉循环的血管造影中，关键是在不同的正交平面上获取每条血管的多个视图，以充分和清晰地确认所有的血管段。具有正交角度的系统，全面的血管造影术可以防止操作员遗漏明显的冠状动脉病变，这可能仅在一个平面上可见，而在另一平面上则不明显。按照惯例，所有视图均以左或右角度报告，然后是头或尾角度。例如，左前斜（LAO）/ 头侧视图为 30/25 时，LAO 角为 30°，头角为 25°。

所有主要冠状动脉位于两个平面之一：室间隔或房室沟（图 52-5）。标准的血管造影投影是为了在这些平面上显示冠状动脉的解剖结构而设计的。例如，右 PDA 沿着室间隔和下壁在其最长的剖面上右前斜（RAO）投射时表现最好。另外，沿房室沟走行的 LCX 在前后方（AP）或 RAO 尾侧投影中显示得最好，观察的是房室沟的轮廓。

1. **冠状动脉左主干**

冠状动脉 LM 以浅的 LAO 投影和轻微的尾角度显示为最佳，并以头角造影来提高近端和口段的显示效果。另一个可用的视图是陡峭的 LAO 尾侧视图（也称为蜘蛛状视图），该图展示了终端的左主分支。不幸的是，在心脏水平位的情况下，最后一个视图无济于事，在这种情况下，可以使用陡峭的 RAO 尾视图。

2. **冠状动脉左前降支**

LAD 走在 LM 的前面和下方，进入心室间沟，然后到达心尖。没有一个单一的视图能充分描述 LAD 的整个走向。近端 LAD 在带有颅角的陡峭 LAO 投影中显示最好，而中段和远端段

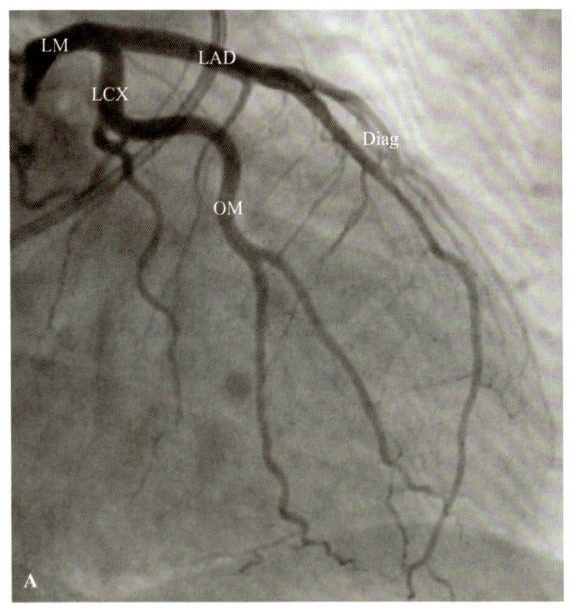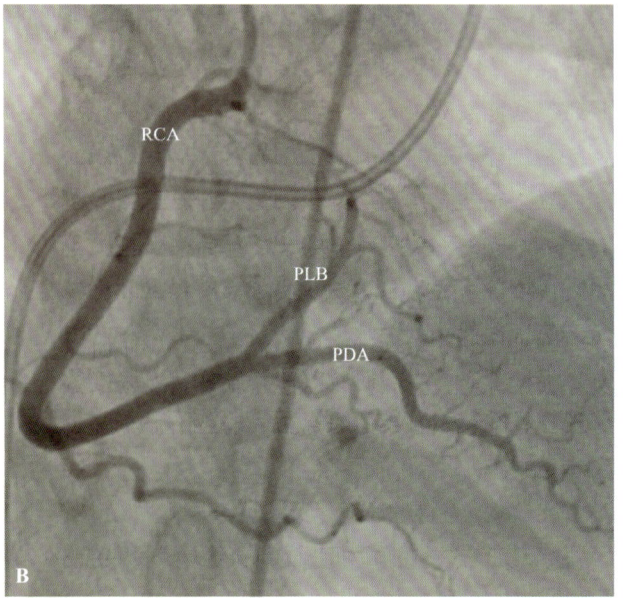

▲ 图 52-3 右前斜尾位（A）和左前斜头位（B）投影的左（A）和右（B）冠状动脉的冠状动脉造影。**Diag.** 对角动脉；**LAD.** 左前降支；**LCX.** 左旋支动脉；**LM.** 左主动脉；**OM.** 钝性边缘动脉；**PDA.** 后降支；**PLB.** 后外侧支动脉；**RCA.** 右冠状动脉

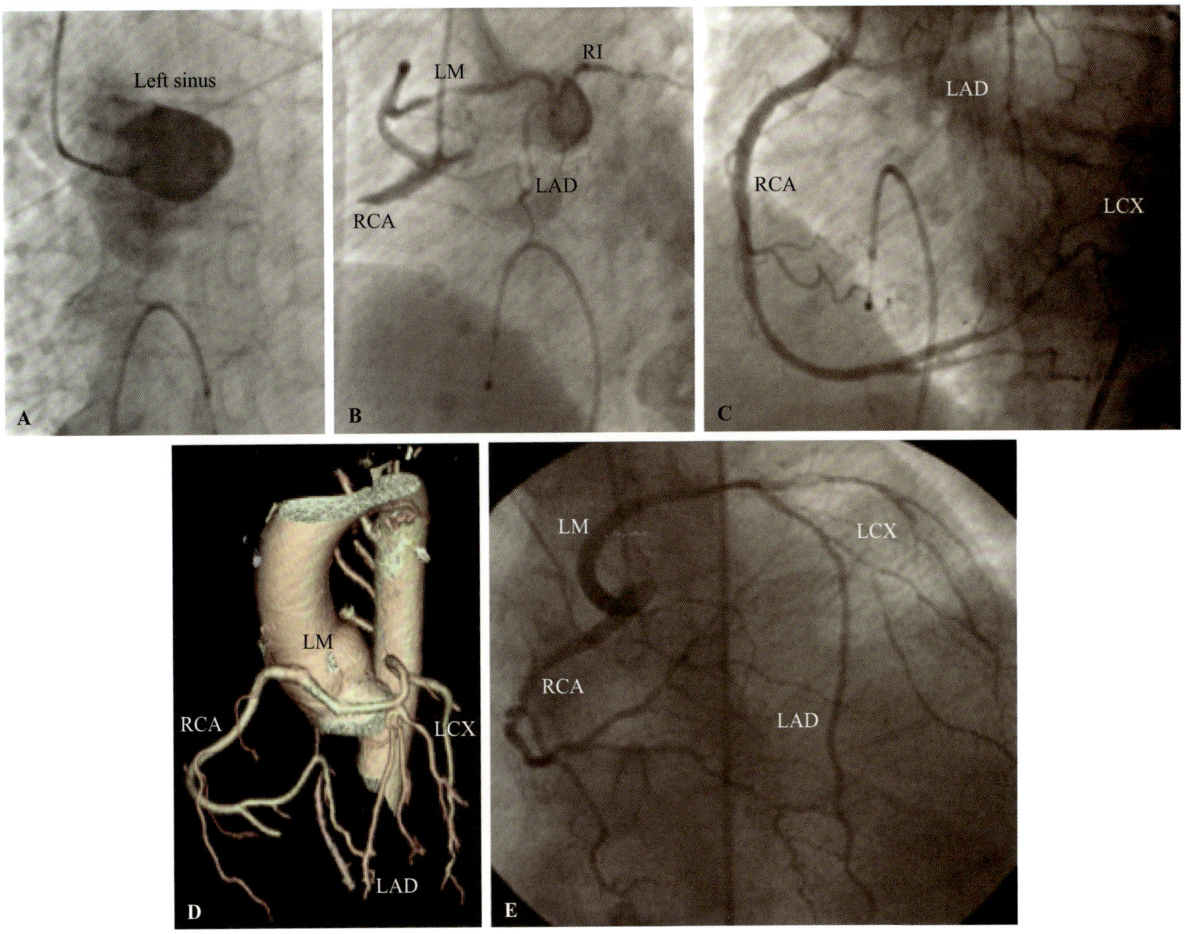

第二部分 成人心脏手术
第52章 冠状动脉造影：瓣膜与血流动力学评估

▲ 图 52-4 A. 一名 81 岁的女性，患有急性下壁心肌梗死和心源性休克，左冠状静脉窦的非选择性血管造影照片，表明左冠状动脉端没有冠状动脉；B. 同一患者中的右冠状动脉选择性血管造影显示来自右冠状动脉（RCA）的左主冠状动脉（LM）异常起源和近端 RCA 的急性血栓闭塞；C. 在成功完成 RCA 血管成形术后，同一名患者的血管造影术现在也证实了严重病变的左旋支冠状动脉（LCX）的侧支血管已经建立良好；D. 在 21 岁女性中由 RCA 引起的类似异常 LM 的虚拟解剖的心脏计算机断层摄影血管造影三维重建；E. 来自一名 54 岁男性的血管造影照片，其左前斜头角投影的解剖结构相似。整个冠状动脉系统从位于右冠状窦的单个孔口可见。RCA 和 LM 同时出现，而 LM 分为左前降支（LAD）和 LCX 分支。RI. 冠状动脉中间支

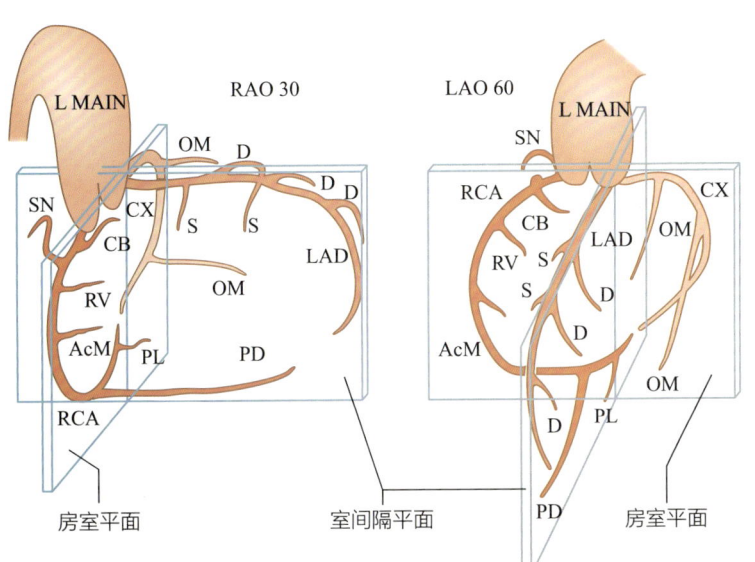

▲ 图 52-5 从两个角度：右前斜位（RAO）和左前斜位（LAO）中观察到的冠状动脉解剖结构与心室和房室瓣膜平面的关系。冠状动脉分支如下：AcM. 锐缘支；CB. 圆锥分支；CX. 旋支；D. 对角支；L Main. 左主干；LAD. 左前降支；OM. 钝缘支；PD. 后降支；PL. 左后外侧；RCA. 右冠状动脉；RV. 右心室；S. 隔支；SN. 窦房结

引自 Baim DS: Coronary angiography. In Baim DS, Grossman W, editors: Grossman's cardiac catheterization, angiography, and intervention, ed 6, Philadelphia, 2000, Lippincott Williams and Wilkins

777

在 LAO 和 RAO 视图中显示得更好，并带一点尾状角度。在某些情况下，当近端 LAD 在标准视图中不能很好地显示时（如具有水平位的心脏），30 右前斜 /30 头侧角较好地显示了近端 LAD 和 LM 分支。

对角动脉是 LAD 的主要分支，沿着 LAD 向左心室的外侧游离壁延伸。对于大多数对角动脉，包括它们的起源和远端节段，最佳视野通常是陡峭的 LAO（50°）和陡峭的头骨角（50°）。在某些情况下，LAD 上只有一个对角分支——考虑到大面积的对向心肌，有时称为双 LAD。

3. **冠状动脉左旋支**

LCX 最常见于尾侧投影。LCX 的近端部分通常位于 RAO 尾角，这也是边缘动脉的位置。对 LCX 中段和边缘动脉的另一种角度是陡峭的 LAD 尾侧（蜘蛛）视图。然而，对于肥胖患者来说，后一种角度是有难度的，因为 X 线必须穿透额外的组织，导致图像失真、黯淡或模糊。

4. **右冠状动脉**

RCA 远端进入前 AV 沟并且向远端行进。在平坦的 LAO 角度看 RCA 的近端部分是最佳的。为达到开口的最佳可视化，优选陡峭（50°）的 LAO 投影。在 LAO 和平坦的 RAO 投影中能够最清楚地看到 RCA 的中间段。右 PDA 和 PLB 动脉的近端或 RCA 远端最好用 20°~30° 头角的 AP 或轻微的 LAO 投影显示。最后，用平坦的 RAO 投影来最佳地显现右 PDA 的中间段和远端段。

（六）旁路移植血管造影

右、左冠状动脉循环的隐静脉移植物通常缝合在主动脉的前表面，距 Valsalva 窦数厘米远

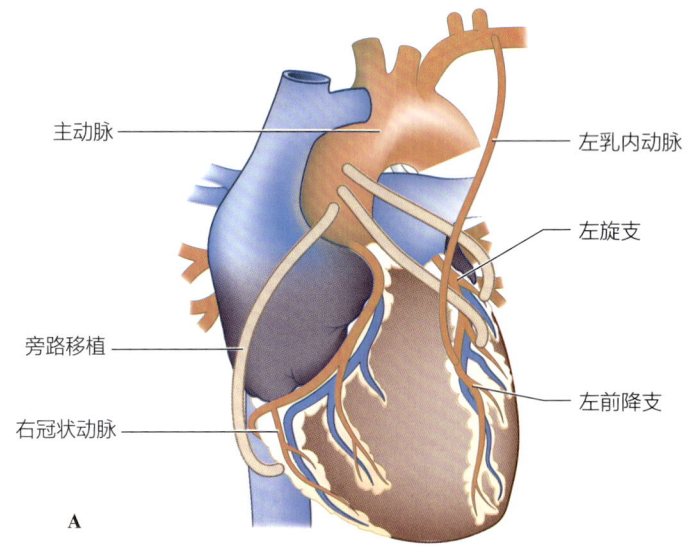

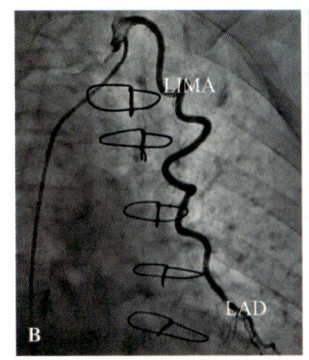 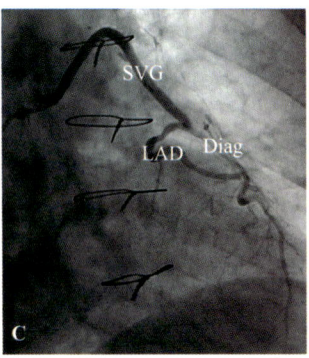 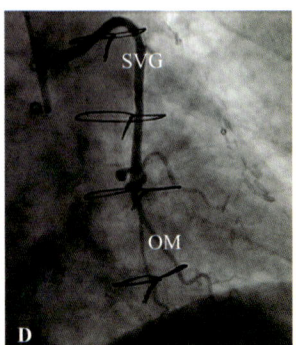 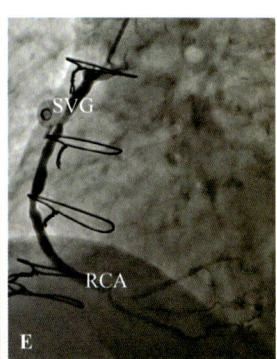

▲ 图 52-6　移植血管造影

A. 冠状动脉搭桥术的共同位置是左冠状动脉前降支（LAD），冠状动脉左旋支（LCX），对角分支（Diag）和右冠状动脉（RCA）；B. 左乳内动脉（LIMA）到 LAD 的移植血管造影照片；C. 大隐静脉移植（SVG）简图。D. SVG 钝缘支（OM）；E. SVG 至右冠状动脉（RCA）

（图 52-6）。RCA 移植物一般起源于右前主动脉，而左冠状动脉移植物通常起源于左前主动脉。LAD 移植物通常放置在 LCX 移植物下面。在某些情况下，外科医师也可以在移植的起源处放置一个环，以便于在将来血管造影时从主动脉瓣根部识别其来源。旁路移植物接合和成像的最佳视图是平坦的 LAO 和 RAO 投影，这些投影将移植物置于其最大的位置。在吻合口以外的远端（天然）血管最好是通过增加颅或尾侧角度来充分确认所有血管段（LAD 和 RCA 的头侧和 LCX 的尾侧视图见图 52-6）。

近几十年来，乳内动脉（IMA）已经成为 LAD 的首选血管，在某些情况下也是 RCA 的首选血管，因为这种血管的通畅率很高[37]。在血管造影术中，IMA 在锁骨下动脉与冠状动脉导管和 J 线接合后进行插管。导管进入锁骨下动脉并通过，取出 J 线，施加顺时针方向的轻轻扭转，直到导管接合左 IMA（LIMA）的原点。一旦血管接合，顺时针轻轻扭转导管，以消除任何多余的张力[38]。对于周围或锁骨下曲折患者，股动脉入路可能对 IMA 移植物的选择性插管造成挑战。在这种情况下，同侧桡动脉入路可以更好地促进选择性 IMA 的介入。LZMA 最优血管造影的典型图像为 AP 或轻微 RAO（0°~20°）/头角（40°），以显示移植物的近段和中段，以及陡峭平坦的 LAO 或侧位投影，以显示 LIMA 与本地 LAD 的吻合。右侧 IMA 导管也是从右锁骨下动脉接合。对于这种移植物的中段、起点和吻合的视图通常是伴一些头角测量和陡峭的 AP 颅角测量的典型扁平 LAO。

三、病变结构和功能评估

在准确评估冠状动脉解剖结构和生理学功能，基于导管的侵入性治疗方法具有极为重要的临床意义[39, 40]。尽管与无创成像相比，冠状动脉造影可提供无与伦比的时间和空间分辨率[41]，但通常会因弥漫性相关血管疾病、病变收缩、血管成角、血管钙化、病变不均、血管重叠和造影剂流动而混淆[42]。由于这些限制，通过辅助技术如部分血流储备（FFR）和血管内超声（IVUS），在血管造影评估中加入精确的形态学、组织学和功能信息，对于治疗已知或可疑冠心病患者是必不可少的。

（一）血流储备分数（FFR）

在功能测试中诱导性心肌缺血对于决定是否治疗冠状动脉造影不确定的病变（血管造影狭窄 40%~70%）具有重要的预后意义[43-46]。然而，在现实世界中，只有不到 50% 的患者在冠状动脉造影前接受无创心肌缺血评估[43, 44]。以 FFR 为主要手段，将冠状动脉生理学应用于心导管实验室，为血管造影解剖细节以外的特定病变的缺血情况提供了重要客观、准确的数据，并与无创性缺血应激反应检测结果有很好的相关性[40, 47]。

FFR 是病变动脉最大心肌血流与相同的无病变动脉最大心肌血流的比率[48]。这两个流量的比率可以精确地从两个压力的测量得到，只要它们是在最大充血期间测量的。在此过程中，0.014 英寸压力传感器导丝被推进到狭窄冠状动脉之后，在药理学所致的最大充血（通常是静脉注射腺苷）的情况下，记录远端压力（Pd），并通过导管压力（Pa）进行除法，如下所示。

$$FFR = Pd/Pa$$

为了评估连续病变或弥漫性 CAD，在持续充血的情况下，压力线可以从远端到近端血管稳定地拉回，可能表现为远端压力在局灶性狭窄中的突然变化，或者是无局灶性梗阻的弥漫性疾病的压力逐渐恢复。

FFR 不受全身血流动力学或收缩状态的影响，它具有病变和血管的特异性，考虑到侧支循环的贡献，与闭塞心肌的重量有关，重复性好[47, 49]。FFR 还具有定义明确且经过验证的临界值。FFR<0.75 的冠状动脉狭窄几乎均诱发心肌缺血，FFR>0.80 的狭窄很少与运动诱导的缺血相关，狭窄的"灰色地带"在 0.75~0.80[41, 49]。在多项研究中，FFR 在评估血管造影不确定病变[50, 51]、左主狭窄[52, 53]、多支病变[54, 55]、伴随血管狭窄（图 52-7）[56]、弥漫性疾病[57] 和分支病变方面[58] 具有明确的实用价值。

在多血管病变的背景下，FFR 可用于优化经皮及外科血管重建的结果。在针对多支血管病

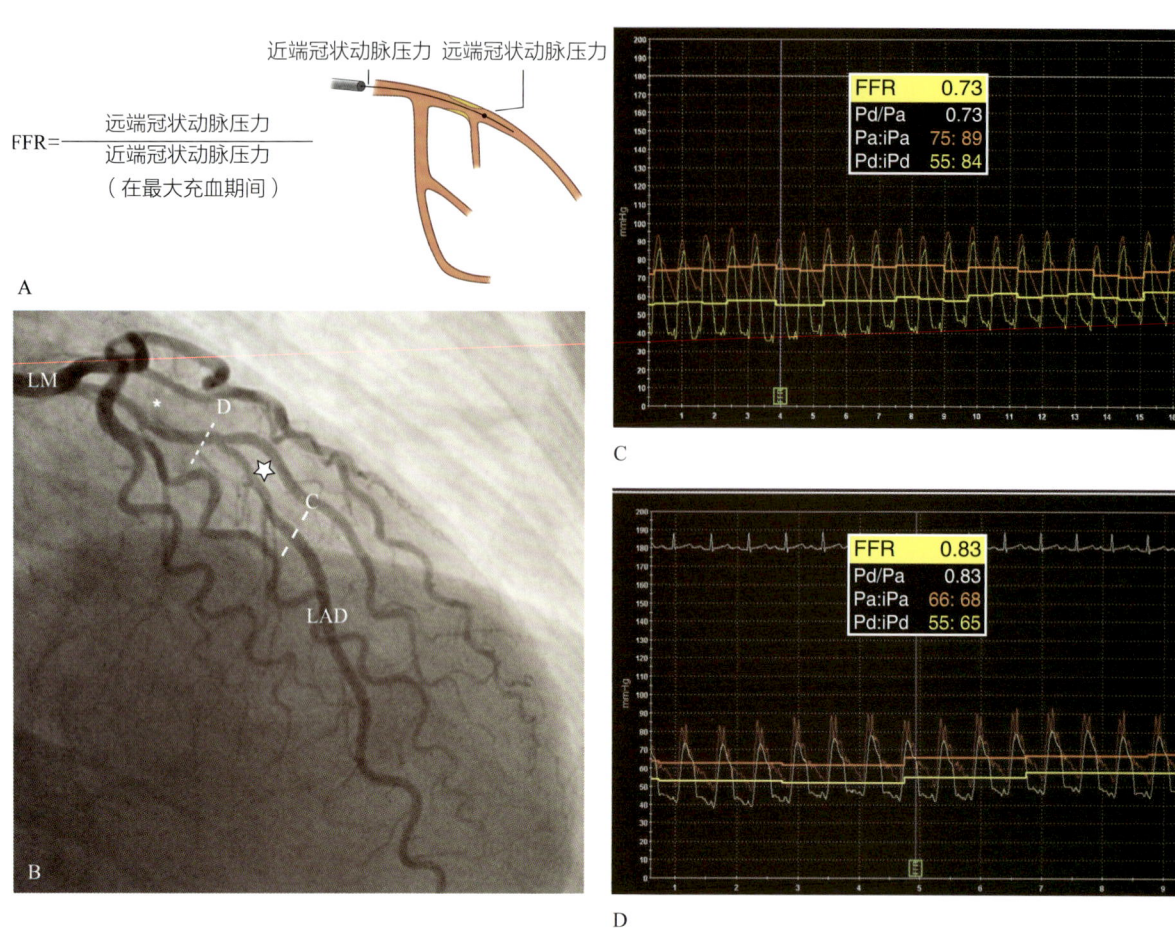

▲ 图 52-7 A. 原理图，说明测量血流储备分数（FFR）的方法。B. 一名 54 岁男性，左冠状动脉前降支（LAD）的连续血管造影的中间狭窄影像。虚线（C）处的 FFR 为 0.73，表示中 LAD 的血流动力学显著狭窄（星形）。向虚线（D）的拉回梯度显示 FFR 值为 0.83，表明近端 LAD（星号）的狭窄在血流动力学上不显著。在进行 FFR 评估后，仅将 LAD 中部病变置入支架。LAD 的介入后支架段以外 FFR 正常（>0.90）（未显示）。LM. 左主支

变的血流储备分数与血管造影比较（FAME）试验中，FFR 用于指导多支血管经皮冠状动脉介入治疗（PCI）。与血管造影引导的 PCI 相比，用 FFR≤0.80 对病变进行基于生理学的引导的 PCI 介入治疗在 2 年内减少了支架植入情况，降低了治疗成本，减少了主要的心脏不良事件[54]。在冠状动脉搭桥术患者中，FFR 引导下，FFR>0.80 的病变血管延迟重建的策略也得到了评价。FFR 引导下冠状动脉搭桥术与血管造影引导下的冠状动脉搭桥术相比，吻合口少，术中手术率低。3 年的临床结果显示，FFR 引导组的主要不良心脏事件发生率相似，心绞痛发生率较低[59]。

（二）血管内超声

血管内超声是一种基于导管的超声技术，提供侵入性横断面断层成像。IVUS 的临床应用非常广泛，包括评估斑块体积、狭窄程度、移植血管病变、冠状动脉支架置入术指导和支架内再狭窄的处理。IVUS（图 52-8）具有良好的成像质量和空间分辨率，为传统血管造影提供了辅助诊断信息，可鉴别动脉粥样硬化[42]、冠状动脉夹层[60, 61]、血管痉挛[62]、血栓形成、心肌桥接[63]、纤维肌不典型增生[64]、钙化[65-67] 和应激性心肌病[68, 69]。

虽然 IVUS 不能直接评估冠状动脉狭窄的功能意义，但 IVUS 测量的最小腔面积与心肌灌注显像、冠状动脉血流储备和 FFR 所确定的诱导性缺血之间有很强的相关性[70]。IVUS 在左冠状动脉主干段特别有用，仅通过血管造影就能最大

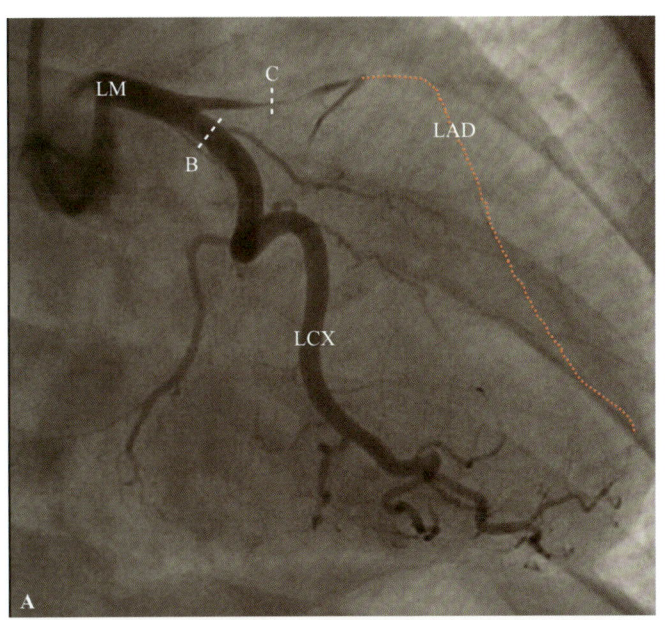
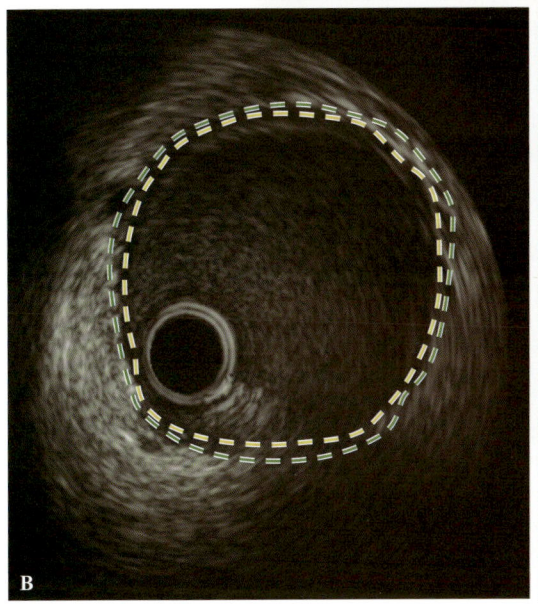
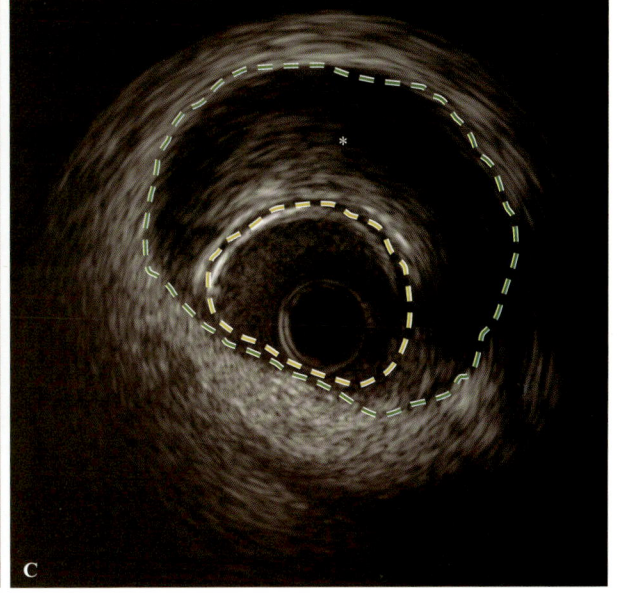

▲ 图 52-8 A，右前斜尾投影中的一名 42 岁产后妇女的冠状动脉造影，显示左冠状动脉前降支（LAD）的严重自发性冠状动脉夹层。红色虚线表示左前降支的走行。白色虚线标记了正常左旋支冠状动脉（LCX）和解剖的 LAD 的伴随血管内超声（IVUS）图像的位置。B，正常 LCX 的血管内超声。绿色虚线勾勒出外膜的轮廓；黄色虚线勾勒出内膜。C，解剖的近端 LAD 的血管内超声，显示内膜（黄色虚线）和外膜（绿色虚线）血管层之间有较大的壁内血肿（星号），压缩了血管腔。LM. 左主干

限度地发现观察者间变异[71]，并且已广泛和成功地用于鉴别低风险的延迟血管重建不良事件患者[72]。左主干血管重建的公认标准为：IVUS 所示的最小管腔直径＞3.0mm 或最小管腔面积＞6.0mm^2 [73, 74]。

其他现代 IVUS 模式，如虚拟组织学 IVUS，可以更好地描述斑块负荷和组成，与实际组织学有很好的相关性，并可提供额外的预后信息[75, 76]。最后，光学相干断层成像是一种新的基于光学的血管内成像方式，它与 IVUS 相比具有更好的近野分辨率，从而能够更好地评估管腔面积、测量新内膜体积、确定增殖模式和量化内皮化[67]。

四、血流动力学评价

（一）原则

与冠状动脉造影同时进行的血流动力学评估是心导管术的重要组成部分。球囊瓣膜成形术、经皮瓣膜置入术和间隔消融等技术的出现，重新引起了人们对结构性心脏病和心导管实验室血流动力学综合评估的兴趣[77]。在任何时刻，血流动力学值反映各种动态过程之间复杂的相互作用：冠心病、左心室功能、全身代谢需要、全身和肺动脉压力[78]。血流动力学测量（血管或心室压力）、心输出量的测量和分流的评估是冠状动脉诊断评价的一个重要方面。从技术角度来看，所有的压力都应该用传感器来测量，实现在建立一个零基准后进行直接的实时测量，零基准通常被称为 AP 方向的胸中部水平。

（二）右心导管插入术

右心（RH）压力和氧饱和度的测量是一种评估实时心血管疾病的简单而准确的方法。心输出量（CO）是血液从心脏到身体的流量，单位为 L/min；可以通过将其除以患者的体表面积（BSA）来得出患者的心脏指数（CI），以患者的身材为标准，该指数以 L/（min·m²）表示。

在 RH 置管（RHC）期间，应在上腔静脉（SVC）、下腔静脉（IVC）、右心房、右心室、肺动脉（PA）和肺毛细血管楔压（PCWP）等位置测量氧饱和度。当同时进行动脉饱和度测量时，可以计算 CO 或 CI，并且可以对分流进行量化（如果存在）。

在 RH 导管前进的每一水平上跟踪获得压力读数。RH 和全身动脉压的正常值如图 52-9 所示。自 WilliamGanz 和 JeremySwan 于 1970 年引进球囊式 RH 导管以来[79]，RHC 已成为心导管术的一个常见和必要的组成部分。

（三）压力波形

1. 右心房

A 波发生在心房收缩期，伴随着体表心电图 P 波。在心房舒张期，压力波形下降，与 x 下降相对应。在心室中，当收缩开始时，x 下降可能被三尖瓣的运动所打断，称为 c 波，其余的 x 下降称为 x'。随着心室收缩的进展和向前血流的发生，三尖瓣关闭，右心房充盈导致 V 波。最终，心室舒张，三尖瓣开放，心房压力下降，血液从右心房流向右心室。这与 y 下降相对应。

2. 右心室

右心室压力随心室收缩而升高。当心脏舒张开始时，肺动脉瓣关闭且压力迅速下降。三尖瓣打开后，心室迅速充盈，其压力缓慢增加。在心房收缩期，记录的最终压力为舒张末期压力。

3. 肺动脉

在肺动脉中，肺动脉瓣在心室收缩期打开后，收缩压上升。随着舒张期的开始，压力下降。随着肺动脉瓣的关闭，舒张压高于心室，并趋于稳定。通常，PA 的舒张压与左心房（LA）压力和 PCWP 密切相关。

4. 肺毛细血管楔压

楔形压力是通过球囊尖导管"楔形"插入远端肺动脉来获得的；这种导管传递来自下游循环（即左心房）的压力[80]。这种简单的操作允许间接测量 LA 压力，而不需要穿刺术。大量研究证实 PCWP 作为 LA 压力的替代物，可用于二尖瓣狭窄和其他血流动力学条件的评估[81]。

5. 全身动脉压

动脉压波形从左心室收缩开始。一旦主动脉瓣打开，收缩压急剧上升。当心室舒张开始，压力下降时，主动脉瓣关闭，主动脉压力下降。压力追踪中的中断与主动脉瓣关闭相对应，这种现象是由动脉波形上的双切迹所识别的。根据主动脉瓣通畅程度和主动脉顺应性，通常的脉压为 45～50mmHg。在顺应性差的主动脉瓣系统中，如有钙化血管的老年人或有明显主动脉瓣反流的患者，脉压往往会变宽。

（四）心输出量

心输出量，即为身体提供氧气、葡萄糖和营养而输送的血液量，以 L/min 表示。这种测量可以通过几种方法获得，如 Fick 法、热稀释法或染料法[82, 83]。Fick 法是心导管实验室最常用的方法。

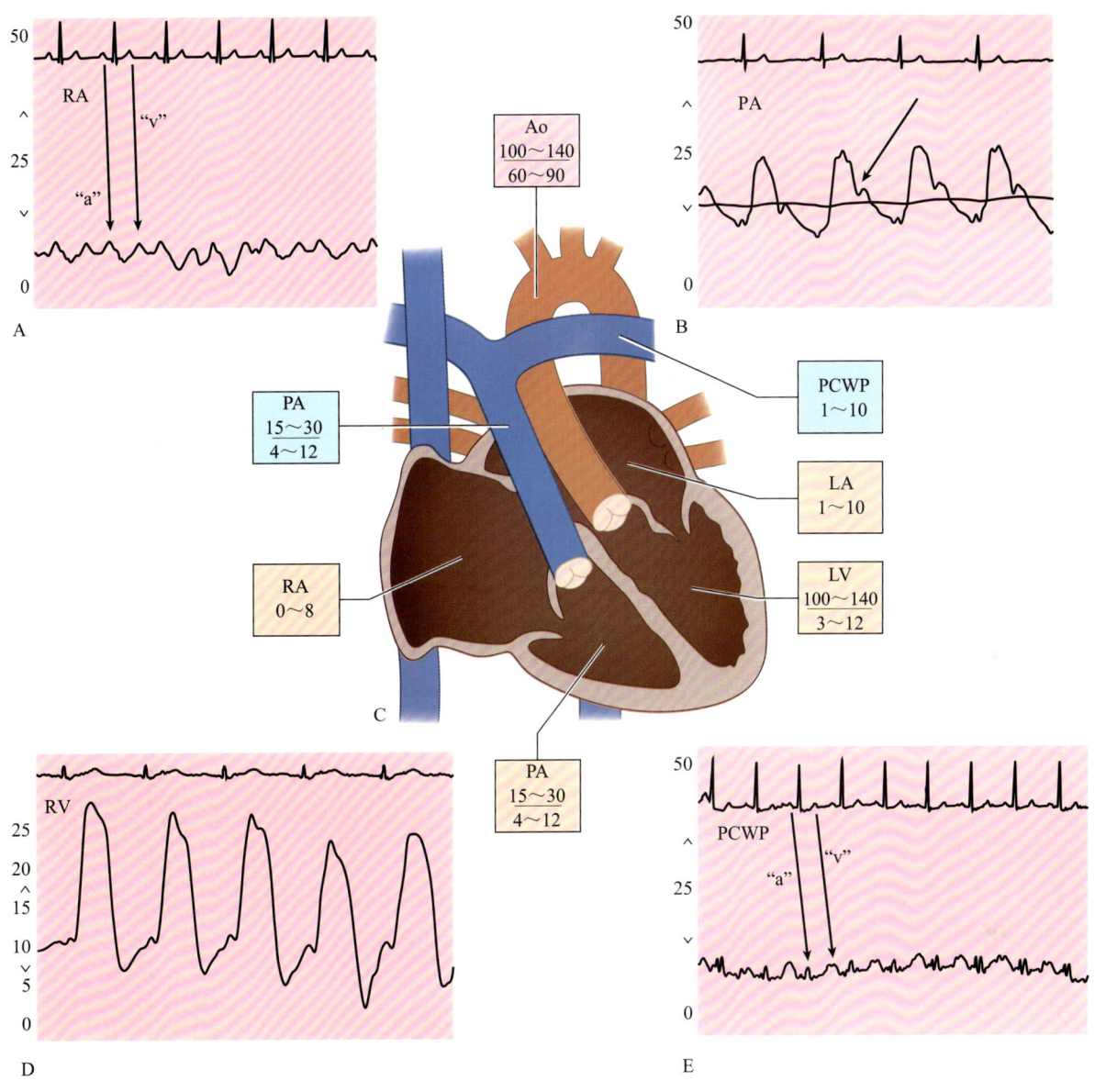

▲ 图 52-9 正常的心腔压力和压力曲线

A. 正常右心房（RA）波形。波：a. 来自心房收缩；v. 来自心室收缩。箭指示相对于心电图的 a 波和 v 波的时间；B. 正常的右心室（RV）波形；C. 以毫米汞柱表示的正常压力范围的心腔和大血管的图示；D. 正常肺动脉（PA）波形，箭表示重搏波切迹；E. 正常肺毛细血管楔压（PCWP）波形，显示 a 和 v 波相对于心电图的时间。Ao. 主动脉；LA. 左心房；LV. 左心室（引自 Ragosta M: Cardiac catheterization. In *An Atlas and DVD*, ed 1, Philadelphia, 2008, Elsevier.）

它假设消耗氧气的速度是血流量和红细胞负荷速率的函数。通过测定动脉和混合静脉循环中氧含量的差异（A-V O_2 差）和耗氧量，可计算出以下 CO 值。

CO（L/min）= O_2 消耗量（ml/（min·m²））÷ A-V O_2 差 × BSA

正常耗氧指数在 110～150ml/（min·m²）之间（见图 52-3）。为使计算标准化，一般假定耗氧量指数为 125ml（min·m²）（或老年妇女为 110ml（min·m²））。然后，这个指数乘以受试者的 BSA（以 m 为单位），以得到耗氧量，从而得到心输出量。如果这个值不乘以 BSA，心脏指数就会相反。

一种更可靠的测定 O_2 消耗量的方法是直接测量。这种测量可以用 Douglas 袋来完成，在该袋中，将呼气的含氧量与周围空气中的含氧量进行比较，并计算出耗氧量。用代谢速率也可以测定 O_2 的消耗量 [84]。用这种方法，患者呼气到一个容器中，其中 O_2 和 CO_2 传感器测量 O_2 和 CO_2 的呼气含量，并相应地计算出耗氧量。要计算 A-V O_2 差值，需要动脉血氧饱和度（Sat）、混合静脉血氧饱和度和血红蛋白（HGB）浓度。

A-V O_2 差 = P_A（% sat）-P_a（% sat）× (Hgb in g/dl) × (1.36ml O_2/g Hgb)

其中 P_A 是外周动脉循环中的氧饱和度（假设与 LV 或肺静脉相同），P_a 是肺动脉中的氧饱和度，Hgb 是血液中的血红蛋白浓度，1.36 是完全饱和血红蛋白携氧能力的校正因子。

五、分流

当血液从一个心腔直接到达另一个心腔而不经过瓣膜时，就会出现分流。评估、检测和定位这些心内分流是诊断冠状动脉和 RH 导管的组成部分 [77, 85]。

（一）左向右分流

典型的左向右分流出现在导管实验室中的是房间隔缺损（ASD）。左向右分流的其他原因是卵圆孔未闭（PFO）、室间隔缺损（VSD；图 52-10）和动脉导管未闭。在每一种情况下，在不同的 RHC 水平上，血氧饱和度都会增加。对于 ASD，血氧饱和度的增加发生在右心房；VSD 在右心室；动脉导管未闭，在 PA。了解和量化这些分流的关键是确定在哪里获得混合最充分的静脉样本。对于 ASD，它是 SVC 和 IVC 饱和度的混合；VSD 在右心房；对于动脉导管未闭，在右心室。

在分流评价中，氧测定法是评价右心腔或血管的方法。Dexter 和同事的早期工作 [86] 确定了从一个 RH 室到另一个时最大血氧饱和度变化的标准范围。一般来说，从 SVC 到 PA 最大变化 8% 时被认为需要进一步的评估，以确定心内分流的存在和范围。

如果怀疑分流，则要进行氧饱和度测定，以识别并量化分流。首先计算肺和全身血流量。其次，推导出左向右分流的大小。肺血流量（Q_P）用以下公式计算。

Q_P = O_2 消耗量（ml/min）÷ [(P_vO_2)-(P_AO_2)]

并且用公式计算系统血流量（Q_S）。

Q_S = O_2 消耗量（ml/min）÷ [(S_AO_2)-(M_VO_2)]

其中 M_VO_2 表示混合静脉氧浓度。

Q_P/Q_S 是肺循环和全身循环中相对血流量的比值，可简化为以下公式。

Q_P/Q_S = (S_AO_2) - (M_VO_2) ÷ [(P_vO_2) - (P_AO_2)]

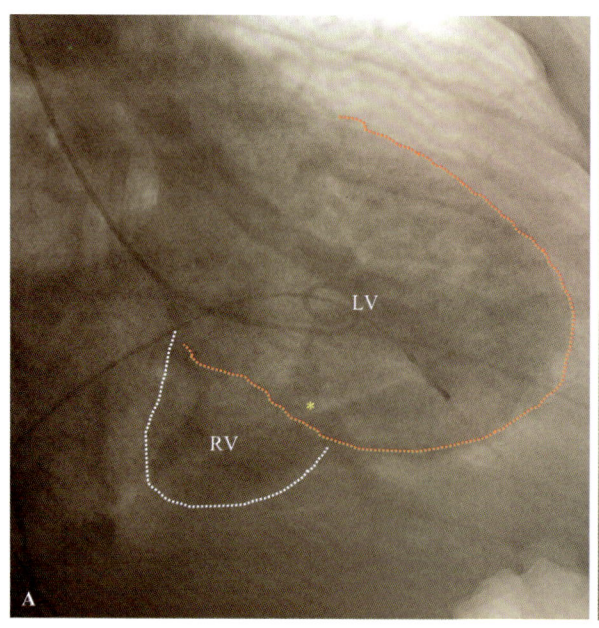 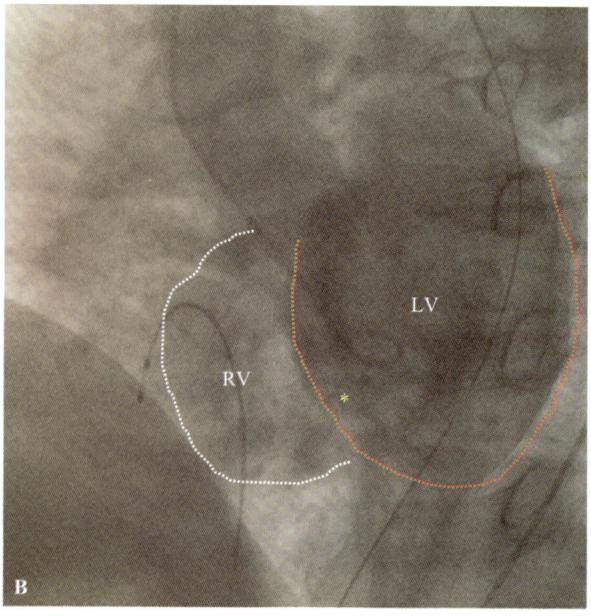

▲ 图 52-10　室间隔缺损（VSD；*），在左心室造影时，从右（A）和左（B）前斜投影通过 VSD 观察到右心室（RV）浑浊。虚线表示左心室（LV）。白虚线表示 RV

如前所述，M_vO_2 是 VSD 右心房平均氧浓度和动脉导管未闭右心室平均氧浓度的值。对于 ASD，此值来自 Flamm 方程[41]，如下所示。

$$M_vO_2 = [3(SVC) + 1(IVC)] \div 4$$

Q_P/Q_S 值大于 2.0 被认为是异常的，需要考虑外科矫治或心脏分流的经皮封堵术。1.5～2.0 为中间值，如果手术风险较低，或出现症状（如 ASD 情况下的隐源性卒中）或继发心脏结构和功能改变，则可进行手术或经皮缝合。小于 1.0 的比值意味着右向左分流。

（二）右向左分流

显著的右向左分流通常能早期被发现，因为患者通常表现为典型的发绀或动脉低氧血症，无须导管插入。血氧饱和度显示 Q_P/Q_S 小于 1.0。比值小于 0.7 有重要意义，而小于 0.3 则意味着威胁生命。

无论原因如何，可以通过获取 PV、LA、LV 和主动脉氧饱和度来评估右向左分流的部位。当分流来自肺循环的解剖外部位时，降压的部位就是分流的部位。例如，如果降压发生在 LV 中，则表示存在 VSD。该评估需要通过经中隔穿刺在左心房内直接取样。

（三）双向分流

如果有从左向右和从右向左分流的证据，则使用一个比较有效血流量的公式（Q_{eff}）。这个流量是假设在没有任何分流的情况下的流量。

$$Q_{eff} = O_2 \text{消耗量} (ml/min) \div [(P_vO_2) - (M_vO_2)]$$

然后，从左到右和从右到左的分流可以分别计算为 $Q_p - Q_{eff}$ 和 $Q_{eff} - Q_s$。

六、血管阻力

血管阻力是通过将血管床上的压力梯度除以它的血流量来计算的。实质上，有两种主要的血管床：全身血管床和肺血管床。全身血管阻力（SVR）计算如下。

$$SVR = (\text{平均动脉压} - \text{右心房压力}) \div CO$$

肺血管阻力（PVR）计算如下。

$$PVR = (PA\text{压力} - PCWP [LA\text{压力}]) \div CO$$

SVR 和 PVR 的正常值列在表 52-1 中。高血压、低血容量、大量失血和心衰患者出现高 SVR，而高热、脓毒症、甲状腺中毒或动静脉瘘患者则表现为低 SVR。

表 52-1　正常值

参考点	数　值
耗氧指数 [ml/(min·m²)]	110～150
A-V O₂ 差（ml/L）	30～50
心输出量	2.5～4.2
心脏指数	2.0～3.0
抗性	
肺血管阻力	20～130
全身血管阻力	700～1t600

A-V O₂ 差，动脉和混合静脉循环

七、瓣膜性心脏病

瓣膜异常评估是任何导管插入术的一个组成部分。在常规的右和左心导管插入术中，可从心脏中的所有 4 个瓣膜获得诊断信息。需要询问和可能需手术或基于导管的修复术的主要典型瓣膜异常为：主动脉瓣狭窄（AS）、主动脉瓣反流（AR）、二尖瓣狭窄（MS）、二尖瓣反流（MR）、肺动脉狭窄，以及在某些情况下三尖瓣反流。

（一）主动脉瓣狭窄

血流动力学显著的 AS 继发于原发性瓣膜病变（先天性双尖瓣主动脉瓣）或瓣膜变性（老年钙化 AS）[87-89]。被推荐进行导管检查以评估 AS 的患者通常具有以下手术适应证之一：晕厥、心绞痛或左心室收缩功能障碍。如果无创检查的结果不清楚或在临床上的严重程度评估与无创性检查结果不一致时，建议进行心导管插入术以评估 AS 的严重程度[90-92]。

为了确定 AS 的重要性，必须同时测量主动脉瓣上的压力。将导管通入 LV 腔，并将 LV 腔内的收缩压与升主动脉中的同时的压力测量进行比较，在主动脉瓣上使用双腔（前主动脉瓣和后主动脉瓣）导管，或使用两个单独的导管。由于周围的压力增加，不建议使用股动脉鞘压力替代主动脉压测量。

对于患有严重 AS 且主动脉瓣开口较小、瓣膜装置变形和钙化的严重 AS 患者，以逆行方式穿过主动脉瓣可能是一项挑战。尽管人们可以尝试单独地用猪尾导管逆行穿过主动脉瓣，但更常见的是，用从尖端伸出的直丝探测瓣膜，同时改变导管的方向，以便对瓣膜孔的不同区域进行连续探测。如果通常情况下，猪尾导管不能提供足够的通过方向，则 JR4 或 AL1 导管可以改善金属丝的定向，并更容易允许其进入 LV。

一旦进入 LV，应测量即时压力和 CO。同时通过 RHC 进行 PCWP 追踪，以评估二尖瓣的任何梯度。一旦确定了 CO，就可以使用 Gorlin 方程计算主动脉瓣面积[93]，如下。

$$SA（cm^2）=CO/[（DFP\ or\ SEP）\times HR\times C\times \sqrt{P}]$$

其中 DFP 或 SEP 是舒张充盈期或收缩射血期，HR 是心率，C 是经验常数（主动脉和三尖瓣为 44.3，二尖瓣为 37.7），P 是压力梯度。

在 Gorlin 方程中，大多数患者的心率和收缩射血周期通常相似。因此，通常使用 Hakki 公式作为替代（且更简单）的方程式[94]。使用以下公式，通过将 CO 除以跨主动脉瓣的峰梯度（P）的平方根来估算主动脉瓣面积。

$$SV=CO\sqrt{P}$$

当瓣膜面积小于 1.0cm² 时，主动脉狭窄被认为是严重的；当瓣膜面积小于 0.7cm² 时，则认为是十分严重的。在这种情况下更换主动脉瓣的指征包括症状性严重 AS，在冠状动脉搭桥术、主动脉根或其他瓣膜手术的情况下出现严重 AS 和严重的 AS 伴有左心室射血抑制（<50%）[90, 92]。对于正准备接受其他心脏或主动脉手术的中度 AS 患者，主动脉瓣置换术也被认为是合理的。如果由于其他医学并发症而拒绝主动脉瓣置换术或承担不可接受的手术风险，则可以考虑采用临时性主动脉瓣膜成形术或更耐用的经导管瓣膜植入术。

球囊主动脉瓣膜成形术（BAV）于 1985 年首次被开发为一种用于治疗主动脉瓣狭窄的技术[95]。最初被认为是外科瓣膜置换术的替代方法，但由于主动脉瓣扩张的长期预后较差且狭窄复发较早，因此人们的兴趣减弱了。因此，BAV 被降级为暂时用于减轻或桥接手术的角色[96]。最近，经导管主动脉瓣植入术（TAVI）的出现为 BAV 带来了新的适应证，越来越多的 BAV 被用作治疗性试验，以评估最终性主动脉瓣膜治疗对其他评估尚无定论的患者的潜在益处，或者作为通向 TAVI 的桥梁[97-101]。

（二）主动脉瓣反流

主动脉瓣关闭不全（AR）是主动脉瓣功能不全的结果。借助 AR，血液以逆行的方式跨主动脉瓣进入舒张期的 LV 腔。反流的结果是对 LV 的需求增加，必须更加努力地工作以保持足够的正向流量。反流容积的大小取决于瓣膜的反流孔口的大小，以及取决于舒张期主动脉和左心室之间的压差。AR 的主要原因是瓣膜（风湿性或心内膜炎）和主动脉根部的疾病（动脉瘤、梅毒、强直性脊柱炎）[102-105]。

慢性 AR 可通过无创测量和经典体格检查发现的脉压增高来识别：Quincke 脉（钉状毛细血管搏动）、Duroziez 征（双重杂音：近端受压时股动脉的收缩期杂音和远端受压时的舒张期杂音）、Corrigan 脉（水冲脉即脉搏骤起骤落）、AustinFlint 杂音（AR 早期二尖瓣关闭，模拟 MS）或 de Musset 征象（与心动周期一致的点头运动）。

慢性 AR 患者的术前评估包括冠状动脉造影和 LV 功能评估。如果患者有轻度症状或运动试验的症状，或者左心室功能有任何恶化，则需要更换主动脉瓣[90, 91, 103]。总体而言，目标是在 LV 功能恶化之前更换瓣膜。

（三）二尖瓣狭窄

二尖瓣狭窄几乎总是由风湿性心脏病引起。二尖瓣装置的融合起源于瓣叶尖端的连合处，位于瓣叶尖端的瓣膜下或两者的结合[106, 107]。成人的正常瓣膜面积 4~6cm²。当瓣膜面积小于 2cm² 时，二尖瓣狭窄被认为是轻度的。小于 1cm² 被认为是严重的二尖瓣狭窄。由于慢性二尖瓣狭窄的血流动力学结果是肺动脉压力升高，因此非常严重的二尖瓣狭窄的典型特征是劳力性呼吸困难。

确定跨二尖瓣的压力梯度可以通过两种方式来完成。LA 压力可以通过从右心房穿刺到左心房的隔房壁穿刺直接测量。尽管这是确定 LA 压力的最准确方法，但它具有固有风险，如主动脉穿孔或 PA 穿孔。一种经过充分验证且风险较低的方法是通过右心导管检查同时进行 LV 压力测量来获得 PCWP。通过这两种方法，可以确定可靠的二尖瓣压力梯度和瓣膜面积测量值。连同解剖学瓣膜数据一起，这些信息有助于指导执行瓣膜成形术或外科瓣膜置换的决策。

理论上，在股动脉和股静脉中均可获得通路。执行 RHC，并获得"已确认"的 PCWP。通过测量氧饱和度确认 PCWP 位置可确保所获得的肺静脉样本用于瓣膜面积计算的有效性。接下来将猪尾导管放入 LV 腔中，并同时绘制 LV 压力和 PCWP。导管插入时的正常压力梯度（<5mmHg）可以通过运动、药物治疗或心房起搏使患者受到血流动力学压力，以增加心房压力梯度来进一步评估。一旦通过这些方法确定了最大梯度，并获得了舒张期充盈期和 CO，就可以使用 Gorlin 方程计算瓣膜面积。与 AS 一样，Hakki 公式[94]（如果在适当的心率和 CO 条件下计算）也可以用于通过将 CO 除以跨瓣膜压力梯度的平方根来估算二尖瓣面积。

（四）二尖瓣反流

二尖瓣关闭不全（MR）可能是二尖瓣瓣叶、瓣环或瓣下装置（包括腱索和乳头状肌肉组织）破裂的结果[108-110]。二尖瓣瓣叶异常通常是由风湿性心脏病、慢性二尖瓣脱垂或细菌性心内膜炎引起的。其他原因包括系统性疾病，如系统性红斑狼疮。当二尖瓣环扩张成为 LV 扩张的次要结果时，瓣环网可能不再允许二尖瓣的接合，从而导致 MR。此外，如果瓣环钙化，则它随着心室收缩而收缩的能力受损，并且可能再次导致 MR。最后，索和索下结构（乳头肌）可能先天短、长或纤维化。它们可能由于缺血性或感染性心肌坏死而破裂，或可能由于缺血而导致功能障碍。这些临床情况中的任何一种都可以阻碍心脏收缩时瓣膜装置的最佳闭合，从而导致 MR。

缺血性 MR 是严重的二尖瓣关闭不全的特例[111, 112]。乳头肌组织后部的血液供应单一（通常为 LCX）。在涉及 LCX 钝缘循环的急性冠状动脉综合征之后，可能会发生严重急性 MR，通常伴有 CHF。

在心脏导管实验室中，除了右心导管检查外，还可以通过左心室造影评估明显的 MR。在 RAO 投影中，左心室和左心房均可见，可以评估和量化 MR。轻度 MR（1+）在下一个心动周期之前迅速消除；在下一个周期后，轻度至中度 MR（2+）消失，左心房浑浊程度与左心室相同的程度；中度至重度 MR（3+）在随后的心动周期中不会消除，并且使心房与左心室一样浑浊；严重的 MR（4+）在随后的心动周期中无法消除，并且使左心房比左心室更浑浊。

近年来，经皮夹板修复已成为一种新的血管内替代外科瓣膜修复的方法[113, 114]。其他经皮穿刺方法，如直接或间接二尖瓣成形术和经导管二尖瓣置换术，目前正在研究之中[115]。总的来说，外科或血管内修补或替换的临床指征主要是症状、血流动力学评估、左心室大小和其他由此产生的并发症（如心房颤动）[90, 92]。

八、心包疾病

心包形成一个腔，尽管体位发生变化，但胸骨、椎体和膈肌的附着物将其牢牢地固定在胸骨上[70]。心包有两层：内（脏）层与心脏表面密切相连，外（壁）层是心包脏层折返自身的延续。壁层是纤维性的，而脏层是光滑的，由单层间皮细胞组成。在正常情况下，心包间隙内大约有 50ml 清澈的超滤液，它起到润滑剂的作用，以减少心脏与周围心包之间的摩擦[116-119]。

正常心包压力为零或负，因此对心脏扩张压力的影响很小。急性心包炎、心包积液、心脏压塞及缩窄性心包炎等心包异常可在心导管实验室进行有效评估。

（一）心包炎

急性心包炎是由心包炎症引起的，它导致胸痛、可能发生的心包摩擦和心电图异常[120]。急性心包炎可以是感染性、特发性、尿毒症性、肿瘤性的或继发于创伤。导管实验室评估心包炎患者的主要指征是存在需要心包引流或取样的积液。

急性心包炎和心包积液的心电图征象包括非特异性 ST 段异常、弥漫性 ST 段抬高 1～2mm、PR 段压低。由于心脏可以随着每一个心脏周期在积液的液体空间内摆动，所以也可以在有大量积液的情况下观察到电交替。一旦提示，心包积液可以很容易地被超声心动图证实。

（二）心脏压塞

心包积液或急性心包积液的后果之一是心脏压塞。压塞时，心包内压升高导致心内压升高（腔内压最终均化）、颈静脉压异常、心室舒张期充盈逐渐受限，每搏输出量减少和 CO 减少[121]。鉴于这种血流动力学效应，临床表现为心动过速、大搏动和颈静脉搏动异常。如果临床征象或超声心动图结果提示压塞，应立即实施心包引流（图 52-11）。

从历史上看，心包穿刺术是以盲穿或心电图引导的方式进行的，通常是从剑突下入路进行的。然而目前，心包穿刺术通常是在超声心动图或透视指导下进行的，或者两者兼有。在导管实验室中，心包间隙通常靠近剑突的左侧，针头指向患者的左肩[122]。通常通过颈内静脉、股静脉或肱骨静脉同时行 RHC，以评估 PCWP 和右心房压力。动脉系统也可通过右股动脉或右桡动脉进入。右心房（中央静脉）压应表现为钝 x 和明显的 y 下降。在动脉追踪中可观察到低血压和奇脉。

进入心包腔后，通过在超声心动图下注入混合盐水或在荧光透视下稀释的造影剂来确认心包位置。当针头位于心包腔内时，压力被转换并与右心房中的导管压力进行比较。如果存在压塞，压力应相似并相互跟踪。然后，将一根 J 形导线插入心包腔。将扩张器推过该金属丝，最后放置多腔猪尾导管。此时，将液体样品送去实验室评估（电解质、pH、培养物、血细胞比容）。抽吸后，进行间歇性血流动力学评估，并清除尽可能多的液体，以促进壁层和脏层的重新定位。随着积液的排出，心包压力应恢复为零或负值，从而导致右心房压力下降。引流管应留在原处，直到引流液在 24h 内降至小于 25ml 为止，重复超声心动图检查未发现明显的残留积液。

（三）收缩限制

缩窄性心包炎和限制性心肌病具有相似的血流动力学特征并且难以区分。因此，即使在广泛的非侵入性和侵入性评价之后，诊断也可以保持相同[121, 123, 124]。收缩最常见于急性心包炎伴有纤维蛋白沉积和心包瘢痕形成，最终导致舒张期充盈的均匀受限[125]。

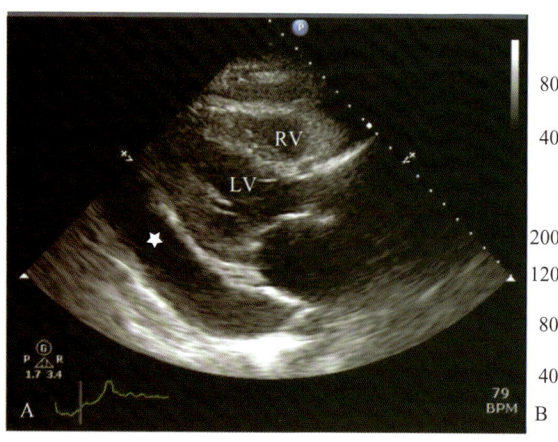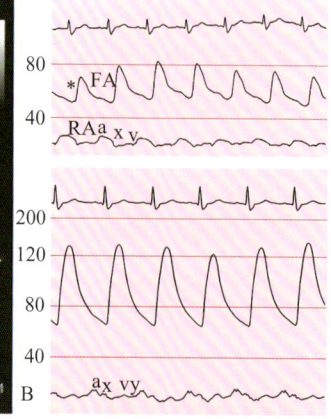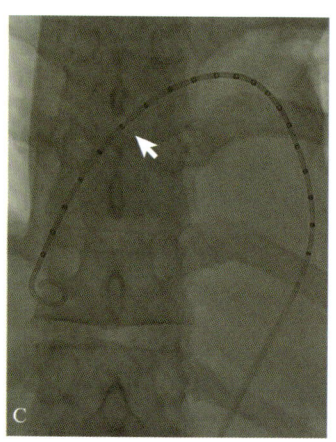

▲ 图 52-11　A. 胸骨旁长轴视图中的超声心动图，显示出较大的周向心包积液（星形）；B. 血流动力学示踪显示股动脉（FA）压力示踪显示低血压和反常脉搏（★），右心房（RA）示踪显示 y 下降消失（上图）。心包穿刺术后，RA 压力描迹（下图）中的动脉压升高并 y 下降。C. 心包腔中的心包引流（箭）。LV. 左心室；RV. 右心室（图 B 引自 Sorajja P: Invasive hemodynamics of constrictive pericarditis, restrictive cardiomyopathy, and cardiac tamponade. *Cardiol Clin* 29:191–199, 2011.）

与压塞一样，所有 4 个心腔中的舒张压均升高并相等。中心静脉压显示明显的 x 和 y 下降，经常以"W"波形出现。右心室和左心室描记表现为典型的心室充盈"倾角和平台"的舒张平衡：舒张早期（倾角）有快速的心室充盈，舒张末期（平台）有缓慢或可忽略的充盈。重要的是要记住，如果心室充盈程度低（如血容量不足），则可能无法观察到这些经典模式。在这种情况下，大量的负荷会提高右心房压力，并有助于识别缩窄性心包炎。心脏充盈均匀收缩的另一种血流动力学效应是胸腔内压力没有传递到心包和心腔，这导致了 Kussmaul 征象：全身静脉和右心房压力随着吸气而增加[126]。

九、结论

尽管在非侵入性成像方式和诊断方法方面取得了重大进展，但侵入性心脏检查（包括冠状动脉造影、左右心导管检查以及利用 IVUS 和 FFR 进行形态学和生理损害评估）仍然是完整和彻底诊断或手术前（无论是经皮或外科）心脏评估的重要组成部分。

第 53 章
磁共振与 CT 在心血管疾病诊断中的应用
Applications of Cardiovascular Magnetic Resonance and Computed Tomography in Cardiovascular Diagnosis

Murilo Foppa Thomas H. Hauser Susan B. Yeon Warren J. Manning 著
王　珊　译

心血管磁共振（CMR）和心血管计算机断层扫描（CCT）越来越多地用于心血管疾病的诊断和管理[1, 2]。这两种先进的成像技术都克服了心脏和呼吸运动带来的类似挑战，并满足了对高时间和空间分辨率的要求，使无创成像能够帮助诊断和管理各种心血管疾病。此外，CMR 和 CCT 具有独特的能力，在获取和显示解剖和功能数据方面具有极大的灵活性、精确性和重现性，这些数据对外科诊断、规划和后续监测非常有用。

一、成像原理与方法

CMR 成像使用静态和动态磁场，不使用任何电离辐射。

图像是由体内水和脂肪质子产生的感应射频信号产生的。质子密度、磁弛豫时间[纵向弛豫时间（T_1）或横向弛豫时间（T_2）]、血流等参数的差异在组织间产生内在的信号对比。CMR 方法可以大致分为自旋回波（黑血）和梯度回波（亮血），以及用于获得影像平衡稳态自由旋进（b-SSFP）序列。自旋回波成像在定义解剖结构和组织特征（如脂肪替代或铁沉积）方面特别有用。梯度回波技术可以生成单发（在心脏周期中显示单个相位）或影像（在心脏周期中在一个水平上显示多个相位）图像，并通过 b-SSFP 序列提高信噪比（SNR）。电影图像展示了心脏周期中结构的运动（如心腔和瓣膜），允许定性和定量评估运动。自旋回波和梯度回波 CMR 技术是流动敏感性的。由于血池与周围组织之间存在固有的对比，一般心脏解剖学评价不需要使用外源性 CMR 造影剂。尽管美国食品药品管理局批准了血管造影术[例如，对比增强磁共振血管造影术（CE-MRA）]，但不适于心脏的应用程序，钆螯合物作为细胞外的磁共振（MR）特异性静脉注射造影剂使某些应用成为可能，如初步的评估心肌灌注以及钆增强（LGE）用于后期纤维化和瘢痕的识别。虽然信号增强与造影剂浓度不是线性相关的，但是钆诱导 T_1 缩短经检测可作为一个在 T_1 加权图像的增强信号。目前正在开发多种技术来量化钆给药前后的磁化动力学（T_1 映射），从而改善心脏组织的特性[3]。流速编码（也称为相位对比）是一种额外的 CMR 模式，它可以定量地测量通过动脉、静脉、导管和瓣膜的血流。这种方法能够确定回流体积和分流流量。

CCT 使用电离辐射生成基于人体组织衰减的图像。今天，CCT 通常使用第三代多片扫描仪。这些 CCT 单元与辐射管相连，辐射管与一系列检测器相连，这些检测器连接在一个起重机架上，当患者通过扫描仪时，起重机架会迅速旋转。探测器阵列通常在单个起重机架旋转过程中获得 64、双 64、256 或 320 个轴向切片。更高数量的切片允许每个机架旋转更大的覆盖范围，使得成像时间更短，使用更少的碘造影剂，以及减少潜在的辐射量。在螺旋模式下，当患者通过扫描仪前进时，数据以螺旋路径获得。患者通过扫描仪的速度被称为螺距。高螺距（更快的速度）与较低的辐射暴露有关，而低螺距（较慢的速度）与较高的空间分辨率有关，但也与较高的辐射暴露有关。心脏显像通常是在相对低的螺距下进行的。心电图（ECG）剂量调制可以减少辐射暴露，改变心脏周期内辐射暴露的强度。

二、心脏成像的挑战

CMR 和 CCT 也面临着类似的挑战，比如心脏和呼吸运动，以及对高时差、空间和对比度分辨率的要求。大多数心脏图像的获取需要在心脏周期的特定部分使用连续心搏获得的数据进行心电门控或触发。因此，在规则窦性心律的患者中，影像学表现最好。用 CCT 获取图像的时间通常少于 10~15s，允许一次呼吸暂停以抑制呼吸运动。虽然屏气被用于许多 CMR 采集，但自由呼吸、导航仪门控通常用于较长的图像采集或患者无法维持屏气时。导航仪是一种 CMR 技术，它识别一个"信号接口"，比如肺和隔膜之间的接口。最常见的是，右半横隔膜的圆顶被用于此目的。关于肺/隔膜接口位置的实时导航数据可以用于呼吸门控。

利用这些门控技术需要高时间分辨率。CMR 图像可以通过可变的时间分辨率获得，但代价是增加采集时间。获得了小于 40ms 的典型影像时间分辨率。CCT 的时间分辨率受门式旋转速度的限制，典型的门式旋转速度为每转 330~400ms。使用半周期重建可以在半旋转中获得图像，有效的时间分辨率为 165~200ms。静脉或口服 β 受体阻断药通常被用于冠状动脉 CCT，因为在此阶段是冠状动脉的休息阶段，能在此阶段获得最佳图像。双源技术是将两组辐射管和探测器安装在起重机架上，此技术可以将 CCT 的时间分辨率提高到大约 83ms。每组数据经过 1/4 旋转后，将数据组合成一幅图像。多周期重建还可以通过获取多个心脏周期的单个图像的数据，将 CCT 的时间分辨率提高到大约 40ms，但由于需要非常低的螺距和由此产生的非常高的辐射暴露，这种方法很少使用。

高空间分辨率的发展对 CMR 和 CCT，特别是冠状动脉成像也很重要。CMR 的空间分辨率也是可变的，但同样是以增加获取时间和损失信噪比为代价的。后者可以通过在较高的场强（如 3T）进行成像来有所缓解。典型的平面内空间分辨率为 1~2mm，层厚为 3~8mm，而 CCT 的空间分辨率随着小型探测器的发展而提高。常规 CCT 一般比 CMR 具有更高的空间分辨率，CCT 各向同性空间分辨率为 0.5~0.6mm。使用特定的成像序列和预脉冲创建 CMR 的图像对比度。如前所述，特定应用需要使用外源性造影剂（如钆）。CCT 与 CMR 组织之间没有内在的对比。因此，大多数 CCT 成像都需要碘化对比。与图像采集相关的碘化造影剂给药的时机至关重要，成像通常在升主动脉和冠状动脉碘化造影剂通过期间进行。正确的时间是由一个小计量定时药丸或自动检测升降主动脉的对比外观决定的。主动脉和肺静脉的 CE-MRA 也有类似的过程。LGE 成像也使用特定的时序参数，但总体上时间敏感性较低。

三、成像的比较

CMR 和 CCT 的优点和局限性弥补了其他成像技术如超声心动图、透视造影血管造影和放射性核素成像的不足。与超声心动图和放射性核素成像相比，CMR 和 CCT 具有更好的解剖视野和空间分辨率。CMR 是非侵入性、非电离性评估左心室容积（LV）和右心室（RV）腔大小、收缩功能和 LV 质量的参考标准，为疾病过程的非侵入性随访提供了高度可重复性的措施。CCT 测量 LV 腔大小和收缩功能优于 CMR[4]，与超声心动图和核成像相比，CMR 允许不受限制的图像获取方向，可以很容易地适应特定的患者和研究需求。虽然 CCT 的获取总是在轴向平面上进行，但是高的各向同性空间分辨率有助于在任何期望的方向上进行后处理重建。还有相对先进的 CCT 后期处理软件。相比之下，超声心动图提供了便携性、低成本、无电离辐射（如 CMR）、广泛的可用性、更易于患者监测以及对无序运动结构（如赘生物）更敏感的优势。CMR、CCT 和其他技术之间的进一步比较将在后面以特定检查类型进行讨论。

四、成像的注意事项

一般适用于身体磁共振成像（MRI）的注意事项也适用于CMR。在影像学检查之前，所有的患者都必须经过详细的检查，以确定是否有潜在的CMR禁忌。除了对金属植入物和严重的幽闭恐惧症的普遍关注外，患者还应进行筛查，以确定是否存在任何不兼容的材料。排除的设备包括一些在心血管疾病患者中相对常见的设备，如起搏器、未连接或保留的永久性起搏器引线和可植入的心律转复除颤器。对于非起搏器依赖患者的现代起搏器（2000年后植入）或植入式心律转复除颤器的扫描方案已被报道[5]。此外，特殊的MR条件起搏器现在已经可以使用，并且应该考虑将来可能需要MR研究的患者[6,7]。生物瓣膜和机械心脏瓣膜、胸骨切开术钢丝、胸血管夹和冠状动脉支架通常被认为在场强3T（见www.mrisafety.com）范围内是安全的，尽管它们可能产生降低图像质量的局部人为因素[8]。由于在收缩期和舒张期有大量的心动运动，大多数CMR方案需要使用从多个连续的心动周期收集的数据合成的图像，这个方案需要心电图来触发。尽管如此，在房颤患者中，虽然图像质量在频繁发生过早节律的患者中可能会受损，但仍可获得良好的功能图像质量。在心律不齐的患者中，非心电图门控实时成像CMR（它允许类似于二维超声心动图的实时图像采集，但其时空分辨率低于门控CMR技术）可以提供有用的信息[9]。心律失常和心动过速也会导致CCT数据图像质量不佳[10]。与CMR相比，CCT的序列与患者的心率相适应且受起重机转速限制，并且对冠状动脉的研究中通常需要β受体阻断药来减缓患者心率至60次/min或更少[2]。所有受试者在影像扫描检查前都需要进行适当的监测。基本的监测模式包括心电图监测率和节律（磁场中的搏动血液扭曲了ST段的外观，使ST波在CMR期间无法解释）、对讲语音接触和可视化图像（通过直接观看、摄像机或两者都用）。对于需要更强监测的患者，可以添加自动袖带血压监测和脉搏血氧测量，特别是对血流动力学不稳定的患者和压力型患者。

如前所述，CMR通常不需要外源性造影剂。然而，对于肾毒性和过敏反应，与CCT中使用的碘化剂相比，CMR中使用的轧造影剂有更有利的安全性[11]。对于严重肾功能障碍患者轧可能会导致肾源性系统性纤维化，一种罕见但严重的硬皮病样紊乱，可能导致死亡[12,13]。通过Choyke问卷对肾功能不全高危患者进行筛查，以确定那些肾功能不全的高危人群[14]。对于这些患者，需要测定肾小球滤过率（eGFR）。轻度肾功能损害患者（eGFR 30～60ml/（kg·1.73m^2））可以通过减少造影剂剂量安全地成像。对于严重肾功能不全（eGFR<20ml/（kg·1.73m^2））的患者，尤其是透析患者，应考虑采用无造影CMR或其他影像学方法。

由于对碘化造影剂的一般要求，对于肾功能不全的患者，如糖尿病患者和使用非甾体抗炎药的患者（这些因素导致造影剂引起肾病风险增加），必须谨慎进行CCT。在中度或重度肾功能不全的情况下，除非已经进行了透析治疗，否则应采用替代的无创成像方法[15]。因为碘化造影，推荐适当的盐水水合，碳酸氢盐溶液和N-乙酰半胱氨酸可以减少急性肾衰竭的发生率，尽管研究之间有显著的异质性[16-18]。在使用CCT时，辐射暴露是一个重要的考虑因素，特别是对于年轻的患者来说，他们在一生中更有可能进行大量的CT扫描，并且对电离辐射的有害影响更加敏感。随着该技术从4层扫描技术向320探测器扫描技术的转变，辐射得到了显著降低[19]。包括低管电压、前瞻性门控和剂量调制等低剂量技术允许有效剂量从12～20mSv[20]进一步减少到4～7mSv而不影响诊断准确性[21]。

五、临床应用

（一）胸主动脉疾病

CMR和CCT在临床上被广泛用于评估胸主动脉的动脉瘤和夹层。在CMR中，主动脉的结构是由横、冠状、矢状和斜向平面上的各成分组合描绘出来的：①心电图门控自旋回波成像显示主动脉壁，血流迅速呈黑色/血栓状，血流缓慢呈灰色；②单次拍摄和影像学采集中用亮血图像

第二部分 成人心脏手术
第53章 磁共振与CT在心血管疾病诊断中的应用

进行 ECG 门控 SSFP 成像；③利用梯度回波采集的三维 CE-MRA。在非诊断或假阳性结果的情况下，将运动伪影最小化特别有用。有了 CCT，主动脉成像涉及碘化造影和更大的图像采集体积，包括整个胸主动脉，可以在执行或不执行心电图门控的情况下进行。心电图门控是 CCT 评估解剖的首选，以避免可以模拟解剖瓣的运动伪影。

1. 主动脉瘤

心血管磁共振和 CCT 都是鉴别胸腹主动脉瘤真假的好方法。在真实动脉瘤中，动脉瘤主动脉壁由内膜、中膜和外膜组成。假动脉瘤表现为内膜和中膜的破裂，外膜和外膜结缔组织限制了出血（图 53-1）。假性动脉瘤一般与主要的动脉内腔有狭窄的"颈"或与主要的动脉腔相通。真正的动脉瘤通常是梭形动脉瘤（沿主动脉长轴排列的突出部分，见图 53-2），而不是囊状的（囊状膨出，从主动脉壁一侧伸出）。CE-MRA 显示了这些病变的存在和范围以及任何相关的血栓。在急性疾病评估中，CCT 被推荐为大多数患者的首选成像方式，而对于需要长期监测的慢性疾病患者，则首选三维 CE-MRA。与主动脉夹层相比，CMR 和 CCT 评估的优点包括能够评估相关并发症，如心包积血和 LV 功能障碍。CMR 也可以评估是否伴有主动脉反流。升主动脉复合移植物置换术后，CMR 和 CCT 有助于发现术后并发症，如渗漏或血肿[22]，CMR 为非移植方法提供了选择。

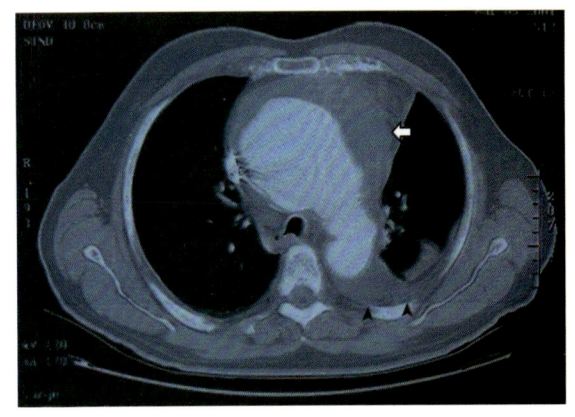

▲ 图 53-1 主动脉破裂
主动脉弓水平的非心电图门控对比增强心血管 CT 主动脉弓轴向图像。升主动脉破裂，纵隔腔充满血液和血栓（白箭），左侧胸腔积液（黑箭）

2. 主动脉夹层

心血管磁共振、CCT、经食管超声心动图（TEE）是诊断急性主动脉夹层患者的主要方法。由于每一种影像学模式都具有较高的解剖诊断精度，因此这些方法的选择通常取决于患者的病情、可就诊的机构和当地的专业知识。在一项 Meta 分析中[23]，三种模式在高预试概率（>40%）的情况下表现出较高的特异性和敏感性，但 MRI 合并阳性似然比最高。与 TEE 不同，CMR 和 CCT 提供了关于主动脉主要分支血管和所有节段累及的信息，而 TEE 仅限于胸主动脉和声学窗口是否足够（尤其是气管前升主动脉节段）。这三种

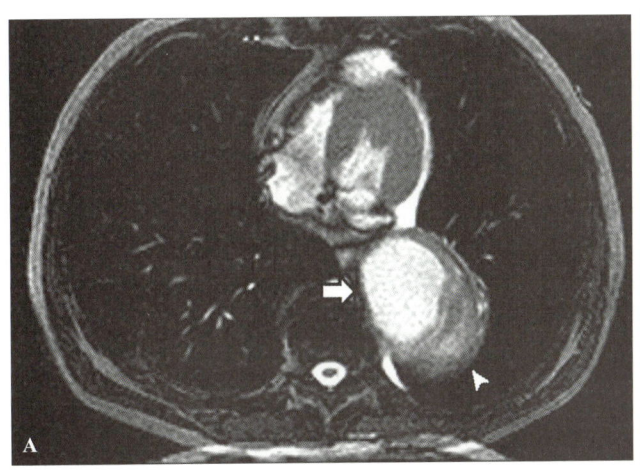 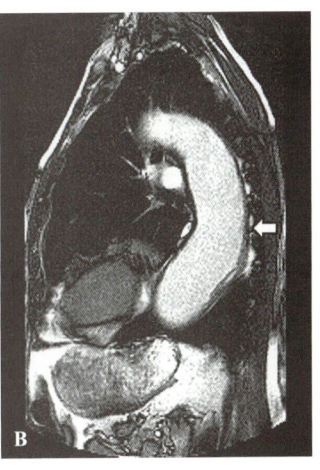

▲ 图 53-2 动脉瘤
非对比增强心血管磁共振在横（A）和斜矢状位（B）成像平面的患者降胸主动脉瘤（箭）部分充满血栓（箭头）。在不使用外源性造影剂的情况下，使用稳态自由进动序列在不到 1s 的时间内获得每张图像（Courtesy Tim Leiner, MD, PhD.）

793

方法都为心包受累提供了有用的信息。CMR 和 TEE 也可以评估主动脉瓣完整性。CMR 在急性环境下的主要缺点是对一个不稳定的患者在运输和处理过程中存在持续监测和护理困难，以及要求患者在检查过程中保持静止。在急诊科，CCT 更快并且最普及。因此，诊断急性主动脉夹层首选 CCT 成像模式[24]，主动脉夹层的欧洲心脏病学会（美国心脏病学会支持）工作小组建议由于辐射量少，CMR 是经医疗或手术治疗的患者进行连续监测的首选成像方式，建议在出院后的 1、3、6、12 个月和之后每年进行 1 次随访，最好使用相同的方式。准确解释术后图像需要了解手术过程和术后常规后遗症的预期范围，包括移植物周围增厚、移植物外和主动脉固有包层内存在血栓[24, 25]。

CCT 主动脉评估常规在 1min 内完成，通常在 30s 内完成，而 CMR 主动脉评估可能需要 20min 才能完成。这两种方法都可以显示分离真假主动脉腔的内膜瓣的位置和程度，以及腔内交通的位置，并且可以很容易地评估主动脉根部、弓形血管和肾动脉的受累程度（图 53-3）。CMR 自旋回波图像可识别因血流停滞或血栓而引起的真假腔内相对明亮的区域。影像学 SSFP 影像显示真假腔内的皮瓣运动和血流。三维 CE-MRA 对解剖非常敏感，可以在亚秒级的时间分辨率下实现，从而避免屏气（图 53-4）[26]。另外，没有外源性对比的三维自由呼吸 SSFP 成像可以像 CE-MRA（见图 53-2）那样精确地完成[27]。重要的是，CMR 还可以评估同时存在的主动脉瓣受累情况（使用 LV 流出道的影像学检查）和主动脉反流的严重程度（使用主动脉根部的相位速度编码采集）。

3. 主动脉壁内血肿

壁内血肿可通过主动脉壁内的局部增厚（常为半月形或圆形）、内膜与中膜间的间隙（具有急性或亚急性血液收集特征）来鉴别[28]。虽然 CMR 和 CCT 都能鉴别壁内血肿，但 CMR 在鉴别急性壁内血肿与动脉粥样硬化斑块和慢性腔内血栓方面优于 CCT[29]。急性出血在 T_1 加权图像上表现为与主动脉壁等强度或更强的信号，T_2 加权图像上表现为高信号强度。相比之下，亚急性出血 T_1 图像信号强度高，T_2 图像信号强度低。位于血肿上的移位的钙化内膜层通常在管腔（新月形）表面产生一个相对光滑的凹形，这有助于将此实体与形状不规则的突起的动脉粥样硬化斑块区分开来。

4. Valsalva 动脉瘤窦

Valsalva 动脉瘤窦最初常在经胸超声心动图上显示，通过 CCT、CMR 和 TEE 可以很容易地将其显示为主动脉根部窦的增大或外翻（通常形成"风袋"外观）。此外，CMR 和超声心动图除了提供解剖学信息外，还提供血流信息（例如，

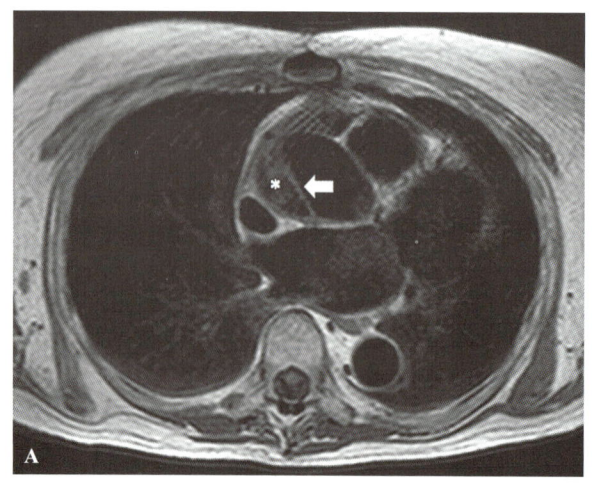
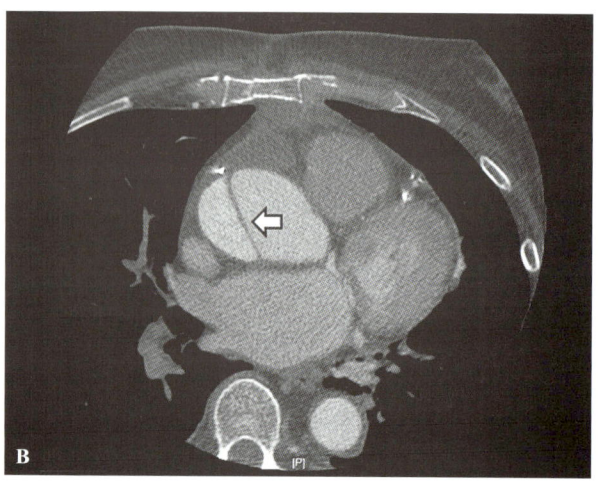

▲ 图 53-3 主动脉夹层。同一患者主动脉夹层的轴位图像

A. T_1 加权自旋回声心血管磁共振显示升主动脉剥离瓣（箭）。注意由缓慢的血流引起的假腔（星号）信号增加；B. 心电图门控对比增强心血管 CT 轴向成像与心血管磁共振成像位置相同。剥离瓣（箭）再次确认在升主动脉

第二部分 成人心脏手术
第 53 章 磁共振与 CT 在心血管疾病诊断中的应用

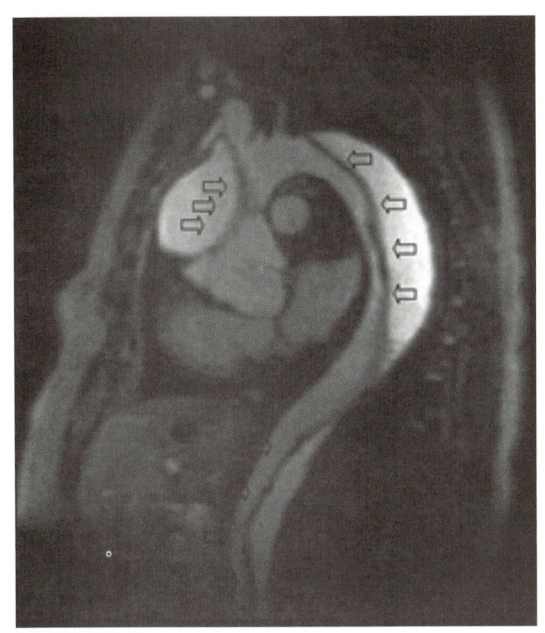

▲ 图 53-4 主动脉夹层
胸主动脉三维增强心血管磁共振斜向图像显示 DeBakey 分级 1 型剥离（箭）涉及升和降胸主动脉

动脉瘤窦破裂进入邻近腔室）（图 53-5）。通过破裂的分流通常出现在舒张期和收缩期。利用 CMR 流速编码数据可以计算出分流量的大小。

5. 动脉粥样硬化斑块和主动脉穿透性溃疡

心血管磁共振、CCT 和 TEE 可以提供关于主动脉粥样硬化斑块位置、厚度和分布的定性和定量信息[30-33]。复合斑块通常定义为厚度大于或等于 4mm 的突起斑块（或带有可移动因素的斑

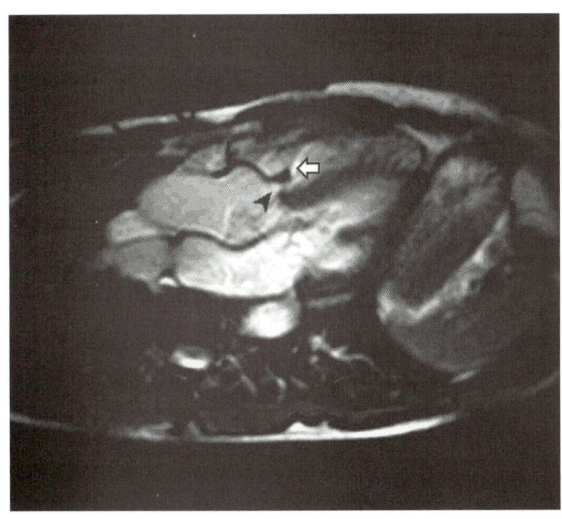

▲ 图 53-5 Valsalva 动脉瘤窦
破裂的 Valsalva 动脉瘤窦（箭头）右心室血流信号空洞（箭）的稳态自由旋进心血管磁共振图像

块）。因为斑块具有这些特征会增加栓塞风险[34]。因为斑块的混乱运动和相对较小的尺寸，叠加的移动因素最好由 TEE 评估，但是斑块厚度很容易由 CMR、CCT 和 TEE 确定[35]。升主动脉斑块是冠状动脉搭桥术后不良脑结局的预测因子。术前（CMR 或 CCT）或术中（TEE）识别升主动脉斑块可能会导致手术策略或技术的改变[34, 36]。

主动脉溃疡发生在动脉粥样硬化斑块区域。穿透性溃疡被描述为突破内部弹性层，在中膜中伴随血肿形成[37]。CMR 和 CCT 图像显示溃疡的位置和形状，及伴发邻近的壁内血肿[29, 32, 35]。穿透性溃疡也常与主动脉瘤形成有关[38, 39]。存在相关的胸部或背部疼痛是发展为假性动脉瘤或游离破裂的一个重要危险因素[38]。

6. Takayasu 动脉炎

Takayasu 动脉炎是一种慢性特发性血管炎，主要影响主动脉及其分支。这种疾病在 40 岁以下的亚洲女性中最为普遍[40, 41]。主动脉弓（或远侧主动脉）及其分支以及肺动脉具有特征性的锥形狭窄或闭塞，并伴有扩张区。无创影像学在这些患者中很重要，他们需要连续的长期随访来指导他们的医疗和外科治疗。这些病变传统上是通过常规的血管造影发现的，但 CMR 和 CCT 可以准确显示这些病变，并提供血管壁异常的信息[42, 43]。CMR 通常比 CCT 更受青睐，因为这些年轻女性需要反复成像，而且有尽量减少电离辐射的愿望。血管壁水肿的证据很常见，但与随后的病变发展没有很好的相关性[44]。因此，目前影像学在本病中的作用是识别和监测特征性的血管造影病变。

7. 先天性主动脉异常

CMR 和 CCT 都可以很容易地识别和描述主动脉缩窄、动脉导管未闭和其他先天性异常，包括大血管。这一选择基于当地的专业知识/可用性以及与患者年龄和肾功能相关的问题。在可用的情况下，CMR 成像通常比 CCT 更适合用于评估先天性主动脉异常，因为这类人群普遍较年轻，可能需要进行终生连续的研究。

主动脉缩窄的特征是沿后外侧主动脉壁内侧增厚和内膜增生。缩窄最常出现在左锁骨下动脉离断的远端，很少发生在左锁骨下动脉的近端。通

795

过 CMR 或 CCT 进行解剖评估，可以发现缩窄血管和相关侧支的位置，通常以斜矢状位评估，与胸降主动脉对齐（图 53-6）[45]。典型的 CMR 方案使用自旋回波、梯度回波和 CE-MRA 技术 [46, 47]。常伴有缩窄的其他心脏病变也可鉴别，包括双瓣主动脉瓣（横截面成像）和室间隔缺损（水平长轴或四腔成像）。影像学检查对手术修复或球囊血管成形术后的随访也很有用 [46, 48]，常规 CMR 随访也被推荐 [49]。可见的潜在并发症包括修复部位的再狭窄和动脉瘤或假性动脉瘤。

虽然动脉导管未闭通常可以通过经胸超声心动图识别，但当超声心动图图像因声窗不良而无法诊断时，CMR 或 CCT 可能有用 [50]。对于动脉导管未闭和房室间隔缺损，采用流速编码技术 CMR 也提供了肺 - 体循环比的定量评估（Qp∶Qs）[51]。

8. 胸外伤

主动脉创伤通常与快速的身体减速有关，更常见的是在主动脉峡部，在左锁骨下动脉起点的远端 [52]。主动脉病变按病变扩展程度分级：内膜撕裂（Ⅰ级）、壁内血肿（Ⅱ级）、假性动脉瘤（Ⅲ级）、全部破裂（Ⅳ级）。Ⅱ级和Ⅲ级病变可能是局部的或环状的，延迟的选择性修复预后相对较好 [53]。胸部 X 线片和急诊 CCT 通常是评估急性胸外伤的初始影像学方法。除了提供有关胸主动脉的信息外，CCT 还提供胸壁、纵隔、横膈膜和椎骨等胸廓解剖的综合评估。如果 CCT 结果模棱两可，CMR 可用于评估膈肌、纵隔和主动脉损伤，也可用于描述创伤后肿块，如壁内血肿和动脉瘤 [54, 55]。

9. 再次心脏手术的术前评估

再次接受心脏手术与之前的冠状动脉搭桥手术的联系更为频繁，与首次手术相比，住院死亡率增加了近 3 倍 [56]。对纵隔解剖进行准确的 CCT 或 CMR 评估，包括胸骨后黏附、胸骨到主动脉的距离、右心室游离壁、左内乳动脉和其他移植物，可能导致手术方式的改变，减少手术并发症和死亡 [57]。

（二）心脏成像

1. 心室结构和功能

CMR 是用于定量评估 LV 和 RV 腔的大小、收缩功能和 LV 质量的无创、非电离辐射的相关模式，具有比其他非容量技术更高的再现性 [58]。不同性别有不同的 CMR LV 质量、体积和射血分数特异性参考值 [59, 60]。在不使用外源性造影剂的情况下，10min 内就可以获得一组两腔、四腔和短轴 SSFP 扫描图像。SSFP 技术提供了优越的心内膜边界定义，从而允许使用半自动技术进行图像分析 [61]。通过观察不同平面的节段壁运动和增厚，可以评估区域收缩功能。建议采用超声心动图和核心脏病学常见的 17 段 LV 模型 [62]。用 CCT 评估 LV 腔的大小和收缩功能需要在整个心脏周期中通过碘化造影剂和有无剂量调制获取图像。图像通常在整个心脏周期中以 10% 的间隔重建。整个三维体量被重建并以电影的形式显示，大多数中心评估在二腔、四腔和短轴方向 2D 切片。与 CMR 相比，因为通过心脏的造影剂定时最大化 LV 不透明，所以评估 RV 可能不完整，但可以获得准确的和可复制的右心室测量数据 [4, 63, 64]。超声波检查局部和整体左心室和右心室收缩功能是临床上最常见的方法，因其广泛的可用性、便携性和相对易用性。超声心动图的评估常常受到视图变化和图像质量不佳的限制。与超声心动图相比，CMR 和 CCT 在提供更好的图像质量和更准确、可重现的收缩期功能和腔大小的容积定量方面具有优势。

2. 心肌瘢痕和缺血的鉴别

使用 LGE CMR 检测瘢痕对于确定急性和慢性心肌梗死的存在和空间范围具有高度的敏感性（图 53-7）[65]，这与正电子发射断层摄影数据非常吻合 [66]。在有静息区域 LV 收缩期功能障碍的患者中，在功能障碍区域内显示瘢痕和存活心肌

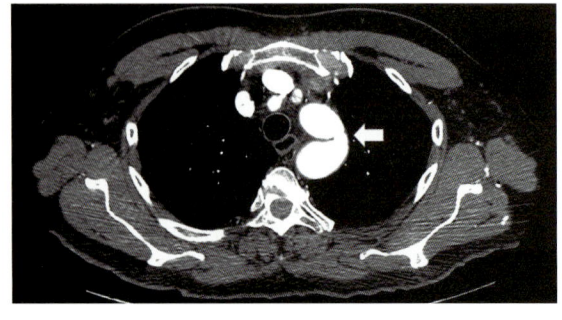

▲ 图 53-6 主动脉缩窄
主动脉弓水平的非心电图门控轴向心血管增强 CT 显示主动脉（箭）严重狭窄

的存在和分布可以确定哪些患者将从血管重建中获益[67]。与经胸超声心动图方法类似，低剂量多巴酚丁胺 CMR 也提供了生存能力评估，对于中等 LGE 厚度的患者尤其有价值[68]。

药物 CMR 负荷测试通过诱导内壁运动异常（多巴酚丁胺）或灌注缺陷（血管舒张药如腺苷、双嘧达莫或瑞佳德松）来评估缺血。虽然 CMR 并没有得到广泛的应用，但它对冠心病的诊断准确性超过了心肌灌注单光子发射 CT 成像[69]，并且可以识别出心血管事件风险较低的患者[70]。CCT 应用于瘢痕的检测和心肌灌注评估[71, 72]，但由于辐射暴露和碘化造影剂量相对较高，目前应用有限。

3. 心肌病

心血管磁共振和 CCT 对非缺血性心肌病患者的 LV 和 RV 的结构和功能都有重要意义。这些双心室腔大小和功能测量的高重现性使其成为扩张型心肌病定量序列评估的一个有价值的工具，CMR 具有非电离性、非对比性的优点。

在肥厚型心肌病患者中，CMR 和 CCT 可以准确描述超声心动图所遇到的心室各节段间的肥厚分布，不受限制（如心尖切点和离轴切点）。因此，这些影像学方法特别有助于鉴别非对称或心尖肥大（图 53-8）以及心尖动脉瘤[73]。在肥厚型心肌病患者中，LGE CMR 识别的区域为可能与不良预后有关的心肌纤维化区域[74]。肥厚性心肌病的特点是室间隔增厚和右心室壁游离[75]。

CMR 为某些特定类型的心肌病提供了独特的信息[76]。LGE 影像学检查可发现与结节病有关的局灶性心肌异常。血色素沉着、心肌铁沉积

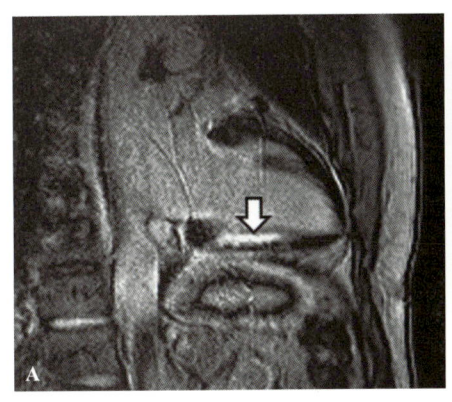
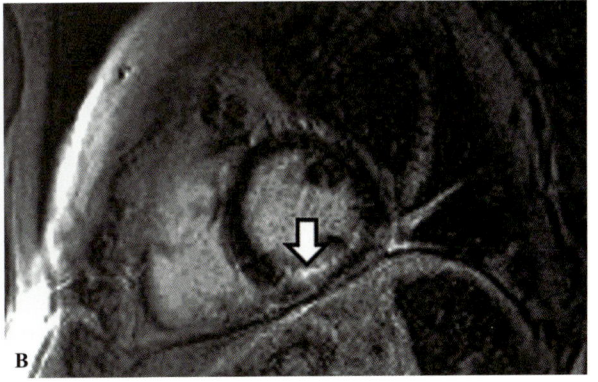

▲ 图 53-7 下壁心肌梗死患者的晚期钆增强心血管磁共振双腔（A）和中脉短轴（B）视图。晚期对比度增强（箭）的区域对应于瘢痕。

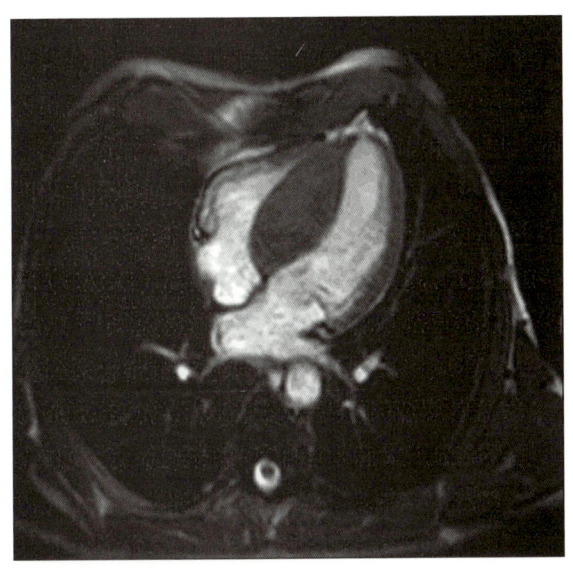

◀ 图 53-8 肥厚性心肌病
肥厚型心肌病非对称间隔肥大患者稳态自由旋进影像心血管磁共振四腔成像

和 LV 功能障碍与 T_2^* 衰减有关[77, 78]。CMR 可作为心律失常性右心室心肌病诊断的基础，以确定右心室空腔大小，评估整体和局部右心室游离壁功能，并检测心肌纤维脂肪浸润[79-81]，尽管这些发现的特异性和敏感性尚未完全确定（图 53-9）[82]。

CMR 和 CCT 也可用于区分缺血性和非缺血性心肌病。CMR 可以识别心内膜下 LGE 是否提示既往梗死或冠状动脉疾病[83, 84]，有助于诊断新发心力衰竭的非缺血性心肌病[85]，对于排除左主干或三支冠状动脉疾病具有较高的预测价值[86]。CCT 在排除左主干或三支血管疾病方面也有很好的准确性[87]。在非缺血性心肌病中，检测中壁和心外膜 LGE 可以独立于 LV 射血分数预测事件[88, 89]。

4. 先天性心脏病

心血管磁共振在简单和复杂的先天性心脏病的诊断和治疗中起着重要的作用[90]。无电离辐射照射对患者来说特别重要，因为他们在一生中经常接受许多监测试验。它的功能与超声心动图和心导管插入术相辅相成，尤其适用于儿童和成人的声学窗口不理想和复杂的病灶。CMR 可以有效识别腔静脉、心腔、瓣膜、大血管和肺静脉的位置、方向和关系。解剖结构可显示在断层视图

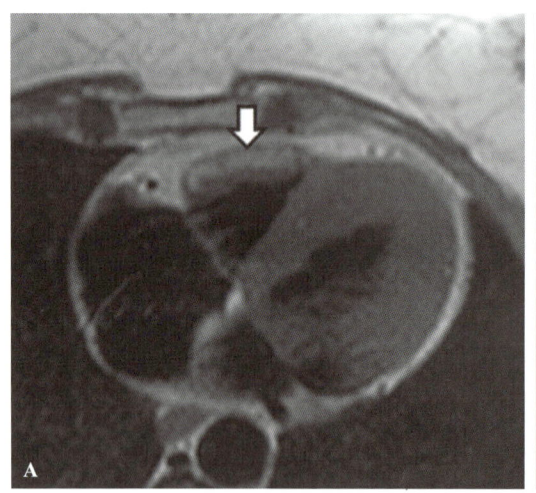 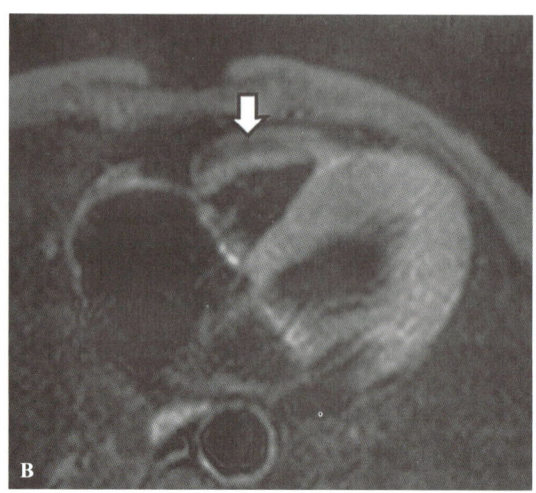

▲ 图 53-9 心律失常性右心室心肌病
无（A）和有（B）脂肪抑制预脉冲的自旋回波心血管磁共振。右心室游离壁有明显的脂肪抑制信号（箭）

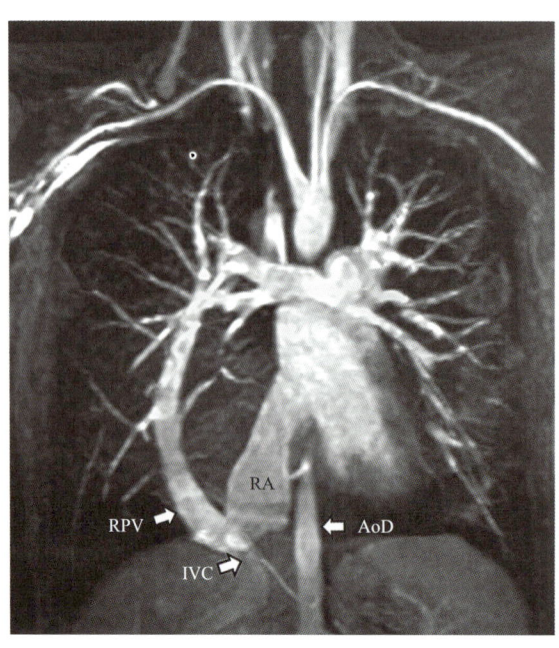

◀ 图 53-10 弯刀综合征
弯刀综合征是一种罕见的部分肺静脉异常连接，整个右肺流入下腔静脉。这种增强心血管磁共振冠状面最大强度投影在前后方向显示出弯刀综合征的典型表现。单侧右肺静脉（RPV）进入下腔静脉（IVC）。右心房（RA）和降主动脉（AoD）也显示出来（由 Andrew Powell，MD. 提供）

中和三维重建中，描绘复杂的空间关系（图 53-10）。此外，CMR 血流速度编码扫描可用于血流测量，从而量化与房间隔缺损和室间隔缺损及导管相关的心内分流的大小（图 53-11）[91]。腹主动脉前向和反流容积可通过沿升主动脉长轴横向的轴向（或斜向）平面的血流速度编码成像来量化。同样，在近端主肺动脉（斜位，一般在冠状位附近）的横截面切片上的流速编码可以定量确定肺动脉前向和反流体积。肺动脉和主动脉（前向）流的比值（Qp/Qs）可以计算出心内分流的显著性（Qp/Qs＞1.5），并将其量化[91]。CMR 特别有助于 RV 大小和功能的容积定量，对多种先天性心脏病的临床评估具有重要意义[92]。

CCT 在评估先天性心脏病的心脏解剖和大血管方面也有类似的作用，但在定量血流方面价值较低。然而，CCT 在成人先天性心脏病患者群和对 CMR 有禁忌证的患者中有助于评估或随访[93]。在这种情况下应用 CCT 需要仔细注意减少辐射暴露和使用造影剂的时间，以描述感兴趣的解剖结构。

5. 心旁肿块

心血管磁共振和 CCT 可以很容易地描绘心

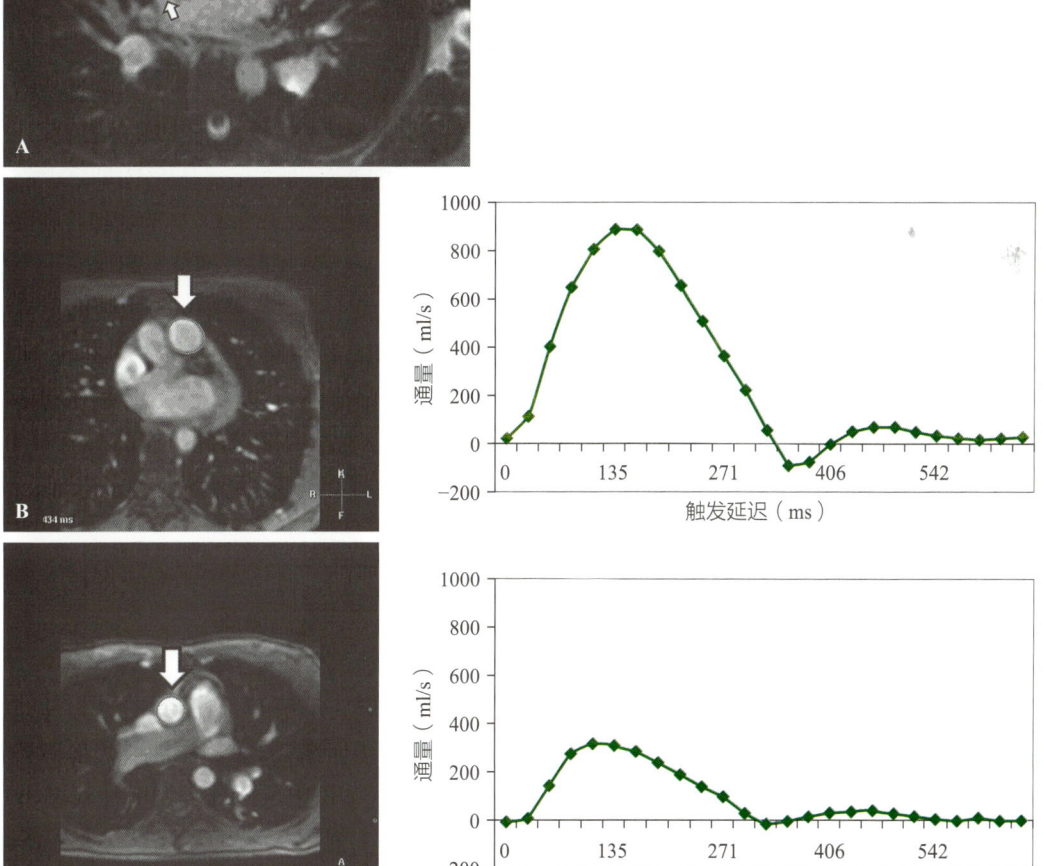

▲ 图 53-11　静脉窦房间隔缺损
A 为静脉窦房间隔缺损（箭）的四腔稳态自由旋进心血管磁共振成像。肺动脉（B，箭）和主动脉根部（C；箭）水平的相速心血管磁共振和相应的通量曲线表明肺动脉 – 全身分流比（Qp/Qs）为 3.0

脏和心脏旁肿块，如肿瘤、黏液瘤和血栓[94]。这两种方法的一个特别好处是对于心脏以外的肿块有益。心内肿块通常首先通过经胸超声心动图进行检测，通常仅通过超声心动图进行有效的表征。当超声心动图图像不够理想或不能充分确定肿块的范围时，进一步使用 CMR 成像或 CCT 定义心脏边界内外肿块的特征和空间范围。肿块的三维特征通常有助于外科规划。基于 T_1 加权、T_2 加权、脂肪抑制技术、CMR 和后对比成像的肿块表征是有用的（图 53-12）[95]。

心内血栓通常是通过 CMR 或 CCT 上的瘀血区（如动脉瘤或无运动的 LV 尖端）出现肿块来怀疑的。CMR 上血栓的出现随时间而变化。早期血栓在 T_1 和 T_2 加权像上被视为高信号强度区域。1~2 周后 T_1 加权图像信号强度增大，T_2 加权图像信号强度减小。慢性血栓具有低信号强度，在钙化区信号损失更大。检测血栓 LGE CMR 比超声心动图更灵敏，特别是缺血性心脏病患者的壁血栓（图 53-13）[96, 97]。

6. 心包疾病

超声心动图是怀疑心包疾病的首选检查方法。然而，CMR 和 CCT 具有更优越的成像能力，包括广阔的视野，优越的心包肿块和囊肿、积液（尤其是局部积液）的识别和表征[98]。

在 CMR 中，心包积液在 T_1 加权图像上信号强度较低（相对较暗），在 T_2 加权和梯度回波扫描上信号强度较高（较亮）。LGE CMR 显示急性心包炎患者心包明显增强[99]，可能有助于识别哪些患者将从药物治疗中获益（图 53-14）[100]。在 CCT 中，心包积液有一种中等衰减，与低衰减的

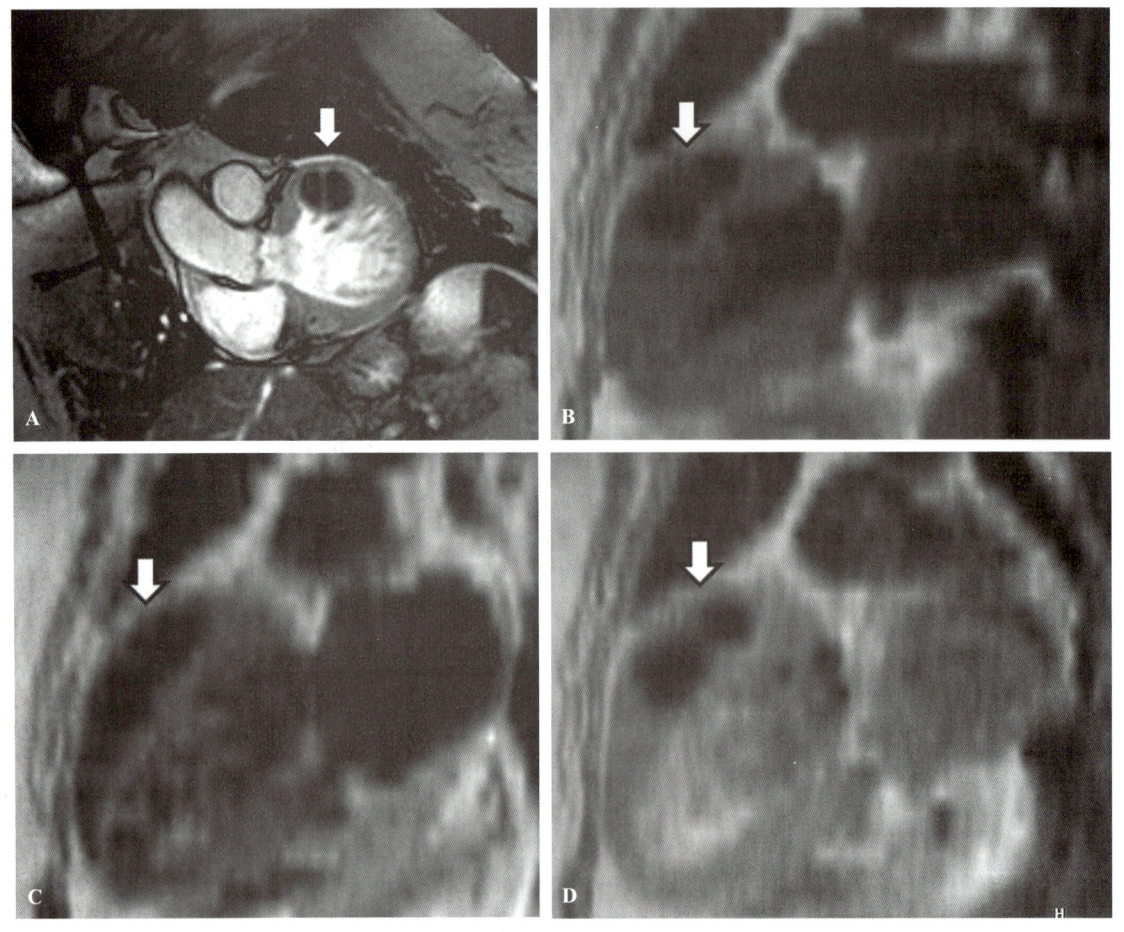

▲ 图 53-12 心肌纤维瘤
A 可见左心室外流道的稳态自由搏动共振心血管磁共振图像显示心肌内肿块呈低信号（箭）。该肿块在 T_1 加权（B）、T_2 加权（C）具有低信号，以及在双腔视图（箭）的自旋回波成像上，注射造影剂（D）后的 T_1 加权（箭）上有低信号，表明肿块钙化。这些结果与纤维瘤一致

心包脏层和壁房脂肪不同（图53-15）。用CCT评估心包通常不需要碘化造影。CCT和CMR都特别适用于鉴定腔积液和伴随的心包肿块或心包增厚。

虽然缩窄性心包炎的诊断需要临床对缩窄性生理进行评估，但CMR和CCT可以有效地识别这种疾病心包增厚的病灶区域[101, 102]。在心包钙化灶（缺乏CMR信号）的鉴别中，首选CCT（图53-16）[101]。在自旋回波CMR图像上，正常的心包厚度小于或等于3mm。在心包缩窄的患者中，CMR心包厚度一般大于6mm[102, 103]，中间值4~6mm。与缩窄相关的心包增厚常常是局限性的，因此确定增厚的位置对手术方法可能很重要。使用自旋回波图像而不是梯度回波图像来评估心包厚度，因为后者可能高估了心包厚度，无法区分有无缩窄的患者[104]。心电图门控采集可用于显示异常早期收缩性舒张间隔运动特征。CMR标记方法也有助于识别心包脏层与壁层粘连的区域（图53-17）[105]。在这些区域，在心动周期过程中，心包层之间没有自由滑动，表现为穿过心包界面的标记线的持续性连续性（线变形

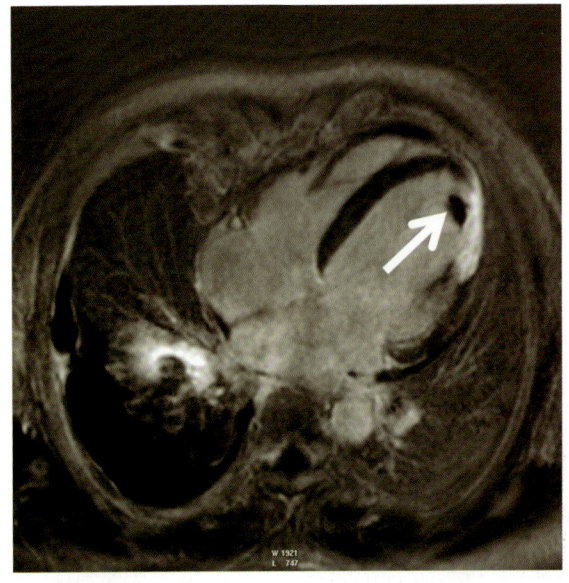

▲ 图53-13 左心室血栓（箭）患者血管磁共振四腔心切面钆增强晚期邻近明亮区域跨壁晚期钆增强（瘢痕）

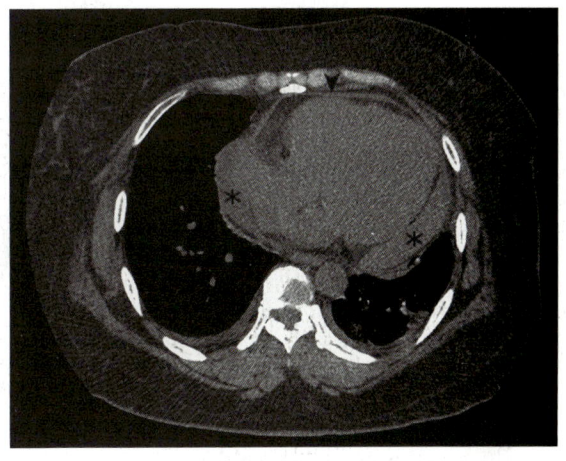

▲ 图53-15 心包积液
有中度心包积液的非功能性心血管计算机断层显像主要显示在心包依赖部分（星号），但也可见于心脏前部（箭头）的细线

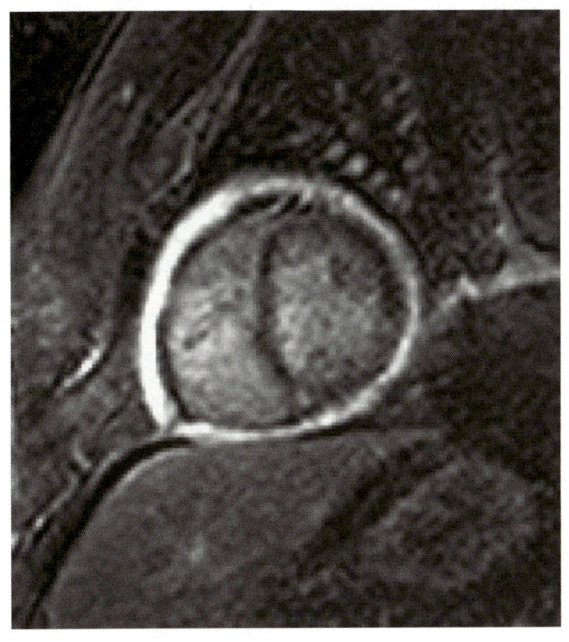

▲ 图53-14 心包炎
短轴视野下晚期钆增强心血管磁共振图像显示心室中部心包周围增强

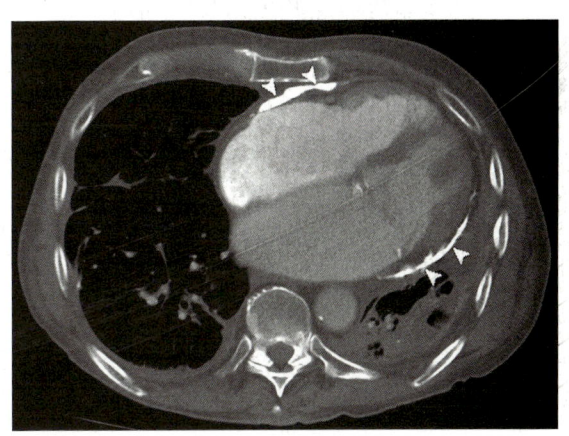

▲ 图53-16 心包收缩和心包钙化（箭头）非心电门控心血管计算断层图像的对比度增强轴向

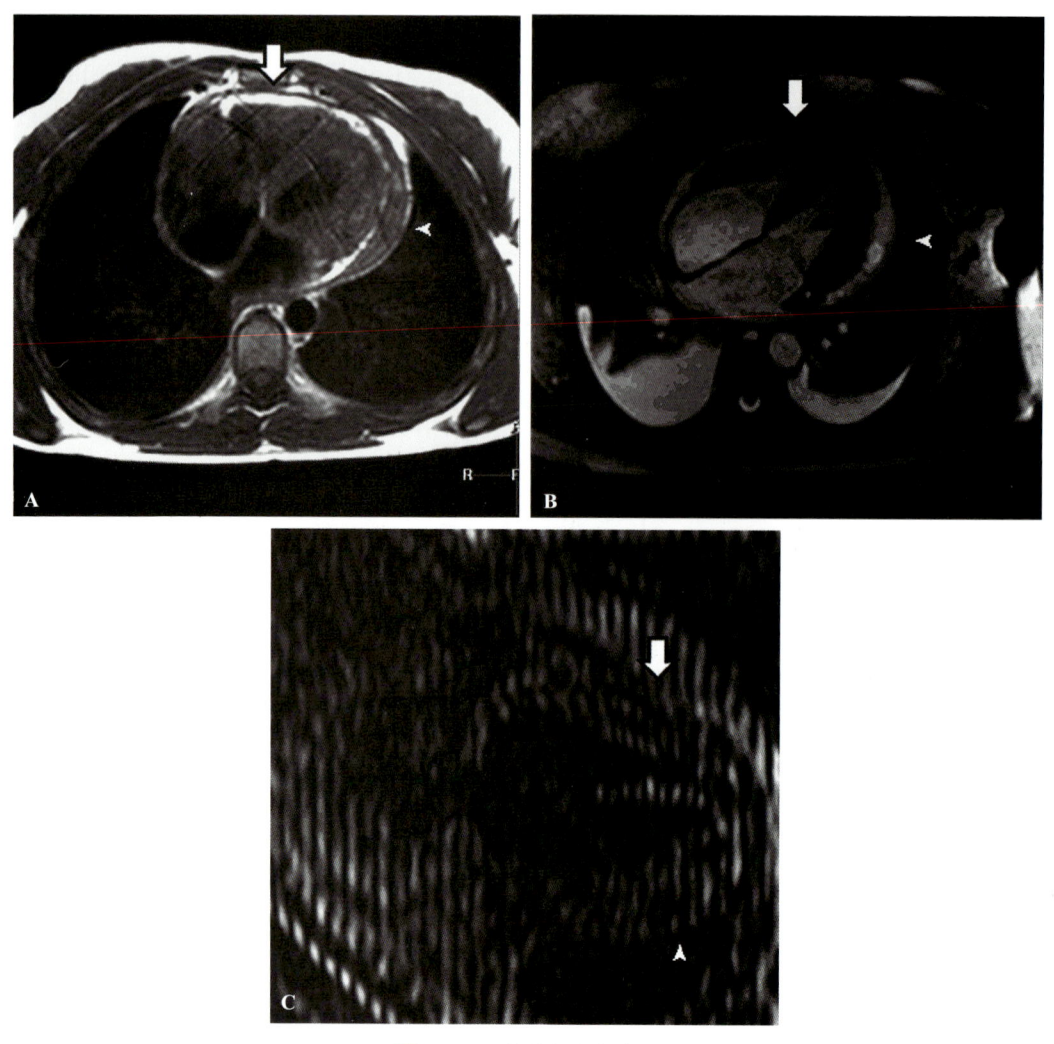

▲ 图 53-17 缩窄性心包炎

缩窄性心包炎患者轴向双倒置 T_1 加权（A）和视频稳态自由进动（B）心血管磁共振成像。心包液相对明亮；心包和有组织的物质呈深色。收缩期末标记的四腔图像（C）显示心包成分与右心室（箭头）和左心室（箭头）壁的结合

但不断裂）。

7. 心脏瓣膜病

尽管超声心动图在临床上最常用于评估瓣膜形态和瓣膜狭窄，但 CMR 在定量评估瓣膜反流方面具有特殊的优势。可以通过电影图像上的血流干扰（信号空洞）对瓣膜反流进行定性评估，尽管 SSFP 图像的回声时间较短，信号空洞的程度会降低。重要的是，流速编码是量化反流容积的强大技术（图 53-18）。在轴向或斜向（近轴）横断面上对主动脉根部进行流速编码扫描，可以定量测量主动脉向前和反流容积。LV 搏出量（由应用于跨越左心室的短轴图像的连续叠加的圆盘求和方法得出）和向前主动脉血流容积的差异是二尖瓣反流的定量测量。回流容积分数可以计算为回流容积与总搏出量容积之比。使用这些技术，CMR 和超声心动图在评估二尖瓣和主动脉反流时具有非常好的一致性，使用等效的严重阈值[106]。类似的方法可用于肺和三尖瓣反流。瓣膜的横截面和纵向视图可以用来描述瓣膜的畸形和狭窄（图 53-19）。主动脉狭窄的 CCT 和 CMR 测量与经胸和 TEE 测量非常接近[107]。流量编码技术[108]在估计瓣膜梯度方面可能有用，四维 CMR 流动是一种很有前途的评估流量模式的技术[109]。

在经导管主动脉瓣置入术计划中，建议正确评估主动脉根部大小和解剖结构，同时推荐 CMR、CCT 和 TEE[110]。虽然 CCT 是最常用的，

第二部分 成人心脏手术
第53章 磁共振与CT在心血管疾病诊断中的应用

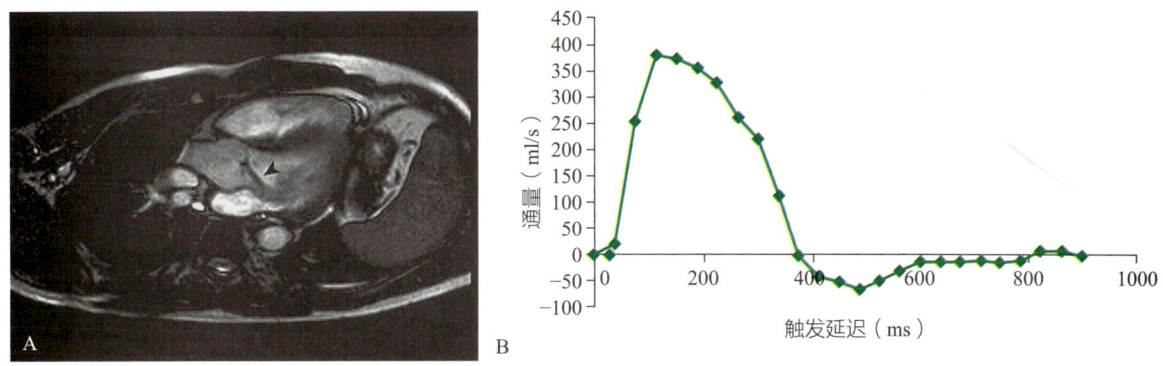

▲ 图 53-18 主动脉反流
A. 左心室流出道的稳态自由进动心血管磁共振图像显示了一个主动脉反流（箭头）的湍流偏心射流；B. 主动脉瓣上方主动脉根部相位对比采集的血流轮廓显示明显的负舒张流，可以量化

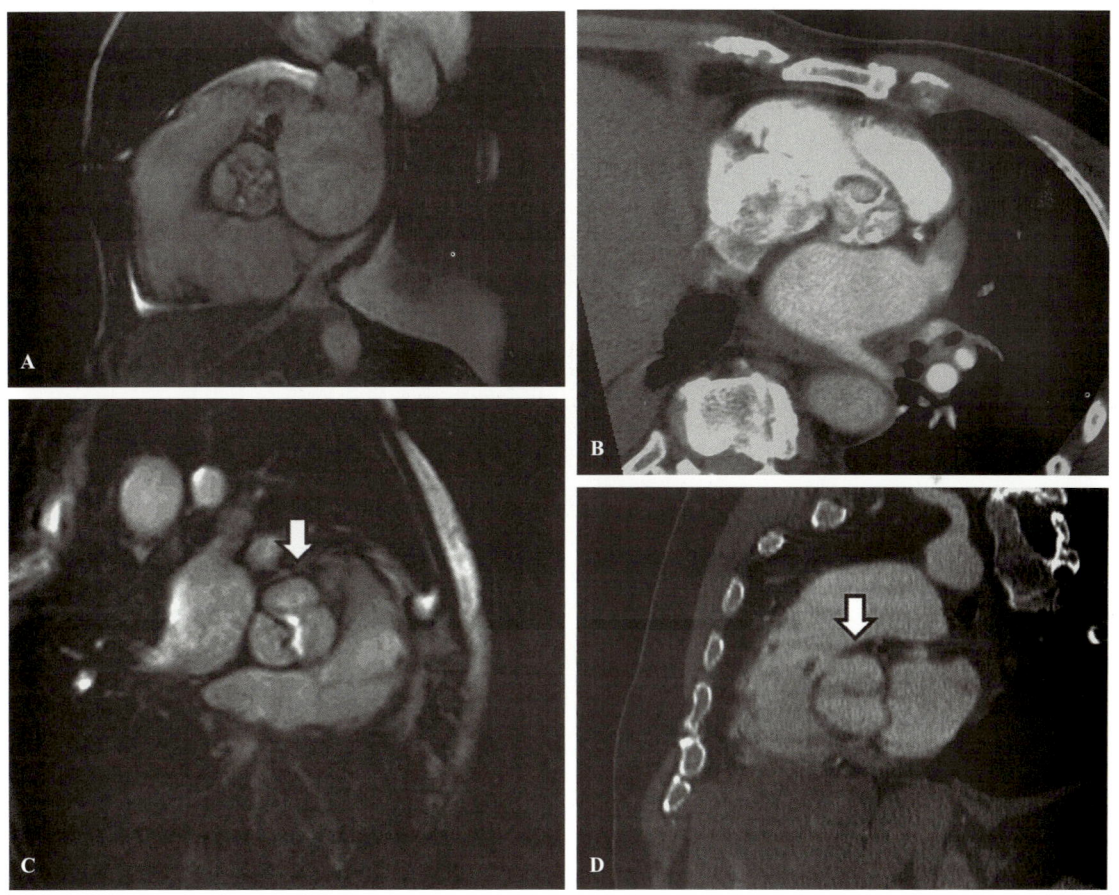

▲ 图 53-19 主动脉瓣疾病
稳态自由进动电影心血管磁共振（CMR）（A）和心血管计算机断层扫描（CCT）（B）短轴三叶、钙化、狭窄主动脉瓣的图像。狭窄型二尖瓣主动脉瓣的状态自由进动 CMR（C）和 CCT（D）

但是 CMR 提供了精确的测量方法，并且在限制使用碘化造影剂的患者中起作用[21]。

8. 冠状动脉成像

无创冠状动脉成像技术要求高，对空间、时间和对比度要求最高。目前冠状动脉 MRA 影像学方法包括抑制心脏运动和呼吸运动的影响。心脏运动是通过稳健的心电图信号检测来解决的，以触发门控，并为患者特定的舒张期定制调整采集窗口。呼吸运动的伪影被 CMR 导航仪或延长的呼吸抑制[111]。T_2 增强冠状动脉内血液与周围

803

心肌和心外膜脂肪的对比，采用 T_2 加权预脉冲和频率选择性脂肪饱和预脉冲。三维的采集被用来提高信噪比，虽然信噪比在一定程度上由于优化对比度－噪声比所需的预脉冲而降低。三维图像可以分为左冠状动脉和右冠状动脉两种单独的体积靶向定位，也可以分为单个的全心体积[112]，各有其优点，但质量相似[113]。高场（3T）冠状动脉 CMR 和钆基造影剂也有前景[114, 115]。

冠状动脉 CMR 最合适的临床应用是异常冠状动脉的识别和表征。比较冠状动脉 CMR 与常规冠状动脉造影的研究表明，其在异常冠状动脉的识别上具有相当的准确性[116-118]。因为冠状动脉 CMR 显示了每个冠状动脉与大血管的三维关系的起源和过程，它可以解决在解释常规的投影式冠状动脉造影时有时遇到的空间歧义图像[116-118]。冠状动脉 CMR 特别有助于确定主动脉与肺动脉之间的异常动脉路径[119, 120]（图53-20），一种与年轻人猝死和心肌梗死相关的恶性结构[121]。此外，在接受心脏手术以修复或减轻其他先天性缺陷的患者中，可能重要的是确定和定义任何同时发生的冠状动脉异常，以避免意外的医源性损伤[122]。

虽然 CCT 也非常擅长检测异常冠状动脉的存在和走行[123]，CMR 通常更适合年轻的患者，因为它无辐射暴露[124]。

CMR 有效识别从近端到中端的冠状动脉显著狭窄，在诊断左主干冠状动脉疾病或三支血管病上有 87% 的准确率，在诊断冠状动脉疾病中有 72% 的准确率[86]（在血管造影术中定义为直径狭窄≥50%；图53-21），值得注意的是，MRA 对左主干或三支血管病变的阴性预测值为 97%～100%。Meta 分析聚合研究使用不同的 CMR 序列显示对于冠状动脉狭窄专业水平检测的敏感性为 88%，特异性为 56%[125]，一项多中心研究使用全心 1.5-T CMR 显示对于冠状动脉狭窄大于 50% 的专业水平检测的敏感性为 88%，特异性为 72%[126]。

CCT 在评估原发性冠状动脉疾病方面取得了巨大进展（图53-22）。对采用 64 切片技术（现行标准）的研究进行系统回顾发现，敏感性为 97%（范围，94～99），特异性为 88%（范围，79～97），优于 CMR 冠状动脉造影[127]。这一准确性在最近的大型研究中得到证实[128, 129]。心血管外冠状动脉钙化与冠状动脉粥样硬化的发展有关，是冠状动脉疾病相关不良事件风险增加的标志[130]，而没有任何明显的钙化与未来心血管事件风险非常低有关[131]。心外膜钙的存在是冠状动脉 CCT 的一个公认的局限性，在影像学上有夸大的外观（通常称为开花），干扰了冠状动脉狭窄的准确测定[132]。现有数据表明，冠心病 CMR 在心外膜钙化增加患者中优于 CCT[133]。

CCT 和 CMR 适用于移植血管疾病，因为其准确性通常高于 90%[134]。由于移植物较大，移动较少，因此降低了成像的技术要求，因此在检测原生血管疾病时准确性优于前者。然而，由相关植入金属物（如止血夹、不锈钢移植物标记物和胸骨金属丝）引起的局部图像伪影可能会干扰足够的移植物显像，导致 CMR 信号丢失和 CCT 波束硬化伪影（图53-23）[124]。通过使用适当的 CMR 序列，已经取得了很大的技术进步[135, 136]。

关于冠状动脉粥样硬化或阻塞性疾病患者预后判断的数据越来越多。冠状动脉钙化，最常见

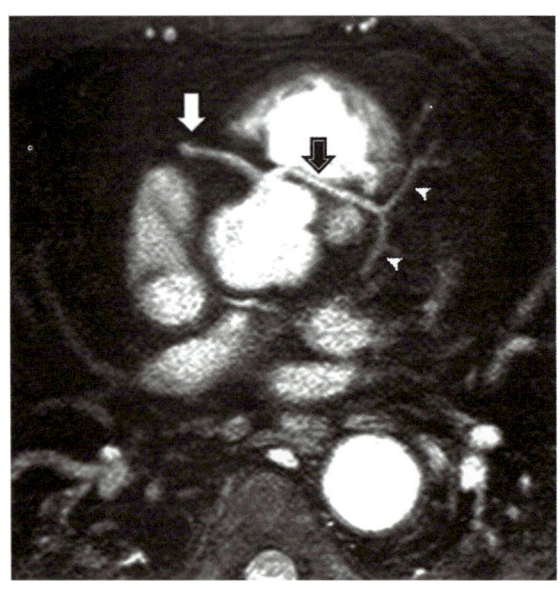

▲ 图 53-20 异常冠状动脉
在轴向平面上重新格式化的三维冠状动脉心血管磁共振图像表明左主冠状动脉（黑箭）异常起源于 Valsalva 右窦。左冠状动脉位于主动脉和主肺动脉（恶性型）之间，然后分叉成左前降支和左回旋动脉（箭头）。右冠状动脉（白箭）通常起源于 Valsalva 右窦

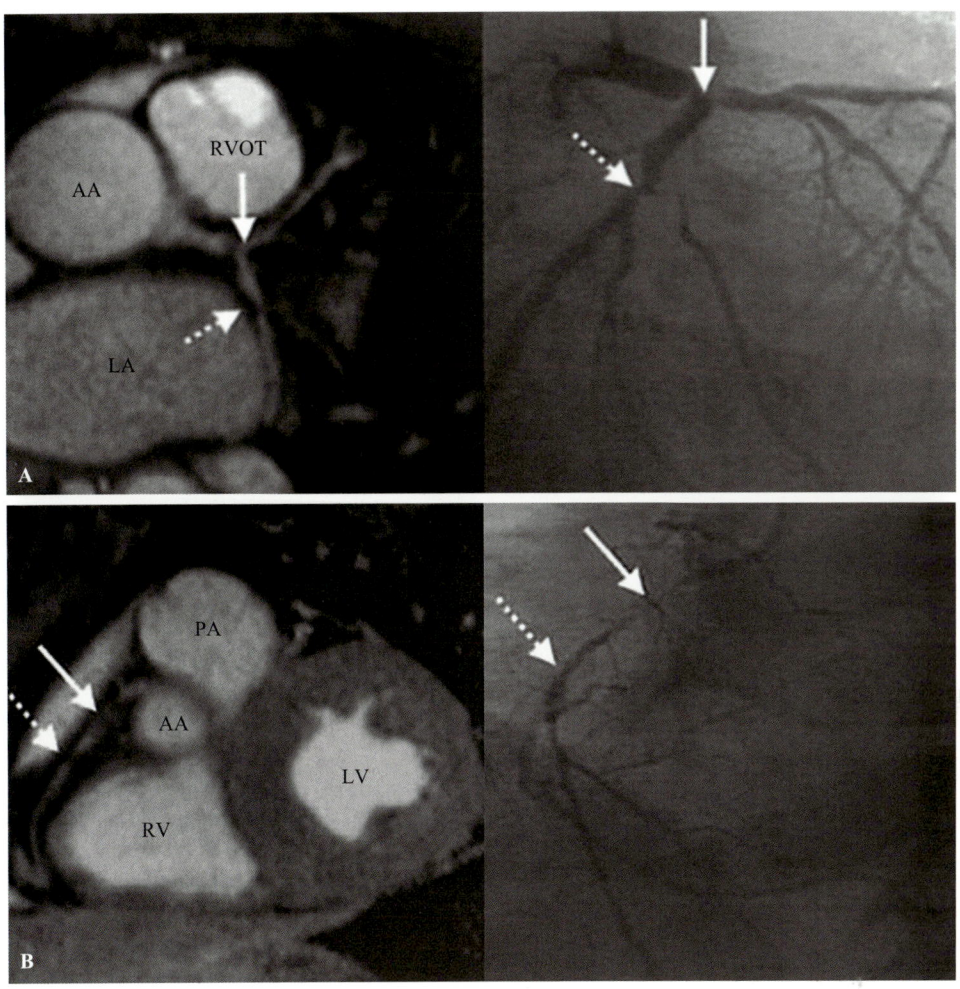

▲ 图 53-21 冠状动脉疾病

A. 冠状动脉心血管磁共振三维梯度回波序列（左）及相应的冠状动脉血管造影图像（右）显示左冠状动脉主干分叉处有严重病变（实箭），左冠状动脉近端局灶性狭窄（断箭）；B. 冠状动脉心血管磁共振成像（左）和相应的血管造影（右）显示右冠状动脉近端（实箭）和中端（断箭）的两条狭窄。AA. 升主动脉；LA. 左心房；LV. 左心室；PA. 肺动脉；RV. 右心室；RVOT. 右心室流出道（引自 Kim WY, Danias PG, Stuber M, et al: Three-dimensional coronary magnetic resonance angiography for the detection of coronary stenoses. *N Engl J Med* 345：1863–1869，2001；with permission.）

的是用 Agatston 评分量化，是对未来冠状动脉不良事件的预测，并且优于传统的危险因素[130, 131, 137]，它已被提议作为心血管风险评估的补充分层工具[138]。CCT 也有预后信息：阻塞性疾病患者的预后较无阻塞性疾病或无疾病患者更差，其预后随着血管数量的增加而进一步恶化[139]。CT 血管造影综合评分为了进一步改善预后，建议将斑块纳入考虑范围[140]。

六、CMR 和 CCT 的未来角色

CMR 和 CCT 技术在硬件和软件方面都在不断发展。CCT 的进展已经从增加探测器的数量转变为旨在减少辐射暴露和增强组织特征和功能信息的算法。CMR 的进展主要集中在更高的场强、更快的成像和新型的造影剂上。这两种技术的临床作用都是通过多中心试验确定的。

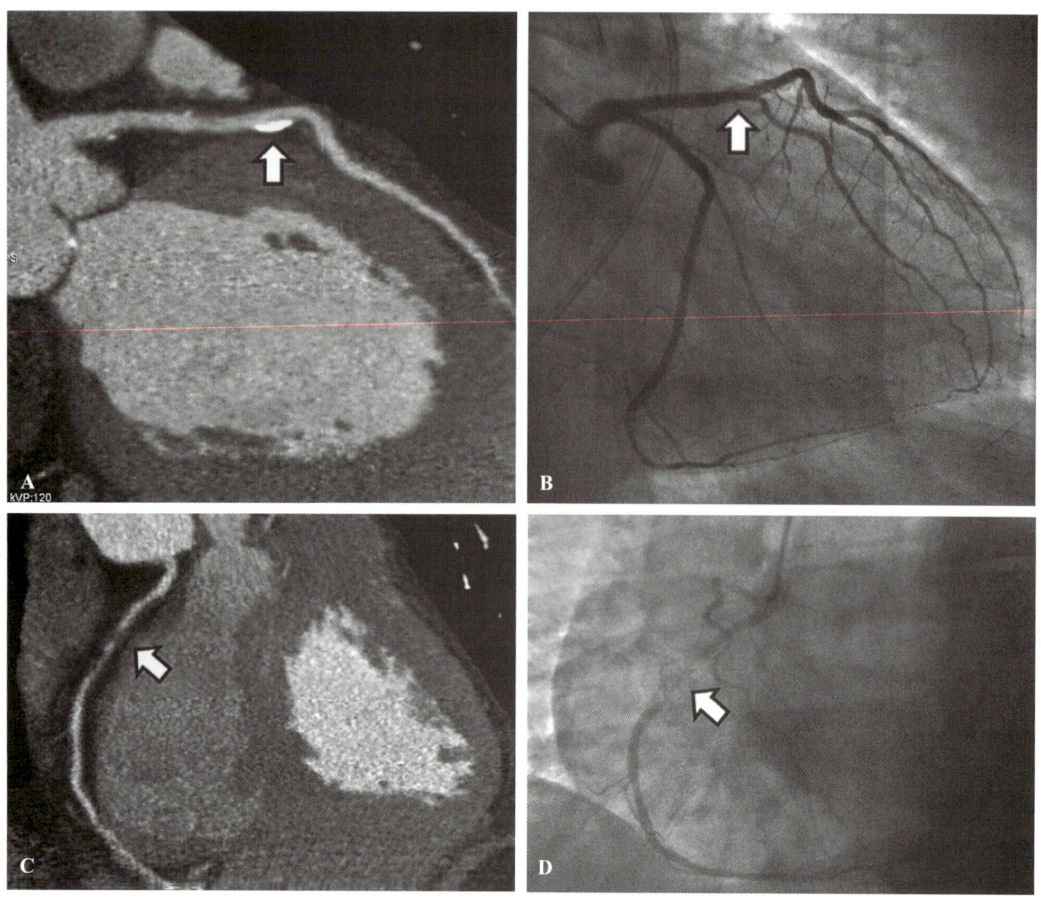

▲ 图 53-22　冠状动脉疾病

A. 左冠状动脉前降支血管计算机断层扫描显示无狭窄的钙化斑块（箭）；B. 侵入性影像学血管造影证实无狭窄，斑块表现为管腔（箭）的细微压痕；C. 右侧冠状动脉弯曲多面体再造术心血管计算机断层成像，显示严重狭窄的非钙化斑块（箭）；D. 侵入性放射血管造影证实存在严重狭窄（箭）

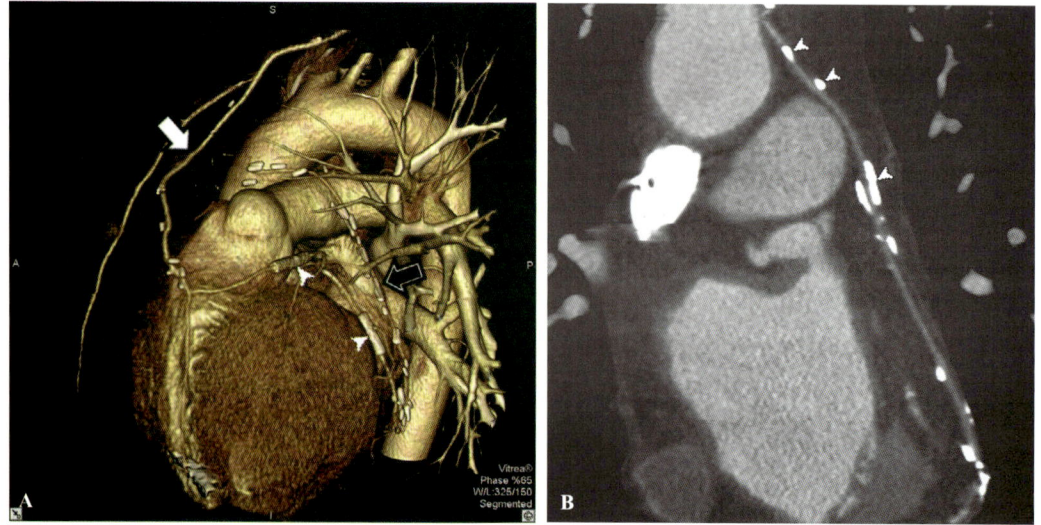

▲ 图 53-23　A. 三维绘制的心血管计算机断层扫描图像的左乳内动脉移植到左前降支冠状动脉（白箭）和反向隐静脉移植到钝缘支（黑箭）。请注意在原生冠状动脉血管（箭头）的支架；B. 同一患者左乳内动脉移植到左前降支冠状动脉的多平面心血管计算机断层扫描图像，显示多个手术夹（箭头）

第 54 章
核心脏病学与正电子发射断层扫描在心血管疾病患者评估中的应用
Nuclear Cardiology and Positron Emission Tomography in the Assessment of Patients with Cardiovascular Disease

Sunit-Preet Chaudhry　Neil M. Gheewala　Brian G. Abbott 著

王 珊 译

一、核心脏病学介绍

核心脏病学包括心脏放射药物分布的成像，以描述心脏的生理和病理生理过程。利用核技术对心肌灌注、功能和代谢进行非侵入性成像的能力，已经促进了一个领域的发展，该领域已被广泛验证，并为已知或疑似冠心病（CAD）患者的管理提供了强大的诊断和预后信息。此外，核心脏病学操作已广泛应用于心脏和非心脏手术前患者的评估。本章概述了核心脏病学中使用的概念和技术，总结了它在评估稳定的冠状动脉疾病和急性冠状动脉综合征患者中的作用，以及在确定考虑血管重建患者的心肌活力方面的作用。对核心脏病学的技术和操作方面的完整讨论超出了本章的范围；因此，中心重点将是在已知或疑似冠心病患者中使用核心脏病学，重点是进行心脏手术的患者。要进行更详细的讨论，读者可以参考其他更全面的评论 [1, 2]。

（一）一般原则

核心脏病学一直以放射性核素心肌灌注成像（MPI）为主，作为评估已知或疑似冠心病患者的手段。

MPI 用于诊断提示心肌缺血症状的患者，以及已知冠心病患者的危险分层。放射性核素 MPI 在心脏病患者的评估中起着核心作用，它广泛应用于临床，每年在美国有超过 700 万例 MPI 手术 [3]。

静息状态下心肌灌注受冠状动脉阻力血管控制。在工作增加的时期，如锻炼期间，血流增加以平衡心肌的代谢需求。这是通过血管扩张来实现的，血管扩张可以减少冠状动脉床的血管阻力。在狭窄、动脉粥样硬化的冠状动脉中，通过降低下游血管阻力来维持静息血流。尽管这种补偿可以在静息状态下维持血流，但严重的狭窄（血管腔狭窄 50%～70%）会削弱冠状动脉的流量储备或在需求增加时动脉适当增加流量的能力。

（二）放射性示踪剂

心肌灌注成像使用的放射性药物，根据心肌血流的比例迅速积累在心肌。目前最常用的示踪剂是 ^{99m}Tc 标记的化合物甲氧基异丁基异腈和替曲膦，其次是铊（^{201}Tl）。当静脉注射时，这些示踪剂从血池中散开，并在包括肌细胞在内的细胞中积累，肌细胞具有完整的细胞膜，具有代谢活性。^{99m}Tc- 甲氧异腈和替曲膦是亲脂性阳离子复合物，通过线粒体膜被肌细胞吸收，由于存在较大的负跨膜电位，在平衡状态下保留在线粒体内。^{201}Tl 通过 Na-K 腺苷三磷酸酶转运系统，像钾一样通过肌细胞肌膜运输。由于示踪剂的保留量与心肌流动成正比，因此示踪剂的吸收量是局部心肌灌注的一种替代可视化表示。所使用的示踪剂是放射性同位素，在短时间内经历放射性衰变。

（三）设备和操作

当累积的放射性示踪剂衰变时，光子就会从体内释放出来，可以用专门的伽马射线照相机探测到。MPI 采用单光子发射计算机断层扫描（SPECT）技术获得并最终显示从放射性示踪剂摄取得到的灌注分布。在放射药物注射后，患者仰卧在 SPECT 相机表上，放置在相机的机架内。光子从心脏发射出来，然后通过 SPECT 相机中的大型晶体或固态探测器在患者周围检测。

当摄像机探测器在患者周围移动时，发射出的光子与摄像机的晶体相互作用，产生能显示出人体放射空间分布的闪烁光。释放的"计数"定位于心肌的每个区域，再数字化存储。然后利用计算机算法对心肌灌注的三维表示进行处理和重建，以一系列切片的方式显示获得的信息，这些切片的方向为左心室的短轴和水平、垂直长轴。然后将切片显示在电脑屏幕上，以目视检查局部心肌灌注情况和电脑量化示踪剂摄取情况。在运动或药理学应激（稍后将详细介绍）中注射放射性示踪剂后获得的负荷图像与静止时获得的图像相邻显示，可以直接比较两种成像状态下的灌注情况。心脏中放射性示踪剂的最大摄取被用来代表正常的灌注，其余的计数被认为是相对于这个最大值的摄取。如图 54-1 所示，静息研究中没有出现的负荷图像区域灌注缺陷被认为是可逆的，与该血管区域的负荷诱导缺血一致。一个持续在压力和休息上的缺陷被认为是固定的，并且代表了以前心肌梗死留下的瘢痕。定量操作通常用于评估每个缺陷的程度和严重程度，然后将其纳入区域心肌灌注的最终解释。灌注图像还与心电图门控（ECG）同步获得，该门控存储与心脏周期时间有关的计数。通过对采集到的心电图 R-R 间隔进行门控，可以将每一帧的图像汇总并显示为左心室从舒张期到收缩期收缩的电影。采用门控 SPECT 可以方便地测量左心室射血分数（LVEF）和左心室（LV）容积，通过自动化计算机算法，以及对局部壁运动和增厚的电影进行目视检查（图 54-2）[47]。

典型的 SPECT MPI 方案涉及运动的表现，通常是在跑步机或自行车上，或使用药物应激刺激（患者无法进行体育锻炼），如腺苷、双嘧达

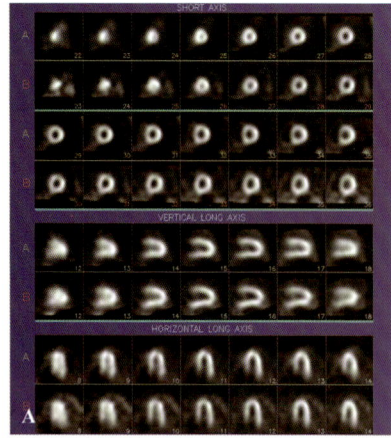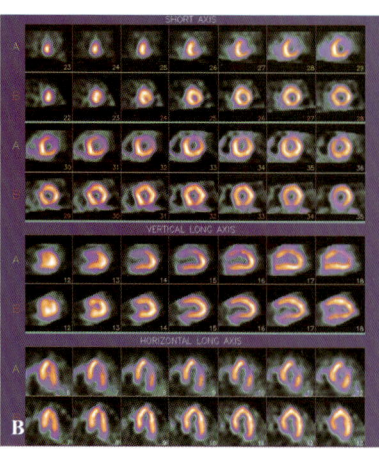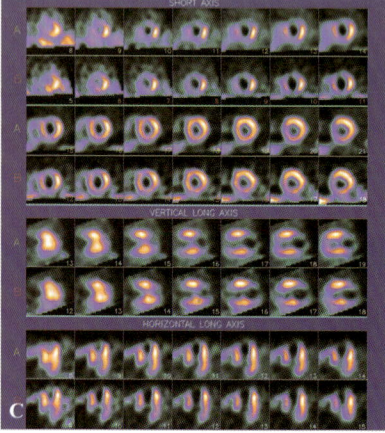

▲ 图 54-1 视觉显示单光子发射计算机断层扫描（SPECT）心肌灌注图像。负荷研究（标记为 A 的行）紧接在其余研究（标记为 B 的行）之上进行比较。同样的成像过程有 3 种表现形式，每一种取向都不同：从心尖到心室中部的短轴切片和从心室中部到基底部的短轴切片（顶部），从隔到侧壁的垂直长轴切片（中部），从下到前壁的水平长轴切片（底部）

A. 灰度正常，负荷和休息时放射性示踪剂摄取均匀；B. 在彩色增强研究中，负荷图像显示前外侧壁存在灌注缺陷，与左心室其他区域相比，放射示踪剂积累较少。当相应的静息图像显示心肌灌注正常时，灌注缺陷被认为是"可逆的"，与缺血一致；C. 这些 SPECT 图像显示的是中隔前、中隔下和心尖区域存在较大的灌注缺陷，这些缺陷存在于负荷和静息图像上。由于这些缺陷不显示任何从负荷到静息的变化，它们被称为固定缺陷，与瘢痕相连（即既往心肌梗死）

第二部分 成人心脏手术
第 54 章 核心脏病学与正电子发射断层扫描在心血管疾病患者评估中的应用

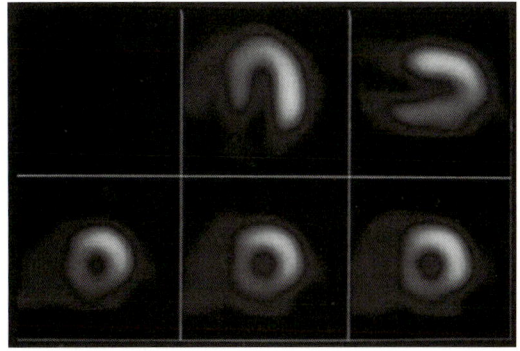

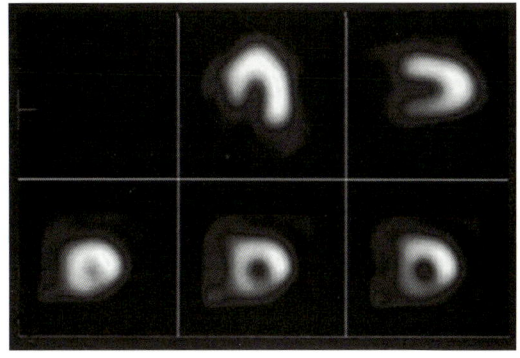

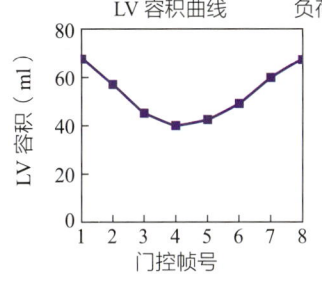

▲ 图 54-2 舒张期和收缩期的门控单光子发射计算机断层扫描（SPECT）静态帧图像在 SPECT 图像采集过程中，可以利用心电图 R-R 间隔，将采集到的图像与心脏周期的关系进行存储。由此产生的图像被"门控"到心脏周期，然后可以被视为一个从舒张期到收缩期的电影循环。这些数据可用于计算舒张期和收缩期左心室容积，以及相应的左心室射血分数（舒张－收缩期）

莫、瑞家德松或多巴酚丁胺。在峰值负荷时注入示踪剂，然后继续施加 1～2min，以最大限度地提取循环示踪剂的心肌。甲氧异腈或四氟磷蛋白的影像学检查要在 30～60min 后进行，因为这些药物只有最小的再分布，或者是从心肌中清除。最初的影像学检查可以在休息时进行，也可以在负荷下进行，两项研究都可以在同一天进行，这取决于患者的体重。虽然 ^{201}Tl 很少用于负荷

MPI，但它可以用于"双重同位素"方案中的静息成像。在本方案中，通过注射 ^{201}Tl 进行静息成像，然后立即使用 ^{99m}Tc 试剂进行负荷灌注成像，从而避免了第一次剂量衰减需要等待的 2～3h[5]。因此，成像时间缩短，患者吞吐量增加；然而，患者受到的辐射剂量更大。最近在相机技术和处理方面的进展促进了更快的图像采集和低剂量放射性药物的使用。

二、稳定的冠状动脉疾病（诊断和风险分层）

（一）冠状动脉疾病检测中的负荷测试

核心脏病学是评估可疑或已证实的冠状动脉疾病患者的中心部分。SPECT 心肌灌注显像检测缺血性心脏病症状的能力已被广泛证实。

1. 运动负荷测试

没有辅助非侵入性成像的运动负荷测试常被用于不知道自己患有冠状动脉疾病的胸痛症状或提示有缺血症状的患者进行初始筛查。运动负荷测试的前提是，在运动过程中心肌对氧的需求增加，会在限制血流的狭窄中产生缺血的临床症状（如心绞痛、心电图改变），从而损害心肌供血。这个测试的诊断性能很大程度上取决于被研究人群的预测试可能性。对于那些根据症状和危险因素进行冠心病预测试概率中等的患者，跑步机测试作为一种初步筛查测试是有用的。然而，跑步机运动测试的整体灵敏度约为 70%。一项对 24 000 多名进行运动负荷测试和冠状动脉造影的患者的 Meta 分析发现，平均敏感性为 68%，平均特异性为 77%。在有以下症状的患者中如多支冠状动脉疾病和左主干或三支冠状动脉疾病，准确率最高[6]。

2. 运动应激心肌灌注成像

跑步机测试依赖于 12 导联心电图的变化作为缺血的替代物，使得测试的准确性高度依赖于基线心电图。如既往心肌梗死（Q 波或左束支阻滞）或 ST-T 波因左心室肥厚或地高辛治疗而改变等异常，会妨碍在运动过程中准确解释缺血变化的能力。在心电图异常的患者中，心肌灌注成像为平板试验检测冠状动脉疾病增加了显著的诊

809

断准确性。大量研究一致表明，SPECT标记为锝等药物的心肌灌注成像，对冠心病的检测灵敏度超过90%[7-9]。假阴性扫描往往发生在单血管疾病的背景下，特别是在左旋动脉分布，狭窄程度轻度（<70%），或患者无法达到目标心率或正在接受抗心绞痛治疗。这些研究还发现，负荷SPECT成像的特异性在68%左右。不太理想的特异性可归因于转诊偏倚（仅对那些扫描异常的患者进行血管造影）和假阳性扫描，这些扫描是由于软组织衰减（隔膜、乳房）或患者运动造成的伪影造成的。使用心电图门控的现代成像技术促进了心肌灌注和功能的评估。

对局部室壁运动和增厚的检测通过提供区分真实心肌瘢痕和衰减的能力，提高了对低灌注可疑区域的评估。特异性也可以通过使用衰减校正来增强。这些算法结合了从外部放射源或计算机断层扫描获得的额外数据，以创建胸部软组织衰减图像，然后调整区域计数[10]，在发射扫描中校正由于乳房、隔膜和胸壁结构的衰减而造成的计数损失。

3. 仅负荷成像

对于有正常负荷成像的患者，静息成像会增加患者的不便、辐射暴露、实验室效率低下和成本。因此，只对负荷成像方案进行了检查[11]。一项对460例负荷－静息锝心肌灌注研究的研究发现，20%的研究中，负荷图像完全正常，而静息图像的添加没有添加额外信息[12]。除了减少辐射暴露和患者成本外，仅负荷成像也已从预后角度得到验证，对仅负荷正常的患者的随访研究表明，每年的心脏事件发生率低于1%[13]。

4. 药物应激心肌灌注成像

许多患者无法进行体育锻炼，其工作量不足以进行诊断性运动负荷测试；因此，在药物应激后进行心肌灌注成像是一种常用的替代方法。这种成像通常是在静脉输注血管扩张剂后进行的，如双嘧达莫、腺苷，或瑞家德松，或多巴酚丁胺给药后进行。双嘧达莫刺激内源性腺苷在远端冠状动脉中的释放，然后结合腺苷受体，产生预期效果的冠状动脉血管扩张和不良影响，如潮红、支气管痉挛、头痛和短暂的心脏传导阻滞。这种阻力血管的血管扩张增加了心肌的血流，类似于体育锻炼的效果。双嘧达莫通常静脉注射超过4min，峰值发生在8min，在这段时间注射放射性示踪剂[14]。4～6min持续静脉输注腺苷现在更常用[15, 16]。两种药物在增加心肌血流量方面的效果是静息时的3～5倍，这与运动的效果相似；然而，腺苷比双嘧达莫更容易达到最大流量，而腺苷的不良反应更常见。锝是一种腺苷A2a受体激动药，它能选择性地增加冠状动脉血流而不产生不良反应，如低血压、AV阻滞、胸痛和潮红，这在腺苷和双嘧达莫中很常见[17-19]。瑞家德松可以作为肺疾病患者的替代压力源，因为它的受体选择性有助于避免其他血管扩张剂引起的支气管痉挛[20, 21]。

静脉输注多巴酚丁胺对药理应激也有效。在支气管痉挛和肺部疾病患者中，它通常作为血管扩张剂压力的替代。多巴酚丁胺输注通过提高心率、血压和心肌收缩力来增加心肌对氧的需求[22]。

目前使用的所有药理学负荷剂在冠状动脉存在显著（>50%～70%）狭窄时，都有类似产生流动异质性和相应的灌注缺陷的能力。对双嘧达莫SPECT显像的Meta分析表明，其对冠心病的检测灵敏度为89%，特异性为65%。双嘧达莫和腺苷测试具有本质上相似的敏感性和特异性。多巴酚丁胺SPECT显像对CAD的检测灵敏度约为80%，略低于血管扩张剂[23]。

5. 药理学应激与低水平运动的结合

在运动MPI测试中未能达到目标心率降低了诊断冠状动脉疾病的敏感性。研究表明，联合运动和腺苷输注方法耐受性良好，可导致MPI上发现更多的心肌缺血，同时也可评估功能能力[24]。

一项对运动和药理应激相结合的患者的研究不仅比那些只经历药理应激的患者感觉更好；在目标与背景比率方面，他们也有更好的图像质量。这种联合方法对MPI患者可能有用，因为部分MPI患者不太可能达到目标心率[24]。

（二）预后及风险分层

1. 稳定心绞痛

负荷测试的目标不仅仅局限于冠心病的检

测。为了使负荷测试信息有用，结果必须可靠地识别风险足够低的患者，从而可以安全地避免进一步的评估或干预，同时在结果不正常时为临床风险评估提供额外的信息。在成千上万的患者中，已经评估了运动和药理学 MPI 在已知冠心病患者的临床风险评估中增加预后信息的能力[25]。几家大型已知或疑似患者 CAD 的研究，包括男性和女性，正常 MPI 展示了增量预后价值[26-30]。也许最大的临床效用在于，这些患者的研究不断地显示，正常 MPI 随后的心脏死亡、非致死性心肌梗死（MI）的年增长率不到 1%。即使在患者 CAD[31, 32]结果异常时，SPECT 扫描提供的预后信息比通过临床、心电图和负荷测试联合获得的信息还要多。此外，SPECT MPI 在判断预后中的价值是这样的，从随后的冠状动脉造影中获得的信息不会提供任何超过 SPECT 结果增量的预后信息[33, 34]。

当用半定量方法或自动定量方法评估时，硬事件风险的增加与灌注缺陷的严重程度和范围成正比。SPECT 上的缺血程度与非致命心肌梗死的短期发病率增加有关，而瘢痕大小更能预测心脏死亡[32]。重要的预测未来心脏事件的负荷 MPI 变量，包括超过 1 个血管区域的缺陷（多血管疾病），在负荷过程中短暂的左心室扩张[35]，以及放射性示踪剂的肺摄取增加[36, 37]（提示 LV 充盈压力增加），以及框 54-1 中列出的其他参数。负荷 MPI 的预后能力也通过纳入 ECG 门控 SPECT 而得到增强，该方法可评估无事件生存的最有效预测因素、左心室整体收缩性能，以及分析区域壁运动和左心室容积[38-40]。

2. 医学治疗和血管重建

负荷 MPI 在已知或疑似冠心病患者的临床评估中最重要的贡献之一是能够提供预后信息，可用于指导进一步的测试和治疗。由于负荷 MPI 研究中缺血的范围和严重程度直接与未来心脏事件的风险成正比，因此这些信息可以被纳入特定患者的医学或血管重建治疗的决策过程中。轻度缺血缺陷且风险不高的患者通常可以通过药物安全治疗，而高风险的发现（如短暂缺血扩张、多血管疾病模式、高风险区域等）应被强烈考虑，以获得更具侵入性

框 54-1 与预后不良相关的负荷测试变量
灌注参数
• 多血管疾病模式
• 大面积可逆性（缺血性）缺损
• 大瘢痕，>左心室占比 14%
• 负荷下短暂性左心室舒张
• 右心室摄取
• 静息性左心室功能不全
• 肺动脉 ^{201}Tl 摄取
非灌注参数
• 运动能力差
• 低负荷的心绞痛
• 运动时动态 ST 段压低≥3mm
• 运动性室性心律失常
• 血管扩张药引起的 ST 段压低≥1mm
• 低血压反应

的评估，门槛较低的血运重建。对接受药物治疗的轻度至中度 SPECT 心肌灌注显像缺陷患者的 3 年随访研究表明，心脏死亡或非致死性梗死的发生率为 2%，血管再生率不到 5%，提示 SPECT 成像在选择冠心病患者时是非常有用的，这些患者发生血管重建的风险足够低[41]。与此相反，血管重建术在高危负荷 SPECT MPI 发现的患者中优于药物治疗的好处已被证实。Hachamovitch 和他的同事[32]对 5183 名患者进行了平均 2 年的负荷 MPI 随访；他们发现心肌梗死和心源性死亡的发生率与在扫描正常或轻度异常后接受药物治疗或血运重建的患者并无显著差异。然而，扫描严重异常的患者在接受医学治疗时的心脏年化死亡率（4.6%/年）明显高于接受血运重建的患者（1.3%/年；图 54-3）。与药物治疗相比，对影像学负担更重的缺血患者从血运重建中获益更多。一系列影像学研究显示，接受血运重建的患者在可逆缺损大小上有更大的降低。随后对 10 627 例既往无梗死或血运重建的连续患者的观察研究表明，和药物治疗相比，在没有或轻度缺血的患者中经药物治疗具有生存优

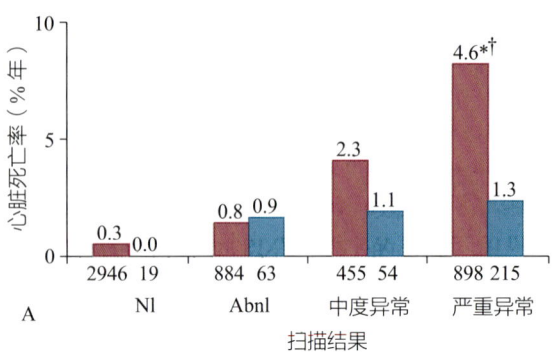

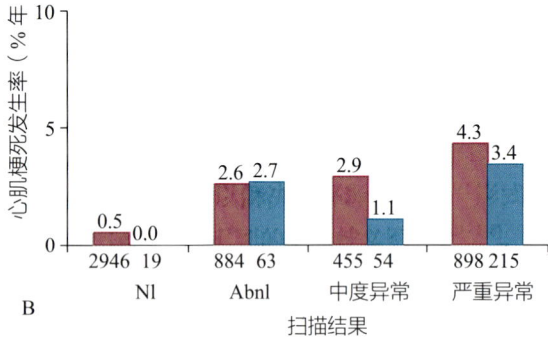

▲ 图 54-3 单光子发射计算机断层扫描（SPECT）心肌灌注成像和预后

这一大型回顾性分析患者进行负荷 SPECT 心肌灌注成像显示的预后信息增量与影像学结果。心脏死亡（A）和心肌梗死（MI）(B) 的年化发生率在药物治疗（实心柱）和血运重建（灰色柱）的心肌灌注图像结果显示。在 SPECT 正常研究的两组中，每年发生的心脏事件均较低（<1%）。然而，SPECT 异常的程度增加了事件发生率。那些接受血管重建的扫描严重异常的患者存活率显著提高。与核试验后早期血运重建患者比较 *P<0.01；与核试验后接受药物治疗的患者相比，†P<0.001。Abnl. 异常；NI. 正常（引自 Hachamovitch R, Berman DS, Shaw LJ, et al: Incremental prognostic value of myocardial perfusion single photon emission computed tomography for the prediction of cardiac death: differential stratification for risk of cardiac death and myocardial infarction. Circulation 97:535–543, 1998.）

势，在中度至重度缺血患者中，血运重建具有比药物治疗更大的预后优势[42]。采用血运重建和积极药物评价（COURAGE）试验的临床结果显示，2287 例稳定型心绞痛患者死亡或心肌梗死的发生率无差异，随机分为最佳药物治疗或经皮血运重建治疗[43]。本试验的一项子研究表明，在最佳的药物治疗中加入经皮血管重建，比单纯的药物治疗更有效地减少缺血，心绞痛更少[44]。此外，无论治疗分配如何，后续灌注成像的残余缺血程度与随后发生心脏事件的风险成正比。最近，完成了 2 型糖尿病旁路血管成形术血运重建研究试验（BARI 2D），以寻找糖尿病合并稳定缺血性心脏病的最佳治疗方案。两组比较采用强化药物治疗与单纯强化药物加即时血运重建治疗。在 5 岁时，两组患者的死亡率和主要心血管事件没有显著差异[45]。在 COURAGE 和 BARI 2D 试验中，在心导管插入术后进行血运重建或强化治疗。在这些研究的基础上，根据缺血负荷的范围和严重程度，血管重建术可以选择性地应用于冠心病患者。低风险的患者可以通过药物治疗，而广泛的缺血最好通过更积极的干预治疗。

国际比较健康效果研究与医学和侵入性方法（缺血）试验是一项正在进行的试验，比较开放血运和最佳药物治疗与在心导管插入术前单独使用最佳药物对一组稳定性缺血性心脏病高危患者的影响。

这些原则已被证明在临床应用时在患者预后和成本方面有良好的效果。一些大型研究集中在临床使用负荷 MPI 指导患者管理，研究表明，在负荷 MPI 正常时，冠状动脉造影转诊率较低（约 35%），当负荷 MPI 中度至重度异常时，转诊率会增加到 60%[32, 46, 47]。这个发现表明临床医生可以适当地将 MPI 纳入他们的实践中，特别是当 MPI 正常时延迟进一步的侵入性评估时。使用负荷 MPI 指导患者管理也被证明是具有成本效益的。一种"缺血指导"的方法来管理冠心病患者已被证明能优化使用血管造影和后续的血管重建[48]。无创诊断的经济学研究比较了 11 372 例连续住院患者的费用差异[49, 50]，这些患者要么接受负荷 MPI，要么接受心导管插入。两组术后心肌梗死的发生率相同，直接心导管插入术组与 MPI 缺血引导法相比，费用明显较高。此外，与最初接受负荷 MPI 的患者相比，直接接受心导管插入的患者在所有风险亚型中更可能接受冠状动脉血管重建治疗。采用缺血引导的方法对于稳定型心绞痛而言成本较低，干预较少，心脏事件发生率相似。这些费用差异可以直接归因于 MPI 阴性患者明显不必要的手术减少。

3. 非心脏手术术前评估

围术期心脏事件是非心脏手术期间和术后的

发病率和死亡率的一个重要原因，在接受这些手术的患者中，有 2% 以上发生。这种风险可在术前通过临床评估进行，使用修订的心脏风险指数（例如，冠状动脉和脑血管疾病的历史、充血性心力衰竭、肾功能不全、糖尿病需要胰岛素、高风险手术）来确定可能受益于风险降低策略（即特定围术期药物治疗或血运重建）的心脏并发症高风险患者及无须在术前行进一步评估的足够低风险的受试者[51]。然而，心脏并发症风险中等的患者可能受益于进一步的无创检测，以确定缺血，并在手术前提供进一步的风险分层。这类患者通常进行刺激性的缺血试验[52]；然而，对于肺部疾病或运动能力低的患者，尤其是那些接受骨科或血管外科手术的患者，运动测试并不总是可行的。药物应激 MPI 已被证明为术前风险分层增加了重要信息[53]；推荐有中度临床风险预测因子（如既往心肌梗死、糖尿病、肾功能不全）的患者或接受高风险手术的患者（如急诊手术、主动脉或外周血管手术、预期有大量失血或血量转移的延长手术）使用。当负荷 MPI 结果正常时，所有手术（包括大血管手术）围术期心脏事件的发生率约为 1%[54]。虽然缺血的严重程度和范围仍然是手术期间和术后不良心脏事件的重要预测因素，但最近的研究表明，非心脏手术前的血运重建似乎并不影响死亡和非致命性心肌梗死的结果[55]。因此，2014 年 ACC/AHA 指南现在建议对临床高危围术期心脏事件患者选择性地进行核应激成像。

三、急性冠状动脉综合征

（一）风险区域和梗死面积

静息 MPI 已被用于确定急性冠状动脉综合征的危险区域，并可用于评估采用再灌注策略的心肌抢救效果[56]。^{99m}Tc 标记的放射性药物可在急性 ST 段抬高心肌梗死发生时静息状态下注射。在经过药物或机械再灌注的初始治疗和稳定后，可以获得代表冠状动脉闭塞初期危险心肌区域的灌注图像。然后将这些图像与再灌注后在静息状态下获得的图像进行比较。这两种扫描缺陷大小的差异是抢救指数（初始危险区域 - 最终瘢痕，代表心肌再灌注修复的程度）[57, 58]。这一方法在临床实践中没有得到广泛的应用，但在评价用于治疗急性心肌梗死的治疗方法方面是一个有用的工具。抢救指数已被确认为患者预后的替代指标，并提供了一种定量方法来比较治疗策略的有效性[59]。梗死面积、危险区域和抢救指数的使用在关注血管成形[57, 60]和溶栓疗效[61]的试验中发挥了中心作用。该方法还有助于确定与再灌注结果相关的重要临床因素，如再灌注时间[60]。

心肌梗死的大小在心肌梗死后可以定量测量，已被证明是高预测不良结局[58, 59, 62, 63]。心肌负荷 SPECT 显像的缺血负荷与未来非致死性心肌梗死有关，而固定灌注缺损和射血分数降低预示着未来心脏死亡[64]。将梗死灶的大小与左心室的百分比进行量化，可以有效地将患者近期心脏死亡的风险分层。在急性心肌梗死后使用 ^{99m}Tc SPECT 进行的研究发现，如果梗死在左心室占 12%～14% 以上，那么在随后的 24 个月内的死亡率大约为 8%[63, 65]。

（二）静息期心肌灌注成像与急性冠状动脉综合征

急诊科的急性胸痛患者的分诊是一个重大的诊断挑战。放射性核素心肌灌注成像已被证明具有良好的诊断和预后价值，对急性心肌梗死的检测具有良好的敏感性，而其他检测方法 [如血清标志物、心电图(ECG)] 敏感性不如该成像[66-70]。使用静息 SPECT MPI 的分类方案的一个主要优点是，缺血和梗死可以比血清标志物更早发现。有胸痛、心电图正常或不能诊断为缺血或心梗的患者，可在急诊科接受注射，然后在 30～60min 内进行造影。一些观察性和随机化的研究反复表明，一个正常的静息灌注成像研究对于排除心肌梗死具有大于 99% 的阴性预测值，而静息状态的缺陷与 30d 内较高的死亡和心肌梗死发生率相关[69-72]。Lim 和他的同事[73]最近进行的一项试验检测了在标准急诊部门胸痛评估中添加负荷 MPI 是否会改善住院或随后心脏事件的决策。在这项试验中，患者在急诊科进行了 6h 的连续心

SABISTON & SPENCER 心胸外科学（原书第 9 版）
SABISTON and SPENCER Surgery of the Chest (9th Edition)

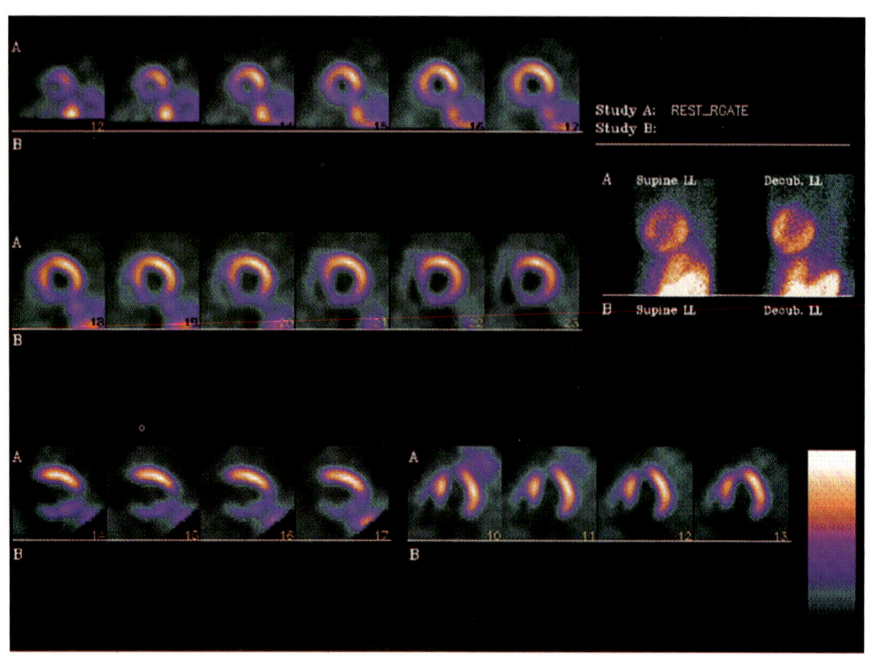

▲ 图 54-4　心电图正常持续胸痛患者的静息单光子发射计算机断层扫描心肌灌注成像

在持续的胸痛期间注射放射性示踪剂，45min 后的成像中显示下壁中等大小灌注减少的区域。患者直接进行心导管插入术，冠状动脉造影显示右侧冠状动脉 95% 狭窄，行冠状动脉成形术及冠状动脉内支架置入术

电图和心脏标志物评估。如果他们 6h 的监测结果为阴性，他们被随机分配到标准的急诊护理或负荷 MPI。本研究结果显示，负荷 MPI 组患者与临床评估组相比，死亡率降低了 8%，在 30d 内发生心脏事件的风险没有差异[73]。因此，胸痛患者的静息 MPI 正常基本上排除了急性心肌梗死（AMI），并且可以预测患者近期发生不良心脏事件的风险非常低，可以出院回家。另外，一项异常的研究与一个更坏的近期结果相关，住院是必要的（图 54-4）。一旦 MI 或不稳定心绞痛被排除，无论是否有 MPI，可以进行激发测试，以确定负荷诱导的缺血。使用即时静息 MPI 排除急性冠状动脉综合征的方案和随后的负荷测试来评估重要的 CAD 已证明减少了不必要的住院治疗和与常规护理相比节省了成本[74]。

（三）心肌梗死后危险分层

负荷 MPI 已被证明对 AMI 后的患者有极好的诊断价值。急性心肌梗死后早期血管扩张药双嘧达莫应激 MPI 对未来心脏事件有很高的预测作用。事实上，最近的研究发现，未来心脏死亡和复发性心肌梗死最重要的预测因素是可逆性（缺血）心肌融合缺陷的范围和严重程度。Baterman 和他的同事们[75]报道了一项多中心试验的结果，该试验将 451 名患者在第一次 AMI 后随机分配到早期（住院 2～4d）双嘧达莫应激 MPI 或常规预排（住院 6～12d）亚极量运动 MPI。负荷缺陷的范围、严重程度和缺陷可逆性程度是心脏死亡和复发性心肌梗死最重要的预测因素。急性梗死后早期应用药理学负荷灌注成像对早期和晚期心脏事件有更好的预测作用，比预排亚极量运动灌注成像提供更大的增量诊断和预后价值。这种方法的一个主要优点是，在不复杂的急性心肌梗死后，可以在更早的住院治疗中做出治疗决策。最近，激发试验表明，MPI 在适当的患者 AMI 后早期进行能够安全、可靠地识别低风险或缺乏诱导缺血的患者，这些患者不太可能受益于侵入性治疗，也可鉴别出那些广泛缺血的患者，这些患者适于接受强化抗缺血药物治疗或介入治疗。因此，对于没有接受过急性冠状动脉造影的稳定的心肌梗死幸存者来说，非侵入性影像学作为风险分类和后续护理分类的初始策略似乎是合理的[76]。

四、心肌活力的评估

（一）左心室射血分数及预后

大量研究表明，左心室收缩功能是一个强有力的独立的预测冠心病和非冠心病患者死亡率的指标。当 LVEF 在心肌梗死或慢性缺血性心脏病后降低时，心脏猝死的风险显著增加[38,77-79]。

心肌梗死试验中溶栓的数据表明，溶栓后 LVEF 评估的预后意义仍然存在，但总体死亡率低于溶栓前[80]。放射性核素血管造影评估静息 LVEF 在溶栓或原发性血管成形术患者中有重要预后意义[77,81]。静息 LVEF 不仅是 6 个月死亡率的最强预测因子；它也可以预测相似人群的室性心律失常和猝死。LVEF 在慢性冠状动脉疾病患者中的预后意义也得到了很好的证实，并且与解剖学上疾病的程度无关[82]。

所有可用的评估左心室功能的技术，包括核素血管造影和门控 SPECT 等技术，以及二维和三维超声心动图、对比心室造影和磁共振成像，都可以为心肌梗死和慢性 CAD 患者提供类似的预后信息。放射性核素血管造影术是一种高度精确、广泛验证、可重复的技术，当需要连续测量的 LVEF 时，它是一种有用的工具。然而，随着二维静息回波心电图、门控 SPECT MPI 和 MRI 的广泛应用，这些方法取代了放射性核素血管造影来评估 LVEF。在门控 SPECT 负荷 MPI 中评估的射血分数提供了灌注成像结果之外的增量预后信息。在 1680 名患者接受负荷 MPI 的一项研究中，患者的 SPECT LVEF ≥ 45% 死亡率较低（<1%），即使与严重的灌注缺陷有关。然而，在门控 SPECT 显像中 LVEF<45% 的患者死亡率为每年 9.2%，即使仅有轻度到中度灌注异常[83]。这一发现强调了 LVEF 在确定预后方面的重要性，以及对 LVEF 降低患者采取积极的医疗和手术策略的必要性。与左心室扩张一致的舒张末期和收缩末期容积的门控 SPECT 指数也被证明在预测心源性死亡和非致命性心肌梗死方面具有预后价值，与扫描上的灌注异常无关[38]。

（二）PET 和 SPECT 测定心肌活力

左心室射血分数是缺血性心脏病患者生存的主要决定因素。因此，可以改善收缩功能从而提高生存率的治疗策略得到了广泛的研究。慢性冠状动脉疾病患者和急性心肌梗死后患者是左心室功能障碍发展的两个重要危险群体。但左心室收缩功能障碍并不一定是心肌瘢痕化、纤维化所致，可能是反复或慢性心肌缺血所致。静息时的左心室功能障碍不一定是不可逆转的。因此，对慢性 CAD 或心肌梗死引起的缺血性心肌病患者的评估对于选择哪些患者可能存在可逆功能障碍并可能受益于冠状动脉重建术变得非常重要。

缺血性心肌功能障碍可由 4 个病理生理过程引起。心肌梗死后，由急性闭塞性动脉所服务的血管区域内的心肌可发生坏死和瘢痕形成，导致广泛纤维化和随后的区域功能障碍。对于急性冠状动脉综合征，如果心肌血流恢复是自发的，或者采用血管成形术或溶栓等再灌注治疗策略，即使没有心肌坏死，局部收缩功能障碍也可能发生，这种状态称为休克状态。短暂缺血后再灌注后的缺血后功能障碍表现为心肌血流正常，但在无心肌瘢痕形成的情况下功能减退。慢性 CAD 也可观察到局部功能障碍，血流减少可能发生得较慢。收缩功能受损被认为是由于长时间的心肌低灌注期间功能代偿性下调，这一概念被称为冬眠。左心室功能障碍也会因为重构而恶化，重构的特点是缺血损伤引起心肌的组织学和生化改变。

心肌活力最初被定义为血管扩张后恢复整体或局部 LV 功能的能力。在这种模式下，重复或慢性缺血的治疗，病理上分别定义为昏迷和冬眠，被认为是提高收缩力的原因。因此，在考虑患者是否可能进行血运重建时，鉴别这些病理状态所导致的功能紊乱但可存活的心肌的能力变得很重要。

虽然功能恢复可能是血管重建的一个重要目标，评估心肌活力的中心目标是预测治疗的结果——也就是说，区分潜在可逆的左心室功能障碍患者（预后可能通过血管重建得到改善）与那些与大面积梗死或瘢痕（甚至可能没有好处或更糟）患者。因此，活力评估提供了对缺血性左心室功能障碍患者的风险/受益比的更好的了解，有效地将那些具有大量可存活心肌的患者区分出来，这些患者药物治疗风险会增加，并且接受任何一种治疗的风险会增加。

目前，有许多诊断方法来评估缺血性心肌病患者的心肌活力。确定活力的主要核心脏病学方法包括评估细胞膜完整性、局部灌注和心肌代谢的技术。

活力评估通常在特定的患者群体中进行，即那些已知的冠状动脉疾病和左心室收缩功能障碍的患者，这些患者是外科血管再灌注的潜在候选人。大多数活力评估是对慢性缺血性心肌病患者或急性心肌梗死后患者进行的，因为多达50%的既往心肌梗死患者会有残余的可存活心肌[84]。活力评估方法与冠心病患者预后评估方法相似。因此，用于负荷心肌灌注成像的方案可以很容易地修改以获得关于活力的信息。然而，如果活力的评估是主要的临床问题，应该使用一种专门评估活力的方案。然而，对于以心肌存活为主要问题的患者，最好采用一种特定的生存成像方案。在心肌活力评估中广泛验证的核心脏病学技术包括使用正电子发射断层扫描（PET）成像的心肌代谢、^{201}Tl 和 ^{99m}Tc 标记示踪剂甲基异腈和替曲膦的静息 SPECT 灌注成像。

1. 正电子发射断层扫描

正电子发射层析成像技术（PET）作为一种非侵入性的成像方式被广泛地评价。PET 可行性研究包括测定和比较心肌血流和心肌代谢状态[85]。灌注通常用 ^{13}N 标记的 NH_3 进行评估，葡萄糖利用通常用 ^{18}F- 氟脱氧葡萄糖（FDG）进行评估，FDG 被心肌吸收时反映了葡萄糖在心肌细胞膜上的转运。FDG 在肌细胞中按葡萄糖摄取的比例积累，但在糖酵解的第一步中，通过己糖激酶将 FDG-6- 磷酸磷酸化。FDG-6- 磷酸是一种脱氧葡萄糖，它被"困"在肌细胞中，不能进一步代谢。因此，FDG 摄取反映了外源性葡萄糖的利用。正常心肌优先利用脂肪酸提供能量，但在缺血期间转而增加葡萄糖的利用率。在缺血功能障碍的心肌区域，可能会增加心肌葡萄糖摄取，从而增加 FDG 摄取，反映心肌活力。相反，FDG 不会在纤维化或瘢痕处积累。然后将 FDG 摄取与静息灌注成像进行比较。如果保留的血流区域显示出正常的代谢活动和血流减少的区域减少了 FDG 摄取（瘢痕）；灌注 - 代谢被认为是"匹配的"。然而，灌注和代谢可能不协调，或"不匹配"。在这种情况下，FDG 摄取将出现在低灌注区域，这表明尽管血流减少，心肌仍然代谢活跃，因此是有活力的。这种不匹配的缺陷是最能预测血管重建后功能恢复的（图 54-5）。

定量方法：使用 FDG 对心肌活力的临床评估主要基于其相对于心肌灌注示踪剂的定性或半定量摄取的比较。心肌葡萄糖利用的定量化是可能的，但它需要跨膜转运和磷酸化的动力学模型来调整注射的 FDG 与内源性葡萄糖的关系[86]。另一种不同的定量方法是评估心肌葡萄糖的利用情况，采用动态 PET 采集和连续的动脉血液取样来测量相对于给药剂量的 FDG 摄取分数。

也许更重要的是心脏 PET 使用示踪动力学模型确定绝对心肌血流的能力。定量心肌血流可以通过 ^{13}N- 氨、^{82}Rb 或 $H_2^{15}O$ 动态成像来测量。这些药物可用于测定局部心肌血流。静息时和药物舒张后可以测量血流，以确定心肌血流量储备（最大流量与静息流量之比）。冠状动脉血流储备的减少已被证实有助于评估冠心病的狭窄严重程度（血流限制）[87-90]，患者没有已知的 CAD 但有危险因素[91]，并评估冠心病危险因素如高脂血症[92,93]，糖尿病[94]和吸烟在治疗后的血流变化[95]。

血流储备也有助于区分存活心肌和非存活心肌，因为维持心肌细胞活力需要一定程度的心肌血流。在功能显著的冠状动脉狭窄的情况下，病灶远处的血管系统可能保持血管舒张功能，从而增加局部心肌血流。因此，能够做到这一点的心肌区域必须是有活力的。在既往梗死和慢性冠状动脉疾病患者中血流储备已被研究作为心肌活力的替代物[96]。

2. 单光子发射计算机断层扫描

(1) 铊：^{201}Tl 已作为示踪剂用于评估局部血流和心肌活力。^{201}Tl 通过类似于钾的 Na-K$^+$ 腺

第二部分 成人心脏手术
第 54 章 核心脏病学与正电子发射断层扫描在心血管疾病患者评估中的应用

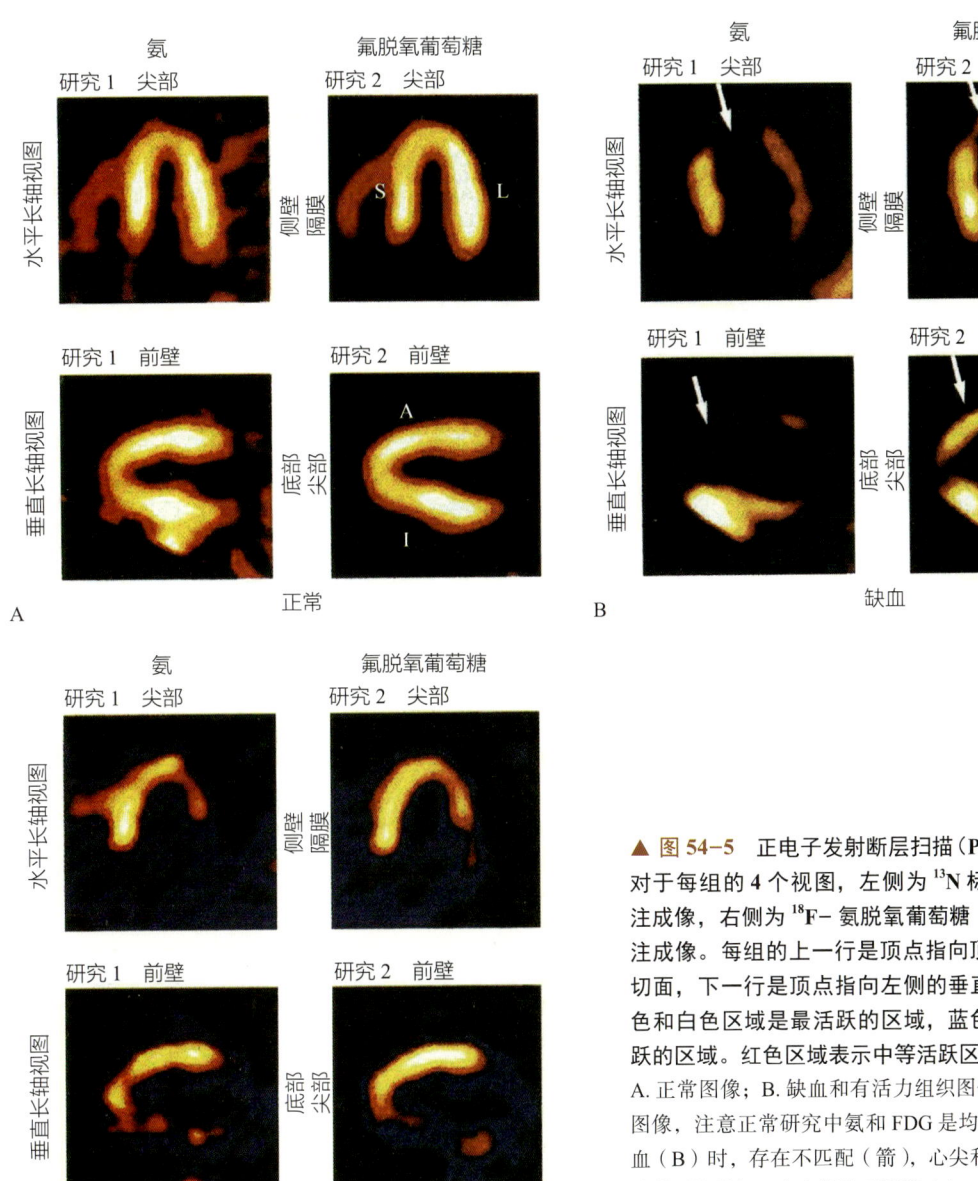

▲ 图 54-5 正电子发射断层扫描（PET）活力研究。对于每组的 4 个视图，左侧为 ^{13}N 标记的氨摄取灌注成像，右侧为 $^{18}F-$ 氨脱氧葡萄糖（FDG）摄取灌注成像。每组的上一行是顶点指向顶部的水平长轴切面，下一行是顶点指向左侧的垂直长轴切面。黄色和白色区域是最活跃的区域，蓝色区域是最不活跃的区域。红色区域表示中等活跃区域

A. 正常图像；B. 缺血和有活力组织图像；C. 心肌瘢痕图像，注意正常研究中氨和 FDG 是均匀吸收的。在缺血（B）时，存在不匹配（箭），心尖和前壁灌注减少，代谢活性增加。瘢痕情况下同样减少。A. 前壁；I 下壁；L. 侧壁；S. 隔

苷三磷酸酶，主动通过肌细胞肌膜转运，并按心肌血流比例从血液中提取[84]。只有当肌细胞受到不可逆转的损伤时，细胞提取才会减少，这使得 ^{201}Tl 成为显像病理生理条件（如慢性低灌注和术后功能障碍）的理想药物。因为铊在心肌中的滞留对应于细胞膜完整性，局部摄取铊对应活心肌。因此，在 ^{201}Tl 注射后早期心肌吸收减少可能是由于局部血流减少或梗死。注射后，在示踪剂浓度梯度和完整的心肌细胞活力的驱动下，通过心肌与心包间室（间质、血池）连续交换，^{201}Tl 在心肌中重新分布。再分布后的成像将显示较低的初始 ^{201}Tl 分布的区域异质性，从而降低缺血区域与正常区域的相对差异。在重分布图像上的区域 ^{201}Tl 活性的增加表明心肌减少了血流，但更重要的是完整的细胞完整性，因此是存活的。因此，^{201}Tl 再分布被用来区分存活心肌和瘢痕心肌。^{201}Tl 可以在静息时成像，4h 后再成像，以评估重新分布，或者如果是负荷 MPI 协议的一部分，可以使用另一种注射。使用 ^{201}Tl 也可以定量评估心肌活力。当 ^{201}Tl 的摄入超过最大值的 50%~60% 时，大多数区段的功能恢复都是可预测的。此外，对再分布的最终铊摄取似乎比

817

从静息到再分布的变化程度在预测复苏方面更为重要[97, 98]。

(2) 锝标记踪剂：目前用于负荷 MPI 的锝剂比铊使用多。这些药物仍然可以提供对心肌活力的观察。从最初的负荷 – 静息 MPI 研究中确定存活力的能力通常排除了用 PET 或铊测试方案进行进一步测试的需要。吸收和保留锝灌注示踪剂甲氧异腈和四氟磷蛋白要求肌细胞和线粒体膜完整。因此，示踪剂的积累表明细胞的完整性，从而反映细胞的存活力[99]。计算机辅助定量分析甲氧异腈局部心肌摄取的结果显示，该方法可以提高血运重建后功能恢复的预测准确性，与 ^{201}Tl 相似，示踪剂吸收超过峰值 50% 提示心肌活力[100]。使用 ^{99m}Tc 标记的药物研究硝酸盐用于增强静息血液和示踪剂的摄取，因为与 PET 显像相比，甲氧异腈的存活率被低估了[101, 102]。通过使用 SPECT 系统和特殊设备（高能准直仪或符合检测）也可以对 FDG 的代谢活力进行评估[103]。

3. 存活力评估的预后影响

尽管近年来在医疗和抗心衰设备治疗方面取得了进展，缺血性心肌病和充血性心力衰竭患者的预后仍然很差[104]。如前所述，大多数慢性缺血性心肌病患者都有瘢痕、冬眠或昏迷的混合症状。据估计，有 20%~50% 的缺血性心肌病患者有大量存活的心肌，因此可能受益于血运重建。许多患者将从原位心脏移植中获益，但供体器官供应有限；因此，外科血管重建术常被认为可以提高这些患者的存活率。大多数观察性研究发现，冬眠心肌的血运重建提高了存活率和左心室功能。选择合适的患者进行血管重建手术主要是基于早期的手术生存研究，这些研究提供了对哪些患者能从血管重建手术中获得最大益处的见解。退伍军人管理局合作试验[105]和冠状动脉外科研究[106]都表明，明显的左主干或多支冠状动脉 CAD 和射血分数（35%~50%）降低患者的血运重建的生存率高于药物治疗。毫不意外，这些患者在冠状动脉搭桥术（CABG）的围术期死亡率很高[107-109]。在许多早期的研究中，存活力是基于心绞痛的存在。对这些患者进行存活力的客观评估有助于平衡血管重建的潜在好处和手术的风险[110-112]，尤其是对于非心绞痛患者。对于大多数左心室功能障碍患者来说，血运重建可能改善心室功能（以及生存率），因此需要对冬眠心肌进行评估。然而，如果患者有心绞痛、心肌梗死，或初步检测发现压力诱发的心肌缺血，则可能没有必要进行存活力检测。

通常用于存活力评估的临床终点包括局部或整体心室功能的恢复和症状、生存或两者的改善。大多数以评估心肌活力为重点的研究都以血运重建改善心室功能为临床终点。虽然确定存活力有助于比较各种技术的准确性，但由于左心室功能和预后的关系，功能改善在很大程度上被用作预后的替代。PET 灌注 – 代谢不匹配的预后影响，以及在铊或甲氧异腈成像上存在的可行性，已在一些研究中得到证实，这些研究一致显示了类似的结果。灌注代谢不匹配的患者在药物治疗时死亡率较高[85, 112, 113]，如果血管再扩张死亡率则低得多。相反，那些有匹配缺陷，表明有瘢痕的患者，在药物和外科治疗结果上没有这样的差异。虽然这些方法包括了使用的技术和结果的结合（死亡、非致命的心肌梗死、不稳定的心绞痛、需要移植或血管重建），这种区别并不微妙。如果接受药物治疗，有心肌活力的患者每年的事件发生率为 27%，相比之下，接受冠状动脉重建术的患者只有 6%[114]。在另一方面，具有匹配缺陷的患者表明没有心肌活力，药物或外科治疗有相似的发生率。这种结果上的二分法强调了确定心肌活力的预后意义。通过对 24 项关于心肌活力的研究的汇总数据进行 Meta 分析，这些研究使用了目前使用的所有技术，涉及 3000 多名患者，进一步说明了这一点[112]。缺血性心肌病患者（平均 LVEF，32% ± 8%），那些证明有心肌活力者，如果接受血运重建治疗，年死亡率为 3.2%，如果接受药物治疗，年死亡率为 16%。那些没有心肌活力的人有相似的结果（分别是 7.7% 和 6.2% 的死亡率）。这一分析进一步证明，术前确定心肌活力不仅提供了有关功能恢复的信息，还改善了心肌活力。与标准照护相比，近期完成的正电子发射断层扫描和血管再通后恢复术 –2（PARR-2）显示，使用 PET–FDG 引导治疗后 1 年的预后有改善趋势[115]。

早期进行的大多数研究都不是随机的，导致最佳药物治疗的适用性不确定和固有的选择偏差，可能混淆结果。2011 年，STICH 试验是第一次随机试验来比较手术血管重建与药物治疗左室功能不全，其 LV 功能不全是全因死亡的主要结局。在 56 个月的中位随访中，药物治疗加 CABG 手术并没有显示全因死亡率的改善；然而，仅通过药物治疗，心血管死亡率明显降低（28% vs. 33%）。尚不清楚血运重建结果的改善是否完全归因于手术后 LVEF 的改善。Samady 和她的同事[116]对 104 例冠状动脉搭桥术患者在手术血管重建前后的功能进行了评估。无论冠状动脉搭桥术后 LVEF 是否改善，患者的预后都是相似的，这表明缺血心肌的血运重建，即使没有心室功能的改善，也可以预防未来的梗死和死亡。值得注意的是，大多数患者没有进行正式的心肌活力评估。基于这些研究，一些人主张对所有缺血性心肌病患者重新血管重建，主张对所有冠心病和 LV 功能障碍患者考虑心肌冬眠。然而，其他人认为术前心肌活力评估提供了一个机会来平衡手术血管重建的潜在好处和手术的风险。

多巴酚丁胺超声心动图和最近的心脏 MRI 是评估心肌活力的备选方法。有趣的是，汇集的数据表明，多巴酚丁胺超声心动图具有更高的阳性预测值（84% vs. 75%）和较低的阴性预测值（69% vs. 80%）。心肌 MRI 加钆增强是一种较新的方式，在评估心肌活力方面越来越流行。对于严重的心肌功能障碍（壁薄的扩张心肌），通常常规技术（如 ^{201}Tl）会认为这是不可行的；然而，增强对比的 CMR 在这种情况下可能会稍微敏感一些[116a]。

五、血运重建后患者的评估

尽管技术进步，经皮血管重建和手术血管重建的有效性分别受到再狭窄和静脉移植物闭合的限制。潜在的动脉粥样硬化的进展或新狭窄的发展可导致复发性缺血，表现为症状的复发、由于左心室功能障碍导致的充血性心力衰竭、心肌梗死或心脏死亡。症状状态并不是冠状动脉成形术后狭窄的可靠预测指标，有多达 25% 的受试者在跑步机测试中出现沉默缺血[36]。然而，在冠状动脉成形术后不提倡常规的跑步机测试，因为它不能可靠地检测再狭窄[34]。SPECT 显像已被证实能准确检测再狭窄，特别是在 3~9 个月最易再狭窄的窗口期，其阳性和阴性预测值约为 90%[80]。最近的一项研究表明，在经皮冠状动脉成形术后的 3 年内，^{201}Tl 负荷缺陷大小可以预测心脏死亡和心肌梗死[49]。有必要进一步研究评估血管成形术后的常规负荷 MPI 是否确实改变了预后，特别是在无症状患者和血管成形术后高危患者（即，左心室功能下降、多支或近端左前降支病变、糖尿病、肾衰竭等）中。在 2000 多名患者中进行了冠状动脉搭桥术后 SPECT MPI 的预后价值研究，一致证明，在冠状动脉搭桥后 1~5 年有症状的受试者和手术血管重建 5 年以上的所有受试者中，负荷 SPECT MPI 上可逆缺陷的发现是较坏心脏预后的一个强有力的预测因子。

六、未来的发展方向

虽然核心脏病学的基石是心肌灌注成像的 SPECT 和 PET 技术，该领域正在许多领域迅速扩大。最近在硬件和处理方面的技术进步使得人们能够在很短的时间内用传统相机获得扫描。这些进展将提高图像质量，减少成像时间和辐射暴露。心脏领域的 CT 和 CT 血管造影术的发展也导致了混合相机的发展，如 PET/CT 和 SPECT/CT 等，最终将允许解剖数据与灌注 CT 灌注成像的数据的融合，这将促进由给定的冠状动脉狭窄引起的缺血性负荷的同时评估。目前正在研究的新型放射性示踪剂包括脂肪酸类似物 ^{123}I BMIPP，它似乎有希望作为近期心肌缺血的一个标记物，具有"缺血记忆"，可在心肌胸痛发作后持续 30h[117]。另一个新示踪最近美国食品药品管理局批准的 ^{123}I 间碘苄胍，它是，心脏肾上腺素能活动的一个标记，它可以帮助确定左心室功能障碍和心衰患者药物治疗反应和预后[118]，以及预测哪些患者可能受益于一个植入式心脏除颤器。心肌灌注显像和有相位分析的门控血池显像都可以用来评估可能适合心脏再同步治疗的心室脱同步[119]。目前正在研究的其他领域包括血管紧张素受体[121]、基质金属蛋白酶[122,123]、整合素[124,125]和其他参与血管生成[126]的过程在内的各种靶点的分子成像[120]。在 PET 成像[127,128]方面的进展包括氟比瑞达斯[129]和 ^{82}Rb 灌注[130]示踪剂。^{18}F 的 1 期和 2 期临床研究已经完成，它们显示出更高的提取率和更短的正电子范围，从而产生更高分辨率的图像。SPECT 技术的这些改进有望提高成像新过程的能力，同时减少成像时间和辐射暴露[131]。这种新方法无疑将有助于核心脏病学成像技术在评估和管理已知或怀疑的心脏病患者方面的临床应用。

/ # 第 55 章
诊断超声心动图（超声成像在心血管疾病诊断中的应用）

Diagnostic Echocardiography (Ultrasound Imaging in Cardiovascular Diagnosis)

Rosario.V. Freeman 著

熊倜修思 译

超声心动描记术在心血管疾病的诊断和治疗中有着广泛的应用。超声心动描记术能实现对心血管结构实时、精确的解剖定位和功能判断，同时具有较低的成本，其给患者带来的风险和不适极小。超声心动描记术的常规临床应用包括评估心肌与瓣膜功能、识别结构异常以及优化手术干预的时机[1-4]。超声心动描记术已经超过诊断实验室的范围，扩展到重症监护室、急诊科、手术室和心电图与心导管实验室[5]。本章节将简要地介绍超声成像的基本原理、超声心动描记技术，以及超声心动描记术的临床应用（表 55-1）[4,6]。

一、基本原理

超声心动描记术的图像是借助压电晶体接收反射超声波并对之分析而产生的。超声波的频率超过可听声波的频率上限（>20kHz）。超声波可被一些内部界面所反射，如心脏和脉管系统，然

表 55-1 超声心动描记术的适应证

诊 断		关键超声心动图发现	超声心动描记术的局限
心肌病		• LV 大小、壁厚度，以及收缩功能 • RV 大小和功能 • PA 压力估测 • 瓣膜解剖和功能障碍	
瓣膜性心脏病	瓣膜狭窄	• 狭窄的病因和严重程度 • LV 和 RV 大小以及收缩功能 • PA 压力估测	• 可能会低估狭窄的严重程度
	瓣膜反流	• 反流的病因和机制 • 反流的严重程度 • PA 压力估测	• 可能需要 TEE 和 3D 成像来评估 MR 和瓣膜解剖
	人工瓣膜	• 狭窄或反流的证据 • PA 压力估测	• 显示人工瓣会受到伪像限制 • 可疑人工二尖瓣反流时需行 TEE
	心内膜炎	• 赘生物、脓肿的检出 • 瓣膜功能障碍的存在性和级别	• TEE 能提高赘生物和脓肿检出的敏感度

（续表）

诊 断		关键超声心动图发现	超声心动描记术的局限
冠状动脉疾病	急性 MI	• 节段性室壁运动异常反映"心肌面临风险" • 总体 LV 功能（EF） • 评估 MI 并发症	冠状动脉解剖不能直接看到
	心绞痛	• 总体和节段性 LV 功能 • 排除心绞痛的其他原因（如 AS、HOCM）	• 即使在明显 CAD 情况下，静息室壁运动仍可能正常 • 负荷超声心动描记术需要被使用以诱导缺血
	终末期缺血性疾病	• 总体和节段性 LV 功能 • RV 功能，PA 压力	
心包疾病		• 心包增厚 • 心包积液的检出、大小和定位 • 心脏压塞征象	• 心脏压塞是一个血流动力学和临床诊断（血压、心率）
主动脉疾病	主动脉根部扩张	• 主动脉扩张的病因 • 精确的主动脉直径测值 • 相关的主动脉反流	
	主动脉夹层	• 精确的主动脉直径测值 • 撕裂内膜片（夹层）成像 • 相关的主动脉反流	• TEE 更加敏感和特异 • 不能评估远段血管床
心脏肿物	LV/LA 血栓	• TTE 对于 LV 有高灵敏度和特异度	• 需要 TEE 以可靠检出 LA 血栓
	心脏肿瘤	• 肿块的大小、定位和生理结果	• 心外的受累情况不能很好地得到显示 • 不能区分肿瘤的良恶性，也不能区分肿瘤和血栓
肺 HTN		• RV 大小和收缩功能 • PA 压力估测	
先天性心脏病		• 解剖异常的检出 • 生理异常的定量 • LV 和 RV 大小以及收缩功能	• 不能进行直接心内压力测定 • 可能需要盐水对比剂以评估心内分流

3D. 三维；AS. 主动脉狭窄；CAD. 冠状动脉疾病；EF. 射血分数；HOCM. 肥厚型梗阻性心肌病；HTN. 高血压；LA. 左心房的；LV. 左心室的；MI. 心肌梗死；MR. 二尖瓣反流；MV. 二尖瓣；PA. 肺动脉；RV. 右心室的；TEE. 经食管超声心动描记术；TR. 三尖瓣反流；TTE. 经胸超声心动描记术（引自 Otto CM, Schwaegler RG, Freeman RV: Echocardiography review guide, ed 2, Philadelphia, 2011, WB Saunders, pp 89–91.）

后回到换能器。分析这些反射声波的强度和返回时间可以产生图像。超声波的传导在液体介质（血液）中是效果最好的。与之相反，空气和骨骼因为能造成明显的声阻抗而导致超声的穿透效果弱。因此，不佳的图像往往产生于干扰结构存在的情况，如肋骨或体表绷带，或产生于经充气的肺或皮下的气体获取图像的情况。影响超声波传导的因素会影响图像质量，如超声波束的折射、因组织吸收超声能量产生的波束衰减，以及反射波束的排列不齐或散射[2, 3]。

二、超声成像技术

超声心动描记检查使用几个超声技术，包括 M 型、二维成像、彩色血流成像，以及脉冲波或连续波频谱多普勒成像。因为图像是从反射信号产生的，所以它们并不是真正的"实时"，但是图像处理是快速的，这使得该时间差难以察觉。二维（2D）超声心动描记技术是通过同步超声阵

第二部分 成人心脏手术
第 55 章 诊断超声心动图（超声成像在心血管疾病诊断中的应用）

列以 50~60 帧/秒的帧速在断层扫描平面上显示图像。经胸超声心动描记术采用能提供直达心脏的声学通道的部位作为换能器位置：胸骨旁、心尖、肋下和胸骨上（图 55-1）。通过这些"窗"，断层图像平面可以相对于心脏沿长轴、沿短轴取向，或以心尖四腔和双腔图的形式取向（图 55-2）[7]。能阻断超声波传播的结构，如人工瓣膜、钙化，会产生声影现象，进而阻止该结构的远处成像。例如，一个二尖瓣人工机械瓣经过跨胸透声窗成像会产生左心房位置的声影，导致不能评估二尖瓣反流严重程度（图 55-3）。虽然大多数诊断性超声心动描记术要求全套完整的超声系统，但是更小型的手持式的设备越来越多地被用于某些临床情景，完成便携的床边诊断测试，例如重症监护室、急诊科，以及其他相似的临床情景。认识超声图像中的伪像对于正确识别异常表现是必需的。常见的伪像包括混响伪像、束宽伪像、波束折返伪像，以及因电子信号干扰超声机器而产生的外部伪像，比如在成像同时进行电灼术。

M 型（运动）超声心动描记技术是通过将源自一条超声波束的反射信号针对时间维度展开显示而实现的（图 55-4）。因为只有来自单个超声波束的数据被采用，所以 M 型超声的时间分辨率是优秀的，它成像的帧频率能超过 1800 帧/秒。M 型超声能用于心脏尺寸的测量，能用于刻画譬如瓣膜开闭等一些事件的时间特性，还能

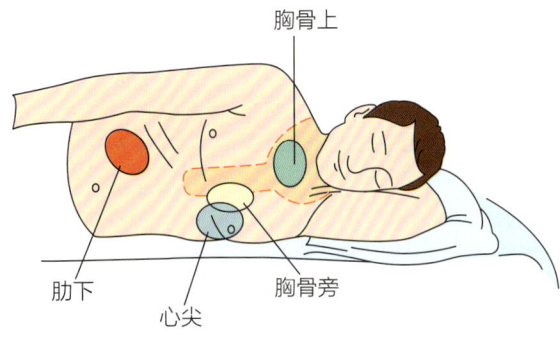

▲ 图 55-1 经胸超声心动描记术的标准透声窗

使用胸骨旁和心尖窗要求患者左侧卧位。使用肋下窗要求患者取仰卧位，双腿屈曲，以放松腹壁。使用胸骨上窗要求患者头偏向一侧以利于换能器放置（引自 Otto CM, Schwaegler RG, Freeman RV: Echocardiography review guide, Philadelphia, 2011, WB Saunders, Figure 2-6.）

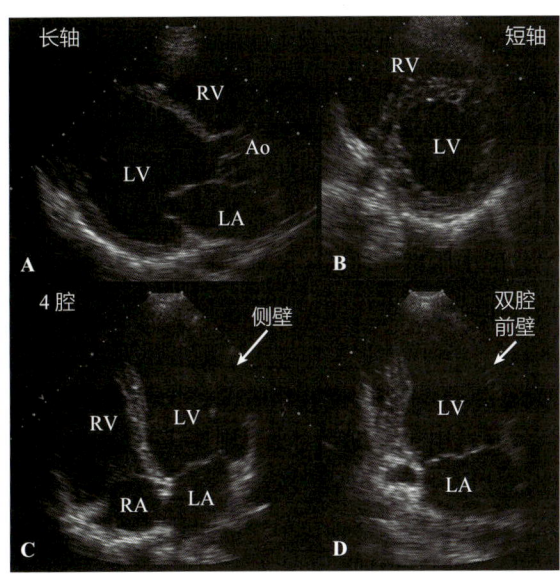

▲ 图 55-2 A. 一位扩张性心肌病患者胸骨旁长轴切面显示左心室前间壁和后壁；B. 一位患者胸骨旁短轴切面显示横过心室中间位置的断层；C. 心尖四腔切面显示左心室侧壁和下间隔以及右心室游离壁；D. 心尖双腔切面显示左心室的前壁和下壁
LV. 左心室；LA. 左心房；RA. 右心房；RV. 右心室；Ao. 主动脉

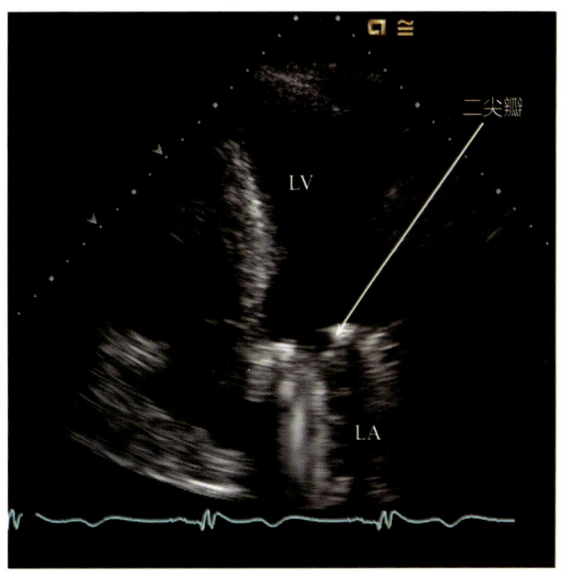

▲ 图 55-3 一位装有机械二尖瓣患者的心尖四腔切面。瓣膜远方的声影使左心房（LA）模糊不清
LV. 左心室

823

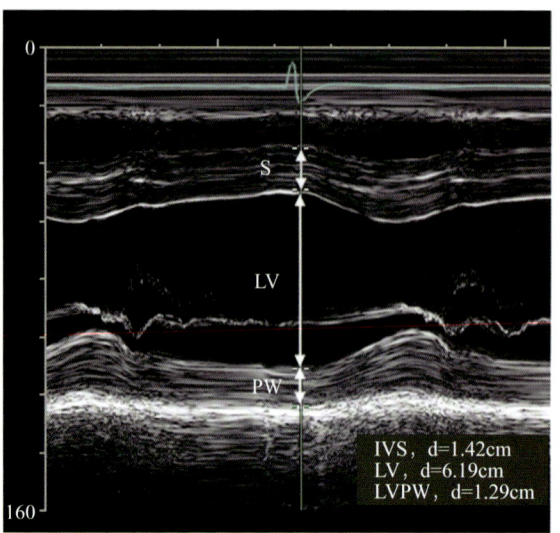

▲ 图 55-4 一位主动脉瓣反流伴左心室（LV）扩大患者的 M 型成像。整个心动周期的 LV 室壁厚度和心腔大小都被显示出来。室间隔（S）、LV 心腔大小，以及后壁（PW）在舒张期的测值已展示出来

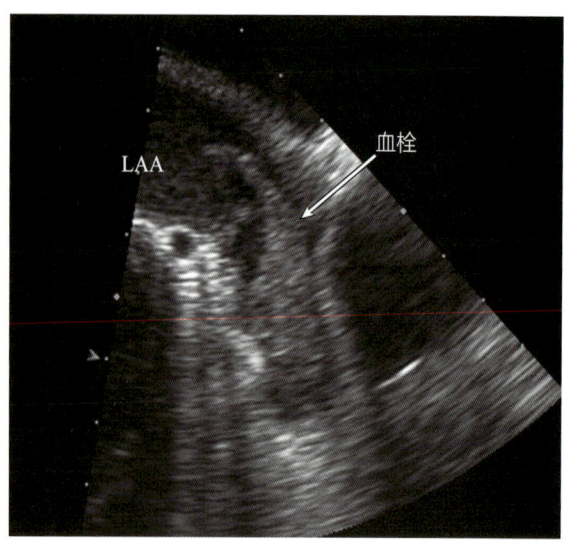

▲ 图 55-5 采用经食管超声心动描记术成像，可以发现在左心耳部（箭）存在一个血栓，来自于一名拟行择期电复律的房颤患者。在左心耳开口处通过自发回声对比可以证实存在低速血流

用于展现快速精细的运动，如二尖瓣前瓣叶在主动脉反流情景下的摆动、瓣膜赘生物的独立运动。

经食管超声心动描记术（TEE）是一种半侵入性操作，它将换能器装入一个灵活的内镜，然后放置在食管和胃。TEE 探头受到食管解剖结构的局限，倾斜的成像平面会阻碍标准图像的获取[8]。然而，TEE 的图像分辨率却是显著地超过经胸超声心动描记术（TTE），因为 TEE 没有空气或骨骼的干扰。经食管成像能将心脏后方结构显示得更清楚，如二尖瓣、左心房、左心耳、房间隔及胸主动脉。TEE 在识别瓣膜赘生物与心内膜炎并发症、主动脉病理，以及二尖瓣异常方面比 TTE 更准确。TEE 也能被用于识别左心房血栓，这一躯体远端栓塞性疾病的潜在心脏源头，同时利于在房颤直流电复律前排除血栓存在（图 55-5）[9]。在重症监护室，TEE 能被用于确定不明原因低血压的病因[10]，也有助于评价心脏手术后患者，而这些患者正面临着缺血、低容量，以及心脏压塞的高度风险[11]。然而，TEE 通常要求有意识镇静以减少患者不适，也需要额外的监视和护理支持。

三维（3D）超声心动描记技术的图像采用同时超声阵列来显示一个锥体体积内心脏解剖结构[12]。从大数据集处理生成图像会降低成像帧频率，使之比 2D 成像更低，但是其空间分辨率却得以进一步提升。不管是经胸超声技术还是经食管超声技术都有适配的 3D 成像换能器。3D 体积数据集可以系统地"切除"部分体积以提供类似于标准长轴、短轴以及四腔切面的二维图像平面。术中 3D TEE 成像越来越多地被用来帮助手术医生，如有助于在经导管主动脉瓣置换术中主动脉瓣环横截面积的测量，有助于经皮封堵装置放置，也有助于确认二尖瓣球囊成形术的操作成功与否（图 55-6）[13, 14]。

超声造影技术与超声心动描记术联合使用能使心腔显影。造影剂包括振荡后再静脉注射的生理盐水，它能使右侧心腔显影以检查心内分流（图 55-7）；造影剂也包括商业化的微泡试剂，它则能穿过肺血管床以提供左心显影。左侧心腔的显影将会使心内膜边界更好确定，从而有助于成像质量不佳时室壁运动的分析（图 55-8）[15]。虽然微泡跨肺造影能够提供心肌灌注的信息，但是这种方法仍然在开发中[16, 17]。

术中心外膜超声心动描记术是在心脏手术中将换能器直接放置在心脏上而完成的。这项技术

第二部分 成人心脏手术
第55章 诊断超声心动图（超声成像在心血管疾病诊断中的应用）

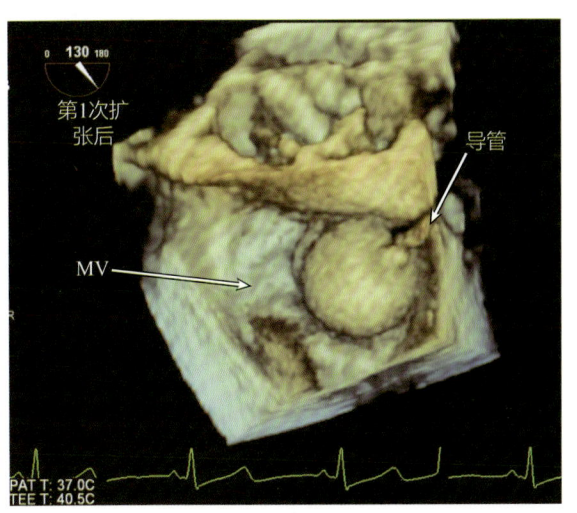

▲ 图 55-6 一例二尖瓣成形术中三维经食管超声心动图，从瓣膜的心房侧成像，可以发现导管穿过瓣膜及成形球囊扩张
MV. 二尖瓣

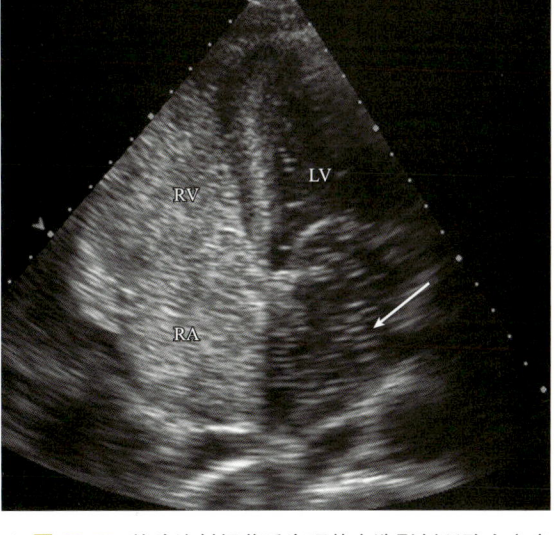

▲ 图 55-7 静脉注射振荡后生理盐水造影剂所致右心房（RA）和右心室（RV）的显影。跨越间隔的右向左分流、存在于 3 个心动周期内左心房和左心室（LV）的气泡，可以证明房间隔分流存在

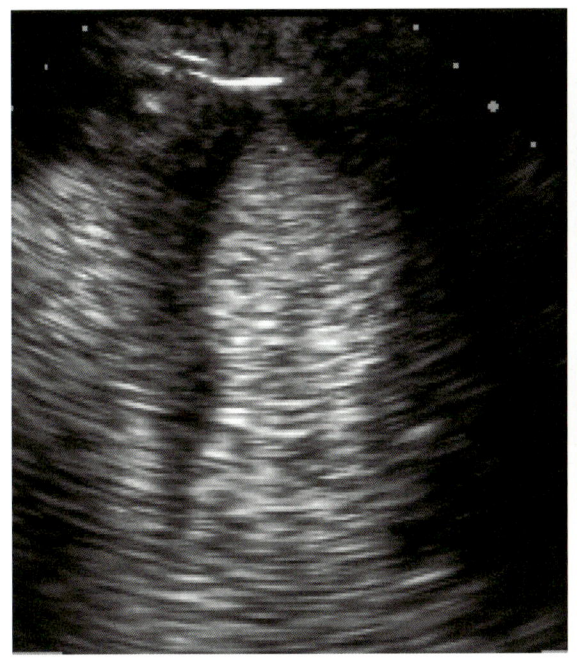

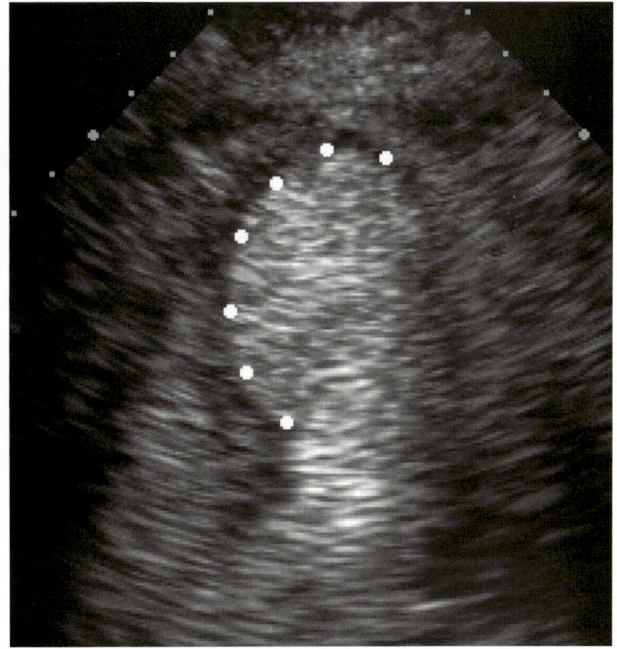

▲ 图 55-8 心尖四腔切面的异常负荷超声心动图，分别采集于静息时（A）和给予多巴酚丁胺之后（B）。跨肺微泡对比剂能够用于左心室造影。给予多巴酚丁胺后，出现室壁运动异常，心尖和左心室远段间隔（点列）出现运动减退和轮廓改变

可以在经食管超声心动描记术对前部结构显示不佳时使用。在血管内超声成像领域，成像是通过一根经皮穿入血管内的导管实现的。这项技术最常见的用途是通过将换能器置入冠状动脉来辅助斑块特征的确定与狭窄程度的评估，也能通过将换能器置入心腔内在导管和电生理实验室来辅助围术期导管的放置。

三、多普勒超声心动描记术

多普勒超声心动描记术提供血流方向和速度

825

的信息[1,3]。一个朝向声源运动的物体反射的回声频率会比声源信号的频率更高，而一个远离声源运动的物体反射的回声频率则会比之更低。多普勒超声心动描记术从运动着的红细胞所反射的回声信号中测量多普勒频移。按照惯例，朝向换能器运动产生的频移被展示在零水平基线之上，远离换能器运动产生的频移被展示在基线之下。重要的是，检测最大速度要求超声波束与血流方向平行排列，而两个方向不平行所形成的夹角会产生不正确的数据，其中最大速度会被低估。

在脉冲波多普勒（PWD）模式下，换能器交替地进行发射和接收信号，沿着超声波束在选定的深度取样测量血流速度。使用 PWD 可测的最大血流速度存在限制（"Nyquist"极限）。超过最大可测速度，信号会失真，峰值速度就不能被准确测量。在连续波多普勒（CWD）模式下，换能器沿着超声波束的全长连续地发射和接收信号。虽然 CWD 速度来源的特定深度不能被定位，但是信号失真不会发生，并且更高的血流速度，比如见于狭窄瓣膜处的高流速，也能够被测量。

PWD 和连续波多普勒（CWD）的速度数据能够以速度－时间图显示，信号强度则用分贝灰度表示。按照惯例，朝向换能器的频移被显示在基线之上。速度时间积分（VTI）是血流速度对时间的积分，用距离表示。频谱多普勒图像的形状、时间特性和密度为血流定量评估提供了有价值的信息，增加的射流密度提示增加的血流量。两个心腔压力差的快速平衡会增加射流坡度（图 55-9）。彩色多普勒超声心动描记术是一种脉冲多普勒成像应用，它将遍布 2D 成像扇区的多个 PWD 样本数据组合起来，并把每个速度都编码成一个颜色等级。然后这些色块都被叠加到该 2D 图像中，从而提供血流方向的信息。按照惯例朝向换能器流动的血流被显示为红色，远离换能器流动的血流被显示为蓝色，这种颜色转换是发生在 Nyquist 极限之内的。彩色多普勒超声心动描记术可以定性评估瓣膜反流，这主要是通过检查反流性射流所致湍流的时机和程度来实现的。严重程度通常使用 1+（轻微）到 4+（严重）这个尺度来表示。

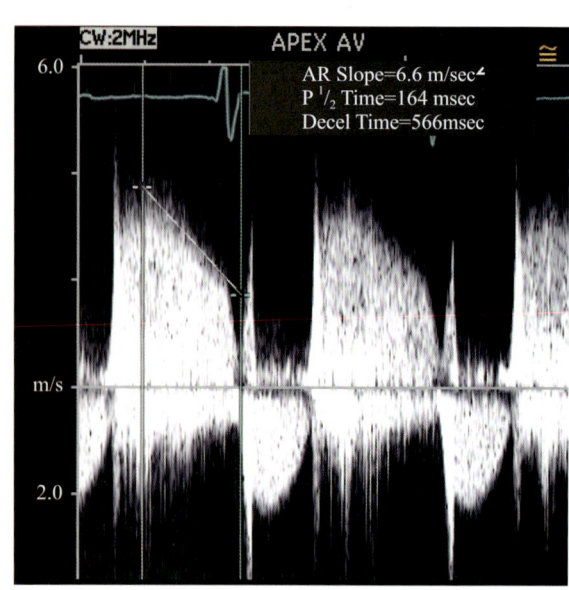

▲ 图 55-9 一位主动脉重度反流患者的频谱多普勒成像。反向血流的多普勒密度（在基线之上）近似等于前向血流（在基线之下）。此处陡峭的主动脉反流多普勒坡度，提示主动脉和左心室间存在压力的快速平衡
AR. 主动脉反流；Decel. 减速时间；$P_{1/2}$. 压力梯度减半时间

多普勒超声心动描记术对于评估瓣膜反流非常重要[18,19]。彩色多普勒编码有助于识别射流来源和方向。在彩色多普勒成像条件下，于反流瓣口处或在其远侧测量最窄射流的宽度（缩流断面）是评估反流程度的简单方法（图 55-10）。准确测量缩流断面至关重要，因为其中任何微小的错误都会导致反流程度评估不准。反流程度的其他定性标志包括邻近上游血管结构内多普勒信号的血流反向，这是在反流程度为中度或更高时才能看到的。

与定性测量相结合时，多普勒超声心动描记术能够实现血流动力学的评估，如定量测量瓣膜狭窄与反流程度、心脏每搏输出量、心室收缩与舒张功能，以及心内压力计算。临床实践中常运用 3 个主要多普勒原理：①流量计算原理（每搏输出量计算）；②血流连续性原理；③压力速度关系原理（伯努利方程）。穿越心脏开口的每搏输出量（SV）等于该时间点横截面积（CSA）与速度时间积分（VTI_{FLOW}）的乘积。

$$SV = CSA \times VTI_{FLOW}$$

横截面积在横截面为圆形的假定下可以通

第二部分 成人心脏手术
第55章 诊断超声心动图（超声成像在心血管疾病诊断中的应用）

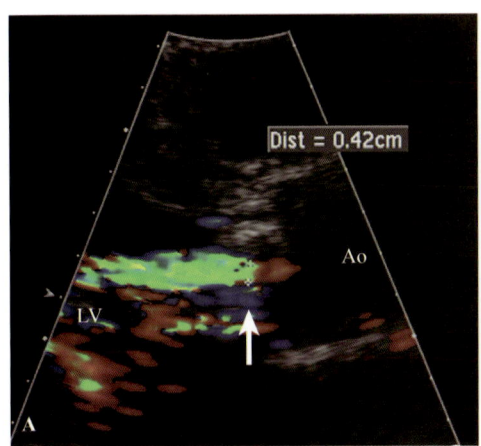 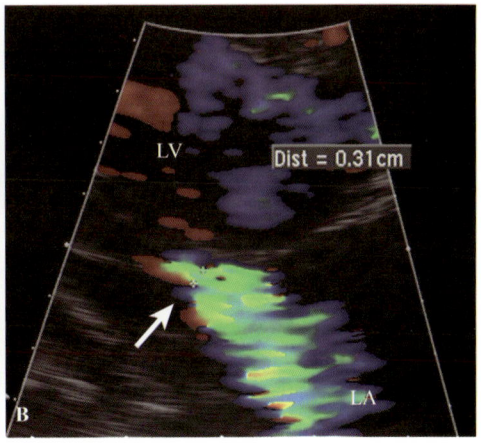

▲ 图 55-10 缩流断面，射流束中最窄的位置，存在于反流瓣口的稍远方，见于主动脉瓣（A）和二尖瓣（B）反流
Ao. 主动脉；LA. 左心房；LV. 左心室

过测量感兴趣点处的直径的方式计算得到（面积 $=\pi r^2$）。速度时间积分是从频谱多普勒检查获取的。血流连续性原理表明，经过一个开口前方近处的每搏输出量（SV_{pre}）等于穿过该开口的每搏输出量（$SV_{orifice}$）。血流连续性方程最常见的应用是在狭窄的情况下计算主动脉瓣口面积，这种情况下每搏输出量（SV_{pre}）是在左心室流出道测量得到的，这个应用会在本章的瓣膜狭窄部分被进一步详细讨论。血流连续性原理也可以被用于计算反流瓣口的大小和反流体积，该计算利用了反流时血液会汇聚到反流瓣口近处产生近处等速表面积（PISA）的现象。此 PISA 方法使用如下原理：血液以层流模式向反流口的加速运动会产生多重等速度"半球"（图 55-11）。然后可以从流速中计算出有效反流孔尺寸（EROA）[20]。

当血流束变窄时，（如在穿过瓣口时），血流速度（v）增加，并且增加的程度与变窄的程度成正比。速度的增加与跨开口压差的增加有关，这种关系可以用伯努利方程（压力 - 速度关系）表示出来。忽略黏性能量损失和局部红细胞加速，该关系可以简化表示如下。

压力梯度 $= 4v^2$

跨瓣压差的估计是伯努利方程的一个常见应用（图 55-12）。另外一个常见应用是肺动脉压力的估计。右心室和右心房的压力差可以用收缩期三尖瓣反流射流速度计算出来（图 55-13）。在不存在肺动脉狭窄的情况下，肺动脉收缩压等于右

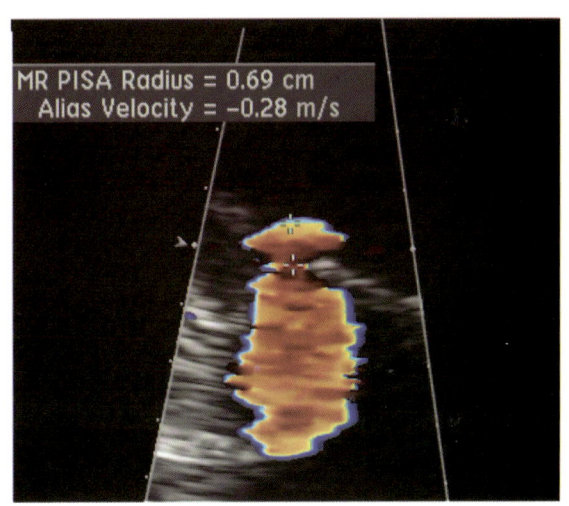

▲ 图 55-11 近处等速表面积（PISA）法定量反流程度。当血流靠近一个反流口时，速度增加，形成同心等速度半球。对半球边缘失真血流速度和半球半径的测量可以提供关于反流瞬时流速和有效反流口面积的数据

心室（RV）收缩压和右心房压力之和。右心房压力可以通过测量下腔静脉在静息和吸气时的直径的方式计算得到，测量的位置是在下腔静脉与右心房结合部的稍前方（图 55-14 和表 55-2）[21]。此肺动脉收缩压的测量法是广泛适用的，因为 90% 的个体都具有不同程度的三尖瓣反流。

四、心室功能

（一）收缩功能

超声心动描记术可以实现快速、准确和可重复的整体和局部左心室（LV）收缩功能的评估。

827

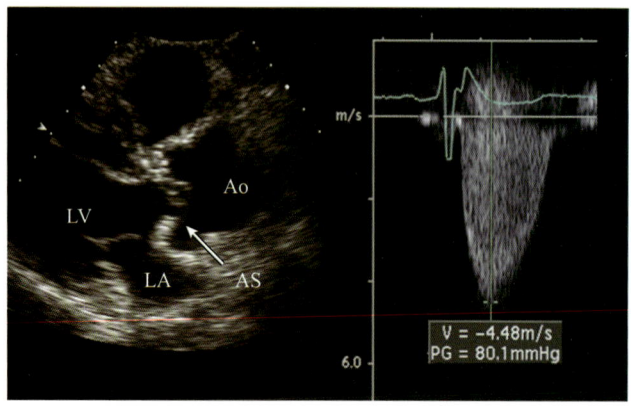

◀ 图 55-12 一例胸骨旁长轴切面上严重主动脉瓣狭窄（AS），其中可见增厚、钙化的主动脉瓣叶。跨主动脉瓣连续波多普勒成像显示，峰速度（V）是 **4.5m/s**，相应的峰值压力梯度（PG）是 **80mmHg**。峰值压力梯度是使用简化的伯努利方程计算得到的。Ao. 主动脉；LA. 左心房；LV. 左心室

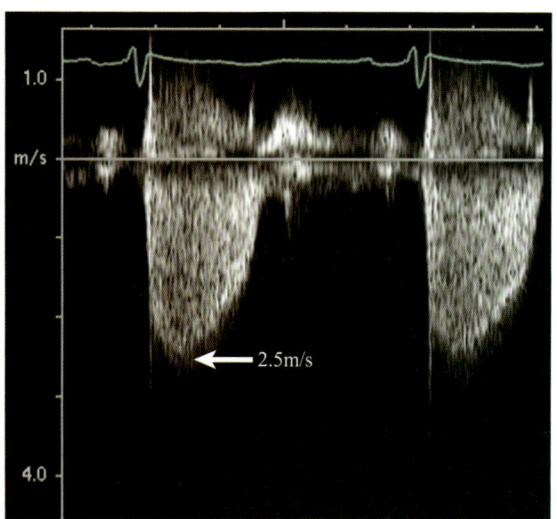

▲ 图 55-13 峰值压力梯度是通过连续波多普勒成像对三尖瓣反流射流测量峰流速（V），再使用简化的伯努利方程计算得到。**2.5m/s** 的峰流速对应 **25mmHg** 的峰值压力梯度（右心室收缩压）。肺动脉收缩压是通过估计的右心房压和该峰值压力梯度相加得到的

表 55-2 右心房压力估计

下腔静脉直径	吸气时直径变化率	右心房压力估计
正常 ≤ 2.1cm	直径下降 > 50%	3mmHg
正常 ≤ 2.1cm	直径下降 ≤ 50%	8mmHg
扩张 ≥ 2.5cm	直径下降 ≤ 50%	15mmHg

引自 Rudski LG，Lai WW，Afilalo J，et al: Guidelines for the echocardiographic assessment of the right heart in adults. J Am Soc Echocardiogr 23:685–713，2010

左心室射血分数（EF）可以用来估计整体收缩功能，其可通过舒张末期容积（EDV）和收缩末期容积（ESV）计算得来[7]。这些容积通常是通过从两个正交的 LV 切面提取心内膜边界描记线，再利用几何公式计算得来（图 55-15）。

$$EF = 100\% \times (EDV-ESV)/EDV$$

最常用的算法是双平面心尖圆盘求和法。为进行此计算，左心室被假定是对称而具有子弹形态的，因此为优化测量结果标准的、非倾斜的成像平面就要被使用到。以前使用几何假设仅能估计 LV 容积，而现在使用 3D 成像能够直接测量 LV 容积。通过呈现 LV 心内膜轮廓的变化进行测量，3D 衍生的 LV 容积往往大于 2D 容积（图 55-16）。然而，EF 测量的准确性取决于最佳的心内膜清晰度，与 2D 图像相比，3D 数据集的图像质量仍然相对有限。因此，2D EF 测量仍然是 LV 收缩功能评估的主要手段。LV 功能的一个新指标，即整体纵向应变，是使用计算机算法跟踪

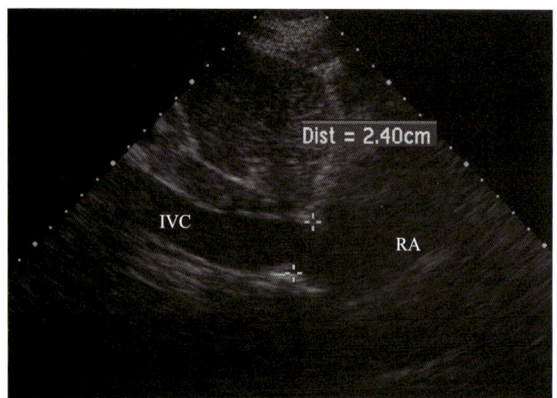

▲ 图 55-14 一位右心房压轻微升高的患者静息时下腔静脉（IVC）的直径。RA. 右心房

心肌中的自然声学标记（图 55-17）来获取的。整体应变成像主要用于研究领域，并未在标准成像中常规应用。

超声心动描记术评估收缩功能在节段性室壁运动异常和心律失常情况下更具挑战性。在心律失常的情况下心动周期长度会发生变化，进而影响到不同时刻相邻心搏间的左心室容积。具有传导延迟或以前接受过心脏手术的患者，可能存在室间隔的不同步激活。当图像质量不允许进行心内膜边界描记时，由经验丰富的超声心动图医师进行定性评估是合理的选择。EF 的视觉估计值通常以 5% 或 10% 的增量范围形式（如

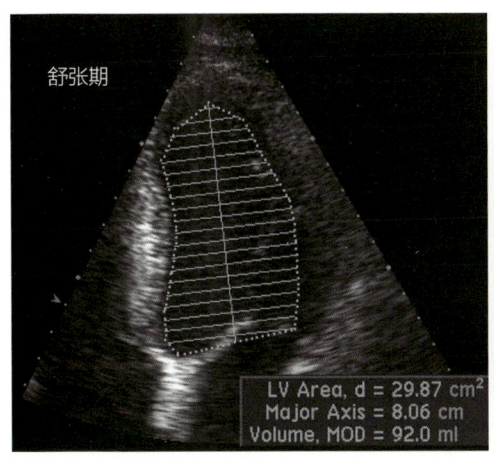
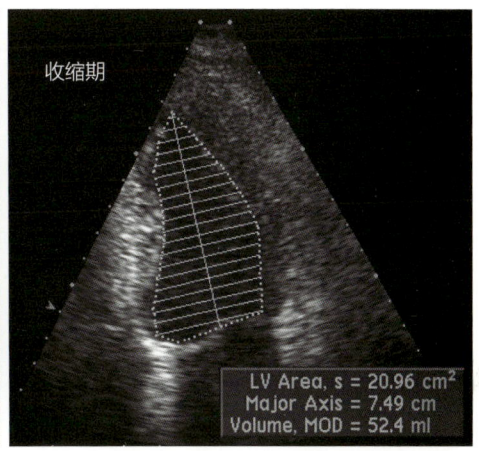

▲ 图 55-15　舒张期和收缩期心尖四腔切面视图上所描记的左心室心内膜边界线。在心尖两腔切面视图上使用相同的 LV 容积计算，射血分数就能通过心尖双平面圆盘算法计算出来。Volume，MOD. 计算出的 LV 容积

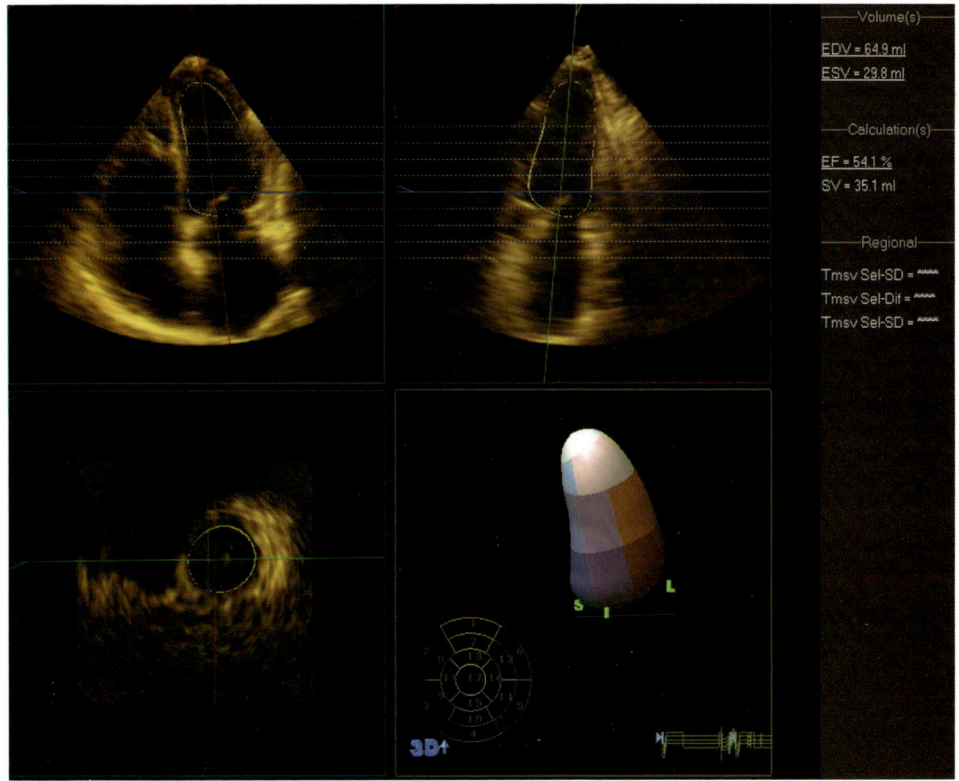

▲ 图 55-16　左心室（LV）的三维容积数据集，其中舒张末期容积（EDV）为 **64.9ml**，收缩末期容积（ESV）为 **29.8ml**，每搏输出量（SV）为 **35.1ml**，左心室射血分数为 **54.1%**

829

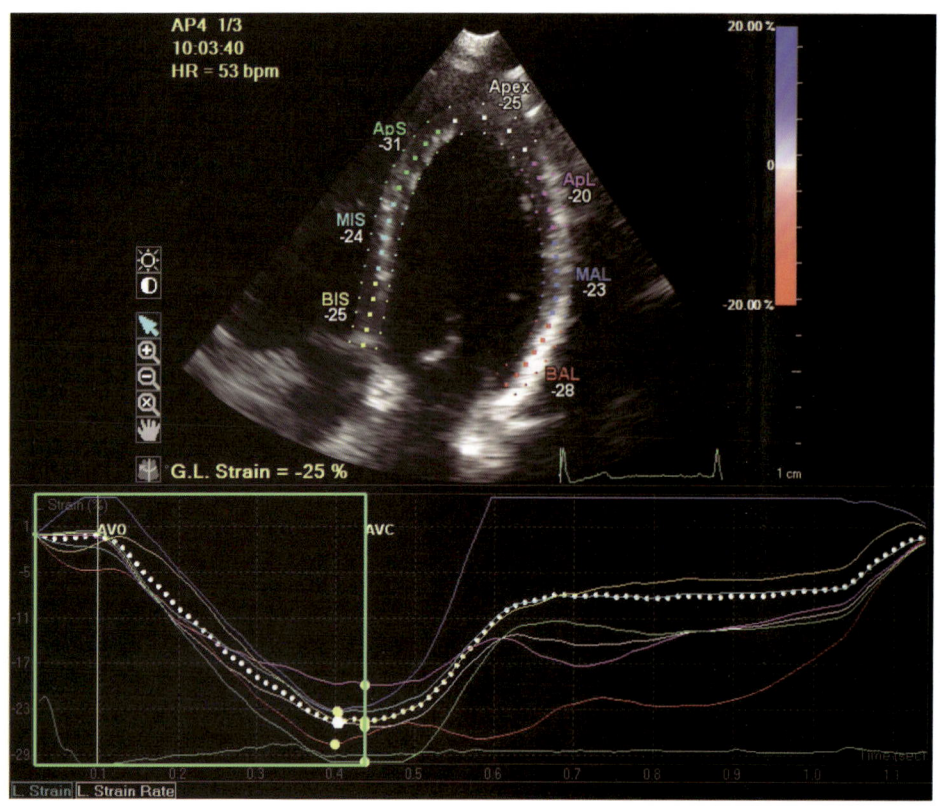

▲ 图 55-17　心尖四腔切面视角下的应变成像

每个节段的应变测量值均采用颜色编码，并随时间显示在成像图下方的图形上。在全图的左下方提供了一个综合的"整体"纵向应变测量值（G.L. 应变 =-25%）。正常的纵向应变测量值小于 -20。该患者的所有节段和整体应变测量值均正常

50%~55% 或 20%~30%）被报道。

一种测量左心室收缩功能的多普勒衍生方法利用二尖瓣反流射流在收缩早期的速度增加率来进行计算，这是一种相对的与负荷无关的收缩功能测量方法（图 55-18）。二尖瓣反流射流在速度曲线上两点之间的斜率表示 LV 压力随时间的变化率（dP/dt）。正常 dP/dt 大于 1000mmHg/s；dP/dt 斜率降低则与 LV 收缩压产生延迟和 LV 功能降低相关。

右心室功能的定性报告通常采用正常、轻度、中度或重度降低的等级形式。为了合理评估整体收缩功能，通常需要右心室的多个切面视图。RV 功能的半定量测量困难，因为与 LV 相反，对称性的几何假设对 RV 无效。右心室游离壁"包裹"在左心室周围，形成一个月牙形腔室。最常用的测量方法是三尖瓣环平面收缩期位移法，一种单平面 M 型距离测量法，该位移大于 1.8cm 表示收缩功能正常（图 55-19）。

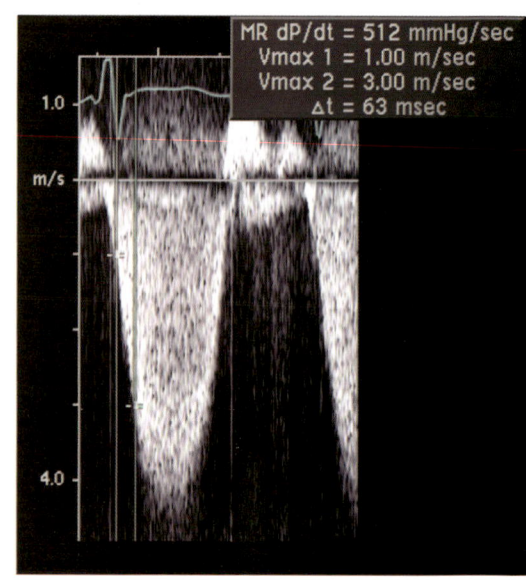

▲ 图 55-18　连续波多普勒描记二尖瓣反流射流显示 LV 腔压力在收缩早期峰值压力上升速率降低，该患者存在严重的 LV 收缩功能下降和射血分数为 25%（dP/dt）。在正常收缩功能的条件下，LV 压力随时间上升速率应该大于 1000mmHg/s

Δt. 时间变化量；$V_{max}1$. 第一次测速；$V_{max}2$. 第二次测速

第二部分 成人心脏手术
第55章 诊断超声心动图（超声成像在心血管疾病诊断中的应用）

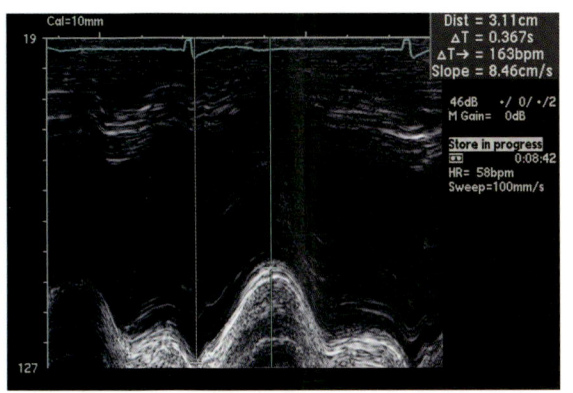

▲ 图 55-19 三尖瓣环随时间运动的 M 型描记图
最低点和最大收缩运动点之间的垂直距离被测量出来。这位患者的距离测值是 3.1cm（大于 1.8cm 提示正常收缩功能）
ΔT. 时间变化量

（二）舒张功能

舒张期由 4 个阶段组成：①等容舒张期；②房室瓣开启所致被动早期快速心室充盈期；③房室间压力平衡所致舒张晚期或被动减速 LV 充盈期；④心房收缩所致晚期主动心室充盈期。一些超声心动描记术参数可用于评估舒张功能[22, 23]。左心房尺寸增大往往意味着左心房（以及 LV 舒张末期）压力升高。相关的脉冲波多普勒指标包括用于评价 LV 流入血流速度的早期 E 波充盈指标和心房充盈贡献指标（A 波）。E 波减速时间（DT）和等容舒张期时间（IVRT）也都是 LV 舒张的指标。

在正常的年轻人中，早期充盈是 LV 充盈的主要组成部分，而心房收缩充盈的贡献占总充盈量的比例不到 20%。因此，E 波比 A 波更高，E∶A 比值大于 1。随着年龄增大，心室僵硬度增加，心肌舒张出现受损或延迟，从而心房收缩对左心室充盈的相对贡献就会增加，可能引起 E 波峰速度和 A 波峰速度的反转，导致 E∶A 比值小于 1（图 55-20）。在晚期舒张功能不全中，LV 顺应性降低会导致跨二尖瓣舒张期压力梯度的快速平衡。然后 LV 舒张末期压力升高，心房对 LV 充盈的贡献又会变小，表现为 E∶A 比值大于 2、减速坡度变陡和 IVRT 缩短（图 55-21）。即使患者从受损的舒张期模式过渡到限制性舒张期模式，LV 顺应性降低，E∶A 比值也可能表现正常，

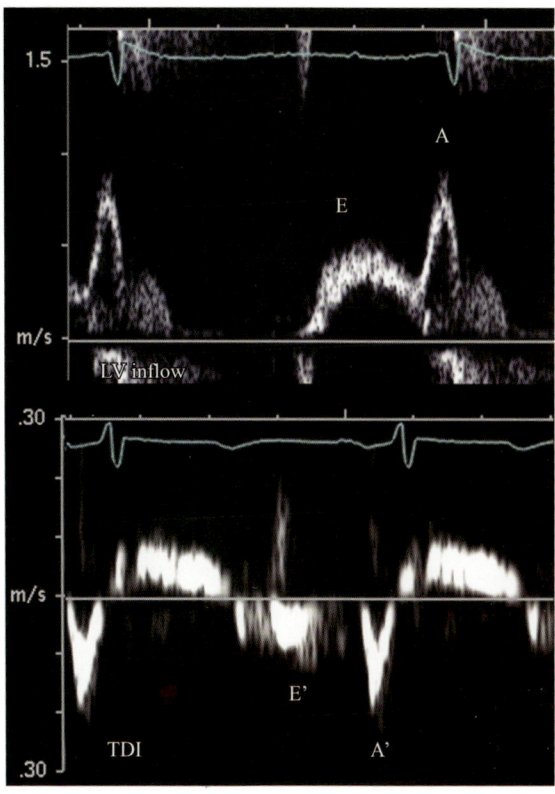

▲ 图 55-20 轻度舒张功能的多普勒指标
在心室舒张功能受损的情况下，早期二尖瓣流入血流峰速度降低。心室充盈对心房贡献的依赖度增加，进而导致左心室（LV）流入血流描记图上 E∶A 比值的反转。LV 流入血流 E 波与组织多普勒成像（TDI）速度 E′ 波的比值（E∶E′ 比值）小于 8 提示左心房压正常。此例中，E∶E′=0.6/0.1=6。

这使得利用舒张性指标来对舒张功能作准确解释变得困难。负荷因素（心率、容量超负荷、二尖瓣反流）会影响左心房压力和跨二尖瓣压力梯度。在 Valsalva 动作（暂时性前负荷降低）期间重复进行二尖瓣流入血流评估有利于揭露舒张功能障碍，有助于诊断。

对二尖瓣环正下方的室间隔和侧壁进行组织多普勒成像能够实现对心肌舒张运动的评估。心肌早期（E′）波和心房（A′）波对应着二尖瓣 E 波和 A 波，比起二尖瓣流入血流，其受心房负荷影响的敏感性更低（见图 55-20 和图 55-21）。跨二尖瓣 E 与心肌 E′ 比值（E∶E′）是 LV 充盈压的有力替代指标，该比值小于 8 提示左心房压正常，该比值大于 15 提示左心房压升高。该比值为 8～15 时，其意义不明确。

心肌舒张指数异常也可见于存在限制心室充

831

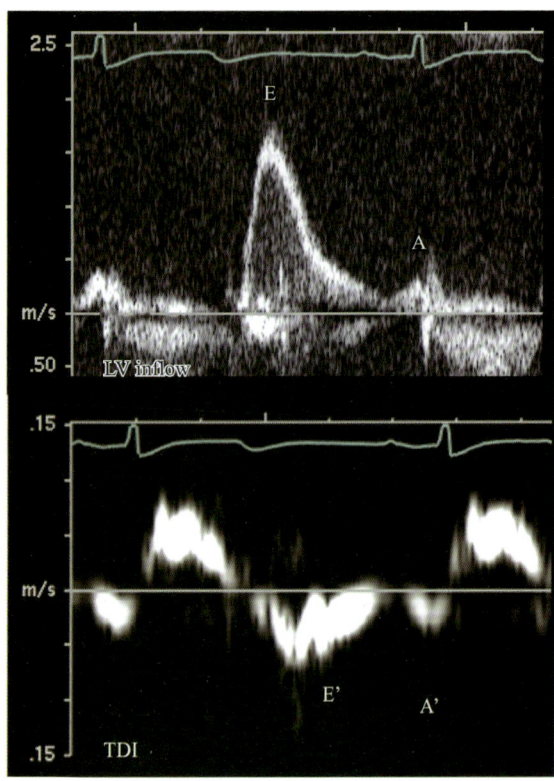

▲ 图 55-21 晚期舒张功能不全（限制性充盈），左心室（LV）顺应性下降

高的左心房压推动跨二尖瓣左心室充盈，产生更高、更快达峰的 E 波和大于 2 的 E ∶ A 比值。LV 流入血流 E 波与组织多普勒成像（TDI）速度 E' 波比值（E ∶ E' 比值）大于 15 提示左心房压升高。此例 E ∶ E'=1.7/0.07=24

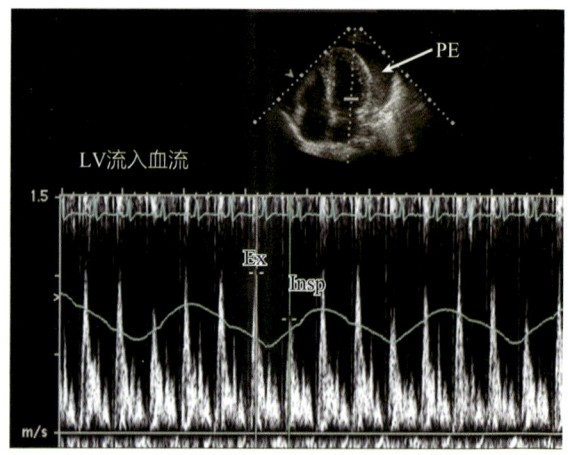

▲ 图 55-22 一名呼吸困难患者的心包积液（PE）
跨二尖瓣脉冲多普勒描记显示血流速度的呼吸变化。Ex. 呼气；Insp. 吸气

盈的心外因素的情况下，如在缩窄性心包炎或心脏压塞情况下。正常 RV 充盈过程会表现出跨三尖瓣血流速度的轻度呼吸变化。吸气后，体循环静脉回流增加，速度暂时性增加，正常增幅小于 20%。因为左心房充盈不依赖于呼吸，所以跨二尖瓣血流速度通常不会随呼吸而显著变化。而在心包压塞和慢性肺部疾病的情况下，可观察到跨三尖瓣和跨二尖瓣血流速度的呼吸变化明显增强（图 55-22）。

五、缺血性心脏病

用超声心动描记术能看到冠状动脉开口，除此之外直接看冠状动脉其余解剖结构几乎是不可能的。然而，超声心动描记术却很适合观察冠状动脉灌注的改变对心内膜运动和室壁增厚的影响。冠状动脉血流受损时，节段性室壁运动异常就可以在受累的心肌中被看见。心肌对缺血的反应包括运动低下（心肌在增厚时的内向运动相对于其余心肌较少）、无运动（缺乏增厚或内向运动）和运动障碍（变薄和梗死心肌的收缩期外向矛盾运动）。

心肌对缺血的反应取决于缺血的严重程度，运动低下在更严重的缺血情况下会发展为无运动。尽管急性梗死的心肌表现为运动低下，但壁厚还可能是正常的，因为此时梗死后的重塑尚未发生。在急性 ST 段抬高性心肌梗死的患者中，长期遭受缺血的心肌节段很可能长期保持低下的收缩状态，而仅在短期内遭受冠状动脉血流限制的节段可能会恢复到正常的收缩状态。部分心肌梗死后功能障碍，随后又恢复正常，这种心肌称为顿抑心肌。不可逆梗死区表现为变薄和无运动，在长期评估中表现为持续性无运动或室壁运动障碍。

超声心动描记术可用于在有胸痛症状的患者中检查冠状动脉疾病。对于有活动性胸部不适的患者，静息检查中不存在节段性室壁运动异常是排除急性缺血（阴性预测值约为 95%）的有效方法。在手术室中，术中 TEE 能够实现连续监测心脏功能，目前已被用于冠状动脉血运重建治疗，也被用来监测有心脏事件发生高风险的非心脏手术患者。一些患者存在疑似缺血，并且其血流动力学不稳定，但经胸窗超声描记显示不佳，

而 TEE 被证明能有效评估这些患者的心功能。

Takotsubo 心肌病或"应激性心肌病"是一种急性心脏综合征，其特征是在严重的情绪或生理压力后出现胸痛或呼吸困难。其超声心动图表现是心尖和 LV 中段的无运动，伴随超过单个心外膜冠状动脉分布区的节段性室壁运动异常。血管造影显示不存在阻塞性冠状动脉疾病或急性斑块破裂。结果通常是好的，在支持治疗的情况下心室功能很可能恢复[24, 25]。

（一）冠状动脉疾病的负荷试验

负荷超声心动描记术可用于冠状动脉疾病的初步诊断，监测已知冠状动脉病变患者的疾病进展，以及评估血运重建后残余病变的功能意义。负荷超声心动描记术可显示存在主动负荷时的心肌功能，从而在可控的情况下诊断出心肌缺血[26, 27]。负荷超声心动描记术在确定心肌缺血的程度和位置方面是非常准确的，在基线心电图（ECG）异常使得标准运动 ECG 试验无法诊断时尤其有用。添加成像相比于单纯标准运动 ECG 试验能增加灵敏度和特异度。各种运动（平板或踏车功量计）和非运动性心脏负荷源（多巴酚丁胺）会被用到。超声心动图是在静息和峰值负荷下采集的。对于平板方案，图像是在运动停止后立刻采集的，这是因为患者站立在平板上时超声成像困难。图像与 ECG 数据、运动耐量和患者症状整合在一起，以进行最终解释。使用 LV 的标准切面视图，将静息时和负荷时数字图像并排比较，能实现识别室壁运动异常（见图 55-8）。缺血诊断依赖于静息图像中对节段性室壁运动和间隔变化的准确评估。因此，在既往存在冠状动脉疾病和静息节段异常的患者中，诊断缺血更加困难。当心内膜清晰度不理想时，可以静脉注射造影剂使左心室腔显影，帮助增加心内膜边界清晰度。负荷超声心动描记试验的结果能提供长期预后的信息[28-30]。

在没有明显冠状动脉狭窄的情况下，心肌对负荷的反应是通过高速运动增强收缩功能。限制血流的冠状动脉病变与该病变远端心肌区域的收缩功能障碍有关。在非梗死心肌中，如果其冠状动脉血流能够满足其静息时氧气需要，那么其收缩功能就会保持正常。缺血对室壁运动和增厚的影响与其冠状动脉血流受损的严重程度成正比。对于中度病变（50%～60% 狭窄）或仅有少数心肌节段受累的单支血管疾病，缺血性异常可能是微小的或短暂的。随着负荷的撤除和充足冠状动脉血流的恢复，室壁运动将会恢复正常。次极量负荷试验会降低试验灵敏度，因为缺血的激发取决于达到足够的工作负荷。获取负荷图像的时延延长也会降低灵敏度，因为只有缺血性异常持续的时间长到足以获取图像，心肌缺血才会被检测到。运动负荷超声心动描记术是按照标准症状限制方案进行的，以达到尽可能高的工作负荷。当测试由于身体限制而不能进行时，或者当运动反应可能受到限制时，多巴酚丁胺等药物负荷源可作为运动的替代物。多巴酚丁胺通常以 10mg/（kg·min）剂量开始，并以 3 分钟为间隔增加到最大剂量 40mg/（kg·min）。如果没有达到目标心率（患者最大预测心率的 85%），可以额外给予阿托品。多巴酚丁胺负荷试验通常用于监测心脏移植后患者的移植物血管病变，在这些患者中，失神经心脏可能不允许通过运动方案达到目标心率。

（二）急性心肌梗死的并发症

超声心动描记术是评价心肌梗死并发症的可选的诊断工具。二维成像能实现心肌功能和节段性室壁运动异常的评估。二尖瓣反流是缺血性疾病的常见并发症。在节段性室壁运动异常和 LV 腔室扩大的患者中，二尖瓣反流可由二尖瓣下结构变形引起。二尖瓣反流也可以作为乳头肌缺血、坏死，乳头肌头部破裂以及连接瓣下结构处心肌梗死后瘢痕形成的直接结果。

心肌坏死伴心室破裂可在游离壁和室间隔内发现。室间隔缺损可以通过跨越缺损的特征性彩色血流和连续波多普勒血流成像来识别。假性室壁瘤是一种包裹性的心室游离壁破裂，通常会突然发生一个从正常心肌组织到动脉瘤样扩张与心腔内血栓的转变（图 55-23）。心肌梗死伴心室壁变薄也可导致局灶性扩张和真性室壁瘤形成。与假性室壁瘤一样，血栓可在真性室壁瘤内形成，并产生远端栓塞的风险。

室壁血栓主要发生在前壁和心尖梗死时，如果行早期血运重建则它们较少发生（图 55-24）。下壁心肌梗死后发生低氧血症的原因之一是右心压力升高，这在卵圆孔未闭患者中会引起右向左分流[31]。

六、心脏肿物

超声心动描记术产生的图像分辨率优秀，可显示直径 1～2mm 的心脏肿物。将潜在心脏肿物的任何发现与临床病史联系起来具有重要意义，这将有助于发现可以预料到的结构，如起搏线、中心静脉导管、人工瓣和心内装置（图 55-25、图 55-26 和图 55-27）。此外，应仔细检查超声心动图上看到的潜在肿物，以排除超声伪影和正常结构变异。常见的心脏肿物包括正常结构、肿瘤、血栓和赘生物。这些类别并不是相互排斥的（如赘生物通常也包括附着的血栓）。

提示低速血流的发现，如心肌功能减退和自

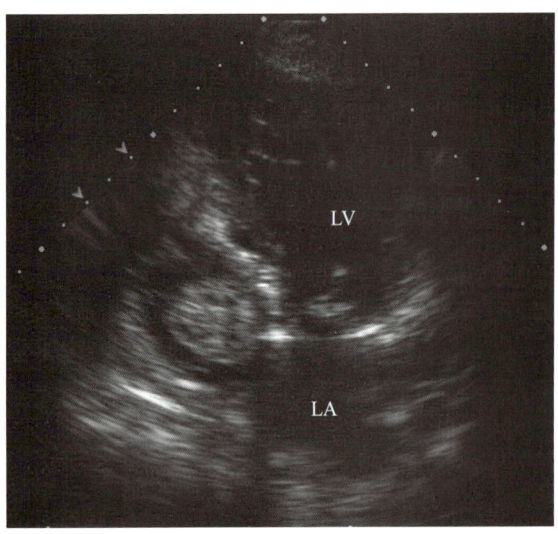

▲ 图 55-23　一例先前发生过 ST 段抬高下壁心肌梗死患者的假性室壁瘤

左心室（LV）的下壁变薄且明亮。心脏底部破裂，LV 附近有一个大的假性室壁瘤。假性室壁瘤内有一个大的球形血栓。LA. 左心房

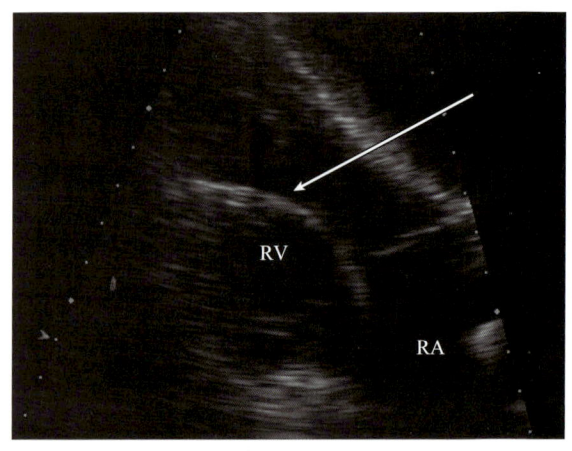

▲ 图 55-25　右心室起搏导线（箭）穿过三尖瓣进入右心室（RV）。RA. 右心房

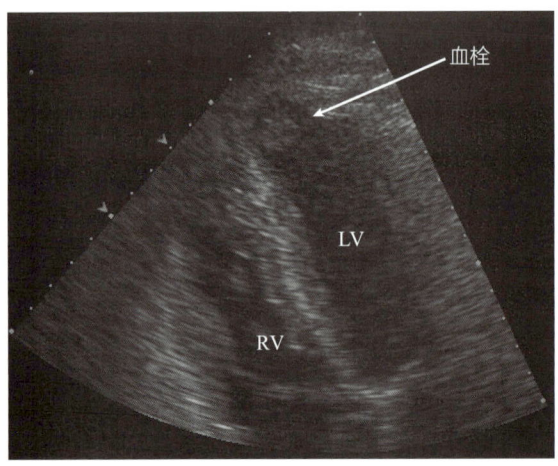

▲ 图 55-24　一例近期发生前心尖心肌梗死的患者，其左心室（LV）内可见小的心尖血栓（箭）。RV. 右心室

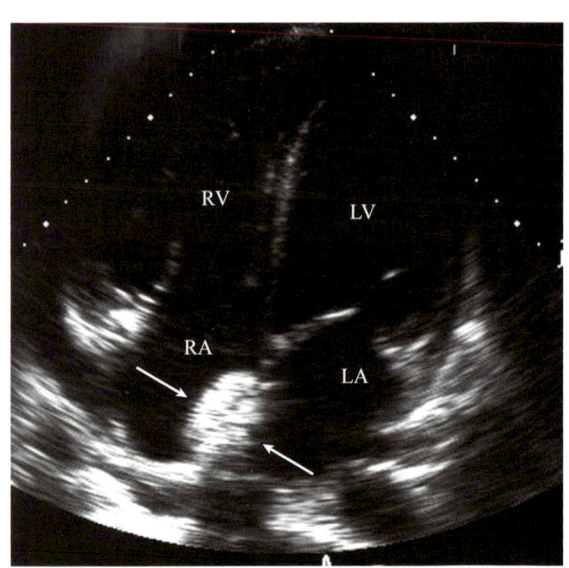

▲ 图 55-26　经皮放置的房间隔缺损封堵器

人工材料呈现明亮和强回声，横跨房间隔（箭）
LA. 左心房；LV. 左心室；RA. 右心房；RV. 右心室

834

第二部分 成人心脏手术
第55章 诊断超声心动图（超声成像在心血管疾病诊断中的应用）

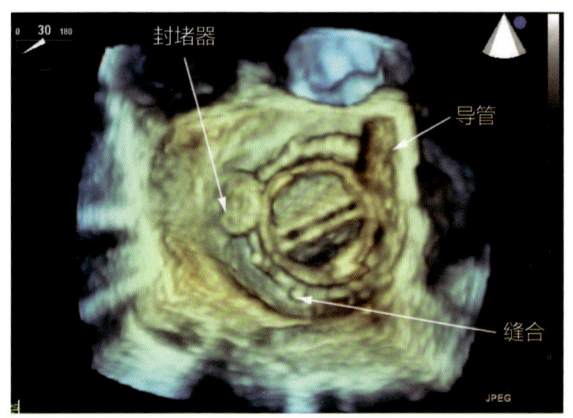

▲ 图 55-27 三维经食管超声心动描记的机械二尖瓣位人工瓣的图像
在图像的中部可以看到两个瓣膜封堵器。瓣膜周围有一个缝合环。患者发生瓣膜裂伴瓣周漏。一个小封堵器沿着该缝合环（箭）被放置在缺损处。在成像研究时第二个封堵器（导管；箭）正在安放

发回声对比，与相对血液静止和血栓形成有关。在 LV，这些发现通常存在于先前梗死的区域，这些区域心肌形成室壁瘤，运动减弱，如心尖部。TTE 超声心动描记术诊断 LV 心尖血栓的灵敏度和特异度分别约为 95% 和 88%。对于 TEE，换能器的位置受食管解剖的限制，并且真实的心尖通常不在切面视图中，这降低了直观诊断心尖血栓的准确性。在左心房，大多数血栓发生在心耳，特别是在心房颤动或扑动患者，或伴有左心房淤血的患者，如二尖瓣狭窄患者。TEE 位于左心耳后方的解剖位置，因此它可以更好地显示心房血栓（见图 55-5）。TEE 检测左心房血栓的灵敏度和特异度接近 100%，但需要注意在几个平面上观察心耳。总的来说，超声心动图对于诊断肺动脉栓塞是一个差的工具[32]。在很少的情况下，大的肺动脉栓塞可以在主肺动脉被成像显示出来。通常情况下，大肺动脉栓塞的唯一证据是右心室扩大和功能障碍。

在发生体循环栓塞事件的患者中，超声心动描记术在高达 30% 的病例中可以识别出潜在的心脏性来源。与栓塞风险增加相关的超声心动图发现包括左侧血栓、瓣膜肿物（心内膜炎）和主动脉动脉粥样硬化性疾病。使用 TEE 能提高这些异常的图像质量，但使用 TEE（清醒镇静、半

侵入性）的潜在风险也应被考虑到[33]。此外，体循环栓塞也可能发生于经房间分流反常栓塞的情形，如房间隔缺损和卵圆孔未闭（PFO；图 55-28）。重要的是，PFO 本身不能诊断体循环栓塞，因为这是一种常见的变异，存在于高达 20% 的普通人群中。然而，对发生脑血管事件患者的预后研究表明，卒中和 PFO 之间存在关联。来自 PFO 装置封堵临床试验的早期数据表明，对于精心挑选的具有隐性卒中和 PFO 病史的患者，PFO 封堵相比于单纯药物治疗被证明能降低卒中的风险。虽然彩色多普勒成像能看到 PFO，但振荡后的生理盐水造影通常能提供更明确的诊断（见图 55-7）。造影剂注射过程中 Valsalva 动作可以短暂地增加右心房压力，有助于诊断。右心房显影后 3 个心脏周期内应该可以见到分流；5 个心脏周期后出现的晚期造影通常表示肺内分流。

瓣膜赘生物在超声心动图上表现为附着在心脏瓣膜的上游侧（如主动脉瓣的心室侧或二尖瓣的左心房侧）的独立移动的肿物。赘生物最常见的原因是感染性心内膜炎。非感染性病因包括非细菌性血栓性心内膜炎和良性肿块，如乳头状纤

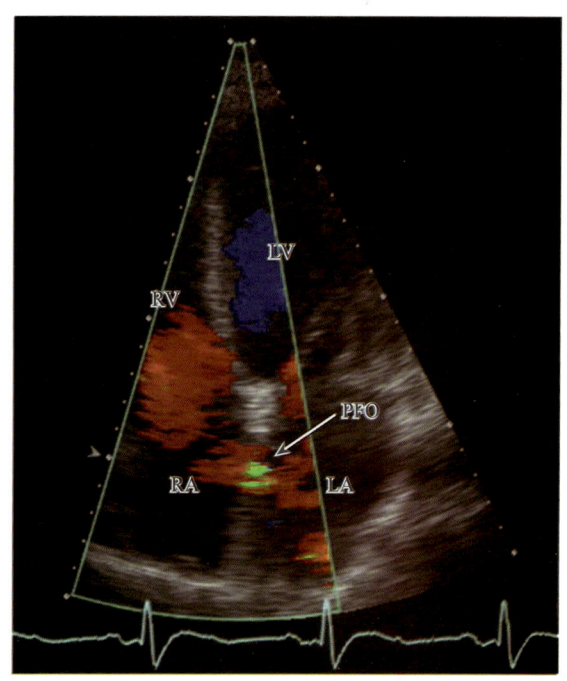

▲ 图 55-28 彩色多普勒成像显示跨房间隔的左向右血流，符合卵圆孔未闭（PFO）的表现
LA. 左心房；LV. 左心室；RA. 右心房；RV. 右心室

835

维弹性瘤。其他心脏内附着部位的赘生物包括留置导管或起搏器导线和先天性异常，如室间隔缺损。由于非生物材料存在声影现象，人工瓣膜心内膜炎通常很难被观察到，而这种情况下需要用TEE技术来更好地观察瓣膜。

大多数心脏肿瘤并非起源于心脏。心脏中原发性心脏肿瘤是罕见的，并且它们大多数是良性的。心房黏液瘤是最常见的原发肿瘤，常在行经胸超声成像时被偶然发现。最常见的转移性肿瘤包括肺癌、乳腺癌、淋巴瘤、白血病、胃癌和黑色素瘤，它们可以存在于心包和心肌之中，在很少的案例中，可以存在于心内膜之中。在肾细胞癌的病例中，癌肿有时可以沿下腔静脉直接蔓延到右心房。

七、心肌病

（一）充血性心力衰竭

超声心动描记术对于评价心室收缩和舒张功能、测量心腔室大小和壁厚度、显示瓣膜解剖和功能，以及临床评估心力衰竭患者的血流动力学状态是有价值的。此外，超声心动描记术还可以确定心力衰竭的可逆原因，如瓣膜狭窄或反流。缺血性心脏病引起的充血性心力衰竭可以通过节段性心肌功能障碍来识别。然而，终末期缺血性疾病可导致双心室整体功能障碍，无法与原发性心肌病相区别。

非缺血性扩张型心肌病的特征是心腔扩大和收缩功能障碍（见图55-2A）。该收缩功能障碍本质上通常是整体性的，但在局部功能上可能会观察到一些异质性。心室扩张会束缚二尖瓣下装置，导致明显的二尖瓣反流。收缩功能障碍和慢性容量超负荷也可导致继发性肺动脉高压。虽然收缩功能障碍是典型的主要发现，但舒张功能障碍随着心肌壁压力和心内压的增加也会出现。扩张型心肌病的诊断指标包括收缩与舒张功能、瓣膜功能和肺动脉压估计值[34]。

（二）肥厚型和限制型心肌病

肥厚型心肌病以心肌异常增厚为特征。肥厚型心肌病最常见的形式是基底部室间隔不对称增厚（图55-29）。在晚期病例中，室间隔增厚可导致左心室流出道梗阻[35]。左心室流出道梗阻的严重程度会受到不同负荷条件的影响，如心内容积减少会短暂增加梗阻的严重程度（Valsalva动作）。其他发现包括二尖瓣前叶和腱索在收缩期进入左心室流出道的运动。二尖瓣收缩期错误对合会导致后方定向反流。在有明显流出梗阻的患者中，可以测量左心室流出道的压力梯度（图55-30）。

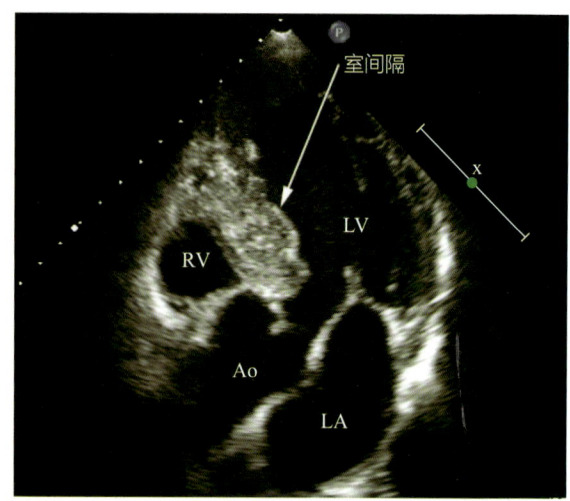

▲ 图 55-29 心尖切面视图显示一例肥厚型心肌病患者明显的室间隔肥厚（箭）。主动脉瓣和升主动脉（Ao）也可被看见
LA. 左心房；LV. 左心室；RV. 右心室

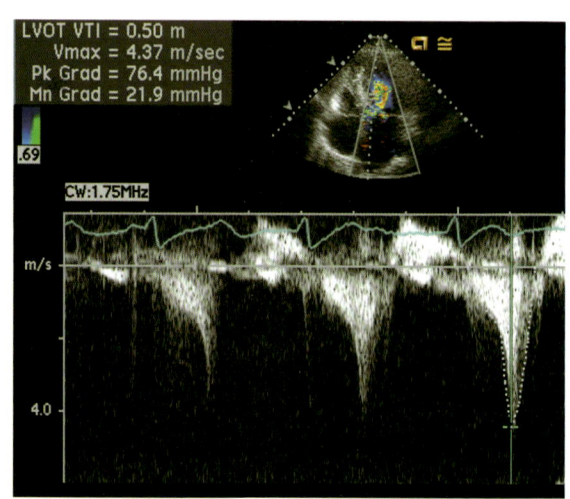

▲ 图 55-30 一例肥厚型心肌病患者的多普勒样本
心电图描记显示在多普勒描记的上方。收缩晚期存在晚期峰速度曲线，峰速度为4.37m/s，对应峰压力梯度76.4mmHg，这是根据简化的伯努利方程计算出来的

肥厚的其他变异类型包括弥漫性、同心性和心尖性。

超声心动描记术对于肥厚型心肌病的治疗是必不可少的，它可用于流出道压力梯度的监测和二尖瓣反流程度的评估[36]。这一信息有助于选择外科或经皮肌瘤切除术干预的时机，也可被用于心导管实验室指导经皮室间隔消融手术。术中 TEE 成像可被用于指导外科肌瘤切除术，也能帮助监测手术并发症，如室间隔缺损[37]。由于肥厚型心肌病与心绞痛、心律失常和心脏性猝死相关，因此推荐对受影响个体的家庭成员进行超声心动描记术筛查。

限制性心肌病并不常见。它最常见的原因是一种浸润性疾病过程，如结节病和淀粉样变性。舒张功能是受损的，伴有左心室顺应性的降低和受限的跨二尖瓣流入充盈模式[35]。超声心动图可以发现心肌壁增厚、双心房扩大和肺动脉收缩压升高；然而，这些发现并不是同时存在，这使得限制性心肌病难以明确诊断。通常需要结合其他的心脏诊断性成像技术，如心脏磁共振成像或正电子发射断层扫描，来做出诊断。

（三）心脏移植

超声心动图有助于再次评估左心室功能，优化血管内容量状态。在终末期心脏病中，超声心动图被用于左心室辅助装置（LVAD）或双心室辅助装置的决策和临床管理。对于这些设备来说，严重的主动脉瓣反流、严重的二尖瓣狭窄或心房间分流可能会对最佳设备性能产生不利影响。一些功能问题，包括设备周围血肿、血栓的评估，以及右心室功能的评估，能够得以解决，但这些设备产生的声学阴影使全面评估变得困难。利用多普勒超声心动图对这些装置的管道进行成像能够评估部分闭塞或泄露的现象。在各种 LVAD 设置之下（"ramp 研究"），实施一系列的超声心动描记来系统地评价左心室腔的大小与主动脉瓣反流程度，可以用来确定对各患者个体而言最佳的 LVAD 设置[38]。超声心动描记成像也可用于术中帮助外科医生优化较新的机械循环支持设备的放置，如经皮 LVAD。

心脏移植后，超声心动描记术可用于监测双心室功能、心包积液和肺动脉高压，并在心脏活检期间协助活检钳放置。心脏的器官排斥反应在初期表现为心肌增厚和舒张功能障碍，最终进展为收缩功能障碍[39]。心脏移植后正常的发现包括将残余的自然心房缝合到移植心脏上而产生的双心房扩大，其标志是心房壁中部的线性等密度回声区。沿主动脉和肺动脉连接进行多普勒描记可用来评估吻合口狭窄。对于移植后的长期随访，多巴酚丁胺超声心动描记术比其他负荷测试方法能更敏感地筛查移植物血管病变[40]。

八、心包疾病和缩窄性心脏病

心包是一种薄而致密的结构，它在心脏周围形成一个封闭的空间。心包很难成像，因为它很薄，而且通常与其他纵隔结构直接接触，但如果邻近存在无回声的液体，它就可以被成像看到。少量心包积液是正常的现象。超声心动描记术所能显示的不正常的现象包括纤维性粘连、肿瘤和血肿[41]。

大量液体存在于心包腔内是异常的，可导致外源性心脏压迫或心脏压塞。心包积液的多少本身并不能决定血流动力学效应。缓慢积聚的心包内液体能够被机体所适应，在低压下积累超过 1L 的心包内液体量可以不引起明显的临床症状。然而，如果液体迅速积累，心包内压力可能超过心内压，进而导致血流动力学损害或心脏压塞。

心脏压塞的超声心动图表现包括右心房游离壁收缩期塌陷和心包内压升高所致的右心室游离壁舒张期塌陷（图 55-31）[42]。然而，如果有右心室肥大或肺动脉高压，较高的心内压可以阻止心腔塌陷。其他超声心动图表现包括下腔静脉扩张和跨房室瓣流入血流的呼吸变异度增大（>25%）。然而对于临床心脏压塞和大量心包积液来说，超声心动图未发现其特征表现并不能排除该诊断。例如，心胸外科手术后，位于右心房后部并与之邻近的局灶性血肿会阻碍心房的血流流入。在这些患者中，患者体位或表面绷带带来的限制会使得透声窗取位不佳，而不佳的透声窗会降低图像质量。如果图像质量不佳，可能需要

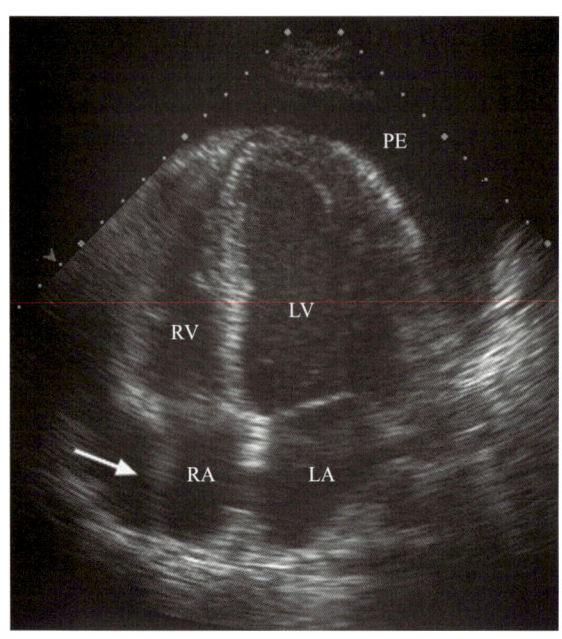

▲ 图 55-31 心尖四腔切面视图中环绕性心包积液（PEF）伴右心房收缩期塌陷（箭）

TEE 成像。超声心动描记术对心包积液的定量和定位能指导临床决策，以便确定手术或经皮心包引流操作的方式和可行性。

　　心包炎是一种炎症性疾病，患者的典型表现有胸痛、心电图弥漫性 ST 段抬高，以及听诊闻及心包摩擦音。并发心包积液可能存在，也可能不存在。心包增厚可能发生，但有时难以显示。在复发性心包炎情形下，心包会增厚并黏附在心肌上，导致心脏充盈受损或"缩窄"。其他引起缩窄的原因包括放射治疗、先前的创伤或先前的心脏手术。心动周期中过度的间隔运动意味着各心腔内舒张压的平衡。双心室大小和收缩功能通常保持正常。支持缩窄生理的超声心动图发现包括中心静脉压升高（下腔静脉扩张），肝静脉多普勒描记图上明显的 y 下降，以及跨二尖瓣多普勒血流频谱图上伴有舒张早期快速充盈的限制性充盈模式[41]。

　　鉴别心包缩窄和限制性心肌病是具有挑战性的[43]。两种情形都会出现中心静脉压升高，同时通常收缩功能是正常的。对于限制性心肌病而言，双心房扩大和肺动脉高压是更突出的表现。对于心包缩窄而言，心室充盈期明显的呼吸变异度则更为常见，但并不是绝对的。通常，补充性的诊断试验需要用来进行鉴别诊断。这些试验包括胸部计算机断层扫描或磁共振成像，两者能够测量心包厚度。其他诊断试验包括心导管实验室加载容量负荷的左右侧同时压力描记，以及为明确浸润性心肌病而进行的心肌活检。

九、瓣膜性心脏病

　　超声心动图对于瓣膜解剖和功能的评估是非常重要的[44-46]。超声心动图成像基本上取代了心导管实验室中侵入性瓣膜诊断试验的需要。一旦诊断出瓣膜疾病，一系列超声心动描记技术可以用来监测瓣膜功能障碍对心功能、肺功能和血管内容量等要素的不良血流动力学影响。

（一）主动脉瓣狭窄

　　超声心动描记能够识别主动脉狭窄病因和评估瓣膜血流动力学[47]。在严重狭窄的情况下，瓣叶钙化和成像伪影常常阻碍瓣膜形态的清晰显示。主动脉瓣狭窄的严重程度可以通过连续多普勒超声描记获取跨主动脉瞬时峰值血流速度来评估。应使用几个透声窗来确保最大速度能被记录到（见图 55-12）。速度大于 4m/s 提示严重狭窄，速度介于 2.5～3m/s 提示轻度狭窄。压力梯度是从跨主动脉瓣速度使用简化的伯努利方程计算得来。跨瓣压力梯度会随血液体积流量变化而变化，在每搏输出量增加的情景（如主动脉瓣反流）下，可以记录到更高的压力梯度和流速；而在体积流量减低时（如左心室收缩功能不全），则会记录到更低的压力梯度和流速。主动脉瓣横截面积（CSA_{AV}）是使用连续性方程计算得到的，其中左心室流出道（LVOT）横截面积是通过 LVOT 的直径计算出来的，左心室流出道的速度时间积分（VTI）是利用脉冲波多普勒获取的，同时最高主动脉瓣多普勒速度信号也被记录下来。

$$CSA_{AV} \times VTI_{AV} = CSA_{LVOT} \times VTI_{LVOT}$$

重排成：$CSA_{AV} = CSA_{LVOT} \times VTI_{LVOT}/VTI_{AV}$

此方程能够通过用峰速度（V）代替 VTI 而进一步简化。

$$CSA_{AV} = (CSA_{LVOT} \times VTI_{LVOT})/V_{AV}$$

瓣膜面积小于 1.0cm² 提示严重狭窄，瓣膜面积介于 1.0～1.5cm² 提示中度狭窄。超声心动描记术在评估主动脉瓣狭窄方面的诊断性限制包括测量变异度、为最大化跨主动脉瓣速度而采取的超声波束最佳取向，以及为计算 LVOT 面积而进行的 LVOT 直径准确测量。

在主动脉瓣狭窄情形下，后负荷增加会导致心肌壁张力增加，产生左心室肥厚和舒张期充盈受损。收缩功能障碍并不常见，但是在疾病晚期它可以出现。经食管成像通常不太适合于主动脉瓣狭窄的诊断评估，因为 TEE 不能将超声波束方向很好地对准与跨主动脉瓣血流平行的方向而受到限制。主动脉瓣口直接面积测量被主动脉瓣的非平面解剖、声学阴影和瓣叶钙化的束宽伪像所限制。

（二）主动脉瓣反流

主动脉瓣反流的常见原因包括主动脉瓣二瓣化畸形、心内膜炎和主动脉根部扩张[19]。主动脉瓣和近端升主动脉通过经胸超声心动描记术（TTE）通常能得到很好的显示。超声心动描记成像可以明确反流原因到底是主动脉根部疾病还是原发性瓣膜功能障碍，进而辅助手术计划[19]。多普勒超声心动描记术在显示反流方面有高的敏感性和特异性。测量缩流断面的射流直径（见图 55-10）可以实现反流程度的半定量评估。根据 LVOT 中彩色血液射流的大小，可以将反流定性评定为轻度、中度或重度。在反流程度大于中度的情况下，对降主动脉和近端腹主动脉的多普勒检查可显示全舒张期的血流逆转（图 55-32）。朝后的偏心反流射流可能会限制二尖瓣前叶舒张期的开放。对前向血流采集的连续波多普勒信号的密度是衡量反流程度的另一个指标。在急性或严重反流的情况下，主动脉和 LV 压力在舒张早期即达到平衡，导致多普勒波形上出现一个陡峭的舒张期减速坡度，在严重病例里，舒张晚期流速接近零（见图 55-9）。

在显著的慢性主动脉瓣反流情形下，血流动力学负荷增加可以引起 LV 增大或功能障碍。这些患者通常会出现心肺症状，如呼吸困难、运动耐量降低、充血性心力衰竭而需要行瓣膜置换

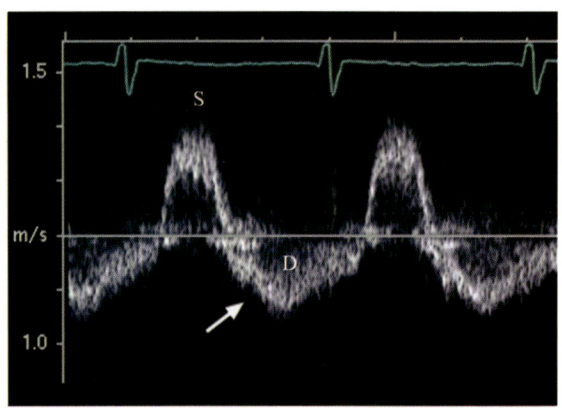

▲ 图 55-32　腹主动脉连续波多普勒超声描记显示收缩期（S）主动脉前向血流，而在舒张期（D）出现全舒张期血流逆转，符合严重主动脉反流的表现（箭）

术。在无症状患者中，推荐使用一系列超声心动描记技术来监测反流严重程度、心室大小和功能。一旦不良血流动力学状态对 LV 大小或功能的影响达到一定限度（射血分数降至 50% 以下或舒张末期内径超过 70mm），那就推荐采用手术治疗[45, 46]。

（三）二尖瓣狭窄

二尖瓣狭窄几乎都是由风湿性心脏瓣膜病引起的。瓣膜的超声心动图表现包括交界处融合、瓣叶增厚、钙化、瓣膜运动受限，以及因为瓣膜开放不全而产生的舒张期瓣膜圆顶样改变（图 55-33）。在严重的病例中，瓣下结构也会受到影响，出现腱索增厚和融合。二尖瓣中度狭窄（平均压差 5～10mmHg）的患者在休息时可能没有症状，但在心脏需求增加时，如运动或妊娠时，会出现呼吸困难。进行性二尖瓣流入梗阻会逐步增加左心房压力和扩张程度，也会逐步增加发生心房颤动的可能性。二尖瓣狭窄的非风湿性原因是罕见的，包括严重的瓣环钙化和由赘生物或黏液瘤所致的 LV 流入道梗阻。

二尖瓣跨瓣压差可以从跨瓣速度使用伯努利方程估算得到。二尖瓣口面积（MVA）能够用经验公式 MVA = 220/PHT 计算出来，其中 PHT（pressure half time，压差减半时间）是早期二尖瓣流入压差峰值减半的时间。另一个可重复的瓣膜面积测量法是从胸骨旁短轴切面直接测量二尖

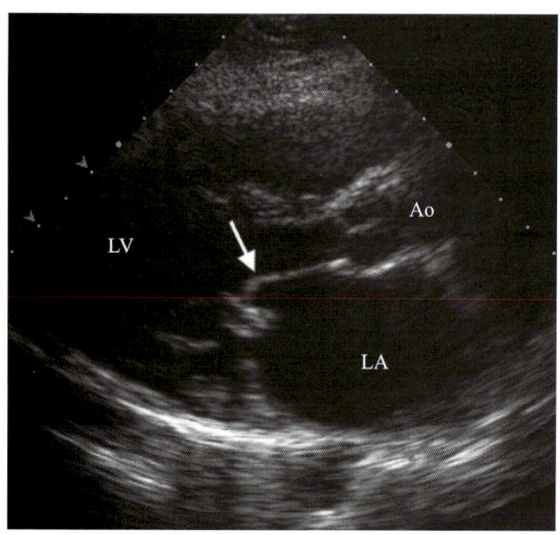

▲ 图 55-33 一例风湿性二尖瓣狭窄患者的舒张期胸骨旁长轴切面视图显示二尖瓣钙化和瓣叶开放受限。二尖瓣前叶出现舒张期圆顶样改变（箭）
Ao. 主动脉；LA. 左心房；LV. 左心室

瓣口的面积（图 55-34）。有明显二尖瓣狭窄的患者通常有肺动脉高压，这可以从三尖瓣反流射流的峰速度来估计。当临床症状与二尖瓣狭窄所致血流动力学紊乱程度不一致时，实施运动超声心动描记术并测量其肺动脉压力的升高值，可能是一个有用的辅助手段。

支持可行经皮球囊瓣膜扩张术的超声心动图特征包括柔软的二尖瓣叶、微小的交界处融合，以及微小的瓣膜或瓣下结构钙化。如果术前 TEE 显示有左心耳血栓或有超过中度的二尖瓣反流，则经皮瓣膜扩张术是不可行的。在手术过程中，对二尖瓣进行 3D 超声心动描记术在瓣膜扩张期有助于安放导管和评估球囊扩张时瓣膜交界的分离，在之后则能测量扩张后二尖瓣反流的严重程度（见图 55-6）。

（四）二尖瓣反流

超声心动描记术评价二尖瓣反流的第一步是确定反流的原因和机制[19]。超声心动描记术是显示瓣叶解剖、评估心室几何形状和估计肺动脉压力的一种不可或缺的手段。原发性二尖瓣功能障碍的常见原因包括二尖瓣脱垂、心内膜炎和风湿性疾病。在二尖瓣脱垂中，瓣叶增厚且冗长，瓣叶脱入左心房超过 2mm 是具有诊断意义的（图 55-35）。继发性或"功能性"二尖瓣反流可以发生于瓣叶拴系不良或二尖瓣环扩张，而其二尖瓣解剖结构正常的。

彩色多普勒成像可以显示和评估反流性湍流、射流大小、方向和射流偏心性。彩色多普勒成像检测二尖瓣反流具有高的敏感度和特异度。轻度二尖瓣反流常见，存在于 80% 以上的正常

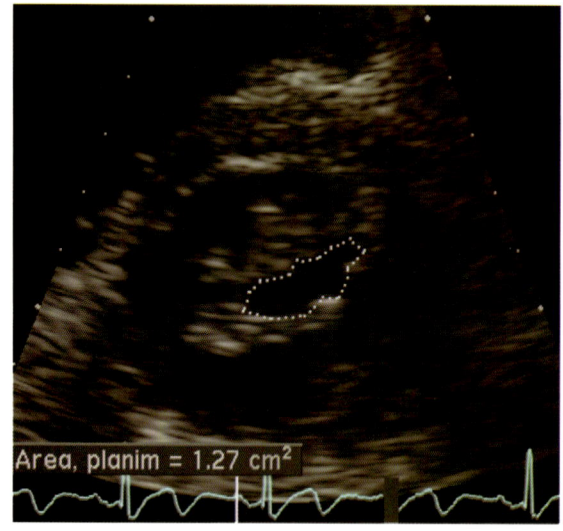

▲ 图 55-34 一例风湿性二尖瓣狭窄患者的胸骨旁短轴切面能进行二尖瓣开口的直接测面法（面积 =1.3cm²）。

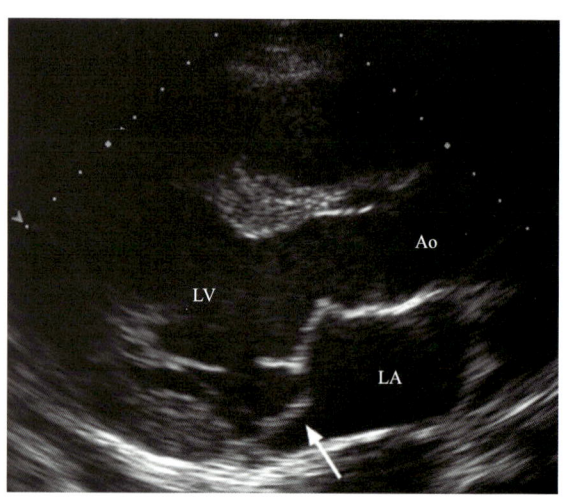

▲ 图 55-35 黏液样变性二尖瓣疾病一例，可见冗长的二尖瓣叶，收缩期二尖瓣脱垂进入左心房超出瓣环水平。在此例患者中，二尖瓣后叶脱垂更为明显（箭）
Ao. 主动脉；LA. 左心房；LV. 左心室

人。通过彩色多普勒成像，可以发现二尖瓣反流性湍流的范围可以小到局限于邻近瓣膜的小区域（轻度），也可以大到形成大湍流充盈整个左心房（重度）。反流口缩流断面的测量与反流程度相关，甚至也与反流偏心性相关。反流射流的形状和方向有助于明确瓣膜功能障碍的机制。例如，二尖瓣后叶脱垂通常与发生前向反流射流相关。紧贴心房壁的偏心射流通常看起来比朝向中央的射流小；因此，通过仔细调整仪器设置，从至少两个正交切面评估射流是至关重要的。

反流程度越高，则左心房压力和反流速度越高。早期流入血流峰流速（E 波）的多普勒测值和连续波多普勒频谱的形状与强度提供了与反流程度相关的附加数据，反流程度恶化会导致更高的流速，更密的射流。另一种提示二尖瓣反流严重的定性衡量标准是肺静脉多普勒信号存在收缩期血流逆转（图 55-36）。

定量评估反流严重程度比单独定性评估更可取，因为彩色多普勒测量射流大小和湍流受到换能器频率和仪器设置的影响。定量评估包括使用 PISA 法测量反流量和计算反流口面积。PISA 计算假设血流以层流的方式朝向反流口加速流动，形成同心等速度半球（见图 55-11）[20]。一旦测量出半球表面积、该半球的血液速度（"失真速度"）和瓣口反流速度，EROA 就可以被计算出来。当反流口为圆形且射流不偏心时，EROA 的计算更为准确。美国超声心动描记术学会对反流的定量分级现已被纳入 AHA/ACC 关于心脏瓣膜疾病的指南[19, 45, 46]。持续性二尖瓣反流体积和增加的心脏血流动力学负荷会导致左心室腔扩大和收缩功能障碍。一系列超声心动描记技术所得到的心室大小和收缩功能的测值是慢性二尖瓣反流干预时机的主要决定因素。在无症状患者中，当左心室收缩末期直径大于 40mm，射血分数小于 60%，出现心房颤动或肺动脉高压时，建议手术治疗[45, 46]。

随着二尖瓣修复专业知识逐渐增加，结局逐渐改善，许多经验丰富的外科中心现在提倡当成功修复的可能性超过 90% 时尽早行二尖瓣修复，即使在那些左心室大小和功能正常的患者中也是如此。早期干预前，需要通过已建立的定量评估指南（EROA ≥ 0.4cm^2，反流量 ≥ 60mL，反流分数 ≥ 50%）进行仔细的超声心动描记评估，来确认反流是严重的。评估成功修复的可能性需要超声心动描记师和心脏外科医生之间的密切合作。在手术过程中，术中 TEE 被用来评估修复的充分性和识别残余的二尖瓣反流。

（五）三尖瓣疾病

大多数成人右侧瓣膜疾病继发于左心功能不全。三尖瓣和肺动脉瓣轻度反流的描记结果是正常的发现，能在超过 80% 的正常成人中被看到。显著的功能性三尖瓣反流可能是由肺动脉高压（＞55mmHg）所致，常伴有右心室和瓣环扩张[48]。三尖瓣反流的其他原因包括心内膜炎、类癌疾病、纵隔辐射和放置起搏器电极后的损伤。类癌的超声心动图特征包括三尖瓣叶钙化、增厚和收缩。三尖瓣反流的先天性病因之一为 Ebstein 畸形，表现为三尖瓣隔侧瓣叶向心尖移位和不良瓣叶对合。严重的三尖瓣反流产生宽的缩流断面（＞7mm），导致肝静脉收缩期血流逆转（从肋下切面视角成像）。伴随持续性的右侧容量超负荷，右心室可能会扩张、肥厚和运动低下。

（六）人工瓣膜

人工瓣膜分为两大类：生物瓣膜和机械瓣膜。人工瓣膜中有缝合环和支架，因此人工瓣膜的功能瓣膜面积小于天然瓣膜的面积，从而导致相对较高的顺行速度[49]。不同类型瓣膜的独特

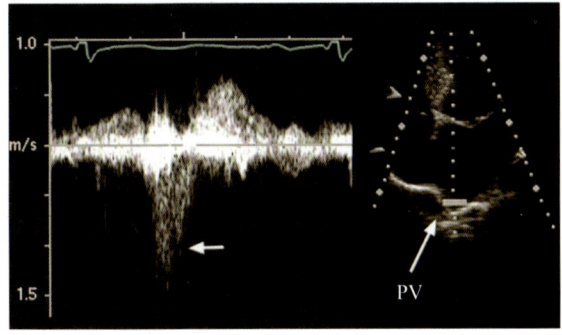

▲ 图 55-36 一例显著二尖瓣反流患者的肺静脉描记。多普勒采样点放置在右上肺静脉（PV；右）。频谱多普勒描记显示收缩中期血流逆转远离换能器（箭；左）

血流动力学的知识对于区分正常和异常的跨瓣血流和功能是重要的。跨瓣速度、面积和压差的预期值取决于瓣膜大小、患者体型、瓣膜类型和瓣膜位置。最佳的超声心动描记评估常常受限于瓣膜位置、人工材料产生的混响伪像和声影（见图55-3），其中混响伪像会妨碍瓣膜封堵器的显示。这些现象在评估二尖瓣位人工瓣是否发生反流时会造成问题，因为它们在左心房产生了阴影。经食管超声心动描记术（心脏后部图像的质量会得到改善）经常被需要用来做出更明确的评估（图55-37）[50]。

对于任何人工瓣膜，少量的反流性瓣膜血流并不少见。在术后即刻时期，微小的瓣膜旁反流射流是常见的，并且通常随着时间的推移而消失。单叶倾斜碟瓣存在不对称的血流特征，表现为较大和较小的顺行血流，以及偏心的小反流射流。双叶机械瓣具有复杂的流体动力学，可以见到顺行血流通过各瓣叶对应的两个小口和一个中心大口。在瓣膜关闭过程中，通常可以看到两个小的中心相交的反流射流。跨瓣压差的估计对于生物瓣膜是相对可靠的。然而对于机械瓣膜来说，整个开口面上的血流是异质性的，较小的瓣叶口处的局部高速度可能导致跨瓣压差被高估。由于缺乏人工材料，同种异体瓣膜和无支架组织主动脉瓣继而出现，它们在超声心动图表现上与天然瓣膜难以区分。

因为人工瓣膜的血流动力学取决于患者体质和瓣膜类型，所以手术后基线超声心动图（2-3个月）是被推荐施行的。随后，除非患者出现新的心肺症状或怀疑有瓣膜功能障碍，通常不需要进行系列的检查。包括心内膜炎、血管翳或阻碍瓣运动的血栓在内的并发症都可通过超声心动描记术被准确诊断出来。由于可以改善图像质量和优化换能器置放，TEE超声心动描记术几乎总是被需要用来评估人工瓣膜功能障碍。

（七）心内膜炎

结合临床和细菌学数据，超声心动描记术能对心内膜炎的评估提供十分宝贵的信息[51]。当患者具有人工瓣膜、天然瓣膜疾病、先天性心脏病或临床危险因素如静脉药物使用时，他们发生心内膜炎的风险最高。主要的超声心动图诊断标准包括附着在瓣叶（赘生物）或心内膜表面的回声致密肿块、瓣膜旁脓肿和人工瓣膜开裂（图55-38）。

当诱发因素、发热、脓毒症或栓塞事件提示心内膜炎时，TTE是首选的起始程序。TTE允许更好地操纵换能器，以评估各种可能的瘘管和

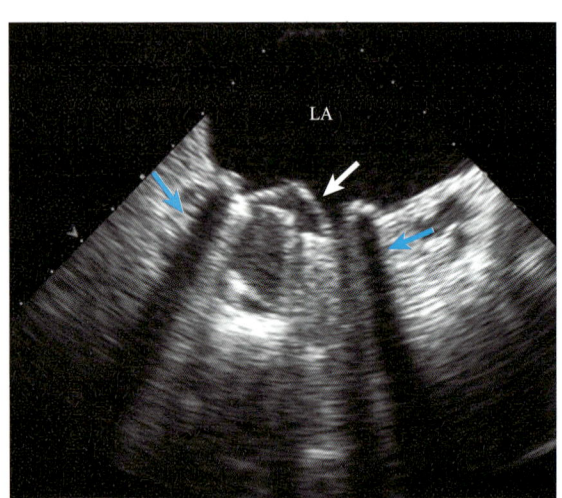

▲ 图 55-37 TEE 成像显示二尖瓣位的 St. Jude 人工机械瓣（箭），伴左心室声影。在装有二尖瓣位人工瓣的患者中，TEE 经常被需要用来明确评估瓣膜功能障碍、心内膜炎和进入左心房的反流。LA. 左心房

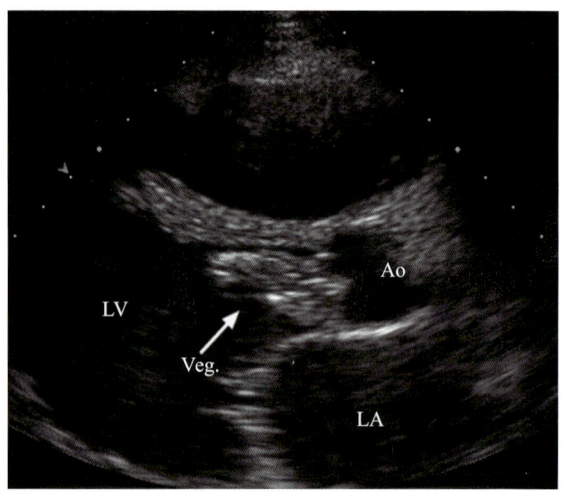

▲ 图 55-38 一例天然主动脉瓣心内膜炎患者，具有重度主动脉瓣反流和心源性休克。一个大的移动性赘生物附着在主动脉瓣上，并脱出到左心室流出道（箭）
Ao. 主动脉；LA. 左心房；LV. 左心室；Veg. 赘生物

异常通道。然而，虽然 TTE 的特异度是足够的（约 91%～98%），但 TTE 的敏感度相对较差（约 36%～90%），其中多数的研究得到的敏感度值处于上述范围的低端。因此，那些经胸检查阴性但临床高度怀疑心内膜炎的患者应该进一步接受 TEE 检查[52]。TEE 的诊断准确率较高，而且能更轻易地显示心内膜炎的并发症。即使超声心动描记术对心内膜炎的评估结果为阴性，在临床可疑度仍然很高时，也要考虑再次超声心动描记检查，因为后续的检查结果可能会随着疾病进展而出现异常。

使用超声心动描记术检查心内膜炎的局限性在于不能区分急性和慢性病变，也在于不能区分赘生物和血栓、来自钙化或人工材料的混响伪像以及非细菌性血栓病变，如可见于系统性红斑狼疮的非细菌性血栓病变。假阳性发现包括正常的瓣膜增厚、主动脉瓣上的 Lambl 赘生物、黏液样变性疾病所致的冗长二尖瓣叶、部分性连枷叶、瓣叶钙化和退行性改变。

心内膜炎的常见并发症包括其他瓣膜受累、瓣叶穿孔、瓣周脓肿、瘘管形成和冠状动脉栓塞。心内膜炎相关的瓣膜功能障碍通常会导致反流。与天然瓣膜一样，人工生物瓣膜的心内膜炎通常是以赘生物为特征。在装有机械瓣膜的情况下，赘生物较为少见。取而代之的是，感染通常会导致瓣膜不稳定，伴有开裂、瓣周漏或脓肿。主动脉瓣位的瓣周脓肿可延伸至二尖瓣前叶，累及二尖瓣 - 主动脉瓣间纤维膜（图 55-39）。因为它与 LV 腔相通，所以进出此假性室壁瘤的血流能被彩色多普勒成像所显示。累及主动脉窦的感染可导致 Valsalva 窦瘤样扩张和破裂，多普勒检查可显示血流进入与受累窦邻近的心腔。

十、主动脉疾病

经胸超声心动描记术能可靠地对涵盖大部分胸主动脉和近端腹主动脉的主动脉解剖结构进行成像。标准的主动脉直径测量值取自主动脉瓣环、窦部、窦管结合部、升主动脉、主动脉弓和降主动脉[53]。非倾斜成像对于准确测量舒张末期主动脉内径是必不可少的。TTE 的图像分辨

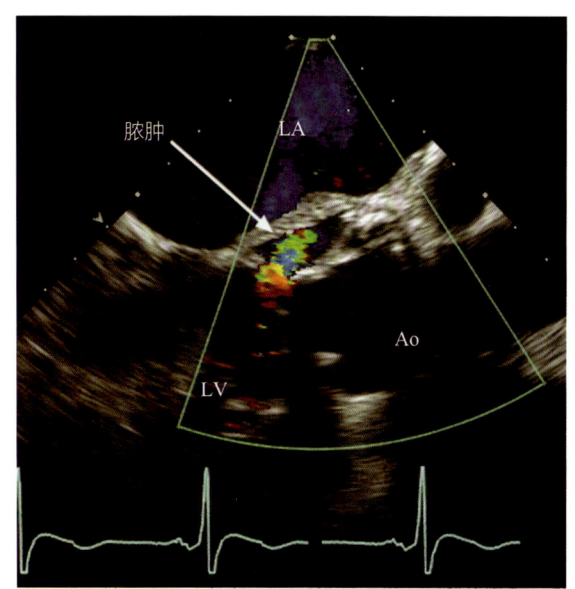

▲ 图 55-39 经食管超声心动描记术成像显示一例装有机械主动脉瓣的患者二尖瓣 - 主动脉瓣间纤维膜（箭）的假性室壁瘤。经彩色多普勒可见收缩期血流进入左心室（LV）流出道
Ao. 主动脉；LA. 左心房

率通常受限于主动脉所在的靠后位置和前方覆盖的充气结构，如气管和肺。另外，自胸壁至主动脉的距离也会阻碍最佳图像分辨率的实现。因此 TEE，这样一个能缩短换能器与主动脉间距离并能改善超声穿透性能的技术，通常被需要用来实现完整的主动脉超声心动描记评估。计算机断层扫描和磁共振成像可以更好地对主动脉进行空间性成像；但超声心动描记术允许在没有辐射或造影剂暴露的情况下进行成像。超声心动描记还具有便携性，能识别同时存在的心包积液和主动脉瓣反流，这些都是它的优势。重要的是，数据更容易获取，因为在大多数经胸超声检查中有限的主动脉成像是常规进行的。

升主动脉的无症状扩张与动脉粥样硬化、体循环高血压、主动脉瓣二瓣化畸形和马方综合征有关。马方综合征与主动脉窦扩张和窦管结合部消失有关。主动脉窦或升主动脉瘤样扩张的患者发生夹层和主动脉破裂的风险增加。因此，序贯的超声心动描记术被用于监测进行性增大的情况，以决定行预防性手术修复的时机[53]。

动脉粥样硬化性疾病通过 TEE 能更容易地被

成像显示，疾病的严重程度和范围通过沿胸主动脉和近端腹主动脉的长径成像被轻易地显示出来（图 55-40）。常见的发现包括动脉粥样硬化斑块、溃疡、相关的扩张和贴壁移动性血栓，这些都被认为是远端栓塞性疾病的潜在栓子来源。术中使用 TEE 和（或）使用无菌换能器经主动脉外表扫描来定位动脉粥样硬化斑块，可以确定动脉旁路循环的主动脉插管和主动脉阻断的最佳位置。

在主动脉夹层中，内膜片表现为主动脉腔内薄的移动性高回声信号（图 55-41）。假腔可以含有血栓，可以局限化或向远处延展。彩色血流多普勒可用于识别假腔的入口点和出口点。夹层相关的发现包括壁内血肿，夹层延伸至分支血管，或延至冠状动脉导致节段性室壁运动异常、心包或胸腔积液、主动脉根部扩张，以及连枷主动脉瓣叶伴主动脉反流。TTE 检测主动脉夹层的灵敏度为 29%～80%，受到束宽伪像和混响伪像的限制，这些伪像能使假阳性结果增加。TTE 的特异度也很低，因为其对位置靠后的主动脉进行成像存在困难。在经验丰富的操作员手中，TEE 能改善图像质量，实现对胸主动脉全长结构更完整的评估，其灵敏度和特异性都接近 100%。手术干预后，一系列超声心动描记技术可被用于监测疾病复发，评估近端和远端移植物吻合口位置，评价人工瓣膜功能。计算机断层扫描、TEE 和心脏磁共振成像对主动脉夹层具有同等的诊断准确性。

十一、先天性心脏病

超声心动描记术是先天性心脏病患者的关键诊断方法[54]。超声心动描记术的适应证包括诊断、监测病变所致血流动力学紊乱对心功能影响的进展，以及确定解剖学特征以指导姑息性或修复性干预方式。超声心动描记术通过多普勒检查和振荡盐水造影技术能准确探测心内分流。通过比较经肺动脉瓣和主动脉瓣的体积流量，可以定量计算肺-体循环分流比。

对于房间隔缺损，超声心动描记术通过彩色多普勒血流成像可以显示跨房间隔的左向右分流，能鉴别继发孔型、原发孔型和静脉窦型缺损。其他与房间隔缺损相关的发现包括右心增大、肥厚和肺动脉高压。三维超声心动描记术能改善房间隔成像的空间分辨率，确定缺损的大小和位置，进而有助于进行经皮与手术缝合方式的决策。室间隔缺损可通过跨室间隔的多普勒血流来识别。在成人中，大多数室间隔缺损都是小的，伴有左向右高速收缩期血流和相对较小的分流量。

主动脉瓣二瓣化畸形是最常发生的先天性异常（图 55-42）。主动脉根部扩张在这些患者中很常见，一旦确诊即应实施序贯超声心动描记术来监测进行性瓣膜功能障碍和主动脉扩张（图 55-43）。

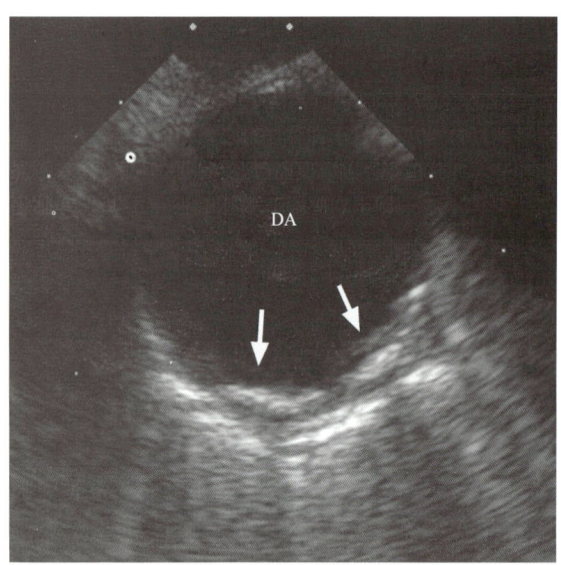

▲ 图 55-40 经食管超声心动描记成像显示降主动脉（DA）有轻度动脉粥样硬化（箭）。动脉粥样硬化斑块内的钙化导致远场出现声影

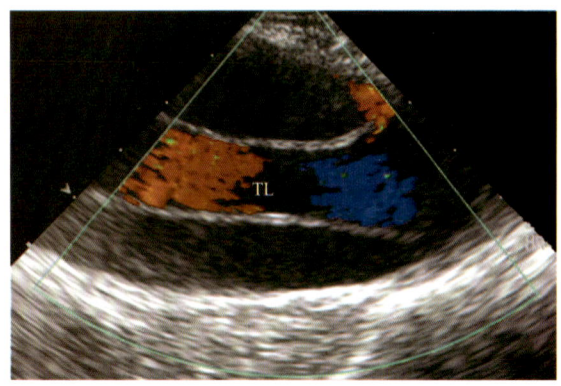

▲ 图 55-41 经食管超声心动描记成像显示，扩大的主动脉内可见夹层内膜片。真腔（TL）被彩色多普勒成像显示出来

第二部分　成人心脏手术
第 55 章　诊断超声心动图（超声成像在心血管疾病诊断中的应用）

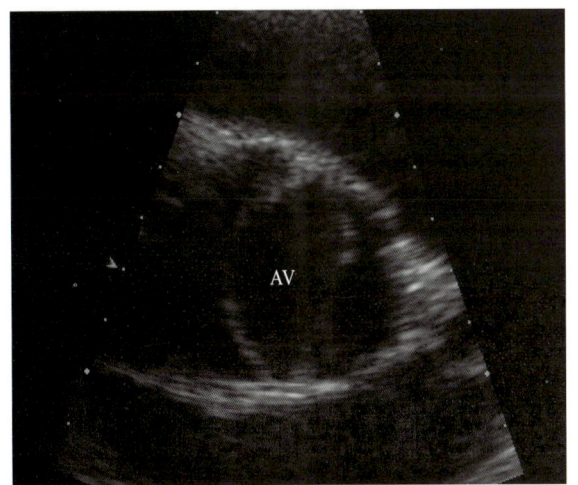

▲ 图 55-42　一例主动脉瓣二瓣化畸形的胸骨旁短轴切面视图，显示收缩期线样前后瓣膜的开放
AV. 主动脉瓣

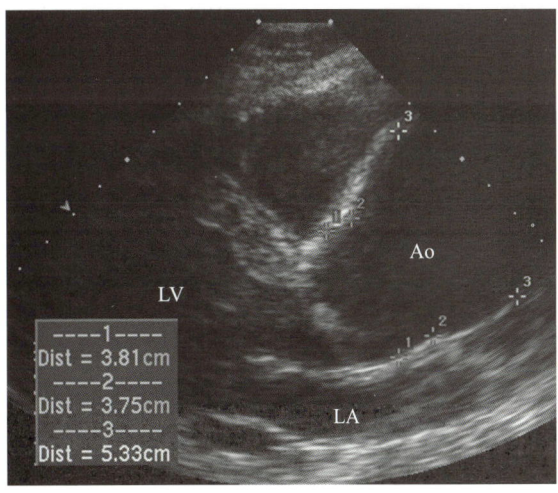

▲ 图 55-43　一例主动脉瓣二瓣化畸形患者的主动脉根部和升主动脉扩张。测量值取自冠状静脉窦处（1）、窦管结合部（2）和近端升主动脉（3）
Ao. 主动脉；LA. 左心房；LV. 左心室

在主动脉缩窄患者中，经胸成像可以显示主动脉变窄。对胸主动脉的多普勒检查会显示缩窄区顺行血流速度增加，顺行主动脉血流会持续到舒张期。对于动脉导管未闭，彩色多普勒可能会显示出肺动脉与主动脉间的交通，如果进入肺动脉的分流足够大，则可能会显示主动脉舒张期血流逆转。

在成人中最常见的复杂先天性心脏病是法洛四联症。大多数法洛四联症患者接受了手术修复，室间隔缺损得到闭合，右心室流出道得到加宽或补片修复。系列超声心动描记术可被用于监测与跨瓣环肺动脉补片和右心室大小及功能有关的肺动脉反流；这需要再次手术干预。在既往已行复杂先天性心脏病手术修复的患者中，超声心动描记术是监测先前姑息性或矫治性手术远期并发症的关键工具。通过对先前手术操作的了解和仔细地检查，解剖学和生理学状态通常能被很好地显示。然而在更复杂的病例中，可能需要其他成像技术，包括磁共振成像和心脏导管检查，才能实现患者的完整评估。先前的手术报告通常会极大地帮助超声心动描记师解释先天性修复的特点和识别并发症。

第十七篇 心血管疾病的内科和导管治疗
MEDICAL-AND CATHETERBASED TREATMENT OF CARDIOVASCULAR DISEASE

第 56 章
介入心脏病学
Interventional Cardiology

Stuart H. Chen Duane S. Pinto 著
史 峰 译

介入心脏病学是一门以导管术治疗多种心血管疾病的医学学科。1977 年，介入心脏病学于渺小中起步，如今已囊括了一系列用以治疗缺血性、瓣膜性和先天性心脏疾病的技术手段。介入心脏病学的发展和成熟，与迅速涌入心脏病治疗领域的新技术、新药物密不可分。本章将回顾介入心脏病学的发展历程，介绍介入术的适应证、相关技术手段、设备的演变和术中的药物使用。

一、历史回顾

20 世纪 50 年代，Sones、Judkins 和 Abrams 将冠状动脉造影导管改进完善。1964 年，影像学家 Charles Dotter 完成了第一例以治疗为目的的动脉狭窄血管内扩张术[1]，以渐进式同轴导管扩张的方式改善血供，治疗外周动脉损伤。手术常见血肿、末梢栓塞等并发症。这种当时被称为"dottering"的术式并未在美国得到支持。然而，欧洲的研究者们却在不断研究和改进这一术式，其中 1 位是内科医生 Andreas Gruentzig。Gruentzig 将 Dotter 的多导管系统改进为一种双管腔的导管，导管末端有可扩张的球囊，使其在粥样硬化斑块上产生环状压力，而非同轴压力。球囊在斑块内的膨胀导致动脉内膜的破裂及中膜和外膜的拉伸（图 56-1）。

1974 年，Gruentzig 完成了第一例外周血管球囊成形术，随后又在 1 例冠状动脉搭桥术中完成了第一例人体冠状动脉血管成形。1977 年 9 月，Gruentzig 完成了第一例经皮冠状动脉腔内成形术（PTCA），介入心脏病学就此诞生[2]。

一开始，球囊血管成形术是在治疗有症状的近端局灶狭窄患者时，作为冠状动脉分流术的替代方案。于这些患者而言，扩张狭窄动脉可显著改善心绞痛和缺血的客观测量结果[3]。然而，PTCA 的应用仅局限于一小部分冠状动脉病变，因为整个导管需穿过末梢曲折的血管，而第一代球囊导管的固定导丝不便于进行这样的操作。更

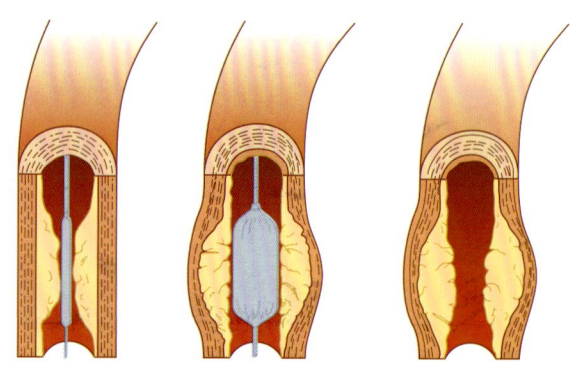

▲ 图 56-1 血管成形术扩大动脉管腔的机制
引自 Willerson JT: Treatment of heart diseases, New York, 1992, Hower Medical

易于使用的跨导丝和快速交换系统逐渐取代了最初 Gruentzig 建立的球囊固定导丝系统。而出现顺应性强、截面积小的球囊系统，使扩张远端曲折的钙化血管成为可能。

20 世纪 80 年代末至 90 年代初出现的新型球囊装置，解决了以往血管球囊成形术主要的缺陷，即突发血管闭塞和再狭窄。此后，随着斑块消融设备、激光球囊导管和血管内支架等引入，更用概念"经皮冠状动脉介入术"（PCI）逐渐取代了 PTCA，成为所有以扩大狭窄血管腔为目的的导管术的总称。冠状动脉斑块消融术，如定向斑块旋切术、冠状动脉旋磨术和准分子激光血管成形术，最初是球囊血管成形术的替代方案。这些技术在某些高危的病变（如纤维钙化病变和分支狭窄）中取得了技术性成功，但囿于技术难度，且对再狭窄无明显作用，现已大部分废弃，仅作为某些复杂病变的独立疗法。

血管内植入物（即支架）的广泛使用，显著地提升了导管术的短期安全性和长期疗效，因此，现在美国每年实行的 PCI 达百万台以上，以缓解心血管疾病患者的症状，减少心脏不良事件的发生[4]。最初，支架的作用是封闭动脉夹层，通过阻止动脉壁弹性回缩，逆转 PTCA 术后的急性血管闭塞。Gianturco-Roubin 支架是美国批准的第一款此类支架，其作用是稳定血管夹层，减少突发血管闭塞和早期并发症的发生[5]。1994 年，在经过两次 RCT 验证其降低再狭窄发生的作用后，Palmaz-Schatz 球囊扩张式支架也获批选择性使用[6,7]。

至此，在新千年到来以前，支架置入已成为基于导管疗法的默认应用技术，所有接受 PCI 的患者中，有 70%~80% 接受了支架置入。尽管支架置入技术有诸多益处，术后仍有 10%~30% 的患者会发生再狭窄，通常表现为复发缺血。对于发生支架内再狭窄的患者，球囊扩张术后附加血管内近距离放射疗法，可大大减少随后的血运重建需要，但对长期结局并无作用[8]。因此，此技术在冠状动脉疾病治疗中已大多被废弃。

2004 年，药物洗脱支架（DES）获得美国 FDA 批准上市。这些支架可直接在血管内从其多聚物覆膜上释放雷帕霉素或紫杉醇，极大地降低了再狭窄的发生率。但一些报道提示，与裸金属支架（BMS）相比，DES 具有更高的极晚期支架血栓发生率。这使得临床对 DES 的使用更加个体化，对于具有高出血风险的患者，或对双联抗血小板疗法依从性较差的患者，通常使用 BMS。近年，DES 被应用于全美 60%~70% 的 PCI 中。第二代 DES 应用新药物、新多聚物覆膜和新传送系统，与第一代相比，具有更低的再狭窄、支架血栓和心肌梗死发生率，现已获批投入使用。生物可降解覆膜支架和可全部降解的支架现已在临床使用中[9,10]。

二、经皮冠状动脉介入治疗（PCI）

如同动脉血管造影，冠状动脉介入的第一步是在股动脉、肱动脉或桡动脉中置入动脉鞘管。虽然置入路径可由操作者自行决定，但通常使用的是股动脉路径[11]。桡动脉路径曾是许多国家 PCI 操作的默认选择，近期在美国也越来越受欢迎。桡动脉路径可带来更好的预后，尤其是对于 ST 段抬高型心肌梗死（STEMI）的患者而言，且能降低心血管并发症的发生率，患者满意度也更高[12,13]。不同的路径操作成功率相当，但肱动脉和桡动脉路径的放射暴露量比股动脉路径略大，操作时间也比后者略长[14]。桡动脉路径的应用受限于动脉管径的狭小，桡动脉、锁骨下动脉和主动脉的迂曲，以及操作者的经验对路径的熟悉度。

用空心针经皮穿刺动脉壁，即可建立动脉通路[15]。将指引导丝沿空心针或导管管腔插入，即可移除空心针或导管，再沿导丝置入动脉鞘管。随后，沿动脉鞘管置入指引导管，并沿导丝推进其至升主动脉。移除导丝，进行冠状动脉或旁路导管的选择性插管。如果是修复血管狭窄，则用 1 根 0.014 inch（1 inch=2.54cm）的导丝越过狭窄，并将治疗狭窄的设备沿导丝同轴推进至血管（图 56-2）。

所有的 PCI 操作都需在术中使用抗血小板和抗凝血药物。常用的抗凝血药物有普通肝素、低分子量肝素和凝血酶抑制药比伐卢定。大多数情况下，操作前应使用阿司匹林，术前、术中或术

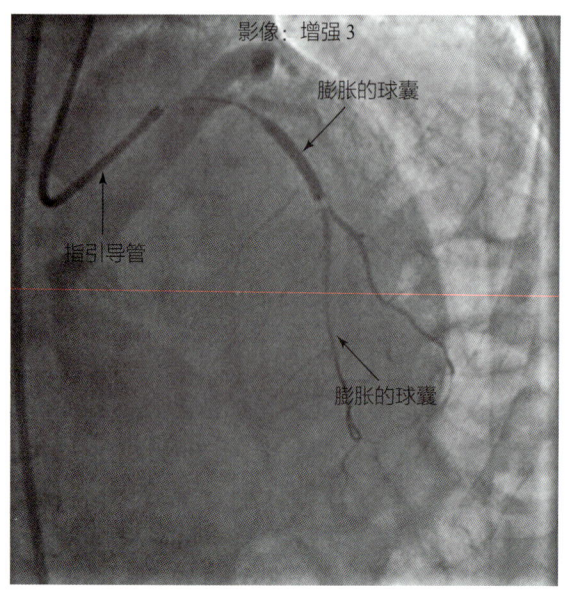

▲ 图 56-2　左前降支 PCI 术中血管造影
左侧：指引导管；右上：膨胀的球囊；右下：左前降支内的造影剂和导丝

后应附加口服抗血小板药氯吡格雷、替卡格雷或普拉格雷，或静脉注射依替巴肽，替罗非班或阿昔单抗。在临床 PCI 操作中，这些药物的最佳应用时机和组合方案是重要的考虑因素，但此处将不予讨论。

（一）不稳定型心绞痛和非 ST 段抬高型心肌梗死的介入治疗

对于具有中高度再梗死或死亡风险的不稳定型心绞痛或非 ST 段抬高心肌梗死（NSTEMI）的患者，目前指南支持早期冠状动脉造影用于对其的早期侵入治疗策略。对于心肌标志物阳性[12]，导联心电图显示 ST 段改变，或具有充血性心力衰竭、难治性心绞痛或心律失常等临床特征的患者而言，此策略尤佳[16]。此策略需早期应用抗血栓和抗血小板药物，并需早期行血管造影以进一步评估风险。当冠状动脉解剖构造合适时，若无强烈禁忌证，则行冠状动脉搭桥术（CABG）或 PCI。通常，在所有接受血管造影的中高危不稳定型心绞痛或 NSTEMI 患者中，30% 不进行血运重建，55%~60% 接受了 PCI，10%~15% 接受了冠状动脉搭桥[17]。低风险的患者可采用选择性侵入治疗策略。对于非侵入性检测结果高危或由复发症状的患者，可保留血运重建。

（二）ST 段抬高心肌型梗死的介入治疗

- 对于急性 ST 段抬高型心肌梗死（STEMI）患者，通过机械或药物方式行再灌注有明确的好处。与单独的 PTCA 相比，冠状动脉介入置入支架可显著降低死亡率和缺血靶血管的血运重建发生率，且其对急性心肌梗死患者益处可持续达 5 年[18-20]。此种直接 PCI 已被证实可有效重建 90% 以上患者的正常心外膜灌注。如果治疗时间短，且可在有经验的医疗机构中迅速打开闭塞动脉，即使需要转运患者，PCI 也是优于溶栓治疗的选择[21]。治疗时间于操作者和医院而言都是重要的质量评估指标，从第 1 次寻求医疗支援到动脉内装置第 1 次启动的时间需在 90min 内，若需要转至可行 PCI 操作的机构，这个时间也需要在 120min 内[22, 23]。

- PCI 治疗的动脉长期通畅率达 85% 以上，且与溶栓疗法相比，PCI 术后再梗死率和死亡率都明显降低[1, 24, 25, 26]。初步报告显示，溶栓和 PCI 结合治疗有害无益，但对于 30%~50% 溶栓治疗无效的患者而言，后续补救性 PCI 能带来更好的结局[27, 28]。对于预计难以获得直接 PCI 的患者，应采用侵入性药物治疗策略，给予溶栓治疗，并将患者转至可行 PCI 的机构，以便在溶栓治疗无效时行补救性 PCI，或在溶栓治疗后 3~24h 内行择期 PCI 或常规血管造影[29, 30]。在 PCI 的同时行溶栓治疗，即易化 PCI，此方案可带来不良结果。易化 PCI 的目的是同时给予的溶栓治疗来改善 PCI 操作的结局，而侵入性药物治疗策略的目的是用附加的 PCI 来改善溶栓治疗的结局，应注意将两者区别。

- 急性心肌梗死患者发生心源性休克时，可能从 PCI 或 CABG 迅速血运重建中获益。1 个随机试验比较了 PCI 或 CABG 迅速血运重建和初步溶栓治疗稳定病情、延迟血运重建或后两者的结合。该研究证明，PCI 或 CABG 迅速血运重建与后 3 种疗法相比，均有更高的半年生存率；而对于 75 岁以上的患者，PCI 或 CABG 迅速血运重建对初步溶栓结合延迟血运重建疗法显示出降低的生存率[31]。

（三）慢性稳定性心绞痛的介入治疗

- 对于症状轻微且心肌缺血面积较小的患者而言，药物治疗是更推荐的方案；如果能进行冠状动脉血运重建，那么具有大量缺血但存活心肌的患者心绞痛可得到较好的控制。在无症状或症状可用药物控制、但非侵入性检测评估为高危的患者中，血运重建相比于单独药物治疗具有耕地的死亡率和心肌梗死发生率[32, 33]。

- COURAGE 研究发现，在稳定型 CAD 的初步治疗中，PCI 和药物治疗在降低死亡率和心肌梗死及其他心血管不良事件的发生率方面无显著差异[34]。尽管 PCI 治疗组早期对心绞痛症状有缓解作用，但 5 年内 PCI 组和药物治疗组在心绞痛症状上无显著差异。然而，美国心脏病学会/美国心脏协会（ACC/AHA）的 PCI 指南指出，无症状或症状轻微的冠状动脉损伤患者，若其有 1～2 支动脉狭窄达 50% 以上，在操作成功率高、不良事件发生率和死亡率低，且狭窄动脉供应的是中至大面积的存活心肌的情况下，应行 PCI[32, 35]。因此，是否行择期 PCI 很大程度上取决于有缺血风险的心肌面积大小以及初始药物治疗的失败率。

1. **多支血管 PCI**

多支血管 PCI 和 CABG 的疗效比较一直是争论的焦点，选择 PCI 或是 CABG 通常取决于疾病的复杂性和严重性，以及患者的缺血风险和手术并发症风险。框 56-1 比较了 CABG 和 PCI 的直观优势。注册资料评估了多种病变亚组，其结果表明，对于 3 支血管病变或左前降支近端严重狭窄的患者而言，CABG 优于 PTCA[36]。多项 RCT 比较了 CABG 和 PTCA，BMS 和 DES（表 56-1），其中，BARI 研究是最大的将 PTCA 和 CABG 进行比较的研究。BARI 研究显示，5 年生存率和不发生 Q 波型心肌梗死的生存期在 PTCA 组和 CABG 组无明显差异（分别为 86.3% vs.89.3%，78.4% vs. 80.4%，P=0.19）；而另一方面，随机分至 CABG 组的患者有更低的重复血运重建需求。尽管如此，最初分配至 PTCA 组的患者中，有 69% 也在 5 年内避免了 PTCA 需求[37]。在此研究中，相比于 PTCA，CABG 对合并糖尿病的患者（n=353）显示出更大的益处[38]。在 5 年随访中，180 名分配至 CABG 组的合并糖尿病患者全因死亡率为 19.4%，而 173 名分配至 PCI 组的患者全因死亡率为 34.5%（P=0.003）。但长期随访显示，在 BARI 试验中经过筛查但并未被随机分配的登记患者中，合并糖尿病的患者的死亡率在 CABG 组和 PCI 组中并无显著差异[39, 40]。与随机试验不同，BARI 登记患者最初的血运重建方案是由他们的主治医师决定的，这可能是造成两组研究结果差异的原因。

框 56-1　CABG 和 PCI 的优势比较

- 冠状动脉搭桥术（CABG）
  - 更少的后续手术和住院治疗
  - 1 年和 3 年时，症状改善得更好
  - 更完善的初始血运重建
  - 在合并糖尿病和复杂疾病的患者中，具有更高的生存率和更少的重复步骤
  - 对于左主干病变有明确益处
- 经皮冠状动脉介入治疗（PCI）
  - 可在围术期风险增高的患者中进行
  - 初始手术后恢复更快
  - 1 年和 3 年随访显示多数患者无症状出现
  - 若行支架置入，80%～90% 的患者不需要行 CABG

多项研究比较了多支血管 BMS 置入和 CABG 的结局（表 56-1）。对于比较 BMS 和 CABG 的 4 项主要研究的 Meta 分析显示，PCI 的 5 年安全

表 56-1 随机临床试验比较 CABG 和 PCI

试验		临床参数			卒中发生率	成本评估
		死亡率和 MI 发生率	心绞痛症状缓解	重复血运重建		
未使用支架	GABI	PCI	PCI	CABG	不适用	不适用
	EAST	无差异			无差异	PCI
	RITA		CABG		不适用	不适用
	ERACI				不适用	PCI
	CABRI					不适用
	BARI				无差异	
使用 BMS	MASS-2	CABG（对于 MI 发生率）	不适用	CABG	不适用	无差异
	AWESOME	无差异	无差异		无差异	无差异
	ERACI-2	PCI	不适用		不适用	无差异
	SoS	CABG（对于死亡率）	CABG			不适用
使用 DES	ARTSI	无差异	不适用		无差异	PCI
	ARTSII				不适用	不适用
	MAIN-COMPARE				不适用	
	LE MANS				无差异	
	SYNTAX	CABG	无差异			CABG
	FREEDOM				PCI	不适用

BMS. 裸金属支架；CABG. 冠状动脉旁路移植；DES. 药物洗脱支架；MI. 心肌梗死；PCI. 经皮冠状动脉介入（引自 Levine GN, Bates ER, Blankenship JC, et al: 2011 ACCF/AHA/SCAI guideline for percutaneous coronary intervention. A report of the American College of Cardiology Foundation/American Heart Association Task Force on Practice Guidelines and the Society for Cardiovascular Angiography and Interventions. Circulation 124：e574-e651, 2011.）

性表现与 CABG 相似。在接受 CABG 的患者中，重复血运重建率更低（分别为 29.0% vs. 7.9%，HR=0.23，95% CI 0.18～0.29，P < 0.001）（图 56-3A），但死亡率和卒中发生率、心肌梗死发生率无差异（图 56-3B）。没有疾病亚组显示出选择 CABG 的额外益处[41]。

据推测，降低与 DES 相关的重复血运重建率，可减少多支血管 PCI 术后的不良事件，使其成为优于 CABG 的方案。SYNTAX 研究以 3 支血管疾患或冠状动脉左主干（LMCA）病变的患者为对象，将其随机分配至紫杉醇洗脱支架组或 CABG 组[42]。3 年和 5 年随访显示，紫杉醇洗脱支架组比 CABG 组具有更高的主要心血管不良事件发生率（3 年为 28.0% vs. 20.2%，P < 0.001，5 年为 37.3% vs. 26.9%，P < 0.0001）[43, 44]。在 CABG 组中，心脏病死亡率、心肌梗死发生率和重复血运重建率均更低（分别为 5.3% vs. 9.0%，P=0.003；3.8% vs. 9.7%，P < 0.001；13.7% vs. 25.9%，P < 0.001）。

基于血管造影结果的复杂性和疾病程度，此研究建立了 SYNTAX 评分系统。应用 SYNTAX 评分可将患者的冠状动脉病变分为低（评分 0～22）、中（评分 23～32）和高（评分 ≥ 33）3 个等级。当用 SYNTAX 评分分级后，接受 CABG

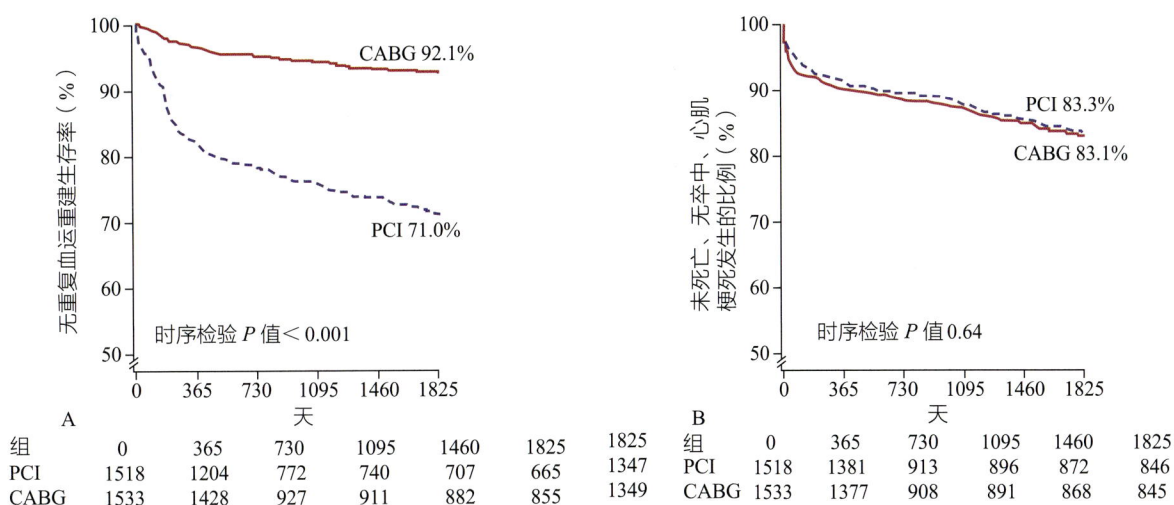

▲ 图 56-3 重复血运重建（A）和死亡率、卒中发生率、心肌梗死发生率（B）的 Kaplan-Meier 无事件生存分析。
CABG. 冠状动脉旁路移植；PCI. 经皮冠状动脉介入

的患者 5 年不良事件发生率在各级别中即无差异（SYNTAX 评分低、中、高组分别为 28.6%、25.8%、26.8%），但 PCI 组和 CABG 组的比较结果有显著差异。对于 SYNTAX 评分低的患者，CABG 和 PCI 的治疗结局无显著差异，但具有中或高 SYNTAX 评分值的患者，接受 PCI 后心肌梗死发生率和重复血运重建率均比接受 CABG 更高。

FREEDOM 研究是以合并糖尿病患者和多支血管病变患者为研究对象的最大研究，该研究随机将 1 900 名患者（其中 83% 具有 3 支血管病变）随机分配至 PIC 置入 DES 组或 CABG 组[45]。结果显示，CABG 组的 5 年主要结局发生率（死亡、非致死性心肌梗死和非致死性卒中复合终点）比 PCI 组更低（18.7% vs. 26.6%，P=0.005），因为 PCI 组具有更高的死亡率和心肌梗死发生率（PCI 组对 CABG 组，分别为 16.3% 对 10.9%，P=0.049，13.9% vs. 6.0%，$P < 0.001$），而 CABG 组的 5 年卒中发生率却更高（PCI 组对 CABG 组，2.4% vs. 5.2%，P=0.03）[45]。对于合并糖尿病的多支血管病变患者而言，无论 SYNTAX 评分结果如何，CABG 都是优于 PCI 的选择，这提示了 CABG 对这类患者的益处和其冠状动脉解剖复杂性无关。

2. 左主干病变

左主干病变患者的支架置入操作成功率较高，但和多支血管 PCI 一样，左主干病变患者 PCI 也有更高的重复血运重建率。DES 现已很大程度上取代了 BMS 作为无保护左主干病变患者的 PCI 选择，对于此类患者的血运重建，PCI 的选择频率仍低于 CABG。描述左主干病变患者 DES 置入或 CABG 术后结局的研究显示，接受 PCI 的患者重复血运重建率更高，而接受 CABG 的患者死亡率更低[46, 47]，是否是患者的危险度和血管造影参数影响了这些结果尚待阐明。1 个包括了 705 名左主干病变患者的 SYNTAX 研究亚组分析显示，PCI 组和 CABG 组的主要心血管不良事件 12 个月发生率无显著差异（15.8% vs. 13.7%，P=0.44），但 PCI 组具有更高的重复血运重建率（13.5% vs. 5.9%，$P < 0.001$）和更低的卒中发生率（0.3% vs. 2.7%，P=0.01）。以上结果在 5 年随访中仍然成立[44]。

ACC/AHA 对 PCI 的指南强烈建议（推荐等级 I）CABG 作为显著性左主干狭窄（≥ 50% 直径狭窄）的治疗手段，而在某些患者中，如冠状动脉解剖结构提示较低 PCI 并发症发生率和较好结局（如 SYNTAX 评分 ≤ 22、左主干开口病变）的患者，和手术不良事件发生风险较高的患者，PCI 被建议（推荐等级 IIa）作为合理的替代疗法[48]。在最新的《冠状动脉血运重建的适用标准》中，对于孤立性左主干狭窄或左主干狭窄伴额外低 CAD 负担（即额外 1~2 处血管疾患，低 SYNTAX 评分）的患者，PCI 的应用评级为"不确定"，而对于左主干病变伴额外中高 CAD 负担（即 3 支血管病变，慢性完全性闭塞，高 SYNTAX 评分）的患者，PCI 的应用评级为"不适用"[49]，而 CABG 在左主干病变中的应用，无论是否伴有额外 CAD 负担，其评级均为"适用"。因此，和所有稳定型 CAD 一样，对于左主干病变的治疗，选择 PCI 或 CABG，应考虑诸多因素，如冠状动脉解剖特征和相对手术风险。

（四）择期 PCI 和非心脏手术

围术期心脏不良事件的发生率取决于外科手术的类型和患者的临床风险因素，通常发生率在 2%~6%。多数相关研究集中在需要血管手术的患者上。对于具有 3 个或以上临床风险因素且功能较差的患者，建议在血管手术之前行进一步的检查（推荐等级 Ⅱa）。而对于有 1~2 个临床风险因素且功能较差、手术评估中等风险的患者，或是血管手术前功能良好的患者，建议也可做进一步检查（推荐等级 Ⅱb）[50]。在 1 项研究中，具有明显临床特征的 CAD 患者被随机分配至血运重建组或重大择期血管手术前不行血运重建组，该研究结果显示，2 组 2.7 年内死亡率无显著差异[51]。现行的 ACC 指南中，只在患者不行血管手术也能独立从血运重建中获益时，才推荐行 PCI 治疗；而术前进一步心脏检查，也只在其结果可能改变治疗方案时，才推荐实行[52]。而且，血管手术后立即行 PCI 可能带来不良结局，因为支架置入后需行不间断双重抗血小板治疗（DAPT），这可能带来围术期并发出血；若抗血小板药物间断，或由于外科手术造成机体高凝状态，则可能造成支架血栓，带来一系列严重后果。

在 1 个 192 名患者组成的小型队列研究中，术后心血管不良事件发生风险最高的患者是 PCI 治疗后过早暂停 DAPT 的患者（30.7% vs. 0%，$P=0.026$）[53]。另外，支架植入后 6h 内即行外科手术，不良事件如死亡和心肌梗死的发生率更高[54]，需尽可能避免。

三、PCI 的并发症

（一）死亡

行 PCI 治疗时，许多并发症都可能导致死亡，包括过敏样反应、急性心肌梗死、心脏压塞、卒中、血管创伤等。支架的使用使择期 PCI 相关的死亡率降至 0.3% 以下[55, 56]。事实上，多数择期 PCI 是门诊手术，且越来越多的患者在行 PCI 的当天即可出院。高危因素包括高龄、急诊 PCI、大隐静脉移植血管病变、心力衰竭、射血分数下降、晚期肾功能不全、心源性休克、急性心肌梗死等[24, 57]。

（二）紧急搭桥

技术的进步使 PTCA 的成功率达到近 60%[25]，但其对于纤维钙化型病变的球囊扩张仍然不理想，而且狭窄病变区扩张带来的气压性创伤，可致血管夹层和许多血管成形术并发症。近 5% 的病例中出现突发血管闭塞，造成闭塞的因素包括动脉夹层、血管弹性回缩、血管痉挛、血栓形成等。血流量限制性夹层和血栓形成的应对方式为延长球囊扩张时间和积极抗凝治疗，但仍有近 50% 的突发血管闭塞需行紧急分流术。在支架时代到来之前，只在 3%~5% 的 PCI 操作中需行紧急分流[25, 38, 59]，但其不良事件发生率和死亡率也比择期搭桥手术更高[60-62]。支架的广泛使用使心脏外科的功能转变为应对急性 PCI 并发症。近年来，在支架置入技术和药物治疗发展的同时，紧急手术的需求急剧下降，现已不到 1%[31, 63]。有时，冠状动脉指引导丝和扩张球囊可致动脉穿孔，导致心脏压塞。

直接 PCI 治疗结局的改善，以及对 PCI 可增加急性心肌梗死生存率的认知，促进了直接 PCI 项目的诞生，且近期直接 PCI 已不需要预备心脏外科手术。一些研究显示，即使在无现场外科手术预备的医疗机构中，行非急诊 PCI 也是安全和有效的。注册资料证实，在无外科手术预备的社区医院中，对低风险的患者行择期 PCI 具有安全性[64, 65]；C-PORT 研究证明了无手术预备的直接 PCI 的安全性[66]；MASS COMM 研究是 1 项规模庞大的前瞻性研究，该研究将在 1 所无现场心外手术预备的医院就诊的 3691 名患者，随机分配至该医院或另一所有外科手术预备的医院行择期 PCI。结果显示，两组间 30d 内心肌梗死、重复血运重建、卒中和死亡复合终点的发生率无显著差异（无手术预备组对有预备组为 9.5% vs. 9.4%，相对危险度 1.00，非劣效性 $P < 0.001$），1 年内以上事件总发生率也无显著差异（17.3% vs. 17.8%，相对危险度 0.98，非劣效性 $P < 0.001$）[67]。根据在 C-PORT 和 MASS COMM 研究结果发表前出版的现行 ACC/AHA PCI 指南，直接 PCI 可在无现场心外手术预备的医院中实行（推荐等级Ⅱa），但医院需具备一些条件，如具有经验丰富的操作者和实验室人员、严格的操作质量保证，以及将患者迅速转至可行心外手术机构的完备方案[48]。

众所周知，在无心外手术预备的情况下，PCI 操作者的经验和医院的经验是非常重要的因素。许多研究显示，操作者经验不足（< 75 例 / 年）和医院经验不足（< 200 例 / 年）都与较差的直接 PCI 结局相关[68-70]。对于一些通常需要外科手术预备的特定病变亚组，若现场无外科手术预备，则操作不能实行。由于导管可能对左主干带来损伤，当左主干损伤下游的罪犯狭窄灶闭塞 60% 以上时，应避免采用 PCI。当梗死血管尚有正常血流，若患者有 3 支血管病变，或动脉损伤灶较长且成角，也应避免采用 PCI。高级别左主干病变或血流动力学不稳定的患者，需迅速转至可行外科手术搭桥的机构[32]。

急诊 CABG 主要在突发血管闭塞、广泛夹层、左主干不稳定性狭窄或损伤、难控制的血管穿孔和心脏压塞等情况中采用。据胸外科医师协会报告，PTCA 操作后 6h 内需要紧急搭桥的患者，手术死亡率达 5% 以上[63, 71]。虽然紧急手术的需求量持续下降，外科技术和术后治疗方案也在不断进步，紧急手术的患者预后仍一直劣于择期手术。这一结果是可预知的，因为随着 PCI 技术的进步，在 PCI 中尚不能抢救成功、而需要紧急搭桥的患者，通常具有更多不利风险因素和并发症。而导管的选择、心肌保护和冠状动脉修复需求等诸多考虑因素，也使手术操作在技术上有更高的要求。

（三）心肌梗死

在所有接受 PCI 的患者中，Q 波型心肌梗死的发生率不到 1%，但有将近 1/3 的患者可发生 PCI 术后心肌坏死（心肌标志物，如肌酸磷酸激酶 [CPK]-MB、肌钙蛋白 [cTn] 升高）；若实施斑块消融术、病变处有血栓、患者有急性冠状动脉综合征或大隐静脉移植病变，则术后心肌梗死更常见[72-74]。围术期心肌梗死可能由急性的血管闭塞、穿孔或更常见的血栓栓塞或脱落斑块栓塞造成。对于 PCI 术后心肌梗死的标准定义是，在基线 cTn 水平正常且有临床缺血证据的情况下，PCI 操作 48h 内，发生支架血栓或 cTn 升高超过 99% 上线参考值的 5 倍以上。若基线 cTn 水平升高，且处于稳定或下降状态，则 PCI 术后心肌梗死定义为此基线上 cTn 升高 20% 以上[75]。对于 PCI 术后无症状的心肌标志物升高，即心肌损伤，其重要性尚存争议。在随访中，PCI 术后心肌损伤与更高的死亡率相关，但心肌标志物的升高与死亡率的升高之间是具有因果关系，或此时心肌标志物的升高仅仅是更严重的并发症或动脉粥样硬化的表现[76]。许多实验室并不在 PCI 术后常规检测心肌标志物，因此低估了术后心肌损伤和围术期心肌梗死发生率。其他冠状动脉介入的并发症包括心律失常，抗凝造成的颅内自发出血性脑卒中，来自导管、动脉、心腔或瓣膜的栓塞碎片等造成的缺血性脑卒中等。

（四）血管并发症和出血并发症

股动脉路径和抗血栓、纤溶和抗血小板药物的使用，以及积极抗凝治疗和延长的鞘管置入，都与更高的血管并发症发生率相关[77]。与单纯血管造影相比，凝血功能的受损和腔径更大的导管（通常尺寸为 5～24Fr）的经皮介入，使 PCI 操作更易在刺入位点发生并发症。

常见的并发症包括：血肿形成（1%～5%），腹膜后出血，以及假性动脉瘤形成（1%）[78]。具有严重外周血管病变的患者发生此类并发症的风险更大。不常见（< 1%）的并发症包括动静脉瘘、刺入点或封闭装置感染、胆固醇栓塞和血管闭塞

等。有 2%～5% 的股动脉刺入位点并发症需手术修复或输血。封闭装置常被用于实现快速止血和患者尽早下床走动，但它并未明确降低血管并发症的发生率。现在使用的封闭装置有许多中，包括胶原蛋白塞和经皮缝合。

传统上，由于自发破裂的风险较高，2cm 以上的假性动脉瘤需手术治疗。如今在超声的引导下，向假性动脉瘤注射凝血酶即可无须开放手术修复。若是血管瘘和动脉撕裂的修复，或当动脉闭塞或难以控制的出血导致血流动力学改变，则需行手术探查。许多研究已表明，选择桡动脉路径将使血管并发症发生率降低。

（五）造影剂肾病

造影剂肾病（CIN）是 1 种需要重视的临床并发症。CIN 的发生与许多临床不良结局相关，包括生存率的降低[79, 80]。大部分情况下，CIN 是自限性的，但仍有一部分患者在短期内需要透析治疗，有的甚至需要长期透析。总体来说，长期透析的需求率 < 1%。关于 CIN 发生的预测，已有许多风险评分系统[81]。有显著意义的预测因素包括低血压、主动脉内球囊反搏的使用、充血性心力衰竭、慢性肾病、糖尿病、75 岁以上高龄、贫血以及造影剂的使用量。高危患者的 CIN 发生率 > 50%[79, 80]。其他危险因素包括脱水、高龄、多发性骨髓瘤、使用肾毒性药物、充血性心力衰竭和肝脏疾病。

PCI 术前或术后负荷生理盐水可降低 CIN 的发生风险，但强制利尿、钙拮抗药、多巴胺和心房钠尿肽未显示出有利作用[82, 83]。N 乙酰半胱氨酸的作用尚无证据证明，因此不推荐作常规使用。

（六）过敏样反应

术语"过敏反应"（anaphylaxis）是指过敏性的、IgE 介导的速发型超敏反应，而"过敏样反应"（anaphylactoid reactions）在临床上与过敏反应类似，但并不由 IgE 介导。由于肥大细胞和嗜碱性粒细胞释放大量的过敏介质，过敏反应和过敏样反应都能产生速发的、可威胁生命的全身性反应。

在导管置入中，造影剂并发症造成的死亡率估计为 1/55 000。病情轻微者可有发痒、荨麻疹、面部潮红、咳嗽、打喷嚏、哮喘、腹部绞痛、腹泻、头痛、胸背部疼痛、恶心、呕吐、发热、寒战等症状。病情严重者可发生呼吸困难、濒死感和低血压，少数情况可见心血管衰竭致死。取决于临床症状的严重程度，患者可能需要儿茶酚胺类、抗组胺、皮质类固醇药物或静脉输液。对于之前有过敏样反应的患者，用皮质类固醇和苯海拉明预处理，并采用非离子造影剂，可显著降低过敏样反应再发可能性[84]。

（七）再狭窄

尽管最初管腔扩大成功了，血管球囊成形术的致命弱点始终是再狭窄。需要扩腔的急性动脉损伤发生后，血管和血液成分的复杂反应即开始发生。虽然这些反应通常被描述为病理反应，但它们也的确涵盖了所有创伤修复的成分。球囊扩张后，20%～30% 的扩张效果立刻被血管弹性回缩抵消。血小板、中性粒细胞和巨噬细胞黏附在损伤部位，造成炎症反应和许多细胞因子的释放。其中的许多生长因子，如血小板衍生因子 PDGF，可诱导平滑肌由收缩型转变为增殖型。基质金属蛋白酶促进了平滑肌从血管壁中膜到内膜的迁徙。平滑肌细胞增殖，新内膜增生，以及血管的弹性回缩（即负性重构），这些过程是无所不在的，在许多血管中可产生轻度到中度的再狭窄；然而，在 20%～50% 未置入支架的患者中，这些过程可导致严重的血管再狭窄，且可持续 6～12 个月。

虽然造影再狭窄在临床上可能没有症状，但许多患者在功能测试时可再发心绞痛或诱发心肌缺血。现在人们意识到，再狭窄在临床上可能并非良性，接近 10% 的再狭窄患者可出现急性心肌梗死[85]。PTCA 术后再狭窄的风险因素已被大量阐明（表 56-2）。在广大人群中，晚期管腔回缩的程度遵循近高斯分布，管腔直径在 6～8 个月内可缩小近 50%[86]。扩管 – 回缩曲线斜率约为 0.5，此结果在所有应用不同设备的 PCI 中均成立。BMS 置入后再狭窄率的降低，是由于 BMS

可安全地使管腔1次扩至最大，因此可以允许后期更大程度的管腔回缩。DES的置入除了能带来更大程度的扩管作用外，也可降低新内膜和平滑肌的增生，使后期管腔回缩减少。

表 56-2 再狭窄的危险因素

患者因素：糖尿病、晚期肾脏疾病、不稳定性冠状动脉综合征
损伤因素：小血管损伤、左前降支损伤、损伤长度、既往再狭窄、左主干开口病变、分叉病变
技术因素：治疗后剩余狭窄度高

四、PCI技术进展

（一）药物洗脱支架

与单纯球囊扩张相比，BMS置入可改善患者结局，但再狭窄仍然是介入心脏病学领域的重要问题，在不同的疾病亚组中，再狭窄率为12%～50%或＞50%（表56-2）[21, 87]。

DES可经其多聚物覆膜将抗炎、抑增殖药物传递至局部，并缓慢释放，从而将再狭窄率从30%降至10%以下[88-90]。DES置入后若发生再狭窄，通常以重复PCI治疗，可置入或不置入DES，或以CABG治疗。

2004年，DES获批用于治疗有症状的缺血性疾病，对自体冠状动脉上＜30mm长的离散新发病灶，Cypher支架（一种西罗莫司涂层支架）的参考腔径为2.5～3.5mm；对于自体冠状动脉上＜28mm的病灶，Taxus支架（一种紫杉醇涂层支架）的参考腔径为2.5～3.75mm。如前所述，DES的多聚物覆膜可在局部洗脱释放紫杉醇、西罗莫司、佐他利莫司或依维莫司等药物，抑制平滑肌细胞增殖和新生内膜的增生，从而大大降低了再狭窄的发生率。这些药物通过抑制或阻断细胞周期，达到抑制内膜和平滑肌细胞增生的目的。莫司类药物也有抗炎和抗细胞迁移作用。近年来，通过PCI置入的支架有60%～70%都是DES。许多研究显示，在降低损伤部位血运重建需求方面，相比于BMS，DES具有更持续的长期效益[91-94]。

据FDA估计，DES的标签外使用约占其总使用量的60%。DES的标签外用途包括应用于分叉狭窄、开口病变或完全阻塞性损伤、旁路移植、＞30mm的损伤、直径＜2.5mm或大于3.5～3.75mm的血管损伤、左主干狭窄及再狭窄。目前FDA认为，相比于BMS，DES的标签外用途可使相关风险增高，但有研究显示，对于这些高危损伤而言，标签外使用DES实际上比标签内使用获益更大[95, 96]。

在DES的使用中，支架血栓是1个重要的考虑因素。按照血栓形成时间，支架血栓分为早期支架血栓（0～30d）、晚期支架血栓（31～365d）和极晚期支架血栓（大于365d），确定性水平包括疑似的、可能的和明确的支架血栓。明确的支架血栓，需要血管造影或尸检结果证实血栓或血管闭塞的存在。疑似的支架血栓定义为PCI术后30天内不明原因的死亡，或置入支架的损伤部位发生急性心肌梗死。可能的支架内血栓包括所有置入30d后不明原因的死亡[97]。

在最初的关键性研究报告中，支架血栓率较低（DES为0.6%，BMS为0.8%）[88, 89]，且DES和BMS间无显著性差异。一些研究显示，BMS和DES在术后1年内的支架血栓率相近，但随后DES的血栓形成率呈不显著增加[98-100]。由于担心过早破坏DAPT可能导致晚期支架血栓率增加，目前的指南建议，BMS术后应接受至少1个月的DAPT（若有较高出血风险，也至少需接受2周以上DAPT），DES术后应接受12个月以上DAPT[101]。

许多研究证明，二代DES结合较短DAPT治疗时间对结局无显著影响，但这些研究的效力并不足以鉴别过早停用、中断或破坏DAPT带来的微小风险差异[102]。

（二）斑块消融设备

斑块消融设备是通过去除动脉斑块达到扩管目的，无须手术解剖或血管扩张。定向冠状动脉斑块旋切技术需要1个装置于刚性圆柱体中的杯形切割器，圆柱体有开窗，球囊连接于圆柱体的对侧壁。当球囊扩张时，粥样斑块即被引入圆柱体罩中，被旋转切割器割下，并被压缩入鼻锥中以便移除。定向斑块旋切设备在分叉病变、开口病变、偏心性狭窄和溃疡性病变中的应用较为成功，然而，由于较高的技术难度和较高的围术期心肌梗死发生率，定向冠状动脉斑块旋切术现已不再使用。

冠状动脉斑块旋磨术（RA 或 PTCRA），其设备前端镀镍黄铜旋磨头上覆有金刚石碎片（图56-4），旋磨头可以每分钟 140 000~200 000 转的速度旋转，利用差分切割原理，将斑块粉碎至 5~12μm 的颗粒，而这些颗粒可被网状内皮系统清除。轨道斑块旋切术，其设备具有 1 个离心部件，用于打磨血管壁，现已获批用于外周血管和冠状动脉[103]。冠状动脉斑块旋磨术和轨道斑块旋切术现作为 PTCA 或支架置入术前的"使能设备"，可改善血管顺应性、减轻斑块钙化。

（三）血栓销蚀和远端保护

对于有血栓病变的治疗一直是介入心脏病学的挑战，管腔内血栓总是提示较高的围术期并发症风险[104]。现有的血栓销蚀设备应用多种技术手段，如利用导管尖端螺旋钻头的旋转和管腔吸引作用，可经腔去除血栓块；也可利用吸引设备，如 AngioJet（Boston Scientifc，Natick，MA）或简单抽吸设备，结合各种空腔导管进行血栓销蚀。

VEGAS-II 研究比较了冠状动脉内溶栓治疗和血栓销蚀术，结果显示，与长期输入尿激酶相比，血栓销蚀术可降低 30d 内主要心脏不良事件的发生[105]。尽管血栓销蚀卓有成效，在治疗大隐静脉移植病变和急性冠状动脉综合征患者时，远端栓塞仍时常发生。因此，旨在降低远端斑块栓塞或血栓栓塞的设备应运而生。例如，PercuSurge GuardWire 是 1 种球囊阻塞性保护装置，它的冠状动脉指引导丝中有一中空的副管，以便远端阻塞球囊的膨胀。当阻塞球囊膨胀时，血管中形成 1 段静态血柱，可阻挡球囊扩张时或支架置入时释出的栓塞碎片。随后沿导丝推入 1 只槽吸导管，它可抽吸清除静态血柱和栓塞碎片。SAFER 研究显示，对于大隐静脉桥血管病变的介入治疗，相比于传统组，随机分配至 PercuSurge GuardWire 组的患者围术期心肌梗死的发生率降低了 50%。这些设备现可用于桥血管的介入治疗，但其在自体冠状动脉的介入治疗中是否带来益处尚未得到证明[106-108]。

第二代远端保护装置包括可冲洗和抽提的球囊阻塞装置，以及在远端滤网装置。远端滤网装置的导丝末端有 1 滤网，可阻挡栓子运行。理论上，相比于球囊阻塞装置，远端滤网装置不阻断前行血流，可减少由球囊阻塞带来的缺血时间[109]。随机试验的比较结果也证实了此结论[110,111]。

血栓抽吸在急性心肌梗死中的常规应用尚存争议。TAPAS 研究[112]显示，手工血栓销蚀可改善心肌灌注、ST 段波形和 1 年生存率[113]。基于此研究，欧洲心脏病学会（ESC）建议在 STEMI 中应考虑常规应用血栓抽吸，等级为ⅡA[114]。随后，INFUSE-AMI 试验以左前降支近段或中段闭塞的 STEMI 患者为对象，比较了冠状动脉内推注阿昔单抗和人工抽吸血栓销蚀的益处。30d 时行心脏 MRI 测量梗死面积，结果显示，冠状动脉内推注阿昔单抗组的梗死面积显著降低，但血栓销蚀抽吸组的梗死面积却无显著变化[115]。1 项 Meta 分析（纳入 18 项试验，N=3936）比较了血栓销蚀术和传统 PCI，评估结果表明，应用血栓销蚀术可使主要心脏不良事件的发生率和全因死亡率降低（RR=0.71，95%CI 0.51~0.99，P=0.049）[116]。这些结果均由当时最大的研究——TAPAS 研究推动。

TASTE 研究纳入了最大规模的 STEMI 患者（N=7244），比较了 PCI 前预行血栓抽吸和单纯

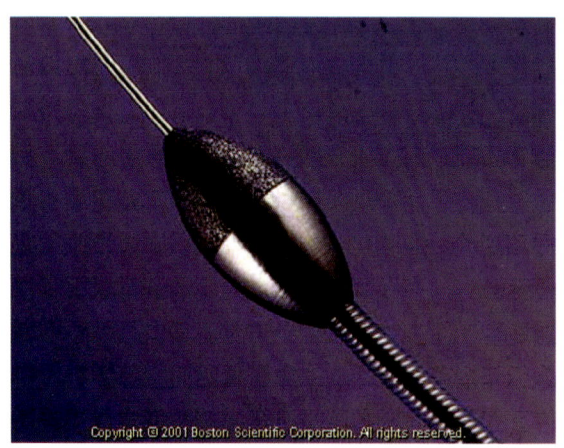

▲ 图 56-4 冠状动脉旋磨术的导管（由 Boston Scientifc，Natick，MA 提供）

PCI。尽管该研究效力适当，但仍然没有显示出两者在30d死亡率上存在差异（2.8% vs. 3.0%，P=0.07）[117]。来自TASTE研究的长期数据尚未确定。

对STEMI患者应用机械血栓销蚀似乎有害无益。在AiMI研究中，480名患者随机接受AngioJet血栓销蚀或传统血管成形术。主要目的是用司他比锝（^{99m}Tc）评估梗死面积。该研究结果显示，与传统血管成形术相比，应用机械血栓销蚀可带来更大的梗死面积和更高的死亡率，此结果在Meta分析中也有发现[116]。鉴于随机试验所见结局缺乏益处，在急性心肌梗死的治疗中常规应用血栓销蚀术的效力尚不明确，只能在某些具有高血栓负荷、大量心肌面临缺血风险的特定病例中应用。

（四）血管内超声

血管内超声（IVUS）是一种侵入性断层扫描成像手段，不仅能展示管腔形态，还能展示血管本身的形态，因此可以提供关于血管横断面积、斑块性质、支架扩张效果等信息。当血管造影结果无法确定或证据不充分时，IVUS是1种很有用的手段。最新的IVUS设备支持在体组织病理学描述，而用于识别脆弱斑块的技术也正在研发当中。

（五）搭桥术后导管介入治疗

搭桥术后1年内，由于再发缺血，约8%的患者需要重复血运重建[118]。随着时间的推移，出现复发症状的患者大幅增加。大部分情况下，复发的原因是移植大隐静脉的损耗，而自体血管损伤的进展也是复发缺血的因素。约7%的移植在术后第一周就会失败，另有15%~20%的移植会在术后1年内失败；此后，第2~6年内，每年有1%~2%的移植失败，而移植术后第6~10年内，每年有3%~5%的失败率[119]。术后10年内，几乎有半数的移植大隐静脉发生管腔闭塞，而余下的移植病例中也只有一半没有明显的疾病发生[32]。动脉移植物（尤其是左胸廓内动脉移植）相对不易形成粥样斑块。由于重复CABG可带来更高的不良事件发生率[120]，若技术允许，PCI是更优的选择。术后第1个月内移植失败通常是由于血流非层流造成的血栓形成[121]，而吻合支周边狭窄通常是术后1~12个月内移植失败的罪犯病变，此狭窄在组织学上与PCI术后狭窄类似，但后者对球囊扩张较敏感。

发生于移植术后1年后的心肌缺血可能是由自体冠状动脉粥样硬化进展，或移植血管的迅速粥样硬化导致[122]。随着移植血管病变的不断进展，斑块开始弥散、变性，变得庞大且有血栓形成。移植静脉的粥样硬化斑块通常缺乏纤维帽，在这样的血管中行PCI，将有不容忽视的远端栓塞和围术期心肌梗死风险[123]。应用血栓销蚀和远端保护设备可降低此风险[105, 106]。对于移植大隐静脉病变，即使PCI操作成功且无不良事件发生，由于再狭窄或自体冠状动脉和桥血管病情进展，再发缺血也时常发生[122]。对于此类患者，尤其是没有开口到左前降支的动脉导管的患者，应认真考虑重复手术血运重建。与BMS相比，移植血管内置入DES可降低再狭窄发生率，但RRISC研究表明，置入DES可带来过高的晚期死亡率[124]。框56-2总结了关于CABG术后介入治疗的共识指南[101]。

框 56–2　关于 CABG 术后患者行 PCI 治疗的建议

等级 I：有证据支持和（或）普遍认同该操作或治疗方式是实用且有效的

- CABG术后患者出现早期心肌缺血（通常≤30d）
- 对大隐静脉移植患者行桥血管介入治疗时，若技术上可行，建议同时应用远端保护设备

等级 IIA：证据有冲突，但考虑证据/观点的权重后支持该操作或治疗方式的实用性和有效性

- 患者术后1~3年出现缺血，桥血管有分散的病变，但左心室功能尚存
- 自体冠状动脉循环的新病变继发心绞痛（若心绞痛症状不典型，则需要缺血的客观证据）
- 患者术后桥血管病变>3年
- 左胸廓内动脉移植通畅的患者，在其他血管发生明显阻塞，若介入治疗合理且技术上可行

等级 III：有证据证明且/或普遍认为该操作或治疗不实用/无效果，且在某些情况下有害无益

- 对慢性完全性移植静脉闭塞的介入治疗
- 有多支血管病变、大隐静脉移植失败或多次移植，且左心室功能受损的患者，除非因严重的并发症导致重复CABG风险更高

（六）混合血运重建

搭桥手术在使用左胸廓内动脉移植时能保持更高通畅率，且搭桥术后目标损伤的血运重建率也更低，但若想改善静脉移植的内在缺陷和 DES 置入的临床结局，仍需要运用多学科手段重建血运。"混合血运重建"即同时运用支架置入术和胸廓内动脉移植，结合小型开胸手术或微创直视下冠状动脉搭桥术（MIDCAB），进行血运重建，1 项研究表明，相比于非体外循环搭桥，在术后早期和术后 1 年内，混合血运重建置入 DES 的心血管不良事件发生率均更低[125]。此术式目前仍需进一步研究。

五、药物

外科治疗时抗凝药使用注意事项

若已给予患者抗血小板药物，则需谨慎考虑手术的时机。应持续给予低剂量阿司匹林。紧急行 CABG 时，术中出血的增加与噻吩并吡啶或 GP Ⅱb/Ⅲa 抑制剂的使用相关。但若在术前至少 2h 前已停用 GP Ⅱb/Ⅲa 抑制剂，则术中出血不会增加[126-128]。对于氯吡格雷和替卡格雷，建议在停药后 5d 后才行心脏手术；对于普拉格雷，应在停药 7d 后[129, 130]。输血小板可逆转 GP Ⅱb/Ⅲa 受体拮抗药阿昔单抗的作用，并可以减少出血的发生，但对于依替巴肽和替罗非班却没有作用[131, 132]。对于急性心肌梗死患者，溶栓治疗 12h 内行手术将有较大出血风险和输血需要，且有更大可能需因围术期出血而再次手术[133]。然而不幸的是，患者的各种症状通常是并发的，手术总是需要在药物洗脱期内进行。虽然在这种情况下进行手术，出血、胸腔插管的输出量和输血率都会增高，但此类急需心脏手术的人群中，不良结局发生率似乎与他们本身病情的潜在状况更加相关，而并非与抗血小板治疗相关[132, 134]。在术前停用氯吡格雷后进行血小板功能评估，有望成为指导 CABG 最佳时机的策略[135]。

目前的指南指出，在 BMS 置入后需进行至少 1 个月的双联抗血小板治疗，而 DES 置入后则需 ≥ 1 年（推荐等级Ⅰ）[32, 35, 101]。一些数据显示，对于新 1 代的支架，DAPT 的持续时间可缩短，但此结论仍需进一步的验证[102]。支架置入 1 年后是否还需要进行 DATP 尚存争议，目前有一些以此为主题的研究正在进行中。

六、其他心脏介入治疗

随着导管、指引导丝、球囊、支架以及其他相关技术的发展完善，介入心脏病专家能够应用导管术治疗其他一些曾经只能由外科方式治疗的疾病，如瓣膜病变、先天性心脏病和其他结构性心脏病。另外，经皮肤辅助设备的发展，也使介入心脏病专家能够用更安全的方式治疗高危患者。

（一）二尖瓣球囊成形术

Inoue 及其同事、Lock 及其同事分别于 1984 年和 1985 年推出经皮球囊二尖瓣成形术（PMBV），用于治疗二尖瓣狭窄的患者[136, 137]。将单个未膨胀的球囊或双球囊沿静脉通路送入右心房，球囊跨房间隔进入左心室，到达狭窄的二尖瓣。给球囊快速充气后泄气，从而粉碎瓣膜的钙化灶、分离融合的瓣膜交界。通常，随着患者的瓣膜面积从严重狭窄时 < $1.0cm^2$，增加到约 $2.0cm^2$，有 80%～95% 的患者左心房压会立即降低，从而达到跨二尖瓣压力降低（幅度约50%～60%）、肺动脉压力降低和心输出量增加等血流改善。

患者是否行 PMBV，是根据超声心动图的结果和一些临床标准决定。对于本欲行瓣膜交界切开术的患者，PMBV 是 1 种合理的替代选择。对于一些瓣膜柔软无钙化灶且无左心房血栓的年轻患者，PMBV 是优选的治疗手段，因为它具有长期效益、预算较低且无须开胸[138]。另外，对于瓣膜严重畸形且手术指征不足的患者，PMBV 可作为 1 种姑息治疗方案。对于具有严重瓣膜下病变、严重瓣膜钙化、合并左心房血栓或严重二尖瓣反流，不建议行球囊二尖瓣成形术的有症状患者，通常采用二尖瓣修复或二尖瓣置换术进行治疗。在一些发展中国家，由于经费问题和球囊导管的缺乏，闭合性瓣膜切开术仍然是优先采用的治疗手段。

2006年，ACC/AHA特别工作组出版了关于PMBV的应用建议[139]，其中提到，对于运动不耐受、肺动脉高压、无左心房血栓、有效二尖瓣面积< 1.5cm²、二尖瓣轻微或轻度反流且二尖瓣解剖结构合适的患者，经超声心动图检查后，可考虑行PMBV。

对于考虑行PMBV的患者，必须行超声心动图检查[138]。超声心动图可用于评估瓣膜和瓣膜下畸形的程度，还可用于评估治疗成功率，如应用Wilkins评分。Wilkins评分对以下每个因素各计0～4分：①瓣膜僵硬程度；②瓣膜增厚程度；③瓣膜钙化灶的数量；④瓣膜下增厚和钙化的程度。Wilkins评分最大分值为16，得分越高，表明器质性病变越严重，PMBV的成功率越低[140]。

美国国家心肺血液研究所的PMBV登记处对736名接受PMBV的18岁以上患者进行了为期4年的随访。根据保险统计数据，这些患者在第1、2、3、4年的存活率分别为93%、90%、87%和84%；考虑死亡、接受二尖瓣手术或重复PMBV后，第1、2、3、4年的无事件生存率分别为80%、71%、66%和60%[141]。研究还比较了PMBV和各种外科矫正术（闭合性瓣膜切开术、开放或闭合性瓣膜连合切开术）的临床结局和血流动力学改善，结果发现，对欲行瓣膜切开的患者，PMBV的结局与外科矫正相似或比后者更佳[142, 143]。事实上，相比于闭合性瓣膜连合切开，PMBV的长期结局更佳[26, 142]。

PMBV的并发症包括严重二尖瓣反流（见于2%～10%的患者）、二尖瓣再狭窄和房间隔缺损。PMBV术后，有21%的患者会因二尖瓣再狭窄而出现复发性心力衰竭。这些患者大部分会接受二尖瓣置换，但重复PMBV也是1种可选的方案，尤其是对于手术指征不足的患者而言[144]。另外，瓣膜连合切开术后再狭窄的患者也可采用PMBV治疗，其即时和长期血流动力学效益与未经手术的PMBV治疗结果相似[145]。

（二）经皮二尖瓣修复和置换术

经皮二尖瓣置换术在自体二尖瓣[146]和二尖瓣假体中均有应用[147]。类似于Alfieri外科修补法，Evalve MitraClip系统（图56-5）被批准用于治疗由瓣膜退化引起的中重度或严重二尖瓣反流患者的经皮二尖瓣修复。EVEREST研究评估了跨房间隔路径送入二尖瓣夹（Evalve，Inc.，Menlo Park，CA）技术，并报道85%的患者术后30d内无临床不良事件发生，82%的患者术后6个月内无须二尖瓣外科手术[148]。其中，关键的随机临床试验EVEREST II比较了经皮二尖瓣夹MitraClip技术（n=184）和二尖瓣外科手术（n=95），结果显示，4年内复合终点（无死亡、无须再次外科手术、无二尖瓣反流3+或4+）的发生率分别为39.8%和53.4%（P=0.070），而术后1年内因二尖瓣功能不良再行外科手术的比例分别为20.4%和2.2%（P < 0.001），术后4年内该比例分别为24.8%和5.5%（P < 0.001）[149]。EVEREST II试验还包含了1组非随机化的研究，其研究对象为手术风险较高的患者。在该组研究中，有78名患者接受了MitraClip介入治疗，该组的30d死亡率为7.7%，优于胸外科医师协会（STS）估计的18.2%的平均死亡率[150]。由于二尖瓣的生理复杂性，1个设备似乎不可能解决所

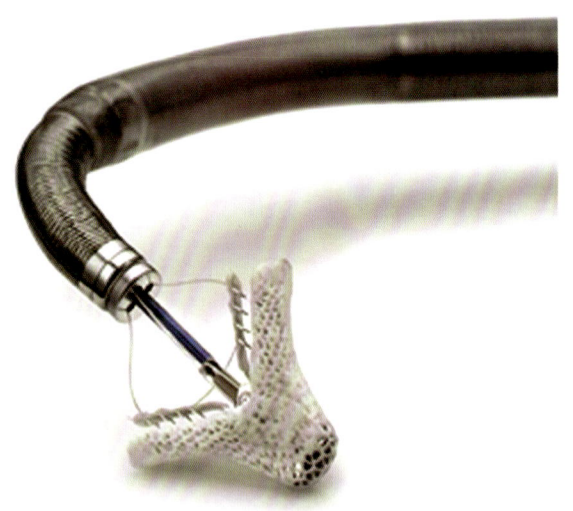

▲ 图56-5　经皮二尖瓣修复导管MitraClip（由Abbott Vascular，Inc.，Abbott Park，IL提供）

有的二尖瓣病变，因此还有许多新设备正在研发当中。

（三）主动脉瓣球囊成形术

经皮主动脉瓣球囊成形术（BAV）可用于治疗主动脉狭窄。通常会将单球囊或多球囊以逆行方式穿过狭窄的主动脉瓣，并使球囊膨胀以扩张狭窄的瓣膜[151]。此术式对于先天性主动脉狭窄的年轻患者的治疗尤为重要。对于二叶式或钙化性主动脉瓣狭窄的患者，扩张瓣膜的机制是粉碎瓣膜上的钙化灶，分离钙化或融合的瓣膜连合、从而扩张纤维环[152]。术后跨瓣膜压力阶差会立刻降低，瓣膜面积却少有超过 1.0cm²；而就是这极少的瓣膜面积改变，通常也能带来全身症状的改善[153]。

BAV 的临床应用受限于其并发症，如卒中（≈ 2%）、冠状动脉闭塞（≈ 0.5%）、严重主动脉反流（≈ 1%）及血管并发症（＞ 7%），且 BAV 的临床耐用度不足[153]。大多数患者在术后 6～12 个月内出现瓣膜再狭窄和退化，且和外科手术置换主动脉瓣相比，BAV 对长期生存率无显著影响。因此，BAV 不能替代外科的主动脉瓣置换术[154-156]。在某些手术置换主动脉瓣风险较高的患者，或一些急需非心脏手术的患者中，BAV 可作为手术或经导管置换主动脉瓣之前的缓冲治疗。对于有严重并发症且预期寿命有限的患者，BAV 可用于缓解充血性心力衰竭症状[156]。对于一些病因不明的患者，虽经激发性试验检查，仍然不清楚其心功能不全的原因是主动脉狭窄还是严重心室功能障碍时，可应用 BAV。在这些病例中，BAV 的作用是确认瓣膜成形后患者病情是否有改善，以决定后续应对其使用外科手术还是经导管的主动脉瓣置换[157]。

（四）肥厚型阻塞性心肌病的间隔消融术

乙醇间隔消融（化学消融术）是一种经皮介入治疗，用无水乙醇消融冠状动脉第一或第二间隔支，使间隔缺血梗死，从而减轻左心室流出道的梗阻、缓解临床症状。通过球囊导管腔向间隔支注入无水乙醇，造成欲消融的间隔处发生梗死，此时通常出现短暂的传导阻滞，因此需要预防性置入导管式起搏器[158]。

对于有临床症状的患者，若伴随中度至重度心力衰竭症状、室间隔厚度＞ 18mm、静息状态左心室流出道压力阶差≥ 30mmHg，或激发性检查时存在心室内压力阶差，则为化学消融术的适应证[159]。

间隔消融治疗可大大降低流出道压力阶差，也可明显改善临床症状。有研究证明，此治疗方式可显著降低肺动脉压、流出道压力阶差，改善左心室肥厚[160, 161]。其即刻血流动力学改善结果与外科心肌切开术、间隔部分切除术相似[162-164]。最常见的并发症是完全性心脏传导阻滞，约有 7%～14% 的患者需在术后 5d 内使用永久性起搏器[165-167]，＞ 40% 的患者出现右束支传导阻滞，＞ 50% 的患者出现房室传导阻滞[158]。术前有基础左束支传导阻滞的患者，在术后出现完全性心脏传导阻滞的风险增加，因为乙醇消融的靶域通常是更接近于右束支的基底隔。而对于间隔部分切除术，右束支阻滞则是心脏传导阻滞的 1 个危险因素[158]。

间隔消融的其他并发症包括冠状动脉夹层、室性心律失常及广泛性心肌梗死。1 年期随访发现，随访期内间隔消融对患者的益处并未消失，尤其是对 65 岁以上的患者而言[168, 169]，研究正在继续搜集长期随访数据。与间隔心肌部分切除术相比，间隔消融治疗的并发症发作率更高，但两者的生存率接近[166, 167]。

（五）卵圆孔未闭封堵和房间隔缺损封堵

卵圆孔未闭（PFO）在成年人中发病率约为 25%，其病因是第一和第二房间隔之间的残余部出现持续性的开口。PFO 可出现在近半数 55 岁以下的隐源性卒中患者中[170, 171]，这些患者出现卒中的可能原因是，生理状态下，当右心房压力＞左心房，静脉血栓可穿过未关闭的卵圆孔而进入体循环动脉，从而形成反常性栓塞。目前对于 PFO 的隐源性卒中患者，标准治疗方法是给予华法林或抗血小板药物，但此方案的再发卒中率依然很高。PFO 合并有反常性栓塞的患者，每年的脑血管疾病再发率约为 3.5%[172]，手术封堵卵圆孔可有效预防再发卒中[173]。

由于慢性抗凝剂的使用常带来出血风险，又需考虑药物的使用和监测费用，且医师和患者均想缩短术后恢复时间、避免体外循环手术，经皮 PFO 封堵术可作为较少侵入性的替代选择方案，以预防卒中的发生。应用各种封堵设备，经皮 PFO 封堵术已被用于成千上万的患者，在选定的高容量医疗机构中，该术式的临床结局非常乐观，不良事件的发生率仅为 0.79/100 人 / 年，10 年无再发疾病的比例为 91.6%[174-177]。但目前为止，尚无数据比较经皮 PFO 封堵与手术封堵或药物治疗的效果。目前的证据来源于 3 个 RCT（CLOSURE I、PC 和 RESPECT）的意向性数据的汇总分析。分析结果显示，对于预防卒中再发，经皮封堵术并未比单独的药物治疗显示出更大的效益（危险比 0.66，95% CI 为 0.37～1.19）[178-180]。这些研究的局限性包括随访时间较短、招募偏倚、失访率不等、事件发生率较低等。

1 项 Meta 分析分析了来自这 3 个 RCT 的 2303 名患者的数据。PFO 经皮封堵术相对药物治疗的卒卒中险比为 0.67（65% CI 为 0.44～1.00，I[2]=0%）。联合试验显示，应用 Amplatzer PFO 封堵器（图 56-6）可带来卒中发生率的显著降低（风险比 0.54，95% CI 为 0.29～1.01，I[2]=0%）[178-181]。PFO 在典型偏头痛患者中的患病率也较高，但目前尚无证据支持经皮 PFO 封堵在此类患者中的应用[182]。

PFO 使左右心房间存在潜在的沟通腔隙，而房间隔缺损（ASD）则是因房间隔的先天性异常，使心房间持续存在自由沟通的通道。这类疾病通常在成年后才显露出症状，并发症包括不可逆性的肺动脉高压、右心室衰竭、房性心律失常、反常性栓塞及脑脓肿等。当肺循环与体循环的流量比≥ 1.5，或 ASD 引起了临床症状、栓塞或右心室衰竭时，需行房间隔修补。患有 ASD 并有神经压迫症状的潜水员应行房间隔封堵。

对于第 1 房间隔缺损、静脉窦型房间隔缺损、缺损四周组织＜ 4mm 或缺损最大伸展径＞ 38mm 的患者，应行手术而非经皮介入封堵。经皮房间隔缺损封堵术采用的设备与 PFO 封堵类似，常采用经食管超声心动图或心脏内超声心动图辅助缺损的测量和封堵设备的置入。1 个多中心的非随机化研究比较了接受手术封堵的患者（n=154）和接受 Amplatzer 封堵设备经皮介入治疗的患者（n=442），结果发现，两种治疗方式的成功率相近，但介入治疗的并发症更少（7.2% 对 24.0%，P ＜ 0.0001），且介入治疗的平均住院时间更短（分别为 1d 和 3d）[183]。

室间隔缺损（VSD）的介入治疗术后完全封堵率为 47%；肌部 VSD 采用 Amplatzer VSD 封堵设备治疗，术后 6 个月的完全封堵率为 69.6%，术后 12 个月为 92.3%[184]。现有研究欲检验 Amplatzer VSD 封堵设备在膜周部 VSD 中的应用，I 期临床试验中，32 名患者中有 20 人在术后 24h 内达到完全封堵，6 个月的随访期内，28 名患者有 27 人达到完全封堵[185]。严重的围术期并发症（见于 11.5% 的患者）包括封堵设备栓塞、血管并发症和诱发心律失常[186]。这些正在临床试用节段的设备有望应用于对先天性或心肌梗死后室间隔缺损的介入性治疗。

血管塞现已被用于对手术或导管治疗 VSD 后的瓣周漏（PVL）进行封堵。全世界每年有约 210 000 患者接受了瓣膜假体置换，其中至少有 3%，或可达 12.5% 的患者可逐渐出现 PVL。经许多相关文献报道，经皮 PVL 封堵的成功率和临床结局都十分乐观，主动脉瓣周漏封堵的成功

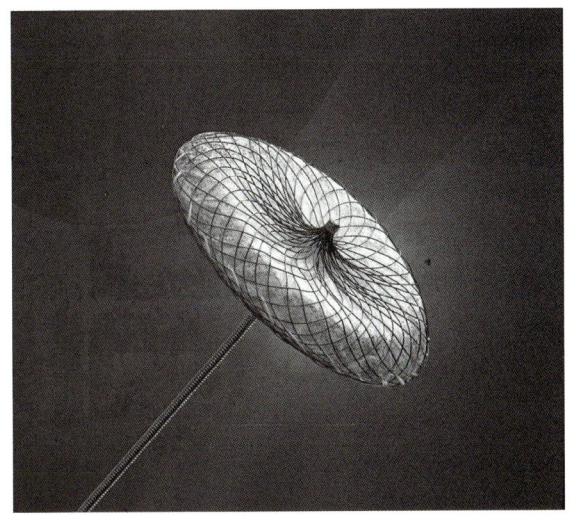

▲ 图 56-6　Amplatzer 房间隔缺损封堵器（由 AGA Medical Corporation，Plymouth，MN 提供）

率约为 90%，且并发症的发生率较低。二尖瓣瓣周漏可采用股动脉路径或心尖路径进行封堵，其成功率在不同的文献报道中为 75%~90%[187]。

（六）经皮循环辅助设备

经皮循环辅助设备在导管术中可用于辅助高风险患者的 PCI 操作，也可作为心源性休克患者的缓冲治疗，以便后续应用心室辅助装置、心脏移植等治疗的进行。这些循环辅助设备可改善心脏的血流动力学特征，但其使用与生存率的改善之间的关系目前尚难以阐明。这种困难，一部分是源于研究所需的被试人员极其特殊，他们的介入治疗应是高风险的，才能使用循环辅助设备，但他们本身的疾病又不能过于严重，否则循环辅助设备对血流动力学的改善也是徒劳的。也正因同样的原因，经皮循环辅助设备并没有被常规使用，只在某些病情极端、但又有希望得到改善的患者中得以应用。

主动脉内气囊反搏（IABP），即利用反搏原理，增加舒张期的冠状动脉血流、机械性降低收缩期的心脏后负荷。1952 年，Adrian 和 Arthur Kantrowitz 首次建立了球囊反搏的动物模型[188]。该设备包括 1 个管径 7~9.5Fr 的双腔导管和导管远端 1 个容积 25~50ml 的球囊。导管的内腔负责监测动脉血压，而外腔则负责将氦气打入球囊内。IABP 可用于心源性休克和心肌梗死并发症（如急性二尖瓣反流、VSD），还可用作高风险旁路移植手术的术前缓冲治疗[189]。IABP 的禁忌证包括动脉反流和严重的外周血管病变。1 项随机试验比较了 IABP 和标准治疗方案对无心源性休克的前壁心肌梗死患者的治疗效果，并发现 IABP 并未带来生存率的改善和梗死面积的减少，但带来了血管并发症的增加[190]。IABP-SHOCK Ⅱ 研究发现，对于休克合并 MI、欲行 PCI 的患者，术前行 IABP 并未改善生存率（39.7% vs. 41.3%，P=0.69，PCI 术前行 IABP 的相对危险度为 0.96，95% CI [0.79~1.17]）[191]。虽然这些数据并不支持 IABP 在这些人群中的常规使用，但很显然此项技术仍然可以拯救某些患者的生命。

左心室辅助装置（VAD）被用于严重心肌障碍患者，以部分或完全维持其循环，或可在高风险的 PCI 术中临时使用。Impella 2.5 设备（Abiomed，Danvers，MA）是 1 种安装在导管上的微轴型血液泵，此机动泵可经股动脉路径，越过主动脉瓣，被置入左心室中。机动泵的工作可产生 2.5L/min 的平均流量。在转子的驱动下，机动泵从左心室中抽吸血液，然后将血液排入主动脉，从而给左心室机械性减负（图 56-7）。现经 FDA 审批，Impella 可运行 6h，但研究显示 Impella 可在人体安全工作 7d。一些随机试验比较了 Impella 和 IABP 对高风险 PCI 的循环支持作用[192, 193]，结果显示，Impella 组的术后 90d 复合终点（主要心脑血管不良事件）发生率比 IABP 组低（分别为 22% 和 31%，P=0.034）。1 项注册资料显示，难治性心源性休克患者行直接 PCI 时[194]，术前启用循环辅助设备可显著改善血流动力学，并可能改善治疗结局。更大的 Impella 设备可提供 5L/min 的血流量，并可沿手术路径置入；而 Impella CP 设备可提供 2.5L/min 的循环支持，可由经皮路径置入。

TandemHeart 装置（Cardiac Assist，Pittsburgh，PA）是 1 种左心房 - 股动脉的旁路系统，由 1 个穿房间隔的套管、多个心房插管和 1 个离心泵构成（图 56-8）。该泵的最高转速为 7 500rpm，可提供 5.0L/min 的血流。TandemHeart 的离心泵可从左心房抽取血液，从而显著降低左心房前负

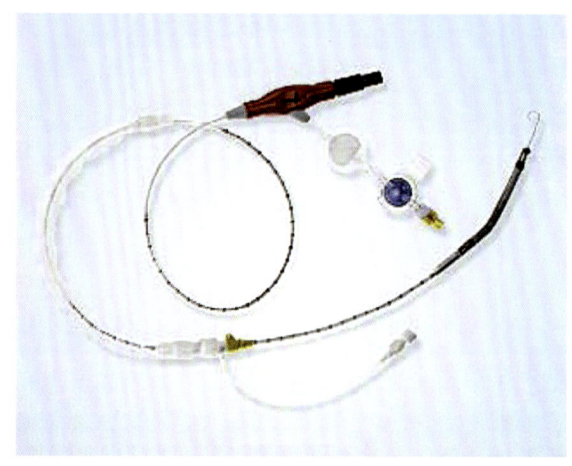

▲ 图 56-7 经皮循环辅助设备 Impella 2.5，可提供 2.5L/min 的血流量（由 Abiomed Corporation，Danvers，MA 提供）

第二部分 成人心脏手术
第56章 介入心脏病学

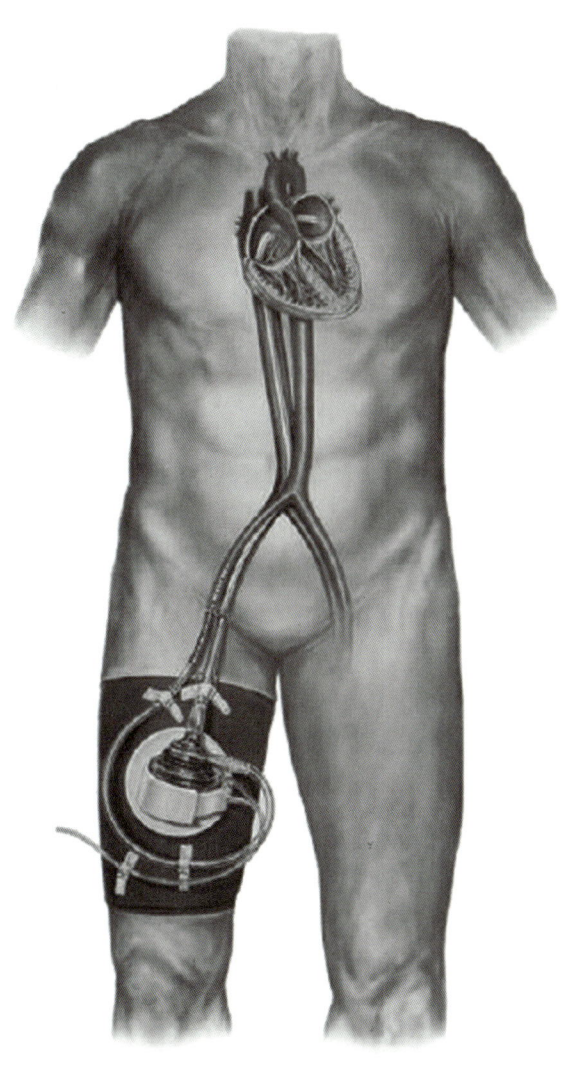

◀ 图 56-8 TandemHeart 经皮心室辅助设备
导管沿股静脉路径进入，穿过房间隔进入左心房。离心泵将左心房的血液移出，并经动脉插管将血液泵回患者的体循环。该设备可提供 5L/min 的血流量（由 Cardiac Assist, Inc., Pittsburgh, PA 提供）

荷、减轻肺水肿，然后使血液经股动脉回到主动脉，从而增大了心输出量。1 项随机试验比较了 TandemHeart 和 IABP 在心源性休克患者中的应用，结果显示 TandemHeart 设备可改善心指数，从而更快速地降低血清乳酸盐水平，改善肾功能[195]。此设备通常和 1 个右心房 – 股动脉插管和 1 个膜式氧合器联用，以同时提供循环支持和氧合支持。这种情况下，左心室前负荷并未减少，而后负荷有增加，但此方案的优点在于体外回路可迅速启用。另外，已有右心房 – 肺动脉旁路系统可用于右心室功能支持。

第 57 章
急性冠状动脉综合征的药物治疗
Medical Management of Acute Coronary Syndromes

Robert N. Piana　Jayant Bagai　著
史　峰　译

一、急性冠状动脉综合征

（一）定义

急性冠状动脉综合征（ACS）是指 1 组与急性心肌缺血伴发的临床症状，通常包括一些胸部不适[1]。疑似 ACS 的患者可能会逐渐被诊断出一些缺血之外的疾病，而真正的 ACS 可被划分为以下几种临床亚型。

ST 段抬高型心肌梗死（STEMI）。

非 ST 段抬高型 ACS（NSTEACS）。此型又可再分为不稳定型心绞痛（UA）和非 ST 段抬高型心肌梗死（NSTEMI）。

典型的 UA 可有以下 3 种表现之一：静息状态下持续心绞痛（通常 > 20min），新发 CCS Ⅲ级心绞痛（加拿大心血管学会心绞痛分级），或胸痛发作频率、严重程度和分级均有增加（胸痛分级提升 1 级以上，达 CCS Ⅲ级或以上）的心绞痛[2]。通常，UA 的发作会伴随缺血性心电图改变。与 UA 不同的是，NSTEMI 会伴随心肌标志物的升高，提示有心肌坏死。

（二）流行病学

2010 年的 1 141 000 名住院 ACS 患者中，约 70% 被诊断为 MI，30% 被诊断为 UA[3]。据 NRMI-4 和 GRACE 注册资料显示，分别有 29% 的心肌梗死患者和 27% 的 ACS 患者被诊断为 STEMI[4, 5]。对 NSTEMI 和 STEMI 患者的积极治疗已显著降低了再发心肌梗死、心源性休克的发生率和住院患者死亡率。尽管如此，仍有 25% 的患者未能得到美国心脏病学会 / 美国心脏协会（ACC/AHA）指南建议的治疗，这种疏漏使住院患者死亡率增加[4]。因此，本章中关于 NSTEACS 的治疗建议，均基于 2007 年美国心脏病学会基金会（ACCF）/AHA 对 UA/NSTEMI 患者的治疗指南，并纳入了 2012 年的更新重点[1]；关于 STEMI 的治疗建议基于最近更新的 2013 年 ACCF/AHA 指南[6]。

（三）病理生理学

1. 斑块破裂或糜烂

晚期冠状动脉粥样硬化的特征是，斑块中心为富含脂质的坏死中心，外周包被由平滑肌细胞、胶原和弹性蛋白构成的纤维帽。基质金属蛋白酶对纤维帽的消化分解、平滑肌细胞的凋亡、斑块出血等机制，将导致斑块转化为薄帽纤维粥样斑块（TCFA），或称易损斑块[7]。TCFA 的破裂是导致 ACS 的常见病因（图 57-1）。ACS 的另 1 种发病机制是较早期斑块的表面糜烂，这些斑块通常富含蛋白聚糖基质和平滑肌细胞。斑块的破裂和糜烂都会将内皮下胶原、坏死物质和脂质池等暴露给 vWF 和血小板，导致冠状动脉内血栓形成。1 项尸检研究报告，几乎所有 ACS 所致猝死的患者体内均有发现斑块破裂 / 糜烂和血栓[8]。相比于斑块糜烂的患者，斑块破裂的患者通常年龄更大，常为男性，且患有更严重的管腔狭窄、钙化和巨噬细胞、T 细胞浸润。

2. 血小板的核心作用

在 ACS 的发病机制中，血小板具有核心地

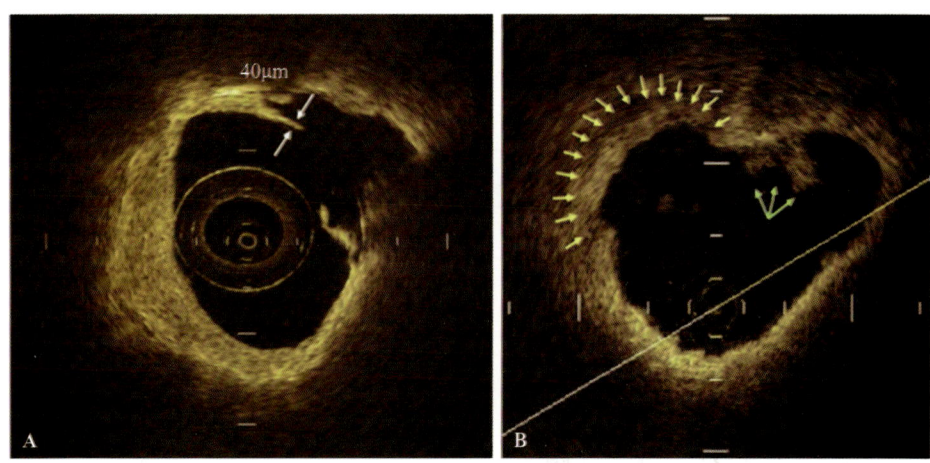

▲ 图 57-1　ACS 病变位点处的破裂斑块，光学相关断层扫描图像

A. 破裂斑块的厚度为 40μm，板块中可见 1 缺口；B. 糜烂斑块厚纤维帽上有溃疡（黄色箭）形成，并有白色血栓（绿色箭）附着（引自 Akasaka T, Kubo T, Mizukoshi M, et al: Pathophysiology of acute coronary syndrome assessed by optical coherence tomography. J Cardiol 56：8-14，2010.）

位。血小板黏附于内皮下胶原和被胶原固定的可溶性 vWF，并脱颗粒释放 ADP、血栓素 A2 和 5-HT。这些物质与凝血酶、胶原、肾上腺素一起，促进血小板的募集和活化。血小板的活化过程包括形态的改变、促炎配体的表达和 GP Ⅱb/Ⅲa 受体的构型转化（变为活性形式）[8]。于是，通过纤维蛋白原和 GP Ⅱb/Ⅲa 受体的结合，血小板之间互相交联、聚集。糜烂斑块释放组织因子，产生凝血酶，最终生成纤维蛋白。交联的血小板与纤维蛋白结合，形成闭塞性或亚闭塞性血栓（图 57-2）。血小板激活物通过促进彼此的释放、增加促凝活性，从而放大血小板的激活过程。

3. 炎症的作用

ACS 的特征性状态是急性炎症，血小板导致内皮炎症，而完整或损伤的炎症内皮又可结合血小板。活化血小板分泌的 CD40L 可结合于内皮细胞上的 CD40，此过程引起黏附分子表达激活物的释放，黏附分子包括内皮细胞上的 ICAM-1 和血小板上的 P- 选择蛋白等[9]。黏附分子介导了血小板和单核 - 中性粒细胞的相互作用，从而促进了促血栓形成因子和促炎因子的释放、白细胞对血管内皮的黏附以及基质金属蛋白酶的释放，最终导致血管基底膜退化，斑块易于破裂[10]。

（四）诊断

1. 临床表现

ACS 最常见的临床表现是某些持续性胸部不适。1/3～1/2 的心肌梗死可无临床症状。女性、老年、合并糖尿病以及有心力衰竭史的 ACS 患者更有可能无胸部不适表现。没有典型症状的出现可能导致就诊、诊断、药物治疗和血运重建的延迟。其他一些提示 ACS 的症状包括不明原因的呼吸困难、恶心或消化不良、心律失常、晕厥、背部或臂部疼痛、疲劳等。呼吸困难待查的患者若不伴随心绞痛，则其死亡风险可达伴随心绞痛患者的 2 倍以上[11]。

2. 心电图

心肌缺血在心电图（ECG）上的最早期表现是特征性的 ST 段和 T 波改变。若患者症状与 NSTEACS 不矛盾，且在心电图相邻两个导联中出现新发水平型或下斜型 ST 段压低，幅度 > 0.5mm，或 T 波倒置 > 1mm，则提示有心肌缺血[12]。ST 段和 T 波的改变可能由左心室肥厚、心包炎、早期复极或电解质失衡造成。因此，建议比照以往心电图记录，并结合临床症状背景进行判断。STEMI 的特点是位置相邻的导联间出现 ST 段抬高，或新现左束支传导阻滞（LBBB）。值得注意的是，40 岁以下的健康男性也可出现 J 点抬高，

865

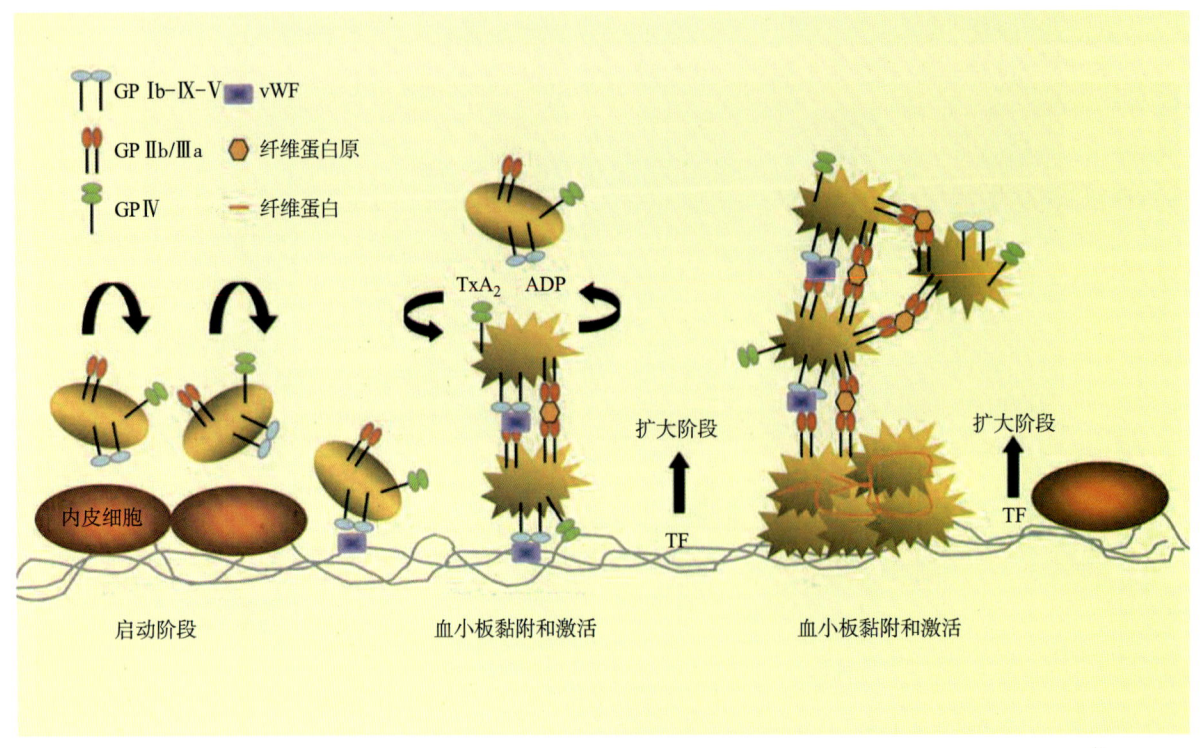

▲ 图 57-2 血小板栓子形成过程

血管损伤造成血管壁胶原和 vWF 的暴露，循环血小板得以黏附于胶原基质上，并形成单层活化血小板。随后，黏附的血小板释放 ADP 和 TxA2，促进了血小板的形态改变，并放大了血小板活化过程。局部产生的组织因子（TF）生成凝血酶，而凝血酶是最强有力的血小板激活物。在血小板形成的持续阶段，血小板之间的相互接触促进了血小板栓子的生长和稳定（引自 Jennings LK: Mechanisms of platelet activation: need for new strategies to protect against platelet-mediated atherothrombosis. Thromb Haemost 102: 248-257, 2009.）

幅度可达 2.5mm。

3. 心肌标志物

诊断 MI 的最佳心肌标志物为心脏肌钙蛋白（cTN）T 或 I。这些肌钙蛋白参与心肌收缩功能，对心肌坏死的诊断具有高度的敏感性和特异性。然而，现在人们发现，cTN 水平的升高也可出现在非缺血性心肌坏死或损伤的情况下，如充血性心力衰竭（CHF）、败血症、肾衰竭、肺栓塞及心肌炎。另一种常用的心肌标志物是 CPK-MB，但它也在骨骼肌和其他器官中表达，特异性较差，因此不应单独作为诊断依据。若检测发现患者心肌标志物有升高或下降，其中有至少 1 种标志物的变化超过了正常对照人群参考值上线的 99%，且患者存在心肌缺血症状、ST 段或 T 波改变、影像学检查示室壁运动异常，或有冠状动脉血栓存在，此种情况现也符合 MI 的定义 [12]。

二、非 ST 段抬高型急性冠状动脉综合征的治疗

（一）初步评估和危险分级

患者到达急诊室后的 10 分钟内，需有医生为其行 12 导联 ECG 并评估结果。若第一次记录无诊断价值，但患者有持续的临床症状，则需每 15～30min 记录 1 次 ECG 结果，以便于进一步评估。在第一次胸痛开始后的 8～12h 内，应重复检测 cTN T 或 cTN I、CPK、CPK-MB 等心肌标志物。若初步评估提示 ACS，下一步应为危险分级。TIMI 危险评分是最常用的危险分级方式，对以下 7 个变量每个计 1 分：① ≥ 65 岁；②有 3 种或以上的冠状动脉疾病（CAD）危险因素；③存在已知的冠状动脉狭窄，狭窄程度达 50% 或以上；④就诊时 ST 段改变，⑤过去 24h 内有 2 次或以上心绞痛发作；⑥过去 7d 内曾使用阿司

匹林；⑦血清心肌标志物水平升高[13]。得分≥3分的患者短期内心肌缺血事件的发生率呈指数增长，TACTICS-TIMI 18研究显示，早期侵入性治疗策略比保守治疗策略更能使此类患者获益[14]。也可使用GRACE评分预测UA患者、NSTEMI患者和STEMI患者的住院死亡率和6个月内死亡率[15]。

（二）药物治疗

1. 抗缺血治疗

表57-1展示了ACS患者抗缺血治疗的一些建议[16]。

2. 抗血小板治疗

（1）阿司匹林：阿司匹林能不可逆性地阻断血小板内的COX-1酶，从而阻止了血栓素A2（可介导血小板聚集）的形成。与安慰剂相比，阿司匹林可降低UA患者心肌梗死的发生率[17]，还可降低STEMI患者的生存率[18]。据抗血栓治疗试验协作体的分析显示，阿司匹林最低有效的剂量为75mg，此剂量下的血管事件死亡率、MI和卒中发生率可降低22%[19]。当给药剂量超过200mg时，出血事件的发生率呈剂量相关性增长，但血栓栓塞事件发生率并不降低[20]。尽管较早的指南对维持治疗和PCI术后应用阿司匹林给出了多种剂量的建议，但现行指南建议用81mg每天的剂量替代更高剂量（推荐级别Ⅱa）[21]。

（2）P2Y12受体阻断药（氯吡格雷、普拉格雷、替卡格雷）：此类药物可阻断ADP结合血小板P2Y12受体的过程，从而限制血小板的活化。

表57-1 抗缺血治疗的一些建议

药 物	推荐等级Ⅱ	推荐等级Ⅲ（禁忌证）
静脉注射硝酸甘油	持续性心肌缺血、心力衰竭、高血压患者，给药48h	收缩压＜90mmHg HR＜50，或无CHF时HR＞100 24h内使用过西地那非 48h内使用过他达拉非
口服β受体阻断药	若无禁忌证，于就诊24h内开始使用	存在任何CHF体征 低输出量状态
任何时间内静脉注射β受体阻断药	推荐等级Ⅱa：若无禁忌证，可在任何时间用于高血压患者	有心源性休克风险* 传导性疾病晚期† 哮喘活动期/气道高反应性
口服ACEI	对于肺充血或LVEF＜40%的患者，于就诊24h内应用。若ACEI不耐受，但使用时无血管水肿，则可使用ARB	收缩压＜100mmHg 就诊24h内不应静脉注射ACEI，有低血压风险
非二氢吡啶类CCB	进行性或反复缺血的患者，若β受体阻断药有禁忌证，可应用此类药物	勿使用速释二氢吡啶类CCB
NSAID		勿用于心肌破裂、CHF和再梗死风险高的患者

* 年龄＞70岁，窦性心动过速＞100/min，收缩压＜120mmHg
† PR间期＞0.24s，Ⅱ度或Ⅲ度房室传导阻滞

ACEI. 血管紧张素转化酶抑制药；ARB. 血管紧张素受体阻断药；CCB. 钙通道阻断药；CHF. 充血性心力衰竭；HR. 心率；LVEF. 左心室射血分数；NSAID. 非甾体抗炎药 [引自 Anderson JL, Adams CD, Antman EM, et al: ACC/AHA 2007 guidelines for the management of patients with unstable angina/non-ST-elevation myocardial infarction: a report of the American College of Cardiology/American Heart Association Task Force on Practice Guidelines (Writing Committee to Revise the 2002 Guidelines for the Management of Patients with Unstable Angina/Non-STElevation Myocardial Infarction) developed in collaboration with the American College of Emergency Physicians, the Society for Cardiovascular Angiography and Interventions, and the Society of Thoracic Surgeons endorsed by the American Association of Cardiovascular and Pulmonary Rehabilitation and the Society for Academic Emergency Medicine. J Am Coll Cardiol 50: e1-e157, 2007.]

对于保守治疗或 PCI 治疗的 ACS 患者，在阿司匹林的基础上增加氯吡格雷的使用（双联抗血小板治疗 DAPT），可降低心血管事件死亡率和心肌梗死、卒中、紧急血运重建的发生率[20]。与单用阿司匹林相比，DAPT 可降低支架内血栓形成的发生率。虽然有这些效果数据支持，氯吡格雷本身还有重大的缺点。氯吡格雷是一种前体药，需在肝脏内经两步生物活化作用。CYP2C19 酶是负责此生物活化作用主要的酶，编码此酶的基因在人群中具有多态性。功能丧失的 CYP2C19*2 和 CYP2C19*3 等位基因携带者产生剪切失活突变的 CYP2C19 酶，因此对氯吡格雷缺乏生物活化作用，药效降低。这些携带者，尤其是纯合子，表现有"治疗中高血小板反应性"（HTPR），并且在应用氯吡格雷后仍有 MI 和支架内血栓形成的发生率增高[22]，且此症状无法用更高剂量的氯吡格雷克服[23]。而 CYP2C19*17 等位基因携带者对氯吡格雷反应性则增高，伴随有更高的出血风险。此外，氯吡格雷对血小板聚集的抑制作用强度可变，总体而言抑制适度，且起效缓慢。

现已研发新的 P2Y12 受体阻断药以克服氯吡格雷的缺点。普拉格雷也是一种前体药，但其生物活化作用只需一步，且其活化并不明显依赖 CYP2C19 酶。因此，普拉格雷对血小板的抑制作用起效迅速，且作用强度高、可预测。替卡格雷是一种可逆性、非竞争性 P2Y12 受体拮抗药，该药无需肝脏的生物转化，在给药的 2h 内即可产生 85%～95% 的血小板抑制作用。普拉格雷和替卡格雷在低活性 CYP2C19 等位基因携带者中均有效。在关键性的 TRITON-TIMI 38 试验中，相比于氯吡格雷，普拉格雷治疗中高风险 ACS 患者（包括 STEMI）时，可带来更低的 MI 和支架内血栓形成发生率[24]。然而，由于普拉格雷的应用伴随着大出血发生率升高，仅在 3 个疾病亚型中，普拉格雷的应用有明显获益。在 75 岁以上患者，且（或）体重低于 60kg 时，普拉格雷的应用无净效益；而对于有既往卒中或短暂性脑缺血发作（TIA）的患者，普拉格雷的应用无净损害。值得注意的是，TRITON-TIMI 38 试验仅纳入了冠状动脉解剖结构已经血管造影评估，且随后欲行 PCI 的患者，因此普拉格雷在保守治疗的患者中尚不适用。

PLATO 研究发现，在保守治疗和早期 PCI 治疗的患者中，相比于氯吡格雷，替卡格雷可降低总死亡率、MI 和支架血栓的发生率[25]。与普拉格雷不同的是，替卡格雷的使用并不伴随着大出血发生率的升高。然而，在应用替卡格雷的队列中，非 CABG 相关的大出血和致死性颅内出血的发生率增高。由于阿司匹林剂量增加后，替卡格雷不显示出应用效益，因此不建议替卡格雷与 > 100mg 剂量的阿司匹林联用。

为了减少出血并发症，择期 CABG 应在 P2Y12 拮抗药停用后延迟 5～7d 施行。若应用氯吡格雷，还应检测血小板功能，以确定患者择期 CABG 的延迟时间。采用此策略，可使应用氯吡格雷的患者 CABG 术后出血率与非应用氯吡格雷的患者相似，且可缩短患者的 CABG 术前等待时间[26]。

对于口服抗血小板药物的 I 级和 III 级建议如下。

若怀疑 ACS，初始应给予 162～325mg 阿司匹林，非肠溶片采用咀嚼方式（以便于快速吸收），肠溶片采用吞服方式，此治疗应视情况延续采用。若存在阿司匹林过敏或严重胃肠道不耐受，应采用替代的抗血小板药。

对于所有中高风险、明确诊断的 ACS 患者，不论之前的治疗方案是侵入性的还是保守性的，都应给予负荷剂量的氯吡格雷或替卡格雷，并随后给予维持剂量。对于欲行 PCI 治疗的患者，普拉格雷可作为以上药物的替代选择。这些药物应在 PCI 术前、术中尽早给予，且 PCI 术后应在 1h 内给予。

对于行保守治疗或行 PCI 的患者，应给予氯吡格雷或替卡格雷 12 个月；普拉格雷只能在 PCI 术后患者中使用 12 个月。

应用 P2Y12 受体阻断药时，若其带来的出血风险超过了预期益处，则应在 12 个月内停止使用。

普拉格雷的禁忌证包括：既往卒中、TIA 及活动性出血。若预期效益超过了禁忌证所带来的风险（糖尿病史、既往卒中），普拉格雷可在某些75岁以上患者使用。对于体重＜60kg的患者，建议采用较低的维持剂量（5mg/d），但此结论尚无前瞻性研究支持。

(3) 新型抗血小板药物（坎格雷洛、蛋白酶激活受体-1抑制药）：坎格雷洛是一种静脉给予的ATP类似物，能可逆性地竞争结合P2Y12受体，阻断其作用。该药起效迅速，半衰期仅有3～6min，因此患者血小板功能在60min内即可完全恢复。坎格雷洛静脉输液应在PCI术前开始、持续至少2h，或在术中给予。与氯吡格雷相比，坎格雷洛的用药时间均更长，且可带来更低的缺血事件复合终点发生率（OR 0.78，0.66～0.93，P=0.005），但不增加严重出血的发生率[27]。在上述研究中，有43%的患者患有ACS。在另一个研究中，欲行CABG手术的患者术前中断使用氯吡格雷，此时坎格雷洛输液可维持较低的血小板活性[28]；于CABG术前1～6h停止坎格雷洛输液，并未引起出血风险的增加。目前坎格雷洛尚未在美国上市，但其在需行PCI治疗和等待外科手术治疗的患者中具有应用前景，因为该药吸收方式及其血小板抑制作用均较为可靠，且具有"开关效应"。

然而，即使采用了新型P2Y12受体拮抗药，主要心血管不良事件和大出血的发生率依然维持在10%～11%。因此，血小板抑制的新靶点正在研究当中。凝血酶是强有力的血小板致活物，主要通过蛋白酶激活受体1（PAR-1）发挥作用。PAR-1抑制剂阻断了凝血酶介导的血小板激活途径，但不会干扰凝血酶对纤维蛋白原的分解作用。这种特性使该类药物能在抑制凝血的同时保留生理性止血功能。一些临床试验将PAR-1拮抗药与阿司匹林、氯吡格雷联合使用，其结果不尽相同。TRA-PCI研究是1项二期临床试验，其研究对象为欲行择期PCI的患者。TRA-PCI结果显示，与安慰剂组相比，联合用药的出血风险并不增加[29]。然而，在1项三期临床试验TRACER研究中，PAR-1拮抗药与阿司匹林和噻吩并吡啶联合用于ACS患者，结果显示大出血和颅内出血发生率增加[30]。因此，目前PAR-1拮抗药在ACS及欲行PCI的患者中的应用尚不明确，仍需进一步的研究。

(三) GP Ⅱb/Ⅲa抑制剂

GP Ⅱb/Ⅲa受体在血小板表面含量丰富（每个细胞约有50 000个拷贝），该受体在血小板活化时可发生构象改变，使其能结合纤维蛋白原[31]。纤维蛋白原正是通过此机制，交联多个活化的血小板。因此，对于各种血小板激活方式，GP Ⅱb/Ⅲa受体都是血小板聚集的共同末端通路。GPI通过阻断此类受体，产生迅速而高效的血小板聚集抑制作用。表57-2总结了3种最常用的GPI。

多项随机对照试验显示，GPI可明显降低侵入性治疗的ACS患者缺血并发症的发生率，其中主要是降低了PCI围术期的CPK升高[32, 33]。而PCI术前药物稳定期内输注48～72h替罗非班或依替巴肽，则是降低了死亡率和非致死性MI的

表57-2 临床常用GPI

药名	结构	半衰期	可逆性	在ACS患者中的研究
阿昔单抗	人-鼠嵌合单克隆抗体 不可逆性、非竞争性阻断GP Ⅱb/Ⅲa受体	初始半衰期：10min 第二相半衰期：30min	48h内血小板功能逐渐恢复 停药12～24h，出血时间恢复＜12min 输血小板可对抗其作用	EPIC[32] GUSTO-ACS[36]
依替巴肽和替罗非班	合成小分子类药物	2～3h	停药4～8h内血小板功能恢复正常 输血小板不可对抗其作用	PRISM-PLUS[34] PURSUIT[35]

GPI. GP Ⅱb/Ⅲa抑制药

发生率。GUSTO IV 试验显示，PCI 术前延长使用阿昔单抗至 48h，可带来更差的临床结局[34-36]。因此，对于 PCI 术前或对 ACS 患者的计划用药中，不建议延长使用（＞24h）阿昔单抗。

对于欲行 PCI 的 ACS 患者，GPI 的使用可降低缺血事件的发生，但由于某些原因，近年来 GPI 的常规使用逐渐减少。GPI 的使用可带来更高的大出血风险[31]，而 PCI 术后出血则是与更高的 1 年死亡率相关[37]。另外，关键性研究 ACUITY 显示，相比于肝素与 GPI 联合用药，凝血酶直接抑制剂比伐卢定，在行 PCI 时不联合 GPI 时候用，可改善出血和缺血并发症的净临床结局[38]。目前流行的 ACS 早期应用 P2Y12 受体抑制剂，也可能稀释 GPI 带来的血小板抑制效益。EARLY-ACS 试验研究了高风险的 ACS 患者，在其 PCI 术前给予 DAPT 之前（上游）给予 GPI（给药时间中位数为 21h），此疗法并不优于下游选择性给予 GPI[39]。上游给予 GPI 将带来大出血风险 42% 的增加幅度。在 ACUITY-Timing 试验中，与上游给予 GPI 相比，延迟 GPI 的选择性使用至 PCI 术中，可降低大出血风险达 20%，而缺血事件复合终点的发生率并不显著增加[40]。2007 年 ACS 指南的 2012 年更新版本重点关注了口服高效抗血小板药物以产生快速负荷，对于初始采用侵入性治疗策略的患者，PCI 术前 GP Ⅱb/Ⅲa 拮抗药可作为 P2Y12 受体抑制剂的替代选择，而对于难治性缺血患者的保守治疗方案中，也可将 GPI 添加至口服抗血小板药物中。在其他情况下，选择性 GPI 的使用仅在 PCI 术中推荐。

以下为一些 GPI 使用建议。

在 PCI 术中使用（推荐等级Ⅰ）。

对于初始采用保守治疗，且产生缺血、CHF 或是型心动过速（VT）的体征和症状的患者，GPI 可替代 P2Y12 受体抑制剂使用（推荐等级Ⅱa）。

对于已在接受阿司匹林和 P2Y12 受体抑制剂治疗，且欲行侵入性治疗的高风险患者，如肌钙蛋白水平升高、合并糖尿病、显著性 ST 段压低或无高出血风险的患者，可考虑上游应用 GPI（推荐等级Ⅱb）。

阿昔单抗不应用于非 PCI 患者（推荐等级Ⅲ，无益处）。

对于缺血事件低风险（TIMI 风险评分≤2），或出血事件高风险的 UA/STEMI 患者，若已接受阿司匹林和 P2Y12 受体拮抗药治疗，则不建议上游应用 GPI（推荐等级Ⅲ，无益处）。

抗血栓治疗

(1) 普通肝素：普通肝素（UFH）是一种天然糖胺聚糖，临床应用的普通肝素包含了多种多糖链（平均质量 15 000D）的混合。约有 1/3 的多糖链含有独特的五糖序列，可结合抗凝血酶（AT）并使后者发生构象改变。此过程可使 AT 与 Xa 因子的相互作用速度加快 1 000 倍，从而发挥抗 Xa 因子的作用。而为了使凝血酶（Ⅱa 因子）失活，肝素可与 AT 和 Ⅱa 因子同时结合，形成 1 个三聚体。UFH 中的多数糖链中，含有超过 18 组形成三聚体所需的糖单元。因此，UFH 对 Ⅱa 因子和 Xa 因子有同等的抑制作用。肝素的清除是通过网状内皮系统和肝脏，其半衰期约为 1.5h，在有肾脏疾病的情况下，其清除具有剂量依赖性且半衰期延长。在 UA 患者中进行的第一个随机化肝素研究中，UA 患者被随机分至安慰机组、单纯阿司匹林组、单纯肝素组和阿司匹林 - 肝素联合用药组[17]，结果显示，单独应用 UFH（5000U 推注，随后 1000U/h）可降低难治性心绞痛和 MI 的发生率以及死亡率（相比于安慰剂组），单纯阿司匹林组和阿司匹林 - 肝素联合用药组也有相近的效果。肝素对降低 MI 发生率尤其有效，可将发生率从安慰剂组的 11.9% 降至 0.8%。

(2) 低分子量肝素（LMWH）：LMWH 是由 UFH 的片段组成，其平均分子量为 5000D。LMWH 中只有不到半数的糖链具有 18 组形成肝素 -AT-Ⅱa 因子三聚体必需的糖单元。因此，LMWH 对 Xa 因子的抑制作用比对Ⅱa 因子的抑制作用强，此两种抑制作用的强度比在依诺肝素中为 3.8∶1。静脉注射 LMWH 的半衰期为 2～4h，皮下注射为 3～6h，其中抗 Xa 因子作用比抗 Ⅱa 因子作用持续时间更长。在 SYNERGY 试验中，高风险的 ACS 患者随机接受依诺肝素或 UFH 治疗[41]。结果显示，对于试验前未接受抗凝治疗，以及试验前接受与分组相同的抗凝治疗的患者，依诺肝素组死亡率和 MI 发生率均更低，而试验前接受与分组不同的抗凝治疗的患者（存在 UFH 和依诺肝素治疗之间的转换），则显示出出血风险的增加和临床效益的缺乏。1 项 Meta 分析纳入了 6 项在 ACS 患者中比较 LMWH 和 UFH 作用的试验，其结果显示，LMWH 组的 30d 复合终点（死亡和非致死性 MI）发生率更低（10.1% vs. 11%，OR 0.91 [0.83～0.99]），且其临床效益在试验前未接受抗血栓治疗的患者中更为明显[42]。虽然依诺肝素可在 PCI 术中安全使用，但通常无法采用即时抗 Xa 检测来监测抗凝效果，因此，多数介入治疗医师更倾向于采用直接凝血酶抑制剂或 UFH。给予静脉注射剂量的依诺肝素后，血管鞘的移除应推迟 4～6h，而给予皮下注射剂量后则应推迟 6～8h。

（3）磺达肝癸钠：磺达肝癸钠是 1 种合成 Xa 因子抑制剂，可抑制下游凝血效应的放大、减少凝血酶的生成量。磺达肝癸钠是一种相对较新的 UA/NSTEMI 推荐抗凝剂（推荐等级 I）。OASIS 试验将 20 078 名 UA/NSTEMI 患者随机分配至皮下注射磺达肝癸钠 2.5mg q.d. 组和皮下注射依诺肝素 1mg/kg b.i.d 组[43]，结果显示，磺达肝癸钠治疗的 9d 主要终点（死亡、MI 或难治性缺血）发生率不劣于依诺肝素组，且其大出血发生率比依诺肝素组降低了 1.9%（绝对比例）。值得注意的是，单用磺达肝癸钠组中，接受 PCI 的患者（占比 37%）出现了 3 倍增长的术中导管血栓发生率。因此，对于磺达肝癸钠的患者，建议行 PCI 时附加使用 UFH。

（4）比伐卢定：比伐卢定是 1 种直接凝血酶抑制剂，可不依赖抗凝血酶Ⅲ而直接抑制循环凝血酶和结合在血血栓上的凝血酶。与 UFH 不同，比伐卢定不激活血小板，半衰期也更短（25min）。在 ACUITY 试验中，对于行 PCI 的 ACS 患者，比伐卢定可将其大出血发生率降低近一半（相比于肝素 +GPI 联合用药）[38]。而且，若患者在 PCI 术前应用了氯吡格雷，则比伐卢定的使用不增加缺血并发症的发生率。另外，ACS 患者行 PCI 术前若未使用噻吩并吡啶，则单用比伐卢定比肝素和 GPI 联合用药有更高的缺血事件发生率。然而，ACUITY 研究没有纳入血管造影超过 72h 的患者和保守治疗的患者，因此，比伐卢定在此类患者中的应用尚待验证。比伐卢定相关的主要临床试验总结在表 57-3 中[38, 44, 45]。

对抗血栓治疗的一些 I 级建议如下。

对于早期采用侵入性治疗的患者，应尽快在抗血小板治疗中加入 UFH、LMWH（依诺肝素）、比伐卢定或磺达肝癸钠抗凝治疗。

对于保守治疗的患者，不建议使用比伐卢定。可给予磺达肝癸钠、UFH 或 LMWH，其中磺达肝癸钠尤适于有高出血风险的患者。

对于 PCI 术前至少 6h 前接受了 300mg 以上氯吡格雷的患者，比伐卢定可单一使用，伴随 PCI 操作同时进行。

对于简单病例，PCI 术后应停止抗凝治疗。

对于采用药物治疗策略，且血管造影发现冠状动脉病变的 UA/NSTEMI 患者，若血管造影前的治疗药物为 UFH，则应继续静脉给予 UFH 持续 48h 以上或直至出院；若造影前治疗药物为依诺肝素，则应在整个住院期间内继续给予依诺肝素，最多 8d。

对于血管造影后拟采用 CABG 治疗的 UA/NSTEMI 患者，继续使用 UFH；CABG 前 12～24h 内停用依诺肝素，并依据各医疗机构实践经验给予 UFH。

（5）口服抗凝药：虽然有一些潜在的效益，口服抗凝药通常不作为 ACS 的治疗用药，华法林可导致出血风险增加，Ⅱ a 因子抑制剂希美加群有肝毒性。利伐沙班是一种口服 X a 因子抑制剂，近来被研究作为 ACS（包括 STEMI）患者经早期血运重建或药物治疗稳定后的附加用药。与安慰剂组相比，在原有 DAPT（阿司匹林联合氯吡格雷）的基础上，加用利伐沙班（平均给药时间 11 个月）可降低死亡、心肌梗死和卒中复合终点的发生率达 16%，降低支架血栓发生率达 31%[46]。既往卒中、TIA 或颅内出血的患者未被纳入研究中。与安慰剂相比，2.5mg bid. 的利伐沙班剂量可降低心脏病死亡率达 32%、降低全因死亡率达 34%，但同时也伴随着非 CABG 相关

表 57-3 比伐卢定的主要临床试验

试验名称	研究设计	治疗结局	安全性结局	注 释
REPLACE-2[44]	14%UA 患者行急诊或择期 PCI N=6010	30d 死亡/MI/紧急 TVR/大出血	大出血	在高风险患者所有临床获益较高的亚组中，比伐卢定组在1年死亡率上显示出不显著的降低趋势
	1. 比伐卢定＋临时使用 GPI	9.2%	2.4%	
	2. UFH＋计划使用 GPI	10% P=0.32	4.1% P<0.001	
ACUITY[38]	ACS 患者，72 小时内强制行血管造影 N=13 819			在 3304 名血管造影前或 PCI 术前未用氯吡格雷的患者中，单纯比伐卢定组的复合缺血事件发生率为 9.1%，而肝素＋GPI 组为 7.1%（相互作用 P 值为 0.054）
	1. UFH/LMWH +/- 上游 GPI	11.7%	5.3%	
	2. 比伐卢定 +/- 上游 GPI	11.8%	5.7%	
	3. 单纯比伐卢定	10.1% 3 与 1 差异 P=0.02	3.0% 3 与 1 差异 P<0.001	
ACUITY-PCI[45]	ACUITY 研究中的 PCI 患者 N=7789			77% 患者有 cTNI 水平升高或 ST 段改变。PCI 等待时间中值为 19.6h。 缺血事件复合终点发生率相似，但单纯比伐卢定组净临床结局趋势更好。在 PCI 术前或术后未使用氯吡格雷的患者中，单纯比伐卢定组 30d 缺血事件终点的发生率更高
	1. UFH/LMWH +/- 上游 GPI	13%	7%	
	2. 比伐卢定 +/- 上游 GPI	15%	8%	
	3. 单纯比伐卢定（9% 临时加用 GPI）	12% 3 与 1 差异 P=0.057	4% 3 与 1 差异 P<0.0001	

cTNI. 心脏肌钙蛋白 I；GPI. GP Ⅱb/Ⅲa 抑制剂；LMWH. 低分子量肝素；MI. 心肌梗死；PCI. 经皮冠状动脉介入术；TVR. 靶血管血运重建；UFH. 普通肝素

大出血的发生率。因此，极低剂量口服抗凝药可用于无高出血风险的 ACS 治疗后患者。

需要长期口服抗凝药治疗（OAT）的 ACS 患者常常需要同时采用 DAPT。与单纯 DAPT 相比，将 DAPT 和 OAT 结合的"三联治疗"可显著增加总出血风险（三联治疗对双联治疗，15.5% vs. 3.7%，P=0.02）[47]。WOEST 试验表明，对于通常采用三联治疗的患者，若采用氯吡格雷联合华法林治疗，其出血事件发生率比阿司匹林、氯吡格雷、华法林三者联用显著降低 [19.5% vs. 44.9%，风险比（HR）0.36，（0.26～0.50），P<0.001][48]，且同时全因死亡率降低、缺血并发症发生率不增加。

（四）侵入性治疗

NSTEACS 的住院患者，除采用抗缺血、抗血小板和抗凝治疗外，同时还采取以下两种治疗策略之一。

1. 早期侵入性治疗策略

由于进行性胸痛或血流动力学不稳定，虽然心电图未出现 ST 段抬高，患者可从抢救室紧急送往心脏介入室，或患者入院 72h 内行早期但非急诊冠状动脉造影。

初始保守治疗/选择性侵入治疗策略：患者采用药物治疗，但药物治疗无效或心肺功能测试结果不佳者可行血管造影。

治疗策略的选择取决于患者缺血的症状和体征、风险评分（TIMI 和 GRACE 评分）以及患者的意愿。对于高风险患者，相比于保守治疗，早期侵入性治疗策略往往能带来较低的死亡率及 MI、难治性缺血发生率。表 57-4 概述了"高风险"的标准。

2. 建议采用早期侵入性治疗的情况

复发心绞痛、血流动力学不稳定或心脏电生理不稳定，若无严重并发症、无侵入性治疗措施禁忌证。

早期情况稳定但临床不良事件发生风险升高的患者（表 57-4），若无严重并发症、无侵入性治疗措施禁忌证。

3. 不建议采用早期侵入性治疗的情况

有严重并发症（如肝、肺功能衰竭或肿瘤）的患者，其血运重建及并发症的风险很可能超过血运重建带来的获益，或是无论治疗结局如何都不会同意采用血运重建的患者。

个别临床试验和 Meta 分析比较了这两种治疗策略。虽然各临床试验的结果之间存在矛盾，但 Meta 分析显示，早期侵入性治疗策略可降低 UA 患者死亡率、MI 和心绞痛发生率，并减少其住院时间[49]。早期侵入性治疗策略在实践中有鉴别诊断意义，可区分 10%~20% 血管造影显示无明显 CAD 的患者，与 LVEF < 40% 且有左主干或 3 支血管病变的 CAD 患者，其中后者可从 CABG 中获益。

另外，对于有不稳定冠状动脉损伤的患者，早期行 PCI 可预防药物治疗中的缺血事件。此假说在 1 项 410 名患者的临床试验中得到验证，在该研究中，患者随机接受早期（中值 2.4h）或延迟（中值 86h）血管造影和血运重建[50]。虽然同时接受了积极抗血小板和抗凝药物治疗，延迟组在冷却期内的死亡率和大面积心肌梗死发生率均更高。1 项更大的研究纳入了 3031 名高危 ACS 患者，结果显示，早期组（就诊后平均 14h 接受血管造影和介入治疗）与延迟组（就诊后平均 50h 接受血管造影和介入治疗）相比，次要终

表 57-4　治疗策略选择标准

首选策略	患者的特征
有创治疗	满足以下 1 条或以上的高风险标准： • 静息状态反复心绞痛或心肌缺血，或积极药物治疗下仍然活动能力较低 • cTNI 或 cTNT 水平升高 • 新现 ST 段压低 • 有 CHF、新发 MR 或 MR 恶化的症状或体征 • 非侵入性检测结果提示高风险 • 血流动力学不稳定 • 持续性室性心动过速 • 6 个月内曾行 PCI • 既往 CABG 史 • 风险评分高（如 TIMI 评分、GRACE 评分） • LVEF < 40%
保守治疗	• 风险评分低（如 TIMI 评分、GRACE 评分） • 无高风险因素时，患者或主治医师倾向于保守治疗

CABG. 冠状动脉旁路移植；CHF. 充血性心力衰竭；cTNI/cTNT. 心脏肌钙蛋白 I/ 心脏技改蛋白 T；LVEF. 左心室射血分数；MR. 二尖瓣反流；PCI. 经皮冠状动脉介入治疗 [引自 Anderson JL, Adams CD, Antman EM, et al: ACC/AHA 2007 guidelines for the management of patients with unstable angina/non-ST-elevation myocardial infarction: a report of the American College of Cardiology/American Heart Association Task Force on Practice Guidelines (Writing Committee to Revise the 2002 Guidelines for the Management of Patients with Unstable Angina/Non-ST-Elevation Myocardial Infarction) developed in collaboration with the American College of Emergency Physicians, the Society for Cardiovascular Angiography and Interventions, and the Society of Thoracic Surgeons endorsed by the American Association of Cardiovascular and Pulmonary Rehabilitation and the Society for Academic Emergency Medicine. J Am Coll Cardiol 50: e1-e157, 2007.]

点（难治性心肌缺血）发生率降低了30%[51]。能从早期介入中得到最大获益的，是GRACE风险评分最高的1/3患者（评分＞140），早期介入可使此类患者的首要终点（死亡、MI和卒中）发生率降低35%（NNT=14）。而GRACE风险评分≤140的患者接受早期介入治疗，首要终点发生率并不降低。TACTICS-TIMI 18试验也显示，早期介入的效益只限于高危患者（cTNT＞0.01ng/mL，ST段改变，且TIMI风险评分≥3）[14]。NSTEACS患者若选择采用侵入性治疗策略，需尽早行血管造影，但导管术似乎无须立即施行。ABOARD研究显示，相比于延迟PCI至随机分组后约24h，70min内行血管造影和PCI并不能改善临床结局[52]。

以下是对研究血管造影时机的临床试验进行分析得出的主要结论。

早期血管造影可降低难治性心肌缺血的发生率，该疾病若不予以治疗，可使MI发生率增高至4倍以上。

最高风险组的患者（如GRACE评分＞140，或TIMI评分＞4）最能从早期侵入性治疗中获益。

对于高风险的患者，延长（＞72h）冷却期并应用药物治疗并无明显联系，且可能带来损害（结论来自于ISAR-COOL试验）[50]。

因此，就诊24h内行血管造影和介入治疗是适中的时机。

三、ST段抬高型心肌梗死

（一）定义

STEMI通常被定义为，在两个相邻的导联间，J点处新现ST段抬高。除$V_2 \sim V_3$外，其他导联间ST段抬高≥1mm可诊断为STEMI。在$V_2 \sim V_3$间，40岁以上男性ST段抬高≥2mm，或女性ST段抬高≥1.5mm，可诊断为STEMI[12]。新发LBBB伴缺血症状，或$V_1 \sim V_3$导联间水平型ST段压低（透后壁损伤电流），也提示为进展期STEMI。

（二）风险评估

TIMI风险指数是TIMI风险评分的修正版本，其计算公式为：心率×（年龄/10）^{2}/收缩压[53]。此风险指数似乎可以独立预测24h和30d死亡率（$P < 0.0001$），在调整了其他主要预测因子后，风险指数每增加5个点，死亡率平均增长43%（相对增长比）（图57-3）。Killip分级也被应用于STEMI和NSTEMI的风险评估，其4个等级分别为Ⅰ级（无肺淤血及卒中证据）、Ⅱ级（轻度肺淤血或S3）、Ⅲ级（肺水肿）和Ⅳ及（低血压/休克）[54]。

风险指数*	风险分组	死亡率		
		24h	住院	30d
≤12.5	1	0.2	0.6	0.8
＞12.5～17.5	2	0.4	1.5	1.9
＞17.5～22.5	3	1.0	3.1	3.3
＞22.5～30	4	2.4	6.5	7.3
＞30	5	6.9	15.8	17.4

①计算风险指数*；②风险分组；③估计死亡率（根据InTIME Ⅱ数据）

*.心率×（年龄/10）^{2}/收缩压；心率单位为次/min；收缩压单位是mmHg。

▲ 图57-3 STEMI患者中，TIMI风险指数和短期死亡率的关系

（引自Morrow DA, Antman EM, Giugliano RP, et al: A simple risk index for rapid initial triage of patients with ST-elevation myocardial infarction: an InTIME II substudy. *Lancet* 358：1571-1575，2001.）

（三）再灌注疗法

再灌注疗法包括溶栓治疗、直接PCI以及两者的结合（即易化PCI）。虽然早期再灌注对STEMI患者的治疗至关重要，CRUSADE注册治疗显示，有7%符合治疗条件的患者未能接受此治疗措施[55]。高龄患者、女性患者及透析患者尤其有可能被延迟再灌注，或完全不行再灌注。

1. 溶栓治疗

若能在症状开始后1～2h内（治疗黄金时间）开始实施，则溶栓治疗是最有效的疗法。在此情况下，溶栓治疗比延迟施行的直接PCI更有效。

事实上，相比于住院治疗，住院前溶栓治疗可使全因死亡率降低17%[56]。目前使用的溶栓药物包括替奈普酶（TNK-tpa）和瑞替普酶，前者给药方式为单次基于体重推注，后者给药方式为两次间隔30min静脉注射10U。两种药物都可在约85%的患者中建立TIMI评分2分或3分的冠状动脉血流[57, 58]。绝对禁忌证包括既往颅内出血、已知的脑血管病变或肿瘤、3个月内缺血性卒中史、2个月内颅内或脊柱手术、疑似主动脉夹层、严重的控制不良的高血压，以及活动期出血/出血素质。

以下是一些关于溶栓治疗的建议，这些建议均基于2013年最新版STEMI指南。

症状出现12h内就诊、无溶栓治疗的禁忌证，且直接PCI延迟超过120min（从第一次寻求医疗支援算起），应行溶栓治疗（推荐等级Ⅰ）。

症状出现12~24h内就诊、存在进行性心肌缺血（有症状或有ECG表现）、大面积心肌处于缺血风险中或血流动力学不稳定，医疗机构无法行直接PCI时，可采用溶栓治疗（推荐等级Ⅱa）。

若存在禁忌证，或仅有ST段压低（除非怀疑患者的确存在后壁心肌梗死），则不建议采用溶栓治疗（推荐等级Ⅲ）。

当患者第一次寻求医疗支援时，医疗机构应同时给予抗血小板药、抗凝药和溶栓药，其目的是改善冠状动脉的开放程度、预防溶栓成功后的再闭塞。目前的指南建议如下。

阿司匹林：负荷剂量162~325mg，建议采用咀嚼非肠溶片的方式用药。负荷后采用81~325mg剂量持续用药。

氯吡格雷：75岁以下患者负荷剂量约300mg，＞75岁患者无负荷剂量。负荷后维持剂量75mg/d、持续至少2周，若无出血事件，最好能维持用药1年。

UFH：初始推注剂量为60U/kg（最大剂量4 000U），输液剂量为12U/(kg·h)（最大剂量1 000U/h），剂量调整标准为维持部分凝血酶原时间（PTT）在1.5~2倍对照范围内，维持48h或直至血运重建。UFH在美国最为常用，其替代药物有依诺肝素和磺达肝癸钠，两者给药时间均为8d或直至血运重建。对于75岁以下患者，依诺肝素的推荐剂量为静注30mg、随后每12h皮下注射1mg/kg；对于75岁以上患者，其推荐剂量为每12h皮下注射0.75mg/kg（不行静脉注射）。磺达肝癸钠的推荐剂量为第一天静注2.5mg、随后从第二天起皮下注射2.5mg。若有肾损伤，则应减少剂量或避免使用此类药物。

2. 补救性介入治疗

溶栓治疗后60~90min内，若胸痛仍持续存在，且ST段抬高最严重的导联间ST段降低不足50%时，应立即将患者转移至可行PCI的医院行补救性PCI，尤其是当患者大面积心肌存在梗死风险（如前壁心肌梗死或严重下壁心肌梗死波及右心室）时。若患者血流动力学或心脏电生理不稳定（心源性休克、心力衰竭、室性心律失常等情况），则必须转行补救性PCI。REACT研究显示，与保守治疗和重复溶栓相比，补救性PCI可降低再梗死的发生率[59]。补救性PCI的推荐等级为Ⅱa（即可合理采用）。

3. 溶栓成功后常规介入治疗

多项随机对照试验比较了溶栓治疗后24h内早期应用冠状动脉造影、并行或不并行PCI策略，以及补救性PCI策略。1个纳入了7项RCT的Meta分析现实，与延迟PCI相比，早期应用PCI可降低30d内和6~12个月内复合终点（死亡和再梗死）的发生率，且不伴随大出血发生率的增加[60]。因此，常规冠状动脉造影并行PCI策略，可在溶栓成功后3~24h内带来潜在获益且不增加临床风险。但此策略不应在溶栓治疗后立即常规施行（即易化PCI，将在后文中讨论）。此策略的推荐等级为Ⅱa（即可合理采用）。高风险的STEMI患者，若初始在无PCI条件的医院内采用溶栓治疗，则应立即转往具备行PCI条件的医院，尽早行血管造影。在1项随机试验中，此方式可降低死亡、再梗死、复发缺血、CHF和卒中复合终点的发生率（与相对保守的延迟血管造影策略或择期行补救性PCI策略相比）[61]。

4. 延迟PCI

对于以下几类患者，若初始溶栓治疗成功，

或从未接受溶栓，强烈建议实行冠状动脉造影和介入治疗（推荐等级Ⅰ）。

- 初次就诊后出现心源性休克或严重的急性心力衰竭
- 自发的或易激发的心肌缺血
- 出院前心肺功能测试结果是中危或高危

症状稳定的 STEMI 患者心肌梗死发作 24h 后，不建议对其完全闭塞的梗死血管行延迟 PCI（推荐等级Ⅲ，无获益）[62]。

5. 易化 PCI

易化 PCI 是指，在给予完全剂量或半剂量溶栓药物和 GP 后，有计划地立即施行冠状动脉造影和 PCI。目前关于此策略的临床试验结果为无获益也无净损害[63, 64]。因此，此策略在现行指南中并不推荐。

6. 直接 PCI

直接 PCI 是指将基于导管的再灌注治疗作为初始方案或主要方案的治疗策略。在以下情景中，直接 PCI 的推荐等级为Ⅰ级。

对于所有症状出现后 12h 内就诊的 STEMI 患者，直接 PCI 可作为溶栓治疗的替代策略，其目标是使"门到球囊"时间（即从患者第一次寻求医疗支援到闭塞冠状动脉被球囊扩张的时间）< 90min。

对于症状出现后 12h 内就诊的患者，若存在溶栓治疗禁忌证，则无论获得 PCI 的时间延迟多久，都应行直接 PCI。

对于心源性休克或严重的急性心力衰竭患者，无论症状开始后时间延搁多久，均应行直接 PCI。

直接 PCI 的施行应限制于与梗死相关的血管中，除非在非梗死相关的狭窄动脉中产生了血流动力学改变。

四、治疗急性冠状动脉综合征时的其他注意事项

（一）桡动脉路径 PCI

相比于股动脉路径，经桡动脉路径介入可降低 STEMI 患者的复合终点（死亡、MI、卒中和非 CABG 相关的大出血）发生率达 41%、全因死亡率达 61%，但对 NSTEACS 患者无此作用[65]。采用桡动脉路径的直接 PCI 患者术后 30d 内死亡率仅为 1.3%，而采用股动脉路径者为 3.2%。桡动脉路径组的"门到球囊"时间比股动脉路径组长 5min。在 STEMI 和 NSTEACS 患者中，采用桡动脉路径均可使大出血和血管并发症的发生率降低一半。RIFLE-STEACS 试验的结果也验证了此结论，该研究发现，采用桡动脉路径可使心脏病死亡率的绝对危险度降低 4%（NNT=25）、出血事件绝对危险度降低 4.6%（NNT=22）[66]。桡动脉组的刺入位点出血发生率比股动脉组降低了 60%，但非刺入位点的出血发生率无差别。

（二）需行冠状动脉旁路移植时的药物治疗提示

当计划行 CABG 时，应在术前至少 5d 停用氯吡格雷和替卡格雷，术前至少 7d 停用普拉格雷。对于急诊 CABG，一些研究发现使用氯吡格雷的患者发生大出血的风险增加，但另一些研究中没有出现此结果[67, 68]。另外，与不使用氯吡格雷相比，CABG 术前使用氯吡格雷可降低复合缺血事件的发生率[69]。PLATO 试验的亚组分析显示好，术前 1～7d 停用氯吡格雷或替卡格雷，CABG 相关的大出血事件发生率都很高，但两组间差别较大[70]。与氯吡格雷相比，普拉格雷可带来更大的术后出血率（按胸腔插管输出量评估），但尽管如此，普拉格雷组的死亡率也更低[71]。依替巴肽和替罗非班需在急诊 CABG 前 2～4h 内停用，阿昔单抗需在 CABG 前至少 12h 停用（若需急诊 CABG，可输血小板逆转其作用）。

（三）心源性休克

心源性休克的定义是，收缩压低于 90mmHg 持续至少 30min 或需要辅助手段维持收缩压 ≥ 90mmHg，且存在终末器官低灌注的状态。根据 NRMI 数据库显示，8.6% 的 STEMI 患者会发生休克[72]。关键性研究 SHOCK 试验结果显示，相比于溶栓治疗，采用 PCI 或 CABG 机械血运重建可改善 6 个月和 12 个月生存率[73]。然而 SHOCK 试验仅纳入了心肌梗死发作后 36h 内出现休克的患者。最新的指南中的相关建议为，

STEMI 患者发生休克时，应行 CABG 或 PCI 紧急血运重建，无论此时距离心肌梗死发作时已延迟多久。对于不适宜接受 PCI 或 CABG 的心源性休克患者，溶栓治疗仍然是 I 级推荐措施。另外，原始的 SHOCK 试验显示，对于 75 岁以上患者行机械血运重建无临床获益，但 SHOCK 注册资历却显示，高龄患者的生存率有所改善[74]。因此，2013 年的指南建议，对所有具备手术指征的休克患者，不论年龄多大，都应行机械血运重建。

（四）血运重建后的治疗

1. 心脏康复

1 项系统性的 Meta 分析显示，心脏康复可使全因死亡率和心脏病死亡率显著下降[75]。当只考虑研究心肌梗死后患者的试验时，心脏康复使全因死亡率下降的比例为 19%（OR=0.81，95% CI 0.70～0.93）。在此研究中，已行手术或介入治疗血运重建的患者也可获益于心脏康复。这些发现证明了，即使是在目前接受机械血运重建比例较高的患者人群中，心脏康复仍然是具有临床价值的。

2. 二级预防

抗血小板药物、β 受体阻断药和他汀类药物是 ACS 患者二级预防的基础药物，而血管紧张肽转化酶抑制剂（ACEI）、血管紧张素受体阻断药以及醛固酮受体拮抗药可被用于心力衰竭、LVEF < 0.4 及合并糖尿病的患者。对于所有 UA/NSTEMI 和 STEMI 患者，入院后都应给予他汀类药物，且只要无禁忌证，应持续用药。高剂量阿托伐他汀可显著降低 LDL 水平，从而降低复合终点（全因死亡、卒中、MI、UA 和血运重建）发生率，此效益从治疗开始 30d 后开始显现，并在 2 年期的随访中都可维持[76]。传统上，LDL 的目标水平是 < 100mg/dL，但一些研究显示，将 LDL 降至 70mg/dL 以下可带来额外的益处[76,77]。

五、结论

在过去的几年内，我们对于 ACS 的病理生理机制、血小板生理、药物基因组学以及出血的副作用的理解都有许多重大进步，而这促进了新的、强有力的抗血小板药物诞生，也使比伐卢定的使用在很大程度上替代了 GPI 的使用。以上进步已经转化为患者临床结局的改善。对于 NSTEACS，治疗重点仍然是迅速启动抗缺血、抗血小板和抗血栓治疗，并对于高风险的患者行早期侵入性治疗。对于 STEMI 患者，则应立即行血运重建，并同时给予药物治疗。

第 58 章
心力衰竭的药物治疗
The Pharmacologic Management of Heart Failure

Eric H. Awtry　Wilson S. Colucci　著
曹 红 译

在美国和其他发达国家中，心力衰竭逐渐成为影响人群患病率和死亡率的重要因素。即使对于心力衰竭患者的治疗已经取得了很大的进步，但其发病率仍然呈上升趋势，更可能的原因是人口老龄化和心力衰竭患者的生存寿命延长所导致。2010 年，根据已知数据统计，美国 20 岁以上人群中心力衰竭患者人数约为 570 万。2000—2010 年，心力衰竭作为第一诊断的患者超过 100 万。心力衰竭患者的治疗费用也是高昂的，每年超过 320 亿。其中超过一半费用用于住院期间的治疗。尽管治疗心力衰竭的方案日新月异，但仍有约 1/5 的患者在初次确诊 1 年内因心力衰竭死亡，在美国，心力衰竭直接导致每年超过 56 000 名患者的死亡，也是其他 274 000 名患者死亡的间接因素。

从外科手术的角度来看，心力衰竭对围术期发病率和死亡率有着显著影响。对于非心脏手术患者，术前发生心力衰竭强烈提示患者将会出现预后不良的结果。既往存在心力衰竭或左心室收缩功能低下，是冠状动脉搭桥手术后死亡率的独立预测因素。因此，熟练掌握心力衰竭的病理生理学改变和快速、有效的治疗对于在围术期管理患者的医生来说非常重要。心力衰竭患者的有效治疗可以防止其在围术期出现心功能失代偿的情况，术后心力衰竭的快速诊断和准确治疗对预防进行性肺淤血和器官灌注不足至关重要。对于心功能良好的患者，了解慢性心力衰竭的医疗管理可确保在围术期和出院后继续进行适当的治疗。

本章主要集中介绍用于治疗心力衰竭的各种药物，包括其作用机制，临床试验中显示的优点，以及对急性和慢性心力衰竭患者管理的有效建议。这些药物的使用是基于目前我们对心力衰竭的病理生理机制的理解。因此，我们将药物的作用机制和心力衰竭的病理生理学变化相联系并进行讲述。

一、心力衰竭的病理生理学

在过去的 20 年中，我们对心力衰竭病理生理学的认识发生了巨大变化。传统的血流动力学模型虽然仍适用于急性失代偿性心力衰竭的研究，但并不适用于慢性心力衰竭，因为进行性心室重构和神经 - 激素信号通路激活概念已经成为最重要的病理机制。这里简要讨论上述病理生理的变化过程，因为它们涉及心力衰竭的药物治疗。

心力衰竭并不是指单一的某个症状；相反，它反映了人体多个系统的综合表现，其特征在于血管内容量超负荷或组织灌注不足所引起的一系列临床症状。这是各种心脏损伤和随之而来的病理性重塑的最终结果，最终导致心脏收缩或舒张功能的降低；心力衰竭可能起因于心肌、心包、心内膜或心脏瓣膜功能改变（表 58-1）。心力衰竭可以通过以下几种方式在病理生理学上进行分类。

- 左心心力衰竭主要表现为肺淤血的症状（呼吸困难、端坐呼吸、肺部啰音、胸腔积液）。右心心力衰竭力衰竭的特征是体循环淤血（颈静脉压升高，外周水肿，

表 58-1 心力衰竭的常见病因

心肌疾病
　　心肌缺血或梗死
　　病毒性心肌炎
　　特发性心肌病
　　肥厚型心肌病
　　高血压
　　毒素（酒精、可卡因、化学治疗剂）
　　浸润性疾病（淀粉样变性、血色素沉着症）
　　传染病（莱姆病、南美锥虫病）
　　围产期心肌病
　　甲状腺功能紊乱
　　代谢异常（硫胺素或硒缺乏症）
瓣膜疾病
　　主动脉瓣狭窄
　　主动脉瓣关闭不全
　　二尖瓣狭窄
　　二尖瓣关闭不全
心律失常
　　心动过速介导的心肌病
心包疾病
　　缩窄性心包炎

肝脏充血）。

- 收缩期心力衰竭指的是发生在左心室收缩功能障碍（即射血分数减少）情况下的心力衰竭。舒张期心力衰竭是指尽管左心室收缩功能正常，左心室舒张功能障碍，体循环淤积大量血液。这两种异常通常共同存在，但是其中一个占主导地位。
- 急性心力衰竭表示患者先前不存在心脏功能障碍，突然发生心功能下降引起的急性心力衰竭。或先前稳定的心脏病患者突然出现心功能失代偿。这是由于心脏结构或功能的突然改变（如急性心肌梗死或瓣膜穿孔），并且通常与临床不稳定性相关。慢性心力衰竭是由于更加缓慢的心肌功能障碍进展引起的，并且可能由于代偿机制的发展，导致临床症状的明显程度降低（见后文）。
- 低心排性心力衰竭是由心输出量减少（由收缩性或舒张性心功能障碍引起）引起的，通常表现为静脉系统淤血和动脉阻

力增加（即血管收缩）。高心排性心力衰竭起因于心输出量增加（如甲状腺毒症、贫血、脚气病、佩吉特病、动静脉瘘），其特征表现在静脉系统淤血和正常或降低的动脉阻力
- 后向性心力衰竭是这样一个假设，心力衰竭主要表现为衰竭心室后的血液淤积。前向性心力衰竭是指主要由心输出量减少引起的心力衰竭，而后引起器官灌注不足，水钠潴留，以及随后的静脉淤血。这不是一个有效的区别，因为这两种机制可能在大多数心力衰竭患者中起作用。

心力衰竭可根据其临床症状的严重程度进行分类（表58-2）。尽管心力衰竭的原因和分类各不相同，但临床表现都反映出血管内容量超负荷，组织灌注不足或者其他症状。本章内容没有描述所有心力衰竭的临床表现。接下的讨论中，主要集中在急性和慢性左心心力衰竭。

表 58-2 心脏衰竭的临床分级

纽约心脏协会分级
　　Ⅰ级：症状仅在超过一般活动时出现
　　Ⅱ级：静息时无症状但正常活动时有症状
　　Ⅲ级：静息时无症状但在低于正常活动时出现症状
　　Ⅳ级：仅在休息时就可出现症状
美国心脏病学院/美国心脏病协会分级
　　A期：患者心脏结构正常，无症状，但存在引起心力衰竭的高危因素（如高血压、冠状动脉疾病、糖尿病）
　　B期：患者心脏结构异常（如左心室收缩功能障碍、左心室肥厚、瓣膜功能障碍、既往心肌梗死）但没有心力衰竭的症状
　　C期：心脏和结构异常的患者当前或先前存在心力衰竭症状
　　D期：患有终末期心力衰竭症状的患者，常规治疗无效

（一）急性心力衰竭

心血管系统对心肌功能障碍发作以及随后发展为心力衰竭的病理生理机制的反应在很大程度上取决于其对心肌功能障碍的敏锐度。急性心脏损伤导致一系列血流动力学改变，这些改变引起与左心室衰竭相关的临床表现。这与心肌损伤最初是否抑制心肌收缩（收缩功能障碍）或减少心室充盈（舒张功能障碍）无关。一系列的病理生

理学改变起始于左心室舒张末期压力的升高，这种升高的压力传递到左心房，随后传递到肺静脉和毛细血管系统。血管内压力增加导致液体进入肺间质，干扰气体交换，导致低氧血症和呼吸困难。此外，心输出量通常会减少，导致血液输送不足，进而引起器官灌注不足。

心脏对这些血流动力学改变的反应是通过几种代偿机制的激活表现出来的（表 58-3）。肾上腺素能系统被快速、广泛激活，并伴有副交感神经兴奋。交感神经直接刺激心脏并使 β- 肾上腺素刺激肾上腺释放肾上腺素和去甲肾上腺素，加快心脏收缩、增强心肌收缩力，这两者都有助于提高心输出量。儿茶酚胺诱导的外周动脉血管收缩使心输出量重新分配，降低相对不重要器官的血液灌注（即皮肤、骨骼肌、肠道、肾脏），并有助于维持足够的血压，以确保更重要的器官（即心脏和大脑）血液供应。此外，肾脏中肾小球旁器产生的 β- 肾上腺素能刺激肾素的释放和肾素—血管紧张素系统的活化。由此产生的血管紧张素Ⅱ是有效的血管收缩剂，并且直接与血管的 α- 肾上腺素能受体结合，一起作用以维持血压。心输出量减少导致的肾血流减少和血容量的重新分配能激活其在肾脏上的受体。进一步刺激肾素释放并增强交感神经，从而促进血管收缩。

除了这些血流动力学改变以外，急性心力衰竭还会通过各种病理机制引起明显的水钠潴留。血管紧张素Ⅱ直接促进肾小管近端或间接促进肾小管远端对 Na^+ 的重吸收，后者通过血管紧张素Ⅱ诱导的肾上腺皮质醛固酮释放介导。此外，血管紧张素Ⅱ和去甲肾上腺素使下丘脑释放血管升压素，进一步导致血管收缩和游离水重吸收。这些变化能够扩大血管内容量和增加静脉回流，从而增加心室舒张末期容积（前负荷）。心脏前负荷的提高激活 Frank-Starling 机制，增加了每搏输出量（图 58-1），从而有助于增加心输出量。

（二）慢性心力衰竭

总的来说，上述机制在急性心力衰竭发生中起代偿作用，有助于维持心脏输出量、循环血压

表 58-3　心力衰竭的代偿机制

代偿机制	影响因素	代偿反应	不利影响	潜在的药物干预
肾素 - 血管紧张素系统激活	↓ CO/BP ↓肾血流量 ↑ β- 肾上腺素能活性	通过血管收缩和钠潴留维持重要的器官灌注	↑后负荷→左心室功能恶化 左心室重塑恶化（细胞凋亡，肌细胞肥大）	ACE ARB
肾上腺素能激活	↓ CO/BP	通过↑心率和收缩力 导致 ↑ CO ↑ BP	↑缺血 ↑后负荷→左心室功能恶化 ↑ LVEDP →肺淤血 加重左心室重塑（细胞凋亡，细胞肥大）	β- 肾上腺素能阻滞药
水钠潴留	↑抗利尿激素 ↑去甲肾上腺素 ↑血管紧张素Ⅱ ↑醛固酮 ↓肾血流量	↑前负荷→↑每搏输出量和 CO	肺和全身淤血 加重左心室重塑	利尿药 醛固酮抑制药 ACE, ARB β- 受体阻滞药
↑利钠肽分泌	心房舒张	促进尿钠排泄 部分抑制肾素 - 血管紧张素系统和去甲肾上腺素	尚不明确	利钠肽

ACE. 血管紧张素转化酶；ARB. 血管紧张素受体阻滞药；BP. 血压；CO. 心输出量；LV. 左心室；LVEDP. 左心室舒张末期压力

和重要生命器官充分血流灌注。最初，这些代偿机制多能够稳定患者病情，随后患者可能会在肾上腺素和肾素-血管紧张素系统的维持下，经历无症状心室功能障碍的阶段。随着心力衰竭的不断进展，持续的循环超负荷会引起心室形状和体积的变化，这一变化称为心室重塑。心室重塑部分取决于血流作用于心室壁的压力。在主要压力超负荷的情况下（如高血压和主动脉瓣狭窄），收缩期左心室室壁张力的增加导致左心室肥大。如果这种肥大不足以使心室壁张力恢复正常，则发生心室扩张。在体循环超负荷（如主动脉或二尖瓣功能不全）的情况下，舒张期心室壁张力的增加引起心室腔扩大。这种扩大反过来导致收缩期室壁张力增加（通过拉普拉斯关系）和随后的心室肥大。这些肥大性变化有助于将收缩期壁负荷维持在正常范围内，并有助于保持心室收缩功能。然而，随着持续的血流动力学超负荷，存在进行性心室扩张，最终导致扩张的心脏向球形发展。这种心室形态学的改变导致心室收缩效率较低，可能诱发瓣环扩张，引起二尖瓣反流和瓣膜小叶的病变，并且与预后不良有关。

诱导心室重构的因素是多种多样的，重塑过程的机制是复杂的（表58-4）。逐渐增加的心室壁负荷（由心室扩张和增加的后负荷引起）和神经激素的（即β肾上腺素系统和肾素-血管紧张素系统）、血管活性肽（如内皮素）和细胞因子的释放（如肿瘤坏死因子α）可能都参与介导了心室重塑。这些因素可能直接作用于心肌细胞，也可能通过刺激第二信使系统起间接作用，从而诱导心肌细胞结构和功能的各种变化。在细胞水平上，心肌细胞肥大由肌节的复制（或者产生心室肥大）或者串联产生（产生心室扩张）。各种收缩蛋白表达的改变随着胚胎基因的重新表达和成体收缩基因的表达减少而发生，导致钙处理和激发-收缩耦联的异常。交感神经系统的慢性刺激伴随着心肌中β肾上腺素受体密度的降低以及受体与其细胞内介质的解偶联。导致衰竭心肌对内源性（如运动）或外源性（如多巴胺或多巴酚丁胺）肾上腺素能刺激的反应迟钝。

除了心肌细胞内收缩机制的这些改变之外，

表58-4 心室重塑的相关因素

心室重塑的原因	调节心室重塑的细胞和分子因素
改变血流动力学负荷（增加前负荷、后负荷、室壁负荷）	心肌细胞肥大 心肌细胞丢失（坏死和细胞凋亡）
β-肾上腺素能刺激	心肌细胞"滑脱"
激活肾素血管紧张素系统	过渡到胎儿心肌细胞表型
炎症细胞因子（如肿瘤坏死因子α、白细胞介素1和6）	神经内分泌激活 成纤维细胞增殖
血管活性肽（如内皮素）	细胞外基质的改变
氧化应激	激发收缩耦合的变化

心肌细胞的数量逐渐减少，部分是由各种心室重塑刺激诱导细胞凋亡的结果。此外，与成纤维细胞增殖，间质纤维化和降解酶如基质金属蛋白酶的表达增加有关的细胞外基质发生变化。最后一个因素导致心肌细胞机械耦合的丧失，并可能通过促进"心肌细胞滑移"，从而促进心室扩张，从而促进重塑过程

随着心室重塑的不断进展，β肾上腺素和肾素-血管紧张素系统对外周血管系统的钠和水处理的神经系统作用仍在继续。强烈的血管收缩，和保持重要器官血液灌注，导致肾脏血流灌注不足和进行性肾功能障碍。钠和水潴留，使前负荷和心输出量增加有助于维持循环血液量和组织灌注。然而，舒张末期压力和心室壁负荷的增加导致进行性心室重构，并导致肺和全身静脉高压，加剧淤血症状。因此，这些最初的代偿性变化在慢性心衰后期，反而加剧心衰的进展。这些过程不仅提供了治疗心力衰竭的机制，而且提供了逆转慢性状态下所见的不良重塑的可能性（表58-3）。

二、用于治疗心力衰竭的药物

用于治疗心力衰竭的大多数药物是通过改变上述血流动力学变化或通过抑制这些变化背后的神经-激素活化机制，从而达到治疗的目的（图

58-1）。这些药物包括利尿药、血管扩张药、正性肌力药和神经激素抑制药。利尿药的作用是减少前负荷（Frank-Starling 曲线向左移动），降低舒张期压力和改善淤血症状。尽管前负荷的下降可能与每搏输出量的减少有关，但在心室充盈压力升高的患者中这种影响是较小的。单独使用静脉扩张剂同样可以降低充盈压力和淤血症状，且对每搏输出量的影响很小。血管扩张药和正性肌力药物主要通过增加心输出量改善器官灌注；血管扩张药通过降低血管阻力间接起作用，而正性肌力药可直接增加收缩力和每搏输出量。虽然这些药物使心输出量增加可能导致充盈压力下降，但效果可能相对较小。由于这些药物的不同作用，许多心力衰竭患者从联合治疗中获得最大益处。神经激素抑制药可能具有混合的血流动力学效应。阻断肾上腺素受体（β受体阻滞药）和抑制肾素－血管紧张素系统（血管紧张素转化酶（ACE）抑制药，血管紧张素受体阻滞药（ARB）导致血管舒张和增加心输出量。这些药物还可以通过减少神经激素介导的水钠潴留来降低前负荷并降低充盈压。

（一）特性药物

1. 利尿药

长期以来利尿药在心力衰竭的对症治疗中发挥了重要作用（表 58-5）。增加尿量和钠排泄，可以减少细胞外液量和心室充盈压，从而改善充血症状。这些作用多在没有心输出量或全身血压显著降低的情况下发生，除非出现过多的利尿和明显的血管内容量减少。虽然利尿药有助于控制心力衰竭患者的症状并改善其行动能力，但醛固酮抑制药（螺内酯和依普利酮）的使用并不会使心力衰竭患者的死亡率降低。

袢利尿药作用于髓襻升支粗段，通过抑制 $Na^+-K^+-2Cl^-$ 转运蛋白，增加肾单位对水钠的转运。袢利尿药还降低髓质的张力，从而限制了游离水从集合小管渗透性的重吸收。目前可用的袢利尿药包括呋塞米、布美他尼、托拉塞米和乙基丙烯酸。乙基丙烯酸具有增加耳毒性风险；因此，该药物常用于给对其他药物过敏或不耐受的

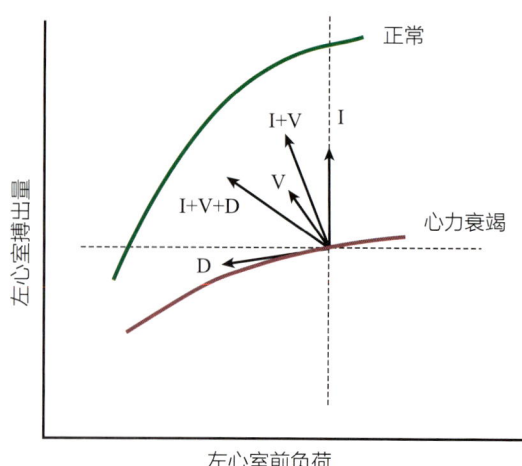

▲ 图 58-1 收缩功能正常、心力衰竭以及药物治疗后血流动力学 Frank-Starling 曲线

正常情况下，前负荷的增加导致每搏输出量增加。在心力衰竭患者中，每搏输出量的增加变得缓慢，并且在任何给定的每搏输出量下，前负荷必须更高（水平虚线）。类似地，对于任何给定的前负荷，每搏输出量较低（垂直虚线）。利尿药治疗（D）减少前负荷而不会对每搏输出量产生显著影响，而正性肌力药治疗（I）可增加每搏输出量而对前负荷没有明显影响。血管扩张药治疗（V）对前负荷和每搏输出量均有中等有益作用；然而，联合治疗（I+V，I+V+D）可以看到最大的效果

患者。

呋塞米是最常用于治疗心力衰竭的袢利尿药。对于有轻度至中度充血症状的患者，可以 20~40mg/d 的初始剂量口服给药。其生物利用度范围为 40%~70%，并且经常需要逐渐调整剂量。呋塞米的半衰期相对较短。一旦肾小管药物水平下降，整个肾单位中就会发生大量的 Na^+ 重吸收，可能限制或降低有效的尿钠排泄。因此，需要每日两次给药以产生足够的水钠排泄。对于体液潴留较严重或心力衰竭失代偿的患者，静脉注射呋塞米（20~100mg）可能会产生更快速有效的利尿。最大静脉剂量为 300mg；然而，如此高的剂量，会明显增加耳毒性的风险。对于需要频繁静脉注射高剂量呋塞米的患者，可以使用连续滴入，但可能会引起低血压；然而，它似乎没有比间歇静脉注射更有效地减轻症状或刺激利尿。滴注通常以 5~10mg/h 开始并根据需要调整剂量以获得所需效果。布美特胺和托拉塞米比呋塞米具有更高的生物利用度（约 80%），但没有

表58-5 通常用于治疗心力衰竭的利尿药

分类	常用剂量	作用时间	副作用
循环利尿药			
呋塞米（Lasix）	20～480mg PO 20～300mg IV	4～6 h	低钾血症、高尿酸血症、代谢碱中毒、高剂量耳毒性
托拉塞米（Demadex）	5～200mg PO	12 h	
布美他尼（Bumex）	0.5～5mg PO	4～6 h	
依他尼酸（Edecrin）	25～100mg PO	12 h	
噻嗪类利尿药			
氯噻嗪（Diuril）	125～500mg PO	6～12 h	低钾血症、低钠血症、高尿酸血症、高血糖、高脂血症
氢氯噻嗪（HYDRODIURIL）	12.5～50mg PO	12～18 h	
氯噻酮（Hygroton）	25～100mg PO	24 h	
美托拉宗（Zaroxolyn）	0.5～10mg PO	24 h	低钾血症、低镁血症
醛固酮抑制药			
螺内酯（Aldactone）	25mg PO	8～12 h	高钾血症、恶心、男性乳房女性化（螺内酯）
依普利酮（Inspra）	25～50mg PO	4～6 h	
保钾利尿药			
阿米洛利（Midamor）	5～10mg PO	24 h	与血管紧张素转换酶抑制药或血管紧张素受体阻滞药合用时引起高钾血症
氨苯蝶啶（Dyrenium）	50～100mg PO	12 h	

表现出更好的疗效并且价格更昂贵。

噻嗪类利尿药作用于远曲小管，通过抑制Na^+-Cl^-协同转运蛋白，来促进Na^+的排泄。它的作用效果取决于向远端肾单位传递Na^+的速率；因此，它们的利尿作用受到肾小管近端区域的Na^+重吸收的限制，如在血管内血液减少或低血流量时。此外，当肾小球滤过滤速率低于30mL/min时，噻嗪类药物不产生利尿作用。噻嗪类药物可单独用于治疗轻度淤血症状；然而，它们在治疗晚期心力衰竭中的主要作用是作为具有利尿药抗性患者其他利尿药的辅助治疗。虽然目前有多种噻嗪类利尿药，但最常用的是氢氯噻嗪（12.5～50mg/d）和美托拉宗（2.5～10mg/d）。这些药物与髓袢利尿药具有协同作用，应在呋塞米、布美他尼或托拉塞米给药前约30min给药。

螺内酯是远曲小管中醛固酮的竞争性抑制药，而依匹乐酮是1种选择性醛固酮阻滞药。这些药物引起轻度的尿钠排泄和K^+的重吸收，对于晚期心力衰竭患者可能是最有效的利尿药，其导入肾素-血管紧张素-醛固酮系统的显著激活导致醛固酮水平提高到正常值的20倍。在醛固酮随机评估研究（RALES）中，患有中度至重度充血性心力衰竭（NYHA Ⅲ～Ⅳ级）的患者接受螺内酯（25～50mg/d）治疗，症状改善，心力衰竭住院率降低，死亡率降低30%。在依普利酮急性心肌梗死心力衰竭疗效和生存研究（EPHESUS）中，患有急性心肌梗死，左心室射血分数为40%或更低，以及心力衰竭的患者，使用依普利酮（25～50mg/d）治疗后，死亡率降低15%，心力衰竭发作率降低。这些药物的治疗机制不太可能与利尿作用有关，因为它们是相对较弱的利尿药。相反，它可能抑制了醛固酮诱导的心肌纤维化和心室重构。螺内酯的主要副作用是男性乳房女性化，但在使用依普利酮治疗的患者中未发现这种情况，可能是因为它能够选择性阻断盐皮质激素。由于存在高钾血症的风险，这些药物的剂量不应＞50mg/d，特别是血清肌酐浓度为2.5mg/dl或更高的患者，或者与ACEI或ARB联合用于治疗心力衰竭。

阿米洛利和氨苯蝶啶抑制远曲小管和近端集合管中钠的重吸收，导致轻度的尿钠排泄并减少钾分泌到尿液中所需的离子梯度。这些药物产生轻度利尿，没有袢利尿药和噻嗪类药物所引起的低钾血症，可能有效控制轻度充血症状。然而，当它们单独给药时，它们不能有效地维持晚期心力衰竭患者的液体负平衡。在这些患者中，这些药物可以作为利尿药组合方案的一部分提供益处，特别是考虑到它们的保钾性质。

使用利尿药治疗的患者需要密切监测其肾功能和血清电解质。袢利尿药和噻嗪类药物可导致严重的低钾血症和低镁血症，特别是当它们联合使用时；螺内酯可能导致高钾血症。与袢利尿药相比，噻嗪类药物不会改变肾髓质间质的张力，但可能会促进远曲小管对水的重吸收，产生明显的低钠血症。除了这些代谢作用外，噻嗪类药物可能对血清脂质水平产生不利影响，螺内酯可能诱发男性乳房发育症。

2. 血管扩张剂

(1) 硝基类血管扩张剂：一氧化氮由血管中的内皮细胞和平滑肌细胞产生，并以旁分泌和自分泌方式起作用。其主要作用机制涉及细胞内环鸟苷酸的分泌增加，其具有松弛血管平滑肌的作用。硝基类扩张剂如硝普钠和有机硝酸盐（即硝酸甘油）在心血管系统内代谢成一氧化氮，它们是有效的血管扩张药，因此可用于治疗心力衰竭。

硝普钠主要由一氧化氮和铁氰化物组成。它是一种平衡的血管扩张药，可扩张全身和肺的动静脉。这些效应引起有利的血流动力学变化，包括降低右心房和肺毛细血管楔压（即减少前负荷），降低肺和循环系统血管阻力（即减少后负荷），并增加每搏输出量和心输出量/指数（图58-2）。与其他动脉血管扩张药相比，硝普钠不会导致心率显著增加，它的使用通常与心肌需氧量的下降减少有关。硝普钠可用于治疗伴有充盈压升高，低心输出量和高血管阻力的心力衰竭，如失代偿性心力衰竭患者。它也非常适用于治疗与严重高血压、急性二尖瓣关闭不全、急性主动脉瓣关闭不全或急性室间隔缺损相关的心力衰竭。

硝普钠常通过静脉给药。药物起效较快（在30s内），可在2min内达到最佳效果。同样，其药效在停止输注后3min内完全消退。由于血流动力学的变化比较迅速，最好在肺（即Swan-Ganz导管）和全身动脉监测下给药。通常的起始剂量为0.1～0.25μg/（kg·min）。剂量可以每5～10min调整0.25μg/（kg·min），直至达到所需效果或达到最大剂量[10μg/（kg·min）]。硝普钠的使用可能受到低血压的限制，特别是在左心室收缩功能正常或充盈压低的患者中。硝普钠的快速停止可能导致反弹性高血压，可能由神经激素的激活。引起硝普钠在心血管系统中代谢为一氧化氮和氰化物；氰化物在肝脏中进一步代谢为由肾脏排泄的硫氰酸盐。当硝普钠以较高剂量或长时间输注时，更可能发生这些毒性代谢物的累积，尤其是在肝和肾功能障碍的情况下。氰化物毒性可表现为腹痛，精神错乱或癫痫发作，并且通常发生在乳酸性酸中毒之前。硫氰酸盐毒性通常表现为恶心，精神错乱，疲劳，精神病，并

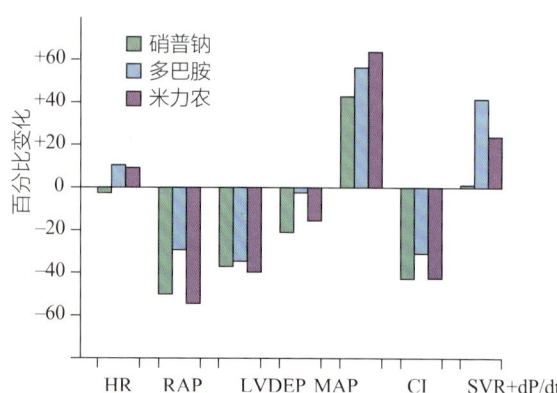

▲ 图58-2 严重心力衰竭患者硝普钠、多巴胺和米力农最大剂量下血流动力学效应的比较

CI. 心脏指数；dP/dt. 每次变化的压力变化；HR. 心率；LVEDP. 左心室舒张末期压力；MAP. 平均动脉压；RAP. 右心房压力；SVR. 全身血管阻力（引自 Colucci WS, Wright RF, Jaski BE, et al: Milrinone and dobut-amine in severe heart failure: differing hemody-namic effects and individual patient responsiveness. *Circulation* 73：III175–183, 1986.）

且在极少数情况下进展为昏迷。如果怀疑有药物中毒，应停止输注并测量血清代谢物水平。氰化物毒性可用亚硝酸钠（300mg）或硫代硫酸钠（12.5g）处理，但硫氰酸盐中毒可能需要血液透析。

与硝普钠一样，硝酸甘油同样是一种有效的血管扩张药；然而，它在动脉和静脉系统中具有剂量依赖性。低剂量时，选择性的扩张静脉，导致静脉血容量增加并且降低左心室和右心室充盈压。高剂量时，它也是动脉扩张剂并且导致肺和全身血管阻力下降，对于充盈压升高，血管阻力增加的急性失代偿心力衰竭患者，静脉注射硝硝苷油是治疗心衰的有效药物。此外，硝酸甘油对冠状动脉具有显著的血管舒张作用，并可通过改善缺血心肌的血流量间接改善左心室功能。因此，它是治疗与急性心肌缺血或梗死相关的心力衰竭的首选药。

静脉注射硝酸甘油通常以 20μg/min 开始，每 5~10min 调整 10~20μg/min，直至达到所需的血流动力学效果或达到最大剂量（400μg/min）。其效果在停止输注后迅速消退。硝酸甘油可能导致低血压，特别是在高剂量和低收缩压的患者。部分患者可能会出现头痛，偶尔需要降低输液剂量或停止输液。硝酸盐耐受经常发生，但通常可以通过增加输注速率来克服。

(2) 肼屈嗪：肼屈嗪是一种直接的血管扩张药，通过一种未知的机制引起小动脉平滑肌松弛。它不会引起冠状动脉或静脉扩张；因此，其血流动力学效应主要表现在血管阻力的降低。肼屈嗪是一种有效的抗高血压药物，特别是当它与其他药物联合使用时。当将其给予患有充血性心力衰竭的患者时，与静脉扩张药（如有机硝酸盐）联用是最有效的。肼屈嗪和口服硝酸盐联合地高辛和利尿药时，已在随机试验中证实可降低死亡率，改善左心室收缩功能，并减轻心力衰竭患者的症状。然而，该方案对降低死亡率和左心室功能的益处小于 ACEI。通常，肼屈嗪不是治疗心力衰竭的一线药物。尽管如此，应该考虑由于过敏或肾功能不全而不能耐受 ACEI 的患者，并且它是孕妇患者减少心脏后负荷的首选药物。此外，尽管已经使用 ACEI 治疗，肼屈嗪仍可以进一步减轻其心力衰竭症状。

肼屈嗪起始剂量每天 4 次，每次 10mg，并且根据血压耐受情况逐渐加大剂量至最大剂量 100mg。同时给予硝酸盐（即硝酸异山梨酯，30~120mg/d）。肼屈嗪引起的血管舒张与压力感受器介导的交感神经兴奋有关，反射性地引起心动过速，心室收缩力增加，肾素活性增加和体液潴留。在有潜在冠状动脉疾病的患者中，小动脉扩张可能导致冠状动脉窃血现象，并且与心动过速相结合可能导致心肌缺血。与 β- 肾上腺素能阻滞药共同给药可预防这种并发症；尽管如此，对于缺血性心肌病患者，应慎用肼屈嗪。其他副作用更频繁发生，包括头痛、潮红、心悸、恶心和头晕。狼疮样综合征发生在 5%~10% 的患者中，可能需要停药。

(3) 钙通道阻滞药：尽管 Ca^{2+} 通道阻滞药是相对有效的血管扩张药，使用其治疗心力衰竭的效果并不令人满意。维拉帕米和地尔硫草具有负性肌力作用，并存在使收缩性心力衰竭患者病情恶化的风险。然而，这些药物可以改善心室舒张功能，因为它们减慢心率和诱导钙稳态的改变，因此有益于舒张性心力衰竭的治疗。第一代二氢吡啶类药物硝苯地平其不良反应呈现出不断增加的趋势，包括收缩性心力衰竭患者死亡率的增加。这可能与其血流动力学效应波动引起的神经激素激活有关，特别是短效制剂。较新的第二代二氢吡啶类药物，如氨氯地平和非洛地平，对心力衰竭患者是安全的，但在发病率或死亡率方面没有显示出显著的益处。因此，虽然这些药物可用于治疗左心室收缩功能障碍患者的高血压或心绞痛，但一般不应将钙通道阻滞药用于心力衰竭的一线治疗。

3. 神经激素抑制药

(1) 血管紧张素转换酶抑制药：ACEI 对心力衰竭的病理生理机制有多种有益作用。在血流动力学方面，ACEI 是有效的血管扩张药，可减少前负荷和后负荷。随后心内压降低和壁负荷降低使心肌需氧量降低，减少心肌缺血，并减少交感神经系统的活动，从而减少电传导的不稳定性。此外，ACEI 诱导的血管紧张素减少以及随后肾上腺醛固酮释放的减少可能直接影响纤维化和胶原沉积的程度，这是心力衰竭中心肌重塑的特征。ACEI 的作用主要是通过抑制血管紧张素 I 转化为血管紧张素 II 的酶，从而减少血管紧张素 II 的产生。然而，ACEI 的一些益处可能是由于它们对激肽系统的影响；ACEI 降低激肽（例如缓激肽）的降解，从而增强其血管舒张作用并增强血管舒张前列腺素的激肽介导的合成。

ACEI 已在多种心力衰竭的治疗中得到广泛研究，并且几乎普遍证明在血流动力学、心力衰竭症状、运动能力、住院治疗和死亡率方面都有益处。在北斯堪的纳维亚合作社生存研究（CONSENSUS）中，接受地高辛和利尿药治疗的严重（NYHA IV 级）收缩性心力衰竭患者在使用依那普利治疗后 6 个月的死亡率降低了 40%。在 SOLVD（左心室功能障碍研究）试验的治疗组中研究了严重心力衰竭较轻的患者（NYHA II～III 级和射血分数≤35%）。在这项试验中，接受依那普利治疗的患者死亡率降低 16%，心力衰竭加重导致死亡或住院风险降低 26%。在急性梗死雷米普利效力研究中，有心衰症状的患者中，近期心肌梗死和射血分数＜40% 的患者在用雷米普利治疗 30d 后死亡率降低 27%。此外，一些研究表明，射血分数降低（＜35%～40%）的无心力衰竭症状患者在使用 ACEI 治疗时发病率和死亡率均降低，但这种益处的程度低于明显心力衰竭患者的程度。因此，ACEI 临床试验的结果显示，对于有症状的心力衰竭或无症状的左心室功能不全的患者具有一致的益处（图 58-3）。

目前可用的各种 ACEI（表 58-6）在血浆半衰期，给药方案和在组织水平抑制 ACE 的能力方面存在差异。然而，现有数据表明这些药物的有益作用是一类效应，而不依赖于个体药理学特征。尽管如此，在选择用于治疗心力衰竭的 ACE 抑制药时，应优先选择那些在大规模试验中有效的药物（依那普利、卡托普利、赖诺普利和雷米普利）。ACE 抑制药应在低剂量下开始，特别是在治疗前低血压的患者。如果血流动力学可以耐受初始剂量，则应该在数天至数周内逐渐调整剂量。一般而言，这些药物应按临床试验确定的目标剂量向上调整至可以耐受的最高剂量。尽管较低剂量和较高剂量均可降低死亡率，但较高剂量与组加强控制心衰症状相关。对于无法接受口服药物的失代偿性心力衰竭患者，可以使用静脉注射依那普利拉。依那普利是口服 ACE 抑制药依那普利的活性形式。静脉注射时，它是一种平衡的血管扩张药，能够降低左右心室充盈压和血管阻力。

ACE 抑制药的使用可能受到副作用的限制。低血压是最常见的不良反应，在治疗开始时最常发生，并且在血容量减少的患者中更常见。通常可以通过减少利尿药给药和缓慢滴定 ACE 抑制药来控制。只要不存在器官低灌注，就可以经常耐受中度低血压（收缩压＞85mmHg）。ACE 抑制药可以扩张肾出球小动脉，从而降低肾小球滤过率。在用这些药物治疗的患者中，5%～30%

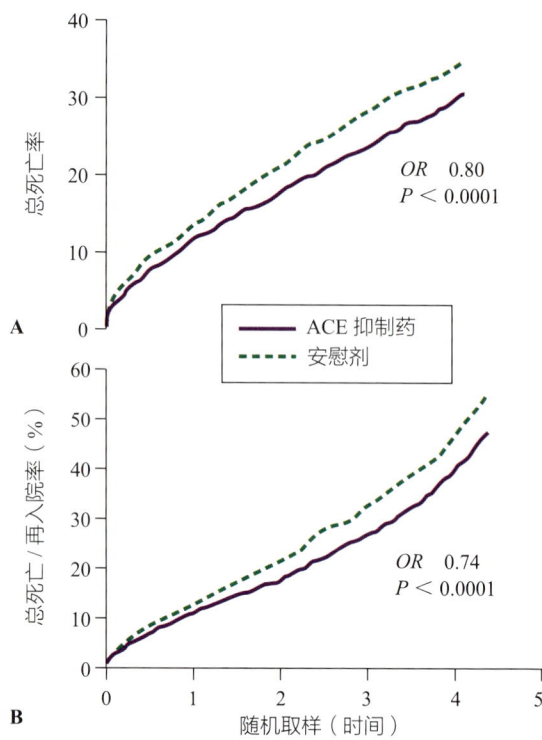

▲ 图 58-3 血管紧张素转换酶（ACE）抑制药对心力衰竭或左心室收缩功能不全患者的总死亡率（A）和总死亡率/在入院率（B）的影响

OR. 优势比（引自 Flather MD，Yusuf S，Kober L，et al：Long-term ACE-inhibitor therapy in patients with heart failure or left ventricular dysfunction: a systematic overview of data from individual patients. *Lancet* 355：1575–1581，2000.）

表 58-6 常用于治疗心力衰竭的口服药物

分类和起始剂量	最大剂量	副作用
血管扩张药		
单硝酸异山梨酯（Imdur）30mg，每日1次	120mg，每日1次	头痛、硝酸盐耐受性连续使用
硝酸异山梨酯 10mg，每日3次	30mg，每日3次	
直接作用血管扩张药		
肼屈嗪（Apresoline）10mg，每日4次	100mg，每日4次	反射性心动过速、狼疮样综合征
血管紧张素转化酶抑制药		
卡托普利（Capoten）6.25mg，每日3次	50mg，每日3次	低血压、咳嗽、皮疹、血管神经性水肿、高钾血症 肾功能不全（尤其是患者双侧肾动脉狭窄）
依那普利（Vasotec）2.5mg，每日2次	20mg，每日2次	
赖诺普利（Zestril, Prinivil）2.5mg，每日1次	40mg，每日1次	
雷米普利（Altace）2.5mg，每日1次	10mg，每日1次	
喹那普利（Accupril）10mg，每日2次	40mg，每日2次	
福辛普利（Monopril）10mg，每日1次	40mg，每日1次	
群多普利（Mavik）0.5mg，每日1次	8mg，每日1次	
血管紧张素受体阻滞药		
氯沙坦（Cozaar）50mg，每日1次	120mg，每日1次	高钾血症 肾功能不全（尤其是患者双侧肾动脉狭窄）
坎地沙坦（Atacand）4mg，每日1次	32mg，每日1次	
缬沙坦（Diovan）80mg，每日1次	320mg，每日1次	
β肾上腺素能阻滞药		
卡维地洛（Coreg）3.125mg，每日2次	25mg，每日2次	心动过缓、低血压、支气管痉挛 可能会在开始时加重心力衰竭 滴定
美托洛尔（Toprol XL）25mg，每日1次	200mg，每日1次	
比索洛尔（Zebeta）1.25mg，每日1次	10mg，每日1次	
正性肌力药		
地高辛（Lanoxin）0.125mg，每日1次	血浆地高辛浓度 0.5～0.8ng/ml	
钙通道阻滞药*		
氨氯地平（Norvasc）2.5mg，每日1次	10mg，每日1次	
维拉帕米（Calan, Verelan）120mg，每日1次	480mg，每日1次	
地尔硫䓬（Cardizem, Dilacor）120mg，每日1次	540mg，每日1次	

*. 钙通道阻滞药不应作为收缩期心力衰竭的常规治疗药物。尽管氨氯地平在这种情况下是安全的，维拉帕米和地尔硫䓬可能会加重收缩期心力衰竭，而且它们的使用仅限于治疗舒张期心力衰竭

可见肾功能障碍；心力衰竭严重的患者和双侧肾动脉狭窄患者的风险显著增高。即使没有肾功能下降，也可能发生高钾血症。用 ACE 抑制药治疗的患者中至少有 5%～10% 出现咳嗽症状。这可能是由缓激肽代谢的抑制引起的，并且随着药物的停止而消退。当用 ACE 抑制药治疗时，不

到1%的患者出现血管性水肿。这可能危及生命并妨碍进一步使用该药物。ACE抑制药的疗效和副作用都受容量状态的影响，密切监测血容量和适当使用利尿药是很重要的。循环超负荷会减弱ACE抑制药的治疗效果，而饮食中限制钠的摄入可能会增强对ACE抑制药的反应，血容量的减少会增强其降压作用。

(2) 血管紧张素受体阻滞药：ARB与ACE抑制药的不同之处在于它们抑制血管紧张素与其受体的结合而不是阻止其产生。从理论上讲，ARB在抑制肾素-血管紧张素-醛固酮系统方面应该更有效，因为它们可以阻断ACE和非ACE途径产生的血管紧张素；然而，ARB治疗心力衰竭的临床试验并没有表现出优于ACE抑制药的优势。对包含超过12 000名患者的17项试验进行的Meta分析表明，ARB在降低心力衰竭患者的发病率或死亡率方面并不优于ACE抑制药，尽管它们似乎对尚未服用ACE抑制药的患者有益。坎地沙坦在降低心力衰竭患者死亡率和发病率（CHARM）试验的研究结果提示，在Ⅱ～Ⅳ级心力衰竭和左心室射血分数为40%或更低的患者中，使用ARB坎地沙坦治疗能够明显降低临床死亡率及心力衰竭患者的住院率。重要的是，在不能耐受ACE抑制药的患者中观察到了这一现象。此外，在已经接受最佳ACE抑制治疗的患者中，协同服用坎地沙坦产生了额外的临床益处。

ARB具有与ACE抑制药类似的低血压，肾功能障碍和高钾血症的风险，ARB和ACE抑制药联合治疗，可增加不良反应的发生率。与ACE抑制药相比，ARB血管性水肿发生的风险较低。此外，由于ARB不影响激肽系统，咳嗽的发生率明显低于ACE抑制剂。一般而言，ARB尚未被认为是心力衰竭的一线治疗方法；然而，由于持续性咳嗽或血管神经性水肿的发生，对于不能耐受ACE抑制药的患者，它们是合理的替代方案，并且尽管使用ACE抑制药，仍应考虑对患有持续性心力衰竭症状的患者进行加成治疗。

(3) β肾上腺素受体阻滞药：对于心力衰竭最新研究认为，心力衰竭不仅是与左心室收缩功能障碍相关的血流动力学紊乱综合征，而且是不良神经激素介导的心室重塑状态，这促使人们对β受体阻滞药在治疗心力衰竭中的应用进行了广泛的研究。基础研究表明，这些药物可以抑制去甲肾上腺素对心肌的不良反应，并导致心脏β肾上腺素受体的上调。这些药物的长期给药与左心室重塑的逆转有关，导致左心室容量减少和射血分数增加，同时伴随血流动力学的改善。

包含超过10 000名患者的大型临床试验证明，这些效果可转化为显著的临床益处。尽管试验中使用的入选标准和特定的β受体阻断药不同，但它们包括已经接受ACE抑制药、利尿药或地高辛治疗的收缩期心力衰竭患者（左心室射血分数<35%～45%）。总之，这些试验证明，使用β受体阻滞药治疗的患者，因心力衰竭导致的死亡率降低约35%，住院率降低40%。此外，β受体阻滞药可减轻心力衰竭症状并改善运动能力，但这些影响在治疗开始后数周或数月内可能不明显（图58-4）。

目前，美国食品药品管理局批准了3种用于治疗收缩性心力衰竭的β受体阻断药：美托洛尔、卡维地洛和比索洛尔。美托洛尔和比索洛尔是特异性的$β_1$受体阻滞药；卡维地洛抑制$β_1$、$β_2$和$α_1$受体，具有血管舒张和抗氧化特性。受益的绝对程度与这些药物相似，目前的试验数据不足以说明哪一种β受体阻滞药较好。心力衰竭患者的β受体阻滞药治疗应以低于常规用于治疗高血压或心绞痛的剂量开始，并逐渐向上增加至临床试验中已证明有益的剂量（表58-6）。

β受体阻断药的使用可能会引起一系列不良反应。这些药物的肾血流动力学效应可能导致体循环淤血，其负性肌力作用最初可能导致心力衰竭症状的恶化。这种不良反应在β受体阻滞药治疗前循环超负荷的患者中更常见，并且通常对利尿药剂量的增加表现出来。在β受体阻滞药开始使用后频繁出现的低血压，会限制这些药物的使用。卡维地洛的这种副作用更明显，因为它具有扩张外周血管的作用，通常可以通过减少剂量或使用$β_1$受体特异性药物来控制。其他常见的副作用包括疲劳和心动过缓，这两者通常可以通过减

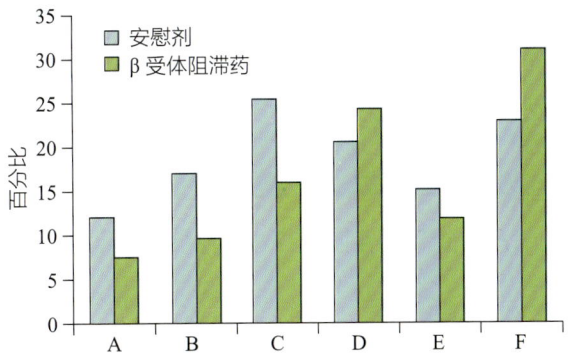

▲ 图 58-4 β 受体阻滞药对心力衰竭患者临床终点的影响

使用美托洛尔、卡维地洛、布新洛尔和奈比洛尔的试验数据。A. 全因死亡率；B. 心力衰竭住院；C. A 和 B 的组合；D. NYHA 分级改善；E. NYHA 分级加重；F. 左心室射血分数（LVEF）。在至少 5 个月的治疗后测量 LVEF，并且反映 β 受体阻滞药治疗的未加权平均值增加 29%（引自 Lechat P，Packer M，Chalon S，et al：Clinical effects of beta-adrenergic blockade in chronic heart failure：a meta-analysis of double-blind, placebo-controlled, randomized trials. *Circulation* 98：1184–1191，1998.）

少 β 受体阻滞药的剂量或停止其他房室结阻滞药（例如地高辛）来控制。鉴于当前研究数据强烈支持这类药物的使用，应对所有患有收缩期心力衰竭并且没有使用禁忌证的患者施用 β 受体阻滞药。但是，在没有永久起搏器的情况下，失代偿性心力衰竭，症状性低血压或显著的静息心动过缓或心脏传导阻滞的患者应避免使用 β 受体阻滞药。

4. 强心药物

（1）地高辛：地高辛是一种强心苷，是细胞膜上 Na^+/K^+-ATP 酶的选择性抑制药。地高辛与该酶的结合导致细胞内钙增加，从而增加心肌收缩力。一般而言，对左心室收缩功能的影响相对较小，射血分数的平均增加 1%~2%。地高辛还通过增加迷走神经张力和减少交感神经张力来影响心脏传导系统。这导致心房和房室结组织的自动化降低、并降低不应期的延长和房室结传导速度。最终结果是心房率减慢和房室结阻滞。

一些临床试验评估了地高辛在治疗心力衰竭患者中的作用。地高辛（PROVED）治疗心室衰竭和疗效的前瞻性随机研究和地高辛对血管紧张素转换酶（RADIANCE）抑制药的随机评估，研究了心力衰竭Ⅱ级或Ⅲ级和收缩功能障碍患者停用地高辛的效果。他们发现停用地高辛与心力衰竭症状以及心功能的显著恶化有关。洋地黄（DIG）试验评估了已经接受利尿药和 ACE 抑制药治疗的收缩性心力衰竭患者开始使用地高辛的效果。在该试验中，地高辛的使用，可以降低与心力衰竭患者住院风险，但总死亡率没有变化。因此，地高辛不再被视为心力衰竭患者的一线治疗药物。血清中地高辛药物水平应保持在 0.5~0.8ng/mL；较高剂量可能提高不良反应的发生风险。

地高辛还可用于控制具有左心室收缩功能障碍患者的室上性心律失常。使用时，地高辛以初始剂量开始（每 8h 口服或静脉注射 0.25mg，持续 24h），然后是 0.125mg 或 0.25mg 的单日剂量。当它用于治疗心力衰竭时，负荷剂量几乎没有价值，每日 1 次给药是合适的。地高辛不会被肾脏排泄，其剂量必须在具有肾衰竭的情况时进行调整。它具有相对狭窄的治疗窗口，并且需要间歇监测药物血清水平。较高的血清地高辛水平（> 2.0ng/ml）可增加与毒副作用风险（表 58-7），尤其是存在低钾血症或低镁血症的情况下。轻度地高辛毒性（异位搏动、一度房室传导阻滞、胃肠道症状）只需要暂停使用药物，即可缓解。更严重的毒性（严重的心动过缓、高度房室传导阻滞、室性快速性心律失常）需要给予地高辛特异性抗体。血液透析对地高辛毒性的治疗无效。

（2）多巴胺：多巴胺是肾上腺素和去甲肾上腺素的直接代谢前体。它是一种内源性儿茶酚胺，作为必需的神经递质起作用，参与运动中枢和心血管系统的调节。外源施用的多巴胺不会穿过血脑屏障，因此其主要作用在心血管。多巴胺对于心血管系统的作用由多巴胺，β 肾上腺素和 α 肾上腺素受体介导。在低剂量（1~2μg/kg/min）下，多巴胺结合肾、肠系膜和外周脉管系统中的多巴胺受体，刺激细胞内环腺苷一磷酸（cAMP）的升高并诱导血管舒张。虽然它会引起全身血管阻力的轻微下降，但其主要作用是增加肾小球滤过率、肾血流量和肾钠排泄，从而增加尿量。在中等剂量 [2~5μg/（kg·min）] 下，多巴胺诱导心脏中交感神经末梢释放去甲肾上腺素，并直接

表 58-7 地高辛中毒的症状和体征

- 恶心、呕吐、腹痛
- 厌食症
- 疲劳、不适
- 困惑、谵妄
- 视觉变化（黄色视觉，视觉周围的光环）
- 第一、第二或第三度心脏传导阻滞
- 心房颤动中心室率过低
- 阵发性房性心动过速（典型伴有心脏阻滞）
- 室性早搏
- 室性心动过速

刺激心脏 $β_1$ 肾上腺素受体。这导致正性肌力作用和变时性效应，增加心输出量并引起心动过速。尽管中剂量多巴胺可能引起收缩压升高，但由于肾脏和内脏血管舒张，全身血管阻力通常不变。在高剂量的多巴胺 [5~15μg/（kg·min）]下，发生 α 肾上腺素能刺激，引起全身血管收缩。收缩压进一步升高；这与全身血管阻力的增加有关，可能是由于后负荷的增加而抑制左心室收缩功能。此外，在高剂量时，α 肾上腺素能作用克服了肾脏和内脏血管中的血管舒张作用，使肾血流量和尿量下降。

多巴胺的多种血流动力学效应使其成为在各种临床环境中治疗心力衰竭的潜在有用药。在患有淤血和少尿但血压充足的心力衰竭患者中，低剂量多巴胺可增加肾血流量，从而改善肾功能，增加尿量，从而降低心室充盈压。在患有心源性休克的患者中，较高剂量的多巴胺可用于维持足够的血压。当使用较高剂量时，必须密切监测患者心力衰竭恶化的迹象；可以放置肺动脉导管监测动脉血压。虽然增加的全身血管阻力可能被心肌收缩力的增加部分抵消，但在许多患者中，由于后负荷增加，心室充盈压会部分升高。此外，静脉收缩增加静脉回流，从而增加心室前负荷。因为这些原因，多巴胺不是常规单独用于衰竭心脏的正性肌力药物。相反，对于患有充血性心力衰竭患者的治疗，多巴胺通常与另一种强心药（如多巴酚丁胺）或血管扩张药（如硝普钠）联合使用。

虽然多巴胺可能对某些充血性心力衰竭患者有益，但很少有数据表明其能够改善心力衰竭患者的长期预后。多巴胺的使用通常会受到心动过速的限制，心动过速可能导致冠状动脉疾病患者局部心肌缺血。也可能发生室上性和室性心律失常。此外，多巴胺可能引起恶心、呕吐和头痛。明显的血管收缩可能导致肢端坏疽，特别是在患有外周血管疾病的患者中，皮肤浸润部位可能发生缺血性皮肤坏死。

(3) 多巴酚丁胺：多巴酚丁胺是一种合成的儿茶酚胺，通过直接刺激 α 和 β 肾上腺素受体起作用，可以作为其(+)和(−)立体异构体的外消旋混合物。(−) 异构体是有效的 $α_1$ 受体激动药和相对弱的 $β_1$ 受体激动药。(+) 异构体是有效的 $β_1$ 和 $β_2$ 受体激动药和 $α_1$ 受体拮抗药。净效应是相对选择性结合 $β_1$ 受体、增强心肌收缩力、增加心输出量（图 58-2）。与多巴胺的血流动力学效应相反，多巴酚丁胺的正性肌力作用与心率小幅度的增加和左心室充盈压与外周阻力的适度降低相关。后一种作用是由 $β_2$ 受体介导的血管舒张引起的。多巴酚丁胺不与多巴胺受体结合；因此，它不会导致肾脏或内脏血管舒张。尽管如此，肾血流量可能会随着心输出量的增加而增加。

多巴酚丁胺的血流动力学效应使其成为治疗失代偿性心力衰竭的理想药物，可单独使用或与其他正性肌力药或血管舒张剂联合使用。多巴酚丁胺通常以 2.5μg/（kg·min）的剂量开始，并根据需要以 2.5μg/（kg·min）的增量上调，直至达到有效的治疗效果、发生不良反应或达到最大治疗剂量 [15~20μg/（kg·min）]。心力衰竭晚期患者可能具有更高程度的 β 受体下调并且需要更高初始剂量的多巴酚丁胺。慢性 β 受体阻滞药治疗的患者，初次使用多巴酚丁胺治疗仅能轻微增强心肌收缩力，但是在 β 受体阻滞存在下由于 $α_1$ 肾上腺素血管收缩而导致中度血管加压反应。

如果最大剂量的多巴酚丁胺仍未达到足够的治疗效果，则应联合使用其他药物。对于心室充盈压升高和收缩压充足的患者，应考虑加用利尿药、血管扩张药（如硝普钠）或者磷酸二酯酶抑制药（如米力农）、在这种情况下可以进一步增加心输出量和舒张血管。患有低血压的充血性心力衰竭患者可能需要添加血管升压药（即高剂量多巴胺）以升高血压并保证充足的尿量。

多巴酚丁胺已被证明是治疗住院患者充血性心力衰竭的有效药物。对患有严重心力衰竭的门诊患者间歇给予多巴酚丁胺会增加患者死亡的风险，应予以避免。多巴酚丁胺的连续输注通常可以持续作用长达数天，但可能会产生耐受性并限制长期输注的治疗效果。多巴酚丁胺的给药偶尔会引起心动过速。但随着患者血流动力学状态的改善，多巴酚丁胺输注后，交感神经张力的减退使心率略有下降。既往有高血压史的患者可能对多巴酚丁胺有明显的高血压反应；循环容量减少的患者可能因轻度血管舒张产生低血压的表现。与多巴胺一样，多巴酚丁胺可能会导致心房和室性心律失常，并可能加重心肌缺血。

（4）磷酸二酯酶抑制剂：磷酸二酯酶（PDE）是一种分解 cAMP 的膜结合酶。它有几种形式，PDE 3 型是心血管组织中的主要同种型。米力农和氨力农抑制 PDE 的作用，从而升高细胞内 cAMP 的含量，提高心肌收缩力、增加心输出量。在心血管系统中，这些药物是有效的血管扩张药和静脉扩张剂，能够降低全身和肺血管阻力（后负荷），减少右心和左心充盈压（前负荷）。

PDE 抑制剂的混合血流动力学效应将它们与其他的强心药或血管扩张药区分开来。与多巴酚丁胺相比，米力农更能使全身大血管的阻力降低，从而增加心脏输出量。与硝普钠相比，米力农在全身血管阻力降低的情况下产生更大的心输出量（图 58-5）。因此，PDE 抑制药可用于治疗心输出量明显降低、全身血管阻力升高和充盈压升高的失代偿性心力衰竭患者。PDE 抑制剂还具有抗血小板作用，并且可以扩张冠状动脉和旁路移植物。这些特性与先前提到的肺动脉压和肺血管阻力的降低相结合，使这些药物在心脏手术后患者的血流动力学支持中发挥重要作用。

氨力农对 PDE3 型同工酶的选择性较低，具有较长的消除半衰期（2~3h vs. 30~60min），并且比米力农的效力低约 10 倍。此外，10% 接受给药的患者出现明显的血小板减少症。由于这些原因，氨力农已不作为治疗心力衰竭的常用药物，米力农已成为治疗失代偿性心力衰竭的首选 PDE 抑制药。米力农初始负荷剂量（50μg/kg，10min），然后连续输注 [0.25~1.0μg（kg·min）]。它主要由肾脏排泄；在肾衰竭患者中，需要将输注速率降低 50%。药物剂量可能受到心动过速和心律失常发展的限制，这两者都是由 cAMP 升高介导的。由于 PDE 抑制药具有强大的血管舒张特性，因此对于血管阻力正常、血压低或充盈压力较低的患者应谨慎使用。这些患者可能不耐受血管舒张，并可能导致明显的低血压。

临床试验证明了静脉注射米力农在改善血流动力学和减轻失代偿性心力衰竭的住院患者症状方面的具有显著疗效。然而，尚未证实其是否能降低死亡率，并且当米力农常规给予患有中度充血性心力衰竭的患者时（即没有终末器官灌注不足的证据），它似乎不会提供优于使用 ACE 抑制药和利尿药常规治疗的益处。

（二）其他药物

利尿钠肽

利尿钠肽是天然存在的肽，其在正常心脏中以低水平产生。心房钠尿肽（ANP）在心房中产生，而脑钠肽（BNP，最初从猪脑组织分离）在心室中产生。在心力衰竭患者中，ANP 和 BNP

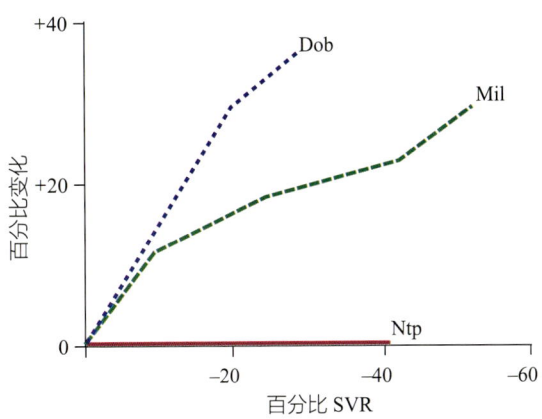

▲ 图 58-5　不同剂量的硝普钠（Ntp）、多巴酚丁胺（Dob）和米力农（Mil）对每次压力的变化（dP/dt）和系统血管阻力的相对影响（SVR）

（引自 Colucci WS, Wright RF, Jaski BE, et al: Milrinone and dobutamine in severe heart failure: differing hemodynamic effects and individual patient respon-siveness. *Circulation* 73: III175-183, 1986.）

均以高水平分泌，以响应心内压和心内容量的增加。这些肽通过受体介导的血管平滑肌细胞中的鸟苷-磷酸途径起作用，并被中性内肽酶降解。它们具有有效的平衡血管舒张作用，从而降低心室前负荷和后负荷。在肾脏中，这些肽引起传入小动脉的血管舒张，从而增加肾小球滤过率，并抑制肾集合管中 Na^+ 的重吸收和肾上腺分泌的醛固酮，从而导致尿钠排泄。

奈西立肽是一种重组肽，与内源性 BNP 相同，具有血管扩张和利尿钠特性。此外，它拮抗肾素-血管紧张素-醛固酮系统。当给予心力衰竭患者治疗，奈西立肽可降低右心房内压和肺毛细血管楔压，降低全身血管阻力，增加心输出量，并促进水、钠排泄。临床研究表明，延长奈西立肽（24~48h）静脉用药时间，所产生的持续血流动力学效应和临床状态的改善可能优于静脉使用硝酸甘油的治疗效果。奈西立肽通常以 2μg/kg 的初始剂量给药，然后输注 0.01μg/kg/min。其血流动力学效应在 15min 达到高峰，并在停止输注后持续长达 4h。奈西立肽不会加重心律失常，也没有毒性代谢物；但是，这种药物会出现明显和长期的低血压，是最常见的不良反应。此外，最近的一些 Meta 分析表明，给急性失代偿性心力衰竭患者服用奈西立肽后，出现死亡风险增加，肾功能恶化的情况。因此，奈西立肽的使用应限于治疗存在循环超负荷、舒张压升高并且耐受强心药或者产生利尿药抵抗的失代偿性充血性心力衰竭患者。

三、心力衰竭的临床治疗

（一）临床诊断和初步治疗

心力衰竭的治疗取决于不同病理分型。心力衰竭可能表现出多种症状，临床医生必须保持较高的警惕，特别是在既往有心力衰竭史或患有心力衰竭发展风险因素的患者中。急性心力衰竭通常表现为肺和全身充血的体征和症状，有时伴有灌注不足的表现（表 58-8）。在这种情况下，迅速、准确的相关检查，使临床医生能够迅速做出诊断。相反，慢性心力衰竭可能有更缓慢的进展过程，相关的呼吸困难、疲劳和水肿可能会被误认为是其他非心脏病的表现。

此外，慢性心力衰竭患者的体格检查可能会影响诊断，因为尽管舒张压显著升高，但肺部仍然没有阳性表现。

对心力衰竭患者的初步诊断应包括对疾病严重程度的评估。最常使用的是由纽约心脏病协会（表 58-2）分级，根据心功能水平对患有症状性心力衰竭的患者进行分类。最近美国心脏病学会提出了一个更普遍的分类方案，包括心脏结构正常但有心力衰竭发展风险的患者（A期）、无症状但心脏结构发生改变的患者（B期）、有明显心力衰竭的患者（C期），以及需要专门护理的患者，如机械辅助或移植（D期）的患者。虽然功能类别可能随时间而变化，但这些分类仍然有用，因为它们提供了跟踪疾病进展和对治疗效果的客观评估。特殊治疗方案的选择还部分取决于疾病的严重程度。患有严重失代偿性心力衰竭的患者需要快速施用静脉内药物治疗以减少肺淤血，增加重要器官的灌注并稳定血流动力学。相反，患有慢性代偿性心力衰竭的患者可以经常用口服药物治疗，目的是控制症状，改善功能并降低死亡率。

除了初始药物的治疗外，心力衰竭患者护理应始终包括彻底评估心力衰竭的原因并仔细寻找加重或促发因素（表 58-9）。尽管病史和体格检查可能为潜在的心脏异常提供线索，但应对所有新发或明显恶化的心力衰竭患者进行超声心动图心脏功能的正式评估。超声心动图能够发现心包、心肌和瓣膜疾病，并能量化左心室收缩和舒张功能。初步检查还应包括胸部 X 线片（评估心脏大小、肺充血和结构性胸内异常）、心电图（评估缺血性心脏病或心室肥大的证据）、全血细胞计数、电解质、甲状腺功能检查和肾功能。

所有心力衰竭患者都应该进行健康教育，生活方式的改变有助于缓解症状。这包括适度限制钠的摄入（≤2g/d 钠）；遵守治疗方案；避免饮酒、抽烟和服用非甾体抗炎药。大多数心力衰竭患者不限制水的摄入，但密切监测体重对于早期识别液体潴留至关重要。

表 58-8　心力衰竭症状和体征

淤血的依据	灌注不足的依据
症状	
端坐位	疲劳、无力
劳力性呼吸困难	精神差
夜间阵发性呼吸困难	低血压
厌食，恶心	
体征	
肺部啰音	四肢冰冷
颈静脉压升高	肢端淤血
肝颈静脉怒张	脉搏搏动减弱
水肿	肾功能不全恶化
腹水	进行性低钠血症
第三心音亢进	潮式呼吸

表 58-9　加重慢性心力衰竭失代偿的潜在因素

心肌缺血或梗死
高血压
快速性心律失常（室性或室上性）
多种心脏瓣膜病
潜在肺部疾病的恶化
肺栓塞
感染
甲状腺疾病
贫血
不合理使用药物
饮食不规范（盐和水摄入过多）
过量饮酒

（二）慢性代偿性收缩期心力衰竭的药物治疗

患有慢性代偿性心力衰竭的患者代表了一系列从患有左心室功能不全但无症状的患者到药物治疗有效的既往失代偿性心力衰竭的患者。这类人群的治疗目标包括缓解症状、改善功能、预防失代偿和降低死亡率。在这方面，几种可单独使用的药物已被证实有效（表58-10），但大多数收缩性心力衰竭患者需要药物联合治疗。

所有患有左心室收缩功能障碍的患者都应接受ACE抑制药治疗，因为这些药物可降低所有类型心力衰竭患者的死亡率，并延缓无症状左心室功能不全患者的症状发作。如果患者没有血流动力学障碍（即收缩压＞90mmHg，没有低血压症状），先从最低剂量开始，缓慢增加至有效剂量（表58-6）。治疗期间密切监测肾功能，特别是伴有血管疾病的患者。有症状的心力衰竭患者如不能难受ACEI产生的副作用，应考虑其他血管扩张药。尽管ARB不用于心力衰竭的一线治疗，对于服用ACEI药物出现咳嗽等不适的患者，首选ARB治疗。ACE抑制药和ARB均可能引起肾功能不全或高钾血症。虽然肼屈嗪和硝酸盐治疗效果不如ACEI或者ARB，但可用于同时不能耐受上述两种药物替代治疗。

所有Ⅱ～Ⅳ级心力衰竭患者均应接受β受体阻滞药治疗，这些药物可显著降低死亡率。在开始β受体阻滞药治疗之前，必须注意确保患者血流动力学稳定，因为初次使用β受体阻滞，可能会引起低血压、加重心力衰竭症状。这些药物均应以低剂量开始（表58-6），缓慢增加剂量（每2周增加剂量），近期使用静脉注射利尿药或正性肌力药物的患者应避免使用。对于心率＜60/min，收缩压＜100mmHg或房室传导阻滞的患者，也应避免使用这些药物，支气管肺痉挛性肺病患者应谨慎使用。大多数接受β受体阻滞药治疗的心力衰竭患者应同时使用利尿药，尤其是那些正在或近期出现体液潴留的患者。如果β受体阻滞药开始治疗后心力衰竭症状加重，应联用利尿药治疗，通常不需要停用β受体阻滞药。临床试验表明，对于因心力衰竭而住院的患者，如不需要静脉使用正性肌力药物，使用β受体阻滞药从最低剂量开始治疗是相对安全的，逐渐增加剂量并实时评估治疗效果。通常选择在β受体阻滞药治疗之前，先使用ACEI，因为ACE抑制药能够快速缓解症状并且可能促进β受体阻滞药发挥作用。

对于有心力衰竭或者体循环淤血的患者来说，治疗只能在减轻前负荷后有效。多数患者需要联用利尿药。呋塞米等髓袢利尿药是首选药物，因为它们比噻嗪类利尿药更有效，尤其是对于肾功能不全的患者（血清肌酐浓度＞2.5mg/

表 58-10 常用治疗慢性心力衰竭的口服药物

药　物	降低死亡率	改善症状	减少心力衰竭再发	治疗的心力衰竭类别
血管紧张素转换酶抑制药	√	√	√	I～IV*
β 受体阻滞药	√	√	√	II～IV
肼屈嗪	√	√	×	II～IV†
螺内酯	√	√	×	III～IV
利尿药	×	√	×	II～IV
地高辛	×	√	√	II～IV

*. 无症状左心室收缩功能障碍患者也有指征
†. 不是一线药物，但应该考虑不耐受血管紧张素转换酶抑制药的患者

dl）。如果增加髓襻利尿药的剂量仍然存在循环超负荷，应考虑加入噻嗪类药物联合治疗（如在髓襻利尿药前 30min 口服给予美托拉宗 2.5mg）。但这种方案会促进钾和镁的大量排泄，需要密切监测血清电解质。III～IV 级心力衰竭患者的治疗中加入螺内酯（25～50mg/d），这种情况下可以降低其死亡率。

虽然使用 ACE 抑制药和 β 受体阻滞药治疗，仍应考虑继续出现症状性心力衰竭的患者使用地高辛。即使这种药物在任何一类心力衰竭中都不能降低其死亡率，但当它作为多种药物治疗方案的一部分时，可用于控制症状和减少住院率。尤其是心房颤动患者，地高辛可以控制心率，从而改善心力衰竭症状。

（三）治疗失代偿性收缩性心力衰竭

患有慢性收缩性心力衰竭的患者在失代偿期可能间断出现相对稳定期。这些失代偿期可能是由于药物不规范、饮食不合理（即摄入过多的钠或水）或潜在的心肌病而引起的。患者常诉在几天的过程中症状逐渐恶化或体重进行性增加，但临床表现相对明确一些。

失代偿性心力衰竭患者可能出现血流动力学紊乱，通常表现为出现全身和肺淤血，有或没有器官血流灌注减少。虽然有时需要肺动脉插管来精确评估血流动力学状态，但许多失代偿性心力衰竭患者可以根据其临床病史和体格检查结果进行准确诊断，特别是存在肺部或全身充血或器官灌注不足的症状时。颈静脉压升高，肺部啰音或外周性水肿的出现可证实体循环淤血。这些患者通常表现出低体力劳动下或者休息时发生呼吸困难，并且经常出现端坐呼吸和夜间阵发性呼吸困难。低血流灌注可表现为四肢冰冷、皮肤瘀斑、发绀、精神迟钝或肾功能下降。测量脉压（收缩压和舒张压之差）对于失代偿性心力衰竭的诊断会有所帮助；心力衰竭患者脉压变小。脉压小于收缩压的 25% 通常预示着心脏指数 < 2.2L/（min·m^2）。

对于需要更准确测量血流动力学或评估初次治疗效果的患者，应通过 Swan-Ganz 导管直接测量血流动力学数据（表 58-11）。由此获得的信息可用于指导选择特定的药物治疗方案。采取个体化治疗，目的是控制药物以达到最佳血流动

表 58-11 心力衰竭患者侵袭性血流动力学评估的潜在适应证

- 临床诊断不确定时评估血容量状态
- 将心力衰竭与其他呼吸困难原因区分开来（如肺病）
- 评估对血管活性药物对血流动力学的影响
- 知道血流动力学的控制目标（定制治疗）
- 尽管积极使用药物治疗，对仍然患有持续性心力衰竭症状的患者舒张压的评估
- 确定利尿药治疗后体循环持续淤血和进行性肾功能不全患者的治疗方法
- 心脏移植患者肺血管阻力的评估
- 围术期体液明显变化并伴有严重左心室功能不全患者监测，或术前评估患有失代偿性心力衰竭患者

标准，包括右心房压力＜ 8mmHg，肺毛细血管楔压＜ 18mmHg，心脏指数高于 2.2L/（min·m²），系统血管阻力为 800～1200dyn/s·cm⁵。

总之，Swan-Ganz 导管的测量结果可用于对失代偿性心力衰竭的患者的血流动力学损伤的严重程度进行分类，并帮助做出适当的初始治疗方案（图 58-6）。有良好代偿的左心室功能不全患者通常具有可接受的舒张压和足够的心输出量，同时没有体循环淤血的表现，且器官血流灌注良好。这些患者需要如前所述的用于控制症状和降低死亡率的慢性心力衰竭治疗。失代偿性心力衰竭患者，如果有充分证据表明没有器官灌注不足，但舒张压升高，心输出量正常。说明这些患者可能只是体循环超负荷，需要积极的利尿。血压充足的情况下，血管扩张药（如 ACE 抑制药）可以进一步增加心输出量并促进利尿。有灌注不足但没有淤血迹象的患者，舒张压正常但心输出量减少。这种情况下，治疗应该以患者的血压为指导依据；低血压患者需要增强心肌收缩力，而有足够收缩压（＞ 100mmHg）的患者应进行含有或不含正性肌力药的血管扩张药，以增加心输出量。这些患者通常不需要积极的利尿，事实上，可能是体循环容积减少，需要缓慢摄入适量水分。有体循环淤血和器官低灌注临床表现的患者，既有舒张压升高又心输出量减少，这类患者的治疗应相对谨慎，往往需要与正性肌力药、静脉血管扩张药和利尿药联合治疗。侵入性血液动态监测可能对指导这类患者的治疗最有帮助，特别是伴有低血压的患者。

多种静脉注射剂可用于治疗失代偿性心力衰竭患者（表 58-12）。初步治疗应以患者血流动力学改变程度为指导。在严重低血压导致器官功能障碍的患者中，稳定血压是主要目标。在这种情况下，传统上中至高剂量的多巴胺被用作首选

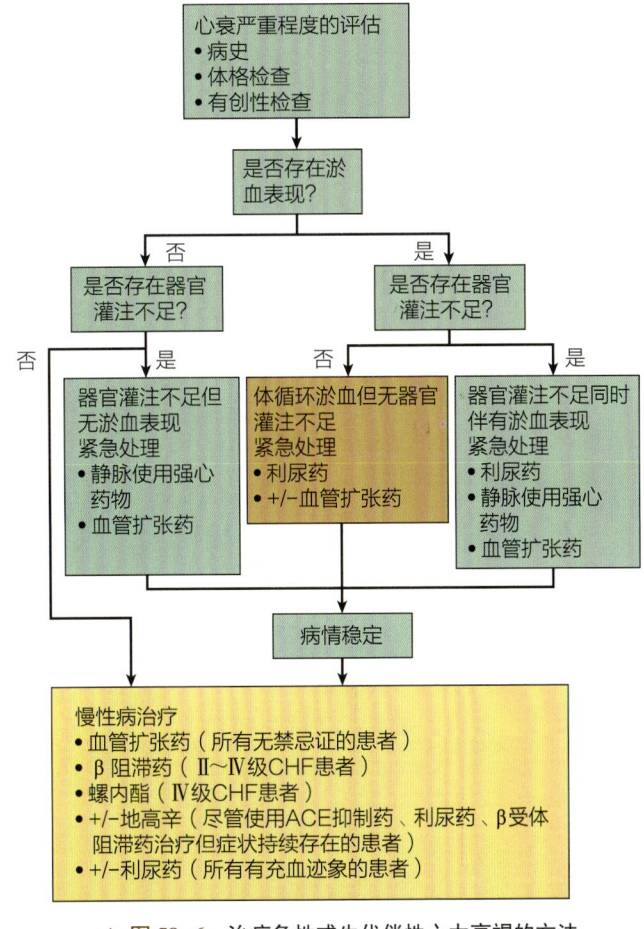

▲ 图 58-6　治疗急性或失代偿性心力衰竭的方法
ACE. 血管紧张素转换酶；CHF. 充血性心力衰竭

药物；但是，最近的数据表明，在心源性休克的治疗中，与多巴胺治疗相比，去甲肾上腺素可减少心律失常、降低死亡率。一般而言，左心室功能不全患者应避免使用血管收缩剂，因为它们可能导致心输出量进一步下降。血压充足且主要表现为体循环淤血的心力衰竭患者中，使用硝基 - 普鲁西（或硝酸甘油、奈西立肽）进行初始治疗通常是有效的。在主要表现为器官低灌注的患者中，多巴酚丁胺、米力农、硝普钠或奈西立肽是有效的。大多数失代偿性心力衰竭患者还需要静脉注射利尿药并仔细维持液体平衡。

（四）舒张期心力衰竭患者的治疗

与收缩期心力衰竭的治疗相反，舒张期心力衰竭的治疗尚未得到广泛研究，也没有大规模的随机试验来指导治疗方案。常用的治疗方案旨在使用降低舒张压的药物治疗潜在病因和缓解心力衰竭症状。舒张期心室充盈能力的下降导致在早期心房压力的增加，肺和静脉淤血。因此，利尿药在舒张性心力衰竭的治疗中起重要作用，并有助于控制淤血症状。但应避免过度利尿，因为舒张期心力衰竭患者依赖于升高的舒张压来维持每搏输出量。钙通道阻滞药（维拉帕米或地尔硫䓬）和β受体阻滞药可减缓心率，延长心脏舒张期，并增加左心室充盈时间。此外，这些药物可通过改善钙稳态来改善舒张期心室功能（即降低左心室硬度和改善左心室舒张）。对于不耐受这些药物或使用后仍有心力衰竭症状的患者，ACE 抑制剂会提供更有效的治疗效果。数据表明，心室肥大与肾素 - 血管紧张素系统的刺激有关，并且该系统的慢性激活导致液体潴留以及心肌纤维化、增加心室僵硬。因此，用 ACE 抑制药或 ARB 抑制该系统可以进一步治疗舒张性心力衰竭所带来的潜在病理生理学变化。舒张期心力衰竭应避免使用正性肌力药物，包括地高辛，这些药物在保持收缩功能方面不太可能有益，并可能使舒张

表 58-12　用于治疗失代偿性心力衰竭的静脉内药物

药物	血流动力学改变	副作用
多巴胺 　低剂量 　中等剂量 　高剂量	内脏血管扩张、↑GFR、↑尿量 ↑HR、↑收缩力、↑CO、↑BP、↑/-SVR ↑HR、↑↑收缩性、↑↑BP、↑↑SVR、↓CO、↑PCW、↓/-GFR	 心肌缺血、心律失常 心肌缺血、心律失常、↑CHF、肾功能恶化
多巴酚丁	↑HR、↑↑收缩性、↑CO、↑/-BP、↓SVR、↓PCW	心肌缺血、心律失常
异丙肾上腺素	↑↑HR、↑收缩力、↑CO、↓SVR	心肌缺血
肾上腺素	↑HR、↑收缩力、↑SVR、↑BP	心肌缺血、心律失常、↑CHF、肾功能恶化
去甲肾上腺素	↑HR、↑收缩力、↑↑SVR、↑↑BP	心肌缺血、心律失常、↑CHF、肾功能恶化
米力农	↑收缩力、↑↑CO、↓↓SVR、↓PVR、↓↓PCW	心肌缺血、心律失常、低血压
硝普钠	↑↑CO、↓↓SVR、↓PVR、↓↓PCW 对心肌收缩力没有影响	低血压、氰化物和硫氰酸盐毒性
硝酸甘油	↑CO、↓SVR、↓PVR、↓↓PCW、扩张冠状血管 对心肌收缩力没有影响	低血压、头痛、硝酸盐耐受
奈西立肽	↑CO、↓SVR、↓↓PCW、↑GFR 利尿钠，利尿	低血压

BP. 血压；CHF. 充血性心力衰竭；CO. 心输出量；GFR. 肾小球滤过率；HR. 心率；PCW. 肺毛细血管楔（压力）；PVR. 肺血管阻力；SVR. 全身血管阻力

功能恶化，导致舒张压进一步升高和进行性心力衰竭。

舒张期心力衰竭的其他治疗目的在于治疗心功能障碍的根本原因，并纠正可能使心功能障碍恶化的相关异常因素。高血压是最容易发生舒张性心力衰竭的疾病。部分研究表明，不使用特定抗高血压药物控制血压后，可以改善心脏舒张功能。患有高血压的继发性原因（例如肾动脉狭窄、肾上腺功能过度亢进）的患者应尽可能接受降血压治疗。冠心病患者应进行抗心绞痛治疗，并在适当时进行冠状动脉血运重建。主动脉瓣狭窄在与舒张性心力衰竭相关时，即使没有收缩功能障碍也应进行手术治疗。舒张性心力衰竭患者具有高度前负荷依赖性，如果发生心房颤动，可能会迅速转变为急性失代偿。一部分原因是心房输出量下降，另一部分是因为心房颤动使心率增加，缩短了舒张期，缩短左心室充盈时间。应该尽快恢复和维持这类患者的窦性心律。

（五）一过性肺水肿

既往无心力衰竭症状或代偿良好的心力衰竭患者中，迅速发生的失代偿性心力衰竭通常是由心脏结构或功能突然改变引起的（表58-13）。这些患者所表现得急性变化，通常表述为一过性肺水肿。在这种情况下，尽管患者未发生循环超负荷，依然会出现血流动力学紊乱并发展为严重的肺淤血。这类患者的药物治疗与前面描述的失代偿性心力衰竭相似；然而，具体的治疗应该针对潜在的促发因素。缺血引起急性心力衰竭的患者经常患有严重的冠状动脉疾病（即3支血管或左主干冠状动脉疾病）或具有引起急性二尖瓣反流的乳头肌功能障碍（最常见于右冠状动脉疾病）。除了临床表现所致的心力衰竭治疗外，这些患者应接受静脉注射硝酸盐和抗血小板药物（即阿司匹林、肝素、+/-Ⅱb/Ⅲa抑制药）的积极抗心绞痛治疗，并紧急进行心导管检查，必要时考虑实行冠状动脉血运重建。对于顽固性心力衰竭和心肌缺血的患者，主动脉内球囊反搏是一种有效的辅助治疗，同时准备明确的血运重建。

严重的高血压可能导致急性心力衰竭。通常发生在与嗜铬细胞瘤、肾动脉狭窄和酒精或可卡因使用相关的高血压患者是对于不存在药物或饮食钠限制的既往心力衰竭的患者也可以出现急性心力衰竭。在这种情况下治疗前适当有效控制血压。应该先静脉注射降压药（如硝普钠、依那普利），目的是在最初的几个小时内将平均动脉压降低25%，并在最初的24h内将收缩压降低到160mmHg以下。心内膜炎或主动脉夹层发生的急性严重主动脉瓣关闭不全应采用静脉内正性肌力药或血管扩张药（取决于全身血压）进行治疗，同时准备进行急诊手术。血管扩张药对急性二尖瓣反流引起的急性心力衰竭有一定的作用，但可能需要在瓣膜置换前进行主动脉内球囊反搏以稳定症状。

（六）围术期心力衰竭

围术期，由于多种原因导致心力衰竭的发生率增加。许多麻醉剂具有负性肌力作用，可在患有左心室收缩功能障碍的患者中引起心力衰竭，并且这些药物的血管舒张作用可能导致低血压。

表58-13 急性肺水肿的病因及治疗

病因	具体治疗方案
缺血或梗死	心导管植入及血管重建术
高血压病	静脉注射血管扩张药（硝普钠、依那普利）降低25%平均动脉压作为初始目标
肾动脉狭窄	经皮肾动脉血管重建术
主动脉瓣狭窄	初步稳定后，行主动脉瓣置换术及利尿药，±升压药，±强心药
急性主动脉瓣关闭不全（心内膜炎、主动脉夹层）	初步稳定后，行主动脉瓣置换术及升压药，±强心药
急性主动脉瓣关闭不全（缺血、心内膜炎、腱索断裂）	在冠状动脉血管重建术或二尖瓣置换术前，考虑主动脉内球囊反搏
室上性心律不齐	稳定心律式电复律

在这种情况下，积极的液体复苏会引起体循环超负荷、舒张压升高和肺淤血。患者术中失血，所使用的血液替代品，难以耐受可能需要同时给予利尿药。机械通气能够改善心力衰竭患者血流动力学，因为由胸膜腔内压增加引起静脉回流减少。相反，在拔出胸腔引流管时，胸膜腔内压降低可能导致前负荷突然升高并导致心力衰竭。术后患者开始运动后，在围术期间进入血管外间隙的液体重新进入血管内。循环血容量的增加可能同样会导致心力衰竭。这些不良反应更可能发生在先前存在左心室功能不全的患者和术前明显心力衰竭的患者中。

在术前管理中，失代偿性心力衰竭的诊断至关重要。如患者出现肺部或全身淤血或灌注不足的迹象时，应该彻底评估患者的心脏状态，重新确定患者当前的治疗方案，并延迟或取消所有除紧急处理外的治疗，直到患者的状态稳定。如果不知道患者的心室功能，应进行超声心动图检查以帮助确定心力衰竭的机制并指导适当的治疗。在术后期间，心力衰竭可能被误诊为肺炎、肺不张、慢性阻塞性肺病恶化或肺栓塞。由于镇静和机械通气，患者往往无法将其症状告知治疗医生，因此，医生应保持高度警惕。肺部啰音、颈静脉扩张、肝颈静脉回流征、奔马律或外周性水肿的出现应首先考虑心力衰竭的出现，并且密切监测患者的体重和体液平衡以提醒医生注意容量超负荷的可能性。

对于晚期心力衰竭（Ⅲ级或Ⅳ级）或左心室收缩功能严重下降（<25%）的患者，应强烈考虑术前放置肺动脉导管，特别是对于因循环变化正在接受治疗的患者。在失代偿性心力衰竭患者中，在手术前一天放置该导管可以有时间优化其血流动力学状态，从而降低其整体围术期风险。在一些患者中，手术后24～48h的持续侵入性血流动力学监测可能是适当的。

患有慢性心力衰竭的患者通常依赖药物来维持其血流动力学稳定性，并应尽一切努力在围术期继续这些药物治疗。尽管在手术当天使用利尿药是合适的，但术后必须小心注意容量状态，并且应在出现体循环淤血的最初迹象时给予静脉注射利尿药。同样应该继续使用β受体阻滞药和ACE抑制药，因为突然停用这些药物可能会导致神经激素激活和心力衰竭恶化。由于手术的性质，静脉内制剂可替代术后无法服用口服药物患者的许多口服药物。然而，代偿良好的患者通常可以耐受常用的药物治疗，且可以使用静脉内利尿药和局部硝酸盐治疗数天，以减少前负荷。如果出现难治性淤血或器官灌注不足的迹象，则需要使用静脉内血管扩张药或强心药。随着肠道吸收功能的改善，这些药物可以转为口服制剂。对于术后仍保持血流动力不稳定的患者，使用短效药物可能需要数天；当体积变化和血流动力学紊乱改善时，可以重新开始使用长效药物。鉴于这类患者的耐受性差，让心脏病学顾问参与帮助管理围术期复杂的血液动态变化通常是有帮助的。

第十八篇　心脏外科手术患者的围术期与术中管理

PERIOPERATIVE AND INTRAOPERATIVE CARE OF THE CARDIAC SURGICAL PATIENT

第 59 章
成人心脏病患者的麻醉与术中管理
Anesthesia and Intraoperative Care of the Adult Cardiac Patient

Mario Montealegre–Gallegos　Khurram Owais　Feroze Mahmood　Robina Matyal　著

李光周　译

麻醉技术于 1846 年首次得以成功应用。在此之前，由于术中相关疼痛和不适，实施重大手术被认为是不可能完成的[1]。自 19 世纪 40 年代以来，麻醉技术是手术得以进展的最重要催化剂之一。第一例成功的心脏手术发生在 1902 年，当时希尔（Hill）缝合了一个 13 岁男孩心脏刀刺外伤伤口。多年来，麻醉师的角色已经从单纯药物管理者演变为心脏手术患者围术期管理支持的重要组成部分。现在，随着麻醉师参与手术计划和治疗方案决策，经食管超声心动图在患者术中诊断、监测和预测中扮演至关重要的作用[2]。心脏手术麻醉学科包含着不断扩展的知识体系。本章节简要阐述了成人心脏病患者术前麻醉评估和术中麻醉管理。

一、术前评估

心脏病患者术前麻醉评估包括：①回顾导致心脏手术的适应证；②了解和改善可能导致心脏手术死亡率和并发症增加的危险因素；③收集术中选择合适监测方式和管理技术相关的信息。

（一）心脏手术适应证

必须获得待讨论疾病进展过程的详细病史，重点在于目前和既往症状、既往住院史和当前功能能力。

功能能力评估的 1 个重要组成部分是日常生活活动能力受限程度评估。正常情况下，能够爬数级楼梯或在屋里做重体力活（如擦洗地板等）的患者，其手术相关心肺并发症的风险较低[3]。

（二）危险因素的识别和优化

希金斯（Higgins）和其同事[4]对 5000 多名接受冠状动脉搭桥术患者的数据进行了回顾性逻辑回归分析，并对 4000 多名患者进行了前瞻性回顾性风险因素赋值分析。他们发现急诊手术、术前血清肌酐水平 > 168mmol/L、左心室射血分数 < 35%、术前血细胞比容 < 35、年龄 > 70 岁、慢性肺疾病、既往血管手术、再次手术和二尖瓣反流可以预测 30d 死亡率。急诊病例包括冠心病监护病房转入的不稳定心绞痛（48%）、经皮介入治疗的并发症（40%）和常规心导管手术的并发症（12%）。除以上危险因素外，糖尿病、体重≤65kg、主动脉狭窄以及脑血管疾病可以预测非致死性发病率。心脏手术前获取术前病史时，需要确认这些危险因素的存在。

数个标准化评分系统可用来评估心脏手术人群的危险因素。在20世纪80年代，帕森奈特（Parsonnet）等人介绍了1套评估心脏手术相关死亡风险的评分系统[5]。这项评分系统在近年来已被其他包括欧洲心脏手术危险评估系统（euroSCORE）或者胸外医师协会危险评估系统[6-10]的模型所取代。表59-1显示了与心脏手术期间死亡率相关的一些因素。最近的1项研究分析了29000多名接受择期心脏手术的患者。在这项研究中，1项包括患者年龄、肌酐水平和心脏射血分数的指标显示与死亡率有明确相关性，其评分与euroSCORE风险评估值接近[11]。

了解患者目前使用药物，并记录其剂量和频率很有必要。一般来说，除利尿剂和血管紧张素转化酶抑制剂外，所有心血管药物都应该在手术当天继续使用。术前使用β-肾上腺素能阻滞药与冠状动脉手术后生存率增加相关[12]。

特别值得注意的是抗凝和溶栓药物，它们会导致围术期出血增加。抗凝药物使用相关信息包括：目前及既往肝素或华法林治疗剂量和末次剂量及其他时间；肝素耐药性或肝素诱导血小板减少症病史；使用华法林剂量和末次剂量时间。

急诊患者可能服用过抗血小板药物和（或）血小板聚集抑制药。氯吡格雷（波立维 Plavix）和噻氯匹定（抵克立得 Ticlid）通过不可逆转地修饰血小板 P2 受体，而抑制二磷酸腺苷（ADP）诱导的血小板聚集。阿昔单抗（ReoPro）是靶向糖蛋白（GP）Ⅱb/Ⅲa 受体的单克隆抗体片段，可以使血小板与 von Willebrand 因子和纤维蛋白原结合。阿昔单抗以 0.25mg/kg 初始剂量静脉输入，其后 12h 内以 0.125μg/（kg·min）（最多 10μg/min）输入。终止阿昔单抗后，血小板功能在接下来 48h 内慢慢恢复[13, 14]。依替巴肽（Eptifbatide，Integrilin）是一种糖蛋白（GP）Ⅱb/Ⅲa 受体的多肽抑制药，消除半衰期为 1~2h。终止使用后，血小板功能（通过出血时间计算）在 2~4h 内恢复[15]。替罗非班（Aggrastat）是一种糖蛋白（GP）Ⅱb/Ⅲa 受体的拟肽类拮抗药，消除半衰期大约为 2h，终止服药后血小板功能在 4~8h 之内恢复正常[16, 17]。阿昔单抗可以延长活化凝血时间（用于监测肝素效果）30~50s，因此肝素用量是必要的。依替巴肽（Eptifbatide）减少对活化凝血时间无类似作用[18]。

（三）选择合适监测方式和管理技术的相关信息

对于每一个心脏手术患者，必须评估经食管超声心动图的禁忌证（比如食管疾病或者既往食管手术史）。另外，鉴于抗磷脂综合征病史不利于体外循环患者活化凝血时间的测量，冷凝集素抗体阳性史可能会使低温体外循环成为禁忌证。是否曾接受过胸外科手术或放疗以及是否有心脏起搏器或植入式心电复苏器/除颤器，也应加以评估。

体格检查需要集中评估气道、心血管和呼吸系统。气道检查应该包括牙齿的评估，有任何感染或者脓肿的证据都应该被排除。双侧手臂血压都应该测量，一旦双侧血压值有显著差异应该警惕锁骨下动脉狭窄。当需要获取桡动脉作为桥管或计划有创监测桡动脉血压时，可以做 Allen 试验。应该触诊股动脉搏动，有任何外周血管疾病都需注意（因为这可能会使主动脉内球囊反搏的置入存在挑战）。应该听诊颈动脉杂音和心脏杂音。肝大、颈静脉扩张和外周水肿同样应该引起注意。

术前实验室检查应包括：血细胞比容、血小板计数、凝血参数、电解质、血清肌酐、葡萄糖、12 导联心电图和胸部 X 线片。超声心动图不仅可以提供术前心室、瓣膜的功能和解剖信息，而且还可以作为术中超声的参照基值。导管检查报告应审查冠状动脉疾病、心室收缩和舒张功能障碍、瓣膜异常、肺动脉高压和心内分流。

二、术中管理

（一）监测方式

美国麻醉医师学会基础麻醉监测标准包括：心电图、脉搏血氧仪、二氧化碳仪、无创血压测定和体温监测[19]。

在体表心电图上，应持续分析 ST 段。在 London 等的一项经典研究中，在使用 12 导联 ECG 对非心脏手术患者进行评估，将缺血定义为 ST 段下降至少 1mm 或非 q 波导联升高至少 1.5mm。此研究中，仅用 V_5 导联检测缺血的灵敏度为 75%；V_5 和 V_4 导联检测缺血的灵敏度为 90%；V_5 和 Ⅱ 导联检测的灵敏度为 80%；V_5、V_4 和 Ⅱ 导联检测的灵敏度为 96%[20]。使用标准 5 导联心电图系统不允许同时监测 V_5 和 V_4 导联，最实用的替代方案是监测 V_5 和 Ⅱ 导联，后者也是心律失常监测中最有效的。当考虑右侧缺血时，可将右肩电极置于右心前区，Ⅰ 导联成为右心前导联（V_4R）。同时监测 V_5、Ⅱ 和 V_4R 导联可以 100% 检测所有完整 12 导联 ECG 能检测到的缺血发作[21]。

除了无创监测仪外，有创监测仪也常规用于心脏手术（图 59-1）。在诱导前或诱导后即到，应放置动脉导管进行连续血压监测和间歇采血。

表 59-1 心脏手术后与死亡率增加相关的常见情形

患者相关	伴随疾病	疾病相关	手术相关
年龄（＞ 60 岁）	心外性动脉疾病	近期心肌梗死	既往心脏手术
性别（女）	糖尿病	左心室功能不全	急诊手术
肥胖	肾功能不全	肺高压	冠状动脉搭桥相关或之外的手术操作
运动能力弱	透析	心源性休克	降主动脉手术
危重术前状态	慢性肺疾病	主动脉内球囊反搏	
功能储备弱	房颤	左主干病变	

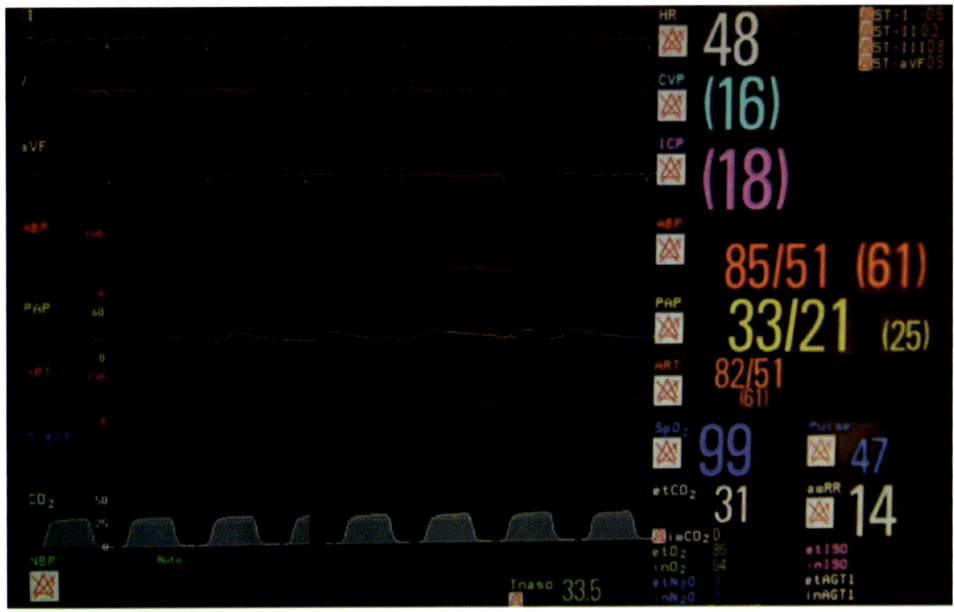

▲ 图 59-1 监测，复杂心脏手术监测指标包括多导联心电图、颅内压、肺动脉压、单个或多个动脉通路、指脉氧、CO_2 描记图以及鼻咽温度

桡动脉最为常用，肱动脉、尺动脉、腋窝动脉、股动脉和足背动脉作为插管替代。如果要使用乳内动脉作为移植血管，则应选择对侧桡动脉插管，因为理论上考虑到在血管移植时，锁骨下动脉受到胸撑的压迫。如果手术涉及暴露无名动脉或左锁骨下动脉或者桡动脉作为移植血管时，则不应使用同侧桡动脉作为动脉通道，应寻找替代血管。对于胸降主动脉手术，推荐2条动脉通道：1条在近端阻断钳近端，另1条在远端阻断钳远端。近端动脉通道（通常在右侧桡动脉）提供有关心肌和大脑灌注压的信息。远端动脉通道（通常为股动脉，在无外周血管疾病的情况下为足背动脉）与鞘内导管结合，可计算脊髓灌注压。

心脏手术中常规使用中心静脉导管（CVL），用于精准输入心血管药物和肝素以及监测中心静脉压力。心脏手术中，常规还是个体化选择使用肺动脉导管（PAC）存在争议。在对1094名接受冠状动脉手术患者（包括高危患者）进行的前瞻性比较（CVL和PAC）中，Tuman和他的同事[22]发现两者在结果上没有区别。同样，在Schwann和同事[23]的研究中，对2685名接受冠状动脉搭桥手术患者的经验提示，PAC的使用仅限于9%患者（其中2.4%为计划外，比如从CVL转换成PAC），通过射血分数、胸外科协会风险评分、主动脉内球囊反搏预测、充血性心力衰竭再次手术及纽约心脏协会分级为Ⅳ级可预测（PAC的使用）。在选择性使用（PAC）下，他们的实际/预期死亡率比值相比于胸外科医生协会数据库死亡率是0.73。此外，无证据显示PAC会影响诱导期麻醉[24]，诱导期通常被认为是麻醉的高风险中时期之一。所有这些研究表明，麻醉师应该谨慎选择使用PAC。然而，PAC与CVL不同，它可以提供关于心输出量、全身和肺血管阻力及混合静脉饱和度的信息，部分模型设备可以静脉起搏心脏。另一方面，TEE可能否定PAC和比CVL的一些潜在优势：相比PAC，TEE测量的输出量更准确[25]；TEE引导的左、右心室血氧测定是可行的[26]，并且TEE可以估算肺动脉压[27]。

TEE已成为计划和执行心脏手术最重要的工具之一。美国超声心动图协会（American Society of Echocardiography）和心血管麻醉师协会（Society of Cardiovascular Anesthesiologists）发表了术中全面TEE检查的指南，本章节不作进一步全面详尽讨论[28]。TEE对手术决策和临床结果的重要性已广为报道[29-31]。鉴于以上及其安全性[32]，TEE现常规应用于许多临床情形中（框59-1）。除了监测心肌和瓣膜功能，TEE对于冠状动脉窦和主动脉内导管的置入、瓣膜病变的解剖与病理描述、心肌灌注与功能及瓣膜解剖与功能的前后比较，都有重要指导意义[33]。此外，TEE可用于评估心脏停搏状态[34, 35]，并预测冠脉搭桥术后局部心肌功能的变化[36]。在瓣膜成形术中，TEE对于评估术前病变程度及成形度是必不可少的。

相比常规方法，三维TEE成像可提示更多精准信息辅助临床决策，临床重要性显著。有研究表明，TEE可估测主动脉狭窄程度及其发生的机制，在决定主动脉瓣面积方面具有优越性，因而可帮助瓣膜置换术中的临床决策。以主动脉瓣

框 59-1　经食管超声适应证

适应证—第一类：最有力的证据支持或专家意见；经食管超声心动图（TEE）频繁有效用于改善以下情形中患者临床结局，适应证同时依据个体情况（例如患者风险和操作环境）调整。

- 心室功能及其决定因素不确定且对治疗反应无效的急发持续危及生命的血流动力学障碍的术中评估
- 瓣膜修复术中运用
- 大多数需要体外循环的先天性心脏病手术中运用
- 肥厚性梗阻性心肌病修复术中运用
- 心内膜炎术前检查不充分或者怀疑有瓣周组织感染时术中使用
- 怀疑有胸主动脉瘤或夹层的不稳定患者术前使用或有（动脉瘤/夹层）破裂需要立即评估的病情
- 修复可能伴有主动脉瓣病变的主动脉夹层时术中评估主动脉瓣功能
- 心包开窗引流术中评估
- 伴有不明原因血流动力学紊乱、怀疑合并瓣膜病变或血栓疾病（其他检测手段无法确诊或患者病情无法耐受检测）的（病情）不稳定重症监护患者

第二部分 成人心脏手术
第59章 成人心脏病患者的麻醉与术中管理

置换术为例,目前临床上有多种评估瓣膜面积的方法。然而研究表明,利用三维超声心动图获得的图像能够捕捉到左心室流出道(LVOT)的椭圆形状,并能获得完整的主轴和次轴信息[37],这样可以更准确评估左心室流出道平面,因此可以通过连续性方程计算主动脉瓣面积。此外,短轴 TEE 切面有助于探究瓣尖对称性和主动脉反流射流的起源。在计划修复时,了解射流是否在中央、瓣膜融合缘、瓣尖或沿着融合线至关重要(图 59-2)。

三维超声心动图成像可以在无几何学假设情况下对,复杂结构(如心脏瓣膜等)进行精确评估(图 59-3 和图 59-4)。利用多平面重组,可以从容积式超声心动图数据中提取正交视图,进行精确线性测量(图 59-5)。瓣膜定量分析对于了解瓣膜重塑指数以确定瓣膜病变(如二尖瓣反流)的慢性及严重程度有重要意义,有助于确定由于瓣膜组织不可逆重塑而不适合进行修复手术的患者。越来越多的心脏手术中超声心动图评估正从定性分析过渡到定量分析,包括但不限于反流量化、线性尺寸和修复前后应力模式。

胸降主动脉手术中,可使用鞘内导管测量脑脊液压(CSFP)。如果放置了这种导管,则 CSFP 应维持在 ≤ 10cmH$_2$O 水平,并且允许脑脊液(CSF)在 CSFP > 10cmH$_2$O 时引流[38]。然而,脑脊液灌注不仅依赖于 CSFP,还依赖于远端动脉钳的远端动脉压,在使用部分旁路或分流术时,维持远端动脉压可能同样重要。监测 CSFP 并引流脑脊液,使 CSFP 维持在 < 10cmH$_2$O,是否能预防胸降主动脉术后截瘫仍存在争议[39]。

(二)麻醉药物的选择

大剂量阿片类药物麻醉由 Lowenstein 及其同事于 20 世纪 60 年代末发展起来[40]。这项技术基于他们观察到心脏手术后,大剂量吗啡(0.5~3mg/kg)对机械通气患者镇静和镇痛效果较好,同时对血流动力学影响最小。因此,这种大剂量吗啡作为心脏手术麻醉的一部分得以尝试,并取得显著成功[41]。阿片类药物本身不一定导致失忆,需要辅以苯二氮䓬类或东莨菪碱等失忆剂。芬太尼(50~100mg/kg)或苏芬太尼(5~10mg/kg)等合成阿片类药物产生类似血流动力学效应,其优点是没有高剂量吗啡麻醉出现的液体潴留现

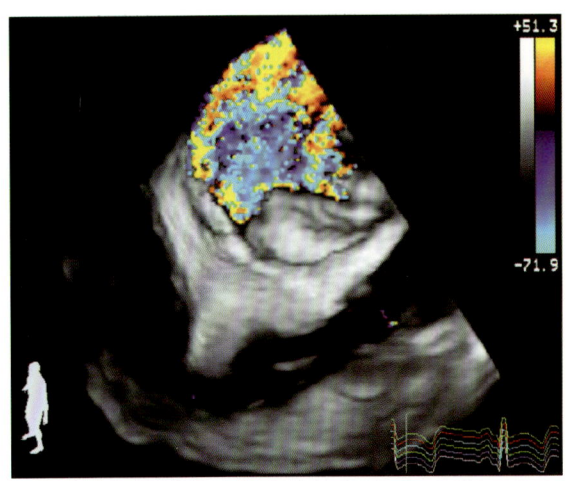

▲ 图 59-2 三维彩色血流多普勒 一例延伸超过瓣膜融合线的二尖瓣反流喷射束的三维经食管超声

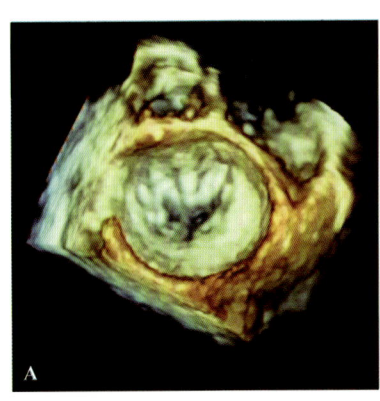 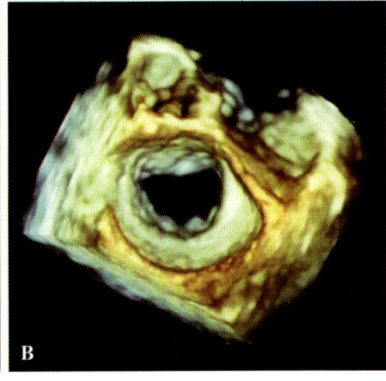 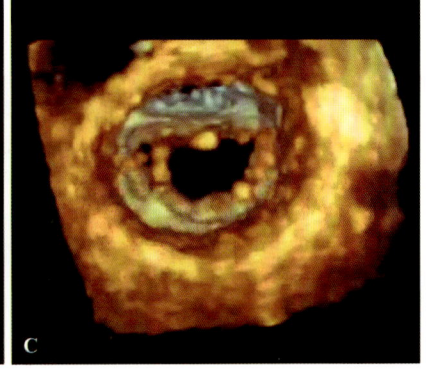

▲ 图 59-3 二尖瓣开放/闭合
经食管超声采集二尖瓣正面显像显示二尖瓣闭合(A)和开放(B)位置。翻转图像可显示左心室面观察瓣膜解剖(C)

903

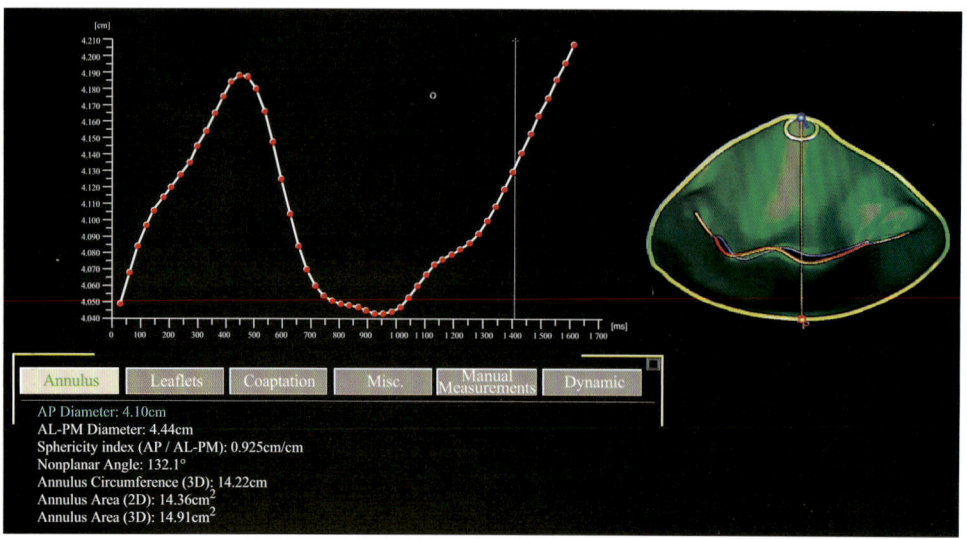

▲ 图 59-4 前后径参数三维超声显像可更好观察心脏解剖及其在心动周期中的变化
图中显示二尖瓣三维重建及其前后侧瓣环直径变化情况。AL 前外侧的；AP 前后侧的；PM 后中侧的

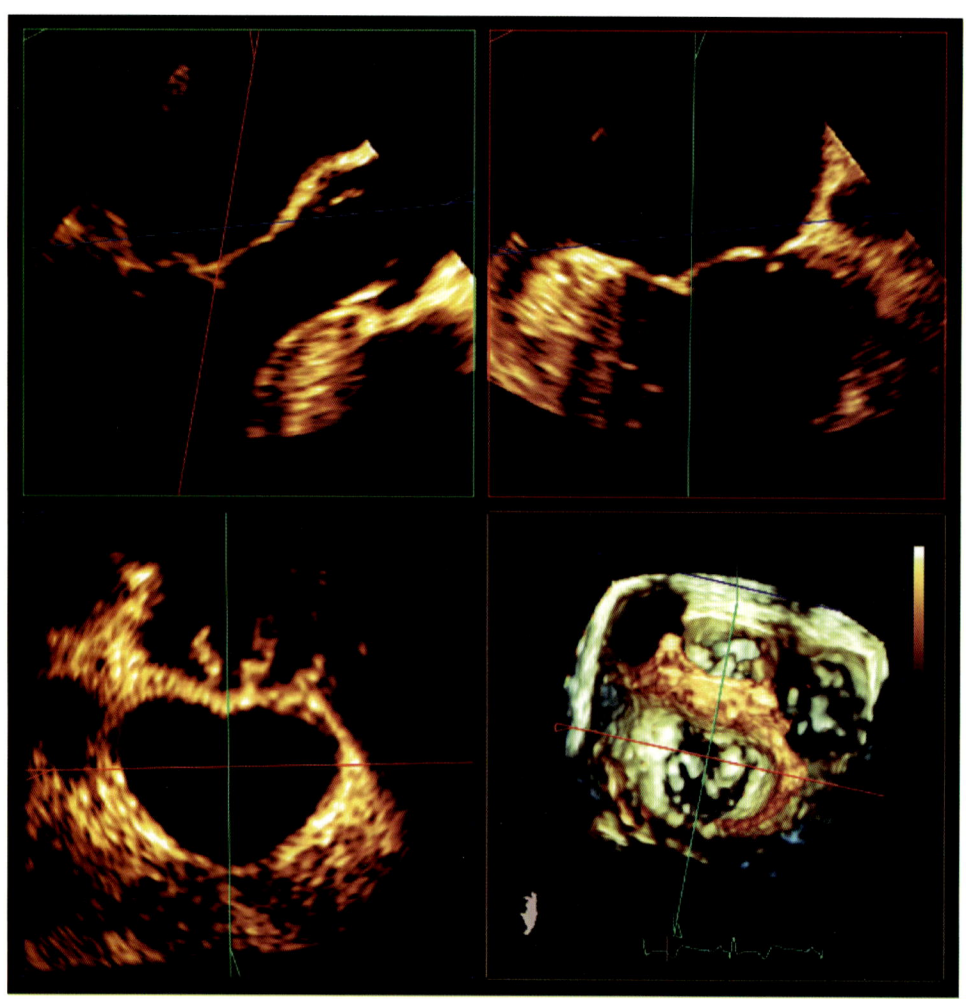

▲ 图 59-5 三维超声图像多平面重组可以将正交平面定位于目的结构从而更精确测量
此图中通过定位平面使得二尖瓣瓣环（左下）面积和直径可以被测量

象。高剂量阿片类麻醉虽然在20世纪80年代和90年代初非常成功和流行，但现在已经逐渐被1种平衡的麻醉技术所取代，这种技术包含较低剂量阿片类药物，配合吸入性麻醉剂和其他静脉辅助剂，使其更快地起效和消除，以利于更早拔管和转出ICU。

越来越多的证据表明，吸入性药物对心脏进行预处理，从而保护心脏不受后续缺血发作的影响，其机制类似于缺血性预处理，即短暂的缺血期可以保护心脏不受后续长时间的缺血性事件影响[42-44]。麻醉预处理最初是在一个动物模型中描述的。最低肺泡含量为0.75的氟烷可减弱冠状动脉闭塞后的ST段抬高[45]。这种对缺血耐受性增加的机制被认为是部分通过激活心肌细胞上的腺苷三磷酸（ATP）-敏感钾通道而发生的[46]。一些临床试验推测，麻醉预处理现象可能发生在冠状动脉和瓣膜手术过程中[47-49]，而其他一些临床试验则未能证实[50-52]。目前，吸入式麻醉剂是心脏手术的主要麻醉方式，这些麻醉剂辅以肌松药和适量阿片类药物。

Reiz和他的同事在1983年观察到异氟烷可能会导致冠状动脉窃血现象（冠状动脉血流从侧支循环转移的现象），这一发现可能减少使用吸入剂，但随后的研究人员没有能重复这一发现。较新的药物七氟烷和地氟烷也不会引起冠状动脉窃血。此外，动物研究表明，异氟烷可选择性扩张大冠状动脉而不是小动脉（从而模拟硝酸甘油的作用）[59]，以及扩张正常的冠状动脉而不是依赖侧支循环心肌区的小动脉。

快速通道心脏手术（FTCS）是指为心脏手术患者提供多学科治疗护理，重点是早期拔管（术后6~10h内）和加快周转（从而减少ICU和住院时间及费用）[62]。预测其成功或失败的因素（除年龄外）是术中和术后临床过程因素，如术中肌力药的使用、术中主动脉内球囊反搏的置入、术后房性心律失常等；因此，没有必要预先选择FTCS的患者，每个人都可能早期拔管[62]。FTCS的1个重要组成部分是可使患者早期拔管和加快周转的麻醉技术[63]。可以使用短效肌松药（如罗库溴铵、顺阿曲库铵）代替长效肌松药（如泮库溴铵）[64-66]。手术结束后或开始撤机期间的任何残余阻断，都可以用乙酰胆碱酯酶抑制药（如新斯的明）联合抗胆碱药来逆转。低剂量或中剂量阿片类药物与吸入式麻醉剂联合使用可能有助于早期拔管[67]。预防手术结束时的低温[68]。虽然早期拔管有益，但在手术室内勉强拔管并无益处[69]。此外，手术时间延长的代价和术后早期心肺不稳定的风险也应考虑到。在1项回顾性[70]和1项前瞻性随机对照试验中[71]，已经证明FTCS与医院死亡率或发病率的增加没有任何关系。相反，医院获得性肺炎的发生率可能会因FTCS而降低。FTCS与传统方法的再插管率没有显著差异，ICU和住院时间减少。针对FTCS可能导致成本转移而非节省的担忧，Cheng及其同事[72]研究了FTCS和常规治疗患者出院后1年的情况。尽管在3个月和12个月时，门诊患者的保险报销额度没有明显差异，但住院患者FTCS组的保险报销额度和住院护理费用却明显更低。在3个月和1年，住院护理费用的节省率分别为68%和50%左右。因此，FTCS可能会使最初住院治疗和后续随访期间的费用更低。

（三）局麻和镇痛

胸段硬膜外麻醉（TEA）作为全麻的补充，具有多种益处。TEA减轻手术应激交感应答，降低心率和心肌耗氧量，并降低肌钙蛋白T[73, 74]。术后，与常规静脉注射镇痛药相比，TEA具有更好的镇痛效果，能使患者早期拔管、有效的肺部清洁以及降低下呼吸道感染率[75, 76]。尽管有这些优点，TEA还没有被广泛用于心脏手术，主要顾虑CPB肝素化可能会出现硬膜外血肿[77]。硬膜外血肿在心脏手术中的真实发生率尚不清楚，而且这种并发症在心脏手术中并不常见。1个数学模型表明，其风险范围在1∶150 000~1∶1 500之间[78]。

近来，随着非体外循环微创心脏手术的出现，一些欧洲研究小组报道了在冠状动脉搭桥手术[79, 80]和主动脉瓣置换术患者中[81]，仅使用TEA麻醉不需要气管插管的麻醉方式。作者指出，避免全麻的潜在优势可能包括使用患者精神状态作为脑缺血监测指标和实现真正 FTCS。在 Karagoz 和同事的 1 项研究中，137 名患者中有 8 人在手术当天回家，其中 58 人不需要进入 ICU，总体平均住院时间为 1 天。然而，137 名患者中有 39 人出现了气胸，其中 4 人因为气胸相关的呼吸困难而不得不接受全麻。心脏手术中，维持患者清醒的麻醉技术潜在缺点包括清醒患者对手术操作（如开胸）的应激反应，以及手术进展的延迟[82]。

TEA 用于心脏外科手术在美国尚未被接受，主要原因是硬膜外血肿的风险、医学法律上的后果以及有限的获益结局的证据。

（四）术中血糖控制

急性和慢性高血糖通过多种机制增加心肌缺血损伤的风险[83]。高血糖会降低冠状动脉侧支血流量、引起内皮功能障碍并降低缺血预处理或麻醉诱导药物预处理的有益作用[84, 85]。降糖药、磺脲类药物和其他胰岛素促泌药损害 K_{ATP} 通道激活，并可能因此阻碍了缺血或药物预处理。此类药物应于术前 24~48h 停用[24-48]。

心脏手术过程中，糖尿病患者和非糖尿病患者经常发生高血糖[86]。心脏手术患者中，术中高血糖与较高的发病率和死亡率相关[87-89]，提示术中严密的血糖控制可以减少术后并发症。

虽然有研究表明，术后用胰岛素严格控制血糖可以降低心脏手术后患者的死亡率和发病率[90, 91]，但在术中开始控制血糖时，没有类似的结果[92]。Furnary 等[93]对近 2500 名接受心脏手术的糖尿病患者进行了一项前瞻性研究，他们被随机分为两组：一组接受强化胰岛素治疗，持续输注以将血糖维持在 200mg/dl 以下；另一组接受间歇性皮下胰岛素注射。与皮下注射组（47% 患者术后第 1 天血糖 < 200mg/dl，平均水平 241±1.9mg/dl）相比，静脉注射组的血糖控制效果更好（85% 的患者术后第一天血糖 < 200mg/dl，平均水平为 199±1.4mg/dl）。输液组深部伤口感染的发生率明显降低（0.8% vs. 2.0%，P=0.01），并且接近于非糖尿病患者。非糖尿病患者强化胰岛素治疗后，死亡率同样降低（3.0% vs. 6.1%，P=0.03）。在同组 3554 例糖尿病患者的回顾性研究中[94]，死亡率与术后平均血糖直接相关；术后平均血糖 < 150mg/dl 的患者死亡率为 0.9%；血糖在 150~175mg/dl 的患者死亡率为 1.3%；血糖在 175~200mg/dl 的患者死亡率为 2.3%；血糖在 200~225mg/dl 的患者死亡率为 4.1%；血糖在 225~250mg/dl 的患者死亡率为 6.0%；血糖 > 250mg/dl 的患者死亡率为 14.5%。

强化胰岛素治疗严格控制血糖不应只在术中采用，而应延长到 ICU 内的术后恢复期。在 1 项对 1548 名外科 ICU 患者的前瞻性研究中（其中约有 2/3 的患者经历了心脏手术），强化胰岛素治疗控制血糖水平在 80~110mg/dl 之间与更低的死亡率有关，低于常规治疗组控制血糖水平在 180~200mg/dl（4.6% vs. 8.0%，P<0.04）[90]。

然而，在最近的 1 项随机对照研究中[95]，严格的血糖控制（81~108mg/dl）与自由控制（<180mg/dl）相比，死亡率更高。这种死亡率的升高并不完全是由低血糖引起的，研究认为是由于严格控制组葡萄糖浓度的变异性增加所致。

对于糖尿病患者围术期的血糖控制，Martinez 及其同事[96]建议：所有患者，即使是没有口服降糖药，都需要输注基础量胰岛素，对于胰岛素缺乏患者必须给予外源性胰岛素。他们的建议是将血糖水平始终保持在 180mg/ml 以下（在 ICU 中为 80~110mg/ml）、直到患者开始进食，避免口服降糖药、为缺乏胰岛素的患者提供基础量胰岛素[97]并实施低血糖预防方案[96]。

（五）低温过程酸碱控制

随着温度降低，气体的溶解度增加，水的中性 pH（[H^+]=[OH^-]）也增加。因此，即使 CO_2 的总含量不变，其分压在低温时降低。2 种低温 CPB 期间的酸碱管理方法是 pH-stat 和 alpha-stat 管理。pH-stat 管理，临床目标是患者真实中心温度下保持 pH 7.4。血气和 PH 通过校正温度计算。通常在低温下保持 pH 7.4，需要添加外源 CO_2，经温度校正的 $PaCO_2$ 为 35~40mmHg。alpha-stat 管理的目标是保持电子中性。通过这种方法，血气和 pH 在没有温度校正的情况下进行测量（即假设患者的温度始终保持在37℃），并保持$PaCO_2$为40mmHg，pH为7.4，允许实际pH随体温而变化。

通过PH-stat测量，添加CO_2可纠正低温引起的氧合血红蛋白解离曲线左移，可能改善氧气输送到组织。另外，因为保留了低温时对CO_2的脑血流反应，pH-Stat管理可能会导致脑血流量过多，干扰脑自动调节和血流-代谢耦联[98, 99]。然而，pH-stat和alpha-stat管理之间的临床神经心理学结果尚未显示出差异[100]。

（六）体外循环抗凝管理

肝素最早于1918年从肝脏组织中分离出来，它的名字来源于希腊词hepar，意思是"肝脏"[101]。目前硫酸肝素产自猪肠或牛肺，用于模仿硫酸乙酰肝素在血管内皮表面的天然作用。尽管肝素本身没有抗凝血作用，但它与抗凝血酶（AT）作用并增强其不可逆性中和凝血酶和激活因子X的活性。肝素还能增加肝素辅因子Ⅱ的活性，抑制凝血酶的作用[102]。

CPB中如何完全有效肝素化尚不清楚，部分原因是肝素剂量、血浆肝素浓度和临床效果（通过激活凝血时间ACT来测量）之间不一致的关系[102]，部分原因是ACT是一种非特异性检测，不仅受肝素影响，还受血小板和温度影响[103]。目前，大多接受的肝素治疗方案是初始剂量为250~400u/kg，以维持＞400~480s的ACT值[104]。然而，动物研究表明，减少肝素使用以维持ACT250~300秒可能已是足够的[105]。

肝素的使用可能与高钾血症[106]或低血压有关；后者可能是肝素诱导产生NO的结果[107]。肝素抵抗可以定义为使用500U/kg肝素未能将ACT延长到480s或更久[108]。预测术前肝素抵抗的因素包括AT 60%或更低、皮下或静脉注射肝素治疗、血小板计数≥300 000/ml及年龄≥65岁[109]。由于遗传缺陷或后天原因（如肝病、口服避孕药的使用和弥散性血管内凝血）导致合成能力下降，AT水平可能较低。此外，AT的消耗增加可能与弥散性血管内凝血、深静脉血栓形成、败血症或子痫前期有关；或同时使用肝素、硝酸甘油或化疗药物L-天门冬酰胺酶。越来越高剂量的肝素治疗肝素抵抗的目的是最大限度地结合所有可能的AT，有时可能是有效的。另外，患者也可以接受新鲜冷冻血浆[110]或浓缩AT。通过输注浓缩AT来恢复体内AT活性的为每单位恢复1.4%[111]，治疗目标应维持AT活性80%以上。

肝素诱导的血小板减少症（HIT）是肝素治疗的潜在并发症。这种情况也被称为肝素相关的免疫性血小板减少症、肝素相关的血小板减少症和血栓形成（HITT）以及白色血栓综合征[112, 113]。HIT为分为2种类型。Ⅰ型HIT的特点是治疗的前2d内血小板活化和轻度血小板减少。Ⅱ型HIT是一种严重免疫介导的疾病，可能发展为动脉或静脉血栓形成。它通常出现在肝素治疗后4~10d[112]，但也可能发生在撤掉肝素之后[114]，或肝素开始给药之后不久（早期发病的HIT的中位时间10.5h）[115]。

CPB过程中用于抗凝的普通肝素（UFH）与低分子量肝素（LMWH）相比[116]，HIT的风险更高。尽管心脏手术患者15%~20%会产生肝素依赖性免疫球蛋白G（IgG）的抗体，CPB下有临床意义的HIT发生率很低[118]。对有HIT病史但手术时HIT抗体阴性，且需要CPB的患者，经短暂的UFH治疗后成功抗凝，并且无并发症[119]。如果确诊为围术期HIT，应立即停止一切肝素的接触，并考虑使用阿加曲班、重组水蛭素或比伐卢定行血栓预防治疗，直至血小板计数恢复正常。

CPB停机后，肝素的活性会通过注射从鱼精子中分离出的化合物——鱼精蛋白来中和。为了逆转肝素的作用，鱼精蛋白按1mg/100u肝素的比例给药。CPB中肝素的加剂量以及肝素变化的半衰期（30~150min）都可能使剂量的计算困难[120]。自动化肝素-鱼精蛋白滴定试验可被用于计算中和需要的鱼精蛋白量。如同不完全的肝素中和可能导致CPB停机后出血过多，过量的鱼精蛋白可降低血小板数量和功能[121]、延长ACT[122]并可降低凝血酶的作用[123]。判断足量鱼精蛋白中和后的ACT延长是否表明肝素逆转不完全还是鱼精蛋白过量，可能需要测定凝血酶时间和肝素酶ACT。

尽管注射了理论上足量的鱼精蛋白，CPB后出血的1个重要鉴别诊断是肝素复跳。除了与AT结合，肝素还能与其他血浆蛋白、PLT衍生蛋白以及内皮细胞非特异性结合。肝素这种非特异性结合的亲和力是远低于其对AT的亲和力。给药后，肝素会与AT和其他血浆蛋白结合。鱼精蛋白给药后会将很大一部分肝素从其血浆蛋白结合位点分离并与之结合，由此产生的肝素/鱼精蛋白复合物被网状内皮系统从循环中清除。发生肝素复跳是因为并非所有的肝素都与鱼精蛋白结合并被其清除。相反，有一部分肝素仍与血浆蛋白结合，并提供肝素储备，当肝素与AT结合时，它会随着时间的推移而解离释放肝素，从而产生抗凝作用[124]。术后输注鱼精蛋白可清除肝素复跳。

5种鱼精蛋白相关的不良反应已被报道过。第一种，鱼精蛋白的快速给药（>5mg/min）可能会诱导肥大细胞释放组胺，从而导致全身性低血压[126]；第二种，鱼精蛋白可能像抗原一样引起IgG或IgE介导的过敏反应，尤其是对于那些每天接受含鱼精蛋白的胰岛素制剂的糖尿病患者[127-129]，对鱼过敏或新近行输精管切除术后的人群也可能发生[130]；第三种，鱼精蛋白-肝素复合物可能激活补体系统，从而引起过敏反应[131,132]；第四种，鱼精蛋白肝素介导的补体激活可能导致血栓烷A_2生成，导致灾难性肺动脉高压；这与典型类过敏反应中所见的低体循环和肺循环压相反[133]。在猪模型中，通过预先给予吲哚美辛或血栓烷A_2受体拮抗药可预防该反应[134]，有报道在给予鱼精蛋白后15min~1h以上，出现爆发性非心源性肺水肿和全身性水肿。对鱼精蛋白不良反应的治疗以支持对症治疗为主，建议使用各种药物（如苯海拉明、类固醇）和血流动力学支持。对于既往有鱼精蛋白不良反应史的患者，应确定该反应是否为免疫介导。反应发生时的IgG、IgE、血栓烷和C5a水平可能有益（诊断），但皮试或酶联免疫吸附试验尚未被证实有意义[126]。当不良反应原因未确定时，有学者主张用类固醇和组胺受体阻滞药对患者进行预处理，同时减慢鱼精蛋白输注。如果有发生免疫介导鱼精蛋白反应的可能，应尽量避免使用鱼精蛋白。尚在测试的鱼精蛋白替代品包括重组血小板因子4[135]、海地美铵[136]、肝素酶[137]以及使用赖氨酸-琼脂糖表面的静脉通路肝素清除装置[138]。

（七）抗纤维蛋白溶解药物使用

尽管有充分的肝素化CPB通常伴随着低水平的凝血激活和纤溶激活[139]，导致凝血因子消耗和术后出血增加。常用的3种抗纤维蛋白溶解剂是ε-氨基己酸（EACA）、氨甲环酸（TA）和抑肽酶。EACA和TA是氨基酸赖氨酸合成类似物，能竞争性阻断血纤溶酶与纤维蛋白或纤维蛋白原之间的赖氨酸结合位点。它们通过减少纤维蛋白分裂产物可减少纤维蛋白溶解，间接防止血小板功能障碍。对于EACA或TA，目前尚无标准剂量方案。对于EACA，血浆水平为130mg/ml才能完全抑制纤维蛋白溶解[140]，剂量方案包括3剂10g给药（切皮前、转流、停机后）或基于体重的初始负荷剂量150mg/kg，然后输液至少15mg/（kg·h）。对于TA，Horrow及其同事[141]推荐10mg/kg的负荷，然后输液1mg/（kg·h），但也有其他治疗方案见于文献报道。EACA和TA都通过肾脏消除。已证实TA对减少失血量的效果与EACA相同或更有效，两者均优于安慰剂[142,143]。在需要深低温停循环（DHCA）的患者中，有报道DHCA使用相关的致死性血栓形成的情形[144]。

抑肽酶是1种丝氨酸蛋白酶抑制药，可抑制纤溶酶、胰蛋白酶、激肽释放酶和缓激肽-激肽。抑肽酶的活性以激肽释放酶抑制单位（kallikrein-inhibiting units（KIU）为单位测量，1mg的抑肽酶等于7 140KIU。除抑制纤维蛋白溶解外，抑肽酶还可减少凝血因子的消耗和炎症介质的激活。在减少围术期失血量方面，抑肽酶和TA或EACA至少等效，但费用更高。高剂量（也称为全剂量）抑肽酶包括2 000 000KIU（280mg）的负荷剂量，然后输注剂量为500 000KIU/h，同时泵内另加 2 000 000KIU。由于对该药成本和副作用的担忧，研究尝试了 1 种低剂量（半剂量）的治疗方案，包括 1 000 000KIU（280mg）的负荷剂量，输液剂量 250 000KIU/h，泵内另加 2 000 000KIU，结果似乎同样有效[145, 146, 147]。抑酞酶通过肾脏清除，可能导致肾小管内血栓性淤血，从而导致血清肌酐水平和肾功能障碍风险调整后的升高，但不会导致肾衰竭[148, 149]。Mangano 及其同事的 1 项非随机回顾性研究表明，抑肽酶与需要透析的肾衰竭风险增加 1 倍相关[150]。然而，其他研究显示，抑肽酶与有临床意交的肾衰竭不相关[151, 152]。即使在慢性肾衰竭或已有肾功能障碍的患者中，抑肽酶也安全使用过[153, 154]。在 1 份报告中，需要 DHCA 的患者使用抑肽酶会出现肾功能不全和血栓性并发症[155]，但其他作者发现，即使使用 DHCA，抑肽酶也是安全的[156, 157, 158]。尽管非随机回顾性研究显示，抑肽酶与较高的死亡率、心肌梗死和卒中有关[148, 150, 159]，但另 1 项对 138 项随机对照试验的 Meta 分析显示，使用抑肽酶并无显著死亡、卒中或心梗的风险[149]。1 项多中心随机双盲试验对抑肽酶、ε- 氨基己酸和氨甲环酸进行了详细直接的比较，得出结论是，尽管抑肽酶是 1 种更有效的止血剂，其与 30d 的院内死亡率增加相关[160]。鉴于以上研究结果，抑肽酶已从包括美国在内的一些国家退出市场。由于抑肽酶是从牛肺肥大细胞中分离出来，有发生过敏反应的风险。据报道，初次接触时过敏反应的发生率 < 0.6%，但 6 个月内再次接触时，其发生率可高达 5%，反而在 6~12 个月期间，发生率迅速下降到 1.9%，12 个月以上时下降到 0.4%[161]。

（八）脑保护

中枢神经系统损伤是心脏手术的常见并发症。1 项大型多中心研究发现，脑不良结局的总发生率为 6.1%[162]。围术期卒中会使心脏手术患者预后恶化，与无卒中患者相比，1 年死亡率增加至 30%[163]。

心脏手术相关脑损伤是多种因素造成，麻醉师的主要职责是提供预防支持措施，必须保持脑氧供需平衡，通过血管活性药物或扩容预防和积极控制低血压。同时，必须保证充分的气体交换和氧合，控制麻醉深度，以减少脑代谢，因此增加对缺血的耐受性。尽量避免高血糖和高体温，因为两者都会增加神经系统损害。

深低温停循环（DHCA）是 1 种在某些类型手术中获得无血视野的重要管理策略，尤其是在主动脉弓重建时。过去被用于减轻 PHCA 时脑缺血损伤的技术手段包括：选择性插管和灌注脑血管、逆行性脑灌注、药物性脑保护和深低温。常温下，大约一半消耗的氧气用于维持细胞完整性["基础"脑代谢率（$CMRO_2$）]，而另一半用于维持电活动（"功能型"$CMRO_2$）[164]。低温对基础 $CMRO_2$ 的影响大于对功能型 $CMRO_2$[165]。脑电图（EEG）在 18℃时变得等电，低于此温度时，任何进一步地 $CMRO_2$ 减少都是来自于基础 $CMRO_2$ 的减少。巴比妥类药物可以降低功能型 $CMRO_2$，但对基础型 $CMRO_2$ 的影响不大，在深低温（15℃）条件下，不会产生任何额外的代谢抑制，也不大可能有益[166]。另一方面，巴比妥类药物通过抑制功能型 $CMRO_2$，对缓解短暂局灶性缺血（如常温循环中空气栓塞产生）有一定益处。

DHCA 引起的缺血性损伤可暂时分为 4 个阶段[167, 168]。第 1 阶段标志者为能量产生失败和膜去极化。缺血性去极化发生后，有害神经兴奋性递质如谷氨酸等释放。随着血流量的恢复，进入第 3 阶段，标志为氧自由基释放增加及随后的组织损伤。第 4 阶段里，接下来几周缺血也可能触发凋亡或程序性细胞死亡。吸入式麻醉药可将临界脑细胞血流量降低至一定水平，当低于此水平时，大多数患者会出现缺血性脑电图变化[169, 170]。常温下，异氟烷的临界脑血流量为 10ml/（100g·min）、七氟烷的为 11.5ml/（100g·min）、恩氟烷的为 15ml/（100g·min）、氟烷的为 10ml/（100g·min）。吸入剂的代谢抑制作用等效于延迟缺血性损伤的第一阶段。另外，异氟烷可能会抑制缺血损伤第 2 阶段中谷氨酸累积而产生的兴奋毒性。研究表明异氟烷可减少缺血期间谷氨酸的释放[171]，并可能是谷氨酸受体的拮抗药，从而减少有害的 Ca^{2+} 内流[172]。由于在缺血性损伤前 2 个阶段时作用，异氟烷可为出现不可逆神经损伤之前赢得时间。在使用 DHCA 的主动脉手术中，尚未证明麻醉药是有益的。同样，尽管还有其他各种药物（如利尿药、类固醇、钙通道阻滞药）已被使用，没有一种被证明在 DHCA 中有益。

（九）体外循环撤离时血流动力学支持

将患者从 CPB 中撤离是心肺复苏的一种，因此应从确认气道通畅（通常用气管内导管）和恢复通气开始。为了支持循环，麻醉师需要不断评估和处理前负荷、后负荷、收缩力、心率和心律的改变。此外，必须控制影响心肌功能的代谢参数，如 pH、电解质（尤其是 K^+、Ca^{2+}、Mg^{2+}）、携氧能力（血红蛋白）和温度等。此外，麻醉师需要与手术团队保持频繁沟通，因为某些操作可能会对心肌功能产生机械性影响。TEE 评估手术效果（如瓣膜解剖和功能）和患者对撤离 CPB 的耐受性也需要与手术医生沟通。

通常情况下，（术者会）会放置心外膜起搏线，撤离（CPB）前测试起搏功能。保持心房充盈作为心室前负荷的心律是首选（如窦性心律、房室顺序型起搏）。如果泵流量满足足够的心输出量，即使患者仍在 CPB 下，可将平均动脉压调整至同的值。这样，患者撤离 CPB 后，产生足够心输出量时，平均压在目的范围内。随后，心脏充盈，随后，心脏充盈，此过程可根据术中和 TEE 观察及充盈压判断（图 59-3）。TEE 上室壁运动和心输出量测量可作为收缩性的替代测量。前负荷的进一步调整可通过灌注师对心脏进行额外灌注或引流、调整手术体位或静脉输液完成。调整后负荷以维持全身和肺血管阻力，可使用血管加压药（如去氧肾上腺素、去甲肾上腺素、多巴胺）或血管扩张剂（如硝酸甘油、硝普钠）。对于儿茶酚胺抵抗顽固性低血压情形，可尝试使用 0.02～0.06U/min 剂量的血管加压素[173]。当药物和代谢支持不够时，应考虑使用机械辅助装置（如主动脉内球囊反搏、心室辅助装置）或使患者重新 CPB 转流等待进一步手术[174]。只有当患者脱离 CPB 血流动力学稳定后，才应开始中和肝素。

三、特殊手术管理

（一）不停跳冠状动脉搭桥术

不停跳冠状动脉搭桥术（OPCAB）是指不使用 CPB 下，在跳动的心脏上完成旁路移植。虽然 OPCAB 于 1967 年首次开展[175]，OPCAB 手术量在过去 10 年中才达到高峰。2004 年北美所有冠状动脉搭桥术中，25% 是 OPCAB[176]。

早期回顾性研究表明，OPCAB 与围术期卒中发生率降低、术中大出血减少、住院时间缩短和风险校正死亡率降低相关[177,178]。然而，最近前瞻性研究未能显示 OPCAB 相较停跳冠状动脉旁路移植有明显优势[179,180]，并且越来越多人群担忧 OPCAB 不完全血运重建发生率更高，长期移植血管通畅率降低及晚期死亡率增加这使过去 10 年呈现其人气大跌[181-184]。尽管仍存在争议，未来 OPCAB 的主要适应证可能是严重硬化主动脉且需要避免长时间肝素化的患者[176]。

对于麻醉师来说，OPCAB 涉及更多的挑战和严密的血流动力学管理，因为由于心脏的牵拉和压迫及伴随的潜在心肌缺血，有可能造成不稳定[185]。在胸骨切开和心脏暴露后，定位每支目标血管，并应用特殊胸撑来暴露目标部位。

某些中心对靶血管进行闭塞测试，以评估其对心肌功能的影响或提供缺血预处理（或兼而有之）。对于某些特殊的移植操作，尤其是回旋支和后降支，只有使用稳定系统才能目标动脉在目的范围内[186]。这些情况下，可抬高旋转心脏改善暴露，然而这会造成心腔充盈受限、心搏量和动脉血压降低以及 CVP 和右室舒张压升高[187]。二尖瓣和三尖瓣环扭曲也可能导致瓣膜反流[188]，薄壁右心室对室间隔的压迫可能会使舒张期充盈减少[189]。在 OPCAB 暴露过程中，冠状动脉血流量减少高达 50%[190]。为了维持冠状动脉灌注压，可采取患者头朝下 20° 的体位、给予液体并使用血管加压药（如去氧肾上腺素）支持。麻醉师和手术医生之间的持续沟通是防止意外血流动力学紊乱的关键。OPCAB 过程中，缺血的诊断特别困难，因为心脏的收缩与心电图信号振幅显著降低有关[185]。此外，固定装置可在 TEE 上产生非缺血性区域室壁运动异常。随着心脏抬高，TEE 视野窗也受到影响，然而手术团队必须依靠手术视野的直观可视化呈现和常规血流动力学监测，如一条动脉通路和 PAC 等。近端吻合术通过使用主动脉侧壁钳完成。在应用和移除侧壁钳时，需要控制全身血压和主动脉壁张力。

OPCAB 的肝素化水平尚未标准化[191, 192]。在一些中心，使用"完全"肝素化维持 ACT 在 480s 以上，而其他中心则使用有限肝素化，维持 ACT 在 200～300s 范围内，就像血管手术一样。这两种方法都没有被证明有明显优越性。

（二）微创心脏手术

端口访问系统用于需要 CPB 的微创心脏手术（MICS）。术前准备患者需要手术医生与麻醉师讨论关于手术的准确流程[193, 194]。常用的静脉通路及监测手段（如常规手术中运用的）需准备好。TEE 必不可少，使用 TEE 的禁忌证几乎可以排除 MICS。改良侧卧位频繁使用，但可能有建立通路的禁忌证。塌肺以排除其干扰，可使用双腔管；支气管阻塞器。置入以上器械后及最终摆好患者体位时都应用纤支镜确认置入位置（正确）。整个手术过程中，支气管镜应随时备用，因为任何管子放置不当都会导致肺部膨胀，因此使经有限切口的手术几乎无法进行。摆好患者体位之前，应（预先）放置体外除颤电极片以备紧急起搏或除颤，因为有限的手术切口意味着无法使用体内除颤电极板。主流端口访问系统包括用于逆行性灌注停搏的冠状窦导管（CSC）、肺动脉通气管（PAV）及也可用作血管内钳的血管内主动脉插管（图 59-6）。与常规 PAC 不同，CSC 不覆有肝素，因此，在放置这些类型导管之前应注入 5 000U 肝素。放置 CSC 之前，需 TEE 排除永存左上腔静脉（变异）。这种解剖变异是无症状的[195]，普通人群中，发生率高达 0.3%～2%[196]。永存左上腔静脉回流入冠状静脉窦，所以 TEE 发现窦，所以 TEE 发现窦状静脉窦扩张时应怀疑（变异可能）。当存在这种变异时，左侧静脉通路注入造影剂会使冠状静脉窦内出现造影剂。

据报道，TEE 指引下，CSC 安置成功率 95%，并且优于透视[33, 197]。成功放置 CSC 后，球囊膨胀及压力监测显示趋向动脉压（数值）可进一步确认其位置。尽管这不是必需的，逆向灌注停搏液之前保持球囊膨胀可防止导管移位。PAV 也是通过右颈内静脉插入肺动脉，同常规 PAC 一样。但是中心静脉压不能用 PAV 测量。静脉通路或引流管经股静脉放置，并使用 TEE 准确定位套管。同样，TEE 指引下可以将血管内主动脉插管准确放置。在体位由仰卧位转为侧卧位之后及 CPB 开始前，需确认导管的位置，因为一旦 CPB 开始后其可见性差很难再次调整位置。

无论何种手术类型，识别心内进气和监测排气手段成功与否都是 TEE 检查的重要方面。手术医生可能无法经左心室心尖部进针抽吸，需通过 TEE 仔细检查。TEE 是唯一用来评估排气彻底完整性的监测手段。

MICS 需考虑的其他因素包括可能需要紧急心脏起搏和复律；在难于触及的部位缝合（可能导致出血）；瓣膜修复不理想导致残留返流；空气栓塞。即使微创伤口内少量出血，也会导致关胸后填塞。麻醉和手术的时间往往会延长，并且始终存在技术上不能令人满意的结果以及需要转为开放式手术的风险。手术结束时，将 CSC 移

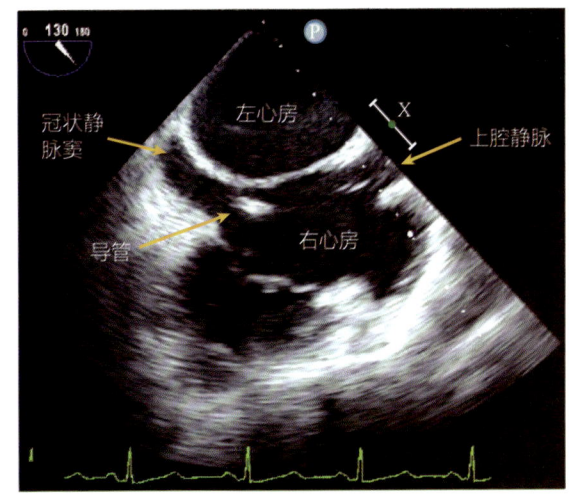

▲ 图 59-6　冠状静脉窦导管

微创心脏手术中经皮穿刺导管于冠状静脉窦注射心脏停搏液。导管导引置于右侧颈内静脉，导管深入右心房后导向入冠状静脉窦

除，根据患者情况，PAV 可用 PAC 代替，以对患者进行术后监测。

（三）机器人辅助心脏手术

机器人辅助心脏手术（RACS），作为 MICS 进一步的演变进展方向，仅在世界上少数几个地方得以应用。其目标是使手术切口尽可能小，而结果与传统手术相当或优于传统手术。RACS 的麻醉管理需要先前概述用于端口访问 MICS 的所有技术，而且必须考虑到可能需要显著延长手术时间及潜在的相关位置神经血管损伤（例如臂丛神经）[199]。初步结果显示 RACS 有更快的恢复和更少的并发症[200, 201]，但远期效果有待观察。

第 60 章
成人心脏病患者的重症管理
Critical Care for the Adult Cardiac Patient

Judson B. Williams   Carmelo A. Milano   Peter K. Smith   著

邱雪峰 译

本章节系统地介绍了成人患者心脏术后的常规管理，描述了心脏手术常见及重要的副作用或并发症，以及相应的治疗处理方式。本章提供的参考支持是常见术后情况的询证治疗手段；是每一专题详细分析的重要资源。本章非广泛涉及，而是集中于成人心脏术后重症监护室（ICU）管理遇到的常见情形。

一、即刻术后护理

（一）初步评估

到达 ICU 时，应立即对患者行系统评估。第一步是手术团队、麻醉团队及监护团队间团结协作，有组织地交接或汇报，这对于患者安全至关重要[1]。移交可能是仅针对个别机构的，但应提供有关患者病史的回顾，包括并发症和过敏史；详细手术记录使用；术中血流动力学管理；通路管道、设备和敷料的讨论；生效 / 正服用的药物；常规术后护理的任何预期偏差。尽管最初可能将注意力集中在患者单个方面的病情（例如低血压）系统性的初始交接和评估至关重要。在全面交接或汇报之后，重症监护团队应进行的更细致评估综述如下。

1. 气道和通气

应当触诊气管并确认其处于中线，同时应听诊双侧呼吸音。确认通气充足且主张力性气胸。呼吸机应该正常运行且无警报，如果并非如此，应立即转为手控通气。应注意峰值吸气压力，较高的吸气压力可能提示张力性气胸、呼吸机设置不当或严重的肺或胸壁受限。脉搏血氧仪，混合静脉血氧仪和直接测量动脉血气被用于确认足够的 O_2 输送和 CO_2 消除。

2. 神经系统检查

对患者神经系统状况的评估应频繁执行。不可控的高血压或周围血管阻力的极端变异性可能是由于残留麻醉剂引起的严重神经损伤造成。

3. 初步心脏听诊及心电图

心脏检查应记录正常心音和任何杂音的特征。由于手术敷料、心脏起搏及转异常的存在而引起的电极位置改变使得初始的心电图结果很难读译。右束支传导阻滞和房室传导阻滞频繁发生，但通常在术后几小时内缓解。术后早期，由于术中缺血或心肌水肿引起的暂时性舒张功能障碍，心输出量可能暂时降低，因此维持正常的窦性心律和适当的心率很重要。一级房室传导阻滞可导致瞬时舒张末期的左心室（LV）容积大幅减少，而左心室容积决定着每搏输出量。采用心房或房室序贯起搏可以克服这些瞬态紊乱，在后一种情况下，尽管心室起搏组件有异常心室激活，但房室间隔正常化后心功能得以改善是常见的。

术后第 1 天对房颤的耐受性较差，即使在已有慢性房颤患者中，也应尽一切努力保持窦性心律。虽然术后第 3 天或之后发生房颤通常可以很好地耐受，但需要在 ICU 进行立即复律。

早期移植物衰竭或冠状动脉痉挛可能导致室性心律失常，应予以排除。肺动脉导管定位不当而持续刺激右心室流出道更容易纠正。引起心律失常的因素很多（如低温、电解质紊乱、酸碱失衡、药物效应），必须予以重视并处理。

4. 腹部及泌尿生殖系统体检

腹部检查可发现位置正确的鼻胃管或胃管。应排除意外的肿块、器官肿大、疼痛或腹胀并记录。留置导尿管应正确放置和固定。尿液应该是透明的、非浓缩的、无血红蛋白或血液。这也是评估腹股沟或腹股沟手术部位的时机，对于经导管和微创手术后恢复的患者尤为重要。

5. 外周灌注

应通过对血管系统的检查，包括脉搏特征及皮肤软组织灌注的质量，来评估全身和局部灌注是否充足。术中栓塞、血管损伤，或低心输出量外周血管疾病可能损害肢体灌注。任何动脉内套管或导管的远端灌注都应特别注意，这也是评估上肢或下肢血管获取或血管插管部位的时机。

6. 体温

当患者处于体外循环状态时，最好通过快速手术和适当复温来避免初始低温。低温会损害心脏功能、延缓手术部位愈合、导致颤抖和代谢需求增加、干扰凝血并可能加重或引起心律失常[2]。尤其是出血的患者，应使用毛毯、辅助加热装置和静脉输液用的暖液器。术后早期对发热的耐受性较差，应积极使用退热药，如果存在相关的血流动力学损害，则可静脉使用类固醇药物。

7. 血流动力学

在适当的心律下，患者心脏指数应 > 2L/（min·m²），血压应足以保证全身灌注。这需要考虑患者的年龄、术前血压和肾功能。一些以死亡率作为结果变量的研究已经证实产生足够心输出量的重要性[3]。当合理的混合静脉血氧饱和度（MVO$_2$）（> 55%）、足够的尿量（无刺激下，20ml/h）以及外周和中心灌注良好物理检查时，接受稍低的心输出量偶尔会产生良好的结果（维持酸碱平衡）。没有证据表明超常的心输出量是有益的。

中心静脉压（CVP）升高，特别是合并面部水肿或面部苍白时，必须积极评估。可能的原因包括：心脏压塞、容量超载、右心功能障碍或技术错误导致上腔静脉流量下降。肺动脉压升高可能提示左室功能障碍或心脏压塞，或可能与术前肺血管阻力改变有关。所有中心压都应与术前获得的初始值相对应。中枢性血压测量对后负荷也相当敏感，对于经常低血容量的患者，后负荷在术后早期变化急剧。由于麻醉效果的出现和颤抖，胸膜腔内压的升高经常会导致胸壁麻痹的患者出现类似心力衰竭的情况。后一过程（颤抖）也可以增加代谢需求，并将 MVO$_2$ 降低到非常低的水平。

8. 通道、管道、设备、敷料

应该注意患者气管内管的类型、尺寸和在门牙处的位置。在进入ICU后，与麻醉小组的初步汇报/移交通常都要讨论插管难易程度。所有的留置管都必须确认是工作的，特别是那些输送血管活性药物的留置管。转运患者可部分或完全将静脉通道移位。必须避免药物未输入导致的血流动力学不稳定和药物浸润导致的组织损伤。纵隔和胸腔（引流）管（胸管）置于液面下密封，通常设置为 –20cmH$_2$O 负压吸引。纵隔引流管应检查引流的数量和质量。初始引流量应 < 100ml，若出血量较大，手术组应能诊断。最初的引流速度可能反应淤积的血液或冲洗液的引流，特别是对于左胸。尽管如此，初步评估出血速率、引流管通畅性和管内血血栓及引流量与补充血容量之间的相关性至关重要。当有多根胸管，最好由手术室护士标记这些导管（如纵隔与胸腔、右与左），以避免错误及方便患者康复过程中更好地交流沟通。

应记录起搏器、主动脉内球囊反搏或心室辅助装置的设置。应用缝合线和敷料将这些不同器械固定在皮肤上，并确认其完好无损。

为了控制感染，手术部位敷料通常在最初48h内保持完整。如果在此期间，为了诊断的目的必须掀开敷料，或者敷料被浸湿需要更换，应遵循严格无菌操作原则。如果使用负压敷料或专用抗菌敷料用于管道或设备，则应在到达ICU初步交接时，交代维护方法和注意事项。

9. 胸部 X 线片

患者入院，即应获取胸部 X 线片，摄片后立即分析。关键点包括：①气管导管的位置；②气胸或纵隔移位；③肺叶不张；④胸膜和胸膜腔积液；⑤纵隔轮廓尺寸；⑥导管血管内位置正确；⑦所有不透射线的设备、胸部缝线或引流管位置令人满意。

（二）体外循环心脏手术

体外循环（CPB）可引起患者术后许多生理变化，其持续时间是恢复快慢的主要决定因素。CPB 非特异性激活炎症系统[4]，这一现象始于肝素化血液与体外循环回路的相互作用[5, 6]。广义补体激活是 C3a 和 C5a 过敏性毒素在停用 CPB 后升高[5, 7-9]。这种活化可导致肺中白细胞隔离，并产生过氧化物及其他脂氧化产物。这将进一步导致白细胞激活和诱白细胞循环因子的生成，从而增加局部炎症反应，包括肿瘤坏死因子 -α（TNF-α）、白介素（IL）-1 和前列腺素 E1 的升高[10-12]。体外循环手术后的全身炎症反应可改变血管通透性，引起肺动脉高压和支气管高敏性。由于血液稀释引起渗透压下降和血管通透性增加，加上左心房压力 - 过性升高，造成血管外渗出引起肺内分流增加[14]。

在 CPB 炎症反应中起重要作用的细胞成分包括循环细胞（血小板、中性粒细胞、单核细胞）和调节细胞（内皮细胞）。血小板可被剪切力、肝素、异物表面和活性凝血酶（1 种强效血小板激动剂）激活。尽管肝素完全抗凝，凝血酶仍继续生成[15]。血小板激活的临床后果包括微栓子的产生、血栓形成和血小板数量和功能减少而引起的出血[16]。此外，CPB 或鱼精蛋白输注可使血管活性物质从血小板中释放出来，这可引起肺动脉高压和全身低血压[17]。

中性粒细胞的激活是血液与 CPB 回路复杂相互作用的结果。促炎介质（如 IL-1、IL-2、IL-6 和 IL-8、TNF-α）、补体过敏性毒素（C3a 和 C5a）、血小板激活因子（PAF）和白三烯 -b4（LTB4）增加细胞表面黏附分子的数量，促进中性粒细胞黏附到肺内皮。在 IL-8 的影响下，中性粒细胞黏附和转运进入肺。活化的中性粒细胞释放蛋白水解酶和氧自由基，进一步促进组织损伤和内皮细胞的炎症激活[18]。

内皮细胞在炎症和凝血中起重要作用。已经发现内皮激活的特异性激动剂，包括 IL-1 抑制因子、TNF-α、C5a 和凝血酶[9]。内皮细胞的激活导致血管收缩、促凝和促炎反应。一旦被激活，内皮细胞的抗凝性能就会大大降低，随着硫酸肝素蛋白多糖的丢失，内皮细胞的构象改变导致细胞亚基质中组织因子和血管性血友病因子的暴露增加、组织因子和纤溶酶原激活物抑制剂 1 型的表达增加、血栓调节蛋白的丢失。血管收缩作用是通过产生内皮素 -1 和血栓素 A2 来实现的。促炎改变表现为增加选择素 P 和 E 的表达，随之而来的炎症恢复和隔离细胞[6]。

（三）非体外循环心脏手术

自 20 世纪 60 年代第一例冠状动脉搭桥术（CABG）实施以来，随机对照试验证明，采用泵接冠状动脉搭桥术每隔 10 年就可以减轻症状并延长生命。尽管已经证明了这种手术的好处和日益增加的安全性，但在神经认知并发症、房颤、输血、中风和死亡方面仍有改进的余地[19]。因为 CPB 可能是传统冠状动脉血运重建术中最具侵入性的部分，由于冠状动脉血运重建术的大部分发病率可归因于低温心脏骤停，对于旁路回路本身，外科医生可以考虑在不进行体外循环的心脏上进行冠状动脉吻合。一些个别外科医生或机构执行的冠状动脉重建术没有 CPB。非体外循环冠状动脉旁路手术（OPCAB）通常指在体外循环机械下，通过标准的胸骨切开术进行的多支冠状动脉旁路手术。

在这里，我们将重点讨论 OPCAB 和传统的基于泵的血运重建手术之间的差异，这些差异可能会对患者的康复产生重大影响。在 OPCAB 操作过程中，冠状动脉在近端在冠状动脉吻合过程中被阻塞。根据是否使用冠状动脉内分流，可能有局部缺血期而没有心搏停止。

然而，与传统手术不同的是，不存在主动脉阻断和全心停搏。由于这些原因，相对停跳手术 OPCAB 期间心肌顿抑程度减轻。此外，在整个 OPCAB 过程中保持正常的动脉流量，而传统手术过程包括 1 段非脉动灌注期和一定程度的全身降温和复温。最后，尽管这 2 种技术都需要肝素的抗凝，但许多中心都在尝试减少肝素剂量。尽管进行了多次随机对照试验，非体外循环心肌血运重建与使用体外循环心肌血运重建的选择仍存在争议[20, 21]。CPB 的炎症反应似乎是 1 种非特异性反应，包括补体和白细胞激活[4, 5, 7, 10]。虽然活化的确切机制尚不清楚，但最强的刺激反应是与CPB发生的表面接触。这种反应可以通过在管道和氧合器表面涂上生物材料和改善系统的血流动力学性能来改变。从理论上讲，通过完全消除心肺机，这种反应可显著减少。

有几项高质量的研究调查了心脏手术期间的炎症反应，比较了行CPB和不行CPB冠状动脉血统重建术的2组患者[22, 23]。Angelini和同事们研究了4种重要的炎症标志物：1种中性粒细胞激活释放肽内酶；IL-8，1种有效的中性粒细胞趋化和激活因子；以及C3a和C5a，共同补体通路激活产生的片段[24]。这些标志物在术后24h内的4个时间点被测量。患者被随机分为2组：CPB和OPCAB的标准冠状动脉重建术。OPCAB组显示所有4种标志物的水平显著降低，白细胞、中性粒细胞和单核细胞计数减少。这些发现支持OPCAB可以降低炎症反应。然而，这种差异的临床意义尚不清楚。有趣的是，在恢复4h后，使用体外循环组的补体活性成分已经下降到OPCAB水平[25]。OPCAB术中抗凝较少，避免血-人工表面接触，减少血小板活化和破坏。此外，使用OPCAB可以避免全身降温，而全身降温会进一步对凝血功能造成负面影响。几项研究比较了泵入手术和OPCAB，报告术后出血显著减少，围手术期输血需求减少，出血回收率降低[26]。实际上，当我们研究凝血和纤溶变量时，纤溶和凝血变量在最初24h内会发生显著变化。传统的血运重建引起血小板计数、纤维蛋白原水平和纤溶酶原激活的短暂下降，D-二聚体的形成增加，只有在24h后才接近OPCAB的水平[27]。2项现代多中心随机对照试验表明，与使用冠状动脉搭桥术相比，非体外循环冠状动脉搭桥术减少了输血和再手术治疗出血的需要；然而，死亡率、心肌梗死、中风或肾衰竭需要透析的比率没有差异[20, 21]。

（四）心包切开术综合征

心胸外科炎症反应的1个特殊表现是心包切开术后综合征[28]。这种综合征发生在10%~30%的患者。手术后第二或第三周，会出现发热和胸膜炎、胸前区或胸骨后疼痛。心包切开综合征患者的胸部X线片常显示胸膜和心包积液（图60-1）。这种综合征与特定的反应性抗体有关，可出现在任何切开心包的手术。它可以用非甾体类抗炎药物治疗，尽管皮质类固醇在某些严重病例中可能是必要的[30]。

二、心脏术后心功能不全

（一）低心排综合征

1. 排血和充盈压力

心脏在体外循环下的低排血量历来被认为是猝死的原因之一[31]。由心室功能不全引起的低心输出量引起一系列适应性神经体液反应及心脏形

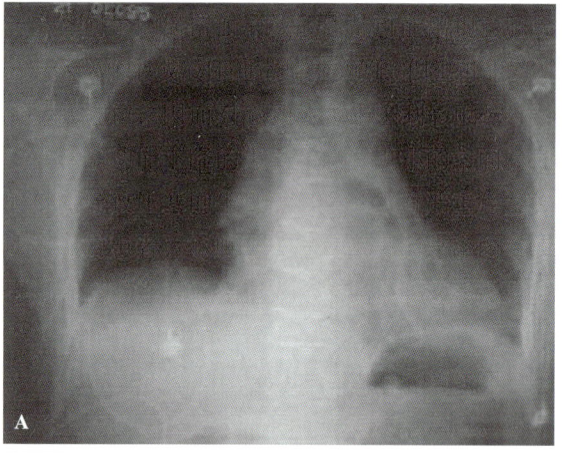

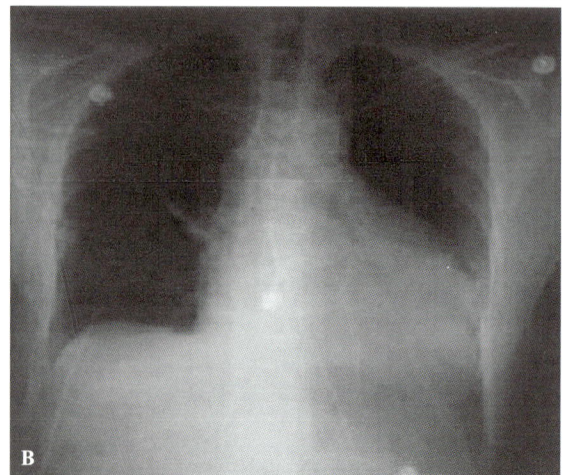

▲ 图 60-1 心包切开术后综合征通常与心包和胸腔积液相关

A. 胸部X线片显示主动脉瓣置换术后早期患者常见术后发现；B. 胸部X线片显示2周后出现与心包切开术后综合征临床表现一致的心包积液（影像学表现）

态上的变化，如扩张和肥厚。20%~25%[32]的功能性心肌急剧丢失会导致心输出量的显著减少[33]，并且近期和远期预后极差[34]。

心输出量和中心充盈压的测量和治疗操作对心脏手术患者的术后护理至关重要，并且可以预测生存率（图60-2）。中心压、心输出量和静脉饱和度通过肺动脉导管进行常规测量。心脏指数或心输出量以L/（min·m²）表示，其正常范围为 2.1~4.9L/（min·m²）[35]。对于成人，一般在术后早期，心脏指数至少达到2.0L/（min·m²）才能正常恢复。

2. 氧气运输

休克可被定义为1种由组织氧需求和组织氧供应不平衡引起的临床综合征。术后护理的一般目的是预防休克和提供足够的氧输送。氧输送小于335ml/（min·m²）与氧消耗的减少和进展性乳酸性酸中毒的发展有关[36]。乳酸性酸中毒被认为是与低灌注程度和休克严重程度相关的代谢监测指标[37, 38]。然而，其与总氧输送的直接关系一直存在争议[39]。MVO₂是血液循环充分性的有用指标，在一定程度上反映了组织的平均氧含量[40]。MVO₂是用专门的肺动脉导管测量的，饱和度＜60%或下降＞5%的患者更容易发生术后并发症[41]。然而，其他研究显示饱和度或饱和趋势与结果之间的相关性较差[42]。全身耗氧量的迅速变化可能会降低其总体预测价值。

足够的局部氧气输送甚至更难确定。术后状态可能出现器官需求和激素激活的局部血供变化。如肾、皮肤和静息肌肉是不依赖血液供应的，并通过增加氧气摄入来维持活力。另一方面，心脏和大脑则依赖于血液供应，静息状态下，它们的氧气摄取量几乎达到最大[43]。交感控制性反射通过低循环容量的皮肤和内脏区域的血液转移来代偿以上（不同器官血供）差异。内脏灌注不足被认为是持久性酸中毒的1个原因[44]。

局部血供的急性改变可能是由不同程度的交感神经支配毛细血管前括约肌和小动脉引起的。心脏手术后代谢活动的改变是常见的，可以通过测定呼气 CO_2 分压的 CO_2 检测仪监测[46]。复温期间的外周血管扩张和寒战已被证明会增加代谢和循环需求。通过麻痹和镇静，可以促进血流动力学稳定，减少肌力支持的需要[47]，从而消除外周血管扩张和寒战。低心输出量综合征的诊断必须包括氧输送量相对于耗氧量不足的证据。对心输出量和MVO₂的测量必须结合周围灌注减少和终末器官缺血的临床证据来确定低心输出量综合征的诊断。

（二）前负荷

维持足够的前负荷是心脏手术患者术后管理的基础（图60-3）。心脏外科术后患者肺毛细血管楔压的最佳值尚不清楚，但有专家建议在14~18mmHg范围内，当超过这个水平时肺血管外水就会增加[48]。前负荷与心室收缩力直接相关，其结果是心室容量从舒张末期到收缩期末期的变化，由跨壁压力和心室壁顺应性决定。心包压力通常由右心房压力反映（图60-4）。然而，心包的紧密闭合可能会对跨壁压产生不利影响，并减少每搏输出量[24, 49]。肺动脉楔压和CVP分别代表左心室和右心室容积，不能反映前负荷，而是更准确地反映了较低的充盈压力，高的充盈压力可能由跨壁压力或心肌顺应性的变化决定。

CVP是全身静脉系统的下游压力，经常用于心脏手术后恢复期患者的监测。尽管CVP测量的临床预后价值尚不清楚，但现有文献主要关注

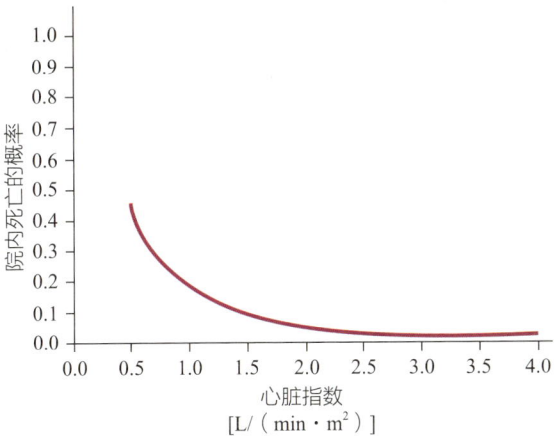

▲ 图 60-2 此图显示成年患者二尖瓣置换术后心脏指数与死亡概率之间的关系

引自 Kouchoukos NT: Detection and treatment of impaired cardiac performance following cardiac surgery. In Davila JC, editor: Henry Ford Hospital International Symposium on Cardiac Surgery, ed 2, New York, 1977, Appleton-Century-Crofts

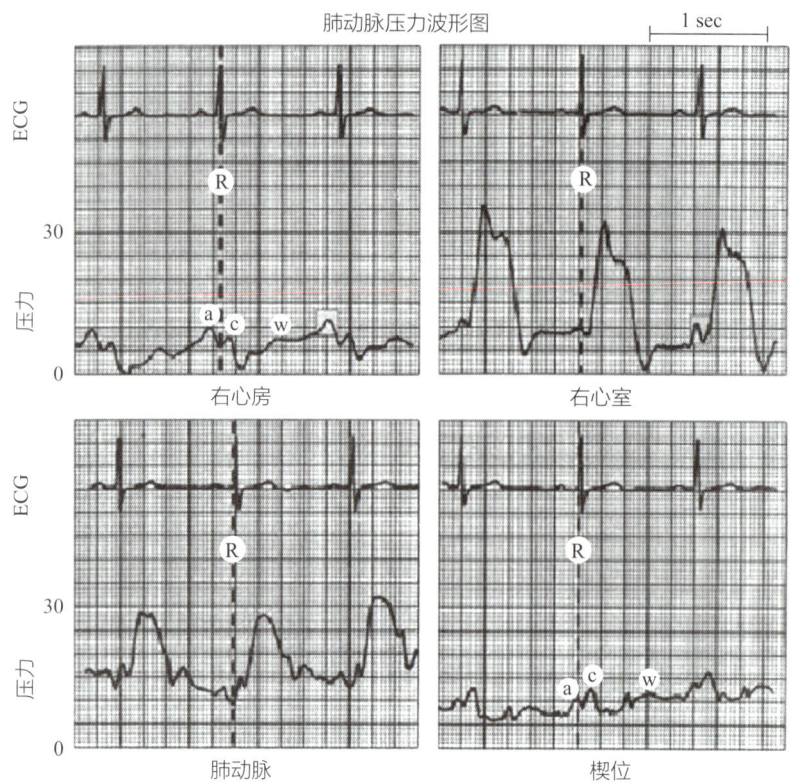

▲ 图 60-3 肺动脉漂浮导管穿过右心房及右心室到达肺动脉及楔位记录的肺动脉压力波形图。右心室舒张末压于心电图 R 波时刻测量，通过右心房 a 波压力峰值估测最准，并同时记录右心房和肺动脉楔位的 a、c 和 w 波
（引自 Mark JB: Atlas of cardiovascular monitoring, New York, 1998, Churchill Livingstone）

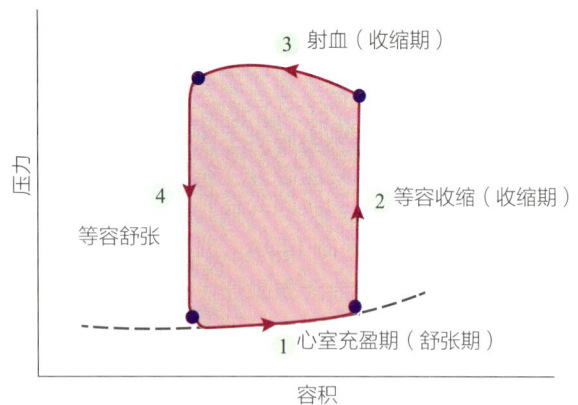

▲ 图 60-4 理想的左心室压力－容积环线反映一个完整心动周期

引自 Chatterjee K, Parmley WW: The role of vasodilator therapy in heart failure. *Prog Cardiovasc Dis* 19: 301–325, 1977

CVP 提示右室舒张末压信息的程度，以及 CVP 作为左心室前负荷替代变量的局限性[50]。许多心脏手术后的患者在没有肺动脉导管的情况下接受治疗，或在"快通道"协议下早期移除肺动脉导管[51]。然而，CVP 通常可以通过顶端置于上腔静脉的中心静脉导管来测量。新的数据表明，CVP 可能是一个实用的预测患者预后的指标，对于术后 CVP 升高的患者，可能需要进一步的检查以诊断原因（肾衰竭、心脏压塞、右心衰等）[52]。

大多数心脏手术后患者出现相对低血容量及不稳定的血管[53]。在术后初期，低血容量的原因包括尿量大、持续失血和血管床复温后横截面积显著增加。这些生理变化的总效应是前负荷的减少，特别是对于左心室。治疗团队应预期这一趋势，并采取适当的容量管理策略来预防急骤性低血压和低心输出量。通过被动直腿抬高，前负荷立刻增加心输出量短期增加 8%～10%[54]，仅是一种临时姑息治疗手段，应立即予以容量复苏。

（三）后负荷

1. 术后疗效

心脏手术后，普遍有后负荷升高是 1 个普遍现象。其发生率因心脏病理、手术操作及术后高血压（的诊断）而异。在瓣膜置换术后，报道的发生率为 8%～12%[55]。在心肌血运重建术后，8%～61% 的患者后负荷升高[56, 57]。在冠状动脉手术后，小动脉水平增加的血管阻力似乎是动脉压的主要决定因素[58]。术后高血压的病因尚不清楚，但诱发因素包括压力感受器敏感性降低和肾素-血管紧张素活性升高[59]。

研究发现，术后早期会出现交感神经刺激和儿茶酚胺水平升高[57, 60, 61]。此外，术后疼痛可使后负荷增加，因此可通过镇痛剂来控制[62]。

虽然肺动脉压力是直接测量的（RV 后负荷），但升主动脉压力是通过外周动脉（通常是桡动脉）的测量来推算出来的。可能会出现收缩期放大效益，使测量的收缩期桡动脉压相对于中心动脉压升高。然而，这些区域的平均压通常是接近的。

在后负荷的控制中，应考虑各部位的自身调节。中枢神经系统自身调节平均血压为 50～150mmHg[63]。高血压患者自身调节的重置下限可能更高[64]。肾脏的自身调节需要平均血压达到 70mmHg[43]。有残余冠状动脉疾病的心脏也需要足够的平均动脉压（65mmHg），病理性向心性心肌肥厚的患者同样如此[65]。

然而，低充盈压力下的后负荷降低往往会产生代偿性心动过速，这可能是有害的。此外，在使用血管扩张剂前必须达到足够的前负荷。术后急性后负荷下降通常是有益的（图 60-5），心率通常无变化或稍有下降。实验证据表明，当使低充盈或正常充盈的心室后负荷降低时，可能会增加梗死面积[16]；而对于高前负荷患者，梗死的概率可能会减小[67, 68]。这可能对不完全心肌血运重建术后患者。

2. 治疗手段

减少后负荷通常会改善心血管功能并降低前负荷。随着后负荷的减少，血流动力学改善的程度是难以预测的。治疗结果取决于每个患者的收缩末压—容积关系。前负荷增加联合后负荷减少对整体心功能有额外的积极效应[69]。后负荷减少也可改善残留二尖瓣和主动脉瓣关闭不全患者的前向射血[70, 71]。

尽管有各种减少后负荷的药物，但硝酸甘油、硝普钠和尼卡地平是术后早期经常使用的药物。硝酸甘油改善冠状动脉侧支血流并可预防冠状动脉痉挛，常用于冠状动脉血运重建术后的前 12～24h[72, 73]。尼卡地平是短效药物，无直接改变心肌收缩力的作用，但在主动脉手术中越来越受欢迎。硝普钠同样起短效作用，但可能会增加围术期缺血的 ST 段抬高，从而引起严重的冠状动脉内分流[72]。尽管如此，硝普钠仍被广泛用于术后高血压的急性期管理，这意味着（更好地）了解药物副作用应作力强制要求[74]。

当高剂量硝普钠（＞ 7μg/kg/min）用于长期治疗时，氰化物和硫氰酸盐是潜在的有毒分解产物。毒性反应隐秘包括动静脉氧分压差减小及产生代谢性酸中毒[75]这种情况下，可以测量硫氰酸盐水平，浓度为 50～100mg/L 时与氰酸盐的毒性有关，而浓度为 200mg/L 则可能致命。停药和透析是主流治疗手段，尽管预防性输入羟钴胺（25mg/h）已证明可减少氰酸盐浓度。在主动脉疾病手术中，硝普钠已被证明与神经并发症发生率的增加有关，而神经并发症被认为是脊髓血流量减少的原因[76]。

当需要大剂量的硝普钠治疗时，应考虑替代性肠外药物。静脉注射硝酸甘油可达到后负荷减少和冠状动脉扩张。肼屈嗪虽然作用时间较长，但也可能有效[77]。尼卡地平是一种钙通道阻滞药，相比于心肌，其更多选择性作用于平滑肌，不影响心肌功能。β受体阻滞药对术后高血压的治疗有效，在左心室衰竭患者中更常用。虽然这些药

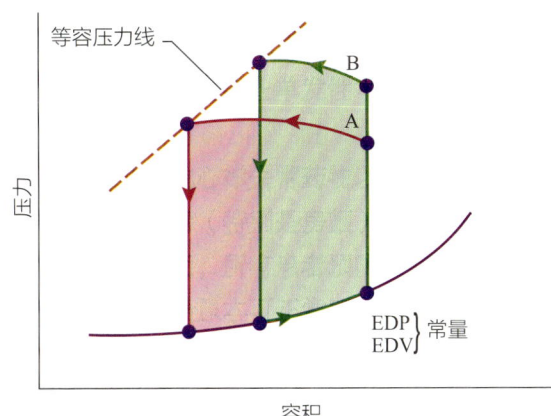

▲ 图 60-5 急性术后后负荷减压

2 个理想化压力 - 容积环线具有相同水平收缩力和舒张末期容积，从环线 B 到环线 A 主动脉压力减低，引起每搏容积、舒张末压增加（引自 Chatterjee K, Parmley WW: The role of vasodilator therapy in heart failure. *Prog Cardiovasc Dis* 19: 301–325, 1977.）

物可能具有显著的负性肌力作用，但短效选择性受体阻滞剂艾司洛尔特别适用予以上这种情况。

许多患者在整个术后过程中都需要减轻后负荷。持续性高血压和左心室功能降低的患者将受益于长期后负荷降低，应逐渐过渡为口服药物。对于严重充血性心力衰竭患者，慢性后负荷降低已被证明对生存率有积极影响。在症状性充血性心力衰竭[纽约心脏协会（NYHA）Ⅱ级和Ⅲ级]患者中，使用血管紧张素转换酶（ACE）抑制药依那普利治疗的患者长期发病率和死亡率显著降低[78]。更多的研究已经证实 ACE 抑制剂对心衰患者后负荷减少特别有用[79, 80]。无症状左心室功能障碍（NYHAⅠ类和Ⅱ类）的患者也可能受益于 ACE 抑制剂或醛固酮拮抗剂的长期治疗。心肌梗死后患者的超声心动图研究表明，ACE 抑制剂可减弱左室增大[81]。硝酸盐和肼屈嗪也被使用，但效果不如 ACE 抑制剂[82]。最近，在 1 项基于社区的大型研究中证实，因充血性心力衰竭症状而再次入院的患者减少与因心力衰竭和射血分数降低而住院的老年患者使用醛固酮拮抗药治疗相关[83]。

（四）心率

术后心率控制很重要，并鼓励对大多数患者标准应用临时、心外膜和心室起搏线。通过同步舒张末期前负荷的增加，正常窦性心律约占术后心输出量的 25%（图 60-6）[84]。心脏手术后心率的变化很常见，包括窦性心动过缓、交界性心律和Ⅰ～Ⅲ度房室传导阻滞。这些现象通常是短暂的，可能与围术期受体阻滞、术中应用抗心律失常药或心脏停搏期间的代谢损害有关[85]。心肌保护不足可引起传导系统缺血。在心内手术过程中，直接的手术损伤最常导致传导系统的永久性损伤[86]。心律失常的管理必须个体化。单纯心房起搏（90～110/min）是治疗窦性心动过缓的最佳选择。对于房室传导阻滞，间隔在 150～175ms 的 AV 起搏通常是最佳的[87, 88]。AV 间隔时间也取决于所选的心率（图 60-7）。通过这些手段使房室同步正常化与正常心室激动顺序的丧失有关，使心室功能在恒定的前负荷和后负荷下降低约 10%～15%。根据心输出量的测量，必须对每个患者进行个性化的最优心率测定。

临时起搏导线就位后，构成通往心脏的直流电路，不使用时必须绝缘。在将快速起搏装置连接到导线上时需要谨慎，以确保心房连接。临时起搏线通常在术后早期被拆除，但也可能无限期地留在原处。与永久性心内膜电极不同，高起搏阈值通常在 2 周内产生。当不能临时起搏时，慢速心律失常可以用阿托品或异丙肾上腺素进行治疗。或者，可以使用附加起搏端口的肺动脉导管或经胸起搏器[89]。

（五）肌力支持

肌力药对于达到充分的心功能（图 60-8）和维持外周氧气输送可能是必要的。通过药物干预改善心功能通常是以增加心肌耗氧量为代价实现的。在各心脏手术中心中，肌力药和血管活性药物的常规使用存在较大差异，有些中心几乎对所有患者都使用了正性血管活性药物[90]。一般来说，只有在心率、前负荷和后负荷的管理手段达到最大化程度时才考虑肌力药。心功能的改善通常持续整个术后过程，之后方可逐渐撤离肌力支持[91]。

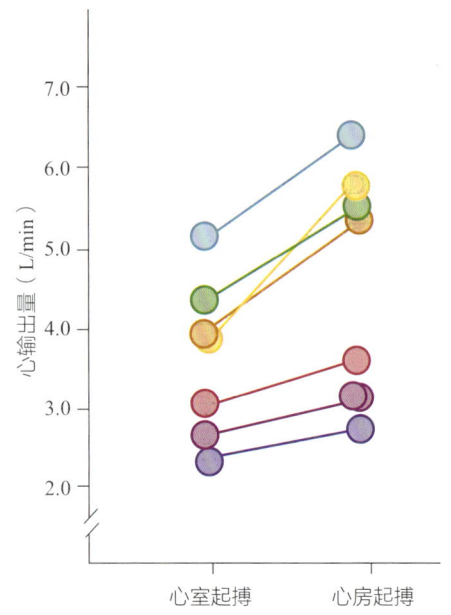

▲ 图 60-6 同步舒张末期前负荷增强

心室起搏（不伴同步化心房收缩）心输出量和心房起搏心输出量比较显示心脏术后患者心房起搏心输出量总体增加 26%（引自 Hartzler GO, Maloney JD, Curtis JJ, et al: Hemodynamic effects of atrioventricular sequential pacing after cardiac surgery. *Am J Cardiol* 40：232–236，1977.）

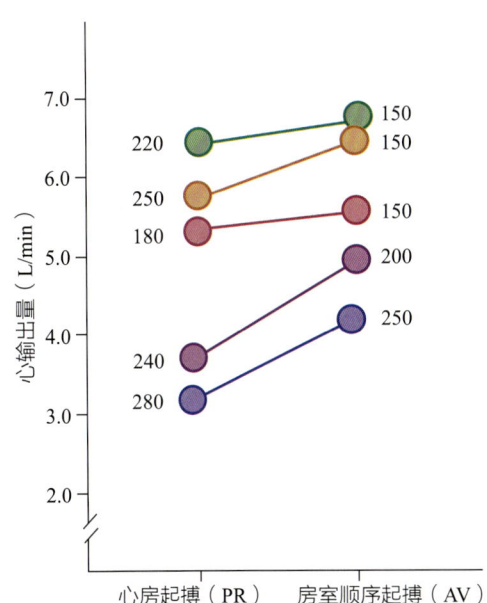

▲ 图60-7 房室顺序型起搏心输出量与心房起搏心输出量对比

1份术后PR间期（自身和起搏PR间期在心房起搏时刻点左边和房室顺序起搏点右边之间以ms显示）延长的患者房室顺序型起搏心输出量与心房起搏心输出量的比较。值得关注的是起搏诱导的心输出量一致性的增加（尽管PR间期缩短有绝对差异）以及患者之间的起搏诱导PR间期和自身PR间期重叠（引自 Hartzler GO, Maloney JD, Curtis JJ, et al: Hemodynamic effects of atrioventricular sequential pacing after cardiac surgery. Am J Cardiol 40: 232–236, 1977.）

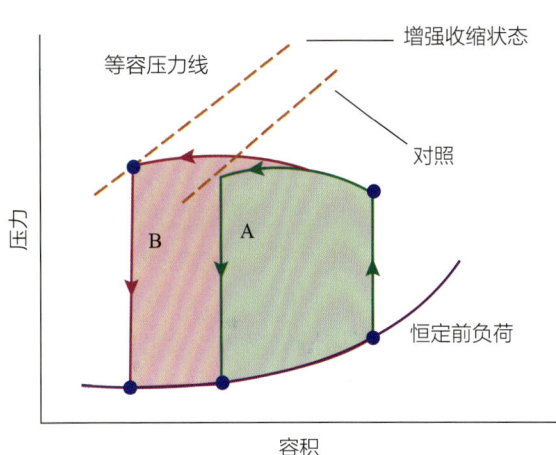

▲ 图60-8 恒定前负荷和后负荷条件下压力-容积环线

环线A到环线B收缩肌力诱导性的增加使收缩末期压力容积关系（虚线）转变，引起环线B每搏输出量增加（引自 Chatterjee K, Parmley WW: The role of vasodilator therapy in heart failure. Prog Cardiovasc Dis 19: 301–325, 1977.）

各种肌力药都可通过静脉"弹丸"注射或持续泵入的方式注入从而生效。这些药物应通过血管内位置已确定的中心静脉导管或肺动脉导管注入，以防止血管周围渗透。大多数肌力药通过刺激肾上腺素能受体发挥作用（表60-1）。β-肾上腺素能激动剂介导细胞内钙浓度的增加[92]。尽管体外证据表明，1种药物的最大正性肌力作用不会被另1种药物增强，但多种肌力药物的临床经验已经证明了药物间的协同作用[93]。这可能是由

表60-1 肌力药

血管活性药物	剂量 [μg/(kg·min)]	肾上腺素能受体激活			生理反应				
		α_1	β_1	β_2	外周血管阻力	平均动脉压	心输出量	心率	肺动脉楔压
多巴胺	<5	−	++	−	↔	↑	↑	↑	↔
	>5	++	++	−	↑↑	↑↑	↑	↑	↑
多巴酚丁胺	2~20	−	++	+	↓	↑	↑	↑	↓
肾上腺素	<0.05	−	++	+	↓	↑	↑	↑	↓
去甲肾上腺素	>0.05	++	++	+	↑↑	↑↑	↑	↑	↑
	0.03~1.0	++	+	−	↑↑	↑↑	↔	↔	↔
苯肾上腺素（去氧肾上腺素）	0.6~2.0	++	−	−	↑↑	↑↑	↓	↔	↔
异丙肾上腺素	0.03~0.15	−	++	++	↓	↔	↑	↑↑	↓
米力农	0.3~1.5	—	PDEI*	—	↓	↔	↑	↔	↓
氨力农	5~20	—	PDEI*	—	↓	↔	↑	↔	↓

*. 米力农和氨力农为常见磷酸二酯酶抑制药（PDEI）；
α_2. 主要分布在外周血管；β_1. 主要分部在心肌；β_2. 主要分部在外周血管和心肌

于心力衰竭患者腺苷酸环化酶系统的改变，或者是由于 β- 肾上腺素能受体密度的改变[92, 94-96]。

非肾上腺素能的强心药包括：地高辛、$CaCl_2$、磷酸二酯酶抑制药（氨力农、米力农和依诺西酮）和碘塞罗宁。代谢性酸中毒的存在可能会干扰肌力药的效力[97]。大多数肌力药，最重要的是 β- 肾上腺素能激动药，具有促进心律失常的作用。改善心输出量必须权衡诱发心房或室性心律失常的风险。需要高剂量多巴胺、肾上腺素或去甲肾上腺素的患者会经历危险的血管收缩效应，因为这些药物在高剂量时具有 β- 肾上腺素能激动剂效应，而这种作用可导致肢体、肠系膜或肾脏缺血性损伤。

（六）主动脉内球囊反搏

心室机械支持应在患者发生严重的终末期器官灌注不足前考虑，这可能阻碍最终恢复。通过经皮股动脉入路插入主动脉内球囊反搏（IABP）是心室机械支持的第一步。功能正常的 IABP 可通过降低左室后负荷而增加冠脉舒张期灌注和心输出量（图 60-9）。心室功能更严重地恶化可能需要能提供完全支持的辅助装置；这些装置被用作心肌恢复或可能的心脏移植的桥接手段。

（七）心脏压塞

心脏压塞是由于液体或凝血占据纵隔空间，限制了双心室舒张末期的容量。据报道，在 3%～5% 的心脏直视手术病例中，会出现心脏压塞[98-100]。与术后急性心脏压塞相关的表现包括：①血压随呼吸变化而大幅下降（奇脉）；② CVP、肺动脉舒张压、左房压或肺动脉楔压等升高[101]；③排尿量下降（通常是早期发现）；④胸管引流过多，或者相反，胸管引流很少或没有，尤其是胸管内明显有严重血栓；⑤胸部 X 线片提示纵隔增宽；⑥低心输出量（晚期）；⑦低血压。单一或联合的发现都不足以确定诊断，应时刻保持高度临床警惕性。术后早期压塞需再次手术治疗。危重的患者可能需要在 ICU 再次开胸。临时对症处理手段包括：①补容；②降低气道压（撤除呼气末正压通气 PEEP、使用麻醉药、增加呼吸频率，减小潮气量）；③肌力支持。

任何量的滞留血液或液体都可能出现心脏压塞，这些血液或液体通常是流动的，但也可能局限于某些部位，因而对心功能产生不利影响[102, 103]。对于心室功能下降的患者，即使更小的空间占用也可能导致压塞的生理表现。对于有严重心室功能不全的患者，心脏手术后，胸骨的完全闭合是不可能的[104]。1%～2% 的高危患者可能需要延迟关胸，通常在初次手术后的 1～4d。

胸膜腔和纵隔腔在一定程度上是连续的，由此产生的胸内压力分布同时影响肺和心腔。心包

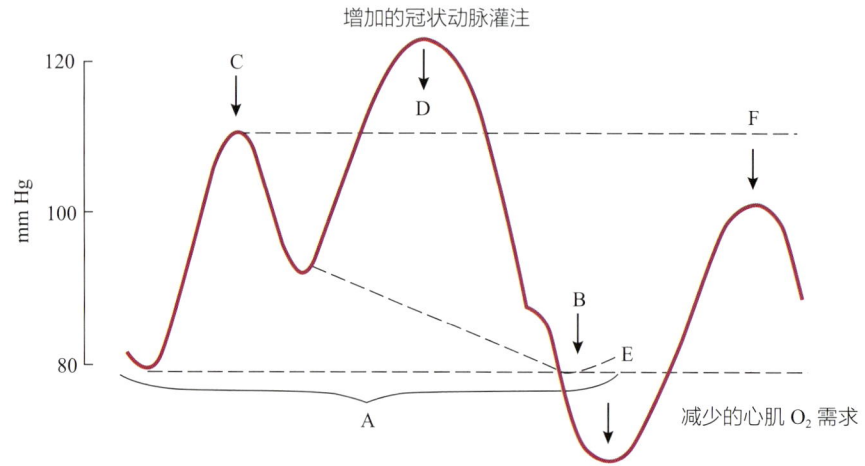

▲ 图 60-9 主动脉内球囊反搏（IABP）时机：与心动周期同步化

正确 IABP 时机的动脉血压波形：A. 一个完整心动周期；B. 无辅助下主动脉舒张末压；C. 无辅助下收缩压；D. 舒张增强；E. 降低的舒张末压；F. 降低的收缩压（引自 Helman DN: Intracorporeal support: the intra-aortic balloon pump. In Goldstein DJ, Oz MC, editors: *Cardiac assist devices*, New York, 2000, Futura, p 298.）

和胸膜切开时，都无法预防或最小化心脏压塞，或者胸壁顺应性的改变可能直接传导到心脏。这种气道压力的增加会造成额外的空间占用，并可能导致滞留液体量减少时的压塞[105]。

虽然心脏压塞通常在术后24h内出现，但迟发的情形也是一定有的[103, 106]。大多数病例发生于术后大量出血、需要抗凝或有活动性炎症（心包切开术后综合征）的患者。诊断延迟归因于呼吸困难、胸痛和厌食症等非特异性症状。超声心动图仍然是诊断迟发性心脏压塞的主要方法[107-109]。

（八）血管麻痹综合征

CPB会引起全身性炎症反应，有些患者可能表现为血管扩张性休克。严重低血压、低全身性血管阻力、巨量容量需求和血管加压药物用量增加的临床状态称为血管麻痹综合征（VS）。这种综合征通常定义为动脉压＜50mmHg、心脏指数＞2.5L/（min·m²）、右心房压力＜5mmHg、左心房压力≤10mmHg及较低的系统性血管阻力［＜800（dyne·s）cm⁵][110]。据报道，心脏手术后VS的发生率为8%～10%，放置左心室辅助装置（LVAD）后为42%[111, 112]。

与VS相关的因素包括：术前静脉注射肝素、ACE抑制剂和钙通道阻滞剂，报道的发生率分别高达56%、44%和47%。其他报道的危险因素包括：阿库氟铵的使用、糖尿病、鱼精蛋白的使用和术前心力衰竭[112]。VS相关的死亡率是相当高的[113]。标准的血管加压药（如去甲肾上腺素、肾上腺素及血管加压素）已在术中和术后用于提供血流动力学支持。然而，尽管进行了积极治疗，仍有1小部分患者处于血管扩张性休克状态。在这些患者中，亚甲蓝被证明当静脉泵入（20～60min内1.5～2mg/kg）时具有良好的耐受性，可显著增加全身血管阻力，并可降低死亡率。亚甲蓝的副作用包括：心律失常；冠状动脉、肾动脉、肠系膜动脉和肺血管的收缩；心输出量减少；心绞痛。然而，大多数副作用是剂量依赖性的，小于2mg/kg剂量时不会发生[110]。亚甲蓝不应用于严重肾功能不全、对既往用药过敏或G6PD缺乏的患者。同时，在接受氨苯砜治疗的患者使用时应谨慎，因为它可能引起溶血性贫血。虽然特殊情况偶尔被批准使用，但数据并不足以支持作为一线用药。

（九）右心功能不全

虽然右心功能障碍最常继发于左心衰，它也可独立发生。在这种情况下，左心室（LV）可能显示出相对保留的内在功能，但因为左心室充盈差心输出量仍然低。孤立性右心衰的其他重要表现包括：CVP升高、右心室收缩力差和肺血管阻力升高。右心室功能严重受损时，肺动脉压力可能不会升高。孤立性右心功能障碍的治疗策略与传统左心室功能障碍导致的低心输出量状态的治疗策略相似。经CVP测量的右心室前负荷可能需要增加到20mmHg以上。心率和心律应得到优化（窦性心律，心率90～100/min）。β-肾上腺素能受体激动剂可能有益，但高剂量的肾上腺素、去甲肾上腺素或多巴胺可能进一步增加肺血管阻力，从而加重右心衰。米力农在这些情况下是1种重要的药剂，因为它为右心室提供正性肌力作用，同时也降低肺动脉压力和肺血管阻力。最后，吸入NO是最具体的肺血管扩张药；NO与米力农不同，不会引起全身低血压。吸入NO的起始剂量通常为20ppm。孤立性右心衰竭的最终管理策略是右心室辅助装置。一般来说，只有在创伤更小的手术失败后，才应该使用这种有创治疗。

（十）心律不齐

1. **房扑**

心房扑动是由大折返现象引起的，电刺激可以快速有效地治疗[114]。虽然这种心律失常可能被1次定时的心房期前收缩打断，最常见的中断方式有以下几种：①拖带（现象），通过确定心房频率和以稍高的频率进行心房起搏来捕获心房完成。通常产生心室反应的正常化和改变的p波形态。起搏终止后通常会出现正常的窦性心律（图60-10）；②非特异性快速心房起搏或刺激[115]。快速心房起搏是通过引入速度为450～600/min的一系列心房起搏来实现的。短时心房起搏（训练）（＜1s）在起搏部位的有效不应期内引入单一额外刺激，

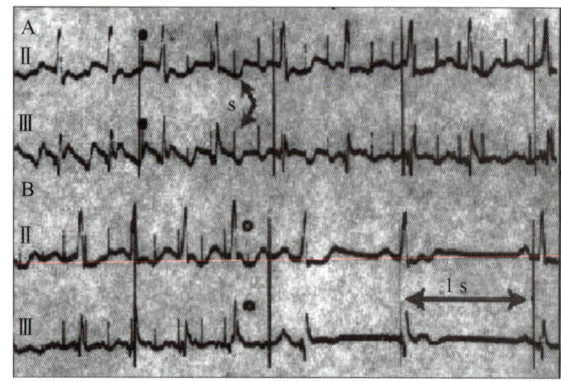

▲ 图 60-10 心脏术后患者房扑

心电图导联Ⅱ和Ⅲ导联显示房扑合并 2∶1 房室传导阻滞。A 和 B（波型）是不连续的。A 中黑点处 P 波形态从负向变成了正向，表明拖带（现象）；B 中以 350 次 / 分起搏诱导 30s 后，心房起搏停止（空心圆表示）。然后自发出现窦性心律恢复。S. 人为刺激（引自 Waldo AL, MacLean WAH: Diagnosis and treatment of cardiac arrhythmias following open-heart surgery, Mt. Kisco, NY, 1980, Futura.）

可阻断心房扑动，恢复正常窦性心律。如果快速心房起搏的时间过长，可能会诱发房颤，而这些起搏技术无法治疗房颤。然而，在可能随之而来的心房颤动中，心室反应通常较心房扑动慢，因此耐受性更好[116]。此外，以这种方式诱发的房颤自发转复到正常窦性心律并不少见。

2. 房颤

(1) 发生率和风险。心房颤动是心脏手术后最常见的室上性心律失常。在接受心脏手术的患者中，发生率为 28%～54%[99, 100, 117, 118]。其引起房颤的确切原因尚不清楚，但可能有：①无保护的缺血[119]；②多剂量停搏液引起高 K^+[85]；③心房扩大或心房保护不足[120]；④术后心包炎[121]。

超声心动图显示心包积液的患者术后房颤发生率较高。某些患者可能有发生室上性心律失常的内在倾向，这与术前心肌内轴突中儿茶酚胺的积累有关[122]。预测心房颤动发生率增加的其他危险因素包括高龄、慢性阻塞性肺疾病、阻断时间延长及术前停用 β 受体阻滞药[123]。虽然这种心律失常没有增加 30d 死亡率，但它确实延长了 CABG 术后患者的住院时间。此外，恶性室性心律失常（室性心动过速和室颤）的发生率和术后中风发生率增加[123]。

(2) 诊断和治疗。诊断是通过直接检查心房和心室双极心电图[115]。快速、混乱的心房去极化提示心房颤动，而规律、快速的心房去极化伴有节律的心室反应（通常为 2∶1 或 3∶1）提示心房扑动（图 60-11）。

心房颤动患者的治疗目标，按重要性排序是：①控制心率；②复律为窦性心律；③预防栓塞并发症。快速室上性心律失常引起的明显血流动力学损害应采用复律或除颤治疗。对于血流动力学稳定的患者，控制心室反应的 1 种治疗选择是钙通道拮抗药：维拉帕米，2.5～5mg "弹丸"注射，共 20mg，或者是地尔硫草静脉注射后持续泵入。地尔硫草以 0.25mg/kg 的药量给药，时间＞2min，然后以 10～15mg/h 持续泵入。这些药物通过增加房室传导阻滞迅速减少心室反应[124]。维拉帕米比地尔硫草更具负性肌力作用，必须谨慎用于心力衰竭和低心输出量患者；这些药物然而，降低心室率的有益作用通常比负性肌力作用更重要[125]。钙通道拮抗剂的副作用可以通过输钙、胰高血糖素或肌力药来治疗[126-128]。

另外，特别是那些短效的受体阻滞药（如艾司洛尔），已经被研究用于房颤的急性治疗。当

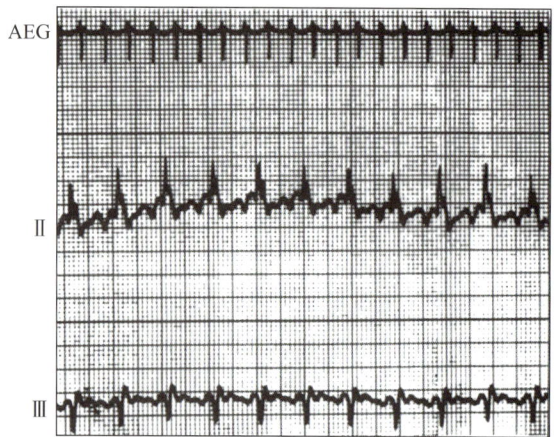

▲ 图 60-11 最上方双极心房心电图（AEG）显示房扑，同步心电图导联Ⅱ和Ⅲ导联显示房扑合并 2∶1 房室传导阻滞。记录速度为 25mm/s

引自 Waldo AL, Cooper TB, MacLean WAH: Cardiac pacing in the treatment of cardiac arrhythmias following open heart surgery: use of temporarily placed atrial and ventricular wire electrodes. In Samet P, El-Sherif N, editors: *Cardiac pacing*, ed 2, New York, 1980, Grune & Stratton

它被用于治疗 CABG 术后的房颤患者时，对 β 受体阻滞药的反应差别很大。此外，在接受治疗的患者中，有 20%~40% 的患者可能会出现低血压的严重副作用。类似地，地高辛也被广泛使用，尽管其即时心率控制很少实现[129]。对于没有临时起搏线的患者，多药联合使用可能是危险的。地高辛、维拉帕米和 β- 肾上腺素能拮抗药联合使用可导致完全性心传导阻滞，维拉帕米和 β- 肾上腺素能拮抗药联合使用可导致窦性停搏[130]。一旦控制了心率，使用抗心律失常药复律和维持窦性心律可能是必要的。

2 种广泛用于术后房颤的药物是胺碘酮和索他洛尔。相对于Ⅰ A 类药物，这些药物被认为具有同等的疗效和改善的不良反应。这些药物在转复心房颤动方面非常有效，它们都通过延迟房室传导减少心室对心房颤动的反应来。胺碘酮通常以静脉输注的方式给药，总量 1000mg，24h 内给予，最初的 150mg 给药时间 > 20min，随后口服（400mg，每日 3 次）。索他洛只能作为口服制剂，40~160mg，每日两次。一种常用策略是先用这些药物进行化学复律，如果失败，再进行电复律。索他洛尔可引起明显的心动过缓，一般不应与其他 β 受体阻滞药联合使用。此外，索他洛尔可产生包括室性心动过速在内的有害心律失常效应。这些有害节律的发生与 QT 延长有关，应予以监测。慢性胺碘酮治疗可诱发肺纤维化和甲状腺功能减退。一般来说，术后 1 个月房颤风险明显降低，此时应终止单发性术后房颤的初始抗心律失常治疗。

预防使用抗心律失常药物以减少心脏手术后室上性心律失常（特别是房颤）的发生率已引起广泛关注。然而，所有患者预防性使用抗心律失常药物都可能给原本可正常康复的患者带来不必要的副作用。由于诊断确认围术期风险因素的研究尚在进行，许多学者倾向于只在心律失常出现时才进行治疗[131]。

3. 室性心律不齐

持续性室性心律失常并非常见的术后问题，但因可危及生命，需要及时、有条理的治疗策略。即时电复律后应彻底调查病因，可能包括电解质失衡、缺氧、SwanGanz 导管位置不正确以及正性肌力药或其他药物引起的心律失常。应始终排除心肌缺血引起室性心律失常。应行 12 导联心电图检查，如果出现缺血变化，应立即考虑导管为基础的冠状动脉造影。术后患者持续性室性心律失常会迅速导致灌注不足和危险血液湍流。因此，早期放置 IABP 作为心室辅助通常是有益的。持续性心律失常也需要一开始静脉注射利多卡因或胺碘酮。可能需要正式的电生理测试和应用植入式除颤器。在终末期心力衰竭患者中，左心室辅助装置植入后经常发生室性心律失常，通常需要植入性心律转复除颤器[132]。在接受经导管主动脉瓣置换术的患者中，永久性植入起搏器引起的心脏传导阻滞是这些手术的主要并发症之一[133]。

（十一）移植物堵塞

早期移植物衰败通常是由于技术因素造成的，尽管它可能是瘢痕产生引起，并在且炎症性心包综合征患者中更常见。早期移植物衰败可能表现为心室性心律不齐或具有缺血迹象的血流动力学损害；或者，没有明显临床表现。影响因素包括移植物侧支循环血供情况和自身冠脉循环情况。同样重要的是处于危险中的存活心肌数量。有室性心律失常、血流动力学改变和缺血证据的患者需要紧急行冠状动脉造影。移植物衰败可以通过经皮介入治疗修复，或者可以到手术室进行修复。围手术期心肌梗死的标准是心电图改变、血清标志物的改变以及新的局部左心室功能障碍。围术期心肌梗死不仅仅是由移植物或冠状动脉闭塞引起的，也可能是心肌保护受损或动脉粥样硬化造成的。治疗主要以支持性为主，包括静脉注射硝酸甘油和减少后负荷。在心肌恢复期间可能需要正性肌力药或 IABP。

围术期应用抗血小板药物可增强移植物通畅性。冠脉搭桥术后早期的移植物闭塞是由内皮损伤和移植物内血流改变引起的血小板栓塞导致。氯吡格雷被认为可能与阿司匹林有协同作用，以防止手术后早期的血栓形成。最初使用的是阿司匹林和双嘧达莫，但随后的研究表明，单独使用低剂量阿司匹林与多种药物的联合使用相比同样有效[134,135]。阿司匹林一般应在手术后的早晨服用。硫酸氯吡格雷也被考虑用于术后抗血小板治疗。氯吡格雷是 1 种抑制二磷酸腺苷（ADP）诱导血小板聚集的抑制药。它通过与血小板上的 ADP 受体结合，直接抑制 ADP，阻止 ADP 介导的糖蛋白 Ⅱb/Ⅲa 复合物的后续活化。氯吡格雷对冠心病患者疗效的临床证据来源于 CAPRIE 试验[136]。在手术患者中，1 项小型随机安慰剂对照试验 CASCADE，评估了氯吡格雷和阿司匹林与单独使用阿司匹林，对 CABG 术 1 年后移植物通畅性和临床结果的影响。当术后胸管引流量连续 2h＜50mL/h 以下时，患者初次接受非"弹丸"的药物治疗。研究人员发现使用氯吡格雷组的患者，其通过血管内超声测量的移植物内膜增生的主要结局事件下降 14.8%，无统计学意义。此外，虽然（证据程度）不足以解释临床问题，该项小型研究提示，移植物通畅率、术后心血管事件或重大出血的次要终点无明显差异[137]。

目前，对于非 ST 段抬高的急性冠状动脉综合征行 CABG 术的患者和阿司匹林过敏患者，推荐在术后服用氯吡格雷。更新颖、更有效的包括噻吩吡啶类的普拉格雷和可逆 ADP 拮抗药的替格瑞洛的抗血小板药物以及包括 X 和 Ⅱ 因子抑制药的抗凝药，是否可能改善 CABG 术后的造影和临床结果，还有待评估[138]。

（十二）心脏超声及高级监测方式

多平面经食管超声心动图（TEE）已成为心脏手术中常用的术中监测手段。TEE 可用于测量心肌和瓣膜功能、鉴别主动脉夹层、评估心脏排气、确认插管位置等。术后患者中，TEE 还可用于即刻功能评估，评估血栓或心包栓塞情况，并指导治疗，如心律复律或 IABP 置入等。然而，理想的指导术后患者血流动力学管理的高级心血管监测方法需满足可靠性、连续性、无创性、非依赖操作者及成本效益好。

经胸超声心动图（TTE）在心外科手术后的患者管理中是常用且非常有价值的。虽然 TTE 的侵入性比 TEE 小，但在术后立即使用 TTE 也有一定的局限性：开放的胸口、敷料、管线和通路的存在；技师、机器和探头的分配困难；以及所提供的数据有限。更多持续动态的血流动力学监测对于 TTE 基本不可能。

最近，1 种灵活、小型化、1 次性的 TEE 探针获得了美国食品药品管理局（FDA）的批准，可在原位保持 72h。这些探头可以对心外科手术后患者的心肌功能进行动态频繁的直接定性和定量评估。传统 TEE 探针的直径为 10~15mm，而小型化探针的直径为 5.5mm，可由重症医学专家放置。最近的研究表明，小型内置 TEE 探针对于不稳定患者和撤离体外膜肺氧合的患者有帮助[139]。

一系列技术被发明，为临床医生提供连续动态的心血管功能指标，以指导决策和治疗。轻微的侵袭性动脉热传导仍是估计心输出量的标准。更少侵袭性和连续性的技术，如脉搏线心输出量和动脉波形分析也可用，尽管对这些技术的准确性和可靠性仍存在担忧。非侵入性连续性测量技术（如生物阻抗）仍有待进一步的研究。

食道多普勒超声监测（EDM）通过 1 个灵活的经食道多普勒超声探头测量胸降主动脉的血流速度，其探头大小类似于鼻胃管。根据患者的年龄、身高和体重，估计主动脉横截面积来推算心输出量和每搏输出量。EDM 可以优化患者的容量状态或左心室前负荷，麻醉师和重症护理人员使用这种探头的经验持续增长。EDM 探针比传统的 TEE 探针小得多，并提供连续的数据，而不仅仅是单幅截图[140]。

三、术后出血

心脏手术后经常出现一定程度的术后出血。出血与机械因素和凝血障碍有关。手术可纠正的病因占比不到 3%，表现为迅速地出血（200ml/h）、正常或接近正常的凝血检查以及纵隔引流管内出现血块。手术后的出血量、所需输血的量和输血成分的过滤都与结果有关[141]。

（一）凝血障碍

凝血障碍是心脏手术后恢复期患者的常见症状。对于形成部分持续的血栓的机制过程，有多种干预机会（图 60-12）。CPB 后，异常出血的主要原因是血小板数量下降和血小板功能受损。术前使用抗血小板药物、溶栓药和肝素会加剧其影响[147, 148]。与 CPB 相关的低温也会导致血小板功能下降和术后凝血障碍及出血[98, 144, 145]。血小板功能障碍与体外循环通路有关，导致血小板膜上膜纤维蛋白原、糖蛋白Ⅰb 和糖蛋白Ⅱb/Ⅲa 复合物受体减少。凝血病的第二个重要机制是渐进性纤溶状态，其强度随 CPB 时间的长短而变化。纤维蛋白原对于有效的血栓形成至关重要，在大出血的治疗中监测和引导补充纤维蛋白原越来越被治疗团队所重视[146]。

凝血障碍可能与不同程度的出血或无出血有关，这可通过存在异常凝血参数 [凝血酶原时间（PT）、活化部分凝血活酶时间（PTT）、纤维蛋白原水平、血小板计数] 和纵隔引流管中有无固体血栓形成来识别。涉及护理即时检验的算法，包括血栓弹性描记和血栓弹性图，有望减少输血需求[142]。下列任何 1 种或所有的异常都可能存在，应予以考虑。

1. 肝素效应

肝素的作用可以通过 PTT 延长或（ACT）延长或两者同时存在来证明。由于肝素的作用通常在术后早期就可以观察到（肝素的半衰期约为 1h）[147]，所以在进入 ICU 时，应评估残余肝素效应。具体的治疗是使用鱼精蛋白（25mg 的剂量，并重复测量 ACT）[148]。必须考虑 CPB 的时间和肝素、鱼精蛋白的药量来指导策略决策。

随机数据显示，与经验药量相比，在体外循环治疗过程中使用高剂量的肝素配合即时的患者个体化的监测手段可减少输血量。较高稳定的肝素浓度会降低结合血栓的酶的生成，抑制结合血栓的凝血酶，并在延长（＞ 2h）的 CPB 后保留血小板功能[149, 150]。此外，使用经验

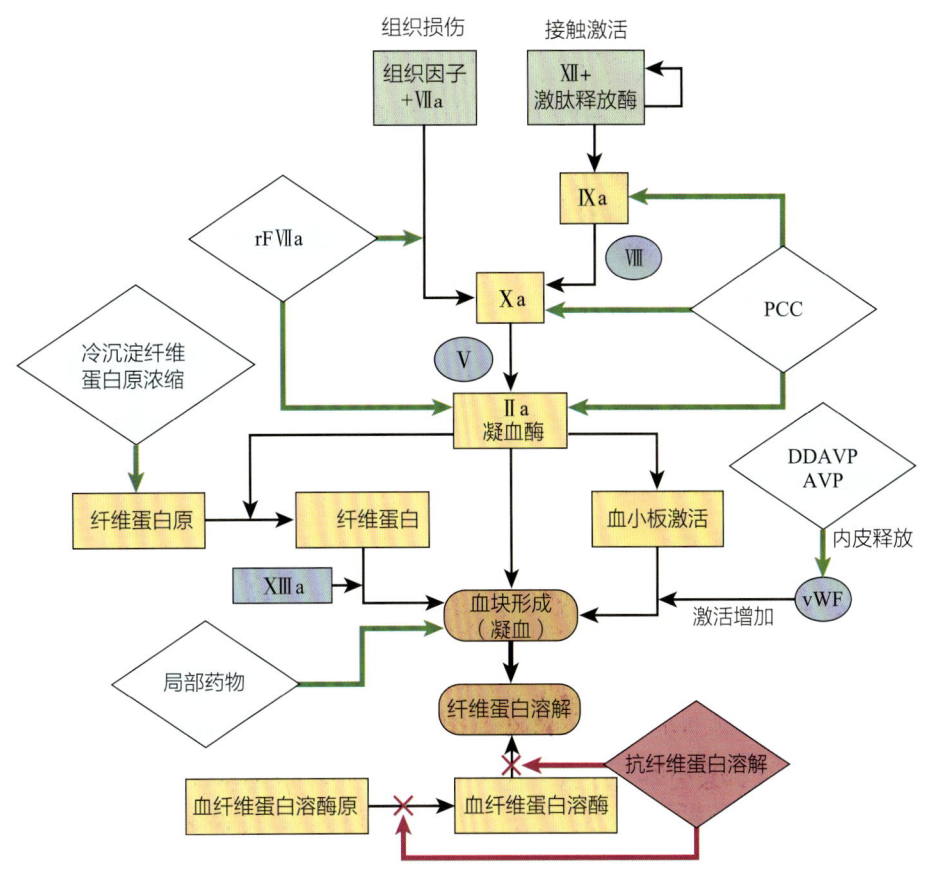

▲ 图 60-12 凝血过程概述，显示干预靶点

AVP. 精氨酸抗利尿激素；DDAVP. 去氨加压素；PCC. 凝血酶原复合物；rFⅦa. 重组因子Ⅶ；TF. 组织因子；vWF. von Willebrand 因子（引自 Sniecinski RM，Levy JH：Bleeding and management of coagulopathy. J Thorac Cardiovasc Surg 142：662–667, 2011.）

性剂量或精蛋白滴定（鱼精蛋白/肝素化＜0.1）的肝素中和方法可减少胸管引流和输血需求[150]。

2. 血小板减少症

血小板减少症是由于体外循环过程中血小板的破坏或某些消耗而引起的[151, 152]。如果没有其他异常，治疗方法是血小板输入。值得注意的是，如果患者没有明显出血，血小板减少症通常不会通过输血得到纠正，因为血小板通常会在接下来的几天内自动恢复正常。在许多术前维持肝素治疗的患者中，术后持续的血小板减少可能是由于肝素依赖性抗体的存在而引起。在这种情况下，可以引起血栓栓塞事件和出血[153]。严重肝素诱导血小板减少的诊断可通过肝素－血小板聚集试验和静脉注射血小板因子试验来确认体外抗体的存在。这些患者应立即停用所有肝素。

3. 血小板无力症

在血小板无力症患者中，血小板计数正常，但血血栓形成不足。这仍然是患者心脏手术后的重要问题[143]。可以通过测量血栓弹性图（TEG）记录[154]。CPB[143, 155]或抗血小板治疗[156]导致血小板功能的质量缺陷。阿司匹林和氯吡格雷对血小板功能的影响是不可逆的，药效为6～7d。因此，术前7天内给予会降低血小板功能，导致出血及输血需求显著增加[157, 158]。目前来自美国心脏病学会、美国心脏协会（ACC/AHA）和胸外科医师协会（STS）的指南建议，尽量在心脏手术前5～7d就停用ADP抑制药[150, 159]。

4. 特定因子缺陷

特定因子缺陷通常表现为PT或PTT升高。该缺血可能由特定的遗传疾病、肝脏疾病、既往香豆素类药物治疗、血液稀释或弥散性血管内凝血（DIC）引起。这些疾病通常通过特定因子疗法、新鲜冷冻血浆或冷沉淀输注来治疗。

（二）出血治疗

成分输血的具体治疗基于准确的诊断，及识别CPB过程中的改变。输血支持及术后患者大出血管理的指南已被提出[150]。观察到的出血速率必须与其性质（初始出血速率可能反映渗血或冲洗液的引流情况）和血流动力学效应（引流不畅可能导致持续血管内的丢失被低估）关联起来。通过密切观察引流管内容物和手动调整引流管，可以有效地评估凝血质量。大量的血血栓反复阻塞导管可以提示手术原因（引起）的出血。无凝血、引流过于通畅或组织松散的血血栓表明存在凝血异常。

如果出血速度＞200ml/h，就需要立即探明并纠正其原因。实验室检测的延误常常影响诊断的准确性和及时性。最实用的治疗方法是使用浓缩血小板，当血小板功能异常时，尽管血小板数量明显充足，这种方法通常还是有效的。新鲜冷冻血浆用于补充凝血因子，表现为PT相对于PTT的延长。纤维蛋白原补充来源包括：新鲜冷冻血浆、冷沉淀及纤维蛋白原浓缩物。凝血障碍通常在适当治疗后几个小时内解决。出血通常在4h内减少到适当的水平（50～100ml/h），很少有引流（的情形）量＞1L。

尽管当患者更换体位时，引流突然增加是常见的，但应立即处理高引流速率的发生。凝血块溶解或短暂严重低血压后出现新发出血灶并不少见。1种常见的情况是：初期出血的速度为150～250ml/h，然后交替出现少量引流和大量引流。这种出血通常都可以通过手术纠正，因为大部分纵隔内凝血块及引流不畅是由于血块堵塞管道。当出血问题在数小时内没有解决时，应再次拍胸部X线片以确保纵隔和胸腔引流有效。

在心胸外伤、复杂主动脉手术及有大出血的患者中，由大量输血引起的凝血障碍应立即考虑采用新鲜冷冻血浆、血小板和红细胞以固定比例的方式输入治疗。一般经验疗法通常是由手术医生和血库主任提出的。细致的外科技术无可取代，复杂的主动脉手术后，输血需求异常高的原因往往是多方面的，包括血管完整性受损、手术分离、深低温停循环、缺血再灌注、大容量复苏后凝血因子稀释、短期肝素化，以及CPB的使用。胸主动脉手术中，用于保护神经的深低温凝血因子活性、降低凝血因子合成、增加纤溶、降低血小板计数及损害血小板功能。用于修复主动脉的假体移植物消耗了血小板和其他相关因子，而主动脉疾病本身也可能通过暴露组织因子和其他机制而诱发凝血功能障碍。

术后出血的主要副作用是纵隔腔内血血栓潴留和容积丢失。非特异性治疗包括持续足够的补容、维持通畅的引流和预防低温。低温有广泛的抗凝作用，可以直接根据温度变化的程度增加 PT 和 PTT 的测量值[160]。应使用机械手段维持纵隔胸管的通畅，包括：①抽吸的应用；②捏赶和挤压（注意胸腔导管的机械挤压会产生高达 1500mmHg 的负压，可能会对组织造成损害）；③必要时，用 Fogarty 纵隔导管取栓。无菌气管导管也可用于纵隔的血栓切除术，但应避免导管超过纵隔胸管的长度。导管取栓通常避免再次手术和减轻严重的心脏压塞。

其他非特异性措施包括严格控制血压及诱导轻度可控的低血压，可显著降低出血速率。然而，持证失血和期心脏压塞的低血容量患者，后负荷降低尤其危险。PEEP 在 10~12cm H_2O 的水平范围被认为是减少术后出血的 1 种方法[161]。PEEP 在减少术后出血方面的效果仍存在争议[150]，这种水平的 PEEP 下前负荷的急剧减少可能会非常危险[162]。

1. 晶体液和胶体液的容量复苏

晶体溶液可以由生理盐水或乳酸林格溶液提供。胶体溶液包括：①人血白蛋白作为浓度 25% 的胶体溶液，其必须吸收血管外的液体，以保持有效的补容；②血浆蛋白（血浆替代品）含 5% 的蛋白溶液，其含有白蛋白和球蛋白，血浆替代品可能导致由乙酸盐引起的矛盾性低血压，作为缓冲物质或导致凝血因子Ⅶ部分的存在[163, 164]。③羟乙基淀粉可使扩容持续 24h 以上，并可安全用于 1.5L 的总容积。由于羟乙基淀粉具有与右旋糖酐相似的化学成分，因此可能发生荨麻疹和过敏反应，关于羟乙基淀粉溶液对凝血的影响，一直存在[165]。

胶体和晶体的选择必须个体化选择。目前，最大的随机前瞻性临床试验对不同组的重症监护患者进行盐水和白蛋白的比较，但未能显示在 ICU 天数、住院天数、机械治疗天数或肾脏替代治疗天数方面的任何差异[166]。

2. 血液保护

血液保护需要 1 个有计划的方案，尽管如此其改善患者的结局是必要的。一级证据表明，血液和血液制品对预后有负面影响、使患者暴露于病毒和细菌感染，并可能降低宿主对感染的抵抗力[141]。除了这些风险，还有昂贵的输血费用和稀缺的血液供应。因此，血液使用和输血结果受到卫生保健机构、监管机构和认证组织的重新审查。术后心脏病患者对血细胞比容降低的耐受是避免输血的重要原因。在过去，红细胞比容＞0.30 被认为是重要的[43]。然而，最近的临床试验结果表明，限制输血是等同或优于自由输血。美国国立卫生研究院（National Institutes of Health）和 STS 发布了指南，指出血红蛋白＜ 7g/dl 的术后患者输血是合理的[167]。对于血红蛋白为 ≥ 7g/dl 的患者，根据患者的临床情况，如果器官没有出现缺血现象，则不输血是合理的。此外，口服铁剂，偶尔服用叶酸，可在术后 6 周内恢复正常的血细胞比容。

（三）药理学考虑

各种各样的药物是心脏手术后患者恢复的重要工具。越来越多的临床证据表明，治疗凝血障碍的非输血疗法与减少血液制口输入之间存在关联。

1. 去氨加压素

去氨加压素（DDAVP）是一种合成的 L- 精氨酸加压素的类似物，已被证明可以改善血小板功能，减少多种临床疾病中的出血。DDAVP 的作用似乎是通过增加血友病因子的浓度，其中血友病因子是血小板黏附的重要介质。目前关于预防性使用 DDAVP 没有共识[168]。然而，对于持续出血的患者，可考虑 15min 给予 3μg/kg 的治疗。在严重的主动脉狭窄患者中，DDAVP 可能有助于减少围术期失血量，因为该人群普遍患有获得性血管性血友病[169]。在使用心室辅助装置的患者中，也存在类似的获得性血管性血友病。

2. 抑肽酶

抑肽酶是 1 种从牛肺中提取的非特异性蛋白酶抑制药，用于减少术后纵隔出血。体外循环前应用抑肽酶可以恢复体外循环中丧失的血小板功能[170]。抑肽酶是一种丝氨酸蛋白酶抑制药，作用于包括纤溶酶、胰蛋白酶、激肽酶、糜蛋白酶、活化蛋白 C 和凝血酶的多种酶。抑肽酶的有益作用是由其抗纤溶、抗血栓和抗炎作用介导的。包括 20～796 名患者在内的 70 多个随机对照试验显示，抑肽酶在限制心脏手术患者异体输血方面是有效的。然而，目前 3 个质疑抑肽酶安全性的实验[171-173]和 1 项随机试验（BART），因为接受抑肽酶治疗患者的 30 天全因死亡率增加而提前终止的，导致抑肽酶在美国的销售和分销暂停[174]。

3. ε- 氨基己酸和氨甲环酸

ε- 氨基己酸（EACA）和氨甲环酸（TXA）是现代心脏手术中常用的 2 种合成类抗纤溶药物。这些药物是赖氨酸类似物，竞争性地抑制纤溶酶原激活为纤溶酶。目前，预防性的抗纤溶治疗与术中和术后使用这些药物是司空见惯的。大多数临床疗效数据是关于 TXA 的，有几个试验报告使用 TXA 减少出血并发症。然而，一些研究报道了与 TXA 相关的癫痫发作，认为是 TXA 能阻断 γ- 氨基丁酸（GABA）受体研究[175]。

4. 重组激活因子Ⅶ

活化凝血因子Ⅶ是 1 种维生素 k 依赖性糖蛋白，通过激活外源性凝血促进止血。重组因子Ⅶa（rFⅦa）作为 1 种新型止血药，在心脏手术中，正越来越多地应用于对凝血因子替代治疗无反应的严重凝血障碍相关的出血治疗。rFⅦa 用于治疗心脏手术后出血，通常的剂量高达生理水平的 1000 倍，其半衰期约为 2.5h[176]。尽管 rFⅦa 通过产生凝血酶作用于凝血酶激活的血小板，理论上定位于血管壁损伤的部位，但可能会全面激活凝血。因此，使用 rFⅦa 主要担忧是它可能作为 1 种止血药引起血栓栓塞事件[177]。尽管如此，仍有临床研究表明，对于部分挑选的患者，rFⅦa 可能在心脏手术相关的顽固性失血过程早期纠正凝血障碍，然而需要足够令人信服的随机研究来证实该方法的安全性和有效性[178]。

四、神经并发症

神经功能障碍是心脏手术后死亡和残疾的主要原因。神经损伤包括一系列疾病，如中风、脑损伤和认知功能障碍。美国胸外科医师协会国家心脏数据库的最近年度数据分析显示，2000 年 CABG 术后中风率的峰值为 1.7%。2008 年，中风率下降到大约 1.2%，此后一直保持不变。发现增加风险的临床因素包括神经疾病、高龄、高血压病、女性、升主动脉粥样硬化和糖尿病[179]。

心脏手术后，神经功能障碍的原因是多因素的，是积极研究和质量改进措施的重点[180]。神经功能障碍的原因包括：①来自 CPB 装置的颗粒物和气体栓子；②来自主动脉操作的大栓子；③来自颅外脑血管的大栓子；④颅外血管梗阻引起的局部灌注不良；⑤ CPB 时，全身灌注不足引起的区域灌注不良（分水岭脑梗死）；⑥脑自身调节受损引起的局部灌注不足（在糖尿病患者中更为普遍）；⑦ CPB 后中枢神经系统水肿。

大中风常由起源于主动脉的粥样硬化栓塞引起，细微的神经心理缺陷可能由微栓子引起[181]。对接受 CPB 的患者，尸检发现了微小的栓子，主要由脂质组成，分散在大脑微血管中[182]。已成为大多数 CPB 回路标准设备的动脉通道滤器不能消除进入纵隔血流的微小脂质颗粒（图 60-13）[183]。此外，与单纯 CPB 相比，使用心内吸引联合 CPB 来恢复射出的血量会导致更多的微栓塞事件发生。其他研究也提出了这样 1 种可能性，即在返回 CPB 回路之前，通过细胞保护装置洗涤和离心处理射出的血液可能会减少这些事件[184]。

考虑到涉及 CPB 的心脏手术的神经认知损伤机制（如插管来源的栓子和标准 CPB 技术无法过滤的脂肪或气体微栓）。OPCAB 被推荐是改善神经认知的潜在手段。有明确的证据表明，OPCAB 患者的脑微栓比行传统血运重建术后患者的少[185]。然而，微栓塞事件减少的意义尚不完全清楚。1 项大型前瞻性随机临床试验在 5 年的随访中，未能显示非体外循环下血运重建和体外循环下血运重建在认知能力下降方面的任何差异[186]。此外，一项四组前瞻性对列研究比较了：①体外循环下行冠状动脉手术的患者；②非体外循环下行冠状动脉手术的患者；③药物管理的冠心病患者；④无冠心病患者。所有冠心病患者组术后 3 年时认知相关结局无差异，无论患者是否

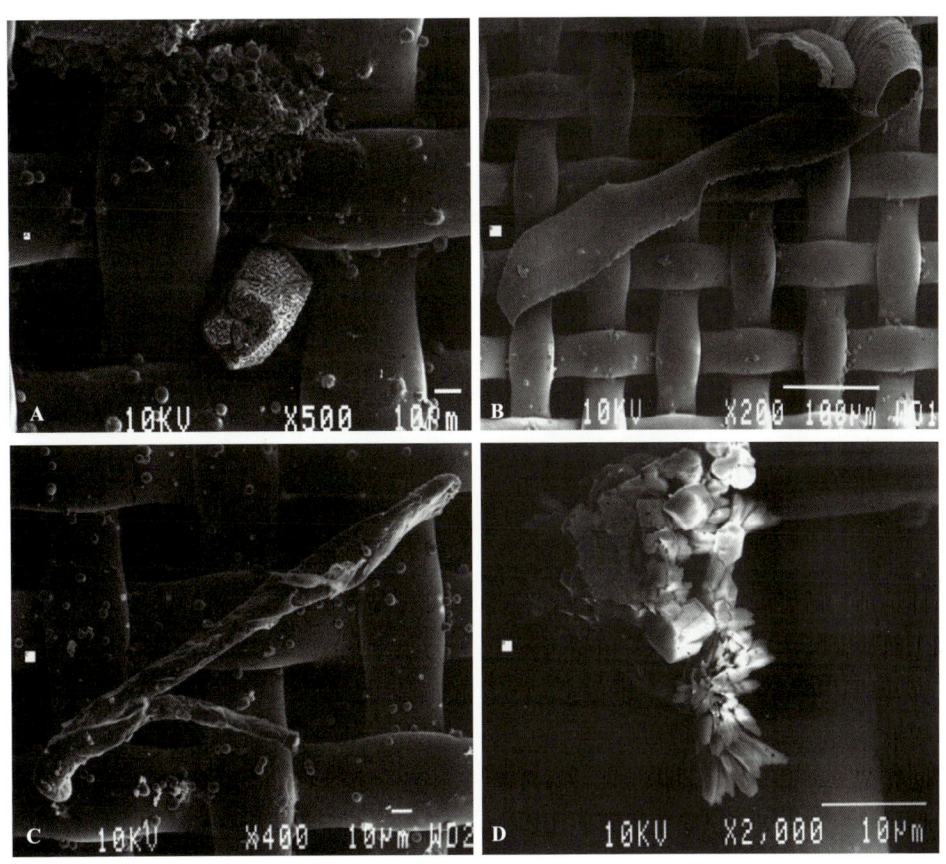

▲ 图 60-13 动脉通道滤器中常见碎屑

临床常规体外循环后 40μm 动脉通道滤器扫描电镜显微观。A. 滤网上可见嵌入的晶状样物，其带有融入红细胞的纤维蛋白样黏附团块；B. 测量大约为 80μm×600μm 的粒子，被认为是长条状硅橡胶；C. 体外有机纤维；D. 复杂晶状沉积（引自 Sniecinski RM，Levy JH：Bleeding and management of coagulopathy. J Thorac Cardiovasc Surg 142：662–667，2011.）

接受了常规 CPB、OPCAB 或药物治疗。在 6 年内所有时间点，无冠心病患者组的认知能力明显高于其他 3 组中任一组[187]。这些结果表明，冠状动脉疾病可能是隐匿性脑血管疾病的预测指标，冠心病患者未来神经功能障碍的风险更高，(而这)与 CABG 手术无关。

其他导致神经功能障碍的因素（特别是老年人）包括：①应激，环境影响和对环境代偿能力丧失相关的"ICU 精神病"；②睡眠剥夺；③药品不良反应；④既往恢复良好的轻症痴呆复发。

通常情况下，如果治疗得当，局部损伤是完全可逆的。维持足够的灌注和氧输送是恢复的关键抬高头侧的以减少水肿及过度通气以提供轻度高碳酸血症（刺激环境），可改善脑血流。一般的支持包括保护患者的气道、管理肺分泌物、避免肺误吸和提供营养。因为迅速恢复是经常发生的，患者和家人在手术后的最初几天应该积极主动，除非可以确定有致命的伤害。

谵妄是成人心脏手术后在 ICU 常见的疾病（3%~72% 视评估方法而定）。术后谵妄与住院时间延长、并发症和高死亡率有关。预防的重点是频繁方向定位（训练）、减少噪音、早下床活动和熟悉的面孔床边照料。谵妄可分为多动型、少动型或混合型。对于每 1 种类型，管理都应包括对谵妄潜在病因的诊断治疗、非药物治疗手段和对症药物治疗。患者的用药应该严格审查，任何有抗胆碱能副作用的药物都应逐渐减少。苯二氮䓬类药物是 GABA 激动药，因此可能会降低意识及快速动眼睡眠。逐渐减少这类药用量可减轻谵妄。氟哌啶醇仍然是治疗严重躁动的推荐药物，用量为 0.5~5mg。α_2 肾上腺素能受体激动药可乐定和右旋美托咪定也可用于交感神经过度兴奋的患者。谵妄可疑表现不应被忽视，而应立即调查和治疗[188]。

五、感染

术后发热发生率呈指数下降。与感染原因无关的发热通常是低热（直肠测温＜38.9℃），大多数患者在术后第15天就可好转。术后任何时刻体温＞38.9℃更有可能与特定的感染有关。白细胞是否增多并不能帮助鉴别诊断[189]。从历史上看，术后第4～9d，大约25%的发热与严重感染有关[190]。

怀疑感染时，应积极评估。血液、尿液、痰的需氧和厌氧培养，异常液体检验是强制性的，并且应该在广谱抗生素使用之前进行。留置导管应该被认为是潜在的感染部位。证据支持的感染控制手段有助于预防导管使用造成的严重感染[191]。

虽然表皮葡萄球菌已经成为1个重要的病原体，引起软组织感染最常见的是金黄色葡萄球菌。当重症监护时间超过7天和接受广谱抗生素治疗的患者中，假单胞菌和其他革兰阴性感染变得更常见[192]。长期的重症监护和抗生素的使用也会导致全身性真菌感染和胃黏膜屏障的丢失。这些感染由于表现繁杂而特别难以诊断。纵隔炎在所有的心脏外科患者中都是特别值得关注的，其表现可能是隐蔽性的。据报道，发病率为0.8%～1.86%[193]。研究已经确定了与纵隔炎相关的危险因素（表60-2），其对长期生存率的负面影响不依赖于其他术前危险因素（图60-14）。胸骨和纵隔感染必须鉴别于单纯皮下脂肪坏死、无菌性胸骨裂开和心包切开术综合征。

深部胸骨感染和纵隔炎通常与全身症状（发热、白细胞增多）、局部压痛、严重的持续性胸痛和胸骨不稳定有关[193]。胸部X线片、CT和[111]In白细胞扫描可协助临床诊断。初期治疗包括：手术伤口探查、清创和引流[194]。报道显示胸皮瓣或大网膜皮瓣可减少发病率[195, 196]。皮瓣覆盖可作为胸骨清创同期手术[197]，也可作为胸部骨清创术后3～4d进行的分期手术[195, 198]。最近的1项研究表明，接受人工皮治疗的纵隔炎患者生存率与无纵隔炎仅行冠脉血运重建术的患者（生存率）相近，表明人工皮可能同皮瓣覆盖一样有效[199]。

涉及大隐静脉获取的软组织感染，虽然通常（症状）轻微，却是冠脉血运重建术后发病的一个重要原因。据报道，这种并发症发生在3%的患者中，并且在大腿位置更为常见。最好的预防方法是获取（桥管）位置的仔细选择和细致的手术技术。腔镜下获取静脉对这1并发症的发生率似乎有良好的影响[200]。大多数大隐静脉获取部位感染可通过简单的引流、换药和抗生素有效治疗。然而，对于严重病例，大面积清创和皮瓣移植可能是必要的。

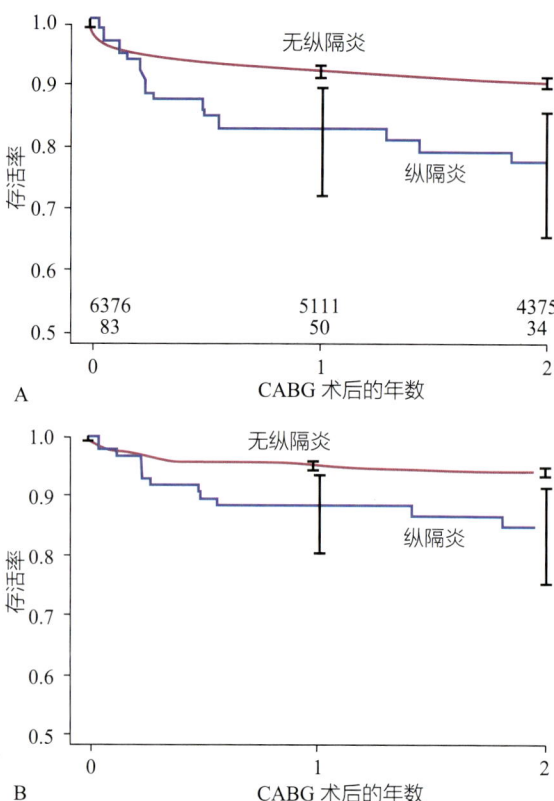

▲ 图 60-14　A. 冠状动脉搭桥术后有和没有纵隔炎的患者未校正 Kaplan-Meier 生存曲线。术后 0、1 和 2 年后每组存活患者数目于图底端显示；B. 搭桥术后变量-校正的生存曲线。Kaplan-Meier 生存曲线根据年龄、射血分数、冠心病变程度、外周血管病变、脑血管病变、近期心肌梗死、心绞痛状态和二尖瓣关闭不全因素校正

引自 Milano CA, Kesler K, Archibald N, et al: Mediastinitis after coronary artery bypass graft surgery: risk factors and long-term survival. *Circulation* 22: 45–51, 1995

表 60-2 单因素 Logistics 回归分析

变　量	系　数	χ^2	P
肥胖[†]	1.3	10.94	0.009
NYHA 充血性心力衰竭分级[†]	0.32	9.34	0.002
糖尿病	0.62	6.87	0.009
既往心脏手术史[†]	0.85	6.83	0.009
体外循环时间[†]	0.005	5.48	0.02
共存（疾病）状况	0.64	4.56	0.03
关胸止血	1.2	2.94	0.09
外周血管病变	0.37	1.55	0.21
（采用）乳内动脉桥管数（0、1 或 2）	NA	0.95	0.62
乳内动脉（作为）桥管（是/否）	0.21	0.79	0.37
慢阻肺	0.39	0.61	0.43
性别	0.18	0.56	0.45
肾功能不全	0.35	0.4	0.53
术前主动脉内球囊反搏	−0.3	0.38	0.54
冠心病指数	0.003	0.22	0.64
术前住院时间	−0.008	0.15	0.71
年龄	−0.003	0.1	0.75
射血分数	−0.002	0.05	0.82
双侧乳内动脉搭桥的糖尿病患者	NA	0.03	糖尿病 0.01，双侧 IMA 为 0.30，相互作用 0.28
心源性休克	0.07	0.01	0.92
手术类型	−0.02	< 0.0001	0.96

*. 单因素 Logistic 回归分析预测纵隔炎；变量以显著性排序。单因素 P < 0.1 的变量纳入多因素分析
†. 多因素分析中有显著意义的预测

IMA. 乳内动脉、NA. 不可适用的、NYHA. 纽约心脏协会（引自 Milano CA, Kesler K, Archibald N, et al: Mediastinitis after coronary artery bypass graft surgery: risk factors and long-term survival. Circulation 22: 45-51, 1995.）

第 61 章
战时胸部损伤的重症管理
Critical Care for War-related Thoracic Injuries

Jeremy W. Cannon　Jeffrey D. McNeil　著
袁燕红　译

与过去的定型战争相比，现代战争的特点是"非线性"战场与难以捉摸的敌人间歇性交战[1]。士兵穿着先进的防护装备，包括头盔、防弹眼镜、陶瓷躯干板和凯夫拉尔颈部、手臂和腹股沟。甚至运输车辆都被弹道护甲包围。除了高速自动步枪、迫击炮和手榴弹等典型武器外，还使用了高能简易爆炸装置（IED）。现代战争的防护装备大大降低了部署士兵的负伤率。然而，在士兵没有防护装备被攻击的情况下，直接打击防弹衣或基地间接火力攻击的直接打击可能导致高度破坏性的伤害。

最近，战斗医疗也发生了重大变化[2, 3]。人们重新强调了对作战医疗人员的训练，以提供火力下的抢救性护理。现在更常见的是由训练有素的医务人员甚至是中级医师和医生提供的院内运输护理。作为院内创伤系统的一部分，先进的外科护理已被推到了更接近战斗活动的地方。虽然大出血仍然是最常见的院前死亡原因[4]，但历史上不可救药的伤员现在都是活生生地来到了前哨设施。由于这些进步，尽管我们战斗伤害的严重程度达到了历史最高水平，但病死率仍处于＜ 10% 的历史最低水平[5]。

胸部损伤仍占战斗伤口的很大比例，包括钝伤和穿透伤。弹道背心为我们的士兵提供了重要保护。在许多情况下，将潜在的致命伤害转化为轻微的挫伤（图 61-1）。然而，5%～10% 的伤亡人数仍然发生严重的胸部受伤（图 61-2）。这些患者需要在数千英里外的多个医疗机构中由多个

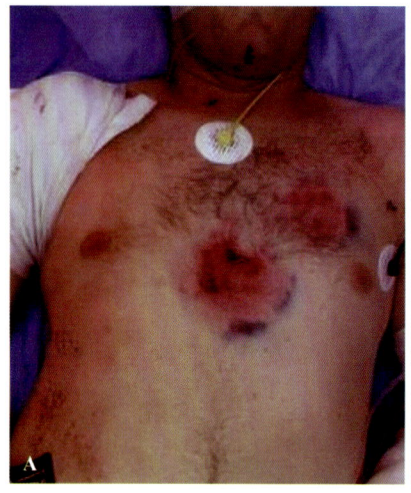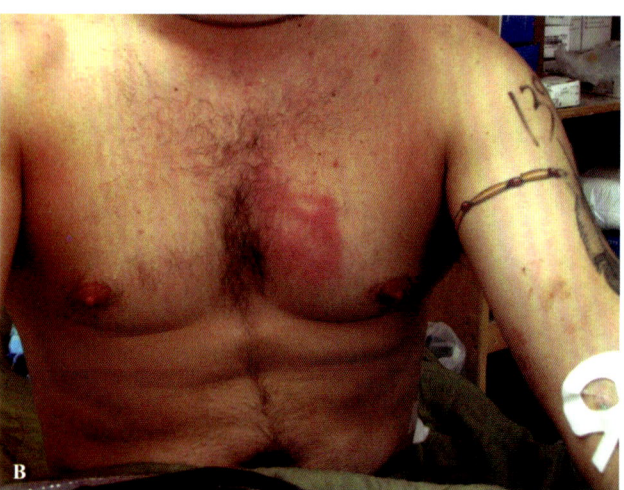

▲ 图 61-1　两名不同的士兵直接击中他们的防弹衣前板。冲击板吸收了爆炸的能量并防止了对胸部的破坏性穿透伤害。这些患者胸壁轻微挫伤

（A 由 Col David L. Smith，MD，USAF，Retired 提供；B 经许可引自 McNeil JD，Pratt JW：Combat casualty care in Air Force theater hospital:perspectives of recently deployed cardiothoracic surgeons. 20 [1]：78-84，2008，Figure5. ）

提供者团队进行管理。本章描述了这种管理策略的历史背景以及目前在多重伤害的战斗伤员中复杂胸部损伤的方法。

一、与战争相关的胸部创伤简史

在第一次世界大战之前，对战斗胸部伤口的手术干预很少，这些伤害的死亡率 > 60%（图61-3）。Ludwig 在 1847 年首次证实了负胸膜腔内压的概念，然后在 1900 年由 Aron 证实了这一概念[6]。然而，在 20 世纪初期，胸部生理学的细微差别及其临床意义仍然知之甚少。事实上，胸腔内负压的重要性直到 1923 年才得到充分认识[6]。

正是在这个时代，Evarts Graham 博士被任命为外科医生脓胸委员会成员[6]。这个著名的委员会的任务是确定链球菌肺炎导致的复杂性肺炎性胸腔积液和脓胸的最佳治疗方法，这种肺炎在 1917—1918 年受流感大流行影响的士兵中传播，在一些营地死亡率高达 90%。该委员会确定，与对开放性引流反应良好的肺炎球菌脓胸相反，链球菌感染患者的首选治疗方法是反复胸腔穿刺，然后延迟开放引流。这种新方法将链球菌脓胸的死亡率降低至 < 5%。Graham 受到启发，进一步探索呼吸机理，并通过建立链球菌性肺水肿的动物模型来证实他在实验室中的临床观察。

通过这项工作，他最终确定，纵隔实际上并不像他之前的工作中所看到的那样是一个固定的结构，而且在早期胸腔镜下的链球菌性肺水肿患者很可能是在呼吸储备最小的情况下死于开放性气胸。

在第二次世界大战中，Graham 继续发挥他的影响力，确保胸外科医生被任命为第二辅助外科小组，并于 1943 年在突尼斯成立第一个胸外科中心。这些外科医生中有 Lyman Brewer 博士。与 Edward Churchill 博士一起，建立了管理战斗性胸部损伤和伤后脓胸的方法[7]。第二次

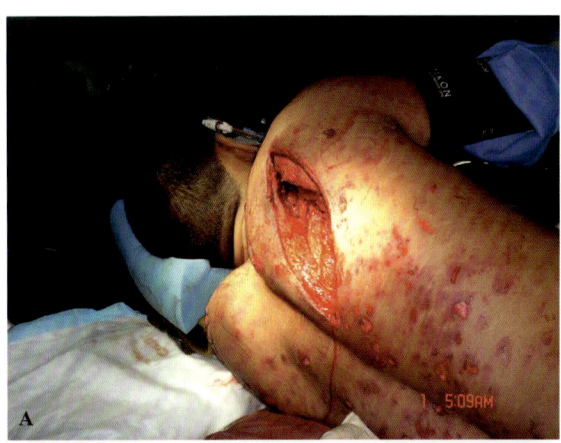
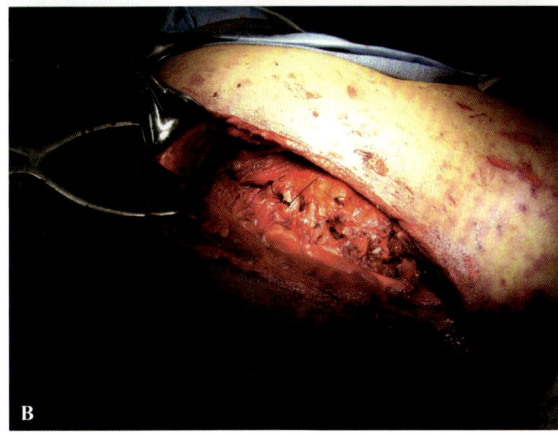

▲ 图 61-2 A. 涉及高速射弹的战斗伤的胸部破坏性损伤；B. 撕脱的背阔肌重新附着在后胸壁上

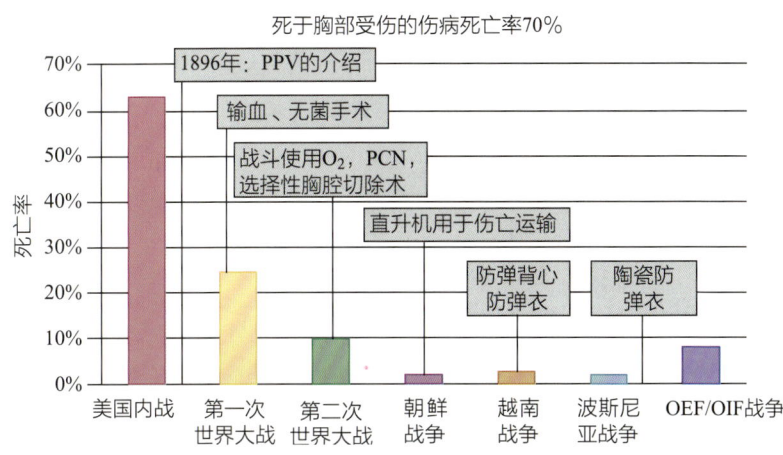

◀ 图 61-3 战斗性胸部受伤的死亡率
OEF/OIF. 持久自由行动 / 伊拉克自由行动；PCN. 青霉素；PPV. 正压通气（经许可，引自 Ivey KM, White CE, Wallum TE, et al: Thoracic injuries in US combat casualties: a 10-year review of Operation Enduring Freedom and Iraqi Freedom. *J Trauma Acute Care Surg* 73:S514–S519, 2012, Figure 1.）

世界大战中，使用正式胸廓切开术治疗伤口的情况显著增加。事实上，在许多情况下，胸廓切开术被过度使用。在 Churchill 的支持下，Brewer 呼吁采取更加严谨的方法，并概述开胸手术的适应证[7]。

1. 持续出血（严重）。
2. "创伤性"胸廓切开术（大吸吮伤口）。
3. 胸腹部伤口。
4. 其他：①心脏或食管修复；②气管或支气管修复；③异物＞2cm。

有趣的是，这些胸廓切开术的适应证在现代战斗伤员的护理中也很有用。

在第二次世界大战期间，常规使用管胸廓造口术并未被广泛接受[8]。尽管 Lilienthal 于 1926 年开发的胸腔引流系统在第二次世界大战中可用，但间歇性胸腔穿刺术有利于胸腔积液和血胸的治疗。

1952 年 Howe 描述了现代的三腔引流系统，并在民用外伤中广泛使用管式胸腔造口术[9]。然而，反复胸腔穿刺术仍然是创伤性气胸和血胸的主要治疗策略，即使在朝鲜战争期间也会向胸腔内注入抗生素[8]。直到 20 世纪 60 年代多个平民研究中心报道了胸腔镜下胸腔造口术对胸部创伤的有效性，这种方法成为气胸等单纯胸内问题的初级治疗和创伤性胸廓切开术术后管理的主要方法。

早在 1944 年 Brewer 首次使用戴面罩的正压通气来治疗创伤后肺水肿（即现代急性呼吸窘迫综合征）[7,10,11]，直到塑料气管导管、快速血气的发展分析和 1952 年脊髓灰质炎流行（负压通气），机械通气成为严重胸部创伤患者重症监护管理的常规部分。所有这些能力现在都是现成的，即使是在最恶劣的战斗伤员护理环境中也是如此。除了这些常规管理工具外，现代战斗伤员护理还推进了损伤控制手术、损伤控制复苏和危重护理空运等概念，以最大限度地提高战斗伤员的存活率，本章其余部分将予以总结。

二、现代战斗伤员护理原则

现代战斗伤员护理的最大进步之一是建立了 1 个正式的创伤系统来照顾我们受伤的士兵[12]。2004 年 11 月，联合战区创伤系统（JTTS）的创建是为了应用从平民中学到的经验教训。美国各地的创伤系统到伊拉克和阿富汗的战区。该系统的基本方面包括持续存在高级创伤外科医生－战区创伤主任－以及在性能改进和数据收集方面受过培训的护理专家队伍。

该团队现已进入运营的第十个年头，负责根据最新的临床实践指南（CPG）对已部署的医疗单位进行教育（http://www.usaisr.amedd.army.mil/clinical_practice_guidelines.html）。该团队还开展了每周 1 次的基于案例改进案例的电话会议，该电话会议遍布全球。最后，该团队及其上级组织联合创伤系统（JTS）随着时间的推移跟踪结果并倡导政策和实践变革，以便不断改善所提供的护理。这种系统的方法与第一次海湾战争形成鲜明对比，在第一次海湾战争期间，缺乏有组织的创伤系统导致了战斗伤员护理中的许多错误[13]。由于近 10 年的工作，其价值得到了证明。有史以来战斗伤亡人数中最低的病死率[5]。

有趣的是，按目前专业和军事部门外科医生的部署模式。所有 3 个分支机构都有现场和储备中的心胸外科医生。这些外科医生在部署时主要作为普通外科医生。在一份报告中，心胸外科医生进行的病例中有 79% 是一般手术病例，而 21% 是胸腹段或主要血管手术（表 61-1）[14]。美国陆军没有区分手术亚专科医生用于部署目的。心胸外科医生、创伤外科医生、血管外科医生、结肠直肠外科医生、外科肿瘤科医生、小儿外科医生和腹腔镜外科医生都是普通外科医生。军队中的现役和外科医生都是如此。在行动节奏高峰期间，美国空军专门为伊拉克和阿富汗的航空医疗疏散中心部署了心胸外科和血管外科医生，以确保在躯干或四肢严重血管损伤患者的长程运输之前进行明确的血管重建[14]。在至少 1 个案例中，部署的心胸外科医生也起到了"创伤沙皇"的作用，他负责确保每个伤员在撤离前的稳定性和准备状态。同样，美国海军至少部署了 1 名心胸外科医生作为战区创伤主任，负责监督研究团队，同时确保剧院内各种治疗设施的一致性，并

表 61-1 在伊拉克巴拉德部署三级作战设施的 4 个心胸外科医生的外科病例数

	案件总数	开胸手术	胸 骨	重大的血管	心脏/胸主动脉	总将军手术 N（%）	心胸总数或血管 N（%）
外科医生 1	104	8	2	19	0	75（72）	29（28）
外科医生 2	151	10	5	15	3	121（80）	30（20）
外科医生 3	204	12	2	21	2	169（83）	35（17）
外科医生 4	186	14	4	17	0	151（81）	35（19）
平均值 N（%）	161（100）	11（7）	3（2）	18（11）	1（0.6）	127（79）	34（21）

引自 McNeil JD, Pratt JW: Combat casualty care in an Air Force theater hospital: perspectives of recently deployed cardiothoracic surgeons. *Semin Thorac Cardiovasc Surg* 20(1):78–84, 2008

尽可能地遵守 CPG。因此，保持广泛的技能对于所有军事外科医生而言都是至关重要的[15]。综合在心胸外科医生、普通外科、胸外科、血管外科和重症监护方面的培训，是为多重受伤的战斗伤员提供独特的准备。

到目前为止，大多数潜在可预防的战斗死亡都是由于出血造成的。这一发现适用于院前死亡（行动中死亡）以及那些到达具有可检测生命体征的医疗机构然后继续过期（死于伤口）的患者[4, 16]。因此，非常重视已经确定了使用止血敷料、[17] 充气聚合物 [18] 和内主动脉球囊放置来确定控制可压缩（即肢体）和不可压缩出血的新方法[19-21]。

其他可预防死亡的原因包括气道阻塞、张力性气胸和多器官衰竭。通过在战术情境中教授战斗医生放置环甲膜切除术来解决气道管理问题[22]。对于张力性气胸，传统的前路针减压方法受到了详细审查，因为尸检研究表明针经常不进入胸膜腔[23]。这一发现引起了人们对识别其他方法的兴趣，例如横向放置技术和现有装置的修改，如 Veress 针。如果怀疑有张力性气胸，可以使用[24-26]。最后，多系统器官衰竭死亡是通过引入先进的器官支持方式，如肾脏替代疗法（RRT）和体外膜肺氧合（ECMO），在战区进一步发展[27]（图 61-4）。

在从伤害点到军事治疗设施（MTF）途中提供的护理也得到了更多的关注。对于受伤最严重的士兵来说，派遣具有较高训练水平的飞行护理人员的运输队伍已被证明可以提高生存率[28]。英国已经采取了更进一步的措施，并建立了 1 个由飞行护士和医生组成的团队，负责从受伤点恢复伤亡人员。这个所谓的医疗应急响应小组（MERT）也证明对受伤最严重的伤员有益[29]。

在成熟的战斗战场中，战斗伤员通常在撤离前通过多级护理[30]。在战斗战场中，有 3 个级别的 MTF，从没有手术能力的辅助站（一级）到 1 个站点及远期普通和整形外科医生（二级），最后是严峻的医院型设施，具有更先进的成像能力和更多的手术亚专业（Ⅲ级）[31]。然而，通过该系统的运动并不总是严格的线性过程。JTS 一直致力于倡导在便利的运输和运输到可以管理患者

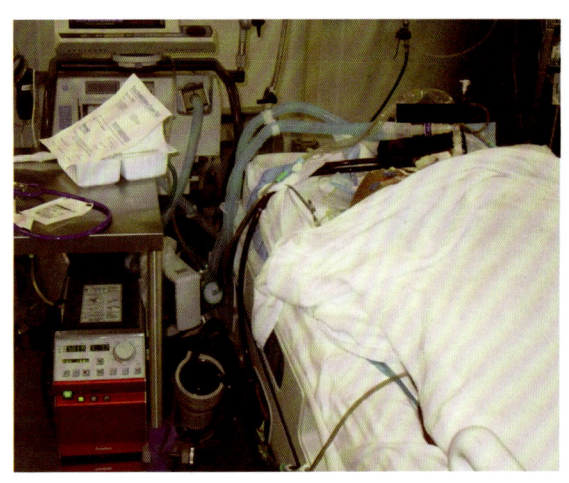

▲ 图 61-4 使用静脉体外膜肺氧合（VV ECMO）治疗严重呼吸衰竭的战斗伤员

（由 MAJ Matthew Bacchetta, MD 提供）

问题的位置之间取得平衡。例如，如果可能的话，患有开放性颅骨骨折的患者通常会被带到神经外科医生的Ⅲ级设施，并且胸部开放性伤口和休克的患者将被带到最近的Ⅱ级或Ⅲ级设施，优于直接带到Ⅰ级设施。

剧院内无法返回工作岗位的所有战斗伤员最终都会进入指定为远程疏散的航空医疗中心的Ⅲ级设施，进入Ⅳ级设施（本案中为德国 Landstuhl 地区医疗中心），然后达到1个级别在美国的Ⅴ设施，他们接受最终的护理。重症监护航空运输队（CCATT）可以在运输中提供现代 ICU 级别的护理；然而，患者应在运输前稳定或至少"稳定"[32, 33]。对于胸部创伤患者，这通常意味着任何胸内（即不可压缩）出血已得到控制，任何漏气都通过胸廓造口术治疗，这对患者来说很好，任何凝血功能障碍都是如此反转，患者处于稳定的中低呼吸机设置，甚至拔管。在绝大多数情况下，在Ⅲ级设施短暂停留期间可以满足这些要求。然而，在某些情况下，先进的机动，如独立肺通气（图 61-5）、吸入肺血管扩张剂、救援呼吸机模式，甚至 ECMO 都需要确保安全运输[27]。这种干预措施的需求超出了 CCATT 标准的能力，于 2005 年首次得到认可，并导致了急性呼吸道的建立。肺部救援队（ALRT）位于Ⅳ级设施[34, 35]。截至 2010 年，该团队已经完成了 24 次复杂的患者运输，截至 2011 年，已有 10 名美国患者通过无肺部支撑或完全 ECMO 运输得到 90% 的生存[36, 37]（图 61-6）。

三、损伤控制复苏和手术

现代战斗伤员创伤护理完全接受了损伤控制复苏（DCR）和损伤控制手术的原则。这种方法需要快速认识到已经患有低温、凝血病和酸中毒的致命三联征已经发展或有发展风险的休克患者。在这些患者中，快速排除可逆的休克原因（例如张力性气胸），并且所谓的 DCR 在去往手术室的途中迅速启动。这包括启动大规模输血（MT）协议、平衡输血止血产品（血浆、血小板、新鲜全血和/或冷沉淀物）和红细胞，避免晶体、避免高血压、避免体温过低，并考虑止血辅助剂（如氨甲环酸）[38, 39]。

该领域的 1 个重大挑战是前瞻性地识别可能需要 DCR 的患者。在标准创伤复苏和多次伤亡事件中，通过开发简单的决策工具（如血液消耗评估），大大简化了那些患有隐匿性生命危险的患者，这些患者出血严重或有可能出血[40]。或个人输血触发器（ITT）。MT 中最常用的预测因子列于表 61-2。最近 1 项使用前瞻性观察多中心重大创伤输血（PROMMTT）研究中，297 例 MT 患者收集的前瞻性数据的研究发现，INR 大于 1.5 是 MT 的最强个体预测因子（调整 OR=2.5，95% 置信区间 1.7-3.7），任何 2 个预测因子都表明确定的患者使用 MT 进行治疗，敏感性为 85%

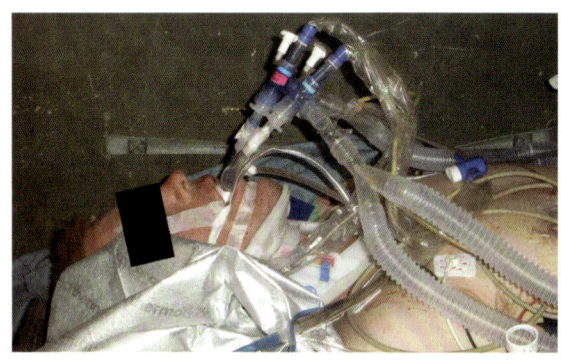

▲ 图 61-5 通过独立肺通气管理的战斗伤员
（由 Lt. Col. Phillip Mason, MD 提供）

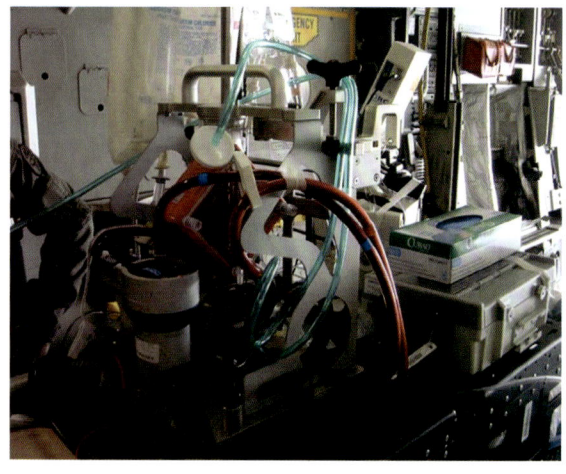

▲ 图 61-6 用于运输严重早期呼吸衰竭的战斗伤员的体外膜氧合作用
（由 Courtesy LTC Sandra Wanek, MD 提供）

表 61-2 使用来自创伤湾的生理参数和实验室值的 MT 的预测因子

预报器	OR（95%CI）对于 MT	灵敏度（%）	特异度（%）
INR＞1.5	**2.5（1.7～3.7）**	37	87
SBP＜90mmHg	**1.7（1.2～2.5）**	44	76
Hb＜11g/dl	**1.8（1.3～2.6）**	54	70
BD≥6	**2.0（1.4～2.9）**	75	51
HR≥120/min	1.2（0.8～1.7）	42	77
穿通伤	0.9（0.6～1.3）	39	72
FAST（+）	**1.8（1.2～2.5）**	36	65
任何两个以上	**3.9（2.6～5.8）**	85	41

粗体表示统计显著性

BD. 碱缺乏；CI. 置信区间；FAST. 聚焦超声检查评估创伤；Hb. 血红蛋白；HR. 心率；INR. 国际标准化比率；MT. 大量输血；OR. 比值比；SBP. 收缩压（引自 Callcut RA, Cotton BA, Muskat P, et al: Defining when to initiate massive transfusion: a validation study of individual massive transfusion triggers in PROMMTT patients. J Trauma Acute Care Surg 74(1):59–65, 67–68; discussion 66–67, 2013.）

（OR=3.9，95%CI 2.6～5.8）[41]。

在多发穿透性损伤的患者中，必须保持对单纯或张力性气胸的高度怀疑和填塞的心脏损伤，特别是对于出现心动过速和低血压的患者。可以快速通过超声检查以进行创伤（FAST）检查来确定是否存在心包液，并且如果患者的临床状况在最初的负 FAST 检查后恶化，则重复进行。血流动力学正常的多发穿透性损伤患者可以进行胸部—腹部—骨盆的计算机断层扫描（CT）扫描成像，以更全面地评估碎片的位置和轨迹。CT 扫描可以更好地显示任何射弹的位置和任何相关的伤害。相反，当患者因腹部和胸部多处穿透性损伤而出现休克时，使用快速序列的诊断程序（包括胸部 X 线检查和 FAST 检查）来定位出血部位并确定哪个身体腔体首先被解决。如果存在严重的休克，并且有证据表明穿透性胸部创伤，快速行双侧胸腔造口术将可以评估气胸和血胸。

在这些诊断程序中的阳性发现将指导关于初始手术治疗的决定。必须首先解决任何有关心包积血穿透性心脏损伤的证据。如果没有相关的大量血胸，正中胸骨切开术可以最好地暴露于心脏和大血管。如果存在相关的大量血胸，那么患者在受伤侧"碰撞"的前胸廓切开术是首选的初始方法。

复苏性胸廓切开术的指征在战斗中通常与平民中心相同。患有穿透性胸部损伤的极端患者应迅速接受急诊左前胸廓切开术，通过切开膈神经前面的心包来缓解填塞物。如果没有填塞物的证据，应评估其他引起出血的原因。如果左胸膜间隙未显露，则应迅速进行切口穿过胸骨以评估右胸膜间隙。

最近的西方创伤协会算法产生了一些争议，因为它建议与历史上提倡的相比，非常宽松的胸廓切开术指征[42]。然而在战斗中，因为患者年轻且其他方面至关重要，所以需要这种自由复苏的胸廓切开术方法并且在当前版本的战斗 CPG 中支持这一主题[43]。迄今为止，有 2 份关于剧院复苏胸廓切开术的报告。Edens 等回顾性地发现，复苏开胸术后美国和东道国的人口伤亡人数增加了 12%[44]。钝性伤后没有幸存者（0/7）。幸存者中，6 人主要是胸部损伤，6 人有胸外伤（2 人为腹部、3 人为肢体、1 人为头或颈）。Morrison 等报道了在阿富汗赫尔曼德省Ⅲ级设施中接受复苏胸廓切开术的65名患者（21.5%）中的14名幸存者[45]在本报告中，生命体丧失的时间与生存能力密切相关。在运输前被捕的人中，有10人幸免于难；在运输中被捕的人中，有29人幸存（10%）；在住院期间被捕的人中，有26人幸存下来（42%）。

对患者的另一种严重休克创伤后的复苏方法是球囊主动脉闭塞，其比复苏性胸廓切开术侵入性更小，并且在临床前研究中表现出改善的结果[19]。

来自2个中心的早期报告表明，球囊主动脉闭塞对选择的患者具有优势，尽管这通常不包括穿透性胸部损伤的患者[20]。对于胸外损伤的深度休克患者的另一种方法是在复苏期间应用交叉止血带或直接探讨损伤，实现近端血管控制[46,47]。

在手术室中，随着DCR的继续，外科医生必须解决出血部位。然而，胸部或腹部的孤立性损伤是例外，而不是战斗手术中的规则。正如在平民创伤一样，胸、腹部伤口在手术室中是1个重大挑战，因为一开始就进入错误的腔体会大大增加患者的死亡率[48]。创伤舱或手术室中的诊断辅助装置包括管胸腔造口术和床边超声波。在患有多次穿透性损伤的深度休克患者中，应将重点放在具有明显出血的腔体上。如果FAST对心包血液呈阳性，则应进行正中胸骨切开术或双侧前"蛤壳"胸廓切开术。对于患有多个胸椎碎片伤口的患者，"翻盖"方法通常更为可取，因为它可以最大限度地暴露于胸膜腔和纵隔结构（图61-7）。对于最初对复苏有反应的患者，或者在需要手术干预的其他潜在休克原因的半稳定患者中，剑突下心包窗口仍然是1种有用的诊断辅助手段。对于剖腹探查和穿透性胸部损伤的患者，我们主张在进行剖腹手术时插入单侧或双侧管胸腔造口术（取决于胸部损伤是单侧还是双侧）。如果在接受剖腹手术的患者中，怀疑有心脏损伤，可以通过膈肌的中央肌腱进行经腹心包窗以评估心包积血。心包血的存在，如果胸管出现明显的出血，则需要进行胸骨切开术或单独的翻盖式胸廓切开术。

在损伤控制胸外科中，获得止血和控制躯干的原则同样适用于腹部损伤控制[49]。特定胸部损

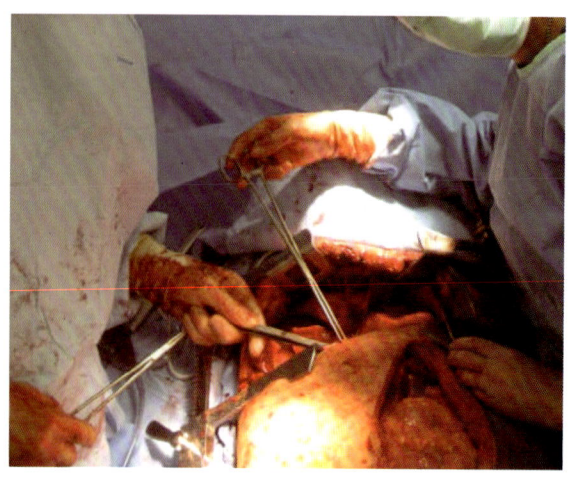

▲ 图61-7 穿透性胸腹部损伤患者的翻盖式胸廓切开术和剖腹手术
该患者需要修复心室裂伤和结肠切除以进行破坏性横结肠损伤

伤的管理将在本章后面讨论。对于多发伤的DCR患者如果发生出血，应该进行临时关闭以便随时重新探查，并且在疏散链中的其他人可以方便地进入感兴趣的体腔。在暂时关闭之前，原始表面持续的弥漫性出血应该用局部止血剂治疗，如喷雾凝血酶明胶海绵（如果有的话）。剖腹垫或止血敷料如Combat Gauze（Z-Medica Corporation，Wallingford，CT）也可用于扩散出血表面[50]。

临时胸部有很多种方法在这种情况下关闭。1项回顾性研究表明临时胸部闭合有无填充没有害后果，尽管本报告中没有详细描述使用的封闭技术[51]。我们认为必须避免紧密包装，因为这样理论上会减少静脉回流和阻碍复苏的努力。通常，如果允许肺重新扩张，则先前描述的措施将与凝血因子的积极补充相结合时控制出血。我们首选的方法是为胸部制作"真空包装"[49]。胸腔造口管插入并定位，好像胸部将最终关闭。然后将切开其中的开窗的透明塑料片放置在肺和管上，并且像开胸腔的壁层胸膜一样起作用。然后将剖腹垫、蓝色毛巾或真空海绵置于塑料片上。如果使用负压真空海绵，则将其连接到商用真空罐并设定为75mmHg吸力，并将胸管置于20cmH$_2$O吸力下。对于定制的真空包装，在蓝色毛巾上放置另1个大胸管或大尺寸通道排水管，接着是更多的蓝色毛巾，然后是大的Ioban（3M，

Minneapolis，MN）黏合剂敷料。然后将真空包装排水管连接到 Heimlich 阀门，以防止在暂时中断抽吸时失去负压，然后在 75mmHg 下吸入壁吸。这种方法可以防止肺部突出并且倾向于填塞任何胸壁出血，如果使用仅皮肤（钉合）的临时闭合，这两种情况都会发生。

四、ICU 管理和撤离

在 ICU 中，应通过连续脉搏血氧仪，频繁的生命体征，定期实验室检查（即 CBC、化学、ABG、乳酸、PT/PTT）和血栓弹力图（TEG）或密切监测患有手术或非手术胸部损伤的患者。旋转弹性测量法（ROTEM）。插管患者应使用肺保护呼吸机设置（6~8ml/kg 预测体重）。晶体和胶体复苏应尽量减少，以利于血液产品复苏直至所有凝血参数和 TEG 值标准化，并且碱过量和乳酸盐趋向于或在正常范围内（分别>-6mmol/L 和<2mmol/L）。在放置后的至少第一个 24h 内，管胸腔通常保持抽吸，插入后获得 CXR，之后每天早晨获得。Swan-Ganz 导管偶尔用于监测和引导剧院复苏。然而，最近的证据表明这种方法几乎没有什么好处[52, 53]，Swan-Ganz 导管通常用于老年宿主伤亡，伴有心功能不全和肾功能不全[54, 55]。

包括轻度、中度或严重急性呼吸窘迫综合征（ARDS）在内的呼吸衰竭可在早期大规模复苏的战斗伤员中发生[56, 57, 58]。在对 JTTR 数据的回顾性分析中，6.4% 的插管伤员发生了 ARDS，这是独立的与死亡率增加有关[58]。增加 ARDS 发展的因素包括大量的晶体和血浆。因此，必须在止血复苏期间使晶体使用最小化，并且一旦实现止血，就减少血浆施用。目前正在审查用于优化管理患有 ARDS 的患者的 CPG。肺保护性通气的原则和选择性辅助治疗的使用仍然适用。然而，在某些情况下，为了安全疏散这些患者并为剧院医院的更多伤员留出空间，ECMO 便利的运输既安全又谨慎[27, 37]。

在二级设施中，使用普通薄膜和超声波广泛地，一旦患者到达Ⅲ级设施，就使用后续 CT 成像。所有三级设施现在都具有 CT 扫描功能，这些功能在初始管理之后被广泛用于指导进一步的干预。可通过网络连接获得图像，以尽可能减少重复成像。这种横断面成像有助于为血流动力学稳定但具有多处穿透性躯干损伤的患者制定管理计划[59]。在作者部署期间使用 CT 成像（单独或作

表 61-3 使用 CT 作为独立研究或确认测试进行的诊断

损伤类型	管 理
隐匿性气胸	后续 CXR 之前航空医学后送
扩大性气胸	管胸廓造口术
残留血胸	管胸廓造口术、VATS 或开胸手术
肺裂伤	ICU 监测
颈部气管横断	初级修复、气管切开术低于伤害
脓胸，支气管扩张瘘	胸廓切开术、剥脱术、肋间肌瓣
心包积液	心脏修复
心内碎片	心脏修复、去除弹丸
钝性外伤性降主动脉损伤	胸廓切开术、原发性主动脉修理
左锁骨下动脉/静脉横断	胸骨切开术、活门延伸、直接缝合修理
上腔静脉/右侧心房交界伤	胸骨切开术、初级修复
张力性胆胸	开胸、胆汁/血液疏散和剖腹手术隔膜修复、后路肝切除术、和前关闭吸力引流
升主动脉解剖（非创伤）	血压控制、CCATT 运输、德国最终修复

CCATT. 重症监护航空运输团队；CT. 计算机断层扫描；CXR. 胸部 X 线片；ICU. 重症监护病房；VATS. 电视辅助胸外科

为确证研究）进行的诊断实例管理列于表 61-3。

近年来，使用 TEG 进行止血评估的历史方法已应用于创伤复苏[60,61]。TEG 测量血栓形成和重塑的各个阶段，使用浸入旋转比色杯中的金属丝，其中包含全血样品（含有或没有各种试剂）。另一个类似的系列测定，称为 ROTEM，与 TEG 的不同之处仅在于，针不是比色皿旋转，而是将针浸入样品旋转中。ROTEM 系统具有更坚固的结构，似乎更能抵抗振动伪影，这使其在严峻的环境中使用更具吸引力。尽管如此，TEG 和 ROTEM 都已在战区中发挥良好作用[62,63]。使用这些检测方法最具吸引力的特征是可以更精确地识别特定的凝血功能障碍，从而通过靶向治疗进行管理。这不仅包括对血浆输注有反应的因子缺乏，而且还包括分别用血小板输注或抗纤维蛋白溶解疗法控制血栓强度和甚至纤维蛋白溶解的缺陷。

五、特定的胸部受伤

关于胸部创伤、JTS 和研究数据库的建立，现在称为国防部创伤登记处（DoDTR），已经允许仔细评估胸部损伤和 ARDS 等创伤引起的胸部并发症。伊拉克和阿富汗战争中发表了 3 份关于胸部损伤的报告（表 61-4）。其中 1 个报告包括专门针对美国战斗伤亡人员[64]和 2 份关于所有胸部损伤伤亡的报告[65,66]。所有这些回顾性评论都使用了 DoDTR 和基于 ICD-9 代码提取的伤害信息。由于登记处不断更新，确定的伤害数量和胸部创伤的总发生率随时间而变化。然而，在这场冲突中，胸部创伤死亡率似乎总体上高于之前的战争。对这一观察结果最可能的解释是，更多严重受伤的患者到达具有可检测生命体征的医疗设施，无论其可抢救性如何。因此，所有这些患者，包括那些具有不可挽回损伤的患者，都列在该死亡率中。一个更有用的数字，它捕获了整个护理系统，也反映了弹道装甲等预防措施的质量，就是死亡率，只是所有的伤亡除以所有伤害而不管死亡发生在哪里，这样的分析对于最近的冲突，尚未针对胸部创伤患者进行治疗。

近期冲突中 IED 的流行导致患者经常出现多处碎片损伤。这些 IED 通常包含球轴承、螺栓或其他用作抛射体的废金属件。此外，通过遮挡设备作为埋在土壤和岩石下的路边炸弹、污垢和岩石成为抛射物，导致大量污染的伤口涉及多个体腔。简易爆炸装置的另一种常见设计是将大口径弹药串在一起。这些弹药经常会产生大的弹壳碎片，这会造成很大的伤口（图 61-2）。

在评估多发穿透性损伤的患者时，遵循标准的高级创伤生命支持（ATLS）算法来指导初始复苏。胸部和腹部受伤的患者在初始评估中增加了额外的复杂性。同样，来自爆炸事件的多次创伤性肢体截肢可能会增加更多的混乱，因为可能会或可能不会有额外的出血隐匿部位。所有这些不同类型的患者都在挑战最有经验的外科医生，管理上的错误会产生可怕的后果。

几乎所有这些患有大而复杂的开放性伤口的患者都需要对伤口清创后再进行外科手术。如果患者在出现时稳定，CT 成像可用于识别侵犯胸腔的较小碎片损伤。如果患者在出现时不稳定，初始稳定后的 CT 成像也可能有用小片段和可能的隐匿性损伤。简单的气胸或血胸由胸廓造口术管理，具有进行胸廓切开术的典型指征。所有开

表 61-4 来自伊拉克和阿富汗的战斗性胸部损伤的回顾性评论

研 究	人 口	年 份	N	发生率	死亡率	描 述
Propper 等[65]	所有人员伤亡	2002—2008	1660	4.9%	12%	美国军队 = 565；联军 = 261；平民 = 819
Ivey 等[64]	仅限美国	2003—2011	2049	8.6%	8.3%	战伤 = 1713；nonbattle 受伤 = 336
Keneally 和 Szpisjak[66]	所有人员伤亡	2002—2012	7570	10%	10.5%	肺裂伤和胸廓血管损伤增加死亡率

放性伤口都需要积极的软组织清创术来预防败血症,如最重要的战斗 CPG 之一所述[67]。这些伤口经常严重污染,需要多次重复清创术。单肺通气和视频胸腔镜的组合可在战区的Ⅲ级 MTF 中使用,并根据大小、污染程度和位置选择性地用于异物移除(图 61-8)。位于纵隔或心包空间的碎片应在大多数情况下进行手术评估,因为可能会对附近结构造成隐匿性损伤(图 61-9)。手术方法可以是完全或部分胸骨切开术、胸廓切开术或视频胸腔镜检查,基于位置和对内脏损伤的怀疑。

胸壁大的缺陷导致开放性气胸和呼吸衰竭(图 61-2)。气管插管正压通气,然后进行手术修复可以挽救生命。我们对胸部损伤患者[57]的综述确定了 264 例胸部开放性伤口患者和另外 26 例连枷胸部患者。这些患者应被认为具有潜在的

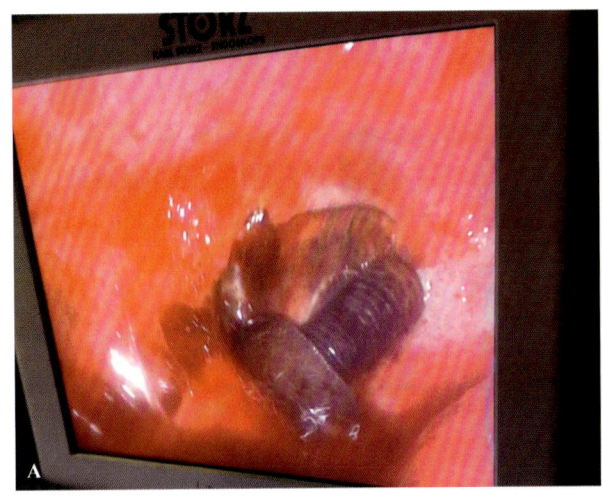
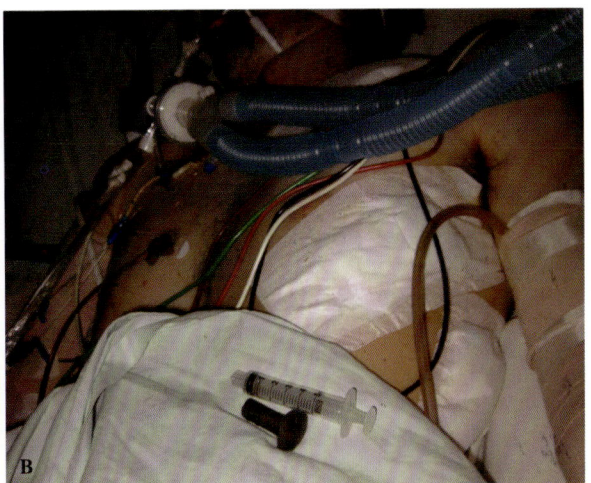

▲ 图 61-8　A. 爆炸事件中胸腔内螺栓的胸腔镜视图;B. 螺栓被成功检索,患者恢复得很顺利
(由 Lt. Col. Rachel Hight, MD 提供)

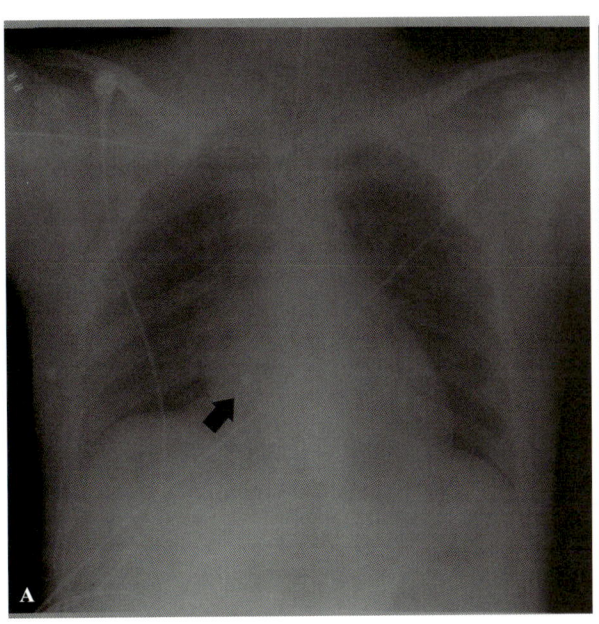
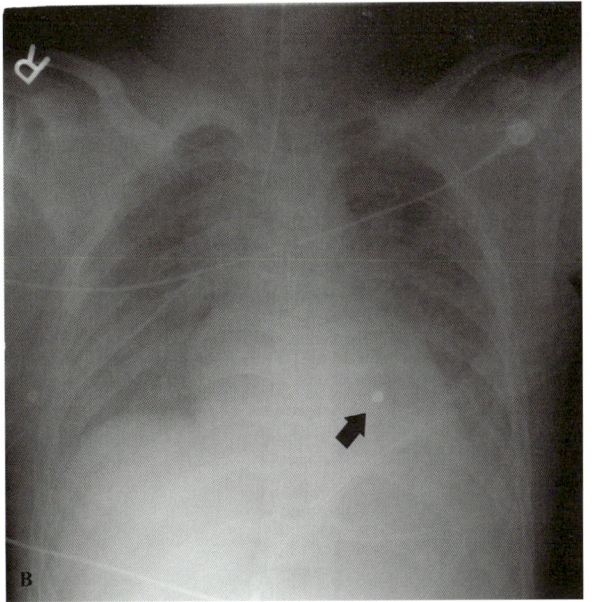

▲ 图 61-9　A. 一名患有多处碎片损伤的患者接受了完整的创伤评估,并发现在右心区域(箭)有滚珠轴承。心包 FAST 对液体呈阴性,他有创伤性剖腹手术的迹象;B. 术后,患者接受了随访胸部 X 线检查,结果表明球轴已经移位(箭)。随访计算机断层扫描显示该片段可能存在于心包中。因此,患者通过正中胸骨切开术进行探查,并发现右心室有 1 个小裂伤,主要是修复的
FAST. 集中的超声检查评估创伤

肺挫伤和肺保护性通气，并且明智地施用晶体和血浆体积可以最小化急性肺损伤的进展和 ARDS 的发展。使用原始软组织缺损可能足以暴露胸腔内器官，但增加标准的后外侧胸廓切开术可以改善暴露。保留背阔肌对潜在的旋转皮瓣闭合是初始手术中的一个重要考虑因素。然而，控制出血和修复支气管损伤必须优先于未来的重建。在最初的手术中，一旦获得止血，就应该解决持续的严重漏气问题，并对严重污染和失活的组织进行清除。对于最终关闭，应放置几个大口径胸腔造口管，肋骨应使用单丝缝线或钢丝，并尽可能关闭胸壁肌肉组织。胸壁的浅层应保持开放，应使用负压伤口治疗。如果存在不能充分闭合胸壁的软组织缺损，则可以使用负压伤口治疗敷料或改进的"真空包装"（如前所述）的临时闭合。这种损伤后的疼痛控制和足够的肺部清洁可能很困难，并且可能需要患者保持插管和镇静。

因伊拉克和阿富汗的冲突而患有胸部损伤的患者中[57-59]，心脏损伤（3.8%），食管（1.5%），支气管（0.6%），主动脉（0.6%）或腔静脉（0.6%）罕见，即使肺裂伤（9.3%）和其他主要血管损伤（9.6%）并不常见。其背后的原因有 2 个：①由于定位和使用防弹衣而产生的相对保护；②这些结构受伤的致死率。尽管它们很罕见，但快速诊断和适当的干预可以产生良好的结果。

对于胸主动脉或弓状血管损伤，直接缝合修复（图 61-10）或经常需要插入嫁接。对于肢体血管损伤，使用临时分流术已成功恢复远端血流，同时允许彻底重新评估该环境中的其他损伤[68, 69]。类似的方法可应用于主动脉弓分支的损伤，但应该是仅在极端情况下使用。

周围肺实质损伤的出血可通过切除术和缝合修复出血性肺裂伤或非手术肺切除术来控制。通过将下肺动脉韧带和肺部 180° 旋转分开，可以暂时控制肺门的大量出血。这种操作将阻塞肺血管系统并阻止出血。必要时，可以使用放置肝门钳来止血（图 61-11），虽然这可能会使患者进行全肺切除术。创伤性肺切除术的死亡率高（> 50%），常伴有急性肺损伤高血压和右心室衰竭，可能需要制定 ECMO 才能实现生存。

通常必须在损伤控制手术期间直接修复心脏撕裂，以消除持续出血和心脏压塞。大多数到达 Ⅱ 级或 Ⅲ 级 MTF 的心脏损伤常常可以使用聚四氟乙烯（PTFE）毡或自体心包拭子以水平床垫方式放置的聚丙烯缝合线进行修复。在部署环境中，不存在心肺分流能力。因此，对于室间隔缺损或瓣膜功能障碍的心内修复是不可行的。在平民创伤中心使用的一些技术，主要是历史上的兴趣，值得一提，作为修复更广泛的心肌损伤的辅助手段。

使用具有交流电（AC）装置的心外膜电极诱导心室颤动通常在心脏手术的早期使用，并且仍然偶尔被一些外科医生使用。这项技术将可靠

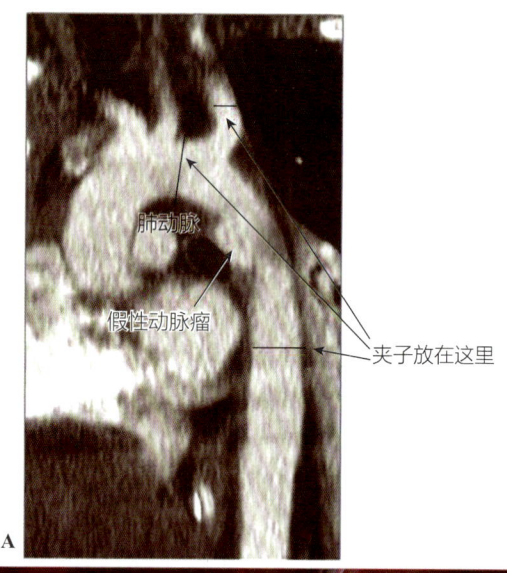

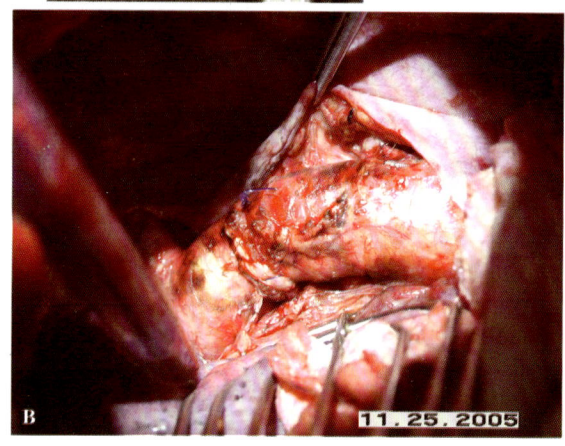

▲ 图 61-10 A. 在计算机断层扫描中看到假性动脉瘤的钝性主动脉损伤；B. 主要使用夹钳和缝合技术通过左胸廓切开术修复损伤
PA. 肺动脉

第二部分　成人心脏手术
第61章　战时胸部损伤的重症管理

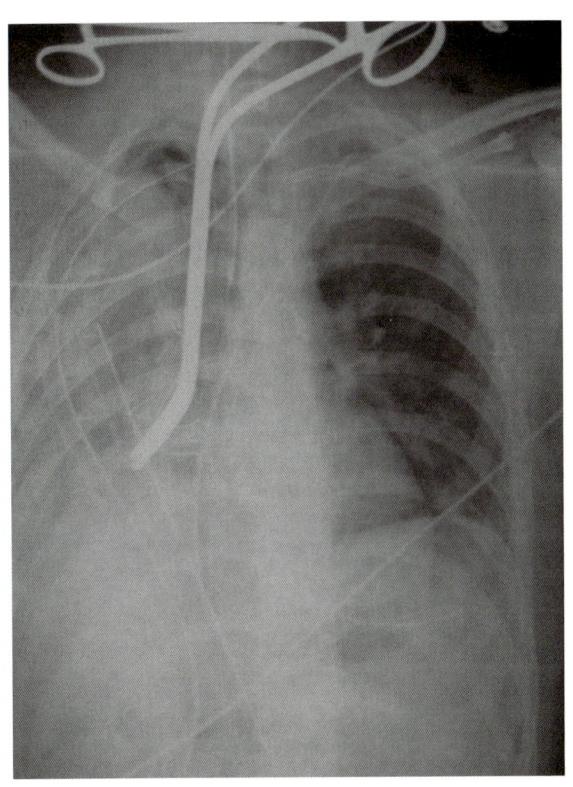

▲ 图 61-11　在这名战斗伤员身上紧急应用了 1 个肺门夹钳，以实现跨中段枪伤止血。患者被送回 ICU 进行复苏。返回手术室时需要进行全肺切除术
（由 American College of Surgeons 提供）

地阻止剧烈搏动的心动过速的心脏，并允许在升主动脉、主动脉弓血管或心室心肌中快速放置几种修复缝线。当在 2 或 3min 内使用标准内部拨片进行除颤时，通常可以容易地恢复心脏功能。必要时，可以进行内部心脏按压以协助除颤，因为扩张的原纤化心脏可以抵抗除颤。通常 20J 用于内部桨叶的除颤，但是可以接受高达 40J 的能量水平。如果存在 1 个心房的大撕裂并且不容易通过应用部分闭塞夹或者控制简单的缝线结扎，流入阻塞将迅速排空心脏并改善可视化。这是通过在它们与右心房的交界处将上腔静脉和下腔静脉夹住或夹紧来进行的，从而防止右侧心腔的充盈。外科医生也必须准备用这种方法处理心室颤动。长时间流入阻塞会导致冠状动脉灌注和纤维性颤动减少。

降低胸主动脉或纵隔或左胸膜腔内的主要弓形血管的暴露和修复可能具有挑战性。周围血肿可以使得近端和远端控制变得困难，并且一旦损

伤减压，患者将在没有血管控制的情况下迅速放血。精确识别腔静脉或其他大静脉出血部位通常很困难。在战斗医院的某些情况下，已经使用了血管内治疗。可以使用几种技术对这些损伤进行开放式外科修复。如果可能，应使用血管损伤部位的简单数字压缩作为初始控制。这通常会控制大多数出血并保持远端灌注，同时制定更精心规划的方法。一旦获得出血的数字控制，麻醉师就可以"赶上"复苏而不过量施用晶体。对于小伤，可以通过助手用海绵棒或 Kittner 将数字压缩转换为压缩，同时在适当大的针上用 3-0 或 4-0 聚丙烯线进行缝合修复。如果存在更严重的损伤，可能需要在损伤周围放置血管夹。一期缝合修复，然后进行贴片血管成形术，或用适当尺寸的涤纶或 ePTFE 导管进行插入移植。大隐静脉不足以用作这种大口径血管的导管，并且如果不能进行初级修复，则使用假体移植物材料是合理的。大静脉可以进行静脉穿刺以控制出血，即使管腔有些受损。偶尔需要结扎以控制出血。由于通畅性差、血栓形成和肺栓塞的风险，通常不推荐用假体材料插入大静脉。

食管损伤在穿透性创伤中是不寻常的，并且它们在战斗环境中的管理类似于民用实践中的管理。管理由原发性损伤部位、相关损伤、患者状况、局部化脓程度、食管组织状况以及受伤后延迟决定。

使用具有组织支撑（例如肋间肌瓣）和充分引流的双层闭合的初次修复是优选的方法。在食管损伤的情况下建立可靠的肠内营养通路是一个重要的辅助手段，可以更容易地处理任何食管泄漏。在明显不稳定的患者中或当面临具有广泛污染的延迟诊断时，T 形管的放置、足够的引流管和近端/远端减压可以是临时的选择。很少需要进行食管置换，不应将其视为多胎受伤患者的良好选择。

六、长期的结果

在以前的战争中，破坏性胸部损伤和软组织覆盖技术的经验有限导致严重的胸壁畸形（图 61-12）。然而，在我们最近的经验中，患有战斗

945

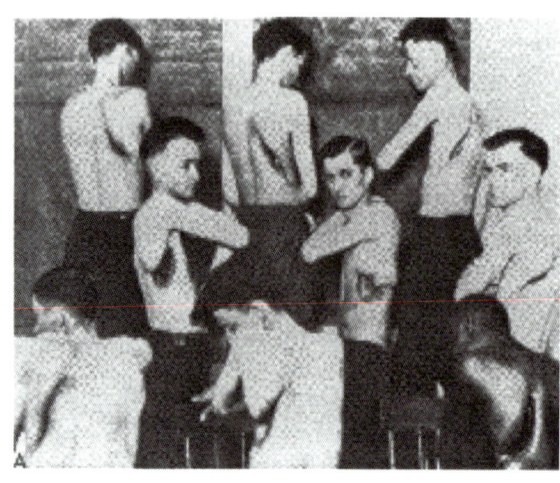

▲ 图 61-12 在第一次世界大战期间，开放性引流和胸廓成形术治疗创伤后脓胸。这导致严重的胸壁畸形，非常致残。现代胸外科技术产生更多功能性结果

引自 Brewer LA: The contributions of the Second Auxiliary Surgical Group to military surgery during World War II with special reference to thoracic surgery. Ann Surg 197[3]:318–326, 1983, Figure 7, with permission

性胸部损伤的患者通常具有良好的功能恢复。这包括支气管残端漏出的患者和最初在创伤性肺切除术后使用 ECMO 治疗的患者。这些患者肺功能的正式检测有时受限于肢体创伤的长期康复。

但这引起了人们对定义与已建立的功能研究相当的替代测试标准的新兴趣，例如 6min 的步行测试。到目前为止，尚未对最近发生的冲突造成胸部受伤的幸存者进行正式的纵向研究。然而，目前正在制定开展这项重要研究的计划。

七、总结

我们的多重受伤患者护理系统的重大进展改善了严重受伤患者的预后。在胸部受伤的患者中，死亡率仍然相对较高；这应该促使我们继续推动改善这些具有挑战性的伤害的识别和管理。展望未来，我们需要继续从我们的战斗经验和我们在高容量民用创伤中心的经验中汲取教训，以便在未来的冲突中，我们的成果将比现在更好。在战斗中，心胸外科医生、创伤外科医生和许多其他亚专科医生都在照顾这些患者。这种模式可能会在我们的全志愿军事医疗队伍中继续存在。因此，我们需要继续为所有这些医疗专业人员做好准备，以管理具有挑战性战斗伤口的患者，包括复杂的胸部损伤，以确保我们为那些为维护我们的自由而冒着生命危险的人提供最好的支持。

本文中表达的观点仅代表作者的观点，并不表示美国空军、美国陆军、国防部及美国州政府的认可或观点。

作者没有透露任何内容。

第 62 章
神经系统缺陷和卒中
Neuropsychologic Deficits and Stroke

John W. Hammon　David A. Stump　著

袁燕红　译

大脑是所有行为、先天和学习的效应器官。它是血流的君主，将关闭所有其他血管系统，以保持自己的供应。相反，其他器官功能障碍可能对脑功能产生不利影响。它监测其他器官系统，对外部和内部环境敏感。因此，即使是大脑的小伤也可能产生在其他器官中无法检测或重要的症状性功能性损失。局部灌注不足、水肿、微栓子、循环细胞毒素或血糖、胰岛素或钙的微妙变化可能导致认知功能的变化，从微妙到深刻。小的 2mm 梗死可能会导致行为模式的中断。生理和身体功能的改变可以被忽视、被接受和解雇，或者深刻地损害患者的生活质量。移动病灶半厘米，相同的容积病变可能导致灾难性卒中。因此，大脑是最容易受到体外循环（CPB）和心脏手术损害的器官，也是心脏保护最重要的器官。

一、评定

由于心脏病变的优先级以及由于时间和金钱的成本，在大多数患者中，没有进行在心脏手术中发生的神经损伤的常规评估。手术团队成员或缺乏专业训练的个人进行的一般神经系统检查不足以排除微妙的神经损伤，这是手术文献中卒中、神经系统或神经心理损伤发生率差异很大的主要原因[1-3]。

对于旨在评估或减少心脏手术环境中神经损伤的研究，需要进行非常规术前和术后测试。这些特殊测试包括完整的神经系统检查，由神经科医生或训练有素的代理人。为了提高准确性，单个神经科医生应该进行所有系列检查。应遵循标准化的检查协议，统一报告结果。基本的结构化考试包括精神状态考试；颅神经，运动，感觉和小脑检查；和步态、站、深腱和原始反射的检查。

最明显的神经系统异常是麻痹，丧失重要的大脑功能，如言语、视力和理解力；昏迷通常集中在卒中的一般情况下。意识障碍可能包括昏迷、谵妄和混乱，但谵妄和混乱的短暂发作通常被认为是由麻醉或药物引起的。通过使用由一组神经心理学家准备的标准神经心理学测试电池组比较术前和术后的表现来确定更微妙的损失[4]。神经心理学检查基本上是神经系统检查的延伸，更加强调更高的皮质功能。客观上将功能障碍定义为相对于大量人群与预期的偏差。例如，尽管在智商 95 水平下的表现处于正常范围内，但对于医生来说，它是低的，并且由于这种不良表现会触发对神经损伤的搜索。与患者自身基线相比，这些测试中的 2 项或更多项下降 20% 表明应该遵循神经心理学缺陷直至解决或未解决[5]。在涉及长期随访的研究中，纳入具有相同疾病和相似人口统计学的未手术患者的对照组有助于确定在手术后 3～6 个月后发生的神经心理衰退的原因[6]。

计算的轴向断层扫描图或磁共振成像（MRI）扫描对于明确诊断卒中、谵妄或昏迷至关重要。当采用新技术时，通常不需要术前成像扩散加权 MRI 成像、MRI 光谱或 MRI 血管造影用于评估术后可能出现的新病变[7-9]。然而，最近的研究表明痴呆患者的细胞体积减小是由于目前的放射技术无法检测到的微梗死造成的[10]。对没有在心脏手术中存活的患者进行的组织学研究已经证明了数百万个小的脂质微栓子，这可能导致大量细胞丢失和心室体积增大（图62-1）。

心脏手术后神经损伤的生化标志物相对非特异性且不确定。神经元特异性烯醇化酶（NSE）是在神经元、正常神经内分泌细胞、血小板和红细胞中发现的细胞内酶[11]。S-100是1种在大脑中发现的酸性钙结合蛋白[12,13]。β-二聚体存在于胶质细胞和施万细胞。S-100和NSE均增加脊髓液伴神经元死亡[12,13]，并可能与CPB后的卒中或脊髓损伤有关[14]。然而，血浆水平受到伤口血液吸入泵和溶血的污染，并且经常在没有其他可检测到的神经损伤的患者中，CPB延长后升高[15]。正在鉴定较新的血源性生化标志物，但迄今尚未证实可用于诊断细微的神经损伤。

二、人口风险

年龄的增加会增加一般人群卒中或认知障碍的风险，无论何种类型的手术，风险仍然更高[16]。1999年，Hogue及其同事报告冠状动脉搭桥术（CABG）卒中的风险[17]，1项欧洲研究将321名未接受手术的老年患者与1218名接受非心脏手术的患者进行了比较，发现术后1周认知功能障碍发生率为26%，3例发生率为10%[18]。1974—1990年，接受心脏手术且年龄>60岁和年龄>70岁的患者人数分别增加了2倍和7倍[19]。

今天75岁及以上的患者通常接受心脏手术[20]。遗传因素也影响心脏手术后认知功能障碍的发生率[21]。心脏手术1周后认知功能障碍的发生率约为非心脏手术的2倍。

随着接受心脏手术患者年龄的增加，具有多种神经损伤危险因素的患者数量也会增加。脑功能不良的危险因素列于表62-1[22]，这些因素分为卒中和永久性固定神经功能缺损（1型）和昏迷或谵妄（2型）。高血压和糖尿病分别发生在大约55%和25%的心脏手术患者中[23]，15%的患者颈动脉狭窄程度为50%或更高，高达13%的患者出现短暂性脑缺血发作或既往卒中。头臂动脉中MRI动脉粥样硬化病变的总数增加了卒中或认知功能障碍的风险[24]，主动脉超声扫描检测到升主动脉中动脉粥样硬化的严重程度[25]。显著可触及的升主动脉粥样硬化斑块，多普勒超声检测右侧颈动脉栓塞的风险增加50岁以下的心脏手术患者，严重主动脉粥样硬化的发生率为1%[26]，75—80岁的患者为10%[27]。

三、伤害机制

心脏手术期间神经功能障碍和损伤的3个主要原因是微栓子、低灌注和全身性炎症反应，所有3种原因可能由于不同原因同时在同一患者中发生。大多数术中卒中是由来自主动脉和头臂血管的动脉粥样硬化物质的栓塞引起的。这是由于操纵心脏和主要胸腔脉管系统以及从流入

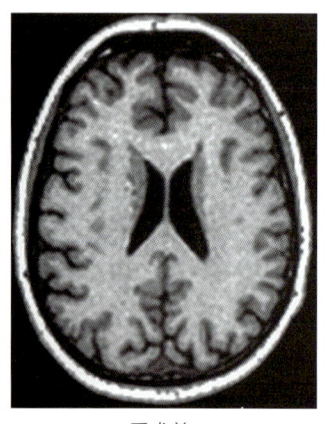 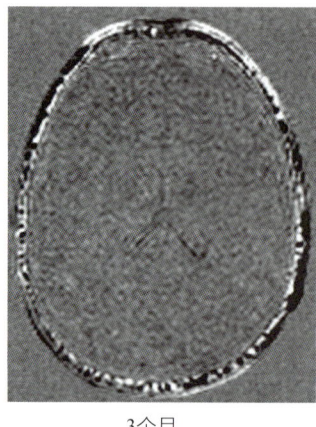 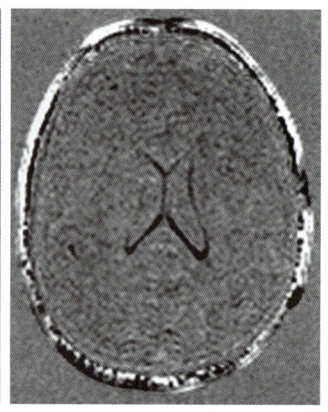

手术前　　　　　　　　　3个月　　　　　　　　　1年

▲ 图 62-1　接受广泛心脏手术的患者的术前脑MRI叠加在手术后3个月和1年时拍摄的相同图像上。1年时心室的出现表明脑缩小，可能是神经细胞凋亡

表 62-1 与选定的风险因素相关的 I 型和 II 型脑结果的调整后的比值比

因 子	I 型脑的模型结果	II 型脑的模型结果
显著因素，$P < 0.05$		
近端主动脉粥样硬化	4.52	—
神经系统疾病史	3.19	—
使用主动脉内球囊反搏	2.60	—
糖尿病	2.59	—
高血压史	2.31	—
肺病史	2.09	2.37
不稳定型心绞痛的病史	1.83	—
年龄（每增加 10 年）	1.75	2.20
入院时收缩压＞180mmHg	—	3.47
饮酒过量的历史	—	2.64
CABG 的历史	—	2.18
手术当天发生心律失常	—	1.97
抗高血压治疗	—	1.78
其他因素（P 不重要）		
围术期低血压	1.92	1.88
心室通气	1.83	—
充血性心力衰竭在手术当天	—	2.46
外周血管疾病史	—	1.64

CABG. 冠状动脉搭桥术（引自 Roach GW, Kanchuger M, Mangano CM, et al: Adverse cerebral outcomes after coronary bypass surgery. Multicenter Study of Perioperative Ischemia Research Group and the Ischemia Research and Education Foundation Investigators. N Engl J Med 335:1857–1863, 1996.）

的 CPB 套管指向血管壁的剪切力引起的动脉粥样硬化的移位而发生的[28]。微栓子按血流比例分布[29]，因此，减少的脑血流量减少了微栓塞损伤，但增加了风险低灌注[30]。在 CPB 期间，α-stat 酸碱处理和去氧肾上腺素均可减少成人脑损伤，可能是通过引起脑血管收缩和减少微栓子的数量[31, 32]。在临床实践中，空气[33]、动脉粥样硬化碎片[34]、脂肪是引起脑损伤微栓子的主要类型，并且都会通过阻塞脑血管引起神经元坏死[33]。大量空气栓塞导致大量缺血性损伤，但气态脑微栓子可能直接损害内皮细胞除阻断血流外[34]，最近鉴定出与脂肪栓塞相关的独特小毛细血管小动脉扩张（SCAD）（图 62-2）[35]提高了这些栓子不仅可以阻塞小血管而且还释放细胞毒性自由基的可能性，这可能会显著增加对富含脂质神经元的损害。

贫血和脑温升高会增加脑血流量，但可能导致氧气不足影响到大脑[36]。然而，在临床心脏手术期间很容易避免这些情况。虽然一些研究者推测常温和 / 或高温 CPB 手术引起脑低灌注[37]，但实验研究表明脑血流量随温度升高而增加[38]。与此实践相关的脑损伤更可能是脑微栓子增加的结果，在较高的脑温下产生较大的病变[39]。降低的脑温对神经细胞损伤具有保护作用，并且仍然是一种重要的神经保护策略（图 62-3）。

所有手术，如意外创伤，都会引发急性炎症反应，导致神经损伤，但肝素化血液持续暴露于非内皮细胞表面，然后再输入伤口血液并在体内再循环，大大放大了 CPB 手术中的这种反应。虽然远未完全描述和理解，但这种主要的"血液损伤"产生了独特的反应，其细节与其他对体内平衡的威胁所引起的不同。

参与这种急性防御反应的主要血液成分是接触和补充血浆蛋白系统、嗜中性粒细胞、单核细胞、内皮细胞，以及较小程度的血小板。在 CPB 期间被激活时，主要血液成分释放出血管活性和细胞毒性物质，产生细胞信号传导炎症和抑制性细胞因子，表达与特定细胞信号物质和其他细胞相互作用的互补细胞受体，并产生大量血管活性和细胞毒性物质[40]，通常这些反应性血液成分介导和调节防御反应[41-43]，但在 CPB 期间，这些反应性血液成分的大量激活和循环是有序的，有针对性的反应不堪重负。这种大规模的攻击会损伤内皮，增加缺血性病变的大小，并导

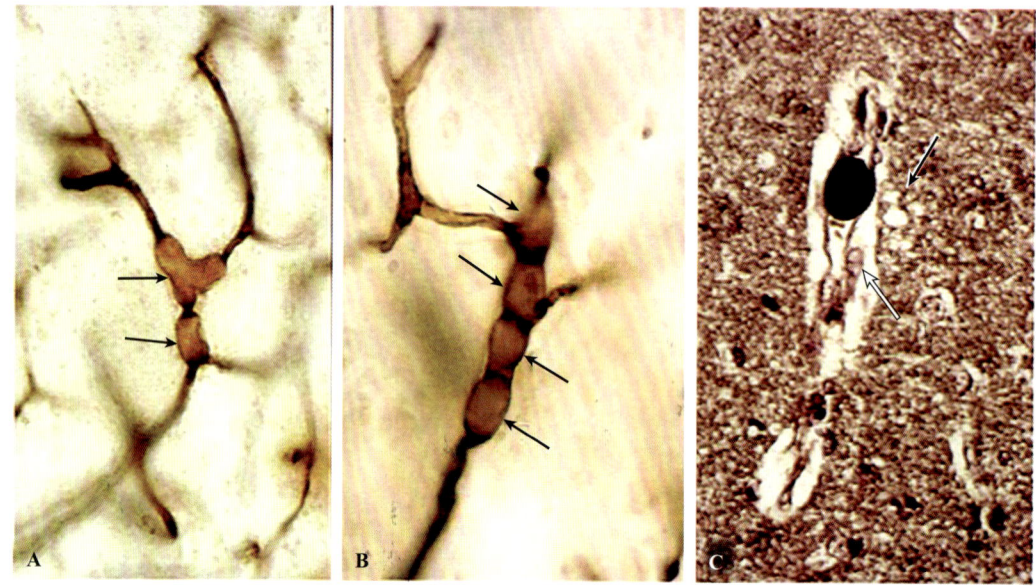

▲ 图 62-2 高放大倍率显微照片显示心脏手术后不久死亡的患者大脑的小毛细血管小动脉扩张（SCAD）
A 和 B. 小动脉中的 SCAD（黑箭），血管痉挛（碱性磷酸酶染色，纤维蛋白包埋，×50）；C. SCAD 用铌染成黑色，表明脂肪。箭表示损伤引起的组织水肿和空泡（铌染色，石蜡包埋，5μm 厚的切片）

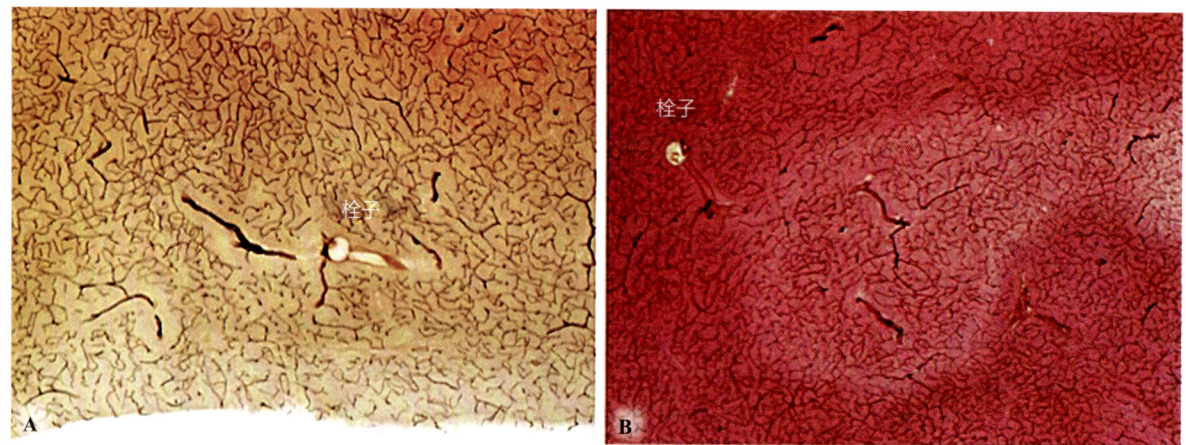

▲ 图 62-3 玻璃珠栓塞实验性脑缺血
A. 常温下动物的大面积缺血；B. 来自在 32℃下栓塞的动物，没有明显的缺血。石蜡包埋，染色热休克蛋白

致器官功能障碍。大脑的薄壁组织受到血脑屏障的这种攻击。然而，栓塞和细胞毒性物质会破坏屏障并导致神经元损伤和坏死。这解放了 S-100、NSE 和其他神经元蛋白进入脊髓液并产生脑水肿[44]。

四、减少伤害的策略

减少栓塞的重要方法值得强调。原则包括充分抗凝、从手术伤口抽吸血液、过滤动脉流入和静脉流出，严格控制灌注回路内的所有空气进入部位，清除心脏和大血管中的残余空气，以及避免动脉粥样硬化栓子[45,46]。

许多术中策略可用于减少脑动脉粥样硬化栓塞。这些包括升主动脉常规直接接触主动脉超声心动图检测前动脉粥样硬化斑块和后动脉粥样硬化斑块，并找到无动脉粥样硬化部位以放置主动脉插管和移植物[47]。已开发出带或不带挡板或屏幕的特殊导管以减少到达脑循环的动脉粥样硬化栓子的数量[48]。在中度或重度升主动脉粥样硬化患者中，强烈建议单次应用主动脉夹而不是部分或多次应用，并且已被证明可减少术后神经认知缺陷，大型临床逆行性心脏停搏液优于顺行停搏液[49]，以避免反复主动脉注射心脏停搏液[50]。对于严重动脉粥样硬化或瓷质主动脉的患者，无主动脉钳可能是安全的，甚至是不可能的。如果在这些患者中需要心内手术，可以使用深低温治疗，有或没有移植物替代升主动脉。如果仅需要血运重建，可以使用带蒂的单个或顺序动脉移植物、来自带蒂乳房动脉的[51]T-或 Y-移植物[52]或与弓形血管吻合的静脉移植物。患有心内血栓或植入的患者在心脏手术前需要主动脉交叉钳夹以避免移除栓塞物质。在心脏直视手术中，从心腔移除空气对于避免栓塞是重要的。充斥视野 CO_2 是解决问题的唯一方法，但对手术团队来说既麻烦又有潜在危险[53]。常规经食管超声心动图检测和辅助排气的出现使得这种辅助手段变得不那么重要了[54]。

深层或筛网过滤器对于心脏切开术的储存器是必不可少的，尽管洗涤心脏切开血液很重要，因为脂肪栓子没有被有效过滤。动脉线过滤器的功效是有争议的；由于过滤器的流动阻力，不能使用孔径 < 20μm 的筛网过滤器[55]。然而，空气和脂肪栓子可以通过过滤器，尽管 20-μm 筛网过滤器比大尺寸更有效地捕获微栓子[56]。新英格兰北部心血管疾病研究小组发表了使用小孔静脉血管和动脉线过滤器的创新技术，以消除 CPB 回路中产生的微栓子[57]。

五、神经保护策略

在 CPB 期间保护大脑的推荐条件包括轻度低温（32℃～34℃）（图 62-3），并且血细胞比容超过 25%[38]。应避免因上腔静脉阻塞引起的脑静脉压暂时升高和 37℃以上的血液过度复温[39,58]。1 项随机研究，其中患者被温和地恢复到 35℃。与温度升高至 37℃的患者相比，核心温度显示出改善的神经认知结果[59]。建议使用颈静脉球氧饱和度或近红外脑血氧测定法监测可能有高风险脑损伤患者的脑灌注[60]。1 项随机研究显示使用近红外光谱法改善总体结果，但卒中发生率没有显著改善[61]。这可能表明，维持足够的脑氧合作用是旁路期间总体充分灌注的替代指标，但对微栓子脑的影响不大损伤。

巴比妥类药物通过降低自发突触活动来减少脑代谢[62]，并在使用 CPB 的临床心脏手术期间提供明确的神经保护作用[63]。不幸的是，这些药物延迟了麻醉的出现并延长了重症监护室的停留时间。1 项针对抑肽酶或安慰剂随机分组的高危患者的研究发现，对于 CABG 患者的全剂量抑肽酶，卒中具有强大的保护作用[64]。然而，肾脏和心脏毒副作用限制了有效性。NMDA（N-甲基-D-天冬氨酸）拮抗药对动物有效，与对照组相比具有轻微的保护作用，但神经系统副作用发生率高[65]。1 项小型研究表明利多卡因具有神经保护作用，但这种有益的效果尚未被复制[66]。目前没有药剂 CPB 期间的中枢神经系统。

非体外循环心肌血运重建理论上避免了由 CPB 引起脑损伤的许多原因。但是如前所述，神经元损伤的许多原因与 CPB 无关，并且与动脉粥样硬化和空气进入部位进入循环。许多外科医生认为非体外循环冠状动脉旁路术（OPCAB）

手术比体外循环手术更安全，但测试这一假设的研究在测量的神经系统结果方面产生了不一致的结果。多普勒超声对颈动脉栓塞的非随机测量表明，在接受非体外循环手术的高风险患者中，栓塞较少，神经认知结果略有改善[67]。两项较小的研究表明，高风险患者从非体外循环冠状动脉手术中获益不成比例[68, 69]。唯一一项表现出OPCAB优异结果的大型试验是对120 000名倾向性匹配患者的Meta分析，这些患者在死亡率和卒中中具有高度统计学显著的益处[70]。1年后，大型数据库审查发现任何结果指标均无优势用于非体外循环手术[71]。在大型前瞻性随机试验结果公布之前，没有关于神经保护的确切结论。

六、预后

术中卒中患者或手术后第一周出现卒中症状的患者常常与影像学检查中的病变大小和位置直接相关。3个月后出现的神经心理缺陷几乎总是永久性的[72]。在此之后的评估被新缺陷的发展所混淆，特别是在老年患者中[10, 73]。将术中脑损伤与早期脑损伤分开的困难。通过对早先发表的数据进行再分析，解决了术后晚期。作者追踪了特定的神经心理学缺陷，持续6个月（持续性缺陷）并将其与手术后出现的新缺陷[74]分开（图62-4）。

用这个技术可以准确地测量手术脑损伤和设计技术，以消除这一重要的发病原因。晚期随访研究应包括具有相似风险因素但未进行心脏手术的对照组[75]。该技术在3年时的手术和非手术对照中表现出相似的结果，从而使先前担心手术患者出现复发性神经认知缺陷，因此长期结果不佳的风险更大。在最近的1项研究中，1组接受术前和术后神经心理学研究评估的手术患者严格控制术后心血管危险因素[76]。他们没有证实延迟或晚期认知能力下降。这一结果提供了希望，积极的药物治疗可以补充熟练的手术预防神经损伤。

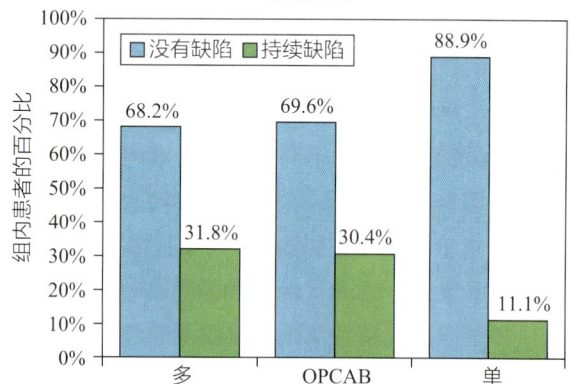

▲ 图 62-4 使用3种不同技术进行冠状动脉搭桥术（CABG）手术后6个月的神经心理学测试结果的条形图。注意单主动脉钳夹患者的持续性神经心理缺陷比多主动脉夹闭或非体外循环冠状动脉搭桥术（OPCAB）的患者要少得多

第 63 章 心肺旁路技术与病理生理
Cardiopulmonary Bypass: Technique and Pathophysiology

Hadi D. Toeg　Fraser D. Rubens　著
袁燕红　译

一、介绍和历史

体外循环（CPB）是卫生保健史上最重要的生物医学发明之一，其临床影响可与 X 射线照相和血液透析的发展相媲美。其应用范围非常广泛。它的诞生平行于整个手术亚专科的发展，如果不使用它，外科医生会被心内修复所吓倒。

尽管人们认为由于对非体外循环冠状动脉搭桥术（CABG）的兴趣激增，对 CPB 的需求将大大减少，但预测尚未实现。非体外循环趋势在 2003 年达到峰值 24%，此后稳步下降至 2011 年稳定的 19%[1]。在许多实践中，使用较长时间的 CPB 和优化的心肌保护，可以更加舒适和准确地接近复杂的多动脉重建和微创手术，例如胸部微创二尖瓣手术。因此，每个外科医生都必须全面了解 CPB 的各个方面，从气体交换的生理学到生物相容性的分子机制。

CPB 的演变反映了必要性的独创性。1 个有助于体外循环可行性的平行发现是分离天然抗凝血剂肝素。John H. Gibbon，Jr 博士（图 63-1），他是 1 名具有远见的接受性和有才华的外科医生，他可以设想一个完整的幸存患者超越孤立的器官研究[2]，是 Gibbons-IBM 氧合器的发明者。1953 年，该装置成功应用于不正确的房间隔缺损。虽然它最初是成功的，随后 3 次心内修复尝试是致命的，导致其临床使用的自我暂停。尽管如此，已经证明了这种方法的可行性。

第一个临床上成功的薄膜和泡沫氧合器使血液与呼吸气体直接接触，以与它们平衡。与血液创伤相关的并发症最终导致其受欢迎程度下降，并且它们今天很少使用。在 Kolff 和 Berk[3] 观察到 20 世纪 50 年代引入膜式氧合器时，静脉血在流过与含 O_2 透析液接触的玻璃纸透析管时被氧合。第一层膜对气体是相对不可渗透的，需要巨大的表面积和大量的底漆量。由硅橡胶制成，它们以腔外形式设计（血液在管外部流动，内部有气体），或者较少，以腔内形式（反之）。下一代氧合器是用硅氧烷涂覆的聚丙烯制备的，而目前许多商业氧合器使用聚甲基戊烯纤维。其他改进虽然微妙但意义重大，现在我们的氧合器表面积

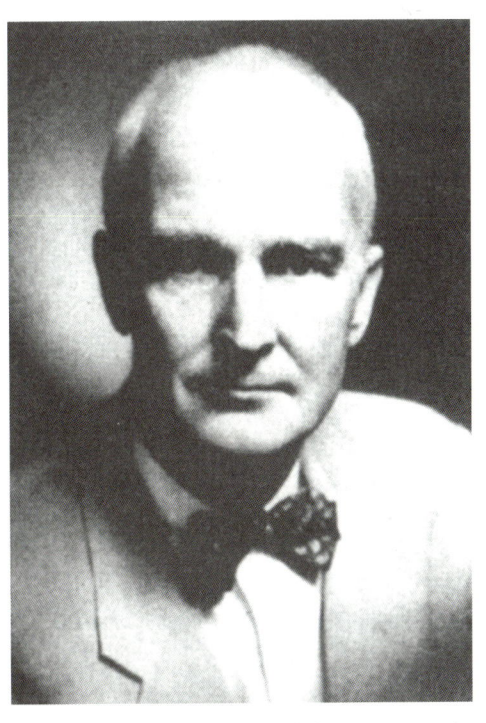

▲ 图 63-1　John H. Gibbon 博士（1903—1973）

> 2.0m² 配制了最小的血容量。由此产生的最小体积量对于现代心脏手术中的血液保护实践的贡献超过任何其他因素。

二、技术方面

(一)设备概述

来自患者的流入和流出套管连接到氧合器装置,管道由聚合物组成。

氯乙烯、聚氨酯或硅橡胶。血液从静脉循环进入静脉血管。通过储存器上的单独流入,血液也可以从心包孔(心脏切开术)、主动脉口返回。使用泵将静脉血液转移至氧合器。在血液通过集成的热交换器和氧合器后,它通过动脉过滤器和气泡捕集器循环并通过动脉插管返回患者(图 63-2)。心脏停搏液设置通常与 CPB 电路紧密结合。

(二)电流除氧器设计原理及功能

可以通过菲克定律预测血-膜界面处的气体扩散,该定律表明扩散速率与气体在扩散方向上的分压梯度成比例。气体转移速率也与其必须通过的距离(膜的厚度)成反比。该速率还取决于膜生物材料的扩散性质。目前使用的膜对 O_2 是可渗透的,但它们通常对 CO_2 的渗透性较低。通过引入微孔膜解决了 CO_2 扩散不良的问题。这些表面允许在孔结构处的瞬时血气接口小于血细胞;然而,膜的疏水性导致血液表面张力的变化,阻止两相之间的实际接触。结果,微孔膜中的界面表现得像非常薄的等离子体水停滞膜,其对气体交换的阻力很小。随着时间的推移,孔隙中逐渐增加的蛋白质增加,导致有限的功能,通过气体转移效率的恶化来检测,这就是为什么必须用长 CPB 替换氧合器(图 63-3)。

与通过膜相对容易地转移 O_2 气体相反,当 O_2 溶解在血浆或血液中时,其扩散率比 CO_2 的扩散率低 25 倍。这种差异是由于 CO_2 在血浆中更容易溶解,并且由于与 O_2 解离曲线的 S 形形状相比 CO_2 解离曲线的线性形状。可以通过增加新鲜气体流速来降低患者的 $PaCO_2$,而仅通过提高暴露于表面的血流速率可以实现 PaO_2 的改变。后者可以通过增加总流量或通过提高曝光效率来实现。为此,必须最大化路径长度(血液通过气

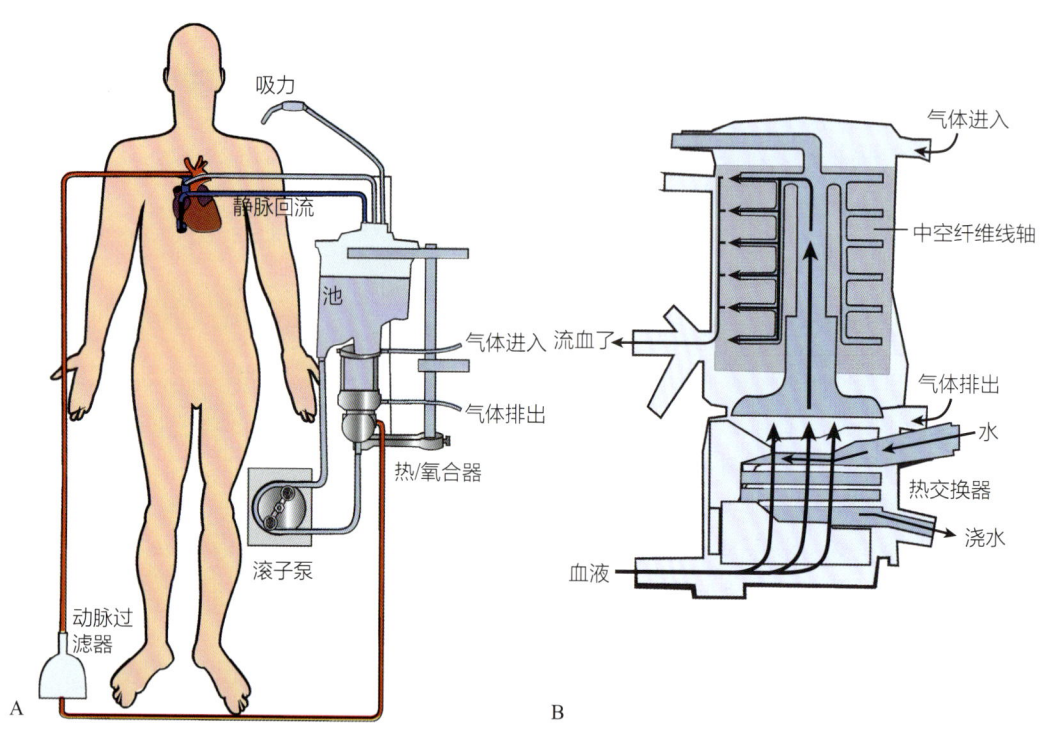

▲ 图 63-2 A. 心肺旁路电路概述;B. 典型的集成热交换器-膜式氧合器

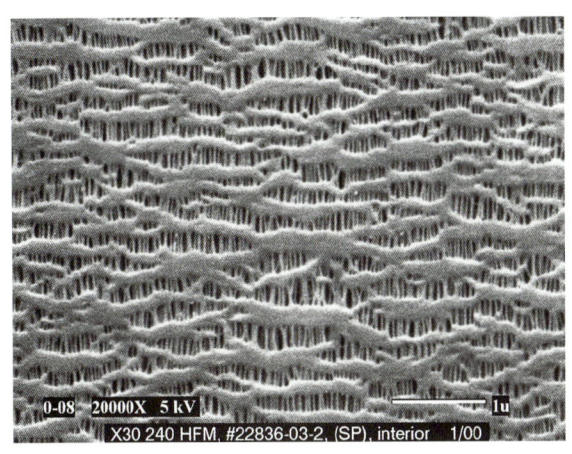

▲ 图 63-3 膜式氧合器中使用的微孔膜（Celgard）的扫描电子显微照片（×20 000）
（由 Membrana GmbH, Germany 提供）

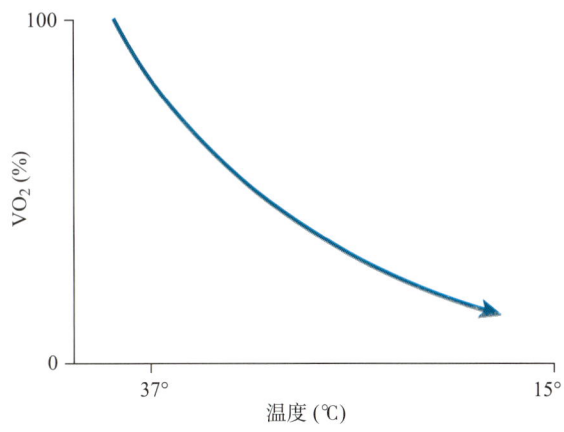

▲ 图 63-4 低温对耗氧量的影响（VO_2）

体交换表面时的行进距离）。这种修改受到增加灌注量的并行需求的限制。其次，扰乱的流动模式可用于促进混合并使脱氧血液更靠近交换表面。干扰完全发展的流动模式的发展机制通过保持边界层变窄来增强扩散。在氧合器中，这可以通过使表面不规则或通过将元件定位在流动流中以破坏平滑流动和增强混合来实现。这是腔外中空纤维设计的基本原理。

（三）低温和酸碱平衡

Bigelow 及其同事在 1950 年首次提出了低温治疗心脏手术的可行性和适用性[4]。他们证明了低温的安全益处是降低动物模型流入阻塞期间 O_2 消耗的一种手段。温度每降低 10℃，O_2 消耗量减少 50%（图 63-4）。较低的流量减少了侧支血流和心脏与相邻组织接触的复温，并且如果设备失效则它们提供了安全边际。

低温与血液 pH 和 PCO_2 水平的显著变化有关。随着温度的升高，CO_2 在血液中变得较不可溶，并且溶解的 CO_2 更倾向于从溶液中逸出（增加的气相）。类似地，CO_2 溶解度随温度降低而增加。当将来自低温患者（如 24℃）的血液引入 CO_2 电极进行测量时，首先将其加热至 37℃（增加气相中 CO_2 的量），因此测得的 CO_2 分压高于冷却温度下的实际分压。PCO_2 的校正基于每摄氏度 4.5% 的计算下降。另一方面，pH 每摄氏度下降 0.015 单位温度下降。这种 pH 的变化部分与组氨酸的咪唑基等缓冲剂的影响有关，但它也与 Henderson–Hasselbalch 方程的动力学有关，$pH = pK + [HCO^-]/(0.03 \times PCO_2)$。

由于碱中毒和低体温症会引发脑血流量（CBF）的减少，一些研究者建议在低体温症期间加入 CO_2 来补偿，并保持 pH 不变（pH-stat 策略）。1987 年，Murkin 及其同事[5]证实，pH-stat 管理导致 CBF 与脑代谢率（$CMRO_2$）的比率高于 α-stat 管理（即低温下没有主动校正 pH）。大多数人认为 pH 统计策略可能更适合儿童，其中 CBF 增加会增加冷却速度，从而增加实现均匀脑低温的机会[6]。深低温循环停止期间脑氧消耗的速度也相当大 pH 统计策略较慢。结果，pH-stat 显著延长了停止开始和脑氧储存耗尽之间的间隔，并且可能与该组中更好的临床结果相关。

相比之下，在成年人中，可以使用 alpha-stat 策略在 CPB 的低温期间提供更大的脑保护[7]。Alpha-stat 管理当然更容易实现，并且理由是大多数细胞机制能够维持细胞内 pH，尽管细胞外条件波动。因为在 pH-stat 策略中加入过量的 CO_2，在复温期间可能发生脑酸中毒，并且与 CPB 后降低的 O_2 递送相结合，这可能增加成人的 CNS 损伤。最重要的是，正如所提到的，pH 统计策略导致过量的 CBF，这可能会增加栓塞负荷。最后，pH-stat 策略与在低压下维持自动调节的能力降低相关。3 项随机对照试验证明了 α-stat 策略在成人神经系统和神经认知结果方面的 1 个小但现在的好处，特别是当 CPB 时间超过 90min 时，因此基于证据的指南现在支持应该接受中度低温 CPB 的患者使用 alpha-stat pH 管理（I 类，A 级）[8]。

（四）血细胞比容和启动

在 20 世纪 60 年代，引入了初级晶体（葡萄糖中 5% 水溶液，或 D5W）作为常规全血素的替代品。用这种方法观察到氧合效率的提高和终末器官并发症的减少[9]。现在，血液稀释通常用于所有成人和儿科心脏手术，血细胞比容（Hct）维持在 20%～25%。在 CPB 期间。血液稀释对血液黏度有重要影响，主要是在半径小且剪切速率低的毛细管水平。毛细管水平的低流量增加了血液的黏度，进一步增加了阻力，但这种效果与血液稀释的效果相抵消。

在大多数中等血液稀释水平下 O_2 含量的下降可以通过增加心输出量（CO）来补偿，因此总 O_2 递送（$CO \times O_2$ 含量血液）增加。低温使血液稀释的影响复杂化，因为降低的温度导致黏度增加并诱导血管收缩。

CPB 的最佳 Hct 仍然是 1 个具有重大争议的话题。Spiess 及其同事[10] 对 Hct 对心脏病患者入住重症监护病房（ICU）的影响的事后评估显示入院 Hct 与 Q 波心肌梗死（MI）风险呈负相关。另一方面，研究表明，< 20% 的 Hct 可能与器官血流的异常分布有关，并且 < 15% 的 Hct 可能导致冠状动脉血流远离心内膜下的心肌分布不均匀。残留冠状动脉狭窄的存在[11]。接受隔离 CABG 的连续患者的回顾性观察研究表明，较低的最低 Hct 与肾损伤[12] 和死亡率的显著增加相关[13, 14]。这些关系也得到证实，对于 CPB 期间 Hct 低的患者，如果没有接受任何输血，则可以区分这不是这些患者可能接受的血液制品的影响[15, 16]。由于过量的血液稀释也会增加 CBF，因此可能会导致 CBF 平行增加。微栓塞，因此理论上可能是 CPB 后神经系统损害的 1 个原因，并且 Hct 较低时观察到卒中风险增加在 CPB 上[17]。

大多数中心使用平衡盐溶液灌注 CPB 回路，添加或不添加胶体溶液如 pentastarch。婴儿和儿童通常需要直接添加血液，这取决于启动旁路后的预期 Hct（根据标准列线图计算）。初免的其他添加剂可包括钙、甘露醇和药理学试剂，例如肝素和抑肽酶。患者的循环量和泵初始量要求最小的启动量。虽然主要体积平均为 1L，但有经验的从业者可以在儿科回路中达到低至 200ml。

（五）流速，灌注压力和自动调节

流量通常保持在 2.2～2.5L/（min·m²）的范围内，以在 CPB 期间提供安全范围，因为在该水平下全身血流分布和 O_2 消耗保持正常。在常温下，使用 50～70mmHg 的目标平均血压。根据成人的经验，选择的平均压力应该等于患者的年龄。灌注师可以通过增加或减少血流或通过添加血管收缩剂或血管扩张剂（吸入麻醉剂）来控制压力。在较低温度下，通常认为平均压力为 35mmHg 是安全的，但这些发现存在争议[18, 19]。

虽然大脑只占体重的 2%，其代谢需求需要 15% 的心输出量，提取多达 25% 的输送 O_2。温度是影响 CPB 期间 CBF 的最重要因素。随着温度下降，$CMRO_2$ 呈指数下降，CBF 呈线性下降（图 63-5）。因此，CBF 与 $CMRO_2$ 的比率通过血液稀释进一步促进"繁茂"流动。

CBF 的自动调节也与灌注压的变化有关。在常温下，平均压力为 50mmHg 是大脑自动调节流量的阈值，但在低温（26℃）时，阈值降至 30mmHg（图 63-6）。在深低温（< 20℃）时，压力流自动调节会失去，因为严重的温度降低

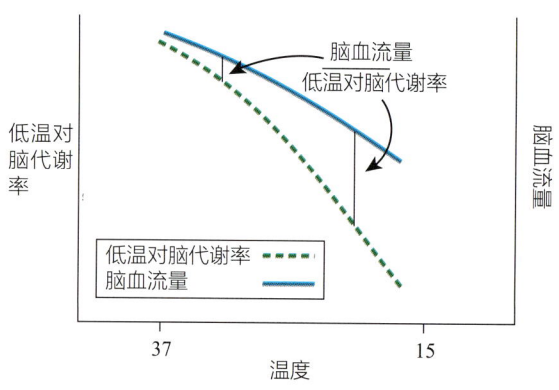

▲ 图 63-5 低温对脑代谢率（$CMRO_2$）和脑血流量（CBF）的影响

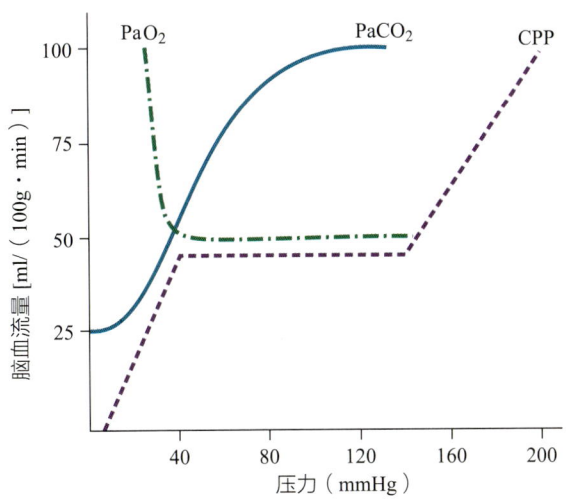

▲ 图 63-6　通过自动调节，脑血流量（CBF）从脑灌注压（CPP）40～140mmHg 不变。其他影响 CBF 的因素包括 PaCO 和 PaO

引自 Kelly BJ, Luce JM:Current concepts in cerebral protection. *Chest* 103:1246–1254,1993. Copyright 1993, American College of Chest Physicians

会损害脑血管松弛，单独脑灌注压的变化会导致 CBF 的相应比例变化。影响 CBF 和 $CMRO_2$ 的其他因素包括血液黏度，颅内压和中心静脉压（CVP），以及血气状态（pH、$PaCO_2$、PaO_2）。CBF 与 $PaCO_2$ 呈线性变化，在 20～80mm Hg 的范围内变化，而 PaO_2 < 50 会导致脑血管舒张，这会超过压力 - 流量自动调节。

（六）水泵

用于 CPB 两种常用类型的泵涉及滚子或离心流体推进。对于前者，滚子与轨道中的管道不间断地接触导致流动的非脉动性质（图 63-7A）。根据已知管道直径滚子泵的 RPM 计算流量，从而精确地计算出置换的体积。低压缩将导致流量不足，而过度压缩可能加剧溶血和管道磨损。与使用滚子泵相关的其他复杂情况包括：①由过压和压力引起的空化；②散裂（从内表面释放颗粒）。

离心泵（图 63-7B）是滚子泵的常用替代品，特别是在儿科心脏手术中。旋转叶轮在小轴承上以 2 000～5 000 转 /min 的速度旋转，或者叶片被磁悬浮。这会产生 1 个涡流，将血液吸入泵头并将其推入氧合器。

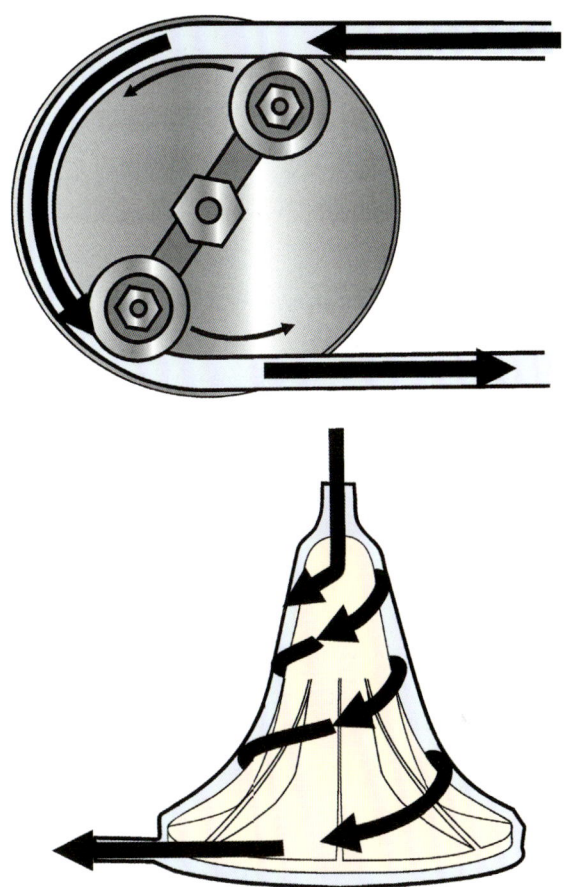

▲ 图 63-7　A. 双滚轮泵的旋转臂定向为 180°，就像车轮上的辐条一样。线轴形滚子位于臂的末端。一段管子被锁定在 210° 的部分，圆的外圆周处的弯曲轨道内；B. 典型的离心泵具有锥形外壳，其具有上入口和单个下出口。内腔包含旋转的同心光滑锥体或翅片，安装在中央叶轮上。箭表示血流方向

该装置的优点包括其相对小的灌注量和可靠性（与滚子泵装置相比具有更少的技术故障）。然而，对于滚子泵，来自患者的对储存器的静脉排放取决于重力排放，离心泵不受该动作的约束。离心泵中的流量取决于预加载和后载，并且不能仅根据计算的每分钟转数进行预测，因此在线流量计是必不可少的。除了他们的费用（每箱 150 美元），这些装置易受气锁影响，因此灌注时需要警惕。另一方面，这可能是保护性的，因为通过无意的泄漏将大量空气泵入患者的可能性较小，并且线路不会因远端阻塞而过压，如滚子泵所发生的那样。这些装置也没有阀门，并且如果旋转在没有夹紧流出的情况下停止，则动脉线的快速逆行流动在几毫秒内发生，可能使患者放

血。最后，滚子泵可以手动操作，但离心泵停电可能是 1 场灾难。

最近的 1 项 Meta 分析比较了 CPB 的滚轮泵与离心泵，其中包括 18 项 1 868 例患者（主要是分离的 CABG）的随机对照试验，发现血液学变量、失血和输血、神经系统，或死亡率结果无显著差异（尽管不适合汇总分析）[20]。

（七）心脏切开术

心脏切开术血液是 CPB 期间在胸部伤口中收集的血管外血液。通常，来自伤口腔的血液通过吸盘装置被吸出并转移到心脏切开术储器中。由于伤口中组织的紧密接近以及收集颗粒物质的可能性，过滤器和消泡室被结合到心切开术贮存器中。机械损伤（例如溶血）可能由吸盘上的空气-血液界面以及滚子泵的压缩效应引起。来自心脏切开术抽吸的其他机械并发症包括颗粒栓塞的形成，包括纤维蛋白、变性蛋白质和脂蛋白的大颗粒、脂肪球、血小板和白细胞聚集体、钙、细胞碎片、滑石和缝合材料。

（八）心脏排气

心脏排气涉及从心脏积极抽吸血液，从而形成无血区以促进可视化。几乎所有涉及 CPB 的心脏手术都需要某种形式的排气，主要是为了辅助可视化，同时也避免心室膨胀。当主动脉被交叉钳夹并且停止冠状动脉循环时，仍存在可变量的非冠状动脉侧支，特别是与支气管动脉血流和相关。由于血液通过右心脏、肺部和左心脏的持续运输，血液也可以通过心脏发生。心脏排气的潜在部位包括肺动脉、肺上静脉、左心房、左心室和升主动脉。

（九）插管

1. 静脉插管

虹吸产生从静脉循环抽血所需的负压。引流的决定因素包括患者在静脉储液器上方的高度、患者的血容量、管的阻力以及套管尺寸（因为这是静脉回流的最窄部分）。增强静脉回流是指使用在静脉管线和储液器之间串联插入的泵（如离心、动力辅助静脉引流）或对封闭的储液器施加真空（真空-辅助静脉引流）。

在大多数心脏手术的情况下，静脉插管直接通过右心房。Bicaval 插管是指使用两个单级插管，通常通过右心房壁引入上腔静脉（SCV）和下腔静脉（IVC）。Cavoatrial 插管涉及使用两级静脉插管，插入心房附件区域的右心房，插管的尖端指向 IVC。套管在右心房水平处构造有有孔的篮子，以允许从冠状窦和 SVC 收集血液。当需要"无气"的右心房时，如在三尖瓣手术中使用 Bicaval 插管。在二尖瓣手术中也是优选的，当右心房的收缩和收缩可能导致 SVC 血液返回的折中和 CVP 的升高。在双腔插管期间将止血带放置在 SVC 和 IVC 周围允许整体而不是部分旁路。通过部分旁路，静脉血的一些返回仍然通过三尖瓣并随后通过肺循环。偶尔在一些儿科病例或复杂的成人或再次手术中，有必要直接插入无名静脉、颈静脉或 SVC。静脉通路的替代部位包括股静脉、髂骨和腋静脉。

应选择套管尺寸，使得套管上的预期压降≤根据泵上方患者身高和患者血容量施加的虹吸压力。如果不遵循这一原则，CVP 可能会增加，这可能会影响脑灌注压。像主动脉套管一样，静脉套管通常是钢丝增强的，并且尖端可以由薄金属构成，以优化内径与外径之比。

2. 动脉插管

氧合血通过特殊设计的动脉插管返回动脉循环，动脉插管有多种配置。套管特征包括它们的长度、直径、尖端的方向（直角或直角）、凸缘的存在和远端逐渐变细。动脉插管是氧合器后 CPB 回路中最窄的部分，因此它是最高电位梯度的位置。＞ 100mmHg 的梯度可能与溶血有关。最后，虽然套管的大小和形状尚未显示影响经颅多普勒检测到微栓子的速率[21]，但设计概念，如扩散流动的喷砂效果的尖端，差异流向弓形血管，已经引入了用于捕获碎片的远端筐，以至少在理论上最小化套管可能对动脉粥样硬化有贡献的可能性。

升主动脉插管的并发症包括主动脉壁内血肿和夹层（0.01%～0.09%），直接来自套管的动脉粥样硬化或射流效应、颈动脉低灌注、空气栓塞、主动脉后壁损伤，以及误导套管尖端向后穿过主动脉瓣（导致严重的主动脉瓣关闭不全）或向前进入弓形血管或靠近主动脉壁。股动脉插管最常用于再次手术和预期的胸骨粘连。股骨插管的解剖率为 0.2%～3%。通过腹股沟腹膜后剥离术后腹膜后通路可能也是必要的。另一种有吸引力的方法，特别是在主动脉夹层的情况下，涉及使用腋窝插管。与下肢相比，这种动脉不太可能与动脉粥样硬化有关。与腿部血管相比，存在特殊的侧支血流，因此该程序耐受性良好，并且很少导致肢体缺血。如果在主动脉弓中存在动脉粥样硬化疾病，腋窝插管期间的血流方向也有利于非脑栓塞，并且在主动脉夹层的情况下，假腔的不适当延伸和不良灌注的可能性较小[22]。这种并发症的发生率通过短管移植物插管使手术最小化，与直接插管相反，以端对侧的方式与腋动脉吻合。

动脉插管术最令人困惑的问题之一，是广泛性主动脉钙化患者的管理。对于旁路移植术，可考虑采用非体外循环手术。另外，也可采用股动脉或腋下插管术，并伴有室颤、左心通气、动脉移植。第三种可能的策略是将长套管穿刺到动脉粥样斑块外，再穿刺至降胸主动脉。

Borger 和 Feindel[23]证明，用长管插管在脑血管外进行插管可减少经颅多普勒检测到的脑栓子数量。最后，在极端的情况下，外科医生可能会对脑栓塞进行插管。左心室顶点的静脉插管穿过顶点进入升主动脉，跨越主动脉瓣膜。主动脉外膜扫描已被提倡作为检测主动脉问题的手段，当始终如一地使用，可能会改变手术管理，在以下情况下，可能会改变手术管理插管和钳子部位，以及提供选择进行非抽吸式手术[24]。这种方式在训练有素的人手中是有效的，而且比经食管超声心动图（TEE）和数字触诊更敏感。指南强烈支持术中 TEE 或主动脉超声扫描，以检测出不可触摸的斑块（Ⅰ级，B级），并降低神经系统不良事件高危患者的脑栓塞负荷（Ⅱa级，B级）[2]。

三、病理生理学

（一）非细胞反应

CPB 的病理生理学涉及当血液接触生物材料表面（生物材料依赖性过程），非接触相关过程（如心脏切开术血液收集）和非脉动流动的影响时发生的独特反应。在血液接触 CPB 回路的合成表面的毫秒内，血浆蛋白质被吸附到生物材料上。虽然蛋白质吸附的量、组成和构象可能在表面之间不同，但是没有表面上完全抑制该过程，并且每个表面具有特征性的血液吸附模式。表面进一步暴露于血液会导致接触激活系统的蛋白质活化（图 63-8）。该系统包含四种原代血浆蛋白：因子Ⅻ和Ⅺ，前激肽释放酶和高分子量激肽原（HMWK）。在带负电荷的生物材料存在下，在因子Ⅻ中发生构象变化，允许其在前激肽释放酶和 HMWK 存在下活化。因子Ⅻa 激活因子Ⅺ并启动内源性凝血途径，随后产生凝血酶并裂解纤维蛋白原以产生纤维蛋白，其由活化的因子Ⅷ交联。因子Ⅻa 还在旁路开始的几秒内激活前激肽释放酶以形成激肽释放酶。激肽释放酶催化 HMWK 向缓激肽的转化，并在纤维蛋白溶解

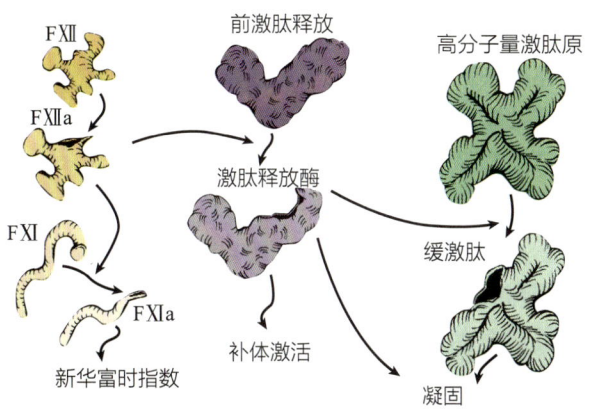

▲ 图 63-8 接触激活系统的蛋白质
FⅪ.因子Ⅺ；FⅪa.活化因子Ⅺ；FⅫ.因子Ⅻ；FⅫa.活化因子Ⅻ；HMWK.高分子量激肽原

系统的活化中起作用。缓激肽在血浆中具有非常短的半衰期，因为它在肺循环[25]和血管内皮中通过血管紧张素转换酶快速代谢[26]。它被认为是增加的关键介质。毛细血管通透性和组织水肿的发展。缓激肽通过刺激内皮细胞NO[26]的释放介导血管舒张，它也可能是脑缺血的重要介质[27]。

CPB期间纤维蛋白溶解系统的活化由组织纤溶酶原激活物（tPA）和纤溶酶 - 抗纤溶酶复合物水平的增加证明。凝血酶和缓激肽通过内皮细胞的直接激活和tPA的释放促进纤维蛋白溶解，这进一步增加了纤溶酶的产生[28]。激肽释放酶通过其催化纤溶酶原转化为纤溶酶的作用激活纤维蛋白溶解系统。尿激酶[29]可能产生导致出血的另1种机制是通过其在CPB期间对血小板受体的直接作用[30]。

在CPB期间通过几种机制激活补体系统（图63-9）。首先，在释放有效的化学引诱剂C3a后吸附到CPB表面的补体（C3）的第三组分通过无活性因子B和备解素连接以产生活性蛋白水解酶C3转化酶。C3转化酶切割第五组分C5以产生活性片段C5a和末端补体复合物C5b-9。通过旁路途径产生补体的其他机制包括激肽释放酶直接裂解C5以产生C5a和纤溶酶直接裂解C3。据报道补体产生直接由内毒素或细胞因子肿瘤坏死因子（TNF）和白细胞介素（IL）-6诱导[31]。在CPB末端形成的肝素 - 鱼精蛋白复合物激活经典补体途径，免疫球蛋白结合在生物材料表面，与C1q复合[32]。

补体的产生对白细胞的招募、中性粒细胞活化标志物的上调和细胞因子的产生起着关键作用。Kirklin小组[33]的研究证实，CPB后心，肺和肾的紊乱功能的发生率和程度可能与补体片段C3a的血浆浓度升高有关。此外，蛋白酶抑制剂抑制末端补体复合物的产生与其相关CPB后缺血再灌注对心肌的有害影响显著降低[34]。

一氧化氮（NO）是1种有效的炎症介质，其在CPB后产生增加。内源性产生的NO可通过形成毒性过氧亚硝酸盐，活化环加氧酶和DNA脱氨作用而引起组织损伤。研究报道CPB后人肺中诱导型一氧化氮合酶（iNOS）表达显著增加，这可能与细胞因子释放有关（如TNF、IL-1、IL-6）[35]。这种诱导也是显示与再灌注损伤继发的心肌抑制有关[36]。

最后，CPB启动一系列导致细胞因子释放的事件。这种反应可能由肠黏膜血流量和细菌移位的变化引发，因为脂多糖（LPS）浓度立即在CPB机构上增加100%，在主动脉交叉钳夹释放后可见另一个显著增加。LPS诱导广泛的免疫效应，被认为是巨噬细胞产生TNF-α的最有效刺激物。TNF诱导单核细胞IL-1产生，TNF和IL-1协同诱导IL-6的产生和释放[37]。IL-6的峰值浓度在CPB结束后几小时发生，在接下来的24h内逐渐下降至术前水平[38]。

研究人员证实了CABG手术后IL-6释放与

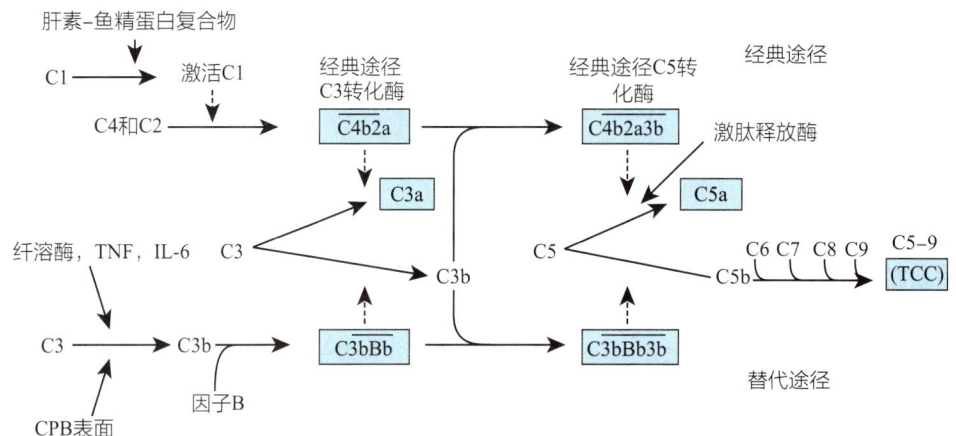

▲ 图 63-9　体外循环（CPB）期间补体激活的机制
IL-6. 白细胞介素 6；TCC. 末端补体复合物；TNF. 肿瘤坏死因子

心肌功能障碍之间存在相关性[39]。TNF 可能在心肌局部释放，这可能与缺血后心肌顿抑有关[40]。Jansen 及其同事[41]证明在释放主动脉交叉钳夹后可以检测到 TNF 的升高。TNF、IL-6[42]、和 IL-8 水平也与血清肌钙蛋白水平升高所反映的交叉钳夹持续时间和心肌损伤程度相关[42]。

（二）细胞活化：血小板，内皮细胞，白细胞

尽管 CPB 期间的细胞事件受到生物材料产生独特可溶性产物活化的动态性质影响，但它们是受非吸收在非内皮表面上的蛋白质组成更显著的影响。表面吸附的纤维蛋白原是血小板在异物上积累的关键介质。如果结合的纤维蛋白原保持构象使得分子的功能结构域可被活化的血小板糖蛋白（GP）Ⅱb/Ⅲa 受体识别，则血小板与人工表面的黏附力随着吸附的纤维蛋白原的表面浓度的增加而增加。后一种相互作用可能是介导 CPB 期间血小板消耗的最重要因素。吸附纤维蛋白原的三维构象也影响血小板聚集的程度。

CPB 与活化循环血小板的比例持续增加有关。CPB 期间血小板活化的激动药包括凝血酶、二磷酸腺苷（ADP）、肝素、鱼精蛋白、活化的补体和纤溶酶。血小板的物理活化剂包括体温过低和心脏切开血液收集的过程。后一种效应可能与心脏血液界面，血液-组织界面或心脏切开术血液中凝血酶产生的暴露有关。

CPB 相关激活最一致的测量指标记录是鸟苷一磷酸（GMP）-140（P-选择蛋白）的表达增加[43]。血小板 GPⅡb/Ⅲa 也可能被激活[44]。血小板微粒，其中 CPB 后流式细胞仪检测可以高效促凝血[45]。CPB 后其他血小板产品增加，包括 β-血栓球蛋白和血小板因子 4（PF4）[46]。

在临床 CPB 中，通常可见血小板减少症，血小板计数下降 > 50%，不仅导致血小板黏附到表面，还导致血液稀释，血小板聚集体形成和血小板-白细胞复合物的形成。随着这些变化，CPB 后观察到的最可预测的止血功能改变是血小板功能障碍也就不足为奇了。该过程的临床反应包括与术后失血直接相关的出血时间的普遍延长[47]。ADP 和肾上腺素的血小板聚集一直是异常的[48]，并且对凝血酶激动药受体肽（TRAP）的反应降低，与受体敏感性降低一致[49]。

内皮层是与 CPB 相关的许多细胞反应的前线。现在很明显，这些细胞的活化介导了许多有害过程，如再灌注损伤。细胞因子的产生是内皮细胞活化的主要原因，主要是因为它们上调中性粒细胞-内皮细胞结合所必需的受体[50]。内皮细胞经历细胞间黏附分子（ICAM）和 E-选择蛋白的上调。后者与静息多形核白细胞（PMN）上存在的整联蛋白 CD11a/CD18 结合。PMN 和单核细胞可以通过上调整合素 CD11b/CD18 复合物[51]来激活，该复合物也可以与内皮细胞上的 ICAM 结合[52]。可溶性 P-选择素的急剧上升证明了进一步的细胞活化，伴随着下降。可溶性 E-选择素和增加的弹性蛋白酶释放[53]。白细胞在 CPB 期间与血小板相互作用，作为全身炎症的另一种手段。

血小板表面 GMP140 增加对于介导血小板和单核细胞或 PNM 的复合物形成至关重要[52]。单核细胞-血小板结合物从 18% 增加至 44%，而 PMN-血小板结合物仅略微增加[52]。

（三）非生物材料相关激活

心脏切开术血液暴露于伤口表面可能是 CPB 期间凝血酶生成的最重要来源（图 63-10）。2 种因素导致心脏切开术血液中持续的凝血酶生成。首先，心脏切开术血液中的肝素水平远低于全身血液中的肝素水平[54]，因为肝素可能与非血浆成分如血小板或碎片结合，并且可能被 PF4 消耗。此外，存在的任何肝素都不能完全抑制凝血酶，尤其是与纤维蛋白结合的凝血酶[55]。其次，凝血酶通过除内源途径之外的凝血途径产生，并且这些凝血酶不太有效地被肝素抑制。伤口表面和活化的单核细胞表面上的组织因子与凝血因子一样[56]，与 X 因子的单核细胞 CD11b 活化一样[57]。心脏切开血液也有助于纤维蛋白溶解诱导[58]；这可以增强心脏切开术后血液再次给药后的全身性纤维蛋白溶解，并且还被认为是术后出血的一个因素。

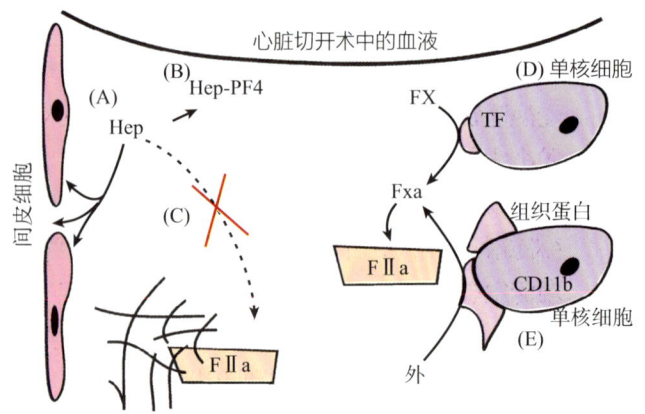

◀ 图 63-10 促进心脏切开术中凝血酶生成的机制

由于（A）与伤口表面的结合和（B）与血小板因子4（PF4）的结合，肝素（Hep）水平降低。肝素也是无效的，因为（C）它不能抑制血栓结合的凝血酶。凝血酶的产生通过其他单核细胞依赖性过程发生，例如（D）组织因子和（E）组织蛋白酶/CD11b 复合物介导的因子 X（FX）活化

四、肝素 – 鱼精蛋白轴

（一）肝素：药理学、剂量和并发症

源自牛或猪肠黏膜的肝素是由 D- 葡糖胺和糖醛酸的交替残基链组成的糖胺聚糖。肝素通常以其未分级形式使用（UFH）由分子量在 1 000 和 30 000Da 之间的谱组成，平均值为 15 000。ATⅢ是凝血酶的天然抑制剂，但作为辅助因子的肝素加速这种作用超过 4 000 倍。肝素的作用通过具有与 ATⅢ的高亲和力结合序列的独特的五糖序列来解释。还存在 18 个五糖单元部分，其允许同时结合 ATⅢ 和凝血酶。然后肝素能够从这种三元复合物中解离，从而在循环中重复使用。UFH–ATIII 复合物可以催化因子Ⅱa（凝血酶）、Ⅸa、Ⅹa 和 Ⅺa 的抑制[59]，但它们对因子Ⅻa 几乎没有影响[60]。肝素作为抗凝剂的其他作用包括促进凝血酶抑制作用。肝素辅助因子Ⅱ，其通过肝素介导的组织因子途径抑制剂的释放来抑制外在途径。最后，有证据表明肝素对凝血的主要抑制作用是通过抑制凝血酶诱导的因子 V 和 Ⅷ的活化[61]。

肝素的清除率受其分子大小的影响，高分子量的种类比低分子量的种类更快地从循环中清除。UFH 通过 2 个阶段清除：快速饱和阶段和一阶机制的较慢阶段。因此，抗凝血反应不是线性的，而是随着剂量的增加而增加强度和持续时间[62]。注射后，UFH 被许多血浆蛋白结合，包括富含组氨酸的糖蛋白、PF4、玻连蛋白、纤维连接蛋白和血管性血友病因子（vWF）。这有助于抗凝血剂对固定剂量肝素的反应性和肝素抗性的实验室现象。UFH 与内皮细胞和巨噬细胞的结合也有助于其复杂的药代动力学。

在 CPB 期间，肝素通常以高达 300U/kg 的大剂量使用，目的是实现并维持 400～480s 的目标活化凝血时间（ACT）。尽管是自动化的，这种相当原始的测试包括将 1 份全血添加到含有血液活化剂（硅藻土或高岭土）的试管中。在 Hemochron ACT 装置中（International Technidyne Corp., Edison, NJ），当形成血栓时，检测到管中的小磁体的移动阻力并且计时器停止。HemoTec ACT 装置（Medtronic HemoTec, Englewood, CO）使用高岭土作为活化剂，使用塑料柱塞进行连续混合。在光学上检测到血栓形成后没有柱塞掉落，并且计数器停止。

肝素可能有助于手术后的出血素质，与其作为抗血栓形成的作用无关。UFH 可直接引起血小板功能障碍[63]或通过与 vWF 结合的能力。在 CPB 开始之前，肝素作为促纤维蛋白溶解剂具有独立的作用[64]，这可能与其激肽释放酶系统的激活有关。

两种形式的血小板减少症与肝素给药有关，与 CPB 无关。第一种是良性可逆性非免疫性血小板减少症，其立即响应肝素的中断，并且可能与肝素直接弱激活血小板有关。第二个更严重的反应是 IgG 介导的免疫性血小板减少症称为肝素诱导的血小板减少症和血栓形成（HITT）。该综合征继发于结合 FcγⅡ受体的 IgG 的血小板活化[65]。血小板表面的肝素 –PF4 复合物是负责的靶抗原。

血小板活化与微粒释放有关，可能导致继发性血栓形成素质[66]。

HITT 通常在肝素治疗开始后 5~10d 开始，但是最近的数据表明，在先前接触过的患者中，肝素开始后 10h 内可以检测到它。这种快速反应不是回忆免疫反应的结果，而是这些患者继续使用循环抗体最多 100d[66]。一般来说，1% 的肝素化患者会在 7d 和 3d 发生 HITT 虽然血小板减少症可能是明显的，但是当存在不明原因的血栓形成时，外科医生必须警惕术后血栓中的正常血小板计数，此时反应性血小板增多症应该是明显的。

HITT 的诊断应考虑用 aHITT 的阳性 ELISA 检测以及中到高预测试概率分数。这个预测概率得分，称为"4T"，对各种聚集因子进行加权，包括血小板减少症、血小板计数下降、血栓形成事件的时间，以及排除血小板减少症的其他可能原因[68]。ELISA 是对 HITT 高度敏感但不具有特异性，如果强烈怀疑该疾病，应通过测量患者血清暴露后供体血小板中放射性标记的 5-羟色胺的释放来确定[69]。值得注意的是，与接触肝素的其他患者相比，由于某些原因，心脏手术患者更经常进行阳性 ELISA 检测，而实际 HITT 患者的百分比较少[68]。HITT 患者的手术方法取决于预期手术的紧急程度。在选择性情况下，当有 HITT 病史的患者的手术可以推迟（> 100d）时，

肝素给药应该是主要策略（图 63-11）[70]。如果不能推迟手术，可以考虑采用非体外循环技术避免 CPB，但在吻合术中仍需要某种形式的抗凝治疗。各机构应在 HITT 在场的情况下制定 CPB 应急管理战略。血小板-"麻痹"药物，如前列环素可用于仔细滴定药物以达到最佳血小板聚集抑制，以最大限度地减少伴随的低血压[71]。在 UFH 的替代品中，低分子量肝素（LMWH）不是适用于与 UFH 的免疫交叉反应性 > 90%，而含有 LMWH 的 CPB 与明显的出血有关[72]。肝素类 danaparoid（Orgaran，NV Organon，荷兰）抗体交叉反应性 < 10% 临床交叉反应性 < 5%[73]，因此可能有用，但没有中和剂可用，并且由于 danaparoid 的半衰期长，使用后必须预计会出现大量出血[74]。Ancrod（Viprinex，Abbott Laboratories，Canada）来自蛇毒的去纤维蛋白原。这种药物的临床经验是有限的，它的缺点包括它既不阻断凝血酶的产生也不阻止血小板活化，它是抗原性的，并且需要 12h 的延迟以达到完全的效果。

不依赖于 AT Ⅲ 的凝血酶抑制剂如水蛭素，比伐卢定和阿加曲班有望成为这些困难情况下 CPB 管理的最佳替代品。重组水蛭素（Refludan，Hoechst，Kansas City，MO）结合凝血酶的催化和纤维蛋白原结合位点。它已成功用于临床 CPB[75] 和深低温循环停滞[76]。该药物可用 ecarin

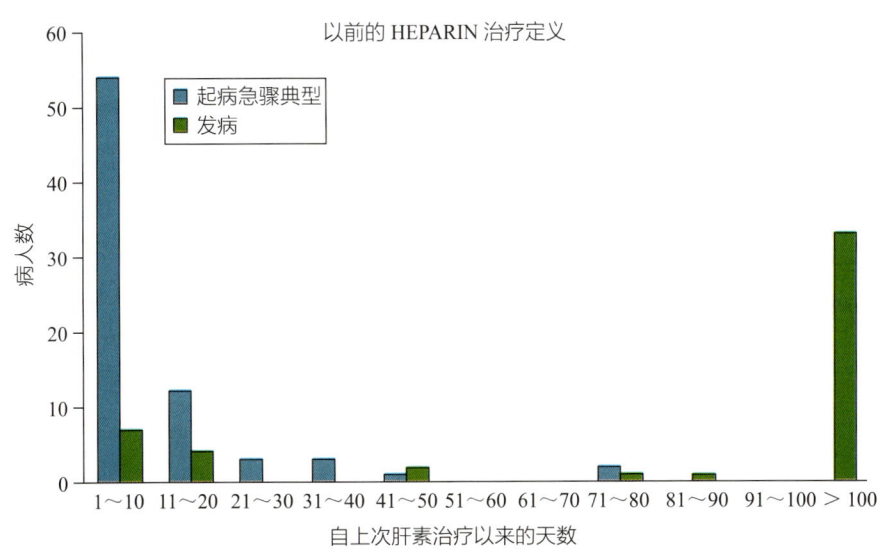

◀ 图 63-11　与先前肝素治疗相关的肝素诱导的血小板减少症的时间模式。先前肝素治疗发生 > 100d 的患者均未发生快速发作的血小板减少症

引自 Warkentin TE, Kelton JG: Temporal aspects of heparin-induced thrombocytopenia. *N Engl J Med* 344:1286–1292, 2001. Copyright 2001, Massachusetts Medical Society

凝血时间监测[77]。Argatroban 也特异性结合凝血酶的催化位点。它相对于水蛭素的潜在益处与其较短的半衰期（15～30min，而水蛭素为30～60min）有关，这补偿了其缺乏逆转剂。这种药物已被用于 CPB[78]，但在给予普遍推荐之前需要更多的经验。比伐卢定已被证明与肝素用于体外循环手术一样安全[79]，并且由于半衰期较短，它可能比水蛭素更容易使用[80]。更新的指南建议使用比伐卢定而不是其他非肝素抗凝剂或肝素加急性或亚急性 HITT 急性心脏手术患者的抗血小板药物（2C 级）[81]；然而，如果预期循环停止或低流量，这种药物是不安全的，因为在氧合器中会发生凝血[82]。

（二）鱼精蛋白：药理学，并发症

鱼精蛋白是源自鲑鱼精子的聚阳离子蛋白质。鱼精蛋白上的正电荷与肝素分子的负部分离子结合，将其与 ATIII 分离并产生稳定的沉淀物，其迅速从循环中清除。静脉内给予药物，给药肝素的固定比例为 1～1.3mg/100U。最常见的问题与鱼精蛋白有关的是肝素反弹，这是术后出血的常见原因。这种现象与第一剂鱼精蛋白清除后肝素从血浆蛋白和内皮细胞的延迟解吸有关。它通常在到达 ICU 后 2～3h 变得明显，并且其存在通过增加胸管损失以及 ACT 或凝血酶时间的新延长来反映。手术后常规添加鱼精蛋白滴剂可以避免这个问题。

鱼精蛋白具有直接的抗凝血酶作用。然而，这种效果仅在极高剂量下才能看到。已经证实，预先形成的血小板活化抗鱼精蛋白 – 肝素抗体在不明原因的早期和长期术后血小板减少症的病例中是致病的[83]。低血压是鱼精蛋白给药的另 1 个常见后果，特别是对于快速静脉内给药。这种速率相关效应的机制尚不清楚，但在低预载和后载的情况下其幅度更大。鱼精蛋白也可能是几种特异性低血压反应的原因。过敏反应主要由补体和组胺介导。过敏反应涉及 IgE 介导的组胺和其他血管活性介质的释放。2 种反应的特征在于在低填充压力下存在水肿、荨麻疹和支气管痉挛。与鱼精蛋白相关的低血压最严重的形式是灾难性的肺血管收缩。与其他两种特异性鱼精蛋白反应形式相反，这种综合征可能与支气管痉挛有关，而肺动脉高压则与 CVP 升高有关。该机制可能与补体激活、PMN 活化和血小板血栓素 A_2 释放的 IgG 释放有关[84]。理论上，有鱼精蛋白反应风险的患者包括先前输精管切除术、先前接触过鱼精蛋白的患者，或以前暴露于含鱼精蛋白的胰岛素。

当提前检测到鱼精蛋白的问题时，心脏外科医生必须考虑替代策略。在低风险的小病例中，使用类固醇预先给药（至少提前 12～24h）和组胺阻断药可能就足够了。应给予小剂量试验（5mg）以确保安全。由于肝素的半衰期延长，在 CPB 所需的大剂量后避免中和可能是困难的。重组 PF4 作为鱼精蛋白的替代品已显示出前景[85]。

在 CPB 期间肝素化 ACT 为 400～480s 的理由是基于早期工作，该早期工作证明在 ACT 的这个水平，在该回路中没有发生血栓形成的总体证据。然而，许多研究人员对使用 ACT 作为 CPB 期间抗凝的金标准的有效性表示怀疑。特别是，有明确的证据表明 ACT 不能准确反映肝素水平，特别是在长期 CPB 后，以及其他因素，如体温过低、血液稀释和药物（图 63-12）[86]。Hepcon 装置（Medtronic HemoTec, Englewood, CO）由一系列 ACT 比色皿组成，其中含有逐渐增加的鱼精蛋白剂量，可用于精确计算循环肝素水平。可以精确计算具有目标肝素浓度的患者特异性术前标准曲线。有趣的是，使用这种技术，肝素总需求量更高（25%）。然而，CPB 期间的因子消耗减少，最可能与抑制低级凝血有关。在临床试验中，这项技术还使得到达 ICU 的出血时间缩短，这与血液产品使用减少有关[87]。固定效应 Meta 分析模型分析标准与滴定的鱼精蛋白给药后确认术后明显减少后一种策略出血[88]。

五、药理学和血液学注射剂可以最大限度地减少后果

随机对照试验证实白细胞耗竭成功降低 IL-2、C3a[89]、IL-6 和 TNF[90]。这种策略似乎也可以减少心肌损伤并降低围术期心房颤动的发生率[89]。

类固醇广泛用于抑制慢性炎性疾病中的炎

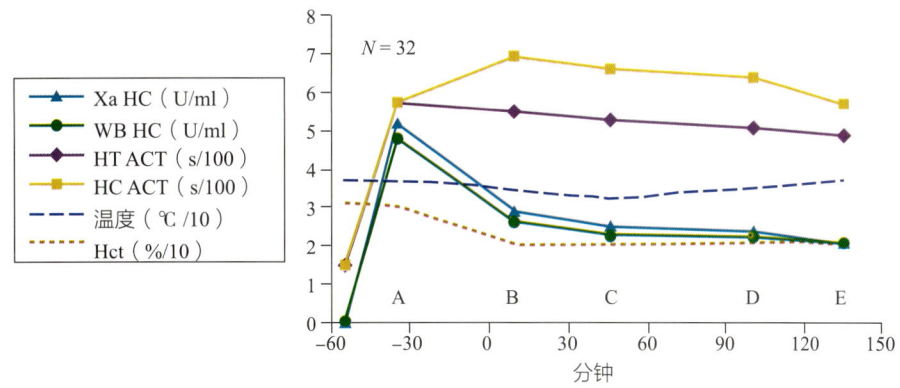

▲ 图 63-12　体外循环（CPB）患者的生理和血液学平均值的时间过程

对于 Hemochron（HC ACT）和 Hepcon（HT ACT）测定，活化凝血时间（ACT）的平均值以秒/100 表示。血浆当量肝素浓度（WB HC）和抗 Xa 血浆肝素浓度（Xa HC）以单位/毫升表示。血细胞比容（Hct）值表示为百分比除以 10（%/10），核心体温（Temp）以摄氏度表示除以 10（℃/10）。将衍生的生理和血液学变量的平均值绘制为时间的函数，以分钟为单位。第二阶段时间点在肝素给药之前开始，然后在以下各项之后 10min 开始：给予肝素（A），开始 CPB（B），实现低温（C），复温（D），并在即将停止 CPB 之前（E）（引自 Despotis GJ, Summerfield AL, Joist JH, et al: Comparison of activated coagulation time and whole blood heparin measurements with laboratory plasma anti-Xa heparin concentration in patients having cardiac operations. *J Thorac Cardiovasc Surg* 108:1076–1082, 1994. Copyright 1994, Mosby-Year Book Inc.）

症。在 CPB 期间，类固醇钝补体激活，糖蛋白 CD11b 上调[91]，和组胺释放[92]、TNF、IL-8[93]、IL-694、和中性粒细胞弹性蛋白酶[95]。最后，类固醇降低 CPB 期间的气道 NO 浓度[96]，与抑制支气管上皮 iNOS 表达相容。类固醇也被证明与降低的 CK MB 有关[97]。这些炎症的抑制可以解释这些药物对 CPB 后血流动力学的稳定作用。与预期相反，类固醇的使用尚未证实与心脏手术中的术后伤口感染有关[98]。3 项 Meta 分析未能证明死亡率和发病率方面的任何其他主要益处，而不是降低发生率。术后心房颤动[98-100]对于成人心脏手术患者，常规给予类固醇仍然存在争议，但小儿外科患者并非如此。至少有 40% 的中心常规给予类固醇，特别是新生儿和深低温循环停止的病例[101]。

尽管抑肽酶具有抗炎作用，但由于对其可能的促血栓形成作用的持续争论，其使用受到了严格的审查[102]。

六、生物材料相关的战略，以尽量减少血液激活

生物材料依赖性策略涉及选择由具有增强的生物相容性的生物材料组成的 CPB 电路。寻求用于构建 CPB 电路的理想生物材料基底已经达到了 3 种类型的表面修饰，这些修饰要么已经在人体试验中测试，要么处于临床评估的边缘。

（一）生物膜模仿

已经开发出一种生物材料，其模仿天然细胞膜的抗血栓形成行为。它涂有磷酸胆碱衍生物，磷酸胆碱是在生物细胞膜外表面发现的主要脂质头部组分[103]。体外数据证明了这种改良表面（Memsys, Sorin Biomedica）抑制纤维蛋白原的功效。吸附和血小板沉积。其他生物相容性涂覆的 CPB 电路包括透明质酸（Vision HFO-GBS-HF, Gish Biomedical, Rancho Santa Margarita, CA）基于无肝素涂层和 Bioline 涂层（Quadrox, Maquet-Dynamed, Hirrlingen, Germany）。磷酸胆碱涂层、白蛋白 - 肝素涂层或合成聚合物涂层电路之间可能存在分子水平的差异，但除了心房颤动减少和 ICU 住院时间缩短外，这些系统之间没有显著的临床益处[104]。

（二）肝素涂层电路

有 2 种类型的商业相关肝素涂层电路。在第一组中，肝素结合使得它可以从表面缓慢释放到循环中。由 Gott 及其同事开创的原始结合

物[105]作为表面存在，其中肝素与附着于底物聚合物的苯扎氯铵离子键合。在第二组中，肝素通过共价键合永久地固定在生物材料表面上。聚环氧乙烷用作间隔基团，因为其亲水特性和其动态运动进一步抑制血小板相互作用。Carmeda产品（Carmeda，Medtronic，Minneapolis，MN）是该技术用于CPB的商业实例，其中肝素通过终点固定技术共价结合。Trillium Biopassive Surface（Medtronic，Minneapolis，MN）是1种类似的共价涂层工艺，在基材表面包含2种聚合物。第一聚合物用作底漆，与基材表面牢固结合。与底漆结合的第二种聚合物由硫酸盐和磺酸盐基团组成，后者提供负表面电荷，以及与肝素共价结合的聚环氧乙烷链。BioLine（Jostra，德国）是1种混合表面（即肝素释放和肝素固定的组合），其中肝素被吸附到一层固定化多肽通过离子相互作用和共价键的组合来实现。

令人信服的肝素涂层表面的血栓抗性行为的体外证据导致了这样的假设：当使用肝素涂层的电路时，CPB需要不太强烈的抗凝。许多早期临床试验比较了CPB后的结果，其中肝素涂层回路与较低剂量的肝素（1/3～1/2）相比，对照（未涂覆）回路和标准肝素剂量（300U/kg）。优点包括减少围术期出血和输血。在Aldea及其同事报道的1项大型临床试验中[106]，采用了包括肝素涂层回路和减少肝素剂量的综合血液保护策略。这种方法导致输血需求减少，并且通过ICU和住院时间以及通气支持的持续时间来测量显著改善的临床结果。这转化为每位患者约1700美元的成本节省[107]。

尽管这些临床结果令人信服，但在人体试验中，与标准（非肝素包衣）电路相比，在使用肝素包衣电路的标准剂量或减少肝素剂量的情况下，无论是凝血酶的生成还是纤维蛋白溶解，都没有被一致证明在CPB过程中，凝血酶的生成和纤维蛋白溶解都不会减少[108]。因此，很难考虑到低级别血栓形成的潜在风险，有理由降低肝素剂量。此外，患者临床和生化结果的任何测量差异可能与肝素给药量的差异有关，而与表面无关，因为肝素本身可诱导无数细胞和生化变化，如纤维蛋白溶解和血小板功能障碍[64]。由于原发性胺的剂量也必须增加，预计补体激活等变化必须按比例增加。在大多数临床试验中，在相同剂量的肝素包衣环路和标准环路同时使用相同剂量的肝素的临床试验中，除了可能在高危患者中，几乎没有一致的临床获益[109]。

肝素包衣面的有益临床影响几乎完全与肝素包衣面的内在抗炎作用有关。已被一致证明的是，肝素包衣表面具有降低补体活化的能力[110]，与肝素剂量无关。肝素涂层表面的其他证实的抗炎作用包括白细胞表面活化标记物或受体减少[111]，细胞因子产生减少[112]和单核细胞组织因子减少[113]。肝素涂层电路的抗炎作用凝血抑制的缺失可能与其作为HMWK等蛋白质的选择性"蛋白质沉降"的作用有关[114]。表面吸附的HMWK可能在表面肝素存在下与抗凝血酶Ⅲ相互作用，以加强肝素介导的对激肽释放酶的抑制作用[115]。

总之，已经证明肝素涂覆的表面在体外测试中表现出有效的抗血栓形成行为。虽然临床上使用时没有血栓形成能力降低的证据，但有证据表明与补体激活相关的炎症减少，这可能是造成这种情况的原因。CPB后某些临床结果的改善情况。

（三）改良蛋白质表面吸附

另一种依赖生物材料的策略涉及设计用于改变蛋白质吸附特性的表面。该方法的1个实例包括新一代生物材料，其中掺入了表面改性添加剂（SMA）[116]。该添加剂是具有极性和非极性聚合物链的三嵌段共聚物。在制造过程中，SMA迁移到基础聚合物的表面，产生稳定的微域结构。尽管SMA降低血液蛋白和细胞活化的作用机制尚不清楚，但假设微区域表面的交替疏水和亲水区域导致纤维蛋白原的均匀黏附，因此所有可能的血小板相互作用位点表面结合的纤维蛋白原被竞争性阻断。1项随机对照试验[117]，其中患者使用标准控制电路或使用SMA共聚物（SMA-CPB）制备的"尖端到尖端"的电路进行CPB，显示该表面对凝血标记物的影响发生显著变化。纤维蛋白溶解和血小板数量和功能。尽管在两组中仔细匹配肝素剂量，但与对照相比，SMA-CPB显著降低了凝血酶的产生。在较大的临床试验中，Defraigne 和同事[118]证实了 SMA-CPB 相同程度的血小板保存和类似的 β- 血栓球蛋白释放减少。此外，有证据表明在使用 SMA-CPB 回路的组中输注血小板和新鲜冰冻血浆的需求减少。

Terumo Corporation（日本东京）开发了 1 种 CPB 电路的表面具有类似于 SMA 的生物相容性特征，因为它被设计成对蛋白质吸附产生积极影响。表面涂有聚（2-甲氧基乙基丙烯酸酯，PMEA），其具有疏水性聚乙烯主链，并且其残基具有温和的亲水性，没有化学官能团如 -OH 或 -NH$_2$。据预测，由于 PMEA 分子的外侧在化学上是无活性的，因此表面几乎不会与血液成分反应。虽然没有人体临床研究，但体外和体内模型有希望的数据支持 PMEA 涂层表面的潜在改善的生物相容性[119]。PMEA 涂层表面吸附蛋白质层组成的分析表明显著下降在吸附的 IgG 量。与未涂覆的表面相比，该发现与血小板计数保持相关，因为表面结合的 IgG 是众所周知的血小板活化剂。PMEA 电路的使用还与 CPB 期间 CD35 阳性单核细胞的显著减少相关[120]。免疫球蛋白的吸附减少也可能是补体激活减少的致病机制。PMEA 降低血浆缓激肽水平，凝血酶-抗凝血酶Ⅲ水平也降低[119]。

七、相关的器官

（一）神经内分泌反应

与 CPB 相关的神经内分泌反应的变化与在非心脏手术中观察到的变化不同。下丘脑-垂体控制下的激素包括生长激素、加压素、肾上腺皮质轴和甲状腺激素系统。CPB 期间和之后生长激素显著增加[121]。血管加压素是肾脏水分排泄和外周血管阻力的关键调节因子，它可能通过释放 vWF 促进内皮细胞活化[122]。心脏手术后血管加压素明显增加 CPB，持续数小时持续升高[123]。这可能是 1 种保护作用，因为术后抑郁水平与血管扩张性休克有关[124]。

CPB 促肾上腺皮质激素明显增加[125]。由于血液稀释，血浆皮质醇总浓度通常在 CPB 开始时立即降低，但后来的值恢复正常或高于基线，并伴有未结合皮质醇的平行增加，提示这种增加与总分泌增加有关[126]。甲状腺激素功能障碍可能在 CPB 后独特的临床反应中发挥作用。研究者证明，虽然促甲状腺激素保持正常，但总 T$_3$ 和游离 T$_3$ 下降，并在术后 24h 内持续低迷，术后 8h 和 24h 内 T$_3$ 逆向上升 4 倍，从而产生病态性甲状腺综合征。

CPB 术后儿茶酚胺类肾上腺素和去甲肾上腺素都会增加，这可能是导致术后严重高血压的原因之一[128]。交感神经系统通过控制胰岛素和胰高血糖素的释放来调节胰腺水平的葡萄糖。CPB 发病后，血糖浓度稳定上升，胰岛素水平下降，胰岛素抵抗高于平均剂量[129]。CPB 期间和之后，肾素水平升高，这与上升有关测定血管紧张素Ⅱ和醛固酮[130]。

在局部释放的激素中，心房利钠因子水平可能在 CPB 期间降低，特别是在术前升高的患者中，但在并发症的情况下可以看到升高的水平[131]。其他局部释放的因子包括与白细胞相关的组胺和血清素。血小板活化[132]，组胺产生血管舒张和低血压，可能有助于 tPA 释放[133]。高剂量类固醇和前列环素输注可以消除其增加[134]。最后，CPB 为前列环素和炎症提供了一致的刺激。类花生酸形成、6-酮-前列腺素 F$_{1a}$（前列环素的稳定代谢产物）[135]、血栓素 B$_2$[136]、和前列腺素 E$_2$ 浓度显著增加[137]。

（二）中枢神经系统损伤

心脏手术期间的脑损伤可能是心脏外科医生最担心的并发症。之后可能发生 3 种主要类型的神经损伤 CPB，但它们之间的区别是模糊的，它们可能反映了基于损伤的位置、程度和持久性的病理变化的连续体[138]。卒中是 CPB 后最容易识别的伤害。其发病率难以确定，但最佳估计约为接受 CABG 患者的 3%[139]。根据胸外科医师协会数据库的信息，这种并发症在女性和老年人中有所增加。隔离瓣膜手术后发生率上升至 8%，CABG 结合其他手术后上升至 11%[140] 原因可能与大血管的巨大栓子有关。卒中与 30d 死亡率显著增加相关，其发生率使住院时间和费用增加一倍[139]。

在高达 3% 的患者中观察到谵妄是 1 种状态，其特征在于在意识状态改变的情况下，混乱和迷失方向。这种并发症可能使住院时间增加五倍[141]。风险因素包括年龄增加、高血压、再次手术、既往有 CABG 病史、肺部疾病、术后贫血、术前认知功能障碍、严重抑郁、酗酒、心房颤动、插管延长和术后缺氧[142]。

认知能力下降（术后认知缺陷，POCD）被定义为记忆力、注意力、精神运动速度或灵巧性的变化。虽然可能会被忽视，但有时患者会认识到无法完成以前容易完成的任务，或者家庭可能会认识到这种无能。定量取决于敏感的神经心理学发现，涉及可重复的测试。Van Dijk 及其同事[143]对 6 项高度可比性研究的汇总分析得出 CPB 后 POCD 的比例为 22.5%（95% 置信区间，18.7%～26.4%）。Newman 及其同事[144]、Robinson 及其同事[145]和 Borowicz 及其同事[146]对 CABG 后 POCD 的研究提供了全面的综述。报告的较大研究发生率在术后早期为 35%～75%，> 6 个月后为 11%～40%。Sotaniemi 及其同事发现即使术后早期变化消失，受影响的个体更有可能在 5 年后出现早期痴呆，因为潜在的神经元丢失可能使个体在未来更容易受到年龄依赖性细胞损失的影响。此外，Newman 及其同事[147]显示，与没有早期缺陷的患者相比，早期表现出显著损害的患者生活质量降低，并且在 5 年时更可能受损。

CPB 后犬和人脑组织的 1 个特征性病理学发现被称为小毛细血管和小动脉扩张（SCADs）（图 63-13）。这些被认为是脂肪、颗粒或气体栓子的部位[148]。CPB 期间患者的经颅多普勒研究证实了脑循环中栓塞物质的频繁发生。此外，Brown 及其同事在尸检研究中发现脑栓塞负荷与 CPB 的长度成正比[149]。POCD 与视网膜微栓子在荧光血管造影上存在直接相关性[150]。磁共振成像立即 CABG 即使在低风险患者中也确定了全脑性肿胀[151]。最后，有强烈的实验证据表明，心脏切开抽吸血液可能是最重要的脂质栓子来源[152, 153]。最近 2 项临床试验对于加工心脏切开术血液是否对神经认知结果有影响有不同的结果，但这种干预确实导致术后显著增加出血和输血，因此开颅血液处理是否安全是有争议的[154, 155]。

然而，最近心脏手术后 CPB 与神经认知功能障碍的关系受到质疑。首先，在神经认知功能障碍的发生率方面，几项前瞻性随机对照试验未能显示与泵外手术相比的非体外循环的明显益处[156]。其次，显示出患有冠状动脉疾病的非手术对照人群正在接受治疗治疗或经皮介入治疗的神经认知率与接受体外循环 CABG 治疗的患者相同[157]。最后，使用神经认知测试作为衡量指标是值得商榷的，因为这些评估从未被设计为事后测试。

（三）肺功能障碍

虽然 12% 的患者在 CPB 后出现轻度肺损伤，1.3% 患有明显的急性呼吸窘迫综合征（ARDS）[158]。这个问题在老年人、肥胖成人和心输出量低或肺动脉高压患者中更常见，并且不久之后 CPB[158]。在大多数 CPB 相关肺损伤病例中，完全恢复，但严重肺损伤的死亡率 > 50%[159]。肺损伤的临床表现包括肺泡 - 动脉氧压增加差异和肺分流分数，以及功能残余容量的减少。可能存在肺血管阻力增加以及肺通透性增加的证据[160]。CPB 相关肺损伤的原因似乎与部分 CPB 诱导的缺氧无关，因为支气管循环足以预防坏死[161]。然而，有明确的证据表明支气管肺泡灌洗增加导致肺部炎症增加液体激活的中性粒细胞[162]增加基质金属蛋白酶和髓过氧化物酶水平[163]和增加的 IL-8 和弹性蛋白酶[164]，所有这些都可能导致肺超微结构

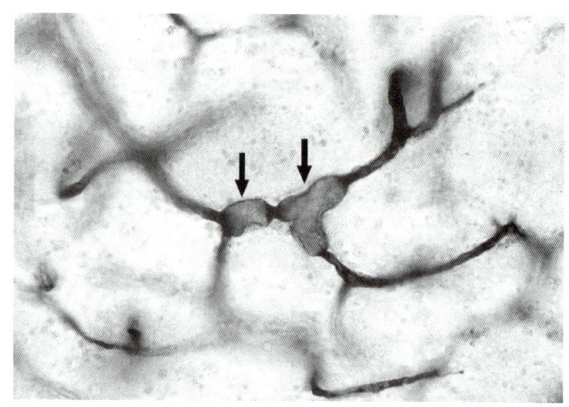

▲ 图 63-13 大脑切片的死后标本，显示体外循环后的小毛细血管和小动脉扩张（箭）

由 Dr. Dixon Moody, Wake Forest University 提供

的破坏[165]。这最终可导致内皮细胞肿胀、血浆蛋白和碎片的外渗、蛋白水解酶的释放、肺泡与炎症细胞的充血，以及大量间质性肺水肿和改变的气体交换。

在心脏手术期间未经证实有益于保护肺部的因素包括非体外循环手术[166]、类固醇[167]、在CPB期间维持机械通气[160]、和温度管理的改变[160]。肝素涂层电路已被证明可以改善肺顺应性和肺血管阻力，当使用低肝素方案时可以看到特别的改善[106]。在CPB期间维持肺灌注（Drew-Anderson技术）是指使用患者自己的肺作为氧合器并供应只有双心泵功能，这可能有一些临床益处[168]，但其实用性并未得到普遍接受。

（四）肾功能不全

来自围术期缺血研究组多中心研究[169]的数据显示，在泵上CABG后，术后肾功能不全的发生率为7.7%，所有患者中有1.4%需要透析。肾功能不全与住院和ICU住院率和死亡率增加有关，强调其临床意义。尽管非脉动性流动和阻塞性动脉粥样硬化微栓子等因素可能有所贡献，但与CPB相关的弥漫性炎症改变可能对肾脏具有独立的毒性作用。

在CPB期间，已提出许多策略作为潜在的肾保护措施。白细胞减少已在1项前瞻性随机对照试验中显示，以减少对连续呋塞米输注和肾脏替代治疗的需求[170]。甘露醇是一种流行的利尿剂，如果以10~30g的剂量加入，可以增加利尿。在小儿心脏手术后，这种药物也被证明可以保持肌酐水平和降低尿白蛋白排泄率[171]。在高剂量患者的几项随机对照试验中评估了肾脏剂量多巴胺（2~3μg/kg/min）。肾衰竭的风险，结果一直存在争议[172]。Fenoldopam，一种选择性多巴胺-1受体激动药，在1项随机对照试验中显示可以保护肾功能，这可以通过较低的急性肾损伤率来证明，特别是那些需要正性肌力支持的患者[173]。心脏手术期间肾脏保护具有前景的其他选择包括避免输血[174]和早期开始他汀类药物治疗[175]。使用非体外循环技术尚未得到明确证实降低心脏手术后肾功能不全的发生率[166]。

八、体外临时心肺支持

随着时间的推移，提供长时间外部心肺支持的能力成为可能改进的氧合器，减少血液创伤。这种策略通常被称为体外膜肺氧合（ECMO），其首次报道成功应用于创伤后ARDS[176]。该应用随后于1979年在更大的ARDS队列中进行随机对照试验，但生存结果为与对照组相同或更差，可能是因为技术问题和出血并发症[177]。

另一方面，在新生儿中，有人提出ECMO在呼吸衰竭中的目标是不同的，因为只有在持续的胎儿循环得到解决之前才需要临时支持。这一假设源于1975年报道的第一次新生儿存活[178]。该策略随后在该人群的试验中得到了强有力的证实，使其成为标准疗法。目前，全球最常见的ECMO应用是先天性膈疝的新生儿[179]。

随后技术、经验和套管的改进为其成年人使用兴趣的复兴提供了理由，并提供了更明智的早期应用。CESAR试验为ICU在严重肺功能衰竭患者中，出院的长期生存提供了第一次强有力的支持[180]。参与组织在登记处报告全球病例，并且每年的数量一直在稳步增加[179]。在H1N1危机期间，病例出现了特别高潮，据报道这个极度不适的人群中存活率高达70%，进一步巩固了这一战略的可信度[179]。

（一）临时支持的适应证和选择

肺支持的机械手段（不包括传统的支气管内通气）可用于CO_2去除和（或）O_2递送。它可用于可逆性肺损伤的短期情况，其主要目标是去除CO_2（呼吸透析），例如COPD恶化。当预计最佳药物治疗的死亡率＞80%时，患有严重潜在可逆性呼吸衰竭的患者也会出现孤立性肺支持[181]。技术不治疗潜在的肺部疾病，相反他们改善了气体交换，同时实现了保护性肺部策略，以防止进一步的呼吸机介导损害。肺支持可用作不可逆性肺损伤患者肺移植的桥梁，也可作为肺移植后恢复的桥梁。在许多情况下，呼吸衰竭与继发性心力衰竭密切相关，并且2个系统都需要支持，但随着血流动力学稳定，治疗可以修改为肺特异性支持。

临时机械性心脏支持是指除心室辅助装置外的机械策略（表63-1）。它已应用于心功能恢复治疗的情况（例如心脏切开术休克、复苏后心源性休克）[182]，以及携带便携式设备重症患者的运输[183]。它也可能是"通过决定"在器官衰竭或神经系统状态未知的情况下发生严重休克，必须恢复在使用长期设备做出更明确的承诺之前，我们已经证明了这一点。

最后，在严重肺动脉高压的情况下，联合器官支持可能是目标策略。如果认为肺部压力可能改善，或者作为移植的过渡支持，例如终末期失代偿性原发性肺动脉高压，这可能涉及支持直至恢复。

（二）技术因素

在最常见的临时支持形式中，使用静脉流出和动脉流入的组合。根据治疗目标和最小所需流量，包括外周（例如股静脉）和中央（如右心房），静脉流入有多种选择。动脉流出物还可包括外周或中央（主动脉）。在没有一定程度的自然通气以确保主动脉根部血液氧合的周围股动脉流入可能导致心脏功能障碍。股骨插管也与肢体缺血的高风险相关，但是腿可以在股浅动脉或足背动脉中用远侧定向插管灌注[184]。腋窝返回可以改善患者走动的选择[185]，但它可能与手臂的过度灌注有关。最后，在儿科ECMO中，优先使用颈内静脉和颈内动脉。

Venovenous（VV）ECMO主要是一种新颖的策略用于孤立的肺支持。在这种情况下，血液从远端静脉部位抽出以进行气体交换，然后含氧血液在三尖瓣区域内通过肺床继续进入左循环。最初这是通过2个精心定位的导管完成的，但现在可以用双腔单套管实现（图63-14）Avalon导管。

离心泵优先用于ECMO。然而在儿童中，与滚子泵相比，在长期ECMO期间使用离心泵与溶血增加、高胆红素血症、正性肌力支持需求和肾衰竭有关[186]。

由于使用生物相容性电路和没有心脏切开术，ACT较低（1.5×基线）可以在临时支持下使用。常规通气通常用于不同程度以防止肺不张，在部分支持期间和断奶期间。管理在经验丰富的团队中是可重复的，具有高级培训的护士可以在大批量单位中独立监督患者。如有必要，支持可持续数周至数月。护理原则包括每日监测溶血、维持正常血红蛋白、治疗凝血功能障碍、允许轻度血小板减少症（50 000～100 000×10^9/L）和最佳流量[50～100ml/（kg·min），滴定至SaO$_2$>80%]。必须仔细滴定药物，因为与管道回路吸附相关的生物利用度可能高达65%[187]。

目前有各种形式的支持，应考虑呼吸机断奶，拔管患者的长期支持可显著降低危重疾病的治疗风险[188]。

暂时性心肺辅助的禁忌证包括不可逆的神

表63-1 临时机械性心肺支持的适应性

肺	体外CO$_2$去除（可逆性肺损伤）
	肺功能恢复的支持治疗（急性可逆性肺损伤）
	肺移植过渡支持（不可逆性肺损伤）
	肺移植后
心脏	心功能恢复的支持治疗（如心脏切开术后、心源性休克）
	决定最终治疗方案前的过渡
	心脏移植过渡支持
两者	心肺功能恢复的支持治疗、移植过渡支持

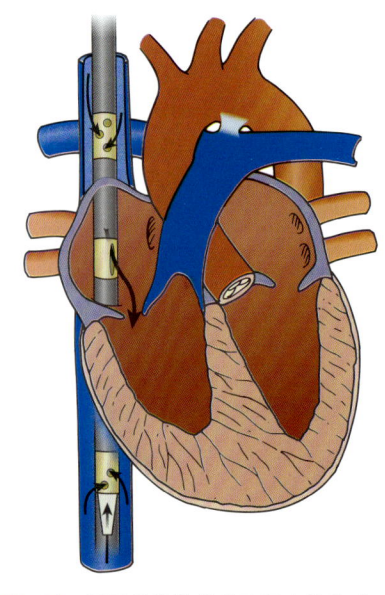

▲ 图63-14 用于静脉体外膜肺氧合的集成双腔导管

经系统损伤、不可控制的凝血功能障碍、与其他问题相关的预期存活率有限（晚期恶性肿瘤、终末期肝功能衰竭）。在高压正压通气＞1周以上的情况下，禁忌使用肺辅助。相对禁忌证包括外伤、败血症、肺出血和恶性肿瘤。

ECMO 的并发症包括全身性血栓栓塞、肢体缺血、四肢缺血、O_2 分布失调、左心室壁张力增加和插管部位出血。后者必须通过强迫性插管部位探查和纠正任何凝血病变来解决。

（三）肺部辅助

尽管 ECMO 提供完全肺部替代，但更新侵入性更小的技术提供肺部辅助[189]。CO_2 去除和 O_2 递送可以单独考虑，并且可以使用呼吸机和体外支持的组合来实现这些目标。

肺辅助装置主要用于 CO_2 去除（体外 CO_2 去除，ECCOR），使用天然肺进行氧合作用[190]。介入性肺辅助（iLA Novalung, Hechingen, Germany）由低 – 具有聚甲基戊烯纤维扩散膜的电阻式气体交换装置（图 63-15）。该设计结合了纤维编织产生的复杂流动模式，以最大化 O_2 和 CO_2 扩散，但主要影响 CO_2 的去除。使用来自一条腿股动脉的流入套管并流出另一条腿的股静脉，流动由患者的压力驱动至 2.5L/min。可以加入外部泵以增加流量，最高可达 5.5L/min。

该装置已被用作新生儿和幼儿恢复或肺移植的桥梁[191]、创伤[192]、和流感（H1N1）[193]。iLA 已被用作中央插管的桥梁。原发性肺动脉高压等失代偿患者的肺动脉和左心房等待移植[194]。肢体缺血仍然是该装置最常见的并发症。

还引入了低流量 CO_2 去除装置用于临床。HemoLung 装置（Alung, Pittsburgh, PA）由股骨和颈静脉形式的肝素涂层硅氧烷双腔静脉导管组成，可用于呼吸透析。通过集成离心泵的流量仅为 350~550ml/min，患者可以完全走动。其他低流量装置包括 Hemodec（Salerno，意大利）、iLA 活性（Novalung, Hechingen，德国）和 Decap 系统（Hemodec, Salerno, Italy）。

九、体外循环的未来

CPB 管路设计和技术的持续发展具有很大的潜力，可以通过心脏手术提高临床效果。例如较新的设备采用了新技术来集成所有 CPB 组件，从而显著降低泵浦质量和表面积（微型电路）。在 1 项预先建立输血方案的前瞻性随机对照试验中，已经证明这些装置可以最大限度地减少血液稀释和血小板消耗的影响，从而减少失血量并显著减少红细胞的输注[195]。然而，通用微型管路的应用将需要明显接受改进的外科技术（例如逆行自体引发、没有静脉储存器或心脏切开术），这可能限制它们的广泛接受和设施。

Bartels 及其同事的 1 份说明性论文证明了[196]我们之前关于进行 CPB 方式的天真。根据我们对现有的 48 项中央预算局原则的文献进行科学评估，没有 1 项条件具有足够的科学价值，可以断定我们所处理的原则是有明确的证据、科学上的一致意见或两者兼而有之，即某一程序或治疗方法是有用和有效的[196]。另一方面，现在采取了积极的步骤，将基于证据的指南应用于灌注实践。只有我们在手术室里的日常行为，通过这样的沉思，我们才有希望继续减少 CPB 对患者的影响。

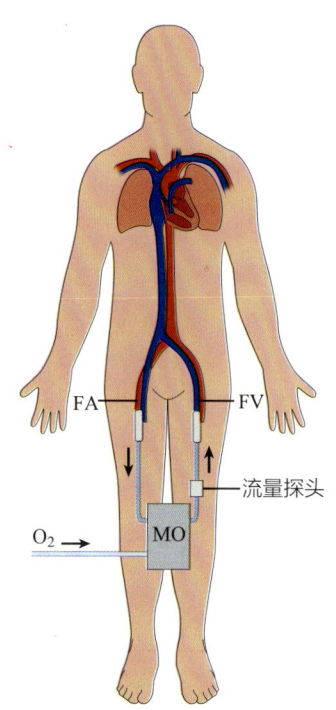

▲ 图 63-15　介入性肺部辅助（iLA Novalung, Hechingen, Germany）用于在严重呼吸衰竭中进行体外 CO_2 去除
FA. 股动脉；FV. 股静脉；MO. 膜式氧合器

第 64 章
胸骨深部伤口感染
Deep Sternal Wound Infection

Pierre Voisine　Richard Baillot　François Dagenais　著
王曦驰　译

常规心脏手术路径是通过米尔顿于 1897 年开创的中位胸骨切开术进行的[1]。虽然切口的感染不常见，但该并发症对于心脏外科医生来说仍然是一项艰巨的挑战。

一、定义

胸部伤口并发症已由 El Oakley 和 Wright[2] 分类如下。

1. 纵隔裂开：在没有临床或微生物感染证据的情况下，胸骨正中切口断裂。

2. 纵隔伤口感染：感染的原发组织和胸骨骨髓炎的临床或微生物学证据提示纵隔败血症，或不稳定的胸骨。子类型包括浅表伤口感染、局限于皮下组织的伤口感染；深部伤口感染（纵隔炎），与胸骨骨髓炎相关的伤口感染和胸骨间隙感染。

后一种亚型将成为本章的重点。根据美国疾病控制和预防中心的指导原则[3]，可通过以下证据定义 3 类胸骨深部感染（DSWI）：①从纵隔组织或液体培养物中分离的病原体；②手术中探查显示出的纵隔炎；③胸痛、胸骨失稳或发热（>38℃）与纵隔的脓性排出物结合，或者从血培养或纵隔引流培养中分离出的病原体。

二、发生情况和原因

最近 DSWI 的发生率从 0.75%～2.4%[4-7]。在我们的机构中，对 1992—2007 年间进行的 23 499 例胸骨切开术的前瞻性收集结果进行了回顾性分析。共有 267 名患者接受了 DSWI，占手术人群的 1.1%[8]。金黄色葡萄球菌和凝固酶阴性葡萄球菌是最常见的微生物[9]。在对 1990—2003 年间接受胸部切开术的 30 102 例心脏手术患者进行的回顾中，Tang 和合作者发现金黄色葡萄球菌和凝固酶阴性葡萄球菌是最常见的微生物，它们分别占导致 DSWI 的 42% 和 24%[10]。革兰阴性细菌和真菌不太常见。这些生物体与不同的诱发因素和表现方式有关[11, 12]。凝固酶阴性葡萄球菌从正常皮肤菌群定植伤口，并在由细胞外多糖生物膜保护的创口内增殖。感染主要见于肥胖患者和慢性阻塞性肺病（COPD）患者，伴有缓慢和晚期发作，导致胸骨不稳定，但系统体征较少。金黄色葡萄球菌感染在性质上更具侵袭性，并且更常与典型的全身症状和菌血症相关。围术期污染和鼻咽定植是这类感染的重要来源。革兰阴性菌更常见于术后病程较复杂、长期停留在重症监护病房（ICU），以及肺炎、尿路感染和腹部败血症等院内感染，在我们近 25% 的患者中发现这些病例[8]。

三、风险因素

宿主易感性、众多围术期环境和技术方面可以在 DSWI 的发展中发挥重要作用。有大量关于这些重要因素的文献，通常分为术前围术期和术后，这些因素与 DSWI 发病率较高有关[4, 5, 13-25]。

在更易患 DSWI 的患者中，常伴发肥胖、糖尿病、COPD、心力衰竭、肾衰竭、吸烟、牙齿卫生不良、高龄和男性。术前考虑还包括长期住院或使用主动脉内球囊反搏。

围术期的因素，包括未及时给予抗菌药物治疗[26]、高血糖管理不善、使用内部胸动脉（ITA）、再次手术、过度使用骨蜡和延长手术时间而术后重新探查出血、输血、ICU停留时间延长、插管时间延长通常与术后感染有关。

肥胖患者的脂肪组织中抗生素分布不均、备皮不充分、糖尿病患者血糖升高引起的伤口愈合受损、使用2种ITA相关不正确的胸骨血管化以及心力衰竭引起的低心输出量都是常见风险。在我们的研究中，延长插管是DSWI的最强预测因子，优势比为5.9，可能反映了风险和患者脆弱性的综合指数。双侧乳内动脉移植是第二强预测因子，比值比为2.7。

四、诊断

当发现胸骨压痛且不稳定、红斑、液体收集、伤口裂开或有脓性分泌物时，特别是在发热或白细胞增多的情况下，应怀疑DSWI。临床诊断基于前面"定义"部分中列出的标准。患者出现发热时，应进行血培养，葡萄球菌菌血症的鉴定几乎是特异性的。还应培养从伤口排出的任何液体。胸部X线摄影对于诊断帮助有限，但可能显示破裂或错位的导线以及胸骨骨折或开裂作为DSWI的间接征兆[27]。计算机断层扫描（CT）可以帮助确定感染过程的范围、深度和定位。它具有95.3%的敏感性和81.7%的特异性[28]。CT对于引导针抽吸和培养也很有帮助。

核成像尚未被广泛使用，但用^{99m}Tc-HMPAO标记的白细胞在41名患者的小队列研究中，具有胸骨感染早期诊断的应用前景[29]。

我们建议在瓣膜置换后对DSWI患者进行经胸和/或经食管超声心动图检查，以排除伴随的感染性心内膜炎的存在。

五、预防

控制术前危险因素是DSWI预防的最有效目标。应尽可能戒烟和减肥。减少DSWI的围术期策略很多，并在本节中单独描述。对这些多重细节的全面关注至关重要。在正常人群中，金黄色葡萄球菌鼻腔定植的发生率在10%~15%之间，并且增加了胸骨伤口感染的风险[12]。鼻腔静脉注射莫匹罗星是安全且廉价的方法，可显著降低DSWI[30-32]。备皮应该在手术前立即进行，并且应该优选通过夹住而不是剃须来去除毛发[3]。

建议在手术前预防性使用抗生素，应该在初始切口之前达到治疗浓度，并在整个手术过程中保持治疗浓度，在缝合后保持数小时。建议在术前30~60min内静脉注射头孢唑啉1g或头孢呋辛1.5g。对于有青霉素过敏史或有耐甲氧西林金黄色葡萄球菌风险的患者，应使用万古霉素，其剂量应适应肾功能。除非有证据表明正患有败血症，否则预防性使用抗生素的时间不应>36~48h[33]。

应控制血糖水平，因为无论糖尿病的术前病史如何，维持在110mg/dl或<110mg/dl的疾病都会降低重症患者的发病率和死亡率。局部的抗生素洗脱产品的功效仍存在争议[34]。在一项对照随机研究中，缝线闭合前放置的庆大霉素-胶原海绵与DSWI的减少有关[35]，这些结果在其他研究中一直存在争议[36-38]。正如Mavros等人的汇总分析所述[39]，现有研究中的统计强调了对额外的大型高质量随机对照试验的需求。Furnary和同事证明，与间歇性皮下注射胰岛素相比，通过连续胰岛素输注维持血糖在150~200mg/dl之间，DSWI发生率显著降低（0.8%~2%）[40]。在手术过程中，在进行精细的中线胸骨切开术时，要小心并区分使用电灼术和骨蜡，这是预防DSWI的简单方法。还应该使用2种ITA来对抗潜在的感染风险，并为每位患者量身定制。糖尿病患者尤其处于危险之中，尤其是当存在肥胖和COPD等其他因素时[41]。越来越多的证据表明，骨化双侧ITA移植可以有助于降低这些患者的DSWI风险[42-47]。

应采用能够提供胸骨稳定性的闭合技术[48]。特别是在高风险患者中，应使用足够数量的胸骨线[49, 50]。使用钛、镍钛合金和电缆扎带装置或基于胸骨黏合剂的新型的胸骨闭合系统为传统胸骨固定提供了有希望的替代方案，并且降低的胸骨伤口并发症发生率[51-54]。用于增加胸骨稳定的外部系统，如背心或紧身胸衣，是有效的辅助手段[55, 56]。Losanoff 及其同事撰写了一篇旨在进一步稳定胸骨并降低开裂和感染风险的各种初级闭合技术的综述[57]。

六、外科治疗

对于任何手术伤口感染，DSWI 治疗需要对潜在原因进行适当评估，包括鉴定病原体、外科修复、彻底清创和创口重建、是否有软组织瓣和/或钢板固定。通过手术重建胸骨切开术暴露纵隔炎，频繁更换敷料以促进纤维化，使胸骨重新接合或继发伤口闭合。这种方法需要长期住院治疗，且是继发真菌性双重感染，出血和死亡率高达 45%[58]。

（一）一期缝合与冲洗

1963 年，Shumaker 和 Mandelbaum 对 DSWI 治疗做出了重要贡献[59]，他们首先描述了清创术、胸骨再闭合术和纵隔抗生素灌注术。该技术具有闭合伤口和稳定胸骨的优点，但限制患者活动，延长康复，且研究提示失败率高[60]。尽管如此，这种方法仍然是可行的疗法。

Poncelet 及其同事[7]提出了另一种流程，对大多数 DSWI 患者进行初次闭合。超过 1/3 的患者需要多次手术，最终包括使用肌瓣，使用多孔（Redon）导管进行冲洗并在数天内逐步移除，该疗法 DSWI 患者的 90d 死亡率仍高达 14.5%。另一组报告总体住院死亡率为 23.6%[61]。这些结果与 Molina 及其同事[62]报告的结果形成鲜明对比，他们使用清创术、胸骨侧向加固、缝合胸骨前后冲洗导管和吸管组合的放置。将皮肤缝合，将冲洗导管保持在适当位置 1 周，然后在 5～7d 逐渐取出吸管。作者报告 114 例患者的治愈率为 98%，无死亡率。最近的 1 项回顾性分析比较了 Redon 引流管和真空辅助闭合治疗的使用（见后来的真空辅助闭合治疗），结果显示住院时间缩短，死亡率没有显著影响，2 组均保持较高水平（分别为 14.0% 和 12.5%）[63]。

（二）软组织皮瓣

1. 网膜皮瓣

基于大网膜丰富的血液供应，免疫特性以及滋养感染组织和改善伤口愈合的潜在能力，Lee 和同事在 1976 年引入了网膜皮瓣治疗 DSWI 的想法[69]。

尽管该技术具有良好的皮瓣活力和令人满意的保护作用，但在一项纳入 47 例患者的研究中，总死亡率为 16%，其中 50% 以上患有耐甲氧西林金黄色葡萄球菌感染[65]。此外网膜瓣移植导致的供体部位并发症仍然很高[66]并包括腹壁突出（20%）、血肿（8%）和血清肿（4%）。现在，网膜皮瓣主要用作其他治疗方式的辅助手段，或者作为先前技术失败的第二手段，因此很难完全理解该方法效益。一项研究[67]回顾了他们在 15 年内对 52 名患者的使用情况，结果显示，当用于初次重建时，60d 死亡率为 11%，而用作抢救程序的死亡率为 29%。23% 病例发生皮瓣相关并发症，完全皮瓣丢失率为 3.8%。27% 的病例出现供体部位并发症。

最近，微创腹腔镜收集网膜已作为开放剖腹手术的替代方案[68]。这种侵入性较小的方法能减少的腹部并发症，我们机构中使用日益增加。

2. 胸大肌肌皮瓣

源自胸大肌的皮瓣依赖于其原位性和异位性血液供应，分别来自胸腔肩神经血管束和来自 ITA 的穿孔器[69]。通过将肌肉的自身折叠保护转位需要切除胸肩峰动脉，并且不能在乳内动脉被收集的一侧进行。然而，可以通过保留主要血液供应和推进部分肌肉来覆盖胸骨以创建部分皮瓣。在大多数情况下，使用后一种方法制备二种肌肉，从肱骨上分离并覆盖伤口，由胸肩动脉灌注。如果同侧 ITA 完好无损，也可以使用椎弓根的血液供应折叠其中 1 块肌肉。这可以允许肌肉沿着其中线分开，从而延伸可以覆盖的表面。在对 67 名接受 91 个组织瓣的患者的综述中，Zahiri 及其同事发现，胸大肌切除（32.5%）与修复（3.7%）重建后的总体并发症发生率显著升高[70]。

当无法覆盖整个胸骨时，有时需要同时使用腹直肌。通过将血管蒂骨架化回到胸肩膜轴的起点附近以形成胸大肌的延伸岛状皮瓣[71, 72]，可以基本上消除对额外肌瓣制备的需要。

在最近186名患者中，76.6%使用胸大肌皮瓣治疗20年的经验回顾，琼斯及其同事报告死亡率为9.1%，瓣膜闭合并发症占18.8%[73]。

3. 腹直肌肌肉皮瓣

腹直肌可用作肌肉或肌皮垂直皮瓣，使用上腹动脉和静脉供血，连接下腹部血管和上腹部血管的使动静脉循环完整[69]。这种方法主要用于胸大肌皮瓣移位，但可能不能完全覆盖伤口。欧和他的同事报告，提示在为期10年的34名患者中，29%出现皮瓣并发症，死亡率[74]为12%。来自Jacobs及其同事的另一份报告显示[75]，72名15岁以上的患者至少有一条肋间动脉作为上胃动脉的额外血供，提示7%的死亡率和7%的发病率。回顾性分析41例和56例分别进行胸大肌和腹直肌重建患者的结果，Davison及其同事[76]统计出相似的成功率（定义为30d时愈合伤口和出院患者）85%和86%，两种方法的发病率为34%，死亡率分别为5%和7%。腹直肌移位被证明在预防胸骨下1/3的开裂方面更有效，而胸肌移位在预防第三次并发症方面具有优势。

在胸壁重建中使用肌皮瓣是Bakri和同事们最近全面回顾的主题[77]。

（三）固定

刚性钛板可固定胸骨边缘，以促进复杂的胸骨修复中的骨性愈合。钛板主要在胸骨不稳定时使用，这通常见于DSWI的早期表现。将钛板横向放置在胸骨的两半处（分别为胸骨柄、第二肋骨、第三肋骨和第四肋骨）（图64-1）。50例此类病例采用钢板固定，结合单纯双侧胸大肌前移皮瓣修复胸骨正中胸骨切开术后胸骨伤口裂开、骨髓炎和骨不连。98%的病例完成骨性愈合，仅复发2%[78]。2000～2005年间，该技术还被用于326名患者的预防，并将结果与215名患采用标准方法治疗的类似风险患者进行了比较[79]。固定板与纵隔炎并发症从13%减少到无，并且死亡率从8.6%减少到3.8%。

电镀的好处在术后早期似乎是最大的，但晚期胸骨伤口并发症仍然是一个问题。作者的小组和Snyder及其同事在初次接种后发现10%的复发率[80, 81]。尽管这些患者的管理需要再入院和去除骨缝合材料，但感染往往是表面的，并且通过真空辅助闭合的2次治疗通常是成功的。

（四）真空辅助闭合治疗

Morykwas在1997年引入真空辅助闭合（VAC）疗法治疗伤口愈合。通过开孔聚氨酯泡沫施加局部负压[82]，该泡沫黏性覆盖创口并连接到真空源（图64-2）。在潮湿环境中的持续引流增加伤口中的血流供应并有利于细胞组织和肉芽组织形成，同时提供胸骨稳定以允许患者的物理治疗。该技术可用作单独治疗方式，然后重新闭合，或作为为二线手术（如皮瓣移位或钢板固定）提供最佳条件的临时手段。它已成功应用于几项研究[13, 19, 83-89]，并缩短住院时间和提高DSWI患者的生存率。出血仍然是使用VAC治疗最常见的并发症，但这可以通过用石蜡纱布覆盖右心室并在适当手术室的安全环境中进行清创术来避免[90, 91]。基于C-反应蛋白水平可用于指导VAC终止的最佳时机[92]，Sjögren及其同事提出了一种治疗流程[13]。

（五）治疗流程

从2002年1月开始[8]，我们的机构也开始

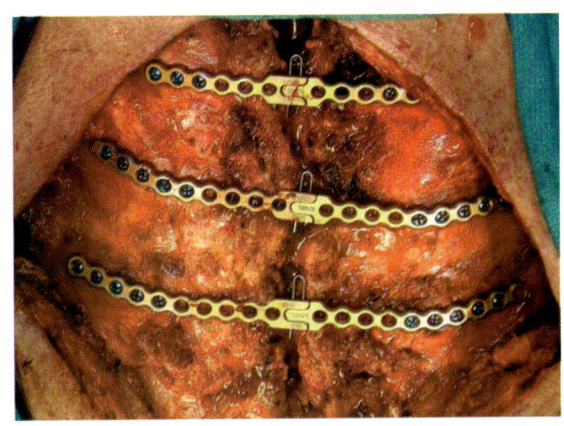

▲ 图64-1 钛固定板用肋骨软骨部分上的锁定螺钉固定

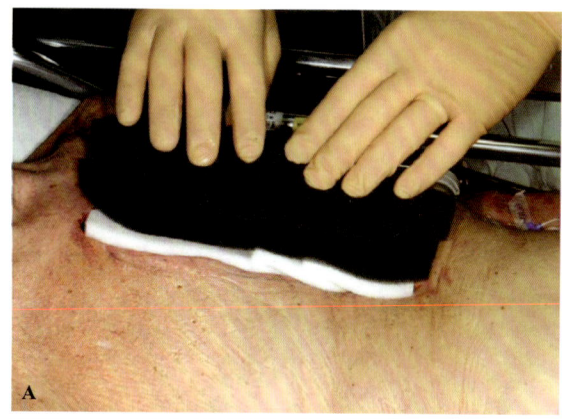
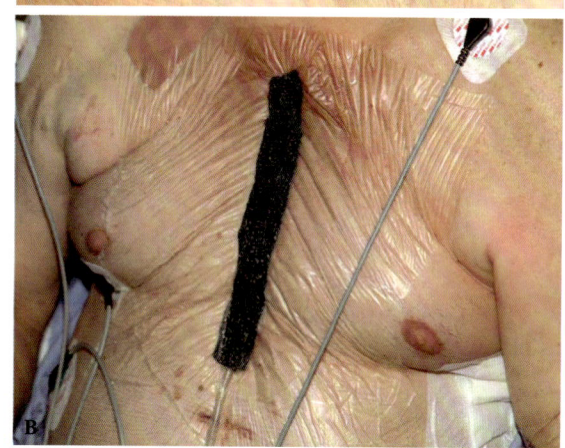

▲ 图 64-2　安装真空辅助闭合（VAC）系统
A. 开孔泡沫海绵用于填充胸骨之间的空间；B. 完整的系统，带有黏性悬垂和吸入管连接到真空源

采用类似疗法。在接受心脏手术的 10 319 名患者中，149 名在此期间接受了 DSWI（1.4%）。患者被系统地带到手术室进行清创，去除所有异物（包括胸骨线）并进行不同程度的伤口培养。给予适当的抗生素治疗，安装 VAC 系统，负压范围为 $-75\sim-125$ mmHg。每 2～3d 根据需要进行额外清创术的伤口护理，必要时返回手术室，直至伤口清洁，重复培养阴性，C-反应蛋白水平 $<$ 60mg/L。在泡沫海绵下使用厚石蜡纱布以保护右心室。大多数患者接受双侧胸大肌瓣移植治疗，无肋骨脱离和钛板固定（62%），22% 接受 VAC 治疗，仅接受胸大肌移植，16% 仅通过重新接线闭合。与其余 13 180 例未接受 VAC 治疗作为一线治疗的患者相比，院内死亡率从 14.1% 降至 4.8%（$P=0.009$）。在调整风险因素后，VAC 治疗后 1 年、2 年和 3 年的早期生存率也更好（分别为 93% 对 83%、90% 对 76%、88% 对比 61%、VAC 与非 VAC 组相比，1 年、2 年和 3 年、$P=0.02$）（图 64-3）。

根据我们的经验，更复杂的肌瓣转换，包括腹腔镜下结合胸大肌肌皮瓣伤口覆盖，仅限用于无法实现骨性愈合的病例（例如在严重胸骨骨髓炎的情况下进行全部切除术），并且主要用于纵隔保护目的。

深部胸骨伤口感染仍然是正中胸骨切开术后的重要问题，与发病率和死亡率显著相关。基于适当的预防措施、早期识别和治疗的良好临床实践是必须，因为它们已被证明可以显著改善结果。

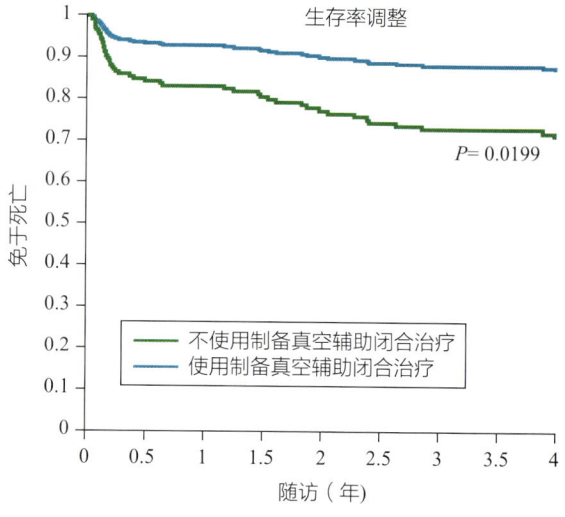

▲ 图 64-3　多模式治疗患者的生存率调整，包括在有或没有板固定的情况下使用或不使用胸大肌瓣进行重新布线，使用（VAC）或不使用（No-VAC）制备真空辅助闭合治疗

第 65 章
心肌保护
Myocardial Protection

Sidney Levitsky　James D. McCully　著

王曦驰　译

> 心脏……自己会不停息的跳动着直到永远。
> ——莱昂纳多·达芬奇（《解剖学》B 章）

尽管对目前已知的心肌保护原则一丝不苟地坚持由，但并采用相应技术手段心脏手术后，缺血 - 再灌注损伤引发的围术期心肌损伤仍在继续发生。手术诱导的继发性心肌缺血—再灌注损伤是由术中主动脉钳夹用冠状动脉引起的。衰减或停止的血流的心肌输送的氧气不足以满足心肌保持细胞稳定灵活力的基础需求。手术诱导缺血性停搏的恢复包括：①恢复正常的有氧代谢和心肌能量储备；②逆转缺血诱导的细胞肿胀、离子梯度损失和腺嘌呤核苷酸损失；③修复受损细胞器，如线粒体和肌质网。

一、历史发展

Gibbon 使用体外循环开始心脏直视手术后[1]，很快就发现主动脉钳夹是必要的，以提供无血区域，促进心内缺陷的精确修复，防止左侧心脏被打开时空气栓塞，并避免膨胀的心肌抵抗回缩。为了减少部分主动脉瓣关闭不全患者术中风湿性二尖瓣的负担，Melrose 及其同事[2] 在主动脉交叉钳夹后，引入了"选择性心脏骤停"的概念，快速用 2.5% 柠檬酸钾溶液注入主动脉根部，使心脏停搏[3]。此后不久，实验和临床证据证明了与 Melrose 技术相关的严重心肌坏死。

在 20 世纪 60 年代，2 种不同的技术从治疗缺血性停搏进化而来。执行短缺血时间的无并发症的"快速操作者"采用常温缺血性停搏，直到由低水平高能磷酸盐引起的心肌缺血性挛缩的"石心"综合征的手术死亡率逐渐显著[4, 5]。间歇性主动脉交叉钳夹，包括缺血性停搏 15min 后冠状动脉循环再灌注 5min，是一种经验性技术，仍在使用中，并且基于以下理论：在缺血 15min 后，足够浓度的高能量磷酸盐部分保留在心肌中以允许在再灌注期间补充心肌储存[6]。后来的研究表明，间歇性再灌注对于常温缺血期长达 60min 没有功能或代谢优势[7, 8]。然而，伴随心室颤动的间歇性交叉钳夹用于冠状动脉搭桥手术，其结果与心脏停搏技术相当。Glenn、Sewell 以及 Senning 引入了电诱导的冠状动脉灌注心室颤动作为避免空气栓塞的手段。然而，Buckberg、Hottenrott、Hottenrott 及其同事证实该技术会导致心内膜下缺血和坏死，特别是心室肥厚的患者。后来的研究表明，如果避免心室扩张并维持冠状动脉灌注，那么缺血性心脏中的缺血后纤维化并不是有害的。通过轻度低温和避免主动脉交叉钳夹对该技术的进一步验证，其临床结果与冠状动脉血运重建相当[9]。

（一）颤动性休克

电诱导的心室颤动与冠状动脉灌注是由 Glenn、Sewell[10] 及 Senning[11] 介绍的一种避免空气栓塞的手段。然而，Buckberg、Hottenrott[12]、Hottenrott 及同事们[13] 用这种技术证明了心内膜下缺血和坏死，尤其是在肥大的心室中。后来的研究表明，如果避免心室扩张，维持冠状动脉灌注，在非肥厚性心脏中，缺血后心肌颤动是没有危害的[14]。通过轻度低温和避免主动脉交叉钳夹持，对冠状动脉再通术的临床效果具相似[15, 16]，进一步验证了这一技术。

（二）连续冠状动脉灌注

为了模仿生理状态，20 世纪 60 年代末至 70 年代初，在常温下的心脏跳动或 32℃的轻度低体温下进行持续的冠状动脉灌注以防止心室颤动的发生，成为 20 世纪 60 年代末～70 年代初心肌保存的首选技术。McGoon 及其同事[17]报告 100 例连续主动脉瓣置换术，无死亡病例。当存在主动脉瓣反流或进行主动脉根部手术时，通过用插入口中的插管灌注各个冠状动脉来保持心脏跳动。然而，因为需经常停止冠状动脉灌注以在手术的关键部分实现更好视野[18]。连续灌注变得间歇性，此外，术中冠状动脉插管可能遇到困难，如冠状动脉固定不良、钙化瓣膜的渗漏、左主冠状动脉早期分裂导致高灌注压坏死、冠状动脉的损伤如夹层和晚期狭窄等问题[19, 20]。然而，在复杂的主动脉根部手术或特殊情况下应采用连续冠状动脉灌注术，例如动脉导管冠状动脉再通术后右胸廓切开术重新进行二尖瓣手术[21]。

（三）低温

在心肺机出现之前，心脏直视手术的最早尝试，是使用由表面冷却以达到全身性低体温，不仅保护心脏，而且可在循环停止期间保护脑和其他器官[22, 23]。低体温通过降低心率、减缓高能磷酸盐降解速度[24]和降低心肌耗氧量来保护缺血心肌（图 65-1）[25, 26]。然而，仅通过冷冠状动脉灌注液难以实现均匀的心脏低温，因此全身性低温是必要的，特别是在存在冠状动脉阻塞、心室肥大、通过肝脏充当"散热器"的右心室复温和环境复温时[27]。为了克服这个问题，Shumway 及其同事[28]通过用冰冷的盐水填充心包囊，引入了深度（局部）过低体温的概念[29]。虽然这种技术仍然用作其他心肌保护方法的辅助手段，但它很少被用作唯一的保护方法，因为温暖的支气管侧支血流到达心腔，导致心肌温度梯度和由此产生的缺血[30, 31]。

（四）重新引入心脏停搏液

在梅尔罗斯钾溶液的不良经验之后，美国已停止使用替代技术进行心脏停搏。而在德国，Bretschneider[32]继续使用组氨酸蛋白缓冲液，贫钠、无钙、含普鲁卡因的研究诱导心脏骤停解决方案（Bret-schneider 解决方案）。Kirsch 及其同事[33]使用天冬氨酸镁普鲁卡因溶液应用在临床上。Hearse 和同事[34]介绍了使用细胞外溶液而不是细胞内溶液（圣托马斯解决方案）的概念，该解决方案首先由 Braimbridge 及其同事应用在临床。在改善临床结果的基础上，北美研究人员[35, 36, 37, 38]开始使用钾心脏停搏液进行实验研究，并进行临床报告[39, 40]，证明心脏停搏液的疗效。在接下来的 30 年里，许多研究人员继续"寻求理想的心肌保护"[41-44]。

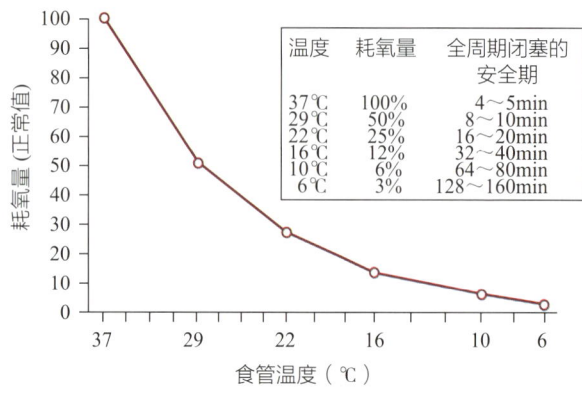

◀ 图 65-1 通过体外泵冷却的狗的体温和耗氧量之间的关系（10 只狗的平均值）

引自 Gordon AS, Meyer BW, Jones JC: Open heart surgery during deep hypothermia without an oxygenator. J Thorac Cardiovasc Surg 40:787–812, 1960

二、外科诱发心肌缺血的生物学研究

全心缺血不是一种全有或全无的现象。相反，它是渐进的，因为在任何时刻，心肌细胞都会有不同程度的损伤[45, 46]。这些变化影响细胞代谢：离子转运、电活动、收缩功能、血管反应性、组织超微结构、细胞核和线粒体 DNA 的变化、自由基氧物质的释放和炎性成分的激活[47]。

（一）心肌耗氧量

因为心脏是专性需氧器官，所以它需要持续供氧保持正常功能。在常温全局缺血发作后 8 秒内心肌氧储备耗尽[48]。心肌耗氧量（MVO_2）被划分为外部收缩工作所需的氧气（80%～90%）和无负荷收缩，例如基础代谢、激发 – 收缩耦合和热量产生[49, 50]。

心肌能量学的一个特殊生理是，在通过心脏时，冠状动脉 75% 的含氧量在单次灌注中被提取；尽管心脏负荷范围很广，但冠状静脉氧含量低。因此，心脏容易受到氧气输送的限制，只有增加冠状动脉血流量，才能使 MVO_2 增加。这与骨骼肌截然相反，骨骼肌中增加的需氧量最初可以通过增加氧气提取来满足。临床上，在移除主动脉钳夹后，再灌注期开始时就可观察到冠状动脉血流明显增加。

（二）生化改变

在有氧条件下，心脏主要通过线粒体氧化过程获得能量，使用葡萄糖、游离脂肪酸、乳酸盐、丙酮酸盐、乙酸盐、酮体和氨基酸等底物[51, 52]。脂肪酸的氧化提供了能量产生的主要来源，并且优先于碳水化合物代谢[53]。

随着组织 PO_2 下降、氧化磷酸化、电子传递和线粒体腺苷三磷酸（ATP）停止产生。在缺血早期，心脏依赖于糖原分解和有氧糖酵解（巴斯德效应）产生能量。然而，与其他器官不同，心脏具有 ATP 的最低阈值以防止不可逆的缺血性挛缩[54]。线粒体活性降低导致糖酵解中间体的积累，NADH 和丙酮酸转化为乳酸。由此产生的严重细胞内酸中毒会损害收缩功能、酶转运和细胞膜完整性。这导致 K^+ 外流，以及 Na^+、Ca^{2+} 和水的病态积累（图 65-2）[55]。

（三）缺血再灌注损伤

由于冠状动脉血流的衰减或停止导致缺血 – 再灌注损伤发生，使得向心肌输送的氧不足以满足基础心肌氧需求以保持细胞膜稳定性和活力。缺血性发作导致心肌损伤，可以诱导可逆或不可逆的细胞损伤[56, 57]。

可逆缺血 – 再灌注损伤可表现为顿抑或冬眠。"顿抑"描述了尽管没有心肌细胞损伤，并且灌注恢复正常或接近正常，但再灌注后仍持续存在的机械功能障碍[58, 59]。第二种形式的可逆缺血 – 再灌注损伤是冬眠，其是由于一次或多次急性或持续性缺血的反复发作而导致的可逆、长期收缩功能降低的综合征，称为慢性顿抑。

在顿抑的情况下，冬眠的心肌尚且存活，但不具有收缩功能，并且在冠状动脉血运重建后是可逆的[60, 61]。有临床证据表明，尽管现代心肌保护方法看似应用充分，但所有接受心脏手术的患者都有不同程度的心肌顿抑[62, 63]。支持这一概念的证据是一些没有心肌梗死的患者在术后数小时或数天需要使用正性肌力支持药物，心肌顿抑改善后可停药[64]。

已经提出 2 种主要理论作为导致缺血 – 再灌注损伤的可能机制（图 65-3）。钙假说表明，肌细胞不能调节细胞内和肌内钙的稳态诱导一系列事件，最终导致细胞损伤和死亡（图 65-4）。缺血导致代谢性酸中毒的诱导和 Na^+ 交换泵的活化，导致 H^+ 向细胞外空间的转运和 Na^+ 向细胞溶质中的运动。当钠 – 钙交换泵被激活时，Na^+ 被转运到细胞外空间并且钙被吸收到胞质溶胶中，增加细胞溶质钙浓度 [$(Ca^{2+})_i$]。通过缺血诱导的膜电位去极化也增强 $(Ca^{2+})_i$ 积累，这允许 L 型钙通道的开放和进一步的 Ca^{2+} 进入肌细胞。

细胞和细胞溶质钙依赖性磷脂酶和蛋白酶反过来被激活，诱导膜损伤和 Ca^{2+} 进一步进入细胞。这些过程改变心肌细胞稳态，导致细胞功能障碍，如果上述病理状态持续时间较长或强度高则导致细胞损伤或死亡。其他机制包括再灌注诱导心肌挛缩的概念，其由收缩细胞的快速再激活

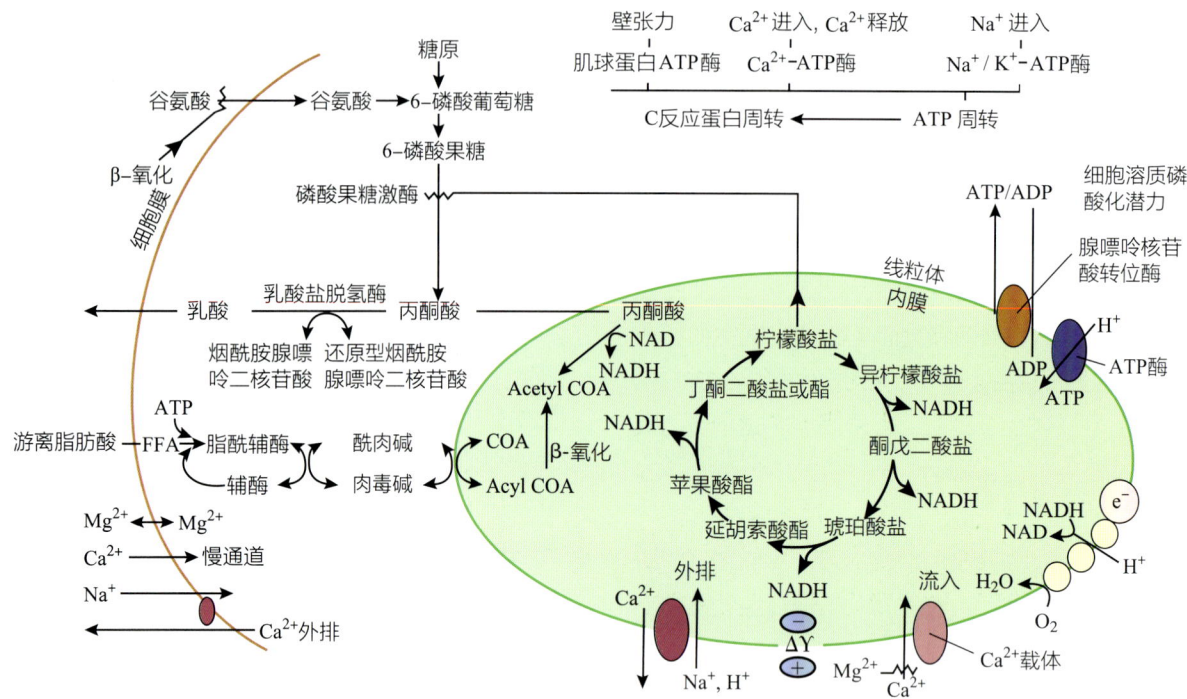

▲ 图 65-2 正常功能心肌细胞的生化解剖结构

消耗 ATP 的 3 个主要反应是①肌球蛋白 ATP 酶参与壁张力的形成；② Ca^{2+}、Mg^{2+}-ATPase 参与 Ca^{2+} 的隔离，每次搏动进入细胞，Ca^{2+} 从肌质网中释放出来。收缩蛋白的激活；③ Na^+、K^+-ATPase 参与 Na^+ 外排。该载体 ATP 酶的作用在膜上建立了单价阳离子梯度，用于维持细胞的兴奋性和 Ca^{2+} 的流出（引自 Feinberg H, Levitsky S: Biochemical rationale of cardioplegia. In Engelman RM, Levitsky S, editors: *A textbook of clinical cardioplegia*, New York, 1982, Futura, pp 131–139.）

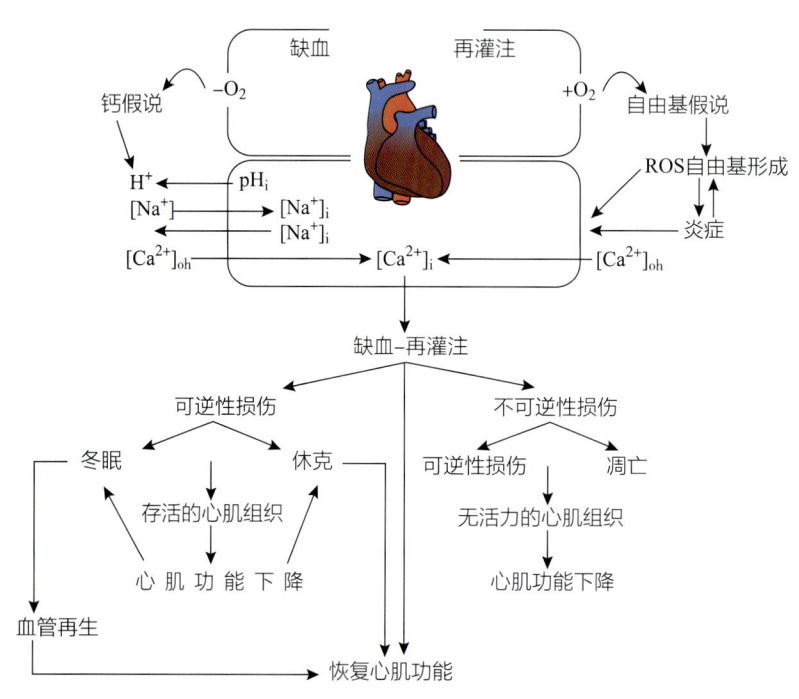

▲ 图 65-3 缺血再灌注损伤的机制

Ca^{2+} 和自由基假说在缺血再灌注损伤发生中的推测机制和影响。ROS. 活性氧

第二部分 成人心脏手术
第65章 心肌保护

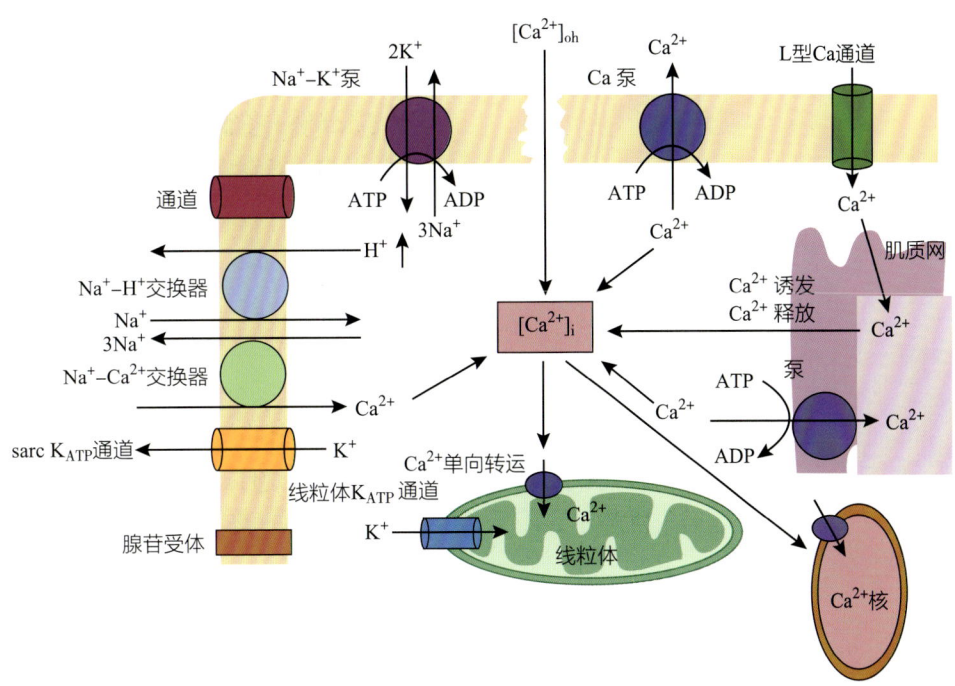

▲ 图 65-4 钙调节的来源

肌细胞在缺血期间和早期再灌注期间不能调节细胞内和肾小球内钙稳态是缺血再灌注损伤的钙假说的基础。增加的细胞内钙[(Ca^{2+})$_i$]诱导一系列事件，最终增加线粒体和核钙积累和细胞损伤和死亡

引起，持续的钙超载影响肌原纤维钙敏感性[65]。

自由基假说表明，在再灌注的早期阶段，部分还原的分子氧（统称为活性氧）的积累使细胞磷脂层的微粒体过氧化，导致心肌细胞损伤和细胞死亡，导致细胞完整性和功能丧失（图 65-5）[66]。活性氧物质的产生是由黄嘌呤氧化酶嗜中性粒细胞的活化或线粒体电子传递链的功能障碍介导的。已经表明，活性氧物质的产生可以诱导细胞膜损伤，从而促进钙流入和诱导细胞死亡。这个假设统一了两种流行的理论，目前被认为是合理的。然而，针对 Ca^{2+} 和活性氧明显疗效过载的治疗尝试没有[67]。

此外，其他机制包括致死性再灌注损伤的概念，其定义为在再灌注之前存活心肌细胞的死亡[68]。在 Yellon 和 Hausenloy[69] 的优秀叙述中，建议采用替代心脏保护策略来控制这种损伤通过再灌注损伤补救激酶途径来，并靶向线粒体通透性转换孔以避免线粒体钙超载。环孢素是一种有效的线粒体通透性转换孔抑制剂，最近已被证明可以减少急性心肌梗死期间经皮冠状动脉介入治疗后的梗死面积[70]。

（四）不可逆的细胞损伤

由 Schaper 和同事描述不可逆细胞损伤的超微结构改变伤通过 2 种形态学上不同的途径发

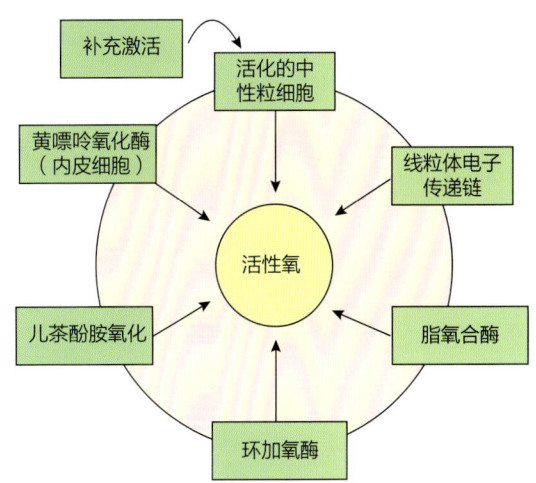

▲ 图 65-5 活性氧生成源

自由基假说表明，在再灌注的早期阶段，部分减少的分子氧（统称为活性氧，ROS）的累积会导致心肌细胞损伤和细胞死亡。通过获得单个电子形成活性氧物质，使其具有高反应性和细胞毒性。生产顺序中的主要活性氧种是超氧化物（O_2^-）、过氧化氢（H_2O_2）、羟基（OH）和脂质过氧化物。已经显示 ROS 形成通过细胞磷脂层的微粒体过氧化导致肌细胞损伤，导致细胞完整性和功能的丧失

生[46]，即坏死和凋亡。坏死由非细胞机制引发，细胞肿胀、ATP 储存耗尽、细胞膜破裂，包括液体和电解质改变[71]。相反，细胞凋亡（程序性细胞死亡）是基于进化的细胞死亡模式[72]，其特征是离散的生化和形态事件，涉及分解代谢酶（蛋白酶和核酸酶）的调节作用，导致细胞的有序分解，不同于外伤引起的细胞死亡[73, 74]。

（五）炎症

炎症已经被认为是导致再灌注后损伤的继发性机制。它由补体激活引发，膜攻击复合物形成，导致细胞损伤并最终细胞裂解[75]。此外，细胞因子、血管活性和趋化因子、黏附分子表达以及白细胞和血小板活化参与炎症过程，产生促进细胞死亡的细胞毒性分子[76, 77]。自由基清除剂也已用于限制再灌注损伤[78]。组织因子、炎症和促凝血介质，启动外源性凝血途径、导致凝血酶激活和纤维蛋白沉积，并且可能与无复流现象有关[79]。抗炎药的临床适用性等待进一步的临床试验。因为到目前为止的研究尚未显示出任何"有意义的心脏保护作用"[69, 80, 81]。

此外，内皮依赖性微血管反应和冠状动脉痉挛可能与再灌注后心肌灌注减少有关[82]。

（六）年龄的影响

心脏对缺血再灌注损伤的易感性随着年龄的发展而改变。新生儿心脏对缺血再灌注的影响更具抵抗力，这可能与钙转运和隔离的发育差异有关，并且在缺血事件后能够更好地恢复心肌功能和心肌高能量磷酸盐储存[83, 84, 85]。新生儿心肌，在缺血期间，无氧糖酵解是唯一可以产生高能磷酸盐的代谢途径[86]。

在成人心脏中，功能恢复明显延迟，并且高能磷酸盐在恢复到缺血前水平时较慢[87]。随着心脏衰老，伴随解剖学、机械学、超结构学和生化学改变，这些改变会损害心脏的适应性反应[88]。从结果上看，衰老心肌对手术诱导缺血的耐受性低于成熟心肌[89]。老年心肌对缺血性损伤的易感性在很多层面都很明显。形态学上，随着年龄的增长，左心室质量增加，左心室腔容积减小，瓣膜环和冠状动脉的钙化增加[90]。在超微结构上，线粒体与肌原纤维比率降低、心肌细胞增大、线粒体丧失以及心肌收缩性质改变[91]。由于这些变化，心脏外科手术死亡率随年龄增长而增加[92]。

（七）发绀

发绀显著增加心肌对缺血再灌注损伤的易感性[93, 94]。然而，当提供足够的氧和底物时，发绀心肌细胞表现出正常的代谢。接受法洛四联症矫治患者的死亡率与心肌保护方法患者的年龄、发绀的持续时间和程度以及心室肥大程度有关[96]。

（八）心室肥大

心肌质量的增加是由于过高压力或体积超负荷导致的心肌工作负荷的长期增加的适应性反应。如果未经治疗，进行性心室肥大会导致心室扩张和收缩功能障碍[97]。肥厚心脏对缺血性损伤的易感性增加[98]，这可归因于高能磷酸盐消耗快、乳酸和氢离子的积累增加、缺血性挛缩的早期发作和再灌注后钙超载[87, 99, 100]。当心室肥大时，心外膜冠状动脉扩张以代偿增加的氧需求，并且心内膜下区域的毛细血管密度和血管扩张储备不足导致缺血易损性增加[101]。在低血压、体外循环不足和心室颤动期间可发生坏死性心内膜缺血[102]。当存在手术引起的心肌顿抑、低温和血管收缩剂相关的低血压时，肥厚的心脏在术后早期特别易受缺血性损伤的影响[103]。

三、心脏停搏液：基本原则

在手术期间保护局部缺血心脏的合理方法不仅须关注维持缺血细胞的需求，而且还必须与手术过程的技术操作相容。手术过程需要松弛的心脏停搏、无血的手术区域，以及足够的时间来满足复杂心脏缺陷的修复。此外，心脏需要在缺血间期快速恢复正常电生理功能以支持系统循环。当患者不再要正性肌力药物或机械支持装置（如注动脉内球囊辅助装置、心室辅助装置），而在心肺分法术进需要辅助则意味着心肌保护失败。研究表明多巴胺治疗缺血后心肌顿抑会诱导细胞凋亡[104]。尽管一丝不苟地遵守已知的心肌保护原则，但这些事件并不是偶然发生的，而是随机发生的，并反映现有知识的局限性。大多数研究者认为，充分心肌保护的基本原则包括：①快速诱导停滞；②轻度或中度低温；③适当灌注心脏停搏液；④避免心肌水肿；⑤避免底物耗尽[105-107]。

（一）快速心脏骤停

快速的心脏骤停仍然是充分心肌保护的主要支柱，并且"通过针对激发 – 收缩耦合途径中的各个点来实现"（图 65-6）[108]。在主动脉被夹紧后，立即诱导心脏停搏可以最小化高能磷酸盐的消耗（表 65-1）。K^+ 是最常用的心脏停搏药物，可产生快速的舒张期阻滞（图 65-7）。随着细胞外 K^+ 浓度的增加，静息心肌细胞膜去极化，电压依赖性快速钠通道失活，使心脏在舒张期停搏，慢钙通道被激活，导致细胞溶质钙超载[109, 110]。K^+ 的最佳浓度被认为在 15~40mmol/L 之间[111]，已经表明浓度 > 20mmol/L 会促进钙超载和随后的损伤[112]。心脏会在非冠状动脉的肌膈侧支血流减少细胞外 K^+ 或其他停搏液成分之前一直处于停搏状态，每 15~30min 需要再次输注心脏停搏液[113]。临床研究表明，尽管输注大量高 K^+ 血液停搏液用于需要延长缺血时间的复杂手术，尽管在消时较长的复杂手术中需要输注大量的高 K^+ 停搏液，但肾功能正常的患者血清钾水平很少高于 5.5mEq/L，因为 K^+ 的尿排泄增加可迅速对冲内源性给药钾[114]。

诱导极化阻滞的药剂，其细胞膜电位保持接近静息电位，因限制离子运动从而减少心肌能量使用而具有显著优势[108]。钠通道阻滞剂通过阻止快钠诱导的动作电位去极化以停搏，包括普鲁卡因[115]和河豚毒素[116]。这类药物已成功用于实验，但目前很少用于临床。K^+ 通道开放剂通过膜超极化诱导阻滞，将膜电位耦合至细胞代谢状态，并通过与缺血预处理相关的类似机制提供心脏保护[117]。两种钾 – 腺苷三磷酸（KATP）通道亚型心肌中共存；1 个亚型位于肌纤维膜（sarcKATP）膜中，另 1 个亚型位于线粒体内膜（mitoKATP）中，它们可以通过开放剂和阻断药进行药理学干预[106, 118, 119]。钾通道开放剂已经与高 K^+ 和含 Mg^{2+} 心脏停搏液一起使用，尽管它们的临床应用仍然存在争议[120, 121]。然而，线粒体特异性钾通道开放剂，例如二氮嗪，与补充 Mg^{2+} 的钾心脏停搏液一起使用时已证时具有潜在的益处[122, 123]。

腺苷是由高能磷酸盐分解而形成的内源性核苷，被腺苷激酶快速磷酸化为腺苷一磷酸，并被

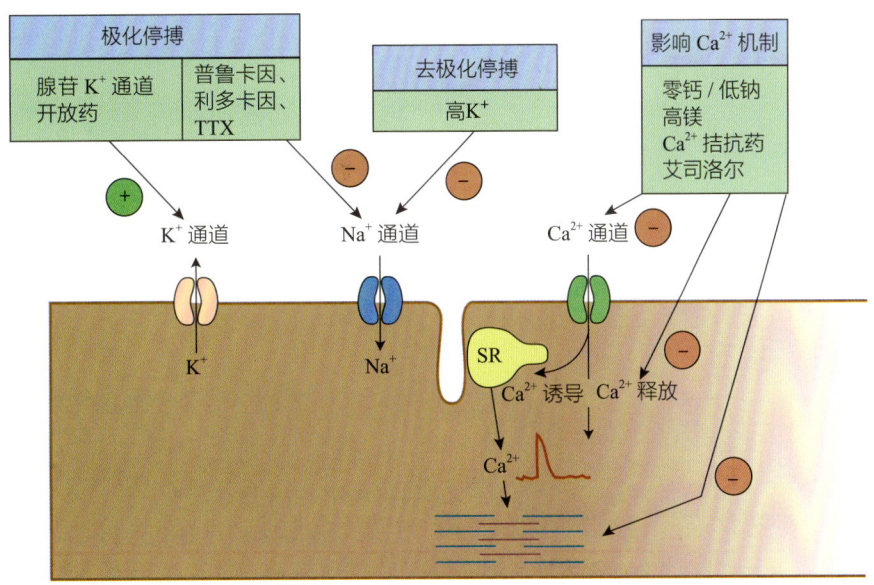

▲ 图 65-6　去极化和极化阻滞中的激发 – 收缩耦合

激发 – 收缩耦联和该途径内的靶标被通过影响钙机制诱导去极化阻滞，极化停滞或阻滞的药剂抑制或激活。BDM. 2,3- 丁二酮单肟；SR. 肌质网；TTX. 河豚毒素（引自 Chambers DJ: Mechanisms and alternative methods of achieving cardiac arrest. *Ann Thorac Surg* 75:S661–S666, 2003.）

表 65-1 常用的心脏停搏液

	去极化心脏停搏液公式								
	腺苷	Buckberg			Bretschneider HTK	del Nido	DSA	GIK	St. Thomas' I	St. Thomas' I	St. Thomas' II
		诱导	维护	再灌注							
K⁺ (mmol/L)	16	16~20	8~10		9		12	80~100	20	20	16
KCl (2 mEq/ml) (ml)						13					
NaCl (mmol/L)					15						
Mg²⁺ (mmol/L)	16			10	4	4	0.8		16	16	16
Mg²⁺ (20%) (ml)											
Na²⁺ (mmol/L)	117								144	142	117
Ca²⁺ (mmol/L)	1.2								2.2	1.7	1.2
HCO₃⁻ (mmol/L)	25					13				30~40	25
HCO₃⁻ (8.4%) (ml)		225	50	50							
柠檬酸-磷酸葡萄糖 (ml)											
THAM (mmol/L)							2				
氨丁三醇 (300mmol/L) (ml)		225	200	50							
腺苷 (mmol/L)	0.5										
葡萄糖 (50%) (ml)		40					2.7				
葡萄糖 (5%) (ml)		200	550								
(ml)				1000							

(续表)

<table>
<tr><th colspan="12">去极化心脏停搏液公式</th></tr>
<tr><th rowspan="2">腺苷</th><th colspan="3">Buckberg</th><th rowspan="2">Bretschneider HTK</th><th rowspan="2">del Nido</th><th rowspan="2">DSA</th><th rowspan="2">GIK</th><th rowspan="2">St. Thomas'</th><th rowspan="2">St. Thomas' I</th><th rowspan="2">St. Thomas' II</th></tr>
<tr><th>诱导</th><th>维护</th><th>再灌注</th></tr>
<tr><td>葡萄糖 (mmol/L)</td><td></td><td></td><td></td><td></td><td></td><td>16.3</td><td></td><td>30~50</td><td></td><td></td><td></td></tr>
<tr><td>甘露醇 (20%) (ml)</td><td></td><td></td><td></td><td></td><td></td><td></td><td></td><td></td><td></td><td></td><td></td></tr>
<tr><td>甘露醇 (25%) (ml)</td><td></td><td></td><td></td><td>50</td><td></td><td></td><td></td><td></td><td></td><td></td><td></td></tr>
<tr><td>胰岛素 (U/L)</td><td>1</td><td></td><td></td><td></td><td></td><td></td><td></td><td>25~70</td><td></td><td></td><td></td></tr>
<tr><td>普鲁卡因 (mmol/L)</td><td></td><td></td><td></td><td></td><td></td><td></td><td></td><td></td><td>1</td><td>1</td><td>1</td></tr>
<tr><td>利多卡因 (1%) (ml)</td><td></td><td></td><td></td><td></td><td></td><td>13</td><td></td><td></td><td></td><td></td><td></td></tr>
<tr><td>组氨酸 (mmol/L)</td><td></td><td></td><td></td><td></td><td>180</td><td></td><td></td><td></td><td></td><td></td><td></td></tr>
<tr><td>组氨酸 -HCl (mmol/L)</td><td></td><td></td><td></td><td></td><td>18</td><td></td><td></td><td></td><td></td><td></td><td></td></tr>
<tr><td>色氨酸 (mmol/L)</td><td></td><td></td><td></td><td></td><td>2</td><td></td><td></td><td></td><td></td><td></td><td></td></tr>
<tr><td>α- 酮戊二酸 (mmol)</td><td></td><td></td><td></td><td></td><td>1</td><td></td><td></td><td></td><td></td><td></td><td></td></tr>
<tr><td>L- 天冬门氨酸 (mmol/L)</td><td></td><td>13</td><td></td><td></td><td></td><td></td><td></td><td></td><td></td><td></td><td></td></tr>
<tr><td>L- 谷氨酸 (mmol/L)</td><td></td><td>13</td><td></td><td></td><td></td><td></td><td></td><td></td><td></td><td></td><td></td></tr>
<tr><td>血细胞比容 (%)</td><td>10~12</td><td>20</td><td>20</td><td>20</td><td>10~12</td><td></td><td>10~12</td><td></td><td>0</td><td>10~12</td><td>10~12</td></tr>
<tr><td>pH</td><td>5.5~7.0</td><td>7.5~7.7</td><td>7.6~7.8</td><td>7.5~7.6</td><td>7.4</td><td>7.4</td><td>7.4</td><td></td><td>5.5~7.0</td><td>7.4</td><td>5.5~7.0</td></tr>
<tr><td>mOsmol</td><td>294</td><td>380~400</td><td>340~360</td><td>340~360</td><td>310</td><td></td><td>310</td><td></td><td>300~320</td><td>310~330</td><td>264</td></tr>
</table>

(续表)

		Buckberg			去极化心脏停搏液公式					
	腺苷	诱导	维护	再灌注	Bretschneider HTK	del Nido	DSA	GIK	St. Thomas'Ⅰ	St. Thomas'Ⅰ	St. Thomas'Ⅱ
血液:晶体液	4:1	4:1	4:1	4:1	4:1	1:4	4:1			4:1	4:1
输液间隙			15min								
输液速率 [ml/(kg·h)]								0.75~1.5			
体积 (ml)											

DSA. Deaconess 外科协会;GIK. 葡萄糖 – 胰岛素 – 钾;HTK. 组氨酸 – 色氨酸 – 酮戊二酸;THAM. 三羟甲基氨基甲烷盐酸盐

del Nido 溶液在血浆 Lyte A(Baxter Healthcare Corporation, Deerfield, IL)中 140mEq/L 钠,5mEq/L 钾,3mEq/L 镁,98mEq/L 氯化物,27mEq/L 乙酸盐,23mEq/L 葡萄糖酸盐;pH7.4

第二部分 成人心脏手术
第65章 心肌保护

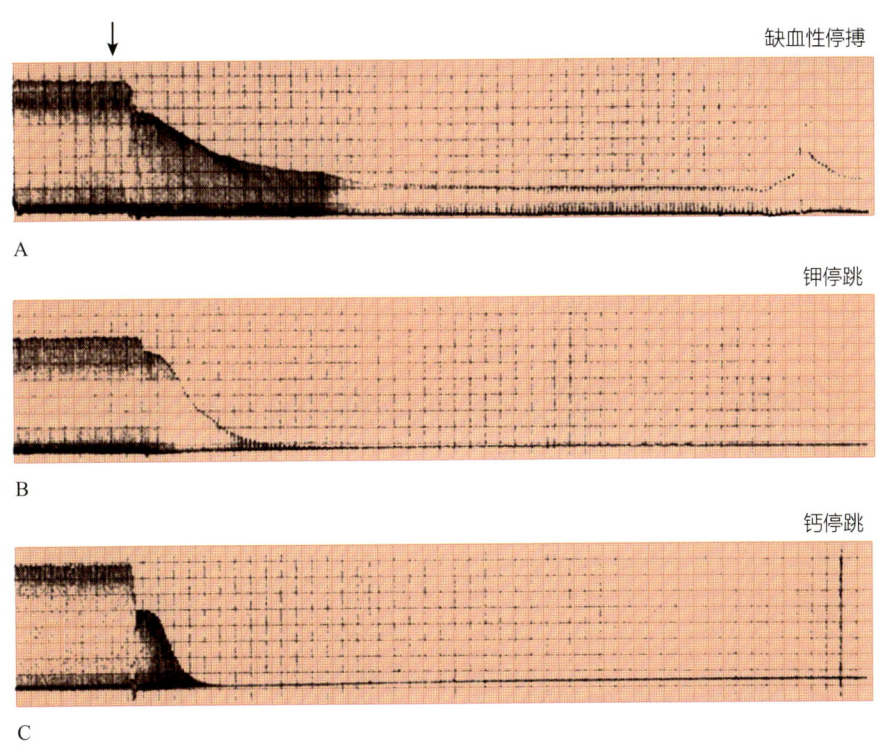

▲ 图 65-7 心脏骤停的诱导

A. 未经修饰的缺血；B. 用钾心脏停搏液；C. 通过钙耗尽（引自 Hearse DJ, O'Brien K, Braimbridge MV: Protection of the myocardium during ischemic arrest. Dose-response curves for procaine and lignocaine in cardioplegic solutions. *J Thorac Cardiovasc Surg* 81:873–879, 1981.）

掺入高能磷池或通过存在于红细胞中的腺苷脱氨酶脱氨基至肌苷，从细胞中运出[124]。细胞外腺苷通过细胞摄取，经由红细胞和血管内皮细胞清除，全血中的半衰期＜10秒，这限制了其在手术诱导的局部缺血的延长期间的使用[125]。腺苷通过拮抗钙通道形成超极化以停搏，并抑制窦房结房室结以及心房心肌收缩[126]。腺苷通过对窦房结和房室结以及心房组织的直接抑制导致窦缓慢和停搏。临床上，腺苷已经被用作心肺转流术开始前的预处理，已被证明可以增加术后心脏指数，并减少肌酸激酶释放[127]。通过推注输注作为停搏剂[128]，腺苷减少停滞时间并减少钾诱导的细胞溶质钙超载，已作为钾心脏停搏液的添加剂[129, 130]。当再灌注期间输注时，还可以改善功能恢复[131]。与无细胞圣托马斯心脏停搏液相比，腺苷的加入似乎可以增强接受冠状动脉血运重建术的患者的术后心功能[132]。Ⅱ期研究表明，腺苷可能会减少术后并发症[133, 134]，但结果仍有待商榷，等待进一步临床试验[135]。

（二）低温

低温，无论是温和的（温度在28～32℃的室温范围内）还是中等温度（22～25℃），仍然是充分保护心肌的一个不可或缺的辅助手段。如前所述（见历史发展），低温降低了手术诱导的局部缺血期间能量储存的代谢降解速率。此外，实验证据表明，与心肌温度37℃相比，22℃时心脏在无效搏动，纤颤和停搏状态下的左心室MVO₂明显下降（图65-8）[136]。然而，将心肌温度降低至22℃以下的优势极小，因为MVO₂降低较小，即最小量，从22℃时的0.31ml降至15℃的0.27ml/100g左心组织。此外，在临床环境中，实际上不可能仅通过使用冷（4℃）冠状动脉内心脏停搏液冷却的局部低温来维持均匀的心肌温度＜22℃，特别是在存在冠状动脉阻塞，心室肥大和纵隔非冠状动脉侧支血流量的变化情况下[137]。此外，心房和心室隔膜通过全身和肺静脉回流升温，诸如肝脏作为散热源加热心脏基部，并且前部右心室由手术环境升温。由于各心肌节段温度

987

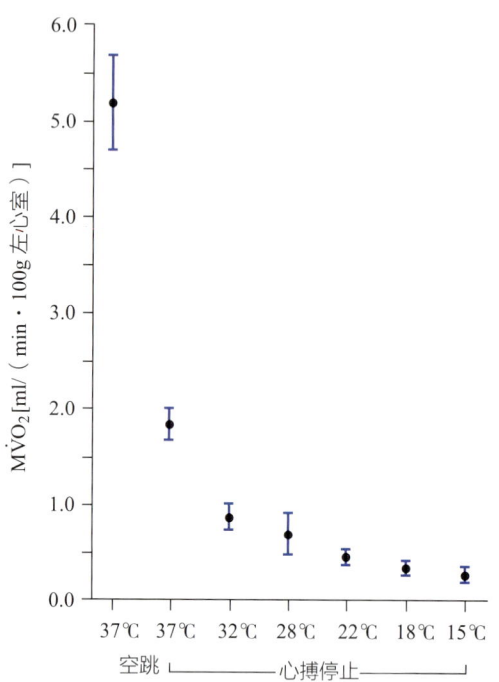

▲ 图 65-8 低温对钾诱导犬心脏心肌耗氧量的影响

引自 Chitwood WR, Sink JD, Hill RC, et al: The effects of hypothermia on myocardial oxygen consumption and transmural coronary blood flow in the potassium-arrested heart. Ann Surg 190:106–116, 1979

缺乏均匀性，心肌组织酸中毒与体温之间没有相关性，导致许多外科医生最近放弃了手术过程中的常规心肌温度监测[138, 139]。

（三）缓冲心脏停搏液

心脏停搏液的缓冲对于对抗与外科手术引起的心肌缺血相关的细胞内酸中毒是必要的。由于心肌由于线粒体含量高，使其在人体所有器官中氧使用量最高，缺血导致氢离子快速积累和细胞内 pH 的降低，已通过在实验室用磷 P 31 核磁共振光谱和在手术室用 pH 探头对组织 PCO_2 和 H^+ 的测量来量化[87, 140]。随着心肌组织 pH 探针的发展，临床证据表明维持组织 pH6.8 或更高与有效的心肌保护有关（图 65-9）[141]。因此，每隔 15~20min 频繁输注心脏停搏液是必要的，以防止细胞内酸中毒达到不可逆的代谢水平。此外，低温有助于中和酸中毒，因为每升高摄氏度，pH 上升 0.0134 单位[142]。然而，低温停搏液的输注不能将 pH 恢复到生理水平，而是防止 pH 进一步恶化。当间歇性使用温血停搏液时，随着缺血期的延长细胞内代谢性酸中毒逐渐恶化，并且可能导致常温停滞反复发作与心肌的损伤增加[143, 144]。碳酸氢盐、磷酸盐、氨基磺酸、三（羟甲基）氨基甲烷（THAM）和组氨酸缓冲剂都已用作心脏停搏液添加剂以调节 pH。

（四）避免心肌水肿

心肌水肿是已知的缺血后果[145]。通过控制渗透压来避免心肌水肿对于控制心脏液体隔室的体积调节是重要的，心肌水肿的程度直接由心脏停搏液的渗透压和心率调节，其减少与心肌水肿增加和舒张期充盈受损直接相关[146]。低渗性心脏停搏液引起心肌水肿[147]；渗透压超过 400mOsm/L 的高渗性心脏停搏液已被证实会导致心肌脱水[148]。290~330mOsm/L 的等渗溶液或略微高渗溶液似乎具有最大的临床疗效，这在处理无细胞心脏停搏液时特别重要[40]。包括甘露醇和山梨糖醇在内的惰性糖，以及可代谢的糖如葡萄糖和葡萄糖已被用于增加渗透压。然而，当施用大量连续心脏停搏液时，可能产生高血糖症。诸如白蛋白和大分子的渗透剂，包括葡聚糖和羟乙基淀粉，已被用于预防心肌水肿[149]。除了心脏停搏输注之外，体外循环的晶体引发的血液稀释，增加微血管通透性的体液和细胞介质的激活，以及心肌淋巴功能的损害可能在心肌水肿的发展中起主要作用。心肌淋巴功能依赖于跳动的心脏提供动力，在心脏骤停期间显著减少或完全停止。实验证据表明，在常温连续顺行血液停搏期间，心肌淋巴流量减少到不到正常心脏跳动的 20%[150]。

四、替代停搏液和添加剂

（一）β- 受体阻滞药

当升主动脉被钳制时，来自心脏交感神经的去甲肾上腺素的非胞吐释放作用于肌纤维膜外表面上的 β- 肾上腺素能受体，导致 cAMP 依赖性蛋白激酶活性增加，钙释放通道磷酸化。增加的 Ca^{2+} 流入，导致 Ca^{2+} 依赖性收缩增加和糖原储存的快速消耗[151]。早期研究表明，长效 β 受体阻断药可增强缺血期间的心肌保护作用，但具有长期的负性肌力作用，这限制了其的临床应用[152]。在大多数情况下，β 受体阻断药，如普萘洛尔，

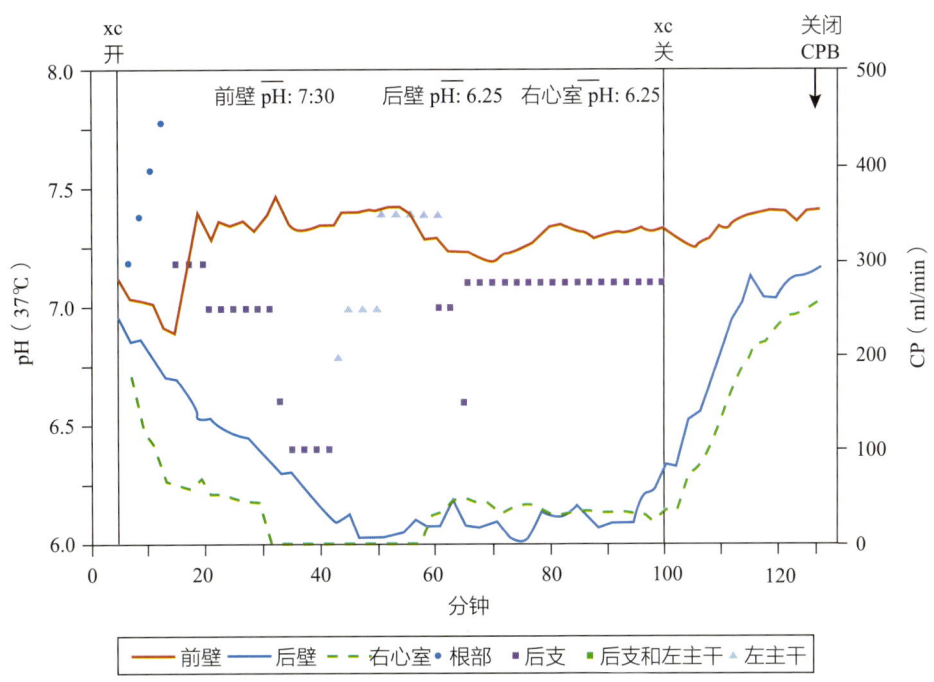

▲ 图 65-9 pH 和心肌保护

pH（37℃）追踪 1 名 67 岁男性患者的左心室壁，进行复杂的主动脉瓣置换术。从 3 个部位获得测量：左心室（LV）前壁，LV 后壁和右心室（RV）前壁。pH（37℃）在 LV 后壁达到 6.0，在 RV 前壁达到 5.8。这种明显的前壁和后壁 pH（37℃）之间的差异发生在高速率持续输送血液停搏液的情况下，主要是通过冠状窦。单独通过左主干（LM）、单独通过冠状窦，或同时通过 LM 和冠状窦输送心脏停搏液未能逆转后 LV 和 RV 前壁中 pH（37℃）的下降。主动脉钳夹期间的综合平均 pH（37℃）在 LV 前壁为 7.30，在 LV 后壁为 6.2，在 RV 前壁为 6.05，表明对 LV 后壁和 RV 前壁的保护作用较差。患者必须进行 3 次除颤，并需要从体外循环（CPB）中断开显著的正性肌力支持。他在术后 24h 继续需要正性肌力支持。CP，心脏停搏；XC，交叉夹紧（引自 Khuri SF, Josa M, Marston W,et al: First report of intramyocardial pH in man: II. Assessment of adequacy of myocardial preservation. *J Thorac Cardiovasc Surg* 86:667–678, 1983.）

已用作麻醉的辅助手段，以在手术过程中阻断与冠状动脉缺血相关的 β 肾上腺素能刺激发作。超短效心脏选择性 β 受体阻断药，如兰地洛尔和艾司洛尔，通过将膜电位保持在静息膜电位处或附近来提供极化的心脏停搏[153]。这些药物的心脏选择性是普萘洛尔的 50~250 倍，艾司洛尔的半衰期仅为 9min，被红细胞酯酶迅速水解[154]。艾司洛尔已用于在间歇性停滞期间增强心肌保护，并且已显示具有与冷晶体或血液停搏液相当或更好的心肌保护[155]。使用艾司洛尔心脏停搏液时，心室收缩缓慢，可减少心肌水肿但不提供静息手术区域[156-158]。腺苷 - 利多卡因（腺苷）心脏停搏液为去极化心脏停搏液提供了令人兴奋的替代方案[159]。与 St.Thomas'Hospital 溶液相比，腺苷 - 利多卡因心脏停搏液可以提供更短的机电停搏时间，更快地恢复主动脉血流，输注期间的冠状动脉血管阻力更低，以及更高的 MVO_2，同时维持心肌细胞膜处于静息状态[160]。

（二）影响钙转运的药剂

输注无钙心脏停搏液抑制激发耦合，诱导快速心脏舒张，并增加肌膜的通透性[161]。当再灌注含钙灌流液时，在再灌注期间，钙迅速流入细胞，导致心肌挛缩和广泛的超微结构损伤，即"钙悖论"[162, 163]。然而，在低温停滞期间使用低血钙心脏停搏液来预防缺血性挛缩和坏死。已经提出在缺血前施用的钙拮抗药作为减少缺血性细胞损伤的可能机制[164]。钙通道阻断药包括维拉帕米、地尔硫䓬和硝苯地平，可以防止心肌细胞中钙诱导的钙释放，并且作为常温心脏停搏液的辅助，已被证明可以改善缺血后的收缩功能[165]。钙阻断药如果在再灌注前给药，则是无效的，是温度依赖性的，并且在体温过低时效果有限。由于心脏保护需要高浓度，因此它们长期的膜结合可防止快速恢复，从而限制了它们的临床应用。Mg^{2+} 通过从肌纤维膜中的结合位点去除钙来抑制 Ca^{2+} 进入细胞[166, 167]。它作为阻断药的用途有限，因为需要高浓度，心脏骤停延迟，与 K^+ 停搏液相比，缺血后功能恢复减少。当 Mg^{2+} 包含在高 K^+ 心脏停搏液中时，Mg^{2+} 的优点被证明是最佳的，其中已经证明 Mg^{2+} 可以改善细胞溶质、核和线粒体的 Ca^{2+} 积累，保留高能磷酸盐部分，并增强缺血后功能恢复[168, 169]。

（三）避免基材耗尽

已将代谢底物添加到心脏停搏液中以增强局部缺血期间的无氧代谢或提供柠檬酸循环中间体以促进再灌注期间的体内平衡。所用药物包括葡萄糖和胰岛素[170, 171]；核苷[172]，如腺苷[173]、天冬氨酸和谷氨酸[174]；L-精氨酸刺激 NO 的产生[175]。虽然代谢底物增强已用于各种临床情况，但没有 1 种已被普遍采用。

五、结晶（无细胞）和血液停搏液

（一）晶体心脏停搏液

随着心肌保护的出现，在 20 世纪 70 年代早期在欧洲[17, 30, 32]和 20 世纪 70 年代后期在美国[38, 39]临床使用，始终具有高血压舒张期阻滞，由不同的电解质组合物组成的血液溶液。然而，这些溶液中溶解氧含量小（在 100mmHg，温度为 10℃时，PO_2 为 0.6ml/100ml），而心肌在 15℃时每 100g 消耗 0.33ml O_2。由于短时间的缺血导致氧负荷逐渐积累，中度至重度心肌低温是必要的，以防止能量储存的快速耗尽（图 65-10）[38, 176]。为了克服氧缺乏问题，临床上使用晶体心脏停搏液的氧合作用。当交叉钳夹时间超过 29min 时，与接受未经氧合的心脏停搏液的患者相比，患者的肌酸激酶 MB 水平降低[177]。尽管如此，随后的无氧化晶体临床研究显示，冠状动脉手术的手术死亡率和围术期心肌梗死发生率明显下降，冠状动脉手术的大型合作研究证明了这一点[178]。在大多数情况下，包括我们自己的大多数组，使用 Ringer 溶液

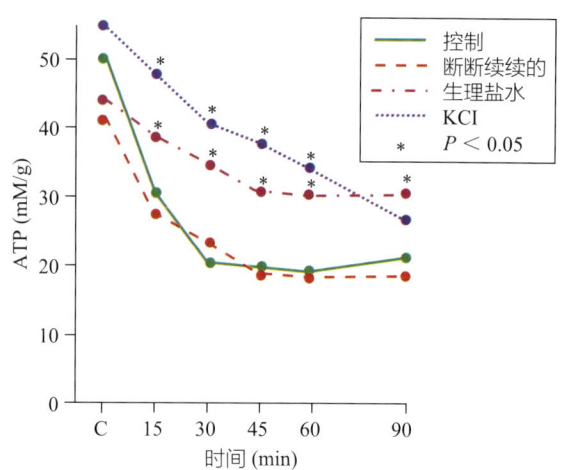

▲ 图 65-10 高能磷酸盐

主动脉交叉钳夹（60min）和再灌注（30min）期间的腺苷三磷酸（ATP）值用于对照（无治疗），间歇性再灌注（15min 交叉钳夹和 5min 再灌注），区域性低温和钾（KCl）心脏停搏液（引自 Wright RN, Levitsky S, Rao KS, et al: Potassium cardioplegia: an alternate method of myocardial protection. *Arch Surg* 113:976–980,1978.）

（NaCl 是 147.3mmol/L；K^+ 是 4.02mmol/L；$CaCl_2$ 是 2.25mmol/L），其中加入 24mmol/L KCl 使总剂量为 28mmol/L、7g/L 葡萄糖和 0.8ml THAM[179]。得到的溶液的渗透压为 375 mOsmol/L，在 37℃的 pH 为 7.42。经典的圣托马斯溶液的不同之处在于具有较低浓度的 KCl，19.59mmol/L，并且添加了 15.90mmol/L $MgCl_2$ 和 1mmol/L 盐酸普鲁卡因[78]。

使用晶体心脏停搏液进行心肌保护的临床步骤包括以下步骤。

1. 在手术开始前，将手术室温度冷却至 63～65℉（17～19℃），以避免高强度照明的对流和辐射使心脏前表面变暖。

2. 在 28℃的温度下开始体外循环。将套管放置在主动脉根部附近的升主动脉中，用于心脏停搏液的顺行输注，并且在从上行的主动脉移除夹具并且当患者断开旁路时移除空气。

3. 心肌心电图导联和温度探头放置在右心室的前壁上，因为它构成了心脏前表面的 2/3，并且在手术引起的局部缺血期间它的复温可以部分地解释偶尔的情况。旁路终止后选择性右心衰竭的观察[180]。此外，在心包后囊和左心室侧壁放置一个绝缘垫，以保护左侧膈神经免受与局部低

温相关的热损伤，并防止心脏从散热片中复温（即，肝）。

4. 将全身灌注液温度暂时降至10～15℃以"预冷"心脏（输液低温），并将冰盐水淤浆置于心包囊中以实现快速心肌冷却。在初始冷却期间，短暂的心室颤动似乎没有副作用。

5. 当心肌温度达到28℃时，升主动脉被交叉钳夹，并且在≤90mmHg的压力下将温度为5℃的冷晶体停搏液注入主动脉根部。根据经验确定初始体积为10ml/kg体重。心肌温度迅速降至10～15℃，心搏停止通常在10～15s内发生。

6. 初始心脏停搏输注结束时，全身温度升高至20℃，全身灌注流速从2.2L/min降至1.5L/min。以这种方式，使侧支的主动脉冠状动脉和支气管肺血流保持冷，并且降低的全身灌注压力阻止了心脏停搏液的快速稀释和冲洗。如果心肌温度升高＞20℃，或者如果有任何心电图活动或观察到的心室运动，则每隔15～20min或更早，溶液以5 ml/kg的体积重新注入。

7. 在移除主动脉夹之前5min，将全身灌注液温度升至30℃，并将流速增加至2.2L/（min·m²）。取出主动脉交叉钳夹后，将灌注温度升至38℃，将室温升至25～30℃。继续进行心肺转流，直至食管温度为37℃，直肠温度在35～37℃的范围内。术后早期通常需要复温。

这种技术的主要缺点是复温期很长，可能＞30～45min。然而，延长分流允许代谢再稳定以及随后的分流平稳断开。临床报告证实晶体心脏停搏液可安全使用大于150min。然而，评估心肌代谢和心室功能的临床研究表明，冷晶体心脏停搏导致心肌代谢恢复缓慢，对术后血流动力学应激反应不佳[182]。尽管美国大多数外科医生已转为血液停搏液技术，世界各地的许多团体继续使用crys-talloid心脏停搏液，并获得良好的结果。

（二）血液停搏液

为了避免与晶体心脏停搏液相关的氧缺乏，引入血液作为合适的载体以获得最佳氧合作用[183, 184]。增加氧合作用的替代方法，包括含氧晶体[177]，碳氟化合物[76]和无基质血红蛋白[185]，并示在临床上广泛应用。此外，通过实验证明，血液停搏液优于含氧水晶心脏停搏液（图65-11）[48]。除了增强的交换O_2和CO_2的能力之外，血液的

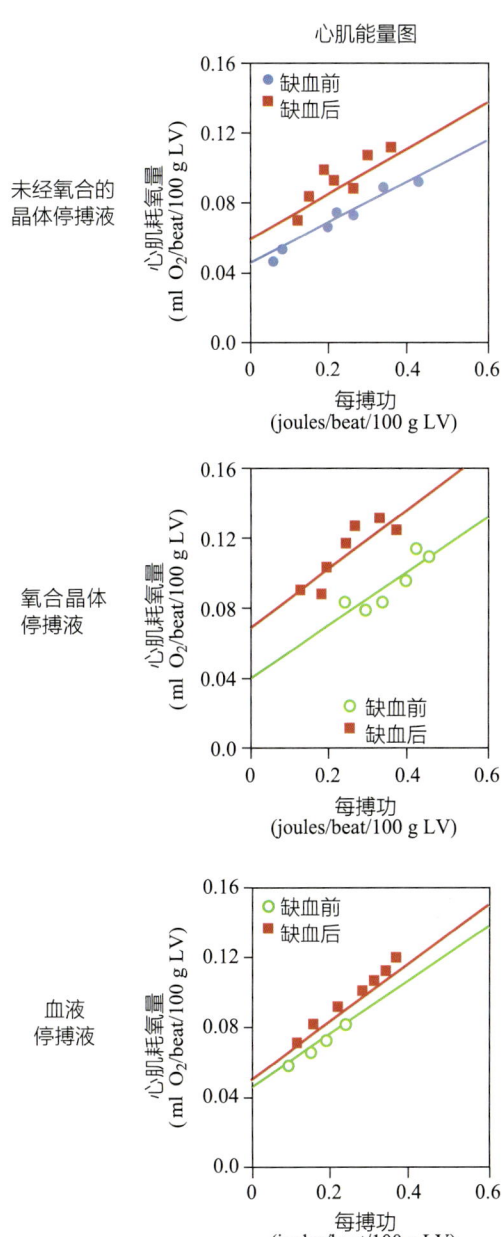

▲ 图 65-11 心肌耗氧量和卒中工作量

心肌耗氧量与卒中前（缺血前）和之后（缺血后）未经氧合的晶体停搏液、氧合晶体停搏液和血液停搏液的能量图。缺血性晶体心肌痉挛和氧合晶体停搏液停止后，缺血后心肌耗氧量与卒中工作关系显著增加；在血液停搏液中，缺血前和缺血后心肌耗氧量与卒中工作关系是可叠加的。LV. 左心室（引自 Krukenkamp IB, Silverman NA, Levitsky S: The effect of cardioplegic oxygenation on the correlation between linearized Frank-Starling relationship and myocardial energetics in the ejecting postischemic heart. *Circulation* 76[5 Pt 2]:V122–V128, 1987.）

生理学优势还包括具有缓冲和还原能力、胶体在以避免不利的渗透压力梯度，以及氧自由基清除剂[186]。此外，与晶体心脏停搏液相比，血液和含白蛋白的晶体心脏停搏液已被证明可以保持微血管反应[187]。然而，与冷血停搏液相关的问题包括：①低氧血红蛋白解离曲线向左移位，从而减少组织水平的氧释放；②血液停搏液在低温下不能保护心肌的实验证据[188]；③低温诱导的淤积和红细胞缗钱状形成的可能性。其他研究表明，5～10℃的体温不会影响毛细血管血流[189]，血液的黏度不会受到体温过低的影响，除非血细胞比容大于50%[190]，而这种情况不太可能，因为在旁路期间，血液稀释维持血细胞比容在20%～25%的范围内。许多实验和临床研究都比较晶体或血液停搏液的优越性，而没有得出明确的结论[191,195]。

自从该技术引入临床，在配制血液心脏停搏液中血液与晶体的比例已经历了渐进的变化。早期血液停搏液使用4部分血液与1部分晶体（4：1）的比例，因为从灌注回路中取出血液稀释的血液并与含有柠檬酸盐-磷酸盐-葡萄糖的晶体溶液混合以降低Ca^{2+}，THAM用于缓冲，并调节K^+以持续20～30mmol/L的浓度以诱导舒张期停滞。实验研究表明，低至9%的血细胞比容在5～10℃的低温水平下提供了足够的氧转运（图65-12）[196,197,198]。为了避免过量血液稀释与大量心脏停搏液的使用所，导致稀释性凝血功能障碍，血液与晶体的比例逐渐从4：1增加到8：1。配例的变化与浅低温和常温停搏术的广泛应用相适应；相关的较高温度需要较高的血细胞比容来实现氧运输以支持心肌代谢。使用最少量的钾和镁来实现停滞的小休眠或全血停搏液避免了血液稀释的问题，消除对缓冲的担忧，并且减少药物成本[199]。虽然实验研究未发现再灌注心肌水肿在将全血停搏液与4：1血液停搏液比较方面有任何显著优势，但本研究中全血停搏液的比较血细胞比容比分别为12%±2%和7%±1%，并不在22%～25%的临床范围。这可能对结果产生不利影响[200]。然而，在1项比较全血停搏液与标准4：1血液停搏液的临床研究中，小型腹痛组的MVO_2明显更高，乳酸释放更低，术后左心室功能更好[201]。其他人已经证实，与4：1血液停搏液相比，术后使用微创治疗的正性肌力减少，表明术后惊厥减少[202]。

用于新生儿的Del Nido心脏停搏技术是基于无氧糖酵解在缺血期间产生高能磷酸盐的理念。心脏停搏液以单剂量给药，使用1：4比例的稀释血液，并使用组氨酸作为质子缓冲液，葡萄糖作为底物，低钠和钙浓度和利多卡因用于去极化以限制钠流入 阻止窗口电流[203,204]。最近的研究表明，del Nido溶液也可用于衰老心脏[205]。

方法

（1）心脏停搏液温度：关于这场适当的心脏停搏温度的争论，已从传统的冷（5～10℃）到不久前的温暖（37℃）到目前的温度（28～32℃）。温心手术假定有氧停搏，由此心脏被机电地停搏动并持续不断用温血停搏液灌注，是进行安全心脏手术的理想状态[206,207]。该技术的明显优势包括预先消除厌氧缺血性损伤，交叉钳夹时间安全延长至6.5h[208]；去除主动脉钳后早期恢复正常

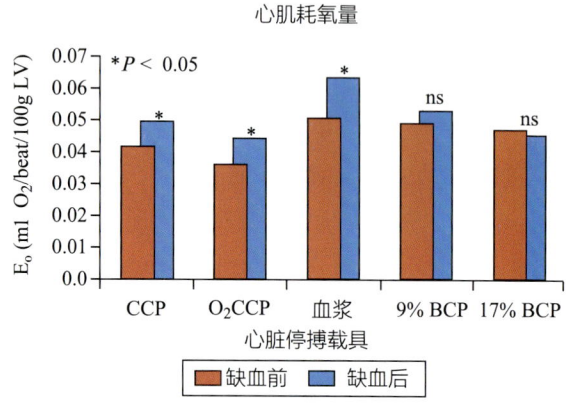

▲ 图65-12 氧气使用和血细胞比容浓度

通过在心脏停搏液中具有关键的红细胞团，可以防止增加的缺血后氧气用于最大程度的无负荷收缩（E_0）。红细胞的这种有益效果不能仅仅通过它们的携氧能力来解释，因为氧化晶体和血浆溶液不具有相似的功效。BCP，血液停搏液，血细胞比容为9%和17%；CCP，晶体停搏液；LV. 左心室；ns. 没有显着差异；O_2CCP，氧合晶体-心脏停搏液（引自 Krukenkamp IB, Silverman NA, Levitsky S: The effect of cardioplegic oxygenation on the correlation between linearized Frank-Starling relationship and myocardial energetics in the ejecting postischemic heart. *Circulation* 76[5 Pt 2]:V122–V128, 1987.)

窦性心律；避免长时间的复温和再灌注时间，从而减少总旁路时间；且在术后早期消除系统性低温和相关的血管收缩。然而，操作区域的可视化困难，特别是在进行远端冠状动脉造口术时，需暂时停止温热心脏停搏液输注，如果缺血时间＞15min则导致缺血性损伤[144]。其他问题包括：①缺血性损伤时顺行性温血停搏液不能在主动脉瓣关闭不全和左主干冠状动脉狭窄的情况下均匀分布[209]；②难以维持完全机电停搏；③需要血管收缩性α受体激动药，以维持旁路足够的灌注压力，以克服全身血管舒张[210]；④与体外循环相关和与微栓子相关的神经系统事件的风险，若大脑未冷却则会加剧。然而，温心手术提供了在手术过程中复苏缺血性危险心肌的希望[212]。此外，温心试验的晚期结果表明，与冷心脏停搏组相比，温热心脏停搏液组患者的6年晚期存活率虽然没有显著增加，但在非致命性围术期事件发生率显著降低[213]。引入温热（29℃）心脏停搏液作克服温暖的心脏停搏的不足，没有冷心脏停搏液的不良反应。在一系列临床研究中，Hayashida及其同事[214]证明，将心脏停搏液温度从37℃降至29℃并未改变MVO_2，但减少厌氧乳酸和停搏期间的酸释放，并保留心肌功能。通过间歇性顺行和连续逆行温热心脏停搏液的组合进一步改善术后心脏功能[215]。在一系列接受冠状动脉搭桥的低风险患者中，比较温热和非温热的心脏停搏液时心肌肌钙蛋白释放没有差异[216]。

(2) 运送系统：许多临床研究已经证实了各种心脏停搏液输送系统和灌注间隔的功效。所有这些报告都存在疾病的变异性（如缺血性或纤维化心肌的程度和节段性冠状动脉疾病的差异）以及缺乏大样本的前瞻性头对头比较。所有这些问题都有依赖于各种经验性临床选择。在升主动脉中使用导管或针头顺行给予心脏停搏是最初的传统方法。困难包括：①插入部位的动脉粥样硬化斑块破裂，导致微栓子或主动脉夹层；②主动脉瓣关闭不全，导致心室扩张和流入冠状动脉的流量不足；③左主干，闭塞和可变冠状动脉阻塞，导致心脏停搏不良分布；④在插入部位扩大导管诱导的主动脉开口，特别是对于狭窄主动脉扩张有关的薄壁主动脉。

最初由Pratt[217]描述的冠状窦逆行灌注首先由Lillehei及其同事[218]在心脏直视手术的早期采用，以在主动脉瓣置换期间保护心脏。Menasché及其同事[219]报告主动脉瓣膜置换的改善结果后，这项技术引发术者兴趣，促使对冠状窦的解剖学和生理学进行了大量研究[220]。虽然大多数临床医生使用球囊导管直接插入冠状窦，Fabiani及其同事[221]在一系列临床研究中建议输入加压的右心房（通过阻塞腔静脉和主肺动脉实现）以阻止通过心最小静脉进入右心房的心脏停搏液分流。

逆行灌注的主要优点包括：①在再次进行冠状动脉手术期间，将心脏停搏液分配到被阻塞或闭塞的冠状动脉或内乳动脉灌注的心肌节段中；②在进行主动脉根部手术时，避免需要直接冠状动脉插管及其伴随的创伤性损伤和随后的狭窄潜可；③在不拆除牵开器的情况下，在二尖瓣手术期间给予心悸的能力；④提供持续心脏停搏的能力；⑤在再次进行冠状动脉手术时，避免碎片和随后的动脉粥样硬化静脉移植物栓塞。

与逆行性心脏停搏相关的问题包括：①如果用于心脏停搏液的初始灌注，则实现缓慢的舒张期停搏；②导管盲目插入冠状窦的偶然困难；③尽管使用带肋的球囊导管，导管容易脱位到右心房；④导管插入时的创伤性损伤和穿孔，老年患者的偶然自发性心脏静脉破裂；⑤右心室和后室间隔灌注不充分（图65-13）[222, 223]主要技术问题包括要求不断测量冠状静脉窦压力以避免输注压力＞30mmHg并且输注速率绝不超过＞200ml/min，因为静脉吻合和较高血流分流将导致＞60%的潜在"养分血流"通过心最小静脉通道进入心室腔[224, 225]。

描述心脏停搏液的双向灌注的定义由于方法学的不同可能使人费解。大多数作者避免将心脏停搏液同时输送到冠状窦和主动脉根部，以避免过度加压，随后损伤冠状动脉微血管，并允许快速排出溶液[226]。通过冠状窦（逆行）递送心脏停搏液并通过使用具有多个侧臂和单个泵头的歧管同时顺行穿过每个完成的静脉移植物，与主

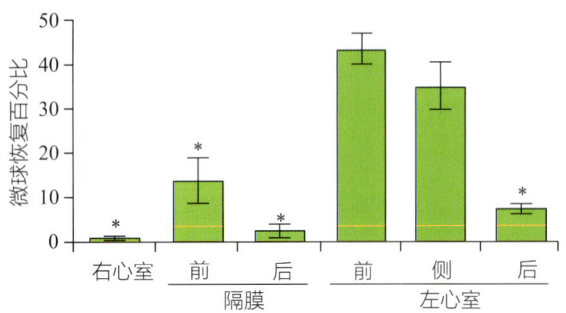

▲ 图 65-13 温暖的逆行心脏停搏液分布

根据解剖部位的百分比微球恢复。数据表示为平均值 ± 平均值的标准误差。星号（*）表示相对于左前心室 P < 0.01（事后 Tukey 检验）（引自 Calderone CA, Krukenkamp IB, Misare BD, et al: Perfusion deficits with retrograde warm cardioplegia. Ann Thorac Surg 57：403-406，1994.）

动脉根的通气相关联，认为是组合递送[227]。在进行近端吻合术期间或在瓣膜手术期间关闭左心房或主动脉切开术期间完成冠状动脉血运重建期间的所有远端吻合术后，如果在 37℃下进行约 20min，该技术尤其有用，它基本上是再灌注的第一阶段，并允许缺血后氧摄取恢复到基线水平[228]。在大多数情况下，大多数外科医生使用所有这些技术，称为综合性心脏停搏液，其根据临床情况以连续或交替的方式包括顺行，逆行和组合递送系统。

在以任何方式或温度水平进行维持性心脏停搏术之前，可用温热氧合心脏停搏液进行温热诱导，在能量耗尽心脏中实现"主动复苏"[229]。虽然功能性实验研究表明有所改善，但 5min 的灌注是否足以逆转耗尽的高能磷酸盐储存的不利生化影响仍然存在疑问[230]。

在主动脉松开之前 3～5min 的终末温血停搏液（"热射击"）通过实验和临床证实可在冷保持血液停搏后改善旁路后心室功能[231, 232]。然而，终末温热停搏液相对于简单再灌注 5min 的对照试验没有表现出任何优势[233]。与温热诱导一样，3～5min 的温血再灌注是否足以恢复能量储存的问题值得商榷。为了克服这种不足，组合血液停搏液输送可能是更好的恢复能量储存的首选方法。有时，延长的终末温热停搏液可能导致细胞内钾的积聚，导致再灌注早期心肌停搏，并需要暂时的心室起搏以使患者避免旁路[234]。继发性心脏停搏，包括使心脏重新长时间（> 20min）的温热心脏停搏，是终末温热停搏液概念的延伸，可能对难以避免或无法控制的心律失常的患者有用[235, 236]。

使用血液停搏液进行心肌保护的临床步骤包括以下步骤。

1. 避免在开始体外循环时的低体温，并且使灌注液和心脏停搏液温度在室温下稳定（温热，约 29℃）。

2. 当升主动脉交叉钳夹时，在主动脉根部压力为 90mmHg 时，以 100～200ml/min 的速率将全血（全血停搏液）顺行停搏液注入主动脉根部。最初使用浓度为 28～30mmol/L 的 K^+ 浓度直至舒张期停滞，然后逐渐降低 K^+ 浓度，直至达到最低浓度（通常为 3～5mmol/L），以保持阻滞。在顺行施用 5ml/kg 后，逆行施用另外的 5ml/kg。

3. 首先绕过闭塞或最严重狭窄的冠状血管。

4. 在绕过每个血管后，通过使用具有多端口歧管的单个泵头，以顺行方向同时向下输注 5ml/kg 的心脏停搏液和逆行插管。

5. 完成最后支旁路移植后，开始全身灌注和心脏停搏复温。当从主动脉吸出血液时，近端旁路移植物被插入升主动脉，以维持主动脉开口正下方的血液水平，以避免使手术区域模糊。

6. 随着最后支近端吻合完成，逆行输注中断 K^+，并注入全血冲洗 K^+。当心脏开始收缩时，将空气从主动脉和心室排出，夹子从主动脉移除。

7. 确认止血后，停止体外循环。如果心脏停搏仍然存在，则建立临时心房和心室起搏。

六、之前、之后和远期调节

（一）缺血预处理

Murry 及其同事[237]首先描述的缺血预处理（IPC）是内源性心肌保护的适应性反应，施加一个或多个短暂的亚致死缺血时间（3～5min），然后再灌注保护心脏，梗死面积，细胞凋亡和再灌注相关的心律失常损伤在随后的持续性缺血期间显著减少[238]。大量研究表明，IPC 以物种依赖的方式与磷酸肌酸，ATP 和细胞内 pH 的稳定有关；细胞超微结构破坏减少；诱导热休克蛋白合成；腺苷释放增加和腺苷受体激活；激活 G 蛋白。缺血性 IPC 的作用是双峰的[239]，发生在两个阶段：早期阶段和延迟晚期阶段即心脏保护的"第二窗口"。在早期阶段，IPC 的保护作用是暂时的，如果随后的持续性缺血性损伤时长超过30～120min，梗死保护作用将丧失[240]。在诱导 IPC 后 24～96h，发生第二个强效心脏保护作用的窗口，重新建立了梗死保护[241, 242]。

研究证据表明 IPC 可能发生在接受球囊血管成形术的患者中[243]，或者可能由与体外循环相关的创伤引起[244]。Yellon 及其同事[245]已经表明，在体外循环的患者中，在缺血 10min 之前使用 IPC（2 次 3min 的局部缺血和 2min 的再灌注）显著保留在初始再灌注期间测量的 ATP。另外的研究还报道，与冷晶体圣托马斯心脏停搏液相比，在冠状动脉旁路移植手术中使用 IPC 可显著降低 72h 的肌钙蛋白 T 水平；但没有进行与传统血液停搏的比较[246]。其他报道，与冷血心脏停搏液相比，IPC 没有提供任何益处，因为体外循环本身诱导预处理[244, 247]，或者其在心脏手术中的使用是有害的[248, 249]。

IPC 在非体外循环冠状动脉搭桥术中的应用也存在争议。Laurikka 及其同事[250]在一项随机对照研究中，通过在吻合口部位近端和远端放置硅胶带封闭冠状动脉左前降支，进行两次闭塞 2min 和 3min 的闭塞再灌注；IPC 组平均卒中体积指数恢复显著增加，术后第一天平均心率显著降低，与对照组相比，心肌肌钙蛋白 I 水平显著降低。使用类似方案的其研究发现 IPC 和对照组之间没有统计学上的显著差异[251]。远程缺血预处理（RIPC），定义为远离心脏（如四肢）的组织或器官中的短暂性缺血和再灌注，已经证明，可通过保护线粒体完整性降低术后血清肌钙蛋白 T 释放[252, 253]，可以保护儿童和成人手术后心肌缺血后的心脏[254]。RIPC 提供心脏保护作用的机制被可能涉及神经和体液途径或与已知 IPC 效应相互作用的系统反应[255]。在 1 项大型（$N=232$）临床研究中，使用 24h 肌钙蛋白 I 峰水平作为主要结局指标，Carrasco-Chinchilla 等[256]报道远程预处理组和对照组之间没有差异，并报告其对糖尿病患者有害。然而，在 1 项控制良好的随机临床试验中，研究证实 RIPC 减少围术期心肌损伤[257]，如心肌肌钙蛋白 I 水平降低，生存率增加和心脑血管事件降低。此外，对接受心脏手术的 1235 名患者进行的 19 项随机试验的 Meta 分析显示，接受 RIPC 治疗的患者心肌肌钙蛋白 I 水平降低[258]。

（二）缺血后处理

后处理的诱导发生在再灌注开始期间而不是指亚致死性缺血之前，因此改善了临床实用性[259, 260]。已经制定了涉及不同再灌注－缺血和再灌注时间以及亚致死指数缺血和再灌注时间的各种流程[261]。后处理流程由重复的缺血和再灌注组成，形成中断或间续的再灌注，改善再灌注损伤的作用。后处理在临床环境中的功效未达到与动物模型相同疗效，并且已提出更多研究以允许临床功效[262]。在使用经皮冠状动脉介入治疗急性 ST 段抬高心肌梗死的人体研究中，后处理已被证明在减少心肌细胞损伤方面是有效的[263, 264]。

关于 IPC 在女性患者和老年人中的使用也存在争议。以前的研究表明，年轻女性对心肌缺血性损伤的抵抗力更强，绝经后这种抵抗力会下降[265, 266]。在啮齿动物模型中表明，IPC 在女性中的效果不如男性[267]。这些差异是阈值刺激激素调节差异的结果，并且 IPC 的刺激可能需要延长（即，长期开始缺血事件）以实现类似于男性的心脏保护[268]。在老年人心脏中，IPC 在改善心肌损伤方面不如正常心脏有效[266, 269]。

七、钠－氢交换器

钠－氢交换剂（NHE）在调节细胞内钠和钙浓度，pH 稳态和体积调节中发挥重要作用，可促进细胞内氢离子的电中性交换，使细胞外钠离子穿过细胞膜[270]。在正常生理条件下，钠－钙交换剂排出钙以维持正常的细胞内钙浓度。然而，在缺血期间，由于 ATP 依赖性钠排出系统的失活，细胞内钠积累。缺血期间 NHE 介导的钠流入降低了钠-钙交换剂的活性，导致细胞内钙的净增加，其在再灌注期间恶化。因此，抑制位于心肌细胞质膜上的同种型 NHE-1 被认为抑制钙超载的心肌保护剂[271]。NHE 同种型可以被各种拮抗药非特异性抑制，包括阿米洛利及其 5-氨基取代的类似物以及苯甲酰胍衍生物卡立泊来（HOE-642）。已显示使用卡立泊来减少心肌梗死面积并改善缺血和再灌注后的缺血后功能恢复[272]。与局部再灌注期间给药相比，缺血前或缺血前和再灌注期间给予 NHE-1 拮抗药显示具有更好的心脏保护作用[273, 274]。但通过冠状动脉血管成形术治疗急性心肌梗死并以心脏酶释放为生物学终点的患者的临床试验出现了相互矛盾的结果[275, 276]。在另外一项随机临床试验（GUARDIAN）中，有 11590 例不稳定性心绞痛和非 ST 段抬高的心肌梗死患者接受了血管成形术或手术血运重建术，用卡立泊来抑制 NHE 未能降低心肌梗死和死亡的发生率[277]。然而，在接受冠状动脉搭桥术的患者的亚组分析中，术后 6 个月心肌梗死或死亡率下降。另一项试验（EXPEDITION）仅限于接受手术血运重建的患者，提示心肌梗死率下降伴随着卒中发病率的增加[278]。

八、分子操作

在心肌的正常时间发展期间，存在确定数量的基因的表型诱导、表达和合成。在包括压力、疾病和由内在或外在损伤引起的诱导的病理生理条件下，存在基因合成的适应性再调节，其在解剖学或组织学水平上通常最初不明显。分子、细胞和基于遗传的技术的最新进展已经允许鉴定这些事件和改变的基因和基因产物，这可能有助于开发新的治疗干预[279]。

第 66 章
成人心脏手术的临床质量和安全
Clinical Quality and Safety in Adult Cardiac Surgery

Nassrene Y. Elmadhun　Justine M. Carr　Frank W. Sellke　著

王曦驰　译

在 20 世纪之交，Ernest A. Codman 博士（1869—1940）因为支持评估和发表手术结果的观点特立独行，被波士顿医学界拒绝。科德曼最终成立了自己的医院，专门研究"最终结果"，并发表了他的研究成果[1]。他的工作对建立美国外科医师学会和联合委员会是开创性的。半个世纪之后，波士顿医学界对 Beecher 和 Todd 的"有关麻醉和手术相关死亡的研究"的报告进行了赎回，该报告具有里程碑意义[2]。死亡是研究中的指定结果，因为它是所有研究者都能达成一致的结果[3]。20 年后，研究重点转移到关键事件技术的应用和确定导致麻醉相关的发病率和死亡率的可补救因素，最终创建麻醉患者安全基金会[4-6]。

本着 Codman 专注于最终结果的精神和麻醉患者安全基金会对改善的关注，心脏外科医生在结果研究和质量改进技术的实施中发挥重要作用。心脏手术的相对一致性和有限类型，以及病例数量，总成本和高公众形象，促使感兴趣的利益相关者量化结果。1972 年，退伍军人事务部（VA）成立了心脏外科顾问委员会咨询小组，该小组成立了第一个多机构心脏手术结果数据库。直到 1988 年，主要结果是手术量和未调整的死亡率[7]。1987 年，医疗保健融资管理局（HCFA）公布了医疗保险患者的原始机构特定死亡率[8]。整个医院的总体死亡率以及特定的诊断相关组（DRG），包括冠状动脉搭桥术（CABG）都会提高死亡率。随着人们越来越关注原始死亡率引起的偏移，VA 引入了风险调整模型并创建了现在所谓的 VA 心脏手术计划并持续改进[9]。在临床和统计要求的推动下，1989 年，霍乱外科医生协会（STS）开发了自己的心脏手术自愿风险调整数据库。同样在 1989 年，Parsonnet 及其同事开创了预测模型，根据 14 个术前风险因素将患者分为手术风险递增的 5 组分[10]。当应用于 3 家医院的大量患者时，该模型被证明具有高度预测性。在 20 世纪 90 年代，各种统计方法的开发来调整术前风险危害以及社会和地理差异[11, 12]。1987 年在新英格兰，由新英格兰北部心血管疾病研究小组组成的医院联盟开始在共同的登记处统一收集数据[13]。亚拉巴马州冠状动脉旁路搭桥合作项目从 1995 年开始收集数据[14]。然而，在 20 世纪 90 年代早期和中期建立的这些和其他登记处中，普遍的结论是即使在风险调整之后，各机构的手术死亡率也存在很大差异[14-16]。这一结论引发改进运动，如全州结果的公开报告和改善结果的战略干预。Hannan 及其同事对纽约州 CABG 死亡率的研究导致首次在全州范围内报告手术死亡率[17, 18]。随后在宾夕法尼亚州、新泽西州和马萨诸塞州采用了公开报告的法定要求[19-21]。

同样重要的改善是对结果的合作分析，重点是手术改进。新英格兰北部心血管疾病研究小组成为这一运动的领导者。外科医生、心脏病专家、麻醉师、护士和灌注师共同审查数据和当前实践，针对推动结果的关键变量，组织改进项目，例如机构间实地考察和研究方案，导致 CABG 死亡率下降[15]。许多地区、国家甚至国际组织都遵循这种注册和质量改进模式，为心脏外科"行业"建立基准[22-24]。在 21 世纪之交，国家专业协会开始为介入和外科技术的应用制定指南。美国心脏病学会（ACC）和美国心脏协会（AHA）于 1999 年发布了他们的第一个冠状动脉旁路手术指南，并在 2004 年和 2011 年进行了更新[25, 26, 26a]。这些包括Ⅰ类，有用和有效；Ⅱa类，证据有利于有用；第Ⅱb类，证据不太明确；Ⅲ类，无用或有效，在某些情况下有害。目前也已经为瓣膜手术建立了类似的指南[27, 28]。

当患者被观察到的（O）与预期的（E）CABG 死亡率之比下降时，所有这些活动的净影响非常明显，如 STS 数据库所示（图 66-1）[29]。

一、全国的质量和安全局面

除了针对心脏手术的质量和安全举措外，21 世纪初美国发生了重大的文化变革。质量和安全优先级的领先者来自医学研究所（IOM）。在 1999 年的 1 篇开创性出版物"To Err Is Human"中，IOM 做出了几项重要贡献[30]。首先，该报告估计每年有多达 98 000 名患者因医疗错误而死亡。他们发现错误通常是由错误的系统、流程和条件引起的。他们引用了 Lucian Leape 及其同事的工作，编写了 4 种类型的错误：诊断、治疗、预防和其他错误（框 66-1）[31]。

为了获得更好的安全记录，IOM 报告建议采用四层方案。

1. 建立国家中心，以创建领导力、研究、工具和协议，以增强安全知识库
2. 通过建立全国范围的公共强制性报告系统并鼓励医疗保健组织和从业人员开发和参与志愿报告系统来识别和学习错误
3. 通过监督组织，专业团体和医疗团体购买者的行动，提高手术标准和改善安全的期望
4. 在医疗保健组织实施安全系统，以确保交付水平的安全做法（即安全文化）

2 年后，国际移民组织发布了另一份具有里程碑意义的报告"跨越质量鸿沟"[32]，该报告制定了旨在缩小医疗服务提供者质量差异的国家议程。IOM 不是将注意力集中在单一结果上，而是关注患者整体体验的质量。并将其定义为"安全、有效、高效、及时，以患者为中心、公平"的 6 个关键维度。该模型公布了平衡的质量评估方法，将临床结果与患者经验和适当的资源分配相结合。此外，该报告确定了护理服务的关键环节设计要求。

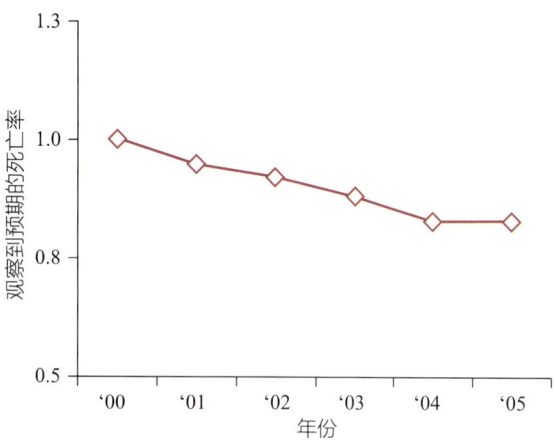

▲ 图 66-1 2000 年至 2005 年所有隔离冠状动脉旁路移植患者的观察到预期死亡率

图表显示了患者风险的逻辑模型结果。5 年的下降趋势（2000～2005）具有统计学意义（$P < 0.0001$）（引自 Grover FL: The bright future of cardiothoracic surgery. *Ann Thorac Surg* 85:8–24, 2008.）

框 66-1　医疗差错类型
诊断
• 诊断错误或延迟
• 未使用指定的测试
• 使用过时的测试或治疗
• 未能对监测或测试结果采取行动
治疗
• 操作，过程或测试的手术出错
• 治疗失误
• 使用药物的剂量或方法有误
• 可避免的治疗延误或对治疗的反应异常测试
• 不适当（未指明）护理
预防性
• 未能提供预防性治疗
• 监测不足或治疗后续
其他
• 通讯失败
• 设备故障
• 其他系统故障

引自 Leape L, Lawthers AG, Brennan TA, et al: Preventing medical injury. *Qual Rev Bull* 19:144–149, 1993

- 重新设计的护理流程。
- 有效利用信息技术。
- 知识和技能管理。
- 发展有效的团队。
- 协调患者间的护理 - 条件、服务、护理场所。

本 IOM 报告的另一个重点关注点是患者参与。

- 护理基于持续的治疗关系。
- 根据患者需求和价值观定制护理。
- 患者是控制源。
- 共享知识，信息自由流动。
- 透明度是必要的。
- 预计需求。

这两份 IOM 报告将标准提升到一个卓越的，超越了单一护理提供者的专业知识的新高度。2006 年，国际移民组织的第三份报告"手术衡量：加速改进"奠定了手术衡量的基础[33]。现在，为实现卓越护理，需要精心配备护理服务，纳入循证护理流程，以及整个协调护理基础设施。护理服务贯穿住院和门诊。成功的转运成为优先事项，使联合委员会（以前称为 JCAHO）开始要求在提供医疗服务时证明基于证据和安全的实践。付款人和购买者接受了诉讼。医疗保险和医疗补助服务中心（CMS）制定了"核心措施"的基本要求，以及针对急性心肌梗死、心力衰竭、肺炎和选定手术（包括心脏手术）患者护理的循证实践。

另一个重要参与者是国家质量论坛（NQF），为公私合作伙伴机构，旨在制定和实施国家卫生保健质量测量和战略报告。NQF 成员组织共同努力，促进制定医疗质量衡量标准和全系统质量的改善方法。贡献来自于 Leapfrog Group，为私营和公共部门集团采购商协会，他们制定了一项以市场为基础的战略，以提高安全性和质量。他们公开排名的数据包括使用计算机化的医疗提供者订单信息，基于证据的医院转诊以及重症监护病房的人员配置，以及在关键护理医学中获得资格的医生。此外，他们根据这些数据为每家医院生成总安全评分（A～F）。

以上各种国家层面举措的结果是外科护理的标准化。术后并发症对死亡率，住院时间（3～11d）和费用有显著影响[34]。在 2009 年医疗保险受益人的一项研究中，手术患者的 30d 再入院率为 12.7%[35]。为减少再入院率，CMS 于 2009 年开始报告某些诊断的 30d 再入院率。2012 年 10 月，CMS 开始实施按绩效计划，对特定被报告的医疗诊断过度再入院的医院进行处罚。CMS 和卫生与人类服务部长提出的按绩效付费计划的目标是到 2012 年减少 18.5% 的再入院率，2013 年底减少 20%。

2002 年，CMS 与疾病控制和预防中心合作，实施国家外科感染预防项目，是通过促进适当的预防性抗菌药物的选择和时机来降低与术后手术部位感染相关的发病率和死亡率[36]。2003 年 4 月，该小组与 VA、美国外科医师学会、美国麻醉医师协会、医疗保健研究和质量机构、美国医院协会和医疗改进研究所的代表一起，共同努力减少手术并发症和死亡率。这项合作促成了外科护理改善项目（SCIP）的发展，该项目是国家质量合作组织，致力于通过减少术后并发症来提高外科护理的安全性[36]。SCIP 措施的采用可以在 CMS 网站 Hospital Compare（www.hospitalcompare.hhs.gov）上进行跟踪，显示全国各地医院遵守这些措施的比率。

二、在心脏手术中质量和安全的发展局面

从 1989—2007 年，STS 数据库逐渐发展成为世界上最大，最全面的医疗保健单一专业临床数据库[37]。鉴于付款人和监管机构越来越有兴趣比较心脏手术质量，STS 建立了质量测量任务组（QMTF）。该工作组的目标是开发综合评估成人心脏手术护理质量的方法。评估包括个人测量和综合质量评分。指导原则包括以下内容[38]。

- 质量评估应该在计划或医院的水平，而不是个体外科医生。
- 初始质量报告应侧重于 CABG 手术。
- 应从国家质量论坛认可的质量措施中选择质量措施。

- 质量测量选择应符合 2006 年 IOM 报告"绩效测量：加速改进"中建议的原则和标准。
- 质量测量应作为 STS 全国成人心脏手术数据库中的数据元素。
- 质量得分应考虑结构、过程和结果。
- 质量评分应评估 3 个时间域 – 术前，手术和术后。
- 质量分数应满足多个有效性标准。
- 质量得分应由提供者解释和操作。

2007 年，STS QMTF 在其中创建了 11 项措施涵盖四个领域：围术期医疗、术中护理、风险调整手术死亡率和术后发病率[39]。统计分析基于 2004 年的 STS 数据，纳入 133 149 例冠状动脉搭桥手术[38]。STS QMTF 措施列于方框 66–2。

三、心脏手术团队合作和沟通

通过质量和安全措施确定最佳实践是一项重大成就。事实证明，这些措施的实践具有挑战性，因为它需要重新设计工作流程，并在某些情况下重新设计护理服务。成功实施最佳实践取决于跨医学专业和跨学科的团队乃至患者及其家属的合作。有助于提供给心脏手良好患者的护理质量和安全性的干预措施跟进。心脏手术患者护理的核心是有效的团队合作。团队合作的关键要素包括 6 "C"：沟通、合作、协调、认知（对患者护理目标的共同理解）、冲突解决和辅导（团队训练）[40]。在对医疗事故诉讼的审查中，87% 的系统故障主要是在护理人员之间[41]。沟通故障的结果，联合委员会报告说，沟通失败是 2004—2012 年间 65% 的医疗事件的主要根源[42]。沟通和手术工作流程的细分非常普遍。在关于复杂手术期间术中沟通失败的研究中，每个病例沟通失败都以每 8min/ 次的速率发生[43]。在另一项关于心脏外科手术室中断的研究中，团队合作和沟通错误发生率为每例 11 次[44]。虽然这些错误中的部分看似无害并且似乎不会影响患者的治疗，但心脏手术期间的轻微事件可能会累积，最终损害团队从重大事件中反应的能力，并且与死亡和犯错显著相关[45]。Catchpole 及其同事报告，对于每例平均 9.9 以上的 3 个小问题，术中表现受到阻碍，手术时间增加[46]。因此，手术室的非技术技能，如团队合作和沟通，已被证明可以对患者的结果产生影响。

可采用工具来评估非技术技能，如沟通和团队合作动态。牛津非技术技能（NOTECHS）是上述团队评估工具，改编自航空业，并测量 4 类技能：解决问题 / 决策、态势感知、领导 / 管理以及合作 / 团队合作。手术观察团队评估（OTAS）是另一种团队评估工具，它使用以患者、设备和通信任务评级为中心的程序性任务检查表。NOTECHS 和 OTAS 都经过验证，可以用来测量手术室的非技术技能[47, 48]。使用这些测量工具的目的是测试拟议干预措施在实施前改进非技术技能的效果。在几次航空事故归因于团队合作失败后，航空业已经对团队合作动态进行了广泛的研究。为了改善沟通和有效的团队合作，航空业开发了船员资源管理（CRM），这是针对高压力，高风险情况的培训协议，其中人为错误可能导致破坏性后果。CRM 培训旨在促进团队授权和安全文化，任何团队成员都可以提出问题并尊重问题权威，如果他或她认为发生了错误。

框 66–2 胸外科学会质量措施

围术期的医疗保健
- 术前 β 受体阻滞
- 出院抗血小板治疗
- 释放 β 受体阻断药
- 放出抗脂质疗法
- 抗生素预防的持续时间和选择

操作护理
- 使用至少 1 个乳内动脉

手术死亡率风险调整后术后发病率：任何严重并发症的消失
- 肾衰竭
- 深部胸骨伤口感染
- 任何原因的重新探索
- 卒中
- 长时间通气 / 插管

引自 Shahian DM, Edwards FH, Ferraris VA, et al: Quality measurement in adult cardiac surgery. Part 1: Conceptual framework and measure selection. *Ann Thorac Surg* 83(Suppl):S3–12, 2007

CRM 培训侧重于沟通，态势感知，问题解决，领导力，决策制定和适应性，以促进安全和优化团队效率。鉴于 CRM 的有效性，医学已经在医学和外科的关键领域实施适应版 CRM。在使用 CRM 策略的团队训练和血管外科手术的研究中，牛津大学的研究人员报告，NOTECHS 团队合作得分显著提高，程序错误率降低[48, 49]。在全国性的前瞻性团队培训研究中，VA 的医疗团队培训计划表明，基于 CRM 的团队培训使年死亡率降低了 18%，减少了错误部位手术的发生率，并提高了对最佳实践的依从性[50-53]。该研究还表明，团队训练持续时间与死亡率之间存在剂效关系：团队训练每 3 个月，每 1 000 次操作减少 0.5 人死亡[50]。

如 IOM 所阐述的，沟通和团队合作的另一关键领域是患者的积极参与。为患者提供所需信息，并让患者参与计划，在尊重患者的同时分享决策。作为最终决策者为护理人员和患者带来好处，确保目标的一致性并支持患者参与康复过程。

四、围术期护理

（一）预过程验证、标记、超时和简报

关于防止手术部分错误、程序错误和人员错误的共识已被广泛论述，很少有人会质疑术前程序检查的价值。已经证明，计时、清单和简报可以减少沟通中的错误并改善团队合作。虽然最初主要针对的是手术室（OR）手术，但是通用协议适用于涉及穿刺或切开皮肤，或将器械或异物插入体内的大多数其他手术，例如外周插入的中心导管线、经皮穿刺、活组织检查、心脏和血管导管插入术和内镜检查。不断增长的经验表明，通过具体规则和明确的责任来实现"通用议定书"的实用价值。必须重新设计工作流程以确保关键方案的可用性。权宜之计措施的采用是有帮助的（例如在完成计时之前刀片不会放在手术刀上）。检查清单是结构化和封闭式的，涉及朗读和验证具体信息，简报是开放式的，并涉及对话以确认程序细节，发现问题，交换信息和提问。在 1 项针对 35 000 例病例的研究中，已经证实通过减少中断和分心来缩短外科手术的持续时间，平均只需要 2.9min（范围 1～5min）[58-60]。尽管研究表明，简报可以减少术中干扰并改善工作流程，但迄今为止，由于个人和机构对常规简报的抵制，这种情况并未得到普遍实施。

（二）抗生素管理

抗生素预防的目标是使用安全、具有成本效益且具有覆盖大多数术中器官的系列药剂[61, 62]。必须在切口前完成抗生素给药，切口前不应 > 1h（万古霉素除外，可在切口前 2h 给予）。抗生素选择应与基于证据的建议保持一致。麻醉师和外科医生之间应该有协调。从外科医生到麻醉师关于抗生素选择的沟通在以标准化方式发生时最有效。需要记录和传达标准抗生素方案例外的原因。药房工作人员还需要进行沟通循环，以确保药物制剂可在手术前及时输注和完成。术后需要明确术抗生素剂量的数量以及最后一次剂量时机。虽然有证据表明单剂量预防或 24h 预防可能与 48h 预防一样有效，但 STS 发布了一项建议 48h 预防的实践指南，因为很少有研究直接比较 24h 预防 48h 的预防效果[63]。在一项 Meta 分析中，短期围术期抗生素预防（<24h）与长期抗生素预防（>24h）相比，接受抗生素超过 24h 的患者发生胸骨手术部位感染的风险降低了 38%[64]。然而，预防应在 48h 结束，因为长期服用与耐药生物感染风险增加有关[65]。

（三）术前 Beta 阻滞

对 1996—1999 年接受 CABG 的 629 877 例患者进行的观察性分析表明，术前 β 受体阻断药治疗与生存获益相关，左心室射血分数 < 30% 的患者除外[66]。此外，许多研究已证明术前 β 受体阻断药在降低术后心房颤动发生率方面的益处。在心脏直视手术后，多达三分之一的患者发生心房颤动[67]。在对近 10 000 名接受心脏直视手术的患者的 52 项已发表研究的分析中，29% 的未接受预防性药物治疗的患者和 19% 接受 β 受体

阻断药治疗的患者发生室上性心动过速，包括心房颤动[67]。

（四）术后葡萄糖控制

通过连续输注胰岛素控制葡萄糖已被证明可降低糖尿病和非糖尿病患者的死亡率和手术部位感染[68-71]。在术中，有几个因素导致高血糖，包括体外循环（CPB）泵主要液体成分，CPB时的温度，以及儿茶酚胺和糖皮质激素等药物[72]。目前的葡萄糖控制措施是基于术后早上6点确定的值，目标是≤200mg/dl。在术后24h内，基于每1~2h测量的手指针刺葡萄糖水平，通过在滑动刻度上调节滴定速率的静脉内胰岛素最有效地实现葡萄糖控制，这需要有效的护理领导。虽然之前的研究主张在接受心脏手术的患者中进行积极的血糖控制（血糖90~120mg/dl），但也与低血糖事件的发生率增加有关。因此，现在建议糖尿病心脏手术患者的血糖维持在120~180mg/dl之间[73,74]。方案应该包含识别患者的内源性葡萄糖调节何时开始正常化的机制，从而避免低血糖。全面实施这些干预措施需要仔细协调重症监护人员，包括护理人员、呼吸治疗师、中层实践人员和医生，并明确指定跟踪和报告的责任。

五、术后发病率

（一）呼吸机相关性肺炎

大多数心脏手术患者在手术后1天内拔管。然而，对于那些长时间保持插管的人来说，严谨地预防通气相关肺炎（VAP）至关重要。VAP是气道感染，在插管后48h内出现。VAP患者的死亡率为46%，而无VAP的通气患者为32%[75]。在越来越多的文献的基础上，卫生保健改进研究所确定了四种可以降低VAP发病率的最佳做法：①床头抬高；②每日"镇静假期"和评估准备拔管；③预防消化性溃疡病；④预防深静脉血栓形成[76,77]。

（二）中心置管感染

中心置管感染是发病率和死亡率的另一来源，死亡率估计值为4%~20%[78]。卫生保健改进研究所建议采取五项减少中心置管感染的关键干预措施：①手部卫生；②插入时的最大屏障预防措施；③氯已定皮肤消毒；④最佳导管部位选择，锁骨下静脉为非穿通导管的首选部位；⑤每日检查线的必要性，及时清除不必要的导管。与VAP一样，减少中心线感染的发生率是重症监护人员的共同责任[79,80]。

（三）深层胸骨伤口感染

心脏手术患者的胸骨深部感染率大约为1%~3%；它们导致院内死亡率高达20%，并且在一些研究中，长期死亡率也会增加[81,82]。危险因素包括肥胖、营养不良、糖尿病、吸烟、术前血流动力学不稳定，透析前术前肾衰竭、双侧胸内动脉的使用，以及CABG后的败血症或内分泌[81-84]。金黄色葡萄球菌是常见的病原体[85]。感染减少策略包括糖尿病患者和非糖尿病患者的血糖控制，手术前一晚通过氯已定擦洗减少定植，术前和术后使用莫匹罗星治疗，适当的抗生素选择，最佳给药时间和持续时间以及在手术过程中最小化转运进出OR[69,82-84]。手术干预包括标准化的准备和覆盖，剪发而不是剃须，以及细致的伤口闭合[82-84,86]。

术后，有证据表明运动胸罩支撑大胸患者的好处[84]。CMS引起深部胸骨伤口感染（纵隔炎）被视为可预防的病症。因此，在心脏手术入院期间发生深部胸骨伤口感染的患者不再接受这种情况的增量支付。

（四）对患者病情变化的反应

大多数在医院心脏骤停的患者在停搏前都表现出明显的恶化迹象。最常见的症状是异常的生命体征和缺氧[87-89]。快速反应小组（RRT）是指定临床医生，他们在床边为患者提供紧急护理。RRT不会取代患者的护理团队，但可确保在突然恶化时立即提供帮助。RRT可包括重症监护护士或医师以及呼吸治疗师。可以由医院中的任何人随时呼叫RRT以帮助照顾患有急性病的患者，以避免心脏骤停或其他不良事件。已实施RRT的设施报告说，心脏骤停幸存者的心脏骤停和死亡人数减少，重症监护病房和住院时间缩短[89]。在外科手术服务方面，RRT 的实施与呼吸衰竭、卒中、严重脓毒症、急性肾衰竭和术后死亡率的发生率降低有关[90]。

（五）药物安全与调整

国际移民组织估计，用药错误每年导致 7000 人死亡[30]。使用药物造成的伤害被指定为不良药物事件（ADE）。经历 ADE 的住院患者的死亡率几乎是没有 ADE 的患者的 2 倍[91]。预防 ADE 已被指定为国家优先事项[92]。联合委员会确定了 4 类高危药物：抗凝药、胰岛素、镇静剂和阿片类药物。大多数心脏手术患者接受大部分或全部这些类型的药物治疗。在住院期间，在重症监护室或康复单位的转入和出院期间以及出院期间，注意施用是至关重要的。

通过实施香豆素和肝素的起始和剂量调整的标准化方案，可以减少抗凝错误。抗凝治疗方案应规定目标实验室值和监测频率，以及指定的剂量调整责任。胰岛素给药方案还应规定目标葡萄糖值和监测频率。在重症监护室外进行静脉内胰岛素输注的方案应该解决护理人员的比例，以确保及时和频繁的血糖监测。镇静和阿片类药物方案应解决睡眠呼吸暂停的管理，在手术前识别高危患者[93]。及时的疼痛评估和控制对于患者的体验和康复至关重要。使用客观疼痛量表可以帮助监测，确保目标在不危害呼吸状态的情况下为患者提供舒适感。例如，疼痛水平为 0 可能是过度用药的征兆，提高呼吸抑制的风险。

在所有用药错误中，46% 发生在转换点（例如入院、单位之间转移、出院）[94]。整个护理过程中的药物协调须确保患者在护理地点过渡后接受所有预期的药物治疗且没有额外的药物治疗。联合委员会将药物调节定义为将患者的药物订单与患者服用的所有药物进行比较的过程。目的是避免药物错误，如遗漏、重复、剂量错误或药物相互作用。药物治疗应在每次注册新药物或重写现有药物的护理过渡时进行。

该过程包括 5 个步骤：①制定当前药物清单；②制定待处方药物清单；③比较两个清单上的药物；④根据比较做出临床决定；⑤将新名单传达给适当的护理人员和患者。药物调和已显示可显著减少用药错误[94]。

（六）患者在自己的护理中的积极参与

患者动员已被证明是改善结果和影响成本的关键因素[95]。患者及其家属在药物康复过程中发挥积极作用。他们应该检查所有药物并理解通用名称和专有名称。对于出院需要继续使用香豆素的心脏手术患者，患者和家属应接受如何服用药物的说明，可能影响香豆素有效性的食物和药物，以及如何识别以及如何处理出血的体征和症状。应明确指定负责监测和剂量调整的临床医生，并对出院后血液监测进行预约。

（七）护理人员之间的沟通

转换单位以及进出医院的过渡都是风险期。临床工作人员的标准化交接是确保每位护理人员获得完整信息的方式。必须与初级保健医生及时和完整地沟通，以便他们将在出院后照顾患者。

六、护理措施

国际移民组织为临床医生提供了明确的改进路线图，重点评估。安全性、质量、结果和患者体验定期和频繁的测量对于实现和保持卓越至关重要。作为非营利组织，NQF 工作分为 3 部分，旨在通过以下方式提高美国医疗保健的质量。

- 就国家优先事项和绩效改进目标达成共识，并在合作伙伴关系中实现这些目标。
- 支持衡量和公开报告绩效的国家共识标准。
- 通过教育和外联方案促进实现国家目标。

NQF 措施确保标准化和验证并由 STS 和 CMS 用于医院住院质量报告计划（IQR），包括 SCIP（表 66-1）。参与国家和州数据库可以将绩效与基准机构的绩效进行比较。但是，由于这些报告可能滞后许多个月，因此还必须实时跟踪手术，以便及早发现差异。除人工数据抽取外，一些供应商和付款人可以根据国际疾病和相关健康问题统计分类（ICD）-9 代码衍生的专有风险调整模型来计算和公布发病率和死亡率。ICD-9 代码由编码员指定，并基于医生、执业护士和医师助理的图表中的文件。文档的精确度会影响所分配的 ICD-9 代码的详细程度。完整捕获所有相关 ICD-9 代码可确保风险调整模型准确描述患者的风险。值得注意的是，编码人员无法从实验室结果中编码，只能从医生或中级执业者的笔记中编码。例如肌酐为 2.5mg/dl 的患者未被诊断为肾衰竭或肾功能不全，除非文献中出现这些词。此外，临床医生应该检查术语定义。肾衰竭是主要的并发症或并发症，反映肌酐从基线急剧上升。相反，肾功能不全是慢性稳态疾病，对编码风险状况没有贡献。2014 年 10 月，ICD-9 代码（$N=14000$）被淘汰并替换为 ICD-10（$N=69000$），这需要在某些领域的文档中具有更高的特异性。

最后，护理测量的重大进步是患者自己对所提供护理的评估。2006 年，CMS 推出了医院消费者医疗服务提供者和系统评估（HCAHPS）调查。该调查通常通过邮件进行，以统计显著的出院患者子集。它包括有关疼痛治疗、医生和护士沟通以及出院指示清晰度的问题。虽然这些是公开报告的样本合集（延迟数月），但是接近实时审查它们并由外科医生进行分层是可行的且重要的。本次调查中的高绩效对于支持患者参与至关重要，而基于 CMS 价值的采购计划以及许多其他按绩效付费模式，低于标准绩效将受到惩罚。

表 66-1　国家质量论坛（NQF）措施

措　施	NQF 状态	描　述
STS CABG 综合得分	NQF # 0696 赞同	这种多维手术指标基于 11 个 NQF 认可的 CABG 流程和结果指标的组合评估手术效果，分为四个领域 1. 围术期药物治疗领域，全部或全部评分 　　0127- 术前 β 受体阻滞 　　0117- 出院时 β 受体阻滞 　　0116- 出院时的抗血小板药物 　　0118- 出院时的抗脂质治疗 2. 手术护理过程域 　　0134- 在 CABG 中使用内乳动脉 3. 风险调整手术死亡率 　　0119- CABG 风险调整手术死亡率 4. 风险调整的发病率，无论是否得分 　　0131- 卒中 / 脑血管意外 　　0115- 手术重新探索 　　0130- 胸骨深部感染率 　　0114- 术后肾衰竭 　　0129- 长时间插管（通气） 参与者将获得 4 个域中每个域的分数，以及整体综合得分。通过将 4 个域分数"汇总"为单个病例来创建总体综合得分。除了接收数字分数之外，参与者被分配到被指定为 1 个（低于平均表现），2 个（平均表现）或 3 个（高于平均表现）星的等级类别

（续表）

措　施	NQF 状态	描　述
结果措施		
风险调整的深部胸骨伤口感染率	NQF # 0130	接受孤立性 CABG 的 18 岁及以上患者的百分比，术后 30d 内发生深部胸骨伤口感染，包括需要手术干预的肌肉、骨骼和/或纵隔
主动脉瓣置换术（AVR）的风险调整手术死亡率	NQF # 0120	接受 AVR 治疗的患者死亡的百分比，包括：①即使在 30d 之后，在进行手术的住院期间发生的所有死亡；②在出院后，手术后 30d 内发生的死亡
AVR + CABG 手术的风险调整手术死亡率	NQF # 0123	接受综合 AVR 和 CABG 死亡的患者的百分比，包括：①即使在 30d 之后，在进行手术的住院期间发生的所有死亡；②在出院后，手术后 30d 内发生的死亡
CABG 的风险调整手术死亡率	NQF # 0119	18 岁及以上接受孤立性 CABG 死亡的患者的百分比，包括：①即使在 30 天后，在进行 CABG 住院期间发生的所有死亡；②在出院后，手术后 30d 内发生的死亡
二尖瓣（MV）修复的风险调整手术死亡率	NQF # 1501	接受 MV 修复的患者死亡的百分比，包括：①即使在 30d 之后，在进行手术的住院期间发生的所有死亡；②在出院后，手术后 30d 内发生的死亡
MV 修复 + CABG 手术的风险调整手术死亡率	NQF # 1502	接受综合 MV 修复和 CABG 死亡的患者的百分比，包括：①即使在 30d 之后，在进行手术的住院期间发生的所有死亡；②在出院后，手术后 30d 内发生的死亡
二尖瓣（MV）置换的风险调整手术死亡率	NQF # 0121	接受 MV 替代治疗的患者死亡的百分比，包括：①即使在 30d 之后，在进行手术的住院期间发生的所有死亡；②在出院后，手术后 30d 内发生的死亡
MV 替换 + CABG 手术的风险调整手术死亡率	NQF # 0122	接受 MV 替代和 CABG 死亡的患者的百分比，包括：①即使在 30d 之后，在进行手术的住院期间发生的所有死亡；②在出院后，手术后 30d 内发生的死亡
风险调整术后肾衰竭	NQF # 0114	接受孤立性 CABG（无既往肾衰竭）的 18 岁及以上患者发生术后肾衰竭或需要透析的百分比
经风险调整的长时间插管（通气）	NQF # 0129	18 岁及以上接受隔离 CABG 且需要插管超过 24h 的患者百分比
风险调整的卒中/脑血管意外	NQF # 0131	接受孤立性 CABG 治疗的 18 岁及以上患者术后卒中（即任何因脑血供紊乱导致突然发病的神经功能缺损）在 24h 内无法消退的患者百分比
风险调整手术重新探索	NQF # 0115	接受孤立性 CABG 的 18 岁及以上患者需要返回手术室，有或没有出血填塞，移植物闭塞，瓣膜功能障碍或其他心脏原因的百分比
流程措施		
放电时的抗脂质治疗	NQF # 0118	18 岁及以上接受过他汀类药物或其他降脂治疗的孤立性 CABG 患者的百分比
出院时抗血小板药物治疗	NQF # 0116	18 岁及以上接受抗血小板药物治疗的孤立性 CABG 患者的百分比

（续表）

措　施	NQF 状态	描　述
在 CABG 中使用 IMA	NQF # 0134	18 岁及以上接受 IMA 移植的孤立性 CABG 患者的百分比
术前 β 阻滞（CMS SCIP 卡 -2）	NQF # 0127	18 岁及以上接受过孤立性 CABG 且在手术前 24h 内接受 β 受体阻断药的患者的百分比
β 阻滞排出	NQF # 0117	18 岁及以上接受过 β 受体阻断药的孤立性 CABG 患者的百分比
手术切口前 1h 内接受预防性抗生素（SCIP-Inf-1）	NQF # 527	在手术切口前 1h 内接受预防性抗生素治疗的患者百分比
心脏手术患者抗生素预防的选择（CMS SCIP Inf-2）	NQF # 0126	手术前接受术前预防性抗生素治疗的 18 岁及以上接受心脏手术的患者的百分比
心脏手术患者抗生素预防的持续时间（CMS SCIP Inf-3）	NQF # 0128	18 岁及以上接受心脏手术的患者在手术结束后 48h 内停用预防性抗生素的百分比
心脏手术患者术后血糖控制（SCIP Inf-4）	NQF # 300	心脏手术患者术后血糖控制在 6 AM 的百分比
术后第 1 天或术后第 2 天（SCIP Inf-9）取出尿道导管	NQF # 453	术后第 1 天或术后第 2 天移除导尿管的手术患者百分比，手术当天计为零天
静脉血栓栓塞预防（SCIP VTE-2）	NQF # 218	麻醉开始前 24h 至麻醉结束后 24h 接受适当 VTE 预防的手术患者百分比
结构措施		
参与心脏手术系统数据库（CMS IQR）	NQF # 0113	参与具有广泛州，地区或国家代表性的临床数据库，该数据库基于基准数据提供定期绩效报告
先天性心脏手术措施		
结果措施		
按 STS-EACTS 五种死亡率分类的手术死亡率	NQF # 0733	手术死亡率由五个 STS-EACTS 死亡率水平分层，这是一个多机构验证的复杂性分层工具
小儿和先天性心脏手术的外科手术量		
儿科和先天性心脏手术的手术量：按 STS-EACTS 5 个死亡率类别分层的总计划量和计划量	NQF # 0732	儿科和先天性心脏手术的手术量：由五个 STS-EACTS 死亡率水平分层的总计划量和计划量，1 个多机构验证的复杂性分层工具

（续表）

措　施	NQF 状态	描　述
参与国家儿科和先天性心脏手术数据库	NQF # 0734	参与至少 1 个多中心，标准化数据收集和反馈计划，提供与国家和地区计划相关的医生数据基准，并使用过程和结果指标

AVR. 主动脉瓣置换术；CABG. 冠状动脉搭桥术；CMS. 医疗保险和医疗补助服务中心；IMA. 乳内动脉；IQR. 住院质量报告；MVR. 二尖瓣置换术；NQF. 国家质量论坛；SCIP. 外科护理改善项目；STS-EACTS. 胸外科医师协会 – 欧洲心胸外科协会；VTE. 静脉血栓栓塞

七、结论

在过去的 10 年中，心脏手术的疗效持续改善。随着手术改进举措的扩大，护理质量逐渐提高。最初的重点是外科医生的技术专长和经验；这一重点已扩展到包括整个护理团队（手术室内外）及它在循证护理和伤害预防方面的作用。最近的进展关注患者和家属积极参与护理过程和期望的结果。国家质量指标强调了患者的重要性，包括 HCAHPS 患者满意度、患者对沟通和护理的评估，以及确保护理人员的干预对患者（护理服务中最重要的人）有效。

国家出版基金项目
NATIONAL PUBLICATION FOUNDATION

9th Edition
原书第9版

SABISTON and SPENCER
SURGERY of the CHEST

SABISTON & SPENCER
心胸外科学

下 卷

原著 [美] Frank W. Sellke
　　 [美] Pedro J. del Nido
　　 [美] Scott J. Swanson

主译　董念国　李单青　胡行健

中国科学技术出版社
·北京·

图书在版编目（CIP）数据

SABISTON & SPENCER 心胸外科学：原书第 9 版 . 下卷 /（美）弗兰克 • W. 塞尔克 (Frank W. Sellke)，（美）佩德罗 • J. 德尔尼多 (Pedro J. del Nido)，（美）斯科特 • J. 斯旺森 (Scott J. Swanson) 原著；董念国，李单青，胡行健主译 . — 北京：中国科学技术出版社，2021.8

书名原文：Sabiston and Spencer Surgery of the Chest: 2-Volume Set，9th Edition

ISBN 978-7-5046-8729-6

Ⅰ . ① S… Ⅱ . ①弗… ②佩… ③斯… ④董… ⑤李… ⑥胡… Ⅲ . ①心脏外科学—诊疗 ②胸腔外科学—诊疗 Ⅳ . ① R65

中国版本图书馆 CIP 数据核字 (2020) 第 141875 号

著作权合同登记号：01-2018-7558

ELSEVIER

Elsevier (Singapore) Pte Ltd.
3 Killiney Road, #08-01 Winsland House I, Singapore 239519
Tel: (65) 6349-0200; Fax: (65) 6733-1817

Sabiston and Spencer Surgery of the Chest, 9/E

Copyright © 2016, 2010, 2005, 1995, 1990, 1983, 1976, 1969, 1962 by Elsevier, Inc. All rights reserved.

Chapter 50 (Ventricular Mechanics): in the public domain.

Chapter 105 (Segmental Anatomy): Stephen P. Sanders retains copyright of the chapter

1962 copyright renewed 1990 by John H. Gibbon, Jr. All rights reserved.

ISBN-13: 9780323241267

This Translation of Sabiston and Spencer Surgery of the Chest, 9/E by Frank W. Sellke, Pedro J. del Nido and Scott J. Swanson was undertaken by China Science and Technology Press and is published by arrangement with Elsevier (Singapore) Pte Ltd.

Sabiston and Spencer Surgery of the Chest, 9/E by Frank W. Sellke, Pedro J. del Nido and Scott J. Swanson 由中国科学技术出版社进行翻译，并根据中国科学技术出版社与爱思唯尔（新加坡）私人有限公司的协议约定出版。

《SABISTON & SPENCER 心胸外科学》（原书第 9 版）（董念国　李单青　胡行健，译）

ISBN: 978-7-5046-8729-6

Copyright © 2021 by Elsevier (Singapore) Pte Ltd. and China Science and Technology Press

All rights reserved. No part of this publication may be reproduced or transmitted in any form or by any means, electronic or mechanical, including photocopying, recording, or any information storage and retrieval system, without permission in writing from Elsevier (Singapore) Pte Ltd. and China Science and Technology Press.

注　意

本译本由中国科学技术出版社完成。相关从业及研究人员必须凭借其自身经验和知识对文中描述的信息数据、方法策略、搭配组合、实验操作进行评估和使用。由于医学科学发展迅速，临床诊断和给药剂量尤其需要经过独立验证。在法律允许的最大范围内，爱思唯尔、译文的原文作者、原文编辑及原文内容提供者均不对译文或因产品责任、疏忽或其他操作造成的人身及（或）财产伤害及（或）损失承担责任，亦不对由于使用文中提到的方法、产品、说明或思想而导致的人身及（或）财产伤害及（或）损失承担责任。

Printed in China by China Science and Technology Press under special arrangement with Elsevier (Singapore) Pte Ltd. This edition is authorized for sale in the People's Republic of China only, excluding Hong Kong SAR, Macau SAR and Taiwan. Unauthorized export of this edition is a violation of the contract.

目 录

上 卷

第一部分 胸部手术

第一篇 评估与护理 ... 002
  第1章 胸部解剖 ... 002
  第2章 胸部疾病的影像学表现 ... 025
  第3章 胸外科患者的术前评估 ... 036
  第4章 胸外科患者的围术期处理 ... 044

第二篇 内镜检查 ... 065
  第5章 胸部疾病的内镜下诊断 ... 065
  第6章 胸部疾病的内镜治疗 ... 071

第三篇 外伤 ... 089
  第7章 胸部外伤 ... 089

第四篇 气管 ... 117
  第8章 气管病变 ... 117

第五篇 良性肺部疾病 ... 135
  第9章 先天性肺部疾病 ... 135
  第10章 肺良性肿瘤 ... 158
  第11章 间质性肺病 ... 168
  第12章 肺部感染性疾病 ... 182
  第13章 肺气肿的外科治疗 ... 203
  第14章 肺移植 ... 216

第六篇 肺癌 ... 241
  第15章 肺癌筛查：胸外科医师的挑战 ... 241
  第16章 肺癌的检查和分期 ... 251
  第17章 肺癌的外科治疗 ... 261
  第18章 肺癌的微创手术 ... 285

第 19 章	肺癌的综合治疗	293
第 20 章	肺癌侵袭胸壁肿瘤的外科治疗方法	300
第 21 章	前路处理肺上沟占位	319

第七篇　肺部其他恶性肿瘤　328

| 第 22 章 | 肺部其他原发性肿瘤 | 328 |
| 第 23 章 | 继发性肺肿瘤 | 342 |

第八篇　胸壁　354

第 24 章	先天性胸壁畸形	354
第 25 章	胸壁肿瘤	382
第 26 章	胸出口综合征与背侧交感神经切断术	390

第九篇　胸膜　411

第 27 章	自发性气胸	411
第 28 章	脓胸	416
第 29 章	乳糜胸	424
第 30 章	恶性胸腔和心包积液	428
第 31 章	胸膜肿瘤	445

第十篇　膈肌　466

| 第 32 章 | 膈肌手术的演绎之道 | 466 |
| 第 33 章 | 先天性膈疝 | 481 |

第十一篇　食管良性疾病　506

第 34 章	食管解剖及功能	506
第 35 章	食管先天性疾病的手术治疗	524
第 36 章	食管良性疾病的外科治疗	535

第十二篇　食管癌症　568

第 37 章	食管癌的分期方法	568
第 38 章	食管切除及消化道重建	578
第 39 章	食管癌的综合治疗	606

第十三篇　纵隔　615

第 40 章	纵隔解剖及纵隔镜	615
第 41 章	前纵隔肿块	628
第 42 章	中纵隔	640
第 43 章	后纵隔	645
第 44 章	多汗症的手术治疗	660

第十四篇　未来展望　666

| 第 45 章 | 胸部恶性肿瘤的分子生物学 | 666 |
| 第 46 章 | 创新性治疗与技术 | 681 |

第二部分　成人心脏手术

第十五篇　基础理论 ··· 698
 第 47 章　心脏外科解剖 ··· 698
 第 48 章　血管生理学 ··· 712
 第 49 章　心肌生理学 ··· 727
 第 50 章　心室力学 ·· 740
 第 51 章　凝血、输血与血液保存 ·· 757

第十六篇　诊断步骤 ··· 773
 第 52 章　冠状动脉造影：瓣膜与血流动力学评估 ·· 773
 第 53 章　磁共振与 CT 在心血管疾病诊断中的应用 ··· 790
 第 54 章　核心脏病学与正电子发射断层扫描在心血管疾病患者评估中的应用 ······················· 807
 第 55 章　诊断超声心动图（超声成像在心血管疾病诊断中的应用） ···································· 821

第十七篇　心血管疾病的内科和导管治疗 ·· 846
 第 56 章　介入心脏病学 ·· 846
 第 57 章　急性冠状动脉综合征的药物治疗 ··· 864
 第 58 章　心力衰竭的药物治疗 ·· 878

第十八篇　心脏外科手术患者的围术期与术中管理 ·· 899
 第 59 章　成人心脏病患者的麻醉与术中管理 ·· 899
 第 60 章　成人心脏病患者的重症管理 ··· 913
 第 61 章　战时胸部损伤的重症管理 ·· 934
 第 62 章　神经系统缺陷和卒中 ·· 947
 第 63 章　心肺旁路技术与病理生理 ·· 953
 第 64 章　胸骨深部伤口感染 ·· 972
 第 65 章　心肌保护 ·· 977
 第 66 章　成人心脏手术的临床质量和安全 ··· 997

下　卷

第十九篇　主动脉疾病的外科治疗 ··· 1009
 第 67 章　主动脉根部与升主动脉 ·· 1009
 第 68 章　主动脉弓手术 ··· 1028
 第 69 章　降主动脉与胸腹主动脉手术 ·· 1052
 第 70 章　A 型主动脉夹层 ·· 1081

第 71 章　B 型主动脉夹层	1107
第 72 章　胸主动脉病变的血管腔内治疗	1120
第 73 章　头臂血管闭塞性疾病与颈动脉及冠状动脉同期手术的管理	1135
第 74 章　腹主动脉与外周血管疾病的经皮介入治疗	1149
第 75 章　心脏与大血管外伤	1161

第二十篇　瓣膜性心脏病的外科治疗 — 1168

第 76 章　瓣膜置换治疗：历史、瓣膜类型与选择	1168
第 77 章　主动脉瓣疾病的外科治疗	1185
第 78 章　主动脉瓣修复术	1199
第 79 章　经导管主动脉瓣置换术	1217
第 80 章　二尖瓣的外科治疗	1233
第 81 章　三尖瓣疾病的外科治疗	1274
第 82 章　自体瓣膜心内膜炎及人造瓣膜心内膜炎	1296
第 83 章　人工心脏瓣膜的抗凝、血栓形成和血栓栓塞	1304
第 84 章　机器人与微创瓣膜手术	1312

第二十一篇　心律失常的管理 — 1319

第 85 章　用于治疗缓慢性心律失常与快速性心律失常的心脏装置	1319
第 86 章　心律失常的导管消融	1343
第 87 章　心律失常的外科治疗	1358

第二十二篇　冠状动脉疾病及其并发症的外科治疗 — 1378

第 88 章　冠状动脉搭桥术	1378
第 89 章　非体外循环下冠状动脉搭桥术与激光心肌血运重建术	1410
第 90 章　机器人及其他冠状动脉旁路移植技术	1422
第 91 章　再次冠状动脉搭桥术	1435
第 92 章　缺血性二尖瓣反流	1442
第 93 章　心肌梗死后室间隔缺损与心室破裂	1467
第 94 章　非粥样硬化性冠状动脉疾病	1475

第二十三篇　心力衰竭的外科治疗 — 1484

第 95 章　心包与缩窄性心包炎	1484
第 96 章　肥厚性心肌病的外科治疗	1498
第 97 章　左心室辅助装置与全人工心脏	1513
第 98 章　心脏移植	1533
第 99 章　心肺联合移植	1558
第 100 章　心力衰竭的外科治疗：左心室成形	1575
第 101 章　利用可再生细胞治疗心脏疾病	1601
第 102 章　肺栓塞的外科治疗	1622
第 103 章　心脏肿瘤	1641

第三部分 先天性心脏病手术

第二十四篇 先天性心脏病基础理论及诊断方法 1650
- 第 104 章 心脏胚胎学与遗传学 1650
- 第 105 章 节段解剖学 1662
- 第 106 章 影像诊断：超声心动图和磁共振成像 1675
- 第 107 章 心脏导管与胎儿介入治疗 1699

第二十五篇 儿童心脏外科基本技术及围术期管理 1718
- 第 108 章 小儿心脏手术入路与心肺转流术 1718
- 第 109 章 儿童体外循环、机械循环支持和手术方法 1741
- 第 110 章 小儿麻醉与重症监护 1758
- 第 111 章 先天性心脏病手术患者的神经功能监测与神经发育结果 1775

第二十六篇 先天性心脏病外科治疗 1782
- 第 112 章 先天性气管疾病 1782
- 第 113 章 动脉导管未闭、主动脉缩窄与血管环 1796
- 第 114 章 房间隔缺损与三房心 1810
- 第 115 章 肺静脉畸形手术注意事项 1825
- 第 116 章 房室管缺损 1839
- 第 117 章 室间隔缺损与右心室双出口 1858
- 第 118 章 室间隔完整的肺动脉闭锁 1872
- 第 119 章 法洛四联症伴肺动脉狭窄 1883
- 第 120 章 肺动脉瓣闭锁伴室间隔缺损与右心室 – 肺动脉导管 1900
- 第 121 章 永存动脉干与主肺动脉窗 1913
- 第 122 章 主动脉弓离断 1928
- 第 123 章 先天性主动脉瓣与主动脉根部畸形的外科治疗 1945
- 第 124 章 先天性冠状动脉畸形的外科治疗 1966
- 第 125 章 大动脉转位：简单与复杂形式 1984
- 第 126 章 先天性矫正型大动脉转位的外科治疗 2005
- 第 127 章 先天性二尖瓣畸形 2016
- 第 128 章 左心发育不良综合征 2029
- 第 129 章 单心室与腔静脉 – 肺动脉连接的处理 2044
- 第 130 章 Ebstein 畸形 2055
- 第 131 章 成人先天性心脏病手术 2072
- 第 132 章 先天性心脏病患者心律失常与外科起搏器治疗 2086

第二十七篇 先天性心脏病外科数据库建设与质量控制 2100
- 第 133 章 临床数据库在改进儿童先天性心脏病治疗中的作用 2100
- 第 134 章 手术效果的质量改进 2118

第十九篇　主动脉疾病的外科治疗
SURGICAL MANAGEMENT OF AORTIC DISEASE

第 67 章
主动脉根部与升主动脉
Surgery of the Aortic Root and Ascending Aorta

Tirone E. David　著

邱雪峰　译

一、主动脉根部的功能解剖学

主动脉根部是左心室和升主动脉之间的解剖结构。它包含主动脉瓣和其他解剖元素，其作为一个整体发挥作用。主动脉根部有几个解剖成分，即连合下三角、主动脉瓣环、主动脉瓣叶、主动脉窦（Valsalva 窦）及窦管交界。

连合下三角是左心室流出道的一部分，但它们在主动脉瓣的功能中起重要作用。无冠主动脉瓣叶的连合下三角是瓣膜间纤维体和膜性隔的纤维延伸，而左侧和右侧主动脉瓣下方的连合下三角是肌性室间隔的延伸（图 67-1）。主动脉瓣环是一个扇形纤维结构，并且将主动脉瓣连接到左心室。瓣膜的 45% 直接附着在心肌上，剩余 55% 附着在纤维结构上。主动脉瓣环的组织学检查显示主动脉根部与二尖瓣和膜性隔膜前部瓣叶有纤维连续性，并且通过纤维束连接到肌性室间隔（图 67-2）。膜性隔膜正下方的一个重要结构是 His 束。房室结位于三尖瓣环和冠状静脉窦口之间的右心房壁上。该节点产生了 His 束，其穿过右纤维三角，沿膜性隔后缘走行，直到肌性室间隔。此时 His 束分为左右束支，其沿着室间隔的两侧于心内走行。

正常的主动脉瓣有三个瓣叶。每个瓣叶呈半月形，具有基部和自由边缘。基部以新月形方式附接到主动脉瓣环。瓣叶的自由边缘与其基部连接的点是连合的，并且位于连合上方的主动脉壁中的脊是窦管连接。主动脉瓣环与窦管交界处之间的空间称为主动脉窦或称 Valsalva 窦。有三个瓣和三个窦，即左瓣和窦、右瓣和窦，以及无冠瓣和窦。左冠状动脉主干起源于左主动脉窦，右冠状动脉起源于右主动脉窦。

正常的主动脉根部具有相当一致的形状，并且瓣叶、主动脉瓣环、主动脉窦和窦管结的尺寸在某种程度上是相互依赖的[1-4]。因此，大瓣叶

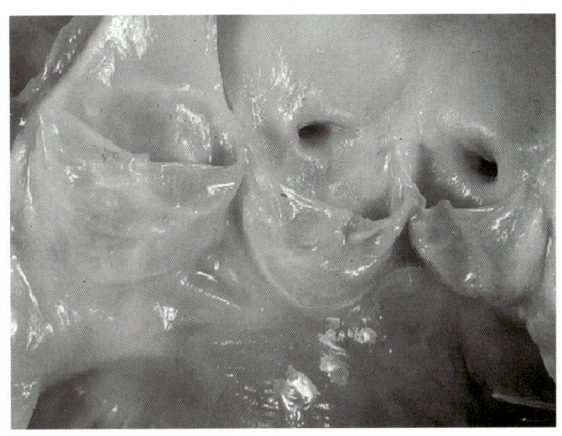

▲ 图 67-1　主动脉根部内部

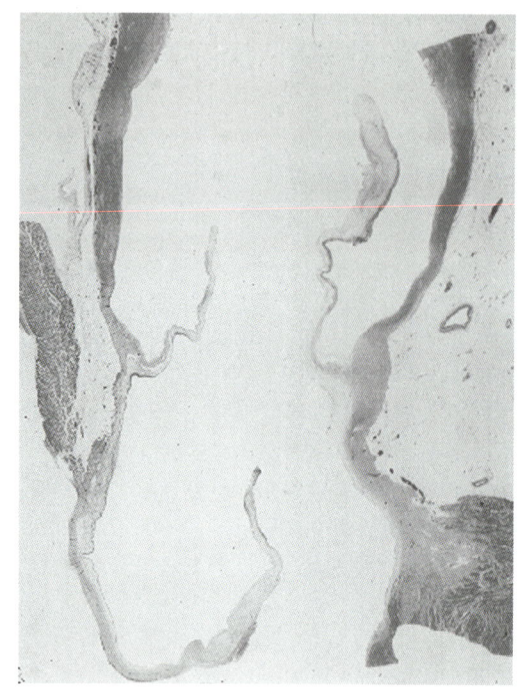

▲ 图 67-2 主动脉瓣环、瓣尖和主动脉窦的显微照片

具有比例大的瓣环、窦和窦管交界。三个主动脉瓣在人体中通常具有不同的尺寸，并且右侧和非冠状瓣通常大于左侧瓣[3]。在具有相同体表面积的个体中，相同的瓣可具有不同的尺寸[3,4]。然而，在主动脉根部的各个部件中存在相当恒定的某些几何参数，并且这种知识对于理解主动脉瓣修复或用无支架生物瓣膜替换的原理是必不可少的。

主动脉瓣的游离边缘从其一个连合处延伸到另一处。主动脉瓣游离边缘的长度约为其基部长度的 1.5 倍（图 67-3）。在心脏舒张期间，三个瓣的自由边缘和主体的部分大致在主动脉根部的中心彼此接触以密封主动脉孔。因此，三个主动脉瓣的游离边缘的平均长度必须超过窦管连接处的直径，以使瓣能够在中央接合并使主动脉瓣能够受力。如果病理过程导致瓣游离边缘长度缩短，或者窦管连接处扩张，则瓣无法进行衔接，因此导致主动脉瓣关闭不全（图 67-4）。如果游离边缘的长度延长，则尖瓣脱垂，而根据脱垂的程度，主动脉瓣关闭不全随之发生（图 67-5）。

在年轻患者中，主动脉瓣环的直径比主动脉根部的窦管连接处直径大 10%～20%（图 67-3）。由于动脉壁中弹性纤维的数量随着年龄的增长而减少，窦管连接处扩张，其直径趋于与老年患者的主动脉环的直径相等。

主动脉瓣环的扩张将主动脉瓣的腹部拉开，减少了接合区域，最终导致主动脉瓣关闭不全（图 67-6）。随着主动脉瓣环的扩张，主动脉瓣环沿着其插入位置的新月形状变平，无冠瓣的下连合下三角趋向于变得更钝（图 67-6）。右侧和左侧瓣下方的下连合三角在瓣膜性环扩张症患者中没有太大变化，因为它是肌性室间隔的一部分，并且不受导致心脏纤维骨骼扩张的结缔组织疾病的影响。

主动脉窦通过在瓣叶和动脉壁之间产生漩涡和涡流来促进主动脉瓣闭合（图 67-7），还可以防止瓣叶在心脏收缩期间梗阻冠状动脉，从而保证在整个心动周期中的心肌灌注。主动脉窦的孤

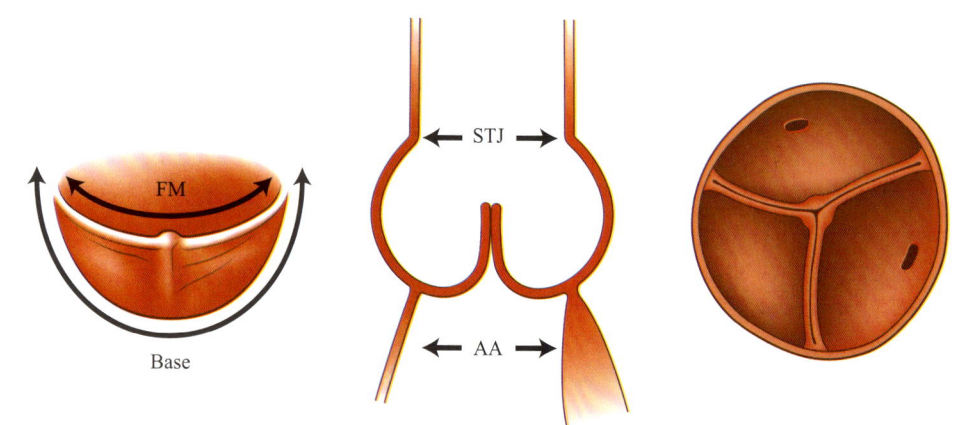

▲ 图 67-3 游离缘（FM）与主动脉瓣尖基部、窦管交界（STJ）和主动脉瓣环（AA）之间的几何关系

立性扩张不会引起主动脉瓣关闭不全[5]。

年轻人的主动脉根是有弹性的并且顺应性好。它在心动周期中扩张和收缩。主动脉瓣环的扩张和收缩是不一致的，可能是因为其附着于收缩性心肌和诸如膜性隔膜和瓣膜间纤维体的纤维结构上。另一方面，窦管交界的扩张和收缩更具有一致性。在等容收缩和左心室射血期间，主动脉根部也显示出一定程度的扭转[6]。由于弹性纤维的丧失，顺应性随着衰老而降低，并且主动脉瓣环、瓣叶、窦和窦管连接处的运动也发生变化。

二、主动脉根部和升主动脉的病理学

主动脉壁由三层组成：内膜、中膜和外膜。内膜是由内皮细胞形成的薄层基质，并且很容易

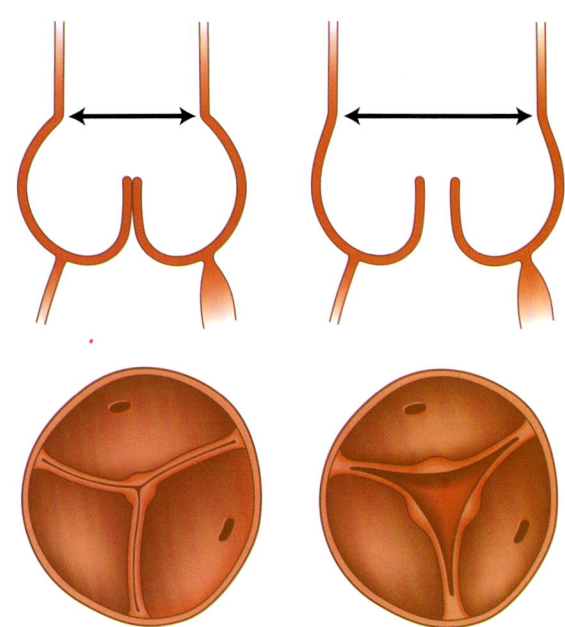

▲ 图 67-4　窦管交界扩张导致主动脉瓣关闭不全

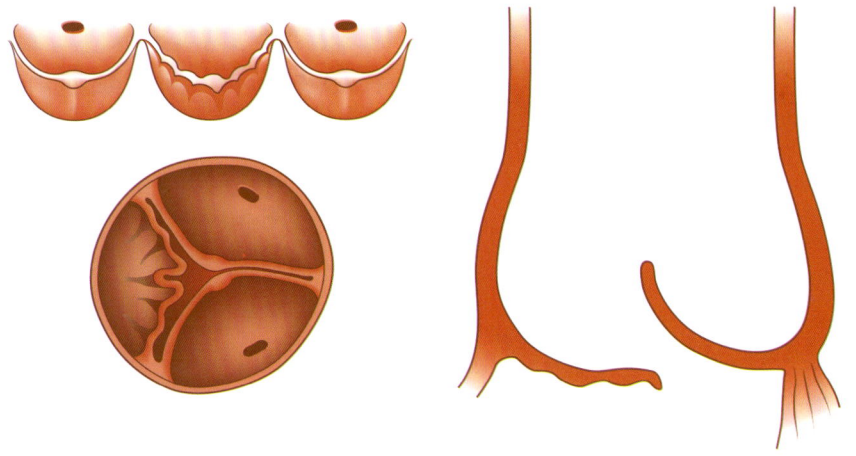

▲ 图 67-5　主动脉瓣尖游离缘延长导致脱垂，进而导致主动脉瓣关闭不全

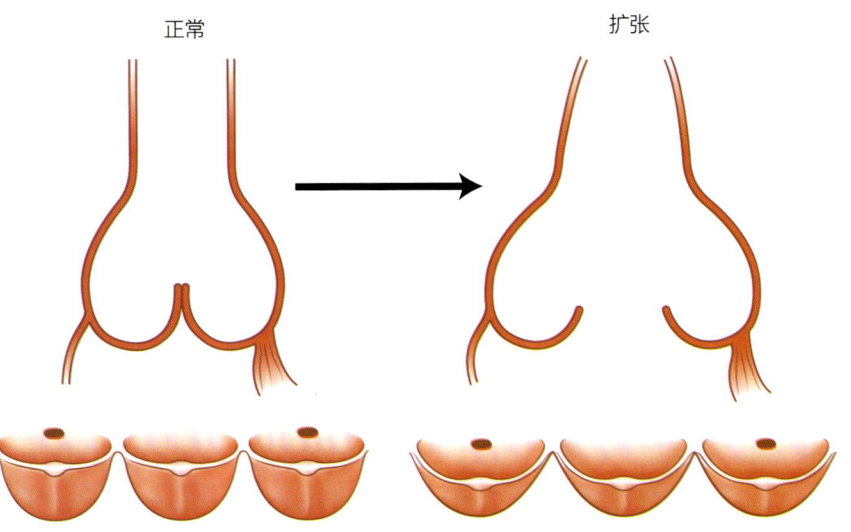

▲ 图 67-6　主动脉瓣环扩张。无冠瓣尖的连合下三角变得更钝

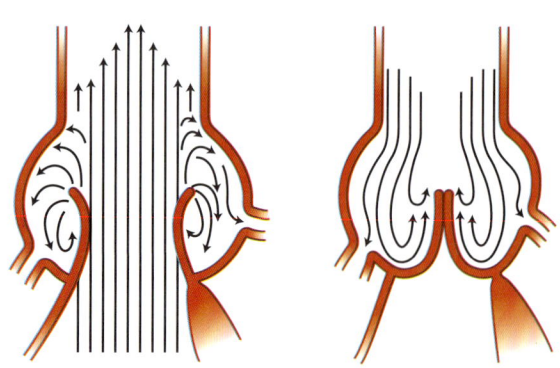

▲ 图 67-7 主动脉窦部产生漩涡和涡流，并促进主动脉瓣关闭

受到创伤。中膜是三层中最厚的，它由以螺旋方式排列的弹性纤维组成，以增加抗拉强度。外膜是一层薄薄的纤维层，并且含有营养血管，可将营养物质传递给中膜。主动脉具有高度顺应性，并且由于介质中具有弹性纤维，它在心动周期中可以扩张和收缩。由于弹性纤维的碎裂和中膜纤维组织量的增加，顺应性随着年龄增加而降低。高血压，高胆固醇血症和冠状动脉疾病会导致主动脉过早退化[7-9]。运动似乎可以保护主动脉的弹性[8]。

中膜退行性病变形成的动脉瘤是主动脉根和升主动脉中最常见的疾病。广泛的病理和临床病例归类于退行性疾病，包括中膜的严重退化，在儿童马方综合征等病例的早期，其可能是临床上重要的病症，但对老年人而言，升主动脉轻度扩张却并不太重要。二瓣和单瓣主动脉瓣疾病通常与主动脉扩张有关。动脉粥样硬化、感染性和非感染性主动脉炎及创伤是心脏外科医生必须熟悉的其他病理实体。主动脉根和升主动脉的原发性肿瘤很少见。假性动脉瘤和主动脉根部脓肿是临床上常见的问题。

（一）主动脉近端的退行性动脉瘤

老年患者的胸主动脉退行性动脉瘤通常与吸烟、高血压和高脂血症等危险因素有关。在没有风险因素且年轻的患者中，动脉瘤形成则是归于遗传因素。主动脉的遗传性动脉瘤可分为如下三大类。

1. 易患早期主动脉瘤的遗传性综合征，如马方综合征、Loeys-Dietz 综合征和动脉瘤 - 骨关节炎综合征。

2. 家族性动脉瘤。

3. 散发性动脉瘤，包括没有动脉瘤家族史的年轻患者。

近端主动脉的动脉瘤通常由中膜囊性退行性变性（中膜囊性坏死）引起。组织学上，经常观察到弹性薄层中肌细胞的坏死和消失，以及充满黏液样物质的囊性空间。虽然这些变化在近端主动脉中更常发生，但它们可以影响主动脉的任何部分或全部。这些变化削弱了动脉壁，导致动脉壁扩张并形成梭形动脉瘤。而这一病理过程也可能发生在主动脉根部。在马方综合征患者中，动脉瘤通常始于主动脉窦，其中确诊时发生主动脉根部动脉瘤的患者通常为 10—30 岁；其他患者的主动脉根部相对正常，但会发展为升主动脉瘤，这些患者则通常为 40—60 岁；最后，某些患者会出现整个主动脉的广泛退行性疾病，并且发展成为胸主动脉和腹主动脉扩张的所谓的 mega-aorta 综合征。

升主动脉瘤的大小往往会增加并最终破裂或引起主动脉夹层。动脉瘤的横向直径是破裂或形成夹层的最重要的预测因子。在 Coady 及其同事[10]对 370 例胸部动脉瘤患者（201 例升主动脉瘤）进行的研究中，平均随访 29.4 个月，小于 4cm 的动脉瘤急性夹层或破裂的发生率为 8.8%；动脉瘤为 4～4.9cm 的发生率为 9.5%；5～5.9cm 的发生率为 17.8%；而大于 6cm 的动脉瘤的发生率为 27.9%。破裂或夹层形成时的升主动脉瘤的直径中位数为 5.9cm。

胸部动脉瘤的生长速度呈指数增长的[10]。在 Coady 及其同事的研究中[10]，小型（＜4cm）动脉瘤的生长速率为 0.08cm/年，大型（8cm）动脉瘤的生长速率为 0.16cm/年。慢性夹层动脉瘤的生长速度远高于慢性非夹层性动脉瘤。其他研究发现年度增长率高于 Coady 组[11, 12]。此外，主动脉根部动脉瘤的生长速度可能与升主动脉瘤的生长速度不同。

大多数主动脉根部瘤或升主动脉瘤患者无症状，动脉瘤通常在常规胸片中被发现，其显示为纵隔增宽[13]。可在胸片的后外侧视角中观察到气管和食管的位移。大约1/3的患者主诉胸部隐痛[13]。在患有巨大升主动脉瘤的患者中，可能存在上腔静脉梗阻的迹象。如果存在主动脉瓣关闭不全，则可能存在心脏扩大和与之相关的物理现象。主动脉根部和升主动脉瘤的诊断可以通过超声心动图来证实。

经食管超声心动图是研究主动脉根部动脉瘤和主动脉瓣关闭不全机制的最佳诊断工具。超声心动图应该获得主动脉根部的每个部分信息，特别是主动脉瓣的信息。必须仔细观察心动周期中瓣膜的数量，厚度，游离边缘的出现以及每个瓣膜的偏移。还应该在多个视图中研究瓣膜的接合面积，并且应记录多普勒图像。关于主动脉窦，窦管交界处和升主动脉的形态学特征的信息也很重要。应在多个视图中获得主动脉瓣环，主动脉窦，窦管交界处和升主动脉的直径。如果可能，应估计瓣膜的游离边缘长度。主动脉瓣关闭不全的机制通常可通过经食管超声心动图确定。对于升主动脉瘤和正常主动脉瓣的患者，窦管交界的扩张是主动脉瓣关闭不全的常见原因。在主动脉根部动脉瘤患者中，主动脉瓣环和窦管交界的扩张通常是导致主动脉瓣关闭不全的原因。虽然超声心动图检查不易发现瓣膜的开窗面积，但连合区的反流射流提示开窗。

具有静脉造影增强的计算机断层扫描（CT）可以准确评估动脉瘤的范围和大小。三维成像技术可以提供关于动脉瘤的延伸范围和类型（例如，梭形或囊状）的额外信息。

磁共振成像（MRI）比CT扫描提供的信息更多，因为它可以使动脉壁和周围结构可视化，具有更大的对比度。此外，它已越来越多地用于心脏病患者的诊断和管理[14]。磁共振血管造影正在取代血管造影[15]。

（二）遗传性近端主动脉瘤

1. 马方综合征

马方综合征是一种常染色体显性遗传，性结缔组织疾病，在该疾病中，心血管、骨骼、眼睛或其他部位都可能表现出不同程度的畸形。患病率约为1/5000。它是由15号染色体上编码fbrillin-1（FBN1）的基因突变引起的。这是一个大基因（信使RNA中大约10 000个核苷酸），识别突变是一项复杂的任务。在FBN1中已经发现了1000多个突变。由于基因型表达的不同，表型具有很高的变异性。

马方综合征的临床特征被认为是由FBN1（一种糖蛋白和细胞外基质微纤维的主要成分）缺陷导致结缔组织易损引起的。这个概念不足以解释马方综合征中常见的长骨过度生长、骨质减少、肌肉与脂肪减少以及颅面畸形等症状[16]。Dietz及其同事[16, 17]在马方综合征的实验小组中展示了许多因素是转化生长因子β（TGF-β）活化水平异常的结果，转化生长因子β是炎症、纤维化和某些基质金属蛋白酶的一种有效刺激物，尤其是基质金属蛋白酶2和9。组织中过量的TGF-β活化与肺隔离失败、二尖瓣黏液瘤的发展和小鼠主动脉根扩张相关[18]。这种结构性微纤维基质异常，过度TGF-β介导的基质稳态失调和细胞-基质间不正常的相互作用是马方综合征表型特征形成的原因[16-18]。进行中的弹性和胶原蛋白片层的破坏和中层变性导致主动脉根部的进行性扩张，以及由于丧失适当的中间层支撑而导致主动脉夹层的倾向。中层弹性的丧失导致主动脉僵硬度的增加和扩张性的降低[19]。

马方综合征的主要特征包括长骨不成比例的过度生长、晶状体异位和主动脉根部动脉瘤。诊断并不总是简单的，并且需要多学科方法来诊断和治疗患有这种常染色体显性疾病的患者。1996年，一个专家小组制订了用于诊断马方综合征的"Ghent标准"[20]。表67-1显示了原始的Ghent标准，其中包含各种器官中的一系列"主要"和"次要"表现，包括心血管、眼、骨骼、肺、硬脑膜和皮肤[20]。该诊断标准需要患者在两个独立的系统中存在主要标准，并且涉及第三种（次要或主要）才能诊断为马方综合征。在使用这些标准过程中，发现被诊断为马方综合征的患者中，有很高比例发现有FBN1突变。然而，Ghent标准中包含的一些表现是年龄依赖性的，即使存在FBN1突变，也有些患者有骨骼畸形和晶状体异位，却没有主动脉根部

表 67-1 马方综合征的诊断标准 *

系　统	主要标准	次要标准
家族史	父母、子女、兄弟姐妹的独立诊断	无
基因组学	FBN1 的突变	无
心血管方面	主动脉根部扩张 升主动脉夹层	二尖瓣脱垂 二尖瓣钙化（年龄＜40 岁） 肺动脉扩张 降主动脉扩张或夹层
眼睛	晶状体异位	以下需要两个： 　扁平角膜 　近视 　眼球延长
骨骼	需要手术的漏斗胸 鸡胸 扁平足 手腕和拇指特征 脊柱侧弯＞20°或脊椎滑脱 臂跨 – 身高比＞1.05 髋臼突出（X 线片，MRI） 肘关节伸展度减少（＜170°）	两个主要或一个主要和两个次要标志： 　中度漏斗胸 　腭弓高且窄 　典型面容 　关节过度活动
肺	—	自发性气胸 肺大疱
皮肤	—	不明原因的条纹 复发性或切口疝
中枢神经	腰骶硬膜扩张（CT 或 MRI）	—

*. 需要在两个独立的系统中存在主要标准并涉及第三种（次要或主要）以确定马方综合征的诊断
CT. 计算机断层扫描；MRI. 磁共振成像

动脉瘤。该领域的专家再次聚集在一起，并且制订了"马方综合征的修订 Ghent 诊断标准"（框 67-1），强调了主动脉根部动脉瘤，升主动脉夹层和晶状体异位症[21]。

马方综合征最常见的心血管特征是主动脉根部动脉瘤和二尖瓣脱垂。这些解剖异常可能导致主动脉破裂、主动脉夹层、主动脉瓣闭合不全和二尖瓣功能不全。

二尖瓣脱垂是年龄依赖性的，并且在女性中更常见。它是由二尖瓣装置的黏液性变性引起的，这种变性在高达 80% 的马方综合征患者中存在，但只有 25% 的患者出现二尖瓣功能不全。二尖瓣关闭不全患者的二尖瓣后环明显扩张，通常在后部移位[22]。二尖瓣环也可以变得严重钙化并且在 X 线片上显示出马蹄形外观。

框 67-1　马方综合征修订 Ghent 诊断标准

无家族史

1. 主动脉根部扩张（Z＞2）或夹层、晶状体异位 = 马方综合征
2. 主动脉根部扩张（Z＞2）或剥离和 FBN1 突变 = 马方综合征
3. 主动脉根部扩张（Z＞2）或解剖和全身评分≥7 分 = 马方综合征
4. 已知的与主动脉根部扩张/夹层相关的晶状体异位和 FBN1

有家族史

1. 晶状体异位及马方综合征家族史
2. 马方综合征家族史的系统评分（＞7 分）
3. 主动脉根部扩张（＞20 岁时 Z≥2；＜20 岁时 Z≥3）和马方综合征家族史

引自 Loeys BL, Dietz HC, Braverman AC, et al: The revised nosology for the Marfan syndrome. J Med Genet 47: 476–485, 2010

主动脉根部扩张通常是渐进性的，并且稍微变化的膨胀率通常每年＜2mm。Shores及其同事[12]将70例马方综合征患者随机分为普萘洛尔治疗组和安慰剂组。未经治疗的患者主动脉根部动脉瘤的生长速度略高于接受β-肾上腺素能阻滞治疗患者的3倍。该研究是用β受体拮抗药治疗这些患者的科学依据。据报道，钙拮抗药和血管紧张素转换酶在延迟主动脉扩张时也是有效的，但目前，β受体拮抗药仍然是首选药物[23]。一项前瞻性随机临床试验表明，氯沙坦可有效降低马方综合征患者的主动脉根部扩张速度，并降低主动脉根部置换术后弓部的扩张速度[24]。在儿童的小型随机试验中，氯沙坦与β受体拮抗药的联合作用比单独使用β受体拮抗药可以更有效地预防主动脉根部扩张[25]。

主动脉夹层在小于50mm的主动脉瘤患者中很少见，除非他们有主动脉夹层的家族史[26]。大多数患者的夹层开始于窦管连接处（Stanford A型主动脉夹层）。当主动脉窦的横径达到50mm时，建议进行主动脉根部手术。对于有夹层家族史的患者，直径达45mm时，应考虑手术治疗。没有进行手术，大多数马方综合征患者在第三个10年死于主动脉根部动脉瘤的并发症，如破裂、主动脉夹层或主动脉瓣关闭不全[27, 28]。在大约10%的患者中，夹层开始于左锁骨下动脉（Stanford B型主动脉夹层）远端。

马方综合征患者应被定期随访。多普勒超声心动图是监测二尖瓣和主动脉根部变化的最佳诊断工具。主动脉根部大于40mm的患者应每年进行两次超声心动图测量。当观察到这一结果时，还应对胸主动脉和腹主动脉进行MRI。

马方综合征患者的妊娠有两个潜在的问题：儿童遗传这一疾病的风险以及在妊娠晚期、分娩或产后第一个月发生急性主动脉夹层的风险。后代继承该综合征的风险为50%。主动脉夹层的风险还不清楚，但在主动脉根部和心功能正常的患者中似乎较低[29]。

2. Loeys-Dietz综合征

已经发现编码TGF-β受体1和2的基因突变与一系列的临床特征相关联。轻则会出现是类似于马方综合征或家族性胸部动脉瘤和夹层[30, 31]，重则会出现更复杂的表型，其中主动脉夹层或破裂通常发生在儿童时期[32]。这种复杂的表型的特征在于三联症：宽位眼、悬雍垂（或腭裂）及广泛的动脉曲张伴广泛的血管动脉瘤和夹层。该表型已被归类为Loeys-Dietz综合征[32]。受影响的患者在早期和相对较小的主动脉直径下具有较高的主动脉夹层或破裂的风险。从头部到骨盆应该进行CT血管造影检查。当主动脉根部超过4cm或胸部降主动脉超过5cm时，建议对成人进行手术。如果儿童的颅面特征严重，建议在主动脉根部Z-分数大于3时进行手术，或者在1年内扩张超过0.5cm时进行手术[33]。

3. Ehlers-Danlos综合征

Ehlers-Danlos综合征包括一组异质性结缔组织疾病，涉及皮肤和关节，导致皮肤的超弹性和脆弱性以及关节的过度活动。它还可能涉及心血管系统。血管Ehlers-Danlos综合征是一种罕见的常染色体显性遗传性结缔组织疾病，由编码Ⅲ型胶原蛋白的COL3A1基因突变引起[34]。这些个体易患严重的血管、肠道和产科并发症。这些问题在婴儿期很少见，但在20岁以前，受影响人群中高达25%会出现这些问题，在40岁之前出现达80%。中位生存期为48年。大口径和中口径动脉（如腹主动脉及其分支、主动脉弓的分支和四肢的大动脉）未剥离的自发性破裂，是造成死亡的主要原因。肠穿孔通常累及结肠，很少不致命。对于患有这种综合征的女性来说，怀孕是一种高风险。在71例Ehlers-Danlos综合征患者中，主动脉根部扩张占28%[35]。主动脉夹层并不常见。

与许多罕见疾病一样，延迟或不正确的诊断可能导致治疗地不充分或不适当。诊断是基于临床症状地，包括特定的面部特征、薄的半透明皮肤、出血倾向以及血管或内脏破裂。可通过显示Ⅲ型胶原蛋白分泌的定性或定量异常的生化测定或通过证明COL3A1基因突变的分子生物学研究来确定诊断。已经观察到各种分子机制，但每个家族具有不同的突变。基因型和表型之间没有建立相关性。任何有动脉或内脏破裂或结肠穿孔的年轻人都应该建议诊断。目前没有针对该综合征的特定治疗方法。

4. 二叶瓣主动脉瓣疾病

先天性主动脉瓣畸形包括单叶瓣（重度）的表型连续体，各种类型的二叶瓣主动脉瓣（中度），三叶瓣（正常）和罕见的四叶瓣[36]。

二叶瓣主动脉瓣，是这些畸形中最常见的，发生在1%~2%的人群中。Movahed及其同事[37]最近审查了24 265名因各种临床原因进行超声心动图检查的患者，以及通过筛查南加州青少年运动员获得的1742例超声心动图，发现人数多的组中二叶瓣主动脉瓣的患病率为0.6%，人数少的一组为0.5%。男性受到的影响大于女性，比例为4∶1。家族聚集的发生率相对较高，这表明常染色体显性遗传的外显率降低[38, 39]，然而，仍然未证实二叶瓣主动脉瓣是一种遗传性疾病。患有二叶瓣主动脉瓣的患者通常有三个主动脉窦和两个不同大小的瓣叶。较大的瓣，通常是连接到室间隔的瓣，包含中缝，这可能代表不完整的接合。中缝从瓣尖的中间部分延伸到主动脉瓣环，并且其在主动脉根部中的插入处比其他两个连合处的水平更低。具有两个瓣叶和两个窦的二叶瓣主动脉瓣并不常见，称为"0型"；最常见的类型是带有一个中缝，称为"1型"，最后两个中缝是"2型"[40]。类型1和2可以根据融合的尖点进行细分：左 - 右是最常见的形式（在左右瓣之间的中缝）。在具有二叶瓣主动脉瓣的患者中，冠状动脉的异常起源和外周动脉优势是常见的[41]。

正常功能的二叶瓣主动脉瓣可能持续患者的一生。其他人在30—50岁变得狭窄。也可能发生主动脉瓣关闭不全，并且通常与扩张的主动脉瓣环相关[42]。这在年轻患者中更常见，并且这是由一个瓣脱垂引起的，这个脱垂的瓣叶通常是包含中缝的瓣。

二叶瓣和单叶瓣主动脉瓣通常与主动脉根壁和升主动脉壁的介质中的过早退行性变化相关[43, 44]。这些患者存在发展为升主动脉和A型主动脉夹层的慢性退行性动脉瘤的风险[45]。

（三）动脉粥样硬化

升主动脉和横弓的动脉粥样硬化是中风的常见原因[46, 47]。有时，动脉粥样硬化可引起主动脉根部，升主动脉和横弓的广泛钙化，这通常与冠状动脉疾病，一个或两个冠状动脉通道的狭窄和主动脉瓣狭窄相关。升主动脉的广泛钙化临床上称为"瓷"主动脉[48, 49]。升主动脉的动脉粥样硬化性动脉瘤并不常见；它们在腹主动脉中更常见，在胸降主动脉中常见程度较低。动脉粥样硬化通常引起升主动脉的不规则和囊状动脉瘤，而不是由介质退行性疾病引起的更多的梭形形状。

（四）感染性动脉瘤

梅毒是升主动脉瘤的常见原因，但现在很少见。螺旋体感染破坏了中膜的肌肉和弹性纤维，并被纤维和其他炎症组织所取代。升主动脉是最常见的受累部位，动脉瘤通常是囊状的[50]。升主动脉的壁经常被钙化。梅毒性主动脉炎也会导致冠状动脉狭窄和主动脉瓣关闭不全[50]。虽然罕见，但其他细菌也可引起升主动脉瘤。

（五）主动脉炎

各种类型的主动脉炎可涉及升主动脉[51-56]。巨细胞动脉炎是较常见的，它涉及中型动脉，但大约15%的病例涉及主动脉及其分支[55]。主动脉炎也称为颞动脉炎，其病因学尚不清楚。特征性病变是大口径和中口径动脉（如颞动脉）中膜的肉芽肿性炎症。主动脉变窄很少见。偶尔，炎症过程会削弱主动脉，导致动脉瘤形成、主动脉扩张和主动脉瓣关闭不全[54]。患者通常年龄超过50岁，平均年龄为67岁，大多数是女性。通过病变动脉（通常是颞动脉）的活组织检查确定诊断。

Takayasu动脉炎是一种慢性炎症性疾病，通常涉及主动脉弓及其主要分支。肺动脉也可能被涉及。病变在85%的患者中是纯粹的狭窄，2%有动脉瘤，13%混合有狭窄和动脉瘤[52, 53]。大约25%的病例发生主动脉瓣关闭不全。当涉及主动脉弓时，它被归类为Ⅰ型，当主动脉弓没有疾病但是胸腹主动脉及其分支受到影响时，被确认为

Ⅱ型，当两个区域都涉及时，则属于Ⅲ型，当涉及肺动脉时，则属于Ⅳ型[53, 56]。病因是不明确的，但它可能是一种自身免疫性疾病。它出现在世界各地，但大多数出现在亚洲和非洲。这种疾病对女性的影响大于男性，比例为 8∶1[51, 53]。确诊时的平均年龄为 29 岁。

强直性脊柱炎、Reiter 综合征、银屑病关节炎和结节性多动脉炎可因腹主动脉扩张而引起主动脉瓣关闭不全。Behçet 病可引起升主动脉瘤。

(六) 主动脉夹层

主动脉夹层见第 70 和 71 章。

(七) 升主动脉肿瘤

升主动脉的原发性肿瘤极为罕见。大多数主动脉肿瘤位于胸部降主动脉或腹主动脉，它们通常是肉瘤[57, 58]。

(八) 升主动脉创伤

升主动脉的非穿透性创伤通常是致命的，在尸检时可以诊断出来[59]。穿透性创伤通常是子弹伤或刺伤，并且当涉及主动脉的心包内部分时引起心脏压塞。这些损伤通常是致命的。

三、升主动脉瘤的外科治疗

虽然升主动脉瘤可能是孤立性病变，但更常见的是与主动脉瓣疾病有关。二叶瓣和三叶瓣主动脉瓣疾病都可能与升主动脉的退行性动脉瘤有关，但二叶瓣主动脉瓣疾病似乎与主动脉中膜的过早退化有关。

如果窦管连接处扩张，升主动脉瘤可导致解剖学上正常的主动脉瓣叶的患者主动脉瓣关闭不全（图 67-4）。这些患者可能出现与主动脉瓣关闭不全相关的症状，但更常见的是动脉瘤，这是无症状的，并且在常规胸片或超声心动图检查中被发现，而这并非是专门为诊断动脉瘤的检查，当升主动脉的横径超过 55mm 时[60]，应考虑手术。如果存在中度或严重的主动脉瓣关闭不全，通过超声心动图检查主动脉瓣叶是正常的，并且判断瓣膜是可修复的，则当升主动脉直径达到 50mm 时，手术是合理的[61]。如果动脉瘤与遗传综合征相关，当直径达到 50mm 时应考虑手术[60]。如果与正常功能的二瓣叶主动脉瓣相关，建议在直径达到 55mm 时进行手术[60a]。

(一) 手术技巧

升主动脉瘤的手术通过用心肺分流术进行，通过插入横向主动脉弓，右腋动脉或股动脉和右心房来建立。在具有二瓣叶主动脉瓣的患者中，动脉瘤经常延伸至无名动脉，并且需要短暂的循环停止以切除近端弓并进行远端吻合。近端吻合术应在窦管连接处进行。用于替代升主动脉的 Dacron 移植物不应太长或太大。当升主动脉扩张以形成动脉瘤时，也会变长。因此，在替换期间，移植物应比动脉瘤短得多。实际上，只需要 4~6cm 长的移植物就可以取代从窦管连接处到无名动脉的整个升主动脉。较长的移植物会扭结并导致部分梗阻甚至溶血。可以使用单个移植物，但应在远端吻合处倾斜，其短边应与弓部的内侧部分对齐（图 67-8）。移植物的直径应为 24~32mm，这具体取决于患者的体表面积。当所用移植物的直径超过窦管连接处直径几毫米时，其口径在吻合水平上的窦管连接处应减少。这很容易通过移植物末端的折叠来完成。将移植物的直径与窦管连接处的直径相匹配对于防止主动脉瓣关闭不全的晚期发展是很重要的。

如果主动脉瓣功能不全，但主动脉瓣叶是正常的并且窦管连接处扩张，那么重建瓣膜功能所需要的只是减小窦管连接处的直径以使瓣叶再次接合。升主动脉在窦管连接处上方 5mm 处被横切。所有三个连合都被向上拉并且彼此接近，直到尖端中心。包含所有三个连合的假想圆的直径是窦管连接的正确直径。然后将该直径的移植物缝合到窦管连接处的升主动脉壁的残余物上。由于主动脉瓣叶通常具有不同的尺寸，因此在进行近端吻合时，应当留出足够的连合之间的空间。可以通过在移植物中压力下注射心脏停搏液并观察左心室的扩张来评估主动脉瓣的功能。在我们的小组中，当需要进行主动脉瓣修复并且整个升主动脉或横弓或两者都需要更换时，我们更倾向

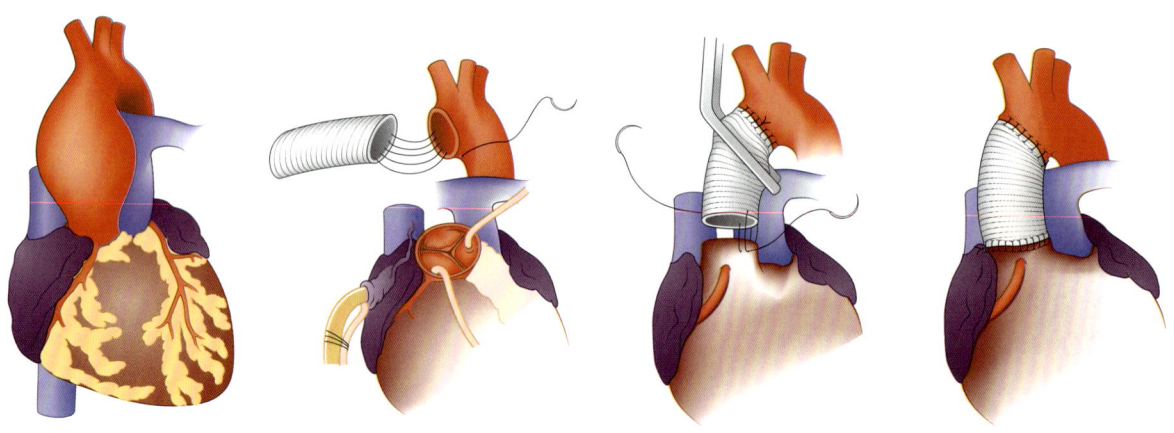

▲ 图 67-8 升主动脉置换治疗动脉瘤

于使用两个单独的移植段。我们通常首先做远端吻合术（在低温循环停止时）并在患者复温期间对主动脉瓣进行治疗。将远端和近端移植物修剪并相互缝合（图 67-9）。

如果无冠窦形成动脉瘤，则应与升主动脉一起更换。这是通过选择适当直径的移植物（如前所述），然后在其一端产生新生主动脉窦来实现的。新生主动脉窦的宽度等于瓣叶的连合处之间的距离，并且高度近似等于移植物的直径。这种新生动脉窦是被直接缝合到动脉壁和主动脉瓣环的残余部位的（图 67-10）。

有时一个主动脉瓣叶稍微伸长，并且其游离边缘的压力低于其他两个瓣叶。沿着 Arantius 结节的中央部分折叠可以缩短游离边缘（图 67-11）。如果游离边缘拉长并变薄或在连合处附近开窗，则可以用两根 6-0 膨体聚四氟乙烯缝合线加固（图 67-12）。

具有正常功能的二瓣叶主动脉瓣，正常的主动脉根部和升主动脉动脉瘤的患者可以通过简单替换升主动脉来治疗。

主动脉瓣膜置换术和升主动脉置换术治疗主动脉瓣疾病不能修复和升主动脉瘤的患者。如果只有无冠窦扩张，移植物延伸到无冠窦的主动脉瓣置换（图 67-10），优于主动脉瓣和升主动脉复合置换冠状动脉再植入。如果两个主动脉窦扩张，应按照主动脉根部动脉瘤的描述进行主动脉瓣和升主动脉的复合置换冠状动脉再植入。

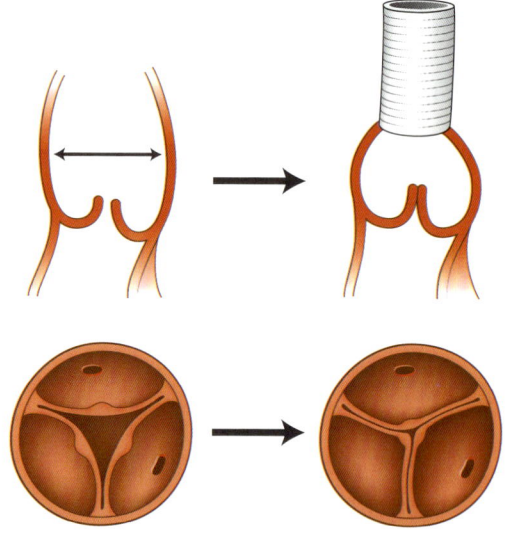

▲ 图 67-9 通过调整窦管交界直径置换升主动脉

（二）临床效果

对于慢性主动脉瘤，升主动脉的单独置换术并不常见[61, 62]。升主动脉瘤患者常有主动脉瓣关闭不全或主动脉瓣疾病，可能也需要手术治疗。无论手术是单独进行还是与其他手术相结合，选择手术治疗的死亡率是较低的[61-64]。根据应用主动脉瓣保留手术治疗 103 名升主动脉瘤和主动脉瓣关闭不全的患者的经验发现，只有 1 名患者在围术期死亡[61]。笔者回顾了 12 年间在多伦多综合医院进行主动脉瓣置换和冠状动脉升主动脉置换的经验，确诊了 132 名患者[64]，有 6 例手术死亡，这些患者包括急性主动脉夹层、急性感染性心内膜炎和再次手术[64]。Cohn 及其

第二部分 成人心脏手术
第 67 章 主动脉根部与升主动脉

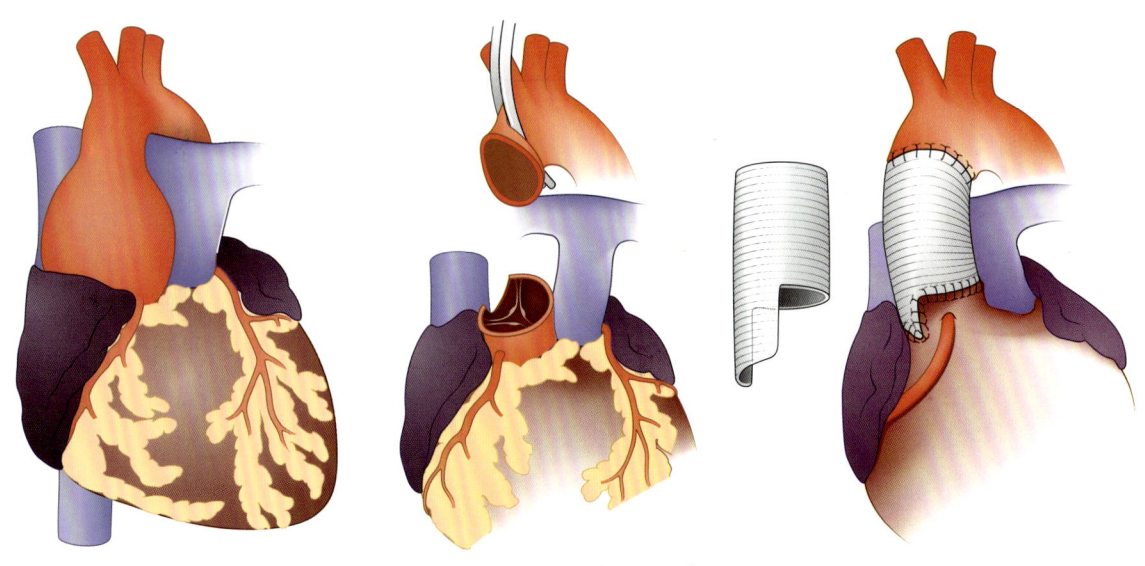

▲ 图 67-10 升主动脉和无冠窦的置换

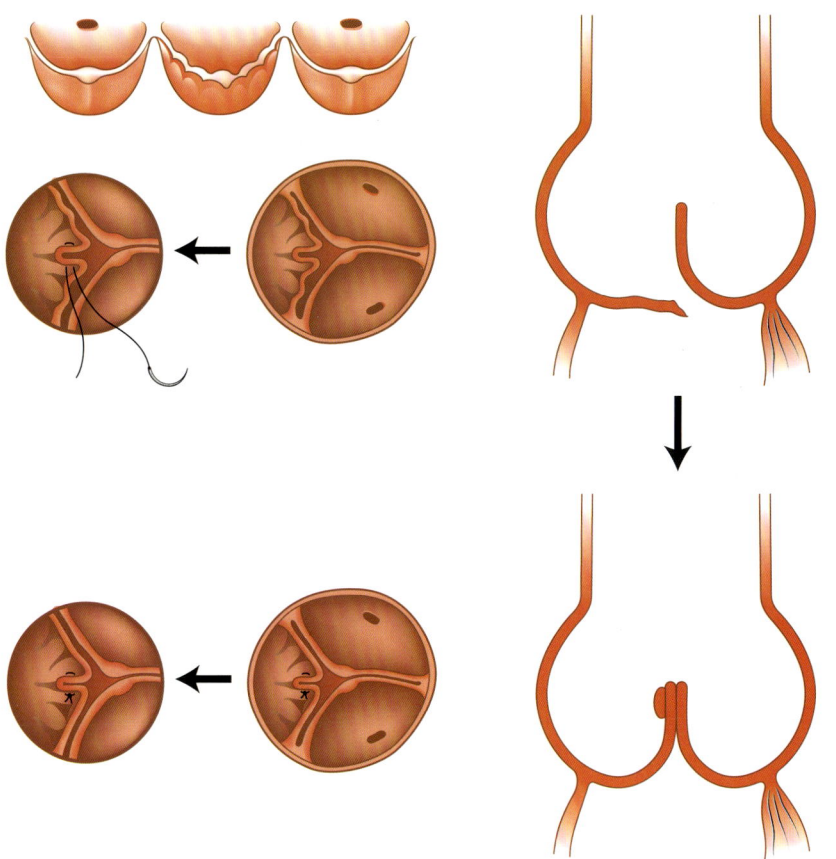

◀ 图 67-11 通过缩短游离缘修复主动脉瓣尖脱垂

同事[62]也报道了升主动脉置换的低手术死亡率。在过去 40 年中，升主动脉手术的手术死亡率有所下降[65]。年龄，功能分级和相关疾病对手术风险中有重要影响。

我们对 103 例患者应用主动脉瓣保留手术治疗升主动脉瘤和主动脉瓣缺陷，其 10 年生存率仅为 54%，但大多数患者存在广泛的血管疾病，包括横向主动脉弓病或巨主动脉综合征[61]。我们的进行主动脉瓣置换术和升主脉冠状动脉上置换术的患者的 10 年生存率为 70%，但他们比那些

1019

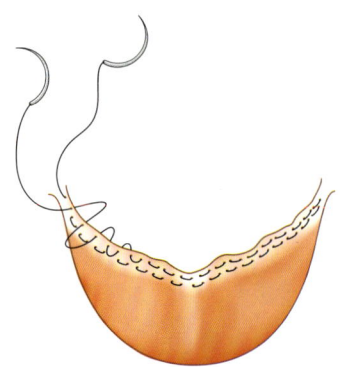

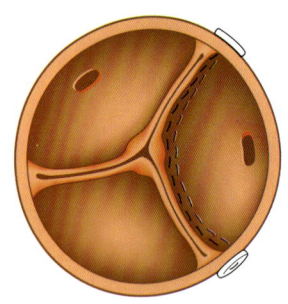

▲ 图 67-12 用两根 6-0 膨体聚四氟乙烯缝线加固主动脉瓣尖的游离缘

进行主动脉瓣修复的患者更年轻，并且血管疾病较少[64]。

接受升主动脉置换术治疗的患者（无论手术是否包合主动脉瓣），每年必须进行超声心动图检查，以评估保留的主动脉根部的大小和主动脉瓣的功能；他们还应进行 CT 或 MRI 检查其余胸主动脉和腹主动脉。主动脉根部动脉瘤、假性动脉瘤、瓣膜功能不全以及移植物或主动脉瓣感染是可能发生的问题，需要手术治疗。

主动脉瓣修复或生物瓣膜置换的患者如果处于窦性心律，则不需要抗凝治疗。最近两项对生物假体主动脉瓣老年患者进行的回顾性观察研究表明，前 6 个月的抗凝治疗与生存效益有关，但出血风险较高[67, 68]。以我们的临床经验不支持这一治疗，我们继续仅为这些患者推荐阿司匹林[69]。用管状 Dacron 移植物替代升主动脉似乎对生物假体心脏瓣膜的耐久性没有影响[70]。置换机械瓣膜的患者应使用华法林抗凝。

四、主动脉根部动脉瘤的外科治疗

当主动脉窦的横径达到 50mm 时，马方综合征和其他遗传性主动脉根部动脉瘤的患者应考虑进行手术[66]。在 Loeys-Dietz 综合征中，横径的阈值为 42mm[66]。在没有已知主动脉遗传联系的老年患者中，等到根部达到 55mm 可能是合适的[66]，除非瓣叶是正常的并且主动脉瓣保留是可行的，在这种情况下 50mm 是适合的。如前所述，如果有夹层家族史，应在主动脉根扩张的早期阶段考虑手术。

当手术指征是主动脉窦的直径并且应该进行主动脉瓣保留操作时，主动脉瓣通常是正常的或轻微拉伸的[66, 71]。如果瓣叶异常，应进行主动脉瓣和升主动脉的复合置换，并重新植入冠状动脉[72]。

（一）手术方法

对于主动脉根部动脉瘤患者，主动脉瓣保留手术的两种基本类型是主动脉根部的重塑和主动脉瓣的再植[66, 71]。

1. 主动脉根部的重塑

将主动脉根部环切至主动脉瓣环的水平，并切除三个主动脉窦，留下约 5mm 的组织附着于主动脉瓣环和冠状动脉口周围。将三个连合处向上轻轻地提起并且直到三个尖端近似接合。用于重建主动脉窦的管状 Dacrom 移植物的直径大约等于包括所有三个连合的假想圆的直径（图 67-13）。该移植物的一端专门用来产生新主动脉窦。新生主动脉窦的宽度基于每个瓣叶在向上拉动以确定移植物直径时的连合之间的距离。新生主动脉窦的高度应大致等于其宽度。三个连合处固定在移植物外侧，紧邻主动脉窦上方，主动脉壁和主动脉瓣环的残余物用 4-0 聚丙烯缝合线缝合到新生主动脉窦上（图 67-13）。冠状动脉再植入各自的窦。如果主动脉瓣的一个瓣叶以低于其他两个的水平接合，则缩短游离边缘可以纠正该问题（图 67-11 和图 67-12）。

2. 主动脉瓣的再植

将主动脉根部环切至极近主动脉瓣环下方的水平。在右瓣和无冠瓣之间下方的连合处不能切至此处，这里应该切至右心室和心房连接到根部的地方停止。接下来，沿着主动脉瓣环纤

第二部分 成人心脏手术
第67章 主动脉根部与升主动脉

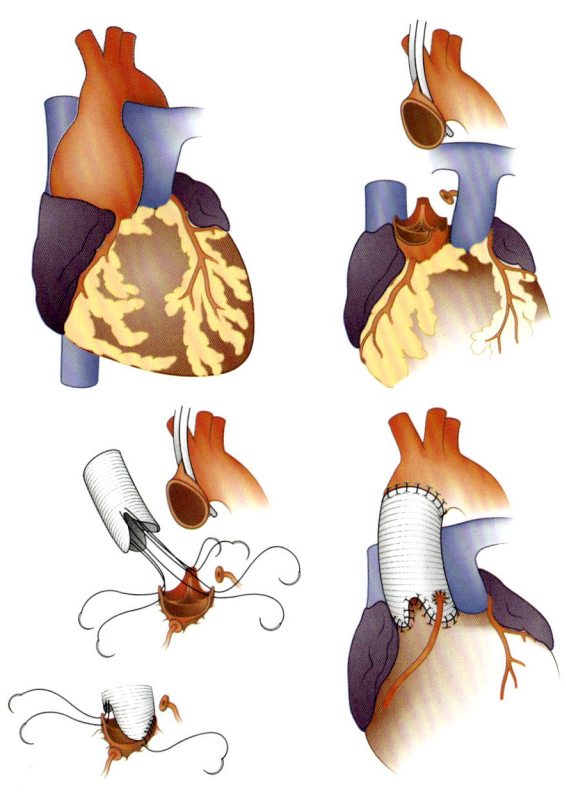

▲ 图 67-13 保留主动脉瓣手术：主动脉根部重建

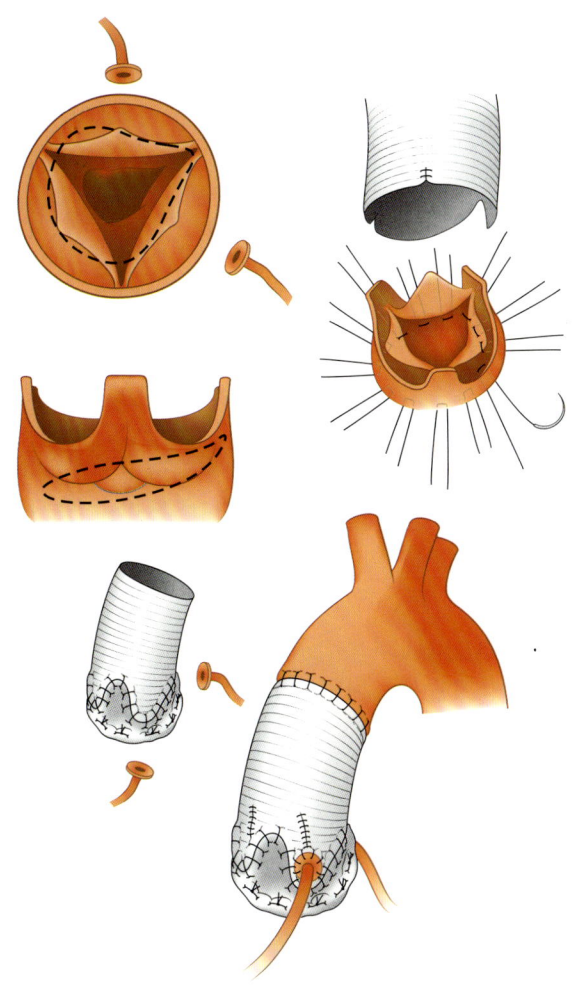

▲ 图 67-14 保留主动脉瓣手术：主动脉瓣再植

维和肌性组织，从其最低平面内部至左心室流出道的外面呈扇形穿过多组带有 Tefonl 涂层的 2-0 或 3-0 涤纶缝合线，要稍远离膜性隔以避开 His 束。（图 67-14）。向上拉三个连合直到瓣叶相互接合，通过该接合处来估计窦管连接处的直径。选择比窦管连接处直径大 4～6mm 的管状涤纶移植物，并在其一端进行小的三角形切除，其余部分在两个或三个位置进行折叠，根据主动脉瓣环的直径使其直径减小 2～4mm。我们目前使用的大多数移植物直径为 28～34mm，具体取决于患者和主动脉瓣叶的大小。然后，穿过左心室流出道的缝合线从移植物的定制端的内部穿透到外部。如果需要减小主动脉瓣环的直径，则在无冠瓣的连合处下方进行。这是通过将缝合线放置在移植物中比在无冠瓣的合缝下方更接近来实现的。主动脉瓣置于移植物内，并且将所有缝线均系在外侧。这些缝合线的空间分布对于防止主动脉环的撕裂或变形是重要的。将三个连合处悬挂在移植物内并用带 Tefonl 涂层的 4-0 聚丙烯缝线固定在其上。然后使用这些缝线将主动脉瓣环和

主动脉窦的残余物固定到移植物上。冠状动脉再植入各自的窦部。连合之间的空间被折叠以在主动脉窦中产生轻微隆起并且将移植物的直径减小到理想的窦管连接处的直径。如果需要，可以使用 Gore-Tex 缝线进行瓣尖脱垂或加固游离边缘（图 67-11 和图 67-12）。

具有正常功能的二瓣叶主动脉瓣和主动脉根动脉瘤的患者也是主动脉瓣膜保留手术的候选者。

市面上有一种带有新 Valsalva 窦的 Dacron 移植物[73]。一些对主动脉瓣保留手术有广泛经验的外科医生使用 "Valsalva 移植物" 进行主动脉瓣再植入术[74]。我们没有使用它，因为我们认为它会使主动脉瓣环变形，主动脉瓣环通常沿着单个水平面发展。如果主动脉瓣环正确地重新悬浮在 Valsalva 移植物中，则瓣环平面从水平变为弯

1021

曲形状。这可能会损害修复的耐久性。

3. 主动脉根部再植

当主动脉瓣叶异常并且不能稳定地修复时，需要进行主动脉根部的置换[63, 64]。切除主动脉瓣叶并且从其周围有 5~6mm 的主动脉窦壁分离冠状动脉。然后使用带瓣膜的导管来代替主动脉根部。该导管可以是市售的 Dacron 管，其机械瓣膜已经连接到其一端。将带瓣膜的导管缝合到主动脉瓣环，并将冠状动脉重新植入移植物中（图 67-15）。

主动脉同种移植物或异种移植物也可用于主动脉根部置换。使用肺自体移植物替代主动脉根部动脉瘤患者的主动脉根是不明智的，因为当进行全身压力时，自体肺移植可能变为动脉瘤。最后，还可以使用在手术室中制备的导管进行主动脉根部置换。当需要带支架的生物假体瓣膜时，可以使用相同的缝合线将生物假体和 Dacron 管固定到主动脉瓣环上。另一种方法是将生物假体瓣膜固定在距离其一端 1cm 的管状 Dacron 移植物内，并将 Dacron 移植物单独固定到瓣环（图 67-16）。当生物瓣膜衰败时，该方法允许主动脉瓣重新置换而不取下原始移植物或冠状动脉。在将假体瓣膜植入其中之前将管状 Dacron 移植物固定在左心室流出道中的技术在例如由多次先前手术、钙化或心内膜炎引起的狭窄或破坏的主动脉瓣环时非常有用。在将 Dacron 移植物缝合到其上之前，可以定制 Dacron 移植物以符合左心室流出道的解剖结构[75]。

在 Bentall 和 DeBono 于 1968 年对主动脉根部置换的最初描述中[72]，打开动脉瘤并将包含机械瓣膜的管状 Teflon 移植物缝合到主动脉瓣环、冠状动脉（通过将移植物缝合到主动脉窦壁周围的孔口）和远端主动脉。将动脉瘤壁缠绕在移植物周围并紧紧闭合以止血。冠状动脉和主动脉吻合术中的假性动脉瘤形成是该技术的并发症[76]。为了减除移植物和动脉瘤壁之间空间压力，Cabrol 及其同事[77]描述了在该空间和右心房之间分流器的制作。Kouchoukos 及其同事[76]强调了不要用动脉瘤壁包裹移植物的重要性，以

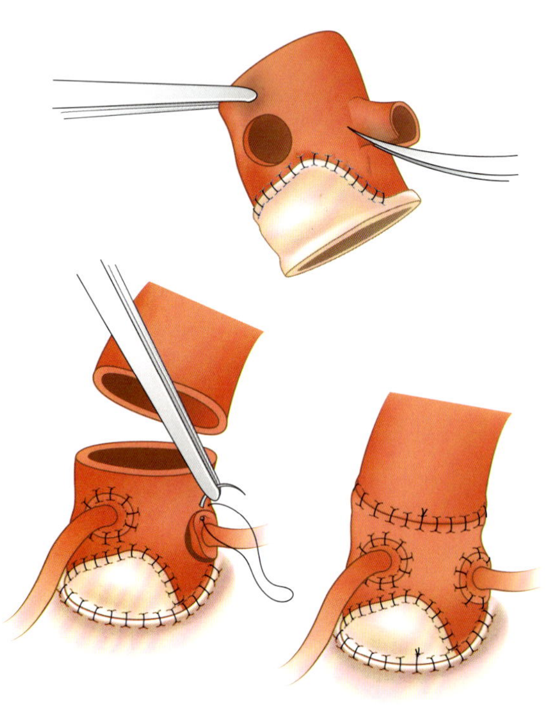

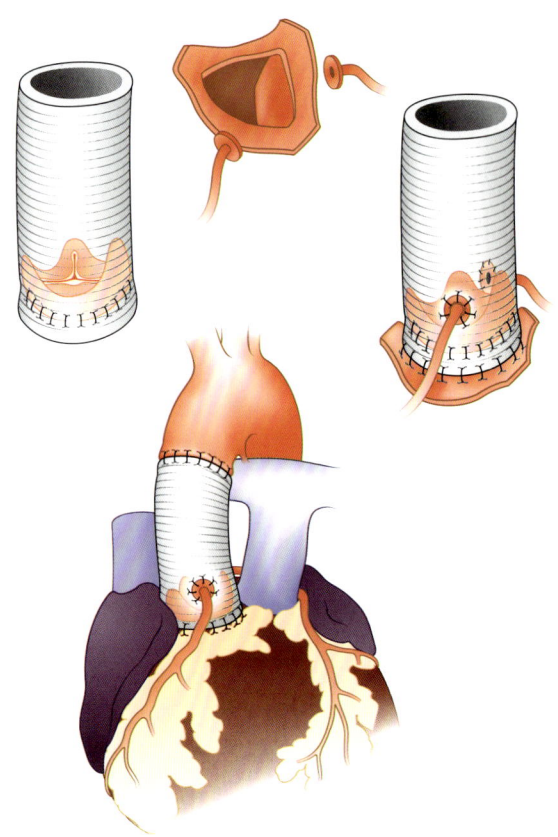

▲ 图 67-15　使用无支架猪主动脉根部进行升主动脉和主动脉瓣的复合置换

▲ 图 67-16　用生物瓣膜进行升主动脉和主动脉瓣的复合置换

避免当动脉瘤壁与移植物之间出现积血时对吻合口产生张力。他们推荐了一种开放式技术，其中冠状动脉从主动脉窦部脱离并且被缝合到管状 Dacron 移植物上[76]。Cabrol 及其同事[78] 描述了另一种技术，即两条冠状动脉通过较小的移植物相互连接，并与带瓣膜的导管进行并排吻合。然而，该技术未提供像直接冠状动脉再植入一样好的长期结果[79]。

（二）临床效果

主动脉根部动脉瘤的手术治疗与低手术死亡率和发病率相关，特别是当选择治疗方法时这一关系更显著。在我们对主动脉瓣保留手术的经验报道中，220 例主动脉根部动脉瘤患者仅有 3 例手术死亡，这其中包括 24 例急性 A 型主动脉夹层动脉瘤[80]。其他系列显示出相似的低手术死亡率[74, 81-83]。主动脉瓣保留手术的长期结果非常好[81-84]。我们最近报道了在 371 例患者中，进行主动脉瓣保留手术治疗主动脉根部动脉瘤的经验[85]。他们的平均年龄为 47±15 岁，78% 为男性，35.5% 患有马方综合征，12% 患有 A 型主动脉夹层，9% 患有二瓣叶主动脉瓣。大约一半的患者有中度或严重的主动脉瓣关闭不全。75 例患者采用主动脉根部重建技术，226 例采用主动脉瓣再植术，共有 4 例手术死亡，35 例晚期死亡。患者 18 年的存活率为 76.8%，比年龄和性别匹配的一般人群低约 10%。10 名患者需要再次主动脉瓣手术（5 例再植入和 5 例重建），主动脉瓣关闭不全 8 例，感染性心内膜炎 2 例。1 例瓣膜修复，9 例瓣膜置换，所有患者均在再次手术中存活。18 年免于主动脉瓣二次手术的为 94.8%。18 例患者出现中度或重度主动脉关闭不全（12 例再植入和 6 例重建）。18 年免于中度或重度主动脉瓣关闭不全的为 78%，两种类型的主动脉瓣保留手术相似。这些结果表明，主动脉瓣保留手术可提供良好的长期预后，但有证据表明，在随访的首个 20 年中，主动脉瓣功能逐渐退化。马方综合征和其他遗传性主动脉根部动脉瘤患者在重新植入主动脉根部后似乎比主动脉根部重建后具有更稳定的主动脉瓣功能[86, 87]。Kerchove 及其同事[88] 已经证明，对于二瓣叶主动脉瓣功能不全也是如此，这种瓣膜通常具有扩张的主动脉瓣环。

主动脉瓣保留手术后早期失败的主要原因是操作失误[89]，可能是因为主动脉根部重建后瓣脱垂未被识别。

目前尚不清楚主动脉瓣保留手术是否可以提供生物或机械瓣膜置换主动脉瓣的生存优势。比较研究表明结果相似，但大多数研究包含相对短期随访的系列，因为主动脉瓣保留术与主动脉根部置换术相比较新。

在主动脉根部动脉瘤的外科治疗中，带瓣导管主动脉根部置换术可能比保留主动脉瓣手术应用地更频繁。在 Gott 及其同事[90] 关于在 10 个经验丰富的手术中心手术的马方综合征患者主动脉根部手术结果的报道中，选择手术治疗的 455 例患者手术死亡率为 1.5%；接受紧急手术的 117 例患者手术死亡率为 2.6%；接受急诊手术的 103 例患者手术死亡率为 11.7%，绝大部分死亡病例为急性主动脉夹层病例。然而，根据 Johns Hopkins Hospital 的 Gott 及其同事的经验[91]，235 例选择手术的患者中无手术死亡，36 例接受紧急手术的患者中只有 2 例死亡。根据我们对 105 例马方综合征患者的亲身经历，其中 44 例进行了根部置换术，61 例进行了主动脉瓣保留术，仅有一例手术死亡，其发生在由于终末期主动脉瓣关闭不全而术前发生心源性休克的患者[92]。马方综合征患者在需要主动脉根部手术时通常年轻，这是手术死亡率低的一个原因。老年患者的手术有较高的风险[79, 93]。年龄和临床表现是决定预后的重要因素[63, 79, 93, 94]。急性 A 型主动脉夹层患者的手术有较高的手术死亡率和后期死亡率（见第 70 章）。总体而言，主动脉根部置换术的手术死亡率约为 5%～10%[63, 64, 79, 93, 94]。

马方综合征患者进行主动脉根部置换术后的长期存活率非常好。Gott 及其同事[90] 报道多家机构认为，根据临床表现，主动脉根部手术后 10 年生存率为 60%～80%，但根据 Johns Hopkins 的经验，10 年生存率为 81%[91]。

无论用于修复主动脉根部的技术如何，遗传

性主动脉根部动脉瘤患者尚未解决的问题是主动脉根部修复后主动脉夹层的风险[74, 81, 84, 90, 91, 95]。

对于使用机械瓣膜进行主动脉根部置换的患者，血栓栓塞、出血和心内膜炎仍然是问题[79, 90, 92, 93]，并且对于有主动脉生物瓣的患者来说，组织变性和二次手术是一个问题[92]。

进行主动脉根部置换的患者需要定期检查，包括经胸超声心动图和CT扫描或残余主动脉的MRI。马方综合征患者在修复主动脉根部动脉瘤后应服用β受体拮抗药。

用带瓣导管置换后主动脉根部再次手术可能是困难的，但在专家手中，可以保证对较低的手术死亡率[75, 96, 97]。当移植物感染时，使用主动脉同种移植物被确认可以为患者提供最佳的治愈机会[98, 99]。我们和其他人通过对感染组织的根治性切除和用合成移植物重建的方法获得了类似的结果[100-102]。

五、Ross 手术

Ross 手术是一种复杂的手术，通过这种手术病变的主动脉瓣被患者自身的正常肺动脉瓣取代，而生物瓣（通常是肺同种移植物）用于代替肺动脉瓣。该手术首先由 Lower 和他的同事[103]在 1960 年在实验室中描述，在 1967 年由 Ross 临床执行[104]。原始技术包括在主动脉根部内冠状动脉下位置自体肺移植物植入。在接下来的二十年中，Donald 实际上是唯一执行此手术的外科医生[105]。20 世纪 80 年代末，Stelzer 及其同事首次报道了主动脉根部置换术（一种更具重复性的方法）后，人们对这项手术的兴趣增加了。

Ross 手术对于儿童来说是理想的，因为肺自[106]体移植物与孩子一起生长[107]。尽管 Ross 手术可用于任何年龄的患者[108]，但大多数外科医生更倾向于在儿童和年轻人中应用[109, 110]。一些外科医生认为它是治疗活动性感染性心内膜炎患者的理想选择[111]。Ross 手术也适用于升主动脉扩张甚至动脉瘤的患者[112]。这项手术不应用于已知近端主动脉遗传性疾病或结缔组织疾病的患者。

虽然 Ross 手术几乎在几十年前就已应用，但在 20 世纪 90 年代才得到普及。根据 Society of Thoracic Surgeons（STS）数据库，其在成人中的最高使用率是在 1998 年，占所有孤立主动脉瓣置换术的 1.2%；其使用率在 2010 年稳步下降至 0.09%[113]。

（一）手术技术

将自体肺动脉移植物移植入主动脉位置的三种基本方法是冠状动脉下植入、主动脉根部置换和主动脉根部包裹术。

1. 冠状动脉下植入术

主动脉瓣应在窦管连接处上方 1cm 处通过横向主动脉切开术暴露。切除病变的主动脉瓣膜，并且将所有钙化的组织完全从主动脉瓣环、膜性隔和二尖瓣的前部皮瓣中清除。用公制尺寸测量器测量主动脉瓣环和窦管连接处的直径。肺动脉在其分叉之前打开，并检查瓣叶。如果瓣叶是正常的，则切除肺动肌根部。右心室流出道中的切口沿着肺动脉瓣环最低水平下方约 3mm 的单水平面进行。必须小心防止左前降支和第一间隔穿支的损伤。测量肺动脉瓣环的直径是困难的，因为它完全附着在扩张的肌肉上，但可以通过测量肺动脉根部的窦管连接处的直径来估计。肺动脉瓣环的直径比窦管连接处的直径大 15%～20%。如果主动脉瓣环和窦管连接处的直径与肺动脉根部相似，则冠状动脉下植入术将取得良好效果。如果尺寸不匹配，则应使用别的技术，并应校正直径差异[114]。当肺动脉瓣环比主动脉瓣环稍大时，可以通过将缝合线放置在紧挨左心室流出道的连合部下三角而不是肺自体移植物中来减小。最小的肺动脉窦（通常是后窦）应朝向左主动脉窦。自体肺移植物用 4-0 涤纶缝合线间断缝合固定至左心室流出道和主动脉瓣环上。所有缝合线必须精确地沿着单一水平面分布在肺动脉瓣环与主动脉瓣环重合的水平面上。我们同意 Yacoub 及其同事[115]的观点，他们认为在植入左心室流出道之前切除肺自体移植物连合处下方的肌肉非常重要。这使得将肺动脉瓣环放置在略低于主动脉瓣环的水平的相同水平更容易。人们必须对三个连合下部间隙的空间分布和保持肺动脉瓣环正常的扇形形态一丝不苟。一旦完成缝合线，三个连合就精确地悬挂在主动脉根部，穿过两侧动脉壁的固定缝合线被置于连合的正上方。将面向左右冠状动脉的肺动脉瓣自体移植物的窦部切除，并用 6-0 或 5-0 聚丙烯缝合线连续缝合到冠状动脉口周围的主动脉窦。不需要切除面向无冠窦的自体肺移植的窦，将其缝合到窦管连接处的主动脉根部。重要的是，当将自体移植物缝合到主动脉根部时或当主动脉切开术闭合时，不改变肺自体移植物的窦管连接处的直径。用肺同种移植物重建右侧心脏。该同种移植物应该比自体肺动脉移植物大。图 67-17 说明了冠状动脉下植入术。

2. 主动脉根部置换术

如先前所述，对于主动脉根部动脉瘤患者进行具有肺动脉瓣自体移植物的主动脉根部置换。切除主动脉瓣，窦部也切除，在冠状动脉口周围留下 5mm 的动脉壁。用先前描述的相同步骤获得肺动脉瓣自体移植物并测量。如果主动脉瓣环大于肺动脉瓣环，则需要减小瓣环成形术。这可以通过关闭主动脉根部的无冠窦的连合下部三角形来实现（图 67-18）。使用 4-0 聚酯缝合线沿单一水平面单纯间断缝合将自体肺移植物固定至左心室流出道。该缝合线的 Teflon 垫片改善了止血效果并且可以防止环形扩张。将冠状动脉再植入各自的窦中。将自体肺动脉移植物缝合至升主动脉。如果升主动脉扩张，则可能需要更换或折

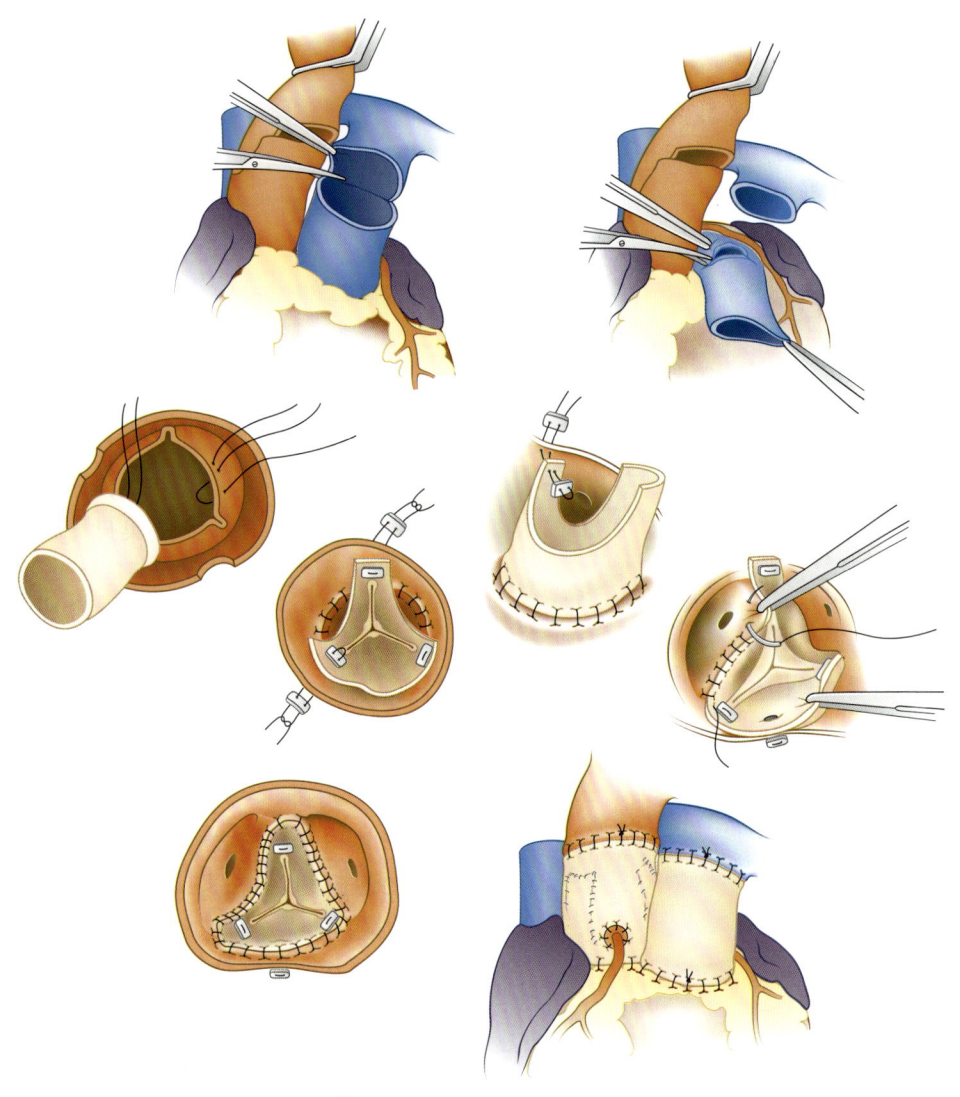

▲ 图 67-17　Ross 手术：冠状动脉下植入术

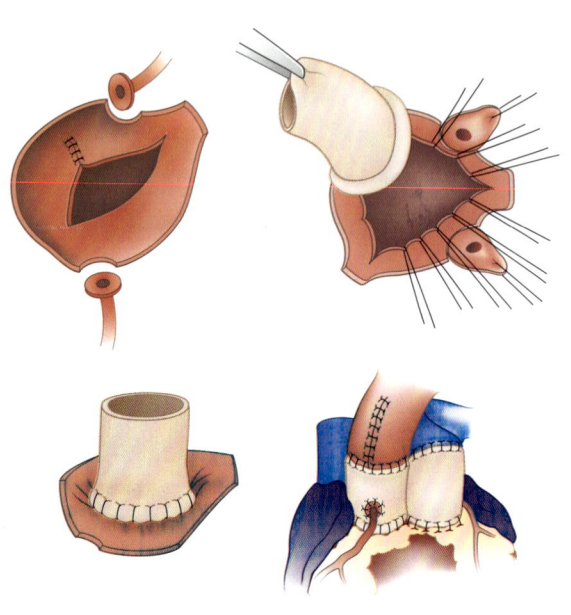

▲ 图 67-18　Ross 手术：主动脉根部置换术

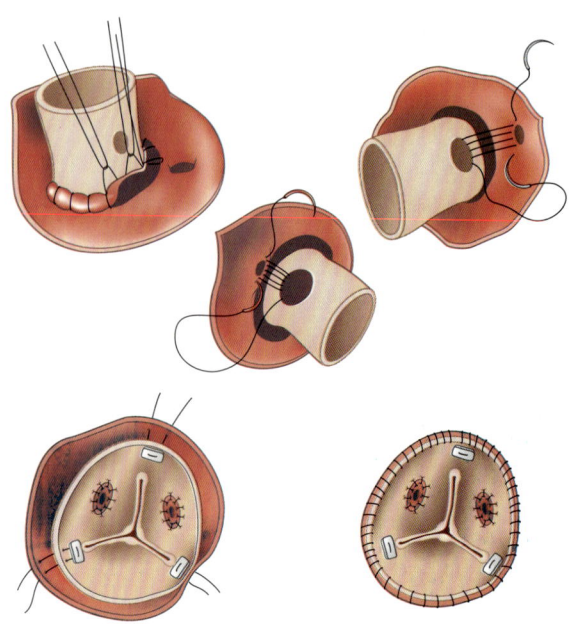

▲ 图 67-19　Ross 手术：主动脉根部包裹

叠（图 67-19）。沿着这个吻合处的 Dacron 织物条或 Teflon 垫片，可以防止窦管交界的后期扩张[116]。

3. 主动脉根部包裹

另一种植入肺动脉瓣自体移植物的方法是主动脉根部包裹术。为增强主动脉根部的显露，应从主动脉无冠窦垂直切入主动脉瓣环。使用先前描述的技术将肺动脉瓣自体移植物固定到主动脉瓣环。在左心室流出道中缝合肺动脉瓣自体移植物后，将三个连合处轻轻向上拉以确定肺动脉瓣自体移植物中左右冠状动脉孔的位置。在对应于冠状动脉孔的肺动脉自体移植窦中制造小开口（直径 5~6mm）。然后用 6-0 聚丙烯缝合线连续缝合将肺动脉窦的动脉壁缝合到冠状动脉孔周围的主动脉窦。将肺动脉瓣自体移植物的三个连合缝合到主动脉壁，并且完成主动脉切开术，包括主动脉和肺动脉壁。只有在两动脉根部之间没有出血并且在松开主动脉后闭合导致自体肺移植没有变形时，才应关闭在主动脉根部的无冠窦中切口。图 67-19 说明了主动脉根部包裹的技术。

(二) 临床效果

尽管技术复杂，但据报道，在经验丰富的中心，Ross 手术相关的手术死亡率较低[108-110, 117-119]。然而，在 STS 数据库中，成人 Ross 手术的死亡率在风险调整后高于单独主动脉瓣置换术[113]。Ross 手术的主要问题是它可能将患有孤立性主动脉瓣疾病的患者转变为同时患有主动脉瓣和肺动脉瓣疾病甚至冠状动脉疾病的患者，因为如果使用主动脉根部置换技术，他们可能会经历再次植入。早期主动脉瓣关闭不全通常是由于技术失误。由于所用瓣膜的性质和患者的年龄，血栓栓塞并发症很少见。一旦肺动脉瓣自体移植物在主动脉根部愈合，它就不应该是血栓的来源。我们在手术后的最初几周记录了一些短暂性脑缺血发作，但在 2~3 个月后很少发生。感染性心内膜炎的风险也非常低，一旦发生则通常是在肺动脉瓣同种移植物中[119]。主动脉下假性动脉瘤很少见，但可能在术后第一年发生[119]。Ross 手术后的长期存活率很高，并且在一些系列中似乎与普通人群相似[117-119]。

采用 Ross 手术的患者每年应进行多普勒超声心动图检查，以评估主动脉瓣和肺动脉瓣同种移植物的功能，并测量主动脉根部的大小。主动脉瓣关闭不全的早期发展通常是技术问题的结果[114]，并且后期主动脉瓣关闭不全是由自体肺动脉瓣移植物的扩张或退化引起的[109, 110, 117-119]。主动脉根部扩张在冠状动脉下和主动脉根部包裹术后较主动脉根部置换术后少见[118, 119]。术前主动脉瓣关闭不全和扩张的主动脉瓣环（≥ 15mm/m^2）是主动脉瓣关闭不全的预测因素[110, 118-121]。我们已经描述了肺动脉瓣自体移植物的窦部动脉瘤，如果肺尖瓣保持正常，保留主动脉瓣是可行的[120, 121]。

最近，我们公布了在一组 212 名患者中的经验，前瞻性地定期评估瓣膜功能，并且自体肺动脉瓣移植术中免于因任何原因再次手术的在 15 年时为 93%，在 20 年时为 81.8%[119]。其他研究者报道了类似的结果[117, 118, 122]和一些结果更糟糕的报道[109, 110]。在 Mokhles 及其同事[109]的系列研究中，自体肺动脉瓣移植免于再次手术的在 18 年时为 51%。这些失败率差异的原因尚不清楚。主动脉瓣的病理学、患者年龄、手术技术和外科医生经验都可以发挥作用[119]。

许多外科医生认为，自体肺动脉瓣移植物的主动脉根部置换患者应在术后第一年使用 β- 受体阻断药或（和）血管紧张素转换酶抑制药治疗，以防止移植物在适应全身压力期间扩张，但没有科学数据来支持这种治疗方法。

Ross 手术的另一个问题是用于重建右心室流出道的生物瓣膜的功能障碍。肺动脉同种移植物可能是使用的最好的导管，但它并非没有并发症，并且许多患者出现狭窄，关闭不全或两者兼而有之[109, 118, 119]。在我们的系列研究中，8 名患者需要再次手术，20 年后免于再手术的是 92.7%[119]。当同种移植物衰败时，经皮覆支架置管组织瓣膜通常是可行的，并且结果良好[108]。

Ross 手术的有效性仍然存在争议，但我们相信它对身体活跃的育龄妇女和年轻人来说是一个极好的瓣膜。

第 68 章
主动脉弓手术
Surgery of the Aortic Arch

Michael Z. Tong　Lars G. Svensson　著
邱雪峰　译

自 1956 年 Denton Cooley 和 Michael DeBakey 使用心脏搭桥术用同种移植物取代升主动脉以来，心脏主动脉手术的历史充满了升主动脉和主动脉弓修复的新技术[1, 2]。在 1957 年，DeBakey 及其同事首先描述了使用顺行脑灌注进行主动脉弓置换术[3]。在此之前，Blalock 在 1932 年报道了为数不多的成功的升主动脉修复之一，他修复了由冰镐引起的升主动脉刺伤[4]。通过去除梗阻血块，Blalock 注意到"越过桌子前的屏风喷射在麻醉师衣服上的鲜红色血液"。心脏压塞患者仅使用氧化亚氮和氧气进行麻醉最有可能导致高血压，并且描述了这一过程。

随着体外循环的出现，很大程度上克服了主动脉弓手术的许多技术问题。1950 年，Bigelow 首次发表了他的实验结果，他在狗身上使用深低温进行心血管手术，但没有进行体外循环[4]。尽管如此，直到 1963 年 Barnard 才将深低温与循环停止和体外循环结合用于主动脉弓手术和解剖[5]。1964 年，Borst 报道使用深低温和循环停止修复由弹片引起的无名静脉和主动脉之间的动静脉瘘管[4]。然而，直到 1975 年，Griepp 报道了使用深低温和循环停止的一系列主动脉弓置换术，深低温和循环停止的常规使用直到 1975 年才变得流行[4]。1983 年，Borst 及其同事[6, 7] 和其他人[8] 报道说，替换主动脉弓并在降主动脉中放置管状移植物，他们称之为象鼻支架技术。在 1990 年，Crawford 和 Svensson[4, 9] 报道了使用改良的象鼻技术替换整个主动脉作为分期手术。在缝合远端吻合术的同时将移植物反置于降主动脉中的改进导致更安全的吻合，具有更小的出血或破裂风险。随后，1993 年，Svensson 及其同事[4] 在一次手术中使用纵隔和胸腹部切口联合深低温和循环停止，成功置换了从主动脉瓣至主动脉分叉处的整个主动脉[3]。

主动脉弓手术已变得相对普遍和安全，死亡风险为 2%，卒中风险为 2%[10]。在 2012 年，我们进行了 1282 次主动脉手术：胸主动脉 1065 次，升主动脉弓和主动脉弓 724 次。我们的方法将在后面讨论。在本章节中，我们将讨论主动脉弓动脉瘤的潜在原因，与某些病理实体、诊断检查、脑保护、灌注方法、不同的手术方法的关联以及主动脉弓手术后的结果。

一、定义和分类

在解剖学上，主动脉弓被定义为在无名动脉起点附近的直角线与延伸到在左锁骨下动脉起点远端直角线之间的主动脉段。动脉瘤是主动脉的不可逆扩张超过患者年龄和身高相对应的正常直径[4]。被标记为"动脉瘤"的主动脉确切大小各不同。主动脉瘤的定义从主动脉正常直径的 1.5～2 倍各不同。对于患有马方综合征的患者，我们建议当横截面积（cm^2）除以患者身高（m）> 10 时，应认为具有临床意义，表明患者需要手术修复[11]。因此，在某些方面，动脉瘤的定义不是绝对的，而是指主动脉的显著扩张。

动脉瘤可以进一步分为不穿透主动脉外膜（真正的动脉瘤）的主动脉瘤，和那些穿透外膜并被周围组织包含的动脉瘤（假性动脉瘤）[4]，周围这些组织可以防止患者失血。此外，动脉瘤是根据其可能的原因分类：内膜退行性动脉瘤（通常显示弹性组织损失）；那些与主动脉夹层有关的；其他结缔组织疾病，尤其是 Ehlers-Danlos 综合征中胶原蛋白的丧失或马方综合征中弹性组织的丧失；与钝性创伤相关的；主动脉炎；原发性主动脉感染或心血管手术之后，尤其是升主动脉移植物感染；先天性畸形[4]。

我们更倾向于称为中膜退行性动脉瘤而不是脉粥样硬化性动脉瘤，因为并非所有中膜退行性动脉瘤都具有动脉粥样硬化[4]。此外，动脉粥样硬化似乎不一定是中膜退行性动脉瘤发展的唯一致病因素。动脉粥样硬化形成、纤维化和钙化似乎是导致动脉瘤的主要损伤事件之后退化的结果。

动脉瘤要么是梭形的，显示均匀的扩张，要么外观上是囊状的[4]。囊状动脉瘤的三个最常见部位位于主动脉弓、降主动脉和内脏血管的对面[4]。主动脉弓中的囊状动脉瘤通常与穿透性溃疡有关，通常伴有局部夹层或真菌性动脉瘤[4]。主动脉弓的梭形动脉瘤通常与升主动脉的扩张有关，特别是当与炎症性主动脉炎相关时关系更密切。主动脉根部的中膜退行性动脉瘤被称为主动脉瓣环扩张性动脉瘤，这一术语由 Cooley 创造[4]。这导致主动脉根部（Erdheim 畸形）呈现出类似于沙漏的外观，这尤其与马方综合征有关。例如，在马方综合征患者中，主动脉根部扩张的开始导致主动脉瓣环扩张阶段的早期发生，并且如果不进行治疗，则主动脉根，升主动脉和主动脉弓动脉瘤形成会发展。事实上，在晚期阶段，主动脉夹层通常先于主动脉弓动脉瘤形成[4]。

人体动脉由五个不同的层组成。第一层或最内层（内皮层，位于基底膜上）被称为内膜，在内膜和中膜之间是有孔的弹性纤维鞘，称为内弹力层。该中膜具有沿主动脉长度同心排列的若干层弹性组织薄片，它形成主动脉壁的大部分。随着主动脉向下进展，弹性组织的量从窦管脊到主动脉分叉减少。平滑肌细胞和主动脉基质位于中膜。后者由蛋白多糖组成。中膜的外 1/3 从血管、淋巴管和神经中接收其营养。中膜的外侧是外弹性薄层，其将基质与外膜分开。外膜由坚韧的胶原蛋白层和弹性纤维组成。由于其强度，这是外科医生必须缝合移植物的关键层[4]。

文献中没有明确，系统的主动脉病变分类，并且不同的病理学家创造了不同的术语。我们赞成基于苏木精和伊红（HE）的弹性组织染色的结果定义主动脉病变。因此，中膜退行性疾病被定义为弹性纤维的丧失，并且中膜坏死被定义为平滑肌细胞的丧失。叠加在退行性疾病上的动脉粥样硬化的存在被描述为具有或不具有钙化的动脉粥样硬化。动脉粥样硬化也经常叠加。当有慢性炎症细胞浸润时，诊断为炎症疾病。内膜和外膜也可能表现出不同程度的增生。

二、原因和诱因

（一）先天性动脉瘤

先天性主动脉弓动脉瘤极为罕见，但它们可能与位于远端主动脉弓或近端降主动脉的 Kommerell 憩室的右锁骨下动脉异常相关（图 68-1 和图 68-2）[4]。同样，动脉瘤可与先天性右侧弓中两种类型的一种相关联。对于 Felson 和 Palayew Ⅰ型右侧弓，血管环围绕并压迫食管和气管（图 68-3）[12]。远端弓和降主动脉可以是动脉瘤。对于Ⅱ型右侧弓患者（图 68-4），解剖结构基本上是带有 Kommerell 憩室的异常右锁骨下动脉的镜像。因此，异常左侧锁骨下动脉偏离了右侧降主动脉[12]。然而，更常见的是与这两个种类相关的主动脉弓发育不全，除非发育不全严重到足以引起主动脉瓣狭窄，并且发生了狭窄或狭窄后形成动脉瘤。主动脉缩窄通常与二瓣叶主动脉瓣和升主动脉瘤相关，但如果不进行治疗，则可能与主动脉弓动脉瘤形成有关。还可以注意到动脉导管未闭或室间隔缺损的病史。更罕见的是，先前曾在中断的主动脉弓上手术的成年患者可以发展为升动脉瘤和主动脉弓动脉瘤[4]。

（二）中膜退行性动脉瘤

中膜退行性动脉瘤通常发生在长期吸烟或长期患有高血压的老年成人患者中。如果吸烟史严重且存在慢性梗阻性肺病（COPD），则在动脉瘤

SABISTON & SPENCER 心胸外科学（原书第 9 版）
SABISTON and SPENCER Surgery of the Chest (9th Edition)

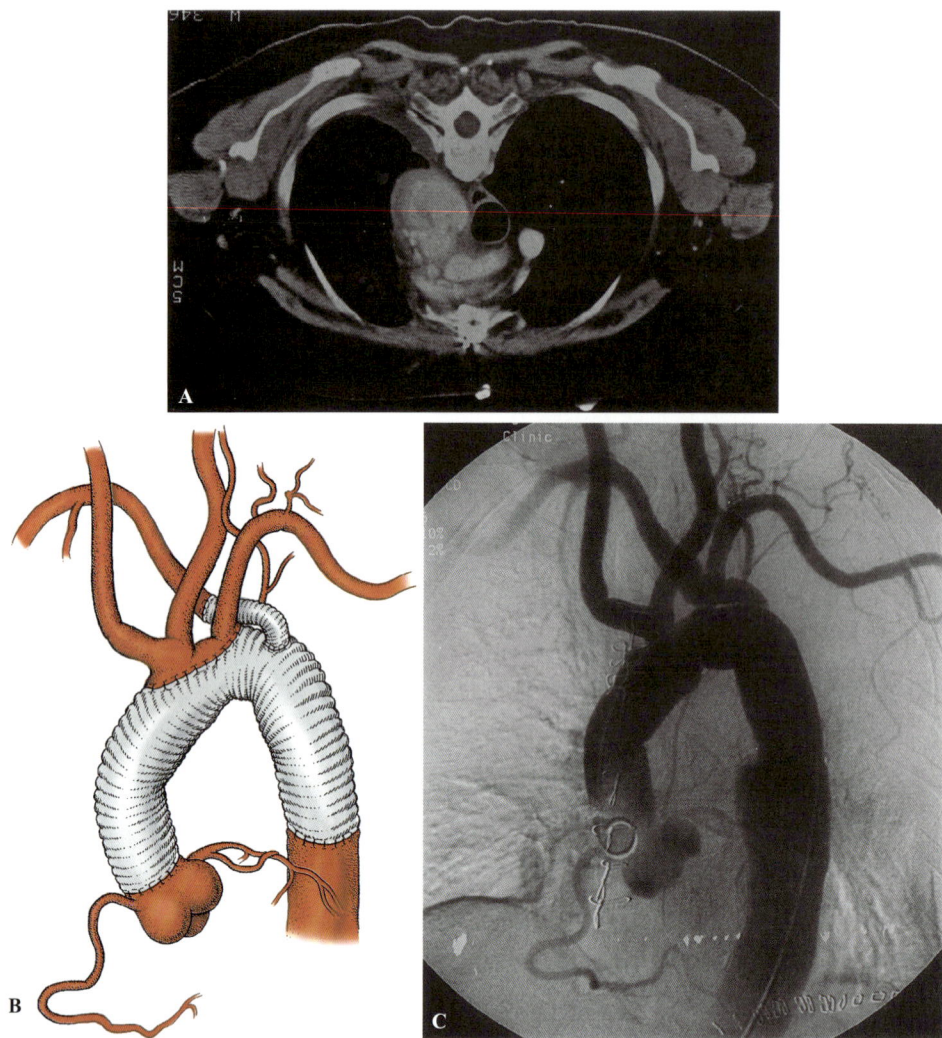

▲ 图 68-1　A. 通过改良象鼻支架技术治疗与迷走右锁骨下动脉相关的主动脉弓动脉瘤的计算机断层扫描；B. 一期象鼻支架手术做左锁骨下动脉与迷走右锁骨下动脉吻合，二期行右锁骨下动脉间置移植；C. 已完成修复术的血管造影照片
注意从主动脉弓更远端部分发出的右锁骨下动脉的管状移植物

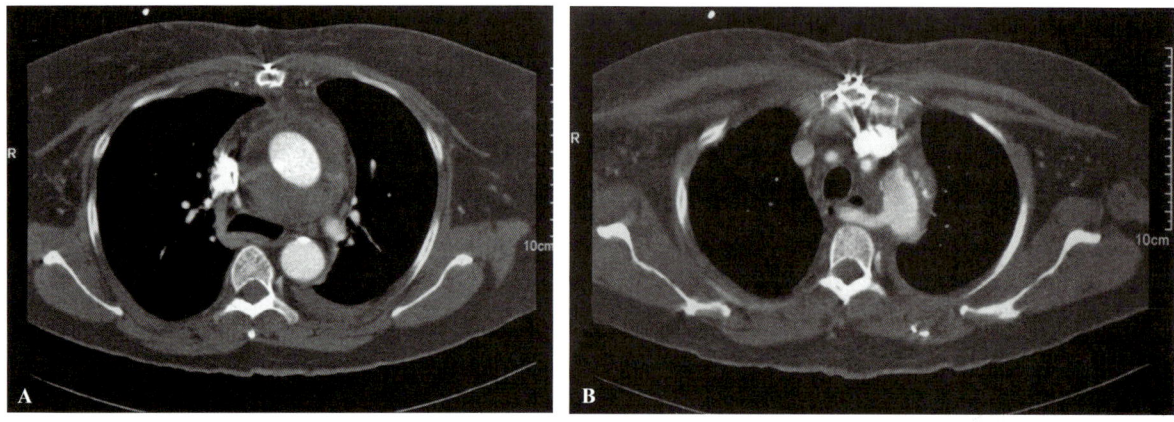

▲ 图 68-2　A. 主动脉升段和弓部动脉瘤患者的计算机断层扫描（CT），动脉瘤内有广泛的血凝块形成，这与异常的右锁骨下动脉相关；B. 修复后 CT 扫描。修复术从迷走右锁骨下动脉开口，经主动脉弓，采用长"舌"伸入降主动脉。用复合瓣膜移植物置换升主动脉
注意迷走右锁骨下动脉从主动脉远端发出，走行于食管和气管后方

1030

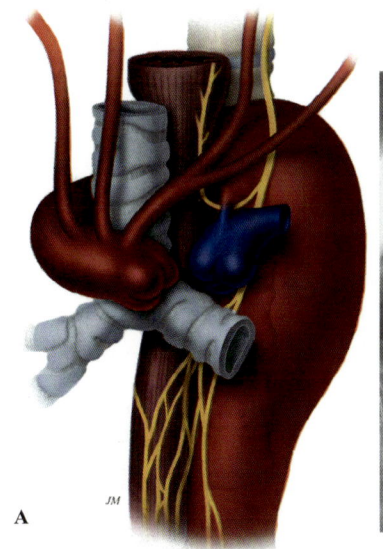
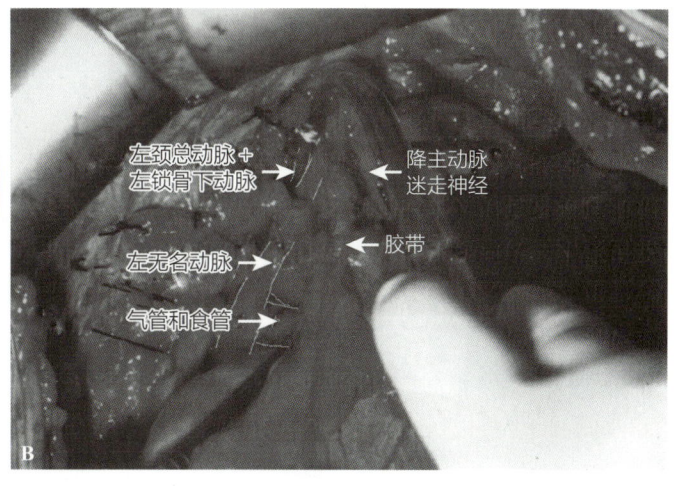

▲ 图 68-3　A. 右位主动脉弓伴血管环示意图；B. 术中所见

中也可发现广泛的动脉粥样硬化形成。这些类型的动脉瘤具有广泛的动脉粥样硬化和动脉粥样硬化形成，通常不仅累及升主动脉和主动脉弓，还累及降主动脉和胸腹主动脉。冠状动脉疾病和颈动脉疾病通常是有关联的。当检查主动脉时，经常观察到小的溃疡，并且这些可以在以后形成穿透性溃疡，如果外膜被穿透，则导致在中膜外膜平面夹层或假性动脉瘤形成[4]。较不典型的是，中膜退行性动脉瘤与全身性炎症性疾病和各种类型的关节炎或血管炎相关（参见后来的血管炎和主动脉炎）。

（三）主动脉夹层

主动脉夹层的 DeBakey 和 Stanford 分类不同，关于主动脉弓的置换也有不同类型的解剖分类（图 68-5）[13]。内膜撕裂的类别也影响主动脉弓修复技术[13]。

（四）真菌性动脉瘤

由于不完全清楚的原因，正如 Svensson 和 Crawford[4] 所描述的，主动脉真正的原发性真菌性动脉瘤倾向于发生在主动脉弓的较小曲线上，具有不同程度的受累，或者对着腹部的内脏血管。目前尚不清楚这是否与主动脉的结构或流动模式有关，这些模式导致与主动脉分支相对的这些区域的湍流。典型的感染性微生物是大肠杆菌、葡萄球菌、沙门菌和链球菌，包括肺炎链球菌。然而，有时可以检测到其他菌株。其中一些可能与动脉粥样硬化性溃疡有关，动脉粥样硬化性溃疡最初可作为后续感染的病灶。真菌性动脉瘤经常穿透主动脉弓壁，导致假性动脉瘤或自由破裂。Dsler 称这些动脉瘤为真菌性的，因为灰色、黏糊糊的衬里让他想起了真菌的生长。除了患有移植物相关感染的患者外，血管壁中的真菌感染总体上非常罕见[4]。

（五）血管炎和主动脉炎

主动脉的炎性浸润并不罕见。在 HE 染色和弹性组织染色的组织学标本的前瞻性检查中，在许多标本中发现了炎性浸润。尽管这些炎性浸润由各种类型的白细胞组成，这通常与后面列出的疾病有关，但可能缺乏相关的全身性疾病。这表明主动脉损伤的原因原因未被识别，随后表现为中膜退行性动脉瘤，并且形成动脉粥样硬化和钙化。既往的胸部放射治疗 Hodgkin 病或乳腺恶性肿瘤也可能出现在病史中。放射性血管炎与严重的钙化和"瓷"主动脉有关。僵硬的左心室，瘢痕右心室和心脏输出量增加了手术的风险。

炎性系统性疾病可能导致动脉瘤。例如，主动脉炎的发展通常与 Takayasu 病（非特异性动脉炎）有关（图 68-6）、巨细胞动脉炎（Horton 病）、

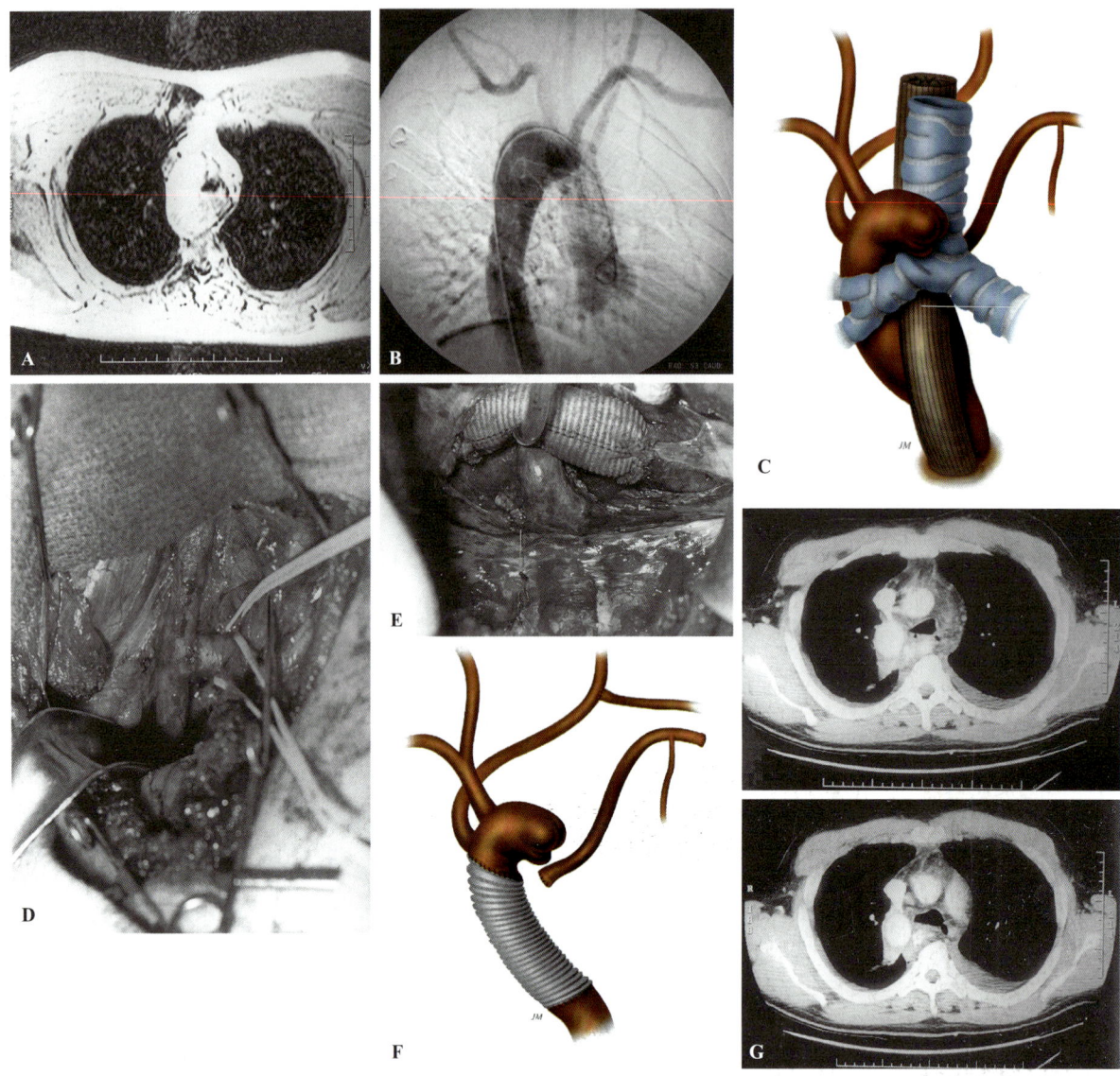

▲ 图 68-4　A. 右位主动脉弓压迫气管、支气管和食管的磁共振成像；B. 血管造影；C. 解剖示意图；D. 左锁骨下动脉 - 颈动脉吻合术；E. 用 Kommerell 憩室缝合远端弓和降主动脉置换（将留置缝线连接到残端）；F. 修复示意图；G. 术后计算机断层扫描显示气管压迫缓解

颞动脉炎、风湿性多肌痛、Behçet 病、Buerger 病、Logan 病、Sjögren 病、Reiter 病、Kawasaki 病、复发性多软骨炎、系统性红斑狼疮（常为真菌性）、类风湿关节炎、肉瘤和强直性脊柱炎、不明原因的骨关节炎、溃疡性结肠炎和潜在的甲状腺自身免疫性疾病，如 Hashimoto 甲状腺炎。

组织学上，Takayasn 病是全层动脉炎，严重的内膜增生和严重的外膜纤维化伴周围血管炎。与此相反，巨细胞性主动脉炎的炎症边缘位于中膜的坏死和炎症区域，纤维化和内膜增生很少。

（六）创伤

主动脉创伤性损伤的 10% 发生在主动脉弓。其余的 90% 发生在其他部分，见第 69 章和第 75 章。动脉瘤最常与加速或减速损伤时主动脉枢纽处的撕裂有关。因此，原发撕裂的常见部位是无名动脉或者锁骨下动脉的起源（70%～80%），尽管也可能涉及颈总动脉的起源[4]。虽然在美国，钝性创伤是最常见的原因，但在发展中国家，创伤性主动脉弓部损伤更常见于弹片或子弹穿透伤或刀伤。对于穿透性病变，气管、食管、静脉系

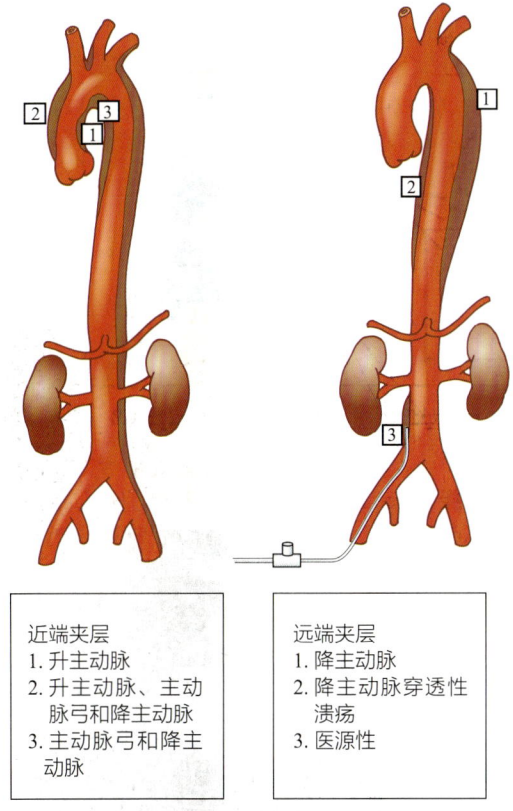

▲ 图 68-5　主动脉夹层分型

A. 近端夹层：（1）仅累及升主动脉；（2）累及主动脉升部、主动脉弓部和降主动脉；（3）累及主动脉弓部和降主动脉；B. 远端夹层：（1）累及降主动脉伴或不伴腹主动脉；（2）主动脉穿透性溃疡伴降主动脉夹层；（3）腹主动脉夹层（通常为医源性）

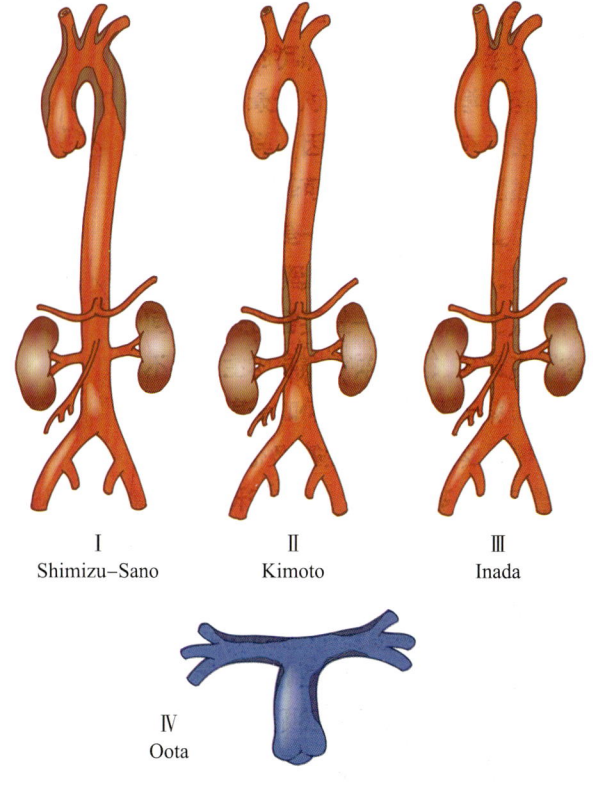

▲ 图 68-6　大动脉炎的分类

亚型及其程度的描述（引自 Svensson LG, Crawford ES: *Cardiovascular and vascular diseases of the aorta*, Philadelphia, 1997, Saunders, pp 42–83.）

统、神经和脊柱的受累显著地使治疗复杂化。

（七）主动脉弓部肿瘤

主动脉弓部肿瘤非常罕见，但当它们发生时，它们通常位于锁骨下动脉的远端。很少有肿瘤与假体移植物有关[4]。

（八）再次手术

接受过心血管手术的患者可能需要再次手术治疗新形成的动脉瘤或假性动脉瘤。所有接受过弓部手术的患者中约有 50% 曾接受过心血管手术。有两种典型的情况。

第一种情况包含早期接受急性夹层修复并随后发展为主动脉弓动脉瘤的患者，因为被主动脉夹层削弱的主动脉随着时间的推移而扩张。这种情况通常发生在马方综合征患者中。最好只在急性夹层修复时修复升主动脉[4, 14]，首先是因为第一要务是挽救患者的生命，其次是因为同时修复主动脉弓会带来更高的死亡风险[4, 14]。此外，在大多数情况下，急性夹层修复后患者需要再次手术的风险很小[4, 14]。然而，重要的是，除非夹层是 DeBakey Ⅱ 型，否则最初的急性夹层修复应该停止循环。这样可以检查主动脉弓的内部，并且可以在初始操作时进行更完整的半弓修复。主动脉弓撕裂通常可以用 4-0 Prolene 缝合线进行修复[4, 14]。生物胶的使用也可能增加动脉瘤的复发风险。

再次手术的第二种情况包含在初次升主动脉修复后主动脉弓中动脉瘤形成进展的患者，或者在升主动脉修复时，没有足够的半弓修复，特别是在循环没有停止时。

需要再次手术的一组罕见患者是在较大血管的起源（最典型的是无名动脉）或在主动脉的

Carrel 补片用于重新附着大血管的部位形成动脉瘤的患者。这一位置成为动脉瘤并且扩大。后一种情况应特别注意马方综合征、Loeys–Dietz 综合征或 Ehlers–Danlos 综合征患者，特别是如果他们患有主动脉夹层且主动脉脆弱[4, 14, 15]。

虽然主动脉移植物感染在我们的经验中很少见，但这种情况经常被我们谈及。这需要大量的清创和修复，通常采用同种移植（同种异体移植物）。或者，如果没有同种移植物，可以使用利福平浸泡的 Gelweave 移植物。我们也喜欢在浸泡系统中加入 Blake 引流管，并且根据灵敏度注入适当的抗生素，或者在 50ml/h 的盐水中注入 5% 的碘伏。如果有空腔，则使用网膜或肌肉来填充空间（图 68-7）。患者终身使用抗生素，或者对于真菌感染，使用真菌抗菌药物，特别是较新的毒性较低的两性霉素 B。在患病的高危患者中，经皮或外科引流的保守治疗方法也有报道，只要感染不涉及任何缝合线，移植肠瘘或涉及侵入性革兰阴性生物如假单胞菌或沙门菌[16, 17]。

（九）主动脉弓病理学相关的综合征

动脉瘤可能与遗传性疾病相关，如马方综合征、Ehlers–Danlos 综合征、Erdheim 综合征（环状扩张症）、Noonan 综合征、遗传性多囊肾病、成骨不全症和 Turner 综合征[4]。

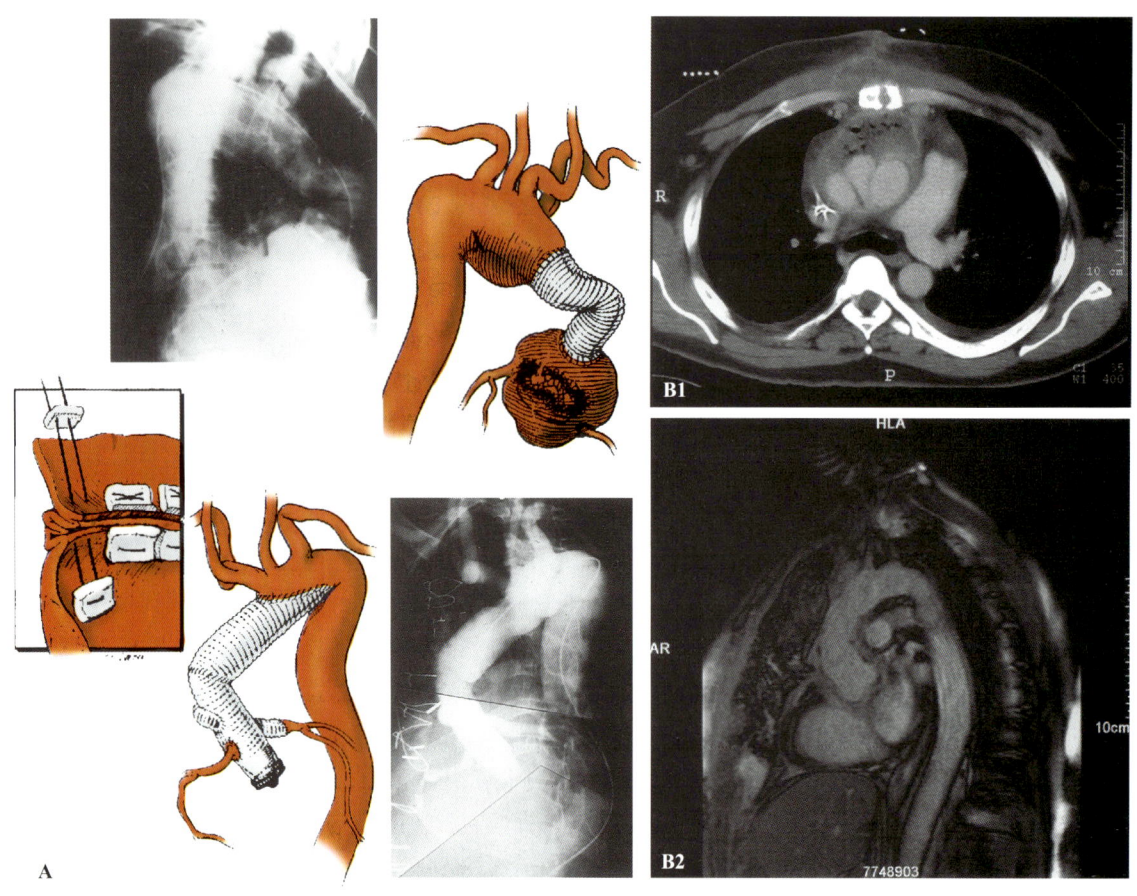

▲ 图 68-7　A. 初次置换后升主动脉移植物感染，然后再次手术植入移植物（在其他地方完成）。在第三次手术期间，植入了新的复合瓣膜移植物。将左主干和右冠状动脉以纽扣方式重新连接，用单独的移植物置换半弓。由于广泛的瓣周脓肿，必须重建瓣环。尽管微生物为金黄色葡萄球菌，但患者接受抑制性抗生素治疗，无进一步感染。将网膜瓣放入胸腔，以填充无效腔；B1. 之前接受过两次心脏手术（包括植入复合瓣膜移植物并发生感染）的患者的计算机断层扫描。患者还接受了其他部位的有限胸骨清创术，但随后发生了皮下脓肿和纵隔积气；B2. 修复术后的磁共振血管造影。患者植入了两件同种异体移植物（同种移植物）以置换主动脉根部和主动脉弓。此外，将网膜瓣放入胸腔，以填充无效腔

三、病史与体格检查

当患者存在潜在的主动脉弓动脉瘤时，对症状和体格检查的质疑都不是特别有用。然而，在询问期间，需要寻找与主动脉根部动脉瘤相关的任何主动脉瓣病的病史，以及任何神经或神经认知事件的病史。主动脉弓手术前的计算机断层扫描（CT）或磁共振成像（MRI）研究表明，40%~60%的患者有脑损伤的迹象。在一项前瞻性随机研究中，38%的患者（不包括有残余性卒中和75岁以上卒中的患者）在进行主动脉弓手术前有神经认知障碍[18, 19]。

如果主动脉弓动脉瘤特别大，可能会出现声音嘶哑，特别是如果远端主动脉弓扩大，这种症状更明显。这一原因是左侧迷走神经包裹在动脉韧带的远端主动脉弓周围，并且可以被动脉瘤拉伸。吞咽困难也可能发生，但先天性病变更常见（图68-4）。在1794年，Bayford称之为"lusoria"，指的是拉丁语"lusus naturae"，意思是"一个自然怪物。"这通常被描述为食管受压吞咽困难或畸形动脉。当肺动脉或左支气管收缩时，呼吸困难也可能是一种症状[4]。

尽管这与下行增大的胸主动脉瘤或胸腹主动脉瘤有关，如果动脉瘤较大，患者可能会抱怨偶尔会出现中度肩胛骨疼痛。对于与穿透性溃疡或真菌性动脉瘤相关的主动脉夹层或假性动脉瘤，可能存在严重的胸痛。这可能是前胸痛或后胸痛，并延伸到颈部（见第70和第71章）。

在检查时，大多数患者没有任何特定的与主动脉弓动脉瘤相关的体征发现，但是，当动脉瘤较大时，前胸壁可能有搏动，并且在最坏的情况下，特别是如果感染了，可能已经侵蚀到胸骨或胸骨柄。可能存在相关的搏动肿块或颈部圆浑并伴有下颈部搏动肿块。弓部移位可能导致颈动脉弯曲。左侧锁骨上方，胸廓出口处的褶皱可能显示出搏动性肿块。

在检查期间，应检查患者的手臂、颈部和头部脉搏搏动，因为可能存在与主动脉夹层或主动脉炎相关的差异或脉搏缺失，特别是巨细胞动脉炎或Takayasu病。

术前研究

除常规实验室检查外，术前检查还包括肺功能检查，因为许多患者可能有诱发因素，如吸烟史，伴肺大疱形成的马方综合征，与动脉瘤相关的梗阻性病变（尤其是先天性异常右锁骨下动脉病变）（图68-2）或右位主动脉弓（图68-3）。由于动脉瘤压迫气管或支气管引起呼气性喘息，一些患者因这样的哮喘治疗多年[4]。

手术前应进行脑MRI或CT检查，以检测任何无症状的梗死或脑部病变[20]。如果有冠状动脉疾病、外周血管疾病或左主干冠状动脉狭窄史，大多数患者均应接受颈动脉超声检查。所有患者术前均接受超声心动图检查[21, 22]，并且，如果可能的话，通过经食管超声心动图检查动脉粥样硬化疾病获得升主动脉和降主动脉的良好视图，因为这将影响动脉插管方法。所有患者还应进行心导管检查以确定是否存在任何冠状动脉疾病或心脏瓣膜病。如果时间允许，我们将进行术前神经认知测试并获得结果。术前检查还应包括常规24h动态心电图监测检查，因为其中许多患者有心律失常，这最可能与瓣膜性心脏病、慢性高血压、冠状动脉疾病或由于动脉瘤左心室移位和心脏向下向左移位。患有某些综合征的患者，例如马方综合征，表现出更频繁的QT间期延长。实际上，一些动脉瘤不仅直径扩大而且长度延长。心律失常也可能与异常的迷走神经和交感神经支配刺激有关。

在心脏导管插入时，要求心脏病专家通过在无名动脉附近注射造影材料来获得主动脉弓的左前斜视图。这是获得主动脉弓的良好视图和确定所需主动脉弓修复范围的最佳方法之一，包括进行象鼻手术的需要。在术前检查中，在转诊之前，患者通常经历胸部对比CT或MRI研究。CT三维重建对于制订计划也很有用。

由于手术排期所需的时间并且因为它是有创性的，还因为通常在手术前一天施用的染料负荷可能损害肾功能，所以不再对所有患者进行主动脉造影。计划的手术方式与患者讨论。在术前研究的基础上，通常可以准确预先确定是否需要半弓、全弓或全弓加象鼻手术。另外，可以确定较大的血管是否由于狭窄病变或动脉瘤疾病而需要建立旁路，特别是与主动脉夹层相关。

接下来，再次根据术前研究确定，决定手术动脉的位置。对于大多数接受主动脉弓手术的患者，右锁骨下动脉优先用于动脉流入。然而，在年轻患者中，只需要半弓手术，尤其是马方综合征患者，最常使用右股动脉。通常，左股动脉不用于主动脉夹层患者，因为夹层通常延伸到左髂动脉。因此，股动脉灌注套管可以灌注假腔，导致流体瓣膜效应和灌注不足。类似地，不使用主动脉弓，这是因为：①它限制了修复的程度；②套管阻碍了手术；③主动脉夹层可能沉淀；④如果移植物是插入时，套管必须通过侧移植物重新定位或直接重新定位到新的主动脉移植物中。偶尔，右锁骨下动脉被切开，股动脉或主动脉被使用。

四、心肺灌注方面

当使用右锁骨下动脉时，该技术类似于先前报道的技术，如图 68-8 所示。在一项前瞻性随机研究中，人们认为这将是顺行脑灌注的有用手段。为此，除了颈总动脉外，无名动脉用球囊导管闭塞。颈总动脉中的球囊导管允许灌注脑左侧（图 68-8）。事实证明这是一种安全有效的技术[18, 19]。

我们倾向于将移植物附接到锁骨下动脉，其作为动脉的靠近第一肋骨的侧边缘的部分而固定。这样做的原因是该区域的分支较少，并且更远侧穿过动脉到达胸肌的神经不会阻碍视野。然而，确实要求锁骨下的肌肉被锁骨下的电烙术分开。在此过程中应注意静脉未受伤。为了更横向地解剖腋动脉，应该注意将神经收回，并且不要损伤动脉分支。我们已经发现获得锁骨下动脉灌注的最安全和最好的方法是将 8mm 移植物端对侧连接。用 5-0 Prolene 缝线将其缝合到位，任何渗漏都用 6-0 Prolene 进行缝合。这允许血管灌注，无论是向近侧还是向远侧，并且流速更大。因此，通过避免锁骨下动脉的直接插管，在最后撕裂较少，并且在修复动脉的困难较少。而且，它避免了插管插入锁骨下动脉太远的问题，

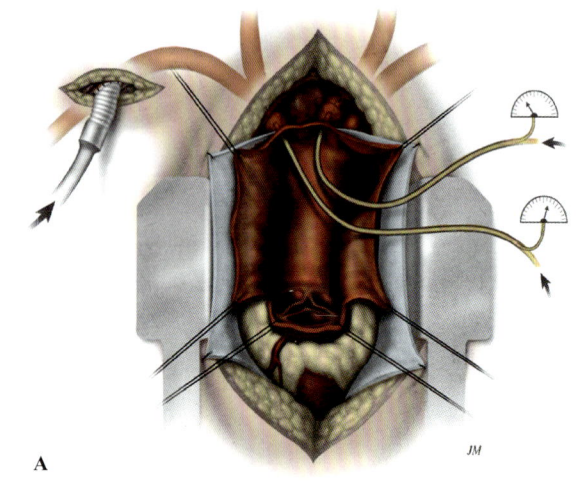

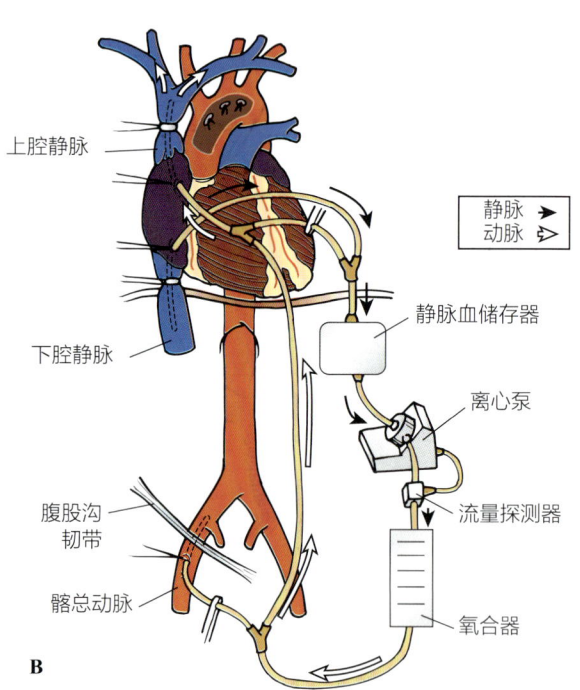

▲ 图 68-8 **A**. 在无名动脉和颈总动脉中插入侧支血管连接到右锁骨下动脉和球囊导管进行顺行脑灌注的插管方法。如果尚未插入右肱动脉或桡动脉压力监测导管，则可以在无名球囊导管中监测压力，同样，如果通过左颈总动脉插管进行灌注，也可以监测压力。**B**. 上腔静脉（SVC）内插管逆行性脑灌注的常用设置示意图，该套管已与可穿过 SVC 的 Y 动脉管路形成环路

如果插管压在无名动脉壁上，这可能导致颈总动脉闭塞或流动不足。在我们关于 1336 例循环停止患者的报道中，在锁骨下动脉中使用侧移植物可使卒中风险降低 40%[23]。

然而，使用锁骨下动脉的一个例外是，在患有主动脉夹层并且在血管中注意到主动脉夹层延

长的患者应该避免使用它（图 68-5A）。在我们使用锁骨下动脉的 3 名患者中，当动脉中存在夹层时，两名患者术后卒中，这可能是与夹层相关的不良灌注有关。在超过 250 磅（1 磅 =0.45kg）的患者中，通常使用较大的 10mm 侧移植物。

在患者肝素化后附着移植物，并且在伤口中放置篮子或线圈吸盘以收集在锁骨下切口袋内积聚的任何渗漏的血液或血液。将移植物小心地加湿并连接到 8/3～1/4 英寸（1 英寸 =2.54cm）的灌注连接器，然后将其连接到心肺旁路机的动脉管线。

如上所述，当使用股动脉时，右股动脉是优选的。当使用股动脉时，必须尽可能小心，以确定动脉系统中不存在可能通过股动脉逆行泵送到大脑的栓塞。因此，股动脉在老年患者和患有动脉粥样硬化疾病的患者、胸腹和腹主动脉下行动脉瘤的患者、再次手术的患者、DeBakey Ⅰ 型和Ⅲ型主动脉夹层的患者或广泛性主动脉炎的患者中避免使用。同样，当我们计划使用顺行脑灌注或象鼻手术（见后面的操作技术）或急性夹层修复时，锁骨下动脉是首选血管[10, 18, 19]。

五、脑保护

关于如何在主动脉弓手术期间最好地保护大脑，有多个观点。需要考虑的因素是循环停止开始时体温过低的程度，中度（24℃～28℃）或深度（18℃～20℃）；以及脑灌注，要么没有、逆行、经右腋窝选择性顺行，要么经右腋窝和左颈动脉双侧顺行。我们在这里讨论了我们推荐的技术的推理和一些研究。总之，我们的结论包括以下内容：锁骨下动脉是首选的插管部位（见前面的讨论），而股动脉则不么合适；深度低温至 20℃ 是优选的，尽管如果循环停止时间少于 45min[24-26]，28℃ 的中度低温和顺行脑灌注可能是安全的[24]；脑电图（EEG）沉默是可取的；应使用顺行或逆行脑保护，尽管顺行对较长时间循环停止（超过 40min）是可取的，但长时间体外循环是有害的（特别是过滤不足），过度复温多半是有害的[27-29]。

脑保护将从三个方面进行讨论：①避免在主动脉弓手术中造成伤害；②预防卒中；③预防神经认知障碍。

（一）首先，不要造成伤害

在安全使用体外循环之前，主动脉弓部手术被设计为使用从升主动脉到较大血管的旁路循环以避免使用心肺机。这些手术通常仅限于具有正常主动脉根部并且没有广泛动脉瘤的患者，但这些技术与卒中和死亡的高发病率相关。随着体外循环的出现，这一手术变得相当安全。尽管如此，Crawford 和同事们[30]尝试在主动脉弓手术期间直接插入主动脉弓更大的血管以灌注大脑，这与多达 1/3 的患者发生卒中的高发病率有关。他们的观点是，这与通过球囊导管和钳夹或通过导致卒中的动脉粥样硬化的较大血管有关。Barnard[5] 和 Borst 及其同事[6, 7]独立开创了深低温治疗弓部手术，这项技术由 Griepp 推广。深度低温和循环停止没有较大血管的灌注，所以这项技术变得常用[4, 10, 31, 32]。Coley[33] 和 Livesay 强调做 "开放式" 远端吻合的有用性。

1993 年，我们报告了一系列 656 例深低温和单独循环停止的主动脉弓手术患者，死亡率为 10%，卒中率为 7%（图 68-9）[34]。然而，在本文中，我们描述了 50 名患者的逆行脑灌注（图 68-8B），其初步结果令人鼓舞。随后，我们对动物的研究也显示了有希望的结果[4, 35]。那时，人们的共识是卒中与深低温伴循环停止期间的栓塞事件或正在进行的脑代谢有关。由于报道显示在心脏骤停期间逆行灌注心脏的成功率增加，因此逆行脑灌注可能具有保护作用。Mills 和 Ochsner[36] 报道在一名患者使用逆行脑灌注中，其由于动脉插管大脑发生空气栓塞[10, 29, 37]。他们将患者置于体外循环，将动脉血液流入上腔静脉，试图从动脉系统 "逆行冲出" 空气。随后，Lemole 报道使用逆行脑灌注进行主动脉弓手术。后来 Ueda[2, 4, 20] 将其推广。然而，Griepp 小组[38]、Okita 及其同事及其他人的最新研究表明，逆行脑灌注也可能与有害的副作用有关，包括卒中或神经认知障碍和抑郁的较高发生率[10, 39]。据推测，脑水肿可能是一个因素。在我们最初使用逆行脑灌注时，我们注意不要超过 25～30cmH$_2$O

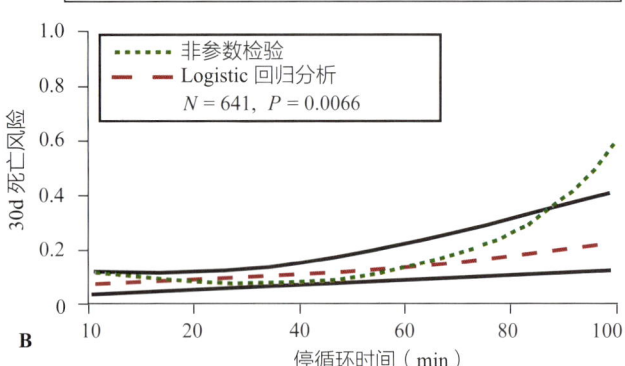

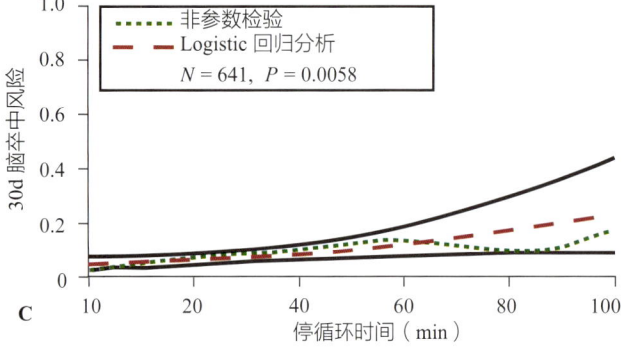

▲ 图 68-9 **A.** 根据停循环时间的长短（左列），656 例深低温循环停止患者的脑卒中发生率；**B.** 停循环时间与 30d 死亡风险的关系。请注意，停循环 65min 后，死亡风险呈指数增加；**C.** 停循环时间与 30d 卒中风险的关系。请注意，停循环 40min 后，卒中风险增加；然而，停循环 60min 时，风险似乎下降。这是一种统计学异常，因为在循环停止 60min 后，死亡风险迅速增加，因此，不一定能对患者的神经功能进行评估

AAA. 腹主动脉瘤修复术；AR. 主动脉瓣反流（括号内为主动脉瓣反流与较低风险显著相关）；CA. 循环停止；CPB. 体外循环；CVA. 脑血管意外（病史）；+ Desc. 同期行降主动脉修复术；DHCA. 深低温和循环停止；TAA. 胸腹主动脉瘤修复术

的灌注压，因为我们知道患有充血性心力衰竭的患者可以在这个水平上耐受中心静脉压。随后，研究表明需要更高的灌注压力来获得大脑的任何逆行灌注。此外，该小组证明超过 60cmH$_2$O 的灌注压导致脑水肿。然而，回顾性研究

表明，与历史对照相比，结果得到了改善[40]。毫无疑问，这种方法可有效地从主动脉弓中去除栓塞物质，包括动脉粥样硬化栓塞。然而，该技术可能与有害的副作用有关。在我们 2000 年的前瞻性随机研究中，抑郁症似乎在这组患者中更为常见，并且似乎超深低温和单独循环停止对神经认知没有益处。在我们最近一项对 2012 年接受全主动脉弓置换的 121 例患者进行的随机研究中，结合深低温循环停止，比较了逆行和顺行脑灌注进行全主动脉弓置换的临床卒中发生率，放射学卒中或神经心理学下降的证据无差异。该组的死亡率为 0.8%，并且临床检测到的卒中发生率为 0.8%。

Milewski 也表明，当循环停止时间小于 45min 时[41]，逆行脑灌注 / 深低温循环停止和顺行脑灌注 / 中度低温循环停滞在永久性神经性紊乱、暂时性神经功能障碍、肾衰竭或死亡方面没有差异。同样，最近的许多大型系列和随机临床试验表明，当顺行脑灌注用于循环停滞时间少于 45min 时，适度低温循环停止的安全性。中度低温有一定优势：避免长时间冷却和复温，减少体外循环时间，避免深度低温的副作用，主要是凝血功能障碍[26, 42-45]。但是，由于技术困难或需要进行个体头部血管吻合术，循环停止时间应超过 45min，在中度低温下，存在全身性缺血性损伤，多器官衰竭和脊髓损伤的风险。出于这个原因，并且因为程序并不是完全可预测的，我们更喜欢在深度低温下进行循环停止。最后，对于超过 45min 的循环停止持续时间，建议进行双侧顺行脑灌注。

（二）卒中的预防

随着我们对心肺病理生理学认识

的提高，我们清楚地认识到心脏手术后的大多数卒中与微栓子有关。这些栓子中地大多数似乎是来自主动脉的动脉粥样硬化或钙化碎片。对于大多数接受主动脉弓手术的患者，其他来源（例如慢性心房颤动患者的左心房或通过房间隔缺损转移）都不是问题。栓子的另一潜在来源是在股动脉灌注期间来自降主动脉、腹主动脉、股动脉和髂动脉；因此，我们主张 8mm 移植物插入右腋动脉作为动脉流入道的常规使用。我们更喜欢使用 8mm 移植物，而不是直接插入腋动脉，因为我们之前已经证明它可以将卒中的发生率降低 40%[46]。随着现代体外循环技术的发展，可以导致卒中的大量空气空栓塞或泵衰竭的风险大大降低[4, 47]。各种技术已经被用来降低栓塞相关卒中的风险。我们没有对每种方法进行测试，但在早期，我们根据我们考虑的价值时的知识水平建立了一个协议（表 68-1）。关于体外循环，以下

表 68-1 脑保护策略

人 口	保护措施
全部患者	脑电图静默 温度低于 20℃ 冰帽 甘露醇预充和停搏后 α-stat PH 控制 LeukoGuard 过滤器 CO_2 溢出 停搏前 5min 给予硫喷妥钠 5mg/kg 停搏前给予利多卡因 200mg 硫酸镁 2g 离心泵 膜式氧合器 闭路袋式静脉贮血器 旁路前血浆置换 常规使用血液回输装置
接受顺行性脑灌注的患者	右锁骨下动脉和侧支移植物 无名动脉和颈动脉球囊（逆行停搏液气球梗阻导管） 压力保持在 40 ~ 60mmHg 完成弓部吻合后按顺序移除导管
接受逆行脑灌注的患者	上腔静脉插管 奇静脉下方刺入 流量：300 ~ 500ml/min 压力：< 25 ~ 35mmHg

似乎是有益的：离心泵、动脉导管过滤（至少 25μm）、白细胞过滤、闭袋静脉储液器、细胞保护器、避免泵吸以及减少体外循环时间。如果使用白细胞过滤器，重要的是立即使用术前血浆置换去除来自患者的血小板和凝血因子，因为白细胞过滤器倾向于从血液循环中去除血小板。富含血小板的血浆在手术结束时重新注入。对于体外循环和循环停止期间的 pH 管理，我们赞成使用 α-stat 方法。在儿科年龄组中，有更有说服力的证据表明 pH-stat 方法效果更好。然而，在成人中，α-stat 方法通常是优选的，尽管没有前瞻性或随机研究明确回答成人中最佳的问题。α-stat 方法的一个优点是在循环停止期间，在脑中积累的乳酸在某种程度上可被血红蛋白上的组胺分子缓冲[4, 10, 29, 47]。

我们建议用二氧化碳来填充这一领域，这样任何积聚在心脏或纤维中的空气都会被取代[48]。这包括主动脉弓，以便当重新开始向大脑循环时，任何潜在的气态物质都是二氧化碳而不是空气。二氧化碳被重新吸收的速度比空气快约 25 倍，降低了与气体物质相关的微循环障碍的风险。

除灌注方面和插管部位外，我们建议将患者头部包裹在冰中，因为它可以降低手术室的环境温度可能会在循环停止期间升高患者头部的温度这一风险。

在循环停止期间使用神经保护剂仍存在争议。虽然关于临床益处的证据尚无定论，但硫喷妥钠可能通过降低氧气消耗而有用。然而，有人建议如果在停止循环之前给予硫喷妥钠，它可能会在停止前脑能量充满状态并证明是有害的[49]。多年来巴比妥酸盐的使用量有所下降，一部分原因是其无法使用。在德国 2000 多名患者的 A 型夹层登记中，只有 48% 的患者接受了类固醇，如甘露醇或巴比妥类药物等神经保护剂。接受类固醇治疗的患者卒中发生率略低于无药物治疗组（7.1% vs. 10.6%），甘露醇的使用导致 30d 死亡率降低。这些结果是观察性的，未在前瞻性研究中显示[50]。

在我们 2012 年的比较逆行脑灌注和顺行脑灌注的随机临床试验中，只有 0.8% 的患者有临床上明显的卒中，但 9% 有证据表明有新的 MRI

或 CT 梗死或脑组织改变，这表明许多梗死是临床上无症状的[51]。在本研究中，我们还在术前和术后 4~6 个月给予患者神经认知测试。对于每个神经认知测试，基线和随访数据用于计算测试重新测试可靠性系数，可靠变化指数（RCI）和相关的 RCI 90% 置信区间。如果患者有两个或更多 RCI 低于相应的，校正的可靠变化间隔的 90% 下限，则认为患者神经认知下降。令人惊讶的是，具有神经认知功能障碍的患者与具有新的卒中影像学证据的患者之间几乎没有相关性。总共有 14% 的患者存在神经认知障碍。在这些患者中，只有 18% 的患者有 CT 或 MRI 梗死的证据，56% 的卒中有影像学证据患者有神经认知功能下降。其余 5 例卒中有影像学证据患者无神经认知功能下降，其中有 4 例卒中病灶位于枕骨或小脑区域。在多变量分析中，逆行脑灌注和顺行脑灌注都不是神经认知衰退、临床卒中或影像学卒中的独立预测因子。总之，我们的研究表明神经系统事件的临床检查不敏感，MRI 检测到更多，最敏感的是神经认知检查，这可能无法检测到发于枕骨或小脑事件。

（三）神经认知障碍的预防

随着主动脉弓手术的结果改善和卒中等并发症的减少，人们的兴趣集中在预防术后神经认知障碍上。如上所述，我们前瞻性随机研究中 38% 的患者在手术前发现神经认知障碍[18, 19]。原因尚不完全清楚，但可能与术前无症状脑损伤有关。神经认知障碍和其他术前因素如心力衰竭和 NYHA 呼吸困难分级之间也存在相关性[29]。这将与那些表现出更大程度的全身心血管疾病的患者经历更多神经认知障碍的趋势保持一致。正如我们所记录的那样，可能的原因包括脑灌注不足、脑水肿、影响脑血管系统的其他因素、整体健康状况不佳以及无症状缺血和白质损伤。事实上，我们的印象是患有术前神经认知障碍的患者不能很好地耐受深低温和循环停止。在先前对 656 名接受深低温和循环停止的患者进行的研究中[34]，老年患者和年轻患者一样不能耐受循环停止，这使他们更容易卒中。这同样可能适用于神

经认知障碍的风险，但这有尚未正式研究过。

心脏手术后神经认知障碍的发生率仍存在争议[18, 19, 28]。当神经认知障碍发生时，这取决于定义的方法。出现障碍的原因有很多（例如，术前神经认知功能障碍或脑微血管的动脉粥样硬化，类似于影响冠状动脉的动脉硬化）。一些冠状动脉搭桥手术后检查神经认知功能障碍的大型研究使用了过时的体外循环泵设置。一些研究也表明非体外循环与体外循环的神经认知障碍的排出泵和泵上发生率之间没有差异，这也是有指导意义，这表明如麻醉管理的其他因素是重要的。研究还表明冠状动脉搭桥手术与主要腹主动脉手术之间没有差异。实际上，经皮冠状动脉介入治疗和冠状动脉搭桥手术之间没有区别。尽管没有明显的导致神经功能障碍的危险因素，但接受麻醉的患者在手术后通常会出现神经认知功能障碍。在我们的前瞻性随机研究中，尽管超过 90% 的患者在手术后 3~6d 出现神经认知功能障碍，但在 2~3 周内，只有 9% 的患者出现新的神经认知障碍，并且在 6 个月内均已恢复[18, 19]。神经认知功能障碍的整个过程需要进一步研究以确定在个体患者中何时发生障碍以及整组患者的全局评分变化意味着什么。在我们 2000 年的前瞻性随机研究中（图 68-10），我们发现随着时间的推移，患者的智商在循环停止后有所改善，这显然是不太可能的。这一解释是患者接受了重复的 IQ 测试（四次），并随着时间的推移学会了测试。然而，令人欣慰的是，在深度低温和循环停止后患者的智商没有恶化。事实上，对报告的神经认知评分的实践效果是难以弥补的。图 68-11 显示了研究的每组的血清 S-100 蛋白质值变化。

手术后潜在的神经认知功能障碍有很多原因。麻醉气体和包括巴比妥酸盐的麻醉药物是其因素。其他潜在的原因是脑水肿和来自第三脑室流体积聚的肿胀。毫无疑问，化学和代谢物的积累也起着重要作用。小脂肪球形式的微栓子，或空气或二氧化碳气体栓子也可能是其中一个因素。

曾经有人认为额叶的栓子基本上是沉默的，并且包括血小板聚集物在内的大脑中动脉选择性

第二部分 成人心脏手术
第 68 章 主动脉弓手术

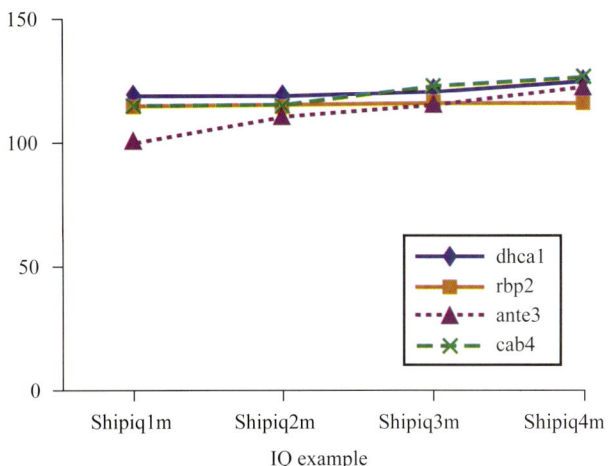

▲ 图 68-10 接受深低温停循环（dhca）、逆行性脑灌注（rbp）、顺行性脑灌注（ante）和冠状动脉旁路术（cab）患者的 Shipley IQ（Shipiq）评分随时间变化的示意图。分别于术前（1m）、术后 3～6d（2m）、术后 2～3 周（3m）、术后 6 个月（4m）做首次测试

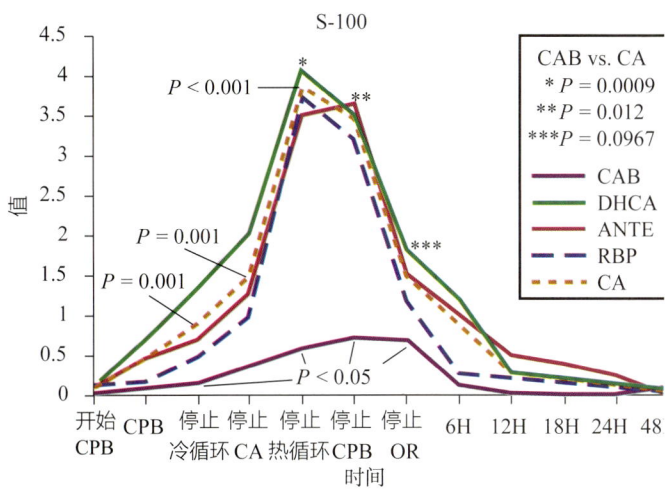

▲ 图 68-11 术中时间点与血清 S-100 蛋白值的关系

绘制曲线：ANTE. 顺行性脑灌注；CA. 所有循环停止的患者；CAB. 冠状动脉旁路术；DHCA. 单纯深低温和循环停止；RBP. 逆行性脑灌注。x 轴：CA. 循环骤停；CPB. 体外循环；H. 重症监护室术后时间；OR. 手术室

地流出栓子，导致大脑中动脉区域梗死。在狒狒模型中使用放射性血小板聚集体进行了研究以测试该理论[52]。我们发现将血小板聚集体注射到左心房导致大脑中的相等分布，包括枕叶和分布到眼睛，正如从解剖学观点所预期的那样。虽然枕叶不受影响，但注入颈总动脉也有类似的效果。注入颈内动脉未显示任何优先流入大脑中动脉。由此我们推断，尽管在关键的运动和感觉功能不受影响的意义上这些可能更安静，额叶的栓子确实引起

相同频率的梗死。然而，我们确实认为这些所谓的沉默梗死会影响神经认知功能，正如最近对脑病理生理学的理解所预期的那样。因此，体外循环后的一些神经认知下降可能与额叶和梗死的微栓子有关。这是一个不断发展的过程，并且微观栓塞现象与术后神经认知功能之间的相关性需要进一步明确。例如，尚不清楚主动脉瓣假体产生的高强度瞬态多普勒信号如何影响早期和长期的神经认知功能。对各种类型的主动脉瓣假体患者的研究表明，其中许多是气态微栓子，但它们通常是短暂的并迅速返回溶液而不会引起永久性脑功能障碍[10, 53]。

在我们 2000 年的前瞻性随机研究中，我们未能显示与单纯循环停止的深低温相比，顺行或逆行脑灌注对神经认知功能有任何好处。然而，循环停止相对较短，并且对于半弓修复，顺行脑灌注导致由于插入颈总动脉导管和无名动脉导管然后在它们周围工作所需的时间，循环停止时间明显延长。对于全弓置换，循环停止时间没有差异。与单独的循环停止相比，逆行脑灌注与稍长的循环停滞时间相关，可能是因为逆行脑灌注导致手术中的血液积聚，这在缝合时遮盖了毛毡。如果我们在手术时期望动脉粥样硬化，并且如果患者可能需要动脉内膜切除术，我们使用右锁骨下动脉（正如所讨论的那样）进行顺行灌注或逆行脑灌注以使栓塞物质流出[18, 19]。

当患者进行全弓置换并且循环停止时间可能超过 30～40min 时，使用顺行或逆行脑灌注进行修复。儿科心脏外科文献中的数据显示，与成人血栓形成材料的肺栓子切除术一样，循环停止与间歇性脑灌注然后循环停止相比，长期循环停止更好。对于在深度低温下进行第四次复杂心脏再次手术的患者，我们能够通过每 30min 进行 4min 顺行脑灌注

1041

来成功保护大脑超过 90min。他在手术后的第二天拔管，没有神经系统的障碍。因此，我们通常进行顺行脑灌注，如果不是在全弓的整个循环停止期间，至少以间歇的间隔从便于观察和缝合的角度来看。球囊梗阻导管可以很容易地从球囊中引出，这样它就不会阻碍视线。因为右锁骨下动脉是在这些患者中灌注的，所以一旦球囊导管从弓部抽出，在吻合完成之前，弓部会被任何栓塞物质冲洗掉。如果使用象鼻手术，象鼻的侧移植物不需要顺行灌注，因为右锁骨下动脉是被灌注的。类似地，在进行急性夹层修复的患者中，由于锁骨下动脉被灌注，因此不需要向主动脉弓进行侧移植[1, 4, 10, 18, 19]。

14% 的患者有不完整的 Willis 环；然而，颅外侧支仍将允许大多数患者的左脑灌注。虽然单侧灌注足以缩短循环停止时间（< 45min），通过额外的左颈动脉插管进行双侧灌注是可以预见的[1, 4, 10, 18-20, 42, 54]。

未来的研究是需要确定在整个弓形置换期间最好的灌注方法，包括最佳温度。

六、手术方法

主动脉弓置换的手术方法最常见的是半弓修复或全弓修复，有或没有远端下行象鼻方法[4]。其他不常见类型的操作是特定情况下的选择。在很大程度上，主动脉弓手术的选择受近端主动脉根或升主动脉手术技术的影响，无论是合成移植物、根部重塑、分离瓣膜和移植物、瓣膜再植入、Ross 手术还是无瓣膜方法。而且，在选择瓣膜类型时，特别是对于生物瓣膜，考虑其耐久性是重要的，因为第三或第四种操作将是复杂的[53]。

（一）半弓置换

主动脉弓的半弓置换是最简单，最快捷的手术方法。根据主动脉弓病理，吻合可以在 5~15min 内完成。一旦患者已经冷却并且已经确定了脑保护和灌注的方法，则在患者处于头低位置时停止患者的循环。在接受再次手术的患者中，我们使用两种方法中的一种：全胸骨纵行切开术或微创方法。然后在停留缝合线之间打开升主动脉。决定是否应切断主动脉弓以进行吻合术。简而言之，主动脉切除术适用于主动脉根部手术的患者的急性主动脉夹层，且其主动脉已在近端横切，并且适用于大多数需要半弓置换的患者。原因是如果主动脉横切，则在远端吻合处更容易获得止血，因此形成假性动脉瘤的风险也较小。横切线通常从无名动脉的近端基部延伸到主动脉弓的较小曲线的中点。在急性夹层患者中，重要的是要确保所有层都被横切，并且外膜从后肺动脉中移除并且进一步向肺动脉颅部延伸以确保有足够的组织用于有效缝合。根据病理学，使用 4-0 或 3-0 Prolene 缝合线进行吻合术。对于急性夹层患者，最好使用 4-0 甚至 5-0 的 Prolene 缝合线。当吻合接近完成时，通过重新启动泵的动脉流动，移植物和足弓充满血液。任何潜在的栓塞材料都被吸走，气袋被抽空。为了进一步降低气体栓塞的风险，在手术过程中二氧化碳进入手术部位。完成吻合并缝合缝合线。患者复温，并且完成近端升主动脉吻合术或主动脉根部手术。

对于使用 David 和 Feindel，Sarsam 和 Yacoub 或我们描述的技术进行主动脉根部重塑的患者，或者具有改良的瓣膜再植入手术的患者，通常需要在主动脉根移植物和主动脉弓之间插入移植物[37, 55-57]。然而，如果在冷却时进行瓣膜重塑，则可能不需要插入移植物。然而，当患者仅接受主动脉瓣膜置换时，使用半弓移植物在主动脉瓣膜和冠状动脉上方缝合近端吻合术。当插入合成瓣膜移植物时，合成瓣膜移植物向主动脉瓣环和左主干冠状动脉吻合术的近端吻合可以在冷却患者的同时进行，并且可以不使用插入移植物直接对合成移植物进行半弓吻合术，但始终小心去除移植物。或者，如果患者快速冷却，则放置单独的半弓血管移植物，然后在移植物与移植物吻合术的同时与近端复合瓣膜移植物吻合，同时患者复温。对于同种异体移植物插入主动脉根部修复的患者，需要决定是否应该将假体聚酯移植物材料用于半弓，或者是否同种移植物（没有主动脉瓣）（图 68-7）应用于桥接主动脉瓣和同种移植物之间的间隙。在先前插入的移植物（例如，复合移植物）广泛感染的患者中，我们用新的同种移植物替换主动脉根部并使用另一同种移植物桥接根同种移植物和主动脉弓之间的间隙，所以不是假体材料而是 Prolene 缝合材料（图 68-7B）。在大多数情况下，这些移植物用网膜包裹，以进一步消除任何无效腔。对于那些进行再次手术并且具有广泛的瘢痕组织形成以限制横切近端和远端主动脉的能力的患者，可以在主动脉弓内进行半身吻合而不切断主动脉。很少情况下，如果无法控制出血，可以从动脉瘤囊到右心房或上腔静脉形成 Cabrol 瘘。

根据主动脉弓动脉瘤的大小，半弓置换术的一个变化是用于替换整个主动脉弓的移植物的长舌，这可能下降到降主动脉大约到降主动脉的中间 1/3（图 68-2）。当使用长舌头进行全主动脉弓置换并且沿着降主动脉下行时，有一些值得注意的地方。首先，如果吻合口位于降主动脉的相当远的位置，则远端吻合会使其更容易。其次，应在手术前警告患者可能出现声音嘶哑，因为喉返神经经常无法保留在远端主动脉弓周围。第三，远端吻合术的止血必须在继续手术之前保证做完拱门后修复，因为一旦移植物加压并连接到近端，止血就会更加困难。第四，可以通过磁共振血管造影或心脏导管插入术检查弓部的 CT 扫描或左前斜视图来在一定程度上判断可以进行吻合的远端程度。通常，吻合术可以很容易地进行，不超过主动脉弓较小曲线的最低水平几厘米，主动脉弓动脉瘤越大，可以进行吻合的降主动脉越往下。如果不能通过主动脉弓进行吻合术，则应考虑另一种方法（参见后面的全主动脉弓的更换）。当用这些长长的"舌头"做一个半弓时，必须注意主动脉移植物不会变得狭窄或严重扭结。这可能会阻碍血液流过修复过的主动脉弓，导致心脏过度后负荷。如果梯度太大，这可能发展为早期急性心力衰竭或晚期心室肥大和充血性心力衰竭。

（二）全弓置换

可以在有或没有远端象鼻手术的情况下完成整个主动脉弓的更换。首先将讨论涉及象鼻的方法（图 68-12）。象鼻手术有多种不同变化，包括混合手术。我们将其分类如下图 68-13[58]。

Ⅰ型：经典象鼻，在左锁骨下动脉（LSCA）远端经典位置进行全弓置换和象鼻吻合的上行管状移植物。

Ⅰa型：用支架移植物修复Ⅰ型。

Ⅱ型：升主动脉管状移植物，伴有弓部置换和近端 LSCA 的象鼻吻合术。

Ⅱa型：随后的胸部支架移植物，近端着陆区覆盖 LSCA 和降主动脉 –LSCA 旁路。

Ⅲ型：将象鼻支架置于大的降主动脉瘤中，用作远端胸部支架移植物的着陆区。

Ⅳ型：升主动脉管状移植物与经典象鼻吻合于远端胸部动脉瘤，用分支移植物进行全弓置换。

Ⅳa型：用于置换升主动脉和主动脉弓的上行分支移植物，在经典位置端侧吻合象鼻。

Ⅳb型：胸部支架移植术后的Ⅳ型修复。

Ⅴ型：升主动脉管移植物与头臂动脉近端的象鼻吻合术和用于全弓置换的分支移植物。

Ⅴa型：Ⅴ型修复配置与远端动脉瘤的胸腔支架移植。

在Ⅰ型修复中，为了缩短循环停止时间，应在患者冷却时准备象鼻和倒置移植物。这是通过首先缝合并将丝线缝合到移植物的末端来完成的，该移植物将用于升主动脉的近端修复。远端象鼻的长度应约为 10~15cm。如果由于共患疾病（如慢性肺病）而用支架移植物（Ⅰa型）完成第二阶段，则将金属夹和线圈（起搏）连接到远端。然后将附有针脚的近端部分反置于远端象鼻中。重要的是确保反转的边缘处于同一水平并且平滑。如果仅使用逆行脑灌注或循环停止并且锁骨下动脉尚未用于动脉流动，则需要将侧移植物连接到主动脉弓并倒置到远端象鼻中。该侧移植物应附接在倒置移植物边缘附近约 2~4cm 处。如果将右锁骨下动脉用于动脉流入端，则不需要将侧移植物连接到象鼻移植物上。

一旦建立了循环停止并且患者处于头低位，将移植物放入降主动脉，确保它既不扭结也不扭曲成螺旋状。对于慢性夹层患者，应尽可能切除

SABISTON & SPENCER 心胸外科学（原书第 9 版）
SABISTON and SPENCER Surgery of the Chest (9th Edition)

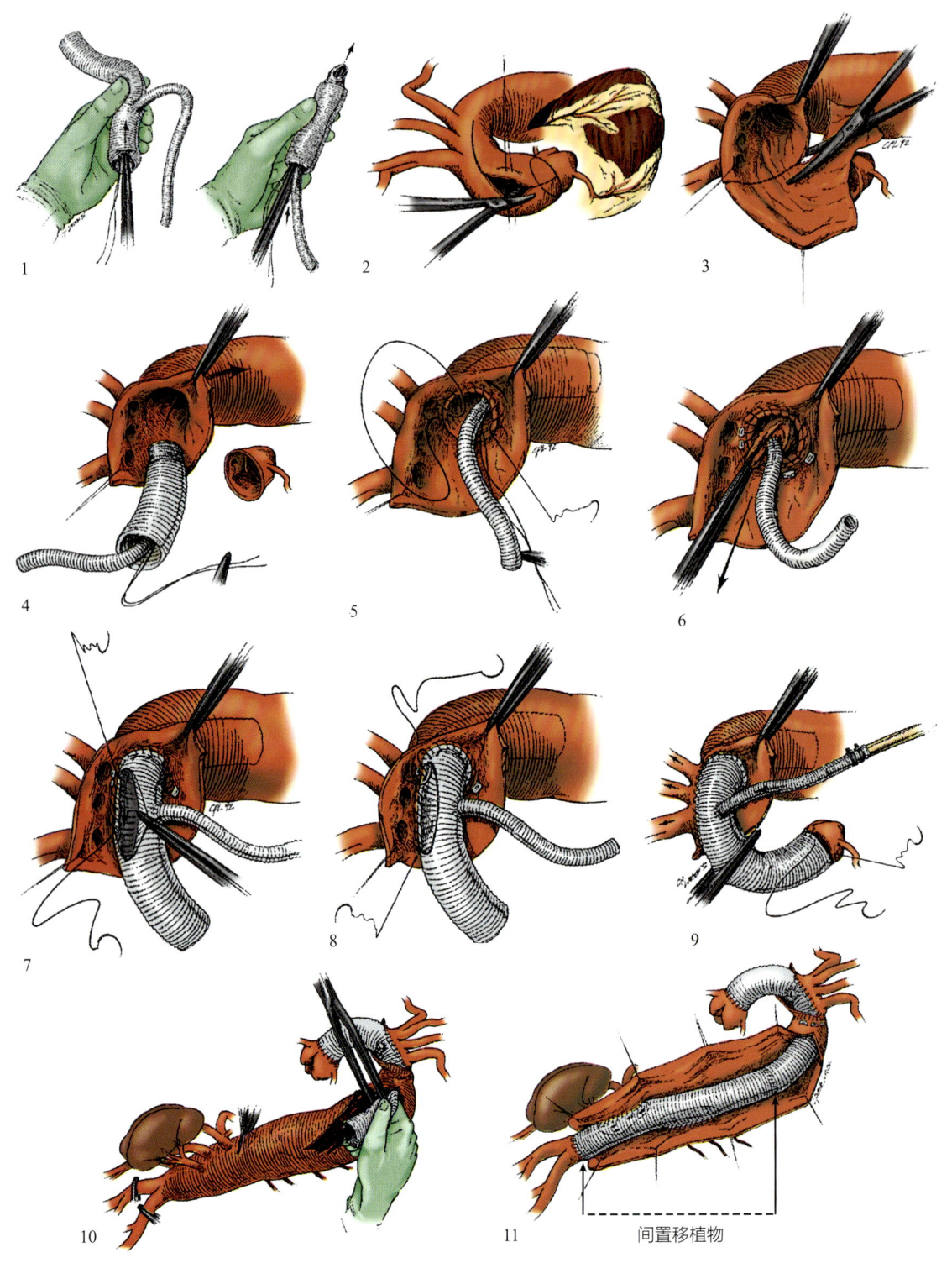

▲ 图 68-12 通过翻转移植物并将其置于降主动脉中进行改进的象鼻支架手术步骤

1. 将侧支移植物缝于用做主动脉置换的移植物上，然后将包括侧支移植物的移植物自行倒置。象鼻支架远端应长 10～15cm，在侧支移植物与倒缘向下翻转缝合之间留约 1～2cm 的边缘。如果使用右锁骨下动脉作为动脉流入端，则不需要侧支移植物。2. 当患者体温足够低时，循环停止，主动脉开放。3. 如有需要，可切断主动脉以改善显露。4. 将预先制备好的移植物置于降主动脉。5. 以术者解剖学方向 3 点钟方向开始进行远端吻合口。6. 然后将内部倒置管拉回术野。7. 主动脉弓采用后缝合线。8. 以前缝合线进行吻合。如果未使用右锁骨下动脉，一旦吻合完成，再次通过侧移植物开始动脉流入灌注大脑。9. 二期手术时，将人工血管暴露于动脉瘤内并夹闭。无须环绕主动脉进行该操作，因为移植物被血凝块包围，可以显露而不会大量出血，然后在应用机械夹之前进行夹闭。10. 然后修补主动脉的其余部分。11. 对于胸腹动脉瘤，需要间置人工血管完成修复。

第二部分 成人心脏手术
第68章 主动脉弓手术

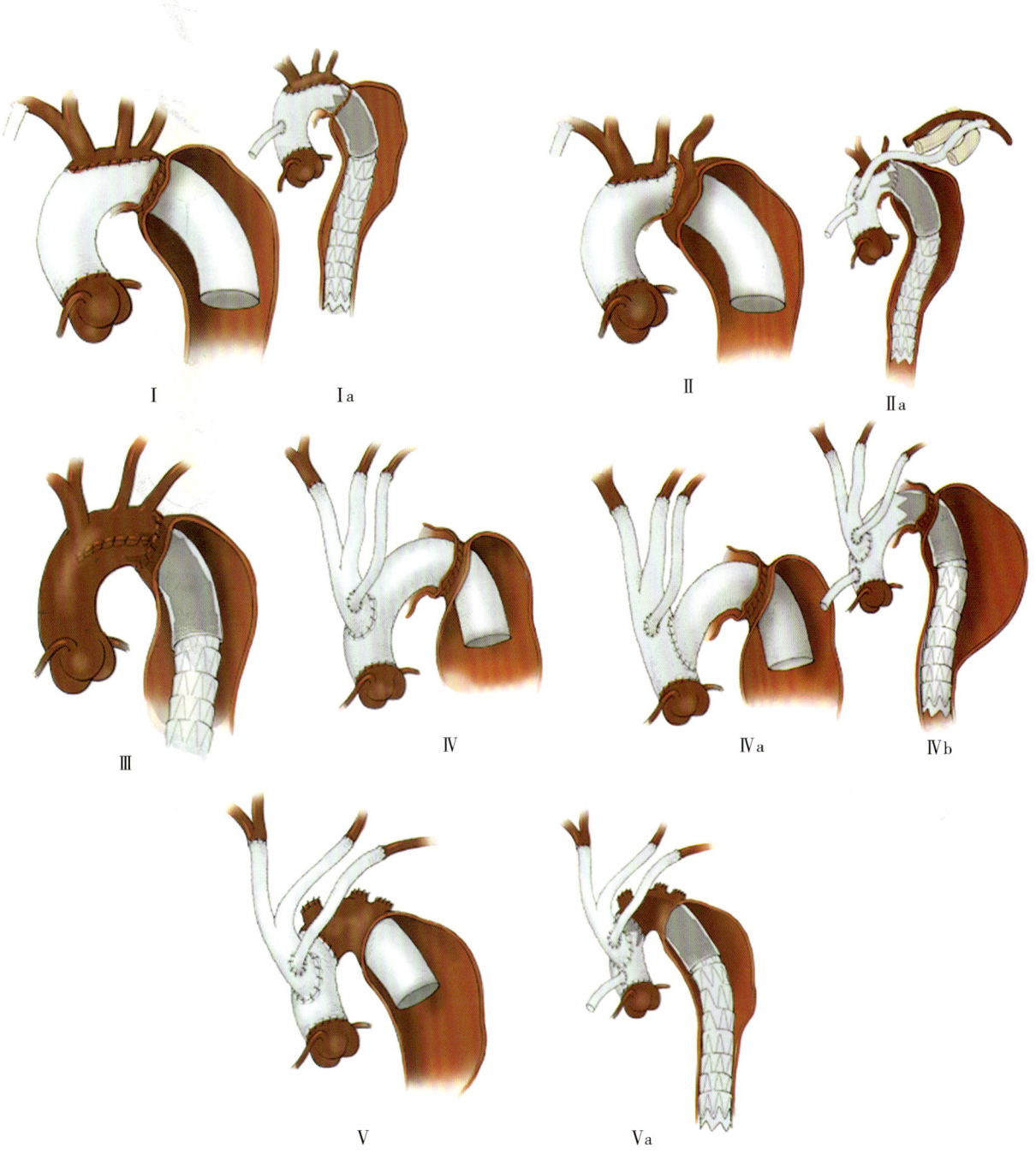

▲ 图 68-13 对于修复胸主动脉疾病的象鼻吻合口位置的分类

经典象鼻：（Ⅰ）经典位置的升主动脉移植物伴全弓置换和左锁骨下动脉（LSCA）远端象鼻吻合；（Ⅰa）该修复术与随后的支架移植；（Ⅱ）升主动脉人工血管移植物伴弓部置换和 LSCA 近端象鼻吻合；（Ⅱa）随后的胸主动脉覆膜支架近端着陆区覆盖 LSCA 和降主动脉 –LSCA 旁路；（Ⅲ）象鼻置入大的降主动脉瘤内作为远端胸覆膜支架的着陆区；（Ⅳ）升主动脉人工血管与经典象鼻吻合于远端胸动脉瘤，用分支人工血管作全弓置换；（Ⅳa）升支移植物用于置换升主动脉和主动脉弓，在经典位置端侧吻合象鼻；（Ⅳb）随后在Ⅳ型修复中使用胸主动脉支架移植；（Ⅴ）头臂动脉近端象鼻吻合的升主动脉人工血管和用于全弓置换的分支人工血管；（Ⅴa）远端动脉瘤中使用胸主动脉支架移植的修复配置

1045

膈膜，以便移植物灌注真假腔。单独灌注真或假腔可能导致截瘫或肾衰竭。象鼻不要过长也很重要。在先前对 84 例象鼻手术的综述中[9]，3 例患者术后出现瘫痪，1 例患有致密性截瘫，另外 2 例因过长的象鼻引起瘫痪。在缩短象鼻的长度之后，这不是问题。其原因似乎是象鼻过长并且肋间动脉灌注不充分，或者如在第二阶段手术中所指出的那样，在象鼻周围发生广泛的凝块形成，这可能梗阻关键的肋间动脉。由于这种凝块的形成，当使用象鼻时，患者通常需要多次血小板输注，因为凝块在降主动脉的象鼻周围积聚。

象鼻移植材料应该是胶原涂层的编织移植物之一，而不是凝胶涂层移植物。凝胶涂层移植物的凝胶会被快速吸收，使在第二阶段手术时，近端象鼻的出血可能过多并且可能无法控制，因为在凝胶被吸收后移植物是多孔的。

然后进行象鼻移植物的倒置，边缘和左锁骨下动脉之外的远端主动脉弓之间的吻合。应告知患者术后可能出现声音嘶哑，因为此程序位于喉返神经区域。

将移植物倒置在自身上并将其置于降主动脉中的原因有以下几种[9]。首先，吻合术更容易进行，即使难以通过双层移植物材料驱动针头，但是，对于胶原蛋白涂层的移植物，这不是什么大问题。第二，当倒置的移植物从象鼻内撤出时，它具有收紧吻合口的作用，改善远端吻合处的止血。第三，移植物和主动脉壁之间增加的较大接触表面积，从而使吻合术的出血较少。第四，如果移植物未倒置，则在移植物和主动脉之间的狭窄空间深 V 缝合更常导致主动脉撕裂，并且在术后期间可能发生灾难性破裂。这种破裂问题是在使用没有反转的象鼻技术的早期阶段发生的[9]。

象鼻手术的一个问题是在第一次手术和第二次手术之间的间隔期间发生破裂的风险。降主动脉的破裂仍然是术后期间象鼻手术的潜在风险，因为炎症反应的全身性导致胶原酶和弹性蛋白酶的释放，这可导致动脉瘤破裂。此外，动脉瘤可能在此期间生长，而患者正在从第一次手术中恢复。从 2001 年开始的 Saf 及其同事一系列手术中，间隔期死亡率为 3.6%，其中 75% 的死亡是由动脉瘤破裂引起的[59]。由于间隔期动脉瘤的生长和破裂的风险，需要密切关注患者。如果计划进行混合第二阶段手术，可以在第一阶段或出院前进行。我们回顾了我们的一系列象鼻和血管内完成，并展示了良好的早期和中期结果。在中后期，存在支架移位和内漏的风险，因此，需要终身影像随访。或者，可以将支架移植物顺行插入象鼻以固定它，或者可以将单独的支架移植物缝合到远端弓部的适当位置；然而，后一种方法有更高的并发症风险[58, 60]（见下面的硬象鼻技术）。

第二阶段手术通常是在患者从第一次手术中呼吸问题恢复后计划的，通常在第一阶段后 6 周至 4 个月。或者，如果患者在第一次手术后状况不佳，包括经历呼吸问题，我们选择性地进行支架移植象鼻作为第二阶段手术的一部分，前提是向下至腹腔动脉的降主动脉可以置入支架。有时，有限的胸腹切口用于将髂动脉的旁路放置到内脏血管中，此后，插入支架移植物以将剩余的主动脉从象鼻代替到主动脉分叉或髂动脉。随着胸腹支架使用的增加，包括胸腹主动脉的第二阶段支架术也是一种选择。在急性夹层患者中，如果可能，应避免全弓置换。如果必须进行全弓置换，则在将主动脉横切超过左锁骨下动脉后，可以将象鼻放置在降主动脉的真腔中。切断主动脉确保切割所有层并且在主动脉周围的毛毡边缘上实现完全止血缝合线。复发性神经通常最终被切断。

Ⅱ型是最常见的替代象鼻吻合术，使用这种类型，在颈总动脉和左锁骨下动脉之间进行吻合术（图 68-14）[61]。如果远端锁骨下动脉以外的远端主动脉弓扩大并且没有用于进行远端吻合的"着陆点"，那么左颈总动脉和左锁骨下动脉之间的主动脉弓通常更窄。因此，在该部位进行吻合可以使循环停止期较短，因为缝合线较短并且暴露更好。在左侧颈总动脉和左锁骨下动脉之间进行吻合的缺点是左锁骨下动脉需要在第二阶段手术期间与象鼻吻合。这通常通过插入移植物完成。另一种方法是在第一阶段手术中将左锁骨下动脉连接到颈总动脉。另一种策略是缝合左锁骨下动脉并使用侧臂移植物通过第一或第二肋间隙

第二部分 成人心脏手术
第 68 章 主动脉弓手术

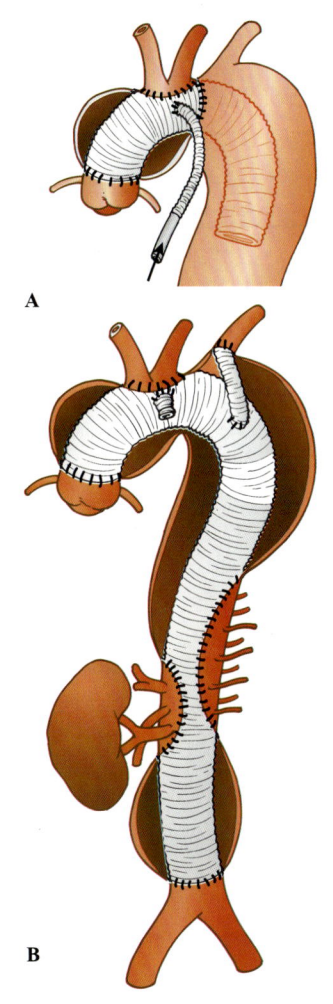

▲ 图 68-14 A. 左颈总动脉与左锁骨下动脉之间吻合的改良象鼻技术示意图；B. 将血管移植物吻合至左锁骨下动脉完成象鼻手术第二阶段

进行左腋动脉血运重建，正如 Baeza 和 Svensson 所述[62]。

一旦进行了远端吻合术，撤回内部倒置的移植物并在较大的血管对面形成开口。进行后缝合线，然后进行前缝合线。冲洗移植物，移除任何潜在的栓塞材料，然后夹住移植物。移植物在远端吻合和主动脉弓处检查止血。根据所使用的根部技术，对升主动脉进行近端吻合术。

越来越多的进行胸部降主动脉手术或胸腹联合手术的患者患有严重的心脏病，无论是瓣膜病还是冠心病[63]。如果近端降主动脉或远端弓部也扩大，我们放置一个下行胸部象鼻移植物，近端吻合缝合在左锁骨下动脉之外，为第二阶段手术或支架移植做准备（Ⅲ型）。其中一个原因是左

锁骨下动脉也可以使用。如果不是，则在左乳内动脉通畅的第二次手术中不能夹住远端弓部。

日本外科医生在进行主动脉弓置换时，喜欢使用分支移植到较大的血管上。分支移植有一个新主动脉较大的移植物，四边形移植物连接末端到侧面，通常为 8mm 或 10mm 或更大。首先在新主动脉移植物和降主动脉之间进行远端吻合术，然后进行更大的血管吻合术。左锁骨下动脉、左颈总动脉和无名动脉顺序地与分支移植物吻合。切断的较大血管中的套管用于维持顺行灌注，同时进行这些吻合术。第四侧移植物用于灌注主动脉弓，并在它们附着于分支移植物时重新建立较大的血管血流。这种方法通常不受欧洲和美国大多数外科医生的青睐，尽管需要在动脉粥样硬化和大血管钙化之外缝合时，这种技术在患有广泛大血管钙化和主动脉弓粥样硬化的患者中有一些优点。这种技术的缺点是泵时间非常长，潜在的移植物或侧支扭结，延长全身循环停止，以及更长时间的非脉动性流向大脑。事实上，对于主动脉弓手术，泵血时间是死亡率和卒中风险的最佳预测因素[4, 34]。我们与锁骨下动脉灌注结合使用的方法是首先将分叉移植物缝合到无名动脉和颈动脉，然后做一个象鼻手术和左颈动脉旁路（Ⅳ型）。然后将它们连接到新主动脉移植物上。优点是脑停搏时间为 5~15min。

可以偶尔使用的技术是在升主动脉的前外侧面上放置分叉的移植物，将分叉的另一端移植缝合到更大的血管，以便可以观察主动脉弓中的原生大血管残端。使用单独的移植物绕过左锁骨下动脉，或者可以进行左颈动脉锁骨下动脉旁路。然后根据需要使用象鼻（Ⅴ型）对主动脉弓和降主动脉进行处理，或者通过侧移植物或之后立即进行支架置入（Ⅴa型）。如果要使用支架移植物，可以在移植物和主动脉之间的吻合的跟部放置大夹子以引导支架放置。支架移植物的尺寸超过 10%～20%，并放置在左心室中作为导轨的硬导丝。这种方法的主要优点是通常可以在没有循环停止的情况下进行，有时也可以在泵外进行。Lee 及其同事将一系列的弓形脱支手术与标准的象鼻手术相比较，发现 68% 的患者需要进行体

1047

外循环的主动脉脱支组和仅有27%的循环阻滞的结果相同[64]。对于弓部脱支架，脊髓缺血率、卒中、30d死亡率分别为0%、11%和16%，标准象鼻手术的死亡率分别为0%、10%和20%。

如果整个胸主动脉或整个主动脉将通过纵隔和左胸腹切口进行更换，则不需要进行主动脉弓的远端吻合术，只需要对更大的血管进行吻合术。第69章讨论了这种手术技术。另外，如果通过"蛤壳"切口取代降主动脉，主动脉弓和升主动脉，则不需要远端主动脉弓吻合术。

如果远端吻合没有使用象鼻手术，则用简单的缝合线在降主动脉进行远端吻合术（图68-15）。通常，由于有喉返神经被切除的风险，主动脉不会被切断。动脉瘤与正常主动脉之间的过渡通常具有相当坚韧的组织缝合。如上所述，如果这在降主动脉的近端三分之一范围内，特别是如果使用降落伞式缝合技术，则可以毫无问题地进行吻合。如果右锁骨下动脉异常而没有Kommerell憩室动脉瘤，则可将其纳入修复中（图68-2）。另一种方法是在进行吻合术时将移植物置于降主动脉中，然后撤回降主动脉中的倒置移植物以进行主动脉弓修复[4]。

（三）其他方法

对于颈部相当狭窄的囊状动脉瘤患者，可将一片移植物材料缝在主动脉弓的颈部，通常在较

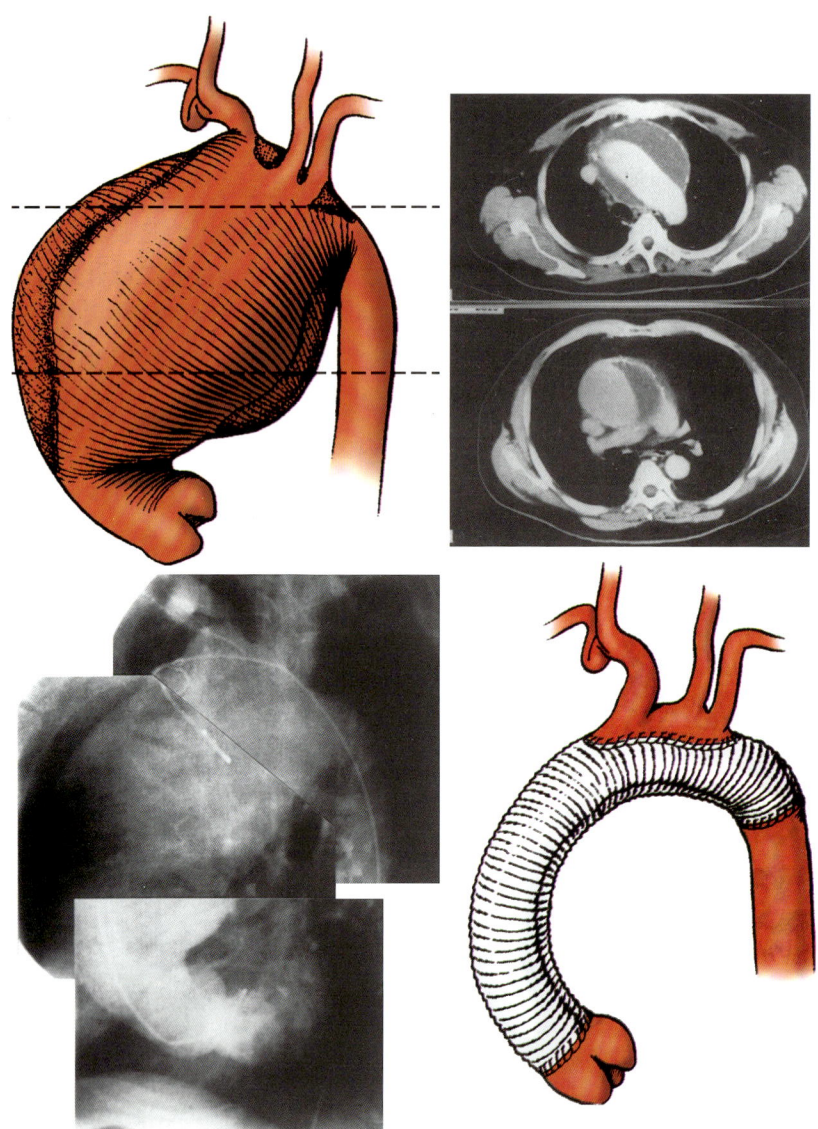

◀ 图68-15 对于仅累及升主动脉、主动脉弓和降主动脉近端的动脉瘤，无须行象鼻手术
注意计算机断层扫描显示的动脉瘤内大量血凝块形成。将移植物缝合到降主动脉近端，然后将大血管重新连接作为Carrel补片，修复主动脉弓

小的曲线上。需要确保主动脉的边缘强壮并且将保持缝合。该技术也可用于近端降主动脉的囊状动脉瘤。然而，必须决定纵隔入路还是左胸切开术更好。当使用补片技术时，因为通常存在广泛的动脉粥样硬化，建议使用右锁骨下动脉进行动脉流动以确保任何潜在的栓塞物质不会回流到大脑中，也不会冲入降主动脉。

Griepp和Sinai团队已经描述了一种将大型移植物缝合到大血管岛上，然后从泵灌注该移植物的技术，而另一种移植物用于在主动脉中进行远端和近端吻合[31,38,65]。最后，进行移植物与更大血管和单独的主动脉弓移植物之间的吻合。这种技术可以缩短大脑的循环停止时间，但需要进行额外的吻合术。

在患有广泛性动脉粥样硬化和钙化的患者中，也可能需要进行主动脉弓的动脉内膜切除术。根据我们对45例患者的经验，在进行主动脉弓动脉瘤修复的同时进行动脉内膜切除术的结果令人惊讶地好[29]。当进行主动脉弓和更大的血管动脉瘤切除术时，必须采用细致的技术，以确保没有栓塞物质进入更大血管的入口。出于这个原因，我们使用顺行脑灌注并经常将其与逆行脑灌注相结合，以确保在进行这些类型的修复时最大限度地冲洗更大的血管[29]。

另一种选择是使用微创方法进行主动脉弓手术。在再次手术中使用这种方法的优点是心脏的其余部分和右心房不需要被解剖出来。因为患者通常经历了先前的主动脉根部手术，所以可以在远端进行象鼻手术并且对升主动脉进行近端吻合。我们现在已经在125名患者中使用这种方法，其存活率为95%，卒中发生率为2.6%[47,66,67]。

我们不会将新的生物胶广泛用于主动脉弓修复。根据我们的经验，需要再次手术但已经使用这些胶水进行修复的患者通常会出现非常厚、硬且经常钙化的组织，这使得其难以使用。此外，在主动脉弓手术中存在一些胶水可能在远端栓塞的风险；对于明胶-间苯二酚-甲醛（GRF）胶，情况尤其如此。感染和假性动脉瘤也可能是问题。

对于动脉瘤或较大血管狭窄的患者，可在主动脉弓手术时使用各种手术技术。其中大多数涉及将来自新主动脉移植物的旁路放置到更大血管的更远端正常段。有时，如果仅涉及主动脉弓的较大血管的起源，则可以在不将患者置于体外循环的情况下执行这些手术。例如，侧咬钳可以放置在升主动脉上，并且分叉的移植物缝合到升主动脉上。或者，升主动脉可以用管状移植物替换，并且旁路移植物连接到其上。然后可以使用远端移植物绕过无名动脉，颈总动脉或锁骨下动脉。图68-16显示了一名患者的磁共振血管造影照片，该技术使用侧咬钳将分叉移植物连接到升主动脉：两个远端移植物穿过胸膜腔并穿过第一肋间隙到达双侧腋动脉，进行吻合术[62]。

硬象鼻技术

硬象鼻技术是用于修复主动脉弓和胸主动脉疾病的单阶段方法，其中支架移植物首先在降主动脉中顺行或逆行递送。然后将主动脉弓移植物的远端吻合口缝合线结合支架缝合到远端主动脉弓上[68,69]。根据欧洲E-vita Open Registry数据，慢性夹层中硬象鼻支架的使用导致假性腔中完全血栓形成率为80%[70,71]。在急性A型夹层患者中，50%的病例存在残余的主动脉夹层，容易发生动脉瘤扩大，并且高达40%的患者需要再次介入治疗。Roselli及其同事描述一种简化的硬象鼻技术可以解决这个问题[72]。一个商用胸腔支架移植物沿降主动脉顺行进入真腔。然后修剪近端并缝合到主动脉弓部。在这17例患者中，未发生围术期死亡，88%的患者在随访时有完全血栓形成的假腔。在156名患者的大型日本系列研究中，其中100名患者有夹层，56名患有动脉瘤疾病，死亡率、卒中和截瘫的发生率分别为3.2%、2.6%和2.0%。在12个月时，46%的病例假腔缩小，37%的患者消除。这种改善的主动脉重塑是否导致长期生存优势，尚未得到证实。

偶尔，主动脉弓不能更换或手术。在这种情况下，从左心室顶点到降主动脉的带瓣导管是治疗的一种选择（图68-17）。

最后，随着混合手术室的逐渐普及，并且随着经皮和血管内技术的熟悉性和舒适性的增加，可以通过微创方法解决扩大的复杂病例。我们最近进行了一例左侧颈总动脉和降主动脉同时支架

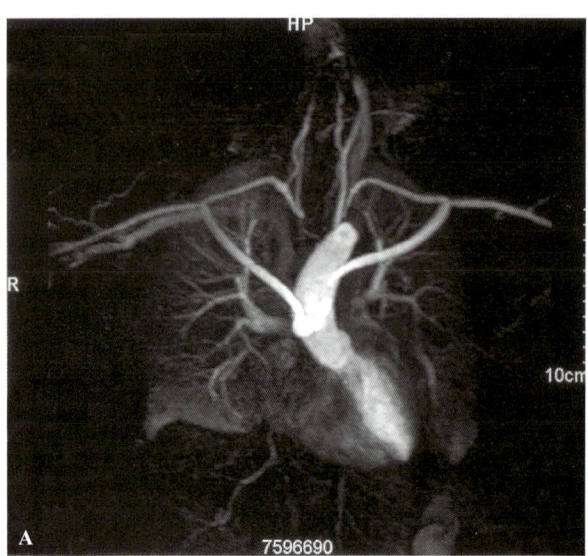
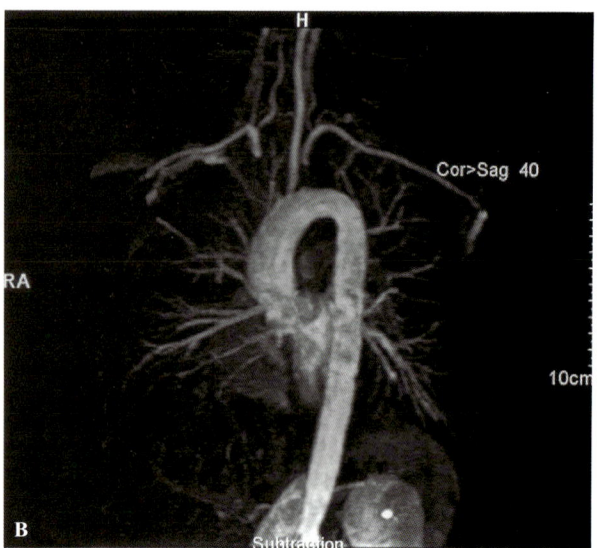
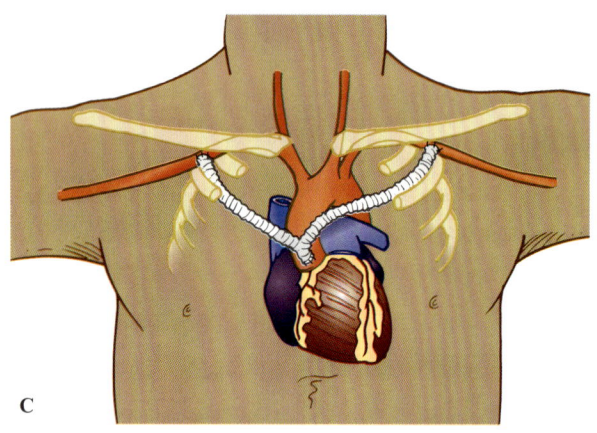

▲ 图 68-16　A. 磁共振血管造影（MRA）显示无名动脉和左锁骨下动脉闭塞，左颈总动脉狭窄 50%；B. 经胸膜途径从升主动脉至双侧腋动脉非体外循环插入分叉移植物后的术后 MRA；C. 手术已完成的示意图

置入，伴随经导管主动脉瓣置换的手术。

七、结果

在来自 1993 年的一项历史研究和对 656 例接受深低温和循环停止的患者进行了分析，这些患者主要是进行了主动脉弓置换，死亡率为 10%，卒中发生率为 7%[34]。这项大型研究指出，循环停止时间越长，卒中的风险越大。令人感兴趣的是，一些患者可以耐受长达 120min 的循环停止期，而不会发生明显的卒中。在这一系列患者中，多因素分析卒中的预测因素是脑血管疾病、左锁骨下动脉以前的主动脉手术和体外循环时间（$P < 0.05$）[34]。

主动脉弓手术的结果继续改善。Saf 和他的同事们从 2001 年开始的第一阶段的 30d 死亡率为 5.1%，手术间期死亡率为 3.6%，第二阶段的死亡率为 6.2%。在我们 526 个未经选择的象鼻手术系列中，第一次手术的存活率为 92%，LCCA-LSCA（左颈总动脉 - 左锁骨下动脉）组与经典组之间无统计学差异。整体卒中率为 8%。第二阶段象鼻手术前的 1 年、4 年和 8 年死亡风险分别为 16%、22% 和 27%；降主动脉越大，第二阶段完成的可能性越大。

在一项前瞻性随机研究中，我们报道了存活率为 100%，并且在主动脉弓修复后没有患者卒中[29]。虽然 91% 的患者在接受主动脉弓修复术后 3～6d 有神经认知障碍，但在手术后 2～3 周进行测试，进行 51 次神经认知重复测试，9% 患

第二部分 成人心脏手术
第68章 主动脉弓手术

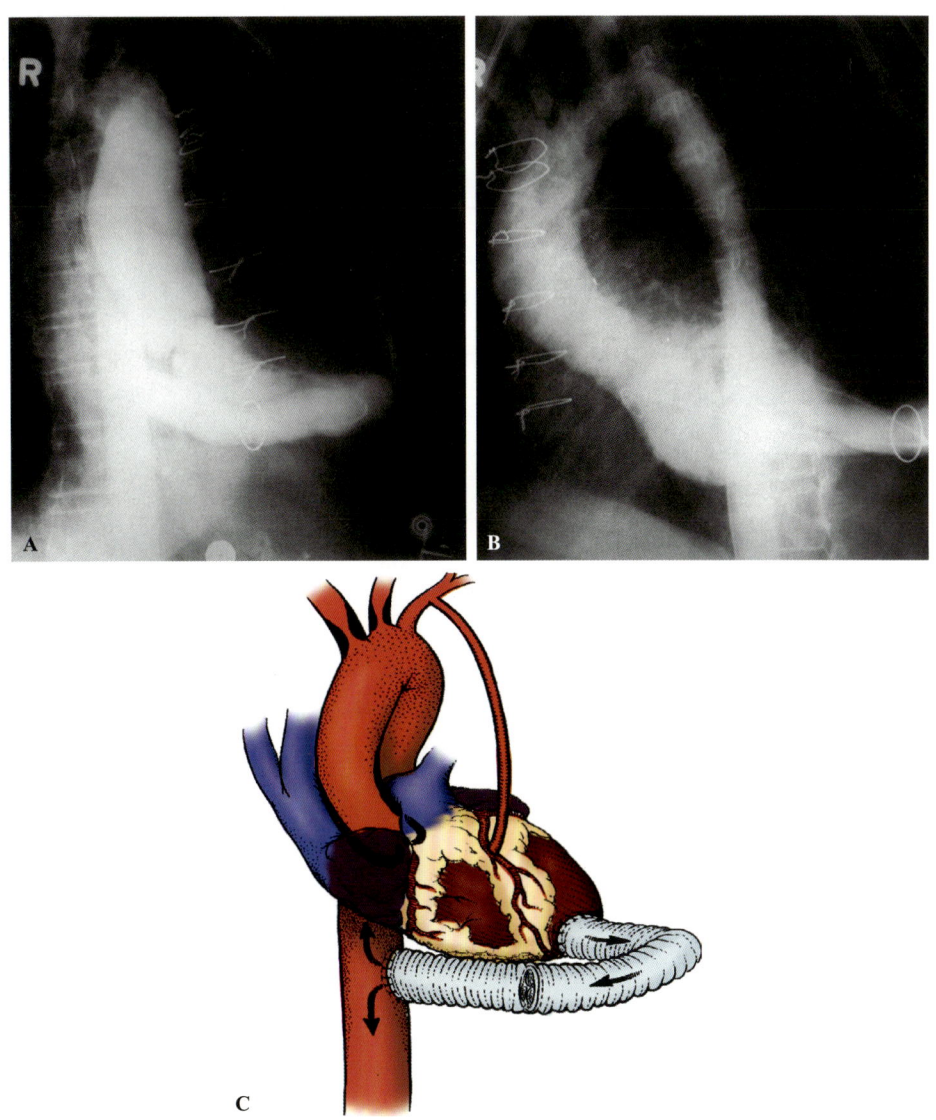

▲ 图 68-17 该患者既往行冠状动脉搭桥术，患有系统性狼疮和肾脏疾病，接受高剂量类固醇治疗，并因主动脉瓣狭窄而发生心力衰竭。升主动脉和主动脉弓广泛钙化，包括大血管中度狭窄
A 和 B. 从左心室心尖至降主动脉植入带瓣管道移植物。手术在非体外循环下进行；C. 手术步骤示意图

者有神经认知障碍，6个月时患有新神经认知障碍的患者均已经康复。如上所述，38%的患者术前有神经认知障碍。在另一项分析中，403例接受升主动脉和主动脉弓手术的患者使用尽可能保护脑卒中和神经认知障碍的方案，存活率为98%，卒中率为2%，神经认知障碍临床总发生率为2.5%[54]。通过多变量分析死亡的预测因子是泵送时间；卒中是主动脉症状分级、外周血管疾病和泵送时间；并且对于神经认知功能障碍是 New York Heart Association 呼吸困难分级，泵送时间，循环停止时间、拔管日和顺行灌注。在我们最近对121例主动脉弓修复患者进行的随机临床试验中，只有0.8%有临床明显卒中，尽管9%有新发卒中的影像学证据，14%有新发神经认知功能障碍[51]。这些研究强调了患者在进行主动脉弓手术之前，可能已经患有无症状的卒中和神经认知障碍这一认识的重要性。

八、总结

在过去，主动脉弓手术是最令人生畏的心血管手术之一。使用现代技术，主动脉弓手术相当安全，并且大多数患者可以获得满意的结果。

1051

第 69 章
降主动脉与胸腹主动脉手术
Descending Thoracic and Thoracoabdominal Aortic Surgery

Joseph S. Coselli   Kim I. de la Cruz   Ourania Preventza   Scott A. LeMaire   著
王 寅 译

一、简介

主动脉瘤被定义为主动脉局部扩张，比未患病的邻近主动脉直径大50%。在远端主动脉，即降主动脉和胸腹主动脉中，大多数动脉瘤的形成是由于非特异性中层变性和慢性主动脉所致的扩张，或结缔组织疾病不断进展。主动脉瘤可以是梭形（主动脉的对称扩张）或囊状（主动脉的局部性外展）的，远端主动脉中的囊状动脉瘤并不常见且与感染相关。假性动脉瘤（也称为pseudoaneurysms）由主动脉膜层的破坏引起，漏出血液被主动脉膜最外层包裹，且还可能累及主动脉周围组织。在这种情况下，主动脉壁可能扩大至超过其扩张容量，并发生破裂。

现代手术涉及一种最大化兼顾的方法，通过尽可能多地替换患病主动脉来限制主动脉切除以减少缺血和其他手术风险，从而最大限度地增加患者的长期手术受益。本章介绍了现代的降主动脉和胸腹主动脉开放手术修复方法。

（一）开发一种手术方法以进行修复

在20世纪40年代中期，由Gross和其他人进行的远端主动脉的动脉瘤部分替换手术，建立在针对主动脉缩窄的成功同种移植替代修复的基础上[1, 2]。1950年，Swan使用一个同种移植物，替换了一名患有缩窄相关动脉瘤的青少年患者的降主动脉的8cm部分[3]。然而，目前仍不清楚退行性动脉瘤患者（通常年龄较大）对主动脉钳夹的反应是否有效，因为他们往往缺乏广泛侧支循环。在Swan初始修复术后不久，Lam和Aram[4]试图用同种移植物取代降主动脉的梭形动脉瘤。尽管在这个时代使用体外循环设备来维持远端灌注并使用了其他辅助设备，但这种修复术失败了，因为患者出现了脓毒症；文章作者们推测，成功修复可能需要彻底清除动脉瘤。1953年，DeBakey和Cooley[5]成功地"钳夹并缝合"同种移植物，以替代一个非常大的降主动脉瘤，这可能被认为是现今所能修复的胸腹主动脉瘤（thoracoabdo-minal aortic aneurysm，TAAA）的范围。并且在1955年，Etheredge及其同事[6]报道了一次成功的同种移植替换TAAA，他们通过使用一个小的临时分流器来灌注远端主动脉。同样在1955年，Rob[7]报告了使用钳夹法进行的几次TAAA修复。

在接下来的十年中，Dacron移植物促进了解剖外方法的使用，其中在完全切除之前移植物将被放置在动脉瘤周围，这样它可以在修复期间用作旁路分流器。对于TAAA，这些修复将以自下而上的方式进行，以快速恢复内脏器官的血流。值得注意的是，所有早期移植都有明显的局限性。早期的Dacron移植物有过多的孔洞，容易让血液渗透。早期主动脉的修复死亡率，截瘫和肾衰竭发生率较高[8]。

1974年，Crawford[9]详细介绍了他与28名TAAA患者的经历。他的TAAA修复技术与DeBakey及其同时代的人所接受的既定解剖外方法截然不同。通过利用其他人设计的各种技术[10, 11]，以及开发加快修复的新技术，存活率达到了令人惊叹不已的92%。Crawford使用一种主动脉瘤内套膜支架置入的技术，选择性切除部分动脉瘤，小心地将剩余的主动脉壁固定在替代移植物周围以减少出血；他利用"岛屿再附着方案"重新植入内脏血管并选择肋间动脉以恢复内脏和脊髓的灌注。虽然Crawford的方法没有被立即采用，但它成了TAAA修复的现代手术方法的基础，他对TAAA修复的分类[12]（图69-1）仍在使用中。

（二）自然病史

尽管在正常情况下主动脉扩张非常缓慢，但远端主动脉倾比近端主动脉扩张速度较快。远端主动脉增长率为每年0.1～0.3cm；在较大直径（8cm及更大）的主动脉和慢性夹层患者中，其生长速度进一步增加[13-15]。Elefteriades和他在耶鲁大学的同事们[16]认为主动脉直径为破裂、夹层和死亡的一个强预测因子。研究者们确定降主动脉瘤（descending thoracic aortic，DTAA）的临界直径为7.0cm，相应的破裂或夹层风险为43%。与梭形动脉瘤相比，囊状动脉瘤倾向于生长得更快且更不可预测。虽然动脉瘤通常需要数年才能达到基于直径的修复阈值，但许多远端主动脉瘤的不断增大会最终导致严重的并发症。此外，由于远端主动脉瘤形成，它们通常内衬有大量易碎的动脉粥样硬化斑块和附壁血栓。

二、按修复范围进行分类

远端主动脉的修复与近端主动脉修复具有不同风险。为此，手术方案和预期结果根据主动脉置换的范围而变化；一般而言，随着主动脉替换的部分增加，风险会增加。因此，TAAA的修复通常比DTAA的修复更复杂。了解主动脉受累范围是规划合适的手术修复方案的关键。

远端主动脉疾病可能仅限于降主动脉的短节段内，或者可能涉及主动脉的较长部分而需要充分暴露。动脉瘤可以在左锁骨下动脉（LSCA）附近开始出现并且延伸超过膈肌裂孔的水平，以至于涵盖了腹主动脉的不同区段。包括腹主动脉的不同部分。DTAA通常从LSCA的远端开始出现，并向膈肌脚延伸（但不会越过）。相反，

TAAAs的修复需要暴露膈肌的上方和下方的主动脉，并且涉及将内脏动脉中出现的部分节段。

Crawford分类模式[12]提供了有关TAAA修复的有用信息，并根据更换的主动脉长度量将这些修复分为四种"范围"（图69-1）。Crawford范围Ⅰ修复涉及从LSCA远端到腹腔轴和肠系膜上动脉起端的主动脉，也可能涉及肾动脉；然而，这些修复并未延伸到肾动脉以下主动脉。

范围Ⅱ是最广泛的修复，并且涉及几乎整个远端主动脉，从LSCA附近到肾下腹主动脉，而且它经常延伸到主动脉分叉；范围Ⅱ的修复通常会产生较大的手术风险。范围Ⅲ的修复涉及降主动脉中部（第6肋骨下方）和范围不定的腹主动脉。范围Ⅳ修复在膈肌裂孔内开始并延伸至整个腹主动脉。虽然有些治疗中心使用修改过的Crawford分类模式，其中包括范围Ⅴ修复[17]，但我们没有；范围Ⅴ修复往往属于Ⅲ类修复范围，并且这两种类型的修复通常具有相似的结果。

三、病因和影响预后的因素

（一）非特异性主动脉中层变性

虽然主动脉疾病的潜在机制尚不清楚，但非特异性中层变性是胸主动脉瘤和夹层的最常见原因。尽管在老化的主动脉中弹性纤维的碎裂和平滑肌细胞的损失已被预测到，但是这些过程在中层退行性主动脉疾病中不断积累并且导致主动脉壁的持续破坏，动脉瘤或夹层形成以及最终的破裂。尽管动脉粥样硬化通常被认为是胸主动脉瘤的原因，但它可能仅仅是伴随的病症，而不是主动脉瘤的明确病因。

（二）慢性主动脉夹层

慢性夹层是TAAA的常见病因；因此，其中被报告的TAAA修复率为15%～40%[18,19]。主动脉夹层（第70章和第71章有更全面地介绍）通常从主动脉壁最内层的撕裂开始。这种撕裂允许动脉血流入并导致血管膜中层的逐渐分离，从而在主动脉内产生两个血流通道（图69-2A）。该过程显著削减了主动脉外侧壁，导致主动脉扩张和最终的动脉瘤形成。远端主动脉的慢性夹层出

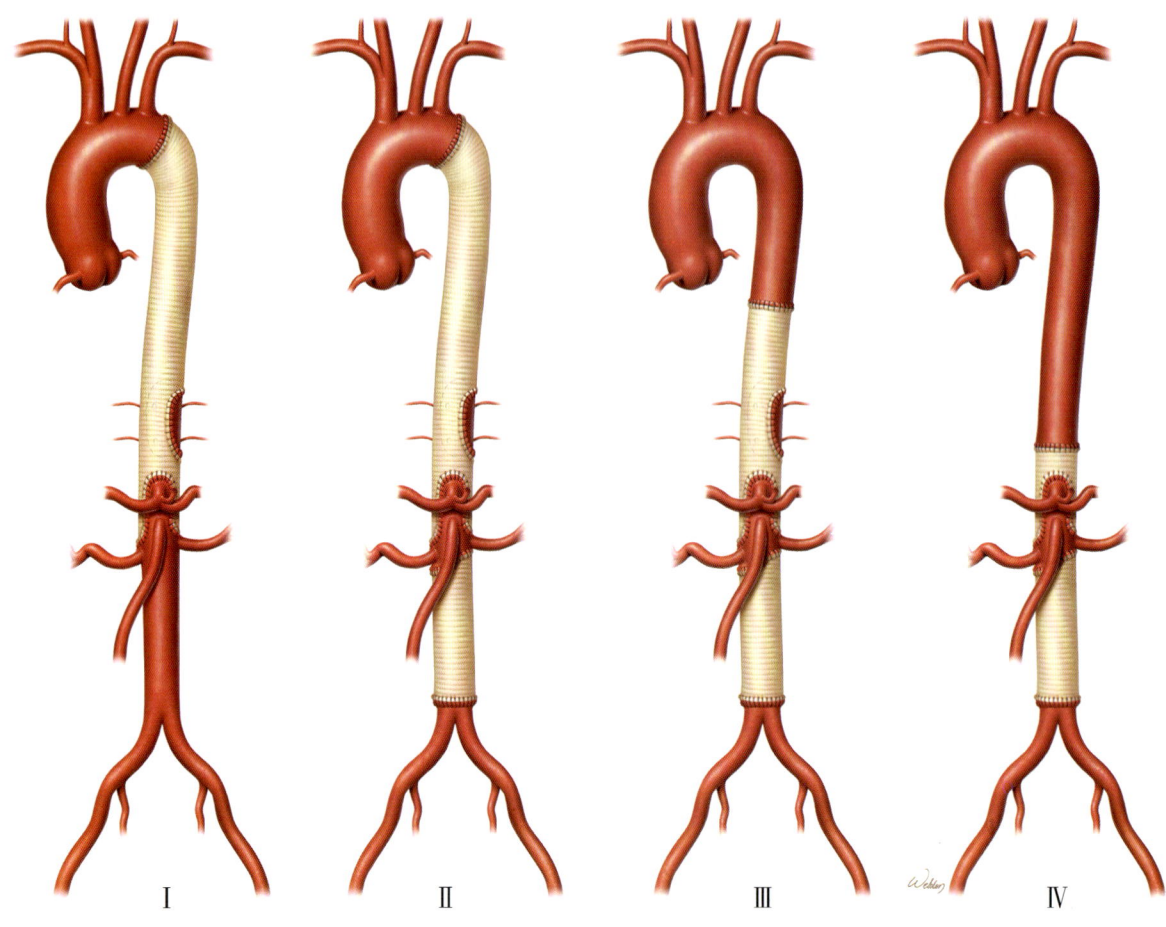

▲ 图 69-1 用于描述胸腹主动脉瘤修复范围的 Crawford 分类体系（经 Baylor College of Medicine 许可）

现在发生了急性 DeBakey Ⅰ型和Ⅲ型夹层事件的幸存者中。虽然通常认为慢性夹层的任何一种类型的主动脉均以相似的速率扩张，但是新出现的证据表明不同类型之间可能存在不同的扩张速率[20]。

此外，由于不完全了解的原因，慢性夹层患者还可能会出现急性夹层叠加的情况，这是一种危险信号，急需治疗。

（三）结缔组织和遗传性疾病

结缔组织和相关的遗传性疾病发生在接受 DTAA 或 TAAA 修复的患者数的 4%～14%[19, 21-24]。这些疾病的范围从广为人知的马方综合征（MFS）到鲜为人知的新兴疾病，如 Loeys-Dietz 综合征和动脉瘤 - 骨关节炎综合征。在这些病症中，MFS 是 DTAA 和 TAAA 患者中最常见的；然而，外科医生应该意识到其他更具攻击性的疾病，以便最好地制订个性化的治疗方案。这些综合征多数情况下是基于临床特征或阳性家族史而被怀疑的；根据需要，应进行确证性基因检测。

马方综合征是一种常染色体显性遗传疾病，患者易患主动脉瘤和夹层动脉瘤。尽管大多数 MFS 患者有家族史，但仍有相当多的患者是从无到有地发生突变；人们已经发现了原纤维蛋白 -1 基因中的大量突变[25, 26]。长期以来，人们一直认为细胞外基质中异常的原纤维蛋白降低了主动脉壁的强硬度（从而使主动脉易于扩张），但是新出现的证据表明异常的原纤维蛋白通过改变生物分子途径，导致转化生长因子 β（TGF-β）的异常信号传导以及相关的事件串联发生，最终导致主动脉壁基质变性。MFS 的临床特征通常包括四肢细长的高个子、晶状体紊乱、二尖瓣脱垂、关节活动过度、高腭弓和年轻成人的主动脉瘤。

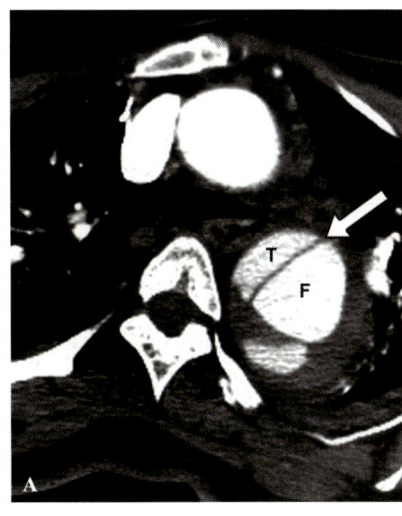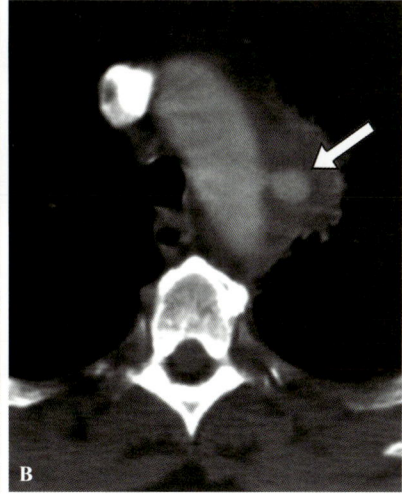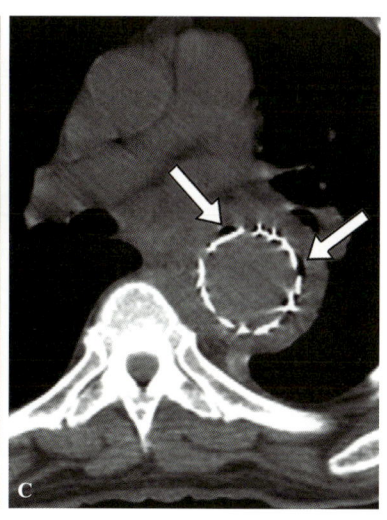

▲ 图 69-2 计算机断层扫描显示关键诊断结果

A. 慢性远端主动脉夹层；分隔的隔膜相对较直（箭头），并指示出了真（T）和假（F）腔；B. 真菌性动脉瘤，其形状为囊状（箭头）；C. 腔内移植物的感染；在内移植物附近可以看到由箭头指示的气泡（经 Baylor College of Medicine 许可使用）

MFS 最常影响近端主动脉，即升主动脉和主动脉根部。大多数接受远端主动脉瘤修复的 MFS 患者都有慢性主动脉夹层。尽管这些患者中的大多数是急性 DeBakey Ⅰ 型夹层的手术幸存者，但还是有修复术在大量受到初级医学管理的 DeBakey Ⅲ 型主动脉夹层的患者身上进行[27]。

Loeys-Dietz 综合征是一种侵袭性主动脉疾病，往往会比 MFS 影响更年轻的患者[28]。它以广泛的全身动脉迂曲和动脉瘤形成为特征，临床特征包括悬雍垂裂或腭裂，双眼间隔过宽（眼距增宽）。在过去，许多这些患者被确定为患有MFS[29]，并且与该疾病一样，这种病症是常染色体显性遗传的。然而，Loeys-Dietz 综合征是由编码 TGF-β 受体 Ⅰ 和 Ⅱ 的基因中的杂合突变引起的[30]。患有 Loeys-Dietz 综合征的患者需要非常仔细的监测，因为它们比 MFS 患者更易于在小得多的主动脉直径处形成夹层和破裂[31]。

其他疾病[32]，如 Ehlers-Danlos 综合征、动脉瘤 - 骨关节炎综合征和非综合征性家族性主动脉瘤和夹层，目前被认为在需要进行远端主动脉修复的患者中很少发生。Ehlers-Danlos 综合征包括一系列胶原蛋白合成障碍；Ehlers-Danlos 综合征的血管亚型（以前称为"Ⅳ型"）涉及Ⅲ型胶原合成的缺陷，这种缺陷会导致心血管病变，其中主要是自发性动脉破裂[33]。主动脉组织完整性差会使得手术修复变复杂[34]。最近发现，动脉瘤 - 骨关节炎综合征是 TGF-β、SMAD3 基因突变引起的常染色体显性遗传病[35]。临床上，这种综合征会让人联想到 Loeys-Dietz 综合征，但相比之下，这些患者还患有早发性骨关节炎。值得注意的是，这些患者在中度扩张的主动脉直径（4~4.5cm）时主动脉夹层的发生率很高，远低于标准的修复阈值[36]。在 TGF-β 受体，TGF-β$_2$，β- 肌球蛋白，SMAD3 和 α- 平滑肌细胞肌动蛋白的基因中，还发现一些影响具有可变表达的家族基因的其他可遗传突变[37-41]。虽然家族性胸主动脉瘤最常影响近端主动脉，但这种可遗传的非综合征性疾病可能在远端主动脉中表现为夹层或动脉瘤。

（四）主动脉炎

在极少数情况下，系统性自身免疫性疾病，如巨细胞动脉炎，大动脉炎和白塞病，也可能导致远端主动脉形成动脉瘤。患有巨细胞动脉炎（颞动脉炎）的患者可发生肉芽肿性炎症，其涉及主动脉壁的整层血管膜并因此引起内膜增厚和中膜破坏。虽然大动脉炎通常会产生严重的内膜增厚，导致梗阻性病变，但也可能导致动脉瘤形成。当患有退行性主动脉瘤的患者随后发生局部透壁性炎症时，易出现主动脉炎。虽然这种炎症的原因仍不清楚，但其发病可导致血管扩张并进一步削薄主动脉壁。此外，纤维化和浸润的浆细胞、巨细胞和淋巴细胞可在受影响的组织中生长。在白塞病中，动脉和静脉都受到影响，并且疾病过程涉及中膜的淋巴细胞浸润，其可能进展至动脉瘤或假性动脉瘤的形成。

（五）真菌性动脉瘤

在极少数情况下，机体自身主动脉感染会导致远端主动脉瘤形成。这种病变通常被称为真菌性动脉瘤，即使引起疾病的病原体通常是细菌而不是真菌。真菌性动脉瘤可以随着细菌附着至健康的主动脉组织而形成，并导致随之而来的动脉瘤形成，或者它们可能由现有动脉瘤的继发感染引起。另外，真菌性动脉瘤可以是假性动脉瘤，而不是真正的动脉瘤，并且可以进展至在侵入性显像过程、心脏或主动脉手术（例如，主动脉插管部位）期间产生的既往医源性主动脉损伤的晚期并发症。对患有真菌性动脉瘤的患者进行诊断可能非常困难，因为症状不典型，例如持续的低热或意外的体重减轻，并且这种感染很少见[42]。更复杂的问题是，有各种各样的机制使得源细菌可以感染主动脉；这些机制包括椎骨或其他脓肿、普通败血症或脓毒性栓子、脓胸、感染的淋巴结[43]和其他难以阐明的因素。与大多数其他远端主动脉瘤（形状呈梭形）不同，霉菌性动脉瘤通常呈囊状（图 69-2B），对应于组织破坏的局部区域形状。常见的致病生物包括金黄色葡萄球菌、表皮葡萄球菌、沙门菌和链球菌[44]，并且可能存在不止一种病原体。在美国以外，结核性主动脉炎可能表现为胸腹主动脉的囊状动脉瘤，有时甚至可能是多发性囊状动脉瘤[45]。值得注意的是，囊状动脉瘤可能无法预测，而容易快速生长，并且比由中膜变性引起的梭形动脉瘤更容易破裂；当疑似出现了真菌性囊状动脉瘤时，需要进行紧急评估[46]。

（六）既往开放式主动脉修复术后的修复（非先天性）

随着时间的推移，可能会出现既往远端主动脉修复的晚期并发症（图 69-3）；这些并发症包括在主动脉再附着部位周围形成的假性动脉瘤和真性动脉瘤（例如，重新连接的内脏或肋间动脉周围的组织纽扣可能随后变为动脉瘤）。此外，主动脉疾病可能不断进展，使得先前正常修复部位附近的主动脉的正常部分发展成为动脉瘤。MFS 和其他结缔组织疾病患者以及主动脉感染患者的晚期并发症往往更频繁。总体而言，在报告的一系列 TAAA 修复案例中，远端再次手术（先前的降主动脉、胸腹或腹主动脉开放修复）的发生率为 16%~27%[18, 19, 47, 48]。

假性动脉瘤通常代表周围组织所包裹的慢性渗漏。假性动脉瘤的外壁由有机化的血栓和相关的纤维化发展而来。假性动脉瘤可由主动脉壁的主要缺陷（如瘘管或包裹破裂处的泄漏）或者退化的缝合线或移植材料（丝线缝合时代吻合口漏是很常见的，缝线容易降解，移植物感染也可能使缝合线退化），先前的插管（心血管手术后发生的泄漏），或者是在侵入性主动脉造影和测试期间穿透或以其他方式损坏主动脉的导丝。吻合假性动脉瘤也可由移植物和天然主动脉组织之间的张力引起。随着现代缝合、移植材料和技术的发展，假性动脉瘤和其他晚期并发症的发生率下降；但是，一旦发生，则需要进行紧急评估，因为它们有破裂的倾向。

（七）既往主动脉腔内修复术后的修复

目前看来，主动脉支架移植物在远端主动脉中的使用非常常见于动脉瘤和夹层患者（本主题在第 70 章和第 71 章中有详细介绍）。某些情况下，经过管腔内主动脉修复的患者会出现需要进行开放性修复的问题[49-55]。主动脉腔内手术后开放主动脉修复可能是必要的，以治疗支架-移植物附着区或附近的主动脉持续扩张、内移植物感染（图 69-2C）、瘘管的进展（图 69-4）、支架移植物塌陷或移位或持续的动脉瘤扩张，该扩展还可能导致破裂。由于支架移植物与主动脉之间的密封不充分（Ⅰ型内漏），从任何覆盖的分支动脉流入动脉瘤囊内（Ⅱ型内漏），重叠支架-移植物之间存在间隙（Ⅲ型内漏），通过假腔进行

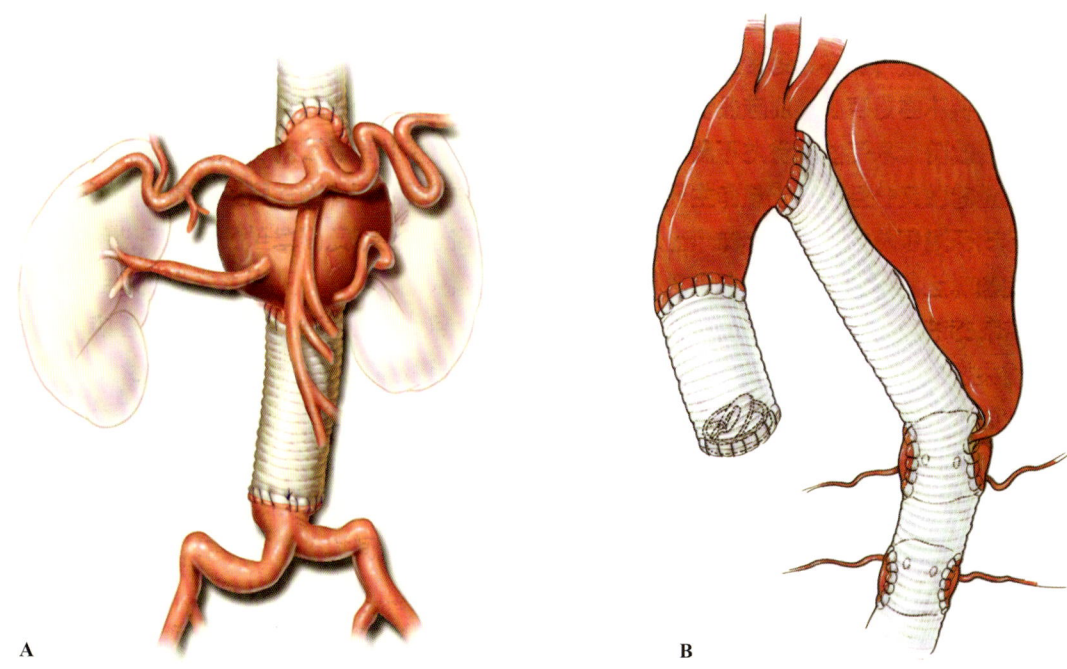

▲ 图 69-3 开放性主动脉修复的晚期并发症的图示
A. 在残留的天然主动脉组织中形成了内脏斑块动脉瘤；B. 假性动脉瘤在肋间动脉再附着部位的缝合线附近进展

的逆行灌注会流入广泛主动脉夹层或其他病因的患者的动脉瘤囊中。

（八）成人主动脉缩窄（先天性）

主动脉缩窄可能发生在二叶型主动脉瓣或其他先天性心脏病患者，或 Turner 综合征患者中[56]。主动脉缩窄的典型表现包括位于 LSCA 远端的降主动脉短节的缩窄；该部分的主动脉组织质量通常较差，细腻且易碎。在过去的几十年中，人们已经使用了几种开放式方法来治疗儿童早期的主动脉缩窄，包括锁骨下瓣修复，补片主动脉成形术和主动脉插入移植术。在成人中，可能需要开放式或腔内修复来治疗先前未发现的原发性缩窄或晚期并发症（动脉瘤、假性动脉瘤或再狭窄），这些并发症是既往修复后的缩窄[57, 58]，倾向于在初次修复后的第一个或第二个 10 年中出现。成人非连续型和先前未修复的缩窄的理想式修复是有争议的；目前的指南表明，可以进行管腔内或开放式修复[56]。在极少数情况下，成人需要对以往未治疗的极端情况进行首次修复，例如中断或发育不全的主动脉弓（图 69-5），或长段主动脉缩窄（也称为中主动脉综合征，有时可

见肋骨切迹）；对于这些患者，目前的指南建议开放性修复（Ⅰ类推荐，证据等级 B）。对于开放性修复后非连续再狭窄的患者，建议进行血管内修复，除非存在明显的主动脉病变（Ⅰ类推荐，证据等级 B）[56]。当今，许多有经验的中心通过使用各种缩窄修复方法取得了良好的效果，包括开放式、管腔内和混合式修复[57, 58, 60-64]。

主动脉缩窄的患者通常患有高血压，即使进行治疗，高血压仍难以控制。研究者们认为，不受控制的高血压在动脉瘤的晚期发展中发挥重要作用，无论是在既往主动脉修复的患者中还是在没有动脉瘤的患者中都有。在以前未经治疗的成人中，可能会出现广泛的侧支循环；在开放式修复期间，这些分支血管可能增加手术出血的风险，并且这些血管通常在可能的情况下应该被结扎。长段缩窄的患者可以用解剖外旁路移植物而不是原位移植物进行替代治疗。

四、修复手术适应证

降主动脉和胸腹主动脉瘤最常见于无症状的老年患者（60 岁及以上），并且通常是通过评估

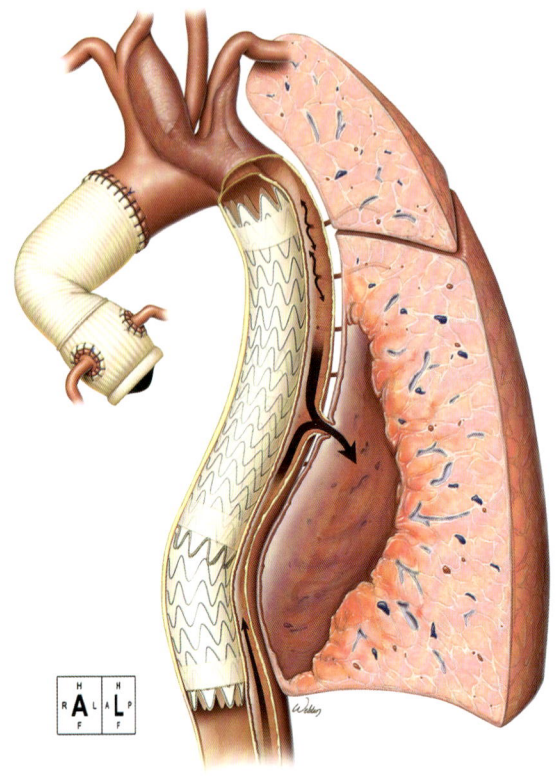

▲ 图 69-4 显示主动脉肺瘘进展的示意图，这是一种罕见的胸主动脉腔内修复晚期并发症

这里，支架移植物显示在真腔内。远端降主动脉已经破裂进入左肺下叶（箭头）；假腔从这个支架移植物的远端着陆区下方的再入位置继续被灌注。来自侧支血管的血流另外灌注假腔（引自 Matos JM, de la Cruz KI, Ouzounian M, et al：Endovascular repair as an an bridge to an anntobochial fistula an an anobobronchial fistula complicating chronic residual aortic dissection.Tex Heart Inst J 41：198-202，2014，fig.5. 经许可转载。Copyright theTexas Hesrt Institute）

其他健康问题的影像学检查时偶然发现的。对于已知远端主动脉瘤危险因素的患者（如上一节所述），影像检查仔细监测主动脉直至其达到基于直径的修复阈值或直至出现症状。因此，远端主动脉疾病的管理通常依赖于定期重复的影像学检查，并通过患者教育和优化努力提高对新出现症状的认知（至少，优化努力包括严格的血压控制和戒烟）。

（一）影像学诊断评估

尽管开发适当的远端主动脉影像检查方案在某种程度上取决于当地的专业知识和可用设备，但最近研究者们已经做出努力，通过建议测量特定的主动脉标志来标准化图像采集和报道（图 69-6）；对于远端主动脉，这些标志包括峡部或近端降主动脉（LSCA 远端 2cm）、降主动脉中部（峡部和膈肌之间）、膈肌主动脉（腹腔大约 2cm）和腹腔动脉起点处的主动脉[43]。主动脉影像报告应清楚地说明主动脉异常的位置（尽可能使用前面提到的位置）以及报告最大主动脉直径（报告内腔直径可能无法解释主动脉壁炎症、腔内血栓或附壁血栓，或无法在主动脉夹层的情况下识别两个通道）。应记录任何疾病蔓延到分支血管，例如慢性远端主动脉夹层和其他疾病。应报告血管破裂的证据，以及任何与血栓或动脉粥样硬化一致的钙化或内部充盈缺损。理想情

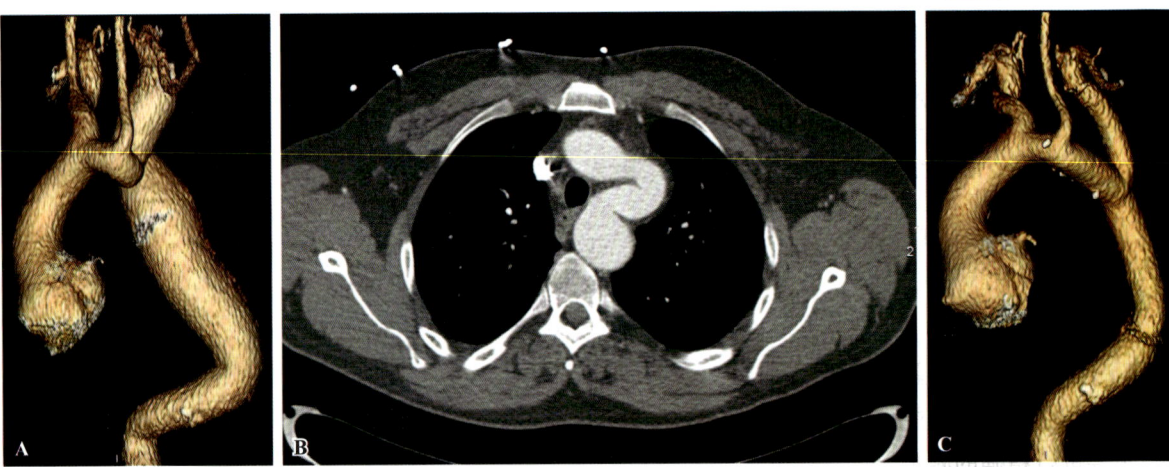

▲ 图 69-5 患有二叶型主动脉瓣，相关的近端和远端主动脉病变以及缩窄患者的计算机断层扫描血管造影照片

A. 三维重建显示降主动脉缩窄；B. 轴位图像显示主动脉弓的发育不全和曲折；C. 修复后的三维重建，显示主动脉弓、降主动脉和左锁骨下动脉的手术矫正。（引自 Preventza O, Livesay JJ, Cooley DA, et al：Coaretation-associatted aneurysms:a localized disease or diffuse aortopathy.。Ann Thorac Surg 95：1961-1967, 2013, Fig 1. 经许可使用。copyriht Society of Thoracic Surgeons。）

第二部分 成人心脏手术
第69章 降主动脉与胸腹主动脉手术

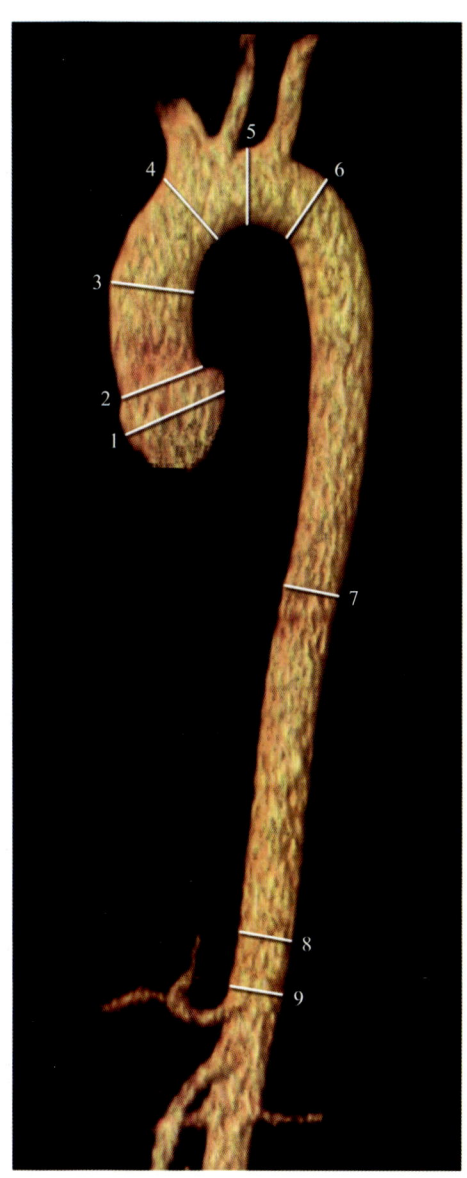

▲ 图 69-6 当前的实践指南[43]尝试通过指出要测量的关键解剖位置来标准化主动脉直径的测量报告
这些包括：① Valsalva 的鼻窦；②窦管交界处；③中升主动脉；④无名动脉起源的近主动脉弓；⑤中主动脉弓，它位于左颈总动脉和左锁骨下动脉之间；⑥近端降主动脉，起始于峡部（距离左锁骨下动脉开端约 2cm）；⑦中下胸主动脉；⑧隔膜处的主动脉；⑨腹腔动脉起点的腹主动脉（经 Baylor College of Medicine 许可使用）

况下，应将结果与最新的现有影像学研究进行比较；因为主动脉扩张的年增长率通常非常小，故而需要进行精确的测量，因此检测小但异常的生长速率可能具有挑战性。

尽管常规胸片可能会提示主动脉异常，但最有用的诊断成像方式是包括计算机断层扫描（CT）和磁共振成像或胸部和腹部的血管造影扫描，以描绘主动脉和分支血管受累的范围。自从 1976 年首次报道 CT 确定主动脉疾病以来[65]，它已被广泛使用，并且是用于识别主动脉瘤的最常用的成像方式。有关动脉瘤的位置和范围，外径，主动脉夹层的存在，与分支血管的关系以及解剖异常的信息都可以通过碘显影剂静脉注射对比增强 CT 成像来提供（图 69-7）。这种成像还可以帮助确定主动脉感染的存在，因为它可以很容易地识别出附近的气泡[42]。CT 成像的优点包括获取成像数据所需的时间短，能够进行三维成像，以及能够提供多平面评估，和定位任何主动脉钙化或血栓的存在。增强 CT 扫描的缺点包括反复暴露于电离辐射以及显影引起的过敏反应，或有显影剂引起的患者急性肾功能障碍的可能性。在可能的情况下，在显影剂施用后至少 1d 再进行手术以留出时间观察肾功能，并且如果需要的话，允许肾功能恢复正常再进行后续操作。

尽管磁共振血管造影（MRA）不像 CT 成像那样更普遍地用于检测主动脉瘤，但它可以产生更好的主动脉图像，并且不会使患者暴露于电离辐射。它为分支血管的各个方面提供了出色的可视化效果，并有助于识别左心室功能障碍。MRA 的缺点包括较高的费用、获取成像数据所需较长时间（这对重症患者是一个挑战）、主动脉钙化的次级优先识别以及由铁磁材料（如心脏起搏器和其他植入物）导致的伪影的产生。此外，用于 MRA 的钆对比剂与合并肾功能不全患者的肾源性系统性纤维化有关[66, 67]。对于年轻和其他健康的患者，如 MFS 患者，MRA 可能是终身监测影像检查的重要补充。因为它避免检测者暴露于辐射。超声心动图和超声检查不用于评估 DTAA，因为这些技术无法充分显示涉及该部分的疾病。

（二）基于直径的修复阈值

所有动脉瘤都需要被修复以防止致命性的破裂。尽管在主动脉疾病患者中更换主动脉可以挽救生命，但外科手术干预在发病率和死亡率方面

1059

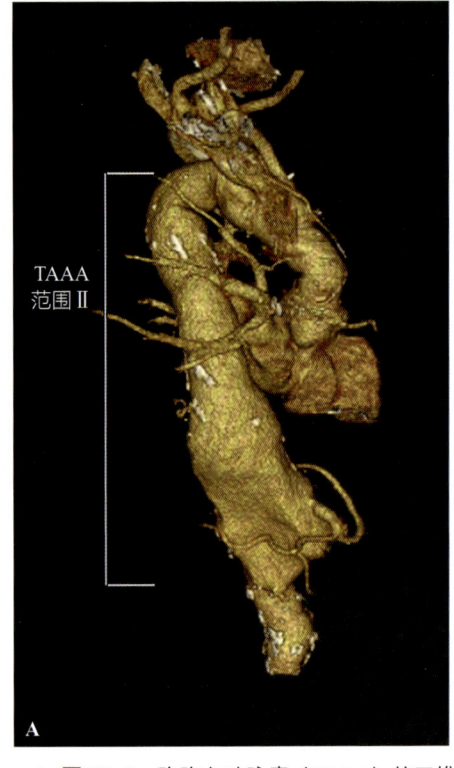
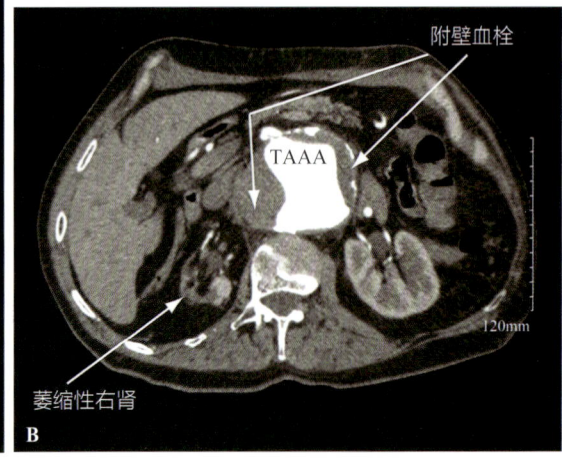

▲ 图 69-7 胸腹主动脉瘤（TAAA）的三维重建（A）和轴位对比 - 增强计算机断层扫描图像（B）
请注意，动脉瘤内衬血栓，右肾严重萎缩（箭）（来自 Vaughn SB, LeMaire SA, Collard CD：案例场景：胸腹主动脉瘤修复时的麻醉评估。麻醉学 115：1093-1102，2011，图 1. 经许可使用）

都有很大的风险。由于存在外科手术干预相关的固有风险，通常仅在破裂或其他灾难性主动脉并发症的风险超过固有风险时才有手术适应证。对远端主动脉瘤的自然病史的研究（如前一节所述）有助于在无症状患者中制定基于直径的修复阈值。目前的实践指南[43]建议，当 TAAA 的直径超过 6.0cm 时，对无症状患者进行选择性开放性主动脉修复；如果患者患有结缔组织疾病，建议使用较低的阈值（Ⅰ类推荐；证据等级 C）。在慢性主动脉夹层患者中，当降主动脉直径超过 5.5cm 时，需要进行选择性开放式修复（Ⅰ类推荐；证据等级 B）。虽然没有明确推荐用于远端主动脉，但当扩张率超过每年 0.5cm 时，建议选择性修复近端主动脉；在远端主动脉修复中遵循这一建议也是合理的，因为这种快速生长表明动脉瘤的不稳定性。

（三）临床症状

当出现在特定症状时，通常与动脉瘤扩张和周围结构的压迫，或与主动脉夹层相关的不良灌注有关。症状的发作通常被认为是即将发生破裂或严重灌注不足的指征，应立即进行紧急评估。疼痛是最常见的症状，可能位于胸部、背部、腹部或左侧腹；它可能被描述为尖锐或针刺般的急性疼痛或顽固性疼痛。然而，疼痛可能是慢性的，并且在这些典型的老年患者中病因不明。

其他各种各样的症状也可能会出现，医务人员应尽可能从每位患者获得详细的病史。在极少数情况下，患有远端主动脉瘤的患者会出现瘘管，并且可能存在不明原因的出血。吞咽困难可能是食管受压引起的，而咳嗽，喘息或肺炎可能是由气管或近端支气管撞击引起的；咯血可能是由于这些结构的磨损造成的。如果喉返神经受损，则声带瘫痪可导致声音嘶哑。来自扩张动脉瘤的压力会逐渐破坏脊柱体（通常导致疼痛）或肠壁（导致胃肠道出血）。十二指肠梗阻可能通过相关结构的压迫发生。在极少数情况下，可能的胆道受压迫会引起黄疸。压迫下腔静脉或髂静脉可导致远端静脉淤滞，患者可出现腹部瘀伤、脉压加大和水肿，并可能导致心力衰竭。

其他可能与栓塞、直接破裂或急性发作的夹层或扩大的慢性夹层相关的其他症状也可能会出现。斑块和血栓可能发生远端栓塞，导致内脏、肾脏或下肢分支血管的闭塞和新的血栓形成，并出现随之而来的灌注不良。休克、顽固性高血压或快速主动脉扩张可能表明存在或即将发生破裂；DTAA 倾向于破裂进入胸膜腔，并常常导致严重的失血性休克。自发性截瘫、腹痛、四肢发冷发青或疼痛、恶心、呕吐、尿失禁或排尿异常可能是主动脉夹层引起的灌注不足的迹象。

对可能出现的动脉瘤相关症状进行评估，这对制定适当的管理计划至关重要。无论动脉瘤直径多少，出现症状的患者都要进行手术修复。TAAA 急诊修复的最常见指征是主动脉破裂或叠加在现有慢性夹层上的急性夹层，通常这种夹层会迅速发展到主动脉破裂。虽然紧急修复被认为比选择性修复具有更大的手术风险，但任何不适当的修复延迟都有可能导致死亡，适当的延迟包括转移到有经验的治疗中心。

（四）修复禁忌证

开放性修复远端主动脉的禁忌证是具有患者特异性的，并且根据每位外科医生的经验而有所不同。一般而言，预期寿命有限的患者不适合进行开放式手术修复，虽然在对可生存类型癌症的治疗前可能需要对其进行主动脉修复。尽管开放式手术修复风险高的患者有时会进行混合型管腔内修复，但 TAAA 患者的这种修复涉及内脏动脉的侵入性去血管分支，患者通常对其耐受性较差，除少数治疗中心外[68]。TAAA 的手术风险模型修复将高龄确定为早期死亡的预测因子[69]；80 岁及以上患者的手术结果往往较差[70]。此外，应向患者提供有关的进展性改变生活的并发症（如卒中、导致透析依赖的肾衰竭和截瘫）的风险信息。其他患者特异性并发症包括慢性肾功能不全、慢性梗阻性肺病、心力衰竭和冠状动脉疾病[71, 72]。

五、修复方案

（一）术前评估

应尽可能仔细评估并减少为可预测的并发症，以降低手术风险；同样，术前评估患者的生理储备对获得有利的结果至关重要。除了那些需要紧急修复的患者外，所有患者都应进行完整的术前评估，尤其强调心脏、肺和肾功能的评估，并仔细审查影像学检查结果。根据需要，还可能要进行额外的检查；在被确定为具有颈动脉疾病高风险的患者中，需要进行颈动脉多普勒超声检查，并且可以通过凝血和肝功能检查来评估潜在的凝血问题或肝硬化。

1. 心功能

患者需要相当大的心脏储备以耐受胸主动脉阻断。经胸超声心动图和心电图常用于评估心脏功能。射血分数小于 30% 或有冠状动脉疾病症状的患者还应进行心导管检查，或在必要时进行心肌灌注的无创评估（如多巴酚丁胺超声心动图或双嘧达莫铊扫描）。当在选择性手术患者中发现明显的冠状动脉疾病时，建议在主动脉置换前进行心肌血运重建。应仔细评估已经接受过冠状动脉血运重建的患者；如果左胸内动脉已用于心脏血运重建，且如果主动脉夹可能需要放置在 LSCA 原点附近（DTAA，范围 I 及范围 II 的 TAAA 修复的常见定点位置），左侧颈动脉 - 锁骨下动脉旁路吻合术（图 69-8）可在主动脉置换前进行，以避免心肌缺血[73]。

2. 肺功能

患者需要足够的肺功能来耐受通常用于远端主动脉修复的单肺通气；肺部并发症是术后最为常见，通常影响 30% 或更多的远端主动脉修复患者。在大多数患者中，肺功能评估采用肺功能检测，包括 1s 用力呼气量（FEV1）和动脉血气分析。所有患者 FEV1 大于 1.0L，血液二氧化碳分压（PCO_2）小于 45mmHg 被认为是令人满意的手术候选患者。对于 FEV1 小于 1.0L 或 PCO_2 大于 45.5mmHg 的患者，在可能的情况下，通过戒烟、支气管扩张药治疗、体重减轻、适当的运动方案，以在 1~3 个月的时间内优化肺功能。术

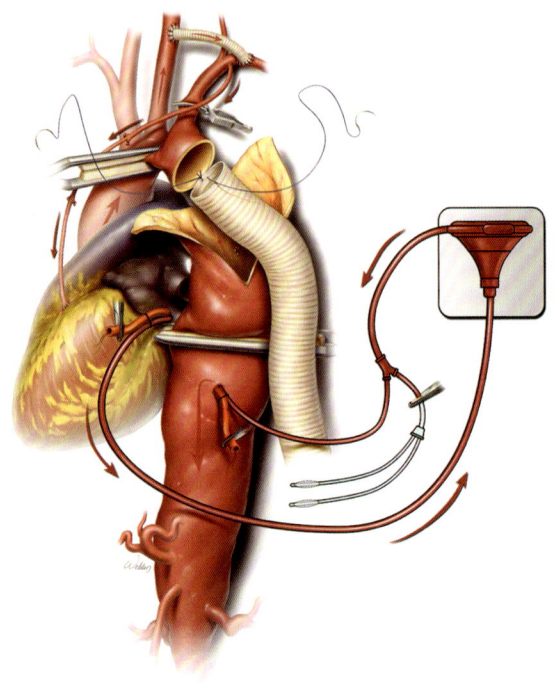

▲ 图 69-8　左胸内动脉－左前降支冠状动脉移植术后胸腹主动脉修复术示意图

当主动脉夹在左颈总动脉和锁骨下动脉之间时，进行近端吻合术。通过颈动脉－锁骨下动脉旁路移植物维持心肌灌注。这就减轻了在修复期间引起心脏缺血的可能性（引自 Jones MM, Akay M, Murariu D, etal: Safe aortic arch clamping in patients with patent internal thoracic artery grafts. *Ann Thorac Surg* 89：e31-32，2010, Fig 2, 经许可使用。Copyright Society of Thoracic Surgeons.）

前优化肺功能被认为可以减轻术后肺部并发症。此外，隔膜保留技术可以选择性地用于肺功能特别差的患者。

3. 肾功能

术前肾功能不全是主动脉置换术后的早期术后死亡率和发病率的重要预测指标[48,71]。不幸的是，CT 成像（通常用于计划主动脉修复）使用的肾毒性对比剂可能对肾功能产生不利影响。在临界肾功能的患者中，应在进行影像学检查之前采取预防措施。在图像采集之前，可以静脉注射 5% 葡萄糖和乳酸林格氏液与 25g/L 甘露醇和 1 A/L 碳酸氢钠的溶液。此外，可以在这些检查之前和之后施用乙酰半胱氨酸以进一步降低对比剂诱发肾病的风险。如果可能，在 CT 扫描或主动脉造影术后，手术延迟 24h 或更长时间，直到肾功能恢复到正常水平。

4. 影像学检查评估

应仔细审查可用的影像学检查，并在必要时进行额外的影像学检查以获得准确的结果，这对于制订手术方案至关重要，掌握整个患病和非动脉瘤部分的主动脉直径。主动脉夹闭和插管的潜在部位要进行血管钙化、夹层和附壁血栓的检查。密切关注解剖学变异，例如左主动脉后左肾静脉，以及先前用于提供冠状动脉血运重建而使用的左胸内动脉。要注意特别大的肋间动脉的位置。分支血管，例如内脏动脉和肾动脉，要仔细评估狭窄的起点处和它们互相之间的空间方位，以及在慢性主动脉夹层的情况下，血液是由真腔、假腔还是两者共同供应的。

（二）麻醉

在远端主动脉修复期间，外科医生、麻醉师和灌注师之间建立好的沟通至关重要。必须确保有充分的术中监测和静脉通路，因为在主动脉夹紧和松开期间患者的血流动力学可能会大幅波动。患者通常接受右侧桡动脉或肱动脉导线，肺动脉导管和大口径中心静脉导管的放置，以允许快速的液体给药。无论何时主动脉钳夹的位置影响通过 LSCA 的血流时，都要将动脉导管放置在右桡动脉中。为了监测患者体温，将探针放在患者的鼻咽中。

根据每个患者的血流动力学，心脏收缩功能以及是否将使用脊髓运动诱发电位监测来具体选择麻醉诱导方法。通常通过使用泮库溴铵来实现肌肉松弛。因为许多肌肉松弛剂的存在不会产生适当的运动诱发电位反应，所以在插管期间使用较短作用的肌肉松弛剂然后进行逆转。双腔支气管导管或左主干支气管阻滞用于经口部气管插管的所有患者，并允许左肺的选择性放气；这确保了降主动脉的充分暴露，并且在患者肝素化时减少了因操作损害肺部的机会。如果气管支气管解剖结构因大动脉瘤施加的压力而变形，那么标准的左侧双腔管将难以使用；在这种情况下，放置光纤引导的右侧管通常可以工作。在范围Ⅳ的 TAAA 修复时，左肺分离对于获得足够的暴露并不重要。

在主动脉置换期间，手术团队注意血容量状态对于避免血压的广泛波动以及可能的远端器官缺血是很重要的。频繁的动脉血气分析和对血清电解质、血细胞比容的密切监测是必要的。为了保持充盈压力，在手术开始时先用晶体溶液进行水合。甘露醇也可以在麻醉诱导状态下给药，以帮助维持利尿和增强肾脏灌注。主动脉交叉钳闭会导致后负荷大幅增加。在主动脉阻闭期间，应将全身血压保持在正常范围内，从而避免与阻闭相关的高血压。根据需要，可以使用血管舒张剂，例如硝酸甘油、尼卡地平和硝普钠。当左心脏旁路用作辅路时，对于在近端钳夹部位上方的血管中血压进行有效控制，可以增加通过左心脏转流回路的流量。仔细监测失血，丢失的血液需要被替换。从细胞保存装置回收流失血液并进行再输注，可助于减少输入全血和血液制品的量。在失血量较大的时期（例如当主动脉被打开时），快速再输注时允许使用未洗涤的过滤的全血。尽管流血的精细回输有时可以避免输血的需要，但在许多情况下，还是应注入新鲜冰冻血浆和血小板用于恢复足够的凝血功能，从而促进止血。

随着修复手术接近完成，移除主动脉夹时通常会发生低血压，通过在松开钳夹前尽早停止使用血管舒张药，并且通过输注液体来解决在修复期间损失的血容量来避免或减轻低血压的状况。通常，在主动脉钳放开之前，快速输注液体会导致血容量过多。碳酸氢钠输注可用于治疗主动脉阻闭期间发生的酸中毒。只要有可能，在修复术结束时双腔管可以用单腔管更换；然而，这个时间点并不总是可行更换的，因为上呼吸道水肿很常见，因此这种更换通常会延迟几个小时。

（三）定位

为了充分显露操作位置，将患者放置在豆袋垫子上，体位为改良的右侧卧位，肩部高于水平面60°～80°，臀部高于水平方向30°～40°。为了保持患者的体位，当左臂升高并在肩部上方以一定角度伸展时，抽吸放气并固定豆袋，类似于自由式游泳的姿势。无菌覆盖身体但应允许进入整个左胸，腹部和两个腹股沟。尽管在过去的年代中，去除肋骨很常见，但我们现在尽可能避免这样做，并使用台式牵开器在修复过程中提供足够的操作部位暴露。为降低移植物和手术伤口感染的风险，我们经常在使用前将移植物浸泡在抗生素溶液中；只要有可能，在皮肤切口前1h给予静脉注射预防性广谱抗生素。

（四）基于修复范围的多模式方案

尽管过去60年来在主动脉外科领域研究者们取得了重大创新，但成功的修复仍然具有挑战性；这主要是因为主动脉钳夹导致远端缺血，而这可能对多个器官产生不利影响。

虽然修复方案（框69-1）仍主要取决于修复范围，但我们常规使用中度肝素化（1mg/kg），轻度被动低温（32～34℃），节段性动脉的侵袭性再附着（特别是在T_8～L_1），在可能的情况下按顺序进行主动脉钳夹，并且只要可以进入肾动脉开口，就可以进行冷晶体肾灌注。

框69-1 当前胸主动脉瘤远端手术修复的多模式方案

所有主动脉远端的修复手术范围
轻度被动低温（32～34℃，鼻咽部）
中度肝素化（1mg/kg）
肋间和腰部动脉的侵袭性再附着（特别是在T_8～L_1）
按顺序主动脉钳夹（如果可能）
所有胸腹主动脉修复术
当肾动脉开口可以进入时，冷肾灌注（4℃）
CRAWFORD 范围Ⅰ和范围Ⅱ的胸腹部主动脉修复以及选择其他修复
脑脊液引流
左心脏转流（近端吻合期间）
腹腔轴和肠系膜上动脉的选择性灌注（左心脏转流完成后）
某些广泛或高度复杂的主动脉修复
低温停循环
完成象鼻手术或逆行象鼻修复
先前腔内修复的移除，完全补救或部分补救

主动脉修复已具有新型辅助手段，旨在降低特定手术损伤发病率，例如造成远端主动脉修复-肾缺血和脊髓缺血的发病率和死亡率的主要原因。左心脏转流，内脏灌注和脑脊液引流等外科手术辅助工具的开发和使用显著降低了传统上

与广泛主动脉修复相关的死亡率和发病率[74]。

1. 左心转流

左心转流术（left heart bypass，LHB）是一种良好支持方案，可提供远端主动脉灌注并减少缺血性疾病的发生[43]。我们通常为接受广泛 TAAA 修复（范围Ⅰ和范围Ⅱ的 TAAA 修复）的患者以及心脏功能不良的患者保留 LHB，其中 LHB 会有效地为左心室减负荷并提高其耐受主动脉钳夹的能力。当进行近端吻合术时，我们使用闭合回路内嵌离心泵（没有加热装置，氧合器或心脏切开术储液器）来输送等温氧合血液到被修复的主动脉段远端。在给予肝素（1mg/kg）后，将套（24Fr 成角度尖端套管）首先放置在左下肺静脉中来进入左心房，然后再一个放置在远端降主动脉或左股动脉中。我们更喜欢的方法是将导管插入腹腔动脉起点附近几厘米处的远端胸降主动脉，因为这种方法不需要进行股动脉插管，以此消除了相关的潜在风险。在启动 LHB 后（以 500ml/ min 的适度流速），在先前确定的近端部位处的主动脉将直的，填充的主动脉交叉钳夹应用于阻闭动脉。然后将第二个夹子（通常是大的 Crawford 夹具）放置在中段降主动脉上以分离出近端降主动脉的节段。我们的目标平均动脉压为 80mmHg，LHB 流量通常增加至 1.5～2.5L/min。如前所述，使用 LHB 可以快速调节近端动脉压，并最大限度地减少药物干预的需要。

在近端吻合完成后，LHB 回路一般被中止；然而，通常，LHB 回路会在之后被转移，使得它可以用于提供具有最低附加风险的选择性内脏灌注。与 LHB 的情况一样，内脏动脉的直接灌注通常仅限于具有范围Ⅰ或Ⅱ级 TAAA 修复的患者。在腹腔动脉和肠系膜上动脉的开端内，使用 9Fr 球囊灌注导管及等温氧合血液灌注这些相应的动脉，同时还要使用 LHB 回路的动脉回流管的 Y 形分支。这极大地减少了复杂的主动脉修复期间的肠系膜和肝脏缺血时间。尽管缺乏支持这种技术的证据[43]，但我们认为其具有潜在优势，其潜在好处例如术后凝血功能障碍和肠道细菌移位的风险降低。增强内脏灌注的其他技术包括裸露开端的动脉内膜切除术，用球囊扩张支架进行支架置入，以及用分支移植物替换不可消除或广泛移位的动脉。

2、内脏保护

近端吻合完成后，LHB 回路循环一般会被停止；然而通常情况下，LHB 回路会被转换成用于提供选择性内脏灌注，这样不会增加太多风险。与 LHB 的情况一样，内脏动脉直接灌注往往仅用于Ⅰ、Ⅱ度 TAAA 患者。在腹腔干和肠系膜上动脉的起始部，用 9Fr 球囊灌注导管连接 LHB 回路上的 Y 型分叉动脉回流管，将等温氧合血分别灌注入这些动脉。这大大减少了在这些复杂的主动脉修复过程中肠系膜和肝脏的缺血时间。虽然缺乏支持这项技术的证据[43]，但我们认为其潜在的收益，如减少术后凝血障碍和肠道细菌移位的风险，大于任何增加的风险。增加内脏灌注的其他技术包括：暴露动脉开口部位的动脉内膜切除术、球囊扩张支架植入术、用分支人工血管取代无法修复或广泛移位的动脉。

3、脊柱保护

在远端主动脉置换期间，大量肋间和腰椎动脉被牺牲了；在最广泛的修复手术期间（即，范围Ⅱ的 TAAA 修复），这种牺牲是最大的。

脊髓灌注动脉的丢失（图 69-9）伴随了与主动脉阻闭相关的血压显著波动，并增加了脊髓缺血性障碍的风险，即截瘫或下肢瘫痪。因此，对于最广泛的远端主动脉置换手术（范围Ⅰ和范围Ⅱ的 TAAA 修复）的患者，我们通常使用脑脊液（CSF）引流。我们还在患者中使用这种辅助手段，如果他们之前已经置换了部分降主动脉或腹主动脉。目前的指南建议在具有截瘫高风险的患者的开放性和腔内修复期间使用脑脊液引流（Ⅰ类推荐，证据等级 B）[43]。已知的截瘫危险因素包括高龄、合并肾功能不全、急诊手术、主动脉破裂、急性夹层、大面积修复、延长手术时间以及主动脉交叉钳夹的位置，既往有过腹主动脉手术以及下腹动脉阻断术[43]。

CSF 引流通过降低 CSF 的对抗性压力来增强脊髓灌注。在麻醉诱导后，将 18 号鞘内导管穿过第二或第三腰椎空间。导管可以让 CSF 进行被动引流，同时允许在手术期间和术后仔

第二部分 成人心脏手术
第69章 降主动脉与胸腹主动脉手术

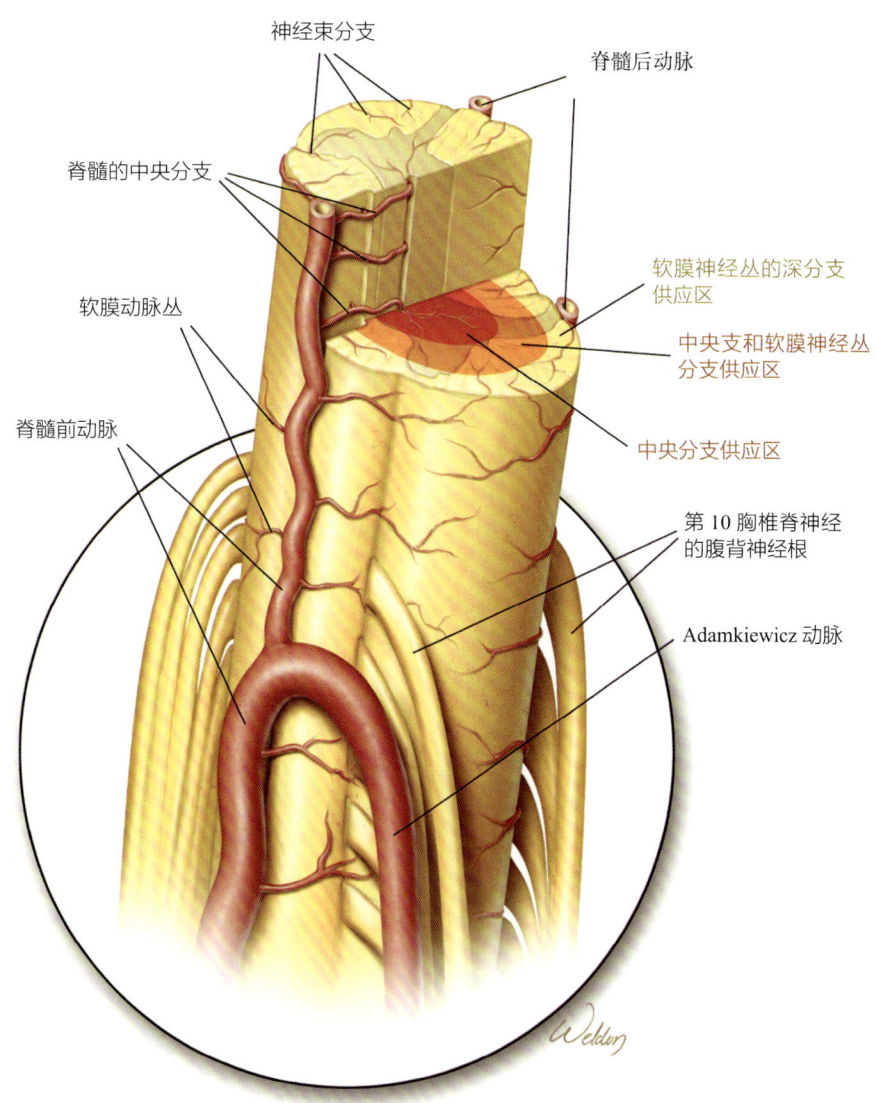

▲ 图 69-9 脊髓血供示意图

单支脊髓前动脉供应脊髓的前 2/3，两个后脊柱动脉供应脊髓的后 1/3。Adamkiewicz 动脉是供应脊髓的根动脉，并被认为在保持脊髓功能方面发挥着不可或缺的作用（引自 Vaughn SB, LeMaire SA, Collard CD: Case scenario: anesthetic considerations for thoracoabdominal aortic aneurysm repair. *Anesthesiology* 115：1093-1102，2011，Fig.5，经许可使用。）

细监测 CSF 压力。在修复期间，我们要达到 8～10mmHg 的目标压力。在主动脉修复后大约 48h 将 CSF 引流管留在原位，因为脊髓缺血可能在术后立即发生或以延迟的方式发生。需要对患者进行仔细的术后监测，甚至短暂的低血压都应该被避免。这项脑脊液引流术在广泛的主动脉修复中的益处已在我们小组进行的一项前瞻性随机试验中得到证实[75]。脑脊液引流的显著缺点包括颅内出血、椎旁血肿和脑膜炎，所有这些都可能导致死亡。其他并发症包括相关性头痛，而这是最常见的症状[76]。

此外，我们经常重新连接成对的大肋间动脉，特别是如果它们只有很小的部分出血流入胸腔时，重连以恢复脊髓灌注。虽然有些团体在整个手术过程中常规使用运动诱发或体感诱发电位监测脊髓，但我们还没有采用这种做法[77, 78]。这种方法监测主动脉置换术中脊髓运动神经元的功能，以指导选择特定的肋间动脉重连。这些监测技术还提供了增加脊柱灌注压或增加 CSF 引流率的一般指征。监测运动诱发电位需要保留基础运动功能，因此，如前所述，常用的麻醉剂会放松肌肉运动而干扰测试，因此必须采用替代策略。保护脊髓功能的其他策略包括使用纳洛酮和其他基于巴比妥酸盐的药剂进行直接硬膜外冷灌注以诱导局部脊髓低温或降低脊柱代谢。然而，这些策略中没有一种像 CSF 引流那样被广泛使用或得到当前指南的强烈推荐。

4. 肾脏保护

目前的胸主动脉修复指南[43]支持术中进行甘露醇给药（Ⅱb 类推荐，证据等级 C）和用冷晶体或血液直接灌注肾动脉（Ⅱb 类推荐，证据等级 B）。我们大量采用了这两种方案。我们的第一个随机临床试验比较了冷晶体与等温血液，并表明冷肾灌注减轻了急性肾功能障碍[79]。最近，我们的第二项随机临床试验将冷血灌注与冷晶体灌注进行了比较，结果发现使用冷血灌注并无优势[80]；因此，为了避免与使用冷血相关的潜在问题，我们通常使用冷晶体灌注。每当肾动脉开口可以进入时，我们插入 9Fr 球囊灌注导管并使用这些导管每隔 15～20min 就输送 200～400ml 大剂量的冷（4℃）乳酸林格液（用 12.5g/L 甘露醇和 125mg/L 甲基泼尼松龙制备）。需要仔细监测以确保患者没有过多的液体负荷或被过度冷却。在具有小动脉口、分支血管夹层或动脉粥样硬化闭塞性疾病的患者中，将灌注导管插入肾动脉可能是具有挑战性的。对于小肾动脉开口的患者，可以使用 6Fr 导管而不是标准的 9Fr 导管。应小心使用导管，以避免血管穿孔或切分了肾动脉；类似地，导管球囊的过度扩张会使这些动脉破裂。可能需要动脉内膜切除术或支架植入术（或两者）来改善肾脏灌注，与它们在内脏动脉中的应用类似；然而，在动脉内膜切除术后穿孔或破裂的风险特别高。与右肾动脉穿孔相关的出血难以识别；血液会流入右腹膜后。血流复流入内脏动脉后，任何原因不明的血容量不足都应该促使医务人员仔细检查肠系膜和腹膜后的解剖结构，以排除分支血管破裂。如果穿孔小且容易操作到，可以缝合穿孔；如果存在大量或多个穿孔，则可能需要置换分支移植物。

5. 低温

虽然 Kouchoukos 和其他人[81, 82]在 DTA 和 TAAA 修复期间常规使用深低温停循环（HCA），但我们更倾向于使用温和的低温处理（32～34℃）作为标准方法。深 HCA（通常在 15～18℃进行）可能会带来风险，即凝血功能障碍、肺部冷损伤、肝素化肺的牵拉损伤、成人呼吸窘迫综合征以及卒中风险增加。我们将深 HCA 的使用局限于主动脉阻闭极具挑战性或会产生额外风险的情况，例如破裂、动脉瘤过大或延伸到远端横向主动脉弓（如"巨大主动脉"）或先前的腔内修复妨碍了阻闭时。可能限制患者主动脉阻闭的其他因素包括严重的动脉粥样硬化或钙化（即瓷主动脉）和大血栓。

当需要 HCA 时，通过建立静脉引流开始进行体外循环，使用 28Fr～32Fr[2] 长的多孔插管插入左股静脉并定位在右心房。正确的定位至关重要，这可以通过经食管超声心动图进行验证。真空辅助静脉引流以 1.8～2.4L/min/m[2] 或 50ml/min/kg 的流量开始。尽管可以在左心耳或肺动脉中放置插管以防止左心室扩张，但我们更喜欢使用成角度的插管（20Fr 或 22Fr），该插管连接到静脉管路的 Y 分支并通过下肺静脉放入左心房。

回输插管的位置取决于患者的特定因素。在患有严重动脉粥样硬化或血栓的老年患者中，在降主动脉中放置 22Fr 角度的插管，而在动脉硬化程度最小的年轻患者中，动脉回输插管是放置在左股动脉中的 20Fr 或 22Fr 直插管。其他返回输插管部位包括左颈总动脉或左腋动脉。当开始全身冷却时，我们给予甲基泼尼松龙（5～10mg/kg）、硫喷妥钠（10～15mg/kg）、利多卡因（100mg）和短效 β 受体阻滞药以增加保护作用。一旦患者冷却至大脑电静止（通常在 15℃～18℃的鼻咽温度下）时，循环就开始停止。然后打开动脉瘤，并构建近端吻合。在修复期间不使用额外的保护性辅助剂，因为所实现的深度系统性低温给予了下游器官足够的保护。在近端吻合完成时，动脉管路连接到移植物的侧支；然后将主要移植物放气并夹紧在侧支的远端，允许泵血流恢复到上身，并进行主动脉其余部分的修复。

第二部分 成人心脏手术
第69章 降主动脉与胸腹主动脉手术

六、手术技术

(一) 暴露

DTAA 修补术在右肺通气下行左胸切开（图69-10）。一般而言，我们沿第六肋间切开胸廓；根据需要，比如在降主动脉近端破裂或大动脉瘤累及时，可以沿第五肋间切开，以增大主动脉弓远端的暴露。对于广泛的修补，如Ⅰ类和Ⅱ类 TAAA 修补，将切口延伸到肋缘和腹部，通常终止于脐水平；如果需要进一步暴露，这个切口可以延伸至髂动脉。对于范围较小的Ⅲ类修补，可以由第七或第八肋间切开，然后下行达腹部。为了防止组织坏死，应避免切口在肋缘附近形成急转角。对于主要累及腹主动脉的Ⅳ类修补术，在第九或第十肋间做一个直的斜行切口，以便固定胸主动脉。如前所述，我们通常不通过移除肋骨的方式来增大暴露区域。

对于 TAAA 修补，我们采用经腹膜的方式完成内脏旋内也可以采用腹膜后入路，但我们更喜欢经腹膜入路，因为它能直接评估主动脉修补前后肠道和脾脏情况。采用电切法沿 Toldt 线切开，将隔膜向四周分开，沿侧壁和后壁留下

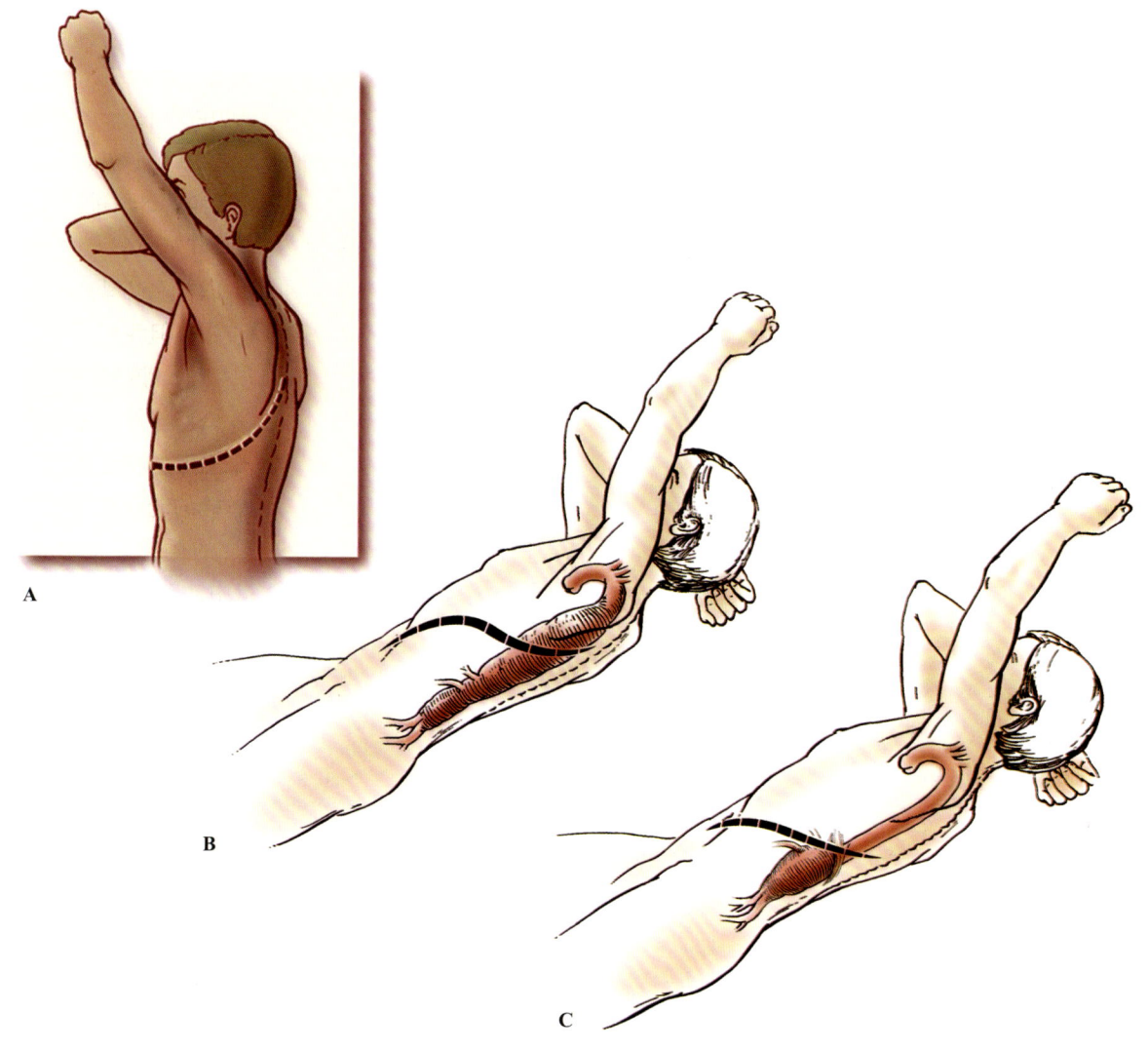

▲ 图 69-10 不同范围的降主动脉和胸腹主动脉修复暴露的方法
患者被定位在改良的右侧卧位位置，该位置优化了降主动脉和胸腹主动脉的暴露，同时如果需要的话，也促进了股动脉的暴露。A. 侧胸廓切开术用于降主动脉修复。B. 对于 Crawford 范围Ⅰ，Ⅱ和Ⅲ的胸腹主动脉修复，进行曲线切口。C. 对于 Crawford 范围Ⅳ胸腹主动脉修复，更具线性的斜切口就足够了（经贝勒医学院许可转载）

1067

3～4cm 的宽度。将一到两根收缩缝线（retraction sutures）放置在分隔开的隔膜心脏一侧的边缘。暴露部位通常延伸到腹主动脉，必要时可继续暴露至腹主动脉分叉处。确定左肾动脉根部所在位置，尽量将主动脉切口设计在左输尿管和睾丸/卵巢静脉之后。

（二）近端吻合术

对于接受 DTAA（图 69-11）和 I 类或 II 类 TAAA 修补的患者（图 69-12），近端钳通常夹在降主动脉的最近端，即 LSCA 的起始部远端。暴露近端钳夹部位时，通常要离断动脉韧带，分离保护迷走神经和喉返神经；迷走神经和左喉返神经常黏附于主动脉壁上，有损伤的危险。保留左喉返神经对于肺功能受损的患者尤为重要。如果术后声音嘶哑，应怀疑声带麻痹，经内镜确诊后，患者应进行直接声带介导修复治疗。

情况允许时，将近端钳置于 LSCA 远端以保证脊髓灌注。但如有需要，主动脉近端钳也可以夹于左颈总动脉和 LSCA 之间（此时应使用单独的动脉夹；当存在大的主动脉弓远端动脉瘤时，这种替代方法很有帮助）。在 III 类 TAAA 中，近端钳夹部位更远，与通过第七或第八肋间的低切

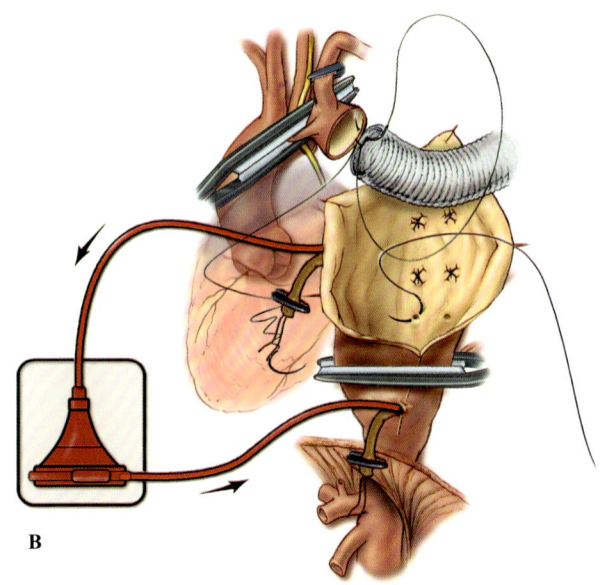

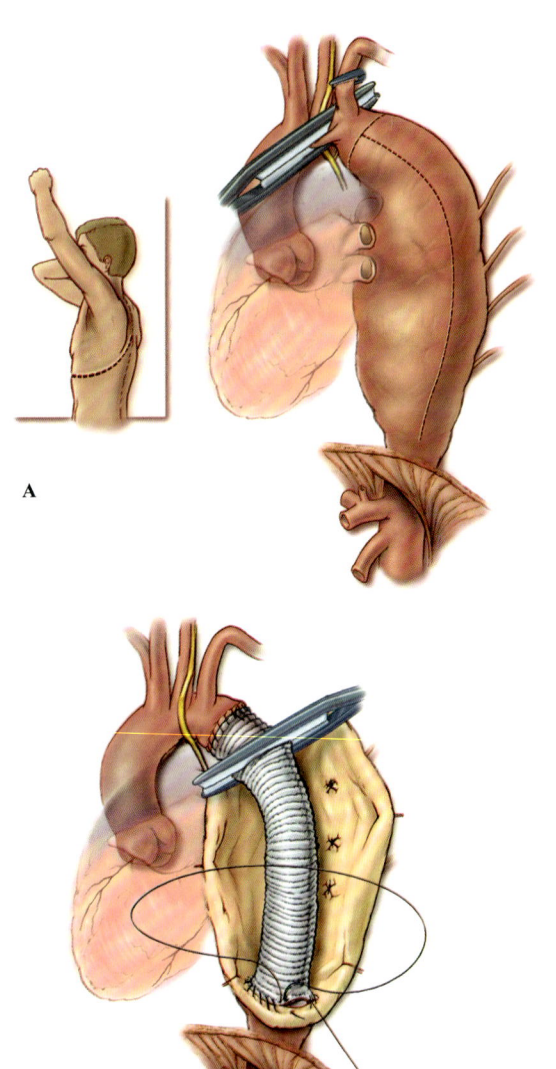

▲ 图 69-11 夹闭-缝合技术修复胸降主动脉瘤示意图

A. 手术通过胸壁切口（插图）进行。阻断钳放置在主动脉弓上，左颈总动脉和左锁骨下动脉之间，同时直接阻断左锁骨下动脉。主动脉沿纵向切开，在近端阻断钳外数厘米处则沿周向切开；B. 近端吻合完成后，将主动脉阻断钳重新移位阻断于人工血管上，恢复至左侧锁骨下动脉血流，动脉瘤其余部分沿纵向切开。进行开放的远端吻合完成修复；C. 作为夹闭-缝合技术的一种选择，左心旁路可以在修复过程中提供远端主动脉灌注（授权引自 Coselli JS, LeMaire SA: Descending and thoracoabdominal aortic aneurysms. In Cohn LH, editor: *Cardiac surgery in the adult*, ed 3, New York, 2007, McGraw-Hill, pp 1277–1298, Fig. 54-8.）

第二部分 成人心脏手术
第 69 章 降主动脉与胸腹主动脉手术

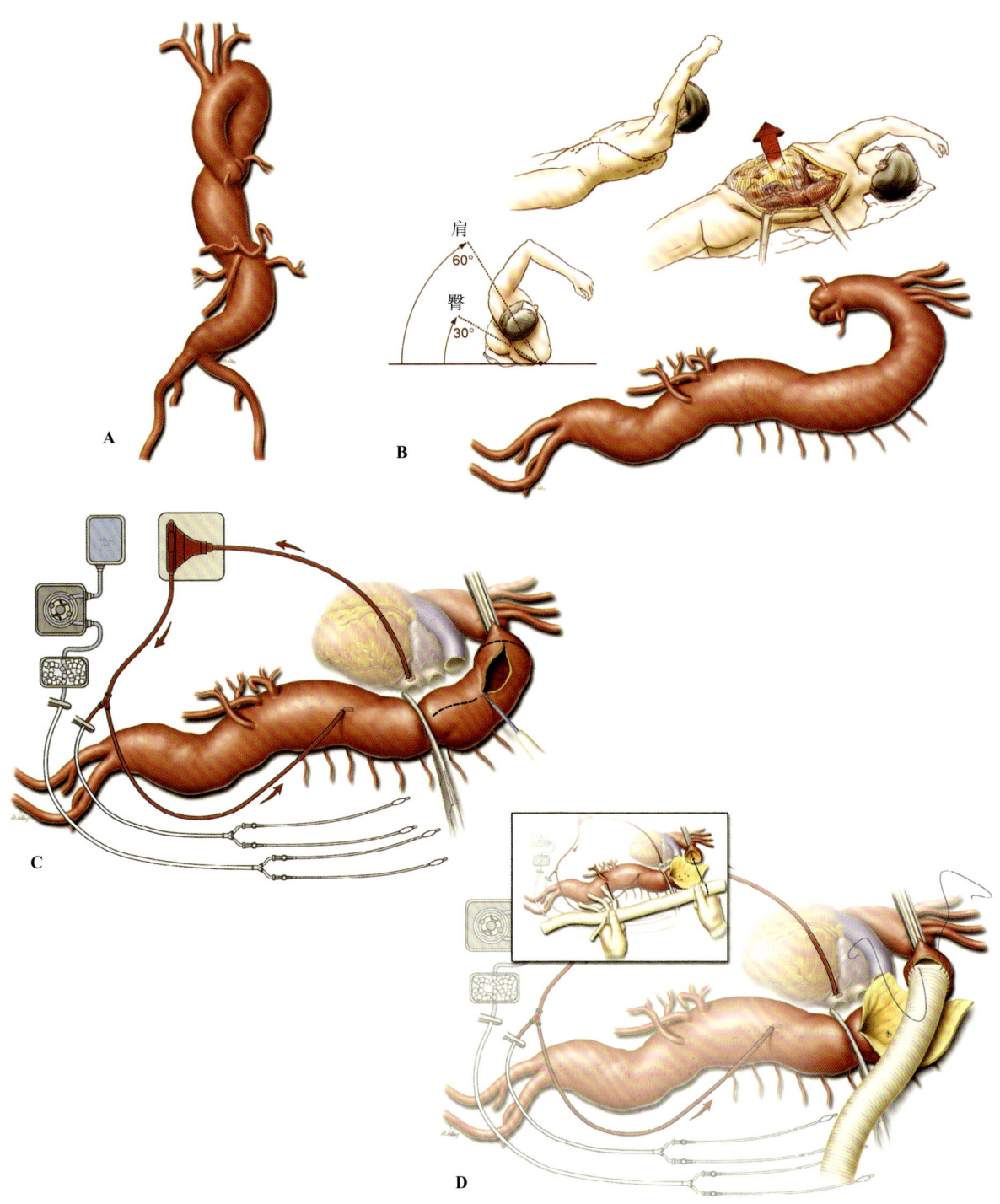

▲ 图 69-12 使用多分支人工血管修复Ⅱ度胸腹主动脉瘤示意图

A. 一个典型的接受这种修复术式的患者其动脉瘤范围会从左锁骨下动脉向下延伸到主动脉分叉。在这个患者中，内脏动脉彼此之间广泛移位，使得使用传统的内脏补片的吻合方法变得困难；B. 经第六肋间隙入胸。内脏向左侧内侧旋转和横膈膜的周向分离暴露整个胸腹主动脉。在整个操作过程中，使用固定于手术台的自保持牵引器可以保持稳定的暴露；C. 左心转流（LHB）是通过左下肺静脉切开在左心房放置一根引流管，然后将其与 LHB 循环回路相连。启动 LHB 循环后，紧邻左锁骨下动脉远端防止近端阻断钳，降主动脉中段放置远端阻断钳。用电烧刀将两个阻断钳之间的主动脉段纵向切开；D. 结扎后壁出血的肋间动脉后，在主动脉阻断钳远端 2~3cm 处横行切开主动脉，并与下方食管游离。拉伸四分支主动脉人工血管使其绷紧并进行修剪，远端将腹腔干起始部与左肾动脉开口处比齐，近端在达到近端吻合口部位处剪断人工血管（插图）

1069

SABISTON & SPENCER 心胸外科学（原书第 9 版）
SABISTON and SPENCER Surgery of the Chest (9th Edition)

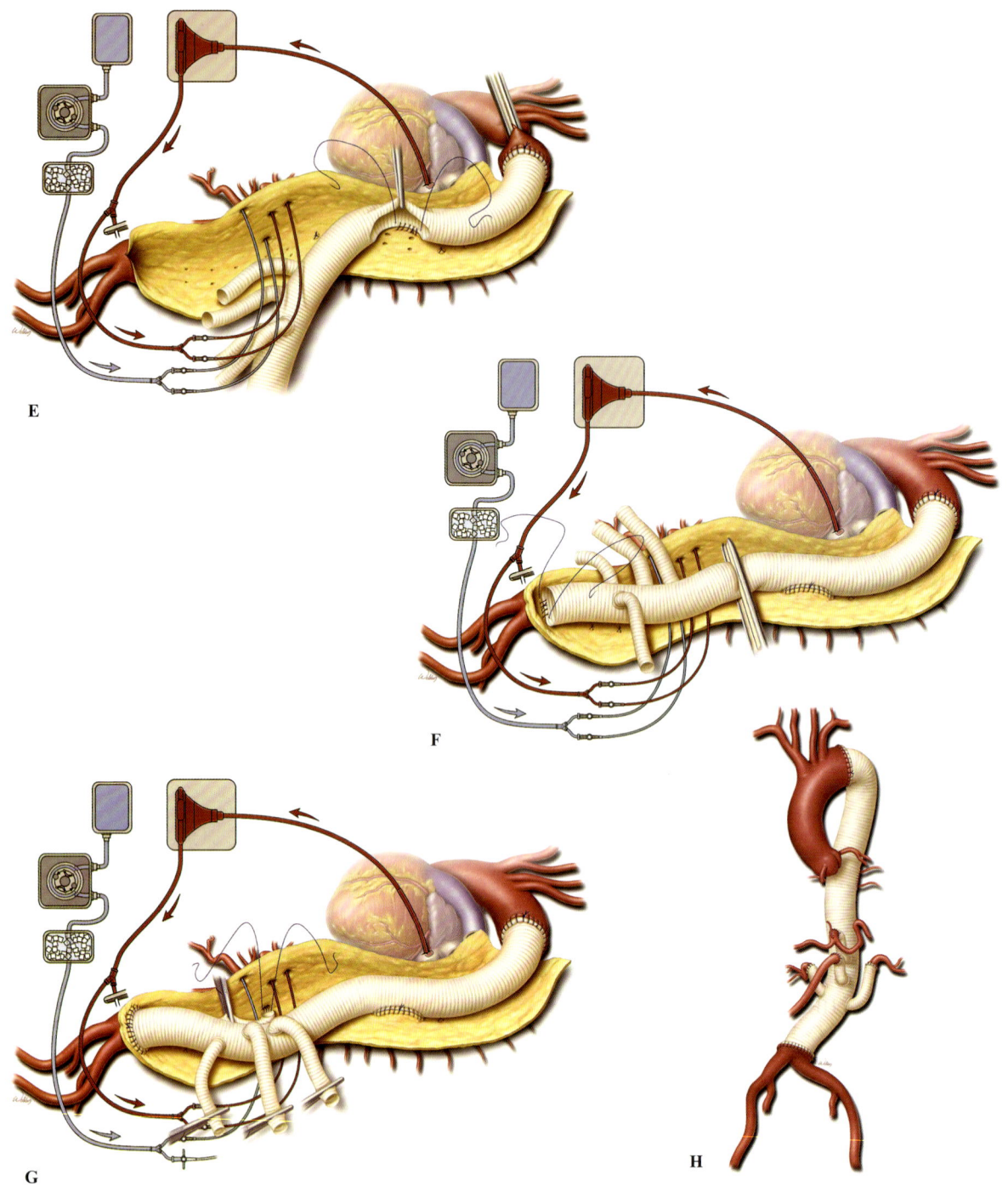

▲ 图 69-12（续） 使用多分支人工血管修复 Ⅱ 度胸腹主动脉瘤示意图
E. 近端吻合完成后，停止 LHB。主动脉纵向切开直到主动脉分叉。腹腔干和肠系膜上动脉用球囊灌注导管插管，开始选择性灌注。肾动脉也同样使用球囊灌注导管进行冷晶体溶液间歇灌注；F. 主动脉阻断钳沿人工血管向下移动到肋间动脉岛状吻合补片下方。修整人工血管后，进行远端吻合；G. 吻合右肾动脉；H. 显示修复完成情况（经许可，引自 Baylor College of Medicine.）

口一致。对于 Ⅳ 类 TAAA 修补，近端钳夹部位正好位于膈肌上方，通常在膈肌水平或内脏动脉根部后面的斜面行端端吻合。

主动脉远端钳夹部位通常位于降主动脉上 1/3 和中 1/3 的交界处，半奇静脉和肋间静脉之前；可以钳夹部分静脉以保证远端动脉夹的定位安全。在 DTAA 修补术中，很少使用远端动脉夹，而是对合适的主动脉组织行开放性远端吻合；因此，仅需暴露近端钳夹部位。

在广泛的远端主动脉修补（Ⅰ类和Ⅱ类TAAA修补）中，开启LHB，释放梗阻主动脉段压力。然后用电凝纵向打开该段，用0号丝线缝合动脉瘤壁边缘。

打开主动脉，清除血栓和碎屑。在DTAA和Ⅰ类、Ⅱ类TAAA修补中，常规缝合所有肋间动脉，以防止反流，减少失血和"窃取"脊髓供血。

然后在据近端夹2~3cm处将降主动脉近端横断，制成组织袖口。将袖口与其下食管小心分离，以免损伤食管或误将食管合并到近端吻合中。在近端吻合中，损伤食管可能带来灾难性后果，包括继发性主动脉食管瘘。

对于所有类型的修补，均应选择适当大小的Dacron人工血管（通常直径为20、22或24mm），并用3-0聚丙烯缝合线行端端连续缝合，将其吻合到主动脉近端袖口（患有结缔组织病或其他使动脉脆性增加的疾病的患者可能需要更细的缝合线，例如4-0聚丙烯缝合线）。因为需要精细的缝合来止血，所以通常用连续环形缝合血管中层或带垫片间断水平褥式外翻缝合来加固初级缝合线。如果之前近端主动脉钳夹在LSCA和左颈总动脉之间，只要情况允许，应将其夹到人工血管上，使得向脊髓提供侧支循环的LSCA恢复灌注。

在广泛的TAAA修补中，近端吻合完成后，缓慢停止LHB；一般而言，该回路转而通过腹腔干和肠系膜上动脉为内脏器官提供等温血液灌注。移除远端主动脉钳，电切向下打开胸腹主动脉直到分叉处。在准备主动脉远端时，除去所有大血栓。在慢性主动脉夹层患者中，切除中隔（这将在以后更详细地讨论）。到达肾窦后，使用低温晶体灌注左肾动脉和右肾动脉。

（三）重新吻合策略和其他考虑

如前所述，我们改良了主动脉远端修补术，积极地重新吻合一对或多对肋间或腰动脉（节段动脉）；仔细缝闭不做重新吻合的动脉以防止持续出血，因为出血可能导致脊髓缺血。要仔细检查动脉节段，特别是T8和L1之间的动脉。我们倾向于选择大的、无明显反流的动脉节段，只要其邻近的主动脉组织适合吻合。通常将节段动脉当作补片，在人工血管上做一个小切口，用3-0或4-0聚丙烯缝线通过侧侧连续缝合来吻合。也可以再置入一直径较小的人工血管将节段动脉端侧吻合至修补的血管上。尽快将近端主动脉夹移到肋间补片的远端（图69-12F），以重新灌注脊髓。

根据修补范围不同，同时要考虑诸如患者年龄、已患有或可能患有结缔组织病，以及动脉的根部是否广泛移位等因素，选择合适内脏动脉吻合到修补的胸腹主动脉中。此外，如有狭窄或其他病变累及内脏动脉，可能需要行动脉内膜切除术或支架植入术以改善血液循环，然后再将其吻合到主动脉上。在Ⅰ类TAAA修补术中，通常将斜面包绕内脏动脉行远端吻合。与之类似地，斜面法也可用于选择性Ⅳ类TAAA修补的近端吻合。对于患有老年退行性主动脉疾病而无结缔组织病变的患者，或是四根血管彼此接近的患者，最简单快速的吻合方法是将四根血管根部通过一个补片吻合到人工血管的椭圆形开口上，术后早期发生斑块动脉瘤的机会也较小。使用这种方法时，一般直接在血管口边缘附近进行吻合，以减少天然主动脉组织的吻合量。

然而，由于各种原因，一些患者需要其他吻合策略。例如，对于患有结缔组织疾病的患者，如果没有其他的替代吻合策略来减少残留的天然动脉组织，那么在斑块动脉瘤的发展晚期，就有较高的风险。在这些患者和有内脏血管病变或解剖部位改变的患者中，一根或多根内脏动脉可以分别用独立的纽扣或直径较小的Daeron人工血管吻合到主动脉人工血管上，或者用预制的多支人工血管（缝合前有4个分支）连接。一般而言，当左肾动脉由于慢性夹层或广泛动脉瘤扩张而大幅度移位、远离其他内脏动脉分支时，可以将它单独固定在组织底部或用单独的分支人工血管重新吻合。此外，在年轻的结缔组织病患者中，我们通常使用多分支人工血管分别吻合每条血管，以有效地减少天然主动脉组织吻合。使用多分支人工血管的一个优点是，可以先进行主动脉远端吻合，再将内脏分支重新吻合；这样既恢复了髂动脉的血流，又为高危脊髓提供了必要的侧支灌注源。尽管吻合的顺序取决于患者的个体解剖特征和基础肾功能，但一般顺序是右肾动脉、肠系膜上动脉、腹主动脉、左肾动脉。

慢性主动脉夹层在接受 TAAA 修补的患者中比较常见。尽管这些患者的手术方式与没有慢性夹层的患者相似，但仍有一些重要的差异需要考虑。切除主动脉内撕裂的内膜以定位所有重要的分支血管和清楚地分辨真假腔。如果夹层延伸到内脏动脉的开口之外，有两种选择；假腔可通过缝合或放置小直径腔内支架去除，也可在膜上开窗。此外，由于不对称扩张，左肾动脉通常广泛移位；可以借助人工血管的分支开口与之吻合，也可以额外取一根分支人工血管替换它。在构建近端和远端吻合时，应注意除去楔形的撕裂膜，以促进真腔和假腔的灌注。

（四）远端吻合术

远端吻合位置的选择取决于修补的范围和腹主动脉、髂动脉和股动脉的扩张程度。在慢性夹层患者中，通常只修补明显扩张的部分，留下其余的主动脉夹层组织，以增加早期生存率。在 DTAA 修补中，人工血管通常以连续缝合的方式与降主动脉远端进行开放性吻合。在 TAAA Ⅰ 类修补中，将内脏动脉吻合到斜面远端。在 Ⅱ～Ⅳ 类修补中，将主动脉夹移到内脏动脉吻合口远端，使内脏器官恢复灌注。然后移除动脉夹，运用开放性吻合技术（一种开放血管远端的技术）进行远端吻合。如果主动脉在靠近髂血管分叉处状态较好（且没有实质性扩张），则在此处用连续缝合进行端端吻合。

如果夹层延伸超过髂动脉分叉处，我们使用 2-0 或 3-0 聚丙烯缝合线以端端连续缝合的方式将另一条预制的分叉人工血管吻合到更换的人工腹主动脉上。然后将这根人工血管的主干与髂总动脉、髂外动脉或股动脉吻合，尽可能保留流入髂内动脉的血流。一般而言，我们不做置换，而是找到每个分支上质量较好、口径合适的远端动脉的近端位置。如果急性剥离超出远端吻合的位置，则通过缝合来关闭假腔，有效地使血流完全流入真腔；如前所述，对于慢性剥离，可以通过开窗的方式来避免灌注不良。此外，使用四分支 TAAA 人工血管后，可以在内脏动脉吻合前行主动脉远端吻合，从而促进脊髓的灌注。

（五）象鼻技术

广泛主动脉瘤的开放性修补（比如，几乎完全替换主动脉的修补，通常称为"巨型主动脉"修补）需要专门的方法来充分暴露术野。虽然在一些中心里[83]，这种修补是一期手术直接完成的，但是在我们的临床实践中，我们通常采用象鼻技术分两个阶段修补。由 Borst[84] 首先报道并由 Svensson 等[85, 86] 改良的传统象鼻技术，包括在第一次手术中替换主动脉近端，在第二次手术中替换主动脉远端（图 69-13）。然而，如果主动脉远端有破裂的危险，或者如果患者有相关的症状，则需在第一次手术中先更换主动脉远端，之后再更换主动脉近端。这种方法被称为反向象鼻技术（图 69-14），我们从 2 年前开始使用这种方法[87]。

传统的象鼻修补包括一期手术更换升主动脉和主动脉弓（使用标准的岛形或目前使用的 Y 形人工血管），并将一段 Dacron 人工血管放入远端吻合口，使其悬挂在降主动脉近端。在不久前，一般是使用岛形补片进行弓部置换，并将象鼻（通常是额外准备的 10cm 长的移植材料）放入远端吻合口，一般定位在 LSCA 根部远端部位。

目前的方法包括使用预制的带象鼻人工血管行 Y 形人工主动脉弓去分支技术[88]；运用这种方法使远端吻合口被带到近端（通常与无名动脉的根部相对），象鼻颈降低了吻合口张力，因为可以通过修整该部使之与动脉残端的直径相适配。这两种方法都可以用于二期修补，在美国通常倾向于使用相对较短的"象鼻"。而在日本，倾向于使用更长的象鼻，但这可能会增加截瘫的风险[89]。

象鼻修补可以用于预防（例如在远端主动脉扩张的患者中，扩张主动脉直径尚未达到修补标

第二部分 成人心脏手术
第69章 降主动脉与胸腹主动脉手术

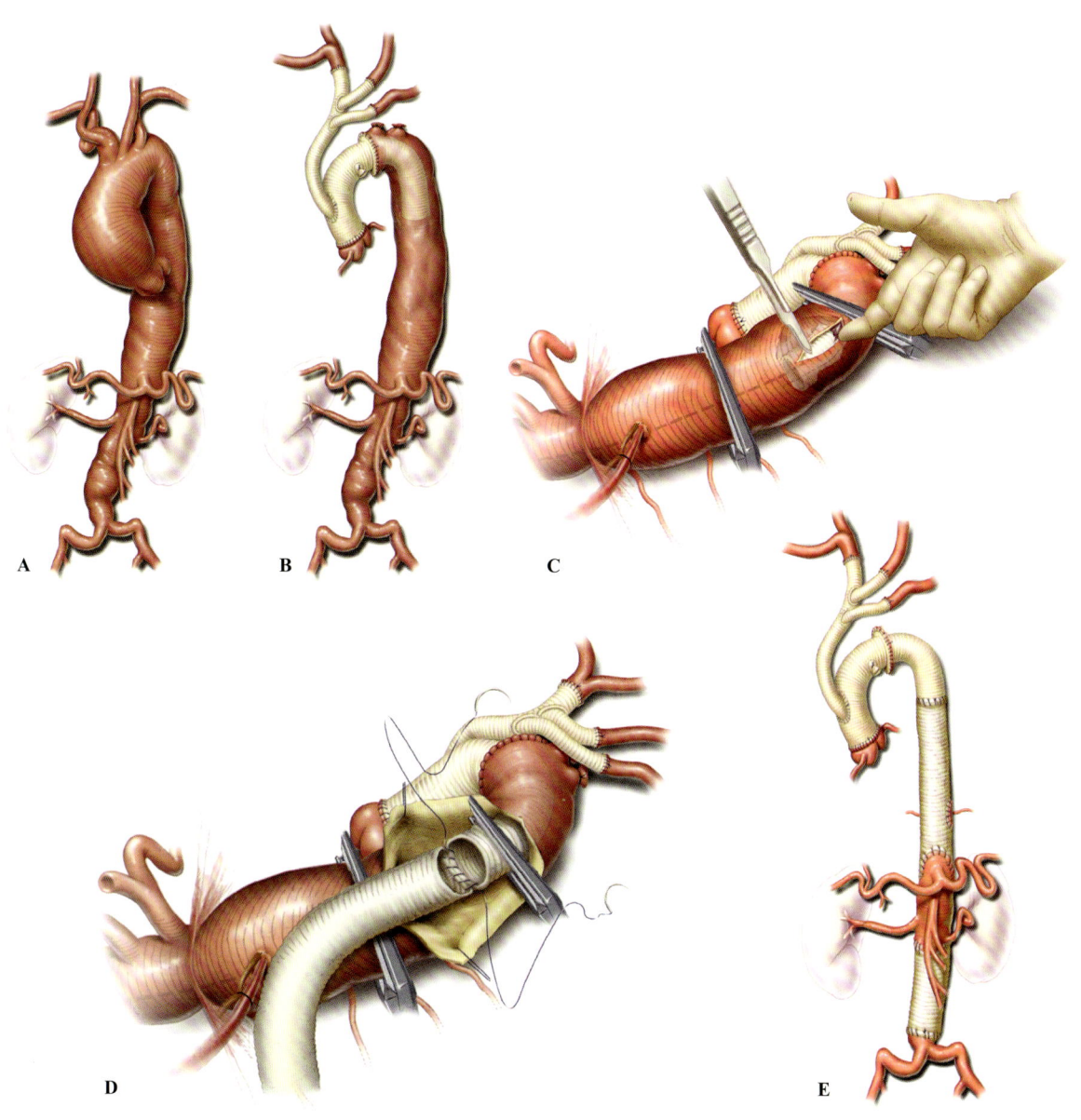

▲ 图 69-13 图示为使用象鼻法修复（A）广泛的主动脉瘤，累及升主动脉、主动脉弓和胸腹主动脉；B. 在手术第一阶段中，用人工血管替换升主动脉和主动脉弓的大动脉瘤，人工血管的一部分（象鼻）悬置于动脉瘤降主动脉段内；C. 象鼻在手术第二阶段被用于进行（D）近端吻合术；E. 显示修复完成情况（经许可，引自 Baylor College of Medicine.）

准），或者作为择期广泛修补手术的一部分，二期手术通常在几周内完成。在行二期修补术时，放置的象鼻极大地方便了近端吻合，因为可以直接、安全地夹紧象鼻，而不需钳夹替换的主动脉弓或降主动脉近端，经过一期手术，他们通常被致密的瘢痕组织包围。当有一个非常大的动脉瘤处于降主动脉近端时，这种方法是特别有用的。在 DTAA 的患者中，象鼻修补可以通过腔内完成，而无须开胸手术[90, 91]；然而，这种方法需要

腹腔干上方至少有 2cm 的主动脉组织用作人工血管内皮的远端附着区。射线夹通常放在象鼻人工血管的末端，用来指导象鼻的放置部位。

在逆行象鼻手术中，通常认为主动脉远端比近端具有更大的破裂风险。首先，将人工血管向内折叠凹陷，将人工血管的折叠端与主动脉近端吻合。在主动脉近端二期修补中，拉出移植物凹陷段，用于替换主动脉弓和升主动脉。这种方法避免了在主动脉弓上进行远端吻合[87, 92]。

1073

SABISTON & SPENCER 心胸外科学（原书第 9 版）
SABISTON and SPENCER Surgery of the Chest (9th Edition)

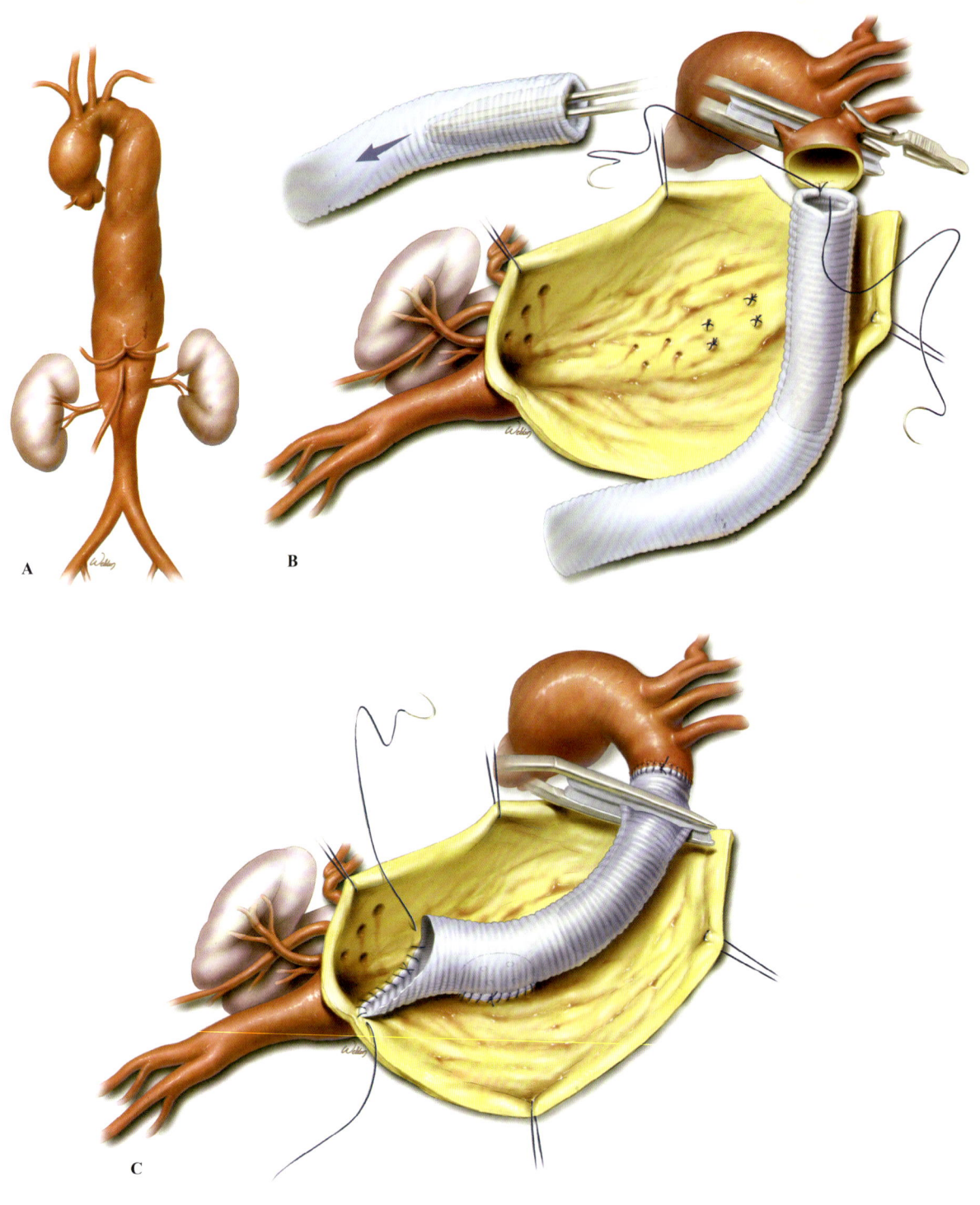

▲ 图 69-14 图示为使用逆行象鼻法修复

A. 广泛的主动脉瘤，累及升主动脉、主动脉弓和胸腹主动脉。在这种修复方法中，远端主动脉最受关注，所以首先修复它；B. 在第一阶段的手术中，胸腹主动脉被人工血管替代，人工血管的近端部分内翻。折叠边缘用于进行近端吻合；C. 在完成肋间动脉移栽后，在内脏动脉开口部位进行一个斜面的远端吻合

1074

第二部分 成人心脏手术
第69章 降主动脉与胸腹主动脉手术

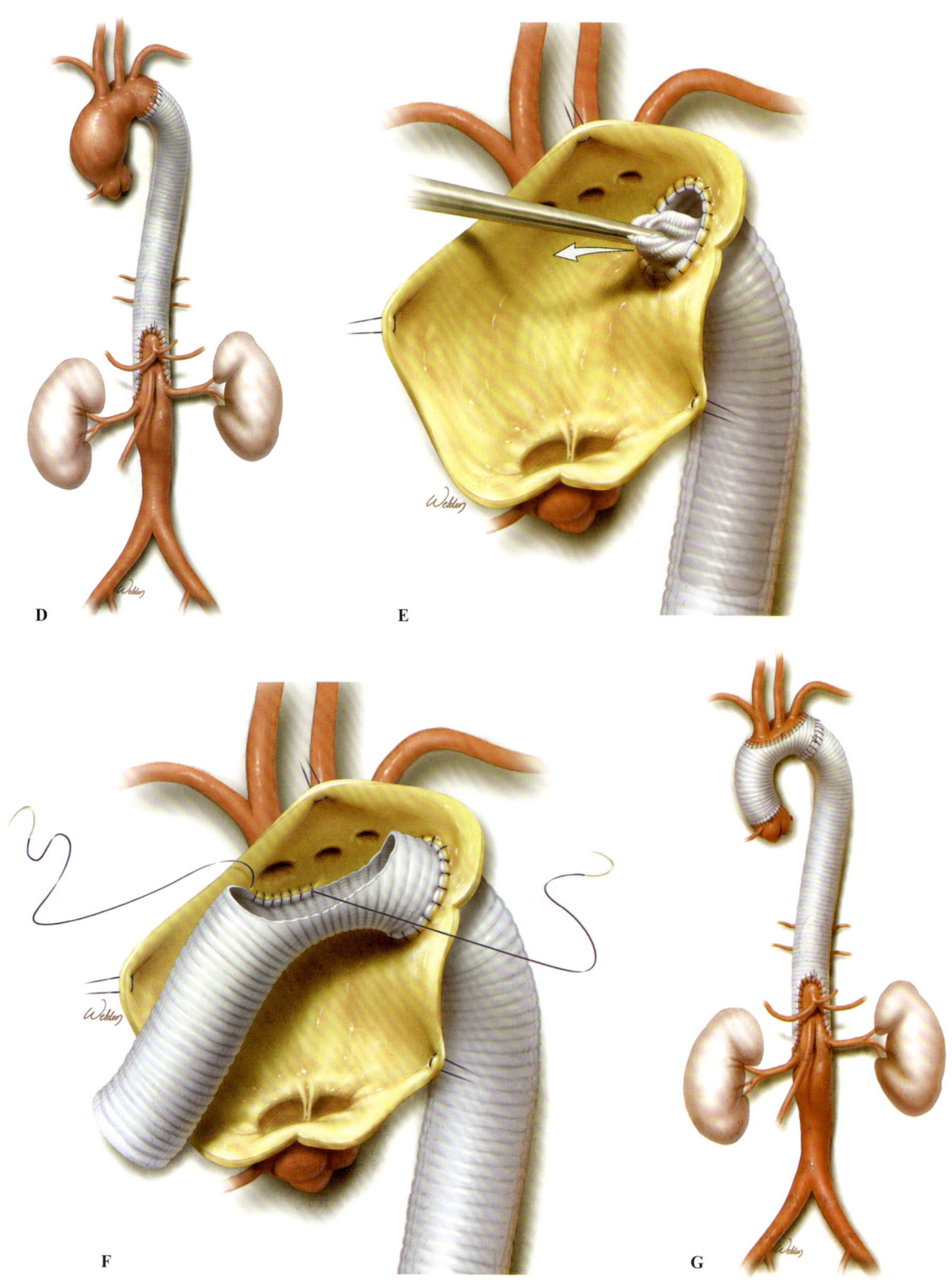

▲ 图 69-14（续） 图示为使用逆行象鼻法修复
D. 在第一阶段手术结束时，人工血管主干仍然悬置于降主动脉人工血管内；E. 在第二阶段通过开放的主动脉弓收回人工血管主干；F. 用于替代升主动脉和主动脉弓；G. 修理完毕（经许可转载，引自 Coselli JS，LeMaire SA，Carter SA，et al：The reversed elephant trunk technique used for treatment of complex aneurysms of the entire thoracic aorta. *Ann Thorac Surg* 80：2166–2172，2005，Figs. 1–6 and 8.Copyright Society of Thoracic Surgeons.）

1075

（六）主动脉腔内修补术后的开放性修补

主动脉腔内修补术后的开放性主动脉远端修补（图69-15）在许多方面都与前面描述的方法类似，修补的范围决定了外科辅助技术的应用。放置支架血管可能限制外科医生安全夹闭近端主动脉的能力；当支架血管覆盖主动脉弓的大部分时，深低温停循环技术可能是必要的。对于主动脉腔内修补术失败的患者，应高度怀疑支架血管感染，即使在无症状的患者中也应如此；存在感染时可能要使用其他方法，如使用大网膜覆盖，用抗生素灌注导管，或用抗生素浸泡支架血管等。有时，甚至可能需要对感染区域再次手术。当在主动脉腔内修补术后行开放性主动脉修补时，通常使用类似于Ⅳ类TAAA修补的斜切口以确保内脏血管充分暴露。

在无感染的患者中，支架血管可以完全或部分保留（图69-16），而在有感染的患者中则应该全部取出，这是视情况而定的。当新发动脉瘤是由邻近主动脉疾病发展所致，而不是由于晚期血管内衰竭引起时，支架血管可以完全保留在原位。

如果支架血管先前是直接缝合到主动脉壁上（而不是移除，这有进一步损伤的风险），那么可能可以将支架血管的很小一部分留在近端，这在冷冻象鼻手术中十分常见。而更常见的做法是，在修整支架血管的主体后，将相对较大的腹部分叉支架血管放置在适当的位置，特别是当延伸的血管黏附良好时。通常选用端端吻合，吻合包括血管内装置、残余主动脉壁和用以替换的聚酯人工血管。最理想的吻合方式是将主动脉全层环绕覆盖在支架血管周围，以防止血管材料上的针孔过度出血。当发生感染时，必须仔细检查邻近组织，因为有可能并发瘘管。应使用原位拭子或其他方法来确定致病菌，以便选用敏感抗生素方案治疗。

（七）关闭切口

在移开主动脉夹、完成修补后，静脉注射鱼

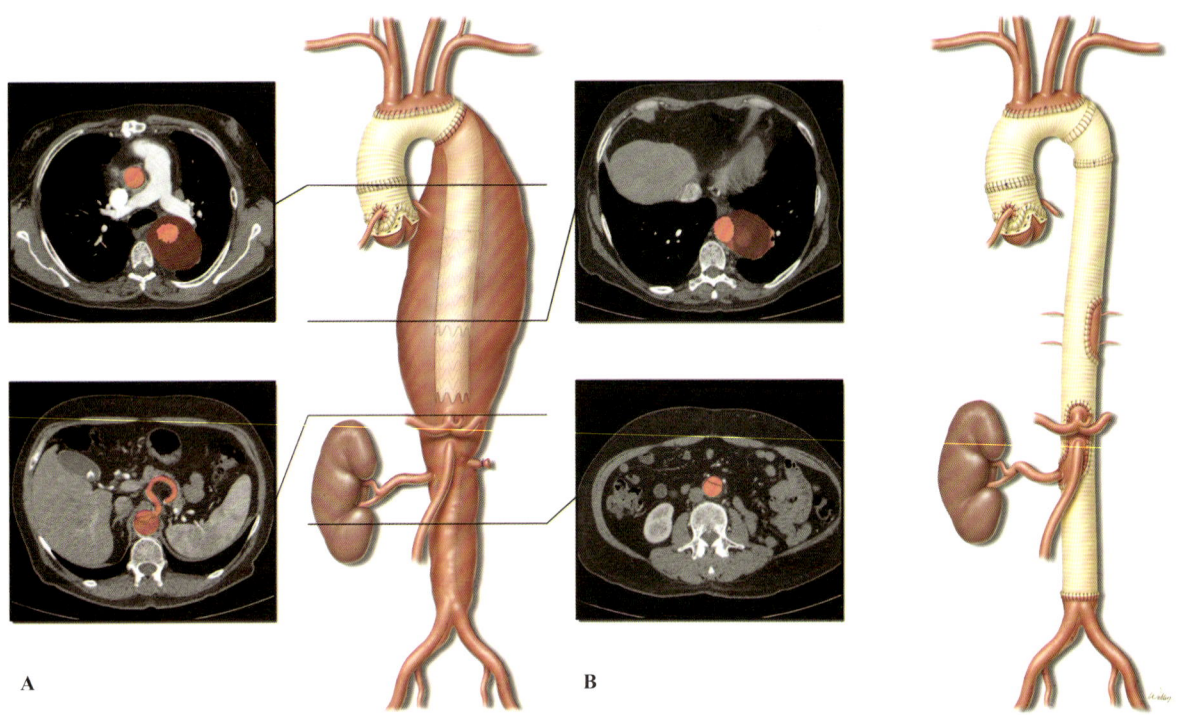

▲ 图 69-15　术前示意图和计算机断层扫描图像

显示：A. 一例慢性主动脉夹层引起的胸腹主动脉瘤，该患者曾接受主动脉根部、升主动脉、主动脉弓人工血管置换，并使用象鼻血管作为近端锚定区进行胸降主动脉腔内修复；B. 修复包括完全移除支架人工血管和Ⅱ度胸腹主动脉人工血管置换（经许可转载，引自 Baylor College of Medicine. 版权所有）

第二部分 成人心脏手术
第69章 降主动脉与胸腹主动脉手术

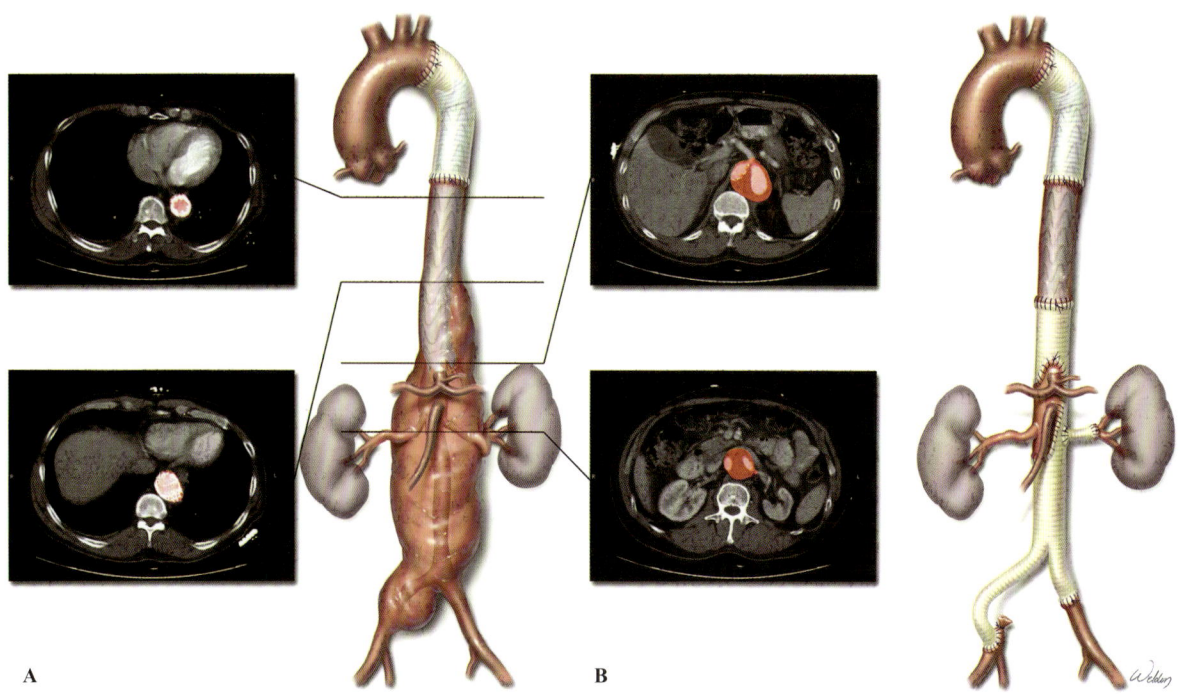

▲ 图 69-16 术前示意图和计算机断层扫描图像

显示：A. 一例慢性主动脉夹层引起的胸腹主动脉瘤，患者先前接受了开放的胸降主动脉近段人工血管置换术和胸降主动脉远段腔内修复术。随着时间的推移，主动脉病变进展累及更多的远端主动脉段；B. 修复包括部分移除支架人工血管和Ⅲ度胸腹主动脉人工血管置换。支架人工血管的一部分与主动脉组织充分粘连，允许部分保留该节段人工血管（授权引自 Baylor College of Medicine.）

精蛋白可逆转全身肝素化，给予靛蓝胭脂红染料可以评估肾脏灌注程度。安全止血至关重要，要仔细检查每个吻合口和插管部位有无出血。根据需要，可使用带有垫片或补片的强力缝线缝合，或谨慎使用外科黏合剂，来确保吻合质量[93]。

用温水冲洗术野使患者缓慢复温，并进一步评估止血效果；如有必要，可以给予血液制品。确认内脏器官以及髂动脉和股动脉有足够的血流灌注。观察肠的外观，确保脾脏没有包膜下血肿或包膜撕裂。然后将残余动脉瘤壁包裹在主动脉人工血管周围并连续缝合固定。

放置胸腔引流管（前胸腔和后胸腔）和腹膜后置闭式抽吸引流管。用1号聚丙烯缝合线重新连续缝合横膈膜，用重型编织缝线和不锈钢丝关闭肋间隙。术后放置肋周导管，用以输注局麻药，然后用连续缝合法依次缝合腹筋膜、前锯肌和背阔肌。

七、术后管理

（一）术后即时管理

系统化的术后护理是非常重要的，因为手术并发症并不少见，早期控制是降低新发并发症影响的关键。仔细关注实验室检查结果，评估引流量和液体出量，密切监测外周脉搏。理想的情况是，患者在手术后24~36h内撤下呼吸机，拔除引流管；在早期恢复过程中，物理治疗和下床活动是很重要的。

术后早期主动脉吻合口非常脆弱。因此，在最初的24~48h内，应该将血压小心地控制在一个狭窄的范围内——平均动脉压保持在80~90mmHg。通常可以用尼卡地平和静脉β受体拮抗剂实现。对于主动脉组织特别脆弱的患者，如结缔组织病或急性夹层患者，平均动脉压的目标范围可降低到70~80mmHg。但要避免出现低血压，因为它可以导致缺血性并发症，例如迟发性

1077

截瘫或轻瘫。即使是短暂的高血压也能使缝合线崩坏，导致严重出血和低血压，或者形成假性动脉瘤[94]。

如果放置了脑脊液引流管，鞘内压在术后早期应保持在 10～12mmHg。必要时，可以将脑脊液引流排出。一旦患者从麻醉中清醒，应在使用镇静剂前立即评估下肢的运动功能；只要下肢运动功能良好，就可将脑脊液目标压力增加到 12～15mmHg。由于发生迟发性截瘫或轻瘫的概率约占所有脊髓并发症的一半，因此需要仔细监测。一般而言，停止脑脊液引流数小时，如果患者神经功能保持完整，则可以移除脑脊液引流管；这通常在术后 48h 内完成。如果有截瘫或轻瘫发生，应积极治疗，常常能完全或部分逆转。如果脑脊液引流不畅，立即插入一个引流管，使鞘内压降低到 10mmHg 以下。与脑脊液引流联用的其他急救措施包括改善血流动力学，将平均动脉压升到更高的水平（85～95mmHg），给予激素和渗透性利尿剂，纠正贫血，如果有发热则退热等。

并发症一旦出现，立即采取纠正措施。肺部并发症较为常见，患者可能需要再次呼吸机支持。监测肌酐水平，如果出现显著上升，可以通过调整药物升高血压，以增加肾脏血流灌注。

由于人工血管感染会增加死亡风险，主动脉置换术后预防感染至关重要。在手术过程中，密切注意手术技术和无菌操作，制备人工血管时可以预防性使用局部抗生素。术后早期应用广谱抗生素，直至取出所有引流管和中心静脉导管。24h 后，可以拔除腹膜后置闭式抽吸引流管；一般而言，在 72h 以内，只要引流量小于 300ml/d，就可拔除胸腔引流管。

如果术后出现声音嘶哑，应怀疑声带麻痹。经内镜检查证实后，患者应进行直接声带内移术。

（二）长期管理

当患者准备出院时，开始进行患者教育并制定长期复查计划。应使患者意识到，如果出现相关症状（如突然出现疼痛或任何缺血性并发症），要寻求紧急治疗。此外，应当告知患者，即使他们没有结缔组织疾病或其他能导致动脉瘤进展的主要危险因素，术中保留的天然主动脉段任何部位，包括吻合部位，都有再发动脉瘤的风险。此外，许多患者往往血压控制不佳，这可能使缝合线张力逐渐减弱，导致假性动脉瘤形成。在极少数情况下，主动脉人工血管出现感染，这也可能导致缝合线断裂和假性动脉瘤形成。我们建议所有患者至少每年复查一次胸腹部 CT。在年轻患者中，可以改做磁共振成像来减少总辐射剂量。适当的影像学监测对于结缔组织疾病，尤其是 Loeys-Dietz 综合征等侵袭性结缔组织病患者尤为重要。

应该教育患者改变生活方式。最理想的是保持正常血压、心率和体重。患者应该了解吸烟与发生动脉瘤之间的联系。应告知滥用可卡因或冰毒而导致夹层的患者戒毒的重要性。轻度有氧运动有益健康，但应避免极量等长运动，例如举重等。同样，尽管许多患者期望可以重返工作岗位，但应避免繁重的体力劳动。

八、结局

尽管很难准确预测主动脉远端修补术在单个患者中的结局，但是主动脉远端修补术可能导致手术死亡和诸如截瘫、需要终生透析的肾衰竭和卒中等改变一生的严重并发症。一般来说，高龄（65 岁以上）、紧急修补、动脉瘤破裂和广泛修补是早期死亡和不良结果最有价值的预测因素[69, 71]。其他增加手术风险的患者特异性因素包括卒中病史和心、肾或肺功能差[48, 71]。如果可以，依据可以改善健康的干预措施来计划选择性修补；对于已知主动脉疾病的患者（甚至那些有修补术史的患者），坚持影像学监测对于避免紧急修补至关重要，紧急修补使早期死亡的风险增加 4 倍以上，并使其他主要并发症的风险显著增加[48, 71, 95]。

毫无疑问，肺部并发症是主动脉远端修补术后最常见的并发症，30%～40% 的患者受到影响[19, 96]。不同肺部并发症之间差异很大，而且很大程度上是不可避免的，这是因为为了提供足够的手术暴露野，单肺通气通常是必需的。虽然由于缺乏标准化定义，并发症的发生率很难比较，但是人们普遍的理解是，如今主动脉远端修补术的结局比过去几十年要好。举个例子，现在发生永久性术后截瘫的风险几乎仅为 Crawford 时代的一半[19, 48]，并且人们更加了解与其发生有关的危险因素，包括迟发性截瘫[94]。相比之下，需要透析的肾衰竭发生的风险仅比 Crawford 时代略低[19, 48]。

（一）降主动脉瘤修补术

如今，在主动脉修补中，广泛应用腔内修补的方法使得开放性手术在 DTAA 修补中应用减少。事实上，这种转变导致开放性手术倾向于用在更复杂的 DTAA 修补中（例如在腔内修补失败或结缔组织病的患者中进行的修补）。目前开放性 DTAA 修补术早期死亡率为 3%~6%，肾衰竭发生率为 1%~8%，截瘫发生率为 1%~5%[21, 24, 97-99]。卒中在开放性 DTAA 修补后相对少见，但是当使用深低温停循环技术时可能更为常见（分别为 2% 和 3%~7%）[21, 24, 97]。对于开放性缩窄相关的 DTAA 修补，经验丰富的中心报告了极好的结果，结果显示早期死亡率为 1%，肾衰竭发生率为 1%~3%，没有报道截瘫案例[58, 60, 61]。

（二）胸腹主动脉瘤修补术

大量数据研究表明，开放性 TAAA 修补术在大样本中心是最成功的，而当这种手术在小样本中心进行时，手术死亡率趋于过高[100]。在经验丰富的中心，目前开放性 TAAA 修补早期死亡率为 4%~10%，肾衰竭发生率为 4%~6%，截瘫发生率为 2%~8%[19, 81, 101, 102]。与开放性 DTAA 修补一样，与 TAAA 相关的卒中发生率也相对较低。最近对 National Surgical Quality Improvement Program 数据的分析表明卒中发生率为 2.2%[96]。不出意料地，术后结局因 TAAA 修补的范围不同而有很大差异；Ⅰ类修补早期死亡率为 5%~8%，Ⅱ类修补为 8%~9%，Ⅲ类修补为 7%~13%，而Ⅳ类修补为 3%~6%[18, 19, 22, 103]。TAAA 的Ⅱ类修补历来有着最高的发病率和死亡率[95]。对于接受复杂胸腹主动脉修补术的患者，如逆行象鼻手术或完整的象鼻手术，早期死亡率为 9%~16%[92, 104-106]。一些中心报道了腔内修补术后胸腹主动脉开放性修补的经验。许多文献表明，只要没有感染，这些患者的预后与未行腔内修补的患者没有明显差别，如果出现感染，有腔内修补史的患者预后则很差[52, 54, 55]。值得注意的是，结缔组织病及慢性主动脉夹层患者在主动脉远端修补后往往比其他患者有更好的结局，可能是因为他们更年轻，更健康，动脉粥样硬化负担更轻[107, 108]。

在此之前，我们发表了大量有关 2 年内进行的 DTAA 和 TAAA 修补的结果[24, 109]。在表 69-1 中，我们报道了 840 例患者的结局，这些患者在近 7 年间进行了不同范围的 DTAA（n=84）和 TAAA 修补（n=756）。总的来说，30d 死亡率为 4.6%，手术死亡率（由 Orman 等定义[110]）为 7.3%。根据修补范围不同，30d 死亡率也不同，由Ⅰ类 TAAA 修补的 3% 至Ⅱ类 TAAA 修补的 7%。我们的永久性截瘫发生率为 3.9%，根据修补范围从 DTAA 和Ⅰ级 TAAA 修补的 1% 到Ⅲ级 TAAA 修补的 8%。出院时需要血透的肾衰竭仍然是一个重要的并发症，总发生率为 6.5%。与其他结果相似，肾衰竭的发生率随修补范围而有所不同，从 DTAA 和Ⅰ类 TAAA 修补的 4% 到Ⅱ类 TAAA 修补的 10%。

九、致谢

作者对 Texas Heart Institute 的 StephenN.palmer 博士和 SusanY.green 博士的编辑协助，以及 ScottA.Weldon,MA,CMI,CarolP.Larson,CMI 和 BenjaminY.Cheong 博士的插图制作和协助选择表图片表示感谢。

十、声明

Coselli 博士是 Terumo 公司和 Medtronic 公司的子公司 Vascutek 有限公司的顾问；此外，他还是 GlaxoSmithKline、WL Gore&Associates 和 Medtronic 公司正在进行的临床试验的主要研究者。Preventza 博士是 Medtronic 公司的顾问，并且有 WL Gore&Associates 公司提供的会议相关旅行经费。LeMaire 博士是 Medtronic 公司的顾问。

十一、基金

这项工作没有得到外部财政支持。

表 69-1 840例最新的开放性远端吻合主动脉修复术结果（2006—2013）

修复范围	数 量	30d 死亡	永久性截瘫	永久肾衰竭
DTAA	84	3（4%）	1（1%）	3（4%）
Ⅰ度 TAAA	192	6（3%）	2（1%）	7（4%）
Ⅱ度 TAAA	239	16（7%）	14（6%）	23（10%）
Ⅲ度 TAAA	148	7（5%）	12（8%）	14（9%）
Ⅳ度 TAAA	177	7（4%）	4（2%）	8（5%）
总计	840	39（4.6%）	33（3.9%）	55（6.5%）

DTAA. 胸降主动脉瘤；TAAA. 胸腹主动脉瘤

第 70 章
A 型主动脉夹层
Type A Aortic Dissection

Philippe Demers　D. Craig Miller　著

刘隽炜　译

急性主动脉夹层是主动脉疾病中最常见的灾难性疾病。主动脉夹层的特点是主动脉中膜被搏动性血液分离，向主动脉及其分支的近端和远端延伸，程度各不相同。夹层过程在主动脉壁形成一个假腔，与真腔平行走行。在大多数情况下，最初的内膜撕裂引起剥离，使真腔和假腔之间的血液流通，通过剥离皮内膜片分离。由于这一急性事件很少与之前存在的动脉瘤相关，而且主动脉内膜（真正的管腔）实际上比正常的小，所以较早的夹层动脉瘤一词是误导和不恰当的；更确切来讲，主动脉夹层应称为假性动脉瘤。彻底了解主动脉夹层的病理生理，是在紧急情况下及时诊断和有效治疗的关键。另一方面，主动脉夹层的慢性阶段是很大比例导致的胸主动脉疾病和由假动脉瘤样假腔变性引起主动脉破裂的主要原因。在诊断方式、医疗和外科治疗以及长期治疗方面的许多进展已经改变了这种致命疾病患者的预后。本章总结了 Stanford A 型主动脉夹层的诊断和治疗的最新知识。

一、历史背景

在 1761 年 Morgagni 的观察之后，又有许多描述主动脉夹层的早期解剖和验尸报告，包括著名的 1776 年关于英格兰国王乔治二世尸检报告[1]。1802 年，Maunoir 描述了这种疾病，用了 dissection 这个词[2]。将近 20 年后，Rene Laennec 创造了 "aneurysme dissequant" 这个词，即夹层动脉瘤，认为这代表了囊状动脉瘤的早期阶段[3]。后来，在 1863 年，Peacock 发表了一篇 80 例主动脉夹层的综述[4]。直到 20 世纪后半叶，主动脉夹层的诊断几乎完全是靠尸检结果。在 1934 年 Shennan 所审查的 300 例病例中，只有 6 例在生前做出了诊断[5]。Paullin 和 James 报道了使用对比血管造影诊断主动脉夹层[6]。1935 年，Gurin 和他的 7 名同事首次尝试治疗这种疾病，他们使用外科髂动脉开窗术来缓解下肢缺血[7]。虽然很快被废弃，但他们尝试了用玻璃纸包裹的主动脉，以防止破裂[8]。1955 年，DeBakey 和他的同事开创了外科手术治疗的新时代，他们用移植物替换了发生夹层的主动脉[9]。随后，同一组在夹闭胸降主动脉时引入了体外循环[10]。1958 年 Hirst 和他的同事发表了第一批大范围的主动脉夹层临床病例；通过对 505 例病例的分析，这些作者强调了当时的高死亡率和临床上诊断率极低这一现状[11]。在 1965 年，Wheat 和同事引入了现代医学方法，利用药理学的药物来减少主动脉 dP/dt（抗冲动治疗）[12]。同年推出了至今沿用的 DeBakey Ⅰ 型、Ⅱ 型、Ⅲ 型主动脉夹层分型。1970 年，Daily 和同事们提出了基于病理生理学特征的简化的 Stanford 分类系统（A 型或 B 型）[13, 14]。从那时起，其他重要的进步，如微创和更准确的诊断方法，更安全的麻醉方法，更安全的体外灌注技术，深低温停循环在胸主动脉弓手术中的应用（Griepp 和同事在 1975 年从 Stanford 引入），更安全的人工血管移植的技术，使心血管外科技术的得以不断提升[15]。

二、分型

了解和准确应用主动脉夹层的分型是很重要的，以便最恰当地治疗患者，并严格比较不同机构报道的各种外科治疗干预的结果。过去对于主动脉夹层的分类有相当多的混乱。从 1955 年开始，已经有许多方法被提出，最初由 DeBakey 和同事提出的九种方法[9]。更广泛使用的 DeBakey Ⅰ 型、Ⅱ 型和 Ⅲ 型三大类分类方案在 1965 年被引入[14]。重要的是，DeBakey 在 1982 年修改了这个方案，提出 StanfordA/B 分型标准，该标准基于是否涉及升主动脉，而不考虑撕裂的位置和剥离的远端程度[16]。尽管使用了不同的标准，但关于主动脉夹层的共同功能分类系统的基本要素已经达成了共识。今天的所有分类系统的重点是在升主动脉的是否受累，不管主要的内破口夹层的累及范围及位置[17]。由 Daily 和他的同事在 1970 年提出的简化的 Stanford 分类方法在过去的 44 年里得到了广泛的接受[13]。

如果夹层累及升主动脉，那么它就是 Stanford A 型，它对应的是 DeBakey Ⅰ 型[16]、University of Alabama 的"升段"[18]、Massachusetts General Hospital 的"近端"[19]和 Najafi 的"前"夹层[20]。DeBakey Ⅰ 型和 Ⅱ 型夹层均累及升主动脉，Ⅰ 型扩张至无名动脉，Ⅱ 型仅限于升主动脉。如果无名动脉近端的升主动脉未受累，则这种夹层称为 Stanford B 型、DeBakey Ⅲ 型、降段、远端或后部夹层（图 70-1），然而这些患者中有许多在主动脉弓内有一定程度的逆行撕裂，这一点并不被广泛认识。主动脉夹层的一种亚型，内膜撕裂位于降主动脉或更远的远端，但夹层以逆行方式累及主动脉弓和升主动脉，1975 年 Reul 和他的同事称其为 DeBakey Ⅲ-D 型，但现在被简单地称为 Retro-A 型夹层[21]。Retro-A 夹层约占所有 A 型夹层的 6%，最近它们被更多地看作是降胸主动脉腔内修复术（TEVAR）的并发症[22]。

这种分类方法反映了主动脉夹层的病理生理学，认为升主动脉的受累是疾病过程生物学行为和最常见的致命并发症的主要预测因素；此外，它简化了诊断，因为准确地识别升主动脉的受累

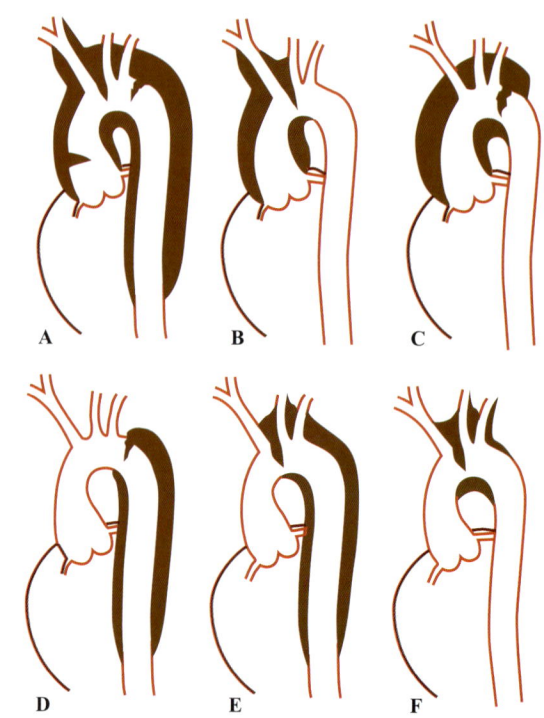

▲ 图 70-1　主动脉夹层 Stanford 经典分型

图 A、B、C 均为 Stanford A 型主动脉夹层，因为升主动脉均受累。原发性内膜破口位于升主动脉（A）、主动脉弓（B）或胸降主动脉（C）。图 C 现在称为逆撕的 A 型夹层，相当于 Debakey Ⅲ-D 型。（D）和（E）是 Stanford B 型夹层；破口位于降主动脉或主动脉弓，升主动脉不受累。最后一个例子（F）是一个孤立的弓部夹层，没有逆行或顺行的剥离，这种情况非常少见（引自 Miller DC: Surgical management of aortic dissection:indications, perioperative management, and long-term result. In Doroghazi RM, Slater EE, editors: *Aortic dissection*, New York, 1983, McGraw-Hill, p196.）

比准确地确定最初内膜撕裂（破口撕裂）的位置或剥离过程的传播程度更容易。此外，Stanford 分类系统促进临床决策和加速最终治疗。急性 Stanford A 型夹层的患者基本上在所有病例中都应该进行手术治疗；Stanford B 型夹层的个体可以选择治疗开放的外科干预，血管内 TEVAR，或保持治疗，取决于是否存在严重并发症。更具体地说，A 型夹层患者需要中位胸骨切开术、体外循环（CPB）和深度低温循环停搏（PHCA）；采用左后外侧胸腔切开术、总体外循环加肺动脉栓塞术、部分体外循环栓塞术或孤立的左心脏旁路搭桥术来处理 B 型的患者。

出现症状后 14d 内定义为急性主动脉夹

层；发病后 14d 以上为慢性夹层[23, 25]。根据 International Registry of Acute Aortic Dissection（IRAD）调查人员的研究[24]，经医学治疗的急性 A 型和 B 型夹层患者在发病后 14d 之后的累积死亡率达到了一个稳定的水平，证明了这种古老但果断的 14d 时间区分的预后重要性（图 70-2）。DeBakey 和他的同事引入亚急性来描述 2 周到 2 个月的夹层[16]，但是这种区别很少被使用；然而，亚急性这个词最近因为 TEVAR 的使用而变得流行起来，它的意思是 2 周到 6 个月或更长时间的任何夹层。它的使用不应该被认可，因为它是模糊的。

在过去的二十年里，血管成像技术的进步使得人们越来越多地认识到壁内血肿（intramural hematoma，IMH）和穿透性动脉粥样硬化溃疡（PAU）是急性主动脉疾病谱系中明显的病理变体，可演变为经典的主动脉夹层[26, 27]。两者的特点是没有传统的内膜瓣将主动脉分为真假通道。IMH 可由溃疡穿透动脉中层弹性层引起，也可自发发生而不引起任何内膜破坏。IMH 包括升主动脉（A 型 IMH）和降主动脉（B 型 IMH）。有时，IMH 会突然演变为经典的主动脉夹层[28]，两种腔内都有血流，这是动态主动脉病理过程的不同阶段。PAU 最常见于老年患者的胸降主动脉。区分 IMH（有无 PAU）或 PAU 与经典主动脉夹层是关键的[28]，因为这些病变的病理生理过程、临床行为、预后和处理可能不同[29, 30]，这取决于涉及的主动脉的哪个部分和患者的症状状态。

三、流行病学

所有年龄组均可见主动脉夹层，但多数病例发生在 50—69 岁。在一组 464 名 IRAD 注册患者中，平均年龄为 63 岁[24]。2/3 的主动脉夹层涉及升主动脉（Stanford A 型），1/3 涉及降主动脉（Stanford B 型）[24]。通常，B 型夹层的患者比 A 型夹层的患者年龄大[10, 24]。40 岁以下的患者的夹层分型的是 A 型夹层。根据 IRAD 调查人员的统计，年轻的急性主动脉夹层患者患高血压的可能性较小，更有可能合并马方综合征、二尖瓣主动脉瓣、其他结缔组织疾病或先前的主动脉手术[31]。在所有的研究中，男性患者居多，男女比例为 2∶1～3∶1。虽然受急性主动脉综合征影

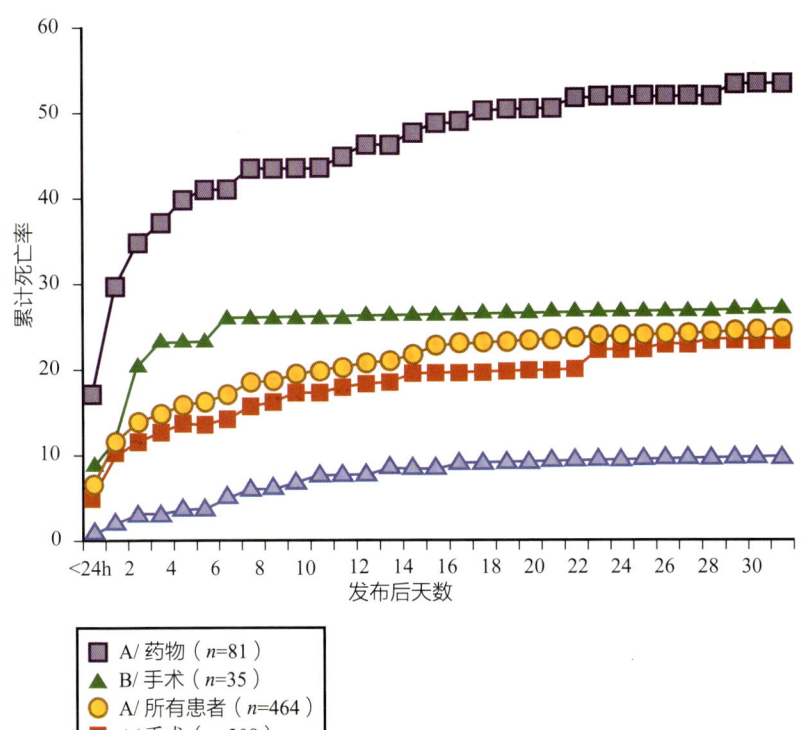

◀ 图 70-2 International Registry of Acute Aortic Dissection 中根据夹层不同类型和治疗方式的 30d 死亡率

（引自 Hagan PG, Nienaber CA, Isselbacher EM, et al: The International Registry of Acute Aortic Dissection [IRAD]: new insights into an old disease. *JAMA* 283:897–903, 2000.）

响较少，但在诊断时年龄较大，平均年龄为67岁，预后更差，可能是由于非典型症状和诊断延迟[24, 32]。Hirst和他的同事们发现，非裔美国人的主动脉夹层发生率更高，这可能更多地与高血压有关，而不是与主动脉的内在种族病理缺陷有关。同样，高血压的高患病率也可以解释为什么主动脉夹层及其变异在日本和其他亚洲国家发病率更高。

主动脉夹层的真实发生率难以确定，因为许多患者在确诊前没有做出正确的诊断就死亡了[33]。急性主动脉夹层是涉及主动脉的最常见的临床灾难，这一点还没有得到广泛的认识。此外，它的发病率在工业化世界中一直在增加，部分原因是预期寿命的增加和血压升高的时间更长。在1964年丹麦6480例尸检的研究覆盖一个地区人口的90%，急性主动脉夹层的发病率每年每百万人口为5.2，高于腹主动脉瘤破裂的发病率（每年每百万人口3.6）和高于4倍胸主动脉瘤破裂的患病率（每年每百万人口1.2）[34]。在Hirst和他的同事于1958年发表的开创性病理学系列中[11]，在1%~2%的尸检中发现急性主动脉夹层。在20世纪70年代，据估计，在美国东南部城市人口中有许多非裔美国人的急性主动脉夹层的发病率可能高达每百万人口每年10~20例[35]，或每年大约2000~4500例新病例[36]。根据对1980—1994年明尼苏达州Olmsted County居民所有的胸主动脉疾病的回顾，每年急性主动脉夹层的发生率估计为每10万人3.5例[33]。最近，在对整个瑞典国民医疗保健登记处15年期间的全面审查中，观察到胸主动脉瘤和夹层的发病率在1987—2002年大幅增加；具体来说，在此期间，男性胸主动脉疾病的发病率上升了52%，女性上升了28%，分别达到每年16.3例/10万人和9.1例/10万人[37]。总的来说，这些患病率估计无疑低于真实的发病率，因为它们没有包含到因主动脉夹层并发症而突然死亡的患者，这些患者被认为在没有尸检的情况下死于冠状动脉疾病或心律失常事件；然而，瑞典的报告并没有包含。瑞典的许多夹层都是在法医尸检时才被发现的，而在瑞典，法医尸检仍在普遍进行。大多数医生认为破裂的腹主动脉瘤更为常见；这个误解来自于这样一个事实：破裂的腹主动脉瘤比急性主动脉夹层更容易被正确诊断。

四、自然病史

根据历史尸检分析，未经治疗的急性主动脉夹层是高度致命的事件。在Shennan于1934年[5]发表的一项研究中，涉及升主动脉夹层的患者中，有40%的患者立即死亡，70%的患者在24h内死亡，94%的患者在第一周内死亡，100%的患者在5周内死亡。1967年，Lindsay和Hurst报道提到[38]，1/3的急性主动脉夹层患者在24h内死亡，50%的患者在48h内死亡，80%的患者在7d内死亡，95%的患者在第一个月内死亡。在慢性夹层患者中，只有15%在5年后仍然存活。对于合并胸降主动脉夹层的患者（Stanford B型），25%的患者在发病1个月后死亡。后来，Anagnostopoulos和同事[39]收集了963例未接受所有类型主动脉夹层手术治疗的患者，他们报告1周累计死亡率为70%，3个月累计死亡率为90%，但与其他回顾性调查一样，患者的真实身份尚不清楚。

大多数急性A型夹层未经治疗的患者死于心包内破裂，最终导致心脏压塞；其他死亡原因包括急性主动脉瓣反流导致左心室衰竭，冠状动脉开口受累导致急性心肌缺血，供应大脑或内脏循环的主动脉分支梗阻，自由主动脉破裂。急性B型夹层未经治疗的患者通常死于主动脉破裂或远端器官灌注不良（主动脉主要分支闭塞导致重要腹部器官缺血损伤，称为胸腔-腹腔灌注不良综合征）[23]。在Stanford的经验中，下肢缺血在出现时并没有显著增加手术死亡率风险，而梗阻腹部主要方支导致肾脏或内脏缺血与极高的死亡率相关[40, 41]。

估计只有10%的急性夹层能自发"愈合"，最终变成慢性夹层。几乎所有病例都能发现远端破口，从而使假腔得以减压[42, 43]。急性主动脉夹层后，假腔通常保持未闭状态，但很少血栓形成，主要取决于远端假腔破口的存在、大小和部位。当假性管腔仍然未闭时，容易随着时间的推移而逐渐扩张，导致假性动脉瘤的形成。值得注意的是，很大一部分急性严重或致命的夹层并发症是由假腔缺血引起的，这种假性内腔通过额外缩小或堵塞真腔而影响远端的血流。

五、诱发因素

（一）高血压

在主动脉夹层患者中，高血压患病率为 45%~80%[10, 23, 24, 43, 44]，在急性 B 型夹层患者中最高。未经治疗的高血压会导致主动脉壁内侧平滑肌细胞变性等改变，这可能会增加主动脉夹层的易得性[45]。虽然没有证据表明高血压会引发真正的夹层发生，但这是一个主要的风险因素。

（二）结缔组织疾病

遗传性结缔组织疾病，如马方综合征、Ehlers-Danlos 综合征和 Loeys-Dietz 综合征与主动脉夹层风险增加有关。马方综合征是一种常染色体显性遗传，其特征是编码糖蛋白肌原纤维蛋白 1 的 *FBN1* 基因突变，糖蛋白肌原纤维蛋白 1 是各种器官细胞外基质弹性纤维的主要成分[46, 47]。除了二尖瓣脱垂、进行性主动脉根部扩张、主动脉瓣反流、主动脉夹层等心血管症状外，这些患者还可能出现其他一些眼部和肌肉骨骼异常。马方综合征的诊断是根据修订后的 2010 年 Ghent 标准（主要和次要）做出的，该标准描述了不同器官系统参与的特征，以及识别 *FBN1* 突变的基因检测[48, 49]。当患者表现出典型的马方综合征表型时，不难下诊断；然而，许多患者只有一些特征性表型特征（可变外显率），包括马方综合征的典型症状中的有或无主动脉瓣反流的主动脉根部扩张[46]。与主动脉相关的并发症，包括急性夹层和破裂，是马方综合征患者死亡的主要原因。如果马方综合征患者有早期主动脉夹层或其他主动脉突变的家族史，那么夹层或破裂的风险就相当高[47, 49]。马方综合征在急性主动脉夹层患者中的患病率为 5%~12%[10, 24, 44, 50]。

Ehlers-Danlos 综合征患者，特别是 Ⅳ 型（血管型）ehler-danlos 综合征患者，在大多数情况下作为常染色体显性遗传，所有大动脉和肌肉动脉都有脉搏无力；Ⅳ 型 Ehlers-Danlos 综合征的特征是胶原蛋白原 3 型（COL3A1）异常，增加主动脉夹层或周围动脉自发破裂或腹腔脏器的风险。Ehlers-Danlos 综合征 Ⅰ 型和 Ⅵ 型患者也有主动脉破裂的报道[51]。Ehlers-Danlos 综合征患者的动脉极其脆弱，包括简单动脉穿刺和缝合修复在内的血管手术可能会出现破坏性的并发症[52]。血管类型 ehler-danlos 综合征的诊断是基于基因检测来确定 Ⅲ 型前胶原的 *COL3A1* 编码的突变[49, 53, 54]。

Loeys-Dietz 综合征是一种新近发现的常染色体显性遗传结缔组织疾病，其特征是早期动脉动脉瘤（通常为主动脉根部动脉瘤）和主动脉夹层伴弥漫性外周动脉屈曲。是由异构引起的突变基因编码转化生长因子 β 受体 1 和 2（TGFBR1 和 TGFBR2），并通过识别这些突变诊断证实[49, 55]。Loeys-Dietz 综合征的表型特征包括：眼距过宽、双裂性悬雍垂或腭裂或两者兼有、皮肤透亮、广泛性动脉过度扭曲，尤其是颅外颈动脉或髂动脉。在这些患者中，主动脉破裂和主动脉夹层的风险超过了任何其他已知的结缔组织疾病。

此外，主动脉破裂和夹层也可能发生在年轻的患者（甚至婴儿）和几乎正常的主动脉直径。最近，非综合征性家族性胸主动脉瘤和夹层的遗传基础被定义为多个缺陷基因。具体来说，一些基因突变导致细胞信号通路（与 Loeys-Dietz 综合征不同）和血管平滑肌细胞收缩器成分的蛋白质合成（MYH 11 和 ACTA 2 突变）存在各种缺陷，导致胸主动脉瘤和主动脉夹层发生在主动脉直径小于 5cm 的部位[43, 49, 56]。

（三）先天畸形

与普通人群相比，先天性心脏病，如双瓣主动脉瓣和主动脉缩窄，与主动脉夹层风险增加有关。在对 186 名死于 A 型主动脉夹层的患者的尸检分析中，我们发现单尖瓣或双尖瓣主动脉瓣的患病率为 9%[57]。任何类型的心脏手术后，双瓣主动脉瓣患者的围术期和术后晚期夹层风险也会增加，尤其是升主动脉扩张患者[49, 58, 59]。主动脉夹层主要累及缩窄症患者的升主动脉，而横弓相对发育不全[60]，夹层可能不会扩展到主动脉峡部。同时治疗急性A型主动脉夹层对于未矫正的严重缩窄患者是一项挑战，可能需要修改CPB动脉插管策略，偶尔也需要使用剥离外胸主动脉移植物来绕过缩窄[61, 62]。

（四）医源性损伤

主动脉夹层是心导管术和其他经皮介入治疗技术中一种罕见的并发症，涉及对胸主动脉内导管的操作，导管和导丝损伤通常是局限于自身的局部内膜下切断术，很少需要手术干预[63]。另一方面，在血管内置换术（TEVAR或经股动脉经皮主动脉瓣置换术）或开放手术过程中，可能会发生危及生命的医源性夹层；在7000例心脏手术中，医源性主动脉夹层占总数的0.3%[64]，这可能是由于升主动脉插管、股动脉插管后逆行剥离、主动脉阻断夹或部分闭塞钳损伤以及近端搭桥吻合处内膜损伤所致[63, 65]。非体外循环冠状动脉搭桥术患者围术期A型主动脉夹层较高，这是由于多次升主动脉操作建立近端吻合所致[66]。

（五）妊娠

在40岁以下的妇女中，大约50%的夹层发生在妊娠晚期或分娩过程中；这些妇女中有相当一部分患有结缔组织疾病，如马方综合征，或与升主动脉扩张相关的双叶主动脉瓣[67, 68]。血流动力学和激素的变化，在妊娠晚期达到顶峰，被认为是易受影响的个体夹层的原因。

（六）违禁药物的使用

使用可卡因的心血管并发症之一，特别是吸食强效可卡因，可导致急性主动脉夹层[69, 70]。在这种情况下，主动脉夹层可能是突然、严重的高血压和儿茶酚胺释放的结果，这种诊断应该考虑到可卡因或甲基苯丙胺滥用者出现的胸痛。

（七）其他因素

常染色体显性遗传性多囊肾病、Turner综合征、Noonan综合征和Alagille综合征患者的主动脉夹层也比一般人群发生得更频繁[49, 71]。炎症性疾病如Takayasu动脉炎、巨细胞动脉炎、Behcet疾病、自身免疫性疾病（如系统性红斑狼疮）和主动脉感染（如梅毒）很少与急性主动脉夹层有关[42, 43, 49]。

六、病理生理学及病理表现

（一）中层变性

1929年，Erdheim首次描述了他所谓的"囊性内侧坏死"，这是一种非特异性的病理过程，包括内侧平滑肌细胞丢失、弹性板层破裂以及主动脉介质内的酸黏多糖堆积[72]。这种异常的结构被认为会导致主动脉介质中周壁应力和切变应力的分布发生变化，可能导致内膜撕裂。囊肿这个词其实是用词不当，因为这些内壁病变不会形成真正的囊肿（它们没有上皮细胞排列）。坏死这个词也是不正确的，因为它是不存在的[73]。在年轻患者（特别是那些遗传性结缔组织紊乱的患者）中，主动脉介质的弹性成分被破坏和紊乱[74, 75]；在老年人中，由于衰老和高血压导致的主动脉中层平滑肌成分异常，可能是与主动脉壁反复损伤和修复有关的变化。因此，应该放弃"囊性内侧坏死"这一众所周知的名称，而代之以更具体的术语，分别与中青年和老年患者的弹性纤维（"弹性型"）和平滑肌细胞（"平滑肌型"）的改变有关。对于遗传性结缔组织疾病患者，如马方综合征，主动脉壁的病理检查经常显示明显的内侧退变，有严重的弹性板缺失和黏液物质在介质内堆积。这些年轻的患者通常有急性A型夹层。另一方面，在老年人中，B型夹层更为常见，并且与内壁退变有关，表现为平滑肌细胞的丧失。提出，激活T淋巴细胞和巨噬细胞的共存和凋亡的标志在主动脉血管中层细胞死亡的主动脉夹层患者内侧变性可能导致两个途径，即血管平滑肌细胞和细胞外基质的降解[76]。主动脉夹层患者中，外膜胶原Ⅰ型、Ⅲ型胶原含量增加，结缔组织生长因子活性增加[77]；这些现象可能是导致主动脉膨胀性和顺应性降低的原因。另一个导致细胞外基质逐渐降解的因素是基质金属蛋白酶的过度激活，特别是基质金属蛋白酶9，它是锌依赖性蛋白水解酶，可以破坏血管平滑肌细胞和细胞外基质蛋白的平衡组成[78]。基质金属蛋白酶9基因编码的特定核苷酸多态性，更具体地说，–8202 a/G 等位基因的存在，似乎与主动脉夹层的风险增加有关[79]。

（二）原发性内膜撕裂

大多数权威人士认为，主动脉夹层的起始事件是内膜撕裂，导致血液进入主动脉壁，最终导致主动脉内侧层（弹性平滑肌和周向平滑肌纤维）随着动脉的扩张而逐渐分离夹层血肿。主要的内膜撕裂允许真主动脉腔和假腔之间的沟通。只有 2%～4% 的主动脉夹层没有明显的原发内膜撕裂，通常局限于胸降主动脉[11]。在结缔组织疾病患者中，如果不广泛破坏内膜、假性动脉瘤发育或任何假腔（我们俗称的"内膜拉伸痕"），很少会出现局部内膜破裂[80]。如果它们与内壁局部血肿有关，它们就会出现"蘑菇帽"。是否内膜撕裂是所有主动脉夹层的诱发事件仍有争议[73]。由于营养血管破裂引起的 IMH 是另一种潜在的但罕见的引发事件，可导致 frank 夹层。内膜破裂通常发生在沿胸主动脉壁最大应力点处。内膜撕裂通常是横向的，通常涉及 1/2 到 2/3 的主动脉周长。偶尔，完全周向撕裂完全破坏内膜连续性，可导致内膜内肠套叠和机械性血流梗阻，因为周围内膜严重脱垂[81]。在 A 型夹层中，大部分内膜撕裂（60%～70%）位于升主动脉，通常位于窦管交界远端（图 70-3）[11, 82, 83]。在 10%～20% 的病例内膜撕裂位于主动脉弓，最常见的是在小弯侧[84, 85]。内膜撕裂也可起源于降主动脉近端 1/3，靠近主动脉峡部。在少于 5% 的病例中，内膜撕裂可位于腹主动脉，夹层局限于腹主动脉，或逆行累及至升胸主动脉[86, 87]。

（三）延展和折返

在主动脉壁内，假腔位于主动脉中膜的内 2/3 和外 1/3 之间。在病理解剖检查中，被剥离的主动脉是假性动脉瘤，因为包含真腔的主动脉内膜没有扩张，实际上比正常的要小。一旦开始，主动脉夹层通常在顺行或"下游"传播，但也可能向逆行方向延伸。夹层通常沿着主动脉呈螺旋状向下进行。剥离的扩展取决于几个因素，包括主动脉收缩压（或主动脉 dP/dt）增加的速度，主动脉舒张弹性反冲和刚度的大小，平均和峰值动脉压，和主动脉壁的完整性和强度[42, 43, 88, 89]。治疗主动脉夹层的主要方法，正如 Wheat 和 Palmer 在 1965 年所描述的，是减少主动脉 dP/dt，也就是抗冲动疗法[12]。在升主动脉，假腔通常位于右前段；在主动脉弓中，假腔通常位于大弯侧，并可能延伸到无名、左侧颈动脉或左侧锁骨下动脉。在降主动脉和腹主动脉中，假腔通常沿着主动脉前壁和外侧壁运行，经常合并左肾动脉的累及[11]。夹层的远端进展可能受到广泛的动脉粥样硬化或解剖学限制，如主动脉缩窄、肾下腹主动脉瘤或腹主动脉吻合等[60]。否则，在年轻人的夹层几乎总是涉及整个胸腹主动脉并延伸到髂动脉。有限的 Stanford A 型，DeBakey Ⅱ 型夹

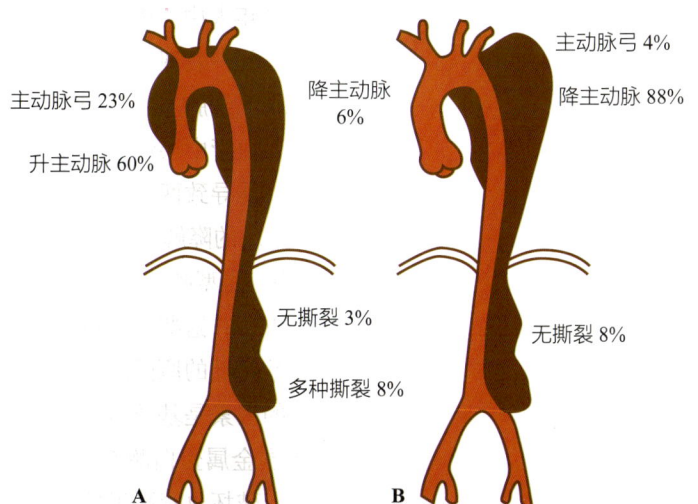

▲ 图 70-3　急诊手术患者原发性内膜撕裂的位置

A. 急性 A 型主动脉夹层（n=169）；B. 急性 B 型主动脉夹层（n=29）（引自 Lansman SL, McCullough JN, Nguyen KH, et al Subtypes of acute aortic dissection. Ann Thorac Surg 67: 1975–1978, 1999.）

层在我们的发现中是罕见的。在急性发作后存活的患者，假腔通常保持未闭状态，但很少会自发血栓形成。远端再入点或破口的存在导致假腔持续通畅。假腔的部分或完全血栓化可能使主动脉"愈合"；相反，如果假腔在远端重新进入并保持正常，则容易发生进行性假性动脉瘤扩大。在急性 A 型动脉瘤手术修复后，多达 90% 的患者会出现明显的远端假腔，这可能预示着晚期"下游"假性动脉瘤变性的发生率更高的不良预后[90, 91]。折返点通常是多发的，经常发生在切断分支的开口，如肋间动脉、内脏动脉、肾动脉或髂动脉。1843 年，Peacock 将重新进入真管腔描述为"一种不完美的自然治疗方法"，允许对假管腔进行减压，这也是手术和经皮瓣开窗技术背后的基本原理[92, 93]。

（四）壁内血肿

1920 年，Krukenberg[94] 首次将主动脉 IMH 描述为"无内膜撕裂的夹层"。IMH 被认为起源于中膜外 1/3 的滋养血管破裂，导致血液周向蓄积（图 70-4），影像学检查未见明显内膜缺损[29]。IMH 可自发发生在易感患者（如老年和高血压患者）中，也可作为动脉粥样硬化斑块破裂后的继发现象，通过内部弹性层形成穿透性动脉粥样硬化溃疡，使血液渗出进入主动脉壁（图 70-4）[27]。这些病变的自然史直到最近 20 年才有了很好的特征。IMH 的进展可能是良性的，具有稳定的临床过程和最终的愈合，或者是一种进行性的，通常是致命的疾病，随着时间的延长，发展为经典的主动脉夹层、动脉瘤变性或主动脉破裂[28, 30, 95]。近年来，人们认识到 IMH 涉及升主动脉（A 型 IMH）或降主动脉（B 型 IMH），有时可预示与经典主动脉夹层不同的临床病程，特别是在无症状患者进行横断面成像时偶然发现。相反，急性重症胸痛患者更容易发生疾病进展和主动脉破裂，类似于完全的急性夹层，特别是在存在相关的深穿透性溃疡的情况下[26, 30, 95, 96]。我们认为升主动脉的 IMH 通常与急性 A 型主动脉夹层的预后几乎相同，因此这些患者需要相应的治疗。

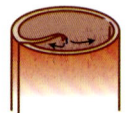 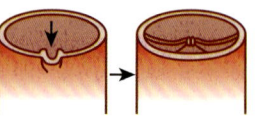 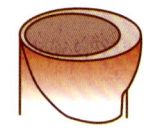

主动脉夹层　　穿透性溃疡　　壁内血肿

▲ 图 70-4　典型主动脉夹层示意图

有一个明显的内膜分离形成真、假腔（左）。动脉粥样硬化穿透性溃疡，内膜局限病变嵌入中层，在某些情况下导致局限性夹层（中）和壁内血肿（右）（引自 Coady MA, Rizzo JA, Elefteriades JA: Pathologic variants of thoracic aortic dissections. Penetrating atherosclerotic ulcers and intramural hematomas. *Cardiol Clin* 17: 637-657, 1999.）

（五）主动脉分支灌注改变

当夹层过程通过多种机制将血液流至不同的主动脉分支时，就会出现外周血管缺血或灌注不良，包括压力性假腔（特别是不再入内的假腔）对真腔的外在压迫，动脉分支口受损的内膜瓣（图 70-5），以及如果动脉夹层因远端假腔外压而继续进入分支，则动脉支流闭塞。Williams 和他的同事提出了一种有用的主动脉分支病变的病理生理学分类[97]：当剥离皮瓣延伸到分支血管时，会出现静态梗阻，导致机械流动的损害；动态梗阻发生时，剥离皮瓣缩小主动脉真腔以上的分支，因为一个大的假腔或皮瓣下垂进入血管起源。当剥离沿主动脉呈螺旋状进展时，一些主动脉分支可能被保留下来并继续由真管腔灌注，而其他的动脉在被切断后可能完全由假管腔灌注；在后一种情况下，受影响的分支随后将永久依赖于用于灌注的假腔。在某些情况下，假腔压迫几乎可以消除整个主动脉真通道（真腔塌陷或真腔闭塞），导致严重的远端胸腔 - 腹腔灌注不良[97, 98]。分支动脉受累的模式和灌注损害的程度决定了临床表现，这是一个巨大的变数，往往导致延误正确的诊断。事实上，急性主动脉夹层被称为"伟大的伪装者"，因为其症状可以模仿许多其他急性疾病的症状。在 Hirst 及其同事的大型尸检系列中[11]，最常见的主动脉分支是髂动脉，其他依次是无名动脉、左颈总动脉、左锁骨下动脉、冠状动脉、肾脏、肠系膜上动脉和腹腔动脉。

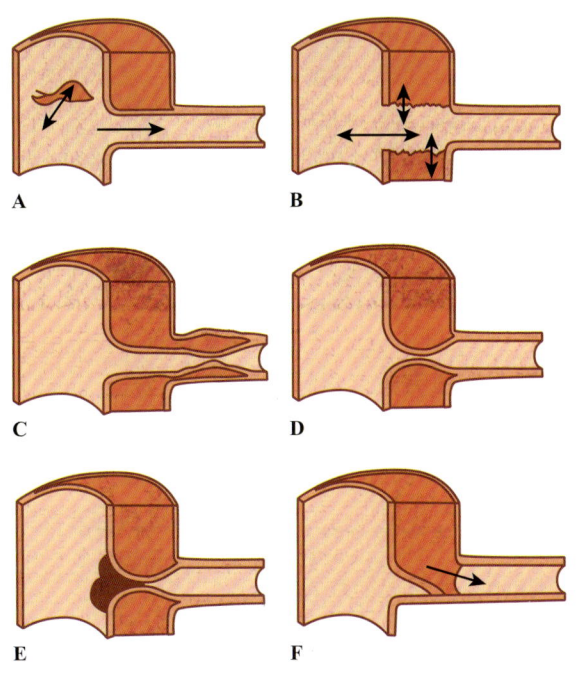

▲ 图 70-5 主动脉分支受累示意图

A、B 和 F 中主动脉分支血管均有持续灌注；但是在 A 和 B 中血流来自真腔，在 F 中血流通过假腔灌注。C 和 D 所示为假腔压迫导致分支血管真腔狭窄，E 所示为真腔有二次血栓形成。在 F 中，再进入分支血管的夹层形成内膜片。如果撕裂游离的内膜片较长，达到对侧动脉壁，此时分支血管可能仅依赖于假腔血流灌注（引自 Miller DC: Surgical management of aortic dissections: indications, perioperative management, and long-term results. In Doroghazi RA, Slater EE, editors: Aortic dissection, New York, 1983, McGraw-Hill.）

七、临床表现

（一）患者群特点

A 型夹层患者通常较年轻，包括马方综合征和其他遗传性结缔组织疾病或先天性主动脉瓣疾病患者，而 B 型夹层通常见于中老年男性。任何一种夹层都可能发生在女性身上，通常年龄较大，但在儿童和青少年中极为罕见[10, 24, 32, 43]。老年患者通常有并存的疾病，包括高血压和全身性动脉硬化，以及相关的并发症，如脑血管、心脏、肺和肾脏疾病。

（二）急性 A 型夹层

1. 疼痛

主动脉夹层最常见的表现症状是严重的胸痛，通常起源于胸部前部或肩胛间区，这与夹层的位置有关。疼痛的发作通常是突然和最严重的，被描述为剧烈或撕裂，它被认为是由于主动脉平滑肌神经纤维被剥离拉伸；疼痛通常会从胸部转移到腹部。持续的疼痛意味着胸腔内的持续扩张或远端扩张。将急性主动脉剥离引起的胸痛与其他原因（如急性心肌缺血、肺栓塞或心包炎）区分开来，对于这些患者的初步评估是至关重要的，以便及时处理。其他的临床表现，如舒张期杂音，手臂或腿之间的血压差异，和新的神经缺陷，增加了急性 A 型主动脉夹层出现胸痛的可能性[99]。在一些患者，最初的疼痛会自动消失或随着诊治而消失；术后复发性疼痛是提示主动脉破裂或继续下行夹层扩张的不祥征兆[100]。有时，急性夹层是无痛的。主动脉夹层的临床表现可能与其他急性医学或外科疾病相似，因此需要较高的临床怀疑指数。在 IRAD 报告中，85% 的患者以突然发作的疼痛为症状，最常见的部位是胸部。它位于前面 71% 的 A 型解剖患者中，但分别有 47% 和 22% 的患者报告背痛和腹痛[24, 43]。

2. 全身表现

1/3 至一半的急性主动脉夹层患者表现出继发于心脏和其他器官系统受累的体征和症状[10, 24, 42, 43, 99, 101, 102]。主动脉分支病变、主动脉破裂或漏出、相邻器官受压的扩张假腔是导致主动脉夹层并发症最常见的原因。

3. 心血管表现

急性主动脉夹层患者表现为面色苍白，周围灌注不良，但由于先前存在动脉高血压、高循环儿茶酚胺、疼痛或经夹层的肾动脉损害，通常血压升高。必须记录两只手臂的血压，并且对所有四肢的外周脉压进行彻底的评估是至关重要的。急性夹层患者的低血压[103]提示心脏压塞或即将破裂；休克通常由心包内破裂合并填塞、胸腔内破裂或由心肌缺血或急性、严重主动脉瓣反流引起的急性左心室衰竭引起。主动脉破裂是急性期最常见的死亡原因[11]；最常见的破裂部位在原发内膜撕裂部位附近[89]。升主动脉和弓部受累可破裂入心包腔或纵隔；然而，较远端胸主动脉段的破裂也可能发生在左侧胸膜间隙或少见地发生在腹膜后。20%～50% 的急性 A 型夹层患者存在主动脉瓣反流[10,23-25,104]。随着一个或多个主动脉瓣并发症的切除，剥离范围向后延伸至主动脉根部，可导致瓣尖脱垂。25%～45% 的患者可听到主动脉瓣反流杂音，并可伴有 S3 奔马音和肺动脉罗音[24,42]。急性、严重的主动脉瓣反流导致左心室衰竭是 A 型夹层患者在主动脉破裂后死亡的第二大常见原因。不太常见的情况是，近端向冠状动脉开口的扩张会损害冠状动脉灌注，导致心肌缺血或梗死。在这种情况下，右冠状动脉受累比左冠状动脉受累更常见，心电图表现可能包括与急性下壁心肌梗死相一致的改变[105]。主动脉破裂时，从假腔渗出的液体通过完整的主动脉心外膜层（因为升主动脉是心包内的结构而没有外膜）进入心包腔，可严重导致心包积液和心脏压塞，并伴有颈静脉扩张、Kussmaul 征、反常脉冲或心包摩擦。据报道，有 10%～20% 的急性甲状旁腺切除术患者发生心脏压塞，需要紧急手术干预[103]。罕见的是，扩张的假腔可能压迫周围结构，如肺动脉或上腔静脉，或破裂进入一个心腔，导致主动脉 - 房或主动脉 - 室瘘[106,107]。在膜和房间隔受累于夹层相关血肿的病例中可见心脏传导阻滞[108]。

4. 外周血管并发症

主动脉夹层的全身性动脉表现是由于夹层过程的扩展导致主动脉分支和各种终末器官的缺血或梗死。大约 30% 的患者最初表现出与急性外周动脉病变相关的症状，或将出现此类并发症[16,101,102,109,110]。临床表现包括昏迷、卒中、截瘫、上肢或下肢缺血，以及肾脏或肠系膜缺血引起的无尿或腹痛。

在 Stamfonrd 由 Fann 及其同事进行的主动脉夹层合并急性外周血管并发症治疗的历史回顾中，272 例患者（128 例急性 A 型，40 例急性 B 型）中 85 名患者有一个或多个外周动脉表现[102]。168 例患者中，4% 出现急性颈动脉闭塞和卒中，5% 出现继发脊髓缺血的急性截瘫，33% 持续丧失一个或多个外周脉搏，11% 出现肾灌注受损，6% 通过血管造影表现为内脏灌注受损。这些并发症的发生率根据夹层类型和手术死亡率进行明确的胸内手术管理如表 70-1 所示。晚期腹腔内缺血或梗死患者预后较差，但单纯的外周脉搏丧失并不能预测较高的死亡率或发病率。在文献中，区分临床或症状基础上的内脏（或肾脏）缺血（最重要的问题）或影像学基础上的缺血是至关重要的，它高估了临床有意义的并发症的发生率。

表 70-1　128 例急性 A 型主动脉夹层外周血管并发症与手术死亡率分析

外周血管并发症	发生率（n）	死亡率（n）
卒中	6% ± 3%（7）	14% ± 14%（1）
截瘫	6% ± 3%（7）	43% ± 19%（3）
脉搏短绌	38% ± 5%（48）	25% ± 6%（12）
肾缺血	12% ± 4%（15）	53% ± 13%（8）
内脏缺血	6% ± 3%（8）	50% ± 18%（4）

引自 Fann JI, Sarris GE, Mitchell RS, et al:Treatment of patients with aortic dissection presenting with peripheral vascular complications. Ann Surg 212: 705–713, 1990

急性卒中或短暂性缺血性发作合并偏瘫是最常见的神经学表现。这是由主动脉弓受累或颈动脉或椎动脉真腔梗阻引起的脑灌注不足引起的。急性 A 型夹层患者常发生卒中或短暂性缺血发作，大量报道的发生率为 3%～7%[16,101,110,111]。除卒中外，12% 的患者大脑灌注改变可导致精神状态改变或波动、昏迷或晕厥[24]。广泛的夹层可以通过切断重要的肋间动脉而破坏脊髓灌注，从而中断向大神经根动脉的流动，在 2%～6% 的病例中导致截瘫或肝裂。与周围神经受累相关的症状，如感觉异常和霍纳综合征，是由于周围缺血性神经病变或由扩张的假腔直接压迫神经造成的[16,101,102]。在罕见的情况下，没有胸痛的卒中、截瘫或晕厥可能是主动脉夹层的唯一临床表现[24]。

急性夹层引起的肾缺血的发生率为 5%～25%[43,101,102,110]。这种广泛的差异可能与检测方法（超声波、计算机断层扫描、血管造影与尸检）有关，而非真正的人群差异。它是否以及如何在临床或影像学基础上被定义也是至关重要的。夹层导致肾动脉损害可能是无症状的，除非进行诊断性影像学研究，否则不会被发现，但可能与少尿或无尿和肾功能恶化有关。肾灌注受损的其他临床表现包括难治性高血压、腰痛和血尿。与以往的报告观察到的左肾动脉更常累及的情况相反[11]，根据我们的经验[102]，右肾动脉更常受损；尽管如此，左肾动脉更常由主动脉假腔供血，而不是真腔供血。

主动脉夹层累及内脏动脉导致肠系膜缺血或梗死，这是一个高度致命的并发症。导致临床事件的内脏灌注损伤相对少见，只有不到5%的病例发生，尽管尸检研究表明超过10%的患者存在腹腔或肠系膜上动脉的夹层累及[11, 102]。在斯坦福大学，急性A型夹层患者的血管造影定义的内脏缺血发生率为6%。内脏缺血预示着糟糕的预后[101, 102]，但它可以有各种临床表现从无症状的血管造影证据内脏低灌注到肠梗死。腹痛与体格检查结果不成比例，应及时考虑肠缺血。

急性A型夹层患者中有30%~50%发生外周脉搏消失，而所有患者中有25%发生外周脉搏消失，与夹层类型无关[102]。外周肢体缺血患者的临床病程具有高度的变异性和动态性；因此，经常进行全面的脉搏检查是很重要的。在Massachusetts General Hospital 的经历中，1/3的患者经历了自发的脉搏缺失或波动的临床图像[101]。这种现象被认为是与血流从假管腔重新进入真管腔有关，当假管较早时不重新进入并通过外部压缩的方式破坏真管腔。另外，外围脉搏的消失可能是无症状的，尤其是在上肢。很少有因"真管腔塌陷"或动态"真管腔闭塞"导致近端降主动脉梗阻导致整个下肢严重缺血[98]。

5. 慢性A型主动脉夹层

在急性夹层的初始急性期存活的患者，无论是否通过手术治疗，都有可能发展成慢性阶段的主动脉夹层。大多数慢性A型夹层患者无症状，直到出现下游主动脉假腔的渐进性扩张伴动脉瘤变性、主动脉瓣反流加重、瓣膜保留窦的动脉瘤变性或以前手术吻合口的假性动脉瘤等并发症。据估计，多达1/4的患者将发展为下游的假腔动脉瘤变性，在急性夹层后10~15年内需要再次手术或介入治疗，这强调了无限期、全面的随访护理和连续成像研究的重要性[16, 90, 112-114]。罕见的是，有无症状的急性夹层的患者可能会在数月或数年后出现胸主动脉假性动脉瘤，这种假性动脉瘤是在胸片或CT扫描中偶然发现的，与此无关。假腔的逐渐扩大可能会对邻近纵隔结构造成压迫、梗阻或侵蚀。因此，与主动脉瘤增大相关的症状包括胸痛、呼吸困难、喘息或喘鸣、声音嘶哑、吞咽困难、上腔静脉综合征、咯血（主动脉支气管或主动脉肺瘘）、呕血（主动脉食管瘘）。如果主动脉瓣反流严重，就会出现心力衰竭的症状和体征。罕见的是，假腔的晚期血栓会损害仅由假腔灌注的关键分支的血流，导致并发症，如截瘫、下肢缺血、新发的肾衰、难治性动脉高压或腹腔绞痛（内脏缺血）。晚期主动脉破裂可发生在心包、支气管、食管或胸腔，引起填塞或出血。尽管如此，大多数慢性主动脉夹层问题的患者仍然没有症状，而且是偶然诊断的。

八、辅助检查

急性主动脉夹层的及时准确诊断是确定最佳治疗策略的关键。最初的诊断步骤是进行高度的临床怀疑，考虑到主动脉夹层被称为伟大的临床伪装者，这一点尤为重要。从历史上看，主动脉造影曾被认为是诊断主动脉夹层的黄金标准，但在过去35年心血管横断面成像的主要发展已经大大扩展了评估胸主动脉疾病的低创伤模式的范围。具体来说，CT扫描、经食管超声心动图（TEE）、磁共振成像（MRI）可以快速准确的诊断主动脉夹层。今天很少有人必须使用血管造影，除非进行导管介入治疗以防止灌注不良。在选择哪个影像学研究是最好的，临床医生应该记住对于急性主动脉夹层患者什么是最需要的信息。一般情况下，最佳的初始诊断影像学研究是在任何特定医院中进行的最快的诊断成像研究[43, 44, 49, 99, 115-117]。在大多数医疗中心，选择CT或TEE的程序，可以可靠地确认或排除怀疑的诊断。成像形态决定最终是否夹层累及升主动脉（Stanford A型）或仅限于胸降主动脉和（或）弓部（Stanford B型）。判断主动脉瓣反流的严重程度和鉴别大的心包积液也很重要，这加强了TEE的临床应用[118]。最后，原发性内膜撕裂的定位，夹层过程范围的确定，假腔的状态（未闭，部分血栓形成，或完全血栓形成），以及是否存在主动脉分支灌注不足，都是需要识别的其他关键特征。有趣的是，在 IRAD 的一份报告中，2/3 的急性主动脉夹层患者需要进行两项或两项以上的影像学研究，才能做出最终的诊断，才能进行最终的治疗[119]。

虽然胸部 X 线片对主动脉夹层的诊断既不敏感也不特异，但一些发现可能具有提示意义。在多达 50% 的病例中，纵隔侧影会扩大[24, 99]。其他发现包括内膜钙化的移位、升主动脉或弓背的局部隆起、主动脉旋钮的扩大、双主动脉阴影和胸腔积液[120]。类似地，心电图发现，如 ST 段或 T 波改变，是非特异性的，在多达 2/3 的患者中可以观察到异常的心电图[24]。

（一）主动脉造影

历史上，在 1953 年 Seldinger 通过股动脉引入逆行导管主动脉造影后，这项技术成为急性主动脉夹层的诊断方法[121, 122]。主动脉夹层的诊断有赖于直接或间接的血管造影征象的发现。直接体征包括双腔或内膜瓣的证据；间接征象提示急性夹层，包括假腔压迫真腔、主动脉壁增厚、主动脉壁反流、主动脉壁溃疡样突出、主动脉导丝或导管异常位置[115, 123]。双平面主动脉造影是必需的，因为单平面主动脉造影很容易漏诊。主动脉造影评价主动脉夹层的灵敏度和特异度分别为 80%～90% 和 85%～95%[43, 115]。主动脉根部造影也能发现同时存在的冠状动脉疾病。在紧急情况下，选择性冠状动脉造影是不推荐的，除非患者曾接受过冠状动脉搭桥或有高度怀疑的临床病史，提示有严重的冠状动脉疾病，因为它会延误最终的治疗，这是十分危险的。主动脉造影可能很费时，不是一项无创的技术；此外，在主动脉内的导丝或导管的操作过程中，医源性近端传播或夹层穿孔的风险也引起了人们的关注[124]。

（二）计算机断层扫描

1979 年，Harris 和他的同事首次报道了 CT 扫描在主动脉夹层诊断中的应用[125]。CT 扫描无创、简单、快速，通常在紧急情况下可以毫不延误地进行，因为几乎所有医院的急诊科附近都有 CT 扫描仪，无论大小。由于主要的技术进步，在一次呼吸的几秒钟内获取大量的薄层图像现在可以创建 CT 血管造影（CTA）。新型的双能量多探测器 CT 机也大大减少了所需的辐射量。目前我们使用的是第二代双源扫描仪，带有两个 128 片探测器系统，270ms 龙门旋转时间和 75ms 时间分辨率（Siemens FLASH）。第三代双源技术扫描仪即将完成。此外，计算机技术允许对高质量的 CTA 二维数据进行复杂的重构，创建三维图像或四维重构视频片段。主动脉夹层的最终诊断需要通过内膜瓣分离的两个不同的腔内血流的识别[115]；辅助表现为假腔压迫真腔，内膜钙化移位，血栓形成假腔或 IMH，主动脉壁内对比剂像溃疡一样突出，与穿透性主动脉溃疡一致[126]。CTA 能准确测量主动脉管腔直径，并能检测出心包和胸腔积液；它还提供了所有主要主动脉分支的夹层程度、弓部受累程度和灌注情况的信息。心电图 CTA 也可以充分成像冠状动脉如果心率不太高。CT 扫描还可以排除其他引起急性胸痛的原因。在怀疑主动脉夹层患者的评估中，对比增强 CTA 的敏感性为 82%～100%，特异性为 90%～100%[43, 44, 49, 115–117, 119, 126–129]。CT 的缺点（除了需要静脉注射对比剂和使用电离辐射）包括偶尔无法准确定位原发性内膜撕裂，无法确定主动脉瓣反流的严重程度，以及由于时间分辨率或运动伪影（随着 ECG 门控的出现而最小化）而导致急性主动脉夹层中快速移动的皮瓣的偶发性低可视化薄层三维 CTA。

（三）磁共振成像

MRI 在急性主动脉夹层诊断中的初步描述是在 1983 年做出的。MRI 也是非侵入性的；与主动脉造影和 CT 扫描不同，MRI 不需要强制使用碘对比剂，即使磁共振血管造影（MRA）使用静脉注射钆。MRI 依靠血液和组织中的氢离子浓度来生成图像[119]。MRI 能在横断、冠状、矢状和斜向投射中产生高质量的主动脉图像，能够很好地描述整个主动脉，合理准确地测量主动脉直径，并对相关病理解剖特征（如原发性内膜撕裂的范围、定位、分支动脉受累和存在心包积液）

进行良好的评估。动态显像与心电门控序列和影像学 MRI 模式可以提供主动脉瓣反流严重程度的信息，以及主动脉假腔和真腔的血流时序和方向[115, 117]。在非紧急情况下，相位扫描 MRI 具有独特的功能，可以将实时变三维血管血流模式描述为四维电影影像片段。与 CT 扫描一样，MRI 诊断急性主动脉夹层的标准是通过血管内膜瓣分离血流的两个腔。类似地，对辅助发现的识别，如以前对 CT 成像所描述的，是对夹层的提示而不是诊断[115]。一些研究表明，MRI 的灵敏度和特异度为 95%~100%[43, 44, 49, 115, 117, 119, 127-129]。在紧急情况下并不总是能够立即获得 MRA；MRI 的另一个缺点是，它不能在植入心脏起搏器、除颤器或其他金属设备的患者中安全地进行[130]。在急性主动脉夹层的背景下，MRI 有许多其他的局限性，因为获取图像所需的时间相对较长，而且无法监测和治疗在磁体中血流动力学不稳定的严重患者。这些实际因素使 MRI 不是急性主动脉夹层患者的首选。

（四）超声心动图

超声心动图是一种很有实用的评估可疑主动脉夹层患者的技术，因为它是普遍的、无创的，很容易在床边进行，它不需要使用对比剂[115, 117]。最初，只有 M 型经胸超声心动图可用，但引入了二维超声心动图、彩色多普勒图，现在实时三维超声心动图大大改善了心脏和升主动脉的可视化，允许准确评估瓣膜异常和升主动脉血流模式[42, 114, 131, 132]。与其他现代成像方法相比，经胸超声心动图的准确性不理想，因此其作用有限[117, 127, 133]。TEE 的发展克服了经胸超声心动图在主动脉夹层评估中的大多数技术限制。对于 TEE 来说，心脏和胸主动脉的高分辨率成像是可能的，因为食管离主动脉和心脏很近。此外，TEE 还提供主动脉瓣功能、真腔和假腔内流动特性、左心室大小和收缩功能以及其他相关心脏瓣膜问题的信息。此外，TEE 还可以对主要的左右冠状动脉成像，以排除近端冠状动脉疾病或夹层影响。使用第一代单翼探针的 TEE 局限性是由于气管和左支气管插管导致升主动脉远端和近端弓的显像受限[116]；通过使用多平面或相控阵探针 TEE，这种限制现在已经很小了。TEE 可在急诊科、心脏监护室、重症监护病房或手术室进行，并有轻度镇静和局部麻醉。理想情况下，三氯丙酮应在禁食 1h 或以上后进行，以减少吸入风险，但在紧急情况下，这通常不可能在紧急诊断急性主动脉夹层。密切监测生命体征在 TEE 期间很重要。禁忌证包括已知的食管疾病（如狭窄、静脉曲张）和可能严重的凝血功能障碍[117]。在对疑似主动脉夹层患者的评估中，最重要的诊断发现是血管内膜瓣的识别和定位，理想情况下可以从多个角度观察到，其波动独立于主动脉壁或其他心脏结构的运动[115, 116, 127, 132, 134]。在真管腔和假管腔内观察不同的流型，在假管腔血栓形成的情况下进行外部压缩是其他的发现，提示夹层或其病变之一，如 IMH 或穿透性动脉粥样硬化溃疡有或没有 IMH[135, 136]。诊断怀疑主动脉夹层的 TEE 敏感性为 97%~100%，特异性为 68%~98%[43, 44, 49, 99, 115-117, 119, 127-129, 134, 137, 138]。假阳性的检测结果，解释了较低的特异性，通常是由于周围心脏结构或主动脉壁本身的混响伪影，产生的回声图像被误解为升主动脉的内膜瓣[115, 127]。M 型超声心动图可以区分升主动脉内膜瓣和混响伪影[134]。TEE 的主要局限性包括操作经验，能够准确解释结果，不能评估分支血管受累（冠状动脉除外）和腹腔干水平以下的夹层范围。

九、Stanford 诊断策略和特殊的诊断考虑

（一）Stanford 诊断策略

经食管超声心动图由于其准确性、安全性、快速性和便捷性，是目前怀疑急性 A 型夹层患者首选的初步诊断方法。明确的 TEE 诊断结果的患者被直接带到手术室进行治疗，而不确定的 TEE 诊断结果的患者需要额外的诊断研究（CTA 或可能的 MRA）。大多数从边远医院转送疑似夹层的患者通常已经接受了增强 CT 扫描，并直接从直升机停机坪带至手术室，经 TEE 检查确诊。对于出现灌注不良或分支动脉病变的患者，薄层 CT 血管造影是评价升主动脉受累和胸、腹主动

脉主要分支灌注的首选诊断方式。如果主动脉近端修复后仍然存在灌注不良，术后立即进行另一次紧急CT扫描，以明确持续支血管损害的机制，这将指导适当的血管内导管干预以恢复满意的远端灌注[41, 93, 110]。另一方面，CTA或MRA是目前对慢性A型夹层患者进行手术干预以及术后跟踪主动脉的最佳方式。我们更喜欢术前CTA，因为它为手术计划提供了更详细的解剖信息，但我们大量使用MRA进行连续监测随访扫描，以减少累积辐射暴露[49, 99]。

（二）壁内血肿

累及升主动脉的IMH诊断标准为内膜移位性钙化、沿主动脉壁超过5mm厚度的新月形非混浊区、主动脉壁直径增加、主动脉内膜破裂或皮瓣未见迹象[135, 139]。TEE、CTA和MRA能够准确检测IMH，能够评估随访过程的进展或回归[140]。在这种情况下，MRI方法可以根据急性事件后血红蛋白降解为高铁血红蛋白来估计血肿的年龄，从而在T_1和T_2加权像上产生高强度的主动脉壁信号。

（三）冠状动脉造影

对于急性主动脉夹层患者，在手术修复前需要选择性的冠状动脉造影是非常罕见的，而且仅限于特殊情况。临床上重要的冠状动脉疾病的发病率（至少一个狭窄≥50%或左主干狭窄≥75%直径缩小）在急性型患者夹层是在10%和35%之间[141, 142]。理想情况下，病情稳定的急性A型主动脉夹层患者有慢性心绞痛、心肌梗死、缺血性心脏病或冠状动脉搭桥术史，术前应进行冠状动脉造影[142-144]。另一方面，冠状动脉造影不应该在不稳定的患者中进行，然而这是经常发生的情况[44]。冠状动脉造影的缺点包括固有的延迟、技术上的困难、风险和潜在的假阳性结果。Cleveland Clinic团队报道，术前冠状动脉造影并没有降低围术期死亡率，也不影响升主动脉修补时需要冠状动脉搭桥术的患者比例，因为74%的冠状动脉搭桥术是为冠状动脉夹层而不是内在冠状动脉疾病进行的[144]。Rizzo和同事早先在Brigham和Women's Hospital进行的一项研究表明冠状动脉造影是术前延迟的代用品，这实际上增加了手术的风险[145]。

（四）生物标志物

开发一种可靠的生物标志物来诊断急性主动脉夹层，除了影像学方法，将有助于早期识别急性胸痛患者的急性主动脉综合征。研究了d-二聚体、循环平滑肌肌球蛋白重链蛋白、可溶性弹性蛋白片段、肌钙蛋白、C反应蛋白等生物标志物[44, 146-149]。然而，目前还没有快速可靠的生物标志物被证实或排除急性主动脉夹层及其变异的诊断。这个领域的更多研究正在进行中。

十、治疗

（一）急性A型主动脉夹层

急性主动脉夹层患者的治疗目的是防止死亡和不可逆的终末器官损伤。有提示性体征和症状的患者必须具有较高的临床怀疑指数，然后迅速确认诊断，以确定最佳治疗策略。所有急性A型主动脉夹层患者都应考虑对升主动脉进行紧急手术修复，以防止危及生命的并发症，如主动脉破裂或填塞[14, 16, 17, 20, 23, 24, 35, 38, 40, 42-44, 49, 83, 99, 146, 150]。急性A型夹层患者早期手术干预的例外情况很少，包括不可逆的重大卒中或深度昏迷患者、晚期的、使人衰弱的全身性疾病患者、限制预期寿命或妨碍有意义的康复的患者[10, 17, 99, 111]，以及可能有多重严重并发症的80岁以上患者[151]。然而，这些相关禁忌证受到了一些学者的质疑[152-155]。例如，根据最近的IRAD报告，严重脑损伤或肠系膜灌注不良的患者不应被拒绝早期手术治疗，因为他们的早期和长期预后与单纯的药物治疗相比有明显的改善[111, 155]，因为大多数卒中患者在升主动脉移植后可能经历部分或完全的神经功能恢复。截瘫患者也不一定不能进行紧急手术；然而，脊髓功能恢复的机会几乎为零。在我们看来，升主动脉的手术修复应先于经皮血管介入治疗，以处理夹层的周围动脉并发症，因为"近端"或"中端"主动脉修复通常将消除这种远端血管重建程序的需要[102, 156]。根据Stanford的经验，在主动脉夹层合并周围血管并发症的情况下，只有不到 10% 的患者需要在胸主动脉修复后进行额外的手术[102]。在过去的 15 年里，University of Michigan 的研究小组提出了一种替代策略，即通过早期的经皮导管介入（皮瓣开窗，真正的腔内裸金属支架置入术）来恢复远端器官灌注，并在治疗失败灌注综合征后对升主动脉进行延迟修复[157, 158]。这种方法是可行的，因为它允许立即再灌注和稳定患者，计划的手术修复升主动脉可以在更好的情况下进行。此外，如果导管介入时器官末端缺血或梗死已经不可逆转，这些并发症通常是致命的，从而阻止了升主动脉修复的尝试。相反，根据目前可用的有限数据，多达 15% 的接受这种替代治疗的患者在稳定期内可能死于主动脉破裂。

在北美和欧洲的大多数中心，包括斯坦福大学，急性 A 型 IMH 病患者与急性 A 型主动脉夹层患者的治疗方法相同，因为急性 A 型 IMH 病患者面临高并发病风险[26, 28, 43, 44, 49, 95, 99]。这种方法的基本原理是防止主动脉破裂和心脏压塞，同时避免 IMH 迅速演变成典型的全面剥离[26, 28, 30, 95, 135, 140]。这种方法受到了一些人的质疑，特别是在韩国，韩国提倡对某些患有非复杂性急性甲型 IMH 病的患者进行强化药物治疗[159-161]。如果急性 A 型 IMH 患者正在接受医学治疗，则必须进行频繁的系列影像学研究，因为这些患者可能在短时间内发展为明显的夹层或主动脉破裂；事实上，大多数最终需要在 1～2 个月内进行外科手术。

一旦怀疑诊断为急性 A 型主动脉夹层，就开始全面监测神经状态、动脉血压、心电图、尿量和周围脉搏。应插入动脉导管、中心静脉导管和导尿管。加强抗冲击或负性肌力治疗（降低平均动脉压和舒张压，更重要的是降低主动脉 dP/dt）是急性 A 型夹层手术治疗的重要组成部分，目的是减少夹层的传播，降低主动脉破裂的风险，控制疼痛[12]。静脉降压和负性肌力治疗应立即开始，一旦建议急性主动脉夹层，使用 β 受体拮抗药（如静脉注射艾司洛尔、拉贝洛尔），或在必要时，添加一种短作用的小动脉血管扩张药，如硝普钠[17, 43, 44, 49, 162]。钙通道拮抗药可以使用，如果有 β 受体拮抗药的禁忌证。血流动力学不稳定提示自由主动脉破裂，心包内破裂合并压塞，或由严重主动脉瓣反流或冠状动脉病变引起的急性左心室衰竭。对于有严重低血压并有压塞证据的患者，只有在立即手术不可行的情况下，才应尝试心包穿刺术来使患者复苏，其目的是只抽吸足够的液体，使患者的血压上升到可接受的最低水平，以尽量减少主动脉破裂的风险（如果压塞完全解除，则会导致动脉血压急剧升高至高水平）[103]。

1. 手术原则

急性 A 型夹层的外科治疗的主要目的是替换升主动脉和近端弓，以防止主动脉破裂或近端扩张，及由此造成的动脉填塞。原发性内膜撕裂应完全切除，如果它位于升主动脉或主动脉弓。主动脉夹层用细的连续缝线（C1 针上的 5-0 Prolene）重建近端和远端，并用或不用加固以消除假腔。主动脉血流在远端重定向到真正的主动脉腔，增加了先前因静态或动态梗阻而受损的主动脉分支再灌注的可能性。当主动脉瓣反流时，主动脉瓣功能是通过重建 Valsalva 窦和主动脉瓣根部，再悬吊在许多情况下达到的[99, 104, 163]。如果一个或多个 Valsalva 窦因解剖过程而严重受损，患者患有马方综合征或其他结缔组织紊乱，存在一个大的根部瘤，患者患有严重的主动脉环扩张，或由于其他原因（如严重主动脉瓣狭窄），需要更换瓣膜，然后再植入冠状 Ostia 的主动脉瓣根部完全置换术，如 Yacoub 和 David 所提倡的那样，采用复合瓣膜移植（CVG）或保留瓣膜的主动脉瓣根部置换技术[164-166]。在大多数情况下，Valsalva 的非冠状窦是创伤最严重的，重建是危险的；替换非冠状窦和管状升主动脉（"uni-yacoub"手术）是一种简单的方法，在这种情况下效果很好。应用 David 再植入法保留主动脉瓣主动脉根部置换术可能是瓣膜小叶正常年轻患者急性主动脉夹层的理想治疗方法，可使所有病变组织完全切除，出血少，对主动脉瓣或主动脉瓣问题的后期再干预发生率低[167]。旧的主动脉瓣置换术和冠状动脉上主动脉瓣置换术在急性 A 型主动脉夹层患者中不再经常使用，但对于年龄较大但主动脉瓣功能不能达到的老年患者则是适宜的。

2. 技术考量

由于易碎的主动脉组织和术前可能出现的凝血病变，对于急性A型主动脉夹层的外科修复，满意的止血仍然是主要的技术挑战之一。在过去，采用包裹式CVG方法（Bentall法）和环状腔内移植以尽量减少出血；然而，这些技术与高失败率和晚期问题有关，包括与前一技术有关的移植瘤渗漏和假性动脉瘤形成以及与后一技术有关的迁移、侵蚀和狭窄[168, 169]。多数外科医生现在认为，主动脉切开术的替换包括完整的主动脉近端和远端切开术，以及全厚度的主动脉吻合术，以减少晚期并发症的风险[170-172]。精确的吻合技术至关重要；深度缝合，连续使用5-0 C1或4-0 BB（3/8圈针）聚丙烯（Prolene, Ethicon, Somerville, NJ）。针必须小心向前，在其完整的曲线穿过主动脉组织，特别注意针的尾部，以避免针孔撕裂，这可能导致麻烦的出血或吻合中断。如果主动脉组织易碎，可以通过将剥离皮瓣重新贴近主动脉壁，用自体或牛心包或Teflon毡条进行强化。20世纪80年代，欧洲外科医生率先使用明胶树脂 - 福尔马林（GRF；"法国胶水"）生物胶，重新贴合形成夹层的主动脉层，加强主动脉组织，促进吻合缝合[173]。尽管在世界各地的许多中心都得到了广泛的使用和良好的早期效果[174]，很快就出现了对GRF胶水中福尔马林成分的潜在毒性的担忧；晚期主动脉壁坏死导致假性动脉瘤形成或吻合口裂开[175, 176]。作为GRF胶的替代品，一种由纯化牛血清白蛋白和10%戊二醛组成的组织胶黏剂目前在美国被批准（BioGlue, CryoLife, Inc., Kennesaw, GA），并可在必要时使用。这种手术胶使用方便，有助于主动脉修复，减少失血[177, 178]，但重要的是应用生物胶谨慎。应尽量少用（建议使用2mm厚的保护层，仅向假管腔内延伸2cm），必须避免冠状动脉开口的区域，并且不应将胶粘剂应用在远端，因为它可能无意中通过皮瓣开窗进入真腔。使用生物凝胶后的长期结果是不可用的，但它也会导致脆弱的主动脉壁坏死。我们见过很多病例，在急性A型夹层修复过程中大量使用生物胶导致1~3年后胸主动脉假性动脉瘤、移植物裂开、全层主动脉坏死。早些年，硬编织血管移植物的技术问题已经被软编织的双纤维Dacron移植物的出现所消除，这种移植物是用牛胶原蛋白预封的（WDV Hemashield, Maquet Corp., Sunnyvale, CA），现在通常用于胸主动脉手术[179]。用其他类型的生物密封剂（例如，Terumo Vascutek GelWeave grafts中的明胶）预密封的理想编织血管移植物；现在，苏格兰Renfrewshire的Vascutek有限公司也可以使用。包括小剂量的，渐进剂量的NovaSeven在内的凝血成分的预防给药在今天也被实行。

在过去的20年里，PHCA结合选择性顺行性脑灌注（SACP）使用腋窝或无名动脉CPB插管，已经成为急性A型夹层患者的常规和安全[85, 99, 180, 181]。这样就可以仔细检查主动脉弓，以及用开放的远端主动脉吻合术替代横弓的体积。对主动脉弓的仔细检查可以减少在主动脉弓留下未被识别的内膜撕裂的可能性，这种情况在20%~30%的患者中存在[22, 182]，并增加晚期远端主动脉再手术的风险。根治性"半弓"置换术为首选，从弓较小弯上的动脉韧带斜缝至大弯侧上无名动脉开口，尽可能地消除夹层主动脉。不建议在升主动脉远端进行斜"开"吻合术。在没有主动脉夹板的情况下，仔细构建完整的、完全止血的远端吻合术在技术上更容易，而主动脉夹板本身也会损伤被夹层的脆弱主动脉组织并撕裂内膜。早期使用倾向性评分分析方法对斯坦福大学进行的所有急性A型夹层修复进行分析表明，动脉修复伴循环停搏与早期并发症及生存率相关[183]。这种对PHCA缺乏优势的原因是，在早期的病例中，通常是在绝望的情况下使用PHCA（例如，主动脉破裂或无PHCA的首次修复后无法控制的出血）。虽然长期生存和远端主动脉后期并发症使用PHCA的风险调整后的分析之后没有改善，但Stanford所有外科医生根据PHCA与开放性远端主动脉吻合术相关的技术优势和理论潜在优点，目前在这些患者中常规使用PHCA和SACP。用"硬象鼻"（FET）移植治疗远端切开的降主动脉的辅助治疗和更积极的治疗最近在一些经验丰富的中心获得了青睐。

3. 手术方法

全身麻醉经静脉麻醉。插管后，通过吸入剂和短效麻醉剂的组合维持麻醉。一个治疗如 ε 氨基己酸（Amicar）或氨甲环酸通常用于最小化纤溶活性通常观察到 CPB 和 PHCA[184]。心电图、动脉脉搏血氧仪、桡动脉和股动脉压、中心静脉压、膀胱（或鼻咽）和鼓膜温度、无创近红外脑氧仪在整个手术过程中都被监测。TEE 在所有患者中用于评估剖开的主动脉、真假腔内的流型（CPB 前、中、后）、主动脉瓣能力、左心室大小和收缩功能。

正中胸骨切开术切口用于急性 A 型夹层的修复。同时暴露右腋窝动脉进行 CPB 插管，优先用于急性 A 型夹层患者，在 CPB 灌注冷却过程中提供顺行血流[49, 99, 185-187]，然后在 PHCA 时进行 SACP；该技术安全，操作简单，避免了股动脉逆行灌注，可能会导致无意中出现假腔加压、胸腔或腹腔或脑灌注不良，以及由腹部或降主动脉碎片造成的脑栓塞。锁骨下动脉插管采用短的、6mm 或 8mm 编织的双层丝绒（Microvel Hemashield，Maquet Corp.，Wayne，NJ）Dacron 移植到右腋窝动脉端侧。如果动脉被撕裂，必须将移植物缝合到真正的腔内，这样才能保证 CPB 灌注的安全。双段静脉插管通过附件插入右心房。用于急性 A 型主动脉夹层手术治疗的典型 CPB 回路如图 70-6 所示。CPB 的建立是缓慢的，通过对升降主动脉弓和弓的血流模式进行持续的 TEE 监测，以发现任何的远端灌注不良，如果真管腔变小或消失，则怀疑存在这种情况。如果发生这种情况，直接的主动脉真腔中空拱与 TEE 使用上的技术指导[99, 188-190]或通过延长动脉插管通过左心室顶点和主动脉瓣进入真正的腔（最初在 1970 年代被 Wada 和 Kazui 用于左胸二尖瓣手术[99, 191]。直接主动脉或经心尖肺动脉 CPB 插管的一个缺点是，当泵关闭以做弓部吻合时，需要额外的步骤来进行 SACP；这可能解释了在德

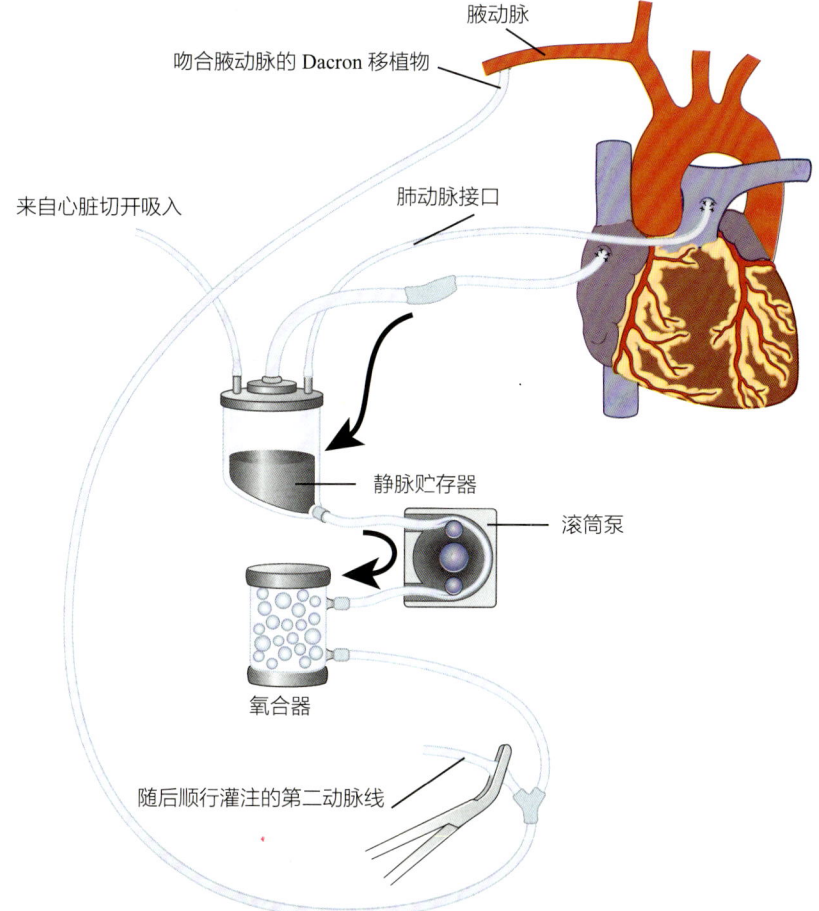

◀ 图 70-6　急性 A 型主动脉夹层开放手术深低温停循环期间体外循环回路示意图。选择性顺行脑灌注，6mmDacron 人工血管于腋动脉吻合灌注

国 Hannover 和 Essen，直接主动脉插管技术普及的地方，神经并发症发生率高的原因[192]。在紧急情况下，可以从股动脉 CPB 插管开始，然后从升主动脉移植物或侧支开始 CPB 灌注。另外，颈动脉插管也曾有人做过。通过右上肺静脉或直接穿过心室顶插入左心室以防止扩张。开始全身性降温，避免患者与动脉灌注温度之间的梯度超过 10℃，持续至少 30min 或直至鼓室温度接近 20℃，膀胱温度通常在 25~28℃，在降温和复温过程中监测鼓膜温度和脑氧饱和度，以发现脑 CPB 灌注不足或不对称。如果发生这种灌注，则使用 TEE 检查主动脉，以确定为什么其中一个弓支没有得到充分的灌注，并需要考虑再通。此外，在建立 SACP 时，预先做好准备，将左颈总动脉和（或）左锁骨下动脉插入球囊端灌注管。在降温过程中，将主动脉根部和升主动脉小心地从右、左心房、右心室流出道心肌、肺动脉瓣环、主、右肺动脉分离开来。覆盖左冠状动脉的心包反周折（或"遮盖物"）从前方和左侧延伸必须沿着右动脉和肺动脉主干分开。在降温过程中应完全阻断开主动脉，避免左室过胀。地塞米松（8~12mg）在 CPB 开始前使用，以加强大脑和脊髓的保护。甘露醇（0.3~0.4g/kg）和呋塞米（40~80mg）在开始 CPB 时给予，以减少缺血再灌注损伤（羟基和超氧自由基清除剂）。头部冰帽降温。二氧化碳气体填充胸腔。CPB 流量降低至 10ml/（kg·min）后，取下阻断钳，打开主动脉，缓慢启动 SACP。确认 CPB 泵流量无名动脉真腔进入弓后，夹住无名动脉，检查左侧颈总动脉及左锁骨下动脉回血，示 Willis 环通畅。如果背部出血是鲜红色和相对活跃，这两个侧支可以是顺序钳住。如果视觉上判断左侧颈总动脉或锁骨下动脉回流不足（涓涓回流或暗血回流）或鼓膜温度不对称或脑氧测量不足，可直接将额外的灌注管插入左侧颈总动脉和（或）锁骨下动脉。在我们的经验中，单侧 SACP 通常是足够的，但需要注意的是，Kazui 博士最初的 SACP 方法涉及所有三个分支的灌注，总流速为 10ml/（kg·min）[111]。间歇性逆行冷凝血、局部降温（降温外套、每日医疗用品、

Luke Medical, Inc., Plymouth, MN）用于心肌保护。

打开升主动脉探查主内膜撕裂，评估主动脉瓣和窦，然后检查胸降主动脉弓和近端。切除包含内膜撕裂的主动脉段，并将主动脉弓斜切成圆周状，为半弓置换术做准备。主动脉瓣远端优先作为弓远端吻合的一部分完成；如果绝对必要，夹层之间可添加少量的组织黏合剂或生物胶。然后，采用适当大小的斜织双丝绒 Hemashield 涤纶短纤移植物与连续 5-0 C1 或 4-0 BB 聚丙烯缝合进行端端主动脉吻合术（图 70-7A）。虽然我们不建议这样做，但可用 4-0BB 聚丙烯缝合线缝合两条心包或 Teflon 毡条（一条在假腔，一条在外），形成一个完全厚度远端主动脉套，可以在远端主动脉弓吻合术前重建非常脆弱的主动脉。Randall Griepp 博士发明的将移植物远端倾斜 180° 旋转的违反直觉的技术，使得移植物的"脚"实际上在无名动脉附近的主动脉弓大弯上，是非常重要的，而且总是被使用，它将完成的移植物紧紧地包裹在主动脉弓的自然曲线上，防止移植物的较小的弯曲。时间太长，导致移植物的右、前、右角过度倾斜和扭结。当弓吻合完成后，左锁骨下动脉、左颈总动脉和无名动脉夹钳依次摘除，患者置于头低脚高位置，用手法按摩将弓和大血管关闭。使用原腋动脉插管顺行恢复 CPB 血流，并夹闭人工血管。用 TEE 快速评估降主动脉内的血流，以确保真正的管腔不会被加压的假腔所堵塞。冷全身性再灌注 10 分钟后，患者开始逐渐复温至 35℃（膀胱）。

然后对主动脉根和主动脉瓣进行评估，并切除更多的撕裂内膜。如果不需要更换主动脉根部，则在窦管交界上方横断开主动脉。连合分离继发的瓣膜反流可通过在窦管交界水平重新悬吊改善，在每个连合处用 5-0 聚丙烯缝线进行再悬吊，以逼近 Valsalva 窦的解剖层；该技术将使 70%~80% 的患者主动脉瓣功能得到改善[104, 163, 193]。第二层编织的合适直径的双层丝绒移植物被吻合以进行重建。主动脉近端袖口端到端的方式与运行的 5-0 C1 或 4-0 BB 聚丙烯缝线（图 70-7B）。最后，在反向斜面上缩短两个移植

第二部分 成人心脏手术
第 70 章 A型主动脉夹层

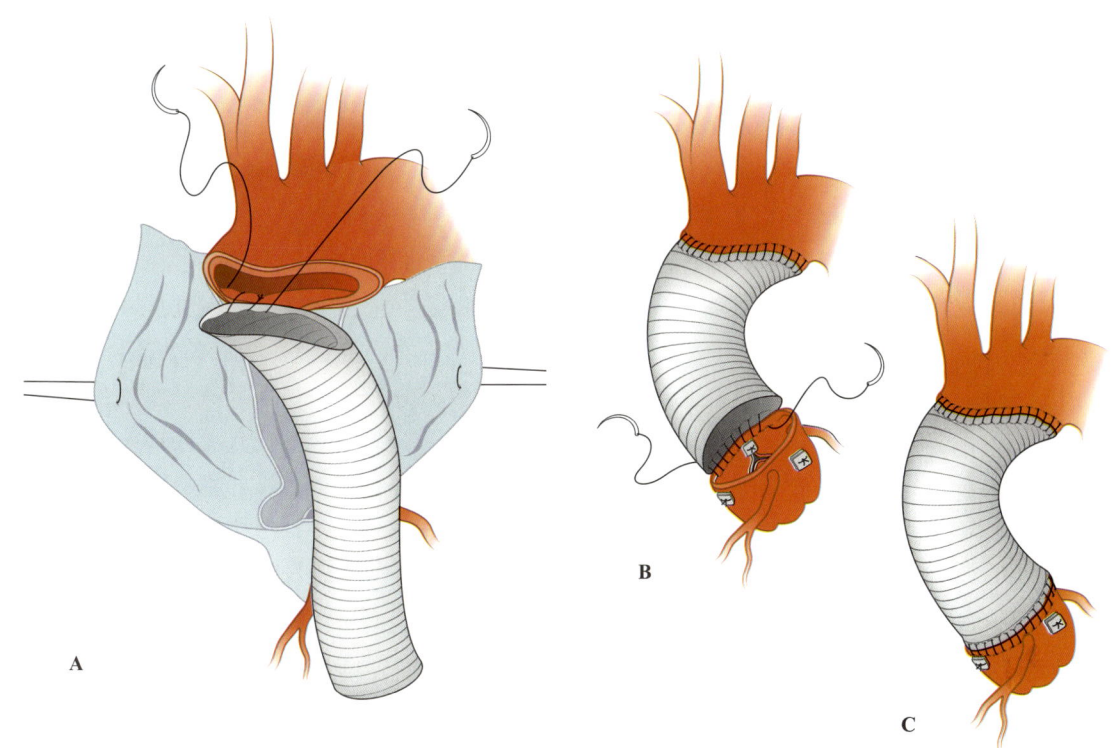

▲ 图 70-7 A. 开放远端吻合术通常可以避免钳夹造成的动脉内膜损伤，并可直视下探查主动脉弓。升主动脉在无名动脉的近端切断，切口斜向主动脉弓小弯侧左锁骨下动脉开口水平。将大小合适的人工管道斜切，用 4-0 聚丙烯缝合线缝合。使人工管的"脚尖"吻合在无名动脉开口对应的主动脉壁，缝合完成后，采用 Griepp 方法旋转人工血管 180°，可使人工血管与主动脉弓的自然曲线相匹配，防止过度成角。通常情况下，吻合口的缝合即可消除假腔，不需要另外加固吻合口；B. 悬吊主动脉瓣交界，主动脉根部重建后，人工血管与重建的主动脉近端以 4-0 聚丙烯线连续缝合

物，使较小的曲线侧更短，并使用 3-0RB1 聚丙烯线吻合三大分支。我们使用两种不同的移植物来避免几何变形和扭曲可破裂的主动脉吻合。在移植物中插入一个针孔以使其不透气，并释放阻断钳。TEE 快速确认主动脉瓣是否开闭良好，并对吻合口进行检查。主动脉瓣根的短轴三叶图证实了满意的冠状动脉灌注。当患者获得足够的体温时，CPB 被停止，在所有吻合口被判定技术满意且无活动性出血后，使用鱼精蛋白中和。如果在正常激活凝血时间后，针孔、缝合线和未处理表面出现弥漫性出血，则可使用血小板、新鲜冷冻血浆、低温沉淀或少量的 NovaSeven 分馏剂。通过旋转血栓弹性成像识别的凝血异常指导特定凝血成分的使用[194]。

4. 主动脉根部更冒险的干预治疗

主动脉根部夹层累及的患者、马方综合征或其他结缔组织疾病患者（包括二尖瓣主动脉瓣），以及 Valsalva 窦明显扩张或主动脉环扩张的患者，

应采用完全切除 Valsalva 窦的 David 再植法进行 CVG 根置换术或保留瓣膜的主动脉根部置换术（见第 67 章），而不是恢复主动脉瓣和保留窦部。在这些病例中，保守的方法仅限于仅替换升主动脉的管状节段，与长期效果不佳有关，并且很可能随后出现需要再次手术的主动脉或主动脉瓣问题[104, 171, 195]。全主动脉根部置换术加 CVG 在过去的十年里变得越来越流行，因为它是可靠的，没有残留的夹层或微弱的窦组织，但确实升高了患者与瓣膜置换术相关的累计发病率。

由于并发主动脉窦的非冠状窦通常夹层过程中受累最严重的，另一种技术是 "uni-Yacoub" 手术，即用一个靠近主动脉瓣交汇点由主动脉移植物用（5-0C1）聚丙烯缝线缝合而成的近端 "U" 形舌代替整个冠窦。有时候，即便是 "双 Yacoub" 手术，如果两个窦都被破坏，也可以用右冠状动脉再植入术代替无冠状动脉窦和 Valsalva 窦。如果主动脉瓣明显异常或不能以持

1099

久的方式修复，则按照最初的 Wheat-Shumway-Groves 手术的原则进行独立瓣膜和冠状动脉上移植物置换，对于某些患者来说是一种合理的替代方案，这种手术中，除了左右冠状动脉口周围的舌外，很少的窦组织保留在环以上[195]。夹层撕裂到冠状动脉开口并不常见（更多发生在右冠状动脉），而且纠正起来很困难[105]。窦内靠近近端主冠状动脉开口的皮瓣通常可以粘在近端主动脉重建中。有时，最安全的解决方案是完全更换CVG 根，用重建冠状动脉口作为全厚度的 Carrel 贴片（或纽扣）重新植入移植物，直接或使用由 Zubiate 和 Kay 引入的短插入隐静脉移植物[196]。替代技术包括用小型合成移植物[197]进行的 Cabrol-Ⅱ型冠状动脉重建，以及在特殊情况下，完成冠状动脉搭桥缝合连接[105, 198]。

5. 主动脉弓的干预

在多达 30% 的患者中，主动脉弓发现了主要的内膜撕裂，这在历史上与预后较差有关[22, 84, 85, 182]。大多数撕裂位于无名动脉下的主动脉弓的小弯上，允许使用扩展弓技术完全切除撕裂，使用一个 s 形缝合线从小弯上的韧带到大弯上的无名动脉。如果最初的内膜撕裂位于更远处的主动脉弓处，靠近分支血管的曲线更大，或者当主动脉弓破裂或先前存在的主动脉弓动脉瘤时，需要完全的主动脉弓置换，但与较高的围术期死亡率和发病率相关，特别是在老年和危重患者中[84, 85, 199, 200]。由于主动脉弓处有破口，在修复过程中不置换主动脉弓增加了远端主动脉再手术的可能性，并降低了长期生存率[85]。在 PHCA 和 SACP 过程中，外科技术和脑保护的改进[201]使得全主动脉弓置换术在必要时是一个合理和安全的选择[99, 202]。German Registry for Acute Aortic Dissection A,（GERAADA）在 2006—2009 年期间对 1558 例手术患者的脑保护方法进行评估的一份最新报道发现，与 PHCA 相比，使用 SACP 手术的手术死亡率和永久性神经功能障碍的发生率更低，特别是对于复杂的主动脉弓重建需要更长时间的循环停止期[201]。在这些情况下，使用远端象鼻移植物技术来进行全弓置换，所述远端象鼻移植物技术可以是围绕左锁骨下动脉支架的简单下游的 FET 支架移植物，如由 Pochettino 和同事[203, 204]及 Roselli 等[205]推广的（后面所讨论的），或完成弓的更换。在 1982 年用象鼻移植技术替代了最初的分支移植，即将三个分支作为一个岛整体重新移植（见第 68 章）[206]，当需要完全的分支重建时使用多支的分支重建技术[207, 208]。

6. 硬象鼻支架移植物

开放弓置换术使我们能够在降主动脉的真腔内添加下游外科象鼻移植或 FET 支架移植，理论上这将降低后期假腔动脉瘤变性的发生率。美国的 Pochettino 和 Roselli，欧洲的 Karck、Jakob、Haverich、Mestres 和 Di Bartolomeo，日本的 Kazui 和其他一些国家以及中国的 Sun 都支持这种方法[203, 205, 209–211]，这种方法可以通过修改商用胸主动脉支架或使用专门设计的商用设备来实现。然而，这种下游辅助手术确实增加了脊髓损伤的机会，并可能逐渐增加手术死亡率。在欧洲，这是通过商业混合集成支架设备来实现的，例如 Terumo Vascutek Thoraflex 多分支移植（Vascutek Ltd.）和 Jotec 的"E-vita open"系统（Jotec, Hechin-gen, Germany），这是专门设计的集成商业设备，将弓接片和远端支架连接在一起[212]。在中国，Sun 和他的团队在北京广泛使用 Cronus FET（MicroPort Medical, Shanghai, China, MicroPort Medical）和标准的四支弓移植[213]。虽然这种方法越来越流行，但目前尚不清楚的是，哪些患者在术后发生下游主动脉并发症的风险最高，理论上，这些患者在最初的手术中会从这种更积极的辅助手术中获益最多[214]。未来使用这些装置的调查结果将有助于确定谁将从这种具有风险性的下游手术方法中获益。理想情况下，应当开展一项多中心、前瞻性随机对照试验来调查这一问题，但为这一试验争取足够的资金尚未成功。

7. 特殊情况

(1) 胸降主动脉的原发性内膜撕裂（Retro-A 夹层）。在 5%～10% 的病例中，急性 A 型主动脉夹层是由位于降主动脉的原发性内膜撕裂引起的夹层过程逆行延伸所致，这种情况在 1975 年被 Reul 和 Cooley 称为 DeBakey 型Ⅲ-D 型夹层[17, 21]。我们更喜欢 Lansman，Griepp，和

Mount Sinai 小组提出的更简单的 retro-A 夹层[22]。此外，retro-A 夹层的发生率也有所增加。作为血管内降主动脉支架移植（TEVAR）的严重并发症。这种亚型急性 A 型夹层患者由于术中并发症[7, 22]，引起，包括主动脉远端吻合口出血，或升主动脉置换术期间或之后降主动脉假腔破裂，认为预后不良[22, 215]。为防止这些并发症，应通过胸骨正中切开术或全弓置换，一期切除降主动脉原发性内膜撕裂。

在升主动脉假腔血栓形成且没有升主动脉扩张或主动脉瓣反流的患者中，继续保守治疗可能是合理的[216, 217]；然而，我们的理念通常要求更积极的外科治疗，这意味着如果他们是合适的手术对象，至少在年轻个体中进行升主动脉移植和部分或全弓置换术。最近，TEVAR 被应用于具有良好中期结果的 Retro-A 夹层的患者[218, 219]，作为一种单独的程序，旨在覆盖降主动脉的原发性内膜撕裂，希望这将加速弓和升主动脉假性腔的血栓形成，或与扩大手术替换升主动脉和弓结合[211]。在这种情况下，足弓置换加远端硬象鼻置入也是一种选择[203-205, 209-215]。

(2) A 主动脉夹层合并缩窄。急性主动脉夹层存在未经治疗的主动脉缩窄是一个罕见的问题，很少报告成人病例[60, 62]。如果患者年龄尚小，大多数作者主张通过胸骨正中切口同时修复。逆行股动脉 CPB 通过脑收缩灌注在这种情况下是有问题的，导致脑灌注不足；如果狭窄处梗阻严重，右腋窝动脉 CPB 插管加股动脉 CPB 灌注可避免这个潜在问题。除了标准的升主动脉和主动脉弓剥离修复外，缩窄可以通过裸金属支架，TEVAR，或通过后心包从升主动脉移植物到降主动脉远端的体外旁路治疗[61, 62]。

(3) 术后器官灌注不足。在重要末梢器官发生不可逆梗死之前，需要在术后仔细监测，以发现持续性或新的灌注不良。目前，在主动脉夹层手术修复后的持续或新的灌注不良症状中，大部分都可以通过血管内技术来处理，包括支架植入术、球囊皮瓣开窗和直接支架置入受损分支的真管腔。第 71 章和第 72 章将更详细地讨论支路血管灌注不良的具体治疗。

(二) 慢性 A 型主动脉夹层

1. 手术干预的指征

如果出现症状或出现进行性主动脉增大，包括充血性心力衰竭症状或严重的主动脉瓣反流引起的左心室功能障碍或扩张，则需对慢性 A 型夹层患者进行手术。对于无症状的患者，通常建议在升主动脉直径大于 55～60mm（马方综合征患者为 50mm）或 1 年内经记录的扩张速度大于 5～10mm 时进行手术干预[49, 112, 220, 221]。夹层后的胸主动脉破裂，其主动脉直径小于退行性或动脉粥样硬化性胸主动脉瘤[222]。经验丰富的外科诊断在个体化的基础上是很重要的。无症状患者的主动脉移植物置换的预期益处必须与手术风险进行权衡，考虑到这些患者众多的医疗并发症会增加手术风险或限制预期寿命；矛盾的是，这些危险因素也预示着主动脉破裂的高风险（例如，马方综合征、其他结缔组织紊乱、高血压失控、年龄增长、慢性梗阻性肺疾病）[220, 221]。在成功的近端主动脉修复或先前手术的局部并发症（如主动脉根部瘤、吻合口假性动脉瘤、主动脉瓣反流恶化）后出现远端主动脉（通常是近端降主动脉）的假腔扩大，也是慢性 A 性主动脉夹层患者的手术指征[112, 223]。

2. 手术技术

与急性 A 型相比，慢性 A 型主动脉夹层患者通常需要更广泛的切除和更复杂的主动脉重建。在这种情况下，主动脉瓣和窦的保存通常是不可能的；如果可能的话，效果可能不会持久。在大多数情况下，使用 CVG 主动脉根部置换术是必需的。在高度择优的年轻患者中，Tirne-David 再植入技术保留主动脉瓣主动脉根部置换术可以避免长期抗凝，但前提是组织粘连不严重，或者在以前的手术中使用的合成材料周围没有太多的畸形和瘢痕（见第 67 章）[164, 166]。因为大假腔动脉瘤性变性经常存在于主动脉弓和胸降主动脉的慢性型夹层，全弓置换象鼻术后胸降主动脉常常需要促进了后续更换胸降主动脉；或者，如果降主动脉夹层中没有或很少有大的破口，支架移植（TEVAR 或 FET）后署的广泛性、真腔恢复可能导致近端假腔内血栓形成[112, 206, 223-225]。对于由 Kouchoukos 首创的采用双侧前胸廓切开术或蛤壳切口的慢性 A 型夹层患者，采用 PHCA 单期"弓优先"入路（顺行 SACP 经右腋窝动脉）提供了良好的长期耐久性，且具有合理的手术死亡率和发病率风险[226]。最常见的并发症是呼吸功能不全，需要临时气管切开。同时进行的方法是先在深低温循环停止下替换横弓，以减少脑缺血时间，然后再进行胸降或胸腹主动脉替换[226]。

与急性夹层患者相比，慢性夹层下游重要器官的灌注可能完全依赖于夹层慢性期未闭的假腔，因此，在真假腔中保持顺行血流对于避免主动脉修复后医源性灌注不当至关重要。为达到这一目的，采用带或不带远端瓣开窗的内膜切开术，允许血流在下行胸主动脉或腹腔上腹主动脉远端"共同室"的远端真假腔下游注入一个短悬挂的象鼻移植物。

十一、结果

（一）早期预后

当前的报道证明，在患有主动脉切开的患者中，手术结果得到改善，手术死亡率在20世纪60年代为30%~60%，在过去的20年中下降到5%~25%[10, 16, 24, 37, 38, 43, 44, 49, 82-84, 99, 150, 170, 180, 183, 227-239]。这些较低的早期死亡率归因于诊断和影像学方面的进步；改良的手术方法，更好的心肌保护，更复杂的 CPB 技术；改进围术期管理；增加手术经验。然而，在比较不同时代和不同机构的回顾性结果时，还必须考虑其他因素，如患者转诊模式和患者选择偏差。值得注意的是，最近的 IRAD 2014 报道显示，1996—2013 年，接受手术治疗的急性 A 型夹层患者的早期死亡率在全世界 24 个中心收集的患者中超过了 20%[240]。1963—1992 年，Stanford University 接受急性 A 型主动脉夹层手术修复的 174 例患者的手术总死亡率为 26%，从 1963—1976 年的 38% 下降到 1988—1992 年的 27%[10]。在这 30 年的经验中，早期死亡的独立决定因素是早期手术年、老年、高血压、术前心脏压塞和肾功能不全。最近，在 1993—1999 年进行急性 A 型主动脉夹层手术的 151 例患者中，早期死亡率下降到 17%（图 70-7）[183]，与其他大量当代急性A夹层手术治疗相一致[37, 82, 180, 227-229, 232, 233, 235, 237]。在整个 Stanford 患者组中，早期死亡的独立危险因素仍然是手术早期、老年、术前填塞和肾功能障碍。总的来说，似乎是患者特有的因素而不是治疗策略（例如，使用 PHCA）是不良结局的主要决定因素。此外，唯一可能改变的因素是心脏压塞和肾功能不全，如果诊断早一些，理论上可能会更低。有趣的是，内膜撕裂、肺部疾病和动脉高压的部位，在早期的分析中是显著的[150]，在这 37 年的系列研究中没有增加死亡的可能性。

这些观察结果与具有胸主动脉外科专业的中心的其他当代报告中的研究结果相吻合。根据 Crawford 和他的同事较早的分析，早期手术日期、严重症状、冠心病、糖尿病、出血再手术、术后卒中和心脏并发症是 A 型夹层手术后早期死亡的独立危险因素[84, 234]。在 Cleveland Clinic 的 135 例急性和 73 例慢性 A 型夹层中，早期死亡的独立预测因素是手术时间早、血流动力学不稳定、不使用 PHCA、PHCA 时间较长、主动脉瓣置换需要复合瓣膜移植，并伴有冠状动脉搭桥术[233]。在 Mount Sinai 经验中[82]，年龄增加、血流动力学改变和没有高血压被确定为医院死亡的危险因素[82]；肾或肠系膜缺血和术前休克在日本的经验中预测了早期死亡[229]。对美国国家官方数据库（全国住院患者样本）、进行回顾性分析，其中包括 1995—2003 年在美国进行急性 A 型主动脉夹层外科手术的 3013 例患者，死亡率为 26%，导致早期死亡的唯一独立因素是年龄和手术时间的增长[237]。美国 NIS 数据库对 2003—2008 年 5184 例急性主动脉夹层手术患者的结果进行了分析，发现总的死亡率为 21.6%（2005—2008 年，19.1%），手术死亡率与外科医生和机构容量之间存在着强烈的反比关系，表明急性主动脉夹层的修复可能与其他心血管外科疾病类似[239]。在 1996—2001 年前瞻性研究的 526 例具有急性 A 型夹层的 IRDA 患者中，早期死亡的预测因素为主动脉瓣置换术、移行性胸痛、休克[236]。再次强调患者特定因素和夹层相关并发症在手术风险方面的重要性。

最后，也许这方面的工作并非一帆风顺。2014年，Duke University的一份报告显示，如果可以组建一个专门的多学科胸主动脉小组，那么急性A型主动脉夹层的手术结果就可以得到改善。[241]他们比较了他们在成立之前（1999—2005）和之后（2005—2011）5年一次的结果。在早期，每年平均有11名不同的外科医生进行9次急性A型修复。2005年后，平均每年12例，但97%由两名受过专门训练的胸主动脉外科医生进行。手术死亡率从34%下降到2.8%，这直接转化为4~5年生存率的改善。使用IRAD预测风险算法，观察到的30d死亡率从1.26下降到0.15；尽管最近的患者基质的风险略低，但这是一项巨大的成就。虽然每年9至12次的急性A型夹层量不能被认为是一个高数量，但其中一项新独立调查研究显示，美国每年只有15个新独立调查机构的病例超过10例，这是一个低得令人震惊的数字[237]。然而，有人认为，美国和世界其他国家显然存在着改善的充分机会。如果卫生政策监管机构和付费人严格实施胸主动脉外科服务的区域化，使绝大多数患有各种胸主动脉疾病的患者，包括急性A型主动脉病变，都能在少数拥有更多经验和专门知识的机构中得到照顾[242]。作者认为，在美国，每个胸主动脉疾病有一个外科中心是必要的。500万~1000万居民，这意味着美国只有32家或64家专门机构（1999—2010年期间每年有超过一例胸主动脉病例的大约1325家医院）将因胸主动脉手术而获得补偿，以覆盖全国3.16亿人口[242]。这一卫生政策进程改进步骤早就应该采取了。

另一方面，慢性A型夹层手术后早期死亡率普遍低于急性夹层患者。在1995年Stanford 30年的经验总结中，106例慢性A型夹层患者早期死亡率为17%，而马方综合征组仅为6%。在对690例主动脉夹层患者33年的分析中，Crawford和他的同事[234]观察到，慢性A型夹层患者在1986年之前手术的30d死亡率为12%，1986年后仅为8%。死亡的独立决定因素是症状严重程度、主动脉瓣手术史、合并冠心病、主动脉内球囊反搏的使用、心脏并发症和术后卒中。同样，来自Cleveland Clinic的Sabik和Associates[233]报道说，在73例经手术治疗的慢性A型夹层患者中，早期死亡率为11%。最近，外科技术的改进，包括使用FET技术或弓优先技术，导致手术结果的改善，报告的早期死亡率为4%[112, 223, 226]。

（二）晚期预后

在DeBakey 1982年发表的一份开创性的报告中，对527名接受手术治疗的主动脉夹层患者（A型或B型，急性或慢性）的长期结果进行了分析，总体生存率估计分别为57%、32%和5%，分别是5年、10年和20年后。16型解剖患者，29%的死亡是由后期并发症相关夹层主动脉破裂在一个偏远的下游位置，强调主动脉壁夹层形成的长期威胁生命的性质和需要改善长期成像监测，预防再次手术时表示，和密集的医疗随访护理。

在Stanford 30年的经验中，急性A型夹层患者在1年、5年、10年和15年的总生存率（包括医院死亡）分别为67%、55%、37%和24%。慢性A型夹层患者的[10]长期生存率分别为76%、65%、45%和27%。急性A型夹层患者出院后1年、5年、10年和15年的生存率分别为91%、75%、51%和32%，而慢性A型夹层患者的生存率分别为93%、79%、54%和33%。1/3的晚期死亡与心脏相关，但至少15%的死亡是由于与下游慢性主动脉夹层相关的并发症。多变量分析确定年龄较大和既往心血管手术是晚期死亡的重要危险因素；有趣的是，在1985年Stanford的分析中，以前的卒中、远端心肌梗死、慢性肾功能障碍和较早的手术日期是不良晚期预后的独立预测因子[40]，在更大、更近期的分析中不再作为危险因素出现。在Stanford最近的一份关于急性A型夹层的手术治疗患者的报告中，导致晚期死亡的独立决定因素是年龄的增长，以前的胸骨切开术，以前的卒中，高血压，肝病，填塞，弓受累，以及手术的早期；使用PHCA和切除内膜撕裂未被确定为晚期死亡的重要预测因素[183]。图70-8和图70-9显示了1963—2000年在Stanford

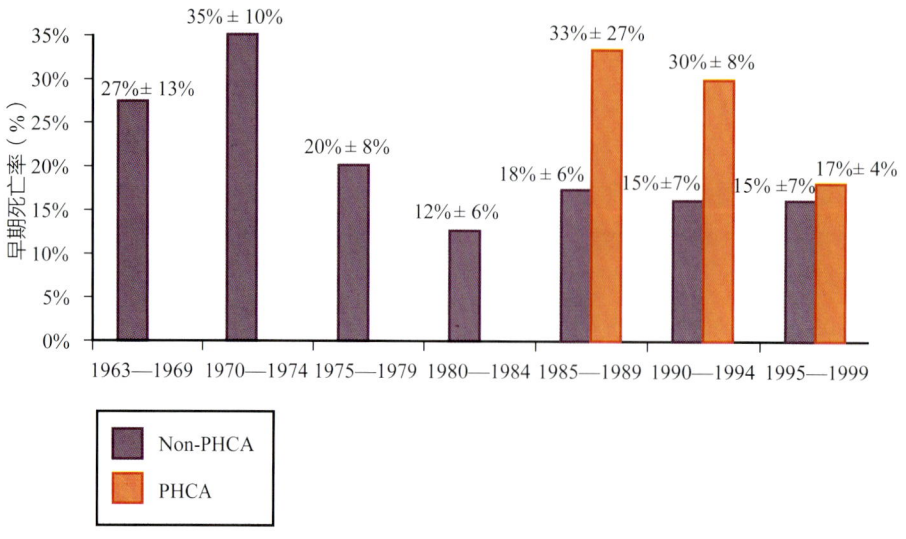

▲ 图 70-8 1963—1999 年急性 A 型主动脉夹层手术死亡率与手术时间的关系

Non-PHCA. 无停循环；PHCA. 深低温停循环（引自 Lai DT，Robbins RC，Mitchell RS，et al：Does profound hypothermic circulatory arrest improve survival in patients with acute type A aortic dissection? *Circulation* 106：I218–I228，2002. Copyright 2002，American Heart Association.）

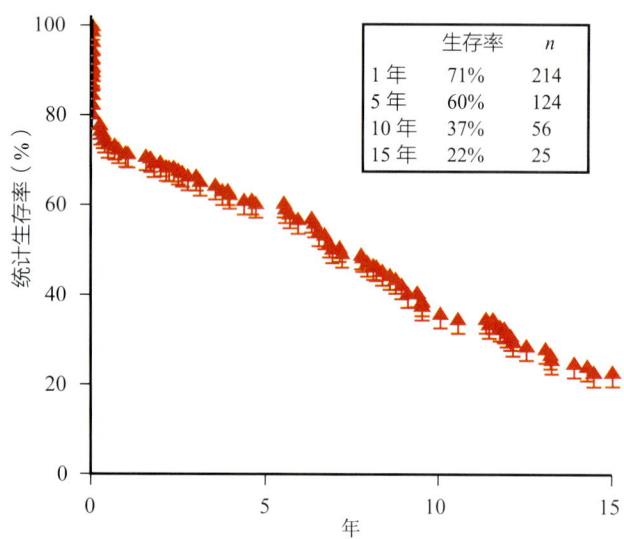

▲ 图 70-9 1963—2000 年 Stanford University Medicel Center 323 例急性 A 型主动脉夹层患者术后生存率

进行手术的急性和慢性 A 型主动脉夹层手术修复后的精算存活率。

在 Crawford 1990 年的报道中，近端夹层（急性或慢性）患者的生存率分别为 78%、63% 和 55%；急性夹层患者的预期寿命明显较差（急性夹层为 67%，慢性夹层为 81%，5 年为 51%）。所有患者晚期死亡的独立预测因素包括症状的严重程度、NYHA 功能级别、远端切除范围、未切除的残余动脉瘤、术后并发症和术前年份。在 1992 年的更新系列中，只关注急性 A 型主动脉夹层[84]，报告称在手术修复后的 5 年、10 年和 20 年，生存率分别为 56%、46% 和 30%。在这个系列中，死亡率的决定因素是早期手术，包括在修复、NYHA 功能级别、糖尿病、和伴随冠状动脉搭桥移植。在 Cleveland Clinic 的经验中，急性和慢性 A 型夹层的长期生存率相当；年龄越大，血尿素氮浓度越高，主动脉弓置换术和术前时间是晚期死亡的增量危险因素[233]。

最近，大型单中心和多中心的临床报告证实了这些结果，并显示在过去和 20 年里，急性 A 型主动脉夹层手术修复后的长期预后仅略有改善。来自荷兰的 Tan 和他的同事 27 年间对 315 名患者进行了手术，他们分别报道了 1 年、10 年和 20 年的生存率（出院患者的生存率为 96%、68% 和 39%）。在他们的系列研究中，年龄的增长和肾衰竭是唯一的死亡预测因素[242]。Mt.

Sinai 对他们的同时期患者进行了标准化手术方法的分析，Griepp 和他的同事报道说，出院患者的 1 年、5 年和 10 年生存率分别为 91%、78% 和 66%[113]。迟发性死亡的独立危险因素是高龄、表现为神经功能障碍和术后明显的假腔。最后，在 IRAD 分析急性 A 型主动脉夹层术后长期生存率时，初次手术修复存活的患者 1 年生存率和 3 年生存率分别为 96% 和 89%[238]。唯一确定的晚期死亡的重要预测因素是动脉粥样硬化史和既往心脏手术史。然而，这些数字需要谨慎解释，因为 IRAD 机构在最初出院后没有要求长期随访；大约有一半的患者可以获得晚期生命状态和临床数据。

（三）再次手术

在急性 A 型主动脉夹层修复后，一些研究人员估计，腹主动脉的生长速率为每年 1～5mm[113, 114]。因此，尽管在该病的急慢性阶段进行了成功的干预，但仍有相当比例的患者会发生主动脉其他下游段的假腔动脉瘤样变性，这可能导致晚期主动脉破裂死亡或需要重新干预。如前所述，主动脉根部动脉瘤、新生或复发的严重主动脉反流、吻合口假性动脉瘤是其他需要重复手术干预的适应证。主动脉夹层的晚期再手术在技术上是具有挑战性的，通常需要广泛的主动脉重建，并且经常涉及被认为是高风险手术的胸腹主动脉修复，尤其是在紧急情况下[10, 112, 171]。然而，最近，有大量胸主动脉手术经验的中心报告了再次手术的早期死亡率在 4%～11% 之间[113, 114, 223, 226]。

在 Stanford 的 30 年经验中，在 1 岁、5 岁、10 岁和 15 岁的患者中，从晚期再手术到急性 A 夹层的自由度分别为 94%、83%、65% 和 65%。对于慢性 A 型夹层，这些自由度估计分别为 96%、88%、65% 和 52%。年轻是唯一显著的独立风险因素，预示着再次手术的可能性更大。在 Stanford 最近

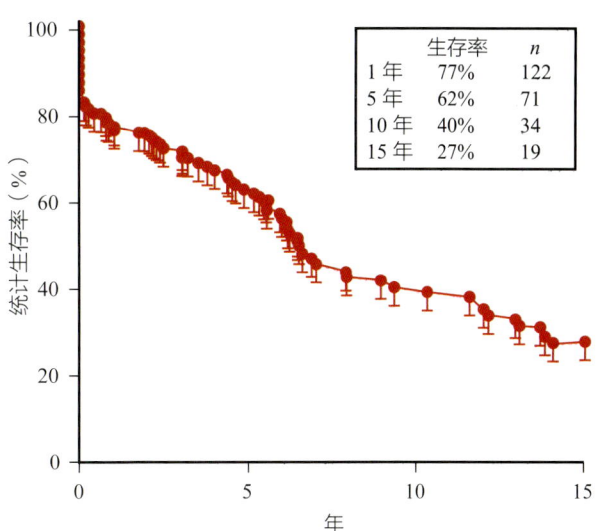

▲ 图 70-10 1964-2000 年 Stanford Vniversity Medicel Center165 例慢性 A 型主动脉夹层患者术后生存率

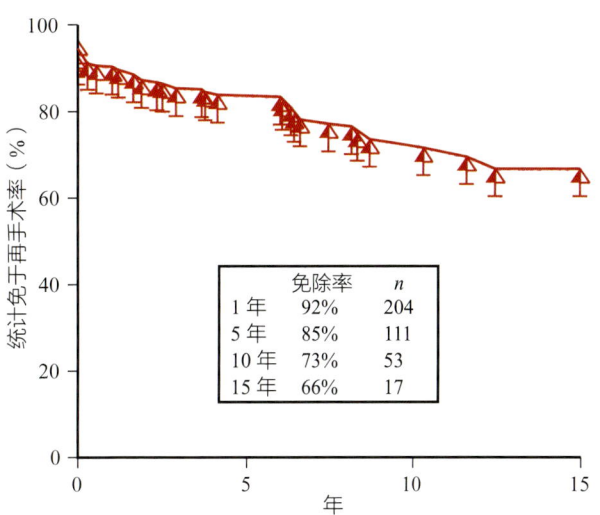

▲ 图 70-11 1963 年—2000 年 Stanford University Medicel Center323 例急性 A 型主动脉夹层患者术后免于再手术率

的一份报告中，关注急性 A 型夹层患者，男性，马方综合征，冠状动脉疾病，外周脉搏缺失和主动脉弓受累与晚期远端主动脉复位的可能性更高有关[183]。1963—2000 年期间在 Stanford 进行手术的急性或慢性 A 型主动脉夹层患者在接受手术修复后的主动脉近端或远端再手术的自由度如图 70-10 至图 70-12 所示。

在 Baylor 经验中，所有类型夹层患者在 1 年、5 年和 10 年时的再手术总自由度分别为 96%、91% 和 78%。[234] 在 Cleveland Clinic 系列中，A 型夹层患者的再手术自由度分别为 98%、91% 和 85%[233]。另一方面，急

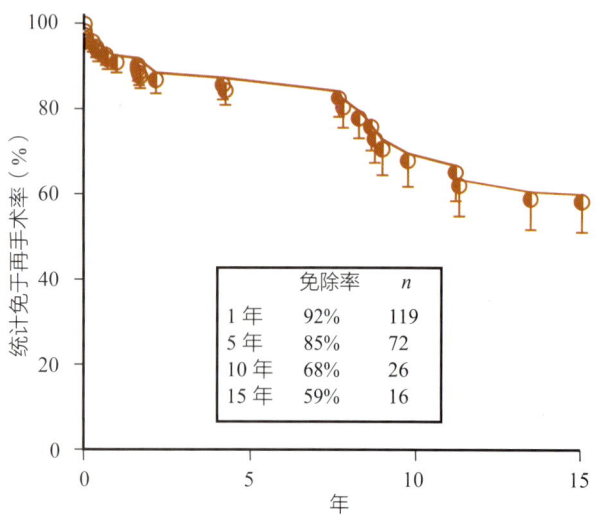

▲ 图 70-12　1964 年—2000 年 Stanford University Medicel Center165 例慢性 A 型主动脉夹层患者术后免于再手术率

性 A 型夹层修复后再手术的自由度分别为 66%、58%、52% 和 85%。根据 Loisance 及其同事的经验，分别为 1 年、5 年、10 年和 15 年的 43%[243]。在 Washington University in Se.Louis 最近的报道中，10 年内免于再手术的比例为 74%[114]；在 1993—2004 年的 University of Pennsylvania 经验中，5 年的精算自由度为 87%，10 年为 70%[243]。有趣的是，使用系统的 Mt. Sinai 远期临床和放射学随访数据库，在急性 A 型夹层首次手术修复后 10 年使用开放的主动脉弓修复和原发性内膜撕裂的积极切除，估计主动脉远端再次手术的风险仅为 16%[113]。

早期手术年龄较小是晚期主动脉再手术的一个重要危险因素[114, 233, 243-245]。马方综合征也与主动脉瓣根部和远端胸主动脉复发的风险更高有关，这表明结缔组织疾病患者采取更激进的治疗方法是合理的，以减少晚期再手术的发生率[113, 114, 228, 243-245]。更严重的主动脉瓣反流常见于初次手术时未处理的主动脉瓣反流。不同作者认为，初次手术是主动脉瓣和主动脉瓣近端再手术概率较高的一个危险因素[243, 246]。使用 GRF 或纤维蛋白胶重建夹层的主动脉根部和远端主动脉的做法是否明智，也因其晚期并发症，包括假性动脉瘤而受到质疑[175, 176, 228]。未能切除原发性内膜撕裂，在手术中留下未切除的残余动脉瘤，假腔持续开放也与晚期远端主动脉再手术的高发生率有关[91, 114, 229, 233, 243, 245]。

关于晚期存活和晚期再手术的需要，目前使用降主动脉远侧外科象鼻移植或远端主动脉真腔 FET 的全弓或部分弓置换手术技术是否会减少晚期死亡和再手术的风险仍有待确定[203-205, 209-215]。我们必须了解哪些急性 A 型夹层患者出现晚期并发症的风险最高，以便有选择地应用这些更具侵入性的技术，以优化风险 - 效益比。

十二、随访

对所有主动脉夹层患者，必须进行密切的医疗随访和严格的定期成像监测。手术修复后，早期胸腹主动脉系列 CTA 或 MRI 是确定基本病理解剖的基础，并在此基础上检测夹层并发症；这些扫描应该在第一年内每隔 3～6 个月进行一次，然后无限期地每 12 个月进行一次。每年还应做一次经胸超声心动图，以评估主动脉根部和主动脉瓣功能。严格的长期血压控制对所有这些患者至关重要，因为在主动脉夹层的慢性阶段，失控的高血压与晚期主动脉并发症的增加有关[114]。传统的抗高血压药物和负性肌力药物（如口服 - 受体阻断药）相结合是必需的，而且必须终身服用。口服 - 受体阻断药已被证明可以提高 A 型主动脉夹层患者的晚期存活率[247]。如血管紧张素转换酶抑制剂和血管紧张素受体阻断药等抗高血压药物，如果可能的话，应该尽量避免增加主动脉 dP/dt；如果严重的高血压需要更积极的治疗，必须同时维持适当的 β 受体拮抗药。

第 71 章
B 型主动脉夹层
Type B Aortic Dissection

Philippe Demers D. Craig Miller 著
洪 昊 译

主动脉夹层是比破裂腹主动脉瘤发病率更高，最常见的灾难性主动脉疾病。因为主动脉夹层引起的弓部主要分支血管堵塞会使患者的临床表现更加复杂，并使随后的药物和手术治疗更棘手，所以在有可疑临床指征时要对这一威胁生命的情况进行早期诊断。急性主动脉夹层致命性的自然病史，需要即刻的药物、介入或手术治疗。在慢性期，累及胸降主动脉的主动脉夹层，在需要外科修复的胸主动脉和胸腹主动脉病变中占有相当比例。

虽然目前一致的观点认为所有急性 A 型主动脉夹层患者均需要急诊手术，但对于累及胸降主动脉的主动脉夹层患者，单独药物治疗对比介入治疗，单独药物治疗对比外科联合药物治疗，哪一个是最佳治疗方案存在争议。绝大多少急性 B 型主动脉夹层患者采取药物治疗。外科置换或血管腔内支架治疗作为针对并发症的特殊手段，被绝大多数医师用来处理复杂胸降主动脉夹层患者[1]。所谓的复杂胸降主动脉夹层情况包括，破裂、重要脏器缺血、持续性疼痛、无法控制的血压和巨大假腔[2-7]。另一方面，我们和其他团队推荐可以考虑慎重选择非复杂急性 B 型主动脉夹层患者进行早期外科治疗，这类患者包括年轻人、马方综合征或其他结缔组织病，我们认为这样可以降低夹层相关并发症的长期风险和再次手术率[8-10]。从 90 年代末起，急诊胸主动脉腔内修复术（TEVAR）成为治疗复杂 B 型主动脉夹层的主要手段（见第 72 章），偶尔还会辅以内膜开窗盒真腔金属裸支架植入的方式来减轻远端灌注不良[10, 11]。

一、历史

1935 年 Gurin 和同事[12]第一次尝试外科治疗急诊主动脉夹层并发症，他们采取髂动脉外科开窗来矫治夹层引起的下肢缺血。1955 年 Debakey 和同事[13]采取人工血管置换法治疗胸主动脉夹层，开启了主动脉夹层的现代外科治疗方式。随后，Debakey 在降主动脉阻断过程中采用了体外循环的办法[14]。1965 年，Wheat 和其同事[15]采用抗高血压药物治疗胸降主动脉夹层。20 世纪 90 年代开始的经皮介入技术，如夹层内膜开窗和主动脉分支支架置入技术，可以减轻夹层引起的分支血管受累和灌注不良，使传统手术适应证得到扩展，因而现在更多患者采取药物和介入治疗，虽然早期并发症的出现使得急诊手术增加[16]。1999 年起，TEVAR 在复杂急性 B 型主动脉夹层治疗中优势明显，效果肯定[17, 18]。虽然在 2013—2014 年度美国 FDA 批准了 GoreC-TAG 和 Medtronic Valiant 支架血管在急性或慢性夹层患者 TEVAR 治疗中使用，然而在前瞻性随机试验研究得出 TEVAR 的长期耐久性和有效性与标准的药物和外科治疗相比是否有优势前，其在非复杂急性 B 型主动脉夹层的效果如何尚不清楚[10]。

二、命名

如第 70 章所描述的，主动脉夹层分类方法繁多。在过去 45 年中，Stanford 分型被广泛接受，它是基于升主动脉是否受累，而不管原发破口的位置。如果胸降主动脉受累，定义为 Stanford B 型，DeBakey Ⅲ 型，Uniiversity of Alabama "降主动脉型"，Massachusttes General Hospital "远端型"，Najari "后型" 主动脉夹层[19-23]。各种分型和扩展在第 70 章表 70-1 中有详细解释。分型方法的统一有利于分析和比较不同单位所采取的不同治疗策略的效果。发病 14d 内的定义为急性期[14]，14d 及以上的定义为慢性夹层[3, 5, 7, 10, 23]。亚急性期来自于 TEVAR 治疗出现后，它的定义是发病 14~90d，以往指夹层内膜仍有可重塑性，以及支架的力学性能足以使主动脉成功重塑。然而这种定义太过模糊，具有很大临床主观性，不应被采用。壁内血肿和穿透性溃疡被认为是经典主动脉夹层中具有明显区别的病理变异[24, 25]。这种病变的特征是没有内膜片将主动脉分为真假腔，并多累及胸降主动脉。从经典的 B 型主动脉夹层中区分出壁内血肿和穿透性溃疡很重要，但这些病变组成了一个连续的病理生理过程，可以快速地从一个演化到另一个。不仅如此，在处理这些病变时，可能因具体临床表现而异[26, 27]。

三、流行病学和自然病史

（一）流行病学

急性 B 型主动脉夹层更多发生于中老年男人。主动脉夹层发生于各年龄段，虽然其高发年龄在 50—69 岁[28, 29]。B 型主动脉夹层的患者年龄老于 A 型[29-31]。Stanford 30 年的主动脉夹层治疗经验中，B 型平均年龄 64 岁，急性 A 型 56 岁[30]。男女比在 2∶1~3∶1[29]。合并高血压的比例在 45%~80%，在 B 型夹层中比例最高[3, 5, 29-32]。相关动脉粥样硬化症在 B 型夹层中的发生率也更高[29, 31]。2%~4% 的急性 B 型主动脉夹层患者存在马方综合征[29, 30]。主动脉夹层的发病率在每年每百万人中 5~20 个之间，高于破裂腹主动脉瘤或破裂胸腹主动脉瘤[33-35]。来自一项瑞典国家卫生注册报告的结果显示，主动脉夹层的发病率在 1987—2002 年间的 15 年中明显升高[36]。大约 2/3 的急性主动脉夹层累及升主动脉（Stanford A），1/3 仅累及降主动脉（Stanford B）[28, 30, 31]。

（二）自然病史

急诊主动脉夹层如果不治疗，具有很高的致死率。Lindsay 和 Hurst 在 1967 年报道[34]，急性主动脉夹层患者中的 1/3 在 24h 内死亡，50% 在 48h 内死亡，80% 在 7d 内死亡，95% 在 1 个月内死亡。在慢性患者中，5 年存活率 15%。然而这些只是大概数据，因为没有一个系列观察研究或尸检研究能够真实获取夹层患者的共同特性。累及胸降主动脉的夹层（Stanford B）其早期预后的危险预兆更少；1 月生存率 75%。Anagnostopoulos 和其合作者[33]，收集了 963 例未治疗的主动脉夹层患者治疗（A 或 B，急性或慢性），1 周和 3 个月的累计死亡率分别为 70% 和 90%。

未治疗的 B 型主动脉夹层患者往往死于主动脉破入左侧胸腔，或远端灌注不良（合并或不合并远端主动脉分支血管梗阻引起的主要脏器缺血）[3]。Roberts[37] 的 40 例患者尸检研究显示，急性或慢性主动脉夹层引起的夹层病变或血管并发症导致 31 例接受药物治疗的患者中至少 84% 的死亡。一些幸运的患者未治疗而存活；在几乎所有的病历中都有远端再入破口，使得假腔得以减压[5, 32]。患者的假腔持续增大，导致潜在的胸主动脉或胸腹主动脉假性瘤形成。

四、病理生理

老年患者 B 型主动脉夹层典型的病理改变是主动脉中层平滑肌退行性变引起的主动脉撕裂，它是正常老龄化的表现[38]。这种病理改变和年轻患者 A 型主动脉夹层主要以中层弹力纤维组织退行性变相比有明显区别，这往往与遗传性结缔组织病密切相关[39]。

主动脉夹层起初表现为内膜撕裂[5, 39]。B 型主动脉夹层也可以有粥样硬化斑块破裂引起[40]，但这种病变往往是局部撕裂的过程，并不扩展，并且在 CT 图像上呈 "蘑菇帽" 形态；这和典型的 B 型主动脉夹层常累及全部降主动脉和腹主动脉的病理改变明显不同。在原发破口形成后，血流进入主动脉壁将其从中层分层并形成假腔。夹层沿主动脉内膜的外 1/3 扩展，往往是顺行方向，但也可以向近端或逆行扩展累及主动脉弓。在 A 型夹层，远端破口往往多发，并常位于分支血管开口处。影响夹层扩展的因素包括主动脉 dP/dt，主动脉舒张弹力回缩压，平均动脉压，主动脉壁僵硬度和内在完整性[5, 41, 42]。在降主动脉和腹主动脉，假腔往往沿后侧壁螺旋状撕裂，使假腔常累及左侧肾动脉[28]。假腔往往保持通畅，尤其是有远端再入破口存在，但有时在没有远端再入破口的情况下，假腔会部分或完全血栓化。在压力和部分血栓化的作用下，假腔会压缩，主动脉真腔血流可以到达远端。其实绝大多数远端灌注不良问题都是没有假腔再入破口引起的。在夹层慢性期，通常假腔扩大使主动脉整体扩张最终形成假性动脉瘤。这往往是夹层累及从主动脉弓至髂动脉的弥漫性长病变。

在图 71-1 中，原发破口在胸降主动脉近端左锁骨下动脉附近的情况，在降主动脉夹层中所占的比例约 80%[1, 43]。10%～20% 的原发破口在主动脉弓，而且夹层顺行扩展累及到降主动脉的不同长度，或者逆行累及升主动脉。当夹层逆行进展累及升主动脉时，称为逆行 A，A 型或 Ruel-Cooley-DeBakey Ⅲ-D 夹层。不到 5% 的夹层破口无法确定，这种类型往往归为胸降主动脉夹层。28 个别病例夹层局限于主动脉弓，既不顺行也不逆行进展，称为孤立性弓部夹层。也有 2%～4% 的主动脉夹层起源于腹主动脉[44, 45]。

壁内血肿起源于主动脉弓中层外 1/3 的滋养血管自发性破裂，使血液在主动脉壁内集聚而没有大的内膜破口[24, 27]。另一方面，壁内血肿可以继发于内弹力层粥样硬化斑块破裂，形成穿透性溃疡，并引起随后血流进入主动脉壁[25-27]。在过去的 20 年，心血管影像技术的进展提高在主动脉综合征患者中，发现是否由穿透性溃疡引起的主动脉壁内血肿的识别率[46, 47]。目前发现降主动脉壁内血肿（如 B 型壁内血肿）的自然病史明显区别于典型的主动脉夹层，并有更高的主动脉破裂倾向，尤其在有严重症状的患者或由深大穿透性溃疡引起的壁内血肿患者中比例更高[26, 27, 48]。

夹层引起血流进入重要下游分支，会引起主动脉弓部血管受累或胸腹主动脉灌注不良。如第 70 章图 70-4 中描述的，主动脉分支受累往往是由于假腔内膜压迫真腔动脉分支开口引起的。正如 Williams 和其合作者定义的那样[49]，在静力性分支受累时，夹层内膜片撕裂扩展累及分支血管引起随后的血流机械性堵塞；相反，在动力性分支受累时，血流进入假腔，夹层内膜片起止血管开口或使在其上方的真腔变窄。巨大假腔的压力可以真腔几近闭合[50]。

夹层扩展是部分主动脉分支剥离并由真腔供血；其他血管在夹层撕裂后假腔成为唯一供血途径，并最终成为永久性依赖假腔供血。因此，临床表现取决于哪些分支血管受累和异常灌注的严重程度，情况多变，会延误做出正确诊断。同时出现的各种急性临床问题，却并没有一个明确的原因，应该迅速考虑急性主动脉夹层可能。

五、临床表现

急性 B 型主动脉夹层患者的症状和体征类似于其他需要紧急药物或手术干预的疾病[3, 23, 32]。这些多种且非特异性的表现使做出快速而准确的主动脉夹层诊断极具临床挑战[7, 51]。虽然主动脉夹层发生率高于破裂腹主动脉瘤，但是它的及时诊断率却更低[3, 23]。

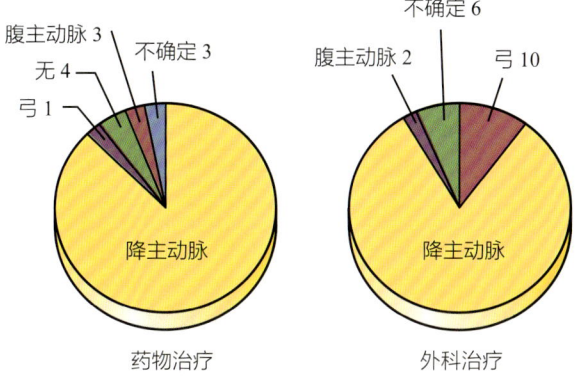

▲ 图 71-1　1963—1999 年在 Stanford University Medicel Center 接收治疗的 189 例 B 型主动脉夹层患者，按原发破口部位，分别采取药物和外科治疗两种方式的比例
（引自 Umaña JP, Lai DT, Mitchell RS, et al: Is medical therapy still the optimal treatment strategy for patients with acute type B aortic dissections? *J Thorac Cardiovasc Surg* 124: 896–910, 2002.）

急性 B 型主动脉夹层的临床标志常是急性发作的严重撕裂样胸或背痛[3, 5, 7, 23, 32]。疼痛的起始部位不定，但往往起自肩胛间区并随后转移至后背或腹部。急性夹层的疼痛被认为是继发于夹层血肿撕裂主动脉外膜。突然发作、刀割样、撕裂样疼痛也是急性夹层的特征。持续或进一步转移的疼痛提示夹层扩大或向远端进展。少数情况下，急性夹层可以无痛；这时因对主动脉夹层的其他表现保持警惕。IRAD 报道中，175 例急性 B 型主动脉夹层患者中的 98% 有疼痛表现，84% 有突发性疼痛，63% 有胸痛（44% 前胸，41% 后胸），这与急性 A 型主动脉夹层明显不同（79% 胸痛，71% 前胸）[31]。急性主动脉夹层中 64% 有背痛，43% 有腹痛，这明显多于 A 型夹层[31]。而且，90% 的患者表示疼痛难以忍受，68% 表示为刀割样疼痛，52% 表示疼痛为撕裂样。30% 患者有放射状疼痛，19% 患者有转移性疼痛。

临床体征除了外周灌注差外，血压升高很常见。在 IRAD 报道中，70% 患者的首发表现是高血压；只有 4% 是低血压和休克，而在急性 A 型夹层中的比例是 25%。如果患者为低血压，要怀疑主动脉破裂可能。心脏压塞在急性 B 型主动脉夹层中很少见，Stanford 30 年经验统计中，只有 2% 发生心脏压塞，其原因被认为是大的高压纵隔血肿引起血液渗漏至心包腔的结果[30]。

一系列其他症状和体征取决于远端主动脉分支是否受累。大约 25% 的患者表现出于主动脉分支受累的症状，或在早期表现较早[52]；另一方面，外周血管无脉搏可以没有临床表现。在 Stanford 的报告中，Fann 和其合作者发现 272 例各型主动脉夹层患者中[53]，有 85 例（31%）合并外周血管并发症，而 20% 的 B 型夹层合并外周血管并发症（图 71-2）。在 85 例合并血管并发症的患者中，18 例（21%）合并两种并发症，7 例（8%）合并三种或更多血管并发症。在 40 例急性主动脉夹层患者中，没有休克表现，3% 有急性截瘫，20% 失去一处或多处外周血管脉搏，8% 血管造影显示肾脏灌注受累，5% 内脏灌注受累。这些并发症的发生率以及随后的胸降主动脉外科血管置换术死亡率总结在表 71-1

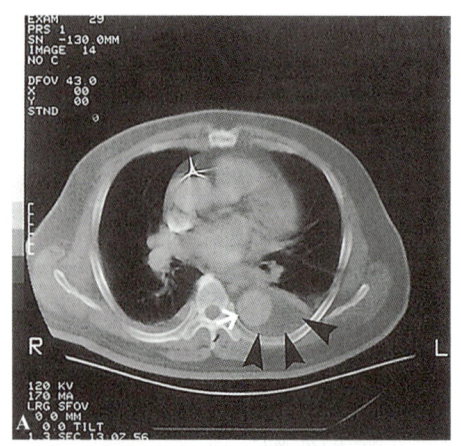
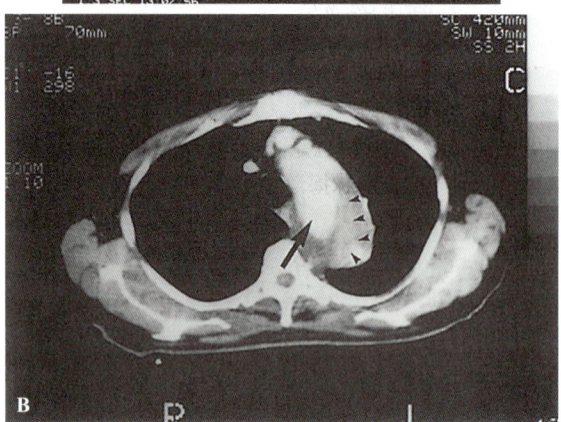
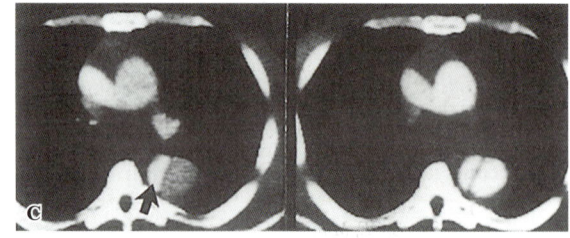

▲ 图 71-2　CT 诊断示例

A. CT 扫描显示线性内膜片（黑色光亮，白箭）位于胸降主动脉两腔之间，这是主动脉夹层的特征。此外，主动脉周围可以看到巨大血肿（箭头），表示近期血肿位于纵膈后部。除此不良的表现外，此患者药物治疗 1 年效果良好，直到进行性扩大的局部假性动脉瘤需要手术干预；B. CT 扫描显示另一个急性 B 型主动脉夹层患者的假性动脉瘤累及远端主动脉弓和近端胸降主动脉。假腔（箭头）部分血栓化；因此，其对比剂亮度弱于真腔（箭）；C. 虽然患者为 A 型主动脉夹层（标识的巨大升主动脉中变形的真腔），CT 扫描显示胸降主动脉真假腔对比剂亮度明显不同。左图中真腔（箭）完全充满对比剂；在心脏周期（右图），真假腔亮度一致（引自 Miller DC: Acute dissection of the descending thoracic aorta. *Chest Surg Clin North Am* 2: 347–378, 1992.）

中。这些患者中特殊部位外周脉搏消失分布情况总结在表 71-2 中。其他作者报道了类似的表格，外周血管并发症为 10%～30%[5, 21, 52, 54, 55]。一

表 71-1 40 例复杂急性 B 型主动脉夹层患者外周血管并发症和相关手术死亡率

外周血管并发症	发生率	死亡率
卒中	0%（0）	—
截瘫	3% ± 3%（1）	100%（1）
脉搏消失	20% ± 8%（8）	50% ± 18%（4）
肾脏缺血	8% ± 4%（3）	67% ± 28%（2）
内脏缺血	5% ± 3%（2）	50% ± 37%（1）

引自 Fann JI, Sarris GE, Mitchell RS, et al: Treatment of patients with aortic dissection presenting with peripheral vascular complications. Ann Surg 212: 705-713, 1990

表 71-2 168 例急性 A 型主动脉夹层或 B 型主动脉夹层患者中 56 例脉搏消失的分布

部位	A 型（n=128）	B 型（n=40）
右颈总动脉	6	0
左颈总动脉	6	0
右上肢	5	0
左上肢	10	2
右下肢	21	4
左下肢	14	3
总共	82	9

引自 Fann JI, Sarris GE, Mitchell RS, et al: Treatment of patients with aortic dissection presenting with peripheral vascular complications. Ann Surg 212: 705-713, 1990

一般来说，分支血管受累患者的发病率和死亡率更高[29, 52]。

四肢缺血的表现各异；1/3 的患者可能出现脉搏缺失的自发性恢复，或有波动过程，这往往是由于远端假腔血流再进入真腔引起[54]。休克和一过性缺血打击可使急性 A 型主动脉夹层更复杂，但在 B 型夹层中少见。神经系统表现可以从小神经元功能缺失到肋间动脉血供中断引起脊髓缺血导致偏瘫，再到周围神经病变[32, 52]。体检发现部分患者有腹痛症状要考虑潜在的肠系膜缺血或梗死，必须迅速确认或排除[54]。少尿或无尿是肾脏灌注不良的表现；肾脏灌注不良引起的侧腹疼痛或血尿类似于输尿管绞痛或肾结石引起的症状。

在对可疑主动脉夹层患者进行体检时应该包括双侧上下肢血压测量。全面评估脉搏是不可缺少的，还要有更进一步的运动和感觉神经系统检测。患者应该定期进行再体检，因为新的血管或神经并发症可能出现。其他体检常规进行。

慢性 B 型主动脉夹层患者多数无症状。主动脉假腔的进行性扩大可能最终导致压缩、梗阻或侵入临近的胸部结构，产生胸痛、呼吸困难、气促、声音嘶哑、吞咽困难、咯血（主动脉气管瘘或侵入肺部）、呕血（主动脉食管瘘）等症状，以及血流累及主要远端主动脉分支引起的继发性症状。

六、诊断方式

对急性 B 型主动脉夹层需要进行迅速的诊断。在新的影像学诊断技术广泛应用之前，急性主动脉夹层一般靠常规主动脉造影进行诊断。如今，更好的选择包括多层螺旋 CT 血管造影（CTA），食管超声（TEE）和磁共振（MRI）。胸片既没有敏感性也没有特异性。影像学诊断方式的选择应该取决于夹层的类型和范围，原发破口的位置，以及主动脉分支血管是否受累。有时需要多种影像学检查方法来确认诊断或明确更多的病理解剖细节；在 IRAD 报告中，76% 的患者进行了多种影像学检查，其中每个急性 B 型主动脉夹层患者在进行明确的治疗前平均进行了 2.2 个影像学检查[31, 52]。

CT 扫描是急性主动脉夹层的诊断快速而准确。在大多数情况下，静脉注射对比剂的薄层螺旋 CTA 检查可以快速和无创的诊断主动脉夹层（A 或 B 型），如图 71-2，夹层累及的范围、各个主动脉分支的灌注状况、各主动脉节段真假腔的大小也可以准确评估。区分出胸降主动脉中由内膜片分成的两个腔，可以确定 B 型主动脉夹层的诊断[56]。其他重要的体征包括假腔压迫真腔，内膜钙化移位，假腔血栓化，主动脉壁非浑浊新月形区（壁内血肿），以及主动脉壁溃疡样对比剂残留提示穿透性溃疡[57]。是否存在心包或胸腔积液也可以明确。CTA 诊断急性 B 型主动脉夹层的敏感性和特异性分别为82%～100%，89%～100%[3, 5, 7, 10, 11, 29, 56–62]。1993年Nienaber和其合作者[59]的研究显示，在110例怀疑主动脉夹层的患者中进行无创检查的前瞻性评估，B型夹层CT扫描的敏感性和特异性分别为96%和89%，阳性和阴性预测值分别为80%和98%。CT扫描的一个缺点是需要注射对比剂，这会影响患者的肾功能。

在全世界绝大多数中心，都选择TEE和或CTA对怀疑B型夹层的患者进行诊断，许多患者不需要进一步确切的检查[3, 5, 7, 11, 29, 56, 59, 63]。在ICU或手术室等急诊部门，TEE是迅速、方便和无创的低风险检查。血压升高是TEE的潜在危险因素，需要对患者进行足够的镇静。多平面相控阵TEE彩色多普勒成像技术可以准确地分辨主动脉腔和分隔真假腔的内膜片；实时三维TEE可以表面渲染图像。重要的影像表现是主动脉壁内膜片的摆动，尤其是在不同层次都发现这种表现[56, 59, 61, 63]。常见的表现还有原发性内膜撕裂和胸降主动脉的继发性再通破口[3, 5, 7, 11, 29, 56, 59–63]。总体来说，TEE评估可疑B型主动脉夹层的敏感性和特异性分别为97%～100%和94%～98%。TEE的局限性包括需要有经验的超声医师对影像学发现的解释，以及在评估腹主动脉分支血管和膈肌以下夹层累及病变的能力受限。如果患者是小个子且非常瘦，如日本人，TEE可以看到腹腔动脉，肠系膜上动脉，偶尔还有一侧或双侧的肾动脉。

当前，MRI不是急性主动脉夹层的主要诊断方法，这是因为这些患者往往病情严重，携带了各种各样的监护仪器、输液泵或呼吸器[7, 32]。在急性患者中，有限的24h内，相对长时间的影像检查要求，以及有限的途径，使得MRI比别的诊断方式的实践应用更少。虽然如此，MRI可以无创的描绘整个胸腹主动脉和内膜片的情况，包括主动脉腔和主要的分支血管。和CTA诊断急性主动脉夹层采用的重要标准一样，MRI也是依据有内膜片分隔出的两个血流腔来诊断的[56]。很多研究者报道，MRI评估可疑主动脉夹层的敏感性和特异性均在95%～100%[3, 5, 7, 11, 29, 56, 59–64]。在可疑急性B型主动脉夹层的患者中，Nienaber和合作者发现，MRI的敏感性是97%，特异性是100%。如今，MRI主要用于系列的、长期随访慢性主动脉夹层患者，包括术后患者和最开始就采用药物治疗的患者。

主动脉造影曾经是主动脉夹层诊断的"金标准"（图71-3）[65]。然而，血管造影是有创的，耗时长，需要使用对比剂，而且并非万无一失，其技术本身有发病和死亡的风险，尽管如此，它还是可以提供细节信息和重要主动脉分支的灌注情况[32, 56, 66]。血管造影诊断急性主动脉夹层要求明确内膜片形成的双腔改变，间接征象包括扩展的假腔压迫真腔，主动脉壁增厚，主动脉壁的溃疡样改变（穿透性动脉粥样硬化溃疡），以及导丝导管处在主动脉内的异常位置[26, 27, 56, 65]。双向血管造影研究在胸主动脉诊断中是必需的，因为单向造影会丢失重要的信息，假阴性结果也可能出现在假腔血栓化的IMH患者中[5, 27, 56]。目前，主动脉造影在有灌注不良临床表现或近端主动脉修复后持续性外周血管并发症的患者中仍有诊断价值，用以描绘主动脉分支血管受累情况和指引随后合适的血管腔内介入治疗恢复远端灌注[16, 17, 29, 55, 56, 67]。

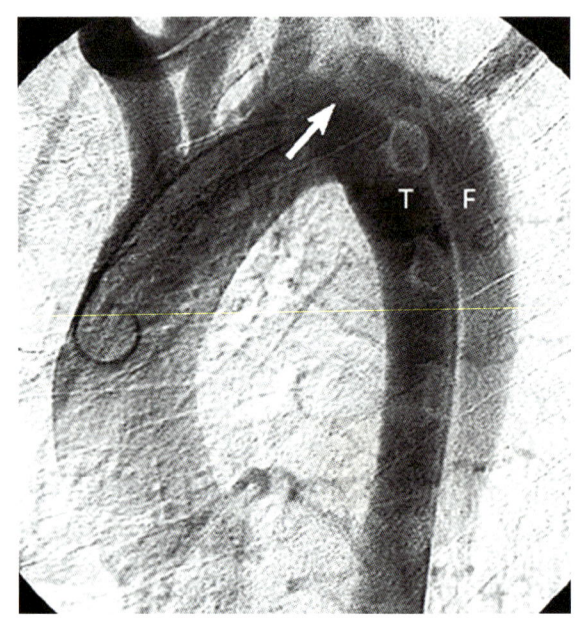

▲ 图71-3 急性主动脉夹层的主动脉造影表现
主动脉真腔（T）外部被假腔（F）压迫。真腔的特点是变小和居中。图中造影猪尾导管从下面上进入真腔。原发内膜破口（箭）位置紧邻左锁骨下动脉开口远端

七、治疗方案

（一）策略

主动脉夹层的治疗目的是预防死亡和不可逆转的器官终末期损害。正如在第 70 章中讨论的那样，几乎所有的急性 A 型主动脉夹层患者需要考虑急诊手术修复升主动脉[2, 3, 5, 7]。相反，治疗急性 B 型主动脉夹层的最佳方案一直存在争议[1-10, 17, 18, 20, 32, 68-72]。在 1965 年，Wheat、Palmer 和合作者们[15]，推荐"抗脉冲"治疗用于急性主动脉夹层。在 1970 年，来自 Stanford 的 Daily 和合作者们[20]，总结发现早期药物和手术治疗的患者之间，其治疗效果没有显著性差异。药物治疗的理论基础包括以下 3 方面的观察结果：①在绝大多数患者中药物治疗预防了早期死亡[1, 5-7, 31, 73]；②在需要进行急诊手术的急性 B 型主动脉夹层患者中，手术死亡率相对高[6, 7, 31, 43]；③药物治疗或手术治疗的患者长期效果相似[1-3, 6, 7, 73]。

目前，大多数中心倾向于对急性 B 型主动脉夹层患者采用并发症特异性治疗方案（框 71-1），即在将主动脉夹层合并破裂、胸腹主动脉灌注不良、迟发性破裂或其他危及生命的并发症情况下，采取外科手术或血管腔内介入治疗。在过去，"软"指标包括持续性疼痛和顽固性高血压，但这些指标由于太主观，在新的 TEVAR 注册研究中而被 FDA 取消了[1-7, 10, 11, 70, 71]。这些是临床指征，不包括给无症状患者提供简单的半选择 TEVAR 治疗，因为这会有助于提供主动脉的重塑，如同在 INSTEAD 研究中的病例[74, 75]。另一方面，我们和其他团队推荐在急性 B 型主动脉夹层患者中有选择性的采取早期降主动脉外科置换术，这些患者包括，青年人和其他手术耐受性好的患者，不管是否存在并发症，包括有结缔组织病倾向的患者，如马方综合征和 Loeys-Dietz 综合征[7-9, 68, 76, 77]。

Stanford 主动脉夹层分型概念也适用于 IMH，因为其发病部位和治疗方案对预后的影响类似于经典的主动脉夹层患者[27, 47, 78]。一般认为 IMH 累及胸降主动脉（B 型 IMH）保守治疗效果良好，这包括在疾病没有进展的情况下积极控制血压[9-10, 24, 27, 29, 30, 47, 78]。然而，一些团队报道，有明显症状的胸降主动脉溃疡和 B 型 IMH 合并深 PAU 的患者预后明显差于典型主动脉夹层患者，这是因为更高的主动脉破裂概率[26, 27, 48]。这种情况下，应该采取早期外科或血管腔内治疗，尤其是有持续性疼痛，胸腔积液增加和深大 PAU 的患者。

（二）起始药物治疗

一旦怀疑主动脉夹层，应该开始紧急药物治疗并持续到诊断明确[5, 7, 32]。现代药物治疗的里程碑，最早由 Wheat 和合作者报道，是降低平均压、峰压和舒张回弹压和动脉压升高率或主动脉 dP/dt（不是左心室 dP/dt）到最低水平，同时保证脑、冠状动脉和肾脏的血供[5, 7, 14, 15, 29]。药物治疗的目标是减轻疼痛、控制收缩压和限制夹层进展。目标值是心率小于 60/min 和收缩压在 100～120mmHg[10]。在 ICU 进行严密持续的监护非常重要，包括心电图和桡动脉、股动脉和中心静脉置管。使用尿管和脉搏氧饱和度仪。小剂量或持续静脉输注应用β受体拮抗药（如艾司洛尔、美托洛尔、拉贝洛尔、普莱洛尔）。必要时，静脉应用血管扩张药，常用的有硝普钠。拉贝洛尔是 α₁- 肾上腺受体拮抗药和非特异性β肾上腺受体拮抗药，是联合用药的另一种选择。肠外钙通道拮抗药，如地尔硫䓬、硝苯地平和尼卡地平能降低动脉血压和左心室 dP/dt。必须记住，因为硝普钠、血管紧张素转化酶抑制药（如依那普利、赖诺普利）和血管紧张素受体抑制药是纯粹的动脉血管扩张药，它们增加主动脉 dP/dt，所以同时应用一种负性肌力药物很有必要。如果外科手

框 71-1　急性 B 型主动脉夹层患者进行外科手术或血管腔内介入治疗的明确或相关指征

持续性疼痛
顽固性高血压
夹层进展或扩张
主动脉破裂或迟发性破裂
远端脏器灌注受累的证据
巨大的局部假性动脉瘤
结缔组织病（强烈推荐早期外科治疗）

术或经皮腔内介入治疗已经进行，抗高血压药和负性肌力药需要在麻醉诱导、手术中和手术后持续使用。

（三）长期治疗

不管患者开始采取的是药物治疗还是外科治疗，在住院期间都需要将静脉抗高血压药和负性肌力药逐渐过渡到口服药。口服 β 受体拮抗药 [如拉贝洛尔、琥珀酸美托洛尔（托普罗 XL）、阿替洛尔]，或者钙通道拮抗药如地尔硫䓬或尼卡地平（如果 β 受体拮抗药不能耐受），加用血管紧张素转化酶抑制药或血管紧张素受体抑制药。最近 IRAD 调查报告建议 B 型主动脉夹层患者出院后使用口服钙通道拮抗药治疗，远期生存率提高[79]。因为肼屈嗪可以进入中层的黏液多糖中使主动脉壁变脆弱[7]，应避免使用，同样也应避免使用其他会增加主动脉 dP/dt 的药物。相反的，有些没有发表的证据（Johns Hopkins Unuversity 的 Harry C. Dietz 在私下交流时表示）在马方综合征基因小鼠模型中，肼屈嗪对主动脉壁重塑有益。

八、手术方式

（一）急性 B 型主动脉夹层

外科治疗急性 B 型主动脉夹层的目的是采用人工血管置换包括原发破口在内的有限的一段胸降主动脉[7]。在 Stanford，全身麻醉诱导插入双腔气管插管后，腰鞘内置管用于脑脊液引流，急性主动脉夹层患者进行左侧后外侧胸部切口手术[7, 66]。我们的习惯是股静脉插管至右房进行全流量体外循环，如果可能的话顺行动脉灌注。这可以通过使用 6mm 短的血管于左锁骨下动脉或左颈总动脉行端侧吻合实现，在 TEE 指引下通过导丝将动脉插管插入没有分离的腹主动脉或弓部，或者至降主动脉真腔内再进入升主动脉，也可以经左心室心尖部再通过主动脉瓣（Wada 和 Kazui 法，左心室心尖入路 CPB 法）。透视下将细长的静脉插管（如 15Fr）在股动脉内通过超硬导丝引导入未分离的升主动脉或主动脉弓，或者作为最后的补救办法，在真腔灌注的这一侧股动脉插管（往往是脉搏减弱或缺失的一次股动脉）[80, 81]。偶尔，静脉插管无法通过股静脉，使用成角的静脉插管通过主肺动脉进入右心室可以提供（或增加）静脉 CPB 回流。中度体循环低温（膀胱温 25～28℃，鼓膜温度，20～22℃）停循环下，进行远端主动脉弓的近端开放吻合。在近端开放吻合完成后，使用人工血管侧壁分支，或者在人工血管近端插入金属直角插管，立即开始脑部和心脏的再灌注。低温停循环适用于几乎所有的慢性 B 型主动脉夹层的近端吻合，可以安全的修剪慢性弓部内膜片，同时彻底清除假腔内的血栓。停循环时间在慢性病例中偏长，也不好预估，在左颈总动脉插管进行顺行选择性脑灌注是有用的（Neri 和合作者们推广的 Siena 技术）[82, 83]。患者采用陡的头低脚高位，通过静脉插管无控制的静脉回流再灌注量 500～1000ml/min，使低温停循环期间保持左侧心脏和升主动脉内没有空气。有些静脉再灌注回流通过弓部分支血管再到弓部。不需要预先进行近端或远端主动脉分离，也不需要使用阻断钳。停泵后，分离出膈神经、迷走神经和喉返神经，近端主动脉横断。在急性 B 型主动脉夹层患者中，在远端弓部水平采用 4-0 BB54 英寸长（1 英寸 ≈ 2.54cm）或 5-0 C1 聚丙烯缝线进行近端主动脉袖全层贯穿缝合（从而使主动脉内膜和外面重新对合并消灭近端假腔）。然后动脉灌注管插入人工血管侧壁分支中。弓部排气后重新开始脑部和心脏灌注，小心排除任何可能进入心脏和升主动脉的空气。经过 5～10min 的冷血 CPB 再灌注，体循环复温开始，近端肋间动脉吻合。降主动脉中包括原发内膜破口和严重病变的部分被双绒编织人造补片替换。在远端缝合中，连续 4-0 BB 或 4-0 SH-1 聚丙烯缝线深层往返缝合可以使急性夹层病例的主动脉全层对合并消灭假腔[7]。虽然在 Stanford 的过去 20 年间我们避免使用 Teflon 补片，近端或远端主动脉可以采用 Teflon 补片或牛心包条加固，另外可以在夹层间使用少量的组织黏合剂，如 BioGlue（CryoLife, Inc., Ken-nesaw, GA）。近端阻断钳开放，排气，吻合口止血。体循环复温至 35～36℃后，停止 CPB。所有吻合口检测只有少量渗血后鱼精蛋白中和。如果吻合口和剥离面仍有弥漫性出血，而激活全血凝固时间正常的情况下，旋转血栓弹性成像图显示仍有异常凝血参数，可以使用血小板、新鲜冰冻血浆和冷沉淀。

术后管理包括ICU监护，如系统的腹部、神经系统和脉搏检查，以及严格的血压控制。持续脑脊液引流是脑脊液压力低于10mmHg。没有脊髓损伤的患者，术后第2～3d拔除引流管。在我们中心早期经验中，急性B型主动脉夹层患者，使用部分CPB和限制性切除小段主动脉，术后新发截瘫的比例只有4%[43]。我们认为目前使用的低温停循环近端开放吻合的方法减少了卒中和脊髓损伤的发生率。

1. 处理外周血管并发症

在TEVAR出现前，Stanford中心处理主动脉夹层合并外周血管缺血性并发症的方法是进行胸主动脉外科修复，因为中心主动脉修复往往可以避免进行外周血运重建手术[7, 53]。在所有类型外周血管受累患者的手术死亡率中，没有比这种并发症更高的了。然而内脏缺血和肾脏灌注受累预示更高的死亡风险。如果在胸主动脉修复时发现持续肠系膜、肾脏或四肢缺血，外科开通远端胸降主动脉或肾上腹主动脉，或者直接在血管化，都是挽救生命的传统方法[7, 53, 54, 84]。

如今，经皮血管腔内治疗是术后灌注不良和高风险复杂急性B型主动脉夹层的首选治疗方式（见第72章）[10, 11, 49, 50, 55, 85, 86]。腔内血管治疗在破裂主动脉真腔或分支内使用裸支架，或者主动脉夹层内膜片开窗（使假腔减压，以增加远端真腔内血流），可以恢复足够器官灌注[49, 85]。

这些腔内治疗方法细节在第72章有描述。在过去20年间，腔内支架血管在复杂急性B型主动脉夹层患者的治疗中使用量明显增加。它可以封闭胸主动脉原发内膜破口，恢复远端主动脉真腔血流（假腔隔绝或塌陷），成功缓解76%受累主动脉分支病变患者的远端缺血（和100%的动力性梗阻患者）[17, 86]。

2. 腔内支架血管

从1996年起，Stanford开始在急性B型主动脉夹层患者中选择性开展腔内支架血管治疗[17]。Stanford University和Mie University联合系列研究显示复杂急性B型主动脉夹层患者进行腔内支架血管治疗的早期死亡率只有16%，结果令人鼓舞。然而次新技术的长期有效性和耐久性仍不知道。2008—2010年，STS和AHA出版了关于胸降主动脉患者的治疗指南。指南包括基于已有观察研究和专家意见的腔内支架血管治疗潜在适应证[10, 11, 87]。合并威胁生命并发症的急性B型主动脉夹层，以及是否合并穿透性溃疡的急性有症状壁内血肿，是腔内支架血管治疗的适应证[10, 87]。虽然腔内支架血管覆盖了原发内膜破口，但它只是让重症患者稳定的临时性抢救治疗方式，不是根治性治疗方式。后期并发症和再干预并不少见。尽管如此，急诊腔内支架血管可以挽救严重灌注不良胸主动脉瘤患者的生命，虽然此方法的目的不是减少所有的假腔血流。如果患者不是临终状态，而且有治疗需要，随后的夹层后遗症可以采取开放手术或再次腔内支架血管治疗。目前还没有关于介入支架血管治疗和常规急诊外科治疗（针对复杂B型夹层）或药物治疗（针对非复杂B型夹层）的严格的前瞻性配对比较研究。INSTEAD研究登记注册了140例非复杂亚急性和慢性B型夹层患者，随机采取最佳药物治疗或支架血管治疗。支架血管组2年全因死亡率较高，但差别无统计学意义[74]。此外，免于主动脉相关死亡率和主动脉疾病加重（主动脉死亡、复发或再次干预的综合终点事件）两组间比较没有差别。虽然没有临床优势，支架血管组胸部假腔血栓化比例91%对比药物治疗组的19%，具有明显统计学差异。INSTEAD最近更新报告中，支架血管组5年主动脉相关死亡率和疾病加重情况（复发、再次干预或主动脉扩张的综合终点事件）明显降低[75]。ADSORB研究，第二个随机研究，比较GoreTAG支架血管和单独最佳药物治疗在61例非复杂急性B型夹层（＜2周）患者中的效果[88]。由于患者注册率不足，研究终点发生改变导致研究早期终止。TEVAR组和药物组1年临床效果，包括死亡率，没有明显区别，但胸降主动脉假腔血栓化发生率更高（57% vs. 3%）。主动脉夹层腔内支架血管治疗方案的细节在第72

章会继续讨论。

（二）慢性 B 型主动脉夹层

慢性 B 型夹层如果有夹层相关症状 [例如，疼痛或继发于邻近解剖结构受压的症状，肾血管性高血压（是否合并肾功能异常），肠系膜缺血，跛行]，或者有证据显示发生假腔扩张，需要进行外科手。无症状患者如果慢性夹层（直径超过 55～60mm）也需要接受外科血管置换。在最大主动脉直径和症状外，其他可能出现主动脉破裂的危险因素，如高龄、结缔组织病、无法控制的高血压和慢性梗阻性肺病，也是决定最佳手术时机和选择合适手术患者的主要因素[89, 90]。

开放外科血管置换手术的方式类似于以前描述的急性 B 型夹层的手术方式，包括我们的体外循环灌注策略。在这些慢性病例中，更重要的是无论何时都应该尽量避免在体循环降温过程中通过股动脉进行逆行动脉体外循环灌注，因为这样会从真腔或假腔脱落碎屑和血栓逆行进入到弓部分支和脑部动脉或冠状动脉。而且在慢性夹层患者中进行逆行股动脉体外循环灌注是无法控制和预计的，因为体外循环血流可能无法到达重要主动脉分支，这取决于夹层内膜片的移动和局部病理解剖因素。深低温停循环是重要的肋间动脉类似于 Carrel 贴片发生再贴附，更安全和帮助保护内脏器官和脊髓。如果全胸腹主动脉（Crawford Ⅱ型）进行置换，正如在结缔组织病的年轻患者和慢性 A 或 B 型夹层患者中，我们将膀胱温降至 15～20℃，全部重要肋间动脉再植于腹腔动脉水平后开始体外循环复温。体外循环再灌注从近端（从近端人工血管侧支插管）和低位（在完成最远处主动脉或髂动脉吻合后，用股动脉或者远端胸腹主动脉人工血管插管）同时开始。在慢性夹层病例中，我们修剪近端弓部和远端胸降主动脉夹层内膜片。因为慢性夹层往往累及腹主动脉，在只置换胸降主动脉时我们往往在远端使用象鼻血管技术。如果需要进行下游的胸腹主动脉置换，新人工血管可以简单地缝合于悬吊的象鼻血管近端。在夹层患者使用象鼻血管技术时需要确保切除一段足够长的夹层远端内膜片，使之超过象鼻血管的长度，以避免人工血管误入其中一个腔。

九、结果

（一）外科和药物治疗结果比较

1. 历史观点

夹层患者最佳治疗方法的争论起自 20 世纪 60 年代，当时 DeBakey 和合作者报道 179 例外科治疗患者早期死亡率 21%，5 年生存率 50%[91]。DeBakey 和合作者总结认为所有夹层患者应该进行外科治疗。重要的是，仔细观察这个报道后发现患者选择的偏倚；只有 38% 的急性患者，而且绝大多数是 DeBakey Ⅲ 型（Stanford B 型）。Wheat、Palmer 和合作者们[15]，对急性夹层患者进行选择性治疗，认为联合用药可以降低动脉血压和主动脉 dP/dt。在 20 世纪 70 年，Daily 和合作者们[20]，介绍了 Stanford A/B 分型，发现药物和外科治疗的早期疗效没有明显差异。在 1979 年 Stanford 的一篇文章中，分析了 20 世纪 70 年代发表的 11 篇研究的早期结果。药物治疗总体死亡率 33%（21%～67%），外科治疗急性 B 型夹层的平均手术死亡率 36%[92]。

当然患者资料差异很大，干扰了疗效的严格比较。此后，一致的意见是绝大多数急性 B 型主动脉夹层患者应该进行药物治疗，除非存在危及生命的夹层相关并发症[2, 3, 10, 19, 32, 51, 66, 93–95]。

2. 同时代的外科与药物治疗比较研究

虽然没有关于急性 B 型主动脉夹层外科和药物治疗比较的前瞻性对照研究，但是还是有深入的回顾性分析发表，如 2002 年 Stanford 的 Umaña 和合作者的报道。由于这两种治疗模式选取的临床病例资料很不一致，具有选择偏倚，所以对其结果的解释很困难。在绝大多数研究中，非复杂 B 型主动脉夹层多采取药物治疗，而有危及生命并发症或在药物治疗过程中出现并发症的患者多采取 TEVAR 治疗。

1984 年 Massachusetts General Hospital 报道急性 B 型主动脉夹层的早期存活率取决于夹层相关并发症的数量和严重程度，而与治疗方法无关[39]。1989 年 Stanford 和 Duke University 研究显示，在1975—1988年间的136例急性B型主动脉夹层患者接受了药物（63%）或外科（37%）治疗；药物治疗患者更多出现并发症或肾脏疾病，而外科治疗患者更易出现主动脉破裂或弓部受累[6, 71]。在顺序分析中将患者基础特征进行了调整，并将急性夹层患者分为三个亚组：（亚组Ⅰ）全部患者，（亚组Ⅱ）没有进行急诊手术强适应证的患者，（亚组Ⅲ）亚组Ⅱ中没有严重并发症的患者。最后一组代表低风险，无并发症患者，既可以采取药物治疗，也可以采取外科治疗。在所有患者中，与总体死亡率相关具有统计学意义的独立因素包括主动脉破裂，其他夹层相关并发症，高龄和心脏疾病。在各亚组中，治疗方法不是预测疗效的指标。在低风险组（亚组Ⅲ）中，早期死亡率在药物和外科治疗患者间是类似的（16% vs. 9%），长期生存率也如此。更近期的Stanford 36年综述显示189例急性B型主动脉夹层患者，使用倾向得分分析区别具有相似死亡风险的患者，采取药物或外科治疗。用具有同质性的样本消除偏倚后，再分析不同治疗方式对生存率、再手术率、晚期主动脉并发症或死亡的影响[1]。这种统计分析明确了142例匹配良好患者，不具备急诊手术适应证（111例采取药物治疗，31例进行手术治疗）。配对两组的长期生存率是类似的。药物组和外科组在免于再次主动脉介入治疗、晚期主动脉并发症或死亡方面也没有差异。在所有患者中，多因素分析没有确定治疗方法是预测疗效的指标；而患者相关因素和夹层特异性并发症决定了预后。

（二）目前结果

1. 早期生存率

在过去30年间，影像学诊断方法，药物治疗，麻醉经验和外科技术的发展是临床医生可以更快做出明确的诊断，提高了药物或外科治疗急性B型主动脉夹层的早期生存率[4, 5, 7, 8, 29, 30, 52, 71, 95–97]。在2000年IRAD综述中，在1996—1998年间12家中心治疗的175例急性B型主动脉夹层患者中，药物治疗的30天死亡率是11%，外科治疗的是31%；当然，两组患者的基线资料有明显区别[31]。类似的，在IRAD更新的报告中关注了一例大样本急性B型主动脉夹层的研究，结果显示药物治疗的早期死亡率低于10%；需要进行外科治疗的急性夹层并发症，包括主动脉破裂和休克，早期死亡率接近30%[98, 99]。有意思的是，采取血管内TEVAR治疗的复杂主动脉夹层患者，住院并发症发生率20%（对比于外科治疗的40%），死亡率只有11%，同样明显低于外科手术[99]。在2002年Stanford的文章中，药物治疗的早期死亡率在1970—1999年没有明显变化，为10%～19%（图71-4）[1]。另一方面，外科治疗的早期死亡率从20世纪60年代的57%下降至20世纪90年代的27%。其他胸主动脉外科中心经验也证实，在有选择的急性B型主动脉夹层患者中，当前治疗的早期死亡率接近20%[10, 100]。在更早的Stanford研究中，多变量研究显示B型夹层（急性或慢性）患者独立手术危险因素包括肾脏或内脏缺血，主动脉破裂和高龄[43]。在随后1989年的Duke-Stanford合作研究报告中，弓部内膜撕裂引起的急性B型夹层，不管采取药物或外科治疗，都具有更高的早期死亡率[6]。Crawford外科中心的经验是预测手术死亡的独立危险因素，包括早年手术，24h内发病的手术和慢性梗阻性肺病[95]。在IRAD注册研究中，全组患者住院死亡率的独立预测因素，包

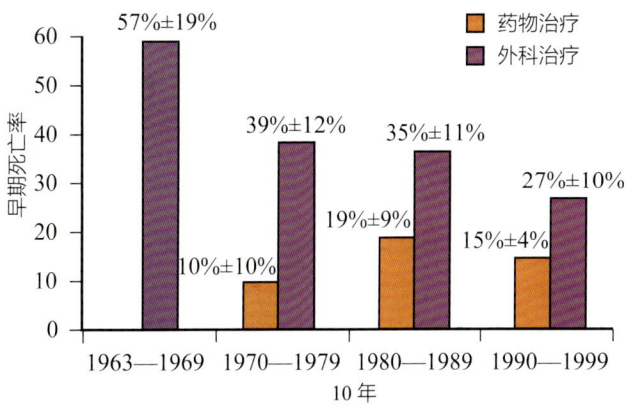

▲ 图71-4 显示了Stanford不同时期（10年）药物和外科治疗的早期（30d）死亡率

（引自 Umaña JP, Lai DT, Mitchell RS, et al: Is medical therapy still the optimal treatment strategy for patients with acute type B aortic dissections? *J Thorac Cardiovasc Surg* 124: 896–910, 2002.）

括低血压、休克、无痛性发病、分支血管受累、年龄大于 70 岁。其中低血压或休克是外科治疗亚组中预测患者死亡率的独立因素[52, 98]。

2. 晚期生存率

Stanford 36 年的经验显示，全组患者 1 年、5 年、10 年和 15 年准确生存率分别为 71%、60%、35% 和 17%。在图 71-5A 中有具体描述。药物和外科治疗的生存率没有明显区别。多变量分析显示休克、内脏动脉缺血、弓部受累、主动脉破裂、脑卒中、以往开胸手术，肺部疾病和女性是预测总体死亡率的独立因素。在 Baylor 系列研究中，B 型夹层外科修复后 1 年、5 年、10 年准确生存率分别为 76%、54%、35%。晚期死亡的独立预测因素，包括早年手术、高龄、重症、NYHA 心功能分级高、广泛的主动脉置换、手术方式、参与动脉瘤疾病和术后并发症[95]。更新的 IRAD 中期数据显示，药物治疗出院患者 3 年存活率 78%，外科治疗为 82%，血管腔内治疗为 76%（P 值没有统计学意义）[100]。晚期死亡的预测因素包括女性、既往主动脉瘤、粥样硬化病史、住院期间发生的肾衰竭、胸腔积液、低血压或休克。

在 Stanford 系列研究中，急性 B 型主动脉夹层晚期死亡原因的 50%，包括充血性心力衰竭、肾衰竭、脑卒中和癌症。研究强调患者特异性因素在决定长期预后中的重要性[1]。在 Stanford 系列研究中，主动脉近或远端部分破裂导致 16% 的晚期死亡，与 DeBakey 和合作者 20 年长期随访研究中 29% 的晚期死亡结果相似[21]。如果收集到更多患者的影响学检查和药物治疗随访结果，这项研究结果应该有更大的扩展空间。

3. 主动脉外科治疗

Stanford 急性 B 型主动脉夹层治疗后免于晚期主动脉再手术和主动脉相关并发症的情况在图 71-5B 至 D 中有详细描述。令人惊讶的是，药物和外科治疗的再手术率没有明显区别[1]。药物组 5 年再手术率为 14%，外科组为 13%；两组 10 年再手术率均为 17%。晚期再手术的独立预测因素是马方综合征，这类夹层患者的主动脉很脆弱。Crawford 在 1990 年研究分析了 33 年的主动脉夹层（A 或 B 型，急性或慢性）外科治疗经验，10 年后需要再次主动脉手术的为 22%，88% 免于主动脉破裂[95]。残余动脉瘤疾病，没有使用心脏停搏（可能与外科技术随时间逐步提高有关），术前 NYHA 功能分级是晚期主动脉破裂的决定因素；再次手术与早年手术密切相关。以往的近端主动脉手术、主动脉阻断时间和更局限的外科手术方式已经停止（如原发破口修复，主动脉成形，补片修复）。在来自日本 Marui 和合作者的回顾性研究中[70, 101]，101 例非复杂急性 B 型夹层患者采取药物治疗后，晚期主动脉事件的预测因素包括假腔持续通畅、主动脉直径超过 40mm 和降主动脉近端纺锤状扩张。研究者推荐这类患者进行早期外科手术。

十、随访

急性 B 型主动脉夹层患者，不管开始采取的是药物还是外科治疗，出院前早期 CTA 或 MRI 扫描是必需的，以排除早期并发症和作为以后随访的基础信息。在随后的几周，患者需要密切的院外医学护理；应该关注血压控制，以及脑部、心脏和肾脏功能等情况[7, 29]。定期的全胸腹主动脉影像学检查，可以在动脉破裂致死前明确发现主动脉并发症，如下游主动脉假腔的动脉瘤样退行性变。假腔通畅率也是需要关注的，因为目前所知假腔部分血栓化患者（与假腔通畅或完全血栓化相反）的死亡率高于假腔通畅的患者[102]。我们的常规是如果没有令人不安的变化在随访期间被发现，对于急性病例出院患者第一年的影像学随访间隔从 3 个月至 6 个月逐渐延长，然后每年复查。终身严格的需要控制和负性肌力药物的使用也很关键。1982 年 DeBakey 和合作者报到血压控制不良患者晚期动脉瘤形成的发生率约 45%，而控制良好患者仅为 17%。联合应用常规抗高血压和负性肌力药物是必需的，且需要持续应用，即时在血压正常的患者中也应如此[79]。进一步改善随访期间的治疗是很有必要的，因为不管起始治疗方式如何，出院后的死亡率仍然比预期的高（最初 3 年的死亡率是 1/4）[1, 100]。

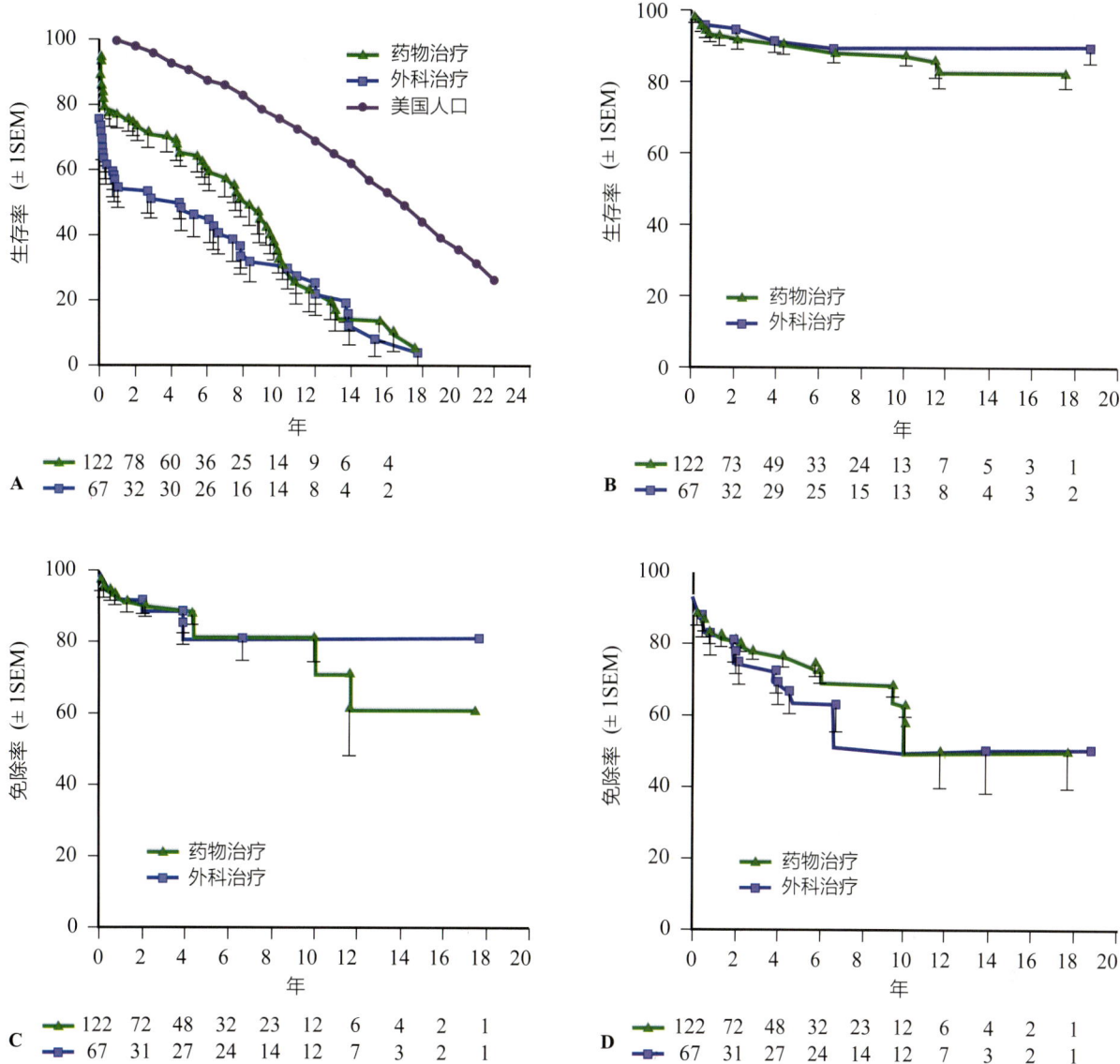

▲ 图 71-5 A. 依据起始治疗方式对急性 B 型主动脉夹层患者生存率的进行分组。外科和药物治疗的生存率没有统计学差异。此图描绘了年龄和性别匹配的美国人口生存率曲线；显示 35% 的该年龄患者预期可以存活 20 年以上；B. 依据起始治疗方式分组对免于晚期再次主动脉的手术患者进行分组。不同治疗方式间没有统计学差异；C. 所有免于再手术患者，以实际名称（或观察积累频率）表示；D. 189 例患者实际免于晚期主动脉相关并发症或死亡的情况

（引自 Umaña JP, Lai DT, Mitchell RS, et al: Is medical therapy still the optimal treatment strategy for patients with acute type B aortic dis_sections? *J Thorac Cardiovasc Surg* 124：896–910, 2002.）

第72章
胸主动脉病变的血管腔内治疗
Endovascular Therapy for the Treatment of Thoracic

Prashanth Vallabhajosyula　Wilson Y. Szeto　Joseph E. Bavaria　著
洪　昊　译

胸主动脉腔内治疗（TEVAR）的发展是心血管外科的巨大革命。自从 Parodi's 第一次描述腹主动脉瘤的腔内支架血管治疗器械[1]，腔内器械技术迅速发展，并用于处理多种胸主动脉病变。1994 年 Stanford 中心的 Dake 第一次报到了 13 例胸降主动脉瘤患者接受血管腔内治疗[2]。从此，其适应证快速扩展（包括超说明书使用），用于治疗主动脉夹层、外伤性断裂、穿透性溃疡和壁内血肿。目前美国 FDA 批准用于治疗胸降主动脉瘤的人工血管支架有四款。质疑和关注仍然在合适的手术时机、介入适应证和耐久性。TEVAR 在胸降主动脉（DTA）病变的应用获得了世界范围内的认可。在 10 年间，TEVAR 获得了 FDA 认可用于治疗胸主动脉瘤、PAU、胸主动脉钝性损伤和 B 型主动脉夹层。这种改变证实了该技术在治疗胸主动脉病变中的快速进展和认可度。

随着 TEVAR 技术的进展，最近的报道开始利用血管腔内技术治疗无法耐受开胸手术的升主动脉和主动脉弓病变—原发升主动脉夹层，升主动脉 IMH/PAU 和主动脉弓动脉瘤。随着技术的进步，在未来 TEVAR 可能在升主动脉和主动脉弓病变中有明确的作用。目前，它是治疗胸降主动脉病变的金标准。

一、胸降主动脉瘤

（一）自然病史和介入手术适应证

胸主动脉瘤是主动脉异常扩张的结果，其特征是弹力蛋白断裂和纤维化使主动脉壁中层发生退行性变[3]。这种与年龄相关的改变导致主动脉完整性和强度减弱。随着人群年龄的增长，胸主动脉瘤的发生率增加。最近瑞典的研究分析了 1987—2002 年间国家健康注册信息，结果显示胸动脉病变的发生率在男性为 52%，女性为 28%，分别达到 16.3/10 万人每年和 9.1/10 万人每年。同时，年手术率从 1987 年的 0.8/10 万人每年增加到 5.6/10 万人每年，增加了 7 倍。在女性，年手术率从 1987 年的 0.2/10 万人每年增加到 3.0/10 万人每年，增加了 15 倍[4]。

已经有大型单中心的胸腹主动脉瘤自然历史研究。主动脉瘤退行性病变是主动脉扩张的慢性病理过程，随着时间推移缓慢生长，有导致主动脉破裂或夹层的风险。人类主动脉的生长速度是升主动脉 0.07cm/ 年，降主动脉 0.19cm/ 年[5]。如果存在夹层，胸腹主动脉生长速度会稍快 0.28cm/ 年[6, 7]。

胸主动脉瘤的主要危险因素是破裂或夹层。多项研究都发现主动脉直径超过最大极限后有破裂或发生夹层危险。Clouse 和合作者分析了 Olmstead 县的数据后证实主动脉最大直径在 4.0～5.9cm 时，5 年期破裂风险是 16%。当主动脉最大直径在 6.0cm 以上时，5 年期破裂风险超过 30%[8]。Yale 团队明确了主动脉最大直径引起破裂风险明显增加的"关键节点"。在升主动脉关键节点是 6cm，患者一生的破裂或夹层风险是 34%。在 DTA，关键节点是 7.0cm，破裂或夹层风险是 43%[6]。主动脉直径超过最大极限后的年破裂或夹层风险也被研究过。Davies 和合作者[5]证实主动脉最大直径小于 6.0cm 时，年破裂、夹层或死亡发生率小于8%；然而，主动脉最大直径≥6.0cm时，年破裂、夹层或死亡发生率增加到15.6%。

常规推荐的外科治疗适应证是基于这些大中心病例研究制定的。决定采取外科干预时要平衡外科或介入治疗风险，以及药物治疗可能引起的破裂或夹层风险。一般共识认为常规开胸修复适用于升主动脉直径达到5.5cm，DTA直径达到6.5cm。当然，有明显主动脉家族病史或结缔组织病的患者，如马方综合征，治疗时的主动脉直径标准可以降低。而且对有症状的动脉瘤病变，推荐进行限期手术，不管主动脉直径大小，因为症状是破裂即将发生的早期指征。

在TEVAR时代，低发病率和死亡率引起了争论：DTA介入治疗的标准是否应该放低？大在多数中心的TEVAR死亡率低于5%的情况下[9-12]，多数胸降主动脉直径＞5.5cm的患者需要考虑血管腔内修复治疗（图72-1）。然而，最终的决定必须基于以往的外科数据：不管采取什么方法，破裂风险必须高于外科治疗风险。

（二）器械发展

自从1994年Stanford团队第一次报道早期使用的器械以来[2]，TEVAR器械经过了多次改良和临床试验。目前有四款治疗胸降主动脉瘤的胸主动脉腔内植入物。二代和三代产品，以及疾病相关特殊器械正在研发。

1. Gore TAG

Gore TAG胸主动脉腔内血管植入物（W.L. Gore, Inc., Flagstaff, AZ）于2005年3月被FDA批准用于胸降主动脉瘤的治疗。Gore TAG作为第一款被批准的支架，具有自膨胀聚四氟乙烯内膜和钛金属骨架。关注于整体纵向支撑导丝结构的改进使原有Gore产品发展到目前的Gore TAG血管内植入物。该款器械的独特性是指引鞘管，可以输送多种器械并减少股动脉入路血管的创伤。指引鞘管的内径根据治疗需要使用的Gore TAG器械不同，可选择20～24Fr。Gore TAG支架的内径尺寸为26～40mm，长度尺寸为10～20cm（图72-2）。支架采取从中心至外周的释放机制。因此，近远端铆钉区的准确定位释放比较困难。

2011年8月，C-TAG获得FDA批准。C-TAG完全替代了早期产品。它具有更好的柔韧性和顺应性，更宽的放大率窗（6%～33%），以及直型和锥形两种类型。C-TAG比TAG具有更小的直径（21mm），可以从18Fr（内径）的输送系统释放。C-TAG目前已被FDA批准用于胸主动脉瘤，PAU，胸主动脉钝性损伤和复杂B型主动脉夹层。

2. Medtronic Talent and Valiant胸主动脉植入物

(1) Talent支架 Talent于2008年6月获得FDA批准用于治疗胸降主动脉瘤，Talent是预装入CoilTrac输送系统的支架血管。它是一种由聚酯接枝（Dacron）缝制于自膨胀镍钛合金线框骨架上的支架血管。放射线标记缝合到支架材料上

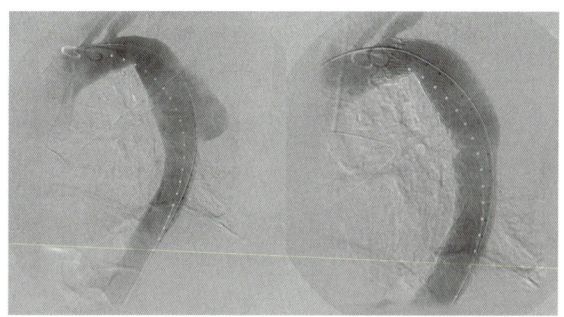

▲ 图72-1 血管造影显示胸主动脉瘤的血管腔内治疗

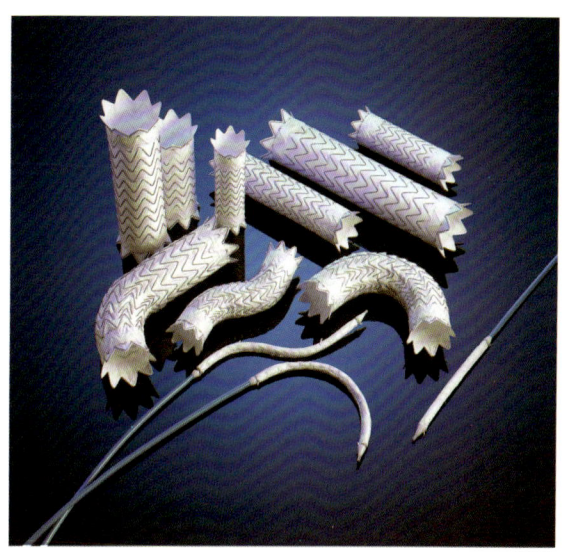

▲ 图72-2 Gore TAG胸主动脉支架（Courtesy W.L. Gore, Inc., Flagstaff, AZ.）

以增加透视期间的可视化。CoilTrac 输送系统是一种无鞘、推杆式输送系统。预装在一个内导管上，Talent 支架通过回来外导管释放，使支架能够自膨而适应主动脉轮廓。球囊可用于确保支架在释放后地附在主动脉瘤的适当部位。

Talent 支架设计为模块化系统。有 47 种不同的特性，包括直径 22～46mm，长度从 112～116mm。为了适应胸主动脉瘤近远端的不同尺寸，锥形支架可更好地满足动脉瘤的顺应性和预防连接处的内漏。有四种配置类别：近端主体、近端延伸、远端主体和远端延伸（图 72-3）。该近端构型和远端延伸部分采用裸弹簧设计（Free-Flo 设计）。该裸弹簧设计使支架可以分别越过弓部血管至左锁骨下动脉近端铆钉，以及越过腹腔动脉铆钉。

(2) Valiant 支架　Valiant 支架的设计基于 Talent 的经验。于 Talent 类似，Valiant 也是预装型支架，由相同的聚酯移植物缝制于自膨胀镍钛合金骨架上。在提高可跟踪性，柔顺性和释放性能上进行了改良。首先，支架最大长度增加到 230mm（Talent 为 130mm）。因为该装置是无鞘系统，每节段需要从入路血管进行独立释放，导致动脉内反复交换。设计更长的支架可以减少释放过程中器械交换的次数。第二，连杆已经在 Valiant 中移除以提高柔顺性，特别是在弓部。三，Valiant 支架近远端裸露弹簧数量从 5 增加到 8 以改善沿主动脉壁的圆周向支撑力和固定效果。最后，Valiant 支架引入了一个新的释放系统，Xcelerant 释放系统。美国内科医生首先获得了 AneuRx AAA 器械，Xcelerant 释放系统为 Valiant 进行了改良以提供更舒适的释放机制，尤其在弓部远端和胸主动脉的扭曲解剖病变中优势更明显。与简单的回拉鞘释放机制相反，Xcelerant 采取棘轮式齿轮手柄的释放方式。释放所需力量明显减少而不会影响释放的精确度。

与 Talent 类似，Valiant 也是模块化设计。有 88 种不同的特性，直径从 22～46mm，长度从 110～200mm。有四种配置类别：近端 FreeFlo 直线组件，近端封闭网直线组件，近端闭合网锥形组件和远端裸弹簧直线组件。近端 FreeFlo 直线组件专为最近端释放区域设计，因为裸露弹簧设计用于通过弓部血管的精确释放。另外，它被设计为首先释放的组件。

2012 年，VALOR Ⅱ试验报道了使用 Valiant 进行 DTA 动脉瘤修复的结果[13]。关键性的试验在美国 24 个中心进行，评估 30d 和 12 个月的疗效。30d 死亡率为 3.1%，主要不良事件发生率为 38.1%，截瘫 0.6%，卒中 2.5%。12 个月的动脉瘤相关死亡率为 4%，支架迁移率为 2.9%，内漏率为 13%。

(3) Cook Zenith TX2 胸主动脉植入物　于 2008 年由 FDA 批准的 Cook Zenith TX2 胸主动脉植入物（Cook, Inc., Bloomington, IN），是模块化设计，并具有特定的近端和远端特性（图 72-4）。植入物由不锈钢 Z 型支架，覆盖全厚聚酯布制成。类似于美敦力输送系统，Zenith TX2 系统不需要输送鞘，它是用带有触发器的预载导管引入的。器械外鞘具有亲水涂层，尺寸范围从 18～22Fr，取决于植入物的直径。植入物的直径范围从 22～42mm，长度从 120～207mm。这两个组件设计为从近端向远端方向展开，并有锥度。

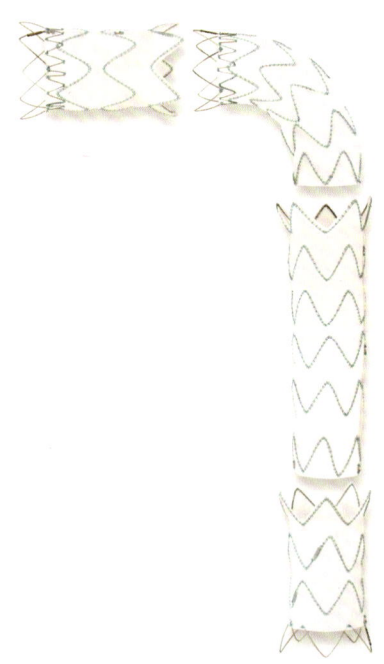

▲ 图 72-3　美敦力 Talent 胸主动脉支架（美敦力血管，加利福尼亚州圣克拉拉）

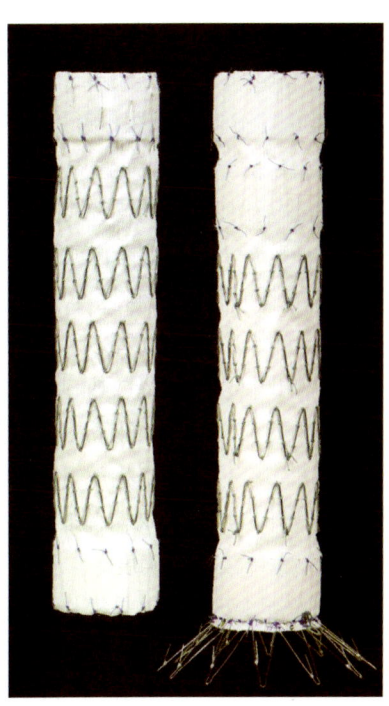

▲ 图 72-4 CookZenithTX2 胸主动脉支架（Cook, Lnc., Bloomington, IN.）

通过触发器实现对 TX2 释放的控制。该器械为无鞘释放机制，近端有倒钩以防止迁移和内漏。为最大限度地减少释放过程中的"风袜"效应（远端移位），近端倒钩装置直到移植物和触发器释放后才松解。远端组件也是类似的释放机制。但是，除了倒钩，远端部件也有裸露的弹簧尾部。近端和远端可以扩展，如果需要额外的覆盖区域。

(4) Bolton Relay 植入物 Bolton Relay 植入物（Bolton Medical, Inc., Sunrise, FL）是最新将获得 FDA 批准（2012 年）的用于 DTA 动脉瘤 TEVAR 治疗的公司。Relay 系统具有四步带鞘输送系统进行模块化释放（外径 22～26Fr），植入物长度范围从 100～250mm 的直型和锥形，植入物直径范围从 22～46mm，具有近端和远端部件。近端植入物有两种类型：Relay 未覆盖型和 Relay NBS 覆盖型。它们采用 S 形杆（螺旋支撑支架）技术，沿支架纵向延伸，改善了对整个结构的支持。Relay 系统支架近端释放精确，可以提供额外的近端密封和铆钉。

（三）解剖和技术考虑

解剖学要求和关键技术是成功进行 TEVAR 的关键，它可以回答哪些具有合适解剖学特点的患者是胸主动脉覆膜支架治疗的候选者这个问题。初步评估支架植入物候选者的开始于广泛的术前检查和评估。关键点病史和体检应包括详细的神经和心血管检查。远端血管脉搏和术前神经功能缺陷必须记录在案。既往腹部，盆腔和腹股沟手术应该记录，因为这些手术可能要求另一条入路。

1. 入路

安全的血管入路是胸主动脉支架释放的关键。大多数的发病率和死亡率都是动脉入路并发症的直接结果[9, 10, 12]。根据适合的影像学检查制定周密的术前计划是必需的。CTA 是术前评估的"金标准"，包括胸部，腹部，骨盆和股动脉的影像。细至 3mm 切片的螺旋 CT 扫描是理想的（图 72-5）。在无法接受 CT 的患者中，磁共振血管造影是一种可接受的替代检查。

所有胸腔血管内器械都需要很长时间到达降主动脉，需要大内腔来容纳胸主动脉植入物，并且相对较硬，使之能通过推动穿过髂股血管和腹主动脉。胸主动脉支架植入物的输送系统往往最是具挑战性的部分。目前 FDA 批准的三个输送系统，需要动脉入路直径至少 7.5～8.0mm。在股动脉或髂动脉上缝合人工血管可以在需要时获得足够的入路直径。在设计手术入路时，不仅要

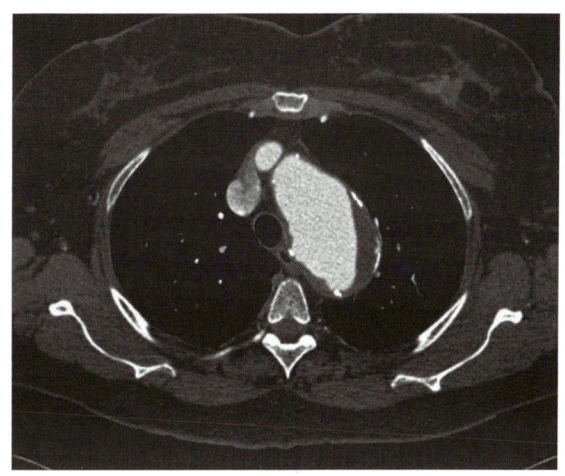

▲ 图 72-5 CTA 示胸降主动脉瘤

考虑入路的直径，还要考虑髂股动脉和腹主动脉的解剖情况。过度扭曲和动脉粥样硬化闭塞性疾病的患者可能阻碍植入物的安全输送。由于股动脉或髂外动脉的直径和（或）扭曲，使得大约 20% 的患者需要采取腹膜后的髂总动脉作为入路[14]。

仔细研究患者的术前检查资料将明确哪些患者存在入路困难。存在动脉粥样硬化性闭塞性髂动脉疾病的患者可以用球囊血管成形术这种标准的血管腔内技术来减少输送过程中的梗阻风险。应避免使用髂动脉支架，因为这些支架可能会干扰胸主动脉植入物输送时使用的入路装置。这种入路血管手术应在胸主动脉支架植入手术至少前 6 周进行，这样可以使髂动脉血管在成形术和操作后有足够的愈合时间。在完成胸主动脉支架植入手术后，髂动脉支架可以在需要时放置。

腹膜后血管入路，使支架安全释放有了更多的选择。髂总动脉可以用于支架释放。采用端端吻合或者侧侧吻合的开放式手术可以建立人工血管通路。一个 10mm 的合成 Dacron 血管是常用的，并有充足尺寸允许插入所有必要的器械。人工血管可以通过一个单独的腹股沟纵向切口引入，使相对长而硬的输送装置有更好的输送角度。在手术结束时，这些人工血管可用于在需要时进行远端梗阻血管的血运重建。

另一方面，腹膜后髂血管，甚至远端主动脉可以使用鞘管直接插入。4-0 Tycron 的双荷包线套两根止血带可以控制血管提供止血。直接针刺后是动脉的扩张和插入鞘管。完成后，鞘管被移除并把荷包线打结。过度曲折的髂股动脉需要适应性策略。使用外部手动操作提供了一个矫正一些扭曲主动脉和髂动脉的简单方法。在透视期间，术者可以为扭曲动脉提供轻柔的力量使之矫直，以利于随后的支架进入。

在髂动脉迂曲的情况下，先进的腔内血管技术可能有助于解决这些问题。使用硬导丝或伙伴导丝技术，可以对病变动脉提供一定程度的矫直。在严重扭曲情况下，采用适合的硬导丝从肱动脉 – 股动脉入路，可以提供"身体牙线"技术来矫直。通常，在 5Fr 鞘管引入带长导管放入主动脉弓然后进入降主动脉。长而硬的导丝，例如 450cmSS 指引导丝（Boston Scientific，Natick，MA）通过肱动脉后从股动脉回收。在肱动脉和股动脉穿刺点出轻柔的牵拉可以将扭曲动脉矫直。值得注意的是必须通过肱骨放置长导管进入主动脉，以防止硬导丝在弓部和无名动脉造成额外损伤。

在胸主动脉支架释放和球扩后，整个入路必须仔细检查，以确保没有损伤。用于支架定位的硬导丝应留在鞘管内，其余的腔内血管器械被移出。应重新插入一个较小的鞘管，进行诊断性的主动脉髂动脉造影，以评估有否血栓，夹层或完全撕脱。

移出大鞘管，特别是需要用力插入和操作时，是可能发生血管损伤的危险时期。有很多报道，在胸主动脉支架成功植入后，在移除鞘管时发生髂动脉撕裂和附着（图 72-6）。在此时，通过保留在受伤动脉内的硬导丝，在血管近端插入阻断气球可以控制危及生命的出血。此外，在移出和完成血管腔内手术的过程中应该严密监控血压和心率，以发现隐匿性损伤。

2. 锚定区

近端主动脉被分为锚定区，如图 72-7 所示。除非进行血运重建，近端锚定区在 0 区和 1 区是不可接受的，因为会封闭 1 区的左颈总动脉和 0 区的无名动脉。区域 2 中的近端锚定区通常伴随左锁骨下动脉的部分或全部封闭[3]。区锚定取决于弓部确切的解剖学颈部。3 区的近端锚定可能导致植入物成角，使植入物封闭在弓部小弯侧近

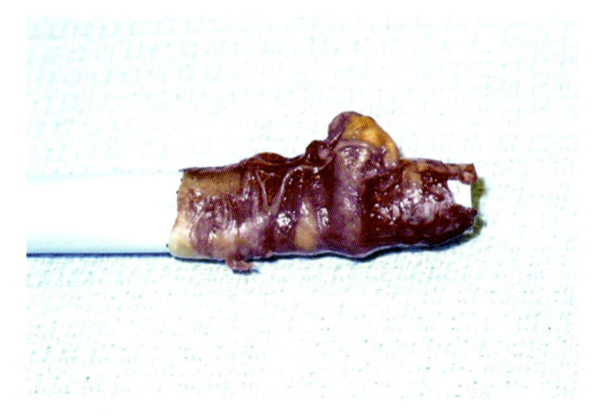

▲ 图 72-6　血管腔内输送系统移出后髂动脉撕裂

第二部分 成人心脏手术
第 72 章 胸主动脉病变的血管腔内治疗

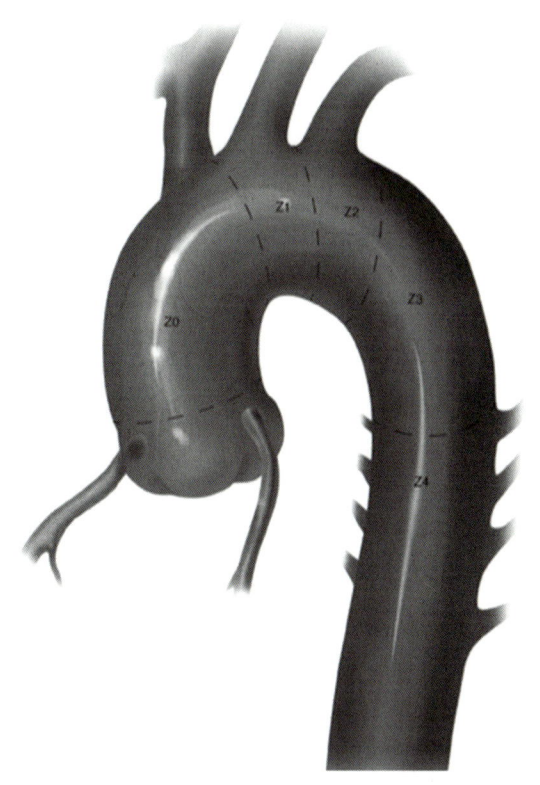

▲ 图 72-7 胸主动脉腔内血管修复锚定区分类
[引自 Mitchell RS, Ishimaru S, Ehrlich MP, et al: First International Summit on Thoracic Aortic Endografting: roundtable on thoracic aortic dissection as an indication for endografting. J Endovasc Ther 9（Suppl 2）：Ⅱ98-105，2002.]

端锚定不足，"鸟喙"或"炉管"植入物放置，引起Ⅱ型内漏的发生率增高。4 区锚定区平直是由于无成角和原理弓部血管。

近端和远端锚定区直径必需适当，才能使用合适的支架材料。通常，支架应该超过锚定区直径的 15%～20%，取决于主动脉病变情况。如已经讨论过那样，近端锚定区在术前主动脉影像学检查后仔细测量。目标是支架与和无病变、无锥度和无成角的主动脉壁之间创造一个 15～20mm 的良好封闭区。近端锚定区应有足够的长度，最小角度，最小扭曲度和最小的钙化。主动脉弓成角，如果内半径大于 35mm 和外半径大于 70mm 是可以接受的。这些参数允许主动脉支架充分适应弓部外形。

因为 2 区通常是最佳近端锚定区，可以以避免过度成角和扭曲，所以左锁骨下动脉的处理需要术前计划好。覆盖左锁骨下动脉可能出现的

并发症，包括椎基底动脉供血不足或卒中，左臂缺血，或以往左侧乳内动脉至左前降支动脉冠状动脉搭桥术患者发生心脏缺血。对由此椎动脉和 Willis 环的充分性评估在计划覆盖左锁骨下动脉时至关重要。对于 Willis 环侧支循环不足，右椎动脉狭窄或左椎优势动脉的患者，应慎重考虑在覆盖之前行左锁骨下动脉旁路移植术。一种选择是将左锁骨下动脉移位到左颈总动脉，并行近左锁骨下动脉缝闭。第二种选择是行左颈总动脉到左侧锁骨下动脉搭桥。无论是旁路移植术时结扎近端或分步弹簧圈栓塞左锁骨下动脉近端，均可在支架释放时使用。左锁骨下动脉旁路手术可能效果更佳，因为它避免了任何分离纵隔组织，并且没有中断到椎动脉或乳内动脉分支的顺行血流[15]。

远端锚定区的评估也需要仔细的术前评估。远端锚定区也应该有 15～20mm 的正常主动脉组织，包括最小的钙化，成角和锥度。腹腔干动脉是第一个远端应该避免封闭的分支血管。因此，主动脉支架的长度必须正确设计。支架长度应该覆盖足够长度的病变主动，同时避免过度覆盖 DTA。目标是保留远端椎动脉分支和脊髓灌注。

（四）结果

1. 多中心临床试验

Gore TAG 支架被批准是基于比较 TAG 支架和开放手术用于治疗胸降主动脉瘤的第 2 阶段美国多中心试验的结果[9]。1999 年 9 月至 2001 年 5 月间，来自美国 17 个注册点的 140 例胸主动脉瘤患者进行了注册。所有患者都需要有足够的锚定区，远端距离左颈总动脉和近端距离腹腔干至少 2cm 长的非动脉瘤主动脉壁。在相同的中心，开放手术对照组登记 94 名患者。44 名患者为同时对照组，50 名患者通过逆时间顺序选择最近手术患者作为历史和回顾性对照组。

在支架组中，30d 死亡率、术后呼吸衰竭、肾衰竭、脊髓缺血（SCI）发生率、平均重症监护病房和住院时间均明显改善。TAG 组和开放手术对照组的 30d 死亡率分别为 2.1% 和 11.7%。TAG 组的 SCI 为 2.9%，而对照组为 13.8%。然

1125

而，外周血管并发症 TAG 组明显增多（14% 对比对照组的 4%）[9]。

平均随访时间为支架组 25.8 个月和开放对照组 24.9 个月。Kaplan-Meier 2 年生存率两组相似（支架组 78% vs. 对照组 76%）。随访 1 年和 2 年内漏的发生率分别为 6%（6/103）和 9%（7/80）。两组均未发生动脉瘤破裂。2 年随访，45% 的支架组有动脉瘤缩小 5mm 或更小，42% 没有变化，和 13% 的动脉瘤增大 5cm 或更大[9]。5 年随访，全因死亡率两组仍然相似（支架组 68%vs. 对照组 67%）。与动脉瘤相关的死亡率支架组（2.8%）相比对照组（11.7%）较低[16]。

Talent 血管内支架系统治疗胸主动脉瘤（VALOR）试验使得 Talent 支架被批准用于治疗胸主动脉瘤。该 MedtronicVALOR 试验是一个前瞻性、多中心、非随机、观察性试验用于评估使用美敦力支架治疗胸主动脉病变。这项研究是从 2003 年到 2005 年进行，涉及 38 个中心。一共招募了 195 名患者，其中 189 名患者被确定为回顾性开放手术对照组。在 Talent 组，30d 死亡率为 2.1%，截瘫的发生率为 1.5%，卒中为 3.6%。1 年死亡率为 16.1%，其中动脉瘤相关致命死亡率 3.1%。与手术对照组相比，Talent 组在疗效的统计学比较上有明显优势，围术期死亡率（2% vs. 8%，$P < 0.01$），30d 主要不良事件（41% vs. 84.4%，$P < 0.001$），和 12 个月的动脉瘤相关死亡率（3.1% vs. 11.6%，$P < 0.002$）。2012 年来自 VALOR II 试验的报告，评估了 Valiant 支架治疗 DTA 退行性疾病的结果[13]。这是一个前瞻性，非随机，关键性试验，在 24 个美国中心招募了 160 名患者。围术期死亡率为 3.1%，卒中率为 2.5%，截瘫/瘫痪率为 2.5%。在 12 个月，内漏率为 13%，与动脉瘤相关死亡率 4%。Valiant 支架在统计学上不劣于 Talent 支架。

发表于 2008 年的国际对照临床 TX2 支架试验是非随机的，对照的，多中心国际试验，比较 TX2 支架与开放式手术治疗胸主动脉瘤的效果。注册从 2004 年 3 月开始到 2006 年 7 月完成。来自 42 个机构，共计 160 例患者入选血管腔内治疗组，70 例患者入选开放组。30d 生存率比较时，TX2 组不逊于对照组（98.1% vs. 94.3%）。30d 累计主要发病率得分，TX2 组低于对照组（1.3 vs. 2.9）。虽然没有统计学意义，神经系并发症的发病率在血管腔内治疗组呈上升趋势。在 30d 时的卒中发病率 TX2 组为 2.5%，而对照组为 8.6%。截瘫的发生率 TX2 组为 1.3%，而对照组为 5.7%。在 12 个月的随访中，动脉瘤生长为 7.1%，内漏 3.9%，支架移位 2.8%。从全因死亡率估计的一年生存率是 TX2 组（91.6%）与对照组相似（85.5%）。1 年生存估计与动脉瘤相关的死亡率也相似 TX2 组（94.2%）和开放手术对照组（88.2%）[12]。

2012 年 9 月，Bolton Relay 支架与 Plus 输送系统获得 FDA 批准。当前美国 Relay 支架的合法适应证包括胸主动脉瘤和 PAU。在 RESTORE 研究中 17（多中心，前瞻性欧洲试验），评估了登记的 304 名注册患者，采用 Relay 支架治疗各种胸主动脉病变（动脉瘤夹层，PAU，IMH，假性动脉瘤）的效果。30d 死亡率为 7.2%，围术期卒中和截瘫率分别为 1.6% 和 2%。两年免于器械相关死亡率为 95.9%。在最近一次亚组分析中，采用 Relay 支架治疗创伤性主动脉损伤的全部 40 例患者均获得临床成功。30d 死亡率为 2.5%，精算 2 年生存率为 93.7%。

2. 欧洲注册研究

TEVAR 治疗的多中心经验也在欧洲不断积累。Talent 胸部主体登记研究（TTR）从七个欧洲中心收集数据。在 1996 年 11 月至 2004 年 3 月间，所有登记患者都接受了美敦力 Talent 支架的 TEVAR 治疗。登记的 457 名患者，病理谱包括 180 例（39.4%）胸主动脉夹层，137 例（29.9%）动脉粥样硬化性动脉瘤，14 例（3%）假性动脉瘤，穿透性溃疡 29 例（6.35%），IMH 12 例（2.6%），85 例（18%）创伤性动脉瘤[11]。住院内死亡率为 5%。技术失败定义为未完成预定支架植入率为 2.2%，转为常规手术率为 2.2%。院内并发症发生率为 12.7%，包括卒中（3.7%），截瘫（1.7%）和血管入路问题（3.3%）。平均随访 24 个月，11 例晚期动脉瘤相关死亡。Kaplan-Meier 的总体生存估计值为 1 年 90.97%，5 年 77.49%。

免于再次干预的人数分别为1年92.45%和5年70.0%[11]。

European Collaborators on Stent Graft Techniqnes for Thoracic Aortic Aneurysm and Dissection Repair（EUROSTAR）和United Kingdom Thoracic Endograft Registry的研究结果最近发表于2004年[18]。该注册研究包括在1997—2003年，443名（EUROSTAR 340，UK 103）接受血管腔内修复手术的胸部动脉瘤或夹层患者。患者是从62个欧洲国家招募，支架包括Medtronic Talent、Gore Excluder和Zenith或Endofit（Endomed）。在87%的退行性动脉瘤和89%的主动脉夹层患者中实现了技术成功。全组30d死亡率为9.3%，30d死亡率在择期动脉瘤组中为5.3%。在主动脉瘤组，神经系统并发症包括截瘫（4.0%）和卒中（2.8%）。在为期1年的随访中，退行性动脉瘤组的累积存活率为80.3%，2例（2.1%）与动脉瘤相关的死亡。1年内内漏的发生率为4.2%，其中再次干预率为5.2%。

（五）并发症

1. 血管入路

与TEVAR相关的最常见并发症与血管入路有关，因为需要大直径器械。在大多数情况中，入路并发症发生率可高达22.5%[9-12]。并发症包括血管破裂、夹层、直接破裂、假性动脉瘤、动静脉瘘、血栓和远端栓塞事件。充分的术前设计和决定性的术中挽救预案，可以减少潜在的致命性血管并发症。

2. 内漏

内漏被定义为在血管内主动脉支架植入后有持续性血液进入动脉瘤囊。在早期，TEVAR内漏发生率为9.6%～25.9%[9-12]。表72-1描述了主动脉瘤血管腔内修复术相关的内漏分类。

随访期间内漏的存在和潜在的发展，要求终身进行计算机断层扫描血管造影（CTA）对主动脉进行监测。近端和远端内漏（Ⅰ型）最多通常是锚定区不足或不良的结果。Ⅲ型或交界性内漏可能是由于支架重叠不足，动脉瘤扩张，或主动脉随着时间的推移而增宽。与Ⅱ型或Ⅳ型内漏不

表72-1 内漏和内膜张力的分类方案

描 述	
内漏*	支架周围血流来源
Ⅰ	锚定区附近漏†
A	支架近端
B	支架远端
C	髂动脉封堵器（栓子）
Ⅱ	分支漏‡（没有锚定区连接）
A	单纯或来回（仅来自1个通畅分支）
B	复杂或流通（2或更多通畅分支）
Ⅲ	支架缺陷†
A	连接处漏或模块断开
B	织物破损（中间孔） 轻微（<2mm；例如，缝合孔） 大（≥2mm）
Ⅳ	移植壁（织物）孔隙率（支架置入后<30d）
内膜张力§（类型）	
A	没有内漏
B	密封内漏（虚内漏）
C	Ⅰ型或Ⅲ型内漏‖
D	Ⅱ型内漏‖

*.内漏也可以根据第一次检测到的时间进行分类：围术期，EVAR 24h内；早期，EVAR后1到90d；晚期90d后。另外，内漏可以分为原发性，EVAR手术时，继发性，在EVAR手术时没出现；延迟性，发生在先前的计算机断层扫描没有问题的情况下。内漏也可以被描述为持久性，一过性或密封性，复发性，可成功治疗或治疗不成功等类型。内漏和内膜张力可能与AAA增大，稳定性或收缩性有关

†.某些Ⅰ型和Ⅲ型内漏也可能有开口于AAA囊的通畅分支提供流出血流引起

‡.来自腰动脉、肠系膜下动脉、下腹部动脉、肾动脉或其他动脉

§.内膜张力（严格定义）定义为EVAR后增加的囊腔压力在延迟对比CT扫描上无法发现的内漏。一般来说，内膜张力是任何可引起囊腔压力升高的原因导致，从严格意义上讲，是由Ⅰ型，Ⅲ型和大多数Ⅱ型内漏引起

‖.仅在开放性主动脉瘤囊上可检测到

（引自 Veith FJ, Baum RA, Ohki T, et al: Nature and significance of endoleaks and endotension: summary of opinions expressed at an international conference. J Vasc Surg 35: 1029-1035, 2002.）

同，Ⅰ型和Ⅲ型内漏可能需要再次干预，无论是第一次植入或随访期间再次干预治疗。Ⅱ型和Ⅳ型内漏需要严密随访，可能不需要进一步干预，除非出现症状或并发症。

我们最近回顾了内漏对我们 TEVAR 治疗效果影响的资料[19]。经过 6 年的回顾性研究，105 名患者接受了 TEVAR 治疗，采用 MedtronicTalent 或 GoreTAG 支架。105 例患者中，69 例患者有足够的影像学随访评估。平均随访期为 17.3 个月。内漏的总发生率为 29%。在这些患者，Ⅰ型、Ⅱ型和Ⅲ型内漏分别为 40%、35% 和 20%。内漏的预测因子包括 TEVAR 治疗时更广泛和更大的动脉瘤，男性，需要治疗的主动脉长度和器械使用的数量。大多数类型Ⅰ和Ⅲ内漏可以成功进行再次干预，在后续随访中可以发现明显的动脉瘤囊消退。相比之下，大多数Ⅱ型内漏可以采取保守治疗并需要严密随访。

3. 神经系统并发症

与 TEVAR 相关的神经系统并发症包括两个主要领域：卒中和 SCI。卒中是 TEVAR 的一个灾难性并发症，发病率约为 3%～9%[9-12]。TEVAR 卒中的风险可能是多因素的。弓部动脉粥样硬化斑块和栓塞事件可能是重大的风险因素，因为血管腔内置入胸主动脉支架通常需要在主动脉弓部多次进行导丝操作。这些操纵可能通过产生远端栓子增加卒中风险。其他卒中的危险因素包括先前卒中的病史，主动脉弓Ⅴ级动脉粥样硬化和覆盖左锁骨下动脉[20]。

导致截瘫的脊髓损伤同样是具有破坏性的胸主动脉手术并发症。血管内支架植入修复术治疗孤立性胸降主动脉瘤的 SCI 发生率为 3.6%～12.0%，其中约 2/3 为永久性的[21]。血管腔内治疗在降低 SCI 风险方面具有几个潜在的优势。这些优点包括避免使用主动脉阻断钳，低血压发作次数少，出血少，早期全身麻醉苏醒便于发现和治疗神经功能缺损。相反，支架可能具有的缺点包括，腔内植入物和主动脉之间的充分密封需要更广泛覆盖主动脉，不能重建肋间动脉，以及损伤通过下腹部和盆腔血管丛为脊髓前动脉提供血流的髂股血管。

确定胸主动脉支架植入术后 SCI 的危险因素包括先前的腹主动脉瘤修复（AAA），长段胸主动脉支架植入，活动的动脉粥样硬化，血管损伤，出血和低血压[21-23]。有助于 SCI 的机制是多方面的。先前 AAA 修复患者的脊髓损伤风险可以通过破坏了骨盆和下腹动脉向脊髓动脉的侧支供血来解释。延长植入物的覆盖范围，尤其是 $T_6 \sim T_{12}$ 的水平，会影响椎体水平脊髓前动脉的血供。低血压和出血降低了脊髓灌注压力。

降低 SCI 风险的技巧包括使用腰椎脑脊液引流和脑神经监控。使用腰椎脑脊液引流在很多研究中均有减少 SCI 风险的报道，包括开放性手术治疗胸腹主动脉瘤，胸主动脉瘤腔内修复和胸主动脉夹层支架修复[24, 25]。使用传统的神经生理学监测可以检测术中脊髓缺血性改变和改变灌注压逆转不良反应。在胸主动脉腔内治疗中使用神经生理学监测，可以早期发现和干预，以增强脊髓灌注压力，从而降低风险[26]。

二、主动脉夹层

虽然 TEVAR 用于择期治疗胸降主动脉瘤已在世界范围内广泛进行，但它在急性胸主动脉病变，如主动脉夹层和创伤性主动脉损伤中的潜在作用获得越来越多研究。随着近来的外科进展，常规外科修复的发病率和死亡率已减少到可接受围术期并发症水平。然而，急性胸主动脉病变的死亡率仍然很高。TEVAR 的微创特性为这类高危患者提供了开放手术外的替代方案。TEVAR 在急性主动脉夹层中的作用将在随后讨论。

（一）介入治疗的自然病史和适应证

1650 年，Sennertus 是第一个描述了主动脉内膜撕裂这一过程。然而，夹层这个概念直到 1802 年才被 Manoir 描述。直到 21 世纪，主动脉夹层仍是一种死后诊断。几个世纪以来，无数治疗主动脉夹层的手术技术均只能获得有限的临床效果。直到 20 世纪 50 年代，随着体外循环技术的发展，主动脉外科修复术才获得临床成功[27]。过去 50 年，修复升主动脉夹层的技术已经完善，手术已成为现实更好的治疗选择。

1. 分类

主动脉夹层根据其原发破口位置和撕裂范围进行分类。目前存在两个分类系统。DeBakey 系统分类基于夹层位置及其累及范围。Ⅰ型夹层开始于升主动脉并且可能涉及大部分远端主动脉，而Ⅱ型夹层仅累及升主动脉弓外并不延伸至主动脉弓。Ⅲ型解剖开始于左锁骨下动脉的远端累及近端胸主动脉（Ⅲa型）或更进一步累及髂动脉（Ⅲb型）。相比之下，斯坦福大学系统将夹层分为两类。夹层累及升主动脉，无论其延伸范围被归类为 A 型。B 型夹层开始于远端左锁骨下动脉，仅累及 DTA。

主动脉夹层也根据其发生时间分类。传统上急性夹层定义为有初始症状发病两周内的夹层，而亚急性夹层定义为发病两周至两个月。初始症状出现两个月后定义为慢性夹层。

2. 介入治疗适应证

急性近端主动脉夹层的外科治疗（斯坦福 A 型）已成为标准流程，与药物治疗相比其生存率明显改善。除了风险最高的患者外，存在升主动脉夹层本身就是手术指征。目前的一系列研究已证实手术死亡率为 9%～25%[28-35]。相比之下，药物治疗 1 个月死亡率高达 60%[36]。急性 A 型主动脉夹层血管腔内修复治疗的经验仍然有限[37-39]。因为目前技术的局限性，支架治疗在临床上的广泛应用尚未被采纳。但是，未来的发展可能会使腔内血管技术应用于升主动脉。

急性 B 型主动脉夹层的处理仍然不太明确。传统上，没有并发症的急性 B 型夹层（即破裂，瘫痪，血流动力学不稳定）可以用抗高血压药物进行有效治疗，发病率和死亡率低。根据 International Registry of Acute Aortic Dissection（IRAD）报告显示[36]，单纯性 B 型夹层药物治疗的死亡率为 10.7%。相比之下，紧急开放手术修复有着更高发病率和死亡率[36]。

虽然非复杂 B 型夹层药物治疗的早期结果良好，其远期疗效和生存率仍然令人失望。多达 20% B 型夹层患者会出现并发症（即破裂、灌注不良）需要手术干预[36]。无论是药物还是手术治疗，所有患者的精算生存率分别为 1 年 71%，5 年 60%，10 年 35% 和 15 年 17%[40]。大多数研究中，无论治疗方式如何，10 年生存率 40%～50% 之间[40-43]。此外，药物和手术治疗在免于再手术和主动脉相关并发症方面没有差别[40]。

非复杂 B 型主动脉夹层长期预后差是因为患者胸主动脉瘤样扩张引起的[44]。当代研究报道了五年内发病率高达 80%[45, 46]。急性 B 型主动脉夹层患者的亚组人群长期生存率不良风险高。长期死亡率上升的预测因素包括假腔持续性通畅和部分血栓化形成[44, 47-49]，初发症状时假腔直径大于 22mm[50]，主动脉直径大于 40mm[51]。

急性 B 型主动脉夹层患者存在危及生命并发症，包括破裂或灌注不良综合征，仍然是治疗的难点。从历史上看，这组患者的常规开放性外科治疗相关发病率和死亡率，从 30%～50%[52-54]。尽管手术技术有所改善，但院内死亡率仍然很高。在最近的 IRAD 报道中，B 型主动脉夹层患者接受手术修复的院内死亡率 29.3%。对于有灌注不良和破裂的患者，院内死亡率分别为 27.8% 和 62.5%[54]。

急性非复杂和复杂的 B 型主动脉夹层的替代手术的需求仍然存在。许多人研究了腔内血管技术在急性 B 型主动脉夹层治疗中的作用。在非常复杂的案例中，TEVAR 的作用仍不清楚。对于复杂 B 型主动脉夹层患者中，TEVAR 已成为金标准，取代开放手术成为复杂 B 型夹层的一线治疗方法。

（二）解剖和技术考虑

急性主动脉夹层的血管腔内治疗技术要求很高。有人认为目前技术并不理想，需要专门设计用于夹层治疗的器械[55, 56]。尽管如此，我们强调主动脉夹层血管腔内治疗的复杂性需要一种基于原发破口部位的治疗方法。必须强调，导丝必须在真腔，因为支架释放入假腔会带来灾难性的后果。当需要确认导丝在真腔时，血管内超声已被证明是一种有价值的工具。

主动脉夹层和主动脉瘤血管腔内治疗的基

本原则在概念上有很大差别。主动脉夹层血管腔内治疗的主要目标是覆盖原发破口，从而扩大真腔、引发血栓形成和闭塞假腔（图72-8）。通常，破口部位位于靠近左锁骨下动脉，覆盖是必要的。尽管支架治疗成功后，可能会因为血流通过胸腹主动脉远端多发破口再入假腔，导致假腔持续通畅。与主动脉瘤疾病相反，支架尺寸选择应该保守。腔内治疗器械应该最小化，根据夹层主动脉的直径放大，最多10%。避免锚定区的过分球囊扩张。

特别是在有灌注不良综合征的情况下（因为治疗的目标是恢复远端灌注并纠正末端器官缺血），支架置入后假腔可以仍保持通畅。真腔可以继续被压缩，从而产生持续灌注不良和末端器官缺血。被称为PETTICOAT（临时扩展引导完全附着）的概念[57]，指的是一种评估和处理B型主动脉夹层中胸腹主动脉的策略。覆盖原发破口后，真腔状况被评估。如果存在持续的灌注不足，需要释放额外的远端支架。对每个支架重复使用该评估和治疗策略，直到远端灌注不足得到纠正。有持续性内脏灌注不足的患者虽然已经覆盖原发破口，远端胸主动脉TEVAR、腹腔干、肠系膜上动脉或肾动脉中的裸支架也应评估。随后，持续下肢不良灌注可能需要肾下主动脉和髂股动脉附加手术，包括裸金属支架。

主动脉夹层发生破裂并发症时，覆盖原发破口同样重要。然而破裂部位也必须通过TEVAR解决。由于夹层范围和血流通过远端多发破口灌注假腔的潜在可能，覆盖从左锁骨下动脉到腹腔干动脉的整个胸主动脉是必需的。没有认识到这点可能会导致破裂部位持续出血和死亡可能。

（三）结果

1. 非复杂B型夹层

在B型夹层中使用TEVAR的基本原理是基于用支架使假腔闭塞或血栓化的概念，从而使主动脉发生良性重塑，改善长期结果和生存率。封闭B型夹层原发破口，可以促使假腔压迫消除，并随后重建主动脉真腔的稳定性。

Dake及其同事在1999年首次报道了将TEVAR用于B型夹层的治疗。该报道包括19名接受TEVAR治疗的急性主动脉夹层患者；15例患者诊断为急性B型主动脉夹层。胸主动脉假腔完全血栓化在15名患者中（79%）实现，30d的死亡率为16%。在后续13个月的随访中，没有死亡发生[58]。

许多其他研究人员也报告了B型夹层假腔完全和部分消失的短期结果，证明了降主动脉稳定

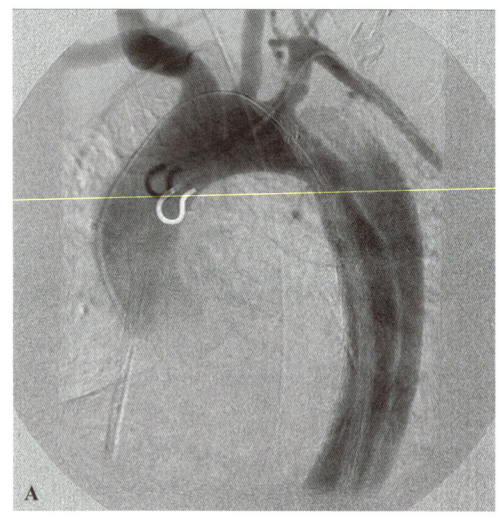
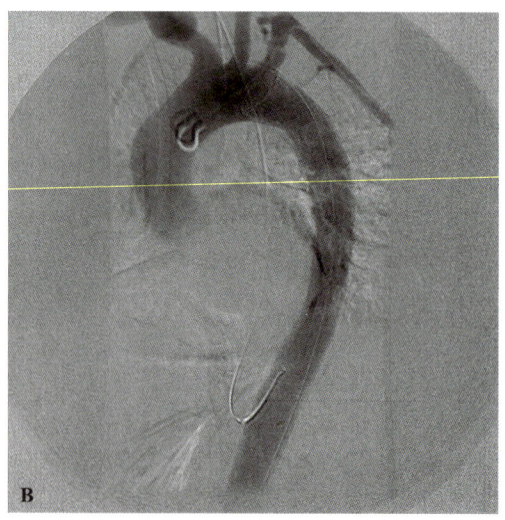

▲ 图72-8　血管造影显示急性B型主动脉夹层的血管腔内治疗
A. 显示了TEVAR治疗时胸降主动脉（DTA）近端真腔中支架释放前的位置；B. TEVAR支架释放后在主动脉弓和DTA真腔中血管造影显示假腔中血流填充减少

率高达75%[59-65]。Kusagawa及其同事报道了49例B型夹层患者（32例急性，17例慢性）。平均随访期为4个月至6年。在急性夹层组中假腔平均直径在治疗2年后从16mm减少到3mm。在76%患者中，治疗后2年胸主动脉假腔完全消失。在慢性夹层组，结果就不那么引人注目了[59]。

Dialetto及其同事报告了56名B型夹层患者，进行药物治疗（$n=28$）或主动脉支架治疗（$n=28$）。随访1个月到61个月，随访率100%。住院死亡率为10.7%，无脊髓缺血发生。随访期间CT扫描显示TEVAR组75%患者假腔完全血栓化，相比而言，药物治疗组仅有10.7%。TEVAR组降主动脉瘤样扩张发生率仅有3.5%，而药物组为28.5%[60]。

Eggebrecht及其同事最近报道了一个对B型夹层患者进行TEVAR治疗的Meta分析研究。共纳入了39项研究，共计609例患者。平均随访期为19.5个月。平均手术成功率为98.2%，其中并发症发生率为11.1%。神经系统并发症发生率为2.9%，卒中为1.9%，截瘫为0.8%。总体而言，在统计学上并发症的发生率在急性B型夹层患者（21.7%）中高于慢性B型夹层（9.1%）。30d死亡率在急性和慢性夹层组分别为9.8%和3.2%。75.5%的患者发生假腔血栓化。晚期再手术的患者为2.5%。需要再次TEVAR治疗的患者占4.6%。通过Kaplan-Meier分析得出的总生存率6个月、1年和2年分别为90.6%、89.9%和88.8%年[55]。

TEVAR在急性非复杂B型夹层中的作用最近在STEnt支架的INvestigation（INSTEAD）试验中进行了研究。这是一个在欧洲进行的多中心，前瞻性的，随机性的试验，旨在比较：①TEVAR（Medtronic Talent）辅以抗高血压疗法；②单独使用抗高血压疗法；在治疗非复杂B型主动脉夹层中的疗效。该研究为期2年，主要结果是衡量全因死亡率。次要结果包括转换为TEVAR或手术的比例、假腔血栓形成、心血管疾病发病率、主动脉扩张率、生活质量、重症监护和住院治疗时间。在1年时，药物组与TEVAR组间全因死亡率比较3% vs. 10%，没有统计学差异[66]。INSTEAD试验的长期结果最近发表[67]。与最佳药物治疗组比较，TEVAR组5年全因死亡风险（6.9% vs. 19.3%，$P=0.13$）和主动脉特异性死亡率（6.9% vs. 19.3%，$P=0.04$）明显改善。择期TEVAR使90.6%的病例有假腔血栓形成（$P<0.001$）。

最近，急性非复杂B型夹层采取最佳药物治疗对比最佳药物治疗加上Gore TAG支架治疗的效果进行了评估。这是一项前瞻性随机分组试验（ADSORB试验）[68]。61名患者随机分组，其中80%患有DeBakey ⅢB型夹层。虽然30d和1年死亡率没有差异，然而最佳药物治疗+GoreTAG支架治疗组假腔血栓形成率明显增加（57% vs. 3%），假腔直径明显减少（$P<0.001$）。该研究的结论是，急性非复杂B型夹层可以安全的采用支架治疗，并可改善主动脉重塑。

总之，TEVAR在急性非复发型B型主动脉夹层治疗中的益处越来越多。TEVAR治疗B型夹层的结果看起来很好，早期证据显示有假腔血栓形成和主动脉重塑。然而，考虑到对主动脉重塑和生存益处的影响，未来需要有进一步研究的长期随访数据的证实，才能得出明确的结论。

2. 复杂B型夹层

血管腔内治疗急性复杂B型夹层已经成为手术治疗的替代方案，在某些机构，TEVAR已成为首选的治疗方法。Duebener及其同事报道了10名急性复杂B型夹层患者采取TEVAR治疗的研究。从明确诊断到治疗开始的平均时间间隔为11h。TEVAR的适应证是破裂（$n=2$），灌注不良（$n=5$），快速主动脉扩张（$n=1$）和难治性疼痛（$n=2$）。原发破口覆盖率90%，早期致死率20%（$n=2$）。两例患者的死因是支架远端主动脉破裂，和腹主动脉持续性灌注不足进行手术开窗术后出血性休克。随访时间为1~38个月[69]。

Doss和同事报告了54例接受急诊手术治疗胸主动脉疾病的患者，28例患者接收常规开放手术和26名患者接收TEVAR治疗。患者平均年龄为28—83岁。54名患者进行介入治疗的适应证是14例穿孔的B型夹层。常规手术组死亡率为17.8%，TEVAR组3.8%。常规手术组截瘫率为 3.6% 和 TEVAR 组为 0%[70]。该调查人员还报道了他们最近的急性穿孔 B 型夹层的急诊支架治疗结果。在为期 10 个月 11 名患者参与的研究中，7 例破裂主动脉瘤和 4 例急性穿孔 B 型夹层患者接受了治疗。从诊断到治疗的平均间隔是 28h。技术失败（即入路失败）发生在 2 例患者中。平均随访 12 个月，没有截瘫，支架移位或内漏发生[71]。

Nienaber 及其同事 72 报道了他们 11 例急性 B 型夹层并发主动脉破裂患者进行急诊 TEVAR 治疗的研究。急诊 TEVAR 成功进行，没有支架相关并发症发生。平均随访 15 个月后，没有死亡发生。与历史配对对照组中进行常规手术治疗的患者（死亡，n=4）相比，疗效改善具有明显统计学差异[72]。

在 University of Pennsylvania，我们回顾了我们 TEVAR 治疗急性 B 主动脉夹层并发破裂或灌注不良的经验[73]。在 2004 年至 2007 年期间，有 35 名患者采用 TEVAR 治疗急性 B 型主动脉夹层，技术成功率为 97.1%。适应证包括 18 例主动脉破裂和 17 例灌注不足患者。灌注不良包括肠系膜和肾血管 5 例，下肢 3 例，两者均累及为 9 例。除了胸部支架，辅助支架治疗包括肾下主动脉支架，髂股动脉支架和腹腔干/肠系膜支架 12 例（34.3%）。与常规开放手术比较，肾衰竭率（2.8%），CVA（2.8%），永久性脊髓缺血（2.8%），血管通路并发症（14.2%）和 30d 死亡率（2.8%）。整体而言 1 年生存率为 93.4%。最近的 IRAD 数据显示目前常规开放性手术治疗急性 B 型主动脉夹层仍然存在明显的风险，包括脑血管意外（9.0%）、截瘫（4.5%）、内脏缺血/梗死（6.8%）和急性肾衰竭（18.3%），所有这些与术后死亡相关。整体而言院内死亡率为 29.3%，在 48h 内接受手术患者的住院死亡率为 39.2%[54]。TEVAR 与常规开放修复手术在发病率和死亡率方面的巨大差异显示，TEVAR 是一种替代开放手术的有效方式，为治疗急性复杂 B 型主动脉夹层提供了新的外科治疗方案。在我们中心，TEVAR 已成为外科治疗急性复杂 B 型主动脉夹层的选择。

三、穿透性动脉粥样硬化溃疡，壁内血肿和顿性胸主动脉损伤

从历史上看，DTA 中穿透性溃疡合并壁内血肿一直采用药物治疗。DTA 中 PAU 和 IMH 的表现和临床治疗没有明确，并且仍然是临床面临的挑战。而且，PAU 和 IMH 的自然病史仍不清楚[74-76]。Cho 和同事[77]最近回顾了梅奥诊所在 25 年期间 DTA 的 PAU 资料。1977—2002 年，105 名患有 PAU 的 DTA 患者合并 IMH（$n=85$）和没有 IMH（$n=20$）包含在研究。药物治疗组包括 76 名患者，手术组包括 29 名患者。30d 死亡率在药物组中 4%，手术组中为 21%（$P < 0.5$）。转换为外科手术治疗或死亡，医学治疗失败的预测因素包括存在破裂表现和治疗的年代（1990 年以前）。主动脉直径，溃疡或血肿程度不是药物治疗失败或死亡的危险因素[77]。

TEVAR 的引入促使人们进行研究这项新技术在胸降主动脉 PAU 和 IMH 中的作用。Jin 和同事[78]报道了他们采用 TEVAR 治疗 DTA 中 PAU 的经验。在他们的 14 名患者中，大多数患者有症状，并得到了紧急治疗。两名患者在完成血管造影时出现内漏。平均随访期为 17.2 个月，PAU 覆盖率在所有患者中实现，IMH 完全重新吸收在 2 例患者中完成。一名患者死于手术后一个月假性动脉瘤破裂。其他研究者也报道了一系列小样本主动脉支架治疗 PAU 和 IMH 的研究[78-81]。技术成功和短期随访效果良好被证实，而且死亡率低。

总之，TEVAR 治疗 DTA 中 PAU 和 IMH 的效果确切。血管腔内治疗复杂或有症状的 PAU 是有适应证的。然而，需要更多证据和长期随访才能得出明确的结论。目前，TX2\Valiant 和 Relay 支架在美国已经被批准，具有治疗 PAU 的明确适应证。钝性胸主动脉损伤具有高死亡率，只有 10% 的患者到达医院时仍存活，其中高达 50% 的患者在 24h 内死亡。在钝性胸主动脉损伤的治疗中，血管腔内修复已经获得越来越多的认可，成为替代开放手术的另一选择。C-TAG 和 Valiant 支架已经获得美国 FDA 的批准，具有治疗这种情况的适应证。

四、主动脉弓/升主动脉病理学

TEVAR为常规主动脉弓或升主动脉修复开放手术具有高风险禁忌的患者提供了另一种手术选择,虽然使用血管腔内技术治疗升主动脉和主动脉弓病变是超适应证的。

(一)主动脉弓血管腔内修复

弓部杂交修复的关键是"0"锚定区主动脉弓血管腔内修复,其两个基本概念:①头臂旁路,或大血管的血运重建;②创建TEVAR的最佳近端和远端锚定区。弓部杂交修复术对无法耐受长时间体外循环或停循环的患者,如高龄和有其他明显并发症患者,具有特别的吸引力。

1. 锚定区

弓部杂交手术和DTA支架治疗患者的解剖学锚定区选择原则是类似的。该杂交手术的概念是延长TEVAR的近端锚定区。典型的弓部杂交手术采用Z0作为近端锚定区。因此,弓部杂交手术的概念需要一个头臂血运重建术来保存大血管的血流。

弓部杂交手术分型是基于主动脉弓动脉瘤的解剖和近远端锚定区。该方案将主动脉弓动脉瘤分为三种类型(图72-9)。Ⅰ型弓部杂交手术通常是经典的弓部动脉瘤,其中近端和远端胸主动脉没有动脉瘤或夹层。这种解剖结构有良好的近端Z0和远端Z3/Z4锚定区。Ⅰ型杂交手术只需要大血管血运重建,可以同时使用顺行TEVAR支架置入或后期从髂股动脉的逆行TEVAR置入。Ⅱ型杂交手术是没有良好Z0近端锚定区,但有好的DTA远端锚定区的弓部动脉瘤的理想治疗方案。因此,Ⅱ型弓部杂交手术需要通过开放手术重建Z0锚定区来保证近端支架的释放和固定。Ⅲ型弓部杂交手术可用于更复杂的主动脉病例,如巨大主动脉综合征。在这种情况下,自体主动脉没有良好的近端或远端锚定区用于支架释放。因此,进行Ⅲ型弓部杂交手术需要采用象鼻全弓置换手术重建近端和弓部主动脉,为DTA中支架提供锚定区。需要指出的是从Ⅰ型进展到Ⅲ型弓部杂交手术,循环管理选项变得越来越复杂,因此必须根据患者的状态和解剖进行选择。

2. 效果

到目前为止,还没有随机试验来评估使用杂交手术治疗主动脉弓病变的效果。一些研究团队已发表他们的单中心杂交治疗经验,住院死亡率为0%~13%,永久性卒中率为0%~8%。截瘫的发生率为0%~24%[82]。

两组团队报道了其Ⅰ型弓部杂交治疗的结果。两组报道的卒中率均为0%,全组30d住院死亡率仅1人[83,84]。Shimamura及其同事[83]总结了126例Ⅱ型杂交手术的资料,总卒中率为5.6%,截瘫率为2.3%,住院死亡率为3.2%。Kawaharada及其同事完成了最大样本Ⅲ型杂交手术研究[84],结果发现卒中率为3.2%,截瘫率为0%,住院期间死亡率为6.4%[84]。虽然这些研究报道的数据令人鼓舞,但是结果仍是受限于小样本患者的回顾性分析研究。

对15项弓部杂交手术效果研究的Meta分析显示整体30d死亡率为8.3%,卒中率为4.4%,截瘫率为3.9%,内漏率为9.2%。共463个患者被纳入该分析[85]。

(二)升主动脉血管腔内修复

TEVAR目前不适用于升主动脉病变;然而,有几个中心描述了他们在升主动脉中进行血管腔内治疗的经验[37,86-88]。迄今为止,还没有临床试验或大样本德研究描述了TEVAR治疗升主动脉的效果。Kolvenbach及其同事[89]报道了他们在

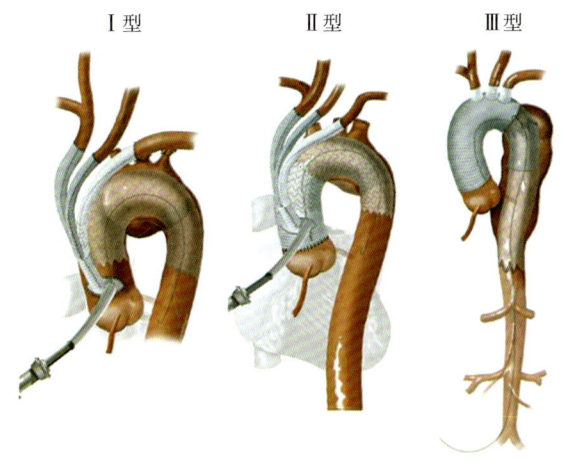

▲ 图72-9 弓部杂交手术分型

11 例升主动脉病变患者中进行 TEVAR 的经验。他们报道卒中率、内漏率、死亡率和死亡率均为 9%，合并死亡率和发病率为 18%。技术成功率达 91%。他们的结论是相当多的并发症是使用支架产生的，因为这些支架不是为升主动脉独特的解剖结构设计的

2012 年 1 月，Metcalf 及其同事[88] 报道了第一例专为升主动脉设计支架，用于升主动脉病变的 TEVAR 治疗。其小组为 1 例 68 岁男性急性 A 型夹层患者置入了 1 根 Zenith 升主动脉夹层支架（Cook Medical，Bjaeverskov，丹麦）[88]。患者恢复顺利。目前，有几种用于升主动脉 TEVAR 治疗的支架正在研发，并进行临床试验评估。

五、总结

TEVAR 已成为替代外科手术治疗胸主动脉病变的可行性方案。对于治疗动脉瘤疾病，其围术期发病率和死亡率与传统手术相比更低。中期结果和长期随访显示与传统的开放修复术比较，其具有可靠的长期存活率。可能在急性主动脉综合征的情况下，TEVAR 可能会产生更大的影响。从历史上看，由于与显著的发病率和死亡率相关，急性主动脉综合征，包括创伤性横断，破裂，假性动脉瘤和夹层仍然是主要的临床挑战。虽然 TEVAR 在技术上更具挑战性，其治疗急性主动脉夹层的结果一直受到青睐。

第 73 章
头臂血管闭塞性疾病与颈动脉及冠状动脉同期手术的管理
Occlusive Disease of the Brachiocephalic Vessels and Management of Simultaneous Surgical Carotid and Coronary Disease

Maral Ouzounian   Scott A. LeMaire   Joseph S. Coselli* 著

张 超 译

心外科医生在各种临床病例中，经常会遇到累及弓部分支的血管堵塞性疾病。由于人类平均预期寿命增加，越来越多老年患者在常规心脏手术术前评估时偶然发现头臂干堵塞性疾病。此外，由于广泛使用乳内动脉作为冠状动脉疾病患者的桥血管，一部分患者在术后因锁骨下血管堵塞导致冠状动脉缺血，从而产生冠状动脉 – 锁骨下窃血综合征。

虽然动脉粥样硬化是头臂动脉闭塞疾病最常见的原因，但其他不太常见的主动脉分支闭塞疾病，如 Takayasu 大动脉炎和辐射诱发动脉炎，也可以表现为主动脉弓分支血管闭塞，有时需要手术干预。无论导致胸廓内的头臂动脉闭塞性疾病的病因是什么，成像技术的进步、终末器官保护保护技术进步、血管内技术的发展、麻醉管理、更好重症监护水平，使得手术风险降低，心血管外科医生现可使用多种方法来治疗患者头臂动脉闭塞。

冠状动脉合并颈动脉闭塞性疾病对心血管外科医生来说是一个特殊的挑战，目前仍没有理想治疗策略，近来血管内技术的出现扩展了治疗方法。目前的治疗策略包括同期血管重建、分期手术、杂交手术以及药物治疗。

一、累及头臂干的血管闭塞性疾病

（一）病理生理

主动脉弓动脉粥样硬化被认为是栓塞性卒中和广泛动脉粥样硬化的重要因素和独立预测因子，是胸廓内头臂动脉闭塞的最常见原因[1]。动脉粥样硬化除了与吸烟、外周动脉闭塞疾病、血脂异常、高血压、男性和糖尿病有明显联系外，还与纤维蛋白原和同型半胱氨酸水平升高有关[2, 3]。主动脉弓动脉粥样斑块最早见于成人，随病情加重而逐渐严重[4]。受危险因素的直接影响，主动脉弓动脉粥样硬化可发展为头臂闭塞性疾病。

与主动脉弓斑块直接相关的两个重要病理后遗症是斑块脱落性血栓和血栓栓塞[5]。在老化的主动脉弓内，会发生多种病理生理过程：钙化、平滑肌和弹性纤维破坏（包括内部弹性层的丢失）、血栓形成，最重要的是动脉粥样硬化斑块的沉积[6]。主动脉弓分支血管和上肢动脉分支的绝大多数闭塞性病变起源于动脉粥样硬化，常累及多个血管[7-9]。此外，由于这些斑块的不稳定性，近 1/3 的此类患者可发生由血小板和纤维蛋白形成的栓塞现象。血栓或血栓栓塞事件主要发生在多病灶的患者。由主动脉弓分支开口病变引

---
*. Coselli 博士担任 Vascutek Ltd.（Terumo 公司的子公司）的顾问。

起的栓塞现象并不常见，必须排除心源性栓子，才能确定栓塞是由弓部疾病引起的[10]。

炎症性疾病，如 Takayasu 动脉炎或风湿性肌病，是主动脉弓分支闭塞性疾病的少见原因。Takayasu 动脉炎导致胸主动脉及其分支闭塞性疾病的原发性血管炎综合征。这种疾病的特点是受免疫介导的血管中层弹性纤维被破坏，随后中层和内膜弹性层形成瘢痕，并代偿性内膜增生。Takayasu 动脉炎仍是一种特发性大血管炎，通常影响育龄妇女，在亚洲居多，在所有种族的患者中也都有报道[11]。心力衰竭和心脏扩大常继发于高血压和瓣膜关闭不全。60% 的 Takayasu 动脉炎患者需要一定程度的血管干预治疗，通常累及冠状动脉，随后累及颈动脉和上肢远端血管。

其他血管异常包括由放射性治疗（颈部恶性肿瘤或霍奇金淋巴瘤）引起的动脉炎、外伤（穿刺伤或钝性减速伤）、血管发育不良、胸廓内综合征、结缔组织病。放疗可以导致头臂干狭窄，并诱发远期动脉粥样硬化，最终形成血栓并降低血流量。

（二）临床表现

头臂动脉闭塞的临床表现（图 73-1）主要取决于病变血管腔内狭窄程度和可能的多重血管床受累的严重程度。主动脉弓分支狭窄可以直接导致缺血相关症状，或产生血液流向一个区域增加而另一个区域缺血的窃血综合征。累及无名动脉可导致前脑、后脑，或整个脑部出现症状，其程度取决于锁骨下血管或颈总动脉（CCA）受累程度和对侧通过 Willis 环的侧支血流量。只有在右锁骨下动脉出现疾病且无名动脉未累及时，可能发生孤立的右侧窃血综合征。相反，左锁骨下动脉的受累可导致左上肢缺血症状或椎基底动脉缺血症状的椎体窃血表现，这取决于狭窄病变的确切位置。

一般而言，头臂干动脉闭塞性疾病患者的临床表现主要有急性栓塞或慢性狭窄事件。急性栓塞症状倾向于累及大脑半球前循环，类似于颈动脉分叉来源的栓塞，可产生黑蒙。栓塞有时可能会影响上肢，表现为手臂、手指冷或麻木。狭窄

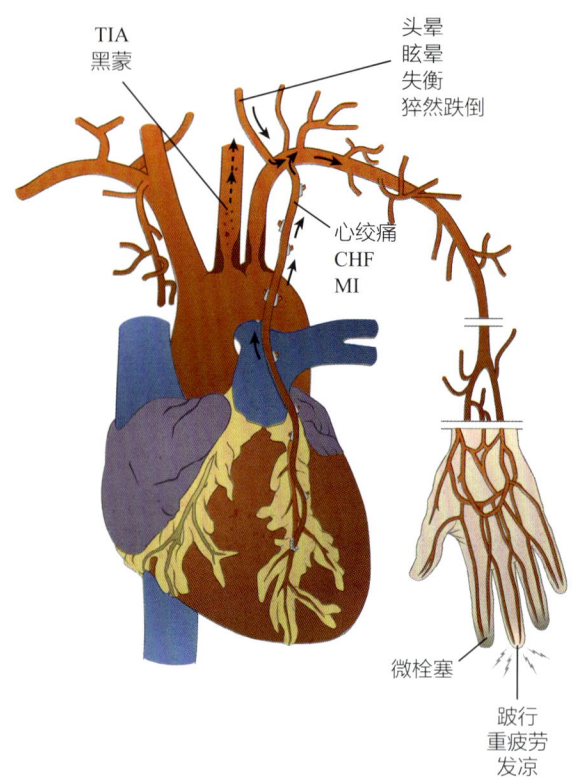

▲ 图 73-1 头臂动脉分支闭塞性疾病的常见症状
来自颈总动脉病变的栓子或血流减少可引起各种神经系统症状，包括短暂性脑缺血发作（TIA）和黑蒙。锁骨下动脉病变可导致椎管功能不全（包括椎 - 锁骨下动脉窃血综合征），冠状动脉梗阻性心脏病引起的心脏并发症 [包括心绞痛，心肌梗死（MI）和充血性心力衰竭（CHF）]，以及上肢动脉供血不足或微栓塞（引自 Takach TJ，Reul GJ Jr，Cooley DA，et al：Myocardial thievery：the coronary-subclavian steal syndrome. *Ann Thorac Surg* 81：386–392，2006.）

病变通常会减少近端肢（偶尔是远端肢）的血流量，并可导致锁骨下动脉窃血综合征。运动可以诱发缺血并引起手或手臂痉挛和疲劳；随着时间的推移，这些症状会进展到静息疼痛并可能导致肌肉组织萎缩。

Takayasu 大动脉炎有多种临床表现，从慢性病程表现到急性暴发性表现都有可能。患者最常报告的初始症状包括肌痛，关节痛和头痛；血管症状通常包括肢端缺血症状，颈动脉狭窄和肢端无脉。主动脉分支的弥漫性受累会导致外周脉冲减弱，这就是为什么 Takayasu 动脉炎有时被称为无脉性疾病。多数大动脉炎因为非特异性表现而诊断延迟。Ueno 分类系统根据累及程度和位置将疾病分为四类。1 型和 3 型的是累及主动

脉弓及其分支[12]。狭窄和闭塞是大动脉炎的典型表现，病变累及范围可以是短且节段性的，也可以是长且弥漫性的。动脉瘤很少见，但在主动脉弓的所有主要分支中均有报道[13, 14]。多数动脉瘤都发生在之前手术的吻合口或手术修复的位置[15, 16]。

辐射诱发的血管病变，其发生年龄主要取决于他们接触辐射的年龄，通常比动脉粥样硬化闭塞性疾病患者发病年龄更小。与动脉粥样硬化典型的局灶性病变不同，这类患者的血管造影显示病变呈弥漫性[17]。辐射诱发血管病变症状同样包括栓塞或缺血。

（三）诊断评估

在血管和神经系统体检完成后，影像学检查为下一步合理治疗提供重要依据。就算只有单纯上肢缺血症状，也需行神经检查，因为这些症状可能是其他位置病变而伴发的窃血综合征表现。其他的物理检查包括双上肢血压测量，两者相差 20mmHg 一般提示有近端堵塞，检查锁骨下动脉所供应的多个区域的脉搏，如腕部桡动脉和尺动脉、上臂和肘窝肱动脉、腋窝腋动脉和锁骨上窝。上述除锁骨上窝以外的任何部位有无脉或脉搏搏动减弱都说明有动脉堵塞。Allen 实验时，手部血流恢复异常提示掌弓血管不完整。触诊锁骨下和锁骨上窝有助于识别锁骨下动脉瘤。在锁骨下动脉听诊期间发现瘀伤提示胸廓出口可能压迫动脉。

通常患者病史和临床表现提示 Takayasu 动脉炎的可能，并且通过特定血清学试验，炎症标志物测试和血管造影的结果得到确诊[18]。血管造影提示狭窄部分、狭窄后扩张、动脉瘤以及侧支形成。这些狭窄往往局限在主动脉及其分支的近端[19, 20]。全身动脉造影是这些患者诊断的重要组成部分，可以发现疾病的范围，并为病情后期发展提供比较基线，因为这些患者需要远期影像学随访来观测病情变化。

1. 传统影像检查

数字减影血管造影可提供即时血管内介入治疗，类似其他血管内操作和成像技术，DSA 致栓塞性卒中的风险始终存在，尤其是有动脉粥样斑块的患者[21]。高分辨率 CT 血管重建可以在某些情况下替代 DSA 来评估主动脉弓和分支血管情况。计算机断层扫描（CT）和磁共振成像（MRI）为评估头臂动脉疾病程度提供了有价值的成像。具有重建能力的增强 MRI 提供与常规 CT 血管造影一样的诊断价值。此外，因为成像过程不依赖于对比度，磁共振血管造影（MRA）可以较好提供闭塞血管重建的侧支成像。MRA 还提供评估影响栓塞和卒中的风险因素，包括动脉粥样硬化病变的大小、程度和斑块组成。我们建议对所有主动脉弓分支手术干预的患者进行术前 CT 血管造影或 MRA 检查，这些图像可作为未来比较和评估疾病进展的基础，术后监测成像和随访是这些患者长期治疗的重要组成部分[22]。

2. 超声和新兴成像技术

经胸壁超声可以评估升主动脉，但由于肋骨遮挡和声窗深度不够，对于弓部和分支评估欠佳。同样食管超声由于气管阻挡，对于分支的评估也欠佳[23]。血管内超声技术是新兴的一种技术，对于血管内干预时有较好优势。

食管内磁环的出现使得经食管磁共振成像（TEMRI）成为可能[24, 25]。TEMRI 允许多平面重建并且更好的量化主动脉粥样硬化程度，但实时成像和斑块移动性的评估需要借助于经食管超声成像。尽管如此，TEMRI 对动脉粥样硬化范围的评估优于经食管超声，并且它可能成为主动脉弓部大血管成像的重要选择。

（四）头臂血管手术显露的解剖学思考

全面掌握胸部解剖对主动脉分支血管显露是非常重要的，手术成功很大程度上取决于术野良好显露及主动脉近端和远端的处理。胸骨正中切口为所有主动脉弓部血管手术提供充分显露，包括大多数情况下左锁骨下动脉的显露。胸骨上窝到第三或第四肋间隙的胸骨上端切口也可以提供无名动脉中远端的良好显露。在无名动脉近端没有受累，并且主动脉近端不需要阻断的情况下可以使用胸骨上端切口。Rummel 止血带可用于无名动脉近端控制；然而，当需要无名动脉搭桥或必须处理多个血管时，这种方法可能很有挑战性。在这些情况下，胸骨正中切开术应被优先选择。沿着右胸锁乳突肌的前缘和胸骨正中切口足以充分显露无名动脉分支和右颈总动脉。如果需要显露右锁骨下动脉远端，则可以延伸右锁骨上切口，右侧胸锁关节可能需要脱位以增强显露。沿着左胸锁乳突肌的前缘延伸胸骨正中切口以增强左侧颈总动脉的显露。

左锁骨下动脉的后方显露很具有挑战性。当进行正中胸骨切开术时，可能需要将切口延伸到左锁骨上方并使左胸锁关节脱位以充分显露左锁骨下动脉的胸内走行。孤立的左锁骨下动脉疾病可以很轻松地通过左后外侧第四肋间隙切口进行处理。

胸腺残余和左侧头臂静脉可能干扰显露和插管。胸腺可以纵向分开甚至切除，以提供足够的显露。头臂静脉可以根据需要横向牵引到远侧，以便可以更好地显露近端弓部分支。偶尔需要结扎此血管以增强左锁骨下动脉和左颈总的显露。除短暂的左上肢静脉充血外，左头臂静脉结扎通常没有明显的不良后果。弓部搭桥手术通常不需要结扎头臂静脉；旁路移植物通常可以安全地在静脉后穿过。在右锁骨下动脉远侧和左锁骨下动脉近端阻断等操作时，要注意保护喉返神经。当切口延伸到锁骨上方时，膈神经很容易在前斜角肌附近受到损伤。此外，过度牵引可能损伤臂丛神经而导致功能受损，从而产生长期后遗症。

在涉及无名动脉或左颈总动脉的任何手术操作中，脑保护都必须受到关注。在术前评估期间，应充分确定患者的血管解剖结构，包括椎动脉的通畅性和血管管径大小以及Willis环的完整性。在夹钳近端和选择吻合部位时应注意避开动脉粥样硬化的区域。主动脉超声评估有助于选择理想的钳夹部位。如果没有弥漫性或多支血管受累及，由于脑血管系统的侧支循环丰富，术者可以安全地阻断无名动脉或近端颈总动脉。无名动脉阻断前，应确保通过左颈总动脉血流通畅。类似地，当干预左颈总动脉时监测右锁骨下动脉血流是明智的，以确保无名动脉血流存在。此外，通过使用近红外光谱在无名动脉或左颈总动脉阻断期间行经颅血氧监测，有助于脑组织灌注保护。对侧颈动脉闭塞或多血管受累的患者脑保护策略更为复杂，偶尔需要使用术中分流来确保有效脑灌注。

令人惊讶的是，即使在患有多血管疾病的患者中，术后神经系统并发症也并不常见。除非遇到涉及一侧或两侧颈动脉的多血管疾病，通常不需要行脑电图监测或术中分流。对于具有牛主动脉弓构型的患者，脑保护更具挑战性，术中不能阻断无名动脉，因为这样会影响通过两个颈总动脉的血流量；在这种情况下，分流或临时旁路管道是必不可少的。

（五）治疗

1958年，DeBakey和同事报道了一系列病例，其中包括直接经胸修复主动脉弓部病变-这在当时是一项重大壮举[26]。Crawford及其同事采用超解剖旁路技术进一步推进手术治疗效果，将这些手术的死亡率从22%显著降低至5.6%[27]。目前，使用合成材料行解剖外搭桥是治疗这类复杂病变的最常用技术（图73-2）。识别可能受益于脑保护措施的高风险患者，必要时通过分流进行脑保护，可以显著减少手术相关的神经系统并发症。其他技术包括动脉内膜切除术，血管内支架术和血管转流术[28]。一般而言，直接手术方法，例如搭桥技术，适于多支血管或血管长段受累，而血管内技术适用于孤立的血管病变或血管短段受累。据报道，手术干预术后平均随访7.5年，存活率为98%，94%的患者缓解了症状。Crawford及其同事报告[27]，5年生存率为85%，10年生存率为58%，15年生存率为25%。最近在外科医生的治疗手段中添加了杂交和血管内介入的方法，并且它们逐渐成为主动脉分支闭塞性疾病的首选治疗方式，特别是对于具有并发症的老年患者[29, 30]。

1. 无名动脉闭塞性疾病

无名动脉疾病并不常见。它通常累及动脉的窦口或近端部分并沿后壁和侧壁延伸。无名动脉闭塞仅占颅外脑血管病病例的4.7%[31]。在这些情况下，无名动脉很少是需要血运重建的唯一

第二部分　成人心脏手术
第73章　头臂血管闭塞性疾病与颈动脉及冠状动脉同期手术的管理

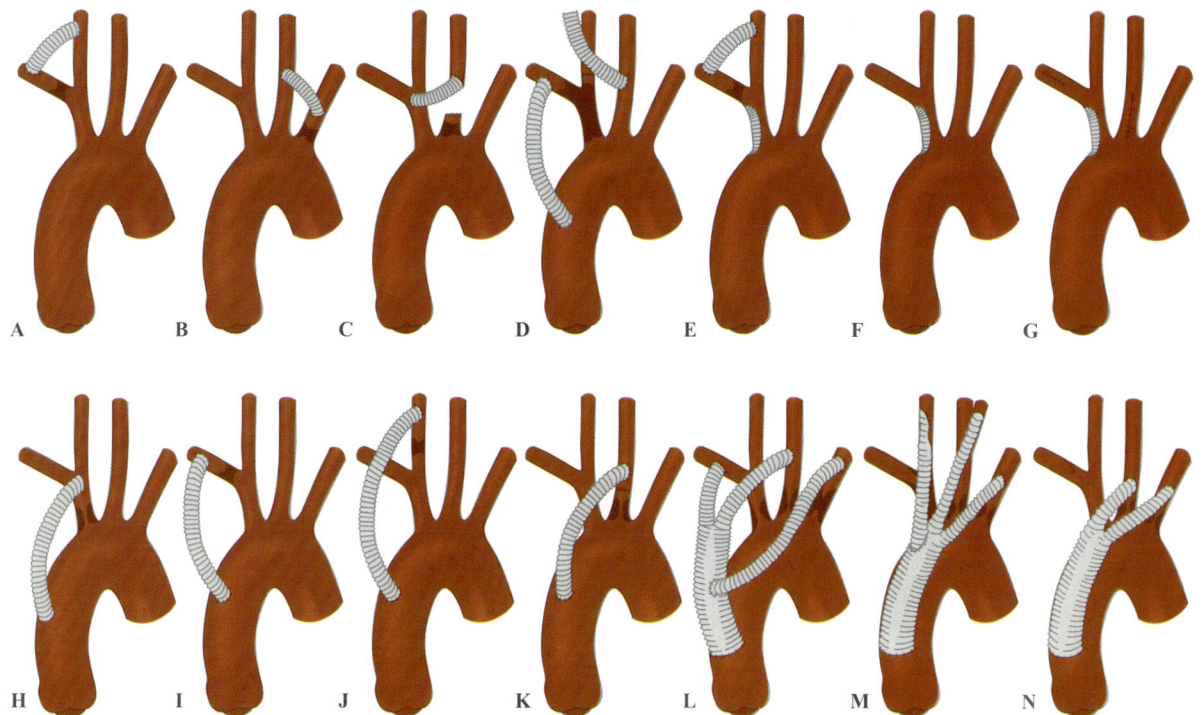

▲ 图73-2　开放手术重建头臂动脉分支的选项包括病变解剖外旁路手术（A～E），主动脉-头臂动脉旁路手术（D，H～N）和动脉内膜切除术（E～G）

（引自 Takach TJ, Reul GJ Jr, Cooley DA, et al: Concomitant occlusive disease of the coronary arteries and great vessels. *Ann Thorac Surg* 65: 79-84, 1998.）

血管[32]。Reul 及其同事[33] 发现，60% 因无名动脉受累而接受血运重建的患者需要干预至少一个其他血管。早期由于胸外修复相关的高发病率和死亡率，对无名动脉粥样硬化疾病多采用胸内途径[27]。然而，手术技术和麻醉的进步使胸外入路或胸内入路的结果类似[34]。目前的临床适应证包括短暂性脑缺血发作（TIA）、卒中、椎基底动脉供血不足、锁骨下动脉盗血综合征和上肢缺血。

在具有动脉栓塞表现的患者中，通过手术排除栓塞源是治疗策略的基本要素。首选直接经胸入路修复或搭桥，因为它比使用胸外入路并发症低，胸外入路适用于经胸修复禁忌的患者[35, 36]。胸腔内血运重建的相对禁忌证包括弓部严重病变或钙化、既往胸腔手术史、高龄。在原发性移植物感染的情况下可以使用解剖外搭桥技术，将新的放置路线远离原移植物。当孤立的无名动脉疾病患者行血运重建时，存在两种经胸选择：动脉内膜切除术和搭桥术。血管内治疗的最新进展也表明这是一种可行的治疗策略。

(1) 无名动脉内膜切除术：据报道，使用动脉内膜切除术治疗孤立性弓部分支病变结果良好[36]。相对禁忌证包括无名动脉无法钳制，严重的动脉粥样硬化，异常起源于左侧颈总动脉的近端（包括共同头臂动脉干）和多血管受累；以上相对禁忌的情况下，可使用血管旁路移植。对于大动脉炎（takayasu）或放射性动脉炎的情况下，血管内膜切除术不适用，因为透壁性的炎症病理状态使得内膜不能剥离。内膜切除术的手术图例如图73-3，术中，在血管阻断前，使用B超检查动脉粥样硬化的有无和程度有助于手术。如果血管管腔直接缝合可能狭窄，可以用补片扩大管腔以避免狭窄。长段的血管内膜切除可以通过延长血管切口或者通过多个血管切口来完成[34]。

(2) 无名动脉搭桥术：合成材料移植血管具有良好的手术效果。搭桥术和内膜切除术手术效果相似，但搭桥术相对容易，所以多数术者倾向于选择搭桥术，特别是在大动脉炎、血管放射性病变、和严重动脉粥样硬化性血管时。

1139

SABISTON & SPENCER 心胸外科学（原书第 9 版）
SABISTON and SPENCER Surgery of the Chest (9th Edition)

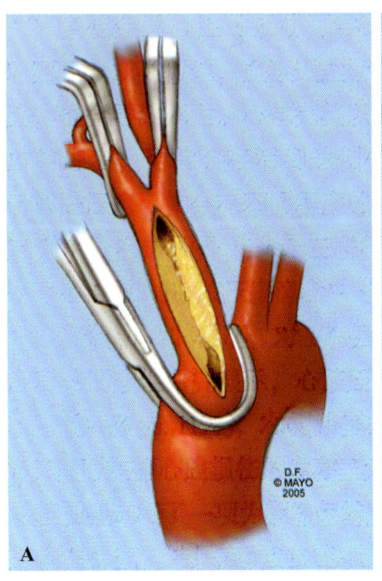 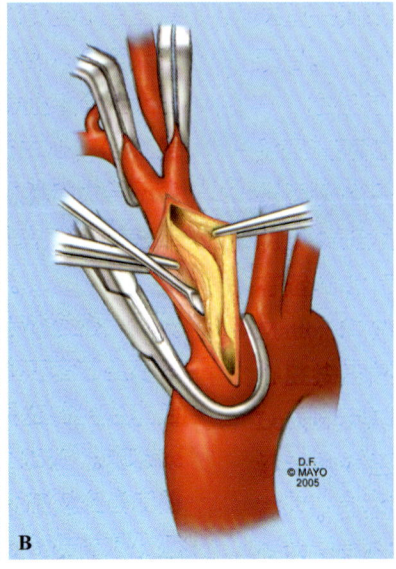 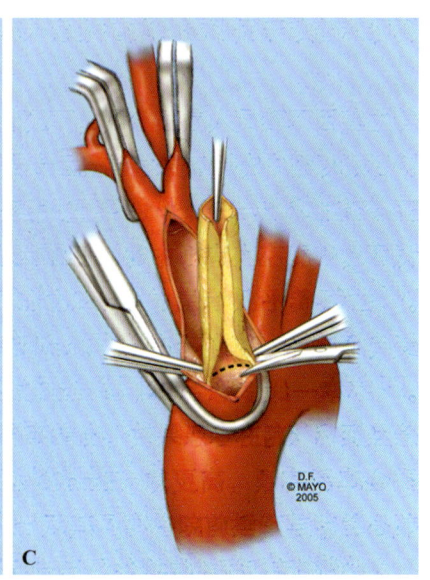

▲ 图 73-3　A. 在夹闭右颈总动脉和锁骨下动脉后，通过置于主动脉弓上的部分闭塞钳建立无名动脉的近端控制。纵向切开动脉暴露病变；B. 在病变中间形成动脉内膜切除平面；C. 动脉内膜切除术在远端适当的终点。病变在无名动脉起点附近（虚线）分开；如果斑块延伸到弓部，内膜用缝合线固定，以防止夹层。动脉可以直接缝合或贴片缝合
(引自 Mozes G, Gloviczki P, Huang Y: Atherosclerotic occlusive disease. In Coselli JS, LeMaire SA, editors: *Aortic arch surgery: principles: strategies and outcomes*. West Sussex, United Kingdom, 2008, Wiley–Blackwell, p 311. Copyright Mayo 2005.)

　　早期手术主要通过切除病变血管，接入移植血管。但此种手术方式围术期的死亡率和致残率较高。Crawford 团队[37] 引入旁路血管移植术，避免了对病变血管不必要和过多的操作，同时保证了缺血部位前向血流恢复。此种技术降低了死亡率，并具有良好的手术效果。Berguer 团队报道十年通畅率和生存率可以达到 88%±6% 和 81%±7%[35]。合并冠状动脉疾病时，会显著影响早期和晚期死亡率。

　　内膜切除术前，使用血管超声，可以帮助决定近端吻合口的位置和阻断的位置。通常直径 8~10mm Dacron 血管用于旁路移植。如果多支血管受累时，可以使用双分叉或多分支的人工血管。尽量将移植血管的近端吻合口放在升主动脉右侧，以避免胸骨或纵隔对移植血管的压迫。Crawford 团队报道，静脉压迫、食管压迫有造成移植血管血流受阻而死亡的病例[38]。移植血管的吻合口位置和角度非常重要，要特别注意移植血管不能弯折，远端的吻合口通常采用端侧吻合的方式。除非病变血管是血栓来源，不得不切除病变血管，然后改用移植血管替代，并采用端端吻合的方式进行手术。

　　将移植血管放置在适当位置，避免弯曲和压迫。有些操作可以帮助创造移植血管所需的空间，比如结扎头臂静脉、切除无名动脉。保留合适长度的移植血管非常重要，以避免冗长血管弯曲或横在升主动脉前而被胸骨压迫。松开胸骨撑开器，让胸廓恢复相对自然形态，以决定移植血管的适当长度。理论上，单分支的血管相对双分支体积更小，不易受压。而使用双分支血管时，共同干要留适当长度，这样会使得高流量的升主动脉到双分支的血流更平缓。某些特定情况下，如缺乏合适的吻合位置、再次开胸手术、之前有冠状动脉搭桥术病史且静脉桥血管吻合在升主动脉某些特殊部位、广泛的血管周围炎症、之前有支架植入等，血管内膜切除术可以替代血管旁路移植。

　　(3) 无名动脉支架植入：过去十几年来，血管内支架植入成为治疗无名动脉疾病的一种手段。最初的临床报道有很多局限，比如病例数少，随访时间较短，与锁骨下动脉疾病的患者数据合并而导致结果有偏差。[31] 只有较少的几个临

1140

床报道，报道支架在孤立性的无名动脉疾病中的数据[39-42]。报道的手术成功率83%～96%。狭窄病变的手术成功率高于完全堵塞的病例。两年内通畅率可达95%以上，长期通畅率约70%。

血管内支架可以选择股动脉顺向、头臂干动脉逆向或颈总动脉切开杂交三种途径。无名动脉支架治疗特别适用于短节段的病变。而长节段堵塞或血管广泛性钙化时，不适用血管内支架，因其可能会产生血管破裂、导管诱导脑血栓事件、血管堵塞等并发症[43,44]。

血管内支架的主要优势在于减少围术期致死率和致残率。神经相关并发症发生率为2%～4%，次要的并发症大约6%，主要的并发症发生率为1%～2%[39-42]。血管内支架治疗损伤小，住院时间短，患者接受率高。而长期通畅率数据的缺乏，使得对于年轻患者，开放手术仍是第一选择。

2. 颈总动脉堵塞性疾病

颈总动脉堵塞性病变多由于血栓形成，继发于颈动脉分支上病变。比较少见情况有颈总动脉开口原发性闭塞。颈总动脉分支病变时，手术都需要逆向动脉内膜切除。对于颈总动脉堵塞性疾病，两个因素决定了经颈还是经胸入路：是否合并颈动脉分叉病变，是否伴随其他弓部分支血管病变。

（1）颈总动脉血管旁路移植　孤立性颈总动脉近端堵塞的患者，颈动脉分支未受累时，可以经颈途径行血管旁路移植或血管置换（图73-4）。必须确定颈动脉分支、锁骨下动脉近端无病变。若多血管病变累及弓部血管或颈总动脉时，可以考虑经胸入路行颈总动脉的血运重建。单纯经胸入路，适用于多血管病变合并广泛颈总动脉病变，而颈动脉分支未受累的情况。主动脉到颈总

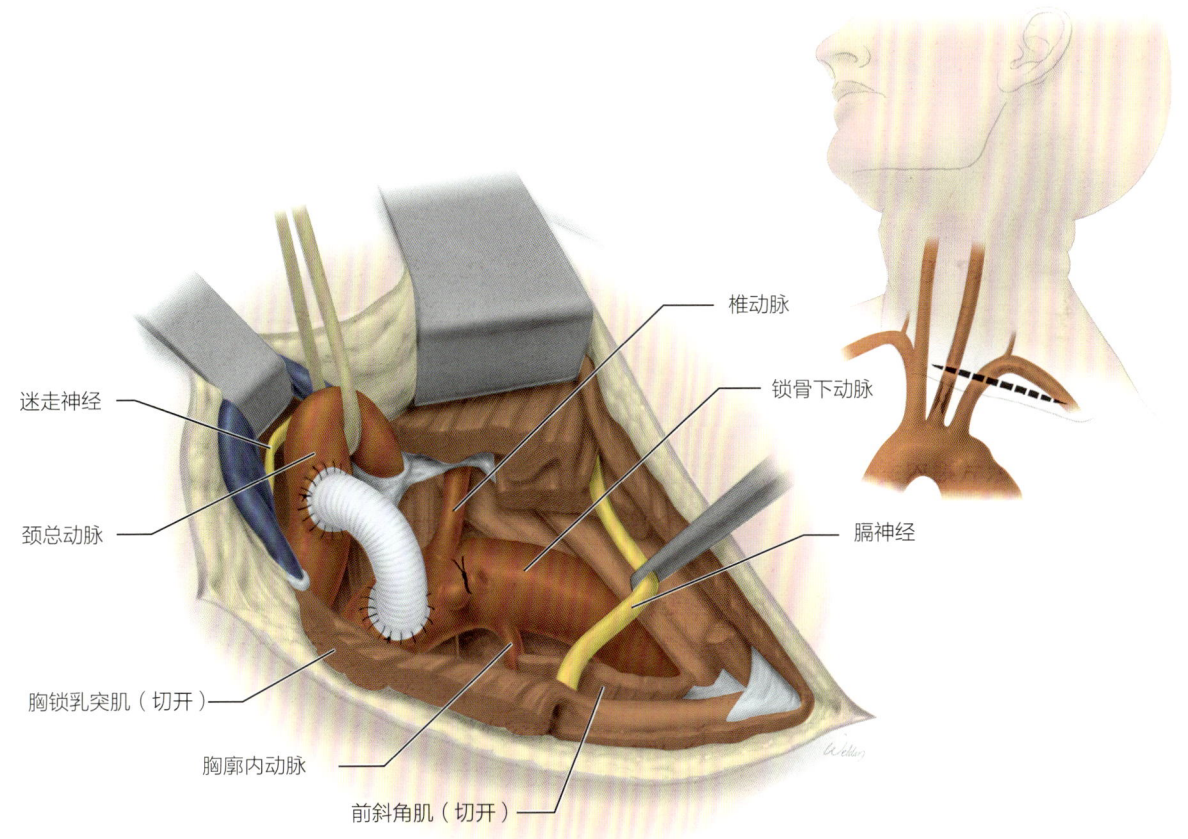

▲ 图73-4　左锁骨下动脉－颈动脉旁路术治疗颈总动脉狭窄，该过程通过锁骨上切口（插图）进行，可用于治疗锁骨下动脉狭窄

（引自Bozinovski J, LeMaire SA, Weldon SA, et al: Hybrid repairs of the aortic arch and proximal descending thoracic aorta. *Op Tech Thorac Cardiovasc Surg* 12: 167, 2007, Figure 10. Used with permission. Copyright Elsevier.）

动脉的血管旁路移植，适用于锁骨下动脉和颈总动脉均受累时。

在任何颈总动脉手术前，需要确认颈动脉远端血管是通畅的。多数颈总动脉堵塞的患者，同时也有可能颈内动脉闭塞。只有在极少情况下，颈总动脉堵塞时颈内动脉仍通畅，比如患侧颈外动脉侧支供血或颈内动脉有分支供血。而对侧颈动脉闭塞时，就算没有症状，也会有很高的围术期卒中的可能性。而对于无症状的颈内动脉通畅、颈总动脉近端闭塞患者，可能并不需要手术[45]。许多外科医生认为，慢性无症状的颈动脉堵塞患者，血管再通手术可能会显著增加脑血管事件，所以此种情况下为了预防卒中而行有高卒中危险的手术并不必要。

(2) 颈动脉内膜切除合并左颈总动脉或无名动脉逆向支架植入术 颈动脉分叉病变的患者合并有颈总动脉血栓、颈总动脉近端病变或无名动脉病变时，有些术者建议使用颈部切口动脉内膜切除术同时使用逆向内膜切除、血管成形或支架植入术[46, 47]。首先在局麻或全身麻醉下行经颈动脉内膜切除术，在闭合颈动脉切口前，插入7号法式鞘管并暂时钳闭血管远端以避免脑血管栓塞，植入支架后再撤除鞘管缝合血管壁。如果颈部切口单纯处理无名动脉近端或颈总动脉近端时，可以用18G的针头和Bentson导丝穿过受累区域，再将鞘管经导丝引导并植入支架。此外，也可以经右侧颈动脉开口将支架植入无名动脉近端。关闭动脉切口时，通常使用5-0prolene线8字缝合鞘管口。而有时也可以通过动脉补片扩大动脉腔，特别在颈动脉分叉病变时。

Sfyroeras组报道了包括13个中心133例颈动脉分支狭窄合并左颈总近端或无名动脉受累的杂交手术Meta分析[48]。其中85例合并同侧颈总动脉病变，48例合并无名动脉病变。多数中心都采用球囊扩张支架，手术成功率97%，30d致死率0.7%和卒中率1.5%。平均随访时间12~36个月，其中5个患者有脑缺血症状，17个患者死亡。79例接受支架的患者中，3例发生狭窄，而50例动脉成形术的患者有7例产生狭窄。作者也认为在动脉成形术前血管远端夹闭显著地降低了脑血栓事件的发生。

3. 锁骨下动脉闭塞性疾病

左锁骨下动脉是动脉粥样硬化时易受累的弓部血管。锁骨下动脉血流参与供应上肢、大脑后部、小脑，因而锁骨下动脉近端狭窄时，血流会竞争性分布导致上述任何部位都有可能缺血。对于使用乳内动脉做桥血管到前降支的冠状动脉旁路移植患者，通畅的乳内动脉是另一个竞争血流的部位。近端锁骨下动脉闭塞性疾病有多种可能症状，比如后脑循环受影响所致的基底动脉供血不足的症状，上肢缺血麻木，甚至使用乳内动脉冠状动脉搭桥后乳内动脉缺血或窃血而导致心肌供血不足产生再发心力衰竭、心绞痛等（图73-1）。无症状的孤立性锁骨下动脉狭窄并不需要处理，只要血管通畅，通常并不会产生卒中。而多血管病变时卒中的可能性明显升高，完整评估脑血管显得非常重要，即使只有锁骨下动脉闭塞的相关症状患者也应评估脑血管情况。有锁骨下动脉相关症状发生时需要干预治疗，而且锁骨下动脉相关症状发生，并不代表只有锁骨下动脉受累，也可能累及其他部位，需完整评估。

(1) 锁骨下动脉血管旁路移植：对于锁骨下动脉闭塞性疾病的处理目标是，无论血管旁路移植还是血管内支架植入，都在于恢复脑和锁骨下动脉远端的顺向血流并避免逆向窃血。有多种手术方式可以达成这一目标，比如锁骨下动脉和颈动脉搭桥（图73-4），锁骨下动脉连接到颈动脉，椎动脉连接到颈总动脉，锁骨外搭桥等。对于单纯左锁骨下动脉近端闭塞性患者，可以经左胸入路，在椎动脉起源附近，行降主动脉到左锁骨下动脉的血管旁路移植。以上方法较为成熟，且有着良好效果和较低的远期再发率。

(2) 锁骨下动脉支架植入术：血管内介入治疗技术的发展使得治疗效果显著的同时极大地降低了创伤。导管介导的支架植入术安全性和中期手术效果良好[49, 50]。在一系列血管介入治疗锁骨下动脉梗阻性疾病的报道中，Sixt组报道了1996—2004年99例患者，其中90%有动脉粥样硬化病变。总体手术成功率97%（完全闭塞的成功率87%），无神经系统并发症，有两例操作相关的并发症。97 例随访患者中一年通畅率 88%，而单纯血管成形组一年通畅率为 79%，支架植入组为 89%。

常规支架植入适用于大多数患者，因为其长期通畅性和症状缓解的程度优于单纯球囊扩张。球囊扩张支架可以提供更好的圆周力，适用于锁骨下动脉开口钙化类的病变，支架超过病变区 1~2mm 进入到主动脉内是可以接受的。而椎动脉以远的缺血病变时，可以使用可扩开的镍钛合金支架，因其更柔顺且不易因血管外压迫而变形。

对于冠状动脉锁骨下动脉窃血综合征的患者，在植入支架治疗时，一定要避免堵塞乳内动脉。对于任何患者，技术允许时支架释放位置都应避免影响乳内动脉和椎动脉的血流。Dietrich 组[51]报道可以通过血管成形术和支架来治疗冠状动脉-锁骨下动脉窃血综合征患者，早期通畅率可以达到 86%，通过药物治疗后 29 个月随访通畅率可达 100%。

临床通畅率 5 年随访可达 80%，80% 的患者无症状期可高于 3 年。和血管内介入治疗相关的并发症有卒中、动脉血栓、夹层、穿刺相关的出血、夹层假性动脉瘤、狭窄、血栓等情况。若血管内介入治疗失败可以考虑手术治疗[52, 53]。

4. 多血管闭塞性疾病

主动脉弓部血管病变中 25% 的患者有多血管受累，也有一些组报道高达 60%[7, 27, 34]。所以围术期详细的血管评估非常必要，即使只有单一区域有症状的患者也要充分考虑其他部位可能受累。经胸血管旁路移植非常适用于此类疾病，通常有两种方式：一是通过主动脉到分支的单血管旁路移植；或使用主动脉到各血管的分支状血管移植。(图 73-2) 由于此类患者常合并主动脉的病变，所以手术操作尽量少涉及主动脉，采用合适尺寸的多分支人工血管会减少主动脉的吻合口。手术的要点在于防止人工血管的位置，尽量沿着主动脉弓的大弯侧并裁剪合适的角度，以避免血管打折和周围组织的压迫。

5. Takayasu 大动脉炎

大动脉炎的处理包括免疫抑制和血管介入或手术干预。一线药物治疗仍是糖皮质激素，对于治疗反应不佳的患者可使用二线抗代谢药物[54, 55]。出现明显狭窄相关症状或动脉瘤时可采用手术干预。手术治疗前需使用 Ishikawa 诊断分级评估病情，包括是否存在并发症，之前的治疗模式，血沉值等[56]。对于Ⅲ期大动脉炎患者，手术可能会有益于生存率，而Ⅰ期患者可能并不适用[56]。因此对于Ⅰ和Ⅱ期患者多数术者倾向于药物治疗，待进入慢性血管纤维闭塞期时再行手术治疗。

1951 年 Shimizu 和 Sano[57] 组报道了手术治疗主动脉弓部分支闭塞性大动脉炎的病例。手术原则大致相同，但也有些特殊情况需要注意。目前有多种技术被采用，包括动脉内膜切除加补片血管成形术，病变血管切除加人工血管替代，人工血管旁路移植术。无名动脉狭窄需要使用人工血管旁路移植而避免血管内膜切除。因为广泛的血管炎症和纤维化血管内膜剥离会产生不平滑界面，剩下的血管外层也常受累而不适于形成新的血管。而且由于狭窄病变可能会累计多个长段血管，使得血管旁路移植相对更容易完成[58]。而不利的方面在于，术后吻合口有形成假性动脉瘤的风险。

尽量选择无病变的区域作为近远端吻合口。虽然没有科研证据，但多数临床医师认为避免肉眼可见的病变区域，有利于降低再发狭窄和动脉瘤形成。多数时候受累及的血管因炎症而使得血管外组织紧密，使得游离困难且有一定危险性。所以通过将旁路移植血管吻合口位置远离病变部位，可以有效地避免上述麻烦。因为此类疾病有进展的可能性，所以在设计吻合口时要尽量大，以应对可能的再发堵塞[55, 59, 60]。在手术治疗 takayasu 大动脉炎时，也要考虑后期可能出现的动脉瘤形成。患者需要终生随访，可通过 CT、MRI 或 B 超测量动脉瘤的发展。系统性炎症或激素治疗与吻合口处动脉瘤的形成无关。吻合口动脉瘤好发于之前有动脉瘤变的血管且可能在手术后任何时期进展。除了动脉瘤病变存在这个因素，并没有其他因素能预测吻合口动脉瘤的形成。20 年累计动脉瘤的发生率可达 14%[61]。

目前没有哪种手术技术对于防止手术后疾病再发和动脉瘤形成有明显优势。但对于大动脉炎的患者，手术者一般倾向于在疾病的静止期进行手术，使用毡片或牛心包补片并加固缝线以降低再发动脉瘤的可能性。同时使用血管内介入技术和药物治疗可以将死亡率降低至 10% 以下，且将 10 年移植桥血管通畅率提高至 70%。近年来，血管内支架植入用于治疗继发于大动脉炎的胸主动脉瘤和血管狭窄，长期效果还需进一步随访[62-64]。

二、冠状动脉 – 锁骨下动脉窃血综合征

对于乳内动脉冠状动脉搭桥的患者，若发生乳内动脉血流逆向时，则产生心肌缺血相关症状，称为冠状动脉 – 锁骨下动脉窃血综合征（CSS）（图 73-1）。而这种缺血的胸痛常由患者上肢运动诱发，与典型的劳力型心绞痛相混淆。通常冠状动脉 – 锁骨下动脉窃血综合征好发于乳内动脉作为桥血管的同侧锁骨下动脉近端狭窄患者。也有少量报道，CSS 发生于炎症性动脉炎累及近端锁骨下动脉的患者，乳内动脉作为桥血管的同侧上肢有动静脉瘘管行血液透析的患者，及罕见的头臂动脉干异常患者（例如左锁骨下动脉和肺动脉右旋异位）[65, 66]。

临床表现有静息缺血、缺血性心肌病、心力衰竭、心肌梗死、猝死等[67]。CSS 可以通过早诊断患者是否有锁骨下动脉闭塞性疾病或是否高危人群进行预防。如果有锁骨下动脉病变的患者，未经相应处理，行同侧乳内动脉搭桥的患者，术后很可能会有窃血综合征和心肌缺血发生[68]。对于所有可能使用乳内动脉作为桥血管的冠状动脉搭桥患者，术前行体格检查需注意是否有上肢或脑血管缺血、颈部或锁骨上杂音、上肢血压差超过 20mmHg。行冠状动脉造影时，对于弥漫性动脉粥样硬化的患者需行头臂干造影以明确是否有锁骨下动脉闭塞[69]。

对于有显著头臂动脉病变的患者，需行冠状动脉搭桥时，可以使用全静脉桥血管、头臂动脉重建后的乳内动脉、游离乳内动脉或桡动脉作为桥血管。对于有冠状动脉搭桥术后产生 CSS 的患者，可以通过主动脉 – 锁骨下动脉或颈动脉 – 锁骨下动脉搭桥、乳内动脉移栽、血管介入治疗等方法进行治疗[70]。

三、合并颈动脉和冠状动脉粥样硬化

（一）综述

对于多动脉病变患者的处理，尤其是需要冠状动脉搭桥术（coronary artery bypass grafting, CABG）的患者合并严重颈动脉病变时，目前很有挑战且充满争议[71-73]。目前的指南建议对于合并有症状的颈动脉严重狭窄患者（> 80%，Ⅱa 类推荐，证据等级 C），在行冠状动脉搭桥术时，可以先行或同期行颈动脉内膜切除术（carotid endarterectomy, CEA）或颈动脉支架植入术（carotid artery stenting, CAS）[74]。更进一步，对于颈动脉重度狭窄有或无症状时，行冠状动脉旁路移自前先行或同期行颈动脉血运重建是有效且安全的（Ⅱb 类推荐，证据等级 C）[74]。需要注意的是，此建议是来自于专家小组，缺乏大样本证据指导临床选择。多数专家认同，如果有症状、双侧颈动脉病变或两者都有，就需要行颈动脉血运重建。但是，冠状动脉搭桥患者合并单侧病变且无症状时先行或同期颈动脉血运重建，与冠状动脉搭桥加药物治疗组相比，并没有提高临床结果[75-77]。

在需行冠状动脉搭桥术的患者中，10%～22% 的患者合并有 50% 以上的颈动脉狭窄，4%～10% 的患者合并有 80% 以上的颈动脉狭窄[78]。2011 年美国冠状动脉旁路移植指南建议对于选择性的高危患者可以行多普勒超声检查颈部是否有病变（年龄≥ 65 岁的左主干病变患者、外周动脉疾病、糖尿病、腔隙性脑梗或卒中病史、高血压、吸烟史；Ⅱa 类推荐，C 级证据）[79]。2011 年欧洲外周动脉疾病指南推荐颈动脉超声应在更高龄患者（≥ 70 岁）、脑血管病史、颈动脉杂音、多支冠状动脉病变和外周血管疾病患者中进行（Ⅰ类推荐，B 级证据）[80]。

卒中是心血管手术的严重并发症，会增加致残、致死率和治疗费用。Cleveland CLinic 报道 45 432 例冠状动脉搭桥患者发生卒中的概率是 1.6%[81]。卒中后院内死亡率 19% 远高于无卒中患者的 3.7%，使用倾向配对分析长期生存率也更差。

（二）心血管手术后卒中的风险因素

许多患者和手术因素已经被认定为心血管手术后卒中的独立预测因素，包括临床指标、解剖特征、颈动脉疾病的症状特点、升主动脉和弓部粥样硬化、心血管手术的类型等（框73-1）。产生围术期卒中的多种病因学分析可以部分解释为什么神经系统有迟发型受累或颈动脉病变对侧的脑血管受累。

目前发表的最综合性的 Meta 分析文章中[77]，分析了 166 个颈动脉狭窄或闭塞的研究。对于心血管手术未行预防性颈动脉血运重建的患者，当单侧颈动脉有 50%～99% 狭窄但无症状时，30d 单侧卒中或卒中的发生率分别是 2% 和 2.9%。对于无症状的患者，卒中风险与狭窄程度并无显著关联。另一个包含 26 篇已发表报道包含有症状的共计 2531 个患者的 Meta 分析提示，颈动脉 50%～99% 狭窄或闭塞的患者心脏手术后卒中的风险是 7.4%，颈动脉 80%～99% 狭窄或闭塞的患者心脏手术后卒中的风险增加到 9.1%。无症状双侧 50%～90% 狭窄或一侧 50%～90% 狭窄合并对侧闭塞的患者，行心脏手术后卒中的风险是 6.5%。另一项 Meta 分析的结果更强调了神经系统症状的重要性：在行冠状动脉搭桥的颈动脉狭窄患者中，之前有短暂性脑缺血或卒中的患者，术后卒中的比例为 8.5%；而无神经症状的术后卒中的概率为 2.2%（风险比 3.6）[82]。有些中心报道无症状的颈动脉狭窄患者行冠状动脉搭桥术时，限制性颈动脉血运重建并不会增加卒中[83,84]。一项包含 4335 例患者的大型回顾性研究发现，与单纯冠状动脉搭桥术的患者相比，围术期卒中的风险在同期行冠状动脉搭桥术和颈动脉内膜切除术的患者中显著升高（15.1% vs. 0%；P=0.004）[85]。

众所周知，无症状颈动脉疾病的患者行心脏手术后发生卒中的概率是很低的。早期主要的随机临床实验，比较药物治疗和颈动脉内膜切除手术，但现代的药物治疗已经显著进步。因此，许多争论在于，如果使用当前最优的药物治疗模式，也许之前报道的颈动脉内膜切除效果优于药物治疗（5 年卒中或死亡的概率 5%～6% vs. 11%～12%）并不是那么可信[86-88]。这些数据带来新的疑问，对没有神经系统症状的单侧颈动脉疾病患者，预防性的颈动脉血运重建是否合适。2000—2004 年，美国 27 084 例无症状的颈动脉病变患者，进行了同期颈动脉和冠状动脉血运重建[89]。

（三）冠状动脉疾病合并颈动脉疾病的手术入路

可手术治疗的冠状动脉疾病合并颈动脉疾病处理方法包括：同期颈动脉内膜切除治疗和冠状动脉搭桥术；分期先行颈动脉内膜切除或颈动脉支架，再行冠状动脉搭桥术；或逆向分期，先行冠状动脉搭桥术，再行颈动脉内膜切除或颈动脉支架术。或单纯冠状动脉搭桥术，不处理颈动脉疾病。手术的目的在于降低发生主要并发症的概率。分期或逆向分期在两次手术间可能有死亡、卒中、心肌梗死等主要风险。这并不是意料之外，因为患者有严重的冠状动脉疾病。虽然在冠状动脉搭桥术前进行颈动脉病变干预可以降低冠

框 73-1　心脏手术后卒中的风险因素

临床因素
- 年龄
- TIA/ 卒中的病史
- 外周血管病
- 房颤
- 糖尿病
- 高血压
- 心力衰竭
- 肾衰竭

解剖因素
- 颈动脉病变
  - 狭窄程度
  - 斑块形态
  - 狭窄进展
  - 对侧病变
- 升主动脉和弓部动脉粥样硬化

手术因素
- 阻断时间和转流时间
- 瓣膜和主动脉手术
- 再次手术
- 近端吻合口钳夹侧壁

TIA. 短暂性脑缺血发作

引自 Roffi M, Ribichini F, Castriota F, et al: Management of combined severe carotid and coronary artery disease. *Curr Cardiol Rep* 14:125–134, 2012, with permission

状动脉搭桥手术围术期卒中的风险，但在颈动脉干预围术期和两次手术之间的这段时间，急性心肌梗死的风险仍然比较高。另一方面来说，先进行冠状动脉搭桥术，再进行颈动脉干预，卒中的风险就会比较高。手术的策略必须个体化，并需要高度注意症状表现的区域性，临床中心需有多种手术策略及丰富经验。因为没有随机临床试验比较心脏手术时颈动脉疾病的不同处理策略，从目前观察性研究中得到的结果解读有其固有的局限性。

（四）同期颈动脉内膜切除和冠状动脉搭桥术

1972 年 Bernhard[90] 和同事开启此同期手术概念后，此项手术方式一直有争议。1992—2002 年间，美国同期行颈动脉内膜切除和冠状动脉搭桥术在所有冠状动脉搭桥术中占有较小比例，约为 1.1%[91]。Venkatachalam 和同事报道了包含 11854 例同期 CEA-CABG 结果的文献综述，早期死亡率可达 5%，卒中的概率是 4%，急性心肌梗死的概率是 3%，死亡、卒中和心肌梗死的综合概率是 10%。类似的，Timaran 和同事[89]也报道了 26197 例 CEA-CABG 患者的结果，死亡率 5.2%，卒中概率 3.9%，死亡和卒中概率可达 8.6%。

使用国家住院患者数据库（NIS），Gopaldas 和同事们[92]比较了患者分期手术（CEA 在冠状动脉搭桥术前或后，n=6152）和同期手术（n=16 639）。同期行 CEA-CABG 患者的死亡率为 4.5%，卒中率为 3.9%，死亡和卒中的概率为 7.7%。分期手术的患者死亡率相似（4.2%），但致残率更高，更多的心脏、伤口、呼吸、肾脏系统并发症。在进行合并手术的患者中，对侧颈动脉闭塞性疾病的患者卒中的概率最高（10%）。有神经系统症状的患者，联合手术后死亡和卒中的风险显著增加。（风险比 4.9，$P < 0.001$）[89]。

（五）分期手术：颈动脉血运重建术后行冠状动脉搭桥术

分期手术包括手术干预病变颈动脉后行心肌血运重建，有理论上可以显著降低冠状动脉搭桥术期间卒中的风险。但在颈动脉内膜切除的围术期和两个手术之间的时间间隔内，心肌梗死的风险仍然存在，是此种方法的主要缺点。Takach 和同事报道[93]，使用分期手术卒中的概率为 1.9%。在他们的研究系列中，21 年间 512 名颈动脉和冠状动脉合并病变患者进行了手术干预。在 1986 年以前，接受联合手术的患者不良事件发生率高于分期手术患者（9.4% vs. 2.6%；$P < 0.01$）。1986 年以后，两组卒中的概率相似（1.9% vs. 2.0%），死亡率（3.8% vs. 3.0%），心肌梗死概率（3.8% vs. 5.0%）。在这个系列中，两组中大约 30% 的卒中发生在同侧脑血管区域。两组中 15 次卒中时有 10 次会伴发血流动力学不稳定或心律失常。麻醉、手术技巧、术中脑缺血监测、心肌保护的进步都提高了并发症患者手术中血流动力学稳定的能力。1986 年后此系列中神经系统效果提高也是归因于这些技术进步。卒中的风险与手术中颈动脉分流管的使用或颈动脉补片的使用无关。手术时同期还是分期也不是卒中或死亡的预测因素。但是分期手术会延长住院时间、增加住院费用、增加颈动脉内膜切除术和冠状动脉搭桥术期间的缺血和心肌梗死风险。

防止冠状动脉病变患者卒中是多因素的问题。虽然颈动脉分支病变可能是围术期卒中的主要因素，大约在 1/3 的患者中发生。比其他因素更重要的是，颈动脉分叉病变的存在就是广泛动脉粥样硬化的标志，其本身就增加了出血风险、血流动力学的不稳定、心力衰竭、动脉血栓的风险。行分期或者同期联合手术的患者比单纯冠状动脉搭桥术或颈动脉内膜切除术的患者不良结果产生率更高，表明颈动脉和冠状动脉联合病变的患者总体风险更高、生理表现的状态更差、可能是因为继发于广泛的动脉粥样硬化。

（六）逆向分期手术：冠状动脉搭桥术后行颈动脉内膜切除术

逆向分期手术的优势在于，先进行冠状动脉的干预，心肌梗死的风险在动脉内膜切除术前会明显降低。不像分期手术，解决颈动脉狭窄明显消除了血流动力学的异常，但这只是冠状动脉搭桥术中导致卒中的众多可能因素中的一个，逆向分期手术，则消除了颈动脉内膜切除术诱发的主要和明确的并发症：心肌梗死。Naylor 和同事[94]进行 Meta 分析发现，围术期心肌梗死的发生率在逆向分期手术中是最低的（0.9%；95% Cl 0.5~1.4）而最高的是 CEA-CABG 分期手术（6.5%；95% Cl 3.2~9.7）。然而行冠状动脉搭桥术后颈动脉内膜切除术的患者，同侧卒中的概率更高（5.8%；95% Cl 0~14.3），卒中的概率（6.3%；95% Cl 1.0~11.7）高于其他手术方式（同期或分期手术）。

在最近一个随机试验中，185 名无症状单侧颈动脉狭窄超过 70% 的患者，进行早期内膜切除术（先于或与冠状动脉搭桥术同时进行，n=94），或晚期（冠状动脉搭桥术 1~3 个月后行内膜切除术，n=91）[95]。所有患者都是全身麻醉，颈动脉内膜切除常规包括颈动脉分流。虽然早期死亡率在两组间相似（1.0% vs 1.1%；P=0.98），但 90d 卒中和死亡率在两组间却又明显差异，早期组明显低于晚期组（1.0% vs. 8.8%；P=0.02）。更进一步，延期颈动脉内膜切除显著预测了 90d 卒中和死亡总概率。因此，结论认为颈动脉内膜切除早于或同时行冠状动脉搭桥术可以显著降低卒中的风险。

（七）颈动脉支架术后行冠状动脉搭桥术

在颈动脉和冠状动脉联合病变的治疗争议之中，血管内途径进一步推动了此领域的治疗[96]。一项由 Timaran 和同事[89]进行的 NIH 数据回顾性研究提供了一个冠状动脉搭桥术前行颈动脉内膜支架术的有趣视角。从 2000—2004 年 5 年期间，27 084 名患者在同一次住院期间进行了颈动脉血运重建和冠状动脉搭桥术。这些患者中，96.7% 进行了分期或同期 CEA-CABG，3.3% 进行了 CAS-CABG。患者行 CAS-CABG 相比 CEA-CABG 的主要不良事件发生率更低。特别指出，行 CAS-CABG 的患者院内卒中的发生率（2.4% vs. 3.9%；$P < 0.001$），卒中和死亡的联合发生率都低于 CEA-CABG 患者（6.9% vs. 8.6%；$P < 0.001$）。然而两组之间院内死亡率是相似的（5.2% vs 5.4%）。但是此项研究，并没有分别比较 CAS-CABG 和分期 CEA-CABG 或同期 CEA-CABG。不幸的是，在 NIS 数据库里面，标准的 30d 数据缺失，只有院内事件报告，因此主要的不良事件可能比报道的要更多。Ziada 和同事[97]比较了分期 CAS-CABG（n=56）和同期 CEA-CABG 组（n=112）30d 结果，虽然两组总体死亡率、心肌梗死或卒中没有明显差异（P=0.12），但是经过倾向调整后，卒中和心肌梗死率在 CAS-CABG 组更低，此差异接近统计学意义。

欧洲一项单中心前瞻性研究，分析了 356 名分期颈动脉支架植入后行冠状动脉搭桥术患者结果[98]。在行颈动脉支架植入术前 4 个月，患者均没有颈动脉疾病的相关症状，且排除具有明显神经系统障碍、弥漫性颈总动脉病变、慢性颈动脉完全堵塞、颈动脉前闭塞或线样病变。心脏手术在平均 22d 后进行（范围：14~30d）。阿司匹林和氯吡格雷在心脏手术前 5d 停用，没有支架血栓发生。CABG 术后 30d 累计的死亡、心肌梗死、卒中发生率是 8.7%。约 3 年的随访，研究者报道了明显神经系统相关死亡率为 1.1%，患侧严重卒中的概率为 1.1%。

根据 Mas 和同事[99]的报道，在有症状的单侧颈动脉血管病变患者中（狭窄＞60%），支架植入的预后比标准的治疗方法 - 颈动脉内膜切除术要差。此项临床研究提前终止，因为前期的数据表明，卒中和死亡的概率在颈动脉内膜切除术后为 3.9%（95%CI，2.0~7.2），颈动脉支架术后 9.6%。而 30d 卒中瘫痪或死亡的概率是颈动脉内膜切除术后 1.5%，而颈动脉支架术后为 3.4%。同样的，有症状的患者行 CAS-CABG 围术期卒中的概率 5 倍于行 CEA-CABG 的患者。然而，Versaci 和同事[100]的报道支持了行 CAS 术后立即行 CABG 术——杂交手术可行性，他们报道了 37 例患者，卒中瘫痪、心肌梗死、死亡的合并概率为 8.1%。

最全面的一项比较三种手术策略的研究来自克里夫兰医学中心，此研究回顾了 1997—2009 年，350 例颈动脉合并冠状动脉病变的患者资料[101]。大部分患者（81%）合并有无症状的颈动脉病变并进行了冠状动脉搭桥术合并或无合并瓣膜手术（92%）；8% 的患者进行了心脏手术（OHS）但不是冠状动脉搭桥术（单纯瓣膜或主动脉手术）。此项研究比较了三组差异：颈动脉内膜切除术同期心脏手术（同期 CEA-OHS，n=195），分期颈动脉内膜切除后行心脏手术（分期 CEA-OHS，n=45），分期行颈动脉支架术后行心脏手术（分期 CAS-OHS，n=110）。在分期的 CEA-OHS 组，CEA 术后 14d 再行心脏手术，然后在 CAS-OHS 组患者在 CAS 和 CABG 间隔，行抗血小板治疗 3～4 周（中位数，47d）。作者进行了倾向调整分析，检验了早期（1 年内）和后期风险（1 年后全因死亡率、卒中、心肌梗死）。术后早期，分期 CAS-OHS 组不良事件率与同期 CEA-OHS 组相似，但是分期 CEA-OHS 组不良事件更多，主要表现在两次手术间心肌梗死的概率更高。三组间早期死亡率相似。超过 1 年后，分期 CAS-OHS 组不良事件较分期 CEA-OHS 组（调整风险比 0.33；P=0.01）和同期 CEA-OHS 组（调整风险比为 0.35；P=0.003）少。后期结果的差异主要来自于分期和同期 CEA 组全因死亡率逐渐增加。系统分析分期手术期间的不良事件，并直接比较三种处理策略，平均随访时间超过 3.7 年，是此项研究的优点。研究结果表明，对于需要紧急 CABG 的患者，同期 CEA-CABG 是理想的血运重建策略。但是有稳定性心绞痛且可以耐受数周双抗治疗的患者，分期 CAS-CABG 可能更有优势。分期 CEA-CABG 短期心肌梗死增加，长期的死亡率增加，可能不是理想的策略。

（八）同期不停搏冠状动脉搭桥合并颈动脉内膜切除术

不停搏搭桥可以降低主动脉操作所带来的损伤，有助于降低血栓性卒中风险。然而 Mishra 和同事报道包括 358 名患者的一系列研究表明，在施行颈动脉内膜切除术同时行传统冠状动脉搭桥术或不停搏搭桥术，在主要不良心血管事件上两组并无显著差异。而传统搭桥术和不停搏搭桥术在卒中率上的差异并不在本章节讨论范围内。可以明确地说，并无证据表明，同期颈动脉内膜切除术时，不停搏搭桥术优于传统的心肺转流下冠状动脉搭桥术。

四、总结

术者对于颈动脉合并冠状动脉病变患者的治疗策略根据患者的解剖、临床症状、并发症来个体化订制。临床挑战在于平衡更多地修复多处动脉病变和最小的不良事件发生率，特别是围术期心肌梗死、卒中、死亡，包括分期手术间隔内的不良事件。缺乏大规模的随机临床实验数据情况下，需仔细设计回顾性研究，以提供最佳的证据来指导临床决策制定。报告结果的不同在于临床的异质性、实验设计、比较组别、手术时期、分析方法等不同。专家们同意由显著的症状或双侧颈动脉狭窄存在时，只要可能，计划行 CABG 的患者需要行颈动脉血运重建[73]。颈动脉血运重建的手术方法（CEA 或 CAS）和时机（先于、同时或 CABG 之后）主要取决于患者的症状和机构的经验。同期、分期或逆分期操作已经被证实具有较低的致死和致残率。对于单侧无症状的颈动脉狭窄患者，可能行常规的颈动脉干预相对于药物治疗并单纯 CABG 的策略更有益。需要进一步的研究去阐述 CEA 和 CAS 的角色和时机及并发严重颈动脉和冠状动脉病变患者最佳药物治疗。

致谢

作者感谢 Scott A. Weldon，MA，CMI，协助插图；Stephen N. Palmer，Pho，ELS 和 Susan Y. Green，MPH，编辑协助；Raja R. Gopaldas，M.D 和 Peter H. Lin，MD，他们对上一版中出版的章节做出了重大贡献，是本次更新章节的基础。

第74章
腹主动脉与外周血管疾病的经皮介入治疗
Percutaneous Intervention on Abdominal Aortic and Peripheral Vascular Disease

Victor Chien   Elliot L. Chaikof 著

张 超 译

外周动脉闭塞性疾病（peripheral arterial occlusive disease，PAD）是导致残疾、失去工作能力、改变生活方式的主要原因。PAD 的自然病史通常以随着时间的推移症状进展缓慢为特征[1-5]。然而，70% 的患者会保持稳定或随着时间的推移而改善，约 30% 的患者需要干预，10% 的患者需要截肢[6]。肢体缺失是 PAD 患者悲惨的最终结果，与残疾的严重程度和整体预后不良有关[7]。衰老、持续的烟草滥用、高脂肪饮食、久坐不动的生活方式以及肥胖发生率的上升与 PAD 患病率的同步增加。人群中的 PAD 发病率为 3%～10%，70 岁以上人群为 15%～20%[8]。因为 PAD 可能没有症状，此患病率可能低估了真正的疾病负担。由于 PAD 的患病率不断上升，许多心血管专家已经为其患者采用了"整体血管管理"策略。在该策略中，评估、护理和干预计划的范围更为全面，其中包括管理血管疾病的所有表现和解剖位置。本章回顾了外周血管疾病的一般方面，特别强调了医学评估后血管造影和经皮介入治疗。

一、外周血管造影

（一）适应证

外周血管造影的目的是确定血管解剖结构并确定需要血运重建（经皮或手术）的显著动脉狭窄。与任何侵入性诊断测试一样，应在血管造影前评估风险收益比，以确定可能完全受益于造影的患者[9-11]。根据虚弱或活动受限程度对下肢跛行进行分类。考虑到 PAD 患者血管通路的发病率可能特别高，选择合适的患者行血管造影非常重要。最常用的 PAD 临床分级系统是 Rutherford–Becker 量表，从 0 表示无症状疾病的 7 分量表，6 表示主要组织丢失（表 74-1）。一般而言，Rutherford 评分为 2 及更高的患者，非侵入性研究显示有明显疾病证据的患者，可能会从血管造影和血运重建获益。任何有限制下肢跛行症状的患者都应进行血管造影，以充分确定解剖结构，同时考虑血运重建。

由于急性血栓栓塞导致有肢体组织坏死威胁的患者需要进行血管造影。在导管插入术或创伤后急性发作的无脉、患肢低温的患者需进行血管造影以确定解剖结构和闭塞部位，并在必要时可直接经动脉行纤维蛋白溶解疗法、机械性或溶血性血栓切除术[12-17]。

腹部主动脉瘤或胸部动脉瘤患者可能需要进行血管造影以完全描绘解剖结构，特别是在考虑行血管内修复的情况下。然而，鉴于目前的非侵入性成像技术，例如磁共振血管造影术和计算机断层扫描血管造影术，单纯为了解解剖结构，在开放性手术修复受益最多、手术风险较低的患者中不太需要有创血管造影术。只有当侵入性血管造影回答特定问题（如动脉瘤颈的角度），不能通过非侵入性成像来充分回答时，才应该进行外周导管插入术。

磁共振血管造影术也可用于评估主动脉缩窄。当需要进行血管造影时，前后位（AP）和侧位图像对于还未行手术的缩窄患者最有用。血管

表 74-1 Rutherford 评分

分级	分类	临床表现	客观标准
0	0	无症状	跑步机测试正常
Ⅰ	1	轻微跛行	运动后踝关节压力＜ 50mmHg 但＞ 25mmHg，小于肱动脉
Ⅰ	2	中度跛行	更多中等程度的症状
Ⅰ	3	严重跛行	不能完成跑步机测试 锻炼后踝关节压力＜ 50mmHg
Ⅱ	4	缺血性静息痛	静息踝关节压力＜ 60mmHg 动脉搏动次数下降
Ⅱ	5	轻度组织缺失 不能愈合的溃疡	静息踝关节压力＜ 40mmHg 动脉搏动次数下降
Ⅲ	6	严重组织缺失 跖骨上方的损失无法挽救	如 5 所述

造影多数时候可以证实解剖学缩窄，通常在左锁骨下动脉起源的远端看到缩窄。此外，如果头部和颈部血管与胸主动脉一起成像，也可以推断侧支血流情况（例如，颈动脉或乳内动脉）。

对于无创性检查如磁共振血管造影和多普勒超声检查有明显狭窄证据的患者，可以进行有创肾脏血管造影。其他适应证包括年龄小于 30 岁或大于 55 岁的患者新发不能控制的高血压，顽固性高血压，肌酐浓度升高（特别是在血管紧张素转换酶抑制药治疗后），或原因不明的急性肺水肿[18]。一般人群中肾血管性高血压的患病率可高达 5%，冠心病或其他 PAD 患者的患病率可高达 30%。

由于上肢的多源血液供应，其主要来自锁骨下动脉和椎动脉，所以上肢跛行很少见。上肢跛行症状包括受影响的肢体无法进行活动，例如梳理头发，刷牙或反复抬起。另一组提示上肢梗阻性疾病的症状可能来自大脑后循环明显梗阻。在这种情况下，同侧椎动脉病变的患者椎动脉血流逆转窃血，导致头晕或步态困难[19-22]。使用乳内动脉进行冠状动脉旁路移植手术的患者中，无创性试验中持续心绞痛和前部缺血可能提示左锁骨下动脉狭窄，是导致冠状动脉缺血的原因[21, 23-27]。因此，任何有上肢跛行症状的患者，使用左乳内动脉进行冠状动脉搭桥术后的心肌前壁缺血，或大脑后循环缺血事件以及上肢血压差

异，都应评估锁骨下动脉狭窄的可能性，进行评估，包括使用血管造影。

无创性成像中的一条或两条颈动脉严重狭窄，或短暂性脑缺血发作，或卒中，以及在非侵入性测试中发现的严重动脉狭窄，是侵入性颈动脉或脑血管造影的指征。

（二）禁忌证

外周血管造影的主要禁忌证是出血体质，肾衰竭（真性或即将发生），发热，持续感染和严重贫血（框 74-1）。

框 74-1 导管检查和血管造影的相对禁忌证

- 出血体质或无法耐受阿司匹林或二磷酸腺苷抑制药
- 伴发发热性疾病
- 严重肾功能不全或无尿，且没有透析计划
- 对对比剂严重过敏
- 严重的低钾血症或洋地黄毒性
- 严重高血压或持续不稳定的冠状综合征

（三）并发症

侵入性外周血管造影的并发症主要涉及血管操作部位并发症，动脉粥样硬化血管内的导管操作，可致栓塞、血凝块形成、卒中、心肌梗死、肾功能恶化或充血性心力衰竭（框 74-2）。在动脉树内导管操作所致特别破坏性的并发症是动脉血栓事件。下肢受损最严重的是可能导致肢

第二部分　成人心脏手术
第74章　腹主动脉与外周血管疾病的经皮介入治疗

体或手指（脚趾）丢失。同样地，栓塞到肾循环可导致急性肾功能失代偿或肾衰并需要透析治疗[28-30]。严重外周闭塞性疾病患者的假性动脉瘤或血管穿刺并发症可高达3%[31,32]。

框 74-2　外周导管检查的可能并发症
• 血管夹层或穿孔：0.1%～0.2%
• 出血或血肿：1.5%～2.0%
• 过敏反应：0.5%～2.0%
• 血管迷走神经事件：1.0%～2.0%
• 死亡：0.1%～0.2%

（四）一般考虑因素

外周血管结构和冠状动脉在成像时有几个重要的差异。外周血管造影通常使用更大的图像增强场［14英寸（36cm）］来囊括更大的感兴趣区域。数字（非基于胶片）血管造影允许在线显示采集的图像，并用先进的处理技术，增强底层骨骼结构的亮度、对比度或移位，从而增强最终图像（图74-1）。通常，使用数字减影血管造影术，使用这种成像方法，在注射对比剂之前先获得基线背景图像（称为掩模），以从最终图像中使用数字方法减去骨骼，钙化，空气或软组织，从而获得最佳血管解剖图像。数字减影血管造影的另一个优点是可以减少造影材料的用量和所需的成像采集时间。

二、特殊解剖成像

（一）胸主动脉

胸主动脉造影用于确定主动脉弓和大血管的解剖关系，胸主动脉的直径，是否有夹层（图74-2），并可以评估创伤或其他血管损伤。主动脉弓的最佳视角是左前倾斜30°～40°。以20～30ml/s注射30～40ml对比剂使血管浑浊以获得足够的成像。如果使用数字减影血管造影，应指示患者屏住呼吸以避免由运动或呼吸引起的伪影。来自主动脉弓的三个主要分支是：①头臂动脉（无名），由右锁骨下动脉和右颈动脉延续；②左颈总动脉；③左锁骨下动脉（图74-3）。该解剖结构最常见的正常变异是所谓的牛角弓，左颈总动脉也起源于头臂动脉干。这种正常变异发

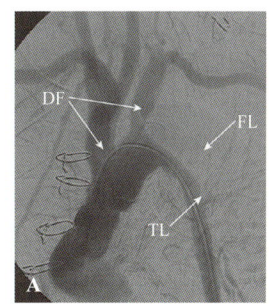
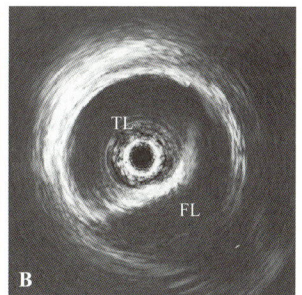

▲ 图 74-2　A. 血管造影图像；B. A型主动脉弓夹层患者的血管内超声图像。假腔（FL）和真腔（TL）在血管内超声图像中显像明确。血管造影照片上的箭头与血管内超声图像上指示的位置一致
DF. 夹层血管瓣

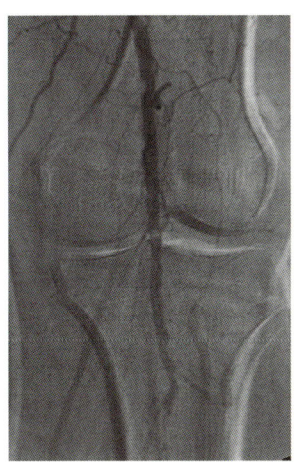
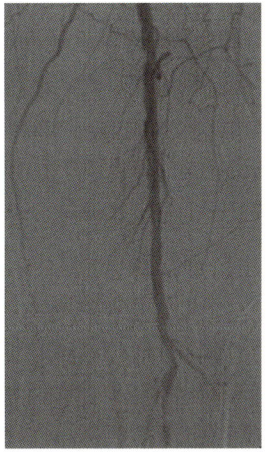

▲ 图 74-1　腘动脉的数字减影血管造影图，评估腘动脉解剖并且在图像"移位"减影骨结构后更清晰的评估血管解剖结构

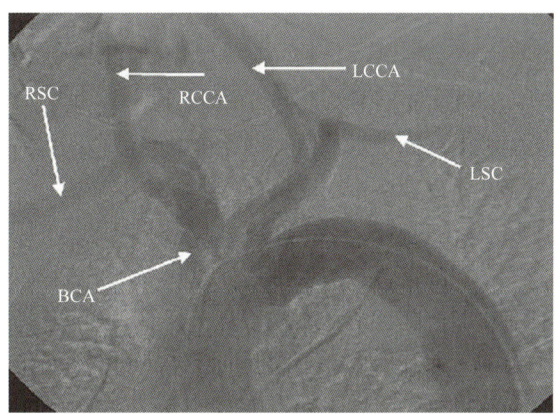

▲ 图 74-3　胸主动脉弓和大血管的数字减影血管造影
BCA. 头臂动脉；LCCA. 左颈总动脉；LSC. 左锁骨下动脉；RCCA. 右颈总动脉；RSC. 右锁骨下动脉

1151

生在大约 10% 的患者中[3]。

（二）腹主动脉

腹主动脉进行血管造影成像，以评估是否存在腹主动脉瘤、夹层、下肢跛行、肠系膜缺血和肾血管疾病。腹主动脉始于膈肌水平，主要血管按降序排列：① L_1 水平的腹腔干动脉，② L_2~L_3 水平的肠系膜上动脉，③ L_2~L_3 水平的肾动脉，毗邻肠系膜上动脉，和④ L_4 水平的肠系膜下动脉。腹主动脉终止于髂动脉的分叉和起源处。

通常以 15～30ml/s 注射 20～40ml 对比剂使血管浑浊以获得足够的成像。同样，如在胸主动脉显影中一样，使管腔和感兴趣的血管完全浑浊是至关重要的。腹主动脉的前后投影和侧面图像（图 74-4）通常足以描绘腹主动脉和肠系膜血管中所有感兴趣的解剖区域。如果选择的导管需要进一步可视化，则软化导管可以提供选择性血管造影，而不需要大量的造影材料来完全限定解剖结构。如果所选用的导管需要进一步可视化，软化导管不需要大量的对比剂，同时可以进行选择性血管造影来明确解剖结构。

（三）头颈部血管造影

从主动脉弓发出的三个主要分支依次为头臂动脉、左颈总动脉和左锁骨下动脉。右锁骨下动脉和颈动脉是头臂动脉干的末端分支。这种解剖学最常见的变异是牛弓形，左颈动脉和头臂动脉起源相同[32]。

锁骨下动脉疾病中，狭窄和闭塞是较为常见的[33]。由于锁骨下动脉和椎动脉向上肢双重供血，出现症状的情况较为少见，上肢跛行罕见，但可表现为上肢活动或日常生活活动时上肢不适。更常见的是，锁骨下狭窄或闭塞表现出后循环症状，如较为少见的眩晕和步态不稳，或乳内动脉作为桥血管的冠状动脉搭桥术后患者出现前壁缺血症状（冠状动脉盗血综合征）。（图 74-5）[23-27, 34]。

锁骨下动脉血管造影前侧位和同侧斜位可获得理想的成像。可以使用直的或略微成角度的导管进行选择性血管造影。与胸主动脉一样，非选择性血管造影一般需要 30～40ml 对比剂，以 20～30ml/s 的速度注射，以充分显示弓部所有血管。通常先使用导丝引导，然后导管在导丝上前进。进入头臂动脉，颈动脉和锁骨下动脉前通常需要导管先在升主动脉中逆时针运动，以使其与想要观察的血管接合。然后将 J-wrie 推进到血管中，最后导管在导线上前进。一旦移除导线并冲洗完导管，就可以安全地进行血管造影。通常注射中等量的对比剂后部分患者肩部和颈部有不适感，应预先警告患者注射后的异常温暖感。如果需要，可以使用半稀释的对比材料使不适感最小化。应避免过度剧烈注射，以防止对比剂内膜下注入或对比剂染入锁骨下动脉内膜中。

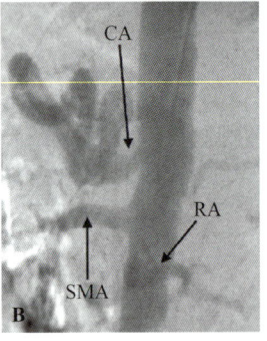

▲ 图 74-4 A. 腹主动脉和主要分支的数字减影血管造影的前后视图；B. 腹主动脉和主要分支的侧向数字减影血管造影
CA. 腹腔干动脉；IMA. 肠系膜下动脉；RA. 肾动脉；SMA. 肠系膜上动脉

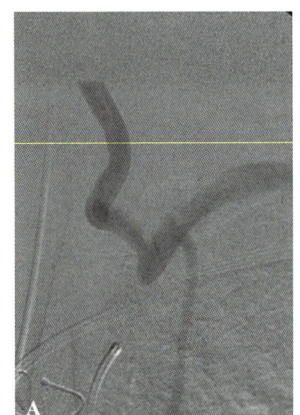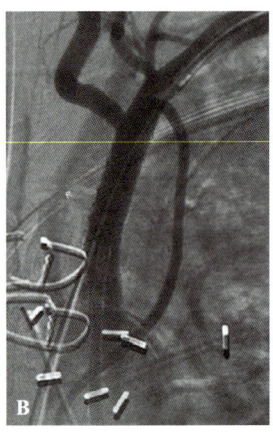

▲ 图 74-5 干预前后左锁骨下动脉的数字减影血管造影
A. 左锁骨下动脉闭塞；B. 从左肱动脉以逆行方式穿过左锁骨下动脉后，将锁骨下动脉支架置入，并记录最终的血管造影结果

第二部分 成人心脏手术
第 74 章 腹主动脉与外周血管疾病的经皮介入治疗

锁骨下动脉的动脉粥样硬化通常在发生在动脉起源处或距离主动脉起源的近端几毫米内。肠系膜下动脉起源处通常不受动脉粥样硬化的影响。椎动脉起源处可能受动脉粥样硬化影响，但需要干预的很少，因为大脑后循环有双重血液供应，其来自双侧椎动脉和同侧颈动脉以及完整的脑内循环。

颈动脉通常在第 4 颈椎水平处分叉成颈内动脉和颈外动脉（图 74-6A）。颈内动脉通常没有主要分支，但在岩骨下方变得曲折，即所谓的颈动脉虹吸管。一旦血管进入岩骨，即被认为是颈内颅内动脉。在离开岩骨时，颈内动脉分叉成大脑前动脉和大脑中动脉。颈外动脉有几个分支供给面部。

颈动脉粥样硬化是常见的[35, 36]。可通过经皮颈内动脉介入或手术进行治疗。每年，美国有约 60 万例卒中，其中 500 000 次是首次发作，160 000 次是致命性的。脑闭塞性疾病包括卒中，短暂性脑缺血发作和后循环（椎-基底）事件。一些研究评估了各种血运重建策略在预防未来不良血管事件中的有效性[37-39]。国家心肺血液研究所开展的社区动脉粥样硬化风险研究[40]报道，83% 的卒中是缺血性的，40% 是腔隙性的，14% 是血栓栓塞性的。大多数颅外颈动脉疾病患者没有症状。

颈动脉疾病存在和进展的风险因素与冠状动脉疾病相似，包括糖尿病、高血压、高脂血症和家族史。颈动脉杂音可以帮助识别颈动脉狭窄患者，但是对于诊断临床意义的颈动脉狭窄，颈动脉杂音存在既不具有敏感性也不具有特异性。例如，在一项研究中[41]，有颈部杂音的 330 名患者中只有 37% 的患者其超声检查为高度颈动脉病变，被转诊至神经病学诊所。颈动脉杂音可能与卒中风险有关，一项 Framingham 心脏研究表明，有颈动脉杂音的无症状患者，卒中风险是其（无杂音的患者）两倍[42]。此外，杂音可能是常见心血管疾病风险的标志[43]。在无症状患者中，如果狭窄超过 75%，卒中风险为 2.5%。有症状患者的风险更高（3.3%）[44-46]。

颈动脉的血管造影通常在前后位和侧位中进行。应谨慎进行选择性血管造影，以确保导管的合适位置且距分叉处的适当距离。

（四）肾血管成像

冠状动脉疾病或其他外周血管疾病患者的肾血管疾病患病率可高达 50%[47, 48]。肾血管疾病是继发性高血压的原因之一，占一般人群的 0.5%～5%[49, 50]。尽管其他非侵入性和功能性检查例如多普勒超声检查、卡托普利核素检查和磁共振血管造影仍然是有用的筛查工具，但血管造影仍然是金标准。肾动脉从腹主动脉后发出。以 30ml/s 的速度注射 15～20ml 对比剂应能充分显露血管。改善血压控制是经皮肾动脉血运重建的目标[51-53]。肾动脉血运重建的另一个潜在好处是保护肾功能[48, 54-56]。

（五）下肢血管造影

1. 髂血管

髂血管起源于腹主动脉终止处，通常在 L_4～L_5 水平。髂血管位于腹膜后，直到穿过腹股沟韧带并成为股总动脉。髂动脉的主要分叉是髂总动脉分叉成髂内动脉和髂外动脉（图 74-7）。

髂动脉的血管造影最好在前后位和斜位（右髂内左前倾和左髂内右前斜）。成像导管位于主动脉分叉的正上方，以使髂动脉显影充分。通常，以 20～30ml/s 注射的 15～30ml 对比剂足以提供充分的显影。

对于下肢跛行患者，通过彩色多普勒成像等无创检测获得踝臂指数至关重要。通常需要在运动和不运动的情况下进行评估，以 2.4km/h 的速

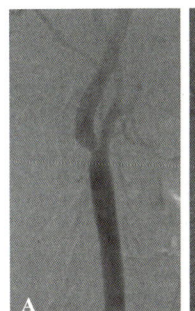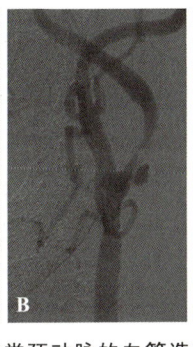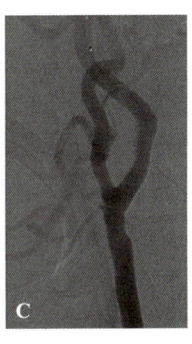

▲ 图 74-6　A. 正常颈动脉的血管造影及其分叉；B. 患者在短暂性脑缺血发作几周后血管造影：左颈内动脉异常溃疡；C. 血管成形术和支架术后的最终血管造影

1153

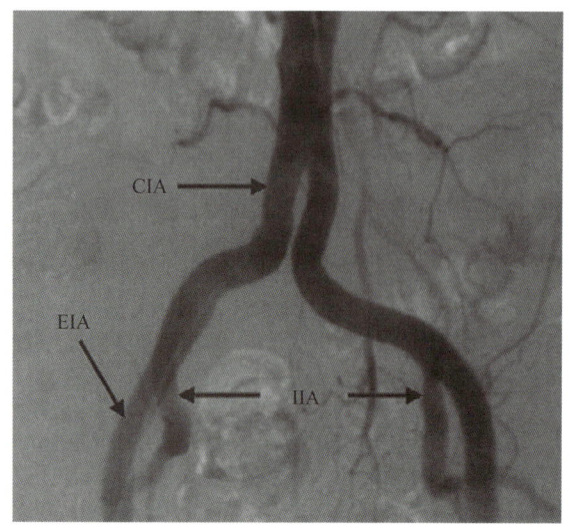

▲ 图 74-7 数字减影血管造影在末端腹主动脉分叉的前后投影
CIA. 髂总动脉；EIA. 髂外动脉；IIA. 髂内动脉

度进行 5min 或 40 个小腿抬高来引发症状，更重要的是，来确定狭窄程度[57]。多普勒成像对下肢评估至关重要。正常的血流模式是三相或双相（图 74-8）。当存在严重病变时，波形变为单相。此外，在运动期间，静息三相和双相波形在狭窄的远端变为单相。波形过渡的位置提示疾病的严重水平，并且可以提示下肢血管造影所关注的位置。因为下肢动脉树相对浅表，所以有时可以通过无创彩色多普勒成像直接观察解剖结构。因此，在某些情况下，可以在没有血管造影的情况下描绘疾病的水平和程度。

2. 造影技术

下肢血管造影可以用多种方式进行。数字血管造影和推注追加技术的使用有所增加，操作台在不同点停下并采取图像，然后返回到相同的位置并以相同顺序推注对比剂。这些方法允许单次注射对比剂材料和描绘解剖结构而无须多

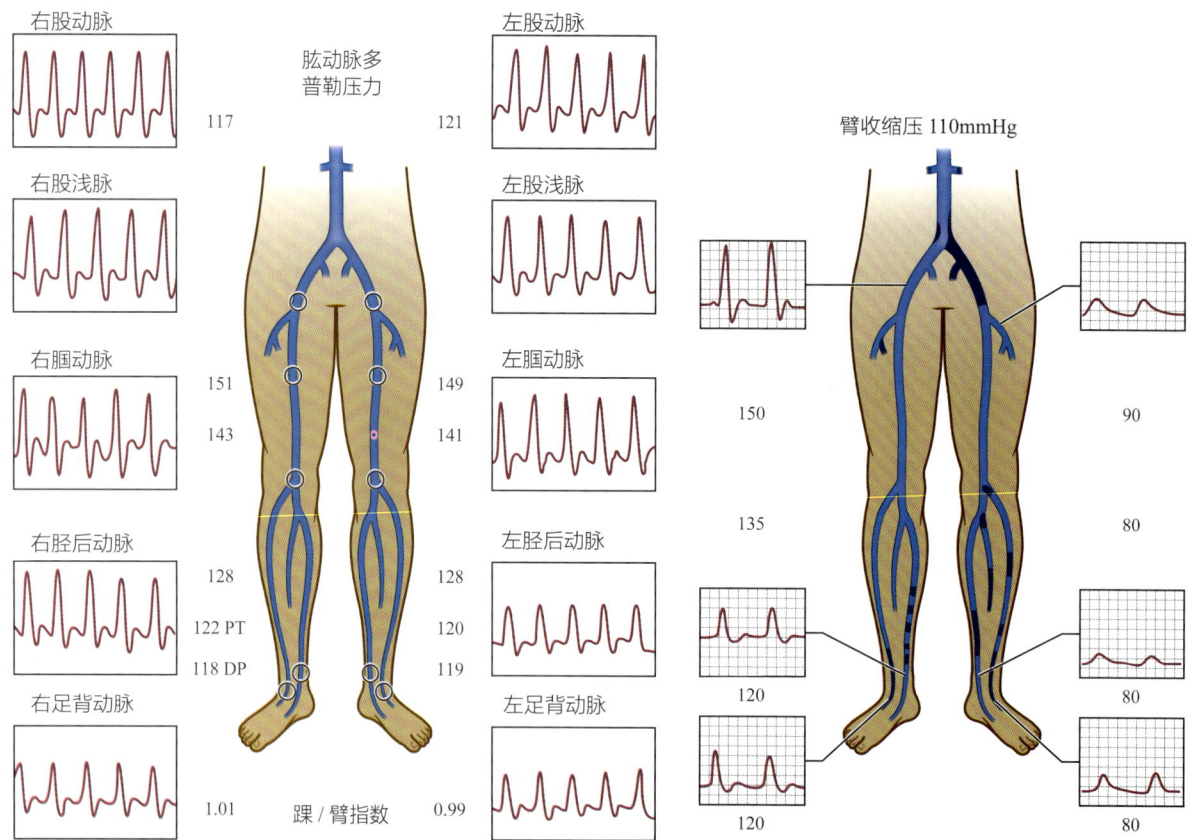

▲ 图 74-8 正常和异常下肢的多普勒波形。注意正常患者的三相波形和衰减的宽基波形，与单相（异常）波一致，与上游狭窄或闭塞一致

次注射。这种技术的主要问题发生在患者从采取基础图像到推注对比对比剂的过程中，若患者有明显位移，可能会导致图像不能对准，且成像质量差。患者的微小位移可以在最终血管造影成像中进行数字减影，去除背景的骨骼结构并增强最终的血管造影图像并没有太大困难（图 74-1）。通常，用于下肢推注追加技术的对比材料体积范围为 30～40ml，8～10ml/s。其他技术包括静态成像和较早的切膜变换器。在静态图像技术中，通过单次推注 15～30ml 的对比剂材料（8～10ml/s）或手动注射来评估感想要观察区域。

外周血管造影的一个独特方面是股动脉的顺行穿刺。常规股动脉以标准逆行方式进入，但是顺行方向（沿着血液流向腿部的方向）穿刺进入。穿刺角度不陡（约 45°），应在股骨头上方和腹股沟韧带下方进入股总动脉。这种通道可以直接干预腹股沟血管。

3. 腹股沟血管

腹股沟韧带下方的动脉始于股总动脉。该血管在股骨头水平处分叉形成股深动脉和股浅动脉（图 74-9A）。股浅动脉是供应下肢的主要血管。血管前 60% 向前延伸，然后开始向后走行，进入内收肌管（猎人管），由前面的缝匠肌，侧边股内侧肌，后方的内收肌长肌构成。此肌管在后方终止，动脉在出肌管时成为腘动脉。然后腘动脉终止于胫骨平台水平，走行成胫前动脉和腓胫干血管。腓胫干血管走行成胫后动脉和腓动脉。胫后动脉和胫前动脉通常是供给足部的主要血管。胫后动脉供应内侧和外侧足底血管，胫前动脉供应背侧动脉。远端足底动脉以及背侧动脉通常相互交通形成足底血管弓。

三、经皮介入治疗

（一）胸腹主动脉

对胸主动脉和腹主动脉的介入干预通常适用于夹层、缩窄或动脉瘤，本文其他部分将详细讨论。经皮介入支架置入治疗已成为矫正主动脉缩窄的主要方法[58-70]。经皮介入治疗的成功率为 70%～80%，峰值梯度降低小于 20mm Hg。大多数患者在儿童时期会被发现，因此，成人患者很少被视为原发缩窄。对术后缩窄行经皮介入治疗是可行的，并避免了二次开放手术的风险（图 74-10）[60]。

通常，主动脉穿过横膈膜进入腹部后，动脉粥样硬化程度更高，其结果可能是下肢跛行或肠系膜缺血。由于腹主动脉疾病可导致下肢跛行，因此其可能是血管成形术和支架置入治疗的部位（图 74-11）。在这里，重要的是确定病变的严重性和干预的可能性。一旦确定病变的特征并进行

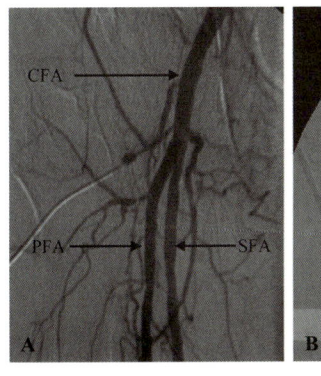
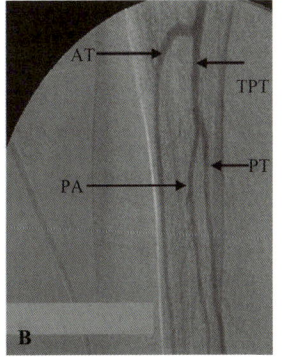

▲ 图 74-9 A. 右股总动脉前后投影中的数字减影血管造影；B. 在前后投影中的膝下数字减影血管造影
AT. 胫前动脉；CFA. 股总动脉；PA. 腓动脉；PFA. 深部股动脉；PT. 胫后动脉；SFA. 浅表股动脉；TPT. 胫骨 – 腓骨干

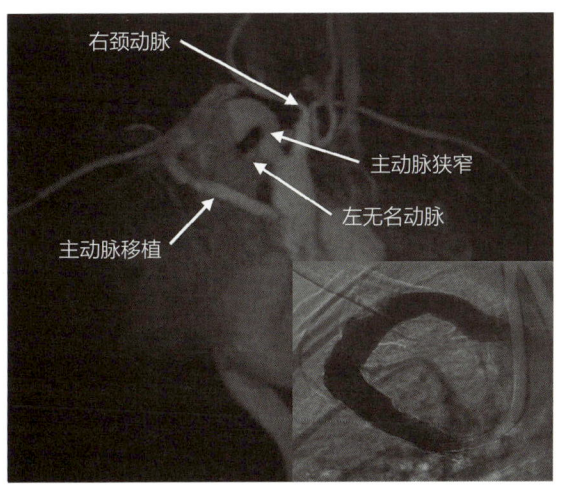

▲ 图 74-10 磁共振血管造影前后视图显示发育不全的主动脉弓合并缩窄。该右侧弓的解剖结构示右侧颈动脉的起始处，然后是右侧锁骨下动脉（未示），接着是降主动脉的左侧头臂动脉，其间插入主动脉 – 主动脉移植物。插图：完成对主动脉 – 主动脉移植物的支架置入术

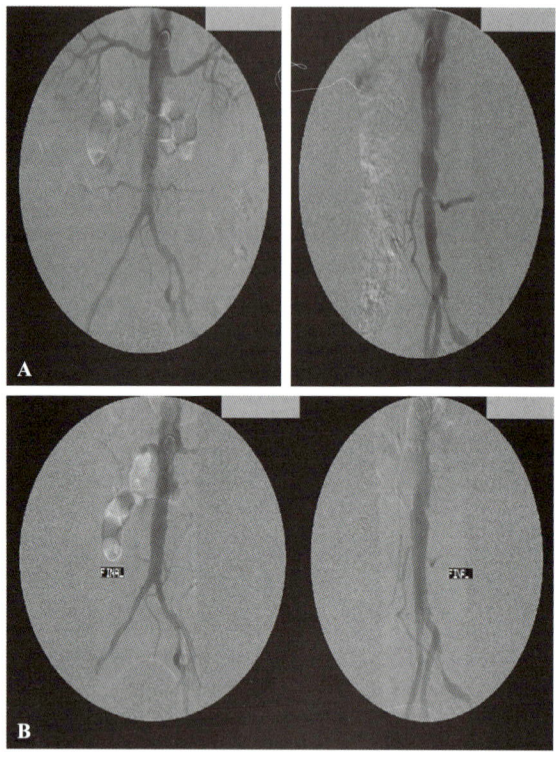

▲ 图 74-11　A. 远端腹主动脉的前后和侧向数字减影血管造影显示在肠系膜下动脉水平的远端病变；B. 在远端腹主动脉的血管成形术和支架置入术后显示的通常血管

经皮介入治疗，其关键是进入股动脉。一个血管穿刺入路将作为主动脉主要干预通路，然后另一个入路将穿过主动脉支架，以"接吻"方式进一步干预髂动脉（图 74-11）。

考虑到肠道的丰富血液供应，肠系膜缺血并不常见。如果怀疑肠系膜缺血并且需要进行血运重建，经皮手术风险可能低于外科开放式手术。肠系膜血管支架通常从股总动脉进入。几年后，长期再狭窄率约为 10%~15%。应注意导管或其他装置向远端通过病变时，远端栓塞可能导致进一步的急性肠系膜缺血。

（二）头颈部血管

虽然一些患者有明显狭窄却没有任何体征或症状，但那些有症状的患者未来发生风险事件更高[37,38]。北美症状性颈动脉内膜切除术临床试验（NASCET）证实，在卒中患者中，造影显示狭窄超过 70% 的患者，药物治疗组 2 年内复发同侧卒中的发生率为 26%，颈动脉内膜切除术组（CEA）则为 9%[37]。同样，欧洲颈动脉手术试验（ECST）证明，对于有各种狭窄程度的有症状患者，接受药物治疗的患者卒中率为 17%，而手术血运重建率为 2.8%[38]。因此，对于有高度狭窄（> 70%）的有症状患者，CEA 似乎是有益的。

经皮颅外颈动脉腔内支架置入血管成形术已经进行了二十多年（图 74-6B 和 C）[71]。全球使用报告 30d 时的发病率如下：短暂性脑缺血发作，2.6%；轻微卒中 2.5%；明显卒中 1.4%；死亡率 0.8%[71]。在一项非随机试验中，颈动脉和椎动脉腔内血管成形术研究（CAVATAS）比较了颈动脉经皮腔内血管成形术和 CEA 合并支架术[72]。总体而言，组间卒中和死亡率相似，30d 时分别为 10% 和 9.9%。在 3 年时，结果仍然相似[73-75]。

有两项重要临床试验比较了在高风险患者和一般患者中，经皮介入技术与 CEA[77]。支架植入高风险患者内膜切除术替代临床研究（SAPPHIRE）是第一次大规模随机对照比较 CEA 和有远端保护装置的颈动脉支架植入术[76]。SAPPHIRE 旨在检验颈动脉支架植入不劣于 CEA 的假设。高风险患者被定义为具有临床显著的心脏病，严重肺病，对侧颈动脉闭塞或喉神经麻痹，先前有根治性颈部手术，CEA 后复发性狭窄或年龄大于 80 岁的患者。有症状的颈动脉疾病患者需要至少 50% 的狭窄，而出现无症状颈动脉疾病的患者需要至少 80% 的狭窄。外科医生和介入医生同意以上患者是两种手术的合适候选人。主要结果是 30d 内死亡，卒中或心肌梗死，或 30d 至 1 年间死亡或同侧卒中。主要终点事件在接受 CAS 的患者中为 12.2% 和接受 CEA 的患者中为 20.1%，表现出非劣效性且几乎达到优越性标准（$P=0.053$）。在 3 年的长期疗效和安全性评估中，患者死亡、卒中或心肌梗死的复合终点 CAS 组为 24.6% 和 CEA 组为 26.9%——两组无显著性差异[78]。

几项随机试验对这些结果提出了挑战。为了将 CAS 的使用范围扩大到一般手术风险的有症状患者，研究者开展了 EVA-3S（症状性严重颈动脉狭窄患者动脉内膜切除术与血管成形术）和 SPACE（动脉内膜切除术与支架支撑的经皮血管成形术）试验[77,79]。

参加 EVA-3S 的患者，必须在过去 120d 内发生短暂性脑缺血发作或卒中，并且同侧颈动脉狭窄程度为 60%～99%[77]。主要结果是手术后 30d 内卒中或死亡复合事件。由于安全问题，527 名患者入组后试验提前结束。接受 CAS 的患者主要结果发生率为 9.6%，显著高于接受 CEA 的患者（3.9%）。对该试验的一个主要批评是，在试验早期没有使用远端保护装置，尽管在试验后期使用了保护装置，卒中的发生率仍相对较高（7.9%），仍然高于 CEA 组患者的发生率。此外，使用远端栓塞保护装置的经验不足是另一个试验缺陷。

SPACE 临床研究纳入了 1200 名在之前的 180d 内患有中度卒中或短暂性脑缺血发作的患者[79]。主要终点结果有 30d 内同侧性卒中或死亡，CAS 组中为 6.84%，CEA 组为 6.34%，两组间无统计学差异。对该试验的一个主要批评是远端保护装置没有强制要求[80]。此外，手术医师对 CAS 的经验有限。

使用远端保护装置（图 74-12）可以改善介入结果，例如球囊闭塞 GuardWire（PercuSurge，Sunnyvale，CA），过滤装置 AngioGuard（Cordis，Warren，NJ）或 EPI 滤器（EPI，Inc.，Boston，Mass.）。这类远端保护装置可捕获远端栓子，通过导管、球囊扩张或颈动脉支架置入而释放（图 74-13）。其主要区别在于球囊闭塞装置中断远侧血流，而过滤装置允许血流通过但捕获栓子。

最近完成的 CREST（颈动脉血运重建术：动脉内膜切除术与支架置入比较试验）试验是一项大规模随机试验，将传统的 CEA 与 CAS 同时使用远端保护装置两种方案进行比较[81]。多中心参与试验，招募了有症状或无症状的 2502 名患者，以评估的 CAS 和 CEA。症状性患者被定义为对象随机化后 180d 内因研究动脉中病变，出现短暂性脑缺血发作、黑蒙或轻度非致残性卒中，以及血管造影有大于 50% 的颈动脉狭窄，超声波显示狭窄超过 70%；或超声波为 50%～69% 但通过计算机断层扫描或磁共振血管造影显示狭窄超过 70%。无症状患者定义为血管造影为颈动脉狭窄大于 60%，超声大于 70%；或者如果超声

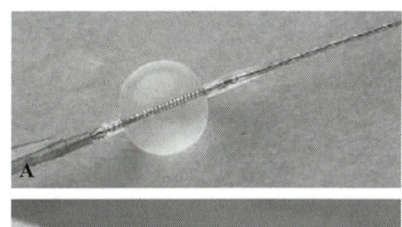
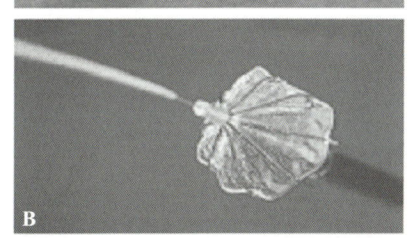
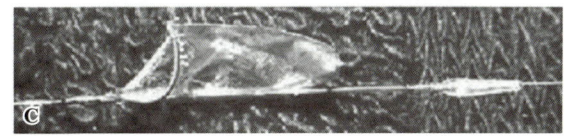

▲ 图 74-12　远端保护装置
A. GuardWire（Percu-Surge，Inc.，Sunnyvale，CA）；B. AngioGuard（Cordis，Warren，N.J.）；C. EPI 过滤器（EPI，Inc.，Boston，MA）

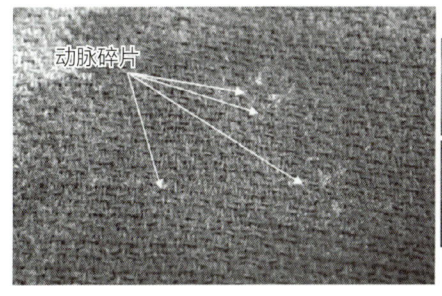
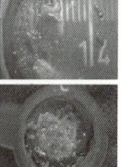

▲ 图 74-13　在支架置入术前进行血管成形术后，用 **GuardWire** 在溃疡性左颈内动脉病变中捕获远端肉眼栓塞

为 50%～69%，则通过计算机断层扫描或磁共振血管造影狭窄大于 80%。致残性卒中或慢性心房颤动的患者被排除在外。结果显示 CAS 和 CEA 之间的短期和长期结局相似；然而，CAS 患者卒中险较高，CEA 患心肌梗死风险较高。

（三）肾动脉

有三个主要的临床试验评估肾动脉血管成形术或支架植入，在肾动脉狭窄和难以控制的高血压患者中的作用。

Van Jaarsveld 及其同事[53]比较了 106 例肾动脉狭窄患者行单纯血管成形术或药物治疗对高血压控制效果的实验。入选标准包括使用至少两种抗高血压药物，仍舒张压高于 95mmHg，血清肌

酐浓度低于 1.7mg/dl，以及肾动脉狭窄高于 50%。在 12 个月的随访期间，药物治疗组中超过 40% 的患者接受了血管成形术。两组之间的平均血压没有显著差异。在 3 个月时，血管成形术组患者服用的抗高血压药物明显减少，但这种差异在 12 个月时并不显著。血管成形术组中患者具有更好的血压控制，定义为药物治疗方案不变时舒张压降低 10mmHg 或以上，或者药物数量减少时舒张压没有变化。血管成形术组 3 个月时血清肌酐中位数较低，但 12 个月时两组无明显差异。对该试验的主要批评包括相对较短的随访期，药物治疗组与血管成形术组的高度交叉，因此限制了治疗策略的真实比较。此外，尽管使用 50% 狭窄作为入选标准，但肾血管系统中狭窄病变的压力梯度可能比血管造影狭窄程度更能预测肾动脉狭窄的病理效应。

一项较小的研究显示，血管成形术与双侧肾动脉狭窄的药物治疗相比，血压显著降低，但单侧狭窄则没有[82]，而第三项研究则报告血管成形术组控制高血压所需的药物数量减少[83]。

最近的方向集中于开发风险分层工具，以确定能从干预中受益的患者。正常阻力指数（< 80）血运重建有益，而指数大于 80 时血运重建无益[55]。虽然评估压力梯度对于选择适当的血运重建患者是至关重要的，但是在狭窄血管内使用导管测压时会提升梯度。图 74-14 显示了一种确保压力梯度不会错误升高的技术。如图所示，当将导管穿过病变区并用中心主动脉压力测量压力差时，小导管本身显著地升高了整体压力梯度，与仅用压力线测量的真实梯度相比明显升高。通过压力线测量这种方式，可以测量更多的生理梯度，并可能有助于确定肾血管病变是否需要血运重建。

最近完成的肾动脉粥样硬化病变患者心血管效果试验（CORAL）纳入了 947 名患有动脉粥样硬化性肾动脉狭窄和同时服用两种或更多种抗高血压药物的收缩期高血压患者，或慢性肾脏疾病患者。患者接受药物治疗合并肾动脉支架置入或单独药物治疗。中位随访时间为 43 个月。观察记录随访参与者发生不良心血管和肾脏事件，其复合终点为心血管或肾脏原因导致的死亡，心肌梗死，卒中，充血性心力衰竭再住院，进行性肾功能不全或需要进行肾脏替代治疗。先前的随机研究，如血管成形术和肾动脉病变支架术试验（ASTRAL）[84]和用于支架置入与降压降脂治疗预防肾动脉粥样硬化性血管狭窄导致肾功能不良进展试验（STAR）[85]，评估了支架植入对肾功能的影响，结果没有显著差异，但两者因纳入没有临床显著狭窄的参与者而被批评。此外，这些研究都没有专门设计有益于临床事件发生率的检验指标。尽管如此，CORAL 试验的主要结论表明，在动脉粥样硬化性肾动脉狭窄和高血压或慢性肾病患者中加入全面的多因素药物治疗时，肾动脉支架术在预防不良临床事件方面并未带来显著益处。

（四）下肢血管

1. 髂动脉

一旦在血管造影上发现病变，可以通过压力线测量进一步评估其功能意义和干预的合理性。在静息时或在血管舒张（硝酸甘油或罂粟碱）诱导充血后，平均梯度大于 10mmHg 被认为是显著的。存在症状，非侵入性测试有异常结果，血管造影存在显著狭窄以及这种程度的压力梯度，表明病变可能需要行血运重建。

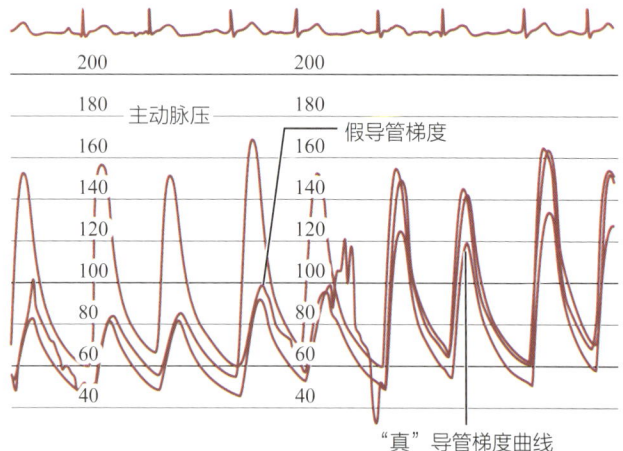

▲ 图 74-14　使用 4Fr 多用途导管和 0.014 英寸 PressureWire（St. Jude Medical, Inc., St.Paul, MN）在肾动脉病变上测量压力显示"假"梯度，在撤掉导管后显示更生理性的梯度

可以使用各种血运重建技术。与常规球囊血管成形术相比,血管内支架术长期通畅率更好[8, 86-90],支架置入的临床结果与血管手术的长期预后相似[32, 91, 92]。STAG(支架与血管成形术治疗髂动脉闭塞)试验[93]的结果表明,1年通畅率两组间是否有差异尚无定论,观察到支架置入术与血管成形术相比围术期并发症减少。目前已批准多个支架用于此解剖位置,包括Palmaz支架、Boston Scientific Express支架和SMART支架。最近的研究继续探讨支架置入术治疗主动脉-髂动脉疾病的疗效。

血管内技术的出现和发展,使该区域使用血管内方法进行血运重建成为可能,如广泛或复杂的主动脉闭塞性疾病。多中心覆膜支架与球囊可膨胀支架临床试验[94]最近结果显示,与12和18个月的裸金属支架相比,覆膜支架的再狭窄更少;这仍然是一个值得进一步关注的领域,它将在拟议的荷兰髂动脉支架(DISCOVER)试验中得到解决:髂总动脉中行覆膜球囊扩张支架与球囊扩张支架[95]。

2. 腹股沟血管

对于大多数患者,腹股沟血管经皮介入治疗非常成功,但单独的球囊血管成形术仍然与长期通畅不良相关[8, 96-98]。在两项小型试验中[99, 100],股浅动脉支架置入与通畅性改善无关,但与球囊血管成形术相比,镍钛合金支架的引入导致再狭窄显著减少,步行距离显著改善[101, 102]。Schillinger及其同事[101]随机分组了104例严重跛行或慢性肢体缺血(Rutherford 3~5期)患者,50%或以上的狭窄,3cm或更长的靶病变,至少一个通畅的胫腓动脉血管,一组行球囊扩张血管成形术合并临时支架植入术治疗残余狭窄30%或以上或存在限流夹层;与另一组常规镍钛合金支架植入术进行比较。平均病变长度约为13cm,血管成形术组中32%的患者在血管成形术失败后进行了二次支架植入。再狭窄,被定义为多普勒超声检查中超过50%的狭窄,支架组中37%的患者和血管成形术组中63%的患者1年后发生再狭窄。此外,常规支架组的患者在6个月和12个月时能够在跑步机上走得更远,12个月时常规支架组的踝关节指数也明显更好。尽管再次介入治疗率和临床获益没有显著差异,但2年时再狭窄发生率有显著差异(接受球囊血管成形术的患者为37.0%,接受支架置入的患者为53.8%;$P=0.14$)[102]。

这些结果没能在更大规模的一组病变较短(1~10cm入组;平均病变长度为4.5cm)临床试验中重复[103]。血管成形术组12个月的再狭窄率为38.6%,而在常规支架组为31.7%,差异无显著意义。

一般情况下,如果病变局灶且小于10cm,则股浅动脉病变最好经皮治疗[104-106]。随着病变长度增加,单独血管成形术后再狭窄增加,因此,支架植入已成为此类长病变的默认治疗方法[97, 104-107]。特别值得注意的是使用覆膜支架,例如Viabahn支架(W.L.Gore & Associates, Newark, DE)。该支架经FDA批准,其技术成功率大于90%。Saxon及其同事[108]将200名有13cm或更短病变的患者随机分入Viabahn支架植入组或单独血管成形术,长期有效性得到证实。在12个月时,支架组的通畅率为65%,血管成形术组的通畅率为40%。据报道,4年时支架辅助的原发血管通畅率为82%[109]。在对RESILIENT进行为期3年的随访(随机研究比较Edwards自扩张LifeStent支架与单纯血管成形术治疗股浅动脉和(或)近端腘动脉病变)试验[110, 111],作者试图评估镍钛合金支架治疗长达15cm的股-腘动脉病变的晚期结果。与球囊血管成形术相比,镍钛合金支架具有优异的短期通畅性,12个月支架组的靶病变血管免于再重建率为87%,而血管成形术组为45%($P<0.0001$),3年期生存率(90% vs. 92%;$P=0.71$)或主要不良事件(75% vs. 75%;$P=0.98$)无显著差异。虽然在研究的一年后没有强制要求多普勒超声检查,但支架组3年内靶标病变免于重建率明显更好(76% vs. 42%;$P<0.0001$),临床成功率也是如此(63% vs. 18%;$P<0.0001$)。最近的一项研究探讨了镍铬支架植入术与经皮腔内血管造影加临时支架植入,在腘动脉病变时的治疗疗效,两者1年的通畅率相当[111]。

除了传统的血管成形术和支架植入之外，还有许多替代设备来治疗腹股沟血管疾病，包括粥样斑块切除装置（定向和旋转），动脉粥样硬化消融装置（如激光），以及专门的球囊导管，例如冷冻成形和药物涂层球囊。

动脉粥样硬化消融技术包括定向旋切导管。这种类型干预最初设计用于冠状循环，在外周血管系统使用增加。最近，来自 FoxHollow Technologies（Redwood City, CA）的 SilverHawk 装置已被用于 84 名非随机登记的患者[112]。新发患者 12 个月时的通畅率为 84%，18 个月时通畅率为 73%。在 12 个月时，16% 的血管病变需要血运重建。

准分子激光技术可用于许多不同的解剖位置和场景，包括支架内再狭窄，并且它可用于具有复杂病变的患者作为支架植入前的辅助治疗[113, 114]。冷冻成形术是另一种可能技术方案，在注册研究中取得了显著和短期的成功[115]，但在较长病变中更严格的随机临床试验仍有待进行。

在中等长度的股浅动脉病变中，使用紫杉醇涂层球囊也可以降低靶血管血运重建的发生率[116, 117]。由于下肢血管直径较小及其血流动力学特性，经皮介入治疗膝下动脉的通畅性更难以维持。还需进一步基于病变类型和位置，患者特征以及血管内技术的进步，阐明腹股沟血管系统病变最佳的血管内治疗方案。

第 75 章
心脏与大血管外伤
Injury to the Heart and Great Vessels

Peter I. Tsai　Matthew J. Wall, Jr.　Kenneth L. Mattox　著
张　超　译

心脏是一个重要器官，和主动脉弓部血管一起包裹在胸腔内，受到胸骨柄、胸骨和肋骨的保护。该器官的损伤可能来自钝性创伤，包括钝性心脏损伤，更常见的是心脏挫伤，冠状动脉损伤，心房、心室或瓣膜破裂，以及主动脉或弓部血管破裂。损伤也可能是来自穿透性创伤，右心室最常受伤，室间隔缺损是最常见的心内损伤。

一、钝性心脏损伤

（一）历史回顾

Borch（Osborn[1] 报道）在 1679 年和 Akenside[2] 在 1764 年，分别第一次报道记录的心室破裂和心肌挫伤。在 1868 年，Fischer[3] 报道的 76 例病例，描述了 7 例心肌挫伤和 69 例创伤性心脏破裂。Bright 和 Beck[4] 的实验性动物工作和临床尸检证明，严重的力可造成不同程度心脏创伤，而心脏破裂则需要巨大的力量。还观察到心肌损伤一般都是可恢复的，但心肌破裂是例外。1958 年，Parmley 及其同事[5] 对武装部队病理研究所的大量尸检病例进行了一项标志性研究，结果显示创伤所致钝性心脏损伤的发生率为 0.1%，（钝性心脏损伤造成心脏破裂时）大多数是孤立的房室破裂（以发生的降序排列主要是右心室，然后是左心室，其次是右心房和左心房）和少量的联合主动脉破裂。心肌挫伤或钝性心脏损伤虽然罕见，但是最常见的心肌损伤类型，而心腔或主动脉破裂通常是致命的。

（二）机制、病理生理、发生率

造成钝性心脏损伤的机制可以通过任何动能的释放来实现，如爆炸效应；胸骨或肋骨收到的直接挤压力，这也会导致脊柱压迫心脏；由于高速车辆碰撞或从高处坠落引起的牵引力和扭转力。胸部受压引起的血压突然升高会损伤心脏瓣膜，导致心室壁或室间隔撕裂，或导致心腔破裂。这些力导致不同程度的心脏损伤，从简单的挫伤到致命的心腔破裂，还有可能导致心脏震荡，即由胸骨冲击引起的心脏骤停[6] 心肌挫伤的特征是片状肌肉坏死和出血性浸润，还会影响心室收缩并导致心律失常。

钝性心脏损伤的真实发生率仍然难以测量，因为大部分钝性创伤患者会恢复，极少数致死性心腔破裂的病例行尸检。

（三）临床表现

心腔、冠状动脉或心包内重要的静脉或动脉破裂通常会因急性心脏压塞而致命。少数存活的患者是因为撕裂处于低压的心腔[7-9]。心肌挫伤可诱发心力衰竭和心律失常，但随着时间的推移而一般都可以改善[10]。冠状动脉损伤因冠状动脉痉挛或夹层导致立即心肌梗死或迟发心肌梗死[11]。瓣膜撕裂导致主动脉瓣或二尖瓣关闭不全可在数周内发展为心力衰竭，而三尖瓣功能不全仅在数年后出现症状[12-14]。

（四）诊断

最准确的诊断是病史和体检获得，如前胸壁

的疼痛和压痛（可能与经典心肌梗死区分困难）、挫伤、瘀斑、前肋骨骨折或连枷胸的证据等[15]。然而，许多患者没有表现出特征性症状[10, 16]。体检时可能发现复杂心律失常，心前区微弱颤动，心脏杂音等症状。心脏损伤致心源性休克时，血流动力学不稳定性，可能表现为难治性低血压、静脉压升高（在严重失血的情况下可能没有颈静脉扩张）。

1. 心电图

12 导联心电图可检测由钝性损伤引起的传导紊乱，被用于患者筛查。然而，并没有用于诊断钝性心脏损伤的特异性心电图表现[15]。心电异常可表现为最常见的窦性心动过速，室上性心律失常如心房扑动和心房颤动，室性心动过速，室性早搏，心室颤动，右束支传导阻滞伴 I 度导心脏传导阻滞，III 度心脏传导阻滞，T 波或 ST 段异常[15]。血流动力学稳定的患者中正常的心电图时无须进一步检查。

2. 心肌酶和肌钙蛋白

肌纤维的肌酸激酶测量已被证明是不可靠的[10, 16-18]，除了更特异性的心肌蛋白，包括肌钙蛋白（cTnT 和 cTnI）[19, 20]。心电图和 cTnI 水平异常，可增加诊断的灵敏度（如果两者均为阳性则为 62%）和特异性（如果两者均为阴性则为 100%）[21]，但另一项研究并无类似结论[22]。

在怀疑患有钝性心脏损伤的患者中，行入院心电图和连续肌钙蛋白水平检测，如果出现显著的心律失常，应进行经胸超声心动图检查。

3. 二维经胸和食管超声检查

床旁超声心动图已成为创伤患者的重要诊断工具，可检测心脏异常（心室运动障碍和瓣膜功能障碍），胸主动脉异常和心包积液[15, 23-25]。患者在确定有异常心电图和心肌肌钙蛋白异常时，可进行此项检查方式。

25%～30% 的患者受到胸壁水肿，肋骨骨折和连枷胸部的限制，不能行经胸超声心动图。而经食管超声心动图，尽管在阐明主动脉周围血肿和其他心脏损伤方面更有优势，受限于专科知识和需要插管，且不能在面部和颈部创伤的患者中使用[23, 24]。

4. 放射性核素扫描

^{99m}Tc 焦磷酸盐，^{201}Tl，单光子发射计算机断层扫描（SPECT）和多门控采集扫描（MUGA）都基于放射性物质与心肌损伤或梗死部位结合的概念。然而，在钝性心脏损伤的检测中，由于低灵敏度和特异性，此类检查都被弃用。

（五）心脏钝性损伤的范围：评估和管理

1. 心包损伤

腹内压力突然增加而冲击心包可致心包钝性破裂。平行于膈神经的左侧心包撕裂是最常见的，其次是膈肌，右侧心包和纵隔心包撕裂[7]。心脏可能和心包囊一起进入腹腔或形成疝并伴有大血管的扭转。稳定的患者可通过为胸片，超声检查或计算机断层扫描检查而得到诊断。在临床上血流动力学不稳定患者应立即接受外科手术（急诊开胸探查术）治疗，在手术时进行诊断并将心脏放回心包囊内，使用或不用 Gore-Tex 补片关闭心包，以实现无张力修复。

2. 瓣膜、乳头肌、腱索、房室间隔损伤

瓣膜很少发生损伤，发生时主动脉瓣最常受影响，其次是二尖瓣。心室舒张期间胸廓被压碎或显著压缩，可导致血液快速移位继而撕裂心脏瓣膜（最常见于左冠瓣，随后是无冠瓣），乳头肌或腱索导致心脏瓣膜功能不全[5]。继发于其他致命性损伤时，瓣膜功能不全的经典体征（新出现的杂音、震颤、惊厥或左心室功能障碍伴心源性休克和心源性肺水肿）可能不容易立即被识别。在病情稳定的患者中，应根据患者的临床状况在此类发现基础上行进一步的诊断性检查，并在必要时及时行瓣膜修复术或置换术。房室间隔破裂不常见，如果患者出现明显的左向右分流症状导致肺严重充血及右心功能障碍，则必须立即进行修复手术。

3. 钝性冠状动脉损伤

冠状动脉损伤极为罕见。右冠状动脉近端，及更常见是左前降支（因其在胸骨下）受到胸骨直接压迫或继发于心脏扭转时血管拉伸，而导致冠状动脉受损伤、血栓形成或内膜破损。临床结果与急性心肌梗死无异。这些损伤的长期后遗症

也可能导致室壁瘤和心室破裂，心室衰竭，血栓形成或恶性心律失常[5]。

4. 心腔破裂

心腔破裂相对少见，只有一小部分患者能够存活到医院[7, 26, 27]。有几种钝性损伤致心脏破裂的机制假说[7]，包括心前区直接冲击，胸骨和椎体之间心脏受压，腹部压力传递到回流静脉特别是心房破裂，加速/减速损伤导致心脏大血管的附着部位撕裂，爆炸效应和震荡性打击被认为是引起致命性恶性心律失常产生的因素。患者通常有持续性低血压，并有心脏压塞的证据。胸部 X 线片上扩张纵隔的诊断或超声检查发现心包液的证据需要以下形虫窗的形式进行快速干预。胸部 X 线片上见扩张纵隔或超声检查发现心包液时需要立即剑突下开窗干预。对于心肺骤停患者，急诊（ED）开胸探查术可能是唯一的机会，尽管存活率很低。

5. 心肌挫伤

应该废除心肌挫伤和心肌震荡这一术语，以便更准确地定义描述损伤的术语[28]。

- 钝性胸部损伤合并心电异常。
- 钝性胸部损伤合并心肌游离壁破裂。
- 钝性胸部损伤合并心脏瓣膜撕裂。
- 钝性心肌损伤合并房室间隔缺损。
- 钝性心肌损伤合并心肌酶学异常。

我们建议前胸壁损伤的无症状患者不必收入外科重症监护室进行连续心电图监测和连续 CPK-MB 水平测定或进一步的心脏成像检查。

（六）结论

当获得良好的病史和体格检查之后，得出钝性心脏损伤可能时，应进一步行心电图监测和连续心肌酶学检测。超声检查可以判断是否有心包积液或心脏或瓣膜功能障碍，并提示是否需要及时手术干预。

二、穿透性心脏损伤

（一）历史回顾

在过去，心脏损伤总是导致死亡，正如在"伊利亚特"中，长矛刺穿心脏而导致 Sarpedon 死亡所描述一样[29]。

1761 年，Morgagni 描述了血液对心脏的压缩作用[30]。Larrey 因开创心包开窗技术而备受赞誉[31, 32]。Duval 首先描述胸骨切开正中切口[33]，而 Spangaro 在 1906 年首次描述了左前外侧胸廓切开术[34]。在 1926 年，Beck 描述了心脏压塞的三联征，后来描述了冠状血管下褥式缝合替代结扎的修复技术[35, 36]。

1946 年，Harken 描述了去除心脏和大血管附近异物的报道[37]。Beal 首次描述了急诊开胸探查术，并且与 Cooley 一起报道了选择性心内损伤手术中使用体外循环的潜在益处[38-41]。Mattox 进一步完善了外科医生施行的紧急体外循环下急诊开胸心脏手术[42-44]。

（二）发生率

穿透性心脏损伤患者并不常见，通常只在大城市的创伤中心才能看到。真实的发生率很难确定，因为数字随着涉及枪支或刀具的暴力犯罪影响。1989 年，Mattox 报道了得克萨斯州休斯顿 Ben Taub 医院 30 年的 539 例心脏损伤的治疗经验[45]。Asensio 报道在加利福尼亚州洛杉矶的 LAC/USC 医疗中心的 3 年 165 例心脏损伤病例[46, 47]。其他主要创伤中心报告案例较少，这再次表明其罕见性[48]。

（三）病因学

在社会生活领域，大多数穿透性心脏损伤是枪伤和刀捅伤造成的，霰弹枪和贯通伤害占小部分。在军事领域，大多数士兵都没能在战斗中遇到的高速自动步枪中存活下来，大多数存活伤者是手榴弹或子弹碎片所造成的。Dominguez 在伊拉克巴格达的半年期间报道了少量这种案例[49]。

（四）临床表现

大多数与刺伤相关的心脏损伤严格基于其轨迹。但枪伤可能会伤及心前区和心前区外的部位[50]。Hirshberg 描述了 82 例合并胸腹部损伤患者有 26% 合并心脏损伤[51]，而 Asensio 及其同事报道，73 例胸腹部损伤患者合并穿透性心脏损伤的发生率为 44%[52]。

直接穿透心腔的损伤可导致急性心脏压塞和死亡，或类似地，血液通过撕裂的心包涌入胸腔，也会导致死亡。心包完整以防止致命性大出血的患者，可能会存活到达创伤中心，但继发于心脏压塞可能会有不同程度的血流动力学不稳定[46,47]。有趣的是，Beck 三联征或 Kussmaul 征仅存在 10% 的心脏压塞患者中[50]。

Moreno 及其同事，对 100 例穿透性心脏损伤患者的回顾性研究显示，心脏压塞患者的生存率较高（77% vs. 11%），右侧腔室损伤的生存率为 79%，而左侧心腔损伤的生存率为 28%[53]。Clarke 及其同事进行了一项为期 3 年纳入 1862 名患者的前瞻性研究，结果表明穿透性胸部创伤的刺伤死亡率高达 30%，枪伤死亡率高达 52%[54]。

（五）诊断

无论是刺伤还是枪伤，穿透性损伤都应该高度警惕潜在的心脏损伤。血流动力学稳定的患者需要常规胸部 X 线检查，纵隔扩大进一步检查。超声检查可以确定心包积液的存在，并可通过检测到 Beck 三联征或 Kussmaul 征的来支持检查结果。如果患者出现临床上急性失代偿，合并有刺伤的轨迹证据，心脏又在轨迹中，则需要准备紧急床边前外侧开胸术。

1. 剑突下心包开窗术

在确诊穿透性心脏损伤时该技术的可靠性已被证明是有价值的[55,56]。此外，在胸腹联合损伤和有心脏损伤的情况下，经隔膜心包开窗是很有效地[57]。当二维超声心动图（创伤中的腹部超声检查）不可用时，此技术也是有价值的。

2. 二维超声技术

超声心动图已成为穿透性胸部损伤患者诊断和评估的金标准。它快速，无痛，结果可重复，易于重复操作[50,57,58]。该方法准确率为 96%，特异性为 97%[59]。此外，它可用于区别心肌内异物与心腔内的子弹[60,61]。

（六）治疗

对于穿透性心脏损伤的患者，无论是否有院前急救处理，大多数患者都无法挽救。少数能够稳定转运到创伤中心，时间至关重要。参数化这些关键的院外急救措施，也可用于改善和预测预后。

在任何情况下，紧急医疗人员都不因建立静脉通道而耽误转运。同时通知创伤中心以激活创伤团队也是至关重要的[50]。Gervin 和 Fisher 证明了 9min 内运输到创伤中心有生存优势，而所有运输时间超过 25min 的患者几乎都死亡[62]。Mattox 和 Feliciano 报道在院前急救期间接受心脏按压超过 3min 的 100 名患者无一幸存[63]。Lorenz 及其同事指出，如果患者在院外和到达急诊时收缩压为 60mmHg 或更高，则存活率会提高[64]。Durham 及其同事将院前插管与院前心肺复苏时间小于 5min 及抢救成功联系起来[65]。

抵达急诊时，创伤团队已准备好执行进一步的创伤生命支持流程[66]。稳定患者通常暂时血流动力学稳定，允许快速且仔细地检查。不稳定组患者，对液体复苏能做出反应，则留进入手术室进行手术。最后一组生命垂危心肺停搏患者立即行急诊室开胸术[46,47,50,67]。急诊室开胸手术，如果在严格的心脏损伤指征下进行，已被证明可以提高存活率达 31%[68]。但是心脏或大血管多处枪伤的患者接受 ED 开胸手术也几乎无法挽救[69]。

（七）心脏创伤修复技术

1. 切口

胸骨正中以及前外侧开胸术是两种主要的切口。前者适用于前胸下部损伤，达到医院时血流动力学不稳定但可以行超声和胸部 X 线检查，以排除隐匿性心脏损伤的患者。后者是处理完善患者的首选切口。该切口也用于急诊室紧急复苏[46,47,50,67,70]。前外侧胸腔切口术也可以延伸到右胸，以便在必要时提供纵隔和两个胸腔的最佳暴露。

2. 操作技术

可以通过多种方式实现心脏暴露以修复后部损伤。第一步是将患者置于急性 Trendelenburg 体位，这将有利于进一步暴露心脏后侧。可以将带垫片的缝合线放置在心尖，牵引缝线以缓慢地向上抬起心尖以获得处理后部损伤的空间。也可以使用 Satinsky 钳夹右心室实现相同的暴露[71]。

将湿纱布顺序折叠放置在心脏后，将逐渐抬起心脏而不会导致心律失常，可充分暴露心脏后部损伤。在心脏撕裂伤的情况下还使用稳定装置以提供稳定的操作区域，避免引起进一步的撕裂。

心脏流入梗阻可以通过心包腔内钳夹心包以在心房交界处水平分离和修复损伤。心脏经常会发生室颤，需要除颤板除颤或药物干预[50,70]。

（八）心房损伤修复

通常可以用 Satinsky 钳夹控制右心房损伤，然后使用 4-0prolene 缝合线进行修复。心房壁很薄，容易撕裂；因此，修补时谨慎操作和牵引轻柔，以免进一步撕裂。

（九）心室损伤修复

枪伤引起的爆炸伤不同于刀刺入心室的切口，心外膜和心肌更加脆弱且很难通过标准缝合修复。再加上高压出血，特别是左心室损伤和心动过速，修复可能极具有挑战性；可能使用 2-0，3-0 或 4-0 聚丙烯缝线（带有垫片）并以水平褥式方式缝合。如有必要，商业纤维蛋白生物胶可用于加强缝合线。

（十）冠状动脉损伤

直接冠状动脉损伤可能难以修复。近端损伤需要冠状动脉搭桥，特别是有明显心室功能不全时。远端冠状动脉损伤，特别是血管 1/3 远端受伤或撕裂，如果心脏没有心室功能障碍并且可以耐受结扎，则不需要搭桥。

冠状动脉旁的损伤可以通过冠状血管下方行水平褥式缝线进行安全修复，注意不要缩小或梗阻冠状脉[50,67,72]。

（十一）复杂和复合损伤

复杂和联合损伤可定义为穿透性心脏损伤以及合并胸，胸部血管，颈部，腹部，腹部血管或外周血管损伤。应优先考虑失血风险最大或危及生命的损伤治疗[50,67,73-75]。

Wall 及其同事将复杂的心脏损伤描述为超过心肌撕裂的损伤[76]。这些损伤通常伴随冠状动脉损伤，心脏瓣膜损伤，心内瘘和心室假性动脉瘤和冠状窦损伤。一旦其他危及生命的伤害被控制或解决，心脏外科医生就可以解决这些伤害。

（十二）结论

穿透性心脏损伤应迅速全面检查，超声检查有助于诊断心包积液。对于血流动力学稳定患者，可以进行 CT 扫描等更广泛的检查。可以在紧急情况下使用前外侧胸廓切开术来钳夹降主动脉并进行必要的心脏修复。胸骨正中切开术可用于病情稳定已确诊心脏损伤的患者。

三、胸主动脉和弓部血管损伤

（一）机制和损伤的类型

对胸主动脉或其弓形血管的穿透性创伤可导致立即大失血或创伤模式，非常类似于血管的钝性创伤，其可包括形成假性动脉瘤，部分血管横切形成内膜瓣，内膜剥离，血栓形成和扩散。

从不同的力量可能对胸主动脉及其弓形血管造成伤害的角度来看，钝性创伤更有趣。牵引力和减速力是胸腔血管损伤的典型机制。垂直减速可以使升主动脉和无名动脉急剧变形，因为心脏从纵隔处位置突进左胸膜腔[77,78]。水平减速会使主动脉峡部产生急性拉伤[77]，而颈部突然伸展或肩部牵引会使弓形血管伸展并拉伤，从而对血管产生一系列伤害，包括内膜撕裂，中层破坏甚至动脉完全破裂[77,78]。这些损伤也可能导致内膜剥离，血栓形成或扩散和假性动脉瘤。

（二）自然病史

壁内血肿或限制性内膜片形成的血管损伤具有良性病程，并且通常随着时间的推移而消退[79]。但是，假性动脉瘤，包括小动脉瘤，具有隐匿性；它们往往会扩张，挤压周围结构，并向周围器官形成瘘管，最终会破裂[78,79]。

弓部血管穿透性或钝性创伤伴局部横切出血，并由局部组织包裹[80,81]。弓形起始处的弓形血管可以流入心包或胸膜腔。从弓形起始处撕裂可导致血流入心包或胸膜腔。由于侧支网络丰富，锁骨下动脉的急性闭塞很少导致肢体缺血；然而，颈总动脉的急性闭塞可导致脑缺血[82,83]。

穿透或钝性创伤使胸主动脉破裂导致 75%～90% 的患者立即死亡。在通过壁层胸膜限制假性动脉瘤而存活的少数患者中，统计上 8%~13% 将在入院后的第一个小时内破裂，30% 将在 24h 内破裂，50% 将在 1 周内破裂 [84, 85]。

（三）诊断

良好的病史和体格检查将有助于诊断胸腔血管的损伤。高速正面碰撞，从高处跌落，从车辆中弹出，在同一辆机动车事故中另一人死亡，安全带征的存在——提醒有胸部血管减速损伤的可能性。穿透颈部和胸腔底部的创伤提示可能其轨迹上的血管损伤。枪伤可能导致怀疑有任何类型的伤害，因为进入胸腔的子弹可能折射产生变化。

弓部血管损伤的临床表现可包括颈部或锁骨上血肿，瘀伤或外周脉搏减少 [80]。主动脉峡部损伤可导致左臂血压下降，尽管只有 5% 的患者出现这种情况 [86, 87]。臂丛神经损伤通常联合锁骨下动脉损伤 [81, 82]。昏迷或半卒中可发生在劲总动脉损伤时 [80, 82, 84]。

放射学研究应从胸片开始，在有损伤的情况下，通常会出现纵隔扩大，动脉结变钝，气管旁影增大等 [86]。螺旋 CT 检测动脉病变具有较高的准确性 [88]。金标准是主动脉血管造影，提供整个胸主动脉和弓部血管的成像，但这需要时间并且需要患者处于相对稳定的状态 [87]。经食管超声心动图可以有效地评估主动脉峡部，但是在评估升主动脉远端和气管干扰弓部血管时不太有效 [89]。在过去 10 年中，CT 血管造影广泛使用，并且几乎完全替代了主动脉造影和经食管超声心动图 [90]。

（四）评估和管理

胸片正常，胸主动脉损伤风险低；但若是高处跌倒或减速事故的病例，CT 扫描是需要的。正常的 CT 结果几乎可以肯定地排除主动脉损伤并且确定不需要进一步检查。如果纵隔扩大，则胸部血管损伤的诊断应通过血管造影确定，因为 CT 和经食管超声心动图都可能遗漏某些血管损伤，尤其是弓部血管 [89]。

特别针对疑似或确定的主动脉撕裂的治疗在于预防高血压和疼痛。短效 β 受体拮抗药可降低血压，降低动脉上行冲击力和心率，对减轻主动脉壁应力（抗脉冲）有很好的效果 [84, 91]。手术适用于修复大多数确诊的胸廓动脉病变 [87, 92]。弓形血管通常可以在没有循环支持或动脉分流的情况下进行修复。

手术适用于修复大多数确诊的胸部动脉病变 [87, 92]。弓部血管通常可以在没有循环支持或动脉分流的情况下进行修复。主动脉峡部的修复可以在有或没有局部循环支持的情况下进行 [85]。升主动脉和弓部的修复通常需要完全体外循环支持，并且可能需要低温停循环 [93]。

1. 升主动脉和弓部血管损伤

升主动脉或弓形血管的损伤最好由心脏外科医生修复以进行根治性修复。孤立的升主动脉损伤可以通过体外循环和插入人工血管来修复代替损伤区域。应注意解决内膜剥离问题–应使用毛毡拭子和生物胶的组合来消除夹层平面。

弓部损伤还可能需要使用右锁骨下动脉（具有顺行脑灌注的优势）或股动脉插管与股动脉–心房静脉插管体外循环，使循环停止，以成功地置换人工血管修复损伤。

2. 胸主动脉下降

左胸廓切口入路已经被优化。谨慎识别左锁骨下动脉，左侧喉返神经和左侧颈总动脉，以便安全的控制主动脉近端，因为主动脉阻断位于左颈总动脉和左锁骨下动脉之间，要避免喉返神经损伤。控制主动脉远端需要将夹子放置在损伤区域的远端。

左心体外循环或钳夹技术可用于修复损伤，通常采用人工血管置换或直接修复降主动脉损伤；但这也带来了脊髓缺血性损伤的重大风险。

随着技术进步，将主动脉内支架放置在损伤处，这显著降低了脊髓缺血的风险 [94]。然而，需要进行长期随访，并在其他主动脉损伤行开放性修复的年轻、健康的人群中对比评估结果。

3. 无名动脉和弓部血管损伤

治疗无名或弓部血管损伤是通过正中胸骨切开，伴有或没有体外循环。可以使用主动脉侧壁钳以隔离弓部血管的基部，然后可以将其与基部分开，开始修复分支血管。然后可以将远端弓部血管缝合到人工血管上，侧壁钳辅助下，该人工血管也与主动脉缝合连接。

（五）结论

胸部钝器或穿透性损伤可能涉及胸主动脉和大血管。成功修复是需要完全近端和远端血流控制，伴有或没有心肺分流。通常使用移植血管，但如果组织重新接近良好，则原位修复同样是最佳选项。应在修复期间检查内膜夹层，然后进行治疗。主动脉内支架修复正在引起广泛注意，它应该成为外科医生技术的一部分。

第二十篇 瓣膜性心脏病的外科治疗
SURGICAL MANAGEMENT OF VALVULAR HEART DISEASE

第 76 章
瓣膜置换治疗：历史、瓣膜类型与选择
Valve Replacement Therapy: History, Valve Types, and Options

Afshin Ehsan　Gus J. Vlahakes 著
陈　思 译

一、理想的瓣膜

目前存在许多替代物可用于替换病变人类心脏瓣膜。Harken[1] 描述的理想瓣膜替代物仍然是心脏外科的金标准。根据 Harken 的说法，这种瓣膜需要耐久性好，寿命接近天然瓣膜，不存在血栓形成因素，因此不需要加用抗凝治疗。此外，该瓣膜没有固有压力梯度，允许血流无障碍流出，易于置入，且随时可得。最后，瓣膜可以有与受体瓣膜相当的生长性。虽然瓣膜替代物技术在过去的 60 年中已经有了很大的发展，但这一高目标还有待实现。

二、历史

第一例人体心脏瓣膜手术是由 Tuffier 于 1914 年对主动脉瓣狭窄用手指行瓣膜成形术 Cutler、Souttar、Brock、Swan 和 Harken 在随后的几十年中改进了瓣膜成形术和交界切开术；然而，这些技术效果成功揭示了对瓣膜整体置换有效方法的需求。该技术发展的第一步发生在 1950 年，当时 Hufnagel 开发了一种球瓣，将其放置在严重主动脉瓣关闭不全患者的胸降主动脉[2]。1956 年，Murray 在一名严重主动脉瓣关闭不全患者的胸降主动脉置入了一个主动脉同种异体移植物[3]。体外循环的引入开始了原位置入瓣膜替代物的时代。1960 年，Braunwald 和 Harken 成功地使用聚氨酯制成的瓣膜置换了二尖瓣和主动脉瓣[4]。1961 年，外科医生 Albert Starr 和工程师 Lowell Edwards 开发了一种笼式球瓣，获得了可接受的长期存活率[5]。尽管他们取得了成功，但笼式球瓣的高架使其植入心室和主动脉根部较小的患者十分困难。这些瓣膜还具有固有的高压力梯度以及不佳的血栓栓塞特征，这使得它们在新的瓣膜替代物出现时变得缺乏吸引力。Edwards Lifesciences（加利福尼亚州欧文市）于 2007 年停止生产 Starr-Edwards 瓣膜。

下一代瓣膜替代物使用倾斜盘式瓣叶，可根据穿过瓣叶的血液流动而枢转到打开和关闭位置。Wada 是在 1966 年第一个推出这种倾斜盘式瓣膜的公司[6]。1967 年推出的 Lillehei-Kaster 瓣膜是一种无铰链瓣膜，其自由旋转的转盘瓣叶由支柱保持。Bjork 与 Shiley Laboratories 合作，于 1969 年开发了类似版本的无铰链转盘瓣。虽然相对于笼式球瓣的血流动力学特性有所改善，但这些早期的旋转瓣偶尔会发生血栓形成。60° 凸凹 Bjork-Shiley 瓣膜在其焊接支柱断裂后易发生灾难性结构破坏，导致盘叶脱落。

为了改善这些早期转盘瓣的耐久性和血栓形

成问题，Hall、Woien、Kaster 和 Medtronic 公司（Minneapolis，MN）于 1977 年推出了 Medtronic-Hall 瓣膜。瓣膜外壳由一块钛合金制成，没有焊接或弯曲。中心圆盘状瓣叶由钨浸渍石墨制成，带有热解碳涂层，并且它有一个中心孔，使圆盘可被弯曲的中央导向支柱固定，该支柱是外壳的一部分。相对较大的开口孔和高于瓣架并随开口旋转的盘状瓣叶改善了瓣膜清洗。它在开放位置具有中等高度的瓣架，并且具有低的跨瓣压差。瓣叶撞击是可能的，因为它在瓣壳的横截平面的位置使其容易受到瓣膜固定因素的梗阻，如缝合线残留太长或血管瞥。然而，目前还从未报道过结构完整性的破坏缺失。在植入后可以旋转瓣膜至所需的方向。一些研究报告了瓣膜相关发病率和死亡率的发生率低[8, 9]。Svennevig 及其同事报道了 816 例主动脉瓣置换患者使用 Medtronic-Hall 瓣膜的 25 年经验[10]。线性化血栓性并发症发生率，华法林相关的出血率和心内膜炎年发生率分别为 1.5%、0.7% 和 0.16%。仅有 4 名患者出现瓣膜血栓形成。79% 的患者心功能为 NYHA 分级 I 或 II 级。尽管取得了这些成果，但 Medtronic 于 2009 年 9 月停止生产该瓣膜，撤除了可供临床使用的最后一个倾斜盘式瓣替代物。

瓣膜替代物发展的下一步发生在 1977 年，St. Jude Medical（Minneapolis，MN）推出了双叶片机械瓣膜[11]。该设计自推出以来经历了多次改进。它比笼式球瓣或倾斜盘瓣的优势在于其更大的有效孔口面积，因此改善了跨瓣压差，同时降低了血栓形成性。

鉴于机械瓣膜的血栓形成可能和终身抗凝的需要，基于生物材质瓣膜的开发与机械瓣膜替代物也同步地进行。在 1962 年，Ross 报道了使用同种主动脉的主动脉瓣置换（AVR），随后发明了 Ross 手术，即使用自体肺动脉瓣替换主动脉瓣[12]。在 1969 年，Carpentier 和 Hancock 开发了第一个猪异种瓣膜移植物[13]，而接下来在 1971 年，Ionescu 开发出第一个戊二醛固定保存的牛心包瓣膜[14]。继发于瓣叶钙化和随后的瓣膜衰败导致长期耐久性有限，困扰着早期生物瓣膜替代物的进展。通过改进固定方法和整体瓣膜设计，在改善这些瓣膜的耐久性方面取得了重大进展。目前正在使用最新的抗钙化方法以努力改善瓣膜寿命。鉴于带支架生物瓣的固有跨瓣压差，无支架异种瓣于 1986 年推出，它们仍然是生物瓣膜替代物的有效选择[15]。

三、发病率和死亡率：瓣膜手术的指南

临床研究对于确定心脏瓣膜术后效果至关重要，而术后效果的精确定义对于比较瓣膜替代物至关重要。为了满足这一需求，Society of Thoracic surgery（STS）和 American Association of Thoracic Surgery（AATS）的理事会制定了标准化人工心脏瓣膜发病率定义的特设联络委员会。该委员会的初始报告于 1988 年发布，1996 年更新。该报告严格定义了瓣膜手术后可能发生的发病率和死亡率类型。了解这些定义对于解释与瓣膜替代物相关的研究至关重要。

该指南区分了两种类型的死亡率：医院死亡率和 30d 死亡率。医院死亡率是指在患者初次住院期间出院前的任何时间发生的死亡。30d 死亡率，也称为手术死亡率，是指在手术后 30d 内任何时间或地点发生的死亡。瓣膜相关的发病率有几个精确的定义。结构性瓣膜退化（SVD）是指"由于瓣膜内在异常引起狭窄或反流从而导致的术后瓣膜功能的任何变化"[17]。它包括"瓣膜固有的变化，如磨损、断裂、瓣架脱位、钙化、瓣叶撕裂、支架移位和缝合线断裂……[17]"，不包括血栓形成或感染性原因造成的瓣膜功能障碍。

非结构性功能障碍包括瓣膜狭窄或反流的非血栓性和非感染性原因，这些原因不是瓣膜本身固有的。"例如包括血管瞥、组织或缝合线的夹带；瓣膜周围渗漏；不合适的尺寸或定位；瓣膜植入或修复造成的残余泄漏或梗阻；临床上重要的溶血性贫血[17]"。并发症事件通常被报道为复合线性化率，或事件数除以患者 - 随访年数（事件/患者 - 年）。常用机械瓣的非结构功能障碍的复合线性化率对于主动脉位置为 0.2~0.8（事件/患者 - 年），对于二尖瓣位置为 0.3~1.4（事

件/患者-年）。瓣膜血栓形成定义为瓣膜内或周围的血栓，与感染无关，可干扰瓣膜功能或阻碍血液流过瓣膜。机械瓣膜的复合线性化血栓形成率在主动脉位置为0～0.2（事件/患者-年），对于二尖瓣位置为0.4～0.8（事件/患者-年）。

栓塞是指与围术期后和麻醉后出现的心内膜炎无关的任何栓塞事件。栓塞事件进一步描述为神经事件和外周栓塞事件。对于主动脉位置，血栓栓塞的复合线性化率为1.4～2.5（事件/患者-年），对于二尖瓣位置，为1.8～3.6（事件/患者-年）。

出血事件是指任何临床上显著的出血需要住院或输血或导致死亡。患者不一定服用抗凝剂才发生出血事件。复合线性化率从主动脉位置的0.8～2.5（事件/患者-年）和二尖瓣位置的1.2～2.2（事件/患者-年）不等

涉及手术瓣膜的心内膜炎被定为手术瓣膜心内膜炎。"与活动性感染相关的发病率，如瓣膜血栓形成、血栓性栓塞、出血事件或瓣膜周围渗漏，属于此类别，不包括在其他类别的发病率中[17]。"人工瓣膜心内膜炎的复合线性化率在主动脉和二尖瓣位置均为0.4～0.7（事件/患者-年）。

并发症的后果也由指南定义。再次手术是对"先前操作的瓣膜"的任何操作[17]。再次手术的复合线性化率对于主动脉位置为0.3～1.8（事件/患者-年），对于二尖瓣位置为0.6～1.6（事件/患者年）[9]。

与瓣膜相关的死亡率是由于并发症引起的瓣膜手术后的任何死亡，与瓣膜功能正常患者的进行性心力衰竭无关。不明原因的死亡就是这样，他们应该如此列出。心脏病死亡包括与瓣膜相关的死亡、猝死和非瓣膜相关的心脏病死亡。总死亡是指瓣膜手术后的任何死亡。永久性瓣膜相关损伤是指由并发症引起的任何"永久性神经或功能缺损"。

四、心脏瓣膜替代物

以下部分列出并描述了全球可用的心脏瓣膜替代物。瓣膜根据其结构类型（即机械与生物替代物），制造商和设计规格进行分组。它们出现的顺序与作者的偏好无关。有关临床可用的瓣膜，植入位置和尺寸的摘要，请参见表76-1和表76-2。

（一）机械膜

1.双叶瓣膜替代物

(1) Medtronic：Medtronic Open Pivot 机械心脏瓣膜（图76-1A）是一种双叶瓣膜，最初由 ATS Medical，Inc.（Minneapolis,MN）开发和拥有。该瓣叶由坚固的热解碳开口和钛加强带制成，为其提供额外的耐用性。其独特的设计消除了可能形成凝块的铰链区域的浅凹槽。这些设计特征使血液连续轻柔地流过瓣膜，凝血水平低，同时有助于防止血细胞受损。此外，采用开放枢轴设计，无阻碍的血液流动提供了瓣膜的连续被动清洗。在 Open Pivot 系列中，有三种亚型，每种亚型都针对不同的潜在临床需求。AP360是一种主动脉瓣替代物，具有环上凸缘袖口配置，旨在增加灵活性和贴合性，尺寸范围为16～26mm。AP瓣具有环上型紧凑的袖口设置，便于缝合和整体贴合。瓣膜可置于主动脉或二尖瓣位置，也可提供16～26mm的尺寸。标准瓣膜设计用于环内置入，并具有宽大和柔顺的袖口。该瓣膜的主动脉位尺寸为19～31mm，二尖瓣位尺寸为25～33mm。所有 Open Pivot 瓣膜都可以原位旋转。

一些研究表明这些瓣膜具有良好的血流动力学和低整体并发症发生率[18-21]。Bernet 及其同事[22]报道了连续1161例接受 SJM 瓣膜或 Open Pivot 机械瓣膜患者的结果。SJM 瓣膜和 Open Pivot 机械瓣膜的累积存活率和10年时免于瓣膜相关死亡率分别为66%±3% vs 68%±5%（$P=0.84$）和96%±1% vs 97%±1%（$P=0.36$）。两种瓣膜类型均未遇到瓣膜结构故障。SJM 瓣膜和 Open Pivot 机械瓣膜的瓣膜相关不良事件的线性化率分别为：血栓栓塞，每患者年0.9%和1.1%；大出血需要输血，每患者·年0.3%和0.5%；瓣膜替代物心内膜炎，每患者·年0.03%和0.1%；瓣周漏，每患者·年0.1%和0.6%[22]。

表 76-1　机械瓣膜的选择

瓣膜类型	制造商	商品名	位　置	可用尺寸（mm）
二叶机械瓣	Medtronic	Open Pivot AP360	主动脉瓣	16～26
		Open Pivot AP	主动脉瓣	16～26
			二尖瓣	16～26
		Open Pivot Stantard	主动脉瓣	19～31
			二尖瓣	25～33
	St.Jude Medical	Masters	主动脉瓣	19～31
			二尖瓣	19～33
		Masters HP	主动脉瓣	17～27
			二尖瓣	17～27
		Regent	主动脉瓣	19～27
	Sorin Group	Bicarbon Fitline*	主动脉瓣	19～31
			二尖瓣	19～33
		Bicarbon Overline*	主动脉瓣	16～24
		Bicarbon Slimeline*	主动脉瓣	17～27
		Carbonmedics Top Hat	主动脉瓣	19～27
		Carbonmedics optiform	二尖瓣	23～33
		Carbonmedics Reduced	主动脉瓣	19～29
		Carbonmedics Standard	主动脉瓣	19～31
			二尖瓣	21～33
		Carbonmedics Standard Pediatrics	主动脉瓣	16～18
			二尖瓣	16，18，21
		Carbonmedics Orbis*	主动脉瓣	19～31
			二尖瓣	21～33
	On-X	Standard Sewing Ring	主动脉瓣	19～27/29
			二尖瓣	23～31/33
		Conform-X Sewiing Ring	主动脉瓣	19～27/29
			二尖瓣	25/33
		Anatomic Sewing Ring	主动脉瓣	19～27/29

*.仅在美国境外提供.

表 76-2 生物瓣膜的选择

瓣膜类型	制造商	商品名	位　置	尺寸（mm）
有支架猪瓣膜	Medtronic	Hancock Ⅱ	主动脉瓣	21～29
			二尖瓣	25～33
		Hancock Ⅱ Ultra	主动脉瓣	21～29
		Mosaic	主动脉瓣	19～29
			二尖瓣	25～33
		Mosaic Ultra	主动脉瓣	19～29
	Edwards Lifesciences	Carpentier-Edwards Standard Porcine (2625 and 6625)	主动脉瓣	19～31
			二尖瓣	25～33
		Carpentier-Edwards S.A.V.Porcine (2650)	主动脉瓣	19～31*
			二尖瓣[†]	25～33
		Carpentier-Edwards Duraflex Low Pressure Porcine[‡] (6625LP)	二尖瓣	27～35
		Carpentier-Edwards Duraflex Low Pressure Porcine with Extended Sewing Ring[‡] (6625-ESR-LP)	二尖瓣	27～35
	St. Jude Medical	Epic	主动脉瓣	21～29
			二尖瓣	25～33
		Epic Supra	主动脉瓣	19～27
		Biocor	主动脉瓣	21～29
			二尖瓣	25～33
		Biocor Supra	主动脉瓣	19～27
有支架牛心包	Edwards Lifesciences	Carpentier-Edwards PERIMOUNT (2700 and 2700TFX)	主动脉瓣	19～29
		Carpentier-Edwards PERIMOUNT RSR (2800 and 2800TFX)	主动脉瓣	19～29
		Carpentier-Edwards PERIMOUNT Plus (6900P and 6900PTFX)	Mitral	25～33
		Carpentier-Edwards PERIMOUNT Magna (3000 and 3000TFX)	主动脉瓣	19～29
		Carpentier-Edwards PERIMOUNT Magna Ease (3300TFX，7300TFX)	主动脉瓣	19～29
			二尖瓣	25～33
	Sorin Group	Mitroflow	主动脉瓣	19～29
		Soprano Armonia[†]	主动脉瓣	19～33
		Pericarbon More[†]	二尖瓣	19～33
	St. Jude Medical	Trifecta	主动脉瓣	19～29

（续表）

瓣膜类型	制造商	商品名	位　置	尺寸（mm）
无支架瓣膜	Medtronic	Freestyle	主动脉瓣	19～29
		3f	主动脉瓣	19～29
	Sorin Group	Pericarbon Freedom†	主动脉瓣	15～29
		Freedom Solo†	主动脉瓣	19～27
	Edwards Lifesciences	Prima Plus	主动脉瓣	21～29
免缝合牛心包瓣	Medtronic	3f Enable†	主动脉瓣	19～29
	Sorin Group	Perceval S†	主动脉瓣	S，M，L，XL
	Edwards Lifesciences	Edwards Intuity†	主动脉瓣	19～27
经导管瓣膜	Edwards Lifesciences	Sapien	主动脉瓣	23，26
		Sapien XT	主动脉瓣	23，26，29
	Medtronic	CoreValve	主动脉瓣	23，26，29，31
	St. Jude Medical	Portico†	主动脉瓣	25

*. 19mm、29mm 和 31mm 尺寸仅在美国境外提供
†. 仅在美国镜外提供
‡. 仅在美国境内提供
RSR. 减小了缝合环

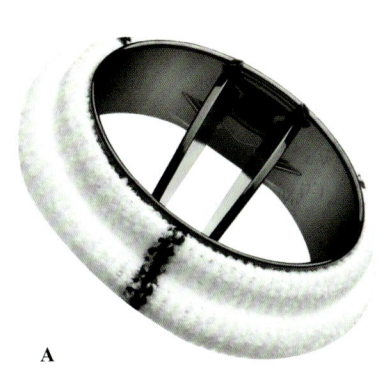
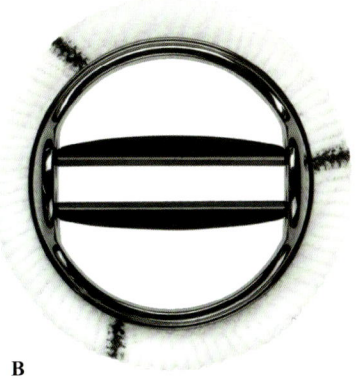
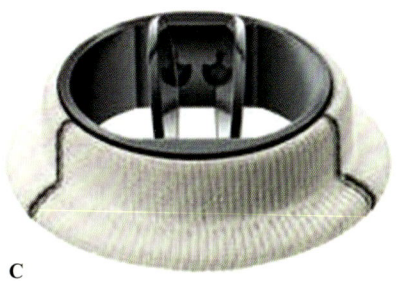
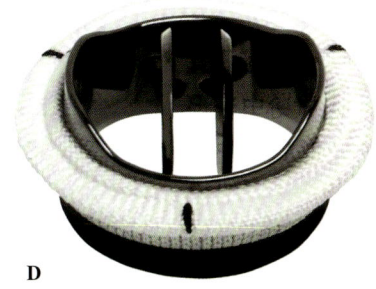

◀ 图 76-1　机械双叶瓣
A. Open Pivot 机械瓣；B. Regent 机械瓣；C.TopHat 机械瓣；D. On-x 心脏瓣膜（A, Courtesy Medtronic, Inc., Minneapolis, MN. B, Courtesy St. Jude Medical, Inc., Minneapolis, MN. C, Courtesy Sorin Group, Inc., Milan, Italy. D, Courtesy On-X Life Technologies, Inc., Austin, TX.）

(2) St. Jude Medical：St. Jude Medical（SJM）标准型瓣膜替代物于 1977 年获得 FDA 批准，全球已植入 230 多万个瓣膜。SJM 瓣叶和环孔由热解碳构成，非常耐用。85° 瓣叶开口角度提供改善的层流并减少湍流。Hemodynamic Plus（HP）系列的开发旨在解决小型瓣膜的固有跨瓣压差以及患者 – 替代物不匹配的可能性。考虑到小瓣环患者，缝合的袖口被缩小并重新设计以允许瓣环上放置，从而增加有效的孔口面积（EOA）。后来引入了 Masters 系列，提供了在植入后将瓣膜旋转到所需方向的能力。标准型和 HP 型瓣膜仅在 Masters 系列中提供。对于主动脉位置，可用的标准瓣膜尺寸为 19～31mm，对于二尖瓣位置，可用的标准瓣膜尺寸为 19～33mm，而对于主动脉和二尖瓣位置，可用的 HP 瓣膜尺寸为 17～27mm。Regent 瓣膜（图 76–1B）是双叶片设计的最新进展，旨在改善血流动力学性能。除了环上缝合环，热解碳瓣架边缘也移动到环上位置。与 Masters 系列一样，它也是完全可旋转的。这种重新设计允许瓣膜实现增加的 EOA 和高达 84% 的人工瓣开口 / 瓣环面积比。Regent 瓣膜仅适用于主动脉位置，尺寸范围为 19～27mm。

一些报道记录了 SJM 生产的各种瓣膜系列的临床结果[22-27]。Tool 及其同事[28]报告了他们 25 年的经验，其中 946 例瓣膜受者在 1979 年—2007 年进行术后 12 个月的前瞻性随访。该系列患者使用的植入物包括所有 SJM 设计产品，其中标准型瓣膜使用最广泛。在主动脉瓣受者中，25 年无再次手术、血栓栓塞、出血和心内膜炎的发生率分别为 90%±2%、69%±5%、67%±3% 和 92%±3%。在二尖瓣受者中，25 年无再次手术、血栓栓塞、出血和心内膜炎分别为 81%±10%、52%±8%、64%±6% 和 97%±1%。主动脉瓣和二尖瓣置换术（MVR）的无瓣膜相关死亡率分别为 66%±8% 和 87±3%。

标准型和 HP 型设计之间的直接比较也有相关报道。Vitale 及其同事[29]报道了多中心研究组对 SJM HP 主动脉瓣替代物研究的结果。这项前瞻性随机研究纳入了 140 例瓣环直径为 21 和 23mm 且接受 SJM 标准瓣膜或 HP 瓣膜的患者。术后和术后 6 个月，计算超声心动图血流动力学变量，如射血分数、心排血量、峰值梯度、平均梯度、EOA、指数 EOA（iEOA）和性能指数。研究发现 HP 瓣膜的压力峰值和平均梯度下降，EOA、iEOA 和性能指数均有所提高。作者得出结论，使用 HP 瓣膜可以植入较小的替代物而避免患者 – 替代物不匹配（PPM），并避免与根部扩大手术相关的额外发病率[29]。Ismeno 及其同事[30]同样报道了他们的结果，比较了主动脉位 19mm 标准型和 HP 瓣膜 5 年随访结果。接受 HP 瓣膜的患者具有统计学上更佳的血流动力学表现：更低的峰值和平均梯度，以及更大的 EOA。然而，两组之间在 5 年生存率、晚期并发症或左心室质量减少方面没有差异[30]。

Regent 瓣膜也表现出良好的体内血流动力学和临床结果。Bach 及其同事[31]报道了来自北美和欧洲的 361 名患者使用 Regent 瓣膜进行主动脉瓣置换的多中心研究结果。对于 19mm 瓣膜，6 个月时的平均跨瓣压力梯度为 $9.7±5.3$ mmHg，较大的瓣膜具有逐渐降低的梯度。所有尺寸瓣膜的 iEOA 等于或大于 $1.0cm^2/m^2$，术后早期 [（165.9±57.1）g/m^2] 和 6 个月随访 [（137.9±41.0）g/m^2；$P<0.0001$] 左心室质量指数显著下降[31]。

(3) Sorin Group：Sorin Group Milan, Italy 生产两种系列机械瓣膜：由 Sorin 内部开发的 Bicarbon 产品系列和通过收购 Sulzer CarboMedics 获得的 CarboMedics 产品系列。在每个系列中，有多种亚型可以满足各种临床需求。总的来说，他们目录中的机械瓣均是双叶瓣。对于 Bicarbon，瓣叶由沉积在石墨基底上的热解碳和由钛合金制成的外壳构成，该外壳用专有的 Carbofilm 涂层处理以增强血液生物相容性。对于 Carbomedics 瓣膜，瓣叶由沉积在石墨基底上的热解碳构成，类似于 Bicarbon 瓣膜。Carbomedics 瓣膜的外壳由非增强的纯热解碳制成，并用钛加强环加固。

Bicarbon 系列采用 Fitline 瓣膜，专为瓣环内植入而设计，可用于主动脉和二尖瓣置换。其瓣环尺寸主动脉瓣位为 19~31mm，二尖瓣位为 19~33mm。Bicarbon Overline 保持与 Fitline 相同的设计，同时通过其环上置入和 100% 人工瓣口与瓣环比改善血流动力学。这些设计特征使瓣膜适用于小瓣环，潜在益处在于减少瓣环扩大术的需求。Overline 瓣仅适用于主动脉位置，提供 16~24mm 尺寸。Bicarbon Slimline 专为部分环上置入设计，因此改善了血流动力学，同时保持了与 Fitline 相同的设计特征。Slimline 瓣仅适用于主动脉位置，尺寸为 17~27mm。所有 Bicarbon 瓣膜都可以原位旋转，但只在美国境外提供。

CarboMedics 系列机械瓣膜在其产品组合中有六种不同的瓣膜设计。Top Hat 瓣膜（图 76-1C）设计用于主动脉位置的环上植入。由于该设计，瓣膜没有心室突起并且在瓣环中不留下瓣膜组件。相应的，这种设计允许在较小瓣环中置入，其优点是减少了根部扩大手术的需要以及潜在的 100% 人工瓣口与瓣环匹配。Top Hat 提供 19~27mm 的尺寸。OptiForm 瓣膜采用对称的袖口设计，只需改变缝合线的入口和出口位置，即可将瓣膜置于环上、环内或环下位置。该瓣仅适用于二尖瓣位置，尺寸范围为 23~33mm。Reduced 系列瓣膜是一种环形瓣膜，主要用于较小的瓣环和主动脉根部尺寸。较小的外径和较小的柔韧的软木形缝合袖口可以改善置入，并再次提供减少根部扩大术需求的潜在优势。该瓣仅适用于主动脉位置，尺寸为 19~29mm。标准瓣膜提供宽大的缝合袖口，可用于主动脉和二尖瓣位置。其低矮的枢轴设计降低了主动脉瓣置换术冠状动脉梗阻的风险，并减少了突入心房的二尖瓣置换术，从而减少了潜在的血栓形成。该瓣膜的主动脉位置为 19~31mm，二尖瓣位置为 21~33mm。标准儿科瓣膜专为小型成人或儿科患者设计，可用于主动脉和二尖瓣位置。主动脉瓣的放置可以是环上或环内，并且瓣膜的尺寸可以从 16~18mm。二尖瓣有 16mm 和 18mm 可用于环上或环内放置，而 21mm 瓣仅设计用于环内放置。Orbis 瓣膜仅在美国境外提供，采用多功能袖带设计，可实现多种植入技术。该瓣膜适用于主动脉瓣和二尖瓣置换术，主动脉位置 19~31mm，二尖瓣位置 21~33mm。所有 CarboMedics 瓣叶都可以原位旋转。

已有许多报道证明使用 Bicarbon 和 CarboMedics 系列可以获得良好的临床效果[32, 33]。但是，这些报道中没有详细介绍使用的特定类型的 Bicarbon 或 CarboMedics 瓣膜。Azarnoush 及其同事[34] 报道了一项多中心欧洲研究中 Sorin Bicarbon 替代物的 15 年临床结果，其中 1704 名患者接受了主动脉瓣置换术、二尖瓣置换术或两者同期置换。15 年内与瓣膜相关死亡率的精算自由度为 76.4%，15 年时无血栓栓塞、出血和心内膜炎发生率精算自由度分别为 88.8%、77.5% 和 96.8%。没有观察到结构性衰败的病例[34]。Bouchard 及其同事[35] 报道了他们 20 年的经验，其中 3297 名患者接受了 CarboMedics 瓣膜行主动脉瓣置换术或二尖瓣置换术。20 年时，AVR 和 MVR 的免于瓣膜相关死亡率分别为 78.3% 和 74.6%。AVR 无血栓栓塞事件、再次手术和出血发生率，分别为 91.6%、89.2% 和 89.5%，MVR 则分别为 88.5%、80.3% 和 88%。AVR 和 MVR 无心内膜炎发生率均为 97.3%[35]。两者直接比较上，Bryan 及其同事[24] 报道了他们的前瞻性随机试验的 10 年随访，其中 485 名患者接受了 CarboMedics 瓣膜或 SJM 机械瓣膜，行主动脉置换、二尖瓣置换或两者同期置换。CarboMedics 组的 10 年免于瓣膜相关死亡率自由度为 95.0%，SJM 组为 93.0%。血栓栓塞率，CarboMedics 组每患者·年线性化率为 1.1%，SJM 组则为 0.8%；对于出血事件，CarboMedics 组 2.3%，SJM 组为 3.2%；非结构性瓣膜功能障碍为 CarboMedics 组 0.72%，SJM 组 0.47%[24]。

（4）On-X Life Technologies：On-X 心脏瓣膜（On-X Life Technologies，Austin，TX；图 75-1D）是完全由热解碳构成的双叶瓣膜。制造商声称，瓣膜碳结构中无硅掺杂可降低其血栓形成能力。它的设计包括一个高大的喇叭形入口，增加了瓣口面积并降低了保留的瓣膜组织干扰瓣叶开合的能力。此外，无停滞枢轴设计允许瓣膜自行清洗，90° 瓣叶开口提供改善的层流和减少的湍流。On-X 心脏瓣膜可用于主动脉瓣和二尖瓣置换术。有三种不同的缝纫环，每种都可以满足特定的临床环境。三个缝合环内的瓣膜结构是相同的。标准环的主动脉位置为 19～27/29mm，二尖瓣位置为 23～31/33mm。Conform X 型号提供更灵活的缝合环，在主动脉位置可提供 19～27/29mm 的尺寸，而对于二尖瓣位置提供尺寸 25～33mm。Anatomic 缝合环设计适合主动脉瓣环的轮廓，尺寸范围为 19～27/29mm。

在 FDA 研究设备豁免下，前瞻性随机 On-X 抗凝临床试验（PROACT）已经测试了在植入 On-X 瓣膜后，较 American College of Cardiology 和 American Heart Association 指南推荐更低抗凝的安全性。在 PROACT 的第一部分，Puskas 及其同事[36]报道了 375 例接受主动脉瓣置换术后血栓栓塞危险因素升高的患者的结果。患者每天接受 81mg 阿司匹林，并接受低剂量华法林，目标国际标准化比值（INR）为 1.5～2，或标准华法林剂量，目标 INR 为 2～3。对照组的平均 INR 为 2.50 ± 0.63，低剂量组为 1.89 ± 0.49（$P < 0.0001$）。低剂量组的主要出血率（1.48% vs. 3.26%；0.047）和次要出血率（1.32% vs. 3.41%；0.021）明显降低。两组患者的卒中发生率、短暂性脑缺血发作、全部神经系统事件和全因死亡率相似[36]。PROACT 的低风险主动脉瓣和二尖瓣置换术的入组于 2013 年完成。

（二）生物瓣膜替代物

生物瓣膜的临床益处在于患者能够避免终身抗凝。然而，长期耐用性仍然是这些瓣膜的致命弱点。自 Binet 及其同事报道用猪异种移植物首次置换瓣膜以来，已有多达 37 种组织固定方法用于提高耐久性。第一代生物瓣膜采用高压（60～80mmHg）戊二醛固定处理；然而，很快就发现这个过程导致了异种移植组织的钙化[13]。钙化的病理生理学尚不清楚，但据信其部分与钙对戊二醛产生的醛基，以及钙对在暴露于戊二醛的细胞外基质中胶原蛋白的亲和力有关[38]。由剪切应力引起的湍流损伤也是导致钙化的一个因素[39]。瓣膜组织的氨基酸处理已被证明可防止钙与胶原结合。胶原蛋白的低压和零压力固定已被证明可以保持更自然的胶原蛋白排列，目前是生物瓣膜制作策略的一部分。最近，瓣膜制造商已经为生物人工瓣膜开发了专有的抗钙化策略；然而，这些处理方法的真正疗效尚未确定。

1. 有支架猪生物瓣膜替代物

（1）Medtronic.：Hancock Ⅱ 是一种猪生物瓣膜替代物，其安全性和耐用性已超过 25 年。该瓣膜的主动脉位为 21～29mm，二尖瓣位为 25～33mm。Hancock Ⅱ Ultra 具有减小的缝合环，专为小主动脉根部的环上植入而设计，尺寸范围为 21～29mm。该瓣膜用十二烷基硫酸钠（T6）处理，去除磷脂以减少钙化。改进的固定过程使瓣架最小化，从而获得更大的开口面积以及更好的血流动力学性能。Cinch 置入系统将支架柱拉向中央，因此可用作自动偏转系统，以辅助缝线捆扎；它有助于主动脉瓣置入，特别是通过紧密的窦管空间，并有助于防止缝线在支架柱周围"环绕"以便于进行二尖瓣置换。一些报道显示 Hancock Ⅱ 的良好长期结果[41, 42]，Valfre 及其同事 43 报告了 517 例患者在主动脉或二尖瓣位置接受 Hancock Ⅱ 瓣膜的经验。在 AVR 人群中，15 年和 20 年后再次手术的后期自由度分别为 85.5% 和 79.3%，而 MVR 人群则分别为 73.3% 和 52.8%[43]。

Mosaic 瓣膜（图 76-2A）是 Medtronic 开发的下一代猪生物替代物。瓣膜经过零压戊二醛固定，以维持胶原卷曲形态和瓣叶柔韧性。该瓣还经 α- 氨基油酸抗钙化处理，以减少瓣叶钙化。它具有低高度半柔性支架，并且其根部被改进设计以最大化瓣口面积。该瓣膜的主动脉位置为 19～29mm，二尖瓣位置为 25～33mm。Mosaic Ultra 具有减小的扇形缝合袖口，符合小主动脉瓣环形态，可完成环上放置，尺寸为 19～29mm。Cinch 置入系统也可用于 Mosaic 和 Mosaic Ultra。也有多组患者使用该瓣膜报道了良好的耐久性和安全性[44-47]。Jamieson 及其同事报道了 1029 名接受 AVR 或 MVR 的患者的 12 年数据[46]。对于 AVR 而言与瓣膜相关死亡率的免除率为 87.1% ± 3.1%，MVR 为 82.5% ± 7.7%，而免于再次手术的免除率为 AVR 的 84.0%±3.3% 和 MVR 的 82.5%±7.5%。最后，AVR 12 年免于瓣膜结构恶化导致再次手术的免除率为 ≥ 60 岁患者的 93.3%±2.6% 和 60 岁以下患者的 75.9%±9.3%。美敦力公布的同一群体的 15 年结果证明了持续耐用性和良好的临床效果。

(2) Edwards Lifesciences：Carpentier-Edwards 标准猪瓣（图 76-2B）是一种带支架的生物替代物，于 1975 年推出。瓣叶用戊二醛在中等压力（60mmHg）下固定，并安装在柔性钴铬合金支架上。将瓣架缝在支架上以防止瓣入口孔的梗阻。此外，瓣叶经过特制的 XenoLogiX 处理，旨在通过去除高达 95% 的瓣叶膜磷脂来减少钙化。该瓣膜可用于主动脉（2625 型）和二尖瓣（6625 型）位置，尺寸分别为 19～31mm 和 25～33mm。Carpentier-Edwards S.A.V. 瓣膜（CE-SAV；型号 2650）是 1982 年引入的新一代猪生物替代物，以改善 CE 标准瓣膜的耐久性和跨瓣膜梯度。该瓣膜采用与 CE 标准瓣膜相同的柔性钴铬合金支架和 XenoLogiX 处理的小叶构建，但戊二醛固定过程从中等压力降至低压（2mmHg）。它具有低瓣架设计，可防止主动脉位置的冠状动脉梗阻，并减少二尖瓣位置的左心室流出道突出。主动脉替代物设计用于环上状放置以改善跨瓣梯度和 EOA，并且其具有扇形轮廓以更好地解剖配合。主动脉瓣的尺寸范围为 19～31mm；但是，19mm、29mm 和 31mm 尺寸仅在美国境外提供。二尖瓣替代物（型号 6650）的尺寸范围为 25～33mm，仅在美国境外使用。Carpentier-Edwards Duraflex 低压二尖瓣猪瓣膜（型号 6625LP）具有与 CE-SAV 二尖瓣相同的结构和设计特征，并且仅在美国可用。扩展缝合环型号（型号 6625-ESR-LP）设计用于在需要更大的缝合面时更容易植入。该瓣的尺寸范围为 27～35mm。

Jamieson 及其同事[48] 报道了他们在 CE-SAV 方面的 20 年经验，共包括 1823 名接受 AVR 治疗的患者。18 年免于再次手术率为 85.0%±1.2%。此外，18 年来结构瓣膜衰败率为 86.4%±1.2%；年龄 61～70 岁为 90.5%±1.8%；评估猪二尖瓣替代物性能的唯一长期研究是 Corbineau 及其同事[49]，他们使用标准瓣膜进行了评估。在接受换瓣治疗的 139 例患者中，30 例显示结构性瓣膜恶化，平均发病时间为 9.0±2.7 年。尽管结构性瓣膜衰败与年龄无关，但年轻接受者的衰败频率更高。65 岁以后，生物瓣结构衰败的频率不再变化[49]。

(3) St.Jude Medical：Biocor 瓣膜是一种带支架的猪生物瓣膜替代物，具有 20 年的临床经验[50, 51]。该瓣膜于 1996 年被 SJM 收购，并于

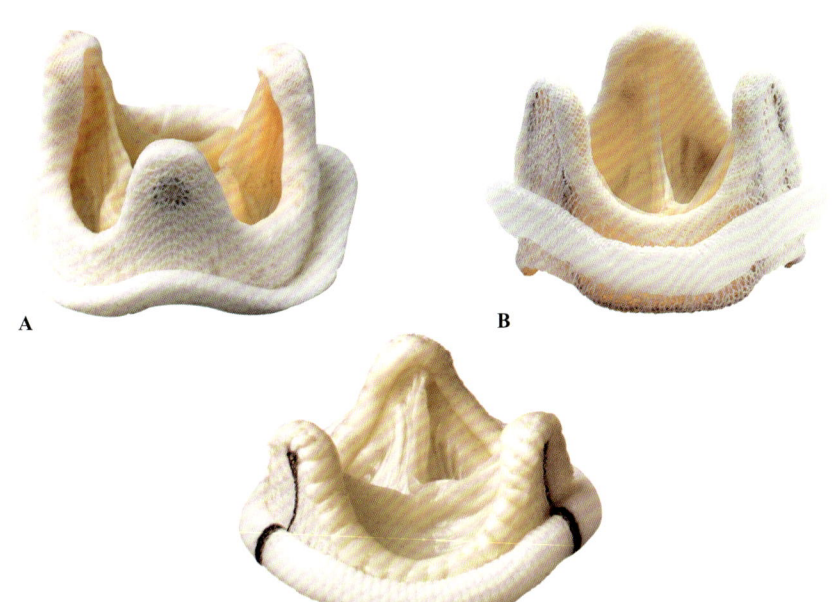

◀ 图 76-2 有支架猪瓣膜

A. Mosaic 生物瓣；B. Carpentier-Edwards 标准猪瓣膜；C. Epic 猪瓣膜（A, Courtesy Medtronic, Inc., Minneapolis, MN. B, Courtesy Edwards Lifesciences Corp., Irvine, CA. C, Courtesy St. Jude Medical, Inc., Minneapolis, MN.）

2005年获得FDA批准。它可用于主动脉和二尖瓣位置，尺寸分别为21～29mm和25～33mm。该设计采用灵活的支架，可轻松适应瓣环形状，更便于打结。此外，其低瓣架使主动脉壁突出最小化并减少二尖瓣位置的左心室流出道梗阻。Biocor Supra专为在主动脉位置进行环上状植入而设计，旨在提供更好的血流动力学，其尺寸范围为19～27mm。Epic（图76-2C）和Epic Supra系列使用与Biocor相同的瓣膜设计，并拥有Linx AC技术的额外优势，这是一项获得专利的抗钙化处理技术，旨在提高长期性能和瓣膜耐用性。Epic系列产品于2007年获得FDA批准，可用于与Biocor系列相同的瓣膜位置和尺寸。

Mykén及其同事报告了1712例患者在主动脉或二尖瓣位置接受Biocor瓣膜的20年数据。在主动脉瓣膜置换术和二尖瓣置换术后，因免于结构性瓣膜衰败而再次手术的率分别为61.1%±8.5%和79.3%±6.0%[51]。Jamieson及其同事报告了FDA对Epic瓣膜的监管调查结果，在图52中，761名患者在主动脉位置，二尖瓣位置或两者中接受了Epic瓣膜。由于年龄在60岁或以下的AVR免于结构瓣膜衰败，4年再次手术率为93.3%±6.4%；年龄61～70岁，98.1%±1.9%；年龄超过70岁，100%（$P=0.0006$，＞70，≤60岁）。二尖瓣置换术没有结构衰败的事件。4年内所有患者的免于主要血栓栓塞发生率为93.6%±1.0%。

2. 带支架牛心包生物瓣

(1) Edwards Lifesciences：Carpentier-Edwards PERIMOUNT瓣膜采用带支架的牛心包生物瓣膜替代物，具有长达25年的临床耐久性。所有PERIMOUNT瓣膜均采用灵活的钴铬合金支架，设计用于在心动周期内吸收能量，在支架下方安装三个独立的对称心包小叶。瓣叶经过专有的无应力固定，并且它们的厚度和弹性都非常精确。主动脉心脏瓣膜系列由经历XenoLogiX抗钙化处理的2700型和经历ThermaFix处理的2700TFX型组成，该型号经过了下一代抗钙化处理，除了减少膜磷脂之外，还交联不稳定戊二醛。小缝合环主动脉心脏瓣膜系列包括2800型和2800TFX型。2900和2900TFX型号仅在美国境外提供，分别与2800和2800TFX型号相同。该系列的缝纫环尺寸减少了2～3mm，具体取决于瓣膜的尺寸，它的设计便于植入较小的主动脉根部。这两种型号以其抗钙化处理而著称，2800接受XenoLogiX处理，2800TFX接受ThermaFix处理。Magna主动脉心脏瓣膜系列（3000和3000TFX型号）通过将支架定位在缝合环的顶部而不是占据环内的空间来进一步改进瓣膜设计，有效地增加EOA并因此改善瓣膜血流动力学。同样的，这两个型号的区别在于它们的抗钙化策略。最后，Magna Ease主动脉心脏瓣膜系列（3300TFX型号）在缝合环上方具有相同的支架位置，但支架底座较低，这降低了瓣膜的整体轮廓（图76-3A）。较低的轮廓使冠状动脉口距离最大化并且易于主动脉切开闭合。这是唯一一款专门用ThermaFix抗钙化工艺处理过的瓣膜系列。所有主动脉模型的尺寸范围均为19～29mm。

许多报道记录了PERIMOUNT瓣膜在主动脉位置的长期安全性和耐久性[53, 54]。Vakil及其同事[55]报告了12-569例患者20年期间结构性瓣膜衰败的发生率，以及风险影响因素。因SVD而移除瓣膜在10年和20年的精算率分别为2%和15%。年龄较小（$P<0.0001$）和较高的总胆固醇（$P=0.002$）与SVD所致瓣膜移除的风险增加有关。单独较小的瓣膜尺寸与瓣膜衰败的风险增加无关；然而，较高的术后跨瓣压峰值和平均跨瓣压梯度是SVD的显著预测因子（$P<0.0001$）[55]。

二尖瓣心脏瓣膜系列具有与主动脉系列相同的设计和结构元件。6900P型号（PERIMOUNT Plus二尖瓣心脏瓣膜）和6900PTFX型号的区别仅在于它们所接受的抗钙化策略。Magna Mitral缓动瓣（7300TFX）设计修改具有不对称和加宽的缝合袖口，旨在增加有效缝合区域并增强天然二尖瓣环的前后方面之间的接合。低瓣架设计避免了向左心室流出道突出并且解剖学缝合环设计成使瓣膜远离左心室游离壁，以降低左心室游离壁摩擦的风险。Magna Mitral Ease瓣膜专门接受ThermaFix抗钙化处理。整个二尖瓣

PERIMOUNT 瓣膜组合包括 Tricentrix 支架系统，旨在防止在手术植入期间无意中环绕支架柱周围的瓣膜缝合线。所有 PERIMOUNT 二尖瓣替代物的尺寸范围均为 25～33mm。

Bourguignon 及其同事报道了他们在 404 名患者于二尖瓣位置摄入 PERIMOUNT 瓣膜的 20 年结果。20 年瓣膜结构衰败而移除体的精算免除率为 40.5%±8.0%（每个瓣膜年 1.9%）。竞争风险分析表明 20 年结构性瓣膜功能障碍引起的瓣膜移除的实际风险为 25.5%±2.9%。瓣膜衰竭的发生率与受体年龄呈负相关，整个队列的预期瓣膜耐久性为 16.6 年（年龄小于 60 岁、60—70 岁、年龄大于 70 岁的患者分别为 11.4 年、16.6 年和 19.4 年）。免于血栓栓塞发生率为 83.9%±7.6%（每个瓣膜年 0.5%），出血发生率为 80.2%±10.8%（每个瓣膜年为 0.7%），免于心内膜炎的发生率为 94.8%±1.4%（0.4%/瓣膜年），并且结构性瓣膜功能障碍的免于发生率为 23.7%±6.9%（每瓣每年 2.3%）

(2) Sorin Group：Mitroflow 瓣膜（图 76-3B）是带支架的牛心包生物瓣膜替代物，设计用于主动脉位置的环上状植入。自 1982 年以来，该瓣膜已在全球范围内供应，但在美国除外。目前的型号于 1991 年推出，并于 2007 年获得 FDA 批准[57]。瓣膜设计采用单个心包片安装在支架柱周围，圆柱形宽叶片开口，用于改善血流动力学。该瓣膜采用柔性聚合物支架构建，可将最大流量区域与结构强度和永久变形阻力相结合。它的小缝纫环和低瓣架设计便于植入。瓣叶经过磷脂还原处理（PRT），这是最近在美国批准的专有抗钙化策略。瓣膜的尺寸为 19～29mm。

ISTHMUS 研究人员报告了他们在 12 年期间使用 Mitroflow 的多中心经验的结果，其中 1591 名患者接受了 AVR。96 名患者（5.9%）需要再次手术，其中 59 名患者（3.7%）因结构性瓣膜变性而再次手术。18 年免于人工瓣膜衰败的发生率为 65.5%（70 岁以上患者为 78%），线性化率为每年 1.4 例患者（年龄超过 70 岁的患者每年 0.8 例）。18 岁时，无栓塞发生率为 82%（每年 0.9 例患者），无瓣膜心内膜炎的患者为 89%（每年 0.6 例患者），无出血事件发生率为 95%（每年 0.2 例患者）。

Soprano Armonia 瓣膜是一种带支架的牛心包生物替代物，设计用于主动脉环上位置植入。它采用柔软且易于佩戴的缝合环，采用 Carbofilm 涂层处理，具有增强的血液生物相容性以及低瓣

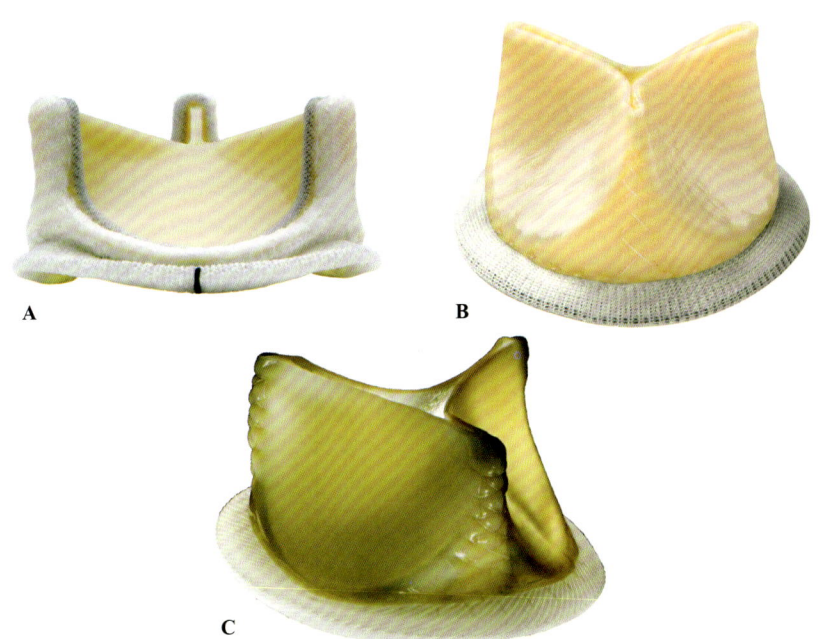

◀ 图 76-3 牛心包支架瓣膜
A. Carpentier Edwards Perimount 瓣膜；B. Mitroflow 瓣膜；C. Trifecta 瓣膜（A, Courtesy Edwards Lifesciences Corp., Irvine, CA. B, Courtesy Sorin Group, Inc., Milan, Italy. C, Courtesy St. Jude Medical, Inc., Minneapolis, MN.）

架和扇形支架。小叶具有双层设计，旨在避免心包和合成材料之间的接触。该组织用高半胱氨酸进行后固定中和未结合的醛基残基，旨在改善耐久性，安全性和生物相容性。该瓣膜的尺寸范围为19～33mm，临床批准仅在美国境外使用。Fischlein及其同事[59]报道了欧洲多中心研究使用Soprano瓣膜治疗1年501例患者。免于与瓣膜相关的死亡率为98.6%，免于血栓栓塞、出血、心内膜炎和瓣周漏的精算自由率分别为97.1%、98.9%、99.1%和99.6%。未观察到血栓形成和SVD事件。他们还证实左心室质量显著减少，从1个月时的211±78.5g到12个月时的185±64.7g（$P < 0.0001$）[59]。

Pericarbon More瓣膜是一种带支架的牛心包生物替代物，仅用于放置在二尖瓣位置。除了Soprano的所有设计特点和处理外，它还增加了一个防环保护系统。该瓣膜的尺寸范围为19～33mm，临床批准仅在美国境外使用。Caimmi及其同事报道了在二尖瓣位置使用瓣膜的最大系列[60]。在一个机构中，78名患者使用29mm瓣膜由同一位外科医生进行了MVR。12年时，瓣膜相关生存率为93.1%±3.0%，而栓塞事件的免除率为83.0%±4.5%，心内膜炎的自免除率为98.7%±1.3%。无原发组织衰败的免除率为56.8%±6.6%，其中60岁以上患者为86.3%±7.5%，年轻患者为36.8%±8.2%[60]。

(3) St. Jude Medical：Trifecta瓣膜（图76-3C）是一种带支架的牛心包生物替代物，设计用于主动脉位置的环上植入，于2011年获得FDA批准。瓣膜支架由抗疲劳、高强度钛制成，旨在减少心动周期中瓣叶张力。支架柱由猪心包覆盖，以在瓣膜小叶和支架之间提供组织与组织的接触，以减少瓣叶磨损和潜在的瓣膜衰败。瓣叶来自单片牛心包，外部安装以优化接合和最大化流量。通过专有的组织瓣叶固定过程实现适当的瓣叶成形和接合。最后，瓣叶用Linx AC技术处理，目的是抗钙化。瓣膜的尺寸范围为19～29mm。

Bavaria及其同事报告了Trifecta的全球多中心前瞻性临床研究结果，其中1014名患者在31个中心接受了瓣膜置换[61]。瓣膜替代物非去除率在2年时为99.4%。在出院时，对于尺寸为19～29mm的瓣膜，平均跨瓣压力梯度范围为9.3～4.1mmHg。有27例早期血栓栓塞事件，包括8例（0.8%）卒中，17例（1.7%）可逆性神经系统事件和2例（0.2%）系统性栓塞事件。没有早期瓣膜血栓形成，心内膜炎或临床上显著溶血的情况。最后，有5例晚期瓣膜再次置入，其中1例由于结构退化，4例由于心内膜炎[61]。

3. 无支架生物替代物

首次使用异种移植无支架瓣膜进行主动脉瓣置换是在1996年。由于这些替代物没有刚性金属支架，因此瓣膜上几乎没有固有梯度。一旦它们通过冠状动脉下（类似换瓣）或环绕包裹技术（类似David技术）植入，这些瓣膜将由患者的主动脉根支撑。某些无支架瓣膜也可以作为独立的主动脉根部置换替代物植入，类似于同种移植物。然而，这些瓣的植入更复杂并且通常需要更长的阻断时间。由于存在这些问题，同时由于带支架的生物替代物向减少跨瓣膜梯度的演变改进，近年来无支架瓣膜普及性已经降低了。

(1) Medtronic Freestyle瓣膜（图76-4A）是一种无支架猪生物瓣膜替代物，具有长达15年的临床耐久性。该瓣膜是将完整的猪主动脉根部，进行专有的生理固定，并行α-氨基油酸抗钙化处理旨在保持瓣膜的自然解剖形状。它可以用作独立的主动脉根部替代物，或者修剪后用冠状动脉下技术植入。瓣膜的尺寸范围为19～29mm。Bach及其同事[62]报道了他们来自北美和欧洲的多中心队列的长期结果，其中725名患者被随访长达15年。在10年和15年时无与瓣膜相关的死亡率为94.9%±1.5%和92.7%±3.5%。结构性瓣膜退化导致的瓣膜去除率在10年和15年时分别为96.5%±1.3%和83.3%±4.8%。年龄增加与结构性瓣膜衰败引起的再次手术和瓣膜取出手术发生风险降低有关。

3f（form follows function）瓣膜是无支架生物瓣膜替代物，由三个相等的零压力固定马心包小叶制成。其管状设计旨在尽可能地模仿天然主动脉瓣的生理功能。瓣膜固定在瓣膜环上，缝合线固定在连合柱上，形成更大的瓣膜柔韧性，从而便于植入。鉴于其独特的设计，瓣膜上的最大应力点从连合处转移到瓣叶的半月形"腹部"。瓣膜的尺寸范围为19～29mm。Linneweber及其同事[63]报道了对接受3f瓣膜治疗的123例患者进行为期5年的随访。没有发现严重的结构性或非结构性瓣膜功能障碍。免于心内膜炎率为100%，在4名患者中检测到微小的瓣膜周围反流。总的来说，免于再次手术率达100%。免于严重不良事件的比例为89%，其中包括一个永久性和三个短暂的神经栓塞事件。平均跨瓣梯度保持较低压力，心室质量明显改善。

(2)Sorin Group Pericarbon Freedom 是一种经过制造商固定后解毒处理的无支架牛心包生物瓣膜替代物；它储存在无醛溶液中，因此无须在植入前进行冲洗。它可以用作单独主动脉根部替代物，或者修剪后用冠状动脉下技术植入。该瓣膜的尺寸范围为15～29mm，临床批准仅在美国境外使用。Milano及其同事[64]报告了85名接受Pericarbon Freedom瓣膜患者的10年结果。实际免于结构性瓣膜衰败（SVD）率为96%±3%。有两名患者因SVD需要再次手术，一名患者因心内膜炎，另一名患者因窦管连接处扩张，导致实际免于再手术率为93%±4%。左心室质量指数从213±51gm/m^{2}降至157±436gm/m^2（$P < 0.001$）[64]。

Freedom Solo（图76-4B）是下一代无支架牛心包生物瓣膜替代物，设计用于环上置入，以获得100%的开口-瓣环比。该瓣膜仅设计用于冠状动脉下植入，尺寸范围为19～27mm。它目前仅在美国境外提供，但预计在不久的将来会获得FDA的批准。许多报道提示该瓣膜植入后跨瓣压力梯度低，以及几个月内左心室质量减小；然而，关于瓣膜耐久性的长期数据尚未可知[65,66]。相对于其他可用的选择，也有一些关于接受该瓣膜的患者出现严重但一过性的血小板减少症的报告[67,68]，该血小板减少症的病因尚不明确。

(3) Edwards Lifesciences. Edwards Prima Plus 瓣膜（图76-4C）是一种无支架猪生物替代物，经过低压固定并接受 XenoLogiX 抗钙化处理。该瓣将一层聚酯编织布缝合到瓣环上以为第一缝合线提供额外的支撑。它可以作为完全主动脉根部替代植入或修剪并使用冠状动脉下技术放置；然而，美国批准的适应证仅适用于冠状动脉下植入术。瓣膜的尺寸范围为21～29mm。Auriemma及其同事[69]报告了318名接受Edwards Prima Plus瓣膜治疗的患者的10年结果。10年时实际免于再次手术和结构性瓣膜衰败率分别为100%和64%。10年内实际免于栓塞事件和心内膜炎率分别为84%和81%。

4. 免缝合瓣膜

免缝合人工心脏瓣膜最初是在20世纪60年

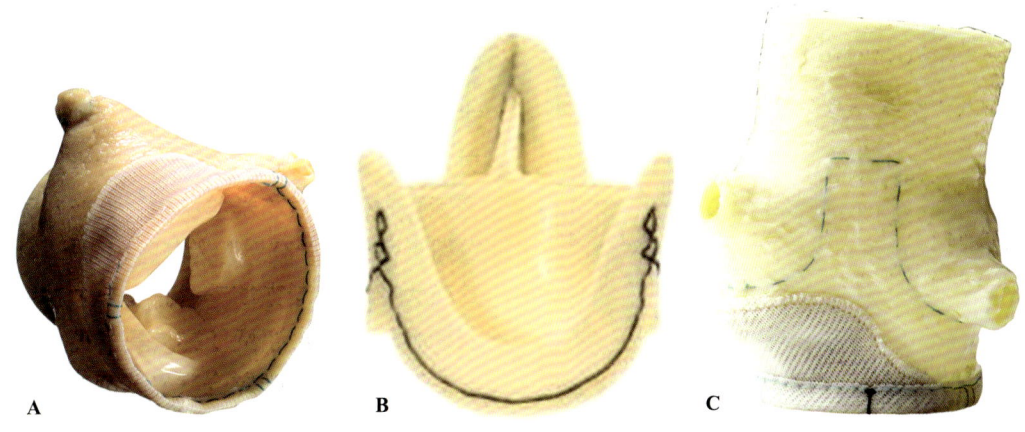

▲ 图 76-4 无支架瓣膜

A. Freestyle 主动脉根部生物瓣；B. Freedom solo 生物瓣；C. Prima Plus 瓣（A, Courtesy Medtronic, Inc., Minneapolis, MN. B, Courtesy Sorin Group, Inc., Milan, Italy. C, Courtesy Edwards Lifesciences Corp, Irvine, CA.）

代开发的，以加快瓣膜植入，同时减少缺血和手术时间。然而，由于瓣膜周围渗漏和瓣膜相关的血栓栓塞事件等多种并发症，这类瓣膜被弃用[70]。经导管技术的快速发展推动了免缝合瓣膜策略的再次兴起，以降低瓣膜置换患者发病率和死亡率。外科手术速度加快有助于减少高风险患者和需要复杂多瓣手术或联合瓣膜和冠状动脉手术患者的不良后果[71]。

(1) Medttronic 3f Enable（图 76-5A）是一种免缝合生物瓣膜替代物，由 3f 无支架瓣膜置于自膨胀镍钛合金框架上构建而成。流入道外表面覆盖有聚酯织物，并且做成扇形以贴合符合主动脉瓣环。植入需要在窦管交界处上方至少 2cm 处进行横向主动脉切开。与传统的缝合瓣膜一样，必须切除瓣叶，然后对瓣环进行细致的清创。单个引导缝合线放置在非冠状窦的最低点，并且瓣膜连合处需要与天然瓣膜连合处对齐。镍钛合金的慢性向外推力以及聚酯外表面确保了瓣膜的固定，并最大限度地减少了瓣膜周围渗漏的可能性[71]。在二瓣化主动脉瓣以及不规则或严重钙化的瓣膜中禁用本瓣膜。它于 2009 年获得 CE Mark 批准，目前正在等待 FDA 批准。瓣膜的尺寸范围为 19~29mm。许多研究小组报道了 3f Enable 的结果[72, 73]。Eichstaedt 及其同事[73]报道了 120 例接受罪长达 18 个月随访的患者的单中心经验。在 Society of Thoracic Surgeon（STS）风险评分平均为 14.8% 的患者群体中，30d 死亡率总体为 6.7%，单独瓣膜置换为 1.4%。瓣膜释放时的平均和峰值跨瓣压梯度分别为 9mmHg（4~13mmHg）和 14mmHg（8~22mmHg）。在 8 名患者（6.7%）中，永久性起搏器植入是必要的。未观察到与生物替代物相关的血栓栓塞或出血事件[73]。

(2) SorinGroup Perceval S（图 76-5B）是一种无支架的牛心包生物替代物，附着于可自动扩张的镍钛合金锚固装置，具有支撑瓣膜并为植入部位提供固定的双重作用。锚固装置的特征在于两个环段（流出和流入环），三个支撑瓣的连合元件，以及三对窦状元件以在佛氏窦中提供固定。锚固装置采用制造商专有的 Carbofilm 涂层处理。除了双片心包设计外，还有一个心包密封圈，旨在促进主动脉瓣环的贴合和防止瓣膜周围渗漏。近端主动脉切开术应在瓣膜环上方 3~3.5cm 处或在窦管连接处上方 0.5~1cm 处。主动脉瓣叶必须切除；然而，瓣环并不需要清除钙化组织。只需要去除瓣环内偏心和大块的钙化斑。然后将引导缝线放置在每个窦最下方底部 2~3mm 处，在每根缝线之间保持 120° 等距离。对应于每个瓣膜窦，在流入环上预置了纽孔，引导缝合线穿过。在植入之前，将瓣膜替代物直径减小到合适的尺寸，然后将其装载在支架上。在原位定位后，瓣膜分两步释放。首先是瓣环水平处的流入环，当定位明确后，释放完整的瓣膜替代物。植入后，后扩张球囊导管在替代物内部以流入环水平充气，以将流入环向窦部塑性加强固定[71]。该瓣膜有小（S）、中（M）、大（L）和超大（XL）尺寸。该瓣膜于 2011 年获得 CE Mark 认证，预计很快将获得 FDA 批准。

一些报道证明了该瓣膜的安全性和有效性[74, 75]。Rubino 及其同事[76]报道了一项多中心欧洲队列研究，314 名患者接受 Perceval S 行 AVR，单独手术或同期行血运重建。瓣膜成功植入 99.4% 的病例，而两名患者由于严重的瓣周漏而转为传统的 AVR。与联合手术相比，院内死亡率为 3.2%，单独 AVR 较低（1.4% 对 7.4%；P=0.005）。6 名患者（1.9%）经历围术期卒中，5 名（1.6%）需要肾脏替代治疗，25 名（8.0%）需要起搏器植入。80 岁以上老年患者和年轻患者的院内结果相似。2 年时，总生存率为 84.1% ± 4.2%，而免于与瓣膜相关死亡率为 97.9% ± 1.3%。免于卒中的发生率为 98.9% ± 0.8%，免于心内膜炎的发生率 99.1% ± 0.6%，免于主动脉瓣再次手术发生率为 98.5% ± 0.9%。同样的，与年轻人群相比，80 岁以上患者没有观察到临床效果的差异[76]。

(3) Edwards Lifesciences Edwards Intuity（图 76-5C）是一种无支架牛心包生物瓣膜替代物，参考 PERIMOUNT 设计，采用专有的球囊可扩展的环形不锈钢框架。瓣叶经过制造商 ThermaFix 抗钙化处理，并且框架覆盖有宽的聚酯密封布，其略微扩展到天然主动脉瓣膜环下方。在传统的

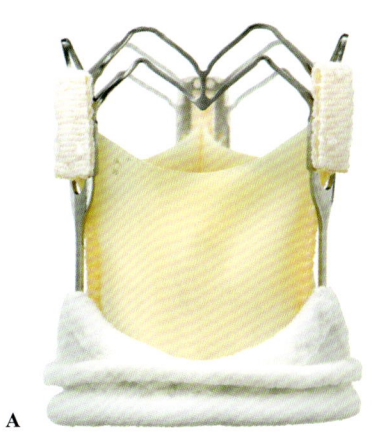 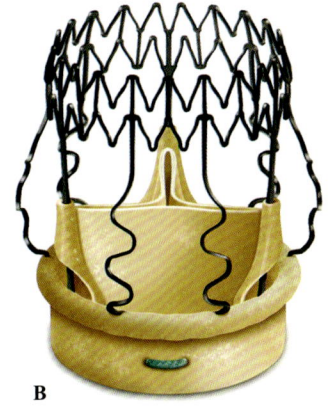 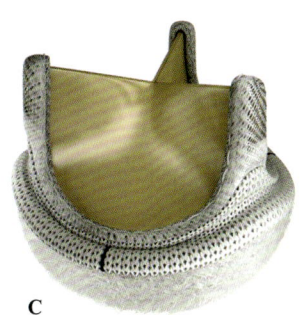

▲ 图 76-5　免缝合生物瓣

A. 3F Enable 瓣；B. Perceval S 瓣膜；C. Intuity 瓣膜（A, Courtesy Medtronic, Inc., Minneapolis, MN. B, Courtesy Sorin Group, Inc., Milan, Italy. C, Courtesy Edwards Lifesciences Corp., Irvine, CA.）

主动脉切开术和切除瓣叶后进行植入。应当对瓣环钙化予以清除以使瓣环内表面光滑。引导缝合线穿过每个窦的最低点处，然后固定到瓣膜上。Intuity 于 2012 年获得 CE Mark 认证，目前正在美国进行试验，以供 FDA 未来批准。瓣膜的尺寸范围为 19～27mm。TRITON 试验的主动脉瓣狭窄的手术治疗报告了使用 Edwards Intuity 瓣膜接受 AVR 的 152 名患者的 1 年结果。植入成功率为 96.1%（146/152），而早期瓣膜相关死亡率为 1.4%，平均随访时间为 9.8 ± 5.1 个月的累计生存率为 92.5%。第三方核心实验室测定平均有效开口面积和主动脉瓣压力梯度在 3 个月时分别为 1.7 ± 0.2cm^2 和 8.8 ± 3.0mmHg，1 年时分别为 1.7 ± 0.2cm^2 和 8.4 ± 3.4mmHg[77]。

5. 经导管瓣膜

经导管瓣膜在治疗心脏瓣膜病方面已经形成了治疗模式上的转变。随着 Edwards Sapien 主动脉瓣和 Medtronic CoreValve 被批准，新一代瓣膜疗法被引入临床实践。经批准用于无法耐受手术和手术过高风险的主动脉瓣狭窄患者，这些瓣膜已显示出优于药物治疗的显著益处，且疗效与传统的外科主动脉瓣置换术相当[78-80]。SJM 的 Portico 主动脉瓣已获得 CE Mark 批准，目前正在美国试用以获得 FDA 的批准。经导管径路行二尖瓣、三尖瓣和肺动脉瓣置换技术也正在开发中，并且可能在不久的将来应用于临床。随着这项技术的发展，它可能会改写外科瓣膜置换的适应证，同时进一步改善心脏瓣膜病患者的治疗。有关经导管瓣膜治疗的更详细的综述见第 79 章。

（三）同种异体瓣膜置换术

同种异体瓣膜是从尸体供体获取并冷冻保存直至准备使用。它们通常用于先天性心脏手术，用于重建复杂的大血管和半月瓣异常。目前，成人心脏手术中同种移植的主要适应证是复杂的天然主动脉瓣心内膜炎[81]或感染的复合主动脉根部移植物的完全根部置换。最初，人们乐观地认为同种移植瓣膜比传统的生物替代物具有更好的耐用性；然而，研究表明，现代生物瓣膜在耐用性方面即使不是更佳，至少也是相同的[82]。早期文献描述了用于植入的冠状动脉下和包裹技术，但这些方法已经逐渐不受青睐。为了有效治疗心内膜炎，所有受感染的组织都必须进行彻底的清创。为此，同种移植物的二尖瓣和附着的隔膜肌肉可以帮助重建二尖瓣环和左心室流出道。避免人工替代物材料的使用，其优点为允许在感染存在下进行复杂重建。

（四）瓣膜置换的选择

瓣膜替代物的选择可能是外科医生和患者面临的具有挑战性的决定。该过程中的第一步也是最重要的一步是在机械瓣膜和生物瓣膜之间进行选择。需要考虑的重要因素包括患者的年龄，预

1183

期寿命，偏好，抗凝指征或禁忌证以及并发症。2006 年 American College of Cardiology/American Heart Association（ACC/AHA）和 2007 年欧洲指南降低了患者年龄的权重，并更加重视患者的个人偏好[83, 84]。最新的 ACC/AHA 指南进一步强调了选择替代物瓣膜类型应该是一个共同的决策过程，需要考虑患者的观念和偏好，充分告知抗凝治疗的适应证和风险以及可能需要再次手术。选择生物瓣膜被认为在 70 岁以上的患者中是合理的，同时也推荐用于任何年龄的患者，若其存在抗凝治疗禁忌，不能正确管理抗凝治疗，或本人不愿意接受抗凝治疗。对于年龄在 60—70 岁的患者，选择生物替代物或机械瓣膜均被认为是合理的。对于没有抗凝禁忌证的 60 岁以下患者，选择机械替代物对于 AVR 或 MVR 是合理的（表 76-3）[85]。

选择过程中的另一个重要因素是选择提供最佳血流动力学性能的瓣膜。瓣膜的性能取决于适合患者瓣环的替代物尺寸以及该替代物的总横截面积，或者供血流通过的瓣膜有效开口面积 EOA。当植入瓣膜的 EOA 相对于患者体表面积太小时，将发生 PPM。最广泛接受的 PPM 评估方法是 iEOA。在主动脉位置，大于 $0.85 cm^2/m^2$ 的 iEOA 被认为是可接受的。当 iEOA 介于 0.85 和 $0.65 cm^2/m^2$ 之间时发生中等 PPM，而当 iEOA 小于 $0.65 cm^2/m^2$ 时发生严重 PPM。一些报道显示 AVR 后 PPM 与症状和功能分级改善较少，运动耐量受损，左心室肥厚改善减少，冠状动脉血流储备改善减少，不良心脏事件增多，增加短期和长期死亡率等有关。此外，PPM 的影响在年轻患者和左心室功能低下的患者中更为明显[86]。

重要的是要了解在比较不同瓣膜种类时，瓣膜替代物的实际尺寸与标记的替代物尺寸之间存在显著差异。因此，在根据标记尺寸评估不同替代物模型的血流动力学性能时，必须谨慎。如某个患者的主动脉瓣环可以容纳来自这一制造商的 21 号瓣，而相同的瓣环却仅能容纳来自另一家制造商的 19 号瓣。一般而言，新一代瓣膜的性能优于旧版本，机械瓣膜替代物优于带支架的生物替代物。最近的一项 Meta 分析显示，与带支架的生物替代物相比，无支架瓣膜可提供更大的 EOA，较低的跨瓣压梯度和更大的左心室质量消退，但代价是延长了体外循环时间。总而言之，瓣膜替代物的选择是一个多因素的决定，应该根据每个患者的需要进行个性化，以达到最佳的血流动力学和临床结果[86]。

表 76-3 2014 AHA/ACC 指南：瓣膜替代物的选择

建议	推荐级别	证据强度
瓣膜治疗措施及替代物种类的选择应该是一项医患共同决定的过程	I	C
对于抗凝治疗有禁忌、无法合适管理或不愿接受的患者，推荐使用生物瓣膜替代物	I	C
对于 60 岁以下且无抗凝禁忌的患者行 AVR 或 MVR 推荐使用机械瓣膜替代物	IIa	B
对于 70 岁以上患者推荐生物瓣膜替代物	IIa	B
60—70 岁的患者生物瓣或机械瓣都是合理的选择	IIa	B
对于年轻的患者，若 VKA 抗凝治疗禁忌或不愿接受，可由有经验的外科医生选择采用自体肺动脉瓣行主动脉瓣置换（Ross 手术）	IIb	C

AVR. 主动脉瓣置换；MVR. 二尖瓣置换；VKA. 维生素 K 拮抗药（引自 Nishimura RA, Otto CM, Bonow RO, et al: 2014 AHA/ACC Guideline for the Management of Patients with Valvular Heart Disease: a report of the American College of Cardiology/American Heart Association Task Force on Practice Guidelines. *Circulation* 129: e521–643, 2014.）

第 77 章
主动脉瓣疾病的外科治疗
Surgical Treatment of Aortic Valve Disease

Talal Al-Atassi　Gebrine El Khoury　Munir Boodhwani　著
陈 思 译

一、主动脉的功能解剖学

主动脉瓣是血液在进入身体其他部位之前被泵送所经过的四个心脏瓣膜中最后一个。它将左心室流出道与主动脉分开。其主要功能是防止从主动脉到左心室的血液反流，同时允许血液在心脏收缩期间以最小的阻力向前流动。正常主动脉瓣有三个半月瓣（三叶瓣）：左冠瓣、右冠瓣和无冠瓣。每个瓣都附在三个 Valsava 窦之一的下方，该窦（Valsava 窦）是与每个瓣相应的主动脉的轻微扩张。Valsava 窦终止于窦管连接处，这是主动脉根部的最窄部分。纤维骨架支撑着主动脉瓣，并与二尖瓣的前叶相连续。

二、主动脉瓣狭窄

（一）流行病学和病因学

单纯主动脉瓣狭窄（aortic stenosis，AS）在男性中比在女性中更常见，并且在 2% 65 岁及以上的人群中可被发现。AS 的最常见原因包括与年龄相关的钙化退行性变、主动脉瓣二瓣化畸形和风湿性主动脉瓣。这些原因的分布因年龄组和地理区域而异。年龄相关性退行性变是 70 岁以上患者 AS 最常见的原因。相比之下，二瓣化主动脉瓣钙化占 70 岁以下外科患者的大多数。

（二）病理生理学

在心脏收缩期间，正常的主动脉瓣上没有明显的压力梯度。在 AS 中，左心室流出道的逐渐梗阻导致左心室后负荷和左心室壁应力增加，左心室收缩和舒张压升高，主动脉压降低和左心室射血时间延长。随着时间的推移，这导致代偿性向心性左心室肥大（LVH）以维持射血分数。在患有慢性严重 AS 的患者中，这种代偿机制可能变得不足，导致左心室逐渐扩张和变薄，并导致射血分数降低和充血性心力衰竭。

AS 的心肌氧供需也有所改变。LVH，收缩压增加和射血时间延长导致心肌需氧量增加。舒张压增加和收缩期射血时间延长，导致舒张期和心肌灌注时间降低，从而减少心肌供氧。即使在没有冠状动脉疾病的情况下，心肌氧供需的改变也是 AS 患者心肌缺血背后的潜在机制。

（三）临床表现

AS 的典型症状是心绞痛，劳累性晕厥和充血性心力衰竭的症状，如呼吸短促等。章节之前解释了心绞痛和充血性心力衰竭的机制。晕厥的机制可能与流出道梗阻加上运动引起的外周血管舒张导致运动相关心搏出量增加不足有关。这些变化引起全身血压下降，导致脑灌注不足和晕厥。

典型的体检发现是在胸骨右侧第二肋间隙听到渐强 - 减弱的收缩期喷射样杂音，可向颈动脉放射。在严重的 AS 病例中可能存在明显的震颤。触诊动脉脉搏可发现脉搏弱而延迟，被称为细迟脉。

（四）诊断和分级

二维经胸超声心动图是 AS 诊断和分级的最常见方式（表 77-1）。在大多数患者中，这种方

1185

表 77-1 主动脉瓣狭窄程度分级（根据超声心电图）

参 数	轻 度	中 度	重 度
主动脉瓣口面积（cm^2）	1.6~2.5	1.1~1.5	≤ 1.0
平均压力梯度（mmHg）	< 20	20~39	≥ 40
主动脉瓣口血流速度（m/s）	2.0~2.9	3.0~3.9	≥ 4.0

引自 Nishimura RA, Otto CM, Bonow RO, et al: 2014 AHA/ACC guideline for the management of patients with valvular heart disease: a report of the American College of Cardiology/American Heart Association Task Force on Practice Guidelines. *Circulation* 129: e521–643, 2014

式能可靠地确定主动脉血流速度，主动脉瓣压力峰值和平均梯度以及主动脉瓣区域。

（五）自然病史

若不采取干预措施，有症状的 AS 预后很差。多项研究一致报告心绞痛和晕厥生存期仅 3 年，呼吸困难和心力衰竭则为 1.5~2 年[2]。这些研究结果支持建议有症状 AS 患者应早期采取手术干预。1/3 的无症状严重 AS 患者将在 2 年内出现症状，导致预期心源性死亡率从低于 1% 每年升至 5% 每年[3]。AS 程度更高的患者似比低程度 AS 者进展更快。当 AS 达到中度后，主动脉瓣开口面积平均每年减少 0.1cm^2，跨瓣压力梯度平均每年上升 7mmHg，瓣口流速每年增加 0.3m/s[4-7]。

（六）手术适应证

American College of Candiology（ACC）和 American Heart Association（AHA）[1]的 AS 患者主动脉瓣膜置换术（AVR）的 I 类建议如下。

1. 有严重 AS 的有症状患者。
2. 严重 AS 患者同时行冠状动脉搭桥术（CABG）、心脏瓣膜手术或主动脉手术。
3. 严重 AS 合并左心室收缩功能障碍患者（射血分数 < 50%）。

AVR 的 IIa 类建议[1]如下。

1. AS 无症状（主动脉血流速度 ≥ 5.0m/s 或平均压力梯度 ≥ 60mmHg）且手术风险低的无症状患者。
2. 无明显症状的严重 AS 患者，行运动试验提示运动耐量下降或收缩压下降。
3. 低流量/低压力梯度的严重 AS 且有症状患者，LVEF 降低（静息瓣口面积 ≤ 1.0cm^2，主动脉血流速度 < 4.0m/s 或平均压力梯度 < 40mmHg，LVEF < 50%，且低剂量多巴酚丁胺负荷实验显示主动脉射流速度 ≥ 4.0m/s，平均压力梯度 ≥ 40mmHg，瓣膜面积 ≤ 1.0cm^2）。
4. 低流量/低压力梯度的严重 AS 且有症状患者，LVEF ≥ 50%，主动脉瓣钙化，瓣叶运动明显减少，瓣口面积 ≤ 1.0cm^2，仅有临床、血流动力学和解剖学数据支持瓣膜梗阻为最可能导致临床症状的原因，同时数据记录时患者血压正常（收缩压 < 140mmHg），主动脉射流速度 < 4.0m/s 或平均压力梯度 < 40mmHg，并且每搏输出量指数 < 35ml/m^2，瓣膜面积系数 ≤ 0.6cm^2/m^2。
5. 中度 AS 患者因其他疾病适应证正在接受心脏手术。

AVR 的 IIb 类建议[1]如下。

无症状的严重 AS 患者，手术风险较低且连续测试显示主动脉口流速每年增加超过 0.3m/s。

三、主动脉瓣关闭不全

以孤立的主动脉瓣关闭不全作为主要病变接受 AVR，仅占 AVR 患者的少数（10%~15%）。在特定主动脉瓣关闭不全患者中，主动脉瓣膜修复正在成为瓣膜置换的有吸引力的替代方案。关于主动脉瓣关闭不全的流行病学、病理生理、诊断和治疗细节将在主动脉瓣膜修复的章节详述。

四、主动脉瓣置换

（一）手术技巧

AVR 的传统且最常见的临床路径是通过正

中胸骨切开术，显露心脏后，将患者肝素化并插管。将主动脉插管置于远端升主动脉中，并将两级静脉插管置于右心房中。主动脉钙化可能妨碍升主动脉插管的安全性，可考虑其他动脉插管，包括股动脉或腋动脉插管。深度低温停循环已被应用于升主动脉严重钙化的术中管理，但它们具有显著的脑卒中风险。如果需要同期其他手术，可以使用其他静脉插管方式。通常使用顺行心脏停搏液灌注。然而，通过冠状静脉窦逆行灌注心脏停搏液可用于治疗严重主动脉瓣关闭不全，冠状动脉疾病或 LVH 以加强心肌保护。通过右上肺静脉放置左心引流。在开始体外循环和心脏停搏后，可以逆行灌注方式或直接通过冠状动脉口间断补充心脏停搏液。AS 患者通常有心室肥大，可能需要更多心脏停搏液量。

主动脉切开是从主动脉正前方开始的，可做水平横向切开（在与窦管交界距离约 1cm 且平行平面）或者斜向切开（从右冠状动脉上方的横切口开始，但延伸通过窦管交界进入无冠窦）。应保持距右冠状动脉足够的距离，以防止闭合时损伤冠状动脉。

将牵引线置于每个连合处上方的主动脉壁，并且远端主动脉向头侧牵引以便于显露（图 77-1）。每次切除一片瓣叶，依次进行。从右冠瓣和无冠瓣之间的连合处开始并切除右冠瓣（图 77-2）。接下来，从左冠瓣和右冠瓣之间连合处开始切除左冠瓣。然后从左冠瓣和无冠瓣间连合处开始切除无冠瓣。使用 11 号刀片进行瓣叶切除，可以通过环绕钙化斑块切割而不是横切钙化斑块来清

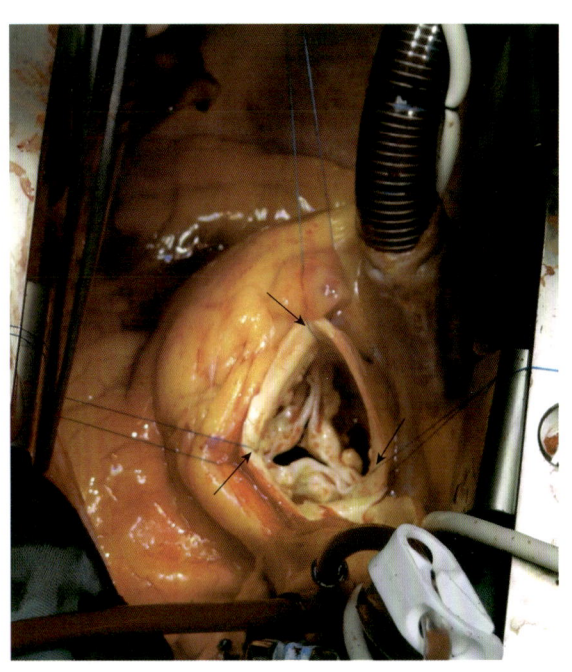

▲ 图 77-1　在三根瓣联合缝合线（箭头）的辅助下，通过主动脉水平切开暴露主动脉瓣，升主动脉远端用缝合线向头侧牵引

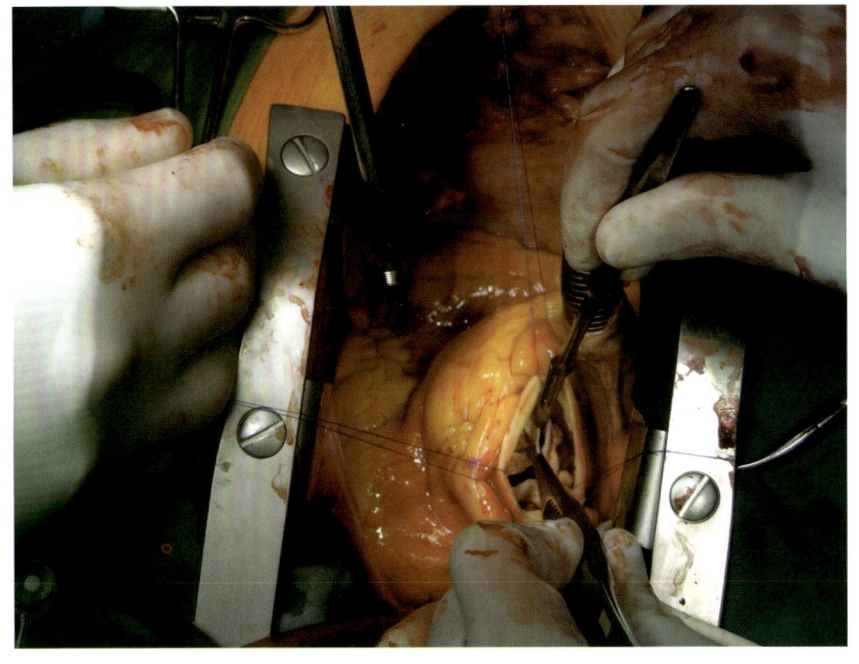

◀ 图 77-2　从右冠瓣开始，用 11 号刀片对主动脉瓣进行准确切除

除钙化。或在切除瓣膜后，使用镊子和咬骨钳清除瓣环钙化。清除钙化满意后，冲洗主动脉根部、升主动脉和左心室以去除所有游离钙沉积物。在冲洗期间，应注意防止钙化碎片栓塞进入冠状动脉口。

可以在瓣叶切除之前或之后进行尺寸测量。在非扩张的主动脉根部，窦管交界通常是选择最大可能瓣膜尺寸的限制因素。使用测瓣器测量瓣环，并选用适当尺寸的瓣膜（图 77-3）。如果瓣环太小，可能需行主动脉根部扩大术（见下节）。

有两种技术用于瓣膜置入：连续缝合技术和间断缝合技术。连续缝合技术具有较少的结，这可以节省时间并使异物残留最小化。可以植入较大的瓣膜替代物，因为对主动脉根部组织的"荷包线"效应较小。然而，如果主动脉瓣环组织脆弱或严重钙化，或者如果缝合处开裂或破裂，则该技术可能存在问题。不使用垫片的间断缝合技术（图 77-4）是我们的瓣膜植入标准技术，因为它为瓣膜替代物附着提供了最大的强度，最大限度地减少了异物残留，允许放置最大可能的瓣膜，并且瓣周漏的风险低。交替着色的双针，2-0 不可吸收的编织缝线穿过人工瓣膜的缝

合环，然后穿过天然主动脉瓣环，从心室到主动脉侧，从左冠瓣开始，然后右冠瓣，最后无冠瓣（图 77-4 和图 77-5）。缝合线交替颜色（绿色和白色）以简化识别。如果主动脉瓣环特别脆弱，可以使用垫片。使用水平褥式缝合技术，垫片放置在瓣环下方，允许瓣膜"坐"于瓣环上方。然后将缝合线穿过人工瓣缝合环，注意人工瓣周围的对称间隔。或者，将针从上到下穿过瓣环，将垫片放在瓣环上方并将人工瓣放在瓣环的下方。瓣环上放置人工瓣可允许使用更大的瓣膜。在无冠瓣和右冠瓣环之间以及左冠瓣环附近进行缝合必须非常小心，因为这些区域进针过深可能分别导致心脏传导阻止和左冠状动脉损伤。

下瓣后（图 77-6），所有缝线依次打结。从左冠瓣开始，然后是右冠瓣，最后是无冠瓣（图 77-7）。然后使用两根双针聚丙烯缝合线连续缝合两层来闭合主动脉切口（图 77-8）。如果主动脉组织薄且易碎，可以使用毛毡片或自体心包带来加强闭合。

在主动脉切口关闭后，进行排气操作。主动脉根部排气，向心脏内增加容量，暂时关闭肺静脉（左心房）吸引，鼓肺通气，轻轻按摩左心室以将心腔内空气挤到主动脉根部排气孔中。将患者置于 Trendelenburg 体位后，移除主动脉阻断钳并恢复肺静脉引流。

使用经食管超声心动图（TEE），排除瓣周漏，评估瓣膜的血流动力学性能，若发现剩余的心腔内空气，可通过额外排气操作以移除，例如手指敲击在 TEE 上发现有空气集合的区域，或主动脉根部排气口负压吸引排气。还可以使用针头通过左心室心尖吸出空气。所有行 AVR 的患者都应接受心房和心室临时起搏线，因为该手术后发生房室传导阻滞和其他心律失常的风险较高。患者从体外循环停机后，用鱼精蛋白中和肝素，拔除腔管，并以常规方式关胸。

（二）主动脉根部扩大术

对于小主动脉瓣环患者，植入小支架生物瓣或机械瓣可能会导致主动脉瓣残余压力梯度。强行置入小型人工瓣膜可能导致瓣周漏，或主动

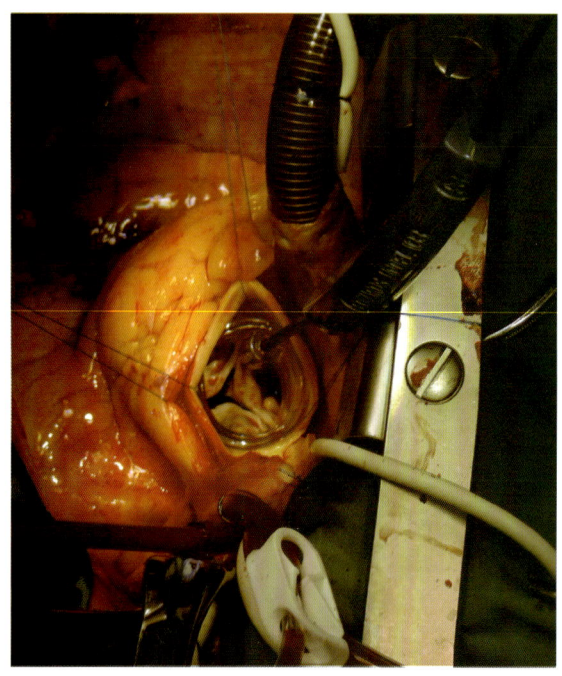

▲ 图 77-3 可以在瓣膜切除之前（如图所示）或之后，使用测瓣器确定合适的主动脉瓣替代物尺寸

第二部分 成人心脏手术
第77章 主动脉瓣疾病的外科治疗

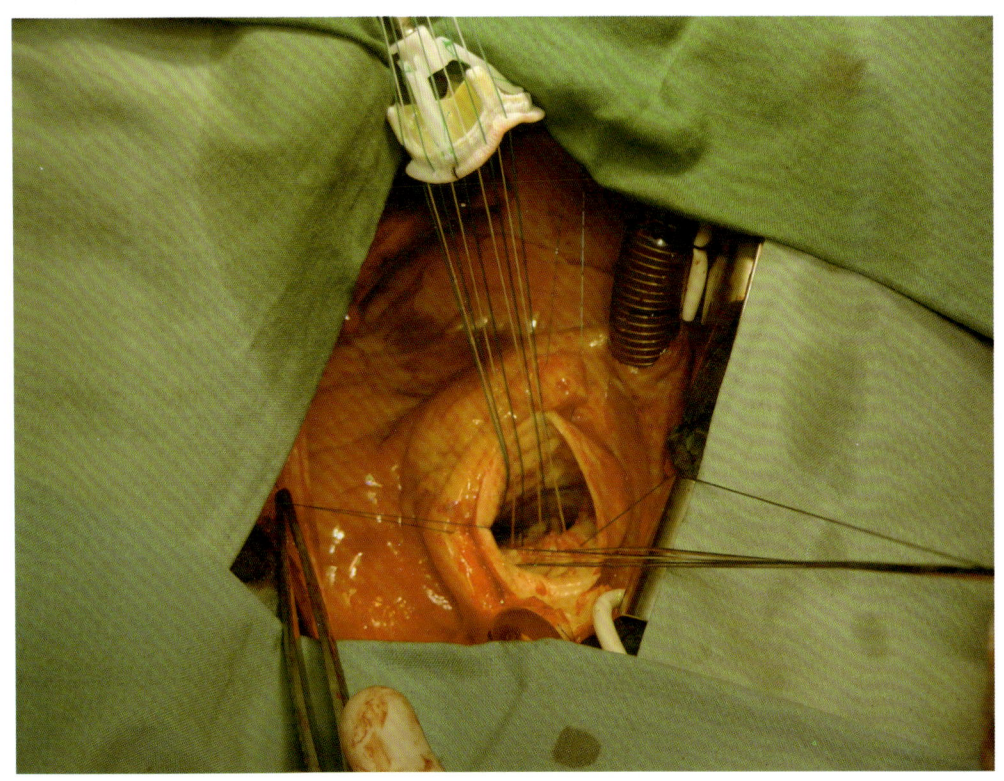
▲ 图 77-4 从左右瓣联合到左无瓣联合。绿白相间的瓣膜缝线均匀地穿过主动脉瓣环，然后穿过人工瓣膜缝合环

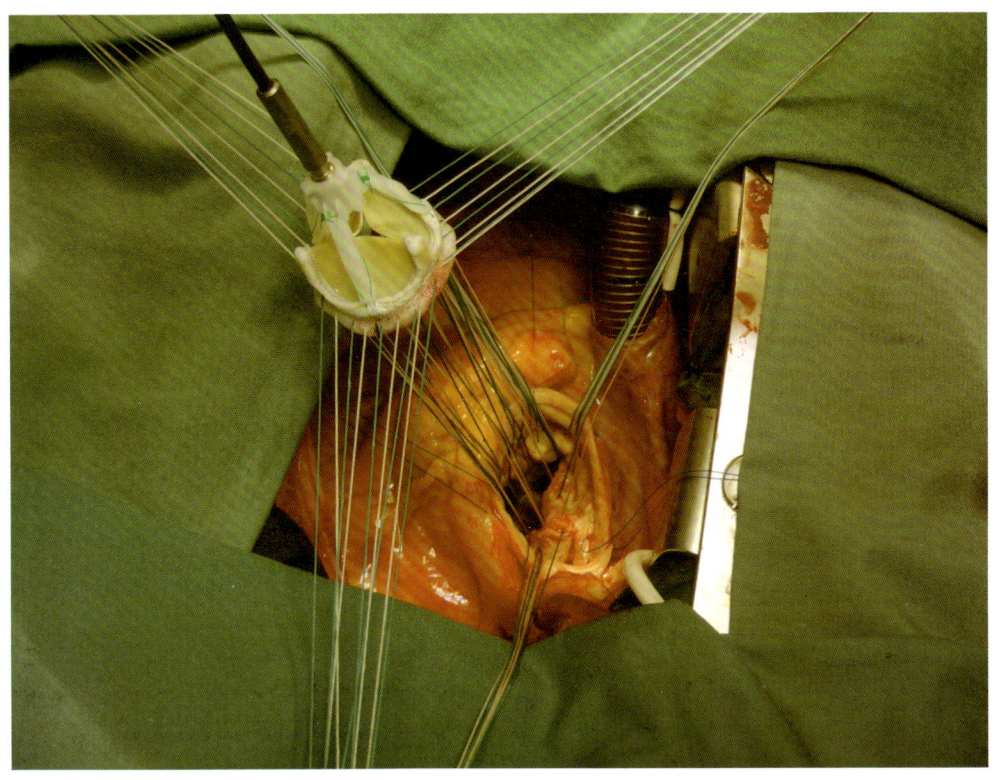
▲ 图 77-5 所有的瓣膜缝合线都已缝上主动脉瓣环，并穿过人工瓣缝合环

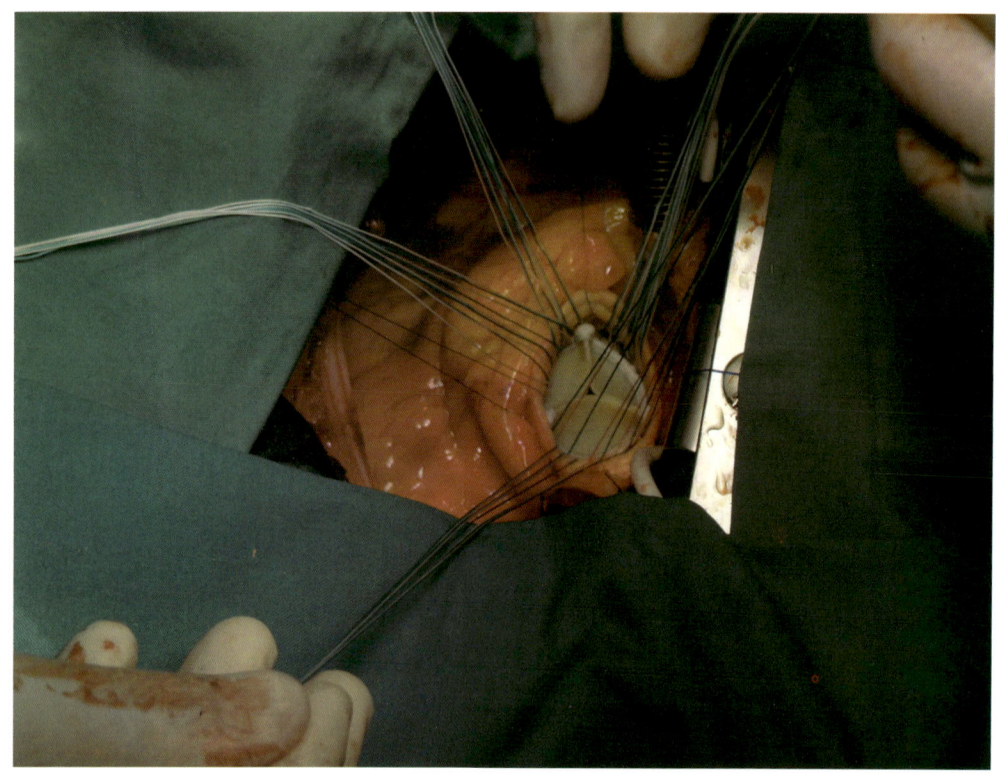

▲ 图 77-6 外科医生手持一束瓣膜缝合线，将人工瓣膜连同瓣膜支架下沉固定到位。助手手持另外两束瓣膜缝线。外科医生和助手上提瓣膜缝合线，同时外科医生将瓣膜向下沉到位

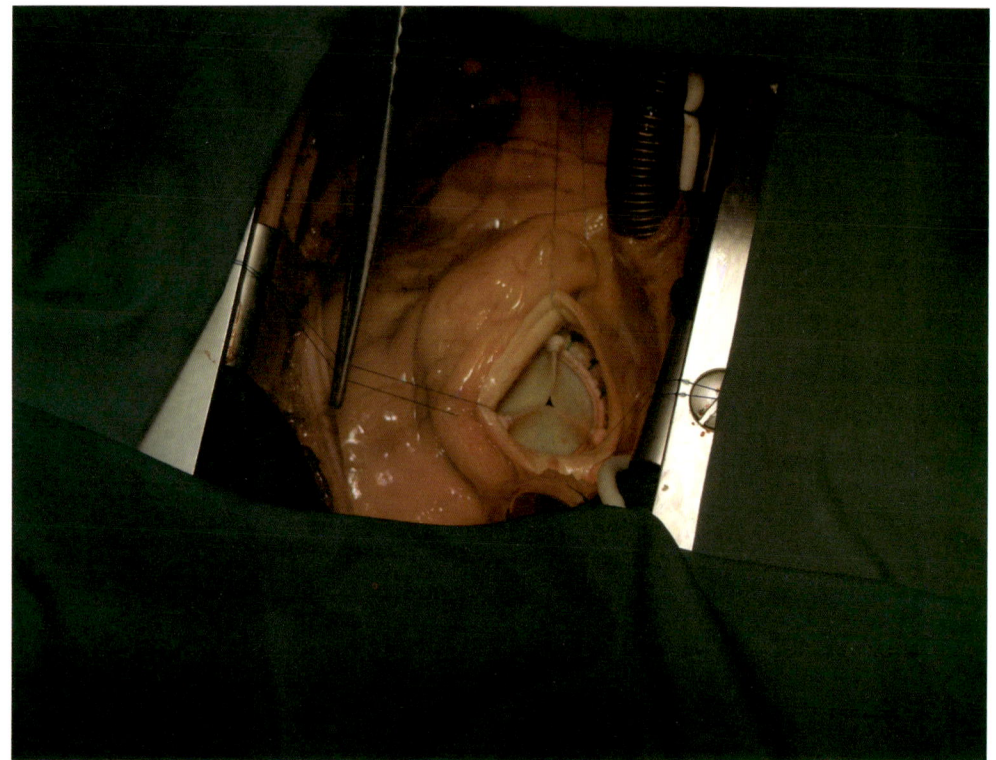

▲ 图 77-7 从左冠瓣开始，依次是右冠瓣，然后是无冠瓣，所有缝合线打结将人工主动脉瓣固定到位

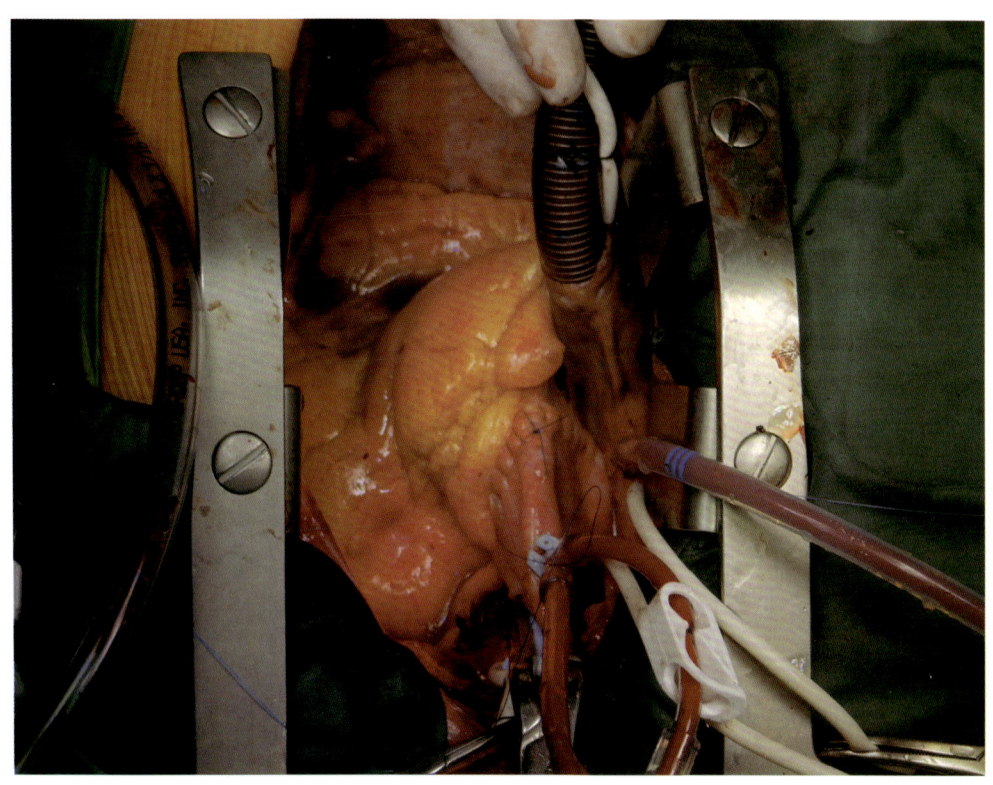

▲ 图 77-8 可以使用单层（如图所示）或双层缝合闭合主动脉切口

脉 / 左心室破裂。理想情况下，应在术前明确患有小主动脉瓣环的患者，以便进行最佳规划。但是，在某些情况下，只能在术中实现精确的尺寸测量。如果担心人工替代物 - 患者不匹配（PPM）的可能性（见后文），可以进行主动脉根部扩大手术。或者可以使用具有较大有效开口面积的无支架生物瓣膜或机械瓣膜。

目前已经有三种不同的主动脉根部扩大技术：通过 Nicks-Nunez[8] 或 Rittenhouse-Manouguian[9] 技术进行主动脉根后部扩大（图 77-9），而使用 Konno-Rastan[10, 11] 主动脉心室成形技术进行主动脉根前部扩大。

1. Nicks-Nunez 技术

主动脉根部扩大的 Nicks-Nunez 方法（图 77-10），通过左冠瓣和无冠瓣间连合处向下行垂直切开，并在瓣叶间纤维三角中向下延伸，再做主动脉根部的补片重建。该方法可使主动脉根部扩大 2~3mm。如果需要进一步扩大，切口必须延伸超过瓣叶间纤维三角连接，进入二尖瓣的前叶和左心房顶。在切开后，将自体心包或假体补片剪制成菱形。如果切口终止在叶间纤维三角处，则将补片的一端缝在主动脉瓣 - 二尖瓣纤维连续的切口最底部。在叶间纤维三角处使用间断褥式水平缝合，并且针穿过人工瓣膜的缝合环。如上所述，其余的瓣膜缝合线穿过主动脉瓣环。如果扩大的切口延伸到二尖瓣的前叶和左心房上，则类似地首先在切口的最深端缝合菱形补片，修复二尖瓣叶。二尖瓣叶修复使用不带垫片的间断缝合。在瓣环水平，带垫片的间断水平褥式缝合线穿过瓣环，然后穿过补片，最后进入人工瓣膜缝合环。在瓣膜被推下打结后，如果主动脉切口为斜切口（图 77-11），则修剪补片的剩余近端以关闭主动脉切口，或者在主动脉横切口水平剪断，并入主动脉横切口及升主动脉到主动脉根部吻合口中。

2. Rittenhouse-Manouguian 技术

Rittenhouse-Manouguian 主动脉根部扩大术方法为通过无冠瓣瓣环中部的垂直切口，该切口延伸通过瓣环并进入二尖瓣的前叶。切口完成后，补片重建类似于前一段中描述的 Nick-Nunez 技术。

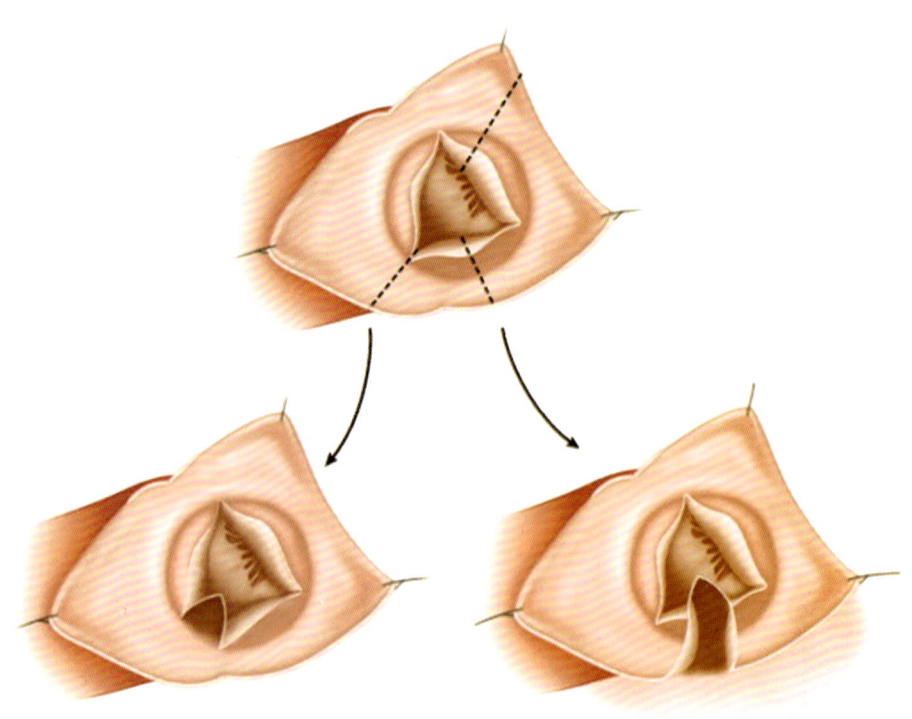

Nicks–Nunez 技术　　　　　　　　　Rittenhouse–Manouguian 技术

▲ 图 77-9　使用 Nicks–Nunez 或 Rittenhouse–Manouguian 技术扩大主动脉根后部

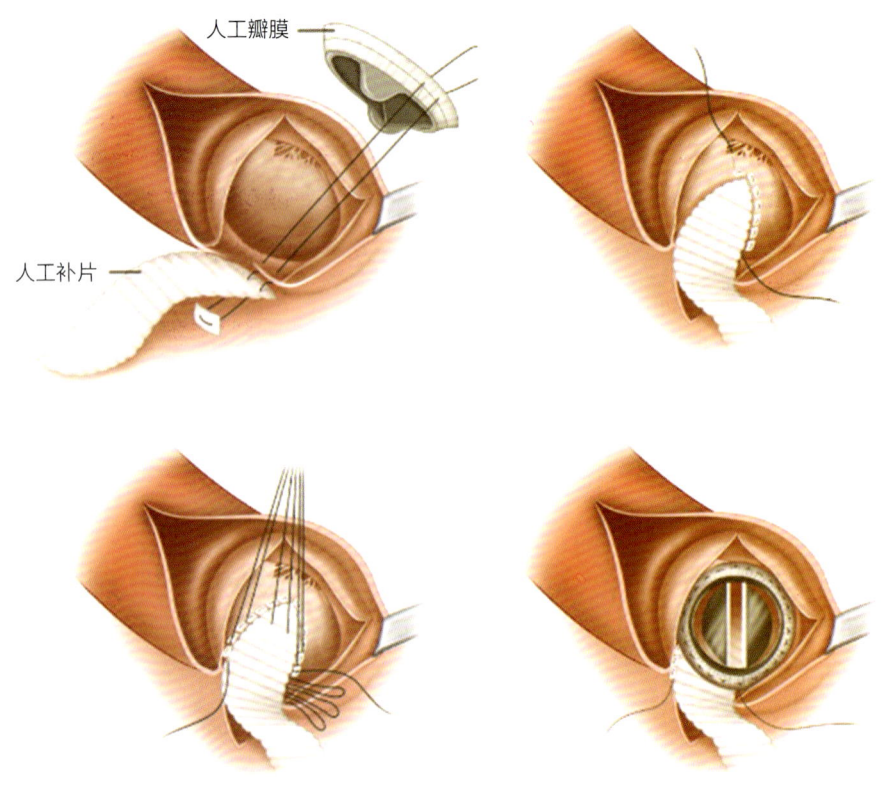

人工瓣膜

人工补片

三条带垫片的缝线

▲ 图 77-10　自体心包或人工材料的补片裁剪成菱形

使用带垫片的间断缝线将补片的一端插入瓣环扩大切口的远端。在主动脉环水平面，缝合线穿过人工瓣膜的缝合环。其余的瓣膜缝线以标准方式穿过主动脉环

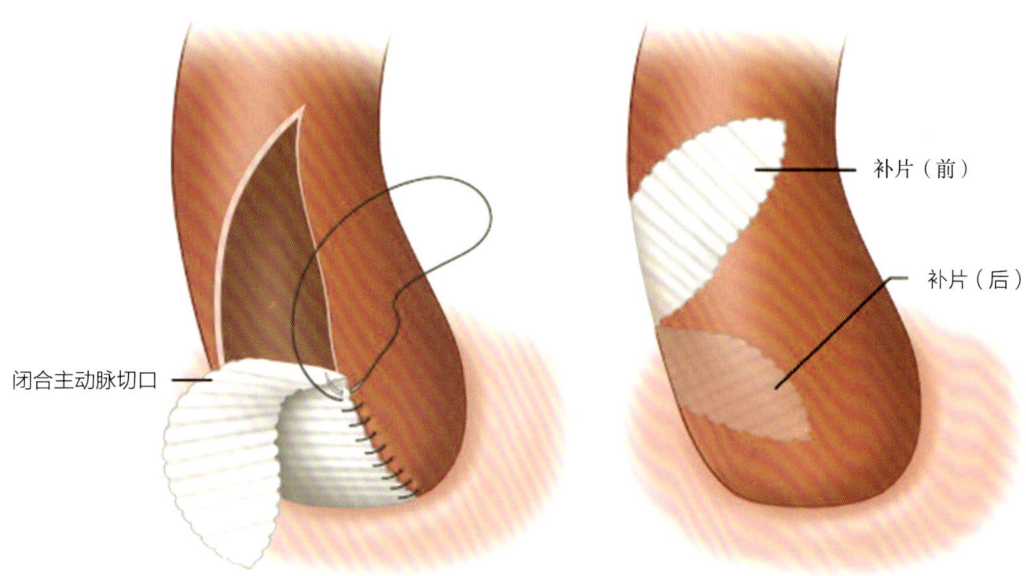

▲ 图 77-11 裁剪菱形补片用于主动脉切口的闭合。如果使用横向主动脉切口，则在横向主动脉切口水平上切断补片，并将其作为主动脉根部与升主动脉吻合的一部分

3. Konno-Rastan 技术

主动脉根部扩大的 Konno-Rastan 方法是一种主动脉根部前方扩大技术，或主动脉左心室成形术。主动脉垂直切开，切口延伸到右冠状动脉窦中右冠状动脉左侧，通过右冠瓣和左冠瓣联合旁的主动脉瓣环，并进入室间隔。在右心室游离壁上进行第二次切口（图 77-12）。在做完两个心脏切口之后，制备菱形和三角形补片。将菱形补片的一端连续缝合到切口的最低端，以将室间隔修复到主动脉瓣环的水平（图 77-13）。然后使用间断带垫片褥式缝合将三角形补片的基底部连接到瓣环水平处的菱形补片上。同样的缝合线也通过人工瓣缝合环（图 77-14）。其余的瓣膜缝合线如上所述，穿过瓣环。然后折叠三角形补片以覆盖右心室流出道缺损并使用连续缝合线缝合。最后，左心室流出道补片连续缝合闭合主动脉垂直切口（图 77-15）。

五、对术后护理的特殊考虑

在大多数情况下，AVR 术后护理与其他类型的心脏手术相似。然而，需要考虑的一个重要因素是患有 AS 的患者通常存在 LVH，导致左心

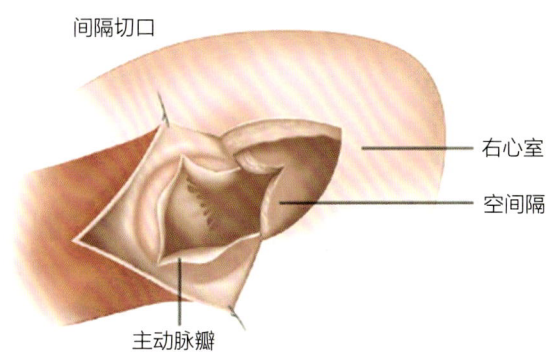

▲ 图 77-12 在 Konno-Rastan 主动脉根部扩大法中，在主动脉环的右冠瓣区域，靠近左冠状尖和右冠状尖连接处进行切口。切口进一步进入室间隔，在右心室游离壁上也做一个类似的切口

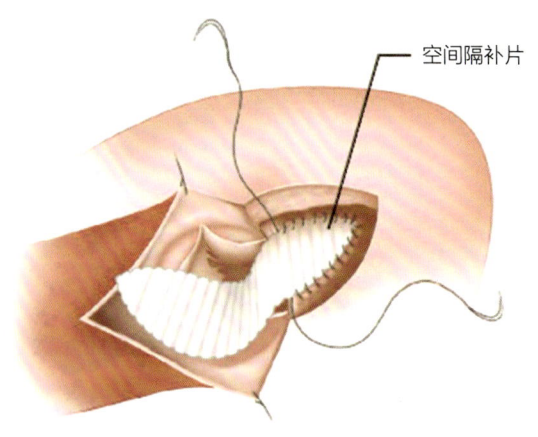

▲ 图 77-13 菱形补片的一端连续缝合至切口的深端，以修复至主动脉环水平的室间隔

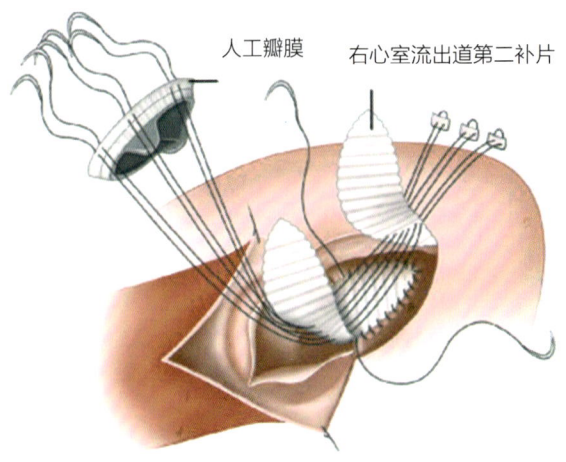

▲ 图 77-14 将一三角形补片底部用间断带垫片缝合线固定在主动脉瓣环水平的菱形补片上。同一缝线再穿过人工瓣膜缝合环

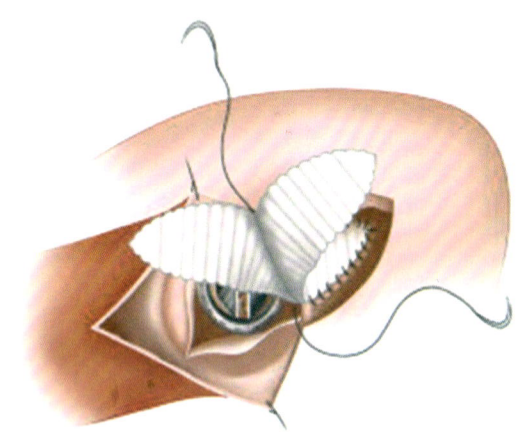

主动脉瓣更换完成

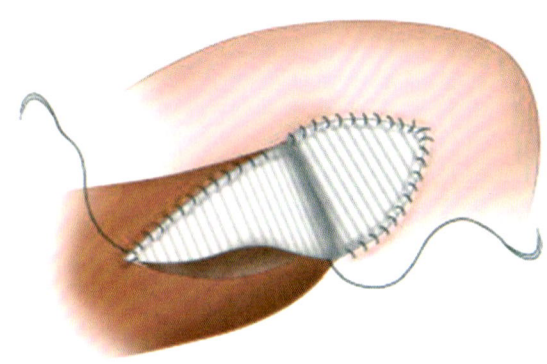

主动脉和右心室流出道扩大

▲ 图 77-15 然后反折三角形补片覆盖右心室流出道切口，连续缝合。最后用左心室流出道补片连续缝合关闭垂直主动脉切口

室顺应性降低。心脏手术期间发生的顺应性降低加剧了这种情况。因此，左心室高度依赖于高于通常的预负荷以进行充分填充。为此，填充压力（中心静脉压）应通过静脉补充容量保持在 15～18mmHg，而不是通常接受的 8～10mmHg。心房颤动可导致心房收缩力的丧失，这类患者对房颤耐受性较差，因为他们的心室充盈量减少了 20%。心律控制策略对于这些患者中可能更有益。

六、结果

（一）早期死亡率

AVR 后的早期死亡率最常与急性心力衰竭，神经系统并发症，出血和感染有关。Society of Thoracic Sargons（STS）国家数据库报告单纯 AVR 的 30d 死亡率为 3.2%[12]。当合并 CABG 时，死亡率上升至 5.6%[13]。过去，单纯 AVR 再次手术增加了早期死亡的风险[14, 15]，在当前时代似乎并非如此[14]。早期死亡率随着时间的推移而有所改善，并且仍在持续改善。在 20 世纪 90 年代，单纯 AVR 的早期死亡率约为 4.3%[15]，相比之下现代为 3.2%[12]。同样，AVR 和 CABG 联合手术的早期死亡率随着时间的推移显著改善，从 8.0% 降至 5.6%[13]。双瓣手术，包括 AVR 和二尖瓣或三尖瓣置换术的手术死亡率提高至 11%～14%[16]。三瓣膜手术，包括 AVR，二尖瓣置换术和三尖瓣置换术，手术死亡率提高至 15% 以上[16]。早期死亡的危险因素包括年龄增加、New York Heart Association（NYHA）功能分级、LVH、左心室扩大、主动脉瓣关闭不全、肾功能不全、严重慢性梗阻性肺病（COPD）、多次再次手术以及同期 CABG 或心脏瓣膜手术[17-21]。

（二）长期生存

晚期死亡率可分为瓣膜相关死亡率和非瓣膜相关心脏病死亡率。前者包括由结构性瓣膜衰败、非结构性瓣膜功能障碍、瓣膜血栓栓塞、出血、瓣膜心内膜炎导致的死亡，以及与手术瓣膜再次手术相关的死亡或手术瓣膜患者突然和意外死亡。非瓣膜相关死亡率包括其他心脏病原因死亡，例如人工瓣膜功能良好的患者的进行性心力衰竭[22]。后者占机械瓣膜置换患者15年死亡总数的63%及生物瓣膜置换患者所有死亡人数的59%。尽管生物和机械主动脉瓣置换患者术后10年内似乎没有生存差异，但15年随访提示结构性由于生物瓣膜衰败的原因机械瓣膜患者的生存获益似乎更佳。相比之下，其他研究表明，即使在15年、20年和25年，在主动脉位置接受生物瓣与机械瓣膜的患者之间也没有生存差异[15, 21]。晚期死亡的风险因素包括年龄增加、NYHA 功能分级增高、LVH、左心室扩大、左心室功能障碍、左心房大小增加、功能性二尖瓣关闭不全、心房颤动、室性心律失常、肾功能不全、糖尿病、外周动脉疾病、女性、吸烟、严重 COPD、多次心脏再手术，以及同期 CABG 或心脏瓣膜手术[17-21, 25-27]。

（三）早期并发症

1. 神经系统并发症

Souiety of Thoracic Surgeons/Ameercan Association for Thoacic Surgery（STS/AATS）小组将脑栓塞事件细分为短暂性脑缺血发作（TIA），这是持续不到24h且完全可逆的神经系统事件；可逆性缺血性神经功能缺损，为持续24h至3周的完全可逆的神经系统事件；以及卒中，是持续时间超过3周的不可逆神经功能缺损[22]。根据 STS 数据库，孤立性 AVR 的卒中发生率为1.5%[12]。在高风险（STS 预测的死亡风险＞10%）和更老的患者（＞80岁），卒中风险上升至2%～4.4%[28-31]。在 AVR 同期行 CABG 也将风险提高到4.9%～5.8%[32, 33]。术后早期卒中风险因素包括低 LVEF（＜40%）、升主动脉钙化、70岁以上、女性、糖尿病、体外循环时间大于120min、卒中史、颈动脉疾病、6min 步行试验行走不到300m[34-41]。生物瓣膜和机械瓣膜的晚期卒中年发生率分别为1.3%和1.4%。晚期卒中的危险因素包括女性、75岁以上、房颤、当前或既往吸烟、糖尿病和颈动脉疾病[42, 43]。大多数术后卒中（55%～76%）发生在术后24～48h内，但手术后高风险期可能持续3个月[38, 44-47]。术后

卒中是死亡率的重要预测指标，在一项研究中，早期卒中患者（＜24h）的死亡率高达31%，晚期卒中患者（＞24h）的死亡率为14%，而基础死亡率为4.6%。尽管早期卒中似乎与手术有关，但晚期卒中更多地受患者和疾病相关因素的影响[47]。

大约1/3接受过心脏手术的患者出现术后谵妄[48]。既往存在的器质性精神障碍、大量饮酒、高龄、颅内脑动脉疾病和更长的体外循环时间是术后谵妄的危险因素[48, 49]。围术期药物治疗如阿片类药物和镇静剂也是已知病因。

在一项研究中，在出院时38%的患者和术后3个月时19%的患者中行神经精神检查发现术后神经认知缺陷。这些变化与手术结果的重要临床差异或生活质量无关

2. 心脏传导阻滞和永久起搏器植入

与其他类型的心脏手术相比，心脏瓣膜手术后房室结传导阻滞发生更为频繁，3%～8% 的患者需要永久性起搏器置入[30, 51, 52]。这是瓣膜手术的一个独特特征，这是因为在膜部室间隔区域中传导系统与主动脉瓣关系紧密。清理钙化必须非常小心，并且必须在无冠瓣和右冠瓣连合处采取较浅的入针。由于传导系统周围组织的水肿，心脏传导阻滞可能是短暂的。但是，如果患者术后7～10d 仍依赖心脏起搏，我们建议永久性起搏器植入。完全心脏传导阻滞和永久起搏器植入的预测因子包括术前一度房室传导阻滞或束支传导阻滞、术后心脏骤停、主动脉和二尖瓣联合手术以及感染性心内膜炎。一项研究表明，使用的人工主动脉瓣膜类型并非重要的预测因素

（四）晚期并发症

1. 血栓栓塞，抗凝和出血并发症

在手术后3个月内，当血栓栓塞和出血的风险最高时，血栓栓塞的风险几乎是恒定的。根据一份报道，机械主动脉瓣的血栓栓塞总体线性化率为每100患者每年2例，主动脉生物瓣膜置换的总体线性化率仅为其50%[53]。在另一份报道中，各种机械瓣膜的血栓栓塞率相似，介于1.16%和1.33%之间[54]，但有一份报道称 On-X 双叶

机械瓣膜（On-X Life Technologies Inc., Austin, TX）的发生率较低，为每年0.6%[55]。不同的带支架生物瓣膜结果相似，为每年0.78%~1.22%[54]。然而，同种异体移植物的发生率要低得多，中位数为每年0.23%[54]。抗凝治疗出血率似乎与瓣膜替代物无关，最近一份报道中每年范围从1%~2%[54]。国际标准化比率（INR）的波动可能是血栓栓塞和出血事件的重要危险因素[56, 57]。因此，密切监测INR以尽量减少波动可能对预防这些并发症很重要[57]。新的家庭医疗点检测可能有助于实现这一目标[58]。对于低风险患者和低血栓发生率的瓣膜（双叶瓣膜），机械瓣AVR的抗凝治疗推荐最低目标INR为2.0~3.0[59-61]。但是，前瞻性随机On-X抗凝临床试验（PROACT）第一阶段的中期结果表明，INR可安全地保持在1.5~2.0，具有较低的出血风险且无显著性血栓栓塞增加。对于血栓栓塞高危患者或接受血栓形成倾向高的机械瓣膜患者（单叶盘瓣膜），目标INR应为2.5~3.5。对于生物瓣AVR，大部分证据支持血栓栓塞风险低的患者不需进行抗凝治疗，因为抗血小板治疗足以满足该患者人群的需求[46, 63-70]。低风险患者目前有多种建议，如术后前3个月抗凝治疗之后转为抗血小板治疗，或术后即只需抗血小板治疗[59-61]。血栓栓塞高风险患者应该有不同的考虑，本组可能必须抗凝治疗。

人工瓣血栓形成是一种严重但罕见的AVR并发症，每年发生率低于0.2%[71]。在机械瓣膜中更为常见。对因人工瓣膜功能障碍引起的心力衰竭患者，若手术风险过高，可能尝试溶栓治疗，尽管通常无效[72]。一般需要进行外科血栓切除术或重新更换人工瓣膜，且死亡率高达10%~15%[71, 72]。

2. 人工瓣膜心内膜炎

人工瓣膜心内膜炎（prosthetic valve endocarditis, PVE）是AVR的严重并发症，如果在植入后不到60d发生，则分为早期PVE，如果植入后发生超过60d，则分为晚期PVE。PVE的发生率约为每年0.5%~1%，前6~12个月的发生率略高于12个月[73-76]。早期PVE通常是人工瓣膜围术期种植的结果，多来自术中、术后伤口感染或留置血管内导管。晚期PVE通常由非心源性菌血症来源引起，或者有时来自围术期引入的毒性较小有机体的潜伏性感染。早期PVE的微生物病源谱包括金黄色葡萄球菌、表皮葡萄球菌、革兰阴性菌和真菌感染。对于晚期PVE，微生物学病源谱类似于天然心内膜炎，包括链球菌和葡萄球菌属。AVR后出现发热的患者应彻底调查PVE。连续血培养和经胸或经食管超声心动图是诊断检查的重要组成部分。PVE治疗的外科手术指征包括早期PVE、瓣膜功能障碍（裂开或瓣周漏）、相关心力衰竭、新传导障碍、脓肿、动脉瘤或瘘管的存在、经过了最大剂量和合理药物治疗后持续性菌血症、赘生物大于10mm、全身性栓塞、所有真菌感染和金黄色葡萄球菌、黏质沙雷氏菌和铜绿假单胞菌的毒力株。手术时机一直存在争议。在再次手术之前，最好对瓣膜进行消毒，特别是如果赘生物仅限于瓣叶而不累及瓣环。来自脓毒性栓子的中风在PVE患者中很常见，并且区分缺血性中风和出血性中风非常重要，因为前者对再次手术的结果没有不利影响，而后者则很有影响[77]。计算机断层扫描是存在神经系统体征或中风症状患者的重要诊断方式。PVE预后很差。早期PVE相关死亡率达30%~80%，而晚期PVE相关死亡率为20%~40%[78]。

3. 结构性瓣膜衰败和免于再次手术率

为了寻求理想瓣膜，经过测试和短期临床试验，新瓣膜不断推向市场，使AVR的不同瓣膜之间的选择成为一项挑战。第76章对不同类型的瓣膜进行了深入讨论。我们将本节中的讨论局限于结构性瓣膜衰败（SVD）以及主动脉位置的机械和生物瓣膜的免于再次手术率。第三代双叶片机械瓣膜具有很高的结构完整性，并且在总共超过50 000例患者–年随访的多项大型系列中未观察到或报告SVD[79-82]。这些瓣膜的耐久性非常出色，因此10年免再次手术率达94%，一项研究甚至报道手术后25年的免再次手术率高达98%[79, 83]。

经戊二醛处理的生物瓣膜随时间经历退行性变化和钙化。减轻这些过程的处理有助于减缓

SVD，包括使用表面活性剂，α-油酸和乙醇等化合物。生物瓣膜的使用在过去几十年中迅速增加，从 1996 年的 42% 增加到 2011 年的 82%[84]。尽管生物瓣膜中血栓栓塞和抗凝相关出血事件的风险较低，但对 SVD 发生率较高以及 PVE 发生率也许更高的担忧仍然存在[83]。因此，外科医生必须在各种瓣膜选择的风险和益处之间取得平衡。没有令人信服的证据表明各种第二代心包瓣和猪生物瓣的耐久性不同；因此，瓣膜的选择应取决于外科医生的喜好和医疗机构的偏好。年龄是生物瓣膜置换患者 SVD 的重要因素。较年轻的患者可能由于钙代谢和血流动力学等因素的综合作用而加速 SVD。在所有系列中，70 岁以上的患者在 15～25 年时具有超过 90% 的免于再次手术率。60—70 岁患者的这一比率缓慢下降，60 岁以下患者急剧下降[85-96]。这些研究的实际免于再次手术率可能高估了 SVD 与实际免于再次手术率的比率。在最近的一份报道中，生物瓣 AVR 术后 25 年的再次手术率为 4%，其中 2.6% 是由于 SVD[88]。

4. 瓣周漏和溶血

与间断缝合技术相比，传统上认为主动脉瓣置入的连续缝合技术是瓣周漏的危险因素。然而，最近的报告显示两种缝合技术之间的瓣膜周围渗漏率没有差异[97-99]。在没有感染的情况下，机械或生物主动脉瓣膜替代物的重要瓣周漏是不常见的，尽管可能会发生轻微的泄漏[100]。最近有报道指出年发生率 0.01%[79]。如果发生瓣周漏，通常可在手术后的最初几个月内检测到[73]。从右冠和无冠瓣连合处延伸至右冠瓣 1/3，以及另一侧到无冠瓣的 2/3 距离内的区域可能存在解剖学上易发生瓣周漏的倾向[101]。轻微溶血可以保守处理，而临床上显著的溶血需要外科手术干预。

（五）症状缓解

大多数生存的患者在 AVR 后可感到显著心功能改善，其中 70%～90% 的患者由 NYHA 功能分级Ⅱ至Ⅳ级变为Ⅰ级[102]。即使手术后 10 年，仍有 90% 的患者保持在心功能 NYHA Ⅰ级或Ⅱ级。

（六）左心室重塑

左心室质量（LVM）增加是晚期主动脉瓣疾病患者中常见的，原因为通过主动脉瓣狭窄患者的向心性左心室肥厚导致或通过主动脉瓣关闭不全患者的左心室扩张和离心性肥厚导致。增加的 LVM 是主动脉瓣疾病的一个强负面预后因素[103, 104]。AVR 减轻 AS 和主动脉瓣关闭不全患者的左心室压力和容量超负荷，允许左心室心肌重塑和 LVM 减退。左心室重塑发生在手术后的前 18 个月，但可持续长达 5 年[105-107]。然而，对于左心室收缩力下降，严重终末期主动脉瓣疾病或术前运动能力下降的患者，重塑可能无法发生。目前正在研究的 microRNA-133a（miR-133a）的心肌基因表达作为 AS 患者左心室重构的潜在预测因子，一些报道已显示有前景的结果[112-114]。进一步的研究可能阐明 miR-133a 在 AVR 治疗决策中的作用，特别是对于有 LVH 征象的无症状患者。人工瓣-患者不匹配（PPM）的存在也可能阻碍 LVM 减退，将在下一小节详述。

（七）人工瓣-患者不匹配

理论上 AVR 的目标是减少左心室的压力和容量超负荷。虽然术后的人工瓣跨瓣压力梯度应该最小以允许左心室重塑，但是即使瓣膜功能正常，有时也会发现存在高压力梯度。术后持续存在左心室流出梗阻被称为人工瓣-患者不匹配（PPM）[115, 116]。与术后经人工瓣压力梯度最直接相关的参数是有效瓣口面积（EOA）与患者体表面积之比，或有效瓣口面积指数（IEOA）[116]。EOA 通过超声心动图使用连续性方程或通过心导管使用 Gorlin 公式测量。通常将 0.65～0.85cm²/m² 的 IEOA 定义为中等 PPM，将小于 0.65cm²/m² 定义为重度 PPM。中度 PPM 的患病率范围为 20%～70%，重度 PPM 则为 2%～11%[115]。PPM 重要程度是一个有争议的话题，可能取决于各种研究中使用的 PPM 的定义。一些研究表明 PPM 在中期随访中不会影响中期和长期生存或左心室质量[18, 117, 118]。相比之下，其他研究组表明，AVR 后 PPM 与功能状态改善不佳有关，LVH 减退较少，充血性心力衰竭的风险增加，长期死亡率增加。[119-123] 左心室功能不全的患者，包括低跨瓣压力梯度的 AS，以及可能更活跃的年轻患者（＜ 60 岁）特别容易受到 PPM 的影响[119, 124-127]。如果外科医生预测患有小主动脉环的大体积患者可能发生 PPM，则存在几种选择。在年轻活跃患者或患有左心室功能障碍（射血分数＜ 50%）的患者中，根据制造商提供的用户手册选择具有较大 IEOA 的人工瓣膜是一种选择。主动脉根部扩大是允许植入更大尺寸人工瓣膜的另一种方法。然而，在老年和较安静的患者中，植入更大尺寸人工瓣膜带来的益处可能不足以抵消主动脉根部扩大术带来的额外风险，一定程度的 PPM 应该是可以接受的。

第 78 章
主动脉瓣修复术
Aortic Valve Repair

Munir Boodhwani　Gebrine El Khoury　著
刘发远　译

主动脉瓣置换术目前仍是治疗重度主动脉瓣膜病的标准术式，而主动脉瓣修复术作为在特定患者中换瓣术的可行替代方案，近年来越来越受到关注。瓣膜修复可以减轻或消除人工瓣膜相关并发症风险，包括血栓栓塞、感染性心内膜炎、抗凝所致相关出血，以及由于生物瓣膜结构衰败等原因导致的再次手术。和二尖瓣处理原则一样，主动脉瓣的修复有赖于彻底详细地了解瓣膜的三维解剖、瓣膜功能、瓣膜病理损伤的性质和程度，并对所有受影响瓣膜组件进行相应的外科处理。在本章中，我们将总结主动脉瓣关闭不全、主动脉瓣和主动脉根部解剖的关键特征、瓣膜评估和病变分类的方法，以及主动脉瓣修复常用术式。此外，我们还会回顾主动脉瓣修复临床系列研究的结果以及主动脉瓣修复术在不同亚群中的临床效果。

一、主动脉瓣反流

（一）流行病学和病因学

主动脉瓣反流（aortic regurgitation，AR）病因多样，构成主动脉瓣的任何功能单元出现病变，都可能引起瓣膜反流，如瓣叶、窦部、窦管交界、左心室 – 主动脉交界病变等。总的来说，可总结为以下两类：① 累及瓣叶的病变，如钙化性退行性变、先天性二瓣化畸形、感染性心内膜炎、风湿性病变、黏液样变性；② 累积主动脉根部的病变，如主动脉夹层，以及由梅毒、结缔组织病变（如马方综合征）等众多病因所导致的主动脉炎。

（二）病理生理学

主动脉瓣反流的病理生理学变化取决于其病程及反流程度。急性 AR 通常由主动脉夹层、感染性心内膜炎、外伤或人工瓣膜损毁所致，急性反流将导致左心室舒张末期容积急剧增多，由于左心室顺应性限制且无足够时间产生适应性改变，左心室舒张末期压（LVEDP）将快速上升。

而在慢性 AR，左心室舒末容积、左心室舒张末压、室壁压力的上升导致左心室缓慢而隐匿的扩张并出现离心性肥厚。左心室扩张的同时也维持着正常的收缩功能，增加每搏输出量并保持了向前的血流[1]。搏出量以及 LVEDP 的增加与慢性主动脉瓣反流（AR）典型的高脉压特征有关。最终，左心室适应性肥厚无法维系，左心室射血分数（LVEF）随着后负荷增加而下降，导致心力衰竭并出现其相应的临床表现[2, 3]。

（三）临床特征

急性 AR 患者通常表现出突发或急进性的心血管系统衰竭，如不及时有效处理，可危及生命。由于冠状动脉血流减少和心肌需氧量增加，患者通常表现出心肌缺血的症状。相比之下，由于前面讨论的代偿性左心室（LV）改变，慢性 AR 患者可长期没有症状。而一旦失代偿，患者即开始出现心力衰竭症状，如劳力性呼吸困难，端坐呼吸和阵发性夜间呼吸困难、患者也可能感到心悸和心绞痛。

AR 的典型杂音在舒张早期，可及吹风样、递减性杂音，当患者坐位、前倾、深呼气的时候，在其胸骨左缘近膈肌水平听得最清楚的。在严重 AR 患者中可表现为全舒张期杂音，运动往往会加剧杂音。也可发现高脉压的一些典型体征，包括 Corrigan 征或水冲脉，De Musset 征（和心动周期一致的规律性点头运动），Quincke 脉搏（唇和手指的搏动），Traube 征（股动脉枪击音）和 Müller 征（悬雍垂的搏动）。

（四）诊断标准

经胸超声心动图和多普勒彩色血流信号是诊断主动脉瓣反流最有用的检查手段[4]。多普勒彩色血流的射流宽度和血管收缩宽度用于定性评估主动脉瓣反流的严重程度，而反流量、反流分数和反流孔面积则用于定量评估。

（五）手术指征

决定是否对主动脉瓣进行外科手术需要综合考虑疾病的自然史、手术风险以及人工瓣膜植入带来的长期风险等因素。2014 年 American College of Cardiodogy 和 American Heart Association[5] 对主动脉瓣反流（AR）患者进行干预的Ⅰ类推荐如下：有症状的慢性严重主动脉瓣反流（AR）患者、无症状慢性重度主动脉瓣反流合并左心室（LV）功能不全的患者（静息状态射血分数＜50%），以及需行冠状动脉搭桥术、主动脉手术或其他瓣膜手术的重度 AR 患者。

Ⅱa 类推荐适用于无症状，左心室（LV）收缩功能正常（射血分数＞50%），但左心室（LV）扩张严重（收缩末期直径＞50mm）的主动脉瓣反流（AR）患者。Ⅱb 类推荐适用于同期行冠状动脉搭桥术、主动脉手术或其他心脏瓣膜手术的中度主动脉瓣（AR）患者。如果手术风险较低，主动脉瓣手术对于左心室（LV）收缩功能正常但左心室（LV）扩张严重（舒张末期直径＞65mm）的无症状慢性严重主动脉瓣反流（AR）也可能是可以接受的。其他需要考虑的因素包括进行性左心室（LV）扩张、运动耐量下降或运动时存在异常血流动力学变化。

然而，随着时间的推移和技术进步，主动脉瓣膜修复具有类似的（如果不是更低的）围术期并发症风险，以及较低风险的瓣膜相关不良事件。与二尖瓣关闭不全的修复类似[6]，建议对有主动脉瓣修复可能性的患者更早地进行主动脉瓣干预[7]。

进行主动脉瓣保留和修复的另一大类是涉及主动脉根部和（或）升主动脉的主动脉病变合并不同程度的主动脉瓣膜反流的患者。在这些患者中，美国[8]、欧洲[9]和加拿大指南人为干预的主要适应证是由主动脉大小决定[10]。

从技术角度看，所有原发性主动脉瓣关闭不全患者都有可能进行修复。然而，主动脉瓣修复的成功很大程度上取决于可用的瓣叶组织的质量。因此，瓣叶有显著钙化，以及由于活动性心内膜炎或风湿性病变导致瓣叶明显损毁的患者行主动脉瓣修复很难获得较好的近远期效果[11]。相比之下，证据表明修复手术对于二瓣化（以及少部分单瓣化[14]和四瓣化[15]）畸形的患者具有良好的效果[12, 13]。尽管解剖异常，但此类患者可以用以修补的瓣叶组织尚可。限制主动脉瓣修复技术的普遍应用的一个重要因素是缺乏该领域的外科专业知识和经验；然而，随着人们对主动脉瓣膜修复的兴趣日益增加，这种状况正在逐渐转变。有可能行主动卖瓣修复术的患者应被转到具有良好修复专科的心脏中心。

二、主动脉瓣解剖和功能

心脏外科医生很熟悉主动脉瓣和主动脉根部的解剖结构[16]。但是，有一些与主动脉瓣膜保留和修复手术特别相关的特征需要特别重视[17]。与二尖瓣一样，主动脉瓣功能的正常发挥涉及瓣环和瓣叶之间的重要相互作用。实际上，不应当将主动脉瓣环视作单一而独立的结构，而应当看作由三个不同的部分－即窦管连接，心室－主动脉连接和解剖学上如同王冠状的瓣环所组成的复合结构，作为主动脉瓣瓣叶接入点[18]（图 78-1）。这些组件一起运行以促进正常的瓣膜功能发挥，一起被称为功能性主动脉瓣环。主动脉瓣叶在左心室－主动脉连接处（VAJ）在近端连入主动脉瓣环，在远端窦－管交界处（STJ）与主动脉瓣环相连。在正常的主动脉瓣中，瓣尖在主动脉瓣口的中心处接合，其衔接高度大约在左心室－主

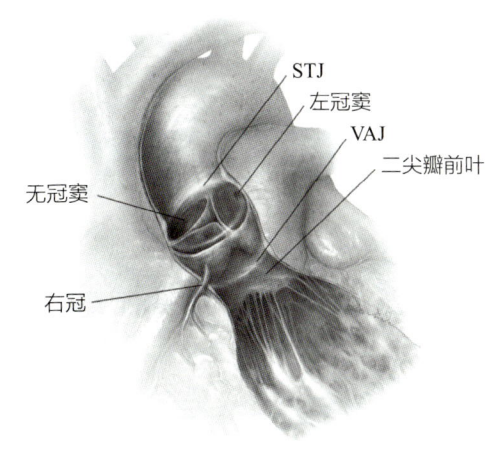

▲ 图 78-1　主动脉瓣及功能性主动脉瓣环的解剖要点
STJ. 窦管交界；VAJ. 心室 – 主动脉连接

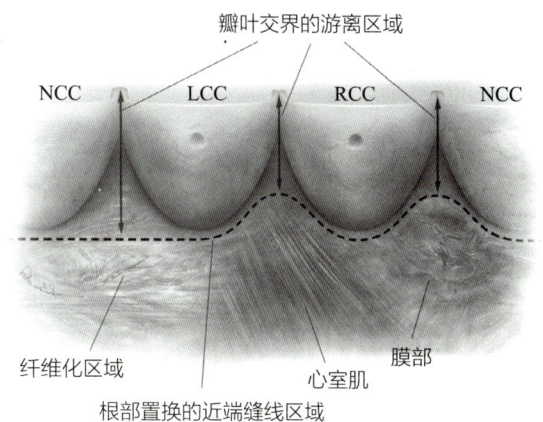

▲ 图 78-2　主动脉瓣瓣下解剖
虚线标记主动脉根部界限以及使用再植入技术进行保留主动脉瓣的根部置换时近端缝线所在位置
LCC. 左冠瓣；NCC. 无冠瓣；RCC. 右冠瓣

动脉连接处（VAJ）和窦 – 管交界处（STJ）的中间水平。Valsalva 窦的高度（从 VAJ 到 STJ）对应于窦 – 管交界（STJ）的外径，这可用于主动脉根部置换的人工管道尺寸测量以及评估主动脉瓣修复后的瓣叶几何形态。

作为功能实体，主动脉瓣由功能性主动脉瓣环（FAA）和瓣叶组成。这两个功能组件的完整性是瓣膜发挥良好功能的基础，并且其中一个组件的改变通常与另一个组件的病变相关。因此，主动脉瓣膜修复的基本原则是在瓣膜修复时应当解决瓣叶和功能性主动脉瓣环（FAA）的损伤。

主动脉瓣膜周围结构以及瓣下区域的解剖结构对主动脉瓣修复也有重要意义[19]（图 78-2）。一个重要的观察结果是，主动脉根部和周围结构的外膜游离受限于膜部室间隔［在无冠瓣（NC）和右冠瓣（RC）的交界处］和心室肌［在左冠瓣（LC）和 RC 的交界处］，而在所有其他点，当使用再植入技术进行瓣膜保留根部置换时，可游离到解剖瓣环的水平。因此，用于主动脉瓣再植入手术的近端缝合线应沿曲线绕行至这些解剖部位。

三、主动脉瓣关闭不全以及分类

直到目前，限制主动脉瓣修复技术广泛应用的原因是由于缺乏用于瓣膜评估的普遍框架用以指导瓣膜修复技术的开展。从二尖瓣修复的发展中可以吸取这方面的重要经验，二尖瓣关闭不全的 Carpentier 分类[20]在很大程度上有利于二尖瓣修复技术的开展和广泛传播，因为它为心内科医生，麻醉医生和外科医生提供了一种交流疾病机制和病理解剖的共同语言。该分类系统的主要特点是它涵盖了整个二尖瓣病变的疾病谱，阐明并深入剖析二尖瓣反流的机制，并且提供不同的评估方式（如超声心动图和手术评估）。它不仅指导了修复技术的进行，也为评估不同二尖瓣病变的长期结果提供了统一的框架。

在过去的 10 年中，类似涵盖上述分类特征的主动脉瓣膜反流的相关分类有所发展[11]（图 78-3）。这种分类认为主动脉瓣与二尖瓣非常相似，主要由两个部分组成：主动脉瓣瓣环和瓣叶。然而，与二尖瓣相反，主动脉瓣环不是单一的解剖结构。功能性主动脉瓣环由两个独立的部分组成，即心室 – 主动脉连接和窦管交界。根据 Carpentier 对二尖瓣病的分类，与瓣叶正常主动脉瓣反流相似的被定义为Ⅰ型反流。这很大程度上是由于Ⅰa 型，即窦管交界扩大和升主动脉扩张导致主动脉瓣关闭不全（AI）的功能性主动脉瓣环损伤，Ⅰb 型是由于弗氏窦和窦管交界扩张，Ⅰc 型是由于心室 – 主动脉连接处的扩张，最后是由瓣叶穿孔导致而无功能性主动脉环病变的Ⅰd 型。Ⅱ型 AI 是由于瓣叶组织冗长或瓣叶交界损伤引起的继发型瓣叶脱垂。Ⅲ型 AI 是由于

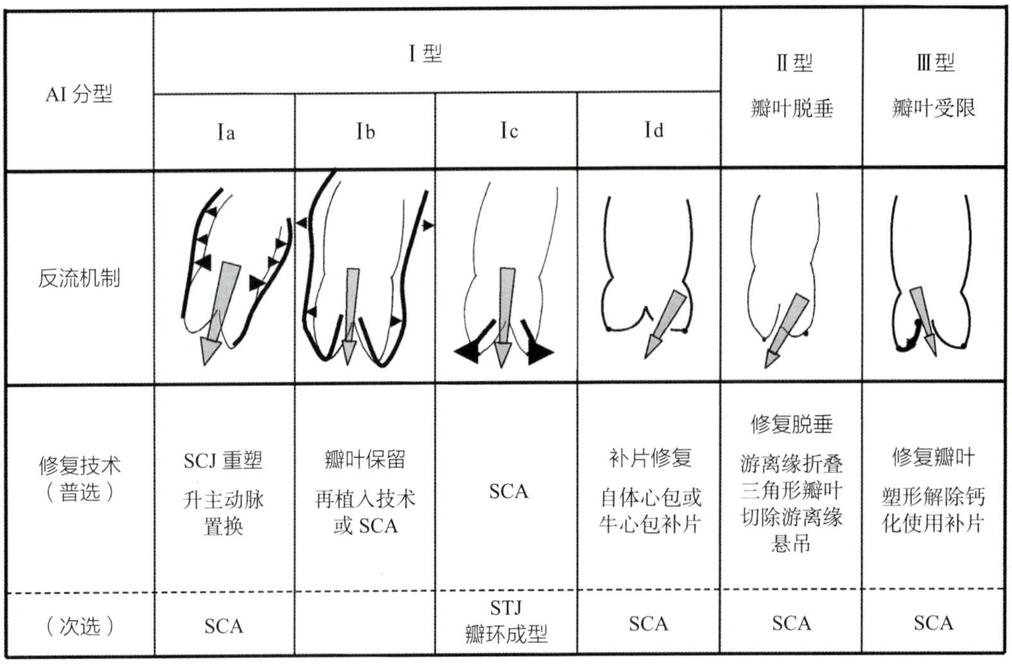

AI 分型	I 型				II 型 瓣叶脱垂	III 型 瓣叶受限
	Ia	Ib	Ic	Id		
反流机制						
修复技术（普选）	SCJ 重塑 升主动脉置换	瓣叶保留 再植入技术 或 SCA	SCA	补片修复 自体心包或牛心包补片	修复脱垂 游离缘折叠 三角形瓣叶切除游离缘悬吊	修复瓣叶 塑形解除钙化使用补片
（次选）	SCA		STJ 瓣环成型	SCA	SCA	SCA

▲ 图 78-3 基于瓣膜修复的主动脉瓣反流分解剖分型
FAA. 功能性主动脉瓣瓣环；SCA. 交界下瓣环成型；STJ. 窦管交界

瓣叶活动受限，常常由主瓣叶的钙化，增厚和纤维化导致，可以在二瓣化畸形，退行性或风湿性瓣膜病中发现。

患者可表现出导致其主动脉瓣关闭不全的单个或多个病变。例如，具有单纯 I b 型主动脉瓣关闭不全（AI）的患者（由于 Valsalva 窦的扩张）被认为具有中央性反流束。因此，Valsalva 窦瘤与偏心性主动脉瓣关闭不全（AI）反流表明有伴随性瓣叶脱垂（II 型）或限制（III 型）。进一步评估小叶解剖结构有助于更好地阐释导致主动脉瓣关闭不全（AI）的不同机制。一旦很好地了解其机制，分类系统可以有效指导外科医生选择用于矫正病理解剖的手术技术。

四、外科手术技术

（一）显露和评估

通常通过正中胸骨切开术进行主动脉瓣膜修复手术。动脉插管可以在任何主动脉段远端进行，通常在远端升主动脉或主动脉弓。对合并主动脉弓病变的患者，可以在腋动脉插管。如果不需要同期处理的其他病变，可以通过右心耳插入腔房管插管引流静脉血。心脏停搏后，从无冠（NC）窦上方，距窦管连接处上方约 1cm 处进行横向主动脉切开，注意保留主动脉后壁 2~3cm 的组织完整性。远端主动脉向头侧牵引。全长 4-0 聚丙烯牵引缝线用以悬吊三个瓣叶交界，并使用橡皮血管钳钳夹固定，而不打结，以允许动态评估瓣膜解剖结构。在瓣叶交界牵引缝合线上施加纵向牵引力（垂直于瓣环平面）。该操作显示了生理情况下主动脉瓣关闭位置，并可以观察瓣叶对合的面积和高度。检查瓣叶以评估其活动性，是否存在僵硬、钙化或脱垂。此时脱垂的瓣尖会出现横向纤维带，在超声心动图[17] 上也可加以显现（图 78-4）。

（二）主动脉根部和瓣环的干预

由于功能性主动脉瓣环的各种组分的扩张所导致的 I 型病变最常见；它们可以单独发生或合并瓣叶病变。冠状动脉开口上方的主动脉瘤样扩张伴窦 - 管交界（STJ）的扩张往往导致 I a 型主动脉反流。此类病变可通过更换升主动脉并使用 Dacron 管道重塑窦 - 管交界来矫正。当存在较严重的主动脉瓣关闭不全时，可进行瓣叶交界下瓣环成形术。主动脉根部瘤样扩张（导致 I b 型

第二部分 成人心脏手术
第78章 主动脉瓣修复术

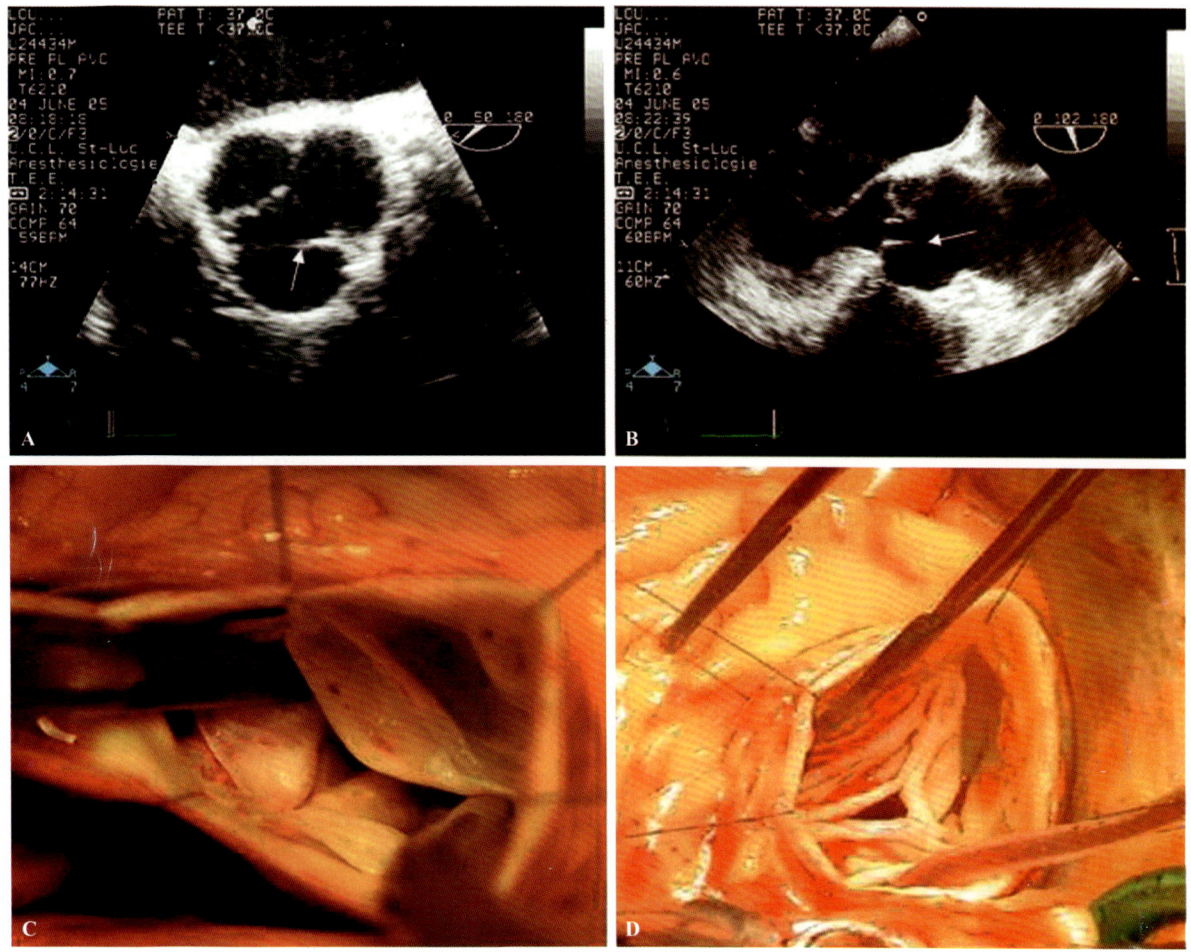

▲ 图78-4 A 和 B. 箭头指示纤维带的超声下表现；C 和 D. 为术中所见

反流）通常与窦-管交界（STJ）和左心室-主动脉连接处（VAJ）的扩张相关。此类动脉瘤采用保留瓣膜根部置换术，推荐使用再植入手术技术[21]，因为它可以更好地稳定左心室-主动脉连接（VAJ）。主动脉根部重塑[22]也可以用于治疗主动脉根的动脉瘤，并且当仅涉及一个或两个窦部时或者在没有持续左心室-主动脉连接处（VAJ）扩张风险的患者中它特别有效。

1. 瓣叶交界下瓣环成形术

瓣叶交界下瓣环成形术通常在交界中间高度平面处进行，在无冠瓣和右冠瓣（NC/RC）交界处，其缝合位置应该在更高水平，以避免膜部间隔和传导组织（图78-5）损伤。在缝线时也应注意该区域，以避免隔膜撕裂。在另外两个瓣叶交界处，如果需要增加更大的对合面，则可以在较低水平进行交界下瓣环成形术。该瓣环成型术减少了

瓣间三角的宽度，改善了瓣叶对合，并有助于稳定左心室-主动脉连接。然而，在二瓣化畸形中，交界下结构立通常不足以预防 VAT 的扩张[49]。

2. 保留瓣膜的根部替换：再植入技术

使用再植入技术进行保留瓣膜的根部置换提供了最稳定的功能性主动脉瓣环成形术。除了用于主动脉根部动脉瘤患者之外，该技术还有助于对二瓣化畸形合并中度根部扩张的患者的主动脉瓣修复。该技术最初由 David 及其同事开创，目前已经报道该方法的多种改良技术。该手术的重要步骤如下所述[23]。

（1）主动脉根部的准备：考虑到解剖学的限制（即根部接入心室肌的位置），David 手术的重要原则是尽可能低剥离主动脉根部。沿着无冠窦开始剥离主动脉根部，继续朝向左/无冠窦（LC/NC）交界处。在该区域中，主动脉瓣的瓣

1203

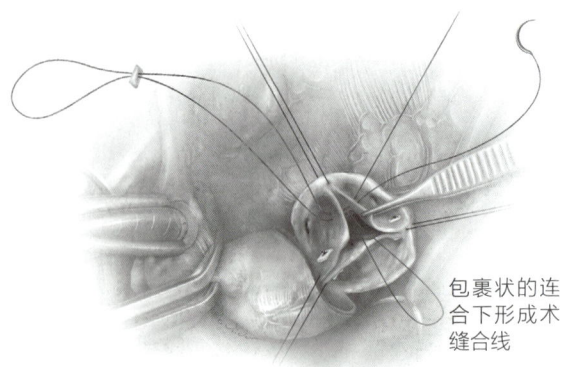

▲ 图 78-5 交界下瓣环形成术

下区域是纤维组织，因此可以将主动脉根部剥离至瓣叶的接入水平以下。向无/右冠瓣（RC/NC）交界处移行，沿右冠窦和右/左冠瓣（RC/LC）交界继续，解剖剥离受到瓣环的非纤维部分的限制（图 78-6）。然后切除 Valsalva 窦，留下大约 5mm 的主动脉壁，并剥离冠状动脉开口。

(2) 人工管道大小　三条交界处的缝线垂直于瓣环平面牵引，略微向内牵拉，以确保瓣叶良好的对合。当瓣叶充分对合时，使用 Hagar 扩张器来测量包括三个交界在内的瓣环的大小，在此测量数据的基础选择大 4mm 的人工管道，以便于将管道缝合在交界之外。测量人工管道尺寸的另一种方法利用了如下原则：在正常工作的主动脉瓣中，瓣叶交界的高度（从瓣叶对合处三角基底部到瓣叶交界的顶部测量）等于窦管交界的外径（图 78-7）。尽管主动脉根部和功能性主动脉瓣环的各种组件可在根部动脉瘤中扩张，但瓣叶交界的高度保持相对恒定。在无/左冠瓣（NC/LC）交界处最容易测量交界的高度，首先在两个相邻瓣叶的基底之间绘制连接线，并测量该直线与交界顶部之间的距离。该高度对应于所选择的人工管道的直径。

(3) 近端缝合线：2-0 Tycron 带垫片缝合线

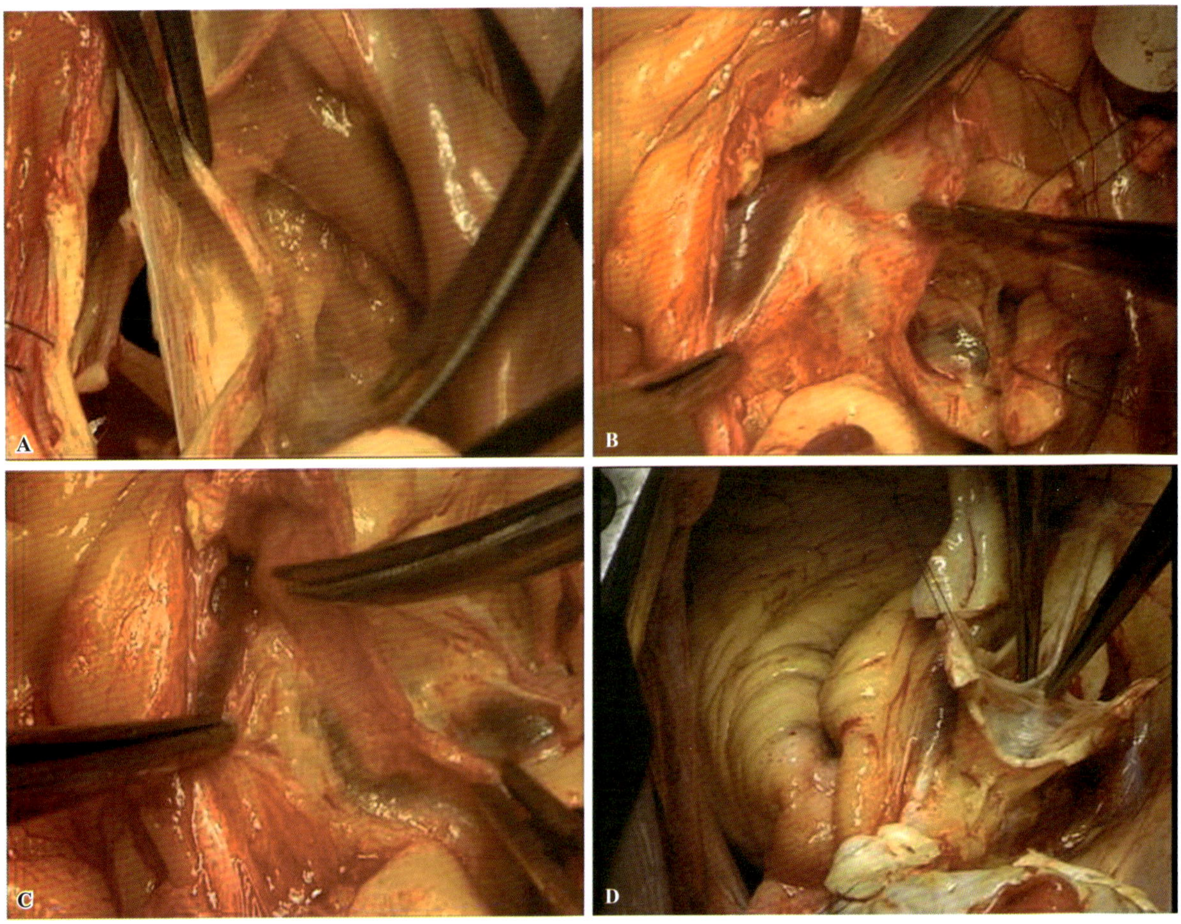

▲ 图 78-6　使用再植入技术进行保留主动脉瓣的根部置换时主动脉根部的解剖剥离

第二部分 成人心脏手术
第78章 主动脉瓣修复术

从主动脉内侧缝合到主动脉外侧，将垫片置于内测，从 NC/LC 交界处开始顺时针方向缝合。沿着主动脉瓣环的纤维部分，缝合线沿着叶间三角的基部形成的水平面进针。需要注意的是，在瓣环的非纤维部分，主动脉根部的游离受到心室肌肉的限制，缝线应沿着游离开的主动脉根部的最低水平进针，使得近端缝合线在 LC/NC 交界以及 RC/LC 进针点较 LC/NC 交界处交界相对偏高。（图 78-8）

（4）人工管道准备和固定：可以使用带或不带内置的新主动脉窦的 Dacron 人工管道。三个交界沿着同一平面——新的窦管交界点缝合在人工管道上。由于根部游离的外部限制，人工管道

必须进行裁剪。首先，在 LC/NC 交界处测量从叶间三角底部到顶部的距离，并在管道上做好标记。接下来，在 RC/NC 交界和 RC/LC 交界处，测量从近端缝合线到交界顶部的距离，用于确定需要修剪的人工管道材料的范围（图 78-9）。然后，使带垫片缝合线穿过人工管道的基部，需要注意缝合线之间的距离和缝合线的曲线轮廓。将交界处牵引缝线一起拉起，同时将人工管道推入以确保其在主动脉瓣环环周围准确植入。

（5）瓣膜再植入：首先使用 4-0 聚丙烯缝线重新植入瓣叶交界，同时上拉人工管道和自体交界联合，将交界系紧到人工管道。缝线以小的针距进行缝合，将缝合线从人工管道外部进针，从

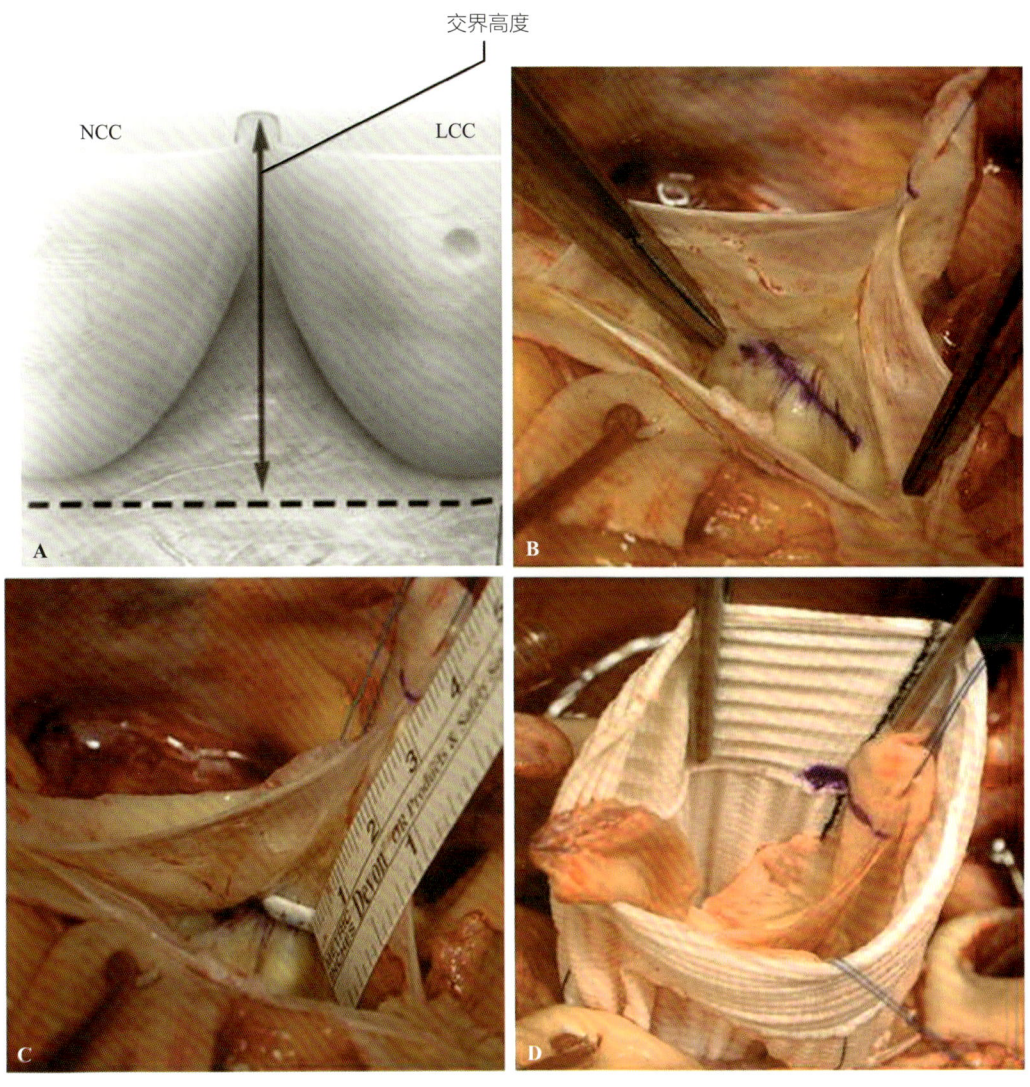

▲ 图 78-7　使用再植入技术时一种新的测定人工管道的方法
LCC. 左冠瓣；NCC. 无冠瓣

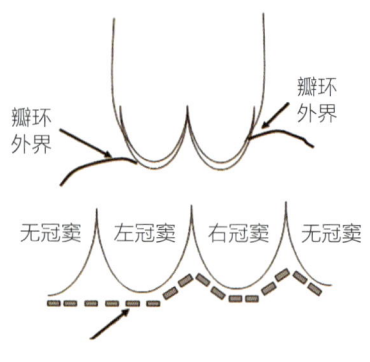
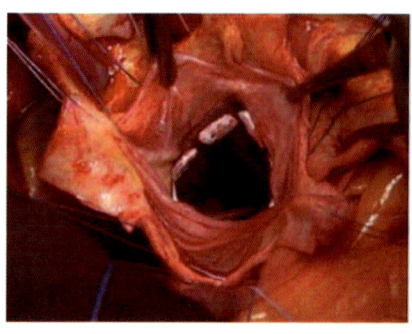

▲ 图 78-8 使用再植入技术进行保留主动脉瓣的根部置换时近端缝线所在位置

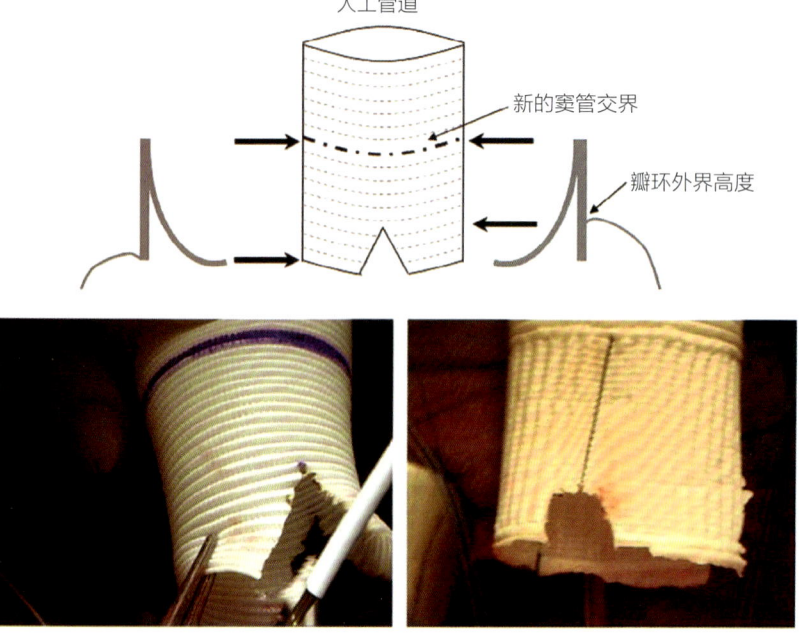

▲ 图 78-9 使用再植入技术时人工管道的裁剪

自体主动脉壁内部出针以穿过主动脉壁，缝合过程中应保持人工管道靠近瓣环，然后将缝线从人工管道中抽出，再缝合下一针。

(6) 瓣叶评估和修复：瓣膜再植入后，重新检查瓣叶是否存在未被遮盖的脱垂瓣叶，瓣叶对称性以及瓣叶对合点的高度和深度。可以使用后续介绍的各种技术修复瓣叶脱垂。通过人工管道的远端灌注心脏停搏液，部分钳夹以扩张新的主动脉根部并评估根部压力和左心室（LV）有无扩张的迹象。此时可以获得有限的超声心动图。然后将心脏停搏液溶液慢慢吸出人工管道而不扭曲瓣叶。这样可以对主动脉瓣在其生理闭合状态以及接合面积和高度进行视觉评估。然后将冠状动脉口重新植入人工管道，远端吻合术在正常主动脉水平进行。

3. 主动脉瓣环成形术的替代方法

再植入技术为主动脉瓣提供了最稳定的瓣环成形方案，并允许外科医生调节各种参数，包括左心室 - 主动脉连接（VAJ），窦 - 管交界（STJ）以及瓣叶和交界方向；然而，它涉及主动脉瓣根部和周围结构的大面积游离，并且它需要重新移栽冠状动脉开口。对于左心室 - 主动脉连接处（VAJ）扩张但主动脉根部正常的患者，使用再植入术进行瓣环成形术是有争议的，且有可能使患者暴露于不必要的风险中。因此，目前正在发展无根部替换的主动脉瓣环成形术的替代方法并且处于评估的各个阶段。使用柔性环的外部瓣环成形技术是最为常用的替代方案[25]。此方法通常用作主动脉根部置换的重塑技术的辅助，以提供更多的左心室-主动脉连接处（VAJ）支持，但理论上也可以单独使用。外部瓣环成形术的一个重要限制是由于外部游离的限制，无法将外环置于真正的左心室-主动脉连接处（VAJ）水平。为了克服这一限制，目前正在开发许多不同的内部瓣环成形术系统[26, 27]。还提出了使用基于大口径聚四氟乙烯（PTFE）缝合线的内部左心室-主动脉连接处（VAJ）瓣环成形术。不过，这些技术对长期瓣膜功能的结果评估还很缺乏。

（三）瓣叶修复技术

瓣叶脱垂是最常见的病变，并且与过长的游离缘的有关，可以使用中央游离缘折叠或游离缘悬吊来矫正。当单个瓣叶脱垂时，将两个非脱垂瓣叶用作参考并用于估计游离缘需减少的长度。当两个瓣叶脱垂时，第三个非脱垂瓣叶用作参考以决定所需的接合高度。在某些罕见的情况下，所有的瓣叶都脱垂，目标是在弗氏窦中间达到瓣叶接合高度。此外，可以使用测量有效尖瓣高度的卡尺[28]。

1. 游离缘折叠

此前已经阐释了用于中心游离缘折叠的技术[29]（图78-10）。将7-0聚丙烯缝合线穿过两个非脱垂参考瓣叶的中心，并施加较小力度的轴向牵引力。将脱垂的瓣叶轻轻地平行于参考尖瓣拉出，将6-0聚丙烯缝合线从主动脉侧穿到心室侧，在其与参考尖瓣的中心相交的点处穿过脱垂尖瓣。接下来，使脱垂尖瓣上的牵引方向反向，并且用相同的缝线从心室面穿过到脱垂瓣叶的主动脉侧，将其与参考尖瓣的中间接合。该6-0缝合线的两端之间的瓣叶游离缘的长度表示冗余的瓣叶游离缘，然后将该缝线与主动脉侧的多余组织缝合折叠在一起。

通过增加缝合线或已有固定的6-0聚丙烯缝合线，将褶皱缝合延伸5～10mm到主动脉瓣尖体上。如果有明显过多的组织，可以用手术

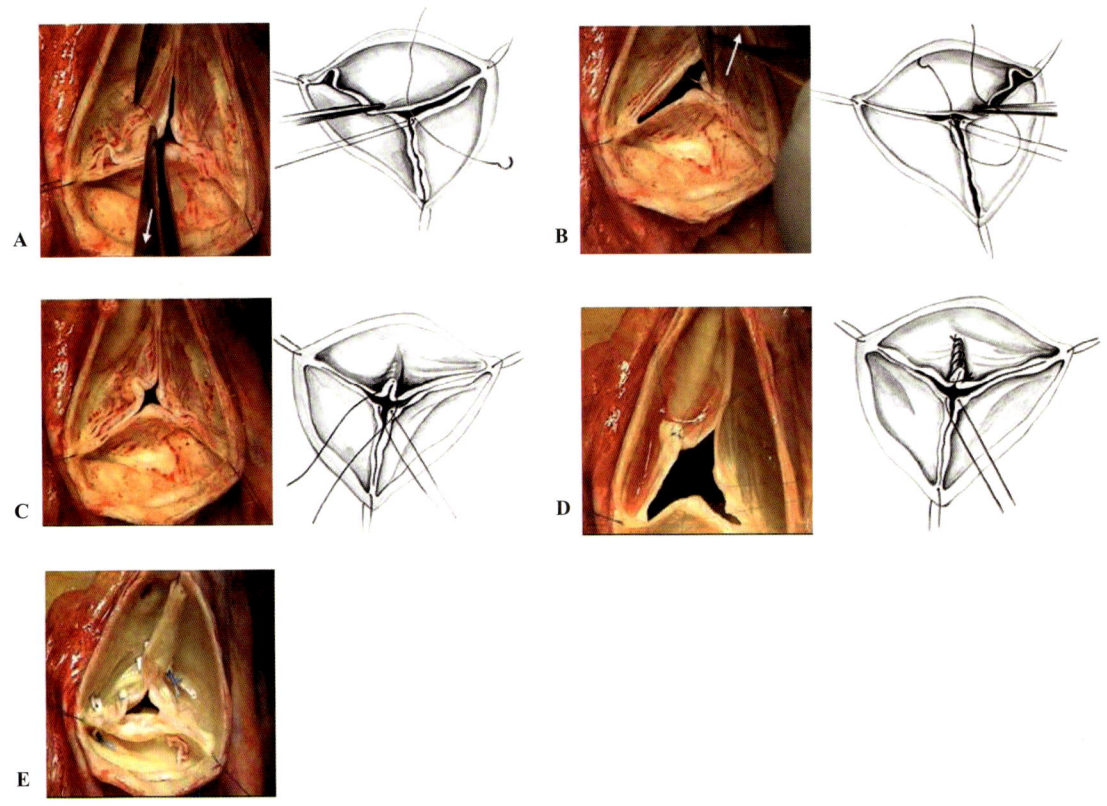

▲ 图 78-10　矫治瓣叶脱垂所使用的瓣叶游离缘折叠技术

刀或剪刀将其切除，保持足够的组织以使边缘结合在一起。

2. 游离缘重悬

使用聚四氟乙烯（PTFE）缝合线重悬[30, 31]（图78-11）也可以改善尖瓣游离缘过长的情况。首先将7-0聚丙烯缝合线穿过两个非脱垂瓣叶的中心，以此作为参考。7-0 PTFE缝合线两次穿过交界顶部。接下来，缝合线的一端以连续缝合穿过游离缘，缝合线末端在另一个交界处固定。然后沿着尖端游离缘以相同的方式缝合第二针7-0 PTFE。通过在PTFE缝合线的两端上施加平缓的牵引力并且在游离缘的中间用镊子施加相反的阻力来减小游离缘的长度。该操作用于折叠和缩短游离缘，直到其达到与相邻参考瓣叶游离缘相同的长度。对于游离缘的另一半部分用相同的操作。这种用于游离缘重悬的两步法技术允许对称且均匀的缩短瓣叶游离缘。当达到适当的游离缘缩短量时，在每个交界处将的两条缝合线末端缝扎打结固定。

这种技术可以单独使用或与其他瓣叶修复技术结合使用，特别适用于一系列开窗的脆弱游离缘，或者当心包补片用于尖瓣时，使得游离缘均匀化。

3. 瓣叶修剪、剔除和补片的使用

与瓣叶脱垂相反，由于局部钙化，炎症或风湿性疾病或瓣叶交界融合的二瓣化畸形（稍后讨

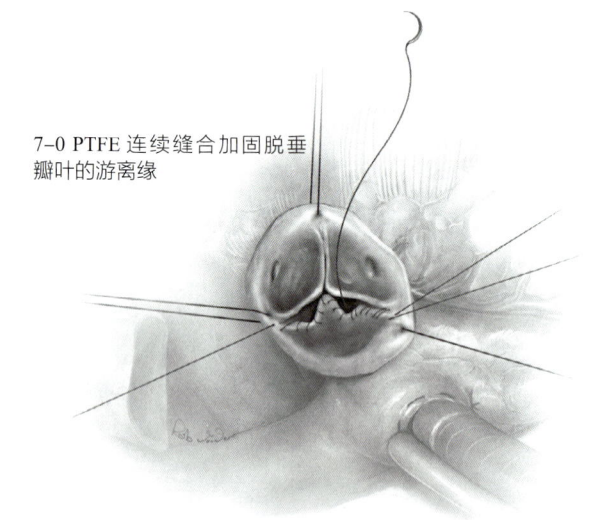

◀ 图78-11 使用PTFE（Gore-Tex）线进行瓣叶游离缘悬吊以矫治瓣叶脱垂

7-0 PTFE 连续缝合加固脱垂瓣叶的游离缘

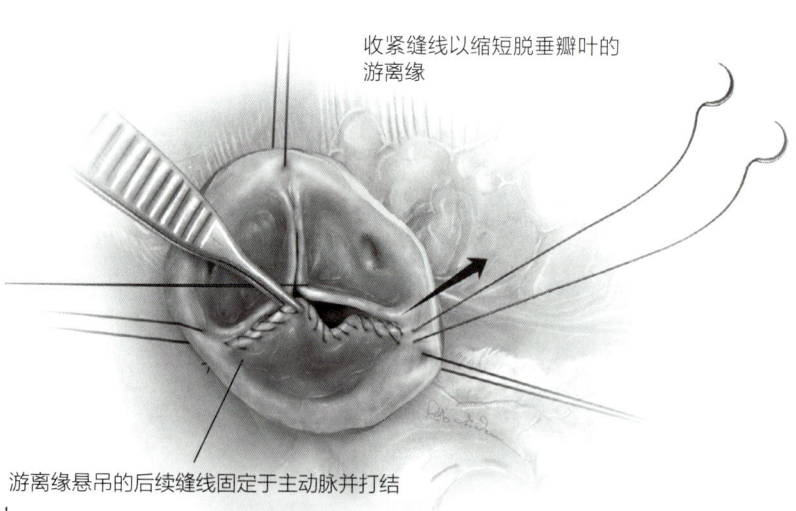

收紧缝线以缩短脱垂瓣叶的游离缘

游离缘悬吊的后续缝线固定于主动脉并打结

第二部分 成人心脏手术
第 78 章 主动脉瓣修复术

论）等病理形态的修复更具挑战性。可以进行瓣叶的局部剃刮和清除钙化，同时保持瓣叶表面完整，以改善瓣叶活动性。当此类方法难以实现的情况下，或在心内膜炎的情况下，可以通过放置用于瓣叶修复的补片材料来进行局部切除。限制性病变的存在和补片的使用都与降低修复远期效果有关[13,32]。相比之下，开窗的心包膜补片的效果目前在可接受范围内[33]。目前正在探索使用更新的生物材料，使其可能有助于克服这一局限[34]。

4. 二瓣化主动脉瓣修复术

二瓣化畸形疾病不仅影响瓣叶，还影响功能性主动脉瓣环。二瓣化畸形可分为两大类型[13,35]（图 78-12）。0 型二瓣化不包含中间脊，有两个对称的主动脉窦，两个连合，以及两个瓣叶植入的对称基部。这种解剖类型较为少见。主动脉瓣关闭不全（AI）的机制通常是由于存在冗余的瓣叶组织而导致一个或两个瓣叶脱垂。

1 型二瓣化畸形更常见，在瓣叶交界顶端具有中位脊和不对称分布的主动脉窦，伴有大的游离瓣叶及对应对大窦部和两个通过脊融合在一起较小的瓣叶。脊通常以"假连接"的形式附着在瓣叶基部上，其高度小于真正瓣叶交界的高度。

融合脊可能有僵硬、纤维化、钙化或脱垂的表现。此外，与非融合瓣叶相比，融合瓣叶接入的基部通常更大（即占据瓣膜周长的比例更大）并且有更高位的瓣叶交界。1 型二瓣化出现主动脉瓣关闭不全（AI）的机制可能是由于与小的融合瓣叶有关的僵硬和限制性的脊导致瓣叶对合时出现三角形对合缺陷。在一些病例中，脊可能是短小的且无限制的，具有发育良好的瓣叶，但融合二瓣化出现瓣叶脱垂所致。二瓣化解剖形态也可以介于 0 型和 1 型之间。图 78-13 给出了二瓣化畸形修复的大致示意图。

在 0 型 BAV 瓣膜中，通过比较脱垂瓣叶瓣与非脱垂瓣叶来评估其脱垂程度，类似于三叶瓣膜。如果两个瓣叶都脱垂，那么目标是将接合高度恢复到 Valsava 窦的中点。可使用如前所述的游离缘折叠，或使用 7-0 PTFE 缝合线作游离缘重悬，或者两种技术一起使用来进行修复。将瓣叶增厚的纤维化区域（通常是游离缘的中心）修剪，如果存在钙化则进行局部脱钙处理。

在 1 型二瓣化瓣膜中，需要首先解决中位中缝。如果中缝具有一定的活动性且仅轻度增厚或纤维化，则结合使用手术刀和剪刀将其保存和修剪

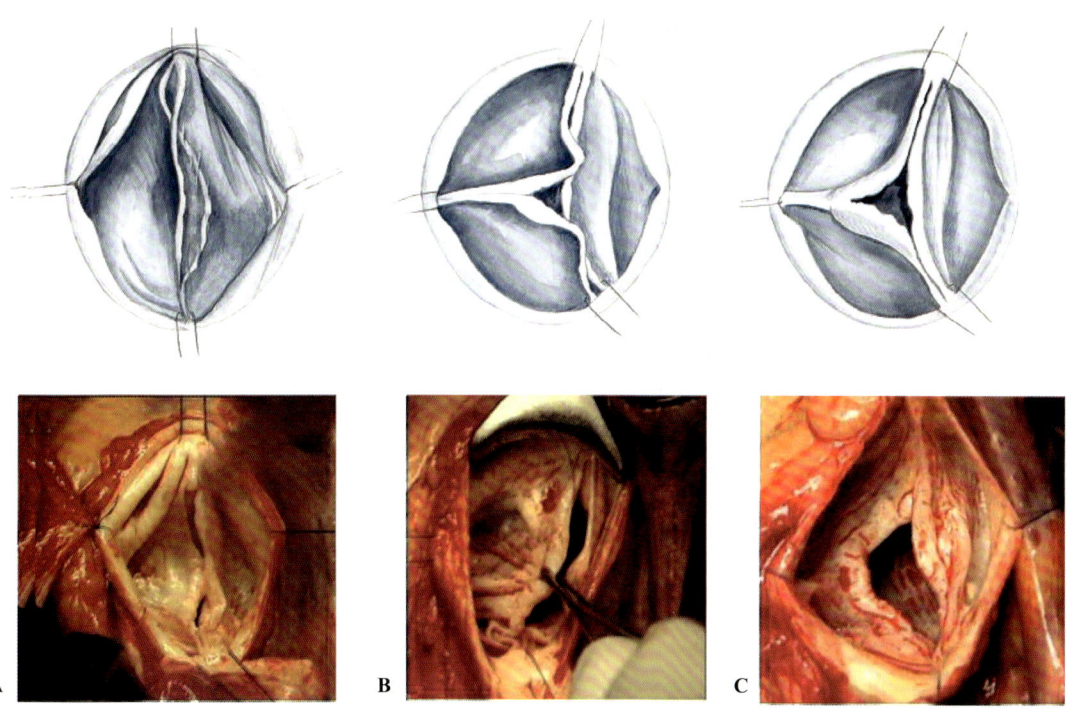

▲ 图 78-12 二瓣化畸形时主动脉瓣叶解剖

1209

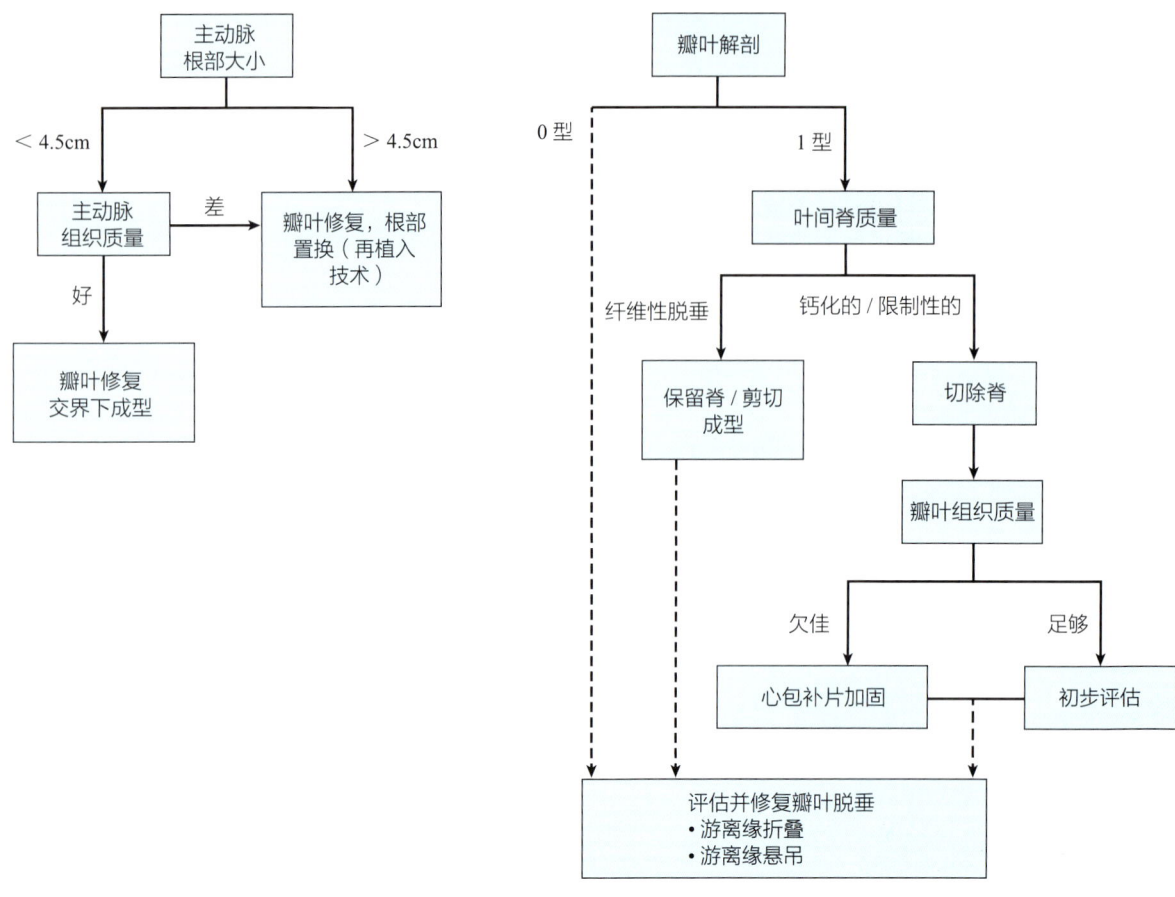

▲ 图 78-13 BAV 修复时瓣环及瓣叶处理流程

（图 78-14）。当存在严重限制性或钙化的中缝时，对该组织的进行简单的三角形切除（图 78-15）。接下来，在剩余融合瓣叶游离缘的中缝任一侧上，放置 6-0 聚丙烯线的两端，以评估剩余尖瓣组织的多少。此时，瓣叶未受限制且良好的瓣叶开放性说明存在足够的瓣叶组织。当存在足够的瓣叶组织则使用连续或间断的 6-0 聚丙烯缝合线缝合时，瓣叶边缘被重新拉近。在没有足够组织的情况下，使用三角形自体心包或牛心包补片进行瓣叶修复（图 78-16）。

接着，比较两个瓣叶的游离缘是否存在任何脱垂，如有，可使用瓣叶游离缘折叠或用 PTFE 重悬瓣叶来进行矫正。

5. 单瓣畸形和四瓣化畸形

单瓣畸形和四瓣化畸形是主动脉瓣解剖学的罕见变异，并且两者都可以表现为瓣膜狭窄或关闭不全。修复单瓣畸形所致瓣膜反流的最常见方法包括使用心包补片创建新的瓣叶连合来达成双瓣成形的目的。上文已经阐释了使用单个或双补片的技术 [32, 36]。这些修复技术通常适用于儿科或年轻成人群体，并且缺乏关于瓣膜耐久性的长期数据。

四瓣化畸形可具有多种不同的情况，也可能与主动脉病变相关。通常，其中一个瓣叶额外附着于主动脉壁以及引起瓣叶活动受限的中缝状结构。通常通过如下该附着瓣叶和中缝结构，并通过修复受影响的瓣叶来使瓣膜达到三瓣化来实现修复。使用这种技术的小案例系列显示出良好的早期结果，但缺乏长期数据 [15, 37, 38]。

五、术中超声心动图

除了提供关于瓣膜解剖和瓣膜功能障碍机制的重要信息之外，术中经食管超声心动图评估对于接受主动脉瓣修复的患者是必需的 [39]。超过轻度残余主动脉瓣反流（特别是偏心射流），瓣叶对合高度低于主动脉瓣环，瓣叶对合长度小于

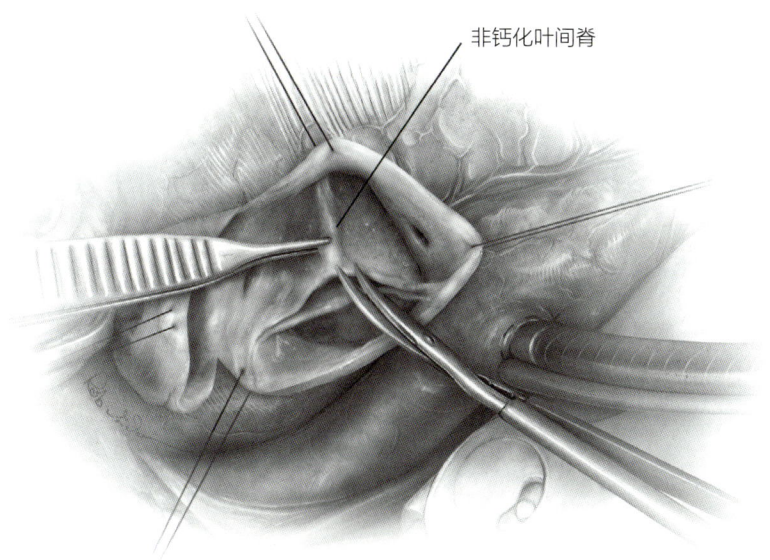

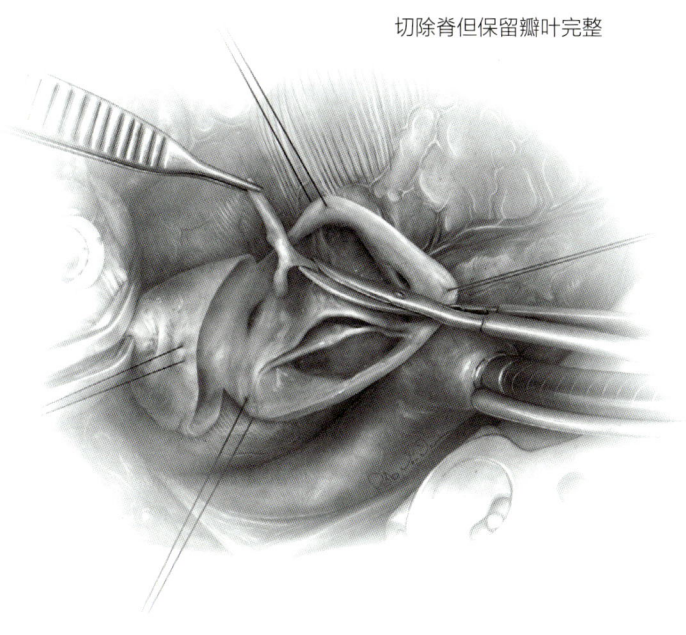

图 78-14 非钙化纤维脊的裁切

5mm 已被证明是远期修复失败的重要因素,并且需要对主动脉瓣进行重新探查[40]。

六、结果

目前没有比较主动脉瓣修复与置换结果的随机对照试验。主动脉瓣膜修复技术的远期数据目前仅限于单中心病例的中小型随访研究,平均随访时间为 5~10 年。但是,在某些小组中出现了长达 18~20 年的数据。重要的结果变量包括早期死亡率和发病率、晚期无再次手术和复发性主动脉瓣关闭不全或狭窄,以及血栓栓塞、出血和心内膜炎的瓣膜相关并发症的发生率。

(一)整体情况

很少有研究报告那些非特定的主动脉瓣修复手术患者的结果。在这种情况下,瓣膜保留和修复的成功率很少报道。主动脉瓣膜修复患者通常是具有组内异质性,从先天性瓣膜病的年轻患者到有退行性主动脉瘤和伴随主动脉瓣关闭不全(AI)的老年患者均有纳入。因此,报道特定小

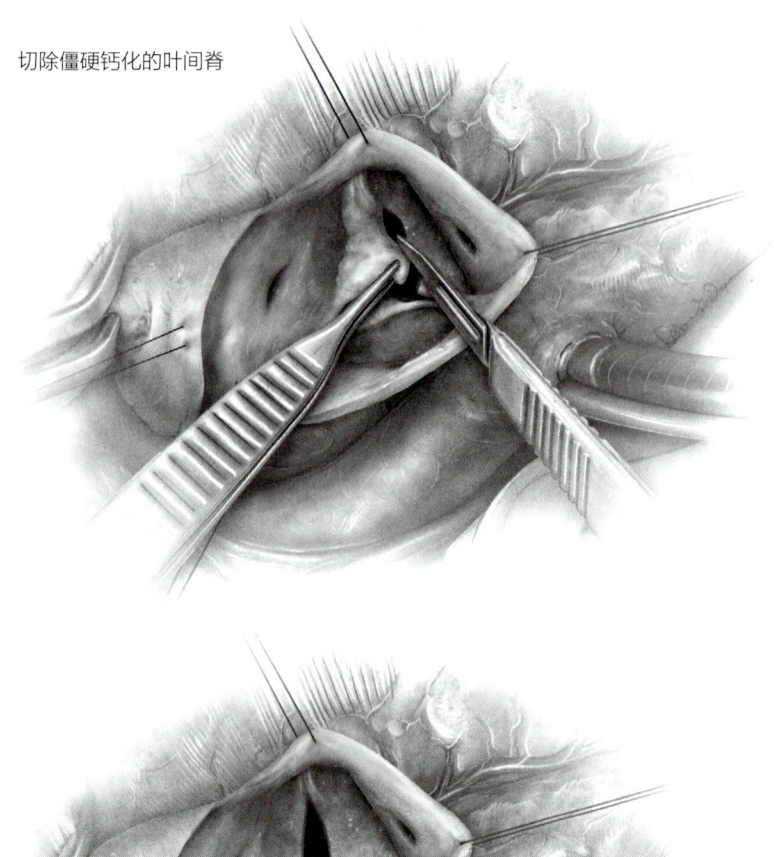

切除僵硬钙化的叶间脊

评估残留瓣叶是否足够

◀ 图 78-15 切除钙化僵硬的叶间脊并评估残留瓣叶是否足够用以修复

组经主动脉瓣修复患者的结果的研究较为常见。在一项关于主动脉瓣关闭不全（AI）分类对手术技术和结果的研究中，我们评估了 264 名接受主动脉瓣修复的非特定患者（平均年龄 54±16 岁；80% 男性）[11]。大约 2/3 的患者被确定为单一病理导致主动脉瓣关闭不全（AI）。

在 30% 的患者中涵盖两种病理变化，在 6% 的患者中发现了三个病理解剖。50% 的病变为 Ⅰ 型（FAA 扩张或尖瓣穿孔但瓣叶运动正常），35% 为 Ⅱ 型（瓣叶脱垂），15% 为 Ⅲ 型（瓣叶活动受限制）。最常见的一组多发性病变是主动脉瓣叶脱垂联合 Ⅰa 型（STJ 扩张）或 Ⅰb 型（主动脉根部动脉瘤）病变。主动脉瓣关闭不全（AI）的分类正确地预测了绝大多数患者使用的手术技术（82%~100%）。该队列的总体存活率在 5 年时为 95%±3%，在 8 年时为 87%±8%。8 年时无心源性死亡的概率为 95%±5%。8 年免于主动脉瓣再次手术和置换的比例分别为 91%±5% 和 93%±4%。重要的是，主动脉瓣关闭不全（AI）的分类也用以预测Ⅲ型（限制性尖瓣疾病）患者的晚期结果，表明晚期主动脉瓣膜再次手术和复发性主动脉瓣关闭不全（AI）发生率增加（图 78-17）。

最近的一项 Meta 分析探讨了急性类型 A 夹

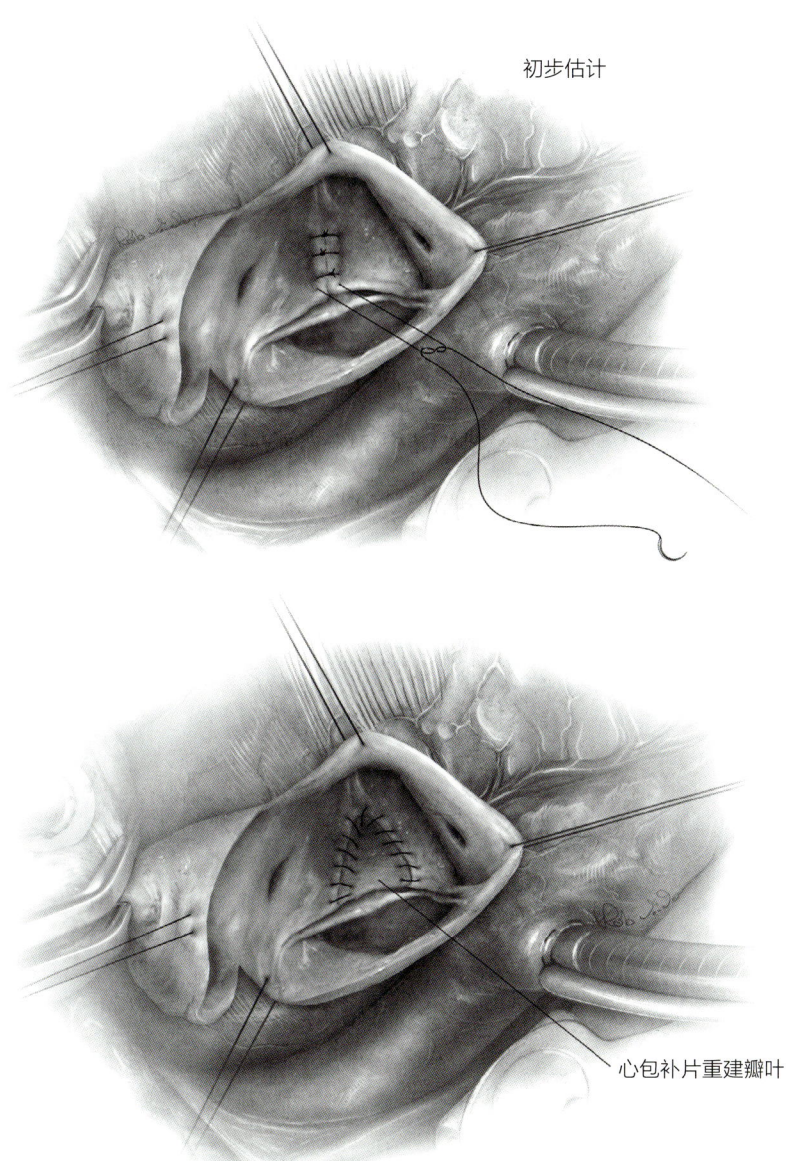

◀ 图 78-16 初步评估瓣叶是否足够以及使用心包补片重建瓣叶

层中保留和修复主动脉瓣的结果，发现瓣膜耐久性好，瓣膜相关并发症风险低，但随着时间的推移随访患者显著减少（每年 4.7%）[41]。

（二）保留瓣膜的主动脉瓣根部置换术

一些研究小组报道了保留瓣膜的主动脉根部置换术的结果。在技术经验充分的心脏中心进行的大型队列通常具有相似的结果。David 及其同事[42]是再植入技术的先驱，并报道了他们在 289 例患者中的经验，其中 228 例接受了再植入技术，61 例接受了重塑技术[43, 44]。早期死亡率为 1.7%，12 年生存率为 83%。使用重塑技术，12 年免于再次手术率为 90%，而再植入技术为 97%（$P=0.09$）。12 年免于 AI 复发率的在重塑后为 83%，再植入后为 91%（$P=0.035$）。作者得出结论，再植入技术提供了更持久的结果。

Schafers 及其同事报道了 274 例患者施行重塑技术的结果，发现早期死亡率为 3.6%，10 年时免于再次手术率为 96%，10 年时免于 AI 复发率为 87%[45]。

我们团队报道了 164 例连续施行手术患者的结果，这些患者接受了保留瓣膜主动脉根部置换（74% 再植入，26% 重塑），特别探究了术前主动脉瓣关闭不全对远期结果的影响[46]。57% 的患者

1213

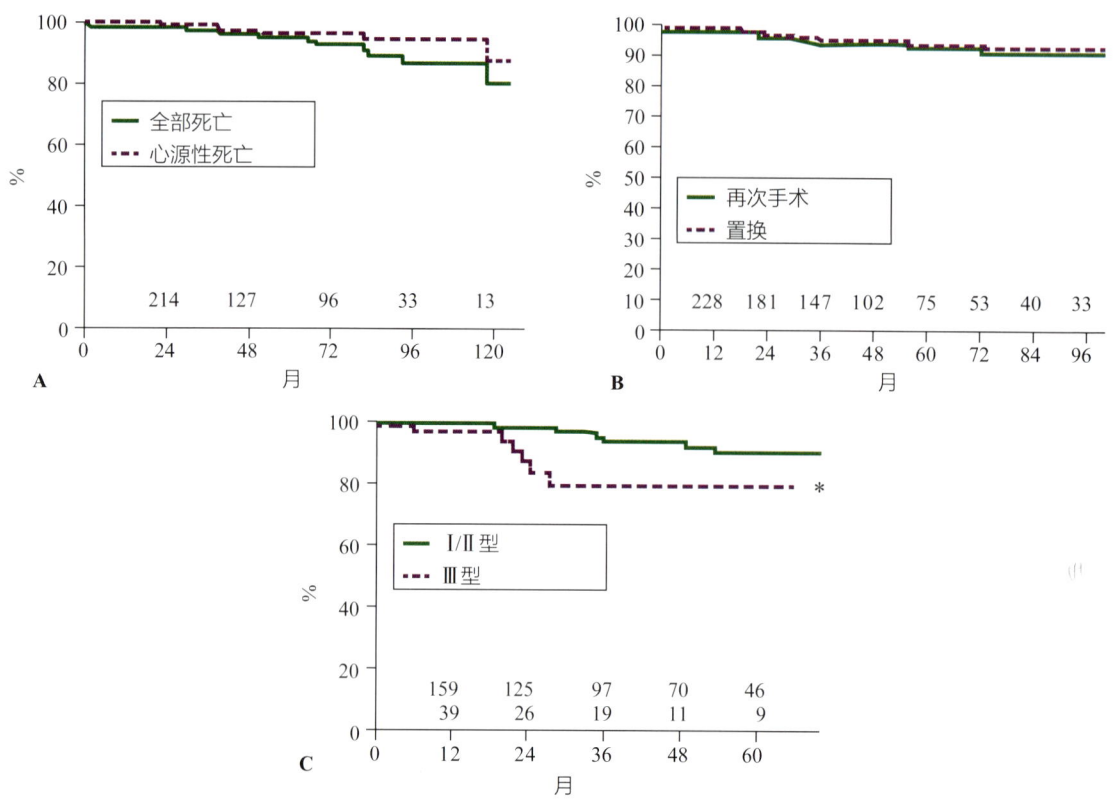

▲ 图 78-17 在非选择性主动脉瓣修复的患者队列中，主动脉瓣再次手术或置换免除率（B）及未手术（A）的生存率。C. 不同病变类型的主动脉瓣关闭不全复发率，显示Ⅲ型患者的 AI 复发率增加

术前有严重的主动脉瓣关闭不全。在该队列中，早期死亡率为 0.6%，8 年后晚期生存率为 88%。8 年时免于再次手术率为 90%，5 年内无复发主动脉瓣关闭不全的比例为 90%；两者均与术前主动脉瓣关闭不全严重程度无关。

（三）二瓣化畸形修复术

与保留瓣膜的主动脉根部置换的结果不同，文献中报道的二瓣化畸形修复的结果在各组之间变化很大。这些差异主要是由于所使用的手术技术的异质性，特别是瓣环稳定程度。Schafers 及其同事[47] 对 174 名进行了二瓣化畸形修复术患者进行随访，发现接受重塑方法的患者在 5 年内免于再次手术率为 97%，而未进行根部置换的患者仅为 53%[47]。最近他们对 316 例患者的经验进行了更新。患者的 10 年生存率为 92%，10 年免于再次手术率为 81%。缺少根部置换以及二瓣化的许多解剖学特征，包括交界和左心室 - 主动脉连接处（VAJ）直径，是修复失败的预测因素[12]。Alsoufi 及其同事[48] 报道了 71 例患者在二瓣化畸形修复术后的结果。尽管早期和晚期死亡率较低，但 8 年时免于再次手术率和主动脉瓣关闭不全复发率的分别为 82% 和 44%。

在我们的 122 例接受修复二瓣化畸形（平均年龄 44 岁；80% 男性，57% 伴有主动脉扩张）的患者中，没有早期死亡，8 年后晚期生存率为 97%[13]，免于晚期再次手术率在 5 年和 8 年时分别为 98% 和 87%，5 年时免于主动脉瓣关闭不全复发率为 94%。根据我们的经验，与单独的交界下瓣环成型术相比，根部置换能获得更为长期的结果（图 78-18）。

一项随访研究比较了使用再植入技术进行保留瓣膜的根部置换术与所有其他形式的瓣环成型术的患者的临床结果。将两组患者的主动脉根、瓣环大小及术前主动脉瓣关闭不全的严重程度进行匹配。我们发现接受再植入术的患者再次手术和主动脉瓣关闭不全的复发率明显较低[49]。这证实了二瓣化畸形患者的左心室-主动脉连接处（VAJ）随着时间的推移可能继续扩张并可能导致修复失败的观点。

（四）三叶主动脉瓣修复术

可以使用不同的外科技术来矫治三叶瓣主动脉瓣中的瓣叶脱垂。游离缘折叠和游离缘重悬是最常用的技术。比较这两种技术的研究表明，两者在免于再次手术或复发性主动脉瓣关闭不全方面具有相同的结果[31]。修复三叶瓣主动脉瓣的另一个重要问题是瓣叶脱垂的合理检测和定位。我们分析了超声心动图和术中解剖特征，这些特征可以帮助预测合并或不合并根部病变的三叶瓣主动脉瓣脱垂是否需要修复。我们发现术前偏心主

动脉瓣关闭不全射流的存在，无论严重程度如何，以及是否存在横向纤维带（图78-4），对尖瓣脱垂的检测和正确定位最为有用。

（五）瓣膜相关并发症

所有关于主动脉瓣膜修复结果的纵向研究一致发现是瓣膜相关并发症发生率低。对于人工主动脉瓣置换术，血栓栓塞事件的发生率通常在每年1%~2%[51, 52]。对于换机械瓣的患者，抗凝血相关出血的发生率也是每年1%~2%。此外，瓣膜血栓形成和人工瓣膜心内膜炎是罕见但具有严重破坏性的并发症。相比之下，一些研究报告主动脉瓣膜修复术后血栓栓塞，出血事件和心内膜炎的综合发生率低于每年0.5%[11, 13, 53]。对于随着时间的推移继续产生瓣膜相关病症风险的年轻患

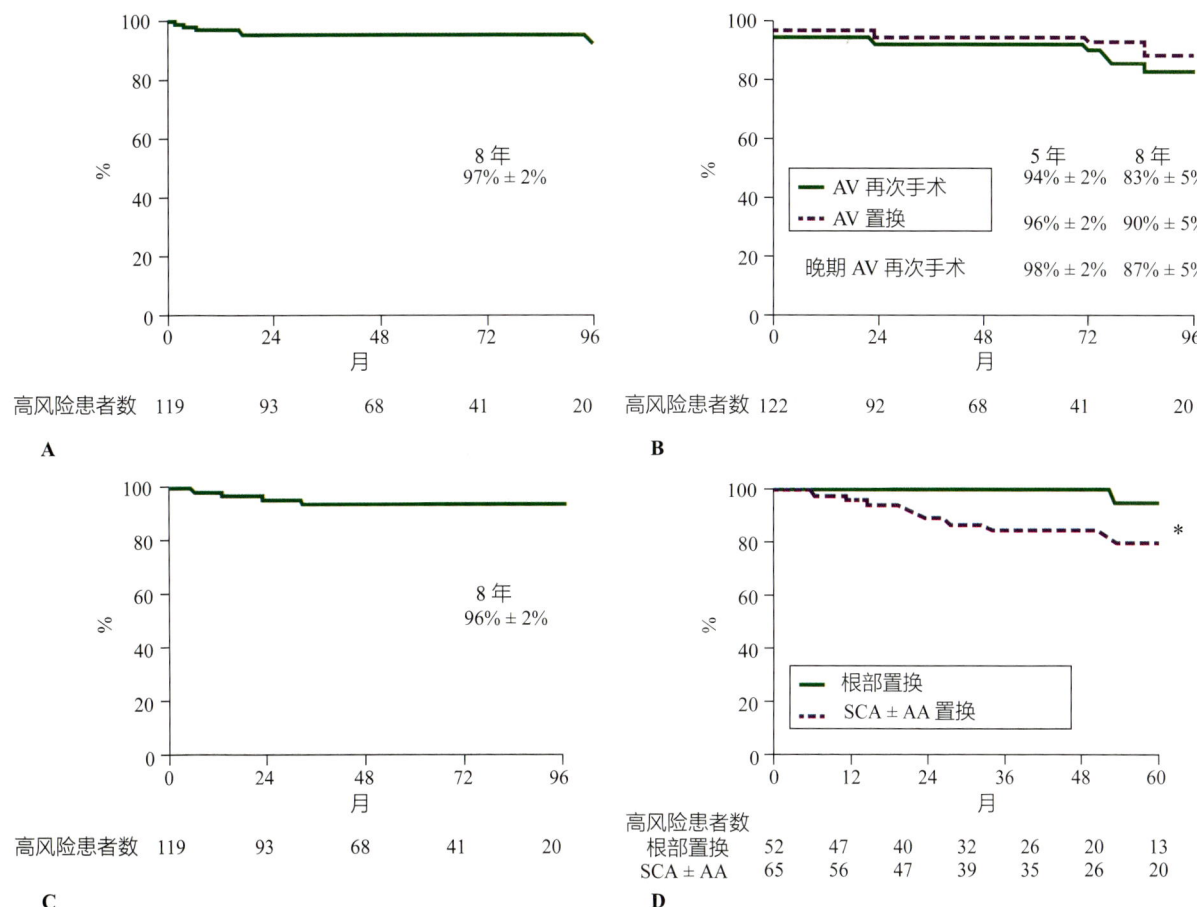

▲ 图78-18 二瓣化主动脉瓣修复患者的生存率（A）和免于主动脉瓣（AV）再次手术或更换率（B），以及（C）不受血栓栓塞和出血比例；D.进行瓣膜保留主动脉根部置换的患者比经交界下瓣环成形术（SCA）的同时行/不进行经升主动脉（AA）置换患者复发主动脉瓣关闭不全的机会更低

者，瓣膜修复尤其有用。

七、结论

在过去 20 年中，主动脉瓣修复领域取得了许多重要进展。这些进展包括更好地了解主动脉瓣膜的功能解剖学，发展面向修复的主动脉瓣关闭不全分类系统，将瓣膜保留技术应用于反流性主动脉瓣膜的保存和修复，以及开发瓣叶修复技术。可获得的新数据表明主动脉瓣膜修复的耐久性可达 10 年。当然也需要进行更多的长期研究和比较主动脉瓣修复与置换的研究，以更好地发挥主动脉瓣修复在主动脉瓣关闭不全患者中的作用。

第 79 章
经导管主动脉瓣置换术
Transcatheter Aortic Valve Replacement

Vinod H. Thourani　Sebastian Iturra　Eric L. Sarin　著

刘发远　译

一、概述

主动脉瓣狭窄是老年人最常见的获得性心脏瓣膜病；因此，随着人口老龄化程度的加重，需要治疗的患者数量逐渐增加。目前的美国人口普查预测表明，到 2050 年，85 岁及以上的公民人数将达到 1790 万，65 岁及以上的公民人数将达到 8370 万[1]。以往，主动脉瓣狭窄主要采用外科主动脉瓣置换术（SAVR）治疗，通过正中胸骨切开术或微创技术进行体外循环手术。这些外科技术有良好的远期效果，具体表现为较低的死亡率和较好的长期存活率[2-5]。然而，随着老年人群的扩大，更多的患者正在罹患主动脉瓣狭窄并且往往合并有多种其他疾病，从而增加了外科手术的风险。尽管有几项研究表明 SAVR 在成年人患者中有良好的临床疗效[4, 6]，但仍有医生不建议对合并其他基础疾病的患者进行高风险外科手术。

在主动脉瓣狭窄患者中，至少 30% 有严重症状但由于内科医生，患者或家属不愿意转诊而未接受 SAVR 的治疗[6]。为了降低体弱的老年人群的手术风险，主动脉瓣的经导管置换技术已得到长足发展[7]。2002 年，Cribier 通过股静脉顺行插管经房间隔对 1 例因晚期外周动脉疾病以及严重主动脉病变的主动脉瓣患者施行了第一例经导管主动脉瓣膜置换术（TAVR）。在随后的十年中，估计世界范围内有超过 60 000 次 TAVR[9]。TAVR 技术已经发展起来，目前主要的手术入路有：逆行经股动脉（TF），经左心室心尖（TA），经主动脉（TAo），经锁骨动脉（TS）和经颈动脉（TC）方法。本章重点介绍 TAVR 的适应证、术前评估、手术技术、手术结果、并发症和技术展望。

二、TAVR 适应证

单纯 SAVR 的典型适应证是经胸超声心动图（TTE）提示的严重主动脉瓣狭窄的有症状的患者，"严重"的定义是峰值主动脉射流速度（V_{max}）至少 4.0m/s 或平均主动脉瓣跨瓣压差高于 40mmHg，通常主动脉瓣口面积（AVA）小于 1.0cm^2，或主动脉瓣面积指数（AVAi）小于 0.6cm^2，但以上数据可能因合并主动脉瓣狭窄 / 主动脉瓣关闭不全而加剧。最常见的症状包括劳力性呼吸困难或运动耐量下降，心绞痛或晕厥。在有症状但低血流速度或低跨瓣压差的主动脉瓣狭窄合并左心室射血分数降低的患者中，我们可以使用多巴酚丁胺负荷超声心动图来确定瓣膜狭窄的严重程度。对于那些无症状，但主动脉狭窄非常严重（$V_{max} \geq 5.0$m/s 或平均主动脉瓣跨瓣压差 ≥ 60mmHg）的患者，建议进行瓣膜置换[10]。目前在美国，TAVR 适用于那些预期寿命超过 1 年，严重主动脉瓣狭窄，经多学科 – 包括心脏外科、介入心脏科、心脏超声、心脏麻醉和影像学专家的心脏团队认为具有高外科手术风险或无法开展外科手术的患者。一般来说，高风险患者的定义是：由 Society of Thoracic Surgeons（STS）预测为死亡风险评分（PROM）高于 8% 或手术后 30d 内死亡风险高于 15%[11]。在美国以外，

TAVR 的适应证多种多样，取决于各中心具体情况，以及各国国情。

三、术前评估和手术计划拟定

患者的选择是 TAVR 成功的关键。手术风险评估方法各不相同，但通常包括 欧洲心脏手术风险评估（Logistic EuroSCORE）和（或）STS 风险模型。前者高于 20% 且后者评分高于 8% 预期死亡率通常被认为是具有高外科手术风险。预期寿命有限（< 1 年）、晚期慢性肾病（肌酐 > 3.0）、术前血液透析、晚期神经系统疾病和主动脉瓣二瓣化畸形的患者被排除在试验之外，我们对于这些人群的经验有限但病例在不断增长。

TAVR 术前评估应争取回答以下几个问题，包括：①主动脉瓣狭窄的严重程度；②股动脉血管大小，钙化和迂曲情况；③主动脉瓣叶的解剖学细节；④瓣环、窦管交界和 Valsalva 窦的直径；⑤心室的活力；⑥冠状动脉疾病变的程度。我们可以使用一系列成像技术来回答这些问题。在我们医院，我们使用左心导管检查，胸部、腹部和骨盆的高清晰度计算机断层扫描（CT），以及 TTE 或经食管超声心动图（TEE）来评估置换术前的每个患者。此外，进行客观脆弱性测试，肺功能测试和颈动脉双功能超声检查以评估肺功能和颈动脉狭窄。应在术前治疗严重的，影响血流动力学的颈动脉病变。

（一）主动脉瓣评估

需要完整的超声心动图来评估主动脉瓣，最常见的是使用 TTE。从胸骨旁长轴切面中，可以识别出右冠瓣和无冠瓣，并在瓣叶与主动脉结合点之间测量瓣环大小（图 79-1）。准确的测量至关重要，因为这决定了所选瓣膜的尺寸。如果钙化、体位或其他因素妨碍了瓣环的准确测量，则应进行 TEE 进一步检查。从 120° 的长轴切面识别右冠瓣和无冠瓣。从该切面也可以获得 Valsalva 窦和窦管交界的测量结果。未正确测定瓣环大小可能导致瓣膜过小以至于术后可能会出现瓣周漏或瓣膜脱落栓塞，而过大的瓣膜则可能导致主动脉夹层的形成或瓣环损伤。具有三维重建功能的 TEE（图 79-2）可有助于确定主动脉瓣环面积和周长，这对于无法进行三维 CT 重建的患者特别有用。在球囊主动脉瓣扩张成形术（BAV）期间通过瓣膜上主动脉造影确定瓣环的大小可以在主动脉瓣环仍然存在疑问时提供额外的信息。

所有患者应进行从主动脉瓣到股动脉分叉的（CT）门控增强的计算机断层扫描（CT）可进行三维重建，详细显示主动脉根部解剖结构，包括 Valsalva 窦、窦管交界和窦部以及瓣环上方的冠状动脉（图 79-3）。对于瓣环面积或周长进行二维超声心动图的测量，现在已经是选择瓣膜尺寸的参考标准。每种产品都有瓣环尺寸的对照表。在患有慢性肾病的患者中，进行如上所述的三维

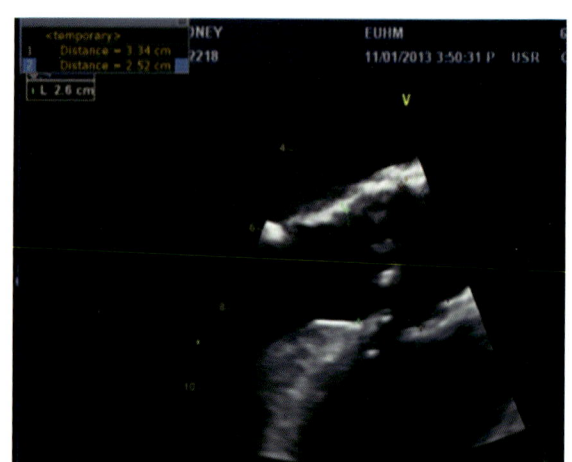

▲ 图 79-1　经胸超声心动图。胸骨旁长轴切面测量左心室流出道

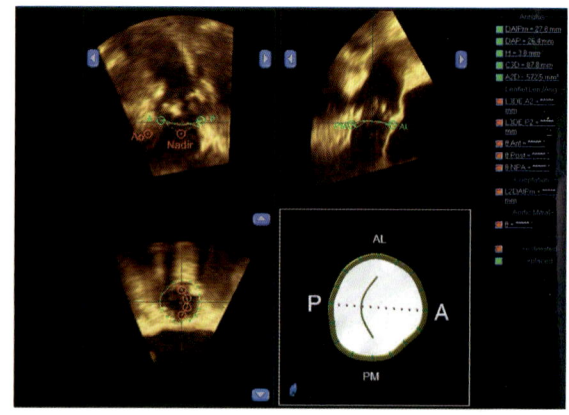

▲ 图 79-2　经食管超声心动图三维重建主动脉瓣环面积

TEE 以计算主动脉瓣环面积和周长。同样的 CT 也描绘主动脉的解剖形态，动脉血管直径，有无曲折和钙化（图 79-4）。在患有慢性肾病的患者中，非增强的 CT 和侵入性下肢血管造影提供了补充信息，我们以此对动脉直径进行校准测量并且易于检测局灶性狭窄和弯曲。

（二）下肢动脉评估

下肢动脉评估从心脏导管插入时的 CT 或下肢血管造影开始。髂总动脉的钙化是常见的，但通常不会阻止股动脉入路，除非钙化为环形钙化并且管腔空间极其狭窄。然而，较小的股动脉中的钙化影响更大，并且可能妨碍经股动脉（TF）系统的安全放置，所以应该使用替代的通路技术

来执行。血管的曲折，尤其是在髂外动脉的曲折，可能使鞘的前进变得复杂。因此，曲折的髂外动脉（往往深入骨盆）的中度钙化可能会增加主要血管并发症的可能性（图 79-5）。没有明显钙化的曲折血管通常是柔顺的，并且通常可以通过坚硬的导丝矫直。图 79-6 显示了严重髂血管钙化的 CT 表现，妨碍 TF-TAVR

（三）其他疾病的评估

患有严重冠状动脉疾病和适合经皮冠状动脉介入治疗的显著病变的患者可在 TAVR 之前植入裸金属或药物洗脱支架。另一个潜在的问题是瓣膜在展开时会使小叶移位并覆盖冠状动脉口。Valsalva 窦狭窄、Valsalva 窦过浅（在瓣环环位的 5mm 范围内）、瓣环和冠状动脉口之间的距离短（＜ 10mm），并且笨重的小叶钙化可能增加冠状动脉梗阻。Valsalva 窦＞ 27mm 可容纳较小的瓣膜，而大于 29mm 的足以适用于所有装置。

（四）替代方案考虑

术前影像学检查显示不建议使用（TF-TAVR 的患者需要考虑使用其他方法。左心室经心尖（TA）法，是一种通过左前侧小切口手术，一直被用作这些患者的替代方案。然而，与 TF-TAVR 相比，这种方法带来了额外的挑战和不同的风险，并且可能不适合所有患者，特别是具有显著的肺部疾病或左心室直接插管后出现低射血分数的患者。对于未进行过胸骨切开术的患者，TAo 是 TAVR 的可行替代方法。重要的是评估升

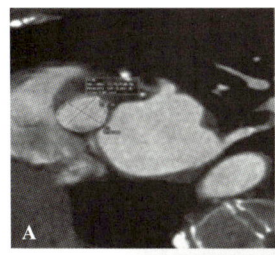
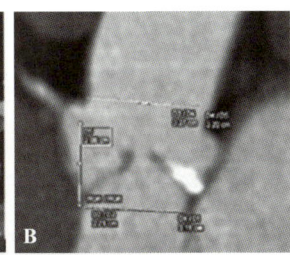
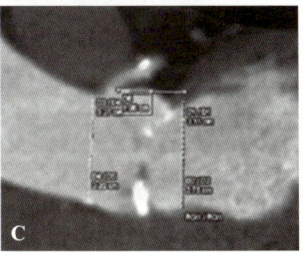

▲ 图 79-3 心脏增强 CT，通过三维重建测量主动脉瓣面积。A 至 C. 主动脉瓣环计算机断层扫描的多个视图用于 TAVR 术前评估主动脉瓣

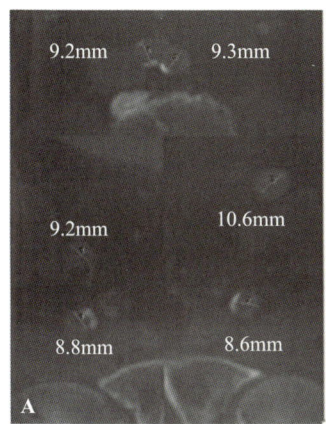
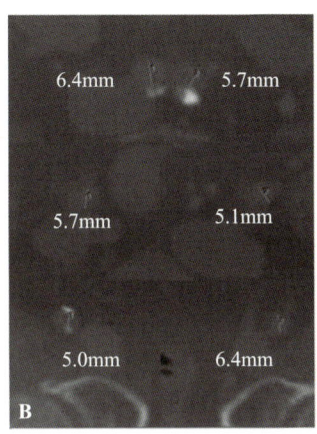
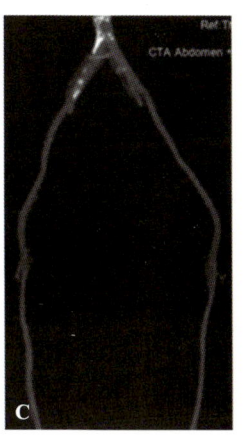

◀ 图 79-4 增强 CT 扫描和三维重建评估主动脉 / 股动脉的解剖结构
A. 适合大多数经股 TAVR 瓣膜的解剖结构；B. 解剖学不适用于大多数经股动脉 TAVR；C. 髂动脉和股动脉的三维重建

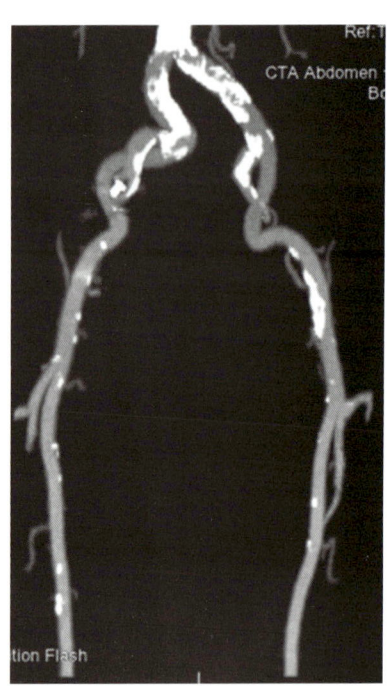

▲ 图 79-5 增强 CT 扫描和三维重建显示髂动脉走行异常弯曲

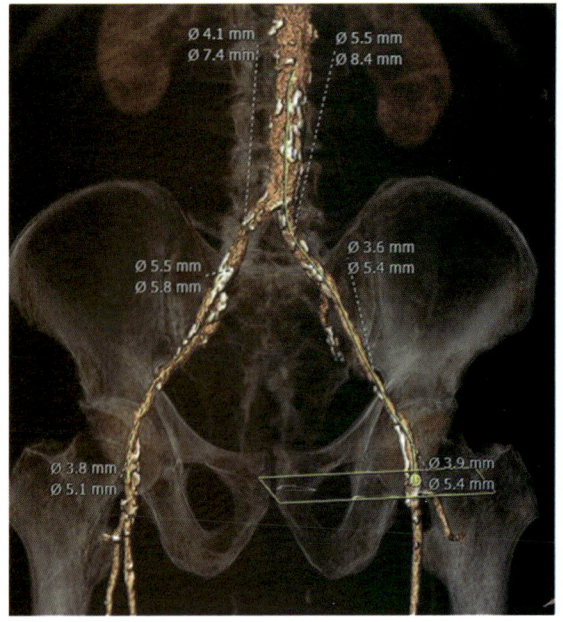

▲ 图 79-6 增强 CT 扫描和三维重建显示严重的股动脉钙化

主动脉和主动脉弓钙化程度以及插管部位和主动脉根部的距离（＞ 7cm），以确保充分展开瓣膜（图 79-7）。TC 方法已成功用于不适合 TF、TA 或 TAo 的患者。

四、手术技术

（一）经股动脉（TF）-TAVR

TF 方法是所有 TAVR 中侵入性最小的，并且是大多数手术者选择的初始操作。在非植入侧的动脉和静脉中放置 6Fr 导管。将猪尾导管推进到主动脉瓣并进行主动脉造影以确认用于瓣膜放置的正确瓣膜平面。通过股静脉，将临时起搏器推进到右心室尖端以达到快速心室起搏的目的。保持稳定的起搏心率对于安全的 TAVR 至关重要。随后，8Fr 直径的 Mullins 导管进入右心房，以获得稳定性并促进心脏起搏器与右心室肌的充分接触。

通过升主动脉根部血管造影术进行主动脉瓣的三个尖瓣的校准。这可以通过右冠状尖端的成角度的猪尾导管或通过主动脉根部中的导管的动力注射来进行。当所有三个尖瓣在相同高度处可见时可确定适当的主动脉平面（图 79-8）。

在使用微针进行植入侧的股动脉血管脉路测绘之后。用 7Fr 导管扩张管道，两个血管缝合器装置预先封闭动脉。或者，可以进行手术切开以获得股动脉通路以便于鞘的插入。放置扩张器并插入适当的护套。将患者肝素化至活化凝血时间（ACT）超过 250s。通过扩张器时不应施加过大的力，以避免在插入和移除过程中出现血管并发症。接下来，将主动脉瓣套入介入导管 Amptatz 左 1（AL1）。使用直头导丝或亲水线穿过主动

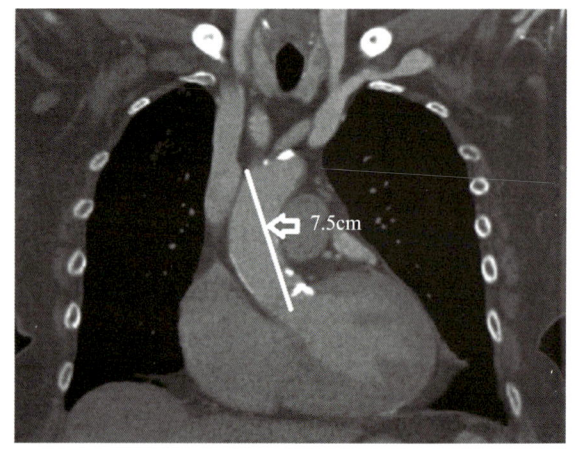

▲ 图 79-7 增强 CT 扫描评估升主动脉

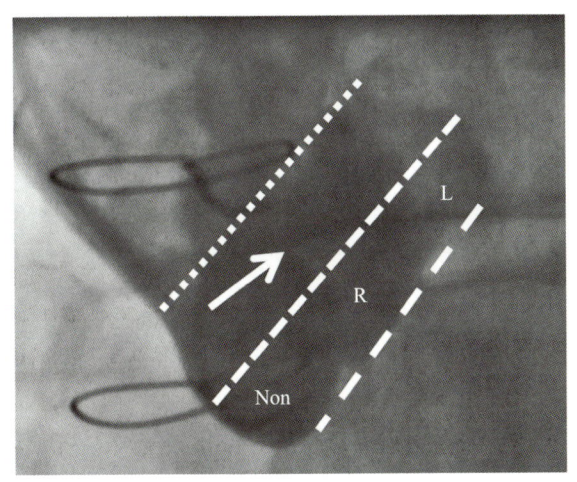

▲ 图 79-8　主动脉根部血管造影中，三个瓣叶所在的位置
L. 左冠瓣；Non. 无冠瓣；R. 右冠瓣

CoreValve 是一种自扩张的主动脉瓣，通过其与主动脉瓣环的位置关系的三层结构来进行定位。瓣膜的流入部分理想地放置在瓣叶附着点下方 6mm（支架框架的一个菱形段）。因此，具有高径向力的瓣膜部分牢固地固定在瓣环中，但也不会低到压迫相邻的心脏传导系统（图 79-10）。CoreValve 的最上部位于升主动脉中，与血流方向平行。CoreValve 系统通常不需要在植入期间进行快速心室起搏。

在植入主动脉瓣后，通过超声心动图评估

脉瓣并前进到心室。这是一个 260cm 长，0.035 英寸（0.0889cm）直径的 Amplatz Extra Stiff J 导丝，它在近端有一个夸张的尾纤弯曲。使用 Z-Med 20 或 23mm 球囊导管在快速心室起搏（通常 180～220 次 / 分）下进行球囊主动脉瓣扩张（BAV）。

插入适当的瓣膜输送系统并前进到主动脉瓣环。在穿过主动脉瓣时可能会遇到困难，因为僵硬的导丝可能偏向更大的主动脉弯曲并且在接触中被卡住。轻柔地拉动导丝将使输送系统更容易集中和穿过瓣膜。穿越时不应使用过大的力，因为可能会发生主动脉夹层。一旦人工瓣膜穿过自体瓣膜，系统就不应该进一步前进，因为探头可能会导致左心室心尖穿孔。通过透视和超声心动图指导瓣膜的正确定位。SAPIEN 瓣膜是一种球囊扩张瓣膜，其理想位置是使其上缘覆盖主动脉瓣叶尖，心室末端覆盖主动脉瓣环或下方（图 79-9）。当设备正确定位时，植入医师应协调长时间的造影，并对输送球囊进行快速起搏和充气 / 放气。我们建议缓慢充气以确保瓣膜位置正确。在放气之前，气球应该处于最大充气状态 4s。重要的是，在球囊膨胀之前开始起搏并持续直到球囊几乎完全放气。以 180～220/min 的 1∶1 心室捕获成功快速起搏可将血压降至 60mmHg 以下，并防止可能移动球囊导管的强烈的心肌收缩。

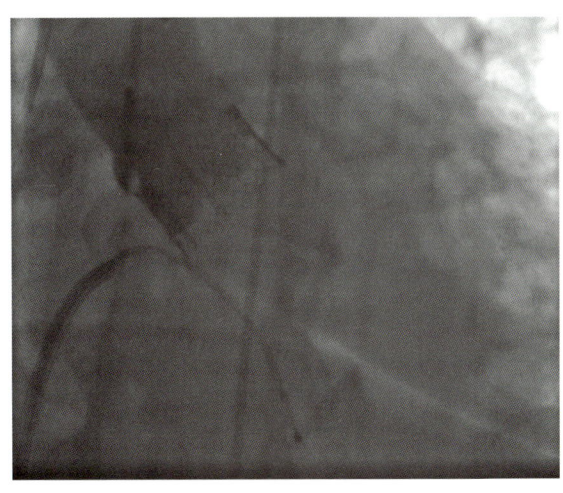

▲ 图 79-9　透视检查 SAPIEN 瓣膜相对于主动脉瓣和冠状动脉的位置

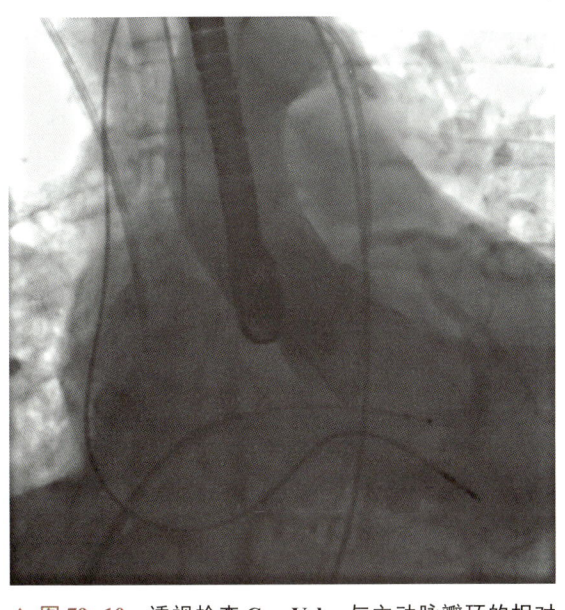

▲ 图 79-10　透视检查 CoreValve 与主动脉瓣环的相对位置

瓣膜定位是否恰当，检查冠状动脉的通畅性，并通过主动脉造影确认装置的正确定位。若心室中的瓣膜位置太低可能需要再次放置瓣膜。将瓣膜放置得太高可能导致装置栓塞到升主动脉中或冠状动脉闭塞。TAVR 后预计会出现微量中或轻微的瓣周漏。如果在正确定位的瓣膜周围有轻度泄漏，使用输送导管上的球囊进行部署后球囊扩张可以进一步扩大瓣膜并改善不足。

（二）经心尖 TA-TAVR

经心尖 TAVR 是第二常见的主动脉瓣置换技术，迄今为止主要用于球囊扩张瓣膜。在那些患有严重外周血管疾病的患者中，TA 是一种迅速而有效的方法。这种技术是所有方法中唯一顺行的方法，具有非常低的卒中率和最少量的术后瓣膜周围渗漏。此外，对于先前胸骨切开术或瓷化主动脉的患者，TA 手术最佳。该手术最严重的并发症包括左心室出血，但这并不常见。TA 手术的唯一相对禁忌证是用力呼气量（FEV_1）预测低于 30% 的严重慢性梗阻性肺病（COPD），以及心脏射血分数低于 20% 的心功能衰竭。

将患者仰卧在手术台上，建立股动脉和静脉通路。经股静脉将起搏器置于右心室中，并将猪尾导管通过股动脉置于主动脉根部。在第五或第六肋间隙中行 4～5cm 的前外侧胸廓切开术以暴露左心室。将两根顶端贴合的 3-0 Prolene 缝合线头部放置在左前降支动脉侧面的顶端。进入心肌的缝合线应该是深缝但不透壁的（图 79-11）。

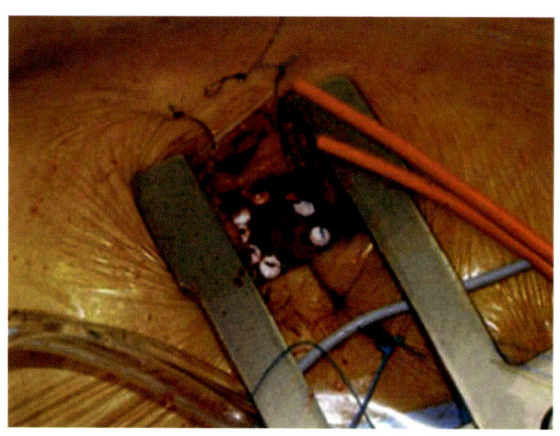

▲ 图 79-11　经心尖经导管主动脉瓣置换术。左胸廓切开，用两个荷包缝线缝合心脏的心尖

透视检查用于定位主动脉根部和瓣环是否相互垂直，并以与 TF 方法类似的方式将所有三个主动脉尖瓣对准在同一平面内。用针接近左心室腔，并将 0.035 英寸（0.0889cm）的导线穿过左心室，穿过主动脉瓣，并进入升主动脉。导丝保持在升主动脉中，不要进入右颈动脉。将 7Fr 导管穿过左心室顶部并穿过主动脉瓣。使用右 Judkins 导管将 0.035 英寸（0.0889cm）的导丝操纵到降主动脉中。将 0.035 英寸（0.0889cm）的导丝更换为硬导丝（Amplatz Super Stiff；Boston Scientific，Natick，MA）并留在腹主动脉中。将 7Fr 导管更换为适当大小的输送鞘，其位于左心室内 4cm 处。在有或没有快速心室起搏的情况下进行 BAV。移除球囊并将瓣膜通过左心室输送鞘放置并穿过瓣膜。瓣膜的定位、展开和后评估与上述 TF-TAVR 章节中的内容相似。在充分评估之后，移除所有导管和导丝并且在快速心室起搏下将心尖缝线打结。注射鱼精蛋白。如果可能，在左心室心尖手术部位闭合心包，并在左胸膜空间放置一个小的软性胸腔导管。

（三）经主动脉 TAo-TAVR

TAo 方法是第三常见的 TAVR 技术，用于具有球囊或自扩张脉瓣。TAo-TAVR 方法具有多种理论和实践优势，包括避免在呼吸功能差的患者身上进行胸骨切开术，术后疼痛少以及恢复更快。此外，直接主动脉插管是大多数心脏外科医生青睐的手术，可能比具有脆弱的左心室尖的患者在止血上具有更多的操作空间。然而，虽然经 TAo 方法具有几个优点，但并不适合所有患者。TAo-TAVR 禁用于瓷化主动脉患者。当考虑对有胸骨切开术史的患者，主动脉前左乳内动脉（LIMA）桥管管道或其他恶性纵隔（如具有钴辐射史的患者）应用 TAo 方法时，还存在其他的技术挑战。

患者仰卧位，露出下颈部，以便切口植入对输送鞘进行反切口。将成角度的猪尾导管置于主动脉根部，并将股动脉经股静脉将起搏器置于右心室中。CT 可以提供远端升主动脉与胸骨关系的充分信息，钙化的延伸以及从插管部位到主动脉根部的距离。理想情况下，该距离应大于7cm，以便在瓣膜植入期间在输送系统和球囊的自由扩张之间留出足够的空间（图79-7）。

在胸骨上切迹下方形成5～6cm行胸骨切开，该切口在第二肋间隙旁的胸骨角下方延伸。使用标准锯进行小胸骨切开术，将胸骨向下打开至第二肋间隙，以"J"形切口完成横向胸骨切开术。暴露远端升主动脉，并将两根主动脉荷包线置于无名动脉的基部。将患者肝素化以维持ACT大于250s。在下颈部切口，通过该切口，具有0.035英寸（0.0889cm）软导丝的18号针穿过主动脉荷包（图79-12）。将针更换为7Fr鞘，使用带有直软导丝的多功能导管穿过脉瓣。然后使用260cm，0.035英寸（0.0889cm）的（Amplatz Extra Stiff J）导丝，它在近端有一个夸张的尾纤弯曲。将适当的鞘置于主动脉中至2～4cm。在快速心室起搏下进行BAV。移除球囊并将TAVR瓣膜穿过输送鞘并穿过狭窄瓣膜放置。瓣膜的定位、展开和后续评估类似于TF-TAVR中所述。经过充分评估后，取出所有导管和导线，并在快速心室起搏下将主动脉缝合线固定。注射鱼精蛋白并且通常心包保持开放。在纵隔中放置一个小的软性胸腔导管，通常不打开胸膜腔。

（四）经锁骨下TAVR

经锁骨下入路是第四常见的TAVR技术，主要使用自扩张瓣膜。与其他替代方法相比，腋动脉入路具有一些明显的优势。与TA或TAo方法相比，它仍然具有较少的侵入性，因为它不需要开胸手术或限制性的胸骨切开。这使得TAVR可以应用于老年及体弱的患者，因为这些患者无法通过经股动脉来实施手术。此外，主动脉钙化会限制TAo方法，严重的左心室或肺功能障碍会限制TA方法，在这些情况下，腋动脉入路可能是最优方案。

标准股动脉和静脉路径如上所述。大多数心脏外科医生都熟悉左腋动脉的分离手术操作，因为它通常用作为动脉流入插管部位，特别是在主动脉手术中。在三角肌胸肌间做成斜向切口。腋动脉的第一部分可以通过侧向牵拉胸小肌暴露。如果有必要，可以在最小的损伤下进行胸小肌头部的分离以获得最佳显露。要特别注意避免损伤臂丛的内侧和外侧索，因为它们通常与动脉紧密相关，特别是在其第二部分。将患者肝素化以维持ACT大于250s。有些医生更倾向使用合成人工管道以端对侧取向，然后用交叉导管插管，而其他人则通过缝荷包合线直接进入。使用Seldinger技术，扩大接入部位以适应所选设备的相应口径输送导管。这是通过使用透视引导的硬线进行的，当从左侧穿刺时，导管的尖端留在无名动脉的起点处。当从右侧接近时，对右颈总动脉可能闭塞的担忧导致一些中心将鞘管尖定位在右锁骨下动脉的起点处。一旦适当放置鞘管，就使用TAVR的常规方案进行。在手术结束时，在移除输送套管后，可缝合进入部位的血管，并且可以使用选择性血管造影来确认进入该处的血管完整性。

（五）经颈动脉TAVR

对于不适合TF，TA或TAo-TAVR，并且颈总动脉直径大于8mm而无狭窄迹象的患者，可以使用经颈动脉的方法[13]。放置6Fr套管在股动脉中，使用成角度的猪尾导管进行升主动脉造影。在对侧股动脉中，经皮放置16FrFem-Flex Ⅱ套管（Edwards Lifesciences，Irvine，CA）。该套管连接到灌注管和14/15 Sundt颈动脉旁路分流器（Covidien，Mansfield，MA）（图79-13）。通过股静脉放置起搏导管。暴露右颈总动

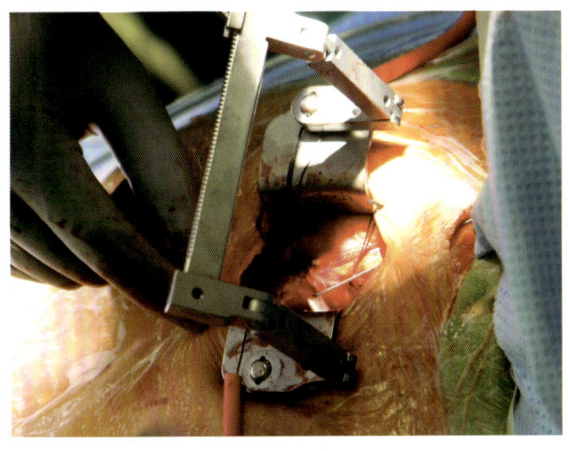

▲ 图79-12　经主动脉经导管主动脉瓣置换术

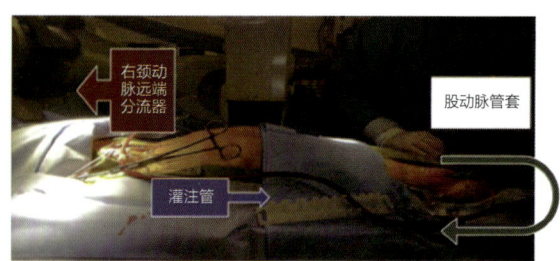

▲ 图 79-13 经颈动脉经导管主动脉瓣置换术，可见股颈分流

脉，并在颈总动脉近端交叉钳夹后，纵向打开 2.5cm。将排气旁路分流器置于远端颈动脉切开术中以维持脑灌注。在整个过程中监测来自左半球和右半球的脑部血氧饱和情况。通过近端动脉切开术，将 0.035 英寸 J 形尖丝和 7Fr 导引器置于升主动脉中。然后将多用途导管插入升主动脉中，并使用直线穿过主动脉瓣。将直丝更换为硬导丝（Amplatz Extra Stiff），并将（Retro-flex）护套引入升主动脉。与经股动脉置换术（TAVR）类似，进行主动脉瓣膜成形术（BAV）随后放置瓣膜。最后，去除导丝，导管和套管，并用牛心包补片修复颈动脉。

五、结果

（一）SAPIEN 瓣膜

主动脉经导管主动脉瓣膜置入试验（PARTNER）是一项具有里程碑意义的研究，也是第一项随机研究，证明 TAVR 优于不能手术患者的药物治疗[11, 14]以及使用球囊扩张 SAPIEN 瓣膜的高危手术患者 TAVR 相比 SAVR 的非劣性[15, 16]。根据 PARTNER 的 1 年结果，SAPIEN 瓣膜被美国食品和药物管理局批准用于非特定或高风险的患者。

Leon 及其同事们发表了一项随机的、多中心美国 PARTNER 试验的结果，该实验针对手术风险太高的患者。在 179 例患者中，TAVR 手术成功率为 96.6%。随访 1 年后，主动脉瓣的 AVA 和平均梯度压差分别改进至 $1.5 ± 0.5cm^2$ 和 $11.1 ± 6.9mmHg$（术前 AVA 为 $0.6 ± 0.2cm^2$，平均梯度压差为 $44.5 ± 15.7mmHg$；$P < 0.001$）。TAVR 术后 30d 和 1 年的死亡率分别为 5.0% 和 30.7%，证明其优于药物治疗（1 年死亡率 49.7%；$P < 0.001$）

STS 成人心脏外科数据库的一项评估指出，在北美，约 6%～7% 的 AVR 患者的 STS 评分为 8% 或更高，被认为是高危患者[3, 4]。至少，这代表了大量患者现在可以选择 TAVR 或 SAVR。据估计，尽管超声心动图有严重主动脉狭窄的证据，仍有 30%～38% 的高危老年患者没有接受 SAVR 治疗[6, 17]。PARTNER 试验是首次在高危患者中对比 TAVR 和 SVAR 的随机试验。许多内科医生已经注意到，结果可能因为选择在大学附属医院手术发生偏移。在一项多机构研究中，159 名接受单独的、初次的 SAVR 的患者，平均 STSPROM 为 16% ± 7%，3 年生存率为 57%，中位生存期 3.7 年[18]。在对 STS 数据库的现实世界研究中，Brennan 及其同事注意到，接受 SAVR 的高危患者（STS ≥ 10%）的中位生存期为 2.5—2.7 年[4]。同样，当前系列中的 SAVR 组在 3 年时存活率为 55.8%，中位生存期为 3.4 年。

Thourani 及其同事的一份报告代表了最大系列和第一次长期分析，使用完全判定的结果，对主动脉狭窄患者进行球囊扩张瓣 TAVR 或手术（PARTNER 试验）[19]。至少 3 年时，TAVR 和 SAVR 组之间的全因和心血管死亡率没有差异（图 79-14）。尽管 TAVR 患者的围术期神经系统事件增加，但 3 年间各组之间的卒中发生率相似。与 SAVR 相比，TAVR 没有晚期（30d 后）卒中危险。在 3 年时，TAVR 血流动力学性能得到维持，瓣膜梯度压差和 AVA 与 SAVR 相似（图 79-15）。

在 3 年的随访中，瓣膜结构性损坏并不明显。在 3 年随访期间，TAVR 术后经常发生瓣周漏，但无明显变化（图 79-16）。值得注意的是，正如之前报道的那样，即使是轻微的术后主动脉瓣关闭不全[瓣周漏（PVL）和全主动脉瓣关闭不全]也与随后的死亡率增加有关[16]。

其他报道已经注意到 Gurvitch 及其同事对 70 名患者（平均 STS 评分 9.6% 和 EuroSCORE 31.7%）的研究中 TAVR 长期存活率，他们使用球囊扩张瓣膜成功进行了 TAVR 并且存活了

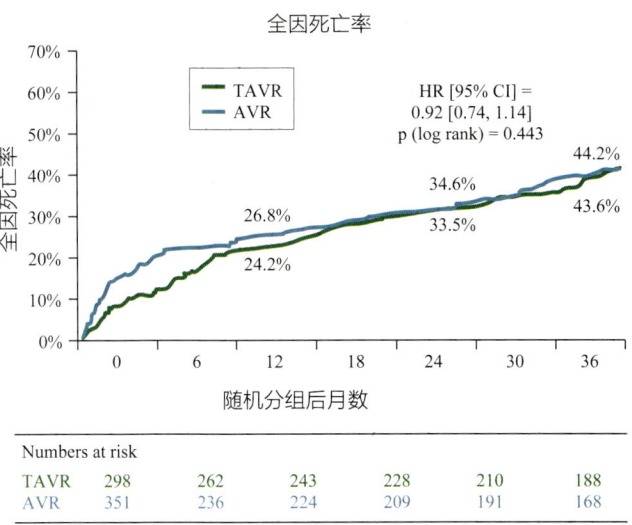

▲ 图 79-14 PARTNER 实验 3 年分析：全因死亡率

AVR. 主动脉瓣置换；CI. 置信区间；HR. 风险比；TAVR. 经导管主动脉瓣置换

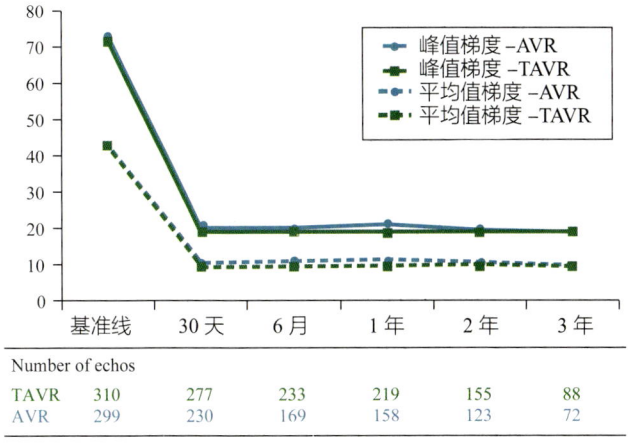

▲ 图 79-15 PARTNER 试验的 3 年分析：通过超声心动图检查血流动力学瓣膜的性能

AVR. 主动脉瓣置换；TAVR. 经导管主动脉瓣置换

30d。随访至少 3 年[20]。作者指出，2 年和 3 年的生存率分别为 74% 和 61%[20]。相应地，348 名 TAVR 患者的 PARTNER 系列（平均 STS PROM 11.8%）有 66.5% 存活 2 年，3 年存活 56.4%。与 PARTNER 系列相似，Gurvitch 及其同事未发现瓣膜结构性损坏的病例，并且其系列中只有一名患者（1.5%）接受了心内膜炎的再次手术。在回顾性单中心欧洲分析中，Bleiziffer 及其同事回顾了 227 例接受 TAVR 的患者的结果，这些患者中同时进行球囊扩张和自扩张瓣膜的随访至少 2 年。在他们的研究中，平均 STS PROM 为 7%，EuroSCORE 为 21%，可能代表风险较低的患者人群，2 年生存率为 66.4%[21]。在一项包含 870 名接受球囊扩张和自扩张瓣膜植入术多中心英国 TAVI 注册研究中心，Moat 及其同事指出，2 年内全因生存率为 73.7%[22]。这个数字与 PARTNER 系列中 2 年时 66.5% 的生存率相比是有利的。然而，英国的登记数据可能并不代表高风险患者人群，其平均 EuroSCORE 只有 18%。

（二）CoreValve 瓣膜

Grube 及其同事的早期开创性研究建立了自扩张的 CoreValve 瓣膜，作为与手术干预（SAVR）相关的高发病率或高死亡率的严重主动脉瓣狭窄患者的可行治疗选择。在连续接受 CoreValve 瓣膜的 25 名患者中，21 名（84%）患者被认为手

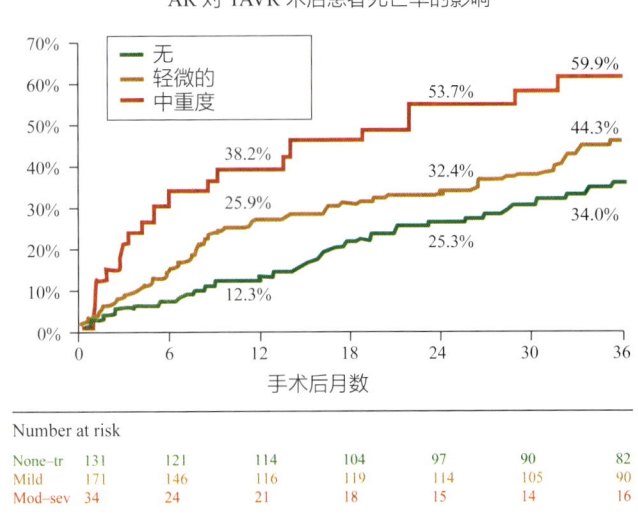

▲ 图 79-16 PARTNER 试验 3 年分析：主动脉瓣关闭不全（AR）对死亡率的影响
TAVR. 经导管主动脉瓣置换

术成功，并且总体死亡率为 20%[23]。随着技术和设备迭代的逐步完善，程序成功得到改善，30d 死亡率降至 12%。基于这些研究和其他研究的积极结果，自扩张瓣膜于 2007 年 4 月获得了 CE 标志[24, 25]。

在获得 CE 标志后的一年中，多中心的 646 名接受 CoreValve 瓣膜治疗的患者。手术成功率达到 97%，手术死亡率为 1.5%。血管通路并发症的发生率为 1.9%，30d 死亡率为 8%。共有 60 名患者（9.3%）需要放置永久起搏器。约 70% 的患者残余有 1 级或 2 级的主动脉瓣关闭不全[26]。

CoreValve 向美国的引入始于 2010 年底开始的多中心随机试验。Medtronic CoreValve 瓣膜美国关键试验采用类似于 PARTNER 试验的试验设计，针对外科主动脉瓣置换术高风险或极端风险的主动脉瓣狭窄患者（SAVR）。极端风险组不需要随机化，因为 PARTNER 研究的先前发现显示 TAVR 与药物治疗相比具有明显的生存优势。Popma 及其同事报告了 489 名患者，平均 STS 风险评分为 10.3%，平均年龄为 83 岁。报道的全因死亡率在 30d 时为 8.4%，在 1 年时为 24.3%。30d 时主要卒中发生率为 2.3%，1 年时卒中发生率为 4.3%。主要或危及生命的出血率为 36.7%，对永久起搏器的需求为 21.6%。出院时中度或重度 PVL 患者的百分比为 10.5%。有趣的是，研究人员指出 PVL 的严重程度随着时间的推移而减少。事实上，80% 术后一个月存在中度 PVL 1 个月且存活至 1 年的患者其 PVL 严重程度降低[27]。

在一项随访研究中，Adams 及其同事报道了随机接受 SAVR 或 TAVR 伴有严重主动脉瓣狭窄的 795 名高危患者[28]。平均 STS 风险评分约为 7.4%，与 PARTNER 高风险患者相比，该研究代表了患病率较低的群体，平均 STS 评分为 11.8%[15]。1 年全因死亡率的主要终点表明两组间差异有统计学意义。接受 TAVR 的患者 1 年时的全因死亡率较低（14.2% vs. 19.1%；P=0.04）。CoreValve 受者在 30d 时的永久性起搏器植入率较高（19.8% vs. 7.1%；$P < 0.001$），1 年再次置入率（22.3% vs. 11.3%；$P < 0.001$）。研究人员再次提到瓣膜周围反流随着时间的推移有所改善。事实上，大多数出院时中度或重度瓣周关闭不全的患者 1 年时已经改善至轻度或更好。总体而言，该研究代表了第一项前瞻性随机比较，证明与 SAVR 相比，TAVR 在 1 年时存活率提高。

其他人已经解决了与起搏器植入物和 PVL 相关的早期争议。英国 TAVI 注册研究处报道了在 2009 年 12 月之前植入的 TAVR 患者的前瞻性数据[22]。在该研究中纳入的 452 个 CoreValve 瓣膜植入病例中，17.3% 具有中度至重度主动脉瓣关闭不全，而 SAPIEN 瓣膜为 9.6%（P=0.001）。此外，24.4% 需要永久起搏器植入，而 SAPIEN 组占 7.4%（$P < 0.001$）。手术成功率仍然很高

（98.2%），30d 死亡率仍然可以接受，为 5.8%。在唯一一项比较经股动脉球囊扩张（SAPIEN XT）和自扩张（CoreValve）瓣膜的随机试验中，Abdel-Wahab 及其同事对 240 名患者进行了随机分组，以接受两个瓣膜中的一个[29]。基于术中血管造影，他们注意到残余主动脉瓣反流频率明显降低（41% vs. 18%；$P < 0.001$），并且在 SAPIEN 患者中植入多于一个瓣膜的频率较低。两组的心血管和总体死亡率在 30d 时相似。他们还指出，SAPIEN 瓣膜组对永久起搏器的需求明显较低（17% vs. 38%；$P=0.001$）。

一般而言，与 SAVR 相比，TAVR 已显示在高危手术患者群体中具有相似的中期死亡率[15, 16, 19, 30, 31]。上述研究的一个重要观察结果是尽管主动脉减轻了狭窄，这个高风险的患者队列继续具有 3 年时达到 40%～45% 的累计死亡率。虽然这可能是该患者群体固有的并发症和年龄的继发因素，但医疗保健提供者仍然有责任为任何药物治疗或 TAVR 或 SAVR 重新定义最合适的患者。

（三）已有 SAVR 经历患者进行 TAVR

组织假体具有低的血栓栓塞事件风险（每年风险 0.5%～1%，无抗凝），但瓣膜变性的可能性较高，需要在 10～15 年内进行重复手术干预和植入。

要确定的基本类型的信息是瓣膜类型、瓣膜尺寸和主动脉瓣膜手术中使用的技术。在主动脉位置植入了许多类型的生物瓣膜。这可以是异种移植（最常从牛心包或猪主动脉瓣或根部获得）或同种移植。生物瓣膜也可分为带支架和无支架的瓣膜。对于每个待用于治疗的植入瓣膜，需要了解其结构和造影特征，以便在瓣膜（V-in-V）中精确定位瓣膜。在规划 V-in-V 的适当尺寸时，重要的是测量瓣膜的真正内径。其他相关要点包括后瓣叶高度、主动脉根部内瓣膜的位置、与冠状动脉口的关系以及冠状动脉旁路的存在[32]。

既往 SAVR 患者的 TAVR 引起的并发症与标准 TAVR 不同。由于 V-in-V 植入的瓣环是固定的结构，因此瓣环撕裂、出血并发症、瓣膜周围反流以及导致新的传导异常的频率较低。然而，瓣膜错位的发生率增加（特别是先前的主动脉根部置换或继发于无荧光镜标记的无支架瓣膜），冠状动脉梗阻（主要继发于冠状动脉口失败植入物的移位瓣），以及在非扩张性假体瓣环中经导管瓣膜扩张不良继发的术后人工主动脉瓣梯度压差的增加[33]。

六、特定患者并发症

随着对可用于治疗患有严重主动脉瓣狭窄的高风险患者的侵入性较小的技术的认识不断提高，关于采用 SAVR 或 TAVR 的治疗仍然存在争议。当仅基于 STS 预测的死亡风险时该决定可能是困难的，但更切实的决策工具包括识别可优先从 SAVR 或经 TAVR 获益的特定患者亚组。

（一）性别

到目前为止，仍然缺乏研究 SAVR 或 TAVR 性别相关差异影响的研究[34, 37]。在 Williams 和同事对 PARTNER 试验的患者进行的分析中，接受 TAVR 的女性的手术死亡率降低了（6.8% vs 13.1%；$P=0.07$）[35]。在 2 年时，接受 TAVR 的女性的全因死亡率显著降低（28.2% vs 38.2%；$P=0.049$）。这些研究者还指出，晚期死亡率较 SAVR 降低的差异主要集中在经股组（23.4% vs 36.9%；$P=0.02$），而经心尖组的益处不太显著（37.3% vs 41.7%；$P=0.62$）。虽然手术死亡率也有利于男性的 TAVR 而非 SAVR（6.0% vs 12.1%；$P=0.03$），但 TAVR 组 2 年内全因死亡率没有差异（37.7% vs 32.3%；$P=0.42$）。此外，男性经股动脉（$P=0.86$）或经心尖（$P=0.21$）的 2 年死亡率没有降低[35]。这些结果表明对于有症状的严重主动脉瓣狭窄的老年妇女 TAVR 可行的经股动脉路径可能是首选治疗。

（二）糖尿病

患有严重主动脉瓣狭窄的另一个高风险患者群体是糖尿病患者。在 1391 名接受过单纯 SAVR 的患者中，Halkos 和他在 Emory 的同事报道显示，与非糖尿病患者（71.2%；$P < 0.001$）相比，糖尿病患者（40.5%）的 10 年生存率显著

降低[38]。迄今为止只有一份报道进行了比较 接受 TAVR（n=145）和 SAVR（n=130）的高风险糖尿病患者的结果。根据 PARTNER 试验的事后分析，Lindman 及其同事指出 1 年时全因死亡率在 TAVR 患者中为 18.0%，在手术组中为 27.4%（P=0.04）[39]。相比之下，两组间非糖尿病患者的 1 年死亡率（P=0.48）没有显著差异。这些数据表明，TAVR 可能是主动脉瓣狭窄和糖尿病患者手术风险高的首选治疗方法。

（三）二尖瓣反流

伴有主动脉瓣狭窄的中度或重度二尖瓣关闭不全（MR）的存在代表了一个困难和常见的患者群体。在单纯 SAVR 后[40]，没有 TAVR[41, 42]，术前中度或重度 MR 与较差的早期和晚期生存相关。Barbners 及其同事在比较 SAVR 和 TAVR 伴随 MR 的 PARTNER 试验的事后分析中表明，在 SAVR 或 TAVR 缓解主动脉瓣狭窄后，左心室重塑和左心室功能改善的类似变化发生。相应地，无论 MR 的严重程度如何，均可在两种手术中发现症状和功能分级的改善。然而，在接受 SAVR 治疗的患者中，术前中度或重度 MR 的 2 年全因死亡率高于轻度或低 MR 患者（49.8% vs. 28.1%；P=0.04）。相反，基线的 MR 严重程度不影响 TAVR 患者的死亡率（37.0% vs. 32.7%；P=0.58）。遗憾的是，目前的研究尚未区分 TAVR 途径（比如 TF、TA、TAo）对该患者群体的长期结果的影响。在选择具有非退行性中度至重度 MR 和伴有严重主动脉瓣狭窄的高危患者中，将 TAVR 视为一种侵入性较小的治疗方式可能是合理的。

（四）肾功能不全

主动脉瓣狭窄与肾功能不全之间存在强烈的关联，高达 75% 的患者患有轻度、中度或严重肾功能不全[43]。现在已经表明，术前肾功能受损是 SAVR 和 TAVR 术后短期和长期不良预后的强有力的独立预测因子[43, 44]。最近，来自 Emory University 的 Nguyen 及其同事比较了 SAVR（n=1336）和 TAVR（n=343）患者的肾功能不全。他们指出 TAVR 患者的轻度、中度重度肾功能不全的院内死亡率分别为 3.8%、2.9% 和 4.4%（P=0.89）。相反，在 SAVR 组中，肾功能恶化与短期死亡率逐步增加相关，分别为轻度、中度和严重肾功能不全的发生率分别为 2.6%、4.1% 和 8.9%。此外，SAVR 组中肾功能恶化与中期和长期死亡率增加密切相关，而肾功能分层的 TAVR 的生存分析生存率估计未显示出这种关系。在所有患者中，当将 TAVR 与 SAVR 进行比较时，调整后的死亡比值比为 0.47。在 SAVR 患者中，当比较严重 / 透析与正常患者时，调整后的死亡比值比为 2.6。在 TAVR 患者中，当比较严重 / 透析与正常患者时，比值比为 1.01。虽然需要更多的研究和分析来阐明 TAVR 对肾功能不全患者的优势，但 TAVR 有可能减轻中度和重度肾功能不全对短期和中期生存的影响。

七、并发症

虽然 TAVR 被设计成为高危患者的主动脉瓣置换术的侵入性较小的形式，但它仍然带有许多与开放的传统主动脉瓣置换术相同的潜在并发症。Valve Academic Research Consortium-2（VARC-2）已经对评估 TAVR 使用的研究的终点定义进行了标准化，这将提高研究结果的可比性和可解释性[46]。本节中主要讲述与 TAVR 相关的常见并发症。

（一）急性低血压

TAVR 期间的急性低血压并不罕见，可能是由于急性主动脉瓣关闭不全，左心室功能障碍（由快速起搏"顿抑"、冠状动脉闭塞或其他因素引起），心包积液（通常来自起搏线的右心室穿孔或主动脉根部外伤），心律失常，外周血管损伤，"自杀性心室"（BAV 或 TAVR 术后的高血压性左室内梗阻）或其他因素。急性低血压的治疗取决于其原因。在没有麻醉师的情况下，操作者可立即进行主动脉内、心室内或静脉的大剂量肾上腺素或去甲肾上腺素注射，并采取有效的临时措施。自杀性心室虽然不常见，但仍表现为高压力差，特别是动态梗阻（期前收缩后更糟）；可以用超声心动图识别；并且应与急性心力衰竭等其他原因进行区分，它会因利尿和正性肌力药物而加重，但可以通过补液，血管收缩药和负性肌力药物进行有效治疗。

（二）脑卒中

除了死亡，主动脉瓣置换术后最具破坏性的后果之一是新发生的术后永久性卒中。在高危手术患者中接受 SAVR 后，卒中发生率报道在 3% 和 5% 之间[4, 5, 15, 18]。在 30d 后的脑血管事件（短暂性脑缺血事件或卒中）发生率，TAVR 的范围为 3%～7%[47]。这些事件中约有 50%～70% 发生在手术期间或 24h 内。在 PARTNER 研究对 30d 和 1 年结果的分析中，与 SAVR[15, 48] 相比 TAVR 术后围术期卒中增加。

然而，Thourani 及其同事最近对 PARTNER 患者的研究中，似乎没有任何证据证明在 2 年和 3 年随访中 TAVR 患者会继续增加卒中的风险[16, 19]。在 Dewey 及其同事对 PARTNER 试验的分析中，作者提到围术期卒中发生率在上市前试用 TA-TAVR（$n=104$）是 6.7%，而在非随机 TA-TAVR 组（$n=975$）是 2.2%[49]，有所改善。在最近的一项 Meta 分析中，Eggebrecht 及其同事已显示整体 30d 卒中 / TIA 率为 3.3% ± 1.8%，其中大多数为卒中（2.9% ± 1.8%）[50]。

与 TAVR 相关的卒中可以由于动脉粥样硬化、血栓栓塞、手术期间的心源性休克、先前存在的脑血管疾病或这些因素的相互作用而发生。然而，升主动脉中的导管操作是 TAVR 观察到的大多数卒中的最可能原因。神经系统事件的预测因素是气囊扩张后，瓣膜栓塞和新发心房颤动[51]。主要来看，缺血性卒中可以通过基于导管的机械栓塞取出进行治疗。也可以考虑进行溶栓治疗，尽管可能会降低预期效益（特别是合并动脉粥样硬化）；由于患者年龄和发病率以及为 TAVR（如果是最近的）创建的动脉切开术，出血风险通常很高。评估最合适的抗凝治疗方案的临床研究也即将出台。

卒中预防的最新措施之一包括新的脑栓塞保护装置，这些装置正在积极评估，并且在 TAVR 期间减少栓塞碎片方面显示出前景。这些装置可分为两大类：①导流板通过将栓子重新引导至身体的下半部分来阻止栓子进入脑血管系统；②取出装置，其捕获并收集栓子以从体循环中移除。

在导流器装置中，Embrella 栓塞导流器（Edwards Lifesciences）和 Triguard（Key-stone Heart，Ltd.）具有迄今为止最大的临床应用经验（图 79-17）。两种装置都使用镍钛合金框架，该框架位于主动脉弓中大血管的开口处。Embrella 装置使用孔径为 100μm 的聚氨酯膜来选择性地滤过栓子。Triguard 是一种镍钛合金网，孔径为 140μm。Embrella 使用右侧桡动脉或肱动脉入路进行植入，而 Triguard 通过股动脉进行输送并覆盖整个主动脉弓，包括左锁骨下动脉。

迄今为止具有最多临床经验的滤除系统是 Montage 双滤器（Claret Medical, Inc.）（图 79-18）。该系统使用右上肢通路，在头臂动脉和左颈总动脉中放置两个带有 140μm 聚氨酯膜的锥形过滤器。在手术完成时，取出过滤器并从循环中除去捕获的碎屑。2012 年报道了人类首次应用研究，详细介绍了 40 名患者的使用情况。该研究包括两代设备，与第一代设备（60%）相比，第二代（87%）的适当放置有所改善。53 例治疗的患者中有 19 例（54%）滤除了大体碎片；观察到一次轻微卒中（30d）和两次大卒中（4h，27d）。

（三）急性肾损伤

据报道，TAVR 后显著的急性肾损伤（AKI）为 8%，是死亡率的独立预测因子[55]。AKI 的起源可能是多种疾病，涉及易患病症，如糖尿病、

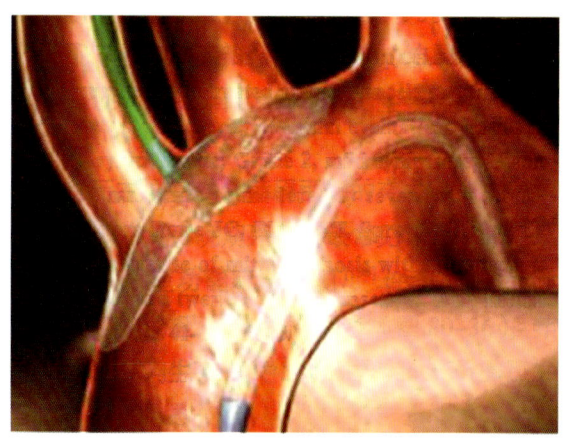

▲ 图 79-17 Embrella 栓塞过滤器（Edwards Lifesciences）

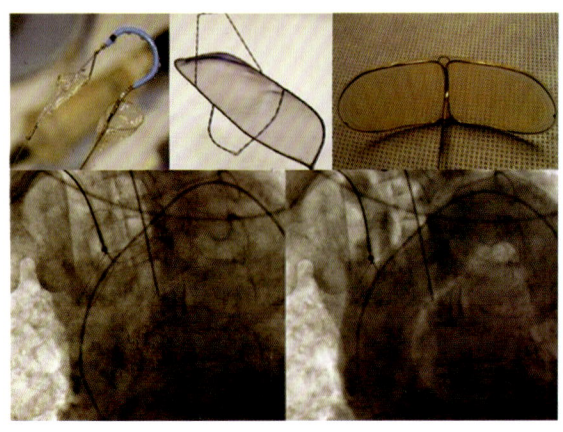

▲ 图 79-18 Montage 双滤器（Claret Medical, Inc.）

慢性肾病或外周血管疾病和手术相关事件，如肾动脉中的主动脉斑块栓塞和快速心室起搏期间的低灌注。据报道，在一些研究中，TA 方法的使用是 AKI 的独立预测因子，可能反映了使这些患者易患这种并发症。

（四）血管并发症

TAVR 最常见的是穿刺部位的血管损伤。在 PARTNER 试验中，TF-TAVR30d 内 15% 的患者发生了严重的血管并发症，并且 30d 和 1 年的死亡率明显较高[11]。血管穿刺部位并发症主要与用于输送脉瓣的大口径鞘管。第一代鞘管（22～25Fr，相应外径 9～10mm）与血管并发症高发生率相关。然而，随着手术者经验的增加，患者筛查和选择的改善，以及新一代鞘管（18 或 19Fr，相当于外径 7.2～7.5mm）的较小直径，血管并发症发生率的显著增加随时间减少。在接下来的几年内，我们预计血管损伤将低于 5%。

其他主要的血管并发症包括胸主动脉夹层、主动脉瓣环撕裂、血管源性远端栓塞（非脑）、需要手术或导致截肢或不可逆的终末器官损伤、穿刺位置或穿刺相关的伤害导致死亡、需要输血（＞ 4 个单位）、预料之外的经皮或手术干预或不可逆的终末器官损伤[46]。

在动脉扩张和输送鞘管的插入期间可能怀疑主动脉撕脱或穿孔，但是在移除输送套管之前它可能在临床上不明显。如果在去除套管时发现穿孔，应立即重新插入套管（扩张器就位）以帮助填充止血，同时准备进行更明确的治疗。根据损伤部位和严重程度，可以从对侧动脉穿刺部位插入主动脉闭塞球囊，例如 Coda 球囊（Cook Medical，Bloomington，Illinois）。使用外周血管成形球囊的长时间气囊填充可能会有利髂动脉或股动脉穿孔，并且覆膜支架的便可以封闭穿孔。髂动脉夹层通常是逆行，并不限制血流，但严重的夹层可能限流或甚至闭塞。限流夹层应采用血管内或手术修复治疗。在穿刺部位缝合导致严重的股动脉狭窄通常对轻度球囊扩张有反应，这不需要完全消除狭窄，轻度至中度残余狭窄很少有症状。

主动脉瓣环破裂罕见，与高死亡率有关。这种并发症的独立预测因素包括瓣膜过大以及左心室流出道中是否出现中度或重度钙化。在超声心动图和随后的心包积液发展中，它可能会巧妙地显示房间隔增厚。可以用心包穿刺术治疗积液，并且可以考虑手术修复。对于保守治疗，建议立即使用鱼精蛋白和血压控制治疗。在 Genereux 及其同事的 Meta 分析中，出血的总发生率为 41%（危及生命的概率有 16%）[57]。危及生命危险的出血与 TAVR 后 30d 死亡率增加 6～9 倍有关。1 年死亡率的独立预测因子。TA-TAVR 途径一直被报道为危及生命的出血的独立预测因子[58]。

（五）主动脉瓣关闭不全

TAVR 后的急性、中度或严重的人工主动脉瓣关闭不全包括是瓣周、跨瓣或混合的反流。使用球囊扩张瓣膜的 PARTNER 试验的 2 年和 3 年随访中导致 PVL 明显高于 SAVR 组，超过 50% 的 TAVR 患者经历至少轻度 PVL[16, 19, 59]。许多研究发现主动脉瓣反流高于 2 级以上是短期和长期死亡率的独立预测因素[60]。PVL 与死亡率之间的直接因果关系仍需确定，PVL 评估中的显著异质性也是如此；迄今为止关于使用超声心动图或磁共振成像的争议仍在继续[61]。计算机断层扫描（CT）的使用提高了 TAVR 主动脉瓣环尺寸的准确性，并导致 PVL 整体减少，已取代二维 TTE 成为 TAVR 瓣膜选择的黄金标准[62]。

当瓣膜在全身动脉低血压的情况下展开时，由于瓣膜闭合不完全可能发生急性跨瓣反流，并且当血压升高时这会改善。瓣膜还可能仅需要短暂的一段时间（分钟）来"预热"并实现完整的瓣叶移动。跨瓣主动脉瓣关闭不全的第三种情况是它可能由悬垂的天然主动脉瓣叶引起，可妨碍 TAVR 瓣膜的闭合。在这种情况下，操作者可以通过在每个主动脉尖端放置成角度的猪尾导管来尝试闭合 TAVR 瓣膜小叶。如果不成功，则应将另一个 TAVR 瓣膜只在主动脉瓣上展开，以充分置换天然主动脉瓣叶。

更常见的情况包括瓣膜周围主动脉瓣漏。对于在手术过程中注意到 PVL 超过轻度的患者，应评估经导管心脏瓣膜的位置。如果瓣膜错位，则可以在第一瓣膜中植入第二瓣膜。然而，如果瓣膜定位良好，用球囊导管扩张支架瓣膜可以扩张瓣膜并更完全地填充瓣膜环。TAVR 后慢性、中度或严重的瓣周主动脉反流可通过植入第二瓣膜或植入一个或多个封堵器进行经皮治疗。

（六）瓣膜栓塞

瓣膜栓塞最常见的原因是快速心室起搏期间失去捕获（导致瓣环未完全展开），但也可能是由于位置不正确造成的，或者在极少数情况下，选择的瓣膜对瓣环来说太小。通过在缓慢的受控的植入之前和期间确认稳定的起搏和瓣膜定位，可以最好地避免栓塞。如果在植入期间发生主动脉移位，手术者在充气注射器上保持压力（将部分充气球囊上的不再卷曲的瓣膜固定住），则可立即将瓣膜推回瓣环间。

（七）冠状动脉梗阻

心肌梗死是 TAVR 期间罕见但非常严重的并发症，发生在不到 1% 的患者中。急性、主动脉口冠状动脉梗阻可通过立即经皮冠状动脉介入治疗（PCI）或急诊心脏搭桥得到有效治疗。尽管右冠状动脉梗阻也有报道，但最有可能发生的还是左主冠状动脉梗阻。最常见的是，患者急性血流动力学损害并伴有 ST 段抬高，提示急性心肌梗死。在高风险病例中，可在放置瓣膜之前将 0.014 英寸（0.03556cm）的冠状动脉介入导丝和（或）球囊放入有风险的冠状动脉中来（图 79-19）。预防仍然是避免这种严重并发症的主要治疗手段。通过高清 CT 扫描确定的小于 12mm 的冠状动脉瘤应引起术者的关注。在这种情况下，进行伴有根血管造影的 BAV 可能会发生主冠状动脉闭塞。

（八）传导紊乱

经导管的主动脉瓣会使主动脉瓣环扩大，并部分置于瓣环下位置，导致它们进入室间隔与心脏传导系统接近。在美国 PARTNER 的随机试验中报道 Edwards-SAPIEN 瓣膜很少需要起搏器，比例为 3.4%。TAVR 术后对永久性起搏器的需求在球囊扩张型（6.5%）和自扩张瓣（25.8%）之间仍然存在重要差异。

通过置入临时起搏器进行备用起搏，可立即治疗 TAVR 术后的心脏传导阻滞。缓慢性心律失常一般是暂时性的，在决定是否需要植入永久起搏器之前，临时起搏器会一直使用。

基于 PARTNER 研究，在 1151 例患者中有 121 例患者出现左束支传导阻滞（10.5%），其中一半以上的患者持续了 6 个月至 1 年。术后左束支阻滞与 1 年死亡率、心血管疾病死亡率、再次住院、卒中或心肌梗死无关，但与住院期间（8.3% vs. 2.8%，$P < 0.005$）和从出院至 1 年（4.7% vs. 1.5%；$P < 0.01$）永久起搏器植入增加有关。术后左束支阻滞的患者在 TAVR 术后射血分数未能改善的，在术后 6 个月至 1 年时仍较低

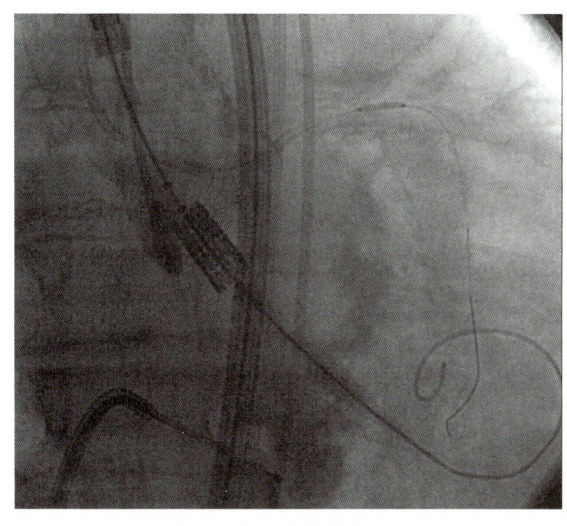

▲ 图 79-19 左主冠状动脉导丝在 V-in-V 中的应用

（52.8% vs 58.1%；$P < 0.001$）。

（九）罕见并发症

报道的其他罕见并发症包括心脏压塞和二尖瓣损伤。心脏压塞可能是由于在放置起搏器时，右心室穿孔，以及 BAV 和 TAVR 在瓣膜置入操作的过程中，有可能出现了导丝穿过左心室引起的心脏穿孔。全身动脉压的深吸气时下降（反常脉）提示血流动力学紊乱，可通过超声心动图确认。心包穿刺术的治疗是可行的，因为心包的出血通常是自限性的。如果失血量很大，则在准备进行手术探查时，血液可能会从心包中自动流入静脉。手术时可能无法确定穿孔的位置。

二尖瓣包括腱索在内可能被穿过左心室的导丝损坏。此外，二尖瓣的前叶可被放置在心室中过低的瓣膜挤压。如果发生了严重的二尖瓣损伤，则可选择手术治疗。但这些是极为罕见的并发症。

八、展望

随着经验的增长，针对结构性心脏病患者的基于导管的治疗选择正在不断完善。尽管在北美的第一项随机试验仅在最近才完成，但下一代 TAVR 瓣膜已在世界范围内得到了巨大发展，已研发出可减少已知 TAVR 并发症（包括瓣周漏和栓塞）的设备。现在，技术允许重新定位和重新释放。较薄侧面的套管和瓣膜将允许更多的股动脉入路，并可能减少对替代性入路设备的需求。最后，随着 SAPIEN XT 瓣膜的 PARTNER 2 随机临床试验的完成和 CoreValve 系统正在进行的 SURTAVI 试验的完成，在中危患者中使用 TAVR 即将到来。

第 80 章
二尖瓣的外科治疗
Surgical Treatment of the Mitral Valve

Andrew B. Goldstone　Y. Joseph Woo　著

王怡轩　译

一、解剖学

二尖瓣装置由二尖瓣环、小叶，腱索，乳头肌和左心室侧壁组成（图 80-1）。腱索和乳头肌组成瓣膜下装置。

（一）瓣环

右侧纤维三角区是二尖瓣环、三尖瓣环和主动脉瓣无冠瓣环以及膜性室间隔之间连续的致密纤维区域。左侧纤维三角形成主动脉瓣和二尖瓣之间的纤维连续性的最左边界。二尖瓣瓣叶附着于卵形环或纤维组织环，其从左右纤维三角区延伸，形成左心房和心室之间的连接。在三维空间中，二尖瓣环保持双曲线抛物面形状（鞍形），中前部和中后部环形段最高（离心尖最远），因此前外侧和后内侧连合最低。二尖瓣环在后叶的插入部位处最薄。由于该节段不附着于任何刚性心脏结构上，因此它在整个心动周期中最易移动且最容易发生环状扩张。

（二）瓣叶

二尖瓣有两个主要的小叶：较大的前（主动脉）叶和较小的后（壁）叶。前叶是半圆形的并且附接到环形圆周的 1/3 处。小叶游离边缘没有凹痕。前叶界定了左心室的流入和流出道之间的边界。后叶是四边形的，并且附接到环形圆周的 2/3 处。小叶通常包含三个或更多的扇形，由胎儿般的裂缝或下连合处分开，在每个个体中发育程度不同。

后叶的次级瓣让二尖瓣进一步分成八个部分（图 80-2）。三个后叶在解剖学上被称为前外侧（P1）、中间（P2）和后内侧（P3）段。前叶的三个相应区段是前段（A1）、中段（A2）和后段（A3）。前外侧和后内侧合缝包括其余两个部分。后内侧和前外侧连合由相应的乳头肌轴和连合腱索组成。连合的游离边缘与环之间的距离约为 8mm。因此，在连合切开术时，保持该距离以减少瓣叶撕裂和随后的二尖瓣反流的风险是重要的。

小叶的心房表面分为两个区域：边缘粗糙区和中央光滑区。粗糙区域是瓣膜的接合表面，并且是大多数腱索的插入部位。

（三）腱索

腱索是连接乳头肌和小叶的心室侧的小叶延伸（图 80-3）。腱索由瓣叶结合位置进行分类。

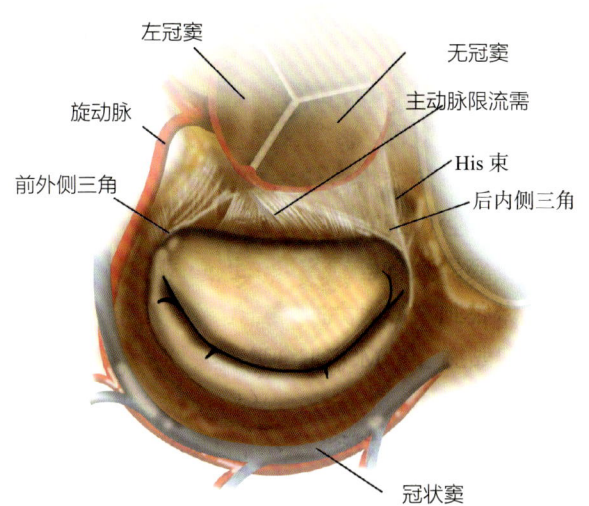

▲ 图 80-1　二尖瓣及向邻结构

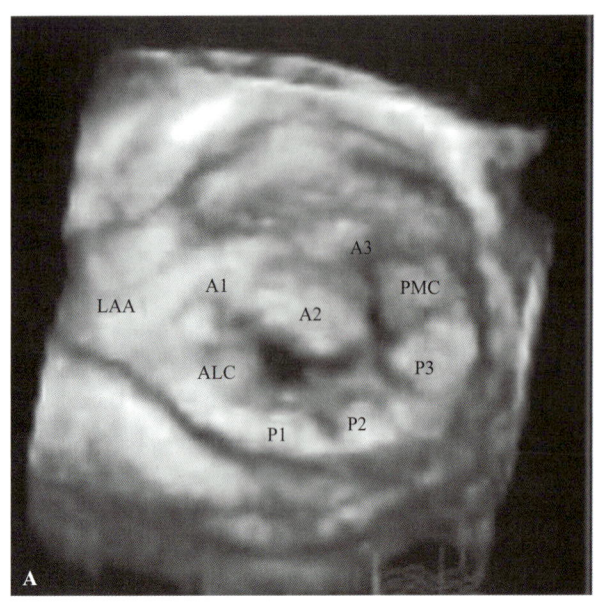
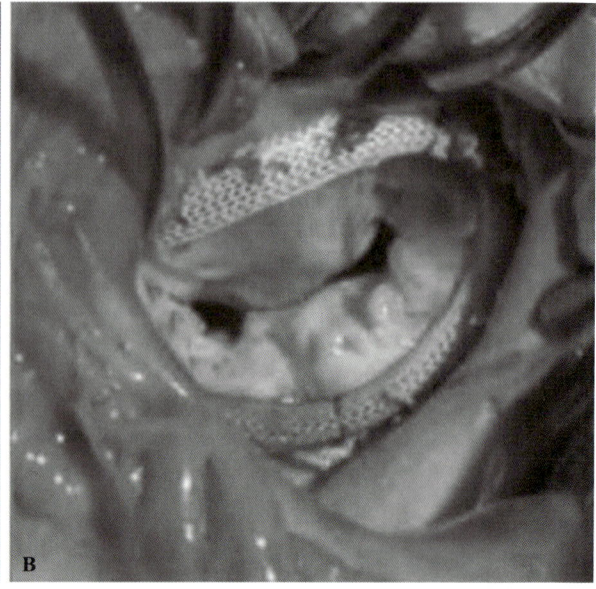

▲ 图 80-2　从外科角度观察二尖瓣的节段解剖结构

A. 三维经食管超声心动图 B. 大体解剖（译者注：原著表述有误，已修改）（引自 Debonnaire P, Palmen M, Marsan NA, et al: Contemporary imaging of normal mitral valve anatomy and function. *Curr Opin Cardiol* 27：457，2012.）

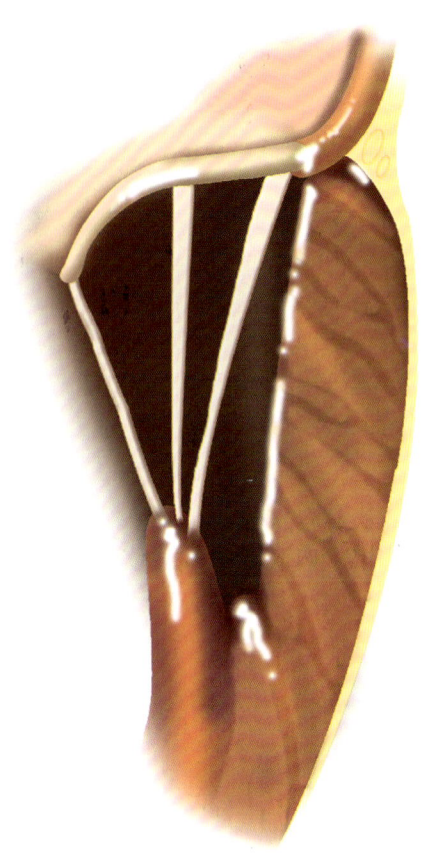

▲ 图 80-3　瓣下装置初级腱索附着于瓣叶的自由边缘，次级腱索附着于瓣叶体的心室表面，并且三级腱索附着于瓣叶基部的心室表面

原发性腱索插入小叶游离边缘并起到防止小叶脱垂的作用。继发性腱索插入小叶的心室表面并减少小叶组织上的过度张力。第三腱索将小叶基部连接到二尖瓣环和周围心肌。第三腱索限于二尖瓣的后叶。通常，腱索的直径从瓣叶边缘到瓣环增加。

（四）乳头肌和左心室壁

在左心室的中间和顶端三分之间出现两个乳头肌。前外侧乳头肌通常由一个肌体组成，而后内侧乳头肌通常由两个肌体组成。每个乳头肌为两个小叶提供腱索。前外侧乳头肌接收来自前下行动脉以及旋动脉的对角线或钝角边缘分支的血液。然而，后内侧乳头肌仅从一个来源接收血液：旋动脉或右冠状动脉。因此，后内侧乳头肌对心肌缺血比前外侧乳头肌更敏感。由于左心室的侧壁支撑乳头肌的基部，因此它也可以被认为是二尖瓣的一部分。事实上，左心室侧壁是缺血性二尖瓣关闭不全的发病机制中不可或缺的一部分。

二、二尖瓣狭窄

（一）病理生理学

在未患病的成年人心脏中，正常的二尖瓣面

积为 4~6cm²。一旦二尖瓣口缩小到＜ 2.5cm²，就需要一个压力梯度来产生从左心房流入左心室的血流量。基于半定量分级系统，如果瓣膜面积＞ 1.5cm²，则二尖瓣狭窄通常被归类为轻度，当瓣膜面积为 1.0~1.5cm² 时，二尖瓣狭窄通常被归类为中等，当瓣膜面积＜ 1.0cm² 或平均跨瓣压力梯度超过 10mmHg 时，二尖瓣狭窄严重（表 80-1）。然而，应该注意的是，ACC/AHA 使用的严重二尖瓣狭窄的定义是基于症状发生的严重程度以及干预改善症状的严重程度（从本质上讲，专业社会指南中的"严重"应该被理解为"重要"）。因此在 2014 年 ACC/AHA 指南的更新中，二尖瓣面积为 1.5cm² 或更小，平均跨瓣压力梯度在 5~10mmHg 被认为是严重的。

跨瓣压力梯度导致左心房和肺静脉压升高。随着时间的推移，肺动脉高压由补偿性动脉血管收缩，肺小动脉内膜肥大和闭塞性改变以及肺静脉压升高的被动逆行传播的组合形成。当肺静脉压超过血浆渗透压时，会出现肺水肿。静息时，二尖瓣狭窄通常无症状；然而，通过二尖瓣的流量的任何增加或舒张持续时间的减少都会导致跨瓣压力梯度的增加。因此，呼吸困难通常是由运动、压力、感染、怀孕或快速心房颤动而引起的。

随着肺动脉压力升高，右心室舒张末期压力和体积均增加，导致右心室扩张和三尖瓣关闭不全。由于左心室流入受到限制，左心室腔室大小或舒张末期容积正常或低于正常值，并且舒张末期压力通常较低。尽管大多数二尖瓣狭窄患者的左心室维度和收缩功能正常，但一小部分患者（通常是老年人）的射血分数显著降低。这些患者通常会出现严重的下腔静脉或前外侧节段的节段性壁收缩异常。乳头肌纤维化和心肌弥漫性运动功能减退，可能是由于慢性低心排血量状态。

（二）病因

虽然近几十年来风湿性疾病的患病率明显下降，特别是在发达国家，但它仍然是美国和全世界二尖瓣狭窄的主要原因。但是，只有一半到 2/3 的患者报告有明确的风湿热病史。女性和男性患病比率至少是 2 : 1。风湿性瓣膜病症状通常在 20 岁之前患病，并且在 1~30 年后变得临床明显[7]。二尖瓣狭窄的非风湿性病因包括严重的二尖瓣环钙化（在老年人中常见），先天性二尖瓣畸形、类癌综合征、系统性红斑狼疮、肿瘤、人工瓣膜钙化。

风湿性心脏病是一种隐匿的纤维化过程，影响二尖瓣装置的所有部分，以及其他瓣膜。A 组链球菌抗原与人体组织中发现的表位之间的模拟刺激自身免疫介导的心脏组织损伤[6]。二尖瓣受的影响最大（40% 的患者发现孤立性二尖瓣狭窄），其次是伴随的主动脉瓣病变，最常见的是孤立性主动脉瓣疾病。早期瓣膜病变包括：①瓣叶增厚；②腱索增厚、融合和缩短；③连合融合（图 80-4）。渐进性瓣膜病产生特征性的"鱼嘴"单中心开口，在收缩和舒张期间小叶运动受限。腱索增厚和融合可以产生致密的纤维化瓣膜下肿块，其可以进一步阻碍血流向前流动。钙化，特别是在连合边缘并且偶尔向后延伸

表 80-1 二尖瓣狭窄程度分级

发 现	轻 度	中 度	重 度
特异性指标 瓣叶面积（cm²）	＞1.5	1.0~1.5	＜1.0
支持性指标 平均跨瓣压差（mmHg）*	＜5	5~10	＞10
肺动脉压力（mmHg）	＜30	30~50	＞50

*. 心率 60~80 次 / 分，窦性节律

引自 Baumgartner H, Hung J, Bermejo J, et al: Echocardiographic assessment of valve stenosis: EAE/ASE recommendations for clinical practice. J Am Soc Echocardiogr 22: 17, 2009

SABISTON & SPENCER 心胸外科学（原书第 9 版）
SABISTON and SPENCER Surgery of the Chest (9th Edition)

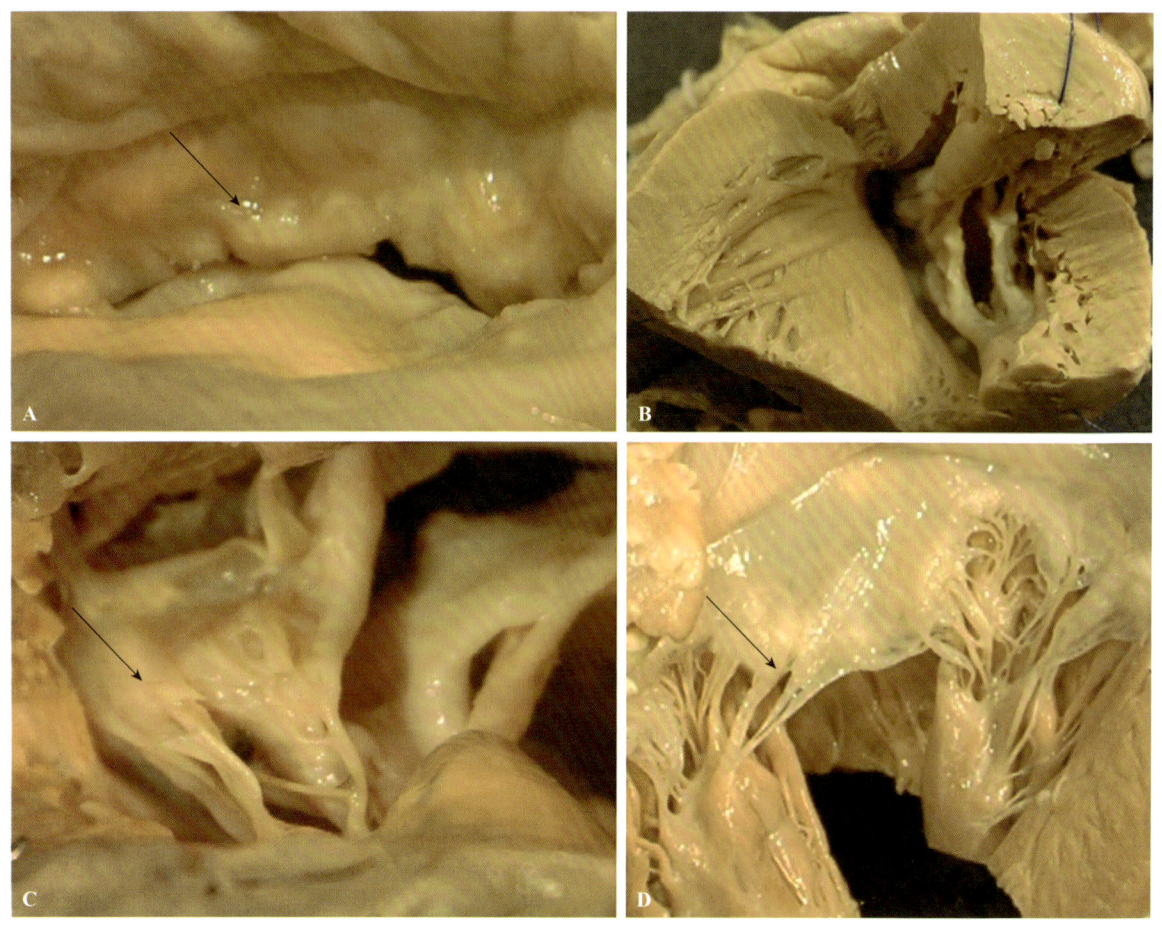

▲ 图 80-4　二尖瓣狭窄中二尖瓣的病理变化

从心房（A）和心室（B）观察，二尖瓣小叶的增厚的，刚性的，结节状的外观。连合处钙化并融合，从而形成特征性的"鱼嘴"结构；B 和 C. 瓣膜下装置增厚，融合和缩短；D. 健康二尖瓣小叶（引自 Chandrashekar Y, Westaby S, Narula J: Mitral stenosis. *Lancet* 374: 1273, 2009.）

到瓣膜环和瓣膜下结构中，在疾病过程的晚期和老年患者中是常见的。这些病变，尤其是腱索融合和缩短，通常通过限制小叶移动性来减少瓣叶接合，从而产生伴随的二尖瓣反流。

（三）临床特征与诊断

二尖瓣狭窄的诊断可以基于病史、体格检查、心电图、胸部 X 线摄影、超声心动图和侵入性血流动力学。如前所述，患者通常是女性，并且通常无症状，但症状可包括疲劳、呼吸困难、咯血（由扩张的支气管静脉破裂）、新发房颤或全身性血栓栓塞。

患有慢性严重二尖瓣狭窄的患者通常会有恶病质，因为长期的低心排血量。在没有左心室功能障碍的情况下，外周脉搏是正常的，并且心尖冲动在胸部触诊时处于标准位置。右心室胸骨旁隆起存在于肺动脉高压的环境中。听诊结果包括心尖舒张期杂音。舒张期杂音是心尖听到的低音隆隆声。舒张早期开口突然由瓣膜打开期间柔韧小叶的突然张紧产生，在疾病的后期当小叶不能移动时这种想象就消失了。心电图可能是正常的，但通常会表明 P 波异常提示左心房扩大（V_1 导联为双相 P 波；或导联 II 为宽切迹 P 波），心房颤动或右心室肥大（右轴偏离并且在导联 V_1 中具有高 R 波）。胸片可能正常；然而，在患有严重二尖瓣狭窄和肺动脉高压的患者中，经常看到一个大的左心房，右心房和心室也可能扩大。

超声心动图已成为评估二尖瓣疾病的主要诊断方法。超声心动图可以评估二尖瓣小叶、连合和瓣下装置的形态、移动性和钙化程度。此外，二尖瓣狭窄的严重程度可以通过测量二尖瓣面积、透射梯度、左心房大小和肺动脉压力来评估（表80-1）。经胸超声心动图还提供其他瓣膜的无创评估，以及右心室和左心室功能。二尖瓣装置的超声心动图特征用于确定经皮球囊瓣膜成形术的入选资格。

左心导管介入通常不是诊断二尖瓣狭窄所必需的，但是当非侵入性评估的数据之间存在差异时，它可能是有用的。在符合手术干预标准的患者中，应进行心导管介入检查以确定是否存在冠状动脉疾病。进行侧向心脏导管插入术以测量肺动脉高压的严重程度，并且可以用于确定施用肺血管扩张药后的可逆性。

（四）自然病史

虽然风湿热指数病例的平均年龄约为12岁，但症状一般在30岁之后才会明显。症状出现后，大约10年内发生残疾，而症状更严重者则预后更差（图80-5）。因此，症状的发展是治疗决策过程中不可或缺的一部分。未经治疗的二尖瓣狭窄患者，平均死亡年龄在40—50岁。

在未经治疗的二尖瓣狭窄的手术过程中经常发生各种后遗症，这缩短了症状发作和死亡之间的间隔。左心房高血压最终扭曲心房心肌细胞结构并使患者易患心房颤动。心房颤动的发作通常会引发症状，因为二尖瓣狭窄患者严重依赖心房收缩进行心室充盈，心率加快会缩短心脏舒张期。因此，心排血量下降，左心房压力上升。事实上，心房颤动会逐渐增加手术未治疗的二尖瓣狭窄患者的死亡风险；心房颤动患者20年生存率为10%，而窦性心律患者为29%。

全身性血栓栓塞也显著改变疾病的进程，特别是当它导致卒中时。尽管大多数栓子起源于左心耳或左心房，但心房颤动不是未经手术治疗的二尖瓣狭窄形成血栓的先决条件。总体而言，至少有10%的未手术治疗的二尖瓣狭窄患者发生动脉血栓栓塞。

即使是轻度有症状的患者也很少发生肺出血，但在手术矫正狭窄瓣膜后风险仍然存在。最后，感染性心内膜炎在二尖瓣狭窄患者中并不常见。

重要的是要强调这些数据和复杂事件对应于药物治疗和未手术治疗的二尖瓣狭窄患者。事实上，在开发利尿药等医学疗法之前，从初始症状到死亡的进展可能要短得多。同样，手术治疗也显著改变了疾病进程。这种患者在二尖瓣狭窄手术矫正后的预期寿命延长导致了轻微的风湿性主动脉瓣疾病和晚期继发性三尖瓣关闭不全的表现。

（五）手术适应证

一旦出现严重症状，未经治疗的二尖瓣狭窄与预后不良有关。经皮球囊二尖瓣切开术是有利解剖结构患者二尖瓣狭窄的一线治疗方法。这种手术适用于有症状的患者（D期），患有孤立的严重二尖瓣狭窄（二尖瓣面积 < 1.5cm²；图80-6）[3]。左心房血栓和大于轻度二尖瓣关闭不全是球囊切开术的禁忌证。经皮球囊切开术

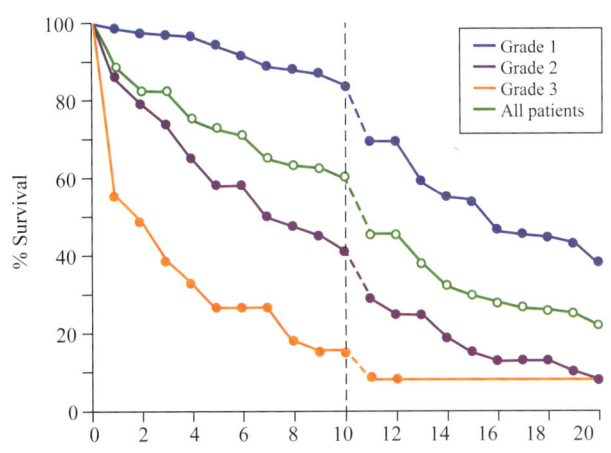

◀ 图 80-5 Survival of patients with surgically untreated mitral stenosis stratified by symptom severity at initial evaluation. Grade 1, Asymptomatic; Grade 2, mild symptoms; Grade 3, moderate or moderately severe symptoms. (From Rowe JC, Bland EF, Sprague HB, et al: The course of mitral stenosis without surgery: ten- and twenty-year perspectives. Ann Intern Med 52:741–749, 1960.)

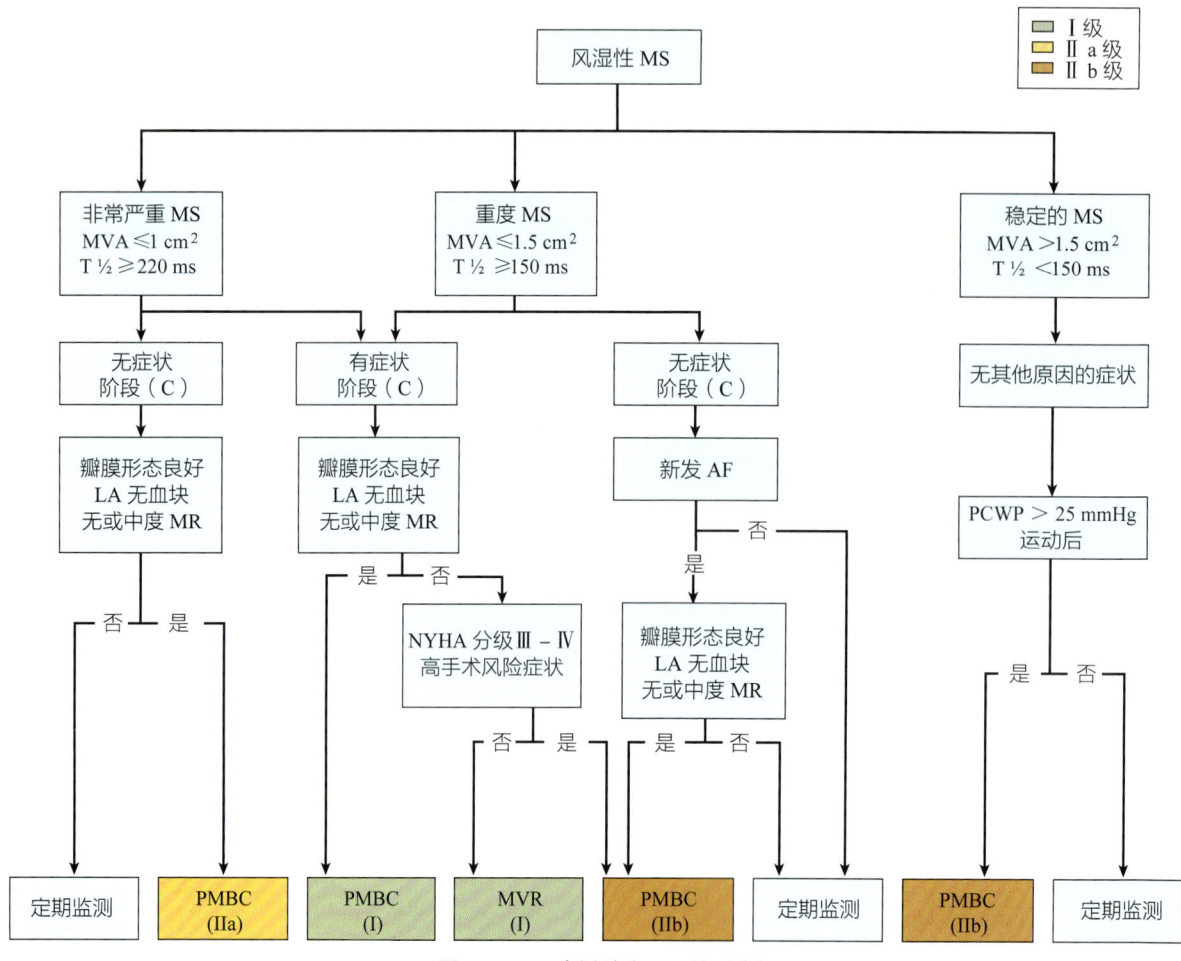

▲ 图 80-6 二尖瓣狭窄干预的适应证

AF. 心房颤动；LA. 左心房；MR. 二尖瓣关闭不全；MS. 二尖瓣狭窄；MVA. 二尖瓣区；MVR. 二尖瓣手术（修理或更换）；NYHA. 纽约心脏协会；PCWP. 肺毛细血管楔压；PMBC. 经皮二尖瓣球囊切开术；$T_{1/2}$. 压力半衰期（引自 Nishimura RA, Otto CM, Bonow RO, et al: 2014 AHA/ACC Guideline for the Management of Patients with Valvular Heart Disease: a report of the American College of Cardiology/American Heart Association Task Force on Practice Guidelines. *Circulation* 129: e554, 2014.）

也适用于严重二尖瓣狭窄（瓣膜面积＜1.0cm²）的无症状患者以及严重二尖瓣狭窄和新发房颤的患者。最后，如果存在运动时显著的二尖瓣狭窄的血流动力学证据（例如，肺毛细血管楔压＞25mmHg），则可以考虑在二尖瓣面积大于1.5cm²的有症状个体中进行球囊切开术。Wilkins评分系统使用超声心动图对二尖瓣形态进行分级（表80-2）。评估了从0～4等级评定的四个特征：小叶移动性、瓣叶增厚、瓣膜钙化和瓣膜下疾病的程度。总分大于8可预测经皮球囊二尖瓣分离术成功率低。经皮球囊切开术与复发性二尖瓣狭窄相关，特别是在接受复发重复手术的患者，以及医源性二尖瓣反流，特别是在患有二尖瓣反流的 Wilkins 得分患者中。

二尖瓣手术是用于二尖瓣狭窄的既定疗法，其早于球囊切开术。手术选择包括闭合切开术（闭合或开放，后者允许在直接可视化下进行更广泛的手术）或二尖瓣置换术。由于二尖瓣狭窄的隐匿性质以及二尖瓣狭窄对左心室没有长期不利影响的证据，应延迟手术直至患者出现严重的限制性症状（NYHA Ⅲ级或Ⅳ级）[3]。因此，二尖瓣手术适用于严重有症状的患者（NYHA Ⅲ级或Ⅳ级），严重的二尖瓣狭窄（二尖瓣面积＜1.5cm²），手术风险不高，不是既往经皮或未经皮手术的患者气囊二尖瓣切开术（图80-6），同时进行二尖瓣手术也适用于严重二尖瓣狭窄患

表 80-2　运用 Wilkins 评分评估二尖瓣瓣膜

等级	活动性	增厚	钙化	瓣下增厚
1	高度瓣叶活动性	小叶增厚（4～5mm）	单个区域超声高信号	二尖瓣部分瓣叶增厚
2	中度活动性	中叶正常，部分增厚（5～8mm）	瓣叶边缘有部分高亮信号	腱索增厚，长于平常 1/3
3	心脏舒张期瓣膜持续性从基底部开始向前	瓣叶全部增厚（5～8mm）	高亮去延伸到瓣叶中部	腱索持续增厚，延伸到三级腱索
4	舒张期瓣膜无向前运动	整个瓣叶（>8～10mm）	瓣叶几乎所有区域的高信号	持续性增厚，腱索结果延伸到乳头肌

总分是四项之和，且在 4～16

（引自 Baumgartner H, Hung J, Bermejo J, et al: Echocardiographic assessment of valve stenosis: EAE/ASE recommendations for clinical practice. *J Am Soc Echocardiogr* 22：14, 2009.）

者，接受心脏手术治疗其他主要适应证。

三、二尖瓣反流

（一）病理生理学

二尖瓣关闭不全，在心脏收缩期间从左心室逆行排出血液进入左心房，可能是急性的，慢性的同时能代偿的偿的，或者是慢性的不能代偿的。新的低阻力，反流途径导致左心室在舒张末期（预负荷增加）以及后负荷减少时的体积超负荷。随后，随着每次收缩，从左心室射出更大量的血液。然而，有效的前向搏动量和心排血量实际上减少了，因为一定比例的血液量被逆行射入左心房。左心房的容量过载使左心房压力从大约 10mmHg 的正常水平增加到高达 25mmHg。增加的预负荷最终通过离心肥大和扩张诱导心室重塑[15]。较大的心室腔允许总的每搏输出量增加，从而将向前的每搏输出量保持在接近正常的水平。这是慢性代偿性二尖瓣反流。

因为瓣环与左心室连续，所以环状扩张是由心室扩大引起的。在心脏收缩期，二尖瓣环的前后向和横向直径之间的正常比率为 3∶4。在慢性二尖瓣反流中，这种比例是倒置的，即使在没有小叶脱垂的情况下也会损害适当的小叶接合并产生反流。环状扩张比前环更大程度地影响后环。

类似于通过扩大的心室补偿，左心房扩张以适应较低填充压力下的容量过载[15]。心房扩大增加了房性心律失常的风险，例如心房颤动和随后的淤滞引起的壁血栓。当二尖瓣反流突然发生于腱索破裂、乳头肌梗死或小叶穿孔时，左心房和心室补偿的时间不足。因此，急性二尖瓣关闭不全的患者通常呈现急性肺水肿和心源性休克状态。

最终，体积超负荷和偏心性心室肥厚会损害心室功能并防止有效的心室收缩；这是慢性失代偿性二尖瓣关闭不全。当血液优先逆流进入较低阻力通路时，卒中量和心排血量下降。因此，左心房和肺血管系统中的压力增加。未经治疗的失代偿性二尖瓣反流进展为不可逆的肺动脉高压、肺水肿和充血性心力衰竭。无论治疗方式如何，左心室功能障碍的存在预示着更差的预后。尽管心室逆向重塑可以通过手术矫正二尖瓣关闭不全，但一旦心室扩大到一定程度，心脏维度的正常化就不太可能。

（二）功能分类

对瓣膜病的详尽描述应该包括首先由 carpentier 提出的病理生理三联征（表 80-3）。三联症包括病因（疾病的原因），瓣膜病变（由疾病过程引起的结构变化）和叶功能障碍（由结构损伤引起的小叶运动的改变）。强调该分类方案是因为预后依赖于病因，治疗策略由瓣膜功能障碍的类型决定，并且针对特定的瓣膜病变选择不同的手术技术。

二尖瓣关闭不全的机制可以使用 Carpentier's

表 80-3 二尖瓣反流的病理生理三联征

功能障碍	损害	病因
Ⅰ型 正常活动瓣叶	瓣环扩张	缺血性心肌病
		扩张型心肌病
		永久性心房颤动
	瓣叶穿孔	心内膜炎
Ⅱ型 瓣环平面以上瓣叶运动增加（瓣叶脱垂）	腱索伸长或断裂	退行性疾病：纤维弹性缺陷、Barlow 病、马方综合征
		心内膜炎
		风湿性疾病
		创伤
	乳头肌伸长或断裂	缺血性心肌病
		Barlow 病（伸长）
Ⅲa 型 小叶运动受限（收缩和舒张）	瓣叶增厚或收缩	风湿性疾病
	腱索增厚、收缩或融合	类癌性心脏病
	连合融合	二尖瓣环钙化
Ⅲb 型 小叶运动受限（仅收缩期）	乳头肌移位	缺血性心肌病
	瓣叶悬挂	扩张型心肌病
		下壁室壁瘤

功能分类进行分类（图 80-7）[17] 分类系统根据瓣叶运动的变化进行划分。在Ⅰ型功能障碍中，瓣叶运动是正常的，并且通过环形扩张或瓣叶穿孔产生中央二尖瓣反流射流。Ⅱ型功能障碍描述了小叶脱垂，其中一个或两个小叶的游离边缘在收缩期上升到瓣环平面之上。这种瓣叶功能障碍最常见的是由于腱索伸长或破裂，其次是乳头肌伸长和破裂。在Ⅲ型功能障碍中，小叶运动受到限制。在心脏舒张期和心脏收缩期限制的瓣叶运动被分类为Ⅲa型。通常与风湿性瓣膜炎相关的病变通常是Ⅲa型功能障碍的原因，包括①瓣叶增厚和回缩；②腱索增厚，缩短或融合；③连合融合。因此，共存的二尖瓣狭窄在Ⅲa型二尖瓣关闭不全的情况下并不罕见。Ⅲb型功能障碍描述了仅在心脏收缩期间限制的瓣叶运动。这种功能障碍是左心室扩张和随后从乳头肌移位引起的小叶束缚的结果。

（三）病因

1. 退行性疾病

二尖瓣小叶的收缩性脱垂是相对常见且复杂的疾病过程。当严重时，二尖瓣脱垂会引起明显的二尖瓣反流，尽管很少（约 10% 的患者）。尽管如此，退行性二尖瓣病是美国孤立性二尖瓣反流的最常见原因。退行性二尖瓣病理检查揭示了二尖瓣小叶冗余和黏液性小叶增厚，这通常是由酸性黏多糖替代胶原蛋白造成的。由于多余和细长的小叶在心脏收缩期间不适当地接合，相互支持丧失。因此，小叶延伸到左心房中并使瓣膜关闭不全。同时，腱索处于异常应变状态。腱索伸长并可能最终破裂，产生更多的反流。环状扩张和钙化也可以不同程度地出现，并且进一步导致二尖瓣功能障碍的复杂性。

退行性二尖瓣疾病的范围被细分为纤维弹性

第二部分 成人心脏手术
第 80 章 二尖瓣的外科治疗

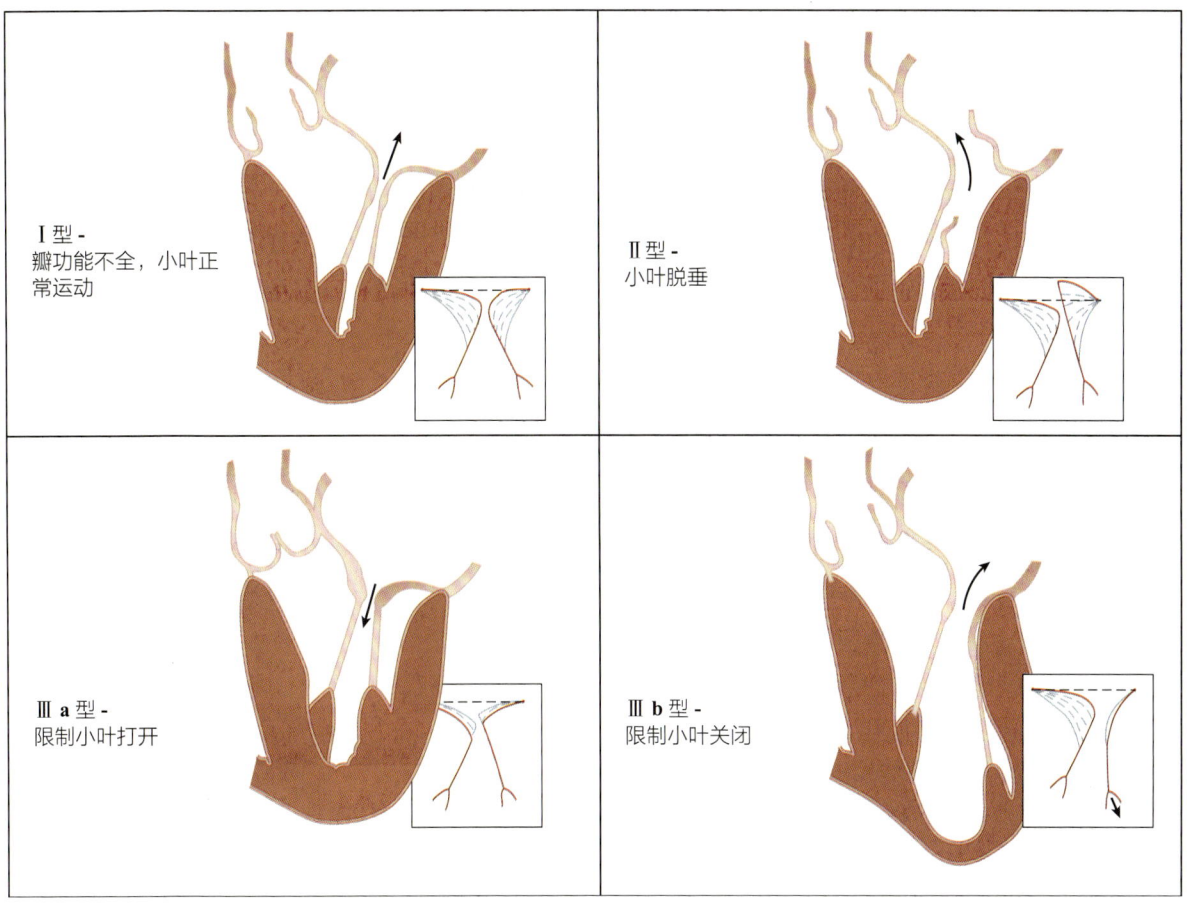

▲ 图 80-7 Carpentier 对二尖瓣关闭不全的功能分类：Ⅰ型，正常小叶运动；Ⅱ型，小叶运动增加导致脱垂；Ⅲ型，限制小叶运动；Ⅲa，在心脏舒张和收缩期间；Ⅲb，仅在心脏收缩期间。箭头表示Ⅰ，Ⅱ和Ⅲb 型反流的方向。在Ⅲa 型中，箭头表明与共存的二尖瓣狭窄的频繁关联
（引自 Carpentier A, Adams DH, Filsoufi F: *Carpentier's reconstructive valve surgery*, St. Louis, 2010, Elsevier.）

缺乏和 Barlow 病。在纤维弹性缺乏或特发性腱索破裂中，相当一部分的小叶组织不受黏液瘤转化的影响（图 80-8）。通常，反流是由支撑后叶的后内侧部分（P2）的单个腱的破裂引起的。破裂后，较少支撑的小叶片段变得多余并且连枷。有时可能发生更广泛的后腱索破裂。患有纤维弹性缺陷的患者特征性较老，二尖瓣关闭不全。

在退行性二尖瓣疾病谱的另一端，Barlow 病在生命早期出现，并且大多数患者具有收缩期杂音的悠久历史。Barlow 病的特征是扩张的环状空间中有大量过量的小叶组织（图 80-9）。小叶组织变厚，多个节段有明显的冗余。此外，腱索变厚和伸长，偶尔的乳头肌也会变厚和伸长。反流是复杂的，继发于多段小叶脱垂。前瓣具有 Barlow 病和纤维弹性缺乏的形态特征，即多节段

增厚和较小瓣膜内的脱垂。

2. 风湿病

渐进性小叶增厚和收缩，以及慢性瓣膜炎的腱缩短和融合限制了舒张期和收缩期的小叶运动，从而使瓣膜反流（图 80-4）。前叶通常较少增厚，特别是在年轻患者中，拉长的主要腱索可能会使前叶脱垂反流。广泛性心肌炎的环状扩张可能导致急性风湿过程中短暂的二尖瓣反流。这种二尖瓣反流可以在急性风湿病过程缓解后自发消退。

3. 二尖瓣环钙化

瓣环钙化最常见于老年人。虽然它可以在没有明显的小叶或腱索疾病的情况下发生，但在二尖瓣小叶的黏液性变性患者中可能更常见。环状结构的钙化疾病是一种退行性过程，通常比其他

1241

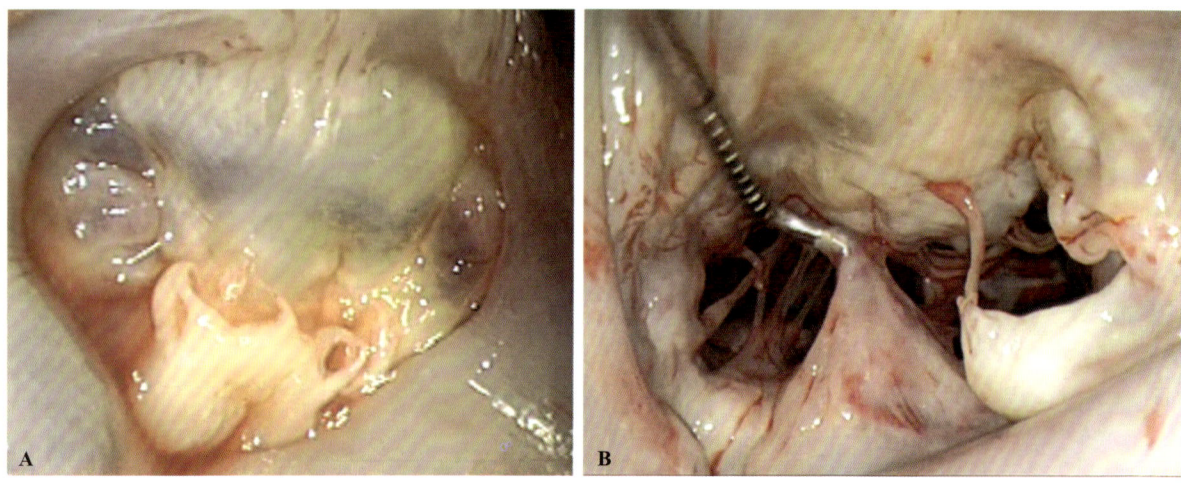

▲ 图 80-8　纤维弹性缺乏的外科病变

A. 由于多处破裂的腱索导致 P2 脱垂；与其他节段相比，小叶组织变厚。注意前叶的半透明度，以及 P1 和 P3 的正常高度和厚度，与巴洛病的发现形成对比（图 80-9）；B. 伴有破裂弦的 P3 脱垂。请注意，P3 是加厚的，但是 P2 和 P1 很薄并且高度正常（引自 Anyanwu AC, Adams DH：Etiologic classification of degenerative mitral valve disease：Barlow's disease and fibroelastic deficiency. *Semin Thorac Cardiovasc Surg* 19：94，2007.）

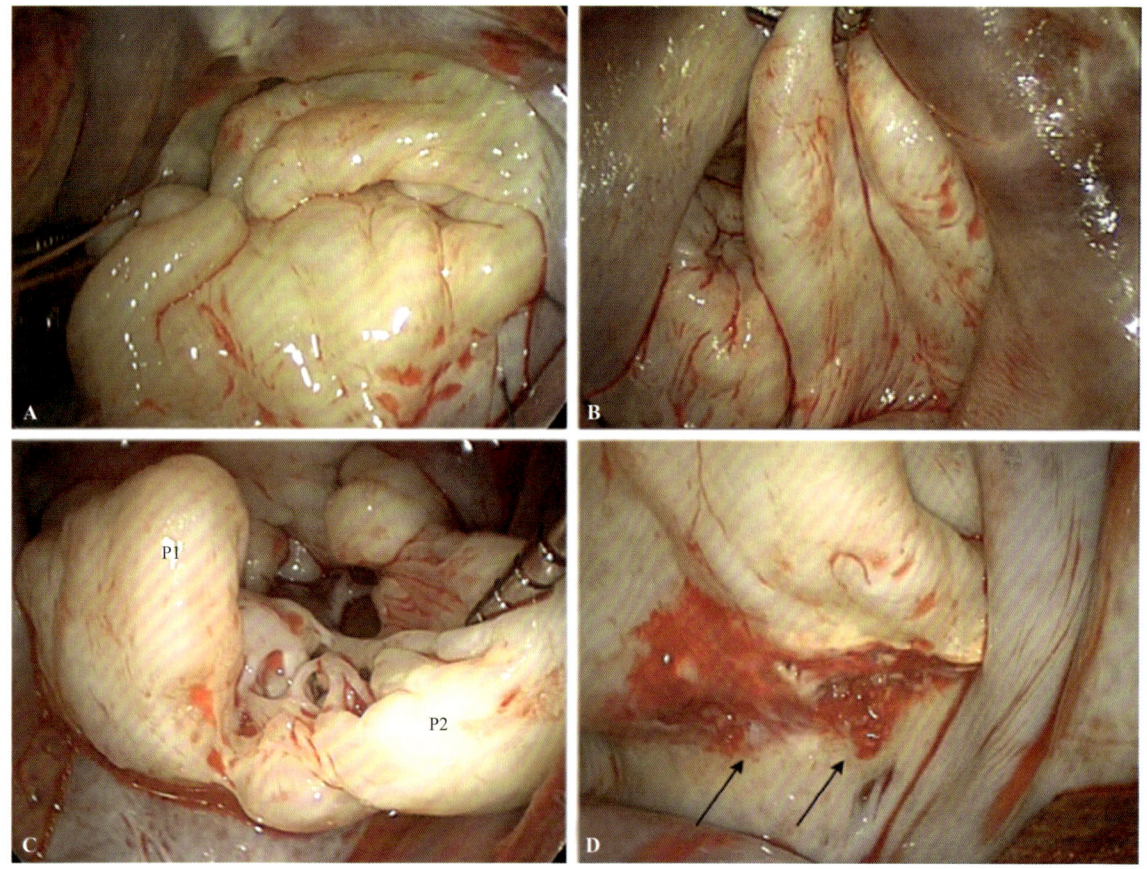

▲ 图 80-9　Barlow 病的外科病变

A. 瓣增大，带有多余、厚实、蓬松的小叶；B. 高，后叶，尖端上升至前环；C. 钙化前乳头肌、融合、限制 P1/P2 连接；D. 后叶基底的心房化。注意心房 - 小叶连接处的模糊与裂隙和微血栓（箭头）（引自 Anyanwu AC, Adams DH：Etiologic classification of degenerative mitral valve disease：Barlow's disease and fibroelastic deficiency. *Semin Thorac Cardiovasc Surg* 19：93，2007.）

部分更多地涉及瓣环的后周。瓣环钙化可以延伸到左心室的相邻心肌中，并且通过后部的受限运动产生二尖瓣反流。这种钙化可使二尖瓣修复或置换复杂化。

4. 感染性心内膜炎

与导致主动脉瓣关闭不全的概率相比，心内膜炎是孤立性二尖瓣反流的相对不常见的原因。二尖瓣心内膜炎通常发生在瓣膜结构已经异常的患者中，这是由于潜在的退行性或风湿性瓣膜疾病。然而，一些毒性微生物，如金黄色葡萄球菌，可能会感染非患病的瓣膜。金黄色葡萄球菌和链球菌现在占心内膜炎病例的 80%。感染正常或异常的二尖瓣时，二尖瓣反流可能是由于小叶尖，腱索或两者的破坏引起的。由于它们的空间相关性，主动脉瓣膜心内膜炎可能直接延伸到二尖瓣，因为赘生物可能会下降并感染二尖瓣前叶的中央部分（图 80-10）。

5. 缺血性心肌病

心肌梗死后的左心室重塑导致心室形状从椭圆形转变为球形。因此，乳头肌被移位，导致收缩期间后叶运动的限制或束缚（图 80-10）。小叶接合表面区域受损，导致二尖瓣关闭不全。此外，由于心室和瓣环之间的结构连续性，心室扩张导致瓣环扩张，这可能加剧二尖瓣反流。急性二尖瓣关闭不全可由缺血性乳头肌功能障碍或破裂引起[33]。偶尔乳头肌不会破裂，但会变成纤维化并随后伸长，导致小叶脱垂。

6. 扩张型心肌病和左心室动脉瘤

这种疾病的病因常常是特发性的，然而，已知的原因包括慢性心房颤动、心肌炎、过量饮酒和免疫异常。与缺血性心肌病相似，该疾病的自然病程常常因心室重构继发的功能性二尖瓣反流而复杂化。

脑室下动脉瘤也可导致二尖瓣反流。这种动脉瘤不是由于心肌缺血引起的，而且几乎只发生在非洲。动脉瘤通常直接位于后二尖瓣小叶下方；因此，二尖瓣反流是由后叶的动脉瘤畸形引起的。

（四）临床特征与诊断

1. 慢性

慢性二尖瓣反流的患者多年来通常无症状。在此期间，左心室大小可逐渐增加，心肌收缩力下降。最终，患者出现运动不耐受和症状与肺静脉高压一致。液体潴留，慢性心力衰竭和偶尔的心脏恶病质是长期未治疗疾病的代表。在疾病的这些晚期阶段，共存的继发性三尖瓣反流常常很明显[36]。

与二尖瓣狭窄相似，通常可以根据病史、体格检查、心电图和胸片确诊显著的二尖瓣反流。在听诊时，经典的心脏收缩杂音很明显，在心尖

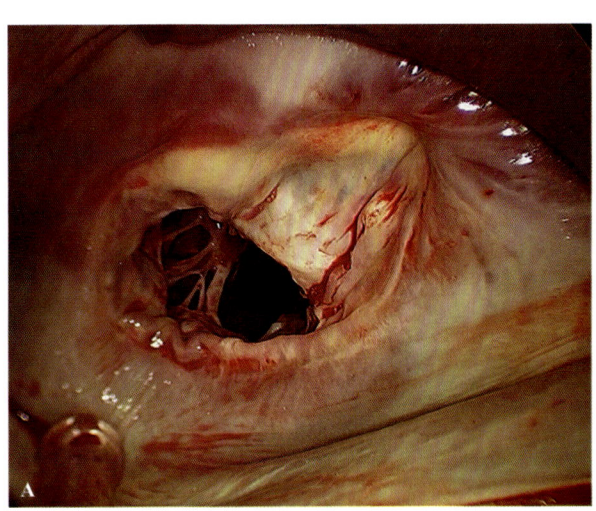 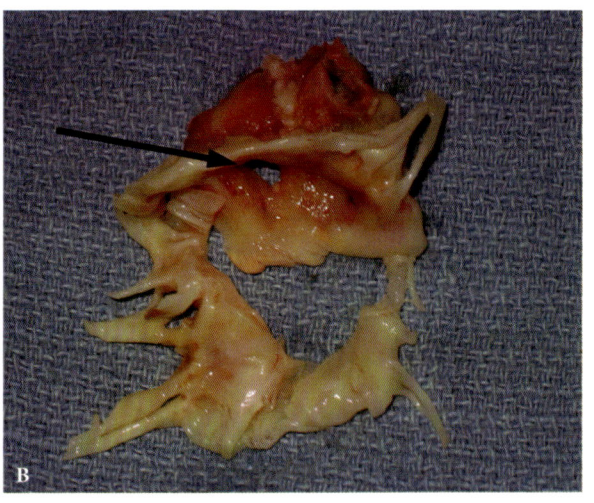

▲ 图 80-10 缺血性心肌病和感染性心内膜炎的外科病变

A. 具有严重后叶小梁束缚的扩张环是缺血性二尖瓣反流的特征；B. 继发于感染性心内膜的二尖瓣前叶的穿孔（箭头）

处最响，并向左腋下辐射。然而，在分别来自后叶或前叶脱垂的偏心射流的情况下，可以在胸骨旁主动脉区域或肩胛下-颈后区域听到杂音。由于来自体积过载和左心室扩张的增强的传输流，可能存在 S_3。此外，左心室心尖冲动从心室扩张侧向移位和肺动脉压升高引起的胸骨旁升高提示疾病更严重。

尽管严重的二尖瓣反流，心电图可能仍然不显著；然而，也可能存在心室肥大或左心房扩大的证据。严重慢性二尖瓣关闭不全的胸部X线片可能表现出左心房和心室扩张（通常大于二尖瓣狭窄患者），突出的肺血管系统提示存在肺动脉高压。

通过经胸和经食管方法的二维超声心动图描绘了二尖瓣反流的机制和严重程度（表80-4；图80-11）。超声心动图还可用于评估左心室尺寸以及全局和区域收缩性。三维超声心动图成像技术清楚地识别二尖瓣内的小叶病理学和反流的特定区域[37]。新型磁共振成像技术也准确地描述了二尖瓣功能障碍的解剖和功能细节。

二尖瓣关闭不全可以通过左心室造影来表现。可以观察小叶脱垂，并且可以估计反流程度。定量脑室造影可以计算反流和左心室每搏输出量，并且可以通过测量心排血量来评估前向流量[38]。此外，左心导管检查特别适用于辨别冠状动脉疾病的程度（如果存在）。

2. 急性

由于腱索破裂或感染性心内膜炎或急性心肌梗死的进展早期，二尖瓣反流可急剧发展。症状和体征与肺静脉压急性升高和心排血量低有关。

表80-4 二尖瓣反流严重程度分级的特异性和支持性体征及定量参数

	轻 度	中 度	重 度
特殊征象	小的中央射流 < 4cm² 或者小于 20%LA 面积* 静脉射流宽度 < 0.3cm 没有或者少有射流收缩†	MR 程度大于轻度，但是没有达到重度指标	静脉射流宽度 > 0.7cm，且拥有大的中央 MR 射流（面积大于左心房面积的 40%）或者任何大小的撞壁射流，在 LA 内引起旋涡* 大流量汇流† 肺静脉收缩期逆转突出连枷状 MV 小叶或乳头肌破裂
支持征象	收缩期肺静脉射流束 二尖瓣流束 A 波* MR 多普勒 CW 信号软密度，抛物线正常 LV 大小§	中间程度的征象和发现	浓厚的，三角形持续性多普勒 CW、MR 射流中二尖瓣流束 E 波（E > 1.2m/s），伴左心室功能正常的左心室左心房扩张‖
定量指标¶			
（毫升/搏动）	< 30	30~44 45~59	≥ 60
反流分数（%）	< 30	30~39 40~49	≥ 50
有效反面积（cm²）	< 0.20	0.20~0.29 0.30~0.39	≥ 0.40

*. 在 50 ~ 60cm/s 的 Myguist 极限下

†. 中央射流的最小和最大流量收敛半径分别 < 0.4cm 和 ≤ 0.9cm，在 Nyguist 下基线偏移为 40cm/s 偏心射流的截止值较高，应进行角度修正

‡. 通常在 50 岁以上或在舒张功能受损的情况下，在没有二尖瓣狭窄或其他原因导致 LV 压力升高的情况下

§. LV 大小仅适用于慢性病变

‖. 在没有 LV、LA 扩张和急性 MR 的其他病因的情况下

¶. 定量参数有助于将中度反流组分为轻度和中度至重度，如图所示

CN. 连续波；EROA. 有效反流面积；LA. 左心房；LV. 左心室；MR. 二尖瓣反流；MV. 二尖瓣；RVOL. 反流量；RF. 反流分数

引自 Zoghbi WA, Enriquez-Sarano M, Foster E, et al: Recommendations for evaluation of the severity of native valvular regurgitation with two-dimensional and Doppler echocardiography. J Am Soc Echocardiogr 16:777–802, 2003

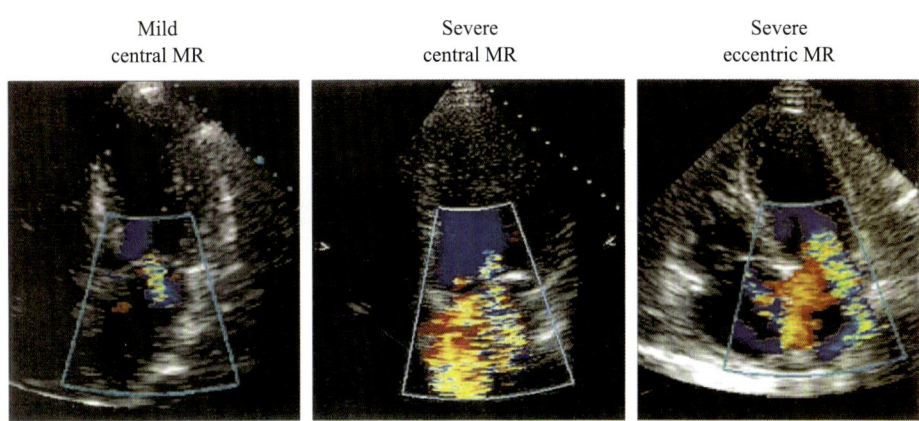

▲ 图 80-11 来自顶窗的不同二尖瓣反流（MR）病变的彩色血流记录的实例。轻度反流的情况没有流动会聚和小的反流射流区域，与严重的中央 MR 相反，其显示出明显的流动会聚和大的反流射流区域。具有严重偏心 MR 的示例具有撞击在左心房壁上的小射流面积，但具有大的流动会聚和宽的静脉收缩

（引自 Zoghbi WA, Enriquez-Sarano M, Foster E, et al: Recommendations for evaluation of the severity of native valvular regurgitation with two-dimensional and Doppler echocardiography. *J Am Soc Echocardiogr* 16: 784, 2003.）

在听诊时，与慢性二尖瓣关闭不全的经典心脏收缩杂音相比，二尖瓣关闭不全的杂音通常是在收缩中期且有更高的音调。左心房和左心室的大小正常，因为通过扩张补偿的时间尚短。由于肺静脉压急剧升高，胸部 X 线检查常发现明显的肺水肿。

（五）自然病史

确定二尖瓣反流的自然病史是有问题的，因为疾病病因不同，发病年龄不同，二尖瓣反流可能不会恶化多年，左心室功能以不同的速率下降。值得注意的是，左心室收缩力并未通过射血分数进行真正的评估。事实上，在二尖瓣关闭不全的情况下，尽管收缩功能正常（射血分数），但心室收缩性常常下降，因为部分搏出量被逆行射入低压左心房。射血分数实际上直到疾病过程的后期才会减少。二尖瓣关闭不全的患者可能引发继发性三尖瓣关闭不全，进而影响疾病进展。

1. 退行性疾病

退行性疾病是美国最常见的二尖瓣器质性病变，成人的发生率约为 2%～3%。然而，许多患者并没有进展到需要干预的严重反流。事实上，在 50 岁之前，需要瓣膜修复或置换的严重二尖瓣反流并不常见。尽管在此后发病率急剧增加，但到 70 岁的二尖瓣脱垂患者仍然只有约 5% 的机会需要进行二尖瓣手术。然而，一旦二尖瓣反流明显发展，疾病的进展则与腱索破裂和瓣叶连合的疾病进展相似。

一旦确诊瓣叶连合，药物治疗通常不足以改善患者症状和生存率。未经手术治疗的二尖瓣反流患者的死亡率显著高于预期（每年 6.3%）。严重症状预示着预后较差，因为即使暂时在 NYHA Ⅲ级或Ⅳ级患者死亡率也高得多（每年 34%），即使在 NYHA Ⅰ级或Ⅱ级（每年 4%）的患者中也是显著的。基本上，手术在诊断后 10 年内几乎是不可避免的，并且与退行性疾病患者的预后改善相关。

2. 缺血性心肌病

第 92 章介绍了缺血性二尖瓣关闭不全的自然病史。由于缺血性二尖瓣关闭不全是心室疾病的一种表现，因此这些患者的生存率通常明显低于患有退行性疾病的患者，这并不奇怪。

3. 风湿病

手术未治疗但显著的风湿性二尖瓣反流患者的生存率与风湿性二尖瓣狭窄相似[9, 42]。同样，特定地理区域和某些种族的生存曲线明显缩短：风湿性二尖瓣反流的初始评估后 5 年生存率在美国，为 80%，而在委内瑞拉这一比例为 46%。

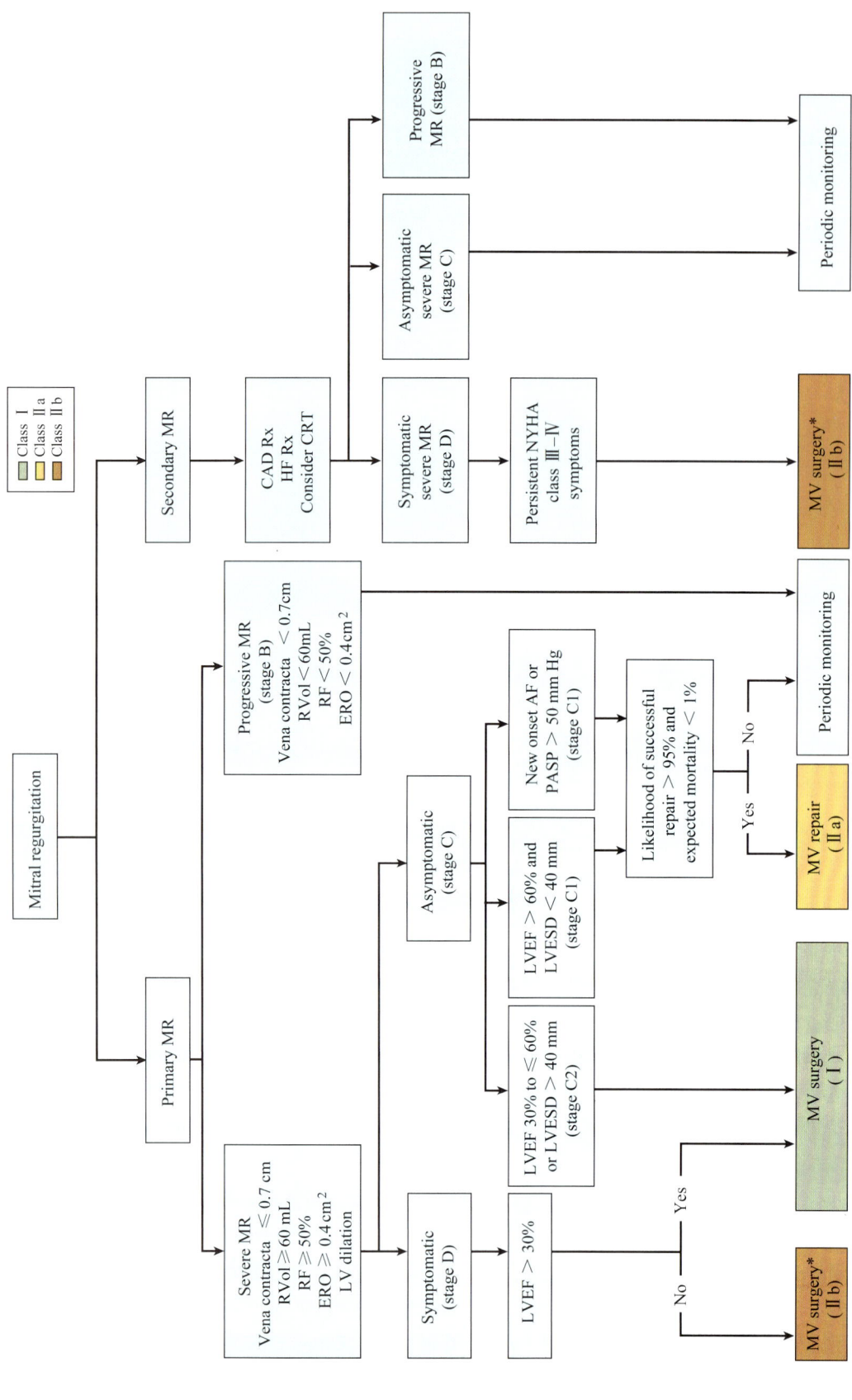

▲ 图 80-12 Indications for intervention for mitral stenosis. AF, Atrial fibrillation; LA, left atrial; MR, mitral regurgitation; MS, mitral stenosis; MVA, mitral valve area; MVR, mitral valve surgery (repair or replacement); NYHA, New York Heart Association; PCWP, pulmonary capillary wedge pressure; PMBC, percutaneous mitral balloon commissurotomy; T 1 2, pressure half-time. (From Nishimura RA, Otto CM, Bonow RO, et al: 2014 AHA/ACC Guideline for the Management of Patients with Valvular Heart Disease: a report of the American College of Cardiology/American Heart Association Task Force on Practice Guidelines. Circulation 129:e554, 2014.)

4. 感染性心内膜炎

先前轻度异常的二尖瓣感染可引起急性二尖瓣反流。这种病症的自然病史类似于由腱索破裂引起的二尖瓣反流。然而，由于压倒性感染和败血症导致死亡，因此早期死亡率显著升高。

（六）手术适应证

原发性二尖瓣关闭不全患者的干预包括手术二尖瓣修复或置换。如果能够实现成功且持久的修复，则二尖瓣修复优于置换。可修复性取决于瓣膜形态和外科医生的专业知识

急性严重二尖瓣关闭不全是紧急手术的指征。慢性严重二尖瓣关闭不全的外科手术指征在过去10年中得到了发展，以反映二尖瓣修复的安全性和有效性的逐步改善，以及对未手术治疗患者的长期结果的更好理解。ACC/AHA 对外科手术干预的建议取决于症状、左心室功能障碍、心房颤动、肺动脉高压和瓣膜可修复性（图 80-12）。

1. 症状

即使左心室功能似乎正常，由严重的二尖瓣反流引起的症状的发作也会恶化预后。这种负面的预后影响甚至延伸到轻度症状。因此，越来越多的临床医生主张在早期症状较轻的患者中手术，因为 NYHA 功能分级已被证明是术后死亡率和左心室功能障碍的独立预测因素。术前 NYHA Ⅰ级或Ⅱ级患者的术后长期生存率高于Ⅲ级或Ⅳ级患者（10年时，76% vs. 48%），且手术死亡率较低（0.5% vs. 5.4%）。

2. 左心室功能障碍和扩大

通过射血分数和收缩末期内径、术前左心室功能障碍是预测慢性原发性二尖瓣反流患者术后生存率、术后心室功能和术后功能状态的最强预

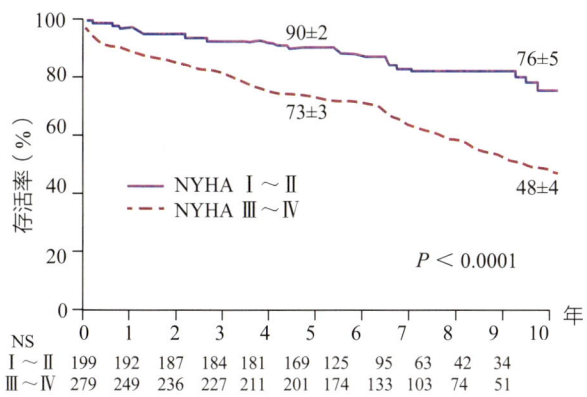

◀ 图 80-13 纽约心脏病协会（NYHA）Ⅰ级或Ⅱ级患者与Ⅲ或Ⅳ级患者的总体术后生存率进行比较。底部的数字表示有风险的患者

（引自 Tribouilloy CM, Enriquez-Sarano M, Schaff HV, et al: Impact of preoperative symptoms on survival after surgical correction of organic mitral regurgitation: rationale for optimizing surgical indications. *Circulation* 99: 402, 1999.）

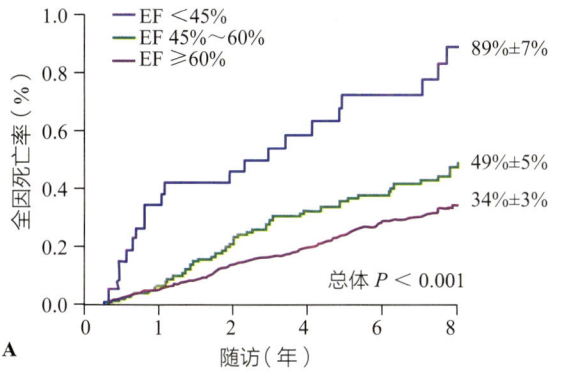
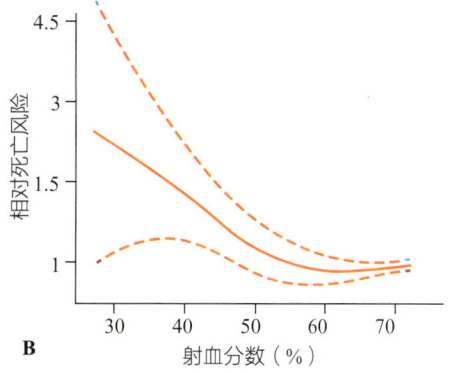

▲ 图 80-14 保守治疗二尖瓣反流术前左心室功能不全对生存的影响

A. 射血分数（EF）分层的全因死亡率；B. 保守治疗下 EF 与全因死亡风险之间的关联。在 Cox 多变量模型中估计危险比（实线）和 95% 置信区间（虚线），其中射血分数表示为样条函数并且针对性别、并发症指数，症状和冠状动脉疾病进行调整（引自 Tribouilloy C, Rusinaru D, Grigioni F, et al: Long-term mortality associated with left ventricular dysfunction in mitral regurgitation due to flail leaflets: a multicenter analysis. *Circ Cardiovasc Imaging* 7: 366, 2014.）

测因素之一。具体来说，据报道，当射血分数降至 60% 以下时，死亡率急剧上升，而及时的手术转诊对预后至关重要（图 80-14）。因此，二尖瓣关闭不全的治疗目标是在左心室收缩功能障碍发作及随后对患者预后产生不良影响前纠正。理想情况下，二尖瓣手术应当在患者的左心室接近但尚未达到收缩功能障碍的指示参数［左心室射血分数（LVEF）≤ 60% 或左心室收缩末期内径（LVESD）≥ 40mm］时进行，即使患者无症状[3]。由于症状并不总是与左心室功能障碍一致，因此在心室功能严重恶化之前，使用影像监测来计划手术。即使症状不存在，进一步延迟也会导致更大的左心室功能障碍和更差的预后。尽管不宜让患者的左心室功能恶化超过 LVEF ≤ 60% 和（或）LVESD ≥ 40mm 的基准，但即使超过这些阈值，仍可能会有一些左心室功能的恢复。

3. 心房颤动和肺动脉高压

在非风湿性二尖瓣反流中，心房颤动的发作部分是由于左心房增大并且因其存在使手术结果恶化[40, 49-51]。此外，心房颤动时间越长，其持续存在的可能性越大，尽管进行干预。因此，通过低风险修复来恢复二尖瓣功能可能是合理的，希望随后左心房大小的减少将有助于恢复和维持窦性心律。ACC/AHA 指南主张对严重二尖瓣关闭不全和新发房颤的无症状患者进行手术治疗[3]。然而，瓣膜手术后窦性心律的恢复尚不确定，同时手术消融房颤应该是患有历史性房性心律失常的患者的标准辅助手段。该手术不适用于风湿性二尖瓣关闭不全，其中活动性心房炎症使窦性心律恢复的可能性降低，并且瓣膜瘢痕形成降低了成功修复的可能性。由二尖瓣关闭不全引起的静息肺动脉高压的存在与较差的手术和瓣膜手术后长期生存率相关[46, 52, 53]。因此，如果静息肺动脉收缩压超过 50mmHg，则考虑对这些无症状患者进行手术是合理的。

4. 可修复性

如果能够实现成功且持久的修复，则二尖瓣修复优于置换。二尖瓣修复的手术死亡率比置换低。虽然没有针对退行性二尖瓣疾病的随机试验，但几乎每一份临床报道都证明手术的修复风险大约是置换的一半。瓣膜修复不仅避免了人工心脏瓣膜固有的风险，而且通过保留瓣膜下器官更好地保留了左心室功能。在后叶小叶脱垂的情况下，修复已经变得足够标准化，因此修复是治疗的标准。ACC/AHA 指南建议，每位执行二尖瓣手术的心脏外科医生都需要 90% 或更高的成功修复率[3]。因为二尖瓣成功修复的可能性受到外科医生特定二尖瓣手术量的强烈影响[54]，建议将更复杂的瓣转介给在该领域具有特殊专长的心脏团队。

四、手术

（一）麻醉和监测

如果通过正中胸骨切开术进行手术，则使用标准监测线。对于复杂的二尖瓣手术和多瓣膜手术以及高风险手术患者，应放置肺动脉导管。通常使用二氧化碳吹入来促进脱气并降低主动脉交叉钳夹移除后空气栓塞的风险。在开始体外循环之前，应常规进行彻底的经食管超声心动图研究，以确定二尖瓣反流的机制和严重程度，以及其他瓣膜病变。经食管超声心动图还可以评估左心室功能、修复质量和脱气程度。外部除颤器和心脏复律垫放置在接受再次手术的患者身上。

如果计划进行右侧的小切口手术，麻醉师应该放置双腔气管插管以允许左肺通气和右肺通气。外部除颤器垫置于右肩胛骨下方并位于左前外侧胸部上方。如果使用主动脉球囊阻断，可以放置双侧桡动脉线，以便于快速检测球囊远端移位和无名动脉梗阻。无意的球囊移位并不罕见，包括主动脉夹层在内的血管损伤导致该方法的利用率降低。我们机构喜欢经胸 Chitwood 主动脉阻断钳和标准顺行心脏停搏液，逆行心脏停搏液和右上肺静脉通气套管，放置在胸壁上或直接穿过手术切口。胸部硬膜外放置并不常用，因为小切口后疼痛据报道是轻微的，特别是在避免肋骨扩散的情况下。

（二）手术入路

1. 正中胸骨切开术

正中胸骨切开术是二尖瓣手术中最常见的手

术方法[55]。因为它提供了对所有心脏结构的良好通路，它仍然是接受多瓣手术（除了伴随的二尖瓣和三尖瓣手术）或二尖瓣和冠状动脉旁路移植手术结合的患者的首选手术方法。如果正中胸骨切开术是纵向进入的计划方法，那么将 6mm 的 Sanns 套管放置在升主动脉中用于主动脉插管。24 Fr 上腔静脉和 28 Fr 下腔静脉金属尖端插管优先用于双腔导管，以最大限度进入二尖瓣。

2. 微创方法

在过去的 20 年中，侵入性较小的手术越来越受欢迎，几乎影响了所有手术专业，包括心脏手术。成像、手术仪器和机器人技术的进步使外科医生能够通过小切口进行复杂的心脏外科手术，通常不需要胸骨切开术或体外循环[56-59]。除了改善美容的好处外，微创二尖瓣手术是首创的，旨在降低发病率、术后疼痛、失血量、住院时间以及恢复正常活动的时间[60-63]。

虽然初次报道创伤性较小的二尖瓣手术采用了胸旁[61, 64]或更低的半胸骨切除术方法进行纵隔通路，优先右侧前外侧小切口术已成为纠正二尖瓣病变的微创方法（图 80-15）[63, 66]。与较低的部分胸骨切开术相比，这种方法提供了更加全面的二尖瓣视图，并避免了在胸骨切开术后最易发生伤口破裂并发症的风险。正确的胸廓切开术方法对感染具有更强的抵抗力，因为覆盖的胸肌和软组织可以密封手术部位[68]。因此，在女性患者的乳房下皱襞处和男性患者的乳头上方，通过 3~4cm 的切口进行机器人和端口进入二尖瓣手术，通过第三或第四肋间隙进入胸腔。额外的亚厘米口径便于引入摄像头、左心房牵开器、吸引器，在机器人手术的情况下，还有工作臂（图 80-16）。通过股动脉和静脉血管以及颈内静脉进行体外循环的外周插管有利于缩小工作切口和减少手术场地杂乱。然而，如果禁忌证排除了直接股动脉插管，可以使用 Seldinger 技术直接插入升主动脉和右心房。主动脉交叉钳夹是通过经胸 Chitwood 钳夹或血管内使用主动脉内气囊闭塞装置实现的。虽然在一些中心使用心脏搏动或颤动的策略，但对更高卒中率的担忧导致许多外科医生提倡谨慎使用这些技术[55, 69]。然而，这些风险

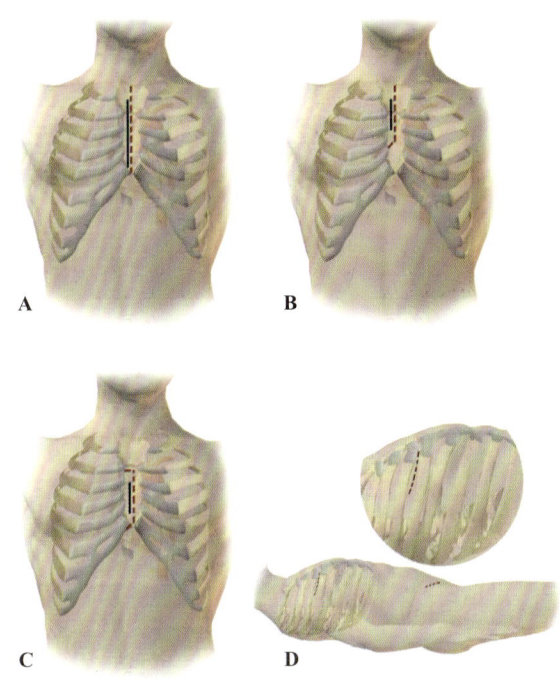

▲ 图 80-15 手术切口

A. 常规中位数立体；B. 上半球侧切开术；C. 下半侧切开术；D. 右侧小切口和腹股沟切口进行外周血管切除术。实线表示皮肤切口，虚线表示胸骨切开术

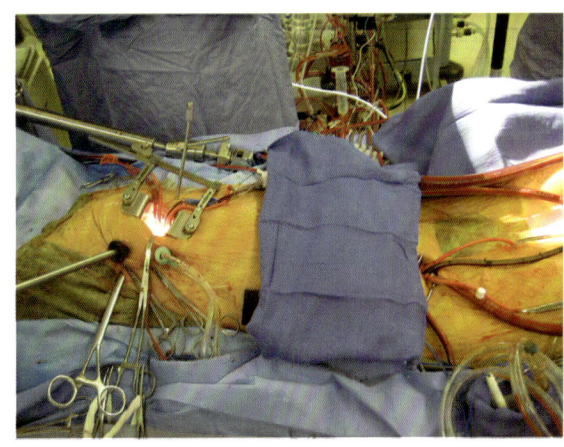

▲ 图 80-16 通过右前外侧小切口手术进行微创二尖瓣手术的显露和插管技术

（引自 Goldstone AB, Woo YJ: Minimally invasive surgical treatment of valvular heart disease. *Semin Thorac Cardiovasc Surg* 26: 37, 2014.）

被必须使用这些策略的患者的性质所混淆。例如先前心脏手术、主动脉病理学禁止交叉钳夹应用或严重的心室功能障碍的患者。由于机器人和胸腔镜端口进入方法方便了所有标准的切除和非切除瓣膜修复技术，二尖瓣修复的程序类似于传统的胸骨切开术。

(三）心肌保护

心脏停搏是二尖瓣手术中最常用的心肌保护策略。还有可选的替代技术，例如在心脏搏动下手术和心室纤颤停搏，偶尔也会在某些患者中使用。心脏停搏采用冷血高钾停搏液间断顺行或逆行联合输注。进一步的心肌保护可以通过中度的全身性低温和用冰敷形成局部低温来实现。

在某些临床情况下应考虑替代性保护策略，例如左心室功能严重下降（在心脏搏动下手术）和升主动脉严重动脉粥样硬化疾病（在心脏搏动或心室纤颤停搏下手术）。这些替代保护策略也可用于二尖瓣再次手术，当升主动脉阻断钳阻断困难时，以及当旁路移植物阻止再次手术中胸骨切开术时。

（四）同期手术的手术策略

当执行伴随手术时，二尖瓣手术通常在手术中的特定关节处进行，以适应解剖学限制，促进手术流动，并避免潜在的伤害。示例最能说明这些原则。当进行伴随冠状动脉搭桥术时，远端吻合术在二尖瓣介入术之前完成。这避免了在放置二尖瓣假体后心脏的操纵和前移，这可能导致后心室壁损伤。当进行伴随的主动脉瓣置换时，首先切除主动脉瓣叶，并清除瓣环以避免二尖瓣环缝线的潜在切割。二尖瓣手术在主动脉瓣置换术之前进行，因为主动脉瓣假体扭曲并遮盖前二尖瓣环，特别是在前外侧连合处。当进行伴随的三尖瓣手术时，经中隔方法是最有效的，并且首先进行二尖瓣手术。闭合房间隔并且可以在移除交叉夹具的情况下进行三尖瓣瓣膜成形术。

（五）二尖瓣的显露

在任何二尖瓣介入治疗之前，二尖瓣的良好显露是必不可少的。已经描述了各种技术，包括通过 Sondergaard（或 Waterston's）凹槽，右心房经中隔入路和左心房穹顶入路的心房间方法。

1. Sondergaardfs Groove 法

通过 Sondergaard 凹槽的房间入路是二尖瓣显露最常用的方法（图 80-17）。首先，解剖右上、右下肺静脉前方的脂肪组织，基本上将右心房与左心房的前表面分开。重要的是在左心房的实体上开始切口，以避免任何潜在的肺静脉口受累。如果这个切口过于向内侧延伸，可能会意外进入右心房。这个问题可以通过腔带或真空辅助静脉回流轻松解决。一般来说，没有必要增加额外的时间来分别关闭无意的右心房切开术，因为它可以合并到在二尖瓣手术完成时关闭吻合口时闭合。如果需要大面积显露，可以从左心房切开上腔静脉的后部，以释放左心房顶部的其他部分以进行心房切开术。

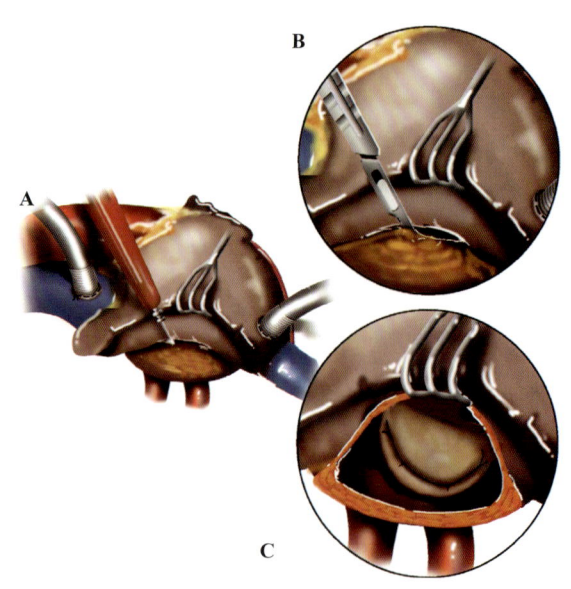

▲ 图 80-17 二尖瓣的心房显露
A. 将房间沟切开至卵圆窝以暴露左心房的顶部；B. 左心房切开并向上腔静脉和下腔静脉延伸；C. 左心房前缩回以暴露二尖瓣

2. 右心房经房间隔入路

在这种方法中，双腔插管和腔静脉缠绕带通常是有帮助的。右心房切开术开始后延伸至左心房（图 80-18）。显露房间隔和卵圆窝，并在最后部朝向患者右侧（肺静脉附近）切口。因此，足够的隔膜组织不仅用于左心房顶回缩以显露二尖瓣，而且还用于在手术结束时闭合房间隔。中隔切口向下延伸至卵圆窝末端。进一步切开实质上会成为下腔静脉下方的扩展右心房切开术，应该避免。上缘切口延伸超过卵圆窝到上腔静脉入口附近的左右心房之间的更加肌肉的部分。左心房间隔的前缩回导致二尖瓣的良好显露，因为经中隔切口比标准的左心房切口更接近二尖瓣。这种

在主动脉内膜炎的情况下进行的经主动脉入路[75]。

（六）开放式交界切开

二尖瓣膜切开术适用于纯二尖瓣狭窄患者，具有连合融合和保留的瓣叶活动性（图80-19）。在左心房切开术后，检查二尖瓣以确定是否适合进行分区切开术，并且必须做出关于在小切开术后小叶是否足够柔韧以在低左心房压力下充分打开的决定。理想的瓣缺乏腱索融合，不会钙化；然而，二尖瓣膜切开术可以在不太理想的瓣膜下进行，并且可以获得可接受的结果[76]。然而，瓣膜置换术可以更好地治疗先进的连合钙化、瓣膜下融合和小叶回缩。

先进的风湿病变化可能使真正的合缝位置的识别复杂化。放置在前叶游离边缘的中间部分中的留置缝合线的回缩以及类似地放置在后叶中的另一个缝合线有助于识别连合凹槽。通过沿着该凹槽朝向瓣膜环然后朝向瓣膜孔的中心进行尖锐的解剖开始关节切开术。重要的是在连合处留下3mm的组织脊以防止医源性二尖瓣反流。腱索通常在后内侧连合处下方更融合。当遇到融合的腱

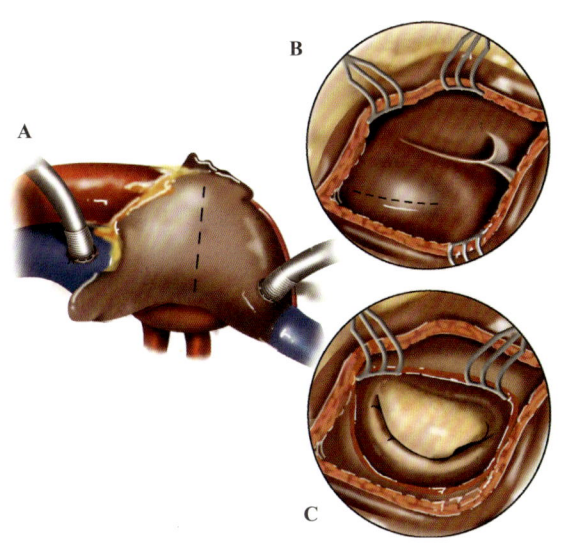

▲ 图 80-18　二尖瓣的经中隔显露
A. 右心房切开并向后延伸；B. 将隔膜切开并向下延伸至卵圆窝末端；C. 隔膜的前缩回暴露二尖瓣

切口特别适用于二尖瓣狭窄常见的双侧扩大，以及先前的房间沟左心房切开术的再次手术情况。对于先前行过主动脉瓣置换术的患者来说，这也是一种有用的方法，因为前外侧连合的显露可能很困难。这种经中隔切口的一种变化是扩展的经中隔切入方法，其中经中隔切口的上部延伸到左心房的圆顶上[73]。该切口提供了突出的显露，但是对于适当的重新接近更具挑战性。

3. 左心房穹顶入路

另一种较少使用的心房切开术是孤立的左心房穹顶入路，其中在主动脉和上腔静脉之间的左心房的顶部被切开和缩回。总的来说，由于空间限制，这个切口较小；然而，直接观察二尖瓣是非常突出的。在闭合心房切口时应特别小心，因为在切断体外循环后，切口出血可能有些难以修复，因为切口被完全扩张的主动脉和上腔静脉遮挡。在大多数上述二尖瓣的方法中，通过右上肺静脉放置的左心房通气孔可以定位在左下肺静脉中。可以将额外的抽吸导管从心包放置到右下肺静脉中。通常，这些抽吸导管中的一个或两个将保持手术区域的完全无血并且使二尖瓣的完美暴露。两种极为罕见且不寻常的二尖瓣入路包括在左心室动脉瘤修复术中进行的经心室入路[74]以及

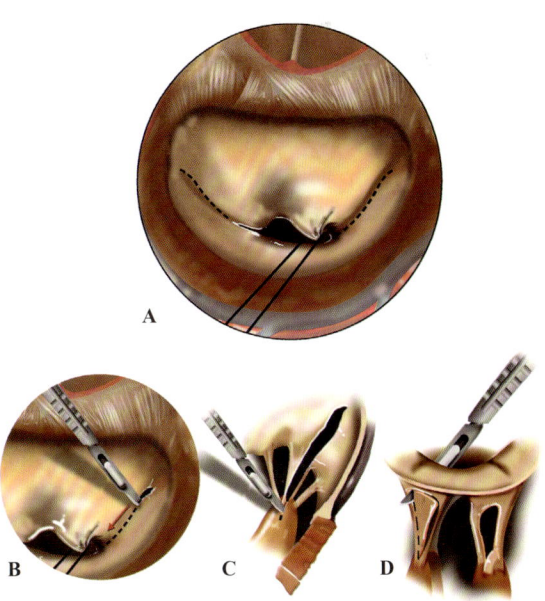

▲ 图 80-19　开放式二尖瓣分离术
A. 前叶上的牵引描绘了前叶和后叶之间的真实连合；B. 熔合的连合处被急剧切开并向阀孔延伸；C. 乳头肌可以分开以改善瓣叶的活动性；D. 去除三角形楔形物以开始融合腱索

索时，他们应该这样做来增加活动性。

（七）二尖瓣成形

二尖瓣修复是纠正严重二尖瓣关闭不全的首选方法[3]。虽然修复技术很多，但所有瓣膜修复应旨在恢复小叶接合的大表面，保持瓣叶活动性，并通过重塑瓣环成形术恢复生理环形几何形状[17]。无论采用何种技术，都应采用系统的重建手术方法，包括通过成像和瓣膜分析确定二尖瓣反流机制，根据罪犯病变应用适当的修复技术，以及评估修复质量通过加压盐水测试和超声心动图。

1. 修复外科基础

(1) 瓣膜分析：首先应仔细检查二尖瓣装置，以确认反流机制，评估修复的可行性，并规划技术操作。检查二尖瓣环以确定扩张程度。带有神经钩的节段瓣膜分析可以识别瓣叶脱垂或限制的区域[77]。应该注意 P1 的脱垂不太常见，其他瓣膜节段的游离边缘可以与 P1 进行比较以确定脱垂的严重程度。

(2) 重塑瓣环成形术：无论瓣膜病的病因如何，所有慢性二尖瓣关闭不全的患者都表现出一定程度的环状扩张，并从重塑瓣环成形术中获益。如前所述，瓣膜沿着壁部分最弱，因此通常在前后尺寸上扩张。重塑瓣环成形术恢复了环的正常生理尺寸比和形状，并且改善了瓣叶接合的表面积。此外，它通过防止晚期环形扩张而改善了修复的寿命。尽管可以通过后带或不完整的环实现环形支撑，但是该带的末端必须适当地固定在内侧和外侧纤维三角区中，以防止后期后向环状迁移和复发性二尖瓣反流。因此，具有完全前部锚固的完整环通常将更确定地产生环形重塑。在大多数情况下，首先放置瓣环成形术缝合线并在张力下缩回以改善二尖瓣小叶的暴露。然后进行小叶修复（遵循特定技术；通过小叶病理学分类），并进行环大小和植入。

合适的环尺寸是基于前叶间距和前叶的表面积（图 80-20）。在连通距离和高度之间通常存在很强的相关性前叶。但是，如果前叶的游离边缘延伸超出所选尺寸的下缘 2~4mm，则应选择

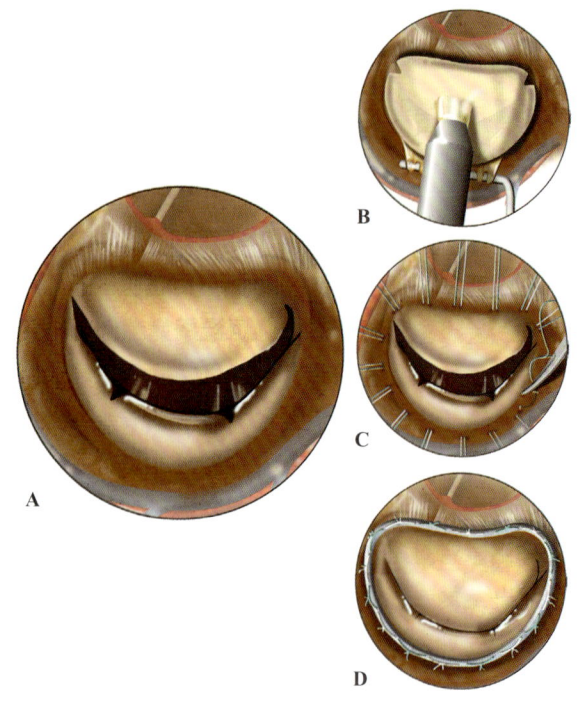

▲ 图 80-20　重塑瓣环成形术环植入
A. 扩张的环带小叶；B. 环选择基于连合间距和前叶高度的测量；C. 缝合线围绕瓣环并通过环周向放置；D. 瓣环成形术环恢复正常的生理尺寸比和瓣环的形状

一个尺寸较大的环以防止前二尖瓣小叶收缩前运动的风险。环尺寸还取决于瓣叶修复技术和剩余的功能性后叶组织的量。例如，当使用人造新大陆修复时，可能需要将环的尺寸设定为二尖瓣口区域。

简单的缝合线应围绕二尖瓣周向放置并进入二尖瓣环（图 80-20）。将缝合线置于前环内时，应注意避免因较浅的咬伤而无意中损伤主动脉瓣叶。将缝合线置于前外侧合缝区域时应采取类似措施，以避免对旋转冠状动脉和主动脉瓣叶造成医源性损伤。通过在后环中的相邻缝合线上施加牵引力可以改善前外侧三角区的暴露。以这种方式拉伸连合处有利于适当的缝合线放置。然后缝合线穿过选定的瓣环成形术环。由于在前环和环上的连合间距相等，缝合线应均匀地穿过环上的相应位置。然而，由于后环通常是扩张的，所以环内的缝合线的空间应该大于它们在环上的相应间距。然后使环就位以使瓣环与假体环的形状和尺寸一致。

(3) 修复评估：修复的质量应在完成瓣叶修

复后再次进行生理盐水试验评估，并在环植入后再次进行评估，但在绑扎瓣环成形术环缝合线之前，如果需要进行矫正，外科医生仍可在每个阶段自由做出额外的改变。当主动脉根部被排出时，将盐水注入心室腔以防止空气栓塞进入冠状动脉。一旦除去空气，就夹住主动脉根部通气口并在更高的压力下将盐水再次注入心室。对称的接合线，平行于重塑环的后部并且与左心室流出道的合理距离，表示成功修复。不对称的接合线显示残留的小叶脱垂或限制，需要在从体外循环分离之前进行校正。可以进行补充的"墨水测试"以进一步评估修复的质量。在用盐水对心室加压后，用标记笔描绘瓣膜闭合线。吸入盐水并调查小叶边缘。理想的接合深度范围为4~10mm。小于4mm的深度应通过切除限制性二级腱索，裂隙闭合或缩小瓣环成形术环来矫正，因为较短的接合深度表明有限的修复耐久性。相反，大于10mm的深度对于所得的收缩前运动而言是令人担忧的，这可能需要进一步降低后叶的高度。在从体外循环中分离后，应通过经食管超声心动图彻底查询所有瓣膜修复。

2. Ⅰ型功能障碍中的瓣膜修复

由于Ⅰ型功能障碍引起的二尖瓣反流可能是由于上述两种病变引起的。瓣环扩张是最常见的原因，应采用完全刚性或半刚性重塑瓣环成形术进行矫正（图80-19）[79]。Ⅰ型瓣膜反流也可能继发于小叶穿孔，常见于感染性心内膜炎。稍后将更详细地描述修补这种病变的管理（参见心内膜炎中的注意事项）。

3. Ⅱ型功能障碍中的瓣膜修复

（1）后叶脱垂：切除区域或节段的切除是修复后叶小叶脱垂的常规技术。然而，很好地描述了旨在保存瓣叶组织的各种非切除小叶修复技术，并且越来越多地被采用。

（2）四边形切除：有或没有滑动成形和三角切除　无论选择何种技术，瓣环成形术缝合线的初始放置有助于提升和暴露瓣膜以便于修复。当进行传统的四边形切除术（图80-21）时，将缝合线置于正常腱索周围以描绘脱垂区域。通过从小叶边缘朝向瓣环的垂直切口切除脱垂的节段，

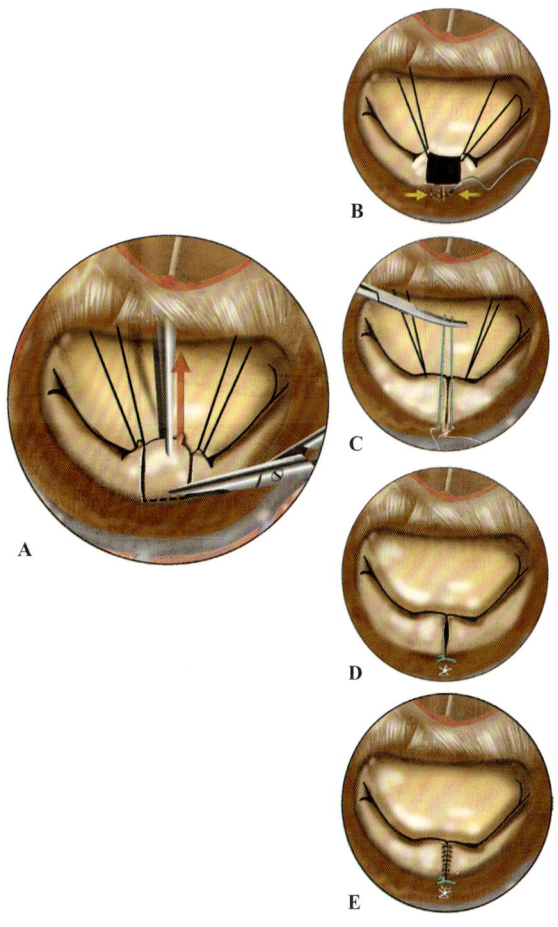

▲ 图80-21　带有环形折叠的后叶四角切除术
A. 确定切除的极限并去除小叶组织的四边形片段；B至D. 中断环形折叠缝合线以便于间隙闭合；E. P1和P3之间的残留缺陷是关闭的

以移除小叶组织的四边形截面。折叠缝线沿切除区域的后环放置。然后用间断的聚丙烯缝合线重新接近切除间隙的游离边缘以恢复瓣叶的连续性。当脱垂区域不太广泛时，可以通过三角切除切除脱垂区域（图80-22）。然后用聚丙烯缝合线重新接近切除的自由边缘。

在过度后叶组织的情况下，例如在Barlow病中，降低后叶的高度以避免收缩前运动是至关重要的。[80]因此，在初始四边形切除术后进行滑动瓣叶成形术（图80-23）。将P1和P3段从瓣膜环分离，然后用间断缝合线闭合两个扇形体之间的间隙，在游离边缘附近采取较窄的咬合，并且更靠近瓣环的较宽咬合。当移除大部分后叶时，也可能需要滑动成形术。中断的环形折叠缝

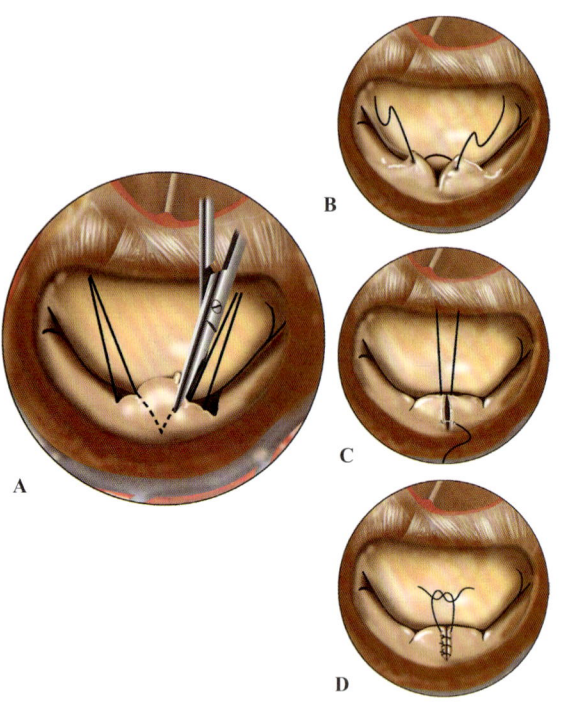

▲ 图 80-22 后叶三角切除术
A. 在脱垂节段的极限处，将缝合线绕过非延伸的腱索，并确定切除的极限；B 至 D. 切除后，用聚丙烯缝线重新接近间隙

合线也有助于在滑动成形术后小叶重新接近。但是，请注意，必须避免大部分后环的折损，因为旋动脉可能会扭结。

(3) 后路心室锚定神经重建修复：继发于二尖瓣修复的切除方法仍然存在一些小的缺点，包括瓣叶切除的不可逆性，用于滑动瓣环成形术的耗时的小叶重新接近，单一叶片功能，修复后收缩前运动的风险以及动态二尖瓣狭窄的可能性。这些缺点导致瓣膜修复的非剖面范例，其中大多数以人工腱索置换为中心（参见人工腱索部分）。在 Frater 和他的同事[81] 描述了聚四氟乙烯（PTFE）在患病或破裂的腱索环境中进行腱索置换的效果后。对人工腱索置换的许多修改都得到了很好的描述，包括环[82]、环圈[83]、发理[84] 和蝶技术[85]。虽然新索结构避免了小叶切除的许多缺点，但精确的尺寸设计具有挑战性并且维持过量小叶组织可能会有二尖瓣收缩期前运动的风险。

为了开发二尖瓣修复技术，避免小叶切除和人工腱索置换的潜在缺点，同时通过减少瓣叶操作和简化缝线管理来促进端口进入方法，我们实

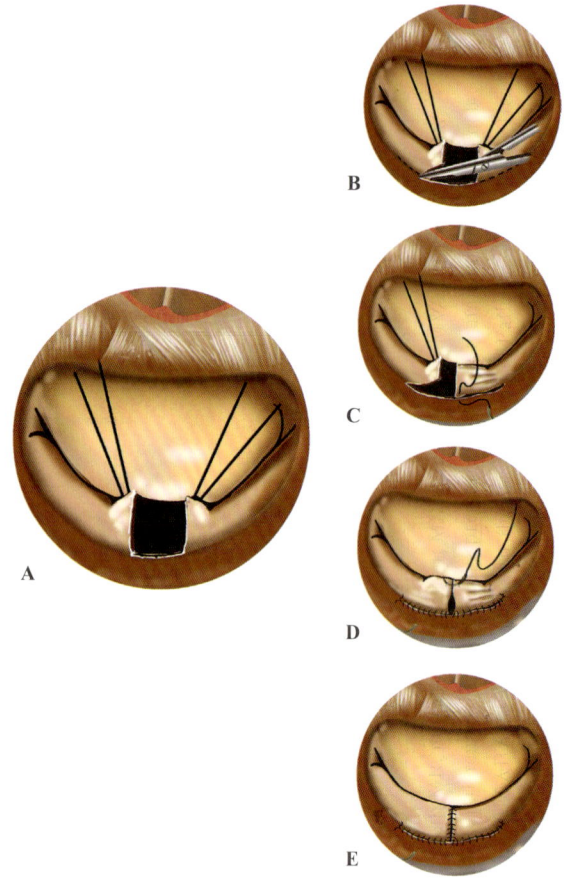

▲ 图 80-23 后叶滑动成形术
A. 经过四边形切除后，小叶之间的间隙太大，无法直接重新接近；B. P1 和 P3 部分地从瓣环分离以允许内侧移位；然后将 C. P1 和 P3 重新接近瓣膜环，沿瓣膜环的行程大于沿小叶的行程，以允许内侧移位；D 和 E. 现在使用的聚丙烯缝合线重新接近现在使用的小册子残余物

施了基于修改的瓣叶折叠修复的策略。[86] 单次缝合将多余的脱垂小叶组织叠加到小叶的非适应性心室侧，有效地形成了平滑的接合，表面无残留脱垂。然而，该技术具有将修复基于潜在的患病的天然腱索的理论风险以及移动后叶片向前推进的可能性，从而冒着收缩性前部运动的风险。因此，我们通过进一步修改我们的技术解决了这些问题，使用单根 PTFE 缝合线来固定，支撑和改造后部小叶后部（图 80-24）[72]。

将脱垂的节段抓住并缩回到心房中以显露小叶正下方的左心室肌内膜。将 CV5 PTFE 缝合线穿入 3~4mm 深的心肌并松散地系紧。然后使针以约为脱垂区域大小一半的宽度通过病变区段的边缘。然后通过抓住患病区段的前缘并将其

第二部分 成人心脏手术
第80章 二尖瓣的外科治疗

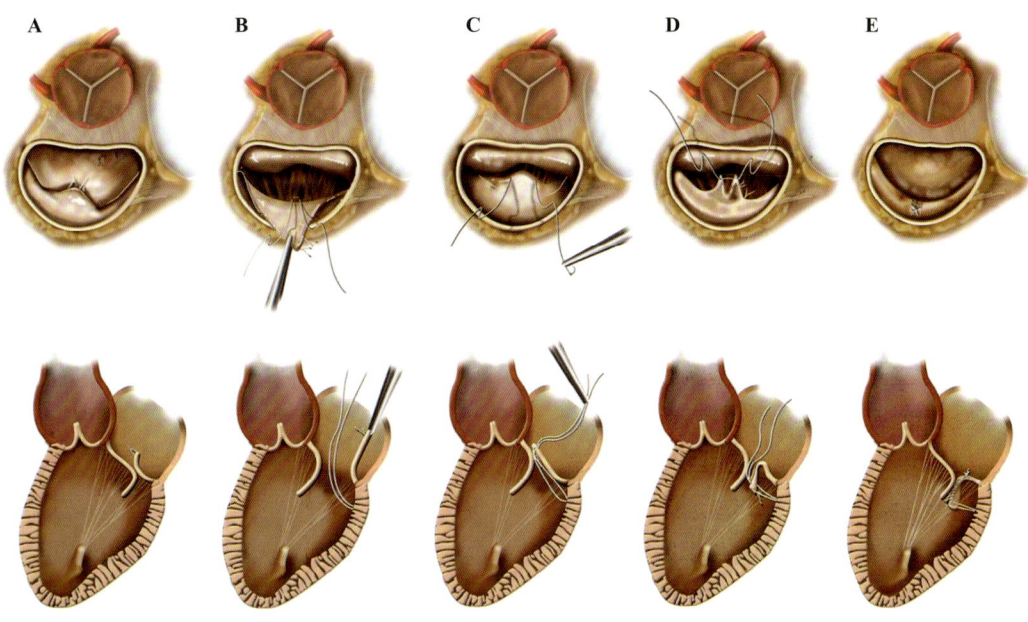

▲ 图 80-24 后心室锚定腱索修复

A. 短轴和长轴图描绘退行性二尖瓣疾病，由于腱索破裂导致后叶脱垂 / 连枷；B. 脱垂的节段缩回到左心房以显露小叶正下方的后心室壁，并放置锚定的 PTFE 缝合线；C. 缝合线松散地绑在一起，并且末端穿过脱垂节段的前缘；D. 脱垂节段的边缘倒置到左心室中，产生两个近似相应的径向褶皱，然后缝合在一起；E. 这消除脱垂，产生光滑的宽接合表面（引自 Woo YJ, MacArthur JW: Posterior ventricular anchoring neochordal repair of degenerative mitral regurgitation efficiently remodels and repositions posterior leaflet prolapse. *Eur J Cardiothorac Surg* 44：487，2013.）

翻转到左心室来进行翻转成形。然后使用用于锚固脱垂节段的相同 PTFE 缝合线以双重运行方式近似接近相应的瓣叶折叠。如果需要，可以使用 PTFE 缝合线的后半部分将额外的组织叠瓦到左心室中。

所有后叶小叶脱垂病例均不需要后路心室锚定。如果过量小叶组织的负担对于收缩期前运动并不警觉并且瓣膜下装置没有出现严重疾病，则可以成功地进行孤立的翻转成形术。但是，在设置中如果使多余的小叶组织，多个撕裂的腱索或严重拉长的腱索滚滚，则进行后心室锚定修复是明智的。这种修复可以最大限度地减少收缩期前运动的风险，并有助于支持修复，否则这种修复将基于患病的天然腱索。

应该注意的是，所描述的用于修复前叶脱垂的以下几种技术可用于后叶，特别是在瓣叶组织不足的瓣膜中。

(4) 前叶脱垂：已经描述了几种技术来矫正前叶脱垂。我们倾向于使用腱索技术代替切除术或乳头肌技术。然而，这些额外的修复技术可以最大化修复的可能性。

(5) 三角切除术：可以通过对脱垂区域的狭窄三角形切除来治疗具有过量组织的前叶的有限脱垂。然后用聚丙烯缝合线重新接近自由边缘[88]。值得注意的是，前叶的大切除大大减少了接合面积并增加了失败的风险。因此，前叶的切除应该很小（不大于瓣叶表面积的 10%）。

(6) 腱索移位：在没有正常的第二前叶腱索的情况下，可以进行后叶腱索转换（图 80-25）。该过程基于与前叶脱垂区段相对的正常边缘后叶腱索的存在。识别出面向前叶脱垂区域的后叶的区段。沿着小叶边缘的 3mm 宽的后叶组织带被支撑的腱索移动。条带的宽度应接近脱垂区域的宽度。腱索附着的乳头肌通过分裂朝向前叶脱垂区域移动。然后将后叶条带连接到脱垂段的自由边缘。然后用间断的聚丙烯缝合线封闭后叶小叶供体部位的缺损。这种技术的主要优点是消除了与乳头肌固定，神经索长度测量和捆绑相关的人工脊柱成形术的困难。

(7) 人造腱索：当正常腱索的数量不足时，

1255

人工腱索成形术特别有用。围绕人工腱索成形术的主要困难是将乳头肌的尖端和脱垂的瓣叶边缘之间的距离调整到所需的精确长度。此外，将 PTFE 缝合线固定在正确的长度上具有挑战性，因为 PTFE 缝合线的光滑性质导致结明显滑动。最后，由于显露欠佳，乳头肌的可视化和腱索植入可能具有挑战性。事实上，已经提出了许多技术来解决这些障碍[78, 82, 89, 90]。

在大多数患者中，前叶或后叶的相邻正常，非脱垂节段为小叶并置的正确平面提供参考点。使用测量装置或超声心动图在非脱垂段的正确平面与其相应的乳头肌之间测量适当的距离。在"环"技术（图 80-26）中[82]，使用卡尺或测量装置作为模板，通过在所需距离处在棉塞上打结来将 PTFE 新神环形成为该预先测量的长度。缝合线的每一端再次通过拭子两次以稳定结位置。然后将针在相应的乳头肌上从前到后穿过并系在第二个小拭子上。因此，正确的，预先测量的 PTFE 环固定到乳头肌。然后使用另外的 PTFE 缝合线将预先测量的 PTFE 环固定到二尖瓣小叶的脱垂节段，优选地使结面向心室表面。与腱索转移类似，对于较大的小叶脱垂区域可能需要多

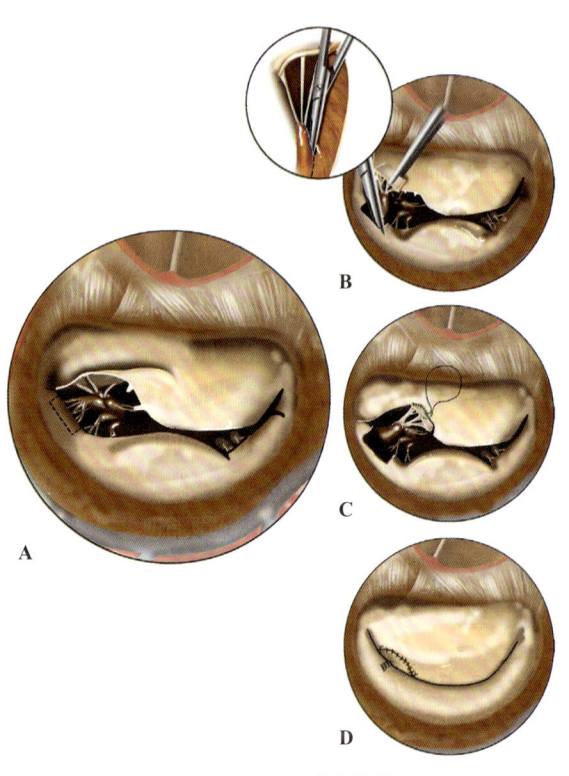

▲ 图 80-25　腱索移位

A. 识别面向前叶脱垂区域的后叶的区段；B. 一条后叶小叶缘组织被支撑的腱索动员起来；相应的乳头肌可以分开以促进转座；C. 后叶条连接到前叶上脱垂区域的边缘；D. 后叶的残留缺损是封闭的

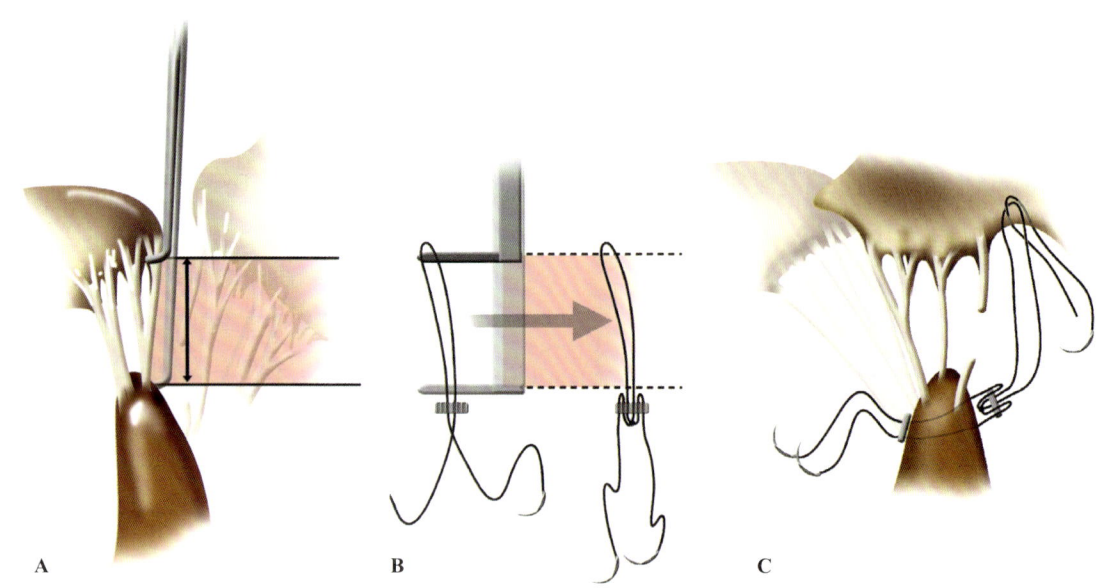

▲ 图 80-26　使用"循环"技术进行人工脊索成形术

A. 非脱垂节段及其相应乳头肌与测量装置并置的正确平面；B. 通过在所需距离处在棉絮上打结来将聚四氟乙烯（PTFE）环形成该预先测量的长度；C. 然后将针在各自的乳头肌上从前到后穿过并系在第二个小拭子上。然后使用另外的 PTFE 缝合线将预先测量的 PTFE 环固定到二尖瓣小叶的脱垂段

个人工新大道，并且必须保证大于 4mm 的小叶边缘部分不受支撑。

或者，PTFE 缝合线可以穿过乳头肌，然后穿过脱垂段的自由边缘。在植入瓣环成形术环之后，将 PTFE 缝合线系在加压的心室的环境中。然后可以将结固定在适当的水平，在那里恢复接合并消除可视化的反流。这种徒手技术更通用，更简单，但它需要一定程度的判断和技巧来确定合适的弦长和绑定而不打滑结，从而过度缩短新脊。

(8) 双孔口边缘修复：Alfieri 的边缘到边缘技术有效地创建了双孔二尖瓣，可用于矫正后部，前部或双叶脱垂（图 80-27）[91]。首先确定小叶的脱垂部分然后重新悬浮使用八字形聚丙烯缝合线到相对的小叶的相应边缘。来自小叶游离边缘的每个咬合的深度取决于小叶冗余的程度。例如，在巴洛病中，所需深度至少为 1cm，这同时降低瓣叶高度以防止二尖瓣的收缩前运动。当瓣叶组织很薄时，可以使用用心包拭子加固的额外褥式缝合线来支撑缝合线。如果脱垂或连枷段不涉及 A2 或 P2，则该修复使阀门不对称，并且两

个孔的尺寸将不同。通过直接检查评估整个二尖瓣区域；但是，如果有疑问，可以将扩张器插入每个孔口。对于普通大小的患者，总瓣膜面积大于 2.5cm² 是可以接受的。

(9) 交界脱垂 通过切除脱垂区域和相邻的侧胸段的滑动成形术（例如，用于前外侧连合脱垂的 A1 和 P1 滑动成形术）来有效地治疗连合脱垂。应在新器官中放置额外的反转缝线，以防止残留的反流。然而，通常可以通过在大多数侧面的侧面节段之间的简单的反向缝合来校正不太广泛的连合脱垂。不经常，患者会因双头乳头肌破裂而继发脱落。在这种情况下，可以通过重新附着到剩余的乳头肌来矫正脱垂。此外，乳头肌滑动成形术和缩短术是矫正广泛的粘连和胸腔下垂脱垂的有用选择。

4. Ⅲa 型功能障碍中的瓣膜修复

Ⅲa 型功能障碍的修复必须解决小叶不动和限制。小叶不动主要与连合和弦融合有关。这些病变应通过如前所述的分割术和腱索开窗来解决（图 80-19）。可以用小叶增强来校正Ⅲa 型感觉障碍（图 80-28）。对于后叶增强，横向切口距

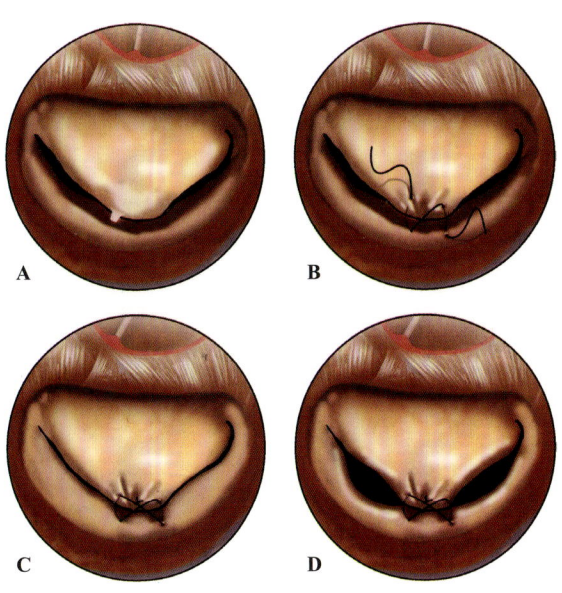

▲ 图 80-27 双孔边缘到边缘修复
A 和 B. 聚丙烯线迹以八字形方式通过脱垂段的中间部分（在这种情况下为 A2）和其相对的非脱泡段（在这种情况下为 P2）以形成双孔；C. 在心脏收缩期间，瓣膜不再反流；D. 在心脏舒张期间，双孔允许心室充盈

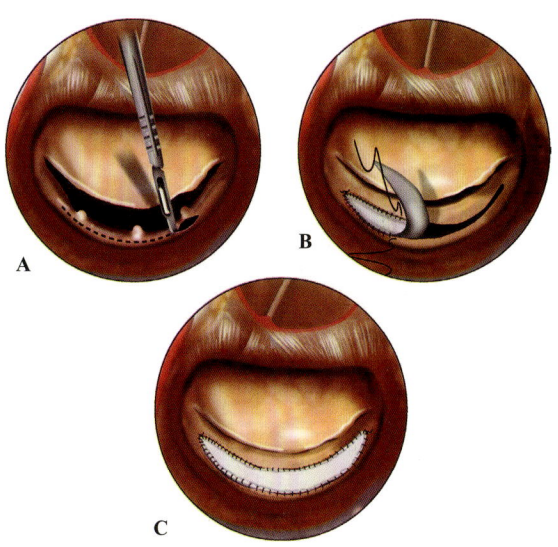

▲ 图 80-28 心包膜片增强
A. 在距离瓣环 5mm 的后叶中形成横切口。可通过小叶切口切除纤维化继发性腱索；B 和 C. 心包被制成椭圆形贴片，以使后叶高度增加到 15～20mm。将贴片缝合到瓣膜环的后面，然后缝合到瓣叶组织的前面

后环 5mm。该切口有助于切除纤维化的继发性腱索，但应注意保留边缘腱索。然后将自体或戊二醛固定的牛心包构造成椭圆形贴片。贴片的尺寸应设计成将后叶的高度增加到 15~20mm，在缝合线的贴片上留下 2mm 的边缘。将贴片从中线向后缝合到瓣环，然后从小叶组织向前缝合。为了解释新的后叶尺寸，应选择比标准尺寸技术推荐的尺寸大一个的瓣环成形术环。前叶也可以以类似的方式增强；然而，通常使用垂直小叶切口［78］。贴片的大小适合小叶切口产生的自然间隙。由于前叶增大，应选择瓣环成形术环，这是新的前叶的真实尺寸。

5. Ⅲb 型功能障碍中的瓣膜修复

使用尺寸较小的环重建瓣环成形术是修复Ⅲb 型功能障碍的标准技术（图 80-20）。[79] 然而，在严重扩张的环状空间内插入尺寸过小的假体环会导致缝合线过度紧张，从而导致环开裂。通过在重叠的环带周围放置多根缝线，可以防止这种并发症。在缺血性二尖瓣反流中，这种重叠在后内侧连合区和 P3 区域尤其重要。后叶片补片增大和继发腱索切除可能是必要的，以确保更持久的修复。

6. 瓣环形脱钙和环形重建

瓣环钙化使二尖瓣手术复杂化。在这种情况下，房室破裂，瓣膜周围渗漏和瓣膜裂开的风险都会增加。通常，在瓣膜修复或更换之前，必须对钙化灶进行清创。通过将瓣叶与瓣环分离并整体去除钙沉积来执行环形脱钙[25, 93, 94]。需要环形重建来修复钙切除后局部的房室破裂。类似地，在感染性心内膜炎的治疗中环状脓肿的清创可能需要环形重建。

David 等 [95-97] 和 Carpentier 等 [25] 描述了二尖瓣环重建的不同技术。在 David 的技术中，使用自体或戊二醛固定的牛心包进行二尖瓣环状重建。后环用半圆形心包补片重建。贴片通常宽 2cm，但必须足够宽以覆盖缺陷。将该条带的一个边缘缝合到左心室流入的光滑心内膜，并且用连续的 3-0 聚丙烯缝合线将另一个边缘缝合到左后心房壁。然后将分离的后叶在原始环的水平处重新附接到心包补片。在完全破坏瓣环的患者中，周边贴片适合于环形重建。然后将瓣环成形术环固定到心包补片上。

在 Carpentier 的技术中（图 80-29），二尖瓣环采用 8 字形房室褥式缝合线重建，以尽量减少异物的使用。编织的 2-0 缝合线首先穿过心房边缘，然后穿过心室边缘，避免损伤旋转血管。缝合线以相同的方式再次通过，然后向上穿过心房组织，以维持心房侧的所有缝合线。心室通道应至少 1cm 宽，并且涉及心室厚度的 1/3 以包含任何可能的纤维组织。通过用镊子向下移动心房边缘来促进房室交界处的闭合。八字形缝合线不仅减小了环的大小，而且还使周围的脂肪和旋回的

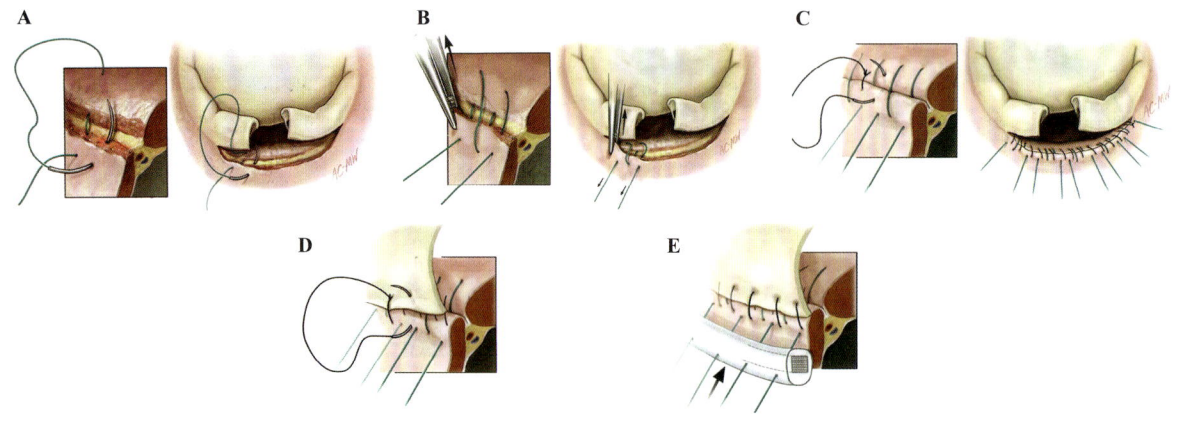

▲ 图 80-29 使用 Carpentier 技术进行环形重建

A. 环形清创导致缺陷，需要重建。编织的 2-0 缝合线首先穿过心房边缘，然后穿过缺损的心室边缘；B. 缝合线以相同的方式再次通过，然后向上穿过心房组织。通过用镊子向下移动心房边缘来促进房室交界处的闭合；C. 连续缝合线进一步加强了相互之间的连接；D. 使用缝合线将后叶重新连接到重建的环；E. 八字形床垫缝合线的自由端用于瓣环成形术环插入（引自 Carpentier A, Adams DH, Filsoufi F：*Carpentier's reconstructive valve surgery*，St. Louis，2010，Elsevier.）

血管远离重建的环。维持八字形床垫缝合线的自由端以便随后插入重塑瓣环成形术环。沿着闭合线进行的聚酯缝合线进一步支撑了新的瓣膜交界处。

7. 心内膜炎的考虑

心内膜炎的目的是去除感染及坏死组织。二尖瓣修复的容易程度取决于清创后正常组织的残留程度。广泛的瓣叶受累或瓣膜下破坏阻止了瓣膜修复。然而，在大多数情况下，瓣膜修复是可以实现的，只要有足够的组织保留用于重建[98-101]。由局部小叶穿孔（通常是前叶）引起的二尖瓣反流可以用自体心包进行修补修复。为了解决更广泛的瓣膜破坏，手术重建应该将许多上述技术整合到病变特异性方法中。虽然假体环的植入仍然存在争议，但在扩张的环状环的情况下，应该常规植入重塑瓣环成形术环。

8. 收缩期二尖瓣前叶运动

二尖瓣的收缩期前运动是瓣膜修复后的一个并发症，这是由于瓣叶组织的数量与二尖瓣口区域之间的差异造成的（图80-30）[102]。实际上，接合面也向前移位。最常见的是在瓣膜重建后观察到有多余的后叶组织和（或）不适当的尺寸过小的瓣环成形术环。当后叶的前向移动过多时也会产生这种情况，这可能在人造腱索过长时发生。因此，前叶向左心室流出道移位，导致梗阻和晚期收缩期二尖瓣反流。在大多数情况下，前叶的收缩前运动可以非手术治疗。通过增加预负荷量，增加纯阿尔法激动剂的后负荷和减慢心率以增加舒张持续时间来校正心室充盈不足。通过暂停施用正性肌力药物来解决心室过度收缩性。另外，在不同步的情况下，通过房室起搏增强心室充盈。通过这些操作，大多数修复后的收缩期前运动将会消退，并且中度残余的脑室主动脉梯度（< 30mmHg）通常会在数周至数月内从左心室流出道重塑中恢复正常[103]。

当收缩期前运动不可逆时，必须重新进行修复，并根据致病因素制定各种措施。如果相信太长，则会纠正弦长。如果后叶太高，则在后叶基部切除卵圆形小叶切除多余的后叶组织。因此，后小叶的高度减小并且接合区域向后移动。也可以插入后锚定神线。如果收缩期前运动是由于尺寸过小的环状环而引起的，那么环应该换成一个尺寸适合前叶的较大的环[104]。

（八）二尖瓣置换

二尖瓣置换术应在二尖瓣修复不适合的患者中进行（例如，心内膜炎导致的大量瓣膜破坏，严重的小叶钙化和风湿性心脏病的纤维化，或选择缺血性心肌病患者）[79]尽可能保留腱索二尖瓣置换是首选技术，因为左心室功能保存得更好

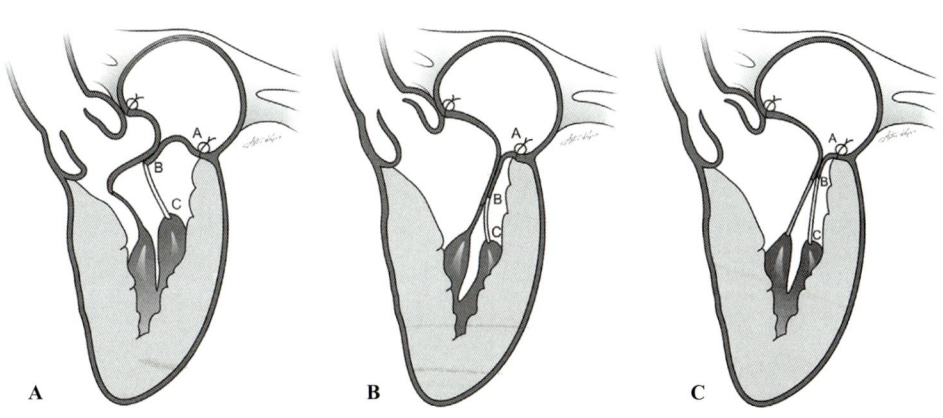

▲ 图 80-30　二尖瓣的收缩期前运动和多余组织的问题

A. 动态左心室流出道梗阻从接合区的前移位；B. 通过使用较短的人造腱带使接合区向后进行校正；C. 通过滑动成形术向后移动接合区域以降低后叶的高度来进行矫正；AB. 后叶高度；B. 后叶的自由边缘；BC. 腱索的长度（引自 Perier P, Hohenberger W, Lakew F, et al: Toward a new paradigm for the reconstruction of posterior leaflet prolapse: midterm results of the "respect rather than resect" approach. *Ann Thorac Surg* 86：722，2008.）

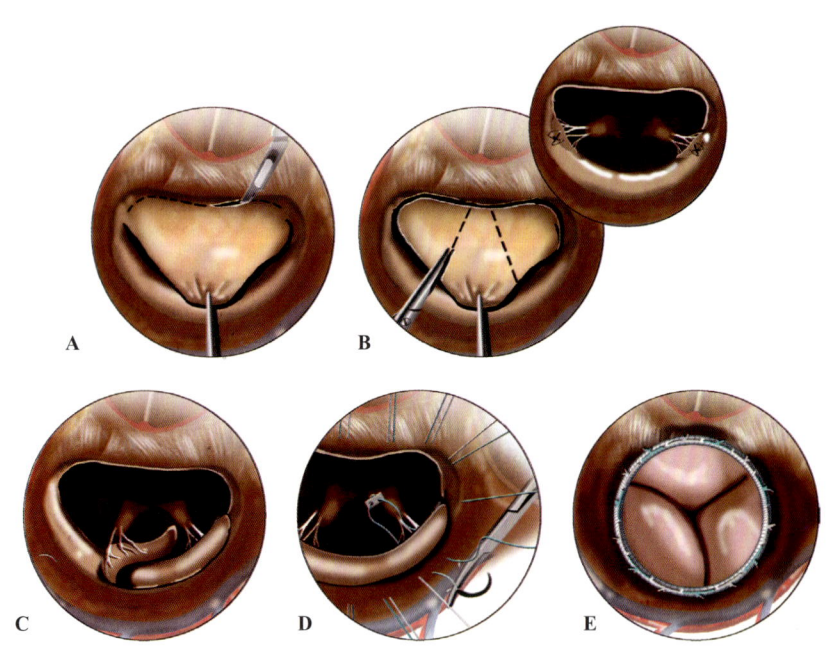

▲ 图 80-31　保留腱索的二尖瓣置换术

A. 二尖瓣的前叶与瓣膜从连合处分离到连合处。然后可以通过两种方式保留前叶腱索：B. 切除小叶的中央部分并将剩余的节段固定到它们各自的 3 点钟和 9 点钟位置，或者（C）前面的直接附着从 5 到 7 点位置到小叶后环；D. 水平褥式缝合线围绕瓣膜环周向放置（所示的超环形，非转换缝合线放置）；E. 缝合线穿过二尖瓣假体的缝合环，并将瓣膜固定到位

（图 80-31）[105, 106]。

通常，后叶保持完整，组织用于更好地支撑瓣膜置换缝合线。此外，该策略自动保留后瓣膜下装置。相反，如果要保留前叶，则必须转移前叶。否则，它将通过瓣膜假体移位到左心室流出道并阻碍流出。在某些情况下（例如，高度纤维化，狭窄的瓣膜），可能需要完全切除前叶。然而，只要有可能，应该保留前叶及腱索。前叶以距离二尖瓣环约 3~4mm 的圆周方式切开，并且其从连合处脱离至连合。然后可以以两种不同的方式保留前叶的腱索。一种方法是切除前叶的中央部分（其不包含腱索附件），然后在其各自的 3 点钟和 9 点钟位置缝合剩余的前叶片段。或者，分离的前部小叶可以从 5~7 点钟的位置直接连接到后环（图 80-31）。除了简单和快速之外，该技术还提供了额外的优点，即在后环中支撑瓣膜置换缝合线，这种缝合线被广泛钙化。水平褥式二尖瓣置换缝线以外翻（环内）或非转换（超环状）周向环绕环的周围放置时尚（图 80-31）。通过围绕具有外翻的天然二尖瓣组织的假体瓣膜缝合环，环内技术最小化了瓣膜周围渗漏的任何可能性。该技术特别适用于机械瓣膜置换，因为它避免了瓣叶组织干扰双叶片机械瓣膜的铰链机构或瓣叶闭合边缘的可能性。环内技术的缺点在于，与使用超环形技术放置的假体相比，将植入更小的瓣膜假体。超环状技术有利于植入更大的假体，特别是在使用生物假体瓣膜时，因为整个缝合环固定在左心房而不是瓣环内。该超环状位置还使更多的瓣膜移出左心室流出道并进入心房。缺点包括难以在前环的心室侧可视化和正确地放置脱脂剂。因此，在缝合瓣膜缝线时将瓣膜缝合环向下密封到瓣环上纯粹是通过感觉而不是直接可视化。

如果前瓣环暴露欠佳，则有利于开始瓣叶切口但不能完全从瓣膜环中分离前叶。然后可以将小叶用作手柄。在部分分开的小叶上施加后张力将使前环进一步进入视野并且便于放置二尖瓣置换缝合线。一旦放置缝合线，二尖瓣前叶切口可沿任一方向朝向连合处延伸，以允许将剩余的二尖瓣置换缝合线逐步放置在前环中。

1. 假体方向

使用生物假体瓣膜时，三个连合点应定位

在大约 1 点钟、5 点钟和 9 点钟位置，理想情况下更朝向 1:30、5:30 和 9:30 位置。这避免了直接将支柱无意地放置在左心室流出道的中间（其主要位于 10 点钟和 1 点钟位置之间）。当使用超环状技术时，这种定位稍微不那么重要，因为将瓣膜置于瓣膜环上方导致左心室流出道中的瓣膜较少。由于现代铰链防护装置的相对较低的轮廓，双叶片机械阀的定向不是那么重要。然而，理想的是将小叶定向在水平平面中以确保瓣膜防护装置不靠近左心室流出道。比铰链方向更重要的是确认两个小叶不间断地移动，并且没有瓣膜下组织干扰正确的瓣膜闭合。如果遇到干扰，可以使用阀座轻松地旋转壳体内的阀门。旋转通常通过将闭合机构重新定位远离组织撞击区域来解决该问题。如果干扰持续存在，罪犯组织可以通过瓣膜切除，或者通过未缝合的缝合线从瓣膜上缩回。

可以通过二尖瓣假体放置导管或通气孔，以通过维持二尖瓣假体瓣膜无能力来提供左心室减压。然后以标准方式关闭心房切开术。

2. 假体选择

假体选择中的重要考虑因素包括永久性抗凝，耐久性，当然还有患者偏好的要求。由于生物瓣膜的耐久性有限（特别是在年轻人中），受体年龄和预期寿命有助于指导专业社会的建议。对于没有抗凝禁忌证的患者，ACC 和 AHA 建议 60 岁以下的人使用机械假肢，70 岁以上的人使用生物假体，60—70 岁的人使用假肢[3]。最后，患者需要永久性抗凝的禁忌证应该接受生物假体治疗。

一般而言，假体植入时年龄小于 60 岁的患者主要结构性瓣膜退变的发生率较高，50 岁以下患者的再次手术率高达 40%，40 岁的患者为 55%，30 岁的患者为 75%，20 岁的患者为 90%。华法林的抗凝治疗对 60 岁以下的患者具有可接受的风险，特别是对接受仔细监测的患者。因此，耐久性与血栓栓塞或出血风险之间的平衡可能有利于机械假体植入 60 岁以下的人[3]。

70 岁以上患者植入生物假体 15～20 年后结构性瓣膜退化的可能性约为 10%[3]。此外，老年患者因永久性抗凝治疗出血并发症的风险更高。由于男性和女性 70 岁时的预期生命年数分别为 13.6 岁和 15.9 岁，因此生物假体的耐久性通常超过预期寿命。因此，在 70 岁以上的人群中植入生物假体是合理的，以避免抗凝风险。

这些建议不是绝对的，肯定会受到患者偏好的影响。年轻患者可能不希望进行永久性抗凝治疗所需的生活方式改变。此外，年轻女性可能更喜欢生物假体，以促进更安全的怀孕。随着经导管二尖瓣置换技术的出现，一些年轻患者可能更喜欢生物瓣膜，并有望在未来进行瓣中瓣治疗。因此，假体选择必须针对每个患者进行个体化。

五、结果

我们需要尽量减少二尖瓣病变患者的不良预后，特别是考虑到新的专业社会指南主张无症状成人的手术。手术死亡率是二尖瓣手术早期的主要结果指标。然而，由于瓣膜手术后目前的医院死亡率接近零，因此在评估二尖瓣病的现代手术治疗方面，诸如长期存活，功能状态和再次介入率等其他性能变量已变得越来越重要。

（一）二尖瓣狭窄的交界切开术

1. 早期死亡率和晚期生存率

尽管闭合性二尖瓣切开术的早期经验死亡率很高，但闭合或开放性切开术后死亡率的当代结果很低且相似（低于 0.5%）。但是，在大多数机构中，经皮球囊切开术基本上取代了手术切开术二尖瓣狭窄。手术死亡率接近于零，并且严重二尖瓣关闭不全或出血需要紧急手术等并发症的风险很低。此外，具有良好血流动力学结果的患者的中期存活是令人满意的。

闭合，开放和球囊二尖瓣分离术不是治愈性手术。因此，随着时间的推移，生存率越来越偏离年龄，性别和种族匹配的人群（图 80-32）[76, 108, 109]。应该注意的是，死亡通常是由血栓栓塞或再次手术和二尖瓣置换引起的，如反复复发或残留二尖瓣狭窄或反流的后果。

在上述评分系统中鉴定的形态学风险因素用

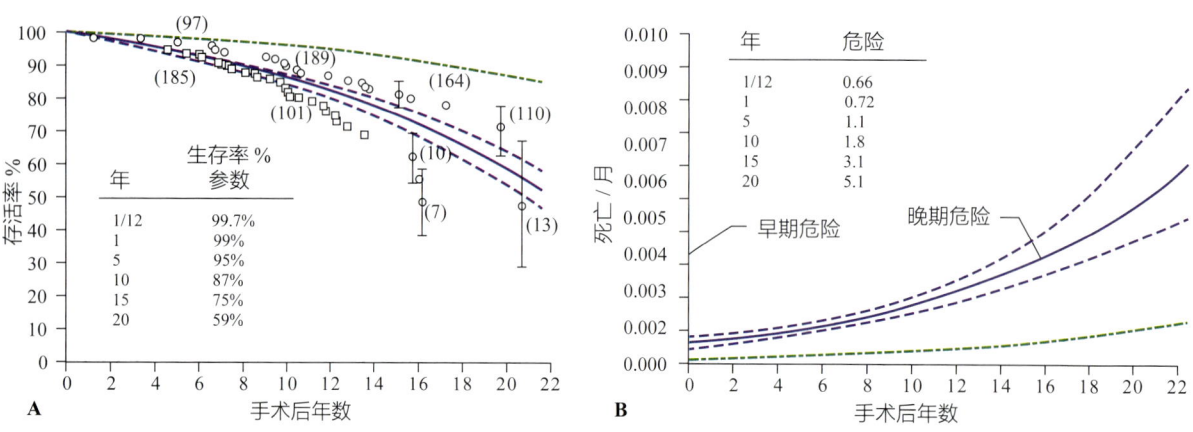

▲ 图 80-32 手术二尖瓣分离术后的存活率

A. 用圈子代表个体死亡的精算生存分析；B. 参数分析显示分离术后死亡的危险性。虚线点线表示年龄，性别和种族匹配的美国人口（引自 Hickey MS, Blackstone EH, Kirklin JW, et al: Outcome probabilities and life history after surgical mitral commissurotomy: implications for balloon commissurotomy. *J Am Coll Cardiol* 17: 31, 1991.）

于评估球囊切开术的候选资格同样影响复发性疾病和症状的风险。由于这些风险因素也预测需要再次介入治疗，这通常是瓣膜置换术，因此形态特征也可预测生存趋势也就不足为奇了。重做二尖瓣分离术后的存活率也可以接受，报告的 10 年和 15 年生存率分别为 83% 和 63%。然而 31% 的医院幸存者平均 8 年内需要另外一次干预（通常是瓣膜置换术）[110]。

2. 功能状态

在适当选择的患者中，成功的切开术可显著改善心血管症状负担。事实上，超过 90% 的患者在术后的前 2 年内处于 NYHA 功能分级 I 或 II [109, 111, 112]。症状负荷与二尖瓣口区域直接相关。症状的初步缓解是由于通过分离切开术提供的二尖瓣面积的大量增加。各种报道显示，在切开术后，瓣膜面积平均增加 0.9～2.6cm² [11, 114]，开放性切开术和球囊瓣膜切开术，与闭合式切开术相比显示出优异的结果（图 80-33）[109, 115]。然而，功能状态逐渐下降来自持续的瓣膜病变过程导致二尖瓣口面积减少，无论风湿热是否再次发生（图 80-34）[116]。这种现象可通过术后晚期平均二尖瓣口面积与功能分级之间的相关性得到证实。I 级患者为 2.0cm²，II 级患者为 1.7cm²，III 级患者为 1.6cm²。[117] 二尖瓣分离术后功能状态不良的危险因素包括年龄较大，术前功能分级较

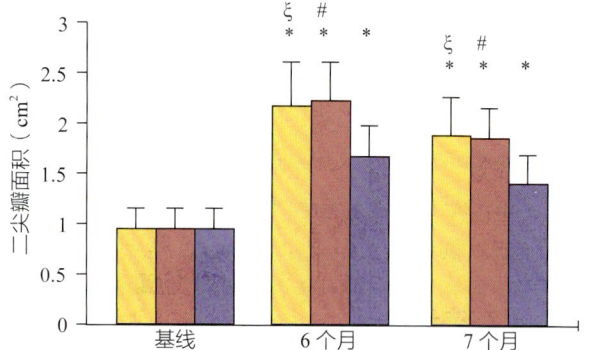

▲ 图 80-33 经皮球囊（黄色），开放（红色）和闭合（蓝色）分割术后的二尖瓣区域。

* 与基线相比，$P < 0.001$。ζ，# $P < 0.001$ 与闭合的交界切开相比

（引自 Ben Farhat M, Ayari F, Maatouk F, et al: Percutaneous balloon versus surgical closed and open mitral commissurotomy: seven-year follow-up results of a randomized trial. *Circulation* 97: 248, 1998.）

高，瓣膜钙化程度较高和瓣叶不动 [76]。

3. 二尖瓣交界切开术后二尖瓣反流

二尖瓣关闭不全是任何分区切开手术的明显危险因素。即刻术后二尖瓣关闭不全的比率随分割术的类型而变化，开放性切开术的最低比例（开放时为 2%～5%，闭合时为 10%，经皮球囊为 107% 和 10%）。尽管在分割术后新的二尖瓣关闭不全的紧急手术很少，但可能需要在几个月内进行手术。此外，二尖瓣关闭不全的严重程度

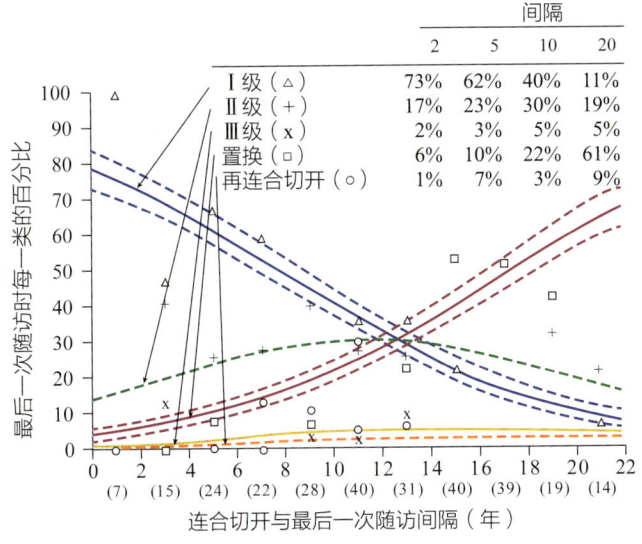

图80-34 手术切开术后的功能状态与初始手术后的时间有关。请注意纽约心脏病协会Ⅰ类患者的百分比下降。此外，接受二尖瓣置换术的患者比例随着时间的推移而大大增加。沿x轴的括号中的数字是每个随访间隔的患者数

（引自Hickey MS, Blackstone EH, Kirklin JW, et al: Outcome probabilities and life history after surgical mitral commissurotomy: implications for balloon commissurotomy. *J Am Coll Cardiol* 17: 34, 1991.）

影响二尖瓣置换和生存的需要，轻度二尖瓣反流表现出最小的影响，而更严重的分级对两者产生不利影响[76]。

4. 再干预

由于二尖瓣分离术不是一种治愈性手术，大多数接受该手术的患者术后需要一段时间后续手术。大多数情况下，随后的手术是二尖瓣置换术，因为瓣叶移动性和钙化恶化以及进行性瓣膜下病变妨碍了成功的重做部分切除术。在手术切开术后，大约20%的患者在10年内进行瓣膜置换，50%在20年内进行瓣膜置换（图80-34）[76]。当前经皮球囊瓣膜切除术中有类似的结果[60]，在指数手术后20年内接受重复干预的患者百分比（76%瓣膜置换术和24%重复球囊瓣膜置换术）[119]。在切开术后二尖瓣置换术的危险因素包括较小的瓣膜前切开术瓣区域，较大的瓣叶不动和钙化，术后二尖瓣较大反流，年龄较大[76, 119]。

（二）二尖瓣关闭不全的瓣膜修复

1. 早期死亡率和晚期生存率

单纯二尖瓣修复术后非缺血性二尖瓣反流的住院死亡率非常低。在对胸外科医师成人心脏手术数据库中超过40 000名患者的分析中，2007年至2010年间接受孤立性二尖瓣修复术的患者的住院死亡率为1.4%[120]。此外，参考中心报告了住院死亡率二尖瓣修复接近零[63, 65, 121-125]。

随着时间的推移，包括住院死亡率，二尖瓣关闭不全患者在进行或不进行伴随手术的情况下进行二尖瓣修复通常优于接受置换的患者（缺血性二尖瓣反流除外）[79]。大多数中心的当代生存数据相似，修复后10年生存率从68%~94%[63, 65, 122, 126-129]，和20年生存率接近50%[126, 127, 130]。与替代相比，报告之间存活率的变化和修复后存活率的提高仅部分归因于每个研究人群的基线风险概况的差异。在Mayo Clinic的经验中，二尖瓣修复术后[128, 129]例手术死亡率为2.6%，而置换术后为10.3%（*P*=0.002），瓣膜修复术后10年晚期生存率（手术幸存者）为69%，而置换术后为58%（*P*=0.018）。此外，瓣膜修复后的晚期存活率与一般人群的预期存活率没有差异（图80-35）；然而，这两组患者的术前心力衰竭程度和房性心律失常发生率不同。为了减轻治疗分配偏差，最近的一些研究使用倾向评分匹配来比较二尖瓣修复和置换的结果，所有这些都是证实二尖瓣修复所带来的生存优势，包括老年人[131-134]。

由于左心室功能障碍引起的充血性心力衰竭是二尖瓣修复后晚期死亡的最常见原因，最好通过术前左心室功能障碍预测[135]许多其他变量，如术前症状负担，瓣膜病的原因（图80-36），年龄也显著影响生存[43, 130, 136, 137]。

2. 功能状态

二尖瓣修复后，症状通常消退，功能能力极

佳；据报道，超过 90% 的存活患者在手术后 20 年处于 NYHA 功能 Ⅰ 级或 Ⅱ 级[126, 127, 137]。

3. 轻微心室功能障碍和重塑

左心室表现对二尖瓣修复的有益反应在很大程度上取决于手术的正确时间[16, 45, 135, 138]。一般来说，二尖瓣修复导致左心室应变减少，左心室质量消退，左心室体积减小[138-140]事实上，在许多患者术前左心室功能得以保留。然而，即使术前 "正常" 收缩功能（射血分数＞ 60%）的患者也可能出现术后左心室功能障碍。Quintana 及其同事。[141] 指出，尽管术前有 "正常" 的心室功能，但 18.4% 的患者的术后射血分数低于 50%。这种心室功能障碍在术后 15 年内未能恢复，其中 2/3 的人死亡，并且晚死的危险性增加了 70%。与其他重塑指数相似，术后左心室扩张不太严重时，二尖瓣修复后心室性能得到更好的保留或改善[16, 139, 141]。这一证据强烈支持早期干预进展性左心室扩大的无症状患者。

4. 残余和复发性二尖瓣反流

修复后的失败可分为三组：立即失败（术中），早期失败（＜ 2 年）和晚期失败（＞ 2 年）。即刻和早期失败通常与技术有关，而晚期失败通常是由于瓣膜病过程的持续进展。对二尖瓣修复失败再次手术的分析表明，修复失败通常与退行性疾病（通常是即刻和早期失败）和风湿性疾病（通常是晚期失败）的瓣膜相关的手术有关[142-145]。

大多数患者在二尖瓣修复后立即没有残留的二尖瓣反流。事实上，来自多个中心的大型系列报告显示，只有 5% 的患者在出院前表现出轻微的二尖瓣反流，其余患者有微量或不可检测的反流[63, 146]。术中瓣膜评估对于检测即刻失败至关重要。这种失败通常是由于缝合线裂开，间隙漏，前叶的收缩前运动或接合表面不足造成的。不能令人满意的即时结果应该促使再次探查二尖瓣并反复尝试有效矫正，因为手术结束时残留的二尖瓣反流与高再手术率直接相关（图 80-37）[125, 129, 147, 148]。

早期失败定义为最初成功修复后的新二尖瓣反流。主要原因包括没有重塑瓣环成形术环，由不适当的尺寸引起的环开裂或缝合线放置不充分，修复的腱索破裂或小叶组织上的缝合线开裂。晚期失败是由潜在疾病的进展引起的，并且通常表现为患有退行性疾病或风湿性疾病患者的瓣膜和瓣膜下纤维化恶化的患者的新节段性

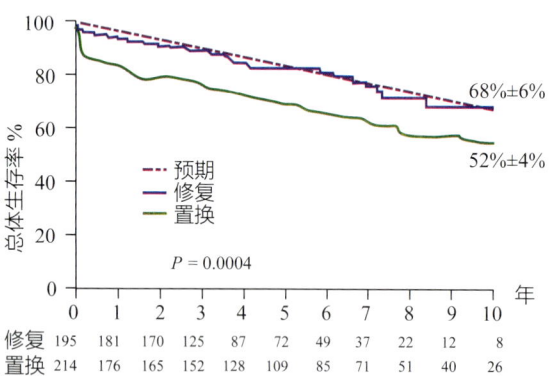

▲ 图 80-35　二尖瓣修复或置换后总生存率的比较。紫色虚线表示一般人群的预期存活率，其类似于瓣膜修复后的存活率

（引自 Enriquez-Sarano M, Schaff HV, Orszulak TA, et al：Valve repair improves the outcome of surgery for mitral regurgitation. A multivariate analysis. *Circulation* 91：1022-1028，1995.）

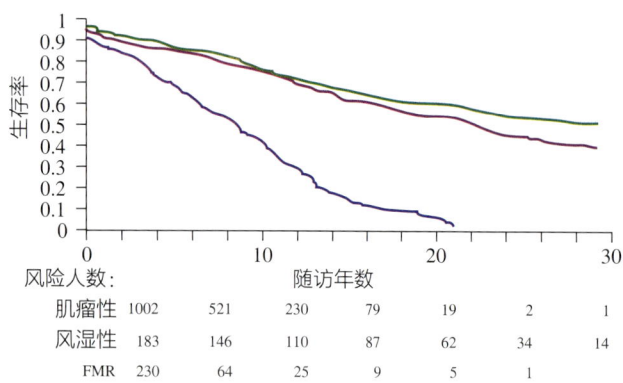

◀ 图 80-36　二尖瓣修复术后的总体生存率由二尖瓣反流的病因分层

线条：绿色，退行性二尖瓣疾病；红色，风湿性瓣膜病；蓝色，缺血/非缺血性功能性二尖瓣病。FMR. 功能性二尖瓣关闭不全（引自 DiBardino DJ, ElBardissi AW, McClure RS, et al：Four decades of experience with mitral valve repair：analysis of differential indications, technical evolution, and long-term outcome. *J Thorac Cardiovasc Surg* 139：79, 2010.）

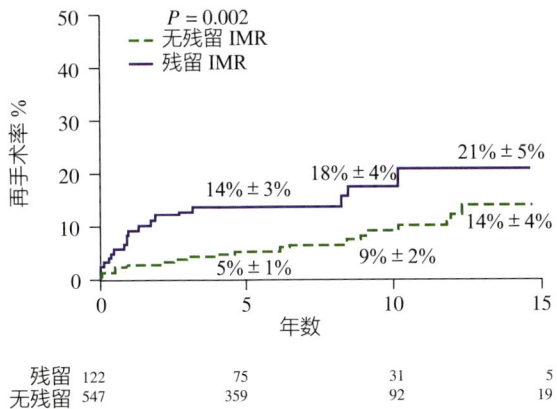

▲ 图 80-37 二尖瓣修复后的再次手术率由于修复后立即出现残余二尖瓣反流而分层

MR. 二尖瓣反流（引自 Mohty D, Orszulak TA, Schaff HV, et al: Very long-term survival and durability of mitral valve repair for mitral valve prolapse. Circulation 104: I1-17, 2001.）

脱垂。

虽然再次手术率可能低估了晚期显著反流的患病率，但是在 10～20 年随访期间，再次手术的自由度在 80%～96% 之间的报告支持了二尖瓣修复的优异耐久性[112, 125-127, 130, 149]。虽然有似乎不是修复技术与反复反流之间的确定关系，修复失败明显受疾病病因和瓣膜病变的影响（图 80-38）。由于退行性或风湿性疾病修复二尖瓣反流后，20 年无再次手术的比例分别为 82% 和 34%（$P < 0.001$）。

传统上，通过小叶脱垂（后、前或双叶）位置对二尖瓣进行分类具有预后意义，因为许多系列文件记录了较低的修复率和较差的修复耐久性。孤立的前部或双叶脱垂[130, 150-153]。然而，在当前时代，前叶小叶脱垂的持久修复有所改善，并且有些报告与后叶修复相比具有相当的耐久性[154, 155]。关于修复技术，对于复杂修复和涉及前叶的那些，腱索替换优于腱索缩短[156]。然而，最常见的后叶小叶脱垂技术的随机试验未发现小叶切除与人工腱索成形术之间的修复耐久性存在明显差异。

5. 血栓栓塞事件

二尖瓣修复后晚期血栓栓塞并发症并不常见，尽管这些患者很难长期抗凝。在围术期血栓栓塞的初始高风险后，血栓栓塞和出血事件的线性化率在 20 年内分别低至每患者年的 0.2% 和 0.1%[126]。David 及其同事[127]发现在修复后的前 10 年内，近 90% 的血栓栓塞自由度，以及指数修复 20 年后的自由度大于 80%。

6. 前叶的收缩期前运动

在二尖瓣脱垂患者中，5%～10% 的患者立即出现二尖瓣的收缩期前运动[158-160]。如前所述，这种由接合区前移引起的并发症仅限于退行性二尖瓣患者然而，由于机械洞察力和新型非剖面瓣叶重塑技术的出现，收缩期前运动的发生率似乎有所下降[71, 72, 161, 162]。值得注意的是，大多数收缩期前运动病例不需要手术治疗。Grossi 及其同事[158]在术中确定了 6.4% 的二尖瓣修复患者的收缩期前运动，但所有患者均在医学上进行了治

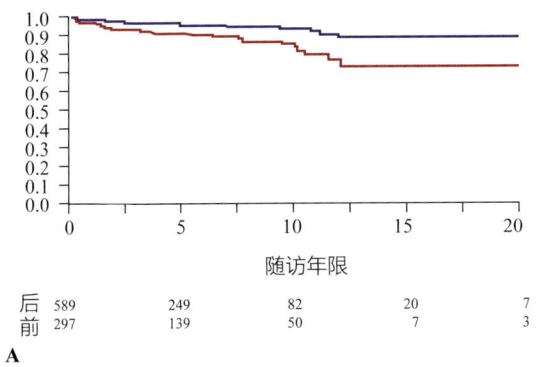
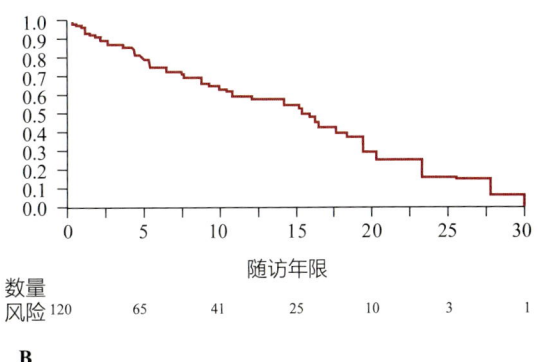

▲ 图 80-38 二尖瓣修复术后再次手术（A）退行性二尖瓣疾病，由小叶脱垂部位（后部，蓝线；前部，红线）和（B）风湿性二尖瓣疾病分层

（引自 DiBardino DJ, ElBardissi AW, McClure RS, et al: Four decades of experience with mitral valve repair: analysis of differential indications, technical evolution, and long-term outcome. J Thorac Cardiovasc Surg 139: 79-80, 2010.）

疗，并且在1年内对每位患者进行了梯度分辨。

7. 感染性心内膜炎

与更换相比，二尖瓣修复术后感染性心内膜炎极为罕见。长期回顾性研究证实，修复后心内膜炎的风险较低，10~20年免于心内膜炎比例接近100%[127, 137]。

8. 再次手术

二尖瓣修复术后再次手术的危险功能低且持续，没有观察到生物瓣膜植入后的晚期危险阶段（图80-39）[137]。如前所述，二尖瓣修复的耐久性非常好，无须再次手术。手术后10~20年的范围在80%~96%[112, 125-127, 130]。二手瓣膜病的病因，小叶脱垂的位置（后路与前路）以及初始手术完成时的残余反流是最大的风险 二尖瓣关闭不全反流和再次手术的因素。然而，修复技术的类型似乎对再次手术的患病率没有影响[157]。一些系列研究了二尖瓣修复后的再次手术。

Anyanwu及其同事[145]指出，失败模式可归因于36%的原始疾病进展，38%的技术失败和26%的患者的新疾病。瓣膜重新修复的可行性取决于瓣膜病的主要病因，并且在36%~85%的患者中成功实现[44, 145, 163, 164]。二手修复相对于置换的优势似乎在再次手术期间持续存在。在对Mayo Clinic再次手术二尖瓣手术经验的分析中，二尖瓣再次修复与替换相比，独立改善了生存率。

（三）二尖瓣置换术

1. 早期死亡率和晚期生存率

分离二尖瓣置换术治疗二尖瓣病变的医院死亡率在多个系列中介于2%和7%之间[79, 131, 165-168]。最近对胸外科医师协会成人心脏外科数据库的[24, 404]名患者进行的检查显示，医院死亡率为3.8%对于任何二尖瓣病变病因的瓣膜置换术[169]。但是，在符合Medicare资格的老年人（＞65岁）中，孤立性二尖瓣置换术后手术死亡率较高（8.9%）。

二尖瓣置换术后10年生存率通常在50%~60%之间，长期生存期与所选假体类型无关（机械或生物学；图80-40）[168, 171-175]。伴随手术，如

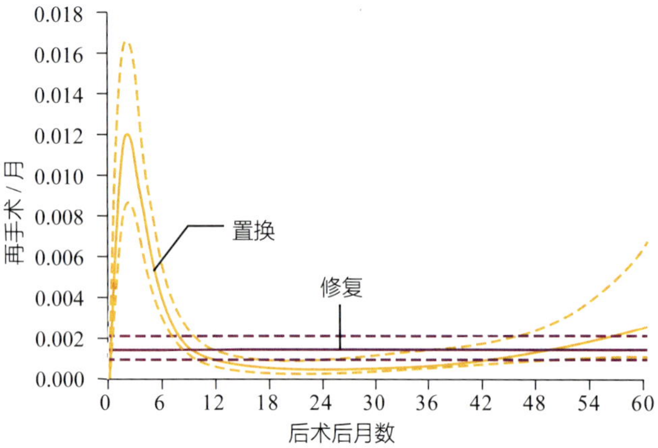

◀ 图80-39 对二尖瓣关闭不全患者进行二尖瓣修复或置换的二尖瓣再次手术的危险功能
（引自Sand ME, Naftel DC, Blackstone EH, et al: A comparison of repair and replacement for mitral valve incompetence. *J Thorac Cardiovasc Surg* 94：208–219，1987.）

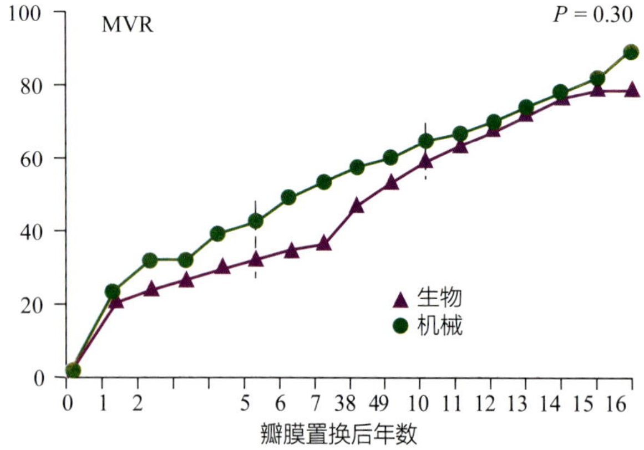

◀ 图80-40 术后16年内通过假体类型（生物与机械）分层的二尖瓣置换术（MVR）后的全因死亡率
（引自Hammermeister K, Sethi GK, Henderson WG, et al: Outcomes 15 years after valve replacement with a mechanical versus a bioprosthetic valve: final report of the Veterans Affairs randomized trial. *J Am Coll Cardiol* 36：1152–1158，2000.）

冠状动脉搭桥术或三尖瓣瓣膜成形术，与孤立的二尖瓣置换术相比，可降低长期生存率[137,165,176]。然而，应该注意的是，二尖瓣置换术的公布结果有所改善[177,178]，可能来自采用弦保留瓣膜置换术。保留乳头肌和正常心室几何可以最大限度地减少中脑破裂的风险[179]并有助于维持术后早期心排血量[180]。

术后二尖瓣置换术后早期和晚期生存率低于指数二尖瓣置换术后（图80-41）[175,181]。这可能是由于心脏再次手术固有的技术难度增加，再次手术患者功能障碍增加，以及事实上，人工瓣膜心内膜炎是再次手术的常见指征。然而，在目前的时代，再次手术后二尖瓣置换术后的住院死亡率已显著下降至10%以下[182,183]。

二尖瓣置换术后早期和晚期死亡的最常见原因是心力衰竭。不是由于心力衰竭导致的手术幸存者晚期死亡的方式包括血栓栓塞，抗凝血沉淀出血和心内膜炎。与获得性主动脉瓣疾病的患者不同，致死性心律失常很少导致二尖瓣置换术后患者猝死。过早死亡的危险因素包括年龄较大（特别是＞75岁），左心室扩大和功能障碍，左心房扩大，缺血心肌病，显著的三尖瓣病，严重的术前功能障碍，以及在更换期间未能保留瓣膜下器械。

2. 功能状态

在大多数患者（＞90%）中，症状改善至NYHA 功能Ⅱ级或更好。然而，术前患有更严重慢性残疾的患者不太可能获得尽可能多的功能改

善。事实上，只有一半的慢性严重术前残疾患者在手术后返回NYHA Ⅰ级，从而表明这些患者可能患有继发性不可逆性心室心肌病。

3. 左心室功能障碍和重塑

在当前时代，心室表现的有益反应与修复相似，虽然不太重要，并且很大程度上取决于手术的时间。在历史上，在更换慢性二尖瓣反流瓣膜后，射血分数至少暂时低于术前值[84]。虽然略有减少，但术前左心室扩张受限时射血分数通常保持在正常范围内（收缩末期尺寸＜5cm）或舒张末期尺寸＜7cm）。当术前左心室扩大严重时（收缩末期尺寸＞5cm或舒张末期尺寸＞7cm），术后射血分数显著降低，部分患者随着时间的推移可能进一步下降[184]。心室功能和重塑明显改善随着腱索保留二尖瓣置换术的出现。维持瓣膜-心室相互作用可保持收缩性能并导致左心室容积和壁应力的有益减少[105,185-187]。这已转化为早期和晚期生存率和全球左心室功能的改善[188,189]。

4. 血栓栓塞事件

血栓栓塞是二尖瓣假体最常见的并发症之一，但生物瓣膜患者的发生率较低（表80-5）[190]。目前可用的双叶瓣和倾斜盘瓣的血栓栓塞每个患者每年发生率为1.5%～2.0%。左心房大，心房内凝块或慢性心房颤动的患者风险较高。通常使用华法林维持终生治疗性抗凝治疗是影响机械二尖瓣假体患者血栓栓塞率的最重要因素。或者，术后3个月的华法林治疗和无限期的阿司匹林与生物二尖瓣假体患者的长期华法林治疗一样

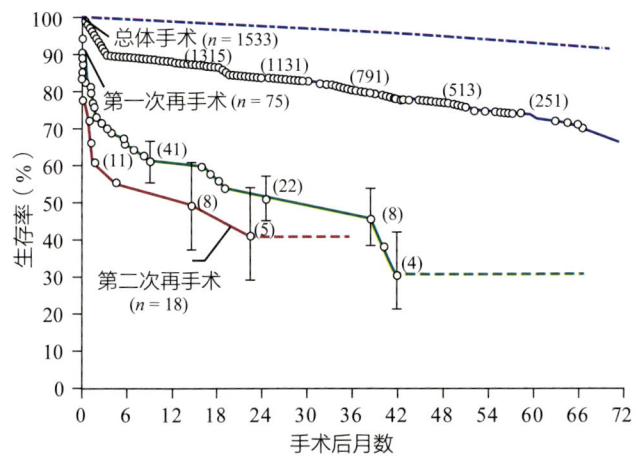

◀ 图80-41 更换一次瓣膜，首次重置瓣膜置换术和第二次再次手术瓣膜置换术后的精算生存率。紫色虚线表示年龄，性别和种族匹配的一般人群的存活率

（引自 Blackstone EH, Kirklin JW: Death and other time-related events after valve replacement. *Circulation* 72: 755, 1985.）

表 80-5　二尖瓣置换后抗凝药使用血栓及出血时间发生率

瓣膜	血栓栓塞（每年发生率%）	抗凝出血（每年发生率%）
机械瓣膜		
Starr-Edwards[230-232]	1.3~6.6	0.6~3.7
Medtronic Hall[233-235]	1.8~4.2	1.4~3.2
Omniscience[236-239]	0.4~2.5	0.0~2.7
St. Jude[240-243]	0.7~3.0	0.3~2.7
Carbomedics[244-247]	0.5~4.6	0.0~2.8
ATX[248, 249]	0.5~3.0	0.0~2.3
On-X[250-252]	1.5~1.8	0.0~3.1
生物瓣膜		
标准 Hancock[253, 254]	1.1~2.4	0.4~1.0
Hancock II[255]	1.7	1.1
Carpentier Edwards porcine[253, 256, 257]	0.8~2.4	0.7~1.2
Carpentier Edwards pericardial[258, 259]	0.6~1.7	0.3~1.2
Mosaic[260, 261]	0.2~1.4	0.9~2.0
Biocor[262, 263]	1.8~2.1	1.1

有效[190]。

5. 急性瓣膜血栓形成

使用机械装置比使用生物瓣膜更频繁地发生二尖瓣假体的急性血栓形成[190]。这种并发症几乎完全发生在次优抗凝治疗中。患者通常急性出现并报告症状持续时间短（1~3d）。超声心动图是诊断性的，但透视检查也可以揭示诊断，并证明有限制的瓣叶运动。如果患者未发生心源性休克，可用溶栓剂治疗急性血栓性闭塞[191, 192]。血流动力学不稳定需要紧急手术，手术血栓切除术通常可取得良好效果[193]。

6. 抗凝出血事件

抗凝出血通常发生在胃肠道，泌尿生殖系统和中枢神经系统中，严重程度与 INR 成正比。重要出血的线性化率下降，最近的 Meta 分析报道每年 1%~2% 的比例（表 80-5）[194]。这种改善与二尖瓣假体的血流动力学改善相吻合（表 80-6）允许不太强烈的抗凝目标（球笼阀所需的 INR 为 3.5~4.5，而目前的机械假体为 2.5~3.5）。

7. 结构瓣膜退化

结构性瓣膜变性是二尖瓣位置生物假体的主要并发症。事实上，假体失败占生物瓣膜患者再次手术的至少 2/3[195]。这种替换后的并发症在瓣膜后的前 5 年内并不常见，但随后开始增加，在早期生物瓣膜中结构瓣膜退化 15 年的自由度接近 40%[195-197]。二尖瓣位置的生物瓣膜衰竭率高于主动脉位置，并且它们显著高于年龄较小的个体（<65 岁；表 80-7）[196]。失败情况包括导致假体二尖瓣反流的小叶撕裂或导致假体二尖瓣狭窄的小叶钙化。对于双叶片，倾斜盘和球笼机械阀，结构瓣膜退化的发生率接近于零。由于组织的慢性向内生长和闭合机构的阻碍导致的机械瓣膜功能障碍很少被观察到。

8. 瓣周漏

在二尖瓣置换术后，假体周围渗漏是一种罕见的并发症，通常由技术错误引起。在当前时代，未感染患者的假体周围渗漏发生率接近于零[198]。术前感染性心内膜炎和二尖瓣环钙化增加了这种并发症的风险。与之相反，它可引起难治性溶血性贫血用一些机械方法观察到较轻微的溶血，尤其是倾斜盘瓣[199]。所有有症状的患者和需要输血的症状最轻的患者均需进行手术治疗[200]。或者，对这些泄漏进行经导管间隔缺损闭合装置的标签外应用已经成功了。

9. 人工瓣膜心内膜炎

假体二尖瓣心内膜炎在主动脉位置明显少于人工瓣膜心内膜炎[201]。然而，它仍然是一个严重的并发症，导致超过一半受影响的人死亡[198, 202]。原发性瓣膜心内膜炎发生在原发性 6 个月内操作通常是由于手术室的污染。后来出现的心内膜炎通常是新菌血症的结果。

手术后早期发生的假体二尖瓣心内膜炎大大增加了开裂和死亡的风险。应开始广谱抗生素治疗，直至确定敏感性。在大多数情况下，需要更换早期人工瓣膜。如果对抗生素治疗有极好的反应而没有外周栓塞或假体周围渗漏的证据，则只

表 80-6 体内二尖瓣置换可用瓣膜血流动力学

瓣 膜	有效瓣口面积（cm²）					平均舒张期跨瓣压差（mmHg）				
	25mm	27mm	29mm	31mm	33mm	25mm	27mm	29mm	31mm	33mm
机械瓣										
Starr-Edwards[264, 265]		1.4	1.4	1.9			6.3~8.0	6.7~10.0	5.0	
Medtronic Hall[266, 267]						4.0	3.0~4.3	2.7~3.1	2.0~2.9	2.7
Omniscience[236, 268, 269]	1.7	1.9	1.6~2.2	1.9~2.0	2.0	4.3~9.0	3.6~6.0	3.5~5.1	2.0~6.0	4
St. Jude[267, 270, 271]	2.6	2.5	2.1~2.4	2.8	3.1	3.0	3.3	1.9~3.8	1.5~1.8	1.6~2.5
Carbomedics[272, 273]		2.1~2.9	2.1~3.0	1.8~3.0		5.3	3.9~4.9	3.3~4.6	3.3~4.6	4.9
Bjork-Shiley[274]	2.3	1.8		2.5		2.3~7.0	2.0~6.0		2.3~4.0	
ATS[271, 275, 276]	2.3	2.6~3.0	2.0~2.7	2.0	2.0	7.8	6.0	6.0	4.0	3.0
生物瓣										
标准 Hancock[277, 278]		1.3~1.5	1.0~2.5	1.0~1.8			7.0~12.0	5.0~7.6	5.0~7.4	
Carpentier Edwards porcine[279-281]		1.7	2.2~3.0	2.5~3.2			6.5~7.0	2.0~7.4	2.6~5.3	
Carpentier Edwards pericardial[258]	2.6	2.7	2.6	3.1		4.1	3.0	3.0	3.0	3.1
Mosaic[260-261]	1.6~2.6	1.5~1.7	1.8	1.7~2.1	1.9	4.6~5.7	3.8~4.6	4.4	2.7~3.7	3.4
Biocor[263]			3.1	3.3	3.6			6.7	6.2	5.4
Standard Values										
正常			4~6					0		
重度狭窄			<1					>12		
期望值			>1.5					<10		

表 80-7 生物瓣置换后免于结构性瓣膜退化发生率

瓣膜	置入年龄	首次二尖瓣置换术后时间			
		5 年	10 年	15 年	20 年
标准 Hancock[254]	≤ 40		68%		
	41—69		84%		
	≥ 70		84%		
Hancock Ⅱ[197, 282]	< 65			76%	27%
	≥ 65			89%	59%
Carpentier Edwards porcine[283]	≤ 35	79%	51%	0%	
	36—50	99%	64%	10%	
	51—64	98%	73%	26%	
	65—69	98%	67%	40%	
	≥ 70	100%	92%	75%	
Carpentier Edwards pericardial[259, 284]	≤ 60	100%	78%		
	61—70	100%	89%		
	> 70	100%	100%		
Biocor[263, 285]	≤ 50		100%	71%	
	51—60		100%	90%	
	≥ 61		100%	100%	

能推迟再次手术。然而，如果临床状况下降，必须密切关注患者以允许再次手术。类似的管理策略适用于手术后超过 6 个月出现的人工瓣膜心内膜炎。与早期发生心内膜炎的患者相比，这些患者更有可能对医疗管理做出反应。然而，当罪犯生物体毒性较大时，如金黄色葡萄球菌，医疗管理效果较差。

10. 再次手术

二尖瓣置换术后的再次手术通常是由于假体周围渗漏和（或）感染性心内膜炎，以及生物假体的结构瓣膜退化。瓣膜置换术后 5 年和 10 年再次手术的精算自由度分别约为 95% 和 70%~85%。然而，再次手术的危险功能在机械和生物假体之间差异很大。由于结构退化，生物假体表现出再次手术风险的后期上升（图 80-42）[175]。再次手术后，死亡和再次手术的风险高于初次手术后，并且随着每次连续再次手术而增加（图 80-41）

（四）微创二尖瓣手术

瓣膜手术的微创方法必须允许执行与参考标准正中胸骨切开术方法相同或更高的手术。因此，微创二尖瓣手术必须像传统的"开放式"方法一样安全，有效和耐用。除了改善美容效果的好处之外，微创二尖瓣手术的开创性旨在降低发病率，术后疼痛，失血量，住院时间以及恢复正常活动的时间。

1. 早期死亡率和晚期生存率

迄今为止，没有比较研究表明，在微创二尖瓣手术与胸骨正中切口手术比较时手术死亡率存在显著差异[63, 122, 203-207]。尽管有关端口进入二尖瓣手术的初步经验报告显示死亡率接近 10%，最近 208 例研究可重复地证明死亡率低于 1%，特别是在退行性二尖瓣病的病例[63, 122, 124, 203]。中期

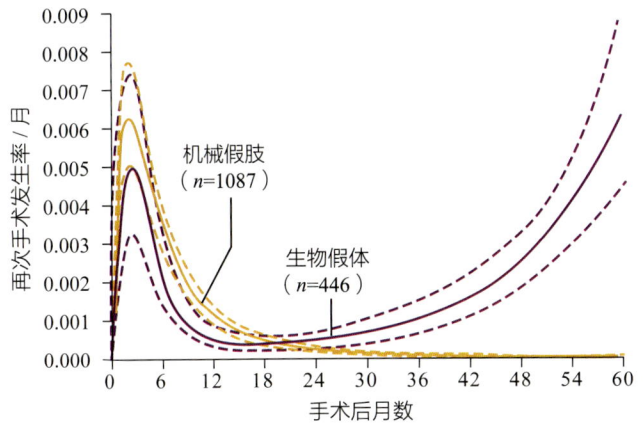

◀ 图 80-42 使用机械或生物瓣膜更换二尖瓣后再次手术的危险。虽然两种前景类型都表现出早期峰值阶段,但由于结构性瓣膜退化,生物假体的危险功能也具有晚期上升阶段

(引自 Blackstone EH, Kirklin JW: Death and other time-related events after valve replacement. *Circulation* 72: 760, 1985.)

和长期结果也令人鼓舞。倾向评分与微创和胸骨切开术相比,对二尖瓣手术的比较显示,手术后 10 年内存活率相似[63, 122, 204]。在宾夕法尼亚大学 402 例匹配良好的患者对中,任何病因的二尖瓣关闭不全,微创二尖瓣修复后,1 年、5 年和 9 年生存率分别为 96%、96% 和 96%,按常规方法分别为 97%、92% 和 89%($P=0.8$;图 80-43)[63]。

2. 残余和复发性二尖瓣反流

手术方法似乎对二尖瓣成功修复的可能性没有显著影响,通过小切口手术实现了退行性二尖瓣病变的近 100% 修复率[63]。无论手术方法如何,修复的耐久性也相似。Svensson 及其同事[122] 发现,1 年和 5 年修复后 3+ 和 4+ 二尖瓣反流的恢复分别为微创手术后 4% 和 5%,常规手术后分别为 6% 和 7%($P > 0.1$)[122]。

3. 术后出血和输血

微创二尖瓣手术后术后出血和输血需求的减少可能是由于切口较小而且扩大程度较轻纵隔解剖。在倾向评分匹配的比较中,Svensson 及其同事记录了通过部分低位静脉切开术进行二尖瓣手术的患者纵隔引流量明显减少[122]。其他人也表明,微创二尖瓣手术与出血和输血减少之间存在显著相关性(12% vs. 20% 的输血患者,$P=0.04$)[63]。最后,三项独立的 Meta 分析报道,通过右侧小切口或部分下胸骨切开术进行手术后,术后出血和输血需求显著减少[206, 207, 213]。作为血液输血与主要感染的原油风险增加有关,输血需求的减少可能会改善资源利用和护理质量。

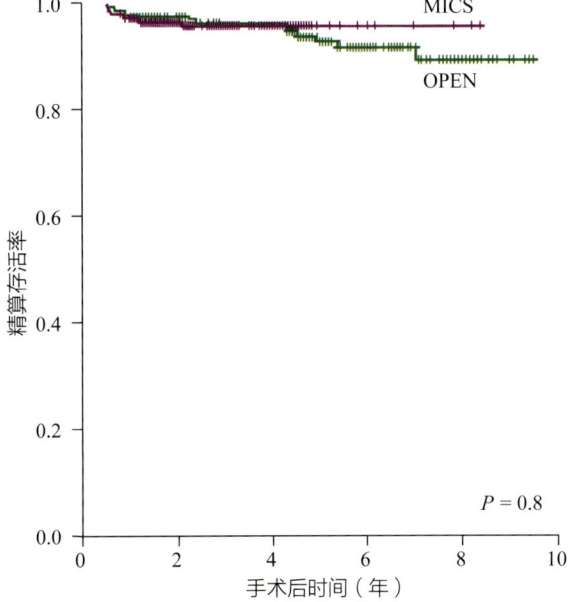

▲ 图 80-43 在倾向评分匹配的队列中通过常规胸骨切开术或小切口术进行二尖瓣修复后的精算存活率

MICS. Minithoracotomy 方法;OPEN. 正中胸骨切开术(引自 Goldstone AB, Atluri P, Szeto WY, et al: Minimally invasive approach provides at least equivalent results for surgical correction of mitral regurgitation: a propensity-matched comparison. *J Thorac Cardiovasc* Surg 145: 753, 2013.)

4. 肺功能

二尖瓣手术对肺功能的微创方法的益处仍然不确定。许多研究,包括 Meta 分析,记录了使用微创方法时机械通气持续时间的减少。此外,在二尖瓣参考中心的一项研究中,手术室拔管的患者比例明显更高(18% vs. 6%;$P < 0.0001$)和术后 FEV_1 较高[122]。然而,其他有经验的中心并没有表现出这样的好处[63, 205]。

5. 住院时间

用于二尖瓣手术的微创平台在缩短重症监护病房（ICU）和住院时间方面也具有优势。事实上，Modi 及其同事的一项 Meta 分析中确定的超过一半的研究报告显著减少在住院时间。虽然整体 Meta 分析未能证明住院时间显著缩短，但最近一项主要通过小切口手术进行手术的 Meta 分析显示，接受微创二尖瓣的患者 ICU 和住院时间明显缩短（约短 1 天）瓣膜手术[207]。在高风险患者人群中也观察到这种益处，包括老年人[218]和肥胖人群。

6. 术后疼痛和美容效果

术后疼痛和瘢痕美容等结果难以解释为其固有的主观性。在对 187 名接受胸腔镜辅助二尖瓣修复术的患者进行的一项调查中，93% 的患者对手术非常满意，报告轻度或无术后疼痛，99% 的患者认为其瘢痕美观[220]。使用了 Vleissis 和 Bolling[221] 患者作为他们自己的对照，他们采访了 22 例患者，这些患者在前胸骨切开术后通过小切口手术进行了二次瓣膜术。研究中的所有患者都认为，与原始胸骨切开术相比，他们的恢复更快，痛苦更少。对程序成功进行更加量化的评估是恢复正常活动的时间。少数经验丰富的中心已经证明患者在创伤性较小的二尖瓣手术后平均 5 周后恢复正常活动，而不是通过二尖瓣手术后正中胸骨切开术进行治疗[1, 115]。

7. 成本

在当前的医疗改革和经济时代，手术成本和资源利用变得越来越重要。在进行成本分析研究之前，医院和 ICU 住院时间被用作手术成本的替代指标。随后，多组患者将微创二尖瓣手术后的住院时间缩短至 7%~34% 的成本节省[61, 64, 67]。进一步的经济效益可能源于较低的康复要求和较低的早期再住院率[61, 63]。在对二尖瓣手术的微创和胸骨切开术方法之间的成本差异进行深入的经济分析时，Iribarne 和同事[222]认为，微创二尖瓣手术既节约成本又节省成本；微创手术为每位患者平均节省超过 9000 美元。

8. 机器人技术

值得注意的是，在某些参考中心越来越多地采用机器人辅助微创二尖瓣手术。机器人技术的初步经验是有利的[66, 223, 224]。经验丰富的机器人外科医生已经证明，标准的手术二尖瓣修复技术可以通过机器人辅助进行复制，并可以安全有效地修复所有类型的瓣叶脱垂[66, 223]。除了减少 ICU 的好处和住院时间，二尖瓣修复的术后生存率和耐久性一致且可重复地与参考标准方法，正中胸骨切开术相当[66, 223]。

9. 风险

尽管微创二尖瓣手术有许多益处，但 Meta 分析表明，患者 30d 的卒中风险可能会增加 [相对风险（RR）1.79；95% 置信区间（CI）1.35~2.38]，主动脉解剖 / 损伤（RR 5.68；95% CI 1.23~26.17）和腹股沟感染（RR 5.62；95% CI 1.26~25.13）[207]。

10. 学习曲线

尽管对微创二尖瓣手术的需求日益增长，但其采用并未像预期的那样普及。在对胸外科医生成人心脏手术数据库分析中，Gammie 及其同事 55 发现，在进行微创瓣膜手术的中心中，微创二尖瓣手术的中位数仅为 3 次，机器人手术仅在 7.2% 的数据库贡献机构中进行[55]。微创二尖瓣手术的有限采用可能部分是由于与这些平台相关的陡峭学习曲线，特别是机器人心脏手术。Chitwood 及其同事[225] 表明，在前 100 个机器人二尖瓣手术后，修复失败率从 7% 下降到 4.5%。Suri 及其同事[226]指出，在前 50 个机器人病例后，手术时间显著缩短。最近，Holzhey 及其同事[227]分析了 17 名外科医生通过右侧小切口手术进行的 3895 例二尖瓣手术。借助累积和序概率分析，他们得出结论，克服微创学习曲线的典型操作次数为 75~125 次。此外，每周必须进行一次以上的微创手术才能维持可接受的结果[227]。因此，对于二尖瓣的微创手术存在真实的学习曲线，并且考虑到个体学习曲线的异质性，初始阶段的良好指导是关键的。然而，由于微创外科医生必须通过较小的切口执行相同的技术操作，因此在转换到内镜平台之前，建议通过传统方法进行二尖瓣手术的能力。

(五)经皮介入治疗技术

基于导管的心血管介入治疗已证明在冠状动脉治疗中特别有效疾病。最近,已经迅速采用和实施结构性心脏病的经皮治疗,特别是经导管主动脉瓣置换术。然而,使用基于导管的技术重建二尖瓣修复的复杂外科技术的努力不太成功。Alfieri 的边缘到边缘技术[91]通过粘贴前叶和后叶有效地构建了双孔二尖瓣,但在二尖瓣修复的当代时代,通常用作二次修复模式。MitraClip(Abbott Vascular,Abbott Park,IL)复制边缘到边缘的修复,并且是第一个批准在美国使用的基于导管的二尖瓣修复系统。然而,该装置的初步经验表明临床试验中二尖瓣关闭不全的早期和晚期校正较差[228, 229]。对于 MitraClip 与常规二尖瓣手术的 Ⅲ 期比较,EVEREST Ⅱ 试验揭示了两种方法之间相似的安全性结果,但减少的好处手术疗效的限制抵消了输血需求(图 80-44)20% 随机接受 MitraClip 治疗的患者需要通过二尖瓣手术进行抢救,因为 1 年时残余二尖瓣反流严重,约 25% 的患者 4 年内需要再次手术治疗但令人遗憾的是,在近一半的病例中,挽救性二尖瓣修复是不可能的,可能是因为夹子的生理性小叶瘢痕形成[229]。因此,MitraClip 应该保留给不能手术或过高的高风险患者,因为"Clip 优先"策略可能最终阻止随后的二尖瓣修复。而这部分患者行常规手术可能收益更大。额外的经导管治疗处于早期发育阶段,它们通过环形复位或人工腱索植入减少二尖瓣反流。如在传统的二尖瓣修复中显而易见的,可能最有效和持久的经导管修复策略将使用一种以上的修复技术并且将针对二尖瓣反流的原因进行定制。经导管二尖瓣置换装置同样处于开发和研究的早期阶段。

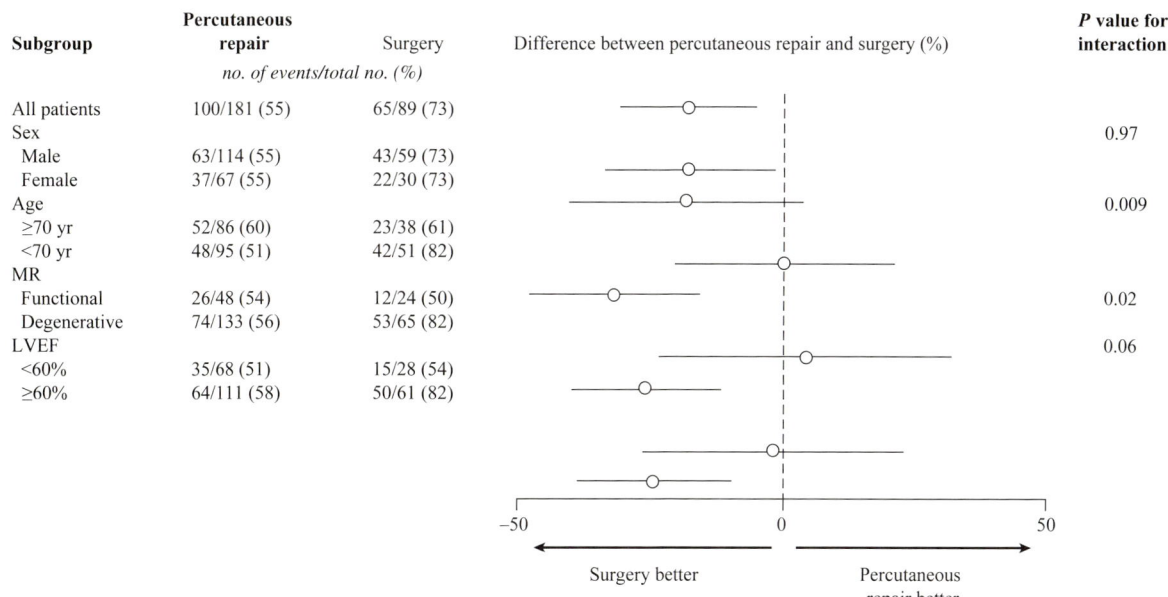

▲ 图 80-44 Differences in rates of freedom from death, mitral valve surgery, or 3+ to 4+ mitral regurgitation between patients who underwent percutaneous repair or conventional mitral valve surgery. Also shown are subgroup analyses for the study cohort. LVEF, Left ventricular ejection fraction; MR, mitral regurgitation. (From Feldman T, Foster E, Glower DD, et al: Percutaneous repair or surgery for mitral regurgitation. N Engl J Med 364:1404, 2011.)

第 81 章
三尖瓣疾病的外科治疗
Surgical Treatment of Tricuspid Valve Diseases

Carlos A. Mestres   Jose M. Bernal   Jose L. Pomar   著
李 飞 译

三尖瓣由于其独特的特点经常被心脏病专家和外科医生忽视。它总被称作"被遗忘的瓣膜",而且三尖瓣疾病对心脏病患者预后影响的信息依旧很少[1,2]。除了感染性心内膜炎,原发性孤立性三尖瓣病变很少见。关于孤立的先天性、风湿性、肿瘤性或缺血性病变报道极少。其他瓣膜疾病的突出影响总是把它的重要性缩到最小。位于心脏入口处的三尖瓣,在患病时主要产生心外症状,且总是悄无声息。三尖瓣行为和右心室功能密切相关;大多数情况下,三尖瓣反流继发于右心室衰竭。经常继发于二尖瓣病变;二尖瓣问题的解决通常伴随着三尖瓣反流程度的改善。由于右心是一个低压系统,所以很难评估其术前重要性和不同手术技术的价值。这些特征经常导致心脏病专家和外科医生忽视三尖瓣。然而,诊断工具,尤其是超声心动图的发展提高了人们对这种瓣膜的认识,这种瓣膜也被称作所有心脏瓣膜中的"逆袭者"[3]。

一、外科解剖学

三尖瓣位于心脏基部,将右心房与右心室分开。我们普遍接受三尖瓣由三个附着在三尖瓣环上的薄瓣叶组成。

(一)三尖瓣环

前叶和后叶的基部附着在右心室游离壁,而隔瓣插入了室间隔。三尖瓣叶附着的地方,也称三尖瓣环,更像是一个标志而不是实际的纤维环。三尖瓣口在心动周期中的明显变化,和它在疾病中的易于扩张的特点均来源于纤维环结构的缺失。根据 Torrent-Guasp 及其同事[4]和 Buckberg 及其同事[5]在过去 15 年对解剖和功能的突破性研究,三尖瓣口的活动性和大小取决于包围房室瓣的横向取向的心肌纤维。Tsakiris 及其同事[6]在犬模型中发现三尖瓣环大小在心动周期中连续变化。瓣口面积(从最大的舒张期尺寸)收缩了 20%~30%。Tei 和其同事[7]在人体通过超声心动图证实了这一发现。Hiro 及其同事[8],以及 Jouan 及其同事[9]与 Duran 合作,用绵羊模型通过检测放置在小叶插入线周围的晶体在超声波之间的距离变化,来分析心动周期中三尖瓣口的正常变化(图 81-1)。三尖瓣口在心动周期中扩张和收缩两次。瓣口的收缩从心动周期的等容舒张阶段开始,并持续到舒张期前半段。从等容收缩期的开始作为起点,第二次收缩在射出阶段发生,使得三尖瓣口的面积降到最小。这种收缩与等容收缩结束时完成的瓣膜闭合相对应。

瓣口周长的减少不是统一的。对应隔瓣的瓣环段缩短 12%,对应前瓣的缩短 15%,对应后瓣的缩短 17%[8]。瓣环的扩张在前段和后段发生,而隔瓣的扩张由于和心肌纤维骨架的关系而受到限制[10]。三尖瓣口的变窄不仅由其周长的收缩导致,更重要的是瓣环形状的变化。在收缩期间,由于前后连合处朝向隔瓣的位移和隔瓣的凸起,孔口变得更加椭圆形。而在二尖瓣中,"环"不止在一个平面上。事实上,三尖瓣环是鞍形的,其角或鞍部对应前间隔结合区,其鞍座则与后叶的基部中点对应(图 81-2)。这种鞍形或双曲抛物

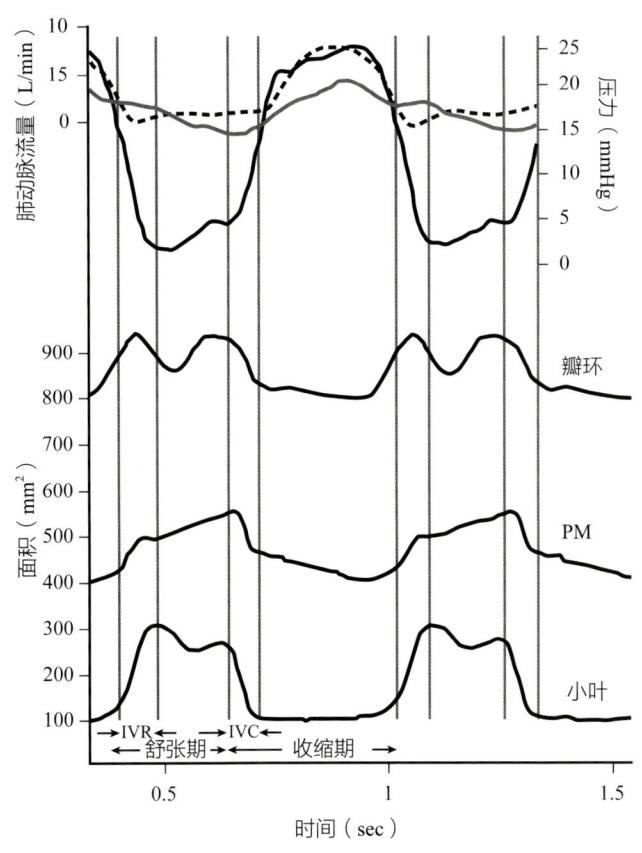

▲ 图 81-1 正常三尖瓣在心动周期中的变化

顶端，肺动脉血流的压力曲线（肺动脉流量），右心室血流压力曲线（RVP），肺动脉压力曲线（肺动脉压力）。底端，在两个心动周期内，超声换能器描述的三尖瓣环附近部分的变化（瓣环），三个乳头肌的顶端变化（PM），和三个小叶的游离边缘变化（小叶）。这些记录将心动周期分为舒张期，收缩期，等容收缩期（IVC）和等容舒张期（IVR）

（经授权引自 Jouan J, Pagel MR, Hiro ME, et al: Further information from a sonometric study of the normal tricuspid valve annulus in sheep: geometric changes during the cardiac cycle. *J Heart Valve Dis* 16: 511–518, 2007.）

面，在建筑界作为一种降低建筑张力的理想模型闻名，在二尖瓣中也展现了降低峰值瓣叶压力的显著效果[11]。此外，收缩期鞍形的增加对正常的三尖瓣口有"折叠"的降低效果。在三尖瓣反流的情况下，除了三尖瓣环的面积增加，正常环的平面化或扁平化也有增加，从而引起小叶束缚[12]。刚性结构，如带支架的假体环和刚性瓣环成形环，会破坏这种结构并可能对右心室的功能产生负面影响。

（二）瓣叶

据报道[13, 14]，三尖瓣瓣叶数量各不相同，但人们普遍认为三尖瓣由三个瓣叶组成，分别是前瓣、中瓣和后瓣。他们由隔前，前内侧和后间隔三个交界处分开（图 81-3A）。这些裂缝没有到达瓣环，而是形成了小的"连合小叶"。这是一个重要的手术点，因为在交界融合案例中，交界切开不应一直延伸到瓣环；否则会损伤连合小叶。最大瓣叶是前瓣，其次是后瓣，隔瓣是最小的。每个瓣叶的偏离（定义为瓣叶游离的边缘与瓣环的平面之间的角度）是不同的[9]，隔瓣的偏离远比其余两个要小。这一正常且较小的中隔瓣叶偏离也许可以解释手术中中隔瓣叶被压在隔膜上的发现。这个发现多见于功能性反流情况，可体现其严重性，也预示着修复后恢复效果不佳。

（三）腱索和乳头肌

瓣叶由来自三个乳头肌群的边缘和基底腱索固定。边缘腱索连接瓣叶游离缘，而基底腱索连接瓣叶心室面。边缘腱索的伸长或破裂会导致瓣叶脱垂。三尖瓣的基底腱索虽然远不如二尖瓣的基底索重要，但在维持瓣膜和心室的几何结构方面可能起类似作用。大多数三尖瓣包含三个乳头肌群：前侧、后侧、隔侧。前侧和后侧乳头肌总是存在，但 20% 的患者可能缺乏隔侧乳头肌。前乳头肌最长；它通常有一个单独的头部，维持最大数量的腱索[15, 16]。Victor 和 Nayak 在随机获取的心脏中解剖研究证实，每颗心脏有其独特的腱索构象[17]。

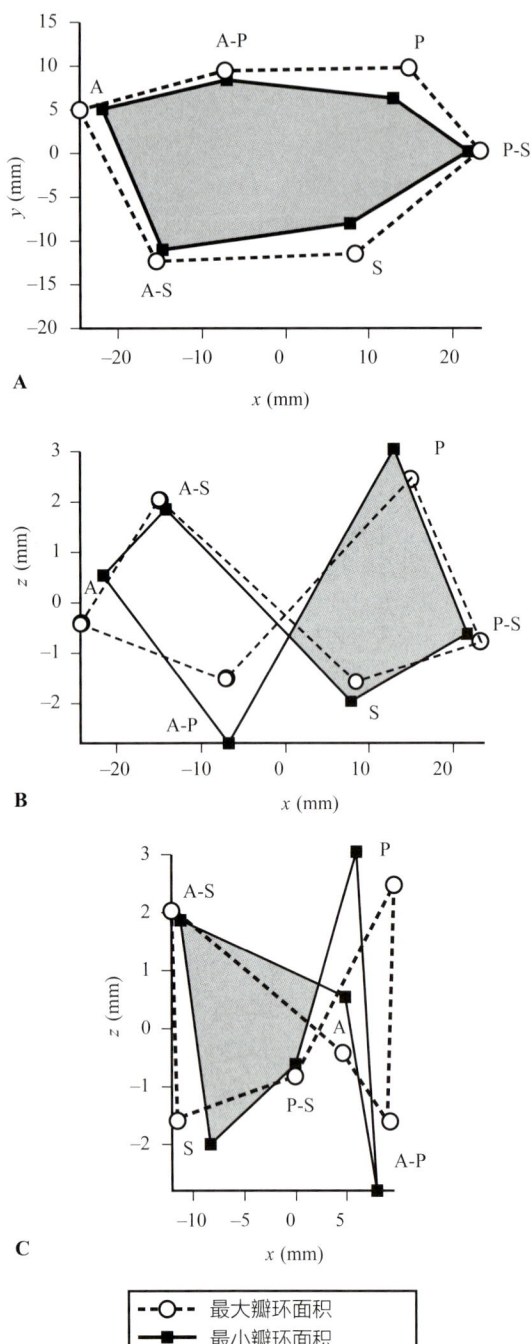

▲ 图 81-2 正常三尖瓣环在心动周期中的几何变化

三尖瓣最大值（虚线）和最小值（连线）部分在心动周期中的正交表示。圆点与方块表示传感器的位置，分别在前部（A），后部（P），中隔（S）小叶，前后连合处（A-P），隔前连合处（A-S）和隔后连合处（P-S）的中点。两个相对的最大值在 x-z 平面（B 图）和 y-z 平面（C 图）中标注。P 和 A-S 代表了三尖瓣的马鞍形状的鞍桥和鞍尾。x-y 平面的表示见 A 图（经授权引自 Jouan J, Pagel MR, Hiro ME, et al: Further information from a sonometric study of the normal tricuspid valve annulus in sheep: geometric changes during the cardiac cycle. *J Heart Valve Dis* 16: 511-518, 2007.）

（四）术语

新的手术技术需要更深入的局部解剖学知识，因此也需要更精确的术语。需要一套通用的解剖学定义来准确地描述术前术后超声心动图信息，这对外科医生和超声科医生都很重要。为了统一标准，Kumar 及其同事[18]发明了一种详细的三尖瓣术语，与之前的二尖瓣命名类似。虽然它仅基于瓣膜手术时心房视图，但他们的术语包含了三尖瓣结构的全部三个部件（即瓣叶，腱索和乳头肌）[16]。

这个数字系统基于三个乳头肌群，用数字 1 定义前侧乳头肌，2 定义后侧，3 则定义隔侧。每个瓣叶由其传统名字的首字母定义：S，隔瓣；

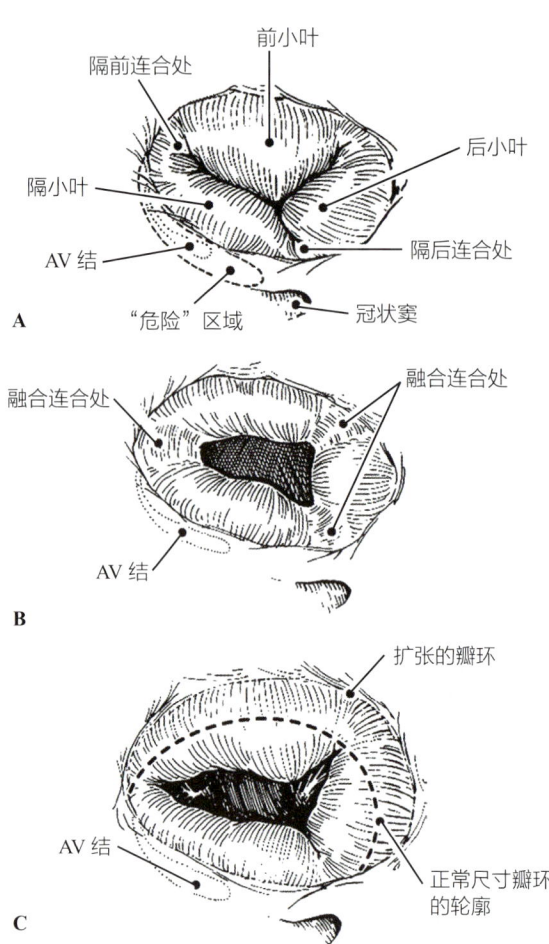

▲ 图 81-3 三尖瓣正常（A 图），狭窄（B 图）和闭合不全（C 图）的心房视角

AV. 房室（经授权引自 Duran CMG: Duran ring annuloplasty of the tricuspid valve. *Oper Tech Thorac Cardiovasc Surg* 8: 201-212, 2003.）

A，前瓣；P，后瓣。由于病变通常不影响整个瓣叶，或仅在腱索内，每个瓣叶根据相应腱索的乳头肌起源分成两部分。例如，根据来源于前隔乳头肌[4]或后隔乳头肌[6]的腱索区分，隔瓣（S）被分成两半（S1和S2），交界区（C）根据乳头肌来源（1、2或3）分为C1、C2和C3。

尽管一开始可能比较难以理解，但是这种命名法可以精确定位病变位置，并描述相应的手术技巧。它的应用对于报道腱索疾病和腱索置换尤为重要。

（五）解剖关系

前隔瓣交界临近主动脉根部无冠窦（图81-4）。这对手术很有提示意义，尤其是主动脉瓣置换术后三尖瓣置换。同期进行主动脉瓣置换时候，最好在主动脉瓣置换术之前先缝合三尖瓣，因为这种水平的撕裂会很难修复。当然，手术医生的经验和专业程度才最终决定手术步骤。

右冠状动脉和右冠窦与右心室游离壁所对应。尽管很接近，但进行瓣膜置换术或环成形术时很少会伤及这些血管结构。冠状静脉窦开口位于后间隔交界区的上方。由于它距传导系统（靠近右纤维三角）有一定距离，所以在冠状静脉窦周围进行贯穿缝合来固定逆行心脏停搏插管是安全的。这种由Martinez-Leon及其同事[19]25年前发明的简单锚固技术，使逆行插管的定位更加可靠。

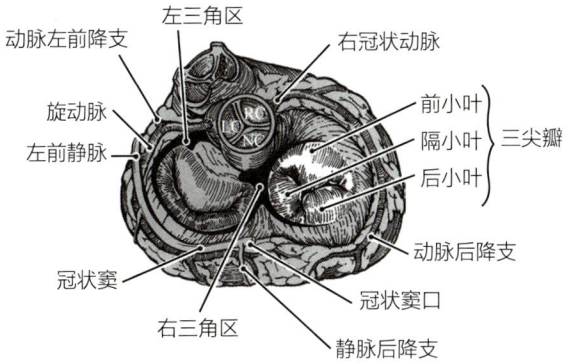

▲ 图81-4 体现三尖瓣解剖关系的心脏基部
（经授权引自Duran CMG: Duran ring annuloplasty of the tricuspid valve. *Oper Tech Thorac Cardiovasc Surg* 8: 201–212, 2003.）

二、病理生理学

三尖瓣病变传统上分成两类：器质性和功能性。这种分类对手术方式和长期结果都有重要影响。器质性病变是指瓣膜装置在宏观上的异常（图81-3B）。功能性病变则是指三尖瓣膜形态正常时发生反流的病变（图81-3C）。

另一种不同的分类方法，由Carpentier根据二尖瓣的病理提出[20]，根据三尖瓣叶的活动性度分为三类：Ⅰ型，瓣叶活动正常，瓣环扩张；Ⅱ型，腱索断裂或延长导致腱索脱垂，瓣叶活动增加；Ⅲ型，由于瓣叶增厚，连交界融合或瓣叶牵拉导致的瓣叶运动受限。

（一）器质性三尖瓣病变

很多病因可以引起三尖瓣器质性反流，但今天城市人群中最常见的原因是感染性心内膜炎（框81-1）。三尖瓣内心膜炎以前相对很少，发生率仅占5%～10%；然而，随着静脉滥用药物的增加[21,22]，其发生率急剧增加，一直持续到21世纪初[23]。在该人群中，三尖瓣通常之前没有病理变化。病变形式多变，从孤立的赘生物到瓣膜甚至瓣环的完全破坏。金黄色葡萄球菌仍是药瘾者体内最常见的病原体，其次是革兰阴性菌和念珠菌属。由于重症监护病房多器官衰竭的患者侵入性监测的时间在增长，真菌感染也在增加[24]。

在发展中国家中，风湿热是器质性心脏瓣膜病的主要原因。典型的病变表现为不同程度的瓣

框81-1 器质性三尖瓣病的病因

- 感染性心内膜炎
- 风湿热
- 退行性（黏液性）
- 创伤性损伤
- 心肌梗死后损伤
- 良性肿瘤
- 食欲抑制药物
- 心内膜弹力纤维增生
- 红斑狼疮
- 肿瘤（黏液瘤）
- 纵隔纤维化

叶增厚和（最常见的）交界融合。在严重的病例中，增厚的瓣叶变成隔膜状，中间只有一圆形孔（图 81-3B）。瓣下结构很少受影响，钙化也很少见。尽管三尖瓣狭窄是经典病变，但反流同样常见。Prabhakar 及其同事[25]在 253 个接受了三尖瓣手术的风湿心脏病患者中发现 45% 患者存在器质性受累，其中的 45% 也有瓣环扩张。在 100 例风湿性疾病的尸检中，Gross 和 Friedberg[26]在四个瓣的瓣环（在急性风湿病变中）发现了炎症的微观证据。风湿性三尖瓣病经常和风湿性二尖瓣或二尖瓣 - 主动脉瓣病变相关。与风湿性二尖瓣病相关的慢性风湿性三尖瓣疾病发病率差异很大，从超声心动图研究[27]中的 6% 到解剖学系列[28]中的 33%，还有 Prabhakar 及其同事[25]的 1052 个风湿性瓣膜手术患者中的 11%。在 Mayo 诊所三尖瓣外科病理学研究中[29]，炎性病变占研究的 363 个瓣膜的 53%。然而，这一频率从 1963—1967 年的 79% 在 1983—1987 年降到了 24%，反映了美国和整个欧洲一样，风湿热的发病率下降。在这些地区以外，风湿性心脏病仍是一个主要的流行病学问题。瓣叶撕裂和乳头肌的完全或部分撕裂在闭合性胸部创伤后出现。它们偶尔在手术中被诊断出来，且仅由患者在术后归类为创伤，其在外科医生提示后会回忆起旧的事故[30-32]。由于成像技术在 20 年中的飞速发展，创伤性三尖瓣反流可以被更好地诊断和表征[33-34]。

创伤性三尖瓣反流的一种偶然原因是移植患者右心肌活检时活检刀引起的。小叶撕裂或腱索撕脱会导致严重反流，可能需要紧急手术[35-37]。

与二尖瓣脱垂相关的退行性三尖瓣反流日益多见。这种双瓣膜病变在马方综合征中尤为常见，其表现为纤维病，也与主动脉瓣和升主动脉有关。二尖瓣黏液性病患者的三尖瓣受累在各年龄段的发病率为 21%~52%[12, 38-40]。不太常见的病因包括继发于类癌综合征和食欲抑制药物的器质性三尖瓣病变[41-43]。在这两种情况中，瓣叶都被一纤维鞘包裹，降低了活动度，导致了狭窄和反流病变。其他少见的病因在框 81-1 中列出[44-53]。

（二）功能性三尖瓣反流

功能性三尖瓣反流被认为完全由瓣膜扩张和功能障碍导致。瓣叶，腱索和乳头肌则是正常的（图 81-3C）。由于缺少一个解剖学纤维环，三尖瓣环跟随右心室的扩张。正常瓣环的周长约在 100 到 120mm 之间。在功能性三尖瓣反流中，瓣环周长可以达到 150~170mm[54-55]。这种瓣环扩张是不均匀的。Carpentier 及其同事[56]发现前瓣环和后瓣环扩张远多于隔瓣瓣环（图 81-5）。40 年前的这份报告奠定了所有瓣膜成形术的基础，除了隔瓣水平，他们选择性地缩小整个瓣环。乳头肌在这种情况下的角色是未确定的[57]。

在充血性心力衰竭中，功能性三尖瓣反流预示着生存率低[58]，也可能是心源性恶病质和蛋白质流失性肠病的独立危险因素[59]。心肌恶病质仍然是任何来源的瓣膜手术的重要风险因素[60]。Koelling 及其同事[61]研究了 1436 个左心室收缩功能不全（射血分数＜ 35%）的患者，其中 30% 患者中度二尖瓣反流，19% 重度反流。三尖瓣中度反流占 23%，重度患者则占 12%。重度二尖瓣反流患者也更易患有三尖瓣反流。这种关联很明确，也证实了三尖瓣反流与充血性心力衰竭程度相关[62]。

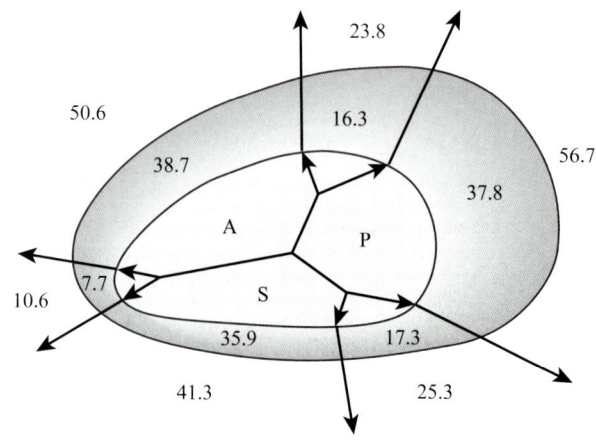

▲ 图 81-5　正常（内椭圆）和黏液瘤（外椭圆）三尖瓣环的图解，以 cm 为单位

A. 前小叶；P. 后小叶；S. 隔小叶（引自 Carpentier A, Deloche A, Hanania G, et al: Surgical management of acquired tricuspid valve disease. *J Thorac Cardiovasc Surg* 67：55，1974，with permission from Excerpta Medica, Inc.）

超声心动图的进展揭示了另一种适用于二尖瓣和三尖瓣功能性反流的瓣膜下机制。这种机制最初在功能性缺血性二尖瓣反流中被观察到，也应用于缺血性三尖瓣，并最可能适用于所有功能不全[57]。右心室或左心室的重构引起了一个或多个乳头肌的侧向位移，其顶部通过基底腱索拉动相应的小叶的体部。瓣叶被束缚，失去其接合[12,63]。三尖瓣反流的束缚目前可以用瓣叶扩大来治疗[64,65]。

功能性三尖瓣反流是一种右心室衰竭的表现，伴有普遍的心室几何扭曲。尽管瓣环成形术可以通过减少瓣环的扩张来减少或消除功能性三尖瓣反流，但它仍没有解决瓣膜下几何的改变。因此房室瓣反流受到外膜因素的影响。手术可解决心肌成分问题，意在纠正几何的畸变[66]。

右心室衰竭或随后的功能性反流在目前的经导管瓣膜时代起到了一定作用。如果经导管瓣膜的目的是降低被认为无法手术或风险过高的患者的手术风险，则技术和技能应该能提供更好的结果。在使用 Mitra-Clip（Abbott Vascular, Abbott Park，IL）二尖瓣反流的经导管修复中，结果受到三尖瓣反流的残余基线程度的影响。最近 Ohno 及其同事[67]指出了这一点，证实了在 GRASP（通过经皮片段植入术减少二尖瓣缺陷）注册中心的中度或重度残留三尖瓣心内膜炎患者的 30d 初期安全末端受损。瓣膜反流对术后 12 个月的充血性心力衰竭患者的死亡和再入院有消极影响；这与二尖瓣术后的结果不同。二尖瓣修复或置换术后，三尖瓣反流进展的风险很低，术后 5 年在 3%～6%。及时做二尖瓣手术的理由还包括三尖瓣反流的进展会随时间降低。

三、诊断

三尖瓣病患者的症状往往很轻，并在其他更加明显的左心系统瓣膜病变引起症状前黯然失色。由于三尖瓣位于心脏入口处，其症状是心外的。除了晚期心肌病之外，现在很少见具有静脉充血的典型症状，如外周性水肿、肝肿大和腹水的患者。三尖瓣病通常无症状；患者大多反映虚弱无力。

三尖瓣病的临床诊断一直被认为很难。在二维超声心动图[68]及其在手术室内经食道超声的应用[69]出现之前，外科医生之前常通过右心房入路探查三尖瓣，并根据反流强度决定治疗或忽略病变。这在 30 年前一种常规操作。由于其主观性，以及无法检测中度缺陷，这种方法已被完全弃除。右侧心脏导管插入术和心室造影术，被看作研究所有心肌瓣膜的黄金标准[70]，已被二维彩色多普勒超声心动图取代。由于它的无创性，可靠性和视觉效果，二维多普勒超声心动图是确定三尖瓣病存在，程度和病因的最佳工具。尽管经食管超声心动图在手术时提供了宝贵的解剖学信息，经胸超声心动图仍是关于三尖瓣最重要的检查。除了经胸超声心动图有更好的窗口外，其优越性主要在于三尖瓣反流程度的时间变异性。这在功能不足中尤为重要，其中继发于利尿剂给药或在全身麻醉时血管张力的血容量的变化可以严重降低反流的程度。缺乏对这些事实的认识，和对术中经食管超声心动图检查的完全依赖往往导致对重要反流的忽略。三维超声心动图的出现和对二维超声心动图的理解正在改变对三尖瓣病的估计的认知。

从手术的角度来看，必要的术前信息包括以下信息：患者是否有三尖瓣病，以及其为器质性，功能性还是混合性；对反流程度的量化和反流射流的方向；肺动脉峰值和平均压力；跨瓣压力梯度的存在与量化；三尖瓣环直径及其收缩期缩短的最大最小值；瓣膜的解剖学特征（如，瓣叶厚度，活动性，瓣叶体的翻动，脱垂游离边缘朝向右心房的位置）；卵圆孔未闭的缺失。必须要注意的是，可能由于增益，过滤器设置，角度，传感器的距离的变化而高估和低估反流射流区域。

掌握方向，位置，大小和反流射流的数量的三维概念需要经验，因为三尖瓣环是一个局部会变化的动态多平面结构[71,72]。根据 Youshida 及其同事[73]的记录，彩色多普勒研究甚至可以发现 60%～100% 正常人群体内的最小反流，为当前的理解奠定了基础。这种所谓的生理反流对于评估右心室和肺部压力很有用[74]。对比超声心动图是检测三尖瓣反流[75-77]和卵圆孔未闭的可靠方法。

三尖瓣反流严重程度的半定量研究基于反流射流进入右心房的高度。穿透右心房 2cm 的射流表示轻度反流。3～5cm 的射流表示中度反流；如果伴有肝静脉或腔静脉的收缩压倒流，则表示重度反流。通过瓣口流动加速近段等速表面积半径的方法是一种更定量的三尖瓣反流程度评估方法。1～4mm 的半径表示轻度反流；5～8mm 表示中度反流；大于 9mm 则表示重度反流[78-80]。这些方法在评估二尖瓣反流时是必要的，尤其是在术中评估修复后的残余反流时，在三尖瓣中也同样重要。确定三尖瓣反流的实际程度的准确性是手术决策过程中的重点。

对三尖瓣环直径的了解对于外科医生来说很重要，但其超声心动图的测量很难，因为瓣环不是环状的。如上所述，它是一个动态的多平面结构，局部区域不断变化，正如 Owais 和其同事[72]清楚描述。超声波束的微小方向变化会导致完全不同的测量值。对于"临界瓣环直径"的研究一直在进行，超出这一数值外科医生则不应忽视。30 年前，Ubago 及其同事[55]提出将 27mm/mm^2 作为"临界直径"，超过这一直径经常出现功能性反流（图 81-6）。用经胸超声心动图连续检验 11 位严重临床三尖瓣反流的患者，Come 和 Riley[81] 报道四腔心切面中的非索隐平均舒张环直径为 51mm，在短轴切面则是 54mm。在 15 例对照中，四腔视图中的平均环直径是 34mm，而短轴视图是 33mm，这几乎是一个经典的贡献。Goldman 及其同事[75]指出将 30mm 作为无或轻度反流和中度到重度反流之间的临界点。

必须找到一个超过则导致环成形术失败的临界点。Fukuda 及其同事[82]对 216 名功能性三尖瓣反流的患者进行术前术后的超声心动图研究，发现年龄、束缚高度（瓣环平面和瓣叶对合点之间的距离）和反流的严重程度是预测残余反流的独立参数。术前瓣环尺寸与三尖瓣瓣膜成形术的结果无关。实际上，把瓣环尺寸超过 40mm 作为手术的一个适应证是安全的。当超声心动图数据无法获取或不可靠时，Dreyfus 及其同事[83]建议用尺子测量从前隔交界到前后交界处的最大拉伸孔径。尺寸大于等于 70mm（圆周 ±140mm，直径 ±44mm）的患者应进行瓣环成形术。这些一同构成了瓣环成形术的适应证的基础，尽管手术者之间的差异会导致一些不准确性[84]。

术前区分器质性和功能性的三尖瓣病是可行并重要的。跨瓣压差，瓣叶不规则，增厚和隆起是器质性病的明显迹象。用连续波多普勒超声心动图计算的跨瓣压差与心导管测量有很好的一致性，直到超声心动图变成既定的首选诊断工具[85]。正常平均压差小于 2mmHg，舒张末期梯度几乎为 0。显著的三尖瓣狭窄平均压差可能是 3～5mmHg，而舒张末期压差为 1～3mmHg[78]。瓣环扩张在器质性和功能性的病变中通常都存在，但在功能性反流中更大[54, 80]。

三维超声心动图虽然优于二尖瓣评估，但已经扩展了对正常和患病三尖瓣的几何变化的认识。它已经在任何瓣膜条件下提供了宝贵的瓣环乳头肌复合体信息。还需要准确的评估[12, 86-88]。

四、手术适应证

目前的共识是，大多患病的三尖瓣可以被轻易修复。严重的病变通常会被治疗，但是真正的或被误标为"中度"的病变会被忽略。过去的问题常常和缺乏三尖瓣病的详细研究有关。除非病变严重，否则术中制定决策是不可靠的。术前经胸超声心动图评估三尖瓣是绝对必要的。目前三维超声心动图的趋势提供了更多关于三尖瓣环变化的术前信息，这在计划手术时很有用[89]。术中经食管超声心动图的价值不容忽视。

（一）可以忽略三尖瓣病吗

在瓣膜手术的早期阶段，目前的知识表明二尖瓣置换术可以解决狭窄瓣膜病导致的三尖瓣反流[90]。这一保守方法是基于术后肺动脉高压消退的假设，这可以减少三尖瓣反流。然而，Duran 及其同事[91]的早期报告强调了残余三尖瓣反流对于结果的影响，并在分析了 150 名二尖瓣修复和伴发三尖瓣病的患者后警告了对早期修复二尖瓣病变和三尖瓣器质性疾病的需求性。将近 40 年后，大家一致认为残余的未校正的三尖瓣反流与次优或不良的结果有关[92-95]。这些患有残余未

第二部分 成人心脏手术
第81章 三尖瓣疾病的外科治疗

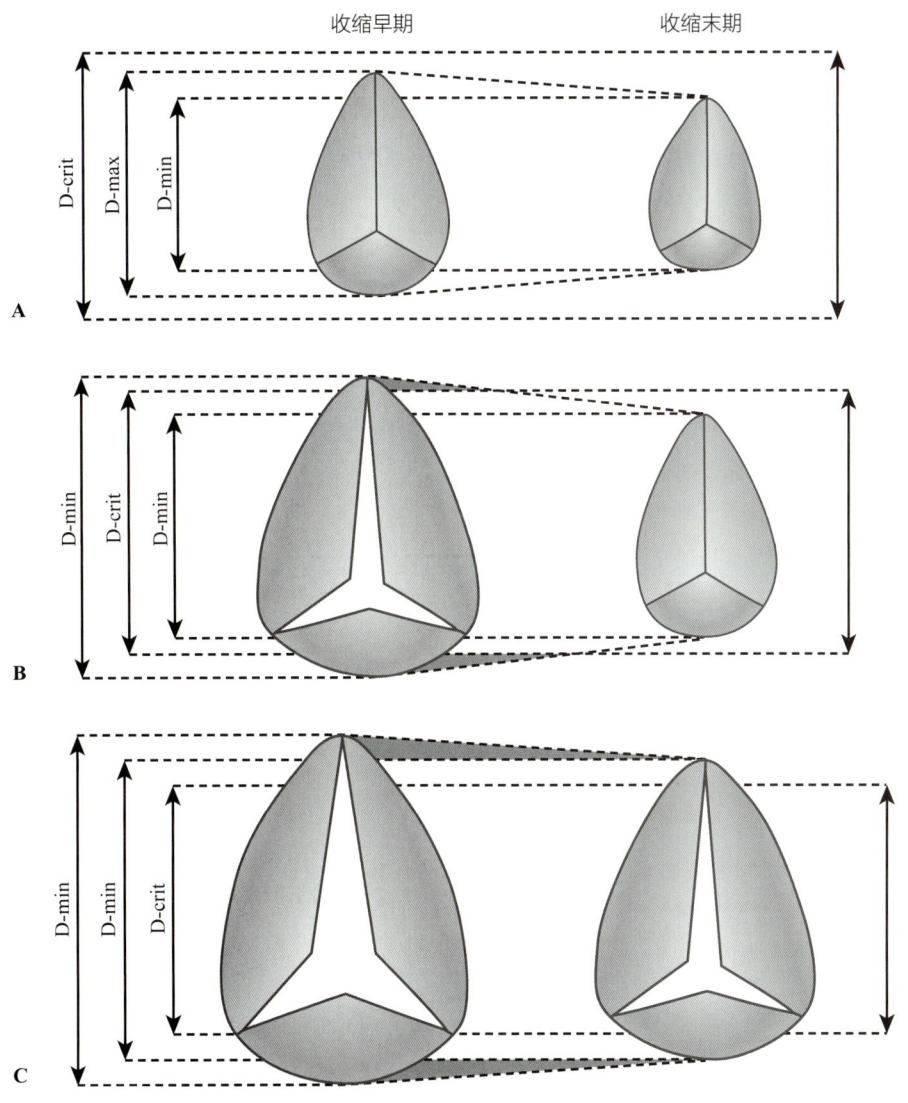

▲ 图 81-6 三尖瓣的图解

A. 无反流的患者。最大早期收缩（D-max）和最小晚期收缩（D-min）直径都低于 $27mm/m^2$ 的临近直径（D-crit）；B. 轻度反流患者。D-max 变大，D-min 低于 D-crit。收缩早期和中期未出现尖点并置；C 图，重度反流患者。D-max 和 D-min 均大于 D-crit。全收缩期反流（引自 Ubago JL, Figueroa A, Ochoteco A, et al: Analysis of the amount of tricuspid valvular annular dilatation required to produce functional tricuspid regurgitation. *Am J Cardiol* 52: 157, 1983, with permission from Excerpta Medica, Inc.）

校正反流的患者在随访中仍存在心源性死亡的高风险。需要置换瓣膜的二次手术三尖瓣患者临床情况不佳，且肺动脉高压增加[92, 95]。

（二）具体的手术适应证

病变的严重性和其可修复性是手术适应证的主要驱动因素。如上所述，术前临床条件也在结果中发挥作用。重度病变需要手术矫正，无论是否进行修复或更换。中度病变如果能够修复则应治疗。这一原则强调了精确和准确的术前诊断的

重要性。成像的进步使我们能更好地理解三尖瓣病，更好地计划手术。

1. 与左心瓣膜病变相关的三尖瓣病

之前的讨论和随时间积累的数据体现，和左心瓣膜病变有关的三尖瓣病不应被忽视，即使其是轻度至中度（≥2+）。应该在进行其他瓣膜的手术时治疗[92, 93, 95]。

2. 器质性病变

需要始终治疗器质性病变[91, 96]。在风湿性

多瓣膜病的病例中，忽略术前存在微小压差的三尖瓣病变是危险的，因为它很容易在术后变得显著。这是因为心排血量在修复左侧病变后增加。此外，右心室前负荷的持续性增加会进一步影响右心室，促进功能性反流。

3. 各种创伤性功能不全

由于成像技术的发展，任何来源的创伤性三尖瓣功能不全越来越多地被诊断。这可能是钝器创伤、除颤器导线或心内膜心肌活检等原因造成的。创伤性功能不全通常很易修复。目前有 200 多份创伤性三尖瓣反流的简要报道，大多数报道的都是修复。在慢性病例中，常见发现是由于易纤维化的和拉伸的乳头肌头导致的瓣叶脱垂。乳头肌折叠在技术上不复杂，通常是成功的。急性瓣叶和腱索的撕裂，通过切除无支持的区域并重接边缘，再接着通过环成形术选择性循环来治疗。除了常规的修复技术，根据二尖瓣修复的经验尝试了聚四氟乙烯人工腱索[97]。

4. 感染性心内膜炎

右侧感染性心内膜炎占心膜炎病例的不到 10%[98]。三尖瓣手术通常不是感染性心内膜炎的首选，因为超过 95% 的病例都可通过抗生素疗法治愈。然而，患有持续性菌血症或败血性休克的患者，必须对脓毒性肺栓子进行手术。疾病并发症的变化范围考虑了一种更具侵入性的疾病[99]。修复成功的速度与瓣膜损伤的程度直接相关。局部病变也许可以轻易修复；损坏的整个瓣膜则需置换。

5. 功能性三尖瓣反流

功能性三尖瓣反流必须用手术治疗。最初的步骤要求修复。目前积累的信息证实了这种情况下需要手术[96]。现在很清楚的是，残余三尖瓣反流可能随时间发展而进展，正如本章之前所提，文献中也有广泛的讨论。根据外科医生的经验，三尖瓣环成形术本身不是死亡的增量风险因素，可以在心脏不停跳下同时进行。尽管是否需要修复轻度到中度的功能性反流还有争议，今天进行瓣环成形术听起来是合适的，尤其是在肺动脉阻力增加的情况下[96, 100, 101]。瓣环直径最大值超过 40mm 也是一个修复的适应证。

6. 心脏移植术后的功能性三尖瓣反流

功能性三尖瓣反流的患者里有一个特殊的群体，他们在心脏移植术后出现反流。移植术后三尖瓣反流的可能原因包括右心房吻合术所导致的三尖瓣环几何的畸变[102]。研究显示，手术技术从双心房到双腔吻合术的变化显著减少即刻反流，供心尺寸不匹配和心包腔大小[103, 104]。双腔技术使得移植后早期的三尖瓣反流减少，尽管长期结果没有区别。出院时存在中度或重度三尖瓣反流患者在术后前 5 年内死亡率增加[105]。

7. 继发于缺血性或特发性心肌病的充血性心力衰竭伴二尖瓣反流

继发于缺血性或特发性心肌病伴二尖瓣反流的充血性心力衰竭现在用"瓣环缩小"的环成形术来"过度矫正"地治疗[106, 107]。这被证实可以改善临床症状。三尖瓣环成形术应被加入疗法，因为三尖瓣反流经常出现。它也避免了瓣环的继续扩张。心肌病和二尖瓣反流患者的未校正的三尖瓣反流后果更糟。如 De Bonis 及其同事[108] 在阐述的 91 名患者中，三尖瓣反流由于疾病的发展或修复的失败而发展。和其他情况中一样，残余三尖瓣反流的程度和术前右心室功能障碍预示着之后的三尖瓣反流。因此这种情况应该更加积极地处理三尖瓣反流。

五、三尖瓣手术

三尖瓣中使用的重建技术和瓣膜替代物和为二尖瓣位置设计的类似。房室瓣膜手术在过去四十年的发展主要依靠 Carpentier[20, 109] 和 Duran[110, 111] 的技术作为修复的参考。房室瓣膜的置换设备，无特定的设计差异。

（一）三尖瓣的手术入路

三尖瓣由于其解剖学位置很易接近。它可以通过胸骨正中切开术或右侧开胸术看到。除非考虑到孤立的三尖瓣病变，切口类型由其他伴随瓣膜的手术决定。可以安全地使用标准或微创方法[112]。为了建立体外循环，使用上下腔和升主动脉插管。右心房的切口从靠近右心耳的地方开始，指向心房在右下肺静脉和下腔静脉之间的后部（图 81-7）。这一切口最大限度地减少了过度牵拉导致的切口下缘的意外撕裂。三尖瓣手术可以在心脏停跳动同时轻易进行；然而很多外科医生更喜欢心脏停搏下进行。如果计划逆行灌注，在交界位于后隔上方的冠状窦直接插管。为了确保心脏停搏液在整个心脏的最大分布，在冠状动脉口放置了一个黏膜下荷包。在逆行插管就位后，黏膜下荷包被收紧，气囊膨胀，导管被向外拉直到被黏膜下荷包阻止。这是一种古老但简单有效的固定导管技巧[19, 113]。

近年来，心脏瓣膜经皮入路的原理已经被用于三尖瓣。经皮三尖瓣修复可能会由于瓣膜的可及性和右心的低压环境而普及。在同时需要进行二尖瓣手术时，没有优先的方法。分别经两个心房方法很流行，但 Guiraudon 及其同事描述了一种从卵圆窝的下缘或从最复杂的经房间隔切入的经房间隔方法[114]。

（二）三尖瓣交界切开术

1952 年 Charles Bailey 进行了第一例闭式三尖瓣分离术[115]。体外循环带来了更精细的技术，如开放下交界切开术。经皮球囊扩张取代了封闭式切开术，这基于通过对小叶施加膨胀压力来分离连合部的原则，尽管在三尖瓣中的经验很少[116, 117]。三尖瓣球囊扩张目前仅限于一小部分患者，其微创性弥补了一般的效果。此外，右腔的低压使频繁残余梯度或医源性反流的危害降至最小。在需要手术的晚期二尖瓣问题的情况下，大多三尖瓣病变需要手术治疗。

在进行开放下三尖瓣交界切开术时，瓣膜应被仔细检查，因为在严重的病例中，他可能表现为具有中腱圆形孔和纤维化边缘的隔膜（图 81-3B）。在这些极端情况下，很难识别交界。瓣下装置通常相当完整；因此依旧可以保守性治疗，尽管结果可能不是最理想的。瓣钩放置在交界的任意一侧，来检验永远出现在交界的"扇形"腱索。切开时必须保证其两个边缘均有腱索支撑。通常，从瓣环开始 4~5mm 的切口比从融合瓣叶的边缘开始更轻松（图 81-8）。腱索的更佳视野可以指导切口朝向游离边缘。在大多数情况下，两个扇形且细的腱索融合在一起。切口随后在乳头肌顶端延长至少 1cm。这一重要操作的目的是减缓正在进行的纤维化过程，并增加瓣叶活动度严重的交界融合在西方国家很少见。

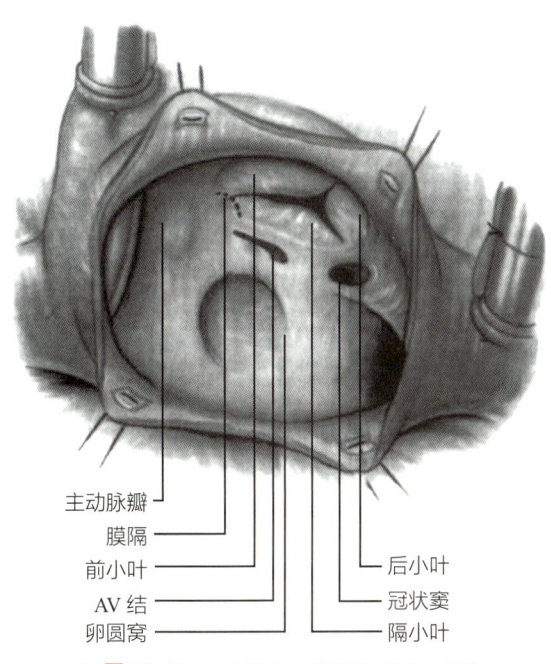

▲ 图 81-7 三尖瓣的心房切开术手术视角

对应房室（AV）结的"危险"区域靠近前一半隔小叶基部
Ao. 主动脉（经授权引自 Duran CMG: Reoperations on the mitral and tricuspid valves. In Sabiston DC Jr, Stark J, Pacifico A, et al, editors: Reoperations in cardiac surgery, New York, 1989, Springer-Verlag, p 346.）

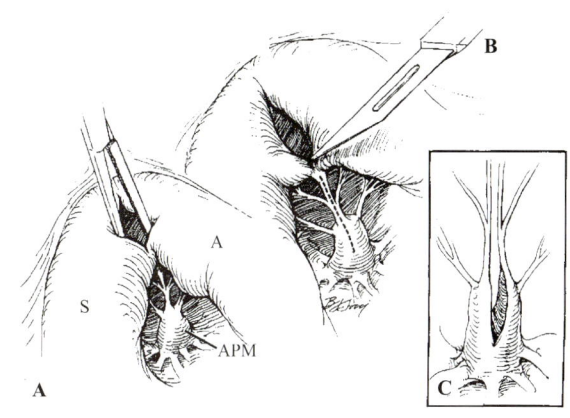

▲ 图 81-8 三尖瓣连合处切开术

A. 打开连合处；B. 分开融合的腱索与乳头肌；C. 分开乳头肌。隔前连合处从末梢打开至游离边缘，以识别融合的腱索
A. 前小叶；APM. 前乳头肌；S. 隔小叶（引自 Revuelta JM, Garcia-Rinaldi R, Duran CMG: Tricuspid commissurotomy. Ann Thorac Surg 39: 5: 489-491, 1985, with permission from the Society of Thoracic Surgeons.）

目前，这些连合部融合的极端形式在西方世界很少见。更低程度的融合则经常出现，而且很易被忽略，除非瓣膜被仔细检查。通常只有一两个交界受到影响；前隔交界是最常融合的。在大多数情况下，三尖瓣瓣环成形术必然伴随连合部切开术，因为缺少瓣叶组织，或还存在瓣环扩张。

（三）修复操作

由于大多三尖瓣反流是功能性的，除了瓣环成形术的其他修复技术比在二尖瓣修复中的需求通常要少。在急性感染性心内膜炎中，赘生物必须被切除。赘生物在瓣叶中在其基部以上要多切除几毫米。切除应在健康的组织中，其由于发炎区域为红色，故易于识别。楔形切除最优解决方案。间隙用 5-0 聚丙烯缝合线封闭。除非切除很小，否则必须加上瓣环成形术。愈合性心内膜炎中存在的瓣叶穿孔可以缝合，或者在较大范围时用戊二醛处理过的自体心包膜封闭。不应使用新鲜的自体心包，因为它会发生渐行性纤维回缩。重要组织的破坏可以由聚四氟乙烯新式腱索支持的心包膜重建[97]。

腱索置换术不如在二尖瓣手术中那样受欢迎。虽然新腱索的乳头肌和小叶固定不成问题，但确认其合适的长度仍凭个人经验，这在三尖瓣上完全受到限制。在跟进了很多解决这一问题的体外方法后，Duran 和 Pekar[118] 开发了一个简单易行的技术。一个双端的 5-0 Gore-Ted（W.L.Gore 及其同事，Flagstaff，亚利桑那州）双针缝合线固定在乳头肌和脱垂小叶的游离缘，但没有打结（图 81-9）。在放置了成形环后，Gore-Tex 缝线在瓣环平面打结。大多失败是由于过度修正，导致了新腱索过短。瓣环固定装置有两个"引导缝合线"，在瓣环成形术水平面横穿瓣膜孔。在环已就位但仍固定在支架上时，人造腱索的每个臂被传递到引导缝合线的任意一侧，打结并移除支架（图 81-10）。在一些情况下，患者可能需要来源于同一个乳头肌的几根人工腱索。在环成形术中很难移植新的新式腱索。在这种情况下，构建了新生乳头肌（图 81-11）。用双端 2-0 Gore-Tex 双针缝合线制成一个约 5mm 的环。每根缝合线随后锚定到乳头肌上保险起见可以衬上垫片。新的人工腱索随后可轻易穿过环（图 81-12）。由于技术的简单性，它们已经改变了二尖瓣和三尖瓣的修复。这个缘对缘技术，一开始由 Alfieri 和他的小组[119] 为了二尖瓣脱垂而设计，也已用于三尖瓣[120] 形成双孔。瓣叶缝合接近技术包括在一限制基础上应用的三叶草技术[121]。

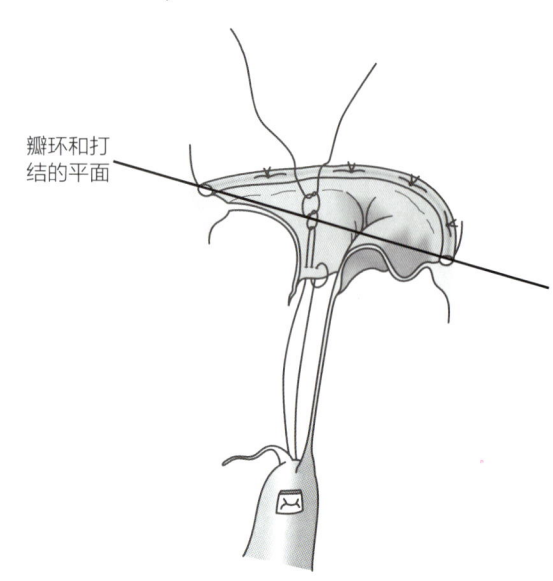

▲ 图 81-9 一个确认人工腱索正确长度的简单方法
双端缝合固定在乳头肌上，通过瓣叶边缘，但没有打结。环成形术后，缝线在瓣环水平打结（即瓣环成形术的水平）（经许可引自 Duran CMG, Pekar F: Techniques for ensuring the correct length of new mitral chords. *J Heart Valve Dis* 108：727–735，1994.）

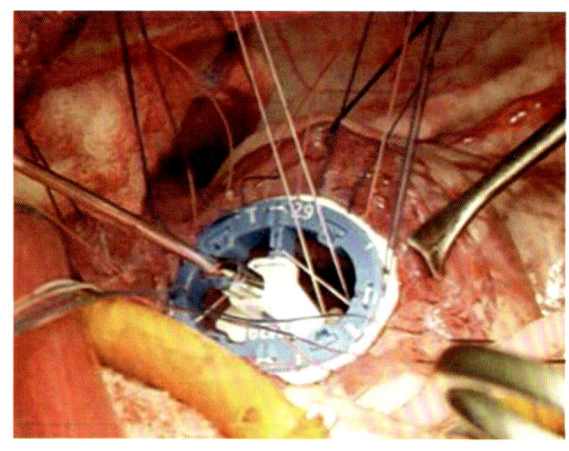

▲ 图 81-10 书中视角：确认人工腱索的正确长度
瓣环成形术的环已经固定，但固定器仍未撤下。人工腱索的每个臂被传递到引导缝合线的任意一侧，在那一水平打结。支架之后移除

第二部分 成人心脏手术
第 81 章 三尖瓣疾病的外科治疗

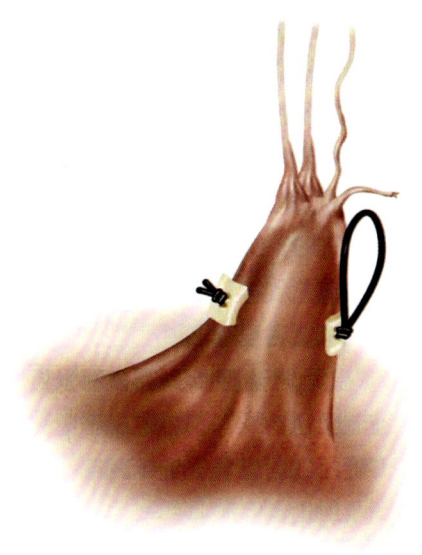

▲ 图 81-11 新式乳头肌环
一个 5mm 的环由 2-0 双端 Gore-Tex 建造而成。每个缝线的臂固定在患者乳头肌的中部。很多新式腱索通过该环

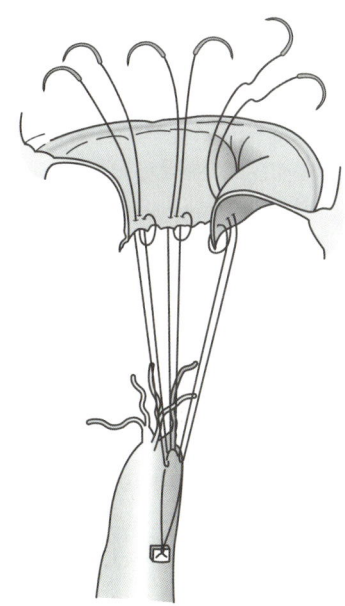

▲ 图 81-12 很多人工腱索固定在新乳头肌上
一个环可以支撑对应一个乳头肌的全部腱索。如果需要固定其他乳头肌的腱索，必须建造一个新环

（四）三尖瓣瓣膜成形术

三尖瓣瓣膜成形术的原理是选择性减少三尖瓣环的周长，并因此减小三尖瓣口的尺寸。更小的三尖瓣口可以补偿瓣叶对合的缺失。最早的瓣环成形术包括后瓣环的折叠。这一方法从早期的二尖瓣瓣膜成形术中借鉴，由 Wooler 及其同事[122]，Kay 及其同事[123]描述（图 81-13）。由于难以确定必要的折叠程度，以及剩余的环缺失支持，两者均被放弃了。Cabrol[124]和 De Vega[125]各自描述了一种部分环绕缝合来缩小瓣环。沿着前后瓣叶的基部延伸的双缝线的末端在前隔和后隔交界处用垫片固定（图 81-14）。部分黏膜下荷包固定在理想尺寸的闭孔上。这一技术由于简单和低成本而受到欢迎。基于 De Vega 缝合的这一技术经受住了时间的考验，尽管它由于瓣膜功能不全在后期复发受到了严厉的批判[126, 127]。Carpentier 描述了一个可以选择性减小瓣环的，基于测量的硬环，开启了现代二尖瓣和三尖瓣瓣膜成形术的时代[109]。该环具有三尖瓣环的收缩形状，在前间隔连交界术的水平处开口，以避免经过靠近传导系统的固定缝线。

因为三尖瓣环是一个尺寸和形状在心动周期[6, 7]中持续变化的动态结构，所以发展出了一个完全柔韧且完整的环[111]。柔性环设计用来在最小的干扰下，减少和选择性加强整个二尖瓣或三尖瓣环在房室瓣的复杂功能。植入三尖瓣环的手术技术和所有的装置类似[128]。基于环的隔膜段长度选择合适的环尺寸（图 81-15）。大 U 缝合线环绕并贯穿整个环（图 81-16）。在隔膜区，缝合线通过隔膜小叶的基部以避免破坏传导系统。环被拉下，缝合线打结，减少了三尖瓣环的总周长（图 81-17）。已经开发出了选择性减小后二尖瓣环的开放环，并应用于三尖瓣。在三尖瓣中，环的竞争限于前部和后部瓣叶的基部[129]。环的设计的前提是，二尖瓣和三尖瓣间隔环的内三角距离不会在心动周期中改变。然而，这些区域在正常心脏[130]中持续变化，而且更重要的是，在疾病中也逐渐扩大。一个部分的瓣环成形术无法完全防止进一步的扩张。尽管其相比于完整的环更容易，但也需要更多专业知识（图 81-18）。

（五）三尖瓣置换术

尽管大多数三尖瓣病变可以被修复，一些情况下瓣膜损害的程度过于严重，需要被切除。替

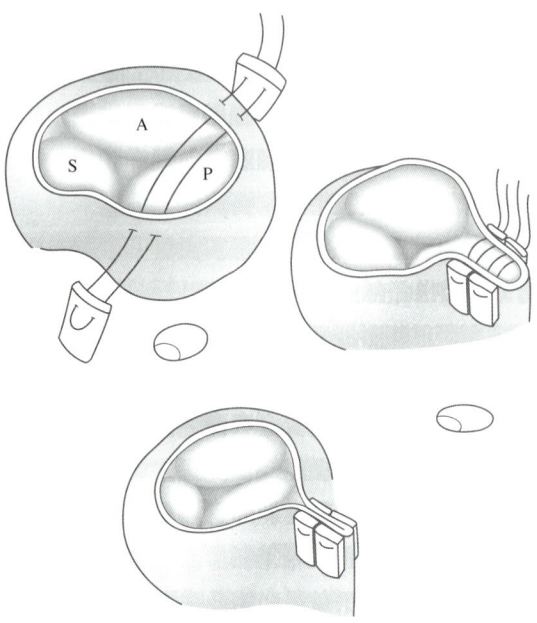

▲ 图 81-13 三尖瓣瓣环成形术，瓣环后部折叠术，或 Kay 手术

A. 前小叶；P. 后小叶；S. 隔小叶（引自 Boyd AD, Engelman RM, Isom OW, et al: Tricuspid annuloplasty. Five and one-half years' experience with 78 patients. *J Thorac Cardiovasc Surg* 68：347，1974，with permission from Excerpta Medica, Inc.）

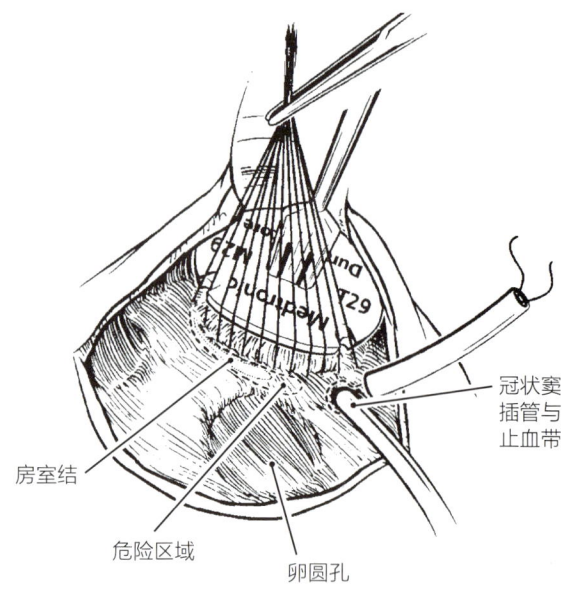

▲ 图 81-15 三尖瓣柔韧环瓣环成形术：用隔瓣环成形术固定缝线，确定合适的环尺寸

环这一部分的长度与中隔部应相似

AV. 房室（经许可引自 Duran CMG：Duran ring annuloplasty of the tricuspid valve. *Oper Tech Thorac Cardiovasc Surg* 8：201–212，2003.）

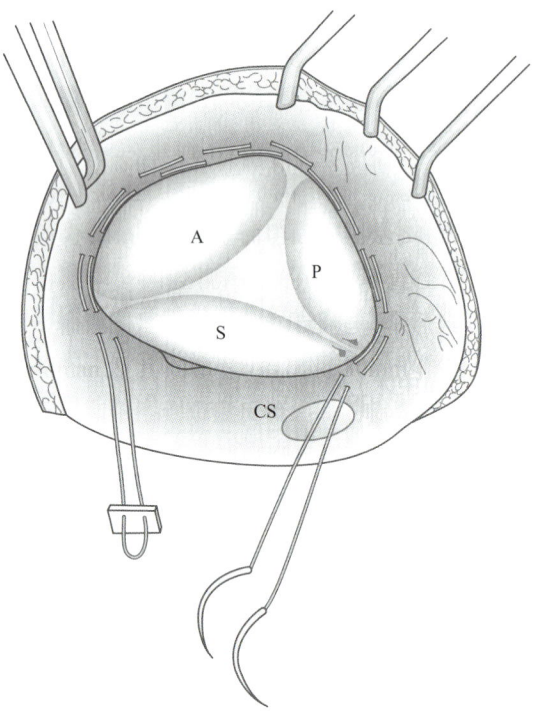

▲ 图 81-14 三尖瓣瓣环成形术

一个 de Vega 半环缝合瓣环成形术

A. 前小叶；CS. 冠状窦；P. 后小叶；S. 隔小叶（引自 Imamura E, Ohteki H, Koyanagi H：An improved de Vega tricuspid annuloplasty. *Ann Thorac Surg* 34：710，1982，with permission from the Society of Thoracic Surgeons.）

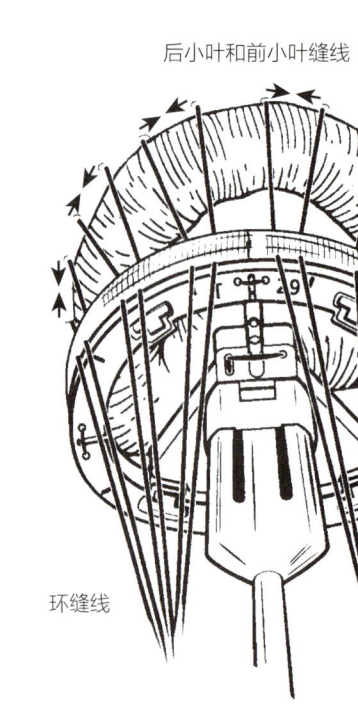

▲ 图 81-16 三尖瓣柔韧环瓣环成形术：前部和后部的瓣环缝线通过环固定器中的环

注意这部分瓣环长度的选择性减少（经许可引自 Duran CMG：Duran ring annuloplasty of the tricuspid valve. *Oper Tech Thorac Cardiovasc Surg* 8：201–212，2003.）

第二部分　成人心脏手术
第 81 章　三尖瓣疾病的外科治疗

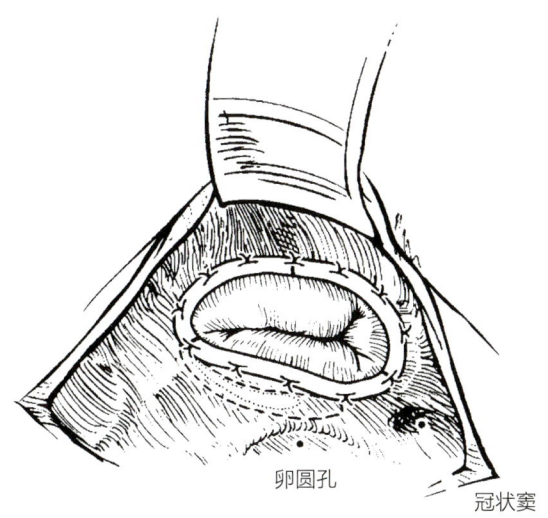

▲ 图 81-17　三尖瓣柔韧环瓣环成形术：适当位置的环
环的缝线绑在固定好的环上，使得环暂时呈刚性，也因此避免了折叠（经许可引自 Duran CMG：Duran ring annuloplasty of the tricuspid valve. *Oper Tech Thorac Cardiovasc Surg* 8：201–212，2003.）

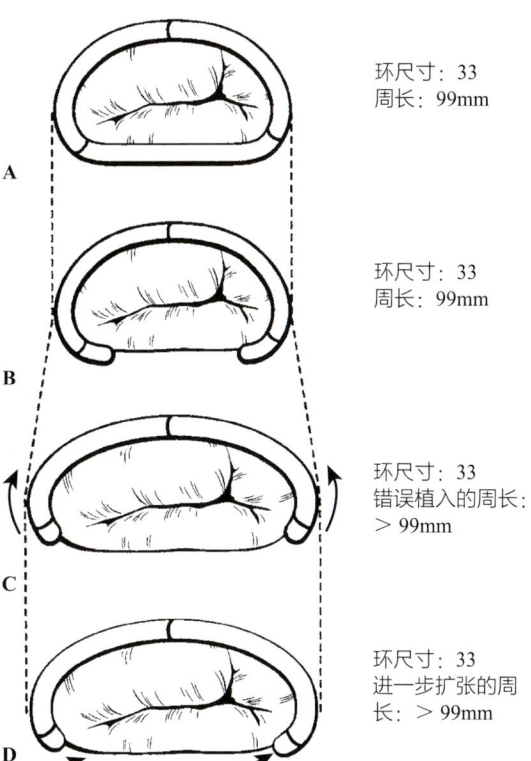

▲ 图 81-18　三尖瓣柔韧环瓣环成形术：完整的环与开放带的设备比较
A. 适当位置的环；B. 适当位置的带；C. 错误植入的带，导致三尖瓣孔口大于预期；D. 错误植入的带，无法阻止隔小叶的进一步扩张（经许可引自 Duran CMG：Duran ring annuloplasty of the tricuspid valve. *Oper Tech Thorac Cardiovasc Surg* 8：201–212，2003.）

代选择有，不置换只切除三尖瓣，用二尖瓣或三尖瓣的同种移植物，用带支架的猪瓣膜或带支架的心包异种移植物置换，以及用机械瓣膜的置换。药物滥用导致的心内膜炎的流行性增加和这些患者康复效果的不佳，促使 Arbulu 和 Holmes[131] 提倡无置换的三尖瓣切除。他们报告，55 例三尖瓣切除术患者的长期结果中，术后 13 年的死亡率为 29%。尽管缺乏三尖瓣膜可能看起来明显可以接受，但必须强调这些患者都很年轻，且肺动脉压正常的事实。

主动脉同种移植物的感染有比预期更高的抵抗性，使得人们对使用房室同种移植物的兴趣重新被点燃。第一个用房室同种移植物的试验性三尖瓣置换术由 Robicksek[132] 进行，他在 1954 年报道了其早期结果，使用了同源三尖瓣。1965 年 Hubka 和其同事[133] 用二尖瓣同种移植物也进行了这一手术。这些技术之后出现了很多孤立的，间歇性的，大多不成功的临床案例，直到 1993 年我们报道了成功地用二尖瓣同种移植物[21] 的三尖瓣置换术，观察了长达 20 个月；以及 di Summa 及其同事[134] 报道他们使用了新鲜的三尖瓣同种移植物。尽管 5 年来结果令人满意[22,135]，其应用仍受到限制，因为三尖瓣心内膜炎在大多病例中可用抗生素疗法成功治疗[98]。

在实践中，所有的三尖瓣置换术都使用标准的机械或带支架的、戊二醛处理的猪瓣膜或带支架的心包异种移植物。两种替代物的支持者的争论基于机械瓣膜所需的永久性抗凝血与生物假体耐久性的局限性之间的比较。在大多数三尖瓣置换术的案例中，整个三尖瓣装置都应保留。间断的，带垫片的 U 缝合线沿着瓣环传递，将剖叶加入其中。必须注意，靠近前隔交界处的隔膜缝合线要避免损伤房室结。在这一区域，带垫片的 U 缝合线应该从瓣叶的基部通过，避开心肌组织。这些重复的缝合不仅增加了针脚的固定能力，也维持了瓣环和乳头肌之间的连续性，这在二尖瓣手术中已经被证实对于心室功能必不可少。在三

1287

尖瓣中使用机械瓣膜还是生物瓣膜的争论依然十分活跃，支持者们把对抗凝血性的需求和良好的右心室功能作为这种植入物的术前指标[136]。

六、结果

（一）瓣膜成形术

回顾文献，常显示不同的结果。由于三尖瓣是一个低压系统，尽管效果不理想，功能不全的不同程度也可以被接受且耐受度良好。Duran及其同事在他们30年前的精妙综述中强调了这一观点，他们对150位二尖瓣和三尖瓣反流患者，在不同时间间隔下进行了长达5年的术前术后血流动力评估[91]。所有的患者都进行了二尖瓣修复，其中119例伴有三尖瓣修复；有31个病例外科医生忽略了三尖瓣病变。无论三尖瓣修复是否被分别归类为"好""坏"或"被忽略"，97%二尖瓣修复良好的患者均为功能性Ⅰ级或Ⅱ级。二尖瓣修复的质量决定了术后心指数。当时由于这些数据着重强调了早期修复左侧病变的重要性，这些作者得出结论，功能性三尖瓣关闭不全仅在肺血管阻力可预测并显著减少的情况下被忽略，而且三尖瓣的器质性疾病必须被修复。

20世纪80年代确立了修复术优于置换术的选择。当时发现，修复在大多包含器质性病变的病例中均可行。Prabhakar及其同事[25]修复风湿性器质性病变的经历当时很振奋人心，他们报道多于90%的患者功能性令人满意。在退行性或功能性疾病案例中，瓣膜血栓的缺失、不必要的永久性抗凝血和较低的再次手术概率将瓣膜置换术降至了特殊情况[137,138]。Duran报道306位患者中，92位主动接受了三尖瓣手术，总体表明住院的死亡率为7.5%，48个月的精算存活率为77%[110]。5年相对低的存活率表明，三尖瓣患者的情况遭于预期。由于缺乏术前、术中和术后的三尖瓣的良好成像，当时的选择过程受到了消极影响。

这些发现对于三尖瓣更激进的手术疗法很有利，早期适应证也因此扩展到了低风险患者。这一态度随着时间的推移，三尖瓣瓣膜成形术设备的变化而被记录下来。最近Ratschiller及其同事[139]也证实了这一点，尽管对于特定设备的跟进过程还很短。最近40年不同瓣膜成形术的不同技术，无论是用环，不用环还是用带，均证明，随着时间的变化残余狭窄和反流可成为一个已被记录的问题，早期研究显示，50% De Vega成形术的患者有显著压差，41%的患者有残余或复发反流[140]。在早期研究[141]和Duran弹性环（Medtronic，Inc.，Minneapolis，MN；31%显著梯度，30%残余或复发反流）时，早期，Carpentier-Edwards刚性环（Edwards Lifesciences，Irvine，CA）也出现了相同结果：48%有显著压差，31%有残余或复发反流[54]。随着时间的推移，类似瓣环损坏的技术失误并不多见，尽管有文献记载[142]。McCarthy及其同事[143]在790例功能性三尖瓣功能不足的一系列患者中研究了环成形术失败的晚期因素；32%用Peri-Guard带（Synovis Life Technologies，St. Paul，MN）的患者检测到残余或复发的显著反流，评分为3+~4+，用De Vega缝合的患者里则有28%，用Carpentier-Edwars刚性环的患者里有17%。另一方面，正如Matsunaga及其同事[144]所示，在为了功能性缺血性反流而进行的成功二尖瓣修复后，三尖瓣反流可能会发展。在心肌血管再造术和二尖瓣瓣环缩小成形术后，将近50%的患者在最近的随访控制中出现了显著的三尖瓣反流[144]。这些结果表明三尖瓣瓣环缩小成形术可能无法一直防止功能性反流的复发。房室瓣的功能性反流仍是一个问题，原因正如众所周知，心肌病诱发的缺血性疾病导致了左右心室几何形状的改变。心肌成分很难被任何种类、任何构想的假体瓣环成形术装置所纠正[2]。此外，刚性环和柔性带之间的争论也很活跃。缺乏旨在揭示一些亮点的控制性研究仍是一种限制；然而，最近一个最佳证据的话题表明，尽管弹性组瓣环开裂或破损的概率相对较低，刚性环仍具更稳定、更持续的术后反流趋势[145]。

（二）三尖瓣置换术

对实验性三尖瓣置换术的最早记载已是将近

60年前的事了[146]。在讨论成人右房室瓣和孔口的"命运"时，说一切基本没什么变化是不公平的。心脏手术一直在进化，从原始的手术来看，当今的趋势是全球层面响应技术，从而愈发减少进入心脏[147]。然而，三尖瓣的置换对于内外科医生来说仍是一个挑战。很明显，三尖瓣病患者的术前情况决定了结果，而这些患者经常发现得晚，并主要由于右心衰竭而导致状况不佳。近年来已经识别出了一些修复失败的前兆[83, 148]，在和成人二尖瓣或主动脉瓣置换术比较时，外科医生取得满意的解剖学和功能性结果的能力也使得三尖瓣置换术是一种罕见的手术。

三尖瓣置换术有一些众所周知的问题。尽管在一些病例中，随着时间的推移，不同的置换设备有可以接受的结果[149-151]，但人工瓣膜功能障碍是公认的问题，其在经常生病患者中具有发病和死亡的风险。目前数据无法显示哪种特定的人工瓣膜更佳[153]。对性别[154]等特定因素相关的结果的推测由于缺乏足够与时间相关的数据，目前未被证实。

因为大部分患者都可以进行三尖瓣修复，所以三尖瓣置换术的报道也包括减少的数量[153]。跟进病例一直是医学一大难题，也是评估任何手术有效性的关键工具。对于长期的含义没有统一的定义，对于时间框架的解读也很主观，通常取决于作者所想报告的内容。心胸外科手术对报道一直以来都有兴趣。随着我们进入到瓣膜置换术的第6个10年[155]，我们正在分析前辈们手术的实际长期结果。因为是瓣膜手术，所以我们需要长期的研究，尽量避免心脏手术中出现的提升影响结果。长期跟进的报告可达20余年，包括非常不同的三尖瓣病理过程，也通常包括再次手术[156]。此外，中度风险和病情有进展的患者才治疗重度三尖瓣病变。中度病变现在很少用置换术治疗。报道的医院死亡率为15%~25%[156-160]，在过去20年没有持续上升。当报道孤立三尖瓣置换术时，医院死亡率在Poveda及其同事[161]的研究中高达39%，其中包括1974—1993年的手术患者。在置换术之前有开心手术时，Hornick及其同事[162]

报道了1985—1993年手术患者的死亡率为50%。1980—1997年，34例在左侧心脏术后经历了孤立三尖瓣手术的患者的医院死亡率为8.8%[163]。然而，在术后5年，无事件的精算存活率只有41%。结果不佳的预测因素有患者年龄、之前做过的手术数量、术前功能分级、充血性心力衰竭和肺动脉压力[161, 162]。公布的晚期死亡率接近50%[157-159]，其中Sanfelippo及其同事[164]报道的3年存活率为70%，Thorburn及其同事[165]报道的10年存活率为47%，Kratz及其同事[166]报道的8年存活率为41%。在大多追溯到20世纪70年代的病例中，机械和假体组织的三尖瓣置换术总体差别不显著。最近的病例中，无论是否与三尖瓣修复术比较，均证实了三尖瓣置换术与长期心肌死亡和瓣膜相关事件有关[167-169]。

已知二尖瓣和主动脉位置的标准生物假体由于瓣叶撕裂和钙化而失败，植入后10年内的发生率约为25%。目前积累的重要信息支持，特定模型和组织可以良好维持20年以上。Bourguignon及其同事[170]最近发现，外植Carpentier-Edwars异种移植体20年的实际风险在跟进了长达25年的400多位患者中为25.5%。其他的生物假体也报告了良好的结果，如Hancock Ⅱ，年轻二尖瓣患者中20年内无再次手术的比例为41.4%，大于60岁内的比例为61.9%。这可以被视为良好结果[171]。

然而，这些并发症在成人和儿童的低压肺和三尖瓣位置中很少见[172]。Ohata及其同事[173]报道了一个在二尖瓣和三尖瓣进行Carpentier-Edwars异种移植的患者的比较研究。术后13年无结构恶化和再次手术的精算自由度，在二尖瓣内概率为78%，三尖瓣内则是100%。尽管这些结果有利于组织瓣膜，但一些研究并未发现机械瓣膜和生物假体支架存在显著差异。Carrier及其同事[174]在2003年报告了对97位三尖瓣置换术患者的术后25年观察。医院的总死亡率为17.5%。因为他们承认更偏向生物假体，作者将两个不相同的组进行对比，一组是81位生物假体患者，对抗1977—2002年间用机械瓣膜手术的 15 名患者。两组之间存活率和再次手术概率无显著差距。生物假体组五年的精算成活率为 56%，机械组内则为 60%。5 年内无再次手术的概率则相应为 97% 和 91%。Ratnatunga 及其同事[175]研究了在 U.K.Heart Valve Registry 的 435 例患者，发现使用生物和机械假体的患者存活率和再次手术概率均相似。Kaplan 及其同事[176]同样报告了类似的结果，他们研究了 122 例平均年龄为 35 岁的三尖瓣置换术患者。尽管 10 例患者出现了假体栓塞和肺栓塞，作者仍推荐使用低而稳固的生物假体。在三尖瓣上用机械还是组织瓣膜的决定仍需具体情况具体分析。Songur 及其同事[153]研究了 132 例患者——最大的研究之一，没有发现长期的显著差异。Kawano 及其同事[177]强调了机械瓣膜栓塞的问题，他们在 2000 年发表的文献中报告，23 例使用了 St.Jude Medical 瓣膜的患者中有 6 例出现了栓塞。已有些年头的研究中有一部分患者的实际死因是未知的。这可能是由于没有进行尸检，因此让人猜测可能有栓塞[149]。尽管三尖瓣很少出现生物假体的栓塞，但更常形成纤维血管翳。这会导致需要进行手术的进行性狭窄。Kawachi 及其同事[178]研究了 23 例使用了标准 Hancock 生物假体的三尖瓣置换术患者。所有的患者被观察了长达 16 年。术后 10 年结构性退化的精算自由度是 94%。这在机械瓣膜中也存在，但是目前只有简要的报告[179]。成像技术的发展优化了瓣膜的房室形象化，因此提高了准确诊断的概率。三维超声心动图和更加新的的断层扫描提高了我们评估房室人工心脏瓣膜的能力[180]。

目前很难判断三尖瓣置换术中组织瓣膜是否优于机械瓣膜。事实是，现在没有能够表明一者优于另一者的大型研究。Songur 的研究里有 123 名患者，是最近发表的最大的研究之一[153]。血流动力学本身可能不是问题[181]。机械瓣膜在和组织瓣膜令人满意的效果比较时，其栓塞的危险性和对严格抗凝方案的需求使得生物假体更胜一筹。历史告诉我们，我们无法恰当地解决房室瓣置换问题，尤其是三尖瓣位置，这里需要更解剖学的，也因此更具生理学意义的新三尖瓣假体。

潜在的信息是，需要三尖瓣置换术的患者术前状况不佳，这是风险和死亡率增加的主要原因。

七、理论和证据

（一）理论

显然，尽管有多年手术治疗三尖瓣病的经验，一些问题还是仍存在争议。疾病的种类是讨论的重点。在西方国家，左侧瓣膜手术导致的瓣膜反流最常见的诊断[100]大约是功能性三尖瓣反流。问题在于反流的程度是否重要[182]，以及对心肌功能的影响是否会影响存活率[183]。Kammerlander 及其同事[184]最近研究了 91 位经历了左侧手术的患者，发现尽管晚期存活率低于三尖瓣反流患者，但右心室功能障碍和这些患者的存活率有关。Hyllén 及其同事[185]重点研究了肺动脉高压作为疾病复合体的角色，这一部分也表现出右心室功能不良。

这证实了进一步研究的必要性，并强调了我们的想法，即任何起源的三尖瓣反流对于右心室都是有害的。值得注意的是，在所有非瓣膜手术中也是如此。随着所有类型的治疗恶性心律失常和心力衰竭的心内装置的植入比例不断增加，或多或少的强有力适应证个数也在增加，经心室起搏现在也成为当前讨论的问题[186]。单个或多个铅植入三尖瓣后的反流效果是一定未知的，而且需要更多信息来更新现有知识[187, 188]。

器质性疾病在非西方国家仍是一个严重的问题，它仍是瓣膜疾病[189]的一个负担，不容忽视。再一次的，缺失大型研究可能无法得出结论，但是现有知识表明，这一问题对于长期因风湿性心脏病患三尖瓣反流的患者仍然很严重。Rodríguez-Capitán 及其同事[190]最近在另一个对风湿相关患者的研究中指出了这一问题。风湿性疾病设计所有瓣膜结构，这就是为什么其修复率比功能性疾病低得多。在西方国家，器质性疾病的发病率在需要手术的患者中大约占 15%[191]，尽管有些研究可能得到更高的发病率[190]。因为三尖瓣手术的结果通常不如二尖瓣一样可预测，所以问题，建议，解决方法和结果彼此之间仍存在断层。Gonzalez-Santos 和 Arnaiz-Garcia[191]的精妙文献中简要并透彻地解决了这一问题。

在讨论推荐时,三尖瓣反流手术的适应证变得愈发清晰。信息的积累使得实践指南在过去5年进行了多次修改;然而,三尖瓣手术中我们仍缺少设计良好的对照研究。大多信息来自观察性研究,短小的研究和专家观点。目前的指南们有一些不同,最新的一个证实需要左侧瓣膜手术的患者有原发性和功能性的三尖瓣反流,三尖瓣手术是必要的,被推荐分为Ⅰ级[192,193]。其他的适应证仍为Ⅱa级。

最后,从方法论的立场来看,缺少前瞻性对照研究仍使得做决策的过程不太顺畅。虽然我们可能没有理想的分析工具,但三尖瓣从Braunwald的贡献[90]以来就一直被大家忽略;这在文献数据中一目了然。我们已经指出,美国国家医学图书馆中用主动脉瓣,二尖瓣和三尖瓣进行题目的检索,得到的文献数分别为:13 608(44.8%),14 134(46.6%),和2625(8.6%)。把研究时间限制在21世纪,得到的结果则是7736(55.0%),5238(37.3%),和1079(7.7%)。通过进行如此简单快速和不准确的检索,我们了解到对瓣膜的关注较少,而瓣膜对于晚期结果不仅有功能性的影响[194];这强调,很难获得证据证明哪种治疗选择是最佳的。Rodríguez-Capitán及其同事[190]的研究是对于特定环境的一个精准描述;Gonzalez-Santos和Arnaiz-Garcia[191]认为适应证仅限于晚期或器质性瓣膜病的患者。最重要的事实是,由于器质性瓣膜病或之前做过手术,或两者均有的患者比例很高,手术承担着巨大的风险。结果往往不够理想,死亡率高,功能等级低。

(二)证据

目前几乎没有关于三尖瓣手术的科学证据。目前,对照研究,系统综述或Meta分析都可以获取证据。尽管国际数据库很多与各类三尖瓣治疗形式相关的各类文献,方法学上合理的实际发表文章数目并不多。Parolari及其同事[127]的最新研究证实,比较分析瓣环和瓣环成形术缝合的短期结果时,仅有两篇前瞻性随机研究,相隔将近30年[195-196]。剩余的知识仅剩一些重要的回顾性研究。在分析长期结果时,同一作者没有发现前瞻性随机研究。有趣的是,尽管缺乏对照研究,用瓣环或不用瓣环修复的14年后的中位存活率在各组之间无显著差异。另一主题是残余的三尖瓣反流。在这种情况下,接受过环修复手术的患者比不用瓣环修复的患者的表现更好,在功能性三尖瓣反流中有利于假体环植入的一方有显著的统计学差异。换言之,也正如Parolari及其同事[127]所说,不用瓣环修复的患者复发三尖瓣反流的风险高出两倍;这影响了晚期的再次手术。

这些研究针对功能性三尖瓣反流的瓣环或非环修复。我们知道在所谓的西方国家里很难找到器质性疾病,其是风湿性瓣膜受累的典型特征。文献检索的结果是,关于特定亚组患者哪种疗法更好,我们能得出结论的证据有限。Parolari及其同事[127]的Meta分析以及Khorsandi及其同事[197]围绕环或非环修复三尖瓣反流设计的最佳证据主题,似乎支持用环修复中度或重度三尖瓣反流。然而,De Vega在最近一篇关于Guenther及其同事的长期结果的社论[198]中仍然提出了一些未解决的问题,Guenther等[199]设计了三尖瓣修复最大的研究之一,有717名接受了环和非环两种修复的患者,也得出结论认为环修复与升高的存活率和降低的再次手术概率有关。来自Mayo诊所的Yilmaz及其同事指出,疾病种类,患者种类,再次手术的需求,和其时机可以为患者提供更具选择性的方法[200]。

八、未来

在过去20年里,我们已经见证了微创手术的蓬勃发展,这已是手术治疗心脏病的一种既定方法。目前患病患者的趋势是,减少手术的创口大小与侵入性,旨在降低生理影响[201,203]。三尖瓣手术中,失败的主要原因是长期疾病,患者的术前状况,和之前的手术次数,他们显然彼此相关。

成像技术极大地提高了术前诊断,因而改变了心脏手术。二维超声心动图和多普勒速度分析的出现,代表了向前迈出的一步,从此医生对心脏瓣膜疾病有了更好的了解[68]。多普勒超声心动图[204]使得我们对房室瓣膜生理学有了更好的了解，多普勒分析和颜色映射也使对瓣膜反流的分析变得准确。已经发现多普勒超声心动图的灵敏度比对比超声心动图高[205]。尽管之前对购买设备所需的投资存在一些疑问，但在解释连续波多普勒时，早期发现彩色多普勒血流成像快速简单，是多普勒的合适伙伴[206]。

多普勒超声心动图和彩色血流成像已经成为外科诊断和质量评估中最有用的工具。没有超声心动图，我们无法理解手术。任何心脏手术患者的术后评估都无比依赖超声心动图。瓣膜病变的术前评估，术前的心室功能评估和体外循环后或非体外循环术后的术中评估，对于成人和心室手术都无比重要，因为很显然，各种手术都需要形态学和功能学方面的信息[207-208]。随着我们越来越多地使用技术，监控对于提高质量是关键性的要求[209]。因此，成像和技术将在未来的心脏手术中起到重要作用。

（一）成像

二维、三维超声心动图和心脏磁共振是目前评估心脏瓣膜疾病最重要的成像技术。作为诊断工具，超声心动图的快速发展使得新技术，例如应变成像得以应用。因此，我们正通过散斑追踪超声心动图学习新的定义，公式和计算[210-213]。正如大约30年前发生的那样，将这些技术纳入临床彻底改变了我们关于三尖瓣膜疾病的认识和方法。

右心室呈一种新月形一半的形态，它将内外流的部分间隔开。这一复杂的解剖结构在心脏病的预后，功能性三尖瓣反流的发展和对肺动脉高压的解释中发挥作用。普遍认为，三尖瓣环直径的变化在通过瓣环成形术进行的三尖瓣环重塑中起作用。在收缩中期和舒张早期对瓣环直径的测量，以及对右心室体积的测量都属于手术的策略[212]。

现在是时候学习二维和三维超声心动图的新定量方法了。正在进行的研究证实，有很多变量影响正常志愿者的瓣环直径；因此，在对患病个体进行合适的手术计划时，必须认真考虑这一点[212]。右心室分析的不同平面对于评估肺动脉高压的临床效果也很有用。横向和纵向的右心室功能分别是心肌功能和肺动脉高压的可靠标志[213]。因此，成像已演变成了一个复杂的领域，不断发展并影响着手术实践。三尖瓣反流的评估对外科医生尤为重要，因为三尖瓣环等非平面的结构十分复杂。每一次决定和执行使得三尖瓣病的手术治疗仍是一种挑战；然而，更高质量的术前信息使外科医生可以在复杂的制定决策过程中有更准确的导向。

（二）更新的设备，更新的技术，更新的理念

不断积累的三尖瓣手术知识表明，继发于左心脏病的三尖瓣反流是右房室瓣功能不全的最常见原因。环与非环修复[199]何者更好仍存在争论，在本章内已经阐述。根据最近的信息，似乎环修复的长期效果更好，存活率更高，无须再次手术；剩下的问题是，改善环的设计是否能获得更好的结果。技术在未来很可能提供帮助。

（三）环

1. 三维环

三尖瓣是非平面的结构。一开始刚性环不是针对这种几何形状设计的，而且之前一些报道基于Carpentier-Edwards等刚性环。新环旨在重建三尖瓣环的非平面结构。目前已发表经验的寥寥无几，但Ratschiller及其同事[139]用新的三维设备（Contour 3D，Medtronic，Inc.）所做的研究听起来很具吸引力。根据他们的经验，跟进了长达两年的结果显示，出院时残余三尖瓣反流概率降低，再次手术概率低，早期功能性结果良好。显然后续跟进时长尚短，而且为确保最终优于之前检测过的设备需要更久的跟进。

三维环的领域仍需经历时间的考验。目前可用的经验时间太短，数量太少。MC3三维瓣环成形术环（Edwards Lifesciences），一种之前检验过的设备，尚未有长期结果的支持，而这对任何旨在提高瓣膜能力的设备都是必备的。虽然这一概念和一些设备已经商业化一段时间了，暂无大型实验得出证实的结果[214-216]。De Bonis及其同

事[214]分析了140位患者后得出结论,三维环早期结果令人满意,中期跟进保持稳定。3年的精算生存率是94.8%,平均跟进事件是23个月。三尖瓣反流不再大于2的比例为88%。只进行环瓣膜成形术后,环扩张导致残余瓣功能不全,这不是其唯一的机理[214]。也很显然未来必基于目前对这些设备的长期观察为我们带来可靠的数据。

2. 可生物降解的瓣膜成形术

"消失瓣膜成形术"完全不是新的概念。20年前,Duran及其同事[217]在绵羊实验中收集信息后创造了一个当时全新的概念,实验中作者们进行了三尖瓣缝合瓣环成形术。动物们被安乐死后,尸检显示缝合材料已被纤维组织取代[217]。随后进行了一个25位患者的临床实验,这些患者用可吸收材料进行DeVega瓣环成形术后2年内没有出现反流[218]。但过去20年发生了什么?该概念没有被大家接受,临床试验也几乎没有信息。Kalangos及其同事[219]在动物环境中检测出,最初用可吸收线进行DeVega瓣环成形术的概念被用生物可降解材料的瓣环成形术环取代。动物实验体现,生物可降解缝线被纤维组织取代后完全降解。因为植入体靠近左旋和心脏大静脉,没有引起安全问题。

然而,尽管缺乏长期的充足数据,对于消失瓣环成形术的概念重新有了新的兴趣。Myers及其同事[220]从两种房室瓣膜收取数据,得到的报告中可获得的信息很少。此外,成年人的主要适应证似乎是由同一批作者分析的感染[221]。Bioring Kalangos瓣环成形术环(Bioring,Lonay,瑞士)已被证明在各种条件和临床条件下可稳定原始瓣环[222, 223]。然而,研究们太小,且平均跟进时间短于10年。

生物可降解瓣环成形术的再次兴起和生物材料的新发展有关。正在开发很多旨在被自体组织取代的生物支架[224]。目前正在对生物支架进行大量研究,其基于可以从各种组织获取的细胞外基质(ECM)。问题在于,基于之前消失的缝合线来自瓣环成形术的同一基本原理,这些支架是否能用于瓣环稳定。商业上可获得的ECM贴片解决了小叶组织重建的问题。由于这一领域不断发展,在未来不能排除用这些材料进行瓣环重塑的可能性。该推测基于不同形式的用ECM治疗瓣膜的寥寥经验。

(四)瓣膜和技术

经导管瓣膜植入是现在治疗心脏瓣膜疾病的风潮。结构瓣膜疾病,这一模糊且不准确的概念似乎于这种心脏瓣膜的新型疗法密切相关。尽管医疗界为了商业利益试图改变了措辞,其病理学依然难以理解。最近De Maria在一个优良的社评中指出了这一点[225]。意思就是,瓣膜技术和科技的最新发展与这一结构性疾病的变革有关。心脏手术中是容不下模糊的术语的。这些领域里,目前的趋势再次朝向了通过避免心肺旁路来降低手术创口大小和侵入性。我们一致认为,晚期三尖瓣病患者们常见的临床情况不佳,而且提前做过手术患者所占的比例很大,因此我们欢迎任何设计合理的医疗手段。在三尖瓣位置经导管瓣膜植入的选择目前还在研究中。我们相信,这一不断升级的领域会为瓣膜患者里的这一部分人带来更好的解决方案。

在主动脉位置,20多年前[226-227]有很多开拓性的努力,如用天然三尖瓣的球囊扩张术和假体三尖瓣植入,为未来的发展奠定了基础。受到主动脉位置瓣中瓣植入的初始结果的鼓舞,几位作者转移到了三尖瓣领域尝试瓣中瓣概念。肺部经导管瓣膜植入的积极作用对于三尖瓣位置也有帮助。瓣中瓣似乎是一个很吸引人的概念,需要时间的检验。Hon及其同事[228]报道的初始研究开启了对通常高危患者的扩张导管治疗。Roberts及其同事[229]报告了第一例先天性和获得性心脏病的短期研究,对15个病例进行了4个月的短期跟进[229]。他们报告了一例早期假体瓣膜心内膜炎。因此,心脏专家和外科医生逐渐乐观,认为这种方法可能减少晚期三尖瓣病的手术风险。这完全将心脏病和心胸手术两个领域结合了。在过去的几年里,有一些复杂的研究报告了结果。一些病例中尝试了孤立三尖瓣植入体,也有即时效果良好的非孤立的多瓣膜植入体[230-234]。目前的研究主要与治疗三尖瓣手术后状态不佳的患者有关，他们出现了组织瓣膜降解或瓣周漏[235-240]。信息的不断增加表明，经皮治疗三尖瓣病的未来将迅速发展。最近的文献共同遇到的问题是患者的风险，他们具有单次或多次先前干预和组织瓣膜的功能障碍。先天性和获得性疾病都是目标。很可能之前治疗过先天缺陷的成人患者会进一步右心衰竭，或之前为了治疗右心室流出道而植入的瓣膜和导管会有功能障碍。

Melody 带支架牛颈静脉导管（Medtronic, Inc.）和 Edwards Sapien 带支架心包膜（Edwards Lifesciences, Irvine, CA）已经应用在右房室位置。在这些报告中，瓣膜的行为看起来是正常的，虽然跟进时间尚短，没有报告达到了 5 年。一个法国的多中心研究成功收集了 71 例治疗衰竭组织瓣膜的经导管三尖瓣植入术的数据[241]。当时治疗了狭窄和反流病变区域。作者认为总体手术是成功的，尽管有两例心房出现了栓塞。这当然引起了对于定义和报道准确性的关注。来自 Mayo 诊所的另一研究也显示 19 位患者的围术期有良好结果[242]。围术期的问题与血管通路有关。这一研究也缺乏短期跟进。多数可获取的短期信息与植入体的血流动力学有关[243]。

由于这些手术后的跟进信息，如果有的话，很少，大家也认为有些问题会随着时间发展。Whisenant 及其同事[244]最近报告瓣中瓣植入术后出现了栓塞。随着跟进信息不断积累，Bentham 及其同事[245]形容的早期瓣膜衰竭和心内膜炎引起了对确认安全性和存活能力的关注。经导管瓣膜植入后的假体瓣膜心内膜炎正组合成一种高风险的困难诊断和治疗[246-248]。因为大多经导管瓣膜心内膜炎的信息与主动脉位置有关，上述提到的研究中也报告了一些独立的右房室位置的病例。

将越来越多的报道纳入考虑范围内，很显然右房室位置的经导管瓣膜植入术有大好前途。正如所有创新的案例一样，必须在跟进中收集具有说服力的数据。

（五）争论：预防

在解决微度和轻度三尖瓣反流时，我们需要主动吗？我们需要解决边缘扩张的瓣环吗？有很多问题没有确切的答案。在功能性三尖瓣反流的患者中，这具有争议。在心脏移植中，在供体心脏内进行三尖瓣瓣环成形术是合适的，因为数据证实这可以降低死亡率，减少瓣膜反流。Jeevanandam 及其同事一直提倡基于缝合的瓣环成形术[249, 250]。然而若有扩张的三尖瓣环，是否用手术治疗退行性二尖瓣反流一直比较模糊。目前的指南推荐有轻度瓣环扩张且无肺高压时，瓣环成形术分级为 Ⅱ b[251]。Benedetto 及其同事[252]的数据表明，若患者有扩张的三尖瓣环，经历了二尖瓣手术后，预防性的三尖瓣瓣膜成形术与三尖瓣反流的进展变缓、右心室重建的提高和功能性结果改善有关。而且，Zhu 及其同事[253]提出，术中三尖瓣瓣环周长值若超过 83mm/m^2，则可推荐这一选择。Teman 及其同事[254]收集了 21 位经历了功能性三尖瓣反流再次手术的患者的信息，也强烈推荐初次二尖瓣手术中采用更侵入的方法进行瓣环成形术。最近的一个系统性文献综述和 Meta 分析总结到，我们需要开发能识别患者发展功能性三尖瓣反流风险的具体分数[255]。

（六）研究

目前有三尖瓣的研究仍在进行。因为每个经导管植入体的跟进结果无法推测到人类的情况，研究的部分目的是开发模型来检测最新研发设备。这些没什么稀奇的，因为 Boudjemline 及其同事[256]20 年前已经在房室位置进行了经皮植入瓣膜的早期步骤。经皮植入的技术发展要归功于制造商的大量投资，其促进了文献数目的增加和不同模型概念的评估。Bai 及其同事[257]在绵羊体内研发了一种简单的三尖瓣反流经皮模型，可能对植入体的评估有帮助。这些作者在三尖瓣功能完好的前提下，通过在绵羊体内植入自制且带支架的猪心包瓣膜，之前进行了开拓性的三尖瓣研究[258]。为了调查腔静脉植入的带支架瓣膜短期良好结果的有效性，Lauten 及其同事[259]在绵羊体内创造了一种敏锐的三尖瓣关闭不全模型。植入腔静脉支架后，静脉反流的减少显著，心排血量也明显增加。隐含的信息是，这些尝试均降低了晚期三尖瓣病患者的手术风险。

目前也有三尖瓣心内膜炎相关的研究在进行。95%的三尖瓣心内膜炎可用抗生素疗法治愈，无论病原体和获得方式是什么[260]。Arbulu及其同事[131]记载，三尖瓣瓣膜切除术可以拯救晚期患者的生命。然而，残余的大量三尖瓣闭合不全会导致严重的右心衰竭，之后会需要瓣膜置换术。正如之前讨论的那样，在这种情况下进行过很多次尝试来评估置换术使用的机械瓣膜和组织瓣膜，结果不尽人意，因为长期成瘾导致了瓣膜功能紊乱。不过将二尖瓣移植到三尖瓣位置的结果偏好[21]。生物支架的发展开启了一个研究的新领域。最近Gerdisch及其同事[261]报告，使用细胞外基质圆柱的三尖瓣心内膜炎手术结果很被看好[261]。支架这一引人注目的领域必是未来的瓣膜研究中的一部分。目的是使得植入术既简单又具生物兼容性。这一可行性研究证明了ECM可以用于瓣膜置换术。然而最近补充的信息表明，由于给定植入体出现了意外的早期失败，使用该方法需要一定的警告[262]。一定会有跟进信息和更多的讨论。

最近Bajona及其同事介绍了一种非常创新的方法[263]。因为功能性三尖瓣反流通过瓣环扩张和扩张右心室的小叶撕裂来识别，这些作者通过插入一个以导管为导向的，可充气的球囊穿透三尖瓣，在右心室治疗三尖瓣闭合不全，从而在不需血流动力学妥协的情况下消除中心反流。有一很吸引人的假设，即一用来调整球囊体积的旋入式导线经皮贮液囊可以增加其实用性。这些用小牛瓣膜进行的间接体内疗法在血流动力学方面已获得了满意效果。这也是一个可以探索的领域，预计会有更多发展。

第 82 章
自体瓣膜心内膜炎及人造瓣膜心内膜炎
Native and Prosthetic Valve Endocarditis

Amy G. Fiedler　Lawrence S. Lee　Frederick Y. Chen　Lawrence H. Cohn　著
李 飞 译

患者自体心脏瓣膜的心内膜炎被称为自体瓣膜心内膜炎（NVE），人造植入心脏瓣膜的心内膜炎被称为人造瓣膜心内膜炎（PVE）。目前发达国家的自体瓣膜心内膜炎发病率为每年 1.7～7.0 例 /10 000 人，且在老年人中发病率最高[1-3]。自体瓣膜心内膜炎通常只累及左心，据临床观察数据，右心受累率仅为 5%～10%[3,4]。虽然感染性心内膜炎总发病率在过去几十年里一直保持稳定，但是近年来两者的发病原因和危险因素已经发生了变化。以往心内膜炎的病因主要以风湿性心脏病为主；现在占主导地位的病因已转变为：退行性瓣膜病、静脉注射毒品、血管内装置和院内感染。

一、自体瓣膜心内膜炎

（一）病理学

几乎所有自体瓣膜心内膜炎的发生都必须存在两个条件：①心内膜损伤；②血源微生物（尤其是细菌）对损伤部位的继发性浸润[5]。导致心内膜损伤的原因主要有：退行性钙化、风湿性疾病、二尖瓣脱垂、反流喷射、先天性结构异常（如二瓣化主动脉瓣）和医源性损伤（如心导管术）。心内膜损伤会导致血小板和纤维蛋白产物沉积，继而微生物依附于其上形成病灶。致病微生物可以通过皮肤、黏膜或其他局部组织感染灶进入血液，造成菌血症或真菌血症，导致自体瓣膜心内膜炎。其常见原因包括静脉注射毒品、留置导管、全身情况差、医疗损伤，甚至刷牙和咀嚼也可能导致菌血症或真菌血症的产生[5-7]。

自体瓣膜心内膜炎中感染导致的并发症和临床症状可分为两类：一类是脓毒症和栓塞导致的系统损害，如卒中、肾衰竭和发热；另一类是感染直接导致的后遗症，其感染部位通常与心肌局部解剖特点有关。

在自体主动脉瓣心内膜炎中，感染可能会扩散进入主动脉瓣环，破坏主动脉瓣，或在瓣膜周围形成脓肿。传导系统也可能随感染程度的不同发生不同程度的病理改变，包括心脏传导阻滞。其他并发症还包括心脏瘘管，冠状动脉及全身性赘生物栓塞、卒中、脑梗死和真菌性动脉瘤。巨大主动脉瓣赘生物可脱垂到左心室腔，接触二尖瓣前叶，并引起继发性双瓣心内膜炎。大部分主动脉瓣关闭不全都是由主动脉瓣心内膜炎导致的。若不接受治疗，纤维三角区及二尖瓣前叶和主动脉之间组织均会受到破坏。主动脉瓣关闭不全会导致容量过载，进而可能会导致心力衰竭。偶可见贯通主动脉及右心房的瘘管。

在自体二尖瓣心内膜炎中，赘生物最常见的附着点是二尖瓣心房侧靠近瓣环处的瓣叶。赘生物可能附着于瓣叶或腱索上的任何位置，也可能附着在心室侧。赘生物及其碎片可能会破坏部分心室组织。自体二尖瓣心内膜炎的并发症包括房室（AV）沟受累和脓肿形成，严重者可出现 AV 连接分离和瓣膜周围纤维支架的彻底破坏。

自体三尖瓣心内膜炎常累及瓣膜游离缘，而瓣环周围不常受累。自体三尖瓣心内膜炎的并发症包括瓣膜破坏和栓塞导致的心肺后遗症，如三尖瓣反流伴心腔容积增大、右心心力衰竭、心腔局部扩张可导致脓肿和瘘管形成；肺脓毒性栓子可导致肺梗死、肺脓肿、脓胸和罕见的真菌性肺动脉瘤。

（二）微生物学

心内膜炎主要由葡萄球菌和链球菌引起。常见的感染性微生物包括金黄色葡萄球菌（32%），草绿色链球菌（18%），肠球菌（11%），凝固酶阴性葡萄球菌（11%）和牛链球菌（7%）[8, 9]。革兰阴性菌也可以导致自体瓣膜心内膜炎，包括HACEK组和非HACEK组，各组约占所有病例数的2%。（HACEK组为一组培养条件苛刻的革兰阴性杆菌，包括嗜泡沫嗜血杆菌、放线共生放线杆菌、人心杆菌、侵袭埃肯菌和金氏杆菌）这些微生物在大量增殖前有较长的潜伏期，且常对多种抗生素有耐药性。真菌自体瓣膜心内膜炎较少见，多由白色念珠菌或烟曲霉菌引起，但可能会导致非常严重的并发症[10, 11]。

随具体的个人危险因素和人口统计学特征的不同，自体瓣膜心内膜炎的微生物学特征也有所不同。例如，草绿色链球菌在社区获得性心内膜炎中常见，而毒力更强的金黄色葡萄球菌在院内病例中更为常见[1-3, 8]。右心自体瓣膜心内膜炎主要见于静脉注射吸毒者，其中以金黄色葡萄球菌引起的自体三尖瓣心内膜炎最为常见[4]。

2%~7%的自体瓣膜心内膜炎患者的血液及组织样品中均无法培养出微生物，被认为是"微生物培养阴性的心内膜炎"[12-15]。因在发展中国家，培养条件苛刻或罕见的微生物更容易引起感染，该类型的自体瓣膜心内膜炎在发展中国家更为常见。在发达国家，微生物培养阴性的心内膜炎也可能出现。其常见的原因包括在取培养血液或组织前服用抗菌药物，微生物培养技术有限，或感染源为培养条件苛刻的细菌或非细菌病原体（如真菌）。在微生物培养阴性的自体瓣膜心内膜炎病例中，仔细排除其他潜在感染和积极的经验性治疗是非常重要的。

（三）诊断

1. 临床表现

自体瓣膜心内膜炎最常见的早期症状为发热和乏力。常见的体检阳性体征包括新发的心脏杂音或在原有心脏杂音基础上发生变化（出现新的杂音或原有心脏杂音性质改变）、瘀点、脾大、杵状指、片状出血、Osler结节及Janeway损害和Roth斑。Janeway损害和Roth斑几乎只存在于在发病早期伴有严重的败血症症状的急性心内膜炎病例中。患者临床表现的严重程度受致病微生物的毒力的影响。对于毒力较弱的致病微生物（如草绿色链球菌）引起的亚急性、进展较慢的病例，通常单用抗生素即可治愈。

实验室检查结果可见中度白细胞增多、不伴网织红细胞增多的贫血和血尿。应取不同部位的静脉血做血培养，以帮助临床医生确定细菌性自体瓣膜心内膜炎的病原微生物。血培养应该在应用抗生素以前进行。

2. 影像学

多普勒超声心动图是诊断心内膜炎最有用的影像学方法[16-19]。经食管超声心动图是更优的选择，具有95%敏感性和90%的特异性[20]。经胸超声心动图对心内膜炎的敏感性较低，但可在经食管超声心动图不能实行时选用。超声心动图可用于识别赘生物、瓣周漏、脓肿和瘘管。对于怀疑转移性或栓塞性疾病的自体瓣膜心内膜炎患者，应酌情进行进一步的影像学检查［如腹部和（或）头部CT］。脑梗死也可通过磁共振成像（MRI）进行进一步检查[21]。

3. Duke标准

心内膜炎的诊断不应依赖单一检查，而应综合考虑临床表现及辅助检查结果。目前已出版多种用于诊断心内膜炎的诊断标准，最常用的是Duke标准[22]。Duke标准由Duke University的研究人员在1994年首次提出，同时使用临床和病理标准来确诊或排除感染性心内膜炎。Duke标准有两组标准："主要标准"和"次要标准"。主要标准包括血培养阳性和超声心动图结果阳性（即发现感染性心内膜炎的阳性表现）；次要标准包括发热、易患因素、血管损害征象、免疫异常征象和可疑的微生物学结果）。根据符合的标准数目，可疑病例可被划分为三类：基本排除心内膜炎、可疑的心内膜炎和确定的心内膜炎。符合两条主要标准，或一条主要标准和三条次要标准，或五条次要标准的病例可被诊断为确定的心内膜炎；符合一条主要标准和一条次要标准或三条次要标准的病例可被诊断为可疑的心内膜炎。大多数权威机构认可了最新的改良杜克标准（表 82-1）[23]。

（四）治疗

积极的抗生素治疗是治疗自体瓣膜心内膜炎首要且最重要的措施。在抽血送血培养后，应尽快开始使用抗生素。早期应经验性联合使用广谱抗生素，随后根据血培养结果调整用药。在开始治疗后，为了明确和追踪治疗效果，应定期复查并监测血培养和超声心动图至少两周。对于症状持续恶化和抗生素治疗下仍并发败血症的患者，应进行手术干预。毒力较强的微生物感染（如：金黄色葡萄球菌和革兰阴性菌）病例在抗菌治疗下仍会很快进展，往往需要早期手术治疗。真菌感染是手术干预的绝对适应证。

对于心脏外科医生而言，确定最佳的手术时机是治疗决策的第一步。应该现在进行手术还是在抗生素治疗后再选择适当的时机？手术干预的大多数指征都不是绝对的，因此是否进行手术必须基于患者自身的临床状态和对其手术风险和收益的评估。一般而言，心内膜炎症状及并发症越严重且持续，越应尽早进行手术。一旦确定使用手术干预，应尽快进行术前准备。如果已经确定有手术指征，不应为了完成抗生素治疗而延误手术时机，否则会增加患者死亡率[24-26]。

对于二尖瓣或主动脉瓣心内膜炎的患者，充血性心力衰竭是常见的立即手术干预的指征。对于这种情况的患者，仅使用药物治疗一般无效且会导致预后不良，因此多推荐尽早进行手术。自体瓣膜心内膜炎患者早期死亡的危险因素包括纽约心脏协会（New York Heart Association，NYHA）心功能分级Ⅳ级、心源性休克、高龄、术前急性肾衰竭、瓣周扩展和葡萄球菌感染[24-26]。2006 年，American College of Cardiology 和 American

表 82-1　诊断感染性心内膜炎的改良 Duke 标准

主要标准
- 血培养阳性
    - 感染性心内膜炎相关典型微生物，且 2 次独立血培养为同一病原菌，如绿色链球菌、牛链球菌、HACEK、金黄色葡萄球菌，缺乏主病灶证据的社区获得性肠球菌
    - 感染性心内膜炎相关微生物持续血培养阳性，定义如下
        - ≥ 至少 2 次血培养阳性，且抽血时间间隔＞ 12h
        - ≥ 4 次或以上独立血培养中大部分结果阳性，或 3 次均为阳性，且第一次和最后一次抽血时间间隔＞ 1h
    - 贝纳特立克次体血培养单次阳性或者其 1 期 IgG 抗体滴度 ≥ 1∶800
- 心内膜受累依据
    超声心动图提示感染性心内膜炎
    - 推荐 TEE：人造瓣膜，临床疑诊感染性心内膜炎，或者复杂感染性心内膜炎（如合并瓣周脓肿的感染性心内膜炎）患者
    - 以下其他情况下首选 TTE：在瓣膜或其支持结构上或反流通路上的振荡的心内赘生物，或者人造瓣膜上无法用解剖结构改变解释的赘生物；脓肿；人造瓣膜上的新发裂隙；新的瓣膜反流（不要求伴有已有杂音的变化）

次要标准
- 存在易患因素：心脏基础条件易感，或静脉注射毒品行为等；
- 发热 ≥ 38℃；
- 血管征象：如大动脉栓塞，细菌性肺梗死，真菌性动脉瘤，颅内出血，结膜出血和 Janeway 病灶
- 免疫征象：如肾小球性肾炎，Osler 结节，Roth 斑和类风湿因子升高；
- 微生物相关证据：不符合以上所述主要标准的血培养阳性或致感染性心内膜炎的细菌现症感染的血清学证据。

HACEK. 嗜泡沫嗜血杆菌（haemphilus aphrophilus）、放线共生放线杆菌（actinobacillus actinomycemcomitans）、人心杆菌（cardiobacterium hominis）、侵袭埃肯菌（eikenellus corrodens）、金氏杆菌（kingella kingae）；TEE. 经食管超声心动图；TTE. 经胸超声心动图

引自 Li JS, Sexton DJ, Mick N, et al: Proposed modifications to the Duke criteria for the diagnosis of infective endocarditis. *Clin Infect Dis* 30: 633–638, 2000

Heart Association（ACC/AHA）发布了心脏瓣膜病治疗指南，其中包括对自体瓣膜心内膜炎患者手术治疗的推荐（表82-2）[27]。除了心力衰竭外，公认的手术适应证还包括：持续的脓毒血症、真菌感染、金黄色葡萄球菌感染、心肌脓肿和反复发作的全身性栓塞。对于主动脉瓣心内膜炎的患者，传导异常也是手术的相对指征。

但对于有神经系统并发症的患者，一般推荐推迟手术。为了评估脑卒中或栓塞的类型和程度，应对所有心内膜炎患者进行全面的神经系统评估［必要时还应进行头部CT和（或）MRI检查］。栓塞所致缺血性脑卒中比出血性更常见，但是两者均可显著增加患者发病率和死亡率[28-31]。由于抗凝剂的使用，体外循环可能会使缺血性梗死转变为出血性梗死[29]。因此，为了避免神经系统症状进一步恶化，降低继发性颅内出血的风险，缺血性卒中患者应尽可能推迟至发作后2周进行手术，出血性卒中患者应推迟至发作后4周[21, 31-32]。这种情况下的判断通常比较困难，因为必须衡量并比较脓毒血症、栓塞的风险和体外循环抗凝的出血风险。由于真菌性动脉瘤也是抗凝的禁忌证，对临床怀疑有真菌性动脉瘤的患者应进行脑血管造影检查，并在进行瓣膜手术前行抗生素治疗。

（五）手术注意事项

感染性心内膜炎手术的基本原则与其他脓肿或感染的清创术相同。其总体原则和目标是通过细致、积极的清创彻底清除所有感染或坏死组织，合理重建，并防止感染扩散。对于大多数自体瓣膜心内膜炎病例，对感染的瓣膜组织进行清除后进行简单的瓣膜修复或置换仍然是主流的手术治疗方式，且手术对使用其他治疗手段预后不良的患者的长期疗效令人满意。

1. **自体主动脉瓣心内膜炎**

感染性心内膜炎手术最常用的入路是正中胸骨切开术，该入路既能充分显露术野，也允许在必要时进行广泛修补。一般使用低位横向或斜向的主动脉切开术显露主动脉瓣。在感染仅限于瓣膜小叶尖端时，切除瓣膜并用生物或机械瓣膜置换往往足以根除感染。目前关于病变活动期心内膜炎患者移植物的最佳选择仍存在争议，但现有证据表明，在一般的心内膜炎患者中，生物瓣膜和机械瓣膜的总体有效性和复发感染率相近，因此可根据患者情况选用相应的瓣膜[33]。如果感染范围广泛且存在大的脓肿腔，则应该选择同种带瓣主动脉行主动脉根部置换，目前已明确证明在此情况下同种移植具有更高的治愈率[38-41]。

表82-2　2006 ACC/AHA 心脏瓣膜病治疗指南

Ⅰ类适应证：对于患有NVE（自体瓣膜心内膜炎）且伴有以下情况之一的患者，有充分的证据和（或）得到公认，外科手术作为自体瓣膜心内膜炎的治疗是有效的 • 瓣膜狭窄或反流导致心力衰竭 • 主动脉瓣或二尖瓣反流，并有左心室舒张末压或左心房压升高的血流动力学证据。如：主动脉瓣反流伴二尖瓣期前关闭、连续多普勒波谱快速下降的二尖瓣反流信号（υ波截断）、中重度肺动脉高压 • 真菌或其他耐药微生物所致感染性心内膜炎 • 合并有心脏传导阻滞、瓣环或主动脉瓣脓肿或破坏性穿透性损伤（如：由主动脉窦到右心房、右心室或左心房的瘘管，主动脉瓣感染性心内膜炎的二尖瓣叶穿孔或瓣环纤维化性感染）
Ⅱa类适应证：有以下情况时，较多证据和意见认为外科手术作为自体瓣膜心内膜炎的治疗有效： 应用适当抗生素治疗后，仍出现复发性栓塞，赘生物持续存在
Ⅱb类适应证：有以下情况时，较少证据和意见认为外科手术作为自体瓣膜心内膜炎的治疗有效： 伴或不伴栓塞的超过10mm的活动性赘生物

引自 Bonow RO, Carabello BA, Chatterjee K, et al: ACC/AHA 2006 guidelines for the management of patients with valvular heart disease: a report of the American College of Cardiology/American Heart Association Task Force on Practice Guidelines (writing committee to revise the 1998 guidelines for the management of patients with valvular heart disease). *J Am Coll Cardiol* 48: e1–148, 2006

一旦主动脉瓣环受累，则需要彻底切除所有严重感染的区域，只留下健康组织边缘；且在植入假体瓣膜前，必须根据切除程度进行彻底修补。自体或牛心包补片可用于较小和中等大小的缺损，涤纶片可用于修补范围较大或主动脉根部的缺损[34-37]。如果超过 50% 的瓣环被破坏或存在广泛的心室 - 主动脉不连续，则应选择主动脉同种移植[38-41]。

主动脉根部脓肿的处理非常具有挑战性，因其可能范围广泛并累及周围结构（如：纤维三角、室间隔、左右心房和肺动脉等）[34-35, 42-44]。类似地，在这一类病例中应首先保证对所有感染和坏死区域进行细致的清理和切除，再进行缺损的修补，通常需要更换整个主动脉根部，移植左右冠状动脉，并对相关结构进行修补。当存在瓣间纤维膜时，应选择主动脉瓣同种移植。因为这种情况下感染的程度较重，且同种移植物的二尖瓣前叶可以作为受累的纤维三角的补片使用（图 82-1）[41-42, 44]。

2. 自体二尖瓣心内膜炎

与主动脉瓣心内膜炎的手术类似，二尖瓣心内膜炎手术最常用的入路也是正中胸骨切开术。可以经 Sondergaard 沟或经中隔切开左心房，从而暴露二尖瓣。在彻底清理和切除感染组织后，可以选择瓣膜修复或瓣膜置换进行重建。在确定充分切除感染组织不会影响瓣膜重建耐久性的情况下，二尖瓣修复是很好的选择；如果破坏较广泛，应进行瓣膜置换术。然而，在临床实践中几乎所有的二尖瓣心内膜炎病例都施行了瓣膜置换术。在缝合人工瓣膜时，通常使用自体心包片代替涤纶片，以尽量减少在活动性感染处植入的外来物质的量。

主动脉瓣膜心内膜炎的赘生物可脱垂进入左心室腔，并与二尖瓣前叶接触并产生"脱垂损害"，继而引起双瓣感染性心内膜炎。如果二尖瓣的受累仅限于前叶的小部分，则可以切除被感染区域并用自体或戊二醛保存的心包补片修复缺损[45-47]。但如果发生双瓣感染性心内膜炎，常需要进行扩大切除主动脉瓣和二尖瓣并进行重建。尽管可以在更换瓣膜之前使用心包补片重建纤维三角，但在多数情况下，使用主动脉瓣同种移植物的效果更好。如果使用同种移植物，则在原解剖位置用同种移植物进行主动脉瓣和根部置换，并使用其主动脉 / 二尖瓣帘来重建相应自体前叶

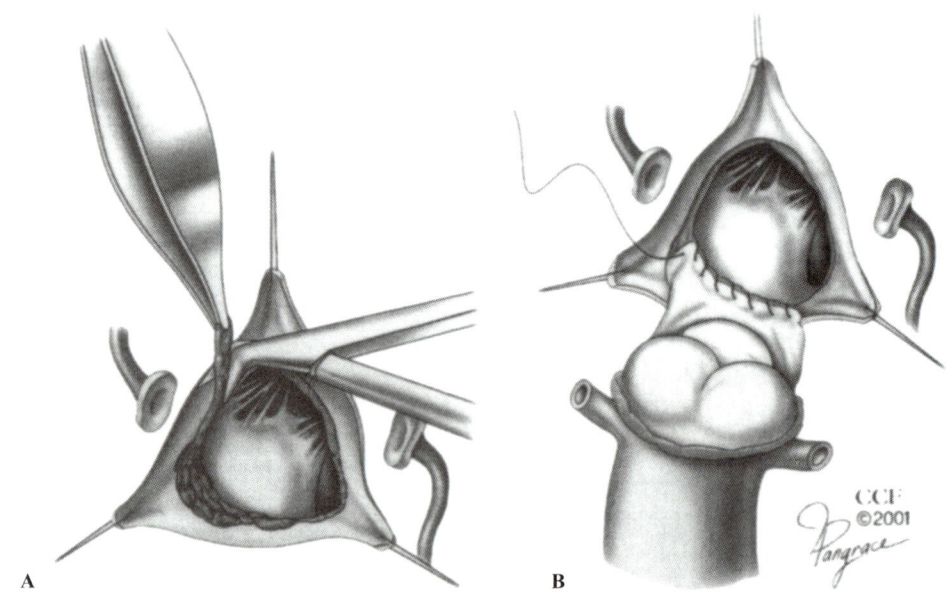

▲ 图 82-1 主动脉根部置换和同种异体移植

A. 将受感染的组织进行清理并切除，并保留冠状动脉口；B. 使用同种移植物的二尖瓣小叶修补缺损（引自 Sabik JF, Lytle BW, Blackstone EH, et al: Aortic root replacement with cryopreserved allograft for prosthetic valve endocarditis. *Ann Thorac Surg* 74：650–659, 2002.）

的基部。如果修复不可行，则将二尖瓣人工瓣膜缝合到同种移植物的瓣间纤维膜上[21,38-41,53]。

后叶最常见的受累部位是 P2 段。不伴广泛环状破坏的该区域病变可通过矩形切除＋滑动修复＋瓣膜成形术治疗。对于复杂病例或感染范围蔓延到瓣环的病例，可能需要切除大量瓣环组织并造成较大损伤，因此除瓣膜置换外还需要重建二尖瓣环。

David 和 Carpentier 分别建立了两种重建二尖瓣环的方法。David 法使用自体或牛心包重建瓣环（图 82-2）[43,50-51]。使用半圆形补片覆盖缺损，一侧固定于左心室心内膜，另一侧固定在心房，然后将新的人工瓣膜固定到补片上。如果整个瓣环都需要重建，可选用圆形补片。

Carpentier 法重建二尖瓣环使用"8"字缝合法缝合缺损的心房和心室边缘，从而修复房室沟[52]。此法利用缝线的牵引力使瓣环缩小，以在不损伤回旋血管的情况下修复房室沟。之后将人工瓣膜固定到重建的瓣环上。然而，如果房室沟因严重感染而被广泛侵犯，则应选择 David 法。

3. 自体三尖瓣心内膜炎

虽然三尖瓣手术可以选择右侧胸廓切开术或正中胸骨切开术，但考虑到可能需要扩大手术范围，后者仍被认为是最适合三尖瓣心内膜炎患者的切口。平行房室沟切开右心房即可暴露三尖瓣，注意小心避免损伤窦房结和右冠状动脉。

三尖瓣自体瓣膜心内膜炎有三种主流的手术方式，分别为无瓣膜置换的全瓣膜切除、瓣膜重建和瓣膜置换。无瓣膜置换的全瓣膜切除术避免了假体材料的使用，且可不使用体外循环，但常会导致大量的三尖瓣反流和右心房压力的心室化。基本情况良好的年轻患者可能可以耐受这种血流动力学的改变，但接受这种手术的患者中有 20% 发生右心衰竭，需要二次手术植入人造瓣膜[63-65]。

使用生物或机械瓣膜进行瓣膜置换适用于两个瓣叶或整个三尖瓣均被累及的病例。然而，植入人工瓣膜会增加患者瓣膜相关并发症的发病率（如血栓形成和复发性心内膜炎）。目前对于机械或生物瓣膜的选择仍存在争议，但有一些研究表明：在三尖瓣手术中两者术后生存率和并发症发生率没有显著差异[66-68]。瓣膜置换术后复发三尖瓣心内膜炎的概率较低，但注射吸毒人群和老年人的复发风险很高[69-71]。这两个群体的心内膜炎相关患病危险因素原本就较高，如静脉注射毒品、异物植入（如经静脉起搏器的导丝）等。已有研究证实使用二尖瓣同种移植物进行三尖瓣置换结果较好，这对于需要更换瓣膜但复发感染风险高的患者来说值得考虑[72-73]。

大多数自体三尖瓣心内膜炎可以通过根治性切除和瓣膜重建治愈。目前已有多种手术方法被报道，如后叶切除术（Kay 成形术）、心包补片修复、交界成形术、滑动成形术和使用人工腱索等[74-77]。术式的选择由需要重建的范围决定。尽管一些外科医生主张尽量避免外源异物的植入，仍可选择在修补的同时施行瓣环成形术，以在使瓣叶接合的同时避免对修复的瓣膜施加过度张

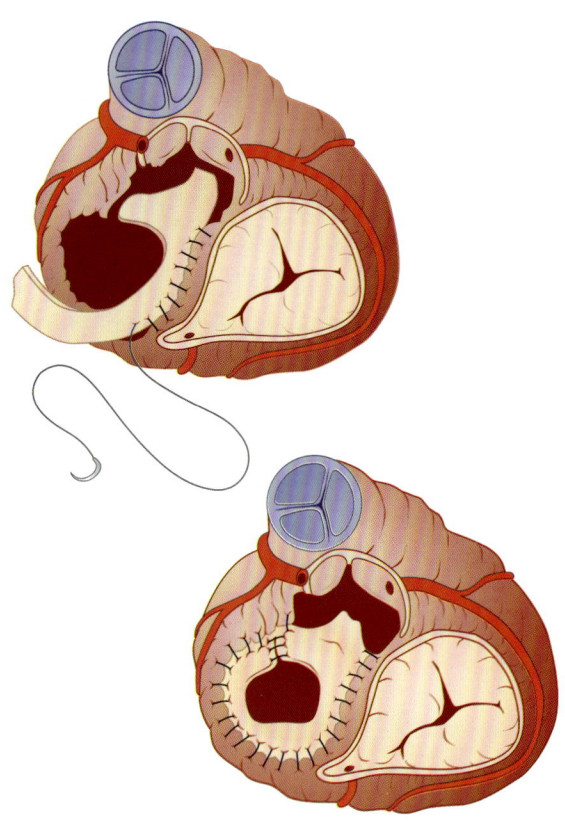

▲ 图 82-2　使用心包补片修补二尖瓣环和中央纤维组织的巨大缺损

（引自 David TE, Feindel CM: Reconstruction of the mitral anulus. *Circulation* 76：III102–III107，1987.）

力。对于广泛切除和重建的患者，瓣膜成形术效果良好。一般情况下，患者可以耐受三尖瓣修复术后早期的瓣膜功能不全，且瓣膜功能常可随着时间的推移而改善[78]。

（六）结论

接受自体瓣膜心内膜炎手术的患者的死亡率以往一直很高，但在过去几十年中有显著改善。术后患者的长期生存率较高，最新的相关研究报道其 15 年生存率为 50%~60%[54, 55]。与术后不良结局的相关因素有术前休克、瓣膜周围脓肿、左心室射血分数低于 40% 和金黄色葡萄球菌感染[54]。与晚期并发症相关的因素有年龄、并发症、瓣环脓肿和急性术前心肌梗死。主动脉和二尖瓣自体瓣膜心内膜炎最常见的术后并发症包括出血或心包压塞导致的二次探查、脑血管意外、心脏传导阻滞、新发肾衰竭、胸骨感染、房性和室性心律失常、瓣膜破裂、复发性心内膜炎和持续性脓毒血症。

据报道，感染仅累及主动脉瓣尖端的"单纯性"自体主动脉瓣膜心内膜炎患者的死亡率低于 10%，而复杂病例的死亡率明显较高[35-37, 48, 49]。

一些研究表明：自体瓣膜心内膜炎患者行二尖瓣修复的疗效突出，与二尖瓣置换相比死亡率更低，长期生存率更高[56-62]，术后复发感染率也较低。造成这种差异的最可能的原因的是瓣膜修复避免了在活动性感染区域置入异物，且通常病情严重的患者会进行瓣膜置换而不是瓣膜修复。

虽然普遍认为在条件允许情况下应尽量尝试进行三尖瓣修复，但相关研究表明，在自体瓣膜心内膜炎患者中进行三尖瓣重建和置换也具有良好的中期和长期疗效[66-68, 79, 80]。不论施行何种手术，累及全心的自体瓣膜心内膜炎患者的预后明显差于比单纯累及右心的自体瓣膜心内膜炎患者。这可能与累及全心的自体瓣膜心内膜炎患者的并发症较多、术前情况较差有关。

二、人造瓣膜心内膜炎

人工心脏瓣膜的感染可发生于人工瓣膜置换术中或术后任何时期。一般认为，早期人工瓣膜心内膜炎的病原体是在手术时侵入人体，或者通过围术期留置的导管进入，并侵犯新植入的瓣膜。与早期人工瓣膜心内膜炎相关的风险因素包括但不限于自体瓣膜心内膜炎病史、静脉吸毒史、男性和体外循环时间过长[81]。

人工瓣膜置换术后 12 个月以后发生的心内膜炎被称为晚期人工瓣膜心内膜炎。晚期人工瓣膜心内膜炎的致病微生物和发病机制与自体瓣膜心内膜炎相类似[82]。晚期人工瓣膜心内膜炎最常见的情况是微生物直接入血导致一过性菌血症，随后病原体定植到人工瓣膜上。牙科手术是细菌入血的常见病因。

早期人工瓣膜心内膜炎中最常见的病原体是表皮葡萄球菌。晚期人工瓣膜心内膜炎的致病微生物与自体瓣膜心内膜炎相似，如草绿色链球菌和金黄色葡萄球菌。

人工瓣膜心内膜炎的临床症状和体征也与自体瓣膜心内膜炎相似，但两者的心脏相关并发症有显著差异：继发于瓣环开裂的瓣周漏导致出现新的杂音或原有心脏杂音性质改变，以及脓肿累及室间隔造成的传导障碍，这两种并发症在人工瓣膜心内膜炎中更常见，且需要尽快手术。

围术期的诊断比较困难。如在血培养中发现葡萄球菌和酵母菌，可以怀疑人工瓣膜心内膜炎。术后早期患者的革兰阴性菌血症，统计学证据表明更可能是留置导尿管感染导致的，而不是人工瓣膜心内膜炎。在由葡萄球菌或链球菌引起的晚期人工瓣膜心内膜炎患者中，如果患者未进行抗菌治疗，则血培养始终为阳性[83]。

如果出现心脏并发症，例如出现新的杂音或原有心脏杂音性质改变，则表明可能发生了瓣周漏或瓣环开裂，建议尽快手术进行病灶切除和瓣膜置换。对于人工瓣膜心内膜炎的患者，抗菌药物的应用应当比自体瓣膜心内膜炎更积极；且应根据病原微生物的培养结果和药物敏感性制定个性化的治疗方案。如果暂时无法确定病原体种类，应经验性使用万古霉素和庆大霉素以覆盖表皮葡萄球菌、金黄色葡萄球菌和链球菌。抗生素的选择还应考虑到特定医院中常见的病原体。一般情况下，无论瓣膜是否被切除，人工瓣膜心内膜炎患者都应该接受 6~8 周的抗生素治疗。如果在瓣膜置换时分离出微生物，则应从发现微生物起再进行 6~8 周的抗生素治疗[84]。

三、总结

尽管抗生素、诊断手段和手术技术的发展改善了 NVE 和 PVE 患者的预后，目前两者仍然是致病、致死的重要原因。早期诊断、积极的抗生素治疗和早期手术干预可治愈大多数感染性心内膜炎的患者。心脏外科医生面临的挑战在于选择适当的手术时机、彻底清除感染组织和恢复瓣膜的生理功能，合理的临床决策和细致的手术操作可以使手术更加安全有效。

第 83 章
人工心脏瓣膜的抗凝、血栓形成和血栓栓塞
Anticoagulation, Thrombosis, and Thromboembolism of Prosthetic Cardiac Valves

Joseph C. Cleveland, Jr.   Frederick L. Grover   著
王勇军   译

一、人工表面，凝固级联，血栓形成和溶解

非血管内的异物进入血管内皮会放置激活凝血机制，导致血栓形成。血液暴露于异物表面会迅速导致一层精细的血浆成分（主要是蛋白质）沉积，然后是血小板沉积。内源性凝血级联与外源性凝血级联一起启动：炎症反应，包括白细胞激活；补充系统；和纤维蛋白溶解。

纤维蛋白原是主要的血浆蛋白之一，通常是首先沉积在这些人造表面上的血浆蛋白。一旦纤维蛋白原层被吸收到表面上，血小板就会黏附到纤维蛋白原上。尽管表面在促进血栓形成方面差异很大，但如果它们首次暴露于纤维蛋白原，大多数材料对血液的反应性可以显著增加．其他蛋白质也会沉积，包括纤维连接蛋白（许多细胞的表面蛋白），von Willebrand 因子（血小板与内皮下组织黏附所必需的糖蛋白），血小板反应蛋白（由活化的血小板分泌的血小板蛋白）和因子Ⅻ（Hageman 因子，内源性凝血系统的主要活化剂）。

一旦血小板附着在蛋白质层上并扩散到人造表面上，血小板细胞内颗粒中存在的物质就会被分泌，包括抑制前列环素产生的 β- 血栓球蛋白；血小板因子，中和内皮中的硫酸肝素；5- 羟色胺，三磷腺苷（ATP）和二磷酸腺苷（ADP）。前列腺素 E 和 F 的合成也是明显的，表明内过氧化物代谢与血小板花生四烯酸形成血栓素 A2 一起发生。5- 羟色胺，血栓素 A2 和内过氧化物是有效的血管收缩剂和血小板刺激因子。最后，血小板聚集接着血小板黏附发生，可能是由黏附血小板的 ADP 和血清素分泌引起的。纤维蛋白原和血栓素 A2 是这一步骤的关键。

凝血级联通过血浆蛋白与人工表面反应形成酶活性组分如因子Ⅻ（内在系统）或通过将内皮下组织暴露于表面（外在系统）引入促凝血酶原激酶而引发。图 83-1 是凝血级联的示意图。因子Ⅻa 和 Ⅺa 的活化启动内在系统，导致活化因子 Xa。血小板为该反应提供磷脂表面。活化因子Ⅻa 也启动激肽原 – 激肽释放酶系统，激肽释放酶为接触激活提供正反馈。激肽释放酶切割因子Ⅻ以将其转化为因子Ⅻa，从而加速接触激活。激肽释放酶切割高分子量激肽原时也会释放缓激肽。然后，活化的高分子量激肽原可以将更多的前激肽释放酶和因子Ⅺ结合到活化表面，这进一步增加了反应。在最终的共同途径中，凝血酶原被转化为凝血酶，并且纤维蛋白原被转化为纤维蛋白。凝血酶募集更多的血小板，产生更多的黏附和聚集。形成纤维蛋白血小板凝块，并发生血栓形成。

无论是在心脏瓣膜，体外循环系统，血管移植物，体外膜氧肺（ECMO）管道，机械辅助装置还是血管导管上，人工装置表面上的凝结级联的激活都类似地发生。它会产生血栓形成，并且通常也会出现宏观和微观的血小板 – 纤维蛋白

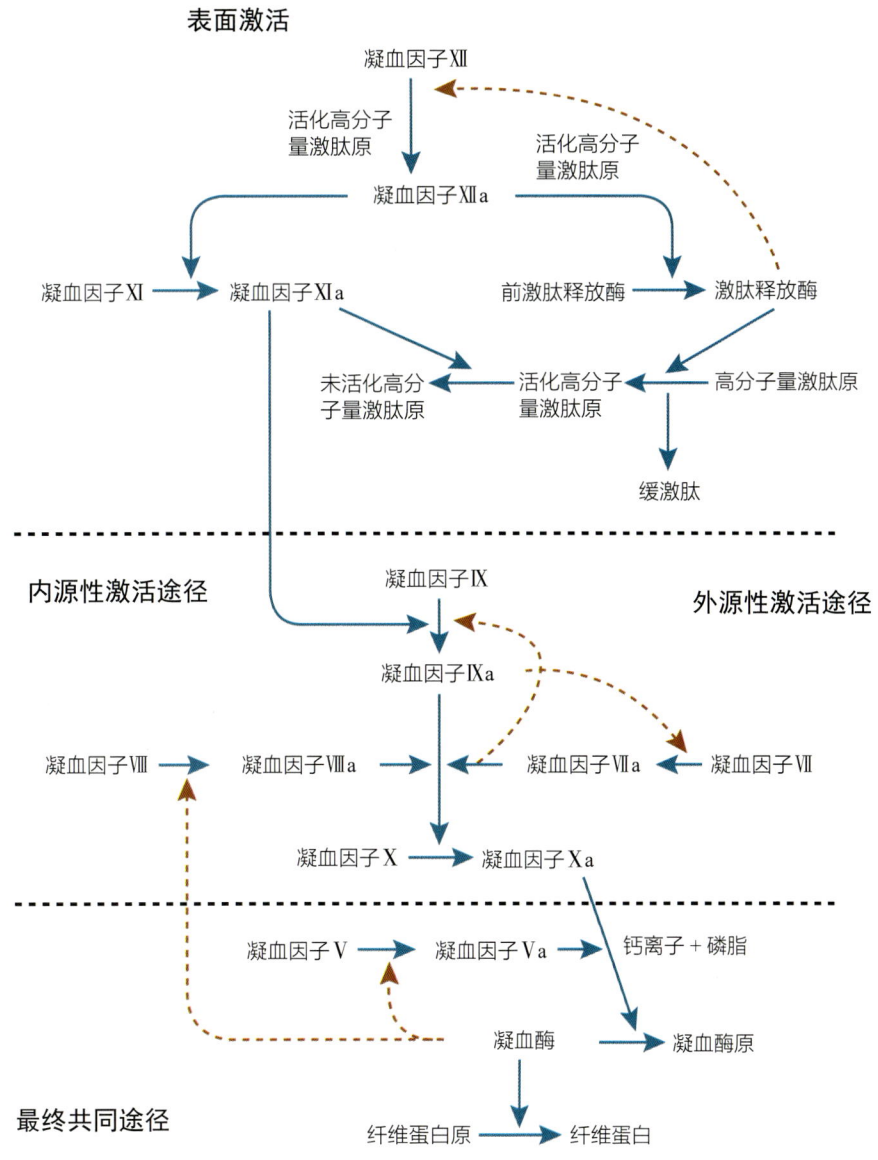

▲ 图 83-1　从表面活化到最终珙同途径的凝血级联反应

引自 Ware JA, Lewis J, Salzman EW: Antithrombotic otherapy. In Rutherford RB, editor: *Vascular surgery*, ed 3, Philadelphia, 1989, Saunders.

栓子。因子Ⅻ、激肽释放酶和纤溶酶激活补体系统并激活中性粒细胞，并且激肽形成介导血管舒张，血管通透性和白细胞迁移。通常，在这两个系统之间保持微妙的平衡，从而不会发生不受控制的凝血或出血。启动凝血级联，并且因子Ⅻ和激肽释放酶引发凝块溶解，其中纤溶酶原转化为纤溶酶。循环血液中的抗纤溶酶，特别是 α_2- 抗纤溶酶，迅速中和大部分循环纤溶酶；然而，在凝块形成期间，纤溶酶也被掺入凝块中。一旦纤溶酶被激活成纤溶酶，纤维蛋白网就可以保护纤溶酶不受抗纤溶酶的影响，从而使凝块中的纤维蛋白降解。事实上，许多天然抑制剂抵消了活化的促凝血蛋白、蛋白 C、肝素、抗凝血酶Ⅲ、蛋白 S、血栓调节蛋白、前列环素和纤溶酶都是凝血级联反应的步骤。

二、抗凝治疗

阻断凝血级联的临床上有用的药物属于以下主要组：口服维生素 K 拮抗药；天然抗凝药，如肝素 - 抗凝血酶Ⅲ系统；直接凝血酶抑制药，抗血小板药，Xa因子抑制药和纤维蛋白溶解药。

华法林仍然是目前在美国使用的最受欢迎的口服维生素K拮抗剂。它阻断了四种维生素K依赖性凝血因子（凝血酶原和因子Ⅶ、Ⅸ和Ⅹ）的形成，从而形成了它们前体的积累。华法林在维生素K还原的过程中阻断维生素K循环，维生素K是维生素K的活性形式（图83-2）。

肝素的抗凝血作用相当复杂，尚不完全清楚。硫酸肝素是一种糖胺聚糖，可与抗凝血酶Ⅲ结合并激活该丝氨酸蛋白酶抑制剂。肝素和抗凝血酶Ⅲ在人体中天然存在，由内皮细胞分泌，并且需要产生它们的抗凝血作用。抗凝血酶Ⅲ结合凝血酶并阻断内源性凝血级联的酶，包括凝血酶和因子Ⅸa、Ⅹa、Ⅺa和Ⅻa。普通肝素和低分子量肝素均通过前面提到的机制起作用。

直接凝血酶抑制剂和因子Xa抑制剂已成为华法林口服抗凝剂的替代药物。达比加群是口服直接凝血酶抑制剂，而利伐沙班和阿哌沙班是因子Xa抑制剂。Dabigatran主要根据RE-LY试验的数据获得美国食品和药物管理局（FDA）的批准，用于预防和治疗静脉血栓栓塞性疾病和治疗非瓣膜性心房颤动。存在几种静脉内直接凝血酶抑制剂，包括重组水蛭素、西卢定、阿加曲班和比伐卢定。当怀疑肝素诱导的血小板减少症或通过适当的诊断研究证实时，这些药物主要用作肝素的替代品。

利伐沙班是口服给药的竞争性直接因子Xa抑制剂。值得注意的是，这种药物禁用于肌酐清除率低于15ml/min的患者或血液透析患者。利伐沙班在ROCKET-AF试验中进行了研究，发现在心房颤动患者中预防卒中并不低于华法林。该试剂也用于预防骨科手术期间的静脉血栓栓塞（VTE）并显示疗效。

各种抗血小板药物具有不同的作用机制，使它们或多或少地用作治疗性抗凝血药。图83-3是抗血小板药物作用的示意图。阿司匹林通过血小板环加氧酶的不可逆乙酰化抑制血小板聚集，因此阻断前列腺素和血栓素A_2的合成。阿司匹林延长了出血时间，尽管存在对阿司匹林抗凝血作用的不同反应。阿司匹林在血小板的寿命期间抑制血小板聚集，通常为7～10d。

四种腺苷二磷酸P2Y12（ADP PY212）受体拮抗剂经FDA批准。这些试剂减少由血小板上的纤维蛋白原与活化的糖蛋白（GP）Ⅱb/Ⅲa受体结合介导的血小板聚集。噻吩并吡啶广泛用作有效的抗血小板剂，并且通常用于经皮冠状动脉介入术后的双重抗血小板治疗。体外氯吡格雷不影响血小板聚集。然而，在体内，氯吡格雷被肝

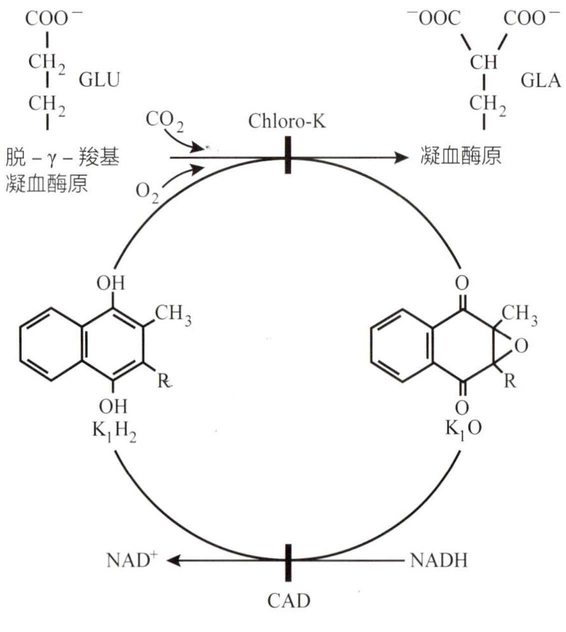

◀ 图83-2 维生素K依赖性凝血因子形成过程中的维生素K循环。维生素K进入机体后还原为维生素K_1H_2。K_1H_2和羧化酶促使维生素K依赖性的凝血因子前体转化为活化凝血因子；环氧酶将维生素K_1H_2转化为维生素K_1-过氧化物（K_1O）。还原型维生素K_1H_2可由还原型烟酰胺腺嘌呤二核苷酸再生，而且这一再生过程对华法林敏感

NAD+. 氧化烟酰胺腺嘌呤二核苷酸；NADH. 还原型烟酰胺腺嘌呤二核苷酸；CAD. 香豆素类抗凝药（引自 O'Reilly RA：Therapeutic modalities for thrombotic disorders：vitamin K antagonists. In Coleman RW, Hirsh J, Marder VJ, et al, editors：*Hemostasis and thrombosis*：*basic principles and clinical practice*，ed 2, Philadelphia, 1987, Lippincott Williams & Wilkins.）

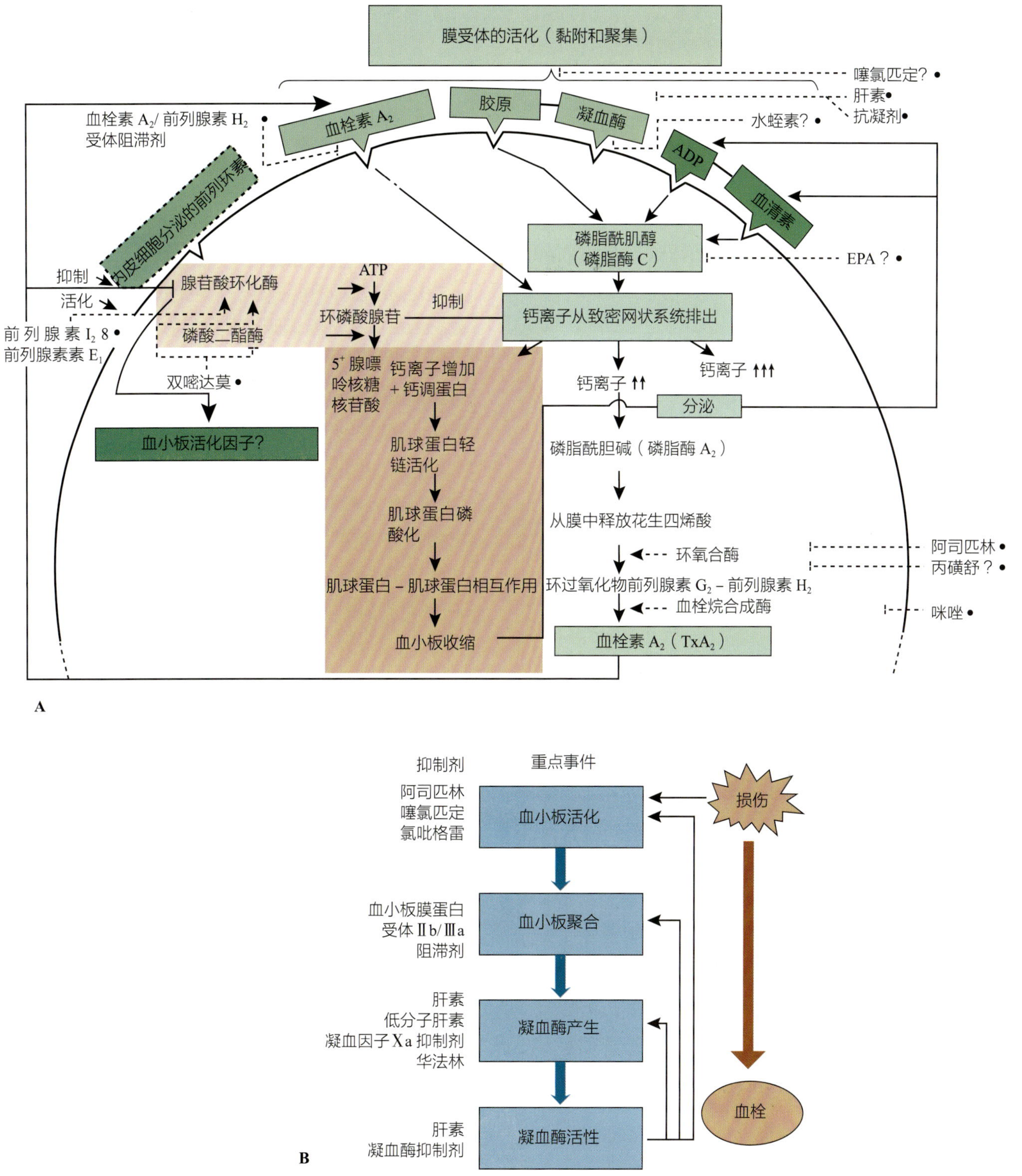

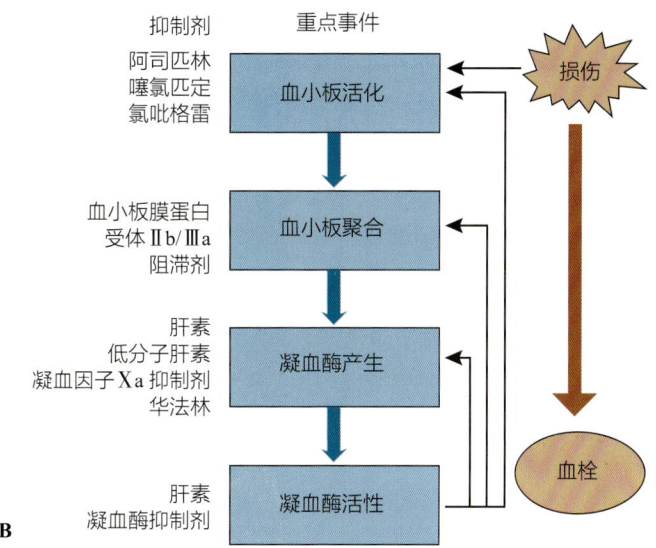

▲ 图 83-3　**A.** 各种血小板抑制剂的作用部位预测。环磷腺苷（cAMP）抑制致密管状系统中的钙（Ca）动员。圆圈表示药物的假定作用部位。**B.** 血栓形成的关键事件和可能会阻止该过程中的特定步骤的抑制剂

ADP. 二磷酸腺苷；ATP. 三磷酸腺苷；EPA. 二十五碳烯酸；LMW. 低分子量；PG. 前列腺素（A，引自 Stein B, Fuster V, Israel DH, et al：Platelet inhibitor agents in cardiovascular disease：an update. *J Am Coll Cardiol* 14：813–836, 1989. Reprinted with permission of the American College of Cardiology. B，引自 Reprinted with permission from the Institute for Continuing Healthcare Education：*The rationale for extended antithrombotic therapy for patients with post-acute coronary syndromes*.）

脏代谢为几种活性代谢物，这些代谢物不可逆地抑制P2Y12血小板受体。氯吡格雷替代噻氯匹定，主要是因为噻氯匹定与再生障碍性贫血和血栓性血小板减少性紫癜有关。噻吩吡啶普拉格雷比氯吡格雷更有效地转化为活性代谢物；因此，与该类别中的其他药剂相比，该药剂的出血风险增加。最后，替卡格雷是一种新型噻吩并吡啶，可直接拮抗P2Y12受体。该药物对受体的抑制也是可逆的。然而，与其他噻吩并吡啶相比，它需要每日两次给药。目前，Ⅰ类推荐在心脏手术前停用所有P2Y12抑制剂。由于停药和心脏手术之间的安全间隔未知，因此无法确定停药的确切持续时间[8]。一般而言，停止的范围为3～7d。

双嘧达莫是一种可逆的血小板药物，弱血管扩张剂和磷酸二酯酶的弱抑制剂，其将环磷酸腺苷（cAMP）降解为5'-AMP。有了这个阻滞，更多的cAMP可用于抑制血小板聚集。磺胺吡喃似乎可逆地阻断血小板前列腺素合成，是另一种相当弱的抗凝血药。在临床剂量下，双嘧达莫和磺吡酮没有延长出血时间。

最后，纤维蛋白溶解疗法在人工装置的血栓形成的管理中具有小的但确定的地位。链激酶和尿激酶的作用相似，并通过激活纤溶酶原并随后形成纤溶酶诱导快速溶栓。纤溶酶导致纤维蛋白降解，减少血栓大小。不幸的是，链激酶和尿激酶也诱导广泛的血浆蛋白水解状态以及血栓中的局部纤维蛋白降解，这可导致不受控制的出血。开发了新的药剂（第二代纤溶酶原激活药），如重组组织纤溶酶原激活药，以通过使这些药剂纤维蛋白特异性来防止这种广义的血浆蛋白水解状态的诱导。然而，这种功能似乎取决于剂量，并且临床使用尚未证实这些药物所希望的出血可能性降低。

三、抗凝血的并发症

（一）华法林

出血是使用华法林时最常见和最重要的并发症，因此必须密切监测凝血酶原时间。过量的华法林使凝血酶原时间增加超过对照的2.5倍，国际标准化比率（INR）高于5将使出血并发症增加4至8倍。胃肠道是大多数出血并发症的部位，并且通常与先前存在的疾病状态相关，例如消化性溃疡，胃炎，泌尿生殖器病变，癌症和高血压。事实上，根据1998—2004年华法林配药处方有45%的增加，华法林现已成为美国十大严重不良事件报告数量最多的药物之一。提交给FDA的数据和审核美国死亡证明的研究表明，华法林的主要出血频率高达10%～16%。

初始华法林治疗的另一个重要并发症是皮肤坏死。当华法林对因子Ⅱ，Ⅸ和Ⅹ的抑制作用降低之前，当蛋白质C（一种天然维生素K依赖性和华法林敏感性抗凝血剂在血液中循环）的浓度降低时，这继发于毛细血管中诱导的暂时高凝状态。有效且发生所需的低凝状态。活化形式的蛋白质C是因子Ⅴ和Ⅷ的强效灭活剂。为什么这仅限于皮肤是未知的。当华法林用于孕妇时，它可导致妊娠早期暴露胎儿4%～8%的胚胎病，妊娠中期和孕晚期接触华法林导致3%的妊娠中枢神经系统异常。最后，暴露于华法林的婴儿的早产、胎儿出血和死产率增加。由于这些原因，应尽可能在育龄妇女中放置生物假体或同种异体移植物。

（二）肝素硫酸盐系统

同样，肝素治疗最常见的并发症是出血。出血性并发症发生在10%～20%的正常止血患者和高达50%的血小板减少症或尿毒症患者中。据报道，多达31%的患者出现血小板减少症，当与血小板聚集和血栓形成有关时，可导致严重的发病率和死亡率。肝素诱导的血小板减少症（HIT）已成为日益公认和重要的临床病理学综合征。暴露于肝素的患者中HIT的频率变化很大，与肝素类型，患者人群，肝素暴露时间和患者性别有关。免疫球蛋白G抗体形成针对血小板因子4/肝素的复合物，其与血小板Fc受体结合，导致血小板聚集和促血栓形成微粒的释放。心脏手术患者易于形成抗血小板因子4/肝素抗体。因此，如果血小板计数在术后第5天和第14天之间下降超过50%，则应进行HIT抗体的研究。如果怀疑或诊断出HIT，应启动直接凝血酶抑制剂（lepirudin、bivalirudin或argatroban）并持续至血小板计数正常化。如果怀疑是 HIT，必须停止所有肝素来源。这包括如果是肝素涂层则移除肺动脉导管。如果需要进一步抗凝，例如心脏再次手术，外科医生可以等待抗体检测不到并重复使用肝素．但是，这可能需要长达 40d。另一种选择是使用非肝素抗凝剂，如 danaparoid sodium、lepirudin 和 argatroban。用糖蛋白Ⅱb/Ⅲa 拮抗剂和未分级肝素抑制血小板也已成功使用。

显示出这种效果的肝素组分具有最小的抗凝血活性，因此使用具有高抗凝血作用和低导致血小板聚集能力的低分子量肝素在临床上变得更加重要。

（三）直接凝血酶抑制剂和 Xa 因子抑制剂

鉴于口服凝血酶和 Xa 抑制剂的广泛采用，临床医生将会遇到这些药物的轻微且偶尔严重的危及生命的出血。各种试验报告的达比加群，利伐沙班和阿哌沙班的出血率一般为 4%～14%。管理这些药物的轻微出血通常包括停止使用药剂。在主要手术之前停止使用这些药物所需的时间是未知的，但在心脏手术前至少 5～7d 没有药物似乎是谨慎的。由于没有可用的直接逆转剂，因此对这些药物的严重危及生命的出血的管理具有挑战性。一般而言，为了阻止与这些药物之一相关的主要或危及生命的出血，建议使用非活化的凝血酶原复合物浓缩物（PCC）。

（四）抗血小板药

抗血小板治疗是冠状动脉疾病的主要治疗方法。在某些情况下，患者在使用这些药物时需要紧急心脏手术。阿司匹林似乎没有给出过度增加的出血风险。氯吡格雷的数据表明，对于在最后一次给药后 5 天内接受心脏手术的患者，可以预期出血量增加。

有关较新的 P2Y12 药物和冠状动脉搭桥术（CABG）后出血的数据仍在出现。TRITON-TIMI [38] 试验检测普拉格雷与氯吡格雷治疗急性冠状综合征的比较。虽然本研究中只有 437 名 13 608 名患者在接受普拉格雷或氯吡格雷后接受了 CABG，但普拉格雷的轻微和大出血率分别为 14.1% 和氯吡格雷组的 4.5%。根据这些数据，如果可能的话，在最后一剂普拉格雷开始心脏手术之前等待 7 天是明智的。如果无法等待，建议如果在最后一剂普拉格雷和血小板输注之间至少有 12h，血小板输注可以有效地治疗出血。关于替卡格雷和心脏手术后出血，没有足够的数据来确定决策。支持管理 CABG 后出血的数据很少。在该组接受心脏外科手术之前至少等待 5 天似乎是明智的。

四、人工心脏瓣膜

Edmunds 及其同事 [22, 23] 和 Cohn[24] 详细说明了血栓并发症标准化报告的必要性，包括统一定义；对数据进行分层，包括事件的严重程度，包括死亡；并且仔细，完整的长期随访。如果没有这种标准化，很难对结果，并发症和适当的抗凝治疗做出准确的陈述。同样，很难比较 20 世纪 60 年代和 70 年代的阀门及其与后几十年的瓣膜相关的并发症及其并发症。

多年来，生物工程的进步导致了较少的血栓形成材料，例如 St. Jude 瓣膜的碳钢，而更好的机械瓣膜设计通过更大的中心流动特性降低了瓣膜血栓形成和血栓栓塞的发生率。然而，与 20 世纪 60 年代和 70 年代相比，更有效的抗凝治疗是 20 世纪 80 年代和 90 年代降低血栓形成发生率的最重要因素，尤其是机械瓣膜。生物瓣膜具有较低的固有血栓形成能力，但这是由于更好的中心流动特性，柔韧的小叶和正弦冲洗，而不是保存组织的真正血栓抗性 [25]。目前，带支架的猪异种移植瓣膜和心包瓣膜被用作组织生物假体。心包异种移植瓣膜的主要问题是它们的耐久性；经过几年的使用，两个瓣膜都发生了继发于应力的尖瓣撕裂。今天使用的心包瓣膜要好得多，而且往往会因钙化而衰竭。

大多数人工瓣膜都有一个用 Dacron 或 Teflon 布覆盖的缝合环。当它暴露于血液时，铺设黏附的血栓层并用作与血液相容的涂层。它最初是薄而细腻的，但后来被血管良好的纤维组织侵入。这抵抗了血栓的进一步形成。然而，如果流动模式异常，则该组织向内生长可从瓣膜缝合环下方蠕动进入孔口，形成梗阻性血管。最后，同种异体移植主动脉瓣和肺动脉导管具有几乎正常的血小板存活时间并且不形成血栓。

（一）人工和机械心脏瓣膜和血栓栓塞

确定接受机械瓣膜置换的患者的血栓栓塞风险受各种复杂的患者和假体相关因素的影响。但是，一些一般原则适用。早期小病例系列中有维生素 K 拮抗药禁忌证的患者的数据支持主要年血栓栓塞率为 4.0/100 或年总栓塞率超过 8.6/100[27]。关于最佳 INR 目标的数据机械主动脉瓣和二尖瓣来源于回顾性观察研究。通常，二尖瓣位置的机械瓣膜比主动脉位置的机械瓣膜具有大约 1.5～2 倍的血栓栓塞风险。ACC/AHA 和欧洲心脏病学会都对机械和生物瓣膜的目标 INR 维持指南支持的建议[29, 30]。

机械主动脉假体患者的所有血栓性并发症（包括血栓栓塞事件）的年发生率为 1%～2%，而主动脉位置的生物瓣膜的发生率约为机械假体的 1/2[3]。然而，由于使用华法林抗凝，因此对于主动脉位置的机械瓣膜而言，出血并发症通常被认为高于生物瓣膜。在比较机械或猪心脏瓣膜患者结果的两项大型随机试验中，显示机械瓣膜出血率更高[31, 32]。

（二）生物瓣膜和血栓栓塞

生物瓣膜患者的血栓栓塞事件发生率在植入后的前 90d 内被认为是最高的。具体而言，在没有华法林抗凝治疗的患者中主动脉瓣置入主动脉瓣后的前 10d，这个比率最高。在第 1～10 天及第 11～90 天，没有抗凝治疗的患者的二尖瓣位置的生物瓣膜的血栓栓塞率也很高。基于这些数据，对于接受主动脉或二尖瓣生物假体的患者来说，这已成为常见做法。接受 3 个月的维生素 K 拮抗剂抗凝治疗。

已经重新考虑了这种在主动脉位置常规抗凝生物瓣膜的实践。ElBardissi 及其同事研究了 861 例接受生物假体主动脉瓣置换术的患者。在这 861 名患者中，133 名患者（15%）接受华法林抗凝治疗，782 名患者（85%）未接受华法林抗凝治疗。两组之间没有发现血栓栓塞事件的差异[34]。然而，丹麦大型登记研究最近为没有华法林抗凝治疗的患者建立了非常高的血栓栓塞率，每 100 例患者发生 7 例，而生物瓣膜置换术后的 90d 内，华法林抗凝治疗患者为 2.69/100[35]。根据目前的循证指南，2014 年 ACC/AHA 指南建议，在主动脉位置植入生物瓣膜后 3 个月内，华法林给予了 Ⅱb 类建议。应该指出的是，对于在二尖瓣位置接受生物瓣膜的患者，它仍然是关于华法林给药的 Ⅱa 建议[29]。

Hammermeister 和 Valvular Heart Disease 的合作研究得出结论，15 年后，接受机械主动脉瓣置换术的患者的生存率高于接受生物假体主动脉瓣置换术的患者。对于接受二尖瓣置换术的患者，接受机械瓣膜的患者与接受组织瓣膜的患者之间的存活率没有差异。机械主动脉瓣置换组的存活率提高被较高的出血率所抵消。然而，结构失效仅在生物假体瓣膜中观察到，并且在接受机械瓣膜的患者中出血并发症在统计学上更加频繁。Hammond 及其同事在对 1012 名接受机械瓣膜或生物瓣膜置入术后随访 4814 患者年的成年患者的研究中发现，几乎没有直接证据支持普遍使用一种瓣膜而非另一种瓣膜。

不幸的是，生物假体在儿童中具有非常高的失败率，可能是因为加速的钙代谢，并且目前对于使用冷冻同种异体移植瓣膜以用于儿童和年轻成人以防止抗凝治疗再次感兴趣。使用同种异体移植主动脉瓣在副冠状动脉位置的血栓形成或血栓栓塞事件的风险，作为自由缝合移植物或通过罗氏技术放置包括瓣膜的圆柱体的根替换，在没有抗凝的情况下几乎为零。Matsuki 及其同事报告了 555 名连续医院幸存者，他们使用自由缝合的同种异体移植物进行了孤立的主动脉瓣置换术。血栓栓塞的发生率为每患者年 0.034%，或 555 名研究中的 1 名患者。Okita 及其同事描述的 108 名患者的主动脉根部置换结果显示，180 例患者随访期间无血栓栓塞发生率。Penta 及其同事同样发现 140 例接受同种异体移植置换主动脉瓣并且至少观察 10 年的连续患者的血栓形成或血栓栓塞发生率。许多这些瓣膜都是新鲜的或抗生素保存的瓣膜。O'Brien 及其同事[41] 报道了主动脉瓣膜置换术与可行的低温保存和新鲜同种异体移植瓣膜的比较。两组的血栓栓塞自由度在

10年时为97%，在15年时为96%；在接受新鲜瓣门的组中，瓣膜故障的再次手术率要高得多。O'Brien 最初认为冷冻保存的瓣膜是优越的，因为保留了成纤维细胞的活力，提供了耐久性。然而，最近的发展已经指出用活细胞瓣膜恶化的免疫学基础。

用作重建右心室流出道的导管的主动脉瓣或肺动脉瓣的命运并不明确。Bull 和同事描述了249名在心脏右侧接受心外导管的患者。在存活30d 的173名患者中，72名接受了各种类型的异种移植管道的放置，并且4名患者接受了无阀管的放置。两个有瓣导管组的并发症和再次手术率相似。同种异体移植管的钙化通常发生，但梗阻倾向于在导管的近端部分，其中通常放置圆形的涤纶延伸部分。在这个位置上新内膜剥离的发展导致超过 2/3 的患者梗阻。

如果使用非圆周近端罩，则血栓和新内膜剥离形成最小，并且梗阻明显减少。Livi 及其同事已经表明，右心室流出道重建的首选瓣膜实际上是肺同种异体移植而不是主动脉同种异体移植。最后，Matsuki 及其同事使用肺动脉自体移植瓣膜（患者自己的肺动脉瓣）取代主动脉瓣，效果极佳（Ross 手术）。然而，该过程需要用肺动脉或主动脉同种异体移植物重建右心室流出道，基本上给患者带来两个瓣膜疾病而不是患者最初的单瓣膜疾病。尽管如此，Matsuki 及其同事已经凭借这项技术取得了优异的成绩。最后，Contegra 牛带瓣颈静脉似乎是儿科右心室流出道重建的良好替代方案。

对于儿童，主动脉瓣置换应采用机械瓣膜，如 St. Jude 双叶瓣，或采用自体肺移植技术，以取代主动脉瓣，如 Ross 于1967年所述。这已成为儿童主动脉瓣置换术的首选方法。对于儿童二尖瓣置换术，需要使用机械瓣膜，这些患者应使用华法林和阿司匹林进行全面抗凝治疗。不应使用异种移植物生物假体，因为这些瓣膜在儿童中会发生快速钙化和变性。年轻人应遵循类似的指导方针。对于育龄妇女或希望生育孩子的妇女，应强烈建议不要使用机械瓣膜。抗凝治疗的并发症，特别是华法林和肝素，使年轻女性和未出生的孩子面临极大的风险。对于非育龄妇女和60岁以下的男性，在选择瓣膜时应充分考虑患者的个体差异以及瓣膜置换后的预期生活方式。最后，可能对于年龄超过60岁的患者，但绝对是70岁以上的患者，鉴于老年患者的这些瓣膜的退化率降低，并且风险较高，应该强烈考虑使用异种移植物生物假体（带支架或无支架）。这一群患者的抗凝治疗。关于机械或生物瓣膜选择的指南支持建议支持以患者为中心的方法来讨论人工瓣膜选择的风险和益处。

（三）人工瓣膜血栓形成的处理

所有人工瓣膜，包括生物假体，都可能发生血栓性闭塞，但机械瓣膜的发生率更高，特别是笼式球阀和倾斜盘瓣。血栓形成通常更加急性，表现为"突然"的瓣膜功能障碍伴有临床休克，肺水肿，机械瓣膜中的瓣膜咔嗒声和生物假体中的低沉声音。通过透视或二维经胸超声心动图或两者进行诊断。没有纤维蛋白溶解疗法或再次手术，死亡率很高。

关于左侧人工心脏瓣膜的疑似血栓形成的管理，首先基于成像研究确定血栓是否是梗阻性。如果血栓是梗阻性的并且患者病情严重，则需要手术更换瓣膜，除非患者因并发症而被认为操作风险太高。可以说很难确定哪个患者或患者群体的风险太高，因为手术死亡率接近15%，因此所有人工瓣膜血栓形成都是"高风险"。基于有限的数据库，建议采用以下治疗策略：对于 NYHA Ⅰ/Ⅱ级心力衰竭患者的初始策略，如果无法手术（如患者位于没有心脏手术的地方且运输过于不稳定），患者拒绝手术，或者如果血栓是非梗阻性的并且很小（<0.8cm）。几乎所有右侧人工瓣膜血栓形成最初都可以用溶解疗法治疗，如果溶栓不成功则使用手术。

第 84 章
机器人与微创瓣膜手术
Robotic and Minimally Invasive Mitral Valve Surgery

Craig M. Jarrett   A. Marc Gillinov   Tomislav Mihaljevic   著
王勇军   译

传统上，心脏手术通过完整的正中胸骨切开术进行，胸骨切开术为心脏内和周围的所有结构提供了完美的视野。通过这种方法，可以安全有效地执行复杂的心血管手术。随着闭胸心肺技术的出现和仪器的进步，切口尺寸和组织操作的减少成为可能。心内可视化和机器人远程操作的改进进一步推动了界限。

今天，机器人心脏手术，特别是瓣膜手术，已成为一些外科医生的标准做法。在本章中，我们描述了我们在机器人二尖瓣手术和其他微创方法方面的经验。还概述了许多可能增强未来机器人系统的未来系统和新颖的可视化技术。

一、机器人系统

三维视觉和七个自由度是在三维空间（例如体腔）中操纵和自由定向物体的最佳选择。因此，仅具有二维视觉和四个自由度的标准内镜手术降低了运动的准确性，效率和灵活性。人体运动技能，特别是眼手协调，随着内镜手术中器械和组织的间接观察和操作而恶化。此外，仪器轴剪切或阻力需要外科医生更高的操纵力，导致手部肌肉疲劳。外科医生必须在内镜手术中逆转手部运动，因为固定进入点（支点效应），例如套管针，使其成为一种非直观的运动技能。已经开发了计算机增强系统来克服这些和其他限制。通过远程操作，外科医生从具有手术区域的三维视图的控制台操作。外科医生的动作通过安装在穿过胸壁的机器人手臂上的器械按比例复制。机器人手臂和"微腕"仪器模仿人的手臂和手腕，具有七个完整的自由度。对于心脏手术，机器人远程操作系统，da Vinci Surgical System（Intuitive Surgical, Inc., Sunnyvale, CA）目前可用，具有两种不同的版本。

daVincident S surgical system 程度系统有三个组件：外科医生控制台，患者侧推车和视觉推车。外科医生控制台与患者物理分离，并允许外科医生按照人体工程学设置，其头部位于三维视觉系统中，手臂位于侧面，手部位于视觉系统下方。这种自然的眼手仪器对齐复制了开放手术的经验。外科医生的模拟手指和手腕动作以及任何震颤都会通过控制台中的传感器转换为数字信号。这些运动是按比例缩放的，因此外科医生在控制台处的运动大于患者体内器械的运动。对震颤进行过滤和平滑处理，消除了固有的人体震颤，频率为 8～10Hz。这种运动缩放和震颤抑制提高了组织水平的精确度。控制台上的离合机构可以暂时断开外科医生和器械的运动，从而可以重新调整手部位置，以保持最佳的人体工程学。外科医生的运动以数字方式传递到患者推车，其中器械通过四个独立的效应器臂中的一个同步移动。对于心脏手术，手臂用于控制相机，外科医生的左手和右手以及心房牵开器。视觉推车装有图像处理设备和大型观察监视器，为监视手术室团队提供手术室视野，包括患者侧助手。通过 0° 和 30° 内镜，三维视觉系统通过高倍放大（10 倍）促进自然深度感知。

daVincident Si surgical system 系统是最新版本，具有双控制台功能，增强的三维 1080p 高清可视化，更新的用户界面以及改进的手术室集成。双控制台功能支持培训和协作，允许两名外科医生坐在不同的控制台上，在手术过程中随时轻松快速地控制仪器。具有10倍放大倍率的三维高清晰度可视化提高了观察分辨率，提高了解剖结构的清晰度和细节。更新的用户界面具有易于使用的触摸屏控制，简化了术中系统和视力调整。针对手术室集成日益增长的趋势，传统上安装在视觉车中的视觉系统组件可以安装在手术室吊杆上，多输入显示器允许查看多达三个视频源，例如手术区域、超声波和心电图（ECG），一次。

二、机器人心脏手术的进展

最初，微创手术的进步基于对在直视下进行的先前使用的方法的修改。微型胸骨切开术，部分胸骨切开术，胸骨旁切除术和小切口术简单地减少了切口的大小和组织操作的程度[1-4]。插管方法和视频光学的进步为完全内镜机器人手术打开了大门。

1996年引入Port-Access技术（Cardiovations, Inc., Ethicon, Somerville, NJ），将微创手术方法（非胸骨切开术）与全身心肺转流术和心脏停搏相结合。该系统提供胸外心肺转流术，配有一套专门的血管内插管和导管，以提供顺行或逆行心脏停搏，以及心室减压[5,6]。令人鼓舞的结果证实了这些技术的可行性和安全性，并为开发微创手术铺平了道路。视频光学的进步开启了一系列新的内镜方法，包括泌尿外科，妇科和成形外科。心脏手术中的视频辅助首先用于封闭胸部乳内动脉收获和先天性心脏手术[7-9]。1996年，Carpentier及其同事通过微型胸廓切开术使用心室颤动进行了第一次视频辅助二尖瓣修复[10]。此后不久，Chitwood及其同事使用微切口，经皮经胸主动脉钳和逆行心脏停搏液进行了视频辅助二尖瓣置换术[11]。

1997年莫尔首次在二尖瓣手术中使用AESOP（Intuitive Surgical, Inc., Sunnyvale, CA）声控相机机械臂时，心脏手术进入了机器人时代。除了在手术过程中释放外科医生的手外，该装置还可以通过更小的切口实现更好的瓣膜和瓣膜下可视化[12]。1998年，Chitwood使用语音控制的AESOP 3000机器人手臂和Vista三维相机（Vista Cardiothoracic Systems, Inc., Westborough, MA）[11]在美国进行了第一次视频导向二尖瓣手术。机器人摄像机控制和三维可视化的结合是朝着今天完成的内镜二尖瓣手术迈出的重要一步。使用目前达·芬奇机器人的早期原型（达·芬奇铰接式心内腕机器人装置）进行的第一次二尖瓣修复由Carpentier及其同事于1998年完成[13]。使用达·芬奇系统在北美进行的第一次完整修复是由Chitwood及其同事在2000年完成的[14]。使用4cm的切口辅助进入，但是三维视频和机器人仪器的进步发展到完全内镜手术可行的程度。Lange和同事在2000年使用达·芬奇仅使用1cm端口进行了第一次完全内镜二尖瓣修复[15]。

与二尖瓣手术相比，闭胸（非胸骨切开术）冠状动脉搭桥手术只能在机器人远程操作系统开发后才能进行。传统的胸腔镜器械无法进行技术复杂的手术，例如冠状动脉吻合术，因为缺乏灵活性。使用"endowrist"仪器的运动自由，在仪器尖端附近的患者体内发生额外的关节运动，对于实现这一目标至关重要。早期的成功报告来自几个开创这项努力的中心[15-18]。尽管机器人冠状动脉手术的牵引力比二尖瓣手术的牵引力要小，但如今它可以在专用中心安全地进行，并且具有可重复的结果[19,20]。

三、临床应用和患者选择

达·芬奇机器人用于二尖瓣修复和单支冠状动脉旁路术。它不常用于二尖瓣分离术和三尖瓣修复术。根据我们的经验，如果患者符合严格的标准，则提供机器人二尖瓣手术（框84-1）。排除有冠状动脉疾病或其他需要手术治疗的瓣膜病的患者。尽管可以使用机器人方法进行三尖瓣修复和冠状动脉旁路移植手术，但端口放置和患者定位是不同的。轻度主动脉瓣关闭不全（1+）或更大也是一种禁忌证，因为仅靠逆行性心脏停搏不能可靠地阻止心脏。患有先前胸骨切开术或右胸廓切开术或胸壁畸形严重限制进入的患者，在

> 框 81-1　机器人二尖瓣手术排除标准
>
> - 冠状动脉病变或合并其他瓣膜手术；
> - 中、重度主动脉瓣反流；
> - 优先正中切口或右侧开胸术；
> - 明显的胸廓畸形，影响手术入路；
> - 严重钙化的二尖瓣瓣环；
> - 中、重度以上的主动脉、髂动脉或股动脉粥样硬化，或股动脉直径小于 7mm（可考虑腋动脉插管）。

我们目前的实践中也被排除在外，尽管在其他中心对这些患者进行手术有一些早期经验。患有严重钙化的二尖瓣瓣环的患者不是候选者，因为需要进一步改进器械和更可靠的方法来排空落入心室的任何钙化结节。最后，主动脉，髂动脉或股动脉粥样硬化大于最小，股动脉直径小于 7mm，是相对禁忌证；然而，在这种情况下，腋窝灌注可以代替股动脉灌注。

四、外科技术

在全身麻醉诱导后，患者用双腔气管导管插管，并放置经食管超声心动图（TEE）探针。逆行冠状窦导管通过颈内静脉置入并置于超声心动图引导下。如果将主动脉内球囊技术用于主动脉梗阻和心脏停搏液输送，则放置双侧动脉线。患者的右胸部抬高 30°，右侧肩胛骨尾部滚动，患者侧面抱有手臂。

如果患者因素排除机器人方法并且需要转换方法，则后续步骤应遵循明确定义的顺序以最小化不必要的发病率。股骨血管通过优于并平行于腹股沟褶皱的小皮肤切口暴露。一旦血管被认为适合插管（尺寸至少 7mm 且无动脉粥样硬化），就建立单个左肺通气并制作机器人端口切口。首先，将摄像头端口放置在中锁骨线侧面 2~3cm 的第四肋间空间中，并插入 30° 三维高清摄像机。在检查胸腔内解剖结构并规划端口放置以实现瓣膜的最佳可视化和修复后，在相机端口 2~3cm 的相同间隙中制作 2cm 工作端口。左机器人臂端口放置在腋前线内侧 2~3cm 的第三肋间隙中。右侧机器人手臂端口位于腋前线的侧面的第五或第六肋间隙中。左心房牵开器端口穿过第四或第五肋间隙，恰好位于锁骨中线（图 84-1）。

在超声心动图指导下，将股静脉插管（22Fr 或 25Fr，Edwards Lifesciences，Irvine，CA）置于上腔静脉（SVC）中，并且在大多数情况下通过颈内静脉放置单独的 SVC 插管（17Fr）。动脉插管（19Fr 或 21Fr）通过股动脉完成（图 84-2）。在中度低温（32℃）时建立心肺分流术，并在右侧膈神经前方 2~3cm 处切开心包。对于正常大小的主动脉（小于 4cm）的患者，没有动脉粥样硬化的证据，并且没有主动脉瓣关闭不全，主动脉内球囊用于顺行心脏停搏液。通过 TEE 和双侧上肢压力监测确保正确定位。如果还适合使用 endoballoon，则在近端主动脉中插入单独的顺行心脏停搏导管，并将经胸主动脉交叉钳夹定位在腋中线的第三肋间隙中（图 84-3）。在心脏停搏后，在右上肺静脉内侧做 3~4cm 的左心房切开术，将心房牵开器插入心房，并使心房切开术延长以允许完全显露二尖瓣。

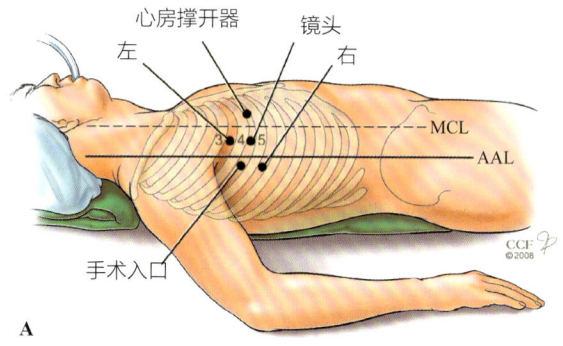

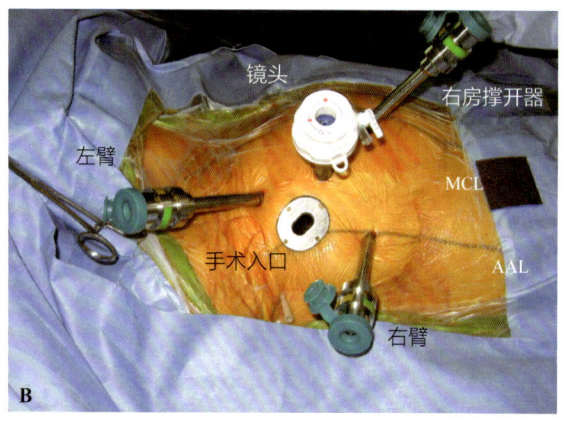

▲ 图 84-1　机器人二尖瓣手术的入口示意图（A）和现场图（B）
AAL. 腋前线；MCL. 锁骨中线

第二部分 成人心脏手术
第 84 章 机器人与微创瓣膜手术

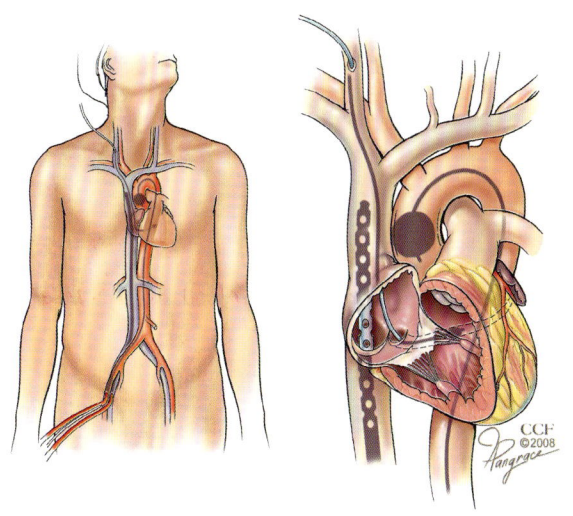

▲ 图 84-2 腋静脉 – 动脉插管，冠状静脉窦插管回流，主动脉内球囊植入示意图

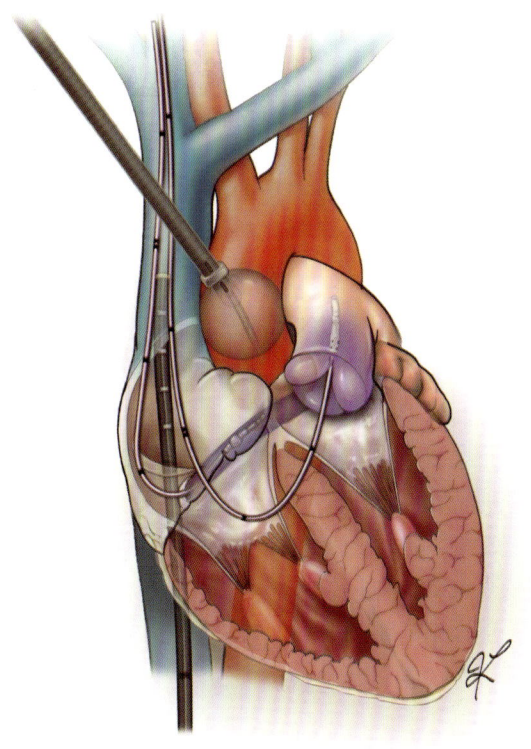

▲ 图 84-3 经胸主动脉阻断和直接顺行植入停搏液管

外科医生在控制台进行手术，同时患者侧助手更换器械，更换供应品并取回操作材料。仔细检查瓣膜将确定需要何种类型的修复 – 小叶切除和人工腱索是用于矫正瓣叶脱垂的两种最常用的技术。使用运行技术插入部分柔性瓣环成形术带

支持修复并提供环形复位（图 84-4）[21] 完成修复的缝合线在体内绑定并由患者侧助手检索。通过给予顺行心脏停搏液和盐水吹入来测试瓣膜的开闭情况。使用运行的聚四氟乙烯（PTFE）缝合线封闭左心房。移除机器人手臂，并在 TEE 下执行标准的排气和撤机程序。所有患者在出院前均行经胸超声心动图检查。

五、临床结果

迄今为止，机器人二尖瓣手术的世界经验主要是回顾性病例系列的集合。目前，只有一项大型研究将机器人二尖瓣修复与其他方法进行了比较。尽管如此，迄今为止手术结果令人鼓舞，短期结果与使用传统方法进行修复的结果相似。

2000 年，Chitwood 及其同事完成了第一期Ⅰ机器人二尖瓣修复试验，该试验由 10 名患者组成[22]。平均总停跳时间和总手术时间分别为 150min 和 4.8h。没有与设备相关的并发症，并且有一次出血再次手术。术后平均住院时间为 4d，3 个月随访时所有患者的二尖瓣反流均为微量或更少。根据这些结果，试验的延期被授予，随后在 2003 年报告了 38 名患者[23]。在这项研究中，总手术室时间从第一组 19 名患者的 5.1h 减少到第二组 19 名患者的 4.4h。交叉钳位和旁路时间

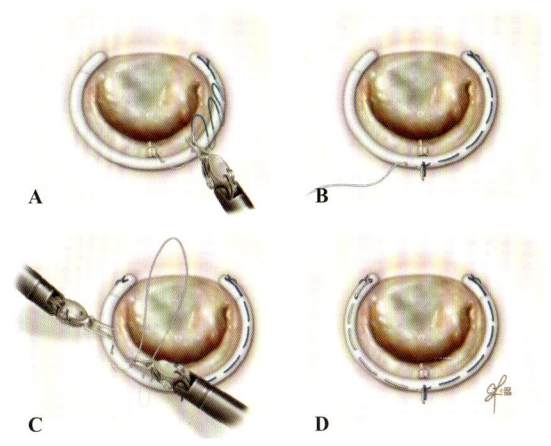

▲ 图 84-4 采用半曲环进行瓣环成形缝合技巧步骤示意图
A. 第一针从右纤维三角开始，顺时针缝至瓣环中部；B. 第二针从瓣环中部开始，尾巴与第一针打结；C. 第二针顺时针缝至左纤维三角；D. 第三针从左纤维三角开始，尾巴与第二针打结

也随着经验而显著下降。一名患者因修复失败而接受了置换。

Mohr 及其同事描述了他们在 2001 年对 17 名接受机器人二尖瓣修复术的患者的初步经验[24]。在 17 例中有 3 例（17.6%）需要转换为替代方法。平均阻断钳时间为 89 ± 18min。除了一例立即进行内镜下瓣膜置换术的患者外，术中二尖瓣反流均为微量或更少。另一名患者在出院前出现术后失败并需要置换。

2005 年发表了一项多中心 II 期临床试验，涉及 10 个机构的 112 名患者。总机器人，主动脉钳夹和体外循环时间分别为 77.9 ± 0.3min，2.1 ± 0.1h 和 2.8 ± 0.1h。在 1 个月的超声心动图随访中，9 名患者（8%）有 2+ 二尖瓣关闭不全，其中 6 名（5.4%）有再次手术（5 次替换和 1 次修复）。没有死亡，中风或与器械相关的并发症。

2006 年，Murphy 及其同事公布了 127 例机器人二尖瓣手术的结果[25]。127 个病例中有 6 例（4.7%）被转换为另一种方法。在 121 例机器人手术中，114 名患者（94.2%）完成了二尖瓣修复，其余 7 名正在接受更换。平均主动脉梗阻时间（带有子宫主动脉球囊）为 102 ± 28min，平均体外循环时间为 131 ± 34min。两名患者（1.7%）需要再次手术治疗二尖瓣，并且有一名医院死亡（0.8%）。98 例患者完成超声心动图随访，平均随访 8.4 ± 8.1 个月。在 95 名患者（96.9%）中观察到微量或更少的二尖瓣反流。

我们在克利夫兰诊所的初步结果于 2011 年初发布[26]。从 2006 年 1 月至 2009 年 1 月，759 例退行性二尖瓣病变和后叶脱垂患者接受了完全胸骨切开术（n=114），部分胸骨切开术（n=270），右侧小前外侧开胸术（n=114）的原发性孤立性二尖瓣手术），或机器人方法（n=261）。使用倾向评分匹配在意向治疗的基础上比较结果。除完整胸骨切开术组的 1 例患者外，所有患者均实现二尖瓣修复。在配对组中，机器人中位体外循环时间比完全胸骨切开术长 42min，比部分胸骨切开术长 39min，比右侧小前外侧胸廓切开术长 11min（$P < 0.0001$）；中位心肌缺血时间比完整胸骨切开术和部分胸骨切开术长 26min，比右侧小前外侧胸廓切开术长 16min（$P < 0.0001$）。匹配组的二尖瓣修复质量相似（分别为 P=0.6、0.2 和 0.1）。没有院内死亡。各组的神经，肺和肾并发症相似（$P > 0.1$）。机器人组的心房颤动和胸腔积液发生率最低，导致住院时间最短（中位数 4.2d），比完整胸骨切开术，部分胸骨切开术和右侧小前外侧开胸术（均为 1.0、1.6 和 0.9d）短 $P < 0.001$）。

机器人二尖瓣手术的早期主要关注点是能够进行复杂的修复，如前叶修复。虽然我们通过主要关注后叶小叶脱垂开始我们的经验，但我们现在对前路或双叶脱垂患者的机器人方法感到自信。此外，还为患有二尖瓣反流和心房颤动或三尖瓣反流的患者提供机器人手术。

六、限制

当代机器人系统的一个重要限制是缺乏触觉或触觉反馈。触觉可以触摸计算机图形为视觉所做的事情。尽管光学和视觉系统持续显著改善，但在机器人手术中尚未存在对外科医生的触觉反馈。在传统手术中，外科医生所做的几乎所有事情都与力反馈有关。组织对操作的响应以及施加的力和给予外科医生的力量对于识别病理区域，评估组织边界和确定手术质量是至关重要的。目前，进行机器人手术的外科医生通过他们所看到的来评估施加到组织的力 – 紧密组织如何出现，组织轮廓如何清晰，颜色变化有多微妙，等等。改善触觉反馈对于机器人技术在微创手术中的持续发展至关重要。

更多采用机器人心脏手术的另一个限制是需要的资金投入。每个系统 150 万美元到 200 万美元的成本（取决于型号、功能、服务合同等）加上每个成本和额外的年度服务协议使其超出了许多机构的范围。考虑到这些成本，许多研究显示机器人心脏手术的住院费用较高；这可能是短视的。根据我们的经验，当考虑到医院出院以外的经济结果时，机器人手术的每个案例成本与传统手术相似。

机器人二尖瓣修复所需的较长手术时间部分减缓了其采用，尽管这些较长时间是否影响临床结果仍有待确定。除了机器人心脏手术的设置时间之外，很大一部分时间专用于瓣环成形术环的放置，瓣环成形术环通常锚固有需要耗时的器械捆扎的单独的床垫缝合线。固定瓣环成形术带的替代方法，例如运行缝合技术或镍钛合金 U 形夹（Medtronic，Minneapolis，MN）的使用缩短了手术时间并减少了内镜连接大量结的技术负担。在我们机构的 2010 年报告中，将一组患者［其中瓣环成形术环以间断缝合线固定（$n=50$）］与一组患者进行了比较，其中使用跑步技术固定瓣环成形术环（$n=50$）[21]。在运行瓣环成形术队列中，中位总程序（轮到轮出），体外循环和主动脉钳闭时间分别显著减少 38、32 和 19min（$P < 0.01$），而不牺牲短期结果。2007 年，东卡罗来纳大学的研究人员报告了一组使用 U 形夹的患者（$n=50$）与使用常规缝线的一组患者（$n=72$）相比较[27]。U-clip 队列中的体外循环，主动脉阻断和瓣环成形术带放置时间较短 [U 形夹与缝合线：（144 ± 50）min vs.（169 ± 35）min，（105 ± 30）min vs.（132 ± 29）min，以及（26 ± 5）min vs.（40 ± 10）min，所有的 $P < 0.01$]。

机器人冠状动脉搭桥手术仍然是一个具有挑战性的过程。成功和采用机器人旁路手术的最重要的限制是无法及时地再现高质量的吻合术。使用传统的缝合线和打结可以为手术增加大量的时间。Nitinol U-clips（Coalescent Surgical，Inc.，Sunnyvale，CA）已被成功用作缝合吻合术的替代方案，具有优异的短期和中期移植物通畅性[22, 23]。创建血管吻合的其他替代方法，如胶水或连接装置可以避免使用传统的缝合技术[25, 28]。

七、其他微创途径

除了机器人方法之外，已经描述了许多用于二尖瓣手术的微创方法，包括部分胸骨切开术和右胸廓切开术。部分胸骨切开术的常见变化包括右侧部分胸骨切开术，上 J 切口，右胸骨旁切口和下半部分切开术（T 切口）[1, 3, 4, 17, 19, 20]。我们研究所的研究人员开创了带有 J 切口的部分上胸骨切开术。使用这种方法和扩展的房间隔切口的初步结果是有利的。在我们 1999 年发表的 462 例病例的初步经验中，3% 转换为完整的胸骨切开术是必要的，伤口感染率低（0.2%），输血要求低，并有良好的美容效果[2]。在 2010 年报告中，590 名匹配良好的患者对接受了传统的微创手术和完整的胸骨切开术，微创组有切口美观、血液制品、呼吸和疼痛少等优点，没有其他明显的损害[6]。与通过完整的胸骨切开术进行的类似手术相比，传统的微创方法继续表现出良好的结果和经济效益[3]。鉴于这些优点，机器人和经皮二尖瓣手术的死亡率和发病率应与传统的微创方法相比，而不是与完整的胸骨切开术相比较。

八、未来系统和新的可视化技术

心脏手术的技术进步正在快速发展。对于一些外科医生来说，机器人心脏手术已经司空见惯。毫无疑问，将来会发生对当前系统和仪器的未来增量修改和改进。此外，将开发新技术，从根本上改变机器人心脏手术和机器人心脏手术训练的当前范例。

目前的机器人系统很大，在手术室占用了大量空间，并且移动起来很麻烦。随着技术的发展，系统将变得更小，具有更低的配置文件，并且更具移动性。相机和工作臂的端口尺寸将变得更小。进一步的小型化可以允许开发外科微机器人，可以远程导航的磁控设备，可摄取的摄像机和可植入的传感器。目前正在研究开发无线成像和任务辅助机器人，这些机器人可以在手术期间放置在腹腔内[15]。此外，卡内基梅隆大学的研究人员描述了一种移动机器人装置，它可以黏附在心外膜上并导航到猪心脏跳动模型中的任何位置[29]。

通过触觉反馈提高手术灵活性对于心脏手术的持续发展至关重要，机器人手术中的触觉是一个积极研究的领域。宾夕法尼亚州立大学和米勒斯维尔大学的研究人员开发了一种触觉缝合线模拟器，在处理和缝合组织时给人一种逼真的感觉[7]。在这个模拟器中，人造皮肤相对于通过手术工具施加到质量和弹簧网络的压力而变形。专用软件计算组织中的接触力并将适当的力返回给用户，以模拟推动，拉动，切割和缝合皮肤和下层组织的影响。这样的技术最终可以应用于机器人手术并且允许外科医生通过机器人臂"感觉"组织。当前系统中缺乏力反馈使得外科医生可能无意中对组织施加过大的力并导致组织损伤。通过将触觉反馈结合到未来的系统中，外科医生将获得更精确和真实的感觉，了解组织如何响应机器人末端执行器产生的力。

可视化的进一步发展将继续推动机器人心脏手术领域的发展。与传统手术相比，机器人外科医生通过视觉系统而不是直接在手术区域进行观察。三维显示，高清晰度和高达10倍的系统放大倍数增强了外科医生对重要结构的可视化。此外，这种人工可视化提供了一些独特的机会，例如图像稳定和图像叠加。目前，在跳动的心脏上创建小血管吻合术对于机器人来说是具有挑战性的。使用虚拟运动补偿方案的图像稳定系统正在开发中，目的是渲染感兴趣区域的运动稳定视图[12]。机器人仪器的图像覆盖是机器人的另一个独特概念。通过计算机断层扫描（CT），磁共振成像（MRI）或与机器人仪器叠加的超声的三维建模和重建可以提供病理特征或修复质量的实时数据采集。例如，西安大略大学的研究人员使用实时三维超声心动图作为猪心房间隔缺损闭合的唯一指导方法[11]。与传统的二维超声心动图相比，任务完成时间提高了70%。我们研究所的研究人员已经证实，在开胸，跳动心脏牛模型中直接内镜引导下二尖瓣和三尖瓣修复[30,31]。使用这种技术，研究人员展示了直接内镜成像下心脏瓣膜手术的技术可行性。尽管该研究是在开放条件下进行的，但这是使用直接内镜可视化进行闭胸胸腔手术的第一步。有一天，机器人心脏外科医生可能能够切换显示器并使用替代的成像源代替三维显示器或与三维显示器结合使用以执行心脏内心搏动操作。

机器人心脏手术的未来是光明的。虽然距离完全开发还有几年的时间，但可以想象有一天会有一个系统可以完成机器人或自动心脏手术。在这种情况下，外科医生将输入患者的所有术前成像数据，在虚拟模拟器上执行操作，然后将模拟转移到机器人远程操作系统，该系统将完美地执行操作。另外，可以想象通过软件计划操作然后由机器人系统执行的场景。尽管这些情景还需要几年的时间，但现有的工作显然为自动化心脏手术奠定了基础。

九、结论

心脏手术的复兴正在进行中。机器人技术现已在心脏手术中得到很好的应用，并已成为一些外科医生的标准做法。机器人心脏手术的成功很大程度上是插管方法，视频光学，仪器和训练方法的进步的结果。使用专门的血管内插管和导管进行胸外体外循环的发展允许足够的顺行和逆行心脏停搏以及心室减压。增强的三维高清晰度可视化具有10倍放大能力，提高了吻合结构的清晰度和细节。使用"内腕"仪器的七个自由度，在仪器尖端附近发生额外的关节，对提高狭窄空间的灵活性至关重要。最后，最新系统中的双控制台功能允许两名外科医生坐在不同的控制台上，在手术过程中随时轻松快速地控制器械，这种情况有助于训练。

必须在机器人心脏手术中进行大量开发，以增加用于冠状动脉血运重建的机器人技术的采用。使用当前技术在跳动的心脏上创建机器人冠状血管吻合在技术上具有挑战性，并且不能始终如一地再现高质量的吻合仍然是采用的限制因素。需要开发改进的稳定装置，自动血管吻合装置，以及在闭合胸部环境中到达搏动，全心脏的所有区域的能力，以进行机器人血运重建手术以充分发挥其潜力。

与手术中的其他技术进步类似，机器人心脏手术是一个进化过程。即使是最大的怀疑论者也必须承认已经取得了实质性进展。在当今时代，机器人二尖瓣修复具有类似于传统手术的安全性和短期有效性，并且具有更短的停留时间和更快恢复工作的额外益处。尽管前景乐观，但不能过分强调谨慎，因为修复的长期耐久性尚未确定。任何新的技术，方法或技术，包括机器人心脏手术，都必须与传统手术进行批判性比较，传统手术继续表现出长期成功和不断下降的发病率和死亡率。

第二十一篇 心律失常的管理
MANAGEMENT OF CARDIAC ARRHYTHMIAS

第 85 章
用于治疗缓慢性心律失常与快速性心律失常的心脏装置
Cardiac Devices for the Treatment of Bradyarrhythmias and Tachyarrhythmias

Adam S. Fein   Lilian P. Joventino   Peter J. Zimetbaum   著

王勇军   译

一、历史观点和概述

Paul Zoll 于 1952 年开发出第一台经皮电子起搏器，用于治疗危及生命的心动过缓[1]。第一个内部起搏器于 1958 年植入，用于治疗完全心脏传导阻滞[2]和治疗 Stokes-Adams 癫痫发作[3]。早期起搏器模型是简单的固定速率设备。胸外科医生通过将外胚层导线直接置于暴露的心脏上来进行大多数早期植入；这些引线连接到腹腔植入的脉冲发生器。现代心脏起搏器拥有先进的微处理器，可应用诊断和治疗算法，大大提高了它们的多功能性。

植入式心律转复除颤器（ICD）的开发由 Michel Mirowski 开创[4-6]。ICD 的最初目的是为患有致命性室性心律失常的门诊患者提供即时、自动除颤。Mirowski 于 1980 年进行了第一次人类 ICD 植入术[6]。第一代 ICD 由大型发生器（> 200cm³ 体积）组成，植入腹腔袋，心外膜除颤器贴片。虽然这些早期 ICD 仅能够进行高能量电击，但目前的 ICD 很小（体积 < 40cm³），但它们包含现代心脏起搏器的所有先进起搏功能，

以及复杂的心动过速的治疗选择（图 85-1 和图 85-2）。尽管尺寸较小，但较新的 ICD 在其感觉，诊断和心律失常治疗方面已逐渐变得优越。自 20 世纪 90 年代末以来，ICD 已成为预防心源性猝死的最有效的救生干预措施[7-11]。

随着脉冲发生器的复杂性和小型化的增加以及用于植入心脏装置的更简单和更安全的经静脉方法的发展，心脏起搏以及 ICD 的适应证已经大大扩展[12, 13]。此外，美国食品和药物管理局（FDA）于 2012 年 9 月批准了完全皮下 ICD。据估计，美国每年大约植入 400 000 台器械，目前有 300 多万植入心脏器械的患者。

本章的其余部分重点介绍当前植入式心脏起搏器和除颤器的描述，植入技术，适应证和并发症。

二、植入心脏装置的适应证

Anericem College of Canrdiology/American Heart Association/Heart Rhythm Society（ACC/AHA/HRS）心脏节律异常的基于设备的治疗指南于 2012 年更新[14]。

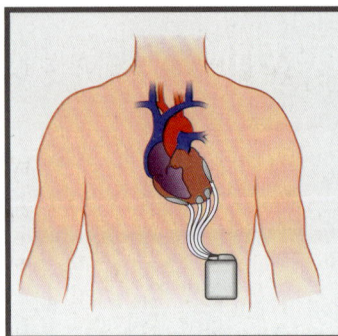

▲ 图 85-1 1980 年可植入式心律转复除颤器

（Courtesy Medtrinic, Inc., Minneapolis, MN.）

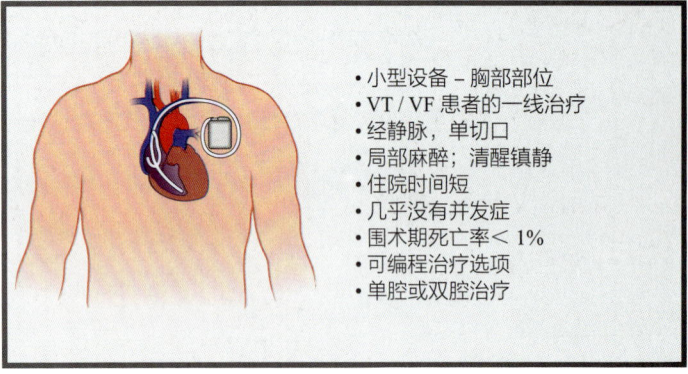

▲ 图 85-2 今天可植入的心律转复除颤器

VT/VF. 室性心动过速/心室扑动

（Courtesy Medtrinic, Inc., Minneapolis, MN.）

（一）临时起搏器

1. 适应证

当出现由于缓慢性心律失常引起的血流动力学损害时，指示放置临时起搏器。如果存在血流动力学未发生心动过缓的高风险，也应预防性地放置临时起搏器。临床心脏起搏器在急性心肌梗死中的特定指南存在[15]。临时经静脉起搏适用于有症状的窦性心动过缓，窦性停顿超过 3s，或窦性心动过缓，心率低于 40 次 /min 与低血压或血流动力学受损相关，以及如果对最大剂量（2mg）静脉注射阿托品无反应。急性心肌梗死临时经静脉起搏的其他Ⅰ类适应证包括心室心搏停止，交替左右束支传导阻滞，复发性多形性室性心动过速，心率小于 60 次 /min，QT 延长，以及新的束支阻滞或束状阻滞在 Möbitz Ⅱ二度房室（AV）阻滞的情况下，右束支传导阻滞[15]。

2. 静脉通路

表 85-1 总结了可用于插入临时起搏器的不同部位[16]。特定患者以及每个部位的优缺点是决定使用哪个部位的重要因素。

例如，当需要稳定性和预期更长的起搏要求时，可以选择颈内静脉和锁骨下静脉。如果将来需要使用永久起搏器，则应通过远离首选部位的静脉放置临时起搏器，以便永久起搏器植入。使用肘前静脉可以最大限度地减少凝血病患者的出血。然而，如果手臂未完全固定，则心脏穿孔或导致移位的风险更高。

（二）永久性起搏器

1. 适应证

永久性起搏器植入的理由包括缓解症状和预防随后的发病率或死亡率，这是心动过缓的直接结果。心动过缓可由窦房结，房室结，浦肯野纤维系统或其组合的各种疾病引起。窦房结或房室传播疾病通常不会危及生命，但可能会导致严重的症状。另一方面，浦肯野纤维系统的疾病在房室阻滞及其相关的严重不良事件发展之前可能是无症状的。

心动过缓的症状通常是由心排血量不足引起的。这些症状可能是模糊的，包括疲劳、运动耐量降低、劳累时呼吸困难、头晕、头晕、充血性心力衰竭、晕厥前期和晕厥。患者触发的动态心脏监测通常有助于确定这种非特异性症状实际上是症状性心动过缓的结果。框 85-1 至框 85-12 总结了 ACC/AHA 特别工作组于 2008 年发布的永久性心脏起搏指征，并作为 2012 年重点更新的一部分予以保留[12,14]。

2. 心脏再同步治疗（或双心室起搏）治疗充血性心力衰竭

2012 年指南更新了心脏再同步治疗（CRT）或双心室起搏的正式建议（框 85-10），作为

表 85-1 放置临时起搏器的部位

部 位	好 处	坏 处
股静脉	容易接近	腿必须保持固定不动 感染风险高 正确放置所需的荧光检查 患者必须平躺
颈内静脉	放置起搏器的好地方（右边比左边好）	气胸风险，无意中颈动脉穿刺 患者必须平躺才能进入 头低脚高位优先避免空气栓塞
锁骨下静脉	放置起搏器的好地方（左边比右边好）	伴有无意的锁骨下动脉穿刺的气胸，血胸风险 患者必须平躺才能进入；头低脚高位优先避免空气栓塞
肘前静脉（足底，中位于足底或头部）	进入风险很低 放置起搏器的好地方（左边比右边好）	移位风险 手臂必须保持固定不动 贵要和肘正中首选（头部有中心静脉曲折） 放置起搏器所需的荧光检查

引自 Baim DS, Grossman W, editors: Grossman's cardiac atheterization, angiography, and intervention, ed 6, Philadelphia, 2000, Lippincott Williams & Wilkins

---

框 85-1 窦房结功能障碍中永久性起搏推荐指南

CLASS Ⅰ
1. 永久性起搏器植入适用于窦房结功能障碍（SND），伴有症状性心动过缓，包括产生症状的频繁窦性停搏（证据等级：C）
2. 永久性起搏器植入适用于症状性变时性功能不全（证据等级：C）
3. 永久起搏器植入适用于症状性窦性心动过缓，这是由医疗条件所需的药物治疗引起的（证据等级：C）

CLASS ⅡA
1. 当心率低于 40/min（bpm）时，永久起搏器植入是合理的，当没有记录与心动过缓一致的显著症状与心动过缓的实际存在之间的明确关联时（证据等级：C）
2. 当在电生理研究中发现或激发临床上显著的窦房结功能异常时，永久性起搏器植入对于不明原因的晕厥是合理的（证据等级：C）

CLASS ⅡB
1. 在清醒时慢性心率低于 40/min 的轻度症状患者可考虑永久性起搏器植入（证据等级：C）

CLASS Ⅲ
1. 对于无症状患者，SND 不适用于永久起搏器植入（证据等级：C）
2. 对于那些在没有心动过缓的情况下已明确记录出提示心动过缓的症状的患者，SND 没有表明永久性起搏器植入是合理的（证据等级:C）
3. 由于不必要的药物治疗，对于有症状性心动过缓的 SND，不适用永久性起搏器植入（证据等级：C）

引自 Epstein AE, DiMarco JP, Ellenbogen KA, et al: ACC/AHA/HRS 2008 Guidelines for device-based therapy of cardiac rhythm abnormalities: a report of the American College of Cardiology/American Heart Association Task Force on Practice Guidelines (Writing Committee to Revise the ACC/AHA/NASPE 2002 Guideline Update for Implantation of Cardiac Pacemakers and Antiarrhythmia Devices) developed in collaboration with the American Association for Thoracic Surgery and Society of Thoracic Surgeons. J Am Coll Cardiol 51:e1–e62, 2008

框 85-2　建议成人获得性房室传导阻滞
CLASS I
1. 永久性起搏器植入适用于与心动过缓相关的任何解剖学水平的三度和高级二度房室传导阻滞，其中症状（包括心力衰竭）或室性心律失常被认为是由 AV 阻滞引起的（证据等级：C）
2. 永久起搏器植入适用于与心律失常和其他需要药物治疗导致症状性心动过缓的医疗条件相关的任何解剖水平的三度和高级二度房室传导阻滞（证据等级：C）
3. 永久性起搏器植入适用于窦性心律的清醒、无症状患者的任何解剖水平的三度和高级二度房室传导阻滞，记录的心搏停止时间大于或等于 3.0s 或任何逃避率较低超过 40/min（bpm），或者具有低于 AV 节点的逃避节奏（证据等级：C）
4. 永久性起搏器植入适用于任何解剖水平的三度和高级二度房室传导阻滞，在患有心房颤动（AF）的无症状患者和具有至少 5s 或更长的 1 次或多次停顿的心动过缓中（证据等级：C）
5. 永久性起搏器植入适用于导管消融 AV 结后任何解剖水平的三度和高级二度房室传导阻滞（证据等级：C）
6. 永久性起搏器植入适用于任何解剖水平的三度和高级二度房室传导阻滞，术后房室传导阻滞与术后房室传导阻滞相关的任何解剖水平相关，心脏手术后预计无法解决（证据等级：C）
7. 永久性起搏器植入适用于与 AV 阻滞神经肌肉疾病相关的任何解剖水平的三度和高级二度 AV 阻滞，如肌强直性肌营养不良，Kearns-Sayre 综合征、Erb 营养不良（肢带肌营养不良）和腓骨肌肉萎缩，有或没有症状（证据等级：B）
8. 永久性起搏器植入适用于二级 AV 阻滞，伴有症状性心动过缓，无论阻滞的类型或部位如何（证据等级：B）
9. 永久起搏器植入适用于任何解剖部位的无症状持续性三度房室传导阻滞，如果存在心脏扩大或左心室（LV）功能障碍，或者阻滞部位低于 AV，则平均清醒心室率为 40bpm 或更快（证据等级：B）
10. 在没有心肌缺血的运动期间，指示永久性起搏器植入用于二度或三度 AV 阻滞（证据等级：C）|
CLASS IIA
1. 永久性起搏器植入对持续性三度房室传导阻滞是合理的，无心脏肿大的无症状成人患者逃逸率大于 40bpm（证据等级：C）
2. 永久起搏器植入对于在电生理学研究中发现的内部或下部 His 水平的无症状二度房室传导阻滞是合理的（证据等级：B）
3. 永久起搏器植入对于一级或二级 AV 阻滞是合理的，其症状类似于起搏器综合征或血流动力学损害（证据等级：B）
4. 永久起搏器植入对于具有窄 QRS 的无症状 II 型二度 AV 阻滞是合理的，当 II 型二度 AV 阻滞发生宽 QRS，包括孤立的右束支传导阻滞时，起搏成为 I 类推荐（参见前文"慢性双侧阻滞"）（证据等级：B）|
CLASS IIB
1. 永久性起搏器植入可考虑用于神经肌肉疾病，例如肌强直性肌营养不良、Erb 营养不良（肢带肌营养不良）和腓骨肌萎缩伴有任何程度的 AV 阻滞（包括一级 AV 阻滞），有无症状，因为可能存在不可预测的 AV 传导疾病进展（证据等级：B）
2. 当药物使用和（或）药物毒性时，即使在药物被取出后预计会发生阻滞，也可考虑永久性起搏器植入（证据等级：B）|
CLASS III
1. 永久性起搏器植入不适用于无症状的一级房室传导阻滞（参见前文"慢性双侧阻滞"）（证据等级：B）
2. 永久起搏器植入不适用于 supra-His（AV 节点）水平的无症状 I 型二级 AV 阻滞或未知的内部或下部或下部 Hisian（证据等级：C）
3. 永久性起搏器植入不适用于预期会消退并且不太可能复发的 AV 阻滞（例如，药物毒性、莱姆病或迷走神经张力的瞬时增加，或者在没有症状的情况下睡眠呼吸暂停综合征中的缺氧期间）（证据等级：B）|

引自 Epstein AE, DiMarco JP, Ellenbogen KA, et al: ACC/AHA/HRS 2008 Guidelines for device-based therapy of cardiac rhythm abnormalities: a report of the American College of Cardiology/American Heart Association Task Force on Practice Guidelines (Writing Committee to Revise the ACC/AHA/ NASPE 2002 Guideline Update for Implantation of Cardiac Pacemakers and Antiarrhythmia Devices) developed in collaboration with the American Association for Thoracic Surgery and Society of Thoracic Surgeons. J Am Coll Cardiol 51:e1-e62, 2008

晚期充血性心力衰竭患者的辅助治疗[14]。在过去 10 年中，CRT 已成为充血性心力衰竭 [New York Heart Association（NYHA）类＞ II]患者的一种经证实的治疗方法，该患者由收缩功能障碍（左心室射血分数≤ 35%）引起的心室内传导延迟，一般为左束分支阻滞类型。QRS 持续时间超过 150ms 的患者对 CRT 的临床反应最强[17, 18]。

目前，对于选择 CRT 患者使用机械不同步的超声心动图证据尚无确定的作用。2012 年的指南反映了越来越多的证据表明，CRT 治疗可能使患有轻度 NYHA I 和 II 症状的患者受益于明显的室内传导延迟超过 150ms。大部分心力衰竭患者存在室内传导延迟，并且常常伴有机械不同步。受益于双心室起搏的患者可能因冠状动脉或非冠状

框 85-3　慢性双束阻滞永久性起搏推荐指南

CLASS Ⅰ
1. 永久起搏器植入适用于晚期二度房室传导阻滞或间歇性三度房室传导阻滞（证据等级：B）
2. 永久起搏器植入适用于Ⅱ型二度 AV 阻滞（证据等级：B）
3. 永久性起搏器植入适用于交替束支传导阻滞（证据等级：C）

CLASS ⅡA
1. 永久性起搏器植入适用于当其他可能的原因被排除，特别是室性心动过速（VT）时晕厥未被证实是由于 AV 阻滞引起的情况（证据等级：B）
2. 永久起搏器植入适用于在电生理学研究中偶发的显著延长的 HV 间期（大于或等于 100ms）的无症状患者（证据等级：B）
3. 永久起搏器植入适用于电生理学研究中的偶然发现非生理性的起搏诱导的 infra-His 阻滞（证据等级：B）

CLASS ⅡB
永久性起搏器植入可以考虑在神经肌肉疾病的情况下，例如肌强直性肌营养不良，Erb 营养不良（肢带肌营养不良）和腓骨肌萎缩伴双眼阻滞或任何束状阻滞，有或没有症状（证据等级：C）

CLASS Ⅲ
1. 永久性起搏器植入不适用于无 AV 阻滞或症状的束状阻滞（证据等级：B）
2. 对于没有症状的一级房室传导阻滞的束状阻滞，不适用永久起搏器植入（证据等级：B）

引自 Epstein AE, DiMarco JP, Ellenbogen KA, et al: ACC/AHA/HRS 2008 Guidelines for device-based therapy of cardiac rhythm abnormalities: a report of the American College of Cardiology/American Heart Association Task Force on Practice Guidelines (Writing Committee to Revise the ACC/AHA/NASPE 2002 Guideline Update for Implantation of Cardiac Pacemakers and Antiarrhythmia Devices) developed in collaboration with the American Association for Thoracic Surgery and Society of Thoracic Surgeons. J Am Coll Cardiol 51:e1-e62, 2008

框 85-4　心肌梗死急性期后永久性起搏推荐指南

CLASS Ⅰ
1. 永久性心室起搏适用于浦肯野纤维系统中持续的二度房室传导阻滞（AV）阻滞，在 ST 段抬高心肌梗死（MI）后，浦肯野纤维系统内或下的交替束支阻滞或三度房室传导阻滞（证据等级：B）
2. 永久性心室起搏适用于短暂的晚期二度或三度结节性房室传导阻滞和相关的束支传导阻滞。如果阻滞部位不确定，可能需要进行电生理研究（证据等级：B）
3. 永久性心室起搏适用于持续性和症状性二度或三度房室传导阻滞（证据等级：C）

CLASS ⅡB 永久性心室起搏可用于房室结水平的持续性二度或三度房室传导阻滞，即使没有症状（证据等级：B）

CLASS Ⅲ
1. 在没有室内传导缺陷的情况下，对于短暂性房室传导阻滞不适用于永久性心室起搏（证据等级：B）
2. 在存在孤立的左前束支阻滞的情况下，永久性心室起搏不适用于短暂性房室传导阻滞（证据等级：B）
3. 在没有 AV 阻滞的情况下，新的束支传导阻滞或束状阻滞不适用于永久性心室起搏（证据等级：B）
4. 在束支或束状阻滞存在的情况下，永久性心室起搏不适用于持续性无症状一级房室传导阻滞（证据等级：B）

引自 Epstein AE, DiMarco JP, Ellenbogen KA, et al: ACC/AHA/HRS 2008 Guidelines for device-based therapy of cardiac rhythm abnormalities: a report of the American College of Cardiology/American Heart Association Task Force on Practice Guidelines (Writing Committee to Revise the ACC/AHA/NASPE 2002 Guideline Update for Implantation of Cardiac Pacemakers and Antiarrhythmia Devices) developed in collaboration with the American Association for Thoracic Surgery and Society of Thoracic Surgeons. J Am Coll Cardiol 51:e1-e62, 2008

动脉心肌病而出现收缩功能障碍。治疗意图是通过使用植入式起搏器或起搏器-除颤器系统同时激活两个心室来改善心脏的机械效率。接受 CRT 治疗的患者中约有 2/3 具有临床获益，可以通过改善功能状态，生活质量评分和运动能力的客观测量，以及降低死亡率和心力衰竭住院次数来证明。此外，CRT 治疗患者中经常出现的二尖瓣反流程度、左心室射血分数和双心室起搏也常有所改善。

通过从标准经静脉右心室顶端导线起搏右心

框 85-5　过敏性颈动脉窦综合征和神经心源性晕厥的永久性起搏推荐指南
CLASS Ⅰ
持续性起搏适用于由自发性颈动脉窦刺激和颈动脉窦压力引起的复发性晕厥，其引起心室心搏停止超过 3s（证据等级：C）
CLASS ⅡA
永久性起搏适用于没有明显的、具有刺激性的事件，并且具有 3s 或更长时间的过敏性心脏抑制反应的晕厥（证据等级：C）
CLASS ⅡB
对于与自发记录的心动过缓或倾斜台测试时相关的显著症状性神经心源性晕厥，可考虑永久性起搏（证据等级：B）
CLASS Ⅲ
1. 对于没有症状或模糊症状的颈动脉窦刺激的过敏性心脏抑制反应，不适用于永久性起搏（证据等级：C） 2. 永久性起搏不适用于情境性血管迷走性晕厥，在情境中避免行为是比起搏器更有效且优选的（证据等级：C）

引自 Epstein AE, DiMarco JP, Ellenbogen KA, et al: ACC/AHA/HRS 2008 Guidelines for device-based therapy of cardiac rhythm abnormalities: a report of the American College of Cardiology/American Heart Association Task Force on Practice Guidelines (Writing Committee to Revise the ACC/AHA/NASPE 2002 Guideline Update for Implantation of Cardiac Pacemakers and Antiarrhythmia Devices) developed in collaboration with the American Association for Thoracic Surgery and Society of Thoracic Surgeons. *J Am Coll Cardiol* 51: e1-e62, 2008

框 85-6　心脏移植术后起搏推荐指南
CLASS Ⅰ
永久性起搏适用于持续不适当或有症状的心动过缓，预计不会解决，也适用于其他Ⅰ类永久性起搏指征（证据等级：C）
CLASS ⅡB
1. 当相对心动过缓延长或复发时，可考虑永久性起搏，这限制了心脏移植术后恢复后的康复或出院（证据等级：C） 2. 即使尚未记录缓慢性心律失常，永久性起搏也可在心脏移植后晕厥时考虑使用（证据等级：C）

引自 Epstein AE, DiMarco JP, Ellenbogen KA, et al: ACC/AHA/HRS 2008 Guidelines for device-based therapy of cardiac rhythm abnormalities: a report of the American College of Cardiology/American Heart Association Task Force on Practice Guidelines (Writing Committee to Revise the ACC/ AHA/NASPE 2002 Guideline Update for Implantation of Cardiac Pacemakers and Antiarrhythmia Devices) developed in collaboration with the American Association for Thoracic Surgery and Society of Thoracic Surgeons. *J Am Coll Cardiol* 51: e1-e62, 2008

框 85-7　永久性起搏器自动检测并缩短终止心动过速推荐指南
CLASS ⅡA
对于症状性复发性室上性心动过速（SVT），永久性起搏是合理的，当导管消融和（或）药物无法控制心律失常或产生无法忍受的副作用时，可通过起搏重复终止（证据等级：C）
CLASS Ⅲ
在存在具有快速顺行传导能力的辅助通路的情况下，不适用永久起搏（证据等级：C）

引自 Epstein AE, DiMarco JP, Ellenbogen KA, et al: ACC/AHA/HRS 2008 Guidelines for device-based therapy of cardiac rhythm abnormalities: a report of the American College of Cardiology/American Heart Association Task Force on Practice Guidelines (Writing Committee to Revise the ACC/AHA/NASPE 2002 Guideline Update for Implantation of Cardiac Pacemakers and Antiarrhythmia Devices) developed in collaboration with the American Association for Thoracic Surgery and Society of Thoracic Surgeons. *J Am Coll Cardiol* 51: e1-e62, 2008

第二部分 成人心脏手术
第85章 用于治疗缓慢性心律失常与快速性心律失常的心脏装置

框 85-8　起搏以预防心动过速推荐指南

CLASS I
永久起搏适用于持续暂停依赖性室性心动过速（VT），伴或不伴 QT 间期延长（证据等级：C）

CLASS IIA
对于患有先天性长 QT 综合征的高危患者，永久性起搏是合理的（证据等级：C）

CLASS IIB
对于共存的窦房结功能障碍（SND），药物难治性，复发性心房颤动（AF）的患者，可考虑使用永久性起搏预防症状性（证据等级：B）

CLASS III
1. 在没有长 QT 综合征的情况下，没有持续性室速的频繁或复杂的心室异位活动，永久起搏并不适用（证据等级：C）
2. 由于可逆原因，对于尖端扭转型室速 VT 不适用永久性起搏（证据等级：A）

引自 Epstein AE, DiMarco JP, Ellenbogen KA, et al: ACC/AHA/HRS 2008 Guidelines for device-based therapy of cardiac rhythm abnormalities: a report of the American College of Cardiology/American Heart Association Task Force on Practice Guidelines (Writing Committee to Revise the ACC/AHA/NASPE 2002 Guideline Update for Implantation of Cardiac Pacemakers and Antiarrhythmia Devices) developed in collaboration with the American Association for Thoracic Surgery and Society of Thoracic Surgeons. *J Am Coll Cardiol* 51: e1-e62, 2008

框 85-9　起搏预防心房颤动推荐指南

CLASS III
对于没有任何其他起搏器植入指征的患者，永久性起搏不适用于预防心房颤动（AF）（证据等级：B）

引自 Epstein AE, DiMarco JP, Ellenbogen KA, et al: ACC/AHA/HRS 2008 Guidelines for device-based therapy of cardiac rhythm abnormalities: a report of the American College of Cardiology/American Heart Association Task Force on Practice Guidelines (Writing Committee to Revise the ACC/AHA/NASPE 2002 Guideline Update for Implantation of Cardiac Pacemakers and Antiarrhythmia Devices) developed in collaboration with the American Association for Thoracic Surgery and Society of Thoracic Surgeons. *J Am Coll Cardiol* 51: e1-e62, 2008

室同时通过经静脉置入的冠状窦导联起搏左心室来实现两个心室的同时起搏。冠状窦导联的优选位置在后外侧冠状窦静脉内，其中激活延迟通常最明显，因为基线左束支传导阻滞类型的心室内传导延迟的设置中的异常激活。图 85-3 显示了双心室起搏系统的典型导联位置。

3. 禁忌证

主动感染是放置永久起搏器系统的禁忌证。如果需要进行起搏，则应使用临时的经静脉起搏器。对于复发或长期传染病患者，建议临时放置标准（旋入式）起搏器导联。引线的近端外部化并连接到外部脉冲发生器，并且在进入部位上放置无菌敷料。这样的临时系统可以留置数周并且可以作为植入永久起搏器的桥梁。或者，可以植入心外膜起搏系统。

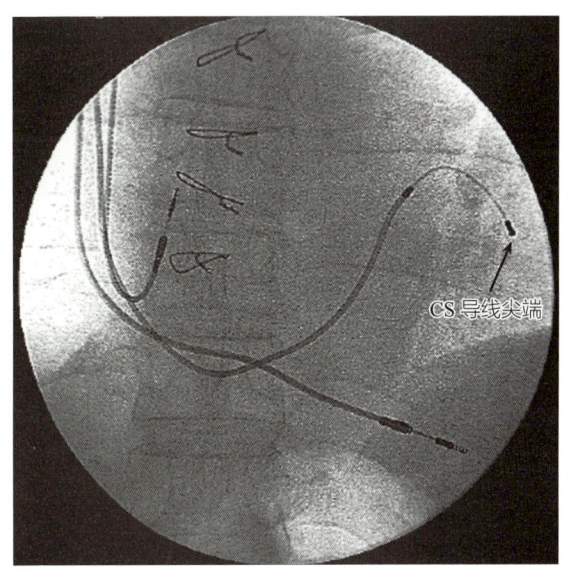

▲ 图 85-3　双心室起搏器荧光镜示意图
冠状静脉窦电极头位于冠状窦静脉的后外侧

框 85-10　严重收缩期心力衰竭患者心脏再同步治疗推荐指南

CLASS Ⅰ

心脏再同步治疗（CRT）适用于左心室射血分数（LVEF）小于或等于 35% 的患者，窦性心律，左束支传导阻滞（LBBB），QRS 持续时间大于或等于 150ms，纽约心脏协会（NYHA）Ⅱ级、Ⅲ级或最佳推荐药物治疗的动态Ⅳ症状（证据等级：NYHA Ⅲ / Ⅳ级 A 级；证据等级：NYHA Ⅱ级 B 级）

CLASS ⅡA

1. CRT 对于 LVEF 小于或等于 35% 的患者，窦性心律，QRS 波持续时间为 120 至 149ms 的 LBBB，以及最佳推荐药物治疗的 NYHA Ⅱ、Ⅲ级或动态Ⅳ症状均有用（证据等级：B）
2. CRT 可用于 LVEF 小于或等于 35% 的患者，窦性心律，QRS 时间大于或等于 150ms 的非 LBBB 模式，以及最佳推荐医疗的 NYHA Ⅲ级 / 非卧床Ⅳ级症状 治疗（证据等级：A）
3. 如果（a）患者需要心室起搏或符合 CRT 标准，（b）房室（AV）淋巴结消融或药理速率控制将接近 100% 的 CRT 的心室起搏时，CRT 可用于房颤患者和 LVEF 小于或等于 35% 的指导医学治疗（GDMT）（证据等级：B）
4. CRT 可用于 GDMT 患者，其 LVEF 小于或等于 35% 并且正在接受新的或替代的装置放置，预期需要显著（> 40%）心室起搏（证据等级：C）

CLASS ⅡB

1. 对于 LVEF 小于或等于 30% 的患者，心力衰竭的缺血性病因，窦性心律，QRS 持续时间大于或等于 150ms 的 LBBB，以及最佳药物治疗的 NYHA Ⅰ类症状，可考虑 CRT（证据等级：C）
2. 对于 LVEF 小于或等于 35% 的患者，窦性心律，QRS 波持续时间为 120~149ms 的非 LBBB 模式，以及最佳药物治疗的 NYHA Ⅲ级 / 非卧床类Ⅳ，可考虑使用 CRT（证据等级：B）
3. 对于 LVEF 小于或等于 35% 的患者，窦性心律，QRS 时间大于或等于 150ms 的非 LBBB 模式，以及最佳药物治疗的 NYHA Ⅱ级症状，可考虑使用 CRT（证据等级：B）

CLASS Ⅲ

1. 对于 NYHA Ⅰ级或Ⅱ级症状和 QRB 持续时间小于 150ms 的非 LBBB 模式的患者，不建议使用 CRT（证据等级：B）
2. CRT 不适用于有并发症和（或）虚弱限制了生存，良好的功能，维持不到 1 年的患者（证据等级：C）

引自 Epstein AE, DiMarco JP, Ellenbogen KA, et al: ACC/AHA/HRS 2008 Guidelines for device-based therapy of cardiac rhythm abnormalities: a report of the American College of Cardiology/American Heart Association Task Force on Practice Guidelines (Writing Committee to Revise the ACC/AHA/NASPE 2002 Guideline Update for Implantation of Cardiac Pacemakers and Antiarrhythmia Devices) developed in collaboration with the American Association for Thoracic Surgery and Society of Thoracic Surgeons. *J Am Coll Cardiol* 51: e1-e62, 2008

框 85-11　肥厚型心肌病患者起搏推荐指南

CLASS Ⅰ

如 前所述，对于肥厚性心肌病（HCM）患者的窦房结功能障碍（SND）或房室（AV）阻滞，需要进行永久性起搏（参见前文"窦房结功能障碍"和"成人中获得性房室传导阻滞"）（证据等级：C）

CLASS ⅡB

在具有 HCM 和显著休息或激发的 LV 流出道梗阻的医学难治性症状患者中可考虑永久性起搏。（证据等级：A）至于Ⅰ类适应证，当存在心源性猝死（SCD）的危险因素时，考虑使用 DDD 植入式心律转复除颤器（ICD）（参见前文"植入式心律转复除颤器治疗的适应证"）

CLASS Ⅲ

1. 对于无症状或症状受到医学控制的患者，不适用永久起搏器植入（证据等级：C）
2. 对于有症状的患者，没有 LV 流出道梗阻的证据，没有永久性起搏器植入的指征（证据等级：C）

引自 Epstein AE, DiMarco JP, Ellenbogen KA, et al: ACC/AHA/HRS 2008 Guidelines for device-based therapy of cardiac rhythm abnormalities: a report of the American College of Cardiology/American Heart Association Task Force on Practice Guidelines (Writing Committee to Revise the ACC/AHA/ NASPE 2002 Guideline Update for Implantation of Cardiac Pacemakers and Antiarrhythmia Devices) developed in collaboration with the American Association for Thoracic Surgery and Society of Thoracic Surgeons. *J Am Coll Cardiol* 51: e1-e62, 2008

> **框 85-12　儿童，青少年和先天性心脏病患者永久性起搏推荐指南**
>
> **CLASS Ⅰ**
> 1. 永久起搏器植入适用于与症状性心动过缓，心室功能障碍或低心排血量相关的晚期二度或三度房室传导（AV）阻滞（证据等级：C）
> 2. 永久性起搏器植入适用于窦房结功能障碍（SND），伴有年龄不适的心动过缓症状。心动过缓的定义随患者的年龄和预期的心率而变化（证据等级：B）
> 3. 永久起搏器植入适用于术后晚期二级或三级房室传导阻滞，预计不会消退或在心脏手术后至少持续 7d（证据等级：B）
> 4. 永久性起搏器植入适用于先天性三度房室传导阻滞，具有宽 QRS 逃逸节律，复杂的心室异位或心室功能障碍（证据等级：B）
> 5. 永久性起搏器植入适用于婴儿先天性三度房室传导阻滞，心室率低于 55bpm 或先天性心脏病，心室率低于 70bpm（证据等级：C）
>
> **CLASS ⅡA**
> 1. 对于先天性心脏病和窦性心动过缓患者，永久性起搏器植入是合理的，可预防复发性心房内折返性心动过速；SND 可以是抗心律失常治疗的内在或继发性的（证据等级：C）
> 2. 永久起搏器植入适用于超过出生第一年的先天性三度房室传导阻滞，平均心率低于 50/h，心室率突然停顿，是基本周期长度的 2 或 3 倍，或与由于变时性功能不全引起的症状相关（证据等级：B）
> 3. 对于患有复杂先天性心脏病且静息心率低于 40bpm 或暂停心室率超过 3s 的窦性心动过缓，永久起搏器植入是适合的（证据等级：C）
> 4. 对于患有先天性心脏病和由于窦性心动过缓或 AV 同步性丧失导致的血流动力学受损的患者，永久起搏器植入是适合的（证据等级：C）
> 5. 永久性起搏器植入对于原先先天性心脏手术患者的原因不明的晕厥是适合的，并且在仔细评估以排除其他晕厥原因后，伴有残余束状阻滞的短暂完全性心脏传导阻滞的情况下（证据等级：B）
>
> **CLASS ⅡB**
> 1. 永久起搏器植入可考虑用于短暂的术后三度房室传导阻滞，其恢复到具有残余双束阻滞的窦性心律（证据等级：C）
> 2. 永久性起搏器植入可考虑用于无症状儿童或青少年的先天性三度房室传导阻滞，其具有可接受的速率，狭窄的 QRS 复合波和正常的心室功能（证据等级：B）
> 3. 永久起搏器植入可考虑用于先天性心脏病的双心室修复后无症状的窦性心动过缓，静息心率低于 40bpm 或心室率超过 3s 暂停（证据等级：C）
>
> **CLASS Ⅲ**
> 1. 永久起搏器植入不适用于短暂的术后房室传导阻滞，在其他无症状的患者中恢复正常的房室传导（证据等级：B）
> 2. 在没有先前的短暂完全性房室传导阻滞的情况下，先天性心脏病术后无症状双侧房室传导阻滞伴有或不伴有第一度房室传导阻滞，永久性起搏器植入不适用（证据等级：C）
> 3. 对于无症状Ⅰ型二度 AV 阻滞，未指示永久起搏器植入（证据等级：C）
> 4. 永久起搏器植入不适用于无症状窦性心动过缓，最长相对风险间隔小于 3s，最小心率大于 40bpm（证据等级：C）

引自 Epstein AE, DiMarco JP, Ellenbogen KA, et al: ACC/AHA/HRS 2008 Guidelines for device-based therapy of cardiac rhythm abnormalities: a report of the American College of Cardiology/American Heart Association Task Force on Practice Guidelines (Writing Committee to Revise the ACC/AHA/NASPE 2002 Guideline Update for Implantation of Cardiac Pacemakers and Antiarrhythmia Devices) developed in collaboration with the American Association for Thoracic Surgery and Society of Thoracic Surgeons. *J Am Coll Cardiol* 51：e1-e62, 2008

（三）植入式心律转复除颤器

1. 适应证

目前 ACC/AHA/HRS ICD 治疗实践指南列于框 85-13 和框 85-14[14]。

对于因心室颤动（VF）或血流动力学显著的室性心动过速（VT）而未被认为是由于可逆原因引起的心脏骤停而存活的患者，存在Ⅰ类 ICD 治疗适应证。ICD 治疗的其他Ⅰ类适应证包括患有结构性心脏病的患者的自发性 VT 和在电生理学研究中诱导的具有临床显著 VT 或 VF 的未确定原因的晕厥[14]。

现在存在几种其他Ⅰ类 ICD 治疗适应证，包括在三个大型临床试验中研究的患者群体：MUSTT[8]，MADIT Ⅱ[10] 和 SCDHeFT[11]。ICD 治

框 85-13 植入式心律转复除颤器推荐指南

CLASS Ⅰ
1. 植入式心律转复除颤器（ICD）治疗适用于在评估定义事件的原因并排除任何完全可逆的原因之后，因心室颤动（VF）或血流动力学不稳定的持续性室性心动过速（VT）而导致心脏骤停的幸存者（证据等级：A）
2. ICD 治疗适用于患有结构性心脏病和自发性持续性 VT，d 气血流动力学稳定或不稳定的患者（证据等级：B）
3. ICD 治疗适用于具有未确定来源的晕厥患者，其具有在电生理学研究中诱导的临床相关的，血流动力学显著的持续 VT 或 VF（证据等级：B）
4. ICD 治疗适用于左心室射血分数（LVEF）小于 35% 的患者，这些患者由于先前的心肌梗死（MI），其在 MI 后至少 40d 并且处于纽约心脏病协会（NYHA）功能Ⅱ或Ⅲ级（证据等级：A）
5. ICD 治疗适用于非缺血性扩张型心肌病（DCM）患者，其 LVEF 小于或等于 35% 且患有 NYHA 功能Ⅱ级或Ⅲ级（证据等级：B）
6. IC 治疗适用于既往心肌梗死后左心室功能不全的患者，MI 后至少 40d，LVEF 低于 30%，且均为 NYHA 功能Ⅰ级（证据等级：A）
7. ICD 治疗适用于因先前 MI，LVEF 低于 40% 且在电生理学研究中具有诱导性 VF 或持续 VT 的非持续性 VT（证据等级：B）

CLASS ⅡA
1. 对于原因不明的晕厥，显著的左心室（LV）功能障碍和非缺血性 DCM 患者，ICD 植入是合适的（证据等级：C）
2. ICD 植入对于持续 VT 和正常或接近正常的心室功能的患者是合适的（证据等级：C）
3. 对于具有一种或多种心源性猝死（SCD）主要危险因素的 HCM 患者，ICD 植入是合适的（证据等级：C）
4. ICD 植入对于具有一种或多种 SCD 危险因素的致心律失常性右心室发育不良/心肌病（ARVD/C）患者预防 SCD 是合适的（证据等级：C）
5. ICD 植入对于在接受 β 受体阻断药时经历晕厥和（或）VT 的长 QT 综合征患者中降低 SCD 是合适的（证据等级：B）
6. 对于等待移植的非住院患者，ICD 植入是合适的（证据等级：C）
7. 对于患有晕厥的 Brugada 综合征患者，ICD 植入是合适的（证据等级：C）
8. 对于 Brugada 综合征患者，ICD 植入是合适的，他们记录了 VT 并未导致心脏骤停（证据等级：C）
9. 对于患有儿茶酚胺能多形性 VT 的患者，ICD 植入是合适的，这些患者在接受 β 受体阻断药时有晕厥和（或）有记录的持续性 VT（证据等级：C）
10. 对于心脏结节病，巨细胞心肌炎或恰加斯病患者，ICD 植入是合适的（证据等级：C）

CLASS ⅡB
1. 对于非缺血性心脏病患者，LVEF 小于或等于 35% 并且患有 NYHA 功能Ⅰ级的患者可考虑 ICD 治疗（证据等级：C）
2. 长 QT 综合征患者和 SCD 危险因素可考虑 ICD 治疗（证据等级：B）
3. 晕厥和晚期结构性心脏病患者可考虑 ICD 治疗，其中彻底的侵入性和非侵入性研究未能确定原因（证据等级：C）
4. 对于伴有猝死的家族性心肌病患者，可考虑采用 ICD 治疗（证据等级：C）
5. LV 非致密化患者可考虑 ICD 治疗（证据等级：C）

CLASS Ⅲ
1. 即使符合上述Ⅰ，Ⅱa 和Ⅱb 类推荐中规定的 ICD 植入标准，对于没有合理预期存活且功能状态可接受至少 1 年的患者，也不适用 ICD 治疗（证据等级：C）
2. 对于 VT 或 VF 持续不断的患者，不适用 ICD 治疗（证据等级：C）
3. ICD 治疗并不适用于患有严重精神疾病的患者，这些患者可能因器械植入而加重或可能妨碍系统性随访（证据等级：C）
4. ICD 治疗不适用于不适合心脏移植或 CRT-D 的 NYHA Ⅳ级药物难治性充血性心力衰竭患者（证据等级：C）
5. 对于没有可诱导的室性快速性心律失常和没有结构性心脏病的患者，ICD 治疗不适用于未确定原因的晕厥（证据等级：C）
6. 当 VF 或 VT 适合手术或导管消融时，未指示 ICD 治疗（例如，在没有结构性心脏病的情况下，与 Wolff-Parkinson 白人综合征，右心室（RV）或 LV 流出道 VT，特发性 VT 或束状 VT 相关的房性心律失常）（证据等级：C）
7. 对于患有室性快速性心律失常的患者，ICD 治疗不适用于由于在没有结构性心脏病（例如，电解质不平衡、药物或创伤）的情况下完全可逆的疾病（证据等级：B）

引自 Epstein AE, DiMarco JP, Ellenbogen KA, et al: ACC/AHA/HRS 2008 Guidelines for device-based therapy of cardiac rhythm abnormalities: a report of the American College of Cardiology/American Heart Association Task Force on Practice Guidelines (Writing Committee to Revise the ACC/AHA/ NASPE 2002 Guideline Update for Implantation of Cardiac Pacemakers and Antiarrhythmia Devices) developed in collaboration with the American Association for Thoracic Surgery and Society of Thoracic Surgeons. *J Am Coll Cardiol* 51: e1-e62, 2008

> **框85-14　对儿科患者和先天性心脏病患者植入式心律转复除颤器推荐指南**
>
> **CLASS Ⅰ**
> 1. 植入式心律转复除颤器（ICD）植入适用于在心脏骤停幸存者中，在评估后确定事件的原因并排除任何可逆原因后（证据等级：B）
> 2. ICD 植入适用于有症状的持续性室性心动过速（VT）与先天性心脏病相关的患者，这些患者已经过血流动力学和电生理评估。导管消融或手术修复可能为精心挑选的患者提供可能的替代方案（证据等级：C）
>
> **CLASS ⅡA**
> 对于先天性心脏病患者，在电生理研究中存在心室功能不全或诱导性室性心律失常的复发性晕厥，ICD 植入是合适的（证据等级：B）
>
> **CLASS ⅡB**
> 对于复杂先天性心脏病和晚期全身性心室功能不全的复发性晕厥患者，当彻底的侵入性和非侵入性研究未能确定原因时，可考虑 ICD 植入（证据等级：C）
>
> **CLASS Ⅲ**
> 前文"可植入式心律转复除颤器治疗的适应证"中的所有Ⅲ类推荐适用于儿科患者和先天性心脏病患者，并且这些患者群体中不合适 ICD 植入（证据等级：C）

引自 Epstein AE, DiMarco JP, Ellenbogen KA, et al: ACC/AHA/HRS 2008 Guidelines for device-based therapy of cardiac rhythm abnormalities: a report of the American College of Cardiology/American Heart Association Task Force on Practice Guidelines (Writing Committee to Revise the ACC/AHA/NASPE 2002 Guideline Update for Implantation of Cardiac Pacemakers and Antiarrhythmia Devices) developed in collaboration with the American Association for Thoracic Surgery and Society of Thoracic Surgeons. *J Am Coll Cardiol* 51: e1-e62, 2008

疗适用于左心室射血分数低于 35% 的患者（由于之前的心肌梗死，心肌梗死后至少 40d 或非缺血性心肌病），其功能状态与 NYHA Ⅱ和Ⅲ级类别一致[11]。对于具有 NYHA Ⅰ级功能状态的先前心肌梗死（至少 40d）的左心室射血分数低于 30% 的患者[10]，也存在 ICD 治疗的Ⅰ类适应证。此外，ICD 治疗适用于左心室射血分数低于 40% 的患者，这些患者由于先前的心肌梗死而在电生理学研究中具有非持续性 VT 和诱导性 VT 或 VF[8]。

其他高风险情况中 ICD 治疗是Ⅱa 适应证 - 包括致心律失常性右心室发育不良/心肌病（ARVD/C），肥厚性心肌病，长 QT 综合征和 Brugada 综合征，已在 2012 年社会指南中得到解决（框85-13）。

2012 年 9 月，美国食品药品管理局批准了完全皮下 ICD 治疗危及生命的室性快速性心律失常的患者，这些患者没有症状性心动过缓，不间断性室速或自发性，经常复发的 VT，可以通过抗心动过速起搏可靠终止。这些装置具有救生除颤的希望，而没有一些已知的经静脉系统问题，包括有限的血管通路，经静脉导线耐久性，危险的铅提取和血流感染的风险。目前还没有针对 S-ICD 系统应考虑患者的社会指南。

2. 植入式心脏复律除颤器治疗的禁忌证

植入式心律转复除颤器治疗的禁忌证如果 VT/VF 是由可逆性原因引起的，如急性心肌梗死或严重的电解质紊乱，则不表明 ICD 植入。对于患有绝症并且其预期寿命可接受的功能状态少于 12 个月的患者，不建议使用 ICD。患有严重精神疾病的患者，其疾病可能因 ICD 电击加剧或其疾病可能妨碍 ICD 的正常随访，可能不适合 ICD 植入。此外，药物难治的不间断 VT/VF 也被认为是 ICD 植入的禁忌证，直到通过手术或导管消融控制心律失常。

与植入永久性起搏器相似，不推荐在有活动性感染的患者中植入 ICD。具有 ICD 治疗适应证的传染性疾病患者可在急性护理或康复设施中进行遥测监测，直至其感染被清除。另外，可穿戴式外部自动除颤器现在可用于心脏猝死的高风险患者，作为永久性 ICD 治疗的桥梁。该产品由 ZOLL Medical Corporation（Pittsburgh, PA）制造，并于 2002 年获得 FDA 批准。

三、起搏和抗心律失常治疗的基本概念

(一) 永久性起搏器

1. 脉冲发生器

尽管现代起搏器有许多变化和设计，但基本组件类似，包括电源（电池）、电路（输出、传感、遥测、微处理器和存储器）、金属外壳（罐）、陶瓷馈通（一根电线包围）通过玻璃或蓝宝石提供电连接，通过其将起搏引线连接到起搏器的头部的出口和传感器[20]。自1975年以来，大多数起搏器电池都是基于碘化锂的。锂基电池具有理想的能量密度，使新型起搏器体积小，但电池寿命更长。此外，与电池耗尽前不久电压突然降低的原始汞-锌电池相反，碘化锂电池在接近耗尽时具有可预测且逐渐降低的电池电压[19]。

在寿命开始时，碘化锂电池的电压输出约2.8V。初始衰减很慢，直到电池接近耗尽，此时电池电压衰减得更快。当电池电压达到2.0至2.4V时，会触发选择性更换指示器，这可能会导致起搏模式的变化（例如双腔到单体间起搏），对非速率响应的速率响应或磁体速率行为的变化[20]。一旦触发选择性更换指示器，该装置在其达到使用寿命结束之前需要3～6个月。

脉冲发生器与多达三个起搏导线连接，随后植入皮下或肌肉下袋（参见植入技术）。将引线置于标准右心房，右心室或冠状窦（用于左心室起搏）位置的荧光透视引导下。发生器被编程为根据选择的模式来感测和调节，该模式满足个体患者的需要。

2. 起搏导线

起搏导线是脉冲发生器和心肌之间的直接连接。起搏引线的远端由一个或两个暴露的金属电极组成，这些金属电极通过绝缘线连接到脉冲发生器。

导线可以是单极或双极的；这些区别适用于传感和起搏功能。单极引线具有结合到引线（通常是阴极）中的单个电极和结合到发生器中的另一个电极（通常是阳极）。双极引线将两个电极（阳极和阴极）结合到引线的远端。通过双极引线感测或产生（产生起搏刺激）的电势差异发生在几毫米；单极导线的差异跨越导线尖端与胸部脉冲发生器之间的距离。双极导联比单极导联具有明显的优势：无法感知可能不适当地抑制起搏的肌肉骨骼潜能，双腔装置的两个导联之间"串扰"的可能性更小，干扰ICD的可能性更小（ICD不应该与单极导联一起使用），减少骨骼肌起搏的机会。此外，如果由于导线损坏或高起搏阈值需要，大多数发生器通过双极导线与单极起搏兼容。

导线具有固定装置，其可以是被动的（如尖齿）或有源（如螺旋螺钉），两者都在图85-4中示出。被动固定导致通过陷入心肌小梁而获得稳定性。主动固定导线具有远端螺钉，其展开并穿

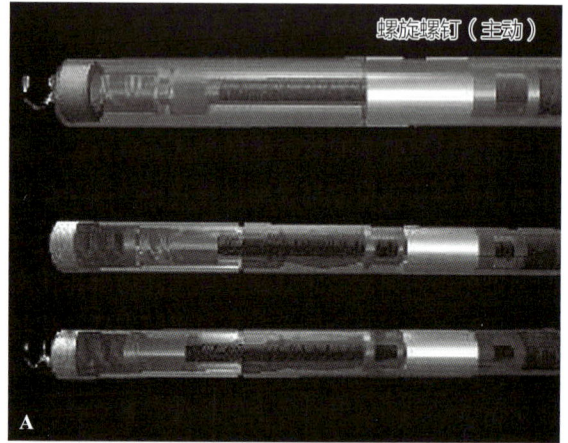

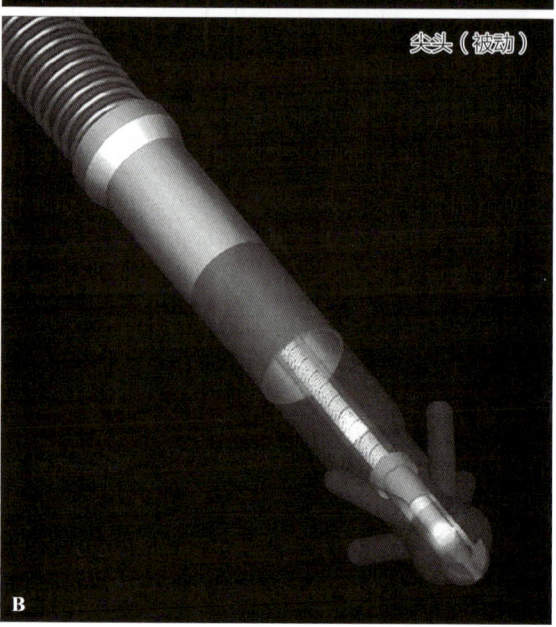

▲ 图 85-4　起搏电极固定原理

A. 主动固定（螺旋）原理；B. 被动固定（尖头）原理（Courtesy Medtronic, Inc., Minneapolis, MN.）

透心肌壁。活动机制具有较低的移位风险并且在植入部位的选择中提供更大的多功能性，因为它们的稳定性不依赖于小梁的存在。然而，主动固定导致产生更广泛的炎症反应，这可能导致植入后起搏阈值急剧上升。现在可以使用类固醇洗脱导线来解决捕获阈值急剧上升的问题。这种导线在电极附近具有类固醇的储库，其通过多孔电极流入心肌，从而减少炎症反应和起搏阈值的上升[20-22]。

3. 起搏

有效的心脏起搏需要定时引入电脉冲，该电脉冲使附近的心肌去极化，导致激活波前传播。术语捕获用于表示已经发生了成功的起搏[16]。产生成功的心肌去极化和起搏所需的最小能量量称为刺激（或起搏）阈值。起搏能量阈值是由每个电脉冲传递的电压（以伏特表示）和脉冲传递的持续时间（脉冲宽度，以 ms 表示）的函数。对于慢性起搏导联，起搏输出通常以起搏阈值电压或三倍起搏阈值脉冲宽度的值的两倍编程，被认为是安全阈值。

4. 感知

起搏器需要感知来协调与任何内在心脏活动的起搏。最早的心脏起搏器无法仅在 VOO 模式下感知和起搏（参见"基本起搏模式"，后文）。起搏导线具有记录电极和无关电极。当去极化波接近记录电极然后离开它时，它产生所谓的固有偏转，即从接近偏转到后退偏转的过渡。固有偏转的斜率称为转换速率。起搏器系统具有增加来自记录电极的信号的放大器和带通滤波器，以删除频率太高或太低以代表固有偏转的信号。当滤波信号的幅度超过编程的感测阈值时，"感测"电描记图。当发生感测时，脉冲发生器的编程定时电路被复位。通常，起搏器编程中还包含两倍到三倍的感应安全阈度。这样可以可靠地感知激活的心肌，但可以降低远场感知的发生率。

请注意，起搏间隔和周期长度以 ms 表示，起搏速率以每分钟节拍或每分钟脉冲数表示。速率和周期长度是反向相关的并且容易相互转换：通过将 60 000 除以周期长度（以 ms 为单位）可以获得每分钟节拍（或每分钟脉冲数）的速率；相反，可以通过将 60 000 除以每分钟节拍（或每分钟脉冲）的速率来确定以 ms 为单位的循环长度。

5. 基本起搏模式

通用起搏器代码允许所有起搏系统的统一功能分类。

前三个字母是最广泛使用的，指的是起搏器的起搏和感应功能[24]。第一位置表示可以起搏的心腔，即心房（A），心室（V），（D）或无（O）。第二个位置指的是被感测的腔室。第三个位置用于指示起搏器必须感知的响应，或起搏器响应于感知内在电活动而执行的动作。起搏器对感测事件的响应可以被触发（T），禁止（I），（D）或无（O）[24]。在触发模式中，感测到的事件导致提供起搏刺激。触发模式用于防止错误感知的事件（例如骨骼肌肌电位）的不适当抑制。对于依赖起搏器的患者，该功能可以挽救生命。在感测到固有电活动之后，抑制模式导致在指定室中抑制刺激传递。当感测响应是双重的（即，触发和抑制）时，在感测到内在心室活动（即，起搏被抑制）之后的可编程时间内，心室或心房中的起搏不会发生。此外，当感测响应是双重的时，感知内在心房活动导致抑制心房起搏刺激，但是它导致在编程的 AV 延迟之后触发心室起搏刺激。

通用起搏器代码的第四个位置表示可编程性或速率调制。此位置的可能功能包括简单可编程（P），可编程（M），通信（C），速率调制（R）或无（O）[23]。简单的可编程表明起搏器的可编程性仅限于某些参数；多编程心脏起搏器能够编程大量参数。通信功能是指在起搏器和起搏器编程设备之间交换信号的能力。速率调制是第四位置中最常表示的功能。它表示起搏器根据传感器装置调节起搏速率的能力。起搏器制造商设计了各种传感器，通过响应不同的来源，例如运动，温度和胸壁阻抗（作为每分通气量的估计），尝试匹配个体的身体活动或代谢需求。

起搏器代码中的第五个位置涉及抗心动过速治疗：抗心动过速起搏（P），休克（S），双重（D，休克和起搏）或无（O）。自 ICD 出现以来，第五个位置通常不用于指代起搏系统。

由于新出现的数据表明右心室起搏负担高的

患者心力衰竭住院风险增加，最近最小化右心室起搏的算法最近可用于心脏起搏器和除颤器[24-26]。这样的算法在 AAI 模式下提供起搏，但如果发生高级 AV 梗阻，则在必要时将模式切换到 DDD。如果 AV 块是瞬态的，则起搏模式将切换回 AAI。表 85-2 总结了最常用的起搏模式，包括每种起搏模式的优缺点及其临床应用[23]。有关 12 导联心电图上 DDD 起搏模式的示例，见图 85-5。

（二）植入式心律转复除颤器

本章前面已经讨论了植入 ICD 的指南。尽管今天的除颤器的发展不断进步，但他们的主要目标仍然是快速有效地治疗室性快速性心律失常。

1. 脉冲发生器

大多数 ICD 发生器目前植入胸区。脉冲发生器由锂/银氧化钒电池和电容器组成。1989 年，发电机容量超过 200cm³，电流发电机小于 40cm³ [27]。由于电池和电容器技术的不断进步，逐渐减小的 ICD 发电机已经变得可行。必须由 ICD 发生器可靠地执行的基本功能包括通过感测放大器监测心脏电活动，分析波形以正确诊断心律失常，以及提供适当的治疗。电池的寿命取决于电池容量，并且与电击次数以及监控和起搏所花费的时间百分比成反比。

除了电池和电容器之外，发生器还包含器件的操作电路，该器件由低功率电路（传感、起搏、放大器、微处理器）和高功率充电和输出电路组成[27]。

2. 导线

早期除颤器使用高压心外膜（或心包）电极贴片进行除颤。这些电极贴片也负责感应，但过度感知引起的频繁问题促使使用单独的感应导线（心外膜或心内膜）。随着经静脉除颤器的发展，电极贴片现在很少使用。

目前使用的心内膜导线由高压导体制成。至少一个导体用作除颤线圈，其通常位于导线尖端附近并沿右后心室壁放置。一些导线具有两个导体（或两个冲击线圈）。在这种双线圈导线中，远端线圈位于右心室中，近端线圈位于锁骨下静脉，上腔静脉和右心房之间的任何位置。可以将单独的单线圈导线植入右心室，上腔静脉，冠状

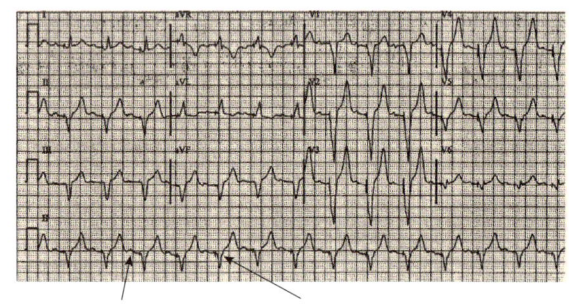

感测到的心房搏动，心室起搏

▲ 图 85-5　12 导联心电图上的 DDD 起搏模式示例

表 85-2　常见的起搏模式

Mode	Advantages	Disadvantages	Clinical Uses
AAI（R）	只需要一根导线 简单	如果发生房室（AV）阻滞，可能会出现慢心室率	窦房结功能障碍无 AV 结节功能障碍
VVI（R）	只需要一根导线 简单	在起搏期间，不保留 AV 同步	心房颤动患者的房室传导阻滞
DDD（R）	对于患有窦房结和房室结病的患者，维持 AV 同步	需要两根导线 更复杂	由窦房结病或房室结病引起的心动过缓
VDD（R）	对于患有房室结病的患者，维持 AV 同步 可以使用一种特殊导线	如果患者出现窦性心动过缓，则 AV 同步丢失	AV 结节病引起的心动过缓
DDI（R）	在心房起搏期间保持 AV 同步	在心房感测期间不保持 AV 同步	适用于心动过缓和间歇性房性心动过速的患者 不用作独立的起搏模式，而是用作模式切换起搏模式

引自 Wang PJ, et al: Modes of pacemaker function. In Kusumoto FM, Goldschlager NF, editors: Cardiac pacing for the clinician, Philadelphia, 2001, Lippincott Williams & Wilkins, pp 63–90

窦或这些部位的组合中；也可以使用皮下组织阵列。放置在右心室中的导线需要具有传感和起搏能力，而放置在上腔静脉或冠状窦中的导线不需要这些功能。

通常，使用脉冲发生器作为电极之一的除颤可以通过比使用引线组合的除颤更低的能量来实现。除颤阈值（DFT）是"可以实现除颤的临床上获得的最低能量"[16]。可以使用任何三个电极的组合而不是两个，以试图降低 DFT。

心内膜 ICD 导线通过到导线尖端的远端电极执行感测。相同的电极也可用于起搏。单极 ICD 导联（通常置于上腔静脉或冠状窦）具有单个高压线圈用于除颤，并且无法起搏或感知。双极 ICD 引线有两根导线，其中一根用于除颤，另一根用于感应。这种导线感测导线尖端与冲击线圈（集成双极感应）范围内任何位置之间的固有电活动。与真正的双极感应相比，集成双极感应更常导致过敏，因为噪声和远场伪影以及高压除颤后的低感知[27]。较新的除颤器导线在导线的远端尖端和位于尖端附近约 1cm 处的环之间执行真正的双极感测。最近，"四极"引线现在可用于执行真正的双极感应（在引线尖端和环之间，如前所述），并且还包含两个除颤线圈。在皮下 ICD 系统中，具有除颤线圈的皮下电极在平行于左胸骨的皮肤中穿过隧道。

3. 快速性心律失常检测

当设备分析最近的周期长度和 R 波形态以对节律进行分类并确定适当的程序化治疗时，发生快速性心律失常的检测[27]。由于某些心律失常是不可持续的，因此 ICD 必须能够有效地检测心律失常，在给予治疗前确认，并且如果所提供的治疗不成功，则重新检测心律失常。可以将当前装置设置为具有多个检测区域（例如，VT、快速 VT 和 VF 区域），对于这些区域可以单独编程特定治疗（分层治疗）。

虽然目前 ICD 的心律失常检测是可靠的，但即使设备运行正常，仍可能发生不适当的电击。如果心室率下降到一个检测区域，这种不必要的休克最常发生在心房颤动（或其他室上性心动过速）或窦性心动过速的情况下[28]。更新和更复杂的设备具有内置算法或额外的检测参数，旨在通过增加 VT 检测的特异性来防止不适当的冲击。出于安全原因，这些算法仅在最低 VT 速率截止区域中可用，并且包括突发起始和速率稳定性标准以及基于电描记图形态的标准。

4. 快速性心律失常治疗

目前的设备可以提供一系列可编程疗法：高能量除颤电击，低能量同步心脏复律和抗心动过速起搏（ATP）。

（1）高能量除颤：如前所述，DFT 是临床上获得的最低能量，可以完成除颤。患者的自主和代谢状态可以改变 DFT，使得先前能够在特定时间实现除颤的能量输出可能在其他时间失败。因此，在确定 DFT 之后，建议在器件的最大输出和 DFT 之间至少 7~10J 的安全范围。图 85-6 描绘了由 ICD 提供的高能量疗法成功除颤 VF 的情节。

胺碘酮通常会提高 DFT，而索他洛尔可降低 DFT[29, 30]。普鲁卡因胺和奎尼丁似乎不影响 DFT[31]。医生可以在胺碘酮开始后 3 个月考虑进

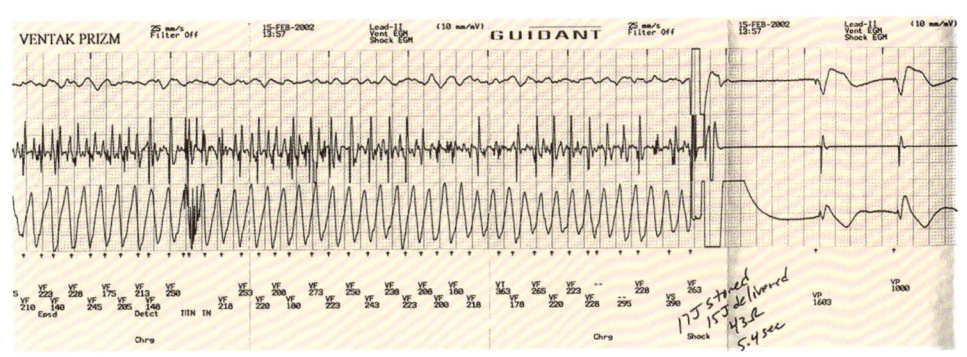

▲ 图 85-6　高能除颤心室颤动

行 DFT 测试，以确认 DFT 与编程的高能除颤输出之间可接受的安全范围。

(2) 低能量同步心脏复律：与高能量除颤相比，Lowenergy 同步心脏复律可以更快（更短的充电时间）提供，并且可以节省设备电池。与 VF 不同，一些 VT 可以用非常低的能量疗法终止，这可以减少患者的不适。低能量同步电击的缺点包括 VT 加速至 VF，这可能延迟最终治疗。

(3) 抗心动过速起搏：在心动过速期间递送的多个额外刺激（对一系列额外刺激添加或不添加过早刺激）可以与心动过速电路相互作用从而终止它。ATP 可以在今天的 ICD 中编程，并且它被广泛用作 VT 的初始治疗。类似于低能量同步心脏复律，ATP 具有将 VT 加速到 VF 的风险，在这种情况下可以传递高压电击以终止 VF。ATP 作为 VT 的初始治疗的优点包括更快的递送时间，更少的患者不适，以及设备电池的节省（如果成功）。图 85-7 显示了 ATP 成功终止 VT 的示例；图 85-8 描述了 ATP 尝试终止 VT 的失败。

四、在植入心脏器械之前进行术前评估

临床考虑因素

应进行仔细的病史和体格检查，重点是在计划的器械植入区域内评估先前的损伤或疾病。先前的肩部或胸部损伤，手术或放射治疗的历史可以提醒植入医生可能存在异常的静脉引流，这可能增加植入的技术复杂性。应识别并记录过敏药物（包括抗生素，局部麻醉药，静脉麻醉药和用于清醒镇静的苯二氮䓬类药物）和偶尔用于静脉造影的静脉注射对比剂。在植入永久性心脏装置

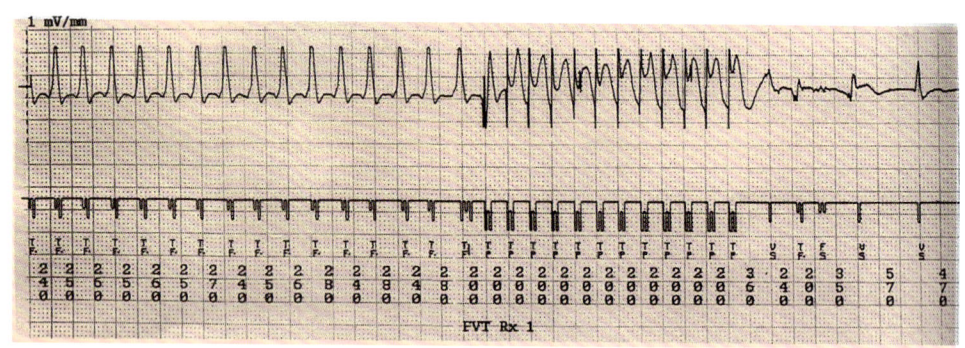

▲ 图 85-7　抗心动过速起搏诱导终止室性心动过速的电图可植入式心律转复除颤器；250ms=240/min
FVT. 快速室性心动过速

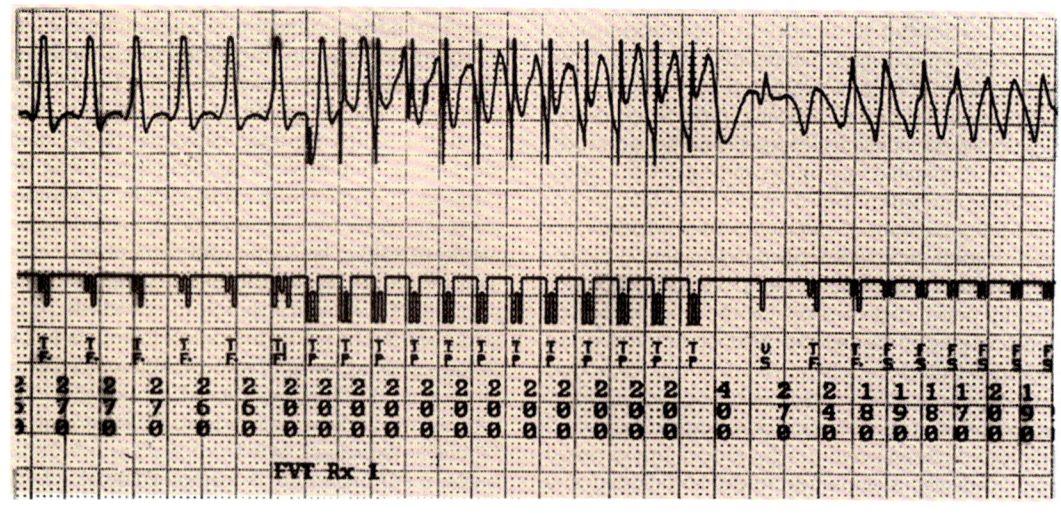

▲ 图 85-8　抗心动过速起搏失败以终止室性心动过速
FVT. 快速室性心动过速

之前识别并适当地治疗活动性感染的体征和症状尤为重要。在装置植入之前和之后 72h 立即施用预防性抗生素。另一个重要的考虑因素是患者的呼吸状况。器械植入通常要求患者在手术期间平躺（最多 2~3h）。因此，应在植入前优化氧合和体积状态。

使用华法林或任何新型口服抗凝剂治疗的患者可在其植入装置期间继续进行抗凝治疗。在我们的机构中，通常要求在植入前国际标准化比率（INR）小于 3.5。我们避免在器械植入时使用可注射的低分子量肝素或普通肝素桥接，因为我们认为这与口腔血肿的发生率较高有关。

五、用于植入心脏装置的标准手术技术

（一）临时经静脉起搏器

经皮静脉通路可通过颈内静脉，锁骨下动脉，股动脉或肘前静脉获得。应在静脉中引入锁定护套，以获得更好的导线稳定性。当使用导管引起的异位风险和降低导线稳定性时，应始终使用荧光检查来指导导线放置。放置导线后，应确定感应和起搏阈值。R 波为 5mv 或更高，起搏阈值为 1mA 或更低是足够的。在发生可接受的导线放置后，应将护套锁定在导线周围。然后缝合护套并将导线固定到相邻的皮肤上并用干燥的无菌敷料覆盖。应获得术后胸片以确认导联位置并排除气胸。每天至少两次，应评估感应和起搏阈值。

如果没有透视检查，应通过颈内静脉或锁骨下静脉引入球囊导管。远端电极尖端（通常带负电）应连接到 12 导联心电图（通常为 V_1）的心前导联之一。应记录肢体导联（例如导联 Ⅱ），并在缓慢引入球囊尖端起搏导管时监测心内电描记图。当导管尖端上的远端电极到达右心房时，应注意大心房电图（对应于肢体导线上看到的 P 波），然后是较小的心室电描记图（对应于表面心电图上的 QRS）。随着导管进入右心室，心室电描记图变大并且心房信号变小。一旦起搏导管的尖端与心肌接触，将在心室电描记图之后立即记录受伤电流（使人想起 ST 抬高），并且导管不应该进一步前进。在起搏导管定位和固定后，应始终获得 12 导联心电图，以根据起搏 QRS 波群的形态确定导管的正确定位。

当存在心搏停止（或严重的心动过缓）时，起搏电极尖端（远端和近端）应连接到有源起搏盒（或发生器），该起搏盒被编程为以 VVI 模式起搏。一旦导管尖端接触心肌，就会出现起搏的 QRS 波群。

当需要临时心房（而不是心室）或 AV 顺序起搏时，可将临时起搏导管 / 导线放置在右心房（主动固定导联）或冠状窦中。冠心窦的心房起搏阈值通常高于右心房。

临时起搏的持续时间应限制在 72h 以内，以尽量减少感染，心脏穿孔和导致移位的风险。连接到外部起搏器发生器的主动固定导线可以保留更长时间。

（二）永久性起搏器

大多数永久性经静脉起搏器通过头部，腋窝或锁骨下静脉置于右胸区或左胸区。外周静脉导管应放置在计划植入物同侧的上肢，以防静脉造影需要定义解剖结构或进入的可用性。除非患者是左撇子或左侧不可接近，否则左胸区是优选的，因为引线放置和操纵的更简单。应如前所述施用预防性抗生素，并且应以无菌方式制备和覆盖胸区。

1. 头静脉（切断）方法

将局部麻醉剂递送至胸部区域。在三角肌沟上形成斜切口，并通过使用钝性解剖向内延伸。或者，可以选择锁骨下方 2cm 的水平切口（其横向边界在三角形凹槽上延伸）。头静脉在三角肌沟中运行，可通过胸大肌和三角肌之间存在脂肪条纹来识别。一旦确定了头静脉，就应该从周围的脂肪和结缔组织中解剖出来。图 85-9 显示了锁骨下静脉，腋窝和头静脉的解剖位置。

将 0 丝缝合线放置在静脉周围（但不是系在一起）近端，另一个放置在远端，并在静脉中放置 5Fr 扩张器。在荧光透视引导下，将导丝引入 5Fr 扩张器并通过锁骨下静脉，上腔静脉，右心房和下腔静脉前进至下腔静脉；然后移除 5Fr 扩张器。如果遇到难以推进导线，可能需要通过

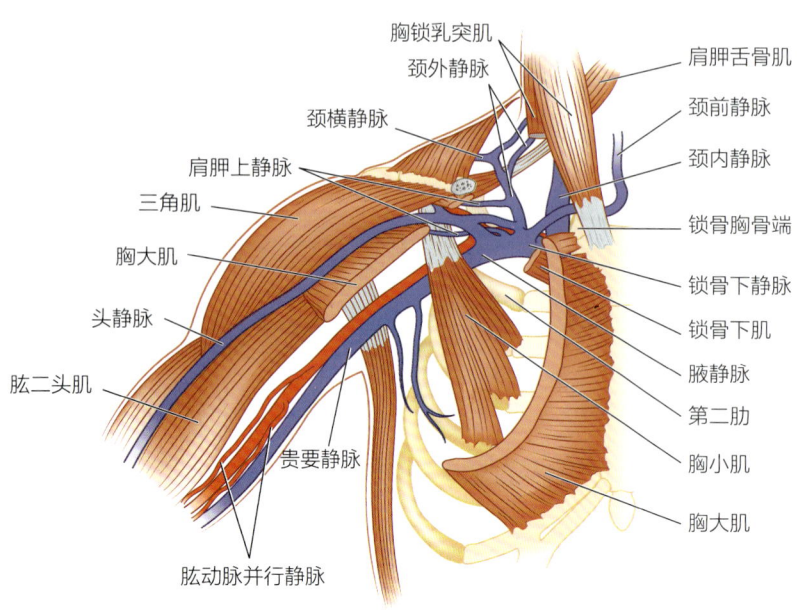

▲ 图 85-9 锁骨下静脉、腋静脉、头静脉解剖示意图

（引自 Agur AMR, Lee MJ: Upper limb. In *Grant's atlas of anatomy*, ed 10, Philadelphia, 1999, Lippincott Williams & Wilkins.）

5Fr 导引器或外围线进行静脉造影以确定血管通畅或定义静脉解剖结构。

2. 腋静脉入路

腋静脉可以通过三角区域中的相同切口位置插管。腋静脉通过地标或通过静脉造影直接观察通过单壁穿刺技术进入。

3. 锁骨下静脉入路

锁骨下静脉也可以通过单壁穿刺技术进入。锁骨下静脉入路通常是最不理想的，因为它们有气胸的风险，并且当它们在锁骨和第一肋骨之间穿过时可能会对起搏导线造成挤压伤的风险。

4. 技术

无论用于进入的静脉如何，在荧光镜引导下将导丝推进到下腔静脉。一旦确保静脉通路并且定位导丝，就使用鞘（或引入器）来顺序放置心房和心室导线。当通过护套放置导线时，应指示患者暂时避免说话或呼吸以避免通过导引器护套的空气栓塞引起的并发症。用于最佳放置右心室导联的透视图通常从右前倾斜位置获得。该视图允许正确显示右心室的全长（在前后视图中缩短）。在左前斜视图中也应确认沿右心室下腔和顶点的足够的前导位置。在放置铅期间可能发生心室异位，但通常是短暂的。如果存在持续性 VT，则应重新定位引线。如果尽管铅重新定位，VT 仍然继续，应该通过 ATP 或除颤来终止节律。

应检查心室感应和起搏阈值，并评估导联 V_1 中的 QRS 形态，以确认起搏起源于右心室（左导束阻滞形态应存在于导联 V_1 中）。当导联 V_1 中存在右束支传导阻滞形态时，从左心室心内膜起搏（通过心房或室间隔缺损），应怀疑来自冠状窦，或来自左心室心外膜（由于心脏穿孔）。有时，可以看到右束支传导阻滞形态，右心室间隔起搏。

如果存在，心房导线通常放置在右心耳中。使用卷曲的钢丝管可以定位在右心耳中。但是，如果没有过度感知心室电图，右心房中的任何位置都是可以接受的。

一旦获得两个导线的可接受位置，应在咳嗽和深呼吸运动期间确认导线稳定性。应从右前斜视和左前斜视图确认导联位置。应从两个导线执行高输出起搏，以排除起搏期间的膈肌捕获。应去除管心针和导丝，并应通过荧光检查确保每根导线的适量松弛。确认最佳导联位置后，应将导线固定在胸大肌上，并在锚固套管周围系上不可吸收的缝合线。在将导线缝合到胸大肌筋膜后，应检查最终感应和起搏阈值。

在固定导线后，对三角肌沟内侧的皮下组织进行局部麻醉，以产生用于装置发生器的皮下（或肌肉下）口袋。口袋是通过钝性解剖和大量灌溉创建的。然后根据指示的位置将引线连接到脉冲发生器。引线盘绕在发电机下方，整个系统植入袋中。应确认设备的正确感应和起搏。

用可吸收缝合线封闭皮下组织，并用可吸收缝线或缝钉的皮下层封闭皮肤。应在伤口上方放置干燥的无菌敷料。

除了放置第二导线之外，通过相同的技术完成单室装置的植入。图 85-10 描绘了胸部 X 线片，其具有单室经静脉起搏器的预期前导位置。

如前所述，左心室和右心室的双心室起搏在特定的心力衰竭患者群体中是适当的。左心室通过被动起搏引导，通过冠状窦进入后外侧静脉。如果植入医生无法获得冠状窦起搏的最佳位置，可以通过外科手术放置心外膜导联。

（三）植入式心律转复除颤器

本章不讨论植入早期 ICD 中使用的心外膜贴片的外科技术。相反，本章集中讨论当前心律转复除颤器的经静脉植入。

对于大多数 ICD 植入物，左胸区是优选的，无论患者是右手还是左手。当其中一个冲击电极位于脉冲发生器内时，利用左侧植入获得的线圈配置允许更有效的磁场取向用于除颤。用于放置现代经静脉 ICD 的技术与植入经静脉永久性心脏起搏器所述的技术相同（见前文），尽管第一个经静脉 ICD 需要腹部脉冲发生器是因为它们的大尺寸（经静脉穿过皮下隧道到腹部，植入发生器的地方）。此外，在早期 ICD 中通常需要皮下贴片或阵列以实现可接受的 DFT。在图 85-11 中，术后胸部 X 线片确认双室经静脉 ICD 中的适当导联位置。

最近，完全皮下 ICD 的使用已成为选定患者群体中的选择。在该系统中，脉冲发生器放置在腋中线处的第四和第五肋间空间之间形成的口袋内。电极通过两个皮下隧道定位，从口袋延伸到小剑突切口并从剑突延伸到胸骨上切口。

除颤阈值测试

任何 ICD 植入物的程序可包括除颤测试以确定 DFT。DFT 常规评估的主要原因是确保适当检测心室颤动，系统完整性和有效除颤。除颤测试通常在伤口闭合之前，在导线连接到脉冲发生器之后以及在将系统植入口袋之后进行。

程序员用于通过放在口袋上的无菌棒与设备通信。最近，无线设备可用，一旦与发电机建立初始连接，就可以在没有物理接触的情况下与程序员通信。在 VF 感应和 ICD 测试之前，一些操作员提供低能量同步冲击，以通过检查高压导线

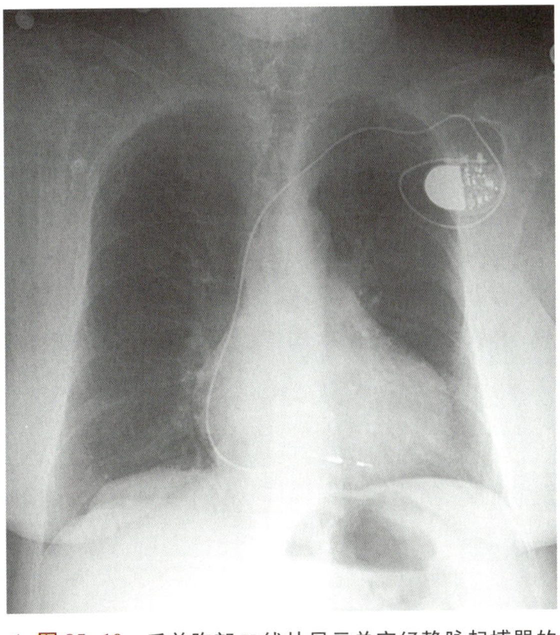

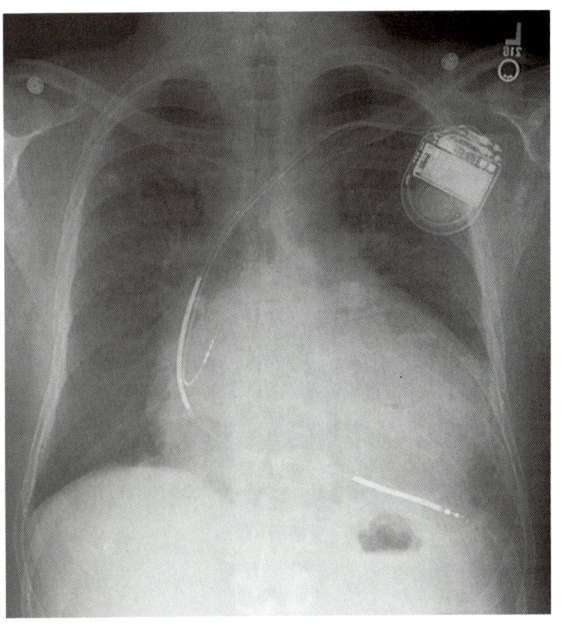

▲ 图 85-10 后前胸部 X 线片显示单室经静脉起搏器的合适导联位置

▲ 图 85-11 后前胸部 X 线片显示双室经静脉植入式心律转复除颤器的合适导联位置

阻抗来确认完整连接。如果设备无法终止 VF，也会放置外部除颤手动垫并连接到外部双相除颤器。通常在最不敏感的设备设置下进行测试以检测 VF 以确保足够的安全裕度。成功测试后，设备将在最敏感的 VF 检测设置下进行编程。VF 最常由定时 T 波冲击或 50Hz 的快速爆发心室起搏诱导。

在我们的机构中，使用选定的能量（比最大设备输出低 10J）执行初始测试，这允许在测试能量和最大设备输出之间有足够的安全裕度（裕度验证协议）。经常进行具有较低能量的第二次冲击。在测试之前，如果第一次测试能量失效并且在重新检测 VF 之后，我们通常将第二种设备治疗设置为最大输出电击。如果通过设备的高输出电击未能终止 VF，则外部传递 360-J 双相电击。

通常，在每次诱导 VF 之间提供 5min 的"休息"时间。在 ICD 测试期间评估的其他重要参数包括高压导线阻抗和高压疗法的充电时间。如果在测试期间未获得足够的 DFT，则可能需要添加额外的除颤线圈（包括皮下阵列或贴片），冲击极性的反转或右心室导联的重新定位。在设备的最终治疗编程中应该包含 7 到 10-J 的安全范围。在获得可接受的 DFT 后，如前所述关闭伤口。

使用有源罐，胸大肌脉冲发生器，双相波形和血管内高压导联的现代 ICD 系统大大降低了升高的 DFT 的发生率。目前 ICD 系统的可靠性使得最近的文献重新评估了在 ICD 植入时常规 DFT 测试的必要性[32-34]。因此，观察性研究已经注意到在 1/3 的初始植入物和 2/3 的替代物中消除了 DFT 测试。一项研究估计，只有每年致死性心律失常风险（或安全范围较小的风险）至少为 5% 时[32]，在植入时进行 DFT 检测的患者的 5 年生存率预计会更高。在我们的机构，我们不再在设备植入或发电机更换时进行常规 DFT 测试。

六、横向心脏装置的护理安置

接受植入电生理心脏装置的患者应在医院过夜观察。在此期间应进行连续遥测监测，以便早期诊断和治疗导线故障或移位（术后早期最常见的并发症）。建议卧床休息过夜，将植入物同侧的手臂放在吊带中 24h。24h 后允许患者移动该手臂，但在手术后 6 周内应避免举重超过 5 至 10 磅的物体并将手臂抬高至肩高以上。应在植入后的早晨获得后前位和侧位胸片，以评估足够的导线和发生器位置。如果将锁骨下静脉用于静脉通路，则需要在植入后立即进行便携式胸片检查以排除气胸。植入后至少 8h 应避免使用静脉注射肝素或低分子量肝素进行抗凝治疗。我们建议如果已经使用血液稀释药物，则通过植入器械继续对患者进行口服抗凝治疗。应按前述方法使用预防性抗生素。

应在植入后的第二天询问器件，以确保正确的器件功能，并在必要时微调器件编程。植入后伤口应保持干燥至少 3d。应在出院后 7 至 10d 内安排后续预约，以进行伤口检查和器械重新审讯。此时将识别出导线阻抗以及起搏和感应阈值的显著变化，并且可能表明导线移位或故障。

七、可植入心脏装置的并发症

装置植入的严重并发症发生在接受该手术的患者中不到 2%。手术并发症可分为早期，可能包括术中，围术期（24h 内）或术后并发症（术后 24h 但 30d 内），或晚期，术后 30d 发生。

框 85-15 概述了早期并发症的例子，包括出血，血管损伤，感染，气胸，血胸，空气栓塞，心脏穿孔或填塞，节律异常，深静脉血栓形成，肺栓塞，导线移位，骨折或损伤，和口袋血肿。框 85-15 中也列出了晚期并发症，可能包括导致骨折或绝缘破坏，导致移位，口袋皮肤糜烂，感染，发生器迁移可能导致扭曲和骨折，以及深静脉血栓形成或瘢痕形成。图 85-12 显示了皮肤糜烂的一个例子，随后感染了设备袋。

八、环境心脏装置中慢性导线的取出

（一）概观

自从 Furman 和 Schwedel[3] 在 1958 年引入经静脉起搏电极以来，已经开发并完善了 3 种安全去除这种导线的技术。早期的技术主要集中在牵引的简单使用上，这种技术可以安全地进行，而且不需要专门设计的工具，只有最近植入的导线（通常是 1 岁以下的植入物）没有发生明显的纤

第二部分 成人心脏手术
第85章 用于治疗缓慢性心律失常与快速性心律失常的心脏装置

框 85–15　植入式心脏器械的早期和晚期并发症
早期
出血
感染
气胸、血胸
心脏穿孔
上腔静脉穿孔
导线迁移或移位（2%）
空气栓子
静脉血栓形成
房性快速性心律失常
室性心动过速
房室（AV）因传导系统的接触损伤而梗阻
囊袋血肿
晚期
设备袋或引线的感染（2.7%）
口袋侵蚀，伤口破裂
导致骨折，绝缘损伤（0.2%）
静脉血栓形成
慢性疼痛
三尖瓣关闭不全
左心室功能障碍
脉冲发生器的迁移
由于操纵发电机引起的导线扭曲或断裂（twiddler 综合征）

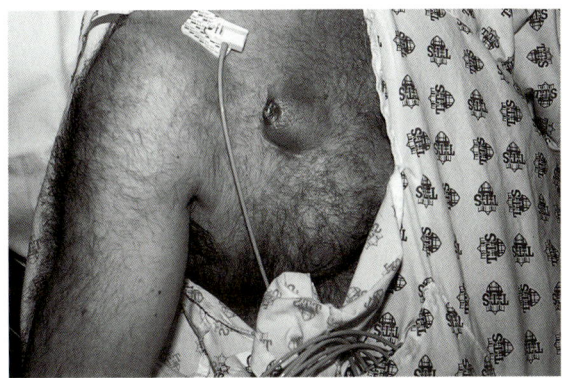

▲ 图 85–12　皮肤糜烂和随后感染设备袋的例子（Courtesy Medtronic, Inc., Minneapolis, MN.）

维化。对于更多的慢性导联，并发症排除了使用简单牵引，并且需要胸骨切开术或胸廓切开术的手术方法最初是唯一可行的选择。自20世纪80年代中期以来[35-38]，已开发出更安全的经尿道慢性导线提取方法。

2000年出版了关于经静脉置换铅的实践的官方定义和指南，随后于2009年更新[39,40]。术语导线提取仅保留用于去除需要专用设备（激光护套、牵引装置、电外科护套、旋转螺纹尖端护套或伸缩护套）的导线或从植入静脉以及任何植入的导线以外的路径移除超过1年。框85–16提供了导线提取指示的完整摘要。Ⅰ类适应证包括由感染的铅引起的严重疾病，当所有可用的静脉被梗阻时临床需要新的经静脉心脏装置，以及对患者构成危险的故障，骨折或次优定位导线。对经静脉导线提取的相对禁忌证包括涉及右心房或上腔静脉的导线钙化（放射线照相检测），合适设备不可用，患者临床情况不能进行急诊胸廓切开术或不到1年的生存期，或通过不寻常的途径放置铅（例如，锁骨下动脉，心包空间）。由于经静脉引流的潜在严重并发症，在这些技术和适当装备的机构中接受过适当培训的医生是导线提取性能的绝对要求。

1994年1月至1996年4月，美国提取数据库中用于血管内提取受感染或有问题的起搏器导致的数据发表于1999年[41]。在该系列中，完全去除导线的成功率为93%，部分去除导线的成功率为5%；2%失败。主要并发症发生在1.4%的患者（<1%，中心>300次拔除）和1.7%的患者轻微并发症。女性更常发生严重并发症。不完全导线去除或失败的预测因子包括更长的植入持续时间、经验不足的操作者、心室导联位置、未感染的导联和患者的年龄较小。使用更现代的激光导线提取技术的报告涉及2584个起搏和除颤器导致在89个位点的1684名患者中描述了90%的手术成功率，主要并发症率为1.9%，院内死亡率为0.8%[42]。

（二）用于慢性导线经静脉抽取的工具

1. 血管造影导管、小鼓、镊子和锁定探针

通常用于辅助提取导线的传记导管包括有角度的猪尾导管，Judkins 右冠状动脉导管，多用途冠状动脉导管和 Amplatz 导管。这些导管与普通导丝或尖端反射导丝结合使用，导丝环绕或钩在起搏器导线上以取回起搏器导线。这种方法也可用于检索松散的导线端或自由浮动的导线残余物。使用的其他工具包括篮子回收导管，Dotter 血管内回收器（螺旋环篮），其不可逆地陷入导

1339

框 85-16　经静脉技术去除 / 提取导线指针
感染
CLASS Ⅰ 确定的系统感染，由瓣膜性心内膜炎，导致心内膜炎或败血症证明 口袋脓肿，器械糜烂，皮肤粘连或慢性引流窦证明口袋感染 无明确累及导联和（或）装置的瓣膜性心内膜炎 隐匿性革兰阳性菌血症（不是污染物）
Class Ⅱa 持续隐匿性革兰阴性菌血症
Class Ⅲ 不适用与设备和（或）导线的表面或切口感染 当需要长期抑制性抗生素时，不适用于治疗因心血管植入式电子设备（CIED）以外的其他来源引起的慢性菌血症
慢性疼痛
Class Ⅱa 在装置或导线插入部位的严重慢性疼痛会对患者造成严重的不适
血栓和静脉痉挛
CLASS Ⅰ 与导线或导线片段上的血栓相关的显著血栓栓塞事件 双侧锁骨下静脉或上腔静脉（SVC）闭塞，阻止植入所需的经静脉导线 SVC 狭窄或闭塞，症状有限 当存在使用对侧的禁忌证时（例如，对侧 AV 瘘、分流或血管通路、人乳房切除术），同侧静脉闭塞阻止进入静脉循环以便需要放置额外的导线
Class Ⅱa 当没有使用对侧的禁忌证时，同侧静脉闭塞阻止进入静脉循环以便需要放置额外的导线
功能和非功能导线
CLASS Ⅰ 危及生命的心律失常继发于保留的导线 导线设计失败，如果留在原位，对患者构成直接威胁 导致干扰恶性肿瘤治疗的因素（放射 / 重建手术）
Class Ⅱa 由于设计失败导致的非功能性导线对患者构成威胁，如果留在原位，则不会立即或即将发生 非功能性导线去除，以避免一侧超过 4 根导线或通过 SVC 超过 5 根导线 对于需要特定的所需成像技术并且由于装置的存在而无法成像的患者，无功能的导线去除是合理的
Class Ⅱb 功能导线由于设计失败，如果留在原位，将对患者构成潜在的未来威胁 允许植入与磁共振成像（MRI）相容的系统 在合适器械植入患者中的时间中用非功能性导线
Class Ⅲ 如果患者的预期寿命低于 1 年，则不适用 除非临床情况令人信服，否则在已知异常放置导线通过正常静脉和心脏结构以外的结构的患者中不适用

引自 Love CJ, Wilkoff BL, Byrd CL, et al: Recommendations for extraction of chronically implanted transvenous pacing and defibrillator leads: indications, facilities, training. North American Society of Pacing and Electrophysiology Lead Extraction Conference Faculty. Pacing Clin Electrophysiol 23(4 Pt 1):544–551, 2000

线中，以及 Dormia 篮子。

不同类型的圈套也可用，并与导管和导丝一起使用以恢复和提取慢性起搏器导联。陷阱的例子包括 Curry 小军鼓（用于形成线环系统），Amplatz 鹅颈圈套（与导丝成直角的环），以及由 Cook Vascular, Inc.（由一个带状箍形圈和锁定滑动穿线器组成）提供一个能够释放被占物体的可逆系统。Cook Vascular, Inc. 还开发了一种"锁定探针"，可以有效地抓住并保持导线，同时防止导线在被取回时拉伸或展开[43]。

镊子（抓钳、鳄鱼钳和心肌二头肌钳）也被用于拔牙。该探针增强了导线的拉伸功率，并将引出力引导至导线的尖端。锁定系统分别通过逆时针和顺时针旋转接合和释放。

2. Byrd Dilator Sheaths

这些护套由 Cook Vascular, Inc. 销售，并且可用于辅助通过植入静脉进行的提取。它们由伸缩的不锈钢护套和金属扩张器组成，金属扩张器在导线上前进，切断通过静脉入口部位和慢性导线远端的厚纤维粘连。一旦进入静脉，就将金属扩张器更换为可伸缩的柔性塑料护套，这些护套能够协调转弯。

3. 准分子激光鞘

准分子激光护套由 Charles Byrd 开发，与 Spectranetics CVX-300 准分子激光系统配合使用[43]。激光护套在其远端尖端处包含一圈光纤，能够发射紫外线脉冲，从而破坏引线周围的周围纤维组织。温和的反作用力和反压力激活激光。与钝器组织解剖和切碎相反，激光系统的优点在于实现组织蒸发。一个缺点是该系统对于钙化无效，钙化通常在较旧的导线周围遇到。

4. 电外科解剖系统

导线提取设备的最新进展包括 Cook Vascular, Inc. 开发的电外科解剖系统。这种系统使用射频能量（而不是激光或钝性解剖）来破坏将器械向静脉壁的纤维血管内粘连。最新的基于射频的系统具有双电极方案，其执行双极解剖，同时还用作机械解剖鞘。尖端电极间隔使得它有效地将破坏性能量定位到干扰提取导线的特定区域，而不是周向地消除血管内边界。

（三）慢性导线的经静脉抽取技术

经静脉引流最好在适合急诊胸廓切开术的环境中进行；应该及时提供心胸外科医生。在任何经静脉提取慢性起搏器导联之前，应事先准备好患者以进行潜在的胸廓切开术。建议进行动脉内血压监测。应容易进行经胸和经食管超声心动图和心包穿刺托盘，以便迅速诊断和治疗可能的并发症。如果患者依赖起搏器，则应通过股静脉放置临时起搏线。

1. 通过植入静脉提取

应移除发生器并使导线完全脱离粘连和缝合线并向下切割至静脉进入部位。如果患者依赖起搏器，应该提前放置临时起搏线（通常通过股静脉引入）。应切割包括连接器引脚的导线的近端，并且应露出 1cm 的导线内线圈。线圈扩展器用于移除任何线束并确保导线腔的通畅。然后应将锁定探针推进到导线内线圈中，直到它到达导线的远端尖端。锁定机构被激活，外导线绝缘应在引入护套之前用扎带固定。如果锁定管心针就位后，如果简单的牵引力不足以从心肌中释放导线，则应引入护套以破坏纤维粘连或瘢痕形成。伸缩的不锈钢护套（或其他可用的护套，包括准分子激光护套，以及最近的电外科解剖护套）应该通过导线向前推进到静脉进入部位，在那里它们破坏导线周围的瘢痕组织。当在锁定管心系统上进行连续牵引时，护套应在透视引导下向前推进到导线的远端尖端。然后可以通过反压和反作用力拉动导线尖端，并且提取整个导线。如果该方法不成功，则可以使用另一种技术（如通过股静脉提取）。

2. 通过股静脉提取

股静脉方法是提取在静脉系统，心脏或肺动脉中自由漂浮的导线残余物或破碎或切割的导线的优选技术[43]。它也可以用作经常提取永久性导联的主要方法，特别是如果担心将感染的碎片从原始进入部位推入循环中。该方法使用血管造影导管，例如成角度的猪尾导管或各种圈套（参见前面针对不同类型的可用圈套）来抓住松散的前端或偏转线和 Dotter 猎犬，如果没有可用的释放端。施加牵引以从心脏牵引导线（或导线残余物），然后通过股静脉鞘从体内抽出导线。

（四）并发症

由于经静脉抽取导线，可能会出现严重的并发症。并发症可能是术中、围术期（手术后 24h 内发生或诊断的事件）、术后（24h 后但在手术后 30d 内发生或确诊的事件），或晚期（在手术日期后超过 30d 发生或诊断的事件）。框 85-17 总结了与经静脉铅提取相关的主要和次要并发症。

框 85-17　与经静脉铅提取相关的主要和次要并发症
主要并发症
死亡
需要开胸、心包穿刺、胸管或手术修复的心脏撕脱或撕裂
需要开胸、心包穿刺、胸管或手术修复的血管撕脱或撕裂
需要输血的血胸或任何来源的严重出血
需要胸管引流的气胸
需要手术干预的肺栓塞
呼吸骤停
感染性休克
卒中
次要并发症
不需要心包穿刺或外科手术的心包积液
血流动力学显著的空气栓塞
不需要干预的肺栓塞
植入部位或静脉入口部位附近的血管修复
需要心脏复律的心律失常
需要引流的血肿
植入静脉的手臂肿胀或血栓形成导致医疗干预
在一名先前无感染的患者中的脓毒症
先前未感染的部位发生的起搏系统相关的感染
观察
对体液或轻微药物干预有反应的短暂性低血压
无显著的空气栓塞
不需要干预的小气胸
不需要心脏复律
植入静脉的手臂肿胀或血栓形成，无须医疗干预
现场的疼痛
没有后遗症的心肌撕脱
没有后遗症的迁移的铅片段

引自 Love CJ, Wilkoff BL, Byrd CL, et al: Recommendations for extraction of chronically implanted transvenous pacing and defibrillator leads: indications, facilities, training. North American Society of Pacing and Electrophysiology Lead Extraction Conference Faculty. Pacing Clin Electrophysiol 23(4 Pt 1): 544–551, 2000

九、心脏起搏器治疗期间和之后的心脏设备管理

（一）起搏器

在起搏器上施加磁铁会抑制起搏器的所有感应功能。随后将先前编程的起搏模式瞬时改变为 DOO、VOO 或 AOO，直到移除磁体。磁铁起搏率根据起搏器制造商而变化。可以在外科手术之前预防性地使用磁体，以避免由于烧灼产生的噪声伪影而由起搏器进行不适当的感测。通过不适当的噪声感测存在抑制起搏器风险的其他程序包括电惊厥治疗，体外冲击波碎石术和偶尔的电复律。

（二）植入式心律转复除颤器

与标准起搏器不同，具有备用起搏和起搏器 – 除颤器的除颤器不具有被磁铁抑制的感测功能。然而，磁体确实抑制任何抗心动过速治疗的递送，例如 ATP 或高能除颤。

磁疗抑制抗心动过速治疗可防止在烧灼或其他程序中传递不适当的 ICD 治疗，这些治疗可能产生由导线作为 VT 或 VF 错误地感知的噪音。尽管磁体应用于 ICD，导致对程序化 ICD 治疗的抑制，但应该像对待任何发生快速性心律失常的患者一样对待没有 ICD 的患者。或者，可暂时停止烧灼（或其他有问题的程序）并从 ICD 移除磁体以允许实施和递送程序化 ICD 疗法。

此外，如果患者依赖起搏器，则应在预期烧灼之前将 ICD 的起搏模式重新编程为 DOO、VOO 或 AOO（如临床指示）。或者，应放置临时起搏自由线以避免不适当地感测噪音和随后不适当地抑制 ICD 的起搏功能。如果没有预料到，这种对起搏器依赖患者起搏的不适当抑制可能是灾难性的。在该过程之后，应该恢复初始 ICD 参数。一般而言，即使不需要重新编程，也应在手术后检查 ICD 或使用磁铁确认 ICD 是否正常运行和参数设置。

值得注意的是，一些 ICD 发电机是磁簧开关制造商召回的一部分，因此其磁铁功能永久关闭。对于这样的发生器，ICD 治疗应在手术前关闭，预期需要烧灼并在手术后重新开启。

第86章
心律失常的导管消融
Catheter Ablation of Arrhythmias

Ethan R. Ellis　John V. Wylie, Jr.　Mark E. Josephson　著

李华东　译

在过去的 40 年中，心脏电生理学已经从一个致力于理解心律失常机制的深奥领域发展成为心律失常诊断和治疗中不可或缺的方式。电生理疗法最早用于治疗心律失常。在明确了介入式手术策略可以治愈心律失常之后，研发了基于导管技术传递能量的方法。导管消融术的出现彻底改变了快速性心律失常患者的治疗方式。射频电流已成为导管消融的首选能量来源，并使其成为治疗心动过速的首选治疗方法。

一、手术与电生理研究

电生理学研究（electro pinysiology study，EPS）是导管消融术不可缺少的前提，可以探究心动过速的机制和识别最合适的能量传递部位。EPS 涉及将电极导管放置在心脏的不同腔室中以用于记录、刺激、成像和消融。股静脉和动脉是 EPS 最常用的血管穿刺部位。不常用的部位包括前肘窝、锁骨下、颈静脉。在血管穿刺前给予适当的局部麻醉。通过经皮 Seldinger 技术，将 0.035inch（0.0889cm）的 J 型导丝置于腹股沟韧带下方的股静脉或动脉中。在单根静脉中将附加导丝放置第一根导丝尾部 5~10mm 处，最多放置三根。可以通过单个进入护套容纳两个或三个导管的双头和三头血管进入装置，这些装置可以商购，并且在一些实验室中使用。止血鞘（大小 6~11Fr）被放置在导丝上，单个静脉中最多三个。如果需要超过三个导管，通常再穿刺对侧股静脉。

对于希氏束记录，股动脉路径可以提高导管操作的稳定性。但是通过颈内静脉、左锁骨下静脉或左肘前静脉入路更容易进入冠状静脉窦（coronary sinus，CS）内。由于前肘外侧静脉进入腋静脉的角度成直角，因此要避免导丝进入头静脉，以减少操作难度。当然也可以通过导管易操作的股静脉入路进行，因为这些非股静脉入路通常留给无法股静脉穿刺或难以进行 CS 插管的患者，但在一些实验室中，CS 插管通常也通过左锁骨下静脉或右颈内静脉进行。虽然通过股静脉进入 CS 通常更困难，但在有经验的医生手中，通过可控的弯曲导管在肝静脉中制造更大的后角直接完成，或者在右心房内形成导管环间接完成。

EPS 中使用的导管可以是可控的或不可控的编织涤纶，或者是含有电极的合成导管，其可以在心腔中通过荧光透视操作。不可控的导管有多种电极配置和预成形曲线，但最常见的导管有 4 或 10 个电极用于起搏和感应。可控导管具有内部张力线，通过控制手柄的控制，使尖端偏转 180° 或更多。诊断可控导管可包含多达 20 个电极。用于射频消融的导管都是可控的，通常由用于消融的 3.5~10mm 电极和三个近端记录电极组成。诊断性 EPS 通常需要至少三个导管位置：在窦房结附近的右上心房，在横跨上三尖瓣的希氏束区，以及在右心室尖端。根据研究的类型，可以在右心室流出道、CS、右心房前外侧、房间隔、左心房、肺静脉和左心室中放置额外的导管。

导管是通过经左心房沿房间隔穿过二尖瓣置入左心室腔，或通过动脉系统（通常是股动脉）逆行主动脉路径置入的。尽管左心室导管置入术不是诊断性 EPS 的常规部分，但它对于患有室性

心动过速和旁路介导的心动过速（房室往复性心动过速）的患者可能具有重要意义。左心室心内膜的导管标测对于确定患有室性心律失常、心室功能低下、心肌梗死病史和充血性心力衰竭的患者的心肌底物检测也有益处。

二、心脏标测技术

在定位消融部位之前，了解心律失常的机制，以最大限度地提高手术的成功率是至关重要的。心律失常机制确定通常可以通过 EPS 实现，但可以使用心脏标测技术进一步改进。心脏标测可以识别心房和室性心律失常期间电位的时间和特殊关系。心脏标测的重点通常是识别局灶性心律失常的起源或折返性心律失常的临界传导部位。最常见的标测方法是简单激活标测，起搏标测和电解剖激活标测。

在标测技术期间获得的电图是双极的或单极的。双极电图展示导管上心脏在导管上的两个指定电极之间的局部电活动。电极间距通常为 1~10mm。单极电图展示单个导管点相对于放置在离心脏一定距离电极（通常是远端尖端）的局部电活动。使用单极标测的优点在于可以更精确地测量局部激活，并提供有关脉冲传播方向的信息。使用双极标测的优点包括优越的信噪比和降低远距离电活动（"远场"活动）的影响。通常，针对研究的不同领域综合使用双极和单极电图，才能达到精准标测效果。

简单激活标测是通过在心律失常、自发性或诱发性心律失常期间，将单个标测导管移动到各个关注点，同时测量相对于第二个位点处，如 P 波或 QRS 波或稳定的心内电图，基准标记的局部激活时间来实现的。根据心律失常机制，最早激活的区域通常是消融心律失常的有效目标。

起搏标测是一种可在患者未发生心律失常时使用的标测技术[1]。其通常与激活标测结合使用，作为第二次验证性测试，以确定所选部位消融的准确性，也可以在 EPS 期间无法诱发记录的心律失常或血流动力学耐受时，作为独立的标测技术使用。起搏标测需要以类似于临床心律失常的速率对消融的可疑目标区域进行起搏，并将 12 导联心电图（ECG）与心律失常的 ECG 进行比较。一个好的起搏标测图能够拥有 12 个导线的精确匹配，然而，这通常很难实现。当仅注意到 ECG 配置和振幅的微小差异时，起搏标测的空间分辨率可以达到 5mm。然而，如果只评估 12 导联心电图的主要差异，特殊分辨率可能低至 15mm[2]。除 12 导联心电图外，起搏标测还比较了电生理导管上观察到的心内激活序列与在心律失常期间观察到的序列（如果存在或可诱导）。

电解剖激活标测依赖于使用专门的三维电解剖系统来辅助心内标测。这些系统的使用可以极大地减少手术所需的透视时间。最常用的是 CARTO 3 系统（Biosense Webster）和 EnSite NavX 系统（St.Jude Medical），由于心脏标测技术不断发展，新的标测系统目前正在开发中。CARTO 3 标测系统允许使用低强度磁场和基于电流的可视化数据进行三维电解剖标测，以提供多个导管尖端和曲线的定位。该系统可以展示多达五个带有和不带磁传感器的导管，但需要使用兼容的生物传感韦伯斯特导管与磁传感器进行电解剖标测。生物传感韦伯斯特标测导管尖端具有微型磁传感器，该传感器可以确定导管在磁场中的位置和方向。根据这些信息，可以创建心室几何形状的三维重建。然后，可以将电活动的等色线叠加到该几何形状上，以帮助定义折返电路以及定位局灶性心律失常的起源。此外，可以在窦性心律情况下进行电压标测，以更好地标测任何有问题的腔室中的心肌底物。该系统已被证明在体外和体内都具有高度的准确性和可重复性[3]。EnSite NavX 标测系统还允许通过使用三对皮肤贴片进行心内导管的三维定位，所述皮肤贴片发送三个独立的、交替的、低功率通过患者胸部的低功率电流，每个电流的频率略有不同。然后，这些电流可用于计算对应于胸部内特定解剖位置的所有三个平面的不同阻抗水平。然后，当导管电极在心腔内操作时，它们可以用来测量对应于心脏中特定位置的不同阻抗水平。使用这些计算出的阻抗坐标，系统可以实时显示消融导管以及其他标准心内导管上多达 64 个不同电极的位置和运动[4]。与 CARTO[3] 一样，EnSite NavX 可以在标测窦性心律时的心律失常或电压测量值时，标测心腔的三维图形，并且叠加二尖瓣室和激活等时线。然而，与CARTO [3] 系统不同，EnSIT-Navx系统不需要用于定位和标测的专用导管。EnSite还提供了使用64极球囊导管的非接触性标测方法，该导管生成数学推导的电图，并将其放置在由第二根流动接触导管标测的心腔图上 [5,6]。

三、导管消融术

基于导管的消融技术在治疗各种心律失常方面非常成功，甚至已经取代了外科手术。在基于导管的消融中，能量被传递到心脏的精确区域。消融通常在心内膜表面进行，但心外膜消融依然在许多中心使用，它可以通过剑突下经皮入路进行 [7,8]。在使用标测技术识别消融目标区域之后，消融导管定位在所需位置并连接到能量源。射频（radio frequency，RF）能量是临床上最常用的方式，因其优越的安全性和有效性取代了直流（direct current，DC）消融。通过基于导管的冷冻消融系统冷冻心脏的目标区域是另一种方法，最常用于儿科患者和邻近固有传导系统进行的消融，尽管使用低温球囊冷冻消融治疗心房扑动日益普遍。

RF电流通常以单极结构从消融导管的远端传送到皮肤贴片。能量以交流电的形式产生，频率为300~750kHz [9]。这些频率产生有效加热，而肌肉的刺激可以忽略不计。在射频消融过程中，通过电阻加热将电能转换为热能。大部分的热量集中在导管的尖端，即在皮肤贴片尖端的表面区域。产生的热量主要通过传导传递到相邻的心脏组织，并且通过辐射传递到较小的程度，辐射以到导管尖端距离的第四次方递减。在稳态下，RF热损伤大小与组织-导管界面处测量的温度成正比，并且与RF功率振幅成正比 [10]。

当组织加热超过约50℃至少10s时，RF消融导致热损伤伴随着凝固坏死 [9-12]。当导管-心肌界面产生热量时，电阻下降。5~10Ω 的下降是对相邻组织传导加热的标志。RF电流传输开始后产生电生理效应的时间，通常比基于所记录与电极相邻的组织温度上升速率的纯热机制的预期要短。其中除了RF的热效应之外，还有直接电效应的作用。

RF热损伤大小和功率输送受限于心内膜-导管组织界面处的组织加热。新的消融系统使用外部或内部盐水冲洗来冷却导管尖端，这允许更大的能量输送和越来越深的热损伤产生 [13]。这些系统还可减少凝固物的形成。导管通常在一个封闭的系统中注入生理盐水，或是在开放系统中，在消融期间，盐水以17~30ml/min 流出导管尖端的小孔，类似于冲洗外科射频消融装置。外部灌注消融导管已成为消融手术中最常用的导管，用于治疗室性心动过速和心房扑动 [14,15]。

冷冻消融在心律失常的外科治疗运用已经超过20年。在冷心脏停搏液存在的情况下，-60℃的温度可以在术中产生近透壁损伤。血液是冷冻消融系统达到适当温度的主要障碍。然而，已经研制出基于导管的封闭式冷却剂系统，并且正在进行临床使用。主要优点是能够诱导组织传导的非永久性变化，称为"冰标测"，如果冰标测展示出理想的位置，则随后是永久性损伤。本方法已用于外科手术，在温度约为0℃时产生瞬时电功能损失，在-60℃产生不可逆的损伤 [16]。经皮入路因循环血液的升温效应而变得复杂，平均温度为-27℃ [17]。然而，不可逆损伤所需的温度与手术所需的温度相似（-58℃）。冷冻消融导管最常用于儿科和邻近内在传导系统的消融，其中发生完全心脏传导阻滞的风险升高。近期最新研制出一种冷冻消融球囊，其能够在肺静脉的胃窦处传递周向冷冻消融损伤。与标准RF消融相比，该技术已被证明可以减少肺静脉隔离的手术时间，且疗效与副作用相当 [18-20]。

四、特异性心律失常

(一) 房室结折返性心动过速

房室结折返性心动过速（atrio ventricular noolal reentromt tachycardia，AVNRT）是最常见的室上性心动过速 [21,22]。在医学上，这种心律失常通常用房室结阻断药治疗，偶尔也用抗心律失常药物治疗。消融治疗安全、高效且耐受性良好，是AVNRT导管治疗的首选 [23]。

AV 节位于 Koch 三角区内，该区域位于下三尖瓣隔瓣的上方，Todaro 腱位于其上方，CS 位于其后方[24]。1956 年，Moe 及其同事描述了双 AV 节的生理学证据。这些途径基于传导时间被称为"慢径"和"快径"。然而，没有描述与快径和慢径相关的特定解剖学途径。AV 传导向快径和慢径的功能性解离提供了与 AVNRT 最相关的底物。快径通常位于 Koch 三角形的顶点，慢径通常位于底部，靠近 CS。然而，房颤常常存在异质性，这些位置并不具有普遍性。

"典型"或"常见"AVNRT 通常在早期心房冲动梗阻快径时，在慢径上顺行，然后沿逆行方向重新进入快径时开始（图 86-1）。约 90% 的病例归因于这种"慢 - 快"AVNRT。AVNRT 的"非典型"或"不常见"形式是慢径逆行和快径顺行。不常见的是，两个相对较慢的途径构成了折返电路（"慢 - 慢"）。尽管通常使用术语"慢 - 快"，"快 - 慢"和"慢 - 慢"，但是鉴于 AV 结生理的复杂性和其结构中缺乏真正的离散途径，试图将所有 AVNRT 分类到这些组中是过于简单和不完整的。

AVNRT 的初始消融以房间隔的快径区域为目标[26]。在快径区域 Koch 三角顶点消融成功率超过 90%，但 AV 阻滞的风险高得无法接受（5%~10%）。慢径消融[27] 是通过后方入路完成的，消融导管最初位于 CS 附近，位于 Koch 三角形的基部（图 86-1）。慢径的 RF 电流常伴有快速逆行心房传导的瞬时加速交界节律。这种节律可作为潜在成功消融的标志。然而，快速交界性心动过速可作为完全性心脏阻滞的标志，如果可以看到消融，则应该停止消融[28]。如果发现 AV 阻滞或伴有逆行阻滞的交界节律，也应停止能量输送。在连续荧光透视监测或三维电解剖标测下进行消融以确保导管稳定性。在约 40% 的病例中，消融后仍然存在双径，但不能诱导持续的 ANVRT。在消融后具有双途径的这些患者的 3/4 中观察到单个 AV 节点复合物（"回波"），在慢径中阻滞总是顺行发生。使用慢径的成功率超过 95%[29]，慢径消融优于快径，因为成功率相同且完全性心脏阻滞的风险要低得多（1%~2%）。

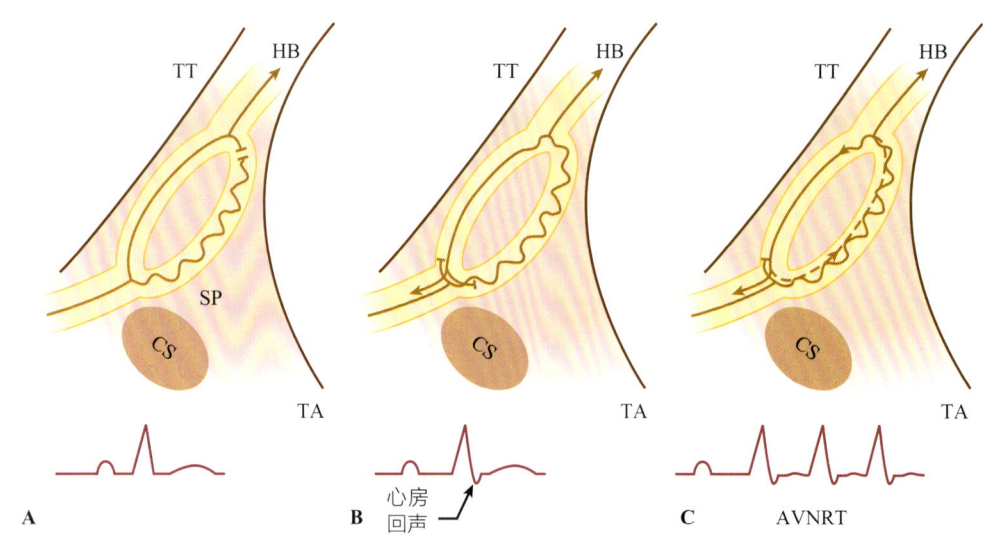

▲ 图 86-1 房室（AV）结折返机制

AV 节展示了两个功能途径：慢速和快速。这些途径的解剖位置是有争议的，并且可能因患者而异，但它们的共同位置在 Koch 三角区中。A. 在窦性心律期间，PR 间期短，并且在快径下发生传导；B. 晚期房性期前收缩（APC）在快径中阻滞并沿着通向心室的慢途径传导，导致更长的 PR 间期。快径恢复了传导的能力，并且逆行传导发生到心房，导致 AV 节回声搏动。然而，慢径难以治疗，因此不会发生心动过速；C. 临界定时的 APC 引起慢径的更多延迟，允许快径上的逆行传导和慢径上的顺序激活，以启动典型的 AV 结折返性心动过速（AVNRT）

CS. 冠状窦；HB. 希式束；SP. 慢径；TA. 三尖瓣环；TT. Todaro 肌腱

（二）房性心动过速

从未进行过消融或心脏手术患者的房性心动过速，通常是起源于左心房或右心房的局灶性心律失常，发生率为100～220次/分。房性心动过速的机制可以是自发或由局灶性部位触发，或者是涉及小面积微小心房心肌的微折返。由异常自法或触发活动引起的持续性房性心动过速最易消融，对药物治疗不敏感[30]。微折返性房性心动过速通常使用药理学处理，进行消融是次位的选择。大折返性房性心动过速常见于心房扑动消融术后或心脏手术后使用动脉切开术。因为先前手术留下的瘢痕阻碍了功能并且引发传达缓慢，将导致大折返性心律失常更为常见。

持续性局灶性房性心动过速可发生于心脏的不同部位，但更易发生在界嵴上，包括两个心耳、冠状静脉窦、二尖瓣和三尖瓣环区域以及肺静脉。目前尚不清楚为什么这些结构容易产生这些节律。由于细胞与细胞的耦合性相对较差，故推测界嵴等区域是自发性房性心动过速的来源[31]。因为耦合性差将导致自发性的产生，成功消融部位的分形心电图可能是非均匀各向异性基底的标志。对于成人，房性心动过速病灶在右心房较为常见，10%～15%的患者存在多个病灶。

因为大多数持续房性心动过速起源于病灶，导管标测的目标是找到最早的激活部位（图86-2）。如果心动过速不持续，可能需要输注儿茶酚胺，如异丙肾上腺素1～10μg/min 静脉注射或阿托品0.5～1.0mg 静脉注射，以诱导持续性心律失常。

通过对P波形态和轴的分析，对心律失常病灶进行了初步定位。然后通过识别相对于P波最早心房激活的部位来进行导管标测。三维电解剖标测系统（如前所述）通常用于帮助标测心动过速时的心房激活序列（图86-3）。一旦将导管定位在最早的心房激动部位，可以通过起搏标测获得进一步证明其为正确起源部位。在这种情况下，起搏标测包括在最早的心内部位进行起搏，并将得到的起搏P波形态与心动过速P波形态进行比较，以及比较起搏期间和心动过速期间心房内激活的顺序[32]。在异常激活起搏部位消融，也有助于降低对周围心外结构造成伤害的风险。这对于膈神经邻近的右心房尤为重要；然而，左心房消融也曾出现过左膈神经损伤[33]，导致膈肌激活的起搏使消融效果不佳。

房性心动过速消融的成功率是不稳定的。对于持续性快速性心律失常，成功率接近90%，尽管复发率可能高达25%[32, 34-36]。因为心律失常可能无法在 EPS 中可靠地存在或诱导（诸如清醒镇静等因素可能导致降低它们的诱导力），定向治疗的真正成功率低于90%。

窦房结折返性心动过速代表了房性心动过速中特别的一类。诊断的标准是窦性心律和心动过速的心房激活顺序和P波形态一致，开始终止与电刺激一致，并且心动过速由刺激迷走神经或腺苷终止[37-39]。导管消融可以取得良好效果，并且减少并发症，通常是在窦房结的"尾部"右心房的高后外侧区域消融[40]。大心房性心动过速最常出现在左心房，也可能出现在右心房中。在右

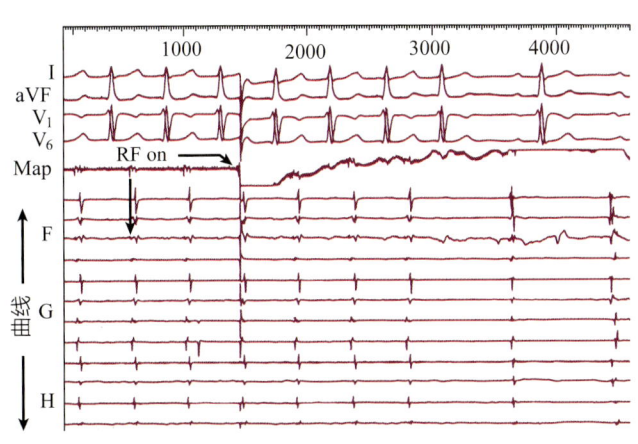

◀ 图 86-2 房性心动过速消融

存在房性心动过速。消融/标测导管放置在 64 极导管上记录的最早的电图上（垂直箭头）。在该部位递送的射频（RF）能量终止心动过速。展示了表面心电图导联 I、AVF、V_1 和 V_6。Map 是消融导管信号，字母 F、G 和 H 是指 64 极导管上的电极

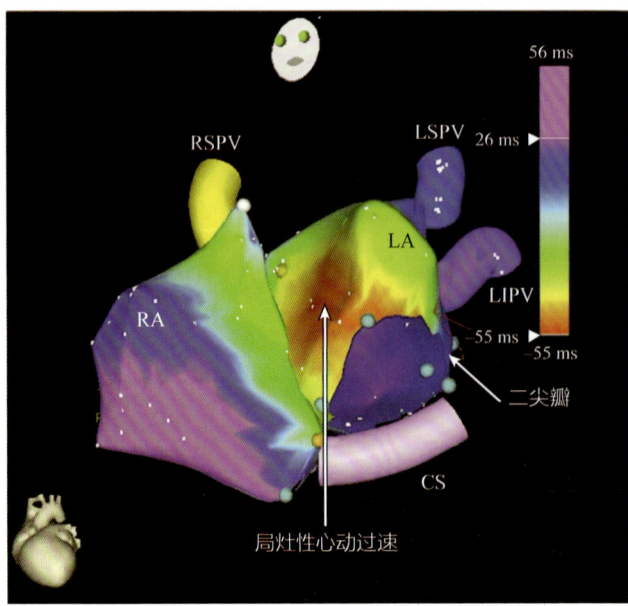

◀ 图 86-3 绘局灶性房性心动过速的三维电解剖激活图

右心房（RA）和左心房（LA）图使用 CARTO 系统的逐点标测创建（参见正文）。右上方的色标表示相对于冠状静脉窦中固定参考的每个点的心内激活时间。红色区域较早激活，紫色区域最近被激活。右心房和左心房的标测表明，心动过速是一种局灶性房性心动过速，起源于左心房前部，靠近主动脉瓣在二尖瓣具有连续性。该部位的消融成功终止了心动过速。CS. 冠状静脉窦；LIPV. 左下肺静脉；LSPV. 左上肺静脉；RSPV. 右上肺静脉

心房中，除了三尖瓣峡部（在心房扑动部分详细讨论）之外，用于折返的最常见边界包括冠状静脉窦口、卵圆窝或先前手术切口的瘢痕。在左心房，许多左心房心动过速以肺静脉和卵圆窝为后界在二尖瓣环周围循环[41]。先前手术或消融手术的瘢痕也可能提供障碍，导致房性心动过速具有大的可激间隙。在大折返性房性心动过速中，电解剖标测系统通常用于识别心律失常所使用的大折返性回路、心律失常的解剖或功能屏障、瘢痕区域的间隙和慢传导区域。如果想要成功消融大面积折返性心律失常，传导缓慢的关键区域或瘢痕区域的间隙可能是关键。然而，在大的解剖学障碍或瘢痕的情况下，可能需要 RF 热损伤将解剖学障碍或瘢痕彼此连接以中断折返性回路[42]。

（三）心房扑动

心房扑动是一种快速心律失常，其速度快于 220 次/分。典型的峡部依赖性心房扑动是涉及右心房的大折返回路。该回路的后屏障由界嵴及其作为咽鼓嵴的延续部分形成[43]。典型扑动的前屏障是三尖瓣环[44]。典型心房扑动是逆时针或顺时针，取决于三尖瓣环周围额平面旋转的方向。虽然逆时针扑动是在临床中更常见，但大多数典型的心房扑动患者是顺时针扑动[45]。

12 导联心电图可为心房扑动的机制提供线索，但有时可能是不明确或误导性的。逆时针扑动的特征在下导联中具有主要为负的、锯齿状的心房模式，在 V_1 导联中呈正心房偏转，在 V_6 导联中呈负心房偏转。顺时针扑动的特征是在下导联中主要表现为正的、有切口的心房图案，在 V_1 导联中表现为负心房偏转，在 V_6 导联中表现为正偏转。

非典型心房扑动一词，通常用于描述 12 导联心电图上的扑动波心律失常与峡部依赖性心律失常不一致的情况。然而，如前所述，在心房扑动的情况下，12 导联心电图可能会产生误导，并且在肌萎缩综合征峡部消融终止伴随肌萎缩的心房扑动时，心律失常并不常见，尽管 12 导联心电图与前面描述的经典 12 导联心电图检查结果不一致。如果心房扑动为非峡部依赖性，尽管 12 导联心电图上缺乏明显的等电位间隔，也应视为折返性房性心动过速。更复杂的是，折返性右房心动过速的表现可能与表面心电图上典型的心房扑动一致，但可能不依赖于腔静脉峡部进行折返。例如，围绕冠状静脉窦的折返回路（称为峡内折返）可能具有与典型心房扑动一致的 12 导联 ECG，但是它需要在冠状静脉窦之前进行更多内侧腔静脉峡部消融以提高成功率。

在典型心房扑动的导管消融手术中，多电极

导管放置在冠状静脉窦中和前外侧右心房中，围绕三尖瓣环界嵴前方的一部分。三尖瓣环周围的导管可以帮助确定旋转方向，在逆时针扑动激活颅部，在顺时针扑动中激活尾部。

心房扑动的导管消融取决于在导电屏障（称为峡部）之间的关键狭窄部分处中断折返电路的能力。在逆时针和顺时针扑动中，消融的峡部位于下腔静脉（IVC）和腔静脉瓣之前，并且位于三尖瓣环之后。在扑动期间，这个峡部是缓慢传导的区域[46]。从这个区域内起搏比心动过速稍快一些，将有助于证明扑动是否使用这个关键的峡部（即峡部依赖）。如果在峡部以略快于心动过速的速率起搏，在不改变表面ECG扑动波形态的情况下引起心动过速，并且局部起搏后间隔等于心动过速周期长度，则心动过速可称为峡部依赖性。这种起搏操作证明了峡部是心房扑动回路的一部分，并且该区域的消融将有效地终止心动过速。

消融峡部依赖性心房扑动包括在右房心三尖瓣峡部形成一条阻滞线。尽管已经描述了将冠状静脉窦连接到三尖瓣环的方法，但由于通过腔静脉瓣的缓慢传导，这种方法可能容易失败，腔静脉瓣并不一定是产生阻滞的固定障碍。[47] 这可能导致较低的环路围绕IVC折返，以八字形的方式满足三尖瓣环周围的扑动环[48]。三尖瓣环和IVC之间的消融将消除下环折返以及峡部依赖性扑动，是首选消融方法。

消融通常在心房扑动期间进行。如果在基线时不存在扑动，则可以通过一个或两个心房刺激和（或）快速心房起搏诱导90%的心房扑动患者和95%的患有峡部依赖性扑动的患者。[42] 如果患者在手术时没有心房扑动，可以从冠状静脉窦开始起搏期间的消融。对于心房扑动的患者，如果RF应用于峡部，心律失常往往将终止；但是，终止并不一定意味着峡部是顺畅的。当RF能量终止扑动时，超过50%的病例存在完全的峡部阻滞[31]。为了增加手术的成功率，必须证明双向阻滞[49-51]。这可以通过冠状静脉窦导管峡部阻滞线的内侧起搏来证明。当消融线完成时，没有顺时针通过峡部传播，并且以逆时针方向激活三尖瓣环周围。这在三尖瓣环导管上看作为冠状静脉窦起搏期间的前后激活。为了验证阻滞的双向性质，在峡部阻滞线的侧面，从外侧三尖瓣环进行起搏。如果阻滞线完成，则没有逆时针传播通过峡部，并且沿顺时针方向激活三尖瓣环周围。除了双向阻滞之外，在手术结束时，沿消融线可以看到分裂的心房电位（相隔 > 100ms）或无心房电位（电图 < 0.05mV）。如果证实双向阻滞存在，心房扑动复发的发生率小于10%[42]。

（四）旁路介导性心动过速

旁路AV连接（"旁道""旁路"）是产生预激综合征的一组生理连接的一部分。该组包括房室连接、脑室连接、结节连接、房室结连接和束支连接[52-54]。这些途径似乎代表发育异常，并且任何一个患者可能存在多种类型的旁路也就不足为奇了。AV连接将会引发经典的Wolff Parkinson-White综合征，其被定义为在心电图上看到的预激发和心律失常的存在。这些连接可以顺行传导，导致预先激发的心电图，而有些可能被"隐藏"并且只能从心室到心房逆行传导。

临床上最常见的伴随房室旁路心动过速是房室往复性心动过速（AVRT，或"环形运动性心动过速"）。AVRT可以是顺向的或逆向的。顺向性心动过速由AV节下顺行传导和旁路向上逆行传导引起。逆向性心动过速途径相同但方向相反。

消融过程的初始步骤是仔细检查12导联心电图。确定旁路的位置需要ECG上明显的预激（即δ波）或在顺向AVRT期间可见的逆行P波。虽然已经提出了复杂的模式，但是由于预激程度的可变性、胸前导联位置的可变性，以及身体形状/大小、心脏大小和胸部位置的变化，使用更简单的方法最为谨慎[55-58]。途径划分为五个区域：前外侧、右游离壁、后外侧、左后游离壁和左侧游离壁。对于12导联ECG定位途径方法进滚香港完整描述[42]并总结在表86-1中。在本表中还提供了旁路位置的较新解剖学命名[59]。

在过去，心脏手术是旁路介导心动过速的最终治疗的唯一选择，但在过去20年导管消融已经

表 86-1 采用 ECG 标准定位旁路

AP 位置（解剖描述）	δ 波的 ECG 特征
左侧后侧*	导联 I 和 AVL 的负 δ 波和下导联和心前区导联的负 δ 波
左后游离壁后下壁	I 导联正 δ 波，下导联负 δ 波，右胸前导联正 δ 波
后间隔下间隔旁	引线 I 和 aVL 中的正 δ 波和下引线中的负 δ 波（虽然引线 II 可以是等电的或双相的，但是越向左的位置负的斜率越大）
右游离壁前壁	导联 V$_1$ 和 V$_2$ 的负 δ 波，I 和 II 为正，III 略为负
前间壁上间隔旁	I 导联为正三角波，下导联为正三角波（II 导联大于 III），胸前导联主要为负三角波或双相三角波

*. 旁路的较新解剖学描述以斜体展示
AP. 旁路；EGC. 心电图

取代手术作为首选疗法。在导管消融手术中，CS 导管被推进前外侧二尖瓣环，可以进行除了最外侧前路之外的所有左侧途径的标测，并且将额外的导管放置在右心房和心室中，与希氏束相邻。

左侧旁路可以使用经隔室入路或逆行主动脉入路。进行心房起搏以引起最大的预激，并且沿着 CS 最早的心室激活的位置作为该途径的心室置入。在心室起搏期间，或是在环形运动时心动过速期间（以确保没有逆行 AV 节传导影响）为了识别是否置入心房，在置入心房最早的心房激活位点上标测逆行传导。在可能的情况下，识别任何旁路心房和心室置入是很重要的，因为路径倾斜很常见，在置入部位消融比消融路径更容易。在隐藏途径的情况下，只有心房插入可以被标测，虽然可以使用其他操作来评估倾斜途径的存在[42]。如果在 EPS 静息镇静状态期间，途径上的逆行传导是间歇的或微弱的，可以使用异丙肾上腺素。这也可以促进环形运动性心动过速的发生。如果在心室起搏期间 AV 节上的快速逆行传导使得定位困难，则可以施用维拉帕米以促进途径上的传导。

在标测旁路后，可控消融导管随后推进旁路附近的位置。通过逆行主动脉入路最好接近心室的心室插入，而经隔室入路最容易进入心房插入部位。两种方法初次尝试消融的成功率相似[60]。当两者都可以被识别时，消融应该针对心房和心室插入之间的区域，这通常靠近显性途径中最早的心室激活位点，以及最早隐匿途径中的心房激活位点，因为最短的 AV 和房室（VA）间隔可能不是倾斜途径中消融的最佳目标。在途径的置入位点处记录的电图通常是分级的，并且偶尔可以记录旁路电位。

预测途径成功消融位置的因素包括稳定的电图、导管稳定性和与 CS 导管结合的导管运动、旁路电位的存在、在最短记录的 AV 间隔（或隐藏时最短的 VA 间隔），如果 QRS 是一个明显的途径，则在 QRS 发作之前激活局部心室电图。

右侧途径的标测使用与左侧途径相似的原理。心房途径最常用于右侧旁路。右心房途径消融可能更复杂，原因是：①存在折叠在三尖瓣 AV 环上的心房"袋"，使得导管操作更加困难；②由于在主动脉连续性区域缺乏途径，可能的环向三尖瓣的位置与二尖瓣环位置仅有约 75% 相关；③缺少 AV 槽参考导管。多极晕环导管可以定位在三尖瓣环周围，以用作 AV 凹槽参考，但是定位可能并不总是准确的，因为难以放置在真正的环形位置。当心内膜消融未能消除旁路传导时，可以通过经皮进入心包腔进行心外膜标测和消融[61]。在此过程中，通过剑突下方法，将标准鞘穿过导丝进入心包腔，消融导管在透视引导下进行心外膜穿刺操作[62]。

在消融前通常需要冠状动脉造影，以确保不在大的心外膜动脉上进行消融。对于接受过心脏手术的患者，如果存在心包瘢痕，则不使用这种方法。

在充分定位旁路后，通过消融导管的远端电极输送 RF 电流。成功消融通常会在 10s 内引发旁路传导丧失（图 86-4）。通常静脉注射异丙肾上腺素，然后对患者进行至少 20min 的监测，以观察旁路传导的恢复。消融所有旁路的成功率大于 90%[63]。

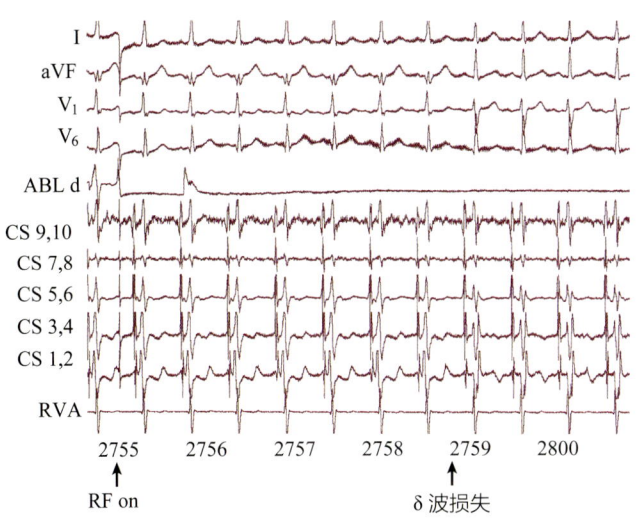

◀ 图 86-4 Wolff-Parkinson-White 综合征的消融

心电图导联 I、AVF、V₁ 和 V₆ 和近端（CS 9，10）到远端（CS 1，2），以及 RV 心尖（RVA）记录。旁路管道是左后旁路管道。射频（RF）能量在 4s 内产生 δ 波的损失（见正文）

（五）折返性室性心动过速与器质性心脏病

临床上观察到的大多数持续性单形室性心动过速（VT）是冠心病患者，并且最常见的是由先前心肌梗死（MI）造成的心肌基质瘢痕所致。在这种情况下，VT 的主要机制是折返。折返回路容易发展为继发于先前梗死的纤维化，致使细胞耦合中断，导致异常的传导途径以及缓慢传导的区域。在选定的患者中，这些区域的外科心内膜切除术已被证实是有效的。随着导管消融的出现，VT 的外科消融因不可接受的高发病率和死亡率而变得冷门[64-67]。然而，来自于 20 世纪 80 年代外科手术的高死亡率，可用改进的心肌保存技术和其他方法来降低。因此，对于室性心律失常的手术治疗，特别是与冠状动脉旁路移植手术相结合，几乎可以肯定是当今未充分利用的手术。然而，在大多数情况下，基于导管的 VT 消融已取代手术治疗。

器质性心脏病但无已知冠心病或既往心肌梗死的患者（如致心律失常性右心室心肌病，肥厚性心肌病或非梗死相关性心肌病）也可能出现与折返相关的持续单形性 VT。与先前 MI 的情况一样，病理生理学通常与潜在的瘢痕和纤维化有关。在本节中，我们将重点放在梗死相关性心肌病的持续单形性 VT 的标测和消融中。然而，非梗死相关性 VT 的标测和消融的方法通常是相似的，尽管最常见的纤维化区域往往是不同的，更常见的是瓣周围或心外膜。

约 95% 的既往心肌梗死患者出现持续性单形性室性心动过速，在 EPS 诱发临床心律失常。理想情况下，要考虑进行消融，VT 应该在血流动力学上耐受，可以在心律失常期间进行仔细的心室标测。窦性心律期间的底物标测，可以识别血流动力学未经治疗的 VT 患者或不能诱发 VT 的患者中瘢痕状的致心律失常底物，然后可以通过消融进行调整。然而，激活和夹带标测技术需要血流动力学上耐受的诱导性 VT。如果 VT 的快速率导致血流动力学受损，那么如普鲁卡因胺等药物的给药可以减慢 VT，足以在 VT 期间进行充分的标测。在未接受治疗的 VT 期间，可以使用诸如多巴胺、去甲肾上腺素或去氧肾上腺素之类的升压剂来维持患者的血压。较新的替代方案包括使用经皮心室辅助装置（pVAD）以在快速 VT 或晚期心肌病的情况下维持充分的注入。这种策略的缺点是使用高度介入性 pVAD 所固有的并发症。然而，潜在的优点是其可以允许 VT 的诱导和标测，这仅适用于其他情况下的基底消融。这种更具介入性的策略是否能够提高手术成功率需要进一步研究[68, 69]。

VT 的"起源部位"实质上是产生 VT QRS 电活动的来源。虽然这是自动和触发节律的离散位置，但 MI 后 VT 通常是一种折返节律。在折返室性心动过速期间，心律失常回路涉及正常心肌和受保护的瘢痕心肌组织的"峡部"。由于心肌瘢痕和纤维化，通过峡部的电传导缓慢，在心动过速循环中形成舒张间期[70]。这个峡部在电解剖标测中被识别为低电压区域，其电图和舒张电位被分段显示。起源部位代表从舒张途径到心肌的出口部位，产生 QRS。VT 定位的最初步骤是检查 ECG[71-73]。约 59% 的 VT 可以定位，准确率为 93%。左束支传导阻滞 VT 形态可以比右束支传导阻滞形态更准确地定位，并且来自先前的下 MI 的 VT 可比前 MI 的 VT 更容易定位[42, 71, 72]。

在 EPS 期间，一旦诱导了临床 VT，肝素化后消融导管被推进到左心室，达到大于 250s 的激活凝血时间（ACT）。可以采用经间隔或逆行主动脉入路。然后通过检查在 VT 期间获得的电图以及其在 VT 期间对起搏的响应来进行 VT 的进一步标测。心肌梗死或保护性峡部，是消融的目标部位[70]。

1. 激活定位，包括找到最接近舒张中期的早期激活位点。这些电图通常是低幅度分级电位。

2. 证明尽管在 VT 周期长度上起搏诱发振荡，但该舒张电图与随后的 QRS 具有固定关系。

3. 进行夹带标测，以显示与 VT 形态（"隐藏夹带"）相同的夹带 QRS 形态，在起搏期间和起搏停止之后具有激活模式，证明所述位点是折返回路的一部分。

如果满足所有三个标准，则在受保护峡部的单个部位进行消融，有超过 95% 的机会终止 VT（图 86-5）[74]。

如前面描述的房性心动过速，是另一种定位 VT 的方法电路。在该技术中，从心室中的候选部位执行起搏，并且将 12 导联 ECG 与 VT ECG 进行比较。所有 12 条连接中的相同匹配被认为是理想的起搏速度图。但是，我们并不主张使用起搏标测作为 MI 后 VT 的主要标测方式。与 VT 相似的起搏图仅能识别关键峡部的出口点，并且可能与消融目标偏离。此外，窦性心律期间的起搏从受保护的峡部沿两个方向激活心肌，而折返性 VT 期间的 QRS 是由周期性去极化前沿单向激活心肌的结果。

当临床 VT 在 EPS 期间诱导后不能在血流动力学上耐受时，可以考虑在窦性心律期间进行标测和消融。这种技术被称为"基质消融"，原理上类似于一些中心使用的术中外科消融技术。在窦性心律期间，使用标准导管技术，在梗死区域展示出低幅度的分级电图和晚电位[79]。一项研究显示，尽管没有特定的电图特征能够以足够的特异性预测 VT 的起源部位，但 86% 的 VT 起源于有这些异常电图的区域。另一项研究显示，与持续单形性 VT 患者相比，心脏骤停患者（通常有心室扑动或多形性 VT）的异常电图数量较少[80]。标准导管技术并不能精准地三维定位电

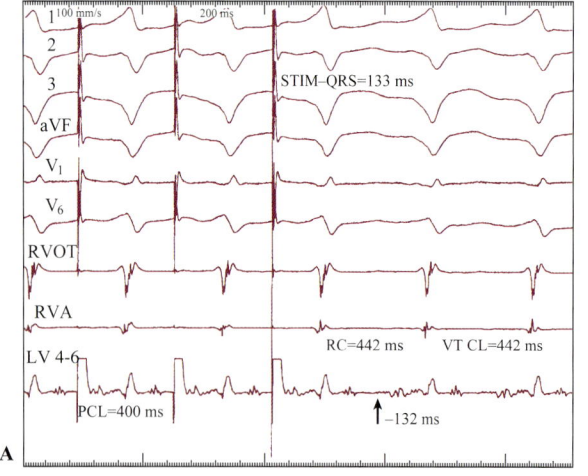 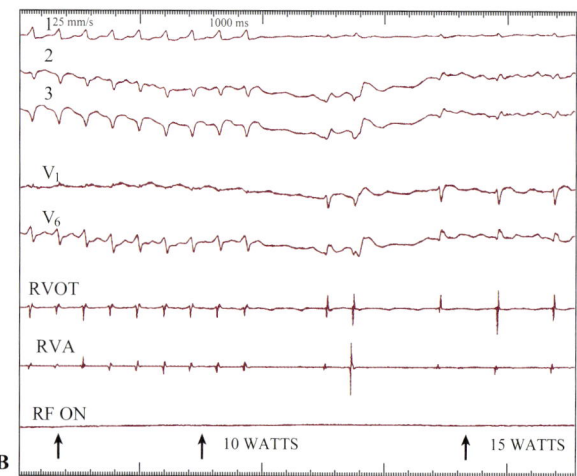

▲ 图 86-5 室性心动过速（VT）的标测和消融
A. 心电图导联 1、2、3、aVF、V_1 和 V_5 在 VT 期间显示来自右心室流出道（RVOT），右心室尖端（RVA）和左室最早活动部位的电图心室（LV4-6）。从 LV 4-6 夹带 VT 产生与 VT 相同的 QRS，与 QRS 的电图相同的刺激（STIM）-QRS（箭头）；B. 该位点的射频（RF）电流终止了 VT。CL. 循环长度；PCL. 起搏周期长度；RC. 返回周期

图异常。使用电解剖标测系统（如 CARTO）（见前文）在慢性梗死模型中的心内膜电压标测，能够比病理学更准确地描绘梗死心肌[81, 82]。采用双极电压标测，在对照标测的基础上，将正常心内膜双极电图电压定义在 1.5mV 以上，将瘢痕定义为低压小于 0.5mV 的区域。线性消融病变从致密瘢痕区域延伸到正常电压心肌区域或解剖边界，如二尖瓣，导致药物难治性 VT 患者在 EPS 期间血流动力学不能耐受成功率达 75%（图 86-6）。一项随机试验表明，有室性心动过速或心室扑动病史的患者进行预防性基底导管消融，能够减少消融后患者接受植入式心律转复除颤器（ICD）休克的数量[83]。虽然 ICD 可降低室性心律失常的死亡率，但电击令人不舒服，并且与随后的死亡率增加相关[84]。因此，对于已经接受 VT 休克的 ICD 患者，通常会考虑导管消融。

虽然通常不像心内膜消融那样进行，但是 VT 的心外膜消融可以通过手术和经皮下剑突入路进入心包腔，通常与心内膜消融同时进行。这种方法最常用于与心外膜来源的 VT 相关的心肌病（非梗死相关心肌病、南美锥虫病等），或尽管先前进行了心内膜消融，但仍有难治性 VT 的患者。在一些中心，心外膜消融作为 VT 患者的首选消融策略[85]。一旦获得心外膜途径，VT 的定位和消融过程类似于心内膜途径。然而，导管操作在心外膜可能更具挑战性，并且在 RF 能量输送之前的冠状动脉造影，对于确保消融导管与较大的心外膜冠状动脉之间的安全距离很重要。在冠状动脉搭桥术后的患者状况中，为了避免在导管操作过程中造成移植物的损伤，旁路移植物的定位非常重要。此外，在任何有心脏手术史的患者中，心外膜瘢痕和心包粘连会使心外膜空间中的导管操作变得困难，甚至不可能。值得注意的是，除室性心动过速外，心外膜消融还用于心律失常，包括不适当的窦性心动过速、尽管先前进行了心内膜消融但顽固性心房性心律失常，以及心内膜进路无法到达的旁路[8]。

（六）特发性室性心动过速

VT 最常见于潜在的器质性心脏病患者。VT 也见于无器质性心脏病的患者，这称为特发性 VT。最常见的特发性 VT 是由延迟后去极化引起的触发性活动引起的。它通常依赖儿茶酚胺，由劳累或情绪压力引起，并可通过迷走神经动作、腺苷、钙通道阻断药或钠通道阻断药终止。特发性 VT 是一个误称，因为具有潜在器质性疾病的患者也可能已经触发由相似位置引起的局灶性 VT，并且表现方式与器质性疾病的患者不同。根据这种理解，除了底层基质之外，根据心动过速机制描述所有室性心动过速更为合适[85]。在本节中，我们重点介绍在无器质性患者中触发的、局灶性室性心动过速的方法，最常见的是特发性 VT。这些心动过速最常见于右心室流出道

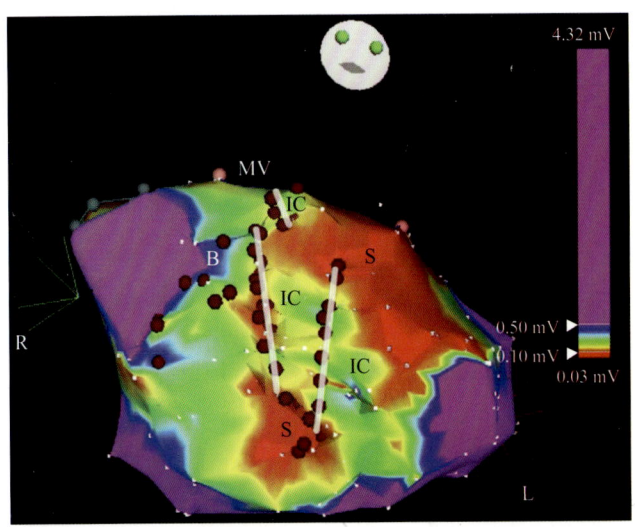

◀ 图 86-6　室性心动过速的基质消融
左心室的三维电解剖 CARTO 图以右前斜方向示出。显示了二尖瓣（MV）和隔膜以及前壁和下壁的一部分。颜色代表电图电压，在刻度（右）上显示，范围为 0.1～0.5mV。紫色区域是相对正常的心肌，红色区域代表致密的瘢痕（S），并且它们之间是具有瘢痕的存活心肌的区域。这些区域的传导很慢，可以识别峡部通道（IC）。红点代表消融部位。注意消融线（白色线）从瘢痕区域穿过峡部通道延伸到邻近瘢痕区域，从瘢痕区域延伸到二尖瓣。在边界区（B）中也产生了额外的消融，这些区域具有分级电图（参见正文）
L. 左；R. 右

（RVOT）[86, 87]，冠状动脉尖瓣，左心室流出道（LVOT）[88, 89]，和二尖瓣环[90]，但在左心室和右心室其他部位也有报道。

RVOT VT 的特征心电图是左束、下轴，根据流出道的位置有右轴或左轴。对于 LVOT/冠状动脉尖端 VT，心电图在 V1 通常具有小的 R 波，在右胸前导联和下轴早期出现大的 R 波。这些 VT 通常需要在 EPS 期间输注儿茶酚胺用于诱导。RVOT 和 LVOT/冠状动脉尖部 VT 的标测和消融方法相似[91-94]。使用双极和单极心电图进行激活，然后确认性起搏标测，是定位这些心动过速起源部位最可靠的方法。电解剖标测系统通常用于跟踪导管点的定时，以定位相对于表面心电图的最早电图并引导消融。在没有器质性心脏病的情况下，不同于 MI 后室性心动过速，局灶性特发性室性心动过速的起搏标测是定位起源部位的可行方式[95]。在最早可识别的心室激活部位或在起搏标测与室性心动过速相同的部位进行消融。

第二种较不常见的特发性室性心动过速由左心室产生，具有折返回路，对维拉帕米敏感[93, 94, 96]。特征性心电图为右束、上轴，如果来自中隔，或右上，或顶端后 1/3，则可以是左上轴。关于最佳消融方法的观点各不相同，但是沿着隔膜进行最早心室激活部位的激活标测，然后进行起搏标测，通常是一种合理的方法。一些作者主张以收缩前 Purkinje 电位或舒张中期电位为目标[97, 98]。电解剖激活图和早期逆行 Purkinje 电位的识别也用于指导消融。消融这种类型的 VT 应该使用尽可能多的标测方式，考虑到 Purkinje 尖峰，隐藏夹带（如果可达到），激活标测和确认性起搏标测。

（七）心房颤动

心房颤动（AF）是临床上最常见的心律失常。导管消融治疗 AF 以前仅限于消融房室交界区并植入起搏器以治疗难治性或不耐受药物治疗的患者。在过去的 15 年中，导管消融已成为减少难治性药物治疗患者 AF 的常用策略，通过消除 AF 触发和改变维持 AF 的心房基质。

1. 房室交界区消融

房室交界区消融起初使用导管消融，并采用直流能量；然而，由于 RF 能量的优势，所以当前手术往往采用该种能量[100, 101]。消融前植入起搏器。为了进行房室交界区消融，消融导管沿心室间隔推入三尖瓣上方，直到观察到最大振幅希氏束记录。然后将导管抽出 1~2cm，直到看到大的心房电图和偶尔很小的希氏束记录。在该区域中进行消融，直到实现 AV 传导阻滞。该技术以房室结的远端部分为目标，并且允许关节脱离起搏器存在，可以在起搏器失效的情况下提供备用心率。这种方法偶尔会失效，尽管远端的房室结消融，快速传导仍然存在。在这些情况下，在希氏束区域上进行消融。在多达 10% 的病例中，需要从左侧消融希氏束以实现有效的房室传导阻滞[102]。消融后，患者通常在电生理实验室中监测异丙肾上腺素输注过程，以评估传导的恢复。AV 阻滞成功率为 97.4%[29]。

AV 交界区的消融与心脏猝死的风险增加有关，这被认为是由多态性 VT 引起的，多态性 VT 与心率和心肌激活序列的突然变化导致的复极电不稳定性和改变有关[103-105]。这些变化可能表现为 QT 间期延长和尖端扭转型室性心动过速。结果，在 AV 结消融后，起搏器最初设定为 80~90 次/min 的较低起搏速率，然后在随访时数月内缓慢下降。

2. 心房颤动的导管消融

心房颤动的导管消融在房颤患者治疗中的作用不断演变。Haissaguerre 和同事观察到起源于肺静脉的病灶可引发房颤，引出一种新的基于导管的房颤治疗方法[106]。早期手术使用聚焦导管消融在肺静脉中发现的异位病灶，并取得了有限的成功。研究人员随后着手在肺静脉中进行广泛的消融，但这因近端静脉瘢痕形成引起的肺静脉狭窄而复杂化[107]。从那时起，人们就开始采用多种新的肺静脉隔离技术。

节段性肺静脉隔离基于肺静脉触发在左心房中引发 AF 的原理。在每个肺静脉的口周围进行消融，直到实现左心房 – 肺静脉边界的传导阻滞。这种方法的目的是电隔离每个静脉，从而防止肺静脉触发器到达左心房以引发和维持纤颤[108, 109]。最近，环左心房（LA）消融和左心房导管消融（WACA）已被用于治疗 AF。该策略包括创建环绕四个肺静脉的消融线，通常为两对，一个环绕左肺静脉，一个环绕右肺静脉。这些消融损伤通常由解剖标志驱动，并且不需要肺静脉和左心房之间的局部电连接的详细标测，可以简化手术步骤，尽管通常需要更多的消融损伤，导致手术时间更长。与节段性肺静脉隔离术（PVI）相比，WACA 导致更大范围的左心房区域消融，这可能提供预防房颤复发的其他方法，包括自主神经去除术[110]，消除肺静脉外的 AF 触发因素[111]，可以促进 AF 永久性消融的 LA 基底的调整[112]。与肺静脉周围的消融相结合，可以产生额外的消融线，将消融线彼此连接或连接到解剖标志，如二尖瓣环。这些附加线旨在中断可能导致 LA 心动过速的潜在折返电路。

将节段性开孔 PVI 与周围 LA 消融进行比较的小型随机研究产生了相互矛盾的结果。一项研究发现，节段性口腔 PVI 组中复发性症状性阵发性房颤的发生率较高，而另一项研究报道，在周围消融组中，在门诊监测中观察到的症状性复发和房性心律失常明显较大[113, 114]。遗憾的是，这两项研究由于患者人群和研究设计之间的差异，并不能直接进行比较。目前，大多数医生认为圆周或 WACA 方法优于节段介入方法。但是，实践模式仍然存在很大差异。专家一致认为，电隔离应该是肺静脉周围消融的目标[115]。消融成功的电生理学标准各不相同，但最严格的操作者旨在消除从左心房到肺静脉的电传导（入口阻滞）和从肺静脉到左心房的电传导（出口阻滞）信号。

除了肺静脉的电隔离之外，在各种不同位置的心房内附加的局部消融已经变得越来越流行。据推测，进入心房的非肺静脉结构是房颤的替代触发因素，许多手术者对上腔静脉周围区域、Marshall 韧带和 CS 进行消融，作为 PVI 的辅助治疗[116]。复杂分段心房电图（CFAE）也是消融和广泛研究的目标。CFAE 多见于传导缓慢的区域，据推测它们可能是维持房颤基质的重要成分。一项研究报道称，在阵发性房颤患者中没有 PVI 的 CFAE 消融术后，心律失常的自由度很高[112]。有关在 CFAE 的讨论中，关于 LA 基质修改的益处仍然存在争议，除了那些用来隔离肺静脉的切除线之外，还有其他的消融线。支持增加附加线的理由是 RF 损伤可能会产生折返回路。环形 PVI 后 LA 心动过速似乎比节段性口部 PVI 更常见，这可能会增加这一论点的重要性，因为更广泛的消融病变可能促进折返回路发展[113]。反对创建附加线的理由是 PVI 后的心律失常常常用肺静脉再溶栓成功治疗，无须额外的线性消融热损伤[117, 118]。

在实践中，AF 消融现在通常采用逐步的方式[119]。首先在肺静脉周围进行消融，目的是使静脉电隔离。虽然这种技术通常适用于阵发性房颤患者，但是持续性或慢性房颤患者通常需要进一步消融。由 AF 的诱导性和消融过程中 AF 的转换引导，可以产生额外的线性损伤。如果患者继续有诱发性房颤或仍处于房颤，一些医生选择在 LA 标测期间消融显示 CFAE 的左心房区域[121, 119]。

由于 AF 的导管消融具有侵袭性和程序性风险，它通常留给对药物治疗无效的患者[120]。由于药物疗效低，而且有经验的中心消融导管的成功率高，本手术是不希望服用抗心律失常药物患者的首选治疗方法。一项综合分析显示，导管消融的效果明显优于药物治疗的效果[121]。报告的成功率差异很大，在随访研究中，阵发性 AF 患者的成功率在 42%～88%[113, 122-124]。对于持续性 AF 的患者，这一值要低得多，大多数研究报告约为 50%，而最近对长期持续性 AF 的研究表明单次手术成功率低至 20%[125]。这种手术的并发症高达 6%，其中心脏压塞、肺静脉狭窄、中风是最常见的副作用[123]。这种相对较高的并发症发生率的原因包括使用多导管，经中隔穿刺手术，需要用于高强度全身抗凝，以及在左心房中控制导管和产生消融损伤。ACC/AHA/HRS 最近关于 AF 患者管理的指导方针强烈建议对抗心律失常药物治疗失败的阵发性 AF 患者进行 AF 消融治疗，不建议持续性 AF 患者进行 AF 消融治疗[120]。

虽然具体的技术各不相同，大多数操作员将

标准的电生理导管放置在 CS 和右心房。然后进行经房间隔穿刺。这是使用 50 年前开发的标准技术完成的[126]。带有内扩张器的长鞘被推进到右心房，并置于卵圆窝。使用透视标志、心脏内超声和（或）注射少量对比对比剂"染色"中隔来确认位置（图 86-7）。当卵圆窝的位置被确认时，从扩张器的尖端推进长针直到穿刺房间隔。通过注射心脏内超声可见的微泡、在荧光镜下注射染料、将导线推进 LA 或肺静脉和（或）直接压力测量来确认进入 LA。一旦用一个或两个鞘实现 LA 途径，就将消融导管和圆形标测（"套索"）导管放置在左心房中。在整个 LA 途径中，静脉注射肝素进行全身抗凝，激活凝血时间保持在 250～400s。

一旦获得 LA 途径，使用三维电解剖标测系统进行左心房和肺静脉的标测。

这项技术的最新进展已经允许将先前获得的计算机断层摄影或磁共振成像图像、实时断层透视或左心房的心内超声图像集成到标测系统中（图 86-8）。然后如前所述进行消融。手动导管操作仍然是最常用的方法，但是允许远程磁导管引导，或机器人导管引导的新技术已经开发出来，但其临床使用有限[127-129]。这些技术有望减少患者和手术者受到的辐射。并且可能增加手术的安全性。

3. 低温消融治疗心房颤动

如前所述，冷冻球囊导管专门用于治疗房颤，现已在全球范围内使用。冷冻消融治疗 AF 的目的是用电隔离肺静脉。与 AF 的 RF 治疗相比，低温球功能最像肺静脉环形隔离：球囊扩张后，低温能量在肺静脉窦处传递，但不以肺静脉以外的其他区域为目标。为了便于低温消融，使用先前描述的技术进行房间隔穿刺插管。在获得 LA 入路后，标准房间隔鞘必须放置到专门设计的 12Fr 控制鞘中，提供两种不同尺寸的低温球。与 RF 消融一样，全身抗凝通过静脉肝素给药，并且激活的凝血时间保持在 250～400s。通过经中隔鞘，低温球进入 LA 并且专门的周向标测（"套索"）导管通过低温球推进，并进入目标肺静脉。然后将低温球在 LA 中充气并通过套索导管推进，直到它定位在肺静脉窦中。然后在荧光透视下将对比染料注射到低温球远端的肺静脉中以评估梗阻情况。心内超声彩色多普勒现在被广泛用于评估肺静脉梗阻。完全闭塞被认为是与低温球周向接触的替代物。然后通常在两种应用中通过低温球传递低温能量。然后以与前面描述的相同方式评估入口和出口梗阻。可根据情况选择其他的低温球应用。对所有主要肺静脉重复该过程。如果单独使用低温球无法实现隔离，则可以根据需要使用冷冻消融导管或标准 RF 导管进

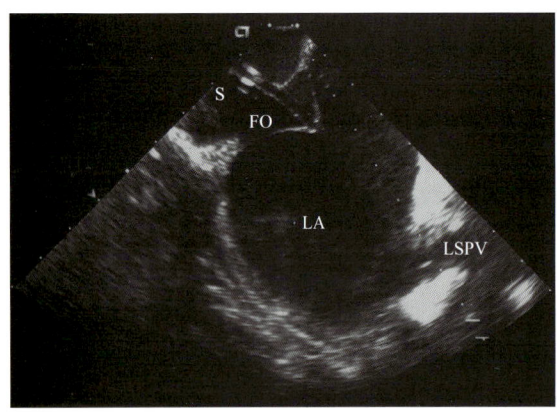

▲ 图 86-7　经房间隔导管插入术的心内超声图像

展示了经中隔鞘（S），卵圆窝（FO），左心房（LA）和左上肺静脉（LSPV）口。通过穿过鞘的经房间隔穿刺针，对卵圆窝的典型"隆起"确认了刺穿卵圆窝的位置

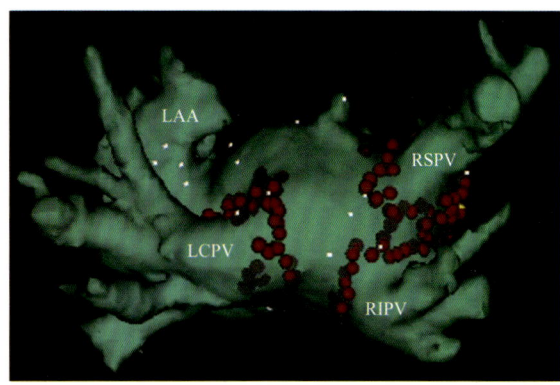

▲ 图 86-8　左心房的三维电解剖图，展示了来自心内标测和先前获得的计算机断层扫描图像（CartoMerge，Biosense Webster，Inc.）的综合信息

该患者左肺静脉（LCPV）产生上下分支，右侧肺静脉分开。红色和灰色圆圈表示以肺静脉周围以圆周模式进行消融的部位。在该患者中进行所有肺静脉的双向电隔离，无须额外的消融线

LAA. 左心耳；RIPV. 右下肺静脉；RSPV. 右上肺静脉

行局部消融。

AF 低温球消融的主要优点是减少了手术时间，并降低了与 RF 能量相关的并发症的风险，特别是在创建损伤部位的血栓形成和由过度加热或导管相关创伤引起的心脏穿孔。从理论上说，低温球消融也并不复杂，并且较少依赖于操作者的灵活性，通过局部 RF 消融产生连续的曲线热损伤。具有广泛低温球经验的中心证实了手术时间的减短，这通常少于 RF 消融的平均手术时间[19]。低温球消融治疗阵发性房颤的疗效，与随机试验和非随机试验标准射频消融报告的结果相似[18, 20, 130]。对于持续性房颤的患者，单独进行低温球消融术后 1 年的手术成功率较低，可能与持续性和永久性房颤患者需除肺静脉以外进行更广泛的心房消融的知识有关，从而用 AF 更好地调整其基质。对于这部分患者，联合应用低温消融和射频消融产生线性消融热损伤的方法具有更好的效果[151]。

低温球消融的并发症似乎与标准射频消融的并发症略有不同。据报道，在低温球消融术中，压塞和房室瘘的频率较低。然而，据报道膈神经麻痹的频率明显高于射频消融，尽管对于大多数患者来说，膈神经麻痹是暂时的和短暂的[19, 20]。由于这种并发症的频率，上腔静脉伴膈肌触诊在右肺静脉能量输入是常规做法。尽管大多数患者无症状，但低温肺动脉消融也存在导致肺静脉狭窄的情况，并且通过积极的术后筛选发现肺静脉狭窄的存在[20]。

AF 的最佳治疗方法尚不清楚，必须针对每位患者量身定制。器质性心脏病、睡眠呼吸暂停、衰老和纤维化都有可能降低导管消融的成功率。通常结合抗心律失常药物进行治疗。许多长期房颤、严重瓣膜病或严重扩张性心房的患者，进行导管消融成功的可能性非常低，在这些患者中，通常需要一种无须积极尝试恢复窦性心律的房颤控制速度的策略。然而，许多其他 AF 患者受益于射频能量的肺静脉隔离，低温球消融或两者的组合，并且这些方式的使用已经变得普遍。

第 87 章
心律失常的外科治疗
Surgical Treatment of Cardiac Arrhythmias

Christopher P. Lawrance Matthew C. Henn Ralph J. Damiano Jr. 著
李华东 译

目前针对心律失常的非药物治疗包括导管消融、心脏起搏器和心律转复除颤器装置的植入以及外科手术。这些方式基本可用于治疗所有的室上性和室性快速性心律失常。虽然手术干预的范围已然缩小，但手术仍然是一种重要的治疗选择，特别是对于心律失常中最常见的心房颤动。

一、心房颤动

（一）背景

心房颤动（AF）在普通人群中占 2%，60 岁以上患者约为 10%，因此其在持续性心律失常中是最常见的[1-5]。从 1993 年到 2007 年，65 岁及以上的患者发病率每年增加 5%，是人口老龄化还是其他原因引起的尚不明确[6]。因此，过去 20 年中，AF 的入院率增加了 66%。据估计，到 2050 年，AF 将影响美国多达 1200 万人[7]。其经济负担是巨大的，全球每年每位患者的成本为 8705 美元，仅在美国就造成了 60 亿美元的开支[8]。虽然 AF 经常被认为是无害的心律失常，但是其拥有三个有害的后遗症，可导致显著的发病率和死亡率：①心悸，引起患者不适和焦虑；②丧失同步性房室收缩，损害心脏血流动力学，导致不同程度的心室功能障碍；③左心房血流淤滞，可导致血栓栓塞和卒中[9-13]。与心脏直接作用相比，AF 最令人担心的并发症源于左心房血栓的形成。这些血栓可以栓塞并导致心肌梗死，急性肠系膜缺血和卒中。与窦性心律患者相比，AF 患者发生卒中的可能性高出 3～5 倍[14]。相反，20%～30% 的急性卒中患者拥有 AF[15-17]。

抗心律失常的药物治疗基本没有效果，大多数研究表明抗心律失常药物的疗效低于 50%[18-20]。AF 抗凝血药物会引起各种并发症，包括每年大出血风险高达 3%，这一比例在老年人中甚至更高[17, 21, 22]。AF 同时也增加了死亡率。使用 Framingham 心脏研究的数据，Benjamin 及其同事建立了风险因素调整后的男性和女性死亡率分别为 1.5 和 1.9[23]。

1. 心房颤动分类

AF 可以通过多种方式进行分类，但 American Heart Association、American College of Cardiology 和 Heart Rhythm Society（AHA/ACC/HRS）联合公布的分类系统是应用最广泛的[24]。该系统将 AF 定义为阵发性或持续性。当患者有两次或更多次发作时，AF 被认为是复发性的。如果复发性 AF 自发终止，则指定为阵发性，但如果持续超过 7d，则称为持续性。在预期的自发终止之前通过药物治疗或电复律终止并不会影响其持续性的本质。在心律协会最近发表的一份共识声明中，长期性的定义修改为仅包括心脏复律失败的病例，澄清患有长期房颤的患者可能仍可通过干预治愈。在这些情况下，当持续时间超过 1 年时，定义为长期性[25]。

2. 心房颤动的电生理学

AF 的特征在于心房的不规则激活和伴随的不规则心室反应。在 AF 期间心房激活可以表现出两种不同的模式。一种模式由稳定的源组成，即病灶触发器或小的折返电路，具有远离源的原纤化传导。另一种模式的特征在于多个变化源或折返电路。具体机制可能在特定患者中随时间而改变。从心律失常手术前接受术中标测的患者的结果表明，近半数患者的 AF 来源不稳定，甚至从一个心房转移到另一个心房[26]。

有四种基质决定 AF 的开始和持续：①触发点，通常是过早的去极化或局灶性异位去极化；②心房的不应期及其大小和空间分布；③传导速度及其大小和各向异性。④几何或解剖，宏观和微观。无论病理过程（如瓣膜病、心力衰竭、缺血、心动过速、心包炎或炎症）如何，发生的变化影响这四个因素中的一个或多个[27]。

AF 的外科治疗针对改变支持 AF 所需的几何形状和解剖结构。非折返机制，例如异常自动性和触发活动，对于期前收缩的产生是重要的，期前收缩作为折返的触发因素，但也可能涉及维持 AF 期前收缩与不应期潜在分布的相互作用。随着分布变得更不均匀，可能发生单向梗阻。这是折返的必要条件。当发生单向阻滞时，只有存在临界质量的组织时才会发生折返性心律失常。临界质量由组织形态，不应期的大小和传导速度决定。支持折返回路所需的组织量由等式波长（WL）＝传导速度（CV）× 不应期（RP）定义。如果 CV 或 RP 降低，维持 AF 所需的组织量减少，患者心律失常的概率增加[28]。介入方法试图改变这些因素之一。然而，任何治疗策略都有可能影响引起 AF 的其他因素。例如，切口或消融不仅会影响传导，还会改变心房的形状，减少存活心肌质量，并可以使心房区域去神经支配，从而改变不应期[28]。

肺静脉在触发 AF 中的作用得到了高度重视。阵发性 AF 通常起源于肺静脉[29]。在人类中，肺静脉的解剖结构是可变的，可电刺激的心肌延伸超过静脉口 1~4cm[30]。在肺静脉中可能存在起搏组织[31]。局灶激活的另一个潜在机制是后去极化[32]。术中定位标测表明异位心房搏动起源于肺动脉区域[27]。Schmitt 及其同事[33]对于触发 AF 的期前收缩研究证明，53% 位于肺静脉，29% 位于后心房。

一些患者通过分离肺静脉实现了 AF 的成功治愈[29]。此外，如果 AF 的触发源在肺静脉外，而维持 AF 的其他因素在静脉内，则肺静脉分离可防止 AF。在一些患者中，特别是长期 AF 的患者，仅通过分离肺静脉而未能治愈 AF，这表明在这些病例中可能涉及其他解剖学触发或更复杂的机制。使用二尖瓣疾病患者的术中标测，Nitta 及其同事[34]确定心房局灶激活是 AF 的一个机制。在解释各种介入性研究时，无论是导管消融还是外科手术，都应注意它们是否意味着患者 AF 的潜在机制。大多数术中和导管标测系统在肺静脉内无法通过分辨率来区分折返机制和非折返机制。因此，即使"局灶性"颤动可从研究性标测中报告，这并不排除折返作为心律失常的潜在机制。仅通过肺静脉隔离治疗的主张，前提是"肺静脉隔离"介入实际上包含的不仅仅是肺静脉。通常，在基于导管的肺静脉隔离期间，肺静脉、相邻的心房肌和静脉之间的斜窦中的肌肉被消融。该区域占左心房的 1/3 以上。大面积消融可显著减少维持房颤所需的临界能量，并可合并其他非肺静脉因素。

阵发性、持续性和长期性 AF 的定义并不意味着特定的机制。尽管临床结果显示肺静脉隔离在阵发性 AF 中有效率为 70%~80%，但很明显有 20%~30% 的情况，肺静脉并不是唯一能引发 AF 的因素[25]。来自我们实验室的人体标测数据，表明阵发性 AF 和持续性 AF 的机制上无任何显著差异[26]。目前的诊断技术很少能够在手术前确定机制。然而，电生理研究可能帮助医生在一些患者中识别 AF 的触发因素[26]。因为房颤是一种复杂的心律失常，对于个别患者，其标测需要高密度放置的电极，以及复杂的标测和信号处理系统来定义特定的机制。根据我们的经验，术中标测不能为手术提供有指导意义的信息。对这种复杂心律失常的分析既费时又困难。因此，获得术前或术中标测数据，并利用这些信息来指导特殊的外科手术，如 WolffParkinson-White 综合征等心律失常，对于 AF 是不可行的。目前正在开发的标测技术可以帮助医生研究特定的潜在机制[26, 34-36]。

一种具有前景的技术是心电图成像[37]。该技术通过记录来自体表的信号并对心房电活动进行分析，在清醒的患者中无创地标测 AF。这将在提议的干预措施之前出描绘机制，让医生能够为患者采取最为有效的手术。

3. 药物治疗

单独药物治疗 AF 的效果不佳。抗心律失常药物在将 AF 转换为正常窦性心律方面长期疗效有限，并且具有显著的、有时甚至是致命的副作用[38-43]。因此，药物治疗的目标通常从节律控制转变为心率控制，包含减缓 AF 的心室反应率，从而避免与速率相关的心肌病和心悸等症状的发展。节律管理的心房颤动随访调查（AFFIRM）研究[44, 45]表明，节律控制管理与 AF 抗凝患者的心率控制策略相比没有任何优势[46, 47]。此外，心率控制策略可能优于节律控制，例如副作用较小[46]。

单纯控制心率治疗依然存在问题。虽然心室反应率通常可以通过药物控制，但心房仍然是房颤律。随着持续性 AF，与 AF 相关的三个后遗症中的两个持续存在。对于有基础心脏功能障碍的患者，失去心房"兴奋"常常会导致充血性心力衰竭的症状恶化。最重要的是，AF 患者存在血栓栓塞的风险，需要用华法林或新型抗凝药之一，如达比加仑、利伐沙班或阿普沙班进行无限期抗凝治疗[48]。华法林的使用与每年 2% 主要并发症发生有关[49-51]。虽然这些新型抗凝药在不需要常规凝血监测的情况下降低了脑出血的风险，但它们在减少血栓栓塞方面具有与华法林相同的效果[48]。

虽然 AFFIRM 试验的结果表明节律和心率控制之间的远期预后没有差异，但在临床上转为窦性心律更具有优势。其中包括增加运动耐量、不需要抗凝、减少心悸和预防心房重构[45, 52]。最重要的是，当在 AFFIRM 试验中评估时间依赖性变量时，转为窦性心律与死亡风险显著下降有关（风险比 =0.53；$P < 0.0001$）[53]。因此，AFFIRM 试验表明对这类患者来说只会从转为正常窦性心律中获益，而非单纯效果不佳的抗心律失常药物治疗，这表明非药物治疗恢复窦性心律的必要性。

4. 心房颤动手术的历史回顾

由于 AF 的药物治疗效果不佳，在 20 世纪 80 年代开展了很多治疗 AF 的手术。其中大部分由于无法消除与 AF 相关的三种后遗症而被放弃[54-56]。尽管如此，它们帮助医生获得了关于 AF 机制的基础知识，并为 Cox 迷宫手术的发展和改进奠定了基础。Cox 迷宫手术今天被认为是 AF 手术治疗的黄金标准。下一节将简要介绍为治愈 AF 而诞生的各种外科手术。

(1) 左心房隔离手术：1980 年，James L. Cox 博士和他的团队首创了左心房隔离术，将 AF 限制在左心房，从而将心脏的其余部分恢复到正常的窦性心律[56]。这种手术具有无须心脏起搏器，令房室心律恢复正常的优点。由于窦房结、房室结和房内传导途径位于右心房和房间隔，所以左心房隔离手术不会干扰正常的房室传导。

左心房的电隔离也意外地恢复了正常的心脏血流动力。这是因为右心房和右心室在手术后同步收缩，提供了正常的右心排血量，然后输送到心脏的左侧。虽然左心房被隔离，但左心室快速适应正常的右心排血量并保持正常的左心排血量。

通过将 AF 局限于左心房，左心房隔离手术消除了 AF 的三种后遗症中的两种：心律不齐和心脏血流动力学受损。然而，由于电隔离的左心房仍处在 AF 中，因此该手术并未消除血栓形成的风险。且该术式也不能用于 AF 起源于右心房的患者。

(2) 房室结-His 束导管消融：1982 年，Scheinman 及其同事[57]描述了 His 束的导管电灼术，其控制了与 AF 和其他难治性室上性心律失常相关的不规则心律。类似于左心房隔离手术，这一手术将心律失常电隔离至心房。然而，需要植入永久性心室起搏器，消融 His 束，以恢复正常的心室节律。

His 束消融虽然消除了不规则的心室节律。但两个心房仍然是房颤律，并且没有改变血栓栓塞发生的风险。房室收缩仍然不同步，影响心脏血流动力。尽管存在缺点，对于那些被认为不适合进行更有效介入手术的患者而言，这一手术依然是复杂性 AF 的常见治疗方法。

(3) 走廊手术：1985 年，Guiraudon 及其同事[58]引进了治疗 AF 的走廊手术，这种手术隔离了包含窦房结和房室结的部分房间隔，从而使窦房结能够触发心室。这个手术治愈了 AF 引起的不规则心室律，但是两个心房要么保持颤动，要么发出非同步节律，因为它们与间隔"走廊"隔离。心房也从各自的心室分离，从而排除房室同步的可能性。由于没有解决影响血流动力学的问题，以及与 AF 相关的血栓栓塞风险，所以这一手术方法被放弃。

（4）心房横断手术：在 20 世纪 80 年代早期出现的三种外科手术都试图将 AF 分离并限制在心房的某个区域，阻止其将其传到心室。这些手术都没有达到治愈 AF 的目标。

1985 年，Cox 团队首次描述了一系列针对犬类治愈 AF 的实验[59]。经过多次实验，发现横跨心房和向下进入房间隔的单个长切口治愈了 AF。这种"心房横断"手术预防了心房颤动的和心房扑动的发生和维持[60]。不幸的是，这种手术在其临床应用中并不成功。

（二）迷宫手术发展

1987 年，由 Washington University in St. Louis 的 James L.Cox 博士团队在临床上推出了第一个成功治疗 AF 的手术方法[60-62]。Cox 迷宫手术旨在中断被认为是 AF 起因的折返回路，从而消除心房颤动或扑动（图 87-1）。与之前的手术相比，迷宫手术成功恢复了房室同步性和规则的心律，从而降低了血栓栓塞和卒中的风险[63]。术中会在左右心房上有多个切口。手术切口使得窦房结可以"驱动"窦脉冲在两个心房中的传播。它还允许所有心房心肌被激活，从而使大多数患者恢复心房收缩功能[64]。

经过近 10 年的基础研究，迷宫 I 型手术在 1987 年被引入，但由于远期心脏变时功能不全和起搏器植入的高发生率，很快对其进行调整推出迷宫 II 型手术。然而，迷宫 II 型手术在技术上难以执行。因此，它被进一步改进并重新命名为迷宫 III 型手术（图 87-2）[65, 66]。

在 20 世纪 90 年代，Cox 迷宫 III 型手术成为 AF 外科治疗的黄金标准。在对接受 Cox 迷宫手术患者的一项长期研究中，97% 的远期随访患者没有 AF[67]。世界其他心脏中心也证实了类似的结果[68-70]。

1. 外科消融技术

尽管已证实有效，但 Cox 迷宫 III 型手术并未获得广泛认可。由于其步骤复杂和技术难度大，很少有心脏外科医生愿意将该手术在冠状动脉搭桥术或瓣膜手术中同期使用。为了简化操作，世

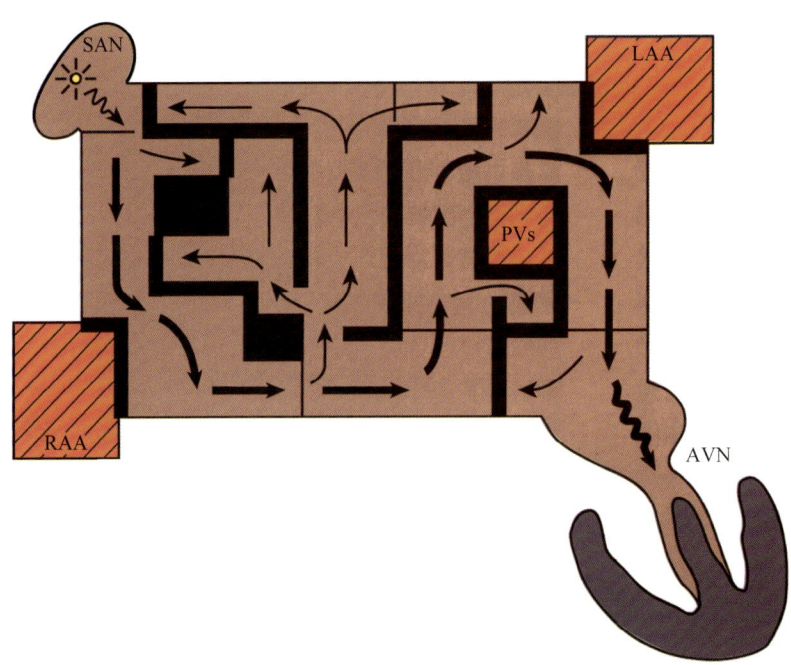

◀ 图 87-1 用于心房颤动的 Cox 迷宫手术的原始概念设计。切除两个心房附件，并分离肺静脉

AVN. 房室结；LAA. 左心耳；PVs. 肺静脉；RAA. 右心耳；SAN. 窦房结（引自 Cox JL, Canavan TE, Schuessler RB. et al: The surgical treatment of atrial fibrillation. II. Intraoperative electrophysiologic mapping and description of the electrophysilolgic basis of atrial fibrillation. *J Thorac Cardiovasc Surg* 101:406-426,1991）

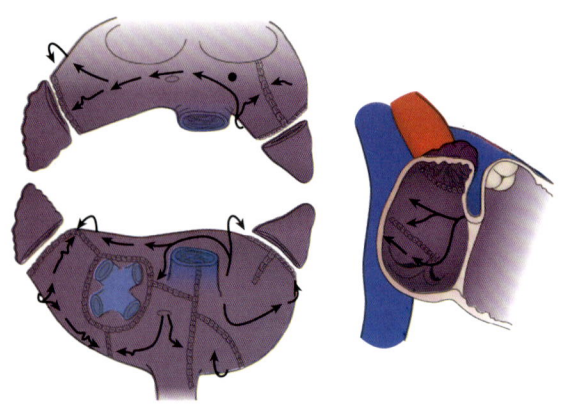

▲ 图 87-2　Cox 迷宫Ⅲ型手术的心房切口

（引自 Cox JL、Boineau JP、Schuessler RB 等人：心房扑动和心房颤动迷宫手术的修改。一、理论和手术结果。索拉科心脏外科杂志：484，1995 年）

界各地的团队用线性消融线取代了传统的切割缝合 Cox 迷宫Ⅲ手术的切口[71]。这些消融线是利用各种能源创建的，包括射频能量，微波，冷冻消融，激光和高频超声。

这些新型消融技术发展使 AF 的外科治疗发生了革命性的变化，取代了技术上困难和耗时的方法，并使得大多数心脏外科医生相对容易地进行手术。虽然在 2000 年之前接受心脏手术的 AF 患者（＜1%）很少接受 Cox 迷宫手术，但研究显示，2006 年接受心脏手术的 AF 患者中，有超过 40% 同时进行消融手术[72, 73]。消融技术的另一优势是其促进了微创手术的发展。具有高效率的微创搏动心脏手术是努力的最终目标。随着易于使用的消融装置出现，世界各地许多团体已经引入了更多只需有限心房损伤的新型手术。一些团队目前仅进行左心房损伤，而另一些组主张肺静脉隔离。将在后面的章节中讨论。

为了使得 AF 手术中消融技术的切口更为可靠，必须满足几个标准。最重要的是，必须可靠地进行双向传导阻滞。这是切口预防 AF 的机制：通过阻断大折返或微折返回路，通过隔离触发病灶，或通过减少心房连续性传导能力。为了做到这一点，消融装置必须具有从心外膜或心内膜表面造成透壁损伤的能力。实验表明，即使消融线中只有 1mm 的间隙也能够传导纤颤波信号[74]。

消融装置的第二个关键特性是安全性。这就需要对负荷反应曲线进行精确定义，以避免过度或不充分的消融。外科医生必须了解特定消融技术对周围重要心脏结构（如冠状窦、冠状动脉和瓣膜）的影响。第三，装置应该使 AF 手术更简单，且消耗更少的时间。这需要诸如损伤形成的快速性、使用的简单性以及长度和灵活性的足够性等特征。最后，该装置最好适用于微创方法。这将需要能够通过小切口或端口插入设备。它的优势就在于能在心脏不停搏下进行心外膜透壁消融。

本节简要介绍了目前的消融技术及其优缺点。目前尚无理想的消融装置，市场上没有出现微波，超声波或激光等消融装置，所以没有讨论这些技术。随着未来新设备的推出，新技术对心房血流动力学和电生理学的必将产生深远影响。

2. 射频能量

射频（RF）能量在电生理学实验室用于心脏消融已有多年[75]。它也是第一批用于手术室的能源。RF 能量可以通过单极或双极电极传送，并且电极可以是干燥的或灌注的。

已有许多可用于消融的单极 RF 装置。Estech（加利福尼亚州，圣拉蒙）已推出多种设备，包括干式和灌注式单极导管，这些导管是分段的并且具有柔韧性。这些装置可以产生 10～95mm 的可变损伤长度。电极可以单独选择和温度控制。之后推出的新装置甚至保持吸力稳定。这些装置的目标是用于微创手术，但其尚未达到双极 RF 钳位所达到的相同程度的透壁性。Medtronic 和 Estech 都研发了灌注单极射频装置，通过将设备拖动经过组织来逐点消融，形成线性损伤。

双极 RF 类似于单极能量，除了使用两个电极用于聚焦能量途径。可以使得消融速度更快（通常小于 20s），同时将损伤集中在钳夹的组织中。通过双极装置，电极被夹紧在目标心房组织上。第一台双极射频装置是由 AtriCure 公司推出的。隔离器是一个特别设计的钳夹，夹子钳口内嵌有 1mm 宽、5cm 长的电极该装置的独特之处在于它具有一种算法，可以提供损伤透壁性的实时测量。在消融过程中测量电极之间的电导。当电导率降至稳定的最低水平时，表明组织学透壁损伤良好[76-78]。装置的新版引入了更均匀的钳夹强度和双电极设计，以实现更广泛和更一致的消融效果。

其他射频消融装置已经发布[79, 80]。Cobra Adhere 和 Cobra Adhere XL（Estech，San Ramon，CA）设备采用流线型设计，具有吸入稳定功能，可用于微创手术，如端口接入和胸腔镜手术。Cobra Fusion（Estech，San Ramon，CA）的优势包括吸力稳定，并具有独特的电极配置，可以进行单极和双极射频消融[81]。Medtronic 双极装置，Cardioblate BP2 和 Cardioblate LP，具有灌注，柔性钳口以及铰接式头部，7cm 长的电极。这些装置具有预测损伤透壁性的算法，已被证明在实验和临床中有效[82, 83]。

射频能量使用的交流电在 100～1000kHz 的范围内。这种频率足够高，以防止快速心肌去极化和诱发心室纤颤，但也足够低，以避免组织汽化和穿孔。电阻加热仅发生在与电极直接接触的狭窄边缘组织内，通常小于 1mm。通过被动传导实现较深的组织加热。利用单极导管，能量分散在电极尖端与无差别电极之间，通常应用于患者的接地垫。在双极钳位装置中，在两个接近的电极之间产生交流电，从而产生更聚焦的烧蚀。损伤大小取决于电极发射的接触面积、界面温度、电流和电压（功率）以及传输时间。高温（>100℃）可导致组织电极界面炭化，从而限制损伤的深度。为了解决这个问题，已经开发了冲洗导管，通过保持组织界面的温度较低来减少炭化的形成。这些冲洗导管具有比干燥 RF 装置更大体积的损伤[84, 85]。

单极射频的剂量 – 响应曲线已经描述过了[86-88]。虽然单极射频在动物实验中，在足够长的消融时间（60～120s），能够在被阻滞的心脏上产生透壁损伤，但对于人类并非如此。在一项研究中，二尖瓣手术期间进行 2min 的心内膜消融后，体内仅有 20% 的透壁消融[87]。心外膜消融更加困难。动物研究一致表明，单极射频无法在跳动的心脏上产生心外膜透壁损伤[88, 89]。另一项针对人类的研究表明，尽管电极温度高达 90℃，但只有 7% 的损伤是透壁损伤[90]。Cobra Adhere 是心外膜吸力稳定单极射频消融装置。尽管拥有心外膜消融的优点，但在动物试验中，2min 的消融期后，Cobra Adhere 仅消融了 40% 的厚度。特别是，该设备难以在厚度超过 3mm 的心房组织中产生全层损伤[91]。另一方面，双极射频消融已被证明能够在动物的跳动心脏上产生可靠的透壁损伤，平均消融时间在 5～10s[76, 77, 92]。新型装置，如 Cobra Fusion，包括单极和双极消融的组合，以及使用专有的阻抗算法来确定消融所需的时间。类似的动物研究表明，Cobra Fusion 可以在 94% 的切片病灶中产生透壁损伤。

由于射频消融是一种成熟的技术，人们对它的安全性有很多了解。单极射频装置的临床并发症已被发现，包括冠状动脉损伤、脑血管意外和食管穿孔导致房食管瘘的并发症[93-96]。使用双极射频设备几乎消除了单极射频设备所造成的副作用，文献中没有报道临床并发症。不过双极装置的缺点在于要求将组织夹在装置钳口中，以持续地产生透壁损伤。这将会在操作中有所限制，特别是在心脏不停搏下通过微创心外膜途径操作，仍需要使用单极技术辅助完成完整的 Cox 迷宫手术。

3. 冷冻消融

目前有两种商业化的低温热能来源。一种技术使用氧化亚氮，是由 AtriCure（Cincinnati，OH）制造的。氧化亚氮装置使用刚性可重复使用和柔性一次性电极。最近，使用氩气的设备被引入。这项技术现在由 Medtronic（Minneapolis，MN）发行。这个装置最初由一个具有 6cm 消融探针的一次性柔性导管组成。新推出的版本包括一个 10cm 消融电极加上一个可移动的夹钳。在 1 个大气压下，氧化亚氮能够将组织冷却到 -89.5℃，氩的最低温度为 -185.7℃。

冷冻的大小和深度由许多因素决定，包括探针温度、组织温度、探针大小、消融时间和次数，以及用作冷却剂的液体[97]。采用统一的氧化亚氮，消融 2～3min 被证明可致右心室和左心室的透壁损伤。由于循环心内膜血液提供的散热，心脏跳动时的心外膜冷冻并非均匀的透壁冷冻[98]。在一项研究中，研究者能够在肺静脉周围

62% 的时间产生透壁损伤，并且在第八次在左心耳的消融中有两次是透壁的（25%）[98]。然而，在另一个对跳动心脏进行冷冻消融的研究中，厚达 7mm 的组织上产生了一致的透壁损伤[99]。在肺静脉周围进行消融，在 13 只动物中有 13 只实现了急性电隔离。虽然组织学分析显示 89% 的切片达到透壁损伤，但肺静脉周围的损伤组织均未完全透壁，再次体现了冷冻消融在心脏不停搏中使用的缺点。

由于其使用方便和安全性，冷冻消融仍然是治疗 AF 的常用方法。一项欧洲随机试验比较了单纯二尖瓣手术和二尖瓣手术同期行左心房消融，发现冷冻消融的 AF 治愈率增加（12 个月时无房颤：43% vs 73%）[100]。

冷冻消融具有保留心脏纤维骨架的优点，使其成为瓣膜组织附近消融的理想选择。氧化亚氮冷冻消融具有广泛的临床应用价值，并且拥有极好的安全性。尽管低温能量似乎对瓣膜组织或冠状窦没有永久性影响，但实验研究显示冠状动脉晚期内膜增生，应避免这些结构[101-104]。Doll 及其同事[98]在 8 例心外膜轻度食管冷冻消融中，实现了 7 例的成功。

在目前可用的消融技术中，冷冻消融是独特的，因为它通过冷冻而不是加热来破坏组织。其重要优势在于其保存组织结构的能力。冷冻消融技术的潜在缺点包括产生损伤所需的相对长的时间（1~3min）和在心脏跳动时产生损伤的困难。此外，如果血液在心脏跳动的心外膜消融期间被冻结，它就会凝固，产生血栓栓塞的潜在风险。

（三）心房颤动的手术指征

AF 手术的主要指征是对内科治疗失败的患者心律失常的耐受性。阵发性心房扑动或心房颤动患者通常比持续性或长期性 AF 患者症状更加明显。主要症状包括劳累时呼吸困难、易疲劳、嗜睡、心悸和一般不适感。手术前，所有患者都要进行药物治疗实验。

心律协会成立了一个专门团队，以评估 AF 导管和外科消融的适应证[25, 105]。这些建议是与欧洲心律协会、欧洲心律失常协会、美国心脏病学会、美国心脏协会和胸外科医师协会合作制定的。专门团队建议，参与 AF 独立外科治疗的计划应为这些患者（包括电生理学家和外科医生）制定团队方法，以确保选择合适的患者。专门团队的共识，AF 外科消融的指征包括以下几点：① 接受其他心脏外科手术的有症状 AF 患者和② 选择无症状 AF 患者进行心脏手术，其中消融的手术风险最低。对于药物治疗无效，或是更偏好手术，导管消融一次或多次尝试失败，或并不适合导管消融手术，应进行 AF 手术[25, 105]。

其他应该考虑接受手术的患者包括那些已有华法林禁忌证或者在充分抗凝的情况下患有卒中的患者。Cox 迷宫手术显著降低了这些患者的卒中概率。约 20% 的患者在接受 Cox 迷宫手术之前经历过至少一次脑血栓栓塞发作，导致暂时或永久的神经功能损伤；不到 2% 的患者（389 例中有 6 例）在手术后发生晚期神经系统并发症（平均随访时间为 6 年）[106]。

（四）外科手术：Cox 迷宫手术

用于治疗 AF 的标准切缝技术是 Cox 迷宫Ⅲ型手术[60, 107-109]。然而，由于技术的复杂性，很少有心脏外科医生进行这种手术。大多数中心已经用各种能源产生的线性消融线取代了大多数手术切口。在华盛顿大学，双极射频能量和冷冻技术已经成功地用于替换大多数 Cox 迷宫Ⅲ型手术切口。我们目前的手术方法结合了 Cox 迷宫Ⅲ型手术的大部分损伤区域，并命名为 Cox 迷宫Ⅳ型手术（图 87-3）[110]。临床数据表明，这种改良手术相比于传统的切缝 Cox 迷宫Ⅲ型手术，在保持传统手术高成功率的同时显著缩短了手术时间[111]。

由于若干原因，选择双极 RF 消融用于 Cox 迷宫Ⅳ型手术。首先，该装置允许通过测量两个电极之间的电导来在线确定损伤透壁性[76, 77, 87]。第二，双极 RF 装置具有短的消融时间，在 5~15s 内进行 5~6cm 长的透壁消融。第三，损伤部分狭窄（宽度为 2~3mm），并且组织损伤局限于夹钳内。这消除了不必要的间接伤害的可能性[94, 112-114]。

Cox 迷宫Ⅳ型手术包括三部分：① 双侧肺静

第二部分 成人心脏手术
第87章 心律失常的外科治疗

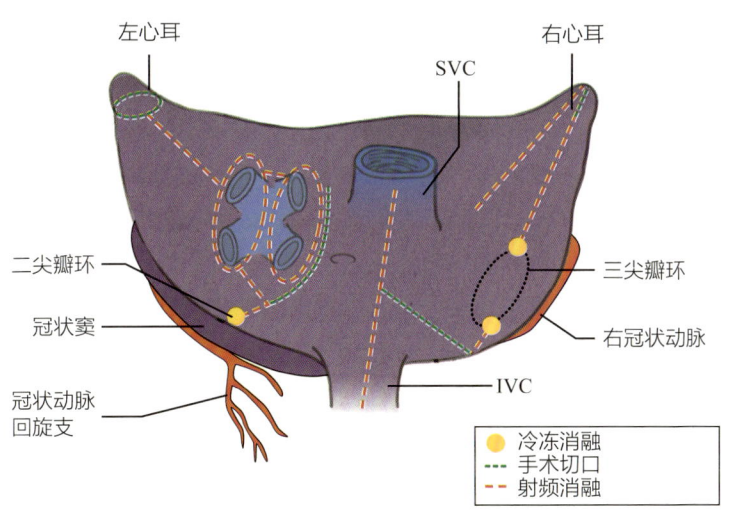

◀ 图 87-3 COX 迷宫Ⅳ型手术消融区域
改良包括独立分离肺静脉，并连接性损伤和无房间隔切口（最初用于暴露）。IVC. 下腔静脉；SVC. 上腔静脉

脉隔离；②右心房消融；③左心房消融和左心房切除。手术通常与其他手术相结合，并通过胸骨正中切开或右侧胸廓微创（4～5cm）切开术进行。根据手术方法分别为胸骨正中切开术或胸骨旁微创切开术，使用中心或股骨插管进行体外循环。标准胸骨切开术在下文中描述。我们的团队先前曾描述过小切口手术[115]。所有患者在手术中接受经食管超声心动图检查，以排除左心房血栓的存在，如果发现在手术时发生 AF，则电复律后输注胺碘酮。应当注意的是，每条射频消融线都是通过使用消融钳进行2～3次消融来确保透壁性。

1. 肺静脉隔离

患者处于仰卧位，通过正中胸骨切开术产生心包支架，并且进行中心插管。开始常温体外循环。右侧（图87-4）和左侧（图87-5）的肺静脉在汇合处被直接解剖，并用脐带包围。如果患者存在 AF，就会进行心脏复律。双极射频钳通过两侧肺静脉。通常进行三次消融以尽可能地隔离肺静脉周围的大心房。通过尝试从每个肺静脉起搏来确认出口阻滞。

2. 右心房消融

将患者手术位置冷却至34℃。在心脏不停搏情况下，在右心耳底部标记宽度足以容纳双极 RF 钳夹的缝合线。通过这个束带，沿着右心房的自由壁向下在右心房和上腔静脉的交界处形成消融线（图87-6）。从心房内隔膜向房室沟进行

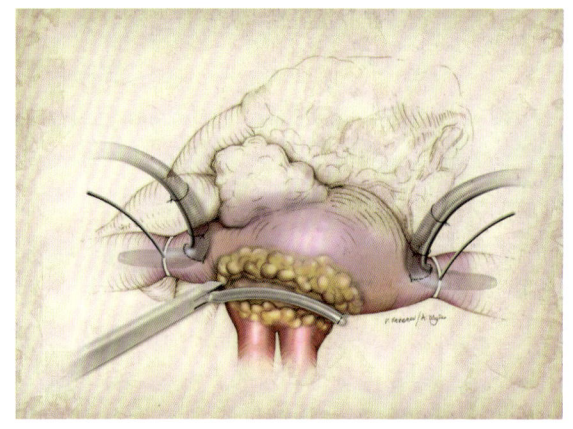

▲ 图 84-4 在 COX 迷宫Ⅳ型手术过程中右肺静脉隔离
双极射频装置放置在右肺静脉周围。该装置钳夹在肺静脉周围的心房组织的边缘上

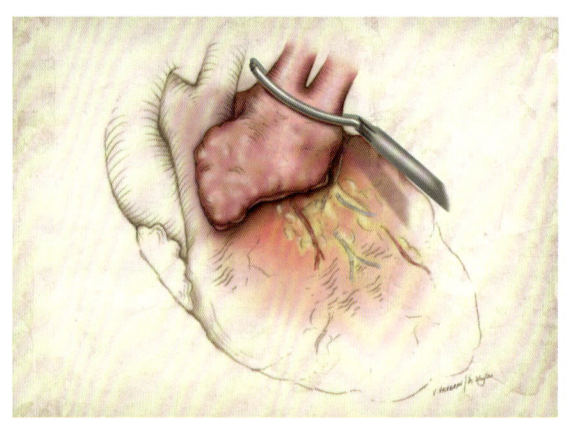

▲ 图 87-5 Cox 迷宫Ⅳ型手术过程中的左肺静脉隔离
双极射频装置放置在左肺静脉周围。该装置夹在肺静脉周围的心房组织的边缘上（经 AtriCure 许可修改）

1365

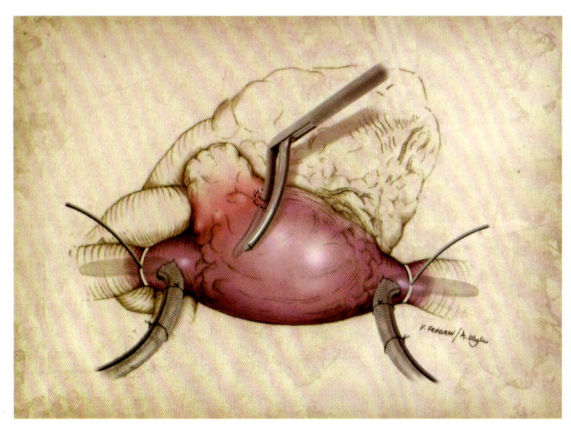

▲ 图 87-6　右房壁消融

双极射频钳通过右心耳底部的缝合线放置，并垂直向上腔静脉运送（经 AtriCure 许可修改）

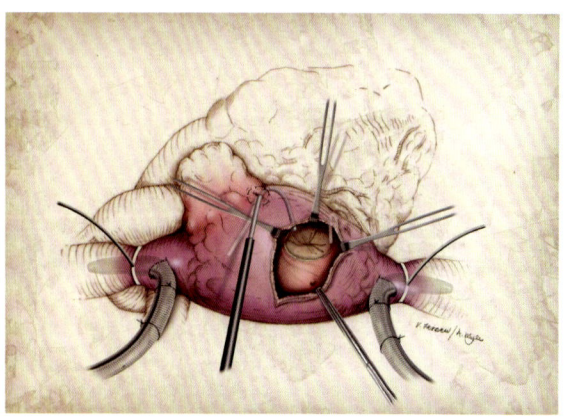

▲ 图 87-7　使用 3cm 线性冷冻探针通过右心房束带缝合到三尖瓣 10 点钟位置的心内膜冷冻消融

（经 AtriCure 许可修改）

垂直心房切开术，沿着右心房的自由壁，距离先前的 RF 消融至少 2cm（图 87-7）。然后使用冷冻消融，由于本章前文所提到的原因，它能够在不损伤瓣膜组织的情况下进行消融。使用 3cm 线性冷冻探针产生心内膜消融，直至三尖瓣的 2 点钟位置。然后将冷冻探针通过右心耳底部的缝合线放置，并向下朝向三尖瓣的 10 点钟位置产生第二线性心内膜消融。沿上腔静脉和下腔静脉向下形成最终的双极射频消融线（图 87-8）。

3. 左心房消融

主动脉被交叉钳夹并且施用冷血心脏停搏液。当患者处于心脏停搏处时，左心耳被切断。通过该切口，插入 RF 消融夹的一个钳口，并且向左上肺静脉产生消融线。左心耳在两个层面上缝合。进行标准的左心房切开术，其可以延伸到左心房穹顶，和右下肺静脉的孔口周围。然后分别从心房切口的上部和下部以及左上肺静脉和下肺静脉的起点产生两个单独的双极 RF 消融线，从而完成"盒状损伤"（图 87-9）。最终的双极 RF 消融线从心房切开术的下方，穿过左心房的底部，向下到二尖瓣环（图 87-10）。该消融线应在冠状动脉窦和右冠状动脉循环之间穿过冠状窦。如果患者具有左主导循环，则可以通过外科手术进行损伤，以识别和避开循环动脉，尽管这种情况极为罕见。该 RF 消融线的末端用亚甲蓝标记。通过将心内膜冷冻消融连接到二尖瓣环，该心脏冷冻消融线重叠在二尖瓣的后叶上。使用

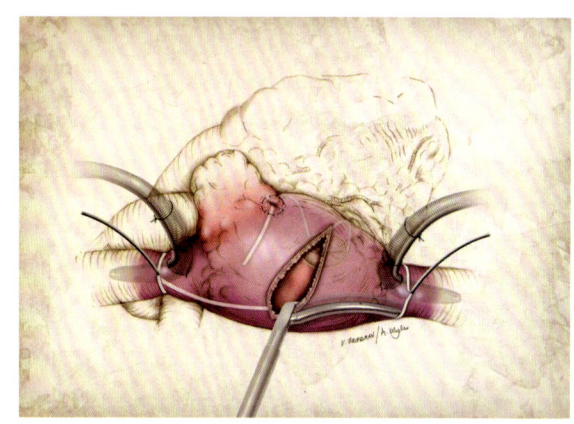

▲ 图 87-8　通过右心房切开术沿上腔静脉和下腔静脉进行双极射频消融，完成右心房消融

（经 AtriCure 许可修改）

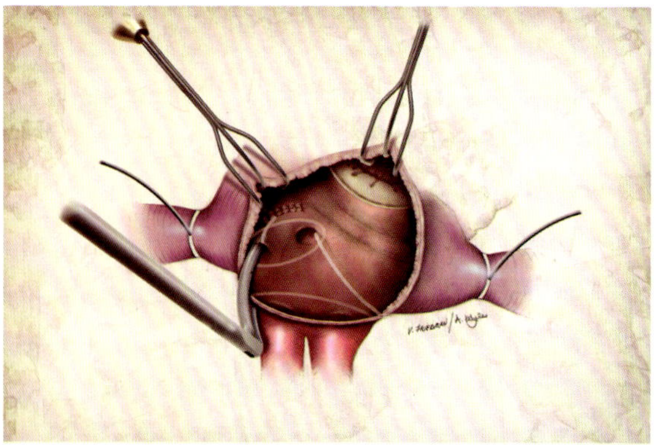

▲ 图 87-9　通过切除左心肺静脉和左心房切开术产生双极射频消融线后，完成左心房"盒状损伤"

（经 AtriCure 许可修改）

线性冷冻探针在冠状窦上同时进行第二次心外膜冷冻消融，以完成左心房峡部消融。与心内膜冷冻消融术对照进行（图87-11）。

（五）手术结果：Cox迷宫手术

Cox迷宫手术的远期效果非常好。在198例连续接受手术的患者中，平均随访5.4年的患者中有97%没有症状性AF（图87-12）。接受单独手术和伴随手术患者之间的治愈率没有差异。在晚期随访中，接受单独手术和伴随手术患者抗心律失常药物的治愈率分别为80%和73%[116]。

我们使用双极射频消融（Cox-Maze Ⅳ）的效果也非常好。在一项前瞻性单中心试验中，随访6个月91%的患者没有AF症状，手术死亡率为0%[92]。最近，我们前瞻性评估了100名连续患者，并在第6、12和24个月时分别显示93%、90%和90%的术后AF患者自由度[117]。一项多中心试验证明了类似的结果[118]。在6个月时，96%的患者处于正常的窦性心律，这组30例患者中没有手术死亡[63]。使用双极射频的改进大大缩短了手术时间，同时减少了主要并发症发生率。接受单独Cox迷宫Ⅲ型手术的患者的平均交叉钳夹时间为（92±26）min，而Cox迷宫Ⅳ型为（41±13）min。同样的研究表明，Cox迷宫Ⅲ型手术的主要并发症发生率为10%，明显高于Cox迷宫Ⅳ型手术（$P=0.004$）。使用Holter监测两年免于AF抗心律失常药物的自由度为84%，这与先前的Cox迷宫Ⅲ型手术报告相似，该报道记录了AF抗心律失常药物中80%的自由度[119]。

Cox迷宫Ⅳ型手术涉及围绕所有肺静脉的损伤，通过创建"盒子"或通过单个消融在肺静脉之间的简单损伤连接，来隔离整个后左心房（图87-13）。我们的研究团队证实，通过创建盒

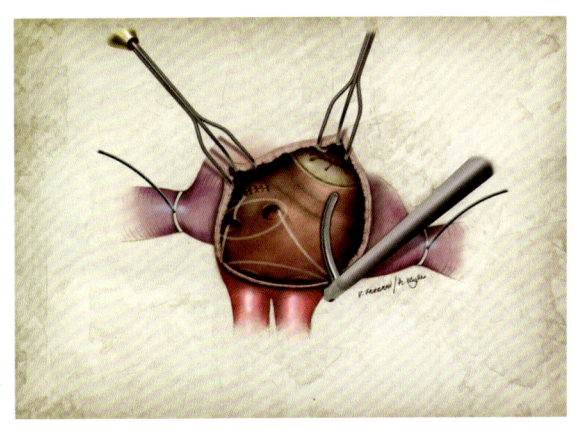

▲ 图87-10　从心房切开术的下方到二尖瓣环，穿过左心房底部的双极射频消融
（经AtriCure许可修改）

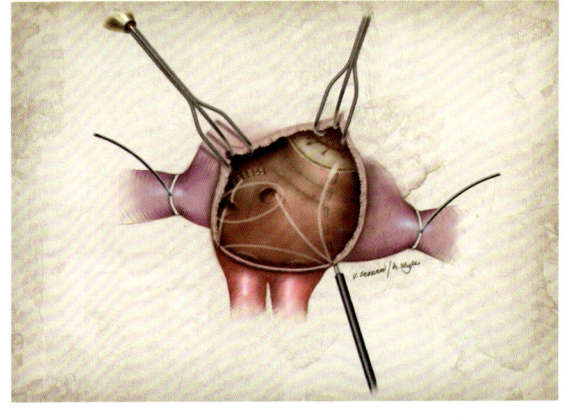

▲ 图87-11　冠状静脉窦上左心房峡部线的心外膜冷冻消融。注意，该图未展示同时在二尖瓣环上进行的心内膜消融
（经AtriCure许可修改）

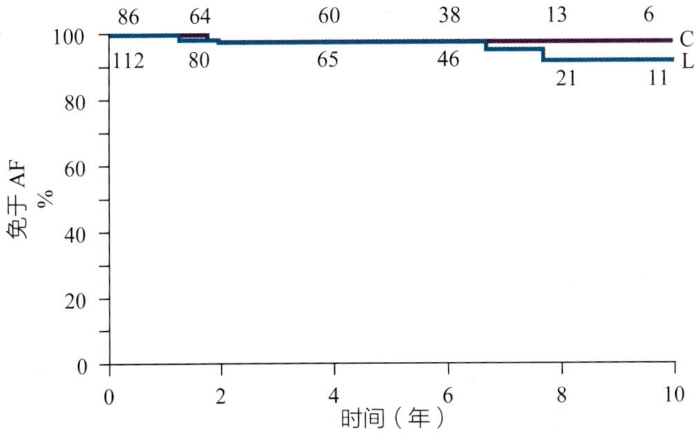

◀ 图87-12　复发性心房颤动自由度的Kaplan Meier分析

每条线上的数字表明有风险的患者人数。单独Cox迷宫手术（L）组与伴随（C）组对房颤自由度的长期估计无差异（$P=0.64$）。AF.心房颤动（引自Prasad SM, Maniar HS, Camillo CJ, et al: The Cox Maze Ⅲ procedure for atrial fibrillation: long-term efficacy in patients undergoing lone versus concomitant procedures. *J Thorac Cardiovasc Surg* 126:1822–1828, 2003.）

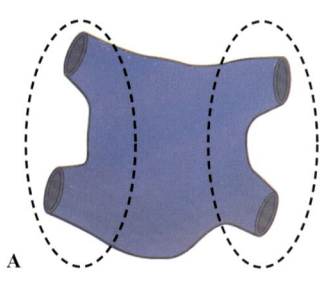 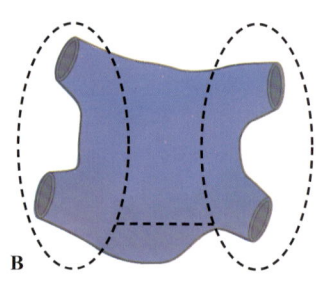 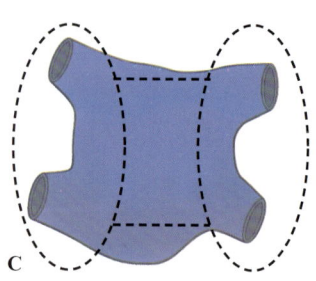

▲ 图 87-13 肺静脉隔离方法

A. 分别分离左肺静脉和右肺静脉；B. 左肺静脉和右肺静脉分别分离后与另外的损伤连接；C. 左肺静脉和右肺静脉分别分离并上下连接也称为盒状损伤

状损伤来隔离整个后左心房，早期房性快速性心律失常的发生率降低，1 个月和 3 个月时 AF 复发的自由度更高，在 3 个月和 6 个月时较少使用抗心律失常药物[120]。与接受非盒式消融治疗的患者相比，接受盒状消融治疗的患者在 1 年时具有更高的 AF 自由度和无 AF 抗心律失常药物的自由度（图 87-14）[117]。

Cox 迷宫手术也有效降低了这一高风险患者群中晚期卒中的风险。在我们机构的一份报告中，389 名患者中有 57 名（14%）在手术前经历过神经系统问题。尽管这些患者卒中的内在风险很高，但在长期随访期间仅有 6 例神经系统事件（平均值为 6.6±5.0）。尽管大多数患者能够停止抗凝治疗，但 Cox 迷宫手术后的长期卒中发生率为每年 0.2%[106]。

在日本的一系列研究中，发现 Cox 迷宫手术可以明显降低晚期卒中的发生率，即使是那些已经接受机械二尖瓣抗凝治疗的患者也是如此。在 8 年的随访中，二尖瓣置换伴有 Cox 迷宫手术的慢性 AF 患者未卒中的概率为 99%，单纯进行二尖瓣置换组仅为 89%[121]。

（六）手术技术：其他心房颤动手术

已经提出了许多更有限的外科手术来治疗 AF。这些手术通常分为两组。第一组包括仅包含左心房损伤手术，第二组包括单独分离伴或不伴神经节消融的肺静脉隔离手术。左心房损伤组通常涉及肺静脉隔离（作为盒子或单独连接损伤）和二尖瓣环的损伤以及左心耳的移除。这些损伤是由许多不同的能量来源创造的，包括单极和双极射频，冷冻消融和微波[93, 122-130]。具体技术通常取决于所用设备的类型，最常见的是在体外循

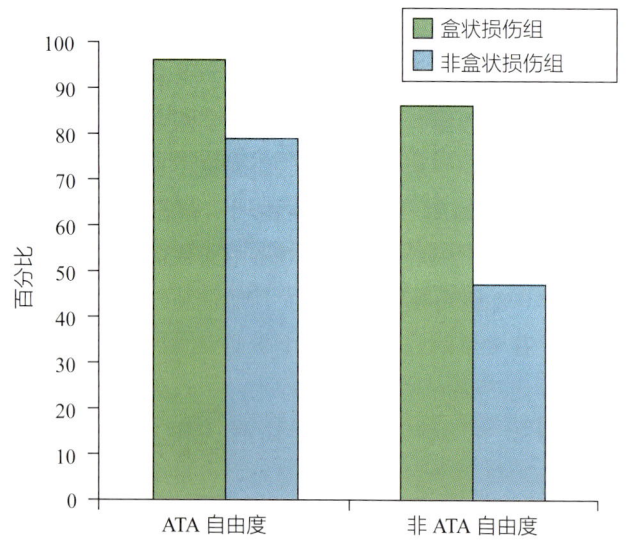

◀ 图 87-14 抗心律失常药物（ATA）心房颤动自由度；12 个月时盒状与非盒状损伤组的比较

（引自 Weimar T, Bailey MS, Watanabe Y, et al: The Cox-Maze IV procedure for lone atrial fibrillation: a single center experience in 100 consecutive patients. *J Interv Card Electrophysiol* 31: 47-54, 2011.）

环中进行。

许多外科医生发表了关于 AF 单独肺静脉隔离技术的报告[131-134]。这种有限的损伤组可以单独进行，连接损伤，或作为盒状损伤（图 87-13）。各种各样的装置被用来产生这些损伤，包括射频、冷冻消融、微波能量、高频超声和激光。单独肺静脉隔离具有实际价值，因为它可以在不使用体外循环的情况下进行，并且通常在微创环境中进行。一些研究者提出了肺静脉的分离以及神经节丛的消融[135-137]。

Pruitt 及其同事[138] 报道了 100 名患者使用的微创技术。通过使用单极微波导管，在非体外循环辅助的情况下通过胸腔镜完成该手术。Wolf 和同事[131] 发表了一篇关于胸腔镜辅助下双侧使用双极 RF 钳夹心外膜肺静脉隔离技术的报告。在胸腔两侧用两个 10mm 的端口和一个 5 或 6cm 的切口进行。在患者左侧卧的情况下，首先分离右侧肺静脉，让患者转换姿势，进行左侧损伤，包括 Marshall 的分割。最后，用内镜缝合装置切除左心耳。

我们团队在这种方法基础上进行改进。在双腔气管导管插管、适当的中心静脉途径和监测（包括经食管超声心动图以评估左心房血栓）之后，让患者左侧卧位，右臂固定以露出右腋。充分暴露右侧胸背部，标记处第 3 或第 4 肋间间隙、腋中线、肩胛骨和剑突。在腋中线前方约 2cm 的第六肋间隙内切割 10 或 12mm 的端口，通常与剑突平齐（图 87-15）。注入二氧化碳。使用 30° 范围来可视化切口在第 3 或第 4 肋间的位置。在听诊三角形中做 5cm 的切口，游离脂肪下组织必须小心，防止损伤周围的神经、动脉和静脉。放置软组织牵开器，将肺牵开以显露右侧膈神经。

心包膜向前打开，并平行于膈神经，以露出心房交界处。露出膈肌上方的心脏。在两侧心包边缘留置缝线通过皮肤向后固定。在右肺动脉和右肺上静脉之间切开 10mm 切口，用于直接放置特殊设计的解剖器（GlidePath，AtriCure）。将解剖器引入下腔静脉侧面，并进入斜窦，在右肺静脉后方向内侧扫过。上腔静脉在内侧缩回以露出右肺动脉。解剖器铰链接合，其使尖端前进到右上肺静脉和右肺动脉之间的空间。解剖器沿相反方向铰接，并在抓住 GlidePath 罩后移除，以便将双极 RF 夹钳引导到同一空间。塑料罩连接到双极 RF 夹（Isolator，AtriCure），夹子关闭并通过相同的端口位置插入胸腔。然后打开夹具并推进，由先前放置的塑料 GlidePath 罩引导，将钳口定位在肺静脉周围。通常在消融前从每个肺静脉建立基线起搏阈值。进行两次消融，第二次是在小夹钳进入心房之后。每次消融确保钳夹在心房边缘而不是肺静脉上。

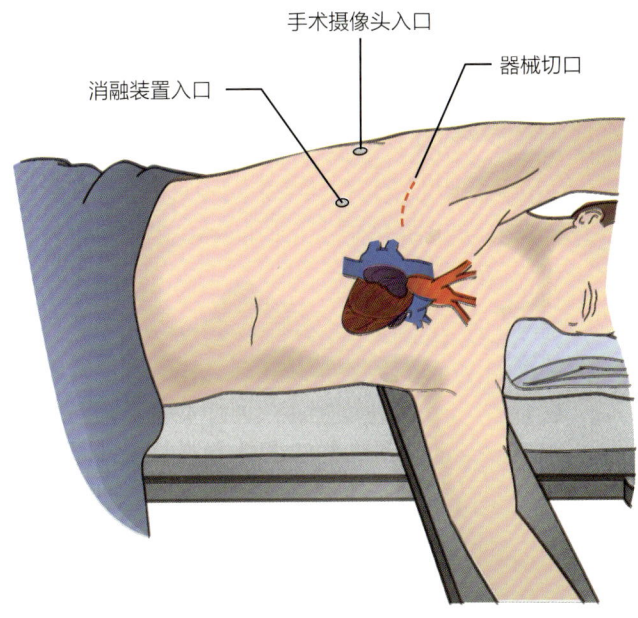

◀ 图 87-15 小切口肺静脉隔离术的切口和端口部位

消融后，对每个肺静脉起搏以确认传导阻滞。产生额外的消融直到实现传导阻滞。将夹钳取出，重新接近心包，放置适当的引流管，并且缝合伤口。

让患者再次左侧朝上。左手臂支撑在上方以露出腋窝。将10mm端口放置在腋中线的第六肋间隙中（稍微比右侧端口更靠后），并且在直接能看到的第三肋间歇进行工作切口。在膈神经后方打开心包，以露出左肺动脉，然后放置装置，同时要注意保护膈神经。将心包留置缝合线向后放置并穿过皮肤。用电刀将Marshall韧带分开，将左肺动脉与左上肺静脉之间的间隙切开。解剖器通过第一个端口后面的第二个10mm端口引入。解剖器被定位到左下肺静脉下面的空间中，然后被铰接成将尖端摆动到左上肺静脉和左肺动脉之间的空间中。该夹具同样通过与右侧的塑料罩一起引导进入相同的空间。在记录基线起搏阈值之后进行肺静脉消融，确认消融后的传导阻滞。

然后移除左心耳，以降低血栓栓塞风险。这是使用非创伤性夹具（ATRICLIP，ATRICURE）完成的（图83-16）。这比使用吻合器更加安全，并且在切除左心耳方面有更好的效果。一项多中心可行性研究显示，该设备没有副作用，根据计算机断层血管造影或经食管超声心动图的结果，61名患者中有60名（98.4%）在3个月时

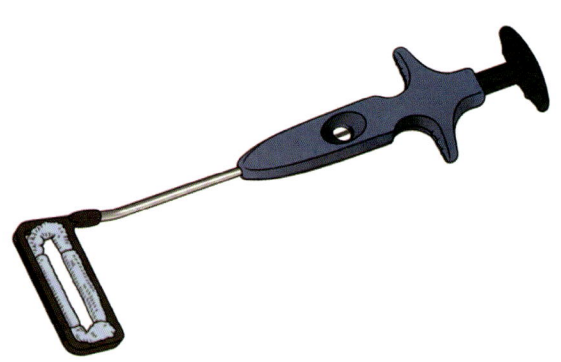

▲ 图87-16　AtriClip设备

（引自Emmert MY, Puippe G, Baumüller S, et al: Safe, effective and durable epicardial left atrial appendage clip occlusion in patients with atrial fibrillation undergoing cardiac surgery: first long-term results from a prospective device trial. *Eur J Cardiothorac Surg* 45: 126-131, 2014.）

成功切除左心耳[139]。为了评价AtriClip的长期安全性和有效性，连续计算机断层扫描显示夹定位稳定，无左心耳再灌注，随访（3.5±0.5）年。此外，在36个月的随访中，没有发生心内血栓或栓塞性卒中[140]。

放置心包引流管，缝合左侧伤口。患者通常留在医院2d或3d，以进行引流管引流和心律失常监测。

（七）手术结果：其他心房颤动手术

单独左心房治疗AF的研究表明大多数阵发性AF起源于肺静脉周围和左心房后部[29, 33]。然而，单独左心房干预手术与双房干预手术相比，治疗AF的成功率较低。对接受AF手术治疗的患者进行术中标测研究，在左心房中只有30%的时间存在稳定显性频率的明显区域，这表明心律失常的起源区域左心房只占30%，主导频率在12%的时间位于右心房。最重要的是，几乎一半的患者中出现了主要频率的移动[26]。因此，对于有限损伤组的干预措施，特别是单独肺静脉隔离，不具有与完整的Cox迷宫损伤相同的结果，并不令人吃惊。

在左心房扩张和高血压患者或先前导管消融失败的情况下，外科肺静脉隔离术被证明优于导管消融术。FAST试验是一个多中心随机试验，比较63例经导管消融行线性肺窦静脉分离的患者和61例经双极射频肺静脉分离加神经节丛消融的患者。在1年时，7d Holter评估的左心房心律失常大于30s的自由度手术消融为66%，导管消融为37%（$P=0.002$）[141]。

只执行左心房损伤一个众所周知的并发症是术后心房扑动。在特拉维夫的Golovchiner和同事描述的一组50名患者中，13%的患者在仅15个月的随访中经历了术后心房扑动。6例中有4例出现左心房扑动[142]。在来自日本的一系列病例中，24例患者中有5例（21%）在左侧手术后发生复发性心房扑动或心动过速，随访时间为（36.9±14.1）个月[129]。

左心房消融组的结果是可变的（治愈率21%～95%），并且取决于精确的损伤组、所使

用的技术和患者群体。对接受二尖瓣手术的患者进行随机试验，评估左心房射频消融术是否与单纯二尖瓣手术不同[143]。101名随机接受二尖瓣手术并伴有或不伴有射频消融的患者中，99例患者最终符合标准；45例进行射频消融治疗，44例单纯进行瓣膜手术（$P < 0.001$）。在随访的12个月中，44%接受射频消融的患者处于窦性心律，而单独进行二尖瓣手术的患者仅占5%。虽然结果明显优于不消融的情况，但这一成功率远低于Cox迷宫手术在二尖瓣疾病患者中的报道[144]。

在对AF手术切除治疗的综合分析中，Barnett和Ad[145]评估了69项研究，以评估AF的生存和自由度差异。这些研究包括多种类型的能量装置和单独AF的干预以及伴随的手术。与对照组患者相比，接受手术切除的患者2年时自由度明显更大（84%±6% vs. 40%±22%，$P=0.001$）；2年时自由度也明显好于双侧AF患者（86%±5% vs. 75%±2%，$P=0.001$）。这些结果支持了在可能的情况下，应首先选择消融装置（双侧）的策略，但是对于AF患者而言，有限损伤手术优于不进行干预措施。

单独肺静脉分离的结果，在只有AF患者中比同时进行心脏手术的患者更好。在Wolf和同事的系列研究中[131]，27例AF患者（18例阵发性，4例持续性，5例永久性）接受了视频辅助的双侧肺静脉隔离和左心耳切除手术，其中91%的患者术后无抗心律失常。在近期较长随访的系列中，Edgerton和同事[146]描述了57例AF患者接受肺静脉隔离加神经节丛消融手术。大多数患者的监测时间较长。39例阵发性房颤患者，6个月时无房颤占82%，停用抗心律失常药物者占74%。在持续性和长期房颤患者中，6个月的成功率仅为56%，而抗心律失常药物仅停用39%。

McClelland及其同事[135]描述了21例接受肺静脉隔离治疗神经节的患者。手术成功定义为1年内免于AF且无须服用药物治疗。在阵发性或持续性AF患者中，88%的患者手术成功。然而，在长期AF患者中，只有25%的患者获得成功[136]。在华盛顿大学43例患者的肺静脉隔离经验中，我们得到了类似的结果。观察患者在3个月，6个月和12个月时的24h动态心电图。平均随访时间为24±37个月。在单发性阵发性AF患者中，治愈率为78%，其中67%均无房颤和抗心律失常药物。然而，对于持续性或长期AF患者，治愈率仅为38%。

内镜下微波肺静脉隔离的效果较差。这很可能是因为这项技术无法在心脏不停搏的情况下产生可靠的透壁性[147]。在一组50名患者中，大多数患有阵发性AF，不到一半的患者在7.6个月的平均随访中无房颤或再次介入治疗[148]。在一份包括100名患者的随访报告中，远期效果会更差。在最后一次随访中，只有42%的患者处于窦性心律。尽管全胸腔镜下微波消融术在技术上是可行的，但临床效果较差，没有实现肺静脉的电隔离，AF的远期治愈率不高[142]。由于这些不良疗效，微波消融技术不再可用。

根据我们的经验，同时进行心脏手术患者的肺静脉隔离结果比仅接受AF干预的患者更差。在华盛顿大学，23例AF患者（12例阵发性AF，11例永久性AF）在二尖瓣手术或冠状动脉血运重建术中接受了肺静脉隔离术。12例患者平均房颤持续时间为6.7±14.2年。在平均随访57±37个月时，只有50%的患者摆脱了AF[120]。

在Gaita及其同事报告的一系列病例中[122]，105例接受房颤和瓣膜手术的患者被随机分成三组：两种不同模式的左心房消融或仅进行肺静脉隔离。肺静脉隔离组最终随访时，无房颤的发生率仅为29%，而在左心房损伤较多的患者中为76%。在另一组中，101名患者除二尖瓣手术外，还接受了肺静脉冷冻消融术；最终随访时无房颤者仅53%、149%、只有25%的患者能够在没有抗心律失常药物的情况下维持窦性心律[149]。在日本的一项研究中，66例慢性房颤和二尖瓣损伤患者接受了肺静脉冷冻消融治疗。随访后期只有61%的患者窦性心律正常，17%的患者停用抗心律失常药物[132]。在我们机构接受Cox迷宫Ⅳ型手术的二尖瓣患者中存在相似的结果[150]。然而，有些方法可能只对特定患者具有优势，因为结果优于完全不进行干预。当然，有一些患者组使用这些方法治愈；需要继续调查以确定哪些因素最终决定每个特定患者组的疗效。

（八）心房颤动的外科治疗

随着外科手术和技术的进步，微创方法趋势越来越明显。越来越多包括我们在内的团队，在适当选择的患者胸腔镜辅助下，通过小切口进行消融。几个团队已经开始借助于吸收性 RF 和冷冻消融探头进行心外膜消融，这些探针可以通过胸腔镜端口放置。从历史上看，这些探针没有达到与双极 RF 钳位相同程度的透壁性。另一些人试图用一种"混合"方法来解决这个问题，该方法结合双极 RF 夹和（或）单极 RF 装置，进行心内膜导管消融和心外膜消融[151, 152]。该方法可以在单个阶段中进行，或者作为双阶段过程进行，其中首先行心外膜消融，然后隔一段时间再通过心内膜导管消融。不同机构损伤组与混合方法之间差别很大，并且评估混合方法的研究通常样本局限于少数患者。尽管这些微创心外膜和混合疗法尚未达到 Cox 迷宫Ⅳ型手术的长期疗效，但具有前景并需要继续临床研究以确定其确切作用。AF 的理想外科治疗将包括患者使用通过微创方法实现 100% 的透壁性，从而避免体外循环损伤。然而，迫切需要消融技术的进一步发展和术前诊断测试的改进，以更好地确定每个特定患者的 AF 机制。

（九）结论

消融装置的引入彻底改变了 AF 的手术治疗，使得这些治疗手术可用于更广泛的患者群体。尽管比较不同手术方法的随机试验很少，但可以从近三十年的手术经验后可获得的众多回顾报告中得出结论。对于接受二尖瓣手术的房颤患者，建议至少进行左心房 Cox 迷宫损伤。这仅仅使交叉钳夹时间增加 10~15min，并治愈了大多数患者。在我们的机构中，我们更偏爱双侧 Cox 迷宫Ⅳ型手术方法，因为在这一患者群体中，成功率超过 90%[144, 150]。

在接受冠状动脉搭桥术的患者中，记录了 Cox 迷宫手术干预组的成功率较高[153]。对于接受冠状动脉搭桥术的 AF 患者中，建议进行双实验干预组。然而，在该人群中没有对损伤区域进行随机比较。对于接受非体外循环冠状动脉搭桥术的 AF 患者，我们的策略是进行肺静脉隔离并切除左心耳。然而，长期 AF 患者的不良结果使我们放弃了这一方法。

对于单发性 AF 患者，肺静脉隔离术在阵发性 AF 患者中已经取得了良好的早期效果。在本机构中，对阵发性房颤患者和左心房大小为 4cm 或更小的患者进行此手术。对于大心房的患者，我们更偏好完整的 Cox 迷宫干预组，因为该人群中非肺静脉触发的发生率很高[154]。

对于持续性或长期性 AF 患者，我们的策略是在体外循环中进行完整的双向 Cox 迷宫手术。这是基于我们其他人单独使用肺静脉隔离获得的不良结果。使用完整的 Cox 迷宫Ⅳ型手术，持续性或长期性 AF 患者的成功率在 1 年时为 91%，76% 的患者停用了所有抗心律失常药物[150]。阵发性 AF 患者和持久性、长期性 AF 患者使用完整损伤组的成功率没有差异。

二、病理性窦性心动过速

（一）背景和指征

病理性窦性心动过速是一种罕见的疾病，其特点是休息时心率异常升高，身体活动时心率反应过度。如果考虑进行介入治疗，患者的症状应该排除饮食改变和医疗管理的影响。病理性窦性心动过速于 1979 年首次发现，但最近才被视为一种医学病症，患者通常是年轻女性。病理性窦性心动过速被认为是窦房结自动性增强或对 β 肾上腺素能刺激过敏的结果。窦房结冲动可能有多个起源，并且早期激活位点可响应于自主影响在窦房结复合体内移动。用 β 受体拮抗药或钙通道阻断药进行药物治疗是首选疗法。

在药物治疗失败的患者中，导管或手术消融是下一个治疗选择。导管消融的疗效仍然存在争议。报道的系列报道较少，在长期随访中失败率很高[155, 156]。这导致许多中心放弃了基于导管的方法。手术干预的结果更好，但仍有改进的余地。

(二)外科技术:右上心房隔离

在我们的中心,10例不适当的窦性心动过速的连续患者进行了手术治疗心律失常。前7例行胸骨正中切口、体外循环、窦房结消融或隔离术,后3例进行微创手术治疗[157]。在后一组患者中,窦房结通过乳房下小切口进行双极射频消融,无须使用体外循环(图87-17)。窦房结的分离和消融是通过右侧6cm的小切口进行。术中静脉注射异丙肾上腺素造成窦性心动过速,速率为每分钟150~180次。用双极射频消融装置从右心房主体分离出邻接上腔静脉交界的右心房的边缘。进行三次重复的消融,并通过起搏和观察静脉注射异丙肾上腺素引起的显著钝化来证实隔离。消融线上方和下方的双极起搏证实窦房结和周围心房与心脏的其余部分隔离。

(三)手术结果

两例传统体外循环后出现需要置入起搏器和异位室上性心动过速发生并发症[158,159]。根据我们的经验,平均随访(7.1±5.7)年后,没有任何证据表明病理性窦性心动过速复发;然而,4例患者因症状性心动过缓需要起搏器植入,还有1例患者发生异位房性心动过速,1例患者仍有心悸,4例患者的心脏症状完全缓解[157]。

(四)结论

对于医学难治性不适当的窦性心动过速,窦房结的手术隔离在预防复发方面具有长期成功的概率。然而,超过一半的患者需要植入起搏器或有复发症状。对于因药物治疗失败而出现不适当的窦性心动过速的患者,微创手术技术使其成为更具吸引力的选择。

三、室性心动过速

(一)背景

植入式心律转复除颤器(ICD)和导管消融的成功极大地减少了室性心律失常(室性心动过速)患者的转诊率。然而,外科医生必须了解手术在历史上的重要作用以及目前室性心动过速外科治疗的指征。虽然ICD通过预防猝死来提高生存率,但不能治疗潜在的致心律失常基质。频繁的出院可损害生活质量[160]。此外,心肌梗死并伴有室壁瘤、运动节段和缺血性心肌病的患者中,有许多人发展为室性心律失常,需要手术干预治疗充血性心力衰竭或冠状动脉疾病。这些患者极大地受益于伴随手术的室性心动过速。

1. 室性心动过速手术的历史

1961年,Estes和Izlar描述了一些通过交感神经外科手术成功治疗室性心动过速的患者。在20世纪60年代后期,心肌缺血引发许多室性心律失常,并且与梗死区域和瘢痕有关[161]。发展了两种外科手术途径来解决这个问题:梗死区心肌切除和冠状动脉搭桥术(CABG)[162,163]。遗憾的是,这些用于室性心动过速外科治疗方法具有初始的高死亡率和相对较差的长期成功率。主要因为其并非基于对缺血性室性心动过速机制的理解[164]。

在20世纪70年代,对这些机制的更好理解催生了新型手术方法。Wellene等首次引入了心脏标测技术,这种技术首次能够在心律失常期间精确识别心肌激活[165-168]。发现室性心动过速是一种折返性心律失常,能够在电生理实验室中出现。显然,室性心动过速常常起源于梗死和正常心肌之间的边界区,而折返回路的起源往往是心内膜下[169-173]。因此手术在术前和术中电生理学研究的指导下进行。

1975年报道了第一例顽固性室性心动过速的

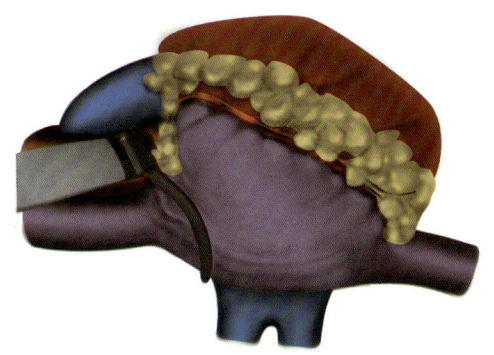

▲ 图 87-17 在微创消融治疗病理性窦性心动过速时,用于隔离窦房结和右房周围组织的双极射频钳的位置
[引自 Kreisel D, Bailey M, Lindsay B, et al: A minimally invasive surgical treatment for inappropriate sinus tachycardia. *J Thorac Cardiovasc Surg* 130(2): 598-599, 2005.]

外科手术治疗[167]。患者是一名 54 岁男性，在两次心肌梗死后出现难治性室性心动过速。心外膜标测被用来定位最早的心外膜活动部位到室壁瘤的边缘。随后切除该区域消除了室性心动过速。1978 年，Guiraudon 介绍了环绕心内膜心室切开手术，这是一种旨在将整个边界区域与正常心肌隔离开的手术[174]。从左心室的心内膜表面向下到心外膜表面作了近壁切口（图 87-18）。虽然这种技术在临床上取得了成功，但却引起了明显的心室功能障碍。1979 年，来自宾夕法尼亚大学的 Harken 及其同事[175]介绍了一项涉及 12 例患者术中标测的心内膜心肌切除术的新技术。他们报告了 1 例手术死亡率，其余 11 例患者在 1 年中没有复发性心律失常。1982 年，Moran[176]通过扩大切除所有可见瘢痕改良了心内膜心肌切除术，从而避免了术中标测的需要（图 87-19）。这些新型手术的死亡率为 10%～20%。一些甚至能将成功率提高到 70% 以上，5 年生存率约为 60%[177-181]。随后，手术经验显示，如果进行延长的心内膜切除术，术中标测不一定能达到良好的效果。在检验大约 500 名患者有标测引导或非引导性扩展切除的患者时，Hargrove 和 Miller[182]确定术后电生理研究中诱发心律失常的患者数量在各组之间没有显著差异。

随着 ICD 引入临床，室性心动过速手术患者的转诊率明显下降。对于新一代电生理学家和心脏外科医生，他们对室性心动过速手术基本不熟悉，许多医生现在忽略了手术在选定患者中继续发挥的作用。以下两节讨论 ICD 时代室性心动过速的外科治疗的指征和技术。

（二）室性心动过速

关于室性心动过速的手术治疗方案，有几点需要强调。首先，ICD 时代的手术死亡率明显低于历史上早期临床经验中直接室性心动过速手术的手术死亡率。这是因为高危患者（即左心室功能差、无离散性动脉瘤、多发性室性心动过速）不再转诊手术，而是优先采用 ICD 治疗。在弗吉尼亚大学和我院报道的一系列患者中，医院死亡率为 4.9%，手术成功率在 90% 以上[183]。

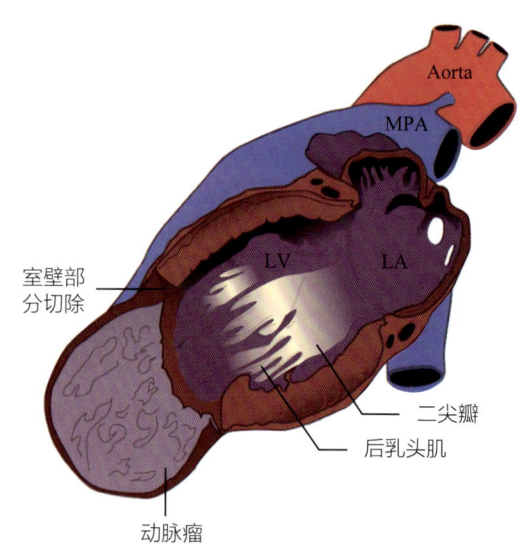

▲ 图 87-18 环绕心内膜心室切开术

LA. 左心房；LV. 左心室；MPA. 主肺动脉（引自 Guiraudon G, Fontaine G, Frank R, et al: Encircling endocardial ventriculotomy: a new surgical treatment for life-threatening ventricular tachycardias resistant to medical treatment following myocardial infarction. *Ann Thorac Surg* 26：438-444, 1978.）

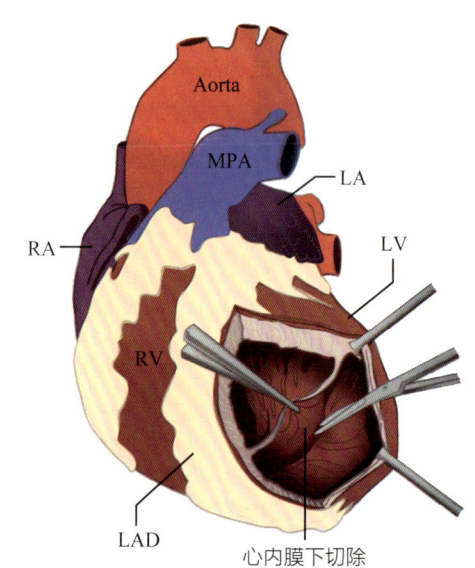

▲ 图 87-19 心内膜切除手术

LA. 左心房；LAD. 左冠状动脉前降支；LV. 左心室；MPA. 主肺动脉；RA. 右心房；RV. 右心室（引自：Moran JM, Kehoe RF, Loeb JM, et al: Extended endo cardial resection for the treatment of ventricular tachycardia and ventricular fibrillation. *Ann Thorac Surg* 34：538-552, 1982.）

1988—2008 年，华盛顿大学进行了 74 例患者的诊断与处理[184]。在本研究的最后 10 年期间，11 例患者接受了直接室性心动过速手术，没有发生手术死亡。在此期间，住院时间中位数为 11d。平均随访 5.8 年，73% 的患者（11 例中的 8 例）无室性心动过速复发，本组无晚期死亡，因为广泛使用辅助性 ICD 治疗。在 20 年的研究期间，该组的总体生存率非常好，5 年生存率为 65%。因此，在适当选择的患者中，可以预期低手术死亡率，具有良好的晚期结果。

手术的第二个重点和优点是可以解决潜在的左心室功能障碍。导管消融仅消除了致心律失常的基质，并不具有这种优势。此外，冠状动脉搭桥术，左心室重建或重塑以及二尖瓣修复可能对特定患者的晚期生存率产生显著影响[185, 186]。由于预防复发性室性心动过速的优良成功率，当有指征时，可伴随手术治疗室性心动过速[185, 186]。手术可以通过减少除颤器电击的数量来改善患者的生活质量。

最后，室性心动过速手术对于接受频繁放电的患者十分有效。这些患者的生活质量很差[160, 187]。对于导管消融失败或不适合这种手术的患者，如果患者有适当的基质，手术可以发挥重要作用。室性心动过速的不同手术将在下一节中讨论。

（三）室性心动过速外科技术

1. 血运重建

单独的外科冠状动脉血运重建术（CABG）在治疗室性心动过速方面并不十分有效[188-190]。然而，有证据表明，当缺血是室性心律失常的主要诱因时，CABG 可以改变选定患者的心律失常基质以减少室性心律失常[191, 192]。几个研究团队已经证实，40%～60% 接受 CABG 并有术前室性心律失常或纤维扑动临床病史的患者在术后电生理检查中没有诱发性室性心律失常[189, 190]，Lee 及其同事证实 CABG 和 ICD 植入术后仅有 25% 的患者术前发生室性心律失常有明显的诱发性心律失常[193]。然而，在大多数慢性缺血性室性心动过速患者中，CABG 的结果太难以预测，大多数患者需要同时进行 ICD 治疗。在左心室功能不良的患者中，即使这些患者没有室性心动过速病史，ICD 仍发挥作用。多中心自动除颤器植入试验 Ⅱ（MADIT Ⅱ）发现，预防性 ICD 植入可改善既往心肌梗死和左心室功能不良患者（左心室射血分数 < 0.30）的生存率[194]。

在患有缺血性室性心动过速的患者中，单独使用 CABG 的患者是具有明显冠状动脉疾病，没有心室扩张或室壁瘤，并且患有记录的运动或缺血诱发的室性心律失常的患者。术后运动试验和电生理学研究被用来确定是否有必要植入 ICD。

2. 心内膜切除术

Harken 于 1979 年引入的心内膜瘢痕切除术，已经成为治疗室性心动过速的黄金标准，也是最常用的手术[175]。所涉及的心室组织的数量或其在后乳头肌附近的位置可能限制完整切除。在这些情况下，替代消融技术可以辅助使用，也可以作为唯一的治疗方法。尽管其他研究小组临床使用激光，射频消融和微波等能源，但最常用和最佳的消融技术是冷冻消融。在 20 世纪 80 年代推广，将冷冻消融探针应用于瘢痕并且通常冷却至 -60℃，持续 2 或 3min，导致 2～3cm 深的损伤。

虽然术中标测已经为室性心律失常的机制提供了大量信息，但是其临床实用性和对室性心动过速手术的副作用妨碍了其广泛适用。几乎所有的外科医生都采用了一种不使用术中标测的方法，切除所有可见心内膜瘢痕的技术。

在华盛顿大学 - 圣路易斯巴尼斯犹太医院回顾了 1986—2007 年，74 名接受心内膜切除术（ERP）患者室性心律失常辅助冷冻治疗的研究。患者平均年龄（57±14）岁，男性占 81%。1/4 的患者被诊断为纽约心脏协会 Ⅲ 级或 Ⅳ 级心力衰竭，平均左心室射血分数为 34%±9%。92% 的患者接受 ERP 伴随手术，8% 仅接受 ERP。手术范围包括 ERP 加左心室壁瘤修复（26%），ERP 加 CABG（5%），ERP 加 CABG 加左心室壁瘤修复（46%），ERP 加左心室壁瘤加其他心脏手术（15%）。总体手术死亡率为 15%，重症监护病房住院时间中位数为 4 天，住院时间中位数为

12d。如前所述，在过去10年的经验中，没有手术死亡率。89%的患者完成了晚期随访。进行Kaplan-Meier生存分析，本组所有患者1年的绝对生存率为74%，5年的绝对生存率为65%。88%的病例是在第一个十年（1986—1996年）内完成的，其余的病例是在下一个十年（1997—2007年）内完成的，这反映了外科治疗对于此类疾病的作用正在减弱。自2007年以来，仅执行了三个附加的ERP（图87-20）。

3. 左心室重构

1985年，Vincent Dor描述了一种外科技术，通过减少心室容积，使缺血性心肌病或室壁瘤患者的扩张左心室恢复到正常的椭圆形[195, 196]。Dor手术使用内侧环形贴片来减少心室容积，随后减少壁张力和缺血。左心室重构适用患者通常为心力衰竭（左心室射血分数＜40%）、冠状动脉疾病、大面积心肌运动障碍（心室扩张）或室壁瘤。这些患者通常有相关的室性心律失常。目前，Dor强调了完全血运重建（CABG）、修复任何二尖瓣疾病以及同时进行冷冻消融的心内膜切除术的重要性。有关Dor手术及其修改的更完整描述，包括技术考虑，可以在第100章中找到。

在2004年，Max和同事证明Dor手术可恢复左心室的几何形状，导致平均射血分数增加了12.5%[197]。患者心室功能持续改善。RESTORE团队检查了1198名在1998—2003年间接受左心室修复的梗死后患者的记录，发现从充血性心力衰竭入院的5年自由度为78%。此外，67%的患者术前被分配到Ⅲ级或Ⅳ级，85%的患者术后分配到Ⅰ类或Ⅱ类[185]。

几个研究团队已经证实，室性心律失常的发生在缺血性心肌病患者的瘢痕边缘区发生[165-168]。因此，Dor手术通过切除梗死后瘢痕或室壁瘤边缘来解决室性心律失常。1994年，Dor及其同事[196]报道了106名患者在心内膜切除和左心室重建术后1年时90%免于诱发性室性心动过速。2004年，Mickleborough及其同事报告了左心室重建和冠状动脉血运重建术后，患有左心室功能不良或运动功能障碍和冠状动脉疾病患者的长期预后。结果表明，手术存活者在1年，5年和10年分别无心室性心动过速和猝死的比率，分别为99%、97%和94%[198]。

尽管上文展示了这一手术的优良结果，但是单纯左心室修复术治疗室性心动过速的效果一直存在争议。Cleveland诊所临床经验表明，没有伴随心内膜切除手术的Dor手术相对缺乏疗效[199]。113例术后进行电生理研究的患者中，48例（42%）在Dor手术之后发生了诱发性室性心动过速。此外，在ICD患者中，15%有心脏猝死或休克。早期电生理研究，ICD植入，或

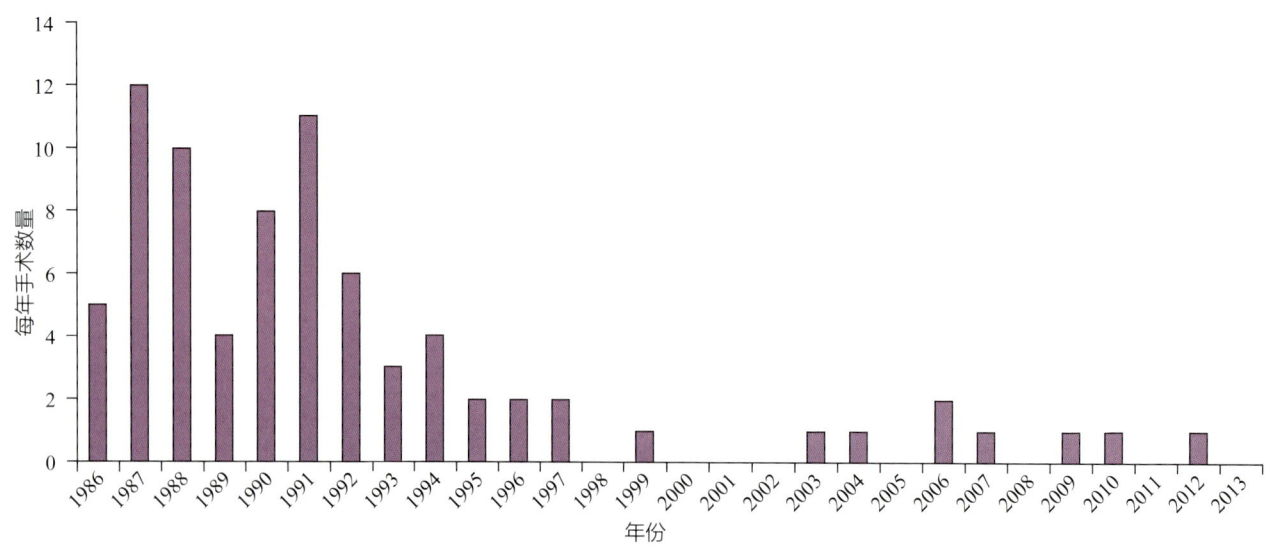

▲ 图87-20　华盛顿大学医学院/巴恩斯犹太医院的室性心动过速手术经验

两者，心脏猝死的总发生率小于 1%。2004 年，DiDonato 及其同事在 382 名患者中证实，左心室复原加心内膜切除术使诱发性室性心动过速从 41% 降低到 8%，这表明许多患者可能不需要术后 ICD[186]。

由于手术无法治愈的患者室性快速性心律失常的高致死率，一般建议所有患者在 Dor 手术后进行电生理学研究或植入 ICD，如果他们有术前室性心律失常或诱发性室性心动过速的病史。

4. 心脏辅助装置与心脏移植

在极少数情况下，患有不受控制的室性心律失常的患者难以接受常规手术，ICD 或药物治疗。通常，这些患者患有终末期心肌病，导致持续的室性心动过速。如果患者不能接受常规心脏血运重建或其他手术，这些恶性心律失常可以通过心脏辅助装置有效缓解，既可以作为移植的桥梁，也可以作为目标治疗[200-202]。心脏辅助装置可有效降低心肌需氧量并可降低缺血性心律失常的发生率[203]。

（四）结论

ICD 和导管消融显著降低了手术在治疗室性心律失常中的作用。当然，目前的手术是相当成功的。手术方法应针对每位患者的不同情况进行处理。目前的手术适应证包括：①对于缺血性室性心动过速需要血运重建，并且左心室功能较差且无明显壁变薄的患者，推荐采用 CABG 和 ICD 治疗。如果存在明显的壁变薄或离散的室壁瘤，应进行心室重构、扩大的心内膜切除术和冷冻消融术。②对于 ICD 频繁放电、耐受性差、解剖学基础良好的患者，应考虑室性心动过速手术。在存在频繁的 ICD 电击时，应考虑离散的左心室动脉瘤或壁变薄，心室重构、扩大的心内膜切除术和冷冻消融术。

第二十二篇 冠状动脉疾病及其并发症的外科治疗
SURGICAL MANAGEMENT OF CORONARY ARTERY DISEASE AND ITS COMPLICATIONS

第 88 章 冠状动脉搭桥术
Coronary Artery Bypass Grafting

Talal Al-Atassi Hadi D. Toeg Vincent Chan Marc Ruel 著
胡行健 译

冠状动脉搭桥术（coronary artery bypass grafting，CABG）是医学史上最重要的外科手术之一。大概没有什么其他手术能像 CABG 这样延长了这么多人的生命，如此明显地缓解了症状，并被充分透彻地研究过。CABG 已成为成人心脏外科中最常见的术式，但其未来前景却受到药物治疗及经皮介入技术越来越大的挑战。然而，CABG 也发展产生了微创搭桥技术、更好的术后管理策略及精细的医疗辅助器械。这些使得 CABG 这一治疗手段仍是冠心病（CAD）患者最为持久有效的血运重建策略，对伴有糖尿病或多支病变 CAD 的患者尤其如此。

本章将阐述现代 CABG 手术的发展历史、解剖要点、手术指征、手术技术、术后管理及手术效果。此外，本书的补充章节将介绍相关心脏解剖、冠状动脉循环、体外循环、心肌保护、桥血管选择、不停搏技术、再次手术、合并手术及一般术后管理等内容。

一、背景
（一）历史

CABG 最初的发展要归功于 Alexis Carrel 医生。早在 20 世纪之初他就阐明心绞痛与冠状动脉狭窄间的关联[1]。Carrel 在动物模型犬中成功将一段颈动脉吻合于胸降主动脉与左冠状动脉之间。因此，Carrel 获得了 1912 年诺贝尔生理及医学奖（图 88-1）[1]。尽管当时的医学水平已有了长足发展，但必要的心脏支持技术的缺乏阻碍了 Carrel 的技术应用于临床。这一障碍存在了数十年，直到 20 世纪 30 年代，Carrel 与飞行员 Charles Lindbergh 合作尝试研制世界首台人工心肺机[2]。纵然这一尝试归于失败，他们的工作还是增进了当时的医学认知。

20 世纪 40 年代后期，蒙特利尔外科医生 Arthur Vineberg 开始将严重心绞痛患者的左胸廓内动脉（LITA）吻合于其前壁心肌区域[3]。Vineberg 手术成功率并不稳定，然而还是有不少患者感觉症状得到缓解[4]。1958 年 Johns Hopkins 受训的 William Longmire 发表了 5 例在非体外循环（CPB）下行冠状动脉内膜切开手术的报道[5]。Longmire 可能是第一位直接将胸廓内动脉（ITA）吻合于冠状动脉的医生，他在一例接受内膜切开手术时发生右侧冠状动脉损伤的患者中使用了这

第二部分 成人心脏手术
第88章 冠状动脉搭桥术

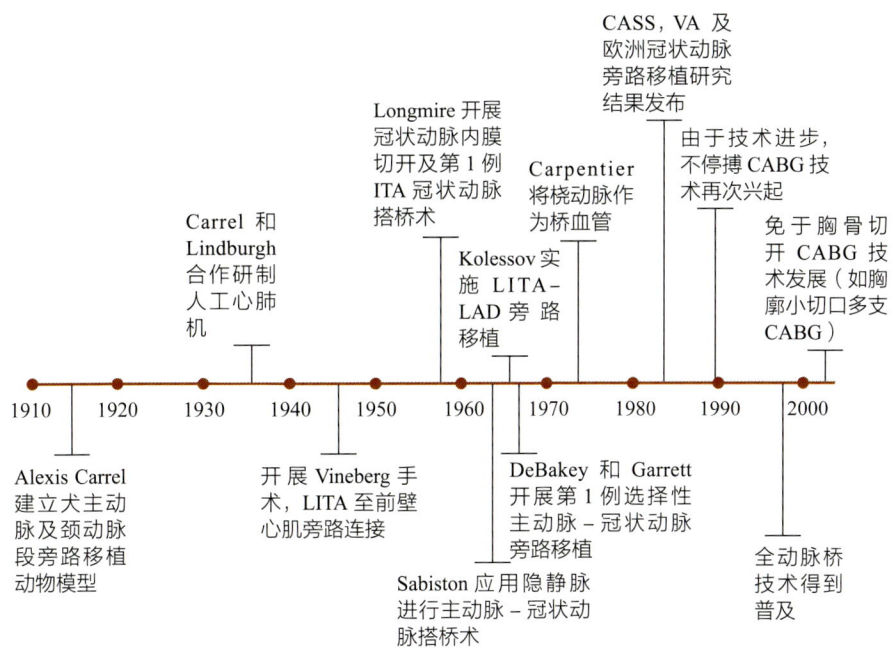

▲ 图 88-1 冠心病外科治疗进展

CABG. 冠状动脉搭桥术；CASS. 冠脉外科研究；ITA. 胸廓内动脉；LAD. 左前降支（动脉）；LITA. 左胸廓内动脉；VA. 退伍军人管理局冠状动脉旁路移植合作研究

一技术[6]。

几乎同时，世界上许多其他外科医生也报道了他们进行 CABG 的早期尝试。1962 年 Sabiston 在杜克大学实施了第 1 例有计划的隐静脉旁路移植手术[7]。1964 年，Kolessov 在非 CPB 支持下开展了 LITA- 左前降支（LAD）旁路移植[8]，而 DeBakey 和 Garrett 则报道了使用隐静脉桥血管（SVG）的病例[9]。3 年后，世界上首个 CABG 项目在克利夫兰起步：Favaloro 和 Effler 开始常规使用隐静脉作为主动脉 - 冠状动脉桥血管[10]。

Green 医生在 1968 年首次向西方世界介绍 LITA 桥血管吻合至 LAD 的术式[11]，Flemmay 医生 1971 年进行了序贯吻合搭桥[12]，1972 年 Kay 医生首次进行双侧胸廓内动脉搭桥[13]。1973 年 Carpentier 阐述了桡动脉桥血管搭桥技术，1989 年 Acar 推动了这一技术复兴[14, 15]。20 世纪 70 年代 CABG 飞速发展，成为 CAD 的核心治疗方式。几个随机研究——如冠脉外科研究（CASS）[16]、退伍军人管理局冠状动脉旁路移植研究 VA[17]，以及欧洲冠状动脉旁路移植研究[18]——相继开展，为 CABG 外科指征的确定奠定了基础。

现阶段的典型 CABG 外科患者多为高龄，伴多种严重并发症，且常有既往经皮冠状动脉介入治疗（PCI）史，药物洗脱支架植入史[19]。几项多中心研究对比了 CABG 及 PCI 治疗，如 SYNTAX 研究（Taxus 经皮冠状动脉介入治疗与心脏外科治疗协同研究）[20]，FREEDOM 研究（糖尿病患者未来血运重建评估：多支病变最佳策略研究）[21] 及 CARDia 研究（糖尿病患者冠状动脉血运重建研究）[22]，明确证实 CABG 对于特定患者（包括糖尿病、冠状动脉三支病变等冠状动脉解剖特点）仍具优势。

（二）解剖要点

冠状动脉的解剖及粗细个体化差异很大。对于无 CAD 的个体，由于毛细血管氧摄取量相对固定，其冠状动脉灌注与心肌需求彼此匹配[23]。

在运动状态下，通过冠状动脉及小动脉扩张，以及储备毛细血管床开放，冠状动脉灌注量可增加 3～4 倍[24]。而在患有有症状 CAD 的情况下，上述生理代偿过程受限导致无法提供足够的心肌灌注。其结果是造成供应性缺血，导致心肌梗死（MI）和大多数不稳定性心绞痛发作，或是

1379

需求性缺血，在运动、心动过速、发热、高血压或情绪压抑等心肌需氧量增加期间，冠状动脉出现血流量不足[25]。当出现新的冠状动脉血流模式或发生亚临床缺血时，基础动脉发生和侧支循环形成过程可能增强，但其幅度主要取决于冠心病进展的阶段，并受遗传和环境因素调控。动脉侧支循环多少，新生动脉和毛细血管发育程度，以及血流动力学改变决定了患者缺血症状的程度。此外，有缺血风险心肌区域的大小和功能（需求性缺血）决定了梗阻型冠心病患者的缺血程度和心力衰竭风险（供应性缺血）。

根据转诊模式不同，40%～60%的接受冠状动脉造影患者都有严重冠状动脉疾病，甚至包括三支病变，其中10%～20%的患者存在左主干狭窄[26]。在患有单支或双支血管病变的患者中，最常受累的是右冠状动脉，其次是前降支LAD，最不常见的是回旋支。在部分患者中，类似动脉粥样硬化的病变实际上可能是冠状动脉肌桥，即一段被心肌包围的冠状动脉。冠状动脉肌桥也可能导致心肌缺血，而传统的无创性检测结果通常为阴性[27]。

心肌低灌注可导致4种病理生理后果：心肌顿抑（尽管具有正常/接近正常的冠状动脉血流，心肌出现可逆性功能不全）、冬眠心肌（伴冠状动脉血流量减少的可逆性心肌功能不全）、非透壁性瘢痕组织或透壁性瘢痕组织（不可逆的典型非存活性心肌功能不全）。劳力后心肌缺血的患者通常为可逆性心肌功能不全（顿抑或冬眠心肌），而那些出现心力衰竭症状的患者多为不可逆转的心肌功能不全。除了临床症状评估之外，还有一些具有较好敏感性和特异性的当代影像学检查方法，可进一步标识和量化存活心肌的区域和比例。最常见的方法包括正电子发射断层摄影磁共振成像（PET）（通过^{18}F-氟代脱氧葡萄糖FDG的糖摄取评估细胞活性）、单光子发射计算机断层扫描（SPECT）（以铊或锝作为放射性示踪剂）、多巴酚丁胺压力超声心动图（使用对比剂），以及多巴酚丁胺压力心脏磁共振成像（MRI）。在PET中，顿抑心肌表现为具有正常灌注和葡萄糖摄取水平的收缩减弱节段，冬眠心肌则表现为灌注减少而葡萄糖摄取量尚正常的区域[28]。瘢痕心肌不太可能经CABG恢复活力，其表现为既有灌注减少，又有葡萄糖摄取降低的区域。非透壁瘢痕组织减少程度较轻，而透壁瘢痕组织减少程度明显。

除了对冠状动脉狭窄程度和心肌生存能力的血管造影评估外，介入心脏病学的技术进步也催生了冠状动脉病变局部血流量定量测量方法及冠状动脉病变的超精细成像技术的诞生[29, 30]。血流储备分数FFR＜0.8（通过测量冠状动脉病变局部流量判定为严重血流受限的CAD）已经改变了血管造影结果为临界值的患者的管理策略，从而减少了CABG中移植物吻合，以及体外循环手术量[31, 32]。另外，血管内超声（IVUS）和光学相干断层扫描技术提高了识别梗阻性CAD的分辨率和灵敏度，这是传统血管造影术无法做到的[31, 33]。总之，确定冠状动脉狭窄时常规须行冠状动脉造影（标准和CT）等影像学检查，并可通过诸如PET心肌存活能力评估、血流储备分数FFR或IVUS等功能检查进一步确定病变程度。这些功能性术前成像检查帮助心脏外科医生确定患者是否具备符合CABG的适应证，并预测手术后的改善程度和总体结果。

二、手术适应证

本节描述的CABG适应证是基于美国心脏病学会/美国心脏协会（ACC/AHA）2011年指南[34]。这一指南的更新依据了几个最新的多中心随机对照试验结果，将CABG与PCI（使用第一或第二代药物洗脱支架，这是目前PCI治疗的主要方法）效果进行对比[35, 36]。与此相反，之前指南的建议主要是依据早期试验，将裸金属支架或血管成形术与CABG进行比较[37-40]。随着抗血栓形成支架的发展（如everolimus洗脱支架）[41]，微创CABG术式或镶嵌手术选择的产生，以及更有效的CAD药物治疗，为取得更好疗效而进一步细化外科血运重建适应证也就不足为奇了。

SYNTAX核心试验随机选取了1800名左主干或三支病变的患者，分别接受CABG或PCI（药物洗脱支架）治疗[20]。SYNTAX评分系统可通过冠状动脉狭窄严重程度、位置和范围来评定冠心病的严重程度。SYNTAX 评分被分为三个层次：低分，小于 22；中等，23～32；高分：33 及以上。12 个月后随访，与 CABG 组患者相比，PCI 组的主要心脏和脑血管不良事件（MACCE）发生率显著升高（17.8% vs 12.4%；$P=0.002$）。这些患者 SYNTAX 评分均为高分（≥33）[20]。随访 3 年时，三支病变且 SYNTAX 评分低至中等级患者（≤32），CABG 组术后 MACCE 的发病率低于 PCI 组（$P<0.004$），而左主干病变且 SYNTAX 得分≥33 的患者中，CABG 组术后 MACCE 的发病率也低于 PCI 组（$P=0.003$）[42]。此外，由于糖尿病患者在 PCI 组中血运重建率高于 CABG 组，所以进一步开展 FREEDOM 试验[21]，以确定现有的 PCI 治疗（使用第二代药物洗脱支架）和 CABG 治疗哪一种更适合患有多支病变冠心病的糖尿病患者。这一随机对照试验结果表明，CABG 手术在糖尿病患者中效果优于 PCI，其 5 年死亡率和心肌梗死率较低。然而，CABG 组患者卒中发生率略高一些。基于上述的既往实验和最新研究，以及更新后的 ACC/AHA 指南，下文将详细列举关于 CABG 适应证的临床表现及解剖病变。

临床表现及 CABG 适应证

1. 稳定型缺血性心脏病

无症状、轻度心绞痛或慢性稳定心绞痛患者 CABG 的适应证取决于 CABG 相比于非手术治疗所能带来的生存优势（表 88-1）[34, 39]。Ⅰ类适应证包括使用 CABG 治疗严重的左主干病变（≥50%）、左主干等效病变（例如 70% 以上的近段 LAD 及回旋支狭窄）、三支病变（特别是左心室射血分数 LVEF 低于 50% 的患者和（或）存

表 88-1　CABG 手术Ⅰ级和Ⅱa 级手术指征

推荐级别	证据等级	临床或解剖情况
Ⅰ	A	一支或多支冠状动脉严重狭窄（＞70%）需要血运重建，接受最佳药物治疗后仍有不能耐受心绞痛发作［(PCI 可考虑作为替代治疗)］
Ⅰ	B	无保护的左主干病变（＞50%）
Ⅰ	B	三支病变，伴或不伴近端 LAD 病变
Ⅰ	B	心源性猝死抢救成功者，伴缺血导致的室性心动过速，
Ⅰ	B	两支病变伴近端 LAD 病变
Ⅰ	B	PCI 失败后，有持续心肌缺血症状或关键心肌处于冠状动脉闭塞风险中时，行急诊 CABG（凝血功能正常，既往无胸骨切开术史）；手术处理心肌梗死后的机械并发症（例如室间隔或游离心室壁破裂）
Ⅰ	B	心源性休克患者行急诊 CABG，无须考虑从 MI 到发生休克的时间间隔和从 MI 到 CABG 的时间间隔
Ⅰ	C	接受非冠状动脉的心脏外科手术患者伴有左主干病变（＞50%）或其他类型 CAD（＞70%）
Ⅰ	C	心脏团队推荐为未受保护左主干病变或复杂 CAD
Ⅱa	B	PCI 术后复杂三支病变冠心病患者接受 CABG（如 SYNTAX＞22）
Ⅱa	B	无近段 LAD 病变的两支病变，伴严重缺血
Ⅱa	B	LAD 近段单支病变接受 LITA 搭桥以期取得远期受益
Ⅱa	B	CAD 患者左心室 EF 值 35%～50%
Ⅱa	B	接受镶嵌治疗（LITA 至 LAD 动脉行 CABG+非 LAD 冠状动脉行 PCI 治疗）的 CABG 受限患者（一般情况不稳定），或 LAD 血管不适宜 PCI 治疗者

CABG. 冠状动脉搭桥术；CAD. 冠状动脉粥样硬化性心脏病；LAD. 左前降支；LITA. 左侧乳内动脉；MI. 心肌梗死；PCI. 经皮冠状动脉介入。引自 2011 AHA/ACC 冠状动脉搭桥指南[43]

在大面积心肌缺血的患者），以及近段 LAD 病变合并 LVEF 35%～50% 的患者[34]。CABG 也适用于患有近段 LAD 病变，不存在左心室功能障碍的患者，可能适应于单支或双支血管病变，近段 LAD 不受累的患者（Ⅱa 级）[43]。最后，对于至少存在一支冠状动脉明显狭窄的患者，在接受了充分药物治疗后仍有不可控制心绞痛发作时，可接受 CABG 或 PCI（Ⅱa 级）（表 88-2）[39, 44-46]。最近的大量研究表明，接受理想药物治疗或 PCI（±CABG）治疗的稳定型心绞痛患者均为获得显著的生存受益[44, 47-50]。因此，尽管这些最新的指南为冠心病患者提供了一种治疗策略选择方法，但血运重建方案的最终确定还是要依赖专科临床医生和充分知情的患者共同讨论做出。

2. 急性冠状动脉综合征

（1）不稳定性心绞痛/非 ST 段抬高型心肌梗死：不稳定心绞痛或非 ST 段抬高心肌梗死（NSTEMI）患者的 CABG 适应证与稳定型缺血性心脏病患者的解剖上完全相同[43]。这些患者包括严重左主干病变或左主干病变等效疾病患者，三支病变患者，持续缺血发作且接受最佳非手术治疗无效的患者，以及 PCI 失败或效果不理想的患者（表 88-1）。不稳定心绞痛或 NSTEMI 患者与解剖改变相似的稳定型 CAD 患者的主要不同在于，前者需要在危及生命的急性冠状动脉综合征状态下完成血运重建，其避免死亡的动机更强烈[51-53]。这种情况下 CABG 的手术适应证更要强调症状的急迫性，缺血的程度，以及完全血运重建带来的收益。

（2）ST 段抬高型（Q 波）心肌梗死：PCI 和静脉溶栓治疗已取代 CABG，成为 ST 段抬高型心肌梗死（STEMI）急性期的一线治疗方法[54]。因此，目前急性性 STEMI 患者需要紧急行 CABG 治疗的主要指征为接受最佳非手术治疗，包括主动脉内球囊反搏 IABP，仍存在缺血发作症状或心源性休克患者（表 88-1）[34]。其他 STEMI 情况下需行急诊 CABG 治疗的指征还包括失败的 PCI 或溶栓治疗，大范围心肌区域处于心肌梗死危险状态，以及解剖不适宜 PCI 的情况。左主干狭窄、左心功能衰竭伴原发心肌梗死区域外的严重冠状动脉狭窄、严重瓣膜疾病，被认为是缺血引发的致死性室性心律失常（左主干或三支病变的冠心病），或心肌梗死造成机械性并发症如严重二尖瓣关闭不全、左心室壁破裂或室间隔穿孔[34]。

急性冠状动脉综合征患者接受 CABG 的时机仍存争议。虽然早期的手术可能会限制梗死面积进一步的扩大，但也存在造成缺血再灌注损伤的风险，可能导致出血性梗死和瘢痕的形成。在某些特殊情况下，如持续的缺血发作及伴有机械性并发症，CABG 时机不能延迟，同时能得到机械循环辅助支持变得非常重要。而来自纽约州心脏手术注册系统的数据显示，在发生非透壁性心肌梗死的 6h 内，或在发生透壁性梗死的 3d 内，接受 CABG 手术与住院死亡率直接相关。因此，如没有明确急诊 CABG 指征，非跨壁性心肌梗死患者 CABG 应被延迟至少 6h，而在透壁性心肌梗死病例可延至发作后的 3d 后[55, 56]。

（3）自发性冠状动脉夹层：自发性冠状动脉夹层（SCAD）是一种罕见的急性冠状综合征，占急性冠状综合征病例的 1%～4%[57]。SCAD 是一种非创伤性的、非医源性的冠状动脉壁内出血导致的管壁分离，壁内血肿压迫管腔。典型的 SCAD 患者为没有常见的心血管危险因素的 50 岁以下女性。造成 SCAD 的原因包括怀孕、结缔组织疾病、全身炎症、冠状动脉痉挛和急剧压力事件（剧烈运动、情绪压力、分娩或使用可卡因）[58]。尽管稳定的 SCAD 患者的主要治疗为 beta 阻断药和抗血小板治疗，但在持续胸痛、有缺血改变的患者，或在最佳药物治疗下血流动力学不稳定的患者应该考虑接受 PCI 或手术血运重建。CABG 的具体适应证也遵循相近的解剖标准（如：左主干病变、左主干等效病变或三支病变）[58, 59]。

3. 合并非冠脉外科心脏手术

接受其他类型心脏手术的患者（如瓣膜修复），如冠状动脉造影显示左主干管径狭窄达到 50%，或其他冠状动脉狭窄超过 70%，应该同期行 CABG（Ⅰ类；C 级）。此外，LITA 是 LAD 搭桥的理想桥血管（Ⅱa 类）；其他桥血管主要是静脉桥血管，可用于中度狭窄冠状动脉的搭桥（＞50% 狭窄）（Ⅱa 类）[34]。

表 88-2　CABG 术相关病史及体格检查要点

术前评估	可能意义	处理
病史		
临床表现		
气促		
端坐呼吸	左心室功能障碍；右心室功能障碍；瓣膜疾病	超声心动图诊断心脏解剖改变
活动后症状加重	心肌缺血	
胸痛	心肌缺血	依据症状严重程度，可能需要急诊手术
睡眠质量差 / 打鼾	睡眠呼吸暂停	提醒麻醉师可能存在气道插管困难；术后使用 CPAP
跛行	周围血管病	评估外周和中心动脉脉搏；肱骨踝关节指数，超声心动图评估升主动脉钙化
餐后痛	肠系膜绞痛	影像学检查明确腹腔 – 肠系膜轴相关疾病；为使用胃网膜动脉桥血管禁忌证
既往史		
糖尿病	伤口愈合不良；围术期血糖难以控制	考虑使用骨骼化双侧乳内动脉
既往胸骨放疗史	乳内动脉受损	使用乳内动脉桥血管禁忌证
既往 TIA / 一过性黑蒙 / 卒中史	累及弓部血管的动脉粥样硬化性疾病	进行颈动脉双功超声侧检查和超声心动图检查；可能还需要 CT 或 MRI 血管造影来显示疾病范围
雷诺征	上肢血流不足限制了桡动脉桥血管的使用	可能需要行上肢多普勒超声检查；绝大多数情况下是使用桡动脉桥血管禁忌证
既往手术史		
下肢静脉剥脱术史	缺乏大隐静脉	选择替代桥血管
开腹手术史	使用胃网膜动脉桥血管的相对禁忌证	选择替代桥血管
药物使用史		
长期类固醇使用史	术后伤口愈合不良；术后可能出现类固醇戒断症状；围术期血糖水平难以控制	可能为使用双侧胸内动脉桥血管的禁忌证；应注意术后类固醇药物的使用和血糖控制
体格检查		
不对称上臂血压	累及弓部血管的动脉粥样硬化性疾病	进行颈动脉及锁骨下动脉双功超声侧检查检查；使用狭窄锁骨下动脉同侧带蒂乳内动脉桥血管的禁忌证
JVP 升高 / 外周水肿	左心功能不全；心脏瓣膜病	需超声心动图确定心脏病变
听诊		
P$_2$ 亢进	肺动脉高压	
杂音	合并心脏瓣膜病	需超声心动图确定心脏病变，需 CT 确定胸腔疾病
杵状指	支气管扩张症；慢性肺高压；肺部恶性肿瘤	胸片；超声心动图确定心脏病变

CABG. 冠状动脉搭桥术；CPAP. 持续气道正压通气；CT. 计算机断层扫描；JVP. 颈静脉压；MRI. 磁共振成像；TIA. 一过性缺血发作

4. 左心功能不全及心力衰竭

患左主干病变或左主干等效病变，以及 LAD 近段狭窄合并两支或三支病变，伴左心室功能不全患者有 CABG 适应证（LVEF 35%～50%，Ⅱa 类；LVEF < 35%，Ⅱb 类）[60-62]。尽管左心功能不全会增加围术期死亡风险，但轻到中度左心功能不全患者接受 CABG 后远期结果较满意[61-63]。需要注意的是，左心功能差和（或）有充血性心力衰竭（CHF）症状的患者必须对其瓣膜功能进行评估，并通过灌注扫描来客观确认冬眠心肌存在与否。尽管既往研究表明轻到中度左心功能不全患者术后效果较好，但对于患有重度左心功能不全（LVEF < 35%）的患者来说，CABG 治疗效果存在争议。缺血性心力衰竭外科治疗研究（STITCH）统计了 LVEF < 35% 的患者，无论其心肌存活与否[64]。在 5 年随访中，手术组和药物治疗组患者的主要终点事件——全因死亡率并无不同。然而在 CABG 患者中，几个次要终点事件，包括全因死亡率和因心力衰竭住院治疗的发生率都显著降低。因此，为了最终确定两组生存率是否存在差异，这项研究将延长随访 5 年。

5. 致死性室性心律失常及心源性猝死

描述 CABG 治疗室性心律失常疗效的数据来自于关于医院外心脏骤停幸存者的研究。CABG 对心室颤动的治疗效果比对室性心动过速更为确切，因为后者常源于心肌瘢痕形成。CABG 对运动诱发的室性心律失常也特别有用[65,66]，已被证实可抑制左主干或三支病变背景下的室性心律失常。而对于室性心动过速或有心肌瘢痕证据的患者，CABG 则不适用。所有的患者都应该接受电生理学专家会诊，以确定是否需要安装植入式心脏除颤器（ICD）。左心室功能较差、年龄较大、女性，以及 CPB 时间较长患者更容易出现危及生命的心律失常，因而有必要使用临时的机械循环支持[67,68]。

6. PCI 失败

由于 PCI 技术、支架技术和抗血小板策略的改进，PCI 失败病例需要紧急 CABG 处理的情况已经比较罕见，发生率仅为 0.4%～0.8%[69,70]。在 PCI 失败后需要行 CABG 的指征包括急性冠状动脉闭塞（或可能）、冠状动脉夹层、穿孔或 PCI 设备故障（如导丝断裂）。大多数接受紧急 CABG 的患者存在进行性加重的 STEMI，三支病变，左主干病变，心源性休克或 C 型冠状动脉病变 [定义为下列病变：弥漫性病变（长度 > 2cm），无法保护主要侧支，冠状动脉过度弯曲，静脉桥血管退变，或完全闭塞超过 3 个月][69,70]。如预期的那样，接受紧急 CABG 的患者围术期并发症发生率和死亡率更高。其效果不佳的独立预测因素包括高龄、左心室功能不全、心源性休克、无血管造影检查，以及转运进入手术室时间过长[71,72]。然而，如果没有长时间延迟即可以实现完全血运重建，PCI 失败后行急诊 CABG 患者的远期效果与择期 CABG 患者相当[70,73-75]。最后，不停搏 CABG 可减少 PCI 失败患者因出血需要再次手术概率，肾衰竭发生率，以及主动脉球囊反搏使用率[76,77]。

7. 既往 CABG 史

再次 CABG 手术相关手术风险比首次手术更大，因为再次开胸过程中可能伤及通畅的桥血管或其他心脏结构，比如右心室或无名静脉。再次手术中识别冠状动脉也更为困难。考虑到较高的手术风险，再次 CABG 的手术适应证很大程度上取决于患者症状程度，缺血心肌区域的大小，是否伴随瓣膜疾病，以及是否适宜 PCI 治疗[78]。最新指南推荐：既往有 CABG 史患者药物治疗无效时首选 PCI 治疗（Ⅱa 级）；其次，如果存在充分药物治疗和 PCI 无法控制的严重心绞痛，考虑再次 CABG（Ⅱb 级）[79]。尽管风险增加，但当前外科技术的进步大大缩小了再次 CABG 和首次 CABG 之间的围术期风险差距，研究表明两者的远期效果相似。

总而言之，接受治疗的 CAD 患者应以个体化案例特点为基础进行评估。在考虑患者的临床、社会和解剖学特征后，如果血运重建策略选择仍不明确，最好组成心脏治疗团队进行讨论决定。心脏治疗团队可以使用镶嵌技术进行冠状动脉血运重建：将 LITA 动脉桥旁路移植于 LAD，同时对一个或多个非 LAD 冠状动脉进行 PCI 手术。这种方法对于接受传统 CABG 受限（缺乏合适桥血管，主动脉严重钙化）或 LAD 不适宜行 PCI（冠状动脉弯曲或慢性闭塞冠状动脉）的患者而言是最佳选择[34]。

三、外科技术

（一）术前准备

大多数患者是通过非侵入性检查、冠状动脉造影或两者共同确认存在心肌缺血，才转入心脏外科拟行 CABG 手术。尽管如此，仍应进行详细的、有重点的病史采集，完善体格检查（包括确定患者的功能状态），并回顾分析所有检查结果，以明确手术指征，确定手术风险，并制订最佳手术计划（表 88-2）。

1. 病史及体检

必须警惕误诊的可能（尤其是出现与冠状动脉造影显示的冠状动脉狭窄严重程度不相符的症状表现时），注意并发症可能，并了解血运重建桥血管的可用情况。例如，以呼吸困难症状为主的患者可能伴有瓣膜病、心肌病或肺动脉高压，这些可能在术前评估中被忽略。在体格检查中可以发现相应的体征以确定相关情况，心前区杂音，提示肺动脉高压的 P_2 亢进，心脏扩大征象，以及轻微的发绀或杵状指。应重视 CHF 的症状和体征，因为伴存的 CHF 可能影响患者术前检查、围术期药物治疗、术中方案（例如某些情况下心肌保护策略和桥血管的选择），以及术后近期和远期效果[80]。此前有纵隔放疗史的患者应进行术前超声心动图检查排除瓣膜病，通过肺功能测试、计算机断层扫描（CT）以评估主动脉钙化程度，以及双侧颈动脉检查。具有消化性溃疡病史的患者应避免围术期使用非甾体类抗炎药。

外周血管检查十分重要。应测量双侧肱动脉血压以确定是否存在具有血流动力学意义的锁骨下动脉狭窄。如果两侧收缩压差超过 20mmHg，应进一步行多普勒超声检查。如果确认存在锁骨下动脉狭窄，可能需要使用非 ITA 桥血管或其他替代桥血管[81]。应检查患者下肢是否有静脉曲张，以及既往隐静脉切除或外周血管手术的切口情况。还应询问患者是否曾进行硬化治疗。无论有无症状，下肢动脉疾病患者的相对死亡风险可增加约 5 倍[82]。这类患者主动脉钙化、围术期卒中发生率最高，因此在术前胸片及冠状动脉造影检查时应特别留意评估患者升主动脉情况[83]。如果有可疑征象，应进一步行胸部 CT 检查。如果考虑使用主动脉球囊反搏，纪录患者外周脉搏情况是十分重要的，这可为离开重症监护病房后的患者出现可疑迟发血流动力学异常或心脏压塞表现时进行后续对比提供一个尽管不完善但快速的评估参考。

使用 ITA 的绝对禁忌证包括既往穿透外伤或手术损伤，ITA 被证明是慢性主动脉血栓形成病例中肠系膜循环的主要侧支灌注来源，或 Leriche 综合征病例中下肢循环的主要侧支灌注来源合（除非同时行下肢血运重建）[84, 85]。慢性血液透析患者应在其动静脉造瘘同侧获取游离的而非原位的 ITA 桥血管[86]。严重肥胖、慢性梗阻性肺病（COPD）和糖尿病是使用双侧 ITA 的相对禁忌证，但这仍存争议，最终取决于医师判断[87]。既往胸部辐照史过去被认为是使用 ITA 的相对禁忌证[88]，但其与未辐照对照组相比并未见明显组织学改变[89]。然而目前尚缺乏两者长期通畅率数据，因此对有既往纵隔辐照史患者使用 ITA 桥血管必须依据个体化情况评估决定。

既往上腹部手术史或肠系膜绞痛症状为使用胃网膜动脉桥血管禁忌证。有雷诺综合征的患者或因术前冠状动脉导管检查曾有过近期桡动脉穿刺史的患者应避免使用桡动脉桥血管。对于有腕管综合征的患者或有腕部或前臂穿透性创伤史的患者，我们更倾向避免使用该侧的桡动脉作为桥血管。触诊尺动脉脉搏和进行 Allen 试验（以 3s 为判定标准）是很重要的，两者联合使用对于判断手部侧支循环不足的灵敏度达 100%[90]。尺动脉脉搏触诊的重要性在于某些罕见病例，尽管 Allen 试验结果正常，患者可能存在尺动脉先天性缺如[91]。

无症状颈动脉杂音的预测准确率不高[92]。但查体发现该体征的患者，如果其冠状动脉搭桥术可以择期进行，应完善颈动脉彩超检查[93]。颈动脉狭窄小于 50% 的患者围术期脑卒中险小于 2%；

狭窄率 50%～80% 的患者风险则为 10%；狭窄率 80% 以上的患者风险可达 11%～19%[94]。短暂性脑缺血发作或卒中病史患者需要检查颈动脉彩超以排除颈动脉狭窄，此外还需行超声心动图以排除心内栓塞源或卵圆孔未闭。如果患者存在椎基底动脉供血不足症状且未明确其病因，应行弓部血管 MRI 造影。近期卒中的患者最好将 CABG 术时间推迟至少 4 周，以减少神经损伤进一步的风险。同期行 CABG 联合颈动脉内膜切除术目前仍存争议，尽管数据表明术后发生卒中与手术技术和患者因素，而非手术策略相关[95]。最近的趋势表明，颈动脉血管成形术和支架植入联合同期 CABG 术逐渐成为替代 CABG 联合颈动脉内膜切除术的外科新策略[96]。术前确认有血流动力学意义的颈动脉狭窄有助于患者进行风险分级，考虑分期手术（在 CABG 术前行颈动脉内膜切除术），选择特殊的术中监测，并优化围术期血压管理策略。

2. 药物治疗

阿司匹林和心脏药物应一直持续使用至手术前，但地高辛除外。地高辛应在手术前一天停止使用。口服抗凝药患者应于术前数天停用华法林（> 5d），当国际标准化比率（INR）为 2.0 或以下时开始使用低分子量肝素。急诊手术患者可使用新鲜冷冻血浆、凝血酶原复合物 Octaplex 或静脉注射维生素 K 逆转华法林作用。使用 ADP 依赖性血小板抑制剂氯吡格雷和替格瑞洛的患者[97]的用药策略因人而异。对于稳定的患者，我们的首选方法是在手术前 1 周，至少 5d 停止用药[43, 97]。此外，普拉格雷在择期搭桥之前通常应停用至少 7d。对于一年以内接受过药物洗脱支架植入手术，且其植入有支架的冠状动脉无须进行搭桥的患者，我们更倾向于持续使用氯吡格雷直至手术当天。手术转诊前已开始使用血管紧张素转换酶抑制剂 ACEI 的患者应进行连续血清肌酐检测。如果发现其水平进行性升高（大于基线的 25%），应停止使用 ACEI 类药物，以便在手术前使患者血清肌酐水平恢复正常。

3. 实验室检查

应常规进行全血细胞计数、血清学检查、肝功能检查、凝血功能检查、心电图（ECG）、胸部 X 线和尿常规检查。应特别注意血小板计数低（提示患者可能出现肝素诱导性血小板减少症），血清肌酐水平升高（手术死亡率增高的强有力预测因素）和胸片上存在血管钙化征象的患者。心电图上前壁 Q 波伴 R 波进展不良的提示存在透壁心肌瘢痕，可能需要进一步行超声心动图或术前生存能力测试。大多数患者术前会接受核素影像学和超声心动图检查。这有助于评估临界性冠状动脉狭窄的功能意义，并可对瓣膜功能、左心室壁收缩运动、舒张功能和右心室收缩能力进行了评估。

对左心室功能不全和慢性心力衰竭患者术前评估的一个主要改进是核素心肌活力分析。PET 对于评估心肌活力效果最佳。局部或整体左心室功能术后恢复程度高与其术前血流量和葡萄糖摄取量大相关，后者提示功能障碍区组织纤维化程度较低，存活心肌细胞比例较高（图 88-2）[98]。如果患者同时存在冬眠心肌和心绞痛症状，其缺血心肌区域存在近端明显狭窄且可行搭桥手术的冠状动脉，术后效果最为理想；与之相反，无存活心肌、无心绞痛症状、冠状动脉弥漫病变患者，冠状动脉搭桥对患者带来的生存收益小。如无法进行 PET 检查，可采用多巴酚丁胺负荷超声心动图或 MRI 检查来鉴别确认可逆性心肌功能障碍。虽然多巴酚丁胺-室壁运动指数尽管不像 PET 那么敏感，但其在预测术后效果仍具有特异性[99]。

4. 冠状动脉血管造影

冠状动脉血管造影仍是对 CAD 进行外科解剖描述的基础诊断方法。一般而言，管径≥ 1.5mm 的血管，出现 50%～70% 的狭窄时应该接受搭桥。对于小管径血管，如果非侵入性检测证实该冠状动脉供血区域存在心肌缺血表现，而又没有其他靶血管存在时，应考虑进行搭桥。在现代 CPB 及心肌保护技术的支持下，应该避免不完全血运重建，以免手术的短期或长期效果受到影响[100]。因此，放弃对有明显功能且狭窄的冠状动脉进行搭桥一定有其特殊原因，包括严重并发症，无靶血管可接受搭桥，弥漫性主

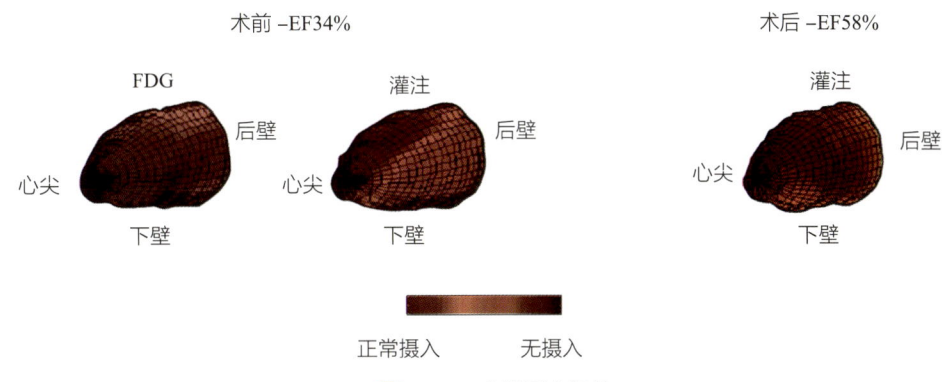

▲ 图 88-2 心肌活力评估

图示为 1 例充血性心力衰竭及下壁活动异常患者于冠状动脉搭桥术（CABG）前使用 ^{18}F- 氟代脱氧葡萄糖（FDG）正电子断层扫描（PET）及灌注成像进行心肌活力评估。术前检查显示患者射血分数（EF）下降，心肌存活（FDG 摄入正常），下后壁大面积灌注缺失。CABG 术后，患者灌注缺失灶已消失，EF 值也恢复正常水平（由 Robert S. Beanlands MD, Chief of Cardiology, University of Ottawa Heart Institute 提供图片）

动脉及分支钙化且无法进行 Y 型或 T 型桥血管吻合，桥血管不足，非预期术中情况等。

心肌内 LAD 可能是一个棘手的问题。由于 LITA-LAD 搭桥为 CABG 患者带来的生存优势是如此明显[101]，以至于仅因为狭窄位于心肌内 LAD 段而导致无法搭桥的情况是应该设法避免的。当然，这种情况可以在术前通过冠状动脉造影提前确认：心肌内 LAD 的血管走形先会向下几厘米，之后在向上，或者 LAD 无任何弯曲而呈直线直达心尖（图 88-3）。心外膜多普勒检查，或在心尖部分 LAD 上做一微小动脉切开后使用血管探条逆向探查（也可在小对角分支上进行），可用于术中确定 LAD 的近段或中段位置。

（二）桥血管选择

1. 胸廓内动脉

ITA 是 CABG 的首选桥血管，可为所有亚组的患者带来短期和长期生存获益，包括 75 岁及以上人群[101-105]。ITA 桥血管的获取步骤见图 88-4。除非在极少数情况下，LITA 应用于 LAD 搭桥（如果 LAD 无病变，则可用于左侧冠状动脉循环中的主要靶血管搭桥）。这些特殊情况包括 LITA 存在既往的或新发医源性损伤，严重痉挛或分离不当导致流量不足，同侧锁骨下动脉严重狭窄，LITA 被证实作为侧支参与下肢供血，

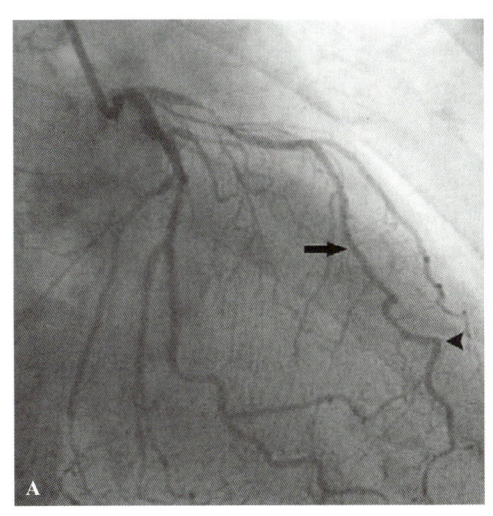
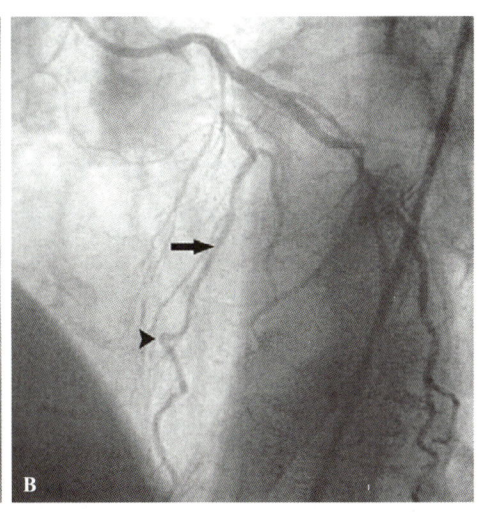

▲ 图 88-3 心肌内左前降支（LAD）

LAD 向下走行（箭）数厘米后转而向上走行（箭头）。A. 右前斜位；B. 左前斜位

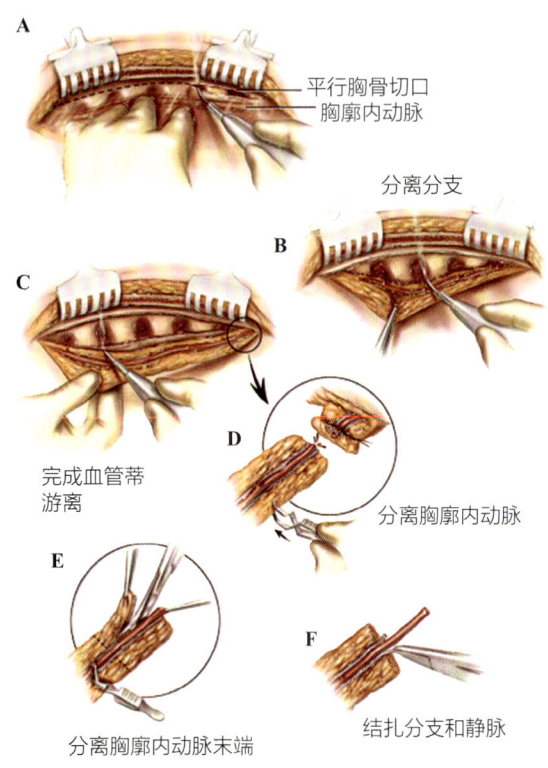

▲ 图 88-4 获取胸廓内动脉 ITA

A. 暴露胸骨及肋骨内侧面后，使用电刀沿胸骨边缘至 ITA 中间做一全长切口；B. 仔细向后牵拉暴露 ITA 分支，钛夹夹闭并分离。无分支处的血管蒂采用钝性分离；C. 所有的分支夹闭后，在血管蒂侧做一个切口，使其全长从胸壁上游离出来；D. 肝素化后分离切断血管蒂，远端结扎。近端断口应可见有力血流。血管夹于血管蒂近端钳夹以控制血流；E. 进一步将动脉桥血管末端的周围伴行静脉和组织分离开；F. 钛夹夹闭伴行静脉（引自 Doty DB, Doty JR 编著：*Cardiac surgery operative technique*, ed 2, Philadelphia, 2012, Saunders, 409. 图 36-6）

纵隔照射史（如果有其他可使用的动脉桥血管），以及心源性休克下的急诊 CABG。应尽可能使用双侧 ITA，这与较低的再手术率，较低的晚期 PCI 干预率和可能的长期生存收益相关[106-110]。

使用双侧 ITA 的相对禁忌证包括急诊手术、胰岛素依赖性糖尿病、肥胖，以及需要口服或静脉注射糖皮质激素治疗的严重 COPD。经过数十年的争论，目前较一致的意见认为使用双侧 ITA 似乎不会增加胸骨深部伤口感染的发生率，急诊病例，70 岁以上的患者和 1 型糖尿病患者除外[109, 111, 112]。

骨骼化 ITA 是指经过充分解剖，去除动脉周围伴随的静脉和筋膜组织的 ITA。鉴于 ITA 的精细结构，必须谨慎操作，注意避免动脉损伤和夹层发生。数据证实使用骨骼化 ITA 不影响患者术后长期生存率及桥血管通畅率，同时可减少胸骨伤口并发症的发生[109, 113-118]。使用骨骼化 ITA 带来的局部血供改善的效果，可表现为胸前区感觉缺失区域的减小[119]。年龄超过 75 岁的患者使用骨骼化 ITA 似乎也可因胸骨血供改善而受益[102]。糖尿病患者使用骨骼化双侧 ITA 已被文献证实可获得良好效果。但是有研究显示肥胖的糖尿病女性患者使用骨骼化双侧 ITA 后胸骨深部并发症发生率增加[120, 121]。与之对应，也有研究认为糖尿病患者获取骨骼化双侧 ITA 与胸骨伤口感染之间不存在关联[122]。如果吻合技术完美，骨骼化处理对于桥血管的通畅率和内皮功能几乎没有影响[123, 124]。骨骼化 ITA 更重要的优点是可以避免桥血管长度过短，而这常常是导致桥血管角度扭曲并进而影响流量和通畅性的原因。一个看起来过短的带蒂 ITA 桥血管可以于其近端切断并重新吻合于主动脉或另一个 ITA 上以减少张力。

有些患者在吻合桥血管之前，ITA 流量可能非常低（如 < 20ml/min）。这可能由于桥血管痉挛，管径细小或术中损伤如内膜剥离。如果怀疑 ITA 存在局部受伤，应将其游离切断作为桥血管（如果足够长），或在受伤部位上、下方数毫米处斜行切断，再使用 8-0 聚丙烯缝线行端端吻合。如果损伤并不明显，在大多数情况下 ITA 仍然可以用于搭桥，这似乎不会导致术后 1 年血管造影狭窄表现（线样征）或桥血管闭塞率增加[125]。在某些情况下，未被发现的 ITA 内膜剥离可能在抗凝、抗血小板治疗和血管扩张药的干预下自发愈合[126]。

2. 桡动脉

关于桡动脉作为隐静脉替代物是否具有优势仍存在争议。迄今为止，已有超过 5 项随机对照试验比较了使用桡动脉和隐静脉作为 CABG 桥血管的效果[127-134]。术后 1 年血管造影显示桡动脉桥血管通畅率与隐静脉桥血管相当[127, 131, 132]。而在 5 年时，与隐静脉移植物相比，桡动脉通畅率则稍高或等同于隐静脉桥血管[130, 132, 135]。对于 70 岁以上的患者，使用桡动脉桥可提高其术后 6 年生存率[128]。桡动脉桥血管通畅率低于静脉桥血管的危险因素包括女性患者和外周血管病患者[136]。虽然桡动脉桥血管功能全面，几乎可用于任何类型搭桥情况（如主动脉冠状动脉搭桥，Y形桥血管或T形桥血管），但由于其通畅性偏低和易受竞争性血流影响，桡动脉桥血管不应用于狭窄＜70%的冠状动脉搭桥[137,138]。

术中获取的桡动脉桥血管可立即用血液/酚苄明混合液冲洗处理（100mg酚苄明溶于50ml肝素化血液中），并在该混合液中浸泡5～30min。酚苄明是一种非竞争性α₁受体拮抗药，无内皮细胞毒性，能有效预防桡动脉急性痉挛[139,140]。一项大规模研究证实酚苄明可降低围术期心肌损伤和心脏不良事件的发生率[141]。硝酸甘油则可用于搭桥前扩张桡动脉。获取桡动脉桥血管的步骤如图88-5所示。

使用桡动脉桥血管的禁忌证包括手部侧支供应不足或雷诺综合征患者，手部工作需求高的患者（例如专业音乐家），老年患者（其桡动脉粥样硬化发生率高，且相比于静脉桥血管并不能提高患者生存率），急诊手术及术后可能需要使用血管加压药的患者，例如左心室功能非常差的患者。使用桡动脉桥血管的病例应在术前知情同意谈话中向患者充分解释，其神经系统并发症发生率约

为30%，且常伴有拇指强度减退和感觉异常[142]。

糖尿病，外周血管疾病，肌酐水平升高和吸烟与上述并发症的发生率增加有关，这些并发症在大多数患者中随着时间的推移而消退[143]。为了尽量减少桡动脉桥血管痉挛（早期桥血管衰败的主要原因），获取桡动脉时可以保留血管周围的组织，这即为无创伤的"no-touch"（不接触）技术。此外，取代游离桡动脉机械扩管方法的药物扩管技术，即用罂粟碱（或酚苄明）处理，可以增强一氧化氮合生，抑制内皮功能障碍。最后，可考虑使用钙通道阻断药或硝酸盐预防术后桡动脉桥血管痉挛[144]。尽管提倡使用钙通道阻断药治疗预防桡动脉桥血管痉挛的文献证据很少，但90%以上的加拿大外科中心常规使用这一方法，持续时间从数周至6个月[15,145-147]。

内镜获取桡动脉在过去十年中逐渐普及，因为其相比于传统开放式桡动脉获取技术，具有切口美观和减少疼痛的优点[148]。与内镜获取静脉桥血管对其通畅率影响的顾虑不同，使用内镜获取桡动脉的中期通畅率似乎与开放手术相当[149]。

3. 胃网膜动脉

胃网膜动脉作为桥血管，发生术中问题的概率较高，且术后通畅率低于桡动脉。某些中心常规使用胃网膜动脉作为桥血管并积累了充分经验

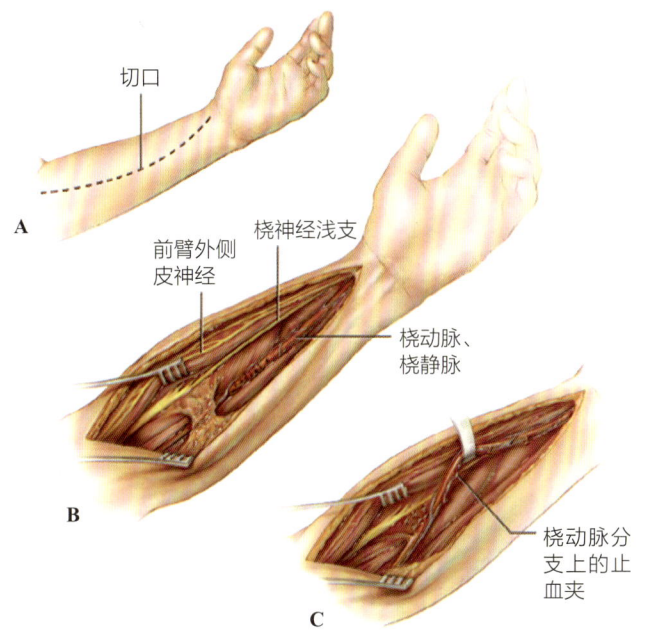

◀ 图88-5 开放手术获取桡动脉

A. 沿肱桡肌肌腹部作一前臂切口，向深部分离，可见前臂外侧皮神经与肱桡肌平行出现于解剖层面；B. 切开前臂深筋膜，露出桡动脉和静脉。桡神经浅支位于解剖区域侧面；C. 夹闭分支，钝性分离非血管组织，游离桡动脉和桡静脉。使用血管牵拉环牵拉桥导，避免过度刺激桡动脉导致痉挛。解剖范围近端为桡动脉返支，远端为围绕腕关节肌腱的筋膜（引自Doty DB, Doty JR编著：*Cardiac surgery operative technique*, ed 2, Philadelphia, 2012, Saunders, 417页，图36-9）

后也可取得 4~5 年通畅率 86%~90% 的理想效果[87, 150-152]。目前已有一项随机对照试验比较了胃网膜动脉桥与大隐静脉桥的使用情况[153-155]。术后 6 月随访的血管造影显示两者通畅率无显著差异[153]，仅是胃网膜动脉通畅率更多地受到竞争性冠状动脉血流影响。[154] 尽管有这些令人鼓舞的结果，但仍有几个因素限制胃网膜动脉成为可被系统性推广的桥血管：获取过程易导致血管痉挛，血管弯曲和扭转不易识别，以及血管管径小而容易在吻合过程发生问题。一项研究表明，应避免使用胃网膜动脉进行近端中度狭窄（70%~80%）冠状动脉或流量较低冠状动脉的搭桥，因为这种情况下桥血管通畅率低[156]。另一项研究表明胃网膜动脉作为游离桥血管进行搭桥相比于原位搭桥具有较低的通畅性[157]。基于这一证据，在选择主要的血运重建的桥血管时，在考虑使用胃网膜动脉之前应尽可能尝试使用其他替代的动脉桥血管，甚至大隐静脉桥血管。此外，最近的一项综述强调，右冠状动脉搭桥术中胃网膜动脉通畅率低于静脉桥血管[158]。

4. 大隐静脉

由于短期和长期通畅率低于 ITA，大隐静脉并不是 CABG 的首选桥血管[101]。然而，隐静脉仍是最常用的桥血管，并且在某些情况下仍然有用。它是最容易获取的 CABG 管，可以提供即时可靠的冠状动脉血流，在低心排量状态下不易发生痉挛或流量严重降低。对于急诊手术或存在严重并发症的患者，由于其预期寿命有限，手术的简单、快速和可靠是治疗的主要要求，因而大隐静脉成为其最理想的冠状动脉血运重建选择。此外，目前的抗血小板和胆固醇药物治疗可以改善大隐静脉桥血管的通畅率，其数值优于早年 CABG 系列报道的数据[28, 159, 160]。有几组研究已证实大隐静脉桥血管的通畅率超过桡动脉，尤其是当靶血管为中度狭窄冠状动脉时[161-163]。此外，最近的一项 Meta 分析显示，与单一静脉桥血管相比，侧-侧序贯吻合的静脉桥血管通畅率更高[164]。

多种微创技术被广泛用于获取大隐静脉。技术范围从间断切口（图 88-6）到使用专用的内

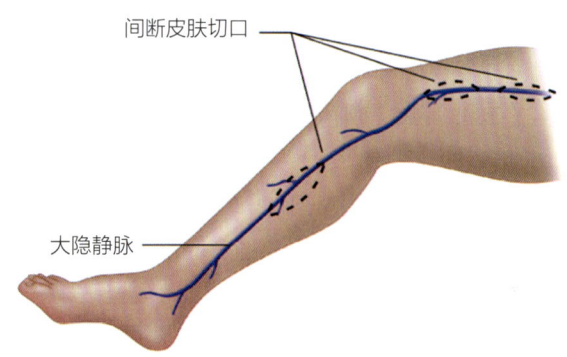

▲ 图 88-6　使用间断皮肤切口获取大隐静脉

相比于长的腿部切口，间断切口更为美观且感染发生率低，同时也可提供直视视野获取静脉（引自 Sellke F，Ruel M 编著 *Atlas of cardiac surgical techniques*，Philadelphia，2009，Saunders.）

镜系统[165, 166]。这些技术被证明可以改善患者的生活质量，降低血管床部位感染发生率[167, 168]。另一些中心主张使用带蒂大隐静脉以改善桥血管通畅率并减少静脉痉挛[169]。三项小规模随机对照试验对比了无接触技术（no-touch）对大隐静脉获取与常规获取效果，结果表明无接触组由于桥血管内皮完整性更佳，其中期（18 个月）及远期（8.5 年）通畅率更高[169-172]。随着更多中心应用该技术，我们可以期待会有进一步的研究以明确静脉获取的最佳方法。与桡动脉桥血管情况相类似，内镜静脉获取技术由于相比于开放式获取更为美观，感染率也更低，在过去十年内备受推崇[173, 174]。然而，一项大型研究的结果为这股热情泼了冷水，其报告认为相比于传统开放获取方法，内镜获取组术后 3 年桥血管通畅率较低，死亡率更高，心肌梗死及再次血运重建概率也更高[175]。

5. 其他桥血管

小隐静脉，腹壁下动脉，胃网膜右动脉是另外 3 种可供选择的自体桥血管材料。他们很少作为首次血运重建的桥血管，但在无其他桥血管可供选择时使用。最后，在极少数情况下，尸体来源冻存大隐静脉，药物处理牛胸廓内动脉以及膨体聚四氟乙烯桥血管也可应用于搭桥手术

（三）手术准备

麻醉师的术中准备工作包括建立上肢的外周动静脉通路（拟获取桡动脉桥血管侧的对

侧），全身麻醉诱导，气管插管，建立中心静脉通路，必要时放置肺动脉导管。在皮肤切开前30~60min静脉预防性注射覆盖革兰阳性菌的抗生素。围术期抗生素治疗方案不同医疗中心各不相同，但通常包括头孢呋辛（每12h静脉注射1.5g）或头孢唑啉（每8h静脉注射1~2g，连续48h）；青霉素过敏患者，万古霉素（每12h静脉注射1g）至少连续使用两次，直至拔管[176]。如果有相应技术的话，应提前留置鼻胃管和食管超声探头。在手术开始之前，应了解患者充盈压，心排血量，瓣膜和心室功能，动脉血气，活化凝血时间，红细胞比容和电解质水平的基础值。

患者准备好后手术铺巾，暴露胸骨柄至剑突间正中线皮肤切口部位的有限区域。如果计划使用胃网膜动脉，应于剑突下方2~3in做胸骨正中皮肤切口，通过该切口进行胸骨正中切开。具体而言，应稍微游离切口上方的皮下脂肪，与胸大肌分离，同时助手将其向上牵拉，通过电锯由脚端至头端锯开胸骨。然后助手开始获取桡动脉和（或）大隐静脉。上述过程中均应仔细止血（除非患者为急性心肌梗死或血流动力学不稳定），以防止在手术后续过程中切口出现持续渗血，从而最大限度地减少心内吸引的使用及其潜在的不利影响，预防凝血疾病，并有效节省关胸时间。我们倾向于在获取ITA之前打开心包，这样并不会延长手术时间，还便于术者在手术初期即可评估主动脉质量和行超声探查主动脉周围情况（如果发现存在明显的主动脉病变，可以变更计划插管部位和使用无接触Y型动脉桥血管），同时还可以辨识靶血管，估计所需桥血管长度，此外如果突然出现血流动力学不稳可迅速插管。主动脉周围超声扫描可作为单纯CABG的患者术中常规辅助手段，其发现升主动脉粥样硬化的概率可高达30%[177]。目前指南推荐术中经食管超声或主动脉周围超声以检测不可触及的主动脉斑块（Ⅰ类，B级证据），降低围术期神经系统事件高风险患者的脑栓塞概率（Ⅱa类，B级证据）[178]。如果无法进行主动脉周围超声扫描，仍可通过术前常规颈动脉超声，术中经食管超声心动图检查

和制定个体化血运重建策略以避免涉及病变主动脉等方法，降低CABG围术期CVA的发生率。个体化血运重建策略包括使用替代插管部位，室颤性停搏和非体外循环血运重建技术等。Trick及其同事进行的一项包含6000余名个体化血运重建CABG患者的临床研究显示其卒中发生率不到1%，即使在高风险患者中也是如此[179]。

游离后的ITA应在全身肝素化后横断远端。此时有两种方法可以减少获取第二条ITA期间的出血：一是在第一条ITA横断前给予部分剂量肝素（如5000~10 000U），在第二条ITA横断前给予全量肝素；二是在第二条ITA游离完成后给予全剂量肝素，同时横断两条ITA。

1. 体外循环及停搏液

建立CPB时采用升主动脉插管，右心房插静脉引流管，浅低温（32~34℃）和α稳态pH管理。使用近端升主动脉处的顺行心脏停搏管道进行排气，这一部位通常稍后会用于桥血管近端吻合。间断顺行灌注冷血停搏液可为大多数血运重建患者提供足够的心肌保护。对于严重缺血性患者或当LAD闭塞或严重狭窄时，可考虑顺行和逆行联合灌注停搏液[180]。顺行灌注冷血停搏液时联合使用局部冷却并不会对患者心肌温度和效果产生明显影响，且可增加术后膈肌麻痹和胸腔积液发生率[181]。

如果可行，术中经颅多普勒扫描监测大脑中动脉可作为CPB病例的有效辅助手段。根据作者经验，该技术有助于帮助外科医师在插管、灌注、阻断和排气技术等方面进行细微但有效的改进，从而最大限度地减少高强度瞬时信号(HITS)的频率和总量[182]。最好避免使用心内吸引，因为其可能导致凝血激活、微团块形成和灌注期间微栓塞发生。通常情况下，心内吸引可以由血液回收装置代替。中度低温和缓慢复温，以及血糖水平的精细调控也有助于降低术后神经认知缺陷的发生率[183, 184]。

2. 特殊情况

(1) 弥漫主动脉病变：CABG术中可能遇到的最大技术障碍之一是主动脉及其分支的弥漫性病变。病变的主动脉节段的手术操作可能导致栓塞

发生，是CABG术后卒中的最重要危险因素[185]。如果主动脉病变局限且不累及升主动脉远端1/3，则在插管、阻断和进行近端吻合期间通常可以避免涉及该区域（在单一阻断下）。然而，对于多灶病变，弥散性病变，或病变累及升主动脉远端1/3的病例，应使用股动脉或腋动脉插管；调整近端吻合位置于近端升主动脉，头臂动脉或降主动脉；应用低温室颤或低温停循环支持；在某些特地情况下可考虑同期行升主动脉置换。幸运的是，非体外循环技术和Y型桥血管技术已经广泛推广，为弥漫性主动脉疾病患者的治疗提供了更多选择。对于大多数弥漫性主动脉病变患者，如果其血流动力学稳定且非急性缺血，那么采用双侧带蒂ITA，Y或T型动脉桥血管进行非体外循环非接触CABG手术的风险是可以接受的。如果出现难治性血流动力学不稳定，则患者必须通过腋动脉或股动脉插管[187]，建立CPB，在低温室颤性停搏下进行远端吻合，近端吻合于无名动脉，也可在特殊的局部阻断装置帮助下[188]或短期低温停循环期间[83]将桥血管近端吻合于升主动脉无病变区。

(2) 术前心源性休克：术前发生心源性休克患者需要立即建立CPB。根据患者具体情况（如再次手术或既往有主动脉-双股动脉旁路手术史）和外科医生习惯，可选择通过股动脉插管或胸骨切开插管。如果时间和血流动力学条件允许，患者应在术前置入主动脉球囊反搏泵，或应用临时经皮机械循环辅助装置，例如Impella2.5或5.0（美国马萨诸塞州Danvers市Abiomed公司）稳定患者一般情况[189,190]。顺行和逆行联合灌注温血心脏停搏液诱导和温血复灌技术可使这类患者受益。虽然对于血流动力学稳定的患者可考虑使用单侧ITA搭桥，但由于心肌需尽快血运重建及术后预期需要使用正性肌力药等原因，这类患者用全大隐静脉桥血管完成手术也是合理的[191]。血运重建的目标应使每个心肌缺血区域至少有一条桥血管连接。

(3) 药物相关性凝血功能障碍：在常规CABG病例中是否应强制使用抗纤维蛋白溶解药物目前仍存在争议。最近，丝氨酸蛋白酶抑制剂抑肽酶受到严格审查。此前的报道和建议认为抑肽酶可能对肾脏、心肌、脑和肺功能产生不利影响[192-195]。在一项涵盖3876名患者的观察性研究中，Mangano及其同事发现抑肽酶的使用与5年总死亡率增加相关[192]。在该研究发表后，抑肽酶的使用明显减少，尽管也有一些研究表明不停跳CABG患者实际上可能会受益于抑肽酶的使用[196,197]。

使用抗血小板药物也可影响术后止血[198]。因此，这些患者可能需要输注血小板，新鲜冰冻血浆和冷沉淀。使用阿昔单抗的患者可以在鱼精蛋白中和后常规单独输注血小板，这一方法似乎可降低因出血而发生的再次开胸探查率[199]。

(4) 既往气管切开术：既往有全喉切除术史的患者需行心脏手术时，其气管造口可导致常规胸骨切开术后伤口并发症、纵隔炎症、气管损伤或造口处坏死等风险增加。这些患者可以采用保留胸骨柄的胸骨切开术，其中胸骨切口的上缘不超过第三肋骨的顶部。缓慢打开胸骨撑开器，避免胸骨柄骨折、出血或患者不适，同时为手术提供足够暴露。另一种方法是在第二肋间横断胸骨，并纵向至剑突行胸骨下段正中切口[200]。

（四）远端吻合

第一次灌注心脏停搏液后就应开始冠状动脉远端吻合。由于现有心肌保护方法的成熟以及CABG患者中弥漫性CAD的患病率增加等原因，目前较少会在体外循环CABG中首先进行近端吻合。近端吻合或者选择在每一远端吻合结束后逐一完成（每个远端吻合后在侧壁钳下进行近端吻合），或者在全部远端吻合结束后一次性完成。这种吻合方法的一个例外是Y型或T型桥血管搭桥，外科医生可以在建立CPB之前将全部近端桥血管吻合到1~2个带蒂ITA上，因此可以最大限度地缩短不必要的CPB时间，并允许在远端吻合之前评估每个分支血管的血流情况。

尽管在体外循环CABG中血运重建的顺序并不是至关重要的，但第一支桥血管通常是吻合于下壁血管，其次是侧壁、对角支，最后是LAD。完全闭塞并且计划使用游离桥血管进行搭桥的冠状动脉可以优先进行血运重建的远端吻合，以此改善受累区域心肌的停搏液灌注从而使患者受益。

冠状动脉 - 桥血管的组合多种多样，其选择应基于患者病情需要。带蒂 LITA 通常用于 LAD 搭桥，而带蒂右胸廓内动脉（RITA）也可以成功应用于 LAD 搭桥，此时 RITA 应置于上纵隔区域以降低将来胸骨切开术中发生损伤的风险。其后的桥血管选择顺序（依次包括第二条 ITA、桡动脉、胃网膜动脉和大隐静脉）应按照靶血管解剖学重要性相应的吻合于对应的冠状动脉。质量差，存在弥漫性疾病的冠状动脉并不一定只能使用静脉搭桥，因为 ITA 或桡动脉桥血管在弥漫性狭窄冠状动脉搭桥后的短期和长期通畅率也要好得多。可导致吻合口张力过高的导管长度问题几乎总是可以通过使用动脉 Y 型桥血管方法来解决。Y 型桥血管方法不应应用于大隐静脉桥血管，因为桥血管尺寸的差异可能导致不可预测的血流模式，影响术后效果。

在体外循环 CABG 中显露主要冠状动脉分支已不成问题。下壁血管可以通过在斜窦的右下方下腔静脉处填放一块小纱布垫来辅助显露。侧壁血管（缘支）则可以通过在心脏长轴上轻轻扭转和折叠心脏并在下面放置纱布垫以帮助显露。前壁血管则通过在左心室下方放置单个纱布垫辅助显露。

应选取需要搭桥的冠状动脉最近的无病变区域（即紧邻最远病变部位的远端侧）用于吻合。冠状动脉区域表面的心外膜使用 15 号刀片或特殊圆刀切开。通过手术刀轻轻地横向刮动清除冠状动脉前表面。即使已经灌注心脏停搏液，仔细检查也会发现冠状动脉中显出一条红色或半透明的细中线，此即管腔。使用手术刀轻轻沿该线纵向划开冠状动脉的前壁，注意避免损伤后壁。在此过程中灌注少量心脏停搏液以扩张冠状动脉腔，可能非常有帮助，对于小型（≤1mm）冠状动脉血管尤其如此。偶尔当冠状动脉前壁不能被施加适当张力的情况下，可以用锋利的尖刀挑开其管壁。刀片必须倾斜地、浅浅地插入动脉，以免穿透后壁。再使用向前剪或回头剪将切口扩大

至 4～6mm 用于端侧吻合，或 3～5mm 用于侧 - 侧吻合。

心外膜切口应向两端延伸超过动脉切口以便于吻合。可以使用探条探入切口确定冠状动脉大小，并评估切口近端及远端的通畅情况。必要时应行主动脉根部排气，以便不会使过量空气进入升主动脉。纵向切开桥血管远端，切口长度比冠状动脉切口多约 20%。如此一来，桥血管上缝线针距将稍宽于冠状动脉上针距，从而使吻合口呈现所需的"眼镜蛇头"状外观（图 88-7）。以前存在许多冠状动脉吻合技术，每种技术都有其优缺点。为了保证在特殊情况下具有稳定的可靠性，每个外科医生应该致力于完全掌握一种主要吻合技术，保证可以应用于所有类型桥血管，应用于端 - 侧及侧 - 侧吻合，应用于体外循环和非体外循环 CABG。一般性原则包括：使用 7-0 或 8-0 聚丙烯缝线吻合，使用不接触技术以保证冠状动脉和桥血管的内膜永远不被钳夹，吻合时注意缝线的均匀分布，因为变形的吻合口可能是不通畅的或容易引发血栓形成。另一个必须遵循的

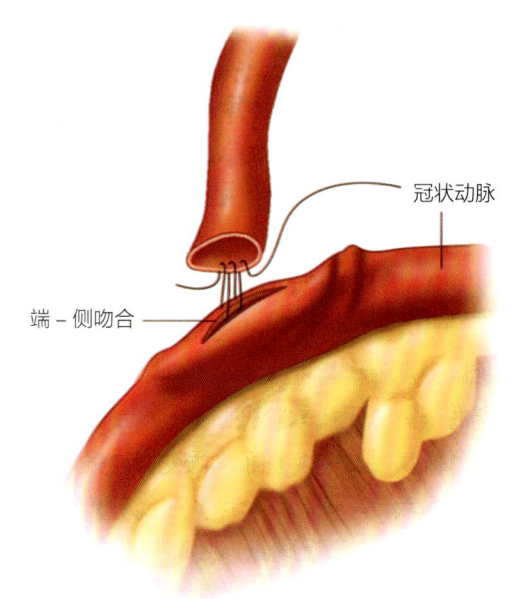

▲ 图 88-7　端侧吻合

使用 15 号刀片切开选定冠状动脉表面外膜，继而行动脉切开，切口大小与桥血管末端相适应。使用 7-0 聚丙烯缝线连续缝合行桥血管 - 冠状动脉端侧吻合。要始终留意保持吻合口正常的整体几何形态（引自 Sellke F, Ruel M 编著 *Atlas of cardiac surgical techniques*, Philadelphia, 2009, Saunders.）

原则是，吻合的构建不会对原有冠状动脉血流造成任何阻碍，因此要求在吻合口两端的缝合都能完美无缺，这样一来即使由于某种原因使桥血管丧失功能，原有冠状动脉血流至少将与冠状动脉旁路移植之前一样。我们倾向于仅在单一冠状动脉分布区域内使用序贯吻合搭桥（例如对于回旋支的两个钝缘支分支），以避免出现从一个心肌区域到另一个心肌区域的冠状动脉血流分流。但是也有其他研究者报道使用 T 型桥血管桥接两个甚至三个心肌区域的病例并取得良好的效果[186, 201]。总体而言，使用序贯搭桥技术能够完成更多的动脉吻合数量，有助于提升长期通畅率[163, 201]。横向序贯侧－侧吻合技术可用于大隐静脉桥血管，具有良好的通畅率[164]，但动脉桥血管则为其相对禁忌。序贯搭桥时保持动脉吻合口定向正确及相对之间长度适宜 (既无张力又无过度冗余的桥血管) 是至关重要的。由于可能同时影响两个或更多冠状动脉的血运重建效果，任何技术上看起来不令人满意的序贯搭桥都最好重新吻合或改用单独桥血管替代。

1. 冠状动脉内膜剥脱术

冠状动脉内膜切除术是一种先于 CABG 发明的技术[5]。该技术目前保留应用于严重弥漫性病变的特定病例，对于供应缺血且存活心肌区域的冠状动脉上无合适吻合部位时可用（图 88-8）。由于技术原因无法找到真正管腔时不应使用该技术，例如弥漫性病变冠状动脉被错误地切开进入到侧面斑块中时。在冠状动脉造影上有显影的动脉均具有管腔，即使定位选择不佳或切口位于腔外时，仍可通过将向近端和远端仔细延长切口而进入冠状动脉真腔，进而通过使用桥血管作为覆盖血管片进行长段的补片血管成形术。动脉内膜切除术也应仅用于高度狭窄的血管（＞ 80%）。动脉内膜切除术包含内膜切除后冠状动脉的桥血管补片血管成形术，以及使用同一桥血管的旁路移植术。对于适宜的特定病例，冠状动脉内膜切除术患者围术期 MI 的发生率为 5% 或更低，30 个月时桥血管－冠状动脉通畅率为 72%，并具有良好功能效果，与无须冠状动脉内膜切除术患者的效果相当[202-204]。

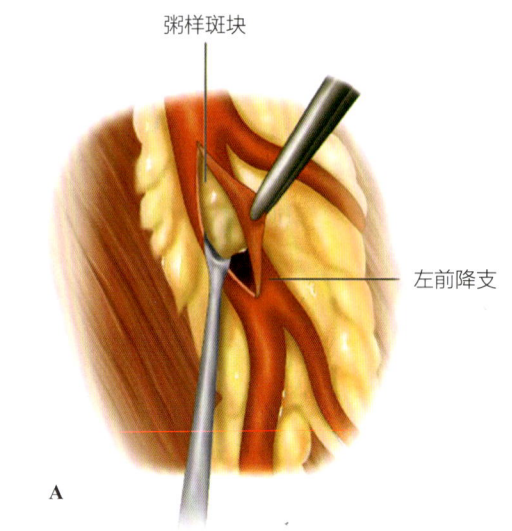

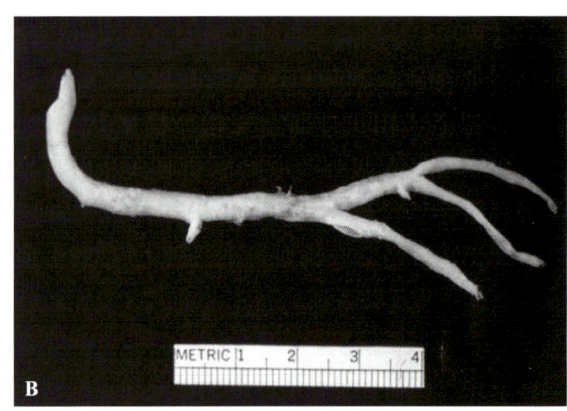

▲ 图 88-8　冠状动脉内膜剥脱术
A. 左前降支冠状动脉内剥除一大段粥样斑块的代表性图片；B. 自完全闭塞的右冠状动脉中剥除的斑块标本，患者随即接受使用大隐静脉桥血管的搭桥手术（加拿大安大略省渥太华市渥太华医院病理科 Dr. John Veinot 供图）

2. 免缝合远端冠状动脉吻合器

自动冠状动脉吻合器和自闭合 U 形夹远端吻合装置已取得重大进展。关于在人体中使用这些装置的初步报告显示：在术后 3 个月和 6 个月的血管造影随访中，吻合口几何形状满意，桥血管即时流量良好，通畅率满意[205-207]。

（五）近端吻合

大多数近端吻合术是在升主动脉上完成的，但是在特殊情况下也可以使用诸如头臂动脉、腋动脉和降主动脉等部位替代。Y 型和 T 型桥血管是通过端－侧或侧－侧吻合方法将一段游离动脉桥血管的流入开口吻合于原位动脉桥血管上。近端吻合术的一般原则包括保证桥血管理想的走行位置（即没有扭转，局部张力或过度冗长），以及尽量减少主动脉上操作。

虽然不同医生的喜好各不相同，但一般而言最好避免使用切向侧壁钳，因为其与 CABG 期间脑血管微栓塞和 S-100 释放增加具有相关性[208]。根据我们的经验，可以使用下列几种技术将这种栓塞风险降低到与单次主动脉阻断钳近端夹闭技术相当或更低水平。这些技术包括：①仅在无病变的升主动脉区域使用切向侧壁钳（图 88-9）；②在开放阻断钳及使用侧壁钳时应暂时停止体外循环泵；③打孔后冲洗主动脉内部；④在最后一处近端吻合术完成之前应完全排出空气，可以通过缓慢灌注生理盐水方法排气，或者移除某一个已吻合的游离动脉桥血管上的血管夹使血液回充入主动脉排气；⑤开放侧壁钳时暂时停止体外循环泵。

行近端吻合术时应使用 11 号刀片于主动脉的选定部位作一个或数个长度约为 3mm 的纵向切口。使用 4.0mm（用于游离动脉桥血管）或 4.5mm（用于大隐静脉桥血管）直径的打孔器完全自由地滑入主动脉切口，并在每个部位做出圆形主动脉打孔（图 88-9）。每个桥血管腔内充分冲洗并且在直视下确定其方向，测量其长度以避免心脏充盈后桥血管不至于太短或过度冗长（夹闭静脉引流管以充盈右心有助于进行上述评估），使用柔软血管夹夹闭桥血管，在其近端剪开使其周长比主动脉打孔处长约 20%，最后使用 6-0 聚丙烯缝线吻合于主动脉。如果动脉桥血管看起来太短，要么以端-端吻合方式连接于一小段大隐静脉上，后者再与主动脉吻合，或者动脉桥血管以侧-侧吻合方式（如同 Y 型桥血管）连接于另一个动脉桥血管上。

免缝合近端冠状动脉吻合器

已有越来越多的手术组成功使用商业化的自动近端主动脉吻合器并获得良好通畅率；然而，仍需要一项前瞻性随机对照试验来解除一些关于早期桥血管闭塞的顾虑[209-213]。这些吻合器的优点包括避免主动脉上的操作（除了吻合部位以外）和易于使用，特别是对于非体外循环旁路移植或机器人辅助手术病例而言。

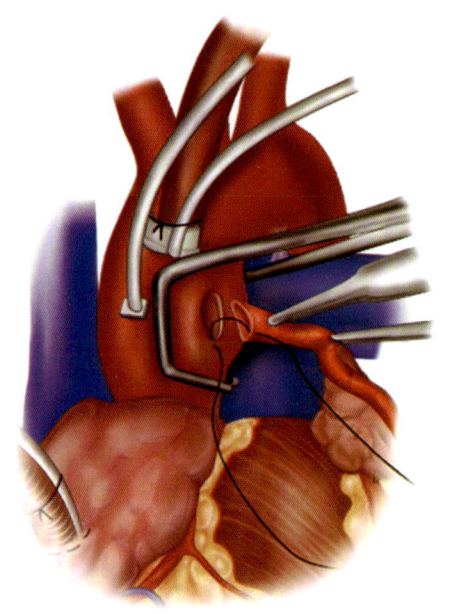

▲ 图 88-9　使用侧壁钳后进行近端吻合

使用侧壁钳部分夹闭主动脉并做小的主动脉切口（4~4.5mm），使用 6-0 聚丙烯缝线完成近端吻合术［引自 Sellke F, Ruel M, editors：*Atlas of cardiac surgical techniques*，Philadelphia，2009，Saunders.）

（六）术中桥血管评估

存在细小和弥漫性病变靶血管的 CABG 患者比例越来越多，所使用的手术技术越来越具有挑战性（例如复杂动脉桥血管搭桥和非体外循环搭桥），这些使得手术中常规进行桥血管检查变得合理而重要。一种比较主观的办法是在手术过程中在关键部位轻轻探查每个吻合口，以确保其近端、远端和桥血管的通畅，并排除由于吻合时周圈缝线针距过大或进针组织过少可能导致的隐匿性"荷包效应"。这种情况多见于吻合口几何形状不完美，或者助手在牵线时用力过度。

最广泛使用的客观桥血管评估方法是即时血流测量技术（TTFM）。使用该方法测量覆盖左心室的冠状动脉管（如 LAD 和旋支分支）桥血管，其舒张期-收缩期灌注模式至少为 2∶1，且脉动指数＜3 预示桥血管通畅良好，而绝对流量值低可能是动脉痉挛的结果而并非吻合存在问题[214, 215]。遗憾的是，TTFM 评估桥血管需要再处理的具体指标标准尚未确定，且 TTFM 在判定桥血管或吻合处轻度狭窄方面表现仍不理想，即使使用光谱或快速傅里叶变换分析方法也无法改善这一情况[216]。其他方法，如高频心外膜超声心动图和能量多普勒成像技术也已见于报道，但经验仍嫌有限[217]。热成像的图像分辨率不足，且不适合非体外循环或微创手术中使用[218]。

术中荧光心脏成像技术在临床上是安全且可能有效的[219]。这种方法通过注射0.5ml吲哚菁绿显影剂，再使用便携式成像装置可视化分析冠状动脉及桥血管的解剖情况，可应用于常规CABG，非体外循环冠状动脉搭桥术（OPCABG），或微创直视冠状动脉搭桥术（MIDCAB）。桥血管和冠状动脉的可视化效果非常好，但吻合口的分辨率尚需改进，且覆盖的脂肪或肌肉组织可影响吲哚菁绿（ICG）荧光信号的透过，从而干扰检测。这种方法最适用于骨骼化动脉桥血管和大隐静脉桥血管。一项研究通过使用镶嵌手术室在术中常规进行血管造影，结果显示高达12%的旁路移植桥血管可能存在严重的血管造影狭窄，需要术中处理[220]。血管造影在镶嵌血运重建中的价值还需进一步的研究来阐明。

（七）体外循环停机

一旦近端吻合完成，在开放血管夹之前，每个静脉桥血管均用27号针排气。在平均动脉压升至至少70mmHg条件下。检查桥血管每个吻合部位和侧支止血彻底，摆放位置合适。远端吻合口喷射样出血可用7-0 Prolene单针缝合修补；如果出血部位位于吻合口的趾端（toe）或跟端（heel），补针可能会影响吻合，应考虑准备心脏停搏液并重新使用侧壁钳阻断再次吻合口效果。最好选择花费10～15min来对吻合口角部或接近角部有明显漏血的桥血管进行再次吻合，而不应冒着使吻合口变形或闭塞的可能进行补针。心外膜可用于覆盖和修补小的侧面吻合口漏，但不应用于吻合口角部附近。

准备CPB停机的患者应对心脏，肺脏和代谢系统进行常规但彻底的评估。通过缓慢复温使患者达到预定的停机温度（尽管目前这一温度的具体值仍有争议），同时避免体温过高[183, 221]。血红细胞比容水平和代谢和电解质平衡也应按需要进行检查和纠正。气管插管吸痰后，麻醉师在直视观察下手动膨肺使肺复张，继而使用纯氧机械通气。重新开启呼吸监控和报警功能。检查胸膜腔是否存在积液或气胸。起搏线固定于心房和心室的心外膜上，另一端穿出胸外，并根据需要通过同步心脏电复律或起搏来优化心律/心率。窦性心律或心房起搏每分钟75～95次是停机的理想状态。左心室肥大或血运重建不完全患者，由于舒张功能明显障碍，可能会受益于较慢的心房率和轻微延长的房室间期。观察心电图是否存在ST段改变，判断有无心肌缺血；如果存在缺血，必须考虑重新评估和重建桥血管的必要性。

灌注师逐渐夹闭静脉引流管以向右心室提供前负荷，进而增加左心室前负荷。麻醉师通过使用α受体激动药如去氧肾上腺素，或在某些情况下使用血管扩张药，如硝普钠来调控后负荷。通过观察停机过程中左、右心室的收缩情况及肺动脉压水平来评估心肌收缩力，后者可以反映无肺高压患者的心室功能。停机困难时可以采取以下措施。首先，重新CPB转流并进入心脏空跳状态后，再次检查上述的每个步骤并在必要时进行校正。其次，重新评估桥血管及处理缺血或冠状动脉内气栓。第三，必要时使用正性肌力药和主动脉球囊反搏泵（IABP）支持。正性肌力药和IABP用于术前左心室功能良好的非急诊患者是不正常的，应质疑血运重建的充分性（即吻合过程中的无功能桥血管，斑块或胆固醇栓塞，吻合于错误的冠状动脉甚至冠状静脉），应更积极地选择重新搭桥或增加一个或多个桥血管。在重新进行上述处理之后，再次尝试CPB停机。如果多次尝试后仍然不能成功停机且明显与心肌收缩力差有关，可考虑使用体外膜氧合ECMO或机械心室辅助进行暂时支持桥接以帮助恢复。

一旦患者顺利CPB停机，可拔除静脉插管，收紧心房荷包缝线但不要打结。通过生理盐水灌注静脉插管，将其内血液压回体外循环机贮血器内。检查主动脉插管，其中可能有在心脏射血期间从左心室迁移出的空气。灌注师根据外科医生和麻醉师的指示将适量剩余泵血输回患者体内。应避免右心室过度充盈和舒张期肺静脉压超过22～25mmHg。如果出现这些情况，同时平均动脉压尚正常，可静脉注射硝酸甘油减少前负荷并扩张肺静脉。

一旦患者血流动力学稳定，且不太可能因为支持或技术原因需要重新建立 CPB 时就可以给予鱼精蛋白中和。在心包腔后部、前纵隔，以及每个曾打开的胸膜腔内都要留置引流管。胸部闭合时要注意确保引流管不应靠近桥血管，否则不仅可以机械性压迫桥血管导致其变形和血栓形成，且一旦在负压吸引时桥血管被吸入其侧孔，可导致桥血管损伤出血。使用初始剂量鱼精蛋白后，在鱼精蛋白不良反应引起的血压下降状态下拔除升主动脉中的主动脉插管。收紧荷包缝合线并牢固打结，必要时用带垫片缝线加固。对所有吻合口，所有桥血管的全长，所有插管部位和胸壁仔细检查确保止血彻底。如果尽管采取了这些措施，心包腔内仍有血液积聚，应检查左心耳是否在 CPB 期间被心内吸引器损伤。在静脉桥血管近端吻合处留置 X 光显影标志。左心室前壁部分心包可缝合拉近但不需闭合以避免造成不利的血流动力学影响。常规闭合胸骨切开术切口即可结束手术。

四、术后护理特点

（一）术后早期

尽管缺乏确实证据支持，但一旦动脉血压值允许，使用桡动脉、胃网膜动脉或腹壁下动脉桥血管的患者就应接受静脉注射硝酸甘油或钙通道阻滞药。与静脉注射地尔硫䓬相比，硝酸甘油被证明更有效，成本更低，也更安全（心动过缓和负性肌力作用发生率更低）[222]。在手术后 6h 内即应通过栓剂给予阿司匹林（650mg），随后改为口服给药，剂量为每天 100～325mg（Ⅰ类推荐）[34, 223, 224]。对联合氯吡格雷治疗的患者，阿司匹林剂量可适当减低（81mg），尽管尚没有证据支持这种做法。对于不能耐受阿司匹林的患者，可给予氯吡格雷（75mg 每日一次）作为替代（Ⅱa 类）[43]。大多数患者在 CABG 术后 4～6h 内拔管并在第二天早晨（术后第 1 天）从重症监护室转出。当 12h 胸引量少于 100ml，且无漏气表现，或胸部 X 光检查显示没有明显残余积液时，可拔除胸管。大多数患者几乎没有术后疼痛症状，对于疼痛明显者可先使用静脉注射麻醉类药物，后改口服可待因或氢吗啡酮治疗。肾功能正常且无消化性溃疡或充血性心力衰竭病史的患者可短期使用非甾体类抗炎药作为辅助。β 受体拮抗药和其他抗高血压药物通常在手术后第二天早晨按术前半剂量重新开始使用，并在出院前逐渐恢复至术前剂量。现在所有接受 CABG 的患者都被建议使用少到中等剂量的他汀类药物治疗，而要使血清 LDL 水平降低至少 30% 可能需要使用更高剂量的他汀类药物。手术前后通过使用口服药物或静脉注射胰岛素优化血糖控制方案，有助于降低临床不良事件的发生率。中度左心室功能不全（LVEF 在 30%～50%）且肾功能正常的患者，无论有无症状，均可以使用血管紧张素转换酶（ACE）抑制剂或血管紧张素受体阻断药（ARB）[225]。我们的做法是对使用桡动脉或胃网膜动脉桥血管的患者每日给予氨氯地平，其比地尔硫䓬更为有效，而动脉血管特异性优于硝苯地平 [145, 226]。

心房颤动的预防策略依据外科医生个人和医疗中心的偏好而有所不同 [227]。我们的策略是在术后早期使用最大剂量的 β 受体拮抗药。最近的 2011 年 ACC/AHA 指南建议，对没有禁忌证的所有患者应及时（< 24h）给予口服 β 受体拮抗药，以降低术后心房颤动的发生率（Ⅰ类推荐）[34]。此外，通过索他洛尔、胺碘酮和静脉注射镁剂的预防方法也被证明是有效的，尽管其成本 – 效益仍存在争议 [228-230]。患者术后出院中位数时间为 5d，有些病例术后可早至第 3 天出院。

（二）术后远期

在 CABG 术后的 3～4 周内，患者常出现食欲不振、失眠、疲倦、缺乏性欲、轻微的神经认知缺陷和情绪低落等症状。这些症状与术后状态有关，对大多数患者来说是暂时性的。此时患者可能仅需要外科医生的安慰和鼓动。作为康复治疗一部分，应鼓励患者逐步开始步行锻炼。出院时患者最小步行距离为 120m，应在术后第一个月结束时增加至每日步行 1h 或更长时间。术后第一个月举重限制为3kg，第二个月限10kg，术后6个月内不超过30kg。有组织的心脏康复计划是一种有用的辅助手段，可鼓励患者出院后即可加入。恢复理想的患者通常可在手术后3周内恢复驾驶能力，并在2~3个月内恢复工作。从事特殊职业的患者，如其复发心脏事件可能危及其他人的生命处于危险之中（例如公共汽车司机和飞行员），应该在期恢复工作之前进行无创心脏检查以排除缺血可能。通过随访参与SYNTAX和FREEDOM试验的患者的生活质量研究结果表明，尽管CABG属于侵袭性治疗手段，但其术后生活质量仅在6个月后即超过PCI患者[231,232]。

随着冠心病病情的继续进展，CABG仅应作为CAD患者诸多治疗干预措施中的一种。CABG后续必须进行二级预防：必须继续服用阿司匹林，坚持戒烟，避免吸入二手烟，鼓励运动，解决肥胖问题，优化血脂水平，严格控制高血压和糖尿病。上述措施对大隐静脉桥血管的动脉粥样硬化进展过程有显著影响，同样也可以使动脉桥血管受益[233,234]。

对于无心律失常，无心绞痛，心室功能正常，无须使用其他药物抗高血压治疗的非复杂CABG患者，可在术后6个月逐渐停用β受体拮抗药。桡动脉或胃网膜动脉桥血管搭桥患者1年后停用氨氯地平[235]。中度左心室功能不全（LVEF < 40%）的患者应开始或持续使用ACE抑制药/ARB类药物，这可降低心脏病相关死亡率，以及急性心肌梗死和临床心力衰竭的发生率[34,225]。

五、结果

（一）并发症

CABG最常见的并发症是术后出血、低心排血量综合征、心肌梗死、神经系统不良事件、肾功能不全、房性心律失常和胸骨感染。其他并发症将在本书其他章节详细讨论。这里讨论了上述并发症的定义、发生率、预防和治疗措施。

1. 术后出血及输血

CABG术后出血可归因于手术和（或）药物原因。CABG病例需要开胸止血的发生率在2%~6%[236]，该组患者死亡风险增加4.5倍[237]。

术后出血和输血的危险因素包括高龄、女性、低体重、术前心源性休克、贫血、肾功能不全（特别是透析依赖患者）、外周血管疾病、营养状况不佳、近期溶栓治疗、急诊手术、再次手术和CPB时间长病例[237-239]。虽然缺乏循证医学证据支持，但大多数外科医生使用下列指标以判断决定是否需要开胸止血：①术后第1h胸腔引流量超过400ml；②前2h超过300ml/h；③前3h超过200ml/h；④前4h超过100ml/h；⑤突然出现大量血性引流；⑥心脏压塞迹象；⑦尽管纠正了凝血功能，仍有大量出血。CABG出血的手术原因通常包括插管处荷包缝合漏血，桥血管吻合口漏血或ITA分支残端出血。

出血的药物原因包括4个方面：由于CPB过程中的稀释、活化和消耗导致凝血因子耗竭；术前抗血小板药物或肾功能不全，以及CPB的直接作用等原因引起血小板数量和质量异常；低温可影响血栓素合成，从而抑制血小板聚集；残留肝素导致肝素反跳效应。

预防CABG术后过度出血的策略包括细致的手术操作和止血，预防或逆转术中血液稀释，迅速逆转低温，检测残留肝素效应并追加鱼精蛋白中和，控制血压，使用抗纤维蛋白溶解剂，以及在严重的情况下使用重组凝血活化因子Ⅶa。最后一种已越来越多地用于心脏手术中，但其造成的高凝环境可能引起的桥血管血栓形成仍然是需要关注的问题[240,241]。

单纯体外循环CABG的输血率从接近0%~50%，大多数中心输血率约为20%[238]。各机构均有各自的指南决定输血的指标。术前贫血是输血最重要的预测因素之一[242]。研究表明，术前贫血和围术期输血都是死亡率和发生急性肾损伤，伤口感染，长时间机械通气，肺部症状和住院时间延长等并发症的危险因素[243-250]。

近期胸外科学会（STS）数据库对182 599名患者进行一项大型研究发现[250]，术前贫血患者（血细胞比容< 33%）与术前血细胞比容水平高于42%的患者相比，围术期并发症发病率和死亡率显著升高。这项研究显示，术前血细胞比容每降低5%，死亡率增加8%，术后肾衰竭概率

增加 22%，胸骨深部伤口感染风险增加 10%。贫血组围术期输血率为 88.5%，与之相对的血细胞比容水平高于 42% 组输血率为 32.5%。Karkouti 及其同事进行了一项试验性研究[251]，对术前贫血患者进行预防性输血，发现其并不能改善预后。这可能是因为输血的风险抵消了治疗贫血带来的获益效果。因此，必须寻求输血以外的替代治疗方法，例如基于病因的方法检测和控制术前贫血。

2. 低心排量综合征

CABG 术后低心排血量综合征（LCOS）通常被定义为，尽管术后进行超过 30min 的治疗，调整前负荷、后负荷、电解质和血气分析异常后，仍需要使用正性肌力药物或置入 IABP 才能保持收缩压 > 90mmHg 及心脏指数（CI）> 2.2L/（min·m^2）[252]，单纯 CABG 患者中 LCOS 的发生率为 4%～14%，其使得死亡率增加 10～17 倍，并发症发病率也显著增加[252-254]。发生 LCOS 的危险因子包括高龄（> 70 岁），女性，糖尿病，左主干及三支病变冠心病，低射血分数（< 50%），再次或急诊手术，近期 MI，血运重建不完全，CPB 时间长，以及术中心肌保护不理想[252-254]。LCOS 的处理包括彻底评估可能的潜在发病原因，并对可纠正的病因进行针对性处理，如立即进行心脏和桥血造影检查，必要时返回手术室。首先应通过补充适量容量和控制血压获得理想的前负荷和后负荷。

适当使用正性肌力药物可以改善心肌收缩功能。维持电解质和血气分析结果正常至关重要。如果存在低体温必须积极解决。心电图和心肌酶谱检查必须作为评估的一部分，以排除心肌缺血或梗死引发 LCOS 的可能。如果 LCOS 没有快速得到控制，可能需要行紧急床边超声心动图检查以排除心脏压塞，同时还可发现局部室壁运动异常。循证医学证据支持对于术前确定为 LCOS 高风险的患者进行预防性 IABP 置入治疗[255-257]。当然 IABP 也可能在术后置入。在某些情况下，患者需要术后 24～48h 开胸探查[258]。

3. 围术期心肌梗死

根据机构或研究定义不同，首次 CABG 病例围术期心肌梗死发生率为 2%～10%[20, 21, 259]，导致更高的死亡率、并发症发生率，远期生活质量降低的风险也增高[260-262]。其原因可能来源于桥血管相关问题，也可能与自体冠状动脉问题有关。桥血管相关问题包括桥血管扭结和过度拉伸，急性闭塞，技术性吻合口狭窄或导管痉挛。自体冠状动脉相关问题包括心肌保护不当，血运重建不完全和冠状动脉栓塞。在这些情况下可能需要使用 IABP 辅助，以减少心肌缺血损伤。虽然心肌酶谱升高现象在术后较为普遍，但肌酸激酶同工酶（CK-MB）和肌钙蛋白 -I 水平超过正常上限 5 倍可作为围术期 MI 的判定标准[263]。而当伴有心电图上新出现的病理性 Q 波或新发左束支传导阻滞时[264]，或经食管超声心动图（TEE）发现出现新的区域性室壁运动异常情况下，围术期 MI 的诊断更为明确[265]。Brener 及其同事对 4000 名患者进行的一项研究显示[266]，心肌酶升高超过正常上限 10 倍可导致术后 3 年生存率降低 30%。正性肌力药、血管加压药和 IABP 的使用可能对不稳定患者有帮助。然而，尽管采取了其他措施，心导管检查或再次开胸探查仍是有必要的。

4. 神经系统并发症

CABG 术后神经功能障碍可分为两种类型：1 型神经障碍主要为局灶性神经功能缺损、昏迷和昏迷；2 型障碍特征是智力功能或记忆力全面下降[267]。两种神经功能障碍均可能是由以下一种或几种原因导致的：脑栓塞、灌注不足或 CPB 相关炎症反应。I 型障碍可导致患者死亡风险增加高达 25%[268, 269]。CABG 相关卒中发病率为 1.4%～3.8%[270, 271]，其中超过一半的患者发生在术后，其余发生在手术期间[272, 273]。手术后卒中患者半数发生在术后最初 24h 内[270]。CABG 后卒中的死亡率高达 17%，早期卒中（< 24h）死亡风险比晚期高 3 倍（> 24h）[270]。其危险因素包括高龄（> 70 岁）、女性、既往卒中史、CHF、心房颤动、糖尿病、高血压、外周血管疾病（包括颈动脉疾病）、肾衰竭、动脉粥样硬化性主动脉疾病、围术期低血压或使用 IABP[270, 274, 275]。尽管几项随机对照试验并未证实非体外循环 CABG 患者神经损伤发生率低于体外循环 CABG 者[276-278]，还是有一项研究表明，采用避免主动脉操作的手术技术或非体外循环与术中卒中发生率降低有关，这提示对于引发卒中发生，主动脉操作的重要性高于CPB[273]。最近的一项Meta分析也显示非体外循环CABG患者的卒中发生率（1.4%）相比于体外循环CABG患者（2.1%）减少30%[279]。

2型神经功能障碍的检测和认定更为困难。根据定义不同，CABG患者发生谵妄概率为3%~50%[280]。2型障碍通常被认为是严重程度各异且波动的短暂性认知功能障碍疾病。除了增加患者家庭成员和医疗团队的压力外，谵妄似乎还会带来远期影响，例如造成死亡率上升[281, 282]。其危险因素包括既往卒中史、药物滥用史、年龄>65岁、围术期输血史和围术期低血压发生史[283]。非体外循环CABG和术前使用他汀类药物可能会降低某些病例术后谵妄发生率[284, 285]。

CABG术后认知功能障碍较常见，出院时发生率30%~80%，术后6个月至1年发生率为20%~40%[286, 287]。其认定困难，需要进行个体化针对性检测才能发现这些神经功能障碍。虽然术后认知功能障碍发生率高，但似乎对手术远期效果没有不良影响[288-290]。

5. 术后肾功能不全

一组多中心大样本研究显示，7.7%的CABG患者会出现术后肾功能不全（PRD）这一严重并发症，其中1.4%需要接受透析治疗[291]。发生PRD患者的死亡率从基础值的0.9%上升至19%，而需要透析治疗的患者死亡率更是高达63%。其他研究证实了这些发现[292]，其中一项研究显示术后肌酐增加50%的患者90天死亡率升高[293]。此外，其他研究表明，PRD与心血管事件发生率增加有关（比如远期心力衰竭风险增加）[294, 295]。PRD的危险因素大部分是难以干预的，包括年龄>70岁、糖尿病、慢性肾病、CHF、再次手术、CPB时间长、术前贫血、围术期输血和LCOS[243, 250, 291, 292]。在证实隐匿性肾功能损害与近期和远期死亡率及心血管事件发生率的关联后，有研究者建议通过在血清肌酐之外增加肾小球滤过率检测，以更准确地评估肾功能[296]。虽然非体外循环CABG被认为可能减少PRD发生率[297]，但由于一些随机对照研究并未显示出这种优势，因此此点仍存争议[278, 298]。对一组272例CABG患者的随机试验评估了CPB期间使用重组人B型钠尿肽的效果[299]。接受B型钠尿肽灌注的患者血清肌酐峰值明显降低，术后24h尿量增多，住院时间缩短，180天死亡率更低。其他评估人心房钠尿肽的研究也显示了类似的结果[300, 301]。进一步研究将阐明这种方法在心脏手术后保护肾脏的作用潜力。

6. 心房颤动

CABG术后20%~40%的患者会出现术后心房颤动（POAF），发病率最高峰为术后第2及第3天[302-304]。房颤通常是一过性的，大多数患者在治疗2~3d后可恢复窦性心律。然而，POAF患者恢复窦性心律的概率较低，其潜在机制尚未完全理解，可能是多因素的。

心包炎症，过量儿茶酚胺产生，术后自主神经失调，间质动员，容量超负荷和神经体液环境改变的组合可能有助于POAF的发展[305, 306]。POAF与卒中风险增加2~3倍，有关心房颤动发展的预测因子包括高龄、男性、吸烟、交叉钳夹时间延长、COPD、慢性肾脏疾病、心脏瓣膜病、心房扩大、肥胖、既往心包炎、β受体拮抗药停药[304, 306, 310-312]以及住院时间增加，费用增加，死亡率增加[302, 303, 307-309]。

POAF[313-315]的治疗始于纠正电解质失衡、缺氧和酸中毒。当血流动力学稳定时，容量超负荷的患者可以从利尿中获益。在血流动力学不稳定的患者中，应进行电同步心脏复律。在稳定的患者中，应尝试药物控制速率或节律策略。常用的速率控制药物包括β受体拮抗药，钙通道阻断药和地高辛。后者可能对左心室压力低的患者有帮助。胺碘酮是一种常用的节律控制药物。对于因心脏颤动持续48h且存在出血和血栓栓塞风险的患者，应考虑抗凝治疗。最近Cochrane协作网的综合报告，以及其他报告，研究POAF的预防策略，发现β受体拮抗药、索他洛尔、胺碘酮、术后心房起搏、镁和后路心包切开术可降低POAF的发生率，效果各不相同[316, 317]。最近Meta分析提供的证据表明，术前补充omega-3也可能降低POAF的发生率。

7. 胸骨伤口感染

胸骨伤口感染（SWI）可分为两种类型：浅表胸骨伤口感染（SSWI）和深部胸骨伤口感染（DSWI）。前者涉及皮肤、皮下组织和胸大肌筋膜、临床上表现为红肿、引流、发热或所有这些症状。DSWI的诊断需要存在以下之一：来自纵隔液体或组织的阳性培养物；手术中可观察到的纵隔炎；存在胸痛、胸骨不稳定或高烧；或是纵隔引流出的脓性液体或阳性血培养物。据报道，SWI的发生率为0.47%~8.0%，死亡率为0.5%~9.1%；而DSWI的发生率为0.22%~1.97%，死亡率为1.0%~36%[320-322]。

微生物学上，金黄色葡萄球菌和凝固酶阴性葡萄球菌是最常见的独立性病原体[323]。DSWI的危险因素包括高龄、男性、COPD、肥胖、糖尿病、吸烟史、类固醇使用、肾功能不全、重复手术、长期手术时间、再次探查出血、使用骨蜡、围术期输血、延长住院时间（>5d），以及使用双侧ITA[250, 320, 324-326]。在最近一项对于这一并发症的Meta分析中[327]，Saso及其同事得出结论：骨骼化ITA将SWI的风险降低了60%，特别是在糖尿病患者中，并且这种优势在使用双侧ITA采集中保持了优势。这可能是因为骨骼化技术改善了胸壁灌注[119]。预防SWI的重要步骤包括术前用葡萄糖酸氯己定淋浴，预防性鼻内注射莫匹罗星，剪发剃须，皮肤切开前静脉输入预防性抗生素，积极地围术期血糖控制，骨骼化ITA采用对于肥胖糖尿病或COPD患者尤其是双侧ITA，并严格遵守无菌条件[328-331]。尽管SSWI可能采用抗生素保守治疗。在大多数情况下，DSWI通常需要在手术室中重新探查和清除坏死组织，有些病例需要早期行血管化肌瓣覆盖。

（二）死亡率

STS数据库中，北美中心的CABG总体手术死亡率（包含所有住院死亡和术后30d内死亡病例）为3.0%，自1990年以来这一数值有所改善，尽管患者的平均年龄更大（65.1岁），紧急程度更高，伴发病比例更多[332]。在新英格兰北部心血管疾病研究小组的19 016名接受LITA冠状动脉搭桥治疗的患者中，30d总死亡率为2.4%[333]。在目前的两项临床随机对照试验，SYNTAX研究[20]和FREEDOM研究[21]中，CABG患者的手术死亡率分别为3.5%和1.7%。这些数字与其他几项研究报告的结果相近[111, 334]。30d死亡率的预测因素包括紧急手术、高龄、女性、糖尿病、左心室功能差（尤其是存在CHF症状时）、肌酐水平高、周围血管疾病、肺部疾病和左主干CAD[335]。年龄小于65岁、左心室功能正常并且接受择期冠状动脉搭桥术的患者30d的死亡率低于1%[267]。

CABG术后患者的长期生存可能取决于研究人群的特征、研究队列所在的地理位置，手术时间，以及二级预防计划和动脉血运重建技术的影响。然而，大多数长期随访数据来自于20世纪七八十年代接受手术的患者。参与CASS注册研究的336名患者（他们在1974—1979年接受了手术）的长期数据表明，搭桥术后1年患者总体生存率为96%，5年生存率为90%，10年生存率为74%，15年生存率为56%[336]。在这项研究中只有13%的患者使用了动脉桥血管，特别有趣的是，其中65—70岁或以上患者生存率超过了同年龄的普通美国人。Sergeant和同事报告了1971—1993年间连续9600例接受冠状动脉搭桥术的患者，发现冠状动脉搭桥术后30天生存率为98%，5年生存率为92%，10年生存率为81%，15年生存率为66%，20年生存率为51%[337]。一项名为搭桥术血运重建血管研究（BARI）的研究中将914名患者随机分配到冠状动脉搭桥术组，在其最后10年随访中，5年生存率为89%，10年生存率为74%[338]。APPROACH注册研究[339]是一项大型临床数据收集和结果监测计划，收集了1995—2000年加拿大阿尔伯塔省所有进行心导管术和血运重建术的患者。在15 392名年龄低于70岁的患者中，CABG、PCI和药物治疗的4年调整实际生存率分别为95.0%、93.8%和90.5%。70—79岁患者行冠状动脉搭桥术、PCI术和药物治疗后的生存率分别下降至87.3%、83.9%和79.1%。80岁及以上患者的生存率则分别下降至 77.4%、71.6% 和 60.3%。SYNTAX 研究 5 年随访显示，所有 CABG 患者 5 年的全因死亡率为 11.4%[340]。

尽管有出现指征混淆的可能，但有证据表明使用双侧 ITA 而非单一 ITA 可能提高 CABG 后长期生存率。Lytle 及其同事报告了 2000 例接受双侧 ITA 治疗的患者术后 5 年、10 年和 15 年的风险调整生存率分别为 94%、84% 和 67%，而接受单侧 ITA 治疗的患者术后 5 年、10 年和 15 年的风险调整生存率则分别为 92%、79% 和 64%，再手术率的降低幅度更大[106]。其他作者也发现，与双侧 ITA 搭桥相比，单一 ITA 搭桥是预测死亡率、晚期心肌梗死或晚期再手术的危险因素 [RR=1.3（1.1–1.6）][341, 342]。一项当代倾向匹配研究表明，与单侧 ITA 相比，双侧 ITA 搭桥可提高 LVEF 正常或降低患者的长期生存率，且不会增加手术并发症发病率和死亡率[343]。在对现有观察性研究的 Meta 分析中，Taggart 和同事发现，使用双侧 ITA 与单侧 ITA 的死亡风险比为 0.81（95% CI：0.70～0.94）[344]。双侧 ITA 搭桥对糖尿病患者也有益处[345]。

（三）免于心脏事件发生率

从根本上说，CABG 手术有两个目的：提高生存率或缓解心绞痛症状，预防非致命性疾病，如 MI、CHF 和住院治疗。不幸的是，长期研究很少使用动脉移植物，并且在 CABG 后缺乏结构化的二级预防。Sergeant 和同事[346]发现，在 1 年、5 年、10 年和 15 年，免于心绞痛发生率分别为 94%、82%、61% 和 38%，非心脏并发症的二级预防和治疗对其影响最大；延迟心绞痛的恢复，在 30 天、5 年、10 年、15 年和 20 年时，免于 MI 发生率分别为 97%、94%、86%、73% 和 56%；无论是 PCI 还是 CABG，在 30 天、5 年、10 年、15 年和 20 年时，无冠状动脉再次介入治疗发生率分别为 99.7%、97%、89%、72% 和 48%。在 BARI 试验中，在 5 年和 10 年时，无心绞痛比例 84%；10 年时，免于冠状动脉再次介入的发生率为 80%。在动脉血运重建治疗研究（ARTS）随机试验中[347]，5 年的 MI 和再次介入率分别为 6.4% 和 8.8%。患有糖尿病（较少数量）的患者的结果较差：他们的 5 年 MI 和再次介入率分别为 7.3% 和 10.4%，而非糖尿病患者为 6.3% 和 8.4%。动脉移植可能导致更好的结果：在一系列研究中，256 名患有 3 支病变的患者中接受 3 支动脉桥血管移植，MI 和心绞痛的发生率分别为 97.3% 和 7 年时的 85.7%。SYNTAX trial[340]在 85 个中心招募了 1800 名患有 3 支血管或左主干 CAD 的患者。5 年时，MI 和再次介入的发生率分别为 3.8% 和 6.7%。

（四）左心室功能

心肌缺血可造成不同的心肌状态，包括存活、冬眠、昏迷或瘢痕和功能失调的心肌。心肌状态和所涉及的肌肉量决定了左心室功能。CABG 后最大的生存获益之一是患有 3 支血管病变或左主干 CAD 且左心室功能下降的患者[60, 267]。如果患者因心肌顿抑或冬眠而导致左心室功能下降，CABG 可使 EF 增加 5%～18%。收缩功能的这些改善最早出现在术后 2 周，并且在手术后持续长达 10 年，如果在此期间没有新发心血管事件[159, 351, 352]。随着时间的推移左室功能缺乏改善或恶化通常与血运重建不完全或桥血管闭塞有关。Bax 及其同事使用超声心动图检查 CABG 后昏迷和冬眠心肌 PET 段收缩功能恢复的时间过程，发现 61% 的惊厥段在 3 个月时有所改善，另外有 9% 在 14 个月时有所改善。相比之下，31% 的冬眠心肌节段在术后 3 个月时收缩性改善，另外 61% 在 14 个月时进一步改善[159]。左心室舒张功能似乎在术后立即改善[353]。LVEF 极低（＜20%）的患者 5 年存活率为 59%～73%，在幸存者中观察到心力衰竭和心绞痛级别显著改善[349, 352, 354–357]。

近期发生的前壁 MI 伴有残余室壁运动异常与 31% 的患者的壁内血栓有关[358]。这种情况在下壁或外侧心肌梗死后较少发生。由于这些原因，患有近期前壁心肌梗死（包括围术期心肌梗死）和显著的残余前壁或心尖壁运动异常的患者应在 CABG 后抗凝 3～6 个月。

（五）功能状态和生活质量

大多数患者冠状动脉搭桥术后生活质量与

对照组相比有明显改善[360-362]。生活质量不佳或恶化的预测因素包括女性、低社会经济地位、吸烟、糖尿病、高血压、低射血分数、复发性心绞痛，以及未参加心脏康复计划[361, 363-365]。术后3个月可观察到生活质量的改善，这些改善似乎在术后至少持续12年[306, 364-366]。虽然高龄（八九十岁）并不妨碍生活质量的提高，但在这一群体中生活质量改善不那么显著，而且持续时间可能不会很长[366-368]。与生活质量和功能状态的整体改善相比，持续的性功能障碍在冠状动脉搭桥术后较为常见，尤其是糖尿病患者、高脂血症患者和术前即有性功能障碍的男性患者[369, 370]。然而术后8年，男性患者的性满意度提高，而女性的满意度则下降[369]。

术后12年，体外循环冠状动脉搭桥和不停跳冠状动脉搭桥的患者生活质量改善程度相似[371]。目前的数据显示冠状动脉搭桥术患者的生活质量可能在治疗后6个月就即超过PCI患者[231, 232]。

（六）通畅率

与其他形式的血运重建方式如PCI、OPCAB、MIDCAB、心肌穿透血运重建或血管生成治疗相比，体外循环冠状动脉搭桥术具有明显的优势，其长期的手术结果已得到充分证实。多个长期的血管造影研究已经阐明了不同类型桥血管的通畅率和其过早闭合的相关危险因素（表88-3）。任何类型桥血管的早期闭塞（如在2～3个月内）通常均由于血栓形成所致。而血栓形成则是由于移植桥血管流量低或技术性错误所导致的血流动力学因素造成的[372]。一旦度过术后早期阶段，静脉移植物便开始产生一种复合病理改变，即内膜增生，这在大多数桥血管术后1个月即出现[372, 373]，而ITA则似乎无此类病变[374]。这一过程导致血管造影术中可见弥漫性的桥血管直径向心性缩小，通常在搭桥术后1年桥血管直径即与天然冠状动脉直径相当。内膜增生在缝合线处最为明显，可导致多达20%的静脉移植物发生吻合口狭窄。与静脉移植物相比，桡动脉和胃网膜动脉不太容易发生显著的内膜增生，考虑到内膜增生通常与后来发生桥血管粥样硬化的部位相对应，这可能解释了为何后两种桥血管有较低的粥样硬化率和更好的长期通畅率[375]。桥血管粥样硬化可在术后3～4年的静脉移植物中观察到，尤其多发于内膜增生区域。它的特点是具有一个非囊

表 88-3　文献报道 CABG 术后桥血管通畅率

桥血管	随访血管造影显示通畅率		
	1 年	5 年	远 期
大隐静脉	84.6%[129] 81%*[376, 425, 426] 95%（6个月）[153] 94%（1年）[377]	75%*[376, 425, 426] 81%[378] 86.4%[130]	50%（15年）*[376, 425, 426]
胸廓内动脉	98.7%[427]		94%（7年）[428] 88%（11年）[429-432] 90%～95%（10～20年）[394]
桡动脉	91.8%[127]	96%（4年）[390] 98.3%[130] 92.5%[391]	92.5%（7年）[391]
胃网膜动脉	91%（6个月）[153]	84%[150] 63%[156] 86%[151, 393, 394]	70%[151, 393, 394]

*. 通畅率结果发表于使用他汀及阿司匹林之前时期的系列研究
CABG. 冠状动脉搭桥术

状的脂肪丰富的核心，比天然冠状动脉粥样硬化更脆弱。

1. 大隐静脉

阿司匹林和他汀类药物应用于临床后，大隐静脉桥血管的早期通畅率有了明显的提高，长期通畅率的数据也不再像阿司匹林/他汀类药物使用之前研究结果那样让人无法接受。Fitzgibbon及其同事发现静脉移植术后早期通畅率为88%，1年为81%，5年为75%，15年为50%；当狭窄桥血管被排除在外时，术后12.5年无病变桥血管比例下降到40%。这与术后初期每年2.1%的静脉移植物闭塞率相一致。目前，静脉桥血管移植术后1年通畅率大于95%[377]，5年通畅率为81%~86%[130, 378]。SVG的处理方式可能会影响其通畅率；一项研究表明，无接触大隐静脉的3年通畅率达94%[170, 379]。一些研究表明序贯静脉桥血管的通畅率高于单独桥血管，术后7.5年序贯静脉桥血管的通畅率高达76%，而单独静脉桥血管的通畅率则为64.5%[164, 380]。这可能是由于远端血流增多而提升了桥血管流量，从而减少内膜增生的结果。然而，最近的另一项试验得出了相反的结论，SVG吻合多个远端靶血管在术后1年时显示出更高的衰败率[381]。术后服用阿司匹林是标准策略，但在阿司匹林基础上添加氯吡格雷并不能增加静脉移植物通畅率或减少不良心血管事件的发生率[377, 382]。

2. 胸廓内动脉

ITA旁路移植的晚期闭塞率很低，因为ITA桥血管很少发生明显的内膜增生或晚期动脉粥样硬化。此外，ITA直径有可能增大到原来的1.4倍，以匹配与其吻合的冠状动脉的直径[383]。现存改进的药物治疗和有组织的二级预防策略进一步提高了通畅率。Cleveland诊所2003年的一份报告显示，手术10~20年后，左ITA与LAD吻合的通畅率为90%~95%[384]。如果吻合技术足够理想，游离ITA桥血管的通畅率可与带蒂ITA桥血管相当[385]。有些研究报道显示无论是与前降支、回旋支还是右冠状动脉吻合，RITA的通畅率与LITA相似[386-389]，部分研究甚至认为由于右利手缘故，RITA的通畅率可能更高[119]。

Tatoulis及其同事发现RITA的通畅率取决于其吻合的冠状动脉区域程级（LAD的通畅率最高，右冠状动脉通畅率最低）[387]。他们的研究显示RITA-LAD的通畅率10年为95%，15年为90%，RITA-回旋支动脉的通畅率10年为91%，RITA-RCA的通畅率10年为84%。他们的结论是，在相同冠状动脉区域RITA通畅率与LITA相当，且总是优于桡动脉和大隐静脉移植物。

3. 桡动脉

Acar及其同事研究了桡动脉作为桥血管的效果：在910例患者中有50人接受桡动脉旁路移植，其术后5.6年的通畅率为83%[15]。Iaco及其同事报道了在特定患者中4年通畅率达96%，无论是桡动脉与主动脉吻合还是作为Y型桥血管与ITA吻合，在通畅率上没有差异[390]。Collins及其同事根据RSVP随机对照试验Meta分析的血管造影数据报道桡动脉通畅率为98.3%[130]。随机对照试验的Meta分析显示，桡动脉的完全通畅率优于大隐静脉（88.6% vs. 75.8%；P=0.005），尽管桡动脉桥血管更容易出现细弦征[392]。

4. 胃网膜动脉

胃网膜动脉作为旁路移植术桥血管通畅率的最新结果不如ITA和桡动脉。Hirose及其同事报道5年的血管造影通畅率为84%[150]，Suma及其同事报道5年及10年的血管造影通畅率分别为86%和70%[151, 393, 394]。与移植桥血管过早闭塞相关的因素包括吻合技术因素，以及在相当比例的病例中与桥血管吻合于狭窄程度较轻的冠状动脉靶血管。目前已有一项随机对照试验比较了胃网膜动脉和大隐静脉桥血管的应用效果[153]。在6个月的血管造影随访中，尽管胃网膜动脉桥血管似乎更多地受到竞争性冠状动脉血流影响，但两种桥血管间的通畅率并无差异[154]。

（七）CABG与PCI对比

详细分析比较CABG和PCI术后结果超出了本章的范围。毫无疑问，这两种治疗方式的优劣将随着技术的进步和相关治疗的改进而变化。虽然最初认为药物洗脱支架可以消除支架内狭窄的弊端，但现在已经发现药物洗脱支架仍

表 88-4　对比 PCI 与 CABG 的随机对照研究

研究名称，研究时间	支架使用/DES%	中心数/患者数	DM %	LVEF＜50%	3VD	随访时间（年）	作者结论	注　释
左主干病变								
PRECOMBAT[417] 2004—2009	是	13/600	32%	平均值 61%	41%	2	PCI 的 MACCE 不劣于 CABG	非劣范围宽
Boudriot[416] 2003—2009	是	4/201	36%	中位数 65%	14%	1	PCI 12 个月后非保护左主干病变劣于 CABG	
LE MANS[398] 2001—2004	是/35%	7/105	18%	19%	67%	1	仅 PCI 组 1 年后 LVEF 改善	LVEF 的实际改变很小（3.3±6.7）vs（0.8±0.8）
LAD 近段								
Lausanne[402] 1989—1993	否	1/134	18%		0%	5	2 年生存率及 MACE 无差别，5 年非 Q 波心肌梗死及再次手术率 PTCA 组更高	
Leipzig[400] 1997—2001	是/0%	1/120	30%		0%	0.5	生存率及 MACE 无差别，CABG 组心绞痛缓解率或再次手术率更佳	CABG 为 MIDCAB
Groningen[401] 1997—1999	是	1/102	13%		0%	3	CABG 组免于 MACE 生存率有提升趋势；CABG 组心绞痛缓解率更优	CABG 均为 OPCAB
MASS[406] 1988—1991	否	1/214	17%	0%	0%	3	CABG 和 PCI 术后 3 年生存率及 MACR 相似	
SIMA[404]	是	6/123	11%	0%	0%	10	CABG 组在全因死亡、心肌梗死，以及需要进一步血运重建等主要终点事件方面优于 PCI 组	
多支病变								
FREEDOM[21] 2005—2010	是/100%	140/1900	100%	2.5% EF＜40%	83%	5	对于糖尿病和多支病变患者，CABG 优于 PCI。与 PCI 相比，冠状动脉搭桥术明显降低了 5 年死亡率和心肌梗死发生率	
CARDia[22] 2002—2007	是/69%	24/510	100%	28%（65% 有 EF 值）	62%	1	研究没有证据显示糖尿病患者 PCI 术后 1 年效果劣于 CABG	

(续表)

研究名称，研究时间	支架使用/DES%	中心数/患者数	DM %	LVEF < 50%	3VD	随访时间（年）	作者结论	注释
SYNTAX[20, 340] 2005—2007	是/100%	85/1800	35%	1.9% EF < 30%		5	CABG 在术后 1 年、3 年和 5 年的 MACCE 发生率较低；对于三支病变或左主干病变及复杂病变患者，CABG 仍是标准治疗策略。对于病变不复杂和单纯左主干病变的患者，PCI 是可接受的选择	
ARTS 412 1997—1998		68/1205	17%	0%	32%	5	术后 5 年 PCI 组和 CABG 组的死亡率无差异，PCI 组 MACCE 发生率更高	
ARTS II 433		606 接受 DES；与 ARTS I 队列的 1205 例患者对比	26%		55%	1	DES 可降低再手术概率，而生存率和 MACE 无变化	
AWESOME[411] 1995—2000 1995—2000	否	16/454（仅 142 例为随机对照）	37%	45%	68%	3	CABG 和 PCI 在生存率和 MACE 方面无差异	
BARI[351, 434] 1988—1991	否	18/1792	24%	0%	41%	10	CABG 术后 5 年生存率、心绞痛缓解率和再次血运重建率优于 PCI。术后 10 年，CABG 只在糖尿病患者生存率上保持优势	
CABRI[397]	否	26/1054	0%	12%	40%	4	CABG 和 PCI 在生存率和 MACE 方面无差异	
EAST[407] 1987—1990	否	1/392	23%		40%	8	CABG 和 PCI 在术后 3 年主要综合终点事件发生率，包括死亡、Q 波心肌梗死和经皮经冠扫描确认的大面积心肌缺血方面无差异。两组术后 8 年生存率没有明显差异。	CABG 在术后 3 年心绞痛缓解率、造影明确血管重建率具有优势
ERACI[409] 1988—1990	否	1/127	11%	0%	45%	3	相比于 PCI，CABG 能降低心脏事件发生率，并提高心绞痛缓解率	
ERACI II[408] 1996—1998	是/0%	7/450	17%		56%	1	在生存率方面，PCI 优于 CABG	

(续表)

研究名称，研究时间	支架使用/DES%	中心数/患者数	DM %	LVEF < 50%	3VD	随访时间（年）	作者结论	注释
ERACI III [410] 1996—1998 & 2002—2004	是/33%	7/675	18%	50%		1	DES 比 BMS 更容易发生晚期支架血栓形成，但生存率两者没有差别	
GABI [405] 1986—1991	否	8/359	10%		18%	1	CABG 在心绞痛缓解率和需要再次手术率方面优于 PCI 术；两者生存率没有差别	
GABI II [435]	是	8/313				1	CABG 与 PCI 无差异	使用既往的外科患者队列
MASS II [39] 1995—2000	是	2/611	29%		58%	5	CABG 在死亡率、Q 波心肌梗死发生率，需要血运重建的难治性心绞痛发生率等主要复合终点方面优于 PCI	
RITA [396]	否	16/1011	6%		12%	6.5	CABG 和 PCI 在生存率和 MACE 方面无差异	
SOS [436, 437] 1996—1999	是/0%	53/988	14%		42%	6	CABG 在生存率和需要再次血运重建率方面优于 PCI	
Toulouse [333]	否	1/1152	14%		29%	5	CABG 在生存率、心绞痛缓解率，需要再次手术率方面优于 PCI	

BMS. 裸金属支架；CABG. 冠状动脉搭桥术；DES. 药物洗脱支架；DM. 糖尿病；LVEF. 左心室射血分数；MACCE. 主要心脑血管不良事件；MACE. 主要心脏不良事件；MI. 心肌梗死；MIDCAB. 微创直视冠状动脉旁路移植；OPCAB. 不停搏冠状动脉旁路移植；PCI. 经皮冠状动脉介入治疗；PTCA. 经皮腔内冠状动脉成形术；3VD. 三支病变

1407

可出现晚期支架内血栓形成[395]。目前有 26 项临床随机对照试验对比了 CABG 与 PCI 的效果（表 88-4）[20-22, 351, 396-417]，这些研究大多有亚群分析和后续长期随访的数据。这些试验大多未能证实 PCI 和 CABG 早期生存率存在显著差异。这些试验大多排除了糖尿病、左心室功能差及包括左主干和近端 LAD 病变在内的多支病变患者，冠状动脉搭桥术已被证明对于这些患者是有益的。然而，最新的一些研究开始包含并分析这些患者人群。

另一个需要考虑的问题是，由于严格的纳入和排除标准，只有约 5% 的患者通过筛选被纳入，这对这些研究的外部有效性有影响。在原始研究队列中提供随访数据的研究中进行重复的统计检验，也未进行 α 水平的调整。考虑到这些局限性，我们可以得出以下结论。

1. 虽然对比无保护性左主干支架植入术（UPLMS）和冠状动脉搭桥术（CABG）的数据有限，但 UPLMS 在特定的患者群体中似乎是安全的。中期和远期的结果还有待确定。

2. 在近端 LAD 病变患者中，PCI 可能增加再次血运重建的概率。在心绞痛缓解率方面 CABG 的效果更好。虽然 CABG 和 PCI 的生存期在中期随访时相似，但从远期来看，CABG 的生存期优于 PCI。

3 在三支病变患者中，CABG 对于具有中高程度 SYNTAX 基础评分的患者相比 PCI 具有生存率优势。对于复杂冠状动脉病变的患者，CABG 在主要不良心脑血管事件方面优于 PCI。

4. 糖尿病患者可从 CABG 中获得生存率收益并且可长期维持。与 PCI 相比，CABG 还可降低心肌梗死的发生率。

5. 与裸金属支架相比，药物洗脱支架减少了再次血运重建的概率；与裸金属支架相比，使用药物洗脱支架虽仍可能发生远期支架内血栓形成，但不会显著影响远期生存率。

最近完成的两项最新随机试验进一步加深了我们对药物洗脱支架 PCI 与冠状动脉搭桥术优势对比的理解[20, 21]。SYNTAX 研究[20]纳入了 85 个中心共 1800 例三支病变或左主干病变 CAD 患者。

PCI 术后 1 年主要不良心脑血管事件等主要终点事件发生率高于冠状动脉搭桥术组（17.8% vs. 12.4%；$P=0.002$），常需要再次血运重建。术后 1 年两组患者的死亡率和心肌梗死发生率相似，但 CABG 组的卒中发生率明显更高。经过 5 年的随访，CABG 在主要结果方面仍然优于 PCI。尽管两组的全因死亡率和卒中率相似，但 PCI 组心肌梗死率、死亡、卒中或心肌梗死合并发生率，以及心源性死亡率均显著高于 CABG 组。在亚组分析中，上述结果对于三支病变或左主干病变和复杂病变（中高程度 SYNTAX 评分的三支病变，以及高程度 SYNTAX 评分左主干病变）的患者同样适用。对于病变不太复杂的患者（SYNTAX 评分较低的三支病变，以及 SYNTAX 评分中等或较低的左主干病变），PCI 可能是一个可接受的替代方法。在三支病变患者中，冠状动脉搭桥术在心源性死亡上带来的收益几乎是 PCI 的两倍（中级 SYNTAX 评分患者 $P=0.0008$，高程度 SYNTAX 评分患者 $P=0.0005$）[340]。

FREEDOM 研究[20, 21]纳入了 140 个中心的 1900 名糖尿病和多支病变冠心病患者。冠状动脉搭桥术优于 PCI 术，因为前者显著降低了患者 5 年全因死亡率和心肌梗死率，而代价是冠状动脉搭桥术组的卒中发生率显著升高。在预先设定的亚组中，包括低、中、高 SYNTAX 评分，LVEF < 40% 和 ≥ 40%，上述结论没有变化。虽然随机化可以避免混杂效应和选择偏差，但对比 CABG 和 PCI 的随机对照研究的主要问题普遍在于其非代表性和筛选的患者中实际纳入比例过小。7 个大型注册登记研究的结果对于观察 CABG 和 PCI 在特定人群中的相对有效性更有价值。这些注册研究包括纽约州 PCI 和 CABG 注册研究[418]，比较了 60 000 多名患者；阿尔伯塔省冠心病结果评估项目（APPROACH）[339]，检查了约 16 000 名 CABG 术或 PCI 术后患者；新英格兰北部心血管疾病研究组注册研究[419]，检查了 2766 名糖尿病患者；杜克注册研究[420]，研究了约 7000 名接受 CABG 术和 PCI 术的患者；DELTA 注册研究[421]，一项多中心注册研究评估 2775 名左主干病变患者接受 PCI 与 CABG

的治疗效果；CREDO-Kyoto PCI/CABG 注册队列研究 2，一项日本注册研究纳入约 16 000 名接受首次冠状动脉血运重建术的患者[422]；CUSTOMIZE 注册研究[423]，检查了大约 900 名接受 PCI 和 CABG 治疗的无保护左主干病变患者。由于这些研究是观察性的，尽管通过多变量分析进行了简单的混杂分析，但选择偏倚（手术指征混杂）的可能性仍然存在。然而，这些研究的结果仍然值得重现，可以总结如下。

1. 无保护左主干 CAD 支架置入术可能是低、中程度 SYNTAX 评分和高龄（＞75 岁）患者的一种选择，尽管再次血运重建风险更大。在较高 SYNTAX 评分患者中，CABG 仍然是金标准。

2. 在所有的研究参与者中（无论糖尿病状态或左心室功能），CABG 桥术后 3 年、4 年和 5 年的风险调整生存率都优于 PCI 术。

3. 近端 LAD 高度狭窄的患者接受 CABG 术效果优于 PCI 术。

4. 已证实在糖尿病患者中 CABG 术优于 PCI 术。

5. 在老年患者中选择 CABG 而非 PCI 可能得到更多收益；在任何情况下，老年患者可能更受益于血运重建术而非药物治疗冠心病。

6. CABG 术在生存率、心绞痛缓解率和需要再次手术率等方面优于药物洗脱支架 PCI 术[424]。

（八）结论

冠状动脉搭桥术仍然是目前效果最持久的冠状动脉血运重建方法。其前景令人期待。应该针对性开展进一步研究，评估全动脉桥移植、微创技术、杂交冠状血运重建策略，二级预防项目，以及联合药物治疗策略的作用，以实现心脏外科医生的终极目标：使 CABG 成为近乎零风险、可靠和长效的冠状动脉血运重建方法。

第89章
非体外循环下冠状动脉搭桥术与激光心肌血运重建术
Off-Pump Coronary Artery Bypass Grafting and Transmyocardial Laser Revascularization

Jatin Anand Ashraf A. Sabe William E. Cohn 著
胡行健 译

1967年，Sabiston和他的同事报道成功完成第一例冠状动脉搭桥术（coronary artery bypass graft，CABG），其他的先驱者也为CABG做出了巨大贡献，如Favaloro推广了自体静脉的使用，Kolesov首次将胸廓内动脉与冠状动脉吻合。在随后的几年期间，世界各地的医疗中心开展了大量的CABG，随着对体外循环（CPB）的改进、心脏停搏的引入、左乳内动脉移植的接受程度的提高及主动脉内球囊泵（IABP）的发展，冠状动脉搭桥术预后的持续改善。截止到1990的前半年，仅在美国每年就有35万多例冠状动脉搭桥手术，常规应用于80多岁、心室功能严重受损和合并严重其他疾病患者。

随着医疗技术的发展，CABG死亡率和并发症发病率常年都保持在2%水平。许多外科医生将他们的精力放在了如何减少心脏搭桥手术的侵袭性和探索血管再生的替代策略上了。在过去的几年里，在他们的努力下已经产生了许多新策略、新技术和对传统冠状动脉搭桥的改进——这些改进为了避免体外循环、尽量减少主动脉操作、提高移植血管的通畅性和减少手术创伤。这些变化包括非体外循环下多支冠状动脉搭桥、通过左胸小切口单支血管冠状动脉搭桥、机器人视频辅助单支冠状动脉搭桥和使用外周插管体外循环的经左胸小切口多支冠状动脉搭桥。其他新手术包括经心内血管重建术，通过特定切口再次冠状动脉搭桥术，以及其他桥血管策略和设备以尽量减少或消除主动脉操作、便利远端吻合介绍构建，并提高移桥血管长期通畅性。本章介绍了这些进展，讨论了它们的相对优点，并总结了目前的临床结果。

一、冠状动脉搭桥术

Gibbon心肺机的发展和Kirklin的早期应用开启了心脏直视手术的时代，最终使冠状动脉搭桥成为可能。体外循环和随后出现的心停搏技术提供了一个静止、无血的手术区域，这使得直接冠状动脉吻合所需的精确性和可重复性成为可能。尽管体外循环有明显的好处，但是人们逐渐认识到了它的不良反应，当血液里的有形成分与体外循环机接触后会被激活导致血液和全身状态的改变，典型的不良反应包括补体活化、内毒素释放、白细胞活化、黏附分子表达增加、炎症介质释放，包括细胞因子、花生四烯酸代谢物、自由基等成分[1]。这些不良反应偶尔表现为凝血病、第三体腔液体潴留及包括神经认知改变在内的微妙的器官功能障碍。这种全身炎症反应的程度一般是温和的，但也可能相当严重，尤其是在体外循环时间延长的情况下。此外，少数术前存在终末器官功能障碍的患者在遭受中度全身炎症反应后仍有显著的发病率。

研究人员一直在为减小体外循环相关的系统

性炎症反应努力，包括减少接触的表面积和改进 CPB 管道的涂层组成，以尽量减少表面活化，通过减少体外循环机预充的晶体液来减少血液稀释。还有减少心内吸引器的使用和用抗炎因子（如抑肽酶[2]）进行预处理。虽然在这些领域取得了一定进展，但非体外循环下的冠状动脉搭桥仍然有很大的吸引力。

二、非体外循环下多支血管冠状动脉搭桥术

非体外循环冠状动脉搭桥术（off-pump coronary artery bypass，OPCAB）与冠状动脉手术本身一样古老。20 世纪 70 年代的大量病例系列证实了其可行性[3-5]。然而 OPCAB 直到最近才被广泛接受并进入临床实践，这是由于人们对体外循环和主动脉操作的潜在发危害有了更多的认识。手术工具和技术的改进促进了它的发展。OPCAB 是世界范围快速增长的手术方式之一，在事实上它可以满足任何患者的任何程度的冠状动脉血运重建。

自稳定冠状动脉固定器的引入和使用技术的发展是导致人们对 OPCAB 重新产生兴趣的关键因素。如果使用得当，冠状动脉固定器可以提供相对静止和无血的手术区域，这类似于 CPB。自保持心脏定位和旋转装置的引进及技术的发展，使得外科医生可以在不需要体外循环的情况下，在搏动的心脏下壁、后壁和侧壁上构建精确的吻合口，同时保持足够的血流动力学。

（一）自稳定冠状动脉固定器

许多冠状动脉固定器可供临床使用。根据设计，现在的固定器可以分为压缩、吸入或捕获设备。如果使用得当，每一种类型都可提供极佳的固定效果。

压缩型固定器一般是两根钢叉状装置轻轻放在心外膜表面，使其与冠状动脉平行并在拟吻合部位的两侧。这个钢叉的下面提供牵引力，以避免组织活动。钢叉通过关节臂与吸引器相连，当达到所需位置时，叉可以被紧固在相应位置。一般来说，只有轻微的向下的力作用在心脏表面

时，稳定性最好。当施加过大的向下力时，组织运动反而增加。在放置固定器之前，应该使用本章后面描述的暴露技术来显示目标动脉，而不是仅依赖固定器来牵拉心脏。压缩型固定器的优点在于使用便捷设备的高度很低以便于不受限制地接触冠状动脉。然而，对于某些方向的心脏侧壁，压缩稳固器可能需要稍多一点的向下压力以避免滑移（图 89-1）。

吸引式固定器通常是两钢叉，通过连接臂连接到牵引器上，并且这些固定器的钢叉底面有一组组的小吸盘，这些吸盘由无菌管道连接到 –100～–300mmHg 壁吸装置上。动脉侧面的心外膜和心外膜脂肪被吸入这些端口，让稳定器抓住心脏表面。固定器可以很快地被安装并且按需要调整负压，这样在吻合口位置使用固定器时就不用向下用力。它们还有一个额外的优点，可以对冠状动脉周围的脂肪提供牵引力和反牵引力，所以它们非常适合暴露脂肪深处的冠状动脉。吸入稳定器在外形上往往比压缩稳定器稍微大一点，但进入冠状动脉是没有问题（图 89-2）。

捕获型固定器通常是有孔的平台结构，用于构建预定的吻合部位。硅胶弹性带深埋于冠状动脉下，在张力作用下固定在平台上，将心孔膜拉向平台下表面（图 89-3A）。就像吸引型固定器一样，这种模式减少了向下防止滑移的力。捕获型固定器由于其周向效应，提供了优越的吻合稳定性。此外，硅胶弹性带将冠状动脉压迫在

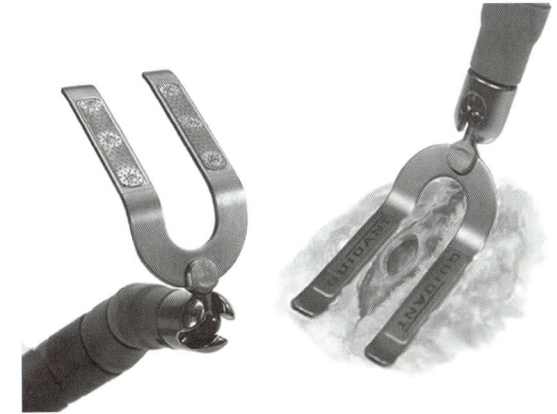

▲ 图 89-1　压缩型固定器

压缩型固定器通常具有低轮廓和有纹理的底部表面，这提高了它们抓住心外膜的能力

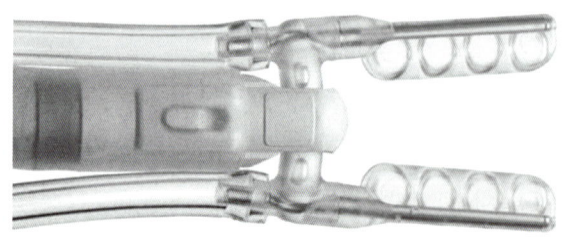

▲ 图 89-2　吸引式固定器

吸引式稳定器使用一系列吸盘来夹住心外膜。尽管它们比压缩型稳定器略高，但它们通常比压缩型固定器需要的向下力更小

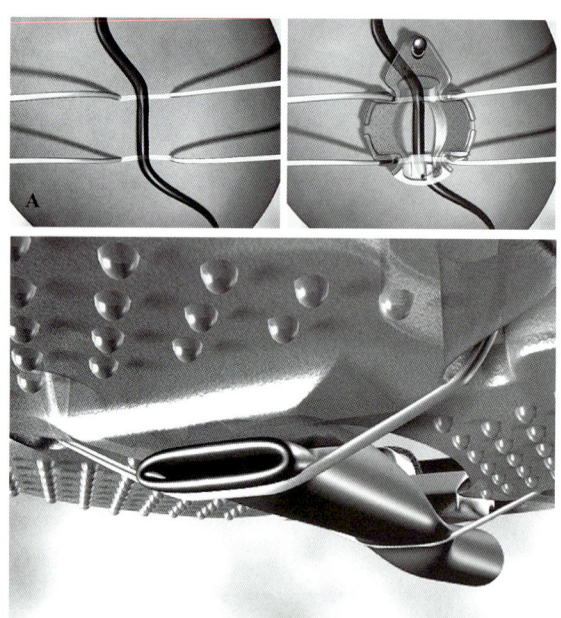

▲ 图 89-3　捕获型固定器

捕获型稳定器使用硅胶弹性带，以确保脚板和心外膜表面的纹理表面紧密并置。这种布置导致整合的冠状动脉压缩。A. 外科医生观察捕获型稳定器中的冠状血管，证明硅橡胶弹性带的间隙；B. 从稳定器底部模拟的冠状血管段视图

平台的后部，形成一体化的双平面冠状动脉闭塞（图 89-3B）。然而，捕获型固定器的定位可能更加复杂，需要套索间距和硅胶弹性带的校准，以确保足够的阻断效果[6]。此外，由于其较大的尺寸，它们可能不太适合用于构建间隔紧密的贯序吻合。

（二）在非体外循环下多支冠状动脉搭桥中，预防血流动力学问题

OPCAB 手术的前期最大挑战之一是在心脏外侧和后外侧冠状动脉吻合时保持血流动力学的稳定性。这一挑战在心室功能差和边缘代偿性缺血的患者中最为严重。随着外科技术的进步，包括心包牵引线的植入，右心包垂和胸膜垂直切开术，右胸骨半抬高，心脏定位装置的引进和麻醉管理的进步，这一问题已基本消除。了解 OPCAB 中潜在的血流动力不稳的原因对于理解这些工具和技术如何将心脏操作的不良影响降到最低是至关重要的。

1. 左心室损伤

当冠状动脉固定器通过过度向下的力放置时，心脏被稳定房室壁活动受到限制，导致舒张功能障碍和左心室舒张末期容积（LVEDV）、每搏输出量和心排量下降[7]。补充容量负荷和 Trendelenburg 卧位通过提高左心室充盈压力来减轻这些影响，而采用这些方法有加剧术中第三间隙流体潴留和相关并发症发病率的风险。类似地，也可使用短效 α- 肾上腺素能药物以有效维持灌注压力，但它们可能与围术期肠系膜缺血风险增加有关。同样，在尚未移植冠状动脉的情况下应避免使用 β 肾上腺素能药物[8]。也有报道说在暴露侧壁时二尖瓣反流严重，这可能与瓣下结构变形合并冠状动脉功能不全有关。因此，应选取尽可能减少或避免左心室变形的技术是可取的。

2. 右心室损伤

左心室侧壁暴露使心脏向右移位，右心室受压于心包和胸骨右侧。右心室相对较低的压力使右心室特别容易变形和发生右心室舒张末期容积（RVEDV）减少[9, 10]。右心室（RV）每搏输出量体积减小导致左心室充盈不良，心排血量下降。如上段所述，补充容量负荷和 Trendelen-bury 卧位的使用可以弥补这一影响，但并非没有潜在风险。右心室损伤被认为是许多发生在侧壁暴露期间的血流动力学不稳定的主要原因。针对多支 OPCAB 中出现的右心室损伤问题，多个医疗中心提出了利用 RV 辅助度来缓解 RV 的损伤[11, 12]。然而，采用能使 RV 变形最小化的曝光技术才是最可取的。

3. 心肌缺血

术中心肌缺血，继发于失代偿性冠状动脉疾病，搭桥时短暂的冠状动脉圈套，或心脏操作时灌注压低，是导致血流动力学不稳定的另一机

制。这种并发症最好通过与麻醉师的密切沟通来预防，选择一种尽可能减少心肌缺血的血运重建策略，以及维持血流动力学稳定性的技术。虽然每个患者都应该个体化管理，但共通的原则是存在的。左主干明显狭窄和轻度代偿性缺血的患者，在操作心脏前完成左内乳动脉（LIMA）到左前降支（LAD）的移植可能会受益。同样地，冠状动脉闭塞、侧支化的初始血运重建应在短暂闭塞向这些动脉供应的血管之前选择使用冠状动脉内分流器、主动脉弓-冠状动脉分流或辅助冠状动脉灌注装置[13]，对于顺利完成中狭窄右冠状动脉（RCA）近端至后降支起源处或移植中狭窄 LAD 近端部分接桥吻合时是必不可少的（图 89-4）。明智地使用主动脉内气囊泵有时会被证明可以行得通的[14]。

（三）显露技术

由于心脏的大小和形状以及胸腔的大小限制，近端钝缘支和后外侧分支的可视化可能会被左胸骨阻碍。通过对心脏施加右向的力，可以直观地增加心脏的显露，但这种方法可能会导致血流动力学的改变，使血流动力学更加不稳定。当固定器在压力很小或没有压力的情况下使用时，最容易获得吻合部位的最大显露和稳定性，同时心脏性能受到的损害最小；因此，该装置应仅用于稳定吻合口，而不是限制心脏收缩。对于心脏大小正常和冠状动脉容易显露的患者，不需要太关注显露技术。但对于心脏大而收缩能力差的多血管 OPCAB 患者，这些技术是必不可少的。对于这些患者中，显露心侧壁的最佳方式是采用深部心包缝合、右侧心包切开和心包造口、右胸骨半抬高或心尖吸引装置，如下所述。

1. 深部心包缝合

OPCAB 显露技术中最重要的进展之一是使用深部心包缝合法。这一技术首先由 Lima 描述[15]，通过系列缝合线在张力作用下，形成心包脊，支撑左心室外侧基部，靠近房室沟，使心脏"向右"旋转，呈"顶向上"位置（图 89-5）。在这种半脱位状态下，心尖指向天花板，并通过胸骨切开口外突，通常在胸骨牵开器平面上方。在使用冠状动脉固定器前充分显露左心室的外侧和下侧。

深部心包缝合的位置可能因外科医生和患者的解剖结构的不同而有所不同。一般来说，一个或两个 2-0 针被缝合在心包靠近左膈神经和前左肺静脉；一针缝合于在左心房背后的斜窦深处，近下腔静脉右后方（图 89-6）。必须注意避免损伤食管和肺等基础结构。斜窦的缝合对于获得靠近心脏底部的侧壁的良好显露尤为重要[16]。一种常用的技术是在这个位置放置一个深心包缝线后，然后用固定一块 50cm 纱布条于斜窦深处。后续的牵引力可通过两端调整，以优化不同侧面心脏。

无论采用何种技术，深部心包牵引缝线一般都能显示心脏的侧壁、下壁甚至后壁，左心室几

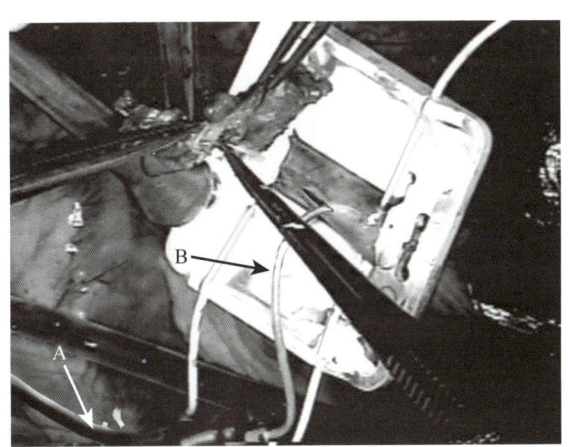

▲ 图 89-4 初始血运重建
插入冠状动脉远端（B）的一个小的，柔韧的橄榄形尖端分流器，连接到 IV 管的短延伸部分，该 IV 管连接到升主动脉（A）中的小套管，从而在吻合口构建时，提供不间断的血流到远端冠状动脉床

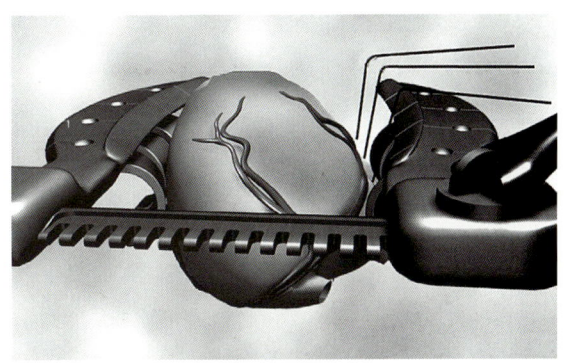

▲ 图 89-5 深部心包缝合
在张力固定下的深部心包缝线使心脏进入"顶点"位置，在许多患者中提供足够的侧壁暴露

SABISTON & SPENCER 心胸外科学（原书第 9 版）
SABISTON and SPENCER Surgery of the Chest (9th Edition)

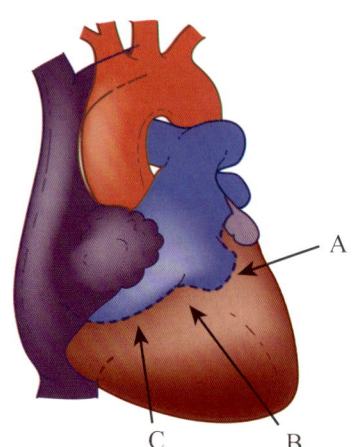 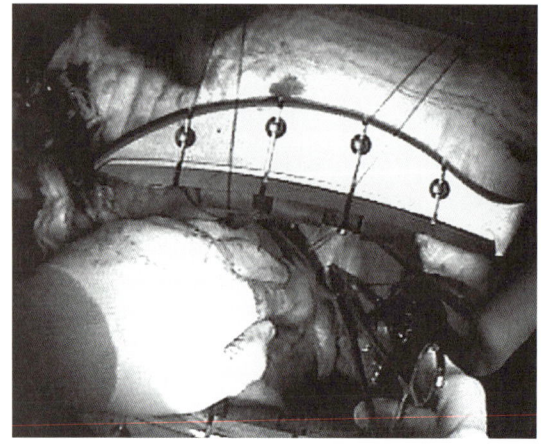

▲ 图 89-6 深部心包缝合的位置

该图显示了深部心包缝线的大致位置。大多数外科医生都认为 S 处的缝合对于侧壁暴露是最重要的。照片则显示了放置深部心脏缝合线放置的手术暴露，心脏须向上和向右牵拉

何形状或左心室体积变化不大，为多血管搭桥术提供导管通道，同时保持血流稳定性。然而，在一些患者中，为了实现这一目标，还需要进行以下段落中讨论的一些或所有其他操作。

2. 右胸膜切开术和右心包垂直切开术

右胸膜切开术和右心包垂直切开术是侧壁暴露困难时的辅助技术。人体心包容易游离但非常缺乏弹性。正因为其缺乏弹性，尽管心包内液体的体积相对较小，急性心脏压塞引起的血流动力学效应却非常严重的。后心包、右外侧心包、膈面心包构成固定体积的囊袋。在心脏向右极端旋转时，右心室被压入这个口袋。实际上，左心室受压导致右心室填塞。广泛打开右胸膜，切开心包使得心包腔与胸腔相通，使心脏在维持 RVEDV 的同时，疝入右胸膜腔。

右侧心包切开术是右侧垂直地从原来的心包切口向头部扩展 2cm 的切口，与隔膜平行，一直到下腔静脉水平，小心避免右膈神经的损伤（图 89-7）。隔膜上 2cm 的心包缘有助于在搭桥完成后关闭心包口。在测量右侧桥管流量时应格外小心，因为心包外侧切口的闭合可能会影响桥管通畅。许多外科医生建议在构建右侧移植物近端吻合前关闭心包外侧切开术，以确保桥管无张力的不扭结。在某些情况下，移除右心包发育不全脂肪垫（体积可能很大），减少潮气量以为容易变形的右心室提供额外空间，也可能是有益

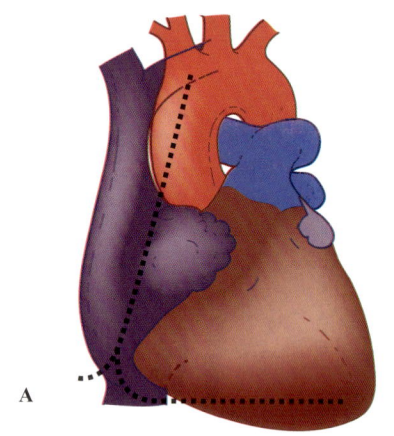

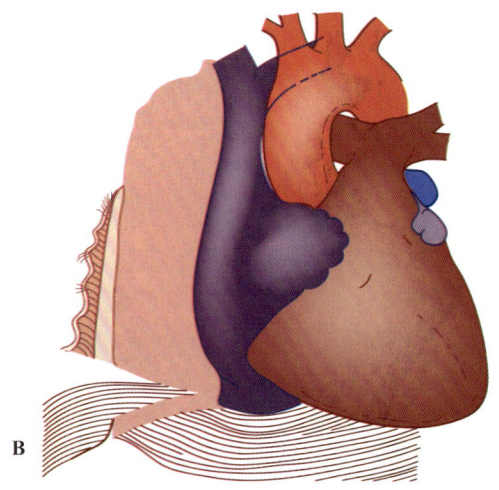

▲ 图 89-7 右心包垂直切开术

A. L 形心包切开术位于中线右侧延伸至心尖水平。正确的胸膜空间广泛开放右心包几乎被切除直至下腔静脉小心避免伤及膈神经；B. 这些切口将心包腔与胸腔相通，让心脏向右突出胸膜腔以尽量减少血流动力学损害

1414

的。这些技术对几乎所有的患者都有一定的好处，但对于心脏肥大和血流动力学稳定处于临界状态的患者获得侧壁暴露具有极高的价值。

一些能够熟练完成 OPCAB 手术的外科医生选择避免右侧胸膜切开术和侧面心包切开术。这些外科医生认为，切开右侧心包并进入额外的体腔与降低侵入性的目标不一致。许多患者确实可以在没有这种操作的情况下成功治疗。然而，我们仍认为这种操作有助于在多支血管 OPCAB 期间实现精确吻合的可重复性能。此外，右侧胸膜切开术既不会留下瘢痕，也不会导致显著的发病率变化或增加额外的住院时间。

3. 右侧胸骨抬高

结合前面讲的技术，不对称性右侧胸骨抬高可以进一步改善心脏侧壁的暴露。一旦右心包和胸膜被切开，胸骨牵引器的右半截限制了心尖向右移位。通过抬高这些结构，外科医生可以从顶端清楚地看到后方的胸壁。这使得整个心脏旋转到右胸膜腔，而左心室和右心室几何形状和 RVEDV 几乎没有变化（图 89-8）。最后近端钝缘支和后外侧分支被显于手术视野的中央。

在进行胸骨切开术切口时，最好将右侧胸骨抬高。当牵开器首次展开时，如果在右侧胸壁上应用前向牵引，那么在胸骨开口时形成的肋骨微骨折将发生在右侧肋骨。由此导致的右侧胸壁灵活性的增加，将会防止胸骨牵开器过度倾斜，这通常需要克服左侧胸壁在获得乳内动脉后上升的趋势。也可以部分松解右侧胸骨下方的膈肌，以便于右侧胸骨抬高，并为心尖移位到右侧胸膜腔创造额外的空间。

4. 心尖吸引装置

现在，OPCAB 外科医生的手术装备中增加了自稳吸引器，这种工具用来定位心脏以暴露其侧面和后面，并且很少造成血流动力学改变。牵引器通常由一个吸盘组成，它安装在连接臂的末端，可以相对于牵引器锁定位置（图 89-9）。吸盘被放置在心尖部或附近，由真空（300mmHg）保持在适当的位置。将心尖从底部抬起并以心轴为中心旋转，可以获得极好的曝光效果，且对左心室几何形状和左心室体积影响很小。虽然这些设备的使用增加了 OPCAB 的成本，但它们易于附加和快速设置，使它们成为一种在具有挑战性的病例中可使用的有吸引力的附件。在许多 OPCAB 中心，顶吸式心尖牵引器联合右侧胸膜切开术、垂直心包切开术和胸骨倾斜操作，在大多数情况下常规使用（图 89-10）。

（四）OPCAB 术后结果

OPCAB 相对于 CPB 的 CABG 的相对优势尚不明确。心脏手术中很少有引起更多的争论的话题。自 20 世纪 90 年代对 OPCAB 的关注再次升

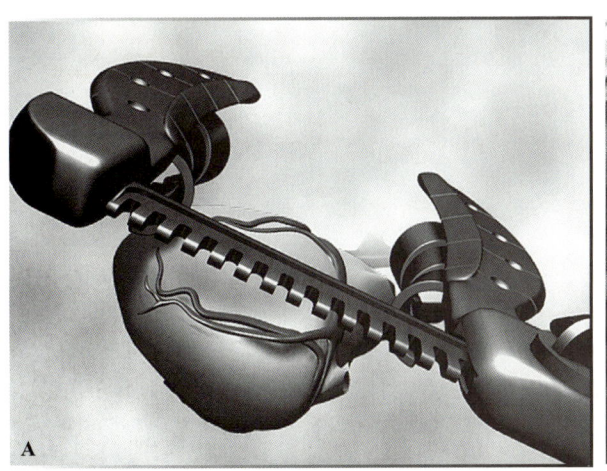 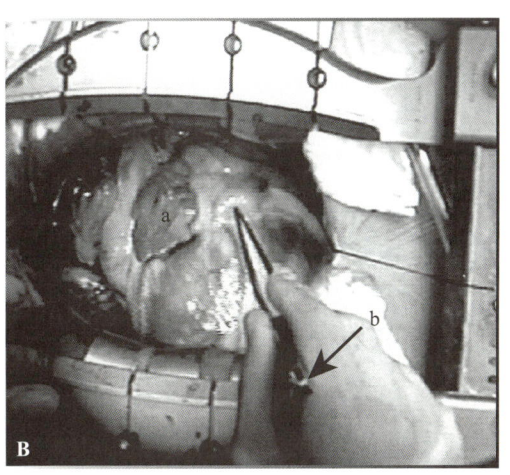

▲ 图 89-8　倾斜右侧胸骨，进行垂直心包切开术

打开右侧胸膜通常可让外科医生将心脏的顶点定位在胸部右侧。心尖（b）深入右半胸，左心耳（a）被带到手术区域的中心。这可使得心脏侧壁得到最佳暴露，特别是在患有心脏扩大的患者中

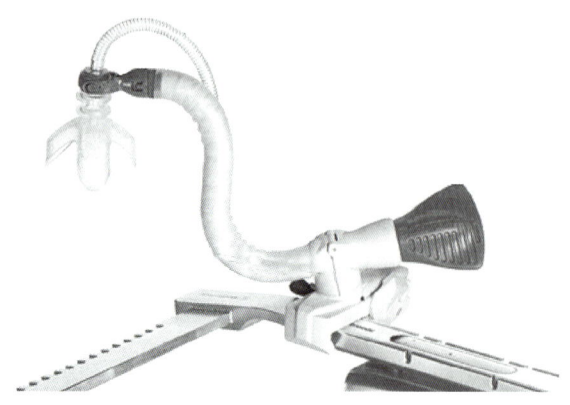

▲ 图 89-9　心尖吸引固定装置

心尖吸引固定装置允许外科医生快速定位心脏而无须放置深心包缝线

高以来，研究人员一直试图证明这种治疗方式的理想效果。来自回顾性、非随机、多中心系列的早期报告显示，与在相同机构[17-24]或国家数据库[15, 26]中记录的同期传统冠状动脉搭桥相比，OPCAB 的死亡率和卒中率更低，对于 IABP 和术后输血的需要更少，呼吸机时间和住院时间更短。

这些令人鼓舞的结果促使研究者进一步开展了一些早期的前瞻性随机试验。然而其中许多研究显示，在死亡率、心肌梗死率或冠状动脉再介入率方面，OPCAB 和体外循环冠状动脉搭桥没有区别[27-31]。早期的 Meta 分析[32, 33]和系统综述[34]也证实了这些结果。多年来，OPCAB 的使用持续增加。一个跨国的多中心的观察性研究显示这一趋势在 2003 年达到高峰，几乎 1/4 的病例是在非体外循环进行的[35]。对此日益增加的应用兴趣和正在进行的国际辩论将继续推动开展的的临床调查。

2009 年，ROOBY 试验研究人员报告了第一项大型、多中心、前瞻性随机研究[36]。超过 2000 名患者被纳入研究，结果引发了激烈的争论。接受 OPCAB 治疗的患者复合终点事件发生率明显较高，包括全因死亡率、非致命性心肌梗死率和 1 年再次血运重建手术率[37]。对随访血管造影数据的进一步分析显示，OPCAB 可降低 FitzGibbon A 通畅率和血运重建有效率。而无效血运重建与不良心脏事件发生率显著相关。

ROOBY 试验结果发表后不久，一些世界范围的研究小组开始报告他们自己的发现。德国无泵冠状动脉搭桥术（GOPCABE）研究是另一项前瞻性、大队列、多中心试验，主要针对年龄大于 75 岁的患者[38]。2000 多名受试者被随机分为 OPCAB 组和传统搭桥组。研究人员报告术后 30 天或 1 年的死亡率、卒中率、心肌梗死率或新的肾脏替代疗法的结果两组没有显著差异。

这些实验引起了激烈的"辩论和批评"。反对者指出，这些试验纳入的患者太少，因此缺乏足够的统计能力来检测某些临床终点事件的差异。在这些试验中实施 OPCAB 的外科医生的技术水平也受到了质疑。针对这些潜在的局限性，加拿大研究人员报告了他们的多中心前瞻性试验的初步数据，这项多中心前瞻性试验随机选择的病例数（OPCAB 或体外循环冠状动脉搭桥）几

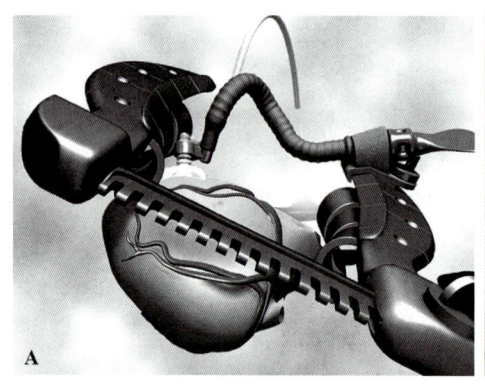 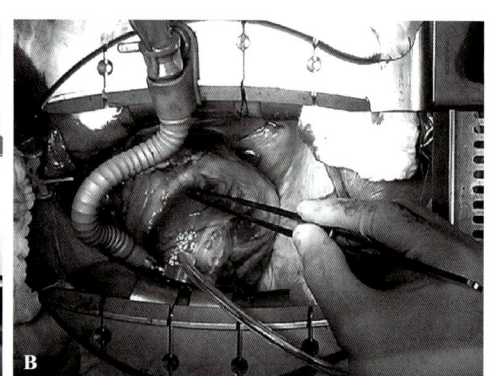

▲ 图 89-10　顶吸式牵引器的手术应用

A. 一种顶端抽吸装置，当与右侧胸廓抬高，垂直心包切开术和右侧胸膜切开术一起使用时，可提供高侧壁的最佳暴露；B. 通过左胸廓切开术从下行胸主动脉到侧壁血管没有 CPB 构建的静脉移植物避免了与患有动脉专利乳房移植物的患者的复发性 CABG 相关的一些技术挑战

乎是之前研究的两倍。

有无体外循环支持冠状动脉重建研究（CORONARY）比之前的试验更有效，参与的外科医生需要至少 2 年的经验，完成 100 多项手术。在 30d 和 1 年的 CORONARY 试验中，主要复合结果或单一事件发生率（包括死亡、非致命性卒中、非致命性心肌梗死或在随机化 30 天后需要透析的新肾衰）没有显著差异[39, 40]。OPCAB 患者手术时间短、呼吸机使用时间短、输血少、出血少、呼吸系统并发症和急性肾损伤发生率低。然而，在 OPCAB 组完成的旁路移植支数较少，且不完全血运重建率较高。在其他试验中也报道了类似的关于搭桥数量减少和血运重建率降低的结果，这些因素被认为是导致 OPCAB 长期疗效低下的原因[41]。5 年的 CORONARY 试验的随访数据，应可为多支病变 CAD 中使用 OPCAB 是否合适提供进一步证据。

尽管争论仍在继续，但仍有令人信服的证据表明，在一些高危人群中[17, 42, 43]，包括老年患者、射血分数降低的患者和肾衰竭患者，OPCAB 与手术风险降低有关[44-47]。一些报告已经证明，OPCAB 与降低再手术的风险[48-51]。

由于再次 OPCAB 术是可行的，而无须解剖升主动脉或处理病变的移植桥管，这是一个有吸引力的方法。然而，许多外科医生认为严重病变使用静脉移植是 OPCAB 的禁忌证，因为在心脏重新定位时，有动脉粥样硬化栓塞的危险。一种针对此种特定情况的左胸廓切合并 LIMA-LAD 搭桥已被报道用于再次手术。利用这种暴露方法，外科医生也可以很容易地构建从胸降主动脉到侧壁分支的移植物，同时避免与 LIMA 移植物相关的技术挑战。这类移植物没有长期通畅率的数据。同样，胸骨下段切开术和上腹部切口也可被用于完成右侧胃网膜动脉构建下壁移植桥管吻合[52, 53]。

虽然目前还没有共识，但一般认为，表现良操作理想的 OPCAB 优于操作不佳的传统 CABG 手术，反之亦然。此外，许多患者的 OPCAB 在技术上是困难的或不可取的（因为一个心肌深部 LAD，小的弥漫性病变冠状动脉，需要广泛的动脉内膜切除术，或与血流动力学损害相关的主动脉缺血）；对于许多患者来说，传统的冠状动脉搭桥术会带来不必要的风险（存在严重动脉粥样硬化的升主动脉或可能因体外循环而加重的系统性疾病）。熟悉本文概述的工具和技术，以及在必要时完成 OPCAB 的能力，是心脏外科医生的宝贵资源。

（五）减少主动脉操作

大多数外科医生认为，OPCAB 最适合为有明显动脉粥样硬化或升主动脉钙化的患者进行血管重建。在这种情况下，从右乳内动脉或右桡动脉构建的游离移植物可以附着在原位 LIMA 的一侧，正如 Tector 和同事最初描述的那样[54]，"并用于在不操作主动脉的情况下执行多支血管 OPCAB"。有时，如果没有动脉粥样硬化斑块，可以用无名动脉作为近端吻合的部位。

另一种选择是，可以用自动吻合装置（AAD）将游离移植物吻合于主动脉的一个无病变的小区域，从而避免了使用侧壁钳的需要（图 89-11）。2008 年，美国食品药品管理局（FDA）批准这些设备在美国销售。虽然之前的 AAD 用于构建无阻断近端吻合于 2001 年批准在美国销售，但当长期数据显示它与减少移植物通畅率有关时，它随之退出了市场。与此相反，与手工缝合技术相比，AAD 在近端吻合中的应用的最新进展似乎与同等或更好的长期移植血管通透性有关[55]。虽然我们迫切希望 AAD 能通过减少主动脉操作来改善预后，但这还没有在病例对照研究中得到证实。然而，很明显，目前的装置可以快速构建通畅的近端吻合，而无须使用侧壁钳阻断主动脉夹具；此外，AAD 可以很容易地用于有升主动脉斑块区域的患者，这样的病例中使用侧壁钳是不明智的。近端 AAD 在冠状动脉搭桥手术发展中的最终效果将取决于许多问题，尤其是经济问题。

自 2002 年以来，已经出现了几种新工具，可以在游离移植物和升主动脉之间构建手工缝合的近端解剖运动，而不需要传统的侧壁钳[56-59]。虽然使用这些主动脉切开术闭塞工具比展开近端 AAD 稍微麻烦一些，但它们允许构建一个定制的手工缝合吻合术，并适应更多不同种类的桥管，包括横动脉和游离的乳内动脉桥管。与侧壁钳相比，这些工具需要更高程度的技术能力，但它们减少了对主动脉的操作。与 AAD 一样，当主动脉斑块使应用侧壁钳变得困难时，可以使用这些工具。应用触诊和主动脉外超声波联合检查，外科医师经常能在相对正常的主动脉中找到一个合适尺寸的区域，在那里放置闭塞装置车。尽管这类装置已经被证明比侧壁钳释放更少的气体和颗粒栓塞[60]，"没有完整的数据表明主动脉切开术闭塞工具与改善预后相关。尽管如此，这些工具使得 OPCAB 能够很容易地执行，同时避免了插管和夹持 – 解除升主动脉所带来的危险。

（六）OPCAB 术后神经认知功能障碍

许多已发表的报告描述了一些患者在冠状动脉搭桥后出现了新的轻微的神经认知功能障碍（NCD）。根据所使用的试验的敏感性不同，据报道发病率为 5%～60%。具体症状包括短期记忆丧失、执行简单计算的能力下降，以及人格和情绪的紊乱[61-63]。许多与体外循环相关的因素，包括全身炎症反应、脑血流改变和微栓塞——要么是由体外循环引起的，要么是与插管和阻断有关[63-64]——可能与此有关。多个小组报告 OPCAB 可明显减轻的全身炎症反应[44, 65, 66]。然而，没有证据表明反应的轻重与非传染性疾病在个体患者中的严重程度相关[44, 65, 66]。此外，虽然有少数研究表明，与传统的冠状动脉搭桥术相比，OPCAB 与 NCD 的发病率降低有关[64, 67, 68]，大多数研究显示其无显著性差异[31, 69-71]。

OPCAB 对术后 NCD 的不良影响在很大程度上归因于在应用和移除侧壁钳过程中释放的微栓子。虽然 OPCAE 排除了放置 CPB 灌注导管或心脏骤停阻断钳的必要性，但许多中心近端吻合过程中仍经常使用侧壁钳，可以说同样具有创伤性[72]。通过原位 LIMA 和 OPCAB 完成搭桥并避免主动脉操作已被证明是避免术后卒中的重要因素[73, 74]。最近在临床实践中引入的一些新装置（见前文）允许在不使用侧壁钳的情况下在泵外构建近端吻合（图 89-11）。这些设备在 OPCAB 中对 NCD 的影响还有待确定。

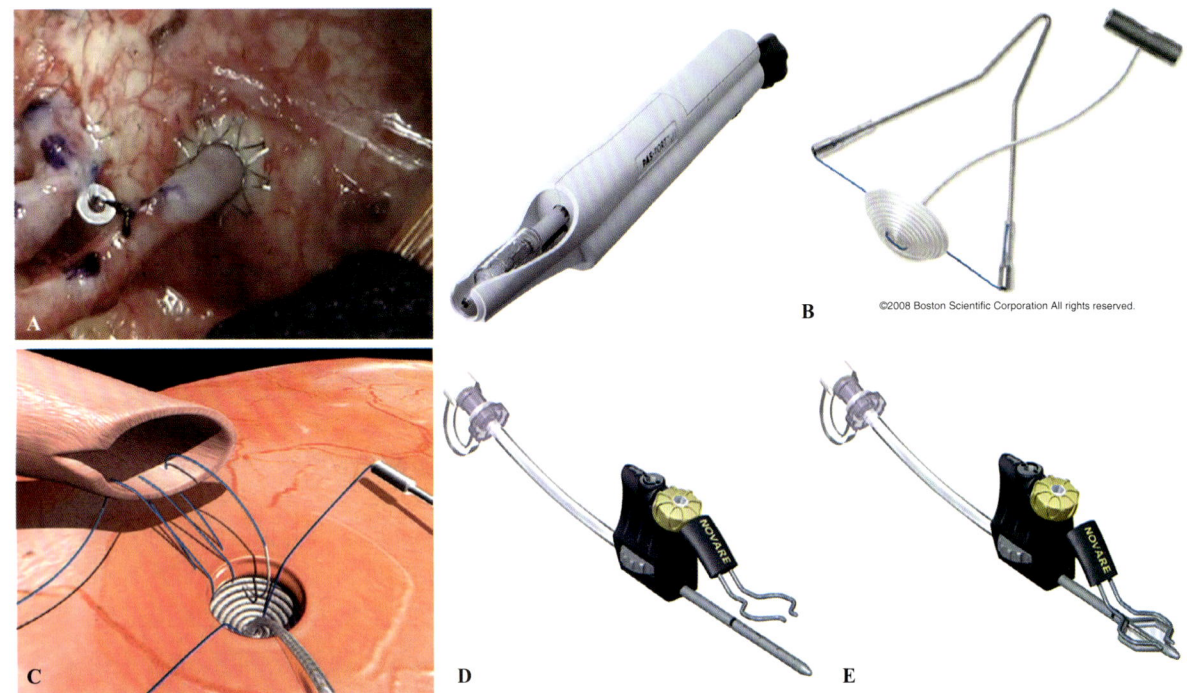

▲ 图 89-11　在不使用侧壁钳的情况下，在升主动脉和大隐静脉之间进行近端吻合的自动吻合装置
A. 此装置于 2008 年被证实在临床使用中具有的手工缝合吻合相当的中间通畅率；B-E. 在没有阻断钳和自动吻合器的情况下，一些有助于移植物与主动脉近端吻合的构建的工具可能对 CABG 后神经认知缺陷的发生率产生影响

三、有限切口冠状动脉旁路移植

为尽量减少冠状动脉搭桥术的侵袭性所做的其他努力集中在减少手术入路的创伤上。虽然胸骨正中切开术相对成型，但患者必须在 2~3 个月内避免重物搬运，以使胸骨重新长合。伤口并发症的发生率较低，但胸骨伤口感染可能危及生命，一般需要再次手术处理。此外，涉及胸骨相关的肌肉骨骼创伤与小程度的全身性炎症反应相关，其与 CPB 在引起并发症方面具有协同作用[75, 76]。因此，避免胸骨切开术是一个有吸引力的策略。

（一）微创冠状动脉搭桥（MIDCAB）

1995 年，Benetti 和同事首次介绍了 MIDCAB 手术[77]，"该手术很快被美国和欧洲的多个中心采用[78, 79]。该手术通常在第 5 肋间隙通过 7cm 前外侧开胸进行，通常包括使用 LIMA 绕过 LAD 的单血管非体外循环手术。许多早期的病例得到了令人满意的结果，包括明显短于标准冠状动脉搭桥术的住院时间，资源利用率降低，输血需求降低，移植物通畅性好[78-81]。其他报告显示术后房颤发生率降低[82]，但这一发现遭到了驳斥[14, 83]。尽管最初的热情高涨，目前在美国只有少数几个中心进行了大量，直视条件下传统的 MIDCAB 和 LIMA 获取手术。这种利用率下降的部分原因是小的前外侧开胸切口在直接可视化下获取 LIMA 存在技术障碍。

一些早期的报道记录了内镜下 LIMA 获取成功的案例[84, 85]。然而，在许多美国中心，外科医生选择通过一个小的开胸直视化手术获取 LIMA，以避免与内镜式摄像仪和可视化过程中预成像阶段出现的误差。直接获取 LIMA 往往是技术上的要求，并偶尔导致其嫁接长度不足。此外，LIMA 暴露要求胸壁用力牵拉，这会造成术后早期明显疼痛。尽管如此，多个熟练能使用 MIDCAB 的治疗小组仍在大量开展此类手术，并取得了良好的手术结果[81, 86, 87]。

（二）较微创冠状动脉搭桥

一些报道记录了较策略的成功应用，其中 LIMA-LAD 搭桥（MIDCAB）与以导管介入为基础的回旋支和 RCA 处理相结合，用于治疗多支血管病变病例疾病。一项多中心研究，通过操作臂上的摄像头增加手术的视野完成 LIMA 搭桥（图 81-12）[88]。在该研究队列中，心包可以在开胸前采用腔镜视频技术打开。在许多患者中，这有助于胸壁切口的准确定位，使 LIMA 和 LAD 之间的吻合无须肋骨扩张器，仅使用软组织牵引器和特别设计的床式稳定器通过自然肋间隙显露吻合部位即可完成（图 89-13）[89]，该方法明显减少了术后疼痛。在多个医疗中心，这一点已经

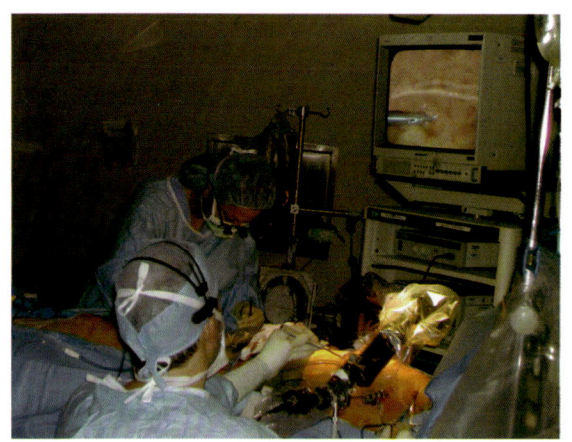

▲ 图 89-12　左胸内动脉的视频动员
可能在微创 CABG 的未来演变中扮演角色

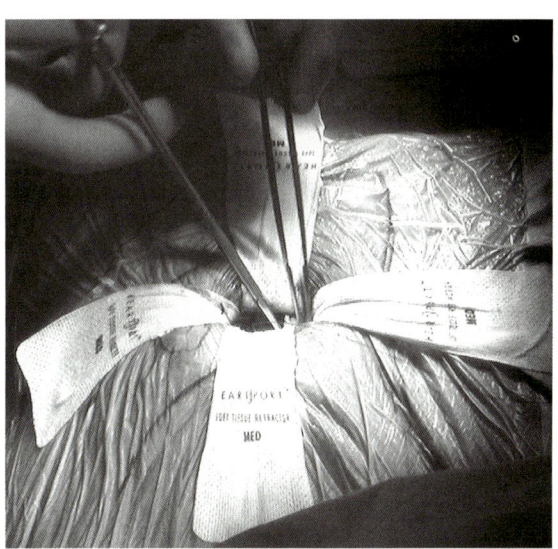

▲ 图 89-13　使用软组织牵引器和特制床式稳定器通过自然肋间隙显露吻合部位
在一种侵入性较小的旁路中，胸壁切口的准确放置通常允许左乳内动脉和左前降支之间的吻合通过自然的间隙构建而无须放置肋骨吊具

引起了大家的注意。

（三）全腔镜下机器人辅助冠状动脉搭桥术

越来越多的文献报道使用机器人来动员 LIMA 并完成吻合口缝合下的完全胸腔镜辅助 LIMA-LAD 包括 CPB[90,91] 和非 CPB[90,92,93] 病例。机器人使外科医生能够通过主从伺服和微处理器控制来操作完全清晰的视频仪器。这些仪器允许多种程度的自由度，可以精确地模拟外科医生的手部动作，易于使用的控制界面，提供逼真的三维立体视觉的高分辨率显示器，高倍放大图像，以及震颤滤波和运动缩放选项等功能，提供了机器人超越人类精度的潜力。这种精度在一定程度上弥补了触觉反馈的缺失。虽然这一概念非常令人兴奋，但外科机器人在冠状动脉搭桥手术中的推广似乎并不急于使用。这些机器人价格昂贵，而且完全内镜下 CABG（TECAB）机器人的学习曲线具有挑战性，尤其是在非 CPB 支撑的情况下。熟练的外科医生在精心挑选的患者中，只能成功地完成大约 1/3 的不停跳搭桥手术，其余的则通过小切口进行吻合。未来外科机器人工具和技术的改进、自动远端吻合装置的改进和其他进展可能有助于确定机器人在冠状动脉搭桥术中的最终效用。

（四）端口通路心脏手术

1996 年，Heartport 引入了端口通路心脏手术概念，作为减少手术通路创伤的一种手段。该策略使用专门的导管插入股动脉和静脉，实现 CPB 支撑、升主动脉内球囊阻断、顺行性心脏停搏液灌注和升主动脉排气。额外的导管经皮穿刺左颈静脉，实现逆行性心停搏液送入冠状静脉窦，并使肺动脉排气。可以根据需要做一个小的胸部切口。20 世纪 90 年代末，提出了通过使用端口建立 CPB 利用第 5 肋间小切口进行的多血管搭桥术系列，取得了可以接受的结果[94-96]，但是这种方法并没有得到广泛的应用。部分原因是移植插管长度和位置的挑战。尽管如此，端口通路仍然是 TECAB 的重要组成部分，并且仍然是小切口二尖瓣手术和房间隔缺损修复中的一种可行技术。手术机器人技术和自动远端吻合技术的进步可能会对端口通路技术在小切口冠状动脉搭桥术发展中的最终作用产生影响。

四、经心肌激光血管再通

经心肌血运重建术（transmyocardial revascutarization，TMR）是一种治疗严重冠状动脉疾病的外科治疗替代方法，目前仅适用于难以进行常规医学治疗的患者。在开放 TMR 手术中，血管再生是通过手持激光设备向心室提供热能心室，消融心肌创建 1mm 隧道，目的是改善血液灌注。

TMR 在缓解心绞痛症状方面的疗效已经得到了很好的证明，这一方法不再被认为是实验性的[97,98]。早期的阳性结果使得美国食品药品管理局在 1998 年就批准了 TMR，目前在美国已经进行了至少 20 000 例单独或与冠状动脉搭桥联合的治疗。然而到目前为止，仍然缺乏长期的随机临床数据，显示单独的 TMR 优于其作为辅助治疗的使用。TMR 适应证和长期效益仍然存在疑问，但正在进行的研究有助于澄清这种技术的理想用途。

（一）手术过程

开放 TMR 是在全身麻醉下进行的，包括将激光能量直接应用于心脏外膜表面。术前准备包括胸部 X 线摄影、超声心动图、核灌注扫描或多巴酚丁胺应激超声心动图，以判定冬眠心肌，因为 TMR 对瘢痕组织没有效果。所有患者均需术中持续心电图监护、Swan-Ganz 导管、动脉压线、经食管超声造影术。采用双腔气管插管分离左肺；这对以前做过心脏手术并可能有胸膜粘连或纵隔粘连的患者来说，有利于手术的进行。皮肤准备范围包括腹股沟，以防需要使用 IABP 注射。不需要体外循环和全身抗凝。

单纯的 TMR 可以通过第 5 肋间隙的左前胸廓切口进行。在插入牵开器分离肋骨后，心包被打开，心外膜暴露，小心避开以前行过旁路移植的部位。从心脏基底附近开始，隧道以约 1cm 的间隔线性完成，逐步向上向心脏前表面移动。这项技术可以防止 TMR 相关的轻微出血阻碍手术的进展。隧道的数量取决于缺血区和心脏本身的大小。必须注意避免心肌变薄和扩张。

TMR 是用二氧化碳（CO_2）或钬：钇－氩－（蒽）（HO:YAG）激光器进行的。这两种激光器都依赖热能。二氧化碳激光束是通过一系列的镜子和透镜传输的，而 Ho：YAG 激光器依赖于光纤。二氧化碳设备提供高达 1000w 的能量，20-J 至 30-J 脉冲创建 1mm 通道。通过同步 CO_2（激光）和心电图上的 R 波的放电，甚至可以避免室性心律失常。通过 40ms 的脉冲创造一个透壁的隧道，并通过食道超声观察到完整血流的典型改变加以证实。

Ho：YAG 激光的不同之处在于其制造心肌通道的方法。在部署激光器之前，光纤必须物理地穿透心外膜。Ho：YAG 激光器需要 20~30 个脉冲才能形成一个通道，而且脉冲不能与心电图同步，因此会引起心律失常可能性比 CO_2 激光大。光纤必须人工推进，成功创建跨壁通道不需要经食管超声心动图证实。TMR 完成后，置入胸管，关闭胸腔，患者被转到重症监护病房监护。

（二）临床效果

自 1983 年 Mirhoscini 及其同事[100]首次临床使用开放 TMR 以来，后续数据显示心绞痛有明显和实质性地减少[101]。在比较 TMR 与最佳药物治疗多中心研究中，大多数 TMR 患者的加拿大心血管协会心绞痛分级至少降低了两级，长期随访数据证实患者的症状得到持续缓解，并可能提高生存率[102-104]。对于血管重建治疗选择有限的患者，TMR 联合冠状动脉搭桥术可以改善长期症状，而且似乎不会增加手术相关不良事件的风险[103-105]。TMR 也被用作干细胞治疗的辅助手段，初步数据令人鼓舞[106-107]。

（三）机制

TMR 缓解症状的机制尚不清楚，但已认识到 3 种潜在的作用：①通过 TMR 产生的隧道直接灌注；②炎症效应导致血管生成；③交感神经支配。最初，TMR 被认为是通过灌注所创造的隧道来提供其益处，最终影响心肌内附近的毛细血管。然而，这些隧道长期开放率不一致的报道引起了争论[108-112]。尽管一些正电子发射断层扫描/计算机断层扫描研究已经显示交感神经去神经支配的证据[113]，但难以区分是否为传入性症状性神经纤维，而且这种获益机制仍停留在理论层面。此外，心肌新生血管化作为对心肌损伤的非特异性反应，在以往的研究中已经得到证实，血管生成的因子，如血管内皮生长因子，血小板来源内皮生长因子，成纤维细胞生长因子等上调[114-116]。正在进行的研究最终将有助于确定 TMR 在临床实践中的作用，同时，这一术式在心脏外科医生的治疗选择策略中仍然是一个有用的技术。

五、结论

随着手术工具和技术的进步，冠状动脉疾病的外科治疗出现了许多新的选择。虽然确定这些选择的相对优点可能需要更多的数据，但很明显，这种灵活性将使外科医生能够更好地调整手术方法以适合不同的患者。能考虑到冠状动脉搭桥患者的年龄和并发症显得尤为重要。

第 90 章
机器人及其他冠状动脉旁路移植技术
Robotic and Alternative Approaches to Coronary Artery Bypass Grafting

Stephanie Mick　Suresh Keshavamurthy　Tomislav Mihaljevic　Johannes Bonatti　著
胡行健　译

一、机器人及其他冠状动脉旁路移植技术

标准的冠状动脉搭桥术（CABG）采用胸骨正中切口及体外循环支持。然而，该领域的微创技术不断涌现，诸如借助或无须机器人辅助的不停跳冠状动脉旁路移植和小切口外科手术。本章介绍了微创冠状动脉血运重建方法及其效果，重点介绍了机器人辅助冠状动脉旁路移植，同时还介绍了镶嵌冠状动脉血运重建技术。

二、微创外科冠状动脉血运重建技术

常规 CABG 已经有了许多改进技术，形成了许多替代性冠状动脉血运重建技术。这些替代方案都可归于广义的微创冠状动脉血运重建术。

应该注意到，心脏外科领域中使用的"微创"这一表述比其他外科专业可能具有更多的意义。其他外科学科中手术的损伤程度主要由入路切口的大小来决定，而在心脏手术中至少包括两种形式的损伤有待减轻。物理性的创伤可以通过使用胸骨离断较少（或不离断）的较小切口来减轻；生理性创伤的减轻则可通过行手术时采用非体外循环方式实现，即避免使用体外循环和心脏停搏。这至少在理论上减少了在手术过程对患者生理环境产生的干扰。

得益于上述领域的创新，如心脏固定装置，胸廓小切口牵开器，局部冠状动脉阻断和分流装置，CO_2 吹气设备，长杆胸腔镜机器人装置，以及微创体外循环设备等的发明，冠状动脉血运重建手术的面貌已经发生明显改观。由于第 89 章已经介绍了非体外循环冠状动脉旁路移植技术（OPCAB），因此本章将不再深入讨论。本章将主要介绍正中胸骨切开术之外的非常规手术切口入路进行血运重建的技术，不论使用或不使用体外循环。本章还讨论了每种技术可能实现的血运重建程度，介绍了报道这些方法临床效果的一些相关文献，其中机器人辅助技术是关注重点。

（一）微创直视冠状动脉旁路移植技术

微创直视冠状动脉搭桥术（MIDCAB），也称为胸廓小切口直视单支桥管旁路移植术（SVST），使用前部正中胸廓小切口入路。切口既用于直视下获取左乳内动脉（LIMA），也用于完成 LIMA 与冠状动脉的吻合[1]。该术式在非体外循环下完成，需要使用心脏固定器，固定器可以直接经由手术切口置入，也可通过单独的穿孔口放入。

由于在该手术过程期间，跳动心脏的侧面和后面入路受限，因此使用 MID CAB 技术的冠状动脉血运重建手术通常限于左前降支（LAD）或对角支的旁路移植。在 MIDCAB 发展的早期阶段，需进行肋骨离断或肋软骨切除操作才可获取乳内动脉（IMA），现在则可通过使用专门设计的牵开器，经由同一小切口实现 IMA 获取。因此，MIDCAB 基本上等同于通过胸廓小切口进行

LAD 或对角支的单支桥血管 OPCAB 手术。

MIDCAB 技术最初由 Kolessov 在 1965 年描述，20 世纪 90 年代中期这一概念重新进入人们视野。此后该技术在许多美国和欧洲中心得到采用，并且许多早期数据显示，相对于传统 CABG，MIDCAB 患者住院时间缩短，医疗资源利用率降低，可早期完全恢复活动能力，输血需求减少，移植物通畅性更理想[2]。但此方法与单支桥血管 OPCAB 对比研究的数据有限。有小样本型研究表明，使用 MIDCAB 技术也可以减少机械通气时间和总住院时间[3]。

该手术的主要缺点是术后早期难以控制的疼痛，这种疼痛由 LIMA 获取过程中胸壁牵拉所引起[1]。即使切口更小，术后疼痛的问题也可能导致该手术在患者中的受欢迎程度下降。当然，在一些熟练掌握本手术技术的中心仍在大量开展 MIDCAB 手术并取得了出色的效果。

例如在最近的一份欧洲论文中，Holzhey 及其同事报道了他们 1996—2009 年开展 1768 例 MIDCAB 的经验。这个来自 Leipzig 的团队报道的中转胸骨正中切口率为 1.75%，术后死亡率为 0.8%，围术期卒中率为 0.4%。常规术后血管造影显示早期移植物通畅率为 95.5%，短期靶血管再次干预率为 3.3%。MIDCAB 技术也已成功应用于再次手术领域[5]，有证据显示该技术有助于降低手术死亡率。尽管最初的热情高涨，MIDCAB 的总体接受程度很低，部分中心甚至已经放弃了该术式。单个外科医生达到稳定结果的学习曲线过长（另外还需要持续保有较高的病例数量以维持外科医生技能[4, 6]），并且某些中心报道的移植物通畅率并不理想，可能是造成这种现象的主要原因。

1. 术前注意事项

所有患者均应按照常规 CABG 标准接受完整的术前检查。患者的体重指数和体质状态值得注意；肥胖是 MIDCAB 的相对禁忌证，因为在肥胖患者小切口获取 LIMA 期间牵开器对伤口边缘施加的压迫更高，可能导致组织坏死，使患者易于发生伤口感染。由于类似原因，乳房较大的女性患者发生伤口相关并发症风险也更高[7]。至于术前影像学检查方面，术前通过胸部 X 线检查评估心脏与肋间隙的相对位置可能有助于切口的规划。

2. 技术细节

患者取仰卧位，左侧垫高。最好使用单肺通气，但这不是绝对必要的。如果不使用单肺通气，应减少潮气量，同时通过垫压使肺远离术野。在第 4 或第 5 肋间隙左锁骨中线做左乳下切口[8, 9]（图 90-1）。术前经胸部 X 线检查评估心脏与肋间相对位置及间距有助于规划切口。应该注意的是，切口位置是 LIMA 获取的下限，因切口脚侧的胸壁无法可视化。因此，一些医生倾向于采用第 4 肋间隙入路以获得最大桥血管长度[8]。这种考虑在 LAD 远端病变的情况下是重要的。有报告描述了通过一段额外的动脉桥血管延长 LIMA 以实现远端 LAD 靶血管吻合的方法，从而避免移植桥血管张力过高[10]。

完成入路切口后，置入胸壁牵开器以获取 LIMA。通常用于此目的的牵开器（例如美国明尼苏达州明尼阿波利斯市美敦力公司制造的那些产品）具有延长的上部拉钩，并被设计便于牵拉上侧肋骨，避免其成为影响视野的限制（图 90-2）。切除胸膜脂肪，用电烧分离显露胸膜并以骨骼化方式获取 LIMA。建议将 LIMA 定位于切口中部并向头部分离至锁骨下静脉水平[8]。

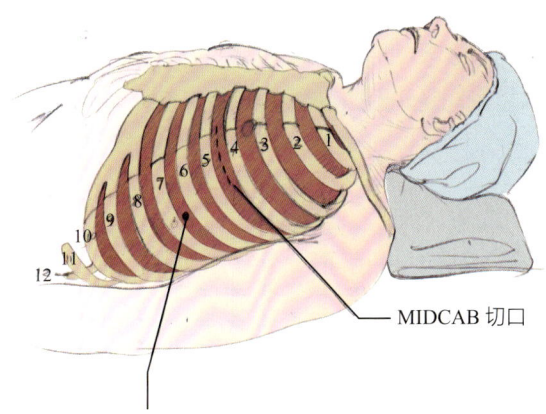

▲ 图 90-1 用于进行微创直视冠状动脉搭桥术（MIDCAB）的限制性左前外侧胸廓切口

这一切口长度 5～7cm，起自第 4 肋间锁骨中线。图中还显示固定器置入位置，这一穿孔部位可用于留置胸管（经许可转载自 Cleveland Clinic Center for Medical Art & Photography © 2014. All rights reserved.）

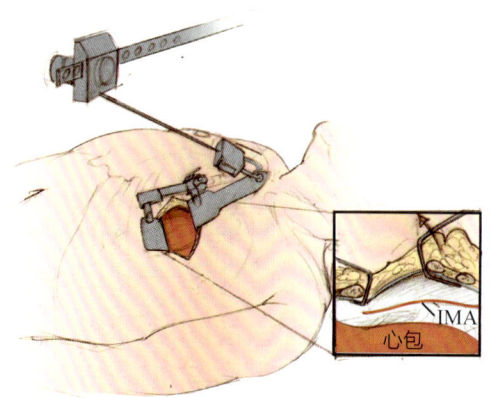

▲ 图 90-2　使用特制牵拉设备用于小切口直视冠状动脉旁路移植（MIDCAB）中获取左乳内动脉（IMA）
经许可转载自 Cleveland Clinic Center for Medical Art & Photography © 2014. All rights reserved

肝素化后待活化凝血时间（ACT）达到 300s 后，远端切断 LIMA。使用标准胸骨切开器代替 LIMA 专用牵开器。

切除心包脂肪垫，应注意辨认保护膈神经，在前方纵向切开心包直至心底水平。确认心尖，LAD 即平行于胸骨向心尖右侧方向走行。注意不要误将对角支认为 LAD，前者可能是最先被观察到的冠状动脉。不同于 LAD，对角支走行平行于切口朝向心尖[7]，心包吊线有助于获得更好心脏位置。

一旦确认 LAD，就可以使用直接通过常规切口置入的普通固定器，或使用经由单独侧面穿刺切口置入的内固定剂来固定靶血管（图 90-3）。如果采用后一种方法，其穿刺切口可以在之后用

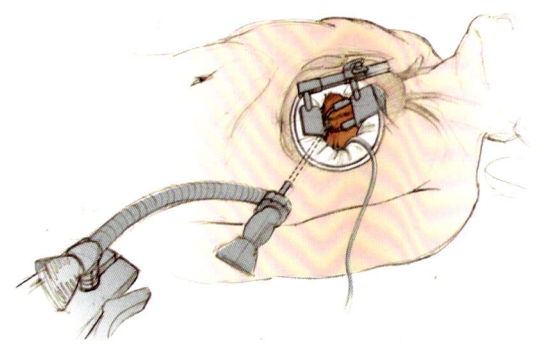

▲ 图 90-3　内管冠状动脉固定器插入并显露左前降支以便行旁路移植。注意使用软组织牵拉保护套以获得理想视野
（经许可转载自 Cleveland Clinic Center for Medical Art & Photography © 2014. 版权所有）

于留置胸管。如有必要可于吻合部位近端和远端留置弹性缝线（注意应避免远端圈套因为这可能导致斑块损伤和血流受损）。暴露靶血管动脉。在阻断冠状动脉之前可以预先使用利多卡因或其他抗心律失常药物。如果在阻断冠状动脉后出现血流动力学改变，可以在解除阻断状态下使用 1.5mm 直径冠状动脉内分流栓，同时完成吻合。无论是否使用分流栓，吻合都是以 7—0 Prolene 缝线按标准方式完成的。建议吻合结束后使用超声流量仪检查评估桥血管流量。

在肝素中和并确认止血满意后，可疏松地缝合心包，以防止局部疝样病变发生或心尖黏附于肋间隙。为了这个目的，一些作者建议使用牛心包补片进行心包重建[7]。术中避免 LIMA 扭结是十分重要的，特别是在重建心包过程中，因为 LIMA 会穿过心包。神经阻滞可以通过向第 4 至第 6 肋骨后肋间隙直接浸入 0.5% 丁哌卡因来实现。留置单个胸管于左侧胸腔，肋骨重新固定，缝合胸肌，并且以标准方式缝合皮肤。

3. 术后注意事项

患者可以实现术后即时拔管，但是如果选择保留插管，应将双腔气管插管更换为单腔管。应该制定积极的疼痛管理和早期活动策略。必要时，如果微创疼痛控制方法（麻醉剂、利多卡因贴剂等）效果不佳，可以使用胸段硬膜外麻醉控制疼痛[7]。MIDCAB 之后不需要做胸骨预防保护措施。

建议在手术后 6h，或者胸管引流减少时开始服用阿司匹林和氯吡格雷[7]。有证据表明，使用双重抗血小板治疗可降低非体外循环冠状动脉搭桥术围术期心肌梗死和移植物闭塞的风险[11]。

（二）胸腔镜 MIDCAB

为了避免标准 MID CAB 手术通常涉及的胸廓过度牵拉，出现了其他的 LIMA 获取方法。在视频辅助 MIDCAB 方法（也称为"endo-ACAB"）中，LIMA 通过小入路切口在胸腔镜辅助下获取。通过微创胸廓切口在最小幅度肋骨牵拉下完成 LIMA-LAD 吻合。应该注意的是，胸腔镜下获取 LIMA 需要胸腔充气，术前应评估患者术中耐受通气量减少的能力[1]。

1424

Vassiliades 及其同事在 2007 年报道了最大样本量胸腔镜 MIDCAB 病例，他们将这种方法称为内镜下无创伤性冠状动脉搭桥术（endoscopic atraumatic coronary artery bypass，endo-ACAB）。该组报告中中转胸骨切开术或胸廓切开术比例为 3.6%，术后死亡率为 1%（STS 国家数据库预测 30 天死亡率为 2.7%），卒中率为 0.3%。平均随访 18 个月，LIMA-LAD 通畅率达 96%。ICU 平均停留时间为（11.2±9.9）h，平均住院时间为（2.4±1.3）d [12]。

可能由于学习 LIMA 获取需要具备高级胸腔镜操作技术（预计掌握该技术的学习曲线需要 50 个病例 [13]），胸腔镜 MIDCAB 目前尚未得到广泛应用。然而，具有该专业技术的中心取得了满意的效果。机器人辅助 MIDCAB 代表了胸腔镜 MIDCAB 的另一替代方案，将于稍后与其他机器人血运重建技术一并进行讨论。

1. 术前注意事项

所有患者均应按照开放性 CABG 的标准接受完整的术前检查。对于开放 MIDCAB 患者的体重指数和体质应予重视。一般而言，体重指数＜30 的患者对于那些处在学习曲线早期的外科医生来说是最合适的。乳房较大的女性可能具有挑战性，因为鞘管穿刺部位可能需要穿过乳房，或者可能需要做更大的乳房下切口。术前肺活量测定可能有助于确定患者耐受单肺通气的能力［1s 内用力呼气量 (FEV$_1$)＜1 通常作为阈值］[14]。

2. 技术细节

与开放 MID CAB 一样，患者仰卧在手术台上，左侧抬高。在单肺通气下，于左侧腋中线的第 3、第 5 和第 7 肋间隙作 3 个切口（一些医生建议第 5 肋间隙切口可置于腋前线 [15]）。可以使用标准胸腔镜器械。首先通过第 5 肋间切口插入 30°（5mm 或 10mm）胸腔镜，并且充入二氧化碳至达到 8mmHg 目标压力，以增加胸腔内工作空间。应该注意，如果在此阶段观察到患者血流动力学改变（过度充气所致，尤其是患有左心室功能不全的患者易发），可能需要降低充气速度或排出一些胸腔内二氧化碳。此后插入胸腔镜，获得胸腔内的大体视野图像。

接下来，通过第 3 和第 7 肋间隙置入抓持器和电刀或超声刀。解剖胸膜脂肪，显露胸内筋膜。在 IMA 侧面约 1cm 处切开胸膜并向下牵拉。使用电刀或超声刀轻微刮拨识别 IMA 的侧支，继而由电刀或超声刀烧灼切断侧支（较少使用钛夹），可以将带蒂的 IMA 从锁骨下静脉到剑突水平完整地获取下来 [7, 15]。在第 1 肋骨水平分离过程中应注意避免损伤膈神经和锁骨下静脉。

打开心包并识别靶血管。按照与开放式 MIDCAB 类似的方法进行吻合，其中切口位置在胸腔镜引导下完成。其中一个用于内置心表固定器的插口位置可最后用于留置胸管。

3. 术后注意事项

与开放式 MIDCAB 一样，患者可以实现术后手术室即时拔管。但如需要保留患者气管插管，应将双腔管换为单腔管。应该制定积极的疼痛管理和早期活动策略。不需要采取额外的胸骨处理措施。有证据显示，使用双重抗血小板治疗可降低非体外循环冠状动脉血运重建术患者围术期发生心肌梗死和移植物闭塞的风险，因而建议在术后 6h 或胸腔引流可控后即开始服用阿司匹林和氯吡格雷 [16]。

三、多支病变微创冠脉外科技术

如前所述，MIDCAB 通常仅限于完成单一 LIMA-LAD 或 LIMA- 对角支旁路移植。但通过将 MIDCAB 与经皮冠状动脉介入治疗（PCI）相结合的杂交技术，可以将该技术优势扩展到治疗侧壁或后壁存在冠状动脉病变的多支病变冠心病患者。当然，这种杂交技术只对于冠状动脉病变适合接受 PCI 治疗的病例才适用。基于此，一些医生为多支病变冠心病患者创造了其他的微创替代治疗策略。

有文章报道了通过使用双侧前胸对称小切口，直视下获取双侧乳内动脉或桡动脉作为桥血管的双侧 MIDCAB 技术 [17]，但效果未得到大样本研究的评估。也有报道使用双侧胸腔镜获取 IMA，继而通过右前胸壁切口完成右冠和 LAD 的旁路移植。应该注意的是，在使用这种技术时，双侧胸廓切口只可达到后外侧壁冠状动脉，后室间支是无法进行旁路移植的[18]。此外还有通过单一胸廓切口处理多支病变的技术。其中一种称为前外侧胸廓切开 - 冠状动脉搭桥术（anterolateral thoracotomy-coronary artery bypass, ALT-CAB），使用的是较大的左侧胸廓切口。通过这一切口，可以在直视下获取 LIMA 和右乳内动脉（RIMA），而且通过这一更大的入路可以完成所有部位冠状动脉的旁路移植操作。此外较大切口提供了更充分地暴露，使得中心插管成为可能。该技术尚未得到广泛采用，但在特定中心使用取得了满意的效果。一项研究统计了接受该术式的 255 名患者，所有患者均实现了完全血运重建，没有中转接受心肺转流术病例。该系列的死亡率和卒中发生率分别为 1.2% 和 0.8%，65.1% 的患者在 ALT-CAB 术后 48h 内出院[19]。

2005 年出现了一种最新的用于治疗冠状动脉多支病变的非机器人微创技术，被称为微创冠状动脉搭桥术（minimally invasive cardiac surgery/coronary artery bypass grafting, MICS CABG）[18]，有时也被称为胸廓小切口多支病变冠状动脉搭桥术（MVST）[20]。该方法的胸廓切口相比于传统 MIDCAB 更偏向外侧。通过专用的旋转牵开器可以经此胸廓切口获取全长 LIMA，而两个穿刺孔部位可置入心表固定器和心尖固定器。通过切口入路暴露，结合心尖固定器和心表固定器的心脏定位功能，可以完成心脏所有部位的冠状动脉旁路移植操作。该术式在非体外循环模式下进行，不需要使用胸腔镜或机器人设备辅助，因而基本上可以等同于通过小切口进行的多支血管 OPCAB。

值得注意的是，MICS CABG 一个局限性在于，如果不使用较大的切口、胸腔镜或机器人辅助等方法，术者是无法获取右侧 IMA 的[21]。当然，这种缺陷可以通过使用近端吻合于升主动脉的大隐静脉桥血管行旁路移植来予以抵消。这一技术已在一些特定的中心得到临床应用[18]。

有文章报道了一个随访 3.5 年，包含超过 450 例 MICS CABG 患者的双中心系列研究，结果令人鼓舞。作者报告死亡率为 1.3%，卒中率为 0.4%，完全血运重建比例达 95%。文章没有提供关于移植物通畅的血管造影证据。然而，在 19 个月的平均随访期间，需要再次 PCI 干预比例为 3%。报道中，中转胸骨切开手术比例为 3.8%，7.6% 的病例转换为体外循环下手术（经由外周插管）。值得注意的是，初步报告中包含有研究中心的整个过程经验，包括其早期经验。作者认为，这意味着此术式的应用开展不会出现严重影响发病率和死亡率的学习曲线现象。该术式的支持者断言，它对所有心胸外科医生而言都具有更大的实用性，因为该技术不需要使用与机器人或胸腔镜手术相关的昂贵的基础设施及一次性耗材[20]。

最近一位外科医生以病例匹配方式报道了其临床实践中 MICS CABG 与标准 OPCAB 的对比研究。每组包含 150 名患者，研究对患者组间年龄、性别、左心室功能和远端吻合口中位数等指标进行了匹配。作者发现 MICS CABG 组住院时间显著缩短（MICS CABG 组 5.4d vs. OPCAB 组 7.2d，P=0.02）；伤口感染率（MICS CABG 组 0% vs. OPCAB 组 4%，P=0.002）及恢复完全活动中位时间（MICS CABG 组 12d vs. OPCAB 组 > 5 周，P < 0.001）也优于 OPCAB 组；死亡率及房颤发生率组间无差异，但 MICS CABG 组胸腔积液发生率较高（MICS CABG 组 15% vs. OPCAB 组 4%，P=0.002）[22]。文章未报道了移植桥血管远期通畅情况，但早期研究显示 MICS CABG 具有理想的短期通畅率（6 个月移植桥血管总体通畅率为 92%，LIMA 桥血管通畅率 100%）[23]。尽管还需要进一步的数据以更全面地评估这一术式，但 MICS CABG 可作为多支病变冠心病患者广泛采用的微创手术选择之一。

（一）机器人辅助血运重建技术

机器人外科系统是指外科医生通过操纵远程操控台遥控微创器械进行手术的设备体系。目前应用最广泛的是 da Vinci Si 系统（美国加州 Mountain View 的 Intuitive Surgical 公司出产）。该系统可以将高清三维图像传输给操控台上的外科医师，感受后者的手指和腕部运动并传回到手术野中的微创器械上，同时去除运动中的震颤。da Vinci 机器人最早应用于心脏外科领域可以追溯到2002年。目前每年全美开展机器人手术约有2000例，大部分在少数有经验的中心完成。其手术数量在逐渐增长，但在每年开展的心脏外科手术中所占比例仍比较有限[24]。

在微创心脏外科手术中应用机器人主要是为了克服胸腔镜的一些不足。例如胸腔镜器械仅可以提供4个自由度，这尚不足以满足心脏外科的精细操作要求。长臂器械可能在穿孔部位产生杠杆作用，在局部形成剪切力导致肋间神经损伤出现术后疼痛。此外，胸腔镜外科系统提供的术野图像是二维的，缺乏深度维度的图像可能在精细操作时导致损伤[25]。

手术机器人系统应用于冠状动脉搭桥术的方式多种多样，从机器人辅助的MID CAB（使用前胸廓切口或胸骨切口，机器人获取IMA，直视常规完成冠状动脉吻合），到完全胸腔内血运重建术IMA获取和旁路移植完成均仅通过小切口完成的全内镜冠状动脉搭桥术（TECAB）。TECAB可以在停搏或不停跳状态下完成。停跳时的术语为"心脏停搏TECAB（arrested heart TECAB，AH-TECAB）"。而不停跳状态下的该术式被称为"心脏跳动下TECAB（beating heart TECAB，BH-TECAB）。

在冠状动脉血运重建中最早使用的机器人技术（20世纪90年代末至21世纪初）对于此前所述的胸腔镜辅助MID CAB中胸腔镜作用进行了重新界定，即在不停跳状态下通过小型胸廓切口，使用机器人辅助获取IMA，然后手工缝合完成单一的前壁冠状动脉吻合。与单支血管OPCAB相比，机器人辅助MID CAB可缩短住院时间，加快术后恢复[26]。与胸腔镜辅助MIDCAB一样，机器人辅助MID CAB也被作为镶嵌冠状动脉血运重建技术的关键组成部分，这在稍后会详述。

TECAB可用于单支血管或多支血管的旁路移植术（在多血管病例中通常使用双侧IMA），是冠状动脉血运重建手术中物理性侵入最少的治疗方法。与其他微创方法相比，TECAB使用的切口均为小型孔洞。TECAB既可采用体外循环支持下完成，也可使用不停跳方式完成。在1998年首次报道时，TECAB已显示出具有手术创伤小和恢复快速的优点。与胸部小切口手术方法相比，其瘢痕更少，且不会牵拉肋骨，从而减少肋间神经损伤所致术后疼痛的发生。2000年以后的一系列研究显示TECAB术后患者住院时间短，恢复完全活动能力更快，且胸廓伤口深部感染更少见，后者可能是由于暴露于周围环境的手术区域更小的缘故。肥胖患者可能在伤口并发症方面从TECAB中获益更多，因为这种方法对肥胖与非肥胖患者的手术视野暴露没有差别[27]。

最近发表的关于TECAB系统综述随访了360例AH-TECAB病例[28]，其全因死亡率为0.4%，围术期卒中率为0.8%，心肌梗死发生率为1.8%，新发房颤率为5.1%，肾衰竭发生率为1.2%，早期再次干预概率为2.3%，因出血再次处理概率为5.8%。这些结果，除了因出血再次手术概率外，均优于传统方法。早期通畅率为96.4%（基于253例接受过某种形式的早期影像学检查患者的数据）。有中期和长期随访数据的文献较为少见。一项对62例接受TECAB治疗的单支病变患者进行为期5年的随访研究显示，生存率为95.8%，免于MACCE率83.1%，免于心绞痛发生率91.1%[29]。关于TECAB移植物通畅率的最长期随访研究来自Currie及其同事[16]，他们在8年随访中对82名患者使用冠状动脉造影，CTA和应力心肌穿孔闪烁显像等方法，发现体外循环和不停跳TECAB的综合总体通畅率为92.7%。

（二）技术细节

1. 术前评估

所有患者均应按照开放性CABG的标准接受完整的术前检查。我们还建议每位患者术前应接受胸部，腹部和盆腔CT血管造影检查。这有助于外科医生评估心脏大小及其与胸壁的关系，心包脂肪垫大小，以及IMA与靶血管的位置关系。根据我们的经验，左心边缘到胸壁的距离小于25mm可能会因操作空间不足而对手术带来较大的技术挑战。此外，还应确定靶血管的走行部位（心肌内或心外膜下），以及升主动脉直径和主动脉粥样硬化程度。我们还建议所有拟行

TECAB 的患者接受肺活量测定。这些数据不仅对于确定患者能否在获取 IMA 过程中耐受单肺通气，而且对于评估胸腔容积也很重要。我们观察到 $FEV_1 < 2.5L$ 是一个重要分界值，在此水平下，术中操作技术难度（与空间受限有关）和术后并发症发病率均增加。

2. 体外循环及心脏停搏在 TECAB 中的角色

如前所述，在使用或不使用体外循环的情况下均可进行 TECAB 手术。许多患者可受益于心脏不停跳技术，因而在理想情况下，TECAB 外科医生应该熟悉掌握 BH-TECAB 技术。此时内镜缝合在技术上比在心脏停搏环境中更具挑战性。因此强烈建议外科医生首先应通过内镜停搏液灌注进行停搏下操作以熟练掌握相关技术。如果计划进行 BH-TECAB，我们建议在所有情况下都应预防性外周插管；外科医生必须为机器人操作中发生室颤这一最坏情况做好准备。如果没有预先插管，不能立即进行体外循环，情况可能会迅速恶化，对患者以及外科医生 / 机构的 TECAB 计划都将造成巨大损害。因此，我们重申我们的建议：即对所有病例在可控条件下预防性插管并与体外循环机连接，以便可以立即使用。在 BH-TECAB 中如果需要，可以启动并行体外循环并塌陷双肺，为外科医生在胸腔内获得额外的显露空间。对于部分患者而言，这是获得足够空间和稳定血流动力学条件以进行心脏后壁旁路移植的唯一方法。

AH-TECAB 需要使用特定的灌注和心脏停搏技术。远程控制体外循环和升主动脉球囊阻断在技术上具有挑战性，并且对患者选择方面有特殊要求。股动静脉插管和血管内球囊仅适用于无主动脉粥样硬化的患者（目前拟行 TECAB 的患者中约有 2/3 属于此类）。对于中等程度主动脉粥样硬化患者，腋下顺行灌注结合股动脉插入血管内球囊是最佳选择。经胸壁阻断结合直接主动脉根部插管心脏停搏液灌注也是一种备选方案，但处于早期发展阶段；与该技术相关的挑战包括经胸穿刺升主动脉，插入合适的导管，以及在导管移除后通过内镜机器人技术有效止血。建议外科医生应先在其他微创心脏手术中使用远程控制灌注技术，熟练后再将其应用于 TECAB。应避免同时引入机器人冠状动脉手术技术和先进的体外循环技术。

采取上述提及的安全措施后，我们发现 AH-TECAB 和 BH-TECAB 对外科医生及其团队而言都是舒适度高且有效的手术技术。

3. 插管时的技术注意事项

如果术前 CT 血管造影未发现主动脉 - 髂动脉节段存在粥样硬化，表明经股动脉的体外循环和使用主动脉球囊反搏是安全的。通常选择左侧腹股沟暴露股动静脉。可以在一名团队成员进行机器人 IMA 获取的同时，其余成员完成所有插管操作。患者 ACT 达到 300s 后。在严格的经食管超声心动图（TEE）指导下放置动、静脉插管。追加肝素至 ACT 达到 480s 后开始体外循环。鉴于插管远端腿部动脉灌注的重要性，我们建议在所有病例都应在股浅动脉插入远端灌注管。一般选用带侧管（用于置入球囊导管）的 21Fr 或 23Fr 动脉灌注插管，并将其连接到体外循环机管道。选用 25Fr 静脉引流套管插入右心房和上腔静脉，并连接至体外循环机管道。将主动脉球囊导管插入动脉灌注插管的侧跳，并在导丝引导下推进至主动脉根部。球囊导管通过停搏液管道连接到体外循环机，主动脉根部压力和球囊压力传感线连接到监测装置。一旦确认 ACT 水平达标（> 480s），缓慢启动体外循环。注意确保充分的静脉引流，观察到体循环灌注压力下降，且心排血量减小（在无心排条件下更容易放置球囊）。随后，外科医生在 TEE 引导下将球囊放置于合适位置并充气，然后立即向主动脉根部注入 6mg 腺苷。腺苷可立即引起心脏停搏。随后于主动脉根部顺行灌注心脏停搏液。如果采用经皮穿刺将逆行心脏停搏液灌注管置入冠状窦，则可以采用顺行结合逆行灌注心脏停搏液的标准方案。

如果主动脉 - 髂动脉节段存在轻度至中度的动脉粥样硬化，应避免通过股动脉插管进行逆行灌注，而应选用左腋动脉插管，并使用非灌注用球囊。出于解剖学上的考虑，最好在对接机器人机械臂之前完成此操作。在左锁骨下区域显露血管，肝素化后阻断并切开，然后将 8mm Dacron 人工血管端侧吻合缝至腋动脉。充分排气后，将人工血管连接至体外循环机管道。在此种情况下，主动脉内球囊则通过股动脉置入另一单独的19Fr插管。

如果术前CTA显示患者主动脉-髂动脉存在严重广泛的动脉粥样硬化，则应放弃使用球囊阻断的术式，采用在有预防性外周插管的情况下行不停跳手术。腋动脉按照前述方法暴露并插管。以经皮穿刺或开放切口方式经股静脉插入静脉引流管。插管的ACT标准为300s。在开始对不停跳心脏进行吻合操作之前，ACT则应达到480s以上。使用这种策略，如果术中出现严重的操作困难，则可以在任何时间开启体外循环。

4. 手术细节

术中全程须单肺通气并使用TEE动态监测。小心放置R2除颤极板并保证可以提供足够电流后方可开胸。如果计划采用AH-TECAB，则应留置一个血管内和（或）经皮穿刺的逆行性心脏停搏液管。将患者在手术台上呈仰卧姿势，手臂包卷于台上，并使用肩下枕头或布巾卷将左胸稍微抬高（图90-4）。按照开放式冠状动脉搭桥手术（CABG）进行消毒铺巾，手术间内应有全套转换为开放式CABG所需的设备。

正确插入内镜端口是手术的关键，会对整个手术起到重要影响。因此，端口插入应由经验最丰富的团队成员执行。左肺塌陷后，在腋前线的第5肋间隙插入12.5mm摄像镜头端口。操作应当轻柔谨慎，以免对心脏或纵隔造成伤害。插入后，可以以8mmHg的压力灌注二氧化碳，并置入斜角腔镜镜头。随后在腔镜指引下，分别在第3和第7肋间放置左侧和右侧设备端口，其位置较腔镜端口稍向前。在此阶段手术团队应注意关注患者血流动力学情况，因为胸腔内压力升高可能会影响血流动力学稳定。与麻醉小组保持沟通至关重要。如果在气胸过程中发生低血压，首选的处理措施是降低CO_2压力或通过任一端口排空胸腔内CO_2，而不是麻醉师进行输液或输注血管活性药物。

置入端口后，安装机器人系统（图90-4），获取IMA。此操作在倾斜镜头向上视野下完成。在腔镜引导下将机器人电烧刀和DeBakey镊分别插入左右设备端口。电烧刀使用低功率水平（我们使用15W功率）将胸膜筋膜从IMA蒂分离。以骨骼化方式获取IMA。通常情况下大多数侧支可以使用烧灼处理，钛夹仅用于较大分支。术者应使用电烧头机械性分离相邻组织，即通过钝性分离而不是组织电凝模式（图90-5）。IMA获取完成及肝素化后，将桥血管远侧用钛夹钳闭，剪

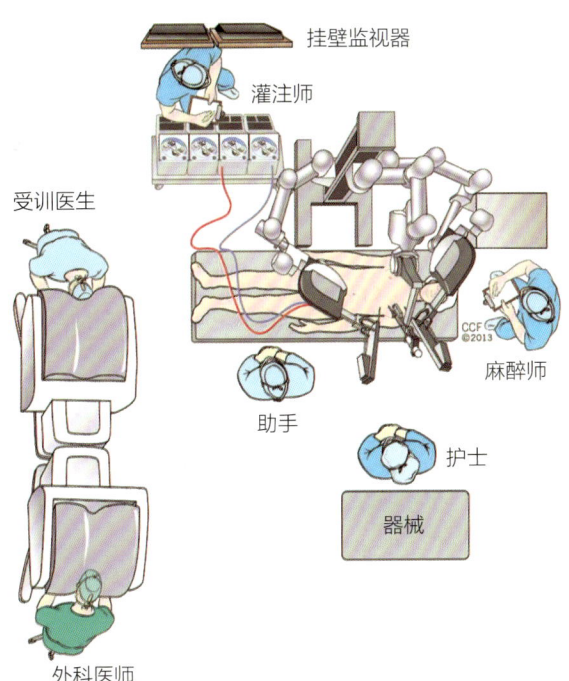

▲ 图90-4 全腔镜冠状动脉旁路移植（TECAB）手术室设置

经许可转载自Cleveland Clinic Center for Medical Art & Photography © 2014. 版权所有

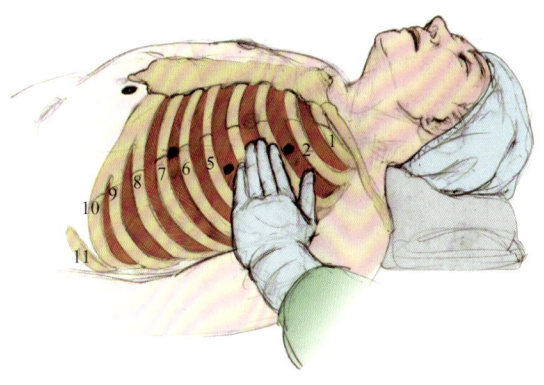

▲ 图90-5 接受全腔镜冠状动脉旁落移植（TECAB）患者体位及穿孔位置。穿孔位置之间间距4横指

经许可转载自Cleveland Clinic Center for Medical Art & Photography © 2014. 版权所有

断、分离并落入左侧胸膜腔，使其自行扩张。应当注意的是，使用这种技术可以在相同的端口和仪器设置的情况下获取左右两侧 IMA。为了获取右侧 IMA，需将胸骨后组织分开并进入右胸膜腔。如果拟使用双侧 IMA，则应在获取左侧 IMA 之前获取右侧 IMA。我们一般大约在获取一半 LIMA 的时候对患者进行全量肝素化。所有病例都按照我们所推荐的方案进行插管，这便于在手术进行过程中发生重大技术困难时，在任何时间点迅速开始体外循环。在获取 IMA 后，在内镜直视下在左侧胸骨旁区域开一个 5mm 的辅助端口。该端口允许放入整个手术过程所需的各种材料，例如动脉夹、缝合材料、硅橡胶带和引流管。根据我们的经验，借助这种经胸辅助技术，TECAB 手术会变得更加顺畅和快捷。

接下来，分离心包脂肪垫，并在向下倾斜的内镜直视下进行心包切开。为了进入心脏，通过左侧端口置入机器人长尖镊子，经右侧端口置入电烧，并以 30W 进行心包脂肪垫分离并将其置入左侧胸腔。然后平行于右心室流出道轻柔切开心包，并一直向下延伸到心包反折。然后向头部和尾部牵拉心包切口形成心包瓣，并落入左侧胸膜腔。在此阶段之前启动体外循环有利于完成此阶段操作，因为对于心脏没有负荷的患者其脂肪垫切除和心包切开都更为容易，尤其是对于肥胖患者和心脏肥大患者。

5. 暴露靶血管

在对冠状动脉靶血管进行操作时，摄像头应保持处于向下观察位置。使用前面介绍的端口布局可以轻松探查处理 LAD。对于存在侧壁靶血管的 BH-TECAB 和 AH-TECAB 病例，可以在剑突角左侧两横指处做一肋下切口，并经此置入机器人内固定器从而将 LAD 移至易于操作的位置。该肋下端口对接至机器人系统的第四臂。

内固定器还可用于暴露冠状动脉回旋支。术者小心地将固定器引导至左心室上方，轻柔抬起左心室侧壁暴露钝缘支。在 BH-TECAB 中，这种操作可能会导致血流动力学变化和缺血性改变。如需要可使用体外循环支持以消除这些改变带来的不利影响。

右冠状动脉病变也可以从患者的左侧入路进行手术。在这种情况下，将内固定器通过左侧设备端口插入（如需要可更换为 12mm 端口），而将左侧机器人臂设备改由肋下端口插入。将锐缘侧心脏抬高以暴露冠状动脉后降支和后外侧支并完成吻合。应当指出的是，到目前为止这种技术仅适用于心脏停搏病例。要注意在这些操作过程中不要让内固定器损伤右心室心外膜。

一旦正确定位并暴露了冠状动脉靶血管，就可以使用左侧的机器人 DeBakey 钳和右侧的机器人 Pott 剪刀切开心外膜。由于缺乏触觉反馈（这对机器人手术至关重要），这可能对于经验不足的术者具有挑战性，因此必须格外小心。

然后使用左侧的机器人 DeBakey 钳和右侧的机器人 lancet 刀切开靶血管，并使用机器人 Pott 剪进行动脉切开术（图 90-6）。修整好 LIMA（图 90-7）。双侧机械臂均使用机器人黑钻微钳作为持针器，使用 7cm 7—0 双针聚丙烯缝合线作为缝合材料。在冠状动脉靠近吻合口趾部（toe）后

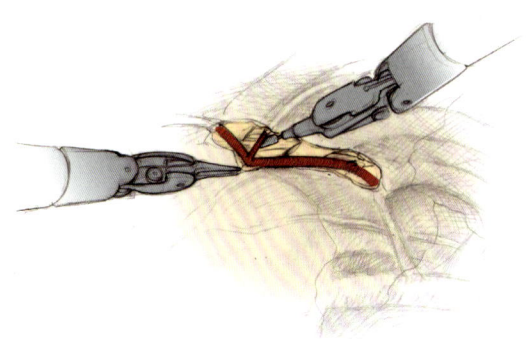

▲ 图 90-6 腔镜获取左侧乳内动脉（LIMA）
经许可转载自 Cleveland Clinic Center for Medical Art & Photography © 2014. 版权所有

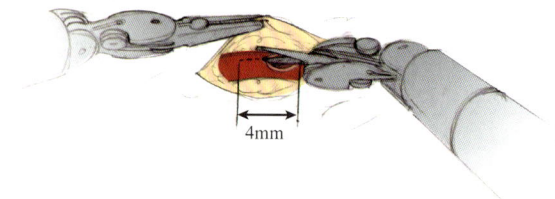

▲ 图 90-7 暴露左前降支并作一 4mm 切口
经许可转载自 Cleveland Clinic Center for Medical Art & Photography © 2014. 版权所有

壁上由内而外做第一针缝合。然后将该针"停放"在距心外膜吻合处一定距离处，然后换用另一侧的缝针继续进行吻合，在桥血管后壁从内向外缝合，在靶血管上从外向内缝合（图90-8）。完成前三针缝合后，以常规的降落伞技术将桥血管向冠状动脉壁拉拢。术者不时在缝合线的两端轻轻拉动以确保足够的缝合线张力。继续完成踵部吻合口的缝合，同样也是以从内到外的方式缝合桥血管而以从外向内方式缝合靶血管（图90-9）。然后将这一侧针头停放在心外膜上，将之前使用的针头完成趾部及剩余的前壁吻合（图90-10）。

6. AH-TECAB 吻合要点

在顺行灌注心脏停搏液填充血管后再行冠状动脉切开可以减少后壁损伤的风险。在靶血管存在回流导致无法清晰暴露观察吻合口内部情况时，使用硅胶血管阻断带可能非常有帮助。可以在完成趾部和踵部位吻合之前轻柔地进行探查以保证吻合安全（图90-11）。在主动脉内阻断球囊放气之前，应清除所有胸腔内异物。否则开放之后心脏动力可能变得很高，从而使这些操作非常困难。

7. BH-TECAB 吻合要点

吻合口近端和远端应留置硅胶血管闭塞带，通常情况下只需要阻断近端血流。然后将腔内分流器插入靶血管远端，继而插入靶血管近侧。总体缝合方式与 AH-TECAB 相同；但是，所有缝

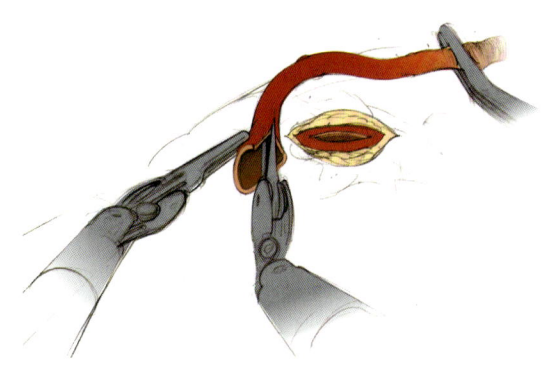

▲ 图 90-8　桥血管修剪以备搭桥
（经许可转载自 Cleveland Clinic Center for Medical Art & Photography © 2014. 版权所有）

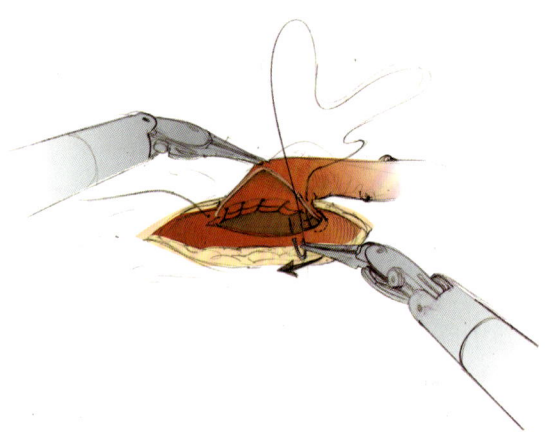

▲ 图 90-10　全腔镜冠状动脉旁落移植吻合过程中，注意"踵"部吻合完成及缝线方向
（经许可转载自 Cleveland Clinic Center for Medical Art & Photography © 2014. 版权所有）

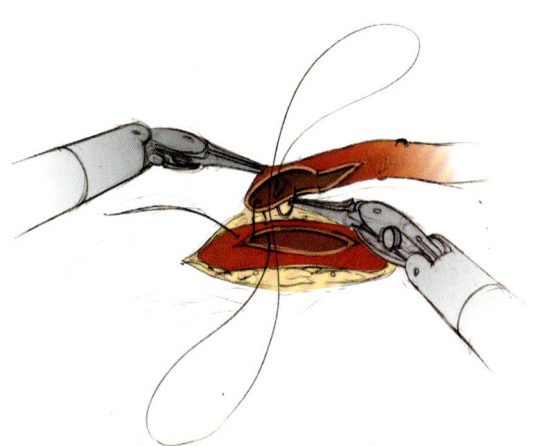

▲ 图 90-9　从"脚趾"部开始进行吻合的技术。注意挟持冠状动脉及桥血管时保持外翻
（经许可转载自 Cleveland Clinic Center for Medical Art & Photography © 2014. 版权所有）

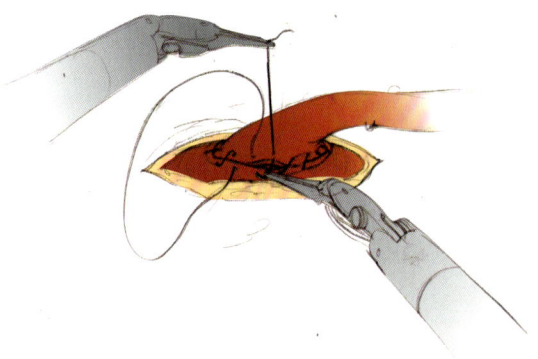

▲ 图 90-11　吻合完成。注意最后几针应使用起始的第一针进行缝合
（经许可转载自 Cleveland Clinic Center for Medical Art & Photography © 2014. 版权所有）

合都必须额外柔和地完成，以免损伤靶血管壁。在获得充分经验之前，放大的跳动手术视野会对外科医生带来不小的挑战。

8. 多支病变 TECAB 技术

多支血管 TECAB 可以通过使用双侧原位 IMA 桥血管或桡动脉桥血管、序贯吻合或 Y 形吻合来实现。前文已经描述了使用内镜获取静脉桥血管与左侧腋动脉进行近端吻合的方法[30]。

9. 吻合后操作

吻合完成后，移去桥血管上的动脉夹并检查吻合口情况。在高放大率的机器人视野中，可以对需要的部位以出色的可视化效果加针缝合。从胸腔中取出内固定器，并放入内镜实时流量探头进行术中桥血管流量测量。一旦确定心排功能恢复满意且没有心肌缺血迹象，可以给予鱼精蛋白中和。通过胸骨旁辅助端口放入吸引管将残留的血液从胸膜腔吸出。彻底检查胸腔保证止血满意。与机器人系统解除连接，所有机械臂均保留在原处，并在腔镜直视下逐一完成拆卸。经腔镜端口留置胸管，左肺复张，注意在此过程中避免损伤桥血管。

10. 术后注意事项

TECAB 术后的治疗遵循开放式冠状动脉搭桥手术的一般原则。但是需要考虑到一些细节。目前，尚不存在可以在内镜下放置的临时起搏线。如果需要，可以使用其他临时起搏方法（例如，静脉内或经胸起搏线）。在 AH-TECAB 中插管后，应特别注意检查外周脉搏以及神经血管情况。由于术中采用双腔插管和单肺通气，因此可能会发生呼吸功能受损。且与开放手术相比，术后胸部 X 线检查提示肺不张发生率增加，这是可以预见的。内镜端口部位通常是疼痛最严重的部位，在移除胸管之前有必要进行额外的疼痛控制。不需要采取胸骨预防处理措施。对于 BH-TECAB 病例，我们建议在手术后 6h（或当胸管引流量很少的情况下）开始使用阿司匹林和氯吡格雷，从而与使用双重抗血小板治疗以降低不停跳血运重建手术围术期发生心肌梗死和移植物梗阻的风险的建议保持一致[16]。

四、杂交冠状动脉血运重建技术

（一）背景及定义

杂交冠状动脉血运重建技术（HCR）是冠状动脉疾病治疗的外科手段和导管治疗策略的结合。一般方式为使用 LIMA 旁路移植于 LAD，同时使用 PCI 治疗非 LAD 的靶血管病变。通常 LIMA-LAD 旁路移植采用微创技术完成（例如 MIDCAB 或 TECAB，具体参照本章前面节段内容）。杂交技术概念还可引入治疗冠状动脉合并瓣膜病的病例，例如使用微创瓣膜手术同时结合 PCI 处理冠状动脉病变的策略治疗高危瓣膜病合并冠心病患者，以降低其手术风险。但这不在本章讨论范围之类。

（二）理论基础及背景

杂交技术旨在将外科手术和介入心脏治疗两种策略的优势结合，为多支冠状动脉病变的患者提供最有效的治疗选择。

由于具有更好的抗血栓形成和粥样硬化能力，目前已经很明确 LIMA-LAD 冠状动脉搭桥是前壁血运重建最有效且持久的方法。LAD 在诸冠状动脉中供应心肌范围最大（包含前壁和室间隔），因此 LIMA-LAD 冠状动脉搭桥对于提升生存率意义重大，其 5 年通畅率 92%～95%，10 年通畅率则达 95%～98%[31]。PCI 处理的 LAD 则无类似效果。另一方面，使用药物洗脱支架（DES）的 PCI 方法进行血运重建通畅率与静脉桥血管和桡动脉桥血管相当。1 年的大隐静脉桥血管（SVG）衰败率为 7%～30%，40%～50% 的 SVGs 会在术后 15 年出现衰败和粥样硬化[31]。

考虑到这些特点及不断发展的微创外科技术（尤其适宜于进行 LIMA-LAD 吻合，例如采用 MID CAB 和 TECAB 技术），在 20 世纪 90 年代后期开始出现进行杂交手术的尝试，并一直持续到 21 世纪初。1996 年 Angelini 及其同事报道第一组共 6 例患者，采用 MIDCAB 进行 LIMA-LAD 冠状动脉搭桥同时接受 PTCA 或 PTCA 结合支架治疗。10 年后，一项关于冠状动脉杂交手术可行性的多中心国际研究证实机器人 TECAB

结合 PCI 技术是基本可行的[32]。27 例需进行双支再血管化治疗的患者接受 TECAB 完成的 LIMA-LAD 搭桥，同时使用 PCI 处理非 LAD 靶血管［裸支架（BMS）或药物洗脱支架（DES）］。3 月随访冠状动脉造影显示 LIMA-LAD 桥血管通畅率满意，达 96.3%，而 PCI 的通畅率低于预期，仅 66.7%。无死亡及卒中病例。1 例患者出现围术期心肌梗死。早期再次干预率（主要是由于支架衰败原因导致）29.3%。

（三）杂交治疗的技术和时机问题

杂交手术通常包含基于导管的 PCI 治疗和基于 MIDCAB 或 TECAB 技术完成 LIMA 至 LAD 的血管吻合。外科手术与经皮介入时机问题经常成为讨论的话题。

从本质意义上所有杂交治疗都是分期的，所需讨论的是两种治疗方式的间隔时间和相互顺序。两期杂交手术是指 PCI 和 CABG 在不同手术场合分别完成，两次手术的间隔可以是数小时、数天或数周。一期杂交手术是指在同一手术场合完成，两次手术间隔仅隔数分钟[33]。两期杂交手术中既可以先进行外科手术也可以先行 PCI。在一期或同期手术中，通常首先进行外科操作。

下文将具体讨论每种策略的优缺点。每种策略都有其理论上的相对优缺点。目前没有任何数据可以支持以上任何一种方法。临床医生必须根据具体环境和他们遇到的临床情况来权衡每种策略的相对优点以进行决策。

1. 经皮介入治疗 PCI 先于外科干预

在进行手术血运重建之前进行经皮血运重建的策略有几个潜在的优势。首先，如果在不停搏心脏搭桥中进行 LAD 阻断，则提前对非 LAD 靶血管进行血运重建可提供侧支循环并减少缺血风险。其次，这一策略可允许介入医师有机会知道是否发生 PCI 并发症或失败，从而积极地进行多血管血运重建，并可以在之后进行常规 CABG 加以补充。大多数接受"PCI 优先"策略治疗的患者均为针对急性冠状综合征首要病变血管进行急诊经皮介入治疗，并在较晚时间点使用创伤较小的方法完成 LIMA 至 LAD 旁路移植。

这种策略也存在不少缺点。它需要在没有 LIMA 桥血管为 LAD 提供保护的情况下执行 PCI。此外，除非在外科手术之后进行第三次操作（完成血管造影），否则此手术顺序无法提供 LIMA-LAD 桥血管的中期血管造影成像。最重要的是，由于存在 PCI 后支架内血栓形成的风险以及需要抗血小板药物的必要性，要么需要在氯吡格雷治疗下进行微创外科血运重建术（这与出血风险略有增加有关），要么需要对住院患者维持依替巴肽治疗（商品名 Integrilin，Schering-Plough 公司，Kenilworth，新泽西），直到他们进行手术干预为止[1, 33]。

2. 外科干预先于 PCI

在完成 LIMA-LAD 旁路移植后再进行 PCI 可以避免手术过程中因发生因抗血小板治疗相关的出血并发症。抗血小板治疗可以在手术后开始，并可以按照现有的支架植入后推荐方案长期持续使用。此外，经皮介入操作过程可以在外科血运重建后所提供的保护下进行，从而使介入医师可以更安全地处理例如左主干或对角支分叉处的病变[1]。这种策略另一个优点是可以在 PCI 操作的同时对 LIMA-LAD 吻合进行血管造影评估。但是，如果 PCI 过程出现并发症或失败，则需要进行更高风险的再次手术。不过这种情况应该很少发生，PCI 后急诊 CABG 的发生率不到 1%[1]。基于这些考虑，大多数进行两期杂交手术的心脏病医师和外科医师都采用了这种策略。

两次干预之间的最佳持续时间目前尚不确定。患者应至少能够保持平躺在血管造影台上。而由于存在术后呼吸困难问题，这可能需要几天的时间才能实现。将 PCI 推迟到手术后短时间产生的炎症消退后似乎也很合理。这通常需要 3～5d，但患者术后精神和身体康复可能需要 7～10d。理想情况下，PCI 应该在教学医院住院期间完成，以避免患者在未进行完全血运重建的情况出院，但是如果需要较长的术后恢复期，这种策略可能会带来一定的经济问题[1]。

3. 同期手术

两期手术策略需要两组团队合作，带来后勤挑战，两个单独操作以及其之间可能需要的住院治疗会增加成本。此外，许多患者可能不愿意分开接受两次手术[3]。因此在设有杂交手术室的中心，可以同时进行经皮操作和外科手术，即一站式手术。

这种策略可以在全身麻醉下对整个手术过程获得理想的监控，遇到的任何并发症都可以一并处理，并且可以通过血管造影评估 LIMA-LAD 桥血管。在离开手术室时患者可以获得彻底的血运重建，以及在一次麻醉下获得彻底"治愈"的情感和心理收益[1]。该策略的潜在缺点包括需要专门的杂交手术设备，手术时间延长，医院报销有限使得其费用更高。在外科搭桥手术后产生的炎症环境中进行 PCI 的也引起了一定担忧。在杂交手术之后全量抗血小板治疗和不完全的（或没有）肝素中和所带来的出血风险也是一个问题。在这一点上，关于氯吡格雷对接受同期杂交手术患者出血的影响的数据是矛盾的（有些报道出血会增加，而其他报道则显示没有这种趋势[34-36]），并且鱼精蛋白中和对于支架通畅率的影响尚不清楚。

Srivastava 及其同事最近研究了杂交手术中 TECAB 与 PCI 相对时机的问题[37]。该小组回顾性研究了 10 年期间接受杂交手术的 238 例患者。大多数患者（73%）在 PCI 前接受了 TECAB。总体而言，作者观察到 PCI 时机对预后没有明显影响，但是在 TECAB 之前或同时接受 PCI 的患者与手术在前的患者相比，重症监护病房停留时间及住院缩短。作者得出结论：干预的时机可以根据患者的需要进行个性化调整。

（四）杂交血运重建现状及最新进展

在本书出版时，杂交血运重建技术的应用经验仍然有限。目前尚无有关杂交血运重建的前瞻性随机试验，仅有 3 个病例在百位数计的相关研究见诸报道[38]。

从目前应用该技术的有限的病例报道结果来看，其死亡率低（2%），总体并发症发病率低（所有研究中住院并发症发病率平均为 4.7%），相比于传统的 CABG，其住院和重症监护病房停留时间也更短。即时 LIMA-LAD 通畅率为 92%～100%[33]。至于再狭窄率，不同研究的数据结果是混杂的。早期研究中使用 BMS 支架或单纯行血管成形术而不使用支架，因而显示出更高的 6 个月支架内再狭窄率。总体而言，再狭窄率为 2.3%～23%，平均为 11%[33]。但是在其中一个采用 MIDCAB 结合 PCI 策略的研究中，其使用了 DES 支架，1 年支架通畅率 97%[36]。

在目前最大规模的机器人辅助杂交冠状动脉介入治疗研究中，对 226 名患者随访 5 年，发现住院死亡率 1.3%，平均住院时间 6d，5 年生存率为 92.9%。5 年免于主要心脑血管不良事件发生率为 75.2%，桥血管的再次干预率为 2.7%，PCI 支架的再次介入率为 14.2%[38]。

鉴于评估杂交血运重建技术的可用数据有限，以及微创手术方法和经皮治疗策略的快速演变，目前很难做出关于这一技术效果的一般性陈述，还需进一步的研究来全面评估这种方法。

第91章
再次冠状动脉搭桥术
Re-do Coronary Artery Bypass Surgery

Bruce W. Lytle 著

刘义华 译

再次手术对于冠状动脉外科医生而言富有挑战。冠状动脉搭桥术后再次手术患者与初次冠状动脉搭桥患者诸多不同。除了再次开胸相关风险外，冠状动脉和其他动脉的粥样硬化病变更严重，心室收缩功能减退、血管病变导致心肌损伤程度更显著[1-4]。这些因素增加了再次冠状动脉搭桥的技术难度和风险。

除了再次手术的技术困难，治疗决策的确立也并非易事。目前尚缺少再次冠状动脉搭桥患者的大型随机对照研究。少数病例观察研究指出再次冠状动脉搭桥可改善预后[5]。对于大多数患者，经皮冠状动脉介入治疗（PCI）是个不错的选择，但遗憾的是即使使用涂药支架，PCI治疗冠状动脉搭桥术后血运重建的疗效也差强人意[6-8]。

再次冠状动脉搭桥的原因包括初次搭桥血运重建不彻底、桥血管衰败（早期或晚期）、自体冠状动脉粥样硬化进展，手术操作不当等。随着冠脉外科技术和冠状动脉粥样硬化性心脏病治疗方法的进展，以上因素的比重也发生了改变。例如目前，即使早期静脉桥血管衰败并非罕见，但它也很少是早期再次冠状动脉搭桥的原因。首先，对于冠状动脉搭桥术后早期静脉桥血管衰败的心绞痛患者通常可接受PCI治疗；其次，只要乳内动脉（LIMA）-前降支（LAD）桥血管通畅，即使其他桥血管存在缺陷也可使患者免于早期再次手术。所以，造成再次冠状动脉搭桥的首要指征为LIMA和静脉桥血管同时衰败；而晚期再次冠状动脉搭桥的指征是自体冠状动脉粥样硬化进展及静脉桥血管衰败，静脉桥血管衰败的原因往往在于其发生粥样硬化。

静脉桥血管病变需要再次冠状动脉搭桥、药物或介入治疗，并引起诸多不良事件，影响重大[9,10]。早期静脉桥血管闭塞往往与静脉内膜断裂、血栓形成有关。冠状动脉搭桥术后2~3个月内，大多数静脉桥血管内膜纤维性增生。静脉桥血管随着时间推移会渐减出现向心性、弥漫性纤维化病变，这种改变被认为是静脉动脉化后适应性改变，它往往并不引起狭窄或闭塞。最新研究表明，冠状动脉搭桥术后1年静脉桥血管的闭塞率为6.2%。该研究还指出，使用他汀类降脂药和β受体拮抗药可减少内膜纤维性增生和桥血管闭塞的风险[11]。冠状动脉搭桥术后若干年，内膜纤维性增生合并脂质浸润，引起静脉桥血管粥样硬化病变。该病变与自体冠状动脉粥样硬化病变有所不同。静脉桥血管粥样硬化病变表浅、无纤维囊、弥漫性、向心性。它极其脆弱，更易于栓塞，且持续进展。静脉桥血管粥样硬化引起的桥血管狭窄与临床事件相关性较高。有冠心病高危因素的患者如高脂血症、糖尿病等发生静脉血管粥样硬化和桥血管衰败的发生率更高[12]。目前有证据显示抗血小板治疗和他汀类药物能减少晚期静脉桥血管衰败发生。即便如此，静脉桥血管粥样硬化也难以避免。

乳内动脉极少发生粥样硬化，其远期通畅率，特别是吻合于LAD后的通畅率优于静脉桥血管。初次手术使用乳内动脉桥血管吻合于LAD显著减少10年内再次冠状动脉搭桥风险（图9-1）[4,13,14]，使用双侧乳内动脉能进一步减少该风险。进一步

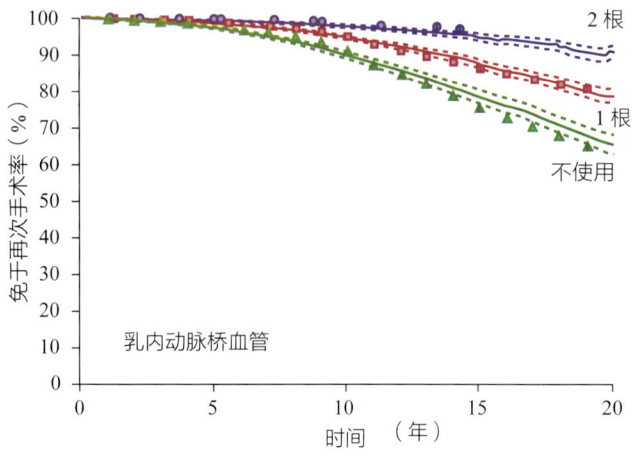

◀ 图 91-1 初次冠状动脉搭桥术后根据使用 1 根、2 根或不使用乳内动脉桥血管来预测再次手术风险，实线显示估测参数小于 68%（±1 SE）

（经授权引自 Sabik JF III, Blackstone EH, Gillinov AM, et al; influence of patient characteristics and arterial grafts on freedom from coronary reoperation. *J Thorac Cardiovasc Surg* 131：90-98，2006.）

而言，即便通畅的乳内动脉桥血管是再次手术的风险因素，但其粥样硬化斑块栓塞风险低于静脉桥血管。

对于冠状动脉搭桥患者需要再次搭桥的可能性取决于其预期寿命，粥样硬化斑块形成体质及治疗是否有效，初次冠状动脉搭桥的细节，有无有效的替代治疗，主管医生和患者的喜好等因素。一项回顾性研究显示，1971—1974 年在 Cleveland Clinic 接受冠状动脉搭桥术后 20 年内，25% 患者需要再次手术。而现在我们认为此类统计数据将有所下降，因为接受单纯再次冠状动脉搭桥术的患者明显减少。STS 数据库显示，1998 年单纯再次冠状动脉搭桥手术量为 16 091 例，2000 年为 8820 例，而 2009 年为 5743 例[16]。导致这一变化的原因为初次冠状动脉搭桥时乳内动脉使用率增加，更加注重静脉桥血管粥样硬化危险因素的控制，以及使用支架治疗静脉桥血管病变。

一、再次冠状动脉搭桥术的手术指征

比较冠状动脉搭桥、药物治疗和介入治疗三种方式治疗冠心病的随机对照研究并没有纳入既往接受过冠状动脉搭桥术的患者。再者，接受冠状动脉搭桥术的患者异质性很高，他们的血管病变情况和血运重建程度各异，往往不能简单概括为单支、双支和三支病变。特别是静脉桥血管粥样硬化是进展性血管病变，预后不佳。因此，再次冠状动脉搭桥手术指征并不明确，诸多观察性研究推荐以下指征。

1. 静脉桥血管早期狭窄（术后 5 年内）而临床症状不显著者，与临床预后不良之间无显著相关性[5, 10]。因此，早期静脉桥血管狭窄并非再次冠状动脉搭桥手术指征。

2. 早期静脉桥血管狭窄且临床症状显著者，再次冠状动脉搭桥术后可明显改善症状和预后[5]。

3. 晚期静脉桥血管狭窄（> 5 年）预示患者预后不良，特别是静脉桥血管吻合与 LAD 或多支桥血管病变者，保守治疗效果不佳[5, 10]。

4. 晚期静脉桥血管狭窄比自体冠状动脉狭窄性病变进展更具持续性[10]。

5. 再次冠状动脉搭桥手术可改善晚期静脉桥血管狭窄特别是静脉桥血管用于 LAD 者的症状（图 91-2）[5]。

6. 晚期静脉桥血管狭窄且临床症状显著者，再次冠状动脉搭桥手术可明显改善症状和预后[5]。

7. LIMA-LAD 桥血管通畅且患者症状不显著者，再次冠状动脉搭桥术并不能改善预后[5]。

与初次冠状动脉搭桥术一样，功能性评估能协助甄别亟须再次冠状动脉搭桥术患者。在运动试验中出现显著缺血症状和运动受限的患者，发生心源性猝死和心血管事件风险高，需要再次冠状动脉搭桥手术[17]。

二、冠状动脉搭桥术后的治疗建议

如果没有禁忌证，所有冠状动脉搭桥术后患者均应接受血小板抑制药、他汀类降脂药治疗，以及控制危险因素如高血压、糖尿病、高脂血症等。进一步的有创治疗旨在缓解症状，某些情况下是为了改善预后。

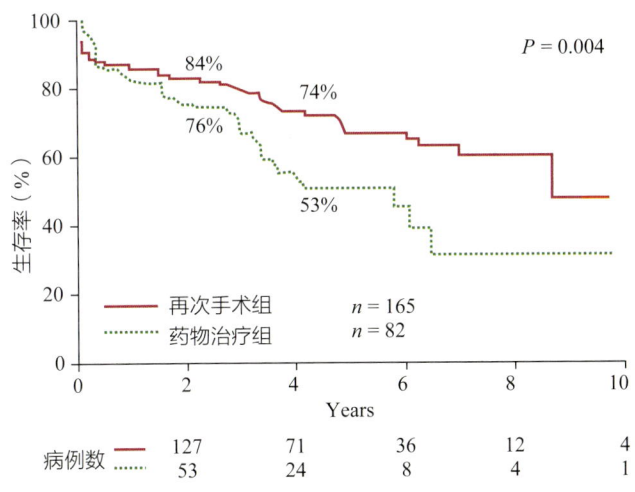

◀ 图 91-2 对于前降支静脉桥血管狭窄程度大于 50% 的患者，接受再次搭桥手术组远期生存率显著高于药物治疗组

（引自 Lytle BW, Loop FD, Taylor PC, et al: The effect of coronary reoperation on the survival of patients with stenoses in saphenous vein bypass grafts to coronary arteries. *J Thorac Cardiovasc Surg* 105：605-612, 1993.）

多支静脉桥血管的晚期狭窄或前降支的静脉桥血管狭窄往往预后不良，但可以通过再次手术改善结局。因此，上述情况是再次搭桥手术的强烈指征，尤其是这些病变合并有左心功能不全，运动试验阳性和明确的心肌受损证据者。此外，多支血管病变累及自体冠状动脉或静脉桥血管，尤其是前降支近端受累时，手术指征也较明确。但目前尚无证据显示如果乳内动脉-前降支桥血管通畅情况下，再次搭桥手术可改善预后。自体冠状动脉或桥血管严重狭窄，危及较多存活心肌且心绞痛症状显著者，也是再次搭桥手术指征。手术目的主要在于缓解症状。

冠状动脉搭桥术后经皮介入治疗对于改善患者症状具有优势，特别是自体冠状动脉病变，如果具备条件，冠状动脉支架尤其是涂药支架植入，通常可有效改善症状。经皮介入治疗静脉桥血管病变，即使使用涂药支架，疗效也不容乐观[8, 18-20]。不过，静脉桥血管病变导致症状而并非大面积心肌受累时，出于缓解症状的目的，使用冠状动脉支架仍有指征，但没有证据显示冠状动脉支架植入治疗静脉桥血管病变可改善预后。

比较异质性很高的冠状动脉搭桥术后患者接受再次手术或 PCI 治疗的研究得出疗效大致相当的结论。然而，这些研究样本量小，没有根据自体冠状动脉病变和桥血管病变的解剖学特点将病例进一步分为多个亚组进行比较。因此，选择再次手术或 PCI 治疗冠状动脉搭桥术后冠状动脉/桥血管病变不一而足，影响治疗决策的因素有导致心肌缺血的血管病变情况、患者的一般健康情况、手术禁忌证、左心室功能、心肌受累范围，以及治疗团队外科手术或 PCI 经验。

三、再次冠状动脉手术技巧

再次手术比初次手术更困难，困难来自于更为复杂的血管病变、再次锯开胸骨的风险、主动脉粥样硬化、静脉桥血管粥样硬化、通畅的动脉桥血管、弥漫性自体冠状动脉病变、缺少有效桥血管、冠状动脉找寻，以及心肌保护。住院期间患者死亡的首要原因是围术期心肌梗死，往往是由于误伤桥血管，静脉桥血管或主动脉粥样斑块脱落，桥血管摘除后心肌去血管化，新桥血管低流量，血管化不完全、早期桥血管堵塞，空气栓塞，技术失误或心肌保护不力等。再次手术前应充分准备设计及术中采取措施，以避免上述解剖学因素导致的围术期心肌梗死。

四、术前评估

再次冠状动脉手术的第一步是详尽的冠状动脉造影检查，充分了解自体冠状动脉和桥血管的解剖。但事实并非如此简单，如果术前造影检查未显示桥血管，可能这些桥血管已闭塞或者检查者未能正确将导管置入冠状动脉开口。上次手术记录描述的桥血管位置和冠状动脉造影有助于找到自体冠状动脉和桥血管。

为达到缓解症状、改善预后的目的，可血运重建的冠状动脉和存活心肌必须匹配。为明确心肌存活情况，术前可使用核素（铊）扫描、PET、负荷超声或磁共振检查。在瘢痕心肌区域进行冠状动脉搭桥不能改善预后。

明确可用桥血管也很重要。多普勒检查可用于确定乳内动脉的通畅情况，但如果需要用一侧或双侧乳内动脉来对重要区域进行血运重建，最好应用血管造影。静脉和动脉超声检查可分别用于评估大、小隐静脉和桡动脉的桥血管条件。

根据术中情况及一旦发生不良事件后的补救措施，在 Cleveland Clinic 中心常规行 CT 检查[21]。

五、正中胸骨劈开，桥血管准备和体外循环插管

胸骨正中开胸对于大多数冠状动脉再次手术而言是最佳切口。如果术前 CT 检查显示再次进胸风险较大，包括右心室扩大，右冠状动脉静脉桥血管通畅，原位右乳内动脉吻合于左侧冠状动脉或左侧乳内动脉紧贴胸骨后板，升主动脉扩张，既往多次开胸手术等情形下，需要在开胸前就准备好动静脉入路（图 91-3）。此外，还需准备好桡动脉和大隐静脉桥血管。在非常困难的情况下，可在体外循环下开胸，但这并非常规操作。应避免在游离纵隔粘连、准备右侧乳内动脉之前给予全量肝素。通常剪断钢丝但不拔出，用摇摆锯开胸骨前板（图 91-3），之后手术助手协助从两边牵开胸骨，再锯开胸骨后板，当胸骨完全锯开后再拔除钢丝。在极度困难情形下，可做右前侧肋间小切口，以方便将心脏和主动脉从胸骨后方游离下来（图 91-3）。

一旦胸骨锯开后，从膈面开始游离纵隔粘连组织，逐渐向头侧进行。先从膈面游离有利于避免桥血管损伤。在上端，将无名静脉从胸骨粘连分离出来并向两侧纵隔充分游离，以避免牵拉伤。一旦胸骨与纵隔分离后，即开始准备乳内动脉。如果左侧乳内动脉通畅，先从胸壁上将其游离，避免损伤乳内动脉桥血管的方法是初次手术时将其定位，初次手术时应将心包尽可能向后切开使左侧乳内动脉尽可能深入心包腔，以减少再

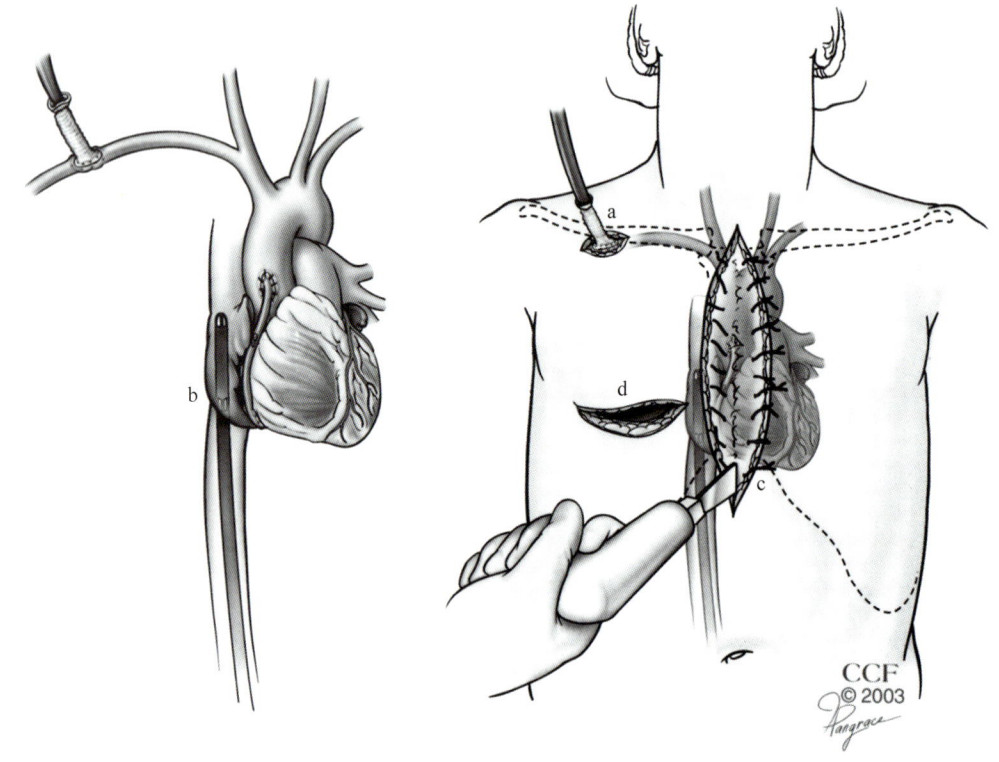

▲ 图 91-3　再次冠状动脉搭桥术安全锯开胸骨策略

策略包括（a）腋动脉插管；（b）股静脉插管以避免在吻合于右冠的粥样硬化的静脉桥血管上操作；（c）摇摆锯劈胸骨时不抽出钢丝；（d）右侧肋间小切口协助游离右心室与胸骨间的粘连（经许可转载自 Cleveland Clinic Center for Medical Art & Photography © 2009. 版权所有）

次手术损伤风险。

使用术中超声评估主动脉瓣、二尖瓣、左心室收缩功能，以及升主动脉和主动脉弓部粥样硬化斑块范围。如果升主动脉钙化严重无适当区域插管，可选择替代部位插管，如腋动脉、股动脉等。然而，对于再次手术患者，如果升主动脉严重钙化，很可能股动脉-髂内动脉也受到累及，不宜插管，而腋动脉是插管的最佳选择（图91-3）。

在游离心脏时，应尽量避免在粥样硬化的静脉桥血管上操作，以防止斑块脱落堵塞远端冠状动脉，引起术中心肌梗死。但实际操作中，这种"No-touch"技术往往难以实施[1, 22, 23]。减少在吻合于右侧冠状动脉的静脉桥血管操作的替代方法是股静脉插管而不是右心房插管（图91-3）。但粥样硬化未累及右侧冠状动脉桥管时，可使用腔房管行静脉引流。

当左侧乳内动脉畅通时，争取将其游离，以便于手术中用无损伤血管钳将其阻断。这有助于术中心肌保护，特别是在使用逆向灌注保护心肌时。当左侧乳内动脉定位不佳，游离升主动脉与左肺之间粘连时，应尽可能靠近左肺后内侧和升主动脉外侧，然后在两者之间用无损伤钳钳夹，左侧乳内动脉通常在该组织中。

一旦动静脉插管准备好后，可以开始体外循环并在冠装静脉窦插管准备逆行灌注心肌保护。将循环温度降低至34℃，阻断升主动脉，予以逆行灌注行心肌保护，冠状静脉窦测压以监测逆向灌注是否充分，此外还可以通过心肌降温速度和心脏静脉充盈程度判断心肌保护是否恰当。如果逆向灌注有效，则整个手术过程中均只使用逆向灌注[22]。心脏停搏后再继续游离左心室与心包粘连，这样做有利于精确解剖，减少心表组织创伤，减少出血及对粥样硬化的静脉桥血管的操作；同时，它也有利于定位畅通的乳内动脉桥血管。如果阻断升主动脉前不能找到畅通的乳内动脉，可以在膈面游离心脏并向心尖部延伸，找到乳内动脉-前降支吻合口并逆向解剖，桥血管无须彻底剥离，可保留部分纤维组织或心包，再一起阻断。

如果无法游离出乳内动脉桥血管或该操作风险太高，可将体循环温度降至20℃，以达到心脏停搏和心肌保护。但该方法效果不及阻断乳内动脉桥血管。一项研究比较两种方法的效果，临床结局并无差异，但两组死亡率均为7%~8%[24]。

心脏停搏并充分游离后，定位预设的需血运重建的冠状动脉，原先的桥血管和吻合部位有助于确认冠状动脉，特别是合并心肌桥的情形。心肌桥处的冠状动脉往往比心表处冠状动脉更少受粥样硬化所累，因此更适于行冠状动脉吻合。

六、狭窄静脉桥血管的处理策略和搭桥方式

再次手术时处理粥样硬化但畅通或狭窄的静脉桥血管是一大难题。理论上而言，粥样硬化桥血管应在再次手术时摘除并重新搭桥以减少栓塞、晚期狭窄和桥血管丢失风险。但实际操作中，由于缺少可用桥血管，病变桥血管更换往往并不现实。如果畅通或狭窄的静脉桥血管在再次搭桥手术中摘除，应替换以粗细相似、流量相当的静脉桥血管，以避免心肌低灌注[25]。如果仅有动脉桥血管可用，最好保留原静脉桥血管而加以动脉桥血管。对于第二种方案，存在原静脉桥血管与动脉桥血管竞争血流的风险，但如果静脉桥血管狭窄程度大于50%，该风险并不存在。

如果有动脉桥血管可用，它们往往在再次手术中被有效利用[1]。如果左侧乳内动脉没有被使用，它可以作为原位桥血管，功能良好；右侧乳内动脉往往因为长度有限不易作为原位桥血管被使用，大多数情况下，它需要被作为游离桥血管使用，要与升主动脉进行吻合。如果已有左侧乳内动脉桥血管且通畅，它往往会增粗，流量充足（图91-4）。使用通畅的左侧乳内动脉与右侧乳内动脉吻合后制作T形桥血管，可增加右侧乳内动脉桥血管的有效长度。左乳内动脉或其他动脉桥血管可作序贯吻合，以解决前降支远段狭窄问题（图91-4）。

在将动脉桥血管与升主动脉吻合时，我们尽量使用以往的静脉桥血管或新静脉桥血管作为吻合部位，因为将动脉桥血管与再次手术时增厚的升主动脉进行吻合往往困难较大。

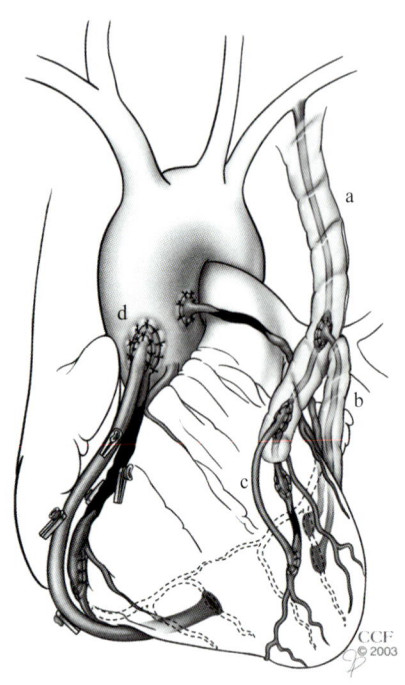

▲ 图 91-4 再次冠状动脉搭桥时的几种搭桥技术

新的或已有的左侧乳内动脉桥血管（a）可作为游离右侧乳内动脉；（b）或其他动脉桥血管；（c）的流入口以增加其长度；（d）以往的静脉桥血管近端吻合口可用于再次搭桥时动脉或静脉桥血管的近端吻合（经许可转载自 Center for Medical Art & Photography © 2009. 版权所有）

其余的动脉桥血管替代物，如桡动脉、胃网膜动脉和腹壁下动脉在再次冠状动脉搭桥术中亦可考虑。桡动脉桥血管粗大且长度充分，可与任一靶血管进行单一吻合或序贯吻合。研究表明早期通畅率（＜5年）尚可，但远期效果尚不可知。腹壁下动脉并不粗大，但在再次冠状动脉搭桥时可用于复合桥血管制备。胃网膜动脉可作为原位桥血管与后降支或前降支远段吻合。

七、再次冠状动脉搭桥术的几种微创技术

尽管大多数再次冠状动脉搭桥术需要经过胸骨正中切口以充分显露，但在某些情况下可以考虑其他手术入路。正如不少初次冠状动脉搭桥术不使用体外循环，再次冠状动脉搭桥术也可不使用体外循环，其潜在风险在于游离心脏时在粥样硬化的静脉桥血管上操作可能导致斑块脱落、栓塞冠状动脉，如果所有静脉桥血管均闭塞，该风险很小。

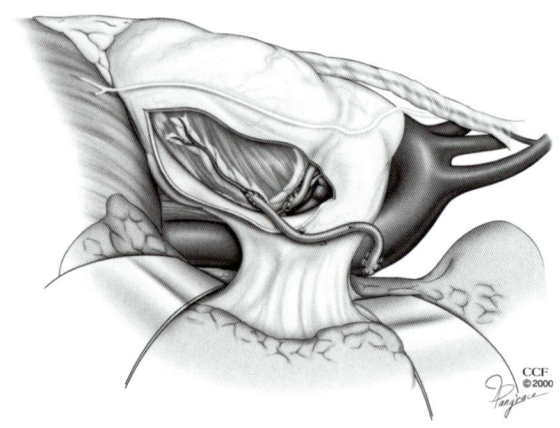

▲ 图 91-5 左侧开胸进行不停搏下桡动脉或大隐静脉－回旋支搭桥

（经许可转载自 the Cleveland Clinic Center for Medical Art & Photography © 2009. 版权所有）

如果需要血运重建的靶区范围较小，可以考虑其他手术入路，以避免不必要的游离心脏，减少栓塞风险。目前越来越多的外科医生使用左侧开胸切口来对回旋支区域进行搭桥，在非体外循环下使用桡动脉或大隐静脉桥血管与降主动脉或左锁骨下动脉作近端吻合（图91-5）。该方法避免损伤通畅的左乳内动脉－前降支桥管，且避免使用体外循环。该方法的潜在弊端在于，如果有回旋支心肌桥，往往难以定位回旋支；如果降主动脉存在动脉粥样硬化，找到合适部位进行桥血管近端吻合亦有难度；此外，该手术入路很难使用右侧乳内动脉桥血管。如果左乳内动脉－前降支桥血管通畅且回旋支粗大，具备血运重建条件，应尽量使用右乳内动脉以改善长期预后。

胃网膜动脉可作为原位桥血管经膈肌切口吻合于右侧冠状动脉的后降支，或经胸骨下段切口或左侧肋间切口吻合于前降支。其他再次搭桥的方式包括左侧开胸切口取左侧乳内动脉吻合于前降支，或者再次胸骨正中切口获取右侧乳内动脉吻合于前降支，但这些方法适用于程度有限的血运重建情况，而大多数再次冠状动脉搭桥患者需要多支、多处搭桥。

八、再次冠状动脉搭桥的手术效果

由于手术技术难度及患者自身的危险因素，再次冠状动脉搭桥手术死亡率及术后并发症发生

率均高于初次搭桥[1, 3, 16, 23, 26-29]。具有再次冠状动脉搭桥丰富经验的临床中心开展的临床研究指出，将患者相关因素与再次手术这一方式进行校正后，手术风险并未增加[26, 27]。但另一方面，更广泛的研究如纽约国家数据库的统计显示，再次手术依然是冠状动脉手术特定的风险之一[3]冠状动脉再次手术难度较大，因此在经验丰富的中心接受该手术效果更好，随着再次手术经验的积累，手术效果也会改善。

胸外科医生协会数据库（STS）的一项调查显示，再次冠状动脉搭桥的手术死亡率从1998年的6.1%（542/8820）下降至2009年的4.6%（261/5734）。需要指出的是再次冠状动脉搭桥的手术总量在下降，而该期间急诊再次搭桥的比例在升高，也许病例选择和对"急诊手术"的定义有所改变。急诊手术一直都是冠状动脉搭桥手术死亡率的独立危险因素。在Cleveland中心，孤立再次冠状动脉搭桥手术死亡率在1998年为1.7%（5/291），2001年为1.5%（1/67），累计死亡率为1.5%（22/1505），而急诊死亡率为3.7%（15/401）。因此，无论在何种情况下，急诊再次手术的死亡率均较高。

增加再次冠状动脉手术风险的其他因素包括高龄、左心室功能低下和肾衰竭。在过去，特定情况如乳内动脉桥血管未愈合、静脉桥血管粥样硬化等增加手术风险；但随着时间推移及经验积累，这些因素的危险性下降或消除。某些技术改进也降低了手术死亡率，如再次手术时逆向灌注进行心肌保护，减少在静脉桥血管上操作，动脉插管部位选择增加和其他应付再次手术的技术改进。

再次冠状动脉搭桥的远期效果不如初次冠状动脉搭桥术。仅有少部分患者再次冠状动脉搭桥时能实现完全血运重建，而大多数患者的冠状动脉病变程度很重，所以再次搭桥术后心绞痛复发率也较初次搭桥后高。本中心的临床研究显示，再次冠状动脉搭桥术后72个月心功能为NYHA分期Ⅰ期的为64%，意味着超过1/3患者有程度不等的症状[28]。尽管症状严重者是少数，但仍有1/3患者有心绞痛。其余中心报道的再次搭桥术后心绞痛复发率更高。

再次冠状动脉搭桥术后的远期生存率也不及初次冠状动脉搭桥。Emory大学的Weintraub等报道再次冠状动脉搭桥术后的10年生存率为55%，而糖尿病是导致再次冠状动脉搭桥或PCI术后远期生存率下降的独立危险因素[2, 29]。而再次冠状动脉搭桥的患者常常合并糖尿病、左心功能低下及高龄等危险因素，因此远期总体生存率不佳。

九、多次冠状动脉搭桥

接受超过一次冠状动脉搭桥的患者往往面临更多问题，突出问题是桥血管缺乏及更为弥漫性冠状动脉病变。随着手术次数增加，手术风险也明显增加，我们早期数据显示第三次冠状动脉搭桥手术的死亡率为8%尽管最近小于70岁的患者的风险已降至1%~2%[30]。同样，远期生存率也较差，在本中心，接受多次手术患者的5年生存率为84%，10年生存率为66%。

十、晚期冠心病的其他血运重建方法

许多研究者探索非直接血运重建方法治疗那些特别严重的冠心病患者，这些患者的冠状动脉呈弥漫性粥样硬化，无论是冠状动脉搭桥或PCI，均不能起到良好的血运重建效果；部分患者也有冠状动脉搭桥手术史。

激光心肌血运重建术被临床随机试验（非双盲）证实具有改善患者症状的作用，但我们很少单独使用这项技术，而是与冠状动脉搭桥联合使用。

十一、冠状动脉再次手术的前景

越来越多的患者需要冠状动脉再次手术，冠状动脉搭桥术后再发心肌缺血越来越常见，而且随着时间推移会越来越多。尽管药物治疗和介入治疗在进步，许多患者仍需要再次冠状动脉搭桥手术，这也将给冠脉外科医生带来巨大挑战。

第 92 章
缺血性二尖瓣反流
Ischemic Mitral Regurgitation

Anelechi C. Anyanwu   Javier G. Castillo   amit Arora   David Adams   著
刘义华   译

缺血性心肌病的治疗取得了长足发展，然而，合并缺血性二尖瓣关闭不全是引起此类患者死亡的重要危险因素[1]。本章节阐述了关于缺血性二尖瓣关闭不全的诊治现状，包括病理生理、治疗决策及处理。

一、定义

我们采用 Carpentier 对二尖瓣关闭不全的分类方法[2]来定义缺血性二尖瓣关闭不全，但大多数临床资料对于其定义仍较模糊，以致患者异质性大，结果难以统一分析。因此，准确统一定义缺血性二尖瓣关闭不全，对于诊治此类患者至关重要[3]。对于缺血性二尖瓣关闭不全的严格定义包括以下几点。

①病因是缺血性心脏病。因此需要有明确证据支持冠状动脉粥样硬及既往心肌梗死病史，且有左心室局部或整体收缩功能低下或扩张。

②心脏超声下的典型表现为瓣叶牵缩。

③引起二尖瓣关闭不全的主要原因为瓣叶活动受限，且大多数情况是收缩期活动受限（Carpentier ⅢB 型）。

尽管瓣环扩大常伴发与慢性缺血性反流，但它往往是继发性病变。左心室基底部心肌梗死合并缺血性二尖瓣关闭不全时可有瓣叶活动正常（Carpentier Ⅰ型），但这种情况较少见；此外，乳头肌梗死后延长可引起瓣叶脱垂，导致二尖瓣关闭不全（Carpentier Ⅱ型），但非常罕见。当缺血性心脏病合并瓣叶脱垂时，引起二尖瓣关闭不全的原因往往是退行性变而不是缺血。而ⅢA型二尖瓣关闭不全（二尖瓣瓣叶活动在收缩期和舒张期均受限）不属于缺血性二尖瓣关闭不全。对于合并Ⅱ型或ⅢA型二尖瓣关闭不全的冠心病患者，外科医生一定要考虑到非缺血性病因，病因诊断很重要，因为手术方案截然不同。如果将Ⅱ型或ⅢA型二尖瓣关闭不全误诊为缺血性二尖瓣关闭不全（图 92-1）而对其采取二尖瓣环缩术，可能弊大于利。

绝大多数缺血性二尖瓣反流为ⅢB型反流，也叫功能性二尖瓣反流，并未合并瓣叶或瓣下结构病变（乳头肌移位引起瓣叶合拢）。尽管"功能性二尖瓣反流"一般指未合并二尖瓣器质性病变，但这种称谓应尽量少用，因为它容易混淆，而且与 Carpentier 分型关系不大，对于发病机制解释和治疗选择也没有指导意义。另外，通常认为功能性二尖瓣反流的瓣膜结构为正常，但病理检查显示缺血性二尖瓣关闭不全合并有瓣叶变薄，胶原蛋白分布异常[4]。而将缺血性二尖瓣反流称为继发性二尖瓣反流则更准确，后者说明缺血性二尖瓣反流继发于心室重构，非瓣膜或瓣下结构的原发性病变。

明确的心肌梗死病史并非诊断为缺血性二尖瓣反流的必要条件，尽管大多数此类患者的确有心肌梗死病史，但不少患者发生隐匿性心肌梗死，特别是糖尿病患者；此外，缺血性二尖瓣反流还包括少部分未发生心肌梗死缺存在大量冬眠心肌的情况，后者亦导致乳头肌移位和ⅢB型二尖瓣反流。但根据实际需要，本章主要阐述心肌梗死后左心室重构相关性二尖瓣反流。

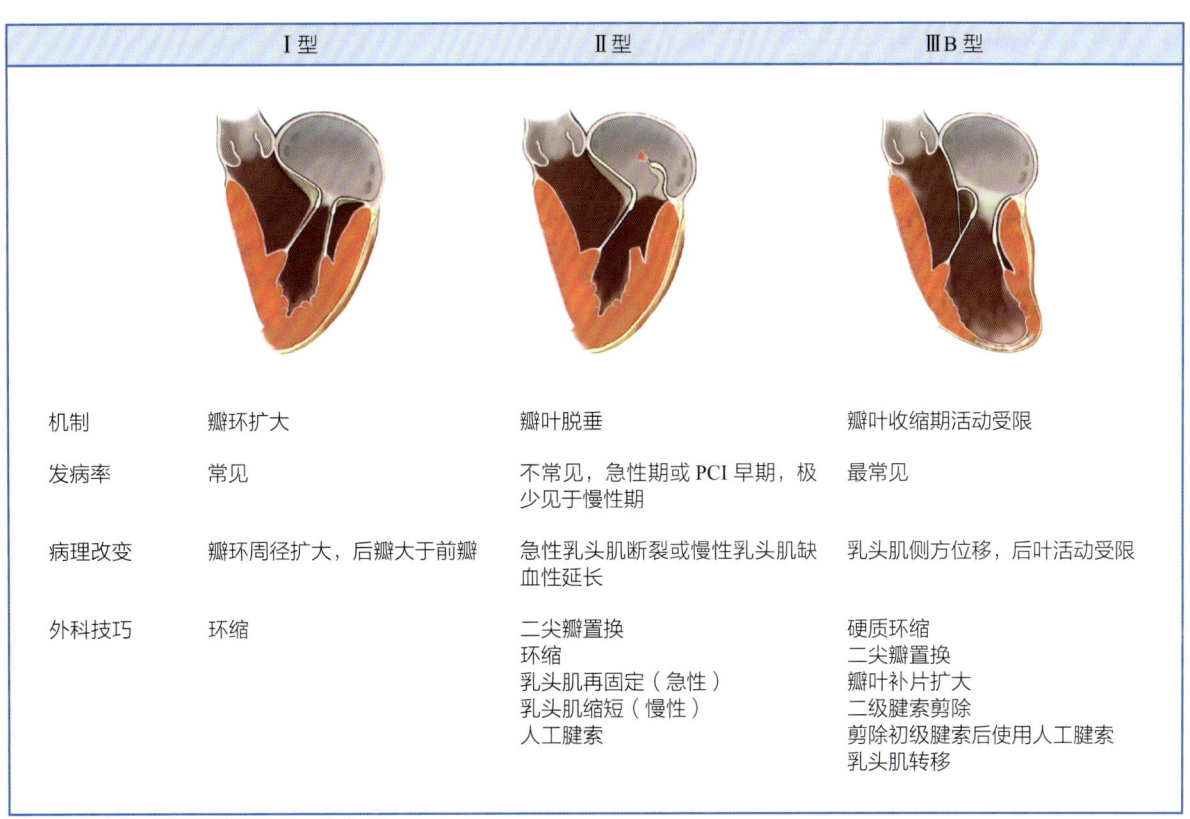

▲ 图 92-1 缺血性二尖瓣反流的 Carpentier 功能分型

Ⅰ型二尖瓣瓣叶活动正常，反流机制为瓣环扩大；Ⅱ型为瓣叶活动度过大，收缩期超过瓣环水平，起因是急性期乳头肌断裂或慢性期乳头肌延长。ⅢB 型最为常见，机制是心尖部和外侧乳头肌收缩期侧方位移

缺血性二尖瓣反流的评估方法有半定量和定量检查，通常推荐在患者清醒、非活动性心肌缺血条件下接受经胸心脏超声检查；而全身麻醉甚至是经食管超声时使用轻度镇静也可减轻左心负荷，导致二尖瓣反流程度被低估[5]。此外，可以影响心脏负荷状况的血管活性药、扩管药和主动脉内球囊反搏等均可影响二尖瓣反流程度测定。在过去 20 年内，心脏超声定量测定二尖瓣反流的技术不断出现，对于缺血性二尖瓣反流程度测定也非常有用。推荐的方法有血流汇聚近端等速表面积法（PISA）来定量测定反流量及反流口径。这些测量结构连同反流对血流动力学影响共同进行判断二尖瓣反流严重程度[6]。Mayo 诊所专家认为，与原发性二尖瓣反流相比，判定继发性二尖瓣反流程度为重度的标准应适当降低（如反流量 ≥ 30ml，有效反流面积 ≥ 20mm²），因为后者对预后影响更突出[7]。左心室造影在缺血性二尖瓣反流的诊断及分级中的用途已很大程度上被心脏超声检查取代。左心室造影未显示二尖瓣反流也不能完全排除缺血性二尖瓣反流，因为当前越来越多的心脏介入医生使用小剂量对比剂，对于二尖瓣反流的判定不甚理想[8]。

二、临床表现

缺血性二尖瓣关闭不全可分为急性和慢性两种情况。极少数情况下，部分患者在心肌缺血时出现急性二尖瓣关闭不全，但随着血运重建或缺血改善后消失，本章节不予介绍，而急性心肌梗死导致乳头肌断裂引起的二尖瓣关闭不全在本章末尾介绍。绝大多数缺血性反流的患者由于心肌梗死后效应发生二尖瓣关闭不全，该效应往往呈慢性、持续存在，除非被外科手术矫正。大多数缺血性二尖瓣关闭不全的患者无临床症状，在心脏超声检查中偶然被发现。当反流程度为重度或长期存在，或伴有严重左心室功能障碍，患者会出现心力衰竭的症状和体征。

ⅢB 型缺血性二尖瓣反流患者会出现以下 2 种情形之一（图 92-2）。第一种情况是多支冠状动脉病变症状，伴或不伴充血性心力衰竭症状，此类患者因需要冠状动脉搭桥或介入治疗住院，术前或术中超声显示轻度或中度二尖瓣反流。另一种情况是患者有中度或重度二尖瓣关闭不全及充血性心力衰竭症状，他们被收入院接受瓣膜手术，术前检查发现合并严重冠状动脉病变。后一种情况更多的患者接受过冠状动脉介入治疗或冠状动脉搭桥术，冠状动脉病变通常累及多支冠状动脉，但缺血性二尖瓣关闭不全也可发生于单支病变。

三、病理生理

二尖瓣正常功能依赖于复杂的、相互作用的三维结构，包括瓣叶、瓣环、瓣下结构及左心室。心肌缺血或心肌梗死如何引起这些复杂结构形态及功能改变的机制曾被广泛研究。不少学者仔细分析了缺血性二尖瓣关闭不全的几何结构机制，他们在大型动物模型上使用双平面 X 线透视，声纳微测量法，二维或三维超声。尽管存在不足，这些研究深入阐述了缺血性二尖瓣关闭不全的病理生理及潜在的治疗方法。

Ⅰ型和ⅢB 型缺血性二尖瓣关闭不全的主要病理生理机制包括瓣环改变（扩大，扭曲）、瓣下结构改变（乳头肌移位）及心室改变（球形扩张，室壁运动异常）。图 92-3 阐明了上述机制如何相互作用导致瓣叶闭合不良，后者是所有类型的二尖瓣关闭不全的共同通路。

特殊几何形态异常

1. 瓣环

尽管慢性缺血性二尖瓣关闭不全多发生瓣环扩大，但扩大程度并不严重，且与二尖瓣反流程度不相关。瓣环扩大导致瓣叶分离，闭合不良。尽管后瓣环更易于受心房、心室扩张影响发生扩大，前瓣环同样也会扩大[7, 9-11]。这一概念为病理学及影像学研究所证实[11, 12]，这些研究证实瓣环扩张主要发生于后联合处，而且扩张程度在后瓣环上的分布也不一致。除了周径变大，瓣环还变扁平，失去其马鞍形态[10, 12]。在缺血性二尖瓣关闭不全的病理生理改变中，瓣环扩大程度并非关键部分。Green 等[8]通过研究急性二尖瓣关闭

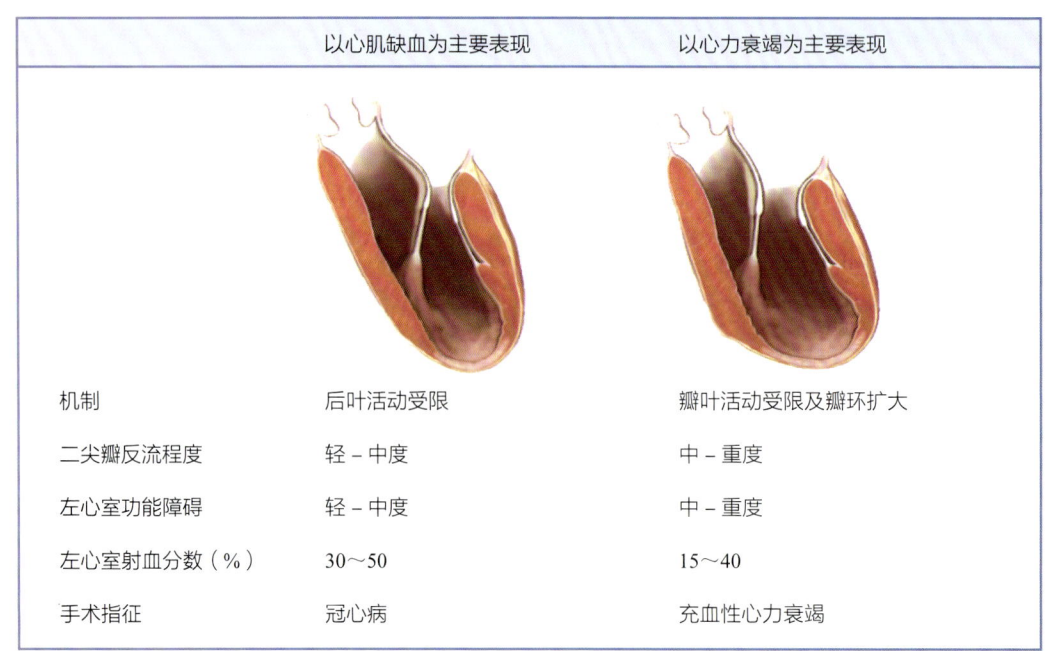

▲ 图 92-2 缺血性二尖瓣关闭不全最常见的、相对典型的两种临床表现

大部分以心肌缺血为主要表现的患者在进行冠状动脉手术术前评估时发现轻 – 中度二尖瓣关闭不全。而以充血性心力衰竭表现为主的患者占比较少，他们在进行二尖瓣手术术前评估时发现严重冠心病。后者往往左心室功能障碍更为严重

第二部分 成人心脏手术
第92章 缺血性二尖瓣反流

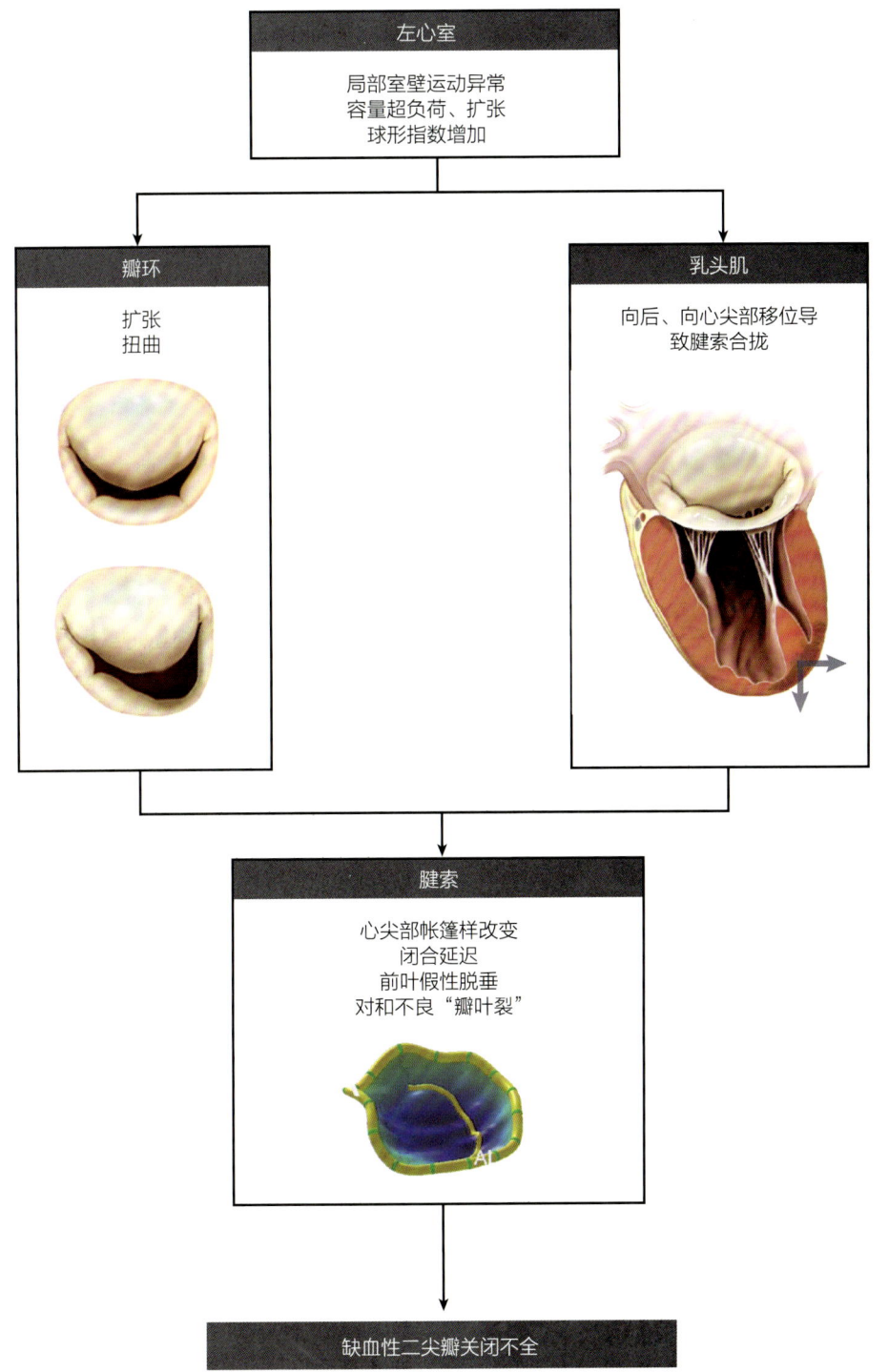

▲ 图 92-3 缺血性二尖瓣关闭不全的病理生理
左心室、腱索、乳头肌、瓣环的相互作用导致瓣叶对合不良是二尖瓣关闭不全的共同通路。二尖瓣乳头肌向后、向心尖部移位（箭），相互分离并导致二尖瓣关闭不全

不全的山羊模型指出，中度瓣环扩大并不一定导致缺血性二尖瓣关闭不全。Timek 等 [13] 指出急性阻断前降支或回旋支远端可导致轻度瓣环扩大，但并未引起缺血性二尖瓣关闭不全。该研究及其他研究指出，二尖瓣瓣环隔-侧径在缺血性二尖瓣关闭不全的病理生理机制和治疗中的重要作用。二尖瓣隔-侧径，也叫二尖瓣前-后径，指二尖瓣的垂直径或短轴径，即前瓣中点到后瓣中

1445

点的距离。二尖瓣的长径或水平径指的是瓣交界之间的距离。在急性二尖瓣关闭不全的山羊模型中，研究者发现二尖瓣面积扩大导致的反流程度与二尖瓣隔-侧径相关。他们还发现使用装置缩短二尖瓣前后径而不改变二尖瓣环周径，可减少二尖瓣反流程度[14, 15]。尽管二尖瓣长径在心肌缺血时改变并不显著[12-15]，但它与二尖瓣后瓣环扩大相关[9, 11, 16]。不成比例的二尖瓣后瓣扩大解释了前后径增大的原因，在重度二尖瓣反流时，前后径可与长径相当，引起二尖瓣瓣口呈圆形，而非生理情况下的椭圆形。

2. 瓣下结构

乳头肌移位在缺血性二尖瓣关闭不全的病理生理中也起到重要作用。它需要与乳头肌功能不全相鉴别（收缩期乳头肌缩短程度减小或不协调），后者曾被认为是缺血性二尖瓣关闭不全的主要机制。事实上，乳头肌功能不全未必会导致二尖瓣关闭不全。Timek 等[17]在山羊模型中证实，一侧或两侧乳头肌缩短程度减小与二尖瓣反流程度并无相关性。相反，Messas 等[18]发现乳头肌功能障碍反而减轻了二尖瓣反流程度。

乳头肌移位是乳头肌几何形态异常导致缺血性二尖瓣关闭不全的主要病变。乳头肌移位的形式多样，不能简单描述为向心尖部靠拢。乳头肌尖端渐渐由前向后外侧、心尖部移位，并相互分离[13, 17, 19]。动物实验证实乳头肌之间的距离与反流程度相关，且双侧乳头肌移位才可能会导致缺血性二尖瓣反流，但后内侧乳头肌移位往往占主导。

3. 左心室

在缺血性二尖瓣关闭不全中最先受到影响的是左心室，特别是心肌缺血或梗死伴左心室重构导致瓣环局部或瓣下结构扭曲，瓣叶对合不良。左心室整体形态、大小与缺血性二尖瓣反流的相关性尚不明确。Kumanohoso 等[20]对 102 例患者进行超声检查发现，与前壁心肌梗死患者相比，下壁心肌梗死者左心室扩大和功能受损程度较轻，但二尖瓣反流发生率更高，这可能与下壁心肌梗死时后内侧乳头肌收缩减弱有关。实验数据显示，左心室局部功能异常在无左心室扩大情况下，不会引起二尖瓣关闭不全。

在缺血性二尖瓣反流的病理生理中，左心室球形度也许比左心室容积或射血分数等更为重要。多位学者使用三维超声证实，二尖瓣反流的机制因梗死区域而异。如 Watanabe 等[21]发现下壁心肌梗死患者主要在后内侧瓣叶局部发生活动受限，而前壁心肌梗死者往往双叶受累（图 92-4）[21]。这一发现证实了左心室局部形态和功能在缺血性二尖瓣反流病理生理中的关键作用，有助于理解为什么部分患者心肌梗死后左心室功能受损不重却有重度二尖瓣反流。Song 等发现前壁及下壁心肌梗死者导致更为严重的二尖瓣反流，而且反流程度与左心室大小无关。该发现说明二尖瓣结构的几何形态比左心室容积或射血分数更大程度影响二尖瓣反流程度[22]。

4. 瓣叶功能异常

乳头肌挛缩导致瓣叶向心尖部牵拉（瓣叶游离缘活动度受限），影响瓣叶在瓣环水平对合。二级腱索挛缩会产生"海鸥效应"而使瓣体变形，进一步影响对合。在缺血性二尖瓣关闭不全时腱索挛缩通常为非对称性。瓣叶后内侧（A3 和 P3）比前外侧（A1 和 P1）受限程度更重[23, 24]。乳头肌挛缩引起后叶活动受限、对和不良也是缺血性二尖瓣关闭不全的机制之一[25]。

四、缺血性二尖瓣关闭不全的治疗靶点

缺血性二尖瓣关闭不全本质上是由冠状动脉狭窄引起的心室疾病，对乳头肌、腱索、瓣叶对合等多个部位有影响，冠状动脉狭窄性病变有几个治疗靶点。

（一）冠心病

冠状动脉搭桥的目的在于挽救冬眠心肌，改善左心室功能，减轻有害的左心室重构及进一步心肌缺血或梗死。但仅靠冠状动脉血运重建并不能根治缺血性二尖瓣关闭不全，因为反流的主要机制为局部心肌梗死导致的瓣叶活动受限，而后者往往并不能为冠状动脉搭桥所逆转。如果冠状动脉搭桥时不处理二尖瓣反流，术后反流加重的发生率较高[26, 27]。

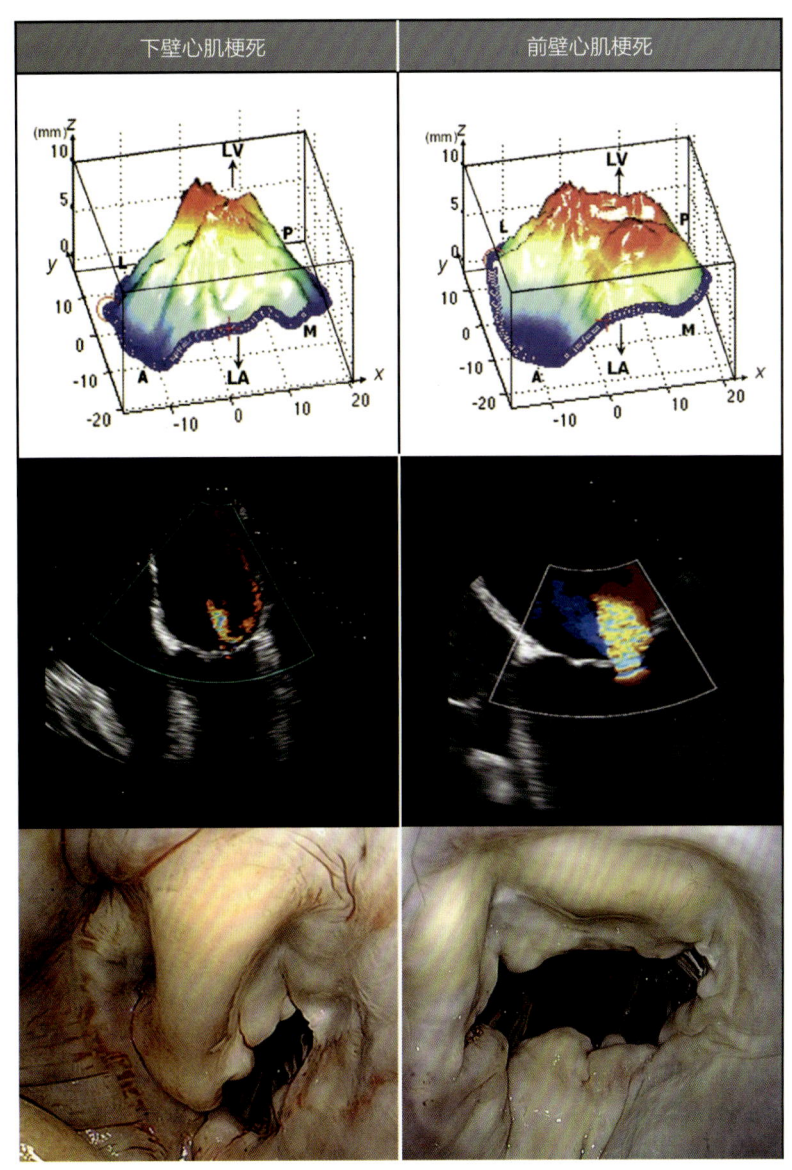

◀ 图 92-4 缺血性二尖瓣反流患者二尖瓣腱索挛缩，对合面下移至左心室

移位最显著的部位用红色标识。下壁心肌梗死患者，瓣叶膨隆局限，突出不显著；而前壁心肌梗死患者，瓣叶广泛挛缩，向左心室突出。下壁心肌梗死时瓣叶挛缩面积小于前壁心肌梗死

（引自 Watanabe N, Ogasawara Y, Yamaura Y et al: Geometric differences of the mitral valve tenting between anterior and inferior myocardial infarction with significant ischemic mitral regurgitation: quantitation by novel software system with trans-thoracic real-time three-dimensional echocardiography. *J Am Soc Echocardiogr* 19: 71-75, 2006.）

（二）二尖瓣瓣环

二尖瓣瓣环是缺血性二尖瓣关闭不全外科治疗的主要靶点。Bolling 等[28, 29]在 20 世纪 90 年代首次实施并推广缩小二尖瓣瓣环的瓣环成形术，旨在用于治疗心肌病引起的继发性二尖瓣关闭不全。在该中心，早年使用软条进行瓣环成型，但近年研究指出使用硬质全环或半硬质环进行环缩效果更佳[30-32]。限制性瓣环成型术（减小瓣环大小）部分解决了缺血性二尖瓣关闭不全的病理生理性紊乱。二尖瓣瓣环成型减小瓣环周长，而环缩旨在减小二尖瓣前后径，因而减小对合距离。最好使用硬质全环或半硬质环，它能更好的将二尖瓣瓣叶固定在瓣环内。而在下壁心肌梗死、瓣叶非对称受限时，可使用非对称人工瓣环。使用软条进行不全瓣环成型不能充分减小二尖瓣前后径。

有学者指出是否有必要根据心肌梗死不同位置而使用不同的人工瓣环，例如前壁和下壁心肌梗死导致的瓣叶活动受限部位不同。但目前为止，没有证据显示二尖瓣成形术后活动受限最严重的部位是术后反流复发所在部位。但是更好地理解二尖瓣瓣环的三维结构有助于手术时根据患者的瓣环结构和反流部位特点设计个性化的瓣环成型术。

(三)瓣下装置

二尖瓣成形时处理瓣下装置的目的在于减少腱索挛缩,创造更好的瓣叶对合条件。主要有两大类手术方式。第一,通过切断二级腱索(图92-5)[33];挛缩的初级腱索也可以切断,代之以人工腱索。第二,通过内在或外在设备减少乳头肌头端与瓣环平面之间的距离。目前已发明多种外科技术以实现乳头肌的复位,使其更靠近瓣环,减少腱索牵拉。

也有人尝试设计心外设备来减轻梗死心肌移位引起的二尖瓣反流。Hung 等[34, 35]在动物实验中证实通过外在设备支撑梗死室壁,使其靠近二尖瓣瓣环而减轻反流的方法有效。使用这种设备可能会减轻腱索挛缩及反流(图92-6)[34, 35]。

(四)瓣叶

瓣叶通常在缺血性二尖瓣反流中不发挥直接作用,因此目前缺少单独处理二尖瓣瓣叶的手术方式。瓣叶裂在瓣叶挛缩时可能会重开,在二尖瓣修复时可予以缝闭。缘对缘技术可作为瓣环成形的补充[36],但单独使用治疗缺血性二尖瓣反流的效果不及瓣环成形[37]。但在不宜外科手术者,应用以缘对缘技术为基础的经皮二尖瓣成形术越来越多。有人使用补片扩大前瓣叶和后瓣叶,早期效果尚可,但技术难度较高[38]。

(五)左心室

旨在重建左心室几何形态的左心室成形术(如 Dor 术)或侧壁梗死区折叠能减轻乳头肌移位及二尖瓣反流。通过限制阻止左心室进一步重构有助于巩固二尖瓣成形的疗效;例如,在二尖瓣成形时放置心室外限制装置能限制左心室扩张[39],它消除了二尖瓣成形术后反流的关键病理生理机制(进展性左心室重构)。Hung 等[40]在动物模型上尝试,在梗死区注入聚合物以限制乳头肌位移。结果显示,该操作引起早期逆向重

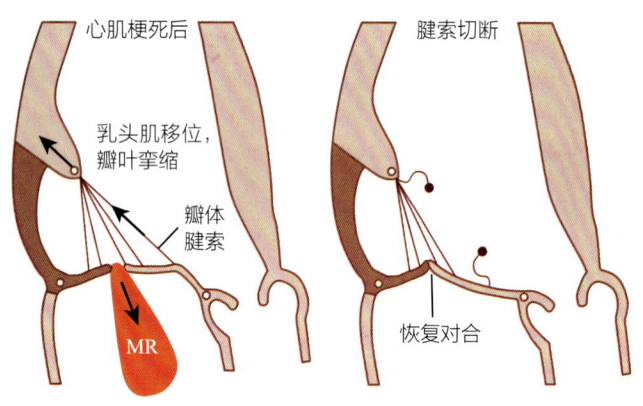

◀ 图 92-5 二级腱索挛缩导致二尖瓣前瓣扭曲、瓣叶受牵拉,二尖瓣反流
剪断二级腱索后改善了瓣叶活动度及二尖瓣反流程度(引自 Messas E, Guerrero JL, Hand schumacher MD, et al: Chordal cutting: a new therapeutic approach for ischemic mitral regurgitation. *Circulation* 104: 1958–1963, 2001.)

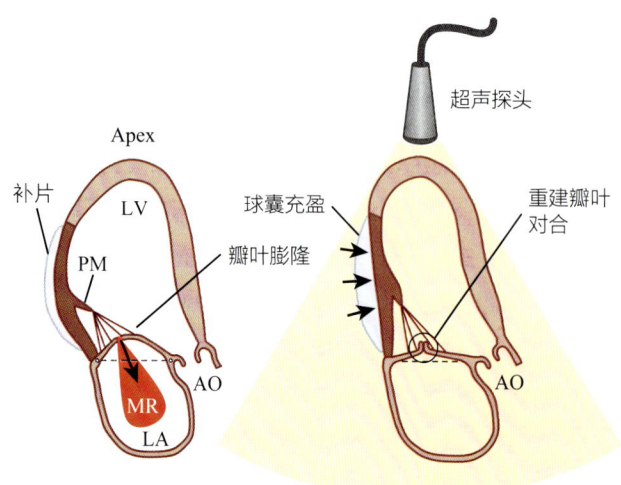

◀ 图 92-6 超声引导下在梗死区使用补片和球囊使移位的乳头肌回位,靠近前瓣环,减轻腱索挛缩及二尖瓣反流
AO. 主动脉;LV. 左心室;LA. 左心房;PM. 乳头肌;MR. 二尖瓣反流;Apex. 心尖(经许可改编自 Hung J, Guerrero JL, Handschumacher MD, et al: Reverse ventricular remodeling reduces ischemic mitral regurgitation: echoguided device application in the beating heart. *Circulation* 106: 2594–2600, 2002.)

构，减轻乳头肌移位及二尖瓣反流。此外，在梗死区注射成肌细胞或干细胞理论上能改善左心室收缩功能，从而减轻腱索挛缩[41]。

Coapsy 装置（Myocor, Inc., Maple Grove, MN）是一种外压装置，可在非体外循环下植入，该装置附有一根心腔内索带可重构左心室形态[42]。在动物模型上，Coapsys 装置可以按压二尖瓣瓣环及瓣下装置，以减轻缺血性二尖瓣关闭不全。RESTOR-MV 试验将 149 例缺血性二尖瓣关闭不全病例随机分为 CABG+ 传统体外循环下二尖瓣修复术和 CABG+ 非体外循环下 Coapsys 装置植入术，结果显示 Coapsys 组生存率更高，并发症更少[43]。遗憾的是，RESTOR-MV 研究由于公司经费的原因而提前结束，该装置也未获得临床应用许可，但该研究证实了左心室重塑可能对于治疗缺血性二尖瓣关闭不全有效。

五、术前决策

缺血性二尖瓣关闭不全的术前决策较复杂具有挑战性。临床文献结论往往相悖，难以归纳提取有效信息形成具体的临床实践推荐。在治疗决策中，许多因素需要考虑到，包括特定的临床背景、缺血性二尖瓣反流对于患者中期生存率的影响、术中准确评估二尖瓣反流程度的难度、单纯冠状动脉搭桥术对于二尖瓣反流程度的影响、冠状动脉搭桥 +/- 同期二尖瓣手术对患者生存率及远期疗效的影响、同期二尖瓣手术对 CABG 手术的额外风险及二尖瓣手术方式的选择（成形 / 换瓣）。我们认为不断累积的临床证据和经验渐渐形成一系列原则来指导处理缺血性二尖瓣关闭不全的治疗决策（图 92-7）。

特定临床背景下的治疗决策

1. 重度缺血性二尖瓣反流伴充血性心力衰竭

二尖瓣重度关闭不全患者，有充血性心力衰竭症状或左心室功能恶化，通常被收治处理二尖瓣病变，而非处理冠心病。术前冠状动脉造影显示严重冠状动脉病变伴或不伴心绞痛症状。患者也许之前接受过外科或介入冠状动脉血运重建术。这些患者往往有既往心肌梗死病史及中重度左心室功能受损。他们可被看作缺血性心肌病伴二尖瓣反流。

需要强调的是这些患者的初始治疗是基于指南的抗心力衰竭治疗。内科治疗的目的在于维持稳定的循环血量，减轻心脏的前、后负荷，优化心功能。在许多患者身上，内科治疗能减轻反流程度，改善临床症状[44]。内科治疗包括最大耐受剂量的利尿药，血管紧张素转换酶抑制药、醛固酮抑制药、β 受体拮抗药，特别是卡维地洛。在重度缺血性二尖瓣反流患者伴心室同步异常者应使用双心室起搏的心脏再同步化治疗（CRT）。对 CRT 治疗有反应者表现出明显的二尖瓣反流程度减轻[44-47]。对于重度缺血性二尖瓣反流伴心力衰竭患者如果没有冠状动脉搭桥指征，必须在优化药物治疗和应用 CRT 治疗之后或无 CRT 治疗指征，再考虑二尖瓣手术。通常，外科手术不在考虑之列，即使优化药物治疗之后二尖瓣反流程度仍为重度，但症状严重者除外（NYHA Ⅲ～Ⅳ级）。在部分选择性病例（NYHA Ⅱ级），如果手术风险低、左心室功能障碍或左心室重构不太严重，可考虑二尖瓣手术，其目的在于延缓或预防进一步不良重构。（尽管没有直接证据支持该论点，随机试验似乎显示中度二尖瓣反流者在修复术后 12 个月出现左心室逆向重构[48]）。

如果患者经优化内科治疗后依然症状明显（NYHA Ⅲ～Ⅳ级），但 EF > 30% 且手术风险尚可接受，应予以二尖瓣手术。此类患者术后症状有较大程度改善。但如果患者 EF 值过低（< 30%），在没有证据显示心肌缺血情况下，二尖瓣手术指征同非缺血性心肌病引起的二尖瓣反流。缺血性二尖瓣反流伴充血性心力衰竭症状或左心室功能恶化或两者同时具备者，如果预期手术发病率和死亡率不高，可考虑同期行二尖瓣手术和冠状动脉搭桥术。术后幸存者的获益为心力衰竭更易控制、症状得以改善。然而，没有明确证据显示，左心室功能严重受损的情况下接受二尖瓣修复术能改善预期寿命[49]。因此，进一步治疗如心脏移植或左心室辅助装置越来越多地应用于缺血性二尖瓣反流伴重度左心功能受损及重构（左心室舒张末期内径 > 65mm），特别是心肌活

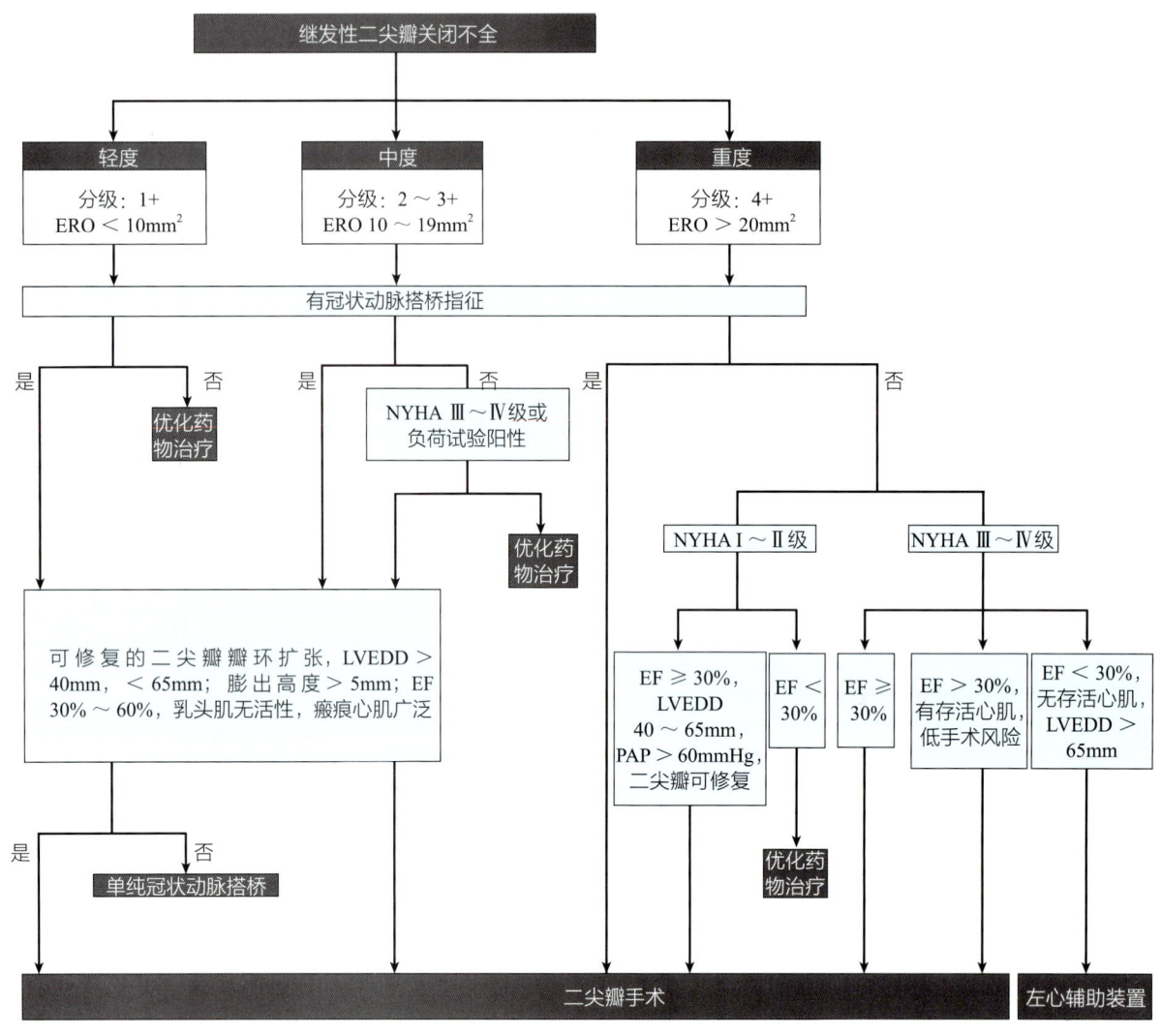

▲ 图 92-7 缺血性二尖瓣关闭不全的处置决策线路图

CABG. 冠状动脉搭桥；EF. 射血分数；ERO. 有效反流孔径；LVAD. 左心室辅助装置；LVEDD. 左心室舒张末期内径；MR. 二尖瓣反流；NYHA. 纽约心功能分级；OMM. 优化药物治疗，包括心脏再同步化治疗；PAP. 肺动脉压力；PM. 乳头肌；Sx. 外科手术（引自 Crestanello JA: surgical approach to mitral regurgitation in chronic heart failure: when is it an option? *Curr heart fail rep* 9: 40–50, 2012.）

力有限者。年轻的缺血性二尖瓣反流伴重度左心功能受损（NYHA Ⅲ～Ⅳ级）者，应在二尖瓣手术前进行心脏移植筛查。部分患者合并重度缺血性心肌病和缺血性二尖瓣反流，且无法接受心脏移植者，左心室辅助装置植入可能是高风险的二尖瓣手术的替代方案[50]。

越来越常见的一种临床情形是，既往有冠状动脉搭桥手术史的患者发生重度二尖瓣反流。通常在初次手术时二尖瓣反流不明显或未予以重视，而冠状动脉搭桥手术反流加重。此类手术的挑战在于通畅的桥血管会增加手术风险。仔细甄选患者和手术方案设计很有必要[51]。缺血性二尖瓣反流的再次手术指征是优化内科治疗后依然存在患者的生活质量严重下降（NYHA Ⅲ～Ⅳ级）。

2. 接受冠状动脉搭桥手术患者合并轻度 – 中度缺血性二尖瓣反流

另外一种常见的临床情形是有症状的冠心病患者在冠状动脉搭桥术前检查或术中超声中发现有轻 – 中度二尖瓣反流。也许患者确实有气短症状（被当作不典型心绞痛或充血性心力衰竭的症状或体征），但心肌缺血（急性冠状综合征或慢性稳定型心绞痛）常常是主要临床表现，也是外科手术的主要指征。

在冠状动脉血运重建时，轻度二尖瓣反流通常无须处理[52-54]，但如果存在二尖瓣反流恶化的条件（如左心室扩大，大范围心肌梗死或心肌失活，肺动脉高压，瓣叶过度膨出），二尖瓣处理原则与中度二尖瓣反流相同。

尽管大多数外科医生同意重度二尖瓣反流无论有无症状，在冠状动脉搭桥手术时须予以矫正；而中度缺血性二尖瓣反流的最佳处置策略仍存争议。有些心脏中心建议激进处理中度二尖瓣反流，而另外一些中心建议保守治疗。建议保守治疗的理由是如下。

①缺血区域血运重建可改善局部运动度，减轻二尖瓣反流[55, 56]。CABG 改善缺血性二尖瓣反流多见于血运重建区域有存活心肌且乳头肌无同步障碍者[57]。

②部分早年研究结构表明，单纯实施 CABG 对于缺血性二尖瓣反流者的长期生存率和功能状态并无副作用，即使存在残余二尖瓣反流[58-60]。

③二尖瓣手术显著增加 CABG 手术风险，部分早年及当前研究指出手术死亡率高达 10%[28, 47, 61-65]。

④中度缺血性二尖瓣反流者左心房往往较小，给二尖瓣手术显露和修复手术增加难度[53]。

⑤二尖瓣置换术带来瓣膜相关性并发症的潜在风险。

而其他许多外科医生建议对中度缺血性二尖瓣关闭不全患者在冠状动脉搭桥时积极采取二尖瓣手术，理由如下。

①慢性缺血性二尖瓣关闭不全是一个动态病理改变，与前、后负荷状态关系较大。术前超声很难精确评估二尖瓣反流的程度。事实上，不少"中度"二尖瓣关闭不全的患者，也出现了充血性心力衰竭症状或左心房增大，由此说明这类患者可能发生过多次阵发性重度反流。

②单纯冠状动脉搭桥在许多患者中很难矫正中度缺血性二尖瓣关闭不全，尤其是那些有心肌梗死后心肌瘢痕和二尖瓣瓣环、左心室扩张者。

存活心肌或冬眠心肌较少者从冠状动脉搭桥获益不大[26, 66]。

③许多研究证实，明显的残余缺血性二尖瓣反流参与反流引起晚期患者症状加重、缩短长期生存率。

④二尖瓣瓣环成形术技术难度不大，而且可解决大多数中度缺血性二尖瓣反流，常常并不需要行二尖瓣置换术（除非部分外科医生更青睐二尖瓣置换术）[26]。

⑤二尖瓣手术联合冠状动脉搭桥术的高死亡率报道源自更早前的临床研究，而且大多数为二尖瓣置换术，并未反映出当前以二尖瓣成形为主的现状，目前二尖瓣成形联合冠状动脉搭桥的手术死亡率低至 2%~4%[67-70]。

⑥残留明显的二尖瓣反流不处理，给患者带来潜在二次手术风险，而且再次手术时还存在桥血管畅通的情况，让手术决策更困难[51]。

两个随机对照研究二尖瓣瓣环成形在中度缺血性二尖瓣反流中的作用。Fattouch 等[53]将 102 例患者随机分为单纯冠状动脉搭桥组和冠状动脉搭桥＋二尖瓣瓣环成形组。该研究显示在心功能分期及左心室逆向重构等指标上后者优于前者，但并未出现生存期优势[53]。最近的 RIME 研究将 73 例中度缺血性二尖瓣反流患者随机分为单纯冠状动脉搭桥组和冠状动脉搭桥＋二尖瓣瓣环成形组。术后 12 个月随访资料显示，后者在 NYHA 分期和峰值氧耗量等指标上优于前者。左心室逆向重构程度后者优于前者[48]。

综合目前的优质证据支持在冠状动脉搭桥时中度二尖瓣关闭不全[71]，主要是联合手术可改善患者长期功能状态和左心室逆向重构。因此，对于所有合并中度及以上冠心病患者在冠状动脉搭桥时应同期行二尖瓣瓣环成形术，除非特殊的手术因素或患者相关因素限制或需要缩短手术时间，或者有强烈的证据支持血运重建后二尖瓣反流能逆转（如左心室功能良好，存活心肌多，梗死心肌少）。对于中度缺血性二尖瓣反流的首选手术方式是瓣环成形术，其有效性已被随机对照试验证实。而二尖瓣置换在处理中度缺血性反流中的作用未被证实。

六、结果

越来越多的证据显示，即使轻度缺血性二尖瓣反流也会对患者中期生存率产生负面影响。很多临床报告显示，缺血性二尖瓣关闭不全患者的预后不佳，3年生存率为50%～75%，主要与二尖瓣反流程度和其他患者因素有关。

（一）心肌梗死后缺血性二尖瓣反流对生存率的影响

许多临床试验证实，急性心肌梗死后二尖瓣反流和发生心力衰竭对生存率的负面影响很大。在 SAVE 试验中，Lamas 等[72]对727例患者进行亚组分析后指出，即使急性心肌梗死时发生轻度二尖瓣反流，也是患者死亡率的独立危险因素（相对风险系数2.0），而且该效应与左心室功能并无关联。Rossi 等[1]在最近的多中心回顾性研究中再次证实该论点（图92-8）。Grigioni 等通过心肌梗死6周内定量超声检查，揭示患者生存率与二尖瓣反流程度直接相关。Aronson 等[73]研究1190例急性心肌梗死后合并二尖瓣反流患者后，得到了类似结论。3年内，30%中-重度缺血性二尖瓣反流患者因心力衰竭而住院治疗，而没有二尖瓣反流者中该比例为5%（图92-9）。合并中度及以上缺血性二尖瓣反流患者3年死亡率为35%，而无反流者仅为8%（风险比，5.5）。即使轻度反流也是患者中期死亡率的危险因素（风险比，2.0）。缺血性二尖瓣反流与高死亡率和心力衰竭发生相关，且独立于左心室功能状态。

（二）经皮冠状动脉介入术后缺血性二尖瓣反流对生存率的影响

Pastorius 等[74]研究711例合并中-重度二尖瓣反流的经皮冠状动脉介入治疗（PCI）患者的长期生存情况。他们发现 PCI 时出现中-重度二尖瓣反流者5年生存率为57%，而无反流者为97%（图92-10）[74]。

即使轻度二尖瓣反流也导致生存率降低（5年生存率为83%）。这些数据证实了以往 Ellis 等[75]的报道，后者指出，合并中-重度二尖瓣关闭不全且射血分数＜40%者，即使成功 PCI 后3年生存率仅为50%。Kang 等对185例合并明显缺血性二尖瓣反流患者进行前瞻性研究，比较冠状动脉搭桥（同期行或不行二尖瓣瓣环成形术）与 PCI 的疗效，结果显示，冠状动脉搭桥+瓣环成形效果优于 PCI 组（处理或不处理二尖瓣反流）[76]。其他的非外科研究也证实，不处理二尖瓣反流远期预后不佳[7]。单纯 PCI 不应作为合并缺血性二尖瓣反流的冠心病患者的最终治疗。如果患者的手术风险不是特别高，合并二尖瓣反流应是手术指征之一而不是 PCI，但手术的前提是要同期处理二尖瓣反流。

（三）缺血性二尖瓣反流对于冠状动脉搭桥术后患者生存率的影响

20世纪80年代有两个临床研究显示，术前发生二尖瓣反流是冠状动脉搭桥术后患者远期死亡的独立危险因素[77, 78]，而且反流程度越重，相

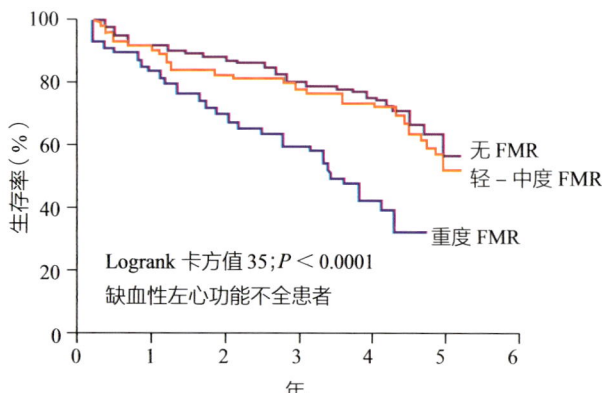

◀ 图92-8 心肌梗死后功能性或继发性二尖瓣反流（FMR）的中期效应

Kaplan-Meier 点图显示缺血性左心室功能障碍患者发生全因死亡时间（引自 Rossi A, Dini FL, Faggiano P et al. Independent prognostic value of functional mitral regurgitation in patients with heart failure. A quantitative analysis of 1256 patients with heart ischaemic and non-ischaemic dilated cardiomyopathy. *Heart* 97：1675-1680, 2011.）

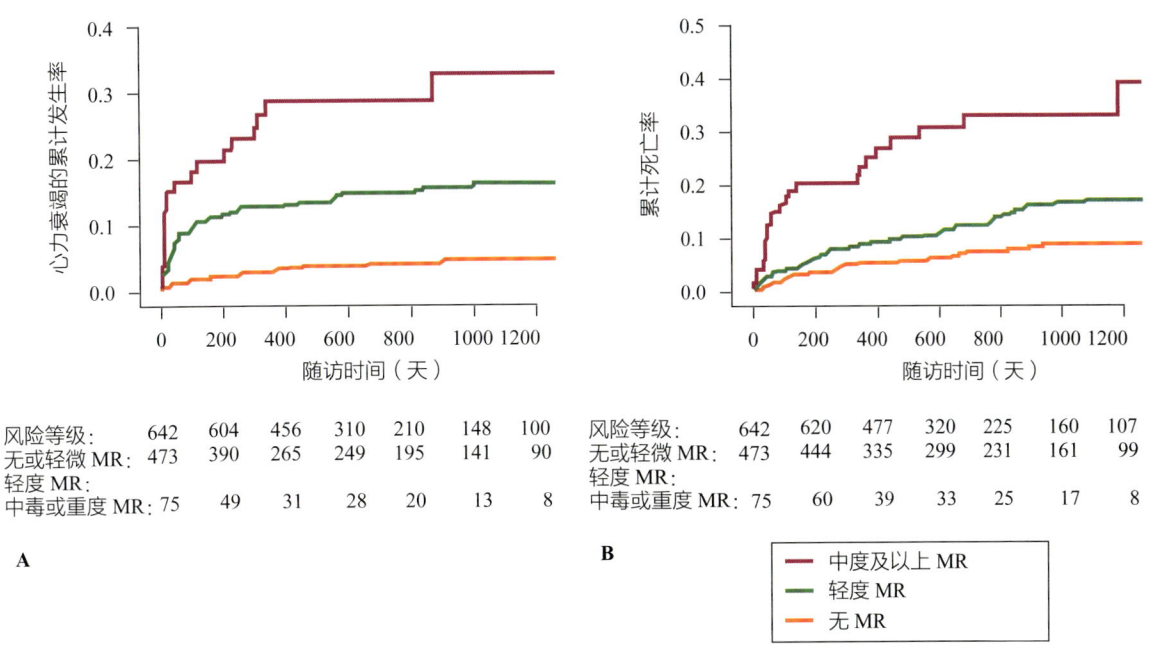

▲ 图 92-9　心肌梗死后缺血性二尖瓣反流的短期效应

A. 因心力衰竭住院治疗的累计发生率；B. 累计死亡率。即使轻度二尖瓣反流患者也预后不良（引自 Aronson D，Goldsher N，Zukermann R et al：ischemic mitral regurgitation and risk of heart failure after myocardial infarction. *Arch Intern Med* 166：2362-2368，2006.）

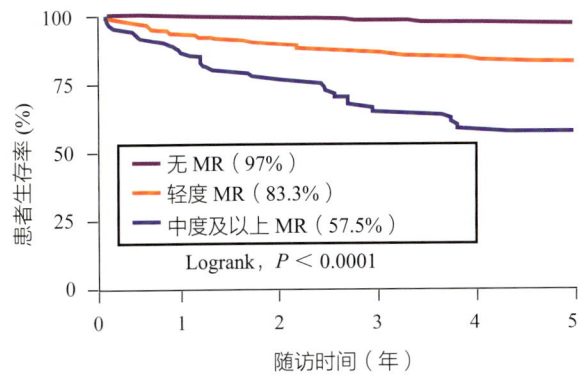

◀ 图 92-10　二尖瓣反流（MR）严重程度对 PCI 术后生存率的影响

出现中度及以上二尖瓣反流显著降低 5 年生存率（经许可转载自 Pastorius CA，Henry TD，Harris KM：Long-term outcomes of patients with mitral regurgitation undergoing percutaneous coronary intervention. *Am J Cardiol* 100：1218-1223，2007.）

对危险度越大。后来的研究也显示，单纯冠状动脉搭桥似乎不改变缺血性二尖瓣关闭不全的自然病程[26, 79, 80]。然而，如果患者整体左心功能正常，冠状动脉搭桥术后残余二尖瓣反流的危害似乎较小。因此，对于左心功能正常合并中度缺血性反流的冠心病患者，仅实施冠状动脉搭桥术也并非全无道理[81]。但是，如果术前已有左心室功能异常，临床研究均证实单纯冠状动脉搭桥术后患者生存率和生活质量较差[82-85]。目前最佳研究证据显示单纯冠状动脉搭桥不能消除缺血性二尖瓣反流的负面作用[71]。

（四）单纯冠状动脉搭桥或同期二尖瓣手术

部分学者认为[85a]缺血性二尖瓣反流仅仅是缺血性心肌病严重程度的标志，与患者晚期死亡并无直接关系。但大量证据显示，缺血性二尖瓣反流与远期死亡率密切相关。特别是许多临床研究证实缺血性二尖瓣反流是远期死亡的独立危险因素，其作用与其他混杂因素如年龄、射血分数、功能分级等无关。

尽管缺血性二尖瓣反流与生存率相关性强烈，支持冠状动脉搭桥时同期行二尖瓣手术，但对于每一个具体的患者是否应采取这种方案并非绝对，许多其他因素也应予以考虑，如临床表现，并发症情况，预期的手术并发症发生率和死亡率等。出于外科手术决策考虑，需要分别考虑这些可能性。一方面，缺血性二尖瓣反流对远期预后有不良影响，但同时，纠正缺血性二尖瓣反流是否能改善预后尚无定论[81]。

缺血性二尖瓣反流严重程度是在冠状动脉搭桥手术时考虑同期二尖瓣手术的重要因素。如前所述，评估缺血性二尖瓣反流程度时要依据患者清醒状态下的经胸超声结果，而不是术中经食管超声，后者会低估二尖瓣反流程度。Aklog 等[26]发现90%术前诊断为中度二尖瓣反流的患者在术中经食管超声检查时被评定为轻度或者更少。接近 1/3 患者被评定为无反流（图 92-11）。Bach 等[5]比较术前静脉麻醉下经食管超声检查和术中全身麻醉下经食管超声检查结果，发现后者对于功能性二尖瓣反流程度分级明显降级，包括反流束的宽度测定均小于术前超声，但对于瓣叶脱垂者反流程度评定差别不大。Grewal 等[86]进行过类似的研究且仅纳入中度及以上二尖瓣反流患者，结果一半患者的反流程度评定降了一个级别以上，且这种效应仅见于功能性二尖瓣反流者。

这种现象的机制几乎可以明确地说是由于全身麻醉状态下心脏前、后负荷减轻，麻醉药物导致动脉、静脉扩张所致。尽管后负荷对二尖瓣反流的作用已被大家认知，但前负荷减轻导致二尖瓣反流程度评定降级的意义更大。增加前负荷会导致左心房、左心室、二尖瓣瓣环扩张，减少瓣叶闭合，加重二尖瓣反流。Grewal 等[86]证实全身麻醉时收缩末期和舒张末期容积减少，心脏负荷减轻。

尽管这些发现支持术前仔细检查冠心病合并二尖瓣反流者的反流程度，但术中经食管超声的重要性和用途不容忽视[87]。此外，术中经食管超声可提供重要的解剖学信息。而且可采用激惹试验增加心脏的前后负荷来明确生理状况下二尖瓣反流的真实程度，从而有助于手术决策。然而，如果术中未行激惹试验而低估二尖瓣反流程度，或者搭桥后评估二尖瓣残余反流减轻而做出不处理二尖瓣的决策是不可取的。

1. 单纯冠状动脉搭桥治疗缺血性二尖瓣反流的不足

尽管早期数据结论不一致，部分研究提示冠状动脉血运重建可引起缺血性二尖瓣反流消失[88,89]，而其他研究则报道单纯冠状动脉搭桥术后缺血性二尖瓣反流会持续存在或加重[90,91]。但大多数权威专家认为二尖瓣反流好转与否不可预知。当前文献主流观点认为，尽管单纯冠状动脉搭桥有时可会减轻二尖瓣反流程度（特别是轻度缺血性二尖瓣反流和左心室功能低下者），但冠状动脉血运重建对中度及以上缺血性二尖瓣反流的作用不确切，而且相对作用小，术后许多患者残余中度以上二尖瓣反流。

2001年一项重大研究对传统观点提出挑战[26]。在该研究中，136 例合并中度缺血性二尖瓣反流

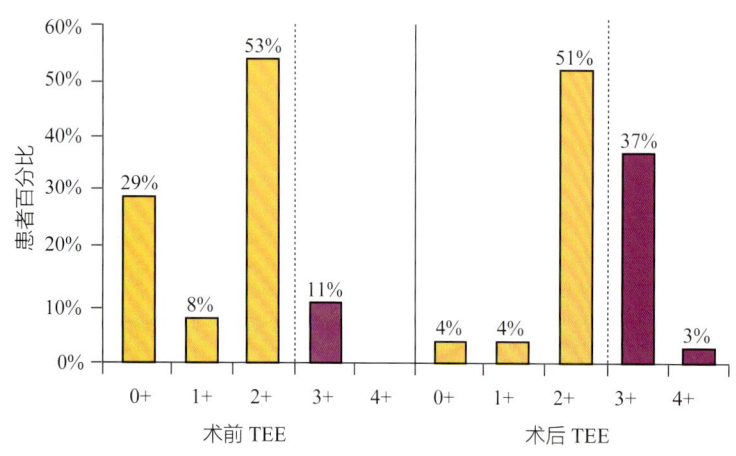

◀ 图 92-11 单纯冠状动脉搭桥术对中度及以上（3+）缺血性二尖瓣反流（MR）的影响

大约 90% 患者在术中经食管超声被评定为 2+MR 或更少，说明术前定量评估 MR 的重要性。尽管部分患者在单纯冠状动脉搭桥术后 MR 确实有所改善，但大约有 40% 患者残余 3+～4+MR，仅有 10% 患者 MR 完全纠正或残余分流为 1+。Post-op. 术后；TTE. 经胸超声；TEE. 经食管超声（引自 Aklog L, Filsoufi F, Flores KQ: Does coronary artery bypass grafting alone correct moderate ischemic mitral regurgitation? *Circulation* 104：168-175, 2001.）

患者接受单纯冠状动脉搭桥手术，在68例接受术后早期经胸食管超声复查者中（图92-11），40%无改善，残余中度或重度二尖瓣反流；大约50%患者有部分改善，残余轻度二尖瓣反流；仅有少部分（<10%）患者有显著改善，无反流或少许反流。该研究指出单纯冠状动脉搭桥对于大多数合并中度二尖瓣反流的冠心病患者并非理想治疗策略。该研究也被最近的两个随机对照研究证实[10, 53]。

尽管单纯冠状动脉搭桥可能无法矫正缺血性二尖瓣反流，怀疑主义者辩解说冠状动脉搭桥术后残余二尖瓣反流本身对术后远期功能状态或生存率并无负面影响。Emory课题组随访了58例在1977—1983年接受单纯冠状动脉搭桥术的重度缺血性二尖瓣反流患者，在他们最近的数据更新中[60]，5年和10年生存率几乎和同期术前无二尖瓣反流的对照组患者一致。然而，他们的患者与先前典型的缺血性二尖瓣反流患者有所不同。具体而言，该研究中患者相对年轻（平均年龄63岁）、左心室功能正常（平均射血分数53%），无或少有充血性心力衰竭（10%为NYHA Ⅲ级或Ⅳ期），几乎1/4患者的病因为非缺血性心脏病而是瓣叶脱垂或风湿性心脏病。然而，同时期两个大样本研究发现，二尖瓣反流是冠状动脉搭桥术后患者远期死亡的独立危险因素[77, 78]。因此，研究者推荐在冠状动脉搭桥手术时同期行二尖瓣手术来处理中–重度缺血性二尖瓣反流。

对于合并中度缺血性二尖瓣反流患者接受单纯冠状动脉搭桥术后的远期功能状态的研究不多。据Emory研究报道，与无二尖瓣反流的匹配对照病例比较，前者有更高的Ⅲ～Ⅳ级心绞痛（29% vs. 6%）和充血性心力衰竭（14% vs. 6%）的发生倾向。这些发现表明，即使单纯冠状动脉搭桥术后显著的二尖瓣残余反流发生率并不影响长期生存率，但对于患者远期功能状态和生活质量有不利影响。因此，有必要进行同期二尖瓣手术（在相对较低的手术风险的前提下）来改善长期功能状态。

单纯冠状动脉搭桥不足以治疗缺血性二尖瓣反流该论断进一步为许多流行病学研究证实，它们发现通过PCI或冠状动脉搭桥进行冠状动脉血运重建后反流持续存在且中期生存率减少[7, 26, 77-80]。

2. 二尖瓣手术对缺血性二尖瓣反流自然病史的影响

目前尚没有随机对照研究比较单纯冠状动脉搭桥和同期冠状动脉搭桥+二尖瓣手术来治疗重度缺血性二尖瓣反流的疗效。直接进行两种疗法的比较有诸多限制条件，如患者因素、手术风险

表92-1 近期报道限制性瓣环成形治疗缺血性二尖瓣反流效果不佳的文献整理

作者	主要结果	结论	不足
Crabtree 等[62]	5年生存率52%，远期中–重度二尖瓣反流发生率28%	质疑增加二尖瓣瓣环成形术的获益	外科技术使用不当：44%患者接受不全（后瓣）软环，这些软环不能解决瓣叶脱垂和瓣环扩张的问题
Gelsomino 等[95]	仅有41%患者发生逆向重构	CABG+二尖瓣瓣环成形对大多数患者无效	仅有57%患者有完整超声随访；早期成形效果不佳：7%失败率；血运重建不完全：平均桥血管数2根
Mihaljevic 等[81]	CABG+瓣环成形与单纯CABG相比，不改善远期功能状态和生存率	二尖瓣瓣环成形不改善远期临床结局	病例陈旧，纳入1991年手术患者，未能真实反映近期外科技术进展；单纯冠状动脉搭桥组生存虚高：5年生存率高达75%，与大多数报道不符；外科技术不当：15%患者使用心包条进行瓣环成形，该技术复发率高；59%使用后瓣软环，未能解决前瓣脱垂和前瓣环扩张问题

引自 Anyawu AC, Adams DH: ischemic mitral regurgitation: recent advances. Curr Treat Options Cardiovasc Med 10: 529-537, 2008

因素或外科医生的偏好等都会影响治疗决策[92]。在 Cleveland 中心，通过偏向性匹配法来部分纠正选择偏倚，发现单纯冠状动脉搭桥和冠状动脉搭桥+同期二尖瓣手术两种方法疗效相当[81]。然而，该研究对目前的患者群体的适用性有限，如该研究中使用的外科技术（如使用心包条和软条）已经被摒弃，不再用于缺血性二尖瓣反流的治疗。许多文献报道二尖瓣修复治疗缺血性二尖瓣反流的效果，结论不一而足，部分研究认为二尖瓣修复术效果好，而另外一些结论相反。2000 年以后的不少文献指出二尖瓣修复术效果不佳，因为许多患者早期复发反流[93-95]。但这些文献也有不足之处[3]，如采用的成形技术不一致，纠正反流不彻底，随访不完整，病例异质性大，研究设计和统计方法不恰当等（表 92-1）。从这些文献中得出的关于二尖瓣瓣环成形疗效结论的可信度也因此大打折扣。

最近发表的文章进一步加大了二尖瓣修复能否有效治疗缺血性二尖瓣反流的争议。尽管不少文献报道二尖瓣修复效果不佳[96]，但大多数研究依然有重大缺陷而不足采信[92]。主要不足在于没有系统性使用完整的硬环或半硬环来进行二尖瓣环缩，部分仍使用不全软环或心包条来进行瓣环成形，而后者应不予推荐。这些不足见于大多数报道二尖瓣修复治疗缺血性二尖瓣反流效果不佳的文献[97]。

（五）二尖瓣缩环术中期效果良好

Leiden 研究组常规实施二尖瓣环缩术来治疗功能性二尖瓣反流[66]。他们报道了在 100 例患者中使用 Carpentier Edwards Physio 半硬环将二尖瓣环缩小两个型号来治疗缺血性二尖瓣反流[98]。在平均时间为 4.3 年的随访中，85% 患者为无或轻度反流，5 年生存率为 71%。他们观察到如果左心室舒张末期内径（LVEDD）≤ 65mm 者预后较好（图 92-12）。该研究还发现术前 LVEDD ≤ 65mm 者，在随访期内左心室容积缩小且稳定[99]。

Leiden 研究[66, 98] 有许多突出的地方，使其不同于其他报道二尖瓣瓣环成形效果不佳

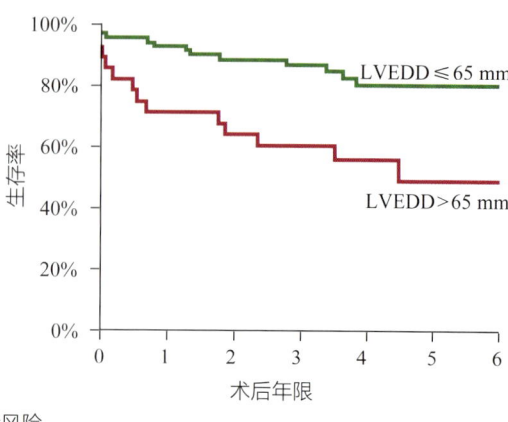

▲ 图 92-12　术前不同程度左心室扩张（LVEDD ≤ 65mm vs. LVEDD > 65mm）在接受二尖瓣成形术后的生存率比较（危险比，3.4；95% 置信区间 1.5 ～ 7.4；$P=0.002$）

引自 Braun J, van de Veire NR, Klautz RJ, et al: Restrictive mitral annuloplasty cures ischemic mitral regurgitation and heart failure. *Ann Thorac Surg* 85：430–436，2008

者[62, 65, 81, 93-96]。首先，术后即刻效果显示二尖瓣修复有效，无一例患者存在残余分流；其次，这些患者均在 2000 年以后接受手术；再次，二尖瓣瓣环成形术被标准化，全环、半硬质、环缩是共同特征；最后，所有患者都有超声随访。更新的研究来自 Gazoni 等[69]，其结果与 Leiden 相似：在 105 例缺血性二尖瓣反流修复患者中，5 年生存率为 84%，中期（> 12 个月）反流复发率低（6.3%）。Geidel 等[70] 使用限制性瓣环成形术，也报道了良好的中期效果。

尽管有随机对照优质研究比较全硬环或半硬环与软环用于二尖瓣成形的疗效，越来越多的证据显示，使用全环改善二尖瓣反流复发率，术后二尖瓣狭窄发生率低[31, 32]。

（六）缺血性二尖瓣反流修复术后残余反流

1. 外科技术和二尖瓣残余反流发生率

外科技术和病例选择是术后二尖瓣残余反流的主要影响因素。采用适当的成形技术，残余二尖瓣反流（定义为患者离开手术室或出院前超声评估二尖瓣反流程度在微量或少量以上者）的发生率较低（< 5%）。临床和实验室研究证实，采用完整硬质环或半硬质环容易发生残余反流[93]。

缝线瓣环成形术用于修复缺血性二尖瓣反流

术后残余反流发生率尤其高。Hausmann等[63]报道了采用该技术后残余反流发生率为28%,程度为2+以上。Von Oppell等[47]报道采用该技术后中度以上的残余反流发生率为13%。Czer等[100]发现缝线瓣环成形术在33%患者中减轻反流程度在2个等级以下。Grossi等[101]报道人工环瓣环成形术较缝线瓣环成形术有显著生存率优势(危险比0.29),5年生存率分别为74.3% vs. 52.7%(P=0.06)。尽管动物实验中发现,正确使用缝线瓣环成形术能在短期内消除二尖瓣反流且保留二尖瓣瓣环收缩[102, 103],但在临床应用中其疗效不确切[99],少部分外科医生仍坚持适应缝线瓣环成形术[104],大多数外科医生已经摒弃该技术而使用人工环瓣环成形术。

使用心包条进行瓣环成形也不如人工环瓣环成形,术后残余3+或4+二尖瓣反流高达30%[93];而人工环或人工带瓣环成形残余反流发生率则低于10%。

部分瓣环成形术(后瓣)曾被广泛使用,特别是在前瓣环暴露困难的情况下。然而,越来越多的外科医生更倾向于使用完整的人工环瓣环成形,因为在功能性二尖瓣反流时前瓣环也扩张[11]。Bolling等[29]早期报道使用弹性环进行二尖瓣环缩可取得良好效果。但之后更多的临床研究显示使用硬质环或半硬质环更具优势。Tahta等[95]报道100例患者接受冠状动脉搭桥+Duran弹性环二尖瓣成形术,在3年随访期内,29%出现二尖瓣反流复发(2+或以上反流);显著高于其他使用硬质环或半硬质环的临床报道[98]。Silberman等[31]回顾性比较弹性环和半硬质环的成形效果,他们发现半硬质环改善血流动力,减低复发率和复发反流程度[31]。Kwon等[30]回顾性比较部分瓣环和完整瓣环的效果,结果显示完整瓣环效果更佳。非弹性环在功能二尖瓣反流中的疗效更持久[32]。

缩小自体二尖瓣环是达到良好成形效果的关键。Bolling等[29]是最先推广二尖瓣环缩的外科医生。他们在46例患者中使用环缩术,尽管使用弹性环而不是硬质环,但依然达到了良好成形效果。Leiden团队最近报道环缩成形术几乎完全消除反流[66]。

2. 二尖瓣残余反流的可能机制

用于二尖瓣成形的弹性材料,如Cosgrove-Edwards成形带或Duran成形环旨在通过减小二尖瓣环周径间接收拢瓣叶而增加对合;而硬质或半硬质二尖瓣成形环,如Carpentier-Edwards不仅仅减小二尖瓣瓣环周径,而且重塑瓣环形态,使其恢复收缩期的肾脏形状。理论上相同大小的非弹性环较弹性带能更大程度上缩小二尖瓣前后径,从而增加二尖瓣瓣叶对合面、减轻反流。图92-13阐释二尖瓣瓣环缩小和重构在ⅢB型二尖瓣反流中的不同之处。

缩小二尖瓣瓣环不充分或大小测量不准确是术后残余反流的可能机制之一。置入和测量相同大小的瓣环也许会减轻反流,但瓣叶对合面或许

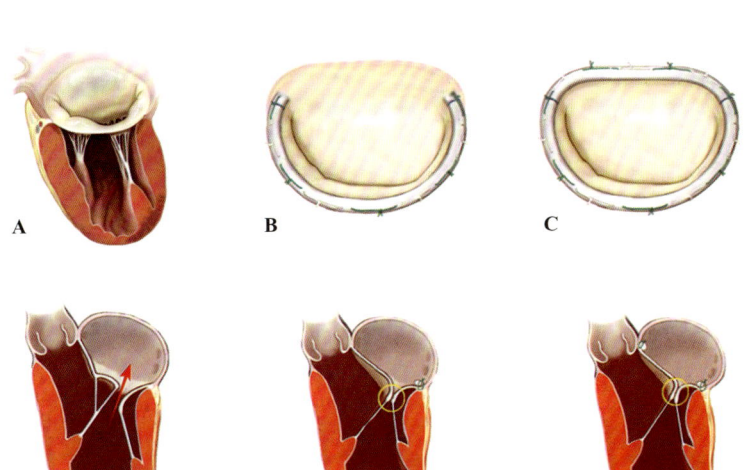

◀ 图92-13 二尖瓣瓣环缩小和重构在ⅢB型二尖瓣反流中的不同之处

ⅢB型二尖瓣反流患者自体瓣环(A);D.弹性二尖瓣成形带(B)可减小后瓣环长度,但其重塑二尖瓣瓣环程度和恢复瓣叶对合取决于瓣环扩大程度和后瓣叶挛缩情况;E.二尖瓣成形环缩(C)小瓣环周径,减小二尖瓣前后径,增加对合面积(F)

不够。研究表明如果对合高度小于 8mm，成形效果会不持久。Calafiore 等[105]、Yiu 等[106] 证实，在非缺血性心肌病中对合高度对于二尖瓣反流的重要性。Nagasaki 等[107] 比较缺血性心肌病和非缺血性心肌病，发现二尖瓣对合高度是二尖瓣反流的主要决定因素。适当二尖瓣环缩后，二尖瓣前后径明显减小，使得挛缩的后瓣叶靠近前瓣叶从而增加对合面。文献指出，常规使用二尖瓣环缩，特别是使用硬质环或半硬质环，复发或残余二尖瓣反流的风险降低（图 92-14）。

3. 引起残余二尖瓣反流的患者因素

某些患者自身因素也容易导致出现二尖瓣残余反流，通过术前超声发现这些征象也预测成形失败（框 92-1）。主要指标有极度左心室重构和（或）严重瓣叶挛缩[108]。原发性瓣叶病变如瓣叶裂未予以处理往往会导致残余反流[109]。如瓣叶裂引起的反流，在心室获得足够的负荷后，会加重[110]。通过增加瓣叶对合面积、缝闭瓣叶裂，可避免此类情况[111]。偶尔，残余反流与瓣膜非缺血性病变如退行性脱垂或风湿性瓣膜病变等有关。

（七）冠状动脉搭桥联合二尖瓣手术较单纯冠状动脉搭桥增加手术风险

外科医生在尝试进行联合手术来治疗缺血性二尖瓣反流时必须考虑到的重要因素是二尖瓣手术引起的额外手术风险。如果手术风险低，鉴于二尖瓣手术带来的远期获益，可以考虑积极联合手术；如果手术风险过高，则可采取保守策略。值

框 92-1　缺血性二尖瓣反流患者接受瓣环成形术后复发二尖瓣反流的预测因子

经胸心脏超声
　二尖瓣瓣叶严重膨出指标
　　收缩期膨出面积≥ 2.5cm²
　　收缩期膨出高度≥ 10mm
　　后瓣叶角度≥ 54°
　　二尖瓣前叶远端角度≥ 19°
　　二尖瓣前瓣闭合角度≥ 39.5°
　　二尖瓣反流束方向：中央型或复杂型
左心室重构严重指标
　LVESD > 51mm
　LVEDD > 65mm
　LVESV ≥ 145ml
　乳头肌间距> 20mm
　收缩期球形指数≥ 0.7
其他
　心肌指数≥ 0.9
　室壁运动评分指数≥ 1.5
　舒张期左心室功能：限制性充盈
经食管超声
　舒张期二尖瓣环直径> 3.7cm
　对合面积> 1.6cm²
　二尖瓣反流严重程度≥ 3.5
外科技术
　使用弹性环
　适应非全环
　不恰当瓣环大小测量
　瓣叶对合高度< 1.9mm/m² 或< 8mm
　残余二尖瓣反流
术后
　无早期左心室重构（LVESV 减少< 15%）
　出院时残余二尖瓣反流

改编自 Crestanello JA: Surgical approach to mitral regurgitation in chronic heart failure: when is it an option? *Curr Heart Fail Rep* 9:40–50, 2012

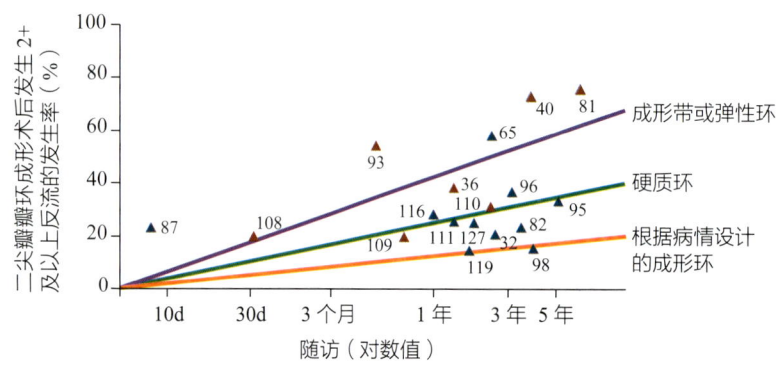

▲ 图 92-14　文献报道二尖瓣瓣环成形术后随时间出现 2+ 及以上反流复发发生率

得一提的是，对于某些高危患者（NYHA Ⅲ级和Ⅳ心力衰竭患者）二尖瓣手术带来巨大获益，也应积极手术。手术结束时残余大量二尖瓣反流对于病重患者术后恢复不利，甚至引起更多并发症。

缺血性二尖瓣反流患者的手术风险取决于许多术前因素，特别是年龄，左心室功能低下和其他外科风险。由于文献报道中患者的一般情况信息差异较大，对于每一个具体的患者很难定量估算二尖瓣手术所带来的额外手术风险。从文献中归纳的数据也不可靠，因为没有统一标准来定义缺血性二尖瓣反流。某些文献把乳头肌断裂或慢性缺血性Ⅱ型二尖瓣反流，或者二尖瓣退行性变合并冠心病都视为缺血性二尖瓣反流加以研究，实则不然。

早年文献报道指出缺血性二尖瓣反流确实增加单纯冠状动脉搭桥手术风险[26, 55, 56, 89, 91, 92]，前者死亡率达3%～12%，高于目前冠状动脉搭桥的手术死亡率（约2%）。尽管之前文献报道冠状动脉搭桥联合二尖瓣置换手术死亡率高，但二尖瓣成形可能会改善疗效，目前报道死亡率低于5%[67, 69, 112]。

（八）二尖瓣成形与二尖瓣置换比较

尽管对于其他病因引起的二尖瓣病变，二尖瓣成形优于二尖瓣置换（避免瓣膜相关性并发症），但对于缺血性二尖瓣反流其优势并不明显，主要是修复失败率高，无并发症生存率低。正因为如此，不少学者质疑缺血性二尖瓣反流的首选治疗方式，二尖瓣置换的优点在于治疗反流效果确切，而二尖瓣成形远期效果不确切，存在反流复发风险。然而，二尖瓣置换手术死亡率、远期死亡率、瓣膜相关并发症及死亡率高于二尖瓣成形，且左心室逆向重构程度较低，因此两者孰优孰劣尚无定论[113-115]。历史上，由于二尖瓣置换治疗晚期缺血性或非缺血性心肌病疗效不佳，导致20世纪80—90年代外科医生几乎抛弃了二尖瓣置换术。后来，随着外科技术进步和外科医生重新认识二尖瓣病变，采取了保留全部腱索和瓣叶的技术，二尖瓣置换术和二尖瓣成形术的疗效几乎相当[116]。

许多临床观察研究对此进行探讨。Gillinov等[114]回顾性分析比较了二尖瓣置换和二尖瓣成形（1/3使用瓣环重塑，其余使用部分弹性环或心包条进行瓣环成形）治疗缺血性二尖瓣反流的疗效，结果显示二尖瓣成形具有生存率优势（5年生存率分别为58%、36%），不过对于高危患者两者生存率相仿。对于左心室侧壁运动异常和反流束复杂者，二尖瓣成形优势不再明显。由此说明对于某些高危缺血性二尖瓣反流患者，保留腱索的二尖瓣置换术可以替代二尖瓣成形。Grossi等[117]发现二尖瓣成形术早期生存率（比值比0.43）和远期无并发症生存率（比值比0.5）均优于二尖瓣置换。

最近，胸心外科试验协作组[118]开展了一项多中心随机试验，纳入重度缺血性二尖瓣反流患者，将其分为二尖瓣瓣环成形组和二尖瓣置换组（图92-15）。该试验发现随访12个月后，两组生存率、左心室重构程度或生活质量评分，并无差异。然而，二尖瓣成形组复发反流率高于置换组（32.6% vs. 2.3%）作为结论，作者并未明确说明二尖瓣置换或成形是缺血性二尖瓣反流的首选技术，但作者指出二尖瓣置换术后瓣膜相关并发症或许可以抵消反流术后高复发率引起的不良后果。有必要开展进一步研究来分析该研究中出现如此之高的早期反流复发率（当前其他类似研究报道的复发率远低于该研究），来找出成形术后早期二尖瓣反流复发的患者及外科因素。

在最近的另一研究中，Lorusso等[119]报道了来自意大利的一项回顾性研究，纳入缺血性二尖瓣反流合并左心室收缩功能低下患者。在这些高危患者中，未发现二尖瓣成形具有优势，相反，二尖瓣反流复发率较高[119]。

考虑到缺血性二尖瓣者的预期生存时间较短[120]，对此类患者进行二尖瓣置换往往选取人工生物瓣。随着医学发展，早年接受生物瓣患者出现生物瓣衰败。对于此类高危患者需要再次手术或再次干预，其风险比第一次手术还要高。

二尖瓣成形或二尖瓣置换如何抉择，应该根据每个患者的具体情况而定。如果术前超声提示二尖瓣成形难度大或复发风险高，应选择二尖瓣置换术；而对于中度二尖瓣反流或预测反流复发

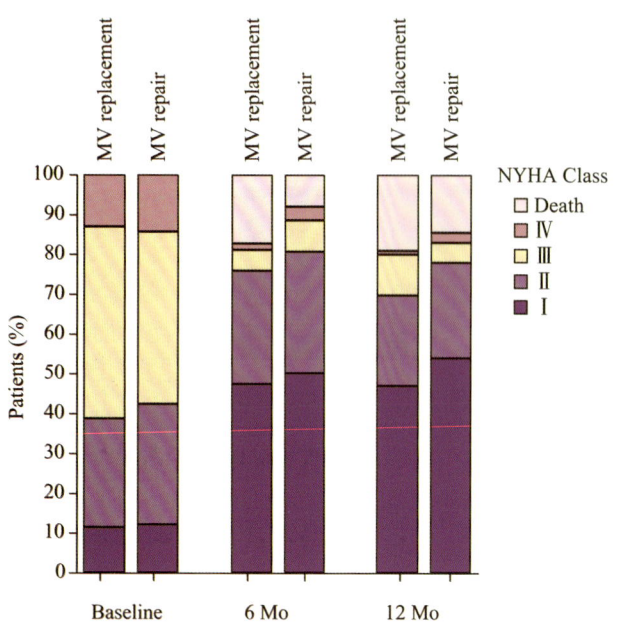

◀ 图 92-15 Rates of New York Heart Association (NYHA) class and death at baseline, 6 months, and 12 months. MV, Mitral valve (Adapted with permission from Acker MA, Parides MK, Perrault LP: Mitral-valve repair versus replacement for severe ischemic mitral regurgitation. N Engl J Med 370:23–32, 2014.)

风险低者（框 92-1）首选二尖瓣成形。如果术中超声提示二尖瓣成形效果不佳，应积极再次体外循环行二尖瓣置换。

（九）缺血性二尖瓣反流患者接受冠状动脉搭桥手术时的一般推荐

尽管大多数外科医生认同在冠状动脉搭桥时应同期矫正重度二尖瓣关闭不全，但对于轻 – 重度二尖瓣关闭不全该如何处置尚无定论。但更多证据似乎支持积极处理二尖瓣反流，这些推荐总结如下。

1. 所有待接受血运重建的冠心病患者在术前应接受详尽细致的经胸心脏超声检查，最好能定量检查二尖瓣反流程度。如果术前无详细超声报告，应在书中予以经食管超声检查来判断有无缺血性二尖瓣反流的解剖基础。如果术中超声检查反流程度评定与临床预期不符，应进行激惹试验再次评估二尖瓣反流程度。

2. 重度缺血性二尖瓣反流患者在接受冠状动脉搭桥时应同期接受二尖瓣成形术；根据外科医生的喜好和预期二尖瓣成形后远期效果，可考虑二尖瓣置换术。

3. 合并中度缺血性二尖瓣反流患者也应接受同期二尖瓣成形术，除非术前或术中评估认定额外二尖瓣手术带来的并发症和死亡率过大（例如，广泛二尖瓣瓣环钙化或有开展不停搏冠状动脉搭桥术的强烈指征，如升主动脉重度钙化。

4. 如果病史提示或既往检查评定反流程度大于轻度，合并轻度缺血性二尖瓣反流患者可以考虑同期二尖瓣成形。评定二尖瓣反流程度大的指标有充血性心力衰竭症状，左心房大，左心室扩大或功能异常，肺高压，以及房颤。此外，术中经食管超声的解剖学发现也可供参考（如对合面小、瓣叶膨出显著、瓣环明显扩大等）。

七、外科技术

（一）基本原则

缺血性二尖瓣反流与退行性二尖瓣反流在成形技术上无本质区别。良好的成形效果取决于以下因素。

• 仔细阅核查术前心脏超声报告，特别关注二尖瓣反流的机制/二尖瓣反流束的方向及特殊的解剖异常（如瓣叶增厚钙化等）。

• 充分显露二尖瓣的整体结构。

• 仔细分析二尖瓣叶的每个节段，确定二尖瓣反流机制；

• 谨慎布置缝线，准确测量瓣环大小。

• 必要时采用辅助的成形技术。

1. 瓣环成形：需强调的原则

二尖瓣成形术后即使残留轻度反流也会显

著降低患者生存率，因此外科医生应尽最大努力减少残余反流。在选择瓣环成形技术时应慎重考虑。

在我们看来，没有文献支持二尖瓣缝线成形或心包条成形来处理缺血性二尖瓣反流。如前所述，使用这些技术会增加残余反流发生率。尽管二尖瓣瓣环的动态三维结构及其对于左心室功能的重要作用已广为认知，但其在缺血性二尖瓣反流病理中的作用仍不明确。一些实验室研究表明，将二尖瓣瓣环用一个平面的非弹性环固定，可以改善左心室功能；而另一些研究则不支持这一论点[28]。我们则认为，瓣环重构，特别是对于Carpentier Ⅲ B型反流，缩小二尖瓣前后径有重要意义。如前所述，已有大量的实验室数据支持二尖瓣前后径在二尖瓣反流机制中的重要性，使用硬质环或半硬质环来重构瓣环的意义远大于保留二尖瓣环运动性带来的获益。

如图92-16阐释，二尖瓣环缩可以在一定程度上减小二尖瓣前后径，改善瓣叶对合及矫正二尖瓣反流。而其矫正效果可能取决于瓣环扩大或后叶挛缩是否是二尖瓣反流的主要机制。如果二尖瓣瓣环扩大是主要机制（Ⅰ型），弹性环并非毫无道理。但对于大多数缺血性二尖瓣反流患者而言，瓣叶靠拢障碍是主要机制，需要使用充分缩小瓣环周径的硬质环或半硬质环。

针对缺血性二尖瓣反流专门设计的非对称环也可考虑使用，如 Carpentier-McCarty-Adams IMR ETlogix 环（Edwards Lifesciences，Irvine CA；图92-16）前后径本身就小，最窄部位于P2-P3，而且在P2-P3部位偏向下，符合缺血性二尖瓣反流时后叶挛缩的形态特点[121]。

2. 瓣叶显露

处理缺血性二尖瓣反流最常用的手术入路是胸骨正中切口，升主动脉+上、下腔静脉插管。在结束冠状动脉搭桥之后，可以通过房间沟或经房间隔切口显露二尖瓣。缺血性二尖瓣反流患者往往左心房小，即便如此，二尖瓣也可通过标准牵开装置而得到良好显露。房间沟切口最常使用，特别需要注意2个方面问题：①在切开左心房前充分解剖房间沟；②房间隔切口下极向后延伸，右下肺静脉部分剥离。经房间隔切口在小左心房或有主动脉人工瓣时有优势。再次手术或不需要冠状动脉搭桥时可考虑肋间切口（如果冠状动脉以前做过支架）。

3. 瓣叶分析

在进行瓣叶节段分析之前，最好在P1和P2交界处布置缝线帮助暴露，使瓣结构向前、向侧方显露。使用两把神经钩逐段进行分析二尖瓣反流机制（后叶或双叶病变，乳头肌移位，瓣叶形态结构正常无脱垂或瓣环固定活动受限，图92-17A）。常常合并瓣环扩张。

4. 布线

最常使用2-0编织线来固定成形环。在Ⅲ B型反流中常常合并瓣环扩张，打结时张力较大，最好沿着瓣环布线且缝线彼此靠近。我们更青睐于交叉布线（图92-17B）以减轻缝线打结张力。使用交叉布线技术，瓣环撕脱风险降低。布线时要充分使用缝针弧度沿着瓣环进针布置缝线深且宽。前交界往往是最难暴露的部位，可以最后处理，可以在完成后瓣隔侧、内侧和外侧布线后再在前交界布线。

5. 测量和瓣环置入

完成布线后，使用标准测瓣器选择大小合适

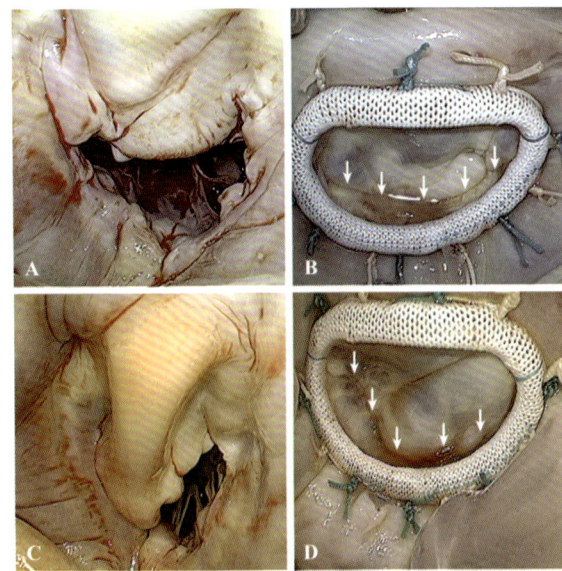

▲ 图92-16 对称性（A 和 B）和非对称性（C 和 D）缺血性二尖瓣反流
注意二尖瓣瓣环成形术后对合线（白色箭）的不同之处

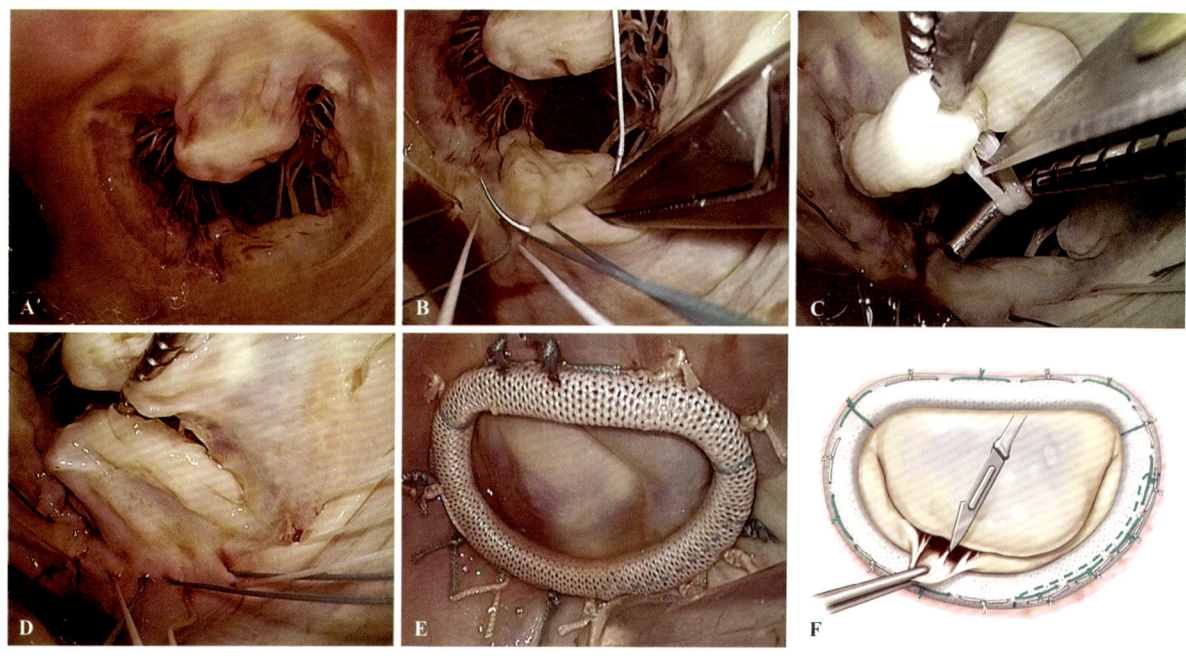

▲ 图 92-17 缺血性二尖瓣反流合并重度瓣环扩张、对称性瓣叶合拢的成形技术

A. 根据前叶面积和高度选择大小合适的人工瓣环后，布置瓣环缝线。在前联合和纤维三角处的缝线最后布置，之前的缝线有助于暴露该区域；B. 在 P3 区域布置交叉缝线有助于巩固该区域；C. 辅助成形技术包括切段前瓣叶的二级腱索；D. 缝闭瓣叶裂或齿状突有助于减少残余反流发生，因为这些区域缺少瓣叶组织；E. 使用 Carpentier-McCarthy-Adams INR Etlogix 全环；F. 选择性切段后瓣叶二级腱索

的人工瓣环。轻轻牵拉 A2 区游离缘腱索，以方便测量前瓣叶高度和面积。另一个测量指标是交界间距。

由于缺血性二尖瓣反流瓣叶挛缩使得对合瓣叶组织减少，需要使用比测量结果小 1~2 个型号的人工全环来充分环缩。尽管缩环力度大，收缩期前向运动（SAM）征象非常少见，因为缺血性二尖瓣反流后瓣叶活动受限，不会将前瓣叶推向左心室流出道。选定大小合适的人工瓣环后（大多数是 24~28 号瓣环），间断缝线穿过人工瓣环，注意与自体瓣环匹配；如果在自体瓣环上交叉缝线，在人工瓣环上叶也应交叉。再将缝线打结，固定人工瓣环。

二尖瓣瓣环成形完成后，通过注生理盐水试验标记瓣叶对合线，判断对合面积[122]。充分环缩塑形后的二尖瓣环外观如图 92-16 所示。几乎全部二尖瓣口被前叶占据，挛缩的后叶仅仅辅助瓣叶对合。

（二）辅助技术

尽管使用缩小瓣环的瓣环成形术术后发生残余反流率低于 10%，但依然有部分患者需要其他辅助成形技术来达到满意效果。有些外科医生建议常规使用辅助技术来提高成形术的可持续性，但目前尚没有证据支持这些辅助技术能提高远期效果（如生存率，心力衰竭发生率，无复发反流等）。

1. 乳头肌移栽

乳头肌移位是缺血性二尖瓣反流病理生理的重要成分，理论上而言，如果移位乳头肌间距缩小，瓣叶聚拢张力变小，反流会减轻或消失。可采用多种方法来减少乳头肌移位。Kron 等[123] 最早使用带垫片缝线将后乳头肌头固定于二尖瓣瓣环来治疗缺血性二尖瓣反流（图 92-18）。Rama 等[124] 使用带自体心包垫片缝线将前、后乳头肌拉拢；而 Hvass 等[125] 及 Ito 等[126] 使用聚四氟乙烯管道在前、后乳头肌基底部将两者悬吊（图 92-18）。随后出现多种改良技术，包括根据心动周期生理性调节乳头肌聚拢间距等[127]。尽管部分文献报道乳头肌移栽中期效果良好，但没有证据显示附加使用该技术比单纯使用瓣环成型术效

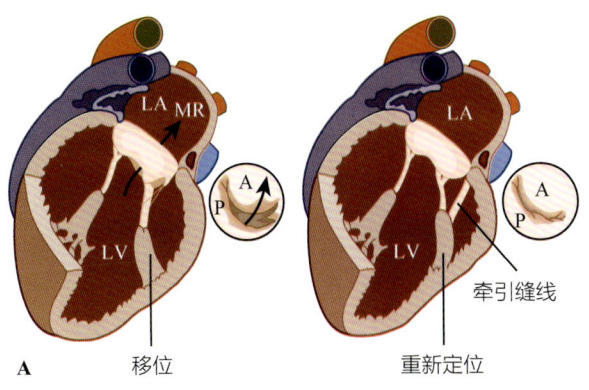
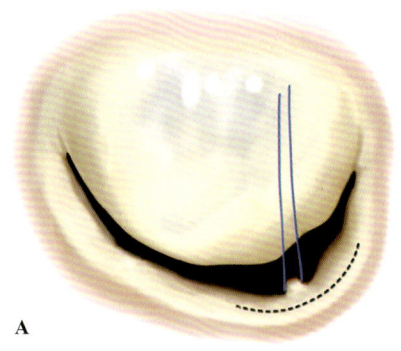

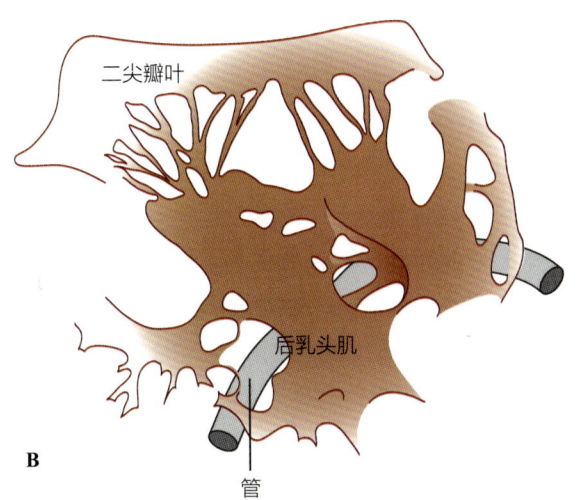

▲ 图 92-18 乳头肌移栽的手术入路

A. 后乳头肌（PPM）向心尖部移位导致前后瓣叶在内侧交界处合拢导致反流。在乳头肌头部布置悬吊线将其与瓣环靠拢，使二尖瓣对合更佳；B. 在前后乳头肌基底部放置管道缩短两者间距，减少瓣叶聚拢张力。LA. 左心房；LV. 左心室；A. 二尖瓣前叶；P. 二尖瓣后叶（引自 Kron IL, Green GR, Cope JT; surgical relocation of the posterior papillary muscle n chronic ischemic mitral regurgitation. Ann Thorac Surg 74：600-601，2002. Hvass U, Tapia M, Baron F, et al: Papillary muscle sling: a new functional approach to mitral repair in patients with ischemic left ventricular dysfunction and functional mitral regurgitation. Ann Thorac Surg 75：809-811, 2003.）

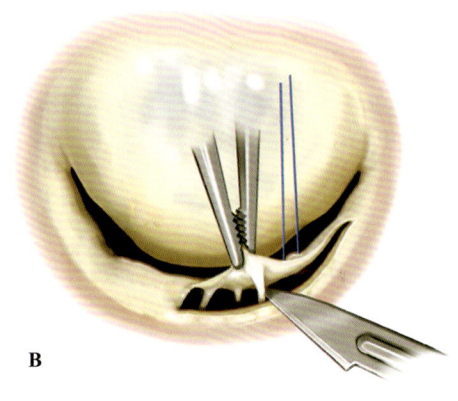
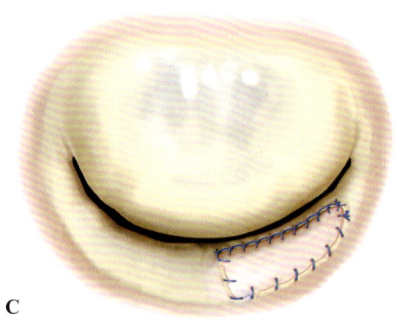

▲ 图 92-19 在缺血性二尖瓣反流患者中使用戊二醛固定心包条扩大后瓣叶

使用 5-0 聚四氟乙烯线将心包条补片缝于后瓣环和后瓣叶缺损部位

果更佳。

2. 切断二级腱索

Levine 和 Schwammenthal 等在动物试验中发现将二级腱索切段可以减轻缺血性二尖瓣反流时瓣叶靠拢[128]。Borger 等[129] 报道，在 43 例患者中使用瓣环成形术联合前叶、后叶和交界处挛缩部分的二级腱索切段术（图 92-17C 和 F），他们将这些患者与 49 例既往或同期接受单纯瓣环成形患者比较，发现联合二级腱索切段组的瓣叶膨出情况和早期反流复发率优于单纯瓣环成形组。然而，二级腱索切段技术仅仅为少数外科医生所采用，手术效果取决于外科医生的技术。而在该研究中，单纯瓣环成形组早期反流复发率高达 37%，联合二级腱索切段组则为 15%，说明该研究中存在成形技术问题。腱索切段可通过主动脉切口来实现[130]，而且可以减少前瓣膨出风险。有人质疑二级腱索切段后对左心室功能的影响，但目前尚无定论。

3. 其他途径

瓣叶挛缩时后瓣叶对合不良、瓣叶裂（P1/P2 或 P2/P3，图 92-17D）均会导致反流，在成形时需要处理，特别是注水试验时发现与瓣叶裂对应的反流束，应予以缝闭。后瓣叶特别是 P3 区补片扩大（图 92-19）在严重后瓣叶挛缩患者可考虑使用[131]。尽管缘对缘技术被部分外科医生使用[36,132]，但实验室和临床研究均未证实其有效性。动物实验显示，缘对缘技术不改变缺血性二尖瓣反流时发生于瓣环、瓣下结构或瓣叶的几何结构病变。离体实验显示，缘对缘技术可以减少瓣环扩大引起的反流，但对于合并乳头肌移位的ⅢB型二尖瓣反流无效[133]。此外，缘对缘技术联合瓣环成形术会增加二尖瓣狭窄的缝线。还有部分外科医生尝试在左心室层面手术来解决二尖瓣反流问题，包括左心室梗死区域折叠或心室外装置[134]。

（三）环缩瓣环成形术有害吗？

环缩瓣环成形术是当前处理缺血性二尖瓣反流的基石，它不可避免地造成二尖瓣口缩小，而且它将二尖瓣环固定于一个非生理性形态和位置。处理缺血性二尖瓣反流时使用的 24~28 号人工瓣环在其他病因导致的二尖瓣反流中会过小。因此，理论上这些因素都是造成二尖瓣功能性狭窄的危险因素。一项临床研究也支持这种假设。Magne 等[135] 比较 24 例成功接受环缩二尖瓣成形术患者和 20 例缺血性心肌病但无二尖瓣反流患者。他们使用多巴胺激惹试验来评估跨瓣压差和患者心功能情况[135]。结果显示，环缩成形患者跨瓣压差在静息状态（13mmHg vs. 4mmHg）和应激状态（19mmHg vs. 6mmHg）均高于对照组，多巴胺激惹下肺动脉收缩压（58mmHg vs. 38mmHg）也高于对照组；而在激惹高峰二尖瓣开口面积指数（1.0cm²/m² vs. 2.4cm²/m²）小于对照组[135]。这些结果说明二尖瓣环缩成形术可能会导致某种程度的功能性二尖瓣狭窄。然而，该研究者并未将他们的影像学结果与患者的生存率或症状相关联，所以并不能说明这些观察到的血流动力学结果会影响临床结局。同时，该研究也存在一定局限性，影响结论的准确性和可靠性[136]。而包括系统性超声研究在内的其他研究均未发现环缩二尖瓣成形术会导致二尖瓣功能性狭窄[98]。动物实验发现了二尖瓣环缩可能带来的不良作用，包括基底部室壁收缩受限[137]，减少瓣环和瓣叶动脉运动[103]，但在临床研究中未能证实这些效应。

（四）经皮途径

由于在晚期心肌病合并重度二尖瓣反流患者中实施二尖瓣成形的高手术风险，以及获益不确定性，经皮途径治疗缺血性二尖瓣反流成为研究热点。经皮途径主要集中于瓣环成形或缘对缘技术。经皮瓣环成形术充斥着多种技术难关，其可重复性和有效性制约了该技术的发展。在一项多中心研究中纳入 43 例继发性二尖瓣反流患者，其中 30 例顺利植入经皮瓣环成形装置，但术后二尖瓣反流程度、左心室容积或生活质量均无显著改善[138]。临床上最常使用的经皮装置是 MitraClip（Abbott Vascular，Santa Clara，CA），它是一种布料覆盖的钴铬合金材料夹住二尖瓣前叶和后叶，由此产生缘对缘修复效果。临床研究表明，MitraClip 减轻终末期心力衰竭患者继发性二尖瓣反流的严重程度，短期随访显示大部分患者症状得以改善，左心室体积缩小，残余中度及以下的二尖瓣反流[139,140]。但 MitraClip 不能根除大多数患者的二尖瓣反流，高达半数患者残留轻度或中度反流。目前尚不明确经皮二尖瓣修复术是否与外科手术修复术后一样出现残余反流，负面影响长期生存率。但鉴于此类患者症状严重、预期生存时间短，他们接受效果并非完美的经皮二尖瓣修复术来减轻反流程度也许弊大于利（但对于外科修复术这种结果不可接受）。因此，MitraClip 仅适用于那些不能接受外科手术者，因为缺血性二尖瓣反流外科修复术后远期效果优于经皮修复术，但他们的早期生存率相似[139]。值得一提的是，目前尚无客观证据支持晚期心力衰竭患者植入MitraClip后带来的二尖瓣反流程度减轻，以及在生存率和生活质量改善上优于优化药物治疗，这也是目前多中心研究的主要观测终点。经皮MitraClip治疗高手术风险患者的临床结果评估，在2016—2018年进行了报道。经皮二尖瓣成形术的获益也可能来自其他因素如更密切的监测和处理、病例选择和安慰剂效应。值得一提的是，最近的一项系统综述纳入16项研究共2980例患者，结果显示尽管围术期死亡率不高（30天死亡率为4.5%），成功置入MitraClip后早期死亡率仍较高（310天死亡率为16.4%）[141]。一项单中心研究纳入109例功能性二尖瓣反流患者，其3年生存率为74.5%[142]。因此尚不确定经皮缘对缘技术能改变晚期二尖瓣反流心力衰竭患者的自然病程，其中期生存率与对照组无显著性差异。除非有更多的证据支持，MitraClip不应被看作重度缺血性二尖瓣反流的首选治疗方法，对于高危不能耐受外科手术的重度心力衰竭患者如果药物治疗无效，可以考虑使用MitraClip来改善症状。

八、Ⅱ型缺血性二尖瓣反流

在当前临床实践中，Ⅱ型（二尖瓣脱垂）缺血性二尖瓣反流较为罕见。它可进一步分为急性二尖瓣反流和慢性二尖瓣反流。前者由乳头肌断裂所致，后者由乳头肌延长或断裂所致。

（一）急性乳头肌断裂

5%透壁性心肌梗死以往可发生急性乳头肌断裂。然而，在当今时代，随着心肌梗死后早期再灌注技术革新，急性乳头肌断裂和其他心肌梗死后机械并发症发生率显著降低[143]。急性心肌梗死时后内侧乳头肌更易受累，因为其单一血供来自于右侧冠状动脉或回旋支；而前外侧乳头肌不易受累，其双重血供来自前降支或对角支。在冠状动脉急性闭塞时，乳头肌透壁性梗死会导致乳头肌主干或一个或多个乳头肌柱断裂。通常，乳头肌断裂发生于心肌梗死后1周。随着医学和介入再灌注技术的进展，急性乳头肌断裂非常罕见。在心肌梗死后出现新发收缩期杂音和血流动力学不稳定，特别是心肌梗死后早期出现心源性休克时，要考虑到乳头肌断裂。心脏超声可将其与其他心肌梗死后机械性并发症相鉴别，包括室间隔缺损、游离壁破裂和总体心功能障碍，它们在急性心肌梗死时可以有相似临床表现。无静脉血氧饱和度上升可将其与室间隔缺损相鉴别。一旦明确诊断后，置入主动脉内球囊反搏可助稳定血流动力学。除非血流动力学业已稳定和有创监护，否则不应推迟外科手术。因为处理乳头肌断裂的首要任务是矫正重度急性二尖瓣反流。

修复二尖瓣时可考虑将乳头肌移栽于临近未梗死肌柱或心室壁，但一般较少使用该技术。首先必须考虑到梗死乳头肌能否承受缝线和打结，缝针穿过的部位一般是乳头肌和腱索结合部位，而移栽部位必须是存活组织。使用聚四氟乙烯缝线替换腱索也可考虑，但其长期效果尚不明确。迄今为止，处理心肌梗死后急性乳头肌断裂最常用的方法是二尖瓣置换，同时实施冠状动脉搭桥术。手术死亡率高达20%[144-146]。由于乳头肌断

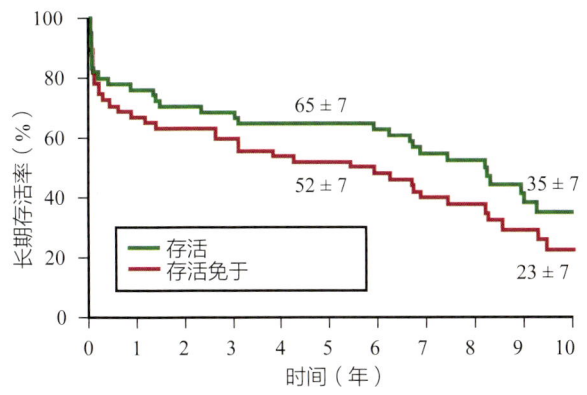

▲ 图92-20 心肌梗死后乳头肌断裂手术后总体（包括手术死亡率）长期生存时间（绿线）和长期无心力衰竭生存时间（红线）

数据分别显示5年和10年生存率（引自Russo A, Suri RM, Grigioni F, et al: Clinical outcome after surgical correction of mitral regurgitation due to papillary muscle rupture. *Circulation* 118: 1528-1534, 2008.）

裂心肌缺血负荷往往较轻，其术后远期疗效比ⅢB型缺血性二尖瓣反流好，后者在接受二尖瓣手术前经受长时间左心室重构。

Mayo中心[145]分析1980—2000年54例乳头肌断裂患者（41例瓣膜置换、13例瓣膜修复）术后长期疗效。不出所料，90%累及后乳头肌。手术总体死亡率为18.5%，大多数死于低心排血量或心室破裂。尽管二尖瓣修复术后死亡率低（二尖瓣置换手术死亡率7.7% vs. 22%，$P=0.21$），需要说明的是，二尖瓣修复大多在研究后期实施，该期间手术效果已经改善（1990年后手术死亡率为10%）。联合冠状动脉搭桥并未提高手术死亡率。一旦患者顺利出院，中期生存率尚可，5年生存且免于心力衰竭发生率为52%（图92-20）。随访期间6例患者发生中度及以上二尖瓣反流（4例二尖瓣修复术后，2例二尖瓣置换术后）。

（二）慢性缺血性二尖瓣反流

慢性缺血性二尖瓣反流或许比急性乳头肌断裂更为少见，其病因为慢性梗死乳头肌延长、变薄、纤维化，或者断裂导致瓣叶脱垂。它往往在术前被误诊为退行性瓣膜病合并冠心病。术中所见病理改变为乳头肌纤维化、变薄，而腱索正常；瓣叶脱垂由乳头肌延长所致，而非脱垂部分瓣叶通常表现为ⅢB型挛缩。治疗上，Ⅱ型缺血性二尖瓣反流可予以修复，修复技术同退行性病变腱索断裂或延长，可使用多种修复技术，如PTFE腱索替换、腱索转移、瓣叶限制性切除、乳头肌移栽等技术。鉴于其病因为心肌缺血及合并ⅢB型瓣叶病变，环缩瓣环成形术也可尝试使用。

Jouan等[147]报道了一项纳入44例患者的研究，他们因缺血性二尖瓣脱垂而接受手术，其中66%为慢性二尖瓣反流（心肌梗死超过60d以上），其余在心肌梗死后60d内手术，该研究纳入了4例急诊手术患者。有趣的是，6例患者发生反流的

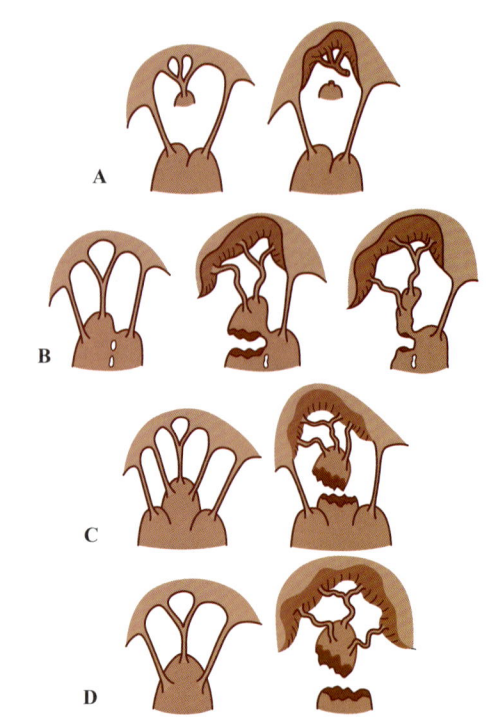

▲ 图92-21 根据Jouan等将乳头肌断裂分型
A至C.部分断裂，常发生于亚急性或慢性心肌缺血；D.典型乳头肌断裂。4种情况下缺血性二尖瓣反流机制分别为：A.连接于瓣交界处腱索的乳头肌柱坏死，瓣交界处腱索锚定区断裂。B.单一乳头肌柱坏死，部分断裂。C.开窗型乳头肌坏死，主要结合部位中断，不全断裂。随时间推移，不全断裂部分等同于乳头肌延长；D.单个乳头肌完全断裂

病因被假定为腱索梗死后断裂，其余包括乳头肌延长（36%）或断裂（50%）。大多数乳头肌断裂为部分性或不完全性，因此说明病变为亚急性或慢性（图92-21），而乳头肌完全断裂临床表现突出（图92-21）。此外，所有患者有Ⅰ型或ⅢB型瓣膜反流成分。除2例患者外均接受瓣膜修复术。5年生存率为68%，与ⅢB型反流相似。缺血性二尖瓣脱垂修复效果不及退行性瓣膜脱垂，数据显示前者再手术率为10%，5年后复发中度及以上二尖瓣反流发生率为30%，由于左心室重构持续进展，乳头肌缝合技术失效，该情况下二尖瓣修复具有反流复发倾向。

第 93 章
心肌梗死后室间隔缺损与心室破裂
Postinfarction Ventricular Septal Defect and Ventricular Rupture

Sharven Taghavi　Abeel A. Mangi　著
邓惠芳　译

心肌梗死后室间隔的破坏是全层心肌梗死后少见的事件。由此产生的临床综合征可以是从无症状的杂音到大量的从左到右的心内分流，导致心力衰竭和休克。手术治疗的首要方法强调延期修复，这给了心肌发生纤维化的时间，使缺损边缘的组织纤维化更加显著[1, 2]。现在我们认识到可挽救的潜在患者会在这期间恶化。因此，早期手术干预现已成为目前公认的治疗方法[3]。

一、历史的角度

1845 年，Latham 在尸检时首次发现了心肌梗死后室间隔缺损（ventricular septal defect, VSD）[4]。第一次生前诊断是在 1923 年进行的[5]。1956 年，Cooley 首次对一名室间隔穿孔后存活了数周的患者成功进行了修复手术[6]。大多数早期患者在急性梗死后一个月或更长时间才接受手术，他们相信缺陷周围组织会使缺损得到更安全地闭合[1, 2]。随后，心肌保护的改善，手术技能的设计和精炼，假体材料的改进，以及心脏超声检查的广泛使用，便于早期诊断 VSD，并均有助于提高早期修复成功的可能性[7]。

二、发病率和人口统计学

梗死后 VSD 使 1%～2% 的心肌梗死复杂化，但它占心肌梗死后死亡的 5%[8, 9]。

由于急性心肌梗死后积极地药物和介入治疗，以及更好地对梗死后高血压治疗，其发病率似乎在下降[10-12]。心肌梗死后 VSD 多见于男性（男女比例 3 : 2），反映了男性冠状动脉疾病发病率较高。平均年龄为 62 岁（范围 44—81 岁）。在第一次急性心肌梗死后，室间隔破裂最常发生[13]。

三、病因和发病机制

梗死后 VSD 患者的血管造影评估通常显示主要冠状动脉的完全闭塞[6]。近 2/3 的患者有单支血管受累[14]。其他血管的广泛性病变通常程度较轻，且侧支循环较少[15]。梗死后 VSD 常发生在前壁心肌（即约 60% 的病例），由于左前降支闭塞而继发的全层前壁梗死。20%～40% 的梗死后 VSD 患者由于继发于右侧支配或回旋支占优势的冠状动脉闭塞的间隔心肌梗死而导致后壁破裂（图 93-1）[16]。由直接穿透缺损组成的单纯性破裂往往更常见，通常位于前方。伴有迂曲通道的复杂破裂不太常见，通常位于下方。尽管大多数患者出现单个 VSD，但 5%～11% 的患者可能有多个间隔缺损。

梗死后 VSD 为背景的心肌梗死变得更普通，据报道平均有 26% 的游离壁破裂，而非继发性急性心肌梗死仅占 15%[8]。梗死后 VSD 通常发生在急性心肌梗死后 2～4d，但早在急性心肌梗死后数小时和长达 2 周后有报道[8, 17, 18]。这一过程与组织学表现出广泛分布的坏死心肌有关，同时伴有相对稀疏的血管生成、血管生成或纤维结缔组织的形成[19, 20]。假设心肌细胞在梗死扩张过程中的"滑脱"可能使血液通过坏死的心肌分流，进入右心室（或游离壁破裂的心包间隙）。类似地，心肌梗死的自体消化可能导致裂隙形成，通过裂隙血液随后可以进行分流[23]。

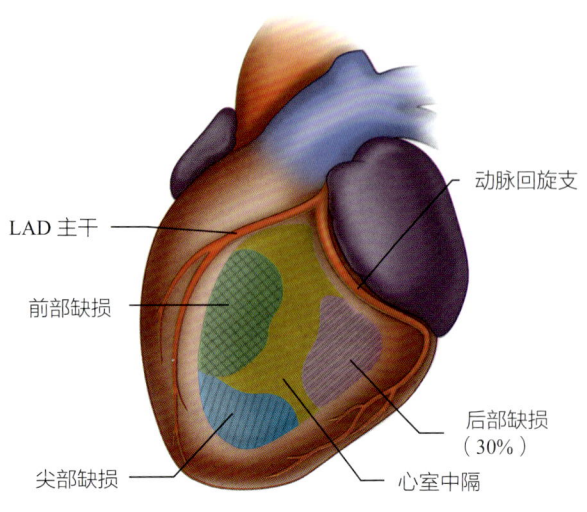

▲ 图 93-1　心肌梗死后室间隔缺损的分布
LAD. 左前降支

左心室游离壁破裂可发生在 4%~8% 心肌梗死的患者中 [24, 25]。占急性心肌梗死后死亡的 15%[26]。游离壁破裂通常发生于梗死后 1~4d，超声心动图容易诊断 [24]。急性破裂几乎都是致命的，一些亚急性破裂患者可以存活，但需要紧急手术治疗 [24, 26]。

四、病理生理学

梗死后心室间隔破裂患者预后的主要决定因素是心力衰竭（左心室、右心室或双心室）的发展，这是缺陷大小和心肌梗死程度两者的共同作用。左侧心力衰竭倾向于在前 VSD 中占主导地位，右侧心力衰竭在后 VSD 中占主导地位 [27-29]。心力衰竭的程度通常不能仅通过心室梗死后的衰竭来解释 [30]。随着室间隔缺损的开放，每次左心室射血时一部分血从体循环穿过隔膜转到右心室，从而既影响了向前的全身心排血量，又使肺循环超载。由此产生的心脏休克可导致终末器官灌注不良和器官衰竭，这可能是不可逆转和致命的。此外，正常顺应性右心室可能在长时间从左向右分流后，表现出严重的舒张期衰竭。当右心室舒张末期压力超过左心室舒张末期压力时 [31]，右心室）舒张压升高最终会导致隔膜内的血流逆转，并进一步加剧全身缺氧。

五、疾病自然史

没有外科手术干预，1/4 的梗死后 VSD 患者在 24h 内死亡。一半将在第一周内死于疾病，近 2/3 将在两周内死亡，3/4 将在一个月内死亡，只有 7% 将存活超过一年 [13, 32, 33]。这些数据已经在最近的 SHOCK 中（在心源性休克中出现血管闭塞时紧急重建冠状动脉）多中心试验中证实，其中对患有 VSD 后发作的患者进行亚组分析。共有 55 名梗死后 VSD 患者在梗死后时间中位数为 16h 进入研究，并在此后 7.3h 进入休克。在临床治疗的 24 名患者中，只有一名存活（存活率 4%）。在接受手术修复 VSD 的 31 例患者中，21 例同时行冠状动脉搭桥术。其中只有 6 人存活（存活率为 19%）。两组之间的差异具有统计学意义 [34]。在室间隔破裂后等待几周再手术的历史实践选择的是病程较轻和血流动力学相对轻微的患者 [28, 35, 36]。很明显，试图推迟早期手术以保持血运稳定性的尝试，剥夺了许多患者在不可逆转的终末期器官损害发生之前获得存活的机会 [37, 38]。

六、临床表现、术前管理及风险分级

（一）表现

典型的心肌梗死后 VSD 患者在心肌梗死后几天出现显著的全收缩期杂音，可放射到腋窝 [18]。在一半以上的患者中，这与复发性胸痛有关 [8]。临床体征一般为右心衰竭，肺水肿少见。这些患者的心电图表现为前、隔、下或后梗死的改变。多达 1/3 的患者可能在破裂前出现短暂性房室传导阻滞。胸部 X 线摄影通常是非特异性的。不幸的是，没有可靠的测量方法预测即将破裂的心脏。

这种临床症状可能类似于乳头肌断裂后的急性二尖瓣反流。事实上，这两个实体可能共存，有时只能通过影像技术来区分。在体检中，与梗死后 VSD 相关的杂音在左侧胸骨外侧边缘更为突出，声音很大，超过一半的患者伴有心悸。此外，隔膜破裂更常见于前壁梗死和传导异常，而乳头肌破裂通常与后壁梗死相关，无传导异常。如果患者被认为是可以挽救的，那么立即放置主动脉内球囊反搏和早期手术是首选的管理策略。

（二）诊断

鉴别急性乳头状肌断裂和梗死后 VSD 的经典方法是右心导管检查，在此过程中，右心房与肺动脉之间的氧饱和度升高超过 9%，在适当的临床环境下可诊断为 VSD[28]。另外的调查发现，如肺动脉 - 全身血流量比值升高（从 1.4∶1 到 8∶1），也证实了 VSD 的存在，并与缺损大小大致相关[39]。这些技术都不能精确地定位缺陷。彩色多普勒超声心动图可以显示缺陷的大小和位置，判定心室功能，评估肺动脉和右心室压力，排除伴随的二尖瓣疾病，敏感性和特异性接近 100%[40-43]。

（三）手术适应证及术前管理

由于未经治疗的梗死后 VSD 的自然史是令人沮丧的，这种真实的诊断足以作为手术的指证[38]。心源性休克的患者作为外科急症的标志。有时患者已经出现多系统器官衰竭。这些患者不太可能在紧急修复中存活下来，而且可能受益于矫正手术前的机械辅助（如主动脉内气囊反搏或心室辅助装置）。在完成适当的术前评估后 12～24h 内，处于休克和稳定状态中间状态的患者可以进行手术修复。在没有临床风险的情况下，小部分完全稳定的患者（＜5%）可以在限期选择的基础上进行修复。

术前管理主要是为了维持血流动力学的稳定，防止终末器官损伤。具体来说，治疗应以减少全身血管阻力（从而减少从左到右的分流）、维持心排血量和周围灌注，以及维持或改善冠状动脉血流为目标。这三个目标都可以通过主动脉内球囊反搏[44-46]或靶向药物治疗来实现。

（四）预测的风险

梗死后 VSD 患者为异质性群体，其中有两个极端的风险（即非常低的风险和非常高的风险）是可能的。对于非紧急、稳定的患者，可取得良好的效果，出院存活概率高，远期生存率与普通心脏手术相当。相反，极端情况下的患者往往预后不良（表 93-1）。

表 93-1　梗死后 VSD 修复手术后死亡的术前预测因子

因　素	早期死亡预测	晚期死亡预测
术前使用儿茶酚胺	$P=0.001$	$P=NS$
急诊手术	$P<0.0001$	$P=NS$
先天性 VSD	$P=0.04$	$P=NS$
年龄＞65 岁	$P=0.009$	$P=NS$
右心衰竭	$P=0.01$	$P=0.005$
尿素氮升高	$P=0.02$	$P=NS$
血肌酐升高	$P=NS$	$P<0.05$
陈旧性心肌梗死	$P=NS$	$P<0.05$
左主干病变的存在	$P=NS$	$P<0.05$

VSD. 室间隔缺损

在各种研究中，临床变量已被用于识别高风险患者。在一些研究中，主动脉内球囊泵的使用与早期死亡率的增加相关[47]。据推测，它的使用被视为疾病严重程度的标志。其他研究小组已证实，隔膜破裂的后部位置与手术死亡率增加有关[28, 31, 48, 49]。这可能是因为修复在技术上更加困难，因为二尖瓣反流的风险增加，或者因为右心室梗死相关的右心衰竭。近端静脉血栓栓塞（靠近房室间隔）也被证明能有效地预测早期死亡，可能是因为它们与最大的梗死有关。

七、有效的管理

（一）一般原则

通过双侧静脉引流和升主动脉插管建立体外循环。患者降温，通过顺行和逆行的途径灌注心脏停搏液达到心脏停搏的目的。马萨诸塞州总医院采用了多种心肌保护的替代策略，包括持续温血停搏、纤颤停搏和冷血停搏[51-54]。如果要进行心肌血运重建，应在打开心室前进行，以优化心肌保护。这个操作的一般原则包括注意心肌保护，VSD 转移梗死的方法，彻底修剪左心室缺损的边缘，保守化修剪右心室边缘，仔细检查乳头肌和二尖瓣装置，进行无张力修复，将贴片放置在心内膜表面，并用 Teflon 补片修复，以防止缝合线穿过易碎的心肌。

（二）梗死切除术

1. 顶部截断

Daggett 首先描述了根尖切断术[3]。通过左心室的梗死尖部切开。将坏死心肌清创，直至恢复健康肌肉可导致包括左心室、右心室和隔膜的心尖部切断。然后将剩余的尖端部分重新连接顶端隔膜，使用一排间断的 0 Tevdek 褥式缝合线，通过 Teflon 补片支撑条，左心室壁，第二条补片，隔膜，第三条补片，右心室壁和第四条补片的顺序。在所有这些缝合线被固定好后，缝合处会用额外的流动缝合线加强。

2. 游离臂破裂

有许多外科技术描述游离壁破裂的修复方法。许多人主张在患者进行体外循环时，通过梗死切除术和利用假体补片修复缺陷[55-58]。由于全身性肝素化导致坏死心肌持续渗出血液，因此使用体外循环非常困难[55]。由于这个原因，许多临床医生提倡使用心外膜贴片进行非体外循环修复[59-61]。最近，对于没有心脏爆裂的患者中，提倡用外科手术胶做的美容贴片。这种技术的优点是使用此贴布可进行简单快速修补。

3. 前壁破裂

这些缺损是通过梗死的左心室切开来处理的。如果缺损很小，可以通过即时缝合的折叠术来闭合。大多数缺损较大，坏死心肌清创后需要 Dacron 补片封闭。这项操作是通过在缺损周边放置一系列有限的间断带、垫片、缝合线来完成的。缝合线沿着后缘从右向左穿过隔膜，并沿着前缘从心外膜传递到心内膜。一旦所有的缝合线布置好，就会插入补片，所有的缝合线再次加固，然后系在一起。然后将切开的心室边缘重新接合在一个双层封闭物中，该封闭物由 Teflon 补片或戊二醛固定的牛包膜支撑加固（图 93-2）。

4. 后壁破裂

后壁 VSD 是最大的技术挑战（图 93-3）。简单的皱褶有极高的失败率，而这个过程常常因缺损的再开或梗死切除术闭合的灾难性中断而变得复杂。下列技术的使用与手术效果的改善有关。体外循环建立后，左心血液经右上肺静脉排出。然后心脏从心包和旁路进入后降支冠状动脉。梗死可能包括两个心室，也可能仅局限于左心室。以标准方式打开左心室，进行梗死切除术。检查二尖瓣，二尖瓣置换术仅在原发性乳头状肌梗死时进行。这是通过单独的左心房切开术进行的。左心室需要积极清创，但右心室清创只能局限于可见 VSD 所需的组织。如果后隔仅与游离壁分离，则主要可重新近似为双层支撑封闭。较大的缺损需要像前面描述的那样进行修补。唯一的区别是，缝合线从隔膜的右侧和心外膜的右侧自由肌壁置入。这个手术最重要的方面是对梗死切除部位进行单独的补片闭合，因为这种大的组织缺损的边缘在张力下易碎，曾经导致了灾难性的破坏。为此，我们使用 Hemashield Dacron 移植体（Boston Scientific，Natick，MA），并通过位于

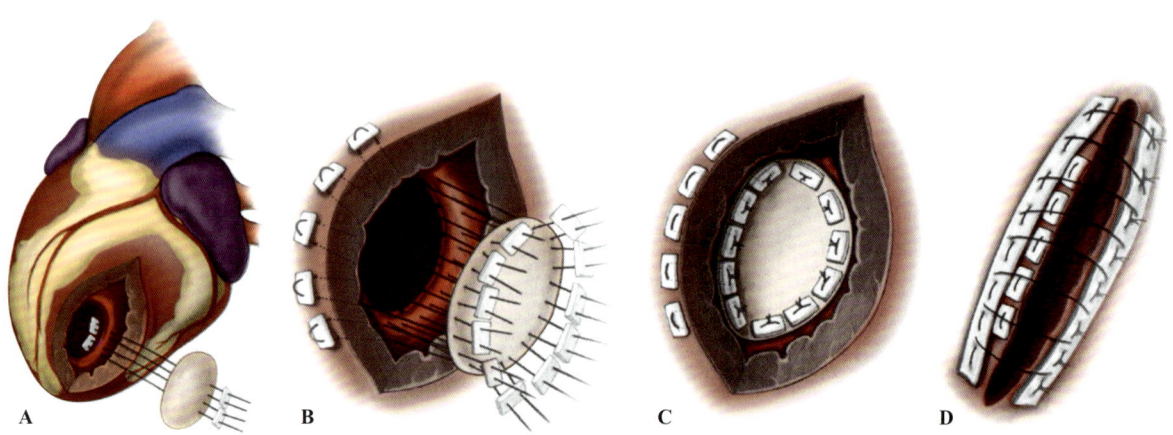

▲ 图 93-2　梗死后室间隔缺损的修复技术：梗死切除术和补片修补术

第二部分 成人心脏手术
第93章 心肌梗死后室间隔缺损与心室破裂

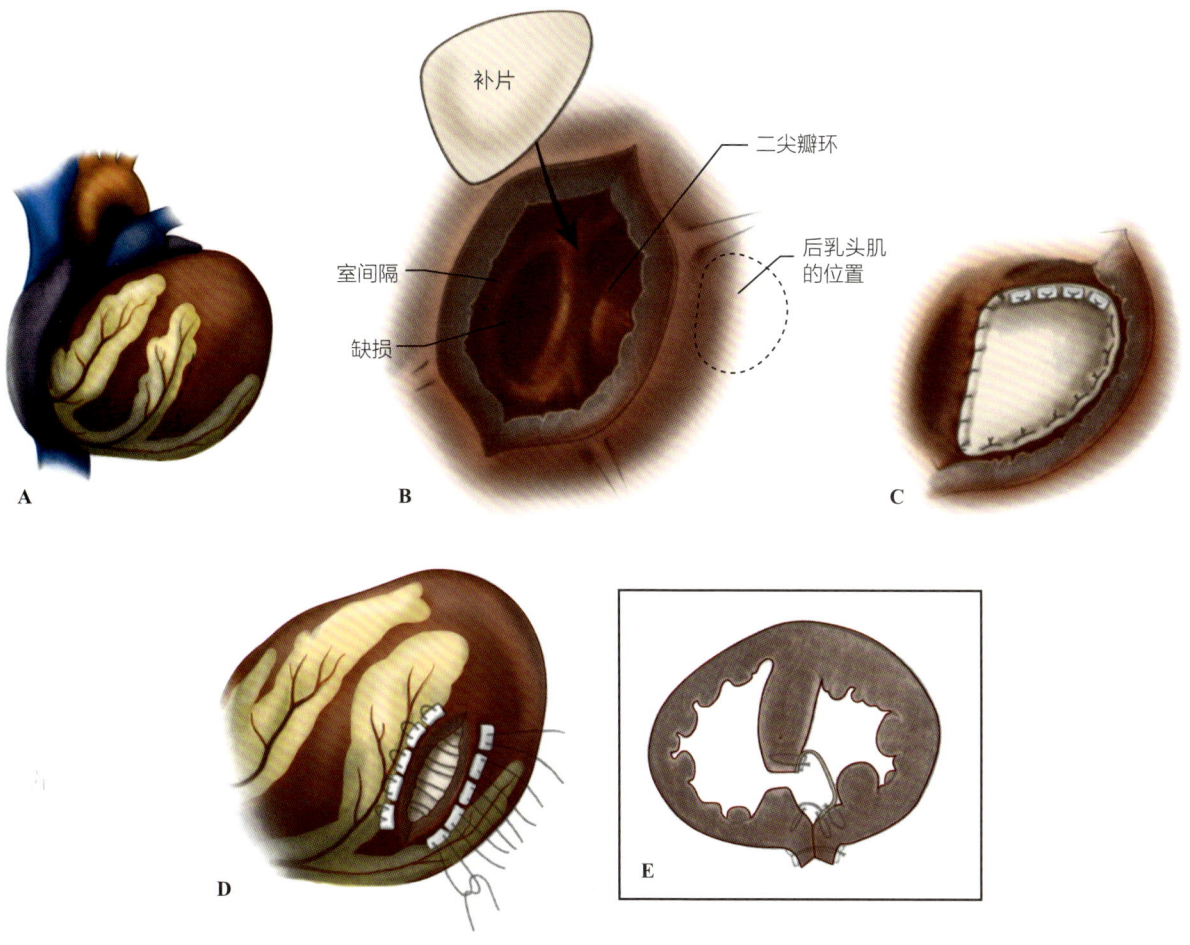

▲ 图 93-3 通过梗死切除术和补片修补技术来修复梗死后室间隔后壁缺损

心外膜表面的贴片进行缝合，沿梗死切除术的边缘，从心内膜到心外膜进行缝合。使用适当大小的贴片可以恢复正常的心室几何形状。

（三）心内膜修补术切除梗死

心内膜补片修补的梗死切除术强调了恢复正常心室几何形状的重要性，试图保持或恢复心室功能[52, 53, 63-65]。手术策略是对 Dor 及其同事的心室壁瘤内缝闭术的推广[66]，其涉及心内膜贴片的腔内放置，以从心室的高压区排除间隔缺损和梗死的心肌，保持心室几何结构同时的，理论上可以促进心室功能。该方法的其他理论上的益处包括避免切除心肌（这可能进一步损害心室功能），并避免在易碎肌肉中缝合（以减少术后出血和修复的破坏）。

David 和同事们率先采用了这项技术[27]。通过左心室切开，从左冠状动脉前降支 1~2cm 的梗死前壁暴露室间隔在心室壁放置固定缝线，以帮助显露间隔缺损。这些作者使用了一种戊二醛固定的牛心包补片进行修复。补丁是根据心室梗死的心内膜形状（通常 4cm×6cm）定制，用 3-0 聚丙烯缝线连续缝合室间隔缺损周围的健康肌肉（心内膜表面）。然后用缝线在心室前外侧壁的非梗死性心内膜上进行修复，缝线 5~7mm 深，间隔 4~5mm。然后将心室切开术分两层封闭在贴片上，并用两条戊二醛固定的牛包膜加以支撑。在后隔缺损的情况下，通过后心室切开术将心脏抬高，以旁路移植到后降动脉。

修复开始于用 3-0 聚丙烯缝合线将补片连续缝合固定在二尖瓣纤维环上，从一处开始，与后内侧乳头肌相对应，并向中间隔移动，直到到达无梗死的心内膜。然后用前面描述的技术将缝线转移到隔膜心内膜上。在这个修复区域，缝合线应该用脱脂棉缝合线间断、加强。该补片的外侧边缘沿一条与后内侧乳头肌基部内侧缘相对应的线缝合到左后心室。这些缝合需要全层针迹的，并且应用心外膜牛心包或 Teflon 补片加以支撑。再次，心室切开术是封闭在两层全厚度的缝合，用牛心包或 Teflon 补片支撑。

（四）术中管理

1. 冠状动脉疾病

对于梗死后 VSD 患者，术前冠状动脉造影和冠状动脉再血管扩张的价值是有争议的。许多患者患有多支冠状动脉疾病，绕过病变严重的血管可以提高早期和长期的生存率[27, 28, 35, 64, 67, 68]。我们的方法是在临床情况允许的情况下插入导管，并在需要时进行伴随的血管重建。反对同时进行血运重建的理由是：①它没有提供额外的好处[69-71]；②它让患者在术前进行左心导管插管，这是一个耗时和潜在的危险的过程。然而，一项研究发现，与 VSD 修复相结合的血管重建可以提高早期和长期的生存率[72]。其他组患者在梗死后 VSD 被认为是第一次梗死的结局时，如果没有心绞痛病史，也没有其他区域曾发生过或持续发生缺血的心电图证据，有选择性左心导管插入术和再血管扩张术[7, 73]。

2. 体外循环撤机

我们已经发现，术中常规使用经食管超声心动图对于评估心脏功能、结构、残余分流和二尖瓣关闭不全是非常有价值的。对于左心功能不全，我们倾向于使用主动脉内球囊反搏和在术后环境中使用一种磷酸酯酶抑制药，如米力农。改善右心衰竭的策略旨在限制右心室后负荷，同时维持全身血压。这可以通过右侧注射前列腺素 E1（0.5~2.0mg/min）来实现。左侧给药（通过左心房径路）去甲肾上腺素[74]。最后，吸入一氧化氮（20~80ppm）选择性地扩张肺循环，可能对改善右心衰竭有效[75]。如果患者无法脱离体外循环，可以考虑机械辅助（左心室辅助装置，右心室辅助装置或体外膜氧合）。

3. 出血

在修复梗死后 VSD 时，我们通常在开始心肺转流术之前使用抑肽酶或 ε- 氨基己酸进行抗纤维蛋白溶解治疗。其他避免后泵缝合线出血的操作包括，在修复之前将纤维蛋白密封剂应用于所提出的缝合线[76]，以及在手术修复后使用生物胶[77]。作为最后的手段，Baldwin 和 Cooley[78] 仅使用左心室辅助装置作为修复易碎或受损心肌的辅助手段，以减少左心室扩张，从而控制出血。

4. 经皮关闭

据报道，成功经导管封堵梗死后室间隔破裂或修复后残余缺损的闭合案例越来越多。早期的经验是使用 CardioSEAL 设备（Nitinol Medical Technologies，Boston，MA），一种镍钛合金双伞假体，这是一种经静脉的翻盖装置[79]。还尝试使用其他导管装置，包括 Amplatzer 隔膜封堵器和 Rashkind 双伞[37, 80]。

Amplatzer VSD 装置可以闭合肌肉和膜性 VSD，它可以用于更大的梗死后缺损。在使用 Amplatzer 治疗的 7 名患者中，该装置的尺寸为 12~24mm，并且只有 1 例死亡[81]。在整体治疗策略中使用此类装置尚不清楚，因为数据显示该装置早期失败率很高。最有吸引力的作用是它在不稳定的手术患者中的应用，但是这些数据结果很难评估，而且尚未得到很好的表征。导管方法似乎对治疗复发或残留缺损最有效，我们优先使用它们来治疗这些疾病[82]。

（五）延迟修复

有时患者出现严重的终末器官功能障碍。如前所述，在这些患者中，修复的风险可能是令人望而却步的，因此应考虑延迟修复。在一定时间内放置心室辅助装置，其理论上的优点是可以改善器官功能障碍，使梗死成熟，使组织更坚固，使闭合不易发生技术故障，并使受到极度刺激和能量耗尽的心肌恢复。根据我们有限的经验，这一战略有希望并值得进一步评价。如果左心室支持导致从右到左的分流，那么双心室支持是必要的。

（六）心室辅助装置的作用

在选定的患者，可能有一个临时的机械心脏

支持作用。本文介绍了在室间隔破裂的分阶段修复中，心室辅助装置的成功应用[84-86]。机械支持可能有助于逆转终末器官功能障碍，为梗死的成熟提供时间，并使组织更牢固。然而，需要注意的是，由于右-左的高分流可能穿过室间隔，据报道，这会导致梗死后 VSD 患者的低氧脑损伤，该患者被放置在心脏伴侣的左心室支持装置上[83]。在这些患者使用机械辅助治疗时，最好考虑双心室支持。除了分流外，坏死碎片的栓塞是可能的，可能在支撑装置上造成梗阻[87]。

（七）术后管理

这些患者的术后护理与其他广泛的心内手术患者相似。术后早期的利尿对于降低由心血管体外循环引起的肺动脉-肺泡梯度很重要。有时可能需要持续呋塞米滴注。如果患者患有肾功能障碍，我们倾向于早期建立连续静脉静脉血液滤过。术后顽固性室性心律失常采用静脉注射胺碘酮治疗[88]。

八、结果

（一）手术死亡率

手术死亡率（出院前或出院后死亡）：30 天手术死亡率为 30%～50%（表 93-1）。David 等[27]报告了梗死切除技术的显著结果，只有 19% 的早期死亡率。无论采用何种技术，术后 VSD 修复后最常见的死亡原因是低心排血量（52%）。再发或残留的 VSD 等技术故障是第二大最常见的死亡原因（22%）。其他死亡原因包括败血症（17%）、复发性梗死（9%）、脑血管并发症（4%）和顽固性室性心律失常。

（二）长期的结果

据大多数系列报道，5 年精算存活率为 40%～60%（表 93-2）[28, 89-96]。在马萨诸塞州总医院的经验中，医院幸存者分别显示 91%、5 和 10 年生存率分别为 70%、70% 和 37%（图 93-4）；75% 的人报道了纽约心脏协会（NYHA）的 I 类功能状态，12.5% 的人报道了术后 II 类功能状态[10]。其他小组也报告了这些良好的结果。Gaudiani 等报道了 88% 的 5 年生存率，74% 的 NYHA 功能性 I 类[67]的幸存者。David 及其同事报道了 66% 的 6 年生存率[27]，Davies 及其同事报道了 69% 的 5 年生存率[73]。

（三）复发型室间隔缺损

在 10%～25% 的患者中，VSD 复发或残留可能会发生[23]，其中可能是由于闭合缺损的重新开放，存在被忽略的缺损，或在术后早期出现新的缺损。小的缺陷发生在修补周围的泄漏，通常无症状，可以通过利尿剂治疗进行控制。更大的缺损，以及那些引起症状或心力衰竭的缺损应该予以关闭。这些尝试可能首先在导管插入术实验室进行。

九、总结

虽然随着急性心肌梗死的现代治疗，梗死后 VSD 的流行率已经下降，但接受手术治疗的患者年龄更大，病情更重，并且有复杂的并发症。手

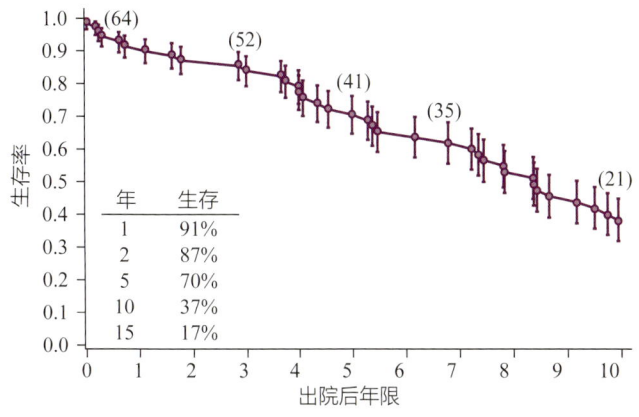

◀ 图 93-4　梗死后空间隔缺损修复后的生存率（马萨诸塞州综合医院的经验）

表 93-2　近期手术治疗梗死后室间隔缺损的临床经验 *

机　构	城　市	年　份	患者（N）	医院死亡率（%）	5 年存活率（%）
Massachusetts 综合医院 [1]	波士顿	2002 年	114	37	45
University 医院 [63]	苏黎世	2000 年	54	26	52[†]
Glenfield 综合医院 [27]	莱斯特	2000 年	117	37（30d）	46
The Toronto 医院 [24]	多伦多	1998 年	52	19	65[†]
Southhampton 综合医院 [20]	南安普顿	1998 年	179	27	49
MidAmerica 心脏研究所 [46]	堪萨斯城	1997 年	76	41	41
Greenlane 医院 [31]	奥克兰	1995 年	35	31（30d）	60[†]
du Haut–Lévèque 心脏病医院	波尔多	1991 年	62	38	44
CHU Henri Mondor [53]	克雷特伊	1991 年	66	45	44

*. 排除少于 25 例且无 5 年随访的系列
†. 由公布的图形或表格数据估算得出的价值

术是复杂和相对少见的，虽然结果远好于没有接受任何治疗的患者，但发病率和死亡率仍然很高。预测统计模型的使用可以帮助我们进一步确定哪些患者应该更早地开始手术，哪些患者使用辅助设备可以更好地延期手术，哪些患者应该拒绝手术或经皮治疗。

第 94 章
非粥样硬化性冠状动脉疾病
Nonatherosclerotic Coronary Artery Disease

Neel R. Sodha   Roger J. Laham   Frank W. Sellke   著

邓惠芳   译

超过 95% 的心肌缺血患者的潜在病因为动脉粥样硬化性冠状动脉疾病，剩下的 5% 具有一系列先天性和后天性病变。虽然这些病变是罕见的个别，临床医生在他们的实践中仍会遇到一些形式的非动脉粥样硬化性冠状动脉疾病。

这些疾病可大致分为先天性或后天性疾病。先天性冠状动脉异常是继发于闭锁、异常起源或异常排液。获得性疾病可继发于冠状动脉的机械损伤，或与动脉粥样硬化无关的进展性闭塞性疾病。诊断可能很困难，因为这些疾病可能是无症状的，或者可能发生在没有心血管疾病的人群中。鉴于某些类型的疾病的罕见性，管理建议可能是基于有限的系列意见或专家意见。

一、冠状动脉异常

（一）主动脉起源的冠状动脉异常

在所有冠状动脉异常中，约有 1/3 的冠状动脉异常起源于主动脉异常。虽然有多种变异的报道，但 3 种主要的冠状动脉均由 Valsalva 三个窦中的任何一个引起，但大多数是良性的。左主动脉窦引起的右冠状动脉异常及右主动脉窦引起的左主冠状动脉是例外，这两种冠状动脉异常都有猝死的风险[1, 2]。

由 Valsalva 的右窦引起的左冠状动脉异常发生猝死的概率高达 57%，最常见的是运动性猝死[3]。患者会出现心绞痛、心肌梗死、充血性心力衰竭或晕厥。左冠状动脉起源于 Valsalva 的右窦，它可能经过肺动脉的前面、主动脉的后面和大血管之间，或穿过锥形隔。这种解剖位置被认为会导致缺血，因为锐角会导致冠状动脉口狭窄，动脉受邻近的大血管压迫，以及冠状动脉间连合压迫[3, 4]。

据报道，Valsalva 左窦引起的右冠状动脉猝死的发生率高达 25%，与由右窦引起的左冠状动脉一样，通常与运动有关[3, 5]。有症状时，患者表现为心绞痛、心肌梗死、传导阻滞或晕厥。心肌缺血的危险是由于舒张期主动脉根部受压或因开口梗阻造成的。

冠状动脉异常起源于冠状动脉窦最常见的变异起源是 Valsalva 右窦或右冠状动脉（图 94-1）。这种情况一般没有症状，而且是偶然诊断出来的。因为猝死的风险很小，所以不需要干预。

对于所有异常的冠状动脉起源，需要血管造影来描述解剖和手术计划。在有症状的情况下，所有患者都需要手术治疗。对于起源于 Valsalva 右窦的左主冠状动脉异常，无论是否有症状，均建议立即行冠状动脉切除，如果有症状，则应立即行手术。对于源于 Valsalva 左窦的右冠状动脉异常患者（图 94-2），对有症状者应进行手术治疗，但对无症状患者是否应行手术治疗仍存在争议[4]。手术方式包括冠状动脉内膜移位术[6]、主动脉再吻合术或动脉修补术。远端旁路移植术也可用于异常冠状动脉近端结扎，但受旁路移植术耐久性的限制[4]。

冠状动脉疏通术与内膜粘连是目前矫正或右冠状动脉起源于对侧窦的主动脉的首选方法。在心肺旁路移植术开始后，从肺主动脉剥离主动脉时必须要非常小心，因为在此解剖过程中

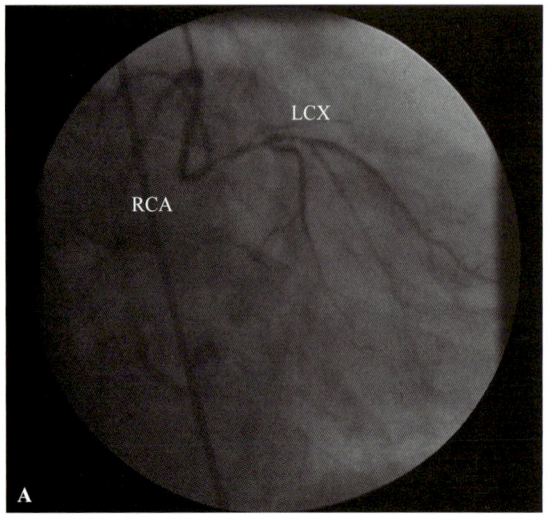

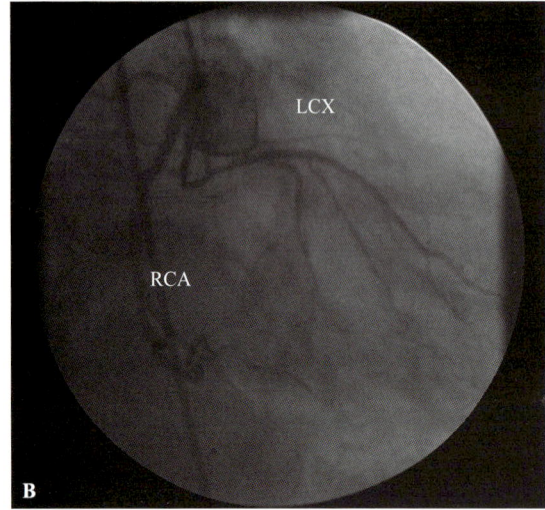

▲ 图 94-1 异常起源的左回旋支（LCX）和右冠状动脉（RCA）在（A）肤浅的右前斜和（B）前斜投影

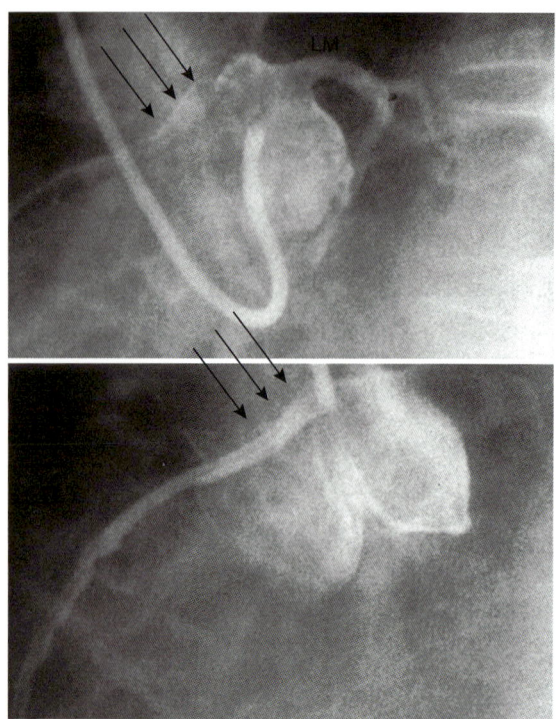

▲ 图 94-2 右冠状动脉起源异常（箭）自左尖高位在主动脉左侧主起点上方

可能会损伤到异常的动脉。在心脏停搏后，一般采用斜向主动脉切开术，但如果对异常的动脉的病程不确定，可采用"曲棍球"式（先垂直后斜向）主动脉切开术，以避免损伤。确定异常起源后，在动脉内放置一个冠状动脉探针以确认其路径。将探针放入动脉腔内后，将动脉去顶，利用探针防止不慎损伤后壁。然后用聚丙烯细缝合线间断缝合，将去顶段的边缘黏附在主动脉壁上，从而在更符合解剖学的位置上形成一个新的开口（图 94-3）。

（二）冠状动脉的异常肺起源

1. 从肺动脉发出的左冠状动脉异常

从肺动脉发出的左冠状动脉异常（anomalous left main coronary artery from the pulmonary artery，ALCAPA）的发生率为 0.25%～0.5%，仍然是小儿心肌缺血最常见的病因之一[7]。症状一般会在婴儿期出现，除非患者有来自右冠状动脉的广泛侧支循环，在这种情况下，症状可能要到成年后才会出现。由于它们依赖于诊断时间，如果发生广泛的心肌梗死，症状可能与心绞痛或心力衰竭有关。通过彩色血流超声心动图进行诊断，如果诊断有问题，可采用磁共振血管造影或计算机断层血管造影术。一旦诊断确定，应进行手术矫正，因为有梗死和猝死的危险[8]。Neches 描述了目前最流行的矫正手术方法[9]，在患者冠状动脉周围布置肺动脉袖带，用于将冠状动脉重新植入主动脉。如果异常冠状动脉以前已结扎，或者不能充分动员再植入，可以进行旁路移植。虽然有一定程度的二尖瓣反流可能是由于先前缺血引起的，或者心室壁可能是由于先前梗死引起的，但大多数临床医生在血运重建时并不建议瓣膜修复或动脉瘤切除，因为通常可以看到功能改善[4]。

2. 冠状动脉的其他异常肺起源

如前所述，ALCAPA 是冠状动脉最常见的肺源性异常，其余的被称为冠状动脉肺源性异常。肺动脉的右冠状动脉异常占总人口的 0.002%，患者年龄通常低于 18 岁[10]。报道的冠状动脉肺源异常的其他类型还包括肺动脉周冠状动脉异常起源于肺动脉，以及右、左冠状动脉异常起源于肺动脉，后者在新生儿期是致命的。虽然患者通常会出现无症状杂音，但心肌缺血和心力衰竭的症状也有报道[4]。超声造影可做出诊断。当确诊时，大多数临床医生提倡主动脉再植异常冠状动脉，因为如果不纠正的话，会有猝死的危险[4, 10]。

（三）单一冠状动脉

单冠状动脉是一种极为罕见的冠状动脉异常，发病率在 0.002%～0.06%，多达 40% 的患者与其他先天性心脏缺陷相关[11-13]。异常可分为 3 种类型：1 型描述的是供应整个心脏的单个动脉；2 型描述的是分裂为左右冠状动脉的单个动脉；3 型涵盖了所有其他变异。患者或者表现为伴随性先天性缺陷的症状，或者表现为心绞痛。通过冠状动脉造影进行诊断。虽然有些患者仍无症状，但据报道，猝死继发于大血管之间的压迫，以及对角度的担忧和动脉粥样硬化的加速。经皮冠状动脉介入术和冠状动脉搭桥术已成功地用于治疗缺血性症状的患者，尽管目前尚无针对无症状患者的干预指南。

（四）冠状动脉左主干闭锁

先天性冠状动脉左主干闭锁相当罕见，在文献中只有少数病例报道。这种异常可能出现在婴儿时期，伴有心律不齐、晕厥或猝死，而如果从右侧冠状动脉有足够的侧支循环，患者症状可能直到成年后才出现，此时显现的是缺血性症状。诊断是通过超声心动图和冠状动脉造影述，这允许区别单一的冠状动脉和 ALCAPA。在诊断时建议进行手术，可能包括冠状动脉搭桥术的远端血运重建[14]，或将左冠状动脉近端重新连接到主动脉窦[15]。

（五）冠状动脉高位发出

左主冠状动脉和右冠状动脉一般起源于各自的位于窦管交界处下方的 Valsava 静脉窦。虽然不同类型之间的发病率有明显差异，但 0.01%～0.8% 的患者冠状动脉可明显位于窦管结以上[16, 17]。其起源一般发生在窦管交界处 1～2cm 范围内，但有报道称可高达 5cm 以上的窦管交界处。这种异常的临床意义仍有争议，因为有报道称，这种情况下的猝死病例可能是伴随着冠状动脉病变而发生的，而冠状动脉病变可能是导致死亡的原因[17]。对于无症状的孤立性高发冠状动脉患者，如果偶然发现，可能需要观察。

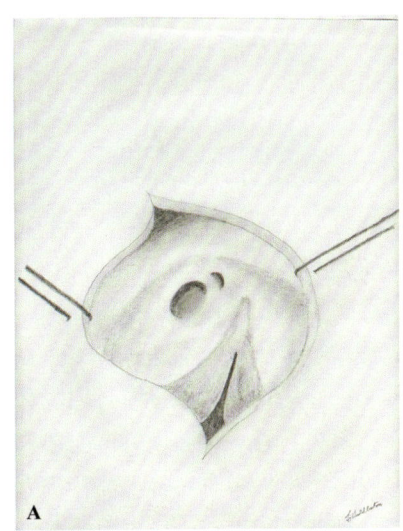 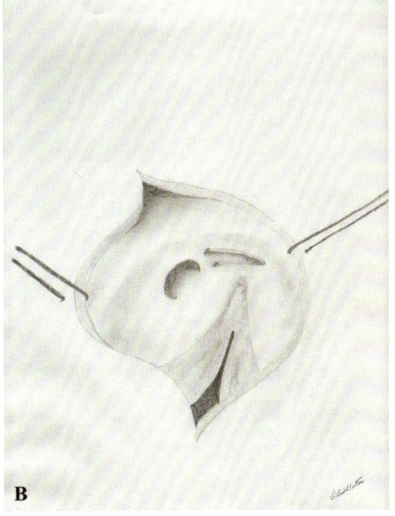 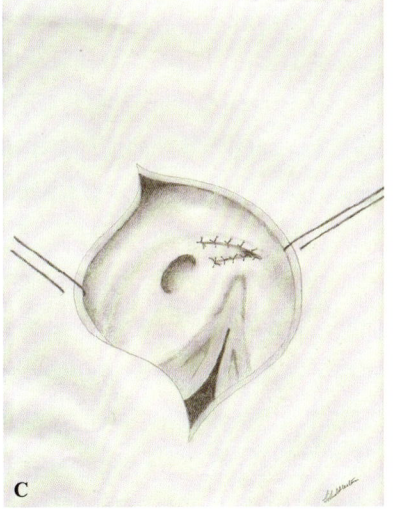

▲ 图 94-3　的右冠状动脉起源异常左尖端（A）主动脉切开术后可以看到，（B）去顶异常的冠状动脉，和（C）边缘褶皱为创建一个"新"的门口。

（引自 Stephen J. Huddleston，MD，PhD）

(六)冠状动脉瘘

冠状动脉瘘管可能是先天性的，也可能是后天形成的，发病率为 0.2%～0.85%[18]。瘘管由主冠状动脉和心腔、主血管或静脉之间的直接毛细血管前直接连接组成。当引流进入心腔时，可以用冠状静脉瘘这个术语。目前，大约 2/3 的冠状动脉瘘是先天性的，可能与 1/3 患者的额外先天性心脏缺陷有关[19]。这些被认为是由于早期心脏管腔之间持续存在的正弦连接而形成的。获得性瘘管可能在外伤、冠状动脉造影、其他导管介入、心肌活检、血管炎或心脏手术后发生。最常见的情况是，大约 80% 的病例会出现单发瘘管，10%～15% 的患者会出现多发性瘘管，不到 10% 的患者会出现双侧右 - 左冠状动脉瘘管[20]。左前降支和右冠状动脉是瘘管最常见的起源部位，而旋支是罕见的起源部位[4]。在 90% 以上的病例中，引流管流入低压的右心脏或心肺动脉，但很少流入左心房或心室。根据 Sakakibara 及其同事提出的系统理论，瘘管可以分为 A 型或 B 型[21]。在 A 型冠状动脉瘘中，冠状动脉近端的瘘管处扩张；而在 B 型中，冠状动脉在其整个长度上扩张；终止于右心脏。这种区别在临床上是有意义的，因为 A 型瘘管可能在心外膜表面结扎，而 B 型应该在心内结扎。如果瘘管很大，儿童时期可能会出现症状，最常见的症状是心绞痛和呼吸困难。超声心动图可以鉴别瘘管，但手术计划和血流动力学测量需要导管插管。虽然冠状动脉瘘很少会自发闭合，但大多数临床医生在年轻患者中（以导管为基础的或外科手术）更倾向于干预（以导管为基础的或外科手术），即使患者无症状，以防止并发症，如缺血、心内膜炎、动脉瘤或肺动脉高压[4]。对于在无症状的老年患者中偶然发现的小瘘管是否应处理尚无共识，但给予观察可能是适当的[22]。成功的导管介入治疗包括支架植入术或盘绕术，但没有与外科技术进行比较。手术技术是多种多样的，可以使用或不使用（取决于技术）。如果冠状动脉能在心外膜表面活动，则无须体外循环即可结扎瘘管。在不使用旁路移植技术的情况下，可以将脱脂棉褥式缝合线质押垫缝线可以深入动脉以堵塞瘘管，而不需要体外循环。如果患者能忍受冠状动脉近端和远端暂时闭塞，可以通过动脉切开术形成内部闭合。或者，冠状动脉可以在近端和远端结扎通过旁路移植，以保持远端灌注。通过荷包缝合或补片可以在引流室内闭合，这两种方法都需要建立体外循环。

(七)肌桥

"心外膜"冠状动脉通常位于心外膜表面的浅层，但在某些患者中，它们可能通过不同长度的心肌管，其覆盖的肌肉称为桥。虽然关于肌桥在心肌缺血中的作用存在争议[23]，但有报道显示冠状动脉收缩狭窄继发缺血[24]。除了桥的直接机械作用外，桥近端动脉粥样硬化的进展可能有所增加，这也可能导致缺血。肌桥的发生率差异很大，从 0.5%～85%，这取决于所做的研究类型（血管造影、计算机断层摄影或尸检）[4, 24]，但在接受冠状动脉造影评估胸痛的患者中，只有约 0.5% 的患者可见到与动脉压迫有关的肌桥接[24]。如果怀疑有肌桥接，则应采用冠状动脉造影加血管内超声来确认诊断（图 94-4）。尽管一定程度的血管压迫可能是良性的，但在收缩期冠状动脉直径减小 70% 以上，在舒张压期冠状动脉直径减小 35%，提示明显的冠状动脉压迫[25]。内科治疗仍为无症状性肌桥的一线治疗，主要包括 β 受体阻断药。通过降低心率和延长舒张期，β 受体阻断药能够减少压迫和改善血流[26]。如果引起血管痉挛，钙通道阻断药和硝酸盐也能起到一定的缓解作用[27]。对于难以治疗的症状，可以通过支架植入术或手术进行冠状动脉介入治疗。药物洗脱支架植入冠状动脉已显示出良好的中期结果，但长期数据仍在观察[24]。对于医疗失败的手术选择包括动脉心肌桥松解术或冠状动脉搭桥术。心肌桥松解术取得了良好的长期效果，但必须注意避免进入右心室，因为右心室在去顶时可能很脆弱。冠状动脉旁路搭桥术作为肌松解术的替代方法。可用于肌桥近端动脉粥样硬化性疾病的患者和肌桥粗大的患者，因为这可能会增加冠状动脉不慎损伤或心室入路的风险。

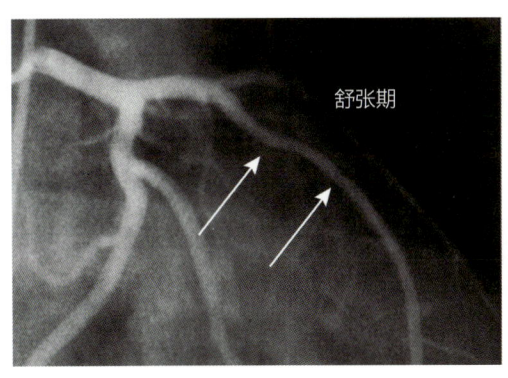
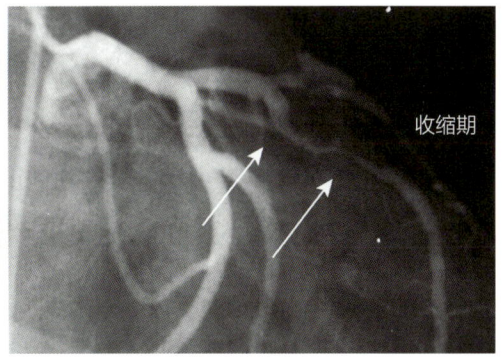

▲ 图 94-4 肌桥（箭）导致压缩在收缩

（八）冠状动脉瘤（冠状动脉扩张和扩张）

冠状动脉的动脉瘤，定义为相邻正常冠状动脉直径的 1.5 倍，据报道发生在 1.5%～4.9% 的人群中[28, 29]。动脉瘤最常继发于潜在的动脉粥样硬化疾病，但可能是先天性的或继发于感染、炎症性疾病/血管炎或创伤（包括经皮介入治疗后的医源性创伤）。形态学上，动脉瘤呈囊状或梭状，后者在动脉粥样硬化患者中更为常见。尽管梭形动脉瘤较为常见，但囊状动脉瘤更容易发生破裂，或引起血栓形成等并发症。约 50% 的冠状动脉动脉瘤位于右冠状动脉，25%～50% 位于左前降支或左旋支，不到 10% 位于冠状动脉左主干。在缺血性疾病的评估过程中，通常会有诊断[29, 30]。尽管超声心动图可能显示动脉瘤，冠状动脉造影仍是确切的诊断方式。冠状动脉瘤的治疗目前在医学管理、冠状动脉和冠状动脉旁路支架介入治疗和冠状动脉搭桥术等方面尚无定论。医学治疗包括基础病理治疗（动脉粥样硬化冠状动脉疾病的标准治疗、感染的清除和血管炎的免疫抑制）。使用他汀类药物抑制基质金属蛋白酶活性，以及使用血管紧张素 Ⅱ 受体阻断药抑制 β- 转化生长因子，已被尝试作为标准医疗管理的辅助治疗，但还没有关于其益处的数据报道[31]。较大的动脉瘤可以通过抗血小板治疗或正规的抗凝来降低血栓形成和栓塞的风险。尽管瘤体大小标准和抗凝水平还没有确定[32]。有报道成功使用了覆盖支架（图 94-5），但人们仍然担心支架血栓形成的风险[31]。手术干预适应证包括冠状动脉搭桥术的标准适应证、大支分支附近的动脉瘤，远端栓塞导致的心肌缺血，进行性增大，左主干动脉瘤，正常冠状动脉直径的 3 倍[33, 34]。囊内动脉瘤的修复方法包括外侧无静脉曲张缝合法、动脉内膜切除术和血栓切除术。采用常规远端旁路移植术和动脉瘤结扎术治疗腹型动脉瘤。

二、冠状动脉的机械损伤

（一）冠状动脉栓塞

由于冠状动脉相对于主动脉外流的锐角化和收缩期主动脉瓣瓣叶的保护作用，使冠状动脉得到部分保护，避免栓塞。冠状动脉栓塞可能是在导管介入治疗（经导管主动脉瓣瓣膜介入术）过程中发生的。换药、冠状动脉造影或心脏手术过程中（血栓脱落、植被、钙质、脂肪或粘连/止血化合物）。非遗传性原因冠状动脉栓塞的原因包括心内或瓣膜内血栓，肿瘤，心内膜炎继发的赘生物，或右向左分流时的异常栓子。冠状动脉栓塞的临床结果是根据栓子的大小和位置来决定的。最常见的是左前降支冠状动脉受累[35]。较大的栓子可导致明显的心肌缺血，需要介入治疗。冠状动脉血管造影往往会显示出对比剂流的突然切断点。在诊断性血管造影过程中，经皮尝试恢复血流是诊断性血管造影时的主要治疗手段，分流手术或栓子切除术是保留给那些经皮治疗尝试不成功且持续严重缺血的患者。对于手术室内发现的手术中冠状动脉栓塞的患者，可尝试通过冠状动脉窦内逆行冲洗、栓塞切除术或分流移植术来缓解缺血。

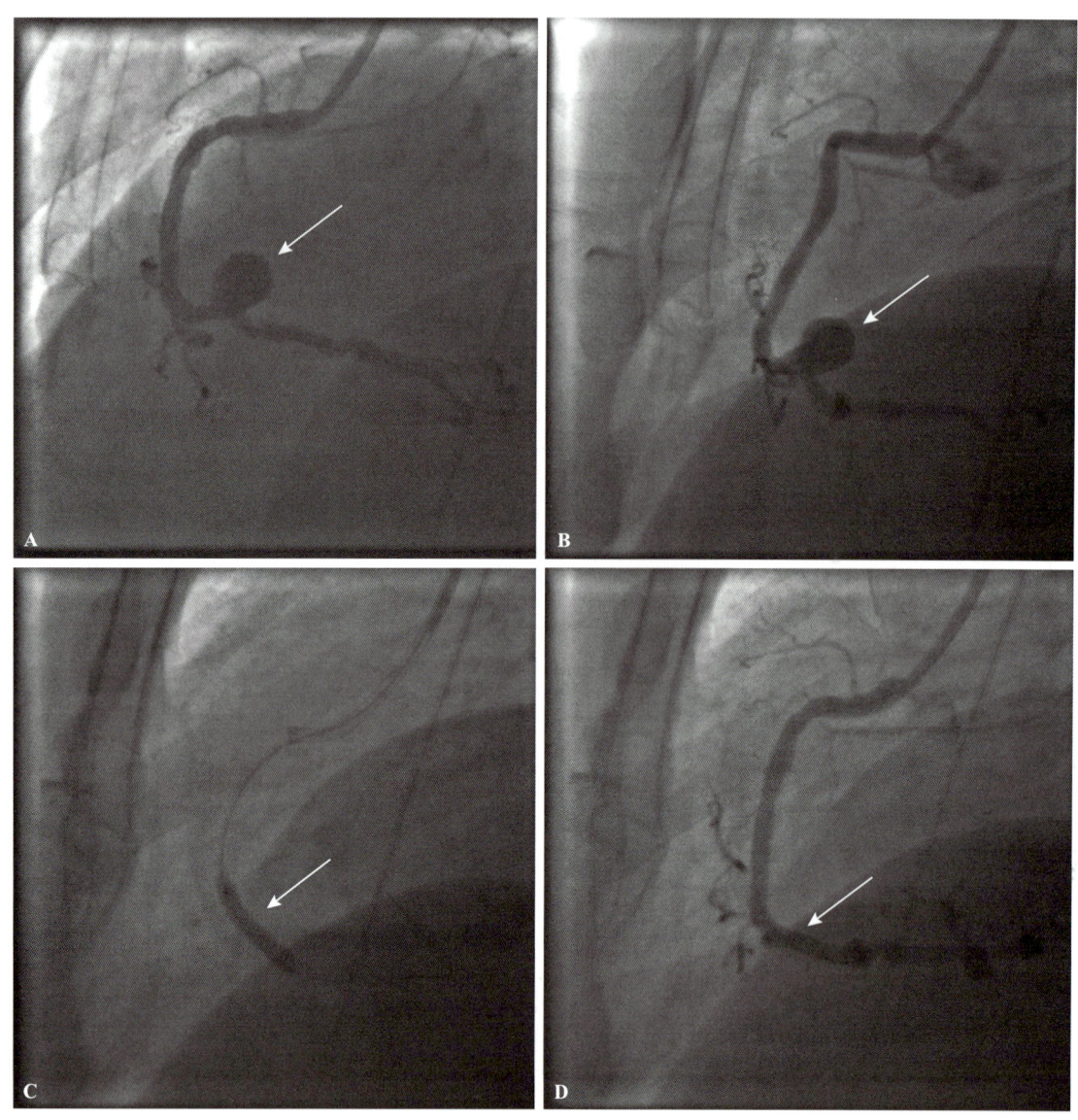

▲ 图 94-5 右冠状动脉假性动脉瘤（箭）
前右侧斜投影（A）和左侧位投影（B）；部署可膨胀的球囊支架（C），并排除动脉瘤（D）

（二）冠状动脉解剖

冠状动脉夹层是指冠状动脉的中膜分离，有或无内膜撕裂。由此造成的冠状动脉壁出血可导致管腔狭窄，继而发生缺血。如果是自发发生的，则称为原发性夹层；如果是由主动脉夹层、外伤或医源性干预引起的，则称为继发性夹层[36]。A 型包括主动脉对比剂注射过程中的冠状动脉夹层内的辐射着色区。在清除染料后不会持续；B 型解剖显示为双腔体，由一个辐射着色区隔开。染料清除后该区域会消退；C 型表现为冠状动脉管腔外的颜色反差，在染料清除后具有持久性；D 型在对比剂的持续作用下表现为螺旋状病变；E 型表现为持久性充血缺损；F 型则表现为全血管闭塞，没有反流。

自发的冠状动脉解剖：在接受冠状动脉造影的患者中，自发性冠状动脉夹层的发生率相差很大，从 0.2%～1.1%[36, 38]。平均年龄在 30—45 岁，超过 2/3 的患者是女性。值得注意的是，约有 1/3 的女性患者会在围生期发生。女性最常解剖部位是左前降支冠状动脉，男性最常解剖部位是右冠状动脉[39]。潜在的病因可能与动脉粥样硬化、围生期血管改变、结缔组织紊乱或血管炎有关。虽然CT血管造影在诊断和随访中得到了越来越广泛的应用，但诊断最常用的方法是冠状动脉造影，不论是否使用血管内超声或光学相干断层扫描[40]。虽然对于自发性冠状动脉剥离没有明确的指导方案，但是药物治疗（如抗血栓治疗、受体阻断药和硝酸盐抗缺血治疗）、经皮冠状动脉介入治疗和冠状动脉搭桥术都被使用过。在没有持续缺血的证据的血流动力学稳定的患者中，可以考虑药物治疗[36]。对于缺血患者，选择经皮介入治疗还是冠状动脉搭桥术应该基于解剖结构。如果可能的话，可以使用支架植入术进行单血管解剖。左冠状动脉主干和多血管解剖，以及经皮介入治疗失败的病例，应采用常规冠状动脉搭桥术[36,38]。

（三）冠状动脉损伤

1. 腹部钝伤

由钝挫伤引起的冠状动脉损伤是罕见的，在钝性胸部损伤的患者中占比小于2%[41]。损伤的机制可能是继发于主动脉夹层并逆行累及冠状动脉开口，主动脉根部近端冠状动脉撕脱（部分或全部），或内膜损伤导致冠状动脉夹层或血栓形成。左前降支和右冠状动脉损伤最常见。临床表现通常是由于心肌缺血或心脏压塞而导致血流动力学障碍，但一些损伤可能导致延迟血栓形成和延迟症状。在临床上有出血的不稳定患者中，如果损伤是近端的，立即探查与伴随冠状动脉搭桥术一起进行，而在没有出血的患者中，可以进行介入冠状动脉造影[42,44]。

2. 穿透性损伤

因其解剖位置不同，左前降支和右冠状动脉是穿透性胸外伤最常见的损伤部位。主要临床表现为心脏压塞。有血流动力学信号或心包积液的穿透性损伤需要手术探查。小冠状动脉分支和大心外膜冠状动脉远端1/3可以结扎而不引起明显的心室功能障碍，但术后心律失常可能是局灶性梗死所致。对于更近端冠状动脉损伤，冠状动脉内分流术可用于暂时控制出血。由于许多穿透性损伤是前路的，有限肝素化的体外循环冠状动脉搭桥技术可能主要用于修复、血管补片修复或搭桥移植。如果暴露较差或心室功能受损，也可以使用标准的泵上技术[42,43]。

3. 医源性冠状动脉损伤

冠状动脉造影后的冠状动脉夹层或血栓形成极为罕见，发生率低于0.01%[44]。这些并发症通常可以经皮冠状动脉内支架植入术进行处理，但如果出现缺血，则可能需要紧急冠状动脉搭桥术。在心脏外科手术中，冠状动脉损伤，如解剖，可能继发于手持心脏停搏套管的插管，或使用冠状动脉内探针后。在室性损伤的修复过程中，可能会发生冠状动脉结扎意外。这些损伤通常表现为体外循环分离时心室功能障碍，需要远端旁路移植。

三、进行性非动脉粥样硬化性冠状动脉闭塞性疾病

（一）冠状动脉血管炎

1. 结节性多动脉炎

结节性多动脉炎是一种累及中、小动脉的系统性坏死性血管炎。结节性多动脉炎的总体发病率较低，每年估计为每百万人口0.4~2[45]。血管炎主要累及肾脏、胃肠道、皮肤、关节和肌肉，冠状动脉受累症状较少。症状出现的平均年龄为30—50岁，男性居多。冠状动脉受累可导致早期动脉粥样硬化、冠状动脉瘤、夹层或血栓形成[46]。血管炎的治疗以糖皮质激素免疫抑制和阿司匹林抗血小板治疗为主。对于发生冠状动脉并发症的患者，手术与经皮冠状动脉介入治疗的作用仍有待确定。大多数报道表明，患者最初接受经皮穿刺治疗，如果经皮穿刺失败，可以选择手术治疗。因为免疫抑制和对愈合的担心冠状动脉搭桥术在此类患者群体中是复杂的，需要在活动性炎症中操作和选择合适的导管，还要考虑在一些多动脉炎会累及内乳动脉[47,48]。鉴于出现临床表现时患者普遍较年轻，一些临床医生建议术前对乳腺内部动脉进行影像学检查，并在适当的情况下将其作为导管使用，但他们倾向于避免将桡动脉作为导管使用，因为这样会增加疾病的风险[47]。

2. 系统性红斑狼疮

系统性红斑狼疮（SLE）是一种免疫介导的炎症性疾病，主要以肌肉骨骼和黏膜炎症为主，女性多见。当与具有类似的冠状动脉疾病危险因素的对照组进行匹配时，SLE 患者发生亚临床冠状动脉疾病的风险是对照组的 3 倍，而且发病年龄较早，这可能归因于慢性炎症、血栓形成前的状态或长期使用皮质类固醇的原因[49]。当怀疑心肌缺血时，应进行冠状动脉造影，经皮介入与冠状动脉搭桥术的适应证与无 SLE 患者相同。如果计划进行冠状动脉搭桥移植，则应考虑并发的瓣膜疾病和高凝状态。瓣膜性心脏病是 SLE 患者中最常见的心脏异常，尸检中发现的发病率为 13%~100%，是发病率的主要原因[50]。患者以左侧瓣膜受累为主，所有患者术前均应进行超声心动图检查，再进行血运重建，以辅助手术计划的制订[49]。有限病例系列报道了 SLE 患者行冠状动脉搭桥术的成功，并在病理标本上发现左乳内动脉没有炎症性累及，表明其适合导管使用[51, 52]。

3. Wegener 肉芽肿病

Wegener 肉芽肿病是一种坏死性血管炎，影响中小血管，最常见于呼吸道和肾脏。冠状动脉受累最常见表现为动脉炎[53]，但临床意义重大的冠状动脉受累极为罕见[54]。

4. Takayasu 疾病

Takayasu 动脉炎主要见于 10—50 岁的亚洲女性，血管炎影响主动脉及其主要分支。冠状动脉受累并发动脉炎的发生率约为 10%[55]。近端冠状动脉受累是常见的，增加了严重心肌缺血的风险[56]。经皮治疗冠状动脉疾病的报道表明，其长期疗效有限[57]，使用药物洗脱支架可能会增加长期治疗的通畅性[58]。考虑到经皮介入治疗的长期通畅率，以及左主干冠状动脉受累的发生率的数据有限，冠状动脉搭桥术通常被认为是一个潜在的初始治疗方案。进行冠状动脉搭桥术时，由于整个主动脉壁的慢性炎症而变得会导致，操作、夹持和近端吻合口建立，以及锁骨下动脉受累，限制了乳腺内动脉的可利用性，从而使手术变得复杂[59]。使用非泵技术限制主动脉操作和其他动脉导管如胃网膜动脉，均有成功案例的系列报道[59]。如果临床情况允许，手术应该推迟，直到通过后续的血清学炎症标志物用免疫抑制剂控制为止。术后由于存在吻合性动脉瘤形成的危险，患者需要长期密切随访[60]。

5. 黏膜皮肤淋巴结综合征（川崎病）

黏膜皮肤淋巴结综合征最初描述在 1967 年，该病又称川崎病，是一种全身性血管炎，最常见于儿童，可导致冠状动脉瘤形成（图 94-6）、血栓形成或瘢痕形成狭窄。在日本，每 10 万人口就有 175 人患动脉瘤，而在美国，发病率为每 10 万人口中 19 人[62]。尽管多达 20% 的患者可能会出现动脉瘤，但由于动脉瘤可能会随着时间的推移而退化，因而手术相对少见[62]。在日本，有 0.3%~0.5% 的川崎病患者进行过冠状动脉搭桥术[63, 64]。左冠状动脉最常累及，其次是左前降支，右冠状动脉和左旋支[65]。动脉瘤的形成可能发生在症状出现后 6~8 周内，在适当的医疗管理下，多达 50% 的病例将在 5 年内治愈，进展为慢性梗阻性冠状动脉疾病患者的 5%[61]。当需要介入治疗缺血或大动脉瘤时，冠状动脉搭桥术比经皮冠状动脉介入术更受青睐，因为经皮冠状动脉介入术存在长期通畅性问题[66]，内乳动脉移植术因其长期通畅而更受青睐。

（二）内膜增生和纤维化

冠状动脉的纤维增生极为罕见，只有限的案例报道。疾病通常局限于内膜。虽然在女性中居多，病因尚不清楚，被认为是继发于遗传、激素或机械因素。冠状动脉的纤维性增生可导致继发于心律失常的猝死[67]。

1. 电离辐射

胸部照射通常用于治疗霍奇金病、乳腺癌和某些肺癌。有胸廓照射史的患者在治疗时由于内皮损伤而继发的动脉粥样硬化和非动脉粥样硬化性冠状动脉狭窄，以及随后的斑块形成风险更高，这些斑块可能局限于内膜，不受胆固醇沉积的影响[68, 69]。这些患者可能发病年龄更小，通常在治疗后的第二和第三个 10 年。在这个患者亚群中，血运重建的适应证与其他梗阻性冠状动脉疾病患者相同，但在经皮冠状动脉介入或冠状动脉搭桥术之前需要考虑多个因素。虽然药物洗脱支架的数据有限，但相对于没有放疗史的患者而言，裸金属支架和球囊血管成形术与再狭窄率显著升高有关 [70]。如果计划手术，应考虑到辐射对皮肤造成的损害，这可能影响愈合；纵隔纤维化可能增加进入胸骨的困难；伴随的心包疾病，可能增加心外膜冠状动脉靶点识别的困难。此外，乳腺内动脉的辐射损伤，这可能妨碍其作为导管的使用 [69]。

2. 心脏移植

移植物冠状动脉疾病继发于血管病变，是移植受者晚期死亡的主要原因，超过 40% 的患者在移植后 8 年发生冠状动脉病变。在植入时去神经，支配导致心绞痛消失。因此，筛查对于检测至关重要。目前的筛查方案采用冠状动脉造影加血管内超声检查来建立诊断 [72]。血管病变常导致弥漫性疾病，限制了介入治疗的作用，但在某些情况下经皮冠状动脉介入和冠状动脉搭桥术已被成功应用，但生存率是否提高仍有待证实 [73]。再次移植仍然是治疗慢性同种异体移植物血管疾病唯一确定的治疗方法 [72]。

（三）外源性冠状动脉压迫

邻近结构、肿瘤或脓肿压迫心外膜冠状动脉可能导致心肌缺血。最常见的引起外源性压迫的毗邻结构是具有高压的肺动脉，以及主动脉根部/窦部的 Valsava 动脉瘤。症状通常与心绞痛有关。胸部造影增强 CT 扫描可以提高临床对外源性冠状动脉压迫的怀疑，但冠状动脉超声造影被认为是诊断冠状动脉疾病的黄金标准 [74]。动脉瘤发生时需进动脉瘤修复术和脓肿引流术，而冠状动脉压迫继发肺动脉高压时，可选择冠状动脉支架置入或旁路移植术。

四、药物滥用

据报道，在使用可卡因后到急诊科就诊的患者中，有多达 40% 的患者会出现胸痛 [75]。这些患者中的一小部分（0.7%～6%），会出现心肌缺血和（或）梗死。心肌缺血的病因是多因素的，继发于心肌需氧量增加、血管收缩和血栓形成的倾向性增加 [78]。除了可卡因使用的急性并发症外，研究表明，当调整其他动脉粥样硬化危险因素后，可卡因使用者并没有增加血管造影显著的冠状动脉疾病的倾向性 [79]。

对疑似可卡因诱导的心肌缺血患者的初始治疗应与所有心肌缺血患者相似。对于接受经皮冠状动脉介入治疗的患者，应考虑使用裸金属支架，而不是药物洗脱支架，这主要是出于对抗血小板药物依从性的考虑 [78]。虽然目前还没有具体的对可卡因相关的和（或）诱发的心肌梗死进行手术治疗指南，对于多脏器疾病、冠状动脉夹层或冠状动脉血栓不适合经皮介入治疗的病例，应考虑进行冠状动脉旁路桥移植术。

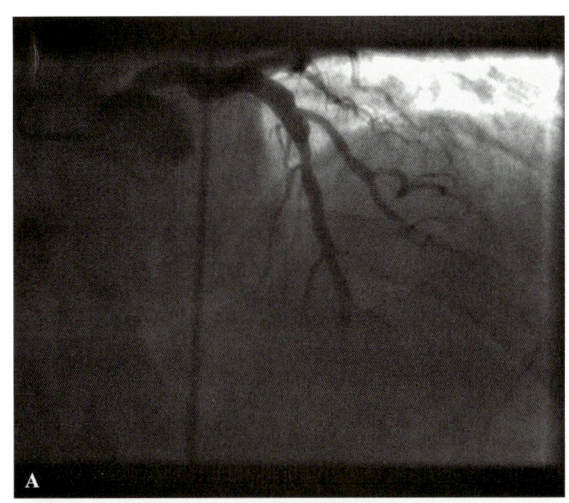
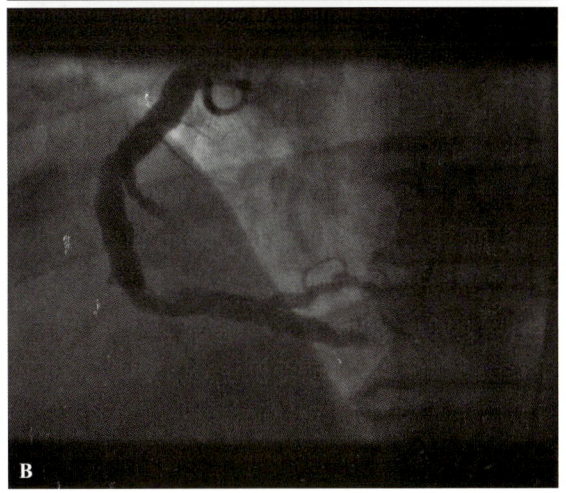

▲ 图 94-6　在川崎病冠状动脉扩张在（A）左冠状动脉系统和（B）右冠状系统

第二十三篇 心力衰竭的外科治疗
SURGICAL MANAGEMENT OF HEART FAILURE

第 95 章
心包与缩窄性心包炎
Pericardium and Constrictive Pericarditis

Donald D. Glower 著
耿冰川 译

一、心包

（一）历史

心包的最早描述可追溯到希波克拉底（公元前 460—前 377 年）[1]。Galen（129—210 年）描述了心包的保护功能，还报道了动物的心包积液。Avenzoar（1091—1162 年）描述了心包炎[2]，而 Vesalius（1514—1564 年）仔细记录了心包的解剖结构。1649 年 Jean Riolan 建议用胸骨环钻术治疗心包炎，William Harvey 报道了 1 例心包积血。Richard Lower、John Mayow 和 Morgagni 分别于 1669、1674 和 1756 年描述了心脏压塞和缩窄性心包炎的状况。Cheevers 在 1842 年进一步阐明了缩窄性心包炎的病理生理学。

1873 年 Kussmaul 指出了缩窄性心包炎与周围脉搏强度降低（现称为奇脉）之间的关系。Kussauul 还描述了吸气性颈静脉扩张，现在称为 Kussmaul 征象（与正常的吸气性颈静脉塌陷相反）。1896 年 Pick 报道了 3 例患有缩窄性心包炎和肝硬化（现称为 Pick 肝硬化）患者的情况。

Romero 在 1819 年进行了首次成功的心包切开术，Franz Schuh 在 1840 年进行了第一次心包穿刺术。缩窄性心包炎的心包切除术由 Weill 和 Delorme 分别于 1895 年和 1898 年提出，心包切除术最终由 Rehn 于 1913 年、Sauerbruch 于 1925 年进行。Beck 于 1930 年、Churchill 于 1936 年和 Blalock 于 1937 年报道了美国对缩窄性心包炎的早期外科治疗。Holman 于 1955 年提倡进行根治性心包切除术，包括在必要时切除增厚的心外膜。

（二）解剖学

心包是围绕心脏和纵隔大血管的纤维囊。心包囊的外壁由外纤维膜和内浆膜组成[3]。组织学上，纤维膜是纤维胶原蛋白组织，其弹性纤维沿应力线排列，心包膜浆膜由间皮细胞和微绒毛和一个基础基底层组成[3]。

该心包外囊折叠到心脏和大血管上，心外膜和大血管外膜层在此处构成心包的内层。在侧面，心包形成胸膜腔的内壁；在下方，心包膜位于膈肌中央肌腱的上表面，并且心包膜与深颈筋膜融合；在前面，心包通过韧带结构松散地连接剑突和胸骨；在后方，心包膜包裹大血管、静脉腔和肺静脉。后心包间隙有两个发育凹部，即将大血管与肺静脉分开的横窦，以及将左右肺静脉分开的斜窦（图 95-1）[3]。

心包的动脉血供和静脉引流来自两侧乳腺内血管的心包支。心包脏层的淋巴引流是气管和支

第二部分 成人心脏手术
第 95 章 心包与缩窄性心包炎

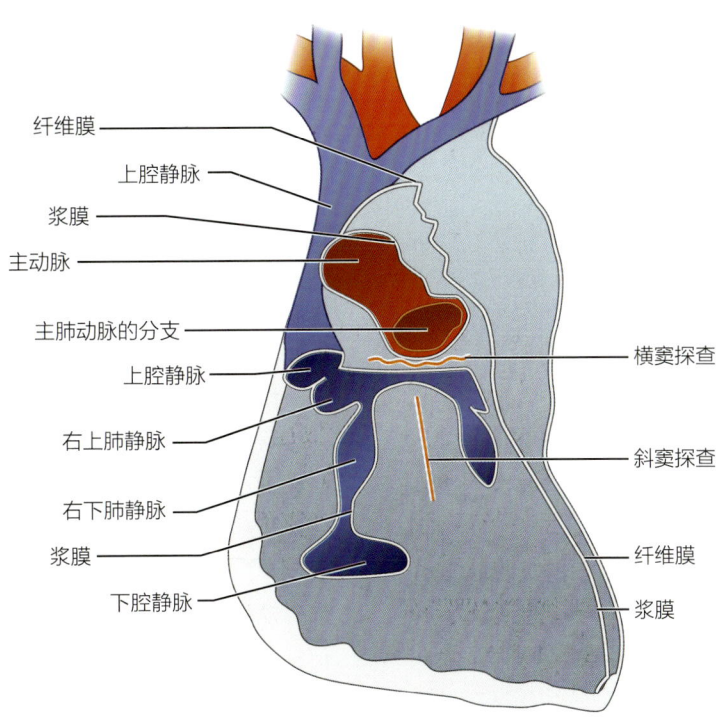

▲ 图 95-1 心包后反射的解剖图
引自 Spodick DH: *The pericardium*, New York, 1997, Marcel Dekker

气管淋巴链，心包壁层与胸骨、膈肌和中纵隔共享淋巴引流。心包由膈神经通过食管神经丛迷走神经支配[3]。

心包通常含有 15~35ml 的浆液。心包液是一种渗出液，其蛋白含量低于血清，但白蛋白含量高于血清。因此，心包积液的渗透压低于血浆[3]。

（三）正常生理

心包和心包液可最大限度地减少心脏运动过程中的摩擦和能量损失。在此过程中，正常的心包及其外部附件会在重力或其他可能损害心脏充盈或功能的力量作用下，在纵隔内保持心脏位置。心包也可作为屏障，保护心脏免于邻近结构的炎症或恶性肿瘤侵害。

正常的心包具有与膈神经和迷走传入神经相连的机械感受器，这些神经感受器在刺激下会降低狗的血压、心率并收缩脾脏。心包液中含有前列环素，可影响冠状动脉的血管舒缩张力，并具有纤溶特性，可溶解心包内血栓。

静止时，正常的心包对心脏的收缩或舒张功能可能无抑制作用[4]。但是，在急性心脏扩张的情况下，正常的心包可能会增加舒张硬度，并限制左、右心室的舒张充盈[5]。在正常情况下，心包对左心室和右心室之间的相互作用影响相对很小[6]。

呼气末正常心包压为 –2mmHg。与胸膜压力一样，心包压力在吸气过程中降低，在呼吸过程中升高。因此，吸气通常会减少左心室搏出量，并使主动脉血压降低到 10mmHg 以下。产生这些作用的机制不需要完整的心包，并且与奇脉的机制类似（见下文）。

（四）病理生理学

1. 心包积液

心包积液（50~100ml）是渗入心包空间的液体多于被吸收的结果。通常心包积液达到 500~700ml 时需要引流。最终，心包腔压力会升高到使吸收与引流相平衡的水平。随着时间的推移，心包压力的持续增加会导致心包囊伸展（由于心包的可塑性），并使心包胶原纤维滑移，心包变薄。心包积液增加的原因包括心包炎或感染。静脉高压或淋巴管梗阻可能导致心包液吸收减少。如果心包积液增加了心包压，则可能导致心脏压塞和奇脉（见下文）。

2. 心脏压塞

心脏压塞被定义为通过积聚引起和破坏代偿机制的心包内容物，在血流动力学上对心脏造成显著压迫[3]。心脏压塞可由心包积液、脓液、血液、空气或肿瘤引起。在正常的心包中，大约 200ml 的急性心包积液可产生填塞，但在慢性扩大的心包囊中可能需要更大的容量。

心脏压塞的最初作用是通过直接压力作用，以及右心房和右心室舒张期顺应性的有效降低导致右心回心血量减少。右心室充盈减少会导致每搏输出量减少，从而引起心排血量减少。左心房压力增加和右心室输出量减少，使肺静脉回流到左心血量减少。在正常血容量患者中，中心静脉压为14～30mmHg，通常与心脏压塞有关，如果血容量也不足，则心脏压塞时可能会出现较低的静脉压。

心脏压塞也会损害左心室舒张期顺应性和舒张期充盈。相对于左心室舒张压，舒张期右心室压升高可使室间隔向左移动，从而降低室间隔的预负荷并有效降低左心室收缩力。通过将这些机制结合起来，吸气与心脏压塞可以使收缩压降低10mmHg 以上（参见下一节"奇脉"）。最终，动脉低血压和心包内压升高可充分降低冠状动脉灌注，从而使由整体性心脏缺血引起的心肌收缩力降低。

心脏压塞的诊断体征列于框 95-1。

3. 奇脉

心脏压塞与奇脉有关，其定义为吸气时收缩压下降大于 10mmHg。因此，由于相同的机制，奇脉为正常吸气时收缩压的下降（见前文"正常生理学"）。尽管奇脉是心脏压塞的特征，但在慢性梗阻性肺疾病、肺栓塞、肥胖、右心衰竭和腹水中，也可通过相同机制观察到奇脉[6]。心脏压塞伴有严重的左心功能不全、房间隔缺损、严重的主动脉瓣关闭不全或正压呼吸可能不存在奇脉[3]。奇脉可能存在如下机制。

(1) 吸气时肺部积血。

(2) 吸气过程中右心室压力降低导致右心室充盈增加（反之，右心室扩张可能使室间隔向左移动，从而降低室间间隔心肌的预负荷并减小左心室搏出量）[7]。

(3) 左心室后负荷增加（主动脉压减去心包压），从而降低了左心室做功[8]。

4. 缩窄性心包炎

当心包囊本身的容量相对于心脏容量充分减少而导致心脏充盈受损时，就会导致缩窄性心包炎。在缩窄性心包炎中，通常不存在心包积液或心包积液正常。心包囊壁通常在缩窄性心包炎中增厚，其厚度可能为 3～20mm，而正常心包的厚度为 1～2mm（框 95-2）。

与心脏压塞不同，缩窄性心包炎仅在舒张末期损害心脏充盈。因此，在缩窄性心包炎中，右心室的舒张早期会短暂发生充血，直到心室突然达到心包的刚性束缚为止。结果是右心室舒张压和左心室充盈压力波形中出现病理性中"平方根"符号（图 95-2）。

框 95-1　缩窄性心包炎的诊断体征

体格检查
- 奇脉

肺动脉导管的检查
- 中心静脉压＞14mmHg
- 舒张期中心静脉、肺动脉和毛细血管楔压接近均等
- 心排血量减少

超声心电图
- 右心房压迫
- 右心室舒张期塌陷
- 下腔静脉扩张
- 室间隔的吸气移位向左
- 吸气流速：三尖瓣和肺动脉瓣增大，二尖瓣和主动脉瓣减小

框 95-2　缩窄性心包炎的诊断体征

体格检查
- Kussmaul 征

肺动脉导管的检查
- 中心静脉压＞14mmHg
- 舒张期中枢静脉、肺动脉和毛细血管楔压接近均等
- 心排血量减少
- 左右心室压力波形描记中的"平方根"符号
- 中心静脉压 y 波形明显下降

超声心动图、CT 扫描或磁共振成像
- 相对于中隔应变，左右心室自由壁应变受损
- 心包增厚
- 右心室舒张期塌陷
- 心包积液少

同样，在缩窄性心包炎中，中心静脉压追踪有明显的 y 波形下降与左右心室追踪中的"平方根"符号初始下降相对应。这种 y 波形下降通常是由于心房快速充盈时正常静脉压力的"舒张性塌陷"导致的，而这种下降因缩窄性心包炎而加剧。缩窄性心包炎会损害左心房的存储功能和收缩功能[9]。在磁共振成像中，与室间隔相比，缩窄性心包炎还有选择地损害左心室和右心室自由壁的收缩功能[10]。

缩窄性心包炎与吸气性颈静脉扩张有关（Kussmaul 征见图 95-2），在心脏压塞较少发生。Kussmaul 征也可能发生在右心衰竭、限制型心肌病、肺心病和急性肺栓塞中。

缩窄性心包炎中，静脉压的慢性升高可导致肝充血、心肌病、蛋白丢失性肠病和肾病综合征。慢性缩窄性心包炎会随着血清去甲肾上腺素、肾素、醛固酮、皮质醇、生长激素和心钠素的升高而改变神经激素轴[11]。

缩窄性心包炎的鉴别诊断主要包括限制型心肌病，可与缩窄性心包炎同时发生[5, 12]。心肌活体组织检查的组织学特征、肺毛细血管楔压大于中心静脉压 5mmHg、舒张早期充盈缓慢、左心室收缩功能受损都有利于诊断限制型心肌病而非缩窄性心包炎。右心导管插入过程中 500ml 急性容量负荷加重缩窄性心包炎的右侧压力表现，在限制型心肌病中变化较小。

（五）心包疾病的诊断

1. 病史和症状

心包疾病的主要症状包括发热、全身乏力、胸部不适、呼吸急促、足部水肿和腹胀。病史可能为先前的胸部创伤、胸部照射或暴露于如结核

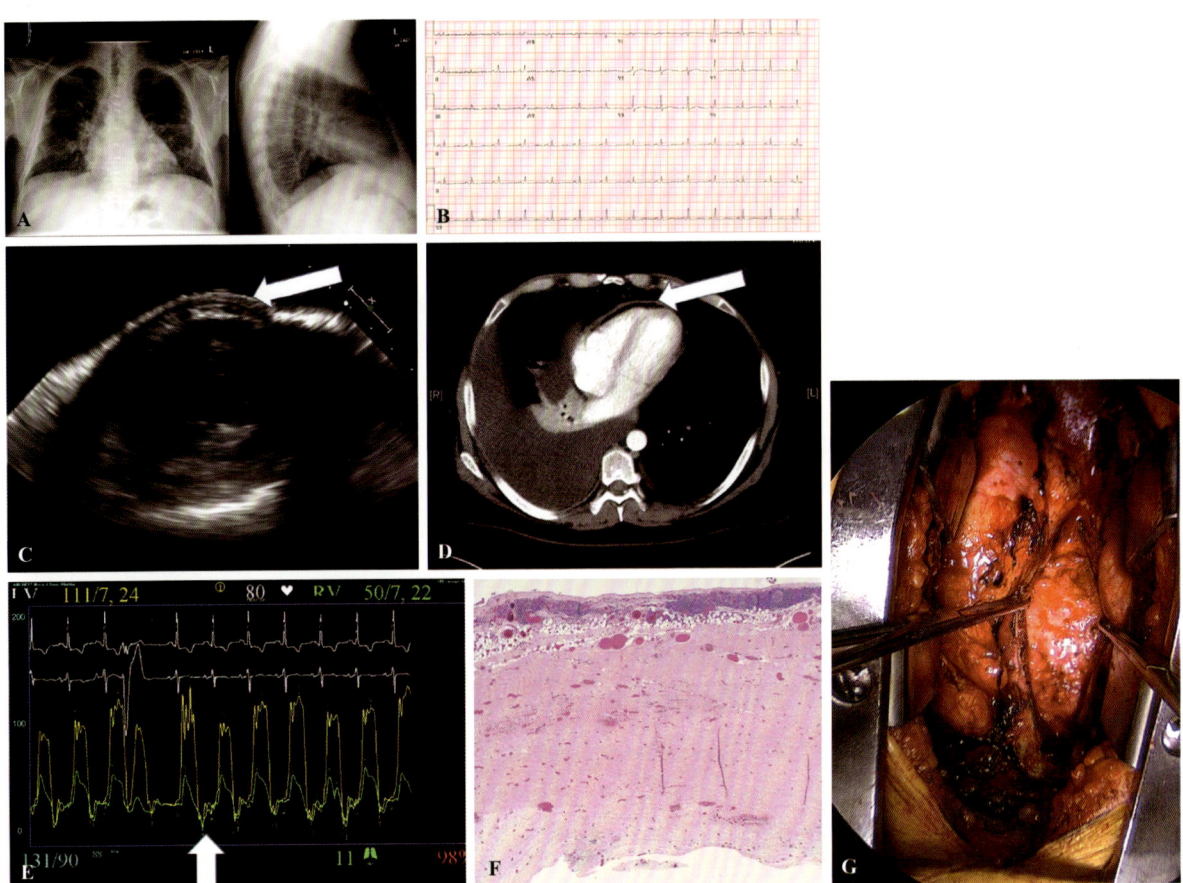

▲ 图 95-2　该患者患有缩窄性心包炎

A. 胸部 X 线摄影有心脏肥大；B. 心电图低电压；C. 心包增厚的超声心动图（箭）；D. 显示心包增厚的计算机断层摄影图像（箭）；E. 同时具有"平方根符号"（箭头）的右心室（绿色）和左心室（黄色）以及舒张期左右心室压力均衡；F. 切除的心包组织学图，纤维明显增厚和壁表面炎症（图片顶部）；G. 术中发现夹钳所夹部位的心包变厚

分枝杆菌的传染性病原体。心包疾病的时程描述为急性（＜3个月）、慢性（＞3个月）或复发[5]。

2. 体格检查

对患有心包疾病的患者进行身体检查时可能会发现发热、心动过速或呼吸急促。吸气过程中外周动脉搏动可能会反常地减少（奇脉）。可能存在吸气性颈静脉扩张（Kussmaul征）。胸部检查可能显示肺底部浊音、心音减弱，以及心包摩擦音或心包叩击音。缩窄性心包炎可能出现明显的 S_3 增快。腹部检查可能显示肝大或腹水，并可能出现下肢水肿，四肢冰凉。

3. 胸片

胸部X线摄影可能显示心包积液中心脏肥大。缩窄性心包炎心包钙化可伴有。心包积液、心脏压塞和缩窄性心包炎中可能存在胸腔积液。胸部X线片还可显示由心包囊肿引起的心包积液或纵隔肿块。

4. 心电图

心包疾病可伴有房颤，并且心电图（ECG）可能显示 QRS 电压降低（见图 95-2）。急性心包炎的心电图改变分为以下 4 个阶段。

(1) 第一阶段：除 AVR 和 V_1 以外的所有导联的 ST 升高。

(2) 第二阶段：正常的 ST 段，但 T 波展平。

(3) 第三阶段：T 波倒置而无 Q 波或 R 波电压缺失。

(4) 第四阶段：T 波正常。

5. 超声心动图

超声心动图可以很容易地检测到局部或广泛的心包积液。小于 10mm 的无回声心包腔被称为小积液，而 10～20mm 和大于 20mm 的周向腔被认为是中度和大心包积液[5, 13]。超声心动图也可用于诊断心包内包块、心包囊肿、心包钙化或增厚及相关的心脏病。超声心动图可以诊断心脏压塞，表现为舒张末期右心房塌陷、舒张期右心室塌陷和吸气性室间隔向左移位、三尖瓣和肺动脉血流速度增加、二尖瓣和主动脉血流速度降低、下腔静脉扩张（图 95-3）[13, 14]。

6. CT 检查

计算机断层扫描（CT）可显示出心包积液、

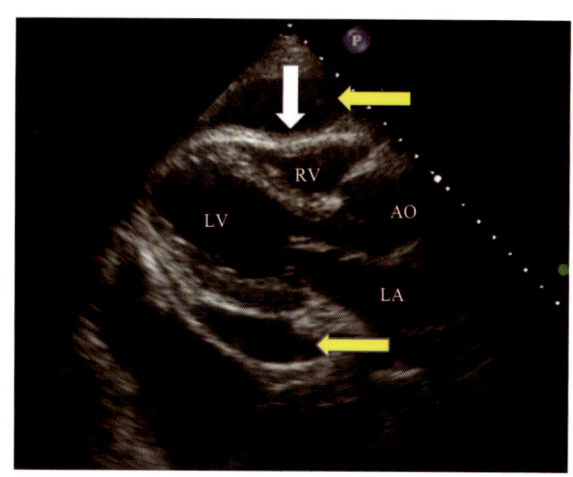

▲ 图 95-3　二维超声心动图（胸骨旁长轴视图）
显示心包积液（黄色箭头）和心脏压塞，舒张末期右心室塌陷（白色箭头）
AO. 主动脉；LA. 左心房；LV. 左心室；RV. 右心室

心包钙化和增厚、心包内肿块和心包囊肿（见图 95-2）。在检测钙化方面，CT 可能比磁共振成像（MRI）更为灵敏，但它的缺点是需要静脉注射对比剂并且产生的运动伪影更多[15]。

7. 磁共振成像

MRI 可显示出心包积液、心包增厚、心包内肿块、心包囊肿，甚至是心内疾病[16]。与 CT 相比，MRI 的优点是无须静脉注射对比剂，运动伪影更少。MRI 在检测心包钙化方面可能不如 CT 敏感。较新的 MRI 技术可以通过斑点追踪比较心室游离壁张力和室间隔压力，进而区分限制型心肌病和缩窄性心包炎[10]。心包缩窄与右心室容积减小、三尖瓣平均 E/A 波速比降低有关[17]。

8. 心导管检查

心脏荧光透视检查可显示心包积液在整个心动周期中出现心包钙化或左心室异常明显的摆动。右心导管检查可诊断出心脏压塞或心包缩窄（图 95-2）。填塞和收缩均显示心脏的 4 个腔室中的舒张压均等和升高。右心房平均压力低于 14mmHg 的生理性填塞或狭窄是不常见的。收缩可与填塞或限制型心肌病通过左右心室描记的平方根符号区分（图 95-2），并且急性 500ml 容量挑战可加剧心脏收缩（参见之前的缩窄性心包炎）。考虑到目前可用的非侵入性替代成像技术，对于临床和非侵入性成像数据尚无定论的患者，可保留心脏导管插入术[18]。

9. 心包穿刺术

心包穿刺术是一种快速治疗心脏压塞，预防大渗液中的压塞并获得心包液进行诊断的方法。禁忌证包括主动脉夹层、凝血病、少量或局部积液、创伤性心包积血和非病毒性感染性心包炎。心包穿刺通常在患者仰卧位和局部麻醉下进行。将一根长的心包针插入到患者剑突左侧的心包间隙中，该位置低于左肋缘（图95-4）。针头朝着患者的左肩胛骨中部前移，同时保持针头上的抽吸压力。监测超声心动图和通过连接到针头的电极获得的ECG可以避免穿刺入心脏。如果ECG显示QRS波群突然出现负偏斜，提示与心肌接触，则拔出针头。

一旦进入心包空间，就可以通过一根导线将针更换为钝的心包导管。可以将钝的心包导管留在心包腔中几天，以降低积液复发率（例如从55%降至24%）[19]。心包液可以送至实验室进行细胞计数并鉴别检查、细胞学检查（可能包括肿瘤标志物）、培养（包括细菌、真菌和分枝杆菌）

和生化检查（如结核病的聚合酶链反应、pH、比重、乳酸脱氢酶、蛋白质含量）[3]。也可以将血液送至实验室以进行白细胞计数和红细胞沉降率以及C反应蛋白、血清乳酸脱氢酶和心脏同工酶值[5]的检测。

心包穿刺术快速且相对安全，几乎不需要麻醉。并发症发生率为5%～50%，而且在不使用超声心动图指导和存在凝血病的情况下，少量积液会增加并发症的发生[19]。心包穿刺术对血栓心包积液或黏稠渗出液的效果不佳，诊断也较差。大多数人认为，心包穿刺术最适合于前部大量积液且有填塞（治疗）的患者，或可能的传染病或结核病学（诊断）的患者[19]。成功完成心包穿刺后，反复积液和填塞的复发率很高（约55%）[19]。通过心包导管引流2～5d或手术引流可以降低复发性积液或填塞的发生率。

10. 心包活检

心包穿刺活检可以通过心包镜或手术进行（请参见"心包外科手术"）[20]。通过扩张心包穿刺针轨道和导丝来进行经皮心包穿刺活检。然后可以使用超声心动图引导通过穿刺器放置活检钳以进行心包活检[21]。经皮心包活检的价值和安全性尚未确定。

可以检查心包组织以诊断心包炎，并结合心包穿刺术可以确定30%～50%的患者心包炎的原因。心包组织可送去进行苏木精-伊红和革兰染色，结核病的聚合酶链反应分析以及细菌、真菌和结核病的培养物检测。特殊的染色可用于检测某些恶性肿瘤。

二、非缩窄性心包炎

（一）诊断

根据欧洲心脏病学会的指南，心包炎被分为干性、积液性、积液缩窄性和缩窄性[5]。心包炎的诊断需要病理证实为心包炎、瘢痕或增厚。因此，某些心包炎的诊断需要进行心包活检，通常需要通过手术来形成剑突下或经胸廓的心包窗。但是，通过超声心动图、CT或MRI结果发现的心包积液或心包增厚，可以强烈支持心包炎的诊

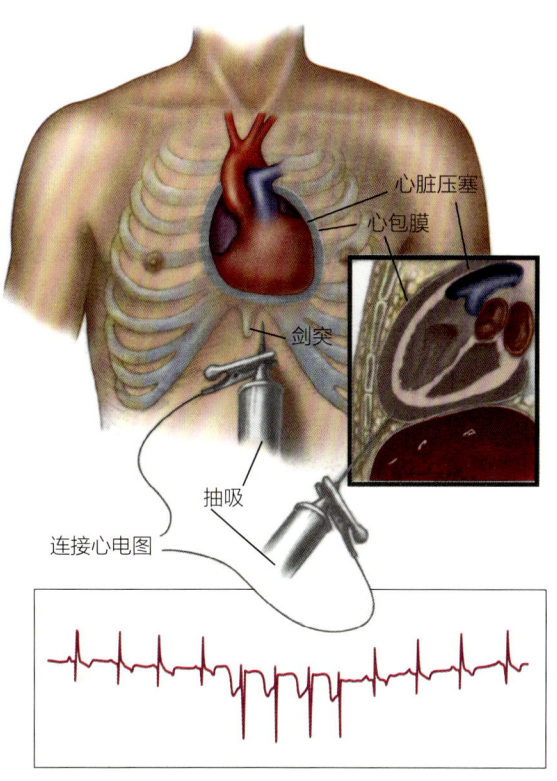

▲ 图 95-4　心电图监测剑突下心包穿刺术
注．负QRS偏斜表明心肌接触

断。心包积液的诊断仅需进行影像学检查即可显示心包腔中的液体量比正常人多（50~100ml）。

（二）病因与治疗

心包积液和心包炎的病因多种多样（表 95-1）[5, 22, 23]。心包积液的医学治疗应针对该病的病因。外科治疗涉及心包穿刺或形成剑突下心包窗或经胸膜心包窗。心包穿刺术或心包活检可以确定心包炎的原因，从而确定药物疗法。在血流动力学不稳定的患者中，心包穿刺术还可以治疗急性心包压塞，并达到血流动力学稳定性。心包穿刺术在诊断和引流心包积液方面可与心包窗一样有效[24]，但心包穿刺术比心包窗更可能需要再次对复发的心包症状进行治疗[19, 23, 24]。

任何有症状性心包积液或无法确定病因的患者均应采用心包窗。剑突下心包窗手术可以使用局部麻醉进行。因此，对于因填塞引起血流动力学不稳定的患者进行心包穿刺术被认为是不切实际或不安全的，心包窗术则更为可取。对于长期预后较好的患者，最好采用经胸膜心包窗治疗，因为复发性心包积液的可能性较低[25]。对于慢性复发性心包炎患者，心包切除术可以提高复发率，而不会显著增加死亡率[26]。

1. 特发性心包炎

诊断为特发性心包炎占所有心包积液或心包炎患者的 3%~50%。症状表现为病毒性心包炎。轻度疼痛和发烧的症状可以使用抗溃疡药和抗炎药[例如布洛芬（每 6~8 个小时 300~800mg，持续数天至数周）]进行治疗。一项随机试验显示，除布洛芬或阿司匹林外，秋水仙碱 0.5mg 一日两次持续 3 个月，可以减轻症状，减少再入院率[22, 27]。泼尼松每天从 1~1.5mg/kg 开始，如出现更严重或难治的症状则需每天应用，并在 1~3 个月的疗程中逐渐减少[5]。在开始使用类固醇之前，必须排除其他原因，例如感染或尿毒症。心包内类固醇可能是有益的[5]。心包炎可引起房颤，这也可能需要治疗。急性心包炎的预后良好，最常见的并发症是复发性心包炎[27]。与药物治疗相比，包括类固醇在内的药物治疗失败的患者，完整的心包切除术可以显著改善复发率[26]。

2. 感染性心包炎

至少 50% 的感染性心包炎被认为是病毒性的。与心包炎有关的病毒包括柯萨奇病毒、巨细胞病毒、埃可病毒、爱泼斯坦 – 巴尔病毒、水痘、细小病毒、人免疫缺陷病毒和单纯疱疹病毒[5]。病毒性心包炎是一种临床诊断，通常是在病毒血清学的帮助下做出的。它通常伴有心肌炎，可以在心肌活检中发现，也可以由心室功能的急性恶化间接提示。像特发性心包炎一样，它通常具有自限性。根据诊断或治疗症状的需要进行心包穿刺术或手术性心包引流术。

非病毒性感染性心包炎如果不加以治疗通常会致命，在接受治疗的患者中其死亡率为 8%~40%[5]。引起心包炎的最常见细菌有成人葡萄球菌、链球菌及革兰阴性菌及儿童嗜血杆菌或葡萄球菌。细菌性心包炎可由菌血症或胸腔内细菌感染的连续传播引起。发热和胸痛的症状很常见。诊断依赖于通过心包穿刺术或开放性心包引流术获得的心包积液的培养或组织学检查。

细菌性心包炎既需要适当的抗生素治疗，也需要急性或慢性心包引流。细菌性心包炎可能对一次性心包引流有反应，对如链球菌等毒性较低的细菌进行全身抗生素治疗。如果初次引流失败，尤其是在如嗜血杆菌感染，则可能需要进行心包切除术[19]。细菌性心包炎发生后，每年以

表 95-1 积液的流出量和心包炎的收缩

病因学	流出量（%）	收缩（%）
特发性	7~30	50~70
病毒性	5~25	0
细菌性	5~10	0~5
结核性	5~10	15
自身免疫	5~15	1
2 型免疫或术后	5~25	5~60
恶性的	20~50	0
创伤或辐射	5~15	9~20
代谢或尿毒症	10~15	0
周围结构	5	1

5%的速度发展为缩窄性心包炎[22]。真菌和葡萄球菌性心包炎对慢性心包引流采用剑突下或经胸腔途径更好。

结核性心包炎可出现积液或缩窄，或两者兼有。间歇性心包穿刺术是治疗急性结核性心包炎最好的方式。应避免结核性心包炎的管引流，以防止沿引流道产生慢性引流窦。如果初次引流失败，则可能需要进行心包切除术或开放式心包引流（最好在化疗1周后），并且约1/2的结核性心包炎患者会发生心包缩窄[28]。阿粑或棘球虫幼病心包炎可能需要心包穿刺术或导管引流，这取决于心包的厚度和腔室[29]。

3. 自身免疫性心包炎

结缔组织或炎性疾病，例如类风湿关节炎、狼疮和全身性硬化症，可在少数患者中产生心包炎。可能的话，应对基础疾病进行治疗，并保留穿刺和心包窗，用于药物治疗或需要进行诊断时难以治愈的症状。

4. 2型免疫和术后心包炎

2型免疫性心包炎可在心脏受伤或手术后5~14d发生。只有10%接受心脏手术的患者在临床上明显的术后心包炎，而且症状通常是自限性的，在3~4周后即可缓解。术中使用生物可吸收膜可减少心包瘢痕形成，而不会形成与不可吸收心包替代材料相关的心包膜[30]。治疗与特发性心包炎的治疗相似。

5. 恶性心包炎

心包的恶性累及通常是转移性的，发生在10%~35%的非心脏肿瘤患者中。涉及心包的最常见肿瘤是肺（38%）、乳腺（29%）和淋巴瘤（7%），其他肿瘤占26%[31-33]。心包的原发性恶性肿瘤很少见，包括间皮瘤（50%）、肉瘤和恶性畸胎瘤。心包恶性通常表现为由于心包恶性积液导致的心脏压塞。由恶性肿瘤引起的心包缩窄很少见。一旦影像学检查证实了心包积液，20%~30%的病例则可通过细胞学检查心包积液进行恶性心包积液的诊断。心包活检可将单用心包穿刺的诊断率提高一倍。心包穿刺术取得了一些成功，随后进行了硬化疗法和经皮球囊心包切开术[5]。恶性心包炎患者的寿命很短，使得剑突下引流和经胸腔引流的成功率相似也很低[34]。需要手术干预的恶性心包积液的中位生存期少于6~12个月[23,35]。完全切除局部心包原发性肿瘤很少能获得良好的长期效果。

6. 外伤性和辐射性心包炎

接受纵隔放疗的患者中只有一小部分会发展成有临床意义的心包炎。在开始纵隔放疗后1~3个月内的早期心包炎通常是自限性的，可以对症治疗，参考特发性心包炎。对于明显的难治性症状或其他原因，应保留心包穿刺术或心包窗治疗。少数患者通常在放疗后5~20年会发展为缩窄性心包炎。

创伤性心包炎以及心包积液和填塞可能源于心脏干预，如心脏导管插入术、冠状动脉成形术、心肌活检和球囊瓣膜成形术。如果将穿刺点隔离到心房，则单独进行心包穿刺通常是有效的[5]。

7. 代谢性和尿毒症性心包炎

心包炎的代谢原因包括尿毒症、黏液水肿、Addison病、糖尿病酮症酸中毒和胆固醇心包炎。尿毒症心包炎发生在20%接受血液透析的患者和50%患有严重未经治疗的肾脏疾病患者中。患者可能会出现典型的看起来像"毛茸茸"的慢性心包增厚。其他透析患者由于慢性容量超负荷而较少出现心包增厚和明显的心包积液[5]。尿毒症心包炎的治疗重点是压塞。尿毒症心包炎患者应进行密集的血液透析，以避免心脏压塞，但心包引流可最有效地治疗心脏压塞。心包压塞最初可能对心包穿刺有反应，但单纯心包穿刺术在尿毒症心包积液中复发性填塞的发生率最高，其次为剑突下心包窗，而经胸廓心包窗最低[19]。

8. 周围结构引起的心包炎

急性心肌梗死（Dressler综合征）、主动脉夹层、肺炎、肺梗死和食管疾病可引起心包炎。必须排除其他原因。治疗的重点是基础病理，需要采取预防措施，以防止积液较大的患者因心肌或主动脉破裂而引起填塞[5]。

9. 乳糜性心包积液

乳糜性心包积液可以是特发性的，也可能在胸外科手术后发生。可采用心包穿刺术治疗，如果复发，则可采用剑突下或经胸心包窗治疗，伴或不伴低胸导管结扎术[3]。

10. 血性心包积液

外伤、新近进行的纵隔外科手术、凝血病、由于器械操作引起的心脏穿孔、心脏破裂或主动脉破裂都可能导致心包积液。导致心脏压塞的急性心包积血需要紧急治疗（请参阅"心脏压塞"）。在没有心脏压塞的情况下，心包的治疗取决于潜在的疾病进程。通常可以通过在心包腔中放置尾纤导管，逆转抗凝作用，频繁使用尾纤导管抽吸并观察是否止血来补救由导管实验室中进行经皮心脏（尤其是心房）穿刺引起的心包积液。

由外科疾病（如急性主动脉夹层、心脏或主动脉破裂或穿透性创伤）引起的心包膜出血，最好通过外科手术纠正出血源后再通过心包管引流来治疗。钝性外伤或凝血病引起的心包积血可能需要剑突下或经胸腔途径进行手术引流，以防止急性心包压塞和晚期心包缩窄。

11. 气腹心胸炎

气腹心胸炎是一种罕见的疾病，通常是由于严重的胸部外伤并伴有肺损伤，或者是由于在正压通气的情况下新生儿自发性破裂的气泡自发产生正压通气[36]。症状很罕见，尽管压塞发生在37%的患者。治疗重点在于潜在疾病。心包穿刺术或心包管引流术对压塞患者有效。由于为潜在疾病，死亡率很高（58%）。

三、心脏压塞

（一）病因学

急性心脏压塞的常见原因是最近的纵隔外科手术或经皮心脏器械检查后的心包积血。其他原因包括由凝结病引起的气腹和心包积血。约有1/2的慢性心包积液患者出现心脏压塞。恶性积液和尿毒症心包炎是造成慢性心脏压塞的常见原因（表95-1）。

（二）诊断

体格检查可显示奇脉和颈静脉扩张。可以使用右心导管检查或超声心动图诊断心脏压塞（表95-1）。对于右心导管插入术，通常随着中心静脉压升高至少14mmHg，以及使中心静脉压力、肺动脉舒张压和毛细血管楔压相等，心排血量降低。超声心动图将显示心包间隙充满液体，右心房受压或右心室舒张性塌陷（或两者兼有），并且吸气心室间隔向左移位，三尖瓣和肺动脉瓣流速增加，二尖瓣和主动脉瓣流速降低（图95-3）[13]。尽管在心脏手术后的前三周，有80%的患者在超声心动图上有心包积液，但中度或大的心包积液有75%发生压塞的可能性[37]。

（三）治疗

外科手术后几天内由心包积血引起的心脏压塞几乎总是通过纠正凝血病后回到手术室来控制。回到手术室后，应清除心包膜（通常通过原手术切口），并在心包腔中留置引流管。

近期没有心脏外科手术的情况下，心脏压塞和血流动力学受损的患者通常可以通过紧急的心包穿刺术来稳定病情。根据填塞的原因，可能只需要进行一次心包穿刺术。否则，可将尾纤导管留在心包中长达48h，或者通过剑突下或经胸膜窗进行明确的心包引流可能是可取的。

剑突下心包窗是许多压塞患者的理想选择，因为局部麻醉可避免不稳定患者全身麻醉的血流动力学障碍。经胸腔入路不适用于不稳定的患者，因为单肺麻醉的不耐受或二氧化碳的胸膜吹入。对于经胸膜心包窗有优势的患者，应在麻醉诱导经胸膜引流之前进行初步心包穿刺以减轻压塞。缓解心脏压塞后异常的血流动力学不稳定与长期生存不良有关，可能是由于潜在的心室功能不全所致[31]。

四、缩窄性心包炎

（一）病因学

西方国家最常见的缩窄性心包炎病因是特发性的，既往心脏手术和纵隔放疗也很常见（表95-1）[38-40]。与西方几十年前一样，如今发展中国家的结核病是缩窄性心包炎的主要原因[41]。常规心脏手术时的心包关闭可引起一定程度的即时心包缩窄和心脏指数降低[42]，并且可能增加晚期缩窄性心包炎的发病率，但实际发生率很小。尽管心脏手术时常规的心包关闭术可以降低胸骨再入的风险，但一些作者建议在心功能不全、压塞的风险或年龄较大的患者中，当再次手术的可能性较低时，应避免心包关闭术[42]。

（二）诊断

体格检查可显示颈静脉扩张和 Kussmaul 征象。85% 的患者在超声心动图、CT 或 MRI 上出现心包增厚且心包积液少的现象[12-14]。心包增厚有助于诊断，但有缩窄的患者中 15%～18% 的比例心包可能不会增厚（图 95-2）。诊断缩窄性心包炎需要证明典型的缩窄性右心血流动力学（图 95-2）。右心导管检查的结果包括心排血量降低、舒张压右侧压力均等，以及右心室和左心室舒张压追踪中特征性"平方根符号"出现明显的 y 轴下降（框 95-2 和图 95-2）右心导管插管时可通过 500ml 容量负荷挑战来确证这些检测结果。

（三）治疗

心包缩窄的治疗方法是心包电切术（请参见"心包切除术"）。应在出现Ⅳ级症状之前转诊患者，以最大限度地降低术后死亡率和低心输出量[38]。约有 20% 的缩窄患者至少患有中度三尖瓣关闭不全，这反过来会导致 5 年生存率降低（47% vs. 87%）。在进行心包切除术的患者中发生明显的三尖瓣关闭不全应该立即考虑进行三尖瓣手术[43]。少数情况下，潜在的病因也需要治疗，如结核性心包炎[41]。对 Child-Pugh 评分属 B 或 C 级的患者，围术期死亡率会显著增加[44]。没有心肌受累的某些患者的长期存活率可以达到一般人群的水平[39, 40, 45]。

五、心包囊肿和憩室

心包囊肿和憩室起源通常是先天性的，偶尔是炎症性的，占所有纵隔肿块的 10%～20%[46, 47]。心包囊和憩室的纤维壁衬有间皮，而支气管囊肿具有支气管上皮。心包囊肿发生男性比女性更多。大多数心包囊肿和憩室在胸部 X 线摄影上表现为无症状肿块，1/3 的患者出现胸痛。心包囊肿在右肋膈角占 77%，在左肋膈角占 22%，在其他区域（后纵隔、肺门区、右气管旁区域或主动脉弓）占 8%[46-48]。心包憩室与心包相通，占心包囊肿和憩室的 20%[48]。CT 或 MRI 上发现液体密度低的囊肿或憩室无须进一步检查。密度高于渗出液密度的肿块可能需要进一步检查，以排除其他心包肿块（图 95-5）。需要切除以排除恶性肿瘤的囊肿或憩室可以通过胸腔镜或开胸手术来治疗。即使不太可能发生恶性肿瘤，一些作者还是建议切除大多数心包囊肿以防止破裂，心脏受压或气管压迫等并发症[47, 48]。对棘球蚴幼病囊

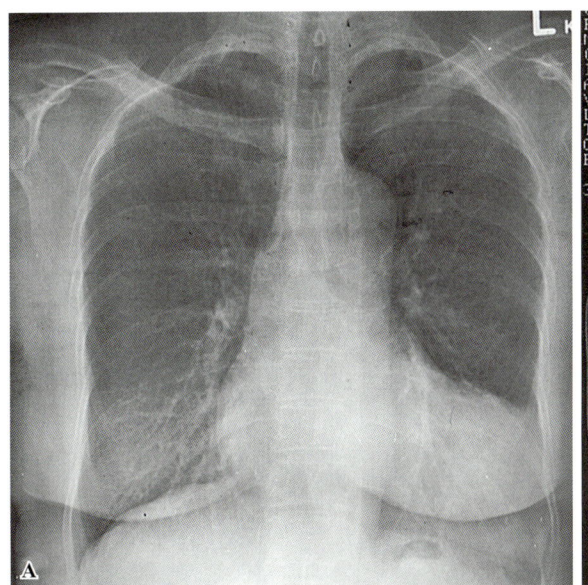 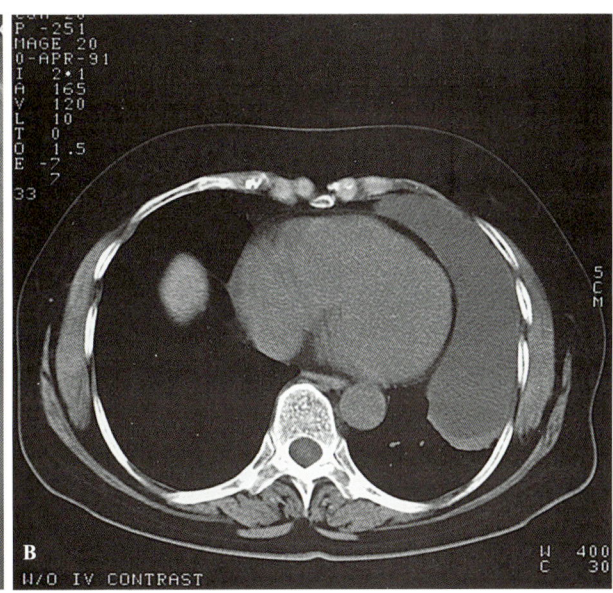

▲ 图 95-5 左侧心包囊肿患者影像学检查
A. 具有较大的左侧心包囊肿患者的胸部 X 线片；B. 同一患者的计算机断层扫描，显示心包囊肿延伸到左侧胸腔

肿患者，经皮囊肿抽吸术和化学硬化术也是可行的，优于手术[5]。

六、心包肿瘤

大多数心包肿瘤表现为由于肺、乳腺或淋巴瘤的恶性转移而引起的恶性心包积液（见前文"恶性心包炎"）。原发性心包肿瘤包括脂肪瘤、血肿血管瘤、淋巴管瘤、平滑肌瘤、神经纤维瘤、异位胸腺或甲状腺、畸胎瘤、间皮瘤、胸腺瘤、脂肪肉瘤、血管肉瘤和滑膜肉瘤。在所有原发性心包恶性肿瘤中，有一半是间皮瘤，其次最常见的原发性恶性肿瘤为血管肉瘤。鉴别诊断包括心包囊肿和心包憩室（见上文），通常可通过 CT 或 MRI 加以区分[33]。

一旦确定，应尽可能去除原发性心包肿瘤。根据位置和大小，可以使用正中胸骨切开术、开胸术或胸腔镜检查来治疗原发性心包肿瘤。预后取决于肿瘤类型和程度。脂肪瘤、平滑肌瘤和异位组织通常可切除，预后良好。间皮瘤几乎总是扩散到心包周围结构、邻近胸膜以及偶尔侵犯的纵隔淋巴结中。间皮瘤很少可以切除，也没有治疗被证明是有效的。心包间皮瘤 6 个月存活率可达 40%[46]。

七、心包缺陷

先天性心包缺陷很少见，每 10 000 例尸检中就有 1 例，男女比例为 5∶1[47]。约 30% 的心包缺陷患者伴有心脏或肺部异常。确诊的平均年龄为 20 岁。完全没有心包的情况很少见，但通常无症状。

在 70% 的病例中，部分心包缺陷位于左侧，它们可通过压迫左心耳，导致心脏疝甚至压迫冠状动脉而产生症状[49]。部分心包缺陷可能会因心脏疝气、冠状动脉受压或主动脉夹层破裂而死亡[5]。1/3 的患者无症状，经胸部 X 线片检查才发现异常。心包局部缺陷的症状包括剧烈的、短暂的胸痛，通常是体位性的[50]。其他症状包括呼吸困难、出汗、晕厥和循环衰竭。

当完全或部分缺少心包时，胸部 X 线片总是异常的，心脏旋转和向左移动将右边界超过脊柱。CT 和 MRI 同样显示心脏向左胸的移位和旋转。对于先天性心包缺乏，在肺动脉和主动脉之间出现肺舌这类疾病的特异性指征[50]。

完全没有心包不需要治疗[50]。如果无症状，则可观察到不覆盖左心室的部分左心包缺损。有症状或覆盖左心室的部分心包缺损患者应进行手术治疗，以防止心脏疝或压迫。外科手术方法包括胸骨切开术或胸腔镜检查以进行心包切除术。用补丁修复心包缺损或切除左心耳[49]。

钝性外伤可导致心包破裂，并与心脏损伤、心脏破裂和心脏压塞有关[51]。应该修复心包破裂以防止心脏疝，但必须在相关的心脏损伤修复后才能进行。死亡率大于 50%[5]。

八、心包外科手术

（一）剑突下心包窗

对于需要比通过心包穿刺术更广泛的心包引流患者，剑突下心包窗是降低发病率的极佳选择，尤其是在因心脏压塞而血流动力学受损的患者中。剑突下心包窗可很好地引流心包腔，允许放置大口径心包管，并可引流右胸膜腔。另一个优点是，剑突下心包窗口可通过局部麻醉或全身麻醉来创建。对于因心包压塞而血流动力学受损的患者，最好采用局部麻醉。

麻醉起效后，在剑突头端至剑突下 1~2cm 的中线处切开 6~12cm 的切口（图 95-6）。腹白线从中线被分开，剑突被去除或缩回。随着锐利而钝的剥离持续向上延伸到患者的左侧，必要时可以通过向上牵拉胸骨和肋软骨来识别心包。心包可以在切开心包腔之前对心包进行针吸来获得液体辨认。识别出心包后，切除一块直径为 4cm 的前心包。可以将心包和心包积液送去进行组织学培养和检测。亦可将心包窗口打开到右胸膜腔中以排出任何右胸腔积液。然后可以将一个成角度的胸管放在心包腔中的横隔膜上，并将另一个胸管放在右胸膜腔中。胸管应穿过直肌外侧进入切口，然后关闭白线和剩余的切口。

与剑突下心包窗直接相关的死亡率为 1% 或更低，而生存则受到潜在疾病的限制（1 年生存

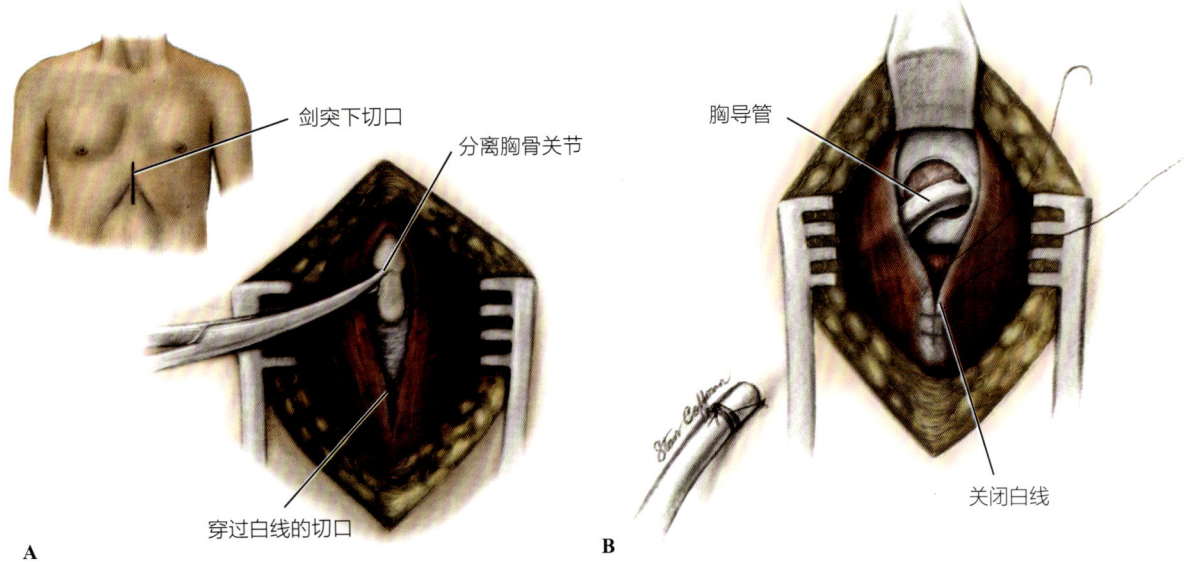

▲ 图 95-6 剑突下心包窗技术

A. 做一个 7cm 的剑突下切口，打开白线，切除剑突；B. 在心包中开一个 2cm×2cm 的开口，并在心包腔中放置一个引流管（引自 Glower DD: Pericardial window. In Sabiston DC Jr, editor: *Atlas of cardiothoracic surgery*, Philadelphia, 1995, WB Saunders.）

率为 50%～60%）[23, 24, 31]。治疗压塞的有效率接近 100%，并且诊断率为 40%～80%[24, 31]。9%～25% 的患者会出现反复渗出或缩窄[23]，对于良性疾病患者，经胸膜心包切除术后可能更容易发生[23]。

（二）心包镜检查

使用与先前描述的剑突下心包窗相同的技术，在全身麻醉下进行心包镜检查。一旦创建了心包窗口，就会在心包腔中引入一个软性心包镜[20]。检查心包腔可以粗略诊断，还可以获得内镜引导下的活检标本。据报道，心包内镜结合心包穿刺术和剑突下心包窗可对 64% 的病例提供特异性诊断，明显高于单独使用心包穿刺术或心包窗。

（三）经胸膜心包窗

左胸廓切开术通常用于治疗具有心包积液且长期预后良好的血流动力学稳定的患者。如果需要同时进行肺活检，可能需要开胸手术。对于非恶性心包炎患者，慢性心包引流可能比剑突下方法更有效。化脓性心包炎患者应避免开胸手术，以免感染胸膜腔。

左胸腔切开术（与右胸腔切开术相反）通常是首选的经胸膜心包开窗术，因为从左侧可进入更多心包。患者仰卧，左侧抬高 30°。一般采用全身麻醉，双腔气管导管或支气管内阻滞剂可选左肺隔离。进行 5～12cm 的乳房下切口，进入第 5 或第 4 肋间隙。肺向外侧缩回，并且乳内动脉通常可以在内侧保留。左前心包膜在膈神经前打开，注意不要损伤心脏下方，并通过轻度电灼保持心包边缘止血。膈神经前方 1～2cm 至胸骨中部处切除心包。膈神经后方的心包膜也可切除，尽管后部心包切除的适应证尚不清楚。由于长期预后良好的患者通常使用左胸廓切开术，因此研究建议应至少切除一块 4cm×4cm 的心包，以防止因粘连而反复发生心包积液[23, 25]。胸膜引流留在原位，并以标准方式关闭开胸切口。

对于因心脏压塞而导致血流动力学不住的心包积液患者也可使用直接或视频辅助胸腔镜创建胸膜心包窗。根据较大的心包病变所在的位置，可以使用向右或向左的方法，但是由于扩张的心包与胸壁靠近，左胸腔镜检查可能只允许有限的操作空间。患者取侧卧位（图 95-7）。最初将视频胸腔镜的套管针放置在后方，注意避免可能会向侧面延伸的心包膜。然后再放置 2 个三角套管针进行检测。按照上述开放式经胸膜的方法进行心包窗手术。超声刀可用于心包边缘止血，没有

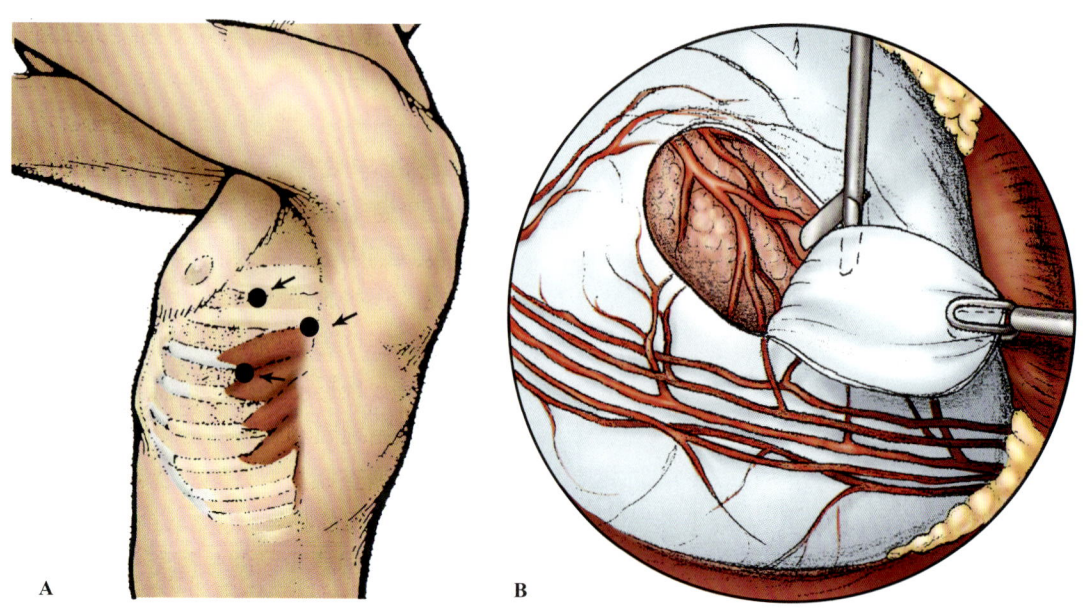

▲ 图 95-7 胸腔镜心包视窗和镜下心包切除术

A. 胸腔镜心包视窗，患者处于右侧卧位。相机放置在后端口中，显示了 3 个套管针部位；B. 胸腔镜下的心包切除术（引自 Inderbitzi R，Furrer M，Leupi F: Pericardial biopsy and fenestration. *Eur Heart J* 14: 135–137, 1993.）

电灼引起室性心律失常的风险[52]。

与经胸心包窗直接相关的死亡率为 1% 或更低，尽管恶性疾病患者的手术死亡率可以达到 19%，良性疾病患者的手术死亡率可以达到 5%[23]。压塞治疗的有效率接近 100%，诊断率为 40%~80%[19, 23]。5% 的患者出现反复积液或缩窄，而在剑突下心包窗的患者中则为 25%[23]。

（四）经横膈膜心包窗

经横膈膜心包窗可以使用标准的腹腔镜技术或在剑突下心包窗时切除部分膈肌来进行。对于内镜检查方法，在脐上方和左右两侧的软骨下插入一个摄像机，并在其中插入套管针。在隔膜和心包上开一个 3~5cm 直径的孔，将心包引流到腹膜腔中[53]。与胸腔镜心包窗一样，超声刀与电灼术相比在减少心室性心律不齐、烟雾和刺激膈肌等方面具有优势。

（五）心包切除术

心包切除术通常通过正中胸骨切开术进行，因为心包粘连的可能性很高，并且由于心包的双侧范围大。可以通过双侧胸廓切开术进行心包切除术，并且已经使用左前外侧胸廓切开术（第五

间隙）来实现有效的心包切除术[38, 43, 45]。

对于胸骨切开术，从胸骨上窝下方至剑骨突的下方切开一个中线切口（图 95-8）。用胸骨锯将整个胸骨从中线处分开，并用胸骨牵开器将胸骨打开。切开相对较薄的前心包区域，并使用锐性剥离在心外膜和心外膜之间建立一个平面。如果可能，将心包膜从隔膜的高度向大血管底部沿中线打开。传统认为左心室应该首先被游离以避免右心室扩张，尽管这种问题的发生频率尚不清楚。前心包从右侧神经前 1~2cm 游离到左侧神经前 1~2cm 的侧面，并从大血管的基部向下游离到膈肌。密集的心外膜瘢痕有时可能无法消除，但没有心脏受伤的风险。在这种情况下，尽管尚不清楚下面这种技术的有效性，但可将心外膜瘢痕小心地切割成间隔 1~2cm 的交叉网格（华夫格法）[54]。一旦脱离心外膜，心包可以使用低电灼术切除心包来止血。应小心避免膈神经受损，这可能很难识别。

前心包切除术（如前所述）通常可以在没有体外循环的情况下进行，它为缓解右心室收缩提供了大部分的血流动力学益处。切除心房心包可能不如切除心室心包重要，在许多情况下可通过

第二部分 成人心脏手术
第95章 心包与缩窄性心包炎

左胸廓切开术进行心包切除[44]。然而，一些术者主张切除左侧或双侧膈神经后的心包，以减少心房收缩并防止复发收缩[38, 41, 55]。由于必须进行心脏操作[38]，因此后心包切除术需要进行体外循环[38]，但发病率却很少增加[43]。缩窄性心包切除术可显著改善症状，晚期幸存者中有85%为纽约心脏协会（NYHA）心动能Ⅰ级，其余为Ⅱ级[38]。缩窄性心包切除术的手术死亡率为6%~14%[39, 56, 57]，这主要是由于持续的低心排血量（占死亡人数的70%）所致[38, 58]。手术死亡率会随术前NYHA分级的增加而增加（Ⅰ和Ⅱ级为1%，Ⅲ级为10%，Ⅳ级为46%）[38]，与Child-Pugh评分、纵隔照射、年龄、肾脏疾病和钙化缺乏也有关联（图95-9）[40, 44, 57]。60%的患者实现了血流动力学的正常化[7]，并且血流动力学的正常化与短期和长期生存期的改善相关[45]。

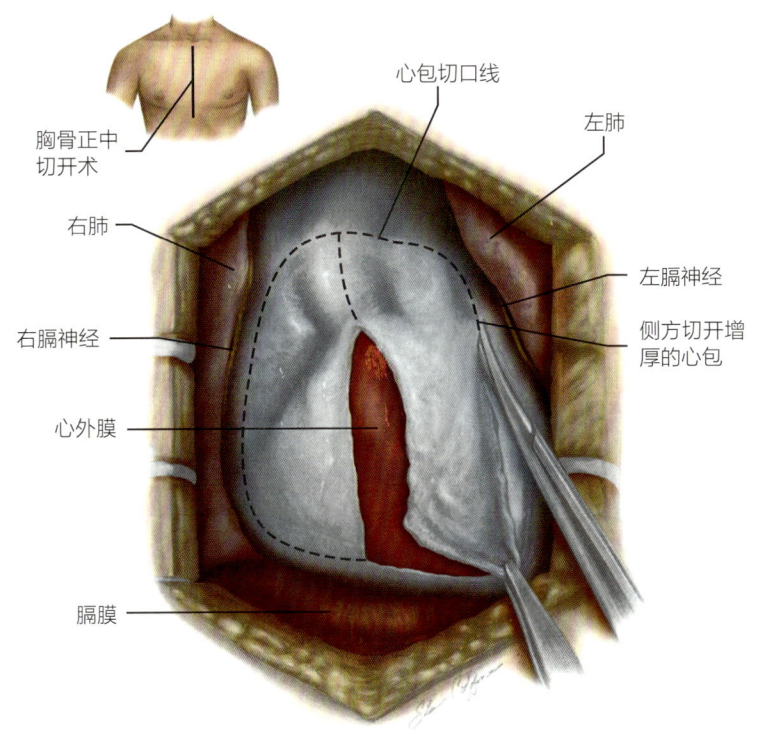

◀ 图95-8　心包切除术

施行胸骨正中切开术，两侧开放胸膜间隙。前心包从隔膜下向上至大血管切除，以及两侧膈神经前1～2cm切除。如图所示，膈神经后面的心包和膈心包也可以切除。不能切除的增厚的心外膜可能有刻痕（引自Glower DD: Pericardi-ectomy for constrictive pericarditis. In Sabiston DC Jr, editor: *Atlas of cardiothoracic surgery*, Philadelphia, 1995, WB Saunders.）

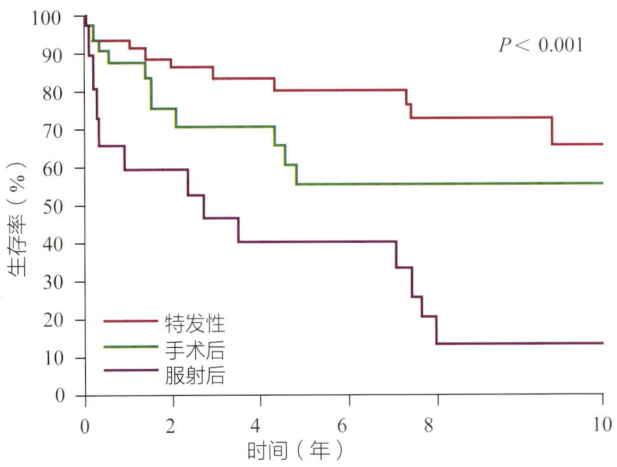

◀ 图95-9　心包切除术后的生存时间与病因的关系

（引自George TJ, Arnaoutakis GJ, Beaty CA, et al: Contemporary etiologies, risk factors, and outcomes after pericardiectomy. *Ann Thorac Surg* 94: 445–451, 2012.）

第 96 章
肥厚性心肌病的外科治疗
Surgical Management of Hypertrophic Cardiomyopathy

Hartzell V. Schaff 著
耿冰川 译

一、定义

肥厚性心肌病（hypertrophic cardiomyopathy，HCM）是最常见的遗传性心脏病，约每 500 名年轻人中就有 1 人患病[1,2]。HCM 的定义为在没有潜在病因（如系统性高血压或瓣膜主动脉狭窄）的情况下发生的左心室肥大[3]。HCM 的梗阻形式是室间隔肥大和二尖瓣收缩前运动异常，两者共同作用导致程度不一的左心室流出道梗阻（LVOT）和二尖瓣反流。HCM 的流出道梗阻与先天性膜性主动脉瓣膜下狭窄的形态外观和预后不同[4]。此外，一些患者还会因心室中隔梗阻而出现症状[5,6]。这种情况对外科医师很重要，因为梗阻可能发生于 70% 的 HCM[7]，经主动脉间隔心肌切除术对肥厚梗阻性心肌病患者的治疗是非常有效。

二、历史

HCM 的现代描述归功于伦敦病理学家 Robert Donald Teare，他在 1958 年将病理发现比喻为"心脏肿瘤"，并认识到不对称肥大和心肌细胞紊乱是与年轻人早逝和猝死相关的家族性疾病[8]。在 1960 年的另一篇论文中，Teare 提出了"梗阻性心肌病"一词[9]。1957 年，Brock[10] 描述了一名 58 岁患有呼吸困难、心绞痛和晕厥的女性患者，该妇女被诊断出主动脉瓣狭窄，术中瓣膜正常，发现主动脉下肌梗阻[10]。尽管尝试用扩张器缓解这种情况，但患者的残余梯度超过 90mmHg，并在手术后死亡。尸检证实主动脉瓣下方 2.5cm 处有肌肉瓣下狭窄，但组织学从未明确。

同时，Bercu 及其同事将家族性原因不明的心室肥厚模拟主动脉瓣狭窄称为"假性主动脉狭窄"[11]。在美国国家卫生研究院 Morrow 和 Braunwald 的工作中报道了"功能性主动脉狭窄"，并为了解 HCM 的临床和病理生理特征做出了重要贡献[12]。该疾病的遗传特征由 Brent 及其同事报道了两个家族的"家族性肌肉性主动脉瓣下狭窄"，与孟德尔优势基因的传播相适应[13]。

肥厚性梗阻性心肌病（hygertrophic ohstructive cardiomyopathg，HOCM）是 Goodwin[14]、Holman 等所使用的术语。Braunwald 及其同事普及了"特发性肥厚性主动脉瓣下狭窄"一词[15]。不对称间隔肥厚以前被认为是该病的特异性类型[16,17]，但现在人们认识到，不对称间隔肥厚只是 HCM 的一种变体，其中以间隔肥厚为主。在当前的实践中，HCM 的广义定义被普遍接受，人们认识到并非所有患者的肥大分布都相同，并且 LVOT 梗阻并不存在于疾病的所有阶段或所有患者中。

在 Brock 的报道以及 Mayo 诊所的 Kirklin 于 1958 年发表论文后，外科医生就意识到了 HCM[10,18,19]。有效地治疗流出道梗阻始于简单的肌切开术，如 Cleveland 等所述的肥大性隔膜切开术[20-22]。随后，使用间隔心肌切除术来缓解流出道梗阻，自 Kirklin 最早报道以来，这种方法在笔者的诊所就受到了青睐[19]。Barratt-Boyes 及其同事提倡通过联合入路切开术切除肥大的隔膜[23]。隔中肌层切除术的其他方法包括左心房入路、二尖瓣前叶分裂后暴露肥厚的隔膜[24]；

Lillehei 使用类似的方法，但分离了二尖瓣小叶的基部以显露隔膜[25]。Swan 描述了使用螺旋钻从有限的左心室入路切除中隔心肌肉的方法[26]，Julian 使用了左心室弯曲入路分离中隔下部的游离壁。显露出中隔垫隆起[27]。

可以通过右心室三角肌切开术刮除右心室侧面来减少肥厚隔膜的厚度[28, 29]，但这种技术不如经主动脉入路直接。由于二尖瓣的收缩前运动是 LVOT 梗阻机制不可或缺的一部分，因此如 Cooley 和他的同事所述，二尖瓣的切除和低轮廓假体的置换是缓解流出道梗阻的有效方法[30]。然而，这给患者带来了人工瓣膜的潜在危险。很少使用毛细血管导管缓解由 HCM 引起的复杂形式的 LVOT 梗阻[31]。

所有这些早期方法已被 Morrow[32] 提出的更可预测和更完全的经主动脉心肌切除术所替代[32]，这是扩大室间隔心肌切除术的基础，本文所推荐的手术方法是我们所描述的。

三、分类

（一）形态学

1. 肥大的分布

图 96-1 显示了 HCM 患者左心室肥大的变量分布。典型的情况是，在二尖瓣开放位置，前基底间隔最厚，恰好位于二尖瓣前叶的瓣尖。这种主动脉下梗阻可能伴有弥漫性心室肥厚（图 96-1E），或者肥大可能仅限于隔膜（不对称间隔肥厚，图 96-1B）。在心室中部可能存在梗阻，其中隔膜的肥大导致与乳头肌接触，从而造成血供阻塞；在其他患者中，可能存在肥大的根尖分布（图 96-1F）。疾病的表型及肥大的外观和严重程度与基因型无关。同一家族中可能发现多个心室形态学表现。

2. 二尖瓣

在经典的 HOCM 形式中，二尖瓣，尤其是瓣膜的前叶在收缩期向前移动。后小叶紧靠前小叶的中边缘和游离边缘的 1/3 处，而不是像通常那样在自由边缘处闭合。然后，前小叶的游离边缘向上移位并使 LVOT 变窄。此外，瓣膜小叶的前移会产生不同程度的二尖瓣反流，这通常是在后外侧进行的[33]。最近的心脏磁共振成像研究表明，HCM 患者二尖瓣前叶和后叶的长度均比对照组长，且二尖瓣前叶长度与 LVOT 直径之比大于 2.0，这与主动脉下梗阻有关[34]。

二尖瓣关闭不全是 HOCM 的重要病理生理现象，可导致呼吸困难和易疲劳症状。将前小叶

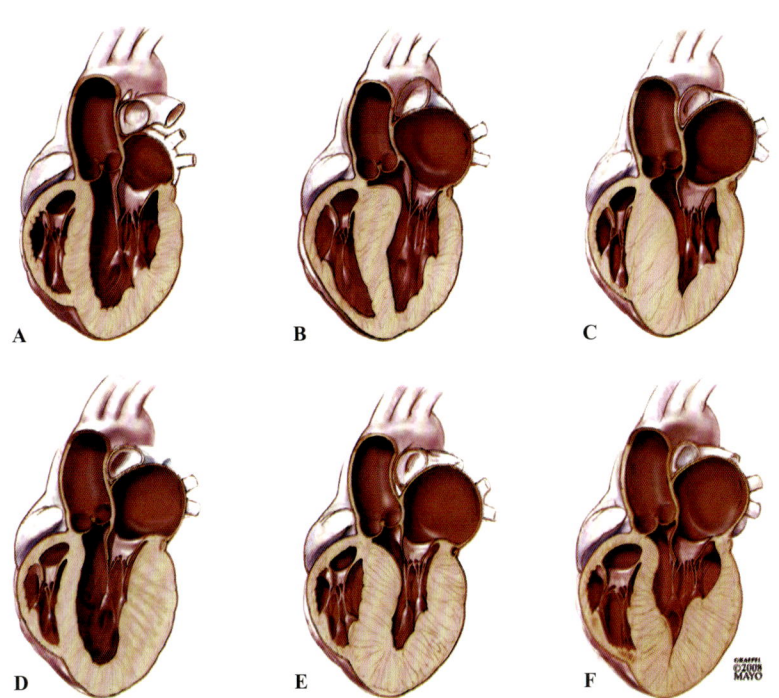

◀ 图 96-1 肥厚型心肌病的形态学亚型

A. 正常的心室形态；B. 所示肥大可能局限于基底膜；E. 弥漫扩散；F. 顶端肥厚为主（经授权改编自 Mayo Foundation for Medical Education and Research）

置于隆起的隔膜上会产生接触病变，发白的心内膜瘢痕可用于指导间间隔心肌切开术。收缩前运动的发生通常是动态的，并且刺激性动作，例如 valsalva 动作、下蹲、运动，在某些情况下，可能需要肾上腺能刺激来引起收缩前运动，肾上腺素能刺激可能是引起收缩前运动，二尖瓣关闭不全和 LVOT 梗阻的必要条件。收缩前运动的机制尚有争议，并提出 Venturi（拉）效应[35, 36]和拖曳（推）效应[37, 38]。

接受肌切除术的 HCM 患者有 15%~20% 存在乳头肌异常[39]。这些异常包括乳头肌异常，乳头肌直接插入二尖瓣前小叶中（图 96-2），乳头肌与室间隔或左心室游离壁融合，以及副肌和副异常腱索（假索）。在大多数情况下，这些异常不会使肌切除术复杂化，也不会导致流出道梗阻。但是，在某些患者中，乳头肌异常，特别是直接插入前叶的乳头肌，可能会导致流出道梗阻[40]。

3. 右心室

大约有 1/3 的 HCM 患者会发生右心室壁增厚，其中 10% 的右心室壁极度肥厚（≥ 10mm）[41]。然而，右心室肥厚很少导致纤维化，如通过增强的磁共振成像可见，由漏斗部狭窄引起的右心室流出道梗阻并不常见[42, 43]，并且主要限于儿童和年轻人中出现的 HCM[44]。由于左心室舒张末期压力升高，引起的肺动脉高压，进而发生右心室肥厚。在进行间间隔心肌层切除术的患者中，确实大约一半的患者存在肺动脉高压（右心室收缩压 ≥ 35mmHg），而严重的肺动脉高压（右心室收缩压 ≥ 50mmHg）占 17%[45]。

4. 主动脉瓣

与先天性膜性主动脉瓣下狭窄相反，HCM 患者的 LVOT 梗阻并不直接影响主动脉瓣[46]。由于医源性损伤，经主动脉肌切除术后观察到主动脉瓣关闭不全[47]。

5. 冠状动脉

HCM 患者的冠状动脉比正常人大，在静止状态下基础冠状动脉血流量增加。然而，有症状的 HCM 患者与正常对照相比，冠状动脉血流储备减少，并且相流异常，在舒张期有大量血流，收缩期有血流逆转，并且舒张期血流减速更快。与正常患者相比，血流储备的减少与冠状动脉阻力的降低有关，这表明该机制不是心肌内小动脉变窄或微循环受压的结果。实际上，HCM 患者冠状动脉血流储备的减少可能是基础状态下微循环几乎达到最大血管扩张的结果。据推测，收缩期微循环受压可能是 HCM 患者血流逆转的原因，也是收缩期血流与室间隔厚度之间呈负相关。然而，在静息状态下，HCM 患者的总冠状动脉血流得以保持甚至增加。

HCM 患者中约有 5%~15% 存在动脉粥样硬化性冠状动脉疾病，具体取决于所研究的人群。在 Mayo 诊所，选择进行冠状动脉造影的患者中有一半发现了严重的冠状动脉疾病，其中 26% 的患者病情严重[48]。与无冠状动脉疾病的 HCM 患者相比，合并梗阻性冠状动脉疾病的 HCM 患者的生存率降低，并且生存率也低于没有冠心病且心室功能正常的无 HCM 患者。

在笔者所在诊所接受冠状动脉造影的 HCM 患者中，左冠状动脉前降支（LAD）的肌肉桥接并不罕见[49]。目前尚不清楚 LAD 桥接是否在该疾病及相关的心绞痛症状中发挥病理生理作用。但对于成年患者，具有心肌桥联的 HCM 患者的

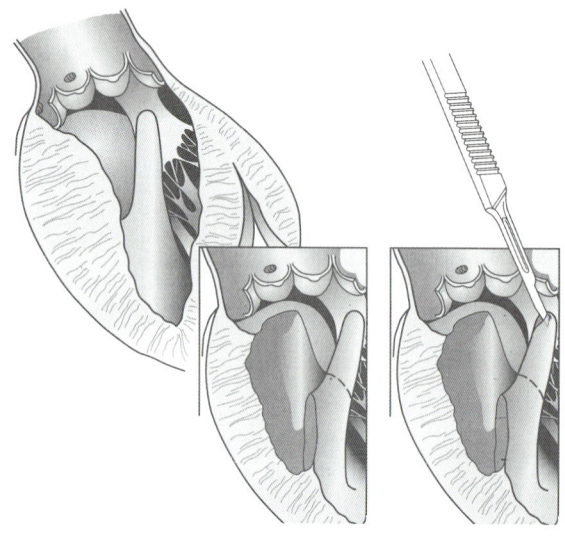

▲ 图 96-2　乳头状肌异常可直接插入二尖瓣前小叶，并导致流出道梗阻

当异常心肌不能支撑瓣膜的游离边缘时，可以将其切除（经过 Mayo 医学教育和研究基金会的许可进行修改和使用）

死亡风险，尤其是心源性猝死的风险并未增加。相反，Yetman 等[50]报道，在患有 HCM 的儿童中，有 285 例患者出现 LAD 收缩压，胸痛的发生率更高（60% vs. 19%，$P=0.04$），心脏骤停并随后复苏（50% vs. 4.0%，$P=0.004$），以及室性心动过速（80% vs. 8.0%，$P<0.001$）。心肌缺血被认为是这种不良预后的原因。

（二）组织病理学

1. 心肌纤维紊乱

HCM 的典型组织学特征是心肌纤维紊乱，其由结缔组织中散布的短期严重肥大纤维组成。心肌细胞显示有大而奇异的核，伴有肌纤维变性和纤维化。HCM 的特征是肌肉纤维的混乱旋转。心肌排列紊乱存在于室间隔和左心室游离壁中，但并非 HCM 病征。在压力超负荷的任何情况下，心肌都可能出现纤维紊乱，但是在 HCM 中，心肌紊乱的比例要大得多[51, 52]。

心肌细胞紊乱与收缩功能障碍，心室扩张和充血性心力衰竭有关[53]。它也可能是心律失常的基础。左心室肥大程度轻或无主动脉二尖瓣下接触病变的心脏中，心境紊乱也最严重，但心肌细胞紊乱与纤维化或小血管疾病之间似乎没有直接关系[54]。

2. 间质纤维化

间质纤维化是重要的组织学特征，在 HCM 患者的心室中存在不同程度的变化[55, 56]。这不仅是舒张功能障碍的机制，而且因为磁共振成像检测到的纤维化与心律失常和心源性猝死的危险相关[57, 58]。

3. 鉴别诊断

其他疾病可能与 HCM 相似。心脏淀粉样变性是心肌浸润性疾病，通常会引起舒张功能障碍。多达 30% 的心脏淀粉样变性患者具有主动脉下增厚，导致 LVOT 梗阻。心脏淀粉样变性的临床特征和血流动力学与 HCM 导致 LVOT 梗阻相似。在超声心动图上发现左心室颗粒斑点应引起对心脏淀粉样蛋白的怀疑，特别是如果心房壁厚度增加时[59]。基于斑点追踪的应变和应变率成像新技术可能会改善对 HCM 的心脏淀粉样变性的鉴别[60]。

在具有梗阻性 HCM 典型特征的患者肌瘤切除标本中可能会偶然发现淀粉样沉积物，并且此类患者的中期术后生存率与年龄和性别相匹配的 HCM 人群相似，而没有淀粉样变性的患者要进行隔室肌瘤切除术。在这些患者中，最常见的亚型是老年淀粉样蛋白，预后良好，很少导致多系统受累。

法布里病患者可能出现心室肥大和动态 LVOT 梗阻。心肌肥厚的机制与其他浸润性心肌病不同，它是继发于心肌质量增加和鞘糖脂浸润后继发的。可以通过酶替代疗法治疗由 α- 半乳糖苷酶 A 缺乏引起的疾病，但心室肥大和 LVOT 梗阻可能会持续存在，而间间隔心肌切除术可以缓解心脏相关的症状[5]。

四、遗传学

HCM 在表型表达疾病中的患病率为 0.2%[61]。60%～80% 的病例是家族性的，其余的则是新生突变引起的[62]。HCM 的遗传多样性，包括肌节蛋白和非肌节蛋白，数百种已经鉴定出超过 15 个基因的突变，实际上已报道了双重和复合杂合性和纯合性[63]。

大多数家族性疾病患者的 3 个蛋白质编码基因均发生突变，β- 肌球蛋白重链（*MYH7*）占 35%～50%，肌球蛋白结合蛋白 C（*MYBPC3*）占 15%～25%，以及心肌肌钙蛋白 T 型 2（*TNNT2*）占 15%～20%。在当前的实践中，基因检测的临床价值尚不确定。Van Driest 及其同事报道，基因阳性状态与心源性猝死家族史，需要进行肌瘤切除术或解剖学亚型无关[64]。此外，HCM 中的特定突变是罕见的。在一项研究中，在 293 名无亲缘关系的患者中，只有不到 2% 的患者存在良性突变，但是这些患者发生了严重的临床事件，包括心源性猝死，需要进行外科手术切除和进行心脏移植[65]。

其他研究表明，某些突变与不良预后有关。例如，*TNNT2*、β- 原肌球蛋白（*TPM1*）和 *MYH7* 中的某些突变可能会增加心源性猝死的风险。Olivotto 及其同事报道，通过基因检测鉴定出肌丝阳性的患者，心血管死亡，非致命性脑卒中或进展为纽约心脏协会（NYHA）Ⅲ级或Ⅳ级症状的综合终点风险增加了 4 倍[66]。突变与更严重的心脏收缩期和舒张期左心室功能不全相关，并且无论所累及的肌丝是薄的，不太薄，还是厚的，都会发生不良的临床事件。

遗传分析的潜在好处是对有心源性猝死家族史或携带"恶性"突变的患者其严重表型进行临床前诊断。同样，了解 HCM 在携带突变并可能有心源性猝死风险的无症状家庭成员中的确切遗传缺陷可能也是有用的。

除了临床过程的可变性和心源性猝死的风险外，HCM 的表型还显示出肥大的严重程度和分布（不对称、同心、心尖），外显率和发病年龄的显著差异。这种变异性可以部分由复合杂合子的患者和其他易患肥大的疾病并存来解释。

五、生理学

（一）舒张功能障碍

舒张功能不全伴随左心室舒张末期压升高是 HCM 的主要病理生理发现。结果导致左心房和肺静脉压力增加，这是努力呼吸困难和有氧运动受限的常见症状。随着舒张功能的恶化，左心室充盈变得更加依赖于心房收缩，并且发生心律不齐，特别是房颤。心排血量急剧下降和症状的恶化[67]。

HCM 患者在出现症状之前观察到异常的心肌松弛。腔室刚度增加主要是由于室壁厚度增加，但还有其他重要的外科手术因素加重了与左心室肥大有关的内在舒张功能障碍。

LVOT 梗阻可直接增加舒张末期压力，并间接影响二尖瓣反流的发生。因此，尽管手术式肌切除术对总体左心室质量的即时影响最小，但当流出梯度和二尖瓣反流缓解时，与舒张功能障碍有关的症状会立即得到改善。间隔心肌切除术对舒张功能的次要作用是肥厚的消退，见后述。

在某些患者中，同心性心室肥大非常严重，以至于肌肉块侵犯了心室腔并缩小了正常的心室腔大小。对于具有心尖 HCM 的患者尤其如此，其中左心室的远端 1/3 至远端 1/2 可能被肌肉闭塞（在舒张期和收缩期）。根尖肌切除术的手术重塑可增加舒张末期容积，从而改善舒张功能。

（二）左心室流出道梗阻

HCM 的外科治疗主要包括缓解 LVOT 梗阻。如前所述，梗阻是由于主动脉下区域的动态狭窄引起的，而动态狭窄又由于肥厚的隔膜与二尖瓣前叶并置而突出。人们以前一直对流出道梗阻作为 HCM 患者症状机制的重要性存在争议，这是因为该发现的难度，以及通过有创导尿术测量梯度时导管卡压的问题[68]。认识到流出道梗阻比以前认为的要普遍得多，与症状的发展有重要关系，并且可能对长期生存产生负面影响。

Maron 及其同事到在 320 例 HCM 患者中 37% 的静息流出道梯度为 50mmHg 或更高，更重要的是，另外在 106 例患者中发现运动引起的平均梯度为（80±43）mmHg。因此，多达 70% 接受临床评估的 HCM 患者出现严重的流出道梗阻[69]。该研究的另一个重要发现是，与运动多普勒超声心动图相比，Valsalva 手术相对不可靠（敏感性 40%）。在检测这些动态梯度时。也可以通过异丙肾上腺素激发在血流动力学插管过程中记录潜在的梗阻，该技术对于无法运动的患者或无法可靠地测量多普勒超声心动图信号的患者可能有用[70]。

（三）二尖瓣反流

肥厚的基底间隔附近的加速血流推动二尖瓣小叶的同时，可能会有"吸力"促成二尖瓣的系统前移。因此，小叶的重叠减少，产生不同程度的后向二尖瓣反流。如果二尖瓣反流射流朝前，则应怀疑是原发性二尖瓣疾病，例如连枷或脱垂段与流出梯度一样，二尖瓣反流的程度通常是动态的。伴有与 HOCM 相关中度或重度二尖瓣反流的有症状患者是极好的手术候选人，因为二尖瓣关闭不全和相关症状（呼吸困难和易疲劳性）几乎可以通过适当的间间隔心肌层切除术消除或得到明显改善。

二尖瓣固有性疾病可能会导致 HOCM 患者瓣膜反流。伴有小叶脱垂的腱索破裂可诱发充血性心力衰竭，如果未发现 HCM 且患者接受后负荷减少治疗，则血流动力学可能会恶化[71]。

六、临床表现和诊断标准

（一）症状

尽管一些儿童和青少年表现出限制性心功能异常，但大多数患者在成年或中年之前都没有症状。症状的发作与流出道梗阻的发展平行，并且局限性是渐进的，首先表现为易疲劳，然后表现为呼吸困难、心绞痛、晕厥或晕厥前状态。如前述，呼吸困难是由左心室舒张功能不全和不同程度的二尖瓣反流引起的。约 25% 的 HCM 患者存在自主神经功能障碍，也可能导致运动能力差。其表现为运动期间收缩压未能升高 20mmHg 或运动过程中血压实际下降。

尽管梗阻性冠状动脉疾病可能并存，但心绞痛最有可能是由左心室壁厚度增加（心肌需氧量增加）和毛细血管网络减少（心肌供氧量减少），以及诸如心率增加和后负荷增加等诱发因素共同作用结果。

（二）体征

在没有梗阻的 HCM 患者中，临床表现为左心室肥大。对于梗阻性患者，重要的是要区分动态性梗阻与固定性梗阻，如瓣膜主动脉狭窄或先天性膜性主动脉瓣下狭窄。对 HOCM 患者的听诊显示，在左胸骨边缘附近听到典型的渐强 - 渐弱杂音，在收缩期的中后期达到高峰，通常在第二次心音开始之前结束。杂音可以辐射到整个心前区，但是与瓣膜主动脉瓣狭窄相反，对颈动脉的辐射并不常见。二尖瓣反流可能会在心尖产生单独的全收缩期杂音。动态流出道梗阻时，颈动脉搏动活跃且呈两峰波。如果存在严重的肥大，可能会听到第四心音。

动态听诊可以将 HCM 的杂音与主动脉瓣狭窄和二尖瓣关闭不全区分开。诸如 Valsalva 或站立─蹲下─站立之类的动作会减小左心室容积，从而会增加动态梯度和杂音强度。其他改变杂音强度的方法包括抬高腿以增加前负荷，以及吸入硝酸戊酯以减少后负荷并增加心率。

（三）心电图和胸部 X 线片

梗阻型 HCM 的心电图特征是左心室肥大呈应变模式，并可能存在 Q 波。左心房扩大的心电图证据很常见，束支传导阻滞也很常见（尤其是在心肌切除术后）。酒精中隔消融后，通常观察到右束支传导阻滞。对于心尖型 HCM，心电图显示了穿过心前区的弥散对称 T 波倒置的独特模式。

多数 HCM 患者的窦性心律正常，但连续监测表明室上性心动过速（46%）、室性早搏（43%）和非持续的室性心动过速（26%）[72]。在 1/4 的患者中，由于房颤消失和左心室充盈受损，心房颤动的发作通常会加剧症状。

胸部 X 线线片发现是左心室肥厚和肺静脉充血，以及肺动脉增大在充血性心力衰竭患者中可能很明显。

（四）超声心动图

二维和多普勒超声心动图是诊断 HCM 的重要工具，可提供有关心室形态、血流动力学和瓣膜功能的信息。肥厚的最常见类型是室间隔的弥漫性累及。在 HCM 患者中，左心室壁厚一般最大为 20～22mm，在 5%～10% 的患者中，左心室壁厚显著增加，达 30～50mm[72]。隔膜的形态似乎随年龄而变化，而老年 HCM 患者通常表现出乙状结肠形态[73]。

超声心动图发现壁厚增加应促使寻找其他原因，包括系统性高血压（尤其是在透析患者中）。瓣膜主动脉瓣狭窄，以及渗透性和糖原储存性疾病，如心脏淀粉样变性病、法布里病和弗里德赖希共济失调。

在连续波多普勒超声心动图上，LVOT 梗阻被视为一种高速、峰值、"匕首形"信号。对于静息低流速（＜3m/s）的患者，诸如 Valsalva、吸入硝酸戊酯和运动等动作可能显示潜在的梗阻。二尖瓣反流的存在和严重程度可以通过多普勒彩色血流显像确定。区分真正的流出道速度与二尖瓣反流射流很重要。

由收缩前运动引起的二尖瓣反流在收缩末期是偏心的，并在后外侧定向。中心指向的喷射应提示原发性小叶异常，导致瓣膜渗漏。大多数患者不需要术前经食管超声心动图检查，但术中经食管超声心动图检查对于评估切除术的效果至关重要[74]。

（五）心脏磁共振成像

心脏磁共振成像可用于识别超声心动图不易识别的左心室肥大区域，尤其是前外侧游离壁和心尖区域[75]。此外，磁共振成像可检测心肌纤维化的存在和严重程度，这似乎是继发性室性心律不齐和心源性猝死的重要危险因素[76,77]。

（六）有创心导管术

在目前的实践中，对于HCM的诊断很少需要进行心脏导管检查。冠状动脉造影适用于患有心绞痛症状的患者和接受肌瘤治疗的有冠心病风险的患者（家族史原因、血脂异常、高龄）。采用异丙肾上腺素的血流动力学研究可用于确定在超声心动图检查期间无法诱发的不稳定梗阻梯度的患者[70]。

七、自然病史

（一）症状

HCM的临床病程变化很大，有些患者没有症状和心脏功能受限。但在许多患者中，症状的发作与LVOT梗阻的发展有关，尚不清楚是什么原因导致成年患者在生命的第四，第五或第六个10年之前没有梯度的原因。房颤的发作也可加剧症状并易发生全身性栓塞，这在6%的患者中会发生[78]。在30%的HCM老年患者中发现房颤。

HCM可能发生感染性心内膜炎，据报道发病率为每年1.4/1000。重要的特征是，几乎在所有心内膜炎病例中，都有LVOT梗阻。实际上，在患有梗阻的HCM患者中，心内膜炎的发生率为每年3.8/1000，或者在10年内发生这种并发症的可能性为4%[79]。

（二）生存率

在一般人群中，HCM患者的存活率与没有疾病的患者相似，早期报道的HCM高死亡率可能是由三级转诊中心研究中包括的高危患者过多引起的[80-82]。最近更多的数据表明，HCM患者的年死亡率约为1%，但是有几个重要的亚组具有较高的心源性死亡风险。实际上，HCM是年轻运动员猝死的最常见原因[7,83,84]。

（三）梗阻性与非梗阻性肥厚性心肌病

直到最近，关于LVOT梗阻对HCM患者生存的影响仍存在不确定性和争议。Maron等[85]、Autore等[86]及Elliott等[87]的令人信服的研究表明，静息流出量梯度与晚期死亡风险之间有很强的相关性。在一项针对1101例HCM患者进行的纵向研究中，Maron等报道，流出道梗阻（基础梯度至少30mmHg）的患者死于HCM或症状进展的风险是所观察到的患者的4倍以上（图96-3）。在没有梗阻的患者中观察到。流出道梗阻与症状受限和死亡的相关性与其他临床变量无关。值得注意的是，与无症状的心肌病患者相比，具有轻度梗阻症状的患者（NYHA Ⅱ级）更有可能发展

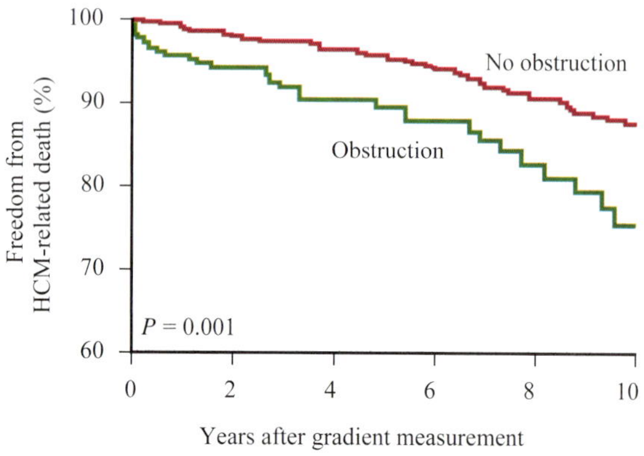

◀ 图96-3 Survival of patients with hypertrophic cardiomyopathy (HCM) with and without obstruction (≥ 30mmHg). This analysis includes only deaths related to HCM

From Maron MS, Olivotto I, Betocchi S, et al: Effect of left ventricular outflow tract obstruction on clinical outcome in hypertrophic cardiomyopathy. N Engl J Med 348:295–303, 2003.

为严重症状或死于心力衰竭（图96-4）[85]。

一个重要的临床问题为是否高梯度无症状HOCM患者的预后可以通过减少中隔得到改善。Elliott等报道，无症状LVOT梗阻患者的猝死风险相对较低（每年＜0.4%），且无公认的心源性猝死危险因素，但他们的研究表明LVOT梗阻和非持续性室性心动过速患者的生存率降低，运动血压反应异常，有成年前猝死家族史，无法解释的晕厥或严重左心室肥大。

潜在性梗阻患者的预后尚不清楚，但Vaglio等的一项研究提示，其临床过程与静息性梗阻患者相似[88]。在他们的系列研究中，1/4的患者需要采用侵入性疗法来缓解症状，年死亡率为2%，高于报道的HCM和无LVOT梗阻患者的死亡率。

（四）植入式心脏复律除颤器的使用

心源性猝死是HCM中特别值得关注的问题，目前关于将植入式心脏复律除颤器（implantable cardioverer-defibrillator，ICD）适当用于一级和二级心源性猝死的预防措施中存在争议。除了先前的心脏骤停外，似乎可以识别出现心律异常事件风险增加（主要危险因素）的临床变量包括非持续的室性心动过速、室性肥大（壁厚＞30mm）、对运动的降压反应、心源性猝死家族史和不明原因的晕厥[89]。其他发现，例如年轻者的心肌桥联、心尖动脉瘤，或者通过心脏磁共振成像检测到的心肌纤维化，也可能增加猝死的风险。

专家一致认为[90]，将ICD用于先前有心脏骤停或持续且自性的室性心动过速患者的心源性猝死的二级预防是非常有必要的，并且应在具有多种临床危险因素的患者和具有单一主要危险因素的某些患者中考虑使用ICD因素，例如近亲猝死史。对于需要ICD植入并被要求行间隔心肌切除术的患者，我们更愿意将设备植入推迟至术后第3天或第4天，以免术前立即放置ICD导致潜在的脱位。

八、外科治疗

（一）手术适应证

通常，间隔心肌切除术仅适用于尽管接受药物治疗但仍然有症状的患者。药物治疗通常从β受体拮抗药开始，它具有负性肌力作用，并可能减轻运动引起的潜在流出梯度。β受体拮抗药在降低静止梯度方面效果较差。钙拮抗药维拉帕米已用于非梗阻性和梗阻性HCM患者。该药可改善心室舒张和降低左心室收缩力，但血流动力学和电生理学副作用限制了其长期使用。丙吡胺具有负性肌力作用，是Ia型抗心律失常药，可通过降低静息梯度来改善症状。但这种药物也有不良反应，包括口和眼干燥，便秘和排尿困难。另外，它增加了房室结的传导，因此可能增加房颤患者的心室率。尽管药物可以缓解症状，但是药物治疗似乎并未减少猝死的可能性。一项对173例使用胺碘酮、β受体拮抗药、维拉帕米或索他洛尔治疗症状的患者研究表明，与未接受药物治疗的患者相比，猝死死亡率没有差异[91]。因此，ICD仍然是预防高危HOCM患者猝死的主要治疗方法。

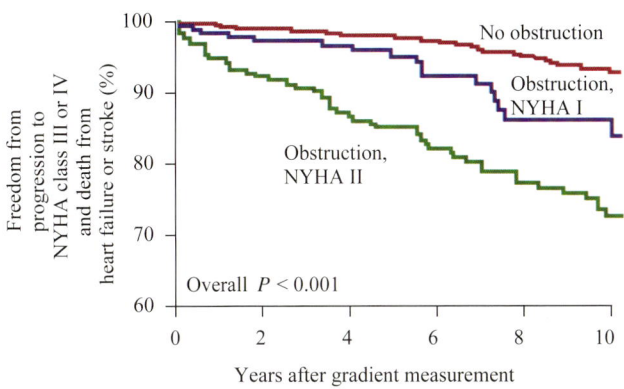

◀ 图96-4 Probability of progression to severe heart failure, death, or stroke in patients without obstruction and in patients with outflow tract obstruction stratified by presence or absence of symptoms. NYHA, New York Heart Association

From Maron MS, Olivotto I, Betocchi S, et al: Effect of left ventricular outflow tract obstruction on clinical outcome in hypertrophic cardiomyopathy. N Engl J Med 348:295-303, 2003.

(二) 操作技术

通过正胸骨中切口术进行手术，并通过使用单级，两阶段静脉插管以标准方式建立常温体外循环。主动脉被交叉钳住，并通过主动脉针孔注入冷血心脏停搏液（1000～1200ml）以使心脏停搏。充分显露主动脉下隔是至关重要的，并且通过多种操作可以简化手术。首先，仅在右侧使用心包缝合线将心包向外科医师一侧抬高。接下来，使倾斜的主动脉比通常的主动脉瓣置换术时更接近窦管脊，并通过非冠状主动脉窦的中点将切口切至瓣膜环上方约1cm的水平。用较小的缝合线将近端主动脉的边缘挡住，并通过主动脉瓣置入心脏切开术吸引器，并用其压低二尖瓣的前小叶以保护其免受损伤。右主动脉瓣尖向窦壁塌陷，通常会停留在该处。用海绵棒压下右心室并向后旋转隔膜，从而使左心室流出腔定向（图96-5）。

标准编号为10的手术刀刀片用于心肌切除术；隔中的切口从右主动脉窦的最低点开始（图96-6）。隔膜的切口向上，然后向左移至二尖瓣的前小叶。剪刀用于彻底切除心肌初始部分。

然后，将隔膜切除的区域向心尖加深并长，必须将肥大的隔膜切除到心内膜瘢痕之外（图96-7和图96-8）。切除小梁，并使用垂体钳心肌切除部位。适当的间隔心肌切除术通常可产生3～12g的肌肉。使用海绵棒向后压迫心脏，会改善心肌切除术远端范围的暴露。关闭主动脉切开术，手术照常进行。

这种技术用于更广泛的心肌切除术，[92]与标准的Morrow手术[32]不同，在后者中，平行切口在隔膜中形成一个向上延伸的槽，该槽距主动脉瓣3cm。在主动脉近端区域更广泛的肌肉切除可提高肥厚性隔膜的远端显露范围，并且切除距离主动脉瓣可达7cm。心肌切除不充分的原因通常是由于未能切除足够长的隔膜（朝心尖），而不是由于切除深度不足。事实证明，所描述的方法对所有患有主动脉下梗阻的患者都是合适的，并且诸如前小叶折叠等操作是不必要的，并且可能有害。二尖瓣置换术是为无法修复的固有小叶异常患者准备的。为了确认LVOT梗阻是否完全缓解，我们在心肌切除术之前和之后通过直接穿刺常规测量主动脉和左心室压力[93]。如果麻醉作用降低了静息LVOT梯度，则通过刺激心室诱发室

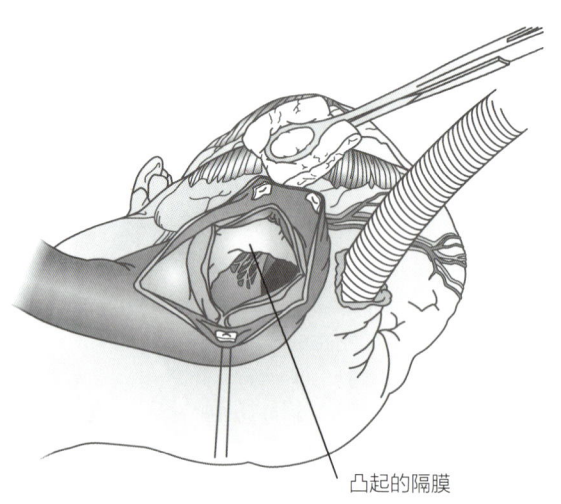

▲ 图96-5 主动脉斜切口术

主动脉斜切口术可显露主动脉下隔膜，并延伸至非冠状窦的基底部。外科医生使用海绵钳将心室向后压旋转，可改善对隔膜的视野（经授权改编自Mayo Foundation for Medical Education and Research）

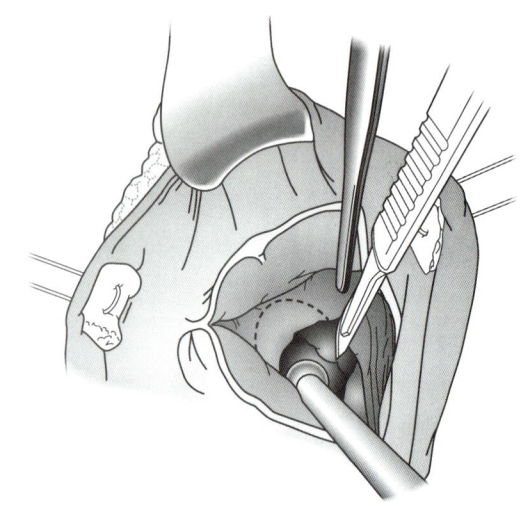

▲ 图96-6 间隔心肌切除术

间隔心肌切除术从右主动脉窦最低点的右侧开始，向左延伸至二尖瓣前叶。移除最初的标本后，应将切除的间隔区域移向心尖部，远离心内膜瘢痕。较宽的近端切除区域可改善间隔切除术较远端的显露（经授权改编自Mayo Foundation for Medical Education and Research）

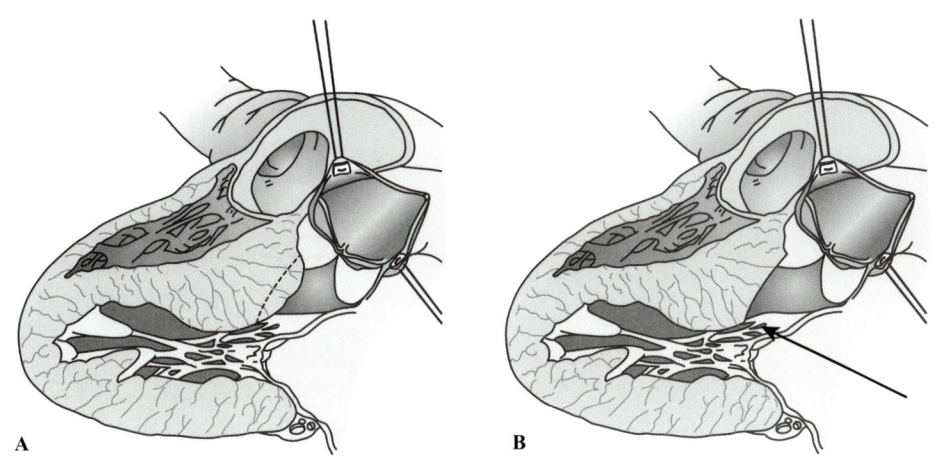

▲ 图 96-7 间隔心肌切除术的常见错误

A. 进行间隔心肌切除术时一个常见的错误是肌肉切除长度（朝向顶点）不足。初次主动脉切开后，凸出的隔膜可能出现在邻近的主动脉下方位置，如果只切除这部分扩大的隔膜，则可能会有残余的梗阻，如图 B 中黑箭所示（经授权改编自 Mayo Foundation for Medical Education and Research）

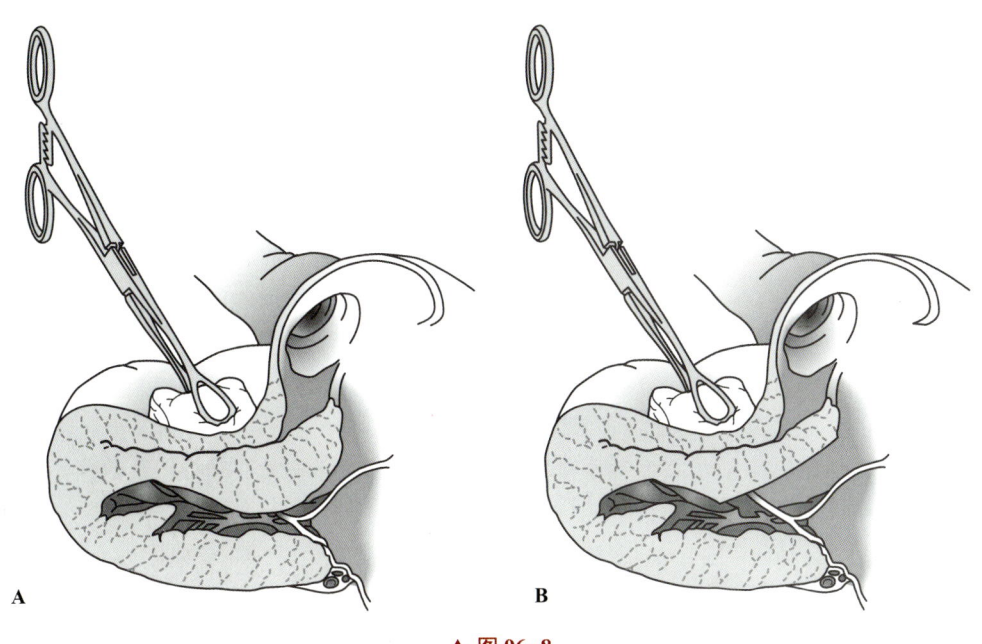

▲ 图 96-8

A. 心室向后旋转可提高隔膜的显露程度，并允许外科医生接近提取节段的远端（B）（经授权改编自 Mayo Foundation for Medical Education and Research）

性期前收缩 Brockenbrough 现象产生的动态梯度；由于增加的收缩力和减少的后负荷而使舒张期后收缩更加有力。然后在切除心肌之后重复相同的动作。常规使用经食管超声心动图检查[74]。术中经食管超声心动图检查可以识别残留的二尖瓣反流、收缩前运动，以及切除间隔心肌而造成的任何间隔缺损。

在选定的病例，特别是在年轻患者和术前患有心绞痛的患者中进行冠状动脉桥桥接术。在确定心肌内节段远端的冠状动脉后，通过锐剥离暴露血管的前表面，该解剖在近端持续进行，直到 LAD 重新融合在心外膜上。动脉上分开的心肌层通常为 3～5mm 厚。如果动脉过深，以至进入了右心室小梁，则在冠状动脉深处的脱脂棉缝线会修补进入心室的开口。我们联合了超过 36 例 LAD 患者的心肌桥接术和扩大的间隔肌切除术。

结果令人满意。患者心绞痛得到改善，但没有证据表明该手术有生存益处。因此，在成年患者中，当患者行心肌切除术并有心绞痛病史时，应考虑将其心肌桥部分去顶[94]。

（三）术后护理

对切除术后患者的护理类似于对主动脉瓣置换术患者的护理。全身血管阻力应维持在正常范围或以上，以使肥大心室的左心室舒张期充盈压和冠状动脉灌注压保持在正常水平。避免使用血管扩张药，连续输注去氧肾上腺素或加压素可能是有用的。保持房室同步以使左心室充盈最大化非常重要，并且心房起搏经常使用。手术后的第二天，我们以术前剂量的一半重新开始使用β受体拮抗药，但没有常规地重启钙通道阻滞药或丙吡胺。心房颤动可能对心排血量和血压特别有害，并且可能需要尽早进行电复律。

九、预后

（一）早期预后

1. 死亡率

单纯性间隔心肌切除术进行 HOCM 后医院死亡的风险很低：在经验丰富的中心不到 1%（图 96-9）。在高龄患者（尤其是那些患有严重的与肺动脉高压相关的严重残疾症状的患者），进行过心肌切除术的患者或需要同时进行手术的患者中，手术风险可能更高。

2. 发病率

诸如需要永久性起搏器的完全性心脏传导阻滞和医源性室间隔穿孔等并发症已很少见（1%~2%）[90]。外科手术切除术后经常发现部分或完全左束支传导阻滞，但与后遗症无关。但是，如果患者术前存在完全的右束支传导阻滞，则在进行心肌切除术后中断左束会增加完全性心脏传导阻滞的风险。这对于术前进行酒精中隔消融术的患者尤其重要。ElBardissi 等[95]报道，在进行手术前进行酒精中隔消融的患者中，术后植入心脏起搏器的风险为 36%，而未经事先干预的患者为 3%。

（二）晚期预后

1. 症状缓解

肌瘤切除后症状和运动能力的改善是高度可预测和持久的，超过 90% 的严重症状患者有两个或更多功能类别的改善。如图 96-10 所示，确实通过心肌切除术缓解流出梯度在改善呼吸困难、心绞痛或晕厥引起的局限性方面同样有效[96]。重要的是，心肌切除术的症状益处与降低基础流出梯度和二尖瓣关闭不全直接相关。并恢复正常的左心室收缩压和舒张末期压力（超过 90% 的患者），这反过来也可能有利地影响左心室舒张压的充盈和心肌缺血。缓解梯度可能会减小左心房大小及随后发生心房颤动的风险。

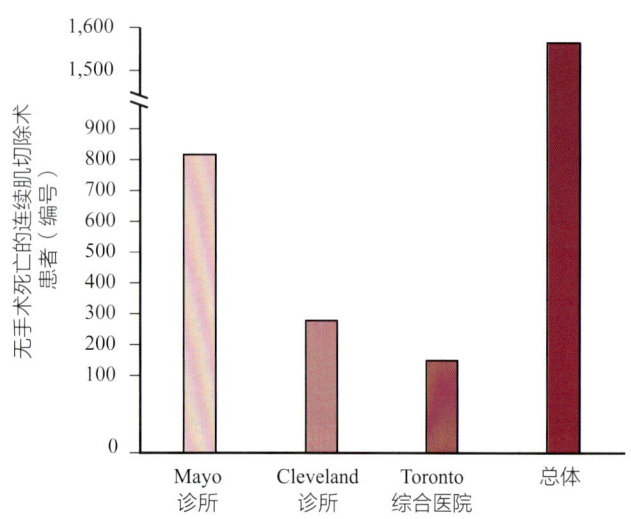

◀ 图 96-9 肥厚性心肌病患者行孤立间隔心肌切除术治疗的手术风险

孤立间隔心肌切除术治疗肥厚性心肌病的手术风险小于 1%，在经验丰富的中心手术风险接近零 (From Maron BJ: Surgical myectomy remains the primary treatment option for severely symptomatic patients with obstructive hypertrophic cardiomyopathy. Circulation 116:196–206, 2007.)

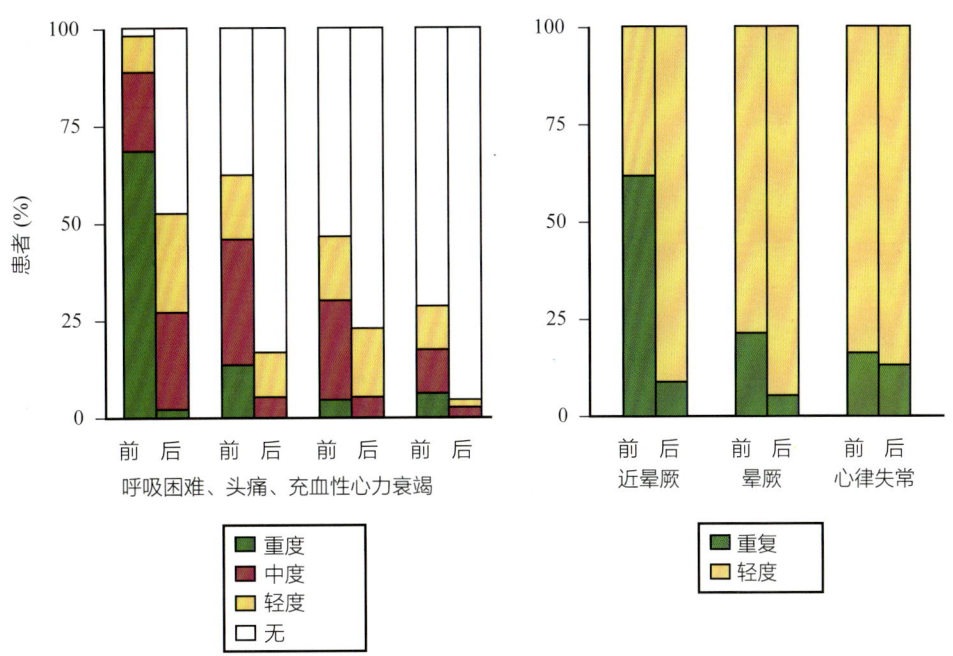

▲ 图 96-10　肥厚性梗阻性心肌病患者间隔心肌切除术前后的症状状态

梗阻的缓解可改善心绞痛、呼吸困难和晕厥或晕厥先兆症状。CHF. 充血性心力衰竭（引自 McCully RB, Nishimura RA, Tajik AJ, etal: Extent of clinical improvement after surgical treatment of hypertrophic obstructive cardiomyopathy. Circula-tion 94:467–471, 1996.）

术前 LVOT 梗阻患者的预后尤其具有指导意义。在这些有症状的患者中通常不进行手术，因为静息 LVOT 梯度＜ 30mmHg，并且认为功能障碍是由舒张功能障碍引起的。但是挑衅性的动作通常会引起更高的梯度和与症状相关的收缩性前向运动（SAM）相关的二尖瓣关闭不全。在我们的外科手术中，进行间隔心肌切开术的患者中确实有的静息梯度＜ 30mmHg 的 30% 潜伏性梗阻的，并且在术后，NYHA 功能等级显著改善，并且 LVOT 梯度改善程度与静息高的患者相似[97]。

对于患有 HOCM 的成年或儿童心肌切除术后，静息期较大的左心室流出梯度晚期复发很少见，这与接受先天性膜性主动脉膜下狭窄手术的患者相反[46]。复发症状的最常见原因初次手术，心室中部梗阻和乳头肌异常时，局限性和闭塞性心肌病。多数情况下，初次手术时不适当的心肌切除术是由于未能将心肌切除术向心脏的末端延伸足够远而导致的结果[98]。

十、生存状况

通常进行间隔心肌切除术可以缓解症状，但是有证据表明手术可以提高 HOCM 患者的生存率。在 Ommen 等报道[99]中，289 例接受间隔心肌切除术的 HOCM 患者的术后 1 年、5 年和 10 年的晚期存活率分别为 98%、96% 和 83%，这些存活率与年龄和性别相匹配的美国人群，以及没有梗阻的 HCM 患者（图 96-11）。在同一项研究中，与非手术性梗阻性 HCM 患者相比，心肌切除术患者具有更高的生存率，无全因死亡率（$P < 0.001$），与 HCM 相关死亡率（$P < 0.001$）和心源性猝死（$P=0.003$）（图 96-12），并且在多变量分析中，心肌切除术的表现与生存密切相关（危险比为 0.43，$P < 0.001$）。

研究还提出了减轻 LVOT 梯度可能提高生存率的机制。左心室肥大的程度是 HCM 患者生存的重要决定因素[100]，成功的心肌切除术会导致左心室肥大的消退[101, 102]。因此，梗阻性 HCM 患者可能因压力过载而增加了心室肥大负担。成功的心肌切除术可以缓解这种情况。有趣的是，在 HCM 的自然进程中，尽管左心肥厚的程度是导致死亡的危险因素，但在心肌切除术后，在术前肥厚程度并不能预测术后[103]。

1509

McLeod 等[104] 对接受 ICD 治疗的 HCM 患者进行了回顾，他们对提高心肌切除术患者的生存率有了更多见解。在随访期间（中位数为 4.5 年），非心肌切除术组有 12 例患者（占 17%），而心肌切除术组中只有 1 例患者（占 2%）有适当的 ICD 放电（图 96-13）。非心肌切除术组的年平均事件发生率为 4.3%，而心肌切除术后的年平均发生率为 0.24%（$P=0.004$）。因此，进行外科手术心肌切除术和流出梯度的缓解与适当 ICD 放电发生率和心源性猝死的风险显著降低相关。

出现晕厥的患者的术后结局也支持了间隔心肌切除术对患者生存的潜在益处。HCM 患者尽管接受药物治疗但晕厥仍被认为是外科心肌切除术的适应证，Orme 等[104] 记录，在中位随访约 5 年时，心肌切除术患者的晕厥复发率为 11%，而

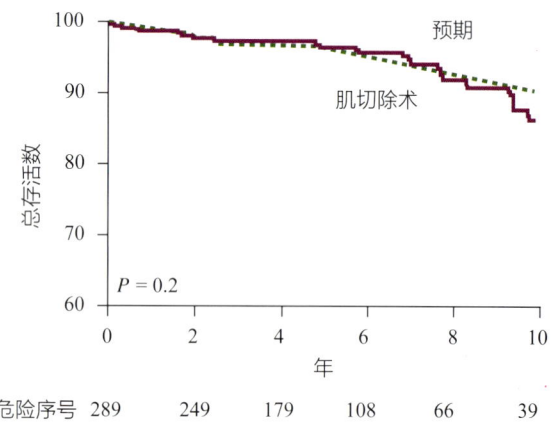

◀ 图 96-11 肥厚性梗阻性心肌病患者在间隔心肌切除术后的生存率与年龄和性别匹配的人群相似

引自 Ommen SR, Maron BJ, Olivotto I, etal: Long-term effects of surgical septal myectomy on survival in patients with obstructive hypertrophic car-diomyopathy. J Am Coll Cardiol 46:470–476, 2005.

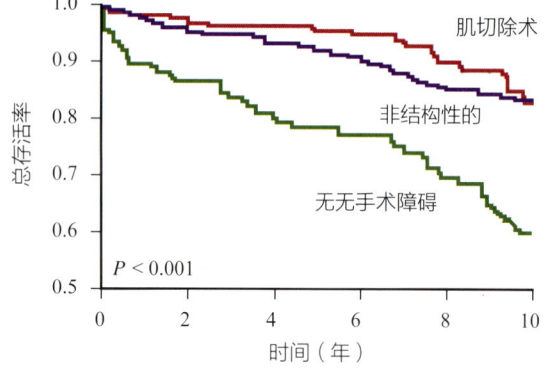

◀ 图 96-12 三个亚组的肥厚性心肌病患者无全因死亡率生存率比较

Mayo 诊所心肌切除术组（$n=289$）、非手术合并梗阻组（$n=228$）和非梗阻组（$n=820$）。心肌切除术组与非手术治疗的梗阻性肥厚性心肌病组比较，$P<0.001$；与非梗阻性肥厚性心肌病组比较，$P=0.8$（引自 Ommen SR, Maron BJ, Olivotto I, etal: Long-term effects of surgical septal myectomy on survival in patients with obstructive hypertrophic cardiomyopathy. J Am Coll Cardiol 46:470–476, 2005.）

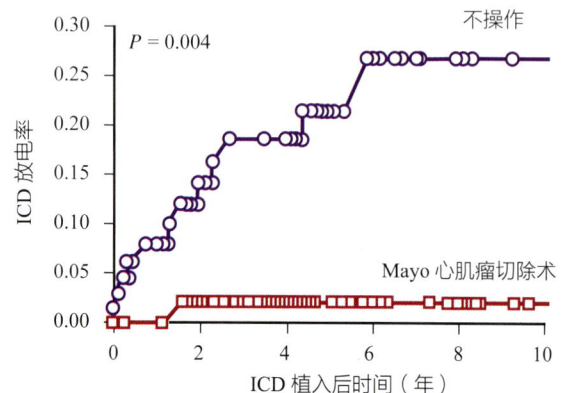

◀ 图 96-13 进行与未进行间隔心肌切除术的肥厚性心肌病患者植入式心脏复律除颤器（ICD）放电率的比较

进行心肌切除术组 ICD 年平均出院率为 0.24%，而非心肌切除术组为 4.3%（$P=0.004$）（引自 McLeod CJ, Ommen SR, Ackerman MJ, etal: Surgical septal myectomy decreases the risk for appropriate implantable cardioverter defbrillator discharge in obstructive hyper-trophic cardiomyopathy. Eur Heart J 28:2583–2588, 2007.）

药物治疗组中有 40% 的患者存在其他危险因素。此外，接受外科手术切除患者的 10 年生存率要高于接受药物治疗的患者（82% vs. 69%）。

十一、与隔动脉消融术的比较

可以通过选择性梗死 LAD 的间隔分支来减少间隔，并且避免手术切口和住院治疗的优势非常明显。在对 42 项已发表的酒精中隔消融术研究（2959 例患者）综述中发现，静息 LVOT 梯度从 65mmHg 降低至 16mmHg（$P < 0.001$），基底隔径从 21mm 降低至 14mm（$P < 0.001$），医院死亡率为 1.5%[105]。然而，需要永久性起搏器的完全性心脏传导阻滞发生率为 11%，其他重要并发症包括冠状动脉夹层（1.8%）、心包积液（0.6%）、心室纤颤（2.2%）、脑卒中（1.1%）、新右束支传导阻滞（46%）和新的左束支传导阻滞（6.5%）。此外，11% 的患者症状持续存在，6.6% 的患者需要再次进行酒精消融，2.0% 的患者需要进行外科手术治疗。因此，尽管该程序具有较小的侵入性，但并非没有明显的发病率和死亡率。

由于冠状动脉解剖结构不理想，一些 HOCM 患者不适合进行酒精中隔切除术[106]。此外，人们还担心由所产生的中隔瘢痕引起的与心律失常相关的基底膜源性基质可能导致猝死的长期风险。心脏磁共振成像表明，在大多数患者中，酒精中隔消融会引起跨膜组织坏死，其位于基底膜的位置较肌切除术更次。梗死灶通常延伸到隔膜的右心室一侧，有时会残留于基底隔膜，从而在随访时导致残留梯度（图 96-14）[107]。在一项非随机比较研究中，Sorajja 等[108] 报道消融术治疗后的住院并发症发生率高于心肌切除术，并且在 65 岁以下的患者中，肌瘤切除术后的症状缓解效果更好。

因此，酒精中隔消融术是可能增加选择该手

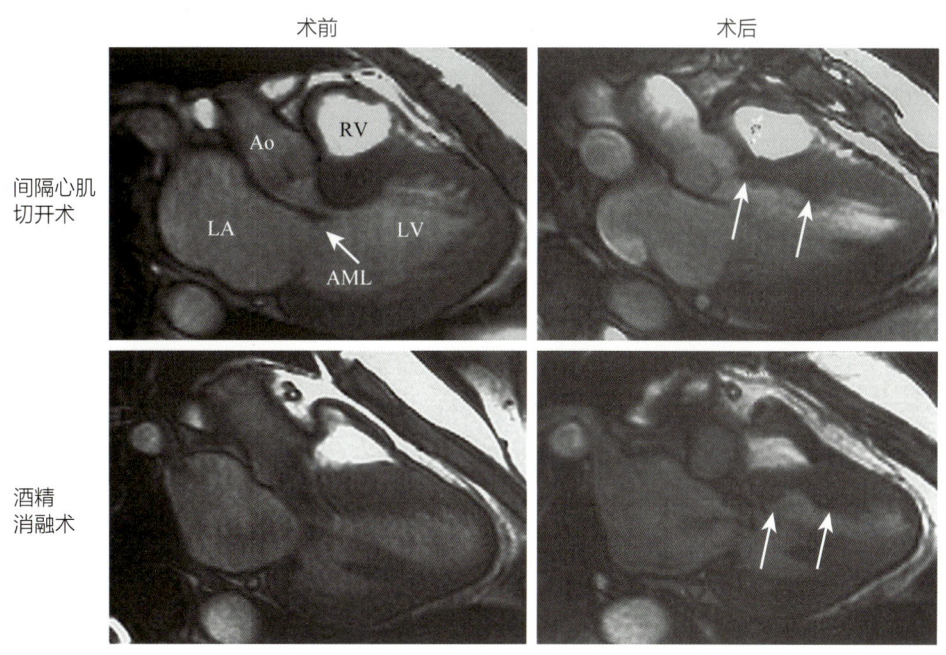

▲ 图 96-14 室间隔心肌切除术和室间隔消融术后的心脏磁共振图像

上一行图，间隔心肌切除术之前（前）和之后（后）长轴视图。在此平面上可见部分基底隔，凸出到左心室外腔，已在心肌切除术中被切除（箭头）。下一行图，间隔消融术前（左）和 5 个月后（右）的长轴视图。消融术切除了基底中隔最近的部分。AML. 二尖瓣前叶；Ao. 主动脉；LA. 左心房；RV. 右心室（引自 Valeti US, Nishimura RA, Holmes DR, et al: Comparison of surgical septal myectomy and alcohol septal ablation with cardiac magnetic resonance imaging in patients with hypertrophic obstructive cardiomyopathy. J Am Coll Cardiol 49:350–357, 2007.）

术的患者手术风险，但是对于无法接受最大程度药物治疗的 HCM 和严重左心室流出道梗阻的患者，中间隔心肌切开术仍然是金标准[61, 90]。

十二、特殊亚组

前面的讨论集中在 HCM 和主动脉下梗阻患者的手术治疗上，尽管考虑进行手术治疗的大多数患者症状不同，但其他具有不同心室形态和病理生理特征的 HCM 患者可能会从手术中受益。HCM 的室间隔梗阻较主动脉下梗阻少见，其病理生理机制不同，在未接受治疗的患者中预后可能更差[109]。与主动脉瓣下梗阻不同，与二尖瓣收缩前运动有关，室间隔梗阻是由心室收缩狭窄引起的，并伴有通过间隔和乳头肌的收缩变窄。继发性二尖瓣反流并不常见，也不是呼吸困难等症状的病理生理学组成部分，但是患有 HCM 和脑室中部梗阻的患者可能会出现心尖袋/动脉瘤，可能导致室性心律失常或血栓栓塞[110, 111]。

对于室中梗阻患者进行心肌切除术的决定常常因不确定是否是局限性症状是由于心室内梯度或舒张功能障碍（或两者兼而有之）引起的，而使人感到困惑而且表型种类繁多，有些患者会同时患有主动脉下梗阻（二尖瓣小叶的收缩前房运动）和心室中梗阻。

根据我们的经验，经心尖切口最容易暴露出室间隔梗阻，并且均匀存在的接触病变可引导室间隔的切除[112]。在 51 例合并室间隔梗阻的 HCM 手术患者中，32 例采用了经心尖入路，19 例患者采用经心尖和经主动脉联合入路。在 13 例患者中，在室间隔心肌层切除术时修复了根尖动脉瘤或囊袋。没有出现与根尖切口相关的早期死亡或并发症。

第 97 章
左心室辅助装置与全人工心脏
Left Ventricular Assist Devices and Total Artificial Heart

Koji Takeda　Hiroo Takayama　Yoshifumi Naka　著
刘保庆　译

机械循环支持（Mechanical circulatory support，MCS）已成为终末期心脏衰竭患者的标准治疗方法[1-7]。MCS 中一项具有里程碑意义的试验表明左心室辅助装置（LVAD）在改善患者的生存和生活质量方面具有明显的优越性[1]。MCS 设备相关的技术在过去的十年中有重大的改进，提高了生存率，增加耐久性，并减少与器械相关的感染，以及器械血栓形成、设备故障和围术期出血等情况的发生[3-5]。随着设备设计的改进，美国每年植入 LVAD 的数量已大幅增加（图 97-1）[6]。

目前的 MCS 设备基于其特征可以分为以下类别：短期与长期设备，体外与体内设备，脉动与连续流量设备，全心支持设备与部分支持设备，以及辅助设备与完全心脏替换（即全人工心脏 TAH。机械设备植入的适应证随着时间的推移，已经扩展到包括急性心源性休克，移植前的过渡治疗，达到候选资格前的过渡治疗和临床决定前的永久替代治疗[1, 3, 6, 7]。本章对 MCS 进行了完整的概述，包括历史观点、MCS 适应证、有关患者选择的重要因素、设备类型、使用 MCS 的预后、手术技术、术后管理和相关并发症。

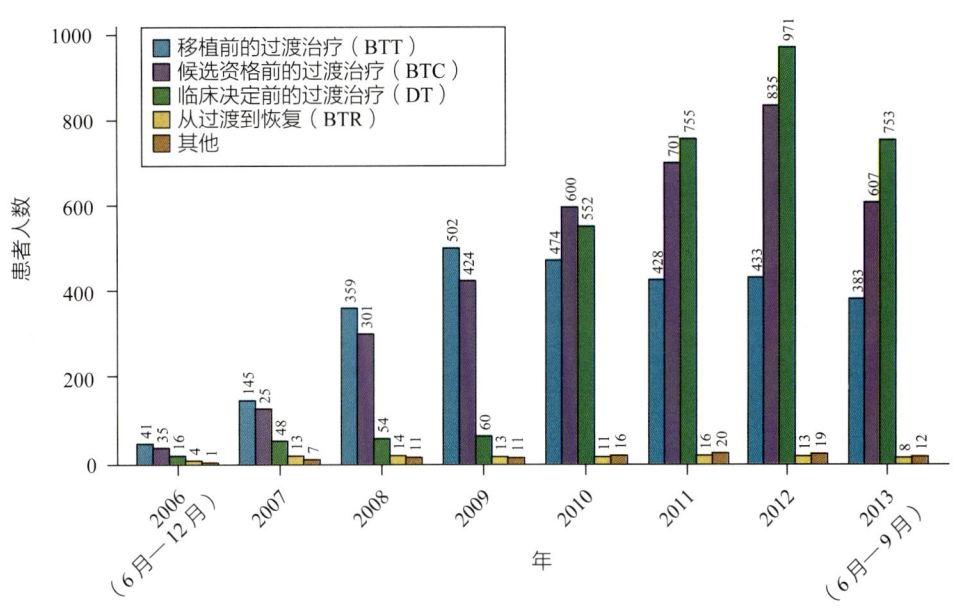

▲ 图 97-1　每年按装置策略植入耐用的机械循环支持装置的数量
（经许可转载自 INTERMACS. *Quarterly Statistical Report*, 3rd quarter, 2013.）

一、历史回顾

1963 年，Michael DeBakey 博士在一名主动脉瓣置换术后休克的患者体内植入了第一个机械辅助装置。随着对 MCS 兴趣的增长，人工心脏项目于 1964 年被人们提出。1966 年，DeBakey 报道了第一个通过心室辅助装置（VAD）成功恢复的案例，也是用于心脏切开术后休克的患者中，该患者的持续支持时间是 10d。

1970 年，人工心脏项目发展为国家心肺研究所医疗器械应用的分支，主要关注开发短期和长期 VAD，以及用于心脏替代疗法的 TAH。Denton Cooley 博士 1978 年报道了首次使用移植成功的桥接 MCS。1980 年，国家心肺血液研究所（NHLBI）接受了由 Abiomed、Baxter、Thermo Cardiosystems 和 Thoratec 开发 VAD 和 TAH 的建议。1984 年首次报道了第一例将 TAH—Jarvik-7-100 成功植入的心脏替代疗法，然而，因其并发症发生率高，如血栓栓塞事件和感染，该装置 1991 年从临床实践中移除。

随着辅助设备技术的同步进步，美国食品药品管理局（FDA）1994 年批准使用机械辅助装置作为 BTT，第一个是 HeartMate（Thoratec 公司，普莱森顿，加利福尼亚州），由 Thermo Cardiosystems 开发。心脏外科界很快意识到，手术植入 LVAD 可以挽救患者，也可以提高晚期心脏病患者的生活质量。

2001 年在 REMATCH 试验中 MCS 取得了重大胜利[1]。这是一个前瞻随机对照研究，纳入终末期符合移植资格的心力衰竭患者，试验证明植入机械辅助装置的患者较接受最佳药物治疗的患者具有明显的生存优势。然而，这项研究还强调了机械辅助装置的各种并发症，如出血、感染、脑卒中、设备故障和右心衰竭等，在随后的几年里，这些并发症成为设备公司和工程师的主要关注点。

新一代由旋转泵驱动的连续流泵 VAD 的出现代表这个领域又迈出了一步。一项随机试验证明，与搏动式装置相比，连续流量泵显著改善了 2 年生存率和与器械相关并发症的发病率[3]。自连续流 VAD 适用于具备移植资格的过渡治疗和不能进行心脏移植的患者的永久替代治疗，接受 MCS 装置治疗的患者人数已经快速增长。

随着 VAD 治疗进入主流，INTERMACS（机械辅助循环注册机构）了一个国家登记处，于 2006 年建立，并为接收 MCS 设备的患者的服务。该注册处是由 NHLBI、医疗保险和医疗补助服务中心（CMS）、FDA、临床医生、科学家和行业代表，以及阿拉巴马大学伯明翰分校和美国器官共享网络（UNOS）共同合作建立的，通过对收集的数据进行分析，以提高患者的评估和管理。

二、机械循环支持的植入策略

当考虑植入 MCS 时，可以根据植入时的临床意图定义五个主要适应证。该适应证应该由一个经验丰富的、多学科的团队做出，包括外科医生和心脏病专家。这一过程对于患者的选择、放置设备的时机和设备的使用尤为重要。

（一）移植前的过渡治疗

移植前过度治疗（bridge to tyansplant,BTT）是一种针对心脏移植患者的策略，这些患者在移植器官之前由于心排血量低而无法存活或可能出现器官内功能障碍而无法存活。患者在等待的同时，植入一个持久的 LVAD 可以提高生存率、功能状态和生活质量。

（二）永久替代治疗

永久替代治疗（destination therapy，DT）是一种针对因相对或绝对禁忌证而不适合心脏移植的需要长期、终生循环支持的患者的策略。

（三）获得候选资格的过渡治疗（bridge to candidacy,BTC）

MCS 可用于目前未列入心脏移植名单、无绝对或永久移植禁忌证的患者。MCS 可通过改善这些患者的终末器官功能和营养，降低肺血管阻力，以及解决并发症或生活方式相关问题（如体重减轻、戒烟），使这些患者符合移植条件。

（四）临床决定前的过渡治疗

在患者处于急性心源性疾病的情况下可能无

法确定是选择移植，还是长期 VAD 促进心肌恢复等。另外，患者可能有也可能没有多系统器官衰竭，以及患者的神经系统状态可能知道或者不知道。这些患者可以使用短期 MCS 稳定患者的病情并评估可逆性，作为明确治疗的桥梁。当患者使用上 MCS 时，可以计划下一步的治疗。

（五）复苏前的过渡治疗

MCS 可作为暂时的循环支持解除心室负荷。在此期间，MCS 的使用可以促进心肌从急性损伤中恢复，足以在不需要移植的情况下脱离该设备。

三、患者选择

谨慎的患者选择是 MCS 获得良好临床效果的关键因素之一，这需要综合评估心力衰竭的严重程度、手术风险和并发症。

评估重度心力衰竭是否能进行 MCS 的常见指标包括纽约心脏协会（NYHA）Ⅲ b～Ⅳ 症状，心力衰竭需频繁地再入院治疗，或对药物治疗无效（包括神经激素的拮抗药和利尿药），复发/难治性室性快速型心律失常，强心药依赖，心脏再同步化治疗无效，终末器官功能障碍导致的低心排血量，峰值耗氧量小于 14ml/（kg·h），或步行 6min 距离小于 300m[8]。西雅图心力衰竭模型可用于估计心力衰竭患者在未来 1～2 年内的预期死亡率，并确定哪些患者可能受益于 LVAD 支持[9]。

INTERMACS 注册表根据心力衰竭患者的体征和症状将其分为 7 个临床类型（表 97-1）。这些资料还有助于确定疾病的敏锐度和严重程度，并评估手术风险[6]。INTERMACS 数据显示，永久 LVAD 植入时进行性心脏失代偿（2 级）或心源性休克（1 级）患者比例从 2011 年前的约

表 97-1　INTERMACS 概要描述

简介 1：严重的心源性休克 危及生命的低血压患者，尽管迅速增强肌力支持，关键器官灌注不足，经常同时合并恶化的酸中毒和（或）乳酸水平，即"玉石俱焚"
简介 2：逐渐衰退 尽管有静脉肌力支持，患者的功能下降；可能表现为肾功能恶化，营养缺乏，无法恢复容量平衡，呈"惯性下滑"。也描述了不能耐受肌力治疗的患者的下降状态
简介 3：依赖于肌力支持的稳定 患者有稳定的血压、器官功能、营养，持续静脉肌力支持（或临时循环支持装置或两者兼有）症状，但由于反复出现症状性低血压或肾功能不全而反复无法脱离支持，即"依赖性稳定"
简介 4：静息状态下的症状 患者可稳定在接近正常容量状态，但在休息或 ADL 期间每天都会出现充血症状。利尿药的剂量通常波动很大。应该考虑更密集的管理和监测策略，这可能在某些情况下显示依从性差，可能会损害任何治疗的结果。有些患者特征分级可能处于 4～5
简介 5：不耐劳 需要休息，不能从事任何其他活动，在室内生活。患者休息时，无充血性症状，但可能有潜在的难治性容量增高状态，常伴有肾功能障碍。如果潜在的营养状况和器官功能到了末期，患者可能比 INTERMACS 4 更危险，需要明确的干预
简介 6：活动受限 没有证据表明体液过多的患者在休息时无不适，ADL 和少量的户外活动都可以，但在任何有意义的活动开始几分钟后就会感到疲劳。由于心脏功能受限，需要仔细测量峰值耗氧量，在某些情况下，还需要通过血流动力学监测来确认心脏功能损害的严重程度。"行走受损"
简介 7：NYHA Ⅲ（晚期） 作为未来更精确规范的指标，这一水平包括当前或近期没有不稳定液体平衡的患者，在轻度体力活动下没有不适

ADL. 日常生活活动；NYHA. 纽约心脏协会 [引自 Stevenson LW, Pagani FD, Young JB, et al: INTERMACS profiles of advanced heart failure: the current picture. *J Heart Lung Transplant* 28（6）: 535–541, 2009.]

64% 下降至 2012 年的略低于 54%。这是因为在 INTERMACS 水平 1 和 2 的患者与其他水平的患者相比，1 年生存率下降了 5%~8%（图 97-2）。一般情况下，对于 INTERMACS 级别 1 的患者，不建议放置永久的 VAD，因为这些患者经常受到末端器官损伤、神经状态、感染或重大凝血病变的影响。因此，短期 MCS 应作为过渡治疗决策（BTD）或恢复的手段应用于这些患者。相反，INTERMACS 6 级或 7 级（NYHA Ⅲ级）的患者，一般认为 MCS 放置"非常好"。目前，处于 INTERMACS 水平 2、3 或 4 的患者可能是永久 LVAD 植入的合适人选。

同样重要的是，在 LVAD 植入前需要对右心功能障碍明显的患者进行评估和确定，因为 LVAD 植入后右心功能衰竭可能是一个致命的并发症。LVAD 的植入可以通过降低肺动脉压力来降低右心室后负荷。然而，与此同时，使用 LVAD 支持增加心排血量可能会增加全身静脉回流，使受损的右心室可能无法容纳额外的血容量。此外，LVAD 解除左心室压力可导致室间隔向左移位，导致右心室发生几何结构变化，降低右心室功能，加重三尖瓣反流。术前血流动力学指标，包括中心静脉压、肺动脉压、心排血量、跨肺压力梯度、肺血管阻力、右心室每搏做功指数（RVSWI），可作为判定右心室心肌功能低是否下降[10-13]。RVSWI 计算公式为：（平均肺动脉压 – 平均中心静脉压）× 每搏体积 ÷ 体表面积。高肺动脉压和正常中心静脉压（高 RVSWI）的患者术后右心衰竭的风险较低，因为右心室能够产生足够的压力。术前超声心动图评估右心室功能也很重要，此外应注意右心室的扩张、收缩和三尖瓣反流的程度。许多研究试图确定 LVAD 植入后右心衰竭发展的危险因素。最近的研究表明，当代连续血流 LVAD 植入后右心室衰竭的术前预测因素包括中心静脉压/肺毛细血管楔压比值大于 0.63，术前需要呼吸机支持，血尿素氮水平大于 39mg/dl[12]。单变量预测因子还包括 RVSWI 小于 $300mmHg \times ml/m^2$，中心静脉压大于 15mmHg，白细胞计数升高。对于右心衰竭风险明显较高的患者，应建议计划放置双心室辅助装置[14]。

肺动脉高压伴肺动脉血管阻力增高（> 5

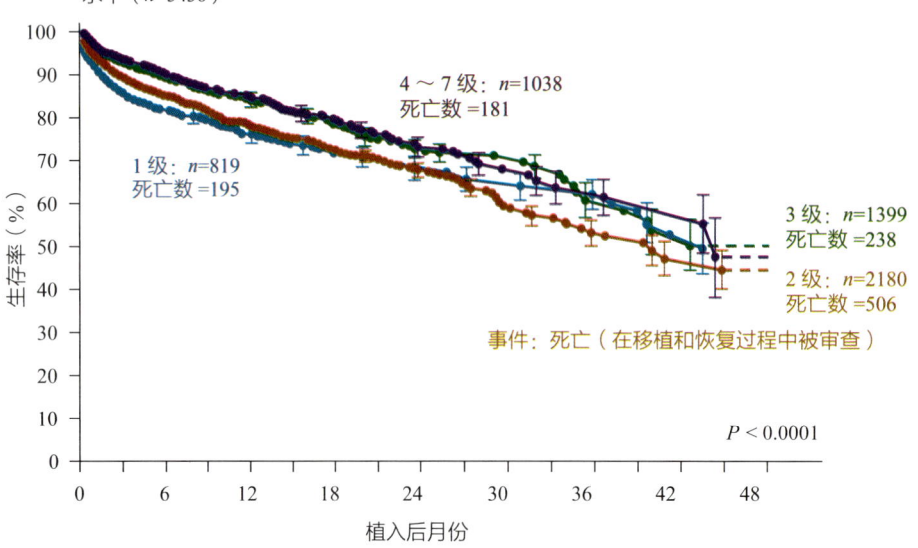

▲ 图 97-2　持久的机械循环支持装置植入术后生存 INTERMACS 水平

BIVAD. 双心室辅助装置；BTT. 过度治疗；DT. 永久替代治疗；LVAD. 左心室辅助装置（引自 Kirklin JK, Naftel DC, Kormos RL, et al: Fifth INTERMACS annual report: risk factor analysis from more than 6,000 mechanical circulatory support patients. *J Heart Lung Transplant* 32: 141–156, 2013.）

wood units）不应被认为是 MCS 的绝对禁忌证。现代选择性肺血管扩张药如西地那非可降低肺动脉压力。另外，LVAD 植入患者肺血管阻力通常有改善[15, 16]。对于可能的肺高压肺移植患者，LVAD 可作为 BTC。

器械植入的禁忌证包括不可逆的末端器官衰竭，尤其是肾衰竭和肝功能衰竭，它们均为不良预后的独立预测因素。严重的、不可恢复的神经损伤也是植入器械的禁忌证。全身性败血症对 LVAD 植入患者构成重大风险，因为它可能导致严重的难治性血管舒张状态，或导致与设备相关的感染发生率增加，如设备心内膜炎[22, 23]。

在搏动泵时期，许多研究已经确定了不良结局的独立预测因素[21, 24-26]。这些独立的死亡预测因子的共同点是终末器官衰竭，如需要机械通气的呼吸衰竭，需要透析的肾衰竭，转氨酶明显升高的缺血性肝炎，以及由凝血机制故障导致的弥漫性凝血功能障碍。在修订的哥伦比亚筛查量表中，以下临床因素被确定为术前不良结果的独立预测因素：机械通气、心切开术前或 LVAD 植入前中心静脉的压力大于 15mmHg，以及凝血酶原时间超过 16s[15]。所有因素进行加权评分，得分高于 5，有 46% 的死亡率；得分为 5 分或低于 5 分，死亡率为 12%。

在连续血流泵时期，通过对 1122 名接受 BTT 或 DT 治疗的患者的分析，术前预测 90d 死亡率的因素是患者年龄较大，低蛋白血症较严重，肾功能障碍（较高的肌酐），凝血功能障碍（较高的 INR），以及在经验较少的中心进行移植手术。根据这些因素的风险评分计算，低、中、高危组的死亡率分别为 4%、16% 和 29%[27]。根据 INTERMACS 注册表数据，死亡的危险因素包括高龄、INTERMACS 1 级和 2 级、DT、肾功能障碍、右心功能障碍和手术复杂性。

术前肝功能差也被证明是 LVAD 植入后死亡的独立预测因素[17, 21, 24, 26]。肝功能下降增加了术中和术后发生弥漫性凝血病变的风险，可导致继发于输血量增加的右心衰竭。根据血清胆红素、肌酐和 INR 值计算的终末期肝病（End-stage LIVer Disease，MELD）评分模型在识别高围术期出血和死亡的 LVAD 候选人群方面很有用[28, 29]。LVAD 植入前应通过降低中心静脉压、提高心排血量、优化血流动力学等，改善肝淤血，增加肝血流量。

严重的肾功能障碍与持续性 VAD 植入术后早期生存率的大幅下降有关[6, 18, 20, 21, 26, 27]。肾功能不全加重的增量效应表现为：肌酐水平大于 2mg/dl 或血尿素氮水平大于 60mg/dl 的患者为中度肾功能不全，装置植入时需透析的患者为重度肾功能不全[6]。MCS 放置后，虽然心排血量低或肾静脉充血引起的肾功能不全一般会得到改善，但对于慢性高血压或糖尿病等严重的肾脏固有疾病患者应谨慎。对于需要透析的终末期肾病患者，因为感染的风险增加，不应考虑长期植入 LVAD。

术前营养状况评估也很重要[30]。心脏恶病质患者易出现愈合不良、免疫功能受损、感染等不良反应，一般死亡率较高[26, 27]。相比之下，虽然体重指数大于 35kg/m^2 的患者不适合心脏移植[31]但肥胖并不是连续血流 LVAD 的禁忌证。这些装置可以提供足够的心排血量支持，以满足肥胖患者的代谢需求。

为了评估患者理解 VAD 护理的能力，需要对患者以前的精神障碍、药物和酒精滥用史、依从性及认知功能进行调查。此外，足够的家庭/照顾者、财政和环境支持是决定 LVAD 潜在候选人的额外因素。

虽然持久的 VAD 植入不应延迟至出现显著的终末器官功能障碍，但在术前将患者状态优化是有意义和必要的。这可能包括血流动力学优化与利尿药、强心药、含维生素 K 的短期 MCS（凝血障碍校正）、血小板或新鲜冰冻血浆，以及营养管理等。LVAD 植入时机选择得当，可获得较好的效果，相关发病率和死亡率也会相对较低。

四、设备的类型

（一）短期的机械循环支持设备

近年来，连续流技术的创新促进了各种类型的短期 MCS 的发展，根据放置方法的不同分为不同类型（如经皮或经外科手术）。目前经皮循环支持的选择包括主动脉球囊反搏（IABP）、体外膜氧合（ECMO）、肺静脉和串联心脏。手术选择包括 CentriMag（Thoratec，Pleasanton，CA）心室支持系统。这些设备都是为短期使用而设计的。

1. 经皮置入的短期机械循环支持设备

（1）主动脉球囊反搏：Kantrowitz 在 1968 年首次报道了 IABP 的插入。从那以后，它就成为衰竭心脏最常见的机械支持形式之一。常用于高危经皮冠状动脉介入治疗（PCI），心肌梗死后急性心源性休克乳头肌破裂等并发症，心脏切开术休克，以及等待冠状动脉搭桥术（CABG）的心肌梗死患者术前优化[35]。其作用机制包括舒张期降主动脉球囊充气，降低后负荷，增加冠状动脉灌注和压力，改善心肌供氧，降低心肌供氧[36]。反搏既可以与心电图同步，也可以与动脉波形同步。IABP 的血管并发症包括股动脉破裂、假性动脉瘤、降主动脉夹层、远端血流阻抗导致的缺血[37]。

（2）体外膜肺氧合：对于循环和呼吸衰竭患者，体外膜肺氧合（ECMO）是一个可行的选择。该系统采用带氧合器和热交换器的离心泵，实现了完全的体外循环。静脉转流 ECMO 用于呼吸衰竭，保留原有的心脏功能。为了支持衰竭的心脏，需要静脉动脉（VA）ECMO（图 97-3）。VA-ECMO 系统可提供 4.5L/min 以上的全循环支持，快速改善组织氧合。该系统的主要优点是一般通过股动脉和静脉经皮快速、简便地插入流入和流出导管。主要缺点包括感染、出血和与血管通路相关的并发症。使用 ECMO 的生存数据在儿科文献中均有报道[38]。体外生命支持组织（ELSO）登记处积累了来自全世界 220 多个 ECMO 中心的 5 万多例病例的数据，其中包括大约 2300 例成人心力衰竭。2012 年，ELSO 报道成人心力衰竭生存率为 39%[39]。尚未发表关于 ECMO 或具有死亡终点的随机对照试验的 Meta 分析。然而，ECMO 系统作为一种短期 MCS，在心源性休克等病例中最有可能在临床广泛应用。

（3）TandemHeart：TandemHeart（CardiacAssist，Inc.Pittsburgh，PA）是另一种使用离心泵的皮下插入装置。经皮置入 2 根套管，导管经中隔穿刺从左心房流入，经股静脉进入下腔静脉，经右心房和左心房，穿过房间隔，流出股动脉（图 97-4）。该泵在最高速度 7500bpm 下可以提供的流量高达 5.0L/min。对于高危 PCI 和心肌梗死后心源性休克患者，与 IABP 相比，该装置的初步临床经验是良好的[40]。后续报道表明，TandemHeart 循环支持可改善心脏指数，降低肺毛细血管楔压，恢复终末器官功能[41, 42]。然而，还没有进行过死亡率终点的随机对照试验。这种装置的普及可能是有限的，因为它的插入方式相对复杂，需要跨隔膜穿刺。

（4）Abiomed Impella：Impella 是一个血管内的微轴旋转泵，可以通过主动脉瓣插入，提供从左心室到升主动脉的正向血流。Impella 系统的族

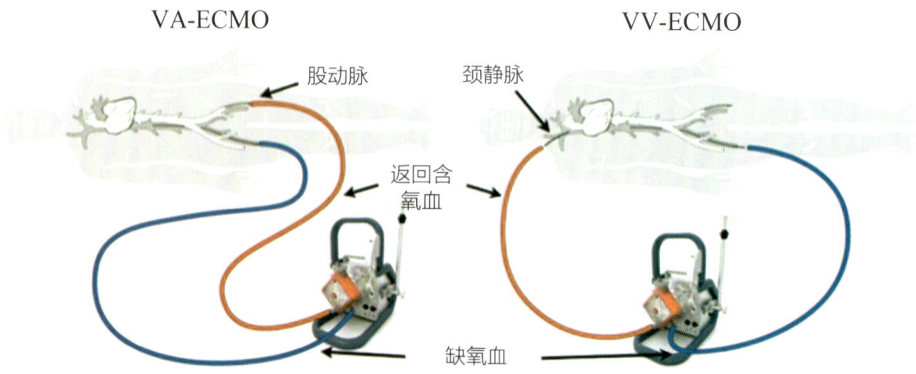

▲ 图 97-3　体外膜肺氧合

ECMO. 体外膜肺氧合；VA. 静脉 - 动脉；VV. 静脉 - 静脉 [引自 Cove ME，MacLaren G：Clinical review：mechanical circulatory support for cardiogenic shock complicating acute myocardial infarction. *Crit Care* 14（5）：235，2010.]

第二部分 成人心脏手术
第97章 左心室辅助装置与全人工心脏

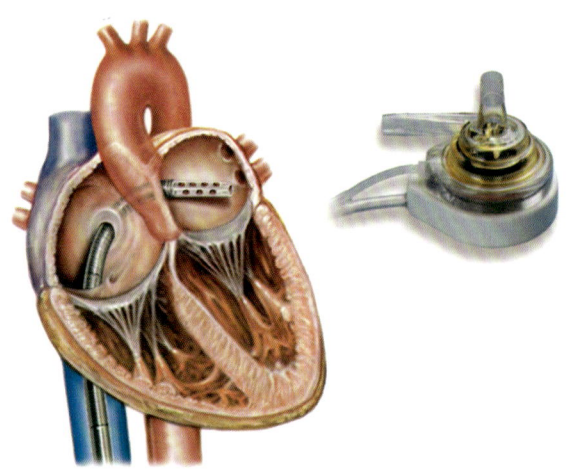

▲ 图 97-4 美国 CardiacAssist 公司 TandemHeart 泵
(Reproduced with permission from CardiacAssist, Inc.)

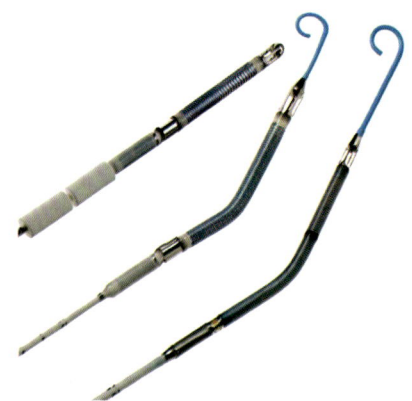

▲ 图 97-5 巴西医疗器械公司轴流泵系列
(Reproduced with permission from Abiomed, Inc.)

包括 2.5、CP、5.0、LD 和 RP（图 97-5）。

Abiomed Impella 5.0/LD 可提供 5L/min 的血流，心脏外科医生将其插入升主动脉或外周动脉，如股动脉或腋窝动脉。用于急性心源性休克或术后休克。初步报告显示，对于心脏切除术后休克患者，植入 Impella 比 IABP 更有利于生存[43]。随后的多中心前瞻性试验表明，在心脏切除术后休克患者中使用 Impella 5.0/LD 产生了良好的效果[44]。

Impella 2.5 是一种微创心脏辅助设备，通常由介入心脏病医生经皮插入，通过股动脉向上至降主动脉，穿过主动脉弓，向下至升主动脉，并通过主动脉瓣进入左心室。这通常在超声心动图或透视引导下进行。该装置可提供 2.5L/min 的流量，给予部分循环支持，植入相对容易。针对高危 PCI 和急性心肌梗死病例的临床试验表明[45-47]，与 IABP 相比，Impella 2.5 可能提供更好的血流动力学支持。然而，与 ECMO 和 TandemHeart 相似，没有以死亡率为终点的决定性数据可用于 Impella 泵系[48]。

Impella CP 最近已在美国临床可用。最大流量 3.5L/min，可以克服 Impella 2.5 的流量限制。

Impella RP 是专为右心室支持而设计的，目前正在进行临床试验。

(5) HeartMate 经皮心脏泵：HeartMate PHP（经皮心脏泵；Thoratec，Pleasanton，CA）是一种带导管轴流泵的研究设备（图 97-6）。其折叠式弹性体叶轮和镍钛合金套管允许经皮插入。该系统可以产生 4~5L/min 的流量。2013 年，该公司成功地完成了高风险 PCI 患者辅助血流动力学支持的第一次人体试验阶段，临床试验于 2014年进行。

2. 经手术置入的短期机械支持设备

(1) Abiomed BVS5000 和 AB5000：Abiomed BVS5000 是一种双室气动体外泵，可作为单室或双室辅助装置用于短期支持。该装置的流量可达 6L/min。许多系列报道了该设备的可接受的结果[49, 50]。

Abiomed AB5000 是继 BVS5000 之后的下一代全自动设备，具有真空辅助控制台。该设备相对于其前身的优势包括患者活动性更好和设备支持时间更长。

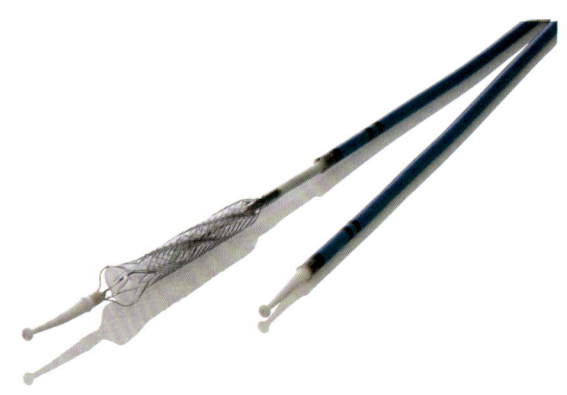

▲ 图 97-6 HeartMate PHP
开发中，批准临床使用（经许可转载自 Thoratec 公司）

1519

(2) CentriMag：CentriMag 血液泵（Thoratec，Pleasanton，CA）是一种体外离心泵，美国食品药品管理局（FDA）批准其支持时间最长可达 6h，无须机械轴承或密封即可工作[50-52]。系统将驱动器、磁轴承和转子功能组合成一个单元（图 97-7）。转子是磁悬浮的，这使得设备旋转没有摩擦或磨损，并消除热量的产生。这有助于减少创伤，避免机械故障。由于转子表面被均匀清洗，泵内的血液滞留和湍流被最小化。溶血减少是因为泵内的机械间隙大于 0.6mm，减少了剪切力。该装置可产生高达 10L/min 的流量，启动体积为 31ml。

植入一个 CentriMag 的技术难度较小，比植入其他设备更快。导管的插入技术类似于体外循环中常规插管的技术。该设备的另一个特别有用的特性是易于调整设备速度和由此产生的流量。根据患者的临床情况（即在脓毒症期间增加流量，当试图评估设备的可脱性时减少流量），只需按下一个按钮就可以增加或减少设备的运作速度。该系统可以作为 LVAD 提供单独的左心室支持；作为 RVAD 提供单独的右心室支持；或者作为全支持双心室辅助装置（BiVAD）提供双心室支持[51, 52]。BiVAD 可减压双心室，恢复血流动力学稳定性，增强周围灌注，预防末端器官功能障碍。CentriMag 是一种可以通过外科手术植入急性难治性心源性休克患者体内的抢救设备。

（二）长期的机械循环支持设备

1. Pulsatile Devices

(1) Thoratec HeartMate XVE：HeartMate XVE LVAD 经 FDA 批准可用于 BTT 和 DT（图 97-8）。这个装置经历了几次重大的改造。旧版本的泵由气动驱动机构操作，并包含一个大型控制器控制台。这款新一代设备采用了电动排气系统，配有便携式控制台和电池，让患者使用更加灵活。此外，该装置产生的脉动流量为 83ml，最大流量为 10L/min。该装置的一项具有里程碑意义的大型试验表明，与最佳的医疗管理相比，其效果更好[1]。然而，它的长期使用受到设备相关并发症发生率高的限制。

(2) Thoratec 体外心室辅助装置：Thoratec 体外 VAD 是一种多功能装置，广泛用于单心室和双心室支持（图 97-9）。泵腔的体外放置使得该装置可以植入体表面积小于 1.5m² 的患者体内。该装置由聚碳酸酯外壳内的聚氨酯血囊组成，与一个大型气动控制台相连，用于产生最大冲程为 65ml 的脉动流量。该装置的最大流量可达 7.2L/min。倾斜式阀瓣机械阀门保持单向流动。由于该装置是平行放置的，因此需要较少的解剖空间。LVAD 流入左心房或左心室尖，流出至升主动脉。血流来自右心房或右心室，流出至肺动脉。该装置需要肝素或华法林进行全身抗凝。随着

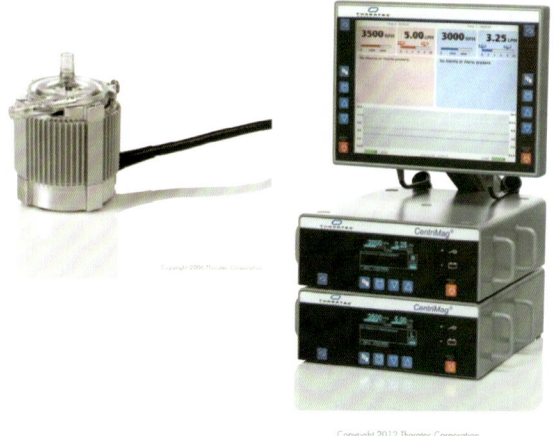

▲ 图 97-7 Thoratec 公司离心式血泵 CentriMag
（经许可转载自 Thoratec 公司）

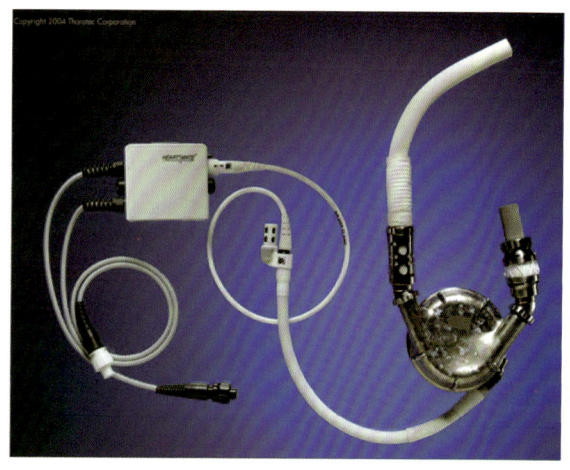

▲ 图 97-8 Thoratec 公司左心室辅助装置 HeartMate XV

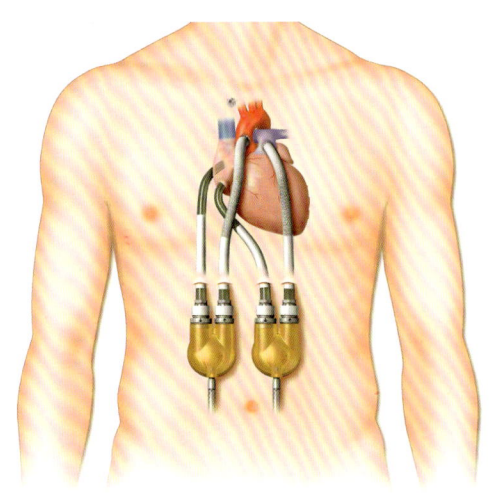

▲ 图 97-9 Thoratec 公司体外双心室室辅助装置 Thoratec PVAD
（经许可转载自 Thoratec 公司）

TLC-Ⅱ便携式驱动程序的引入，患者和护理人员使用该系统变得更方便，提高了患者的行动能力和参与康复计划的能力[53]。

（3）Thoratec 体外心室辅助装置：Thoratec 体内 VAD 和体外 VAD 一样，是一种多用途的装置，可提供左心室、右心室或双心室的隔离支持。因为它是可植入的，它需要比体外 VAD 更多的解剖。这是 FDA 批准的首个可植入双心室的 VAD，可用于 BTT 和术后休克。一项包括 39 名患者在内的多中心试验报告，BTT 的成功率为 70%，心脏切除术后恢复的成功率为 67%，这比 BTT 的体外 VAD 为 69%，心脏切除术后恢复的 VAD 为 48% 的历史结果有所改善[54]。

2. 轴流泵——第二代装置

轴流泵是一种连续流泵，其工作原理是螺旋桨每分钟旋转一定的转速（rpm）。与脉动泵相比，脉动泵的优点包括降低噪音水平和增强耐久性，后者归因于较少的运动部件和接触轴承。这些泵的尺寸越小，插入装置的解剖就越少，因为气囊的尺寸最小，有时完全消除（图 97-10）[3-7]。轴流式泵的缺点包括在设备发生重大故障时缺乏机械备份机制，剪切力导致溶血，以及可能产生负室压，从而导致设备血栓形成、空气栓塞或心律失常。避免室内负压产生的关键因素包括优化预负荷和完善左心室心尖流入套管的放置。

一些研究已经评估了低脉动连续流泵对器官内灌注和功能的潜在不良影响。在现有资料的基础上，低脉动连续血流可维持足够的终末器官灌注和功能[55, 56]。

在最初的具有里程碑意义的试验显示，相较于搏动泵，植入连续流泵可显著改善患者的存活率和生活质量（图 97-11），这类 VADs 已经成为治疗 BTT 和 DT 的主流治疗[3, 7]。自从 2008 年和 2010 年 FDA 分别批准 HeartMate 二代设备用于治疗 BTT 和 DT 后，美国超过 98% 的 LVADs 植入使用的是连续流泵[6]。

（1）Thoratec HeartMate Ⅱ：Thoratec HeartMate Ⅱ VAD 是一种由钛制成的轴流式旋转泵（图 97-12），在泵转速为 6000～15 000rpm 的情况下，可以产生高达 10L/min 的流量。流入经左心室心尖，流出经升主动脉。轴流式设计消除了泵血腔和容积位移 LVAD 所需的体积补偿。泵壳植入腹膜前的小空间，只需要一个小口袋。穿过右上腹或左上腹皮肤有一根小的经皮传动管。这一特点使得该装置更适合于小体型患者的植入。相对于之前的 VAD 系列系统，理论上的好处包括降低感染风险，提高患者的舒适度和生活质量，以及提高的设备耐久性。此外，它比 HeartMate XVE 小得多，仅需要一个侵入性较小的手术方法。一项随机对照试验显示，在生存率、生活质量和耐久性方面，HeartMate Ⅱ优于 HeartMateXVE。美国食品药品管理局批准了 HeartMate Ⅱ用于 BTT 治疗和 DT 治疗。

随着临床经验的积累，发现泵与存活率的显著提高有关。最初的 HeartMate Ⅱ BTT 试验显示，患者的 1 年总体生存率为 68%，根据最近的数据，这一数字已提高到 85%[7]。在 HeartMate Ⅱ DT 试验中，2 年生存率从早期的 58% 提高至晚期的 63%[57]。

（2）Jarvik 2000：Jarvik 2000（Jarvik Heart, Inc.New York，NY）是一种由钛制成的电磁驱动泵，直径 2.5cm，重量 90g（图 97-13），排量约为 30ml。叶轮以 8000～12 000rpm 的转速旋转，可产生高达 7L/min 的流量。该装置的一个独特

SABISTON & SPENCER 心胸外科学（原书第 9 版）
SABISTON and SPENCER Surgery of the Chest (9th Edition)

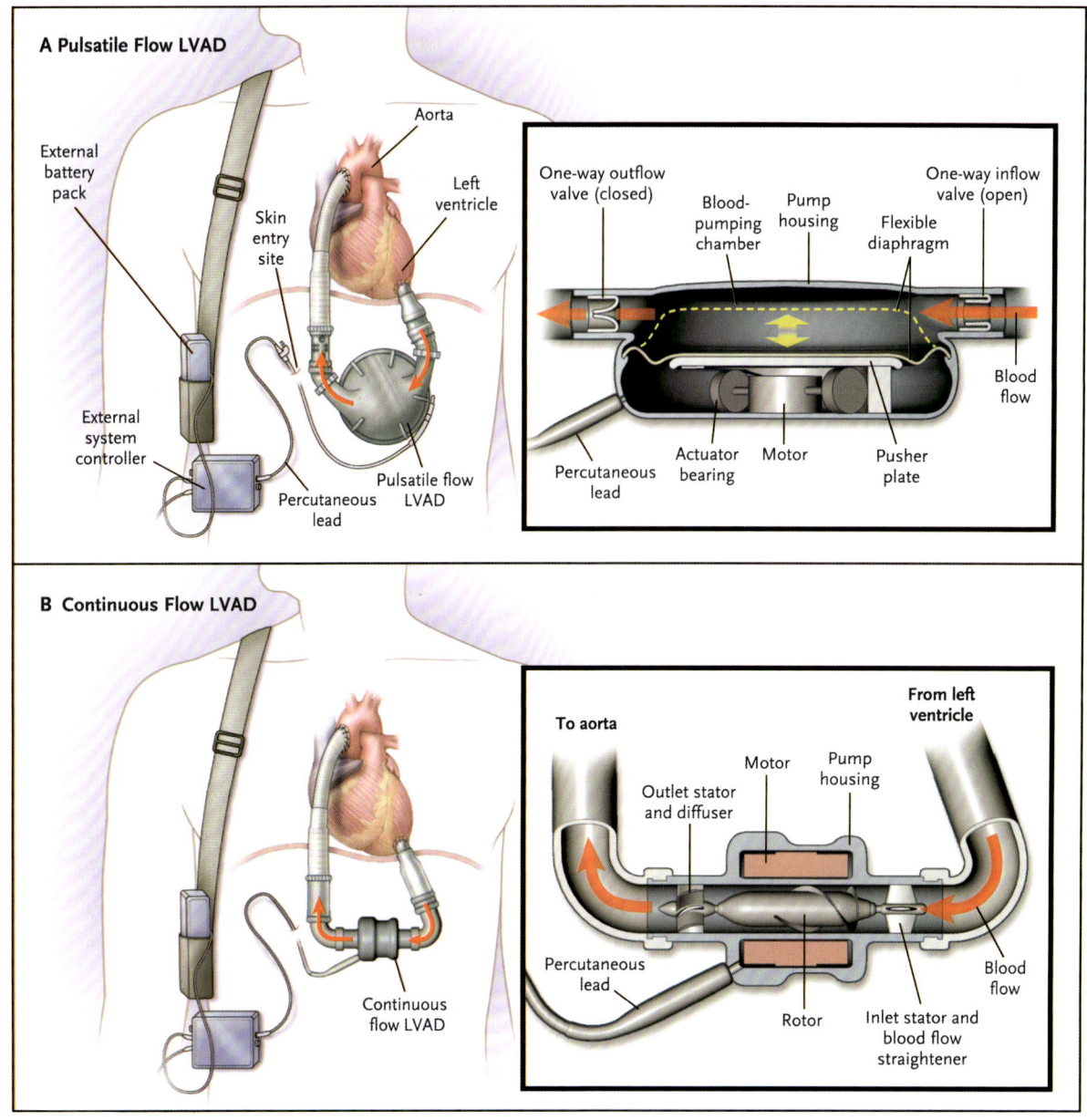

▲ 图 97-10 A. Pulsatile flow device. B. Continuous flow device. LVAD, left ventricular assist device
(Reproduced with permission from Slaughter MS, Rogers JG, Milano CA, et al: Advanced heart failure treated with continuous flow left ventricular assist device. New Engl J Med 361(23):2241–2251, 2009.)

特点是泵腔植入左心室。流出物移植物与胸降主动脉吻合。该设备的外科植入常通过左胸切开术完成。泵的速度可以通过外部控制器的刻度盘从 1～5 来调节。转速设置为 1 是最慢的，驱动叶轮转速为 8000rpm，产生 1～2L/min 的血流；转速设置为 5 是最快的，驱动叶轮转速为 12 000rpm，产生 5～7L/min 的血流[59]。

Jarvik 2000 设备的多个版本可以根据它们的能源来区分。经皮模型有一个在患者前腹壁的单一传动系统。一种版本包含与人工耳蜗植入一起使用的颅骨支架：一个钛支架通过连接电源线的经皮连接器拧入颅骨。耳后电缆系统与腹腔电缆相比，能显著提高生活质量和降低感染风险。此外，它能够让患者正常洗澡、泡澡甚至游泳。该系统目前正在进行 DT 治疗的试验[59, 60]。

(3) MicroMed DeBakey：MicroMed DeBakey

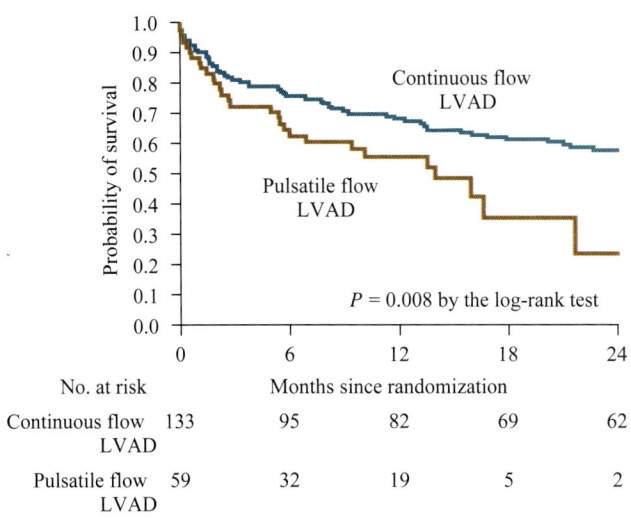

◀ 图 97-11 survival after continuous versus pulsatile flow left ventricular assist device (LVAD) implant

(Reproduced with permission from Slaughter MS, Rogers JG, Milano CA, et al: Advanced heart failure treated with continuous flow left ventricular assist device. New Engl J Med 361(23):2241–2251, 2009.)

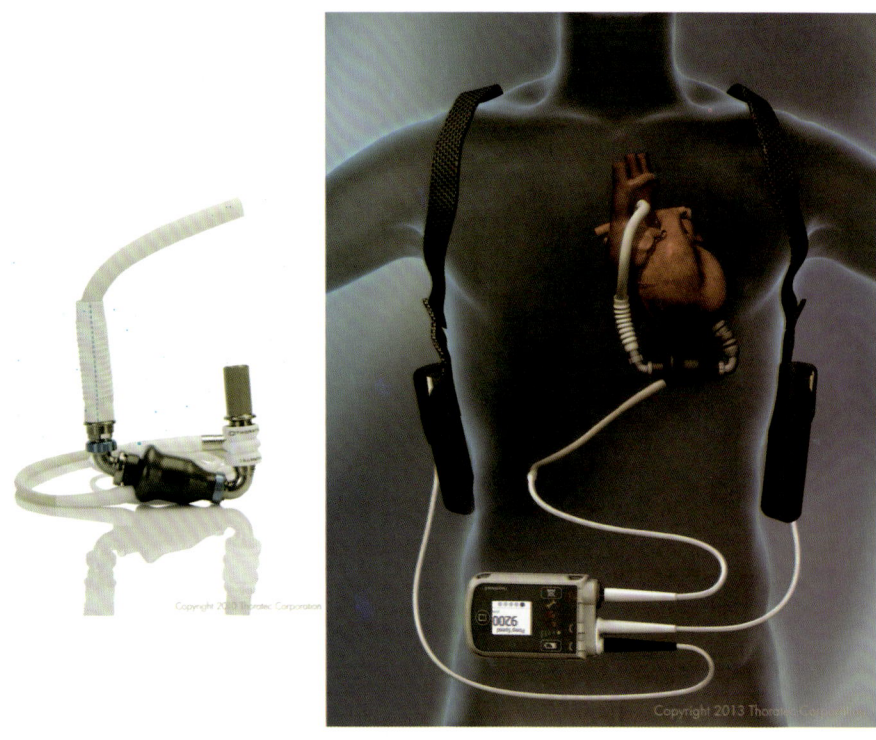

▲ 图 97-12　Thoratec 公司左心室辅助装置 HeartMate II

（经许可转载自 Thoratec 公司）

VAD（MicroMed Cardiovascular, Inc., Houston, TX）是由贝勒医学院（Baylor College of Medicine）和美国国家航空航天局工程师合作开发的。微型DeBakey VAD 的泵由钛制成，重 95g，直径 1.2in，长度 3in。该叶轮可产生高达 10L/min 的流量。有相当多的报道描述了使用该设备的患者发生卒中和形成微栓塞[61, 62]。儿童版本被 FDA 批准用于5～16 岁的儿童。

3. 更新的（第三代）泵和未来的设备

新一代设备，即所谓的第三代设备，是为了解决第二代轴流泵的几个缺点，如血栓栓塞并发症和设备耐久性有限。其中许多装置是在磁悬浮技术的基础上运行的，其中旋转的螺旋桨被磁悬浮在血液柱中，从而不需要接触轴承运动部件，并提供了增强耐用性的理论效益。连续流泵一般较小，只能插入一个小的装置插袋即可，或者根

1523

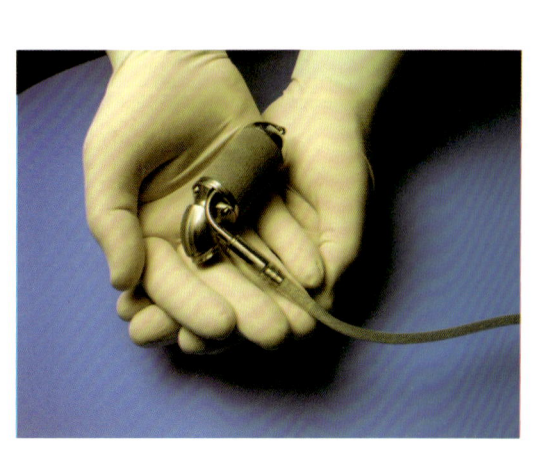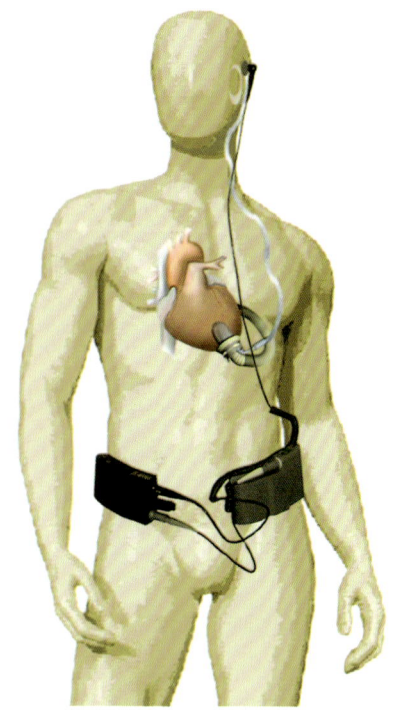

▲ 图 97-13　左心室辅助装置 Jarvik 2000
（经许可转载自 Jarvik Heart 公司）

本不用插袋，创伤较小，并可能降低相关感染的风险。有些被设计成完全植入经皮能量转移系统。控制台更小，可以让患者随时出院，并提高他们的行走能力。这些设备可能会显著改善患者的生活质量。

(1) HeartWare HVAD：The HeartWare HVAD（HeartWare International, Inc. Framingham, MA）是一种没有机械轴承的离心泵（图 97-14），重 145g，位移冲程容积为 45ml，2000～3000rpm 时流量可达 10L/min。流入套管并入左心室。该装置植入心包腔，无须腹部切口。这种小型装置可作为双心室辅助系统，也可作为 LVAD[63]。一个直径为 4.2mm 的灵活的传动系统从前腹部伸出。该设备已经在欧洲多个中心进行了测试，结果良好[64, 65]。在这项研究中，140 名患者中有 127 人（91%）在泵的作用下存活了至少 180d，或者在此期间接受了心脏移植[65]。心脏 LVAD 已被 FDA 批准用于 BTT 治疗。该心脏 MVAD 是一种具有连续轴流泵的研究装置，其大小约为 HVAD 的 1/3。

(2) DuraHeart：Terumo DuraHeart LVAD（Terumo Heart, Inc.Ann Arbor, MI）采用磁悬浮技术[67]。该装置能在 1200～2400rpm 的转速下提供 2～8L/min 的流量。在磁性失效的情况下，该装置可以水解悬浮微粒。泵重 540g，直径 72mm，高度 45mm。在欧洲和日本进行的研究报道了用于 BTT 治疗的良好临床结果[68, 69]。

(3) Thoratec HeartMate Ⅲ：Thoratec Heart-Mate Ⅲ 设备也是一台磁悬浮离心泵，由磁悬浮离心叶轮提供动力（图 97-15）。该装置可提供 10L/min 的流量，具有产生脉动流的能力，且间隙大，可显著降低剪切应力[70]。这种装置目前尚未进行任何临床试验。

(4) Synergy：Synergy（HeartWare International, Inc.Framingham, MA）设备是一种部分支持的 LVAD，可以放置在血管内（图 97-16）。流入套管通过锁骨下静脉进入右心房，穿过房间隔进入左心房。流出到锁骨下动脉。来自欧洲一项试验的数据表明，部分支持 LVAD 可以改善血流动力学和减少心力衰竭症状[71]。

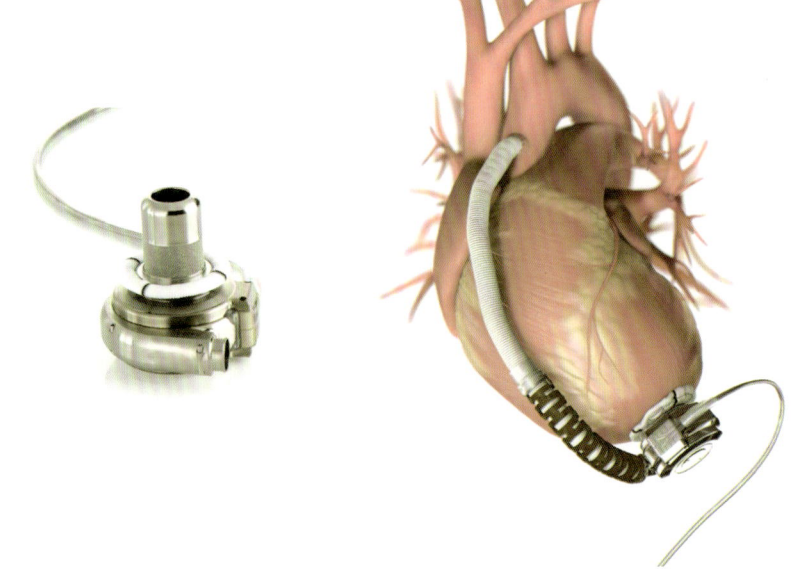

▲ 图 97-14　左心室辅助装置 HeartWare HVAD

经许可转载自 HeartWare 公司

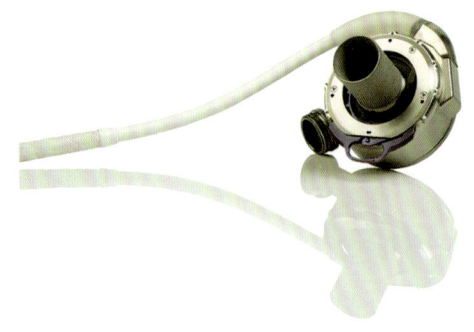

▲ 图 97-15　Thoratec 公司左心室辅助装置 HeartMate Ⅲ（未批准临床应用）

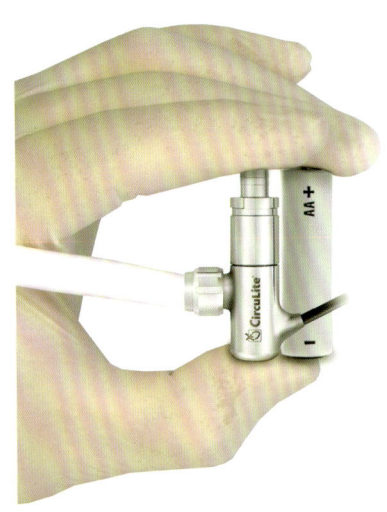

▲ 图 97-16　HeartWare 公司的协同器

经许可转载自 Heart-Ware 公司

（三）全人工心脏

需要长期双心室支持的患者的 MCS 选择仍然有限。TAH 目前是需要双心室支持的患者的一种长期治疗选择[72]。其他包括体外 BiVAD 和植入式 BiVAD[53, 54]。因此，尽管有连续流泵技术的出现，但脉动技术在双心室衰竭的治疗中仍具有重要的作用。BiVAD 为衰竭的心脏提供双心室支持，使其保持完整。TAH 完全替代了衰竭的心室和 4 个原位瓣膜。通过替换衰竭的心脏，TAH 可以消除心脏固有的并发症，如瓣膜功能障碍和心律失常。

TAH 目前只被 FDA 批准用于 BTT。TAH 的使用被用于有非可逆双心室衰竭死亡危险的移植候选者。禁忌证包括移植不合格、双心室功能不全、抗凝功能不全、胸腔小[72]。根据 INTERMACS 的数据，目前 MCS 植入物中只有 2% 是 TAH[6]。最近一份大样本量（101 例）接受 TAH 的患者的报道显示移植后存活率为 68%，1 年总体存活率为 77%[73]。欧洲近期回顾性数据显示，TAH、体外 BiVAD 和体内 BiVAD 在支持和移植后的生存率无差异[74]。没有随机前瞻性临床试验将 TAH 与 BiVAD 进行比较。

SynCardia：SynCardia TAH（SynCardia

Systems, Inc.Tucson, AZ）系统是一种气动的、脉动的双心室装置，它完全替代了患者原有的心室和所有瓣膜，同时将血液输送到肺部和全身循环（图 97-17）。该系统由可植入式心搏器和通过传动系统连接的外部控制台组成。它重 160g，排水量为 400ml。它是内衬聚氨酯和 4 层气动驱动隔膜。壳体上安装有 4 个机械霍尔阀（美敦力公司）（两个 27mm 流入阀，两个 25mm 流出阀）。泵内的隔膜由外部控制台的空气运动来驱动。在最大心搏量（70ml）下它提供超过 9L/min 的心排血量。人工心室通过心房流入连接器连接到左心房、右心房，通过流出管连接到主动脉、肺动脉。主要缺点是植入过程复杂，设备尺寸较大（体表面积＞ 1.7m^2，胸径至少 10cm），与连续流泵相比，噪声水平较高。该设备已被 FDA 批准用于 BTT 治疗。一项具有里程碑意义的试验纳入了 81 例接受 SynCardia TAH 的患者，移植后生存率为 79%，1 年总生存率为 70%，1 年生存率为 86% 和 5 年生存率为 64%[72]。最常见的不良事件是感染和出血。

五、设备选择

MCS 设备有多种可选。在选择设备时应考虑的重要因素包括预期支持时间（短期和长期支持）；是否需要右心室、左心室或双心室支持；患者神经系统状况及总体预后；不管目的是让患者恢复还是移植，或者是作为研制试验 DT。其他重要的患者特异性因素包括患者的体质、血型、移植候选和抗凝禁忌。外科医生的偏好、熟悉程度和设备的可用性也可能在决定植入哪个设备方面发挥作用。此外，这些问题应该在与经验丰富的外科医生和心脏病专家进行多学科小组讨论时提出。

六、机械循环支持的适应证

MCS 的主要适应证包括急性心肌梗死后急性心源性休克、心脏术后心源性休克、心肌炎、难治性室性心律失常、慢性心力衰竭急性发作、慢性心力衰竭。根据心力衰竭进程和整体临床状态，可将患者大致分为以下两类：急性心源性休克患者和慢性晚期心力衰竭患者。

（一）急性心源性休克患者

在急性心肌梗死、心肌炎、慢性心力衰竭急性发作或心脏切开术后发生急性心源性休克（INTERMACS 1 级）的患者中，植入持久 LVAD 与不良结果相关。一般来说，对于合并终末器官衰竭、神经系统状态不确定和社会支持不确定的患者，移植资格是不确定的。此外，最近的 IABP-shock Ⅱ试验表明，IABP 在与急性心肌梗死相关的心源性休克中没有益处[75, 76]，因此，短期 MCS 在这一人群中显然具有提供 BTD、BTT 或恢复的作用（图 97-18）。当前的选项包括 VA-ECMO、Impella、TandemHeart 和 CentriMag。这些设备似乎都是安全、有效和可靠的[38-42, 44, 50-52]。它们可以为这部分高危心源性休克患者提供最佳的血流，这些患者在没有机械支持的情况下，死亡率几乎为 100%。在我们的程序中，最好使用 VA-ECMO 或 CentriMag BiVAD。对于神经状态

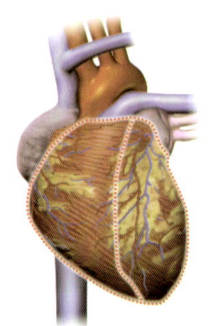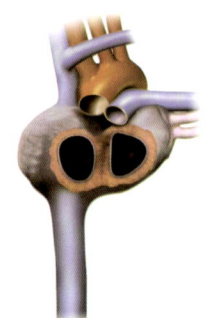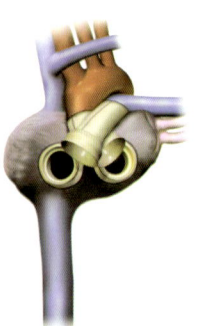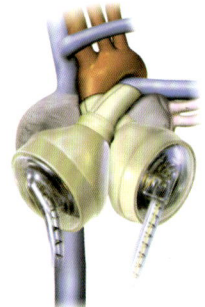

▲ 图 97-17　**SynCardia** 公司全人工心脏
经许可转载自 SynCardia Systems 公司

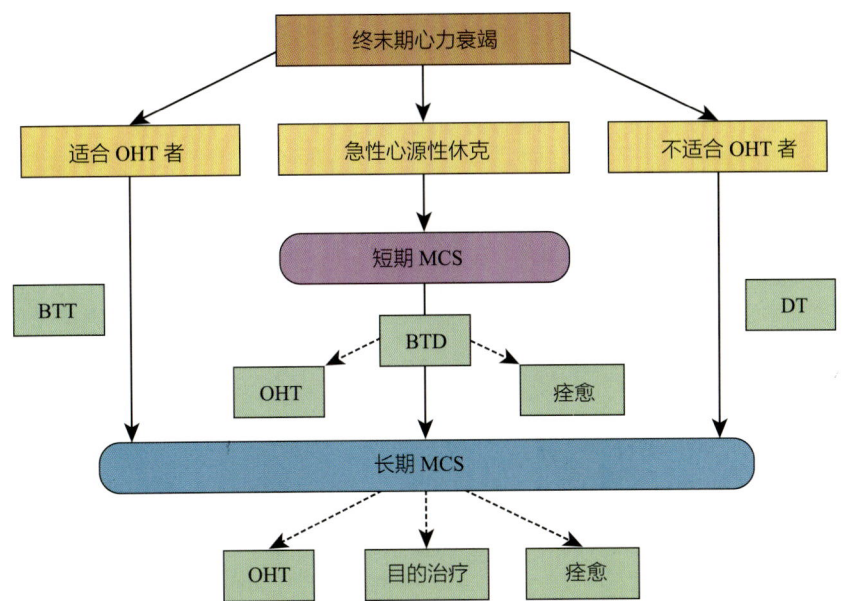

图 97-18 患者和设备选择流程图
BTD. 决策的桥梁；BTT 是移植的桥梁；DT. 目的地疗法；MCS. 机械循环支持；OHT. 原位心脏移植

不明确、休克程度深、凝血功能障碍严重的患者，选择创伤较小的 VA-ECMO。在使用这些短期装置复苏后，患者的神经状态、终末器官功能和心肌功能可以得到适当的评估。根据结果，短期 MCS 装置被解释为向每个最终目标（BTD）的过渡。90 例患者通过该算法接受 ECMO 或 CentriMag BiVAD 治疗心源性休克。26% 的患者需要更换植入式 VAD。其他的结局包括 18% 的心肌恢复和 11% 的心脏移植。生存率为 49%[77]。

1. 急性心肌梗死后的心源性休克

6%～7% 的心肌梗死患者并发心源性休克，其中大多数为 ST 段抬高型心肌梗死。当心源性休克使急性心肌梗死复杂化时，报道的相关死亡率传统上为 85%～90%。尽管有药物最大的支持，难治性心源性休克患者死亡率接近 100%[80]。此外，最近一项大型前瞻性随机试验表明，与单纯药物治疗相比，额外的 IABP 治疗并没有显著降低 30d 死亡率[75, 76]。在这些病例中，植入 MCS 装置以提供足够的循环支持可能是唯一可行生存的选择。通过提供足够的循环支持，MCS 可以逆转低血压，同时维持重要器官灌注和足够的冠状动脉灌注压力[42, 46-48]。急性心肌梗死后心源性休克患者 MCS 的目标是连接患者进行第二次手术，包括 PCI、冠状动脉搭桥术、冠状动脉搭桥术加瓣膜术、植入长期耐久的 LVAD，以及在心肌恢复后移植短期 MCS 装置。

2. 心脏切开术后的心源性休克

在心脏切开术后发生心源性休克的患者也最好使用短期 MCS 设备。与机械支持急性心肌梗死后患者的目标一致，心脏切开术后心源性休克患者的机械支持的目标是用于过渡到第二个步骤，包括植入长期持久的 LVAD 设备，以及在心肌恢复后移植短期 MCS[44, 81, 82]。

3. 心肌炎

急性心力衰竭和心肌炎引起的心源性休克常见于较年轻的患者群体。由于这些患者恢复的可能性相对较高，他们应该接受短期 MCS 装置，如 ECMO 或 CentriMag。一般来说，我们首选在这些患者中植入双心室装置。在终末器官灌注和功能恢复正常后，评估心肌功能和恢复情况。

4. 难治性室性心律失常

难治性心律失常患者的亚组具有异质性。一些患者没有明显心脏功能的降低，而另一些患者却有非常低的射血分数[24, 25, 84]。药物治疗，如胺碘酮、利多卡因和受体阻断药均未能控制其心律失常。在左心室功能降低的患者中，右心室功能可维持或降低。这些患者可以考虑短期和长期的 MCS 设备。

(二) 慢性晚期心力衰竭者

慢性心力衰竭恶化是接受长期、持久 LVAD 的最大患者亚组。有两个确定的指标取决于移植的资格 (BTT 或 DT)。然而，最初的管理计划可能会随着时间而改变。例如，既往无移植资格的 DT 患者的并发症可能改善，使患者在 LVAD 支持后具有移植资格。另一种情况是，BTT 患者可能因为设备相关的并发症或并发症的进展而无法进行移植。此外，INTERMACS 注册表数据显示，42% 的持久 LVAD 植入物为 BTC[6]，因此，在动态临床情况下，往往很难在 BTT 和 DT 之间做出选择。

(三) 符合心脏移植条件的患者

心脏移植是慢性充血性心力衰竭患者的最佳治疗方法，患者可能出现慢性恶化或急性加重。然而，由于长期缺乏可用的供体，导致越来越多的患者在移植名单上等待更长的时间。将长期持久的 LVAD 作为 BTT 使用，在无可用器官出现前进行性终末器官功能障碍的患者中已经很常见，否则这些患者无法存活[7, 31]。依赖静脉肌力收缩剂 (INTERMACS profile level 2 或 level 3) 传统上被认为是加速这些患者考虑持久 VAD 治疗的界限。BTT 尤其适用于因血型、体型大或异源的致敏程度高而预期等待时间较长的移植患者。

自从 FDA 批准了 HeartMate Ⅱ，放置连续血流 LVAD，如 HeartMate Ⅱ 或 Heart Ware，已经成为这些患者的主流循环支持治疗方法。他们通常在 VAD 植入后出院，之后再回来接受移植[7, 66]。除非发生严重的 LVAD 相关并发症，否则持续流动、持久的 LVAD 具有良好的等待结果[85]。此外，UNOS 登记处的数据显示，持续血流持久的 LVAD 桥接术后移植物的存活率与肌纤维桥接或脉动血流 LVAD 桥接的患者相似。

(四) 不符合心脏移植条件的患者

随机选取 129 名进行最佳药物治疗或机械支持的非移植候选者，结果显示，与接受最佳药物治疗的那组患者相比，LVAD 组因任何原因死亡的风险降低了 48%[1]。基于这一结果，FDA 批准使用 LVAD (HeartMate XVE) 作为终身支持法疗 (DT)。随着终末器官衰竭 (如肾衰竭) 的发生和活动性感染的出现，死亡率几乎上升到无法承受的程度。在 post-REMATCH 时代的一项研究中，280 名患者接受了 HeartMateXVE LVAD 植入作为 DT，住院死亡率最重要的决定因素是营养不良，血液学异常，末端器官或右心室功能障碍的标志物，以及缺乏肌力支持[26]。当前进行 DT 的标准是患者不适合心脏移植 NYHA Ⅳ级末期心室心脏衰竭，并且满足所有下列条件：① 在过去 60d 中，至少 45d 未能对最佳医疗管理 (包括 β 受体拮抗药和 ACE 抑制药，如果能耐受的话) 做出反应，或依赖气球泵 7d，或使用Ⅳ类强心剂 14d；② 左心室射血分数小于 25%；③ 功能受限，最高耗氧量可达 14ml/(kg·min)，除非球囊泵或肌收缩力依赖，或身体无法进行试验。

目前，FDA 批准的 DT 连续流设备是 HeartMate Ⅱ。自 2010 年批准 HeartMate Ⅱ 进行 DT 治疗以来，在不符合移植条件的患者中，用于终生支持的 LVAD 数量增加了 10 倍。从搏动技术到连续血流技术的发展极大地提高了这些患者的生存率。来自 INTERMACS 注册表的大量数据显示，1 年生存率为 75% (图 97-19)[87]。他们中没有癌症和心源性休克，血尿素氮低于 50mg/dl 的一部分人 2 年生存率达到 80% 或以上，与心脏移植相比具有竞争力。

在过去的 10 年中，由于技术的进步，以及患者选择和护理方面的进步，在比目前有资格接受 DT 治疗的病情较轻的患者中，出现了使用 LVAD 治疗的趋势。NHLBI 赞助了 Randomized Evaluation of the VAD intervention before the Inotropic Therapy (REVIVE-IT) 试验用于测试使用 LVAD 治疗没有得到移植的重度心力衰竭、但尚未表现出严重后果的终末期心力衰竭、终末器官的功能障碍，或心脏恶病质患者的作用。

七、用于持久左心室辅助装置植入的外科技术

用于持久 LVAD 植入的技术取决于治疗

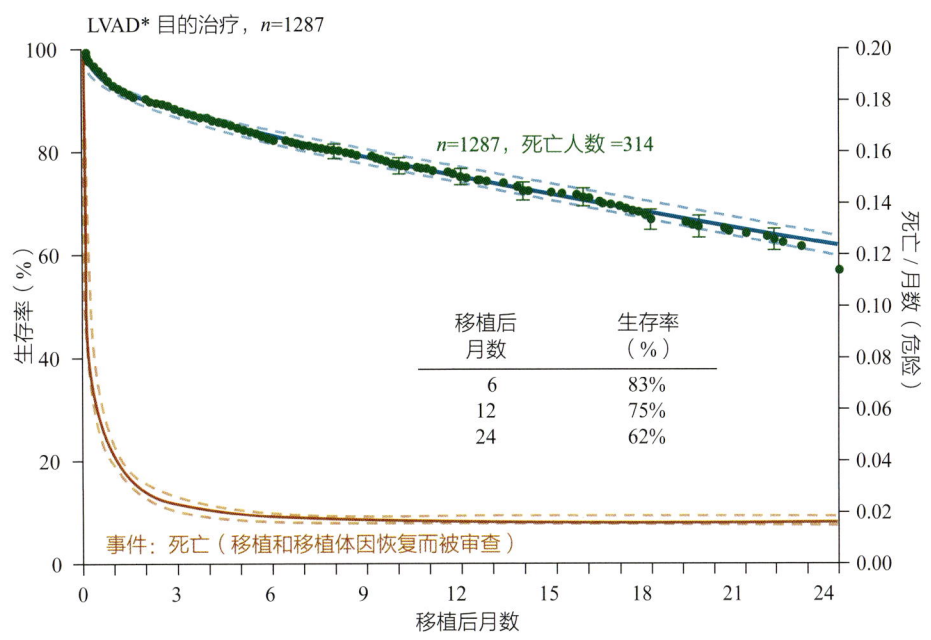

▲ 图 97-19　左心室辅助装置作为目的治疗的生存曲线

[经许可引自 Kirklin JK, Naftel DC, Pagani FD, et al: Long-term mechanical circulatory support [destination therapy]: on track to compete with heart transplantation? J Thorac Cardiovasc Surg 144（3）: 584–603, 2012.]

机构和外科医生。但手术中常见的步骤总结如下：① 皮肤切开；② 如有需要，制作腹膜前袋；③ 纵隔暴露；④ 主动脉和静脉系统插管；⑤ 开始体外循环；⑥ 左心室取心，将芯缝线置于左心室，将流入的芯插入左心室心尖处；⑦ 流出道移植物与升主动脉吻合；⑧ 设备的排气；⑨ 脱离体外循环，启动 LVAD；⑩ 止血建立；⑪ 关闭胸骨切开术。

垂直中线切口开始于胸骨切迹下方，并在剑突下方适当延伸，这取决于植入设备的类型和所使用设备所需的口袋大小。将胸骨切开，在上腹部的腹膜前空间形成一个大小合适的口袋。或者，LVAD 袋可以在后直肌鞘和肌肉之间形成。在这个过程中要注意止血。如果可以的话，使用设备的模型来确定合适的口袋大小。传动系统有隧道，通过右上象限离开患者。然后将装置放入腹膜前袋。

将患者肝素化完成后，在心包反射水平对远端升主动脉进行插管。对右心房进行插管，如有计划进行三尖瓣修复或房间隔缺损的闭合，需要同时用脐线和环绕上下腔静脉的圈套进行双腔插管。

然后开始进行体外循环，维持正常体温。通过打开左心室设置一个通道进行左心室减压，然后取心尖，取心尖时必须小心，以免偏移到中隔或侧壁。任何可能阻碍 LVAD 流入套管的明显小梁或血栓均需切除。全层 2-0 Tevdek pledget 缝线（Genzyme, Fall River, MA）以水平床垫方式放置于左心室核心周围。对于脆弱的心肌，这条缝合线用特氟隆毡条加强。所述缝线通过所述流入袖带的缝纫环放置，所述缝纫环就位，所述缝线系好。然后将袖带插入流入套管中，并用多个系带固定。

升主动脉用侧钳夹住，部分封闭。主动脉切开术后，使用 4-0 Prolene pledget 缝线进行流出段移植物吻合，即在移植物及相应的主动脉的足跟和足趾部放置两根垫状缝线，用 pledgets 支撑，然后将移植物降落到主动脉上。BioGlue（CryoLife, Inc.Kennesaw, GA）在夹具松开之前应用于吻合。然后检查吻合口是否有出血。流出的移植物被夹住。

然后，在机械通气的情况下，通过使心脏充入空气，从而开始减压过程。该装置通过流出罩进行排气。所述出流接片与所述出流壳体连接，在所述出流接片上形成排气孔。交叉钳固定在流出的移植物上。

在"HeartMate Ⅱ"中，设备只有在排气完成、患者停止体外循环后才会启动。设备以 6000rpm/min 启动，松开交叉夹，将设备转速度逐渐提高到足够的转速水平，避免左心室低压过程。在整个过程中，流出移植物上的排气孔保持打开。

插入胸导管。将 Gore-Tex 心包膜（Gore Medical Products, Flagstaff, AZ）或 CorMatrix（CorMatrix Cardiovascular, Inc., Alpharetta, GA）缝合到心包边缘，以尽量减少再次手术时的再入损伤。胸骨按标准方式闭合。切口腹部用缝合线间断缝合，注意获得置入足够的筋膜，避免伤口裂开。浅表软组织和皮肤按标准方式闭合。

如果发生弥漫性凝血病，或出血过多，可在纵隔腔填满长卷纱布。患者在充分复苏且凝血功能恢复后（通常发生在初次手术后 24h）被送回手术室。

（一）伴随的瓣膜手术

瓣膜病在心力衰竭患者中很常见。患者在放置 LVAD 时经常需要同时进行瓣膜置换术。轻度或更严重的主动脉瓣功能不全（AI）患者应在 VAD 植入时修补或缝合主动脉瓣。主动脉瓣关闭不全在大多数情况下都可以修复[89,90]。对于主动脉位置有机械瓣膜的患者，应在主动脉瓣外缝上补片或更换组织瓣，以防止血栓栓塞。重要二尖瓣反流的治疗存在争议。晚期心力衰竭患者二尖瓣反流多为左心室扩张继发的环形增大。一般来说，一旦左心室卸载了 LVAD，二尖瓣反流可能会有所改善。然而，最近的一项研究表明，约 1/3 的患者在 LVAD 植入后仍有明显的二尖瓣反流[91]。此外，伴随二尖瓣修复可能导致肺血管阻力的下降[92]。目前，我们更倾向于解决严重二尖瓣狭窄反流。如果它严重干扰设备的流入，需要在 VAD 植入时修复。中度至重度三尖瓣反流应考虑修复或更换，以优化右心室功能。这对于肺动脉高压患者尤其重要。三尖瓣修复可与成形术修复同时进行。如果瓣膜病变不能修复，首选组织瓣膜，因为它比机械瓣膜有更低的血栓栓塞风险。

需要瓣膜手术的患者病情更重，早期死亡率也更高。此外，右心室功能障碍在这些患者中增加。

（二）其他伴随的过程

房间隔缺损或卵圆孔未闭的患者应在 VAD 植入时使用标准技术纠正这些病变。如果不能纠正这些病变，左心室卸载后，右至左分流可能导致严重缺氧。此外，任何在左心房或心室发现的心内血栓都应在 LVAD 植入前清除。

八、持续性左心室辅助装置植入术后的管理

（一）早期术后管理

术前给予抗生素预防感染，并在 LVAD 植入后至少持续 24h。

持续血流 LVAD 对血流动力学的主要影响包括舒张压和血流的增加。因为连续血流泵在整个心动周期内产生血液流动，所以脉搏压力大大降低。脉冲压力受左心室收缩力、预负荷、后负荷和泵速（rpm）的影响。泵速的增加导致舒张压的升高和搏动性的降低，这使患者的脉搏难以摸到。术后早期必须使用动脉导管监测血压。使用压力器时，平均动脉血压应保持在 70~80mmHg，因为通过连续流泵的血流量受后负荷的影响很大。去甲肾上腺素和精氨酸加压素治疗血管扩张性低血压[96]。

右心室功能的优化对于接受单独 LVAD 的患者至关重要。右心衰竭应积极给予米力农、多巴酚丁胺、肾上腺素和一氧化氮治疗。如果药物治疗不能使右心室功能得到优化，则应考虑 RVAD 的支持。

室性和房性心律失常采用标准抗心律失常药物，如胺碘酮和利多卡因等药物治疗。

（二）术后后期管理

术后后期管理的重点是鼓励患者步行和康复，以及对患者进行有关设备维护和保养的教育。患者出院后第一个月每周到 LVAD 门诊进行

随访，此后随访次数减少。尽管连续血流技术极大地提高了患者的生存率和生活质量，但由于出血、心脏困难（心力衰竭和心律失常）、感染和血栓形成而导致的再入院在患者出院后的前6个月内仍很常见[98]。来自包括患者和护理人员在内的多学科医疗团队的综合护理是成功的长期LVAD支持的必要条件。

（三）抗凝

HeartMate I XVE 不需要用肝素或华法林抗凝。相比之下，当代连续血流的 LVAD，如 HeartMate II、HVAD 均需要华法林抗凝，阿司匹林抗血小板治疗，偶尔还需要 Persantine（双密达莫）预防血栓栓塞并发症。通常使用静脉注射肝素，直到 INR 在术后达到目标范围。根据设备类型、血栓栓塞风险、胸导管输出量、凝血情况和患者的治疗计划，决定何时开始抗凝和抗血小板治疗，以及治疗药物剂量。

九、并发症

（一）术后出血

插入 VAD 后出血可能过多，可能是外科原因或弥漫性凝血病变所致。大量出血可导致右心衰竭、感染和与多次输血相关的许多不良反应。凝血病可由止血系统的改变引起，包括稀释性血小板减少，以及长效抗血小板或抗血栓剂的暴露。对于弥漫性凝血病引起的出血，可给予血小板、新鲜冷冻血浆或冷沉淀。是否使用这些产品取决于 INR、部分凝血活酶时间和纤维蛋白原的情况。凝血功能障碍患者通常体温较低，应使用加热毯取暖。对于中心静脉压升高、VAD 流量呈下降趋势、加压需求增加、尿量减少的出血患者，应被推定有压塞现象，应立即送往手术室重新探查。

（二）胃肠道出血和鼻出血

胃肠道出血和鼻出血已成为连续流量 LVAD 出血事件的主要发病来源[99]。HeartMate II 植入患者出血事件的发病率为每年 0.67 次人[100]。与之相关的机制包括获得的血管性血友病，与搏动性降低相关的胃肠道动静脉畸形和血小板聚集受损[99]。血栓栓塞事件的风险与出血问题的管理是不可分割。考虑到个人风险和收益，必须谨慎减少抗凝和抗血小板治疗以预防出血再发。

（三）感染

感染是 LVAD 患者最常见的并发症之一，可表现为动力传动、囊袋、血液或介入设备心内膜炎[101]。脓毒症发生率为 17%~28%，在接受连续流动 LVADs 的患者中，连动系统的感染发生率为 14%~27%[3-7, 57, 66]。术前预防性使用抗生素非常重要，以及感染发生时积极地使用抗生素治疗很重要。更积极的治疗措施包括手术引流、伤口真空辅助闭合治疗和泵交换。根除外植器械心内膜炎的绝对唯一的方法是外置设备移除。感染通常不是心脏移植的禁忌证。

（四）多器官衰竭

尽管为组织灌注有效的恢复了足够的心排血量，一些患者仍旧发展为多器官衰竭，这与术前器官功能障碍的严重程度有关。多器官衰竭通常是由一系列事件引起的，例如出血、败血症、右心衰竭和其他事件。

（五）血栓栓塞

血栓栓塞并发症是 LVAD 患者的一个主要的问题，因为连续血流在血液－器械存在接口。据报道，有 5%~8% 的病例血栓栓塞事件出现持续性左心室舒张功能不全的[3-7, 57, 66]。LVAD 植入后导致脑卒中进展的关键因素包括既往脑卒中病史，持续性营养不良和炎症，心力衰竭程度加重，以及术后 LVAD 感染[102]。为避免转变为出血性脑卒中，抗凝和抗血小板治疗可能需要停止。

（六）右心室衰竭

充分的右心室功能对于达到足够的 LVAD 流量至关重要。显著的右心衰竭与 LVAD 预后不良有关。连续流动 LVAD 植入术后右心衰竭的发病率约 20%[10-13]，可能的机制包括内在的心肌功能障碍和右心后负荷减少[10-13]，重要的是其他潜在的并发症，LVAD 手术后如肾衰竭、感染、出血等，这些情况可能使患者易患右心衰竭。另外，连续流量泵的患者可以因严重的左心室间隔移位，以及左心室过度收缩引起右心室几何形状的扭曲发生右心衰竭。因此，避免连续流动 LVAD 接收器中设置过高的泵速是至关重要的。术后超声心动图应常规连续监测右心室功能，以及泵速应该调整到适当的速度水平（rpm）。

右心衰竭的迹象包括中央静脉压升高（>15mmHg），边缘 VAD 流量高达 2.2L/（min·m²），混合静脉血氧饱和度降低，以及尿量减少。右心衰竭的治疗涉及积极的利尿和开始或增加米力农和（或）多巴酚丁胺，以及某些情况下使用一氧化氮，在终末器官功能障碍进展之前必须及时插入 RVAD[12-14, 103]。

（七）心律失常

心律失常，特别是室性心律失常，也是术后早期和晚期的常见问题。虽然这种心律失常可能并不致命，但 LVAD 的存在，可能使患者处于右心衰竭的风险中。超声心动图下调整泵速可能有助于评估左心室过度卸载或流入套管和左心室壁之间的接触。在除植入式心律转复除颤器治疗外，还可考虑采取旨在尽量减少心律失常复发风险的干预措施（例如，抗心律失常药物使用，和导管消融）。

（八）主动脉瓣关闭不全

在连续流 LVAD 支持期间 de novo AI 的发展已经被报道。连续 3 年流动 LVAD 支持后，38% 的患者预计将发展至少中度的 de novo AI[105]。显著主动脉瓣关闭不全可以导致血液循环障碍，LVAD 流出移植物进入左心室，导致心排血量不足，心室负荷不足，并增加了泵的工作量。这可能会导致临床失代偿，需要手术矫正。因为持续流动 LVAD 支持期间主动脉瓣不打开，与 de novo AI 能开发密切相关。超声心动图下泵速优化，对于维持主动脉瓣间歇性开放时搏动是必要的[105]。

（九）设备故障

设备故障的严重程度从轻微到致命不等。随着设备设计和工程的改进，严重设备故障的总体发生率随着时间的推移已显著下降[106]，然而，设备更换仍然与设备故障相关，这对于一些患者来说是不可避免的。在 1128 名植入 HeartMate Ⅱ 的患者中，严重的设备故障需要更换泵的次数为 71 次（6.4%），更换原因如下：经皮导尿损伤（36 次事件，3.0%）、器械血栓形成（25 次事件，2.1%）、感染（7 次事件，0.6%）和其他原因（11 个事件，0.9%）[107]。最近，装置血栓形成率意外突然增加[108]，已报道在 382 例 HeartMate Ⅱ 患者的分析中，接受 HeartWare 植入的患者泵血栓发生率为 8.1%[109]。装置血栓形成是由各种机械或非机械因素引起的[110]。密切监测乳酸脱氢酶水平和回声引导的斜坡研究对于早期检测设备血栓形成很有用[110, 111]，通过肋下途径[122]可以安全地进行泵更换。

十、总结

MCS 代表了患者各种原因引起的晚期心力衰竭的护理标准。此外，MCS 可以用作 BTT 或 DT，也可以是急性心源性休克最大药物治疗无效患者生存的唯一选择。设备的发展、患者的选择、手术技术及术后管理过去十年取得了巨大进展。当前设备的局限性激励了以减小装置尺寸，最小化手术的侵入性，增加设备耐久性，减少感染，减少相关的血栓栓塞并发症，提高 MCS 患者的生活质量为目标的研究和创新。随着技术的发展，预后效果会有所改善。

第 98 章
心脏移植
Heart Transplantation

Peter Chiu Robert C. Robbins Richard Ha 著
刘保庆 译

在 50 年的时间里，对心力衰竭的患者进行心脏移植已经从实验梦想发展到治疗现实[1]。2013 年国际心肺移植学会登记处显示，2011 年共进行了 4096 例心脏移植手术，约占所有移植手术的 66%。2006 年，心脏移植术后短期和长期结局保持稳定[2]。目前心脏移植仍然是心力衰竭手术治疗的金标准。随着心力衰竭患病率的上升，估计每年有超过 25 000 名患者可以从心脏移植中受益[3]。尽管如此，供体器官来源依旧是主要的限制因素。因此，在开发替代医学和外科治疗的同时，需要更加重视扩大捐赠者库，最终建立起心力衰竭患者与心脏移植捐赠者之间的桥梁。

本章对心脏移植目前的执行模式进行了阐述。重点在于供体和受体的选择，受体的管理，并发症的识别和管理，以及远期预后。

一、历史背景

心脏移植的成功可以追溯到 20 世纪 50—60 年代，当时将实验室中的开创性成就转化为临床应用。最早尝试的是通过颈部或腹部的血管在动物体内异位植入心脏。1905 年，Alexis Carrel 和 Charles Guthrie[4] 发现异位移植的心脏在数小时内恢复自发性收缩。同时在心脏移植的生理基础的研究取得了更多的进步。这包括 Vladimir Demikhov[5] 在胸腔中植入了异位和原位心脏。20 世纪 50 年代低温和机械泵氧合器的出现促使原位心脏移植（OHT）；20 世纪 60 年代，斯坦福大学的 Richard Lower 和 Norman Shumway[6] 不断完善实验性 OHT 技术。Shumway 和他的团队在研究中发现狗的生存期可长达 3 周[7]。随着更好地了解组织排斥的原理，关键免疫抑制方案得到发展。斯坦福大学的团队证实，在移植后给予硫唑嘌呤和皮质类固醇联合治疗时，可保持犬在进行同种异体移植后长期存活[8]。

1964 年，James Hardy[9] 首次在人类受体中进行了心脏移植，供体来自于一只黑猩猩。1967 年，世界上第一例人与人之间的心脏移植由 Christian Barnard 在南非开普敦完成[10]。患者是一名患有缺血性心脏病的 57 岁男性，在术后第 18d 死亡。此后不久，Shumway 和斯坦福大学团队在美国进行了第一次成功的心脏移植手术[11]。因为急性排斥和感染的问题，心脏移植的其他尝试没有取得长时间的成功，导致热情下降。除了斯坦福大学外，全球只有少数几个中心继续进行心脏移植手术。在此期间和未来十年，随着患者选择标准的完善和术后护理的提高，预后得到改善。1973 年，Philip Caves 及其同事[12] 介绍了经皮心内膜心肌活检，可以早期诊断和治疗急性排斥反应。免疫抑制的进展，包括使用抗胸腺细胞球蛋白，为急性排斥反应提供了有效的预防和治疗手段[13]。1980 年引入环孢素是心脏移植成功的关键。英国的 Roy Calne 及其同事[14] 及美国的斯坦福团队的早期研究证明了其疗效[15]。最终，由环孢素或他克莫司，硫唑嘌呤和泼尼松组成的联合免疫抑制方案保证了患者的长期存活。

心脏移植的早期成功在增加全球心脏移植计划的数量方面发挥了关键作用。促使每年心脏移植的手术数量在 20 世纪 80 年代后期迅速增长，到 20 世纪 90 年代初达到顶峰[1]。在现代心脏移植手术中，手术技术、器官保存和免疫抑制的持续进步进一步改善了预后。

二、心脏移植的适应证和评价

（一）受体选择

多年的实践形成了受体的选择标准，用来评估和确定从心脏移植中获益最多的患者。移植后长期存活的早期报道验证了移植作为终末期心力衰竭治疗的有效性，因此它现在被认为是心力衰竭手术治疗的金标准。心室辅助装置（VAD）使用的增加减少了等待名单上患者的死亡率，尤其是 1A 患者。由于结果有所改善，受体的选择变得更加宽泛。由此导致了等待名单的增加与捐助者库的增加不匹配。即使捐赠者的选择标准也相应地放宽，美国每年的捐献者器官分配数量也仅2400 例[2]。对器官需求的增长和有限的捐助者群体之间的这种矛盾导致了对受体选择标准进行重新评估，包括重新评估对心力衰竭的替代医学和外科治疗。很明显，器官必须以最合理和最明智的方式分配。

选择合适的心脏移植受体的过程已越来越规范化，设立受赠者甄选会议已成为标准。在会议召开之前，受体候选人的临床病史将会受到仔细审查，并进行一系列实验室试验和补充测试（框 98-1）。选择患者的过程应尽可能客观。遴选委员会应包括医生、护士、协调员、营养师、社会工作者和物理治疗师。

常见适应证包括纽约心脏病协会（NYHA）Ⅲ级或Ⅳ级心力衰竭，最大限度药物治疗无效；严重的缺血不适合进行介入或手术血运重建；或发生复发性、症状性室性心律失常，药物治疗、植入式心律转复除颤器（ICD）治疗和手术治疗均无效[16]。仅患有严重左心室功能不全的无症状患者或接受药物治疗的患者不应考虑进行移植。

对于非卧床患者，风险分层技术用于评估在等待移植时低、中或高死亡风险。运动耗氧量峰值（VO₂）是一项与候诊死亡率相关的指标[17]。目前国际心肺移植协会（ISHLT）指南建议，如

框 98–1 评估潜在的心脏移植受者

第 1 阶段：对候选人的评估

一般信息
- 病史和体格检查
- 全血细胞计数与血小板计数差异
- 血液化学组
- 肝功能检查
- 肾功能检查
- 凝血酶原和活化部分凝血活酶时间
- 尿液分析
- 胸部 X 线检查
- 肺功能测试评估

心脏功能
- 心电图
- 超声心动图
- 放射性核素心室造影*
- 右侧心脏导管插入*
- 左侧心脏导管插入术*
- 心内膜心肌活检*
- 运动耗氧量高峰值（VO₂）

测试筛查测试
- 大便检查（三次）*
- 乳腺放射成像*
- 前列腺特异性抗原筛查*
- 巴氏涂片*
- 骨密度测定*
- 颈动脉超声*

传染病筛查
- 乙型肝炎表面抗原
- 乙型肝炎和丙型肝炎病毒抗体
- 人类免疫缺陷病毒血清学
- 人类 T 细胞白血病 / 淋巴瘤病毒（HTLV-1 和 HTLV-2）血清学
- 巨细胞病毒 IgM 和 IgG 滴度
- 弓形虫血清学
- EB 病毒血清学
- 快速血浆反应素
- 纯化蛋白衍生物检测

第 2 阶段：移植前的数据
- 血型和抗体筛选
- HLA–DR 分型
- 组反应性抗体筛查
- 12h 尿液收集肌酐清除率和总蛋白质

*. 如果有病史、年龄或体格检查，则执行。HLA. 人白细胞抗原；Ig. 免疫球蛋白

果患有 VO₂ 高达 14ml /（kg·min）的患者，耐受 β 受体阻滞的患者符合受体选择条件。如果他们的 VO₂ 高达 12ml /（kg·min），不能耐受 β 受

体阻滞的患者符合受体选择条件[18]。建议常规进行心肺试验，因为已有的两项研究表明，运动试验中峰值 VO_2 的增加与提高的存活率之间存在相关性[19, 20]。

除了 VO_2 之外，哥伦比亚大学的 Aaronson 及其同事[21]还提出用了心力衰竭生存评分（HFSS）对等待心脏移植的门诊患者进行风险分层。HFSS 对 VO_2 不明确的患者特别有用[18]。HFSS 由非侵入性和侵入性两个部分组成。非侵入性成分由 7 个参数组成：缺血性心肌病的诊断、静息心率、左心室射血分数（LVEF）、平均血压、峰值 VO_2、血清钠和心室内传导延迟的存在。侵入性成分由 8 个参数组成：缺血性心肌病的诊断、静息心率、LVEF、平均血压、峰值 VO_2、血清钠、心室内传导延迟的存在和平均肺毛细血管楔压。这两种模型都可用于评估患者的移植前死亡风险。Koelling 及其同事[22]回顾性分析了 524 名心力衰竭患者的评估数据库，其结果显示，无论是否进行 β 受体阻断药治疗，HFSS 可持续对心力衰竭的患者提供重要的与预后相关的信息。而且，在所有性别和种族中应用时，HFSS 优于 VO_2[23]。

药物治疗的进展提高了心力衰竭患者的存活率。2001 年，Carvedilol 前瞻性随机累积生存（COPERNICUS）试验发现用卡维地洛治疗严重心力衰竭患者，可将 1 年死亡率降低至 11%，而使用安慰剂组死亡率为 19%[24]。虽然没有比较心脏移植和药物治疗的随机对照研究，但很明显，在某些情况下，药物治疗产生的短期预后与心脏移植一样好，甚至更好。但是与移植相关的最大死亡风险发生在第一年，因此需要长期随访来比较药物治疗组与移植组中的晚期生存率。Freudenberger 和同事[25]建立了一个决策分析模型，该模型模拟了一项随机临床试验，该试验比较了每种 NYHA 类别的最佳药物治疗（OMT）和心脏移植的效果。研究显示，NYHA Ⅰ、Ⅱ 和 Ⅲ 级患者，OMT 优于心脏移植。他们还分别比较了 113 个月、38 个月和 6 个月的预期寿命增长。然而，在 NYHA Ⅳ 级患者中，心脏移植比 OMT 更有益，预期寿命延长 26 个月。

导致成人需要心脏移植的最常见疾病诊断是特发性扩张型心肌病和缺血性心肌病（表 98-1）。2013 年 ISHLT 数据登记与 2007 年登记数据的比较揭示了新的趋势。诊断为心肌病的受体比例从 48% 增加到 54%，冠状动脉疾病的百分比从 43% 降至 37%。瓣膜病、再次移植和先天性疾病的诊断相对稳定，分别为 2.8%、2.5% 和 2.9%。移植后的存活与基本诊断有关。1 年死亡率的危险因素包括先天性心脏病史、心脏移植病史、透析、输血、呼吸机支持和住院治疗，男性受体移植女性供体也有较高的死亡风险。5 年死亡率的危险因素与 1 年死亡率相似，但增加了怀孕、糖尿病和肥胖。15~20 年与死亡有关的危险因素数据有限，已知的是再次移植的风险增加。先天性疾病受体比其他疾病长期存活率更高[2]。

表 98-1　成人心脏移植受体的诊断（2006.6—2012）

诊　断	患者百分比（%）
心肌病	54
冠状动脉疾病	37
瓣膜病	2.8
再移植	2.5
先天性心脏病	2.9
其他原因	0.9

引自 Lund LH, Edwards LB, Kucheryavaya AY, et al: The Registry of the International Society for Heart and Lung Transplantation: Thirtieth Official Adult Heart Transplant Report—2013; focus theme: age. *J Heart Lung Transplant* 32 (10): 951-964, 2013

其他研究显示出有争议的结果。在英国，Aziz 及其同事[26]对 220 例心脏移植受者进行了回顾性研究，并比较了缺血性心脏病和扩张型心肌病患者的长期生存率。术后 5 年，扩张型心肌病的存活率为 96%，缺血性心脏病的存活率为 47%。术后 10 年，扩张型心肌病的存活率为 92%，缺血性心脏病的存活率仅为 29%。这项研究表明，扩张型心肌病患者移植的益处可能更大。不过受体再次移植的风险仍不明确。一项研究显示，在 2003 年 1 月—2006 年 12 月期间进行的再次心脏移植的数据与既往相比存活率提高，1 年生存率为 82%，3 年生存率为 75%，两者均与原发移植手术相似[27]。在 Atluri 及其同事[28]对宾夕法尼亚大学进行心脏移植的 709 名患者进行了回顾性研究，其中 15 名接受了再次移植。研究显示再移植受体的 1 年生存率为 86%，5 年生存率为 71%，这与原发移植患者的生存率分别为 90% 和 79% 相似[1]。定期使用 ISHLT 和联合网络器官共享（UNOS）数据库重新审视这些研究结果将有助于指导受体登记决定。框 98-2 列出了心脏移植的绝对和相对禁忌证。

非心脏器官功能障碍在受体选择中起着重要作用。肺动脉高压依旧是成人心脏移植的绝对禁忌证。目前，在最大血管扩张剂治疗的前提下，肺血管阻力（PVR）大于 6 Woods 单位被是绝对禁忌证[18]。PVR 增加对供体右心室造成很大负荷，通常在缺血后继发轻微功能障碍。PVR 升高的患者从心肺移植术中获益更多。关于心肺移植的更多细节见第 99 章。肾功能不全与心脏移植后的早期死亡率有关，特别是需要在术前或术后进行透析的患者[29, 30]。Schaffer 及其同事对 UNOS 数据库的分析清楚地表明，严重肾衰竭患者可从心脏 – 肾移植中获益，这种益处对透析患者尤其明显[31]。肝功能衰竭也与预后不良有关。因此，联合心脏 – 肝脏移植已被接受作为这类患者的治疗方式。心脏 – 肝移植时心脏适应证包括限制性心肌病（38%）、先天性心脏病（21%）、特发性扩张型心肌病（17%）、缺血性心肌病（8%）和肥厚性心肌病（8%）；肝脏适应证包括心源性肝硬化（43%）、淀粉样变性（28%）、肝炎诱发的肝硬化（10%）、代谢疾病（5%）和血色素沉着病（4%）。在对 UNOS 数据库的分析中，Schaffer 及其同事注意到，在心脏 – 肝脏联合移植的候选者等待过程中死亡率的发生率较高，但生存率没有差异。进一步的分析表明，与单独进行心脏移植相比，接受心脏 – 肝脏移植与提高生存率有关[32]。

是否对人类免疫缺陷病毒（HIV）受体进行心脏移植一直存在争议。然而，随着有效的抗反转录病毒疗法的出现，预期 10 年生存率可达 90%[33]。迄今为止，已有少数病例研究，其中最大样本量报道了 7 例接受心脏移植的 HIV 阳性患者。该组患者随访 5 年的存活率为 100%[34]。为明确是否与 HIV 阴性患者存活率相同，对该患者人群进行进一步随访非常重要。是否将供体心脏分配给已知有恶性肿瘤的受体也存在争议。2006 年发布的 ISHLT 列表指南表明，患有皮肤癌，缓解期为 5 年的癌症和低级别恶性癌症的患者可接受移植[18]。心脏移植的受体应进行相应的筛查，包括前列腺特异性抗原、乳房 X 线检查、结肠镜检查和巴氏涂片。对于那些已知恶性肿瘤史的患者，需要与肿瘤科密切合作，以确定患者的预后和辅助治疗。

合并有其他并发症的受体名单逐渐增多。糖尿病增加，现在占移植患者的 10%[33]。对 UNOS 数据库进行分析发现，无并发症的糖尿病患者的生存率与没有糖尿病的心脏移植患者相似[35]。淀粉样变性病是另一种被列为心脏移植的相对禁忌证的疾病。笔者所在中心与其他中心

框 98-2　心脏移植的受体禁忌证

绝对禁忌证
- 肺动脉高压（尽管最大限度治疗，PVR > 6 Wood 单位）
- 显著的不可逆肾功能不全 [例如，肌酐清除率 < 50mg/（kg·min）]
- 显著的不可逆性肝功能障碍（例如，胆红素 > 3.0mg/dl）
- 活跃的恶性肿瘤

相对禁忌证
- 活动性感染（严重器械并发症的情况除外，状态 1A 标准）
- 年龄 > 65 岁
- 外周血管疾病不适合手术或经皮治疗
- 糖尿病伴继发性器官损害
- 严重肺疾病
- 未矫正的腹主动脉瘤大于 4~6cm
- 全身感染具有免疫抑制风险（人类免疫缺陷病毒、乙型肝炎病毒、巨细胞病毒）
- 肥胖
- 骨质疏松症
- 活动性消化性溃疡病
- 药物滥用
- 精神疾病
- 不遵医嘱

PVR. 肺血管阻力

一样，已采用协议来确定哪些患有淀粉样变性的患者符合心脏移植的条件。一般排除标准包括累及两个以上器官的病变，肌酐升高超过 2.0mg/dl，碱性磷酸酶水平高于 250U/L。也应排除具有明显自主神经不稳定的患者[33]。移植的年龄要求也在不断变化。2013 年 ISHLT 报告显示，与 1996—2005 年队列相比，60—69 岁范围和 70 岁及以上范围内的患者数量有所增加。除超过 75 岁的人群外，随年龄的增长，前五年的存活率相似[2]。移植受者科学注册系统（SRTR）数据库证实，老年群体的生存率与年轻受体相似[36]。超过 65 岁的患者排斥风险降低，可能与免疫系统的生理性老化有关，这反映在这个老年群体中感染和恶性肿瘤的发生率增加[33]。

为了提高老年患者选择心脏移植的获益概率，几个中心开展了心脏移植扩大标准（ECCT），最著名的是加利福尼亚大学洛杉矶分校的 Hillel Laks 及其同事[37]。ECCT 患者被提供的器官不是常规用于移植的器官。最初的结果令人激动，早期存活率与非 ECCT 受者相似，但远期预后尚缺乏[37]。杜克大学医学中心 ECCT 患者和左心室辅助装置（LVAD）永久性替代治疗患者的比较显示 1 年生存率相似。然而，在 3 年时，ECCT 组的总体生存率更高[39]。在 UNOS 数据库中查看 ECCT 的研究显示，ECCT 的 1 年生存率为 89%，与标准移植标准的 86% 相似。然而，3 年后 ECCT 的生存率为 66%，明显下降，标准移植标准为 77%[40]。以上数据似乎支持 ECCT 的使用，以增加心脏移植的可用性。移植的其他相对禁忌证包括肥胖［体重指数（BMI）> 32］、骨质疏松症、药物滥用、与社会经济困难无关的不遵医嘱史，以及缺乏专门的社会支持[41, 42]。

总之，决定是否符合心脏移植受体条件需要由选拔委员会核查多种医疗、心理和社会因素。由于供体心脏资源的稀缺及终身医疗护理的需要，应选择合适的受体候选人，为更具有心脏移植适应证的患者进行手术并提高成功率。

（二）心脏移植受体的同种异体致敏反应

所有候选受体须进行 ABO 血型分型。此外，受体还需筛查抗人白细胞抗原（抗 HLA）抗体谱。这被称为组反应性抗体（PRA）测试。PRA 表示产生抗体的受体占人群的百分比[43]。在一些中心，PRA 超过 10%，促使直接用受体的血清与供体的淋巴细胞进行检测[44]。这被称为交叉配型。PRA > 10% 意味着有同种致敏反应。PRA > 80% 表明受体很可能存在供体的抗体[45]。PRA 应被视为筛查测试，而不应是确切的定量测量。Loh 及其同事对心脏移植受体进行随访，发现 PRA > 25% 的受体患者生存率低于 PRA < 25% 的受体[46]。加州大学洛杉矶分校心脏移植组回顾性分析了来自 311 名患者的移植前 PRA 筛查，发现 PRA > 11% 可作为一个早期出现更严重的排斥反应的预测指标[47]。与未致敏的患者相比，致敏受体的 3 年生存率显著降低。这在受体与供体交叉配型为阴性的受体中同样成立。

明确候选受体的同种致敏风险的新方法成为前沿问题。计算 PRA 可能成为传统的 PRA 计算方法。它来源于美国 12 000 名肾脏供体的 HLA 频率。它等于供体可能存在一种或多种与受体不相容的 HLA 抗原的概率。因为它源于已知的不相容的交叉配型，所以它可能比传统的 PRA 筛选测试更准确。确定可能的致敏性的另一种方法是虚拟交叉匹配（VXM）。将受体的完整 HLA 抗体谱与可能的供体的完整 HLA 抗原谱进行比较以确定匹配[49]。为了得到正确的结果，需要完全鉴定受体的抗体谱。虽然可能会出现一些假阴性和假阳性，但使用 VXM 策略可以增加致敏患者的移植数量，特别是考虑到来自邻近区域的供体时。VXM 的阳性预测值为 79%，阴性预测值为 92%[50]。VXM 阴性移植物中抗体介导的排斥反应的风险非常低[51]。

PRA 测试的频率因中心而异，但可以遵循某些准则。对于检测无抗体的患者，应每 6 个月进行一次 PRA 检测[52]。可检测到抗体的患者每 3 个月检测一次[52]。对于有感染或输血的患者，应在 1~2 周检查一次抗体水平。已经放置 VAD 的患者应每 1~2 个月检查一次 PRA 水平[52]。心脏移植的结果与较低的 PRA 水平而非峰值水平相关性更好[43]。

管理同种异体致敏反应也因中心而异。为了减少受体潜在的抗体负荷，可进行血浆置换、静脉注射免疫球蛋白（IVIg）和免疫抑制药物[53-57]。1994年进行的一项研究首次显示了血浆置换的有效性，可将受体的PRA从92%降低到10%[58]。移植后持续进行血浆置换至少2周，可维持PRA在低水平。在哥伦比亚大学，IVIg（2g/kg持续1~3个月，分成每日4次治疗的剂量）较血浆置换（1~2个月的疗程，每周2~3次）更有优势[59]。研究还表明接受1~2个疗程的IVIg（2g/kg）的受者在心脏移植等候名单上的平均持续时间为3.3个月而没有接受IVIg治疗的为7.1个月。哥伦比亚研究组认为IVIg（2g/kg）比血浆置换更安全，因为血浆置换存在更多的全身感染和全身过敏反应（由低血压和升压支持要求定义）的风险。IVIg具有预防感染的风险[60]。Itescu及其同事在心脏移植前用静脉注射环磷酰胺冲击疗法辅助IVIg疗法，并作为三重免疫抑制疗法（基于环孢素）方案的一部分，证明该疗法显著降低了同种异体反应的免疫标志物，延长了无排斥间隔，降低了整体累积排斥的概率[54]。同时还证明了环磷酰胺在降低致敏受者的排斥反应方面优于霉酚酸酯。

Leech及其同事证明，血浆置换和IVIg联合治疗预致敏心脏受体的，可降低T细胞和B细胞PRA水平及交叉配型阳性率[61]。证实联合治疗可使致敏的心脏受体获得成功。但有人指出，联合治疗会使排斥的风险增加。利妥昔单抗正越来越多地用于致敏心脏移植受体。一种嵌合的抗CD_{20}单克隆抗体，利妥昔单抗降低B细胞，对浆细胞没有影响，因此对循环抗体水平没有直接影响[62]。它通常用于其他形式脱敏无效的难治性受体[63]。对致敏受体的鉴定，术前预处理，术中和术后的治疗指南见框98-3。

在移植前应对受体进行HLA分型。然而，因为供体手术时间滞后4~8h，受体和供体HLA抗原的预先匹配不是常规进行的。

（三）受体登记后的管理

在患者等待移植期间，应继续应用合适的药

框98-3　敏感患者的鉴别和治疗

鉴定

- 详细的病史，包括先前移植，输血史和怀孕史；列表前3个月内HLA Ⅰ类（A、B）和Ⅱ类（DR、DQ）的人白细胞抗原（HLA）分型
- 无二硫苏糖醇（DTT）的自身抗体配型
- 使用互补依赖性细胞毒性的组反应性抗体（PRA）固相检测（当PRA > 10%时致敏）
- 如果针对C，DQA或DP位点的抗体呈阳性，则也为HLA-C、HLA-DQA和HLA-DP类型
- 如果初始自身抗体结果为阳性，则与DTT交叉匹配鉴定抗体同种型

PRA > 50%的术前预处理

- 用体外IVIg抑制试验评估对静脉注射免疫球蛋白（IVIg）的反应
- 如果患者住院，应考虑血浆置换
- IVIg（1g/kg，最大值70g）每月2次，至6个月
- 通过中心静脉通道或外周首次输注给予利妥昔单抗，以50mg/h的速度增加，直至达到最大400mg/h；随后输注100mg/h，耐受性增加至400mg/h
- 每2周由HLA实验室检测抗体减少的概率（IVIg首次给药前和每次随后输注IVIg前后的水平）
- IVIg后检测包括对于Ⅰ类和Ⅱ类的全屏板（T和B细胞），有和无DTT的PRA和特异性

对于敏感患者的围术期和术后治疗

- 旁路：单剂量血浆置换，用5%白蛋白（50%）和新鲜重建-冷冻血浆（50%）
- 兔抗胸腺细胞球蛋白（1.5mg/kg 静脉注射）：在手术室（OR）达到止血后的第一剂；术后第2、3、5和7天重复给药
- 在OR达到止血后用甲泼尼龙（10mg/kg 静脉注射，最大500mg），每8h静脉注射2.5mg（最大125mg），每日3次
- IVIg 2g/kg（最大值140g）在重症监护室连续几天，分为两个剂量
- 术前部分概述的利妥昔单抗
- 霉酚酸酯（POD 1 中 1000mg 口服两次）
- 口服泼尼松（1mg/kg）分为两个剂量，术后2d
- 他克莫司（0.5mg 口服，每天两次，术后1~5d）
- 血浆置换术后7d，此后每隔一天进行4次治疗

物治疗，心脏病专家应定期随访患者，同时患者还应参加心脏康复治疗。患者进入移植手术后的身体状况越好，并发症发生的可能性就越小。

随着患者的心力衰竭变得更加严重，仅靠口服药物治疗不够，此时需要静脉治疗，包括使用多巴胺、多巴酚丁胺或米力农。多巴胺是一种拟

交感神经儿茶酚胺，具有 α 和 β 激动活性，应以低于 5μg/（kg·min）的剂量使用；在较高剂量下，其致心律失常和肾血管收缩作用明显。多巴酚丁胺是一种 $β_1$ 肾上腺素能激动剂，在剂量小于 10μg/（kg·min）时最有效。米力农是一种具有收缩力和血管舒张作用的磷酸二酯酶抑制剂，在剂量高达 0.5μg/（kg·min）时有效。通常将这些药物联合使用。短期静脉注射多巴酚丁胺和米力农已被发现对急性失代偿性心脏病的生存有不利影响[64]。因此，美国心脏病学会基金会和美国心脏协会不鼓励在 D 期心力衰竭和没有休克或威胁终末器官灌注迹象的患者常规使用。对于等待确诊治疗的心源性休克患者或 D 期心力衰竭患者，慢性静脉正性肌力药治疗可能是合理的，特别是对使用指南建议的药物治疗无效的等待机械循环支持（MCS）或心脏移植的患者[65]。

如果患者对药物治疗无效，MCS 成为桥接移植（BTT）的重要选择。MCS 设备大致可分为短期或长期。短期装置包括主动脉内球囊反搏（IABP）、经皮 VAD、体外 VAD 和静脉动脉体外膜肺氧合（VAECMO）。IABP 反搏减少了后负荷并增加了舒张期冠状动脉灌注。因此，它对缺血性心肌病患者特别有用。这些装置只能在短时间内（通常是几天）留在原位，且如果左心室射血功能严重受损则无效。使用 IABP 有感染的风险，并且先前接受 IABP 支持治疗的心脏移植受体 1 年死亡率增加[1]。

经皮 VAD，如 Impella[66] 和 Tandem Heart[67] 已被证明可有效治疗严重的心源性休克。然而，没有数据显示使用这些装置作为主要治疗可使存活率增加。严重的难治性心源性休克也可用 VA-ECMO 治疗。由于它们是短期使用的装置，仅仅只能作为最终恢复、决策、移植或长期植入装置的桥梁。在早期试验中发现临时循环支持存在高风险，具有持续至移植后期的不利影响。Taylor 及其同事报道，在 2002—2005 年间接受 BTT 治疗的 52 例患者中，1 年内死亡风险增加了 238%[1]。即使经验增加，2006—2011 年间使用临时循环支持的 163 名患者 移植后 1 年的死亡率增加 180%[2]。

随着机械辅助装置的发展，长期 MCS 已成为终末期心力衰竭管理中的宝贵工具。用于治疗充血性心力衰竭的机械辅助随机评估（REMATCH）试验的结果令人鼓舞，该试验比较了不适合接受 OMT 治疗和 LVAD 治疗的心力衰竭患者的 1 年和 2 年生存率[68]。研究者发现，药物治疗组的 1 年生存率为 25%，2 年生存率为 8%；LVAD 的 1 年生存率为 52%，2 年生存率组为 23%。基于这项研究可以很明显地发现，开发一种并发症较少的 VAD 可能会提高 2 年生存率。

2007 年，一项前瞻性非随机研究的非移植物合格患者（INTrEPID）试验进一步验证了放置 LVAD 较 OMT 有更好的存活率，6 个月 LVAD 的存活率为 46%，OMT 为 22%，1 年时分别为 27% 和 11%[69]。OMT 组患者 NYHA 功能分级没有任何改善，而 85% 的 LVAD 患者仅有轻微症状或无症状。笔者得出结论，由于在 REMATCH 和 INTrEPID 试验中 LVAD 与 OMT 相比具有压倒性的生存优势，因此不应进行进一步的随机试验来比较这两组。

作为 REMATCH 试验的后续研究，Slaughter 及其同事评估了 Heartmate Ⅱ（Thoratec，Pleasanton，CA）的疗效，并证明了与脉动 Heartmate XVE 相比，连续流动 LVAD 的优越性。在连续流动组中 2 年的存活率为 67%，而脉动组为 59%。此外，由于泵相关的并发症（器械修复，更换或移植，包括用于移植）需要再次手术的发生情况在接受脉动装置的 66 名患者中有 24 名（36%），但在 134 名连续流 LVAD 接受者中仅有 13 名（10%）发生[70]。

可以预见，LVAD 对等待移植患者生存的影响是深远的。Aaronson 及其同事在 2002 年发表的一项初步研究[71]回顾性地比较了哥伦比亚长老会医学中心 104 名患者使用 LVAD 和高剂量强心药作为 BTT 的情况。LVAD 组的移植存活率为 81%，而强心药组为 64%。Dardas 及其同事在 2005—2010 年间对受体科学移植登记处（SRTR）的分析中证实了 LVAD 植入的益处[72]。接受 LVAD 的 1A 期患者不良事件累积危险显著降低（因疾病死亡或从列表中剔除），在 30d 内

1539

为 1%，而有或无 IABP 的药物治疗的 1A 期患者在 30d 内为 6%。与 1B 期使用药物治疗的患者相比，植入 LVAD 的 1B 期患者的不良事件风险也降低。鉴于植入 LVAD 后的死亡率和因疾病退出登记表的风险更低，作者建议将这些患者降级为 1B~2 期。另一方面，研究发现，体外辅助呼吸器 VAD 存在持续的风险，证明 1A 类上市无限期有效。

Wozniak 及其同事对在 1998—2012 年接受 VAD BTT 的患者的 UNOS 数据库进行了评估[73]。接受任何形式的心室支持 [单独的 LVAD 或双心室辅助装置（BiVAD）支持] 的患者与使用正性肌力支持的患者相比，具有相似的等待生存期。然而，在接受单独 LVAD 的患者中，与药物治疗患者（包括需要放置 IABP 的患者）相比，移植等待期间存活率显著提高。

虽然预后明确，但 LVAD 植入对移植后存活的影响一直存在争议。2002—2005 年期间的数据表明，脉冲式 VAD 植入与移植后 1 年死亡相对风险增加 27% 相关[1]。Russo 及其同事对 UNOS 数据库中 2001—2006 年的数据进行多变量分析发现，死亡率的差异可能归因于设备之间的差异。与体内和体外装置相比，体外 VAD 患者经风险调整的移植 90d 移植物存活率显著降低。未接受 VAD 桥接的患者和接受体内或体外装置的患者的移植后存活率相似[74]。

随着手术经验和术后管理经验的提高，使用搏动性 LVAD 后移植患者的 4 年死亡率显著下降。2000—2004 年间接受移植手术的人死亡风险比那些在 2004—2008 年期间接受脉冲装置的人高 30%。后来，Nativi 及其同事报道了接受脉冲式和连续式 BTT 患者之间预后相同，同时与未接受 LVAD 的患者没有显著差异[75]。当前的登记数据证实了这一发现，术前需要使用 LVAD 的患者、需要正性肌力药物支持的患者和两者均不需要的移植患者之间，在移植后 6 年的中位生存率没有显著差异[2]。

尽管移植前植入对等待的患者有好处，并且越来越多的证据表明现代 LVAD 不一定影响移植后结果，但 LVAD 的使用并非没有风险。首先，患者暴露于设备并发症的潜在发病率。然而，鉴于等待名单上的生存率提高，这可能是可以接受的。在可能提早 1A 期患者进行心脏移植的潜在并发症（即血栓栓塞、器械感染和危及生命的心律失常）中，只有感染与移植后 1 年和 10 年的生存率降低相关[76]。

LVAD 植入的另一个潜在困难与 PRA 的增加有关[77]。虽然 PRA 的这种增加可归因于输注细胞血液制品，但是避免使用白细胞过滤的细胞血液制品并没有改善[48, 79]。一项单中心的回顾性研究显示，LVAD 的类型会让患者与设备之间产生同种致敏反应[80, 81]。PRA 对患者后续管理存在影响，例如减少 HLA 抗体等，这些在前面已经讨论过。

BiVAD 植入与单独 LVAD 植入相比预后显著变差[82, 83]。此外，有些患者可能存在 LVAD 的禁忌（例如，主动脉瓣关闭不全、获得性 VSD 或右心室衰竭的患者）。因此，人工心脏被认为是提供双心室支撑的手段。2004 年，Copeland 及其同事报道 BTT 的成功率为 79%，优于既往匹配的对照组患者[84]。然而，人工心脏移植的整体经验仍然有限，还需要进行积极进一步探索。

三、器官的获取和保存

（一）供体选择

心脏移植供体的选择遵循框 98-4 中列出的指导原则。区域器官采购组织是第一个开始选择

框 98-4　心脏供体选择标准

- 年龄＜ 55 岁
- 无胸外伤或心脏病史
- 无长期低血压或低氧血症
- 符合血流动力学标准
  - 平均动脉压＞ 60mmHg
  - 中心静脉压 6~10mmHg
- 正性肌力支持小于 10mg/（kg·min）（多巴胺或多巴酚丁胺）
- 正常心电图
- 正常超声心动图
- 正常心脏血管造影*
- 乙型肝炎表面抗原，丙型肝炎病毒和 HIV 血清学阴性

*. 按捐献者年龄和病史进行

过程的小组，此时收集有关死因、体型、ABO 血型、血清学（包括人类免疫缺陷病毒，乙型肝炎病毒和丙型肝炎病毒）的信息，以及临床病程。然后移植医生执行二级筛查。这包括对相关病史、基线心电图、胸片、实验室数据、超声心动图，以及某些病例的心脏导管插入术等信息的筛查。最终筛查由采购的外科医生在捐赠医院现场执行。

潜在的供体必须满足脑死亡的标准要求。应排除死于心脏病，急性冠状动脉事件，顽固性心律失常或有结构异常的供体[85]。此外，应排除有严重胸外伤史导致严重心脏挫伤，并导致心脏肿胀的供体。鉴于供体器官的短缺，正在重新评估左心室肥大的重要性。之前的研究认为后壁和室间隔（IVS）厚度应小于 1.2cm。在 Goland 及其同事的一项研究中，厚度达 1.7cm 的捐赠者没有降低存活率，建议可使用左心室肥大的心脏[86]。尽管有时候会考虑老年的供体，但小于 55 岁最好。现有有许多移植中心，包括斯坦福大学，在捐献者年龄标准方面变得更宽泛。对于 45 岁以上的所有男性捐赠者和 50 岁以上的女性捐赠者，应进行冠状动脉造影的心导管检查以排除明显的冠状动脉疾病[87]。相对禁忌证包括乙型肝炎或丙型肝炎血清学阳性、败血症、癌症病史、长期低血压或低氧血症。

审查 ISHLT 登记处的 2013 年数据揭示了重要趋势。糖尿病（3.0%）和高血压（14%）供体的使用正在增加。通过放宽其他标准，包括增加缺血时间，轻度瓣膜异常和轻度冠状动脉疾病，扩大了供体库[88]。使用经历了更长时间停搏和复苏的心脏也被关注[89]。对于最近的标准放宽，这些器官对非 ECCT 受者的长期结果尚未知。此外，一些数据表明供体的特征，如年龄较大和缺血时间延长，可能存在协同作用，增加受体死亡风险[90]。

（二）供体管理

对供体进行细致和积极的血流动力学管理可以增加心脏捐献者[91, 92]。因为所有患者都有脑死亡，由于神经源性休克，过多的液体流失和心动过缓而导致血流动力学往往不稳定[93, 94]。需要进行详细的液体管理，通过血管内容量置换，以维持中心静脉压（CVP）在 6～10mmHg。虽然过量使用正性肌力药或血管收缩剂不被认同，但低剂量多巴胺的使用可改善心脏移植的预后[95]。静脉注射血管加压素可用于帮助控制尿崩症，这在脑死亡患者中很常见。呼吸机的设置应与提供供肺移植的计划一致。设置应至多调整为 40% 的分数吸入氧气和 5cmH$_2$O 的呼气末正压以防止肺不张。虽然一些供体组织已开始放开输血，但结果尚不清楚。因此，应保持 30% 的最低血细胞比容。如果可能，血液应该是巨细胞病毒阴性和少白细胞血液[96]。

应在脑损伤的情况下进行连续超声心动图检查。单个超声心动图可以提供初始信息，但可能不能代表心脏的真实功能。超声心动图证实，心脏功能障碍发生在多达 42% 的脑死亡患者中，这些异常与实际病理结果之间的相关性往往较差[97, 98]。肺动脉导管置入有助于评估初始心功能及对治疗的反应。经典的血流动力学目标包括平均动脉压大于 60mmHg，CVP 为 6～10mmHg，肺毛细血管楔压小于 12mmHg。

Papworth 小组报道，通过使用积极的供体管理方案，器官取出率增加了 30%[99, 100]。这包括放置肺动脉导管以指导复苏患者的过程，以及提供激素治疗，包括甲状腺素[101]、皮质醇、抗利尿激素和胰岛素。使用该方案，最初因为严格的血流动力学标准不可接受的大多数供体被转换为可接受的供体。Crystal City 指南概述了潜在器官供体的另一项管理策略。该策略从传统管理开始，纠正酸中毒、低氧血症和贫血，并适当给予正性肌力药以维持足够的器官灌注。然后是初始超声心动图，如果 LVEF > 45%，心脏适合复苏；如果 LVEF < 45%，应进行激素复苏和肺动脉导管的血流动力学管理。只有在达到适当的血流动力学参数时才能复苏心脏[87]。

（三）器官分配

已经开发了分配算法以分配器官。在美国，器官分配由 UNOS 管理。当前心脏分配考虑了医疗紧急程度、名单上的等待时间和血型[102]。等待列表状态类别（1A、1B、2和非活动）在表98-2中定义。登记也可以按年龄校正，例如，青少年供体心脏优选分配给儿科受者。地理位置在分配中也起着重要作用。在2006年之前，在区域分配之前进行了局部胸腔器官分配。2006年之后，UNOS的胸腔器官分配发生了变化，区域分配发挥了更大的作用。政策变化允许更多的区域性器官共享，目标是增加对1A期患者的分配并减少移植等候名单的患者死亡率。由于政策的变化，Schulze及其同事发现，1A和1B期患者的等待时间总体上增加了17.8d。然而，改变后等候名单上患者死亡率有所下降（13.3% vs. 7.9%，$P < 0.001$）。与此同时，移植后2年生存率有所提高（82.7% vs. 85.4%，$P < 0.001$）[103]。

（四）供体和受体的匹配

预期受体和供体必须ABO血型相容，但ABO不一定相同[104]。过去，20%以上的差异是可以容忍的。对于PVR保持在可接受上限的受者，应选择体重至少等于受体的供体，以降低急性右侧心力衰竭的可能性[105]。对于PVR正常的患者，可接受的大小匹配的下限备受争议。Jayarajan及其同事证明，在性别匹配的患者和男性-女性心脏移植中，供体与受体的重量比可低至0.6。然而，与性别不一致的大小匹配的个体相比，女性供体男性受体心脏移植的死亡率增加，中位生存期降低[106]。在极少数情况下，小的心脏可能异位移植到较大的受者中，但这些病例的预后远远比大小匹配的OHT[107]差。在PRA升高的患者中，需要对受体和供体提前或进行虚拟交叉配型[108]。交叉配型阳性预示着超急性排斥的可能性大，在这种情况下，受体不能接受该供体器官。

表98-2 UNOS医疗紧急状态类别

期　别	策　略
1A期	供体候选人被登记在等候名单上的移植医院或附属的退伍军人管理局（VA）医收治入院。并且还需要满足至少一项要求 1. 具有以下MCS设备之一：TAH、IABP、ECMO 2. 需要持续的机械通气 3. 需要连续输注单次高剂量静脉注射正性肌力药或多次静脉注射强心药，并需要连续的血流动力学监测，监测左心室充盈压 4. 在注册时年满18岁，目前可能是或不是在移植医院住院的候选人，如果满足以下至少一项要求，可被指定为成人的1A期 　(1) 有以下MCS设备之一：LVAD、RVAD、BiVAD* 　(2) 候选人有MCS，并且有医学证据表明存在严重的设备相关并发症†
1B期	至少一种以下装置或疗法 1. LVAD、RVAD或BiVAD 2. 持续输注静脉强心药
2期	所有其他列出的活动期的患者
停滞期	暂时不适合移植。患者不会收到任何心脏手术提议

*.一旦主治医生确定候选人在医学上稳定，候选人可在植入后的任何时间点登记为成人1A期共30d，30d不必连续。但如果候选人接受了接收另一个设备，那么候选人可获得新的30d资格。新设备授予的任何30d将替代并且不补充先前成人1A期的任何剩余时间

†.血栓栓塞、设备感染、机械故障或危及生命的室性心律失常。候选人的致敏性不是可接受的与设备相关的并发症，无法成为成人1A期

BiVAD. 双心室辅助装置；ECMO. 体外膜肺氧合；IABP. 主动脉内球囊反搏；LVAD. 左心室辅助装置；MCS. 机械循环支持；RVAD. 右心室辅助装置；TAH. 全人工心脏；UNOS. 联合器官共享网络（引自 Department of Health and Human Services: Organ procurement and transplantation network: policies. Apr 10, 2014. http://optn.transplant.hrsa.gov/ContentDocuments/OPTN_Policies.pdf#nameddest=Policy_06.）

（五）供体手术操作技术

供体心脏的获取是多器官获取中的一部分。在大多数情况下，心胸团队必须与正在取肝脏和（或）肾脏的团队的腹部团队一起工作。两组之间的沟通对于防止不必要的缺血时间延长至关重要。当心脏受体需要重做胸骨切开术，尤其是在需要先取出 LVAD 的情况时，可能发生供体交叉的延迟。当需取单肺或双肺时，需要对取心脏的技术进行微小改动。

进行正中胸骨切开术，纵向打开心包。仔细检查心脏是否存在外伤、梗死、先天异常，以及右心室和左心室功能。触诊冠状动脉以评估冠状动脉疾病。明显的异常影响供体心脏在移植中的使用。从肺动脉处切开升主动脉并用脐带线结扎。将上腔静脉（SVC）分离至奇静脉水平，然后用单根丝线环绕并松散地套住。然后将奇静脉双重结扎，但不切断。

当腹部取器官团队完成解剖时，向供体静脉注射 30 000U 的肝素。将用于输注冷心脏停搏液的插管插入升主动脉并固定。如果正在取肺，则通过荷包缝合插入肺静脉并进入主肺动脉。所有中心静脉的管线撤回到 SVC 中。然后严格控制 SVC 以限制静脉回流到心脏。进行右心脏减压，通过在膈肌处切开下腔静脉（IVC）来放血，并确保足够的空间用于植入心脏和肝脏。SVC 和 IVC 要足够长用于后续的双腔吻合。来自肝脏的血液和灌注液将排入右侧胸膜腔，应进行吸取保持视野清晰。通过切开左下肺静脉使心脏左侧减压。或者如果还需要取肺，则通过切除左心耳对左心进行减压。当心脏排空时，放置主动脉交叉钳并将冷晶体停搏液（10ml/kg）溶液迅速注入主动脉，确保舒张期停滞。重要的是要不断观察左心室的扩张情况。如果正在取肺，则肺停搏液也快速注入肺动脉。在输入治疗胸痛的药物的同时，用几升冷冻水灌注胸腔器官进行局部冷却。

当输液完成并且心脏被适当冷却并停止时，清除胸腔的冷冻水。通过将 4 个肺静脉、IVC、SVC、主动脉（尽可能高）和肺动脉分开来，快速切除心脏。如果取肺，可以保留肺静脉短的左心房组织，并在左肺动脉和右肺动脉的分叉处分开肺动脉。一旦从供体移除，就检查心脏的损伤，包括是否切断中心静脉导管。然后将其在冷盐水中漂洗，放置在有冷藏液的无菌袋中，然后放在冰中。然后将心脏置于装有冷藏液的容器中，并在专用的冷却器中运输。如果需要重建，还会取一部分供体心包。

（六）器官保存

在取器官和缺血储存期间，有几种方法保存心脏，包括使用低温、心脏停搏液和保存液。4~8℃的低温可显著降低新陈代谢，可用于器官取出、储存和运输[110]。心脏停搏液用于阻止心脏的电活动[111]。在取器官期间对心室充分减压，可降低采集期间对心脏的伤害。心脏可以存储在任一种保存溶液中，基于它们的离子组成，可以大致分类为细胞内和细胞外两种类型。细胞内溶液具有中到高浓度的钾和少量钙或钠，而细胞外溶液含有高浓度的钠和低到中浓度的钾[121]。除了电解质成分外，这些溶液通常含有非渗透物和胶体以防止细胞水肿。大多数保存液含有葡萄糖以防止继发于无氧代谢的细胞内酸中毒出现。许多保存液含有抗氧化添加剂，以防止再灌注损伤。通过在保存液中加入添加剂改善供体心脏保存的研究正在实施，并且已经提出了 rho-激酶抑制剂[113]和小干扰 RNA[114]可能的作用。在极少数情况下器官收集过程中，保存液被用作标准心脏停搏液的替代品。

心脏保存目前仅限于 4~6h 的冷缺血储存。更长的缺血期对受体存活率产生不利影响[51]。最值得注意的是，2007 年 2 月，美国食品药品管理局（FDA）批准了由 TransMedics, Inc 开发的器官护理系统（OCS）的临床应用。OCS 涉及用温的、含氧、营养丰富的血液灌注供体心脏，保持器官在运输中处于搏动、运作状态，希望心脏到达更健康和更有活力的状态。最近完成的全球临床试验 PROCEED Ⅱ 评估了 OCS 在移植过程中保存供体心脏的安全性和性能，但结果尚未公布[116]。几位心脏移植受体已接受经过 OCS 并成功复苏的供体心脏。OCS 与标准器官保存方法之间的远期预后的比较尚未阐明。

四、受体手术操作技术

原位和异位心脏移植在临床上均在实施。在大多数情况下进行原位移植，而异位移植也被用于接受者具有严重的肺动脉高压或供体明显小于受体的情况。

多年来，1961 年 Lower、Stofer 和 Shumway 的技术被作为标准[6]。这种技术通常被称为双房或标准技术，涉及在心房中段切除受体心脏，并缝合供体及受体左心房、右心房、主动脉和肺动脉之间相应的吻合。该技术手术时间短，并避免了由个体腔静脉和肺静脉吻合引起的潜在并发症，包括但不限于狭窄和血栓形成。该方法的缺点包括房室几何形状的扭曲，这可能导致心房扩大、房室瓣功能不全、心房功能受损、心房血栓形成和窦房结功能障碍[116, 117]。Barnard[118] 在 1968 年对该技术进行了重要修改：供体切口心脏的右心房从 IVC 的开口延伸到右心耳的基部，而不是进入 SVC，避开窦房结区域，可以避免在原始经典技术中因靠近右心房缝合线而受损的弊端。

标准技术的普及度在下降。新的技术，包括"双腔"和"全腔"技术，提供了更好地保存心房几何形态的优势[111-121]。在双腔技术中，切除了受体的右心房，在左心房、主动脉和肺动脉吻合术的基础上分别进行 SVC 和 IVC 吻合术。与双腔技术一样，全腔技术使用单独的 SVC、IVC、主动脉和肺动脉吻合术。然而，全腔技术使用单独的左右肺静脉吻合，而不是使用单个左心房吻合术。左心房残余部分纵向分开，留下左右肺静脉袖套，然后与供体心脏左心房的左右肺静脉孔吻合。该技术需要注意的是 IVC 的缩短、肺动脉的扭结和 SVC 的狭窄：斯坦福大学的早期系列报道 SVC 狭窄发生率为 2.4%[122]。全腔技术还有其他并发症，包括难以处理的肺静脉缝合线处出血和肺静脉狭窄。

双腔技术现在是最常用的吻合方法，2007 年 62.0% 的受体接受了这项手术，34.7% 的患者接受了双房吻合术，而 1997 年分别为 2.3% 和 97.6%[122, 124]。双腔动脉技术受欢迎和普及的原因是其降低了永久起搏器植入的发生率，改善了三尖瓣功能和右心房血流动力学。关于死亡率方面的研究，Weiss 及其同事使用 UNOS 数据库证明，接受双房吻合术的患者的总死亡率高于 24%，而双腔吻合术的总死亡率为 18%，但在控制混杂因素后，这种差异消除。然而，Davies 及其同事在一个更大的队列中显示，与双房和全原位技术相比，双腔技术的存活率更高[124-127]。

（一）原位移植标准技术

在原位移植标准技术中，受体仰卧在手术台上，从正中胸骨切开进入，心包纵向打开，肝素化后，通过升主动脉、SVC 和 IVC 中的插管启动体外循环 CPB。CPB 将套圈放置在 SVC 和 IVC 周围，并将患者冷却至 28℃。

一旦将供体心脏带到手术室，就切除受体心脏。在主动脉插管部位的近端交叉夹紧，分离右心房、左心房壁、房间隔、肺动脉和主动脉。肺动脉和主动脉应在半月瓣上方分开（图 98-1A）。

通过切除 4 个肺静脉的孔之间的组织，留下单个大开口，以准备植入供体心脏。然后打开右心房，从 IVC 的外侧开始并延伸到右心耳的基部。仔细检查心脏的各瓣膜或先天性异常。

在标准技术的最初描述中，按以下顺序进行吻合：左心房、右心房、肺动脉和主动脉。为了实现更早的再灌注，可以改变吻合序列。例如，在延长缺血时间的情况下，可以在左心房吻合术之后立即进行主动脉吻合术，从而允许移除主动脉横穿钳。吻合的原始流程描述如下。

供体和受体左心房的吻合术采用双股 3-0 或 4-0 聚丙烯缝合线进行。第一针缝线位于左上肺静脉水平受体的左心房和供体的左心耳基部。缝合线在左心房的上边界和下边缘周围继续缝合，然后沿着房间隔连接。一旦该缝合完成，左心耳插管灌注冷盐水以促进心内膜冷却。此外，将冷盐水连续注入心包孔以实现局部冷却。

两个右心房吻合用双股 4-0 或 5-0 聚丙烯缝合线（图 98-1B）。第一针脚穿过供体隔膜的中点并沿着心房隔膜穿过缝合线的中点。首先向下

第二部分 成人心脏手术
第98章 心脏移植

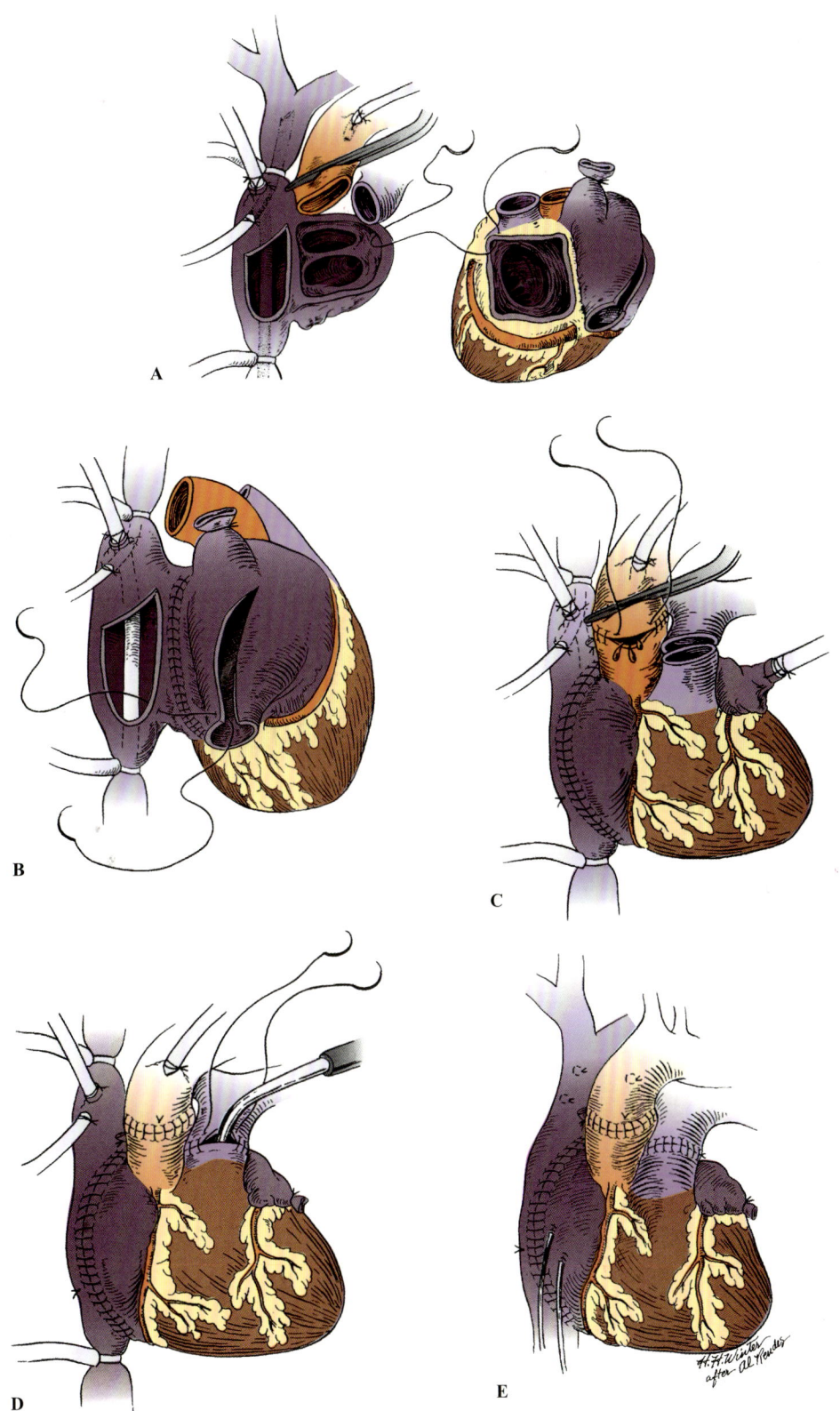

▲ 图 98-1 双房或"标准"原位心脏移植技术

A. 插管技术与常规心脏中心插管类似。在上下腔静脉周围缠带，夹闭主动脉将心脏排除在循环之外。在房室沟处切除受体的心脏，结扎供体心脏上腔静脉，开始吻合左心房。B. 完成左心房吻合。供体心脏右心房的切口远离 SVC 和邻近的窦房结。开始吻合右心房。C. 右心房、肺动脉、主动脉吻合完成。取下主动脉横夹，患者脱离体外循环。D 和 E. 当心脏完全恢复，移除搭桥套管（引自 Baumgartner WA, Reitz BA, Oyer PE, et al: Cardiac homotransplantations. *Curr Probl Surg* 16: 1–61, 1979.）

1545

延伸缝合，然后向上完成上部缝合。缝合线的两端系于右心房游离壁。一旦完成右心房吻合术，就开始全身复温。

将供体和受体肺动脉修剪至合适的长度，并用 4-0 聚丙烯缝合线连续缝合吻合。供体和受体主动脉也被修剪，并用 4-0 聚丙烯缝合线连续缝合吻合（图 98-1D）。

排空升主动脉和肺动脉中的空气，然后松开 SVC 和 IVC 的套圈，接着松开主动脉交叉钳。根据需要继续进行排气。经食管超声心动图有助于心脏减压并评估心脏功能。移除左心耳中的线，并且缝合。将心房和心室上的临时缝合线置于移植的心脏中。然后可以进行心脏的完全复苏。必要时需要除颤。在再灌注至少 30min 后，逐渐停止患者的体外循环并移除套管。给予静脉内甲泼尼龙（500mg）。如果胸膜被打开，则放置纵隔引流管及胸膜胸管。然后以标准方式关闭胸部。

（二）原位双腔技术

近年来，OHT 的双腔技术已成为大多数移植中心的首选方法。双腔技术是 Dreyfus 及其同事在 1991 年报道的[11]，在标准方法上进行了几种修改。首先，受体 SVC 在无名静脉连接处下方插管，IVC 在隔膜处插管。受体心脏切除通过两步法进行。在第一步中，心脏在心房中段横切，分离主动脉和肺动脉，移除心脏。在第二步中，去除两个心房的后壁，在右侧，SVC 和 IVC 在其与右心房的交界处横切；在左侧，修剪左心房，在肺静脉孔周围留下组织套（图 98-2A）。修剪供体心脏的左心房，在肺静脉进入部位留下一个孔，保持右心房完整（图 98-2B）。在双腔方法中，经典的吻合顺序是心房、腔静脉、肺脉和主动脉。左心房、肺动脉和主动脉吻合与之前在标准技术中所述相同（图 98-2C）。使用 5-0 聚丙烯缝合线进行 SVC 吻合，并使用 4-0 聚丙烯缝合线进行 IVC 吻合（图 98-2D）。

自 1992 年以来，由 Oyer 及其同事在斯坦福大学实施了对该技术的进一步修改，尽管它是由 Kitamura 及其同事于 2001 年首次报道的[128]。改良的 OHT 的双腔吻合技术保留右心房后壁完整地连接 SVC 和 IVC。这种改进使得吻合在技术上相对于正确的方向更容易，并消除了收缩、张力或弯曲的静脉腔。

（三）原位全腔技术

原位全腔技术用于少数中心。它类似于双腔方法，除了在受体心脏切除术期间，围绕肺静脉孔的左心房袖套被纵向分成左右肺静脉袖套。供体心脏的制备需要单独制备右肺静脉和左肺静脉，在供体心脏的左心房留下 2 个孔。先吻合 2 个左心房，然后是双腔、肺动脉和主动脉吻合。

（四）异位技术

在异位入路中，结扎供体 IVC 和右肺静脉，然后吻合供体和受体左心房、SVC、主动脉和肺动脉。SVC 和主动脉吻合术以端对侧方式进行，并使用短长度的移植物连接肺动脉（图 98-3）。当受体 PVR 明显升高时，可以使用异位移植方法，因为供体在不耐受肺阻力时，可能出现急性右侧心力衰竭。此外，移植的供体紧张时，它还被用于供体和受体尺寸不匹配的情况[107]。机械辅助装置的改进和作为 BTT 使用的日益增长的经验使得异位心脏移植基本废弃。

五、受体的术后管理

（一）术后早期的临床管理

移植完成后，患者被送往重症监护病房。持续机械通气，监测心电图、动脉血压、CVP 和脉搏血氧饱和度。多数情况下还使用肺动脉导管进一步监测血流动力学。同时监测温度，尿量和纵隔引流量。

与其他接受心脏手术的患者一样，术后早期经常出现心律失常。OHT 后交界区节律尤为常见。由于失神经性的移植心脏的心排血量主要依赖于速率，因此术后最初几天心率应维持在每分钟 90~110 次[129]。异丙肾上腺素输注，茶碱，口服沙丁胺醇和临时起搏可用于增强心率。另一种选择是在手术室中放置临时心房和心室起搏导线，以便进行术后心率调整。

第二部分 成人心脏手术
第98章 心脏移植

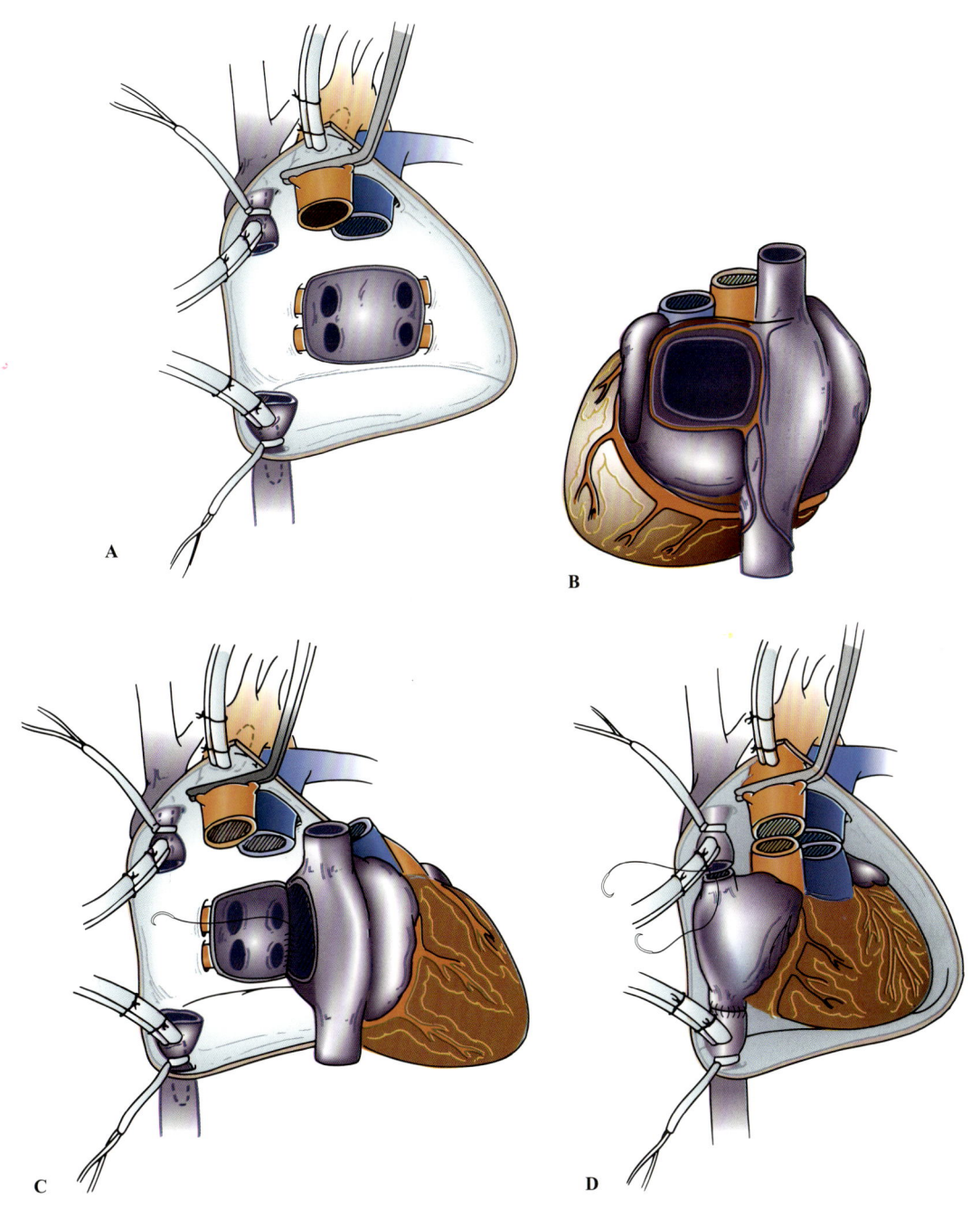

▲ 图 98-2 双腔原位心脏移植技术

A. 体外循环是在上腔静脉（SVC）、下腔静脉（IVC）和主动脉插管后开始的。夹闭主动脉，行原位受体心脏切除术。在4个肺静脉孔周围保留左心房组织袖套；B. 准备好供体心脏。切除左心房组织周围的4个肺静脉孔，留下一个大孔；C. 左心房吻合；D. 完成内耳静脉吻合术，完成内耳静脉吻合术。完成后进行肺动脉和主动脉的吻合

大多数情况下，移植后的术后病程很简单。当病情和血流动力学稳定时给患者拔管，通常在手术6h。术后最初几天内患者逐渐停止肌力支持。当引流量降至200ml/d以下时移除纵隔腔引流，尽快拔出侵入性导管以降低败血症和纵隔引流的风险。只要不需要起搏，临时起搏线大约移植后1周被移除。

移植后的早期并发症包括出血，整体心肌性能下降，以及右心衰竭，可能出现明显需要手术重新探查的出血。整体心肌性能失调不常见，但可能发生在器官长期缺血或心肌保存不足的情况[130]。在这种情况下，积极的血流动力学和通

1547

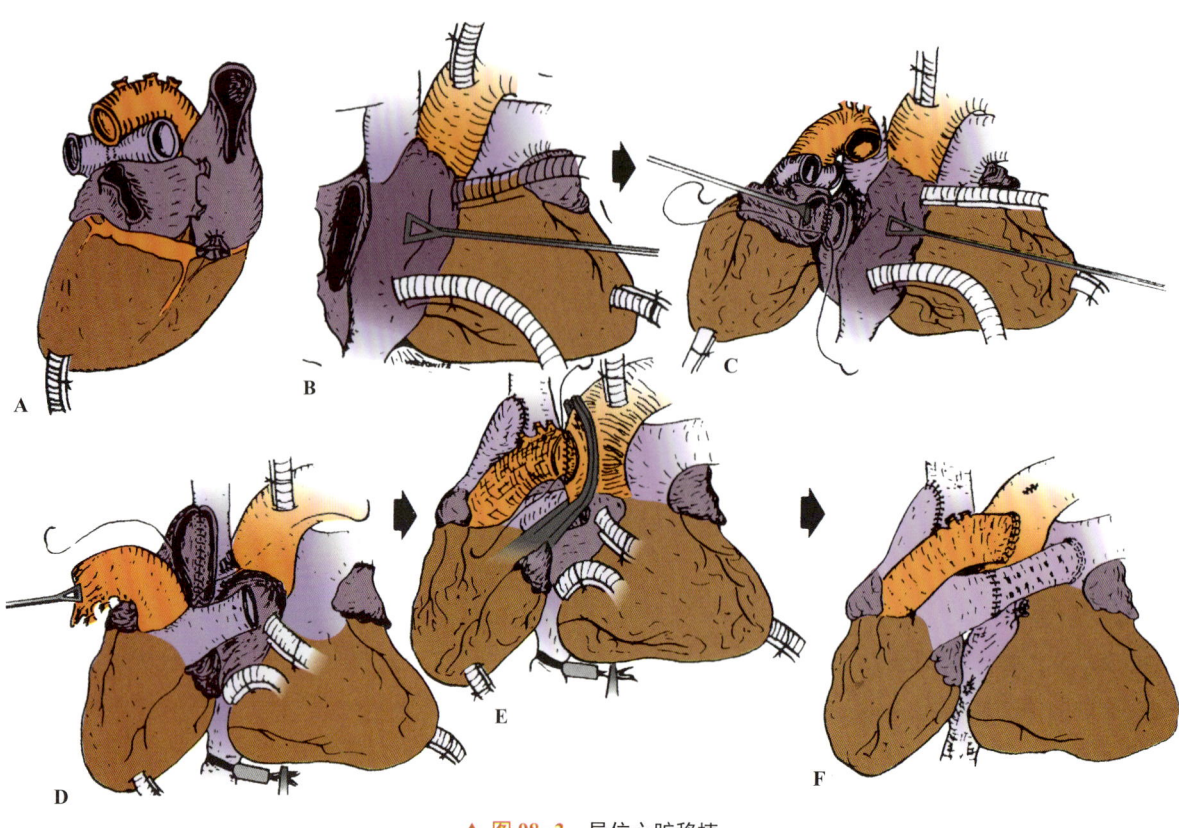

▲ 图 98-3 异位心脏移植
A. 准备吻合后供体心脏的后视图；B. 左心房切开术；C. 左心房吻合；D. 右心房吻合；E. 主动脉吻合；F. 肺动脉 – 肺动脉吻合后完成移植（A–E 引自 Barnard CN, Wolpowitz A：Heterotopic versus orthotopic heart transplantation. Transplant Proc 11：309–312, 1979.）

气治疗是必要的，并需要使用正性肌力药和血管加压药支持。低血容量、心包压塞、败血症和心动过缓可以导致心肌功能下降，应该迅速得到治疗。

移植后特别是在术前 PVR 升高的受者中可出现右心衰竭[131]，在这种情况下，移植开始数小时内供体右心室是无法对抗 PVR 升高。积极的早期治疗可以减轻这种并发症后果。术中经食管超声心动图应该进行右心室功能和病理评估，如肺动脉扭曲或吻合口狭窄。治疗右心衰竭包括纠正任何技术问题，优化容量状态，用正性肌力药物治疗，扩张肺血管（硝普钠，吸入依前列醇或一氧化氮），避免高碳酸血症（目标 CO_2 < 40mmHg）。发生难治性右心衰竭时，放置右心室辅助装置可能是必要的。

（二）维持免疫抑制

术后即刻监测心脏功能，重点关注免疫抑制方案。多数情况下，术中开始静脉注射甲泼尼龙进行免疫抑制，术后继续静脉注射和服用口服药物。大多数中心采用钙调神经磷酸酶抑制药（环孢素或他克莫司）、抗增殖药 [硫唑嘌呤或麦考酚酸吗乙酯（MMF）] 和皮质类固醇三联药。移植后立即静脉注射这些药物，但有些必须通过鼻肠管递送。一旦患者耐受口服药物，它们可以完全转化为口服免疫抑制方案。因为同种异体移植排斥反应在移植后头几个月风险最高，在这段时期，免疫抑制是需要严格执行的。如果患者仍然没有排斥反应，免疫抑制随着时间逐渐减弱。典型的早期和晚期免疫抑制剂量给药方案（框 98-5）。

多药免疫抑制针对多个部位在导致同种异体移植物排斥的免疫级联反应中的多个位点。钙调神经磷酸酶抑制剂阻断钙调神经磷酸酶的活性，后者是一种依赖于钙和钙调蛋白的磷酸酶，是早期 T 细胞活化和白细胞介素 –2（IL-2）形成所必需。抗增殖剂通过各种机制抑制淋巴细胞进行

框 98-5　心脏移植受者免疫抑制方案
围术期
・皮质类固醇 – 甲泼尼龙（125mg 静脉注射，每 3 次剂量，每 8h 进行一次，手术室的诱导剂量从 8h 后开始）
术后
诱导治疗
・rATG（1mg/kg，最大 125mg，每天用药超过 6h，连续 3d；如果与泼尼松或甲泼尼龙用药时间不一致，用苯海拉明预先给药和对乙酰氨基酚，加入氢化可的松
维持治疗
・泼尼松（20 mg，每日 2 次；移植后 3 个月逐渐减少至基线剂量）
・他克莫司（剂量根据水平，每日 1 次；开始剂量，每日 0.5mg；以整体为目标正常肾功能的血液水平为 12~15ng/ml，轻度肾功能不全的血液水平为 8~10ng/ml 对于，严重肾功能不全的血液水平为 4~6ng/ml）
・Cellcept（每天 2 次，每次 1000mg，饭前 1/2h 或饭后 2h）
替代免疫抑制剂
・硫唑嘌呤（每晚 2mg/kg 口服；如果 WBC < 5000 或存在严重肾衰竭，则剂量减半，然后滴定 WBC 计数；如果 WBC < 4000，保持剂量）
・西罗莫司（每天 1mg 口服；目标水平，5~7ng/ml）

WBC. 白细胞计数

复制。硫唑嘌呤抑制从头和补救途径用于嘌呤生物合成。MMF 抑制鸟嘌呤核苷酸从头合成。MMF 是被认为比硫唑嘌呤具有更高的选择性。皮质类固醇抑制淋巴细胞增殖，抑制巨噬细胞产生的细胞因子，包括 IL-1 和 IL-6。

这些方案中的药物具有协同作用，联合使用时应降低剂量。这有助于最大限度地降低移植接受者剂量依赖性毒性。环孢素可引起肾毒性、神经毒性、高血压、高脂血症。多毛症和牙龈增生。他克莫司是肾毒性和神经毒性，它与葡萄糖不耐受和新发糖尿病相关。环孢素和他克莫司均被肝脏代谢产物代谢并引起细胞色素 P_{450} 系统的上调。硫唑嘌呤和 MMF 引起剂量依赖性骨髓抑制。皮质类固醇具有许多不良反应，包括伤口愈合不良，发展为库欣样特征、高血压、糖尿病、骨质疏松症和消化性溃疡病。

雷帕霉素，又称西罗莫司，是一种替代性免疫抑制剂，已成功用于肾脏和肝移植[133]，它抑制 mTOR（哺乳动物雷帕霉素的靶标），从而阻断 IL-2 信号传导通路[132, 134]，雷帕霉素也抑制平滑肌增殖，并已用于药物洗脱冠状动脉支架中，以抑制新内膜增生。实验动物模型显示出雷帕霉素对心脏移植血管病变（CAV）有抑制作用，这已在小范围研究中得到验证。一项由 Keogh 和同事在 OHT 受者中进行的随机临床试验研究[135-137]中，比较了西罗莫司与硫唑嘌呤联合使用环孢素和类固醇免疫抑制。那些接受西罗莫司的患者显示急性期排斥反应显著减少：西罗莫司治疗患者中发生率为 32.4%~32.8%，的硫唑嘌呤治疗患者发生率为 56.8%。西罗莫司出现了也有助于预防 6 个月至 2 年时 CAV[138]，此外，Topilsky 和同事回顾了基于钙调素抑制剂的免疫抑制方案过渡到基于西罗莫司的治疗方案的患者。在他们的研究中，接受西罗莫司的患者总死亡率降低，CAV 相关事件的发生率降低。

包括西罗莫司和依维莫司在内的 mTOR 抑制剂，在免疫抑制药物备中对 OHT 受者的作用仍然存在争议，特别是在有明显肾功能不全（需要血液透析）的 OHT 受体中，从钙调神经磷酸酶抑制剂过渡到西罗莫司，在肾功能改善和肾衰竭发作次数方面已经产生了有益的结果[139]。另一方面，证据表明 mTOR 抑制剂可能与伤口愈合并发症增加相关。通过一个心脏移植多学科委员会在 2008 年总结相互矛盾的数据，得出结论认为，钙调神经磷酸酶抑制剂停药应该在 OHT 受者心脏移植第一年后开始实施[140]。

尽管用于心脏移植的免疫抑制方面取得了巨大进步，但提高生存率、安全性和减少排斥反应所必需的药物组合尚未确定。移植中心的免疫抑制方案差异很大，并且大多数现有的研究报道只是短期的发现。Taylor 及其同事[141]基于他克莫司和环孢素的免疫抑制剂疗效的前瞻性随机多中心研究发现，在 1 年随访中，两者的排斥率相当，虽然他克莫司组高血压和高脂血症的发病率较低。一个随机的多中心试验比较三联药物环孢素 – 硫唑嘌呤 – 泼尼松和环孢素 –MMF– 泼尼松，显示出后者改善了 1 年生存和免于更大剂量排斥药物的使用[142]。与环孢素 – 硫唑嘌呤 – 泼尼松组相比，单纯疱疹病毒感染增加发现于环孢

素 –MMF– 泼尼松组中（21% vs. 15%），但其他感染性并发症或恶性肿瘤发现没有差异。2006年，Kobashgawa 和同事[143]进行了一次大型多中心由 343 名 OHT 受者组成的随机试验，患者被随机分配接受类固醇和他克莫司 – 西罗莫司，他克莫司 –MMF 或环孢素 –MMF。该试验主要终点是 ISHLT 3A 级或更高排斥反应发生率，或在 6 个月内需要治疗的血流动力学。次要终点包括患者和移植物存活 1 年，排斥反应发生率和安全性。1 年后，他克莫司 –MMF 组较环孢素 –MMF 组的 ISHLT 3A 级排异反应减少（23% vs. 36%）。他克莫司 – 西罗莫司组的排异反应发生率为 35%，是所有组中最低的。他克莫司 –MMF 组的发病率为 42%，环孢素 –MMF 组的发病率为 59%。与他克莫司 – 西罗莫司和环孢素 –MMF 组相比，他克莫司 –MMF 组的血清肌酐平均值显著降低，分别为 1.3mg/dl 和 1.5mg/dl。甘油三酯水平（他克莫司 –MMF 组为 126mg/dl，环孢素 MMF 组为 162mg/dl，环孢素 –MMF 组为 154mg/dl）也较他克莫司 MMF 组为佳。作者的结论是，类固醇、他克莫司和 MMF 可能是 OHT 受体最有益的免疫抑制方案，因为它们减少了排斥反应，改善了不良反应。

与多药免疫抑制方案一起，许多中心迅速使用细胞溶解诱导疗法消耗心脏移植受者的淋巴细胞。这个在移植后立即开始，疗程持续 3～10d。它在 2012 年初只有 47% 的心脏移植受者接受了诱导免疫抑制治疗，该方法的受欢迎程度已经下降。目前可用的诱导剂包括以下：IL-2 受体拮抗药，如达克珠单抗和巴利昔单抗[144, 145]，是人源化抗体效应的破坏激活 T 细胞的在细胞表面表达 IL-2 受体；多克隆抗淋巴细胞抗体，例如抗胸腺细胞球蛋白（ATG），是兔或马多克隆抗体制剂，导致 T 细胞快速溶解耗竭；阿仑单抗，一种单克隆抗体针对 CD52[146]诱导治疗有利有弊。因为免疫抑制是即时的，与其他药物维持免疫抑制可以延长此过程。在血流动力学不稳定或肾功能疑似受损的情况下，这是有利的。ATG 的初始剂量可能"细胞因子释放综合征"相关，表现为发热、发冷、低血压和支气管痉挛。接受这种诱导剂的患者应该预先使用对乙酰氨基酚、抗组胺药和皮质类固醇，并应密切监测。因为这些制剂是在动物体内培养的，患者可能会产生中和抗体，不可能做长期和重复的疗程。ATG 的诱导治疗可能会减少某些情况下急性排斥反应的发生率，但在其他病例中，它只是延迟排斥反应的发作时间。两者都与传染病并发症和移植后淋巴组织增生障碍的发病率较高有关[132]，值得注意的是，OKT3（muromonab-CD3），一种靶向激活 T 细胞的 CD3 受体的小鼠单克隆抗体，因为较高的移植后淋巴细胞增殖疾病和不良反应发生率而不再可用[147, 148]。

比其他抗体更有益的 IL-2 受体阻断的经验是有限的[147, 148]，但 1 年的后续研究表明，急性排斥反应的频率和严重程度及 CAV 的发病率显著减少[149, 150]。Kobashigawa 和同事们[151]研究了达克珠单抗的安全性，患者接受来自 Scientific Registry 的环孢素 –MMF– 类固醇三联药物治疗。他们证明，与无诱导组相比，达克珠单抗诱导的患者死亡或传染性死亡的风险没有增加，Daclizumab 治疗的受者在 6 个月和 12 个月时急性排斥反应发生率也较低，与非诱导组相比，总体减少 23%。

回顾性研究显示，与没有诱导治疗相比，IL-2R 拮抗剂与急性排斥反应的发生率较低有关。但是，与 IL-2R 拮抗剂相比，多克隆抗体诱导可能与严重急性排斥反应的发生率降低有关[152]，需要进行更长期的前瞻性研究，以确定是否用 IL-2 受体拮抗剂诱导可提高生存率，并确定从这些疗法中获益最多的患者群体。

六、并发症

（一）超急性排斥

超急性排斥是一种体液介导的排斥形式。受者中的已形成的抗体识别供体血管内皮抗原，导致激活炎症和凝血级联反应。移植血管血栓形成导致移植物丢失。ABO 供体和受体的匹配降低了超急性排斥反应的发生率，供体淋巴细胞的前瞻性交叉配型，受体血清也降低了超急性发作的速度。

（二）急性排斥反应

急性排斥的风险在移植后最初的数月最高，然后持续维持低谷水平。大多数心脏移植患者经历过至少有一次急性排斥反应，而且有一小部分与这些事件相关的死亡风险增加。根据 ISHLT 数据，移植后 1~3 年，急性排斥反应是大约 11% 的患者死亡原因[2]。1994 年，心脏移植研究数据库小组确定了心脏移植术后复发性排斥反应的危险因素[153]。

移植后第一年，这些风险因素包括自上一次排斥事件以来的间隔较短，以及年龄、女性、女性捐赠者、巨细胞病毒血清学阳性、既往感染和 OKT3 诱导。第一年之后，主要风险因素是第一年的排斥事件和以前有巨细胞病毒感染。

急性排斥反应的临床表现各不相同。患者可能无症状，也可能无特异性临床症状和体征，包括发热、厌食、白细胞增多和轻度低血压。在极少数条件下，急性排斥反应表现为严重低血压和循环衰竭。因为这些临床症状和体征在诊断急性排斥反应中缺乏高度敏感性或特异性，组织活检是诊断金标准。经皮心内膜活检是作为心脏移植后常规监测方案的一部分进行的。活检钳穿过右颈内静脉的鞘管并通过三尖瓣进入右侧心室，采取组织进行切片活检。临床医生应该精通组织取样，因为三尖瓣反流虽然罕见，但却是一种公认的病理学上的并发症，急性排斥反应可能成为焦点，所以应该采取4~6个活检以减少抽样误差[154]。典型的心内膜监测活检方案包括移植后第 4 周每周一次的活检，下个月每两周进行一次活检，然后通过月度活检至移植后 6 个月。之后活检的频率减少到每 3 个月一次。

由于成本、侵入性和心内膜心肌活检相关并发症的潜在可能性，研究人员正在开发替代性非侵入性监测移植心脏排斥反应的新技术和有前途的技术，包括磁共振成像[156]、组织壁运动分析、多普勒成像[157]、心电事件监测、心室诱发反应幅度评估[158]、排斥反应的外周血标志物鉴定（例如，P-选择素，凝血酶原片段，B 型钠尿肽，肌钙蛋白）[159, 160]，基于抗肌球蛋白抗体的闪烁扫描成像用于坏死检查[161]，和用锝 99m 标记的膜联蛋白 V[162] 成像进行细胞凋亡检测。

（三）急性细胞排斥反应

导致急性排斥的主要过程是 T 细胞介导的急性细胞排斥反应。供体抗原呈递细胞（APC）可以被受体 T 细胞直接识别，或者供体抗原可能会进入受者由受者 APC 接收[163]，抗原通过 APC 呈现在 T 细胞上，引起 T 细胞受体构象的变化。在一个共刺激分子存在的情况下，即 B7（CD80 或 CD86）APC 与 T 细胞上的 CD28 相互作用，促进发生 T 细胞增殖和在效应细胞致敏后细胞因子产生[164]，随后激活 FAS-FAS 配体或穿孔素/粒细胞溶酶通路淋巴细胞迁移到同种导体移植物中，导致肌细胞死亡。

一种标准化的心脏急性排斥分级系统是由 ISHLT 心脏排斥研究小组于 1990 年研究开发的。该系统评估了急性排斥反应，得分为 0—4，0 表示没有排斥，4 表示严重急性排斥反应。然而，随着更有效的免疫抑制方案和更好地理解移植免疫生物学，修订了原先的版本，主要针对 2 级细胞排斥反应，重点突出。该修订版于 2004 年 12 月获得了 ISHLT 委员会批准[166]。表 98-3 说明

表 98-3 ISHLT 标准化心脏活检分级：急性细胞排斥*

等 级	标 准
0R 级[†]	无排斥
1R 级，轻度	轻度间质和（或）血管周围浸润，心肌细胞受损为一个病灶
2R 级，中度	两个或两个以上的浸润病灶，伴心肌细胞损伤
3R 级，严重	弥漫性浸润性多灶心细胞损伤 ± 水肿 ± 出血 ± 血管炎

*.是否存在急性抗体介导的排斥反应（AMR）。根据需要，可以记录为 AMR 0 或 AMR 1。

†.R 表示修订等级，以避免与 1990 年计划混淆。ISHLT. 国际心肺移植学会 [引自 Stewart S, Winters GL, Fishbein MC, etal: Revision of the 1990 working formulation for the standardization of nomenclature in the diagnosis of heart rejection. *J Heart Lung Transplant* 24（11）: 1710–1720, 2005.]

这项修订的 ISHLT 标准化心脏活检急性细胞排斥系统分级。简而言之，1990 年 ISHLT 1A、1B 和 2 等级合并为 2004 年 ISHLT 等级 1R；1990 年 ISHLT 3A 级现为 2004 年 ISHLT 2R 级；1990 年 ISHLT 等级 3B 和 4 成为 2004 年 ISHLT3R 级。

（四）治疗急性细胞排斥反应

当进行排斥反应的组织学诊断时，进行增强免疫抑制治疗。除症状表现外，增强程度取决于排斥的级别（图 98-4）。无症状的低级排斥反应患者的，可以管理调整患者的治疗方案，并随访活检。中重度急性细胞排斥期反应患者，应该积极治疗，即使在没有症状或移植物功能障碍时[29]。有症状的患者，及时的治疗是关键，不依赖于排斥等级。急性治疗用药选择包括皮质类固醇或 ATG。

对患者长期免疫抑制的修改方案可包括用他克莫司替代环孢素。同样，西罗莫司或 MMF 可能取代硫唑嘌呤。如果排斥对于这种治疗没有回应，可以间断增加额外的类固醇。急性排斥反应很少治愈。在这种情况下，全身淋巴照射[167]、血浆置换[168]和硫唑嘌呤转化为环磷酰胺或甲氨蝶呤已被使用[169]。

（五）抗体介导性排斥反应

抗体介导的排斥反应（antibody-mediated rejection，AMR）是供体特异性抗体（DSA）介导的过程，已成为同种异体移植物丢失的主要原因之一。这引导了对评估、诊断和治疗的深入研究。AMR 患者更容易发生 CAV，并且在移植后早期死亡率高（17%）[170]。诊断为 AMR 的受者的长期生存率降低。Taylor 和 collaborkers[171]发现在 AMR 患者中，同种异体移植物 3 年生存率为 57%，移植物丢失和功能障碍的风险大约是细

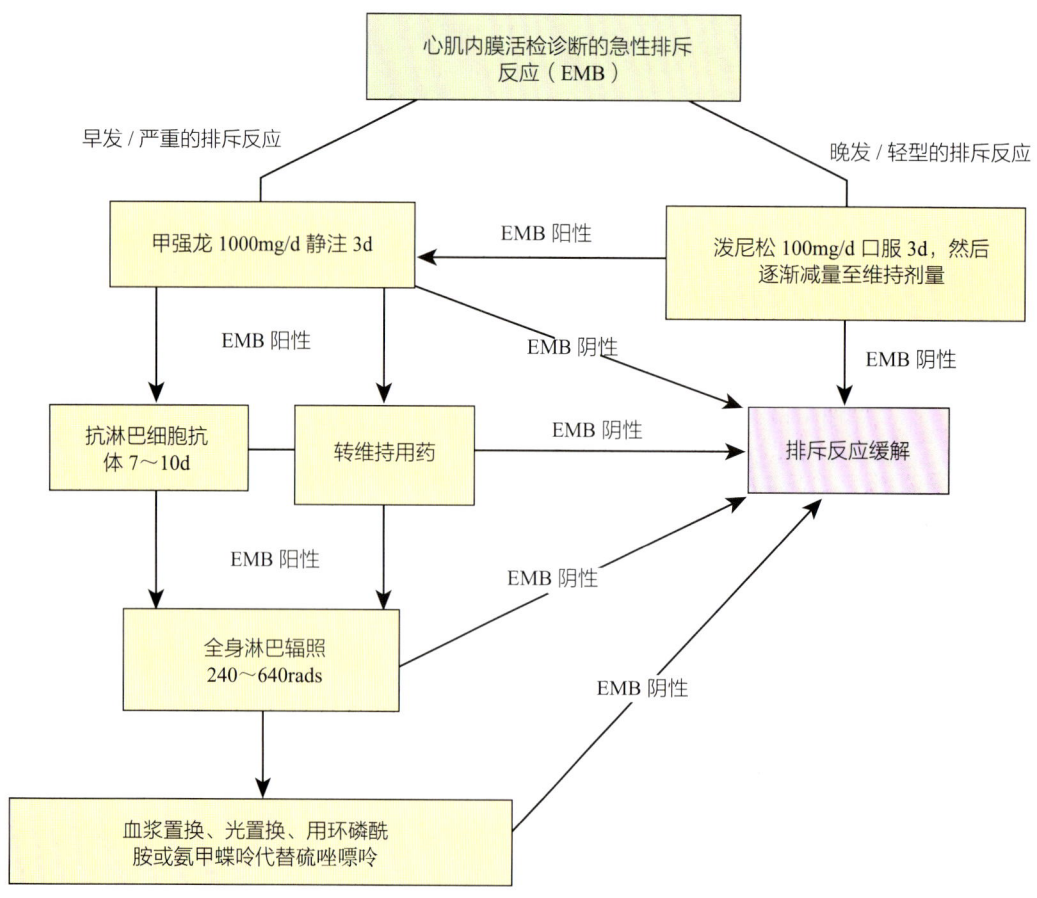

▲ 图 98-4 心脏移植患者急性排斥反应的治疗算法
Ab. 抗体；AZA. 硫唑嘌呤；MTX. 甲氨蝶呤

胞排斥反应受体的 2 倍。

据估计，急性 AMR 发生在约 15% 的心脏移植受体中。在 587 例心脏受体的活检标本中，有 23% 的活检标本出现急性 AMR 和细胞排斥反应。如果受体已被供体 HLA 致敏，或移植后 1 个月后出现 AMR，临床表现可早于 2～7d，而且可能与 DSA 升高有关[171]。对于早期 AMR 患者，大约 70% 的患者发生同种异体移植物功能障碍[172]。如果 AMR 发生在几个月或几年之后，则移植物功能障碍的发生率要低得多，为 13%。

通常情况下，在对 HLA 抗原敏感移植受者中，AMR 的发生率会增加[173]。这不局限于 HLA；越来越多的证据表明，非 HLA 自身抗体也可能导致患者 AMR[174, 175]。PRA > 10% 的患者出现 AMP 的风险增加[176]。随着心脏再次移植患者和接受 LVAD 患者数量的增加，潜在的受者致敏的比例和候补名单正在扩大。预先形成抗体的原因有输血、移植史和妊娠，妊娠是妇女异源致敏的主要原因。

新生抗体发生在很大比例的患者中[177]，报道显示，超过 35% 的患者与 5 年生存率下降有关。然而，并不是所有的自体抗体都会造成同种移植物损伤。在一个被称为"调节"的过程中，血液中在存在针对供体抗原的抗体情况下，患者可能继续具有正常的功能。

2004 年，ISHLT 为 AMR 建立了一个更新的分级系统，修订了 1990 年心脏排斥反应诊断术语标准化的工作指南[166]。在这些指南中，同种异体移植功能障碍和 DSAs 的存在是诊断 AMR 的必要标准。Wu 及其同事发现无症状 AMR 患者发生 CAV 的频率高于对照组，这表明在无同种异体移植物功能障碍的情况下，预后可能受到影响[178]。此外，无症状 AMR 患者心血管死亡率风险可能高于有细胞排斥反应的患者[179]。基于这一证据，2010 年召开了关于 AMR 的共识会议，建议以组织病理学和免疫病理学为诊断基础，而不是依赖临床表现和血清学研究。2013 年，国际癌症研究院发表了一份声明，将 2010 年共识会议[176]的建议纳入 AMR 诊断标准（表 98-4）。

（六）抗体介导的排斥反应的治疗

虽然不同移植中心对 AMR 受体的确切治疗方案有所不同，但其基本原则是相同的：积极的血流动力学管理和增强免疫抑制方案，以最大限度地抑制循环的 DSA 和减少 B 细胞活性。血浆置换、类固醇治疗、利妥昔单抗、ATG、bortezo-mib 和 IVI 通过多种组合应用[176]。图 98-5 显示了一种用于心脏移植患者 AMR 治疗的算法。

（七）感染

免疫抑制的固有并发症增加了感染的风险。在移植后的前 3 年，12%～29% 的患者死于感

表 98-4　ISHLT 标准心脏活检分级：急性抗体介导性排斥反应（AMR）

等级	定义	基础
pAMR0	病理 AMR 阴性	病理组织学和免疫病理结果均为阴性
pAMR 1（H⁺）	单纯组织病理学 AMR	组织学表现为阴性，免疫病理结果为阴性
pAMR 1（I⁺）	单纯免疫病理学 AMR	病理结果为阴性，免疫病理结果为阳性 [CD68 + 和（或）C4d +]
pAMR2	病理 AMR	组织学和免疫病理均有发现
pAMR 3	重度病理 AMR	间质性出血、毛细血管破裂、混合性炎症浸润、内皮细胞固缩和（或）核破裂，以及明显的水肿和免疫病理表现，这些病例可能与严重的血流动力学障碍和较差的临床表现有关

ISHLT. 国际心肺移植学会 [引自 Berry GJ, Burke MM, Andersen C, et al: The 2013 International Society for Heart and Lung Transplantation working formulation for the standardization of nomenclature in the pathologic diagnosis of antibody-mediated rejection in heart transplantation. *J Heart Lung Transplant* 32（12）：1147–1162, 2013.]

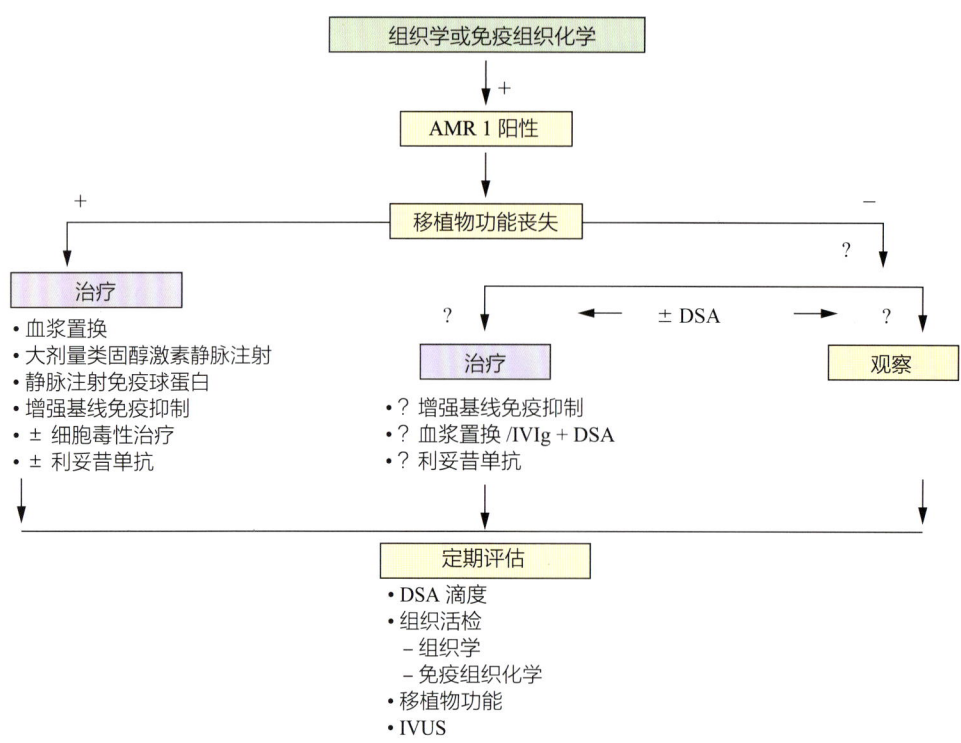

▲ 图 98-5 心脏移植受体抗体介导性排斥反应（AMR）的治疗算法

ATG. 抗胸腺细胞球蛋白；DSA. 供体特异性抗体；IV. 静脉注射；IVIg. 静脉注射免疫球蛋白；IVUS. 血管内超声检查（引自 Uber WE，Self SE，Van Bakel AB，et al：Acute antibody-mediated rejection following heart transplantation. Am J Transplant 7[9]：2064-2074，2007.）

染[2]。所涉及的病原体因移植后的时间而异。移植后第一个月的早期感染通常由细菌引起，通常表现为肺炎或尿路感染[180]。典型病原体包括铜绿假单胞菌、大肠杆菌和金黄色葡萄球菌[81]。虽然总体上感染次数在减少，但革兰阳性菌引起的感染比例却在增加[181]。围术期使用抗生素和早期取出有创导管，可能有助于预防围术期感染。晚期感染通常由机会性病原体、真菌和病毒引起。然而，随着免疫抑制治疗的逐渐减少，感染的风险逐渐降低[182]。因感染死亡的比例仅比心脏移植术后3年多11%～12%[2]。

巨细胞病毒（Cytomegalovirus，CMV）是心脏移植受者中最常见和临床上最重要的病毒性病原体。它可能引起多种症状，并被认为是加速 CAV 的诱因。心脏移植受体感染巨细胞病毒的风险很高，因为传统的免疫抑制药物会损害细胞介导的免疫，而细胞介导免疫是对抗巨细胞病毒所必需的。巨细胞病毒感染可表现为原发性感染或潜伏感染的重新激活。原发性巨细胞病毒感

染可能发生在接受巨细胞病毒血清阳性供体的心脏移植的血清阴性受者中。在这种情况下，供体白细胞或同种异体移植物本身可能携带巨细胞病毒并将其传给受体。潜伏巨细胞病毒可能在血清阳性受者中重新激活。在心脏移植受者的不同人群中，CMV 感染的风险如表 98-5 所示。接受血清阳性供体心脏的血清阴性受体，以及那些用抗淋巴细胞抗体制剂治疗急性排斥反应的患者风险最高。

巨细胞病毒感染可以表现为单核细胞样综合征，也可能是组织浸润。最常见的组织侵犯部位是肺、肝和胃肠道。不太常见的部位包括视网膜和皮肤。可以通过定量聚合酶链反应（qPCR）或抗原性血症检测病毒载量进行诊断；或者通过从血液、尿液或组织标本中直接培养病毒；或者通过观察特征性的组织学变化（含有核包涵体的放大细胞）。治疗是静脉注射更昔洛韦与免疫球蛋白联合治疗[183]。

一些心脏移植患者从预防 CMV 感染的治疗

表98-5 心脏移植受者人群巨细胞病毒（CMV）疾病风险

供体 CMV 血清型状态	受体 CMV 血清型状态	抗淋巴细胞 抗体治疗	发病率（%）
阳性	阴性	—	50～75
阳性或阴性	阳性	无	10～15
阳性或阴性	阳性	诱导 防排斥	≈25 50～75
阴性	阴性	—	≈0*

*.在供体阴性/受体阴性移植中，CMV病在两种情况下较少见。输入含有血清阳性供体血液制品的活白细胞，或通过密切的人际接触在社区获得病毒 [引自 Rubin RH: Prevention and treatment of cytomegalovirus disease in heart transplant patients. *J Heart Lung Transplant* 19（8）：731-735, 2000.]

中获益。血清学上不匹配的患者（血清阴性的受体与血清阳性的供体）在移植后的几周到几个月接受更昔洛韦和超免疫球蛋白的联合治疗[183, 184]。通常，血清阳性受体也要接受更昔洛韦治疗，以防止再激活感染。一些研究表明，在使用抗淋巴细胞抗体疗法治疗排斥反应时，静脉注射更昔洛韦可将 CMV 疾病的风险降低至基线水平。

心脏移植后可能出现的原生动物病原体包括卡氏肺孢子虫和刚地弓形虫。卡氏杆菌感染的肺部感染可以通过术后常规预防氧甲苄啶、磺胺甲恶唑或喷他脒气雾剂（用于磺胺过敏患者）预防。弓形虫病可发生于血清学上不匹配的患者（如刚地弓形虫血清阴性受体接受血清阳性供体的心脏），但可通过阿托伐醌预防[181, 185]。

侵袭性真菌感染在心脏移植后并不常见，但一旦发生，它们会引起显著的发病率和死亡率。真菌病原体包括白色念珠菌和曲霉菌。治疗方法包括氟康唑、伊曲康唑或两性霉 B。

（八）心脏移植物血管病变

心脏移植的长期成功在一定程度上受到 CAV 发展的限制。损伤导致 CAV 的已知机制很少。受体对供体心脏免疫反应导致受体 APC 介导的内皮损伤和供体 MHC 的直接识别[163, 186, 187]。T 细胞激活过程产生一系列级联反应，增加白细胞对血管壁的黏附，并刺激血管重塑[50]。最终的结果是内膜纤维肌性增生、动脉粥样硬化或血管炎的发生，导致在非移植患者中出现类似于动脉粥样硬化疾病的组织病理学表现[43]。然而，CAV 与动脉粥样硬化在程度和速度上是不同的。病变进展导致心外膜和心内血管弥漫性同心狭窄。此外，尽管对冠状动脉疾病进行了严格的筛查，但移植后几周内就会出现疾病[188]。

通过分析心脏移植研究数据库中的数据，Costanzo 和他的同事们报道，在 5 年的时间里，42% 的移植患者存在明显的 CAV，而 7% 的患者病情严重。在此研究中，CAV 发生发展的危险因素包括供体年龄大[189]、供体高血压史、供体男性性别、受体男性性别、受体黑人种族[190]。其他的风险包括受者因素，如移植后高脂血症、高血压和糖尿病，以及供者因素，包括死亡方式和颅内出血[191, 192]。Aziz 和同事根据患者的基础诊断对 CAV 的发病率进行分层，并发现缺血性心肌病与 CAV 的发病率增加有关[26]。

显著的 CAV 导致冠状动脉血流减少，可能导致心律失常、心肌梗死、猝死或左心室功能受损，并发充血性心力衰竭。因为心脏移植物被去神经化，严重 CAV 患者不常见典型的心绞痛症状，在心脏移植后晚期死亡病例中，有 10%～12% 是由 CAV 引起的[2]。由于 CAV 导致的死亡率高，建议每年进行冠状动脉造影，尽管它缺乏敏感性，而且通常低估了疾病的存在。多巴酚丁胺负荷超声心动图也可用于常规筛查[193]。冠状动脉内超声在可用时是一种更敏感的方法，可提供有关内膜区、腔内区和斑块形态的信息[194, 195]。

对 CAV 的治疗是有限的。由于这种疾病的弥漫性，患者很少适合做冠状动脉搭桥术。局灶性狭窄可以通过血管成形术和支架植入术治疗，但有很高的再狭窄发生率[196]。最终，严重的患者可能需要再次移植。由于治疗方法有限，预防 CAV 是至关重要的。危险因素的改善，包括控制高脂血症、高血压和高血糖，可能延缓疾病的发展。存在相关风险的患者应该接受针对巨细胞病毒的常规预防治疗。

（九）瘤变

移植受者的瘤变发生率高于一般人群。这无疑是慢性免疫抑制的结果。此外，由于免疫抑制方案在胸腔器官移植中特别具有侵袭性，这些患者比肾移植和肝移植受者更容易发生恶性肿瘤[197]。ISHLT 报道，在接受心脏移植的患者中，有 28%~32% 在移植后的第十年发展成恶性肿瘤[1, 2]。其中多数是皮肤癌（鳞状细胞癌和基底细胞癌）[198]和 B 细胞淋巴增生性疾病。B 细胞淋巴增生性疾病的发病率和死亡率最高。它们代表了从细胞增生到真正淋巴瘤的一系列疾病，95%以上与 EB 病毒感染有关[197]。治疗移植后淋巴增生性疾病的主要方法是减少免疫抑制和抗病毒治疗。在一些病例中，化学疗法、放疗和免疫疗法已被成功应用。其他在移植人群中发生频率较高的恶性肿瘤包括卡波西肉瘤、子宫颈原位癌、外阴癌和肛门癌。普通人群常见实体器官肿瘤的发生率（例如肺癌、乳腺癌、结肠癌、直肠癌和前列腺癌）在移植人群中的发病率并不高[200]。

七、心脏移植的远期预后

在过去的几十年里，心脏移植的远期预后有了很大的改善，自 1982 年以来所有患者的中位生存率现在是 11 年（图 98-6）。2013 年 ISHLT 注册表报告的 1 年死亡率的危险因素包括术前临时循环支持、慢性器械治疗、全人工心脏、透析依赖、既往输血、性别不匹配、移植前呼吸机依赖和诊断[2]。另外，术前白蛋白过低[201]、不需要透析的肾功能不全[31]、种族、心力衰竭[202]，以及术前临床状况不佳等均可能导致术后预后不良[203]。除受者因素外，每年心脏移植中心容量已被证明影响 30d 和 1 年的死亡率[204]。年度容量似乎是人类因素和卫生系统总和的代表，而不是程序成功的严格反映。

晚期死亡率的重要危险因素包括受体移植前和移植后特征。PRA 升高、HLA 不匹配、呼吸机依赖、临时循环支持[2]、受体年龄小于 55 岁、受体糖尿病史和种族均是晚期死亡的原因，提示受体选择仍然是决定移植后存活率的关键因素[205]。移植后，越来越多的排斥反应和频繁的感染并发症影响寿命[206]。心脏移植中心容量一直是一个越来越受关注的领域。增加移植中心容量对移植后 1 年、5 年和 15 年的存活率有保护作用。每年进行 9 次或更多的移植已被证明是决定长期成功的一个重要转折点[205]。

约有 40% 的患者在移植后的第一年住院治疗，通常是为了治疗排斥或感染。在移植后的

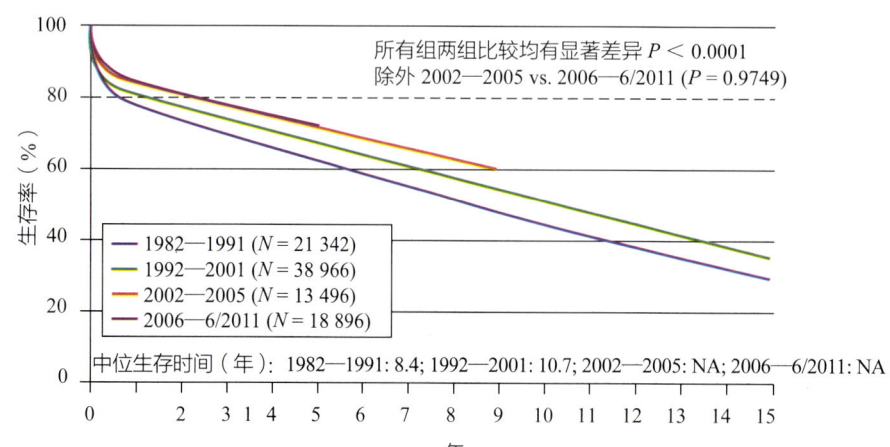

◀ 图 98-6 Kaplan–Meier 长期生存率（成人受体）

（引自 Lund LH, Edwards LB, Kucheryavaya AY, et al: The Registry of the International Society for Heart and Lung Transplantation: Thirtieth Official Adult Heart Transplant Report—2013; focus theme: age. *J Heart Lung Transplant* 32[10]: 951–964, 2013.）

第二年，只有 20% 的人住院。绝大多数人（约 90%）表示移植后功能状态良好，Karnofsky 评分为 80%~100%。然而，只有 35% 的工作年龄（25—60 岁）的心脏移植受者在 1 年后工作，46% 在移植后 3 年工作。

八、总结

心脏移植的法阵历史是值得关注。它的发展已经成为外科转化研究的典范，推动了现今如此多的新疗法。即使有新兴的和令人兴奋的技术存在，它仍然是晚期心力衰竭外科治疗的金标准。虽然心脏移植仍然受到可供选择的供体心脏数量的限制，但开放供体心脏选择标准，以及保存和复苏供体心脏的新方法可能会增加供体库。在发展免疫抑制疗法和术后护理方面的持续改进正在降低死亡率、并发症和住院时间。确定心脏移植手术过程的手术原则可能与未来可能出现的干细胞衍生心脏一样。

第 99 章 心肺联合移植
Heart Lung Transplantation

Steve K. Singh　Hari R. Mallidi　著
孙永丰　译

早期众多基础实验的不断进展促使了临床心肺联合移植的完美实现。Alexis Carrel[1]（图 99-1）和后来的 Demikhov[2]、Marcus[3]，以及其他相关人士所完成的实验探索让心肺移植手术成为挽救心肺功能衰竭患者生命的方法。自 1968 年完成第一例心脏移植后，Cooley、Lillehei 和 Barnard 都实施了人的心 - 肺联合移植，但术后患者存活时间短。随着实验结果逐步转化为临床应用后，第一例成功的心 - 肺联合移植手术于 1981 年在斯坦福大学成功实施[4]。随后心 - 肺联合移植、单肺移植在包括适应证、手术技巧和术后处理等各方面发生了巨大的进步。本章主要对心 - 肺联合移植术相关问题作一简要回顾。

一、心肺移植适应证

随着时间的推移，越来越多的单肺移植（isolated single-lung transplantation，SLT）或双肺移植（double-lung transplantation，DLT）的成功实施，使得心肺联合移植的适应证相对变窄。心肺联合移植的主要原因是心脏和肺两个器官发生不可逆的功能障碍。主要分为心源性疾病，如先天性心脏病合并不可逆终末期心肌病和继发性肺动脉高压也称为艾森曼格综合征；或是肺源性疾病导致不可逆的心脏病，严重的右心功能障碍一般继发于慢性肺动脉高压或肺心病。

然而也有另一组合并两种独立疾病患者未被提及，如一个严重吸烟史的重度肺气肿患者合并终末期缺血性心肌病，而这些患者很少被认为是心肺移植的适应人群。然而，这些具有单独心、肺疾病患者的治疗经验表明，心肺联合移植不是一种很好的治疗选择，并且与预后一般较差和长期生存率较低有关。

（一）受体诊断

国际心肺移植协会（ISHLT）报道了 1990—2007 年心肺移植受体适应证分布（图 99-2）[5]。心肺移植最主要的受体为先天性心脏病伴继发性肺动脉高压占 33.9%[5]。如房间隔缺损、室间隔缺损、动脉导管未闭、动脉干及其他复杂先天

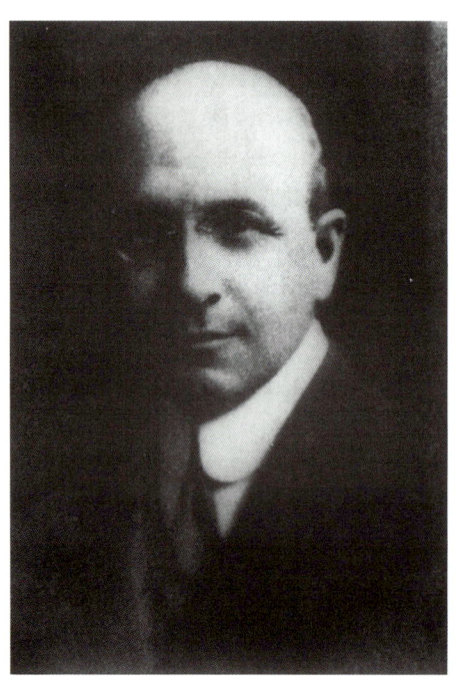

▲ 图 99-1　1907 年 Alexis Carrel 第一次描述猫的心肺联合移植
该实验及其他众多的相关实验研究预测了器官移植最终益处，并且对于此项杰出成果 Alexis Carrel 在 1912 年被授予诺贝尔奖

性心脏病，包括单心室合并肺动脉瓣关闭不全和左心发育不全综合征，而此类患者心脏损伤多继发于肺动脉高压。继发于先天性心脏病肺动脉高压与原发性肺动脉高压（primary pulmonary hypertension，PPH）的预后不同。尽管肺动脉压力相当，但艾森曼格综合征患者右心房压力较低，心脏指数较好，总体预后优于原发性肺动脉高压患者[6]。因此，这类患者的血流动力学变量作为移植指标的可靠性不如进行性加重的临床症状（此部分后续章节将会进一步讨论），而内科的药物治疗可以显著改善血流动力学紊乱，从而有效延迟移植。

不能用外科修复的复杂先心病合并继发性肺动脉高压患者多考虑行心肺联合移植术。在最近的一项研究中，患者因室间隔缺损或者复杂先心病引起的艾森曼格综合征行心肺联合移植，比单纯心内修复加肺移植具有更良好的术后生存率[7]。然而如果患者为单纯的房间隔缺损继发艾森曼格综合征，多应考虑行心脏缺损的修复再合并联合单肺移植或双侧肺移植。肺移植合并心内修复已逐步发展为心肺联合移植的替代方案之一，其具体原因如下：首先肺移植后肺阻力变为正常，从而将会改善右心室功能[8]；其次为供体

心脏短缺。另外，可以避免因为心脏移植所产生的失神经支配和冠状动脉疾病。

原发性肺动脉高压伴不可逆性右心衰竭是心肺移植的第二常见病种，占24%[5]。与先天性心脏病继发的肺动脉高压相比，如果发生血流动力学参数紊乱，原发性肺动脉高压伴不可逆右心衰竭死亡率增加[9]，因此，PPH患者应积极找肺移植专科医生就诊，早期开始使用静脉注射肺血管扩张剂，如果患者虽经积极的内科药物治疗，但右心室功能仍然严重衰竭，那么心肺移植手术应被考虑。

在过去几年的发展中，心肺联合移植已逐步成为PPH的治疗策略。肺血管病变合并严重右心功能衰竭时，如果经内科药物治疗，右心功能明显改善的患者也可考虑行SLT或DLT。在PPH患者中DLT相比SLT术后血流动力学改善更明显，且术后机械通气时间更短[10]，因此DLT也是大多数移植中心的首选操作。此外，近来研究认为PPH患者无论行心肺联合移植术或还是DLT，其术后生存率无明显差异[11]，并且因为心脏供体的短缺，所以近10年来心肺联合移植的数量相比DLT已明显减少。而伴有不可逆的右心功能不全且对血管扩张剂没有反应的固定性肺

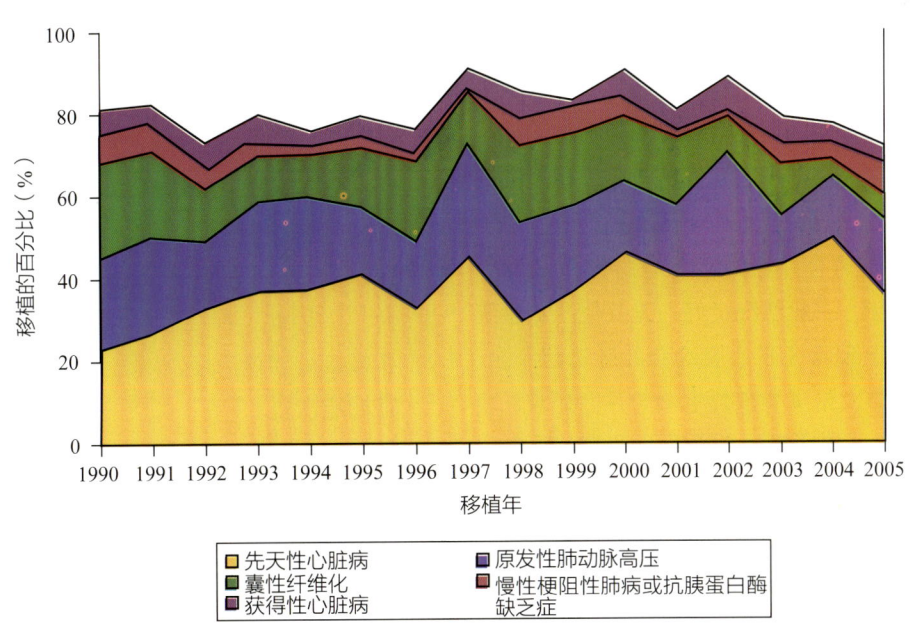

▲ 图99-2　1990—2005年心肺移植的适应证

改编自 Trulock EP, Christie JD, Edwards LB, et al: The Registry of the International Society of Heart and Lung Transplantation: Twenty-Fourth Official Adult Lung and Heart-Lung Transplant Report—2007. *J Heart Lung Transplant* 26: 782-795, 2007

高压患者，心肺联合移植仍然应被考虑。

其他的心肺移植候选者主要为各种疾病导致的终末期肺功能衰竭合并不可逆的心功能衰竭。这些患者包括脓毒性肺病、囊性纤维化和支气管扩张；缺血性和限制性心肌病伴有终期末期肺部疾病；或各种获得性肺血管疾病；原发性肺实质性病变，如特发性肺纤维化、脱屑性间质性肺炎和淋巴管平滑肌瘤病，并可发生严重的右心衰竭，也是心肺移植的原因。

对于脓毒症肺部疾病因"多米诺骨牌"移植的出现让心肺移植术重燃生机，此时心肺联合移植受者将再作为供体捐献心脏，这样能维持移植器官的进一步分配，并且目前的研究也表明多米诺心脏移植与尸供心心脏移植存活率相当[12, 13]。因为多米诺移植较少实施，双侧肺移植仍然是大多数脓毒症或肺部实质性疾病的首选方法。

Stanford自1981年至今心肺移植受体病种分布如下：艾森曼格综合征占比为44%；PPH 23%；肺囊泡纤维化12%；复杂先天性心脏病12%；α_1-抗胰蛋白酶缺乏2%；心肌病合并肺动脉高压2%；单肺移植术后肺功能衰竭，1%；先天性支气管扩张，<1%；肺平滑肌瘤，<1%；其他，3%[14]。

（二）受体选择标准

选择合适的受体是心肺联合移植术成功的关键。任何具有完全康复能力的终末期心肺疾病患者都是心肺联合移植术的潜在候选者，合适的心肺移植术受体一般预期寿命小于2年，通常有进行性肺功能障碍合并纽约心功能协会（NYHA）评为Ⅲ或Ⅳ级，一般状况良好，无其他严重系统性疾病。而出现重度右心衰竭合并肝功能不全、严重咯血或多次晕厥等危及生命的并发症时，表明患者预后差，更应列入心肺移植候选名单。

心肺移植受者通常较心脏移植受者年轻，44%受者年龄分布于35—49岁，仅15%患者年龄超过60岁[5]。这可能取决于患者及家属对于移植术前的身心准备。每个患者必须评估是否有足够的情感和心理社会支持，能否接受规律的侵入性医学检查，并且这将贯穿于患者的以后生活中。在婴幼儿的复杂先天性心脏病的治疗中，心肺联合移植作为治疗策略也越来越普遍[15, 16]。这些婴幼儿患者也应经过仔细评估，且应拥有强大的家庭支持体系，以遵从复杂的治疗方案和频繁的医疗随访[15, 16]。

当确定激活移植名单上的患者时间时，应考虑等待移植死亡的风险与移植术后1年死亡率风险，一方面患者的病情足够严重需要进行心肺移植术；另一方面，患者的病情又必须保障足够好的状态能等到及耐受移植手术的实施[17]。总之，患者的基础疾病决定了患者的最佳治疗窗，而患者的整体状况决定了患者的疾病进展和存活情况（无论有无移植手术的实施）。恰当的转诊时机是患者生存预后的一个重要转折点，一般情况下如果患者存在运动能力或肺功能进行性下降，感染频率、住院次数、持续时间和对氧气的需求增加都是患者需要及时转诊的临床迹象。其他症状包括对利尿剂的需求增加，肝肿大和胆红素水平升高。如果患者合并高胆红素血症、肺动脉高压伴右心室功能不全，提示预后较差。如果正接受心肺移植的患者术前胆红素水平大于2.1mg/dl，则提示会有一个糟糕的术后死亡率（约58%）[18]，并且术后围术期并发症包括凝血功能紊乱、肝性脑病、伤口愈合延迟和环孢素所致的肾毒性发生率也将会显著增加[19]。

尽管终末期心肺疾病患者在等待合适的供体过程中会变得越来越虚弱，但应在多器官衰竭和严重营养不良发生之前行心肺联合移植。因为移植前的身体状况与术后恢复相关，所以应积极追求每一个能够优化患者体力和营养状况的机会[20]。因此，推荐患者行康复治疗，尽量在早期积极接受物理治疗，以改善身体状态和优化各器官功能恢复。

过去许多中心认为广泛组织粘连是心肺移植的绝对禁忌证，如既往的开胸手术、脓毒性肺疾病、有过化学或外科的胸膜固定术，并且认为此类患者会增加术后出血率及近期死亡率，也会因大量输血导致相关肺部并发症。相关抗纤溶疗法（如抑肽酶）也曾在胸部器官移植术中有所应用，并有一定程度上改善了此类患者的预后[21]，然而随着进一步的临床证据表明，单纯冠状动脉搭桥手术中抑肽酶的使用会增加了肾脏和神经系统并发症，并由此造成一个糟糕的预后，所以北美的外科手术中抑肽酶的应用已明显减少。对于既往有过开胸手术的心肺联合移植患者仍可能考虑在术中应用抑肽酶[22]。目前的替代抗纤溶方案包括氨基己酸和氨甲环酸。现在在等候心肺移植手术的所有患者中，我们常规接受既往有过心脏或胸部手术的受者，并且他们在等待名单中占有一个显著的比例。

心肺移植受体移植术前应常规检查 ABO 血型、目前抗体情况、人类白细胞抗原（human leukocyte antigen，HLA）、组织变态反应类型、抗体滴度（如巨细胞病毒，单纯疱疹病毒和弓形体病）。应严格遵循 ABO 血型相容，因为血型不相容可能会导致超急性排斥反应。除了 ABO 血型相容，供受体匹配一般取决于身高、体重。临床实践中，选择合适大小的供体肺，一般认为供受体的身高匹配最重要，总的来说，供体身高一般不要超过受体身高 4cm，也有其他研究人员认为可采用各自预测的肺总容量值来评估供受体匹配程度[23, 24]。

一旦合适的供体-受体匹配完成，则需对受体进行群体反应性抗体（percent reactive antibody，PRA）筛查，通过将受体与 50 名随机捐赠者行抗体反应，一般认为反应性抗体百分比（PRA）大于 25%，则提示供体和受体之间有一个预期的特异性交叉匹配。阳性交叉匹配表明受体循环系统中存在抗体而不能接受移植。尽管一些回顾性研究显示，HLA 匹配能提高移植物存活率，但预期 HLA 匹配在如此短暂的缺血耐受时间内仍不可行[25-27]。此外，目前多中心研究中表明，HLA 匹配用于肺移植对临床结果无明显影响。临床结果也包括闭塞性细支气管炎的发展[28]。

目前的研究表明，患者术前 PRA 水平与移植术后早、晚期死亡率相关[29]。在心脏和肺移植的患者中，PRA 水平升高与急性排斥反应密切相关，在心脏移植患者中增加了移植物血管病变的发生；在肺移植的患者中增加了加速性细支气管炎的发生[30, 31]。如果能利用各种有效的方法，或者在时间允许的条件下行预期的交叉配型，都可能降低患者的 PRA 水平和避免抗体产生，降低高基线 PRA 水平对晚期存活率的不利影响[32]。

许多心肺移植患者，特别是儿童受者因术前既往手术史普遍存在高水平 PRA 他们在心脏移植时非常敏感，术前使用免疫球蛋白、血浆置换和利妥昔单抗，可以降低潜在受体 PRA 水平。另外，移植开始时在手术室进行血浆置换、血浆过滤、每周注射免疫球蛋白和监测供体特异性抗体的发展，都可以降低超急性排斥反应的风险。目前斯坦福大学使用的脱敏治疗方法如框 99-1 显示。

二、移植术前治疗

心肺联合移植受体平均等待时间超过 18 个月，因此术前详细的治疗计划非常关键。常规治疗应在这段时间内解决，包括临床监测、优化心肺功能、疾病特异性和年龄相关的其他问题。一般移植前需要适当的监测方案和恶性肿瘤筛查，如前列腺癌、乳腺癌和结肠癌。另外可给予适当的华法林预防血栓[34]，加强骨质密度，以改善移植术后长期服用激素所导致的骨质疏松症。优化营养支持与进行高强度肺功能锻炼[35]。最后，移

框 99-1　高敏感性心肺移植受体治疗

第 1 周
- 静脉注射免疫球蛋白（IVIg）×2d，剂量 1g/kg，输注速度 100ml/h

第 2 周
- 美罗华，375mg/m²，静脉注射

第 3 周
- 美罗华，375mg/m²，静脉注射

第 4 周
- 静脉注射免疫球蛋白×2d，剂量 1g/kg，输注速度 100ml/h
- 每月静脉注射免疫球蛋白直至移植术前

移植管理
- PRA＞50%、补体结合 C1q 缺乏：
  - 当患者在体外循环时开始血浆置换
  - 立即行回顾性交叉配型
- PRA＞50%、补体结合 C1q 存在：
  - 移植术前行前瞻性交叉配型

PRA. 群体反应性抗体

植术前的心理社会问题可能需要通过相关顾问、支持小组和其他培训手段,以帮助每个患者应对即将到来的挑战。

心肺移植患者在术前等待期间疾病相关的问题仍需要解决。通常需要给予标准化的抗心力衰竭治疗措施,如限钠、积极利尿、给予血管扩张剂。当患者给予硝酸酯类、肼屈嗪和血管紧张素转换酶抑制剂减轻心肺负荷后,一般可延长等待移植患者的存活期[36]。对于PPH患者,建议给予氧疗,避免缺氧性肺血管收缩。门诊氧疗适应证包括动脉血氧分压(PaO$_2$)在55mmHg以下,或者是静息、运动、睡眠时常规空气吸入下动脉血氧饱和度(SaO$_2$)小于88%[37]。PPH患者的预后主要由血流动力学参数决定,平均肺动脉压(MPAP)> 85mmHg(中位生存期,12个月)、平均右心房压力RAP > 20mmHg(中位生存期,1个月)、心指数下降CI < 2L/(min·m^2)(中位数生存期,17个月)等因素为PPH患者预后较差的不利因素[9]。除了给予氧疗,肺血管扩张药治疗可以改善等待期患者的血流动力学和提高移植术后存活率。依前列醇是一种短效前列腺素,通常由内皮释放,可引起肺血管床舒张并抑制血小板聚集。持续输注依前列醇(Flolan;GlaxoSmithKline,英国伦敦)已经证明可以显著改善纽约分级心功能Ⅲ级、Ⅳ级心力衰竭患者的肺血流动力学及运动能力,而可以延长等待移植的时间[38, 39]。但是尽管患者的肺血流动力学及生存得以改善,但病情仍会进一步发展。因此,患者需要密切随访,如果有任何临床症状恶化,积极考虑移植。在等待移植的右心室衰竭患者中,可能需要建立心房分流术以减轻右心室负荷[40]。

肺囊性纤维化患者在等待心肺移植期间存在一些特殊要求,如肺卫生是至关重要的,因为超过80%的患者存在铜绿假单胞菌长期定植[41]。患者需要应用全肺灌洗术、支气管扩张剂和抗生素来预防急性感染,并且需要持续终身。预防性抗生素不能长期使用,因为可能会导致多重耐药的发生[42]。对于肺囊性纤维化患者而言,窦部及下呼吸道感染是非常危险的。术前对双侧上颌窦行造口术可以减少移植后感染并发症[43]。除了感染问题外,其他如吸收功能障碍所致的营养不良、胰腺功能不全、糖尿病等危险因素也应妥善处理。

三、供体的选择及管理

心肺联合移植的供体选择标准与单纯心、肺移植供体选择标准是类似的(框99-2)。肺是最脆弱的实体器官,脑死亡后经常会出现肺实质性损伤和神经源性水肿,以及误吸风险增加。这些因素导致只有20%~30%的多器官捐赠者的肺适合捐赠。供体的初步评估包括详细的病史,心电图和超声心动图回顾,胸部X线摄影和动脉血气分析,年龄以小于40岁为优先。然而,大多数移植中心认为年龄在40—50岁,有正常的心肺功能和冠状动脉造影也是可以考虑的潜在供体。选择的标准还包括供体没有明显的肺挫伤、误吸、脓毒症病史;既往无心脏或肺手术史;胸片必须清晰无任何感染病变;动脉血气分析纯氧时动脉氧分压大于350mmHg或吸入氧浓度(FIO$_2$)30%时氧分压大于100mmHg;通过吸气峰压评估肺顺应性,一般不能超过30cmH$_2$O;胸部X线片、痰革兰染色、支气管镜检查已排除气管和支气管感染。

到达捐献医院时,获取小组应进一步评估胸片、近期动脉血气分析、血流动力学参数、氧合及心脏功能有无恶化,如果可能的话,可考虑重复支气管镜检查,以确保气管、支气管没有提示感染的脓性黏液分泌物或误吸。最后的评估包

框99-2 心肺移植供体选择标准

- 年龄<40岁
- 吸烟史:每年<20包
- 吸入氧浓度40%下,氧分压>140mmHg;或纯氧下氧分压>350mmHg
- 胸部X线片正常
- 痰液中无细菌、真菌,或者革兰染色和真菌染色的白细胞数量显著
- 支气管镜检查显示无脓性分泌物或抽吸迹象
- 无胸部创伤
- HIV病毒阴性

括直视下及触诊下有无可见的肺实质性肿块或肺挫伤。

随着需要等待心肺移植患者的增多及移植前等待的死亡率增加，许多移植中心开始逐步开始使用边缘供体来扩大捐赠者标准[44]。胸部创伤导致的气胸，只要不是持续的漏气，那么并不是供体的禁忌证。另外肺有轻度挫伤，气管镜检查没有明显出血和（或）肺塌陷，也可作为供体。既往患者如果气管插管或机械通气超过70h被认为是捐献的禁忌证，现在也应予以考虑。与之前明显不同的是，目前年龄较大的患者也逐步认为可以作为合适的供体，只要患者的肺功能参数正常，没有发现明显的冠状动脉问题。合并丙肝的供体使用仍具有争议，丙肝阴性的受体接受丙肝阳性的供体会增加获得性肝炎的风险，但对患者存活影响仍不清楚[45]。绝对禁忌证包括严重的冠状动脉疾病、结构性心脏病、长时间的心脏停搏、活动性恶性肿瘤（一些原发性的脑部星形细胞瘤或皮肤癌可排除）、大量吸烟史（每年超过5包）、HIV阳性状态。

当患者宣布脑死亡后对供体进行管理是一个非常关键的阶段，因为可以有机会增加潜在供体的数量和质量。器官获取组织认为不合格的供肺（氧分压/吸入氧浓度＜150）通过积极的管理策略后可以作为供肺使用[46]，主要包括侵入性监测、甲泼尼龙、限液治疗、正性肌力药物、支气管镜检查及利尿治疗[46]。术后30d及1年移植器官存活率与常规供体无异[46]。供体的初始管理的主要目标是维持血流动力学稳定和维护肺功能正常。患者经历急性脑损伤后通常合并容量不足，适当的液体复苏是实施管理的第一步。合并因素主要包括尿崩症，可通过输注血管加压素（0.1~0.4U/h）纠正[47]。患者应根据中心静脉压来调整液体输注，应当记住的是，当中心静脉压超过8mmHg时是发展为肺功能不全的独立危险因素[48]。可使用多巴胺、去甲肾上腺素等血管活性药物用于在充注血管内容量充足后维持足够的灌注压。当宣布脑死亡后，患者一般不会过度通气，pH在7.40左右是我们的维持的目标，因为可以避免肺血管收缩。呼吸末正压维持在5左右，

可以避免肺泡塌陷，过高的PEEP会降低心排血量，应当避免。

脑死亡的病理生理及其心血管系统中的不良影响在文章之前已作了很好的阐述[49]。边缘供体合并血流动力学不稳定所造成的内分泌及代谢紊乱是潜在干预治疗的时机。激素治疗包括碘塞罗宁T3、皮质醇、胰岛素及血管加压素，可明显改善边缘供体的血流动力学[50]。通过更好地理解脑死亡的病理生理来指导供体的生理恢复，最终的目的就是增加心肺供体的数量及质量。

四、供体心肺保护

供体心肺保护的目的是减少移植物缺血再灌注损伤。早期因缺乏肺保护策略，需要将供体转运至移植中心以备捐献，但随着心脏移植的发展，供体保护技术的提高，捐献的供体可以更加方便地从捐献医院或供体家里转运至移植医院。

尽可能地减少缺血再灌注损伤可明显改善植术后移植物功能恢复，一般认为非特异性的移植物功能衰竭大多因缺血再灌注损伤所致，也是造成移植术后致死、致残的重要因素[51]。有研究表明再灌注损伤与受体Ⅱ类组织相容性抗原上调有关，增加了术后急性排斥反应的风险[52]。通过理解缺血再灌注损伤的病理生理，制定相应的处理策略，目的是保存移植物功能、最小化损伤、延长移植物使用时间及提高患者存活率。

供体心肺保护不佳会激活炎症性级联反应，导致肺血管内皮细胞受损，增加毛细血管通透性，最终导致肺间质、肺泡水肿，降低气道顺应性，出现气体交换不良，增加肺血管阻力。众多研究也阐明了缺血再灌注损伤的病理生理是由中性粒细胞与肺血管内皮细胞相互作用所致[53-55]。另外，白细胞活化及复杂的相互作用，释放的炎症介质和细胞因子导致的肺血管内皮损伤也参与了再灌注损伤的过程。

自20世纪80年代早期开始，已发展了不同的方法提供充足的供体心肺保护。简单的有供体获取后直接低温保存，复杂的有利用供体血流自体灌流保证心肺持续正常工作系统。目前仅有两种方法仍在使用：①灌注肺血管麻痹液和冷藏灌

注；②灌注冷供体血液，这两种方法都包含肺血管扩张剂的使用。通过肺动脉灌注是最广泛应用的方法[56]，灌注液总量为 60ml/kg，灌注时间为 4min，可以使双肺快速降温，研究表明这种方法明显改善了移植物功能[57]。为对抗肺保存液引起的肺血管收缩，供肺一般需要用前列腺素行预处理，北美选择前列地尔，欧洲选择依前列醇，这一类选择性肺血管扩张剂可改进肺保护液在肺动脉分布，以进一步改善对供肺的保护。近年来，也有猪模型动物实验表明，通过左心房进行逆行灌注也能进一步改善肺保护液在肺内分布[58, 59]。

为抵消移植物缺血及低温损伤所致的细胞水肿，目前已有细胞内型和细胞外型两种类型肺保护液被设计出来。Euro–Collins（EC）和 Wisconsin 大学模拟细胞内电解质组成的内环境设计了细胞内型肺保护液。细胞外型肺保护液主要包括 Wallwork 液，它是由供体血液、低钾右旋糖酐（Perfadex；XVIVO Perfusion AB，哥德堡，瑞典）组成。最常用的保存液是经硫酸镁和 50% 葡萄糖进行改良的 EC 晶体液，并且最近的一项研究已经证明，加入了低钾右旋糖酐的肺保护液相较原 EC 液不仅再灌注损伤的发生率和严重程度都明显降低，同时也改善同种异体移植物的功能，改善了术后生存率[60]。另外供肺获取过程中增加逆行性肺灌注，也能明显改善术后供肺功能[61]。并且这种逆行灌注技术可以在心肺联合移植术中安全使用。采用左心房小切口经肺静脉逆行灌注肺保护液，再经肺动脉小切口引出。相比之下，在猪肺移植模型中，使用 Celsior 液作为肺保护液可能会导致移植后死亡[62]。

最近的实验与临床研究表明当肺动脉灌注液改良后，异体移植物保存也随之得到改善。目前关注的焦点是在白细胞 - 内皮细胞相互作用水平进行干预，以维持肺血管内皮细胞的功能。通过各种方法来减少白细胞释放的炎症介质的技术已开始应用，如白细胞过滤[63]、诱导抗细胞间黏附分子和选择素单克隆抗体[53, 55, 64]，以及血管靶向免疫策略。此外，治疗的目的在于保护肺血管内皮细胞，恢复内皮衍生介质，如一氧化氮（NO）和前列环素，并且研究已证明维护良好的肺血管内皮功能可以改善同种异体移植肺功能[65-68]。相比较器官保护液及其添加物，也有研究者关注的焦点是连续性器官灌注系统。器官转运护理系统是一种器官灌注系统，在贮存转运过程给予持续温血灌注，这个系统已在欧洲批准供体心脏获取使用，美国目前也处于后期临床试验方案阶段。

五、供体心肺获取技术

在心肺移植早期，捐献者通常转运至移植受者所在的医院，安置在受者手术室邻近，受体的心肺阻断与供体器官获取同时进行。随着供体选择、管理及保存技术的提高，长距离的供体获取目前也已成为常规操作。众多器官获取团队合作，沟通是必不可少的。

供体手术是采取胸骨正中切开术进行（图 99-3），垂直切开心包至横膈膜，然后打开双侧胸膜腔，检查双侧肺和胸膜间隙。对于创伤患者，如果发现心脏、肺挫伤应立即排除。利用电灼法分离肺韧带，仔细游离升主动脉、主动脉弓、上下腔静脉，分别结扎奇静脉和无名静脉，充分暴露气管。覆盖近端气管的组织需要垂直切除，解剖远端气管应尽量不要损伤隆突周围的支气管血管。

主动脉和肺动脉插管前，患者应静脉注射 300U/kg 肝素。在主动脉阻断前约 15min，静脉输注前列腺素 E1（PGE1），最初为每分钟 20ng/kg 的速率，逐渐递增至每分钟 100ng/kg，在 PGE1 输注期间，平均动脉血压应维持在＞ 55mmHg 以上。为避免损伤窦房结，结扎上腔静脉时应尽量在上腔静脉的远端。下腔静脉用直珀特斯钳固定。当主动脉阻断时，心脏允许空跳，冷晶体心肌保护液（10ml/kg）通过主动脉根部输注。当开始行肺保护液灌注时，切断下腔静脉，剪开左心耳。保证足够的肺通气，尽可能避免心室过胀。4℃ EC 液以每分钟 15ml/kg 的速度输注 4min，灌注冷停搏液和肺保护液时，心脏和肺表面可给予大量冷生理盐水覆盖。上述操作完成后将肺通气量改为正常潮气量的一半，分别从后纵隔、下腔静脉、上腔静脉仔细游离心肺组织，膨肺至正常肺体积 3/4 时，用 TA-55 吻合器的，用

第二部分　成人心脏手术
第99章　心肺联合移植

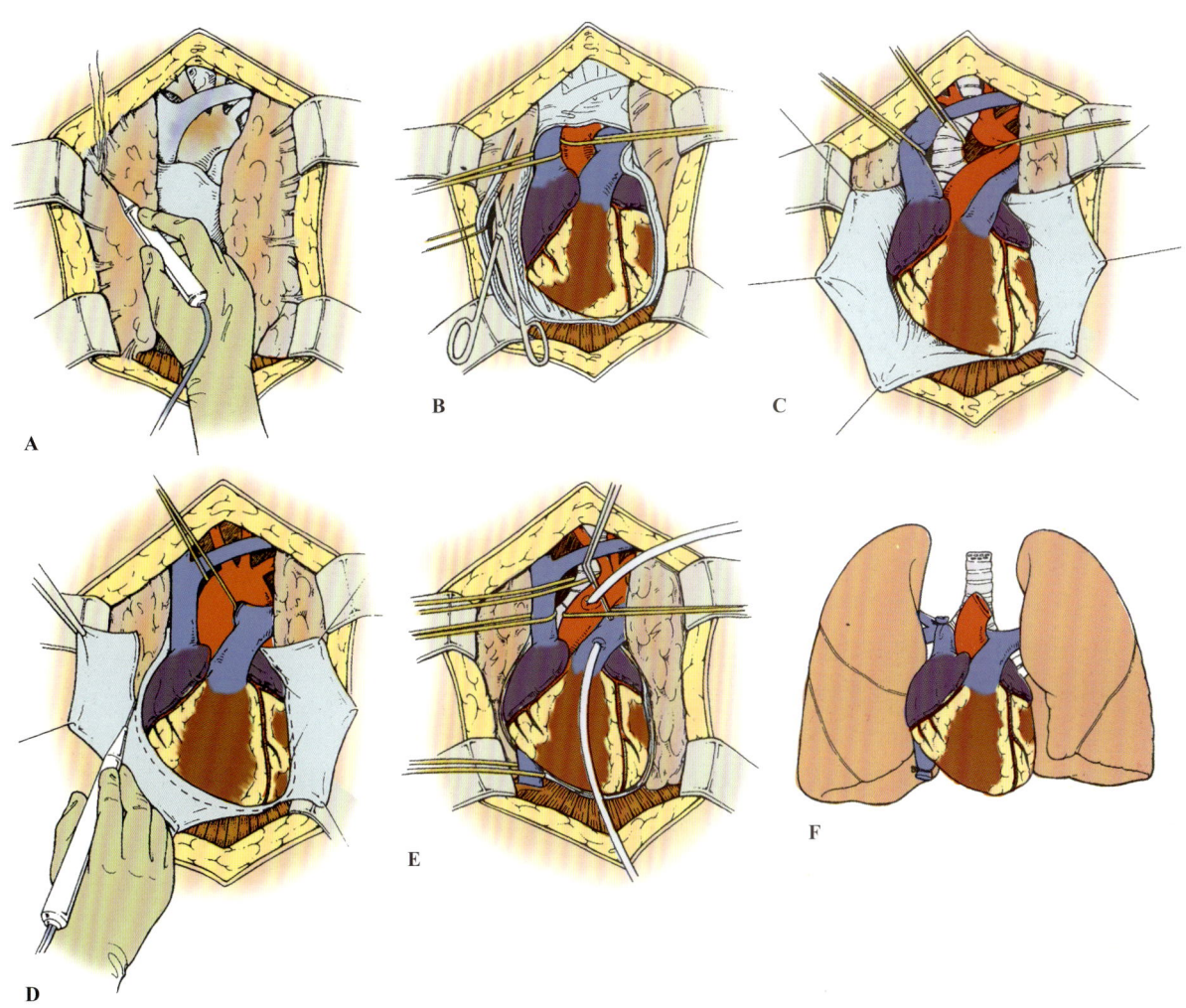

▲ 图 99-3　供体获取

A. 通过胸骨正中切开术，仔细逐层游离并向下分离肺韧带；B. 打开心包，分别游离升主动脉，腔静脉，肺动脉和气管；C. 主动脉，上腔静脉和气管周围分别放置橡皮筋；D. 切除整个心包前壁至肺门；E. 阻断主动脉后，通过主动脉及肺动脉灌注心脏停搏液和肺停搏液，局部给予冷生理盐水冷敷；F. 游离上腔静脉和主动脉，分离食管和肺门旁组织，在尽可能高的位置闭合气管，移除整个心肺组织（引自 Yuh DD, Robbins RC, Reitz BA: Transplantation of the heart and lungs. In Edmunds LH, editor: *Cardiac Surgery in the Adult*, New York, 1997, McGraw-Hill, pp 1451–1475.）

无菌毛巾包好，分别切开气管，离断主动脉，移除心肺组织，浸泡在 4℃冷生理盐水中以备转运（图 99-3）。临床上，我们使用了保存长达 6h 的移植物，移植成功，效果良好。

六、心肺移植手术操作

心肺联合移植手术是心胸外科最具吸引力，也是最具挑战性的手术之一，手术中遇到的解剖区域在常规心胸手术中不常见。手术中耐心处理各种细节可以简化手术过程，哪怕是最具挑战的患者的手术。

PPH 伴有终末期右心衰竭的患者通常是心肺联合移植的理想候选人，这些患者一般都没有既往的心脏或胸部手术，也没有因发绀引起的大量体肺侧支。相反，患有先天性心脏病和肺动脉闭锁的患者，或艾森曼格综合征和发绀，可能有较大纵隔支气管侧支，需要仔细连接。手术过程中最具挑战性的部分是移除病变的心肺组织，而不损伤膈神经、喉返神经和迷走神经。术后因为移植遮挡许多解剖区域难以暴露，止血则更困难，所以移植物植入前必须经仔细止血。

过去十年心肺移植受体手术有所发展，主要

1565

有包涵两个方面：从心房袖带转换为双腔吻合，以及通过上肺静脉定位膈神经。右房袖带吻合术最初在心肺移植术中提出，主要是便于体外循环插管和避免腔静脉吻合口狭窄。与单纯的心脏移植一样，双心房袖带的不同步收缩可能会增加房室瓣反流的发生率。一项研究已证明腔静脉吻合术的临床优点是术后心律失常少[69]。因为肺门位于膈神经蒂的前方，手术中较少需要切开后纵隔，所以导致膈神经和迷走神经损伤减少[70]。另一个优点是，当患者还在进行体外循环时，通过轻度旋转供体心肺组织，可以更容易检查后纵隔出血情况。

仔细关注后纵隔解剖的细节，应在肺的后部行心包开窗，可以保证膈神经安全。在手术复位中可以看到这种方法的主要优点。并且供体肺位于膈神经后面，可以维持膈神经正常的解剖关系，这也有利于再次移植时解剖辨认。

患者准备，按常规操作连接术中监测导线，在全身麻醉诱导后，准备消毒、铺巾，留置胸部及双侧腹股沟区域。经标准正中胸骨切开，在胸膜前侧打开双侧胸膜腔（图99-4）。去除部分心包，避免损伤膈神经。充分游离升主动脉和上下腔静脉，并受全完全肝素化后，行升主动脉和上下腔静脉插管，建立体外循环降温至28℃，阻断主动脉，给予少量的心脏停搏液诱导心脏停搏。

首先，按心脏移植的方法切除心脏，依次切除双肺，游离左右支气管，分别用吻合器（TA 30，4.8mm）钳闭切断，切断主支气管以便于完整移除病变肺，避免支气管开放所造成的污染。

切除残余主肺动脉，主动脉韧带区域邻近主动脉的下侧的左肺动脉应当完整保留，尽量避免损伤喉返神经。受体的最后准备操作是完全打开心包腔及支气管间隙上部心包反折，分别钳闭左、右支气管缝合端，仔细游离隆突，上至远端气管的水平。此部分为重要解剖区域，尽量使用电灼止血，避免通过支气管后和食管前的迷走神经。血管内淋巴结在此区域可能非常大，特别是在囊性纤维化患者中。支气管血管需要单独识别，并且结扎或夹闭，先天性心脏病继发肺动脉高压患者也应仔细结扎大纵隔支气管侧支，在此期间应严格止血，因为移植术后暴露此区域是非常困难的。另外受体胸壁也应仔细检查，可用电灼或氩气光束凝固器止血，也只有经过严格止血后才能开始供体心肺的植入。

从无菌容器中取出供体心肺，放置入带冰盐水的手术盆中带至手术现场。供体肺保持上段支气管钳闭，在气管隆嵴上几个气管环实施修剪，开放支气管，利用负压吸引器抽吸气管内容物并且送培养。再次修剪支气管至气管隆嵴上方环状软骨，灌注生理盐水，冲洗支气管并维持充盈状态，除去任何可能被受体吸入的分泌物或其他异物。

供体心肺被放置胸腔内，肺通过两侧的心包胸膜切口经膈神经后进入胸膜腔（图94-4）。植入过程中用冰垫覆盖在脏器上并用冰生理盐水冲洗，维持低温状态。开放支气管，修剪支气管至隆突上方一个软骨环，保留气管外膜所有组织，小的支气管血管可能钛夹夹闭或直接结扎，避免在气管切缘附近使用电灼。气管采用3-0聚丙烯滑线作连续吻合。一般情况下，供受体之间大小基本匹配，如果遇到匹配欠佳时，可通过气管外膜部分进行修正。吻合口不匹配一般少于一个软骨环，供体气管可能会向受体气管内轻度凹陷。当气管吻合完成时，胸腔灌注冷盐水保持移植物低温状态，同时也有助于冲洗掉可能存在的任何污染。

供受体下腔静脉采用4-0聚丙烯滑线作连续吻合。主动脉及上腔静脉采用4-0聚丙烯滑线作连续端端吻合，并开始复温至37℃（图99-4）。主动脉吻合完毕后，受者行轻度头低位，以利于主动脉及肺动脉排气。待排气完毕，松开腔静脉束带及主动脉阻断钳。体外循环回路中的白细胞过滤器在主动脉阻断钳松开之前10～20min左右打开。对供肺行无菌吸痰术，给予常规空气通气，修复左心耳切口。当患者体温基本正常，心肺功能满意时常规逐步停机、中和，逐步提升吸入氧浓度。临时起搏线安置在供体心右心房、右心室表面，并穿出皮肤固定。双侧胸管放置入左、右胸膜腔，并留置心包、纵隔引流管。鱼精蛋白中和肝素后，给予500mg甲泼尼龙输注。

麻醉师手动膨肺通气时，仔细检查后纵隔有无出血。一般保持肺门位于膈神经的前方，可以

第二部分　成人心脏手术
第99章　心肺联合移植

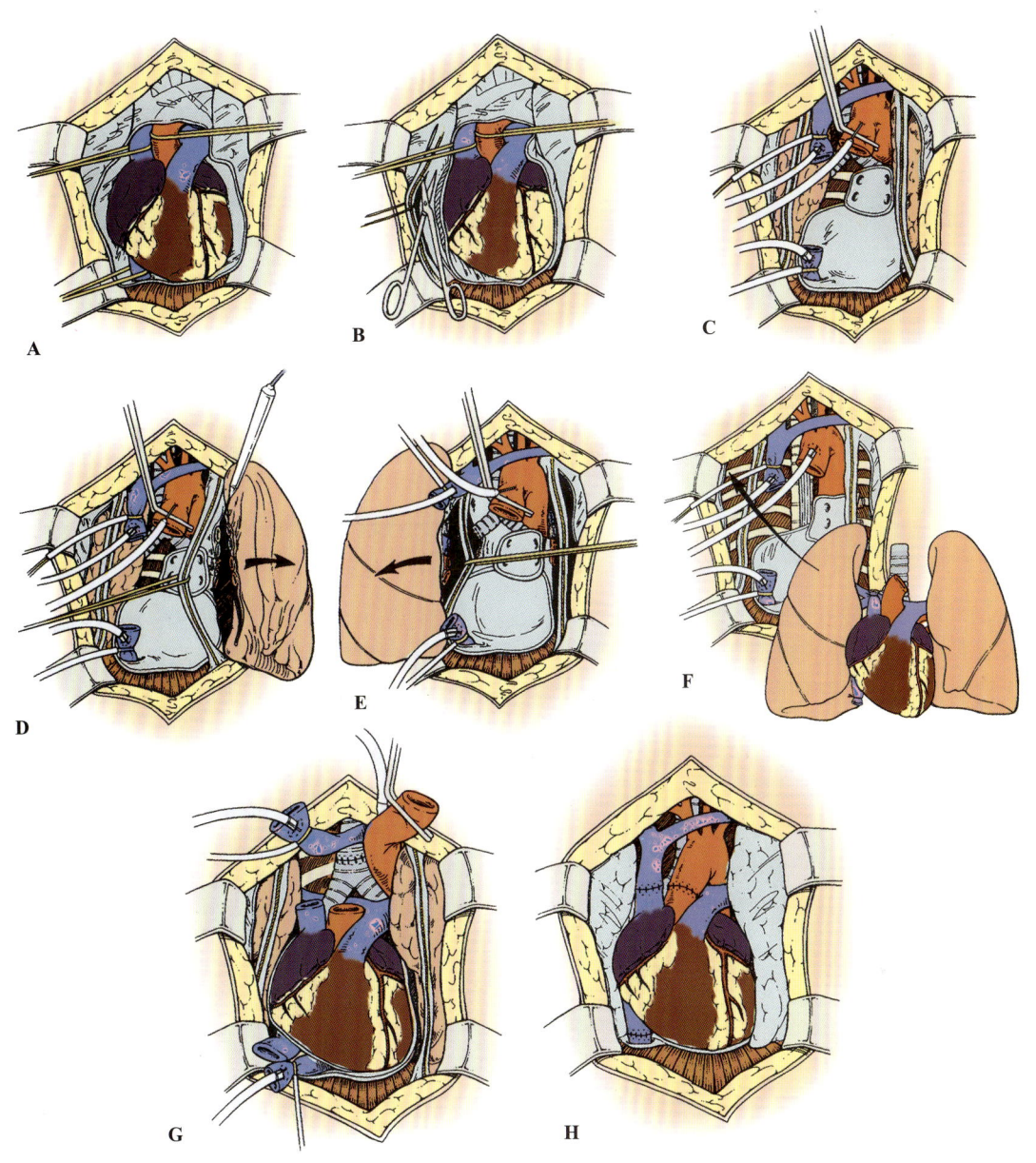

▲ 图99-4　受体操作

A. 通过胸骨正中切开术，切除部分心包前壁，使用橡皮筋分别游离升主动脉和上、下腔静脉；B. 打开右侧胸膜腔，避免操作右侧膈神经；C. 用于体外循环的插管包括升主动脉和单独的腔静脉。一旦患者进行心肺转流术，以类似于标准心脏移植的方式切除受体心脏；D-E. 分别游离双下肺韧带、肺动脉、静脉及主干支气管切除左右肺；F. 将供体心肺放入胸腔，置入肺门与相应的膈神经蒂前面；G. 气管吻合术用连续3-0聚丙烯进行缝合；H. 用4-0聚丙烯缝线连续吻合腔静脉和主动脉（From Yuh DD, Robbins RC, Reitz BA: Transplantation of the heart and lungs. In Edmunds LH, editor: Cardiac Surgery in the Adult, New York, 1997, McGraw-Hill, pp 1451-1475）

更加方便检查后纵隔出血问题。检查完毕再用大量37℃温水冲洗胸膜腔及中纵隔，当止血满意后常规钢丝关闭胸骨。

七、移植术后管理

（一）ICU

心肺移植患者术后早期管理与其他常规心脏手术相似。患者经密切监测，血流动力学稳定，无明显出血的情况下允许患者早期清醒。气管插管期间适当给予吸痰，当患者血流动力学稳定，动脉血气分析及机械通气参数满意时可考虑拔除气管插管。关注患者液体平衡，对大部分患者鼓励适当给予利尿剂利尿。如有可能，尽量让患者下床坐在板凳上并开始行走，给予康复理疗可促使患者快速恢复。

心肺移植术后早期治疗时,应牢记几点。早期 10%~15% 的患者可能会发生移植物功能障碍,表现为进行性低氧血症和高碳酸血症。其主要的原因是移植肺的再灌注损伤,表现为肺毛细血管通透性增加、肺泡水肿、肺顺应性受损,右心室至肺血管阻力升高,最终导致移植物功能障碍[51]。早期治疗至关重要,可以避免移植物功能障碍迅速发展。初步治疗包括肺血管扩张药,例如前列地尔或吸入 NO,已经实验已证实吸入的 NO 会减少肺内分流,优化通气-血流灌注比[71]。在另一项研究中,移植肺功能不全时 NO 吸入 1h 可以使动脉血氧分压增加一倍[51]。另外,气道并发症、机械通气时间及死亡率显著减少[51]。而在一些病情十分严重的肺移植物功能障碍,一般治疗难达目的,可以尝试使用体外膜肺氧合治疗,目前也已有数例成功的病例报道[72]。

(二)免疫抑制治疗

心肺联合移植的免疫治疗方案包括用多克隆兔抗胸腺细胞球蛋白(RATG)作免疫诱导,免疫维持治疗包括他克莫司、霉酚酸酯和泼尼松。标准方案见表 99-1 和表 99-2 描述。

从数据显示,免疫诱导治疗可以降低早期急性排斥反应、慢性排斥反应和梗阻性细支气管炎的发生率[73, 74]。诱导治疗从术后第 1、2、3、5 和 7 天使用 RATG(1.5mg/kg 的,静脉注射)开始(表 99-1)。如果患者血管动力学不稳定,或者移植物因再灌注损伤的影响发生功能不全,RATG 给药可能延迟几天给予。1987—1993 年,一些移植中心的免疫诱导方案由 RATG 转为 OKT3(一种鼠单克隆抗 T 细胞受体抗体),结果发现使用 OKT3 后急性肺移植排斥反应、术后感染、梗阻

表 99-1 心肺移植早期免疫诱导治疗

免疫抑制药物	剂 量
甲泼尼龙	在手术鱼精蛋白中和完成后静脉注射 500mg 手术完成后每 8h 使用 125mg,分 3 剂
兔抗 T 细胞球蛋白	术后第 1、2、3、5、7 天静脉注射 1.5mg/kg
达克珠单抗	按 1mg/kg 在术后第 1、14、28、42、56 天各使用一次

表 99-2 心肺移植免疫维持治疗

免疫抑制药物	剂 量
他克莫司	术后第 1 天 1mg 口服,1 天 2 次
0~6 个月	12~15ng/ml
7~12 个月	10~15ng/ml
>12 个月	8~10ng/ml
如果加用西罗莫司	5~7ng/ml
霉酚酸酯	术后第 1 天 500mg 开始,当白细胞总数 >4 或者有不良反应时进行调整
泼尼松(诱导)	0.6mg/kg 总量分成 1 天 2 次,连续 8d
泼尼松(非诱导)	从术后第 1 天开始按 0.6mg/kg,总量分成 1 天 2 次

性细支气管炎的发生率更高[75]。这些结果也导致了多克隆抗T细胞抗体作为免疫诱导治疗再次回归使用。最近，也有一个转变，使用白细胞介素（IL）-2 受体阻断剂达克珠单抗进行诱导治疗，或使用无诱导治疗，特别是对移植后有严重再灌注损伤的患者。

甲泼尼龙的使用方法为，术中给予甲泼尼龙 500mg 静脉注射；术后每 8h 静脉滴注 125 mg，一日 3 次。如果已行免疫诱导治疗，维持泼尼松 1 周。然后在术后第 8 天开始口服类固醇，总剂量为 0.6mg/kg 泼尼松分为 1 天 2 次，在接下来的 3～4 周逐渐递减至每天 0.1～0.2mg/kg。一般认为移植后气道并发症的风险不会因术后使用类固醇而受到不利影响[76]。如果没有诱导免疫治疗，总剂量为 0.6mg/kg 的泼尼松分为 1 天 2 次，逐渐减少到维持剂量为每天 0.1mg/kg。

除类固醇外，免疫抑制维持性治疗还包括霉酚酸酯－莫非替尔和他克莫司。霉酚酸酯一般在术后第 1 天开始服用，以每天 2 次 500mg 的剂量开始，维持白细胞计数大于 4000/mm³，并避免显著的不良反应。他克莫司也是在术后第 1 天开始服用，其浓度逐步上升，目标是术后第 5 天达到治疗浓度，该策略避免了过高血血清水平所致的肾毒性。因长期插管无法或者吸收不良导致耐受口服的患者可以静脉给予口服总剂量的 1/3。

尽管这种免疫抑制方案在心肺联合移植中作用良好，但术后急、慢性排斥反应、梗阻性细支气管炎及感染仍然存在。追求更高效且毒性较小的免疫抑制方案仍具挑战，大约从 2005 年开始，从使用环孢素到他克莫司的转变研究表明，使用他克莫司可降低阻塞性细支气管炎发生率[77]。霉酚酸酯通过抑制嘌呤从头合成对 T 细胞和 B 细胞具有抗增殖作用，可提高功效和降低毒性[78]。霉酚酸酯可选择性扩展调节性 T 细胞，导致宿主对移植器官有着更好的耐受性[79]。此外，新的 T 细胞抑制剂，如西罗莫司（雷帕霉素），特异性抑制平滑肌细胞增殖，有潜在防止急性排斥反应和慢性排斥反应，毒副作用也较小[80, 81]。

八、术后并发症

（一）急性排斥反应

同肺移植一样，如何在充分的免疫抑制治疗下维持感染和排斥之间的平衡仍然是心肺移植术后最困难的问题。术后第一周检测出急性排斥反应是很少见的，一般好发生于移植术后第一年。移植术后早期急性排斥反应的诊断通常基于移植物功能障碍所表现的临床症状来判断。急性排斥反应的症状包括呼吸困难、低热、通气及氧合参数受损[包括 1s 用力呼气量减少（FEV_1）]，胸片提示弥漫性间质浸润（图 99-5）[82]。术后第一个月 75% 的患者胸片可见由急性细胞排斥所至

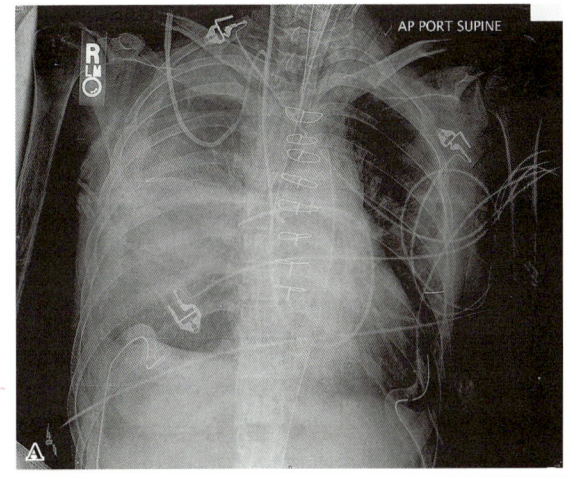

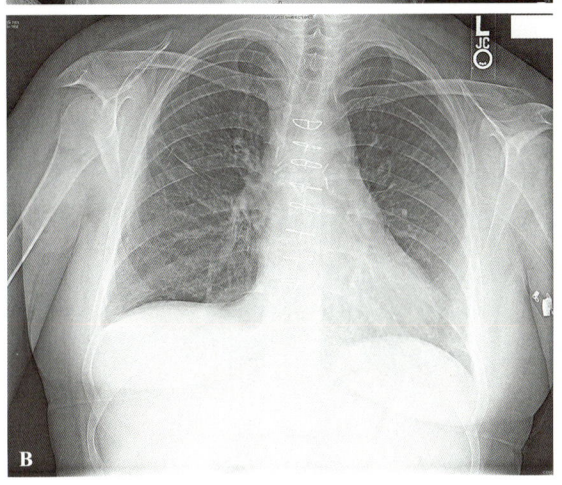

▲ 图 99-5　急性和已缓解的肺排斥反应
A. 胸部 X 线片显示以双侧浸润改变为特征的急性肺排斥反应；B. 急性排斥反应经甲泼尼龙冲击治疗后，随访胸片提示双肺渗出好转

的炎症浸润改变。第一个月过后，80% 的患者胸部平片正常或没有变化[83, 84]。包括肺活量测定、计算机断层扫描（CT）和支气管镜检查联合支气管镜活检（TBB）在内的其他诊断方法也变得越来越重要。

术后早期急性同种异体移植排斥反应是术后发生 OB 最重要的危险因素，因此监测和治疗早期排斥反应方面的作用，对于预防慢性排斥反应、提高生存率至关重要。有研究表明肺活量监测是一种急性排斥反应的合理筛查工具，在急性排斥反应发作期间，可以观察到 25%～75% 肺活量（FEF 25%～75%）的 FEV、用力呼气流量（FEF 25%～75%）明显减少，同时 FEF 25%～75% 也是区分急性排斥反应和感染的最佳指标[85]。但是，由于肺活量监测缺乏敏感性和特异性，TBB 仍然是检测排斥反应的金标准。

在心肺移植中，心脏和肺同时排斥是非常罕见的[86]，并且心内膜心肌活检并不能帮助诊断肺急性排斥反应[87]。此外，组织学的评估使用 TBB 优于心脏活检，因为如果没有发生肺部排斥反应，心脏排斥是非常罕见的，因此在 TBB 检测下，可以取消常规心内膜心肌活检[88]。心肺移植患者的 TBB 检查通常于术后第 2 周和第 4 周进行，随后在术后 2、3、6 和 12 个月定期检查，或是临床怀疑有排斥时进行。一次合格的 TBB 检查，至少含 5 个含有肺实质的 TBB 标本。TBB 临床检查显示，72% 的患者存在排斥或感染[86]，在无症状的术后 1 年患者中检查的阳性率非常低[89]。术后晚期根据临床症状进行活检，任何破坏肺功能的因素均需要进一步评估。

在术后 3 个月内发生的排斥反应一般为中、重度，治疗策略为连续 3d 给予甲泼尼龙剂量为 1000mg 静脉输注，然后每天口服维持剂量 0.6mg/kg，3～4 周后，再逐渐减至每天 0.2mg/kg。患者通常在类固醇冲击治疗后临床症状及胸部平片表现通常会明显改善。如果患者术后出现轻度排斥反应，或者移植术后 3 个月发生排斥反应，可以适当增加泼尼松龙的剂量，再在 3～4 周内逐步减量。如果患者类固醇激素耐药或频繁发生同种异体排斥反应，可使用单克隆（OKT3）或多克隆（RATG）抗淋巴细胞进行治疗。对于一些难治性和频繁复发性病例，可考虑使用雷帕霉素、甲氨蝶呤、全身淋巴结照射或体外光化学疗法[90-93]。

（二）感染

感染仍是导致心肺移植术后死亡的重要因素。引起感染的潜在病原体范围广泛，心肺移植术后第一个月最常见的为细菌感染[94]。细菌感染可以表现为肺炎、纵隔炎、脓毒症、尿路感染和皮肤感染。革兰阴性杆菌是最常见的细菌病原体。移植术后晚期感染主要为机会性病原体，如病毒、真菌和原虫则更常见。心肺移植术后最常见的病毒为巨细胞病毒（CMV）感染，多达 50% 的患者肺炎与 CMV 有关，且与慢性排斥反应的发病率增加有关，表现为加速型移植物冠状动脉病变和阻塞性细支气管炎[95, 96]。除了肺炎，CMV 感染也有可能出现白细胞减少、发热、胃肠炎、肝炎和视网膜炎等症状。CMV 感染通常发生在最初的 12 个月内，多数出现在移植术后前 3 个月内。出现严重 CMV 感染风险最大的是血清阴性受体（R−）接受血清阳性供体（D+），感染率高达 90%，而供受体均是 CMV 阴性时，感染发生率下降至 10%。诊断 CMV 病（有症状）或 CMV 感染（无症状）可以通过以下几种方式：抗 CMV M 型免疫球蛋白（IgM）由阴性变为阳性；CMV IgG 抗体滴度增加 4 倍；尿、血液或支气管肺泡灌洗液病毒培养阳性；支气管活检 CMV 阳性。

大多数移植中心对 CMV 感染高风险（D+R−）患者行移植手术时采取预防性治疗。这些患者可接受 CMV 超免疫球蛋白（CytoGam；CSL Behring, King of Prussia, PA）加上更昔洛韦（DHPG）[97]。这种组合方案和单纯 DHPG 相比，可以显著降低 CMV 病和 CMV 感染。标准治疗方案是 5mg/kg 静脉注射 DHPG，每天 2 次，持续 14d；然后 6mg/kg 每天一次，为期 20d。移植术后 6 周开始给予 900mg 缬更昔洛韦（Valcyte; Genentech, South San Francisco, CA）。CytoGam 在移植后第 72 小时内静脉注射 150mg/kg，然后以2mg/kg的剂量在第2、4、6和8周继续使用，在第12周和第16周给予50mg/kg。

真菌是最不常见的病原体，然而真菌感染与最大的死亡率有关。预防的雾化吸入两性霉素B可以显著降低肺、心肺、心脏移植后真菌感染的风险[99]。试验也已证明吸入两性霉素B可降低移植术后3个月的真菌感染率（0.2%~0.8%）。与没有吸入组相比，术后12个月真菌感染发病率下降了2倍[99]。术前给予支气管扩张剂可以预防性地减少支气管痉挛。通过痰培养或CT引导下的针吸出物确诊的真菌感染，可使用静脉注射两性霉素B积极治疗。

心肺移植患者自采用磺胺甲恶唑和甲氧苄啶联合预防措施以来，已经有效地预防了卡氏肺孢子菌肺炎的发生[100]。磺胺甲噁唑和甲氧苄啶的剂量分别为800mg和160mg，每天2次，每周3d，当肾功能不全时需要调整剂量。如果患者有硫过敏或白细胞减少，可吸入喷他脒300mg，每个月1次。弓形虫阴性受体接受血清阳性供体时，需要行乙胺嘧啶治疗（每天25mg）和甲酰四氢叶酸（每天10mg）6周疗程。此外，通常使用克霉唑长期预防黏膜念珠菌感染。

（三）慢性排斥反应 – 梗阻性细支气管炎

心肺移植术后长期死亡的主要原因是慢性排斥反应，主要表现为OB。ISHLT工作组制定了闭塞性细支气管炎综合征（BOS）的临床诊断及OB病理诊断[101]。BOS不需要组织学诊断，定义为继发于进行性气道疾病的移植功能恶化。诊断OBS前应尽量排除急性排斥和感染等其他病因。BOS的临床表现包括干咳和进行性呼吸困难，胸部X线摄影上可观察到肺部间质性病变，肺功能测试中以FEV_1逐步下降为基础，主要表现为阻塞性改变[101]。另一方面，呼吸性细支气管和膜中检测到嗜酸性纤维性瘢痕形成，管腔消失或部分消失[102]。

ISHLT报道心肺移植移植术后5年BOS或OB的总发病率约为48%（图99-6）[5]。与OB发展显著相关的风险因素包括急性排斥反应发生的频率和严重程度，如淋巴细胞浸润性的细支气管炎出现TBB检查中[73]。此外，组织性肺炎和CMV感染也会显著增强急性排斥反应的影响。

越来越多的证据支持OB是免疫介导的过程这一假设除了与急性排斥反应有关外，该病在HLA错配程度最高的患者中也最多见[19]。OB患者通常发现主要组织相容性复合物（MHC）Ⅱ类抗原错配数量增加[103]，支气管肺泡灌洗液中的免疫介质如IL-2和IL-6表达增加[104]，TBB中主要为$CD8^+$细胞毒性和抑制细胞表达[105]。CMV感染可能发引发机体增强免疫功能而杀伤病毒[106]，而CMV感染的预防一般使用更昔洛韦，并且已证明可以延缓OB的进展[107]。CMV除了能刺激免疫外，还可直接刺激小鼠气管平滑肌细胞增殖也可间接通过生长因子或促有丝分裂介质刺激完成[108]。为了更好地控制免疫反应，预防急性排斥反应和减少CMV感染是预防BOS或OB的发生的最佳的方法。

当患者进行长期呼气流量监测，并且便于不同诊所之间的检查时，可考虑使用便携式肺活量计[109, 110]。如果有任何呼吸道感染迹象，应建议患者联系移植中心或初级保健医生，以便完成肺

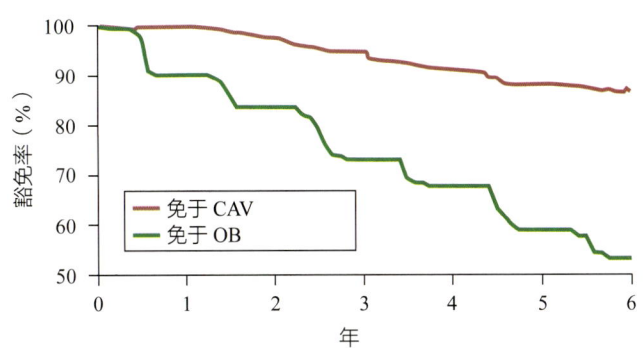

◀ 图99-6 心肺联合移植术后闭塞性细支气管炎（OB）和心脏移植血管病变（CAV）或加速移植冠状动脉疾病豁免率

（改编自Trulock EP, Christie JD, Edwards LB, et al: The Registry of the International Society of Heart and Lung Transplantation: Twenty-Fourth Official Adult Lung and Heart–Lung Transplant Report—2007. *J Heart Lung Transplant* 26:782–795, 2007.）

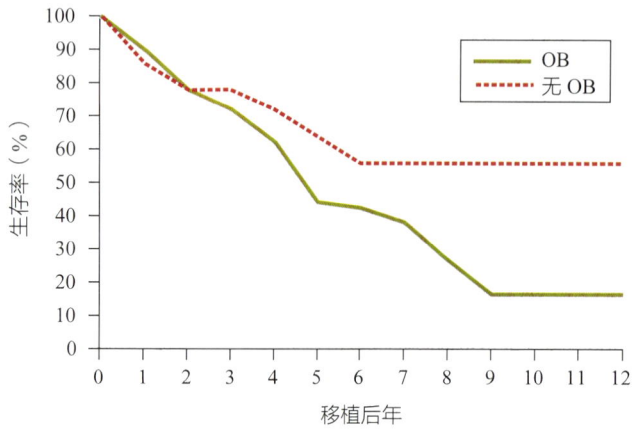

▲ 图 99-7 闭塞性细支气管炎（OB）对肺和心肺移植术后患者存活率的影响

改编自 Reichenspurner H, Girgis R, Robbins RC, et al: Stanford experience with obliterative bronchiolitis after lung and heart-lung transplantation. *Ann Thorac Surg* 62: 1467–1472, 1996

功能测试。一旦 FEF 25%～75% 发生改变，提示应进行支气管镜和支气管肺泡灌洗及 TBB 的进一步检查评估。当感染已排除时，治疗方式应是增强免疫抑制。如果 TBB 出现急性排斥反应，则开始使用类固醇（甲基泼尼松龙 1g 静脉注射 3d）冲击治疗，此过程中应开始使用更昔洛韦和吸入两性霉素 B 预防病毒和真菌。

尽管提高免疫抑制可以使肺功能更加稳定，但其复发率超过 50%，死亡率显著增加[111, 112]。心肺移植患者合并 BOS/OB 和没有 BOS/OB 的患者实际生存率是完全不同的（图 99-7）。BOS 第 1 阶段患者生存率显著高于 BOS 阶段 2 或阶段 3 的患者生存率[111]，主要死因通常合并肺部感染的继发性呼吸衰竭。虽然再次移植预后较差，术后 1、3 年存活率仅为 25%，但再次移植仍然是终末期 OB 患者唯一的治疗选择[113]。

（四）慢性排斥反应 - 移植物冠状动脉病变

心肺移植患者很少在第一年因移植物冠状动脉病变死亡[114, 115]，因为在心肺联合移植术后移植心脏排斥反应的发生率较低[87]，移植术后 5 年冠状动脉造影可检测到的冠状动脉疾病发生率仅为 11%[114]，这与来自 ISHLT 注册登记报道的数据相似（图 99-6）[5]。与单纯心脏移植的移植物冠状动脉病变报道明显不同，心脏移植受者术后 5 年冠状动脉造影，有多达 50% 的患者会出现显著的移植物冠状动脉病变，这也是导致心脏移植患者死亡及再次移植的主要原因。最近的一项研究使用冠状动脉内超声检查发现，心肺移植冠状动脉疾病发生率低于单独心脏移植患者[116]。当

肺和心脏都被移植时，肺部具有更高的免疫活性，这种观察结果在动物模型中也被证实，当心脏与肺或脾脏联合移植后心脏排斥现象会减少，这种现象被称为组合效应[117]。

（五）免疫抑制药不良反应

长期的免疫抑制会产生一些不良反应，如环孢素引起肾毒性、高血压、肝毒性、多毛症和牙龈增生，并且与淋巴瘤的发病率增加有关。硫唑嘌呤引起骨髓抑制表现为白细胞减少、血小板减少和贫血。长期使用类固醇会导致高血压、糖尿病、骨质疏松症和伤口愈合延迟。无论使用 RATG 或 OKT3 作为免疫诱导，都可能引起显著的血流动力学不稳定和呼吸系统并发症，表现为发热、低血压和支气管痉挛。因此，患者在给予免疫抑制药之前需要预先使用予皮质类固醇、对乙酰氨基酚和抗组胺药。

心肺联合移植术后可能遇到一个麻烦的并发症是移植后的淋巴组织增生性疾病（PTLD）[118]，其特征是 TBB 上出现弥漫性淋巴细胞浸润[119]，其治疗方法是立即降低免疫抑制的强度。PTLD 有两种基本形式：恶性和良性。早期发病的 PTLD（< 12 个月移植后）通常是良性的，当减少免疫抑制后病情会并迅速缓解。相反，迟发型 PTLD 与 70%～80% 的死亡率相关，并且对降低免疫抑制及传统化疗不敏感[120]。

（六）其他并发症

心肺移植或肺移植术后气道并发症已变得非常少见了，这得益于外科技术和术后管理的进

步。心肺移植术后气道并发症的风险仅为单肺移植的一半，而单肺移植的气道并发症发病率也只有 3.8%[121]。气道并发症的发生率与术前或术后使用类固醇无关[76]，与缺血时间、吻合方法或第一次排斥发生时间也无明显关系[122]。

心肺移植后的腹部并发症仍然是发病率和死亡率的重要原因[123]，轻度症状性胃瘫的发病率很高，可能的原因是去除心脏时切断迷走神经所致[124]。胃轻瘫伴胃胀能导致胃食管反流，而误吸和炎症反应的结果可导致显著的移植肺出现功能障碍。此外，这种移植物损伤是否使患者易患 BOS 或增加 OB 的风险仍有待确定[125]。对于严重的食管反流患者也应考虑腹腔镜手术治疗，因为研究表明这种手术可明显改善移植肺功能和反流症状[126]。

九、生理学移植肺

标准的肺功能测定，表明移植后的心肺可以长期维护良好功能。心肺整体功能在运动中也可基本无羔[127, 128]。在醋甲胆碱激发的支气管高反应性方面有些争论[129]。心肺移植患者中会出现气管黏膜纤毛清除能力下降，可能是导致移植术后严重和反复感染的一个因素[130]。在没有 OB 和严重的反复感染的患者，其移植心肺功能均良好，术后生活质量也较高[127]。

十、远期结果

斯坦福大学 1981—2000 年对 174 例晚期心肺疾病的患者行心肺联合移植术回顾性分析报道，仍有 40% 的患者仍然存活，术后 5 年实际存活为 49%（图 99-8），这一报道具有里程碑式纪念意义。这个记录与 ISHLT 报道的世界其他移植中心的经验基本相近，与接受双肺移植患者的存活率类似（图 99-9）[5]，与斯坦福大学 1991—2002 年的报道相比，其术后存活率仍在提高[14]。

心肺移植术后死亡的原因随手术时间变化。早期死亡，发生在手术后 1 个月，最常见的死因是感染（占总死亡 36%）、出血（8%～20%）、急性呼吸疾病综合征（4%）和非特异性移植物衰竭（7%～9%）[14, 114]。心肺移植术后急性排斥反

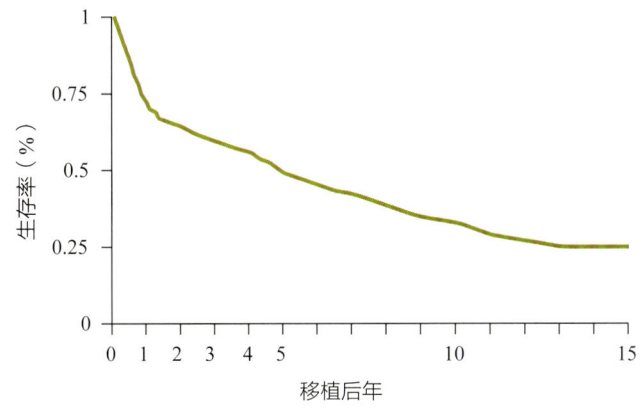

▲ 图 99-8　1981—2000 年在斯坦福大学进行心肺移植术患者的实际生存率

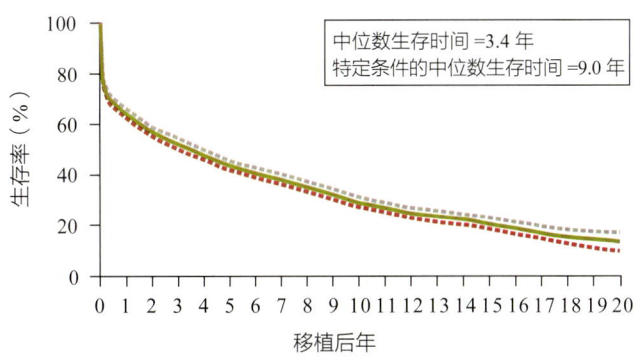

▲ 图 99-9　国际心肺移植协会（ISHLT）登记处报道心肺移植患者实际生存率
中位数生存时间是指医院内患者存活 50% 的时间（改编自 Trulock EP, Christie JD, Edwards LB, et al: The Registry of the International Society of Heart and Lung Transplantation: Twenty-Fourth Offcial Adult Lung and Heart-Lung Transplant Report—2007. *J Heart Lung Transplant* 26: 782-795, 2007.）

应低，因其导致的死亡不到 2%。几乎所有排斥反应都发生在移植术后的前 3 个月内，移植肺排斥发生率是移植心脏的 2 倍（每 100 天 0.7 次事件 vs. 每 100 天 0.35 次事件）。术后即刻死亡最常见的原因是 OB，在心肺移植存活超过 3 个月的患者中，OB 总体发病率是 64%，5 年后死亡率大于 70%[111]。死亡的其他原因包括感染、恶性肿瘤和冠状动脉疾病。与心脏移植相比，心肺移植术后移植冠状动脉的发生率和严重程度明显减少[131]。即便如此，冠状动脉移植物病变仍是心肺移植患者晚期死亡的重要原因[114]。

心肺移植后的长期存活结果仍令人鼓舞，大多数受体能够恢复积极的生活方式而不需要吸氧，移植后运动能力也明显增强[128, 132]，以肺活量计测量的移植肺功能也有显著改善。考虑到这类心肺疾病患者尽管接受了最大医疗救治和非移植手术，其预期寿命仍少于 2 年，但心肺移植所带来的益处仍表现得尤为突出。

十一、展望

心肺移植作为终末期心肺疾病的治疗手段仍存在不足。如何在减少移植术后远期死亡率、维护正常的心肺功能的前提下，改进免疫抑制剂选择，以及更加精确地免疫抑制治疗仍是目前存在的问题。利用基因工程来制定新的人源化单克隆抗体和药物基因组学的研究开发新型免疫抑制剂带来持续希望和治疗前景。新的方法如体外基因治疗、诱导免疫耐受和异种移植仍在不断研究之中。

第 100 章
心力衰竭的外科治疗：左心室成形
Left Ventricular Restoration: Surgical Treatment of the Failing Heart

Lorenzo Menicanti　Serenella Castelvecchio　著

孙永丰　译

为应对心力衰竭所致日益增长的健康、经济和社会的影响，临床医生正在寻求除心脏移植术外新的心力衰竭外科治疗方法。美国心力衰竭患者大约 500 万，每年有超过 25 万人因心力衰竭死亡。近 70% 的心力衰竭患者合并冠状动脉动脉疾病，并且大多有心肌梗死史（MI）[1]。另外由于心脏病（特别是缺血性疾病）诊断和治疗的改善，也导致心力衰竭检出率增加，其次就是人口老龄化[2]。尽管自 20 世纪 60 年代以来医疗手段有所改进，并推出了强效治疗新药，心力衰竭患者的预后仍然较差[3,4]。然而，随着心脏病外科治疗的进展，心力衰竭患者可以选择新的外科手术方式来替代药物治疗，并且一些常规药物治疗也并没有表现出显著的生存改善效果[5-8]。

尽管医疗在进步，患者诊断为心力衰竭后，5 年死亡率男性为 60%，女性为 45%[9]。目前手术技术和外科医生技巧的提高已经扩大了心脏手术的适应证。患有严重充血性心力衰竭的患者（CHF）一般被列为心脏移植的适应证，尽管这是治疗终末期心力衰竭的一种非常有效方法，但供体器官数量有限仍然是问题所在。事实上国际心肺移植协会注册登记处表明，全球心脏移植中心的数量从 1995 年的 248 家下降到 2005 年的 201 家[11]。

直到最近，冠状动脉疾病及继发的二尖瓣关闭不全作为导致心脏增大的基础病理，仍然影响着外科手术的治疗，但外科医生仍没有系统的方法评估整体心室状态。本章外科心室成形（surgical ventricular restoration，SVR）的主题由 Dor 及其同事发起[12]，代表了一种相对新颖的外科手术方法，目的在于恢复的扩张心室（即重新恢复到正常状态），改善扭曲的左心室腔功能。它需要了解心室重构的基础病理、结构变化导致的心室几何形态异常，以及补偿机制的产生，远端区域心肌和伸展机制的共同作用导致的传导异常[13]。

SVR 不是一个单一的手术，它包括冠状动脉移植术和必要时的二尖瓣修复，因此它可能存在治疗疾病的 3 个组成部分：心室、血管和瓣膜（由 Buckberg 定义的"三 V"[14,15]）。

一、心力衰竭的病理生理学

（一）左心室重构

扩张型心肌病（造成心力衰竭最常见的病因），决定疾病过程的最主要因素是左心室重塑。造成扩张型心肌病的内在原因多种多样的，其来源可能是非缺血性的或缺血性的。

左心室重塑是一种复杂、动态和时间依赖的现象，涉及分子、细胞、间质和基因组表达变化，临床表现为心脏损伤后心腔大小、形状和功能的变化[16]。这个过程在心肌损伤后可缓慢或迅速发展，并在慢性心力衰竭终末期的进度中起到重要作用。框 100-1 总结了左心室重塑过程中发生的主要变化。心肌梗死后细胞外基质将参与心室几何形状改变。心脏病学家和心脏外科医生过

> **框 100-1　左心室重塑**
>
> **心肌细胞改变**
> - 心肌细胞丢失
> - 坏死
> - 凋亡
>
> **细胞外基质改变**
> - 基质降解
> - 纤维化替代
>
> **左心室腔几何形态改变**
> - 左心室扩张
> - 左心室球形扩大
> - 左心室壁变薄
> - 二尖瓣关闭不全

去一直认为细胞外基质是作为细胞支架的大分子惰性集合。然而，大量研究证据表明细胞外基质起着控制众多细胞功能的中心作用，也是心肌梗死后导致左心室重塑的关键因素[17]。

目前的心力衰竭研究模型包括心肾模型（过量的钠和水潴留）、血流动力学模型（泵衰竭和过度血管收缩）和神经激素模型（过度表达对心脏和血液循环产生不利影响的生物活性分子）。这些模型每一个可能都是必要的，但并不能完全解释心力衰竭疾病进展的所有原因。心肌受损后初始的泵能力下降，一系列代偿机制被激活以恢复心血管功能和正常的循环稳态。肾上腺素能、肾素血管紧张素和细胞因子系统在全身和局部心肌激活并导致心排血量减少[18, 19]。多种循环和组织蛋白及肽类（如去甲肾上腺素、血管紧张素Ⅱ、内皮素、醛固酮、肿瘤坏死因子、白细胞介素）在初始适应反应中产生。然而，这些生物活性分子的慢性过度表达可能是改变基因表达、心肌细胞和成纤维细胞蛋白合成的根本原因。

由 Mann 和 Bristow 描述了生物力学心力衰竭模型，有利于解释不依赖于神经激素的状态导致的心力衰竭过程[20]。实际上，目前以拮抗神经激素激活的药物治疗往往会减缓疾病进展，但仍不能阻止左心室重塑的过程。此外，许多类型的神经激素拮抗治疗对心力衰竭患者无效，甚至有害[21]。

为解释神经激素拮抗治疗的失败，Mann 和 Bristow 专注于左心室大小和几何形态异常，并认为它们才是导致疾病进展的原因。几何形态变化导致间质细胞和心肌结构异常，从而使心脏功能恶化并进一步增加神经激素的激活，这可能导致心血管系统失去正常的稳态控制机制[20]。

（二）缺血性和非缺血性左心室几何形态异常

左心室形状、体积及心脏质量决定了左心室的几何形态，这三部分在发生心脏疾病过程中也会产生改变，主要由退行性、瓣膜性或缺血性病变导致。缺血性心肌病会导致一系列结构改变，以补偿非功能性运动或运动障碍区产生的负荷增加[22]。

在前壁心肌梗死中，主要累及左心室心尖部，并导致前壁、室间隔和室间隔心室部改变。整体而言，以心室伸长和扩大来维持恒定的比率（即恒定的球形指数或与长短轴比率）。然而，当患者出现继发性二尖瓣关闭不全时，心室球形指数异常，心室更趋于球形。在出现前壁梗死不合并二尖瓣关闭不全的心肌病患者中，球形指数不能反映出形态学的异常。随后被提出用锥度指数来评估心肌梗死后心尖的锥形变化（图 100-1）[23]。另一个重要的形态改变发生在梗死前壁乳头肌朝向心尖的横向位移，导致二尖瓣后叶运动受限，从而影响整个二尖瓣活动。

另外，后壁的心肌梗死形态改变是不同的：心室短轴比长轴更宽，导致球形指数升高，增加二尖瓣关闭不全的发生率及严重程度[25]。表 100-1 比较了前、后壁心肌梗死后出现的心室几何形态异常[25]。

非缺血性扩张型心肌病比缺血性心肌病更多为球形：心室短轴方向增大，更易导致二尖瓣关闭不全，并且出现严重的弥漫性室壁运动减弱。随之出现泵功能显著降低，收缩期无区域差异。然而，许多患有非均匀性疾病患者的组织活检研究显示，心室游离壁及室间隔上瘢痕和纤维化程度占 4%～60%，这可能也是导致非缺血性扩张型心肌病患者行心室腔减容手术，如 Batista 手术失败的原因[26, 27]。

（三）心脏结构重塑的理由

图 100-2 显示心肌纤维的螺旋排列由一个

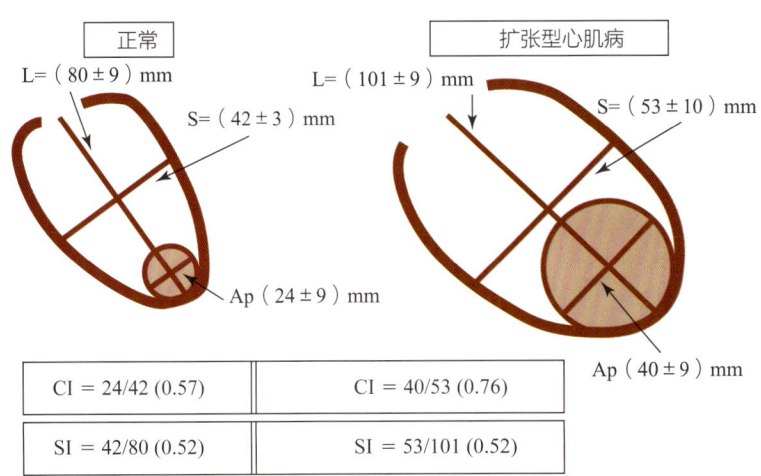

◀ 图 100-1 几何测量在正常和扩张型心肌病

球形指数（SI）＝短长轴比（S/L）和锥度指数（CI）＝心尖与短轴比（Ap/S）。通过使用最适合于顶端的球体测量心尖顶端的直径。注意的是 SI 在正常人和扩张型心肌病患者中测量值可能相同，因为心室长度与宽度成比例增加，所以比例保持稳定，而在扩张型心肌病的患者中 CI 是明显异常的

表 100-1 不同心肌梗死部位的几何形态学变化

	下 壁	前 壁	*P* 值
舒张期直径（mm）	69 ± 10	63 ± 9	0.009
收缩期直径（mm）	57 ± 12	50 ± 11	0.009
舒张期室间隔厚度（mm）	12.8 ± 3	10.5 ± 3	0.001
后壁厚度（mm）	16 ± 15	32 ± 23	0.008
左心室质量指数（gm/m²）	217 ± 51	165 ± 39	0.000
左心房大小（mm）	48 ± 8	44 ± 7	0.008
目前二尖瓣反流所占比例（%）	87	69	0.04
二尖瓣反流程度	2.9 ± 1.1	2.0 ± 1.1	0.0003

非常古老的解剖图谱报道。这些研究[28, 29]证实，心肌纤维定向是一种功能定位，其中心肌纤维垂直朝向在心内膜纵向区域占主导地位，心肌中层转变为圆周方向，再次纵向穿过心外膜表面。这样的双层（左侧和右侧从基部到顶点）的纤维排列形成双螺旋。这些心肌层彼此也是不平行排列；另外心肌纤维束在左心室壁内呈放射状分布，相对于心外膜表面的平面产生角度。这些心肌纤维形成的角度有助于抵抗变形，并在三个水平的正常范围内（纵向、径向和圆周）保持张力分布。而且，这种结构使心脏维持一种类似于几何椭圆体的形状，也有利于流向主动脉。当角度变形，如心肌纤维断裂、纤维化或瘢痕心肌形成，会造成心室失去其特征和功能（它们遵循严格的形式和功能之间的关系）。当心肌纤维处于固定的收缩状态，心室射血分数根据心室的形态而变化，在球形心室中较低（球形指数趋于 1）和椭圆形高（球形指数趋于 0）。事实上，宏观解剖改变也可以影响室壁张力，根据拉普拉斯（Laplace）定律，左心室压力和腔室大小成正比，与室壁厚度成反比。在动物心肌破坏模型或人类心肌梗死后，心室重构是改变室壁应力的主要决定因素[30, 31]，以及随后出现左心室扩张、几何形态变化，心肌功能受损[32]。当缺血性收缩功能障碍叠加在使用预负荷以改善运动期间的心排血量，心室可能由于无法排血而进一步扩张，并且造成左心室进一步恶化。另外，左心室舒张末期压力因心肌顺应性下降（导致组织僵硬）而增加，心肌往往因抵抗而变形，心室僵硬的增加直接导致收缩功能的进一步降低。

舒张末期和收缩末期心室体积的进一步增加也导致不良的预后[33]。作为 GUSTO（链激酶和 t-PA 在动脉闭塞中的应用）试验中的一部分，Migrino 及其同事[33]评估急性心肌梗死期间给予再灌注后 90～180min 的收缩末期心室容积变化，他们证明了患者心肌梗死给予成功再灌注后，收缩末期容积增加超过 40ml/m² 是发生心力衰竭和死亡率增加的危险因素。心肌梗死后收缩末期容积指数等于或大于 60ml/m²，1 年死亡率高达 30%。在 SAVE（心室扩大与存活率）试验中，左心室大小是 2 年后死亡率的一个强有力的独立

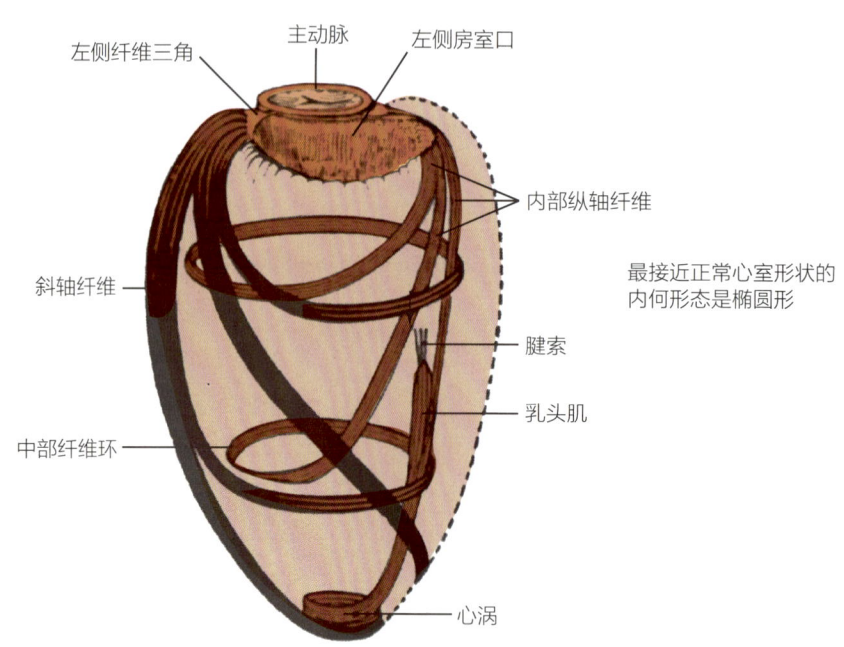

▲ 图 100-2 心脏的三维结构

来自 18 世纪的解剖学图集。椭圆形允许在三个方向（纵向、周向和径向）存在正常的室壁张力和一个最优的流入和流出道血流方向（引自 Benninghoff-Goertler: Atlas of anatomy, vol II, Padova, Italy, 1996, Piccin Editore.）

危险因素[34]。

即使在冠状动脉搭桥手术后，大心室患者预后仍较差。Yamaguchi 和他的同事[35]认为左心室收缩末期容积指数超过 100ml/m² 是缺血性心肌病发展为慢性心力衰竭的独立危险因素。这些研究报道有助于心脏外科医生关注缺血性心肌病患者的左心室重构的重要性。

（四）左心室室壁瘤或缺血性扩张型心肌病？

18 世纪左心室室壁瘤被第一次描述[36]。1816 年，Cruveilhier[37] 将室壁瘤样扩张归因于心肌纤维化，尽管室壁瘤样扩张与冠状动脉血栓形成的相关性直到一个世纪后才被普遍认识，Tennant 和 Wiggers 揭示出急性心肌缺血性损伤后导致心室出现明显的矛盾运动的生理意义[38]。随后，Murray 描述了急性心肌梗死后出现的收缩期矛盾运动，并将其与心排血量减少和血压下降等现象联系起来。1967 年，Klein 和他的同事[40]发表了左心室室壁瘤的血流动力学研究，成了研究左心室缺血性损伤后左心动力学的一个里程碑。Gorlin 及其同事首次描述了任何疾病导致约 20%~25% 的左心室面积失去活力后，心肌纤维

必须缩短以维持超出生理极限的每搏输出量，以及根据 Starling 机制，心脏会扩大以保持足够的血液射出。根据这个观点他们确定了左心室重塑的概念，并描述心肌梗死与室壁瘤发生的关系。此外，他们描述了室壁瘤不仅是运动异常（在收缩期间产生反常运动），而且存在运动障碍（即心肌纤维化、心肌病瘢痕组织钙化、心包增厚、室壁血栓形成和心内膜增厚可能会导致室壁僵硬并阻止其扩张）。

Gorlin 提供了左心室室壁瘤以下定义：通过左心室血管造影显示任何心肌运动异常或障碍。心肌运动障碍时心肌收缩期未见心肌运动。另外运动异常时，心肌收缩时室壁会出现矛盾运动。在术中，室壁瘤一般为局限的瘢痕区域，心肌变薄通常黏附于心包，收缩期矛盾运动不一定存在。室壁瘤一般比较容易辨识，在左心室射血时心肌褶皱和坍塌的区域一般认为是室壁瘤。

影像学和外科学室壁瘤与的定义与病理学是一致的："心腔局部向外膨出，伴或不伴心腔外表的膨出"[41]。

无论是溶栓还是经皮腔内冠状动脉成形术，

早期血运重建可以减少梗死面积和改善左心室功能，也明显改变了心肌梗死的病程及并发症产生[42-44]。然而，即使是早期缓解了冠状动脉闭塞，左心室重塑的影响仍将发生。Bolognese及其同事证明，心肌梗死后 6 个月，仍有 30% 的心肌梗死患者即使动脉通畅率非常好的患者左心室仍需重塑[45,46]。冠状动脉动脉内超声显示，患有前壁心肌梗死的患者微血管功能障碍的发生率更高时，这种情况发生得更频繁。图 100-3 显示了我们一个前壁心肌梗死的患者进展为缺血性扩张型心肌病。图 100-4 显示了通过中心线法分析的 2 例成功的早期血运重建的前壁心肌梗死患者出现心室形态学异常[47-49]。因此，无论是前壁还是后壁急性心肌梗死，都可能导致 4 种心室形态异常中的任何一种（图 100-5）[50]。这种分类是不完整的，因为它没有考虑异常发生在室间隔或侧壁。然而，它对于评估治疗结果很有用，尤其是在减容手术，外科手术处理修复真正的室壁在第 2、3 和 4 型的形态异常中看起来明显不同。图 100-6 超声心动图显示了来自 4 名患者的 3 种形态异常，心脏四腔面及双腔面如图所示。

（五）左心室室壁瘤切除术

第一次成功手术矫正左心室室壁瘤发生在 1957 年[51]。Denton Cooley 在 1958 年描述了体外循环下行室壁瘤开放切除及简单闭合术[52]，这个标准一直持续了 30 年。1968 年，Favaloro 及其同事[53]报道了 130 例接受左心室室壁瘤切除术的患者，医院内死亡率为 13%。

1979 年，Grondin 及其同事[54]报道了 40 例

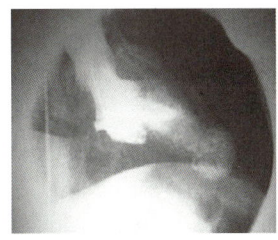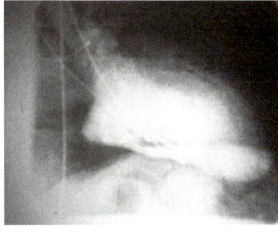

前壁心肌梗死　　　　　　1 年后

▲ 图 100-3　左心室血管造影，右前斜投影 30°
左图，心肌梗死后早期，收缩帧。注意小的心尖室壁瘤。左前降支成功再灌注。右图，1 年后的左心室血管造影显示心室收缩末期容积明显扩张，患者出现心力衰竭症状

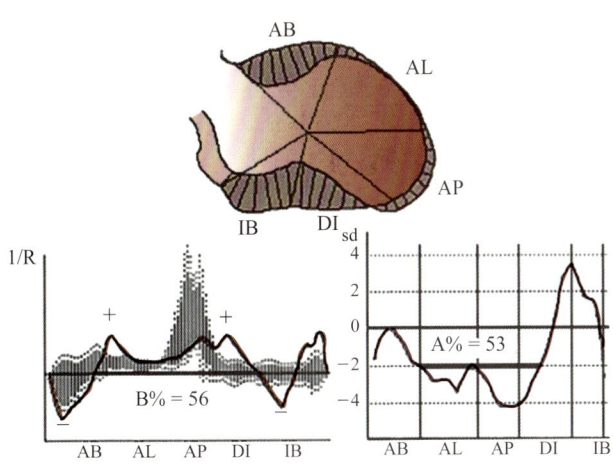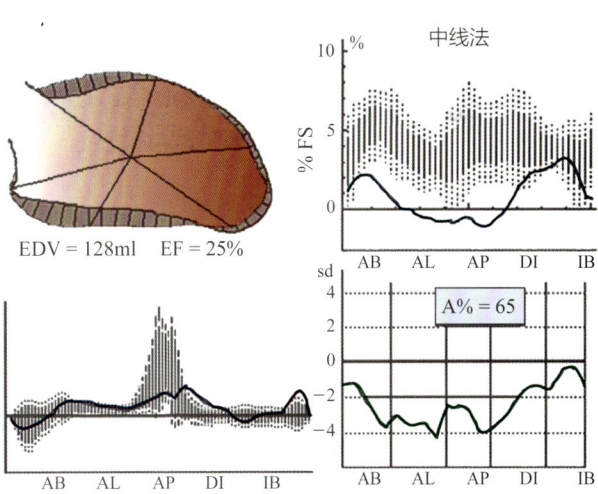

▲ 图 100-4　两名前壁心肌梗死的患者经成功再灌注后，分析左心室（LV）曲度和局部室壁运动
左侧为真性左心室室壁瘤的左心室形状为经典的颈部位于心肌增厚和非增厚处的边缘。右侧左心室形状为扩张型缺血性心肌病，无心肌增厚和不增厚的边缘。每个轮廓下的图表显示曲率分析（左）中心线分析（右）。测量纵坐标上半径（1/r）倒数表示的曲率值。从主动脉到心室周围二尖瓣平面。阴影表示法向运动的标准偏差；线条表示患者体内的室壁运动。正常心脏的心尖弯曲度较大，非正常心脏心尖弯曲度较小。注意左侧患者的曲率值从负（-）到正（+）和从 + 到 - 的急剧变化。右边的患者的曲率值，弯曲度非常小，基本没有变化（既非负也非正），也就是说，弯曲是扁平的，沿着周边。中心线分析：量化了左心室周边 45 根弦的区域壁运动。A%. 程度不对称性；AB. 前腹区；AL. 前外侧区；AP. 顶端区；B%. 弯曲异常程度；DI. 横膈膜区；EDV. 舒张末期容积；EF. 射血分数；FS. 缩短分数；IB. 基底部（引自 Baroni M, Barletta G: Digital curvature estimation for left ventricular shape analysis. Image Vis Comp 10: 485–494, 1992; and Sheehan FH, Stewart DK, Dodge HT, et al: Variability in the measurement of regional left ventricular wall from contrast angiograms. *Circulation* 68: 550–559, 1983.）

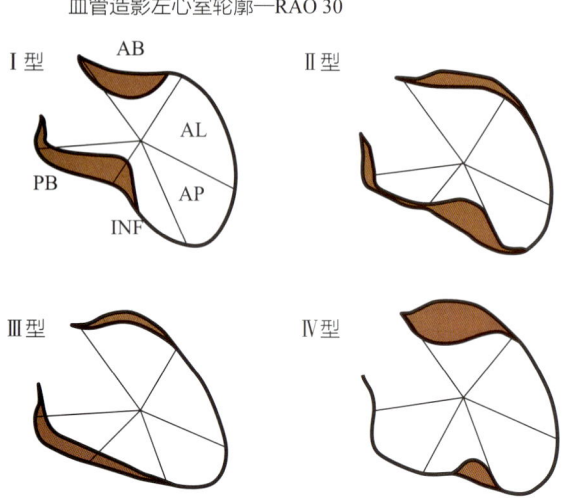

▲ 图 100-5 心肌梗死后左心室（LV）形态异常的轮廓
图示为右前斜位 30° 血管造影评估。Ⅰ型：LV 形状由两个几何分隔收缩"边界"介于增厚和非增厚之间心肌；真正室壁瘤的典型颈部是显而易见的。Ⅱ型：形状的特点是只有一个边界心肌增厚和非增厚，不是两个边界在第 1 类中。Ⅲ型：左心室收缩形态无边界（即曲率沿着心室）。Ⅳ型：双部位心肌梗死（前下）。AB. 前基底区域；AL. 前外侧区域；AP. 心尖区域；INF. 下壁；PB. 后基底区域；RAO. 右前斜投影

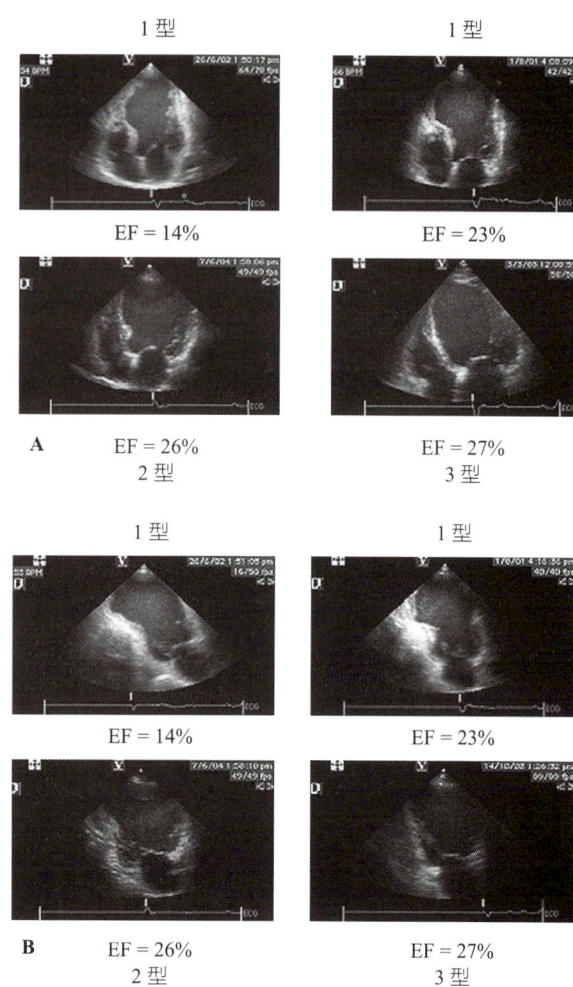

▲ 图 100-6 4 例前壁心肌梗死患者的超声心动图四腔图（A）和双腔（B）视图
所有患者均有明显的左心室扩张，射血分数低，但形状明显不同。显示 1、2 和 3 型

左心室室壁瘤患者均行内科药物保守治疗，他们把患者分为有症状或没有症状两组。10 年后，无症状的患者生存率为 90%，与此同时，仅有 46% 的患者在诊断时有症状。造成死亡原因主要是慢性心力衰竭、血栓栓塞和心律失常。他们认为死亡率取决于室壁瘤大小，室壁瘤越大，风险更高。这些报道也预示经过优化医疗管理可以提高这些患者的生存率，也进一步促进外科手术来治疗这种疾病。就在 1983 年，Cohen 和同事[55] 推荐左心室室壁瘤给予最大限度的药物治疗（用于心力衰竭、心绞痛、反复发作血栓栓塞难以抗凝、顽固性室性心动过速）失败后可考虑切除室壁瘤。

1985 年左心室室壁瘤手术修复的概念已开始改变。Jatene[56] 描述了一种新技术包括行心室内环形缝合，排除运动障碍的心肌瘢痕，Dor 和他的同事[12] 使用心室内补片重建因心动过速行心内膜切除术后的衰竭心室。此理念是为了减小左心室的尺寸和重建更椭圆形的心室腔，治疗其所有组成部分（前壁、心尖和室间隔）的扩张，反对进行线性切除室壁瘤[57, 58]，

因为这将会产生其他未处理的室间隔扩张，并造成残留腔的扭曲。排除腔内病变的心肌组织是一个根本性的改进[12]。随着技术的变化，医院内死亡率和晚期死亡率也是明显下降。Dor 和他的同事证明，该技术不仅适用于运动障碍区域也适用于运动异常区域。因此，左心室室壁瘤患者行心室减容术的适应证和患者选择均有改变[59]。

二、诊断和外科手术患者选择

（一）非缺血性心肌病

治疗扩张型心肌病的左心室重建术（如 Batista 手术或部分左心室切除术）已被摒弃，主要原因是不可接受的围术期死亡率[27]，其失败的

一个原因是认为左心室室壁瘤的整个房室的病理生理是统一的和同质的。然而，有证据表明，这种疾病房室腔并是非是均质的，室间隔和侧壁的瘢痕和纤维化程度不同[60, 61]。因此，在Batista手术中，微小病变的侧壁被切除，严重纤维化的间壁保留，即使左心室明显变小，但术后左心室功能仍将受到不利影响。

因此，Suma及其同事[61]建议术中行超声心动图评估减少前负荷后心肌收缩的反应，用以帮助选择病变区域，并改善手术效果。在术中超声心动图引导减容试验，部分体外循环开始后，解压扩张或拉伸的心室，并诱导左心室壁运动和厚度的功能学变化。室壁运动变化的识别意味着可以选择病变最严重的区域并进行切除，让更有活力的心肌肉恢复整个心肌功能。这个想法来自缺血性左心室除出瘢痕部分后，左心室功能可恢复。但是，非缺血性心肌病病变是非均匀性这个概念是全新的。Suma报道，如果术中超声心动图表明间壁是最薄弱的部分，那么间壁前心室应切除。Suma及其同事[26, 60, 61]引入了前室间隔旷置术（septal anterior ventricular exclusion, SAVE）。Buckberg和coauthors[62]称为心脏固定术，Francisco（Paco）Torrent-Guasp，其巧妙的解剖学概念定义了螺旋心室心肌带，并且进一步加深

了我们对结构和功能两者之间关系的理解[14, 63]。为确保椭圆形心室形态，狭长的室内补片放置室间隔之间，采用间断的褥式缝合使得间壁和前壁的一部分被排除在外（图100-7）。非缺血性扩张型心肌病患者存活率及纽约心功能分级的结果都令人满意。当术中超声心动图显示最薄弱的部分是侧壁，Suma和同事[61]进行了部分左心室成形术（图100-8）。

（二）失能区

行左心室重建的合适患者一般都经历过心肌梗死、左心室扩张，其中35%的患者存在室壁运动异常或运动障碍和心室周长的延长。这些患者有心力衰竭、心绞痛或难治性室性心律失常的症状。

应仔细评估患者的左心室，可通过冠状动脉造影（左、右前倾斜投影下的心室血管造影）、完整的超声心动图（四腔和双腔视图，胸骨旁长轴和短轴视图），或其通过磁共振成像（MRI）进行评价。这些成像技术的目的是详细评估患者选择的各项参数（框100-2），并制定治疗计划和安排随访。

患有运动障碍或运动异常的左心室室壁瘤患者可能会从左心室成形中获益，与外科术的预

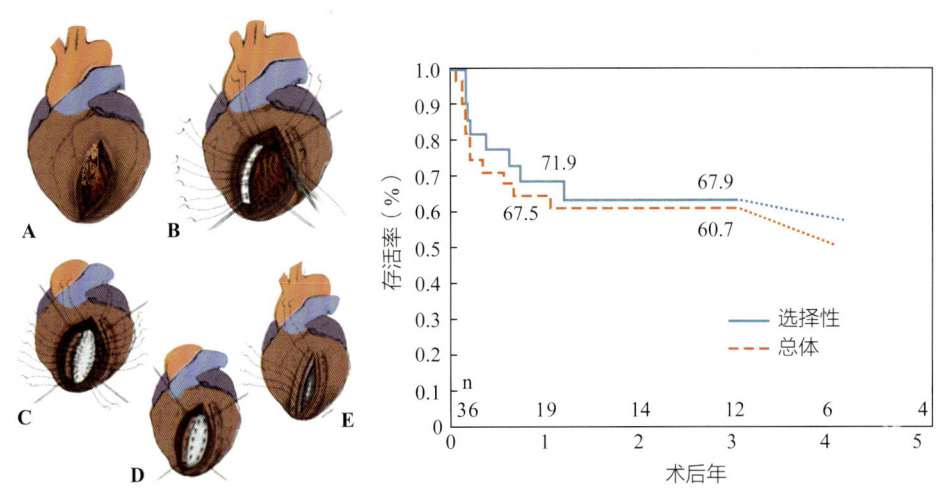

▲ 图 100-7 前室间隔旷置术

左侧 A-E 为前间壁室壁瘤切除手术（SAVE）步骤，具体参见文中说明。右图，当患者适当选择后再行 SAVE 手术，其生存率是显著增高的。每一组患者的数量及术后存活率及随访时间在横纵坐标上显示（该图经允许引自 Suma H, Isomura T, Horii T, et al: Septal anterior ventricular exclusion procedure for idiopathic dilated cardiomyopathy. *Ann Thorac Surg* 82：1344–1348, 2006.）

1581

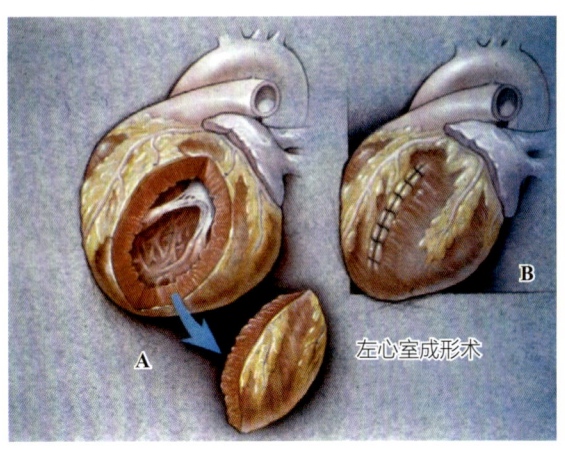

▲ 图 100-8　左心室成形术或 Batista 手术
心室侧壁部分切除术，封闭切开心室

框 100-2　左心室室壁瘤患者筛选参数
• 心室腔内径
• 心室容积（舒张期及收缩期）
• 射血分数
• 室壁厚度
• 无感受区程度
• 远离区域位置
• 心肌活力是否存在
• 是否存在二尖瓣关闭不全
• 二尖瓣环大小与左心房大小
• 右心室功能

后存在相关性的是动作协同不能的程度而非类型[64]。手术切除的区域应该仔细评估室壁运动和厚度。

通过左心室血管造影、超声心动图或核素心肌扫描评估室壁运动。心脏 MRI 可以更准确地确定左心室容积和射血分数，因为它显示三维视图中从基部到心尖的心外膜和心内膜边界。

左心室血管造影是一种平面技术，它最多能显示两个心室的投影，但不能显示心外膜边界，因此它无法计算增厚。然而，在左心室血管造影采用中心线法可以得到室壁运动定量评估，可以清楚地确定协同不能[49]。超声心动图可以显示心内膜和心外膜边界，所以室壁增厚和运动状况均可评估。然而，用超声心动图法精确定位室壁运动不可靠。因此，室壁运动可通过室壁运动评分指数来衡量[65]，室壁运动的定性评

价用数字表示，室壁运动分为 16 个部分（正常，1；运动减弱，2；运动增强，3；运动障碍，4；室壁瘤，5）。

超声心动图还有其他一些局限性：①心室扩大时左心室心尖部不能充分评估（例如扩张型心肌病）；②心内膜边界通常不能清楚显示，这可以解释观察者内和观察者间测定左心室容积和射血分数的差异性；③很多患有并发症（例如梗阻性肺病、疾病、肥胖）的患者超声心动图像显示不佳。

核素心肌扫描可以在平面视图（放射性核素血管造影，标记血池）中显示心内膜边界运动或心肌，包括利用门控单光子发射计算机断层扫描显示心内膜和心外膜。但是，这些研究需要使用放射性示踪剂，所以并不适用于所有的心脏治疗中心。另外心血管 MRI 也并不是在任何中心可供使用，因为一些患者有研究的禁忌证（例如，幽闭恐惧症或存在植入式心律转复器）。但是，它允许在高精度、可复制的要求下对单个患者进行最全面的评估[66]。心血管 MRI 的最大优点是可以检测心肌瘢痕和晚期钆增强。心肌瘢痕往往比正常心肌会积累更高的钆浓度，注射 10～20min 后，在典型的患者图像中瘢痕区域则显得非常明亮，而正常心肌显得较暗。图 100-9 显示了一位患者的广泛前壁和心尖的瘢痕区域。晚期对比增强心肌的厚度与该段左心室壁厚度比值，可以用于预测心肌活力。晚期增强的近乎透壁的瘢痕心肌即使血运重建，其心肌的功能也不可能恢复[67]。

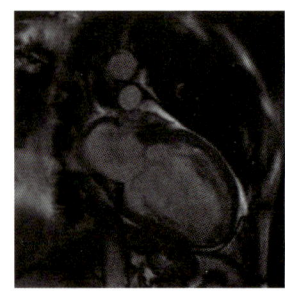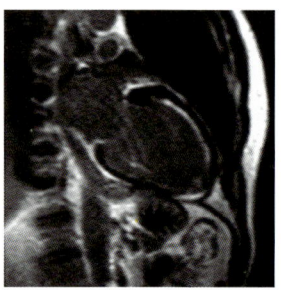

▲ 图 100-9　心脏磁共振晚期钆增强显像
左图，正常受试者，无心肌瘢痕。右图，一个广泛透壁心肌瘢痕的患者将要接受左心室手术的病例。图示为双腔视图。注意明亮的心肌从基底前区延伸到心尖和下区

商用软件分析左心室功能，目前能提供室壁运动区域半自动评估，能够提示正常或异常收缩的心肌，也能提供瘢痕心肌所占比例（图 100-10）。这使得不需要药物应激就能预测心肌存活率。心血管 MRI 也可通过放射性核素标记的区域变形，并且可以计算应变率。这对于检查远端心肌和心尖部扭曲和解旋大为有利[68]。心尖部扭转和扭曲运动（与基态相反）极大地促进血液排出和维持良好的泵功能。当前壁心肌梗死时，这些机制是减少甚至丢失，也导致心脏功能进一步受损。然而心血管 MRI 标记并不是在临床实践中常规进行，仅被限制在研究中，因为数据分析费力，且耗时通常需要密集计算。随着发展组织多普勒成像技术和二维"斑点"或心内膜边界追踪分析的发展[69, 70]，更容易测量收缩期和舒张期心室纵向或径向变形。矢量方向提供了顺时针和逆时针收缩的方向，这对于评估顶端水平的扭转力学特别有用。对解旋的分析至少在快速充盈期也提供了有关舒张功能的信息。

（三）非病变区域心肌状态

非病变区域心肌的量化是确定患者是否是左心室成形的候选者，而一般常规成像研究通常都没有评估。前壁心肌梗死后，非病变区域心肌可能因主要的冠状动脉，如右侧冠状动脉或左侧回旋支（冬眠心肌）的严重病变引起室壁运动功能减退甚至运动消失，或因局部张力高导致的冠状动脉狭窄引起非病变心肌功能失调。几年前，我们展示了 SVR 患者前壁心肌梗死后左心室成形可以改善远端非缺血区域[32]，在该研究中，我

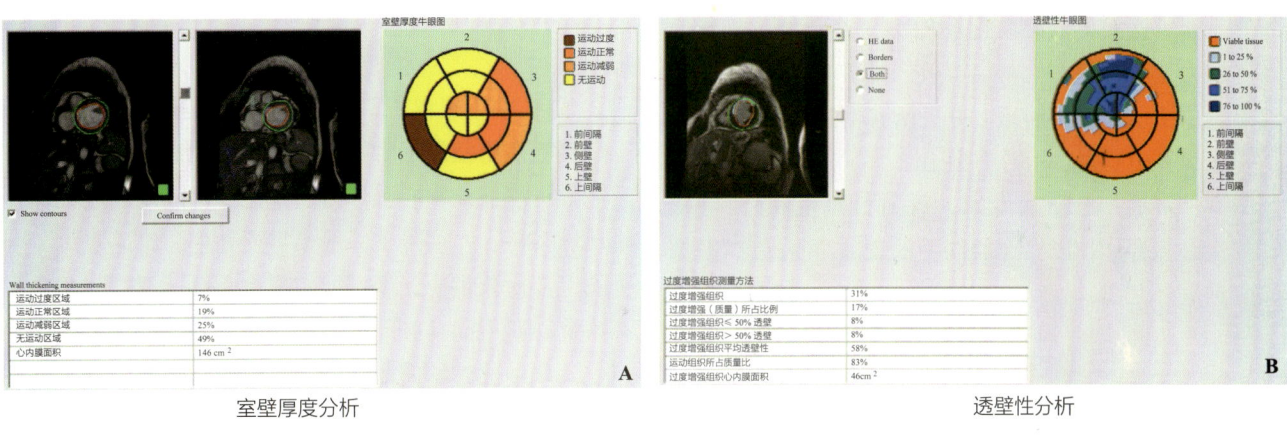

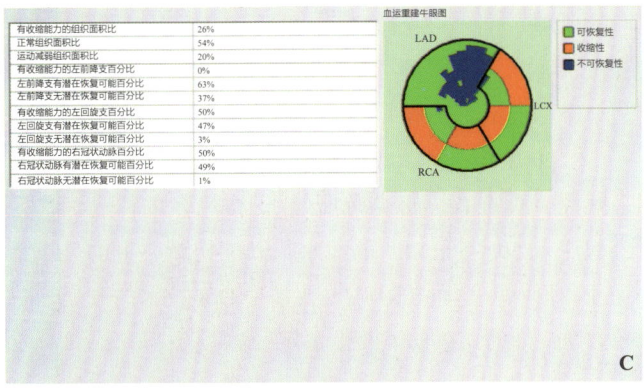

▲ 图 100-10 使用 Marisa 软件分析心脏功能［磁共振成像系统分析（Chase Medical, Chase Medical, Richardson, Texas）］
A. 室壁运动分析量化为正常、运动过度亢进、运动减退和无运动，并计算运动失调百分比；B. 通过晚期钆增强评估瘢痕组织透壁性，程度从 0%～100% 的透射率进行颜色编码，计算出瘢痕组织的百分比；C. 分析存活能力：绿色区域代表可能随着血运重建而改善的可行心肌；蓝色区域代表无法治愈的创伤；D. 左心室三维重建叠加在四腔视图上，并且通过晚期钆增强评估瘢痕的范围

1583

们排除了患有严重左侧和右侧冠状动脉狭窄的患者。如今，通过心血管 MRI，我们可以预测缺血心肌功能恢复的可能性，冬眠心肌区域是有利于冠状动脉搭桥术（CABG），并且我们也可以预测左心室容积减小后非病变心肌区域恢复的可能性。因此，在扩张型心肌病非缺血性心肌功能失调时，我们提出用"心肌耗竭"这个术语来低替心肌冬眠或心肌顿抑，这意味着当左心室成形减轻室壁高张力后，使得血流动力学负担减轻后心肌恢复是可能的。

另一方面，非病变心肌区域检测到瘢痕心肌并且晚期钆显像增强，预示左心室成形后对泵功能的改善效果可能不理想，死亡率也会更高。之前排除的已明显形成瘢痕的心肌，术后仍有恢复收缩可能性。

总之，仔细翔实的术前影像学研究对患者的选择、规划治疗和评估左心室成形的手术疗效是非常必要的。心血管 MRI 是一个最好的选择，因为它为外科医生制定有效、复杂的个体化手术提供了所有必要信息，并且所有信息都可以在一次检查中获得，用时不到 1h。

最后，心脏病专家，放射科医生和外科医生必须合作，以实现最佳手术效果，改进患者的预后。

三、缺血性心肌病心室重建手术

Dor 及其同事在 1984 年提出，无论是在急性期（根据 Harken 技术手术治疗室间隔破裂或顽固性室性心律失常[71]），还是在慢性心肌梗死和左心室肌收缩无力（运动消失或运动障碍），排除所有有活动能力及不可切除区域（例如，隔膜和后壁）的患者心肌梗死后，可以通过心内环缩补片成形修复左心室重建。另外，应该达到冠状动脉血运重建和必要时行二尖瓣修复或置换术[72]。

外科心室重建手术包括减少左心室容积和恢复心室椭圆形态，通过外科手术恢复左心室腔大小和几何形态以减少室壁张力是这项技术的指导原则。

自 Dor 及其同事的第一次描述该技术以来[12]，许多外科医生都采用了这种方法，但仍然被没有广泛使用，因为外科医生一直不愿意切开并排除早期再灌注后那些看似运动正常的区域，因此该手术并未得到广泛应用。相反，完成冠状动脉搭桥术，不起作用的包含深度瘢痕的心肌不受干扰[73]。

该技术尚未标准化，外科医生基本上使用左心室重建的 4 种变量以排除室间隔，其中包括 Jatene 的线性闭合[56]，Mickleborough 的改良的线性闭合[74]，Dor 和 Menicanti 报道的环形闭合加补片修复[75]，以及 McCarthy 报道的无补片的双重环扎闭合[76]。所有这些技术都涉及切开病变的前壁，排除整个病变节段，并减小心室腔大小。大多数患者，是在左心室的前部进行的重建。但是，当左回旋支或右冠状动脉闭塞后，重建也可以在后壁上进行。其中大部分患者同时需要进行冠状动脉搭桥术，也有较多的患者需要接受二尖瓣修复术。

（一）外科心室复形前手术细节

自 2001 年以来，我们在意大利圣多纳托医院实施左心室复形时，使用晶体或冷血心脏停搏液顺行灌注诱导心脏停搏。首先尽可能完成冠状动脉搭桥，左前降支一般都需要处理，保证室间隔上部血流供应，尽可能实现完全血运重建。在瘢痕心肌中间打开前壁心肌，切口平行于左前降支，从中部开始向前朝向心尖延伸。仔细检查心腔的内部除去已存在的血栓。必要时，通过切开的心室，行二尖瓣修复，在后瓣环采用双针缝法，再从三角区到三角区，以及二尖瓣一般使用小于 26mm 的瓣膜[77]。

2001 年 7 月，我们推出了 Mannequin（Chase 医疗，理查森，得克萨斯州），按患者的体表面积注入 50~60ml/m^2 的盐水，以优化新心室的尺寸和形状。这种 TRISVR 技术是 Dor 技术的改良方法，并于 1998 年推出了定径器设备，允许该手术标准化。通过心室切口将设备插入左心室腔（图 100-11），然后仔细灌注生理盐水，当它在腔内正确就位而不在二尖瓣位时，可以避免左心室膨胀。新的顶点将被放置在 Mannequin 的顶点也是室内环形 2/0 缝合线的起点。缝合线深入到室

第二部分 成人心脏手术
第100章 心力衰竭的外科治疗：左心室成形

间隔并朝向主动脉流出道，在一个倾斜的平面上重建椭圆形，而不是球形腔室。然后缝合线到侧壁，再回到顶点，然后打结固定在 Mannequin。闭合的平面不应与二尖瓣平行（图 100-12）。如果闭合平面与二尖瓣平行，那么会形成一个球形室（图 100-13）。该装置的形状具有适当的圆锥形状，具有生理性的短轴 - 长轴比，以重建更生理的椭圆形态。确定新的顶点后，外科医生将圆形针脚放在过渡区域（在瘢痕组织和健康组织之间）。当心室没有非常扩大时，Mannequin 方法减少了残留腔过小的风险。当梗死区域不是非常清楚时。[如扩张型心肌病（Ⅲ型轮廓图 100-5），如我们团队所述]，这种方法也可用于界限的划分[50]。

在这种情况下，过渡区之间瘢痕组织和非瘢痕心肌没有很好的定义，Mannequin 法允许重建心室具有适当残差大小的椭圆状态。框 100-3 显示左心室成形术的局限性。

Mannequin 法的使用球囊改进了 Dor 于 1998年提出的技术，设备的大小选择通过患者的体表面积乘以 50ml 或 60ml。这个选择是经验性的：

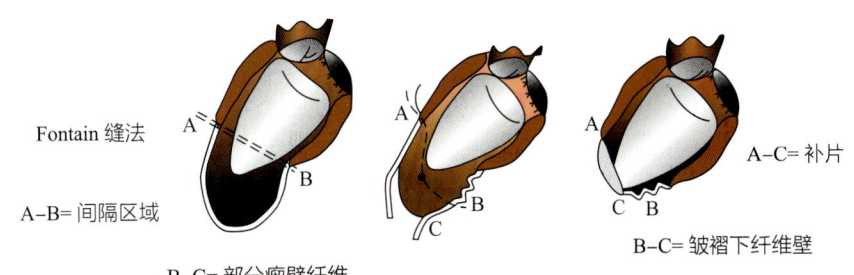

▲ 图 100-11 当进行 SVR 时使用经心室模型
SVR. 外科心室成形

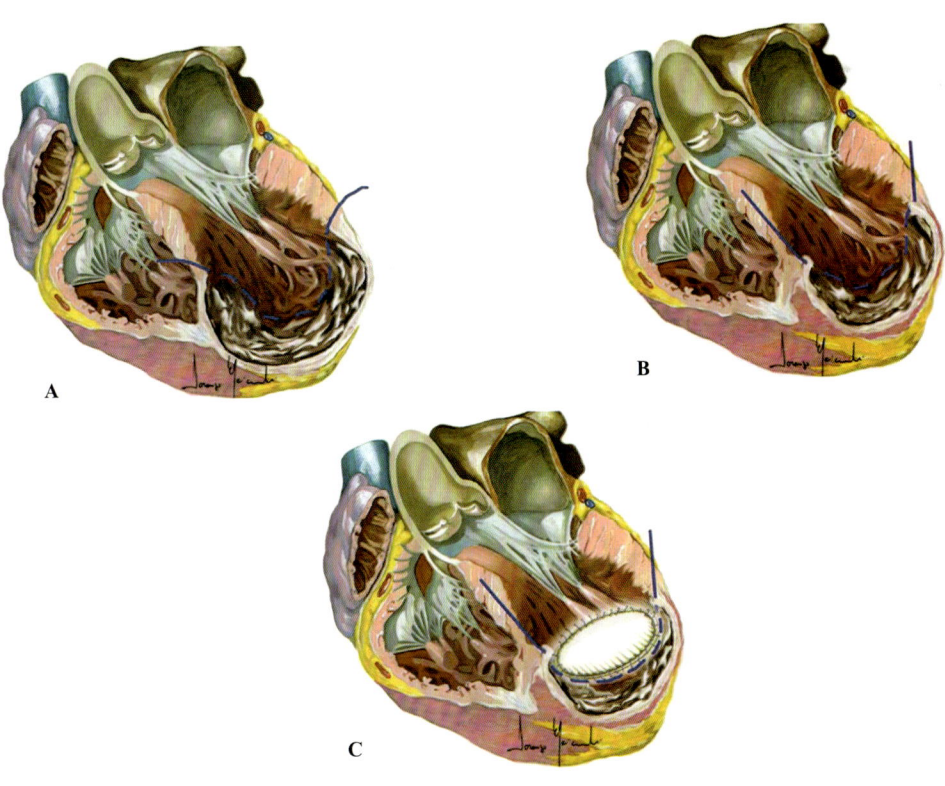

▲ 图 100-12 心室内缝合的顺序
A. 在平行于二尖瓣的平面上缝合；B. 缝线收紧；C. 插入补片，其合成位置与二尖瓣平行

1585

SABISTON & SPENCER 心胸外科学（原书第 9 版）
SABISTON and SPENCER Surgery of the Chest (9th Edition)

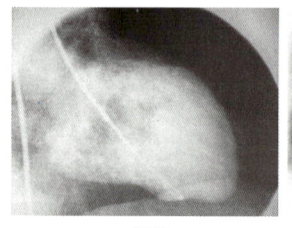 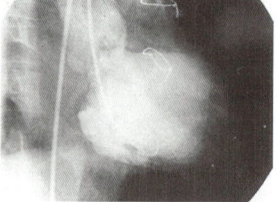

术前　　　　　　　　　SVR 术后

▲ 图 100-13　手术前（术前）和手术后左心室重建（术后）的血管造影
左：手术前；右：手术后。注意手术后球形左心室的形成

框 100-3　外科手术局限性
• 不能纠正的术后并发症 • 不能完全血运重建 • 血栓形成 • 心室腔直径：过大或过小 • 心室腔形状：球形或扭曲

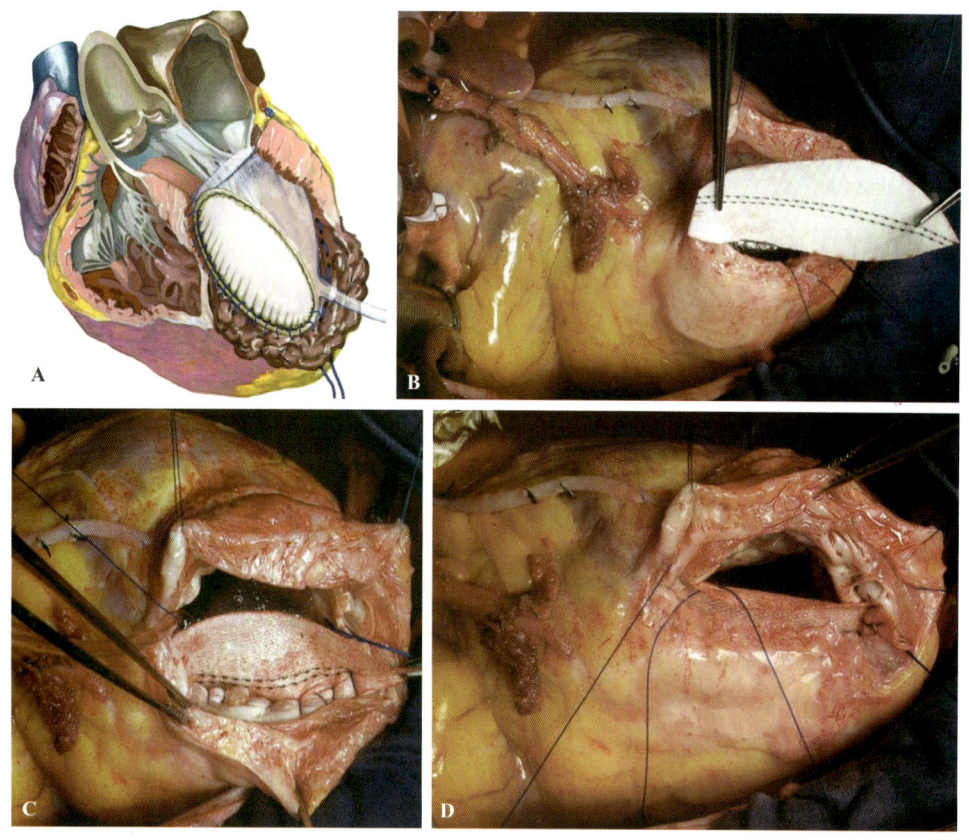

▲ 图 100-14　Menicanti 法
A. 左心室重建手术剖面示意图。该 Menicanti 装置是插入到正确的位置，当装置就位并平行于室间隔（向主动脉倾斜）缝合补片。B-D 照片中，为完成乳内动脉与左前降支的吻合。静脉桥血管也遵循如此顺序；B. 准备合适尺寸、椭圆形的 Dacron 补片；C. 补片在缝合时再进行修剪；D. 补片缝合完毕打结固定

我们宁愿留下一个残留的心室腔保留正常体积（52 ± 13）ml/m^2，结果来源于 52 例超声心动图正常受试者[23]。

Menicanti 使用的技术如图 100-14 所示。在某些情况下，因为左侧优势型的左前降支病变导致前壁心肌梗死后心尖下部心肌梗死后扩张。左心室重建过程中设备位于正确位置时，过渡区与新顶点位置之间的差距是显而易见的；在这种情况下，我们从内到外直接缝合以减少下壁扩张并提升新的顶点，从而带来侧壁朝室间隔方向移动（图 100-15）。通常，这种缝合线针距为 1~1.5cm。在慢性前壁心肌梗死中，左心室心尖除了扩大外，还有也向下和向后移动（图 100-16），并且改变了流向主动脉的血液方向。因此，外科医生确立心尖顶点位置维持前壁位置的锥形形状非常重要，因为这会在顶点重新

第二部分 成人心脏手术
第100章 心力衰竭的外科治疗：左心室成形

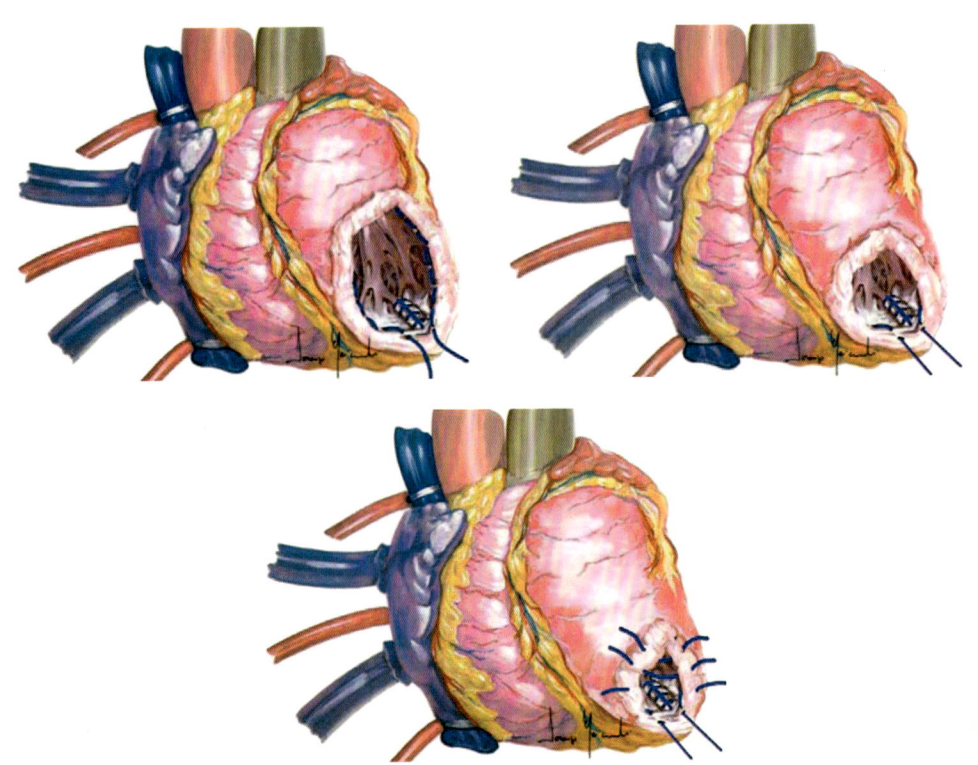

▲ 图 100-15 Mannequin 法
为减少下壁扩张，从内部引入直接缝合线。这样，侧壁近似到中部室间隔，新的顶点被提升到更前面的位置

建立正确的血液漩涡，并且使心尖的血流方向更具有。

如果室壁瘤小于 3cm，则直接缝合打开的心室然后移除 Menicanti；如果大于 3cm，则用椭圆形合成补片封闭它。缝线缝全补片采用连续外翻缝合法，从开口的较深的隔膜部分开始，朝向顶点，然后再往上走向侧壁。

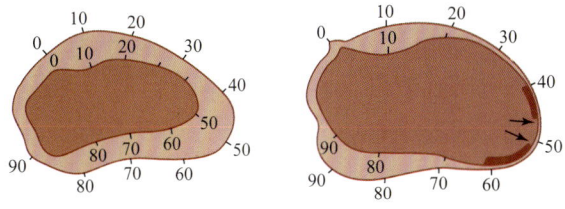

▲ 图 100-16 右前斜位 30°左心室血管造影显示左心室形状
重建的轮廓的数值是正常受试者和前壁心肌梗死患者的平均值。患者轮廓的顶点扩大（不太圆锥形）向下移动并朝向二尖瓣平面。收缩（内线）和舒张（外线）。数字参考中心线确定的 90 根弦[49]（引自 Baroni M, Barletta G: Digital curvature estimation for left ventricular shape analysis. *Image Vis Comp* 10: 485-494, 1992.）

（二）外科心室复形合并二尖瓣膜修复术

当左心室成形合并冠状动脉搭桥时，我们采用了一种新的手术技术来修复二尖瓣。因为我们的技术缩小了二尖瓣环的尺寸，避免从心房入路接近瓣环，而是通过相同的心室切口来完成左心室成形（图 100-17 和图 100-18）。左心室腔打开之后，识别每个乳头肌，评估二尖瓣的瓣叶和腱索。2/0 的聚酯缝合线从心室侧放置到心房侧显示二尖瓣环的后内侧的三角。缝合线的两端朝向前外侧三角区，从二尖瓣环几毫米，环状缝合入房室肌肉。缝合端穿过前外侧三角区，放入第二个纱布。整个后环被缝合后完全固定。为缩小二尖瓣环并避免瓣膜收缩，使用 26mm 测瓣器放在二尖瓣口，缝合线固定在第二块纱布上。

通过心室内途径修复二尖瓣，我们分析了一系列经历左心室成形患者的左心室的形态变化与有无二尖瓣关闭不全之间的关系。定量形态学分析显示合并二尖瓣关闭不全的患者下曲率压低（图 100-19），中心线分析法显示区域缩短分

1587

Mitral valve repair by endoventricular approach

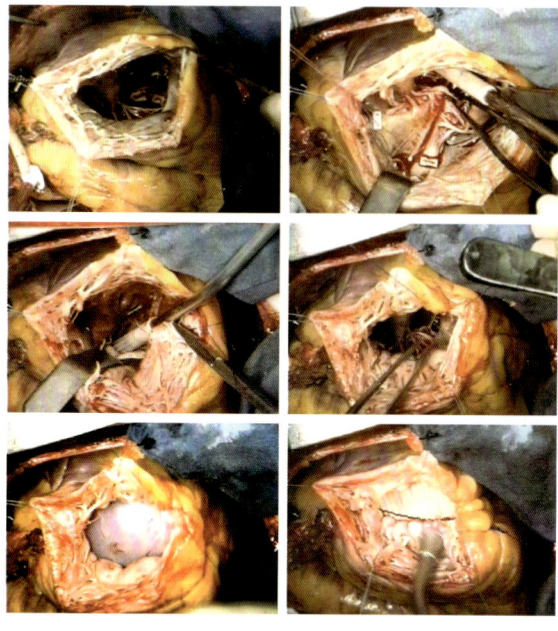

▲ 图 100-17 通过心室入路术中修复二尖瓣
注意补片末端的方向。手术方法：将其放置在非常深的室间隔中，然后斜向主动脉

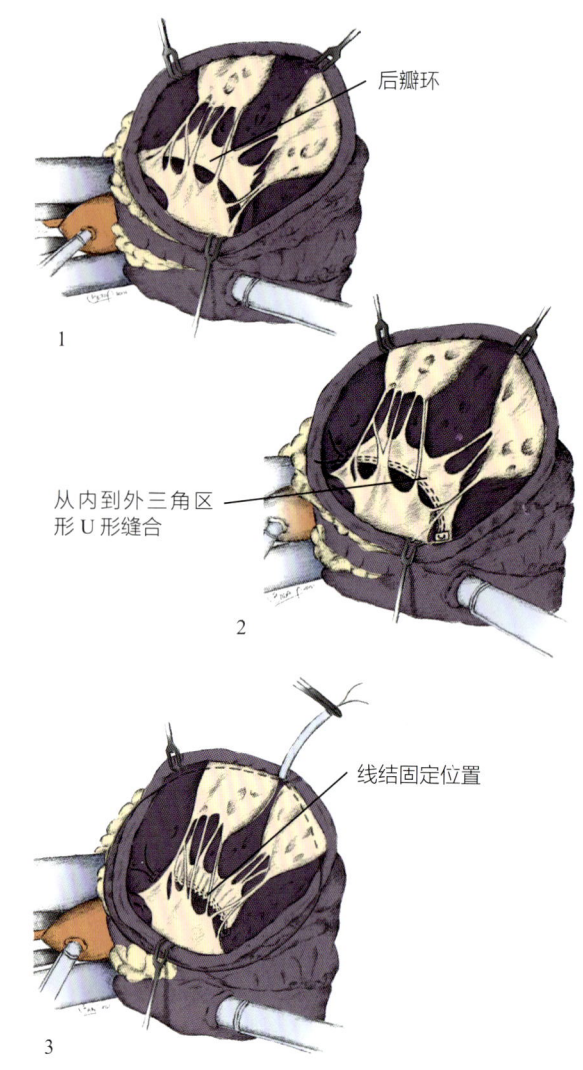

▲ 图 100-18 通过心室切口修复二尖瓣示意图

数减少。合并二尖瓣关闭不全的患者收缩期下段凹陷。此外，合并二尖瓣关闭不全的患者心室的整体形态也明显不同，球形心室比不合并二尖瓣关闭不全的患者更多见表 100-2。2001 年 7 月至 2008 年 4 月在圣多纳托医院，458 例左心室成形联合冠状动脉搭桥手术的患者中有 116 例接受了二尖瓣修复，手术死亡率为 12.9%（15/116），显著高于没有合并二尖瓣修复的 4.7% 死亡率（16/342）。图 100-20 显示了外科手术前后二尖瓣的几何特征变化。相比较下壁心肌梗死，我们更关注前壁梗死是为了避免装置置入时的改变，因为严重心力衰竭的患者发生左心室形态的改变的主要原因是前壁心肌梗死后二尖瓣发生功能性的关闭不全。心室球形度的增加在功能性二尖瓣反流的发展中起着核心作用，因为它逐渐扩大左心室横径，我们发现也确认了这种因果关系（表 100-2）。

瓣膜修复应基于术前测量心室容积，瓣环大小和二尖瓣关闭不全的程度。以前，中重度二尖瓣关闭不全（3 级或 4 级以上）或轻度二尖瓣反流（2 级以上）二尖瓣瓣环直径扩张 > 38mm，

我们会经行二尖瓣修复。在最近的一系列病例中，接受左心室成形的患者合并轻度二尖瓣关闭不全，但没有行二尖瓣修复[78]，患者的心功能和生存率得已明显改善。因此，成功的功能性二尖瓣关闭不全手术治疗依赖于通过改变二尖瓣环或室壁结构，以重建正常的瓣叶对合。因此，外科手术干预包括冠状动脉血运重建、缩小二尖瓣瓣环、恢复左心室形态，以减少心室容积的限制。二尖瓣瓣环缩环可以通过心房入置入人工瓣环或通过心室入路直接缝合后环[77]。Bolling 及其同事所强调缩环是必要的，可以明显增加瓣叶对合[79]。

（三）外科心室复形后手术细节

下壁心肌梗死导致的左心室扩张行外科手

1588

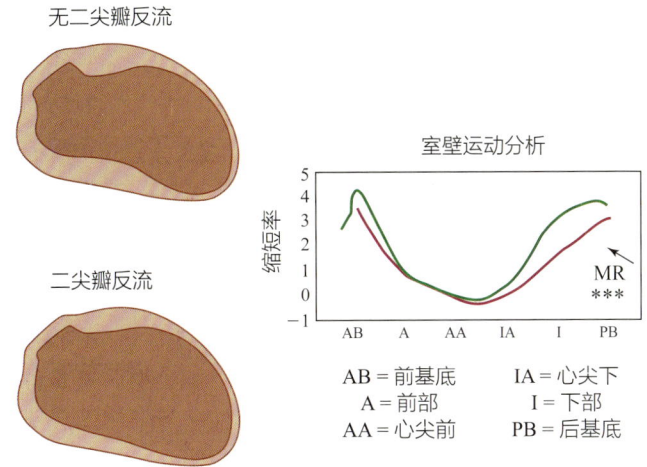

◀ 图 100-19　傅立叶分析重建左心室形状

二尖瓣反流（MR）患者的下曲率变平，下基底部和后基底部区域的局部壁运动（根据中心线法评估）降低。*** $P=0.001$（引自 Sheehan FH, Stewart DK, Dodge HT, et al：Variability in the measurement of regional left ventricular wall from contrast angiograms. *Circulation* 68：550–559，1983.）

表 100-2　左心室球度与二尖瓣反流程度的关系

	无二尖瓣反流	二尖瓣反流 1~2+	二尖瓣反流 3~4+	方差分析
球形指数：舒张期	0.49 ± 0.08	0.55 ± 0.09	0.60 ± 0.10	0.0001
球形指数：收缩期	0.40 ± 0.09	0.47 ± 0.11	0.54 ± 0.11	0.0001

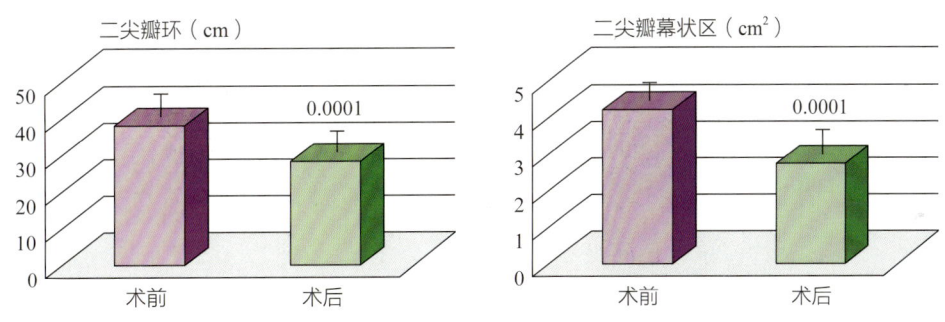

▲ 图 100-20　左心室重建加二尖瓣修复术后二尖瓣几何结构的改善

手术后瓣环和二尖瓣幕状区大小的改善；$P=0.0001$

术修复的数据报道有限[80]。左心室几何形态随着冠状动脉闭塞位置不同而发生变化。例如，经典的后壁瘤样扩张合并下壁膨出，残余室壁收缩功能良好或左心室整体扩张伴部分下壁及后基底段室壁功能不全。尽管这两种情况都可以导致继发性二尖瓣关闭不全，但它在全心扩大中发生更频繁，因为横向直径的扩大和更趋于发生球状心室。后壁瘤样扩张的手术常需要补片以闭合瘤样扩张的颈部，但是治疗全面扩张的下壁则更为复杂，特别是瘢痕心肌与乳头肌扩张之间的关系。

在瘢痕心肌或射血期心肌显著塌陷处做一个非常短的切口。通过这个切口，仔细检查乳头肌的位置。在心肌梗死之后有两种可能：①扩张主要发在两个乳头肌之间；②扩张位于后内侧乳头肌和室间隔之间（图 100-21）。我们使用两种方法来恢复下壁心肌梗死后扩张的左心室：第一个方法如图 100-22 左图所示，从瘢痕心肌处或塌陷心肌处，平行于后降支动脉打开心室壁。2/0 Prolene 连续缝合两个乳头肌之间部分，排除整个扩张区。缝合线开始于扩张区域（有时只是在二尖瓣环）并继续朝向心尖。第二个方法如图 100-22 右图）所示切开室壁后连续缝合后内侧乳头肌使后壁靠近室间隔。这样，后内侧乳头肌的位移所造成的二尖瓣关闭不全就被成功修

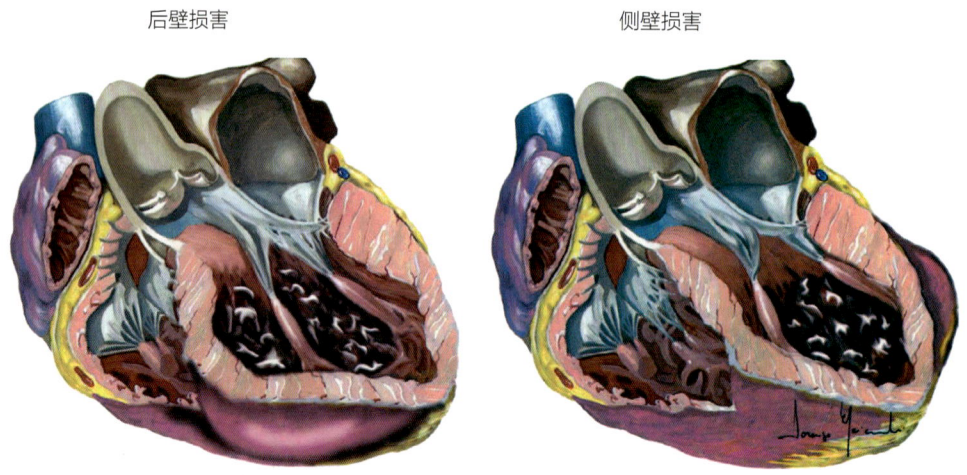

▲ 图 100-21 下壁心肌梗死后两种类型的病变，切开后部瘢痕后通过乳头肌的位置识别
右图，扩张是在两个乳头肌之间；左图，扩张在后内侧乳头肌和室间隔之间

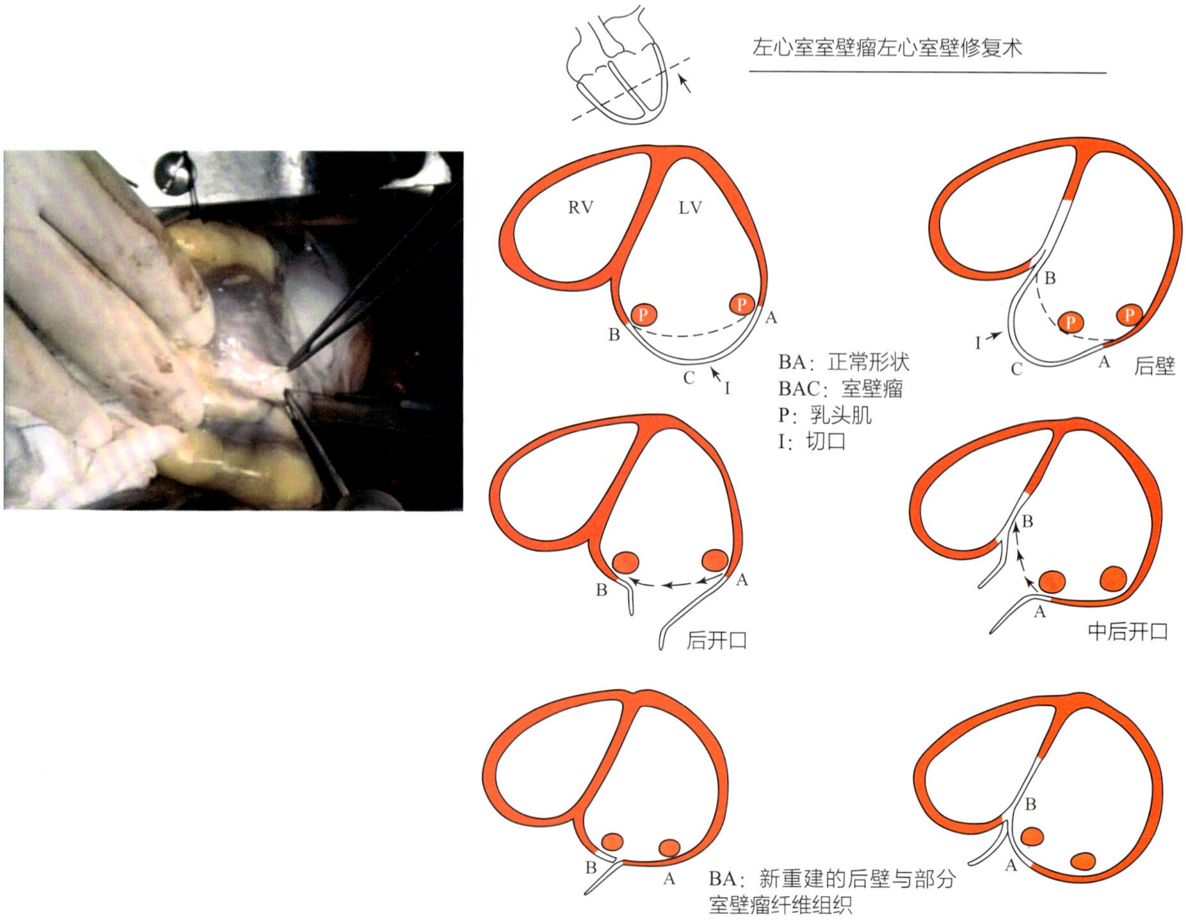

▲ 图 100-22 室壁瘤患者左心室后修复的两种技术

图像显示的是后部心室壁。图表显示了两种技术，从左上到下，从右上到下。左图，瘢痕壁切开后，识别出乳头肌基底部，主要观察到扩张在两个乳头肌之间。2/0 Prolene 缝合线从扩张起始部开始（有时在二尖瓣环），继续向心尖移动，将所有受损组织从腔中排除。右图，室壁切开后，连续缝合线穿过后内侧乳头肌，使后壁紧靠近室间隔。这样，当二尖瓣反流是由于后内侧乳头肌移位，二尖瓣关闭不全就得到修复。LV. 左心室；RV. 右心室

复。我们报道了 125 名接受后壁左心室成形的患者的结果显示左心室舒张末期和收缩末期容积改善，左心室射血分数和临床状况均有改善。手术死亡率高于前壁左心室成形（7.2%），其生存率明显降低[77]。

四、预后

许多研究小组一致发现左心室成形是有利的[15, 59, 81-104]。表 100-3 总结了最佳证据的研究结果，我们记录了入选的患者数量、合并二尖瓣手术的数量、手术（30d）死亡率，以及收缩末期容积和心室射血分数的改善。同期还报告了随访的结果。

最大样本的报道（来自 RESTORE 小组，来自四大洲 12 个中心的心脏内科和外科专家组成的小组[102]），以及最近 Menicanti 及其同事[98] 的一个单中心经验分别报道了 1198 例和 1161 例患有前壁心肌梗死的左心室成形患者，证实了左心室成形可以改善严重缺血性心肌病心力衰竭患者的症状和长期生存。左心室成形优点在于可以改善心脏功能、减小左心室容积、减少室性心律失常和二尖瓣关闭不全[59, 72, 85-89, 92, 95, 97]。也有研究已证明它还可以减少心室内机械不同步[105-107]。

RESTORE 小组（心室内重建术以恢复左心室椭圆形原始半径），由 Gerald Buckberg 在 1998 年成立的第一支国际团队，曾经寻求证据，证明在慢性心力衰竭患者中，重建左心室形态（为恢复心室正常形态及大小而破坏心室）是治疗缺血性扩张型心肌病的有效方法[108]。

文献中报道的数据非常接近：左心室成形可以显著改善心肌收缩功能、机械不同步和室壁张力。尽管数据显示对于心室舒张功能的改善有限，但其效果与射血分数保留的患者行选择性冠状动脉搭桥较类似[109, 110]。左心室成形后可以显著改善心室收缩功能，并且能很大程度上长期保持，也引起显著的心室逆向重塑，改善临床症状和提高生存率。有意思的是，在所有的报道中，心室整体射血分数增加和左心室容积减少是一致的，射血分数增加从 +6 至 +15（绝对点），左心室收缩末期容积减少 30%～45%（表 100-3）。不同研究中存活率不尽相同，5 年生存率近 80%，10 年生存率 60%。据 Williams 及其同事报道[84] 不同 NYHA 患者的生存率不同，NYHA 3 级患者 3 年生存率达到 88%，NYHA 4 级 3 年生存率 68%，Menicanti 及其同事报道 5 年和 10 年生存率约 50%（图 100-23）[98]。此外，因心力衰竭再入院率很低[98, 102]。这些结果与心脏移植后 6 个月的报道相似，另外，据 Cotrufo 及其同事的研究，缺血性扩张型心肌病无论行左心室成形还是行心脏移植，两者之间死亡率、临床症状改善和远期生存率无明显差异[111]。

（一）外科心室复形和舒张功能

左心室成形后有关心室舒张功能的相关数据十分有限。实验研究和理论认为，左心室成形术会诱发心室舒张功能障碍[112]。左心室成形对舒张功能的影响是 Tulner 及其同事的两项研究的焦点[104, 106]。直到目前为止，左心室成形术对心室功能，以及对心室舒张功能障碍引起的相关作用仍未很好的阐明。尽管如此，Tulner 及他的同事的一项研究[106]（参见 Burkhoff 和 Wechsler 随附的评论[112]）是第一个在患者中测量左心室成形后舒张期压力 - 容积关系。他们表明，左心室成形后早期会出现舒张顺应性降低，也会导致每搏输出量减少。这些影响可能是术后水肿引起的，因为左心室成形术后肺动脉压力会显著降低。

最可能影响舒张功能的因素是残余左心室腔的大小。过度的容积减小可能导致舒张顺应性在压力 - 容积曲线上比收缩末期弹性进一步左移，从而产生舒张期心力衰竭。这可能是标准线性室壁瘤修复术产生令人不满意结果原因[113]。随着左心室的测量设备的推出，残余腔过小的风险几乎不存在，但目前没有客观证据支持选择特定的术后大小。

在早期的一篇论文中[105]，我们报告了 30 例通过压力 - 容积循环来评估左心室成形术后心室舒张功能的变化。我们发现手术后早期充盈压和舒张功能参数（峰值充盈率、峰值充盈时间）有显著改善（图 100-24），以及舒张期压力 - 容积曲线也有显著改善（图 100-25）。

表 100-3 外科左心室成形最佳证据研究

作　者	患者 (N)	二尖瓣手术 (N)	早期死亡率 (%)	ESV 变化 (ml/m²)	EF 变化（绝对点）	随访（存活率 %）
Sartipy[95]	101	29	7.9	N/A	(27 ± 9)～(33 ± 7) (+6)	120 月 (1 年, 88%; 5 年, 65%; 10 年, 57%)
Maxey[85]	95（56 例合并左心室成形 vs. 39 例单纯冠状动脉搭桥）	14	0	N/A	(22 ± 11)～(32 ± 9) (+10)	24 月 (95%)
Mickleborough[86]	285	6（3 例二尖瓣置换）	2.8	N/A	未报道	120 月 (1 年, 95%; 5 年, 82%; 10 年, 62%)
Athanasuleas[102] 多中心注册研究	1198	22% 修复 1% 置换	5.3	(80 ± 51)～(57 ± 3)(-46%)	(29 ± 11)～(39 ± 12) (+10)	5 年 (69%)
Dor[101]	870	61/388（16%）所有系列中未报道	7.3	N/A	未报道 (+10～+15)	N/A
Di Donato[87]	207	N/A	8.1	(112 ± 64)～(46 ± 26)	(35 ± 13)～(48 ± 12) (+7)	60 月 (1 年, 98%; 5 年, 82%)
Cirillo[99]	69	12/69（17.3%）（1 例置换）	4.3	(100 ± 35)～(68 ± 15) (-32%)	(32 ± 4)～(44 ± 7) (+12)	24 月 (92%)
Menicanti[9]	1161	90/488（18%）所有系列未报道	4.7	(145 ± 64)～(88 ± 40)(ml) (-39%)	(33 ± 9)～(40 ± 10) (+7)	120 月 (10 年, 62%)
Ribeiro[100]	137（排除重度二尖瓣反流）34 例单纯冠状动脉搭桥	None	2.6	(107 ± 19)～(63 ± 17) (-41%)	(34 ± 6)～(44 ± 5) (+10)	24 月 (95%)
Yamaguchi[81]	48（冠状动脉搭桥 vs. 冠状动脉搭桥＋左心室成形）	11/48（23%）	?	在单纯冠状动脉搭桥（112 ± 21)～(94 ± 28) 冠状动脉搭桥＋左心室成形（137 ± 24)～(65 ± 19)	在单纯冠状动脉搭桥（21 ± 6)～(28 ± 7) 冠状动脉搭桥＋左心室成形（24 ± 7)～(42 ± 9) (+18)	在单纯冠状动脉搭桥 5 年：(53% ± 11%)；冠状动脉搭桥＋左心室成形 90% ± 10%)
O'Neill[83]	220	108/220（49%）	1.0	(120 ± 46)～(77 ± 26) (-36%)	(21 ± 7)～(25 ± 9) (+4)	60 月 (1 年, 92%; 3 年, 90%; 5 年, 80%)
Conte[91]	78	17 修复（22%） 6 置换（7.7%）	7.7	(116 ± 59)～(66 ± 23) (-43%)	(23 ± 9)～(29 ± 10) (+6) NYHA IV 患者	36 个月 (88% NYHA Ⅲ; 68% NYH Ⅳ)
Hernandez[103] 多中心注册研究（STS）	731	未报道	9.4	N/A	N/A	N/A

第二部分　成人心脏手术
第100章　心力衰竭的外科治疗：左心室成形

在最近的一篇论文中，我们报道了254例左心室成形的患者，舒张末期或限制性舒张功能障碍（即舒张早期与舒张充盈压＞2）与早期死亡有关[98]。我们的研究组也观察有关舒张功能恶化（定义为舒张充盈至少增加一个水平）和术前左心室形态之间的关系：没有室壁瘤合并较高球形指数的患者舒张功能恶化的比率更高[114]。此外，我们分析了左心室成形术后患者舒张功

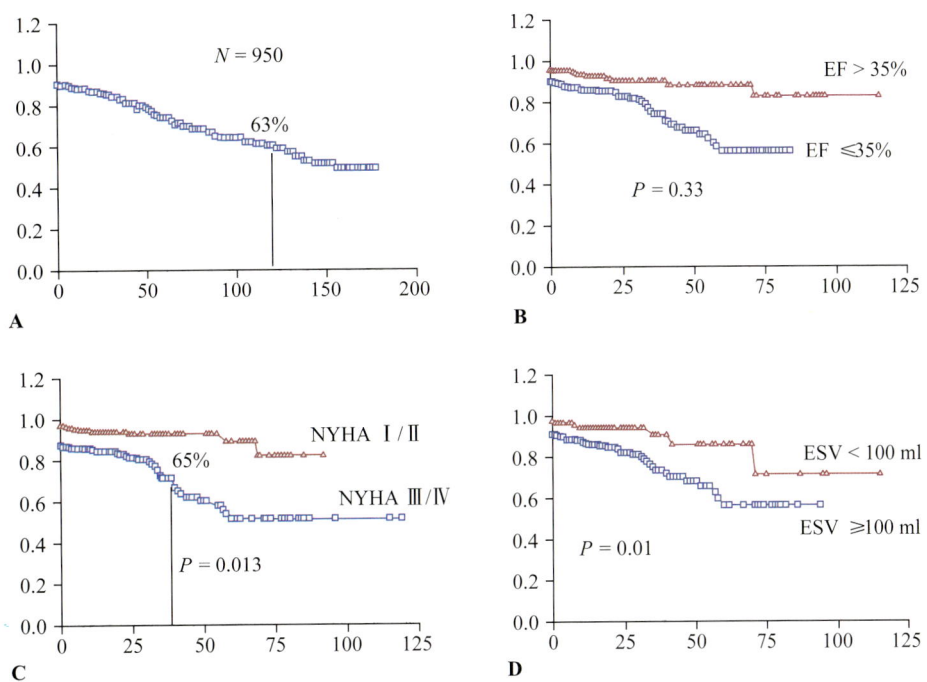

▲ 图 100-23　意大利圣多纳托医院一系列患者的 Kaplan-Meier 生存曲线
A. 总人口的生存率；B. 射血分数（EF）≤ 35% 生存率；C. 纽约心脏协会（NYHA）功能分级的存活率；D. 收缩末期容积（ESV）≥ 100ml 的存活率

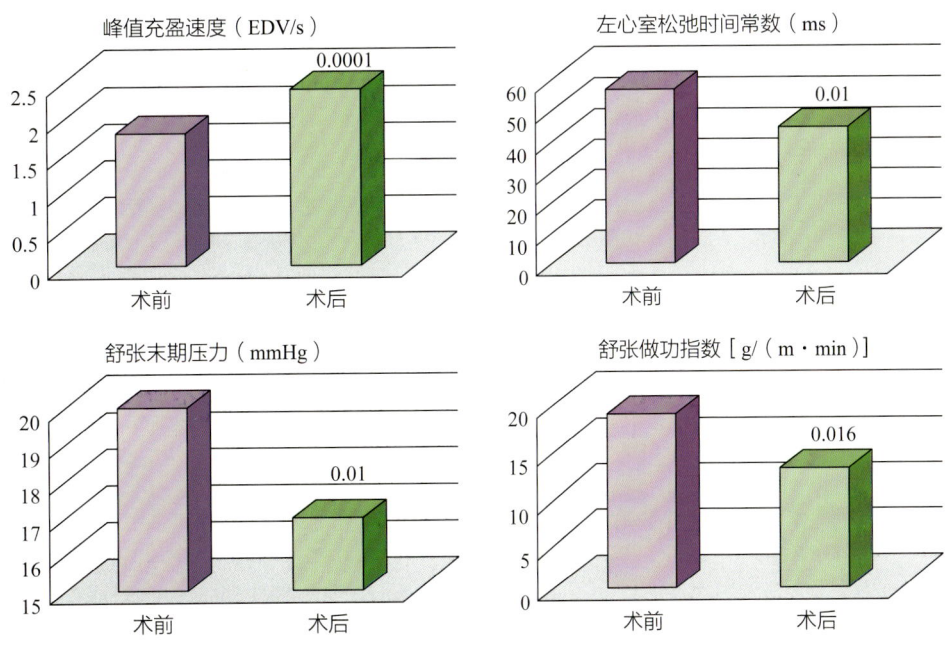

▲ 图 100-24　心室成形术后心室舒张期参数的主要变化
所有参数均有显著改善。DV. 舒张末期容积

1593

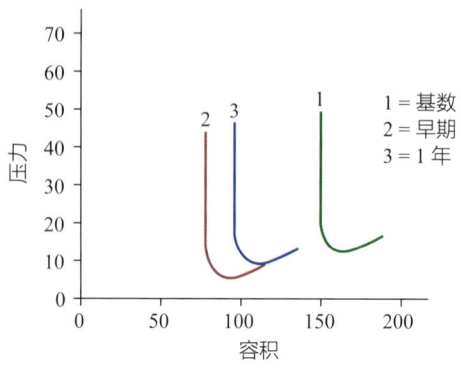

▲ 图 100-25 舒张期压力 – 容积曲线

手术前（1）、术后早期（2）和术后 1 年（3）在一系列接受手术室修复的患者中获得的舒张末期压 – 容积曲线，均为平均值。注意的是横坐标曲线的左移和舒张末期压力的降低。在 1 年时，曲线向右移动，但相对于基线（个人未发表的观察结果），曲线仍有显著改善

能的时间变化（平均随访时间为手术开始后的 8 个月），大多数患者舒张功能没有显著变化，20% 的患者出现了限制性改变。图 100-26 比较了患者出现舒张受限和没有舒张受限患者的术前特征。左心室及左心房直径越大，增加的左心室球形指数和较低的射血分数与舒张功能障碍显著相关[25]。

（二）外科心室复形和左心室不同步

在缺血性和非缺血性扩张型心肌病中，左心室不同步已被认为是导致左心功能不全的原因。对于有症状的终末期心力衰竭合并左心室机械不同步的患者行心脏再同步治疗（CRT）是一种治疗选择。目前的 CRT 患者的适应证为药物难治

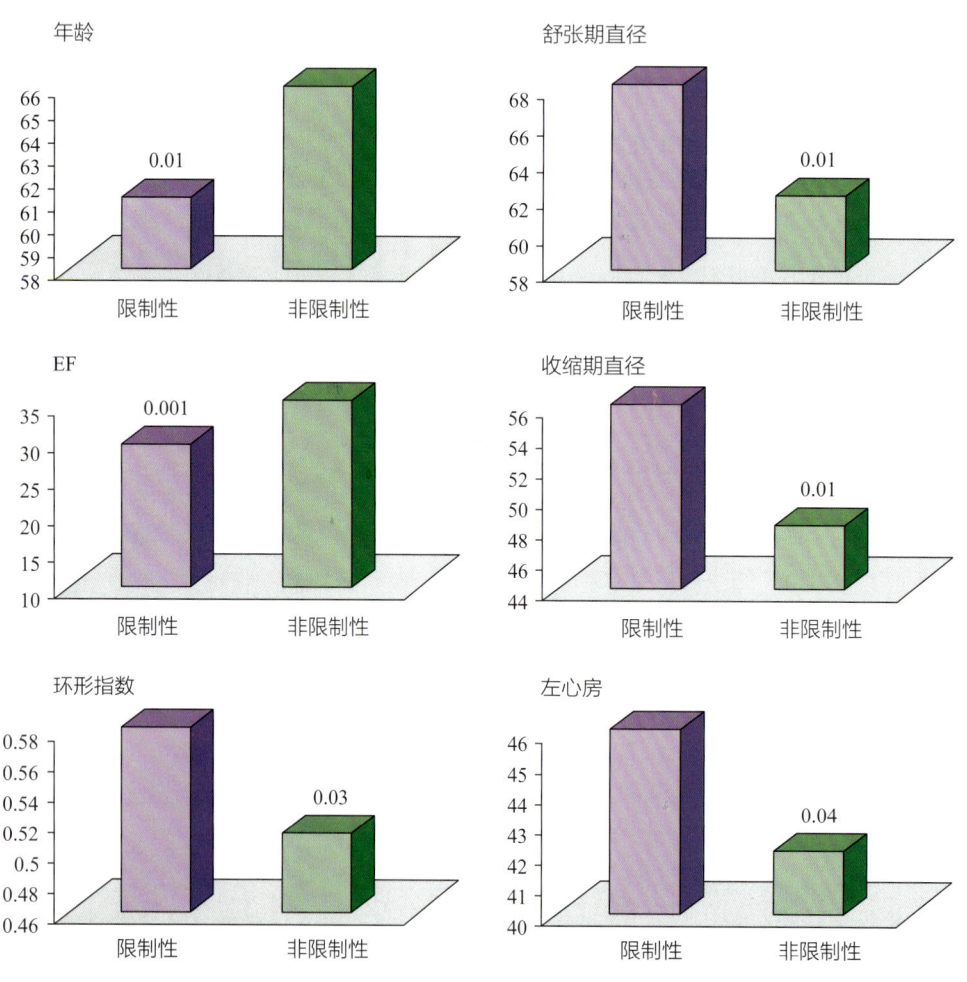

▲ 图 100-26 外科心室成形后出现舒张期受限患者的术前特征

未发生舒张受限患者的左心室（LV）直径、左心房大小、左心室球形指数和射血分数（EF）明显较差（作者在 2008 年 9 月西班牙巴塞罗那举行的欧洲心胸外科协会会议上提供的数据。）

性，有症状的心功能Ⅲ～Ⅳ级终末期心力衰竭，左心室射血分数低于35%，QRS持续时间大于120ms，左侧束支传导阻滞。大的随机、安慰剂对照研究证明，CRT对患者心力衰竭症状、运动能力和生活质量都有明显改善[115, 116]。尽管有近50%的患者一致认为有益，但也有近50%的患者不受CRT的影响。原因在于心室不同步的定义及评估瘢痕心肌对治疗的无反应难以确定[117]。终末期心力衰竭患者，左心室机械不同步，无论是室间还是心室内的都与心电学、结构和形态学有关[118, 119]。

我们测试了左心室成形后左心室几何形态重建能力，以在没有外源性起搏器输出的情况下恢复同步的收缩模式[105]。30名Monaco心胸中心正在接受左心室成形的患者（58±8岁）进行了前瞻性评估，该方案同时测量了心室容积和压力以构建压力-体积（P/V）和压力-长度（P/L）循环。平均QRS持续时间正常（100±17ms）。术前左心室收缩是高度不同步的。收缩末期心内膜时间运动或早或迟，产生形态和方向异常的P/L循环。左心室成形术后导致P/V循环向左移动，面积增加；心内膜时间运动和P/L循环几乎正常（图100-27）。左心室成形后血流动力学包括射血分数增加，舒张末期容积减少，更快速的峰值充盈率和更高的机械效率，它们共同提高心室的重新同步，改善左心室功能。这种左心室成形诱导的再同步已经在其他研究中也得到证实[107, 109]。观察到的心室内不同步来自于心室各部分结构不均匀性，左心室成形的完成需要区别瘢痕心肌、变薄的心肌、邻近正常的心肌，或者接近正常或缺血的组织（图100-28）。

（三）外科心室复形和室性心律失常

左心室成形术对纠正室性心律失常也被证明有效。缺血性扩张型心肌病患者的猝死通常与复杂恶性室性心律失常的发生相关。心肌组织异质性增加了室性心律失常的易感性，并且这种异质性可以通过心脏MRI来确定指数[120]。梗死组织或瘢痕组织的存在是恶性折返性心律失常的基础[121]，原则上，MRI可以检测到梗死心肌愈合

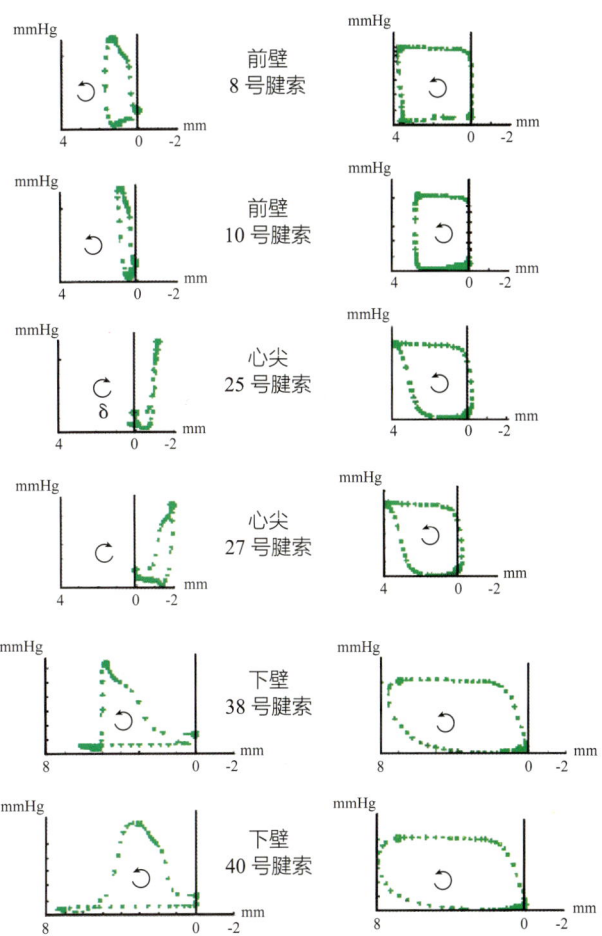

▲ 图100-27　在单个患者手术前后不同区域显示在心室周围45根腱索处构建的压力-长度（P/L）环（通过中心线法确定）

注意大小、形态异常，手术前P/L环的形状和方向（术前）以及术后的改善。由于等容期回归直线，P/L循环在术后基本正常

的各个阶段[122]。

心肌梗死具有显著的空间异质性，坏死心肌区域有活力细胞束分布，特别是在梗死边缘区和周围区域则更加明显[123]。这些区域的组织异质性可能产生缓慢传导的区域，从而产生致命性的折返性心律失常[124]。扩张型心肌病患者心脏机械负荷的增加，常与心律失常相关，即所谓的心肌拉伸诱发的心律失常。心力衰竭早期因急性扩张导致的心肌拉长而影响心脏机械性能。拉伸引起机械电反馈这是诱导室性心律失常的共同途径[125]。

Di Donato及其同事[126]描述了一个大样本患者出现自发性或诱发性室性心动过速，并将他们

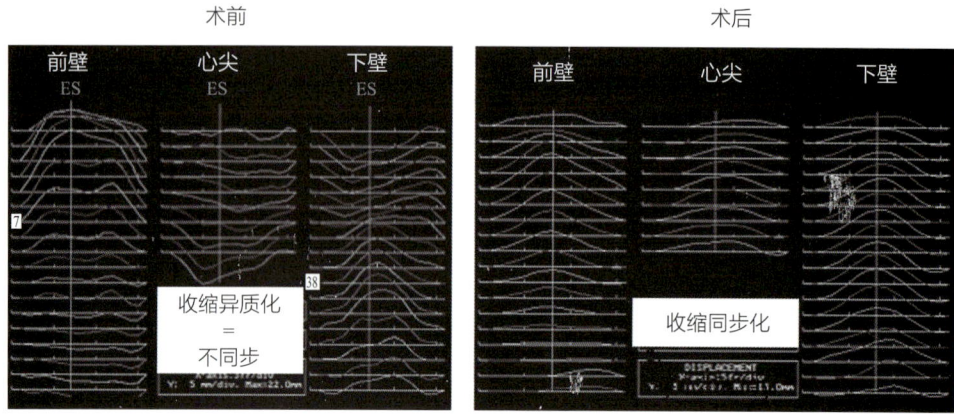

▲ 图 100-28　显示一名患者形心室成形前后三个区域 45 根弦（通过中心线法确定）的心内膜时间运动
手术后，几乎所有节段都同步达到收缩末期，而术前尽管 QRS 持续时间正常，也几乎失去同步收缩性。这种现象反映了心室内不同步。ES. 收缩末期

与没有心律失常的患者比较。研究组包括 87 例临床记录的心室心律失常及诱导性或非诱导性室性心动过速（"自发性"），105 例没有临床心律失常但在电生理学研究中具有诱导性心律失常的患者（"诱导型"），以及 190 例患者没有临床或诱导性室性心动过速（"没有心律失常"）。

术前收缩末期容积指数有助于确定术前潜在心律失常患者。对于"自发的"患者，收缩末期容积指数大于 120ml/m^2；对于"诱导型"患者，容积指数大于 100ml/m^2；"无心律失常"患者，容积指数小于 100ml/m^2。左心室成形术后显著减少诱导性室性心动过速，从术前的 41% 降至 7%。早期研究表示，1 年后仍为 7%（图 100-29）。5 年心脏致死亡率很低，自发组和非自发组之间没有显著差异（图 100-30）。

对于这一系列患者，Dor 在自发性和诱导性心律失常患者的过渡区域增加了额外的非内镜切除术和冷冻消融术，并且强调左心室成形术中应注意心室腔大小和形状，主要包括以下手术损伤：瘢痕组织切除（触发心律失常）、排除室间隔、通过补片减小室腔（减少拉伸），同时实施冠状动脉移植术（以减轻缺血）和必要时行二尖瓣修复（以减少壁张力），并且 Dor 在抗心律失常管理的成功也得到其他也进行冷冻手术的研究者支持[86, 94]，但没有单一因素可以确定解释这些患者低猝死风险和高成功率。这些发现的一个合理解释在于，左心室成形强调所有的部分可能会激活室性心律失常（电和机械容积相关的原因），与心室重建有效的再循环也能产生室性心律失常，同时减慢扩张型心肌病慢性心力衰竭患者病程进展。

（四）冠状动脉旁路手术

冠状动脉旁路术是治疗缺血性心肌病的重要部分，但尚无证据表明缺血性心力衰竭中冠状动脉旁路手术优于内科药物治疗。STICH 试验之前，据一些较早的文献报道，外科血运重建对左心室功能不全合并冠心病的患者有益。退伍军人事务合作研究冠状动脉旁路手术证明，心室功能受损的患者行冠状动脉血运重建较内科药物治疗在生存率上有优势[127, 128]。在冠脉外科的研究中，轻中度心室功能受损的患者行冠状动脉旁路术术后生存率优于内科药物治疗[129]。不幸的是，很少有严重左心室功能受损的患者被纳入该研究。对不稳定心绞痛患者进行的第二次退伍军人事务试验中也证明了左心室功能异常行冠状动脉旁路术仍有生存优势[130]。这个研究结果也被 SOLVD（左心室功能不全研究）及其他研究报道所支持[131]。

由于这个结果的原因，外科医生不愿去为心室功能差的患者行手术治疗，因为心室功能差的患者在术后预后通常会较差。幸运的是，这种情况已开始改变，因为这类严重心室功能不全的患者行冠状动脉旁路术能显著改善了预后。在最近

第二部分 成人心脏手术
第100章 心力衰竭的外科治疗：左心室成形

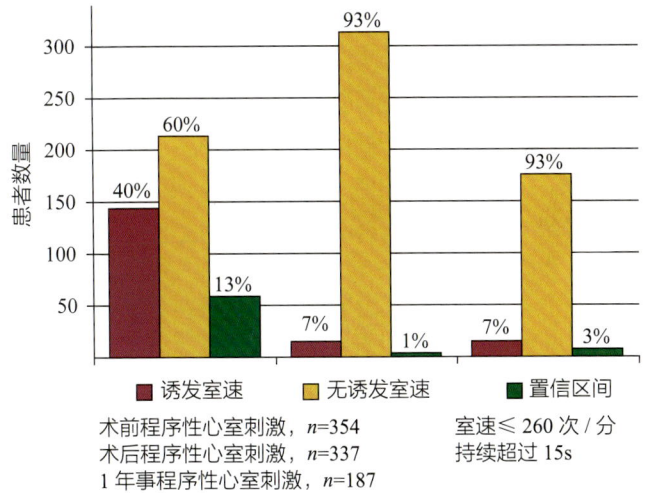

◀ 图 100-29 在摩纳哥心胸中心大量患者在心室成形术前后通过电生理的诱发性室性心动过速（VT）

电生理方案受用非侵入性（最多两个不同周期的额外刺激）并且在三次测试中也是如此。在出院和1年后（只有7%术后仍能诱导）。CI.置信区间；PVS.程序性心室刺激

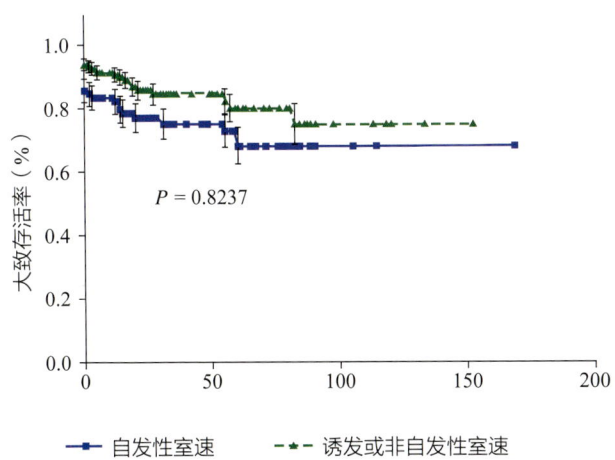

◀ 图 100-30 心室成形术后 Kaplan-Meier 生存曲线

接受了外科心室成形术后自发性室性心动过速（VT）和无室性心律失常患者，Kaplan-Meier 生存曲线无显著性差异

的报道中，围术期死亡率已降至2%～8%，在随访中远期存活、心绞痛状态和NYHA心功能分级也明显改善。尽管如此，左心室功能不全仍是增加冠状动脉旁路术后死亡率的主要指标。患者左心室射血分数低于20%，术后发生低心排血量综合征的风险比正常射血分数组高4倍。在冠状动脉旁路移植手术中，术前慢性心力衰竭的患者围术期死亡率是正常患者的2倍[132]。

（五）STICH 试验的观点：关于冠状动脉旁路术是否合并外科心室复形

STICH 试验的目的在于验证两个假说：假说1，观察单纯药物治疗或合并冠状动脉旁路手术；假说2，单纯冠状动脉旁路术或冠状动脉旁路术合并左心室成形术在缺血性慢性心力衰竭合并左心室收缩功能不全的大样本试验的作用[133]。

假设2的结果表明，左心室成形联合冠状动脉旁路术相比较单纯冠状动脉旁路术，患者死亡率、心力衰竭住院率、运动耐量或生活质量没有影响[134]。

STICH 试验的几个主要局限性如下所述[135]：①患者纳入偏倚（即许多患者的首诊外科医生考虑行左心室成形通过临床的各项指标而不是随机）；②左心室成形组心室收缩末期容积平均减小率比计划小得多（从而提出一些严重的问题关于大部分病例中手术是否完成恰当）。因此，我们分析了残余左心室收缩末期容积指数（LVESVI）大于或小于 $60ml/m^2$ 对患者生存率的影响。研究表明，左心室成形术后 LVESVI 影响死亡概率，术后残余 LVESVI 大于 $60ml/m^2$ 的患者死亡概率显著更高[136]。我们推测，在 STICH 试验中观察左心室成形组缺乏额外的生存改善的原因是心室容积减少不充分所致，这也是患

1597

者死亡的独立危险因素。Witkowski 及其同事证实了该现象，并且表明左心室成形术后 2 年的随访中残留的 LVESVI 不少于 60ml/m² 是增加术后 5 倍死亡和因心力衰竭再入院治疗的独立危险因素[137]。此外，STICH 试验最新的数据分析显示，左心室成形合并冠状动脉旁路手术与单纯冠状动脉旁路手术后收缩期容积指数为 70ml/m² 或更低相比，其对患者生存更为有优势[133]。同时，欧洲心脏病学会（ESC）和欧洲心胸外科协会（EACTS）心肌血运重建专责小组认识到左心室成形的优点；即：心力衰竭合并左前降支瘢痕且基础 LVESVI 大于或等于 60ml/m² 的患者建议行冠状动脉旁路手术联合左心室成形科手术（建议级别Ⅱb；证据等级 B）[139]。

假说 1（1212 例射血分数为 35% 或更低的冠心病患者随机分为单纯药物治疗或药物治疗联合冠状动脉旁路手术 CABG）的结果与假说 2 结果非常不同[140]。尽管药物治疗联合冠状动脉旁路手术与单纯药物治疗组相比心血管原因死亡率减少，但两组均因初始终点死亡没有观察到差异。

尽管如此，而该研究是一项对缺血性心脏病的研究而非心力衰竭本身。研究显示只有 37% 的患者有严重的心力衰竭症状（NYHA 功能Ⅲ级和Ⅳ级），采用加拿大心血管学会（CCS）心绞痛Ⅲ～Ⅳ级评价，只有 4.7% 有严重症状，37% 的患者没有心绞痛，CCS Ⅰ占另外 15%。因此，人群随机异质性非常高。此外，无左心室容积相关的数据报道，除了一个关于 601 名患者心肌活力的亚研究显示 LVESVI 为（92±39）ml/m²。根据这些基线特征，假说 1 得出的结果并不令人惊讶，如同文献中报道的结果一样，对没有心绞痛和左心室扩大功能障碍的患者进行任何类型的血运重建治疗没有益处。

除了假设 1 组的结果外，还报道了在评估心肌存活率后患者随机分配到药物治疗是否联合冠状动脉旁路手术的亚组研究结果[141]。两组治疗与心肌活力状态（评估使用单光子发射计算机断层扫描，多巴酚丁胺超声心动图，或两者兼有）无明显相关性，两组死亡率比较无差异（P=0.53）。这些结果与先前的回顾性研究和 Meta 分析的结果显著不同，提示单纯评估心肌活力不应为这些患者选择最佳的治疗方案的决定因素。仍需要进一步设计前瞻性研究，以确定心脏成像在临床决策中的作用。

（六）二尖瓣修复

缺血性二尖瓣关闭不全提示着一个不良预后，在心肌梗死合并慢性心力衰竭的患者行外科或导管重建术后其死亡率增加一倍[142-147]。缺血性二尖瓣关闭不全即使为轻度时也会增加患者的死亡率[143-145]，且随其反流程度加重对患者死亡影响越大。目前尚不清楚这一亚组中较差的预后是否取决于瓣膜功能不全的程度，或者它仅是大部分心室功能障碍的患者广泛并发症的指标之一。

功能性二尖瓣关闭不全泛指心室功能受损后二尖瓣瓣叶正常而功能不全，它通常发生在全心扩大、心肌运动减弱性或部分损伤影响到瓣膜关闭。心肌梗死后缺血性二尖瓣关闭不全的发生率为 20%～25%[143, 145, 148, 149]而出现慢性心力衰竭后，其发生率为 50%[150]。终末期心脏病患者发生二尖瓣关闭不全的机制是多因素导致的。简而言之，它与左心室几何形态改变，瓣下装置移位、瓣环扩张和瓣叶活动受限（根据 Carpentier 的分类，Ⅲb 类）有关，共同导致了瓣叶对合异常[151]。

最新进展在于无创多普勒超声心动图可以通过组合方法可靠地评估二尖瓣的反流量[152, 153]及瓣口大小[154, 155]。

自世纪之交以来，实验室和临床研究[156]用几种不同的成像技术阐明缺血性二尖瓣关闭不全的机制。这些研究证明了二尖瓣关闭不全的两个关键解剖因素，包括瓣环重塑和二尖瓣装置与二尖瓣环之间动态解剖关系的破坏，其主要表现为收缩期二尖瓣瓣叶进入左心室腔。不同瓣膜功能不全的患者这两个要素的影响程度差异很大[157]。

尽管有几个瓣环重塑的指数，包括二尖瓣环面积、联合间宽度和隔膜环直径，很容易通过标准二维超声技术量化，瓣叶活动受限的定量方法尚未有报道。二尖瓣几何指标的描述可通过二维超声心动图研究的单平面测量，如二尖瓣幕状区高度和面积[158]。二尖瓣幕状区的特点是收缩期瓣叶向瓣环的位移不足，瓣叶对合仅限于瓣尖，这就导致了二尖瓣关闭不全的发生。不幸的是，由于二尖瓣瓣环形状及二尖瓣幕状区在扫描平面和区域变化的高度变异性，导致了这些测量值本身上的不确定性。这些变异与梗死后左心室重塑有关。目前三维超声心动图已被应用于对二尖瓣形态的评估，对二尖瓣修复术后患者的评价具有重要价值[159, 160]。

功能性二尖瓣的临床意义经常因为杂音强度低、反流量小，以及足够大的二尖瓣开口面积与不匹配的严重临床症状而被低估。然而，功能性二尖瓣关闭不全是左心室功能不全的主要组部分，造成肺动脉高压和左心室容量超负荷，再逆向增加左心室重构，这是造成左心室功能不全的主要决定因素。接受冠状动脉旁路手术的患者合并轻中度功能性二尖瓣功能不全，其生存率显著降低，但术中纠正中度功能性二尖瓣关闭不全能否改善预后暂时仍未确定。

过去，因为担心手术风险和围术期并发症，对于患有心力衰竭和严重泵功能障碍的患者避免手术治疗二尖瓣关闭不全。最近，随着手术技术改进，二尖瓣环成形术治疗心力衰竭情况下的二尖瓣关闭不全已经成为一种较为流行的治疗方案。Bolling 及其同事证明了心力衰竭患者应用二尖瓣软环缩小二尖瓣环进行二尖瓣修复是可行的[79, 161]。48 名接受限制性二尖瓣瓣膜成形的患者初步的结果是早期死亡率约为 5%，1 年和 2 年生存率分别为 82% 和 71%。最近的几项研究已经证实了形二尖瓣修复术的早期死亡率很低（5%~7%）；心力衰竭症状、左心室大小、射血分数改善；并且中期预后良好[162, 163]。然而也有几项研究表明，患者进行二尖瓣环成形术后存在高复发率，术后 6 个月的随访复发率为 30%[164, 165]。与这些结果相反的是 Bax 及其同事[166]报道没有二尖瓣关闭不全的复发。Szalay 及其同事的研究也表明，术后 1 年的随访中二尖瓣关闭不全的复发率为 3%，平均二尖瓣关闭不全级别为 0.6。较低的复发率在其后研究中报道，可能的原因是这些患者进行了精确的限制性瓣环成形术。注意的是，Bax 及其同事的论文表明，左心室舒张末期直径小于 65mm 的患者术后随访中发现心室重构发生了逆转。然而，尚无随机临床试验证明二尖瓣环成形术矫正二尖瓣关闭不全可以改善生存或导致逆向重塑。Wu 及其同事证明，慢性心力衰竭合并严重二尖瓣关闭不全的患者并未从二尖瓣瓣膜成形术中得到生存受益[167]。

目前也有研究表明，二尖瓣成形术中使用小于测量值 2 个型号的硬质成形环可以达到更好的瓣叶对合面积，并有可能阻止二尖瓣关闭不全的复发，促进心室逆重塑[161]。

也有研究者担心，二尖瓣关闭不全纠正后可能因为左心房后负荷的增加导致低阻力血液到左心房关闭，从而造成左心室收缩功能下降。此外，也有研究者表明，二尖瓣环过小，导致心室基底部机械张力增加，从而影响左心室收缩[168]。另外，还有一些研究认为，限制性二尖瓣修复可能损害心脏的舒张充盈，但是 Bolling 和 Dion 证明，缩小二尖瓣瓣环可以明显改善左心室基底部几何形态减小左心室容积及室壁张力[79, 166]。

尽管在扩张型心肌病合并严重二尖瓣关闭不全的患者单纯行二尖瓣修复不能足够改善左心室功能和逆转左心室重塑，但二尖瓣外科医生仍主张在备选的患者中行二尖瓣修复术，以改善患者心功能。功能性二尖瓣关闭不全是一种心室病变，特别是在缺血性心肌病患者中行左心室手术时，更应尽可能行二尖瓣修复。另外，如果二尖瓣关闭不全是轻度的，尽管没有行外科瓣膜修复术，左心室成形术也能通过改善左心室功能及几何形态来减少二尖瓣反流[78]。

几种不同的技术被报道用以减小二尖瓣瓣环尺寸。Kay 及其同事[169]报道不用成形环通过减小后瓣环行瓣膜成形，而 Carpentier[170] 则使用硬环来减小后瓣环大小。软环的应用也有报道。Menicanti 及其同事[77] 使用经心室入路的方法不用人工成形环行左心室重建来治疗二尖瓣关闭不全的结果也较理想。Bolling 及其同事[79] 将小号环状成形环来缩小瓣环尺寸，应用于扩张型心肌病合并严重二尖瓣关闭不全的患者。Isomura

及其同事早期使用非环状软环，改进技术后使用小尺寸（小于测量的瓣环的尺寸，26mm 或 28mm）的环状半硬环（Carpentier-Edwards physio 环）[171]。

左心室成形术是否合并经心室补片是二尖瓣修复的第二个关键部分，由于心室容积减少后降低室壁张力并增强远端非梗死区室壁运动[32]，我们认为左心室成形术后改善了左心室下壁运动也是二尖瓣关闭不全减少的重要原因。这些原因共同减少了乳头肌的宽度、室壁张力，从而改善远端非梗死区室壁运动。

尽管我们对于缺血性二尖瓣关闭不全的理解加深，以及管理及技术的更新，二尖瓣修复术后较高的复发率也导致一些研究者考虑使用二尖瓣置换来替代二尖瓣修复术。缺血性二尖瓣关闭不全的患者行二尖瓣修复还是置换的证据十分有限，直到第一个多中心随机临床试验报道显示两者之间对于左心室逆重构和术后 12 个月生存率无明显差异[172]。瓣膜置换可以更持久地纠正二尖瓣关闭不全，但与二尖瓣修复相比临床预后无明显差。临床试验的研究发现仍需要长期随访以确定。

五、总结

在目前的临床实践中，选择将冠状动脉旁路手术中增加左心室成形应该基于仔细的患者评估，包括观察症状（心力衰竭症状应该是以心绞痛为主）；测量左心室容积；仔细评估二尖瓣（包括几何形态和二尖瓣关闭不全的严重程度）；评估心肌瘢痕组织的透壁范围和远离瘢痕心肌区域的心肌活力。这种技术应该仅限在具有高水平外科专业知识的中心完成评估。仍需要进一步阐明左心室成形术后更好的血流动力学效应相关的心室特性，以及血流动力学效应与临床结果之间的联系，这也将进一步有助于确定合适的患者选择标准。

第 101 章
利用可再生细胞治疗心脏疾病
Regenerative Cell-Based Therapy for the Treatment of Cardiac Disease

Nick J.R. Blackburn Aleksandra Ostojic Erik J. Suuronen Frank W. Sellke Marc Ruel 著
谢 飞 译

心力衰竭是一种迅速发展的疾病。最近发表的美国心脏协会预测表明，从 2012—2030 年，其患病率将增加 46%，仅在美国就有约 800 万人患有心力衰竭[1-4]。缺血性心脏病是心力衰竭的主要原因，尽管有最佳的治疗策略，仍有许多患者患有严重的心功能不全。诸如心肌梗死的发生将导致可存活心肌不可挽回的损失，并且在该情况和许多其他临床情况中，除了心脏移植外，目前仍没有治疗方法可以挽回损失的心肌。考虑到心脏移植供体的短缺，再生干细胞疗法应运而生。

全世界成千上万的临床医生和研究人员正致力于利用成体干细胞或祖细胞的特性来治疗组织和器官的损伤，这些组织和器官具有有限的内在修复和再生能力，如大脑和心脏。然而，目前为止，细胞性心肌成形术仍是难以实现。再生细胞疗法基本定义是，利用细胞群促进病态和（或）损伤组织的生长和修复，以恢复受损组织解剖学结构和功能的疗法。通常，焦点聚集在自身修复不明显的情况下，例如心肌梗死及创伤性脑或脊髓损伤。在缺血性心肌病的情况下，干细胞治疗的目标首先是促进血管再生，从而改善组织灌注，促进损伤心肌中新生心肌细胞的生长。自提出这一概念以来，细胞疗法在通过血管新生和血管发生，在促进新血管形成方面取得了最大成功。然而不幸的是，恢复损失的心肌细胞困难重重。尽管做到病变心肌完全再生仍需数十年的努力，但最近的证据表明，我们至少在逐渐接近这一目标要更远的一点距离。本章的目的是让读者熟悉心脏再生的细胞治疗这一领域。尽管许多内容需要进行临床前和临床研究，但由于篇幅限制，该篇综述并不能介绍全面。所以，我们在此仅讨论目前具有最具前景及可能性的细胞治疗类型。临床重点将是急性心肌梗死，其中心肌细胞的损失是这种疾病的标志；然后，还将简要介绍其他临床实体中的干细胞使用。内容将涵盖管理方法及已确定的主要行动机制。最后，一个简短的部分将概述该领域当前面临的一些挑战以及未来可能的方向。在本章最后，将使读者熟悉心脏修复的细胞疗法领域，并提供令读者感兴趣的参考文献。

一、细胞移植的输送方法

用于治疗心脏损伤的干细胞制品可以通过多种方法输送到损伤区域，有些方法均更具侵入性，并且每种方法具有独特的优点和缺点（表 101-1）。通常，干细胞可以通过静脉或特定的冠状动脉输送到患者心脏的缺血区域，还可以通过经皮经心内膜或外科手术经心外膜手术入路直接注入心室壁（图 101-1）。

（一）静脉输注

静脉输注是最简单的细胞输注方法。鉴于这种输送策略是非特异性的，它在很大程度上依赖于输注细胞能否有效地迁移至缺血心肌。因此，该方法的缺点是，能够迁移至心肌缺血区域的输

表 101-1 实施方法

途径	优点	缺点
静脉输注	最简单	很少迁移到缺血目标区域
冠状动脉输注	可以施用于动脉 比起静脉输注，有更多的细胞进入缺血区域 低心律失常风险	不适合较大的干细胞，细胞较大也难以迁移至缺血部位 加剧动脉粥样硬化
心肌内输注	直接可视化下最可靠 需要的细胞剂量最高	具有入侵性，具有细胞"聚集"的潜在可能性

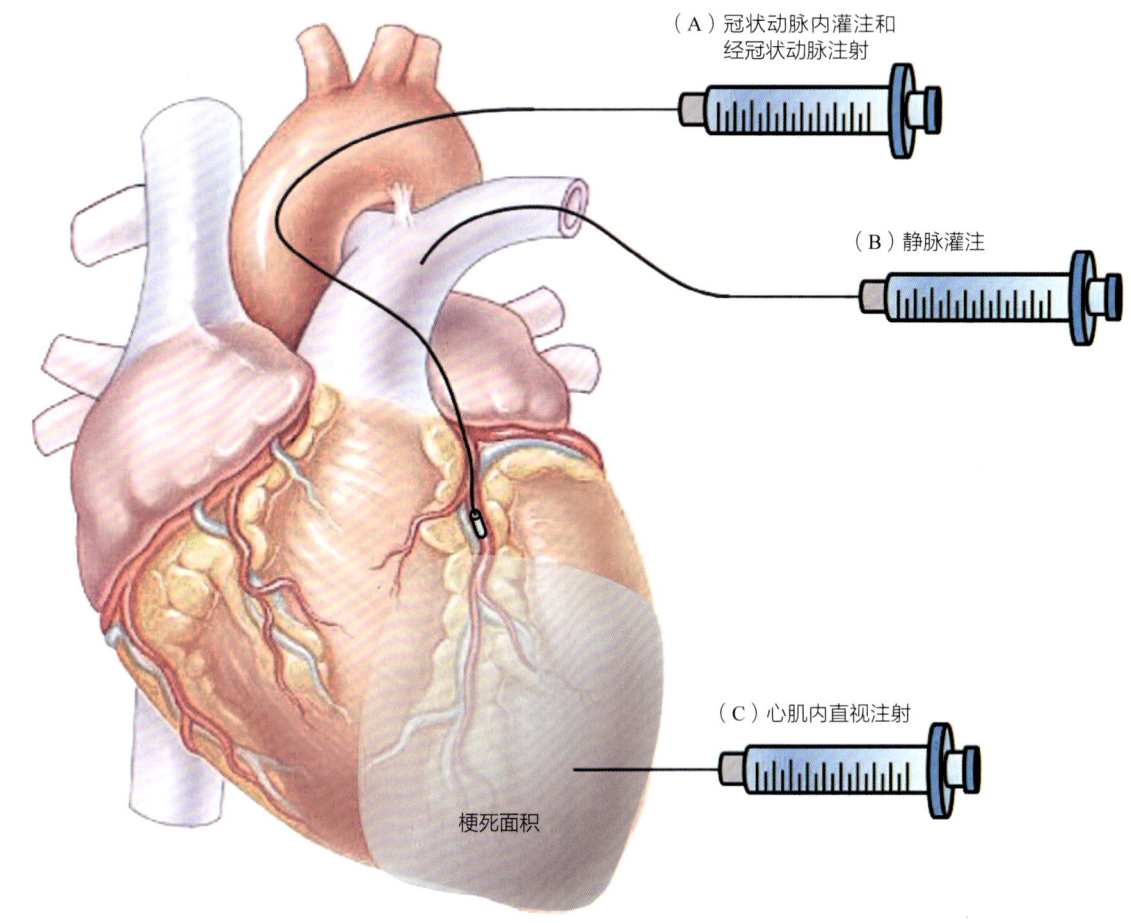

▲ 图 101-1 用于治疗缺血性心脏病的细胞移植途径

注细胞所占的百分比很低[5]。细胞也可能被困在其他器官中，特别是在淋巴组织中，因此只有一小部分细胞可进入冠状动脉循环并迁移到缺血心肌[6, 7]。这对多能细胞尤其不利，增加了异位增殖的机会。此外，对于直径的细胞，如间充质干细胞（MSC）或骨骼肌成肌细胞，因其无法穿过相应的毛细血管床从而发生微栓塞，使其无法到达目标位置。

（二）冠状动脉输注

通过特定的冠状动脉输注干细胞可以在选择性冠状动脉血管造影时进行，并且非常适合于将细胞特异性地递送至心肌的缺血区域。冠状动脉内输注的明显优势是细胞可以直接进入心肌，具有营养丰富的血流和充足氧气供应等有利环境，确保细胞存活，这是稳定植入的先决条件[8, 9]。

事实上，在 Hofmann 及其同事进行的一项研究中[6]，只有经冠状动脉输注才能将未选择的骨髓细胞迁移到梗死区域，静脉输注则无法实现。然而，这一方法的一个缺点是，干细胞输注后，高速的冠状动脉血流使低亲和力的细胞难以黏附到心肌毛细血管，从而阻碍细胞迁移到梗死区域。以这种方式将干细胞递送至冠状动脉的潜在病变区段的另一个缺点是，干细胞和促血管生成环境的组合可能会加剧大血管和微血管疾病。与静脉输注相似，冠状动脉内输注细胞可能同样及不适合某些直径较大的干细胞，例如骨骼肌成肌细胞及间充质干细胞。尽管存在一些限制，但迄今为止，在大多数临床研究中，冠状动脉内输注干细胞已成为优先选用的输注方法。

（三）心肌内输注

与所提及的其他方法相比，心肌内注射是输送细胞治疗制品的一种侵入性方式。在微创胸腔镜或开放手术期间，通过直接注射将细胞悬浮液输送到缺血心肌区域[10]。它可以作为首选的输送方法，特别是当缺乏供应缺血区域特定的冠状动脉时或者当该过程与机械血运重建一起进行时。手术注射过程简单并且可直接可视化进行，可对潜在目标区域进行评估。作为基于用户的细胞注射可视化的替代方案，机电测绘（例如，使用 NOGA 系统）可用于提高经心外膜手术注射的可靠性，或辅助经皮经心内膜注射[11]。以最小体积多次注射浓缩细胞悬浮液似乎优于较不频繁、较大体积的注射。该方法是可行的，并且可能最可靠地确保干细胞到达心肌的预期区域或损伤区域[8]。无论如何，目前仍然难以预测均匀注射到坏死组织中的祖细胞的存活和功能，并且缺血或坏死区域可能难以保证细胞的移植和存活。

心肌内注射也存在许多缺点。在注射进行中，由于细胞泄漏，可能经常发生一些非特异性输注。此外，细胞聚集可能阻碍目标区域中细胞均匀地分布。这种输送干细胞的方法在弥漫性疾病的情况下例如非缺血性扩张型心肌病，也可能是不合适的，因为直接注射的细胞的局灶性沉积可能与疾病潜在的病理生理学不匹配[12]。

（四）总结

干细胞输注的最佳途径目前尚无定论，方法的选择取决于许多因素，如细胞制品、患者临床特征和疾病背景。在急性心肌缺血如急性心肌梗死（AMI）中，响应缺血性损伤的趋化性刺激释放到外周循环中可能有利于静脉内或冠状动脉内输注细胞的迁移。然而，在这些信号已经减轻时，如慢性缺血或旧瘢痕的情况，将细胞直接注射到心肌中可能产生更有利的结果[13]。迄今为止，无论细胞疗法相关的输注途径如何，大多数试验报告都显示细胞治疗的并发症发生率较低。

二、成人干细胞或祖细胞用于心肌细胞疗法

许多成体干细胞或祖细胞类型已经被研究用于治疗心脏病（图 101-2）。它们是从骨髓 [骨髓来源的单核细胞（BMC）]、外周循环、脂肪组织、骨骼肌或心肌活检标本中获得的。多能细胞如胚胎干细胞（ESC）或诱导型多能干细胞（IPSC）也倍受关注。目前大多数都已经在临床前模型中进行了广泛的研究，有些已经进入到了临床研究。一些新兴的细胞类型，如 IPSC，目前尚未进入临床试验阶段。以下各节将讨论最主要的细胞类型，无论是新兴的细胞类型还是历史上重要的细胞类型，在表 101-2 中提供了总结。目前，尚未就理想细胞类型达成共识；然而，一些细胞类型似乎比其他细胞类型更有希望。如果确实存在理想的细胞类型，它应该满足以下绝大多数标准，可以不是全部标准。

1. 干细胞应该是安全的。换句话说，它们不应形成肿瘤、使患者易患致命性心律失常或引发免疫反应。

2. 干细胞应能改善患者心脏功能、生活质量和死亡率。

3. 干细胞采集和培养方法应该是临床可行的，而且成本不高。

4. 干细胞应该可作为标准的"现成"产品提供。

5. 干细胞的使用不应该是有争议的或违背道

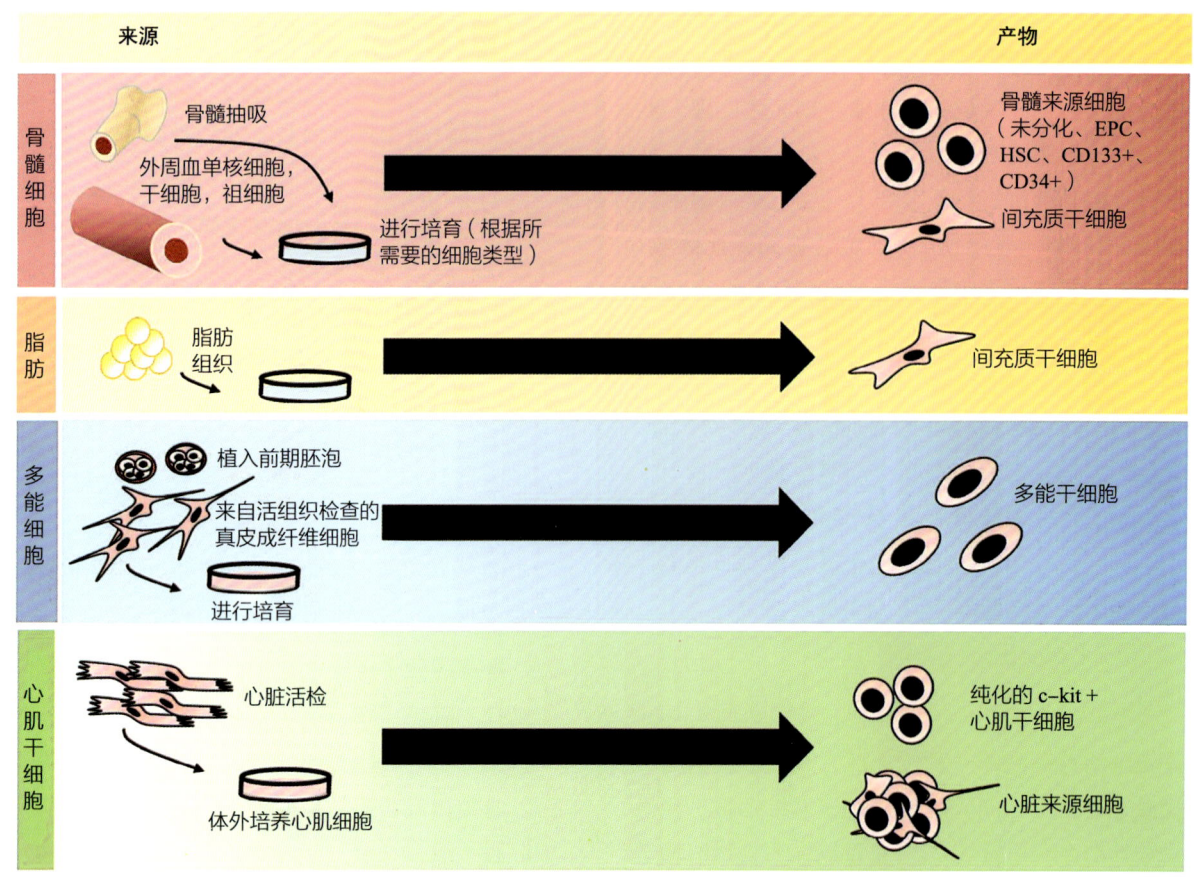

▲ 图 101-2　目前正在进行临床试验和新兴细胞类型的细胞类型
EPC. 内皮祖细胞；HSC. 造血干细胞

德的。

以下部分将介绍强调临床数据的主要细胞类型。对于尚未达到临床试验的新兴细胞制品，焦点将放在动物研究上。表 101-3 中提供了精选临床试验的摘要（注意，该表并非详尽无遗，仅作为示例提供）。

（一）骨髓来源细胞

骨髓中含有大量的细胞群，包括造血细胞、非造血细胞和祖细胞。Asahara 及其同事于 1997 年发现了疑似内皮祖细胞（EPC）的细胞，首次激发了人们对自体 BMC 治疗缺血性心脏综合征的兴趣[15]。发现这些最初来自骨髓的 EPC 在外周血中归巢到组织缺血部位，以参与出生后的血管发生[15]。从那时起，来自骨髓的细胞在临床前和临床心脏细胞治疗研究中都是首选的细胞类型。可以通过骨髓抽吸或外周血单采术收获 BMC，然后通过密度梯度超速离心分离单核细胞部分。在分离单核组分后，BMC 可以保持未分化状态，或者进一步纯化以分离通过特异性表面抗原表达鉴定的亚群。在一些情况下，取决于所需的细胞类型，分离的 BMC 可能需要进一步体外培养扩增[8]。已作为心脏再生疗法研究的 BMC 亚群包括造血干细胞（HSC）、EPC、MSC，以及纯化的 $CD133^+$ 或 $CD34^+$ 细胞（图 101-2）。骨髓制品受到研究者的青睐，主要是因为它们易于采购和培养扩增，并且它们往往具有相对高浓度的成人祖细胞[8]。

1. 未分离的骨髓细胞

未选择或未分离的 BMC 促进心脏修复的能力一直存在争议[16-18]，但它们仍然是临床试验中研究最为彻底的细胞类型[19]。它们的受欢迎主要是出于实际原因。例如，BMC 获得简单；不需要复杂或长时的离体管理；尽管表现为异质群

表 101-2　细胞类型

细胞类型		表型标记	优　点	缺　点
骨骼肌成肌细胞		CD56，结蛋白	易于获取和扩增；良好的生存率；分化成肌管	分化为心肌细胞差；心律失常的风险很高
胚胎干细胞		CD133，Oct 4，SSEA-3/4，Sox	分化为心肌细胞、内皮细胞和平滑肌细胞	伦理挑战，致瘤性，异位分化，免疫原性
骨髓来源干细胞	造血干细胞	CD34，CD133，CD45，Sca-1，c-kit	改善心脏功能，促进血管生成	从机制上讲，可能只能重建外周血白细胞
	内皮干细胞	CD34，CD133，VEGFR2，CD144，Sca-1	增加血管形成，防止心肌细胞凋亡	可变效应
	间充质干细胞	CD106，c-kit	免疫原性降低（至少最初），易于扩增和离体维持；强大的分泌功能	细胞类型大
脂肪组织来源的细胞			更便宜，获取的侵犯性小，并且可大量供应	分离需要针对临床使用进行优化
侧群细胞		CD45，CD59，CD43，CD49d，CD31，整合素标记	分化为心肌细胞和内皮细胞	几乎没有临床前数据
诱导多能细胞		Oct4，Sox2，Klf4，c-Myc，Lin28，Nanog（introduced）		尚待测试
心肌干细胞		c-kit，Sca-1，isl 1	可能会产生心肌细胞；强大的旁分泌能力	数目很少，分离困难；有限的临床经验

体，但含有小的干细胞和祖细胞[19]。BMC 已经在 AMI，慢性 ICM 和 HF 中获得了研究，但是为了简洁起见，以下部分将集中于 AMI 的试验。对其他临床环境中的 BMC 治疗结果感兴趣的读者可以参考几个优秀的综述[10, 19]。

BMC 治疗的安全性和可行性是从 AMI 的早期小规模试验中建立的，例如"祖细胞移植及其在急性心肌梗死的再生增强"（TOPCARE-AMI）研究[20-22]。细胞疗法可能是安全的，并且可能有效的看法促使了进一步探讨中等双盲随机试验，例如"急性心肌梗死中再灌注后富集的祖细胞和梗死后重塑"（REPAIR-AMI）和"骨髓移植增强 ST 段抬高梗死再生"（BOOST）试验[23, 24]。REPAIR-AMI 和 BOOST 试验的初步随访分析报告了 BMC 治疗的益处[23, 24]。成功再灌注后 3～7d 后输注 BMC 组与安慰剂组同时干预 6 个月后比较发现，前者具有更优越的心脏功能 [5.5%～6.7% 改善左心室射血分数（LVEF）][23, 24]。

此外，细胞疗法与不良临床事件的风险增加无关[24-26]。随后，试验研究人员发布了两项试验的亚组研究，结果同样令人满意。例如，在 BOOST 中接受 BMC 的患者表现出舒张功能的改善[27]，而在 REPAIR-AMI 的 1 年随访中，预先确定的死亡、非致死性心肌梗死和再次血运重建的终点均有所减少[26]。其他几项试验也支持 BMCs 治疗 AMI 患者的益处。Assmus 及其同事[28]，Cao 及其同事[29]，Yousef 及其同事[30]，以及"FINISH 干细胞研究"（FINCELL）的试验报道了与 BMCs 治疗相关的积极益处，包括改善心室功能，降低发病率和死亡率，以及对严重不良反应的中性效应，包括心律失常和支架冠状动脉再狭窄[28-31]。

不幸的是，尽管 BMC 治疗具有积极的早期经验，但其他试验并未如此有前景。此外，一些较早的阳性试验的后续试验开始释放令人失望的长期结果。例如，REPAIR-AMI 的 2 年结果无

表 101-3 节选的临床试验结果

研 究	细胞治疗的患者	细胞类型和细胞数目（个）	途 径	随 访	结 果
TOPCARE-AMI[20, 22]	AMI (n=29)	2.1×10^8 BMC	IC	1年	LVEF↑；灌注↑；重塑↓
	AMI (n=30)	1.6×10^7 CPC			
BOOST[24, 27, 32, 33]	AMI (n=30)	2.4×10^9 BMC	IC	5年	LVEF↑（仅6个月），5年与对照组相比无差异
Fernandez-Aviles 等[121]	AMI (n=20)	7.8×10^7 BMC	IC	11个月	LVEF↑；ESV↓
MAGIC[52]	AMI (n=10)	1.5×10^9 G-CSF-动员细胞	IC	6个月	LVEF↑；ESV↓；区域灌注↑
Choi 等[186]	AMI (n=10)	2×10^9 G-CSF-动员细胞	N/A	6个月	LVEF↑
Ge 等[187]	AMI (n=10)	4×10^7 BMC	IC	6个月	LVEF↑；灌注↑
Strauer 等[188]	AMI (n=10)	2.8×10^7 BMC	IC	3个月	梗死面积↓；LV灌注↑
Chen 等[189]	AMI (n=34)	$(4.8\sim6) \times 10^{10}$ BMC	IC	6个月	灌注↑；室壁运动↑
REPAIR-AMI[23, 26, 28, 190]	AMI (n=102)	BMC (50ml骨髓)	IC	1年	梗死面积↓；重塑↓
Janssens 等[191]	AMI (n=33)	3×10^8 BMSC	IC	4个月	梗死面积↓；区域收缩功能↑
Li 等[192]	AMI (n=35)	7.3×10^7 PBSC	IC	6个月	LVEF↑；室壁运动↑
ASTAMI[34, 36-38]	AMI (n=50)	BMC (50 ml骨髓)	IC	6个月	无益处
TOPCARE-CHD[64, 193]	CMI (n=28)	2.1×10^8 BMC	IC	3个月	室壁运动↑
	CMI (n=24)	2.2×10^7 CPC			
Katritsis 等[194]	CMI (n=11)	$(2\sim4) \times 10^6$ BMC 和 EPC	IM	4个月	灌注缺陷↓；硬死面积↓
Perin 等[195]	HF (n=14)	3×10^7 BMC	IM	4个月	LVEF↑；区域灌注↑
Stamm et al[196, 197]	CMI (n=20)	5×10^6 AC133+ BMC	IM	6个月	LVEF↑；灌注↑
Ahmadi et al[198]	ICM (n=19)	N/A	IM	6个月	WMSI↓
Hendrikx 等[199]	CMI (n=10)	6×10^7 BMC	IM	4个月	LVEF↑；收缩期增厚↑；缺陷得分↓
Losordo 等[75]	RA (n=18)	$(5\sim50) \times 10^4$/kg CD34+ 细胞	IM	6个月	运动耐量↑
Mocini 等[200]	ICM (n=18)	2.9×10^8 BMC	IM	3个月	LVEF↑；室壁运动↑
Tse 等[201]	ICM (n=8)	BMC（来自40ml骨髓）	IM	3个月	LVEF↑；室壁运动↑
G-CSF-STEMI[85]	AMI (n=44)	G-CSF 动员细胞	N/A	1年	治疗后1周和1个月灌注↑
STEMMI[86, 87]	AMI (n=78)	G-CSF 动员细胞	N/A	6个月	没有改善，循环间充质细胞和收缩功能恢复之间的一些反向关联

第二部分 成人心脏手术
第101章 利用可再生细胞治疗心脏疾病

（续表）

研 究	细胞治疗的患者	细胞类型和细胞数目（个）	途 径	随 访	结 果
REVIVAL-2[88]	AMI (n=56)	G-CSF 动员细胞	N/A	4~6个月	无改善
FINCELL[31]	AMI (n=40)	BMC (360 × 10⁶)	IC	6个月	LVEF↑
Cao 等[29]	AMI (n=41)	BMC (5 × 10⁷)	IC	4年	LVEF↑
Hare 等[89]	AMI (n=53)	异体 MSC [(0.5~5) × 10⁶/kg]	IC	6个月	前壁心肌梗死患者的 LVEF 和全球症状评分↑
REGENT[74]	AMI (n=80)	BMC 或 CD34⁺CXCR4⁺ 选择细胞 (1.78 × 10⁸; 1.90 × 10⁶)	IC	6个月	基线射血分数 < 37% 的患者的左心室射血分数↑
BALANCE[30]	AMI (n=62)	BMC (6.1 × 10⁷)	IC	5年	收缩力↑；血流动力学状态↑；运动能力↑；死亡率↓
SCIPIO[127,132]	HF (n=16)	c-kit+ CSC (1 × 10⁶)	IC	1年	左心室射血分数↑；梗死面积↓
HEBE[167]	AMI (n=200)	BMC 或 PBMC (≈290 × 10⁶)	IC	4个月	无改善
Losordo 等[76]	RA (n=167)	CD34⁺ 选择 BMC [(1~5) × 10⁵/kg]	NOGA IM	1年	每周心绞痛频率↓；锻炼耐力↑
Quyyumni 等[202]	AMI (n=16)	CD34+ 选择 BMC (10 × 10⁶)	IC	6个月	灌注↑；左心室射血分数↑；梗死面积↓
BONAMI 等[35]	AMI (n=49)	BMC (98 × 10⁶)	IC	3个月	心肌活力↑；不可行的部分↓
Williams 等[203]	ICM (n=8)	BMC 或 MSC [(100~200) × 10⁶]	IM	1年	区域收缩性↑；舒张末期容量↓；梗死面积↓
Chih 等[204]	RA (n=18)	G-CSF 动员细胞	N/A	42周	无改善
POSEIDON[90]	ICM (n=5)	同种异体和自体 MSC (20-, 100-, 200- × 10⁶)	IC	1年	功能能力↑；生活质量↑；心室重塑↓
TAC-HFT[205]	ICM (n=65)	MSC 和 BMC	IC	1年	MLHFQ 两种细胞类型↓；6MWT↑；区域功能↑；梗死面积仅限 MSCs↓
CADUCEUS[128]	AMI (n=31)	CDC (25 × 10⁶)	IC	6个月	瘢痕肿块↓；可行的心脏肿块↑；区域收缩性↑；区域收缩壁增厚↑
Perin 等[47]	HF (n=10)	ALDH+ BMC (2.27 × 10⁶)	NOGA IM	6个月	左心室收缩末期容积↓
SWISS-AMI[42]	AMI (n=200)	BMC	IC	4个月	无改善
TIME[41]	AMI (n=65)	BMC (150 × 10⁶)	IC	1年	无改善

AMI. 急性心肌梗死；BMC. 骨髓来源的单核细胞；CDC. 心脏来源细胞；CMI. 慢性心肌梗死；CPC. 循环祖细胞；CTO. 慢性完全闭塞；EF. 射血分数；EPC. 内皮祖细胞；ESV. 收缩末期容量；G-CSF. 粒细胞集落刺激因子；HF. 心力衰竭；IC. 冠状动脉内；IM. 心肌内膜；LV. 左心室；MSC. 同充质干细胞；RA. 难治性心绞痛

法将 BMC 治疗与改善的发病率和死亡率联系起来[28]；在 BOOST 中，细胞疗法和安慰剂之间 LVEF 改善的差异在 6 个月的随访中显著，但效果在 18 个月时没有持续[24, 32]。具有明显透壁梗死的患者亚组可能从细胞疗法中受益，尽管这需要在随机试验中进行前瞻性测试。无论如何，在 5 年的结果中，BOOST 中缺乏与 BMCs 治疗相关的有益效果[33]。最近试验结果的实例包括已混合的"骨髓在急性心肌梗死中的作用"（BONAMI）和来自"急性心肌梗死的自体干细胞移植"（ASTAMI）试验的结果，这些试验均为阴性[34, 35]。除了运动时间的微小改善，ASTAMI 没有将 BMCs 与左心室功能或心室重构的改善联系起来[34, 36-38]。

在进行临床试验之前，尚未系统地确定干细胞疗法等许多因素，如细胞剂量、频率或输注时间。在一些试验中，例如 REPAIR-AMI，根据心肌梗死再灌注后细胞输注时间对患者进行分层，发现细胞输注时间会影响治疗效果。该预先指定的亚组分析显示，稍后的细胞输注（心肌梗死再灌注后约 7d）具有更显著的益处[23]。因此，包括 TIME、晚期 TIME 和 SWISS-AMI 在内的几项近期的试验比较了梗死后早期、中期或晚期输注治疗细胞之间的差异，试图检验这一假设[39-42]。遗憾的是，无论 AMI 后何时输注细胞，与 BOOST 和 ASTAMI 试验结果一致，所有三项试验的结果都没有将有益效果与 AMI 的 BMCs 治疗相关联[39-42]。然而，TIME 试验的结果可能需要仔细审查，因为细胞是从一种新的、方便提取的方法中获得的，与已经得到很好的支持和公布的分离方法相比，该提取方法之前尚未在生物活性测定或动物模型中验证。

迄今为止，确立关于 BMC 治疗 AMI 疗效的具体立场是困难的，并且最近的试验如 TIME、Late-TIME 或 SWISSAMI 的结果未能最终回答这个问题。BMC 治疗的前景不太乐观。鉴于相互矛盾的证据和新出现的替代品，人们可能倾向于具有良好能力的产品，以改善左心室功能、死亡率和生活质量。此外，虽然最近的 Meta 分析的一些累积证据表明，BMCs 与左心室功能的适度改善相关（2%～4%LVEF），但问题仍然是这些改善是否具有临床意义[43, 44]。即将进行的欧洲第 3 阶段"冠状动脉再灌注骨髓来源的单核细胞对急性心肌梗死全因死亡率的影响"（BAMI）大型试验（NCT01569178）可能代表了 BMC 在 AMI 心肌细胞治疗中的最终共识。

2. 造血干细胞

造血干细胞（HSC）是 BMC 的一个子集，它是一种多能细胞，且具有自我更新能力，能够分化出所有血细胞类型。它们可能是医生在利用骨髓移植治疗致死性白血病过程中发现的第一类干细胞[45]。它们的使用可能对遗传性血液疾病（如地中海贫血和免疫缺陷）或恶性肿瘤（如白血病）具有潜在的疗效[45]。普遍的假说是，HSC 产生两种谱系的祖细胞类型，包括淋巴系祖细胞和髓系祖细胞，分别提供血液中淋巴细胞，以及粒细胞、巨噬细胞、血小板及红细胞。然而，HSC 的具体识别和分类很难，主要是由于当前成像和谱系追踪方法的局限性[46]。通常，HSC 通过缺乏造血或髓系谱系（lin）标记来鉴定，并且根据报道，存在许多抗原表面标志物，例如 CD34、CD38、CD90、CD133、CD105、CD45 和 c-kit（CD117），或者其他标记物，如醛脱氢酶的存在[47, 48]。早期研究研究表明，lin$^-$、c-kit$^+$ HSCs 可通过转分化为所有主要的心肌细胞类型（心肌细胞、内皮细胞和平滑肌细胞）来恢复坏死心肌，因此，HSC 就被用来制成心脏再生细胞制品[49, 50]。遗憾的是，这一概念遭到了尖锐的批评，获得的数据也相互矛盾[16, 17]。相反，随后的证据表明，在缺血心肌中，HSC 实际上不是心肌细胞，而是成熟的造血干细胞[16, 17, 51]。HSC 的效果是来自恢复受损心肌的能力还是来自其他单独的机制（可能是旁分泌机制），这仍然是一个激烈争论的话题[50]。

关于表面标志物、胞质标志物或功能标志物的哪种组合定义 HSC 的共识是缺乏的，因此，对各种试验进行比较是比较困难的。鉴于 HSC 的定义宽泛，下一节中讨论的一些试验可能同样适用于其他 BMCs 产品，反之亦然。MAGIC 试验评估了心肌梗死患者和接受冠状动脉支架植入术的 HSCs 输注的可行性和有效性[52]。在单采血液成分和细胞采集前 4d，给予粒细胞集落刺激因子（G-CSF，一种已经研究成熟的干细胞动员剂），以将骨髓来源的 HSC 动员到外周血中[52]。该试验涉及 3 个独立的分组，包括 HSCs 组、对照组（非安慰剂）及单独接受 G-CSF 的患者[52]。输注后 6 个月，HSCs 治疗组患者的运动能力（450s vs. 578s）、心肌灌注（灌注缺损，11.6% vs. 5.3%）和收缩功能（LVEF，48.7% vs. 55.1%）显著改善。尽管由于细胞输注结合 G-CSF 没有发生不良事件，但由于支架内再狭窄率高，最终停止了 G-CSF 队列的登记，突出了潜在的安全性问题，并为未来使用 G-CSF 进行内源性干细胞动员的试验给予了警示[52]。然而，最近的试验，如 Perin 及其同事的试验[47]未报道任何与 HSC 输注相关的任何显著不良心血管或脑血管事件，同样的在晚期缺血性心力衰竭和不符合 PCI 或手术血运重建的冠心病等高风险患者队列中，也没有报道任何与 HSC 输注相关的任何显著不良心血管或脑血管事件[47]。或许差异在于，Perin 及其同事[47]选择从髂嵴吸出骨髓，而不是给予 G-CSF。在他们的试验中，利用胞质中存在 ADH 来纯化 HSC，构成原始 Lin-CD34$^+$ CD38$^-$ 细胞群。当给予患有晚期缺血性心力衰竭的患者 ADH + HSC 时，6 个月时左心室收缩末期容量和最大耗氧量趋势的显著降低[47]。考虑到只有 20 名患者参加了该研究，很难得出有意义的结论。总体而言，HSC 似乎对缺血性心肌病的治疗有益，但需要更大的随机对照试验来确认早期结果。

3. 内皮祖细胞

在 Asahara 及其同事在 1997 年对循环 EPC 进行鉴定之前[15]，血管生成（即新生血管的发育过程）被认为仅限于来自内皮细胞祖细胞或成血管细胞的脉管系统的胚胎发育。现在被理解为，骨髓细胞的一部分，可能是 EPC，从骨髓动员到外周循环，最终到达组织损伤或缺血部位，参与出生后的血管生成[13, 15, 53, 54]。循环 EPC 水平也被认为可能造成有关动脉粥样硬化负担和未来的心血管风险[55, 56]。尽管人们对研究 EPC 生物学给予了极大的关注，但仍然缺乏对 EPC 明确定义的共识，同样，由于缺乏这样的定义，许多研究的成功受到了阻碍。EPC 首先被表征为 CD34$^+$、VEGFR2$^+$ 细胞群和黏附于纤连蛋白的细胞群（图 101-3A）[15]。如今，它们被广泛地鉴定为黏附于纤连蛋白的单核细胞，或者通过细胞表面表达，其可以包括或不包括 CD31、FLK-1（VEGFR2）、CD34、CD133（AC133）、c-kit 和其他内皮标志物，包括 VE-cadherin 等[57]。区分 HSC 和 EPC 的标准似乎不清楚，反之亦然，因为它们似乎共享许多相同的表面抗原标记[57]。然而，作为细胞治疗产品，EPC 基于特定的离体培养要求而区别于 HSC。存在单独的技术来产生可被称为早期或晚期 EPC 的物质。早期和晚期 EPC 首先需要从外周循环中分离单核细胞部分，并且通过随后在纤连蛋白上培养 3～7d 产生早期 EPC，而通过在 I 型胶原上培养超过 14d 产生晚期 EPC[55, 58]。有关 EPC 表型特征描述或循环 EPC 潜在诊断用途的更详细讨论，感兴趣的读者可参考 Fadini 及其同事的精彩综述[55]。

在缺血性心肌病的临床前动物模型中，EPC 移植预防心肌细胞凋亡，导致血管形成增加，梗死面积减小和功能改善[59, 60]。也有人报道了人 EPC 转分化为心肌细胞的能力[61]，但并非所有研究都支持这一结论[62]。相反，最近的证据表明，人类早期 EPC 可能是促血管生成的，通过旁分泌机制产生其有益健康的特性。相反，晚期 EPC 的促血管生成作用被认为是通过直接掺入脉管系

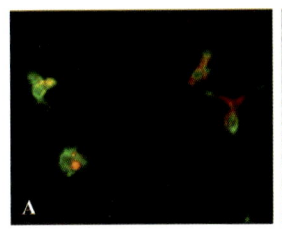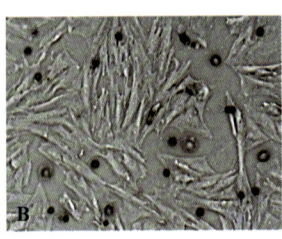

▲ 图 101-3 内皮祖细胞（EPC）和间充质干细胞（MSC）的培养

A. 来自外周血单核细胞层的 EPCs，在纤连蛋白上培养 4d。贴壁细胞（CD34$^{+/-}$，VEGFR-2$^+$）通常吸收标记凝集素和 DiI 红色荧光标记氧化低密度脂蛋白；B. 从人骨髓培养的 MSC，产生一群黏附的 MSC，其特征性地表达抗原 CD29 和 CD44，但造血细胞标记物 CD45 是阴性的

统而产生的[55,63]。

考虑到 EPC 在心肌缺血的临床前动物模型中所受到的关注，患者的应用经验相对较少。这可能是由于实用性考虑和研究者不需要离体培养的对未分级或分选的 BMC 产品的偏好。EPC 细胞疗法已在多种环境中进行了探索，包括 AMI 和慢性缺血性心脏病。作为再灌注 AMI 后不久进行的治疗方法，小型 TOPCARE-AMI 试验报告认为 EPC 移植是安全、可行且可能有益的[20]。心肌梗死后 4～5d 输注 EPC，并且 LVEF 改善（51.6%±9.6% 至 60.1%±8.6%），梗死区域壁运动改善，4 个月的随访中收缩期左心室容量显著减少[20]，在一年的随访中持续受益[22]。实际上，在一项类似的试验中，评估了用于治疗慢性缺血性心脏病的 EPC 细胞疗法的疗效[64]。TOPCARE-CHD 随机对照试验评估了心肌梗死后用 BMC、EPC 或安慰剂治疗的患者，这些患者在入组前出现心肌梗死至少 3 个月，并且对于左心室功能障碍有一个明确的界限[20]。将细胞输注到导致心室运动障碍最大区域的血管中，然而该研究的结果与 TOPCARE-AMI 的结果相矛盾，因为 EPC 递送在改善左心室功能方面明显不如 BMC 治疗[64]。

与他们在 AMI 中的经历类似，BMC 疗法的绝对改善是适度的。根据左心室血管造影，BMC 治疗增加了约 2.9%；根据 MRI，BMC 治疗增加了 4.8%[64]。在试验中没有研究 BMC 治疗益处的确切机制，并且仍然不清楚为什么 EPC 在这种情况下表现较差。从骨髓抽吸中分离出更多数量的祖细胞可能是造成这种差异的原因。此外，鉴于冠心病患者已显示出明显的 EPC 功能障碍，有限的细胞募集和损伤部位的作用也可能是造成这种损伤的原因之一[65]。

4. 分离的 CD34$^+$ 骨髓干细胞

作为异质性细胞产物的替代物，近年来，由于其有效的促血管生成特性，研究焦点已经转移到通过 CD34 表达而分离的 BMC 上来[66]。CD34 被认为是在一些细胞类型中表达的细胞间黏附因子，包括造血细胞、内皮细胞、肌肉卫星细胞、毛囊干细胞和纤维细胞[67]。尽管在 HSC 中，一些证据表明 CD34 改变了植入潜力和其他性质，如细胞黏附和迁移，但 CD34 的功能仍然很大程度上未知[67,68]。

已显示外周血 CD34$^+$ 细胞主要通过细胞融合转分化成大多数主要心脏谱系[69]，包括内皮细胞[15,17]、血管平滑肌细胞[69,71]和心肌细胞[72]。与啮齿动物研究中的总单核细胞相比，从外周血 BMC 中分离纯化的 CD34$^+$ 细胞已经显示出 MI 后治疗性新血管形成的优异功效和安全性[59,60,73]。与具有相同数量的 CD34$^+$ 细胞的未选择的单核细胞相比，它们还显示出在 MI 后保持完整性和功能的优异功效[73]，表明纯化的 CD34$^+$ 细胞产物可能比混合的单核细胞群具有更大的治疗潜力。

REGENT 试验研究了分离 CD34$^+$ 单核细胞治疗前壁心肌梗死再灌注后的显著收缩功能障碍（LVEF＜37%）的治疗潜力[74]。200 名患者被随机分配到冠状动脉内输注 CD34$^+$ CXCR4$^+$ 纯化细胞，总单核细胞或完全没有接受治疗的对照组（无安慰剂），并随访 6 个月[74]。与 REPAIR-MI 类似，纯化的 CD34$^+$ CXCR4$^+$ 和 BMC 治疗均可以使收缩功能适度改善（≈3%）[74]。遗憾的是，该研究受到对照组群中高退出率的困扰，可能是因为开放标签设计可能会导致一些未达到统计学意义的结果。尽管如此，对于接受 CD34$^+$ 细胞治疗的患者，与基线射血分数（EF）高于中位数的患者相比，基线 EF 低于中位数（＜37%）的患者有明显好转的趋势。此外，低基线 EF（＜37%）是心脏功能方面显著益处的独立预测因子[74]。这种模式与 REPAIR-AMI 报告的结果一致[23]。作者还强调，使用相对少量的 CS34$^+$ CXCR4$^+$ 细胞与使用 100 倍数量的总单核细胞功能改善效果相似，类似于 Kawamoto 及其同事在大鼠试验研究中发表的结果[73,74]。目前没有探讨可以解释这些益处的机制，但它不太可能是新生心肌细胞的结果。相反，最近的实验室证据表明，CD34$^+$ 细胞分泌具有独立血管生成活性的外泌体，可能是这些细胞的旁分泌作用的重要组成部分[66]。

实际上，缺血性心肌病（例如心肌梗死）的标志是心肌的丧失。在这种情况下，如果不能有效地修复心肌，细胞治疗可能是徒劳的。此外，支持CD34+纯化细胞的心肌生成潜能的数据并不令人信服。然而，在可能首选新血管形成的情况下，CD34+细胞可以提供一些好处。Losordo和他的同事[75]在Ⅰ/Ⅱa期随机试验中，对24例难治性心绞痛患者使用了G-CSF激活的纯化CD34+细胞，为其可行性、安全性和益处提供了早期证据。对167名患者进行了更大的双盲随机Ⅱ期随访[76]，采用机电定位注射导管注射CD34+纯化细胞或等量稀释剂（安慰剂）。低剂量的CD34+疗法改善了每周心绞痛的频率和运动耐受能力[76]。对照组与细胞治疗组在12个月时死亡率没有显著差异，尽管细胞动员和收集过程与心肌酶谱的升高有关，但还需要在今后的研究中进行随访[76]。

CD34+纯化的细胞可能代表了未分离BMC疗法的自然进展，并且根据其特性和临床前结果，与HSC或EPC的疗法相比，CD34+纯化的细胞可能代表更标准的产物。然而，最近对BMC试验的Meta分析和回顾所累积的证据表明，总的来说，在急性心肌梗死或慢性心力衰竭的情况下，CD34+纯化的细胞疗法可能不能提供有意义的帮助，这可能是因为缺乏临床上相关的心肌分化潜力[43]。由于CD34+细胞具有强大的促血管生成旁分泌特性，因此在新血管形成本身可以提供实质性益处的环境中，CD34+细胞可以提供潜能，如难治性心绞痛或慢性缺血性心肌病。

5. 间充质干细胞

间充质干细胞(MSC)是在骨髓或脂肪组织中发现的基质细胞，可通过体外培养扩增（图101-3B）[77]。与其他骨髓细胞类型相似，根据其表面表达和培养特性，包括细胞培养中黏塑性及CD105+/CD90+/CD73+/CD34-/CD45-/CD11b-或CD14-/CD19-或CD79-α-/HLA-/DR1-等表面抗原的表达，而将其粗略定义[78]。间充质干细胞因其相对容易获得且具有多谱系分化潜能、强大的分泌体、抗凋亡、免疫调节特性而被认为是有前途的候选细胞[55, 81, 83, 84]，并且它们也被证明能够激活驻留的心脏干细胞[51, 77, 79, 80]。尽管作为同种异体产品的长期益处受到了挑战，但鉴于它们的免疫豁免地位，它们仍可能成为理想的同种异体移植候选[81]。一些作者认为，当MSC被注射到健康心肌和梗死心肌中时，它们均可采用心肌细胞样表型；然而，这些结论已经被仔细研究过，其他人将这些现象归因于MSC与驻留心肌细胞的融合或者完全不存在[79, 82, 83]。

在啮齿动物与猪心肌梗死模型中，纯化的人源性骨髓间充质干细胞已被证明可减轻收缩功能障碍并防止不良反应[82-84]。与通过输液或注射收集细胞的经典方法相比，在利用间充质干细胞的初步临床尝试中，使用G-CSF评估了骨髓细胞的药理动员。根据G-CSF ST段抬高型心肌梗死（G-CSF STEMI）、STEM细胞在心肌梗死（STEMMI）的结果，来评估急性心肌梗死后G-CSF动员细胞。以及通过激活骨髓干细胞（REVIVAL-2）来活化心肌的试验表明，与安慰剂相比，使用G-CSF给药并没有改善收缩功能[85-88]。STEMMI试验的一个子研究试图描述G-CSF动员的细胞，并且确定这些细胞类型的血浆浓度与左心室收缩功能改变之间有无关系[86]。作者认为心肌梗死后应用G-CSF后循环间充质干细胞与收缩功能改善呈负相关[86]，这种关系尚未被阐明，但可能是多种机制的结果。循环中MSCs的减少可能是向梗死心肌归巢增加所致，或者由于MSC体积较大，循环中MSC浓度的增加可能导致进一步的微栓塞和梗死。

MSC是迄今为止少数几种细胞类型之一，鉴于它们潜在的免疫豁免地位，它们可提供真正的现成产品[78]。Hare和同事[89]对53例再灌注心肌梗死患者进行了双盲、随机、剂量范围的试验，评估了这种类型的异基因产品的安全性。研究的主要终点是安全性，而通过射血分数和心室容积测量的有效性构成了探索性的次要终点。同种异体MSC产品（Prochymal; Osiris Therapeutics Inc., Baltimore, MD）与安慰剂治疗之间的安全性指标相似[89]。接受骨髓间充质干细胞的患者较少发生室性心动过速，肺用力呼气容积改善[89]。在疗效方面，MSC与改善的全身症状评分和射血分数相关。这些结果突出了骨髓间充质干细胞与其他BMC产品的一些潜在优势[89]。

例如，本试验中使用的产品是从健康供体制备的容易获得的同种异体产品，避免了患者临床状况在细胞效力方面的任何潜在问题，同时避免了侵入性和高度痛苦的骨髓抽吸。最近的 POSEI-DON 试验结果增强了这些好处[90]。POSEI-DON 试验是一个小型、随机、先导性试验，用于比较心肌梗死继发性慢性缺血性左心室功能障碍的患者，其自体或异体移植 MSC 经心内膜给药的安全性和有效性[90]。主要终点是通过严重不良反应的发生率来测量安全性[90]。这些细胞产物均未达到发生严重不良反应的预定停止点，支持 MSC 的低免疫原性。从二级指标来看，综合效果明显，结果令人振奋。自体治疗（但不是同种异体）改善了 6 分钟步行试验和明尼苏达心力衰竭患者问卷（MLHFQ）评分[90]。此外，这两个群体同样在纽约心脏协会（NYHA）中显示出改善的结果[90]。两者均与早期增强缺陷这一测量的指标、梗死面积、收缩末期容积和球度相关[90]。此外，接受异基因治疗的患者，其舒张末期容积得到了改善[90]。从总的结果来看，尽管观察到了剂量-反应关系呈现负相关，EF 值的变化不明显。在接受较低剂量的骨髓间充质干细胞的患者中，EF 值的增加和心室几何形状的明显变化有明显的相关性。结论很有可能成立，但鉴于小样本量、开放性设计和缺乏安慰剂对照组，还需要在几个后续试验中得到证实[90]。

随着细胞治疗领域的发展，骨髓间充质干细胞是一种令人兴奋的候选细胞。鉴于其强大的旁分泌和免疫豁免特性，它们可能真正提供了现成产品的潜力。在充分实现这些细胞的潜力之前，支持观察到的益处的机制这一点仍然未被研究清楚，仍然存在的一个主要知识差距。

6. 骨髓细胞衍生物综述

坚持能从 BMC 的细胞疗法获益的观点是具有挑战性的。最近的一些 Meta 分析一致认为，BMC 细胞治疗可在 6～12 个月时提供适度的短期功能改善，有趋势表明这些益处也可在 AMI 患者中长期存在[43,44]。对左心室收缩末期容积、复发性 AMI、心力衰竭再入院、不稳定性心绞痛或胸痛也有影响[43,44]。考虑到在诸如心肌梗死或再灌注后的递送时间、细胞类型、细胞剂量、给药方法、评估功能的成像方式，以及临床硬终点结论等要素中的高度试验可变性，很难得出结论。此外，许多最近的大型试验没有显示出效益[91]。即使如此，问题仍然在于心脏功能的适度改善是否与临床相关[43]。上述几种 BMC 细胞类型可能适用于某些临床情况，尽管它们可能不代表再生失活心肌的理想候选者。

（二）多能细胞

尽管与多能细胞相关的肿瘤风险可能妨碍其在患者中的应用，两种可能具有最大潜力的细胞类型是 ESC 及其人工合成替代品，即诱导性多能干细胞（IPSC）。胚胎干细胞在收获阶段仍然是一个有争议的细胞类型。胚胎干细胞是从预植入阶段囊胚的内细胞团获得的[92]。它们自 1998 年首次成功分离以来[92]，已成功分化为体外培养的心肌细胞[93,94]。未分化的人类胚胎干细胞表达干细胞标志物 OCT4，阶段特异性小鼠胚胎抗原（SSEA）3/4、TRA-1-60 和 TRA-181[95]。ESC 衍生的心肌细胞表现出适当的形态，有组织的肌节，并表达心脏特异性转录因子如 NKX2.5、GATA4 和 MEF2C，尽管它们缺乏真正成熟的表型[96,97,98]。移植的 ESC 衍生的心肌细胞已被证明能在几种啮齿动物梗死模型中产生功能改善[98-101]。迄今为止，仅有一项由 Ménard 及其同事[102]进行的临床前大型动物研究用于评价 ESCs 对心肌缺血的心肌分化潜能。Ménard 及其同事[102]在心肌梗死后 2 周将心脏致死的小鼠 ESC 送入免疫抑制或免疫活性羊的宿主心肌中。ESC 移植到瘢痕区域并在功能上定植，形成新的心肌细胞，使心脏功能得到适度改善[102]。ESC 代表了用于细胞治疗的候选细胞的最终例子，因为它们完全符合干细胞的所有标准：克隆性、自我更新和多能性。然而，由于它们可以被驱动到几乎任何细胞类型，它们也是一个显著的肿瘤风险[103]。ESCs 同样也是同种异体移植物，造成移植物排斥的风险。无论绵羊是否接受免疫抑制，Ménard 和同事[102]报道的这些益处没有发生畸胎瘤形成或移植排斥反应。然而，其他人却发表了相反的结果[101-104]。尽管是否可以完全消除这些风险仍有争议，未来的方法学突破可能有助于显著降低移植排斥或肿瘤形成的风险。现代临床试验是一个严格且不利于风险的环境，每一个越来越难以获得监管部门的批准[5,45]。即使在一个患者身上，移植排斥反应和畸胎瘤形成ESC治疗，都将构成一个不可接受的结果。同样值得怀疑的是，有关ESC在临床上使用的争议是否会平息，至少短时间内应该不会消退。因此，至少在可预见的将来，ESC将不可能用于临床。

IPSC是2012届诺贝尔生理学或医学奖的关注焦点[105]。它们是从成年小鼠体细胞中首次产生的，使用了一套称为Yamanaka因子的转录因子集合。这些转录因子是以该发现的主要作者命名的[106]。第一个人类IPSC产生于2007年，并且已经在体外成功制备了心肌细胞[107-109]。IPSC在疾病建模方面已经获得了显著的关注[110]，并且不出所料，许多研究者认为IPSC在心脏再生医学方面具有巨大的前景[110]。在撰写本章时，尚未获得关于IPSC用于心脏再生目的的临床试验进展。然而，一些已经发表的动物研究报道，提供了有希望的早期结果。在小鼠心肌梗死模型中，犬和猪来源的预分化的IPSC内皮细胞可以恢复心脏功能和减少梗死面积[111,112]。IPSC可以构成一种可行的自体细胞治疗，特别是因为它们消除了传统上与ESC相关的法律和伦理问题。此外，随着IPSC重编程技术的改进，它们可以成为个性化医学的理想细胞类型。也许有一天研究人员可以设计出患者或疾病特异性的IPSC，以尽量满足特定的临床需要和患者特点。目前，将基于IPSC的疗法转化为临床治疗手段尚不成熟。首先，类似于胚胎干细胞，已知产生IPSC所需的方法是致癌的[113]。新技术在解决这一问题上做了很多工作，包括使用小分子或合成修饰的mRNA[114,115]。如果能够消除或至少显著地最小化污染的未分化IPSC，则将IPSC预分化为所需的细胞类型，例如心肌细胞或内皮细胞，可能是一种潜在的替代方法[116]。无论如何，这些努力可能是徒劳的，因为重新编程体细胞的过程可以诱导遗传或表观遗传畸变，这些畸变在技术上不可调和，在临床上不相容[113]。最终，在治疗第一个患者之前，需要对新方法进行严格验证，以确保不存在肿瘤风险。如果肿瘤形成的风险得到解决，缺乏生产具有足够产量的标准化细胞产品的方法，也是可能妨碍其临床应用的另一个障碍[117]。用现有的方法和技术生产IPSC的效率较低，产量有显著的差异[113,117]。尽管如此，早期研究IPSC衍生产品的潜在治疗益处的结果仍然值得进一步研究。

（三）心脏干细胞和祖细胞

成年人类心脏是有丝分裂后器官这一假设，是20世纪大部分时间的主要观点。早在1960年就出现了对成年人心脏中可能存在的心肌细胞逆转更新的观察，尽管最近在2009年Bergman及其同事提供了最直接的证据[118]。利用1963年结束的冷战Cera核弹试验造成的大气中 ^{14}C 含量的上升，他们估计心肌细胞每年以0.45%~1%的速度更新，随着年龄的增长逐渐下降[118]。虽然实际更替率尚不清楚，但这一证据强有力地支持了心肌细胞更替能力。然而，许多关于心脏自我更新能力的基本问题仍然存在[98,119]。2003年，Beltrami和同事[120]发现了存在于哺乳动物心脏内的干细胞生态位，他们强有力地回答了这种能力的来源。这些假定的心脏干细胞对造血细胞谱系标记物为阴性，对干细胞标记物c-kit为阳性，并且它们具有克隆性，能够自我更新，并且是多能的[120]。它们能够分化为心肌细胞、平滑肌细胞和内皮细胞[120]。此外，当注入缺血大鼠心脏时，这些细胞或其克隆后代显示出具有年轻细胞特征的载血管和心肌细胞[120]。鉴于这些特性，假定的心脏干细胞（CSC）可能代表心脏细胞治疗的最佳候选细胞类型。

自从Beltrami和同事公布了这项研究结果以来，CSC对产后心肌生成的影响得到了支持[121,122]。然而，这些报道与现有的证据相冲突，即显示相当大心脏再生潜能的动物（例如，两栖动物、斑马类）通过预先存在的心肌细胞的增殖，而不是干细胞的影响来实现的[98]。事实上，Syyo及其同事[123]提供了相反的证据，报告显示，在正常心脏内稳态中，或在对损伤的小鼠心肌细胞更新的反应中，小鼠心肌细胞的再生是由先前存在的心肌细胞的分裂而产生的，并且不由干细胞生态位介导的。然而，另一些研究提供了令人信服的证据，表明在冠状动脉循环正常的弥漫性心脏损伤中，c-kit心肌干细胞对于功能和解剖完全恢复是必要充分的[124]。这些看似矛盾的观测可能与缺血性损伤耗尽组织干细胞（可能包括CSC）的假说相一致[123-126]。

尽管围绕着原位CSC的心肌生成潜能存在不确定性，许多研究人员和临床医师一直致力这种群体疗法。迄今为止，为了达到治疗目的，已开发出几种方法在体外分离和扩增该群体，包括纯化的c-kit细胞、心球衍生细胞（CDC）、Sca1 CSC、侧群细胞和胰岛-1细胞。在这篇综述中，我们将集中讨论CDC和纯化的心脏c-kit细胞（即CSC），它们是最好的研究群体，并且是唯一正在进行临床试验的群体[10,127,128]。

1. c-kit心脏干细胞

基于c-kit表面表达分离和纯化的心脏干细胞是临床前心血管疾病动物模型的最佳特征。在免疫缺陷小鼠和免疫抑制的大鼠心脏永久性冠状动脉闭塞后，早期注射人CSC可恢复心室梗死区的收缩功能，改善心室功能，减轻心室扩张[122]。此外，从两个动物组移植的心脏显示出嵌合体，以及人和啮齿动物细胞在梗死心肌内共存[122]。Rota及其同事[129]评估了在继发于缺血的慢性心力衰竭模型中CSC的输送，其中分离和注射CSC在临床上可能更可行，并且已经表明将CSC注射到20日龄大鼠的梗死边界区后，保留了其左心室功能，成功置换了部分心肌，并减轻了部分心室重塑[129]。CSC转分化为心肌细胞已被解释为CSC移植的积极作用[129]。然而，据其他人，如Tang和他的同事[130]，报道CSC与心肌的融合不能完全解释这些益处。在其研究中，GFP$^+$和CSC仅占风险和非梗死区域的2.6%和1.1%。因此，旁分泌机制很可能解释这种差异，CSC治疗的有益作用也已在大动物模型中得到了证实[131]。例如，Bolli和同事通过梗死动脉在猪再灌注心肌梗死后3~4个月给予CSC，接受CSC治疗的猪在治疗后1个月时左心室射血分数、最大LV dP/dt和左心室舒张末期压显著升高[131]。这些研究共同提供了证据，表明c-kit Cselect CSC移植可以提供功能性益处，并且还能够在缺血损伤期间促进一定程度的心肌再生[122]。

干细胞输注与缺血性心肌病（SCIPIO）（Clinicaltrials.gov，No.NCT00474461）I期试验是本文撰写时评估自体c-kit谱系阴性CSC治疗缺血性心肌病的唯一试验[127]。在编写本章时，SCIPIO两年随访的结果尚未公布，但已经公布了中期结果[127,132]。SIPIO是I期、开放式、单中心试验，用于评估继发于缺血性疾病的心力衰竭患者的CSCs。选择开放标签的设计，是考虑到对对照组使用盲法，将需要使用安慰剂输注到心脏导管内[127]。患者纳入标准包括既往心肌梗死、LVEF小于40%、接受过冠状动脉搭桥术。将CABG输送到冠状动脉近端或移植物供应心室梗死区域后，约3个月后给予CSC。总的来说，从中期结果来看，完成12个月随访的患者LVEF绝对增加12.3%，而对照组的患者则没有明显改善[127]。所有患者治疗前的平均LVEF约为30%。此外，所有接受CSC治疗的16例患者，4个月后NYHA功能等级从平均2.19降至1.63，对MLHFQ的反应从46.44降至26.69。对照组患者的NYHA或MLHFQ均没有任何变化。在手术室收集CSC似乎不会干扰标准程序或结果[132]，尽管疾病严重，存在并发症，而且可能对大多数接受CABG的患者是可行的，但收获是成功的。该程序没有延长体外循环时间、主动脉交叉钳夹时间或总手术时间[132]。综上所述，自体c-kit CSC的应用前景广阔，可能源于这样的事实，即这些细胞可能代表了负责心肌细胞稳态的心脏特异性干细胞生态位。到目前为止，I期临床试验结果与临床前动物模型一致，收获和CSC输注的过程似乎是安全的，保证在II期试验中进一步研究。

2. 心球样细胞团衍生细胞

心球样细胞团衍生细胞代表来自培养心脏活检的异质性体外生长细胞产物[133-135]。这一亚群是在2004年由Messina和他的同事[134]首次报道的。心室或心房组织活检继代培养可产生形成球形聚集体的移行细胞，由此产生了"心脏圈"这个术语[134]。在多种细胞类型中，这些细胞团包含心脏祖细胞，并且当注射到梗死大鼠心肌中时，将产生功能性益处和一些组织学恢复[134]。自从其最初被描述以来，CDC 方法已被改进为包括心内膜心肌活检标本[135]。表型上，这些细胞表达大量的表面抗原，包括那些标记内皮细胞的抗原（KDR 人；FLK1 和 CD31 小鼠），胚胎和干细胞（SSEA-1、abcg2、CD34、c-kit、sca-1），以及间充质干细胞（CD105、CD90）。在啮齿动物模型中，当在实验性梗死后不久注射 CDC 时，可改善的 LVEF 和血流动力学参数，以及减小梗死面积和增加存活心肌百分比[133-136]。在猪中，从心肌梗死后 1 个月灌注的心内膜活检标本中收集的 CDC 与治疗后 8 周的对照组相比，梗死面积相对减小[137]。CDC 还与改善的血流动力学参数相关，例如较高的 dP/dt 最大值和较低的 dP/dt 最小值，并且没有报告与细胞输注有关的梗死实例[137]。然而，CDC 输注并没有减少 FNE 梗死面积，或改善左心室质量及心室收缩功能[137]。异基因 CDC 移植也被证明是安全的，并且在临床前模型中相对非免疫原性[136]。没有免疫抑制的移植是安全的，功能结果与以前的研究一致[136]。

CDC 分离 CSC 的方法受到尖锐的批评，有人声称，心球样细胞团主要代表成纤维细胞和其他心脏细胞污染[138]，但这一观点并没有得到广泛认同，因为其他人已经证明成人心脏干细胞的存在[139]。有希望的临床前结果保证了在 I 期临床试验中的研究。迄今为止，有 3 个已经完成或正在进行的临床试验，主要研究的是 CDC 在心脏再生中的应用；这些试验包括 CArdiosphere 衍生的主动脉干细胞逆转心室功能障碍（CA.EUS）试验（NCT008933602）、自体人 CArdiac 衍生干细胞治疗缺血性心肌病（ALCADIA；NCT00981006）和同种异体心脏干细胞实现心肌再生（ALLSTAR；NCT01458405）试验。CA.EUS 的研究涉及使用来自间隔心肌活检标本的 CDC 产品，ALCADIA 试验将评估伴随 CDC 治疗的 bFGF 缓释，而 ALLSTAR 将评估异基因 CDC 移植。在撰写本文时，ALLSTAR 和 ALCADIA 都在招募患者，并且结果只可用于 CA.EUS 试验[128]。CalueeUS 试验评估近期心肌梗死患者的 CDC 治疗（≤4周）和左心室功能不全（LVEF ≥ 25%，≤ 45%）。患者被随机分成治疗组，接受 CDC 治疗的患者通过梗死相关动脉中的线外血管成形导管给予该产品（心肌梗死后 90d）[128]，主要终点是输注后 6 个月的安全性，包括室性心动过速、心室颤动、猝死和输注后心肌梗死[128]。根据 NYHA 分级、MLHFQ、6 分钟步行试验和 MRI 评估疗效，CDC 治疗在输液后 24h 内无并发症发生。总的来说，CDC 治疗似乎是安全的，CDC 组中有 24% 患者经历了严重的不良反应，而安慰剂组只有 13%，但由于参与研究的患者人数较少，因此很难得出结论。NYHA 和 MLHFQ 评分没有差异。与对照组相比，接受 CDC 治疗 1 年的患者步行距离增加。在 LVEF 方面没有差别；然而，CDC 患者的 MRI 非钆增强组织显示瘢痕质量减少，存活心脏质量增加，局部收缩性和局部收缩壁增厚。在舒张末期容积、收缩末期容积和 LVEF 方面，接受 6 个月的治疗后没有获益。从整体心功能方面来看，特别是左心室肥厚方面缺乏益处，这与 Johnston 及其同事发表的大型动物模型是一致的[137]。

总的来说，CDC 是一种异质性的细胞群，可以从几种可用的心房、心室或心肌内膜活检标本的传代培养方法中获得。关于该产品的心肌发生潜力存在一些争议，但支持者似乎比批评者更多。不幸的是，CDC 治疗的临床效果有些混为一谈。来自 CADUCEUS 研究的结果，没有混淆对 CDC 患者心脏功能或临床状态的有意义的影响。总而言之，尽管基于现有证据需要进一步评估临床结果，CDC 代表了谱系阴性 c-kitC 纯化 CSC 的替代方法。

（四）组合产品

迄今为止，所研究的大多数细胞群的临床经验，并没有达到由先前临床前结果而产生的预期。许多实验室已经研究了结合不同细胞类型，以利用互补作用模式和可能的协同作用。一些例子如下。

早期和晚期 EPC 通过不同的作用方式促进新生血管形成。由于旁分泌机制，早期 EPC 似乎是促血管生成的，而晚期 EPC 则倾向于直接整合在微血管内[58]。鉴于这些独立但互补的作用机制，Yoon 及其同事[140]证明，早期和晚期 EPC 联合输注可促进新生血管的协同作用。同样，Latham 和同事[141]在小鼠心肌梗死后 1 周内将 CDC 与早期 EPC 共移植。在体外，两种细胞类型都促进了等效的血管网络的生成，而细胞类型具有不同的细胞因子谱。当单独移植时，每种细胞都提供了类似的功能优势，尽管当移植共同，对功能的互补作用优于任何细胞类型单独移植[141]。在具有再灌注心肌梗死的猪中，Williams 和同事[142]报道了联合移植 MSC 和 CSC 比单独单个细胞减少 2 倍大的梗死面积，并且联合治疗使心脏功能参数如 EF 恢复到基线。这些研究提供越来越多的证据，这就引出了一个问题，即细胞治疗的未来是否需要依靠新的策略，例如多个细胞来源，以达到预期的临床结果[140]。

三、细胞再生疗法的潜在作用机制

迄今为止，我们对基于细胞的再生疗法的经验是，它们是安全的、可行的，并且可能对许多临床环境有益，包括 AMI、慢性缺血性心肌病、难治性心绞痛和心力衰竭。然而，持续存在的主要差距是理解支持其有益的机制。以下部分将描述我们目前对细胞基础疗法在心脏再生医学中的作用机制的理解。移植细胞的主要作用机制的示意图见图 101-4。

（一）移植细胞的转分化与细胞融合

最初是希望细胞疗法能提供一种通过向心肌细胞转分化来再生之前失活心肌的方法。这也可能是解释细胞疗法有益作用的最明显理由。然而，根据迄今为止可获得的有用的证据来看，它似乎不是主要机制。例如，骨髓细胞的转分化，包括 CD34$^+$ 选择的细胞[73, 75, 76, 160]，批评者[16, 17]和支持者一样多[49, 143]。相反，取而代之的是与常驻心肌细胞融合的 BMC 细胞的概念，但这一点也是有争议的[144, 145]。最初，间充质干细胞似乎也参与心肌生成现象，虽然现在认为它们的益处主要来自于其强大的分泌体。据报道，CSC 可以产生所有主要的心脏谱系[120, 126, 129, 130, 149]，但是一些报告认为这一过程不足以解释心脏功能的改善[130]。支持 CDC 心肌生成潜能的证据稍微模糊一些，据报道证据支持力度非常小[150]或根本不存在[136]。

移植细胞疗法能够在受损心肌中再生心肌细胞是可能的。再生细胞的多少，以及对功能效果的总体贡献是仍然存在的问题。迄今为止，大多数报道一致认为，如果发生任何心肌再生，这肯定与益处的大小不成比例。相反，其他机制的可能性更大。

（二）移植细胞新生血管形成

已经证明所讨论的许多细胞类型能够促进心肌内新血管的形成，包括 BMC、CSC、MSC 和 CD34$^+$ 细胞（图 101-5）[15, 73, 149, 151]。在感兴趣的区域可能构成缺血但心肌可存活的情况下，新血管形成可能是有益的。然而，在许多临床方案中，增加血管密度的益处不太清楚。例如，在陈旧性心肌梗死的瘢痕或急性再灌注心肌梗死期间，很难想象增加血管密度会有什么好处。也许诸如难治性心绞痛或慢性缺血性心肌病之类等情况，就是血管密度增加中可能带来益处的示例，但是并非所有临床情况都是如此。

（三）旁分泌假说

旁分泌效应是解释与移植细胞相关的益处的主要假说。旁分泌是指移植细胞将信号和生长因子（细胞因子、趋化因子、外渗体、微粒子和微小 RNA）释放到影响邻近细胞行为和存活的细胞外环境的能力[146, 151, 152]。与旁分泌效应相关的修复过程的包括新生血管形成、心肌保护、调节炎症、抑制重塑、抗肥大反应、激活驻留的心脏干细胞。

1. 新血管形成

促进大多数细胞类型的新生血管能力是各种

第二部分 成人心脏手术
第 101 章 利用可再生细胞治疗心脏疾病

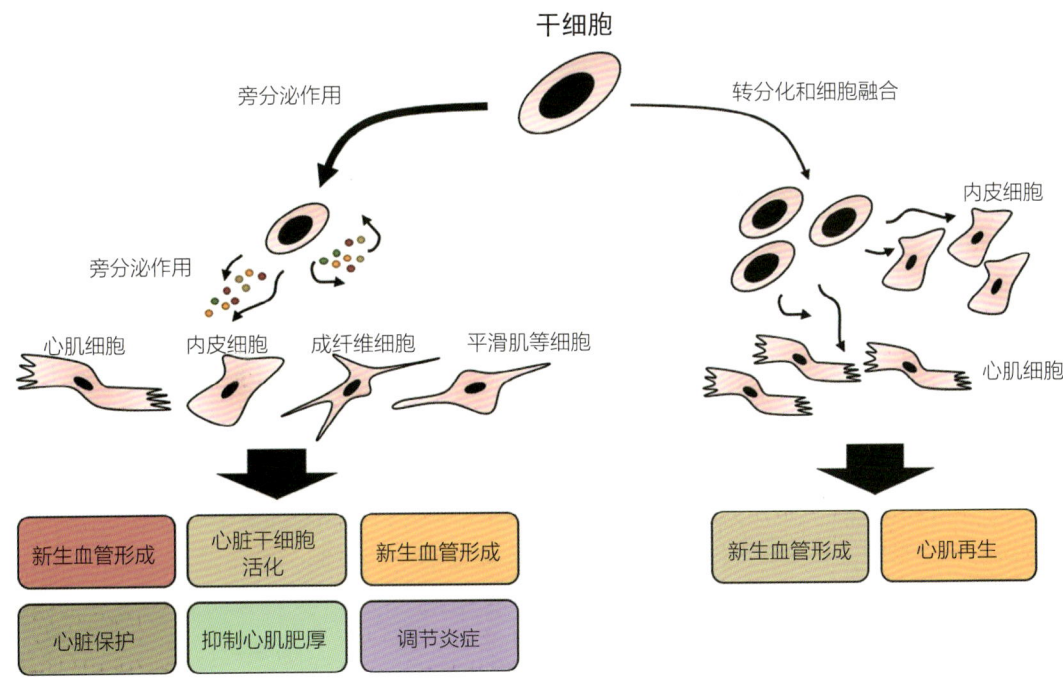

▲ 图 101-4 提出的移植干细胞的作用机制

移植干细胞最初被认为通过直接转分化参与心脏修复。（右侧，细箭）。我们现在所能了解到的干细胞融合和转分化对心肌细胞和新生血管的贡献，发生得非常少（用细箭表示）。相反，主要的假设是移植的干细胞通过旁分泌效应（左侧，粗箭）影响驻留细胞的行为和存活。移植的干细胞可以释放可溶性生长因子、血管生成细胞因子和微小 RNA，它们共同促进新生血管形成，激活驻留的心脏干细胞，有力地改变细胞外基质（ECM）重塑，提供心脏保护，抑制心肌肥厚，调节梗死。干预这些过程可以改善这种新兴的心脏治疗方式

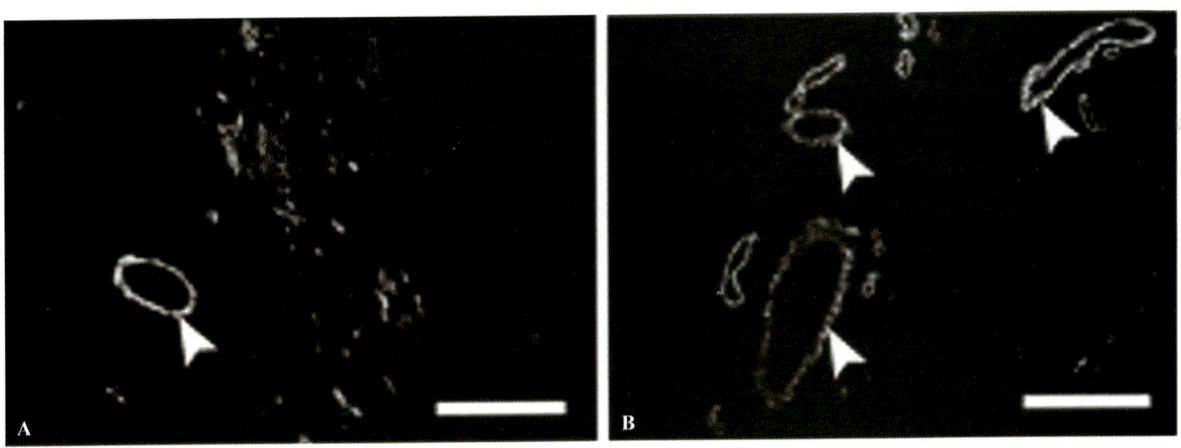

▲ 图 101-5 移植细胞对新生血管的贡献

移植的内皮祖细胞（A）和间充质干细胞（B）有助于形成肌内毛细血管。箭头表示动脉平滑肌的阳性平滑肌染色。刻度标杆 =150μm

趋化因子（SDF-1α）[153, 154]、蛋白（例如 VEGF、bFGF、IGF-1）[155, 156] 和微小 RNA 释放的结果，可能通过外泌体 [66, 157, 158]。心肌梗死后，与 c-kit 细胞相关的心脏保护作用是调节血管生成细胞因子环境的结果 [159]。在某些情况下，血运重建液供应可以挽救诸如慢性缺血性心肌病等疾病的缺血心肌，但正如所讨论的，这种机制可能不能解释对没有残留或持续缺血的患者的益处。

1617

2. 心肌保护

在缺血环境中，旁分泌介导的心肌细胞挽救是移植细胞的一种作用[146, 151]。例如，尽管缺乏任何证据表明间充质干细胞在心肌内长期植入，但与间充质干细胞相关的功能益处似乎仍然存在[84]。许多报道表明，这些益处中的一些来源于分泌因子对心肌细胞和内皮细胞的抗凋亡作用[77, 84, 160]。细胞保护性旁分泌作用似乎支持许多其他细胞疗法候选者，包括 IPSC 衍生的内皮细胞[112]、BMC[60, 158]、EPC[152]和心脏衍生的干细胞[150]。最近研究显示，IGF-1 的释放以及 miR-34a 从移植的 BMC 中随后被抑制的过程有助于这种细胞类型的旁分泌保护作用[158]。

3. 炎症调节

未经治疗的慢性炎症是缺血性心肌病的严重程度的主要决定因素[161]。注射的细胞，如骨髓间充质干细胞，可以通过在环境中释放信号分子来减弱局部的炎症反应[80]。骨髓间充质干细胞移植到缺血区已显示出降低 TNF-α、IL-1 和 IL-6 的促炎细胞因子[146]，这可能部分地是通过分泌抗肿瘤蛋白 TSG-6 介导的[162]。小鼠心肌梗死后静脉输注间充质干细胞可栓塞肺，分泌 TSG-6，改善心功能，减少梗死面积[162]。

4. 细胞外基质重塑

细胞外基质（ECM）对心脏正常功能的影响无论怎样强调也不为过。ECM 与心肌细胞的稳定性和动态平衡确保了心肌细胞的正确排列，并防止了心肌细胞的过度伸展[163]。它在次要作用中也同样重要，例如确保心肌的正常功能和电学行为，以及冠状动脉微血管的血管运动反应性[163]。在病理情况下，如心肌梗死，受损的重塑 ECM 在左心室扩张和功能障碍，发病率和死亡率起着重要的作用[164]。在分子水平上，基质金属蛋白酶（MMP）和组织抑制物 MMP（TIMP）产生的失衡有利于这种受损的重塑[164]。移植细胞释放的旁分泌因子可能有助于损伤后 ECM 重塑。例如，MSC 已经被证明可以减少梗死后的纤维化[146]。在大鼠扩张型心肌病模型中，移植 MSC 降低了 MMP-2 和 MMP-9 的表达，导致纤维化减少和功能改善[165]。Rota 及其同事[129]证明移植的 CSC 在继发于心肌梗死的心力衰竭大鼠模型中增加了 MMP-2、MMP-9 和 MMP-14，同时降低了 TIMP-4 水平。

5. 抑制肥大

已经证明干细胞疗法可以减少心肌细胞在缺血性心力衰竭模型中的肥厚反应[129, 130]。然而，尚不清楚这是否是继发于心脏应激性降低和功能的改善，或者是否构成移植细胞的主要旁分泌功能。

6. 常驻心脏干细胞的活化

内源性心脏干细胞被认为在心脏内稳态中起重要作用，特别是在驻留心肌细胞的周期中[124]。已经证明一些细胞类型可激活内源性 CSC，例如，Loffredo 和同事[51]证明 c-kit 骨髓细胞刺激内源性 CSC 心源性活性是治疗的关键机制。作者还报道，这种功能仅限于 c-kit BMC，而不是骨髓间充质干细胞，虽然其他研究已经显示了类似的结果与 MSC 治疗[82, 148]。活化的内源性 CSC 的作用也被证实是基于 CSC 的细胞治疗的重要标志[130]。

四、心脏再生医学面临的挑战及未来发展方向

随着我们在将新的细胞疗法转化为临床应用过程中，我们必须以谨慎乐观的态度对待下一步，因为仍然存在许多挑战和障碍[166]。事实上，最近在实验室的成功和不同领域的融合，例如组织工程，为我们努力实现细胞性心肌成形术的目标提供了充满希望的机会。干细胞治疗的早期经验在很大程度上是积极的，特别是与 BMC。然而，由于这些最初的试点试验结果与早期报道和最近的报道相矛盾，较大的试验未能解决这一争议，报告为阳性[31]、偏阳性[74]、混合[35]，以及阴性的争议[167, 168]。其他细胞类型也同样有争议，很难提供一个解释，答案可能是多因素的和累积的。干细胞报道结果的不一致可能由于临床因素所致，如患者的临床特征和有效性限制，或存在其他因素，如移植细胞的有限移植或存活及其功能障碍[166]。

(一) 患者临床特点

BMC 治疗的累积证据支持临床参数如左心室功能的适度改善。这些好处似乎可以与目前的干预措施相媲美，如原发性 PCI、机械血运重建或药物治疗。不同于 BMC 治疗，传统疗法已经证明了生存结果，并在临床实践中建立了固定的常规[169]。因此，细胞治疗可能是不必要的，同样对某些或大多数患者没有任何益处。在许多讨论的试验中，患者队列包括具有相对健康的患者群体，其再灌注 AMI 和轻微功能障碍（≥50%LVEF）也用现代医学疗法治疗。鉴于这些患者功能障碍相对轻微，他们可能不是那些能从干细胞疗法中获得最大益处的人。有趣的是，在基于临床特征（如严重心功能不全）对患者进行分层的试验中，最大的益处出现在病情最严重的患者（低基线 EF）[26, 31, 74]。对于将来的研究和心脏治疗的启示是，潜在的细胞治疗可能最大限度地使那些重病患者获得最大的收益。

(二) 有效措施

评估细胞治疗益处的主要替代标记物是心脏左心功能，特别是 LVEF。确实，EF 的改善可能不是最适合我们对效率的定义的，因为 EF 可能依赖于神经体液的影响、心室几何形状或负荷。其他改善指标，如用现代成像方式（如心脏 MRI 或 PET）测量的几何形状、瘢痕大小、灌注和可存活心肌的变化，可能与其他临床相关指标（如死亡率）一起更合适。

(三) 移植细胞功能障碍与体外细胞启动

临床试验结果显然不像临床前证据那样令人信服，临床前证据最初激发了它们在患者中的应用。一种可能的解释是，许多临床参数在动物模型中通常不能再现。例如，在临床前啮齿动物研究中，供体和受体通常是健康的、年轻的动物，而与之相反，患者远非健康，并且常常患有其他的并发症。因此，来自临床前动物研究的供体细胞可能与的临床自体产物不太接近。例如，BMC 在糖尿病、先前心肌梗死和心力衰竭，以及泵上冠状动脉旁路中显示功能受损[56, 170, 171]。同样，糖尿病也会影响 CSC 的功能和生存率[172]。在小鼠中，由于供体骨髓中的高炎症状态，最近的心肌梗死损害了供者 BMC 的治疗效果[170]。由于自体细胞的正常功能似乎取决于患者的个体特征，一些研究者试图使用新的方法，例如体外诱导细胞，以规避这些潜在的限制[19]。例如，我们小组开发了以 I 型胶原为基础的生物材料作为基质，以提高培养的早期 EPC 的效力[173]。这种培养方法使 CD34$^+$ 和 CD133$^+$ EPC 祖细胞比例更高，并且与传统的纤连蛋白培养方法相比，提高了它们引导新生血管的能力[173]。其他的例子包括 Noiseux 及其同事[83]，他们显示 MSC 中过表达的 Akt 可以改善移植细胞的保留和移植效果。AKT 骨髓间充质干细胞在缩小梗死面积、改善心功能方面优于对照组。在移植细胞中过量表达内皮一氧化氮合酶（eNOS）是目前正在临床研究的启动细胞的一个例子[19, 174]。eNOS 表达和一氧化氮（NO）生成减少与内皮细胞功能障碍[175]和祖细胞功能受损有关[174, 176]。在临床前研究中，用 eNOS 增强剂体外预处理 BMC 可以挽救这种功能障碍，提高它们的治疗效果[177]。增强型血管生成细胞疗法治疗急性心肌梗死（ENACT-AMI；NCT00936819）[174]试验将是首次评估转基因增强型干细胞。自体早期 EPC 将被人 eNOS 转染以提高其血管生成能力，并且细胞将被输送到心肌梗死后左心室功能明显障碍的患者体内[174]。该试验正在积极招募患者，第一批患者于 2013 年 9 月在加拿大渥太华接受治疗。

(四) 自体与异体细胞

大多数细胞治疗的临床试验研究的都是自体产品，根据患者的个体临床特征，自体细胞可能不是最理想的[166]。这种细胞疗法的来源显然很有吸引力，因为它避开了同种异体移植手术（如免疫排斥反应）的挑战。另一方面，同种异体产品可能是有利的，因为现成的产品避免了采购和培养患者来源细胞的手术实用性问题，特别是当 AMI 后不久急需输注时。它们可以高度标准化并大量生产。反过来，这可以确保获得成本效益高、及时和安全的细胞治疗产品。免疫排斥是

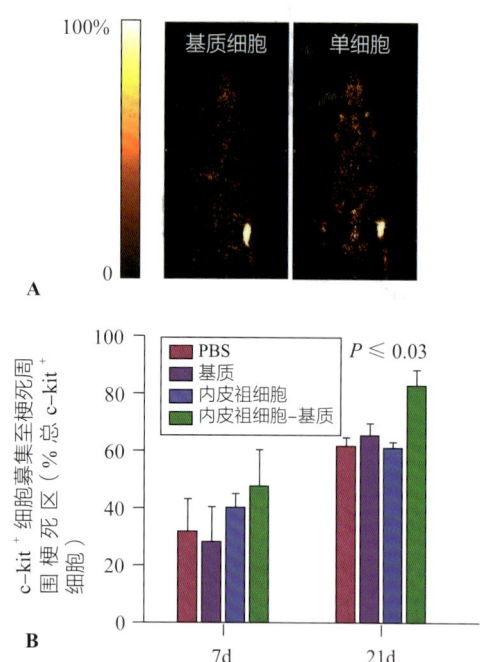

▲ 图 101-6 干细胞治疗与胶原基生物材料基质移植可以协同作用，以改善细胞移植和功能效益

A. 小动物内皮祖细胞（EPC）注射到缺血后肢肌肉 150min 后的正电子发射断层图像。与单独注射的细胞相比，用基质传递的移植的 18F-FDG-labeled EPC 的图像显示出显著更高的保留率。B. 在治疗后 1 周和 3 周，EPC+matrix 基质心肌梗死的 C-kit[+] 细胞募集更大。PBS. 磷酸盐缓冲盐水

一个明显的问题，以及最终免疫耐受的潜力。骨髓间充质干细胞可能是有希望的候选者，考虑到 MSC 的免疫特权。这可以从 POSEIDON 和 Prochymal 细胞试验中得到证明的[89, 90]。

（五）细胞植入与生物材料

很不幸的是，无论细胞是否采用自体或异体治疗，保留和植入仍会阻碍着细胞的最佳性能[178]。不管采用何种方法，用于评估细胞滞留的细胞类型或存活方法，一般来说，移植的细胞只有一小部分在短期内保留在心肌内[178]。从长期来看，随着消耗的加剧，移植细胞的损失是累积的[178]。我们小组和其他人已经研究了组织工程和细胞治疗的结合原则，以改善移植细胞的移植、保留和存活[179, 180]。Suuronen 及其同事[180]评估了在 I 型胶原可注射水凝胶基质中转染 CD133[+] 内皮祖细胞对大鼠缺血后肢的作用。生物材料内移植的细胞比单独移植的细胞保留率提

高两倍以上（图 101-6A），接受联合治疗的大鼠与单独移植的细胞相比，缺血后肢的动脉和毛细血管密度更大[180, 181]。最近，我们证明了用水凝胶基质输送早期 EPCs 可改善移植细胞移植和内源性 C-kit[+] 细胞的募集（图 101-6B），并协同提高梗死心肌的存活能力、灌注和功能[182]。我们研究所的其他研究人员证明，在小鼠心肌梗死模型中，CSCs 包埋在富含基质的胶囊内改善了细胞的长期保留，并导致更大的功能恢复和梗死面积减小[179]。

（六）原位细胞疗法

目前细胞疗法的支柱是细胞的工作流程，包括：①从捐赠者处获得（自体或异体）；②有或未被进一步净化和（或）诱导；③通过直接注射，或者静脉内或冠状动脉内输注。这一过程可能仍然保持一些临床潜力，如果有的话，这也昂贵的、劳动密集的，而且在促进心脏再生方面相对无效的。细胞再编程的新进展可以提供新的机会，包括原位细胞治疗。几位作者证实，迁移到心脏梗死区域并填充其中的成纤维细胞，可以通过使用类似于产生诱导 IPSC 所需的技术，将其重新编程为心肌细胞样细胞或诱导性心肌细胞样细胞[98, 183, 184]。这种手术的效率很低，只有 7%～15% 的心脏成纤维细胞转化成心肌细胞样细胞，但是有使瘢痕的大小显著减少和心脏功能改善的效果[183, 184]。优化这一过程的有效性和安全性是将它们转化到临床的明显要求。然而，它提供了目前接受的体外细胞治疗范式的令人兴奋的替代。其他组已经研究了类似的方法用以促进心脏原位再生[185]。Eulalio 和同事[185]证明，给予选定的 microRNA 显著刺激心肌细胞在边界区的增殖，并导致几乎完全的解剖和功能恢复。microRNA 可构成原位细胞治疗的另一种新方法。

五、总结

我们目前正处于心脏细胞治疗的激动人心的阶段。虽然早期的尝试并没有完全达到我们最初的预期，但我们无疑更加明智。随着我们努力寻

找最佳的治疗方法来恢复损伤的心脏，几个紧迫的问题需要解决。首先，我们需要回到实验室，进一步了解再生机制，以及它们是如何被调节的从而提高当前和未来治疗的效率。其次，需要确定最佳细胞类型、剂量和递送方法的迭代，以及系统的过程，并且需要通过精心设计的、针对每个临床实体的大型多中心试验来证实。此外，这些效果需要跟进，有足够的证据来证明效益和安全性。BMC可能会被遗忘，因为会出现替代方案，同样具有修复受损心肌的能力。此外，随着组织工程或原位方法的发展，体外细胞治疗可能消亡，失去临床医生和研究人员的青睐。很难预测哪一种细胞类型或技术最终会在我们追求心脏再生疗法中占主导地位，尽管考虑到这种疗法的需求不会很快消退，这种追求将继续热情地进行，直到我们能够最终修复一颗破碎的心脏。

第 102 章
肺栓塞的外科治疗
Surgery for Pulmonary Embolism

Patricia A. Thistlethwaite Michael Madani Stuart W. Jamieson 著
谢 飞 译

在美国和全世界范围，肺血栓栓塞是发病率和死亡率的重要因素。根据临床和放射学数据评估，美国急性肺栓塞的发病率约为每100 000例患者63例[1]。尸检数据表明，急性肺栓塞是导致每年约235 000例患者死亡的原因。急性肺栓塞的发生率是急性心肌梗死的一半，是脑血管意外的3倍。它是第三大死亡的常见原因（在心脏病和癌症之后）[2]。然而，一般认为急性肺栓塞的发病率较低，因为70%~80%的患者是在尸检的时候才被诊断为肺栓塞的[3,4]。

在急性肺栓塞事件存活的患者中，约3.8%将继续发展为慢性肺动脉高压[5]。一旦肺动脉高压病情发展，其预后很差，并且在没有心内分流的情况下这种预后会持续恶化。肺栓塞引起的肺动脉高压患者比艾森曼格综合征患者的风险更高，并且死亡率也更高。事实上，一旦血栓栓塞性疾病患者的平均肺压超过50mmHg，其3年死亡率接近90%[6]。尽管目前对发病机制，诊断和治疗的理解有所提高，但肺栓塞及其远期后遗症仍然频繁发生并常常是致命性的。

Laennec 于1819年首次描述了肺栓塞，并且他将这种病症与深静脉血栓的形成联系起来[7]。Virchow[8]后来将静脉血栓形成的3种高危因素与瘀滞，血液高凝状态和血管壁损伤联系起来。Virchow区分了这类患者肺动脉中的两种类型的血栓：全身静脉血栓形成的栓子和由于血液流动停滞导致闭塞栓塞远端肺动脉内原位形成的血栓。为了证明肺栓塞来自外周静脉循环，Virchow将橡胶或尸检时从人体内取出的静脉血栓插入狗的颈静脉或股静脉。动物被处死后，在肺动脉中发现异物栓塞物质。尽管肺栓塞可由肿瘤，脓毒性栓子和异物引起，但肺栓塞的绝大多数发生是由于静脉血栓栓塞引起的[9]。

一、急性肺血栓疾病

（一）临床要点

大多数肺血栓栓塞事件是隐蔽的，并且直到栓塞很严重时，患者才会出现临床症状。在急性重大血栓栓塞发生后，15%~20%的患者在48h内死亡[10]。余下存活的大多数患者通过机体调控来应对栓塞。因此，在患有急性致命事件（每年约100 000）的患者亚组中，可以考虑急性肺栓塞的侵入性治疗。尽管手术治疗对由慢性肺栓塞引起的肺动脉高压的作用现已明确，但对急性肺栓塞的治疗适应证仍不清楚。有以下几个原因，许多患者因另一种疾病的最终阶段死于大量肺栓塞，这将使得积极治疗肺栓塞不合时宜。对于可能需要进行侵入性治疗的患者，在死亡前有限的诊断和治疗的时间内，确定哪些患者对急性大面积肺栓塞的抗凝治疗有效方面存在相当大的困难。

对大的急性的肺栓塞，其血流动力学反应涉及多种因素，最显著的是栓子的大小，其在肺血管床中产生的梗阻程度，以及保持灌注的肺代偿功能。血管梗阻程度与闭塞的节段性动脉数量和先前的肺血管血容量有关。因此，急性肺栓塞的血流动力学结果也是多因素的影响，如患者的年龄及任何先前可能存在血栓栓塞事件。控制血液向前流动的右心室先前状态在确定对肺栓塞的血流动力学反应方面也是显著的。右心室功能受到诸如右心室肥大或扩张程度，三尖瓣关闭不全以及冠状动脉疾病等因素的影响。

除了肺动脉梗阻的机械因素外，还有反流和激素因素可以增加急性肺栓塞时的肺血管阻力（PVR）。体液因子，特别是血清素、二磷酸腺苷、血小板衍生生长因子和血栓素，从附着于血栓的血小板释放[11,12]，血小板活化因子和白三烯则由嗜中性粒细胞分泌[13]。栓子下游的缺氧和缺血组织抑制内皮衍生的松弛因子的产生，并通过活化嗜中性粒细胞增强超氧阴离子的释放[14]。这些体液效应的组合有助于增强肺血管收缩。因此，一些栓子相对较小的患者可能对肺血管梗阻的程度产生过度反应。

在没有先前存在心脏或肺部疾病病史的患者中，小于20%的肺血管床梗阻对血流动力学的影响程度最小。只有当急性肺梗阻超过肺血管床的50%～60%时，才能克服心脏和肺部代偿机制，并且使心排血量开始下降[15]，发生右心室衰竭。随着到达左心室的血液量减少，伴随全身性低血压。扩张的右心室引起心室间隔向左移位，进一步损害左心室的穹窿。尽管患有慢性肺动脉梗阻的患者能通过有高的肺动脉压力水平以反映梗阻的程度，但在急性肺栓塞中，先前正常的右心室不能产生这些压力。因此，在急性大面积肺栓塞中，肺动脉压可能是正常的，或者肺动脉收缩压为30～40mmHg也可能代表严重的肺动脉高压。

急性肺栓塞通常突然出现，其症状和体征随着梗阻的程度、体液反应的程度、患者心肺系统的代偿功能而变化[16]。临床诊断经常被遗漏或错误地进行，大多数肺栓塞没有足够的临床证据来提示诊断，并且在验证栓塞的尸检过程中，只有16%～38%的患者在存活时进行了诊断[17]。根据血流动力学稳定性、动脉血气和肺部扫描或血管造影评估肺动脉梗阻百分比，将急性肺栓塞简单地分为低风险、亚大量栓塞及大量栓塞[18,19]。

对于轻度肺栓塞的患者，体格检查可能会发现心动过速、啰音、低热，有时还会出现胸膜痉挛。心音和全身血压通常是正常的；有时肺第二听诊音会增强。不到1/3的急性肺栓塞患者同时存在临床深静脉血栓形成的证据[17]。未吸氧时患者动脉血气表明PaO_2在65～80mmHg，$PaCO_2$正常约为35mmHg[20]。肺血管造影通常显示少于30%肺动脉脉管系统闭塞。最近的研究表明，具有正常生物标志物水平[脑利钠肽（BNP）、N-末端pro-BNP、肌钙蛋白I、肌钙蛋白T]，并且在超声心动图成像中没有右心室功能障碍的血压正常的患者，其短期死亡率接近1%[21,22,23]。

亚大量肺栓塞被定义为急性肺栓塞，无全身性低血压（收缩压>90mmHg），但伴有右心室功能不全或心肌坏死[19]。这种形式的栓塞与呼吸困难、呼吸急促、胸痛及一些程度的心血管改变有关，表现为心动过速、轻度至中度低血压和中心静脉压升高[20]。有些患者可能有晕厥症状，而不是呼吸困难或胸痛。与大面积肺栓塞相反，患有亚大量性栓塞（至少两个肺叶动脉梗阻）的患者通常血流动力学稳定并且具有足够的心排血量[24]。未吸氧时血气显示出适度的缺氧，PaO_2在50～60mmHg，并伴有轻度的低碳酸血症，$PaCO_2$不超过30mmHg[20]。超声心动图可能显示右心室扩张，肺血管造影显示30%～50%的肺血管系统被梗阻。然而，在有心肺疾病病史的患者中，较小程度的血管梗阻便可能产生类似的症状。

大量肺栓塞是被定义为导致血流动力学不稳定的危及生命的肺栓塞，需要正性肌力药物支持[24]。它通常与超过50%的肺血管系统的闭塞有关，但它也可能发生很多较小的闭塞，特别是在先前存在的心脏病或肺病的患者中。诊断是临床的，不是解剖学的。患者出现急性呼吸困难、呼吸急促、心动过速和发汗，可能会失去意识，低血压和低心排血量<1.8L/（min·m²）同时存在，并可能发生心脏骤停。颈静脉扩张，中心静脉压升高，并且可能存在右心室脉冲。未吸氧时血气显示严重缺氧（PaO_2<50mmHg）、低碳酸血症（$PaCO_2$<30mmHg）和酸中毒[20]。尿量下降，外周脉搏减弱，以及灌注不良。

亚大量或大量肺栓塞的临床诊断不可靠，70%～80%的患者随后进行血管造影是不准确的[25]。亚大量或大量肺栓塞与急性心肌梗死、主动脉夹层、脓毒性休克和其他重症状态之间的区别是困难的，并且代价高昂。虽然胸部平片、心电图和床旁 Swan-Ganz 导管介入可能会增加诊断信息，但它们不一定能明确诊断，而且常规实验室检测结果通常是正常的。

急性肺栓塞最常见的心电图异常是心动过速和非特异性 ST、T 波改变。心电图的主要价值是排除心肌梗死。少数患有大量栓塞的患者可能出现肺心病，心电图出现右轴偏离或右束支传导阻滞[17]。胸部 X 线摄影可能显示肺血减少（Westermark 征）或线性肺不张（Fleischner 线），两者均为非特异性病变。通气-灌注（V/Q）扫描可以提供确凿证据，但这些研究可能并不完全可靠，因为肺炎、肺不张、既往肺栓塞和其他情况也可能导致通气和灌注不匹配，导致假阳性结果[26]。

一般来说，V/Q 扫描阴性结果可以排除诊断临床上显著的肺栓塞。V/Q 扫描通常被用来评估肺栓塞的高、中或低的发生概率，以强调其高灵敏度及低特异性[27]。磁共振血管造影是诊断肺栓塞的一种优秀的非侵入性方法，它提供了特定的有关肺血管内血流动力学信息[28]。不幸的是，这种方法昂贵，耗时长，并且不能广泛使用。与基于导管的肺血管造影一样，它通常不适合血流动力学不稳定的患者。经胸超声心动图或经食管超声心动图与彩色多普勒成像可以提供关于梗阻主肺动脉的主要血栓存在与否的可靠信息。然而，这些技术通常不足以观察大叶性血管，其中栓塞部位通常是局部的。超过 80% 具有临床显著性肺栓塞的患者具有右心室容积扩大或收缩性异常，通常与急性三尖瓣关闭不全相关[29]。在一部分患者中，在经食管超声心动图检查中可以在主要肺动脉中辨别出异常的血流动力学变化[30]。

(二) 预防

尽管应考虑采用预防措施并将其用于所有接受大手术或长期卧床患者，但某些其他患者也属于潜在的肺栓塞高危组。这些患者包括既往栓塞、恶性肿瘤、心力衰竭、肥胖或高龄的患者[31]。大腿或骨盆深静脉血栓形成的患病率与肺栓塞的发生率密切关联，加之前面列出的相关危险因素的鉴别，为预防急性肺栓塞的预防性抗凝提供了理论基础。像弹力袜这样简单有效的措施可能应该更频繁地推广应用，并且应该用于大多数长期卧床的患者。间歇式气动压缩装置虽然使用比较麻烦，但也有效。这些压缩装置可用于小腿或整条腿。虽然这些变化之间的明显差异尚未得到证实，但它们可以提供一系列的压缩压力，持续的膨胀和压缩状态，以及顺序或非顺序的压缩。相对于对照组患者，两种在踝部具有 30～40mmHg 压缩压力的压力袜和气动压缩装置将普通手术后的深静脉血栓形成的发生率降低至约 40%[32]。多项研究表明，每天一次给予低剂量皮下注射肝素或低分子量肝素可降低深静脉血栓形成的发生率[33, 34]，同时降低肺栓塞的发生率。血栓形成的减少与出血的过度风险无关[33]。最近的研究表明，在医院诊断出深静脉血栓形成而没有肺栓塞患者中，未来 12 个月内临床诊断为肺栓塞的概率为 1.7%[35]。如果发生肺栓塞，则复发性肺栓塞的概率为 6%[35]。

(三) 支持治疗及溶栓治疗

大多数死于肺栓塞的患者在最初的急性事件发生后 2h 内，在明确诊断订之前，以及在制订有效治疗之前就这样做了。然而，一旦做出诊断，治疗将是内科（支持性和溶栓性治疗）或外科手术（图 102-1）。

应施用氧气以减轻缺氧性肺血管收缩，并且严重受影响的患者可能需要插管和通气支持。药物制剂，包括心血管正性肌力药物和血管活性药物，可用于稳定患者的血流动力学。一旦循环稳定，放置动脉和中心静脉导管以监测心排血量和肺动脉血氧饱和度。肺动脉导管虽然有助于监测，但是用于急性肺栓塞的时候，因为存在进一步移动血栓栓塞物质的风险，是否使用存在争议。监测心电图，插入 Foley 导管以准确记录尿量，并监控血气水平。对于客观地确诊为肺栓塞且无抗凝禁忌证的患者，应接受皮下低分子肝素、静脉或皮下普通肝素或皮下磺达肝素（活

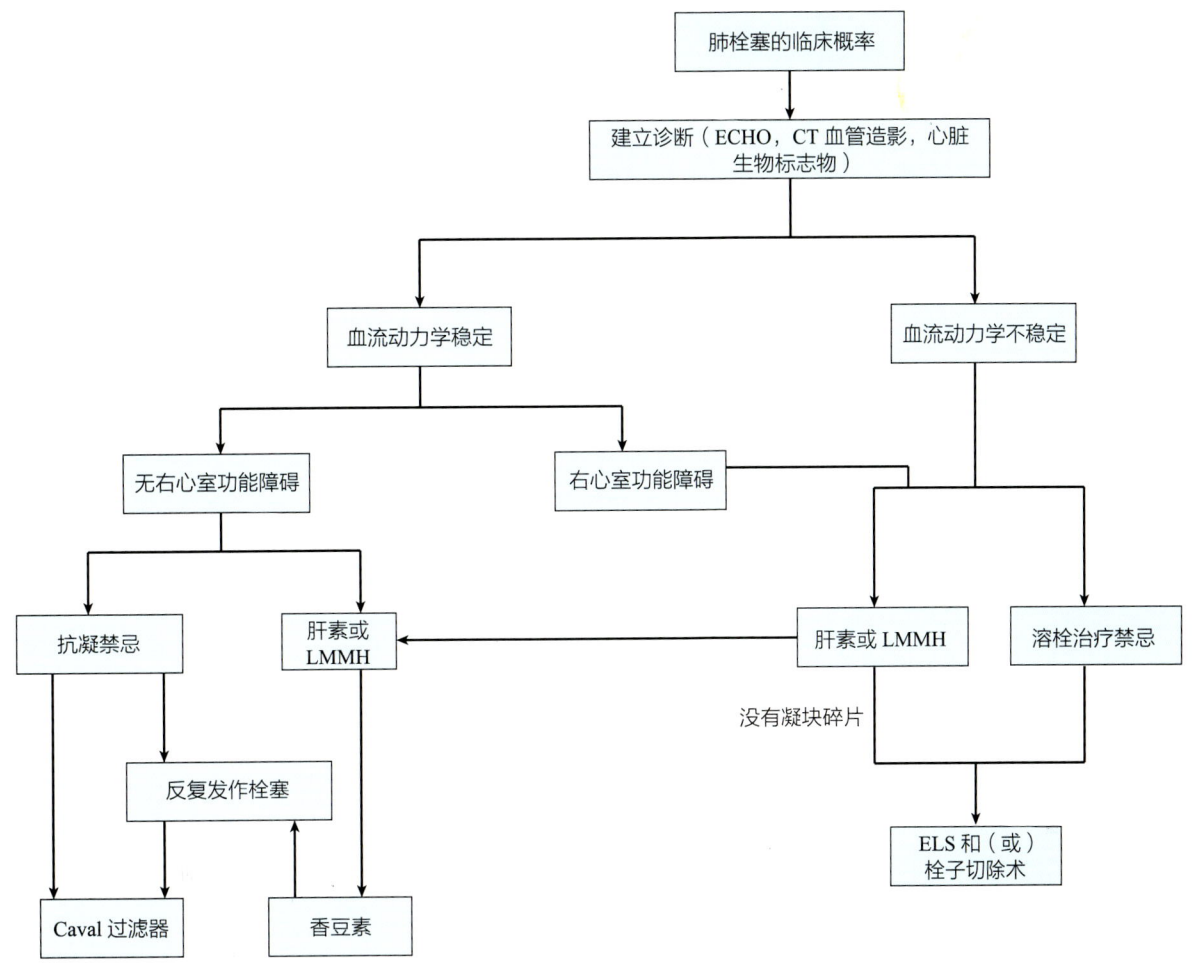

▲ 图 102-1　急性肺栓塞治疗方案
CT. 计算机断层扫描；ECHO. 超声心动图；ELS. 体外生命支持；LMWH. 低分子量肝素；RV. 右心室

化因子 Xa 抑制药）的快速抗凝治疗[19, 36]。对于怀疑或患有肝素诱导的血小板减少症的患者，应使用非肝素类抗凝剂，如重组水蛭素、阿加曲班或比伐卢定[37]。尽管这些个体疗法中的每一种都能阻止新血栓栓塞的形成与传播，但它们很少能够溶解现有的血凝块。在大多数情况下，患者的内源性纤维蛋白溶解系统将在数天至数周内溶解新鲜血栓[38]。通过测量活化的部分促凝血酶原激酶时间来监测静脉内肝素，其每 6～8h 维持在 51～70s（约是正常对照的 2 倍）。应每 2～3d 测量血小板计数，以检测是否有肝素诱导的血小板减少症的存在。在基线时也需获得凝血酶原时间，以便随后用华法林制备抗凝药物方案。

虽然华法林通常用于急性肺栓塞后的长期抗凝治疗，但最近市场上出现了一些新的口服抗凝剂，不需要实时监测抗凝治疗（表 102-1）。它们包括因子 Xa 抑制剂、利伐沙班（Xarelto）、阿哌沙班（Eliquis）和依多沙班（Savaysa），以及直接因子 IIa（凝血酶）抑制剂达比加群（Pradaxa）。除了依度沙班之外的所有这些药物已被美国食品药品管理局（FDA）批准用于长期治疗伴有或不伴有肺栓塞的深静脉血栓形成，目前依度沙班正在接受 FDA 的审查。迄今为止，还没有与已知的经临床验证的利伐沙班、阿普瑞沙班、依多沙班或达比加群相对应的逆转剂。根据现有证据的强度和现行的美国胸科医师学院循证指南，华法林仍然是静脉血栓栓塞和急性肺栓塞患者的可监测、可逆和有效的药物，它应该仍然是用于长期（3～6 个月）治疗肺栓塞的一线药物[39]。然而，因子 Xa 抑制剂利伐沙班和阿哌沙班，以及直接

表 102-1 直接口服抗凝血药的药理学特征

变　量	达比加群酯	利伐沙班	阿哌沙班	依度沙班
商品名	泰毕全	拜瑞妥	艾乐妥	Savaysa
经 FDA 批准用于治疗 PE	是	是	是	否
靶向	Ⅱa 因子	Xa 因子	Xa 因子	Xa 因子
起效时间	2h	2.5～4h	3h	1～5h
半衰期	12～14h	9～13h	8～11h	8～10h
肾清除率（%）	80	60	25	35
代谢	P-gp	P-gp/CYP3A4	P-gp/CYP3A4	P-gp/CYP3A4
剂量	b.i.d.	b.i.d., qd	b.i.d.	b.i.d, qd

CYP. 细胞色素 P_{450} 3A4；PE. 肺栓塞；P-gp. P- 糖蛋白

凝血酶抑制剂达比加群，在 INR 控制不佳（靶向治疗范围＜ 60%）或无法进行华法林监测和管理的患者中均为可行的替代方案[40]。对于首次发生与主要可逆性危险因素（即近期手术或创伤）相关的第一次发生深静脉血栓形成的患者，建议使用华法林抗凝治疗 3 个月[41, 42]。对于复发性或无症状的深静脉血栓形成伴有或不伴有肺栓塞的患者，建议使用华法林抗凝 6 个月作为预防复发性疾病的预防措施[43, 44]。

急性栓塞事件幸存者血凝块的自然进程是碎裂和溶解。因此，添加链激酶、尿激酶或重组组织纤溶酶原激活物通过增加肺动脉分支中新鲜血栓的溶解速率来改善患者存活。血栓栓塞溶解剂通过激活纤溶酶原至纤溶酶来溶解血栓。当接近血栓时，纤溶酶将纤维蛋白降解为可溶性肽。循环中的纤溶酶还降解可溶性纤维蛋白原，并且在不同程度上降解因子 Ⅱ、Ⅴ和Ⅷ。此外，增加浓度的纤维蛋白和纤维蛋白原降解产物通过抑制纤维蛋白原转化为纤维蛋白和干扰纤维蛋白的聚合而促成凝血病。目前 FDA 批准用于治疗急性肺栓塞的血栓溶解剂是链激酶、尿激酶、重组组织纤溶酶原激活物（阿替普酶）和组织纤溶酶原激活物[45]。一些新的药物（所谓的第二代溶栓剂），如瑞替普酶、沙芦普酶、葡萄球菌激酶、替特普酶和阿尼普酶正在进行临床试验[46]。

尽管已经显示溶栓治疗比单独使用肝素[47]更能提高肺部新鲜血凝块的溶解速率，但在使用小组患者的早期研究中，两种治疗之间的残留血栓量的差异很小[48, 49]。然而，在急性肺栓塞中将溶栓剂与静脉注射肝素进行比较的 4 个注册表（MAPPET、ICOPER、RIETE、EMPEROR），其数据已经足以检测出最重要的终点死亡率的显著差异，特别是在表现为低血压的大量肺栓塞患者中[50-55]。最近的经验表明，右心室后负荷和功能障碍更加快速的减轻可使得溶栓治疗的结果更好[56, 57]。因此，在超声心动图上提示严重右心室功能障碍的血压正常患者中也应考虑溶栓治疗。与单用肝素治疗相比，溶栓剂具有更高的出血风险，高达 20% 的患者出现明显的出血并发症[58, 59]。一般而言，颅内出血、新鲜手术伤口、贫血、近期中风、消化性溃疡或出血性恶病质患者禁用溶栓治疗。

（四）经皮导管介入治疗

在肺动脉干或主要肺动脉中再通全部和部分闭塞的经皮导管介入技术，可以在选择具有大量或亚大量肺栓塞的患者中挽救生命[60]。当紧急手术栓子切除术存在禁忌时，可以进行经导管手术作为溶栓的替代方案。当血栓溶解未能改善急性环境中的血流动力学时，也可以进行导管介入治疗。基于导管治疗的目标包括快速降低肺动脉压，增加全身灌注和促进右心室功能的恢复[61-63]。

有3种常规类别的经皮介入治疗可以去除栓子并减少血栓负荷：抽吸血栓切除术、血栓碎裂术和溶血性血栓切除术。抽吸血栓切除术需使用一种装置，该装置由连接到柔性导管的小终端杯组成[61]。当其与血栓接合时，注射器吸力施加到杯子上，通过静脉切开部位一起取出导管和血凝块，并且该过程可以重复多次。球囊血管成形术[64]，通过猪尾纤旋转导管[45]或更先进的碎裂装置（具有容纳在尖端胶囊中的叶轮Amplatz导管）进行血栓破碎，其由紧凑的空气涡轮机驱动，通过浸渍和破碎使血栓均匀化，金属胶囊保护容器免受旋转的叶轮的影响[65]。第三种技术，即溶血性血栓切除技术，使用双腔导管：一个小腔用于输送脉动加压盐水，一个较大的流体或排气腔以排出血栓。将高速盐水射流注入射流腔，这在导管的尖端产生低压区域（文丘里效应），从而使血栓破碎并允许其通过内腔排空[63, 66]。

最近出现了一种用于体外静脉支持的抽吸血栓切除术（AngioVac，Angiodynamics，Latham，NY）的新技术，用于去除近端肺栓塞[67]。利用这种技术，通过股动脉或右颈内静脉引入具有球囊致动、可扩张、漏斗形远端尖端的引流插管，并在透视镜下推进到栓塞部位。套管在回路中与体外循环泵连接，而体外循环泵连接到插入对侧股静脉的第二套管。建立静脉旁路，通过流入套管抽吸的颗粒物质被体外循环的滤过装置过滤，以回收没有大块血凝块的血液。该杂交手术通常在手术室中进行，需胸外科医生和心脏病专家在场[68]。上述每种方法成功的导管拔除血栓可使肺动脉压显著降低，其有效率在75%～88%，其中近端和主肺动脉栓塞的治疗效果最好[69, 70]。

（五）急性肺血栓切除术

当存在溶栓禁忌证时，急性肺血栓栓塞切除术适用于患有大量肺栓塞或亚大量肺栓塞并危及生命的循环不稳定的患者[71]。决定进行基于导管的溶栓手术还是外科取栓术，需要跨学科的团队合作，涉及外科医生和介入医生的会诊讨论，以及专业领域专家的评估。如果患者在没有明确诊断的情况下被直接带到手术室，经食管或心外膜超声心动图及彩色多普勒可以在手术室中确认或反驳诊断[72]。广泛应用手术取栓术的主要原因是几乎不可能确定哪些患者在没有治疗干预的情况下会死亡。紧急肺栓子切除术是最可行的（因为时间原因），但存在一些患者不需要手术也可最终存活，这使得难以评估该手术的疗效。迄今为止，没有随机试验来评估急性肺栓塞患者的手术取栓术。急性手术干预的适应证包括：①严重的血流动力学状态，患者被认为不太可能存活；②主肺或大叶性肺动脉肺栓塞的明确诊断，氧气交换受损；③绝对禁忌溶栓或抗凝治疗的不稳定患者；④存在于右心房或心室内的大凝块。

1908年Trendelenburg通过开胸使用肺动脉和主动脉阻断首次描述了急性肺栓子切除术[73]，并没有患者存活。Sharp使用体外循环进行了第一次成功的开放式栓子切除术[74]。

肺血栓切除使用正中胸骨切开术并进行体外循环术。该手术最好在温暖、跳动的心脏上进行，而不需阻断钳阻断和心脏停搏。固缩带放置在上腔静脉和下腔静脉周围。将两根聚丙烯缝合线置于肺动脉中间用以进行牵引。在瓣膜远端1～2cm处的主肺动脉主干中，这些缝合线之间形成纵向切口。必要时，切口可以直接延伸到左肺动脉。摘取仅限于直接可见的栓子，其可以达到大叶性和节段肺动脉的水平。可以尝试从亚肺段动脉中去除新的血凝块，但由于外周肺动脉栓子拥有柔软、黏性，并且通常是碎片性质，因此常规手术是难以实现的。使用镊子，抽吸和球囊导管抽取栓子。如果需要，右肺动脉也可以在主动脉和上腔静脉之间暴露和打开，以允许更好地显露在节段血管中。无菌小儿支气管镜可用于显示三级或四级肺血管中的栓子，因此可以通过球囊取栓或抽吸清除它们。在清洁肺动脉分支腔后，可以进入胸膜腔，并且手动压缩肺部以移除小的远端留置的凝块，然后可以将其抽出。然后用6-0聚丙烯缝合线闭合肺动脉切口。心脏复跳后，停循环，超滤，关胸。该手术的目的是去除大部分栓塞物质，并没有尝试进行动脉内膜切除术。

作为这项手术的必然结果，一些专家建议在

关胸前放置下腔静脉滤网或腔静脉夹。Greenfield 建议在关闭胸部之前，在直视下放置下腔静脉滤网[75]。从历史上看，一些欧洲外科医生在栓子切除术结束时夹住或皱褶下腔静脉，以防止下半身凝块脱落迁移到肺循环中。然而，这个过程可导致下半身静脉系统的淤滞和腿部肿胀[76]。在大多数提供急诊肺血栓栓塞切除术的医学中心，围术期不进行腔静脉手术，对于复发性深静脉血栓形成或肺栓塞用华法林抗凝治疗 6 个月[77]。对于有抗凝禁忌证的患者或抗凝治疗复发性肺栓塞的患者，建议进行经皮置入滤网。锥形 Greenfield 过滤器是美国使用最广泛的永久性过滤器，其终生复发栓塞率为 5%，远期通畅率为 97%[78, 79]。可回收的下腔静脉（IVC）滤网的出现似乎降低了美国 IVC 滤网更换的阈值。但是，很少有数据支持或驳斥这一说法[19, 80]。永久性和可回收滤网的晚期并发症包括复发性深静脉血栓形成（21%）、IVC 血栓形成（2%～10%）和 IVC 破裂（0.3%）[81]。还 IVC 滤网破裂的报道[82]。

（六）体外生命支持

更广泛可用性地使用外周血管插管来稳定血液循环的长期机械灌注［称为体外生命支持（ELS）］提供了另一种治疗危及生命肺栓塞的方法。大多数肺栓塞，即使是那些巨大的肺栓塞也会随着时间的推移而溶解。ELS 可以在手术室外设置，并且可以在准备紧急使用的机构中快速实施。有了训练有素的团队、所需设备和相关供应品，ELS 可在 15～30min 内完成[83]。对于存在生命危险的肺栓塞期间的血流动力学支持，如果需要，可以建立静脉动脉体外支持并维持长达数周的时间[84]。

该程序开始于 1mg/kg 的静脉肝素推注，然后经皮或手术切开股动脉、股静脉或颈内静脉。如果脉搏不存在或较弱，则较大的切口通常会更快。然而，由于患者需要肝素并且可能接受了纤维蛋白溶解药物，因此最小伤口是首选的。静脉导管的尖端进入右心房，使用一个充满晶体的紧急泵 – 氧合器电路获得流速为 2.5～4.0L/min[85]。灌注回路由静脉或动脉进入管、离心泵和一个膜式氧合器组成[86]。电磁流量计放在动脉线上，不应用动脉过滤器。当患者接受 ELS 时，输注肝素以将活化的凝血时间维持在 150～180s。在 ELS 制定后的最初几小时，每 30min 测量一次活化的凝血时间，然后每隔一小时测量一次，直至拔管。在 ELS 支持期间，可以通过 Swan–Ganz 导管将溶栓药物直接滴注到肺动脉中以帮助凝块溶解。ELS 支持可以为不稳定的患者与手术栓子切除术提供特殊支持[87]。

一旦氧合已经稳定并且 PVR 已经正常化，则患者将被拔管，并且插管部位通过外科手术关闭。ELS 通常在手术室停用，因为由于需要肝素和长期抗凝治疗，应将血管缝合。

（七）急性肺栓塞栓子的外科切除结果

急诊肺栓子切除术的死亡率差异很大，为 0%～62%（表 102-2）[88-108]。由于手术时间与术前血流动力学状态、患者人群及治疗计划的变化的不同，导致开展这些回顾性研究比较困难。通常，如果患者术前发生心脏骤停或需要 ELS 支持，则会出现更大的手术死亡率。例如，心脏骤停患者的死亡率在多个系列研究中为 27%～64%（表 102-2），而未发生心脏骤停的患者死亡率为 6% 和 44%。因此，尽管一些医学中心报道死亡率较低，但这可能归因于选择病情较轻作为手术候选人的患者。对于在术前心脏复苏期间开始使用 ELS 的患者，随后的手术死亡率介于 44%～57%[43, 85]。因此，结果在很大程度上取决于患者的术前状况。死亡的主要原因包括脑损伤、心力衰竭、无法控制的出血和败血症。手术后复发性栓塞并不常见[96]，并且大约 80% 的手术患者保持正常的肺动脉压和运动耐量。在这些患者中，术后血管造影正常或在不到 10% 比例中血管显示梗阻。少数在术后超过 40% 肺血管梗阻的患者出现肺功能和运动耐力降低[109]。

二、慢性肺血栓栓塞症

（一）发病率和自然史

肺栓塞的自然病史通常是栓塞完全消退，或溶解后只留下少量残余，血流动力学状态恢复正

表 102-2　外科肺栓塞切除术系列（1994—2014）超过 20 名患者：死亡率比较

参考	时间	患者数量（N）	术前心脏骤停	术前心脏骤停患者的死亡率	总死亡率
Stulz[88]	1994	50	31/50（62%）	19/31（61%）	23/50（46%）
Jakob[89]	1995	25	13/25（52%）	4/13（31%）	6/25（24%）
Doerge[90]	1996	36	14/36（39%）	8/14（57%）	9/36（25%）
Doerge[92]	1999	41	14/41（34%）	9/14（64%）	12/41（29%）
Ullmann[91]	1999	40	19/40（48%）	12/19（63%）	14/40（35%）
Aklog[93]	2002	29	1/29（3%）	—	3/29（10%）
Leacche[94]	2005	47	6/47（11%）	2/6（33%）	3/47（6%）
Spagnolo[95]	2006	21	2/21（10%）	0/2（0%）	0/21（0%）
Digonnet[96]	2007	21	6/21（29%）	4/6（67%）	13/21（62%）
Kadner[97]	2008	25	8/25（32%）	—	2/25（8%）
Sádaba[98]	2008	20	—	—	2/20（10%）
Vohra[99]	2010	21	9/21（43%）	—	4/21（19%）
Medvedev[101]	2011	27	—	—	0/29（0%）
Zarrabi[100]	2011	30	3/30（10%）	—	2/30（7%）
Lehnert[103]	2012	33	1/33（3%）	—	2/33（6%）
Takahashi[104]	2012	24	11/24（46%）	3/11（27%）	3/24（13%）
Taniguchi[102]	2012	32	3/32（9%）	1/3（33%）	6/32（20%）
Aymard[105]	2013	28	—	—	1/28（4%）
Wu[106]	2013	25	8/25（32%）	4/8（50%）	5/25（20%）
Zarrabi[107]	2013	30	—	—	4/30（13%）
Worku[108]	2014	20	3/20（15%）	—	1/20（5%）

常。然而，由于未知原因，一小部分患者的栓塞溶解不完全。如果急性栓子在 1～2 周内没有溶解，则栓塞物质会附着在主肺动脉、肺叶、节段或亚段水平的肺动脉壁上[110]。随着时间的推移，初始栓塞物质逐渐转变为具有弹性的结缔组织弹性组织，与内皮细胞、平滑肌前体细胞及巨噬细胞混合[111, 112]。通常，未溶解的肺栓塞几周后通过血管镜检查，可见肺动脉中血栓结合部位的血管变窄。在一些患者中，发生了一些肺动脉分支的再通，形成了带状和网状的纤维组织[113]。这种慢性梗阻性疾病的机制尚不清楚，可导致小血管（前毛细血管）小动脉血管病变，其特征是肺循环中周围小动脉血管增生和炎症细胞增殖[114]。这些肺微血管改变类似于世界卫生组织 1.1 或特发性肺动脉高压中观察到的动脉病理改变，其作为慢性血栓栓塞性肺动脉高压疾病进展的罪魁祸首正得到越来越多的认识[115]。早期的毛细血管性血管病变主要见于其余的开放血管，这些血管在高流量时长时间暴露。当剩余开放的血管容量不能吸收心排血量，或者由于血栓栓塞物质的和相邻的血管重塑造成的梗阻程度，或者由于近端梗阻和继发性小血管病变的组合，以上均导致肺

动脉高压形成。肺动脉重塑在慢性血栓栓塞性肺动脉高压发展中的重要性得到以下观察结果的支持：①肺动脉压升高与血管造影示肺血管床梗阻程度之间往往缺乏相关性；②肺动脉高压可以在没有复发性血栓栓塞时病情进展；③在相似程度的近端血管床梗阻情况下，慢性血栓栓塞性肺动脉高压患者的总 PVR 仍显著高于急性肺栓塞患者[116, 117]。

慢性肺栓塞引起的肺动脉高压发病率比急性肺栓塞更难以确定。每年有超过 500 000 例急性肺栓塞症状的幸存者[118]。人群中慢性血栓性闭塞或狭窄的发生率取决于患者能否及时解除急性栓塞物质。一项研究表明，在临床上诊断为急性肺栓塞患者中仅 3.8% 的发展为慢性血栓栓塞性疾病[5]。如果这些数据是正确的，并且只计算有症状的急性肺栓塞的患者的话，在美国每年约 19 000 个人将进展为慢性血栓栓塞性肺动脉高压。然而，由于许多（如果不是大多数）诊断为慢性血栓栓塞性疾病的患者没有急性栓塞的先前病史，这种疾病的真实发病率可能要高得多。

无论其准确的发病率如何，很明显急性栓塞与其导致的慢性血栓栓塞性疾病比普遍认可的更为常见，且严重漏诊。1963 年，Houk 及其同事[119] 回顾了 240 例慢性血栓栓塞导致主肺动脉的梗阻的文献，发现只有 6 例在死亡前被正确诊断。从死亡率的推算和尸检时发现的主要血栓性闭塞的随机发生率支持了这样一个假设，即在美国目前有超过 100 000 人患有可通过手术缓解的肺动脉高压。对 13 216 名患者进行尸检分析，其中 5.5% 的尸检患者出现肺血栓栓塞，老年患者高达 31.3%[120]。

慢性血栓栓塞性肺动脉高压是一种以肺动脉分支的初始血栓栓塞为特征的疾病，其不能自行消退。其争论的焦点在于是否是由于内皮损伤、预先存在的促凝血状态，以及内皮或平滑肌祖细胞的诱捕和重塑造成的。大多数患有慢性血栓栓塞性肺动脉高压的患者并没有明确的病因。约 10% 的慢性血栓栓塞患者可能检测到狼疮抗凝物[121]，20% 的患者携带抗心磷脂抗体、狼疮抗凝物，或者两者兼而有之[122]。最近的一项研究表明，39% 的慢性血栓栓塞性肺动脉高压患者血浆中Ⅷ因子（一种与原发性和复发性静脉血栓栓塞相关的蛋白）水平升高[123]。在慢性血栓栓塞性肺动脉高压中观察到的其他血液学异常包括对溶栓的耐受性增加[124] 和血栓调节素水平降低[125]。慢性血栓栓塞性疾病患者的血浆蛋白质分析显示，来自这些患者的纤维对体外溶栓具有抗性[126]。此外，在之前的病理学系列中，15% 的患者存在潜在的自身免疫或血液病（例如，真性红细胞增多症）[127]。最后，在一般美国和欧洲人群中，与特发性肺动脉高压患者相比，非 O 血型在慢性血栓栓塞性肺动脉高压患者中明显更为常见[128]（http://www.redcross.org）。

病例报告及小系列研究表明，慢性血栓栓塞与以往脾切除术、甲状腺替代疗法、永久性静脉导管、脑室分流术等治疗脑积水或慢性炎症状态有关（骨髓炎或肠炎）。除了这些发现外，还描述了其与镰状细胞疾病、遗传性口形红细胞增多症、Krpel-Trunauny 综合征和恶性肿瘤的关联。然而，绝大多数慢性血栓栓塞性肺动脉高压病例并不与特定的凝血缺陷或潜在的医疗状况有关。

如果没有外科手术干预，慢性血栓栓塞性肺动脉高压患者的生存率很低，并且与诊断时的肺动脉高压程度成反比。Riedel 的同事[6] 发现，诊断时平均肺动脉压大于 40mmHg 的患者的 5 年生存率为 30%，而压力超过 50mmHg 的患者为 10%。在另一项研究中，平均肺动脉压低至 30mmHg 被确定为预后不良[130]。

（二）临床表现

患有慢性血栓栓塞性肺动脉高压患者通常具有细微或非特异性症状。最常见的症状是进行性劳力性呼吸困难和运动不耐受[131]。这些症状是无效腔通气升高和肺血管床梗阻引起的心排血量受限的结果。随着疾病的进展，可能会出现其他症状，如水肿、胸痛、头晕和晕厥。在血栓栓塞性疾病的早期，体格检查时可能仅仅发现 P_2 心音增强，并且容易被忽略。约 50% 的肺动脉高压患者出现非特异性胸痛，咯血可以在所有形式的肺动脉高压患者中发生，并且可能由异常扩张的血管通过增加的血管内压力而扩张破裂所致。随着心脏右心衰竭和肺心病发展，外周性水肿、早期饱腹感、上腹部、右上腹饱满或疼痛症状可能加重。

肺动脉高压的体征包括颈静脉脉冲，其特征在于大的 A 波。当右心衰竭时，V 波占主导地位。右心室通常可触及左下胸骨边缘附近，并且可在第二肋间隙听到肺动脉瓣关闭的声音。晚期疾病患者可能缺氧和发绀。杵状指是一种罕见的缺氧表征。由于右心衰竭，可能会听到右心房奔马律，三尖瓣关闭不全发展。由于肺动脉高压中三尖瓣的压力梯度很大，杂音呈高音，可能不会出现呼吸变异性杂音。这些与通常在三尖瓣瓣膜病变中观察到的不同，也可能听诊到肺动脉瓣反流的杂音，以及由于狭窄的肺血管导致的血流杂音[132]。

（三）慢性血栓栓塞性肺动脉高压的诊断评价

在不明原因的呼吸困难的鉴别诊断中必须考虑肺血管疾病。诊断评估有 3 个目的：确定肺动脉高压的存在和严重程度；确定其病因；如果存在血栓栓塞性疾病，则确定其是否可通过手术纠正（图 102-2）。

在慢性血栓栓塞性肺动脉高压的早期阶段，胸部 X 线片通常是阴性的。随着疾病的发展，可能会发现一些放射学异常表征。这些异常包括提示陈旧性梗死的瘢痕形成的周围肺部通透，右侧心室扩张和肥大，以及中央肺动脉的扩张。肺功能测试通常在评估呼吸困难时检测，并且它们用于排除梗阻性呼吸困难或实质性肺病的存在。没有特征性肺功能测定变化的可以诊断慢性血栓栓塞性肺动脉高压。一氧化碳的单次呼吸弥散量（DLCO）可能会适度降低，据报道，20% 的患者有实质性瘢痕引起的轻度至中度限制性缺陷[133]。即使对于重度肺动脉高压的患者，动脉血氧水平也可能正常。然而对于大多数患者，PO_2 随着运动而下降。

经胸超声心动图是第一个提供肺动脉高压存在的客观证据究。可以通过多普勒评估三尖瓣反流程度来评估肺动脉压。附加的超声心动图结果取决于疾病的阶段，包括右心室扩大、室间隔向左移位、右心室扩大并有异常者侵犯左心室、左心室收缩和舒张功能不全[134]。对比超声心动图可能显示持续的卵圆孔开放，这是右心房高压力打开先前封闭的心房内通道的结果。一旦确定肺动脉高压的诊断，区分大血管梗阻和小血管性肺血管疾病是下一个关键的步骤。

放射性同位素通气 - 灌注（V/Q）肺扫描是确定肺血栓栓塞症诊断的必要检查。正常的通气 - 灌注扫描不包括慢性血栓栓塞性肺动脉高压的诊断。V/Q 扫描通常显示由梗阻性血栓栓塞引起的一个或多个不匹配的节段性放射缺失。这与患有原发性肺动脉高压或其他小血管形式的肺动脉高压患者的正常或"斑驳"灌注扫描相反[135]。值得注意的是，V/Q 扫描可低估慢性血栓栓塞性肺动脉高压灌注缺损的程度，因为可能发生血管腔的部分再通，导致一些有明显梗阻的地方出现灌注[136]。

心导管检查为疑似血栓栓塞性肺动脉高压患者的评估提供了重要信息。右心室导管插入术可以定量肺动脉高压的严重程度和评估心脏功能。通过测量静脉腔、右心室腔和肺动脉中的氧饱和度可记录先前未检测到的左右分流。冠状动脉造影和左心导管插入术提供了有关冠状动脉或瓣膜病风险患者的额外信息，并建立了心排血量和左心室功能的基线测量值。这些信息对于肺动脉内膜切除术候选患者的术前风险评估至关重要。

肺血管造影是确定肺血管解剖结构的金标准，用于确定是否存在慢性血栓栓塞性梗阻、其位置和手术可及性，并排除其他诊断可能性。在血管造影成像中，血栓表现为异常的褶皱缺损、囊、网或带，或者完全血栓形成血管的影像特征，可能类似于先天性血管缺失。沿着血管壁的血栓产生扇形或锯齿状的管腔边缘[137]。尽管担心肺动脉高压患者进行肺血管造影的安全性，但在仔细监测的情况下，即使在患有严重肺动脉高压的患者中也可以安全地进行肺血管造影[138]。双平面成像是首选，与通常在前 - 后视图中看到的重叠和模糊的血管图像相比，其提供能显示更

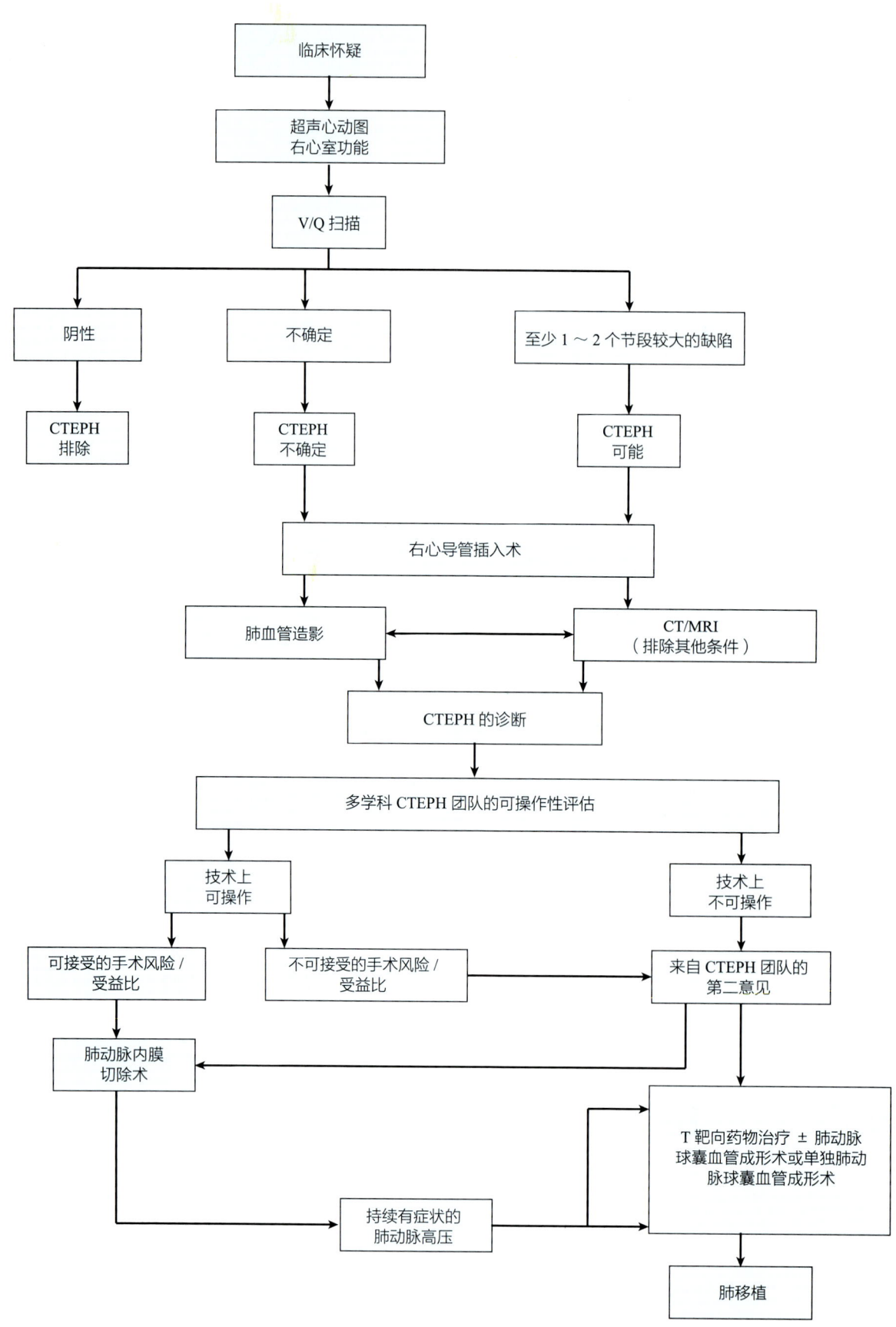

▲ 图 102-2 慢性血栓栓塞肺动脉高压的治疗方案
CT. 断层；CTEPH. 慢性血栓性肺动脉高压；MRI. 磁共振成像；PH. 肺动脉高压；RV. 右心室；V / Q. 换气 – 灌注法

大解剖学细节的侧视图。血凝块的成熟、组织和再通产生以下血管造影征象：①眼袋缺损；②蹼状或条带；③内膜不规则；④主血管突然狭窄；⑤主肺血管、肺叶或肺段血管梗阻[139]。

在大约 20% 的病例中，特发性肺动脉高压与远端小血管肺血栓栓塞性疾病之间的鉴别诊断难以确定。在这些患者中，肺血管镜检查通常是有用的。肺血管镜是一种诊断性光学装置，它被开发用来显示主肺动脉的内膜。它通过插入中心静脉的血管鞘导入血管，在透视引导下通过右心进入肺动脉。通过黏附于血管镜尖端的乳胶球囊的移动来梗阻动脉中的血流，并且获得动脉内膜的可视化。血管镜检查下慢性肺血栓栓塞性疾病的典型表现包括内膜不规则和瘢痕形成，以及血管腔内有网状结构[140]。栓塞性疾病、血管闭塞或血栓形成物质的存在也可诊断。此外，使用血管内超声和光学相干断层扫描的经皮介入方法提供了体内慢性血栓栓塞性肺动脉高压血管梗阻的高分辨率实时成像[141]。

最近，多排螺旋 CT 肺血管造影、螺旋 CT 扫描[142]、单光子发射 CT 扫描[143] 和磁共振血管造影[144] 已用于诊断可疑血栓栓塞性疾病患者的筛查虽然这些技术很有前景，但没有一种能够提供肺血管造影分辨率的解决方案，特别是在观察节段和亚段血管中的血栓栓塞性疾病时。通过这些方式观察到的慢性血栓栓塞性疾病的特征包括在肺血管中以偏心方式排列的机化血栓，右心室和主肺动脉扩大，肺动脉大小变化（与未受影响的区域相比，在受影响的区段中相对较小）的证据和肺梗死的实质性改变。值得注意的是，最近的进展，如双能量 CT[145]、锥束 CT、心电图门控 320 行区域探测器 CT 和肺灌注磁共振成像可能会改变未来肺血管成像的模式。

（四）手术选择

尽管之前做过尝试，Allison 和同事[146]在一位有肺栓塞 12d 病史的患者中通过胸骨切开术进行了首次成功的肺血栓内膜切除术，但仅切除了新鲜血栓，未进行动脉内膜切除术。从那以后，有许多关于慢性肺血栓栓塞的手术治疗的临床手术报道[147]，但到目前为止，肺动脉内膜切除术的最大手术经验来自加利福尼亚大学的圣地亚哥分校（UCSD）[148,149]，其已经完成了超过 3200 台手术。

考虑患者进行肺动脉内膜切除术的 3 个主要原因是血流动力学、呼吸和预防。血流动力学目的是预防或改善由肺动脉高压引起的右心室衰竭。呼吸目的是通过去除大的通气但未灌注的生理无效腔来改善氧合功能。预防的目标是防止进行性右心室功能障碍、血栓的逆行延伸，以及防止剩余的肺血管发生继发性血管病变。对于有症状并且在休息或运动时有血流动力学或通气障碍的患者，可考虑进行肺动脉内膜切除术。接受手术的患者术前 PVR 通常大于 300dyn·s/cm^{-5}，通常在 800～1200dyn·s/cm^{-5} 范围内[150]。虽然大多数患者的肺动脉压力低于全身，但随着时间推移，右心室肥大使肺动脉高压有可能达到超系统水平。因此，许多患者的 PVR 水平超过 1000dyn·s/cm^{-5} 并合并肺动脉高压。PVR 水平、肺动脉压或右心室功能障碍程度没有上限，并不是手术禁忌证。对于那些较轻的肺动脉高压患者，决定是否手术取决于个人病情。一些患者选择在疾病的早期阶段接受手术，因为他们对运动受限或对未来临床病情恶化产生担忧。

由于可能发生的病情变化，对那些选择在疾病的早期阶段不进行外科干预的患者，需要密切监测肺动脉高压的进展。特别是要监测承受较高压力的剩余（不受血栓或梗阻的影响）肺血管床。只要患者的血管造影显示明显的血栓栓塞性疾病，无论患者有无症状，通常要行肺动脉内膜切除术。

（五）操作指导原则

手术有以下几个指导原则：①动脉内膜切除术必须是双侧的，因此手术途径是胸骨正中切开术；②确定正确的手术方案至关重要；③通过循环阻滞，完美的可视化手术视野是必不可少的。通常每侧仅限于阻断 20min；④完整的动脉内膜切除术是必不可少的。手术必须是双侧的，因为肺动脉高压是主要因素，两侧肺动脉通常都是基本相通的。两侧肺动脉手术的唯一合理方法是通过正中胸骨切开术。从历史上看，有单侧手术的报道，偶尔也会通过胸廓切开术进行[151]。然而，单侧手术忽略了对侧疾病，使患者在肺动脉夹闭期间受到血流动力学危害，并且由于支气管血流持续存在，手术视野暴露差。此外，在慢性血栓栓塞性肺动脉高压中，侧支通道不仅通过支气管动脉形成，而且可能由膈肌、肋间和胸膜血管形成。通过胸骨正中切开术在胸膜腔内进行肺的手术，除了可以双侧入路外，还避免了进入胸膜腔，并为进行体外循环提供准备。

体外循环对于确保手术时的心血管稳定性和深低温停循环是必不可少的。在无血的视野中，需要良好的能见度，以确定适当的内膜切除平面，然后跟随肺内膜切除情况深入到亚段血管中。由于这些病例中通常存在大量支气管血流，因此需要循环停止才能保证能见度[152]。最近有不停止循环进行手术的报道[153, 154]。但是，应该强调的是，尽管动脉内膜切除术在没有停止循环的情况下是可能的完成，但是停止循环对于完全动脉内膜切除术是必需的[155]。循环停止部分仅限于动脉内膜切除术过程的最远端部分，处于在亚段脉管系统的深处，并且每侧恢复时间限制为20min，之后要恢复血液在两者之间的流动。

必须进行真正的动脉内膜切除术。我们必须清楚地认识到，可见血栓的去除很大程度上是这种手术的附加。实际上在许多患者中，不存在游离血栓；在最初的相关检查中，肺血管床可能看起来正常。关于该手术的早期文献表明，血栓切除术通常在没有动脉内膜切除术的情况下进行，并且在这些情况下肺动脉压力没有改善，通常导致患者最终死亡。

除非存在明显的上肢或心脏因素（如心室内起搏线、脑室 - 心房分流），否则在手术前应常规放置 IVC 过滤器。在后一种情况中，可以通过取出植入材料或者置入到其他部位来解决，如用心外膜电极替换血管内起搏导线。患者接受华法林治疗直至手术期间，并且术后患者的整个生命过程中持续进行这种治疗。

（六）肺动脉内膜剥脱术

UCSD 的 Stuart Jamieson 博士在很大程度上开发了肺动脉内膜切除术的技术[156]。胸骨切开术切口正中后，心包纵向切开并附着在创面边缘。通常可以发现心脏右侧扩大、右心房饱满、三尖瓣反流程度不一。患者通常存在严重的右心室肥大，并且在严重的梗阻程度下，其病情可能随着心脏的操作而变得不稳定。使用肝素（400U/kg，静脉注射）进行抗凝，以延长其活化的凝血时间并使其超过 400s。采用高升主动脉插管和两个腔导管进行完全体外循环。必须将这些插管充分插入上腔静脉和下腔静脉，以便随后打开右心房。心脏在旁路时排空，临时肺动脉通气孔置于主动脉中线，位于肺动脉瓣远端 1cm 处。这标志着左肺动脉切开术的开始。

体外循环开始后，在手术台上使用头套和冷却毯进行体表冷却，用泵氧合器冷却循环血液。在冷却期间，维持动脉血液和膀胱或直肠温度之间的 10℃ 梯度[157]。冷却通常需要 45min～1h。当发生心室颤动时，另一个引流管通过右上肺静脉放置在左心房。这可防止常见的患者因大量支气管动脉血液回流而引起的心房和心室扩张。主刀的外科医生站在患者的左侧比较方便。在冷却期间，可以进行一些初步手术，将右肺动脉与升主动脉分离开。所有肺动脉分离均发生在纵隔中，不进入胸膜腔。然后在从上腔静脉下方升主动脉下方处的右上肺动脉中切开，并依次切开中叶肺动脉及下叶肺动脉分支。

如果存在任何松散脱落的血栓，应将其移除。动脉内膜切除术不能在血栓存在的情况下进行，因为它遮蔽了视野，阻止了动脉内膜切除术后血管的恢复，也妨碍了远处血管的暴露。重要的是要认识到，首先，没有后续动脉内膜切除术的单纯血栓切除术是无效的；其次，在大多数慢性血栓栓塞性高血压患者中，在手术中直接检查肺血管床通常不能发现明显的栓塞物质。因此，如果缺乏经验或仅靠粗略地一瞥，肺血管床可能看起来是正常的，甚至在患有严重慢性栓塞性肺动脉高压的患者中也可能如此。如果没有充足的支气管循环，动脉内膜切除部位可在早期手术分离中发现。然而，虽然在循环停止之前可以做少量的分离，但是，除非能获得完美的能见度，否则继续进行下去是不明智的，因为获得正确的手术分离视野是必要的。

当患者的体温降至20℃时，主动脉被阻断钳阻断并施用单剂量的预冷心脏停搏液。通过使用包裹在心脏周围的冰水来获得额外的心肌保护。整个手术过程现在只采用单个主动脉阻断钳阻断进行，不再给予心脏停搏液。改良的小脑牵引器放置在主动脉和上腔静脉之间。当支气管侧支的背面因出血干扰了肺血管床的视野时，给予硫喷妥钠（500～1000mg）直至脑电图变为等电位状态，然后循环停止，患者开始排血。每侧手术时间很少超过20min。尽管在其他手术中已经提倡逆行脑灌注用于完全循环停止，但是对该手术没有帮助，因为它是不允许完全不流血的手术，并且因为它可以实现短暂的循环停滞，所以也没有必要。

清除所遇到任何松散的血栓碎片之后，接下来，在血管中膜平面之上使用切片机刀进行动脉内膜切除术。在正确的平面上切除是至关重要的，因为如果平面太深，则肺动脉可能穿孔，导致致命的结果，并且如果切除平面不够深，则血栓栓塞物质将不能彻底清除。一旦平面正确显影，在切口区域留下全厚度层以便于后续修复。对于动脉内膜切除术，用钳子轻轻牵引同时清除外部血管壁层，从而使血栓逐渐退出。该手术主要使用带有圆形尖端的长型微型吸盘进行[139]。当每个叶状分支出现时，将单独抓住并取出血栓，直到每个分段血管再次分支，然后提取每一个这些亚段中的血栓。去除每个肺叶然后切除节段，以使得随后的远端分离更容易。如果大量的内膜切除组织开始影响视野，则将其游离。因此可以移除整个样本约20cm的长度。最外侧部分动脉内膜切除术采用外翻技术进行。在亚段血管水平的穿孔将在以后完全无法进入，因此必须小心进行动脉内膜切除术。在进行远端手术时，循环阻滞时提供完全无血的清晰视野是至关重要的。每个亚段分支被单独地跟踪和游离，直到它以"尾部"结束，超过"尾部"就没有进一步的阻碍。残留血栓不应该被单独游离；整个血栓组织应"拖尾"并自发释放。一旦完成右侧肺动脉内膜切除术，便重新开始循环，并用连续的6-0聚丙烯缝合线修复动脉切开处。这种闭合的止血特性由初始分离的特性所辅助，紧邻切口的肺动脉全层被保留。

在完成右侧动脉切开术的修复后，外科医生移动到患者的右侧。取出肺通气导管，从肺通气孔的部位横向到心包反折处进行动脉切开术，避免进入左胸膜腔。额外的横向分离不会增强腔内可见度，反而可能危及左侧膈神经，并使随后的左肺动脉修复更加困难。左侧解剖在所有方面实际上类似于右侧的解剖结构。在执行左侧解剖期间的循环停止间隔的持续时间也受到与右侧分离的限制。在动脉内膜切除术完成后，重新开始体外循环并开始加热。给予甲泼尼龙（500mg静脉注射）和甘露醇（12.5g静脉注射），并且在加温期间，在灌注液和体温之间保持10℃的温度梯度。如果全身血管阻力水平高，则施用硝普钠以促进血管舒张和变暖。复温期通常需要大约90min，根据患者的体重差异而变化。

当肺动脉切开口被修复后，将切口顶部改为肺动脉通气孔。体外循环前通过经食管超声并利用阴性"气泡"测试确认不存在持续的卵圆孔未闭之后，打开并检查右心房。另外，此时应关闭任何心房内通道（约占20%的患者）。虽然三尖瓣反流在这些患者中不可逆转，并且通常很严重，但并不需要进行三尖瓣修复。右心室重塑发生在几天内，伴随三尖瓣功能恢复[158]。如果需要同时进行其他心脏手术，如冠状动脉、二尖瓣或主动脉瓣手术，这些都可以在全身复温期间同时进行[159]。一旦所有心脏手术结束，心肌冷却停止。左心房通气孔被移除，缝合排气部位。空气从心脏中排出，移除主动脉阻断钳。

当患者复温时，停止体外循环。盐酸多巴胺通常以肾脏剂量给药，并且必要时加入其他正性肌力药和血管扩张剂，以维持可接受的血流动力学。患者心排血量通常较高，全身血管阻力较低。放置临时心房和心室心外膜起搏线。尽管存在体外循环持续时间，但容易实现止血，并且通常不需要输入血小板或凝血因子，常规闭合伤口。在接下来的几个小时里，剧烈的利尿效应是常见的，也是先前全身低温的结果。所有患者均接受维持利尿，目标是在 24h 内达到患者的术前体重。拔管通常在术后第一天进行。

（七）血栓栓塞性疾病分类与外科手术后预后的预测

基于血栓的解剖和位置及血管壁病理学[139]，描述了 4 种主要类型的肺梗阻性疾病。这种术中分类可以预测肺动脉内膜切除术后患者的预后[160]。

1 型疾病（约为 11% 的血栓栓塞性肺动脉高压病例，图 102-3）：主肺动脉或肺叶动脉中的新鲜血栓。在这种情况下，在肺动脉的开口处可见主要的血管凝块存在。这种血块通常反映主肺血管壁病或肺叶血管壁病，伴有淤血和新鲜血块扩散到主肺动脉。

2 型疾病（约为 43% 的病例，图 102-4）：内膜增厚和纤维化，伴有或不伴有节段性动脉的机化血栓。在这些情况下，只能看到增厚的内膜，偶尔在主干或肺叶动脉中有纤维网。

3 型疾病（约占病例的 42%，图 102-5）：仅在远端节段和亚段动脉内有或无组织性血栓的纤维化、内膜网和增厚。这种类型的疾病呈现出最具挑战性的手术状况。最初看不到血管梗阻，必须在每个节段和亚段分支中单独提高动脉内膜切除术平面。3 型疾病通常与来自留置导管或脑室分流术的假定重复性血栓相关，并且有时代表"烧伤"疾病，其大部分栓塞物质已被重吸收。

4 型疾病（少于 4% 的病例）：微小远端小动脉血管病变，无可见的血栓栓塞性疾病。4 型疾病不代表典型的慢性血栓栓塞性肺动脉高压，也不是手术的禁忌证。在这个病理过程中，存在内在的小血管病变，由于淤血可能产生继发性血栓。小血管疾病可能与血栓栓塞事件（原发性肺动脉高压）无关，而可能与血栓栓塞性高血压有关，因先前未受影响的血管中的高流量或高压状态，类似于艾森门格综合征的产生。

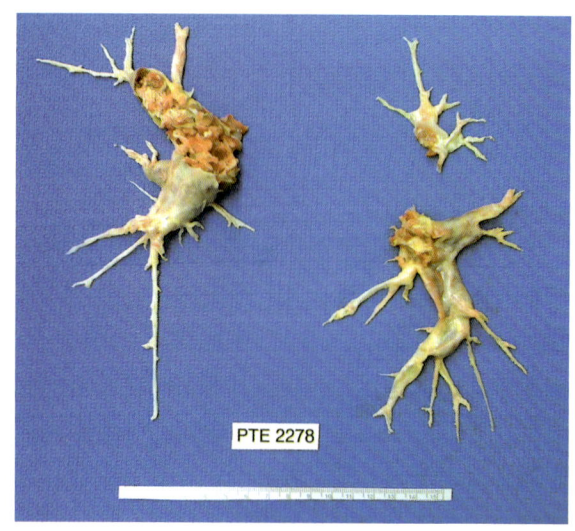

▲ 图 102-3　从右肺动脉和左肺动脉取出手术标本
新鲜血栓的证据表明 1 型疾病

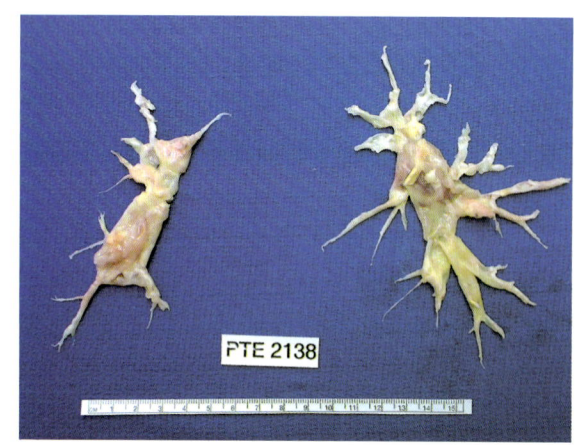

▲ 图 102-4　从右肺动脉和左肺动脉取出的手术标本表明 2 型疾病

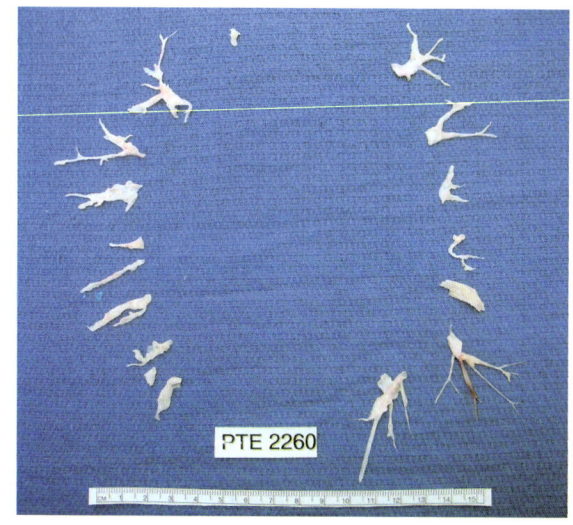

▲ 图 102-5　从右肺动脉和左肺动脉取出手术标本
在患有 3 型疾病的患者中，在每个节段水平上提升的解剖平面

在最近几百名患者中，我们注意到 3 型疾病患者数量增加（目前约占病例的 42%），1 型疾病患者数量减少（目前约占病例数的 11%）。这是否反映了转诊偏倚（即，疑难杂症优先送往 UCSD），血栓栓塞性肺动脉高压的识别和诊断增加，或疾病表现谱的变化尚不清楚。然而，尽管 3 型具有外科挑战性疾病的患者有所增加，我们机构的患者仍取得了良好的血流动力学和生存率。

（八）肺动脉内膜剥脱术的效果

虽然肺动脉内膜切除术是在世界各地的几个主要心血管中心进行的，但是这项手术的大部分经验都是在加州大学圣地亚哥分校（VCSD）总结出的，这项手术的技术得到开创和改进。自 1970 年以来，在 VCSD 开展了超过 3200 例肺动脉内膜切除术，而有关该手术的整个文献报道（不包括加州大学圣地亚哥分校）约为 2000 例；自 1997 年以来，加州大学圣地亚哥分校已完成 2400 例患者治疗。最近 1000 名接受手术患者的平均年龄为 51.6 岁，范围为 8.9—84.8 岁。有轻微的男性易患倾向，反映疾病偏好、手术偏倚或两者兼而有之。在 40% 的病例、手术时至少进行了一次额外的心脏手术。最常见的辅助手术是关闭持续性卵圆孔或房间隔缺损（18.9%），或是冠状动脉搭桥术（7.9%）。

通过这种手术，肺动脉压力和阻力下降到正常水平，肺血流量和心排血量的相应改善通常是即刻和持续的[161,162]，并且这些变化是永久性的[163]。表 102-3 列出了最近 1000 例在 UCSD 接受肺动脉内膜切除术患者血流动力学改善的最新统计数据。表 102-4 给出了根据血栓栓塞性疾病分类进行分层的相同患者组的结果。在术前，超过 82.6% 的患者评定为纽约心脏病协会（NYHA）功能分级 III 或 IV 级中，术后 1 年，87.6% 的患者被重新归类为 NYHA 功能 I 或 II 级。此外，超声心动图研究表明，随着慢性压力超负荷的消除，右心室形态迅速恢复正常[164,165]。右心房和右心室肥大和扩张消退。由于右心室重塑后三尖瓣环几何形状的恢复，三尖瓣功能在几天内恢复正常；因此，这种手术不需要进行三尖瓣修复[158]。

世界各地的治疗中心现在正在展示肺动脉内膜切除手术的效果。表 102-5 总结了这种不断增长的手术经验对肺动脉内膜切除术后的生存率和血流动力学结果的影响[149,153,154,163,165-187]。

严重再灌注损伤是肺动脉内膜切除术后最常见的并发症，既往发病率约为 15%，但现在患者的比例要小得多（约为 5%）。在再灌注损伤患者中，大多数患者通过短时间的通气支持和积极的利尿来解决问题。少数患有严重肺再灌注损伤的患者需要长时间的通气支持，而极端情况需要静脉体外支持氧合以及去除血液中的二氧化碳[188]。循环停止引起的神经系统并发症大部分已经通过缩短的循环停止期和在头部周围使用一个直接冷却夹套提供均匀的降温或减少来消除。

表 102-3　UCSD 肺动脉内膜切除术近期血流动力学结果*

变　量	所有患者 ($N = 1000$)	PTE 患者 ($n = 882$)	PTE-CABG 患者 ($n = 79$)	PTE-Value 患者 ($n = 39$)
PAS 中的平均减少值（mmHg）	34.7 ± 18.8	35.2 ± 18.3	35.7 ± 22.3	18.3 ± 16.9
PAD 中的平均减少值（mmHg）	10.6 ± 8.8	10.9 ± 8.8	8.7 ± 9.8	7.9 ± 7.2
PAR 中的平均减少值（dyn·s/cm^{-5}）	448.5 ± 345.6	455.5 ± 350.7	413.5 ± 303.3	345.5 ± 286.4
CO 中的平均增加值（L/min）	1.1 ± 1.5	1.1 ± 1.5	1.1 ± 1.2	1.5 ± 1.7
三尖瓣反流速度中的平均减少值（m/s）	1.2 ± 0.9	1.2 ± 0.9	1.1 ± 0.7	0.6 ± 0.9

*. 数据显示为平均值 ± 标准偏差。CABG. 冠状动脉搭桥术；CO. 心排血量；PAD. 肺动脉舒张压；PAS. 肺动脉收缩压；PVR. 肺血管阻力；UCSD. 加州大学圣地亚哥分校

表 102-4　UCSD 血栓栓塞性疾病分类：肺动脉内膜切除血流动力学结果 *

变　量	所有患者 ($N = 1000, 100\%$)	1 型 ($n = 112, 11.2\%$)	2 型 ($n = 425, 42.5\%$)	3 型 ($n = 417, 41.7\%$)	4 型 ($n = 46, 4.6\%$)
PVR（dyn·s/cm^{-5}）	692 ± 382.7 241.0 ± 131.7	832.8 ± 463.6 226.6 ± 109.4	667.4 ± 353.8 208.7 ± 108.2	673.2 ± 382.1 258.8 ± 132.1	747.8 ± 367.5 410.8 ± 200.1
CO（L/min）	4.5 ± 1.4 5.6 ± 1.5	4.0 ± 1.4 5.4 ± 1.2	4.5 ± 1.3 5.8 ± 1.5	4.5 ± 1.5 5.5 ± 1.5	4.2 ± 1.6 4.8 ± 1.4
肺动脉收缩压（mmHg）	74.6 ± 20.2 40.1 ± 13.3	76.2 ± 18.4 38.4 ± 11.3	75.1 ± 19.8 37.5 ± 11.6	73.7 ± 21.3 41.7 ± 14.0	74.1 ± 17.1 52.6 ± 15.9
肺动脉舒张压（mmHg）	27.0 ± 9.1 16.3 ± 5.7	29.0 ± 8.9 15.8 ± 4.9	27.0 ± 9.0 15.6 ± 5.5	26.4 ± 9.2 16.8 ± 5.7	27.1 ± 9.7 20.5 ± 6.3
平均肺动脉压（mmHg）	44.8 ± 11.9 25.0 ± 7.7	46.2 ± 11.4 24.2 ± 6.7	44.9 ± 11.6 23.5 ± 6.9	44.2 ± 12.6 25.9 ± 8.1	44.9 ± 10.2 32.0 ± 8.5
死亡率（%）	15（1.5%）	4（3.6%）	5（1.2%）	5（1.2%）	1（2.2%）

*. 数据显示平均值 ± 标准差或数字（百分比）。每对的上部数字是术前值，较低的数字是在移除 Swan-Ganz 导管之前获得的术后值。CO. 心排血量；PVR. 肺血管阻力

VCSD 最近 1000 例肺动脉内膜切除术患者的卒中发生率为 0.2%，出血再次发生率为 2.8%，33.9% 的患者需要术中或术后输血。尽管平均手术时间为 6.2h，但仅有 0.6% 的患者发生伤口感染。

手术的最大风险因素仍然是肺血管阻力的严重程度，以及手术时将其降至正常范围的能力。肺动脉阻力高但血管造影显示血管梗阻最小的患者（4 型小血管病变与特发性肺动脉高压无法区分）预后最差，手术不能纠正该人群的肺动脉高压值。没有较大血管栓塞性疾病的小动脉毛细血管病变不受近端肺动脉分支动脉内膜切除术的影响。该手术后大多数早期死亡发生在该亚组中，并且旨在更好地确定这些患者在术前情况，以避免不必要的手术。

在 VCSD 的经验中，整个队列患者的整体围术期死亡率为 5.4%，跨度超过 30 年。在最近 1000 例中，肺动脉内膜切除术的手术死亡率为 1.5%。这反映了安全执行此操作的学习曲线，以及提高患者预后的手术技术的改进。

对 1970—1995 年在 UCSD 接受肺动脉内膜切除术的幸存患者中进行的一项调查正式评估了该手术的长期预后[189]。调查问卷邮寄给 420 例手术超过 1 年的患者，308 例患者进行了回答。评估了生存、功能状态、生活质量，以及随后使用的医疗援助。肺动脉内膜切除术后的存活率在 6 年或更长时间内为 75%。这种存活超过了因血栓栓塞性肺动脉高压进行单肺或双肺移植的存活率。93% 的患者被发现属于 NYHA Ⅰ级或Ⅱ级，而约 95% 的患者在术前接受 NYHA Ⅲ级或Ⅳ级治疗。在工作人口中，62% 在手术前失业的患者重返工作岗位。接受过肺动脉内膜切除术的患者的生活质量略低于正常人，但明显高于术前。只有 10% 的患者在手术后使用氧气。在回答"你对手术后的生活质量感觉如何？"这一问题后，77% 的回复得到了很大改善，20% 的回复得到了改善。这些数据似乎证实肺动脉内膜切除术可以显著改善患者生存状况，功能和生活质量。

表 102-5 超过 50 名患者的肺动脉内膜切除术系列：2008—2014

参考文献	时间	研究时间	患者数（N）	围术期死亡数（N）	术前平均肺动脉压（mmHg）	术后平均肺动脉压（mmHg）	围术期平均肺血管阻力（dyn·s/cm⁻⁵）	术后平均肺血管阻力（dyn·s/cm⁻⁵）
Condliffe[169]	2008	2001—2006	236	37	48	27	1091	464
Corsico[168]	2008	1994—2006	157	18	48	24	1140	327
Freed[167]	2008	1997—2006	229	0	47	25	800	244
Thistlethwaite[166]	2008	NR	1100	52	46	28	859	290
Thomson[153]	2008	2003—2006	150	22	52	29	740	336
Saouti[171]	2009	1998–2007	72	5	42	22	572	NR
Skoro-Sajer[170]	2009	1994—2006	62	NR	48	NR	746	383
Gan[173]	2010	1989—2007	360	16	81	NR	19*	NR
Kunihara[172]	2010	1995—2006	219	6	48	24	800†	300†
de Perrot[178]	2011	2005—2011	58	3	45	24	965	383
Freed[177]	2011	1997—2007	314	0	48	26	805	301
Kunihara[176]	2011	1995—2009	279	31	47	26†	872	350†
Schölzel[175]	2011	2000—2009	74	5	41	25	521	NR
Surie[165]	2011	NR	73	6	42	24	808	419
van der Plas[174]	2011	2003—2009	96	10	41	25	768	422
Ishida[163]	2012	1990—2010	77	11	47	25	868	313
Madani[149]	2012	1999—2006	1000	NR	46	29	861	294
		2006—2010	500	NR	46	26	719	253
Morsolini[154]	2012	1994—2011	347	35	45	25	999	439
Surie[179]	2012	NR	73	5	40	23	714	410
Nishimura[182]	2013	1986—2010	195	NR	43	NR	792	NR
Ross[181]	2013	1999—2012	91	NR	43	20	753	182
Sato[180]	2013	2001—2010	60	NR	49	22	998	269
Berman[187]	2014	NR	72	0	48	26	698	265
Ghio[186]	2014	1994—2012	296	0	44	23	925	303
Schölzel[185]	2014	2004—2009	52	5	40	NR	971	NR
Skoro-Sajer[184]	2014	1994—2010	110	5	NR	NR	770	368
Wietska[183]	2014	1998—2008	66	6	50	25	752	176

*. 记录为伍兹单位；†. 根据参考文献中的图表数据估算数字；NR. 未记录

（九）慢性血栓栓塞性肺动脉高压的替代治疗

有些患有慢性血栓栓塞性肺动脉高压的患者不是手术候选者，因为它们要么技术上不可操作，要么技术上可操作但具有手术风险。可操作候选资格的确定应由具有肺动脉内膜切除术专业知识的中心完成。被认为是不良预后手术候选者可以选择肺血管系统球囊血管成形术[190]，或者使用利奥西呱[191]进行药物治疗。利奥西呱是目前 FDA 批准用于治疗慢性血栓栓塞性肺动脉高压的唯一药物。

2001 年，Feinstein 及其同事[192]报道一项系列研究中，共有 18 例无法手术的慢性血栓栓塞性肺动脉高压患者接受了肺动脉球囊扩张术，疗效不一。最近日本研究人员改进了肺动脉球囊成形术使用较小的气囊，限制每个疗程的气囊数量在两个肺血管段，并通过使用血管内超声来改善肺动脉球囊血管成形术[193-195]，并且每个患者平均需要 4.8 个疗程，并且 2% 的患者出现严重的再灌注水肿。尽管肺动脉球囊血管成形术在美国很大程度仍处于实验阶段，但它在非手术患者中的使用迅速受到关注，比如那些患有无法治愈的恶性肿瘤或过于虚弱无法生存的患者。

最近，利奥西呱，一种新的口服药物和鸟苷酸环化酶激动剂，满足了 3 型肺栓塞阶段的主要和次要终点（增加 6 分钟步行距离，改善世界卫生组织功能类别、血流动力学、生物标志物和生活质量）。通过多中心、随机、双盲和安慰剂对照研究，纳入判定无法肺动脉内膜切除手术的慢性血栓栓塞性肺动脉高压或持续性肺动脉高压的患者 261 名[196]。该药于 2013 年 10 月获 FDA 批准，用于治疗不能手术的慢性血栓栓塞性肺动脉高压和持续性肺动脉高压继肺动脉内膜切除术后持续性肺动脉高压。值得注意的是，肺动脉内膜切除术仍然是慢性血栓栓塞性肺动脉高压的金标准治疗方法，它可以治愈这种疾病。只有经验丰富的肺动脉内膜切除术组认为无法手术的患者或肺动脉内膜切除术后残留肺动脉高压患者才应使用利奥西呱。

三、总结

由慢性肺栓塞引起的肺动脉高压是一种未被充分认识并且预后不良的病症。肺动脉内膜切除术被认为是治疗慢性血栓栓塞性肺动脉高压的最佳方法。除肺动脉内膜切除术外，唯一根治性治疗方法是肺移植和心肺移植。肺动脉内膜切除术的优点包括降低手术死亡率，在生存和生活质量方面获得更好的长期效果，以及避免慢性免疫抑制治疗和同种异体移植排斥反应。目前，肺动脉内膜切除术的死亡率为 1.5%，并且该手术获得持续的临床益处。相对于移植而言，这些结果使其成为短期和长期血栓栓塞性疾病治疗的首选治疗方法。

虽然肺动脉内膜切除术是一项技术要求严格的手术，但其可以取得优异的效果。在过去 40 年中，手术技术的改进使肺动脉内膜切除术具有可接受的死亡率和较好的临床预期。随着对具有血栓栓塞性肺动脉高压的患者的认识不断提高，以及认识到肺动脉内膜切除术对于该病症是安全有效的手术，预计这将是未来手术治疗的扩展领域。

第 103 章
心脏肿瘤
Tumors of the Heart

Oz M. Shapira　Michael J. Reardon　著
熊偶修思　译

累及心脏的肿瘤可分为起源于心脏的原发性心脏肿瘤和转移到心脏的继发性心脏肿瘤。原发性心脏肿瘤可进一步分为良性和恶性肿瘤。继发性心脏受累相对常见，10%~20% 的患者死于有心脏或心包转移的播散性癌症[1, 2]。对于这些肿瘤，手术切除是几乎不可能的或不可取的，手术干预通常仅限于引流恶性心包积液、诊断性活组织检查，或同时两者兼有。存在一些罕见的局限于心脏的转移性疾病，对于这些疾病切除是合理的[3]。

原发性心脏肿瘤不常见，但并非罕见。在未经选择的系列尸检案例中，原发性心脏肿瘤的发病率在 0.0017%~0.19%[4-8]。约 75% 的原发性心脏肿瘤为良性，25% 为恶性[2, 9]。大约 50% 的良性肿瘤是黏液瘤，而大约 75% 的恶性肿瘤是肉瘤[2, 9]。这些肿瘤的临床发病率大致相当于在 500 例心脏手术病例中发生 1 例的概率，除黏液瘤以外，大多数外科医生几乎不会遇到原发性心脏肿瘤。本章的目的是总结对评估和治疗原发性和继发性心脏肿瘤患者有用的信息，并为这些课题的后续研究提供参考资料。

一、历史背景

心脏肿瘤作为一种死后诊断的事实直到 1934 年首例心脏肿瘤在活体中被诊断而发生改变，当时是 Barnes 使用心电图和转移淋巴结活检手段诊断了一例心脏肉瘤[10]。1936 年，Beck 成功切除了一例右心室外的畸胎瘤[11]，Mauer 在 1951 年切除了一例左心室脂肪瘤[12]。心脏肿瘤的治疗受到两个事件的深刻影响：1953 年 John Gibbon 引入体外循环，建立了安全并且可重复的进入心腔的方法；心脏的超声心动描记术被引入，建立了安全的非侵入性的诊断心内肿物的方法。1959 年，第一次对心内肿瘤进行超声心动描记术诊断[13]。1952 年，Bahnson 通过阻断腔静脉流入血流切除了右心房大黏液瘤，但患者在 24d 后死亡[14]。瑞典的 Crafoord 于 1954 年首次成功地使用体外循环切除了左心房黏液瘤[15]，洛杉矶的 Kay 于 1959 首次切除了左心室黏液瘤[16]。到 1964 年，已经有 60 例心房黏液瘤被成功切除，且数量稳步增加，这是因为体外循环的安全性逐步提升，超声心动描记术的使用日渐增加[17]。目前对绝大多数心房黏液瘤患者可以常规实施手术，死亡率极低[9, 18]。然而，原发性恶性肿瘤仍然是一个挑战。

二、原发性良性肿瘤

（一）黏液瘤

1. 定义、发病率和患病率

黏液瘤是最常见的原发心脏肿瘤。它们是良性的。它们在两种性别组和各年龄组都有过报道，但它们最常见于女性和生命中的第三个到第六个 10 年。黏液瘤通常是散发的，但至少有 7% 是常染色体显性遗传综合征的一部分。在后一种情况下，黏液瘤是作为一种被称为 Carney 综合征的一部分[6]。在 Carney 综合征中，黏液瘤与皮肤点状色素沉着和内分泌功能亢进有关。作为 Carney 综合征一部分的黏液瘤可以同等概率地发生于两种性别，也可以发生于任何年龄。它们能以单个或多个病变出现在心脏的所有腔室内，在手术切除后倾向于复发[7]。

2. 形态学

黏液瘤起源于心内膜，通常延伸到一个心腔中。它们通常是息肉样的、有蒂的病变，其表面光滑，上可被覆被血栓。肿瘤大小的范围在 1～15cm，但最常见的黏液瘤，其直径约为 5cm，其重量约为 70g[8, 19-21]。黏液瘤被认为来自多能间充质细胞。组织学上，它们由酸性黏多糖基质组成[22]。这些细胞呈多边形或纺锤形，可形成毛细血管样管道，与肿瘤基底部的动脉和静脉相连[20]。

黏液瘤最常发生于心房。大约 75% 发生于左心房，15%～20% 发生于右心房[20]。大多数左心房黏液瘤位于卵圆窝边界，但它们可以起源于心房壁上的任何地方。其余的黏液瘤则发生于心室。起源于心脏瓣膜的黏液瘤是罕见的（图 103-1）。

3. 临床特征

黏液瘤患者可以有各种各样的症状。在散发形式中，经典的表现包括栓子、心脏血流受阻所致的充血性心力衰竭和全身症状。这些症状与肿瘤的位置、大小和移动性有关。

由于大多数黏液瘤发生于左心房，体循环栓塞常见，发生在 30%～50% 的病例中[23-25]。左心室黏液瘤有更高的栓塞倾向[26, 27]。右心房黏液瘤极少出现栓塞的临床表现。来自黏液瘤的栓塞物可以阻碍血流流向任何器官，但大脑是最常受到影响的。黏液瘤应该包括在任何体循环栓塞事件的鉴别诊断中，任何取出的栓塞物都应该进行组织学评估。

黏液瘤患者也可能出现与心脏梗阻相关的体征和症状。通常来讲，这些发现与肿瘤阻碍心室充盈的能力有关；在这种情况下，体征和症状可能类似于二尖瓣或三尖瓣狭窄的体征和症状。较少见的是，该肿瘤阻碍房室瓣叶对合，导致瓣膜反流。极少见的是，心室肿瘤阻碍心室流出道，导致与主动脉瓣或肺动脉瓣狭窄的表现。全身症状包括发热、乏力、皮疹、体重减轻和肌痛。常见的实验室检查异常值包括血沉升高、贫血、血

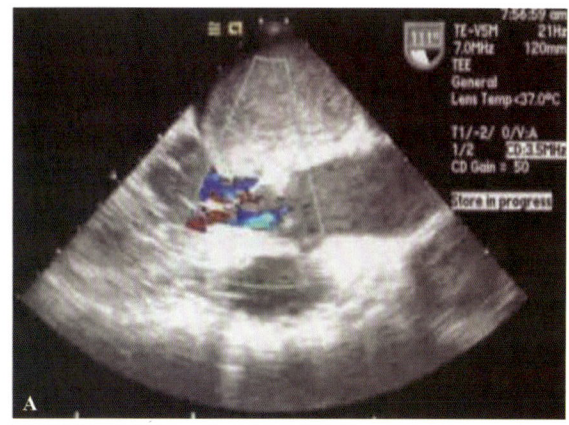
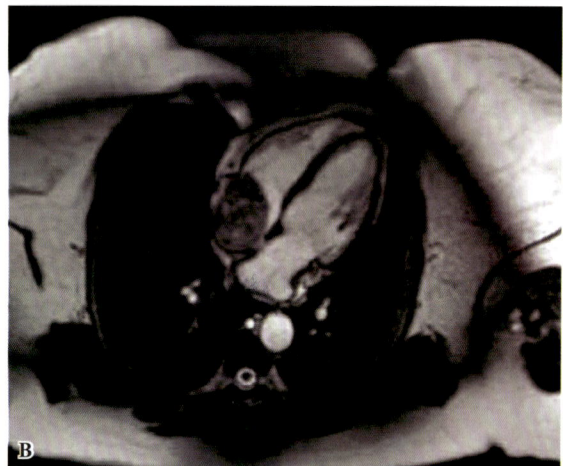
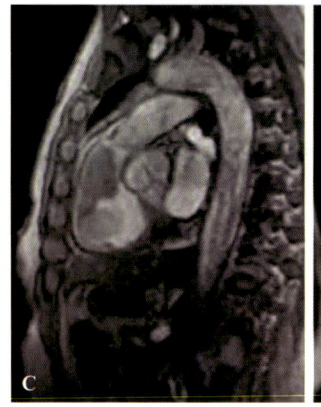
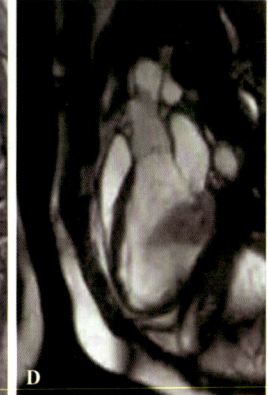

▲ 图 103-1 心脏黏液瘤

A. 巨型左心房黏液瘤的超声心动图；B. 右心房黏液瘤的磁共振成像；C. 右心室黏液瘤的磁共振成像；D. 左心室黏液瘤的磁共振成像

小板减少和 C 反应蛋白升高。这些全身症状和实验室检查结果与肿瘤大小或位置无关。然而，许多黏液瘤患者是无症状的。黏液瘤可通过因其他适应证而施行的常规筛查性超声心动描记术而被发现。无症状的黏液瘤应该被切除，以预防栓塞、瓣膜功能障碍或全身症状。

4. 诊断

超声心动描记术是诊断黏液瘤的首选成像技术。肿瘤的位置和特征能被二维经胸超声心动描记术显示出来。经食管和三维超声心动描记术可被用于进一步显示肿瘤特征[28, 29]。黏液瘤的超声心动图表现通常是独特的，但心内肿块的其他原因必须被包括在鉴别诊断中。在诊断不确定的情况下，磁共振成像（MRI）和计算机断层扫描（CT）可能会有所帮助。最终诊断要通过病理检查来得到确认。

5. 管理

手术切除是治疗的主要手段。心内肿物在建立体外循环和心脏停搏后被切除。双腔静脉插管用于静脉回流。在阻断主动脉之前，必须非常注意尽量减少对心脏的操作，以减少术中肿瘤栓塞的风险。有多种方法可用于左心房肿瘤的切除。在没有其他心脏疾病的情况下，可以使用微创的或机器人辅助的手术来加快术后恢复。心内暴露一般是通过左心房上侧面的纵向切口来实现。当直视困难时，需要在右心房和房间隔做额外的切口。

肿瘤是被整块切除的。起源于相对清晰的蒂的肿瘤可以在不做纽扣样心房壁区域全层切除的条件下切除。然而，许多外科医生倾向于切除一部分心房壁，尤其是当肿瘤起源于房间隔或是一种宽基底肿瘤时。心室肿瘤可以在不做部分室壁全层切除的条件下被切除。起源于房室瓣膜的肿瘤通常可以直接切除而不需要行瓣膜置换术。无论肿瘤起源于何处，肿瘤附近的房室瓣膜都应被检查，以明确其受到损害的迹象。

手术切除的结果良好，并发症率和死亡率低（0%~3%）[9, 30, 31]。心房黏液瘤的复发是少见的。散发性黏液瘤会在1%~3%的患者中，平均在术后2.5年的时间点复发[32]。家族性黏液瘤的复发风险为12%~20%[32, 33]。因此，对后一组患者应当推荐规律进行超声心动描记术随访。当黏液瘤复发时，应当将它们切除。

（二）脂肪瘤

脂肪瘤是包膜完好的肿瘤，由成熟的脂肪细胞组成，可发生在心脏的任何地方，可见于心包、心内膜下、心外膜下或房间隔[20]。脂肪瘤可发生在任何年龄，没有性别偏好。脂肪瘤生长缓慢，在产生梗阻性或心律失常症状前能长到相当大的尺寸。许多患者是无症状的，是在常规胸部X线片、超声心动图，或者在手术或尸检中被偶然发现患病[34, 35]。心外膜下的壁层脂肪瘤倾向于压迫心脏，并可能与心包积液相关。心内膜下肿瘤可产生腔室梗阻。右心房和左心室是最常受累的部位。位于心肌或间隔内的脂肪瘤可产生心律失常或传导异常[36]。引起严重症状的大肿瘤应被切除。在心脏手术中意外遇到的较小而无症状的肿瘤，如果切除可以不增加主要手术风险的条件下进行，则应予以切除。这些肿瘤是否会复发，目前尚不清楚。

（三）房间隔脂肪瘤样肥厚

房间隔内脂肪组织无包膜性肥厚被称为脂肪瘤样肥厚[20]。此异常比心脏脂肪瘤更为常见，多见于年龄较大、肥胖或女性患者，通常在各种心脏成像检查中偶然被发现[37]。多种心律失常和传导紊乱已被证明由此病引起[38-40]。主要的问题是当此病变在超声心动图上被观察到时，如何将其与心脏肿瘤鉴别[41]。在超声心动图显示了一个肿物后，MRI上脂肪典型的T_1和T_2信号强度通常能确立诊断（图103-2）[42, 43]。心律失常或心脏传导阻滞被一部分人认为是手术切除该病变的适应证，但是手术切除后长期获益的数据仍然缺乏[44]。

（四）心脏瓣膜乳头状弹性纤维瘤

乳头状弹性纤维瘤是一种通常起源于心脏瓣膜或邻近心内膜的肿瘤[45]。大体上，该肿瘤与具有叶状突起的海葵相似。房室瓣和半月瓣受累的频率相同。发生在左侧的心室弹性纤维瘤有卒中高风险[46]。乳头状弹性纤维瘤以前被认为是无害的，因为它们通常是尸检中偶然发现。现在已经知道它们能够产生血流梗阻，特别是冠状动脉开口血流梗阻，并且它们可以栓塞到大脑并引起卒中[46, 47]。它们在发生严重事件之前通常是无症状的。现在由于超声心动描记术使用更为频繁，它

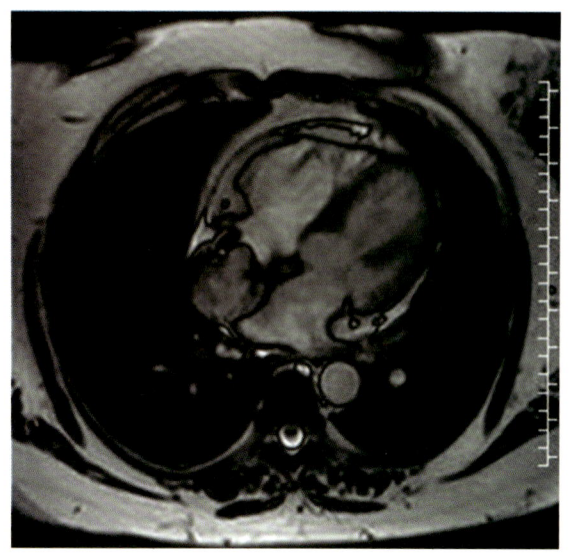

▲ 图 103-2　脂肪瘤样肥厚

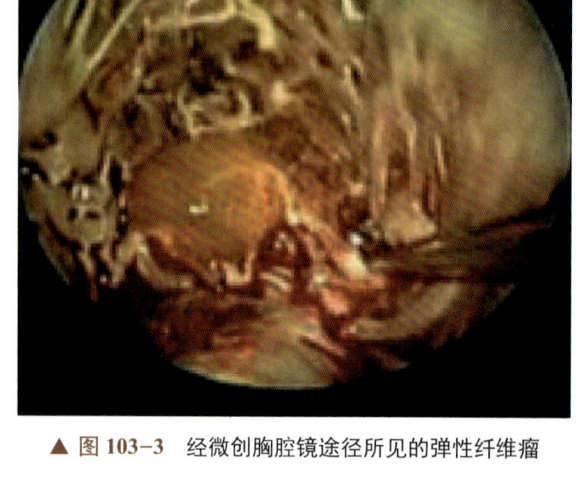

▲ 图 103-3　经微创胸腔镜途径所见的弹性纤维瘤

们也更多地被发现。心脏瓣膜乳头状弹性纤维瘤一旦确诊就应该被切除，因为已知它们倾向于产生危及生命的并发症。这些肿瘤通常可以用微创技术切除（图 103-3）[46]。只要技术可行，在这些良性肿瘤切除后，应该使用保留的切缘进行瓣膜修复而不是置换。巨细胞病毒已被发现存在于这些肿瘤中，提示存在病毒诱发肿瘤和慢性病毒性心内膜炎的可能 [44]。

（五）横纹肌瘤

横纹肌瘤是儿童最常见的心脏肿瘤。它通常在出生后的最初几天表现出来。它被认为是心肌错构瘤，而不是真性肿瘤 [48]。虽然横纹肌瘤出现，但它却与结节性硬化密切关联。结节性硬化是一种遗传性疾病，它的特征是各种器官内错构瘤、癫痫、智力缺陷和皮脂腺瘤。结节性硬化症患者中有 50% 患有横纹肌瘤，但超过 50% 的横纹肌瘤患者存在或将会发展为结节性硬化症 [49, 50]。孤立性的单个横纹肌瘤患者是个例外，他们不存在或不会发展为结节性硬化症。

超过 90% 的横纹肌瘤是多发性的，在两个心室中发生的频率大致相等 [51]。心房受累的患者不到 30%。病理上，这些肿瘤呈坚硬的灰色结节状，并倾向于突入心室腔。显微照片显示 2 倍于正常大小的肌细胞充满糖原，内含有深染细胞核和嗜酸性染色的细胞质颗粒 [20, 49]。电镜下可见细胞内有散在的肌原纤维束 [51]。

最常见的表现是因肿瘤梗阻心腔或瓣口血流而引起的心力衰竭。其临床表现与瓣膜或瓣下狭窄相类似。心律失常，尤其是室性心动过速，以及猝死，可作为临床症状 [49]。心房肿瘤则可产生房性心律失常 [49]。本病诊断可由结节性硬化症的临床特征所提示，并由超声心动描记术所确立。室性心律失常患者很少被发现有心肌内肿瘤，而横纹肌瘤的位置则可以通过电生理检查来确定 [49]。

推荐在 1 岁之前为没有结节性硬化症的患者进行早期手术 [50]。在婴儿期早期，肿瘤通常很容易被切除，有些可以被剜出 [50]。不幸的是，症状性肿瘤往往是多发而广泛的，特别是对于长期预后前景黯淡的结节性硬化症患者。在这种情况下，手术几乎不能提供什么好处。

（六）纤维瘤

纤维瘤是第二种常见的心脏良性肿瘤，83%以上发生于儿童。这些肿瘤是单发的，仅发生在心室和室间隔内，并且无性别差异（图 103-4）。不到 100 例肿瘤被报道，大多数在 2 岁时被诊断出来。这些肿瘤与其他疾病无关，也不是遗传性的。纤维瘤是无包膜、坚硬、结节状的灰白色肿瘤，体积可以变得很大。它们是由伸长的成纤维细胞在宽距螺线带和旋转模式下与胶原和弹性纤维混合而成。钙沉积或骨化可发生在肿瘤内，偶尔能在 X 线相片上看到。

大多数纤维瘤通过梗阻心腔、干扰收缩或致心律失常而产生症状。依据大小和所在位置，这种肿瘤能干扰瓣膜功能，梗阻血流通路，或导致多达 25% 的患者因传导紊乱而猝死[50]。本病诊断可由胸片上心内钙化所提示，并由超声心动图所证实。

手术切除在某些患者中是成功的，尤其是当肿瘤范围局限，不累及关键结构，并且可被剜除的时候（图 103-5）[52]。然而完全切除肿瘤并不总是可行的，部分切除仅仅是姑息性的，尽管一些患者已经存活了很多年[53, 54]。该病手术死亡率在婴儿中可以很高。大多数患者是青少年和成年人[52]。成功而完全的切除是治愈性的[52]。患广泛纤维瘤的儿童应接受心脏移植治疗。

（七）副神经节瘤

心脏副神经节瘤起源于交感神经系统的嗜铬细胞，可产生过量的儿茶酚胺，特别是去甲肾上腺素，但通常不具有激素活性。大约 90% 具有激素活性的副神经节瘤位于肾上腺，被称为嗜铬细胞瘤。少于 2% 发生在胸部，被称为具有激素活性的心脏副神经节瘤，而术语"嗜铬细胞瘤"仅限于肾上腺的肿瘤。到 1991 年只有 32 例心脏副神经节瘤被报道[55]。这种肿瘤主要发生于青年和中年人，男女分布相等。大约 60% 的肿瘤发生于左心房的顶部。其余的则累及房间隔或心脏前表面[56]。肿瘤呈红棕色柔软小叶状，由染色质细胞巢组成（图 103-6）。

激素活跃的患者通常表现为不受控制的高血压或尿儿茶酚胺升高。肿瘤的定位通常采用 131-I- 间碘苄胍的闪烁扫描术和 CT 扫描或 MRI[57, 58]。有时利用心导管对不同心腔取血样是必要的。因为这些肿瘤具有血管，可能靠近主要的冠状动脉，所以推荐冠状动脉造影，而应避免经皮穿刺活检。

肿瘤被定位后，应在心脏停搏和体外循环的条件下将其切除。对于激素活跃的患者，要求在麻醉前给予 α 和 β 受体拮抗药，术中和术后即刻仔细监测。大多数此种肿瘤血管极其丰富，不受控制的手术出血曾有过发生[58]。手术切除可能需要切除心房壁或心室壁，或两者兼有，或冠状动脉主干的一个节段[59]。将心脏移出后行大左心房副神经节瘤切除曾被 Cooley 和其同事尝试[60]，之后被 Reardon 完成[51]。心脏移植已被用于不可切除的肿瘤。完整切除可痊愈[59]。

（八）血管瘤

心脏血管瘤是罕见的（24 例临床病例被报道）。它可以影响各个年龄段，发生在心脏的任何部位[61-63]。这些富血管的肿瘤由毛细血管或海

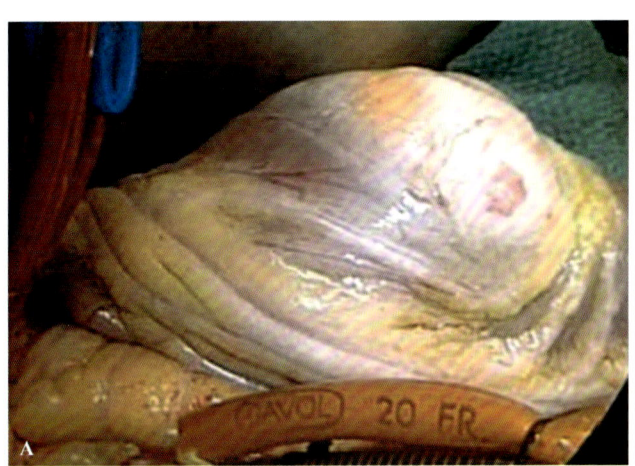 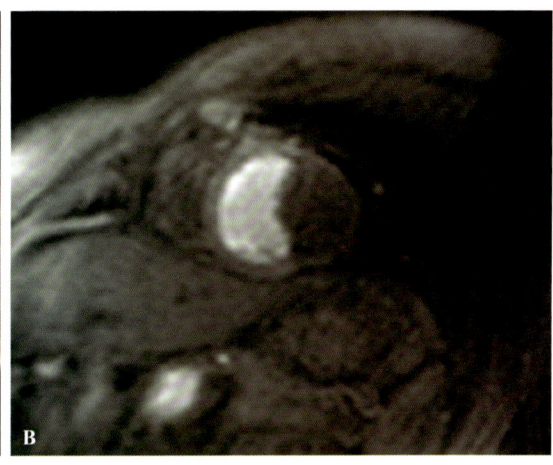

▲ 图 103-4 纤维瘤
A. 长有左心室纤维瘤的心脏；B. 磁共振成像显示左心室纤维瘤

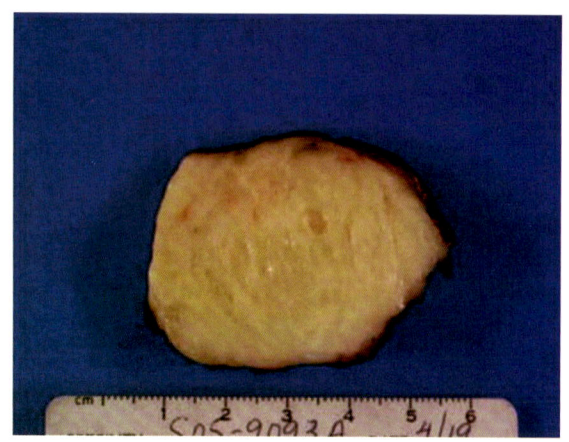

▲ 图 103-5 被切除的纤维瘤

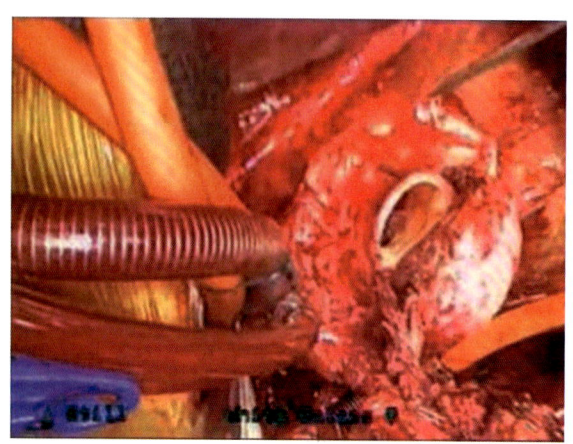

▲ 图 103-6 主动脉根部的副神经节瘤

绵状血管通道组成。患者通常会出现呼吸困难，偶尔会出现心律失常，也可以出现右心衰竭的体征[64]。本病诊断是困难的，胸部 X 线摄影可能提示异常，但没有特异性。超声心动描记术或心导管检查通常通过显示腔内充盈缺损来确立心脏肿瘤的诊断[65]。除此之外，CT 扫描和 MRI 也应被实施。轴位 T_2 加权 MRI 会显示由富血管特性引起的高信号肿物[66]。冠状动脉造影通常会显示肿瘤充盈，进而显示肿瘤的血供。

无症状患者的肿瘤可被切除，切除最好在体外循环的条件下进行。仔细结扎供血血管是必要的，以预防术后残留的动静脉瘘或腔内交通。部分性切除能带来长期的获益[61]。肿瘤很少能自发消退[67]。

三、原发性恶性肿瘤

（一）肉瘤

原发性心脏恶性肿瘤并不常见，在 1964—1989 年这 25 年的外科手术经验中仅记录了 21 例手术治疗病例。这个结果来自于两家大型机构经验，即位于得克萨斯州休斯敦的德克萨斯心脏研究所和 M.D.Anderson 癌症中心[68]。即使在繁忙的中心，原发性心脏恶性肿瘤也仍在挑战胸外科医生的诊断能力和手术技艺。我们目前的原发性心脏肉瘤数据库包括 15 年来的 200 多名患者，手术结果已经开始改善[9, 69-74]。大约 25% 的原发性心脏肿瘤是恶性的，其中大约 75% 是肉瘤[75]。

McAllister 关于心脏肿瘤的调查发现最常见的是血管肉瘤（31%）、横纹肌肉瘤（21%）、恶性间皮瘤（15%）和纤维肉瘤（11%）。

原发性心脏恶性肿瘤偶尔发生，没有表现出遗传相关性。它们虽然可能跨越整个年龄谱，但通常发生在 40 岁以上的成年人。患者通常会出现充血性心力衰竭、胸膜炎性胸痛、乏力、食欲缺乏和体重减轻的症状[76, 77]。最常见的症状是呼吸困难[78]。一些患者会出现顽固性心律失常、晕厥、心包积液和心脏压塞[68]。原发性心脏肉瘤的主要治疗方法是手术完全切除，这通常是一个挑战。我们治疗原发性心脏肉瘤的方法是依据位置而非细胞类型对其进行分类。肿瘤的位置通常决定目前的症状和潜在的手术入路。我们将病例分为右心、左心和肺动脉肉瘤。

肺动脉肉瘤常表现为晚期肺动脉梗阻，可误诊为慢性肺动脉栓塞。心脏 MR 会显示组织灌注，并能实现肿瘤的鉴别诊断。这些肿瘤发生在肺动脉背侧，常累及瓣膜（图 103-7）。为了最大限度提高生存率，应该行完全切除而不是动脉内膜切除术[72]。左心肉瘤通常表现为左心肌梗死和充血性心力衰竭。手术切除可能具有挑战性，因为肿瘤常位于左心房的后部。我们已经使用了自体心脏移植来实现完全的显露、积极的切除和准确重构（图 103-8）[70, 73, 75, 80]。右心肉瘤倾向于体积更大和浸润性更强，很少出现心力衰竭。我们的经验是，生存率明显受到完成 R_0 切除的影响，完成 R_0 切除仅发生在 1/3 的病例中。我们

第二部分 成人心脏手术
第 103 章 心脏肿瘤

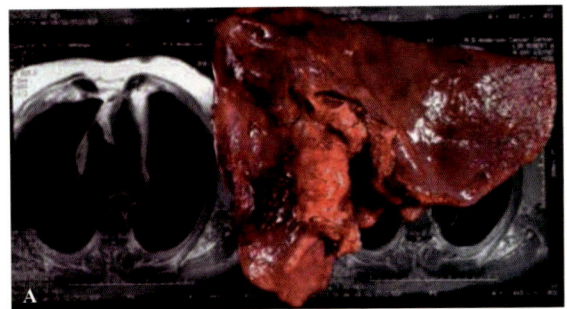

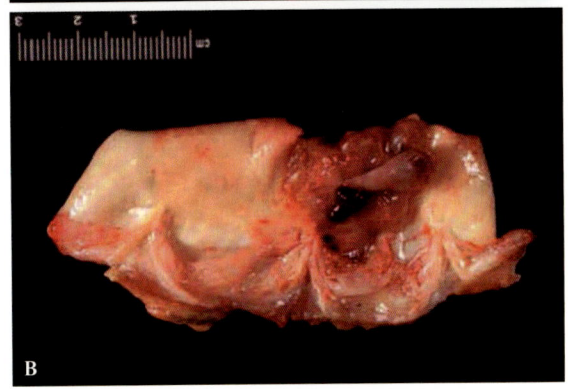

▲ 图 103-7　肺动脉肉瘤

A. 肺动脉肉瘤覆盖在计算机断层扫描之上；B. 肺动脉肉瘤起始于肺动脉瓣

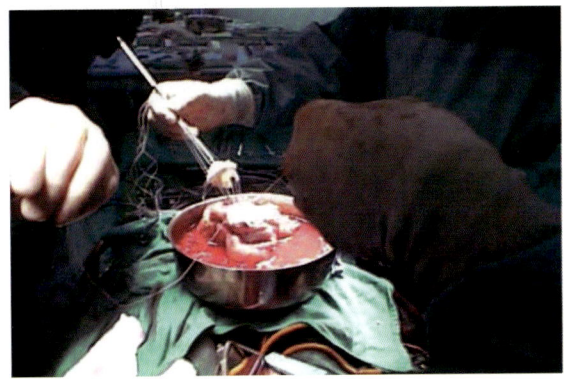

▲ 图 103-8　自体心脏移植

建议进行活检和新辅助治疗，使这些巨大肿瘤缩小，以提高 R_0 切除率，我们即将完成这个方法的一份具体方案（图 103-9）[74]。这些肿瘤都是侵袭性的，我们建议即使在实现 R_0 切除的情况下也要进行切除后化疗。这些患者的手术切除和全程护理是复杂的，最好在有多学科心脏肿瘤团队的卓越中心进行。

（二）心脏移植

恶性原发性心脏肉瘤在临床发现之前通常会

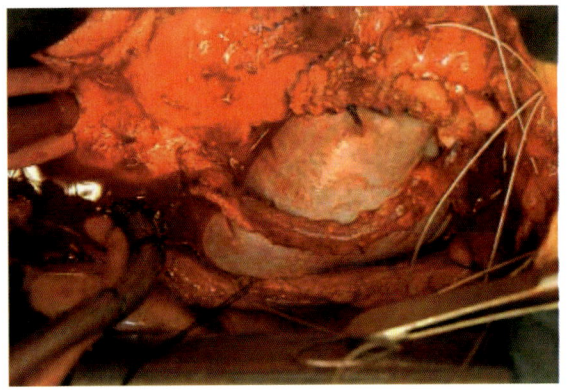

▲ 图 103-9　右心房肉瘤切除与重构

生长到较大体积。肿瘤广泛的侵犯可能使完全切除和重建变得不可能。由于完全切除对于改善结局是必要的，所以在某些情况下心脏移植会被考虑到 [74, 79]。截至 2000 年，有 28 例心脏肿瘤患者被报道接受了心脏移植，其中 21 例为恶性肿瘤患者。平均生存期为 12 个月 [81]。心脏移植已用于肉瘤 [82-84]、嗜铬细胞瘤 [85]、淋巴瘤 [86]、纤维瘤 [87] 和黏液瘤 [88]。虽然技术上经常可以通过原位移植术来切除肿瘤，并且大多数良性肿瘤可以被经验丰富的团队完全切除，而不需要移植新的心脏，但在使用这种技术的情况下，切除恶性肿瘤会带来其他几个问题。大多数心脏肉瘤累及右心房或左心房，通常位于原位移植不常规切除的部位。这里可能仍然存在获得阴性切缘的问题。许多肉瘤在发病时有转移性病变，在活动性恶性肿瘤的背景下使用稀缺的供体器官通常来说是不合理的。还有移植固有的死亡率和并发症率问题。由于恶性原发肿瘤移植后的平均生存期为 12 个月，移植必须被卓越中心的多学科团队基于个体化原则来考虑 [81]。

（三）非肉瘤性原发性恶性心脏肿瘤：淋巴瘤

淋巴瘤可以起源于心脏，尽管这种情况非常罕见 [89]。这些肿瘤中的大多数对放疗和化疗有反应，同时我们建议在决定治疗之前，如果患者临床状况允许，则应对所有右心房肿瘤进行活检。即便在不可能完全切除的情况下，不完全切除也被用以缓解急性梗死。另外，放疗和化疗在一些患者中能实现长达 3 年的存活期。

1647

四、继发性转移瘤

大约 10% 的转移性肿瘤最终到达心脏或心包，几乎所有类型的恶性肿瘤都是如此[20, 90]。继发性肿瘤患病率是原发性心脏恶性肿瘤患病率的 20~40 倍[91]。多达 50% 的白血病患者会发展出心脏病变。其他的通常累及心脏的恶性肿瘤包括乳腺癌、肺癌、淋巴瘤、黑色素瘤和各种肉瘤[91, 92]。转移可累及心包、心外膜、心肌和心内膜，这些部位转移受累频率的顺序也大致遵循前述的顺序[20, 90]。

肿瘤最常见的转移途径是血源性的，特别是黑色素瘤、肉瘤和支气管肺癌，肿瘤最终通过冠状动脉转移。此外，转移瘤可以经淋巴通道到达心脏；也可以从邻近的肺、乳腺、食管和胸腺直接扩散；还能经膈下腔静脉蔓延。心包最常由胸部癌症直接扩散而受累；心脏是血源性或逆行淋巴转移的靶标，或同时是两者的靶标。心脏转移很少是孤立的，几乎总是产生多重微观癌巢和离散的肿瘤细胞结节[20, 90]。心脏转移瘤仅在大约 10% 的患者中产生临床症状[90]。最常见的症状是心包积液或心脏压塞。有时候，患者会出现顽固性心律失常或充血性心力衰竭。胸片和心电图倾向于显示非特异性改变，而超声心动描记术对于诊断心包积液、不规则心包增厚或干扰血流的腔内肿物特别有用。

手术治疗一般仅限于缓解复发性心包积液或偶发的心脏压塞。在大多数情况下，这些患者有广泛播散的疾病，预期寿命有限。手术治疗的目的是缓解症状，同时只给患者带来最小的不适感和最少的住院时间。该目的最容易被通过剑突下心包切开术实现，必要时可使用局部麻醉完成，术后症状能得到可靠的缓解，术后复发率约为 3%，死亡率低[92]。另外，也可以使用胸腔镜在左侧胸膜腔内创造一个大的心包窗口，但是我们建议该术式仅在特殊情况下施行。该术式可以在只给患者最小不适的前提下被施行，但是它所带来的全身麻醉和单肺通气，可能不能很好地被存在大量积液继发的血流动力学紊乱的患者所耐受。有一些罕见的心脏转移性疾病可以考虑切除，但是这只能在卓越中心由经验丰富的多学科团队做出决定后才能进行。

第三部分
先天性心脏病手术
CONGENITAL HEART SURGERY

第二十四篇	先天性心脏病基础理论及诊断方法	/ 1650
第二十五篇	儿童心脏外科基本技术及围术期管理	/ 1718
第二十六篇	先天性心脏病外科治疗	/ 1782
第二十七篇	先天性心脏病外科数据库建设与质量控制	/ 2100

第二十四篇 先天性心脏病基础理论及诊断方法
BASIC THEORY AND DIAGNOSIS FOR CONGENITAL HEART DISEASES

第 104 章
心脏胚胎学与遗传学
Cardiac Embryology and Genetics

Amy L. Juraszek 著
童 路 史嘉玮 译

心脏功能的发育是一个复杂的过程，对胚胎的存活至关重要。几个世纪以来经典的胚胎学家和最近的分子发育生物学家研究了心血管形态发生的机制。从果蝇到小鼠，从无脊椎动物和脊椎动物模型系统的心血管发育研究，在了解心脏发育和形态学方面已取得重大进展。跨系统发育过程中心脏发育的许多方面的保守性为我们进一步理解心脏发育的基本原理，以及当发育出差错时心脏的先天缺陷是如何产生的提供了基础。先天性心脏畸形长期以来被认为是发育异常影响心脏形态发生的结果。发育缺陷可以发生在心脏发育的任何阶段，导致表型变化很大，从导致早期胚胎致死的严重形态异常到几乎没有生理影响的轻微缺陷。由于信息进入心脏胚胎学领域的速度很快，本章的范围也很广，所以没有详细讨论特定形态发生事件的遗传学描述。相反，举例说明了该领域的当前规范。出于本书的目的，更详细地介绍了导致人类先天性心脏缺陷的心脏发育异常。

一、心脏发育

胚胎发育的早期，在人类发育的第 17~19 天原肠胚配层形成后，侧中胚层的细胞发生心源性命运。左前和右外侧板中胚层的祖细胞对心源性命运的承诺依赖于相邻内胚层的诱导信号[1-4]。特别是，在邻近心源性前体的内胚层中表达骨形态发生蛋白（BMP），在心脏诱导中起作用，并与其他信号因子共同作用，包括成纤维细胞生长因子（FGF）家族、hedehog 基因、Wnt 配体和转化生长因子（TGF）超家族成员[3,5-10]。在脊椎动物中，心脏形成区域除了受诱导信号的限制外，还受抑制信号的限制。抑制信号包括 Wnt 家族分泌分子的成员。在心源性区域，Wnt 拮抗剂对抗抑制性信号，使细胞致力于心源性命运[11-13]。

一些证据表明，侧板中胚层的心源性前体包含关于其最终位置特征和细胞命运的预先安排的信息（图 104-1A）。谱系分析表明，尾侧心源性中胚层细胞对心房有贡献，而喙侧心源性中胚层细胞对心室有贡献[14]。外植体实验也证明了喙侧和尾侧心前区中胚层之间的表型差异[15,16]。然而，细胞移植实验也表明，心源性前体的喙尾命运仍然是可塑性的，需要来自心源性区域以外的指导性线索[17]。总之，这些结果表明，区域位置信息在线性心管发育之前预先在心源性前体上形

第三部分 先天性心脏病手术
第104章 心脏胚胎学与遗传学

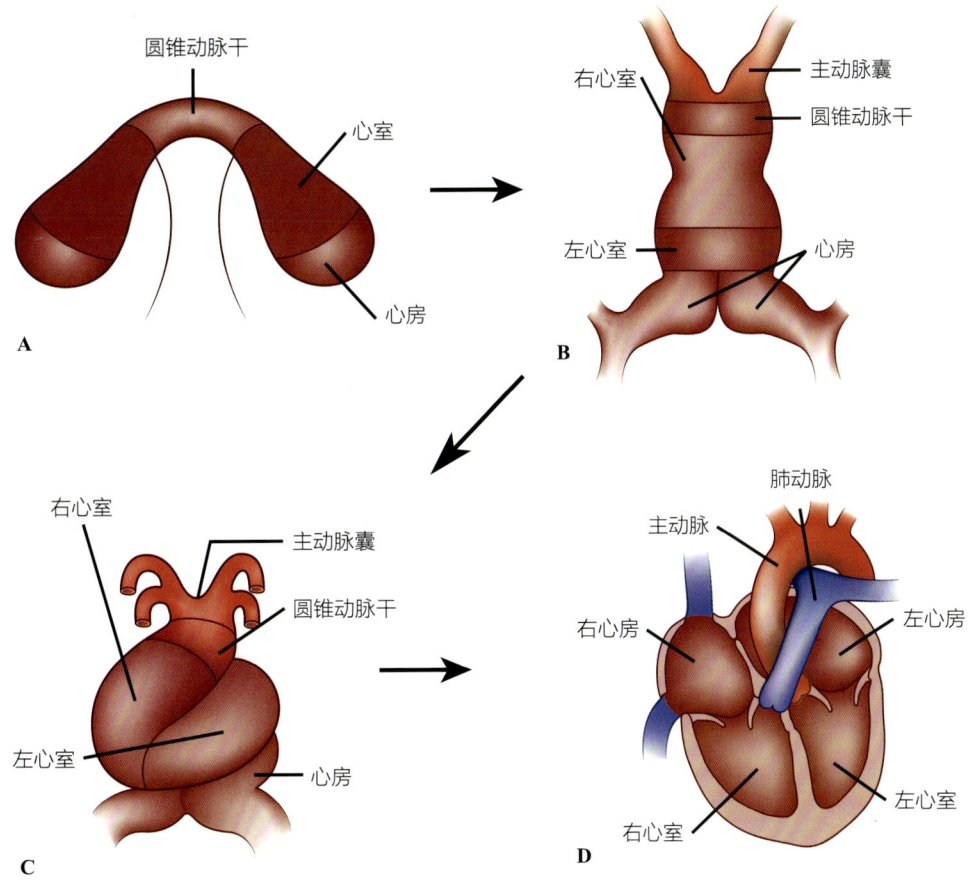

▲ 图 104-1 心脏发育模型

A. 双侧定位在外侧板中胚层中的心源性前体包含有关最终位置特性和细胞命运的预制信息，如由颜色代码所建模；B. 心脏原基的会聚和融合形成线性心管；C. 其经历向右或 D 环；D. 向右成环适当地排列心脏腔的形态发生与成熟的四腔结构（改编自 Allen HD, Gutgesell HP, Clark EB, et al, editors: *Moss and Adams' heart disease in infants, children, and adolescents, including the fetus and young adult*, ed 6, Philadelphia, 2001, Lippincott Williams & Wilkins, p 4, Figure 1.1.）

成，但是这些位置标识直到后来才被修正。最近的一些研究表明，除了位置信息外，细胞类型发育信息已经存在于心脏祖细胞领域。例如，在心源性中胚层中可以发现心肌细胞和心内膜细胞的前体，但没有发现双潜能前体细胞[18,19]。

确定心脏和相关的血管结构，不仅受益于形成心脏新月体的心前中胚层，还受益于另而且还从两个细胞群中获得贡献。前心脏形成区，位于新月体内侧，这有助于流出道的前部结构和心室的心肌质量[20-22]。此外，神经嵴，是一群多能迁移细胞，有助于心脏流出道，特别需要流出道分隔。

两侧对称的心源性原基是由早期胚胎中胚层的外侧场形成。双侧心脏原基的会聚和融合在腹侧中线形成原始的心管（图 104-1B）。在人类发育的第 23 天，心源性中胚层的前边缘首先融合形成心脏新月体[15]。

两侧心脏原基在喙侧向尾侧方向融合，在发育的心管尾端依次增加心前中胚层[23-25]。结果形成了原始线性心脏管。在人类胚胎发育约 4 周时，已经包含不同心肌和心内膜层的线性心脏管开始收缩。沿着心脏管（前后轴）存在形态和分子极性，从主动脉囊前后、圆锥动脉、右心室、左心室和心房有明显的区域（图 104-1B）[26-28]。

二、体表侧位与心脏循环

在所有脊椎动物中，管状心脏都经历一个向右循环的形态发生过程。在此过程中，线性心脏

1651

管被转换成 S 形的心脏，其前后轴、左右轴和背腹轴具有复杂的三维结构和不对称性（图 104-1C）。右循环是形态发生过程中的可见开始，形成不对称的多腔心脏。右循环的特殊性对于正确定位发育中的心腔室间隔的心内膜垫，以及输入和输出血管连接是必不可少的。

心脏右循环是脊椎动物身体发育过程中左右不对称的第一个明显迹象。这一过程的一致方向性暗示了脊椎动物胚胎中左右模式化高度保守的分子控制机制。这项工作表明，在可见的向右心襻形态发生很久之前，胚胎中就有显著的分子左、右差异。

在胚胎发育早期，在侧板中胚层建立期间，尽管 Hensen 节位于中线位置，它似乎控制着基因表达左右差异的发生。从淋巴结伸出的纤毛会经历一个逆时针的涡旋状运动，在 Hensen 节点上产生一股向左的液体流。膜状体的单向纤毛运动似乎是由睫状体蛋白机械的固有分子手性及其在节点上的分子马达决定的[29-31]。横跨该节点的流动可介导分泌分子在左旋方向上穿过该节点的运动。这样的分子可以在节点左侧起决定作用。或者，均匀分布的机械感觉纤毛可被横跨节点的液流在节点的左侧特异性地激活[32]。在左侧细胞中激活的机械感觉纤毛下游产生的信号转导可以启动左侧分子级联反应。

从节点左侧的形态学 sonic hedgehog 基因（Shh）的不对称表达开始，发现了用于左右测定的分子级联（图 104-2）。sonic hedgehog 能够诱导转化生长因子 –β（TGF-β）信号家族成员左侧决定簇的左侧周围节区表达[33, 34]。事实上，偏侧性的分子基态似乎是右旋的，节段的表达通常受到 BMP 信号抑制。Shh 可诱导侧板中胚层分泌分子 Caronte 的左侧表达，克服 BMP 介导的侧板中胚层淋巴结的抑制[35-37]。因此，左侧 Shh 导致局部和远处的节点表达，左侧的位置信息被传递到左侧板中胚层。左侧节点表达的一个结果是 Pitx2（一种包含同源结构域的蛋白质）的左侧诱导，贯穿于整个左侧中胚层（图 104-2）。Pitx2 的表达在随后发育的器官发生过程中保持在心脏管、肠和肺的左侧[38-46]。因此，该级联将左侧位

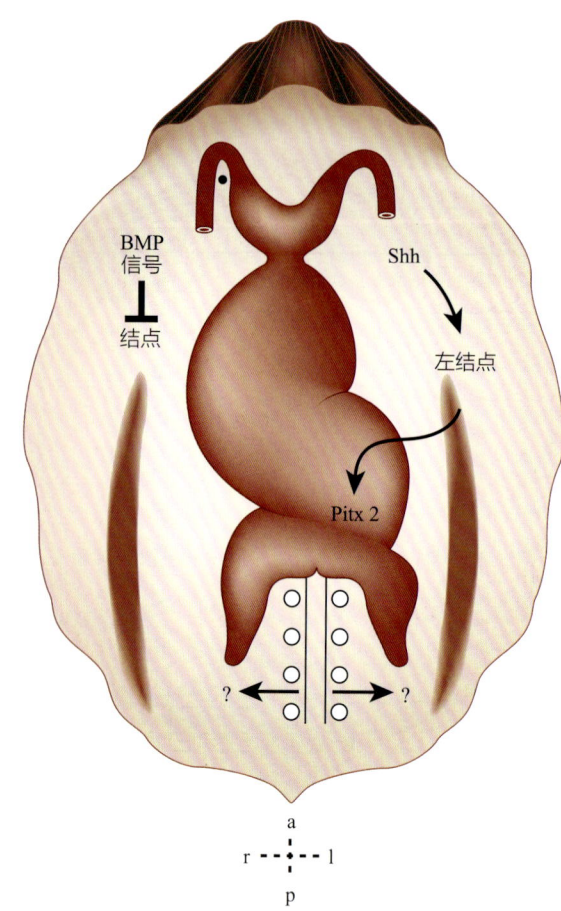

▲ 图 104-2 心脏环路方向的分子测定
涉及内脏左右轴测定和右心脏成环的分子信号传导途径的总结。BMP. 骨形成蛋白；Shh. sonic hedgehog 基因（改编自 Allen HD, Gutgesell HP, Clark EB, et al, editors: *Moss and Adams' heart disease in infants, children, and adolescents, including the fetus and young adult*, ed 6, Philadelphia, 2001, Lippincott Williams & Wilkins, p 9, Figure 1.5.）

置信息从 Hensen 节点传递到内脏器官。

异常侧偏的临床相关性：异质性综合征

左 - 右位置信息的分子层次结构建立了脊椎动物身体表面的整体的左右差异。内脏器官左右差异的正常建立缺陷，通常被称为异位综合征（源自希腊语意为"其他排列"）或心房异构体。通常，临床表型显示出一种侧性的优势。简而言之，无脾综合征可以被认为是双侧右偏，多脾综合征可以被认为是双侧左偏。如果不能确定侧位，就应该使用术语内脏对称位（Situs ambiguus）。毫无疑问，已知在左右差异的正常

建立中具有功能的基因突变可导致动物模型和人类患者中的异位综合征[47]。

关于 Hensen 节点左右不对称性的建立，已经被证明需要 inversus viscerum（iv），编码左右动力蛋白，它是纤毛中力的产生成分，负责穿过该节点的涡流。iv 或其有助于功能性睫状运动的基因突变，导不动性纤毛综合征和未能在 Hensent 结产生最初的左右不对称[48,49]。节点不对称的缺失导致左侧决定因子 Nodal 和 Pitx2 在侧板中胚层的随机表达[39,40,42,48]。不能产生适当的侧倾信息载体的表型结果是内脏器官的左右侧性随机化。

因此，单基因突变可导致多脾综合征和无脾综合征，以前被认为是不同的实体，因此有不同的原因。在这些病例中，左侧决定因子 Nodal 和 Pitx2 的表达是随机的，这一发现有助于解释异位综合征中缺陷的可变性。例如，Pitx2 的表达可以是正常的，可能导致原位孤立，或者相反，可能导致原位倒置（内脏器官的左右镜像规范）[43,44,50]。然而，它也可以是双边的、不存在，或者介于两者之间的左右相对水平[50]。这一范围类似于在这个模型中观察到的内脏器官的广泛位置异常和人类患者的位置。这也可以解释为什么以前对无脾症和多脾症患者的心脏缺陷的特定形态进行分类的努力被证明是如此困难[51]。

在侧性测定中，睫状功能的重要性已导致通过突变的动力蛋白基因（Dnahc5）研究原发性睫状运动障碍的小鼠模型，该模型显示在纯合子突变胚胎的内脏异位发生率为 40%[52]。随后，转化研究证实，42% 的先天性心脏病（CHD）患者存在睫状功能障碍，除了心脏病外，还可能导致呼吸问题[53]。

三、心室规范和心源性转录程序

在果蝇和脊椎动物等截然不同的动物模型之间，明确心源性命运的早期转录系统有着显著的保守性。tinman 基因编码一个包含同源域的转录因子，是形成果蝇背侧血管（苍蝇背侧血管类似于脊椎动物的心脏）所必需的。tinman 直接激活几个基因的转录，包括 pannier、GATA 转录因子、心肌细胞增强因子 -2（MEF-2），以及一种含有转录因子的 MAD 盒。MEF-2 和 panier 有助于心肌细胞结构基因的下游转录激活[54-57]。

Nkx2.5 是果蝇 tinman 基因的脊椎动物直系同源基因。Nkx2.5 在心源性中胚层早期表达，部分是对来自内胚层的 BMP 诱导心脏形成区域的反应[58-60]。与果蝇的 tinman 一样，Nkx2.5 转录因子在脊椎动物心源性分化中起着重要作用。Nkx2.5 在生理上与脊椎动物 GATA 因子相互作用，这些转录因子是彼此相互激活的启动子。这建立了一个积极的分子反馈回路，从而增强了心肌细胞命运的选择。和果蝇一样，GATA 和 MEF-2 基因家族已被证明在整个心肌细胞分化程序的激活中起作用。在脊椎动物中，三个 GATA 家族成员，GATA-4、GATA-5 和 GATA-6，显示在心脏谱系中的表达[61]。GATA 因子是转录调控多个心肌结构基因所必需的。GATA 家族成员与其他家族的转录因子协同作用，包括 Nkx2.5 和 MEF-2，调节靶基因的表达[62-64]。脊椎动物中有四个 MEF-2 家族成员。在果蝇中，这些基因似乎直接激活肌细胞分化的结构基因。例如，缺乏一个家族成员 mef2a 基因的小鼠，在循环阶段死于心血管异常，并且不能表达一组肌肉特异性结构基因[65,66]。

Nkx2.5 在心源性分化和脊椎动物心脏的形态形成中起着重要作用。其作用的多面性可能源于它与其他类转录因子的相互作用。除了 GATA 类转录因子外，Nkx2.5 能够与 T-box 转录因子 Tbx5 进行物理相互作用。Tbx5 基因是人类常染色体显性遗传病 Holt-Oram 综合征的病因。一份 Tbx5 或 Nkx2.5 重叠缺失的心脏表现，包括房间隔缺损和传导系统异常。已显示 Nkx2.5 和 Tbx5 对心房及传导系统具有高水平表达基因的启动子起协同作用，包括心钠素和连接蛋白 40[67,68]。

与心肌细胞分化程序的激活相伴的是心脏各腔室之间区域差异的发展，早在管状心脏阶段，心脏原基表现为节段性。形态学上，从后到前可分五个原始节段：静脉窦或心房、房室管、左心室、右心室和流出道（图 104-1B）。这些形态上不同的区域必须表明心脏发育原基的不同转录域。事实上，越来越多的转录因子已经被鉴定为具有特定的转录模式。

Iro-quois 家族成员 *Irx4*（同源框编码基因）的腔室特异性表达模式提示在心室和心房腔的特异性鉴定中发挥作用。*Irx4* 在心脏发育的心室中特异性表达，被排除在心房发育之外[69]。*Irx4* 已被证明在选择细胞命运中发挥重要的转录作用。心室中 *Irx4* 功能的丧失导致心房基因表达的异常激活，而心房中 *Irx4* 的异位表达导致心室基因表达的异常激活。斑马鱼突变体孤独心房和潘多拉进一步证明了心房和心室命运的分离遗传控制，其中心室未能形成，但心房在形态上看起来是完整的[70, 71]。

β 螺旋环螺旋因子 HAND1（eHAND）和 HAND2（dHAND）已被证明在决定心室之间的分子差异中起作用。*HAND1* 和 *HAND2* 的室壁特异表达提示这些基因在右心室和左心室壁特异表达中可能起作用。虽然 *HAND1* 和 *HAND2* 最初在整个心前中胚层共表达，但在心脏循环期间 *HAND2* 的表达被限制于右心室前体，而 *HAND1* 被限制于左心室前体和圆锥前体[72, 73]。*HAND2* 的功能分析在心室形成中起着重要作用，并可能为严重的人类冠心病提供分子候选。纯合子为空的 *HAND2* 等位基因小鼠似乎缺乏形态学上右心室[73]。该动物模型的心脏表型与人类右心室发育不全相似，确立了 *HAND2* 作为该类型冠心病的候选基因。

Irx4 和 *hand* 基因表明，腔室特异性模块性的规范至少部分取决于单个基因的转录定位。把腔室同一性作为一个整体是由少数特定于腔室的基因表达模块所决定，这种观点过于简单。心脏基因表达调控是一个高度模块化的过程才刚刚开始被理解。对单个心脏特异基因启动子的分析表明，需要大量的小启动子元件来重现正常表达模式[61]。模块化的程度如此之高，以至于某些元素驱动了之前认为与它们的邻域在分子上没有区别的区域表达[61]。这些发现表明，复杂的转录因子组合网络是发育中心脏信息的分子压域化所必需的。

四、心房、心室、房室交汇和流出道的心脏间隔

心脏间隔是一个复杂的过程，它始于循环形态发生使心脏各部分重新排列，使右心室和左心室彼此相邻。心脏的完全分隔对于胚胎的存活是不必要的，这可以部分解释临床心脏病学实践中间隔缺损的高发生率。为了将心脏分成独立的体循环和肺循环，必须发展出四个主要组成部分：①分离右心房和左心房的房间隔；②房室交界有助于房间隔和室间隔以及房室瓣的形成；③分隔右心室和左心室的室间隔；④流出道或漏斗隔，将肺动脉和主动脉流出道分开。

最近的研究已经产生了比经典胚胎学研究更新的房间隔发育模式[74-76]。房间隔包括第二间隙（继发性房间隔）、原始房间隔（原发房间隔）和房室垫（图 104-3）。继发房间隔是普通原始中庭内折。原发性房间隔在妊娠 5 周时，由心房背壁发育而来，作为新月形肌间隔朝向房室垫生长，并在妊娠 6 周时与房室垫融合时关闭原发孔型房间隔（原发性心房传导）。原发性房间隔前缘带有一顶由不同间质组织组成的帽状物，这对于原发性房间隔和房室垫融合至关重要[74]。当原始隔向房室垫方向生长并将房室分开时，它发展成继发孔型房间隔（第二孔），并允许胎儿在心房水平继续混合血液。

与房间隔一样，室间隔也是一个复杂的结构，包括源自房室垫、肌性室间隔和圆锥（漏斗）隔的成分。在环绕后的早期阶段（人类为 31~35d），肌性室间隔是心肌嵴，对应于心脏外曲度的主要褶皱沟，将原始左心室和原始右心室分开[77]。在哺乳动物中，肌间隔从折叠的致密心肌嵴发展而来[78]。当心脏沿外弯曲的大小显著增长时，肌间隔与心室一致生长[26]。肌间隔与房室交界处的心内膜垫和流出道融合，以完全分离右心室和左心室。

发育中的心脏房室结（管）段最初只将原始心房与左心室相连（图 104-1C）。复杂的重塑必须发生，以允许从心房直接流入右心室和左心室（图 104-1D）。除了在右心房和右心室之间建立

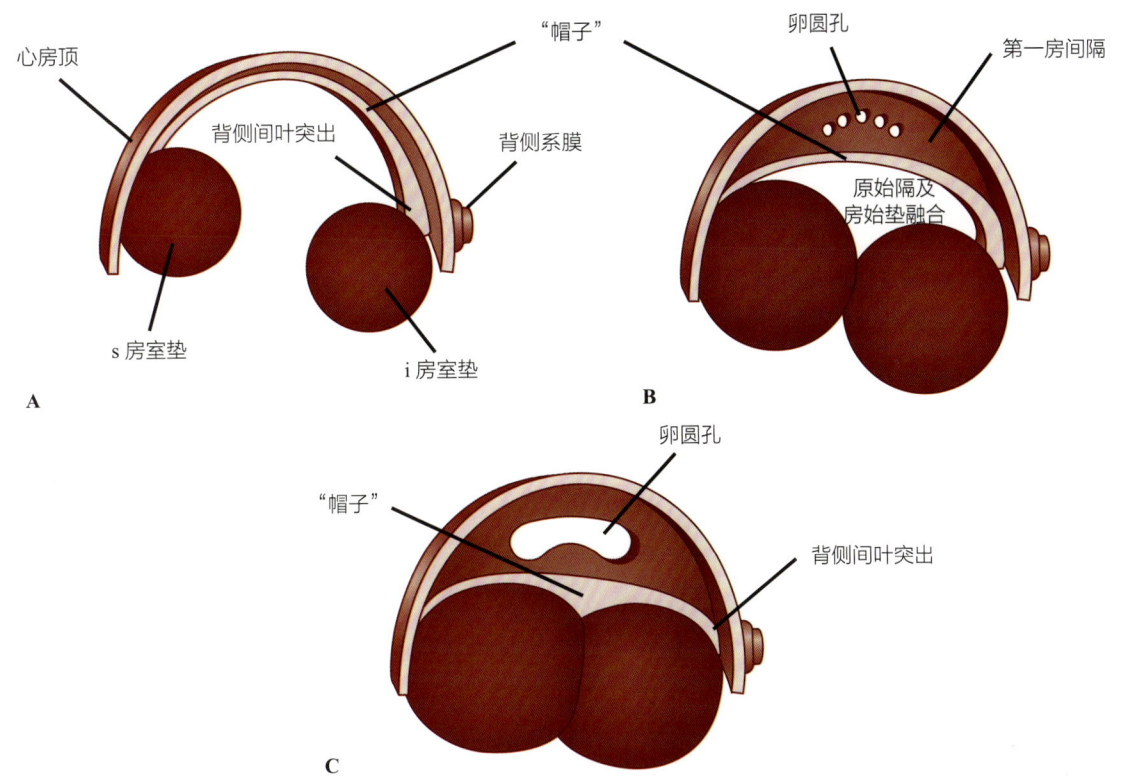

▲ 图 104-3 房间隔的发育

房间隔的发育由第二房间隔、第一房间隔和房室垫组成。A. 第二房间隔（心房顶）是原始心房屋顶的褶皱；B. 原始隔（PS）从继发隔向房室垫（sAVC 和 iAVC）生长，带有间隙组织的"帽"这对第一房间隔及房室垫的融合非常重要；C. 由于原始隔使心房间主要的信息交流关闭（pf in B），窗孔发育（sf in B）并合并卵圆孔（sf in C）它允许血液循环在胎儿循环所必需的心房水平上分流［引自 Wessels A, Anderson RH, Markwald RR, et al: Atrial development in the human heart: an immunohistochemical study with emphasis on the role of mesenchymal tissues. *Anat Rec* 259（3）：288–300，2000.］

连续性之外，房室交界处还产生了形成房室瓣的心内膜垫（心内膜垫也在流出道形成，有助于半月瓣和流出道分隔）。上房室垫和下房室垫在中线融合，形成房室隔，从而分离流入二尖瓣（左侧）和三尖瓣（右侧）的血流。房室交界处的间充质通过与原发性房间隔融合而形成位于室瓣近端的房间隔部分。此外，房室间隔间质形成室间隔的入口部分（在房室瓣膜之间）。

从分子水平研究了心内膜垫的生长和成熟。心垫开始于细胞外基质在原始心管的心内膜层与心肌层之间的局部增厚，称为心浆（图 104-4）[73]。心垫开始无细胞结构，从内皮细胞向间充质转化的细胞填充。JB3 是一种抗体，能识别纤维蛋白 -2[79]，在心脏中，它只能识别有可能在心内膜垫中进行内皮 - 间充质转化的细胞亚群（JB3）[80]。间质转化是由房室交界处心肌通过多种分子介导的，包括 BMP-2、BMP-4 和 Neuregulin（一种表皮生长因子样分子），以及含有同源盒的转录因子 Msx-2[81-83]。与纤维连接蛋白形成复合物的 ES 蛋白也存在于发育心内膜垫中，并且对于调节间充质转化具有重要意义[80, 81]。

流出道间隔需要来自心内膜垫和心脏神经嵴的贡献（图 104-5）。房室交界处和流出道的心内膜垫通过沿心脏内曲延伸的房室垫在物理上是连续的[80]。内曲发生广泛的重塑，以便将右心房连接到右心室，将左心室连接到主动脉[84]。流出道分隔是由两种结构发展而来的。在半月瓣水平以下，圆锥隔（漏斗隔或肌肉流出道隔）是从流出道缓冲层的心肌化发展而来，这个过程也涉及心脏神经嵴和心外膜的贡献[84]。在半月瓣水平上方，主动脉肺隔从主动脉囊向心脏生长，以分离肺动脉和主动脉流出道。

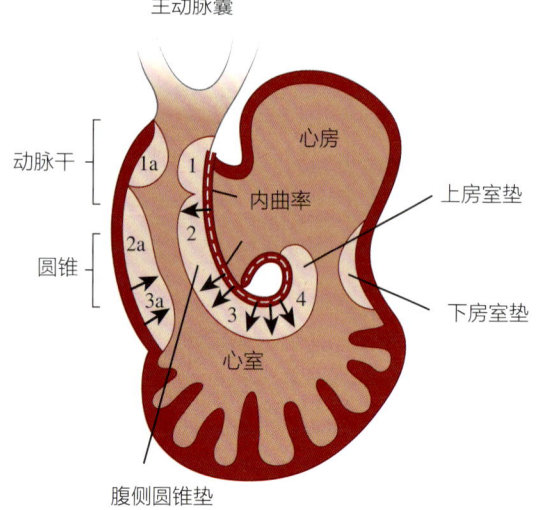

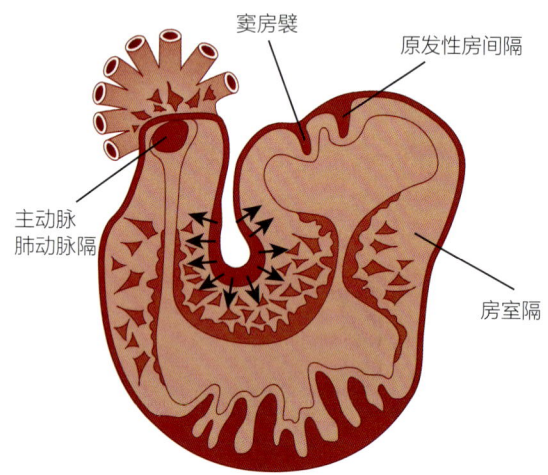

▲ 图 104-4 心内膜垫的发育

在心脏管襻环建立后，心内膜垫出现在房室交界处（AV）和流出道（圆锥和动脉干）。上房室垫（4）沿心脏内曲率与流出道衬垫相邻。（3、3a、2、2a、1、1a）缓冲组织有助于瓣膜的形成，也有助于心脏的分离。内曲率发生明显的重塑，参与垫的心肌化（箭）（引自 Harvey RP, Rosenthal N, editors: Heart development, San Diego, 1999, Academic Press, p 171.）

心室隔的三个组成部分（入口、肌肉和圆锥隔）必须结合在一起，以完全分开心室。成人心脏膜性室间隔区域是这三个组分结合的大致位置。这个发现表明，入口、肌肉或锥形隔发育中的缺陷可以导致室间隔缺损，提示了在这个解剖位置出现高频率缺损的生理基础。

室分隔异常的临床相关性

共同房室管（也称为心内膜垫缺损或房室间隔缺损）是指一系列房室连接发育不当的病变，为潜在的发育异常。在这种情况下，房室交界处未能进行正常的分隔并形成独立的房室瓣，留下一个共同的房室瓣，向两个心室提供流入。房室垫对心房和心室间隔的控制也不正常，导致原始型房间隔缺损和入口（房室管）型室间隔缺损。这种缺陷使人想起在房室交界处被心内膜垫隔开之前的心脏结构。如 ALK3 条件受体敲除所示，在小鼠模型中突变时，房室心内膜垫正常发育所需的基因可导致共同的房室管[85]。因此，共同房室管可被理解为发育停滞，其中室间隔不能超过共同房室交界处。

虽然完整的普通房室管仅占所有先天性畸形的 7.3%[86]，但在 21 三体综合征（唐氏综合征）患者中约有 40% 可被观察到[87]。流行病学资料表明，在 21 号染色体上有一个对房室结发育有重要作用的基因。迄今为止，在 21 号染色体上没有一个单一的基因参与了共同房室管的起源[88]。

原发型房间隔缺损是人类最常见的先天性心脏病之一。继发孔型房间隔缺损是由于原隔中第二间隙失败。房间隔缺损也常与临床症状相关。继发性房间隔缺损是常染色体显性遗传病 Holt-Oram 综合征中一个 *Tbx5* 基因拷贝缺失导致的最常见结构缺陷[89, 90]。*Nkx2.5* 基因的突变与常染色体显性继发性房间隔缺损有关[91, 92]，最近 *GATA-4* 基因的突变也与继发性房间隔缺损有关[93]。发现 *Tbx5*、*Nkx2.5* 和 *GATA-4* 相互作用调节房间隔发育的必需基因的表达，提示继发性房间隔缺损的候选基因可能位于这些重要转录因子的下游。

五、流出道发育：心脏前野和心神经嵴

虽然脊椎动物心脏主要发育自心前中胚层（心脏新月形），但另外两个细胞群，心脏前野和心神经嵴，对于正常流出道的发育也是至关重要的[20-22, 94]。

30 年前，当 Viragh 和 Challice[95] 在发育中小鼠心脏的动脉极观察到上皮细胞向心肌细胞的转化时，就怀疑心脏前野的存在。De la Cruz 及其同事[96] 用活体鸡胚胎中使用标记研究证明，远端流出道是发育中心脏晚期的补充。最近的一系

第三部分　先天性心脏病手术
第104章　心脏胚胎学与遗传学

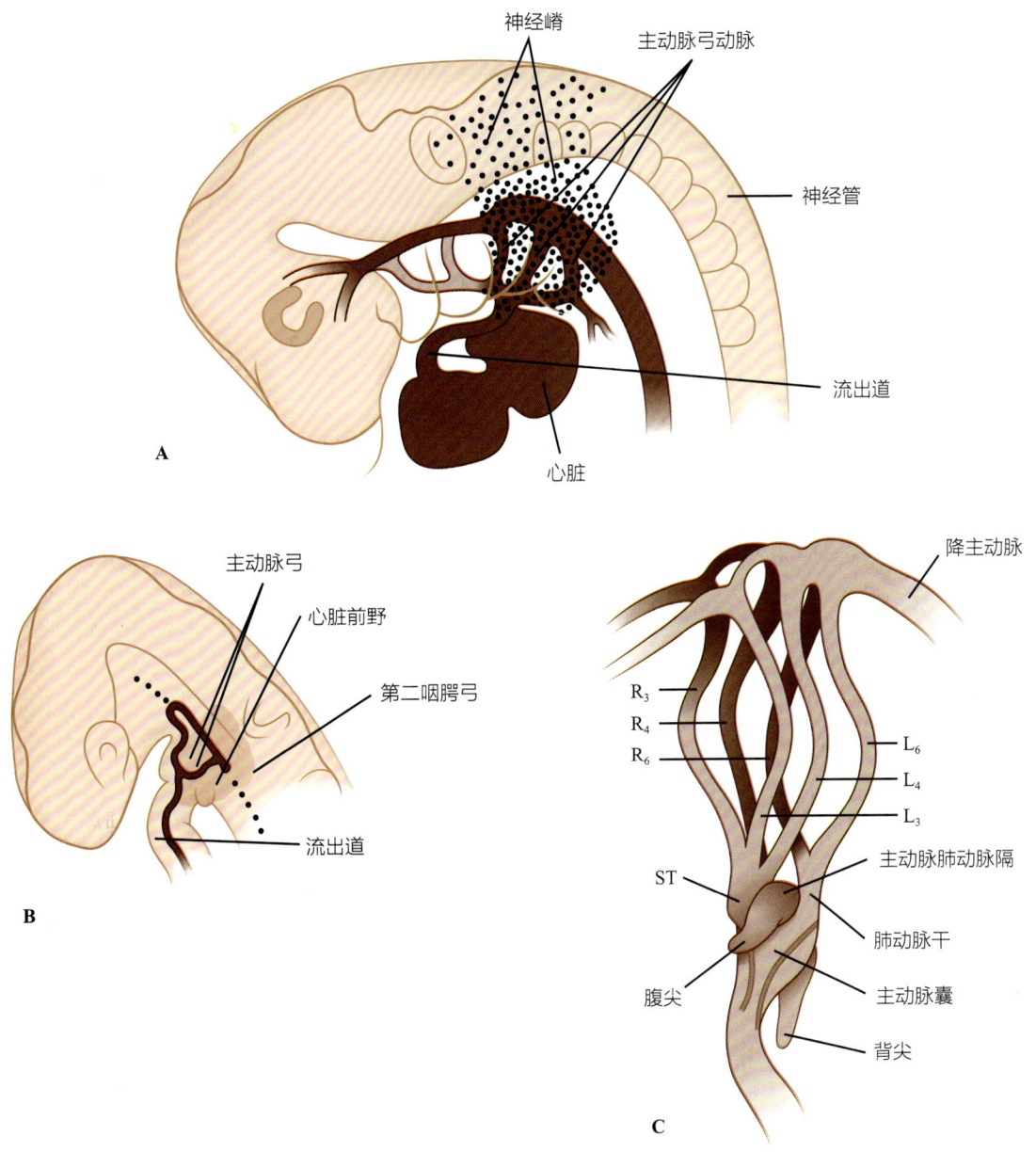

▲ 图 104-5　神经嵴、心脏前野和流出道的发育

A. 心脏神经嵴迁移到咽弓 3、4 和 6 中，通过阻止主动脉弓动脉 3、4 和 6 的前体退化，它在成对的主动脉弓动脉模式中起着至关重要的作用。B. 心脏前野是最近描述和分离的细胞迁移群体，起源于第二咽弓附近，有助于心脏流出道发育。C. 神经嵴细胞凝结成两个尖刺，插入到发育中的外径的心内膜垫。第三个主动脉弓动脉（L_3 和 R_3）产生右颈动脉和左颈动脉。左侧第四弓动脉（L_4）成为主动脉弓的一部分，右侧第四弓动脉（R_4）为右锁骨下动脉近端。左第六主动脉弓（L_6）形成动脉导管。ST. 系统动脉干（图 A 和图 C 引自 Harvey RP, Rosenthal N, editors: *Heart development*, San Diego, 1999, Academic Press, pp 180, 182；图 B 改编自 Waldo KL, Kumiski DH, Wallis KT, et al: Conotruncal myocardium arises from a secondary heart field. Development 128: 3179–3188, 2001.）

列研究表明，在鸟类[21, 22]和小鼠[20]模型，靠近主动脉囊（图 104-5B），不同于侧心源性中胚层和心脏神经嵴，对流出道心肌有贡献。在小鼠模型中，心脏前野的贡献延伸到流出道，并且有助于右心室发育到室间隔水平[28, 97]。这一发现最终

可能有助于解释观察到左右心室之间的基因表达差异。

心脏流出道最初是连接原始右心室和主动脉囊的管状结构，它必须经过间隔形成肺动脉和主动脉。此外，流出道必须与原始左心室获得连续

1657

性。这是一种楔入的过程，在楔入过程中，主动脉瓣下圆锥被重塑，使主动脉瓣到达三尖瓣和二尖瓣之间的正常成人位置。这一过程建立了二尖瓣和主动脉瓣的纤维连续性[98]。主脉肺动脉间隔由主动脉囊间质发育而来，并进入流出道，它与心内膜垫中神经突细胞相互作用，最终将流出道分成主动脉和肺动脉[93]。

心脏流出道接收来自神经嵴的大量细胞，神经嵴是发育中神经管附近出现的迁移性多能细胞群。心神经嵴是神经嵴的一个亚群，起源于中耳板至第3体节之间（图104-5A）[99]。这些细胞迁移到发育中的第3、第4和第6咽弓，在那里它们与第3、第4和第6主动脉弓血管相互作用，这些血管是最终大动脉（主动脉、颈动脉和锁骨下动脉、主肺动脉和动脉导管）的祖细胞。主动脉弓血管发展为对称成对结构，但它们经历高度特异性和不对称的吸收程序，保留正常的左主动脉弓。心神经嵴不参与主动脉弓血管的形成，而是稳定主动脉弓血管，阻止其退化（图104-5C）[100]。心神经嵴的亚群从咽弓向心脏迁移，在咽弓处形成心脏神经节，参与流出道的分隔，并有助于半月瓣的形成[101]。神经嵴也与咽弓间质相互作用，形成胸腺、甲状腺和甲状旁腺。

神经嵴缺损的动物模型在确定某些先天性心脏畸形的病因方面是有用的。对鸟类胚胎神经嵴的实验性消融[102]显示心脏和大动脉的异常发育，以及咽弓和咽袋（即胸腺、甲状腺和甲状旁腺）的腺体衍生物发育异常[94]。特别是在胚胎神经嵴消融后观察到胚胎流出道的缺陷，包括永存动脉干、右心室双出口和法洛四联症。漏斗隔膜室间隔缺损也是常见的[103]。有趣的是，心脏流入部分的缺陷也偶尔被描述，包括双入口左心室、跨三尖瓣和三尖瓣闭锁，并且它们与流出道缺陷相关[103]。此外，神经嵴消融后[103-105]几乎所有胚胎都出现了主动脉弓异常。主动脉弓畸形表现出很大的变异性，包括各种类型的主动脉弓中断。

心脏表型类似神经嵴消融的小鼠模型包括Splotch小鼠，它携带 *Pax3* 同源框基因突变。Splotch 纯合子显示永存动脉干和主动脉弓异常，以及胸腺、甲状腺和甲状旁腺的异常。在胚胎第14天，纯合突变是致命的[106]。带有5号染色体部分缺失的 Patch 突变小鼠也显示出颅面、胸腺和流出道异常，包括弓形异常[107]。对这种类型初步的研究集中在血小板衍生生长因子受体（PDGFR）基因的缺失上。然而，PDGFR 靶向零突变的小鼠纯合子并不总是表现出心脏异常，这表明 Patch 突变中缺失的其他基因一定与心脏表型有关[107a]。

维生素 A 的活性衍生物维 A 酸在流出道发育中起着重要作用。小鼠维 A 酸受体基因敲除产生类似于神经嵴消融的表型。受体有两个家族：RAR 和 RXR，每个家族包含三个亚型。单一亚型敲除不产生形态学缺陷；然而，RAR 和 RXR 的双突变体产生流出道缺陷（永存动脉干、右心室双出口和主动脉弓异常），以及颅面、胸腺、甲状腺和甲状旁腺异常[88, 107]。如果给予维生素A，则可以拯救心脏表型[108]。这表明维甲酸信号在神经嵴迁移和心脏发育中的作用。

流出道发育异常的临床相关因素：DiGeorge 综合征和 22q11 缺失

DiGeorge 综合征是一种常染色体显性遗传疾病，其表型包括心脏流出道缺陷，特别是主动脉弓离断、永存动脉干、法洛四联症和主动脉弓异常。该综合征还包括甲状旁腺发育不全伴低钙血症、胸腺发育不全伴 T 细胞缺陷，以及腭裂和其他颅面畸形。DiGeorge 综合征、Takao 综合征（圆锥部异常面容综合征）和 Shprintzen 综合征（腭心面综合征）在表型上有相似性，实际上，在三个综合征中都存在相同的分子病变：22q11 的缺失。*CATCH* 已经被提出作为与这些综合征相关表型的首字母缩写（心脏缺陷、畸形相、T 细胞缺陷、腭裂、低钙血症）[109, 110]。表型在患者之间表现出相当大的变异性。22q11 缺失是人类最常见的缺失，在4000例活产中有1例发生[111]，平均有30个基因被删除，尽管较大和较小的缺失并不罕见[97]。

最近对人类 22 号染色体通常缺失部分候选基因的大量研究显示，在阐明心脏缺陷的分子基础方面取得了一些成功。利用与人类染色体 22q11

区同源的 16 号染色体区域缺失的小鼠模型，鉴定和测试候选基因[107]。三个独立的研究组报道了 T 盒转录因子基因 Tbx1 的单倍体缺陷导致与 DiGeorge 综合征一致的心脏表型[112-114]。然而，没有发现任何 DiGeorge 综合征患者存在单点突变；人类的表型可能需要更大的基因改变。DiGeorge 综合征患者的临床变异有多种可能的来源，包括缺失大小的变异性、对来自修饰基因（遗传背景）剂量的敏感性，以及表观遗传因素。一项研究显示，Tbx1 在小鼠中的靶向性缺失导致 50% 胚胎的主动脉弓形态异常，这意味着 DiGeorge 表型的变异与基因剂量的敏感性有关[114]。当研究包含附加基因的较大缺失时，小鼠显示甲状旁腺发育不全、胸腺功能不全、以及较高的围产期死亡率，暗示与缺失大小有关。另一组显示在 Tbx1 缺失杂合子小鼠第四主动脉弓发育异常[113]。纯合子突变体是胚胎致死的，第三、第四和第六弓被破坏[113]。在这个模型中，Tbx1 单倍体不足的动物没有显示胸腺、甲状旁腺或面部异常，这再次表明，DiGeorge 综合征的全部临床特征需要多基因缺失[113]。

六、先天性心脏病的原因：其他因素

心脏发育的基础基因程序已经开始被阐明，但发育过程的复杂性也使进展艰难。虽然动物模型中的这些基因异常确实与某些形式的心脏病相关，但是其他实验模型使用血流的变化来产生结构性心脏异常。在鸡胚胎中进行了一系列有趣的实验，利用结扎左心耳来产生发育不良的左心综合征表型[115]。随后依次结扎左心耳和右心耳，研究表明，在胚胎发育过程中，附属物挽救了发育不良的左心表型[115]。这些研究提示，胎儿介入治疗策略[116]，和早期手术修复可对心脏发育和心室发育产生积极影响。

导致先心病遗传因素与导致冠心病的环境因素之间的相互作用关系尚不完全清楚。多年来，对致畸剂如沙利度胺或维 A 酸类物质引起先天性心脏缺损的观察已有报道[117]。左心发育不全综合征已被证明有遗传因素[118]，但对美国马里兰州巴尔的摩左心发育不全病例的地理空间分析显示，在工业用地附近，有一组病例暴露于溶剂环境中[119]。遗传易感性和环境损害之间的复杂相互作用可能导致先天性心脏畸形的表型变异。

七、先天性心脏病的遗传异常

在本章的第一部分，回顾了对正常心脏发育至关重要的机制。这些过程的复杂性导致了在理解与先心病相关的特殊基因异常方面缓慢而艰难进展。表 104-1 提供与先天性心脏畸形有很强关联的单基因和染色体区异常的列表。非整倍体综合征也与先心病相关。简而言之，21 三体综合征（唐氏综合征）合并先心病的概率为 40%~50%，最常见的是房室管缺陷，还可见房间隔缺损、室间隔缺损、动脉导管未闭和法洛四联症。Tuer 综合征（单体，45X0）与左心肌梗阻性病变有关，包括缩窄、主动脉瓣二瓣化畸形、左心发育不全综合征。18 三体（Edwards 综合征）和 13 三体（Patau 综合征）的患者，80%~100% 与房间隔缺损、室间隔缺损、动脉导管未闭和多瓣膜疾病相关[120]。

八、总结

本章介绍了胚胎心脏发育的分子研究所取得的某些进展，和当单个基因的活性被中断时，心脏的特定结构缺陷是如何产生的。血流动力学和环境因素也可能导致心脏畸形，并且广泛的表型可能是基因、血流和暴露之间复杂相互作用的结果。心脏成形及发育的细节仍旧有待详细阐述，希望更深入地了解心脏形成所涉及的遗传机制，提高先心病的治疗水平。

表 104-1 具有显著 CHD 表型的遗传异常

综合征	位点	基因	遗传特性	临床特征	常见 CHD	CHD 占比	OMIM
单基因突变综合征							
Alagille	20p12; 1p12	JAG1; NOTCH2	AD	缺乏肝胆管、CHD、骨骼异常、特殊性面容	肺动脉狭窄，肺动脉瓣狭窄，TOF	> 90%	118450
Noonan	12q24; 12p1.21; 2p21; 3p25.2; 7q34; 15q22.31; 11p15.5; 1p13.2; 10q25.2; 11q23.3; 17q11.2	PTPN11; KRAS; SOS1; RAF1; BRAF; MEK1; HRAS; NRAS; SHOC2; CBL; NF1	AD, AR	特殊性面容、身材矮小、蹼颈、漏斗胸畸形、肘外翻、CHD	PS, ASD, VSD, PDA	80%	163950
Holt-Oram	12q24	TBX5	AD	上肢畸形 CHD	ASD, VSD, PDA	85%	142900
Char	6p12	TFAP2B	AD	特殊性面容、PDA、骨骼发育不良	PDA	100%（CHD 需要进行诊断）	169100
Ellis-van Creveld	4p16	EVC; EVC2	AR	骨骼发育不良（肢短、短肋骨、多指畸形、牙齿和指甲发育不全）、CHD	ASD	60%	225500
Costello	11p15.5	HRAS	新发突变，AD	特殊性面容、身材矮小、发育不良、心脏缺陷	PS，肥厚，心律失常，其他结构性心脏病	63%	218040
Cardiofaciocutaneous (CFC)	12p12.1; 7q34; 15q22.31; 19p13.3	KRAS; BRAF; MAP2K1; MAP2K2	新发突变，AD	特殊性面容、智力低下、心脏缺陷	PS, ASD, 肥厚	71%	115150
CHARGE	8p12; 7q21.11	CHD7; SEMA3E	AD	后鼻孔闭锁、智力低下、泌尿生殖系统异常、眼缺陷、心脏病、耳畸形与耳聋	TOF, ASD, VSD	85%	214800
Kabuki	12q13.12	MLL2	新发突变，AD	智力低下、侏儒症、特殊性面容、脊柱畸形、腭裂	VSD, ASD, TOF, COA, SV, PDA	31%～55%	147920

（续表）

染色体异常结构综合征

综合征	位点	基因	遗传特性	临床特征	常见 CHD	CHD 占比	OMIM
22q11 Deletion (DiGeorge)	22q11.2 deletion	*TBX1*	新发突变, AD	胸腺发育不全/先天萎缩、甲状腺发育不全/先天萎缩、特殊性面容、CHD（特别是流出道异常）	TOF, B 型 IAA, 主动脉弓异常, 永存动脉干, VSD	80%~100%	188400
Williams-Beuren	7q11.23 deletion	*ELN*	新发突变, AD	特殊性面容、智力低下、动脉狭窄、高钙血症	SVAS, 多发性动脉狭窄	80%~100%	194050
Cri-du-chat	5p15.2 deletion	*CTNND2*	新发突变	智力低下、特殊性面容、小头、高声叫喊	VSD, PDA, ASD, TOF	10%~55%	123450
1p36 Deletion	1p36 deletion	*DVL1*	新发突变	小头、智力低下、特殊性面容、CHD、听力损失、张力减退	ASD, VSD, PDA, 扩张型心肌病, 非致密性, LV	43%~70%	607872

AD. 常染色体显性遗传；AR. 常染色体隐性遗传；ASD. 房间隔缺损；CHD. 先天性心脏病；COA. 主动脉缩窄；IAA. 主动脉弓中断；LV. 左心室；OMIM. 人类孟德尔遗传数据库；PDA. 动脉导管未闭；PS. 肺动脉狭窄；SV. 单心室；SVAS. 主动脉瓣上狭窄；TOF. 法洛四联症；VSD. 室间隔缺损

第 105 章
节段解剖学
Segmental Anatomy

Stephen P. Sanders 著
童 路 史嘉玮 译

心脏是一个复杂的器官。尤其是当心脏异常时，很难理解心脏的解剖结构，更难清晰、简洁地描述它。然而，用同事能够充分理解的方式，理解和描述有缺陷心脏的解剖结构，以便能够对患者的诊疗做出有意义的贡献，这是诊断心脏病学家的目标。另一个目的是了解各种缺陷的特征：发生率、自然病史、治疗反应和长期前景。最后，发现心脏缺陷的原因和发育机制是非常有意义的。这些目标需要一个有利于数据收集和信息交流的分析和命名系统。

命名系统如果能发挥作用，应该具有一定的特性。首先，名称应该是描述性的，并传达缺陷的图片。谁能记住ⅠB型的含义？而三尖瓣闭锁伴正常大动脉和肺动脉狭窄是清楚的。其次，名字应该是明确的。每个名称只指一个缺陷。对于一个缺陷，可以有一个以上的名称，只要它们只映射到同一个缺陷，就没什么麻烦事。例如，使用膜性、膜周性或膜旁性室间隔缺损的术语没有什么区别。他们都提到，并可以映射到同类型的室间隔缺损。如果称膜性缺损为肌肉性或肺下性缺损，就会出现问题，因为这些名称也指其他类型的缺损。一个名称可以指多种类型的缺陷这将十分混乱。第三，名称系统应该是包容性的。所有缺陷都应该有名字，甚至是罕见的缺陷。一个大量的"其他"分类使我们很难发现罕见的缺陷，这些缺陷在原因或发育机制方面信息量很大。最后，系统必须能够进化和生长，并与其保持一致。

用来描述心脏的语言是分析过程一个不可或缺的组成部分。讨论心脏语言的一种有效方法是描述心脏分析过程。这个过程叫作"心脏分析和诊断方法"[1-3]。为什么采用分段方法，通过分别分析心脏节段，然后构建综合易理解诊断，使阐明心脏解剖学的任务变得更加简单。

心脏是腹部和胸部的许多器官之一。对这些其他器官的组织分析为理解和描述心脏缺陷提供了一个背景。

一、内脏位置

人体外部的双侧对称性隐藏了大多数内脏器官的不对称性。在通常的安排中称为内脏正位，左肺是二叶，稍小于三叶的右肺；这从支气管的分支模式中可以看出。腹部包含几个未配对和侧化的器官，包括右侧的肝脏、胆囊，以及左侧的脾脏和胃。小肠的正常旋转使盲肠和阑尾位于右下腹，而乙状结肠位于左下腹。罕见的个体有胸腹部内脏倒置或镜像现象，称为内脏反位，这与正常排列相反或逆位。在解剖学中，倒置是指左 - 右镜像没有上下（颅 - 尾）或前 - 后（腹 - 背）改变。

侧向性信息在原肠胚形成期间，通过原始条纹头端节点的纤毛作用，传输到侧板中胚层，即内脏的来源，包括心脏[4]。以Pitx2表达为顶点的一系列转录因子诱导了左侧外侧板衍生物的左侧特征。显然，这些因素的缺乏导致右侧外侧板衍生物的右侧特征。心房是侧向结构，其发育受到左右基因调控网络的强烈影响（左心房、肺静脉和房间隔结构表达Pitx2c，但右心房结构不表达[5]）。因此，内脏和心房位置是紧密相连的。

事实上，这种联系如此紧密，以至于内脏反位常常被用来同时描述两者。

内脏位置与心室流出道发育的关系不太密切。目前尚不清楚基因调控网络如何影响心室循环外流和主动脉囊衍生物的流出和发育。

内脏异位综合征，通常是不对称和侧向器官的异常对称和位置，由于左-右体轴建立缺陷或失败造成的。在这些情况下，异常的心房发育几乎是均匀的，而有缺陷的心室和心流出道发育频繁，但变化较大。虽然内脏和心脏解剖学模式可以识别，但内脏异位综合征的特点是变异性和不可预测性。双侧左侧和双侧右侧概念是帮助回忆联想的有用助记手段，但不应太当真。这些概念可能最适用于气道和肺；经常遇到对称性支气管和肺叶分裂（图 105-1）。肝叶通常是对称的，但很少发生胆囊的对侧重复。脾脏可能不存在或多个，但在腹部的对侧不重复。类似地，无脾综合征和多脾综合征通常与特定调查组合的结果有关，但是口号是可变的。

二、心脏的位置

心脏可以位于左胸，心尖在左侧（左位心）；右胸，心尖在右侧（右位心）；或者位于中线，心尖向下（中位心）（图 105-2）。在某些情况下，心脏部分或全部在胸外（部分或完全性异位）。它可以通过胸骨的一个裂口部分地或完全

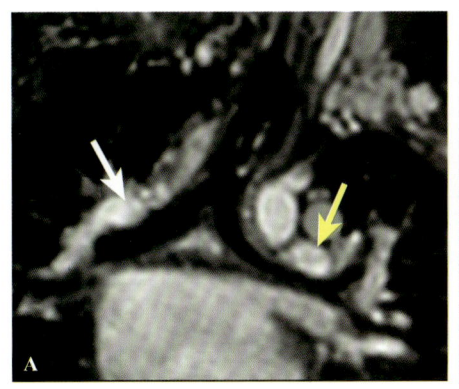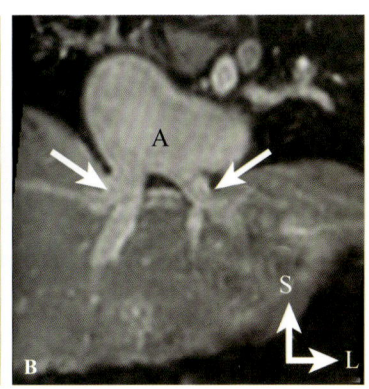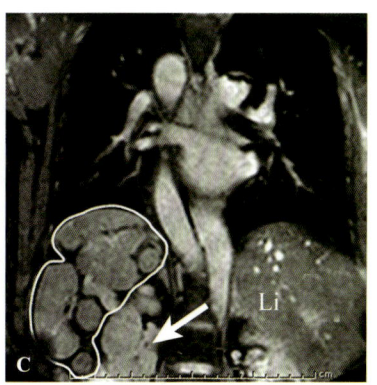

▲ 图 105-1　内脏异位综合征患者冠状位磁共振成像研究

A. 多脾综合征患者的对称性动脉后支气管，左侧形态均为长支气管，第一支距隆突有一定距离。右（白箭）和左（黄箭）肺动脉位于同侧支气管的上方；B. 同一位多脾综合征患者，对称肝静脉（白箭）分别引流到共同心房（A）。（方向标记适用于所有三个图像）；C. 右侧多脾综合征患者腹部右侧有多个脾脏（白轮廓）。在尸检系列中发现，右侧多脾稍多于左侧多脾。右肾（白箭）可见脾脏的内侧和下方。Li. 肝脏左侧；L. 左；S. 上

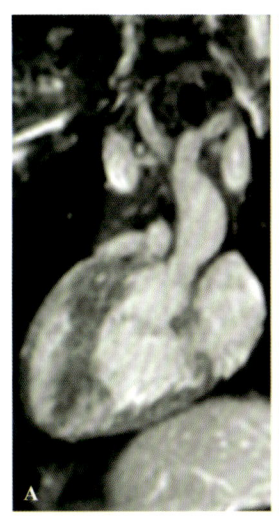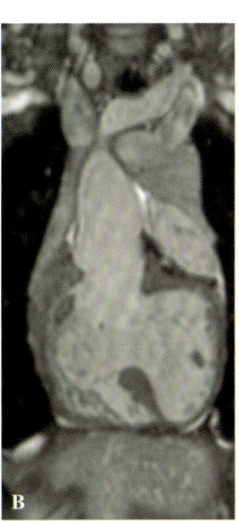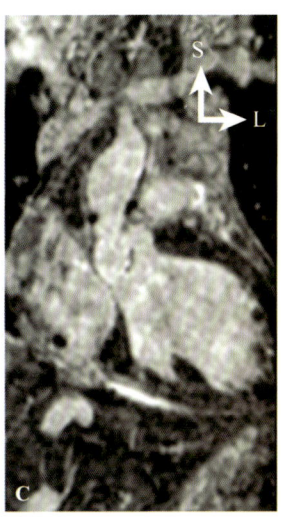

◀ 图 105-2　使用在冠状面重新格式化的稳态自由进动序列获得的磁共振图像显示

A. 右位心，心尖向右；B. 心肌及心室的顶点指向下方；C. 左位心，心尖向左。方向标记适用于所有三个图像。L. 左；S. 上

SABISTON & SPENCER 心胸外科学（原书第 9 版）
SABISTON and SPENCER Surgery of the Chest (9th Edition)

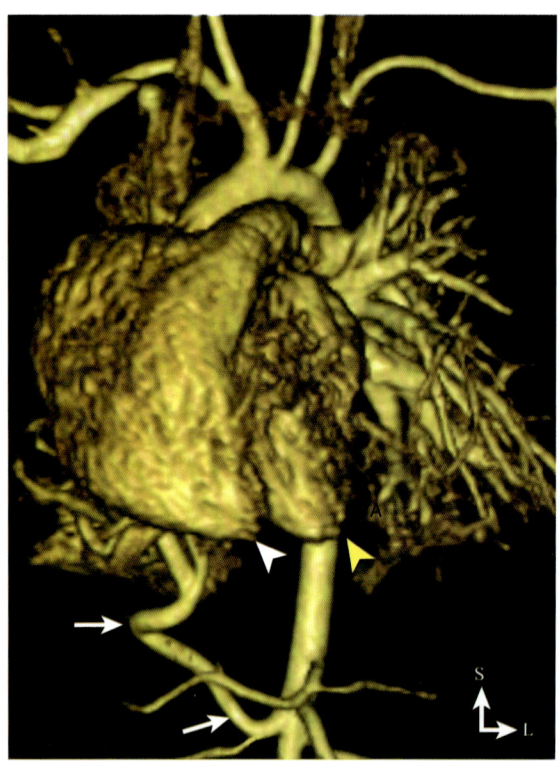

▲ 图 105-3 一例弯刀综合征患者的磁共振血管造影的三维容积重建的正面图

发育不良右肺的一部分见于心脏下方，移入右胸，暴露出几乎所有的左肺。右心室（白箭头）和左心室（黄箭头）的顶端指向左下方，表明心脏的方向接近正常。隔离动脉（白箭）起源于降主动脉，进入右肺底部。L. 左；S. 上

地异位，主要位于腹部，甚至颈部。如果右肺发育不良，或者左胸有占位性病变，心脏通常位于右胸，但心尖指向左侧或下方（图 105-3）。这被称为右旋位错或继发性右旋心，而不是具有右侧顶点的原发性右位心。对心脏的成像和相关的诊断，右旋心脏的影响与右位心的影响不同。右旋错位或继发性右位心与 Scimitar 综合征、右肺发育不良、膈疝等非心脏疾病有关。心脏的方向往往类似正常人，只是移动到右胸部。因此，成像平面类似于左心的，但以右胸部为中心。右位心和中位心与内脏异位综合征和先天性矫正性转位有关。缺陷往往更复杂，通常需要非常不同的成像平面来显示解剖结构。

三、节段分析

一旦确定心脏的大致位置，就可以进行节段分析[1-3]。心脏由三个主要部分组成：心房、心

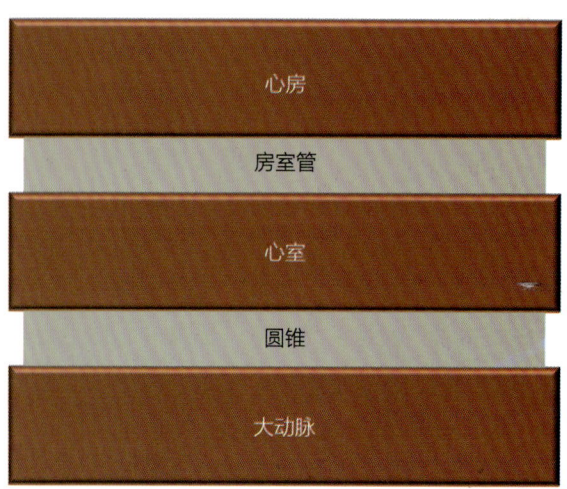

▲ 图 105-4 心脏由 3 个主要部分（心房、心室和大动脉）组成，由两个连接部分（房室管、圆锥或漏斗）连接

三个主要部分彼此不直接连接。如果是，先天性心脏缺陷的范围可能更有限。心房和心室通过房室管相连，房室管提供房室瓣膜、膜间隔，以及许多分离心房和心室肌的纤维绝缘材料（房室穿透束除外）。心室通过圆锥或漏斗与大动脉相连。该连接段源于原始流出，经历初始伸长、旋转和随后的缩短，通常是正常相关的大动脉。如果异常，它可能与心室动脉排列和连接的各种异常有关

室和大动脉（图 105-4）。这些主要节段通过两个连接节段，就像砖块用灰浆连接一样连接起来：心房和心室之间的房室管，心室与大动脉之间的圆锥或漏斗。三大板块虽然独立或相对独立，但绝大多数时间都是和谐发展的。节段的位置或部位与内部组织密切相关，但是每个节段可以独立于其他节段而变化。

（一）节段性位置

首先，确定每个主要段的位置和组织[6]。心房位置既可是正位也可是反位或模棱两可的，心房的定义是不清楚的。右心房右侧，左心房左侧，是正位。逆位时，右心房为左侧，左心房为右侧，左右组织相对（图 105-5），但前后和上下组织不变。因此，在这两种情况下，上腔静脉都起源于右心房在心耳后上方，而下腔静脉则起源于下方。心房不定位用于描述内脏异位综合征（如无脾综合征、多脾综合征），也称为心耳异构综合征（应当指出的是，这些不是完全相同的群体或概念）。识别右心房的标准（图 105-6，按可靠性的近似顺序，包括五方面：①接近冠状窦；

1664

第三部分 先天性心脏病手术
第105章 节段解剖学

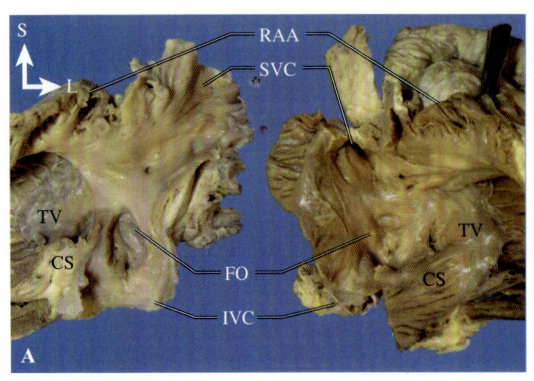
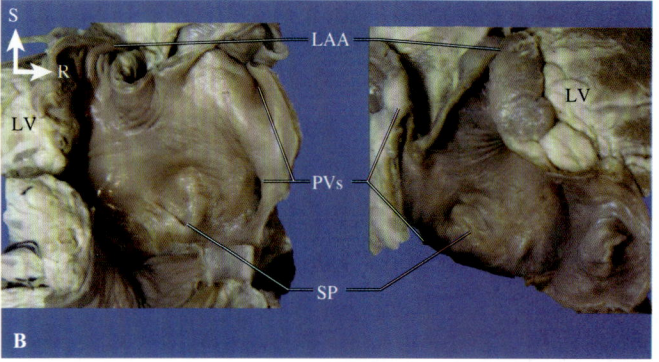

▲ 图 105-5 右心房

A. 两颗心脏开放的右心房，一颗在正常位（右），一颗在逆位（左）。心房是镜像：有左右倒置，但没有上下或前后变化。以卵圆窝（FO）为参照点，上腔静脉（SVC）在正常位上、右指向，但逆位时上、左正常位。冠状窦（CS）在左下侧逆位时，在右下为逆位；三尖瓣（TV）在左侧为正常位，右侧为逆位。在这两种情况下，下腔静脉（IVC）位于窝的下方，右心耳（RAA）位于上腔静脉的前方（想象一下通过在图像平面前折叠右心耳来关闭心房）；B. 两颗心脏的左心房是背靠背打开的，但左侧为正常位心脏，右侧是逆位心脏（与面板 A 相对），以便标记清楚。注意心房的镜像组织。在两种情况下，靠近房间隔的肺静脉（PV）都位于第一房间隔（SP）的后面，但向右为正常位（左）和向左为逆位（右）。左心耳（LAA）优于第一房间隔，但其指向正常位心脏（左）的前部和左侧，而位于逆位心脏（右）的前部和右侧。L. 左；R. 右；S. 上；RAA. 右心耳；SVC. 上腔静脉；FO. 卵圆窝；IVC. 下腔静脉；LAA. 左心耳；PVs. 肺静脉；SP. 第一房间隔；TV. 三尖瓣；CS. 冠状窦；LV. 左心室

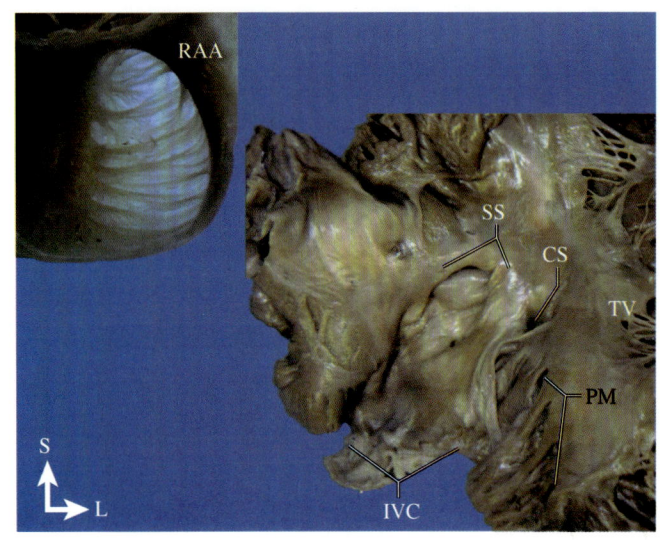

◀ 图 105-6 右心房的特征

打开的右心房（右下）和取自蜡状扩张的心脏标本（左上）的切片显示了右心房的特征：冠状窦（CS）、在三尖瓣（TV），前庭周围延伸的梳状肌（PM）、下腔静脉（IVC）、第二房间隔（SS）或隔膜表面的上缘带，以及与心房主体广泛联系的大三角形附属物（RAA）

L. 左；S. 上；RAA. 右心耳

②有延伸到房室瓣前庭的梳状肌；③接近下腔静脉；④在隔膜表面有第二房间隔；⑤有一个大的三角形附属物和一个通往心房的宽孔。如果冠状窦是存在的，它是一个非常可靠的标记，因为它从窦角向外侧发育成右心房的一部分。不幸的是，它通常在杂合性综合征中缺失（或未被发现），其中大多数需要帮助以确定心房。梳状肌形态似乎是可靠的，但目前成像技术很难检测到。下腔静脉是右心房有用的实用标志物，但它也可以引流到冠状窦，并且常常在内脏异位综合征中被中断。

左心房的标准（图 105-7）包括：①光滑的壁，有局限于心耳的梳状肌；②隔膜表面有第一房间隔；③小的、指状的附属物。实际上，如果可以识别右心房，另一个心房腔就是左心房。如果不能清楚地识别心房，则心脏位置可能是模糊的。上腔静脉和肺静脉不是识别心房的可靠标志物。

在一些心脏中，心房解剖很难分辨。这些

1665

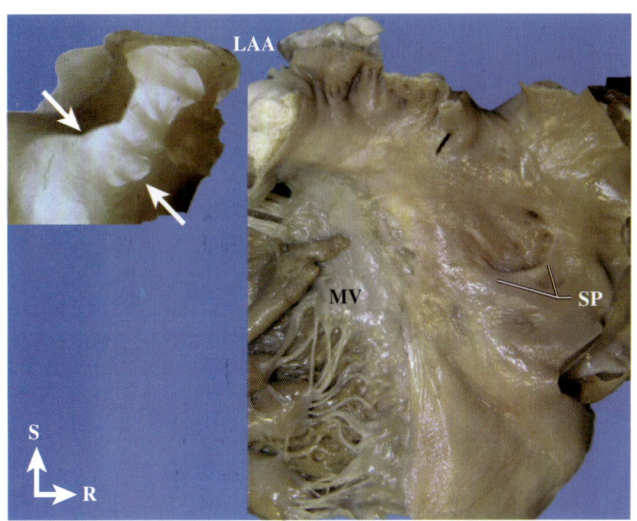

◀ 图 105-7 打开的左心房（右下）和一个蜡样扩张的心脏切片（左上）显示了左心房的特征：光滑的心房壁，梳状肌局限于左心耳（LAA），第一房间隔（SP）或隔膜表面原发性房间隔，和指状小附属物，与心房体部有狭窄连接（箭）

R. 右；S. 上；MV. 二尖瓣

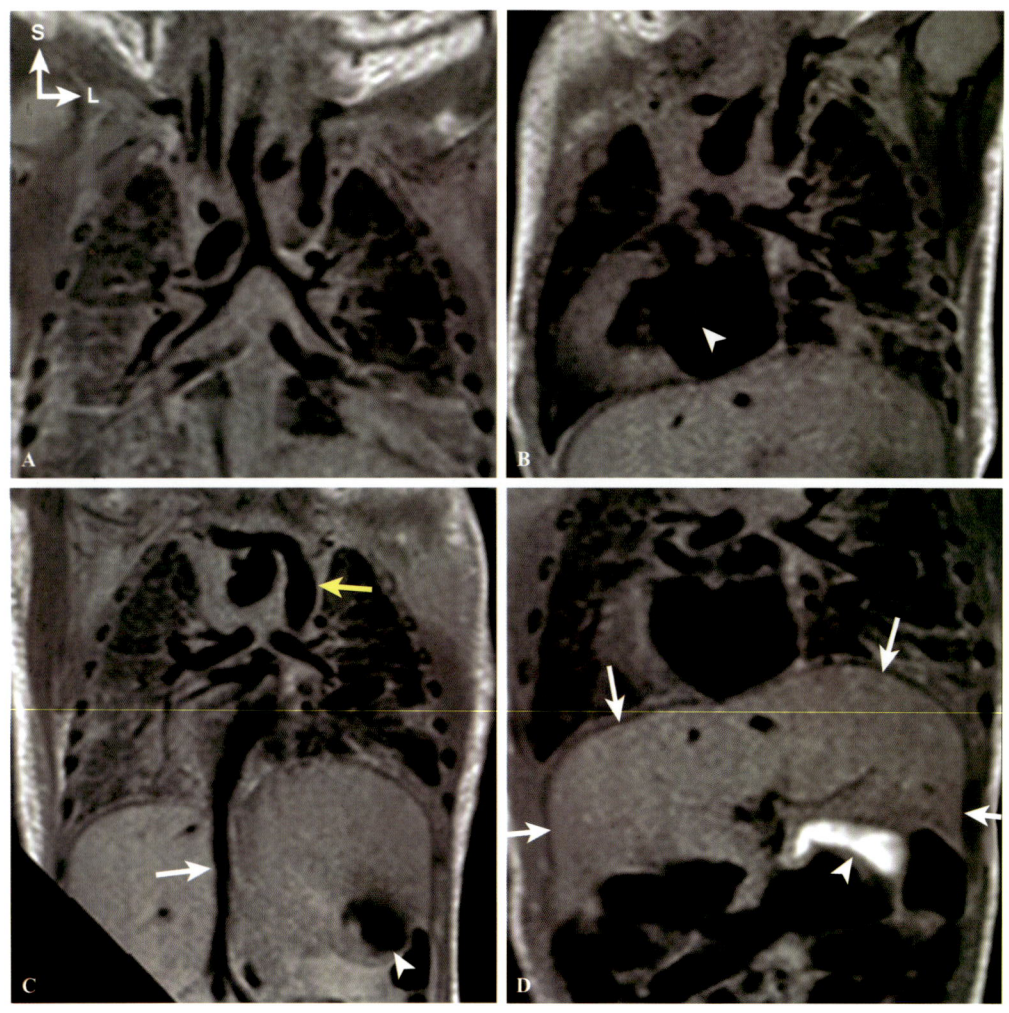

▲ 图 105-8 内脏异位综合征婴儿黑血磁共振序列冠状切片，说明这些综合征中常见的器官对称性和位置变异性

A. 右侧形态对称的支气管（与图 105-1A 比较）。上叶支气管出现在隆凸后两侧的短距离处，与图 105-1A 中所见的长而未分支支气管形成对比；B. 右位心房间隔几乎没有。只有一小段房间隔（箭头）仍然存在；C. 下腔静脉（白箭）在右侧，而上腔静脉（黄箭）在左侧。胃（箭头）是左侧的；D. 大而对称的肝脏（白箭）横跨上腹部。胆囊（箭头）是左侧的。L. 左；S. 上（左上角的方向指示器适用于所有图像）

通常是具有内脏异位综合征的心脏（图 105-1，图 105-8）。冠状窦通常不存在或无顶。下腔静脉经常在肝侧改变，肝静脉分别进入心房。房间隔的代表性很差，只有肌条组织残留。心房可呈现类似的梳状肌形态，但附属物在大小和形状上几乎不相似。在这种情况下，最好描述心房形态是模糊的，并详细地描述解剖结构。

心室位置或襻要么是孤立的，要么是 D 襻，要么是反位，要么是 L 襻。很少（最常见的是右心室双入口），或不可能确定心室襻，然后被列为未知的（X）。

心室襻或心室部位的定义是基于心室的内部组织或手性，而不是基于它们的位置。应该考虑左右作为心室名称，而不是位置的指示。手性分析最方便在右心室进行，因为流入和流出分开了近 90° 的角度，但可以在任一心室进行。右心室呈 D 襻从游离壁上看，右心室流入左心室流出；L 襻或倒置右心室相反。理解心室组织的一个简单方法是想象，如果拇指代表三尖瓣，示指和中指代表流出道，手掌靠近隔膜表面，哪只手可用于描述心室（图 105-9A）。只有右手才适用于正常位或 D 襻右心室。只有左手适用于倒置或 L 襻右心室。

左心室组织是反向方向（图 105-9B）。左手描述 D 襻或正常位的右心室，右手描述了一个倒置或 L 襻左心室。仅有在流出道或漏斗，且没有右心室，左心室的间隔也是存在和可识别的。因此，即使在双入口左心室和三尖瓣闭锁的情况中，只有一个心室，也可以使用手法则。相反，在右心室双入口的情况下没有发现左心室，可能无法识别隔膜[7]。在这种情况下，不能应用手规则，也不能确定心室襻。

正常右心室的形态学特征包括（图 105-10）：①梯形形状；②粗小梁；③由壁束、隔束和节制索组成的肌嵴分界的体部、窦部和流出道或漏斗；④三尖瓣，在室间隔处有腱索插入；⑤三尖瓣 - 肺动脉瓣膜由于漏斗肌干预而不连续。左心室的形态学特征包括（图 105-11）：①椭圆形或子弹形；②游离壁和心尖隔的细小梁，中隔和基部中隔光滑；③邻近的流入和流出道；④起源于游

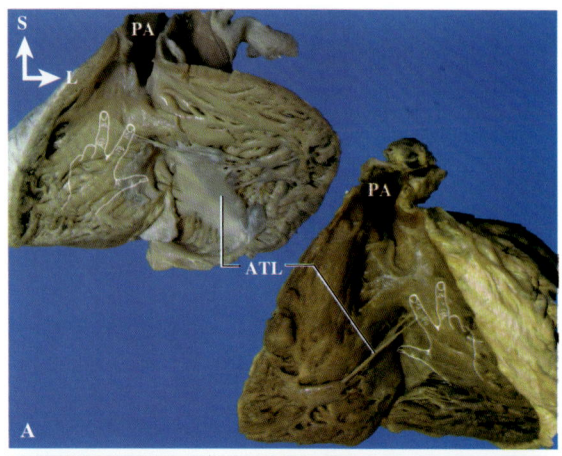
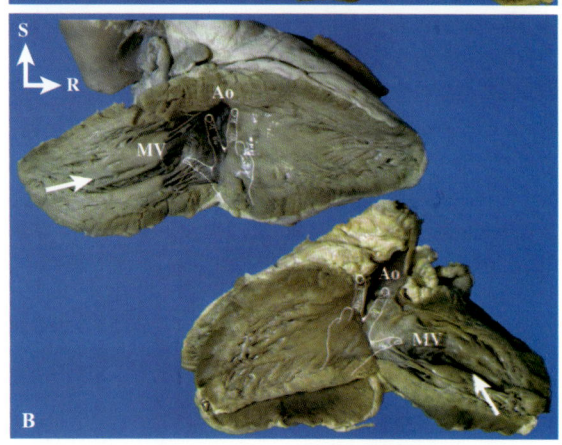

▲ 图 105-9 心室手性分析

A. 两个心脏开放的右心室，一个正常位或 D 襻心室（右下），另一个逆位或 L 襻心室（左上）。两个右心室的手性是相反的，为描述心室所需的手所示。右手描述右侧的 D 襻心室，拇指在三尖瓣，手指在流出道，手掌靠靠抵着隔膜。L 襻右心室组织相反，需要左手来描述它；B. 两个心脏的开放左心室，一个正常位或 D 襻心室（右下），另一个有逆位或 L 襻心室（左上）。对于上图中的右心室，这些左心室的手性或利手性是相反的。左手，与二尖瓣中的拇指、流出道中的手指，掌心抵着隔膜，描述了 D 襻左心室（右），而 L 襻左心室（左）需要右手。与上图相比，在 D 襻和 L 襻心室中，左心室和右心室都是相反的：D 襻右心室是右旋的，而 D 襻左心室是左旋的；在 L 襻心室中，组织是相反的，是右旋的。左心室是左手的，左心室是右手的。白箭为左心室壁上的乳头肌。L. 左；R. 右；S. 上；PA. 肺动脉；ATL. 三尖瓣前叶；MV. 二尖瓣；Ao. 主动脉

离壁的两个明确的乳头肌群；⑤二尖瓣无间隔插入；⑥二尖瓣内侧叶和室间隔之间的流出道；⑦二尖瓣和主动脉瓣之间的纤维连续性。

大动脉的位置因为有更多的可能性而显得复杂。首先，考虑大动脉正常的相互关系和心室的情况。这可发生在正常位或大动脉通常

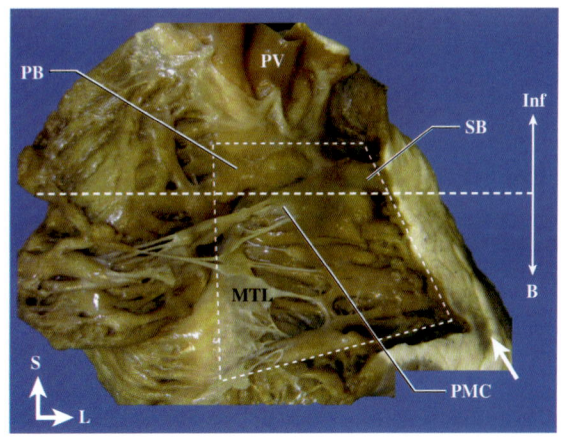

▲ 图 105-10 在 D 襻右心室的开放标本中右心室的特征

表现为：①右侧为三尖瓣，下侧为膈壁，左侧为心尖前壁，上侧为肺动脉瓣，呈梯形；②粗小梁；③内侧或隔部三尖瓣小叶（MTL）与隔部的多重附着；④分为圆锥乳头肌（PMC）下方的流入或体（B）部分和上方的流出道或漏斗（Inf）[标记两者之间划分的肌嵴包括：隔束（SB）、壁束（PB）和节制索（在本标本中分离）]；⑤肺动脉瓣（PV）和三尖瓣之间由于锥肌（壁带）的介入而不连续。L. 左；S. 上

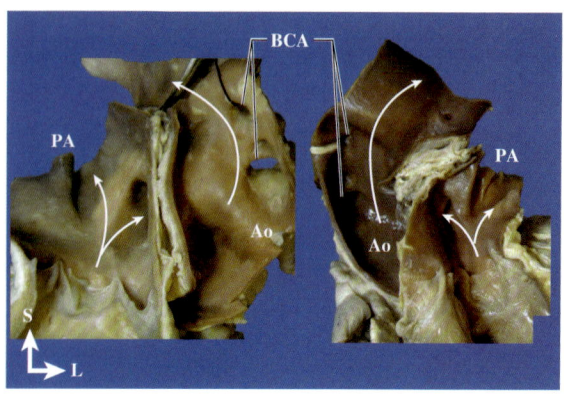

▲ 图 105-12 两个心脏的近端主动脉（AO）和肺动脉（PA），一个是单侧正常的大动脉（右），一个是反向正常的大动脉（左）

正常位大动脉（右）中，主动脉在肺动脉的右后方，形成一个弓（曲箭），而肺动脉在左前方，分叉（分叉箭）在左侧。相反地，在正常相关的反向大动脉（左）中，主动脉是向左后的，而肺动脉是向前右的，分叉（分叉箭）在右边。经升主动脉后方的肺支为正常位右肺动脉，而逆位为左肺动脉。L. 左；S. 上；PA. 肺动脉；Ao. 主动脉；BCA. 头臂动脉

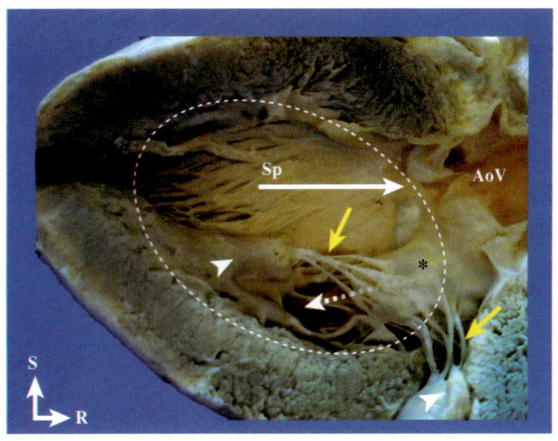

▲ 图 105-11 左心室的特征

表现为：椭圆形，光滑的基底间隔表面（Sp），有细小的心尖小梁和游离壁小梁，相邻和几乎平行的流入（白虚箭）和流出（白实箭），两个游离壁乳头肌群。（白箭）接受二尖瓣的弦状插入（黄箭），二尖瓣没有间隔插入瓣膜，位于二尖瓣中隔和内侧小叶之间的流出道（黄箭间），以及二尖瓣和主动脉瓣之间的纤维连续性（*）。R. 右；S. 上；Sp. 基底间隔；AoV. 主动脉瓣

的位置（正位正常相关大动脉），其中主动脉位于肺动脉的右后方，并与左心室对齐；或反位或正常镜像（正常相关大动脉倒置），其中主动脉位于肺动脉的左后方，并与左心室对齐（图 105-12）。在两种情况下，肺动脉与右心室对齐。在正位时，肺动脉分叉位于升主动脉的左侧，而逆位则位于右侧。

现在考虑大动脉彼此间或心室间异常相关的情况。大动脉的这些错位是根据主动脉的位置来命名的。如果主动脉位于肺动脉的右侧，则称为 d- 错位（d-dextro），在肺动脉的左侧称为 L- 错位（l-levo），直接前方称为 a- 错位（a-anterior）。术语 p- 错位用于描述主动脉位于肺动脉后方的情况，大多数发生在大动脉转位的罕见病例中。错位是一个一般和非特定的术语，包括所有的大动脉排列，除了正位或反向正常相关的大动脉。

有些心脏只有一个动脉干。在这种情况下，描述它的位置是没有意义的，因为没有其他动脉根部作为参考。一个例子是动脉干，其中只有动脉干根部。这些心脏的动脉排列可以被认为是正常相关的大动脉的一种形式（即 {_, D, S} 或 {_, L, I}）。同样的方法可用于有主肺动脉且无肺干的法洛四联症。主干根部或主动脉覆盖隔膜，与二尖瓣（通常是三尖瓣）呈纤维状连续；这与法洛四联症中的主动脉很相似。因此，认为这些心脏的动脉排列是正常相关大动脉的一种形式，似乎是合理的。

其他心脏只有一个动脉干，但情况并非如

此。在罕见的动脉干病例中,动脉干根部与右心室完全相关,并且有一个完整的椎管下圆锥。显然,这不是正常的大动脉的变异。同样,一些心脏有右心室主动脉和主动脉下圆锥和长段肺闭锁。这当然不是正常情况下相关的大动脉,但它是什么?可以认为是右心室转位或双出口合并肺动脉闭锁,但这似乎是任意的,因为没有肺动脉干。最准确的描述是单个右心室动脉根干或主动脉。因为没有其他根可供比较,动脉位置没有指定,因此节段集的第三个成员,要么留空,要么指定 X 表示未知。

鉴别大动脉的实用标准包括:①主动脉形成弓,至少产生一些头臂动脉;②肺动脉分叉成右支和左支(图 105-12),但是有很多例外,在左肺动脉悬带综合征中,主动脉弓可以中断;升主动脉可出现一支或两支肺动脉,分支肺动脉也可以缺失;左肺动脉可以从右肺动脉远端发出。

集合表示法用来概括三个主要部分的位置(图 105-13)。集合的第一个元素是心房位置:S 表示正位,I 表示反位,或 A 表示不定位)。第二个元素是心室部位或襻:D 表示正位或 D 襻,L 表示反位或 L 襻,或很少,X 表示未知襻。第三个要素是大动脉位置:S 或 I 分别代表正位或反位正常相关大动脉;D、L 或 A(有些包括 P)用于各种错位;空白或 X 表示右心室单动脉根的

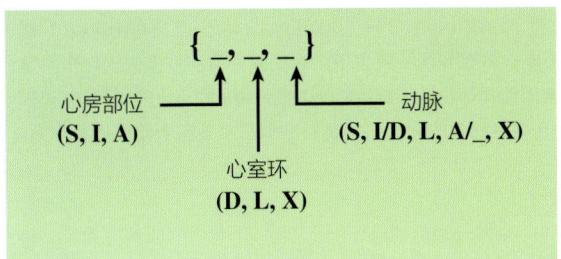

▲ 图 105-13 分段集合表示法用于描述主要心脏段的节段位置

该组的第一个成员是心房部位:正常位(S)、逆位(I)或模棱两可(A)。第二个成员是心室襻或部位:右旋(D)、左旋(L)或未知(X)。最后,大动脉的位置是第三部分:S 和 I 仅用于正常相关的大动脉;D、L 和 A 用于大动脉,其中字母分别表示主动脉的位置,右、左或前。在右心室单个动脉根部的情况下,集合的第三元素,要么是空白的,要么是 X 的,表明不可能指定动脉位置

心脏。

(二)节段排列

接下来,段的排列根据为什么排列或排列到什么中来定义。如果血液从一个流向另一个(例如,从正常心脏中的右心房流向右心室),则腔室对齐的。如果排列的节段是合适的(例如,右心房与右心室对齐,或左心室与主动脉对齐),则排列一致如果不合适则排列不一致(例如,左心房与右心室,或左心室与肺动脉)。当它起作用时,协调和不协调排列的概念是有用的,但它并不普遍适用[8]。右心室双出口中的心室动脉排列是否一致?它与肺动脉一致但与主动脉不一致。左心室呢?什么是跨房室瓣的房室排列?

事实上,排列比简单的一致性或不一致性更复杂,因为血液在到达远端腔室或血管之前必须通过连接段;这增加了一层变异性和复杂性。根据心房和心室的位置,以及房室管的解剖结构,确定了房室排列有五种基本类型(图 105-14)。

1. 协调性——心房通过单独的或共同的房室(AV)瓣膜与相应的心室一致({S, D, _} 或 {I, L, _})。

2. 不协调——心房通过单独或共同的房室瓣膜与不合适的心室一致({S, L, _} 或 {I, D, _})。

3. 跨越房室瓣膜(包括双出口心房)——一个心房与一个心室对齐,另一个与两个心室对齐。

4. 双入口心室——两心房通过两个房室瓣或一个共同的房室瓣与一个心室对齐。

5. 房室瓣闭锁——仅一个心房与心室对齐,另一个心房穿过房间隔(注意,在房室瓣闭锁的情况下,跨接其余的房室瓣是可能的)。

心室动脉排列有以下 5 种基本类型(图 105-15)。

1. 协调性——两条大动脉都与适当的心室对齐。

2. 转位(不协调)——大动脉与正常心室连接相反(即主动脉来自右心室或漏斗部和肺动脉来自左心室)。

3. 双出口心室——两条大动脉完全或几乎完

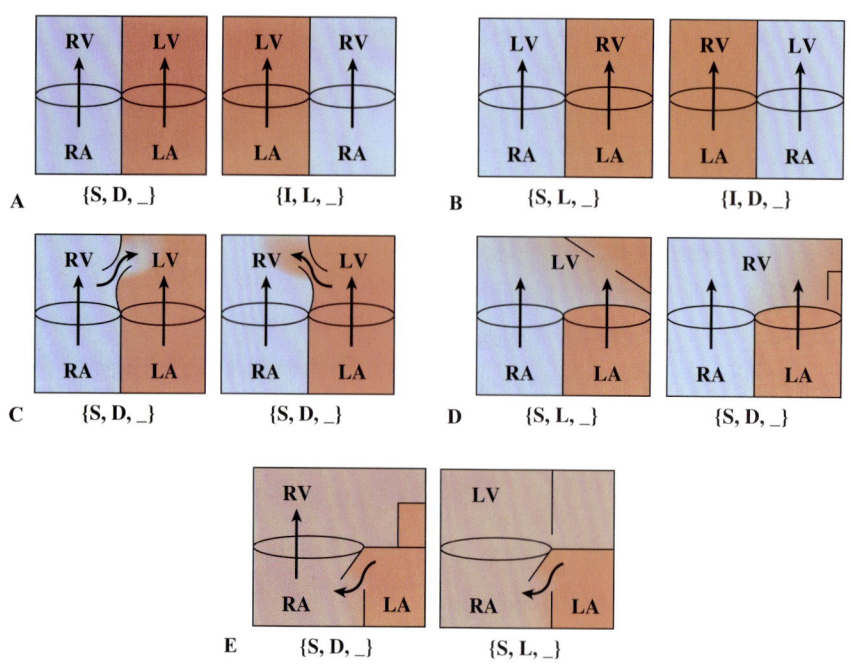

▲ 图 105-14 五种类型房室对齐的示例 *

A. 协调性。左图是正常位［右侧右心房（RA）与右侧右心室（RV）对齐，左侧左心房（LA）与左侧左心室（LV）对齐］，但是如果心房和心室都为逆位，那么房室对齐也是一致的（右面板）；B. 不协调。在左侧面板中，房室对齐不一致是由于正常位反转［右心房与右（倒置）心室对齐，左心房与左（倒置）心室对齐］引起的，这可能与此有关。正常位心室逆位置 {S, L, S}，解剖学纠正错位 {S, L, D}，先天性纠正错位 {S, L, L}，右心室双出口的上下心室 {S, L, D}，等等。注意，这些逆位对齐的镜像还产生房室对齐不协调（例如，正常位室性非逆位 {I, D, I}，解剖学上校正的错位 {I, D, L}，先天性校正的转位 {I, D, D}）。正常位心房逆位（右面板），如正常相关的大动脉 {I, D, S}，也会导致房室对齐不协调；C. 跨室房室瓣，这个例子显示跨三尖瓣（左瓣）和跨二尖瓣（右瓣）在房室位置一致（A），但也可以是位置不一致（B）。虽然一致性与否对部位有效，但是它对于对齐不起作用。左图中的右心房和右图中的左心房的对齐方式是什么？它既协调又不协调，因为有跨瓣心房通过瓣膜的正常孔和跨瓣孔与两个心室对齐；D. 心室双入口。在左面板中，存在双入口左心室，房室位置不协调 {S, L, _}（单侧右心房和左心房的正常位心房，但有左侧出口室和右侧左心室的 L 襻或逆位左心室）。位置一致也是可能的（例如，双入口左心室与正常相关的大动脉 {S, D, S}，也称为 Holmes 心脏，未示出）。右图显示双入口右心室与房室位置一致 {S, D, _}（右心房右侧，左心房左侧，心室为正常位或 D 襻，右心室右侧，左心室发育不良）。一致性——这种情况下，不协调对房室对齐不起作用，因为两个心房都与相同的心室对齐，所以一个心房对齐一致，而另一个心房对齐不一致；E. 房室瓣闭锁。左图显示二尖瓣闭锁与房室位置一致 {S, D, _}（正常位心房与右心房向右，左心房向左，D 襻或正常位心室与右心室向右，左心室向左）。这也可能发生原位反转（所示例子的镜像）或房室部位不一致，如 {S, L, _} 与右侧二尖瓣闭锁。右边显示三尖瓣闭锁，房室位置不协调 {S, L, _}［右心房和左心房，以及右侧逆位（L 襻）左心室和左侧出口室的正常位心房］。这里，右心房对齐不一致，但是左心房对齐既一致也不一致，因为它不直接流入两个心室。它穿过房间隔进入右心房。这也可能发生在房室位置一致性，如三尖瓣闭锁伴转位 {S, D, D}。注意，剩余的房室瓣也可以跨膜

*. 虽然我们在正文中强调了心室襻或原位是基于心室的手性，而不是其在空间中的位置，但我们在本图和下图中使用位置作为心室襻或原位的替代物，以便于创建图示

全起源一个心室。

4. 跨越单一动脉干（有时被认为是一种正常相关的大动脉，因此是一致的）——两个心室与一个动脉根部连接（喷射入）；

5. 右心室单一动脉干——仅右心室与动脉根部连接，左心室从室间隔缺损处射出。

一致的心室动脉排列包括正常相关的大动脉（正常位和反位），在解剖学上是矫正的错位，孤立的心室和孤立的漏斗动脉不一致（图 105-115A）。其中，从左心室到主动脉和从右心室到肺动脉的血流顺序是正常的。然而，在解剖学纠正的错位中，左心室与主动脉的连接是异常的（节段连接）[9]。

大动脉转位是指大动脉位于正常室间隔的对侧，起自左心室的肺动脉，起自右心室或流出道的主动脉[10, 11]。尽管转位和主动脉前移位之间存

第三部分 先天性心脏病手术
第105章 节段解剖学

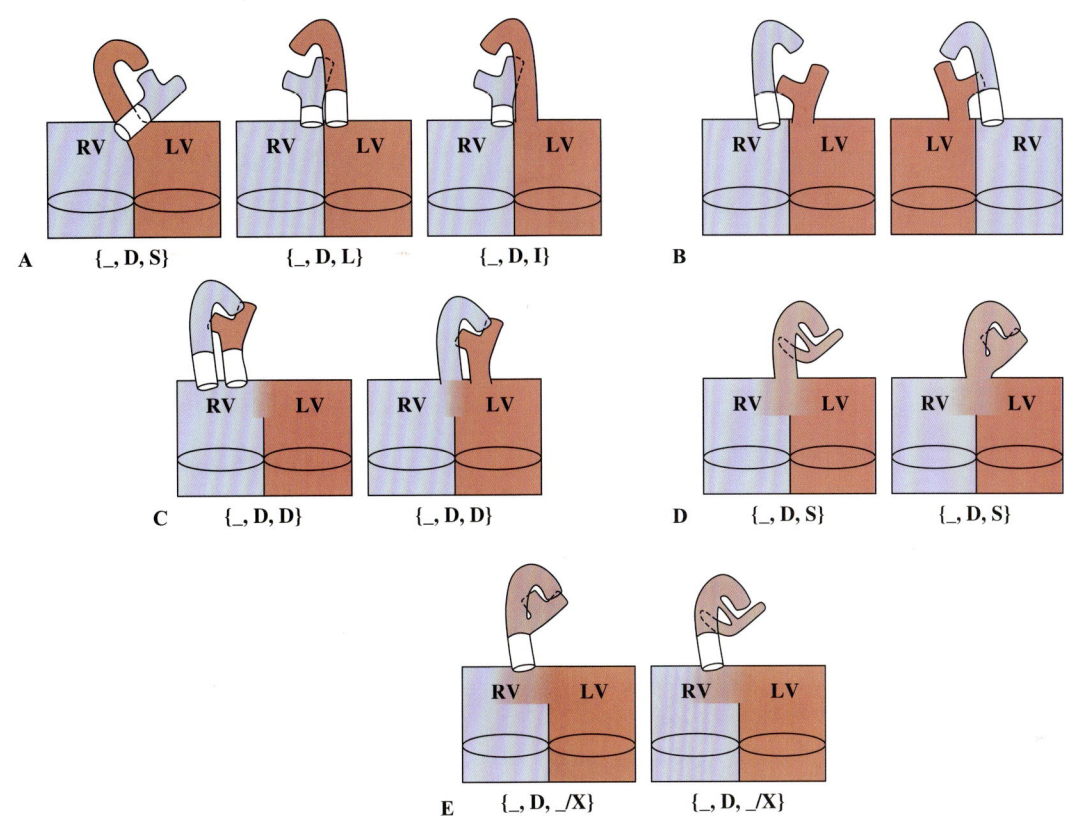

▲ 图 105-15 五种心室动脉对齐示列[*]

A. 协调性。左侧显示正常位相关的大动脉 {_, D, S}[与左心室（LV）与右后主动脉，通过二尖瓣-主动脉纤维连续性连接，与右心室（RV）与的左前肺动脉对齐，由肺动脉下圆锥链接]。在正常相关的逆位大动脉 {_, L, I}（左侧面板的镜像，未示出）中，心室动脉的对齐也是一致的。经解剖学校正的错位 {_, D, L}[中间板，左侧 D 襻左心室与左侧主动脉对齐，由主动脉下圆锥相连，右侧 D 襻右心室与右侧肺动脉对齐，并通过（经常有缺陷的肺动脉下圆锥）相连]，或 {_, L, D}（镜像 {_, D, L}，未示出），正常位漏斗状动脉不协调 {S, D, I}（右面板，右侧 D 襻右心室，与右前主动脉对齐，并通过肺动脉下圆锥连接，以及左侧左心室，与左和后主动脉对齐，并通过主动脉-二尖瓣纤维连续性连接）或 {I, L, S} 及其镜像等。B. 不协调。左侧显示大动脉 {S, D, D}（右侧右心室与右侧主动脉对齐，通过主动脉下圆锥相连，左侧左心室与左侧肺动脉对齐，通过肺二尖瓣纤维相连。右侧是先天性校正的转位 {S, L, L}（右侧逆位或 L 襻左心室，与右侧肺动脉对齐，通过肺-二尖瓣纤维连续性和左侧倒置或 L 襻右心室与左侧主动脉对齐，通过主动脉下圆锥连接；C. 心室双出口。左侧显示右心室 {S, D, D} 双出口[右侧侧的右心室与两条大动脉对齐（右侧主动脉左侧肺动脉），而左侧 D 襻左心室与两者都不对齐]。右侧显示双出口左心室 {S, D, D}，其中两支大动脉与左心室对齐，而两支大动脉都不与右心室对齐。一致性——在这种情况下不一致是没有意义的，因为一个心室与两个大动脉对齐，而另一个心室与两个大动脉都不对齐。如图所示，大动脉与右心室、双出口右心室、双侧动脉下锥和左心室、双出口左心室通过二尖瓣和两个半月瓣之间的纤维连续性连接。然而，请记住，两种类型的双出口心室都可以发生多种类型的心室动脉连接；D. 跨单个动脉干。左侧显示法洛四联症中肺动脉闭锁，无肺干，被认为是一种正常相关的大动脉。然而，两个心室都与最主要单主动脉根部对齐，所以一致并不真正适用。在典型的动脉干中，动脉干根（右侧）的对齐是一样的。在大多数此类病例中，如图所示，存在半月形二尖瓣纤维连续性。E. 右心室单动脉干。在动脉干内有完全的圆锥形亚支（左板），动脉干根完全在右心室上方并与右心室对齐。左心室与大动脉不对齐，通过室间隔缺损排出。右侧显示右心室主动脉伴肺动脉闭锁。主动脉与右心室对齐，但左心室与大动脉不对齐。一致性与否对于描述这种安排是没有用的

*.虽然我们在正文中强调了心室襻或原位是基于心室的手性，而不是它在空间中的位置，但我们在本图和前面的图中使用位置作为心室襻或原位的替代物，以便于创建图示。圆柱表示动脉下圆锥或漏斗部

在强烈关联，但这并不是该术语的含义。可以通过侧旁血管，甚至后主动脉进行转位[12, 13]。

双出口心室是指两个大动脉完全或几乎完全在一个或另一个心室上方。虽然"50% 法则"常用于定义双出口心室[14]，但它唯一吸引人的特点是简化了心脏的簿记。它几乎没有临床意义或意义，对临床决策没有帮助。因为缺陷的名称在临床意义上似乎很重要，我们不使用 50% 规则。

1671

单动脉主干包括动脉干和肺动脉闭锁的心脏。主动脉（或主干）可以与两个心室连接（例如，法洛四联症合并肺动脉闭锁或正常主干）或仅与右心室连接（例如，完全圆锥动脉主干、肺动脉闭锁合并右心室主动脉）。注意在主动脉闭锁中，总是有一个发育不良的升主动脉和主动脉根位于闭锁性心室流出道上方，供应冠状动脉。因此，单动脉根绝不是肺动脉干。

（三）分段连接

最后，描述了各节段之间的连接。排列和连接是不同的，两者都很重要。如上所述，三个主要部分彼此不直接连接。相反，它们由两个连接段连接起来。房室连接包括：①两个瓣膜进入独立的心室；②共同瓣膜进入两个心室；③跨房室瓣；④两个瓣膜进入一个心室；⑤共同瓣膜进入一个心室；⑥无房室瓣连接；⑦房室瓣闭锁。房室排列和连接密切相关。例如，双入口排列只能与两个瓣膜或一个共同的瓣膜关联到一个心室中。瓣闭锁一词既用于无连接的情况（通常的三尖瓣闭锁），也用于瓣膜成分存在但没有孔的情况（许多二尖瓣闭锁的病例）。这不太可能改变，也没有提出这样的改变。然而，区分这些类型的房室连接可能对发育机制和可能的结果有所帮助。

心室动脉连接和排列关系不太密切。主动脉可能正常连接到左心室，在二尖瓣和主动脉瓣（正常相关的大动脉）之间有纤维连续性，或者通过左心室和主动脉之间的肌肉圆锥异常连接（解剖学上矫正错位）。在这两种情况下，心室动脉排列是协调的；主动脉从左心室接收血液，肺动脉接受右心室的血液。然而，大动脉连接到心室的方式不同。给定的心室动脉排列可以与多种类型的连接相关联。这对相关的异常关系有影响（例如，解剖学上校正的错位中，主动脉下圆锥会被阻塞），肯定产生缺陷的发育机制。

有四个心室动脉连接：仅肺动脉下圆锥，仅主动脉下圆锥，双侧动脉下圆锥，双侧无动脉下圆锥。肺动脉下圆锥是正常相关的大动脉，但它可以伴罕见的后主动脉转位，双出口右心室伴有二尖瓣闭锁，并且具有正常位漏斗动脉不一致[15]。主动脉下圆锥是常见先天性矫正转位的典型表现，但它也可发生在某些形式的左心室双出口[16]。双侧动脉下圆锥通常与双出口右心室相关，但它可能发生在转位[13]和解剖纠正的错位。双侧无动脉下圆锥见于左心室双出口[16]，但也可在转位中发生[13]。如前所述，心室动脉连接对流出道梗阻、大动脉大小和动脉梗阻有关。

（四）位置与排列不协调

心房的位置、心室襻或部位与大动脉的部位或位置之间具有典型的一致性或和谐性。当心房部位为正常位时，通常存在 D 襻心室，主动脉通常位于右侧，要么是大动脉要么是某种类型的 d 型大动脉错位，反之是逆位。

节段之间的位置不一致是许多心脏缺陷的特征。例如，在先天性矫正转位 {S, L, L} 中，存在房室部位不一致（心房正常位但心室反位）和对齐列不一致（右心房与右侧左心室排列，左心房与左侧右心室排列）。该部位正确预测房室排列；这是绝大多数心脏的情况。

然而，有些心脏的特点是节段位置和节段排列不致或不协调[4, 17, 18]。在大多数心脏中，当存在心房正位和 D 襻心室，或心房反位和 L 襻心室时，右心房与右心室排列（流入），左心房与左心室排列。节段的位置正确地预测排列。据说在位置和对齐之间是一致或和谐的。位置和房室排列不协调或不一致多见于上下心室和纵横交错的心脏，可见：正常位右心房与 D 襻左心室排列一致和正常位左心房与 D 襻右心室排列一致（反之亦然）。尤其是在这些心脏中，人们不能假设位置正确预测房室排列。几乎所有有已报道的位置不一致的心脏有右心耳并置[18]。在其他类型的心脏中，位置正确预测房室排列似乎是一个实际的假设。

位置和心室动脉排列关系不太紧密。通常人们不能从心室和大动脉的位置推断出心室动脉排列。例如，心脏类型为 {S, D, D} 的心脏可以是转位（不一致）或双出口心室（右或左）。或心脏类型 {S, D, L} 可能与反位（不一致），解剖学上纠正的错位（一致）或双出口心室相关。有时这是因为一致性和不一致性的概念不适用，如双出口心室。其他时候，它只是反映了动脉位置的变化。因此，在诊断中，心室动脉排列通常中与心脏类型一起陈述（例如，解剖学上纠正的错位 {S, D, L}）。

（五）节段分析示例

如下示例说明节段分析的使用。

1. 正常心脏位置正位

(1) 节段位置：心房正常位 {S, _, _}；心室 D 襻或正位 {_, D, _}；正位大动脉和相关的大动脉 {_, _, S}；心脏类型使用集合符号是 {S, D, S}。

(2) 节段排列：房室排列是一致的；心室动脉排列是一致的（图 105-14A 和图 105-15A）。

(3) 节段连接：房室连接是两个瓣膜进入单独心室；反有二尖瓣 - 主动脉瓣连续心室动脉接为肺动脉瓣下圆锥。

正常心脏反位的心脏类型 {I, L, I} 心房反位，I；心室 L 襻或反位，L；正常大动脉反位，I，但排列和连接与前面所述相同。

在这些心脏中，各节段的位置、排列和连接都是适当的，因此任何血流动力学异常都归因于无数其他缺陷中的一个或多个，例如静脉引流异常、异常的心内交流、流出道梗阻等。

2. 常见大动脉转位

(1) 节段位置：心房正常位 {S, _, _}；心室 D 襻或正常位 {_, D, _}；大动脉反位，主动脉，右侧 {_, _, D} 心脏类型是 {S, D, D}。

(2) 节段性排列：房室排列一致心室动脉排列错位（不一致图 105-14A 和 105-15B）。

(3) 节段连接：房室连接是两个瓣膜进入各自心室；心室动脉连接通常是主动脉瓣下圆锥伴有肺 - 二尖瓣纤维性连接，但如前所述，是可变的。

心室和大动脉之间有单一的节段排列不一致。患者是蓝色的，因为来自右心房的全身静脉血通过右心室回到主动脉。通过动脉调转手术来创建心室 - 动脉的排列性，纠正异常的血流模式，并将左心室置于系统循环中。

3. 双出口右心室跨二尖瓣

(1) 节段位置：心房正位 {S, _, _}；心室 D 襻或正位 {_, D, _}；双出口心室主动脉右侧 {_, _, D}。心脏类型是 {S, D, D}。

(2) 节段性排列：房室结合是二尖瓣跨越。右心房通常与右心室对齐；左心房与两个心室部分对齐。心室动脉排列是双出口心室（右，图 105-14C 和图 105-15C）。

(3) 节段连接：房室连接是两个瓣膜进入各自心室，跨越二尖瓣；心室动脉连接可以是主动脉瓣下圆锥，在肺动脉瓣与二尖瓣或双侧动脉下圆锥的跨骑部分有纤维连续性。

由位置、排列和连接传递的信息是必不可少的，但是在制定治疗方案之前必须提供其他重要信息，包括动脉干与室间隔缺损（如果有）的关系；流出道梗阻的存在、严重性和机制；和心室发育不良可能妨碍双心室修复。二尖瓣骑跨的细节对于外科手术计划也很重要。

4. 解剖矫正的大动脉反位

(1) 节段性位置：心房正常位 {S, _, _}；心室 D 襻或正常位 {_, D, _}；解剖学纠正了左侧主动脉错位 {_, _, L}。心脏类型是 {S, D, L}。

(2) 节段排列：房室排列一致。右心房通常与右心室排列；左心房通常与左心室排列。心室动脉排列是一致的。左侧主动脉与左侧左心室排列，右侧肺动脉与右侧右心室排列（图 105-14A，图 105-15A）。

(3) 节段连接：房室连接是两个瓣膜进入各自心室；虽然肺动脉下圆锥常有缺损，但心室动脉连接是双侧动脉下圆锥。

解剖矫正反位 {S, D, L} 是最常见的类型。这里没有排列不一致，因此，室间隔缺损修补可能就是所有需要的。这种缺陷会说明排列和连接之间的差异。虽然心室动脉排列是一致的（右心室 - 肺动脉和左心室 - 主动脉），但连接是异常的。典型的动脉下圆锥或漏斗连接主动脉与左心室，肺下圆锥连接肺动脉和右心室。由于异常的圆锥或漏斗，可能在任一侧或两侧发生流出道阻塞。

存在具有房室不一致的解剖学矫正反位的

类型（如 {S, L, D}）。心室动脉排列一致，因为右侧左心室与右侧主动脉对齐，左侧右心室与左侧肺动脉对齐，但如前所述，心室动脉连接是异常的。在这里，进行心房调转手术来校正节段（房室）排列不一致，但是动脉转位手术不会这样，因为已经存在心室动脉排列的一致性。

5. 孤立性非血管内动脉转位

(1) 节段位置：心房正位 {S, _, _}；心室 D 襻或正位 {_, D, _}；逆位正常相关的大动脉 {_, _, I}。心脏类型是 {S, D, I}。

(2) 节段排列：房室排列一致，心室动脉排列一致（图 105-14A 和图 105-15A）。左后主动脉与左心室排列，而右前肺动脉与右侧右心室排列。

(3) 节段连接：房室连接是两个瓣膜进入各自心室，心室动脉连接是肺动脉下圆锥，主动脉 – 二尖瓣纤维连续性。

这是节段排列一致性与节段位置不一致（{_, D, I}）的例子。虽然这种异常可发生在其他基本正常的心脏，但它通常与瓣膜下和瓣膜肺动脉狭窄有关，圆锥动脉干与反转的法洛四联症相似[15]。患者呈蓝色，因为肺流出道梗阻，室间隔缺损右向左分流，而不是排列不一致。右冠状动脉起源于左侧主动脉，在梗阻性肺流出道前面通向右房室沟，这可能使治疗这种异常复杂化，就像治疗法洛四联症一样。

四、总结

节段分析可全面了解心脏组织和主要诊断的全面了解。这种类型的分析表明发绀是由于对齐不一致，还是其他一些局部问题（例如，肺动脉闭锁伴有心房从右向左分流）。如果排列不一致是问题的一部分，节段分析还表明所需的手术类型［例如，心房调转用于正常位房室间对齐不一致，动脉用于正常位心室动脉排列不一致，双重转位用于房室传导和心室动脉（双）排列不一致］。然后将特定的局部诊断（例如，额外的肌部室间隔缺损、主动脉瓣下狭窄、永久性动脉导管）添加到节段分析的背景中。在建立综合诊断时，从静脉、心房、房室瓣膜、心室、流出道到大动脉，逐段考虑心脏分段是有用的，以避免遗漏任何成分。将诊断报告中信息分段组织起来不仅有助于避免疏忽，还可以让读者知道在哪里可以找到有关心脏任何特定部分的信息。

致谢

我要感谢 Richard Van Praagh 博士，感谢他多年来作为导师、同事和朋友对我的帮助，感谢他撰写了本章以前的版本，这对编写当前的版本非常有帮助。我还要感谢 Paul Weinberg 博士本章中表达的许多概念产生或促成了。我很感谢 Tal Geva 博士审阅这一章并做出了一些出色的贡献。

第 106 章
影像诊断：超声心动图和磁共振成像
Diagnostic Imaging: Echocardiography and Magnetic Resonance Imaging

Tal Geva 著
李 庚 译

在 20 世纪 50 年代中期出现心肺转流术之前，因为没有有效的治疗方法，所以先天性心脏病（CHD）的诊断很少被关注。体格检查、听诊、心电图和 X 线是其主要的诊断手段。用于修复心脏病的心内直视技术要求准确和全面地描绘心血管解剖和功能。在 20 世纪 60—70 年代，心导管检查和血管造影是诊断冠心病的主要工具。在 20 世纪 70 年代末，超声心动图引入了医疗诊断领域。对于先心病患者，M 型超声心动图的诊断能力不足，但在随后的 10 年中二维超声心动图的快速演变改变了该领域。随着传感器设计、图像处理和图像显示的技术进步，新成像平面和检查技术的发展和完善，使大多数心脏缺陷可实现高质量断层扫描[1]。应用多普勒超声检查可以进行全面的评估血流动力学。到 20 世纪 80 年代中期，患者治疗所需的大部分必要的解剖学和血流动力学信息，均可以无创地获得，从而减轻了许多患者诊断性导管术的需求。在 20 世纪 90 年代末期至 21 世纪初，儿科领域心脏成像在诸如三维超声心动图、复杂心肌功能的评价技术和磁共振成像（MRI）在先心病中的应用等领域发展迅速。与此同时，仅以诊断为目的的心脏导管术应用比例急剧下降。最近，多模态心脏成像在预干预计划和心血管手术指导中的作用已经大大增加[2]。

本章讨论了用于临床术前和术后先心病解剖学和生理学评估的两种主要无创诊断成像模式：超声心动图和心血管 MRI。

一、超声心动图和多普勒超声

超声心动图是儿科心脏病学的理想诊断工具，因为它具有非侵入性、相对低成本、极好的空间和时间分辨率，以及对心血管解剖进行成像和实时评估生理状态的能力。另外，现代心脏病超声设备是便携式的，可适用于不同的环境，例如手术室、重症监护室、床边和门诊。在今天的儿科心脏病学实践中，超声心动图可用于术前、术中、术后，先心病随访期间和产前评估解剖学和生理学等，是主要诊断方式[1-3]。

（一）技术描述

为了获得超声心动图像，压电晶体产生超声能量脉冲，并以约 1540m/s 的平均速度穿过软组织。当传播的超声波遇到具有不同声学特性的组织之间的界面时，一些能量被反射回传感器，并且一些能量被折射，并继续在介质中行进，直到它遇到下一个界面。返回的超声能量由压电晶体捕获并转换成电能，该电能经历一系列电子过程，包括放大、过滤、后处理和显示。

1. M 型超声心动图

向心脏发射窄束超声能量，沿着光束路径的结构将波反射回传感器。在屏幕上显示一个点，该点位于与传感器距离相对应的位置，并快速重复该过程，以创建图像。传感器的距离显示在 y 轴上，时间显示在 x 轴（图 106-1）。这提供了

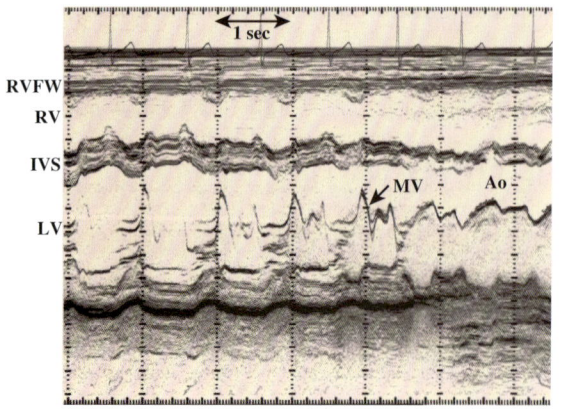

▲ 图 106-1　M 模式追踪左心室和主动脉根部

Ao. 主动脉根；IVS. 室间隔；LV. 左心室；MV. 二尖瓣；RV. 右心室；RVFW. 右心室游离壁

心脏的解剖学一维图像，其特征在于优异的时间和轴向分辨率。在今天的临床儿科超声心动图中，二维成像取代了 M 模式，用于心脏的解剖学成像和评估心室大小及功能[4]。在特定的情况下，当需要更好的时间分辨率时，使用二维定向 M 模式来评估特定结构的运动（如评价天然瓣膜和人工瓣膜瓣叶）。

2. 二维超声心动图

通过快速扫描超声波束扫过弧，多个"M 模式线"彼此相邻放置，以构建心脏横截面二维图像（图 106-2）。这可以通过电子扫描声束扫过多个压电晶体（传感器元件）来实现，如在相控阵传感器中那样。最新的传感器技术和图像处理，允许非常高的帧速率（＞ 200Hz），这一特征极大地增强了时间分辨率[5]。

3. 三维超声心动图

感知物体的准确空间取决于对其三维空间的识别：长度、宽度和深度。尽管有经验的检查者可以通过将传感器扫过心脏而获得的连续二维断层扫描图像在脑海里构建心脏的三维图像，但是三维超声心动图提供了心血管结构及其相互关系的增强视角。以往获得心脏的三维超声心动图图像的方法基于连续的二维横截面图像的计算机重建。这些都会受到时间和空间中精确记录超声图像数据的困难，以及长处理时间的阻碍。目前，通过实时三维超声心动图生成三维图像。该技术基于新一代矩阵阵列传感器，具有数千个同时发送和接收压电元件以及复杂的并行数据处理，提供具有足够时间分辨率的实时三维图像，以动态循环模式显示（图 106-3）[6-8]。最近，随着矩阵阵列传感器技术的小型化，已经可以开发实时三维经食管超声心动图探针[9]。该技术的进一步改进将导致空间和时间分辨率持续改进，以及更好、更直观的用户界面。这些进步可能有助于患者在临床实践中更接受这项技术。

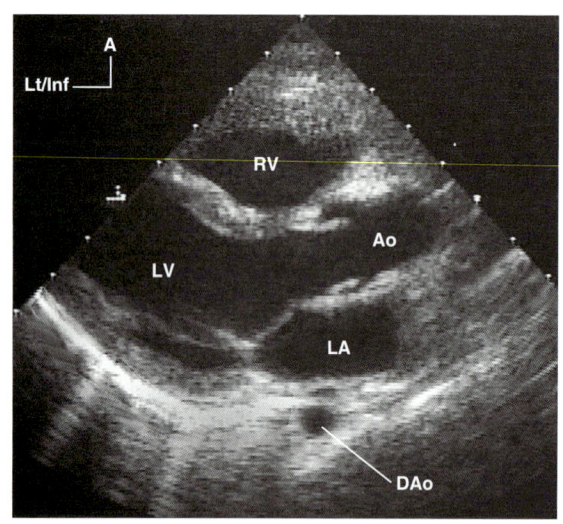

▲ 图 106-2　胸骨旁长轴的二维图像

显示左心房（LA），左心室（LV），主动脉根（Ao），降主动脉（DAo）和右心室（RV）

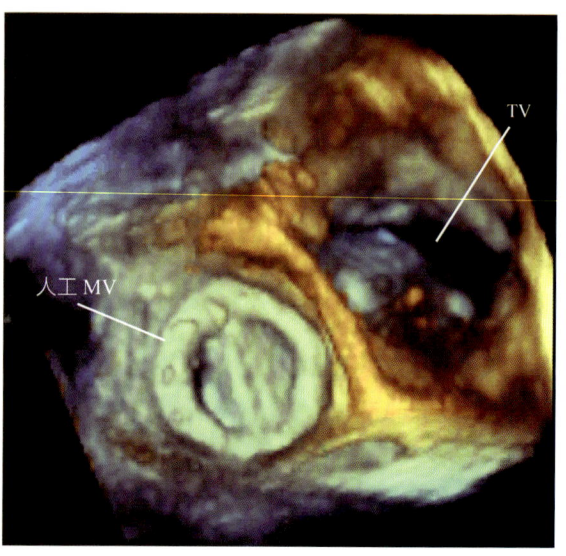

▲ 图 106-3　人工二尖瓣（MV）的三维超声心动图成像

TV. 三尖瓣

4. 多普勒超声心动图

使用多普勒超声评估正常和异常血流动力学已成为超声心动图检查的一个组成部分[4, 10]。二维定向多普勒技术的出现大大增强了该技术的临床应用，可以评估心脏和大血管内特定区域的流动特性。在今天的超声心动图中，光谱和彩色编码的多普勒血流成像被广泛用于测量血流速度和方向（图 106-4）。基于多普勒测量衍生的计算，可以定量估计流量（例如心输出量）、狭窄区域的压力梯度、横截面流动面积和心内压力的预测。多普勒超声心动图还提供瓣膜反流、心内和心外分流，以及心肌运动（组织多普勒成像）的定性和半定量评估。多普勒物理学的详细讨论，超出了本文的范围，可以查阅其他文章[11]。

5. 斑点追踪超声心动图

斑点追踪超声心动图（STE）是一种超声心动图技术，可以描绘和测量心肌运动和功能。该技术基于对帧的独特超声反向散射特征（斑点）变化逐帧分析连续的二维图像，同时滤除噪声。STE 显示心肌的局部位移，然后可以在二维图像内的任何方向上分析心肌变形指数，例如应变和应变率（图 106-5）[12]。该技术于 2004 年推出[13]，已经在动物模型中通过超声测微仪和体内抗心脏MRI 标记的验证[14,15]。用于评估组织运动的 STE 优于多普勒技术，优点包括角度独立性和对心肌束缚的不敏感性。最近，三维 STE 已经开发和验证[16]。关于在冠心病中使用 STE 的综述可以在查阅其他文章[17]。

6. 增强超声心动图

早在 20 世纪 60 年代后期，Gramiak 及其同事[18]指出，几乎所有溶液血管内注射都可以通过超声心动图检测到增强效果。最初，该技术用于识别 M 模式超声心动图所见的结构。增强超声心动图已被用于检测全身[19]、肺静脉异常[20]，以及心内和大动脉水平分流的检测[21]。在当今儿科超声心动图中，对增强究很少进行，通常仅

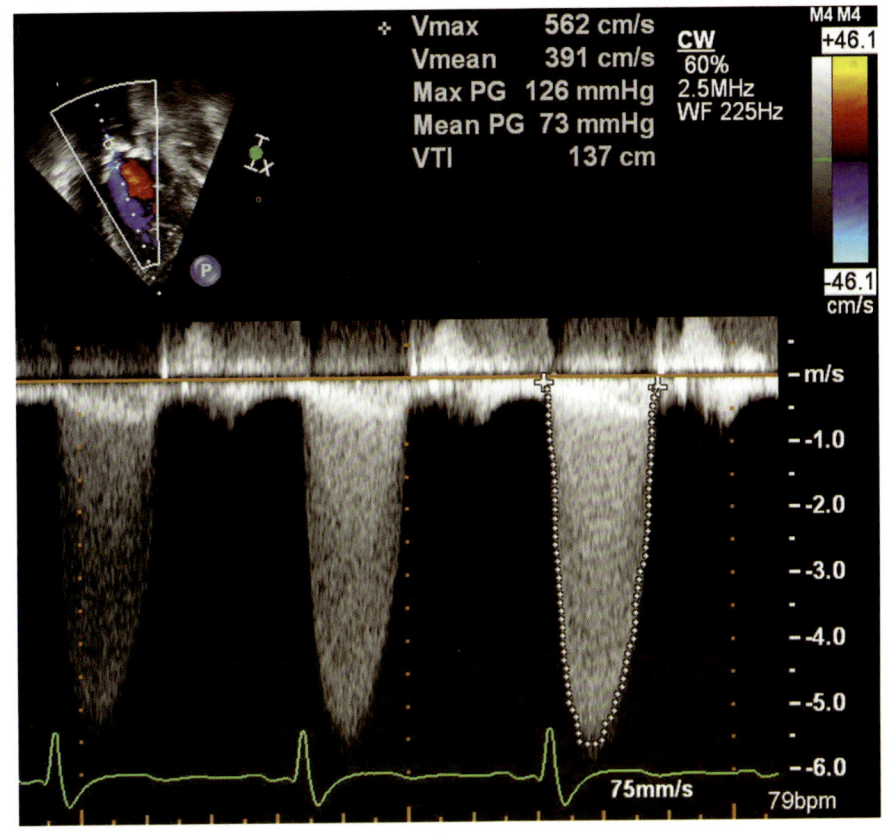

▲ 图 106-4　多普勒超声心动图

通过彩色多普勒显示高速射流有助于在严重主动脉瓣狭窄的患者中对准连续波多普勒光标（最大瞬时和平均梯度分别 ≈ 126 和 73mmHg）

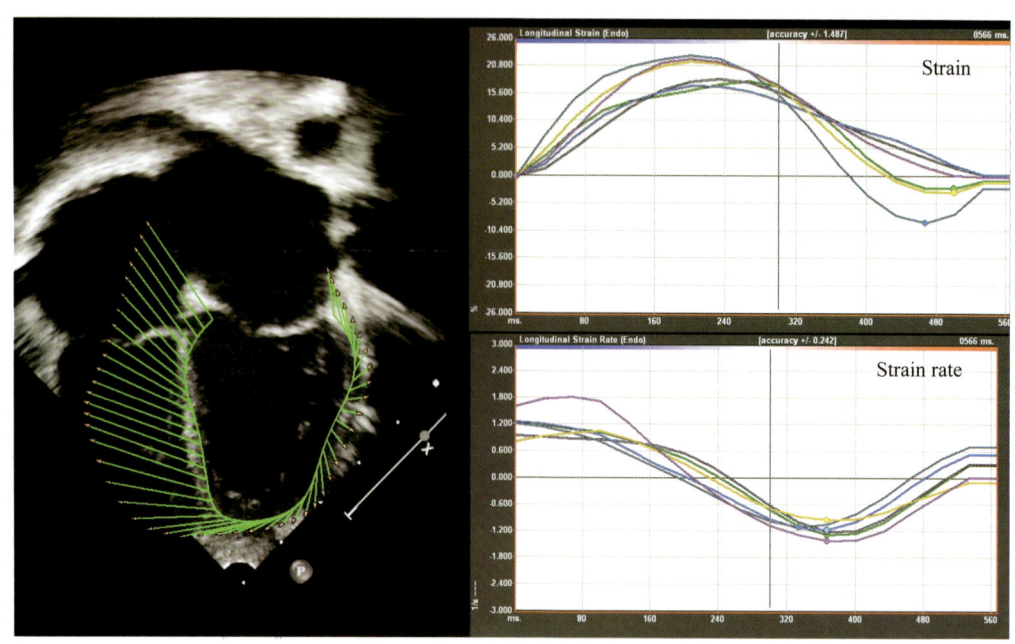

▲ 图 106-5 斑点追踪超声心动图

左图：心尖四腔视图，左心室速度矢量图。右上图：左心室壁的六段中的纵向应变与时间曲线。右下图：相同段中的纵向应变率与时间曲线

限于心脏手术后有限的超声心动图窗口、存在吻合口残余分流和肺动静脉畸形的患者中检测心内分流[3]。

（二）超声心动图检查的目标对象

超声心动图检查目标必须针对每个患者。初步评估应包括对中枢心血管系统所有解剖元素的综合检测[10]。随后的检查通常旨在回答特定的临床问题。然而，由于冠心病的动态性质，在随访期间重复完整的超声心动图很重要，即使在接受全面初步检查的患者中也是如此，包括室间隔缺损和（或）主动脉缩窄[22]、右心室双腔心[23]、心内狭窄环，以及主动脉瓣下狭窄等[24]。

1. 检查技巧

正确规划超声心动图检查对于最有效地获得所有诊断信息非常重要，这对可用于数据采集时间有限的镇静患者尤其重要。理想情况下，应在每位新患者中进行心血管解剖和功能的完整分段检查，这包括确定内脏位置、心脏位置、心房位置、全身和肺静脉连接、心室部位、房室和心室动脉排列和连接、冠状动脉和大动脉解剖。评估心室功能、心内和心室容积大小，以及所有瓣膜、间隔、腔室和血管流量分析等检查。超声心动图技术包括二维和三维成像、彩色多普勒血流成像、脉冲和连续波多普勒测量流速，以及组织多普勒或 STE 评估心肌功能。在怀疑患有心脏病的幼儿中，检查从剑突下方开始，通过确定腹部位置，然后通过扫描心脏和大血管，使用逐步的节段分析（图 106-6A 和 B）[10, 25, 26]。这种方法在检查的早期阶段提供了心脏位置、心血管解剖学和功能的广泛视图。随后从顶端、胸骨旁和胸骨上窝视图进行二维和多普勒分析补充，并以剑突下窗的发现作为最终确诊（图 106-6C 至 G）。检查策略应根据患者个体进行调整，必要时可根据患者的临床情况进行修改。尽管几乎每个患者都可以获得描述的标准视图，这仅仅是患者的最低要求，但灵活性和即兴性可以最佳地利用超声心动图的全部潜力。

2. 解剖学分析

当在怀疑患有冠心病患者中进行回顾超声心动图检查时，采用逐步分段方法来分析心脏解剖结构。根据其独特的形态特征分别分析心脏的每个组成部分[25, 26]。心脏由五个部分组成，三个

第三部分 先天性心脏病手术
第 106 章 影像诊断：超声心动图和磁共振成像

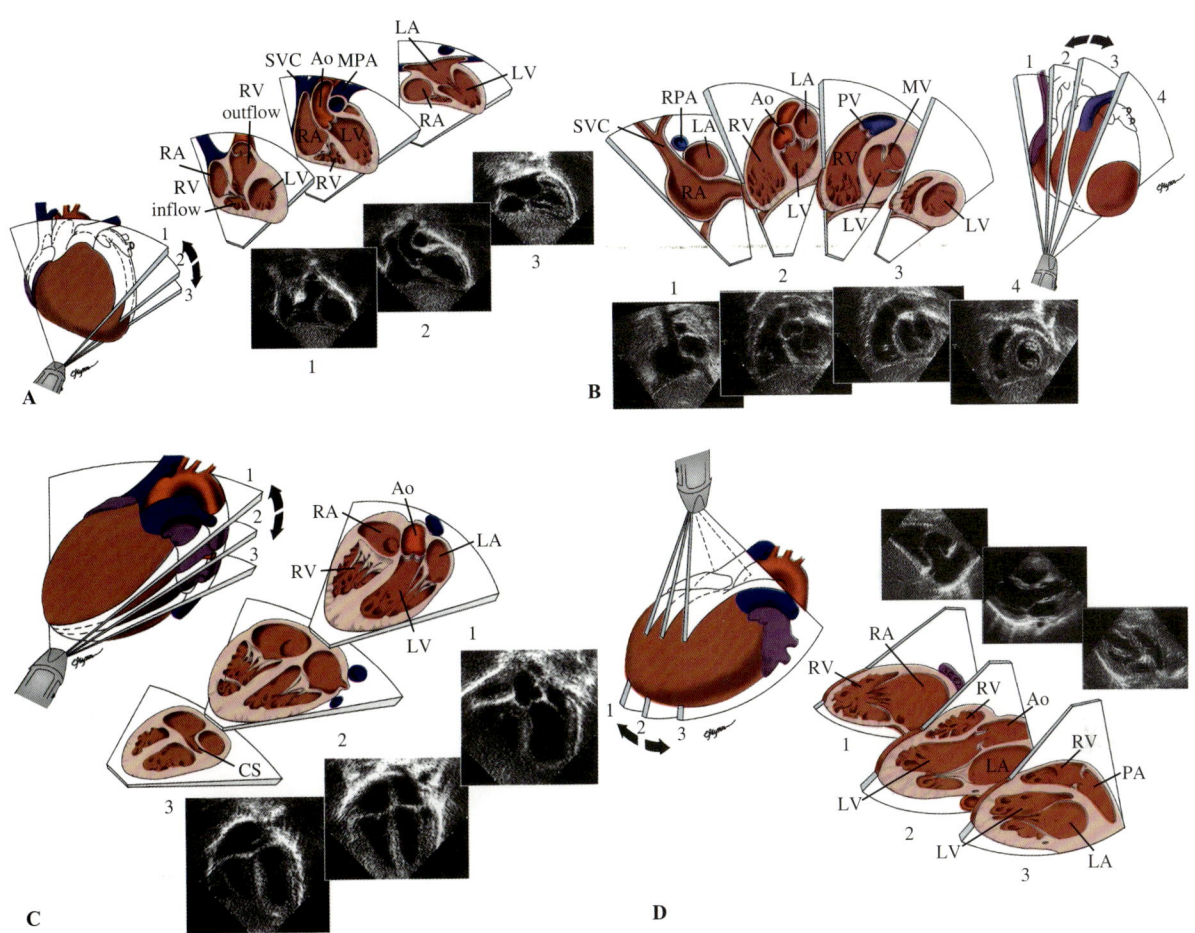

▲ 图 106-6 标准的二维经胸成像扫描

A. 剑突下长轴扫描。从上腹部开始缓慢的逐渐扫描将显示下腔静脉与右心房（RA）的连接。接下来会看到左心房（LA）。从这个观点可以证明肺静脉和房间隔的连接。沿着长轴可以看到左心室（LV）。换能器的进一步优越的角度描绘了左心室流出道，主动脉瓣和升主动脉（Ao）。上腔静脉（SVC）位于 Ao 的右侧，主肺动脉（MPA）位于主动脉左侧。传感器的进一步优越倾斜显示右心室（RV）和肺动脉瓣的流入和流出。扫描以右心室的前壁游离壁结束；B. 剑突下短轴扫描。从剑突下长轴视图，传感器顺时针旋转大约 90°。扫描开始于心脏的最右侧，并通过心尖从右向左进展。进入右心房（RA）可见上腔静脉（SVC）和下腔静脉。在 SVC 后面和左心房（LA）上方的横截面中观察到右肺动脉（RPA）。在这个平面上可以看到房间隔。向左扫描传感器将显示左心室（LV）和右心室（RV）的基部和房室瓣。在该水平的横截面中观察到主动脉瓣。传感器进一步向左倾斜描绘了左心室（LV）和二尖瓣（MV）以及右心室流出道和肺动脉瓣（PV）的横截面视图。扫描以中肌间隔、乳头肌和两个心室的顶端部分的成像结束；C. 顶端四室扫描。传感器定位在顶点上方并成角度，以获得心房和心室的横截面视图，如 2 级所示。然后，传感器向后成角度，以对心脏的后部方面成像（3 级）。在该平面中，可以沿左后房室沟观察冠状窦（CS）。传感器前上倾斜，将显示左心室流出道和近端升主动脉（Ao）；D. 胸骨旁长轴扫描。将传感器放置在胸骨左侧的左心前区上，指示标记朝向患者的右肩。传感器向右侧髋部的向右下倾斜显示右心房（RA）、三尖瓣和右心室流入（RV）（1 级）。在该视图中，冠状窦可以跟随进入右心房。传感器向左肩的左胸骨旁上倾斜描绘了右心室流出道（RV）、肺动脉瓣和主肺动脉（PA）（3 级）

主要部分和两个连接部分。该三个主要部分是心房、心室和大动脉。房室管包括二尖瓣、三尖瓣和房室隔，将心房与心室连接起来。漏斗部（或圆锥）将心室与大动脉连接起来。在分析心脏解剖结构时，每个心腔必须根据其独特的解剖形态特征单独识别，而不是根据其空间位置（右侧或左侧）、进入瓣膜或出口动脉单独进行识别。在整个系统的超声心动图研究中，检查者必须仔细检查分段的检查表，其解剖组织和位置（部位），它们与相邻节段的连接、对齐，以及相关畸形。使用上述原理，可以特定和精确的术语准确地描述任何潜在的先天性心脏病。每个心脏段的超声心动图分析的详细综述可以阅读其他文章[10, 25]。

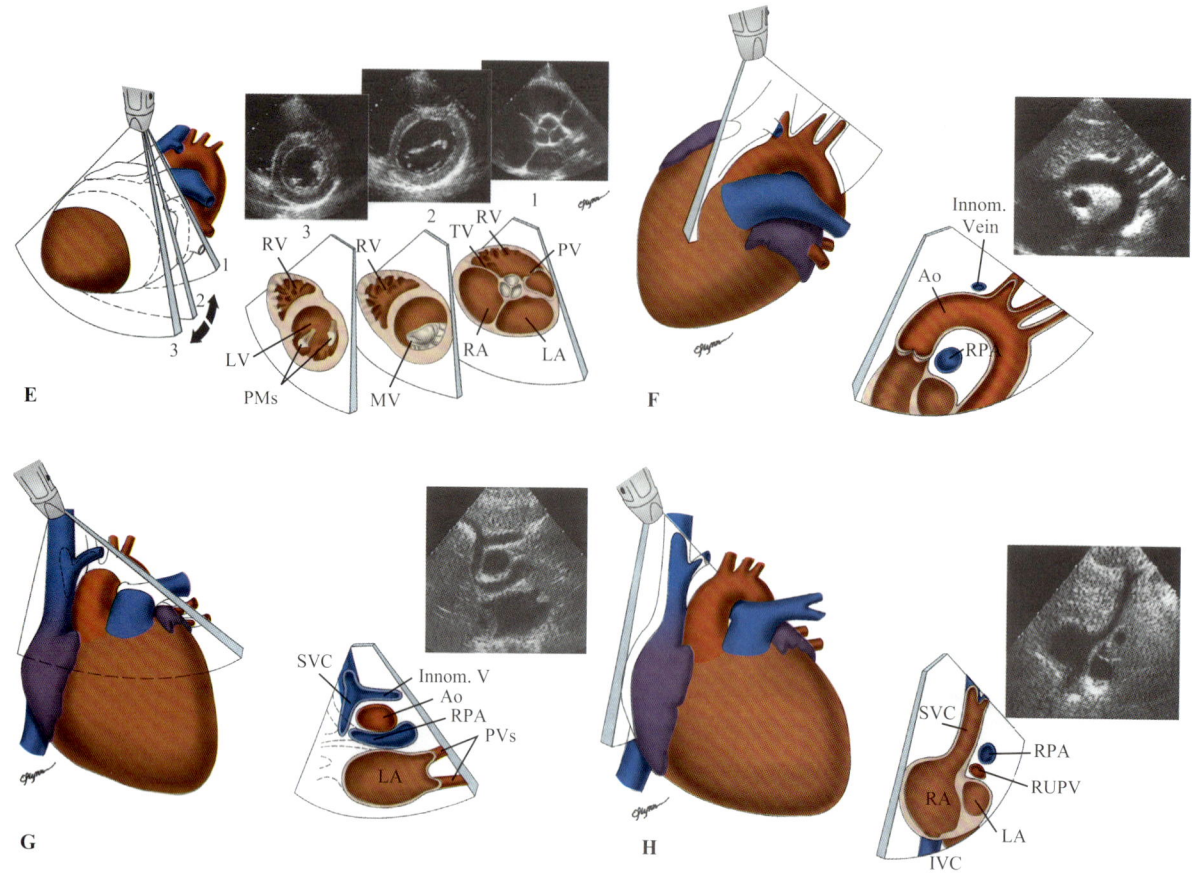

▲ 图 106-6（续） 标准的二维经胸成像扫描

E. 胸骨旁短轴扫描。从胸骨旁长轴视图，传感器顺时针旋转约 90 度。扫描从显示右心房（RA）左心房（LA）、房间隔、三尖瓣（TV）、右心室（RV）、肺动脉瓣（PV）和主动脉（1 级）的平面朝向顶尖。获得右心室（RV）、左心室（LV）、室间隔、二尖瓣（MV）和乳头肌（PM）的横截面视图；F. 胸骨上切迹窗口主动脉弓视图。无名静脉（Innom.Vein）位于无名动脉前方。在升主动脉后面的横截面中观察到右肺动脉（RPA）；G. 的胸骨上切口横向视图。可以看到左无名静脉（Innom.V）流入上腔静脉（SVC）。远端升主动脉（Ao）看起来优于右肺动脉（RPA），沿着其左心房（LA）上方的长度可见。注意肺静脉进入左心房。H. 右胸骨旁矢状面视图，显示进入右心房（RA）的上腔静脉（SVC）。该视图可以显示静脉窦隔膜。IVC. 下腔静脉；RUPV. 右上肺静脉

二、特殊的超声心动图技术

（一）经食管超声心动图

1976 年，经食管超声心动图（TEE）首次引入，并于 1989 年在儿科中应用。在冠心病（术中 TEE）的手术修复期间，介入导管插入术针的小型化和多平面成像的发展，极大地增加了其作为经胸部成像辅助的作用。传感器技术和图像处理的进步，使得实时三维 TEE 成为可能[9]。

1. 适应证和目标对象

通常进行 TEE 检查以回答特定的临床问题。然而，建议对心脏和血管进行全面检查，以获得其他未知的解剖学和（或）血流动力学异常（图 106-7）[27]。小型化设计用于体重 3～3.5kg 或更小幼儿的 TEE 探头大大增强了儿科年龄组的 TEE 范围[28-31]。据报道，重量仅为 2.3kg 的患者进行了成功的 TEE 检查[32, 33]。TEE 在儿科心脏病学中的作用不断发展，尽管在大多数情况下经胸窗是足够的，但是在心血管手术期间[28, 30, 33]、视频辅助胸腔镜手术时[34]、介入导管手术时[35, 36]、重症监护室[28, 37]、检测心内血栓时[38]、人工瓣膜评估[39]。在选定的机械辅助装置和体外膜式氧合器的患者中[40]、在选定经胸窗较差的患者（如成人冠心病患者），TEE 提供了明显的优势[41]。选

第三部分 先天性心脏病手术
第106章 影像诊断：超声心动图和磁共振成像

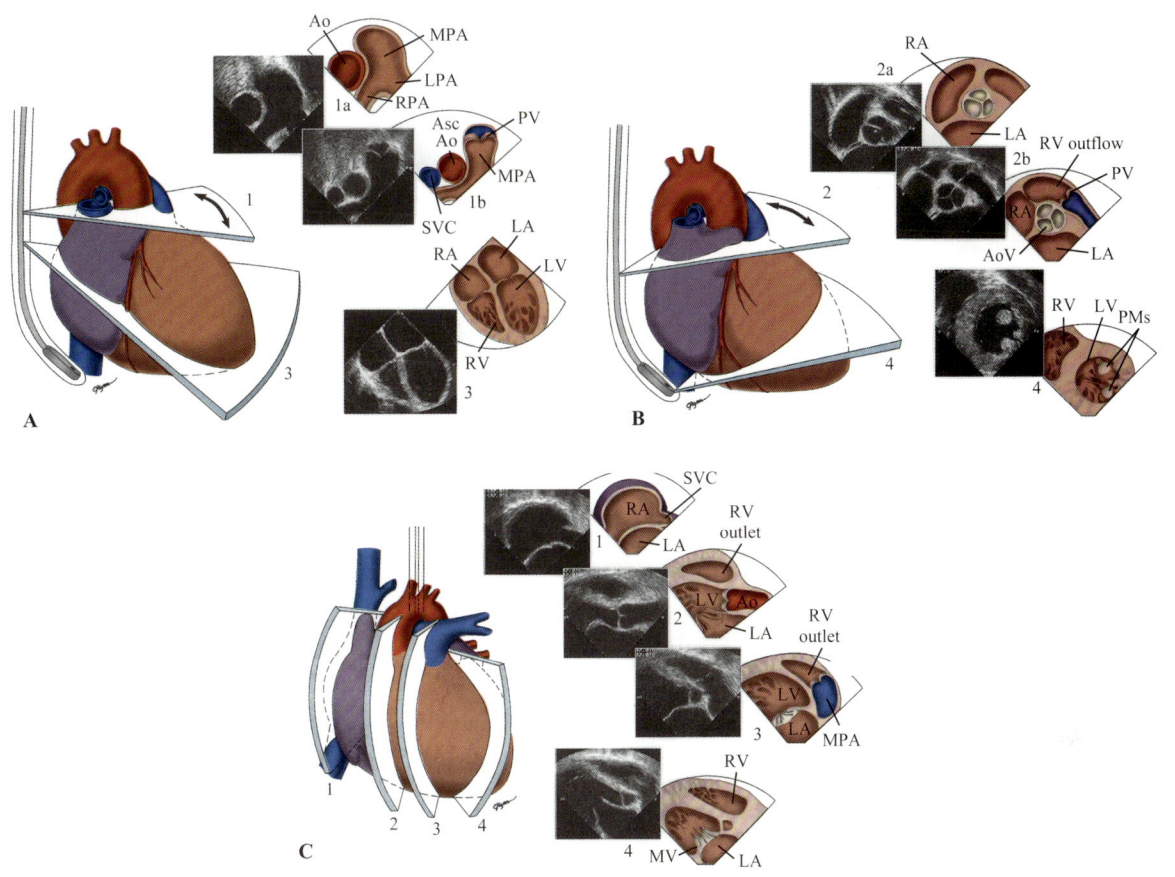

▲ 图 106-7 经食管成像

A. 横切面：1a 级的横切面图描绘了近端升主动脉（Ao）、主肺动脉（MPA）和左右肺动脉（LPA 和 RPA）。向右倾斜传感器显示 RPA 通过上腔静脉（SVC）和升主动脉（Asc Ao）后面。为了获得四腔视图（3 级），传感器在食管中前进，并略微翻转范围；B. 2 级平行于胸廓胸骨旁短轴视图。在 2a 级，通过传感器略微向右倾斜来对房间隔进行成像。在 2b 级，主动脉瓣（AoV）见于图像中心的横截面，左心房（LA）、右心房（RA）、三尖瓣、右心室流出（RV 流出）、肺动脉瓣（PV）、近端主肺动脉可见。通过将传感器推进到食管下部并扩展范围，获得左心室（LV）、二尖瓣和乳头肌（PM）的横截面图（级 4）。请注意，图像方向与经胸超声心动图相同；C. 垂直（纵向）平面：扫描从穿过上腔静脉（SVC）、左心房（LA）、右心房（RA）和房间隔（1 级）的平面开始。接下来，传感器的向左倾斜显示平行于左心房（LA）、二尖瓣、左心室（LV）、左心室流出道和近端主动脉（Ao）的经胸胸骨旁长轴视图的图像（2 级）。传感器的进一步向左倾斜（3 级）显示右心室流出道（RV 出口）、肺动脉瓣和主动脉（MPA）。扫描继续向左，以显示左心房、二尖瓣和左心室的左侧方（4 级）。进一步向左倾斜，描绘了左心耳和左肺静脉（未示出）。请注意，图像方向与经胸超声心动图相同。MV. 二尖瓣

择性与常规使用术中 TEE 对冠心病患者的有效性值得进一步研究[27, 42]。

2. 安全性和并发症

虽然在专家手中 TEE 非常安全，但已报道了一些并发症，包括口咽创伤、气道和血管结构的压迫。对于未经修复的气管食管瘘、食管梗阻或狭窄、穿孔内脏或活动性胃肠道出血的患者、在不情愿或不合作的患者中，镇静剂不充分或呼吸或心脏失代偿的气道不受控制时禁止使用 TEE[43, 44]。相对禁忌证包括颈椎损伤、制动或畸形，食管手术史，已知的食管静脉曲张或憩室，口咽畸形，严重的凝血病等[27, 45, 46]。

(二) 胎儿超声心动图

对人类胎儿心血管系统的检查，可以追溯到 20 世纪 60 年代后期，当时连续波多普勒用于记录胎儿心率。尽管 20 世纪 70 年代后期，Kleinman 及其同事[47]通过 M 型超声心动图检测胎儿 CHD 取得了一些成功，但直到 20 世纪 80 年代中期高分辨率二维成像的问世，才能准确描

绘出心血管解剖结构。如今，通过经腹成像，可以在妊娠17～20周产前检测时准确地诊断出先心病。使用经阴道窗，可以在妊娠早期对心脏和大血管进行成像[48]。

1. 适应证和目标对象

尽管一些研究表明，常规Ⅰ级产科超声检查显示 CHD 的检出率较低[49]，出于成本效益考虑排除了由儿科超声专家对高危孕妇进行常规胎儿超声心动图检查。在检测到心外异常时，这种方法将检出率增加至 30% 左右，当Ⅰ级扫描检测到可能的 CHD 时，将其增加至 60% 左右，并且当请求第二种意见时，约为 100%[50, 51]。胎儿超声心动图的适应证总结见框 106-1 中。

2. 技术说明

胎儿心血管系统的超声心动图检查基于出生后应用 CHD 诊断节段方法的相同原理。检查胎儿和新生儿的主要区别在于，操作者没有控制胎儿的位置，从而获得了视野。一旦确定了胎儿位置并确定了空间坐标，则根据前面部分中概述的原则继续检查。考虑到最佳声窗和有利的胎位，甚至可以检测到最复杂的心血管异常（图 106-8）[52]。在子宫内仍难以诊断所有缺陷，包括房间隔缺损、动脉导管未闭、小或中度室间隔缺损、主动脉缩窄以及一些瓣膜和大血管异常[53]。在胎儿中，通常不可能区分卵圆孔的正常通畅和房间隔缺损。同样，不可能预测正常动脉导管未闭在出生后是否会闭合。在子宫内诊断主动脉缩窄可能是困难的，因为典型的峡部狭窄可能直到导管闭合后才变得明显[53]。然而，根据横向主动脉弓的异常形态（伸长和发育不全），主动脉峡部和动脉导管未闭直径之间的大小差异，主动脉峡部的连续流动剖面，以及心室之间的大小差异，可能怀疑诊断结果（右心室比左心室大）[54, 55]。

3. 临床意义

早期产前诊断先心病，可以给父母考虑终止妊娠的机会。通常推荐羊膜穿刺术以检测相关的遗传异常。当怀孕继续时，产前诊断先心病可以适当规划产后心脏护理。预计在出生后立即或不久进行干预（例如，在大动脉转位中导管依赖性异常或球囊房间隔造口术），安排在儿科心脏

框 106-1　胎儿超声心动图指征

胎儿危险因素
- 心外膜结构异常
- 染色体异常
- 胎儿心律失常
- 宫内发育迟缓
- 胎儿非免疫性积水
- 双胎输血综合征的多胎妊娠和怀疑
- 在Ⅰ级扫描时怀疑心脏异常
- 内脏位置异常

孕产妇危险因素
- 先天性心脏病
- 接触致畸物（仅样品清单）
  - 碳酸锂
  - 安非他命
  - 酒类
  - 抗惊厥药
  - 苯妥英
  - 三甲双酮
  - 异维 A 酸
- 接触前列腺素合成酶抑制药（如布洛芬、水杨酸、吲哚美辛）
- 孕产妇自身免疫性疾病
- 孕产妇糖尿病
- 苯丙酮尿症
- 孕产妇感染
  - 风疹
  - 弓形虫病
  - 柯萨奇病毒
  - 巨细胞病毒
  - 腮腺炎病毒
- 体外受精

家庭风险因素
- 先天性心脏病
- 综合征
  - Doun 综合征
  - 马方综合征
  - Noonan 综合征
  - 结节性硬化
  - Velo Cardiofacial 综合征
- 家族遗传病（例如 Ellis van Creveld 综合征、马方综合征、Noonan 综合征等）

改编自 Kleinman C: Fetal echocardiography: diagnosing congenital heart disease in the human fetus. ACC Educational Highlights Summer:10–14, 1996; and Rychik J, Ayres N, Cuneo B, et al: American Society of Echocardiography guidelines and standards for performance of the fetal echocardiogram. *J Am Soc Echocardiogr* 17:803–810, 2004

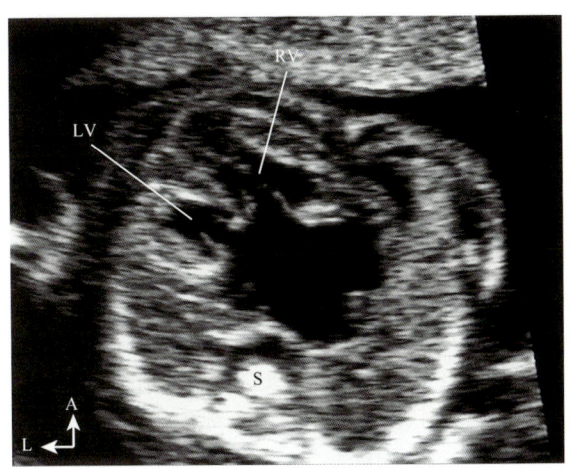

▲ 图 106-8 24 周龄的胎儿超声心动图，从四腔视图看到部分共同的房室（AV）管

可以清楚地看到房间隔大量缺损和 AV 瓣的顶端位移。A. 前；L. 左；LV. 左心室；RV. 右心室；S. 脊柱

中心进行分娩。目前可获得的文献提供了关于产前诊断冠心病是否导致死亡率显著降低相矛盾的观点[56, 57]。然而，有证据表明它可以降低某些病变的发病率[56]。其他优点，例如对父母的心理益处也很有价值[58]。

4. 胎儿心律失常

进行胎儿超声心动图检查的主要原因之一是心律失常。最常见的不规则胎儿心率是由传导性或梗阻性期前收缩引起的。这些通常是良性的，只有在频繁室上性心动过速或与之相关时才需要进行随访。在胎儿中遇到的严重心律失常中，室上性心动过速和心房扑动是最常见的[50]。胎儿期前收缩和室性心动过速在胎儿中很少见，但两者都有报道[50]。经胎盘药物治疗指的是持续性快速心律失常的胎儿，特别是出现心力衰竭的迹象时（如心腔扩大、心包积液和胎儿水肿）。心脏完全性传导阻滞是胎儿长期心动过缓的最常见原因[59]。心脏完全性传导阻滞和窦性心动过缓之间的区别很重要，因为后者可能表明胎儿窘迫。在心脏结构正常的胎儿中，应怀疑母体患红斑狼疮。与心脏完全性传导阻滞相关最常见的结构性 CHD 是生理学大动脉的 L 襻"矫正"转位和多发性内脏异位综合征。

传统上通过多普勒和 M 型超声心动图诊断胎儿心律失常[50]。两种方法都依赖于同时记录来自心房和心室的信号。然而，胎儿位置可能不总是允许 M 模式光标或多普勒光束的最佳对准。较新的方法，组织多普勒成像和 STE，为标准 M 型和多普勒超声心动图，提供了一种有前途的替代方法[60]。

三、定量分析

现代超声心动图可以准确测量心血管结构[4]。这些测量有助于确定某个结构的大小是否在正常范围内并有助于量化与预期标准的偏差程度。

（一）根据体型调整测量值

线性尺寸（如血管直径）、横截面积（如瓣膜面积）或体积尺寸（如心室容积或质量）的测量提供了重要的定量信息，可用于评估疾病过程的严重程度和预测其病程和预后。由于儿科年龄组包括各种体型，并且由于心脏和大血管从出生到成年期间都有大量增长，因此必须调整测量的尺寸，以允许在不同年龄和体型的患者之间进行有意义的比较[61]。例如，3.6kg 新生儿（体表面积 0.24m^2）的主动脉瓣环直径的平均值为 0.74cm，而 60kg 青少年（体表面积 1.66m^2）的平均值为 1.95cm。根据主动脉瓣环直径与体重的比值，得出较大差别可以产生巨大的收益,（新生儿为 0.21cm/kg，青少年为 0.032cm/kg）。将主动脉瓣膜直径与体表面积进行对比也会产生类似的不令人满意的结果（新生儿为 3.1cm/m^2，青少年为 1.17cm/m^2）。1949 年 Tanner[62]、最近 Gutgesell 和 Rembold[63]，以及 Sluysmans 和 Colan[61] 指出，心脏结构的增长不一定是体表面积、体重、身高或年龄的线性函数。这些发现是意料之中的，因为与儿童期和青春期后期相比，心脏和大血管在生命最初的 2～4 年内生长得更快。发现线性尺寸（例如阀门和大血管的直径）与体表面积的平方根成指数关系[61-63]。回到前面的主动脉瓣直径示例，将主动脉瓣膜直径与体表面积平方根的比值。在 3.6kg 的新生儿中为 $0.74/\sqrt{0.49} = 1.51$cm/m，在 60kg 的青少年中为 $1.95/\sqrt{1.29} = 1.51$cm/m（图 106-9）。横截面测量（如瓣膜面积）应指向体表面积[63]。左心室容积应指向体表面积上升至1.28的功率，而左心室质量应指向体表面积上升至1.23的功率[61]。

比较个体之间测量值的另一种方法是使用评分[1]。z评分是数据点相对于数据集回归线位置的统计表达式。z得分表示为与正常人群预期平均的值标准差数。计算方法如下。

$$\text{分数} = \frac{\text{测量值} - \text{正常人群的平均值}}{\text{正常人群标准差}}$$

回到前面的主动脉瓣直径示例，体表面积为 $0.24m^2$ 的新生儿主动脉瓣直径 0.74cm 的 Z 评分为 0。这意味着 0.74cm 是这个体型婴儿主动脉瓣直径的平均值。在体表面积为 $1.66m^2$ 的青少年中，主动脉瓣直径为 1.95cm 的 z 评分也为 0。换句话说，新生儿和青少年的相同 z 评分表明，这两个值都在相对于正常值的回归线相同位置，具有可比性。新生儿的主动脉瓣直径为 0.53cm，z评分为 −2.0，这表明该值比预期平均值低 2 个标准差。同一新生儿的主动脉瓣直径为 0.96cm，其 z 评分为 +2.0，这表明该值比平均值高 2 个标准差。因此，将测量值表示为 z 评分可以在患者之间进行比较，而不必考虑管身体大小的差异。

左心室容积的估计是确定左心室发育不全患者腔室大小是否适合和体积超负荷患者评估的重要因素。许多基于几何模型来计算左心室容积的章法已经被开发出来。这些已在其他地方详细审查过[1, 3]。双平面 Sim Pson 规则是一种估计左心室容量的常用方法，因为它简单。该方法需要从共享一个共同长轴的两个正交视图对左心室进行成像：例如，顶部四腔和两腔视图（图 106-10A）。左心室容积根据以下等式计算。

$$V = \frac{\pi}{4} \times \sum_{i=1}^{N} a_i \times b_i \times \frac{L}{N}$$

其中 a_i 是顶端两腔视图中的切片半径，b_i 是心尖四腔视图中的切片半径，L 是左心室长度，

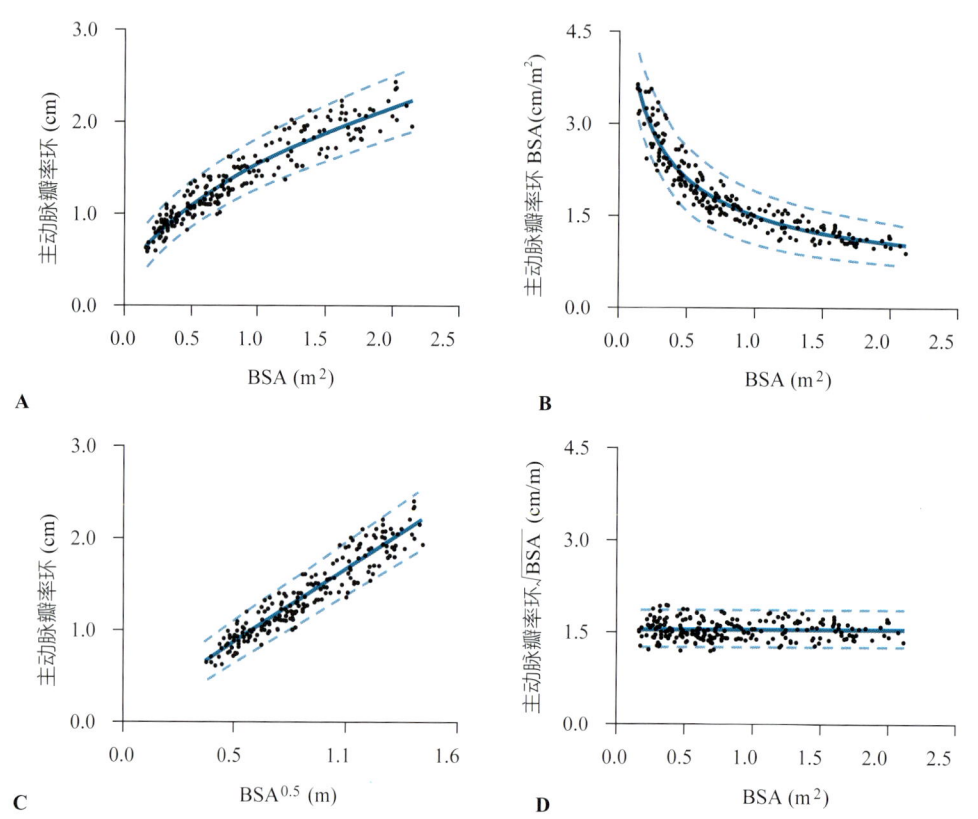

▲ 图 106-9 将线性测量值索引到体表面积平方根（BSA）的基本原理

A. 主动脉瓣环直径与 BSA 的关系曲线，显示非线性曲线；B. 主动脉瓣环直径与 BSA 指数的曲线图表明，随着 BSA 增加，指数直径呈指数下降；C. 主动脉瓣膜环直径相对于 BSA 的平方根绘制，显示出线性关系；D. 主动脉瓣直径的指数与 BSA 的平方根相对于 BSA 的指数显示，在不同体型的儿童和成人主动脉瓣直径，指数相同

N 是切片的数量，V 是体积。

另一种估计左心室容积的方法是双平面面积长度法，其中 V=5/6× 面积 × 长度（图 106-10B）。通过三维超声心动图评估左心室且右心室容积的经验表明，该技术比二维技术更准确和可重复[8, 64-68]。因此，有期望在几年内，三维超声心动图将取代用于测量左心室容积和右心室容积的二维方法。通过从心外膜体积中减去心内膜体积，可以从二维超声心动图测量左心室心肌体积。通过将得到的心肌体积乘以肌肉密度（1.055g/ml）来计算左心室质量。因为它不受声窗的影响并且与腔室几何形状无关，所以 MRI 提供了超声心动图的优秀替代方案用于测量腔室的体积和质量，被认为是其他技术可以比较的参考标准（下文磁共振成像部分）。

（二）心室功能

可以在几个水平上评估左心室功能。心脏可被视为设计用于维持重要器官灌注流动的泵[69]。这种方法侧重于心脏的外部工作，但它忽略了心脏的内部工作和功能状态。测量心输出量、全身

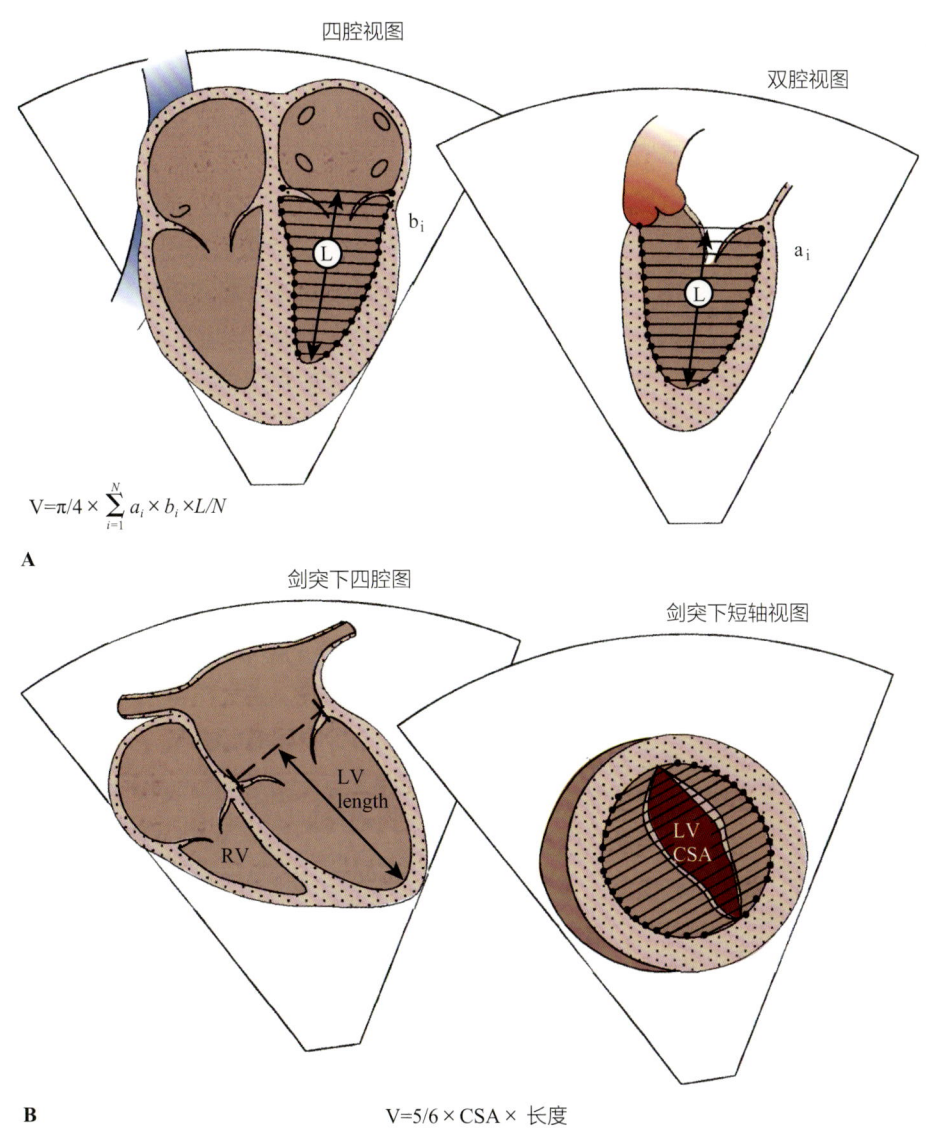

▲ 图 106-10　二维超声心动图评估左心室容积的方法

A. Biplane Simpson 计算左心室容积的规则（具体内容见正文）。B. 计算左心室容积的面积长度法。a_i. 顶端双腔视图中的切片半径；b_i. 顶端四腔视图中的切片半径；CSA. 横截面积；L. 左心室长度；N. 切片数量；V. 体积

和肺静脉血压可以评估心脏的泵功能。然而，尽管存在着已知有明显的心脏功能障碍，心输出量和血压仍可保持在正常范围内[69]。

心室功能的射血时相关指数，包括缩短分数、局部面积变化、射血分数、周向纤维缩短速度（VCF）、峰值 dP/dt 和收缩时间间隔，可依靠其测量整体泵功能[1, 4, 69]。这些指数的共同点是他们对负荷装载条件的依赖。这些指数无法区分改变负荷条件和心肌收缩力异常的影响。因此，前负荷预加载和后负荷加载的异常，可导致缩短率的缩短或射血分数降低，导致心肌收缩力下降的错误结果。相反，即使存在正常的缩短率或射血分数，也可能抑制左心室心肌收缩力。大多数指数的优点是它们相对简单且易于获取。负荷独立评估左心室收缩功能需要更多复杂的分析。感兴趣的读者可以参考本书的相关章节以及本主题的其他内容[69]。

先前描述的心室功能评估方法部分依赖于心室尺寸的测量。另一种方法是评估心脏运动和变形[70]。已经开发了几种方法来测量血流速度、应变、应变率、位移和扭转（扭曲）。一种方法使用多普勒测量心肌速度［多普勒组织成像（DTI）］并计算应变、应变率和组织变形的其他变量（图 106-11A）[71-73]。另一种方法 STE 分析超声信号特征中的膛逐帧变化，并使用该信息在整个心动周期中跟踪心脏（图 106-11B）[12, 74]。这些方法与心室几何结构无关，并提供有关收缩和舒张功能的信息[75-77]。这些技术在先心病患者中的可重复性和预后作用是正在进行的调查主题[17]。

（三）压力梯度的多普勒评估

相邻房室之间压力差的评估在临床儿科超声心动图中已广泛应用（图 106-4）[1, 4, 10]。最常见的用途是评估狭窄区域的压差和预测心室腔内压力。例如，右心室中的收缩压可以通过三尖瓣反流的峰值速度，与右心房和右心室之间的峰值压力差来预测。右心室收缩压也可以通过左心室压力（通过血压计测量全身血压）和室间隔缺损的压差来评估。原则上，可以通过多普勒估计通过流动连接的任何两个房室上的压力梯度，但要考虑到该技术的局限性并合理解释误差来源。

（四）压力梯度的计算

Bernoulli 方程将两个点之间的压力差（ΔP）与两个点（为 V_1 和 V_2）的速度、距离（s）分开，流体密度（对于血液，ρ =1060kg/L），以及依赖于速度的黏性摩擦，根据以下等式：

$$\Delta P = \underbrace{\frac{1}{2}\rho(V_2^2 - V_1^2)}_{\text{对流加速度}} + \underbrace{\rho \int_1^2 \frac{d\vec{V}}{dt} d\vec{s}}_{\text{流量加速度}} + \underbrace{R(\vec{V})}_{\text{黏性摩擦}}$$

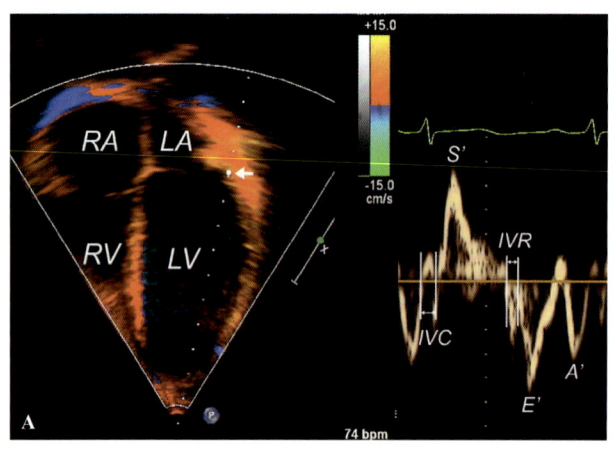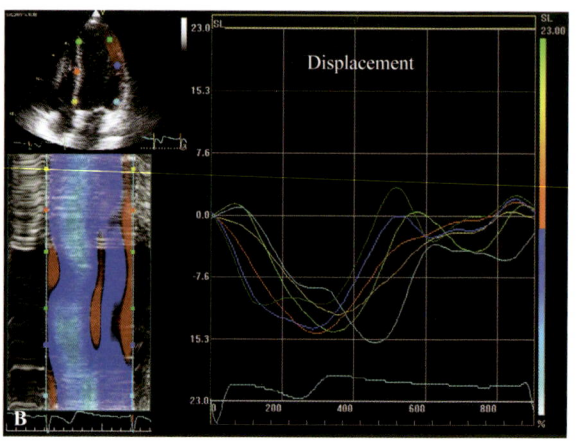

▲ 图 106-11　超声心动图评价心肌运动

A. 组织多普勒成像。左心室心肌速度在二尖瓣环水平（箭）采样。右图显示的速度 – 时间曲线显示了相对于心尖的心肌速度；B. 从心尖四腔视图评估左心室壁运动的斑点追踪评估.同时在多个点跟踪左心室游离壁和隔膜的位移；A′. 晚期（心房）舒张期速度；bpm. 每分钟节拍；E′. 舒张早期速度；IVC. 等容收缩期；IVR. 等容舒张期；LA. 左心房；LV. 左心室；RA. 右心房；RV. 右心室；S′. 收缩期速度

对于 Bernoulli 方程的大多数临床应用，公式中的对流加速度分量是最重要的。将血液 ρ 与转换因子组合为 mmHg、速度与 m/s 组合后，计算出的系数为 3.98。在大多数临床应用中，该因子四舍五入为 4.0。等式的第二项，即流动加速度，表示由流动加速度产生的压差。然而，因为速度和压力曲线之间存在滞后性，仅在快速加速阶段非常短的时期内十分重要。在此期间，压力梯度临床上被认为是不重要的。第三项代表克服黏性摩擦所需的力。当考虑通过离散孔口的压降时，黏性摩擦变得可以忽略不计。因此，对于大多数临床应用，公式基于以下假设进行简化：①与障碍物远端的速度（V_2）相比，假设障碍物近端的速度（V_1）可以忽略不计；②在大多数临床情况下，当压力梯度不相关时，峰值流加速度发生在收缩早期，可以忽略不计；③假设黏性摩擦是微不足道的。因此可以简化伯努利方程：$\Delta P=4（V_2）^2$。该公式已显示在体外流动模型[78]和各种临床环境中有效[79]。但是，管理使用假设简化的 Bernoulli 方程可能并不总是正确的。例如，在诸如 Blalock-Taussig 分流的长段狭窄中，忽略临床上方程的黏性摩擦项可能导致压降的明显低估。在其他地方已经审查了可能导致压力梯度估计误差的限制和陷阱[1, 11]。

（五）安全性和并发症

由于超声心动图在诊断和监测疑似心脏病患儿中的广泛应用，该技术的安全性至关重要。这在胎儿超声心动图中尤其相关，其中胎儿可能在妊娠早期暴露于超声能量。到目前为止，还没有关于超声诊断的不良反应报道。参与超声诊断的医生必须意识到超声是一种机械能，在某些条件下会对暴露造成生物损伤组织。这种损害可以由机械能转化为热能，或由气态微气化的产生引起。到目前为止，似乎仅在非临床实验室条件下观察到生物损伤。美国医学超声研究所表示："目前还没有关于诊断超声仪器的典型强度对患者或仪器操作员造成生物学影响已经报道暴露。虽然将来可能会发现这种生物学效应，但目前的数据表明，谨慎使用诊断超声对患者的益处大于可能存在的风险（如果有）[80]。"

四、磁共振成像

心血管 MRI 是一种复杂的非侵入性成像模式，克服了超声心动图和心导管检查的许多局限性。无论身体大小和声学障碍如何，都可以获得心脏、血管和其他胸部结构的高分辨率静态和动态图像。此外，心血管 MRI 提供了额外的独特信息，是其他成像技术无法提供的。由于过去 10 年中计算机科学、电子学和工程学技术的快速技术发展，心血管 MRI 已经从一种单一的在 1h 内检查中只产生几幅静态图像，发展成为一种能够实时成像的模态[81, 82]，简洁动态三维可视化的心血管解剖[83]、胎儿的成像[84]、准确量化血流量[85]和心肌功能的技术[86]。这些能力极大地扩展了心血管 MRI 在婴儿、儿童和成人 CHD 术前、术后评估中的作用。

（一）磁共振成像技术及其临床应用

在 MRI 中，磁场和射频能量用于刺激身体的选定区域中的氢核以发射射频波，然后射频波用于构建图像。与其他心血管成像模式一样，对基础成像物理学的全面了解可提高诊断数据的质量和解释能力。本节提供心血管 MRI 的实用介绍，可以在其他来源中找到更详细的讨论[87, 88]。

为了产生图像，首先让患者置于在扫描仪内，扫描仪施加静态高强度磁场。大多数临床扫描仪使用静磁场强度范围从 0.5~3T［1T=10 000（G）；地表磁场强度约为 0.5G］。较高的磁场强度主要用于研究扫描仪。一旦定位在扫描仪内，使用射频脉冲激发患者身体的一部分，并通过第二射频脉冲（自旋回波）和（或）梯度脉冲（梯度回波）形成回波。然后通过 Fourier 变换处理来自回波的信号，并且该数据用于填充从中生成图像的矩阵线。

（二）心脏和呼吸门控

与其他身体结构相比，心脏、血液和血管处于相对快速的运动中。尽管 MRI 的速度在不断提高，但标准技术速度太慢，无法在大多数应用中以足够的空间和时间分辨率实时对心脏进行成像。相反，在心动周期期间的特定点处的图像是从通过其获取的数据建立的多个心动周期获得的。因此，需要与心动周期同步以"返回"到周期中的相同点并有效地冻结心脏运动。成像可以与脉冲血氧测量迹线（所谓的外围门控）同步或"门控"，更理想的是同步高质量的心电图信号。因为图像是在多个心动周期上构建的，所以呼吸运动会降低图像质量。使呼吸伪影最小化的一种方法是让患者在图像收集期间屏住呼吸。尽管这种解决方案通常是有效的，但它不能用于年龄太小或患重病的无法配合患者。在这种情况下，可以通过将图像数据采集与呼吸和心动周期同步来实现呼吸运动补偿。呼吸运动可以通过放置在身体周围的波纹管装置或通过 MRI 导航仪来跟踪回声同时成像膈肌或心脏的位置。呼吸门控的主要限制是，它大大延长了扫描时间，因为图像数据仅在呼吸周期的一部分期间被接受。最小化呼吸运动伪影的最终策略是在相同位置获取多个图像并对其进行平均，从而最小化由呼吸引起的变化。正如所料，这种方法的缺点是再次增加了扫描时间。

该讨论强调需要更快速、高质量 MRI 技术，以消除心脏门控和呼吸运动补偿的需求。梯度线圈性能和并行采集方法的最新进展已经实现了这一目标，并已经在临床领域中广泛使用[89-93]。

心血管 MRI 检查由重复选择脉冲序列、规定成像位置获取图像数据，以解决特定的临床问题[94]。脉冲序列指定在图像采集期间施加和读取磁场梯度和射频脉冲。表 106-1 总结了临床实践中使用的一些常见心血管 MRI 序列特征。通常，脉冲序列有两大类：自旋回波和梯度回波（表 106-1）。自旋回波序列的特征在于施加射频脉冲，其将氢质子提前 90°，然后是第二个 180°脉冲，并且它们通常用于产生流动的血液呈现黑色的图像。梯度回波序列应用 < 90° 的射频脉冲（通常为 15°～60°），比自旋回波序列更快，并且通常用于生成流动的血液呈现白色的图像。添加改变组织对比度的预备脉冲通常可以修改特定的脉冲序列。此外，有许多用户可选择的成像参数会影响组织对比度、图像质量，以及时间和空间

表 106-1 MRI 技术总结

技　术	ECG 触发	血流表现	动态（电影*）vs 静态[†]	临床应用
自旋回波				
标准自旋回波	是	暗	静态	解剖学、组织表征
快速自旋回波，具有双重反转恢复	是	暗	静态	解剖学、组织表征、相对于标准自旋回波、图像采集速度更快
梯度回波				
分段 k 空间快速梯度回波或稳态自由进动	是	亮	动态	解剖学、心室功能、血流成像
相差	是	亮	动态	流量定量和表征
标记	是	亮	动态	心肌力学和血流分析
钆增强三维 MRA	否	亮	静态	三维解剖数据集
MR 荧光检查	否	亮	动态	解剖学、功能、介入引导
延迟增强	是	两者之间	静态	心肌活力

*.电影模式：在整个心动周期中，每个解剖位置均获得了多个图像。然后将堆叠的图像以电影循环格式显示在计算机屏幕上。
†.静态：在每个解剖位置均获得单个图像。ECG. 心电图；MR. 磁共振；MRA. 磁共振血管造影

分辨率。可供选择的众多成像技术和参数允许操作者调整图像对比度，以获得最佳解剖学定义和异常组织的检测。它们还提供复杂的评估功能。下一节回顾了更常见的心血管 MRI 技术，重点关注其临床实用性。

（三）解剖成像和组织特征

自旋回波脉冲序列通常用于产生图像，其中流动的血液具有低信号强度并且看起来是暗的（"黑血"成像）。其他组织表现为不同的灰色阴影。虽然心脏门控自旋回波序列每个位置仅产生一个图像，仅提供静态解剖信息，但它们的优点包括高空间分辨率、优异的血-心肌对比度，以及来自金属生物医学植入物（如胸骨线、支架、假体瓣膜）较少的伪影。自旋回波序列也易于修改，以改变组织对比度和表征异常结构。他们的临床用途包括评估致心律失常性右心室心肌病[95]、心脏肿瘤[96-98]、缩窄性心包疾病[99]、血管壁异常[100]、气管和主干支气管[101]和胸部肿块（图 106-12）[102]。快速（涡轮）自旋回波序列允许一个位置足够快地成像，以使患者屏住呼吸（10～15s）。通常应用双反转预备脉冲来抑制血液信号[103]和一个可以应用额外的反转脉冲来抑制脂肪信号。

（四）电影模式磁共振成像

心脏门控梯度回波序列可用于在每个解剖位置的心动周期上产生多个图像。然后可以以动态模式循环格式显示这些图像，以展示心脏和脉管系统在心动周期中的运动。在这样的电影模式 MR 图像上，流动的血液产生明亮的信号，心肌和血管壁相对较暗（"亮血"成像）（图 106-13）。最常用的动态模式 MR 技术是稳态自由进动电影模式 MR 序列[104, 105]。这种技术依赖于 T_2-T_1 弛豫的比率，导致血池（$T_2/T_1=360/1200=0.3$）与心肌（$T_2/T_1=57/880=0.085$）之间的高对比度，提供心血管结构的明确定义。图像采集很短（4～10s，取决于心率），并且通过并行处理进一步缩短，允许实时磁共振荧光透视[84, 104-106]。

电影模式 MRI 用于描绘心血管解剖和评估心室功能。它有助于评估全身和肺静脉[109]、心

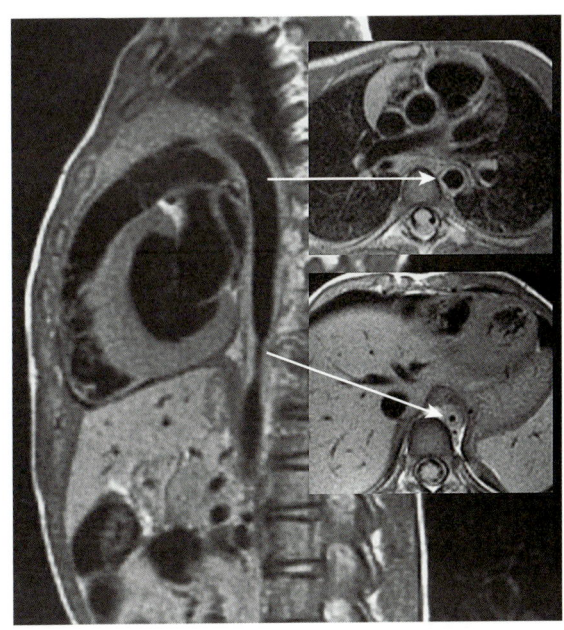

▲ 图 106-12　心电图触发、屏气、质子密度加权、快速自旋回波与双反转恢复图像显示，5 岁患有大动脉炎的膈肌水平降主动脉严重缩窄。

注意明显增厚的主动脉壁在轴平面图像上有严重的管腔狭窄（白箭）

房和心室隔[110-112]、心内阻滞和通路（如 Fontan、Mustard、Senning 和 Rastelli 手术后）[113]、心室流出道、心室-动脉导管[114]、肺动脉和主动脉。它还可用于识别狭窄和反流射流，这些射流似乎是暗信号空洞（图 106-13）。心肌标记是对电影模式 MRI 的修改，允许对区域心肌功能进行复杂分析（上文心室功能）[86, 115]。

（五）心室功能的磁共振成像评估

用于评估心室功能的主要 MRI 序列是梯度回波电影模式 MRI。在 20 世纪 90 年代，广泛用于心电图触发的分段 k 空间快速（也称为涡轮）梯度回忆序列，其测量左右心室容积、质量和射血分数的准确性和重复性已得到广泛验证[116-118]。自 21 世纪初以来，稳态自由进动电影 MR 已取代其他梯度回波技术。已经显示该序列在血池和心肌之间提供更清晰的对比，并且可以在心脏收缩期间减少运动引起的模糊[89, 119, 120]。

心室功能的定量评估是通过获得一系列连续的电影模式 MRI 厚片来实现的，这些厚片在短轴视图中覆盖了心室（图 106-14）[82, 86, 121, 122]。

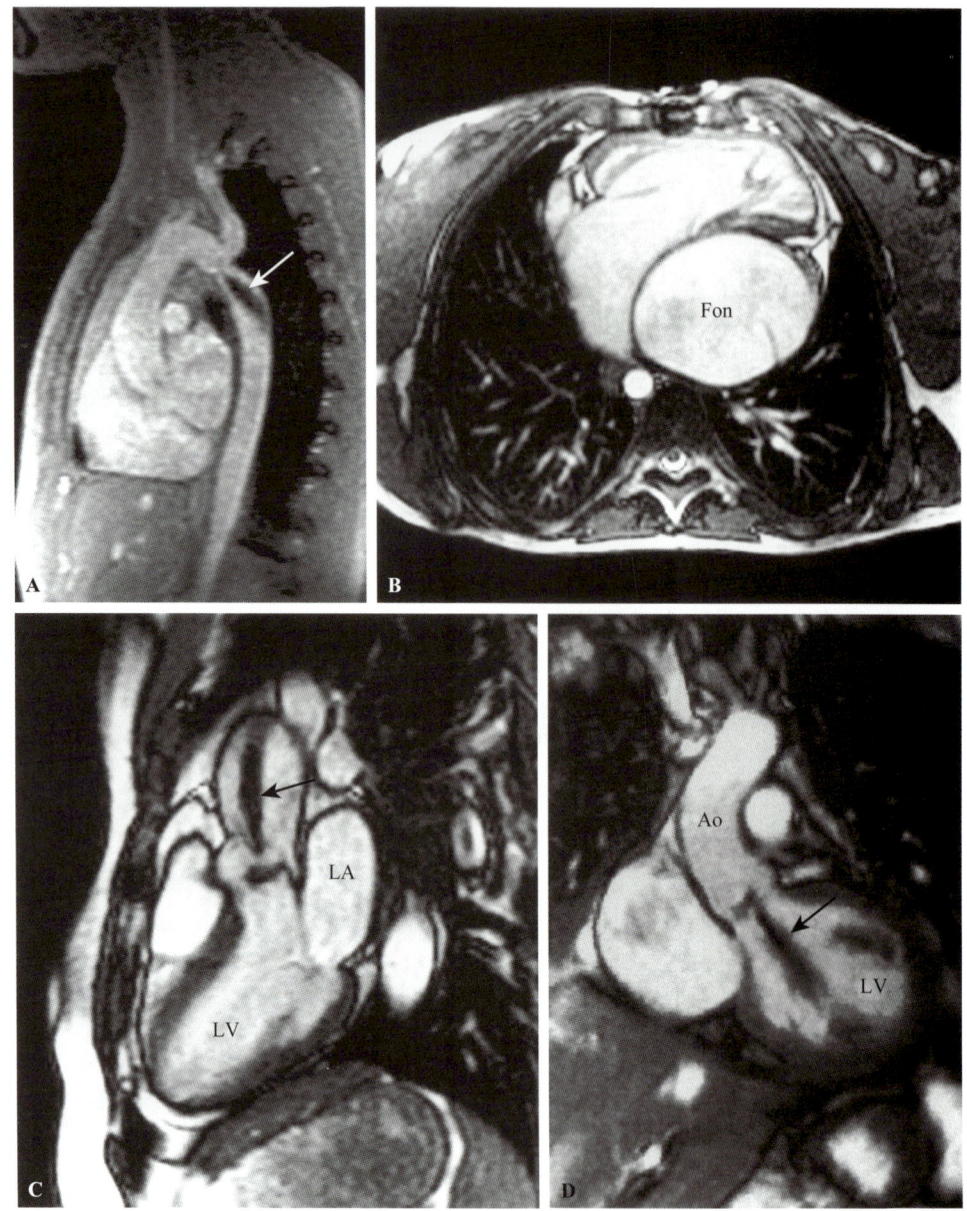

▲ 图 106-13 梯度回波电影模式磁共振成像的临床应用

A. 在主动脉严重缩窄的患者中，心电图触发的屏蔽分段 k 空间快速损坏的梯度回波多相序列。相对较长的回波时间可以清楚地描绘收缩期的退相射流（箭），表明高速湍流；B. Fontan 手术后患有内脏异位综合征和单心室的患者轴平面心电图触发的稳态自由进动多相序列。注意左侧 Fontan 通路（Fon）以及心内解剖学的清晰描述；C. 主动脉瓣狭窄患者的收缩湍流射流（箭）；D. 主动脉瓣反流患者的舒张性湍流射流（箭）。Ao. 主动脉；LA. 左心房；LV. 左心室

通过描绘血液 - 心内膜边界，这些厚片的体积被计算为其横截面积和厚度（由操作者规定）的乘积。然后通过所有厚片的体积的总和确定心室容积。这个过程可以对心动周期中的每一帧重复，以获得连续的时间 - 体积循环，或者可以仅在舒张期和收缩期框架上执行该过程，以计算舒张期和收缩期体积。从这些数据来看，可以计算左、右心室射血分数和每搏输出量。因为已知患者在图像采集时的心率，所以可以计算左心室和右心室输出量。通过追踪心外膜边界，减去心内膜体积，并将得到的肌肉体积，再乘以心肌的比重（1.05g/mm³）来计算心室质量。大多数 MRI 扫描仪制造商和一些第三方公司都提供自动执行这些计算的软件包。开发自动边

第三部分 先天性心脏病手术
第106章 影像诊断：超声心动图和磁共振成像

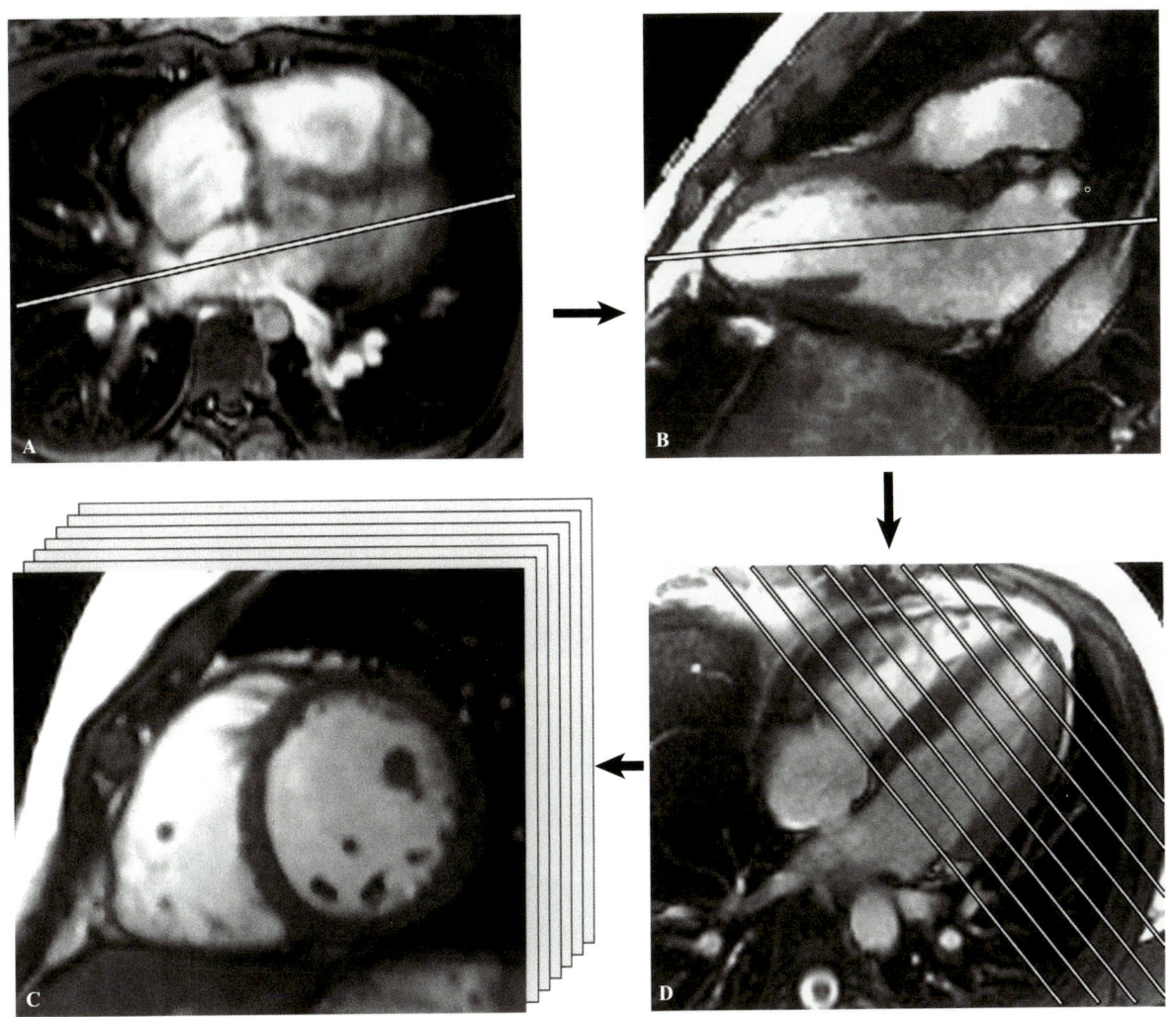

▲ 图106-14 用于评估心室大小和功能的电影模式磁共振成像技术
A. 利用轴平面中的定位图像，将成像平面平行于左心室隔膜表面放置；B. 双室平面；C. 四腔平面；D. 短轴平面。为了获得完整的心室覆盖，将12个连续的成像板从房室瓣的平面穿过心尖

界检测算法有助于这些技术的应用，但需要进一步改进，以提高其准确性[123]。由于数据的空间和时间精准配准，腔室尺寸的MRI测量已成为与其他方法进行比较的公认参考标准[124, 125]。例如，Bellenger及其同事测量了64例扩张型心肌病患者的左心室容量[126]。他们报道观察者内部变异性为2.4%±2.5%，观察者间变异性为5.1%±3.7%，间隙变异性（重复MRI检查）为2.9%±1.2%。在右心室正常和扩张的患者中，Mooij及其同事报道观察者内部相关系数，右心室舒张末容量为0.977，左心室舒张末容量为0.989，右心室搏出量为0.947，左心室搏出量为0.973，右心室射血分数和左心室射血分数分别为

0.789和0.81[127]。

稳态自由进动电影MRI也用于评估区域壁运动异常和节段壁增厚[128]。据报道，多巴酚丁胺负荷MRI对患有冠状动脉疾病的成人来讲，是一种有用的测试[129-131]，并且儿科患者的初步经验令人鼓舞[132]。最近，有报道称，使用MRI兼容的仰卧循环测力计可以评估运动时心室功能和瓣膜反流的反应[133, 134]。

MRI评估心室功能和心肌力学的另一种方法是观察和测量心肌运动。这可以通过心肌标记[135]，速度编码的电影模式MRI，或特征追踪心脏MRI来完成[136]。在心肌标记中，使用预备射频梯度回波脉冲序列，例如磁化空间调制

(SPAMM)，图像体积选定部分中的质子自旋被翻转，使得它们不能产生信号。这导致条纹信号在图像上无效（暗条纹）（图106-15）。一个或多个网格放置在R波的开始处，然后是梯度回波电影MRI序列。随着心肌在心动周期中移动，标签跟随它，并且可以跟踪它们的旋转、平移和变形，从而计算心肌应变和应变率[137-140]。最近描述的用于分析心肌标记数据的技术，谐波相位成像，缩短了分析时间，因为它不需要手动跟踪标签[141]。尽管对心肌标记进行了广泛的研究，但该技术尚未在常规临床实践中得到普遍接受。最近，在CHD患者中报道了使用特征追踪MRI，其具有良好的早期结果（图106-16）[142,143]。心肌标记特征追踪的一个优点是它可以在常规采集的电影SSFP图像上执行，而不是标记分析所需的特殊图像采集。

（六）血流分析

ECG门控速度编码电影MRI（VEC MRI）序列是一种梯度回波序列，可用于测量血流速度和量化血流速率[85,144]。VEC MRI技术基于氢原子核信号的原理（如在血液中的氢原子核通过特殊设计的磁场梯度，积累了与其速度成比例的可预测相移。在心动周期中构建多相图像，其中体素强度或亮度与该体素内的血液速度成比例。通过将成像板放置在血管或通过心脏内所讨论的区域来进行流量量化（图106-17A）。然后，操作者确定是否仅垂直于成像平面（z轴）或在其他方向（x轴、y轴）上执行流速编码。然后使用专用软件离线分析数据。在值得关注的区域（ROI）由操作者围绕相关血管腔限定，并且计算每个体素的瞬时平均速度（图106-17B和C）。流速计算为ROI内的平均速度与其横截面积的乘积。在心动周期内，瞬时流速的积分产生每搏输出量（图106-17D）。已经通过体外和体内研究证明，该技术是准确和可重复的[144,145]。电影相位对比已被广泛应用于测量全身和肺部血流量及其比率，以及单个肺动脉、二尖瓣和三尖瓣，包括房间隔缺损、全身和肺静脉，以及其他个别血管。该技术还允许精确量化任何心脏瓣膜的反流量和反流分数[146]。这项技术在先心病中的一个重要应用实例是量化法洛四联症修复术后患者的肺动脉反流[147]。当在3个空间方向上执行流编码时，多维流动成

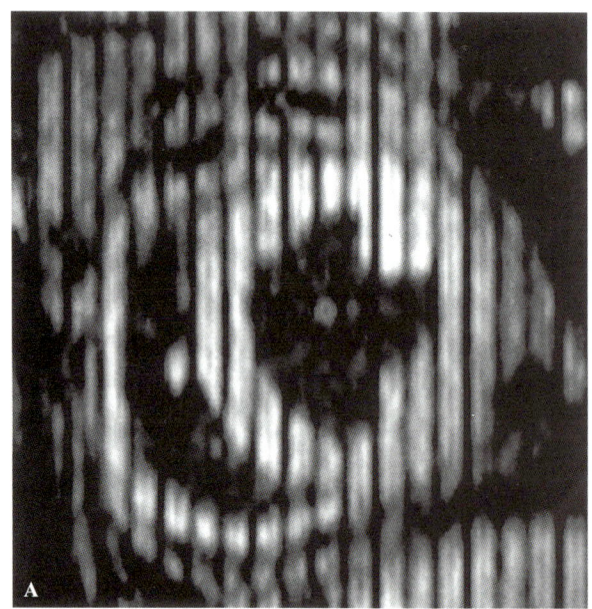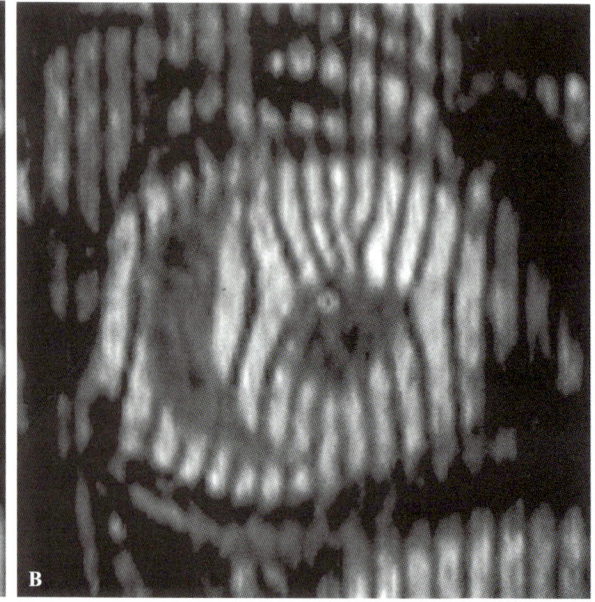

▲ 图 106-15　心肌标记

A. 舒张期框架显示收缩期开始前的未失真标签；B. 收缩期框架显示由心脏运动引起的心肌标签的扭曲。注意胸壁和肝脏上没有失真的标签

第三部分　先天性心脏病手术
第106章　影像诊断：超声心动图和磁共振成像

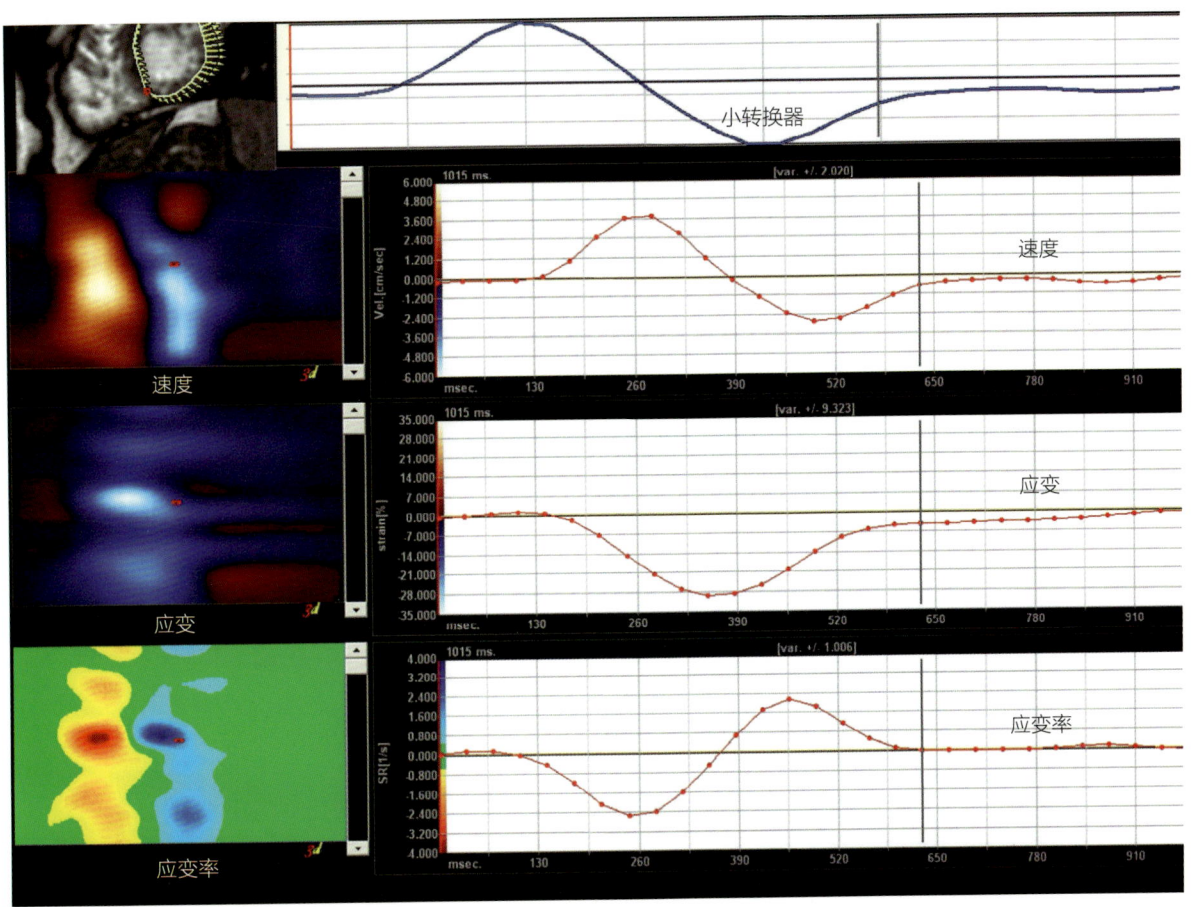

▲ 图106-16　用散斑跟踪分析评估心肌变形的磁共振成像
显示左心室周围心肌速度、应变和应变率

像和分析可以通过将流速和方向分解为流动矢量来实现，这些流动矢量可以用电影循环格式查看（图106-18）。该技术允许在五个维度（x、y、z空间维度，速度和时间）中对血流进行独特的成像[148]。它还允许定量分析流动力学，包括计算流动血液在血管壁上施加的剪切应力的能力[149]。

（七）对比增强磁共振血管造影

另一种改善血管和非血管结构之间对比的方法是给予外源性静脉注射对比剂，通常是钆螯合物，它可以显著缩短血液的 T_1 弛豫，从而在 T_1 加权时产生明亮的信号序列。这种血管造影方法比其他 MR 技术更不容易出现与流动相关的伪影，并具有采集时间短的特点。对比增强磁共振血管造影（MRA）通常在没有心脏门控的情况下进行，使用持续 15~30s 的三维快速梯度回波采集，同时患者屏住呼吸[150]。对比剂给药和图像采集之间的时间延迟决定了所示的血管区域，并且可以进行多次采集。执行整个过程只需要几分钟，并产生描绘全部或部分胸部的高对比度和高分辨率三维数据集。可以使用各种图像显示技术在专用工作站上导航三维数据集，包括快速构建直观的三维模型（图 106-19）。与电影模式 MRI 不同，传统的对比增强 MRA 不是时间分辨的。然而，随着成像速度的不断提高，现在可以实现时间分辨 MRA[151]。MRA 非常适合阐明主动脉及其分支、肺动脉、肺静脉和全身静脉的解剖结构[152, 153]。虽然这项技术主要用于心外解剖成像，但我们发现它可用于评估心房内系统和肺部补片（如在 Mustard、Senning 手术，以及在 Fontan 程序之后），以及用于流出道的成像（如修复的法洛四联症和动脉转位手术）。此外，MRA 清楚地

SABISTON & SPENCER 心胸外科学（原书第 9 版）
SABISTON and SPENCER Surgery of the Chest (9th Edition)

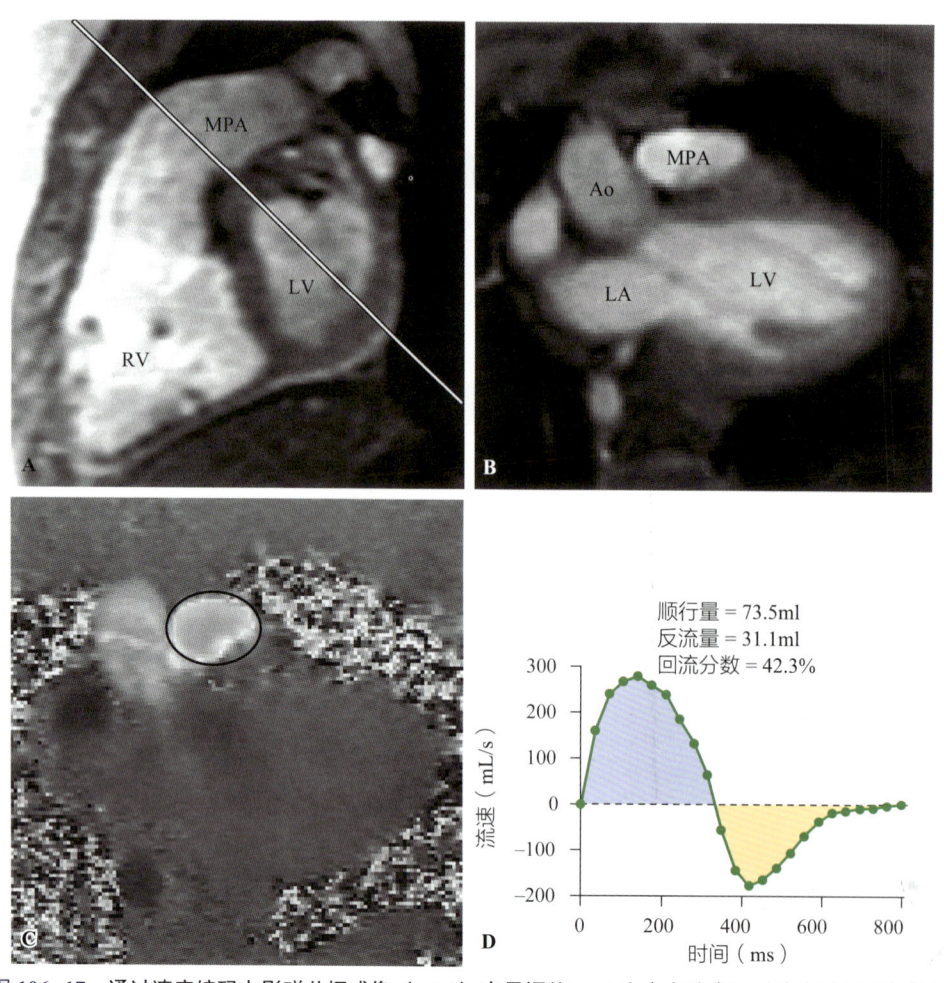

▲ 图 106-17 通过速度编码电影磁共振成像（MRI）定量评估，26 岁患有法洛四联症患者的肺部反流成像
A. 主肺动脉（MPA）上放置一个成像平面（多相梯度回波电影 MR）；B. 幅度图像显示近端 MPA 中的明亮信号；C. 相应的相位图像包含速度和方向数据。使用计算机工作站，在 MPA 周围放置一个值得关注的区域（椭圆形）；D. 收缩期流动时间积分（基线上方曲线的面积）产生顺行血流量，舒张期血流时间积分（低于基线）对应于反流流量。回流分数计算为逆行（反流量）与顺行量的比率。Ao. 主动脉；LA. 左心房；LV. 左心室；RV. 右心室

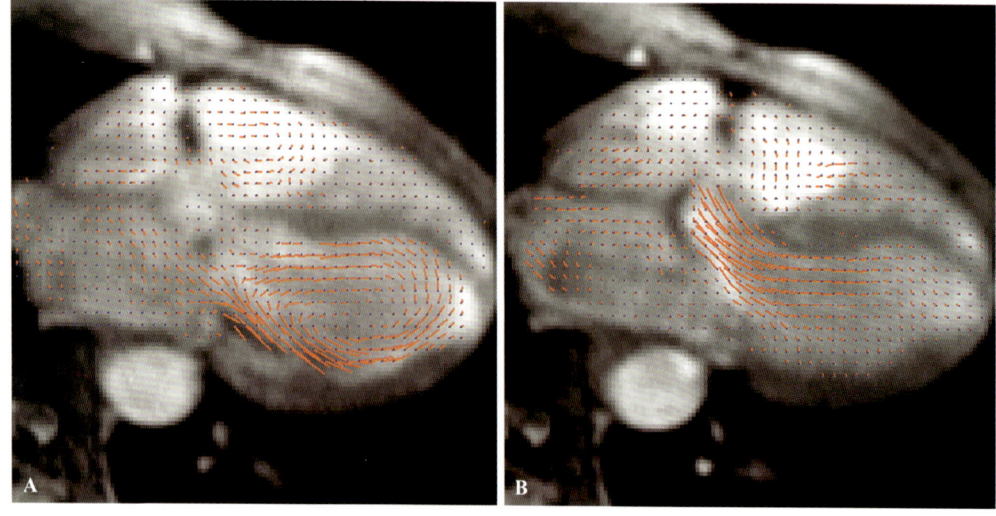

▲ 图 106-18 三维血流动矢量图，显示心内舒张（A）和收缩（B）流动模式的
矢量的方向对应于血流的瞬时平面内方向，矢量的长度与瞬时速度成比例

1694

第三部分 先天性心脏病手术
第 106 章 影像诊断：超声心动图和磁共振成像

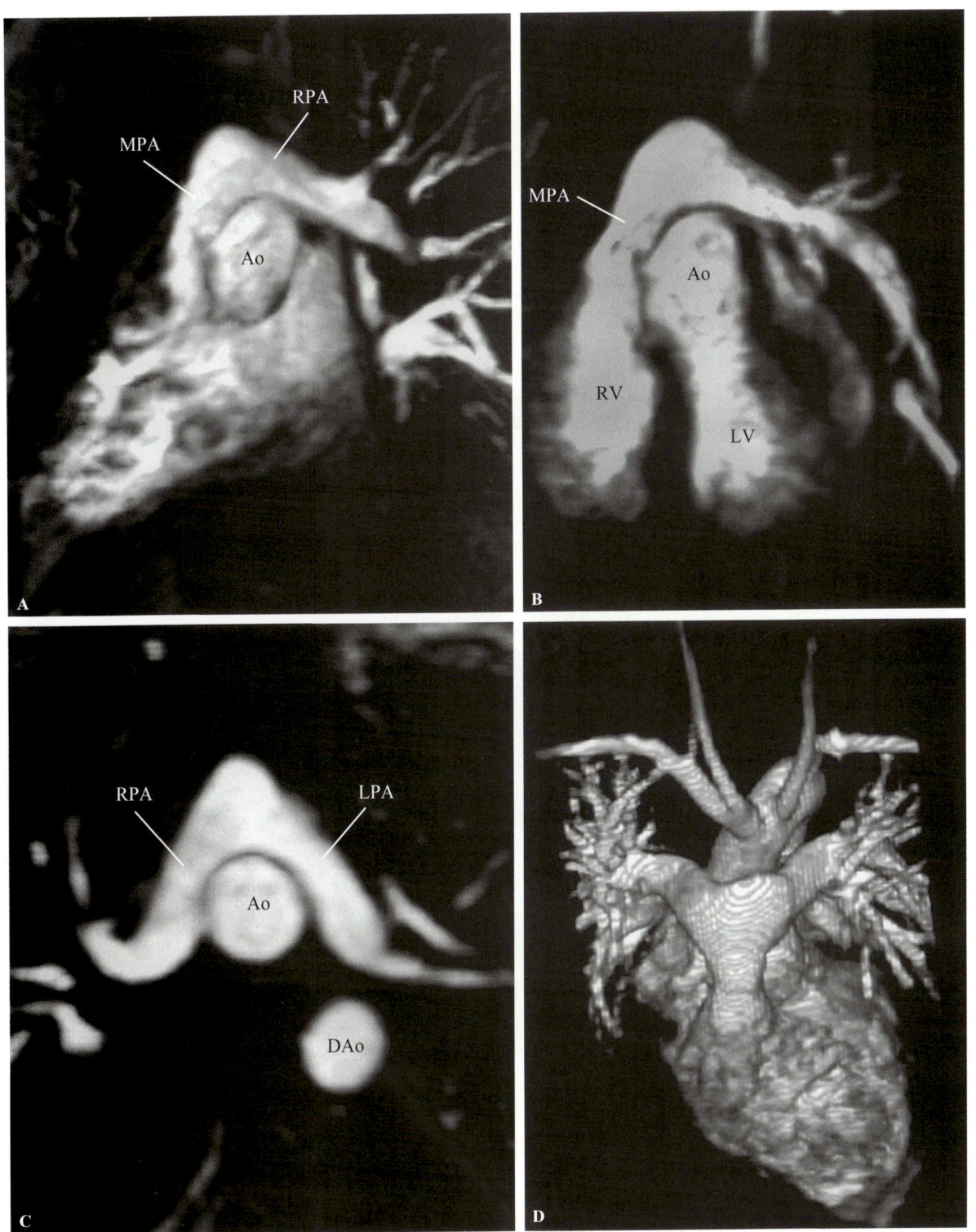

▲ 图 106-19 大动脉 D 襻转位术后患者的钆肺动脉增强三维磁共振血管造影
A. 倾斜矢状位中的子体积最大强度投影（MIP）图像投影显示主肺动脉（MPA）和右肺动脉（RPA）; B. 成像平面左上角显示左肺动脉; C. 轴向平面 MIP 图像显示左（LPA）和右肺动脉（RPA）缠绕升主动脉（Ao）（连环机动）; D. 三维体积重建，提供增强了对大血管之间关系的认知。DAO. 降主动脉; LV. 左心室; RV. 右心室

1695

描绘了血管结构、气管支气管树、胸壁、脊柱，和其他可能有用的标志物之间的空间关系，用于计划介入导管插入术或外科手术。

（八）心肌缺血和存活能力

尽管传统上心肌缺血的诊断尚未成为冠心病成像的重点，但它显然与患有先天性和后天性冠状动脉异常的患者有关（例如，左冠状动脉起源异常、室间隔完好无损肺动脉闭锁和川崎病）。此外，心肌缺血是冠心病患者术后和成人的重要诊断挑战。目前，用于成像冠状动脉的几种 MRI 技术，具有足够的分辨率来检测狭窄病变[154]。然而，最佳方法和临床实用性可能会在未来几年内继续发展。MRI 技术也可用于评估局部左心室心肌灌注[155, 156]。通常，在快速静脉钆对比剂注射后，在 20～25s 的屏气期间，进行具有回波平面脉冲序列的超快速多层成像，以通过心肌对第一次造影进行成像（图 106-20）。在施用冠状血管扩张药（例如，腺苷或双嘧达莫）后，可以重复该过程。尽管与不使用电离辐射的核心脏病学技术相比，MR 灌注成像提供了优越的空间分辨率，但是由于时间密集分析和不充分临床验证，其广泛的应用受到限制。或者，电影模式 MRI 可用于检测局灶性室壁运动异常与药理学应激诱导的缺血。一些研究表明，对于多巴酚丁胺负荷研究，MRI 与经胸超声心动图相比有优势，主要是因为其卓越的图像质量[157-159]。最后，各种 MRI 技术都有助于评估心肌存活率。特别是，在施用钆对比剂后 10～15min 观察到的高增强的心肌区域（称为延迟心肌增强）表明不可逆的心肌损伤（图 106-21）[160-162]。评估该技术有用性的人体研究，已经证明其能够检测成人中各种类型获得性心脏病中瘢痕组织和其他心肌异常[159, 163-167]。虽然冠心病患者的经验有限，但有几项研究、证明了这

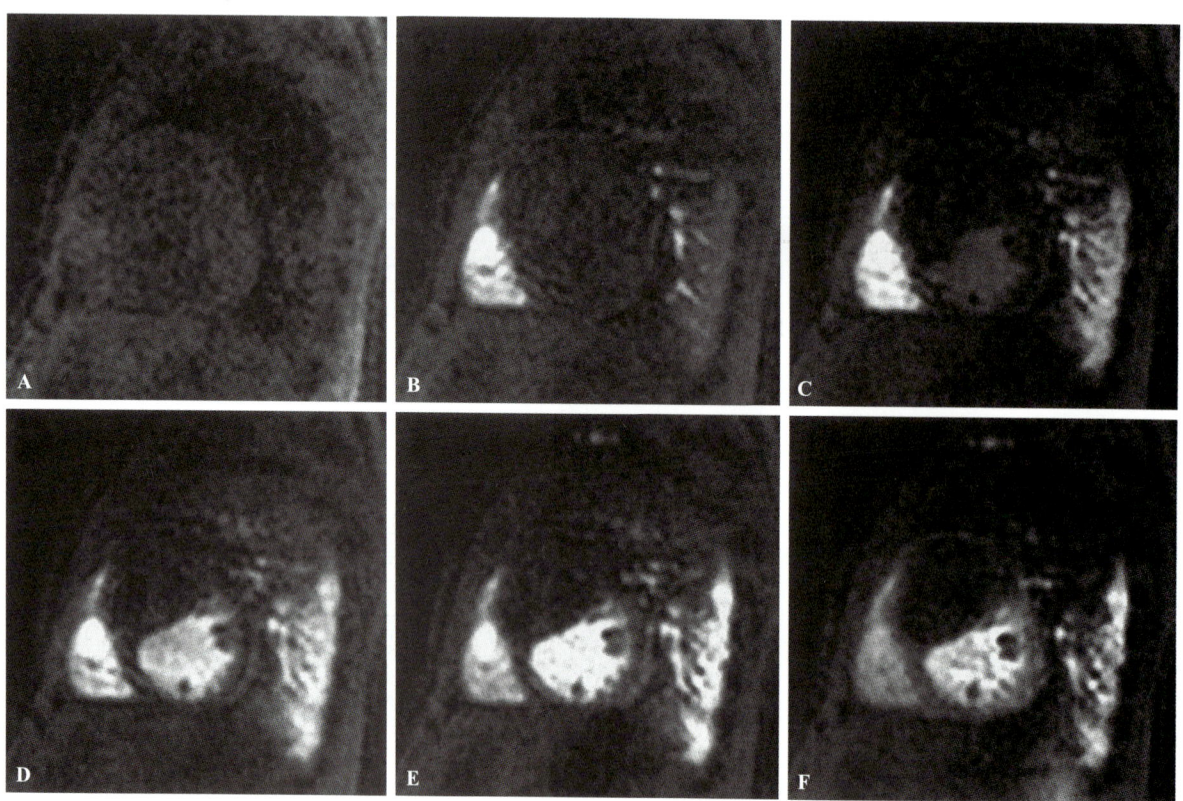

▲ 图 106-20 左心室纤维瘤患者的首次心肌灌注扫描

A. 在扫描开始时，心脏没有对比；B. 到达右心室的对比度；C. 肺静脉对比度到达和左心室腔的早期增强；D. 左心室腔中对比度到达（注意未增强的左心室心肌）；E. 到达左心室心肌的对比度（注意隔膜前外侧的低灌注肿瘤）；F. 晚期心肌增强伴低灌注肿瘤

第三部分 先天性心脏病手术
第 106 章 影像诊断：超声心动图和磁共振成像

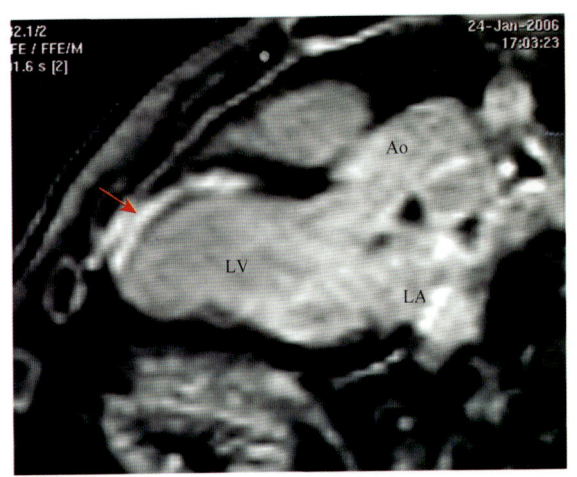

▲ 图 106-21 评估川崎病、巨大冠状动脉瘤和延伸至心尖的大型前壁心肌梗死患者的心肌活力

非存活心肌在心电图触发的后钆、延迟增强、逆位恢复 T_1 加权梯度回波序列上产生明亮信号（箭）。注意来自存活左心室心肌的暗信号。Ao. 主动脉；LA. 左心房；LV. 左心室

种技术能够检测法洛四联症、系统性右心室，心内膜弹力纤维增生症和其他疾病检测瘢痕组织的能力 [156, 168-171]。

（九）心血管磁共振成像的适应证

先天性和后天性小儿心脏病患者的心脏 MRI 适应证正在迅速扩大。一般来讲，心脏 MRI 检查的临床原因可能为以下三类中的一种或多种。

(1) 当经胸超声心动图无法提供所需的诊断信息时。

(2) 作为诊断的替代方案心导管术及其相关的不适、电离辐射暴露、对比剂负荷、发病率和死亡率的风险，以及高成本。

(3) MRI 的独特能力，如组织成像、心肌标记和血管特异性血流量化。

（十）一般考虑因素

鉴于可获得的各种成像序列，以及 CHD 患者的临床、解剖学和功能问题的复杂性质，详细的预检计划至关重要 [94]。仔细审查患者病史的重要性，包括所有心血管外科手术、介入导管插入术、先前诊断测试结果和当前临床状态的详细信息，再怎么强调都不过分。与超声心动图和心导管检查的情况一样，CHD 的心血管 MRI 检查是一种交互式诊断程序，需要由监督医师在线检查和解释数据。解剖学和血流动力学的不可预测性通常需要调整检查方案，成像平面的修改，添加、删除或更改序列，与成像参数的调整。在这些患者中，依赖标准化方案和事后阅读，可能会导致不完整，甚至错误的解释。不能配合心脏 MRI 检查的年轻患者经常需要镇静。大多数 5 岁或 6 岁以下的患者需要镇静，一些 6—10 岁的患者能够合作，大多数 10 岁以上的儿童可以进行心脏 MRI 研究，而不需要镇静，前提是他们的智力发育与年龄匹配，且并不是幽闭恐惧症。口服咪达唑仑或其他药物的抗焦虑治疗对于轻度或中度幽闭恐惧症，或其他形式的焦虑症患者有帮助 [172]。筛查镇静需求是计划过程的一部分，建议行心脏 MRI 检查，并咨询心脏病专家与家长沟通。清醒镇静和全身麻醉均已成功用于心脏 MRI。根据我们的经验，全身麻醉的优势，包括更好的安全性（确保呼吸道安全，并由儿科麻醉师密切监测），能够暂停呼吸，从而提高图像质量并缩短检查时间，并控制镇静持续时间 [173, 174]。这种方法的缺点，包括更高的成本、熟练麻醉人员的可用性。其他中心已成功使用了不同的镇静方法 [175-177]。

（十一）安全性和并发症

标准临床成像扫描仪对生物材料没有已明确的危害。这种磁体使用三种不同的磁场：相对较大的静磁场、较小但快速变化的磁场梯度磁场，以及射频脉冲。美国 FDA 制定的指南将这些领域的强度保持在远低于可能导致显著生物学效应的水平。评估静磁场影响的动物研究尚未证实，对高达 2T 的视野有显著的生物学效应 [178]。数百万名患者接受了 MRI 研究，没有任何明显的直接或长期后遗症。妊娠是目前 MRI 研究的相对禁忌证，尽管临床成像仪中使用的磁场水平对胚胎没有已知的影响。许多妇女在怀孕三个月期间都接受过 MRI 检查，但没有对母亲、胎儿或婴儿产生不良影响。当孕产妇和胎儿健康方面的考虑需要进行诊断性研究，MRI 比使用 X 射线的方法更可取，如计算机断层扫描（CT）或血管造影。

植入的金属物体是特别令人关注的，因为如

1697

果磁场足够强并且它们包含足够的铁磁材料，它们可能会发生不接受控制的扭转运动。幸运的是，通常在胸部和腹部植入手术夹和胸骨切开术导线只有微弱的铁磁性。此外，这些装置很快被周围的纤维组织固定，因此可以在有这些植入物的患者中安全地进行 MRI[179]。然而，导线和夹子可能导致图像伪影。同样，患者植入物一旦被认为是不动的，就可以通过 MRI 对植入血管内线圈，支架和闭塞装置进行成像。许多中心选择在植入后的任意时间内（通常持续数周）避免将这些患者暴露于 MRI 环境下，但是这种做法并没有得到结论性公布数据支持。在心脏手术或植入生物医学装置后不久进行 MRI 检查的决定必须权衡个体患者的风险 – 收益比[179, 180]。许多装置被认为是 MRI 的相对或绝对禁忌证[179, 180]。存在颅内、眼内或耳蜗内金属物体被认为是 MRI 的禁忌证。心脏起搏器的存在也被认为是 MRI 强烈的相对禁忌证[181]，尽管一些报道表明，扫描有现代心脏起搏器的患者是可能的[182-185]。由于 MRI 扫描仪会吸引铁磁性物体，因此在接近含有铁或其他铁磁性物质的物体磁铁时应特别小心。只应专门设计 MRI 兼容的生理监测设备才能与 MRI 研究结合使用。据报道由于使用 MRI 不兼容的脉搏血氧仪和心电图监测装置，已经有几例患者烧伤的案例。

五、总结

正确使用各种方法可以实现 CHD 的准确诊断。超声心动图已成为儿科心脏病学的主要诊断工具，并发挥了主导作用，因为它具有非侵入性，能够在各种临床环境中以合理的成本实时提供全面准确的诊断信息。心血管 MRI 正迅速成为儿科心脏病学的重要诊断工具，因为它能够提供超声心动图或导管插入术无法获得的解剖学和功能信息。

第 107 章
心脏导管与胎儿介入治疗
Cardiac Catheterization and Fetal Intervention

Audrey C. Marshall 著

李 庚 译

一、介绍和概述

先天性心脏病学领域的导管可提高对疾病的认识并扩大治疗选择。以前仅通过导管介入术获得的诊断信息，现在通过使用多种高度复杂的，无创的诊断成像模式获得。然而，侵入性血流动力学测量和血管造影评估仍然是综合评估复杂心脏病的主要依据。此外，心脏导管介入术在先天性心脏病管理中的干预作用继续发展，并且与手术改善相结合，提供了扩大治疗干预的机会。因此，导管介入术实验室越来越像一个手术室，并在许多"混合"套房中，它结合了更传统的心脏手术室的功能。

经导管技术的不断进步确保了经导管治疗和开放疗法之间的历史边界区域将继续转变并可能扩大。因此，处理先天性心脏病的心脏外科医生和心脏病专家团队，将受益于当代对其合作伙伴工作能力和局限性的认识。以下是通过心脏导管插入术获得的基本血流动力学和血管造影信息的简要概述，以及当前实践过程的粗略草图。本章的其余部分提供了对经导管治疗的现状调查，从瓣膜成形术到瓣膜置换术，包括血管成形术和使用可植入装置闭合缺损。它还概述了迄今为止胎儿心脏介入的经验。

二、诊断性导管的作用

从早期先天性心脏病的有创性生理学评估以来，导管的主要作用是安全地获得必要的数据，以形成对患者完整、准确的解剖和血流动力学理解。作为生理学研究者这一角色，虽然心脏病学家占主导地位，即使在目前的干预时代，彻底的诊断性导管插入也几乎是所有研究中有价值的部分。另一个同样重要的作用是协助规划管理并按照指示进行必要的经导管干预，它是先天性疾病患者综合护理的一部分。对解剖学上最复杂的患者，理想的护理可能需要一系列精心设计的开放手术和基于导管的手术，以实现良好、长期、功能性的结果。介入心脏病专家的第三个，也是最近的一个作用是通过微创途径为一些高度选择的心脏缺陷提供选择性治疗，作为手术的替代方案。

几十年来，传统的双平面血管造影成像是先天性心脏病解剖学评估的重要组成部分。获得和解释这些图像的专业知识确保了血管造影在大多数主要解剖缺陷患者术前调查中的作用。幸运的是，这种模式提供的大量信息已被 Freedom 及同事详尽地编目[1]。术前解剖信息现在通过无创性成像模式（主要是超声心动图）进行常规和全面采集，并且越来越多的磁共振成像（MRI）或计算机断层扫描（CT）来获得，如第 106 章所述[2]。使用经食管或三维超声心动图精确显示瓣膜解剖结构；使用 MRI 量化心室容积和功能。通过 CT 或 MRI 重建可以很好地呈现血管异常，例如主动脉弓异常，或内脏异位综合征中的复杂静脉模式。毫无疑问，这些在采集、图像分辨率和后处理能力方面，将继续得到改进，可能在极少数情况下避免需要诊断性血管造影。利用目前可用的技术，血管造影仍然是金标准，血管床包括肺门以外的肺血管和冠状动脉床，尤其是年轻和体积较小的非典型变体患者（图107-1）[3]。

随着导管介入的变化和越来越多介入的作用，将三维解剖信息整合到手术中的需求推动了"覆盖"技术的发展，以及将非血管造影成像数据传输/显示到导管插入实验室中。作为一种自然演化，获取三维血管造影数据集的技术，技术已经发展并成熟到许多中心并入临床实践的程度。对于也可能具有直接血流动力学测量指征并且是干预候选患者，该替代方案提供了在导管插入时，给予介入医师高度指导的、即时的（根据需要）解剖学信息。这一优势显然需要在相关辐射暴露的背景下加以考虑，但在某些情况下肯定会保证血管造影信息。已经显示了MRI引导的心脏导管介入术的可行性，并且已经在实验环境中进行了MRI引导的干预[4,5]。迄今为止，适当的MRI兼容血管内工具的可用性和MRI系统的处理速度已经提出了限制，这些系统缺乏荧光透视的实时反馈。

许多血流动力学信息也可以来自超声心动图和MRI，如第106章中深入讨论的那样。在某些情况下，没有必要替代必须有创地获得的直接测量压力。最好地估计肺血管阻力至关重要，如肺动脉高压、移植前评估，或单心室姑息治疗的术前风险评估，尽管有其他方法可用，但仍要进行心导管检查。同样，因为有无数舒张功能的无创指标，直接测量舒张末期压力并不是导管插入的常见指征。在肺血管评估和充盈压力测量的情况下，导管介入手术还提供了一个机会来进行操作，以了解对干预的生理反应，如一氧化氮的应用，血管内的扩张体积，输注正性肌力药，或操纵起搏参数。幸运的是，对于有创性心脏病专家来说，心脏导管介入是一个高度互动的过程，因此在进行观察时，可以测试假设，可以施加诸如测试闭塞等干扰，或者也可采取干预措施。

对于需要手术患者，手术医生最终决定术前诊断的准确性和完整性是否足以计划，并以预期的最佳结果进行手术。适用于患有复杂疾病或非典型患者的治疗，外科医生在术前评估中的早期和稳定参与，包括导管介入，是非常宝贵的。牢牢掌握通过所有可用技术获得的数据优势和局限性至关重要，因为能够解决明显冲突的结果，并对特定的测量或解释给予适当的权重。

尽管一系列术前血流动力学导管介入术是单心室疾病治疗的主要内容，但越来越多的人认为，这些研究中的一些研究可能具有边际效益，并且可能无法保证有创性手术和放射治疗的风险。

大多数临床上表现良好且无创性评估结果良好的患者，可能会接受双向Glenn手术，甚至Fontan手术，没有过多的发病率且没有术前导管介入[6,7]。血流动力学的作用在这种情况下，导管介入最终取决于非侵入性成像模式（主要是超声心动图）的可靠性，以筛查和准确识别潜在的问题，如肺动脉扭曲或足弓梗阻，这些问题应在导管插入实验室或在导管实验室时解决。

此外，导管的任务是证明在术前导管介入术中可能发生一些干预措施的必要性。Glenn或Fontan手术之前导管介入的常规安排程序很可能在未来受到越来越严格的审查，这些研究的附加价值需要得到捍卫。

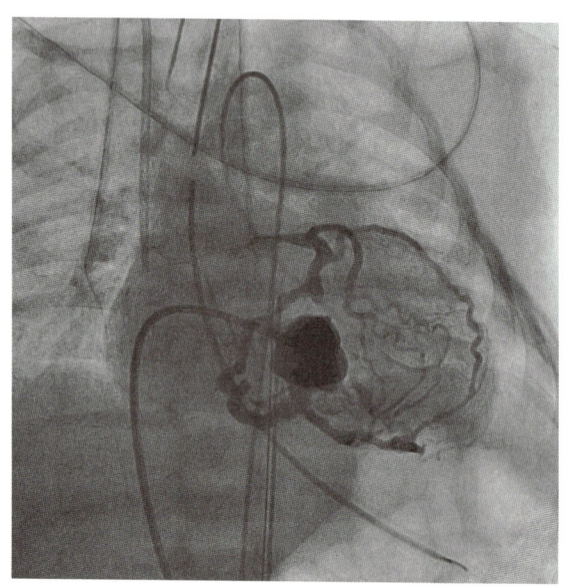

▲ 图107-1 新生儿肺动脉闭锁伴室间隔完整的右心室造影
右心室注射使整个冠状动脉系统不透明，记录右冠状动脉闭锁

三、血流动力学评估

完整的血流动力学数据集可以评估全身和肺部血流、测量心内和血管内压力、评估病理学梯度、计算全身和肺血管阻力。导管介入实验室中传统血流动力学评估的两个重要缺点是氧消耗的指征和稳态假设。当处理更极端或不稳定的循环时，这两种限制都更加明显。理想情况下，在接近每个患者基线状况条件下，可以在导管介入期间获得主要血流动力学数据。在这方面，常规使用全身麻醉药可能会造成一些困难。

（一）血流

全身血流量或心脏指数，通常通过热稀释技术或使用 Fick 方法估计。使用 Fick 方法计算流量是基于以下原则：器官对物质的总吸收（或释放）是血液的产物流入该器官，以及进入和离开该器官的动脉和静脉中指示物质浓度的差异。在计算全身血流时，整个全身组织被认为是器官，氧被认为是指标。通过测量血红蛋白浓度、血红蛋白的氧饱和度百分比，以及给定血液样品中的氧分压，可以计算氧含量。主动脉和混合全身静脉血的氧含量样品作为指示剂的必要浓度，患者的氧气消耗量代表在给定时间单位（1min）内指示剂的总摄取量。

全身血流量或心脏指数（Qs）可根据以下等式计算：

$$Qs\ (L/min \cdot m^2) = \frac{O_2 \text{消耗量} [ml\ O_2/(min \cdot m^2)]}{\text{全身动脉} - \text{全身静脉}\ O_2\ content\ (ml\ O_2/dl) \times 10}$$

尽管存在用于测量导管介入期间氧消耗的方法，但是大多数导管介入实验室基于患者的年龄、性别和心率来假设氧消耗水平。通过计算肺动脉和静脉血的氧含量可以计算肺血流量。通过手中的全身和肺部血流速率，可以计算各种分流，并且可以确定肺与全身血流的比率或 Qp∶Qs。只需使用以下公式即可获得 Qp∶Qs 的快速床边计算：

$$Qp : Qs = \frac{\text{主动脉饱和度} - \text{混合静脉饱和度}}{\text{肺静脉} - \text{肺动脉饱和度}}$$

（二）压力

在导管介入术时，通过充满流体的导管获得压力测量值，这些导管容易受到各种误差的影响，范围从不适当的零水平到导管截留波形失真。

用于压力传导的理想导管可提供在导管尖端外部环境和导管内腔之间的连接。因此，较大孔径的导管或具有多个端部或侧孔的导管，可产生最准确的心内波形描绘。一套完整的压力测量值包括记录在所有心腔和大血管中的压力波形。当未直接进入左心房时，记录肺毛细血管楔状追踪以代替左心房追踪。在动脉血管中记录收缩压和舒张压，而在心房或静脉描记中通常记录平均压力。在心室中，指定了收缩压和舒张末期压力。可以通过单导管回拉或通过使用多腔导管或多导管在相邻腔室或血管中同时来记录压力梯度。在解释压力梯度以确定梗阻性病变的严重程度时，必须考虑适用于血流动力学变量的 Ohm 定律由一般原则，并且应该在穿过病变的流动环境中考虑梯度。

（三）阻力

测量压力和计算流量后，可以通过将血管床上的平均压力变化（ΔP）与其流量相关联来计算血管床上的阻力。在以下等式中，R=ΔP/Q，因此将被应用为：PVR=TPG/Qp。其中 TPG 是经肺梯度，其等于平均肺动脉压减去平均肺静脉压，PVR 是肺血管阻力。压力以毫米汞柱（mmHg）测量，流量指数通常以 L/(min·m²) 表示。因此，阻力通常表示为 mmHg·m²/(L·min)，或索引的 Wood 单位。

四、镇静和麻醉

导管插入术镇静方法存在广泛的制度差异[8]。与导管插入术相关的刺激包括与经皮放置通路鞘相关的局部疼痛和与心内或血管内操作相关的更多内脏疼痛。即使血流动力学稳定，引起的异位或心律失常也可能对清醒患者造成干扰。没有严重血流动力学损害的老年和儿童在大多数情况下可以通过清醒镇静和自主呼吸下舒适地进行常规导管介入。在准备该程序时，口服苯二氮䓬类药物可以在放置静脉内线之前作为抗焦虑给药。一旦建立静脉通路，苯二氮䓬类和阿片类药物的组合对大多数没有全身麻醉就进行导管插入术的儿童有效。这些药物可以在手术过程中给药，或者连续输注，这取决于病例的性质和持续时间。已经成功使用并具有适当监督的替代药物是氯胺酮与咪达唑仑、异丙酚一起输注使用。

在当前时代，对于大多数儿科病例施用的一般吸入麻醉药，以尽量减少患者不适的可能性。由于手术的预期持续时间、干预的高风险性、患者不动的必要性和（或）对气道和血流动力学控制的需要，一些介入病例几乎无论患者的耐受性或协同性如何，都需要全身麻醉。大多数可能正在接受介入手术的婴儿和幼儿在全身麻醉下最安全地进行导管介入。此外，需要不舒服额外强迫的个体，例如放置经食管超声心动图探针用于监测房间隔缺损（ASD）的装置闭合，或放置颈内或锁骨下导管，如果在全身麻醉下则更为方便易行。极少数情况下，全身麻醉的诱导或使用吸入麻醉剂本身可能会造成不稳定，左心室（LV）流出道梗阻和（或）冠状动脉受损的儿童或严重限制性生理的儿童可能会出现这种情况。患者依靠内源性儿茶酚胺水平维持循环的严重心力衰竭也可能存在典型麻醉诱导技术的风险。在导管介入术之前咨询，并预期包括专门的心脏麻醉团队成员符合患者及其护理人员的最佳利益，有助于成功完成手术。

五、血管入路

（一）标准动脉和静脉通路

对于大多数导管介入术，在动脉和静脉中建立并维持血管内通路。即使当单个静脉导管可以提供完整血流动力学数据集的通路时，通常放置动脉导管用于连续的过程内监测。应该权衡这些病例中动脉线的位置，以防止术后肢体灌注受损的风险。在稳定、健康的受试者（如 ASD 闭合、肺瓣膜成形术）中，高度集中的病例通常只用静脉线进行，许多肺动脉高血压研究和常规心脏活体组织检查也是如此。在一些紧急的临床情况中，当干预速度很快时，不应该在放置"选择性"通路延迟病例，而是应该有创造性的将导管选择最方便的通道来完成手术。

通常在股动脉血管中建立血管通路，因为这些血管的解剖结构一致，浅层走行和相对大小允许直接经皮进入。股静脉和动脉线的并排放置允许操作者站在一个界限清楚的区域，可以很容易保持无菌状态，并允许患者连续接受导管移位或出血的检查。鉴于在双平面实验室中放置标准的前后位和侧位摄像机，股骨位置也是最符合人体工程学的。通过股静脉和下腔静脉进入心脏，是最常用的导管部位，包括复杂的心脏的畸形。在手术结束时，通过手动压缩导管移除和控制腹股沟中的血管相对容易，并且所有年龄的个体都能很好地耐受该过程。在儿科导管介入术中，通常应用手动压迫来实现止血。在较大的患者中，特别是那些在股骨血管中具有大口径鞘的患者，使用经皮部位闭合系统可以明显减少止血时间和晚期再出血的风险。

（二）替代入路

对于一些导管插入术，可选择替代的进入部位。在新生儿中，部分或全部研究通常可以从脐带血管中进行。脐静脉入路对具有大动脉转位婴儿的球囊房间隔造口是理想的，并且该进入部位使股静脉免受相对大鞘的潜在损伤。与标准股骨通路相比，脐带通路使复杂的静脉导管操作更加困难，并且要更注意保持鞘管定位。仅可以简单地操纵动脉导管，并且应该限制导管交换，因为从脐动脉到主动脉的腹部曲折过程，更易造成患者动脉创伤。

在某些情况下，由于解剖因素（如 Glenn 吻合的存在），当通常没有其他通向肺动脉的通路时，可以计划从颈静脉或锁骨下静脉进入。非股骨部位也可以选择在较小但需要更大鞘的患者中应用，例如，用于设备递送。颈静脉或锁骨下静脉通常大于股静脉，如果两者都以通常的方式与右心房连通，则这些头臂血管可以是替代的，甚至优选的路线。在极少数情况下，选择性经肝入路可为房间隔或肺静脉提供短暂、直接的过

第三部分 先天性心脏病手术
第107章 心脏导管与胎儿介入治疗

程，用于缺损闭合或创建，或用于肺静脉取样或干预。由于股静脉或动脉被梗阻，因此越来越多地使用替代（对股骨血管）进入。头颈部静脉可主要用于先前手术或留置导管导致血管损害和股静脉通路缺失。同样，即使在婴儿中，也可以安全地使用经皮、经肝途径[9]。重要的是，我们和其他人已经发现，在许多怀疑或已知的股骨血管损伤的病例中，使用更专业的导丝、导管和透视引导，采取更积极的方法，通常可以重建或扩大股骨血管与中心循环的连续性[10]。这不仅可以从这些途径进行心导管检查，还可以放置长期留置线。长期通畅仍然是一个问题，可以通过放置血管内支架或抗血栓治疗来改善。

心脏外科医生可以被要求按多种方式辅助以便于进行导管介入术。在备用容量中，当必要的经皮进入尝试失败时，可能需要手术切除。大多数介入医生对这些手术的经验有限，需要外科医生的协助。这可能涉及减少四肢血管（股骨、桡骨、腋窝）或颈部血管。外科颈动脉的切除可以极大地促进小婴儿的主动脉瓣扩张，允许容易引入更大口径的扩张球囊，并且通常更容易逆行通过高度梗阻的瓣膜。

除了四肢或颈部缩小手术外，外科医生和介入医生可以共同进行各种替代暴露的手术。有限的开胸手术可以更好地接近右心房，以便关闭大型 ASD，或者更加可控的主动脉瓣膜输送直接 LV 通路，或外部控制 / 减少和右心室（RV）流出的可视化放置经导管肺动脉瓣时的通道。混合阶段 I 期手术在采用开放式胸腔入路，以直接从主肺动脉输送导管支架并同时进行肺动脉带。随着越来越多地使用基于导管的装置，其中许多需要相对大的输送系统，手术进入大胸内血管，甚至直接心脏入路，将可能成为介入医生和外科医生之间更频繁创造性交互机会。

六、干预

（一）球囊房间隔造口术

Rashkind 和 Miller 于 1966 年报道了第 1 例球囊房间隔造口术，描述了一种大动脉转位缓解发绀儿童介入先天性导管插入术的新方法[11]。在新生儿的时代，产后早期房间隔造口术可以使术前稳定，减少前列腺素输注的需要（伴随发病率），并且可以在缺乏有利混合的新生儿中挽救生命。新生儿转位术前房间隔造口术与脑损伤之间存在因果关系的可能性，仍然是一个值得讨论问题[12, 13]。

自从第一次描述房间隔造口术以来，所使用的技术或设备的变化非常小。通过脐带或股静脉引入的球囊导管通过卵圆孔未闭位于左心房，并快速加速穿过隔膜进入右心房（图 107-2）。虽然

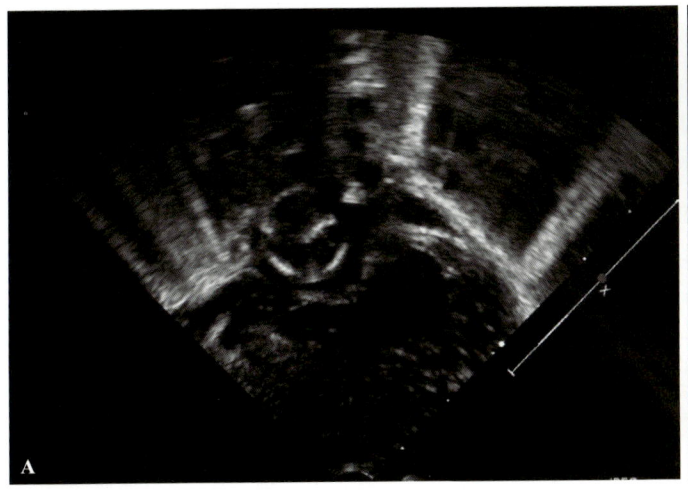
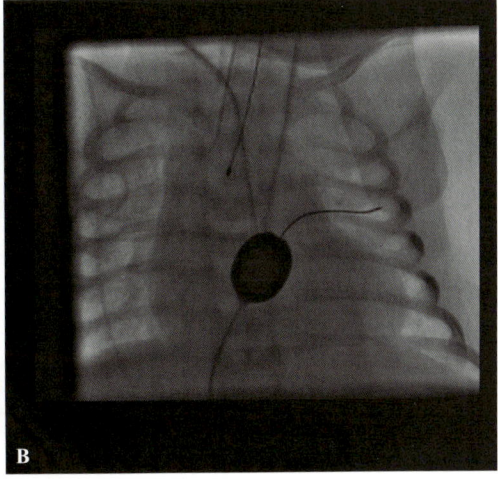

▲ 图 107-2 球囊房间隔造口术期间的成像模式在很大限度上取决于手术的位置
A. 超声心动图显示左心房中充满盐水的隔膜造口术球囊的回声；B. 在左心房上方通过导丝进入左肺静脉对比剂填充的隔膜造口术球囊的荧光透视显示

传统上在透视引导下进行，但在重症监护病房的床边进行超声心动图引导的结果同样令人满意，只有很少的并发症[14]。一旦建立了访问权限，该过程仅需几分钟，可以预期系统饱和度立即得到改善。现在很少需要将新生儿运送到导管插入实验室进行手术。

紧急性房间隔造口术可以在新生儿左心发育不良综合征（HLHS）和限制性房间隔中应用，这是介入医生为数不多的真正急诊病例之一。这些患者通常深发绀，当他们到达导管插入实验室时，尽管已经进行前列腺素输注扔需要持续的血流动力学支持。护理这些婴儿的心脏病专家和外科医生越来越认识到，产后立刻左心房减压有助于提高生存率[15]。当可以穿过一个小的先前存在的缺损时，标准的穿透性房间隔造口术可以很有效，但几乎普遍发生再狭窄[16]。通过经房间隔穿刺，随后静态球囊扩张或支架植入（或两者）创建医源性心房缺损可能更有效，并且与已知的意外心脏穿孔发生率相关[17,18]。这种积极的基于导管的方法可以提高患有该病患者的生存率，在某些情况下，胎儿干预可以避免灾难性的新生儿表现[19]。

（二）瓣膜干预

半月瓣病中瓣膜梗阻的解剖基础常见的是连合融合，其通过"分裂"连合来缓解，通过球囊瓣膜切开术可以有效地完成，或许不是完美的。现在，经导管球囊瓣膜切开术是许多中心主要用于治疗小儿肺动脉和主动脉瓣狭窄治疗方法，效果良好。关于半月瓣，大多数患者对这种简单机械扩张有效瓣口反应良好。相比之下，先天性房室瓣膜病的梗阻机制尚不清楚，解剖学上可能更为复杂。因此，二尖瓣和三尖瓣扩张相对少见，并且效果参差不齐，高度依赖于潜在的瓣膜形态。事实上，对于在导管插入实验室中经历了三尖瓣扩张的大量患者，还没有公开的经验。

1. 肺瓣膜成形术

由于 Kan 及其同事在 1982 年报道了肺动脉瓣第 1 次静态球囊扩张，这种手术已成为孤立性瓣膜肺动脉狭窄的普遍实践治疗方法[20]。干预的典型适应证是全身或接近全身的 RV 高血压水平。已经应用了许多扩张技术，取得了良好的效果，并提供了长期的随访信息。先天性异常瓣膜成形术和血管成形术（VACA）的登记研究人员报道了一大批儿科肺动脉狭窄患者的优异结果，89% 的患者在手术后的梯度达到 < 35mmHg[21,22]。使用明显超大的球囊以试图最大化梯度降低，存在显著的肺功能不全，通常被认为在短期内几乎没有临床后果，但越来越多地被认为是一种长期发病率[23,24]。实验诱导 RV 流出道损伤，以及超大球囊扩张后肺功能不全增加的临床观察，支持目前球囊适度过大的做法，球囊与管腔的比例限制在 1.4∶1[21,25,26]。

当梗阻机制为高度发育异常的瓣膜时，如 Noonan 综合征患者所见，球囊瓣膜成形术的结果不太可预测，这些患者可能需要手术，以获得足够的梯度缓解[22]，其他类型的动脉病，如与 Williams 综合征相关的动脉病，可能同样对球囊瓣膜成形术表现出有限的反应，它在通常情况下，直接测量和尝试扩张之前，低估了上肢肺动脉狭窄对 RV 流出道阻塞的影响。

在高龄儿童中开发的肺动脉瓣成形术已成功应用于患有严重肺动脉狭窄的新生儿，球囊扩张现在基本上也是该人群中主要治疗的标准[27,28]。用一条松软的金属丝从 RV 流出穿过顺行。在动脉导管未闭的情况下，进入降主动脉的顺行线路便于球囊通过，即使是非常严重的瓣膜阻塞，而瓣膜扩张通常将允许停用前列腺素，并导致明确的非手术治疗。

在一些患有膜性肺闭锁和完整室间隔的新生儿中，他们是双心室结果的候选者，作为治疗的第一步：新生儿 RV 减压可以经皮完成。一个明显的瓣膜闭锁可以用软金属丝探测，如果真的无孔，则可以使用射频金属丝穿过瓣膜（图 107-3）[29,30]。在瓣膜交叉后，连续球囊扩张可以消除瓣膜对 RV 流出道阻塞的影响，可能导致肺部反流不如手术获得，并且在更确定的手术之前进行一段时间的新生儿姑息治疗。建立足够的肺血流通过 Blalock–Taussig 分流器或维持导管通畅仍然必要，因为 RV 限制性过强或持续性瓣膜下梗阻[31]。

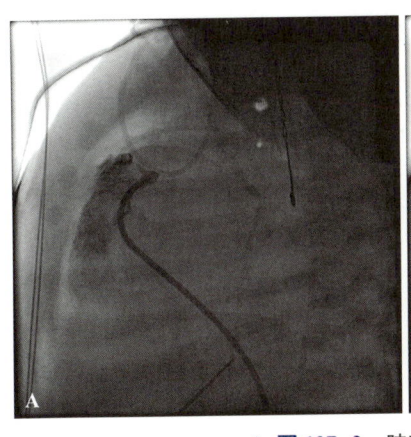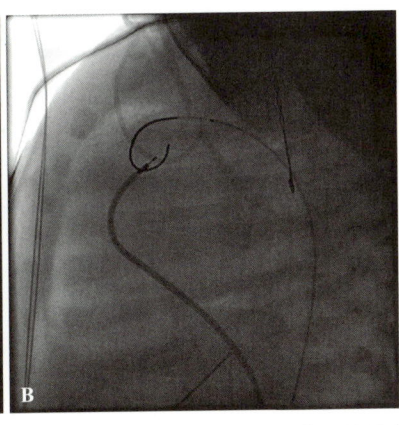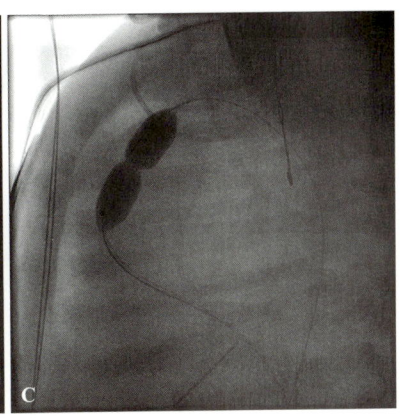

▲ 图 107-3　肺动脉闭锁射频穿孔时的侧位图像，随后肺动脉瓣球囊扩张

A. 通过位于无孔瓣下方右心室流出道中的成形端孔导管进行对比剂注射；B. 射频导线穿过瓣膜前进，使用从主动脉逆行的导线环作为视觉目标；C. 随后瓣膜的球囊扩张使用的是一种更常规的临界肺动脉狭窄手术常用的技术

2. 主动脉瓣膜成形术

当扩大经皮瓣膜成形术在主动脉瓣扩张中的应用时，介入心脏病学家被提出了许多新的问题。狭窄的主动脉瓣顺应性特征与肺部顺应性特征的内在差异需要确定最佳球囊大小。由于显著的主动脉瓣关闭不全的临床意义，在主动脉瓣处确定理想的球囊与管腔的比率具有更高的重要性。另外，来自股动脉的逆行导管手术（如将扩张导管从升主动脉推进到左心室）增加了血管进入部位损伤的风险，因此对低剖面设备提出了更大的需求。

成功主动脉瓣球囊扩张的第一例报道出现于1984年[32]。现在该手术在新生儿、婴儿和年龄较大的儿童中已是常规手术，有良好的效果。适应证包括中度至重度主动脉瓣狭窄，不合并中度主动脉瓣反流。很少在年龄较大的婴幼儿中存在LV功能障碍，虽然LV肥厚通常是明显的，并且随着梗阻程度的进展和年龄的增加，心律失常可能成为一个更突出的临床特征。在192例手术中，经皮主动脉瓣成形术有效缓解了严重的主动脉瓣狭窄（峰值梯度从77mmHg降低至30mmHg）[33]。经验表明，使用膨胀至瓣膜环形尺寸的80%～100%的球囊进行扩张是有效的[34]。大多数手术可以从股动脉进行，即使在新生儿。已经描述了顺行经静脉主动脉瓣扩张的技术，尽管这种方法在当前的实践中很少使用[33, 35]。手术和非手术病例中均未报道再次介入治疗，估计在干预后8年可为50%[36, 37]。在主要梗阻性疾病的情况下，主动脉瓣膜反复扩张是可能的，并且可以预期在第二次手术中梯度减少50%[38, 39]。

新生儿主动脉瓣膜成形术的两个大型单中心经验综合回顾了这一过程，描述了对急性效应和瓣膜持续发展的观察。基于前列腺素依赖性和（或）LV功能障碍的情况，婴儿被转诊进行该手术。手术非常有效，在手术过程中测得的梯度相对减少54%和69%[40, 41]。在过去，该手术具有显著的相关死亡率，但是这一比率在第一次手术后的近20年内有所下降，现在约为4%[41]。逆行主动脉瓣膜成形术后，股骨脉搏消失很常见，但可以通过肝素输注或溶栓进行治疗，并有一定程度的恢复。

在新生儿瓣膜成形术后，15%～30%的婴儿出现新主动脉瓣反流[34, 41]。在主要用瓣膜成形术治疗的婴儿中，已经注意到显著的主动脉瓣关闭不全的频率稳定增加。在对113名年幼婴儿的综述中，5年内无中度或重度主动脉瓣反流的患者为65%。在该组中，5年时无再次介入的存活率为48%，这与早期和更多异质群体中所述的相似，其中许多患者出现再灌注，16%在5年内进行主动脉瓣置换。更短的无干预生存期的独立预测因素包括年龄小、梯度高、球囊环比大。

通常，在多个左侧梗阻的情况下，一个发育不全的主动脉瓣环更易发生梗阻，而这种梗阻并不能通过连合修饰得到缓解。值得注意的是，在接受导管主动脉瓣膜成形术的婴儿中，观察到发育不全的主动脉瓣环呈现出各种类型的追赶性生长，在出生后的第一年内观察到发育不良的左心结构正常化，包括主动脉瓣环和左心室。这是否与球囊拉伸在瓣膜环上的解剖学效果直接相关，或者继发于瓣膜小叶修复后左心流量的变化，有待进一步研究。

3. 二尖瓣成形术

尽管肺动脉和主动脉瓣成形术的目的是沿着融合的合缝产生撕裂，以实现梯度缓解，但是二尖瓣扩张似乎会产生撕裂，通常是前叶或瓣下结构撕裂，这可能加重二尖瓣反流。

该技术适用于风湿性二尖瓣病变患者，于 1985 年由 Lock 及其同事首次报道[42]。由于先天性二尖瓣狭窄的年轻患者手术效果不佳，Spevak 及其同事尝试对 9 名患者（主要是婴儿和幼儿）进行球囊二尖瓣成形术[43]。这项手术在 9 名有异常瓣膜形态的患者中有 7 名成功。对这种创新性干预的进一步探索，证实了实现短期血流动力学益处和症状改善的可行性[44]。尽管有扩张，但 2 年内的随访显示，2 年时存活率仅为 70%，而在接受手术的类似患者中预测存活率为 55%。通常，二尖瓣扩张的适应证包括左心房和右心室高血压，在这些患者中常见的是生长衰竭。通过球囊扩张治疗先天性二尖瓣狭窄的尝试，可以预期使用现代技术将梯度降低 30%，在 28% 的患者中会产生显著的二尖瓣反流[45]。手术后 5 年的生存率从早期的 69% 提高到最近的 87%。即使手术方法进行瓣膜修复，甚至儿置换术仍在继续，二尖瓣扩张可能会继续在这些困难患者的治疗中发挥作用，其中许多患者将在一生中进行多次手术。

4. 肺动脉瓣置换术

通过球囊扩张术来缓解梗阻，导管介入实验室对瓣膜病的治疗已超过 30 年，不存在经导管介入治疗瓣膜反流的方法。仅在过去 5 年内，经皮恢复瓣膜功能的潜力才能成为临床现实。在先前 RV 流出道重建的老年、儿科和成年患者不断增长的人群中，慢性肺功能不全与对临床状态和心脏功能的有害影响相关[46,47]。在过去 10 年中，对这种现象关注的增加，促使临床实践发生变化，有利于在患有 RV 扩张或功能障碍的老年、儿科患者中，进行半选择性肺动脉瓣置换术。在临床实践中，这种趋势与基于支架的瓣膜和经皮传递系统的发展相吻合，为促进经皮瓣膜置换术的概念提供了候选群体。条件的独特融合 ① 推动临床兴趣；② RV 在肺动脉导管中支架输送的广泛介入经验；③ 生物瓣膜材料的手术经验；④ 设备行业协作的多个先例发展，让这一过程发展迅速。

2010 年，Melody 支架式牛颈静脉瓣膜的批准标志着介入导管插入术的一个重要里程碑，随后广泛使用该装置并推广该手术[48]。尽管该装置被批准用于 RV 动脉导管功能障碍的患者，但患有原发流出道狭窄以容纳该装置的患者。现在也已经过治疗[49]。这些患者是目前正在研究的新装置的目标人群，这些装置是根据术后原发流出道的高度变异解剖结构而定制。当指示导管失效时使用的原始装置通过血管造影，超声心动图和 MRI 衍生的肺反流有效地缓解梗阻并减少肺部反流分数（图 107-4）[50-52]。这些改进在中期随访中得以持续。也许最重要的是，纽约心脏协会的测量运动参数的明显改善[53]。早期对与支架相关瓣膜衰竭的担忧，在一定程度上通过输送技术（支架植入前）的变化得到解决，尽管关于支架易感染性的可能争论仍在继续[54-55]。在理论上，使用串联、嵌套、基于支架装置的重复再替换概念提供了终生避免再次手术的可能性。似乎许多患者将通过初始放置手术生物瓣膜进行治疗，随后进行基于导管的干预措施。Melody 已经描述了在其他位置（包括主动脉和二尖瓣）进行额外的瓣膜置换术使用[56]。

（三）血管介入

各种先天性和术后血管梗阻，包括静脉和动脉，都对球囊血管成形术有反应。虽然适应证和结果各不相同，但无论目标部位如何，有效的血管成形术的原则很易理解。有效的血管成形术是通过在血管壁中产生一个理想地受控撕裂来实现，即部分厚度的内侧撕裂。产生这种撕裂的条

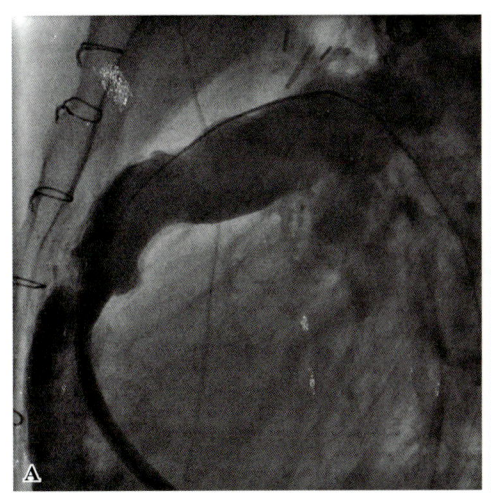 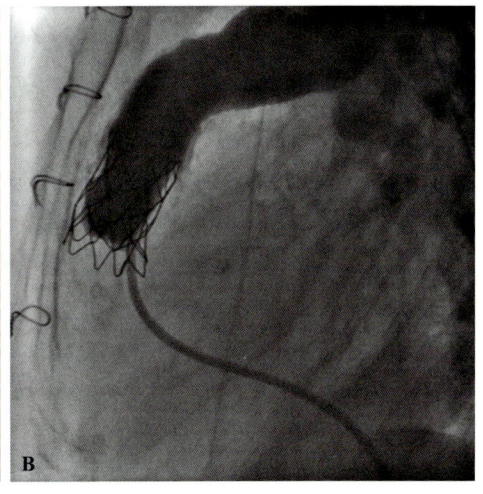

▲ 图 107-4 侧向投影中的右心室流出道血管造影。高度梗阻和钙化的导管胸骨后即刻可见

A. 远端导管中对比剂注射显示沿着导丝进入右肺动脉的顺行流动，以及使右心室不透明的严重肺反流；B. 放置支架安装的牛颈静脉瓣膜后，肺部反流消失

件取决于血管壁内在顺应性和梗阻的严重程度。轻度狭窄和高度顺应性病变尤其难以有效扩张，但可能对血管内支架植入有反应。相比之下，严重的不合规阻塞对于不受控制的透壁撕裂具有显著风险。为安全地进行血管成形术，根据介入血管的性质，围绕技术变量建立了经验指南。球囊血管成形术治疗先天性心脏病的常见适应证是主动脉缩窄和肺动脉瓣狭窄。

（四）主动脉缩窄

再狭窄发生在手术修复主动脉缩窄后，其发病率估计为 10%～20%，与修复年龄和主动脉弓发育不全程度有关[57]。在 Sos 及其同事[58]和 Lock 及其同事[59]开创性工作后，他们测试已故或手术切除的标本上进行球囊扩张的可行性，Singer 及其同事[60]在 1982 年报道了第一次成功球囊扩张术。1983 年 Kan 和同事[61]描述了前 7 位患者，在 1990 年，VACA 登记结果显示，78% 接受治疗的患者中梯度压降低至 20mmHg 以下[62]。1991 年，Hijazi 及其同事认为，基于 88% 的成功率和低并发症发生率，球囊扩张应该是复发性缩窄的首选治疗方法[63]。该领域普遍同意，现在主要在导管介入实验室治疗复发性缩窄[64]。

主动脉局部缩窄是导管介入的早期目标，尽管动脉瘤形成的观察降低了最初的积极性。到目前为止，据报道球囊扩张术治疗原发性缩窄的效果未能支持原发性非手术干预。在 3 个月以下的婴儿中，作者描述了天然缩窄[32]的球囊扩张有利结果，但再狭窄发生率超过 50%[65, 66]。对这些高再狭窄率的关注和晚期动脉瘤 5%～15% 的比率已经排除了广泛接受血管成形术作为未手术婴儿的主要治疗方法[67]。因此，在这些年轻患者中，球囊扩张主要是作为一种姑息性手术。随着低剖面扩张球囊导管的发展，髂股动脉并发症的发生率较低，这种并发症在该婴儿人群的早期经历中较高[68]。在较少见的晚期大龄儿童和成年人非手术性缩窄的情况下，虽然很少有数据支持这是一种优越的方法，但主要的导管介入可能是有效的，可以被认为是手术的替代方案[69]。轻度梗阻和潜在侧支不良的患者，可能是没有主动脉交叉钳夹治疗的优质候选者。

尽管最早关于缩窄术中支架植入的讨论，描述了严重的主动脉梗阻的治疗，但该方法已被证明在治疗范围的另一端——轻度的固有或复发性梗阻方面具有独特的疗效[70]。在这种情况下（峰值梯度 < 20mmHg），标准球囊血管成形术在高度顺应性病变或节段性梗阻的情况下可能无效。支架放置可以允许轻度狭窄的主动脉受控扩大支架的长度[71]。即使相对低的梯度降低与 LV 舒张末期压力的改善有关[72]。术后 5 年，50% 的患者在植入支架植入术后再次介入治疗，明显高于外

科手术，这反映了一些有计划分阶段的经导管缓解某些梗阻。这种较高的再介入也反映了对轻度梗阻的积极治疗，40%的再介入治疗患者梯度压为10mmHg或更低。总体而言，153例患者中有3例（2%）在扩张或支架植入时发生动脉瘤、夹层或破裂等病理性主动脉壁损伤[73]。可以通过放置有盖支架来治疗这些潜在的灾难性情况，并且该装置现在可以在试用中使用。覆膜支架作为缩窄的主要治疗方法是否安全，或者仅应保留用于高风险情况，如抢救治疗等，仍有待观察。

（五）肺动脉瓣狭窄

与缩窄一样，通常局限于肺门区域近端的肺动脉梗阻可通过手术缓解，球囊血管成形术提供了开放入路的替代方案。相比之下，通常外科医生无法接近远端的梗阻，非常适合经导管治疗。这些梗阻可能与先天性心脏病相关，最常见的是法洛四联症，或动脉病变（如Williams综合征）[74]。尽管此前人群研究较少，但老年慢性血栓栓塞性疾病患者也可能从经导管治疗中获益，以缓解远端梗阻[75, 76]。

近十年来，肺动脉扩张工具得到了显著改善。初步的报道使用了符合要求的低压球囊，结果较差可能不出所料。从那时起，高压球囊、切割球囊和现在的超高压球囊已经成为实验室治疗这些病变的主要手段。

球囊扩张或肺动脉支架植入的适应证包括由于流量分布不均导致RV压力升高、远端血流减少或未受影响节段中的高血压。术后吻合口病变，典型的是肺动脉近端分支，通常对标准球囊扩张反应良好，一些先天性狭窄和发育不全也是如此。相反，由血管扭结或压迫引起的肺动脉梗阻通常需要放置支架以实现缓解。

使用具有高度可变相对扩张直径的低压球囊，最早肺动脉扩张取得了成功的案例，仅占38%～59%[58-60, 77-79]。随着高压球囊投入使用，结果有所改善，这些球囊可以缓解高达72%的血管梗阻[80]。尽管使用了高压球囊，但相当一部分比例的肺动脉梗阻仍然对球囊血管成形术有抵抗。治疗这些病变的较新策略涉及切开球囊用于在有抗性病变部位引发受控血管损伤[81]。通过在对高压血管成形术耐受的小血管肺动脉病变上使用冠状动脉切割球囊，92%的血管中显著增加了管腔直径[82]。在引入更大的外围切割球囊后，该技术已应用于大口径血管，效果良好，但这些较大的血管中管腔直径增加百分比不那么引人注目[83]。治疗肺动脉狭窄的最新成员是超高压球囊，用于治疗成人的外周血管或移植物[83]。这些气球能够达到30个大气压的膨胀压力（相对常规球囊的4～8个大气压）可用于治疗高度抗性损伤，无论是天然血管梗阻还是先前放置在不合规区段中的支架[84]。

肺血管球囊成形术有明显的相关并发症发生率，其中一些可能危及生命。当对高度狭窄的血管梗阻得到缓解时，远端血管可能急剧暴露于更高的压力下，导致肺水肿[85]。通常可以通过限制梗阻的缓解产生平均远端压力（不超过25mmHg），来避免这种后果。扩张部位的直接创伤可以产生梗阻性内膜瓣，包含撕裂和血管破裂[86]。治疗这些并发症的策略应针对重建无梗阻的管腔（在皮瓣的情况下），维持远端血流，并控制任何出血。在某些情况下，当这种操作可以被血流动力学容忍时，可以通过上游血管的暂时闭塞来控制不受控的撕裂。偶尔使用线圈或其他闭塞装置进行血管闭塞可能是必要的。

自20世纪80年代初以来，球囊扩张支架已成功用于缓解肺动脉梗阻。支架首先主要应用于较大儿童的近端肺动脉分支狭窄，仅仅是因为可用支架的大小，支架或球囊输送系统的大小，以及体细胞生长后支架引起医源性"再狭窄"的风险。在实验证据表明血管内支架可以安全有效地再次移植后，McMahon及其同事报道了一大批患者成功复位的机制[87]。在21世纪初引入了更灵活、更小和更低轮廓的支架系统，导致支架更频繁地放置在远端血管、婴儿和更小的儿童中[88, 89]。使用诸如超高压球囊之类的工具，可以推测在以后某种程度进一步行支架扩张的可能性。在术后早期吻合口梗阻的情况下，支架植入可能优于简单的血管成形术，因为可以在不使用超大球囊和使血管或缝合线破裂的风险情况下打开闭塞或狭窄血管（图 107-5）[90]。

（六）导管、全身和肺静脉

经导管血管成形术也得到了证实在术后患者的同种异体移植物或假肢分流器的寿命方面是有价值的，例如在 HLHS 第一阶段之后有 RV 至肺动脉导管的患者或在肺闭锁的法洛四联症中有 RV 流出道重建用导管的患者。由于收缩、扭结、新内膜"剥离"积聚、外部压迫或单纯是年龄生长，这些移植物可能会梗阻并需要更换。标准球囊血管成形术很少提供明确的缓解，尽管使用超高压球囊取得了更大的成功[91]。可以预见的是，球囊扩张式支架植入可以有效地延迟手术再次介入治疗的需要，尽管以任何现有瓣膜的功能丧失为代价[92, 93]。在一项单中心检查中，221 例患者植入 RV 至肺动脉导管，支架术后急性血流动力学改变包括 RV 收缩压显著下降和 RV 肺动脉梯度峰值降低。支架可以重新定位，并且在随后的导管插入术中，可以放置额外的支架。根据 Kaplan–Meier 分析，支架术后导管手术的中位数自由度接近 3 年。年龄越小、导管直径越小，RV 与主动脉压力的比值越高，预计手术的自由度就越小[94]。

系统性静脉梗阻发生在许多术后先天性心脏病中，最明显的是在心房转换术后的患者中。在体外膜氧合插管的患者中，由于心脏慢性留置导管、心脏和非心脏病患者并且在某些情况下，全身性静脉梗阻发生频率越来越高。血管成形术和支架植入术均成功应用于上腔静脉梗阻的治疗[95, 96]。患有广泛静脉梗阻的患者已经治疗了上腔静脉综合征的典型症状，但也有一些不明确的适应证，包括呼吸功能不全[97]。在这些情况下，升高的上腔静脉压力被认为有助于肺淋巴引流和肺功能的损害。尽管支架植入应该在年幼婴儿中仔细考虑，并预期显著优于腔静脉生长，但支架放置优于简单球囊血管成形术在梯度缓解和结果耐久性方面的优势尚未确定。

肺静脉狭窄既可以作为"孤立性"疾病发生，也可以发生在先天性心脏病的背景下，特别是在幼儿中，仍然是通过手术或经导管技术治疗的最具挑战性的病变之一。在 20 世纪 80 年代早期在有利结果的基础上，在对先天性心脏病行球囊扩张血管成形术后，Driscoll 及其同事尝试了肺静脉扩张，他们观察到早期再狭窄与临床病情恶化有关[98]。近 10 年后应用于肺静脉梗阻的血管内支架未能改变进行性和难治性再次梗阻的过程，这种干预在介入治疗后数月内迅速发展[99, 100]。已经在有限的环境中尝试了各种方式，

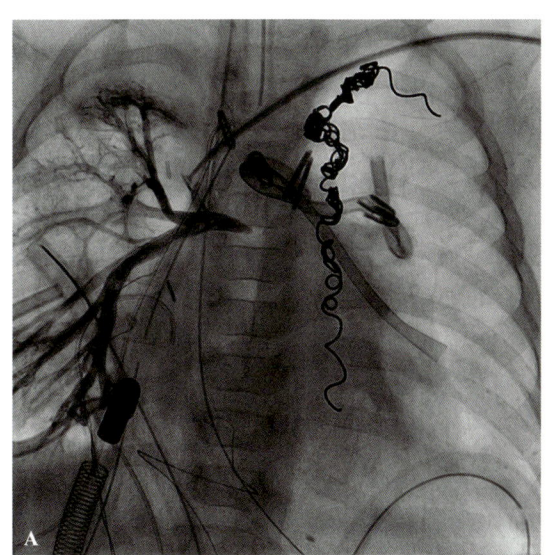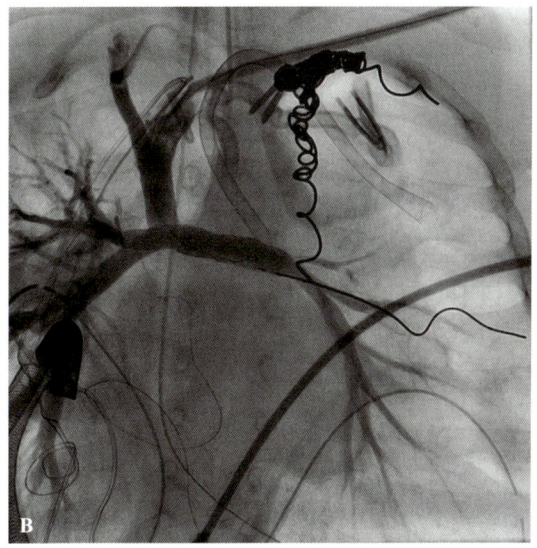

▲ 图 107-5　婴儿双向 Glenn 手术后早期肺血管造影

来自上腔静脉的血流完全进入右肺动脉。A. 在获得性左肺动脉闭锁部位，"喙"明显可见；B. 金属线再通和支架植入后，双侧肺血运重建

包括肿块切除/血管内活检、覆膜支架、药物洗脱支架和旋磨术。这些都没有为肺静脉狭窄的治疗提供任何明确的优势。目前，我们使用标准的高压和切割球囊而不是更复杂的工具，为多个重建血管保留支架或在左心房交界处保留明显扭结的支架[101,102]。这些疗法中，没有一个能够持续缓解梗阻/有利的重塑，因此，经常需要频繁的再次干预，有时甚至是每8～10周1次。

（七）缺陷封堵

迄今为止，通过应用相对简单的装置，例如血管成形术球囊或球囊扩张支架，无论是瓣膜还是血管，已经在很大程度上完成了经导管对梗阻的缓解。相比之下，缺陷闭合领域的定义由所开发的各种装置决定。1987年，经过近20年的发展，Rashkind及其同事描述了使用闭塞装置治疗动脉导管未闭（PDA）的情况[103]。从那时起，许多基于导管的装置已用于在不进行手术的情况下闭合缺损。这些设备包括一系列尺寸、配置、材料、输送系统和释放机制。它们不仅植入了PDA、ASD和室间隔缺损（VSD）患者，还被用于，包括瓣周漏、冠状动脉瘘和肺动静脉畸形等病变的创新适应证[104,105]。

尽管生产和评估的设备种类繁多，但只有少数用于先天性心脏病患者的设备已经完全批准并在市场上销售。也许儿科介入心脏病学和设备关闭领域的最大发展是介入社区对监管过程的参与。只有通过精心设计和实施智能、非随机、多中心试验，才能有足够的患者登记和数据收集，以支持设备批准申请。即便如此，登记的患者和植入装置的数量通常在几百个范围内，随访期相对较短。对每个批准设备持续评估是植入介入心脏病学界的责任。

1. 动脉导管未闭、侧支和分流器

美国FDA对Amplatzer管道封堵器设备的开发和最终批准改变了PDA整个的治疗方法。PDA设备关闭的历史为导管缺损闭合一般原理提供了详细介绍。1967年，Porstmann及其同事报道了通过经导管方法使用泡沫塞封PDA[106]。经过这一孤立的经历后，在开发Rashkind PDA封堵器以关闭中等大小PDA之前，已经过去了整整10年。虽然比以前的设备更有效，但是不完全闭合的高发生率使其成为一种较差的替代品，并且它从未进入市场[103,107]。最终，通过非标签方式使用的Gianturco血管闭塞线圈导管输送有效地关闭了PDA。这种概念简单、便宜、通用，且易于使用的设备得到广泛使用。小型PDA（<3mm）的线圈闭塞成为常规导管手术。大多数小型PDA可以使用单个线圈安全有效地关闭[108,109]，当多个线圈可用时关闭率为93%[110,111]。

大型PDA的关闭被证明仍然是一个挑战，通常需要多个线圈或先进的线圈输送技术，随之而来的是栓塞和残余流量的增加。有一个装置，主要是一个设计用于保留大型线圈簇的囊，被批准用于血管闭塞，但是大型输送系统、费用和复杂的输送机制的组合，对于大多数植入者来说是不可接受的[112]。基于线圈大型PDA方法不能令人满意的结果，促使人们寻找不同类型的装置，并重新探索了堵塞概念。1998年，在多中心试验证明成功关闭较大的PDA（>3.5mm）后，Amplerer管道封堵器获得批准，1年随访时关闭率为100%。与现有产品相比的优势包括易用性、低调交付和可检索性[113]。最近批准的Nit-Occlud装置，使线圈概念复活，进一步增加了心脏外科医生很少遇到高龄婴儿或儿童孤立PDA的可能性[114]。尽管早产儿中血流动力学上重要的PDA也已使用这些装置进行治疗，但在该人群中，外科手术仍然是标准[115]。

在更复杂的心脏病中，诸如栓塞线圈和血管封堵器之类的装置可用于治疗不需要的心外分流，无论是生物分流还是人工分流，以及心内缺陷的治疗。通常在患有单心室病的患者中可见的主动脉-肺动脉侧支血管，可能通过对单心室施加不利体积负荷而损害术后恢复。此外，它们可以通过与腔内血流竞争进入外周肺血管系统来抑制有效的氧合作用，并且它们可能在术后持续性胸腔积液中起作用[116]。关闭这些血管以减少手术时不必要的回输仍然存在争议，因为血流研究已经质疑它们对肺静脉回流的贡献程度。最近的MRI数据表明，先前的报道可能低估了这些血管

的血流量和临床后果。在先天性心脏病患者中，使用栓塞线圈或颗粒，高达 75% 的主动脉肺动脉侧支循环可以消除[117, 118]。

闭塞装置也可用于医源性分流的闭塞，例如在患有完整室间隔（PA/IVS）的肺动脉闭锁患者中的补充 Blalock–Taussig 分流或带支架的 PDA。在接受 RV 减压的肺动脉闭锁患者中，随着 RV 顺应性的改善，分流可能变得多余。在随后的血流动力学评估中，如果显示分流梗阻，则可以以高闭塞率和不良事件的最小风险进行，从而避免患者再次手术[117]。

2. 房间隔缺损闭合术

自 1974 年 King 和 Mills 首次进行经皮装置 ASD 闭合的临床报道以来，经导管封堵术反复被证明在标准风险和高风险手术患者中是可行、安全和有效的[119]。现在大多数中心都采用这种方法作为典型 ASD 手术闭合的替代方法，尽管在特定病例中手术闭合仍然可以产生最佳结果。所有用于 ASD 闭合基于导管的手术都依赖于植入与周围隔膜组织有一些重叠的装置，以使装置稳定。这些装置仅适用于继发性缺损，并且从未可靠地应用于静脉窦或原发性 ASD。此外，并非所有的继发性 ASD 都适用于器械闭合，这取决于它们的大小和与其他心脏结构（如主动脉根、上腔静脉或房室瓣）的接近程度。房间隔缺损的大小、形状和位置的变化，阻碍了设计一种可以在关闭 ASD 时获得一致成功装置的努力（图 107-6）。因此，使用了无数的装置，但由于如果封闭机制和时间的固有差异，结果难以比较。每个装置还会导致独特的意外结果，包括植入失败、装置断裂、侵蚀、错位和晚期栓塞。

早期装置基于双伞概念，在 1989 年，翻盖设备是第一个根据前瞻性多中心研究装置豁免（IDE）试验的协议植入的设备。虽然结果很有希望，但装置和批准过程的困难导致该装置的放弃，转而使用第二代伞装置。Amplatzer 房间封堵器采用了另一种方法，将自定心能力和可恢复性纳入了一种非常简单、有效的设计。2002 年，Amplatzer 房间隔封堵器成为第一个获得 FDA 批准的装置，其成功植入率 100%，完全关闭率 98% 和低（2%）并发症率[120]。该设备设计用于封闭直径达 38mm 的 ASD。与手术闭合相比，显示出相似的缺损闭合率（99%）和不良事件（8%）。然而，装置关闭提供了更短的住院停留时间和更低的不良反应事件发生率。随后，第二台装置被批准关闭较小的 ASD。在一项多中心试验中，将 Helex 装置（Gore and Associates，Flagstaff，AZ）植入 143 名 ASD 直径 < 22mm 的患者中，效果良好[121]。使用该装置的闭合率与手术相当，但缺损的大小是一个限制，并且确认了 25% 的小残留渗漏发生率。该装置于 2006 年获得批准，当时已经在开发一种具有稍微简化输送系统的备选装置。在海外销售的 Gore Septal Occluder 尚未获得批准，目前仍在美国试用。

对这些装置的持续评估揭示了晚期与装置相关的并发症，包括错位 / 栓塞、血栓形成和侵蚀[122, 123]。栓塞发生时，通常可以使用血管内陷阱等工具检索装置。应考虑到器械的潜在夹闭或瓣膜损伤的可能性，要求手术切除可能是一种更安全的解决方案。血栓形成的发生率似乎与装置类型有关，尽管输送、材料或装置配置是否起作用仍然是未知的[124]。植入后，以及几年后已有报道提出侵蚀，且可能是灾难性的。它的发生仍然很少且预测的差异很小。据信这是由装置边缘施加在心脏组织上持续径向和可能的旋转力引起[125]。生物可降解的闭合装置基于在外形和血栓形成方面的潜在优势，一直备受关注。迄今为止，这些装置未能达到目前可用、更传统的封堵器性能。

虽然大多数小型或中等大小的继发性 ASD 可以使用心内装置封闭，但手术仍然是大多数需要关闭的 VSD 的主要方法。不过也存在一些例外，例如非常尖端或前部肌肉缺陷、术后壁内缺陷或广泛的多个肌肉缺陷（即"瑞士奶酪"隔）[126, 127]。这些 VSD 带来了重大的外科手术挑战，最终可能通过结合外科手术和导管介入或混合方法进行最有效的治疗。

3. 室间隔缺损闭合术

Lock 及其同事在 1988 年描述了使用双伞装置进行经导管封堵 VSD 的最早尝试[128]。这些作

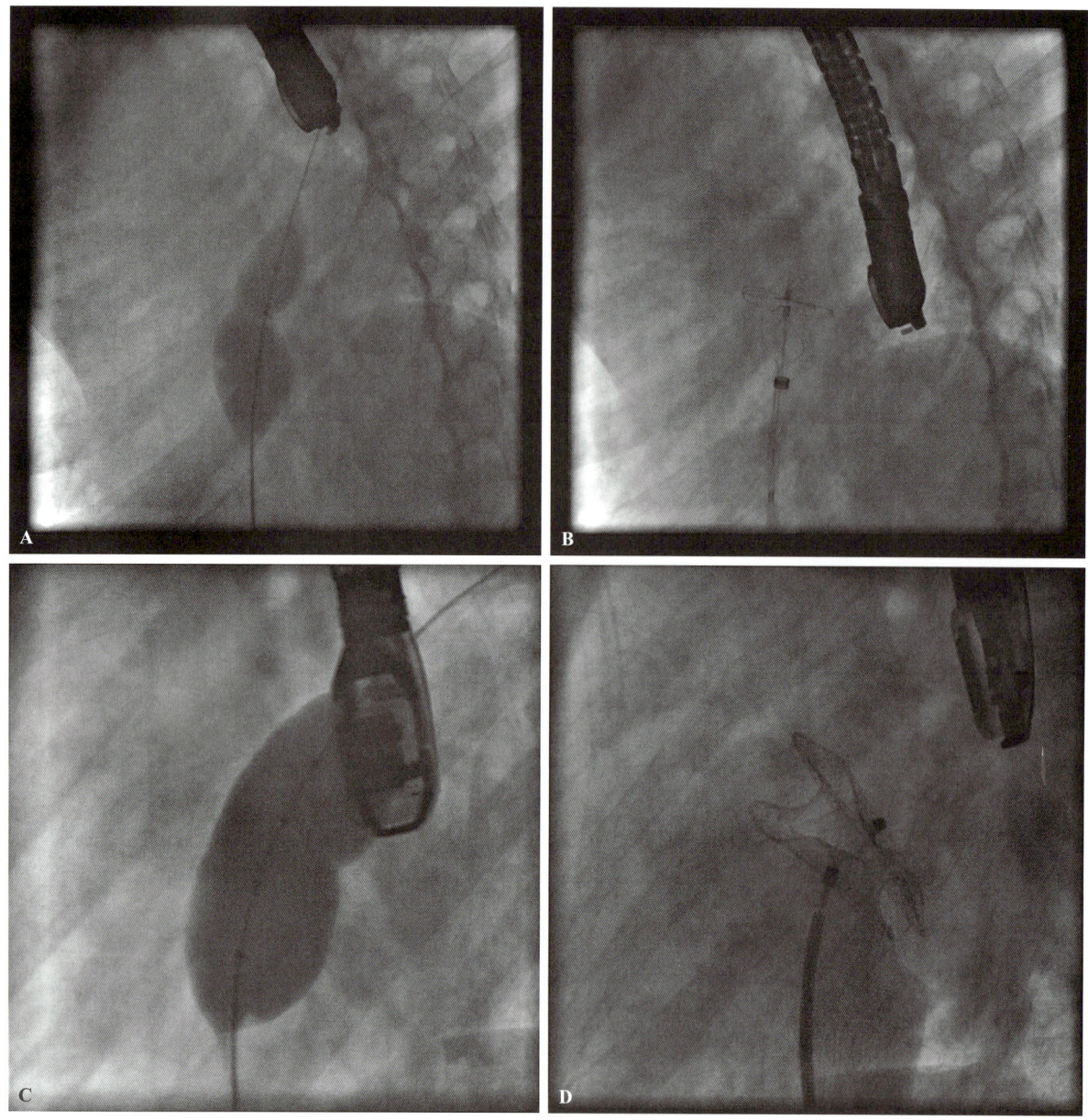

▲ 图 107-6 经导管房间隔缺损闭合的侧位投影图像，与透视和经食管超声心动图成像

A. 球囊尺寸小的缺陷；B. 使用 Helex 装置，在完成左心房盘形成后右心房盘部分展开时的成像；C. 球囊尺寸较大的缺损，气囊前部的腰部明显最小；D. 在 Amplatzer 隔膜封堵器的左右心房盘部署之后，右心房血管造影有助于确认适当的位置，尤其是下方

者描述了技术方面的问题和 6 例不被认为是手术最佳适应证的手术可行性。Bridges 及同事[129] 回顾了高度选择性肌源性 VSD 合并复杂心脏病变患者，并关闭了装置。有人提出，术前经导管闭合可以简化相对难以接近病变的后续手术修复[129]。在首次报道经导管 VSD 闭合的大量经验中，患者认为手术 VSD 闭合的高风险采用经导管装置治疗，并显示出复合 VSD 大小和严重程度的

改善[127]。然而，复杂的导管过程、输送系统的大小，以及患者易受影响的血流动力学状况，导致了主要不良事件的发生率很高，可能为 45%。

2004 年，报道了使用 Amplatzer 肌源性 VSD 装置的肌源性 VSD 闭合的结果[130]。该装置在概念上类似于 Amplatzer 管道封堵器和 Amplatzer 隔膜封堵器装置，其优点是更小的输送系统和显著更低的不良事件率（11%）。与之前 VSD 装置

的结果进行比较，手术成功率仅为 86%，反映了这样一个事实，即尽管装置的可传递性有显著改善，经导管 VSD 闭合仍然是技术上具有挑战性的干预措施。

在使用 Amplatzer 肌源性 VSD 装置治疗的 75 名患者中，通过超声心动图标准获得 92% 的晚期完全闭合，尽管随访不完整。该装置于 2004 年获得 FDA 批准用于市场营销。已经描述了室内递送，甚至在直接可视化下的术中递送，并且应当将其视为关闭复杂的多种肌源性缺陷手术策略的一部分。

此时，已经证明了使用不对称装置关闭膜周 VSD 的可行性，并且海外临床经验越来越多[131]。然而，膜状 VSD 装置尚未获得国内批准。经皮装置输送的风险包括干扰主动脉瓣和房室瓣、导致反流，以及与器械相关的传导异常（包括心脏传导阻滞）。在具有良好效果的广泛可用手术治疗的背景下，经导管闭合的结果可能必须比迄今为止看到的结果更好，以证明主要基于装置治疗效果。

七、并发症

在大型中心，所有导管介入术的 55%～75% 都需要干预[132]。与所有微创技术一样，先天性心脏病的有效经导管介入治疗提供了潜力，降低了发病率和成本。然而，这些导管手术的间接性质也产生了一组独特的潜在并发症。经反复研究介入导管插入术的严重并发症总发生率为 3%～7%[133-135]。虽然这些需要紧急手术的并发症相对较少（约 2%），但除非有备用手术，否则不应进行介入手术。需要手术干预的并发症包括进入血管损伤、瓣膜破裂、心脏穿孔、器械错位或栓塞[136]。介入心脏病专家和儿科心脏外科医生之间的协作关系，使每个人都能更好地了解两种不同治疗方式的益处和风险。

八、外科合作

尽管使用联合手术和导管协作的混合手术已经进行了数十年，但 HLHS 混合 I 期手术结果的公布开启了这种方法热烈扩展的时代[137, 138]。混合 I 期最初被描述为肺动脉带的开胸放置手术，具有直接主肺动脉通路，用于在 PDA 中放置导管递送的支架，并且通常在稍后的手术中，产生不受限制的 ASD。在选定的中心获得这种方法常规经验的结果与标准手术 I 期一样好，并且因为患者免受心肺转流术和循环停止，术后恢复非常迅速。在这个时候，大多数大型中心继续定期进行常规 I 期手术。

更广泛的介入医生 - 外科医生合作和推广更广泛的混合概念的回报仍然令人信服。毫无疑问，这些方法将更广泛地应用，因为 ASD、VSD 和瓣膜衰竭的治疗装置变得更加复杂和广泛可用。手术控制将允许血管内装置的输送与进入血管通畅性或大小无关，并且还允许非固定装置的稳定。为经皮使用而开发的球囊和支架将越来越多地成为外科医生手术方法的一部分，其中包括术中支架植入或环形球囊扩张联合瓣膜切开术等手术。随着这些合作的经验积累，所获得的跨学科知识将有益于该领域。

外科医生和介入心脏病专家也将合作治疗术后患者。随着解剖结构日益复杂的患者进行修复并且可以通过不断改进的重症监护来支持，进行术后侵入性评估的机会将更频繁。对术后残留病灶进行早期干预是安全的，可以缩短停留时间或减少残留的血流动力学负担，缩短住院时间[139, 140]。人们普遍认为，术后约 6 周左右血管成形术更安全的观点可能永远不会得到证实，相反，增加干预术后梗阻的经验，可能对术后治疗有用。

随着体外支持和循环辅助装置应用于更多患有先天性心脏病的患者，新的情况将呈现给介入医生。在体外膜肺氧合支持的情况下，可能需要左心房减压，以防止过度肺静脉高压和肺出血。该手术可以安全地进行，并且可以在各种装置支持水平下，改善与肺部相关的循环情况[141]。

九、胎儿干预

（一）背景

与所有胎儿有创性手术一样，胎儿心脏介入的基本原理是基于这样的前提：干预快速变化和潜在高度敏感的胎儿环境，可能会改变发育错误的自然史，并可能避免严重甚至致命的产后疾病。对于需要考虑的干预必须确定诊断，手术必须是可行的，未经干预的胎儿或新生儿发病风险必须足以证明对胎儿和母亲构成风险。鉴于连续心脏发育的快速测序，一旦诊断出发育紊乱，早期干预可能产生的临床益处。

（二）胎儿心脏干预

可考虑进行产前心脏介入治疗的条件包括①胎儿有因病情而死亡的风险；②该病症可能导致急性新生儿不稳定或死亡；③干预可能会改变疾病的演变，从而大大降低出生后的发病率。表107-1 列出了这些适应证类别的潜在例子。当然，必须考虑进行适当干预的能力。为了说明这一点，虽然胎儿 Ebstein 异常和严重的胎儿二尖瓣反流会造成水肿死亡的风险，但不存在解决房室疾病的胎儿干预措施。相比之下，患有 HLHS 的胎儿面临新生儿死亡率和终生发病率的风险，在与主动脉瓣狭窄相关的病例中，可以进行扩张主动脉瓣的手术。该手术的临床益处取决于子宫内成功干预所施加的解剖学变化将改变心脏生长和发育的后续过程的可能性，足以对存活或出生后结果产生重大影响。

胎儿心脏解剖学改变后的发育机制被认为是通过改变负荷条件。虽然没有确凿的证据表明流量或负荷异常或改变导致人类胎心血管畸形的发展，但来自各种实验动物系统的数据支持这一论点。通过左心房腔的晚期部分闭塞暴露于长期减少 LV 预负荷的胎儿表现出组合的心室输出和胎盘血流量的显著降低，以及 LV 质量和体积的显著降低[142]。这些变化似乎有时间依赖性，在长时间暴露于 LV 流入量减少的胎儿中改善更显著。在另一个模型中，在胎儿通过升主动脉的条带暴露于增加的 LV 后负荷时，组合的心室输出减少，同时 LV 腔室容积的显著减少和 LV 壁厚度的增加[142]。最初，LV 重量相对于 RV 的重量增加，但随着主动脉条带的持续时间延长，LV 与 RV 重量的比率显著降低。这些研究和其他研究表明，正常胎儿和胚胎中心室负荷或胚胎血流模式的改变，可能与心血管发育和功能有关。

产前心脏介入的可能性已经实现了近 30 年，早在 1986 年，有人报道试图在子宫内完成胎儿完全性心脏传导阻滞[143]。到 1991 年，报道称了人类胎儿的产前主动脉瓣扩张和产前心包穿刺术[144, 145]。到了 20 世纪 90 年代，还有一些人类胎儿心脏介入的报道，大多数是散发性的，主要是主动脉狭窄[146]。在此期间，进行了许多动物研究，以调

表 107-1　可能适于产前干预的先天性心血管异常

干预并发症	适应证	干 预
胎儿死亡风险	先天性心脏传导阻滞	起搏器 孕产妇药物治疗
	严重先天性 MR 合并 AS 且房间隔完整	主动脉球囊成形术 重建 ASD
急性新生儿不稳定或死亡的风险	左心发育不全综合征且房间隔完整	重建 ASD
	梗阻性的完全型肺静脉异位引流	支架治疗梗阻的垂直静脉或静脉导管
原发异常发展为更严重状况的风险	先天性主动脉瓣狭窄合并左心发育不全综合征	主动脉球囊成形术
	肺动脉闭锁合并右心发育不全综合征	肺动脉瓣打孔扩张
	动脉导管过早闭合	支架导管
	肺动脉瓣缺如综合征	肺动脉瓣闭合术

AS. 主动脉瓣狭窄；ASD. 房间隔缺损；MR. 二尖瓣反流

查胎儿心脏搭桥和心脏保护的病理生理学，预测胎儿心脏手术，以及经血管胎儿心脏介入的替代方法[147-150]。

2000年，我们在波士顿儿童医院启动了一项胎儿心脏介入治疗计划，重点是治疗胎儿主动脉瓣狭窄和不断发展的HLHS。随后，该计划扩大到包括已建立的HLHS手术，其具有完整或高度限制性的房间隔、肺动脉闭锁伴有不断演变的右心性发育不全综合征，以及导致胎儿水肿的结构异常[151-156]。目前，已经开展了160多项手术，许多出版物描述了我们的经验，最近报道了前100例胎儿主动脉瓣狭窄手术的结果[157]。

1. 胎儿心脏介入治疗的一般方法

我们进行的所有手术的共同点是经皮超声引导的母婴麻醉方法。在手术室环境中，母亲仰卧，左侧倾斜以进行子宫移位，使用常规超声波技术确定胎盘的位置和胎儿方位。使用自发胎动和外部动作的组合来实现胎儿定位，一旦确定了经皮心脏穿刺的入路载体，就肌肉内施用胎儿肌内麻醉药。在早期经验中，使用没有子宫外化的有限剖腹术来实现直接、手动的子宫胎儿定位。通过应用更精细的母体/胎儿选择标准和改进套管操作技术，很大程度上避免了这种切口。通过直接穿刺母体腹部、子宫、胎儿胸壁和目标心腔，来直接到达靶点。最常用的插管是19号，11cm长的活检针，其带有一个锋利、坚固的管心针和一个非倾斜的钝边，这种仪器是市售的（图107-7）。因此长度可以使大多数怀孕在20~30周，体重指数小于40的母亲能够经皮穿刺。这种薄壁套管的内径和外径允许大多数冠状动脉血管成形术球囊通过，同时最大限度地减少了子宫/胎盘创伤和心包积液的可能性。

2. 主动脉瓣狭窄伴进行性HLHS

出生时患有HLHS的患儿一部分在妊娠中期诊断为主动脉瓣狭窄和左心室大小正常或扩张，但具有严重的功能障碍。当左心室大小正常或扩张时，与出生时HLHS诊断相关的异常生理特征包括横向主动脉弓的逆行流动、截断二尖瓣单相血流，以及穿过椎间孔的左右流动未闭[158]。我们将这种妊娠中期胎儿称为严重的主动脉瓣狭窄伴

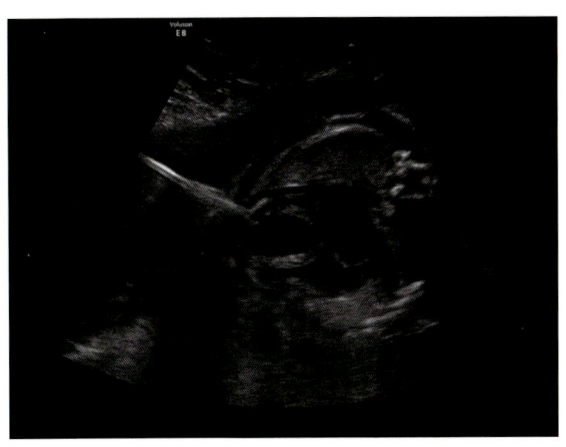

▲ 图107-7 胎儿超声心动图在胎儿严重狭窄伴左心发育不良综合征产前干预中的应用中

左心室扩张且功能障碍，呈球状，不锈钢针定位从心尖进入心室

进行性HLHS。胎儿主动脉瓣扩张的目的是避免HLHS，有利于产后双心室循环。

预测从妊娠中期正常大小或扩张的左心室到足月HLHS主动脉瓣狭窄的演变很复杂，虽然有几个预测模型试图预测主动脉瓣狭窄的新生儿左心充足[159-161]，但在给定的患者中选择最佳方法仍然是一个挑战。此外，很少有产前研究报道连续的数据，大多数只有少数胎儿[162, 163]。尽管如此，妊娠中期胎儿主动脉瓣狭窄并未演变为HLHS是罕见的，可以根据先前描述的生理特征将其与主动脉瓣狭窄区分开来，并且演变为HLHS[158]。

通过减轻主动脉梗阻来减少LV后负荷并促进通过心脏左侧的血流，可以帮助防止在随后的妊娠过程中进行性左心功能不全和生长衰竭。根据技术上手术成功的可能性，和左心脏抢救的可能性，即LV功能恢复和生长的可能性，以实现产后双心室循环应考虑诊断为主动脉瓣狭窄并伴有进行性HLHS的候选者。

胎儿主动脉瓣膜成形术根据前面概述的一般做法进行。目的是在顶部进入左心室但远离室间隔，其轨迹与流出道一致。扩张球囊的大小是标称球囊大小和充气压力的函数，其目标是球囊与环的直径比为1.0~1.2。一旦套管前进到LV腔并且移除了管心针，则将同轴导丝和扩张球囊沿

1715

其内腔引入，并且该导丝用于探测主动脉瓣孔。一旦导丝在升主动脉中清晰可见，球囊就会穿过瓣膜前进，并在系统调整球囊深度后用充气压力计进行连续充气。当明确瓣膜已经扩张时，整个套管 - 球囊系统从胎儿和母体移除，而不将球囊重新插入套管中，并继续进行超声成像。必要时对胎儿血流动力学不稳定性或心包积血进行治疗[164]。

我们在2004年报道了对主动脉瓣膜成形术治疗胎儿主动脉瓣狭窄的初步经验[153]。2007年，我们回顾了56例在诊断时具有相似超声心动图特征胎儿的结果，其中28例在技术上成功进行了主动脉瓣扩张，以试图描述成功的胎儿主动脉瓣膜成形术后发生的许多潜在重要的生理变化[165]。在（32.8±2.8）周的随访超声心动图中，所有对照（未介入）的患者继续在横向主动脉弓中逆行流动，并且完全从左到右流过卵圆孔；值得注意的是，一旦我们诊断出临界主动脉瓣狭窄伴有即将发生的HLHS，左心结构似乎就会在其解剖学大小中冻结，因此随着胎儿的成长，它们逐渐变得更加异常。

选择标准的细化增加了胎儿主动脉瓣扩张后婴儿达到双心室结果的百分比，此时，几乎50%的婴儿不需要Ⅰ期手术。胎儿主动脉瓣膜成形术后出生的这些婴儿的随访显示，许多患者左心瓣膜和心肌瓣膜均有明显的、持续的、有时难以治愈的功能障碍。许多人在幼儿期都有重大的医疗和手术负担。随着年龄最大的幸存者即将到达青少年时期，我们期待继续了解"避免"HLHS的长期自然历史。我们继续致力于提高如何最好地选择主动脉瓣狭窄的胎儿和进行产前主动脉瓣膜成形术的HLHS，以及何时进行干预，以获得最佳效益的理解[157]。

3. 完整性或限制性房间隔的HLHS

具有完整或高度限制性房间隔的HLHS可以在隔膜胎儿成像的基础上进行诊断，同时证实在扩张的肺静脉中显著异常的肺静脉血流模式[166]。尽管在子宫内可以很好地耐受有限的肺静脉出口，但是具有严重间隔限制的新生儿死亡风险比没有这种限制的新生儿高得多[15, 18, 167]。他们出生后出现严重的低氧血症，常伴休克。子宫内的慢性肺静脉高压也似乎引起肺静脉变化，在单心室姑息治疗中导致新生儿和围术期的发病率和死亡率。

对于限制肺静脉流出的两个主要问题，产前干预可能对具有HLHS胎儿和完整的房间隔有益。如果左心房在出生前可以减压，则可以预防出生后不久可能发生的严重低氧血症和酸中毒，并可避免这些代谢损伤的发病率和紧急新生儿干预的风险。此外，如果可以在妊娠早期充分实现肺静脉减压，则可以防止发生的肺静脉重塑或给予平息或逆转的机会。2004年，我们首次报道了患有HLHS和完整房间隔的胎儿的房间隔成形术，并且使用各种监测和介入方法，来自其他中心的研究人员也报道了这种情况的产前房间隔成形术[152, 168]。

理论上，在诊断时立即治疗左心房高血压可以最大限度地发挥潜在的益处。然而，在对非常小的胎儿进行手术时遇到的技术困难导致了焦点的转变。为了长期保存肺血管系统，我们优先考虑早期新生儿稳定，而不是冒险在非常小的胎儿中发生致命事件，这取决于分娩时的最大ASD，因此有利于妊娠后期的干预（即孕早期至中晚期）。

房间隔通常从右心房方面进入。房间隔穿孔有锋利的器械，通路插管或较小规格的超尖锐活检针，然后使用扩张球囊扩大新产生的心房缺损。通过目前使用的设备引入的最大有效球囊＜4mm。通过术中超声测量的所得缺陷的尺寸总是小于扩张球囊的尺寸，范围约1～3mm。当房间隔看起来非常厚并且期望简单的球囊扩张将导致隔膜反冲和仅非常小的沟通时，隔膜支架放置是可行的，但是极具挑战性[156]。

我们最近报道了对21例HLHS胎儿和完整或高度限制性房间隔进行产前干预的经验。干预后2例发生胎儿死亡，8例手术均出现并发症，包括心动过缓和心包或胸腔积液。在对高度限制性或完整的房间隔的HLHS进行胎儿干预后分娩的新生儿中，手术存活率仍然很差（58%），尽管在子宫内创建ASD确实在Ⅰ期前治疗方面有一些益处。

4. 肺闭锁与完整隔膜

几个小组报道了妊娠晚期胎儿肺动脉瓣膜成形术的孤立病例[170-172]。从孤立的病例中，确定产前干预是否具有预期的益处是不可能的。自2002年以来，我们为选择的妊娠中期胎儿提供了产前肺动脉瓣膜成形术，其中伴有肺动脉闭锁和右心发育不良，旨在促进右心生长和功能发育，并增加出生后双心室循环的可能性。鉴于疾病的罕见性，广泛的严重性和对双心室循环的产前预测因素缺乏洞察力，鉴定 PA/IVS 产前治疗的潜在候选者一直是一项挑战[173]。从技术上讲，该手术提出了一个独特的挑战，因为 RV（与胎儿主动脉瓣狭窄的左心室相反）通常是低塑性的（而不是扩张的），并且从圆锥出现肺动脉瓣的角度可能非常难以实现。该策略对右心发育和功能发育的影响和最终产后结果的影响仍有待确定。

关于产前心脏介入的益处和潜在不利影响还有很多东西需要学习。自 2000 年第一个手术以来，转诊人数稳步增长，超过 90% 的准患者和实际患者来自我们的地理区域外。最终，产前心脏介入的价值将取决于各种临床和技术因素，包括更频繁、更早期诊断子宫内先天性心脏病和先天性心脏病胎儿预后特征的表征，更好地了解最佳妊娠窗及其在胎儿干预后的心血管重塑能力，以及改进和专注的技术。成像技术和专门开发的装置的进步，应该有助于提高干预的准确性和有效性，并可能为其他更复杂适应证的手术打开大门。

第二十五篇　儿童心脏外科基本技术及围术期管理
BASIC TECHNIQUES AND PERIOPERATIVE MANAGEMENT FOR PEDIATRIC CARDIAC SURGERY

第 108 章
小儿心脏手术入路与心肺转流术
Surgical Approaches and Cardiopulmonary Bypass in Pediatric Cardiac Surgery

Luis Quinonez　Pedro J. del Nido　著
周先明　译

　　传统上用于成人心脏和胸腔手术的胸部切口已经用于儿童，其在显露、疼痛和美容效果方面取得了不同程度成功。儿科手术中，关于胸部手术入路的特殊考虑与软组织结构（如乳房组织）和骨结构（如肋骨和椎骨）的发育和生长不足有关。因此，修复骨骼结构增长的切口，如后胸或侧胸切开术中的肋骨，可能导致脊柱侧凸[1]。胸前切口也可能损伤发育不全的乳房组织和胸肌，导致胸壁畸形和感觉丧失。再次，幼儿的胸腔和肋骨的灵活性允许使用有限的切口并且充分显露相关结构，而在成人中，不增加肋骨或胸骨骨折或胸腔不稳定的风险，很难达到同一目的。因此，在选择涉及儿童胸内结构的最佳手术入路时，应考虑这些因素，以优化显露和安全进行手术，并尽量减少疼痛，达到美容上可接受的结果。

　　儿童的体位摆放应便于外科医生和助手直接查看相关的解剖结构，同时便于麻醉师使用呼吸道和主要液体通路。因为新生儿和婴儿的头部大小与胸部比明显大于高龄儿童和成人，所以当儿童仰卧在手术台上时，应使抬高肩膀并缓解一些来自枕骨的压力。软垫，如富有凝胶填充材料的塑料包，可放在有压力的区域下。在儿科心脏手术中常规使用冷却或加热毯，但这些需要相对直接的患者接触，以优化热传递。与充水的毯子相比，充冷却或加热的空气穿孔的毯有更好的传热性能。但是，无论任何一种方法，都应避免皮肤直接接触，因为皮肤损伤会导致全层皮肤脱落，尤其是婴儿。对于侧位胸廓切开术，使用腋窝滚动来抬高胸腔并缓解肩部和臂丛的压力。与任何开胸手术切口一样，必须注意不要在张力下伸展手臂和肩膀，即使在婴儿中也是如此，因为这可能会对臂丛神经造成伤害。

　　出于美容目的，无论切口是胸骨切开术还是肋间侧入路，皮肤切口都可以在胸腔实际切口下方。然而，必须注意尽量减少皮瓣的产生，特别是在婴儿中，因为这常会导致皮下组织破裂、脂肪坏死，从而引起伤口分离。过度使用烧灼，特别是婴儿的皮下脂肪，是脂肪坏死和伤口分离的另一个原因，通常会延长住院时间并导致切口不美观的后果。

一、心脏结构及大血管经胸旁路插管的探讨

（一）胸骨全切开术

进入心脏和前纵隔结构的最常用切口是胸骨切开术。在胸骨上方的垂直皮肤切口，保持在胸骨柄下方，允许胸骨完全分开，并提供所有前纵隔结构的通畅视野，从主动脉弓的分支到膈肌水平的下腔静脉（IVC）的直接通路。当外科手术需要进入上、下纵隔结构时，例如主动脉弓和右心房、肺动脉分支和右心室时，这种方法是必要的。例如包括左心发育不全综合征的Ⅰ期手术、永存动脉干的修复和伴有室间隔缺损的肺动脉闭锁。

心包切口也是垂直的。如果直接开口在要接近的心脏结构上，则可以促进暴露，特别是进入心室的经心房手术。通过将心包打开到中线右侧并将心包的右侧牵至胸骨，心室向左侧落下，帮助暴露。将心包悬在胸骨上的缝线对于儿童来说至关重要，并且它们还可移动旋转心脏，以便于暴露所需的腔室或血管。当右心房和腔静脉需要暴露时，通常需要将右侧心包边缘悬吊在胸骨骨膜上，以暴露右心房和下腔静脉的侧壁。如果心包的左侧未悬吊并沿膈肌边缘切开至顶点，则整个心室将旋转远离主刀，促使房室瓣和室间隔暴露到心尖水平。可以使用类似的方法来优化右心室流出道的暴露，以进行手术矫治法洛四联症。在这里，大血管水平的心包悬吊在骨膜上，而膈肌的心包边缘不悬吊，可便于通过心室切开术观察室间隔缺损。

（二）胸骨正中小切口

对于许多手术，不需要完整的胸骨切开术来提供对心脏所有相关结构的入路。婴儿和幼儿尤其如此，因为他们的胸骨和胸腔柔韧，允许以最小的力量牵拉。术前计划应确定外科手术和心肺转流术（CPB）插管需要暴露哪些纵隔结构。由于有了儿童可以使用的薄壁、金属丝强化、小直径的插管，CPB插管通常可以实现，在满足手术修复本身所需范围时，对胸部切口最小化。这些方法通常能实现足够的暴露，以进行标准操作提供提心肌保护，例如灌注心脏停搏液和左心室通气。例如，通过右心房切开术完成心内修复，如修复房间隔缺损、室间隔缺损或完全性房室管缺损，以及经心房修复法洛四联症和二尖瓣修复[2-4]，不需要完整的胸骨切开术。

（三）经剑突的胸骨微小切口

采用经剑突胸骨微小切开术，皮肤切口从乳晕水平（胸腔正中）向下延伸到剑突的尖端（图108-1）。通过将前部膈肌附着物向前分离到肋骨软骨部分，获得前纵隔的通路。在进行部分胸骨切开术之前，需要钝性分离，从胸骨分离心包和胸腺。可以用锯进行部分胸骨切开术，但是在婴儿中，重型绷带剪刀足以分开胸骨下部。一旦完成部分胸骨切开术，使用窄刃牵开器（如甲状腺拉钩）将胸骨向前提升并向头部抬起，以暴露升主动脉进行插管。牵开器不应放在皮肤和皮下组织上，因为不能实现上纵隔的充分暴露，并且长时间牵拉可能会导致皮肤坏死。然而，为了暴露主动脉，必须在心包上施以尾部的和前部的牵拉。这种操作要求将心包的胸腺附着物分开，否则心包和主动脉的活动度将会不足。心包切口必须在中线右侧进行，心包应固定在分开的胸骨右边缘，露出右心房和腔静脉。在大多数情况下，采用这种方法可以很容易地实现升主动脉和腔静脉的插管。通过另一分开的皮肤切口插入下腔静脉插管，能让插管保持在术野外，该切口随后可用于胸部造口术引流（图108-2）。

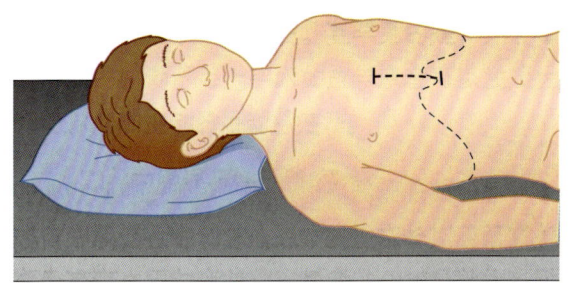

▲ 图 108-1　胸骨正中小切口切开术示意图

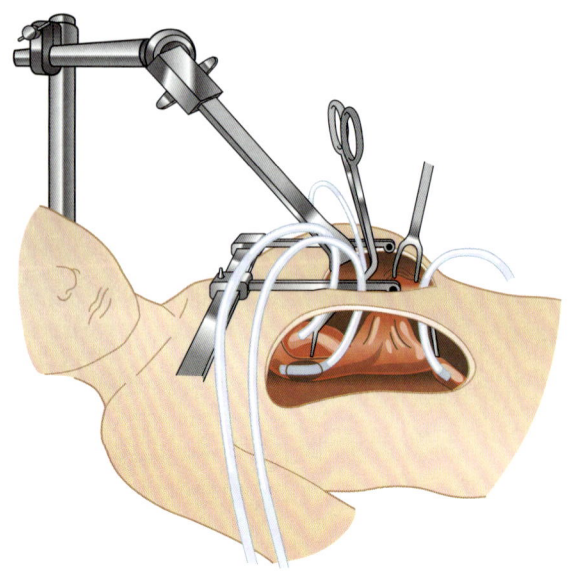

▲ 图 108-2 胸骨正中小切口可进行升主动脉及腔静脉插管

为更好地暴露术野，下腔静脉插管可通过另一处小切口进入，该切口可在术后用于胸腔闭式引流

（四）胸骨中线微小切开术

当必须进入右心室流出道或主动脉根部时，仍可使用部分胸骨切开术，但通常皮肤和胸骨切口需要向乳晕水平上延伸 1 或 2cm。在这种情况下，应用肺和主动脉根部水平的心包上牵引缝线将这些结构悬吊在视野中，进行充分暴露。为了协助进行腔静脉插管，牵引缝线应仅放置在心包的右侧，将两个腔静脉抬向切开胸骨的右侧。允许心脏结构旋转并向左移动，增强右心房、经右上肺静脉入路的左心房和主动脉根部的暴露。

（五）前或前外侧开胸术

一种前胸切开术已被提倡用于房间隔缺损的手术修复和部分适合的室间隔缺损[5, 6]。在一项对 6 项病例对照试验的 Meta 分析发现，与常规正中胸骨切开术相比，使用前外侧小切口开胸术插管时间和住院时间较短，而 CPB 和阻断时间较长[7]。腋部切口也被提倡用于治疗较单纯的体外循环[8, 9]。

对于前外侧胸部切开术，切口在前第四肋间隙进行，对女性患者必须非常小心地切开乳房组织下方。解剖心包胸骨附着物和胸腺，利于将心包向下朝膈肌牵拉，并更利于升主动脉暴露。升主动脉的直接插管优于通过股动脉或腋动脉的外周插管，因为这些血管在儿童中较小，且插管部位狭窄可导致运动性跛行。最近，更柔软的各尺寸儿科插管的出现，促进了应用主动脉插管的应用。一些动脉插管可以通过导丝引入，这使得插入更容易和更安全。腔静脉可以直接插管，虽然常通过右心耳引入并逆行进入上腔静脉。因常规主动脉阻断钳是基于传统正中开胸术设计，故使用其进行阻断可能会有困难。血管夹足以用于小儿童的主动脉阻断，对于较大的儿童和青少年，可以使用柔性夹具。心脏停搏液的灌注可通过小型柔软插管插入主动脉根部进行，也有些人主张用针经胸阔插入主动脉根部。

二、婴幼儿心脏外部结构的入路探讨

用于治疗先天性心脏缺陷或心脏手术并发症的非心脏胸外科手术通常需要显露于后纵隔。例外情况包括膈肌复位的程序，或主肺动脉侧支的单节点，需要解剖肺门。后外侧切口从肩胛骨的前部延伸到中后部，通过第 4、第 5 或第 6 肋间隙进入后纵隔结构以及肺门、心包和膈肌（图 108-3）。如果纵隔的上半部分需要暴露，则通过第 4 肋间隙的切口是最佳的。为了进入肺门，第 5 肋间隙是最佳的，为了进入膈肌水平的胸导管或膈肌的中央肌腱，第 6 肋间隙切口是最佳的。进行常规正中开胸术最常见的是在胸主动脉或分支上进行手术，例如修复主动脉缩窄的手术或用于结扎动脉导管。应注意确保进入适当的肋间隙，因为如果在进入第 5 或更低的肋间隙，

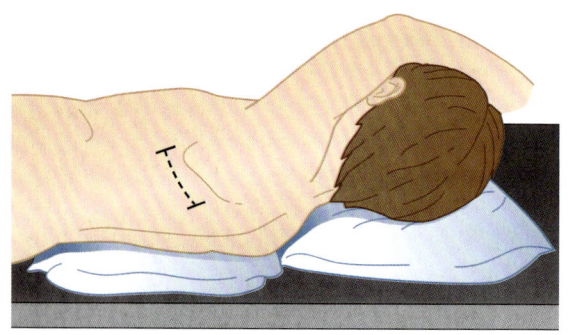

▲ 图 108-3 左后外侧切口，从肩胛骨尖端延伸至肩胛骨中后方，通过第四、五或六肋间，进入后纵隔及肺、肺门、心包和膈肌

婴幼儿显露上胸腔可能非常困难。虽然可以在第2肋骨处开始计数肋骨，其具有前斜角肌的附着物，但也可以使用外部标志。一个有用的标志是当手臂在头部上方延伸时乳晕的位置。随着手臂伸展，乳晕下方的间隙通常是第4肋间隙，这个标记可以确认其他方法识别的某个间隙。这种用于识别肋间隙的方法在新生儿和早产儿中特别有用。婴幼儿通常不需要对肋间肌进行广泛的分离。通过分离肋骨可以获得足够的显露。肋骨在该年龄组柔软，骨折风险较小。

相同的方法可用于显露心包内结构，例如用于肺动脉环缩术，甚至用于心内手术。然而，通过后外侧胸部切开术显露下腔静脉进行插管可能是困难的，并且可能需要将一个肋骨向后外侧分离。如在成人中一样，开胸切口的闭合应该分层进行，近乎使前锯肌及筋膜与背阔肌和皮下组织分开。这种方法可以最大限度地减少胸壁肌肉的扭曲，并提供最佳的美容效果。

腋下入路用于结扎动脉导管、进入主动脉弓部和降主动脉，甚至从右腋窝闭合房间隔缺损都有过报道。在第3肋间隙上，胸大肌和肩胛骨的陷窝之间进行横切口，或者如已经描述的那样，从腋窝向下到第四肋间隙进行垂直切口。然后进入第3肋间隙，直接进入远端主动脉弓和动脉导管。但显露受限，并且如果需要更多显露，切口的延伸是困难的。然而，对有经验的术者，即便在婴儿身上，这种不易看见的切口足以用于动脉导管结扎。

儿童胸腔镜入路

由于儿童的大多数心脏手术需要进行CPB和心内修复，因此使用的电视端口进行重建几乎只适用于成年患者或成人大小的青少年。儿童的胸腔镜手术在很大程度上局限于非心脏结构或心包的方法，包括结扎动脉导管、分离血管环、心包开窗，以及近来用于插入起搏器导线[10, 11]。最近，全胸腔镜技术已用于修复房间隔和室间隔缺损[12, 13]。大部分仪器由其他手术应用中引入，胸腔镜手术主要涉及解剖、结扎或分割，少有重建或缝合。使用诱导肌电图确定喉返神经的位置和局部病程可能对接受动脉导管未闭结扎或血管环手术的婴幼儿有一定益处[14]。

端口切口的摆放和定位遵循成人胸腔镜或胸骨正中切开术的原则。为了进入远端横向主动脉弓和降主动脉，患者应处于完全侧卧位。为了进入前纵隔结构，例如心包或胸腺，部分侧卧位与胸部向仰卧位置倾斜是最佳的。通常，需要4个切口，2个用于外科医生的解剖器械，1个用

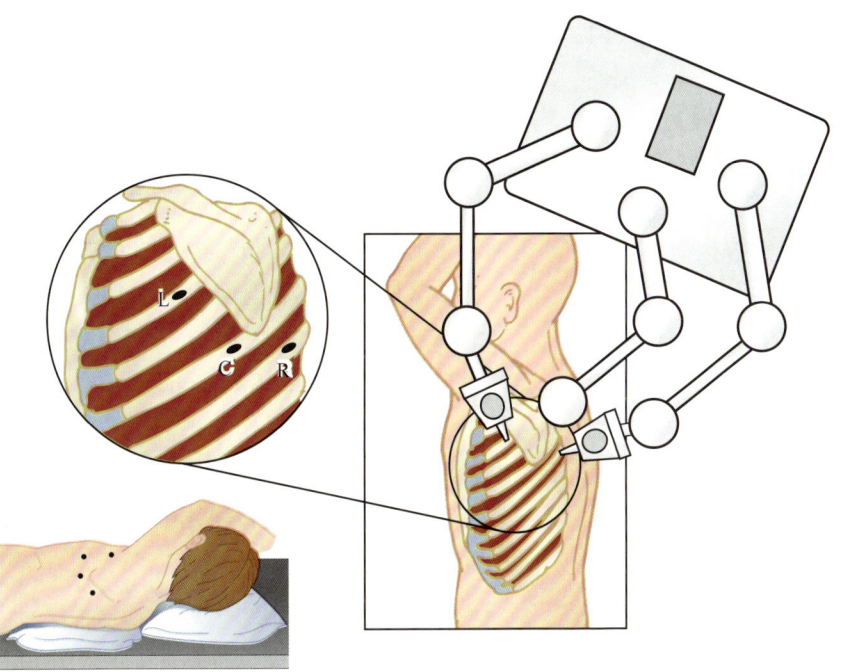

◀ 图108-4 机器人辅助胸腔镜下血管环分割的切口位置

镜头通过中央切口（C）进入，器械通过其他两个开口切入，分别用于机器人的左臂（L）和右臂（R）（引自 Mihaljevic T, Cannon JW, del Nido PJ. *J Thorac Cardiovasc Surg* 125: 1163-1164, 2003.）

于镜头和相机，第 4 个用于助手引入肺牵开器或偶尔用于抓钳或吸引器。与任何胸腔镜手术一样，中央端口用于摄像机，仪器端口位于摄像机端口的每一侧，相隔足够的距离，以防止镜头干扰器械移动。当使用手术机器人辅助时，使用相同的端口位置，但肺牵开器和吸引器的端口放置在第 6 或第 7 肋间隙的腋中线处（图 108-4）。

对于前纵隔结构的入路，相对于摄像机和仪器端口使用相同的布置。对于胸腔镜无名动脉悬吊分离胸腺右叶以缓解气管压迫的情况，将中心端口位于第四肋间隙的腋前线，两个器械端分别在两侧距其 2~3 个的间距，每侧的间隙向前 2~3cm。第四个端口可以用于肺部牵拉，并且应该将 1 或 2 个肋间隙放置在膈肌下方，以免干扰器械运动。对于前心包，使用第 4 或第 5 肋间隙作为镜头和摄像机，将 3 个端口放置在胸部较低的位置，并且仪器在两侧各有 1 个或 2 个间隙。

三、儿童心肺转流术

（一）历史

体外循环技术在先天性心脏缺损修复中的应用始于 20 世纪 50 年代，在 CPB 的概念出现并且发明了心肺机之后不久。Gibbon 在 1953 年使用第一台心肺机进行了房间隔缺损修补术，这台机器需要 12~14 单位的血液[15]。大约在同一时间，Lillihei 及其同事开始在交叉循环下修补婴幼儿各种缺陷，以及儿童包括室间隔缺损、房室管缺损和法洛四联症，生存率超过 60%[16]。此后不久，Kirklin 开发了一种泵式氧合器，该产品来自 Gibbon 早期的研究成果[17]。该装置约需要原新鲜血液量的 50%，但也要极其谨慎，以防止严重的血液起泡，这是致命的。尽管如此，存活率仅为 50%。这些早期报道引发了许多后续研究，旨在发展体外循环相关知识和技术并最终应用于临床，尽管有这些努力，与 CPB 使用相关的发病率和死亡率在整个 20 世纪 60 年代仍然很高。

下一个重大进展发生在 20 世纪 70 年代早期，当时 Castaneda 及其同事[18] 和 Barratt-Boyes[19] 介绍了深低温停循环（DHCA）在婴儿中的使用。这些技术主要依靠表面冷却，显露在限于短暂的核心冷却和复温的 CPB 环路中，因此总 CPB 时间通常保持在 20~30min 以下。在 20 世纪 80 年代和 90 年代初期，婴幼儿的环路元件和灌注技术的设计取得了进步，结果使得与婴儿使用 CPB 相关的"毒性"显著下降。目前，在新生儿和婴儿中使用 CPB 可以进行冗长而复杂的修复，例如用于大动脉转位的动脉切换手术和法洛四联症的初次修复，而总体死亡率低于 5%。尽管如此，在婴幼儿手术中，CPB 相关的发病率，仍然被广泛认为是结果成功与否的主要限制因素。

（二）小儿和成人心肺转流术之间的差异

新生儿、婴幼儿的回路技术和 CPB 的生理效应与成人相比存在许多显著差异。对于新生儿和婴儿，CPB 表面积和回路体积与患儿体型和血容量的比例要大得多。动脉和静脉插管较小，但更容易变形或梗阻主动脉或静脉腔。这些插管的放置可以与成人不同，且更加可变。例如，在左心发育不良综合征 I 期修复时，单独的上腔静脉和下腔静脉插管或在肺动脉中放置主动脉插管（通过动脉导管的逆行全身灌注）。为了最大限度地减少血液稀释，各种回路的大小和管道直径应尽可能小。尽管如此，因管路预充和心脏停搏液灌注导致的相当于 1~2 倍血容量的血液稀释，在新生儿和婴儿中相当普遍（表 108-1）。

尽管 DHCA 使用频率比几年前要低得多，但仍偶尔使用。总的来说，泵流速范围从无流量（即循环停止）到超过 200ml/min；平均动脉压可在低流量 CPB 的 10~20mmHg 升高至全流量或高流量时超过 50mmHg。婴儿的 CPB 温度通常较低（深低温的核心温度为 15~18℃；一些复杂的修复中使用 22~25℃），并且可能使用不同的血液 pH 管理策略（如 alpha-stat 与 pH-stat），部分原因在于这些操作的不同，一般认为神经内分泌应激反应的程度和对 CPB 的全身炎症反应及其后果在新生儿和婴儿中比在成人中更为严重。

1. 患者因素

患者的特异性变化和与特定先天性心脏缺

表 108-1 婴幼儿氧合器产品抽样 *

氧合器	最理想的体表面积（m²）†	估算预冲量‡（ml）	膜表面积（m²）	热交换表面积（m²）	产商建议最大流量（ml/min）
Dideco Kids D100	＜ 0.23	240～265	0.22	0.03	700
Terumo Baby RX	0.3～0.4	290～320	0.5	0.035	1500
Terumo RX15-30	0.5～0.7	590～655	1.5	0.14	4000
Terumo RX15-30 Small Adult/KVAD	1.0～1.3	990～1075	1.5	0.14	5000
Terumo RX25 Adult/KVAD	＞ 1.34	1200～1275	2.5	0.2	7000

*. 在标准参数下使用
†. 假定最大流量 3L/（min·m²）
‡. 假定根据体重使用标准参数及常规大小、长度的导管
KVAD. 动力学辅助静脉引流

陷多种病理生理进一步变化使新生儿、婴幼儿的 CPB 复杂化。一般而言，新生儿，特别是那些早产或体重低于 1.8～2.0kg 的新生儿，由于器官功能不成熟、脓毒症、呼吸窘迫综合征和其他先天性异常等并存疾病，可构成高危人群[20]。未成熟心肌可能同样容易出现与 CPB 相关的功能障碍，其原因包括相对不足（与成人相比）的收缩蛋白质量和收缩蛋白的组织、胎儿收缩蛋白异构体的存在、未成熟的钙循环（其主要通过肌纤维膜发生，而不是肌浆网，肌浆网较少且结构性较差）以及较少的线粒体。

先天性心脏病的许多方面都可能造成疾病的复杂性。肥厚和发绀型心肌更容易受到缺血再灌注和 CPB 其他后果的影响[21-24]。主动脉侧支循环可能在各种发绀病变中特别显著，可能是由于 CPB 的高流量而导致肺功能障碍，同时从全身灌注可以损害其他器官的功能，并且冠状动脉循环的侧支可以清除心脏停搏液，从而阻碍有效的心肌保护。CPB 后肺功能障碍可能在其他高肺血流途径（如动脉干、左心发育不全、大动脉转位）的婴儿和发绀婴儿中更为普遍[20, 25]。弥漫性器官功能障碍很可能是在分娩时严重发绀和低灌注或在新生儿早期需要复杂手术的患者中更常见。大多数中心发现在分娩时或之后受损的新生儿中，在进行 CPB 和心脏手术之前允许一段时间的循环稳定和器官功能恢复是有益的，使用适当的干预措施如前列腺素、强心药、不同通气策略，以平衡全身和肺部血流，甚至体外循环支持（见下文）。CPB 后器官功能障碍（如肾脏、肝脏）也可能是一些患有各种形势的先天性心脏病并伴有长期发绀、低心输出量或全身高静脉压的婴幼儿成年后的发病原因。

2. 心肺转流术回路的差异

表 108-1 给出了不同大小的 CPB 回路组件的概要。

(1) 氧合器：用于婴儿和儿童的氧合器系统必须在很广的泵流量范围内工作：泵流速（最大流速范围在 800～4000ml/min，并且它们必须在相当于 0～250ml/kg 的流量范围内有效）、温度（10～38℃）、血细胞比容（15%～40%）以及管线压力（因为插管和管道大小不同）。

目前，几乎所有的儿科 CPB 应用都使用膜式氧合器，主要分为微孔膜（中空纤维或折叠膜）和无孔膜两种类型。微孔膜型的主要优点是它们能够以相对适中的膜表面积进行气体交换，通常在 0.2～1.5m² 范围内，这取决于具体的氧合器和构造。主要缺点包括 CPB 开始时的一些血气接触（直到蛋白质积聚堵塞 0.05～0.25μm 的孔）和膜上的蛋白质泄漏，以及如果人造膜血液侧面出现负压，则可能发生气体栓塞。无孔膜型氧合器膜，通常是折叠片硅酮膜，需要更大的表面积来实现气体交换，但不容易积聚或泄漏蛋白质，因

1723

此更常用于长期循环支持应用，如体外膜式氧合（ECMO）。

确实需要最小化管路预充体积以最小化血液稀释，减少血液制品暴露，以及液体过载和水肿的可能性[26]。预充体积通常定义为膜隔容积加上静脉贮血所需的最小量。当在开放配置中使用时，商用膜式氧合器的典型启动容积范围为约225~375ml。Dideco Lilliput 中空纤维膜式氧合器（Dideco，Mirandola，意大利）是具有较小初始容积（约70ml）的一个例子，但它在开放系统配置中不可用。最近，氧合器和动脉过滤器组合成一个单元，以此实现了启动容积（例如，Quadrox-I Neonatal 和 Pediatric with integrated arterial filter，Maquet，Rastatt，Germany，以及Capiox FX05，Terumo Corporation，东京，日本）。已经描述了用于实现低预充量从而减少或避免血液制品作为启动溶液组成部分需要的各种方案[27-33]。

(2) 泵：大多数儿科回路使用滚动泵。泵流量由泵头的每分钟转数（rpm）、泵头产生的闭合程度和管道内径决定。一个显著的优点是泵流量相对独立于回路中的电阻和流体静力。然而，足够的流量高度依赖于泵头闭合的正确设置（这也影响血液创伤和溶血的程度），以及对泵头速度（rpm）和管道大小的准确了解。如果不能准确说明这些变量中的任何一个，都将导致泵速过大或不足。

(3) 管道：竞争考虑因素决定了婴幼儿CPB导管大小选择（表108-2）。内径需要足够大，以允许所需的全流量（见下文），而不会过度增加回路压力。另一方面，管道应尽可能窄且尽可能短，以最大限度地减少灌注量。一些新生儿回路在动脉和静脉四肢上使用1/4in（约6.35mm）导管，大多数中心进一步将动脉管的直径减小到3/16in（约4.76mm），有些人使用3/16in的导管用于四肢动脉和静脉（虽然在这种情况下可能需要真空辅助静脉引流）[20]。该泵通常尽可能靠近手术区域，这样能减小导管长度，这是总循环容量的一个重要影响因素。

表108-2 婴幼儿心肺转流术管道

管道直径（in）	管道容量（ml/ft）	流量（ml/r）
3/16	5.0	7.4
1/4	9.7	13
3/8	21.7	27
1/2	38.6	45

(4) 静脉引流：在成人回路中，静脉血通常通过重力从患者流到体外CPB回路的静脉储存器。静脉血管中的血液水平是一种重要的安全机制；它是增加动脉流入量和评估静脉回流充分性的容积来源。如果静脉回流和静脉血管中的水平下降，可以确定原因（如手术区域中未恢复或丢失的血液、错位的静脉插管、毛细血管渗漏过多）和干预措施（如降低泵流速、增加体积、调整手术台高度、重新定位静脉插管可以进行）。

许多静脉储存器是刚性的，并且采用了对大气开放的配置。优点包括易于去除夹带的静脉空气、静脉引流的自由流动（即没有空气锁定或储存器中的压力累积）、整合心内吸引器（不同于具有单独心内吸引贮血装置），以及通过腔室侧面的校准线精确测量储血容积的能力。最后一个特征是评估患者血管内容量有效的辅助手段，因此有助于停止CPB。开放的刚性静脉储存器的主要缺点包括血气界面的存在，其可以促进血液创伤和凝血、纤维蛋白溶解和炎症级联的激活（见下文），并且需要更大的预充量。

一种柔软、可折叠的静脉储液袋，可随着总体血容量、静脉回流和动脉流入速率方面扩张和收缩，在婴儿CPB中的使用频率越来越高。优点包括没有直接的血液-空气接触，如果静脉储液器变空，则不会夹带空气，这会使气囊塌陷；主要缺点可能是无法精确测量静脉血管容积或识别静脉回流微妙且重要的变化。与刚性储存器相比的其他相对缺点，包括：如果夹带空气需要移除机构、需要单独的心脏切开术抽吸储存器，以及如果由于储存器血容量过满或空气过多导致压力增加，静脉引流将显著减少。

真空辅助静脉引流已用于儿科患者[20, 28, 34-36]。

尽管尚未以病例对照或前瞻性方式对其进行充分研究，但优势可能包括通过使用较低的静脉储存容积来减少总回路容量的能力。3/16in 静脉导管，通过允许使用较小的静脉插管，一定程度的改善操作条件，并通过小插管和管道改善静脉引流。理论上，静脉引流的改善可导致组织和器官水肿和充血减少，器官功能改善和炎症激活减少（如通过从拥挤的、低灌注的肠中释放内毒素）。真空辅助静脉引流的主要潜在并发症是静动脉空气栓塞[37-41]。

（5）动脉插管：插管尺寸的问题在婴幼儿中比在成人中更为显著。新生儿和婴儿的动脉插管必须具有足够的尺寸，以便在合理的管线压力下允许适当的动脉流入速率、最小的剪切力或喷射血流（可能损伤血管内膜、主动脉瓣或血液元件），但又足够小，可适应小主动脉而不阻碍主动脉血流（表 108-3）。具有薄壁加强设计的小插管（如 8Fr）可防止插管扭结，并且在外径一定时能有更大管腔内径，这种导管已成为婴儿旁路（Biomedicus，Medtronic，Minneapolis，MN）的流行选择。还需要注意，不要在调整主动脉插管及其管道位置和方向时，扭结或压缩婴儿柔韧的主动脉。如前所述，插管本身可以显著梗阻插管周围血管的流动。插管尖端的位置可以引导血液流向或远离特定血管，如将插管尖端更远侧地定位和引导至横弓，可以减少右颈动脉的流量，或者以牺牲脑灌注和最佳脑冷却为代价来促进躯体下部灌注[42]。

表 108-3 儿童代表性动脉插管

体重（kg）	标准动脉插管管径（Fr）	Biomedicus 儿童动脉插管管径（Fr）
<5	10	8
5~10	12	10
10~14	14	12
14~28	16	14
28~40	18	15
40~55	20	17

某些先天性心脏病需要独特的主动脉插管部位。在涉及广泛的近端主动脉修复手术，主动脉插管通常放置在主动脉中更远的位置，比如在 TGA 行动脉调转操作。这种远端放置方式可以改变到颈动脉血管的血流分布。主动脉弓中断的修复需要两个动脉插管，主动脉的每个部分有一个（分别灌注头部、躯干和肢体）。Ⅰ期修复左心发育不良综合征时，主动脉插管在 CPB 开始时置于肺动脉中，因为该病变中升主动脉的大小通常较小。用止血带封闭远端肺动脉，并通过动脉导管灌注主动脉，直到主动脉重建完成，此时将插管重新定位在新主动脉中。主动脉插管也可以置于该侧移植物与无名动脉吻合的旁移植物中，用于使用顺行脑灌注，进行主动脉弓部重建。

与成人不同，CPB 的股动脉插管通常不适用于婴幼儿（体重 <10~15kg），因为满足最低代谢需求的动脉插管，无法插入股动脉。在婴儿（近期没有开胸术）中，颈部血管是首选的胸外插管部位（见下文）。然而，作为紧急情况下的复苏措施（如心导管室中发生的心肺骤停，特别是当股骨血管通路已经到位时），在股动脉中插入较小的灌注插管通常快速建立体外生命保障系统可挽救生命。对年龄较大的儿童，当担心心腔或血管道位于胸骨正下方，或者在解剖时无意中进入这些结构其中之一时，可选择性地进行股动脉入路。

（6）静脉插管：静脉插管的选择和位置也可以比成人中的情况更复杂、多变，并且必须考虑静脉解剖和引流的变化，以及手术方法。静脉插管有多种尺寸可供选择，并具有特定适应证的设计特点（表 108-4）。例如，带有多个侧孔的薄壁插管可增强静脉引流，SVC 中经常使用直角尖端来改善插管安置（因此改善引流）并最大限度地减少对手术区域的影响，金属尖头防止扭结，在 IVC 中笔直、短尖以限制肝静脉梗阻。

总的来说，大多数修复手术使用单独的 SVC 和 IVC 插管，以实现尽量增加静脉引流的同时最大限度地减少对手术区域的干扰。静脉解剖结构的常见变化可以使静脉插管复杂化，并且必须考虑的变异包括左上腔静脉或双上腔静脉、下腔

表 108-4 儿童心肺转流术典型静脉插管

体重（kg）	单静脉插管（Fr）
< 3.5	14
3.5~5	14
5~8	16
8~12	16
12~18	18
18~26	20
26~55	22
> 55	24

体重（kg）	金属尖端，直角静脉插管*（Fr）	
	上腔静脉	下腔静脉
< 3	12	12
3~6	12	14
6~8	12	16
8~12	14	16
12~16	14	18
16~22	16	18
22~30	16	20
30~34	18	20
34~46	18	20~22
46~58	20	22

体重（kg）	双极[†]（Fr）
< 12	18/24
12~30	20/28
30~65	29/29
> 65	29/37*

体重（kg）	双极加静脉辅助（Fr）
< 20	18/24
20~45	20/28
45~85	29/29
> 85	29/37

*. 例如 Medtronic DLP（Minneapolis, MN）
[†]. 例如，Edwards Lifesciences（Irvine, CA）

静脉奇静脉或半奇静脉延续，以及肝静脉心房引流。在计划深低温停循环时，经常使用单心房插管，此时，在患者充分冷却后，移除静脉插管，以提供清晰的手术区域。

无论位置如何，重要的是插管应安置妥当，并尽可能减少对静脉引流的阻碍。静脉引流不良可能难以检测，并且更易发生在具有复杂静脉解剖结构的患者中。在 CPB 期间，静脉引流受损和静脉压增加的后果可能会放大，因为动脉灌注压力经常降低。SVC 梗阻可能因减少脑血流量（CBF）和阻碍有效的脑冷却加重脑水肿，从而增加脑损伤的风险。许多医生发现通过放置在颈内静脉中的导管监测 SVC 压力，可用于检测 SVC 梗阻。此外，在 CPB 期间还应定期检查患者的头部和面部是否出现充血或肿胀。使用经颅多普勒方法监测 CBF 速度有一定帮助的。脑近红外光谱（NIRS）饱和度的下降预示着较差的 SVC 引流，并需要调整插管。IVC 梗阻会增加下半身静脉压力并可减少肝、肾或肠系膜灌注，孤立的肝静脉梗阻也可发生。后果包括肝功能不全、肾功能不全、腹水，以及增加肠系膜炎症淤血的结果[34, 44]。CPB 期间 IVC 梗阻可能难以检测，当发生腹水、尿量减少或静脉回流变差时，应警惕 IVC 梗阻。

(7) 过滤器：几乎所有临床应用中都在气体流入管路中使用 0.2μm 过滤器，以防止细菌或微粒污染。类似地，在最终添加到 CPB 回路前，所有晶体溶液和心脏停搏液都通过 0.2μm 过滤器。在心内吸引管线上使用 20 或 40μm 过滤器，以从手术区域返回的血液中去除大颗粒和微团聚体和其他碎屑。外源血液也被过滤（通常通过 40μm 血液过滤器），然后将其加入泵回路或心脏停搏液中。在 CPB 回路上排列的白细胞消耗过滤器（通常将患者中的循环白细胞计数减少约 75%）特异性去除血液多形核白细胞，这是一些中心提倡减少再灌注损伤的重要手段[25, 45]。

使用动脉过滤器（40μm）具争议性。许多人认为动脉过滤对于限制血小板和白细胞微团聚体、创伤性血液成分、脂肪和其他来源的微栓子及其他碎片的数量至关重要，特别是因为这些可能导致CPB后神经损伤和其他器官系统受损。一些医生对这些问题没有强烈的感觉，并省略了动脉过滤器，至少在一定程度上减少了预充量和血液稀释[20]。如前所述，现有的氧合器带有集成动脉过滤器[46]。

(8) 心肺转流术启动：即使新生儿和婴儿CPB回路的启动容积通常相当于患儿血容量的1.5~3倍。因此，红细胞、凝血因子和其他血浆成分的稀释可能远远大于成人。生理性晶体溶液（如Normosol-R，Hospira，Lake Forest，IL）是婴幼儿中CPB预充液的主要成分，很少使用胶体启动液。婴儿CPB预充的其他主要成分包括浓缩红细胞（或偶尔全血），以及新鲜冷冻血浆或其他胶体，如白蛋白。

可能包含在泵预充足的其他制剂，包括甘露醇、类固醇、肝素和缓冲液［例如碳酸氢钠或三（羟甲基）氨基甲烷（THAM）］。使用甘露醇主要用于其渗透特性，旨在减少器官和细胞水肿，以及促进利尿，从而有助于肾脏保护。渗透性利尿在一些先天性心脏手术中可能有益，特别对于心脏切吸引和高泵流速引起血液损伤所导致的溶血。细胞膜的稳定化和各种抗氧化特性，包括自由基清除，也归因于甘露醇。这些影响的重要性在儿科CPB中尚未得到证实。类固醇用于减少CPB的炎症效应（见下文）。

使用白蛋白或其他胶体来引发CPB回路也存在争议[47-49]。有证据表明血浆蛋白浓度降低和血浆渗透压降低可以减少淋巴流量，增加肺和其他血管床的毛细血管渗漏[50-53]。尽管体液平衡和体重增加受到有利影响，但最近将儿科CPB患者随机分配到晶体或胶体素的研究，未显示死亡率、机械通气时间、重症监护室住院时间或住院时间的显著差异[53]。这些结果类似于成人中得到的结果，其中白蛋白确实防止CPB诱导胶体渗透压和肺水肿的减少，但它几乎对总体结果或肺、心肌或肾功能没有影响。可以使用合成胶体，但在成人中没有证明有益。

(9) 血液稀释：如前所述，一些中心已经花了大量的时间来修改回路设计，以降低与婴儿CPB相关的血液稀释程度，并减少外源性血液和其他产品的使用。这些修改包括使用尽可能小的管道、插管和氧合器，改变CPB回路的方向以减少导管长度、真空辅助静脉引流、通过小插管和导管改善回流和弃用动脉过滤器。有报道在180~250ml之间得预充量。超滤技术（见下文）也用于抵消CPB的血液稀释作用，从而减少对供体血液和血液制品的需求。除了超滤之外，没有证据表明通过这些措施可以改善水肿、对CPB的炎症反应或总体效果，目前在重量<10kg的患儿中，仍难以避免使用外源性血液或血液制品。

浓缩红细胞和全血被用来保障CPB期间年龄、病变和温度适当的血细胞比容。浓缩红细胞很容易获得，并且可能被大多数中心用于在CPB期间增加和维持血细胞比容。与浓缩红细胞相比，全血的主要缺点是伴随全血的葡萄糖负荷较高，高血糖可能增加脑缺血期间脑损伤的风险。另一方面，CPB显著降低血浆因子浓度，全血能更有效地维持血浆因子浓度。有关储存红细胞实际携氧和输送能力的问题已经被提出[54]。血细胞储存持续时间的增加与术后并发症发生率有关[55]。

新生儿和婴儿CPB的最佳血细胞比容仍然存在争议。也许最重要的考虑因素是要使用的温度和流速（如深低温、低流量或循环停止）。在儿科患者中使用更深度的低温来抑制代谢需求并增加对低流量（18~25℃）或无流量（15~18℃）时期的耐受性。尽管血红蛋白的携氧能力在较低温度下增加，但其向组织供氧的能力也降低了。此外，血液黏度增加伴随低温是微循环血流的重要障碍，并且可导致淤血和局部缺血。大多数CPB应用中典型的非脉动流动模式也可以减少微循环流动，特别是在血液黏度增加的情况下。同样重要的是，要注意血液非红细胞液成分（如血浆）的携氧能力在温度降低的情况下增加，因为随着温度下降，气体在液相中的溶解度增加，因此，低温期间血液稀释的净效应是改善微血管流动和氧气输送。

尽管有这些理论上的考虑，但对于一定限度的低温下，最佳和最大可容忍的血液稀释水平尚未确定。在常温下只要保持血压、氧合和心输出量、红细胞比容于低15%的血容量血液稀释，在大脑和心肌功能方面被认为耐受性良好[56,57]。许多中心的长期实践的做法是，在深度低温CPB中，将血细胞比容控制在18%～22%内，这是基于上述血液流变学和总体携氧能力的改善，伴随血液稀释和低温的结合。动物实验以及耶和华见证会（Jehovah Witnesses）信仰者孩子（译者注："耶和华的见证"基于宗教信条通常拒绝输血及其他以血液为基础的治疗）接受低温CPB的研究和报告表明，当维持低温、低灌注压和低流速时，血细胞比容在10%～18%内，对总体结果或脑或心血管疾病发病率无可检测到的影响[57-60]。婴儿10%或更低的血细胞比容与酸中毒和其他氧输送不足的证据相关。

最近的证据使人们对婴儿患者在低温CPB期间，极低血细胞比容的安全性产生怀疑。在实验性婴儿CPB模型中，较高的血细胞比容（在25%～30%内）与增强的脑高能磷酸盐保存、细胞内pH、组织氧合、维持毛细血管密度和微血管流动、减少白细胞活化和减少神经损伤相关[61-63]。最近一项临床研究将婴儿随机分为低血细胞比容（平均血细胞比容，22%±3%）或高血细胞比容（28%±3%）策略，在低流量低温CPB开始时发现在低血细胞比容组，术后心脏指数较低，血清乳酸含量较高，总体含水量较高。在术后1年，两组的整体神经系统评估和心理发育指数评分相似，但低血细胞比容组的精神运动发育指数评分显著降低[64]。我们目前的做法是在所有类型的CPB中将血细胞比容保持在25%～30%。低流量CPB开始时的血细胞比容水平约为25%，与精神运动发育指数评分和乳酸水平降低有关[65,66]。除了任何直接影响外，血细胞比容稍高可能提供一定程度的安全边际，针对灌注、侧支和脑自动调节和CBF改变的其他问题[59,65-70]。但是，患者年龄、解剖学、侧支、流速、pH策略和冷却方面的类似变化，使其他婴幼儿无法判断单一最佳血细胞比容。

停机的最佳血细胞比容也存在争议。总体目标是足够的全身氧气输送。我们目前的做法是在复温期间和CPB终止时将血细胞比容目标定在25%～30%内。这些水平（甚至更低）可能被具有良好心肌功能、少或无血流动力学损伤的患者，以及在手术结束时具有正常氧饱和度的生理修复所耐受。应考虑增加血细胞比容，以改善心肌功能降低或导致发绀的姑息性或分期手术患者的携氧能力和氧输送。在这种情况下，40%或甚至稍高的血细胞比容，可能是有益的，但缺乏确切的数据支持。

(10) 小儿心肺转流术期间的泵流量：儿童CPB的最佳泵流速基于充分全身氧合、氧输送和常温下器官灌注的考虑，如通过氧消耗和代谢速率、混合静脉血氧饱和度、酸碱平衡和乳酸生成来评估[71]。这些通常与体重指数有关。新生儿和婴儿的代谢率较高（比成人高1.5～2.5倍）要求在常温CPB期间按比例增加流速（表108-5）。

表108-5 正常体温婴幼儿心肺转流术流量估计

体重（kg）	流量范围 [ml/(kg·min)]	常用全流量速率 [ml/(kg·min)]
<3	150～200	200
3～10	125～175	150
10～15	120～150	125
13～30	80～120	100

(11) 肝素化：儿科CPB的抗凝方法与成人相似。在开始旁路术之前，肝素以约4mg/kg（400U/kg）的剂量给药，直接注射入右心房或中心静脉导管。一些中心的团队将CPB预充包含的肝素是算入总肝素剂量的一部分包括总肝素剂量的一部分。在开始CPB之前，应通过血液抽吸确认肝素注射，以及肝素效应的充分性。活化凝血时间（ACT）是监测婴幼儿肝素抗凝（和逆转）功效的主要方法。指南要求在CPB开始之前ACT超过400s，并且在CPB期间ACT应保持在400～600s，以防止血液凝固途径和凝块形成的激活。肝素浓度不足被认为是凝血和纤维蛋白溶解系统过度活化的主要原因[72]。其他监测肝素效应、抗凝血和凝血参数的方法，如血肝素浓

度和血栓弹力图，目前是辅助治疗，主要用于评估 CPB 终止后残留的肝素活性，诊断和治疗凝血功能障碍[73]。肝素品牌和配方会影响抗凝水平甚至术后出血量[74, 75]。

虽然实质性数据很少，但有证据表明，新生儿和婴幼儿通常对 CPB 给予肝素的效果更敏感，并且新生儿和幼儿的肝素抗凝效果和持续时间个体差异大[72, 76-78]。潜在机制包括出生后最初几个月和某些先天性心脏病患儿中，体内促凝血和抗凝血因子的差异大，且普遍水平较低[79-82]。低温程度、血液稀释量和药物代谢的相对不成熟，也可以促进婴儿肝素效应的增加和延长。另一方面，在婴儿中很少见到肝素抵抗，确实发生了由肝素暴露或抗凝血酶Ⅲ缺乏引起的散发性病例。肝素诱导的血小板减少症和血栓形成似乎在婴幼儿中比成人心脏手术患者少，但随着在手术室、导管插入实验室和其他部位反复暴露的患儿数量持续增加，发病率可能会增加[83, 84]。目前，在使用肝素替代品（如比伐卢定、水蛭素和阿加曲班）在儿科 CPB 抗凝治疗方面的经验十分有限[85-87]。

(12) 肝素逆转：在 CPB 结束时，施用鱼精蛋白以逆转肝素的抗凝血作用。与肝素一样，关于新生儿和婴儿中鱼精蛋剂量的预期和控制信前瞻性、对照研究很少。鱼精蛋白的剂量通常基于体重（3~4mg/kg）或与肝素剂量的比例为 1∶1 或 1.3∶1 来使用，一些医生也使用体外滴定来中和患者血液样本中的肝素来时行测量用量。通常，施用鱼精蛋白后的目标 ACT 在 CPB 前基线的 10% 内。前两种经验方法通常会导致相对鱼精蛋白过量，这是刻意的，因为婴儿的肝素敏感性和持续时间较长，并且由于其他可能加强肝素化的因素，如血液稀释、体温过低和代谢清除延迟。然而，与成人一样，有证据表明，与使用滴定法或其他方法直接测量血液肝素的剂量相比，鱼精蛋白经验性给药与鱼精蛋白给药过量相关，可能造成更大的失血和输血需求[77, 78, 88, 89]。另一种反对经验性给药的论点是，中和肝素后少量过剩的血精蛋白可能有直接抗血小板作用，这可能加剧 CPB 后的出血[90]。

通常，药物应在 10min 内缓慢施用。由于不明原因，严重低血压、肺血管收缩或对鱼精蛋白的过敏/过敏反应，在婴幼儿中并不常见[91]。其中，低血压最常见，发生在鱼精蛋白给药量约 1.5%～3% 时。它取决于剂量和给药速率，最可能是由组胺释放引起的，通常较轻微和短暂，并且对容量置换或钙给药有反应。严重的肺血管收缩似乎比成人更不常见，可能是补体激活或肺血栓素释放的结果，这对于收缩功能低下的患者尤其棘手。

（三）小儿心肺转流术的开始

一旦动脉和静脉插管正确定位并连接到回路，就启动 CPB，确认动脉导管中没有空气（特别是在插管和回路管之间的连接处），并适当的抗凝已经完成。大多数情况下，新生儿和婴儿的动脉流入开始缓慢，然后静脉线松开。当使用冷预充时，可以发生心动过缓的快速发作和心肌功能的丧失。因此，当使用常温或冷预充灌注时，通常在新生儿和婴儿中以相当快的速度达到全流量，以确保足够的全身灌注和氧气输送。当保持心脏跳动和潜在喷射非常重要时，主要的电解质浓缩液，特别是钙和钾的浓度，通常与预充液的温度一起被标准化，以便在旁路开始期间维持心肌功能并防止心肌扩张。不当的静脉引流也会使心脏扩张并促进心肌损伤。

由动脉主干发出的大侧支血管（可见于多种形式的发绀型心脏病，包括法洛四联症和肺动脉闭锁），动脉导管未闭和手术性主动脉肺动脉分流可在 CPB 中促进体循环的分流，从而减少灌注压、效应器官（即脑、心脏、肾脏）血流量和有效冷却，尽管泵流量看似足够。在开始 CPB 之前或之后不久，对大型主肺动脉侧支血管、手术分流和动脉导管未闭进行手术控制和有效闭塞。不是肺血流的重要来源或起动脉氧合主要作用大型主肺动脉侧支血管，可以在手术前在心导管实验室中进行弹簧线圈闭合，这也将减少心室的容量负荷。

（四）小儿心肺转流术期间的监测

1. 回路监控

重要的 CPB 回路变量包括动脉管路压力、

泵流速、氧合器气体和温度。动脉压力通过置于动脉流入肢体中的压力传感器测量。由于通过小直径的婴儿动脉插管和导管获得足够流量所需的驱动压力，管线压力可以显著高于患者动脉压力，并且通常以 225~260mmHg 的管线压力维持 40~60mmHg 的平均动脉压力。导管或插管梗阻或插管错位可导致动脉管路压力过高（300~400mmHg），并可导致回路破裂。许多回路在氧合器贮血室上带有传感器，能检测严重过低的贮血容积，而在动脉线上带有能检测空气的传感器。

滚子泵的流量输出由泵头转速、闭塞压力和内部导管直径决定。滚子泵上的泵流量不是直接测量的，而是由灌注师（或泵上的电子器件）根据这些变量计算的。由于泵的流量输出不是直接测量的，不正确的测量或输入转速、导管尺寸或堵塞，以及回路中可能的分流，都可能导致潜在的有害灌注误差（增加或减少）。相对于既定流速，过低或过高的平均动脉压是发现上述意外的重要线索。特别是在低流量的情况下，达到一定程度和时间和时间，则会产生异常的生化指标（见下文）。

氧合器气体可包括氧气、空气和二氧化碳。经常使用 pH、PO_2 和 PCO_2 的连续在线监测器。输送到氧合器的气体流速和氧气浓度用流量计或搅拌器控制，并用电极测量。对于膜式氧合器，起始气体流速通常与泵流速的比率为 1∶1。然而，泵流速、温度和血气管理策略的可变性导致儿科患者的气流和组成的广泛变化。pH 统计管理可能需要改变气体扫描速率，以及添加和精确控制吹送气体中二氧化碳的能力。

热敏电阻测量水浴和热交换器的温度，以及动脉和静脉血液温度。患者和灌注液之间的温度梯度不应超过 10℃。这在复温期间尤其重要，以防止由于流体温度升高而导致气体溶解度降低进而形成气泡和气栓。

2. 患者监测

在 CPB 期间需要监测平均动脉压，并且通常通过桡动脉或股动脉中的导管来完成。动脉导管位置有时可以通过诸如先前手术或分流（例如 Blalock-Taussig）部位、当前病变和计划手术的考虑来控制。对于主动脉重建，一些动脉压监测（有或没有伴随的桡动脉监测）是优选的，并且当计划深度低温时，尤其是在婴儿中，可提高可靠性。根据手术，常规测量左心房和 SVC 或右心房充盈压。

用适当的热敏电阻测量鼻咽、食管和直肠温度。最常使用鼻咽或鼓膜温度，并且在跟踪脑温方面可能是最准确的，尽管在这方面没有一个颅外部位是真正可靠的[57]。直肠（或偶尔膀胱）温度用于监测核心温度。食管温度反映主动脉温度，与核心或大脑温度无关。

动脉和静脉血气应在开始后 5~10min 内测量，然后以 15~30min 的间隔测量 CPB 的其余部分，但如果有证据表明灌注受损，则更频繁。除了 pH、PO_2 和 PCO_2，大多数分析仪可以使用相同的样品同时测量血细胞比容和血清电解质水平，包括钠、钾和钙离子的水平。许多中心倾向于允许或甚至促进（例如，通过添加血液产品中的柠檬酸盐螯合作用）在 CPB 中减少钙离子，以试图减少该阳离子对再灌注损伤的影响。在儿科 CPB 后发现了低镁血症，这是另一种可能导致缺血再灌注损伤和心律失常的因素，尽管其临床意义尚不清楚[92, 93]。在儿科 CPB 之前和 CPB 之后随即增加血乳酸浓度与术后并发症的发生和死亡率的增加相关[94]。

静脉血氧饱和度（S_VO_2）是组织灌注的重要指标，应按照前一段所述的间隔从静脉血样中测量，并通过静脉线上校准的管路的监测仪连续测量。CPB 过程中 S_VO_2 的最佳和最小可接受值没有很好地定义，特别是当温度和流速降低时。在常温或接近常温的情况下，S_VO_2 可以解释为在非 CPB 情况下进行，因此低值（约低于 60%~70%）应引起对组织氧输送不足的考量（例如，流量不足、低血红蛋白）。除了任何已有的侧支血管外，在 CPB 可加重主要血管床周围分流的发展以人为方式增加 S_VO_2。换句话说，尽管看起来是可接受的 S_VO_2 值，但存在一定程度的器官低灌注。在更低的低温水平下，溶解氧占总氧输送的比例增加，血红蛋白对氧的亲和力增加会损害从血红蛋白到组织的转移。因此，在深度低温期间对 S_vO_2 的解释变得更成问题，当使用该测量来推断深低温 CPB 中灌注的充分性时，维持高水平的 S_vO_2（>90%）较为谨慎。

通过 NIRS 测量的脑饱和度已被用作 S_vO_2 的替代方法来监测作组织灌注。脑 NIRS 与 SVC 饱和度相关[96]。脑 NIRS 降低可能是脑灌注减少的警告。通过 NIRS 测量的术中和围术期脑饱和度降低与神经发育结局受损和脑磁共振成像异常有关[97]。用 NIRS 测量腹侧饱和度也可用于警告旁路手术过程中下肢组织灌注减少。

在新生儿、婴幼儿 CPB 期间，频繁监测血糖并将其维持在正常血糖范围内十分重要。低血糖的主要原因是肝糖原储存和糖异常能力有限，特别是在新生儿中，也可能还在发绀和营养不良（如充血性心力衰竭）的婴幼儿中。不能提供外源性葡萄糖可导致严重的低血糖和神经损伤。低碳酸血症可降低低血糖神经元损伤的阈值，加剧神经系统的损伤。患儿原发病（如主肺动脉侧支）及分流术均可减弱脑自我调节及脑自我调节及脑血流量，加重低糖损伤[98-100]。

在儿科 CPB 中，高血糖也经常发生。由于外源性来源（如静脉输液和心脏停搏液）供应增加，或由于葡萄糖摄取减少，血糖可能增加，这主要是由于应激激素（如皮质醇、生长激素和儿茶酚胺）的增加抵消了胰岛素的影响[101]。另外，深低温还可以在低温 CPB 时，以及此后至少几小时抑制葡萄糖刺激的胰岛素分泌。高血糖可以在[102-104]的各种情况下，加重婴幼儿脑缺血再灌注损伤，并且在儿科 CPB 患者中观察到类似结果的趋势，尽管这些数据大多是回顾性和不受控制的[98, 105]。高血糖缺血性脑损伤的机制，包括葡萄糖负荷引起高渗性细胞肿胀和乳酸酸中毒，以及无氧糖酵解量增加引起的细胞内酸中毒。

但是，这个问题仍然存在争议。当 CBF 和自动调节受损时，升高的血糖浓度对于足够的脑葡萄糖递送可能是重要的。在 Boston Circulatory 研究中，血糖与脑肌酸激酶（CK-BB）水平之间仅存在微弱的相关性，与神经发育结果无关；并且有一些证据表明 CPB 后高血糖实际上是保护性的，特别是针对癫痫发作的保护，而癫痫发作与神经发育不良结果有关[106, 107]。各种非 CPB 动物模型中也有大量数据表明，缺血前高血糖可以保护未成熟的大脑免受缺氧、窒息或缺氧缺血的影响[108-111]。一个重要的警告是，这些研究几乎全部在未成熟的大鼠模型中进行，其中循环和通气没有得到支持，并且高血糖的一些保护作用可能是由于更好地维持高血糖动物的循环或通气（这种效果在 CPB 期间很大程度上无关紧要）。

相关临床研究报道表明，中等程度的高血糖与各种情况下的总体结果较差有关，包括成人心脏手术和至少一些重症监护下的成人和儿科患者，阐述严格的血糖控制可能是有益的[112-120]。特别是在成人心脏手术患者的情况下，至少一些益处是在糖尿病（可能是糖尿病前期）患者中获得的，并且涉及通常不与婴儿先天性心脏手术相关的风险和并发症[121-123]。然而，最近的分析使这一结论受到质疑，许多研究表明，中等程度的高血糖与不良结果无关，严格控制实际上可能是有害的[114, 117, 124-126]。

2012 年，*New England Journal of Medicine* 发表了一项关于儿科心脏手术后严格血糖控制与标准治疗相比较的随机对照试验结果。研究人员发现低血糖发生率较低，但无法证实两组间死亡率、感染或器官衰竭存在差异[127]。

3. 低温

低温仍是 CPB 期间保护大脑和其他器官的主要方法。其主要和最普遍的影响是降低代谢率，从而减少对氧气和其他底物的代谢需求。在局部缺血期间，低温减缓了高能磷酸盐化合物的消耗，并且还在细胞内维持它们，从而促进再灌注期间三磷酸腺苷（ATP）和磷酸肌酸的恢复。低温延迟缺血期间离子稳态的丧失，尤其是钠和钙的进入，以及由此产生的细胞水肿，通过能量依赖性和膜稳定机制减少[128]。减少自由基生成量、减少炎性细胞因子产生、白细胞活化和白细胞黏附分子合成，都与体温过低或体温过低有关。低温抑制缺血和再灌注期间兴奋性氨基酸神经递质的释放，可能是一种重要的脑保护机制，尤其是在新生儿和未成熟的大脑中[107, 128]。

4. 低流量低温心肺转流术

由低温引起代谢率的降低使CPB流速降低，从而减少了回心血量，并改善了手术条件。对于低流量CPB，大多数中心使用约50ml/（kg·min）或0.70L/（min·m²）的值。成人和儿童的研究表明，与DHCA相比，这种低流量CPB与低温相结合的相对安全性，特别体现在脑保护方面 [57, 71, 129-131]。

在深度低温（<18℃）时，可将泵流量进一步降低至正常值的1/4或更低。然而，对于婴幼儿在一定温度下可安全减少的流量程度尚未达成一致。Kem及其同事 [70] 提出，在中低温（26~29℃）时，临界泵流速以30~35ml/（kg·min）能让大脑代谢达到流量依赖这一重大关键点，而在深度低温（18~22℃）时临界泵流速则为5~30ml/（kg·min）。大量证据表明，在低于20℃的温度下，脑自动调节显著减少或不存在，因此在婴儿CPB期间，CBF在非常低的温度下变得压力依赖 [57, 67, 70]。Burrows和Bissonnette的研究表明，相当大比例的新生儿和婴儿在接受低流量CPB（小于正常泵流量的22%）时，通过经颅多普勒测量检测不到CBF，并且需要更高的灌注压力来重建CBF [132]。其他人尤其在极深的低温CPB（14~20℃，鼻咽温度）下也发现了类似的流速结果，其中一些婴儿在流速高达正常值的25%~35%时失去CBF [133]。因此，至少有一些婴儿低流量CPB的结果可能与使用低流量避免DHCA的目的相反，即低流量低温CPB可能导致而不是预防脑缺血。CPB期间临界关闭和开放压力的进展，可能导致无复流现象和低流量CPB期间脑冷却不均 [57]。脑血管床（以及其他血管床）的临界关闭和开放压力的概念还表明，在这些情况下，血流可能更多地依赖于动脉压而不是泵流速，并且需要最小的平均动脉压来维持足够的血流向脑和其他器官。

在低流量或无流量期间，对大脑的低温保护取决于所有脑区域的均匀冷却。有证据表明，根据监测颈静脉球血氧饱和度或温度来进行判断，这种情况可能不会发生，虽然监测到的鼓室或鼻咽温度较低，但仍存在脑代谢活动 [42, 57]。这些数据表明，鼓室或鼻咽温度可能无法识别脑冷却不充分的患者。非均匀和延迟脑冷却的风险因素，可包括主动脉插管的位置不佳、血管异常、主动脉和其他侧支、血气或pH管理策略问题（见下文），以及冷却的持续时间。例如，使用α-stat pH管理，在DHCA之前核心冷却的持续时间是术中变量，与术后认知预后最密切相关。过冷却时间在11~18min之间时，冷却时间增加5min，将使发育分数增加26分。据测算，较短的冷却时间（约<15min）允许在非均匀冷却的大脑区域进行代谢，使它们在DHCA期间易受损伤 [134]。冷却时间超过20min时，经发育结局有更差的趋势（未达到统计学差异），可能是由于延长暴露于CPB有害作用的结果，包括微血栓事件。

5. 深低温停循环

自20世纪70年代以来，DHCA一直被用于修复先天性心脏缺陷，主要是新生儿和婴儿，偶尔也有高龄儿童。使用DHCA可以缩短患者CPB的时间。这是早期先天性心脏手术经验中的一个重要优势，因为CPB设备和技术的局限性使新生儿和婴儿的风险增加。随着婴儿的CPB方法得到改善，最小化CPB暴露的动力已经减弱。不断改进新生儿和婴儿的灌注方法已使得许多中心的DHCA使用减少。尽管如此，DHCA通过允许移除灌注插管在小心脏和胸腔中提供最佳手术暴露，并且其使用（或类似替代物，如DHCA与间歇性灌注时期交替）对于一些病变是不可或缺的。

在DHCA之前使用表面和核心降温。在诱导麻醉、手术暴露和CPB插管过程中，通过尽可能降低室温（至<20℃），将冰袋放在头部和颈部周围，并将患者置于约10℃的温控毯上，促进表面冷却。使用这些方法，CPB开始时的常规直肠温度约为33℃（体温超过28~30℃时，温度相关的心律失常和心室颤动在核心温度较高的新生儿和婴儿中很少见）。对于大多数DHCA病例，升主动脉插管（肺动脉最初插管为左心发育不良综合征）和单个右心房静脉插管插入。如上所述，通常可以避免极快的冷却（核心温度降低到15~18℃，<15min）。不同热交换器的效率

可以有很大差异，部分原因是它们的表面积与膜表面积和流速相关（表108-1）。继续冷却直至直肠和鼓膜温度均低于18℃。给予心脏停搏液，然后停止CPB。常给予几种药物作为DHCA的辅助，包括泵中的α受体阻滞药（如酚妥拉明或苯氧基苯甲胺），以减少血管阻力，改善局部血流，并有助于均匀有效的冷却。基于上述已讨论的原因，给予高剂量甲泼尼龙（30mg/kg）。有些人在DHCA开始前给予硫喷妥钠（5～10mg/kg）以减少脑电活动和新陈代谢，这部分基于经验表明，尽管鼓室和核心温度低于18℃，但高达20%～30%的新生儿大脑不会电静默。如前所述，血细胞比容比以前使用的更高（25%～28%，而不是15%～20%）现在许多人都赞成这一点，基于证据表明它不会损害低温脑循环，可能与改善心肌功能、减少全身积水有关，或许在1岁时，进行一些神经发育测试的表现改善有关[61, 63]。最后，通过几次肺部充气和手动压迫腹部来促进患者的血液排出。然后静脉插管通常被夹紧并移除。

在复温前，首先从左心室、左心房和肺静脉中除去空气。重新插管，在18℃下CPB缓慢恢复。

复温有不同的方法。在最古老的方法是立即开始复温，保持加热回路与患者静脉血之间的温度差低于10℃，最高水温为42℃。因为越来越多人担心DHCA后的脑损伤，而有信息提示在脑损伤后低体温有潜在保护作用，以及脑损伤后轻度高体温也有一定危害，目前，许多中心在DHCA后恢复CPB至18℃灌注一段时间（10～15min），并试图限制升温再灌注（通过保持主动脉灌注液温度较低）和CPB后高体温[20, 57, 135, 136]。在去除主动脉阻断钳之前，经常给予甘露醇（0.25～0.5g/kg）。在降温和早期复温期间，允许钙离子降低至0.4～0.8mmol/L，一旦心脏再灌注一段时间且核心温度已经升高至30～32℃时，则可将钙离子补充至正常。因为在DHCA之后脑自动调节的丧失和随后CBF的压力、流量依赖性，将流速和平均动脉压保持在适合年龄的正常值可能很重要。一旦钙被标准化，患者被重新复温至约34℃，通过限制静脉回流来刺激脉动射血，并开始通气，这是另一个去除任何残余心内空气的机会。心脏的观察、心腔内充盈压、动脉血压和其他可用信息（如收缩性和经食管超声心动图充盈）在此时用于估计停机时所需的升压药剂量。通常，只需要低剂量的多巴胺，为5～7.5μg/（kg·min）。

（五）小儿心肺转流术中动脉血气处理

大多数中心调节氧气输送到CPB回路，使动脉PO_2在400～600mmHg的范围内。这种高氧方法是基于在含氧量正常的CPB期间脑损伤比高氧CPB更大的证据基础上[137]。对这种效应的潜在解释包括大脑主要在深低温CPB期间使用溶解氧，当吹扫气体中氮被清楚时，氧气微栓子的吸收速度显著加快导致气体微栓子减少[95, 135]。另一方面，一些中心倾向于在CPB期间显著降低PO_2，以减少氧自由基的产生[25, 137]。这种机制在发绀婴儿中尤为重要，因为他们的抗氧化剂储备和清除酶系统可能会被下调[25, 137, 138]。这个问题仍然没有得到解决，两种氧合策略的相对益处可能部分取决于所讨论的器官系统。例如，在较低的PO_2下再灌注心肌（尤其是发绀型心肌）可能对心脏功能的恢复非常有益，而最近有人指出，高氧诱导的氧自由基损伤对大脑的重要性远远不如低灌注PO_2的有害作用重要，特别是当CBF和脑自动调节受损时，低流量深低温（或循环停止）CPB就是如此[135]。

在有或没有DHCA的情况下，深度低温pH和CO_2的最佳管理策略仍然存在争议。在儿科CPB期间使用alpha-stat和pH-stat管理策略，两者有各自的优缺点。在体温过低期间，身体的主要缓冲系统（如碳酸氢盐、磷酸盐）的功效显著降低，并且随着温度下降，氨基酸成为最重要的细胞内缓冲液；其中，组氨酸的α-咪唑环是最有效的质子受体（即缓冲剂）。随着温度下降，水的电离度较低（变成H^+和OH^-），因此水的pH（体内的主要液体）随着温度的降低而增加。水的中性点（即，$[H^+]=[OH^-]$）的pH也随着温度下降而升高。该状态pH（水是电化学中性的 pH）在 37℃时约为 7.4，在深低温时 pH 为 7.7～7.8。Alpha-stat 管理基于在降低的温度时保持电中性，并因此保持氨基酸组氨酸 α- 咪唑环的缓冲能力。大多数酶、受体和代谢系统在 pH 7.4 下发挥最佳作用，已经证明有几种在 20℃和 pH 约为 7.7 时更有效地发挥作用[139, 140]。血气分析仪将样品加热至 37℃，使用 α-stat 方法冷却的正常患者血液 pH 约为 7.4，CO_2 浓度约为 40mmHg。通过 α-stat 管理保持电化学中性和细胞内缓冲的所谓生化优势包括更好地保持代谢和蛋白质和酶功能［通过保持细胞内 pH（pHi）和防止蛋白质上的异常电荷积累］和减缓关键带电中间体的扩散，例如 ADP 和一磷酸腺苷（AMP）等中间产物离开细胞，从而促进氧气和基质供应恢复时氧化代谢和高能磷酸盐的更快恢复[140]。Alpha-stat 管理可在轻度至中度低温时，更好地保存脑自动调节、降低 CBF 和减少脑肿胀。与 pH-stat 管理较高的脑血流量和较大的微栓负荷相比，Alpha-stat 的这些特征使在以微栓和脑水肿为主要损害的成人患者中可能更获益[107, 141]。另一方面，α-stat 策略导致氧合血红蛋白解离曲线向左移动。在低流量、低灌注压和低温的情况下，α-stat 策略下的总体氧输送可能刚好能满足代谢需求，而 CBF 则可能不足以均匀有效地冷却大脑[107, 142, 143]。

相比之下，pH-stat 使用温度对 pH 影响的数学校正，然后向回路添加 CO_2，以校正受温度下降的 pH。因此，pH-stat 试图使患者的 pH（使其 ≈ 7.4）和 PCO_2 在低温下正常化。当在 37℃下分析该样品时，它将是相对酸性的（pH 为 7.1～7.2）和高碳酸盐（PCO_2 为 60～70mmHg）。理论上，添加 CO_2 会降低 pHi 并破坏电中性。然而，有证据表明 pH-stat 可能只会最小限度地降低 pHi[144, 145]。可能只要维持灌注压力和流量，会使 pH 相关的 CBF 增加，以及氧合血红蛋白解离曲线向右移动，有利于均匀有效的脑冷却和氧气输送。高碳酸血症可降低脑代谢率、能量使用、糖酵解量和乳酸产生[107, 146-148]。高碳酸血症和酸中毒还可通过抑制 N- 甲基 -D- 天冬氨酸（NMDA）受体功能、谷氨酸释放和神经钙流量来降低兴奋性氨基酸神经毒性[107, 148, 149]。

基于 Aoki 和 Swain 的研究表明，使用 pH-stat 管理，在深低温期间脑 pHi 也会变成碱性，与 pH-stat 的生化优势互补，可以提高 CBF 和氧气的可利用度，右移动氧合血红蛋白解离[130, 145, 150]。这些反应在新生儿和低流量或无流量的婴儿中可能是最重要的，因为缺氧和缺血性损伤可能对婴儿造成的风险非常大，与之相比，用轻度或中度低温治疗明显动脉粥样硬化和血管疾病的成人，其主要的病理生理学考虑因素为减少微栓和保护自调节功能，因此更倾向于选择 α-stat 策略。

一项使用相对短暂的冷却时间（平均＜ 15min）的小型回顾性研究表明，当 DHCA 用于动脉调转的 Senning 矫正时，pH-stat 可能优于 α-stat 的神经发育结果[151]。在更大的前瞻性、随机、单中心研究中，没有证明一致的改善或损害可能与深度低温 CPB 期间的 pH 管理策略有关[152]。总体而言，与低流量 CPB 相比，DHCA 可导致更大的短期（1 年）和长期（8 年）功能性神经和神经发育缺陷。值得注意的是，这两种策略都与神经发育风险增加有关[153]。相比之下，在 Norwood 手术后左心发育不良患者的另一项研究中，神经发育受损的结果与 DHCA 的使用无关，也与 pH 策略或血细胞比容无关[154]。

根据这些信息，当使用深度低温、低流量或停循环时，许多中心已经开始支持婴儿和儿科 CPB 的 pH-stat 管理[20, 61, 143, 151, 155, 156]。患者因素也会影响这种选择。许多人认为，发绀和主动脉侧支的存在提示使用 pH-stat 管理；CO_2 可增加肺血管阻力，从而改善这些患者的全身血流量；脑灌注因 CO_2 的增加而增加，也可以因侧支循环流量的减少而增加[128, 135, 155]。

（六）小儿心肺转流术后出血

在新生儿、婴幼儿的许多心脏外科手术后，出血是一个重要问题。除了肝素化及鱼精蛋白的中和过程中可出现问题（见肝素逆转），许多因素（与患者、疾病的病理生理学、手术技术和 CPB 的影响相关）均可以导致失血。大多数促凝血和抗凝血因子在新生儿和婴儿中浓度较低，这些浓度在出生后6~12个月内，以不同的速率接近成人值[79, 80, 82, 157]。因此，婴儿促凝或抗凝血功能在低水平达到平衡，这放大了CPB血液稀释的影响。在许多婴儿和儿童先天性心脏病患者中，特别是那些患有各种单心室异常的患儿，与年龄匹配的对照组相比，促凝和抗凝血因子水平均较低[79, 80, 158]。目前，尚不清楚这些异常是否与凝血能力的任何功能性紊乱有关。

增加的出血可能与由肝功能障碍引起的全身静脉压（如Fontan生理学，Mustard或Senning心房阻滞、右心室功能障碍）、大静脉侧支血管的发展和高静脉压病变相关。肝功能障碍也可发生在有显著全身灌注不足的病变中（大的左向右分流，左侧梗阻性病变，如严重的主动脉缩窄）。产生大剪切力的心脏病变，如主动脉瓣狭窄和室间隔缺损，可促使活性血管性血友病因子多聚体降解为活性较低和无活性的单体，导致获得性血管性血友病。用于术前保持导管通畅的前列腺素E1可损害血小板功能。由发绀引起的增加出血风险的变化可包括血小板功能降低、纤维蛋白溶解增加、凝血因子总体量减少（由红细胞增多症引起的血浆容量减少），以及侧支血管的发育。与大多数成人心脏手术不同，许多先天性心脏手术需要使用组织或假体移植材料，进行大量缝合线和重建，通常在高压血管上（如用于左心发育不良综合征的I期手术，动脉转位手术）。再次手术在儿科心脏手术中也较为常见。

CPB对血液活化、凝血和纤维蛋白溶解的影响可能在新生儿和婴儿中更大，因为血液稀释程度高、体温低、高的流速导致的高剪切力，血液创伤和血气接触（较高流量、小导管和插管、更多的心脏切开术抽吸），并且血液与异物表面接触更多。CPB通过几种机制降低血小板数量，并引起血小板功能障碍，包括低温、CPB回路接触激活、通过凝血机制激活，以及纤维蛋白溶解蛋白酶剪切血小板黏附受体。新生儿和婴儿的血小板数量在鱼精蛋白中和后CPB结束时大约减半，由于上述原因，血小板功能明显受损。由于在复杂和加压的吻合部位出血导致的血小板和凝血因子持续消耗可增加该问题。

新生儿CPB后血小板计数可能正常，但（与年龄匹配的受试者相比，如前所述，凝血因子水平与成人值相比较低）因子Ⅱ、Ⅶ、Ⅷ、Ⅸ和Ⅹ的浓度降低。一部分新生儿也可在CPB开始时纤维蛋白原有明显较低，然后在CPB结束时极度减少，导致CPB后出血[157]。在给予鱼精蛋白中和后CPB结束时，其他明显异常包括因子Ⅴ、Ⅶ和Ⅷ的进一步减少和功能性浓度降低。低鱼精蛋白后血小板计数和纤维蛋白原浓度与新生儿和婴儿的出血相关[159]。

心肺转流术后出血的治疗

儿科患者CPB后出血的治疗方法基于上述考虑，由预期的凝血异常、复杂重建和广泛血管缝合线的存在驱动。血小板是肝素逆转后的初始治疗，因为血小板数量和功能存在缺陷。通常给新生儿和婴儿施用1~2U的血小板，并且在较大的儿童中可施用到6~8U。一条经验法则是，每10kg体重每个单位将使血小板计数增加约50 000/mm^3；依照该方法的实际测量增加的血小板较少，部分原因是在持续出血和血小板消耗期间进行输注。而且，基本上血小板是以血浆的形式供应，因此同时供应相当数量的凝血因子。冷沉淀物通常是在血小板后施用的下一个血液制品的，它是纤维蛋白原的良好来源且输入液体量较小。这种血小板随后冷沉淀的顺序已被证明可以在CPB后恢复大多数儿科患者的凝血功能[159]。有证据表明新鲜冷冻血浆几乎没有作用甚至对大多数CPB后婴儿有害[159]，故其被慎用于不合适使用冷沉淀进行治疗的凝血因子缺陷。一些儿科心脏中心喜欢使用新鲜全血作为鱼精蛋白中和后的主要治疗方法。当全血采集后24~48h内使用时，新鲜全血含有活性血小板和大量凝血因子，并且已经证明可以减少新生儿和成人的出血、再输血需求和其他血液成分的使用[160, 161]。一个主要限制是在48h内难以获得可靠的数量，部分原因是所需的血库程序和传染性病原体的检测。血栓弹图有助于识别凝血功能障碍，可指导CPB后出血的治疗，从而降低血液制品的利用率[162, 163]。

尽管真正加速的纤维蛋白溶解在儿科CPB

期间可能并不常见（并且在鱼精蛋白给药后大部分得到了解决）[73, 159]，但纤维蛋白溶解系统的激活，可伴随手术创伤和出血，其与CPB诱导的凝血和炎症级联激活有关，这在凝血因子的消耗、抗凝血降解产物的产生和血小板黏附受体的丧失具有重要作用。由于这些原因，抗纤维蛋白溶解药如ε-氨基己酸和氨甲环酸已越来越受欢迎。直到最近，在许多儿科中心，抑肽酶也经常用于新生儿和复杂的修复。但由于成人心脏手术患者出现并发症数量增加，目前无法用于临床。这些并发症包括脑卒中、肾衰竭、移植物闭塞，甚至死亡。值得注意的是，成人抑肽酶研究的Meta分析表明，对神经系统损伤，特别是对脑卒中有保护作用，部分归功于再次输血减少[164, 165]。当然，将成人患者不良事件和其可能的潜在机制直接推广至儿科群体是非常不可取的[166, 167]。目前，尽管很多中心将抗纤维蛋白溶解药用于动脉转位术和I期行左心发育不良重建术等主要手术中，但几乎没有对照研究表明其对失血量、输血需求和血小板功能有益。使用氨甲环酸进行的随机试验Meta分析得出结论，支持其使用的证据较弱[168]。有证据表明它们可用于再次手术，尤其是复杂多样的手术[169-173]。在低流量或DHCA期间，以及术后存在薄弱的解剖或循环（如Fontan开窗术、冠状动脉吻合术、手术分流术）情况下，促凝血治疗理论上存在潜在有害血栓病变问题，尽管没有这样的直接报道，一项回顾性研究无法证实这些药物在此类情况下起到何种作用[169, 174]。

对输注血液制品治疗产生抵抗的过度出血，活化重组因子VII的施用有效[175-177]。存在与施用凝血因子VIIa相关的血栓性并发症潜在风险的担忧。这尚未在相关研究中得到证实[177]。

（七）小儿心肺转流术期间的器官损伤

CPB的破坏机制包括全身（即低流量或DHCA）和局部（如心脏、肺、胃肠道）缺血和再灌注、全身炎症反应级联的激活，以及心肌内和体内空气和颗粒状微栓子。在全流速的低温CPB期间，骨骼肌充当大容量储存器的作用，并且血流在某种程度上从重要器官分流。在低流量低温CPB期间，骨骼肌脉管系统收缩，进而维持重要器官的流量，因此尽管流速降低约50%，但氧气输送能够维持消耗[178]。如前所述，存在大的侧支血管，动脉梗阻性病变，插管位置和来自全身循环的其他分流器，可能进一步损害重要器官的血流。

1. 肺部影响

肺部受CPB伤害的风险很大。这可能是由血液稀释、炎症和缺血再灌注效应引起的[179, 180]。现合并如感染、充血性心力衰竭、肺过度循环，或既往有呼吸窘迫综合征、支气管肺发育不良等疾病的婴儿可能面临更大风险。CPB诱导的肺损伤表现，包括内皮依赖性扩张功能丧失、肺血管阻力增加、顺应性降低、功能残余能力降低、肺泡-动脉氧差异增加、液体渗入肺间质量，以及表面活性物质活性降低[180-186]。血液稀释通过降低渗透压导致液体外渗。活化的补体、白细胞、细胞因子和白三烯诱导肺泡和毛细血管膜损伤、增加毛细血管渗漏、增加血小板和白细胞堵塞、诱导释放额外的介质，进一步增加肺血管阻力和肺实质和血管损伤。通过在核心降温期间在CPB上允许一段时间的肺血流来促进肺冷却，可用于减少缺血性肺损伤及其后果[187]。

2. 肾脏影响

多达3%~7%的儿童在CPB后有肾功能不全的迹象[188]。但是，根据所使用的标准，估计值有所不同：11%使用AKIN（急性肾损伤网络，acute kidney injury network）标准或51%使用RIFLE［风险（risk）、损伤（injury）、失功（failure）、丢失（loss）、和终末期肾病（end）]这种方式定义的大多数急性肾损伤将在48~72h内消退，轻度肾功能不全可能与术后结果无关[189, 190]。新生儿急性肾病的肾脏损伤，风险可能高达64%[191]。术前肾功能不全或损伤，以及CPB后心排血量低是预测CPB后肾功能不全的最佳指标。肾小球滤过率和肾脏稀释和浓缩能力，在新生儿和婴儿中是不成熟的。新生儿术前肾损伤似乎更可能性更大，实际上可能在分娩和新生儿早期评估后出现多器官功能障碍（如左心发育不全综合征、大动脉转位），以及长期存在系统性心室功能障碍的年长患者的系统性静脉压升高或发绀（如"失功"的Fontan循环、法洛四联症伴有严重右心或双心室功能障碍）[192]。低流量和降低的平均动脉压、非脉冲灌注和低温导致激素的产生和释放，如内皮素、儿茶酚胺、抗利尿激素、心房利钠素和肾素/血管紧张素[101, 080, 188, 193]。除肾功能不全外，这些因素可能有助于增加全身水分增加、CPB后的液体清除延长，以及相关的并发症，如心肌和肺间质水肿、延迟关胸和长时间的通气支持。在肾脏保护或预防性治疗方面，很少有研究专门针对婴儿和儿科心脏病患者。在较大的患者中，真空辅助静脉引流具有一些理论上的优势。最近几项成人心脏手术研究（其中大部分潜在的病理生理学可能不同）表明，相对低剂量的非诺多泮或奈西立肽可降低高危患者的肾脏相关并发症发生率[194-198]。

3. 脑损伤

神经损伤仍然是先天性心脏病手术中最棘手的问题之一。随着手术总体死亡率的下降，心脏预后和预期寿命的改善，生活质量问题变得更加重要。因此，预防神经损伤变得越来越重要。早期的回顾性系列研究估计，小儿心脏手术后主要神经损伤的发生率为2%~30%[57, 199, 200]。尽管癫痫发作、持续性舞蹈徐动症和严重的发育延迟等主要并发症似乎逐渐减少（原因尚不清楚），但最近发现行动脉转位新生儿修复的儿童，认知和神经发育延迟，其在智商、语言和运动技能、注意力、学习技巧、视觉和空间技能，以及工作记忆上，存在微小但显著的差异；在一些单心室患者和接受复杂双心室修复的患者中，也有相似发现，而在接受DHCA治疗的患者中，上述结果通常更差[153, 201-203]。在左心发育不全综合征和Fontan生理学矫治的学龄期幸存者中，认知发育似乎也较低[204, 205]。低成就风险包括左心发育不良综合征、使用DHCA和30d内再手术。脑磁共振成像（MRI）已被越来越广地用于检测婴儿心脏手术和其他手术前后的异常情况[206-212]，值得注意的是，大量先天性心脏病患儿在术前或仅行介入性心脏手术后的异常（例如球囊房间隔造口术）也可出现脑MRI异常。对于心脏手术患儿，无论是否接受CPB，已经观察到新发MRI异常，但是使用CPB时，旁路的持续时间与新增异常的严重程度增加有关；DHCA与接受主动脉弓部手术婴儿的新MRI异常严重程度相关；术后新MRI异常的严重程度与脑成熟度评分及术前是否存在有关[213]。

显而易见的是，术前、术中和术后因素都有所涉及[214]。发育中的婴儿大脑可能特别容易因缺氧、缺血再灌注和全身炎症反应而受伤，因为其相对脆弱的脉管系统、高代谢活动，以及它经历了神经元迁移、轴突生长、效应器发现和枝状化的密集时期，突触发生、髓鞘化、星形胶质细胞发育和选择性神经元减少（主要通过细胞凋亡）[107]。在这些过程中，大多数都受到生化因素、神经递质和基因表达途径控制，这些因素可受到CPB及其后果的影响。如细胞因子和生长因子的产生、氧自由基和硝酰自由基的产生，以及缺血引起的兴奋毒性氨基酸神经递质的释放和再摄取的改变。

大量先天性心脏病患儿的遗传综合征与各种类型的发育延迟相关，包括唐氏综合征和CATCH-22综合征[215]。后者与22号染色体22q11区域的微缺失有关，DiGeorge和Velocardiofacial综合征、言语和说话的发育延迟，以及轻度肌张力减退，并且在2%~10%的先天性心脏病患儿中存在。一些尚未定义的其他遗传异常可导致神经系统疾病和先天性心脏病。事实上，相当多的心脏病患儿可能患有先天性脑畸形，30%以上患有左心发育不良综合征的婴儿在手术前有脑发育不全或其他异常的迹象[98, 216, 217]。低心排血量、高静脉压、血栓栓塞和慢性发绀都可能导致轻重不等的神经认知病变[135, 216, 218]。

脑损伤的术中原因包括脑自动调节和脑灌注异常、缺血再灌注和栓塞。之前讨论了许多这些因素。DHCA的"安全"期仍存在争议，部分取决于它的定义方式以及流量、pH、温度、降温策略和受评估的患者人群。使用实验能量耗竭的大脑氧代谢率作为终点，得到估计时间分别为20~30min或40~65min[69, 130]。临床经验和一些证据表明，DHCA 时间在 20~45min，可避免癫痫或舞蹈徐动症等主要并发症增加[10]。总体而言[143, 153, 202, 203, 219-222]。

这种认识引导评估减少 DHCA 时长甚至避免 DHCA 的方法，而在某些解剖情况下，它是无法避免的。先前讨论了低流量低温旁路手术在神经功能障碍的问题和潜力，最近的临床结果证据支持这一策略远非完美解决方案，尽管它优于 DHCA[57, 132, 133, 153, 201]。使用选择性脑灌注避免或减少使用 DHCA 似乎是一个有吸引力和越来越受欢迎的选择。在许多中心，选择性脑或动脉弓灌注期间使用的流速和灌注压是通过连续测量 CBF 速度或 NIRS 来指导的[223-229]。然而，重要的是要注意这些技术尚未广泛应用，也没有与 DHCA 或其他低流量技术进行彻底的评估或在控制变量条件下进行比较[61]。

作为神经损伤的易发期，CPB 后也越来越受到关注。如上所述，低流量深低温 CPB 和 DHCA 技术都可能导致 CBF、自动调节和代谢损害。因此，在术后期间确保适当的心排血量、脑灌注压和氧输送（如对于氧饱和度和心排血量的适当的血细胞比容）可能是非常重要的。除了标准的容量替代治疗和血管活性药物之外，在这种情况下，支持心排血量更新颖的策略包括延迟关胸和体外膜肺氧合[20, 230, 231]。在术后最初的 24~48h 内维持常温，甚至轻度低体温，可能也是有益的[136]。

敏感、准确地评估和跟踪大脑状态并指导评价治疗干预的效果将是有利的。虽然各种围术期神经系统监测（如脑电图、NIRS、脑多普勒血流速度）被越来越频繁地提倡和使用，但是没有出现一种技术或技术组合能满足这种需要[229, 232-236]。目前大多数中心使用不同类型 NIRS 来监测脑氧饱和度（通常也是体细胞氧饱和度），NIRS 值反映了组织（小动脉、小静脉、毛细血管）的血氧饱和度，并且在算法上加权（以稍微过于简化的方式）来表示约 85% 的静脉血和 15% 的动脉血。当用于大脑位置时，NIRS 值反映了额叶皮层氧含量；在大多数患者中，测量值与颈静脉球/颈静脉或 SVC 血氧饱和度最密切相关。因此，在某些方面，它可以作为"混合"静脉氧饱和度的无创监测。一些实验数据表明，大脑"去饱和"的程度和持续时间都可以预测神经损伤[237-239]。然而，证明 NIRS 与神经损伤或结果之间相关性的人体临床数据很少，如何最好地干预以及 NIRS 驱动的干预措施是否会改变结果，仍然有待进一步研究[239-241]。在 CPB 期间改进检测微栓子的技术也有一定作用[242-244]。

4. 心肺转流术的应激反应

CPB 应激反应的特征在于释放大量不同的神经体液物质，包括儿茶酚胺、内皮素、前列腺素、皮质醇和生长激素。在 CPB 期间或之后不久的新生儿和婴儿中测量到的浓度是在人类测量到的最高浓度，通常数值超过成人 CPB 患者测量浓度的 5~10 倍[101, 245]。刺激包括广泛和长期的外表面接触、深度低温、低流量、低灌注压和非脉冲灌注。肝脏、肾脏或肺清除这些化合物过程也可能会延迟。可能的有害后果包括血管收缩和器官灌注减少、直接组织损伤、肺动脉高压、内皮损伤和肺血管反应性增加。

另一方面，这些化合物的释放和反应具有适应性益处。然而，尚不清楚何种环境或物质在什么水平引起净有害反应；先天性心脏病的急性病婴儿需要在被动范围内维持一定的应激反应，以达到血流动力学稳定性、修复伤口和维持内环境稳态；以及新生儿和婴儿暴露于 CPB 后看似夸张的反应在什么程度是病理性的，应该减弱。给予接受 CPB 和其他应激手术的婴儿高剂量合成阿片类药物，与减少应激反应激素的减少和可能并发症发生率和死亡率相关[245, 246]。

5. 心肺转流术的全身炎症反应

CPB 通过多种机制引起全身性炎症反应。这些机制包括手术创伤、血液接触 CPB 回路、缺血再灌注损伤和鱼精蛋白的使用[177, 247-254]。这些起始事件刺激复杂和相互关联的细胞和体液系统，包括补体激活、凝血和纤维蛋白溶解途径、内毒素释放、细胞因子产生、内皮细胞活化和白细胞黏附分子的表达、白细胞和血小板活化，以及氧自由基、一氧化氮、前列腺素类、类二十烷酸和蛋白水解酶（如来自活化中性粒细胞的髓过氧化物酶和超氧化物）的产生和释放。由此产生的组织和器官损伤、毛细血管渗漏、对血管活性药物和通气支持的需求增加，以及可能引发感染风险，进而对住院时间和总体结果有重大影响[255]。

补体激活通过旁路（由异物表面接触、内毒素和激肽释放酶刺激）和经典（鱼精蛋白）两种途径产生。活化补体片段明显增加发生在旁路开始时，并且在复温期间仍然存在，并且这些水平与CPB后肾、心脏和肺功能障碍相关[179, 180, 247, 249, 256]。各种补体片段导致白细胞和血小板活化、白细胞自由基产生和脱颗粒、平滑肌收缩和毛细血管渗漏。末端补体片段和膜攻击复合物可导致细胞直接裂解。

细菌内毒素的血液浓度可以增加，因为它广泛存在于无菌液体和设备中，也可是由于肠道灌注减少，其增加再灌注损伤而不受内毒素的影响[257, 258]。内毒素可以直接损伤内皮细胞并导致毛细血管渗漏，可以刺激促炎细胞因子的产生，例如肿瘤坏死因子（TNF）、白细胞介素（IL）-1、IL-6和IL-8。细胞因子的产生也可以通过异物表面接触、补体片段和其他细胞因子来刺激。细胞因子诱导组织损伤的机制是多重的。

细胞因子如IL-1和TNF对内皮细胞和其他细胞有直接毒性，引起消瘦、水肿、心肌收缩功能障碍，并刺激一些细胞毒性和细胞保护信号机制，如诱导型（高输出和潜在细胞毒性）一氧化氮生成，各种促凋亡和抗凋亡途径及蛋白质，增强的氧自由基损伤和诱导细胞抗氧化酶。新生儿和婴儿中CPB的TNF和IL-1水平增加不一致。细胞因子诱导的一氧化氮生成可导致严重的低血压（这是脓毒性休克中血管抑制的主要机制）、心肌抑制、细胞呼吸和代谢的抑制。在一些研究中已经证明，IL-6是临床结果的良好预测因子，并且可能与组织损伤的程度有关[180]。IL-8是一种有效的中性粒细胞趋化因子，还会引起白细胞增多、中性粒细胞蛋白酶和自由基酶的活化。儿童CPB中IL-8的增加，与缺血和总转流时间成正比[180, 183, 248, 259]。有些儿童术前细胞因子水平升高，这一发现的原因和意义尚不清楚，但有证据表明新生儿术前生化特征与炎症一致（如血浆弹性蛋白酶和补体片段增加），术后更容易出现毛细血管渗漏综合征[248, 255]。

中性粒细胞活化被认为是CPB期间和术后细胞损伤的重要机制。它由多种刺激产生，包括外源性表面接触、内毒素、细胞因子、补体、血小板活化因子和缺血再灌注。活化的中性粒细胞在其细胞表面表达促黏附分子（与在内皮细胞和其他细胞膜上诱导的细胞膜互补），进入组织边缘，并增加脂氧合酶和髓过氧化物酶活性（分别是超氧化物和次氯酸的来源）并释放中性粒细胞弹性蛋白酶。这些产物会对脂质、蛋白质和DNA造成损害。弹性蛋白酶还引起内皮损伤，使凝血途径中的丝氨酸蛋白酶失活，并从血小板膜上切割黏附受体[107, 260-262]。儿童CPB后检测到髓过氧化物酶和弹性蛋白酶，以及中性粒细胞介导的氧化损伤[25, 180, 263]。

最近研究表明，CPB还诱导IL-10和IL-1受体拮抗药（IL-1ra）等抗炎细胞因子相应增加。C-反应蛋白（CRP）是一种急性期蛋白，是炎症标志物的一种，通过降低中性粒细胞趋化性具有抗炎作用，在儿童CPB期间和术后也会增加[179, 180, 248, 252, 254, 264]。在儿科CPB后，也发现了由这些事件和其他因素引起的瞬时免疫抑制，如活化的中性粒细胞丢失和细胞免疫应答的抑制作用[264]。

总体而言，与成人相比，接受心脏手术的婴幼儿细胞因子释放模式和血浆浓度存在显著差异[183, 248, 254, 265-267]。尽管全身炎症反应的增加因素通常与术后器官功能障碍、发病率和死亡率增加的风险相关，有必要更好地设计检测方法与实验终点来对全身炎症反应调节因子与器官损伤之间的因果关系进行更好的研究。也可能必须考虑促炎和抗炎刺激之间的平衡及其对多种细胞类型和功能的不同影响[244, 268]。最后，不能忘记这些物质其中有一些需要调节总体反应，实际上可潜在影响最终的修复和解决。如虽然已经在许多细胞和动物模型中证明了诸如TNF-α和环氧酶途径衍生物等物质的有害作用，在遗传学或药理学手段去除这些通路也可导致在临床相关情况下细胞死亡和器官功能障碍增加（如缺血-再灌注）。

（八）限制小儿心肺转流术不良后果的其他方法

前文已经探讨了减少 CPB 对婴儿及儿童的不良影响的努力和目标，包括减少循环面积和体积、改善静脉引流，并确定最佳 pH、血细胞比容、温度[269]、流速、动脉压，以及 CPB 和 DHCA 的持续时间。其他干预目标包括氧气、麻醉技术、远端缺血预处理和腹膜透析[270-273]。

1. 类固醇

在儿科 CPB 之前给予相对高剂量的类固醇（地塞米松或甲泼尼龙）可以抑制促炎细胞因子的产生，并改善器官功能[223, 274-276]。因为类固醇治疗的主要作用是改变基因表达和细胞活化，最大作用需要在转流前使用（至多 8h）和重复给药[20]。研究表明到体液积聚、肺泡 - 动脉氧梯度、肺动脉压、机械通气持续时间和重症监护室停留时间得到改善[20, 274, 275]。来自成人更广泛的研究结果证实了促炎介质和抗炎介质平衡是有益改变[277]。然而，对液体平衡没有显著影响，并且可能对肺功能和葡萄糖稳态（高血糖）产生不利影响。此外，与应激反应一样，尚不清楚全身炎症反应的广谱抑制是否有益。这些差异可能部分是因为类固醇更有可能对新生儿和婴儿产生积极影响。然而，有证据表明，至少更长时间的皮质类固醇给药可能对发育中的大脑有害。类固醇不仅在术前和术中使用，在术后用于治疗血流动力学不稳定和拔管期间。长期接触类固醇可能会抑制肾上腺，使用类固醇也可能导致感染。在回顾性研究中，有关类固醇益处的数据存在矛盾[278-281]。因此，在对儿科患者进行的大规模随机、前瞻性严格规范的围术期管理的安慰剂控制对照研究之前，需要谨慎使用。

2. 超滤

在儿科心脏手术期间，常规和改进的超滤技术使用频率，越来越高，其潜在的有益机制，包括血液浓缩、去除超滤液中的各种炎症介质、血管活性化合物，以及降低全身水分和组织水肿。据报道，在组织水肿、CPB 后体重增加、血细胞比容、血压、总体左心室功能、肺顺应性、氧合和机械通气持续时间方面，有显著临床改善，随着术后出血减少、术后输血和血液制品要求减少，以及肺血管阻力降低，这些益处中的一种或多种已经在许多研究中被观察到，但是并非全部[252, 259, 282-289]。造成这些影响的机制不太明确，因为炎症细胞因子、补体片段和前列腺素类血液浓度的显著降低，并非普遍存在[252, 282, 290]。尽管超滤技术似乎对婴幼儿是安全的，但理论上有关去除保护性介质和黏度及凝血因子（即高凝固性）的有害影响是有效的。最近一项随机试验的 Meta 分析发现，与传统的超滤相比，改良超滤可以提高血细胞比容和平均动脉压[291]。需要进一步的研究来确定超滤效应的机制，并确定最有可能受益的患者。

第 109 章
儿童体外循环、机械循环支持和手术方法
Surgical Approaches, Cardiopulmonary Bypass, and Mechanical Circulatory Support in Children

Francis Fynn–Thompson　Ravi R. Thiagarajan　Luis Quinonez　著
乔韡华　译

对于婴幼儿来讲，机械循环支持在为可逆性心力衰竭提供短期支持、心脏手术前后提供心肺支持，以及作为心脏移植的桥接提供长期支持方面，具有重要作用。可用的机械辅助循环（MCS）方式一般包括体外膜肺氧合（ECMO）、主动脉内球囊反搏（IABP）和心室辅助装置（VAD）。尽管儿童患者可以使用各种成人大小的辅助设备，但是儿童对设备小型化的需求限制了 MCS 的应用。因此，ECMO 仍然是儿科患者最常见的 MCS。ECMO 最初是为患有严重肺部疾病且机械呼吸机支持失败的儿科患者提供呼吸支持。一些已建立 ECMO 方案的机构已经能够转变这种方式，为患有循环衰竭的儿科患者提供双心室支持和氧合[1-3]。心脏 ECMO 支持的适应证或管理并没有明确的指南，且基于当地经验和理论，在使用和结果方面机构间之间存在较大的差异。VAD 可为没有并发肺实质或血管疾病的患者提供短期和长期循环支持，并且在该辅助方式作为心脏病患儿心脏移植有效的长期桥接方面积攒了越来越多的经验。

一、体外膜肺氧合

（一）概述

因急性呼吸道疾病对机械通气无效的儿童，使用 ECMO 来支持气体交换障碍现已成为公认且成功的治疗方法。对于患有各种实质性和血管性肺病（如胎粪吸入、呼吸窘迫综合征、膈疝、新生儿持续性高血压）的新生儿尤其如此，使用 ECMO 可获得良好的生存结果[3, 4]。这些患者获得良好的 ECMO 结果依赖于严重肺衰竭的早期诊断、ECMO 的快速治疗和肺功能障碍的可逆性[4]。然而，其他治疗方法的出现，如高频振荡通气、表面活性剂治疗、允许性高碳酸血症和吸入的一氧化氮，导致新生儿对 ECMO 的需求减少[5-7]。根据体外生命支持组织（ELSO）注册报道的 55 658 名患者的累积数据，在使用 ECMO 呼吸支持的新生儿中，75% 的患儿可存活至出院（表 109-1）[5]。而老年呼吸衰竭患者的结果相当低，报道显示呼吸支持 ECMO 的儿童和成人患者的生存率分别约为 57% 和 56%。

在过去 10 年中，使用 ECMO 支持循环衰竭的患者和机构数量稳步增加，无论是在先天性心脏手术后还是作为移植的桥接[5, 8-19]。另一个增长 ECMO 的适应证是其在心脏骤停复苏期间的使用。对于未能对常规心肺复苏做出反应的患者，ECMO 可在心脏骤停期间快速实施；然而，当用于该适应证时，ECMO 在提高存活率方面的使用和效果是有争议的[8, 10, 11, 20-22]。

尽管 ECMO 对循环支持的热情越来越高，ELSO 注册报道的生存率（新生儿为 40%，儿科患者为 49%）在过去 10 年中并没有太大变化（图 109-1），并且与呼吸系统 ECMO 的效果相比，明显滞后（表 109-2）[5]。大多数心脏病患者是在心脏手术后接受 ECMO 治疗。心脏 ECMO

表 109-1　ECMO 支持后的存活率

年龄组与适应证	患者数量	存活出院患者数量
新生儿		
呼吸	26 583	19 818（75%）
心脏	5159	2078（40%）
ECPR	914	358（39%）
儿童年龄组		
呼吸	5923	3359（57%）
心脏	6459	3197（49%）
ECPR	1878	770（41%）
成人		
呼吸	4382	2439（56%）
心脏	3401	1349（40%）
ECPR	969	267（28%）
合计	55 668	33 635（60%）

ECMO. 体外膜氧合；ECPR.ECMO 用于心肺复苏
引自 Extracorporeal Life Support Organization: International Summary. July 2013

表 109-2　新生儿呼吸和心脏 ECMO：ELSO 注册处针对特定诊断组报道的生存差异

诊　断	生存率（%）
胎粪吸入综合征	94
原发性肺动脉高压	77
脓毒症	73
漏气综合征	73
先天性膈疝	51
心脏病	40

ECMO. 体外膜氧合；ELSO. 体外生命支持组织
引自 Extracorporeal Life Support Organization: International Summary. July 2013

后的不良结果主要与不可逆的潜在心脏病和 ECMO 实施前存在显著的终末器官损伤有关。只要心肌只能维持短暂的可逆性损伤，就可以在机械辅助时从严重心肌功能障碍中恢复。ECMO 通过降低心肌壁张力、增加冠状动脉灌注压和维持全身灌注含氧血液来促进心室恢复。

在心力衰竭经常是双心室并且与呼吸功能不全或肺动脉高压相关的婴儿中，ECMO 是机械辅助的首选手段。虽然对于因呼吸衰竭和肺损伤而接受 ECMO 治疗的患者，使"休息肺"这一概念得到一些支持，但在有射血的心脏病患者中[4]，冠状动脉血流通常来自左心室射血。机械通气使吸入氧浓度增加，可以增加返回左心的血液中的氧含量，从而改善心肌氧输送并促进恢复。心脏必须尽快恢复收缩功能和传导，以维持负荷量并避免心肌质量的退化。这通常需要使用超声心动图经常进行评估，并且避免心脏过度扩张至关重要。

同样重要的是要了解 ECMO 管路和管理与心脏手术期间使用的常规体外循环（CPB）之间的差异。ECMO 管路是闭合的。它处理肢体静脉

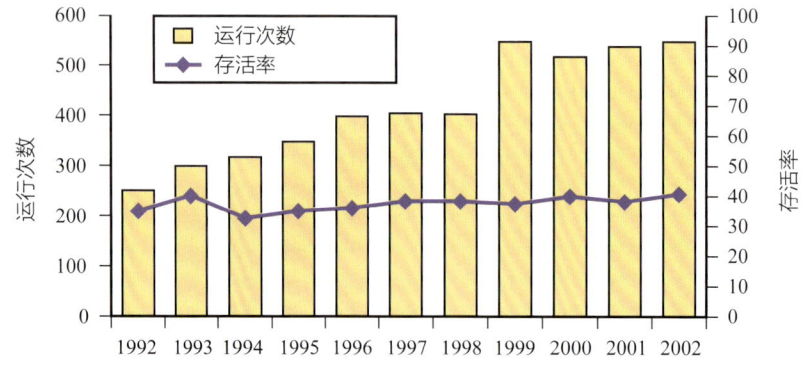

▲ 图 109-1　10 年期间向体外生命支持组织注册报告的所有接受心脏 ECMO 支持患者心脏体外膜肺氧合（ECMO）运行次数和存活率

管路中空气的能力有限，并且在连接ECMO管路时，必须小心地排空动脉和静脉插管中的气体。在过去15年，向ELSO报告的心脏ECMO运行平均持续时间从4～5d略微增加到5～7d，报告的最长时间为62d[5]。这些数据强调ECMO应被视为对循环的相对短期支持，超过7d的ECMO支持，成功拔管和存活的机会大大减少。这些数据还支持开发更长期机械辅助装置的需求，特别是作为仍然是心脏移植的合适候选者ECMO患者移植的桥接。

与心脏ECMO使用相关的显著时间限制表明，理想情况下，只有已知可逆性心脏病的患者才应被视为心脏ECMO的候选者。然而，当因心脏骤停或严重的低心排血量状态而需要快速决定将患者置于ECMO上时，这通常是不可能的。一般来说，一个有效且完善的ECMO服务机构更有可能使用这种形式的支持来应对衰竭的循环。然而，关于ECMO候选人资格和ECMO实施时间、病例类型和手术复杂性、手术技术和CPB管理使用的决策差异，以及许多其他混杂因素使ECMO在各机构中的效率难以进行比较[23]。然而，人们可以制造一个ECMO，应该可以在任何复杂先天性心脏手术中随时使用，因为它可以提供有效的短期心脏支持，同时等待一些患者的心肌恢复，提高其生存概率。建立结构化和协调的团队管理方法是任何成功ECMO服务的关键步骤[11]。根据我们在波士顿儿童医院的经验，引入专门的心脏ECMO策略，并开发快速反应系统，以便在主动复苏期间使用，无论心脏支持的诊断或适应证如何，均有助于提高ECMO循环支持的生存率，具体是从1995年的45%增加到2002年的59%[21]。

（二）适应证

没有一个特定的心脏手术或诊断组的ECMO是经证实的ECMO治疗方法。与其试图根据具体的诊断或程序，确定心脏ECMO的适应证，还不如将适应证分为五大类：术前复苏，无法从心肺转流术中撤机，心脏手术后，心肌病、心肌炎和移植桥梁，以及在院内心脏骤停和心肺复苏（CPR）后。根据ELSO注册基于广泛诊断类别结果报道，因与暴发性心肌炎相关的并发症而给予ECMO的患者存活率最高（表109-3），尽管它低于使用ECMO获得呼吸支持的成功结果。根据选的新生儿先天性缺陷，从心脏ECMO到出院的存活率，如表109-4所示。

1. 术前复苏

对于等待心脏手术的重症患者，ECMO可能是有益的，可以在手术前实现术前稳定和好转

表109-3 基于广泛诊断分类的心脏运行ECMO的生存率

诊　断	生存率（%）
先天性心脏缺陷	39
心脏骤停	28
心源性休克	38
心肌病	60
心肌炎	50

ECMO. 体外膜肺氧合
引自 Extracorporeal Life Support Organization: International Summary, Julg 2013

表109-4 按年龄和诊断选择的先天性心脏运转缺陷的存活率

诊　断	新生儿（%）	婴儿（%）
左-右分流	37	43
左心梗阻	33	40
左心发育不良综合征	32	40
右心梗阻	43	49
发绀（肺血流量增加）	34	42
完全肺静脉异位引流	43	42
发绀（肺血流量减少）	40	41
其他	45	51

引自 Extracorporeal Life Support Organization: International Summary, July 2013

或预防终末期器官功能障碍。这些患者为一小群（通常是新生儿），并且适应证包括严重低心排血量状态（如严重的主动脉瓣狭窄）、肺动脉高压（如完全肺静脉异位引流）和严重的低氧血症（如大动脉转位合并肺动脉高压）[23-25]。

2. 无法从心肺转流术中撤机

对于接受 ECMO 治疗的患者，报道的生存率很低，因为他们无法在手术室直接脱离 CPB（即没有脱离 CPB 的任何稳定期）[8, 9, 16, 23]。诸如原发性心肌功能障碍、肺动脉高压、严重低氧血症和难治性心律失常等问题，被认为是决定成功与否的主要因素，但未被认识到的残留或不可修复的心脏缺陷也很重要[9]。必须在手术室内结合超声心动图和仔细测量氧饱和度和心内压的方法评论残余心脏缺陷的可能。理想情况下，只有具有潜在可逆性心肌损伤但无法从 CPB 撤机的儿童才应被视为 ECMO 的候选者；然而，这在心脏手术后立即在手术室中确定是非常困难的。在心脏手术后未能从心肺转流术中撤机的患者中使用 ECMO 的其他考虑因素包括术前病情、术中经过和作为移植候选者的可能性。严重出血是从 CPB 管路到 ECMO 管路过渡中的主要问题。尽管可以使用较低的活化凝血时间（ACT；160～180s），但通常需要小剂量的鱼精蛋白来帮助初步控制出血。我们通常以 1mg/kg 的增量给予鱼精蛋白，直到达到 180s 的目标 ACT。应考虑输注抗凝血药物如氨甲环酸［推注量为 100mg/kg，然后以 10mg/（kg·h）输注］，或 ε- 氨基己酸［推注量为 100mg/kg，然后输注量为 30mg/（kg·h）］。可能需要对胸部进行探查，特别是如果出血持续时间＞ 10ml/（kg·h），或者由于心脏压塞样效应导致静脉引流导致的填塞物样排出减少，则会出现 ECMO 流量问题。大量输血需求会给血液制品的供应带来相当大的负担。作为替代方案，可以将胸管连接到细胞保存管，以使血液能够在细胞储存器中收集，并随后旋转以进行再输注。

当患者在手术室需要 ECMO 时，必须清晰直接地与患者家属进行讨论。预计心肌功能的恢复在 2～3d 内进行[26]，如果不明显，必须考虑心脏移植（如果适用）或退出支持治疗。

3. 心脏切开术后

ECMO 是一种有效的治疗选择，适用于在 CPB 成功终止后且排除显著残留心脏缺陷后有一段相对稳定期的婴幼儿。导致低心排血量、低氧血症或肺动脉高压和心脏骤停的心力或呼吸衰竭是该组的主要适应证。如果 ECMO 快速有效地实施，这组患者人数较多，报道的存活率很高（60%～70%）[8-10, 16, 23, 27]。

4. 心肌病、心肌炎和移植桥接

急性暴发性心肌炎患者可以通过 ECMO 成功治疗[5, 28]。暴发性心肌炎患者到达医院时，可能会完全心脏骤停，但更常见的是，心排血量极低的心源性休克状态，或者影响血流动力学的心律失常，包括室性心动过速或心脏传导阻滞。心脏通常会扩张并且收缩力很差。及时实施 ECMO 可以实现充分的复苏和稳定，以防止终末期器官损伤，并在等待潜在康复期间使心肌能够休息。在 ECMO 开始后，心脏必须完全减压，并且可能需要紧急房间隔造口术或左心房置管[4, 29]。ECMO 开始后第 24～36h 心脏可能不会开始射血，尽管在最初的几个小时内电活动应该恢复。如果心室射血的恢复在 2～3d 内不明显，ECMO 可以继续作为心脏移植的桥接，或可作为 VAD 长期支持的桥接的选择[14, 26, 30-37]。因为有限的供体和时间相关并发症的风险，如感染、出血、终末器官损伤、移植造成的问题，以及维持足够的营养所造成的困难等，因此 ECMO 应被视为移植的短期桥梁[32, 38]。根据我们在波士顿儿童医院的经验，ECMO 等待心脏移植的中位时间目前是 140h（范围 26～556h），我们列出的患者中只有 50% 得到了有效的桥接。在少数年龄较大的儿童中，ECMO 最初用于复苏循环和终末期器官，如果在 ECMO 的第 6 天或第 7 天没有供体心脏，我们已经成功地从 ECMO 过渡到长期 VAD。最近，根据向 ELSO 的 ECMO 注册报告的数据，ECMO 支持的急性心肌炎患者的存活率为 61%。因为 ECMO 可以为任何急性暴发性心肌炎患者提供良好的生存率，这些患者应该在具有 ECMO 或其他 MCS 选择的机构中得到治疗。

ECMO 也被用于支持移植后心脏衰竭。由于移植物失功，通常发生在肺动脉高压和供体心脏急性右心室衰竭的情况下，ECMO 可能是移植后立即需要的。ECMO 在急性排斥反应期间也有效支持心脏[34]。在炎症性心肌炎中，炎症和心肌水肿类似，并且它们导致类似的临床特征。ECMO 允许移植的心脏在减少壁张力的同时减压，同时增加抗排斥治疗。根据我们的经验，目前此适应证的出院生存率为 64%，ECMO 支持的中位持续时间为 4d。

5. 住院后心脏骤停和心肺复苏术

心脏骤停后儿科患者院内复苏后的生存率和结果仍然极差[39-44]。即使在儿科重症监护病房（ICU）等高度监测和资源密集的地区，心脏骤停后的存活率仅为 9%～31%。心脏骤停和复苏的持续时间，也是后续治疗结果的重要决定因素，许多报道指出临界阈值约 15min[39, 40]。ECMO 已成功用于支持长时间心脏骤停后的儿童，该类患者对闭合或开放性心脏按压和其他所有常规干预措施没有反应[4, 8, 20, 21]。同样，重要的是要强调在此过程中使用机械辅助时，潜在伤害、实施 ECMO 时 CPR 的有效性是影响结果的主要因素。尽管 ECMO 在 CPR 中的确切位置仍然不明确，但是目击的心跳骤停和快速有效实施 CPR 的患者，以及在开始复苏 5～10min 内，没有明显心功能恢复，也没有禁忌证的患者，可能是合适 ECMO 的候选人。

在积极复苏尝试期间，确定 ECMO 支持的相对禁忌证可能是困难的（表 109-5）。虽然并非总是可行，但应在事件发生前就某些患者使用 ECMO 进行讨论。在获得性和结构性心脏病患者和双心室或单心室缺损患者的 CPR 期间，笔者成功地使用了快速反应 ECMO 系统。在后一组中，新生儿在 Norwood 手术后发生了突然的可逆事件，例如急性血栓形成和肺动脉分流梗阻，他们已经很容易应用 ECMO 复苏。另一方面，难以使用 ECMO 进行腔 – 肺动脉矫正术（即 Fontan 或双向 Glenn 吻合术）的患者复苏，部分原因是插管的局限性，以及在胸部按压的 CPR 期间无法维持足够的全身氧输送和避免脑静脉高压。虽然我们在肺动脉高压患者和系统性流出道梗阻患者的复苏中使用了 ECMO，但这些患者在心肺复苏期间对心排血量和氧合作用的严重限制，意味着由于严重的终末期器官损伤，他们的 ECMO 总体预后很差。

表 109-5　活动心肺复苏期间的 ECMO 支持

复苏事件	注意事项
适应证	
目击和监测事件（如心脏压塞、心律失常、体循环到肺动脉分流、梗阻） 即时有效的基本生命支持和心肺复苏术 10min 内没有对高级生命支持的反应 可接受的心脏移植候选者（如暴发性心肌炎）	院内活动：ICU、OR、导管室 有效的 ECMO 系统和资源 管路预冲（真空或晶体） 立即可用的设备和人员
绝对禁忌证	
没有目击或监测的事件 已知排除植移的并发症	院外心搏骤停 其他先天性或染色体异常 脓血症 中枢神经系统损伤 肾衰竭
相对禁忌证	
未建立有效的 ECMO 支持系统 已知排除有效的复苏的并发症（如肺动脉高压、体循环内部流出道梗阻、半月瓣或房室瓣膜关闭不全、肥厚型心肌病、腔静脉肺动脉连接）	管路无法立即使用 未经过心肺复苏培训的人员使用设备

ECMO. 体外膜肺氧合；ICU. 重症监护病房；OR. 手术室

从历史上看，在积极复苏和胸外按压（E-CPR）期间使用 ECMO，仅在少数病例中取得了成功[8, 20-22, 45]。最近 ELSO 注册 E-CPR 数据的亚组分析显示，在这种情况下，实施 ECMO 的患者出院后总生存率为 37%[4, 5]。为避免重大延误，在一些机构建立了快速反应 ECMO 系统[4, 21, 22]。快速反应系统的成功取决于多学科合作，设备即时可用，内部人员角色固定，包括心脏外科、重症监护室、呼吸和 ECMO 专家，以及训练有素的护理人员。在波士顿儿童医院，使用滚轮泵和 $0.8\sim1.5m^2$ 膜式氧合器的真空和 CO_2 充注管路始终可用，适用于体重不超过 15kg 的儿童。即使在年龄较大的儿童中，该管路最初也能提供用于复苏足够、稳定的流量，在更大的氧合器可以接合到管路之前，有希望防止终末器官损伤。然而，一般情况下，对于年龄较大的儿童和成人，使用具有中空纤维膜的新管路，不需要长时间排气，并且可以在 15min 内建立起来。一旦患者使用 ECMO 处于稳定状态，可以根据需要将中空纤维膜更换为常规膜，以用于长期支撑。另一种快速响应系统，其使用肝素涂覆的管路、离心泵和中空纤维膜，其预充量仅为 250ml，且启动时间仅为 5min。

在术后心脏病患者中，通过重新开胸术进行心房和主动脉插管通常是选择的入路模式。在其他患者中，经验丰富的医生可以通过颈部血管快速建立循环。在复苏期间，管路中补充了 5% 白蛋白的晶体。由于不可避免的延迟，我们不会等待血液交叉配型来完成管路的血液预冲。我们希望尽快重建器官灌注，一旦 ECMO 的建立令人满意，可以添加血液制品或通过血液滤过去除预冲的晶体。为了助神经系统保护，在可能的情况下，可以在 15min 内将患者置于 ECMO，主要限制因素是插管相关的问题。自 1996 年以来，我们在 170 多名儿童的积极复苏期间应用了快速反应系统，并且已经能够在这组患者中实现 51% 的存活率[4]。

二、ECMO 插管的技术问题

ECMO 的插管开始于迅速优先的操作，这将确保这种急救措施实施方便。事先计划是关键，可以确保在可能混乱的情况下顺利插管。第一步是识别病情不稳定的患者，以及可能需要制定 ECMO 的患者。如果在 ICU 治疗团队对患者进行评估期间，患者被认为存在血流动力学或呼吸系统恶化的风险，足以需要 AV 或 VV ECMO，那么与 ECMO 团队沟通非常重要。该沟通包括将执行该手术的外科医生和将启动和运行该管路的 ECMO 专家。这将使他们有时间了解有助于制定插管和支持策略的患者详细信息。可以抽取和备好肝素，可以预先选择一系列插管，可以准备适当尺寸的管路，可以提醒血库。及早识别潜在的 ECMO 患者还可以对干预的适当性进行冷静和清醒的讨论。

对于插管外科医生而言，对全身静脉和动脉解剖结构的深入了解，尤其是考虑插管的外周血管通畅性是至关重要的。如果要进行外周插管，则事先获得明确的影像学是合适的。在心脏 ICU 中，在床边放一张纸，详细说明哪些外周动脉和静脉入路是通畅的。其可以防止不必要的延迟减少狭窄，伤痕累累或不通畅的血管。对于患有先天性心脏异常的患者，重要的是要详细了解心脏的形态、心内解剖和全身静脉走行。这些细节可能与插管策略有关。例如，如果患者具有单个左上腔静脉（SVC），理想静脉通路应该在左颈部。未手术左心发育不良综合征患者可能偶尔需要在导管或主肺动脉中心插管，以用于动脉血流入。

（一）入路

插管路径可以是中心或外周的。中心插管，是指进入胸腔内结构进行插管。这种通路可以通过胸骨劈开术或较少见的开胸术获得。中心插管的适应证包括心脏切开术、开胸术，新生儿或婴儿、需要超生理血流量、当外周通路无法维持足够的 ECMO 流量时，以及任何没有其他通道可用时。静脉引流可通过右心房、上腔静脉、下腔静脉（IVC），甚至肺动脉获得。很少的情况下，只有从肺静脉心房返回血泵。尽管可以进入主动脉弓，但动脉灌注最常进入主动脉。通常进行动脉的直接插管，但是如果时间允许，将移植物放置在主动脉弓上是可行的，并且具有将血管堵塞的风险降到最低的优点。

中心插管的优点是胸骨劈开术后最容易进入的，它提供最可靠的插管位置，最佳的静脉引流，因此流量最佳。它很容易排空左心，并且可以很容易地转换到心肺转流术。中心插管的缺点是劳动强度大，最好在手术室中进行，如果在紧急情况下胸部已关闭的情况是不理想的，可能有更多的出血，并且存在纵隔感染的风险。如果之前的胸骨劈开术超过2周，则中心插管可能非常困难。在这种情况下，即使在最近的心脏手术中，我们也可以选择外周插管。

外周插管是胸外血管的插管。这可以在新生儿、婴儿、儿童（包括青少年）和年轻人的颈部进行。锁骨下和腋血管偶尔可用于老年患者。另一个常见的通路是股动脉和静脉。极少数情况下，可以使用髂血管、腹主动脉或腹腔静脉。外周插管的适应证包括心脏停搏状态、中心插管禁忌证，以及在心脏切开术后的某些情况。外周插管的禁忌证包括已知的血管细小、狭窄或闭塞。先前对外周血管的插管并不是重复进入的绝对禁忌，只要已知血管的尺寸足够且通畅。

可以开放或闭合方式进入外周血管。开放式技术涉及手术切除以直接观察血管。血管切开的适应证包括外科医生偏好、心脏停搏状态、血管通畅不确定或经皮通路失败。开放技术的优点包括血管的准确识别，评估血管的可能性，对血管和邻近结构造成伤害的风险较小，以及插入较大插管的能力。我们相信，在持续进行心脏按压和心肺复苏的情况下，切开是区分动脉和静脉的最可靠方法。在心脏按压期间，两个血管都可能具有搏动的低氧血液，使针头识别不可靠。切开技术的缺点包括执行该手术的时间、对可用设备和专业知识的需求、出血、感染，以及可能需要进行二次干预，以进行拔管。一旦通过切开识别血管，可以使用动脉切开术和静脉切开术或直接Seldinger 技术引入插管。

对外周血管的闭合入路也称为经皮入路。这通常使用Seldinger技术完成。最好在病情稳定的患者中或在血管已通过先前的血管通路识别的停搏情况下进行。经皮入路的禁忌证是已知的血管梗阻、无法获得经皮插管，以及小患者（新生儿、婴儿、体重＜15kg的儿童）。闭合式入路的优点是技术要求较低、需要的人员和设备较少、速度更快、止血效果更好，通常只需一个手术。缺点是它是一种盲目技术（除非有超声波）；心脏按压时来区分动脉和静脉是不可靠的；它与使用较小的插管有关，这可能会影响流量；难以在小患者身上进行；如果出现技术故障，它会使开放技术更加困难。

（二）特殊的情况

1. 单心室

单心室患者可根据情况在中心或外周插管。当进行第一阶段的姑息治疗时，我们通过一个并排吻合到无名动脉上的移植物进行顺行脑灌注。在手术结束时，将移植物基部夹闭并保持很长时间。如果需要 ECMO 支持，移植物可以插管以供动脉血流入。在放置插管之前，将移植物冲洗以去除任何碎片或血栓是非常重要的。

具有改良 BT 分流的患者接受 ECMO 时。可能需要部分夹住分流器，以维持足够的灌注压力，由于不可靠的支气管循环，完全切断分流管道可能导致肺动脉血栓形成和肺缺血。尽管 BT 分流减少，ECMO 血流可能需要超生理量才能维持足够的灌注。

具有上腔静脉肺动脉连接的患者，通过颈部插管时存在挑战。必须注意避免将静脉插管推得太远而使肺动脉穿孔。获得足够的静脉引流以满足足够的辅助是困难的，因此，可能需要额外的引流部位。当孩子很小时，通常不能选择股动脉插管。为了获得足够的流量，可能需要中心插管。

Fontan 循环需要 ECMO 的患者可能存在于各年龄段。将静脉引流插管放置在 Fontan 管道中是理想的。然而，无论是做颈部插管还是股部插管，都可能难以将插管连接到 Fontan 管道中。有时，影像学引导可能是必要的。主肺动脉侧枝的存在可能需要超生理流量来维持足够的灌注。

2. 股动静脉插管

股动脉和同侧静脉插管可能导致下肢缺血。一种选择是插入对侧静脉。如果动脉和静脉在同一侧插管，我们通常在远端股动脉上放置一个小的远端灌注导管。它可能会进入股浅动脉或股深动脉。另一种操作是在股静脉中放置远端引流管，以避免腿部充血。

3. 颈部插管

通过向头部放置一个小导管进行头部引流，可以优化颈内静脉引流。它可以提供大量的静脉回流，从而避免在其他地方需要额外的插管。如果对侧颈内静脉受阻，则头部引流对于避免脑水肿尤为重要。

4. 心脏引流

在接受 ECMO 的同时有一个充分减压的心室是至关重要的，以最大限度地提高心室恢复的机会，并且避免左心房高血压引起的肺损伤。心室必须能够处理肺静脉回流。必须始终意识到，即使存在明显的心室收缩力，也可能发生显著的左心房高血压。但是，如果超声心动图提示存在任何心室扩张，应立即处理。在儿童中，创建或扩大心房间交通是必要的，以允许从左到右分流。这可以在导管室中完成。或者可以将引流管放入左心房；穿过二尖瓣进入心室，或直接进入心室。任何这些操作都可以在中心插管期间通过外科手术完成。还可以在导管插入实验室中跨越心房间交通放置引流管。在儿童中，引流管容易血栓形成，因为它们体积小、长度长、流量有限。

(三) 插管的实施

ECMO 插管通常在 ICU 复苏期间的紧急情况下进行。对于插管外科医生来说，面对混乱时保持冷静非常重要。在整个过程中与整个团队的沟通是关键。如果 CPR 正在进行，则必须在外科医生的要求下暂停。必须由外科医生向 ICU 团队明确传达肝素输注的时间。外科医生与 ECMO 专家就插管选择和所需的泵流量进行沟通。

必要时，充分定位患者颈部、胸部或腹股沟入路的重要性不容小觑。必须立即提供必要的手术设备，最好是在 ICU 中。头灯是非常宝贵的，以及为儿童操作手术放大镜。有时，外科医生将不得不与没有经验的助手和没有手术室团队的情况下开始手术。外科医生必须能够准确地指导他们的助手，并且非常熟悉可用的手术器械。为了减轻插管压力，使用"可插管"模型进行模拟团队培训可能会有所帮助。

(四) 管路和插管管理

ECMO 系统环路包括储液器、膜式氧合器和热交换器。波士顿儿童医院使用的 ECMO 和插管指南见表 109-6 和表 109-7。管路容量可以从约 350ml（在新生儿中）到 2~3L（在成人中）。在插管前，给予肝素，并且通过连续肝素输注将 ACT 维持在 180~200。在出现明显出血的情况下，ACT 维持在稍低的水平。有时，由于与管路和氧合器的连接，或者由于出血稀释，可能需要大剂量的药物，例如肝素、芬太尼或咪达唑仑。在完全循环支持期间，婴儿和幼儿的灌注流速通常在 100~150ml/（kg·min）范围内。施用血液制品以使血细胞比容水平保持在 35%~45%，并且血小板计数大于 100 000/mm^3。

动静脉插管通常用于心脏 ECMO，但静脉旁路可用于仅需要通气支持的患者。在术后即刻，使用单个右心房和升主动脉插管的纵隔插管通常是优选的，因为可以快速实现插管，如果需要可以进行左心房减压。为了进一步降低感染风险，如果可能，在套管和胸部上闭合皮肤，或者使用手术硅橡胶膜代替。或者，可以使用颈内静脉和颈动脉，其潜在的优点是出血少、套管位置更稳定，并且通过避免胸骨开放，可能降低感染风险。如果使用颈部插管，颈动脉可以结扎或修复。尽管担心脑血流不均，但临床上结扎似乎令人惊讶地耐受良好，但由于吻合口狭窄的风险增加，重建需要长期随访[46, 47]。婴幼儿的股动脉可能无法容纳足够大的插管，以提供完全的循环支持。然而，这些部位偶尔用在紧急情况下（如在心脏导管室中）或当已经建立股动脉入路时提供复苏和稳定。

具有复杂结构性心脏缺陷的儿童可能合并有

第三部分 先天性心脏病手术
第109章 儿童体外循环、机械循环支持和手术方法

表 109-6 波士顿儿童医院 ECMO 管路指南

	体重（Kg）					
	2～15	16～20	21～35	36～60	＞60	stat（＞15kg）
管路	新生儿	儿童	儿童	成人	成人	stat
膜肺（m²）	0.8～1.5	2.5	3.5	4.5	4.5	Optima*
血制品						
5% 白蛋白（ml）	50	100	100	100	100	100
包装红细胞（ml）	500	1000	1000	1500	1500	1000
新鲜冰冻血浆（ml）	200	400	400	500	500	400
冷沉淀（U）	2	3	3	4	4	3
血小板（U）	2	4	4	6	6	6
药物						
肝素（U）	500	500	500	800	800	500
THAM（ml）	100	200	300	300	300	200
葡萄糖酸钙（mg）	1500	3000	3000	4000	4000	3000
流量						
最低（ml/min）	100	200	250	300	600	0.5
最大（L/min）	1.8	4.5	5.5	6.5	6.5（ea）	8.0
扫气范围（L/min）	1～4.5	2～8	2～11	2～13	2～13	0.5～20
膜体积（ml）	174	455	575	665	1330	260
管路容积（ml）	580	1500	1600	2500	3200	1000

*.Cobe Cardiovascular, Inc., Amada, CO；ECMO. 体外膜氧合

表 109-7 根据患者体重确定 ECMO 插管尺寸

体重（kg）	静脉（Fr）	动脉（Fr）
2～4	8～14	8～10
5～15	15～19	12～15
16～20	19～21	15～17
21～35	21～23	17～19
35～60	23	19～21
60+	23	21

ECMO. 体外膜肺氧合

与全身性静脉损伤相关的畸形（如内脏异位综合征），或者他们可能已经历过心导管或已导致股动脉闭塞的介入治疗。因此，他们的静脉和动脉解剖结构必须是众所周知，并且有充分的记录，以防止不适当的插管尝试。

ECMO 或其他形式的体外生命支持患者的日常管理需要对心肺功能、终末器官灌注和损伤、出血或败血症等并发症，以及 ECMO 管路的结果构进行细致评估[48]。患者如果没有脱离 ECMO 或心肌功能的预期恢复有延迟，则必须始终考虑残留外科问题的可能性。仅通过超声心动图通常很难诊断，应考虑心导管检查（诊断或介入）。

在开始 ECMO 后不久，评估流量和全身灌

注的充分性至关重要。流量状态不足或持续性低血压尽管感觉到足够的血流，仍需要立即进行分析和干预（表 109-8）。如果使用滚压式泵，静脉插管移位或尺寸不足限制了静脉引流，可导致管路颤动和气囊塌陷。这应立即解决，静脉插管应重新定位，放置额外的静脉插管，或现有插管增大。当 ECMO 流量不足以满足患者的需要，并且有限的静脉引流限制额外的流量时，动脉和心房压力的评估可能有助于鉴别诊断的确定。例如，低心房压力和不足够的静脉引流，可能代表正在进行或未被识别的出血引起的血容量不足。另一方面，静脉引流不足的高心房压力可能代表需要对术后患者进行手术探查排除心脏压塞，或者可能反映左心室由于减压不足或主动脉瓣关闭不全而过度扩张。升高的膜后压力可能反映动脉插管或移位、插管太小，需要处理。在正常流量下升高的膜前压力（例如＞ 350mmHg），没有膜后压力的变化，或血气渗漏的证据，构成膜氧合器功能障碍，可能需要氧合器置换。广泛的血栓和消耗性凝血病伴有血纤维蛋白原过少和血小板减少是管路更换的其他指征。

超声心动图，特别是经食道（偶尔为心脏导管插入术），用于评估心脏结构和收缩功能、检测残余病变和左心房减压的必要性[29, 49]。排空左心房对降低左心房压力和减少左心室壁应力是必要的，从而最大限度地减少持续的心肌损伤。通过超声心动图和肺水肿的迹象，可以早期评估充分的减压情况。协助心室减压的策略包括通过开胸腔直接放置左心房中引流管，在导管室中进行经导管入路[29]，或通过房间隔造口术创建非限制性的房间隔缺损，然后用正性肌力药物增强心室射血。

一旦成功建立 ECMO，通常会减少正性肌力药的支持，并且可能需要血管扩张药来改善全身灌注，并实现适当的流速。吸入氧浓度（FiO$_2$）和通气支持的比例也降低到低呼吸频率（5～10 次 / 分），低吸气峰值压力（20～25cmH$_2$O）和低水平的末正压，保持肺容量和限制肺泡表面活性物质的失活。

一旦患者接受 ECMO，基于插管和流速的考虑，可能针对潜在的心脏缺陷进行手术修复。例如，主肺动脉分流的治疗对于单心室生理患者至关重要。应通过部分阻断分流器或使用高 ECMO 流量来平衡全身和肺部血流。对于 ECMO，通常需要高达 200ml/（kg·min）（甚至更高）的管路流量来维持足够的全身灌注，同时考虑通过分流血管进入肺循环的流量。尽管在某些情况下，可能需要部分暂时缩小分流血管，但完全阻塞通往肺内皮细胞唯一来源的肺血液是不明智的。如果维持更高的流量并且分流血管是通畅的，那么在没有肺病的患者中，和使用改良的 Blalock-Taussig 分流的 Norwood 手术患者中，绕过膜肺氧合器是可能的[50]。这种操作简化了管路，并且使用的较少肝素。因此，ECMO 有效地成为 VAD。

与插管置入和静脉引流充分性相关的问题，在复杂静脉解剖结构的患者（例如内脏异位综合

表 109-8 ECMO 流量和灌注不足的原因

	插 管	解 剖	生 理
静脉引流不足	太小	内脏异位综合征	低血容量
	移位	血管闭塞或狭窄	心脏压塞
	空气堵塞		心室未排空，心室扩张
全身灌注不足	太小（高膜后压力）	主动脉瓣关闭不全	全身性血管收缩或舒张
	移位	血管狭窄	
	闭塞		

ECMO. 体外膜肺氧合

征）和腔静脉肺动脉连接的患者中尤其明显。插管部位受血管通畅性的影响，潜在的血管生理功能可能会影响静脉插管的数量。例如，上腔静脉-肺动脉吻合术（双向Glenn分流术）作为肺血流主要来源的患者，经常需要单独的上腔静脉（SVC）和下腔静脉（IVC）静脉引流，除非先天性肝下IVC离断并将下半身血液引流至奇静脉。在后一种情况下，SVC中的单个静脉插管可能就足够了。另一方面，在具有双向Glenn分流患者中，在SVC中放置插管可能是有害的，因为可能减少脑静脉引流并因此减少脑灌注。这也是Fontan患者的一个问题；尽管可以通过放置在Fontan挡板中的静脉插管实现充分的引流，但通常需要额外的SVC插管来实现ECMO所需或必要的流速[51]。

（五）体外膜肺氧合撤机

从心脏ECMO中撤机的策略通常与ECMO用于呼吸支持的撤机策略完全不同。对于需要ECMO支持的呼吸系统疾病，但心脏结构正常的患者，撤机的能力取决于原发性肺部消退的过程，通常除适度的正性肌力支持，液体和电解质治疗，以及营养支持外，对心肌的支持需求很少。一旦肺顺应性和气体交换正常化，胸部X线片上肺部的改善明显，并且已经实现了具有足够负液体平衡的稳定循环，患者镇静、麻醉和完全通气的情况下，ECMO管路被夹紧。

在将患者从用于循环支持的ECMO中断开之前，了解潜在的心脏生理学和心肺相互作用，以及对预期的氧饱和度水平范围的理解是重要的。由于当MCS持续时间超过7d时，心脏病患者的并发症和死亡风险增加，因此，一旦建立了循环稳定性，就应该开始考虑何时，以及如何使心脏病患者从ECMO中撤机。导致血流动力学衰竭或心脏骤停的疾病过程和状况可影响机械支持的预期持续时间。例如，由于严重的肺动脉高压导致心脏手术后未能脱离CPB的患者，通常ECMO支持下对吸入一氧化氮（NO）治疗和右心的正性肌力治疗，在24~48h内产生反应。同样，心脏手术后低心排血量或心脏停搏的患者存

在留缺陷，可在再次手术后很快进行快速撤机和拔管。应在最初的48~72h内确定心室功能恢复的可能性，以便确定心脏移植可能性。用于导管介入或心律失常消融手术后的ECMO，可在患者插管后数小时内停止[52]。相反，患有严重心肌病或等待心脏移植的患者，可能需要更长时间的机械辅助。由于在CPB先天性心脏病修复合并呼吸道合胞病毒引起的严重细支气管炎患者通常需要2~3周的ECMO支持，来治疗呼吸衰竭。

需要心血管支持ECMO的患者，通过超声心动图和血流动力学评估心肌功能在最初的48h内部分撤机。根据潜在的解剖和病理生理学基础在ECMO管路被钳制时获得的可接受的PaO_2。如果使用经胸插管并且在ECMO运行期间遇到出血问题，则可能需要在撤机过程之前或期间进行纵隔探查。如果预计只需短期的心肌修复，患者经常出现镇静和麻醉，多巴胺输注增加到5~10mg/（kg·min），血管内容量状态得到优化，呼吸机设置根据肺顺应性和预期的动脉血氧饱和度调整。在一段时间内，ECMO流量减少25%~50%，直到管路被钳制。输注液体以实现适当的前负荷。超声心动图评估心室收缩功能、瓣膜功能、体循环和肺循环流出道梗阻，以及心内分流的位置和方向，在撤机前和管路被钳制后血流动力学发生变化时是有用的。动脉血气、血清乳酸水平，以及全身和混合静脉血氧饱和度水平是管路被钳制后循环稳定性、通气和灌注充分性的重要指标。一旦患者在长达4h的时间内保持稳定的循环和可接受的气体交换，则进行ECMO的去除。

三、主动脉内球囊反搏

主动脉内球囊反搏（IABP）通常用于治疗成人心力衰竭，特别是在术后时期。然而，当用于婴幼儿时，结果令人失望，存活率低于50%[53-55]。导致儿童的疗效降低因素有很多。儿科患者的心力衰竭通常由右心室或双心室功能障碍引起，在这种情况下IABP无效。已报道的IABP在肺动脉中放置，但通常具有挑战性，部分原因是所需的球囊尺寸较小且肺动脉顺应性增

加[56, 57]。婴幼儿的心率相对较快且变异较大，在主动脉瓣闭合和示波器上出现动脉示踪之间的可变延迟使充气和放气的有效时间更加困难。当心率＞160次/min时，IABP通常会降低到1∶2，甚至1∶4的泵频率，以促进循环周期时间，同时将有效性降低到50%～80%[58, 59]。主动脉通常在婴幼儿中更易扩张；因此，心脏舒张期间的冠状动脉血流增加（球囊充气）和心脏收缩期间的气囊充气减少（气囊放气）都可能较少。此外，对儿科患者来讲，普遍存在的舒张期增强对正常冠状动脉的影响也受到了质疑[60, 61]。儿童严重的发绀型心脏病可伴有广泛的主肺动脉侧支血管，球囊扩张时允许血液分流到肺循环中，从而减少冠状动脉血流量的增加。

可供儿童使用的最小球囊系统为2.5ml，可用于2kg以下的新生儿。通常，对于体重＜30kg的儿童，建议使用球囊体积为0.5ml/kg。对于球囊充气，氦气优于CO_2，因为它的密度较低，所以可以更快地实现气动响应。有趣的是，血管并发症（如出血、血栓或肢体缺血）的发生率与成人有很好的相关性，有10%～20%的病例报道。其他潜在的并发症是感染、肾功能不全、肠系膜闭塞或栓塞，以及脑血管意外[62, 63]。

已经进行的许多IABP相关技术改进，可增强儿科患者的疗效。这些改进包括改进的泵送控制台和小型导管、改善心率的跟踪、更快的充气和放气，以及使用M型超声心动图进行周期计时[64]。需要进一步研究评估IABP支持儿科患者中的重要性和持续作用，特别是面对日益增多的其他循环支持模式。

四、心室辅助装置

与成人相比，婴幼儿使用VAD的经验相对较少，但在过去5年中一直稳步增长。与成人患者一样，VAD支持可用作移植的桥接，它可以恢复终末期器官功能、消除水肿和改善营养，为重症患者提供康复可能。这些好处的一个重要组成部分是，该装置允许拔管和可移动，这是目前用ECMO和离心泵VAD无法实现的。

适应成人VAD的主要问题是尺寸限制和流量要求；血栓栓塞并发症的风险随着血流量的降低而增加。在儿科患者中，泵尺寸的选择尤为重要。太小的泵可导致心排血量不足，并且当以较高的速率运行时，其可能引起显著的溶血。但如果泵太大，然后以太慢的速率运行，则可能导致血栓形成的风险增加，并且可能与持续性系统性高血压相关。

除了明显的尺寸变异外，还有其他因素在成人和儿科接受者之间存在明显差异。这些因素包括在复杂先天性心脏病中遇到的解剖变异、生长的潜力，以及儿童可能表现出抗凝血的独特性。由于这些差异，给儿童VAD治疗带来了独特的挑战，必须在其应用过程中进行预测[65]。

与ECMO一样，选择合适的VAD治疗候选者至关重要，应尽可能排除手术问题或残留心脏畸形。尽管ECMO可以通过颈部或股动脉的外周插管来实现，但是目前可用的VAD需要通过胸骨劈开术直接插入心脏。报道的VAD存活率与心脏ECMO相似[12, 26, 66, 67]，左心VAD（LVAD）、右心VAD（RVAD）或双心支持VAD（biVAD）可根据具体情况取决于成功支持血液循环。大多数报道的儿科患者已经接受了LVAD，这对于失代偿性心肌病患者尤为有益，这是一种继发于左冠状动脉从肺动脉异常起源的缺血性心肌病，以及大动脉调转术后发育不良的左心室"再训练"[68-70]。越来越多的病例报道描述了复杂先天性心脏病（如单心室）患者使用VAD支持，包括Fontan循环（图109-2）[71, 72]。

VAD管路优于ECMO的优点是设计相对简单、准备时间较少、一旦建立后需要技术支持很少。与ECMO患者相比，VAD患者的出血并发症、血液制品和血小板输注要求通常较低[12, 47]。对肝素化的需求和维持较长的ACT的比例较低。由于并发症发生率较低，VAD更适合作为移植桥接的长期支持[11, 12, 73]。

VAD另一个可能的优点是，优越的左心室引流和减压，这是心肌休息和潜在恢复的先决条件[11, 47, 74]。虽然可以在ECMO上进行足够的左心房引流，但与VAD相比，它不能提供等效的心室减压。每当患者连接到VAD时，必须密切

第三部分　先天性心脏病手术
第109章　儿童体外循环、机械循环支持和手术方法

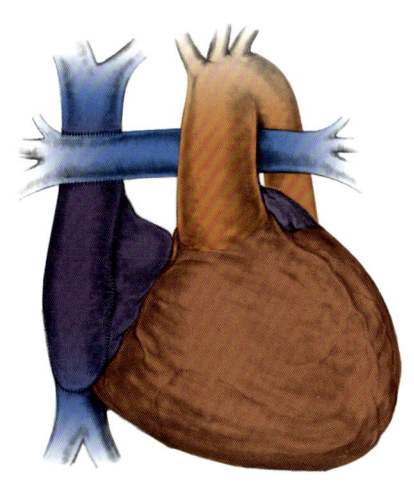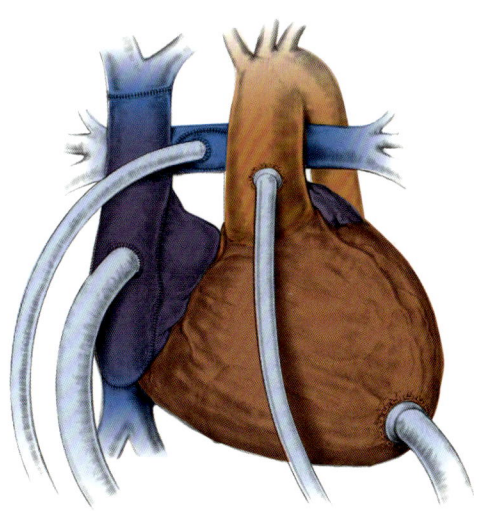

▲ 图 109-2　Fontan 手术后使用心室辅助装置

监测无支撑心室的反应。理想情况下，LVAD 支持期间左心房压力的降低与左心室的充分减压相关，可降低肺静脉和动脉压，并改善右心室功能。不幸的是，根据成人数据显示，高达 25%的患者仍可发生右心室衰竭，尤其是 LVAD 支持的缺血性心肌病患者，既往存在解剖缺陷，或经过长时间的体外循环手术[75-77]。

（一）非脉动装置

在小儿 VAD 经验的早期，大多数儿童的 VAD 是非脉冲系统，无论是滚压泵还是离心泵，例如 Bio-Medicus（Medtronic; Bio-Medicus, Minneapolis, MN）。虽然这些泵现在大部分具有历史价值，但据报道使用它们来支持婴幼儿（<6kg）取得了优异结果[42]。离心泵是一种利用旋转锥体产生涡流来夹带血液，对前负荷和全身阻力的变化高度敏感。当在准备撤机时适应正性肌力支持或后负荷减少是有用的。此外，泵设计用于产生恒定的流量而不是压力，因此降低了管线意外中断的风险。Bio-Medicus 离心泵可用于婴儿和年龄较大的儿童，并且由于不需要重力来实现静脉引流，因此泵控制器可以靠近患者放置并易于携带。

2004 年，DeBakey VAD Child（得克萨斯州休斯敦的 Micromed Technology）成为第一个获得美国 FDA 人道主义设备豁免批准用于儿童 VAD

[体表面积（BSA）为 $0.7 \sim 1.5 m^2$]。它是一种完全可植入的轴流泵，与其机电耦合到电源。血流通过顶端心室插管和升主动脉或降主动脉的出口插管实现。该设备的早期结果好坏参半，经验仍然有限。溶血是轴流式和滚压泵的一个问题，需要密切监测这种可能的并发症[78, 79]。其他设备，如 PediVas（Levitron IX Centrimag 和 Maquet Rotaflow），以及更多微创设备（如 Tandem Heart）和叶轮式泵（如 Impella VAD）目前正在儿科患者中进行评估，主要用于临时设备用于决策桥接或恢复桥接。

（二）脉动装置

在成年患者中使用的几种脉动装置（体外和植入式）已经适用于年龄较大的儿童（BSA > $1.2 m^2$）以实现至少 2L/min 的流速。已经报道了成功使用 HeartMate LVAD（Thermocardiosystems, Woburn, MA）的青少年 BSA 范围为 $1.4 \sim 2.2 m^2$ [80]。体外 Thoratec VAD（Thoratec Laboratories, Berkeley, CA）的植入已被广泛用于青少年，也有报道显示在 11 岁儿童中进行了应用[81]。其他此类体外装置包括 Abiomed AB 5000。根据我们在波士顿儿童医院的经验，接受该装置植入最小患者的 BSA 为 $1.3 m^2$。报道的装置中血栓栓塞事件的发生率在儿科人群中高于成人人群。

柏林心脏 VAD（Berlin Heart AG，柏林，德

1753

国）和 Medos HIA-VAD（Medos Medizintechnik AG, Stolberg, 德国）是用于婴幼儿长期支持的体外气动装置[73, 82-85]。两者都生产各种尺寸。两者都是气动泵，可以提供不同的每搏输出量，甚至可以匹配最小的儿科患者。测量的压缩空气通过气动管线输送，然后压缩心室腔或气囊，从而强制射出血液。通过重力或轻微抽吸实现舒张期泵填充。由于小口径套管的高阻力，可能需要高达 350mmHg 的正收缩压和 100mmHg 的负吸力，泵送速率高达 140 次 / 分，与成人设备相比，这增加了驱动装置的功率要求。具有相当低跨瓣压差和快速闭合的聚氨酯三叶瓣膜，以及肝素涂层（Carmeda）系统的使用，降低了血栓栓塞风险，这是与儿童 VAD 相关的主要问题之一[86]。

（三）Berlin 心脏辅助装置

Berlin 心脏 Excor VAD（Berlin Heart AG）是第一个专为儿科患者设计的商用心室辅助系统。它最初是在德国开发的，是美国儿童最常植入的体外装置。儿科 Excor VAD 是一种体外、气动驱动的搏动性 VAD，设计用于同步或异步支持右心室或左心室（或两者）。套管将血泵连接到心房或心室及大动脉，电动气动驱动装置通过驱动线向血泵提供交替气压（图 109-3）。血泵通过聚氨酯膜分成气室和血液室，气压脉冲使膜移动，允许血液室的排出和排空。聚氨酯瓣膜位于血泵的入口和出口，从而确保单向血液流动。血泵有 6 种不同的尺寸，每搏输出量分别为 10、25、30、50 和 60ml，可以匹配所有年龄段患者需要的尺寸（图 109-4）。

作为脉动和移动支持系统，Berlin 心脏使患者能够从机械通气中拔管、停止镇静和麻醉药物，并转变到肠内营养。主要好处是终末期器官功能的改善，特别是肾和肠功能，并且在许多情况下患者可以走动。这种益处尤其重要，因为患者能够在整体状况更好的情况下进行心脏移植，从而加速心脏移植后的恢复[87]。

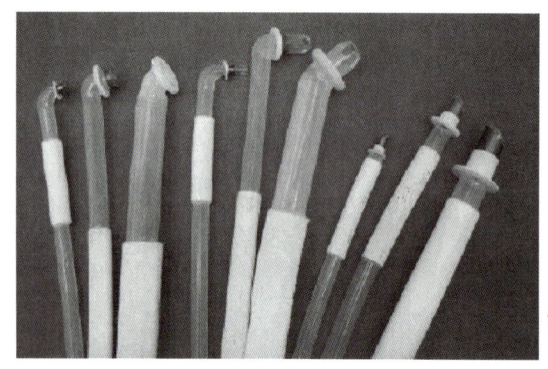
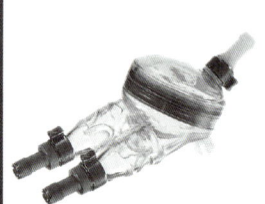

◀ 图 109-3　Berlin 心脏 Excor 心室辅助装置

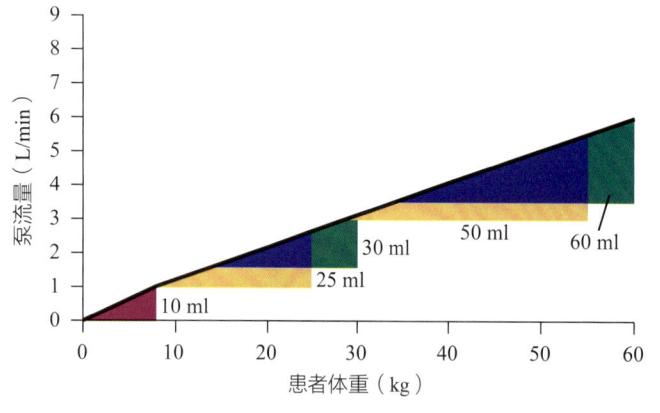

◀ 图 109-4　选择与 Berlin 心脏病患者体重相匹配的泵尺寸

该装置于20世纪90年代首次在欧洲获得批准，经验表明，Berlin心脏可以为体重约3kg的儿童提供数月的有效心室支持。北美洲的经验可以追溯到2000年，当时第一次植入是在亚利桑那大学进行的。2007年初，一项多中心的北美洲试验开始评估Berlin心脏儿科ExcorVAD。这项包含两个加拿大中心的12个中心研究，旨在提供在正式的研究性设备豁免状态下支持FDA批准该设备所需的基本安全信息。该临床试验是一项前瞻性、多中心、单组的队列研究，比较了植入Excor Pediatric VAD（Berlin心脏）作为移植桥接的儿童，以及接受ECMO循环支持的儿童历史对照组。48名Berlin心脏病患者与来自ELSO注册的48名患者相匹配。Berlin心脏病患者被平均分为两组：BSA＜0.7m^{2}的第1组和BSA 0.7～1.5m^{2}的第2组。对于第1组，未达到死亡或神经不可接受的结果的中位撤机时间为174天。相比之下，匹配的ECMO组中位死亡时间为13d。对于第2组，中位时间为144d，匹配的ECMO组为10d。对于第1组，在第174天，88%经历了移植，12%已经死亡或在装置撤机后具有不可接受的神经学结果。在第1组匹配的ECMO组中，35%在21d死亡，没有一个活着接受支持。对于第2组，在192d，92%已经进行了移植或撤机装置，而8%已经死亡。在第2组匹配的ECMO中，33%在30d时死亡，并且没有一个在支持时存活。严重不良事件包括大出血（第1组，42%和第2组，50%）、感染（分别为63%和50%）和脑卒中（各29%）。尽管不是一项随机试验，但本研究表明，与ECMO相比，VAD的移植或恢复存活率更高。然而，Berlin心脏的并发症发生率很高。最令人担忧的是29%的卒中率。该设备于2011年12月获得人道主义设备豁免批准。

虽然Berlin心脏目前是最广泛使用的儿科VAD，可用于长期支持儿童血液循环，但目前正在研究的一些替代装置将增加治疗的选择性，并且希望改善急性和慢性心力衰竭儿童的治疗效果。还有许多MCS设备正在通过其他监管途径越来越频繁地用于儿童。美国FDA允许以下途径中对儿童进行VAD植入：①标签外使用FDA批准的成人装置；②同性使用研究成人装置；③在个案中紧急使用研究装置；④使用由FDA批准的组件（如ECMO管路）制造的装置。一旦医疗设备被批准用于成人，则可以根据设备的标签方式（即，是否存在针对设备列出的特定重量、尺寸或年龄限制）将它们用于儿童。目前批准的成人VAD没有特别针对年龄或大小的限制，因此，它们可以用于儿童。医疗器械的标签外使用在儿科MCS领域中是常见的现象。它需要在人群或目的之外使用设备，必须评估设备的安全性和有效性。对于短期支持（临时MCS），以下设备已用于儿童：TandemHeart（Cardiac Assist, Inc., Pittsburgh, PA）经皮VAD，Rotaflow（Maquet Medical Systems, Wayne, NJ），Centrimag（Thoratec Corporation, Pleasanton, MA）和Abiomed Impella 2.5/5.0（Abiomed, Inc., Danvers, MA）。对于长期支持（耐用MCS），以下设备主要用于较大的儿童和青少年：HeartMate Ⅱ（Thoratec Corporation），HeartWare HVAD（HeartWare, Inc., Framingham, MA）和Syncardia全人工心（TAH; Syncardia Systems, Inc., Tucson, AZ）。

国家心肺和血液研究所（NHLBI）认识到儿科机械支持在美国是一个未得到满足的需求，根据其儿科循环支持计划，于2004年授予5项超过2000万美元的合同，以支持专为婴幼儿设计的创新性循环支持设备的临床前开发[88]。作为其儿科循环支持计划倡议的后续行动，NHLBI于2010年1月签署了4份总额为2360万美元的合同，开始对先天性心脏病患儿或那些心力衰竭患儿进行临床前测试。这项为期4年的计划名为Pumps for Kids, Infants and Newonates（PumpKIN）。它包括2004年NHLBI儿科循环支持计划和另外一个的原始5个项目中的三个。因此，PumpKIN计划是NHLBI支持新型儿科循环支持设备开发和临床实现的下一阶段。该计划的目标是完成所需的研究设备豁免临床研究的一些新研究儿科循环支持设备。

五、扩大 VAD 应用于儿童患者的挑战

（一）单心室解剖和心室辅助装置支持

先天性心脏病（CHD）患者术前、围术期和术后管理的改善，导致长期生存率明显增加。大多数先天性心脏病患儿的预期寿命与一般人群相当；然而，有一个先心病亚型（即单心室解剖）其中长期死亡率和成年期的患病率仍然高得令人无法接受。越来越多的单心室姑息治疗失败的患者将受益于有效的机械支持，作为移植或目的治疗的桥接。然而，到目前为止，这项努力仍令人失望，在各种单中心经验报道的死亡率和发病率仍较高。Fontan（全腔静脉肺动脉连接）循环的非自然病史是进行性全身静脉充血，伴有蛋白丢失性肠病，肾、肝和肠充血的后遗症。恶化的途径可以变化，包括体循环心室收缩功能障碍、心排血量低、左心房压力升高或心室舒张功能障碍、心室舒张末期压力升高，导致 Fontan 压力升高。通过植入 VAD 可以成功地控制单纯收缩期心室功能障碍。在舒张功能障碍或生理功能受限制的情况下，除收缩功能降低外，连续流量泵可能通过提供肺静脉系统的连续减压而更优越。

在 Fontan 循环失败的情况下卸载全身静脉系统的选项包括：① 修改 Fontan 通路，创建更大的全身静脉容量室，并将套管插入体外装置（Berlin Heart EXCOR 或离心泵）；② 将 Fontan 移回 Glenn（双向腔静脉肺动脉吻合术）并植入全身 VAD。最后一种选择提供更好的膈下循环减压，代价是血氧饱和度较低和反常栓塞的风险。还有一种可能性，在收缩功能保持但舒张末期压力升高和肺静脉充血的患者中，系统性 VAD 也可能有助于降低左心房压力和缓解 Fontan 衰竭的症状。即使左心房压力轻微下降也足以降低 Fontan 压力，并改善全身静脉充血。随着设备技术的改进，不良事件发生率降低，与日常生活、活动的兼容性更好，VAD 可能很快被证明是最大限度地药物治疗难以控制的蛋白质丢失性肠病的辅助治疗。

（二）移植后移植物衰竭和心室辅助装置支持

由于各种原因，心脏移植物衰竭可在移植后早期（< 30d）或晚期出现。目前增加供体库的策略，包括使用边缘供体[28]和与人白细胞抗原不相容的供体[28]，可能会增加移植后移植物衰竭的风险。

ECMO 一直是 MCS 移植物功能障碍策略的主要支柱，提供完整的呼吸和心脏支持，允许恢复或保留终末期器官功能。然而，ECMO 的支持持续时间有限，仅为数周，且出血、血栓和感染性并发症随着时间的推移呈指数增长。因此，已经尝试了中长期 MCS 策略并获得了成功。MCS 在移植失败中面临的挑战是多方面的，包括再次胸骨劈开术、在持续免疫抑制的情况下感染风险增加和伤口愈合不良、伴有多瓣畸形的进行性双心室功能障碍和心律失常。因此，标准 LVAD 支持通常不成功，大多数患者需要双心室支持。因此，许多人认为，通过植入全人工心 Syncardia TAH（Syncardia Systems，Inc.，Tucson，AZ）完全拔除移植物可能是有力的支持策略，因为它消除了对持续免疫抑制的需要。目前，TAH 不适用于大多数儿童，因为用于右心和左心支撑的两个 70ml 气动泵要求在胸椎 10（T_{10}）水平处的前后胸部直径至少为 10cm。但是，开发了一种 50ml 的 Syncardia TAH 泵，其尺寸范围较小，为 $1m^2$ BSA，可能对儿科人群有更广泛的适用性。

（三）儿童心室辅助装置治疗目标

永久替代疗法（DT）是当心脏移植禁忌或不需要时使用 VAD 作为主要治疗选择。机械辅助治疗成人充血性心力衰竭（REMATCH）试验中具有里程碑意义的随机评估结果表明，对于不适合移植的终末期心力衰竭患者，DT 的 LVAD 植入优于标准药物治疗[23]。在这项试验十多年后，如今在成人中使用 VAD 作为 DT 是改善生活质量的公认疗法[33, 34]。

基于 DT 在成人中的成功，这种适应证现在被广泛考虑用于儿童并不奇怪。然而，提供 DT 的能力仍然限于足够大的儿童，以使用目前可用适合门诊治疗的体内装置。这类治疗的患者选择

是至关重要的，并且可能是一个不断发展的过程。可能受益于DT的儿童，包括具有心肌病的Duchene型肌营养不良、持续恶性肿瘤或不太可能长期缓解的化学毒性诱发的心肌病、具有多种并发症的复杂缓解性CHD、在不依从性环境中的再次移植物功能障碍，以及在该环境中的心脏功能障碍神经损伤或不确定的神经发育结局。据报道，Duchene型肌肉萎缩症（MD）的LVAD植入病例[35]，由于患者及其家属的强烈支持，预计这种情况将持续增长。

儿科DT项目现在正在北美出现。DT-VAD计划要求广泛而专注的多学科团队提供综合服务，除了护理和医疗支持外，还包括心理学、社会工作、职业和物理治疗。也许DT最重要的方面是概述VAD疗法在器械植入前可能为患者及其家人提供的何种预期。最终，DT的目标不仅是延长寿命，还要改善患者和家庭的生活质量。随着器械技术的改进，VAD在儿童中的应用将继续发展，缩小VAD和心脏移植的生活质量与生存结果之间的差距。与设备技术的进步相适应，作为儿科高级心脏支持的领域，我们需要承认益处并批判性地评估后果，以跟上改变生活自然限制条件的伦理影响和临床挑战。

六、儿童机械支持的远期结果

尚未对接受机械支持血液循环儿童的长期结果进行正式的、前瞻性评估。尽管成功部署了机械支持以实现心脏康复和出院，但应确定长期心脏功能和患者的功能状态。除心脏状态外，还需要评估终末期器官损伤和残留心脏畸形，特别是神经系统预后[45]。ELSO注册登记数据显示所有接受心脏ECMO患者的神经系统并发症发生率为26%，癫痫发作是最常见的神经系统疾病事件（9.5%）。最近一项回顾性报道显示，心脏切开术后支持ECMO婴儿的结果（中位随访，55个月），只有50%的幸存者被确定没有任何类型的运动或认知缺陷[89]。随着心脏移植等待时间的增加，潜在数量的增加，对可以提供延长支持持续时间设备选项的需求比以往任何时候都更迫切。较长期的VAD支持通常允许患者更有效地进行移植，而不是连续性正性肌力支持。儿科心脏移植研究的多中心回顾性分析，检查了1993—2003年期间等待移植的近100名支持多种VAD儿童的结果[90]。在该研究中，总体而言，3/4的儿童存活至移植，最近的一个时期这一数字提高到85%，与成人报道的结果相当。值得注意的是，机械支持的等待名单生存率超过了接受最大限度药物治疗的患者。

在2004年，NHLBI的儿科循环支持倡议的同时，美国国家卫生研究院还赞助建立了机械辅助循环支持机构间登记处（INTERMACS）。该注册登记旨在设立专门的儿科医院，收集回顾性和前瞻性数据，并有望促进美国儿科器械的最终批准。

随着儿童血液循环机械支持的技术和适应证不断发展和进步，与之同步研究结果对于我们做出更好的儿童机械支持选择决策至关重要。

第 110 章
小儿麻醉与重症监护
Pediatric Anesthesia and Critical Care

Kirsten C. Odegard   James A. DiNardo   著
乔韡华   译

先天性心脏病的治疗在过去 30 年中取得了显著进展。目前，多数先天性心脏病可以在婴儿早期进行解剖或生理修复。诊断和介入心脏病学的进展、手术技术的发展和心肺转流术的进行，以及术后管理的改进，均可显著降低先心病的发病率和死亡率。早期治疗先心病的方法（最好是在新生儿期）对这些重症患儿在心脏手术期间的麻醉护理具有重要意义。为了应对这一挑战，必须清楚地了解新生儿呼吸、心脏生理、对麻醉和手术的反应，以及复杂先天性心脏病的病理生理。

一、病理生理

重症新生儿的护理需要了解未成熟器官的特殊结构和功能特征。新生儿似乎对生理应激反应更快、更敏感，这可以表现为 pH、乳酸、葡萄糖和温度的快速变化[1]。

早产儿和足月新生儿的生理特征是高代谢率和氧需求量增加（与成人相比增加 2~3 倍），由于心脏和呼吸储备有限，可能在压力时受损。新生儿的心肌不成熟，只有 30% 的心肌由收缩组织组成，而在成熟心肌中有 60%。此外，新生儿的缩短速度较慢，长度 – 张力关系减小，对后负荷压力的反应能力降低[2, 3]。由于心肌的顺应性降低，所以每搏输出量相对固定，且心排血量依赖心率。因此，Frank-Starling 机制仅在左心室舒张末期发挥作用。细胞质网和 T 形管系统发育不全，新生儿心脏的收缩依赖于细胞外钙的跨肌膜通量。

心肺相互作用对于新生儿和婴儿很重要。简单来说，心室相互依赖性是指心室舒张末期容积和压力的相对增加，导致心室间隔移位和相对心室舒张顺应性降低[4]。这种效应在未成熟心肌中尤为突出。因此，来自心内分流器或瓣膜反流的容积负荷，以及来自心室流出道梗阻或血管阻力增加的压力负荷，均可能导致双心室功能障碍。例如，在具有法洛四联症和严重流出道梗阻的新生儿中，室间隔的过度肥厚可导致左心室舒张功能障碍和舒张末期压力的增加。这在新生儿手术治疗后不会立即改善，因为心肌重塑需要数周或数月。因此，新生儿四联症修补术后左心房压升高比较常见。如果在手术后左心室容积负荷持续增加，如来自残余心室间隔缺损（室间隔缺损），这种情况可能会进一步恶化。

新生儿胸壁顺应性增加和依靠膈肌作为主要呼吸肌限制了其通气能力。膈肌和肋间肌具有较少的 I 型肌纤维（即缓慢收缩、高氧化纤维用于维持活动），并且当呼吸做功增加时，这会导致早期疲劳。在新生儿中，膈肌中只有 25% 的纤维是 I 型，在 8~9 个月大时成熟比例达到 55%[5, 6]。膈肌功能会因腹内压升高而明显受损，如胃扩张、肝脏充血或腹水。

足月新生儿的潮气量为 6~8ml/kg，由于上述机械限制，每分通气量取决于呼吸频率。新生儿的静息呼吸频率为 30~40 次 / 分，这提供了最佳的肺泡通气，以克服呼吸功并匹配呼吸系统的顺应性和阻力。当呼吸功增加时，如肺实质疾病、气道梗阻、心力衰竭或肺血流增加时，需要更大比例的总能量消耗来维持足够的通气。因此，婴儿容易疲劳并且不能茁壮成长。

新生儿由于胸壁顺应性增加进而继发功能残余容量（FRC）降低（FRC 由胸壁和肺顺应性之间的平衡决定）。新生儿的闭合能力也有所增加，在正常的潮气通气期间会出现气道关闭[7]。因此，氧气储备减少，随着基础代谢率的增加新生儿的耗氧量是成人水平的 2~3 倍，新生儿和婴儿面临低氧血症风险。然而，正常新生儿不会出现肺不张和低氧血症，因为 FRC 由动态因素维持，包括呼吸急促、呼吸堆积（早期吸气）、呼气中断（呼气流量在零流量发生前中断）和喉部断裂［全自动呼气末正压（PEEP）］。

肝脏和肾脏的器官不成熟可能与蛋白质合成和肾小球滤过减少有关，从而改变药物代谢并降低合成功能。与老年患者相比，新生儿的全身总水量通常是增加的，同时新生儿毛细血管系统容易将血液从血管内漏出，这些问题可能更加复杂[8]。这一特点新生儿肺部特别明显，其中肺血管床在休息时几乎完全被吸收，并且可能无法进行淋巴管募集，以处理与肺血流量增加相关的平均毛细血管压力增加[9]。

由于代谢需求，新生儿，特别是早产新生儿的热量需求很高（每 24 小时 100~150kcal/kg）。当对可以通过肠道或肠道途径施用的流体总量进行必要的限制时，为生长提供营养的任务变得更加困难。高渗性食品喂养增加了早产儿患坏死性小肠结肠炎的风险，也增加了足月出生的新生儿因各种原因（如左侧梗阻性病变）导致内脏血流量减少的风险[10, 11]。

二、先天性心脏病的生理学探讨

由于许多病变的复杂性，先天性心脏缺陷的特定分类是困难的。基于生理学的识别和分类，为复杂先心病患儿的术中麻醉管理和术后护理提供了系统的框架。

（一）单心室生理学

单心室生理学用于描述肺静脉和体静脉的血液在心房或心室水平完全混合，然后心室将输出分配到全身和肺床。这种生理学原因如下。

1. 心室输出是肺血流量（Qp）和全身血流量（Qs）的总和。

2. 全身和肺部血流的分布取决于两个并联环路中流动的相对阻力（包括心内和心外）。

3. 主动脉和肺动脉的血氧饱和度相同。

这种生理学可以存在于具有一个发育良好的心室和一个发育不全的心室的患者中，以及具有两个良好形成的心室患者中。

在单个心室解剖的情况下，由于完全或接近完全梗阻来自发育不全的心室的流入和（或）流出，因此总是存在肺循环或体循环的梗阻。在这种情况下，必须有体循环或肺循环的血流的共同来源，才能确保产后生存。在单个解剖心室的情况下，主动脉和肺动脉之间通过动脉导管未闭（PDA）的直接连接是全身血流（左心发育不全综合征）或肺血流（室间隔完整的肺动脉闭锁）的唯一来源，这被称为导管依赖性循环。在单个心室解剖的其他情况下，心内通路提供全身和肺部血流，而不需要动脉导管未闭。这种情况是三尖瓣闭锁伴有正常关系的大血管，无狭窄性室间隔缺损，轻度或无肺动脉狭窄。

单心室生理学可以存在两个形态良好的解剖心室，且一侧心室有完全或接近完全流出道梗阻：①法洛四联症（TOF）伴肺动脉闭锁（PA），其中肺血流通过动脉导管未闭（PDA）或多发主肺动脉侧支动脉（MAPCA）供应；②永存动脉干；③严重的新生儿主动脉瓣狭窄和主动脉弓中断（在两个病灶中，大部分全身血流通过未闭动脉导管提供）；④内脏异位综合征，其包括全身静脉（上腔静脉、下腔静脉、肝静脉、奇静脉）及肺静脉回流均回流入右心房和左心房，其中心房形态不明确。

对于单心室生理学，动脉饱和度（SaO_2）将由混合到达主动脉的肺静脉和全身静脉血流的相对容积和饱和度决定。这可总结为如下等式。

主动脉饱和度 =［（全身静脉血流饱和度）×（全身静脉血流量）+（肺静脉血流饱和度）×（肺静脉血流总量）］/（全身静脉血流量 + 肺静脉总血流量）

下方为一个典型的例子：

$SaO_2 = (65 \times 3.3 + 98 \times 2.8)/(3.3+2.8) = 80\%$

（二）循环间混合

循环混合是大血管转位时存在的特殊情况，由于存在房室连接一致（右心房-右心室、左心房-左心室）和心室与动脉连接不一致（右心室-主动脉、左心室-肺动脉）在两个平行的循环。这产生了平行而非正常的系列循环。在这种情况下，血流将由肺循环中的肺静脉血和体循环中的全身静脉血的平行再循环组成。因此，来自同一系统的动脉流再循环进入静脉血的比例或生理性分流的百分比，对于两个回路来讲是 100%。除非在并联环路之间存在一个或多个通路（房间隔缺损、卵圆孔未闭、室间隔缺损、动脉导管未闭）以允许相互循环混合，否则该病变与生命不相容。

解剖学的右向左（R-L）分流对于提供有效的肺血流是必需的，而解剖学的从左到右（L-R）分流是提供有效全身血流所必需的。有效的肺血流量、有效全身血流量和循环间混合量必须始终相等。全身血流量是再循环全身静脉血加有效全身血流量的总和。同样，总肺血流量是再循环肺静脉血加有效肺血流量的总和。再循环血流量占肺总血流量和全身全血流量的最大比例，有效血流仅占总血流量的一小部分。在肺循环中尤其如此，总肺血流量（QP）和肺循环血流量（左心房-左心室-肺动脉）比全身血流量（QS）和全身循环血流量（右心房-右心室-主动脉）大 2~3 倍。最终即肺动脉血氧饱和度＞主动脉血氧饱和度。导致生理学转位。

动脉饱和度（SaO_2）取决于到达主动脉的再循环系统和有效全身静脉血流的相对体积和饱和度。这可总结出如下等式。

主动脉饱和度 =［（系统静脉饱和度）×（再循环系统静脉血流量）+（肺静脉血流饱和度）×（有效全身静脉血流量）］/（全身静脉血流量）

下方为一个典型的例子。

$SaO_2 = (50 \times 1.2 + 99 \times 1.1)/2.3 = 73\%$

（三）简单的分流

分流是通过同一循环系统的动脉流出到静脉返回一个循环系统再循环的过程。从全身静脉心房或右心房到主动脉的血液流动，产生全身静脉血的再循环。从肺静脉心房或左心房到肺动脉的血液流动，产生肺静脉血的再循环。血液再循环产生生理分流。肺静脉血的再循环产生生理性左向右分流，而全身静脉血的再循环产生生理性右向左分流。生理性右向左或左向右分流通常是解剖上的右向左或左向右分流的结果。在解剖学分流中，血液通过心腔或大血管水平的通路从一个循环系统移动到另一个循环系统。在没有解剖分流的情况下，可能存在生理性分流。转位生理学是这一过程的主要例子。

有效血流量是来自一个循环系统的静脉血量到达另一个循环系统的动脉系统。有效的肺血流是到达肺循环的体静脉血的容积，而有效的全身血流是到达体循环的肺静脉血的容积。有效的肺血流量和有效的全身血流量是维持生命所必需的流量。无论病变多么复杂，有效的肺血流量和有效的全身血流量始终相等。有效血流通常是通过心脏正常通路的结果，但它可以由解剖上右向左或左向右分流产生。

肺总血流量（Qp）是有效肺血流量和再循环肺血流量的总和。全身总血流量（Qs）是有效全身血流量和再循环全身血流量的总和。肺动脉总血流量和全身总血流量不必相等。因此，最好将再循环流量（生理性分流）视为叠加在营养有效血流上的额外无效流量。

引起肺血流量增加的分流可能是简单或复杂的，发生在心室、心房或大动脉之间，它们通过肺总血流量（Qp）与全身总血流量（Qs）或 Qp/QS 的比率来描述。患者可能是非发绀型或发绀型心脏病，有一个或两个心室，或有一个单一流出干，但 Qp/Qs 显著增加，并有充血性心力衰竭（CHF）和肺动脉高压的风险（表 110-1）。

在左向右分流较大和肺血管阻力较低的患者中，可发生肺血流量显著增加。如果肺血流量和压力继续增加，肺血管系统会发生结构性变化，

表 110-1 简单分流：缺陷和手术有助于提高肺血流量（Qp）与全身血流量（Qs）比率

分流器类型	非发绀	发绀
双心室	房间隔缺损	D-TGA/室间隔缺损
	室间隔缺损	PA/室间隔缺损
	CAVC	
	DORV	
单心室	—	TA ± TGA
		HLHS
		DORV/MA
		Norwood/Sano 术
		BT 分流
主-肺动脉（AP）连接	PDA	PA/MAPCA
	永存动脉干	
	主肺动脉窗	

BT. 锁骨下动脉-肺动脉；CAVC. 完整的房室管；DORV. 右室双出口；D-TGA. 右旋大动脉转位；HLHS. 左心发育不全综合征；MA. 二尖瓣闭锁；MAPCA. 多发性主动脉侧支动脉；PA. 肺闭锁；PDA. 动脉导管未闭；TA. 三尖瓣闭锁；TGA. 大动脉转位

直到肺血管阻力（PVR）持续升高[12, 13]。发生肺血管梗阻性疾病的时间过程取决于分流的数量，但是在 4~6 个月大的时候，一些病变的变化可能是明显的。当肺循环的容积和压力负荷增加时，如室间隔缺损增大，则进展更快。由于肺血管阻力在出生后的最初几个月内减少，并且血细胞比容降至其最低生理值，因此可增加左向右分流，此外系统性心室的容积负荷增加可导致充血性心力衰竭和发育不良。

Qp/Qs 比值增加的患者舒张末期容量增加，但不可逆的心室功能障碍发展的时间过程是可变的。一般来说，如果在出生后的前 2 年内进行手术干预以纠正容积超负荷，那么残余心室功能障碍并不常见[14]。

系统性心室的容积负荷和舒张末期压力增加通过增加肺静脉压和淋巴压，从而导致肺水和肺水肿增加。因此，肺顺应性降低，气道阻力增加，继发于扩张血管对小气道的压迫[15-17]。用手能感觉到肺部通气僵硬，并且缓慢放气。除胸部 X 线片上的心脏扩大外，肺野通常是过度充气的。通气-灌注不匹配导致肺泡-动脉氧气梯度增加和无效腔通气[18]。因此，主要通过增加呼吸频率来增加分钟通气量。肺动脉和左心房扩大可能压迫主干支气管，导致肺叶塌陷。在框 110-1 中显示了新生儿和婴儿 CHF 的症状和体征。

框 110-1 新生儿或婴儿心力衰竭的症状和体征

发育不良
- 喂养不良
- 发汗

呼吸功能增强
- 呼吸急促
- 咕噜声
- 鼻翼扩张
- 胸壁收缩

心脏输出量下降
- 心动过速
- 奔马律
- 心脏扩大
- 肢体灌注不良
- 肝大

操纵肺血管阻力是限制肺血流量和肺动脉压力的重要手段。在麻醉期间，可以通过使用低比例的吸入氧气（FiO_2）和改变通气来维持或增加肺血管阻力，以达到正常的 pH 和 $PaCO_2$[19]。在麻醉诱导时必须小心，因为患者的收缩储备可能会减少。必须保持预负荷、收缩力和心率；后负荷减少通常的耐受性很好，并将减少肺流量和心肌功能。

（四）复杂的分流

在复杂的分流器中，存在额外的肺或全身流出梗阻，并且 Qp/Qs 比率由孔口的大小、流出梯度和跨肺或全身血管床的阻力决定。梗阻可以与瓣膜狭窄一样固定，或者像法洛四联症一样动态固定。

（五）流出道梗阻

新生儿严重的流出道梗阻可能与心室肥大和远端血管发育不良有关。增加的压力负荷可导致心室衰竭，如果存在完全流出道梗阻，则在心房或心室水平（或两者）混合或分流，以维持心排血量。维持预负荷、后负荷和正常窦性心律对于预防心排血量减少或冠状动脉灌注不足非常重要。由于慢性压力负荷患者发生明显心室功能障碍的时间比慢性容量负荷患者长，因此除非梗阻严重且持续时间长，否则充血性心力衰竭症状并不明显。

（六）肺动脉高压

肺动脉高压可能是特发性的。先心病患者通常患有继发于肺动脉血流和压力增加的肺动脉高压、肺静脉梗阻或由系统性房室瓣功能障碍，或由心室收缩或舒张功能障碍引起的左心房高压。增加肺血管阻力和肺部压力的因素包括轻度麻醉、应激反应减弱、低氧血症、通气不足伴 FRC 和呼吸性酸中毒、代谢性酸中毒、体温过低、长时间旁路手术伴有炎症反应和毛细血管渗漏，以及鱼精蛋白给药或血液制品使用（如血小板，框 110-2）。

> **框 110-2　肺动脉压异常升高的原因**
> - 左向右分流病变（如严重的室间隔缺损或动脉导管未闭）
> - 肺小动脉平滑肌肥大（如肺血管梗阻性疾病）
> - 肺静脉压升高
> - 机械性肺循环梗阻
> - 解剖缺陷（如肺静脉或肺动脉分支狭窄）
> - 肺栓塞
> - 胸膜腔内压升高
> - 肺部过度充气
> - 肺部低膨胀和发育不全
> - 降低肺泡氧张力
> - 酸血症（呼吸或代谢）
> - 对心肺转流术的炎症反应
> - 药物：鱼精蛋白
> - 高黏滞综合征（来自红细胞增多症）
> - 血液制品应用（血小板）
> - 人为原因（如监测问题、导管错位）

在用大的左向右分流器修复缺损后，肺动脉压力可能在旁路手术后立即保持升高，因为肺动脉最初对增加肺血管阻力的因素仍然起反应。当患者处于旁路手术时，导致这种压力升高的因素包括肺的压迫、肺不张，以及左心房通气不充分引起的肺水肿或者对旁路手术的体液和细胞反应。使用高剂量麻醉药进行深度麻醉后的应激反应衰减可防止肺血管阻力的增加[20]。高 FiO_2 和过度通气诱发呼吸性碱中毒会降低肺血管阻力，并且可能需要大剂量的碳酸氢盐来维持代谢性碱中毒[21-23]。理想情况下，pH 应为 7.45~7.50，动脉 CO_2 应为 30~35mmHg。过度通气诱导呼吸性碱中毒和降低肺血管阻力的策略可能通过降低脑血流量对中枢神经系统恢复产生不利影响。通气和维持肺容量的模式很重要，肺不张和肺顺应性降低可导致肺血管阻力和肺压显著升高。通气必须谨慎地进行，并经常重新评估。

几种静脉血管扩张药，包括一氧化氮（NO）供体（硝普钠和硝酸甘油），磷酸二酯酶抑制药（米力农）、类二十烷酸（前列腺素 E_1 和前列腺素 I_2）[24]、妥拉唑啉和异丙肾上腺素已被用于治疗肺血管阻力升高的术后患者[25-27]。这些药物制剂的局限性在于它们的血管舒张作用并非特异于肺血管系统；因此，系统性血管扩张和全身性低血压，并可伴肺动脉压力降低。

吸入一氧化氮可选择性地扩张肺小血管中的平滑肌细胞，并降低肺血管阻力[28]。吸入一氧化氮对肺血管系统的选择性作用是血红蛋白快速摄取和失活的结果，因为一氧化氮从肺泡扩散到肺毛细血管腔。一些人已经记录了吸入性一氧化氮对先天性心脏病和肺动脉高压患者的有效性[29, 30]。手术后，一氧化氮已被证实可降低肺静脉梗阻患者的肺动脉压和肺血管阻力，如全肺异常静脉连接和二尖瓣狭窄，但在先前存在大型 LR 分流的患者中，有腔静脉连接的患者（Fontan 生理学）[31]或与心肺转流术（CPB）相关的肺高血压危象的患者中，NO 降低肺动脉压和肺血管阻力程度较小。一氧化氮还可改善肺移植患者的肺动脉高压和气体交换受损情况。患有各种其他肺血管或实质疾病的患者，包括新生儿持续性肺动脉高压[32-34]、原发性肺动脉高压、急性呼吸窘迫综合征[35]、镰状细胞病急性胸部综合征[36]显示吸入 NO 治疗氧合明显改善。

最近的治疗进展显著改善了肺动脉高压患者的预后[24, 37, 38]。新型肺血管扩张药物，如磷酸二酯酶Ⅴ型抑制药（西地那非）和内皮素Ⅰ阻断药

（如波生坦）的作用已显示出令人鼓舞的结果[39-42]。这些药物在先心病患儿中的价值尚未确定。

三、术前评估

由于复杂的心脏病患者会经常评估和重复心脏手术，所以手术需要分期进行修复。以前的麻醉、旁路手术或手术中遇到的问题均应该引起注意。一般而言，在这些患者中提供持续的护理，例如通过专门的心脏麻醉服务，对于确保一致的管理实践是有用的，并且它增强了与患者和家属的长期关系。

发育不良是心肺功能受损的重要指标。应注意框110-1中描述的症状。如果是心动过速，可能很难区分杂音和额外的心音，但明显的震颤意味着有明显的杂音。发育不良、嗜睡和运动耐力差是大龄儿童的重要症状。还可以描述端坐呼吸、晕厥和心悸。左向右分流患者常见反复呼吸道感染和喘息。应比较四肢血压，并应注意室内空气基线外周动脉饱和度，以及潜在的气道问题。应分析胸部X线片的心脏肿大、肺充血、气道压迫和肺不张。超声心动图评估和心导管检查的结果，提供了有关解剖结构、心肌功能、心内压、分流和梗阻梯度等有价值信息，应与心脏病专家和外科医生一起解释。心力衰竭患者通常在地高辛、利尿药和口服血管扩张药（如卡托普利）后稳定。必须检查术前地高辛水平和低钾血症。

慢性低氧血症的后果也需要特别考虑。红细胞增多会增加携氧能力，但当血细胞比容升高超过65%时，血液黏度增加会引起淤滞和潜在的血栓形成，并加剧组织缺氧。必须避免脱水，并且在患者术前禁食时，开始静脉注射（IV）维持液。发绀患者常见的临床表现是出血，可由血小板减少、血小板聚集缺陷或凝血因子异常引起[43]。

四、监测

用于患者的监测技术应取决于儿童的状况和计划手术的大小。对于选择性患者，在麻醉诱导前放置无创监测（心电图、脉搏血氧仪、二氧化碳图和非侵入性血压套囊）。

心电图（ECG）监测是必要的，因为在旁路手术前后可能发生明显的心律失常，特别是室间隔缺损和流出道手术。儿科患者发生心肌缺血主要是因为解剖和分流相关问题而不是冠状动脉闭塞性疾病。异常冠状动脉与许多复杂缺陷相关，例如大血管的转位和肺动脉闭锁。当冠状动脉灌注压力下降时，例如左心发育不全综合征、动脉干和严重的主动脉瓣狭窄，也会发生局部缺血。在这些情况下可发生心室颤动，特别是在麻醉诱导时。旁路术后的缺血可由空气栓塞或与手术相关的并发症引起，例如冠状动脉再植入或来自导管的冠状动脉压迫。

脉搏血氧仪是旁路手术前后的重要监测手段，因为外周动脉饱和度水平提供了肺血流量的指标。麻醉师需要知道患者的基线，预先了解外周血氧饱和度（SpO_2）和手术后的预期水平。在单心室生理学患者中，低于预期的SpO_2原因包括肺静脉去饱和与肺内分流、肺血流减少和心排血量低。对于经历过双心室修复的患者，由于实质性肺病（例如肺不张、肺水肿）或限制性肺缺陷（例如胸腔积液、气胸），低于预期的SpO_2通常继发于肺内分流。在新生儿右心室流出道（例如法洛四联症或动脉干）修复后，小的心房缺损是有利的，因为它提供右向左心房分流。虽然这些患者在手术后可能会立即出现发绀，但随着右心室顺应性的提高，右向左分流会减少，SpO_2会升高。

一旦患者被麻醉，经皮或通过切口直接放置动脉压管。动脉压管放置的位置需要仔细考虑。例如，接受来自锁骨下动脉或无名动脉的改良Blalock-Taussig分流术的患者应将测压管置于对侧桡动脉。类似地，当计划修复主动脉缩窄时，应将测压管置于左侧桡动脉。在计划动脉通路时，弓形解剖结构和可能的异常动脉血管是额外的考虑因素。如果外周动脉压受到低温或低输出状态的抑制，可能需要在旁路手术后立即进行主动脉根部压力监测。或者，股动脉导管可在CPB后提供更可靠的动脉波形，特别是在新生儿和婴儿中，并且通常优选外周动脉导管。必须注意防止血栓和远端肢体缺血，一旦患者处于稳定状态，最好尽早移除动脉测压管。在新生儿和婴儿中冲洗动脉测压管时需要谨慎，因为可能会逆行进入颈动脉[45]。

一些中心常规使用中心静脉压监测所有心血管手术。经皮中心静脉通路能够在 CPB 之前进行容量置和血管活性输注滴定，并且在心肺转流术期间它可以提供脑静脉引流充分性的测量。在儿科患者中插入中心静脉导管尤其困难，并且在新生儿和婴儿中应谨慎使用中心静脉导管，因为存在感染和上腔静脉血栓形成的风险，如果侧静脉发育不良则可能有明显的后遗症。经胸右心房和左心房导管可由外科医生可以插入，用于血流动力学压力监测和旁路术后的药物输注[46]。他们的并发症发生率较低。此外，它们可以在术后恢复期间留在原位更长时间，然后在重症监护室（ICU）中容易移除。由于解剖学限制，Swan-Ganz 导管很少用于儿科心脏手术。外科医生可以直接插入肺动脉导管来测量肺动脉饱和度、检测残余流出道梯度，以及用于心排血量的热稀释测量。可以经皮放置氧合导管，以连续测量上腔静脉中的混合静脉血氧饱和度（SvO_2）[47]。

超声引导技术已被证明可以提高整体成功率并降低与中心静脉插管相关的创伤并发症的发生率[48,49]。在尝试经皮插管前，应了解中心静脉引流的解剖结构。并考虑内脏异位综合征和先前导管插入后可能的静脉闭塞，并且如果有疑问，在插管之前超声评估中央静脉的位置和大小是有用的。

（一）神经系统监测

长期神经发育障碍在和接受复杂先心病修复的新生儿和婴儿中很常见。这些患者的不良神经系统后遗症原因很多，包括产前、术前、术中和术后因素。在先天性心脏旁路手术期间，脑保护是一个问题，特别是如果使用深低温停止或低流量旁路手术时，并且越来越多的医生认识到常规围术期监测大脑的重要性。鼓膜或鼻咽温度监测用于评估脑冷却和复温的充分性。连续脑电图监测[50]、经颅多普勒[51]、额叶近红外光谱[52-55]或脑血氧测定，可用于评估脑血流速度和灌注，以及血氧输送和提取。

（二）术中超声心动图

术中食管超声心动图（TEE）在先天性心脏病修复术患者中进行监测，并发挥了作用[56-58]。在许多情况下小探头的发展，使经食管监测取代心外膜超声心动图成像，并且已成为常规。在手术室中麻醉诱导后放置经食管探针得能够在手术干预之前重新评估解剖结构，但是更重要的是，一旦患者从 CPB 撤机，就可以评估手术修复的充分性。在 CPB 前后，必须仔细评估探针与气道的干扰以及前后对不稳定血流动力学的影响，以避免这种监测并发症出现。

五、麻醉

（一）先天性心脏病患儿麻醉风险

据报道，一般儿科手术期间，麻醉相关心脏骤停的频率为每 10 000 次麻醉事件发生 1.4～4.6 次，高于成人。美国麻醉医师协会（ASA）报道称，3 岁以上和年龄较小的身体状况是儿童麻醉期间心脏骤停的危险因素，最近的一项研究表明先心病患者在心脏手术期间，心脏骤停的风险也有增加[59]。麻醉相关和手术相关的心脏骤停发生率在新生儿中最高，尽管可能难以区分是否因潜在心脏病而致，但改变的冠状动脉灌注与心肌缺血和心脏骤停之间可能存在关联。对于从体循环到肺循环的血流不受控制或连续流量，导致主动脉根部舒张压低（如诊断为永存动脉干，以及导管依赖性体循环的患者，如左心发育不全综合征、主动脉弓中断或室间隔缺损缩窄）。冠状动脉血流改变的患者，如肺动脉闭锁、完整的室间隔和右心室依赖性冠状动脉瘘，可增加缺血风险。当心肌需氧量增加时，如果麻醉深度不足以减轻压力，这些患者在心肌需氧量增加时增加冠状动脉血流的能力也有限，如继发心动过速、收缩力增加或手术刺激引起的壁应力响应[20,44,60]。维持舒张压和冠状动脉灌注在严重左心室肥大中也很重要（如 Williams 综合征、肥厚型心肌病）[61]。

（二）麻醉诱导

由于年轻先心病患者，特别是婴儿的血流动力学可能会发生迅速而明显的变化，因此麻醉和监测设备及所需药物的完整制备至关重要。为避免出现问题，应在麻醉诱导期间立即提供足够的帮助。

诱导技术的选择受到术前治疗、亲子关系及与麻醉师间的信任和麻醉管理计划的影响。对于心脏储备损害最小的老年患者，诱导技术的选择很大。仔细了解个体病理生理学限制，可以实现吸入、静脉内或肌肉内麻醉诱导，对有足够心脏储备和难以静脉注射（IV）或对针头的病态恐惧的儿童，可以使用吸入麻醉药小心地诱导麻醉，即使患者是发绀型心脏病的患者。对于大多数具有稳定的心室功能和足够的血流动力学储备的婴幼儿来说，使用七氟醚进行吸入诱导是合适的。这强调了在规划诱导技术时术前评估的重要性。吸入诱导可以安全地用于患有发绀型心脏病的患者，尽管由于右向左分流，摄取可能较慢[62]。如果维持心排血量并避免气道阻塞，则饱和度通常会增加。

对于所有血流动力学储备严重受限的患者，尤其是严重心室衰竭或肺动脉高压的患者，应使用静脉诱导。当诱导过程中出现血流动力学不稳定时，应考虑在诱导开始前使用多巴酚丁胺或多巴胺等正性肌力药。尽管对于一些患者，特别是在先前手术之后难以静脉输注的患者，放置静脉导管的压力可能是相当大的，但在潜在心肌抑制期间静脉诱导优于吸入诱导。

芬太尼（15～25μg/kg）和罗库溴铵（1.0mg/kg）的组合可提供血流动力学稳定性和迅速的气道控制，并减轻应激引起的与插管相关的肺血管阻力增加。静脉注射氯胺酮（1～3mg/kg）安全可靠，可提供血流动力学稳定性和肺血管阻力的最小增加。它对患有严重CHF和心室流出道梗阻的患者特别有用。由于分泌物增加，传统上可以同时给予阿托品（20μg/kg）或格隆溴铵（10μg/kg）。如果婴儿静脉输注困难且压力很大，则可肌内注射4mg/kg氯胺酮、10μg/kg格隆溴铵和2mg/kg的琥珀胆碱以达到迅速诱导和控制气道的作用。

依托咪酯是一种麻醉诱导剂，具有最小的心血管和呼吸抑制[63]，常被用于血流动力学储备有限患者的诱导麻醉。0.1～0.3mg/kg的静脉输注剂量诱导快速意识丧失，作用持续时间为3～5min。依托咪酯可用作合成阿片类药物的替代物，用于在心肌储备有限的患者中诱导麻醉。

巴比妥类药物和异丙酚可用于心室功能正常的患者。异丙酚在先心病患儿中的主要血流动力学作用是降低全身血管阻力（SVR）和直接心肌抑制。在心内左向右分流的儿童中，这可能导致Qp/Qs比率的变化，并且可能导致心排血量减低[64]。患有右向左心内分流的患者，可能经历更快的诱导和意识丧失，在这些情况下，必须仔细滴定剂量。滴定剂量适用于短程手术，如心脏复律或TEE。咪达唑仑（0.1～0.2mg/kg）在麻醉诱导期间也是一种有用的辅助手段，但它可能会导致依赖高交感神经驱动的患者出现低血压。

（三）麻醉维持

麻醉维持技术取决于患者的术前心肺功能状态、潜在心脏缺陷的病理生理学、外科手术、CPB的进行、潜在的术后手术问题，以及预期的术后管理。一旦完成麻醉诱导和气道控制并且充分监测，可以使用吸入麻醉药或其他静脉注射药物维持麻醉，其具体情况取决于每位患者的反应、术中事件和术后计划。

即使是最年轻的新生儿，对疼痛和其他有害刺激的反应也很强烈，无论其认知年龄如何[1, 65]。这些激素和代谢应激反应可能是有害的[66]，特别是在边缘血流动力学储备的患者中。高剂量麻醉技术提供血流动力学稳定性，通常用于维持麻醉，药物和剂量的选择取决于手术计划，旁路手术持续时间和预期的术后管理。具有良好心脏功能的患者，接受相对短的旁路手术，如房间隔缺损闭合术，可以在手术室或手术后不久拔管。在旁路手术之前，芬太尼（10～20μg/kg）与异氟烷或七氟醚组合是合适的。在CPB期间，意识是一个潜在的问题。预防方法各不相同，但异氟醚（1%）可在旁路手术机上继续使用，咪达唑仑可间歇给药。旁路手术后，根据血流动力学反应需要对吸入性药物进行滴定。

（四）应激反应

一般而言，应激反应是全身对损伤的反

应，具有血流动力学、内分泌学和免疫学效应（框 110-3）。在重症新生儿和婴儿中，压力和不良的术后结果密切相关，这并不奇怪，因为有限的代谢储备和增加的静息代谢率的处于不稳定平衡状态。代谢紊乱（如改变的葡萄糖稳态、代谢性酸中毒、盐和水潴留），以及导致蛋白质分解和脂肪分解的分解代谢状态，常见于重大压力后患病的新生儿和婴儿[67]。这种适应不良过程的复杂性可能与延长机械通气、ICU 停留时间，以及增加发病率和死亡率有关。

神经内分泌应激反应由来自损伤部位的传入神经元冲动激活，通过感觉神经过脊髓背根传递到髓质和下丘脑。因此，麻醉可以通过提供镇痛和意识丧失对应激反应的神经内分泌途径产生显著的调节作用。

框 110-3 系统性损伤反应

自主神经系统激活
- 儿茶酚释放
- 高血压、心动过速、血管收缩

内分泌反应
- 垂体前叶：↑ACTH、生长激素
- 垂体后叶：↑血管加压素
- 肾上腺皮质：↑皮质醇、醛固酮
- 胰腺：↑胰高血糖素、胰岛素抵抗
- 甲状腺：↓/→ T_4/T_3

代谢反应
- 蛋白质分解代谢
- 脂肪分解
- 糖原分解/糖异生
- 高血糖
- 盐和水潴留

免疫反应
- 细胞因子产生
- 急性期反应
- 粒细胞增多症

ACTH. 促肾上腺皮质激素

区分内分泌反应的抑制和对应激的血流动力学反应的减弱是很重要的。由于它们对心肌和血管张力的直接作用，麻醉药可以很容易地抑制内分泌应激反应的血流动力学不良反应。当在麻醉期间应用变力性和血管活性药时也是如此。然而，内分泌应激反应的术后后果（特别是液体潴留和分解代谢增加）仍未减弱。因此，依靠血流动力学变量来评估压力水平通常是不准确的。高血糖和高乳酸血症等代谢指标也是应激的间接标志，特别是因为它们受其他因素（如流体给药和心排血量）的影响。

对新生儿和接受心脏手术的婴儿，手术应激的影响已经进行了特别评估[66, 68, 69]。这些研究的结论支持了这样一种观点，即减少大剂量阿片类药物麻醉的应激反应，并将其延长到术后即刻，对于降低新生儿先天性心脏手术相关的发病率和死亡率非常重要。

然而，这些研究是在十多年前进行的，并且在此期间，心脏病患儿的围术期管理和一般的心肺转流术管理方面发生了实质性变化。随着这些变化的发生，结果也大大改善。在早期新生儿和婴儿旁路手术的经验中，使用高剂量阿片类药物麻醉来调节应激反应被认为是少数几种与发病率和死亡率明显改善相关的临床策略之一[68]。最近，已经证明阿片类药物实际上不会改变 CPB 引起的内分泌或代谢应激反应。尽管如此，死亡率和发病率仍然很低。

虽然新生儿的血管内压力、肺血管阻力和心排血量的变化可能比年龄较大的儿童更不稳定，但实际上新生儿能够很好地应对手术应激的急性期。在旁路手术后立即出现广泛的外周水肿或全身水肿，以及随之而来的心室功能受损、反应性肺动脉高压、肺顺应性和气道阻力的显著改变的新生儿不太常见。一个例子是关于术后肺动脉高压发病率。肺动脉高压危象在近 10 十年或更久以前比较常见，一般发生在暴露于高肺压力和肺流量数周或数月的婴儿，例如永存动脉干、完全性房室管缺陷，以及大动脉转移伴室间隔缺损。对于肺动脉高压危象的患者，高剂量阿片类药物是治疗的重要组成部分，但现在患儿在年龄较早时进行手术，发生这种情况的频率低得多，所以肺血管床发生显著或不可逆变化的可能性也较低。因此，手术实践的变化，特别是手术时机的改变，意味着各种缺陷的长期病理生理后果不像 10~20 年前那么明显。因此，用于钝化应激反应的高剂量阿片类药物麻醉策略可能不是决定预后的关键因素。

然而，这并不是说高剂量合成阿片类药物对于新生儿心脏手术不是必需的。合成阿片类药物是有效的镇痛药，由于缺乏负性肌力作用或血管活性的特点而提供血流动力学稳定性。由于新生儿有限的生理储备，潜在的心脏病理生理缺陷，以及全身炎症反应的临床结果，使用具有最小血流动力学不良反应的麻醉技术显然是可取的。

提供一种维持血流动力学稳定性的麻醉药是主要目的，并且麻醉团队需要专注于手术、旁路手术和CPB后护理的所有方面。旁路手术前后血流动力学的突然变化可能继发于心肌功能障碍、残余解剖病变、窦性心律失常、预负荷状态变化、肺血管阻力变化和机械通气改变等。使用高剂量阿片类麻醉技术，麻醉师需要关注不断变化的血流动力学图像，而不是仅仅关注麻醉药物的不良反应。

六、停止体外循环

延长心肺转流术的作用，部分与血液成分与体外循环的相互作用有关，其引起全身性炎症反应。这在儿童中被放大，因为相对于患者血容量，旁路循环表面积和启动容积比较大。其临床后果包括间质液增多、全身性毛细血管渗漏，以及潜在的多器官功能障碍。肺总水量增加，肺顺应性降低，肺泡－动脉氧梯度增加。心肌水肿导致心室收缩和舒张功能受损。在手术后的前6～12h内，新生儿的心排血量继发性下降20%～30%，导致肾功能减退和少尿[70]。因为在试图关闭时，纵隔水肿和相关的心肺功能受损，胸骨闭合可能需要延迟。腹水、肝脏摄入和肠道水肿可能会影响机械通气，导致肠梗阻延长、喂养延迟。CPB后的凝血障碍可导致止血时间延长。

必须采取有组织的方法让患者从CPB中撤机，以确保顺利过渡。外科医生和麻醉师之间应该就预期的困难进行沟通。通过直接观察心脏和监测右心房或左心房充盈压力来评估血容量。当充盈压力足够时，患者完全温暖、酸碱状态正常化、心率充足、建立足够的分钟通气、达到窦性心律，静脉插管引流延迟，流量逐渐减少，并且患者从CPB撤机。在复温时应密切观察心脏情况来确定是否需要血管升压药和正性肌力药的支持。

通过参考术前导管插入数据的填充压力，心脏的外观和在观察充盈和全身动脉压力的同时输注小的容积增量，来估计最佳心室充盈压。直接测量心脏腔室的氧饱和度可以在手术后立即计算残余心内分流，而且跨全身和肺部流出道的直接压力测量能够检测到显著的残余梗阻。经食管超声心动图可用于评估心室功能和手术修复。

在停止心肺转流术后，尽管在手术后完全复温，但在新生儿和婴儿中通常会发生反弹性亚低温。减少辐射和蒸发的积极措施是必要的，这可能因为代谢应激增加、肺血管反应性增加、凝血障碍和与低温相关的心律失常。然而，特别是当心肌功能受到抑制和脑自动调节功能受损时，由于相关的代谢率增加和持续神经损伤也需要积极避免体温过高[71]。

如果延长CPB并且存在广泛的高压（通常是隐藏的）缝合线，则可能难以止血。及时处理和严密控制手术出血对于预防大量输血相关并发症至关重要。除了凝血因子和血小板的血液稀释之外，手术时间长且复杂，也增加了内皮和暴露于泵回路的非内皮化表面损伤，刺激内在固有通路，从而激活血小板活化和聚集。建议尽早输注血小板和凝血因子，如冷冻沉淀物或新鲜冰冻血浆。减少心脏手术患者出血和输血的药理学方法，包括使用赖氨酸类似物抗纤维蛋白溶解药，其已经证明可以减少心脏手术后的失血和输血需求[72]。这些药物的最佳剂量和目标血浆水平尚未确定，但通常氨基己酸以75mg/kg推注给予患者，推注后给予CPB泵，再连续输注75mg/（kg·h）。最近有人建议，对于5～40kg的儿童，先使用6.4mg/kg氨基己酸的推注，然后连续输注2.0～3.175mg/（kg·h），即可获得低血浆水平（20μg/ml）的氨甲环酸（在较小的患者中输注率较大）[73]。在波士顿儿童医院，我们通常给患儿推注氨基己酸100mg/kg，CPB泵后再注射100mg/kg的氨基己酸，新生儿、婴儿和体重不足20kg的儿童则持续输注10mg/（kg·h）的氨基己酸。

丝氨酸蛋白酶抑制药抑肽酶是有效的[74]，但由于担心成人心脏手术后死亡率和终末器官损害可能增加，该药已从临床使用中退出[75-78]。重组因子Ⅶa似乎能立即有效减少过量或危及生命的非标准止血治疗的非手术出血，但需要谨慎血栓栓塞并发症的风险增加，如移植物闭塞、脑卒中和心肌梗死[79-81]。此外，rFⅦa的使用不应停止，找到并纠正所有医疗和手术出血的来源。

七、术后管理

先心病患者的最佳术后处理需要多学科的方法，应彻底了解精确的解剖学诊断，病理生理学以及手术和CPB技术的细节。对于大多数患者而言，术后恢复并不复杂，当患者的临床进展或术后心肺功能不符合预期过程时，必须评估心肌功能，并且必须使用超声心动图、心导管检查或两者同时检查可能的残留缺陷。

（一）镇痛

评估儿童镇痛效果可能很困难，特别是当他们瘫痪和通气时。首先，出现自主神经症状，例如高血压、心动过速、瞳孔大小和发汗。如果没有瘫痪，孩子会做鬼脸和从痛苦的刺激引出，他们自发呼吸，呼吸模式的变化可能是明显的，如呼吸急促、咕噜声和胸壁固定。

然而，自主神经症状的变化不仅反映了疼痛。其他原因包括患者在麻醉和镇静后出现发热、低氧血症、高碳酸血症、血管活性药物输注的变化和癫痫发作。如果诊断不正确，患者在高血压和心动过速时，可能会接受额外剂量的阿片类药物或苯二氮䓬类药物，这可能会导致耐药性和戒断症状。

（二）镇静

在医疗手术和影像学研究之前，水合氯醛通常用于儿童镇静[82]。它可以口服或直肠给药，剂量范围为25~50mg/kg（最大剂量，1g），起效时间在15~30min，作用持续时间2~4h。水合氯醛可用于ICU的间歇性镇静，而不是作为重复的预定药物[83]。间歇给药，可以用于补充苯二氮䓬类和阿片类药物，在停药期间有助于镇静，并且可用作试图建立正常的睡眠周期时的夜间催眠。

苯二氮䓬类药物是ICU中最常用的镇静药，因为它们具有抗焦虑、催眠和遗忘特性。尽管它们有出色的清醒镇静作用，但可引起剂量依赖性呼吸抑制，并在血流动力学储备有限的患者中出现明显的低血压。长期服用后，耐药和戒断症状很常见。

阿片类镇痛药是ICU疼痛治疗的主要用药。它们还可以为需要机械通气的患者提供镇静需要，并对气管导管抽吸等手术血流动力学反应不敏感。间歇给药阿片类药物可以在手术后提供有效的镇痛和镇静作用，尽管由于药物水平的高峰和低谷，可能出现过量和不足的时期，因此连续输注是有利的。

吗啡，间歇性静脉注射剂量为0.05~0.1mg/kg或连续输注50~100μg/（kg·h），可为大多数患者提供出色的术后镇痛效果。吗啡的镇静作用优于合成阿片类药物，然而，组胺释放可引起全身血管扩张和肺动脉压升高。

合成阿片类药物芬太尼、舒芬太尼和阿芬太尼的作用持续时间比吗啡短，不会引起组胺释放。因此，它们血管扩张和低血压较少出现。芬太尼通常在心脏手术后，它以剂量相关的方式阻断应激反应，同时维持全身和肺部血流动力学稳定性[20, 84]。胸壁僵硬是一种特殊的剂量相关反应，在快速推注药物时可以发生在新生儿和年龄较大的儿童中。芬太尼[5~10μg/（kg·h）]的连续输注在手术后提供镇痛，尽管通常需要与苯二氮䓬类药组合，以维持镇静。芬太尼清除中存在儿童中有很大的变异性，使输注滴定变得很困难。体外膜肺氧合的经验表明，对芬太尼输注耐受性和依赖性的迅速发展，并且可能需要显著增加输注速率。

耐受性的发展与剂量和时间有关，并且在接受高剂量阿片类药物以维持麻醉的患者心脏手术后，这是一个是特别的问题。在儿童中，可以看到伴有戒断症状（如烦躁、易怒、哭闹、焦虑、呼吸急促、心动过速、发汗、喂养困难）的身体依赖，并且可以通过逐渐减少阿片类药物剂量或施用长效阿片类药物来控制，如美沙酮。美沙酮与吗啡作用类似，其优点是消除半衰期延长

18～24h。可以静脉注射，口服吸收良好。

在心脏手术后，通常有效的阿片样物质递送的替代方法，包括患者自控镇痛和硬膜外阿片类药物推注或通过连续输注。接受硬膜外阿片类药物治疗的患者必须密切监测潜在的呼吸抑制，并且不良反应包括瘙痒、恶心、呕吐和尿潴留。

较新的药物，如右美托咪定（α₂肾上腺素能激动药）越来越多地用于儿科患者的镇静和镇痛，因其具有良好的镇静和抗焦虑特性，并且对呼吸功能的作用有限。右美托咪定可用于全身麻醉或清醒镇静，也可用于重症监护室的镇静，还可用于预防出现谵妄和帮助麻醉药物退出[85]。由于其对心血管的不良影响，包括低血压和心动过缓，对于患有先天性心脏病的儿童应谨慎使用[86]。

对于难以镇静、经常接受大剂量阿片类药物或苯二氮䓬类镇静药治疗的儿童，可以低剂量输注异丙酚［30～100μg/（mg·min）］。在重症监护室中，它不适用于儿童镇静，但可以在短时间内（最多6～8h）效地帮助脱离机械通气，实际上，它还可以从先前的镇静药中脱毒，而这些镇静药已经被他们耐受。由于潜在的血流动力学并发症，血流动力学储备有限的患者必须谨慎使用异丙酚，并且必须严格限制使用剂量和持续时间，因为异丙酚输注综合征可能是罕见的并发症[87]。

（三）心排血量的评估

心排血量（CO）的完整评估应该是心脏手术后ICU管理的首要目标。低心排血量与较长的机械通气支持、ICU停留和住院时间相关，所有这些都会增加发病或死亡的风险。在初步评估期间，所有数据均来自体格检查、常规实验室检测和床边血流动力学监测。

低心排血量的术后患者在体检、床边监测和实验室值方面可能出现各种异常（表110-2）。特定患者中低心排血量的潜在机制可能与许多因素有关，包括残留或未识别的心血管解剖缺陷、外科手术类型（如右心室切开术后右心室功能障碍）、手术并发症（如冠状动脉灌注受损）、心律失常（室上性或室性）或房室传导阻滞、低前负荷（持续出血）、高负荷（如与CPB相关的全身

表110-2 心脏手术后低心排血量的表现

通过体格检查	
	核心温度升高 心动过速或心动过缓 低血压（年龄和体重） 脉压减小 外周灌注减少 肝大 腹水 少尿
通过监测	
动脉波形	缓慢或挫伤上行冲程窄脉动压力
RAp 或 CVP、LAp（减少）	低血管内流体状态 前负荷不足
RAp 或 CVP、LAp（增加）	心室功能差 残余容量负荷 残留的流出道梗阻 缺血 失去正常的窦性心律 房室瓣反流/狭窄 心脏压塞
通过实验室和射线照片结果	
SvO₂	随着动静脉O₂差异的增加而减少（25%～30%）
酸碱平衡	代谢性酸中毒伴阴离子间隙增加 增加动脉乳酸 血尿素氮和肌酐升高 肝转氨酶升高
胸部X线摄影	心脏扩大 肺水肿 胸腔积液

CVP.中心静脉压；LAp.左心房压力；RAp.右心房压力

性血管收缩）、代谢紊乱（如低钙血症、低氧血症）和肺动脉高压（主要影响右心室功能）。

在新生儿和婴儿中，即使手术修复非常好，也可以发现在手术后9～12h内心排血量降低约30%。对于具有D型大动脉转位的新生儿来说，这种情况最常见[70]，但它也发生在法洛四联症或动脉干完全修复的新生儿中。对心肌的药理学支持可能是必要的，并且预期可以减轻这些患者心脏指数下降的影响，包括增加多巴胺的正性肌力支持或使用米力农等药物来降低后负荷。

治疗低心排血量状态患者的策略应侧重于优化氧气供给和需求之间的平衡。在低心排血量状态下，应通过保持适当深度的镇痛和镇静，包括化学性麻痹以避免运动并减少肌肉张力和气负债和镇静已达到最低限度地氧气和代谢需求。严格避免因任何原因引起的体温过高是必要的，并且在某些情况下，可能优选亚低温，尽管外周血管收缩和全身血管阻力增加的效果，可能对心肌壁应力和氧需求产生不利影响。

可以通过优化血氧含量（血红蛋白和 FiO_2）以及通过结合心排血量的影响因素（即收缩性、前负荷、后负荷和心率）来增加氧输送。由于在 CPB 的修复或姑息性手术后经常发生心肌收缩力降低，因此 ICU 中通常使用增强心肌收缩。在开始使用正性肌力药治疗之前，应评估容量状态、血清 Ca^{2+} 水平和心律。多巴胺通常是低血压的最初治疗方法；它通过提高细胞内 Ca^{2+}（直接结合心肌细胞 β_1- 肾上腺素能受体）和增加去甲肾上腺素水平来增加收缩性。在剂量 $> 5\mu g/(kg \cdot min)$ 时，应通过中心静脉导管注入多巴胺，以避免在外渗发生时表面组织损伤。尽管一些患者，尤其是年龄较大的儿童和成人，可能会出现不良的剂量依赖性心动过速，但仍需滴定剂量以达到所需的全身血压。多巴酚丁胺作为单一药物治疗中度低血压疗效可能不如多巴胺，因为它可降低全身血管阻力[88]。

如果患者对多巴胺［高达 $10\mu g/(kg \cdot min)$］足够没有反应，并且持续存在低心排血量状态，包括肢体灌注不良、低血压（年龄平均动脉血压降低 > 30%）、心动过速、心房充盈压升高、少尿和乳酸血症，应考虑用肾上腺素治疗。可以以 $0.05 \sim 0.1 \mu g/(kg \cdot min)$ 起始剂量将肾上腺素加入多巴胺中，随后滴定输注以达到目标循环血压。在高剂量［即 $\geq 0.5 \mu g/(kg \cdot min)$］时，肾上腺素可以产生明显的肾脏和外周血管收缩，以及显著的心动过速，对于需要持续剂量大于 $0.3 \sim 0.5 \mu g/(kg \cdot min)$ 的肾上腺素的患者，应该评估其机械循环支持的可能性。对于严重低血压和低全身血管阻力（如"热休克"或"分布性休克"）、冠状动脉灌注不足或全身肺血流不足（伴体循环 – 肺动脉分流）的患者，也可考虑剂量为 $0.01 \sim 0.2 \mu g/(kg \cdot min)$ 的去甲肾上腺素。低剂量肾上腺素［如 $< 0.1 \mu g/(kg \cdot min)$］或多巴胺与静脉注射降低后负荷药（例如米力农）的组合，通常有益于支持具有显著心室功能障碍伴随后负荷升高的患者。随着时间的推移，儿茶酚胺剂量的增加，对其反应性可能会降低，而 $10 \sim 120 \mu g/(kg \cdot h)$ 剂量的血管加压素是一种有效的血管升压药，可有助于改善晚期休克的血流动力学而不影响心脏功能[89]。

具有相对肾上腺皮质功能不全临床特征的患者可应激性类固醇治疗中受益。这种不足主要临床表现是血管张力差、持续的低血压和容量需求，对强心和血管升压药支持治疗无效。血清皮质醇水平可能较低或对促肾上腺皮质激素刺激试验的反应有限，但儿科患者尚未建立正常范围，特别是心脏手术后的新生儿和婴儿，并且血清皮质醇水平和低心排血量状态之间没有一致的相关性。尽管如此，氢化可的松［$50mg/(m^2 \cdot d)$］的应激剂量已经被证明可以增加循环血压和降低升压药，尽管它们尚未被明确证实可以改善最终的生存率[90-92]。感染和伤口愈合不良的风险增加决定了应激性类固醇的剂量应该是短暂的（$3 \sim 5d$），而不是持续长时间的减量。

甲状腺功能减退症是心脏手术后持续低心排血量状态的另一个原因。CPB 后三碘甲状腺原氨酸（T_3）水平已被证实较低，并且在手术后长达 48h 内可能保持低水平，特别是如果甲状腺功能异常，外周组织中甲状腺素向活性 T_3 的转化率降低。以 $0.05 \mu g/(kg \cdot h)$ 的剂量输注 T_3 已被证明可改善新生儿和婴儿心脏手术后的血压和恢复综合评分[93, 94]。

如果无法从体表的 12 导联或 15 导联心电图确定节律，则可以将临时心外膜心房起搏导线（如果存在）与肢体导联一起使用，以产生心房心电图[95]。临时心外膜心房或心室起搏导线（或两者）常规放置在大多数患者中，以允许在术后早期出现窦房结功能障碍或心脏传导阻滞的机械起搏。由于心房导线直接应用于心房心外膜，因此心房去极化产生的电信号明显更大，因此比体表心电图上的 P 波更容易区分。窦性心动过速是常见，通常继发于药物（如拟交感神经药）、疼痛和焦虑或心室功能减弱，必须区别于室上性、室性或交界性心动过速。心脏传导阻滞可通过产生心动过缓或失去房室同步性或两者兼而有之来减少心排血量。在约 1/3 的病例中，完全性心脏传导阻滞可能是短暂的，但如果持续超过术后第 9 天或第 10 天，则不太可能好转，并需要安装永久性起搏器[96]。

肺动脉和体循环中的后负荷升高经常在 CPB 手术后出现[97]。全身血管阻力升高引起的体循环后负荷增加，可显著增加心肌功能并减少终末器官灌注。升高的全身血管阻力治疗包括识别和改善加剧血管收缩（如疼痛和体温过低）的病症和应用血管扩张药，如磷酸酯酶抑制药米力农或一氧化氮供体（如硝普钠）[98-102]。

（四）液体管理

由于 CPB 的炎症反应和经常发生的全身水分显著增加，术后即刻的液体管理至关重要。新生儿和婴儿手术后毛细血管渗漏和组织液积聚继续，通常需要持续容量置换。心排血量下降和抗利尿激素分泌增加导致水清除延迟和潜在的肾前功能障碍。升高的 CVP 将导致肾静脉压升高，进一步损害肾灌注，特别是在动脉血压降低的情况下。在 CPB 手术期间，优化血细胞比容和渗透压，减少类固醇的炎症反应，并使用改良的超滤技术，可能有助于限制组织液积聚[103-105]。在术后第一个 24 小时内，维持液应限制在完全维持的 50%，并应将容量置换滴定到适当的充盈压力和血流动力学反应。

复杂手术后最初 24 小时内的少尿和 CPB 很常见。在利尿药有效之前，应加强心排血量，必要时进行容量置换和血管活性药物输注。此外，低剂量多巴胺[3μg/（kg·min）]具有重新分配肾血流，以促进利尿的优点。甲磺酸非诺多泮是一种选择性多巴胺（DA$_1$）受体激动剂，可从而导致平滑肌松弛，引起肾脏和内脏血管扩张，已被用在缺血和缺氧期间例如在低温体外循环期间的肾脏保护[106]。剂量为 0.1~0.5μg/（kg·min），它也可能在术后 ICU 管理中起作用，通过降低肾血管阻力来增强肾脏灌注[107]。应该认识到，非诺多泮具有与硝普钠相似的血流动力学特征，因此选择肾血管扩张的优势可能被全身性低血压抵消。

呋塞米（每 8 小时静脉注射 1~2mg/kg）是一种常用的襻利尿药，在产生利尿之前排泄到肾小管系统中；因此，低心排血量会降低其疗效。推注给药可能在短时间内导致明显的利尿，从而引起血管内容量的变化，可能引起低血压。在初始静脉推注 1mg/kg 后连续输注 0.2~0.3mg/（kg·h）通常维持持续性的利尿而没有突然的容量变化。氢氯噻嗪（10mg/kg 静脉注射或每 12 小时口服）也是一种有效的利尿药，特别是与襻利尿药联合使用时。

腹膜透析、血液透析和连续静脉血液滤过为持续性少尿和肾衰竭患者提供肾脏替代治疗[108, 109]。除了能够清除水和溶质外，营养支持也可以增加。腹膜透析导管可以在手术结束时或之后在 ICU 中放入腹膜腔。这可以在 ICU 中进行，因为需要肾脏支持，以减少的腹水的腹内压力，这可能会影响机械通气并且改善流体管理，以允许应用肠胃外营养。由于第三间隙液体损失持续，术后即刻引流可能很重要，并且可能需要用白蛋白或新鲜冷冻血浆（或两者）替代，治疗血容量不足和低蛋白血症。如果少尿持续存在，为了增强体液排泄，小容量腹膜透析可能是有效的，尽管手术后腹膜、纵隔和胸膜腔之间的存在交通将限制腹膜透析的有效性，并且是相对禁忌证。

（五）肺功能和机械通气

改变呼吸机制和正压通气可能对先天性心脏手术后的血流动力学产生重大影响。虽然肺泡 O$_2$（PaO$_2$）、PaCO$_2$ 和 pH 的变化显著影响肺血管阻力，但正压通气期间的平均气道压力和肺容量的变化也会影响肺血管阻力、前负荷和心室后负荷。因此，机械通气的方法不仅应着眼解决实现理想中所需的气体交换，还应着眼解决正压通气的潜在心肺相互作用，这在撤机期间尤其重要。

改变肺功能和通气 - 灌注异常是术后即刻出

现的常见问题[110, 111]。除了 Qp/Qs 增加引起的术前问题外，其他考虑因素包括手术切口和肺回缩，CPB 后肺部水分增加，可能的肺再灌注损伤、表面活性剂缺乏，以及肺不张和胸腔积液的限制性缺陷。一般而言，生理储备有限的新生儿和婴儿在血流动力学稳定之前不应撤机，直到导致肺内分流增加和呼吸力学改变的因素得到改善。

在正压通气期间，胸腔内平均压力的增加会降低肺循环心室和体循环心室的前负荷，但对心室的后负荷会产生相反的影响[112, 113]（即减少了体循环心室后负荷，但增加肺心室的后负荷）。肺容量的变化对肺血管阻力有重要影响，在 FRC 时最低，而低通气或过度充气可导致肺血管阻力显著增加[114]。肺血管阻力的增加会增加右心室的后负荷或壁应力，影响右心室功能和有助于降低继发于室间隔移位的左心室顺应性。除了低心排血量外，还可以观察到右心室功能障碍的迹象（如三尖瓣反流、肝大、腹水、胸腔积液）。平均胸膜腔内压的增加会增加右心室的后负荷，直接压迫肺泡外和肺泡肺血管。右心室顺应性正常，手术后心室无残余容量负荷或压力负荷的患者，通常在正压通气时前负荷和后负荷改变后，右心室功能变化不大。然而，这些影响可以在先天性心脏手术后右心室生理功能受限或舒张功能不良的患者中放大，特别是在需要右心室切开术修复法洛四联症、肺动脉闭锁或动脉导管未闭的新生儿中，以及右心室向心性肥大的患者中。

全身动脉处于较高压力下，在肺的充气或放气期间不受径向牵引效应的影响。因此，肺容量的变化将影响左心室前负荷，但对后负荷的影响取决于单独的胸膜腔内压的变化而不是肺容量的变化。室壁应力与跨壁左心室压力成正比，即与腔内左心室压力和周围胸膜腔腔内压力之间的差值成正比。因此，在正压通气期间发生的胸内压增加会降低左心室的跨壁梯度和壁应力。这是正压通气和 PEEP 对左心室衰竭患者有益效果的一种解释[115]。此外，左心室功能障碍患者可能因肺含水量增加、肺顺应性降低和气道阻力增加而导致肺功能受损。呼吸作用增加，特别是新生儿和婴儿，由于呼吸储备有限可能发生早期疲劳。

全身氧消耗的很大一部分是针对新生儿和左心室功能障碍婴儿增加的呼吸功，导致喂养不良和发育不良。因此，通过减少呼吸功和氧需求，正压通气对具有显著的容量超负荷和体循环心室功能障碍的患者具有额外的益处。

对于持续体循环心室功能障碍的患者而言，从正压通气撤机可能很困难。在自主呼吸期间，穿过整个心室的跨壁压增加，这种突然增加的壁应力可导致肺水肿和低心排血量。因此，如果担心心室功能障碍，在撤机和拔管期间继续血管活性支持通常是有益的。

（六）机械通气撤机

在先天性心脏手术后，大多数患者如果没有手术或 CPB 并发症，机械通气就没有困难，但是一些临界心功能和残余容量超负荷的患者，可能需要长时间的机械通气和较慢的撤机过程。撤机是一个动态过程，需要持续重新评估。

撤机方法因患者而异。大多数患者可以通过简单地降低间歇性强制通气率，使用容量或压力限制模式撤机。通过体格检查、血流动力学标准、呼吸模式和动脉血气测量，机械呼吸机的使用率逐渐降低。血流动力学和呼吸储备有限的患者可能表现出呼吸急促、发汗和浅潮气量，因为他们在气管插管的阻力下难以自主呼吸。在 PEEP 上方添加 10～15cmH$_2$O 的压力或流量触发压力支持通常有助于减少呼吸功。

许多因素导致先天性心脏手术后无法摆脱机械通气（框 110-4）。然而，通常情况下，如果患者未能如预期那样停止机械通气，则必须通过超声心动图或心导管术排除手术后导致容量或压力负荷的残留心脏缺陷。

（七）早期气管拔管的适应证

先天性心脏缺陷的多样性和广泛的年龄范围，使其难以建立严格的手术后心血管和呼吸管理方案。每个患者必须单独观察并根据术前状况和稳定性、外科医生偏好、任何手术或 CPB 相关并发症，以及术后心肺功能状况进行处理（框 110-5）。为了与早期手术干预和修复的策略保持一致，以促进改善的长期生长和发育，并且不太强调在术

框110-4　先天性心脏手术后无法摆脱机械通气的因素

残留的心脏病
- 容量负荷
- 压力负荷
- 心室功能障碍
- 心律失常

肺部限制性因素
- 肺水肿
- 胸腔积液
- 肺不张
- 腹水
- 胸壁水肿
- 膈神经损伤

气道
- 水肿或声门下狭窄
- 残留分泌物
- 声带损伤
- 外在压迫
- 支气管软化症

新陈代谢
- 营养不足
- 利尿药治疗（浓缩性碱中毒）
- 脓毒症

框110-5　先天性心脏手术后计划早期拔管的注意事项

患者因素
- 有限的心肺储备
- 特定先天性心脏病的病理生理学
- 手术时间和术前管理

麻醉因素
- 术前用药
- 体外循环期间药物使用和麻醉维持
- 术后镇痛要求

外科因素
- 手术的范围和复杂性
- 残留缺陷
- 出血风险和缝合线保护

体外循环实施
- 体温过低
- 血液稀释水平
- 心肌保护
- 调节炎症反应和再灌注损伤

术后管理
- 心肌储备
- 心肺相互作用
- 神经系统恢复
- 镇痛治疗

后即刻完全抑制应激反应，可以安全而高效的方式，迅速将患者送入ICU。

接受非CPB或非开放心脏手术和胸部手术的患者通常适合早期气管拔管。这包括接受动脉导管未闭和血管环结扎等手术的婴幼儿。经历主动脉缩窄修复手术的婴幼儿可以从早期拔管中获益，以避免术后在ICU机械通气的缓慢撤机而产生高血压和心动过速。反弹性高血压的风险和保护高压手术缝合线的需要，通常要求使用血管扩张药和β受体拮抗药控制早期血压。此外，在手术过程中，经常故意诱发轻度至中度低温，以便在应用主动脉阻断时优化脊髓保护，并且应延迟气管拔管直至患者体温正常。

根据我们的经验，需要手术改善肺血流的新生儿和婴儿，无论是通过放置肺动脉环缩还是创建体循环-肺动脉分流，都不适合早期拔管的处理方案。我们通常至少在术后第一晚进行机械通气和深度镇静，直到心肺功能稳定。

接受轻度至中度低温相对较短CPB手术的儿童，例如房间隔缺损修补术、小室间隔缺损闭合术、右心室-肺动脉管道置换术，通常适用于手术室或ICU转入后早期撤机和拔管。这些患者通常具有稳定的术前临床状态、与CPB相关的并发症很少、术后病程简单[116]。

在手术前处于稳定临床状态并且在CPB上使用中度至深度低温进行完全矫治的婴儿，例如接受大型室间隔缺损闭合术、完全性房室管缺损，或法洛四联症的婴儿，只要它们具有稳定的心排血量、气体交换，以及没有出血等手术并发症，通常适合在手术后6~12h内早期拔管。尽管如此，如果手术前心室容量负荷较大或肺血流量增加，导致肺血管阻力不稳定，则患者开始镇静时，应根据血流动力学和呼吸功能谨慎处理。

接受某些类型的左心室流出道修复术的婴幼儿，包括使用Konno手术或主动脉瓣膜切除术的主动脉瓣下狭窄修补术，以及主动脉瓣膜成形或置换术，通常具有良好且高动力的心室收缩功能。在术后，高血压和心动过速常常是这些患者需要即刻治疗的问题。这些因素不仅会增加缝合线断裂的风险，而且增加的心肌做功可能导致缺血，增加室性心动过速的可能性，尤其是从麻醉和镇静苏醒时。如果心室功能稳定，已经确保止血，并且不担心室性心动过速，通常优选这些患者在手术后（6～12h）早期拔管，而不是经历更长时间的撤机过程。艾司洛尔和硝普钠的联合应用缓解左心室流出道梗阻手术之后，控制血压。这种组合可预防心动过速和舒张性低血压的发生，可能会影响左心室肥厚患者的心内膜下灌注。

在建立腔肺动脉连接（如双向 Glenn 分流术或改良 Fontan 术）后，患者通常受益于早期气管拔管。由于平均胸膜腔内压较低，自主呼吸期间有效肺血流量增加，但尽管如此，这些患者应在达到血流动力学稳定后才能撤机。通常可以在双向 Glenn 手术后 12h 内拔管气管。

在改良的 Fontan 手术后 12h 内也可以撤机和拔管。目前，在右心房挡板开窗手术几乎为常规手术的时代，手术后动脉血氧饱和度应在 80%～90% 范围内。如果患者灌注良好，具有 5～10mmHg 的跨肺压差，没有酸中毒或持续的大容量的需求时，可以在手术后 2～3d 内从 ICU 转出。

手术和 CPB 手术的反应在新生儿之间可能有很大差异，往往是不可预测的。尽管根据诊断和手术有明显的差异，在波士顿儿童医院，接受双心室矫治术的新生儿通常在术后即刻进行镇静或麻痹，或两者兼有，直到血流动力学和呼吸稳定性为止，例如，在用于简单的大动脉转位手术后或室间隔完整型主动脉弓离断手术之后，许多新生儿足够稳定，可以开始脱离机械通气，并且在术后第一天或第二天拔管。

另一方面，接受右心室切开术的新生儿，例如在新生儿修复法洛四联症或永存动脉干后，通常在术后即刻显示出右心室生理功能受限。低心排血量状态下，增加的右侧充盈压可能是必需的，在最初 48～72h 通常需要持续的镇静和麻醉，直到舒张功能改善。

新生儿接受 Norwood 型或 Sano 手术治疗左心发育不良综合征或其他形式的单心室伴主动脉弓梗阻，可在术后即刻出现相当大的治疗问题。这一组患者，在手术后应首先进行镇静和麻醉，以尽量减少应激反应和氧气供需之间的任何不平衡，直到稳定的循环和气体交换。通常需要正性肌力和血管活性支持，通常与减少后负荷相结合，以减轻心肌功能并改善全身灌注。维持前负荷的容量置换是必不可少的，监测混合静脉血氧饱和度作为心排血量的指标是有益的。

（八）出院

重症监护医学的费用很高。由于与先天性心脏手术相关的死亡率和发病率下降，ICU 住院时间、总住院时间和成本效益已成为重要的预后变量。因此，ICU 转出的时间是一项重要的治疗决定。对于大多数具有稳定血流动力学和呼吸状态的患者，决定转出 ICU 并不困难。尽管重点将放在心血管和呼吸功能上，但应在此决定中评估和考虑所有器官系统的功能。除了较差的心排血量和残留解剖病变外，各种非心脏问题可能使恢复复杂化并延长 ICU 停留时间（框 110-6）。该决定应该是多学科的，特别要注意护理的可及性和经验，以及充分监测的可用性。

框 110-6　重症监护病房出院标准

心血管疾病
- 稳定的血压，全身灌注无须静脉血管活性支持
- 无须有创性血管内监测
- 心律稳定（通常为窦性心律），无须使用临时线进行外部起搏

呼吸系统
- 足够的通气频率和模式，没有气道梗阻的迹象，有效的咳嗽
- 适当的氧合（根据手术后的生理学）
- 无限制性肺部缺陷限制通气或氧合，包括肺不张、气胸（胸管切除后）或胸管积液
- 神经系统状态，足以保护气道

液体和代谢
- 未发热
- 以稳定的血糖水平推进热量需求
- 均衡的液体平衡和稳定的利尿治疗
- 稳定的电解质平衡，适当补充

适当的护理强度
- 需要最少的胸部物理治疗或支气管扩张药治疗
- 制定营养计划（肠内或肠外）
- 可控制的镇痛或镇静要求
- 根据护理强度，适当配备护理人员

第 111 章
先天性心脏病手术患者的神经功能监测与神经发育结果
Neuromonitoring and Neurodevelopmental Outcomes in Congenital Heart Surgery

Christopher E. Mascio　J. William Gaynor　著

周先明　译

一、术中神经系统监测的历史

先天性心脏病手术后脑损伤是最常见且可能致残的并发症。随着生存率的提高，重点已转向优化功能结果。对于每个先天性心脏病手术患者来讲，治疗的一个重要目标是尽可能降低脑损伤的风险。随着灌注、麻醉和手术策略的更新，神经监测技术已经被许多开放儿科心胸外科手术的中心所改进和采用。

Penfield 和 Boldrey 于 1937 年首次报道了术中神经生理监测[1]。他们在癫痫手术中使用直接皮层刺激。直接从大脑皮层记录脑电图，同样也用于癫痫手术，最初由 Jasper、Marshall 和 Walker 于 1949 年完成[1]。20 世纪 60 年代后期颈动脉内膜切除术中首次使用常规头皮脑电图（EEG）[1]。Miyazaki 和 Kato 于 1965 年首次报道了颅外脑动脉的多普勒超声评估[2]。Aaslid 于 1982 年在颞骨上方的头皮上放置了探针，经颅多普勒（TCD）测量了大脑中动脉的血流[3]。近红外光谱（NIRS）于 1985 年在临床上用于监测早产儿的脑氧合[4]。在 20 世纪 70 年代开发了脊柱术中监测，特别是躯体感觉诱发电位[1]。1979 年在加州大学洛杉矶分校开设了第一个术中神经监测临床服务[1]，在 20 世纪 80 年代初商业神经生理监测设备问世。

二、神经发育结果

（一）概述

先天性心脏病手术后的生存率有所提高，治疗重点已转向优化神经发育结果。在新生儿期先天性心脏病修复的术后存活者表现出认知、运动、言语、视觉和学习方面的异常[5]。

确定神经发育异常和神经发育障碍的原因是一项具有挑战性的尝试。遗传易感性和许多其他不可改变的患者因素，包括早产、社会经济状况和母亲教育，已被证明是神经发育不良结局的危险因素。此外，越来越多的证据表明，先天性心脏病会改变胎儿大脑的生长发育。

除了不可变的因素外，手术治疗因素也与改变神经发育结局有关。这包括术前/术后低氧血症和停搏，心肺转流术和停循环策略，心肺转流术期间的血细胞比容水平和血气管理。

（二）与神经发育不良相关的不可变的因素

1. 胎儿脑发育和术前脑畸形

妊娠晚期，先天性心脏病胎儿的胎龄和体重标准化后的脑容量较小，神经外膜发育和代谢受损[6]。这些发育异常在复杂类型的心脏缺陷中最为明显，如左心发育不全综合征和大动脉转位[6]。先天性心脏病患者的脑结构畸形发生率高于一般人群[7]。小头畸形、小脑症畸形和其他畸形，包括胼胝体缺失，在左心发育不全综合征患者尸检中已被证实[8]。先天性心脏病新生儿的脑血流动力学改变，通常伴有低于正常的脑血流和（或）氧气输送。有证据表明，白质发育迟缓可导致白质损伤[脑室周围白质软化（PVL）]和小头畸形的风险增加。一项关于复杂先天性心脏病新生儿的研究，术前使用脉冲动脉自旋标记灌注磁共振成像（MRI）来定量脑血流量[9]，超过50%的群体有发育产生或获得性病变，脑血流量低于正常足月新生儿的一半[10]。同一项研究还检查了脑血管对CO_2的反应性，发现PVL与CO_2反应性降低有关。脑血管对二氧化碳的异常反应与死亡率增加和神经发育结局恶化有关[11, 12]。以PVL为特征的白质损伤是最常见的损伤模式[13]。这种损伤的机制被认为是妊娠24—34周最脆弱时期缺氧和（或）缺血对髓鞘前少突胶质细胞前体影响的结果[14]。40%先天性心脏病新生儿在术前MRI上有PVL，PVL与神经发育结局不良有关[9, 15, 17]。在接受心肺转流术的新生儿中，PVL发生率最高。Galli及其同事的一项研究显示，新生儿PVL发生率为54%，婴儿发生率为4%[18]。PVL是早产儿脑瘫相关的神经系统病变[19]。这种脑损伤模式不仅见于早产儿也见于患有先天性心脏病的足月新生儿[20]。一项先天性心脏病和无心脏缺损对照组的比较显示，几乎1/3的先天性心脏病患儿有白质损伤[21]，而未见于无心脏缺陷者。

2. 早产儿

早产，即使是没有先天性心脏病的婴儿，也是神经发育结局恶化的有力预测因素。除了低出生体重外，早产还与长期的行为和学习问题有关。在一项对125名极低出生体重早产儿进行的研究中，这些早产儿在24个月时接受了Bayley Scales婴幼儿发育量表Ⅲ的评估，胎龄越晚，神经发育效果越好[22]。

3. 社会经济因素

其他对神经发育结局产生不利影响的不可变的因素是社会经济状况和母亲教育。在一项关于完全性肺静脉异位引流修复术后神经发育结果的研究中，较低的社会经济状态可预测Bayley Scales婴幼儿发育量表Ⅱ的心理发育指数（MDI）得分较低[23]。单心室重建试验是比较Norwood手术分流类型的随机、前瞻性试验。在历时14个月的该队列评估表明，母亲（患儿）受教育较低与MDI评分较低相关[24]。

4. 遗传多态性

许多遗传性综合征与先天性心脏病有关，包括唐氏综合征[25]、Noonan综合征[26]、Williams综合征[27]和DiGieorge综合征（22q11.2微缺失）[28]。这些综合征与发育迟缓有关，但确定神经发育迟缓的原因则具有挑战性。例如，DiGeorge综合征患者平均智商为70[29]，易患精神疾病[30]，以及白质异常发生率增高[31]。

有证据表明，改变大脑对损伤的反应以及恢复的遗传变量也可能是神经发育结果的重要决定因素。第一个与先天性心脏病和手术有关的遗传多态性是载脂蛋白E（APOE）[5]。APOE调节胆固醇代谢，是中枢神经系统的主要脂质运输载体；有证据表明APOE对神经元修复很重要[5]。19号染色体上有3个APOE等位基因（e2、e3、e4），它们只有单个氨基酸差异。费城儿童医院评估了1岁时APOE基因型与术后神经发育结果的关系[5]。使用Bayley Scales婴幼儿发育量表Ⅱ评估神经发育结果。在调整围术期协变量后，APOE e2等位基因与显著降低的心理运动发育指数（PDI）评分相关，包括孕龄、手术年龄、性别、种族、社会经济状况、心脏缺陷和循环停止的使用。对该组数据的进一步分析，揭示了患者特异性因素，这些因素可明显预测1岁时的神经发育结果，包括遗传综合征的存在、低出生体重和APOE e2等位基因的存在[33]。然后在4—5岁的组群中评估神经行为结果[34]。携带APOE e2等位基因的对照，行为问题增多，行为模式受限，社交能力受损。整个研究中，被认为存在神经发育问题风险或临床上意义明显患者的比例高很多。该研究进一步评估了除APOE基因多态性之外的其他遗传原因神经发育不良结果。一项全基因组关联研究确定了与神经行为异常相关的单核苷酸多态性（SNP）[35]。10个SNP位点达到了表明与神经行为表型显著相关的阈值。这些结果确定了其他基因（在调整 APOE 和其他遗传综合征的影响后）可能导致不良神经发育结局。

一项研究比较了患者因素（胎龄、遗传综合征、出生体重等）与新生儿 1 岁后和婴儿心脏手术后时神经发育结果的管理因素表明，患者因素更能解释 PDI（21% vs. 8%）和 MDI（13% vs. 5%）的变异性[36]。性别、出生体重和遗传综合征对神经发育结果的影响比心肺转流术、循环停止时间和血细胞比容更显著。并非所有先天性心脏病的患者在进入手术室时有相同的神经发育预后。许多不可变患者因素和个体间差异导致具有相同心脏诊断的患者有着大为不同的神经发育结果。

（三）与不良神经发育结果相关的治疗因素

许多研究已经检验了先天性心脏手术之前和期间不同治疗策略对神经发育结果的影响。手术治疗策略和支持类型（循环停止与低流量心肺转流术）、pH 策略、目标血细胞比容值等都已经与术后神经发育结果进行了评估。术前治疗可对神经发育结果产生深远影响。酸中毒、低氧血症、低血压和心脏骤停都是影响神经发育结局的术前处理因素举例。

1. 低氧血症、心脏骤停

如果不能确诊并且发生导管闭合，导管依赖性心脏病变会使患者面临酸中毒、低氧血症和心血管衰竭的风险[8,37]。近年来，先天性心脏病的产前诊断数量有所增加。这通常需要在配备照顾严重形式的先天性心脏病中心进行分娩，并允许立即或早期输注前列腺素，以维持导管通畅，并避免严重的酸中毒和随后的神经系统问题[38-40]。术前低氧血症已显示与之相关神经发育异常的结果。对一组发绀型心脏病和非发绀心脏病修复后 5~10 年患者进行的神经发育检测表明，术前发绀型心脏病患者有更多的言语和语言功能障碍[41]。心脏骤停使所有器官处于危险状态，直到循环（自发或机械）恢复为止。最近一项关于体外心肺复苏（ECPR）幸存者的综述研究，这些确定了 10 项检查 ECPR 后神经系统结果[42]。ECPR 的总生存率为 79%，其中 9 篇报道描述了小儿脑功能分类（PCPC）评分，其为神经系统功能的早期测试。79% 的幸存者的 PCPC 评分 ≤ 2，表明正常或轻度受损。没有数据描述心脏骤停和 ECPR 后的长期神经发育结果。

儿科心脏手术的许多术中方面被认为会使患者处于急性神经损伤和随后的神经发育不良的风险中。如前所述，支持类型（循环停止与低流量心肺转流术）、pH 策略和目标血细胞比容值均已根据术后神经发育结果进行评估。

1988 年，波士顿儿童医院进行的一项前瞻性随机研究指出，大动脉转位的患者接受了动脉调转手术时，分配至低温停循环或低流量 CPM 组[43]。该组群的神经发育结果（正式神经发育评估和 MRI）报道在 1 岁。随机分配到循环停止的患者在 Bayley Scales 婴幼儿发育量表 PDI 上的平均得分明显较低，并且得分与循环停止的持续时间成反比。循环停止持续时间越长，神经系统异常风险越高。作者无法确定循环停止的安全阈值，但指出 < 35min 的时间，对 PDI 评分的影响很小，并且在循环停止时间 > 45min 的儿童组中，明显的缺陷更为普遍。在 4 年和 8 年的随访中，波士顿研究显示，循环停止组的运动和言语功能较差[44,45]。但随机接受持续心肺转流术受试者的行为测量结果更差。在 16 年的评估中，治疗组之间的大部分差异消失，但循环停止组在执行功能和视觉空间技能测试中得分较低[46]。两个治疗组在神经发育测试中的表现都比对照组差。社会经济状况比治疗组分配更能解释测试差异。

2. 脑灌注

一项针对 57 名新生儿主动脉弓重建术中接受局部脑灌注（RCP）前后 MRI 比较和 1 年后神经发育结果的研究中[47]，发现平均 RCP 时间为 71min，发现平均 RCP 流量为 57ml/（kg·min）。40% 的患者在术后 MRI 上发现了新的脑损伤，这与其他研究新的术后 MRI 脑损伤的研究相当。1 年认知测试在参考人群标准下进行，其语言和运动结果低于参考人群标准。

人们越来越关注 RCP，以避免使用循环停止。密歇根大学的一项研究随机抽取 77 名患者，在 Norwood 手术期间接受了循环停止或 RCP 治疗[48]。然后，他们在第二阶段手术前和 1 岁时对每个组群进行了神经发育检测。整个组群显示神经发育延迟。PDI 分数低于 MDI 分数。尽管 RCP 组与循环停止组相比，MDI 和 PDI 的平均点估计值较低，但两组的 MDI 或 PDI 评分无统计学差异。

pH 策略是低温心肺转流术患者的手术治疗的重要部分。最近，荷兰的一项研究将新生儿随机分为深低温循环停止或顺行脑灌注两组[49]。术前和术后 1 周进行 MRI 检查。作者发现，在新的脑损伤方面，循环停止和顺行灌注两组之间没有差异（分别为 78% 和 72%，$P=0.66$）。最常见的损伤类型是白质损伤，但仅在顺行脑灌注后才能看到丘脑和（或）基底神经节梗死。在 24 个月时进行的运动和认知测试显示，两组之间没有差异。

在一项关于 APOE 基因型与深低温循环停止相关联影响的观察性研究中，对 4 岁儿童神经发育的结果进行了评估[50]。在接受循环停止的患者和未接受循环停止的患者之间，未调整结果中未发现差异。然而，与先前发表的数据一致，不可变的患者因素与神经发育结果显著相关。存在遗传异常、社会经济地位较低、母亲受教育程度较低，以及较小的孕龄，都与较差的结果相关。

3. 血气管理

心肺转流术期间通常使用两种血气管理方法：α 稳态和 pH 稳态。一项比较这两种策略的前瞻性随机研究表明，随机接受 pH 稳态管理的患者脑电图活动早期恢复[51]。但 1 岁时的神经发育检查显示，这两种策略都没有任何益处或损害[51, 52]。

4. 血细胞比容

血细胞比容是一种可变的手术治疗变量。它对氧气输送至关重要，并已被证明会影响神经发育结果。一项在波士顿儿童医院进行的前瞻性随机研究中，患者的低温 CPB 血细胞比容为 20% 或 30%[53]。在 1 年时，血细胞比容较低组的 PDI 评分较低。同一组的第二项前瞻性随机研究比较了 25% 和 35% 的旁路手术血细胞比容[54]。在 1 岁时神经发育测试组之间没有差异。基于这些研究，大多数中心，选择 25% 作为心肺转流术时可接受的最低血细胞比容。

5. 葡萄糖管理

最近，成人心脏手术文献宣扬了严格血糖控制的好处[55]。一项关于混合（内科和外科患者）儿科重症监护室血糖控制的研究，比较了严格的血糖控制与规范治疗[56]。接受严格血糖控制的组群死亡率较低，但低血糖发生率较高。低血糖对发育中的大脑有潜在的危险。最近一项随机、前瞻性试验招募了 980 名心肺转流术后患者，以接受严格的血糖控制或规范治疗。在感染率、死亡率、住院时间或器官衰竭的测量上没有差异。虽然该试验低血糖的发生率较低，但由于没有明显的益处，似乎没有必要实施严格的血糖控制，且发生低血糖事件对大脑可能产生有害影响。

三、术中神经监测

（一）概述

许多机构已采用术中神经监测作为一种潜在的机制，以尽量减少先天性心脏手术造成的脑损伤。它可以像麻醉师监测 NIRS 那样简单，也可以复杂到使用 4 种模式，手术室有认证的神经监测专业人员，为每种情况提供反馈。最常用的方式是 NIRS、EEG 和 TCD。对于所有心肺转流术病例，术中 NIRS 用于大多数先天性心脏中心。体感诱发电位（SSEP 或 SEP）在先天性心脏手术中使用很少，因此不予讨论。图 111-1 显示了放置多模态神经监测装置后患者的外观。然而，应该注意的是，缺乏前瞻性随机数据显示对术中神经监测有益处。

（二）近红外光谱学

NIRS 提供非侵入性地脑氧饱和度的估计，因为氧合血红蛋白和总血红蛋白之间的吸收光谱不同。儿科患者头骨的半透明性允许探针放置在额头上监测大脑皮层。获得的数值主要来自组织中的血液，其主要为静脉血（75% 静脉血）。NIRS 是唯一能够在循环停止期间监测大脑的方法，因为 EEG 是平的，而 TCD 显示没有血流。

第三部分 先天性心脏病手术
第 111 章 先天性心脏病手术患者的神经功能监测与神经发育结果

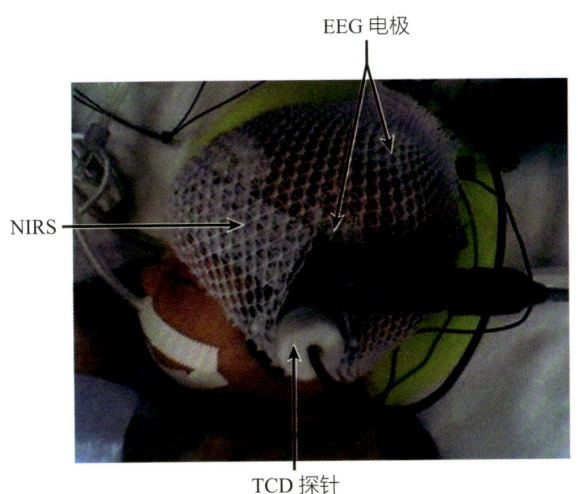

▲ 图 111-1 术中多模态神经监测探头的放置方式
EEG. 脑电图；NIRS. 近红外光谱；TCD. 经颅多普勒检查（由 Harvey L.Edmonds Jr. 博士提供）

冷却和增加麻醉药水平将降低新陈代谢并增加患者个体的 NIRS 值。目前尚不清楚儿科心脏手术患者的阈值是多少。一些中心使用来自成人研究的参数［NIRS 降低 50% 以下和（或）从基线下降 20% 以上］。因为儿科患者没有既定诊疗指南。许多中心遵循的是趋势而不是绝对数字，因为个体间存在显著的差异。

（三）脑电图

术中脑电图用于检测先天性心脏手术中的缺血。在麻醉下的常温患者中，脑电图减慢表明脑灌注和（或）氧合不足。为了监测 EEG，将杯状电极放在头皮上并且不需要剃掉头发。四通道脑电图（每个半球上有四个电极，中间有一个接地）将测量两个半球的前后循环。脑电图记录显示个体之间存在显著差异，适当的分析需要模式识别经验和技巧[57]。一般来说，脑氧输送充足的患者将表现出低振幅、高频率的脑电图，缺血的表现则为由高振幅、低频波形。

麻醉药用量的增加可导致扩散减慢[57]。除非之前有皮质损伤、皮质异常或新的急性损伤，否则减慢通常不是局部或不对称的。麻醉剂量较低时出现快速活动[57]，其很难与癫痫波区分开来。与减慢一样，局灶性差异是之前受伤或新的急性缺血或损伤征兆。新的癫痫样或癫痫活动表明，皮质功能障碍通常由缺血引起的。区分人为假象

与令人关切的变化是一项挑战，需要丰富的经验。伪影可能由脉动（动脉血管附近）、心电图（ECG）干扰、电干扰（如前照灯、手术室床或下肢压迫装置）或松动电极引起[58]。将脑电图异常与脑电图异常进行比较，心电图上的 QRS 波群通常有助于解决疑似心脏搏动和心电图伪影的情况[58]。暂时中断手术室内的其他电源有助于确定是否存在电气干扰[58]。保护电极并检查它们有助于防止电极松动造成的伪影[58]。

在心肺转流术的先天性心脏手术中，有时可以预期脑电图的变化[59]。在患儿插管期间经常可见脑电图减慢。据认为，患儿的较大的套管与血管比率可能导致血流受阻。此外，适量的失血对循环血容量负面影响大于成人。在心肺转流术开始时，脑电图出现短暂的凹陷，可能是由相对缺氧的启动泵导致。最后，主动脉横切钳释放后的低血压将导致 EEG 减慢。深低温循环停止导致脑电图减慢并最终变平。EEG 监测的一个限制是缺血和（或）缺氧引起的减慢不能与麻醉药和（或）冷却引起的减慢相区别。与脑缺血相关的最重要神经监测变化是脑电图减慢[59]。它提供了对大脑皮层功能的持续反馈。结合其他方式，它可用于帮助确定是否对恶化的神经监测参数做出响应。

双频指数量表（BIS）是另一种用于术中监测神经的工具。美国 FDA 于 1996 年批准它作为一种基于脑电图的麻醉效果监测器[60]。BIS 将脑电连续变化的信号描述为从 100（清醒）到 0（完全皮质抑制）的数字[61]。这是一种易于使用、快速应用、单通道处理的脑电图[61]。在先天性心脏手术中，它当使用深低温循环停止时，可以用作皮质沉默的标志物。它还与其他神经监测方式联合使用，以评估脑灌注的充分性[62]。

（四）经颅多普勒（TCD）

TCD 测量红细胞的速度[59]。TCD 可以确定血流的存在和方向。探针位于颞骨上方，监测大脑中动脉的血液流动。收缩期峰值速度是脑血流灌注的标志，舒张末期流速与脑血管阻力呈负相关。流入梗阻将导致收缩期峰值速度降低。如果伴有脑电图减慢，则缺血过程可能会演变[59]。例

1779

如，流出道梗阻（静脉插管错位）会增加脑血管阻力，并降低舒张末期流速。高强度瞬态信号（HITS）表示血管内存在气态或微粒栓子。来自成人研究的数据表明，越来越多的 HITS 可以预测术后神经行为、肺和肾并发症[63]。TCD 无法区分栓子类型。

（五）生物标志物

已发现各种血清生物标志物与神经发育结果相关。在一项针对 6 周及以下先天性心脏手术的婴儿的研究中，术后乳酸水平与生存和神经发育结局相关。与神经发育结局正常或完整的幸存者相比，不良幸存者或神经发育不良的幸存者具有更高的乳酸峰浓度（7.9mmol/L vs. 6.5mmol/L），血浆乳酸正常化时间更长（16h vs. 11h）[64]。

脑型利钠肽（BNP）是心力衰竭的血清标志物，当右心压和（或）左心压增加时，BNP 升高。在依那普利试验中，对单心室患者的研究检查了 BNP 与身高和神经发育结果的关系[65]。研究人员发现，BNP 值高且生长不良的患者，在 14 个月时 MDI（Bayley Scales 婴幼儿发育量表Ⅱ）评分较差。

四、当前数据

因为生存率得到改善，优化每位患者的长期功能结果成为先天性心脏手术的重点。如前所述，许多机构现在使用一种或多种术中神经监测方式。然而，缺乏随机、前瞻性试验，关于术中神经监测提供的益处（如果有）仍存在相当大的争议。已经进行了许多单机构病例对照、观察和回顾性研究。

一家机构的外科医生讨论了他们的多模态监测方法，并回顾了现有证据[66]。Clark 及其同事使用 NIRS、TCD、EEG 和 SEP，并在 NIRS 从基线下降超过 20% 时进行干预。然而，他们承认这个阈值来自成人研究，且未确定儿科阈值。他们对 TCD 的使用与先前报道的没有什么不同，即使用 TCD 来检测脑血流和栓子的改变。外科医生还描述了他们对 2 岁以下患者的 4 通道脑电图的偏好（2 岁以上患者的 8 通道脑电图），以及 2 岁以上患者常规使用 SEP。然后，Clark 及其同事对 NIRS、TCD、EEG、SEP 和多模态监测的可用数据进行了回顾，并得出结论，没有数据支持在手术室中常规使用这些模块。

另一份报告描述了一家机构尝试通过使用术中神经监测来降低接受心脏手术的新生儿神经损伤风险[67]。Khan 和 Fraser 回顾了他们的新生儿心肺转流术方案，并讨论了他们使用双侧 NIRS 和 TCD 指导顺行脑灌注，以减少深低温循环停止的时间。他们回顾了术中 NIRS 和 TCD 的文献，并描述了他们未来神经保护研究的计划。作者得出的结论是，他们的心肺转流术策略是基于现有数据，但进一步研究长期神经系统结果是有必要的。

由儿童心脏外科医生、儿童神经科医生和儿科麻醉师在内的小组进行系统评价，得出结论，支持当前神经监测和神经保护技术的数据是有限的[68]。文献回顾了 20 年（1990—2010 年）内，确定了 527 份最初手稿，根据纳入和排除标准对这组摘要进行审查，得出 187 份可能的手稿。另一项审查产生了最终的 162 份手稿。主要结果是结构性脑损伤或功能性残疾的证据，仅在 43% 的分析手稿中得到证实。只有 13% 的研究是随机、前瞻性试验。分析的手稿类别包括血气管理、血细胞比容、脑电图、冷却、血糖控制、S-100β、TCD、NIRS 和深低温循环停止 / 低流量心肺转流术 / RCP。最大的组是深低温循环停止 / 低流量心肺转流术 / RCP（n=44 份手稿），然后是 NIRS（n=35）。只有两项研究（1.3%）被评为推荐的手术或治疗方法，因为其益处明显大于风险（美国心脏病学会 / 美国心脏协会证据级别Ⅰ级 B 等）[68]。这两项研究检验了血液稀释对神经发育结果的影响。结果表明，严重的血液稀释（可能 ≤ 24%）与不良神经发育结果相关[68]。没有一个类别达到Ⅰ级 A 等，显示了明显的益处并被推荐为有效[68]。自从进行系统评价以来，很少有手稿被添加到相关术中神经监测主题的文献中。

神经保护

上述研究回顾了 20 年来的神经保护文献，

包括检查围术期间神经保护的许多方面，如血气管理、血细胞比容、脑电图、冷却、血糖控制、S-100β、TCD、NIRS、深低温循环停止／低流量心肺转流术／RCP。综上所述，在符合纳入标准的162份手稿中，只有两份被推荐为益处大于风险。两者均涉及血液稀释，并建议在心肺转流术期间血细胞比容保持在24%或以上。该研究还回顾了围术期药物的使用，包括苯巴比妥、促红细胞生成素、别嘌呤醇、抑肽酶、氨甲环酸、类固醇、甲泼尼龙和地塞米松。没有研究报道使用这些药物的任何益处。大多数中心都采用了神经保护和神经监测方案，他们觉得这些方案在他们的机构中是安全的并且效果最好。目前在费城儿童医院，神经监测和神经保护策略包括以下内容：心肺转流术泵设置，包含气泡检测器、连续动脉血气和静脉饱和度监测器。预充方案包含甲泼尼龙。1岁以下患者的血细胞比容目标高于30%。对于1岁以上的患者，目标血细胞比容高于25%。在心肺转流术时，对于体重≤5kg的新生儿，目标平均动脉压为25～55mmHg。对于≥11岁且体重超过40kg的患者，这增加至60～80mmHg。α-stat用于正常体温和升温时。

降温时和维持低体温时使用pH stat。降温时，动脉与患者的温度梯度保持在8～10℃之间。在循环停止之前至少降温15min，并且动脉温度保持高于15℃。动脉-患者温度差值升温时，保持在8～10℃。

关于神经发育结果、神经监测和神经保护的许多问题，仍然没有答案。现在清楚很多患者都有术前大脑异常。一些大脑结构和功能正常的患者，在先天性心脏手术期间，由于遗传易感性具有较高的脑损伤风险。长期随访有助于规划未来优化神经发育结果的策略。术中神经监测的可用方式包括EEG、TCD、NIRS和SSEP。这些技术是否可以预防脑损伤还有待观察。一项具有长期神经发育结果的前瞻性、随机研究显示。该研究可能永远不会实现，因为许多中心已经将这些技术作为标准，而不顾没有证据证明存在。心肺转流术环路中使用的硬件不断发展。然而，在深低温循环停止期间，对于哪种类型的脑灌注（如果有）是最佳的，仍然没有达成共识。这是先天性心脏病手术中异质性很大的一个领域，通常依靠外科医生、团队、机构所熟知并安全实施的方式，来实现最好的结果。

第二十六篇　先天性心脏病外科治疗
SURGICAL TREATMENT FOR CONGENITAL HEART DISEASES

第 112 章
先天性气管疾病
Congenital Tracheal Disease

Emile A. Bacha　著
白　鹏　译

一、儿童气管外科史

在 2000 年，先天性心脏病命名法和数据库项目分类将先天性气管狭窄分为先天性、完全性气管环、插管后气管狭窄、创伤性气管狭窄或先天性蹼[1]。局限性狭窄被定义为小于气管长度的 50%，长段狭窄为大于气管的 50%[1]。1964 年，来自西雅图华盛顿大学的 Drs. Gantrell 和 Guild 提出了气管狭窄的初步分类[2]。他们将患者分为三型：①广泛发育不良；②漏斗样狭窄；③节段性狭窄。他们还注意到在 20% 的患者中，气管右上叶支气管出现频繁连接（图 112-1）。来自马萨诸塞州总医院的 Hermes Grillo 博士被称为"气管手术之父"。在 20 世纪 60 年代一系列标志性研究中，他明确了气管的血液供应、气管手术入路和气管切除术的步骤[3,4]。1982 年，来自日本神户儿童医院的 Kobe Children 博士报道了第一例成功的先天性气管狭窄手术[5]。他使用肋软骨移植物来扩增一个 12 个月大婴儿的气管腔，该患儿气管狭窄继发于完全性气管环（软骨气管成形术）。使用心包扩大气管腔首先是于 1982 年由芝加哥儿童纪念馆医院的 Farouk Idriss 博士进行的[6]。在手术过程中，通过使用心肺转流术进行呼吸辅助支持。滑动气管成形术首次于 1989 年由英国伦敦 Brompton 医院的博士 Victor Tsang 和 Peter Goldstraw 报道[7]。Grillo 博士及其同事推广了它在儿童中的应用[8]。在 1994 年，来自伦敦奥蒙德大街医院的 Claus Herberhold 和 Martin Elliott 博士首次成功进行了同种异体气管移植，来扩增曾介入治疗失败的先天性气管环气管狭窄患者的气管管腔[9]。在 1998 年，即在实施第一次手术后 2 年，Carl Backer 和 Constantine Mavroudis 报道了使用自体游离气管移植治疗先天性气管狭窄的婴幼儿[10]。1953 年，左派儿童纪念医院的 Willis J. 教授首次行动脉悬吊修复术[11]。

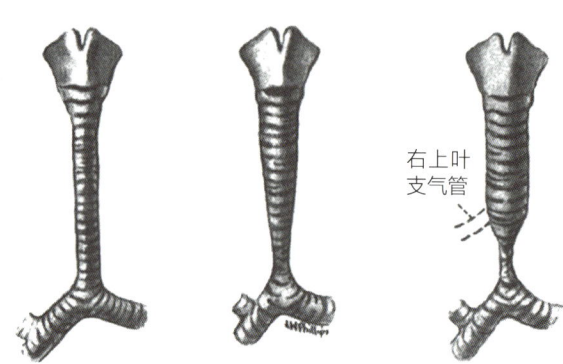

▲ 图 112-1　先天性气管狭窄的三种形态变异

左 . 广泛发育不全；中 . 漏斗状狭窄；右 . 节段性狭窄。右侧上叶支气管（或气管右上叶）（右）是最常见的在节段形式（引自 Cantrell JR, Guild HG: Congenital stenosis of the trachea. *Am J Surg* 108：297，1964）

第三部分 先天性心脏病手术
第 112 章 先天性气管疾病

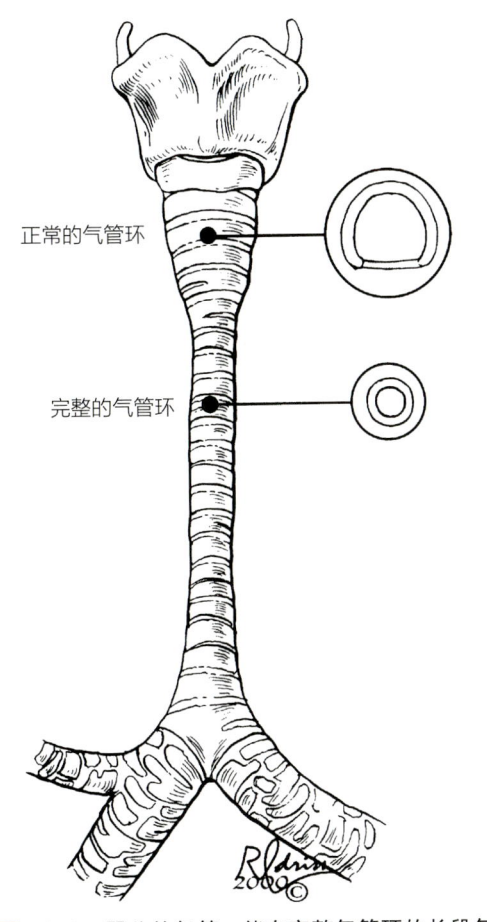

▲ 图 112-2 婴儿的气管，伴有完整气管环的长段气管狭窄

在环状软骨下面有 3 个正常的气管环。上部剖面显示了具有前软骨和扁平后膜气管的正常气管环。这是 18 个完整的气管环，这些气管环几乎发展到隆突，图中下方显示的是一个完整的软骨环，气管内腔明显减少，如图所示。其中一些婴儿的气管腔小至 1.5～2mm

左肺动脉在起点处与右肺动脉分开，两者在气管前方再次吻合。

二、临床表现和诊断技术

婴幼儿中两种最常见的先天性气管畸形是气管软化和气管狭窄。先天性气管狭窄最常见的原因是由完整的软骨气管环引起，是外科手术干预最常见的指征[12]。正常气管有前弓形软骨和后膜性气管。在患有完整气管环的儿童中，软骨环是环状的，并且膜状气管是缺失的（图 112-2）。相反，气管软化则与正常或偏宽的膜气管相关。当 C 形软骨部分难以保持气管的最小刚度则导致"松弛"，这会引起功能性气管变窄，特别是呼气

时。在吸气期间或当患者插管时[如用于计算机断层扫描（CT）研究]，气管的周长通常是正常的。气管软化是一种慢性疾病，很少需要手术干预。它经常随着时间的推移和孩子的成长而改善。气管狭窄患者通常伴有畸形，其中最常见的是肺动脉吊带和先天性心脏异常[13]。1/3 的先天性气管狭窄患者存在肺动脉吊带。先天性气管狭窄患者中有 25% 存在严重的心内畸形。

对于出现呼吸困难（呼吸嘈杂）、呼吸窘迫、呼吸暂停、发绀、喘息或需要插管的呼吸衰竭的婴儿，应考虑先天性气管狭窄的诊断。气管狭窄可导致插管困难（如根据患者体型选择的气管插管不能进入气管正常位置），气管的这种创伤可能导致未来的气管狭窄。

有已知或疑似气管问题的患者，应进行胸部 X 线片、CT 或磁共振成像（MRI）（或两者），支气管镜检查和超声心动图检查（框 112-1）。胸部 X 线片通常表现出气管腔的微小特性，它可显示肺不发育或发育不全。CT 扫描或 MRI 显示气管腔的横截面，并可进行气管狭窄的测量。如果存在气管右上叶，亦可以显示。三维重建可以很好地显示气管病理表现（图 112-3）[14]。

根据我们的经验，CT 比 MRI 更有帮助，因为它通常更快（即对镇静要求更低，或者不需要插管），并且运动伪影较少。它可以进行动态呼气 CT 扫描，即与儿童吸气、呼气过程同步。可以获得吸气末和动态呼气容积成像。这种类型的动态研究在评估可能患有气管软化但不符合典型症状的儿童时非常有用[15]。但是如果患儿需要反复进行影像评估，需考虑到 CT 的辐射影响更大。现在有时会用到的增强气管支气管造影术，也可产生高质量的图像。然而，CT 检查已经可以产生清晰的图像，因此增强气管 - 支气管造影术的风险超过了其益处，故该技术通常仅与导管检查

框 112-1　完整气管环婴儿的诊断技术
• 胸部 X 线检查 • 增强 CT，包括三维重建或动态 CT • 刚性支气管镜检查 • 超声心动图（排除肺动脉吊带、先天性心脏畸形）

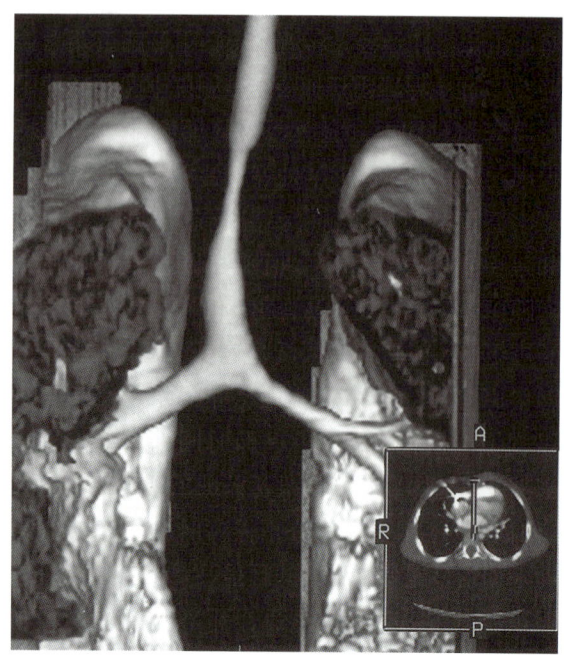

▲ 图 112-3 三维重建计算机断层扫描（CT）（小图）显示，在该儿童气管的中间部分有一个显著的气管狭窄
手术时的病理学基本上与 CT 扫描指示的病理学相同。A. 前；P. 后；R. 右

一起使用。通过增强 CT 或 MRI，可以发现肺动脉吊带。对于患有危重气管导管和先天性气管狭窄的患儿，经胸超声心动图是诊断肺动脉吊带的首选诊断方法[16]。所有这些婴儿均应进行超声心动图检查，因为先天性气管狭窄患者先天性心脏病发病率为 25%[13]。

所有患者中，最重要的诊断程序是硬性支气管镜检查。这可以在计划行气管手术之前作为单独的程序执行，也可以在气管手术的同时进行。在一些狭窄严重的病例中，由于有气管腔堵塞的风险，不能通过支气管镜检查看到气管远端。这时儿童可以接受心肺转流术，然后支气管镜检查可以安全地进行。

三、外科技术

（一）一般原则

一般而言，包括吻合口裂开在内的气道并发症的发生率，随着切除气管长度或数量的增加而增加。年纪越小的患者和再次气管手术的患者，术后并发症发生率[18]。也有明显增加。我们应更好的掌握气管解剖，包括其血液供应。Grillo 对成人的血运重建表示担忧，但这一点对于纵隔血供极佳的儿童来说，似乎不太重要。操作过程中应尽可能保护左右喉返神经。与具有内镜和外科气道管理专业知识的儿童耳鼻喉科医生建立良好关系至关重要。

术后管理因孩子的年龄而异。对于年龄较大的儿童，可以使用成人原则，并且可以使用"下巴缝合"来防止颈部伸展。在所有手术病例中，术后 5~7d 进行支气管镜检查。年幼的孩子可以配备颈部假体以防止出现严重的颈部偏移，但这很少使用。最好让新生儿和幼儿进行镇静和插管 5~7d，并在拔管前进行支气管镜检查。

（二）气管切除术

Cantrell 和 Guild 于 1964 年发表了关于儿童气管切除成功的早期报道，他们还报道了先天性气管狭窄的 3 种形态学变异[2]。这位 7 岁的患儿有连接到隆突的右上叶气管和桥接支气管，术中切除了狭窄的桥接支气管，并且隆突被提高到主气管，最后用不锈钢编织线行间断吻合。这名儿童在手术中幸存下来并且在随访时无特殊症状。

端 - 端吻合的气管切除术最初被认为适合狭窄程度不超过总气管长度 50% 的气管狭窄。然而，马萨诸塞州综合医院的一份报道显示，超过 30% 的气管切除术有很大的失败率[19]。我们认为，如果狭窄不到总气管长度的 1/3（通常是 6~8 个完整的气管环），则气管切除术是首选技术。

我们使用 Grillo 开发的技术进行气管切除和再吻合术（TRR）[20]。在成人中，大多数 TRR 通过横向颈部（"颈圈"）切口进行。通过仔细的气管插管定位，可以在手术中安全地管理气道。对于儿童，尤其是婴幼儿，气道的控制更不稳定。与大多数经验丰富的儿科中心一样，我们认为应该对年幼儿童，大多数（如果不是全部）气管切除术均应该通过正中胸骨切开术与心肺转流术进行。如果气管狭窄延伸到环状软骨，则在颈部形成颈部切口，形成一个与中位胸骨切开术是"T"形的切口。该切口往往比正中胸骨切开术到颈部的中线延伸可以更好地愈合。肩带肌肉群从中线分开，胸腺部分或完全切除。分离并用血管环圈包绕无名动脉和静脉，然后可以将它们向上或向下缩回，以定位气管的各部分。将主动脉与心包分离，并用缝合线向左牵拉，注意避免对右侧或左侧喉返神经造成伤害。气管的前壁表面没有心包附着物，因此如果需要，它可以从环状软骨到脊柱完全可视化。

狭窄部位可通过外部识别。在狭窄部位和狭窄段上方和下方一个环（最多两个环），必须进行气管环或狭窄环切开，以便于切除气管的狭窄部分。必须注意气管壁的侧向血液供应，并决定可以保留哪些血管，以便为最终吻合提供足够的血液供应。在大多数情况下，隆突部分被游离出来，左、右主干支气管的与心包相连接的部分也游离出来。心肺转流术始于右心房和主动脉插管，主动脉向左牵拉。术中不需要冷却，我们的目标是温度为32～34℃。在气管狭窄的范围内，气管在中线开口。如果可以从外部识别狭窄部分，则不需要支气管镜引导。已经使用三维CT扫描重建来确定狭窄区域，其具有足够的精确度，以允许在正确的位置打开。如果狭窄的病灶区域无法在外部识别，术中行支气管镜检查，使用支气管镜照射的尖端进行指导，可以显示狭窄区域。

将25号针穿过狭窄最轻部分的技术对于一些患者也是有用的。气管前切口向近端和远侧延伸，直至完整的导管环或狭窄程度被包括在内。如果该长度<气管的30%（6~8个完整的气管环），则简单地切除该段。进行端-端吻合，并用间断的聚二噁烷酮（PDS）缝合线进行吻合术（图112-4），将结打在外面。如果张力很小，可在后壁操作。在缝合前，使用精细的塑料抽吸导管吸净气管中的分泌物和血液。完成后，在离开手术室之前一定要进行支气管镜检查。无张力吻合术是关键，我们大量使用Grillo衍生的侧支留置缝线，在吻合口上方和下方放置一个环，将两个边缘组合在一起，并将一些张力从缝合线本身带走。

重要的是，在切除气管组织（包括狭窄部分）之前，确定是否将进行TRR或滑动气管成形术。在滑动气管成形术中，应尽量减少气管切除的范围，以将气管壁用作皮瓣。如果狭窄的长度对于端-端吻合来说太长，则可以将手术改为气管自体移植技术。婴幼儿气管切除的结果见表112-1[19, 21-23]。并发症包括吻合口漏、再狭窄和气管软化。

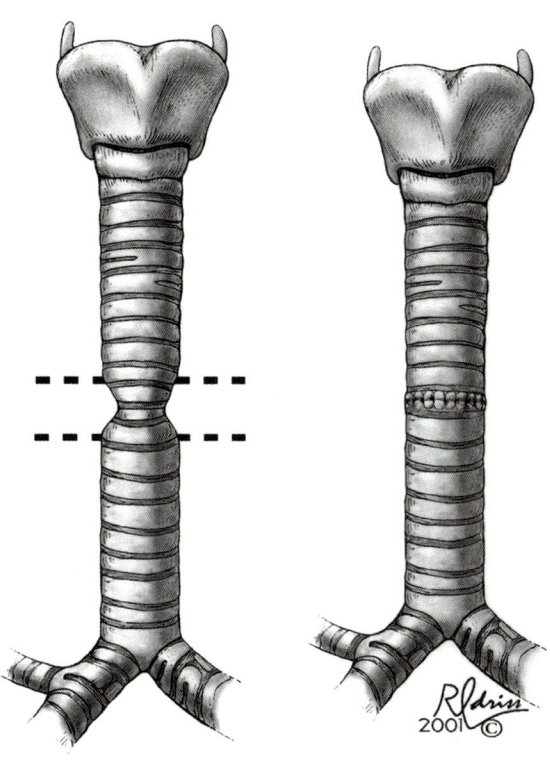

▲ 图112-4 气管切除

切除局部狭窄部分。气管广泛活动，特别是在左右主干支气管和隆突中。这允许使用间断的聚二氧酮缝合线将气管在没有张力的情况下进行端-端吻合（引自Backer CL, Mavroudis C, Holinger LD: Repair of congenital tracheal stenosis. *Semin Thorac Cardiovasc Surg Pediatr Card Surg Annu* 5: 173–186, 2002.）

表112-1 婴幼儿气管切除术的效果分析

外科医生	年 份	病例数（个）	死亡率
Ziemer[23]	1998	8	1（12%）
Jones[22]	1999	6	1（16%）
Grillo[19]	2002	46	2（4%）
Backer[21]	2002	12	1（8%）
总计		72	5（7%）

(三）滑动气管成形术

滑动气管成形术是我们首选的针对长段缩窄的矫正技术，通常见于完整的气管环。1989 年，由 Tsang 及同事来自英国伦敦布朗普顿医院，首次进行报道。可以通过颈环切口或通过正中胸骨切开进行滑动气管成形术。该过程已在有和没有心肺转流术的情况下进行。只切除了交叉狭窄的中段（图 112-5）。然后纵向打开两个气管半部，一个在前面，另一个在后面。切除横切口，切口的角部被修剪。图 112-6 显示了下方的前气管切开术和上部的后气管切开术。然后将两个开口"滑动"在一起，并用可吸收缝线（图 112-7）连续或间断缝合。行外翻缝合也是很重要的，否则，软骨突出部分将突出到交叉腔内。顺利完成后，结果是气管长度为原始长度的 1/2、内腔直径的 4 倍，如图 112-8 所示，其中吻合的结构显示在小插图中。如果气管狭窄延伸到右或左主干支气管中的一个，则滑动切口可以横向地进行，

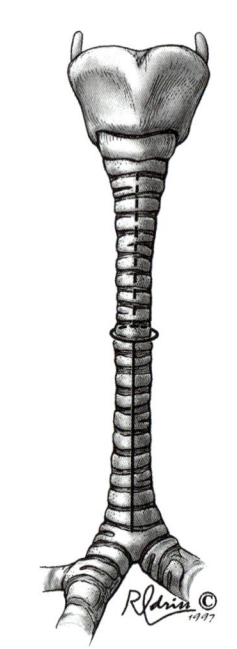

▲ 图 112-5　滑动气管成形术

气管在长段先天性气管狭窄的中点横切。气管的上半部向后切开，气管的下方向前切开（引自 Dayan SH, Dunham ME, Backer CL, et al：Slide tracheoplasty in the management of congenital tracheal stenosis. *Ann Otol Rhinol Laryngol* 106：914–919, 1997.）

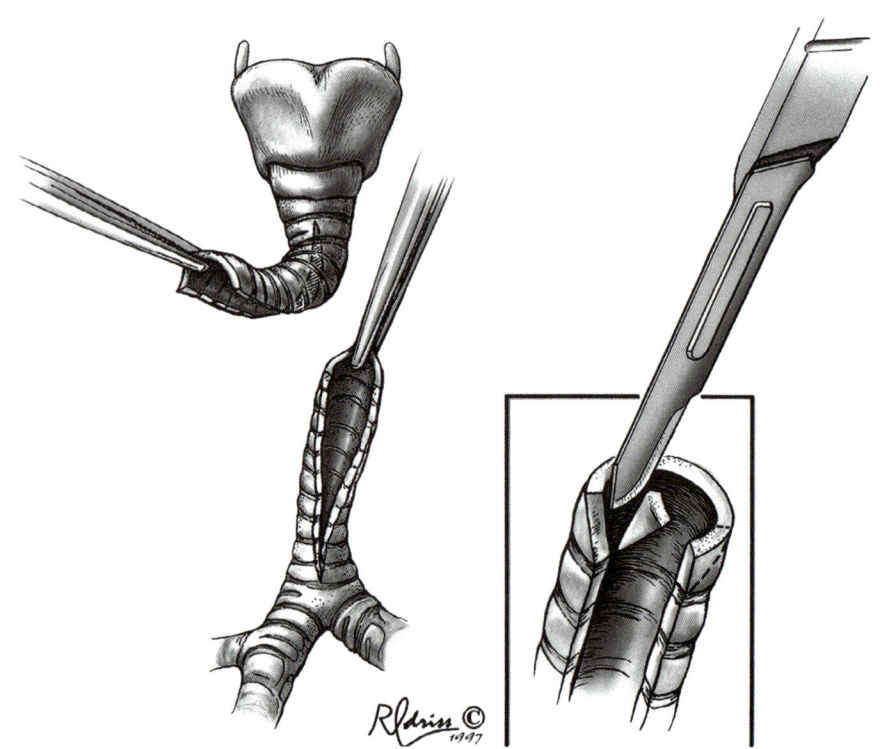

▲ 图 112-6　滑动气管成形术

上部气管已向后开口，下部气管已向前开口。横切气管的角部被修剪，使前缘将与另一个部分的 V 形部分相吻合（引自 Dayan SH, Dunham ME, Backer CL, et al：Slide tracheoplasty in the management of congenital tracheal stenosis. *Ann Otol Rhinol Laryngol* 106：914–919, 1997.）

第三部分 先天性心脏病手术
第112章 先天性气管疾病

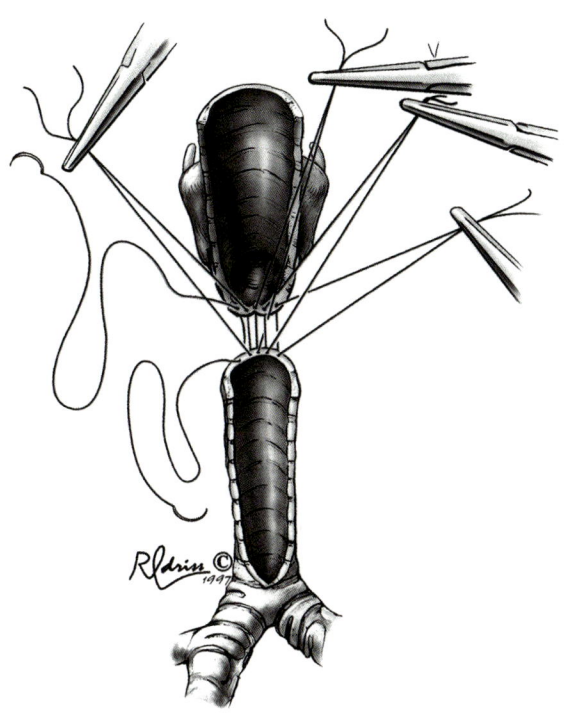

▲ 图 112-7 滑动气管成形术

当患者进行 CPB 时，用间断的 6-0 聚二氧烷酮缝合线进行长吻合缝合（引自 Dayan SH, Dunham ME, Backer CL, et al: Slide tracheoplasty in the management of congenital tracheal stenosis. Ann Otol Rhinol Laryngol 106: 914–919, 1997.）

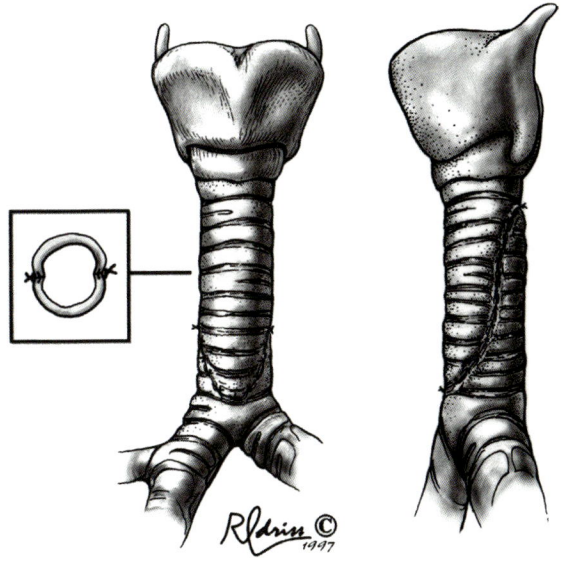

▲ 图 112-8 滑动气管成形术

吻合气管的前（左）侧（右）视图。气管长度减少了近一半，内腔直径增加了 4 倍。气管的横截面图，如小图所示（引自 Dayan SH, Dunham ME, Backer CL, etal: Slide tracheoplasty in the manage-ment of congenital tracheal stenosis. Ann Otol Rhinol Laryngol 106: 914–919, 1997.）

表 112-2 滑动气管成形术的结果

外科医生	年份	病例数（个）	死亡率
Tsang[7]	1989	2	1（50%）
Lang[25]	1999	2	0
Harrison[24]	2000	3	0
Matute[26]	2001	4	0
Backer[21]	2002	3	1（33%）
Grillo[8]	2002	8	0
Manning[11]	2003	11	2（18%）
总计		33	4（12%）

使下切口延伸到狭窄支气管的上表面。

滑动气管成形术的结果见表 112-2[7, 8, 11, 21, 24-26]有报道显示，33 例患者的总死亡率为 12%，并发症包括肉芽组织、气管的"八字形"结构和复发性狭窄[8, 11, 27]。

（四）软骨气管成形术

1982 年，长段先天性气管狭窄成功外科手术的第一份报道是由 Kimura 及其同事[5]在日本神户儿童医院进行的软骨气管成形术。他们对一名 12 个月大的女婴进行了手术，该婴儿自出生以来就经常出现呼吸窘迫。通过支气管镜检查可以看出整个气管是狭窄的。左支气管直径正常，右肺完全再生障碍。通过正中胸骨切开术，切开左侧支气管并插管。在气管前壁的整个长度上进行纵向切口。两个独立的肋软骨片用于填充气管前壁的缺损。将移植物连接到气管边缘，用 5-0 Dexon 缝合线间断缝合。该患者需要长时间插管和通气，但术后 2 个月成功拔管。

对于婴儿的气道控制，长期先天性气管狭窄的软骨气管成形术最好通过正中胸骨切开术与心肺转流术进行。中线切口延伸到颈部，或者（优选）使用颈圈切口进一步显露颈部的气管。可以通过正中胸骨切口获取软骨移植物（图 112-9）。在进行软骨移植物的初步准备时，进行中位胸骨切开术。将气管切开并显露在其前表面上。通过右心房和升主动脉对患者进行肝素化和插管，以

1787

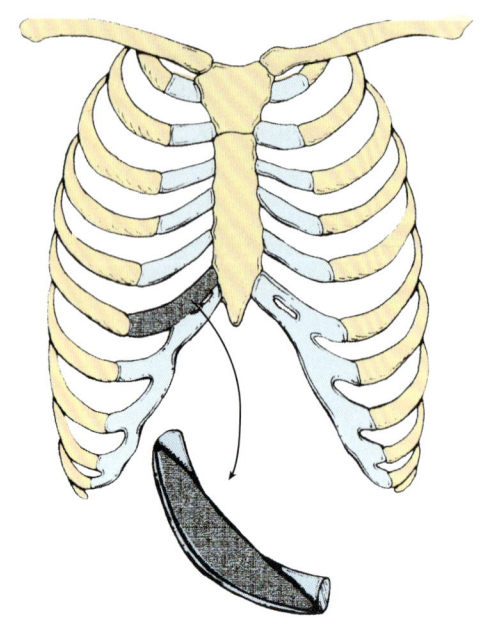

▲ 图 112-9 软骨气管成形术

在胸骨正中切开术前，从第六或第七肋骨处取一段软骨。然后对软骨剪裁，以适应随后的气管开口（引自 Jaquiss RD, Lusk RP, Spray TL, etal: Repair of long-segment tracheal stenosis in infancy. *J Thorac Cardiovasc Surg* 110: 1504–1512, 1995.）

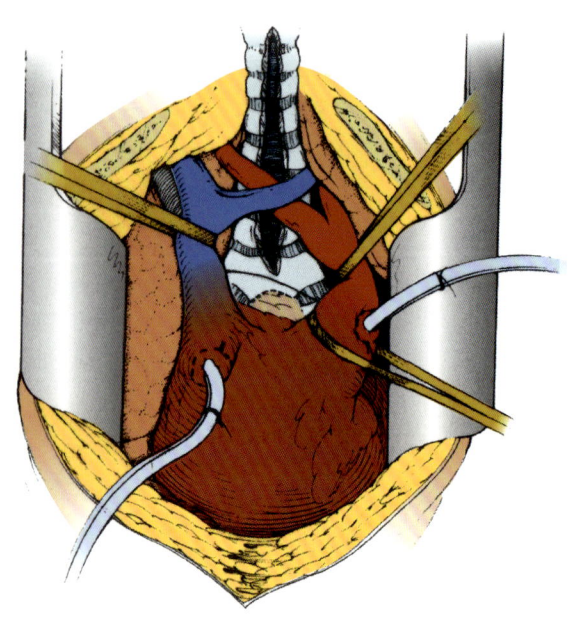

▲ 图 112-10 软骨气管成形术

通过胸骨切开术显露气管，包括旁路插管的相对位置和大血管的收缩以获得最佳显露。已对隆突进行气管切开（引自 Jaquiss RD, Lusk RP, Spray TL, etal: Repair of long-segment tracheal stenosis in infancy. *J Thorac Cardiovasc Surg* 110: 1504–1512, 1995.）

进行心肺转流术。开始体外循环，冷却至 32℃，因此心脏仍以正常窦性心律跳动。停止通气。狭窄气管的前壁于狭窄部分切开（图 112-10）。支气管镜引导通常有助于评估狭窄程度。然后将肋软骨的部分剪裁成适合气管前部开口的尺寸和形状。注意保护放置在腔表面上的软骨膜，并用间断的可吸收单丝缝线固定移植物（图 112-11）。避免了内部缝合线暴露，并且移植物固定在气管切开处而不是脱出到管腔内。

完成移植物缝合后，麻醉师用空气给肺部充气，并确认缝合是气密的，并根据需要额外进行缝合。进行支气管镜检查，以确认气管腔通畅并清除残留的分泌物。将气管内导管重新定位在软骨移植物的中间部分。患者通气并停止进行心肺转流术。气管缝合线可以用生物胶密封。将 Hemoclips 置于与气管相邻的软组织中，以标记软骨移植物的位置。胸骨切开术以标准方式关闭。患者维持镇静，并使用肌肉松弛药，以尽量减少气管内管在气道中的运动。

手术后一周，患者再次接受支气管镜检查。必要时，除去肉芽组织并抽吸分泌物。如果气道稳定且充分愈合，患者在接下来的几天内，将停用呼吸机并拔管。根据需要进行定期支气管镜检查，直到气管内的肉芽组织清除为止。

这些婴儿的长期随访表明，移植物被纳入气管结构，并与患者一起生长。此外，移植部位可出现具有纤毛柱状上皮的再生化[28]。这种手术最常见的适应证是之前失败的心包或滑动气管成形术[29]。

（五）心包气管成形术

1984 年，心包气管成形术首先由 Idriss 在儿童纪念医院进行[6]。该手术还标志着对接受完整气管环手术的患者首次使用心肺转流术。Idriss 报道了 5 名患有长段气管狭窄的婴儿，均通过正中胸骨切开术和体外循环进行，并且都置入心包补片以增强气管腔，没有死亡或感染发生。在之后的 15 年内，儿童纪念医院将此手术作为优先治疗方案。然而，由于与肉芽组织形成有关的问题，需要多次行支气管镜检查，以便进行气道清

第三部分　先天性心脏病手术
第112章　先天性气管疾病

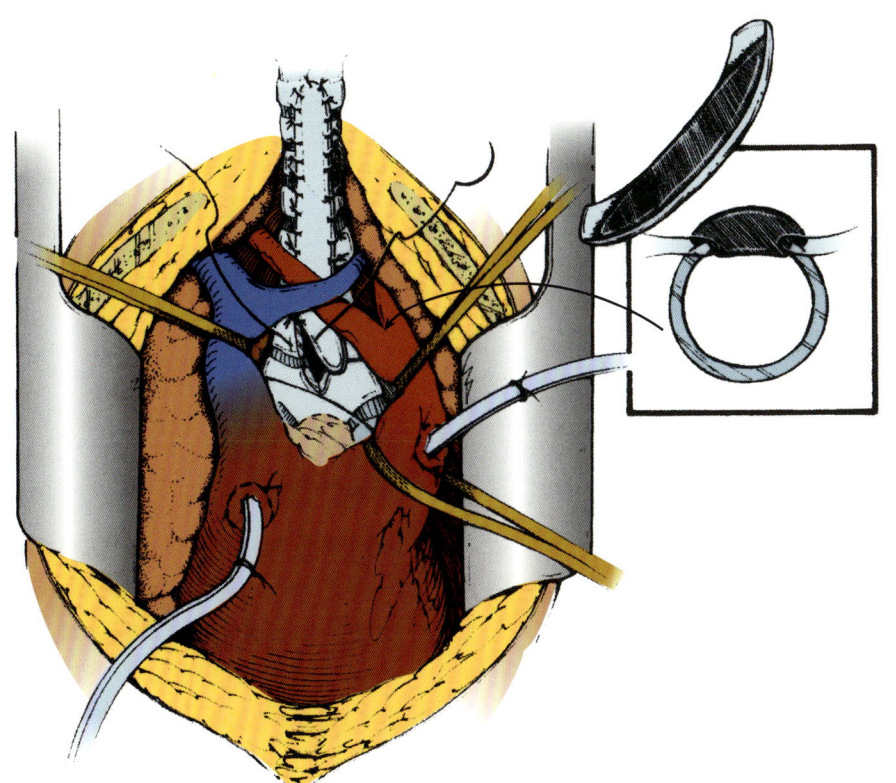

◀ 图 112-11　软骨气管成形术
建议放置软骨移植物的位置。移植物放置于管腔的一侧，并用缝线间断固定软骨膜。腔内缝合避免暴露，移植物固定在气管开口上，而不是允许其脱出进入腔内（引自 Jaquiss RD, Lusk RP, Spray TL, et al: Repair of long-segment tracheal stenosis in infancy. *J Thorac Cardiovasc Surg* 110: 1504–1512, 1995.）

除，以及需要重复手术治疗再狭窄，因此在其他医疗中心不常应用此方案[29]。其通常做法是通过正中胸骨切开术，建立心肺转流术支持呼吸。

该方法类似于 TRR 使用的方法。一旦打开气管狭窄的全部范围，就形成了适当形状的心包补片。该补丁应该在宽度和长度上都稍大，因为随着时间的推移会出现一些收缩。该补片由自体心包膜制成，不用戊二醛处理，只需在分离和打开气管时，简单地保存在盐水浸泡的海绵中。使用 Vicryl（Polyglactin 910；Ethicon, Somerville, NJ）或 PDS 缝线（图 112-12）行连续或间断缝合，将补片固定在适当位置。

缝合开始于隆突区域，这是最关键的位置。选择这个区域是因为它是解剖结构的最低点，而且一旦补片的下部就位，气管腔中的血液和流体将会减少。完成支气管镜检查，并在直视下更换气管导管并重新定位。患者通气，麻醉师将肺充气至 35 或 40cm H$_2$O 的压力，以测试补片是否有空气泄漏，这可以通过额外的缝线来调整。然后对患者进行通气并停用心肺转流术。用鱼精蛋白

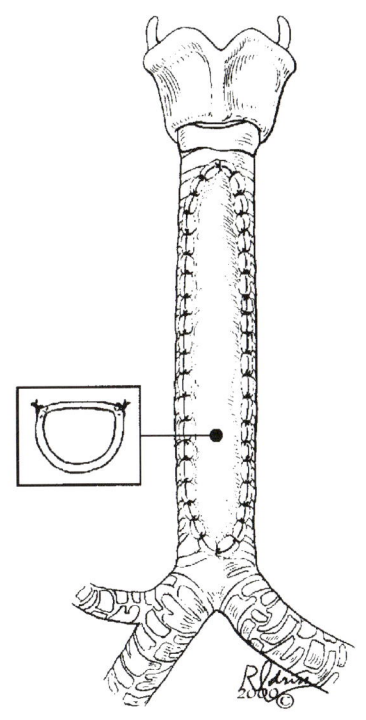

▲ 图 112-12　完成的心包补片气管成形术
心包被间断的 Vicryl 缝线固定。在横切面（小图）中，气管腔的大小正常（引自 Backer CL, Mavroudis C, Gerber ME, et al: Tracheal surgery in children: an 18-year review of four techniques. *Eur J Cardiothorac Surg* 19: 777–784, 2001.）

1789

中和肝素。贴片的边缘用非常精细的生物胶喷雾密封。心包补片的范围用小血管夹标记，所述小血管夹放置在补片上和下相邻的纵隔软组织中。为了预防斑块气管软化，使用细单丝 Prolene 缝合线，取心包的部分厚度咬合并将其固定在升主动脉和无名动脉的后壁上。这可以起到悬吊作用，保持补片的开放。患者应用肌肉松弛药并严格镇静 1 周。然后重复进行支气管镜检查。

如果修复充分，气管腔良好、无明显肉芽组织，则患者 5～7d 内可停用呼吸机并拔除气管插管。然而，很多患者患有斑块气管软化，需要在第一次成功支气管镜检查后，延长插管 1 周或 2 周时间。根据需要重复进行支气管镜检查，以清除肉芽组织和残留分泌物。在几个月内，补片被假复层柱状上皮重新覆盖[30]。

如上所述，心包气管成形术的手术死亡率较低，但需要长时间的住院治疗，因为患者必须长时间插管。此外，这些患者需要经常进行支气管镜检查，以切除肉芽组织，这种组织往往主要发生在隆突区域，也就是心包补片部位，隆突和气管插管导管的关键连接处。这些患者中有相当一部分需要重复手术——气管切开置入补片、气管腔内支架（一种腔内支架）或其他气管再次手术[29]。由于所有这些慢性问题，我们认为，这一术式基本上已经过时。然而，当气管组织缺乏时，可使用小的心包补片，如完成滑动气管成形术时。

（六）气管自体移植技术

气管自体移植技术的原理是缩短气管，并使用切除的气管作为前补片（即作为自体移植物）[10]。患者通过正中胸骨切开术和心肺转流术进行手术。气管通过狭窄区域向前切开，切除狭窄气管的中间部分。后气管用间断的 6-0 PDS 缝合线吻合在一起（图 112-13）。留下前开

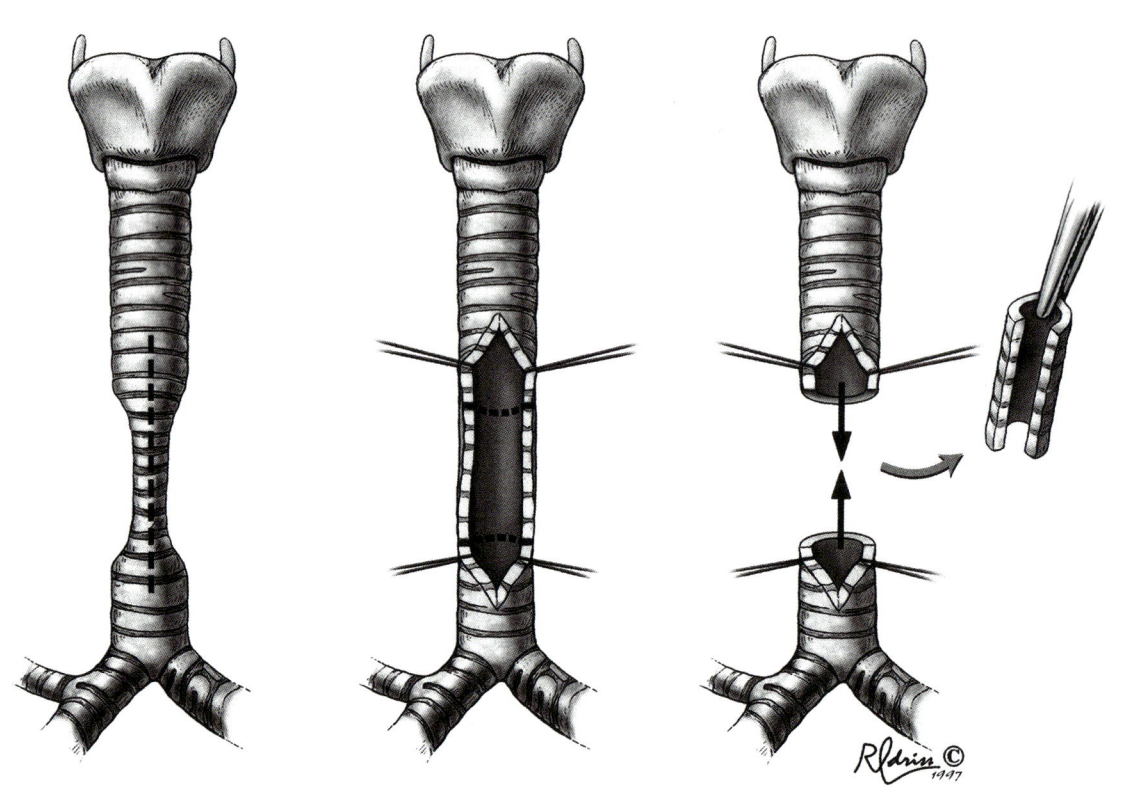

▲ 图 112-13　自体气管移植

前纵行切口穿过完整的气管环（左）。切除气管中段（中），用作自体气管移植物。剩下的两个气管口在后方（右）重新连接（引自 Backer CL, Mavroudis C, Dunham ME, et al：Repair of congenital tracheal stenosis with a free tracheal autograft. *J Thorac Cardiovasc Surg* 113：869–874, 1998.）

口，然后用自体移植物[21]。修剪自体移植物大小，使自体移植物适应吻合口。自体移植物不像心包那样收缩，因此不需要过大。使用多个间断的 6-0 PDS 缝合线将自体移植物缝合到位（图 112-14）。如果自体移植物不足以完全增强前气管腔，则自体移植物插入后，留置的气管开口上部可以用心包或软骨修补（图 112-15）。气管导管的放置取决于解剖结构。如果自体移植物

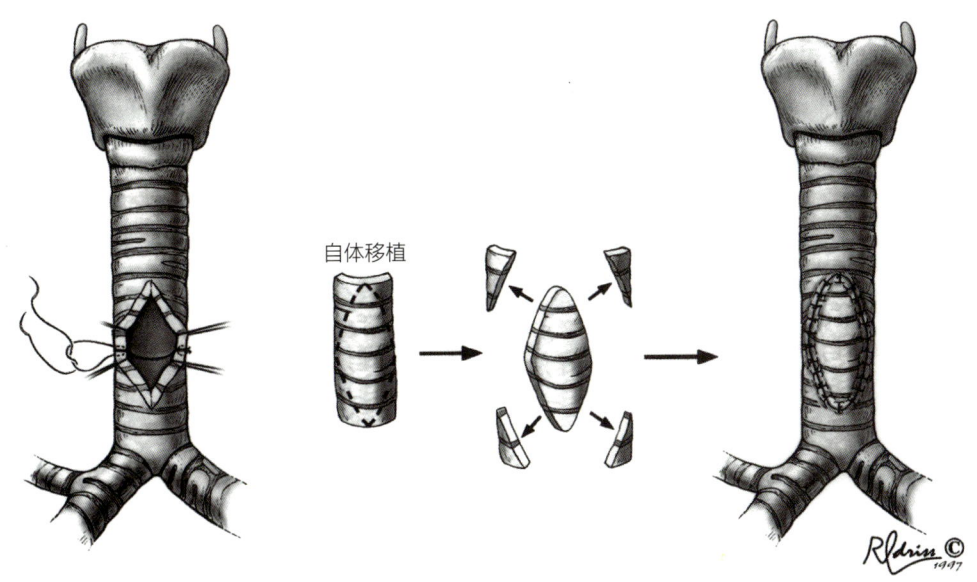

▲ 图 112-14　气管自体移植

气管后吻合采用间断的 6-0 聚二氧烷酮缝合（左）。自体移植物的角被修剪（中）。缝合自体移植物以覆盖前气管（右）的剩余开口（引自 Backer CL, Mavroudis C, Dunham ME, etal: Repair of congenital tracheal stenosis with a free tracheal autograft. *J Thorac Cardiovasc Surg* 113: 869–874, 1998.）

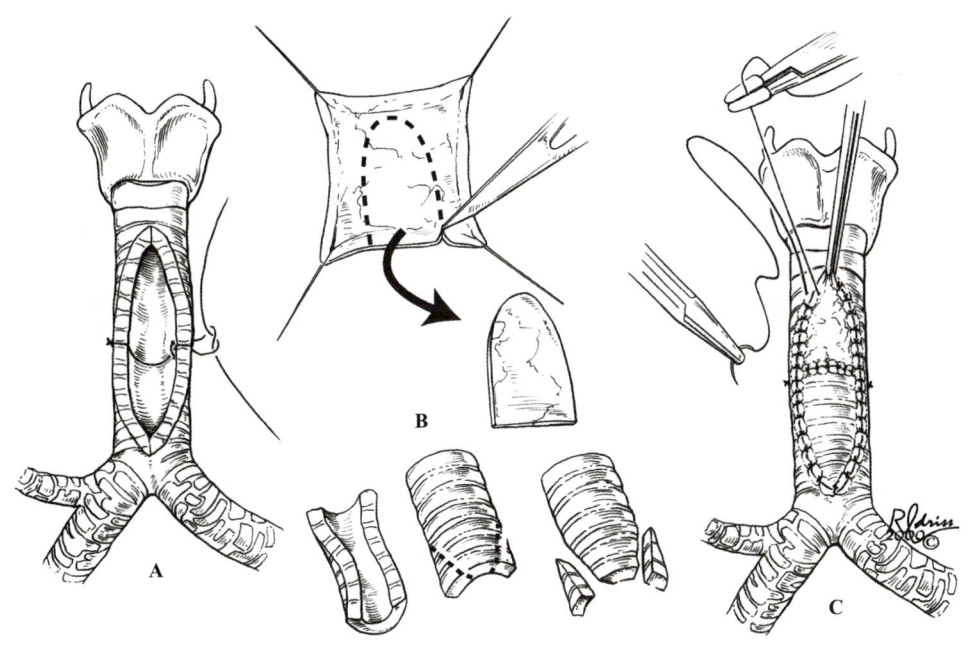

▲ 图 112-15　复合气管自体移植

A. 进行后吻合术；B. 修剪自体移植物，仅切割自体移植物的下角。心包一部分被截肢取和修剪；C. 将自体移植物缝合到位于隆突附近的位置。将心包补片插入上方以完成修复（引自 Backer CL, Mavroudis C, Gerber ME, etal: Tracheal surgery in children: an 18-year review of four techniques. *Eur J Cardiothorac Surg* 19: 777–784, 2001.）

足够低，我们宁愿将导管保持在吻合口上方，以避免缝合线受到管摩擦的刺激。或者，如果导管位于上部位置，则管可以穿过自体移植物的区域定位。在对患者进行通气并评估漏气后，停止心肺转流术。自体移植物用胶水密封。如果自体移植缝合线最终被无名动脉压迫，可以移动颈带肌肉，并将其作为无名动脉和自体气管移植之间的插入物引入。此种术式相关研究，芝加哥儿童纪念医院报道的最多[10, 13, 21]。我们偶尔使用这种技术，但我们更倾向行滑动气管形成术。

（七）同种移植气管成形术

同种移植气管成形术技术由德国的 Claus Herberhold 首次在成人中进行。Herberhold 和 Elliott 于 1994 年首次将该技术应用于儿童[9]。Jacobs 及其同事的报道接受此手术的患者人数最多[31]。这些患者中的大多数是之前完全气管环手术失败的婴儿。收集尸体气管，固定在福尔马林，用硫柳汞洗涤，并储存在丙酮中。该手术通过正中胸骨切开术，并建立心肺转流术。将狭窄的气管节段向近端和远端广泛剪开。部分切除前软骨，保留后气管肌肉或气管壁。放置临时硅橡胶内腔支架，可吸收缝线将同种移植物（适当修剪）固定到位。需要定期进行术后支气管镜检查以清除肉芽组织。在同种移植物上发生内皮化后，内镜取出支架。在 Jacobs 及其同事的初步报道中，有 24 名患者，其中大多数是再次手术[31]。发生了 4 例死亡，总死亡率为 17%。在 Jacobs 及其同事最近报道的关于他们的北美人同种异体移植，6 名患者中有 1 例早逝[32]。该术式仅用于先前主要手术失败患者的替代方案。

四、小儿气管畸形

（一）肺动脉吊带

1/3 患有气管狭窄的患者发现有肺动脉吊带[13]。左肺动脉异常起源于右肺动脉，并且在通往左肺的途中经颈至右主支气管和气管后方。这会压迫右主支气管和远端气管（图 112-16）。第一次肺动脉吊带修复由儿童纪念医院的 Potts 报道[33]。Potts 对一名 5 个月大的婴儿进行手术，该婴儿在没有明确诊断的情况下，出现严重的右支气管压迫。Potts 通过右胸切开术接近吊带。他做了肺动脉吊带的术中诊断，其左肺动脉起源于右肺动脉吊带。在考虑了包括全肺切除术在内的几种外科手术后，Potts 将左肺动脉夹住并分开，将其转移

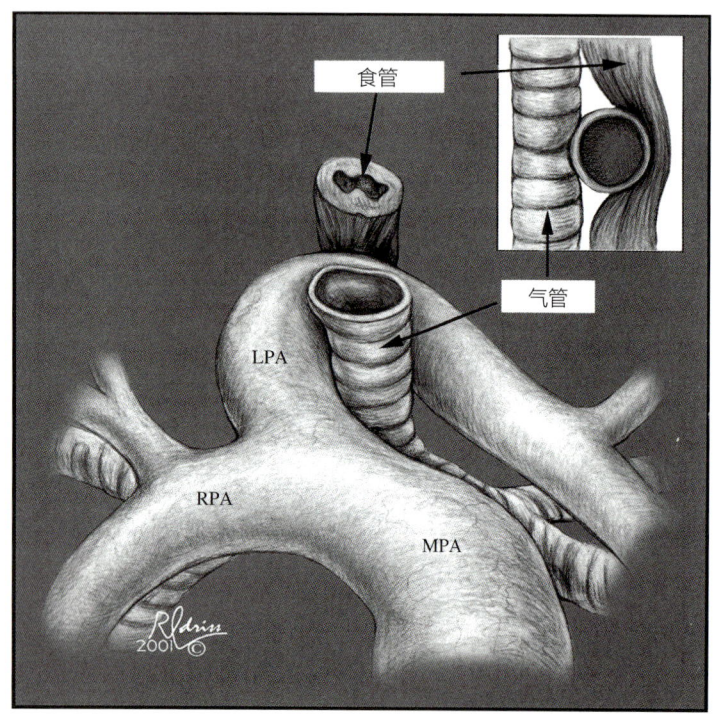

◀ 图 112-16 肺动脉吊带
左肺动脉（LPA）起源于右肺动脉（RPA），起到吊带的作用，拉动并压迫远端气管和右主支气管。小图显示食管前压迫的异常 LPA 的侧视图。MPA. 主肺动脉（引自 Mavroudis C, Backer CL: Vascular rings and pulmonary artery sling. In Mavroudis C, Backer CL, editors: Pediatric cardiac surgery, ed 3, Philadelphia, 2003, Mosby, pp 234–250.）

到气管支气管树的前方。然后他将起源部位重新吻合到右肺动脉中。患者在手术中存活，但术后近25年时，发现左肺动脉闭塞[34]。

历史上，接下来的一系列接受肺动脉吊带修补术的患者，都是通过左胸切开术进行手术[35]，这样可以更好地显露吻合口。然而，这些患者中的许多人仍然存在气管狭窄、左肺动脉狭窄或闭塞的严重问题。这是因为到目前为止，该技术都没有直接处理相关的气管狭窄，约2/3的肺动脉吊带患者中存在这种气管狭窄。因此，一旦诊断出肺动脉吊带，就必须进行气道检查。目前的治疗方法是采用正中位胸骨切开术和心肺转流术，如果需要，外科医生可以同时处理这两种病变[36]。使用轻度低温，并且在整个手术过程中保持心脏跳动。右肺动脉、左动脉和主肺动脉被广泛活动以最小化吻合张力。当它通过后气管后，左肺动脉可能与其紧密粘连，必须小心切除。将左肺动脉分开，并转移到气管前方。然后将其重新吻合到远端主肺动脉，选择的部位接近左肺动脉的正常起源（图112-17）。使用聚丙烯缝合线进行吻合术，每隔3~4次锁定咬合1次。在患者进行心肺转流术时也进行气管修复。根据狭窄的长度，进行 TRR 或滑动气管成形术。

（二）气管软化

气管软化可能是婴幼儿难以处理的一个问题。它可以分为原发性和继发性。继发性气管软化的原因包括气管食管瘘和来自血管结构（即无名动脉、血管环）、心脏结构、先天性囊肿和新生物的外部压迫。气管软化占所有先天性气管异常的近50%，可伴喘鸣[37]。症状取决于病理的位置、长度和严重程度。胸内气管软化通常产生呼气性喘鸣或喘息，类似哮喘。症状还可能包括严重的吠叫样咳嗽、颈部过度伸展、反复呼吸道感染，以及与异常无名动脉压迫相关的反射性呼吸暂停。

侧位胸部X线片显示呼气时气管变窄。如果在支气管镜检查期间维持自主呼吸，则可在支气管镜检查时确诊，在扩张期间观察到宽的后膜气管向前塌陷。当儿童瘫痪并通过正压通气时，将难以观察到这些现象。在支气管镜检查后进行增强动态CT，以确定潜在可疑外源性压迫。

大多数患有轻度至中度气管软化的患者，最后可不需要外科手术干预。然而，少数患有严重气管软化的患者需要插管、人工通气、通常需要非常高的呼气末正压（PEEP），以保持气道开放使患者达到充分通气。对于这些严重的气管软化病例，有几种手术方法。

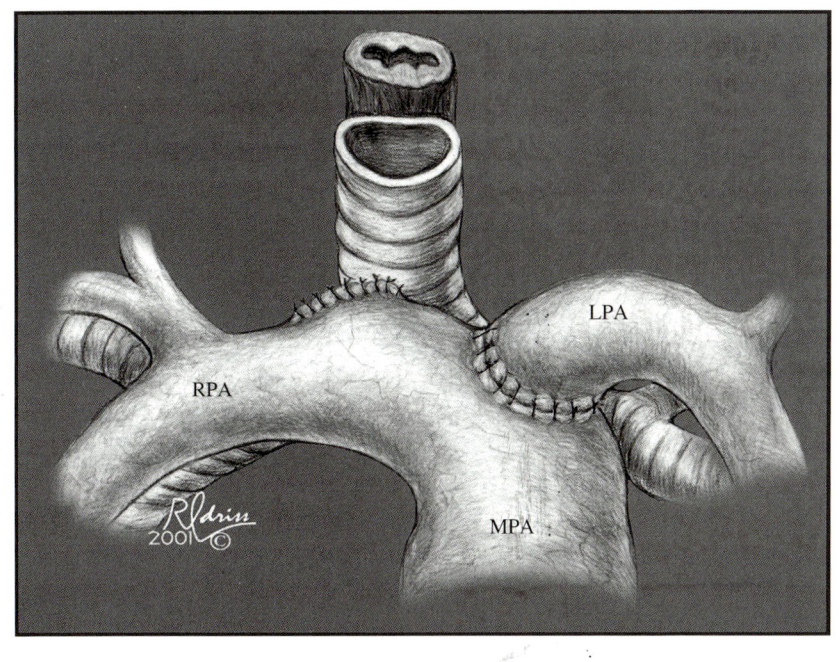

◀ 图 112-17　肺动脉吊带修补术
左肺动脉（LPA）的右肺动脉（RPA）起点已被缝合中断（以防止 RPA 狭窄）。LPA 已与主肺动脉（MPA）中形成的开口吻合，同样为间断缝合。LPA 位于气管前面

治疗继发性气管软化，首先要解决引起症状的外部压迫，例如，通过修复血管环或通过固定无名动脉来治疗。气管本身通常是单独存在的，预期在儿童的成长过程中逐渐减压，从而使气道结构更加稳定。

对于原发性气管软化，第一种选择是气管切开术。因为气管造口管保持气管开放，所以无须进行正压通气伴有支气管软化，可能需要 PEEP。越来越多患者出院回家仍需继续用呼吸机治疗。由于各种原因，许多儿童医院为那些因慢性呼吸机依赖的人提供单独的服务。随着气管的成熟和软骨强度的增加，这些患者最终可以停用呼吸机。

第二种选择是支气管镜下放置球囊扩张式钢丝支架（图 112-18）。支架通常是儿科气道手术中的最后手段。然而，对于严重依赖呼吸机的原发性气管软化患者来讲，这可以是挽救生命的手术。Palmaz 支架（Johnson & Johnson International Systems，Warren，NJ）[38, 39] 在婴儿中应用较多。芝加哥儿童纪念医院中报道的病例中，最常见的适应证是在心包气管成形术后或患有法洛四联症合并肺动脉瓣缺失的患者，其肺动脉支气管树由于肺动脉扩大而严重受压。这些支架在选定的患者中是有效的，但是一些患者有肉芽组织形成的并发症。同样，支架通常是对气管切开术和正压通气无反应婴儿的最后手段。

来自德国海德堡的 Hagl 及同事报道了一项针对患有气管软化婴儿的外科手术[40]。该手术通过胸部切开术或正中胸骨切开术进行。通过软化节段悬挂在稍大尺寸且纵向开口的环状增强聚四氟乙烯假体中，实现严重发育异常的远端气管（6 例）或左主支气管（2 例）的外部固定术。将多个带有缝合的缝合线黏膜外置于发育异常的气管壁和运动障碍的膜组织，以及径向方向的聚四氟乙烯假体。在同时进行视频辅助支气管镜检查的指导下，通过在缝合时轻柔牵引缝合线实现塌陷段的再扩张（图 112-19）。Hagl 及其同事报道了 7 名患者中，有 6 名患者效果较好，但长期结果尚不清楚。

（三）插管后狭窄

马萨诸塞州综合医院报道了最多的儿科患

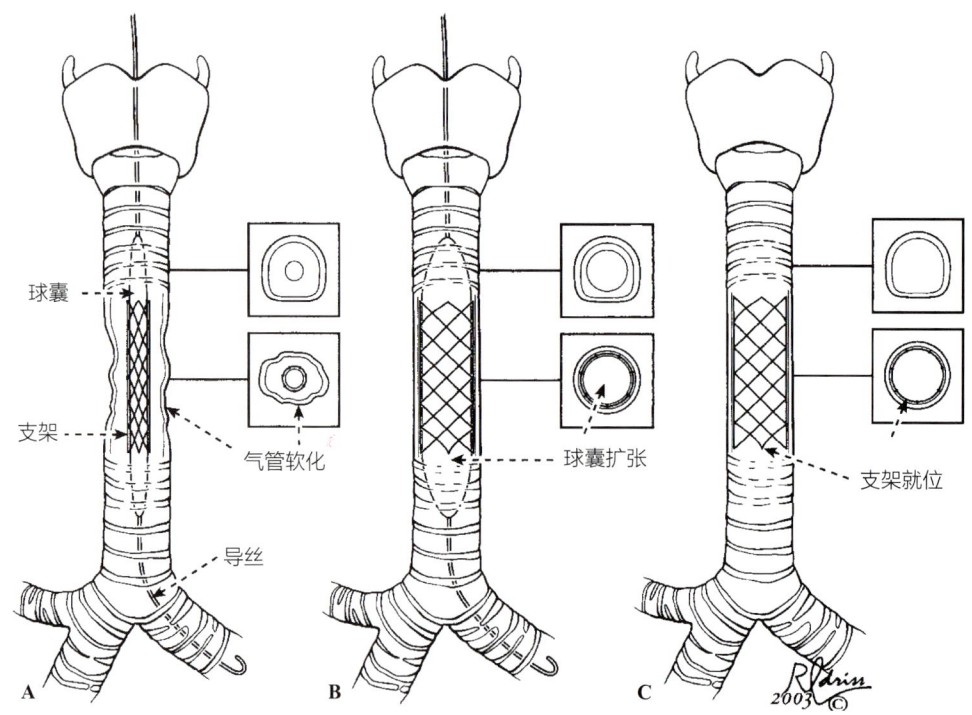

▲ 图 112-18　严重气管软化症患儿植入 Palmaz 支架

A. Palmaz 支架（安装在球囊导管上）已经被放置在气管中部。支架的定位包括支气管镜和支气管镜检查；B. 球囊充气，将支架压在气管壁上；C. 球囊导管已经取出，支架已经就位。气管腔由支架撑开

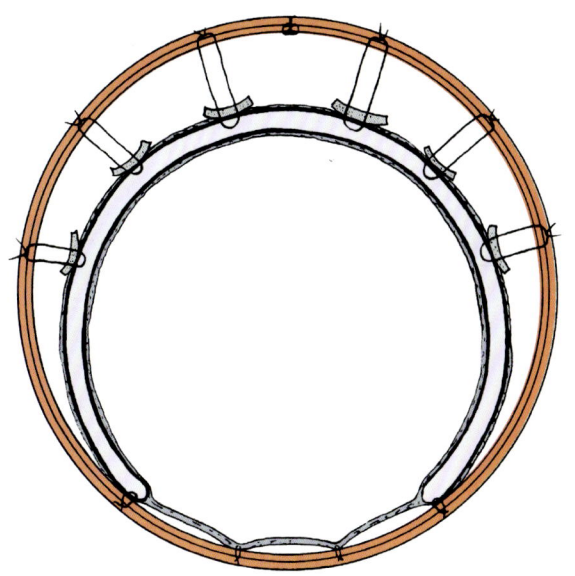

▲ 图 112-19　气管外部稳定的横断面图，其中松弛膜部的"高嵌体"固定和软化软骨部分，在超大的聚四氟乙烯假体内自由悬浮

引自 Hagl S, Jakob H, SeberinC, et al: Extrmal stabilization of long-segment tracheonronchmalactaguided by intraopertive bronchoscopy. Amthore Surg 64: 1412-1421, 1997

者接受了气管插管后狭窄的气管手术病例[19]。Wright 及其同事报道了 72 名患者，在近 25 年的时间内插管后狭窄的情况。在这些患者中，31 例采用气管切除术治疗，17 例采用喉气管切除术治疗。气管插管后狭窄，通常发生在气管导管球囊压迫气管黏膜部位瘢痕形成的狭窄处。以往，球囊常是低容量和高压力下使用的。由于后来转变为高容量、低压力的设计，插管后狭窄的发生率显著下降。对气管插管后狭窄位置的评估主要依靠支气管镜检查。喉部应进行详细检查，以确定常见的相关声门上病变（杓状瘢痕和固定）、声门（声带麻痹或肉芽肿）或声门下近端病变。在这里，与儿童耳鼻喉科医生的联系至关重要的。在修复气管狭窄之前，这些常见的相关问题可能需要注意。这些患者气管切除的技术细节与继发于完全气管环的先天性狭窄患者的气管切除相似。

（四）气管蹼

蹼状隔膜最常发生在亚细胞水平。这些蹼通常不涉及相当长的气管。气管蹼的评估方式类似于其他患有气管狭窄的患者，支气管镜检查仍然是主要的诊断工具。用活检钳取出气管蹼或用支气管镜切除，偶尔使用绝缘烧灼电极。激光治疗或球囊扩张也可能是成功的。如果失败，在蹼下进行的气管切开术，可能是一种临时解决方案，允许患者在以后的生活中成长并进行彻底的切除。在大多数情况下，这些蹼是由儿童耳鼻喉科医生处理的，胸外科医生偶尔需要进行气管切除。

五、结论

对于婴幼儿的气管，外科手术最常见的适应证是继发于完整气管环的气管狭窄。儿童心胸外科医生和耳鼻喉科医生之间的密切合作至关重要。我们通过正中胸骨切开术处理所有病例，并进行心脏体外心肺转流术修复。我们更喜欢 TRR 用于短节段狭窄（6~8 个气管环，1/3 的气管），滑动气管成形术用于长节段狭窄。如果患者有相关的肺动脉吊带或心内异常，则应同时修复该病变。支气管镜检查专业知识对于诊断、术中管理和术后气道管理与清除至关重要。从 20 世纪 70 年代中期开始，大多数患者死亡，到目前完整气管环的死亡率低于 15%，这些患者的前景发生了重大变化。这些患者的术后管理很复杂，通常是因为并发症的问题，需要密切观察病情变化。

第 113 章
动脉导管未闭、主动脉缩窄与血管环
Patent Ductus Arteriosus, Coarctation of the Aorta, and Vascular Rings

Sitaram M. Emani 著
白 鹏 译

远端横弓和近端降主动脉的异常都属于先天性心脏病的范畴。临床表现广泛，从严重的充血性心力衰竭，或微弱的喘鸣，或仅仅是在常规体检评估中偶然发现的无症状者。这些病症的治疗代表了先天性心血管畸形的第一步。1938 年由 Robert Gross 博士进行的第一次动脉导管未闭（PDA）缝闭术，开启了儿科心脏手术的时代。

一、动脉导管未闭

（一）概述

PDA 的患病率，在几天龄时为 20%～80%，并且与胎龄和出生体重成反比[1]。在 1998—2008 年期间，全美国住院患者样本数据库显示，PDA 的患病率从每千名活产婴儿中的 1.9 人增加到 2.8 人，这可能是因为检查的增加，对产前和新生儿护理的改善[2]。它经常与其他心脏缺陷共存，从卵圆孔未闭到复杂的先天性畸形。已经有几个基因缺陷已被证明与 PDA 相关，包括编码前列腺素受体的基因和平滑肌细胞收缩的调节因子[3-5]。

（二）病理生理和自然病史

虽然胎儿在子宫时动脉导管大部分为左向右分流，但出生后不久肺部扩张导致肺血管阻力下降、肺血流量增加和动脉氧张力增加，导管闭合通常在出生后的最初几个小时内发生，这被认为是由于胎盘来源的前列腺素丧失、肺内前列腺素的降解增加、动脉氧张力增加所促成的，从而刺激平滑肌细胞在导管壁内的收缩。前列腺素介导的机制在早产儿的动脉导管中起最主要作用，而氧张力主要促进足月婴儿的动脉导管闭合，这可能是因为在妊娠的各个阶段存在于导管组织中的环氧合酶（COX）类型的差异[6]。因此，足月婴儿的 PDA 通常对 COX 抑制没有反应，而早产儿的 PDA 经常响应。

90%～95% 的足月婴儿和 80%～90% 的妊娠 30～37 周早产儿，在 4 天内可发生自发闭合导管[7]。自发闭合率与出生体重成反比，在极低出生体重婴儿（500～999g）中只有 50% 自发闭合[8]。在成熟前婴儿中，PDA 增加了长期通气和需氧量、肺出血和支气管肺发育不良的风险[9-11]。舒张期盗血与肾脏灌注不足、肠缺血、坏死性小肠结肠炎（NEC）、大脑中动脉血流速度降低、静脉内出血风险增加有关[12-18]。PDA 长期持续存在与心内膜炎、充血性心力衰竭，以及最终发展为不可逆的肺血管梗阻性疾病皆相关。没有干预情况下，预计死亡率在 60 岁时为 60%[19]。

（三）临床表现

PDA 的临床表现可以是检查时的无症状杂音，也可以是由大量左向右分流引起的充血性心力衰竭症状。肺过度循环的表现，包括低血压、肺水肿和婴幼儿成长受限。新生儿，尤其是早产儿，除了呼吸系统受损外，还可能导致肠道灌注不良和肾功能不全。年龄较大的肺动脉高压患者会出现发绀。

（四）诊断

体格检查可以发现从左上胸骨边缘听到的往复性杂音，提示 PDA 的可能。胸部 X 线片可能显示心脏肥大、肺充血迹象和肺水肿。经胸超声心动图可用于诊断（图 113-1）。降主动脉血流的逆行流动表明显著的左向右分流。如果考虑手术治疗，必须确认存在左主动脉弓，因为这会影响切口的选择。通常是通过导管连续左向右分流，若出现从右向左分流或双向分流，应考虑肺动脉高压的可能。在成人中，超声心动图可能不是首选的检查手段，需要计算机断层扫描（CT）或磁共振血管造影来确诊。只有怀疑肺动脉高压时，才需要诊断性心导管检查。

（五）治疗

1. 内科

PDA 的内科治疗可分为心力衰竭患者和早产儿的药物治疗。心力衰竭的治疗侧重于减少左向右分流的临床影响。利尿药是肺充血患者的主要治疗方法，但血管紧张素转换酶抑制剂减少后负荷可能是一种有用的辅助手段。在住院患者中，避免降低肺血管阻力的策略限制了从左到右分流的程度，包括维持自发通气和尽可能避免补充氧气。在插管患者中，峰值呼气末压力的增加可以减少从左向右分流[20]。

使用 COX 抑制药（COXi）对早产新生儿 PDA 进行药物治疗，即使无症状，也可提高最终导管闭合率和脑室内出血率，减少手术闭合的

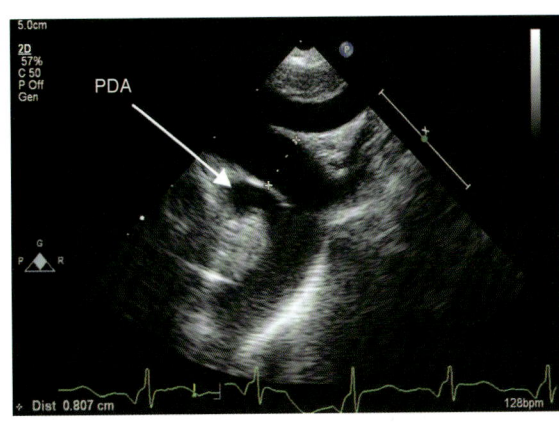

▲ 图 113-1 动脉导管未闭（PDA）的超声心动图表现
注意插入左锁骨下动脉起始处的远端

需要，同时不会提高死亡率或 NEC 发病率。与晚期对症治疗相比（即充血性心力衰竭症状后），有症状 PDA 的早期治疗（即当临床症状首次出现时）已被证明可以降低慢性肺病的发病率、机械通气持续时间和 NEC[21]。COXi、吲哚美辛和布洛芬在产生导管闭合方面同样有效。一个疗程的吲哚美辛可达到 60%~80% 的闭合率，但接下来疗程的成功率为 40%[22, 23]。由于导管组织中缺乏时前列腺素收缩平滑肌的反应，COXi 对足月儿导管闭合无效。COXi 引起的并发症包括肾功能损害、肠穿孔和 NEC[24]。一项随机临床研究曾比较了口服对乙酰氨基酚与布洛芬对早产儿的影响，并证明对乙酰氨基酚可能是 PDA 治疗的医学替代方案[25]。

2. 外科

(1) 早产儿：早产儿中，手术治疗通常仅用于有症状患者 COXi 治疗失败或 COXi 治疗禁忌的患者如（NEC、肾功能不全和脑室内出血）。与早期手术相比，这种预防性手术治疗失败的策略可导致 NEC 发生率更高，但死亡率没有差异[26-29]。早期手术导管闭合可以早期进行全口服喂养，但这并不意味着可以缩短住院时间[30]。然而，关于外科治疗的适应证和时机仍然存在争议，并且实践模式已发生变化[31]。

术前评估侧重于医疗稳定性，包括在手术前检测和预先存在感染的适当治疗。对于早产婴儿的手术可以在重症监护病房或手术室进行。尽管已有视频辅助胸腔镜手术（VATS），并且 PDA 封堵的方法（图 113-2）手术导管韧带通常是通过左胸切开术进行。术前成像必须排除导管或肺动脉瘤存在，这可能需要进行广泛的切除和血管重建，而不是简单的导管结扎[32]。

(2) 足月婴儿，儿童和成人：使用药物闭合 PDA 对于足月婴儿、儿童和成人无效，手术或经导管封堵是唯一的选择。无论有无症状均需将导管闭合，以降低心内膜炎和肺动脉高压的风险。无症状婴儿可在 1—2 岁进行选择性闭合，以促进 VATS 或经导管闭合，而有症状的婴儿应立即进行评估并闭合 PDA。若患儿出现发绀或者在超声心动图上提示双向分流的存在，则应行

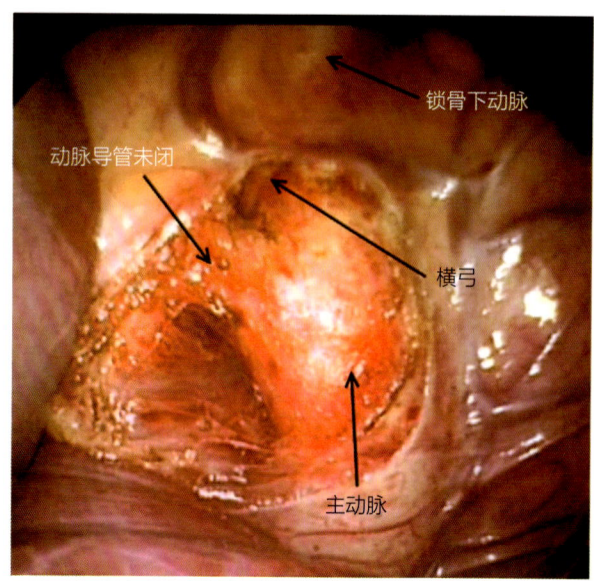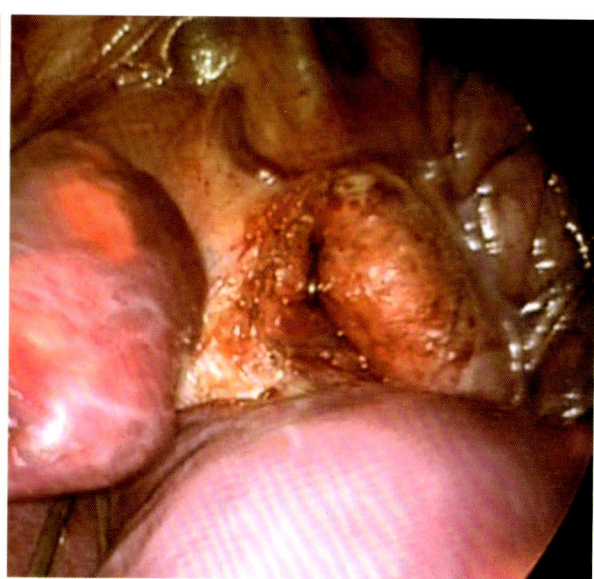

▲ 图 113-2　动脉导管未闭夹放置前（左）和放置后（右）视图

术前心导管检测，以测量肺血管阻力。如果升高的肺血管阻力对氧气或一氧化氮无反应，则禁止闭合 PDA。

婴儿手术闭合的选择，包括胸腔切开术或 VATS（见手术方法）。根据 PDA 的形态，儿童和成人可通过经导管、开胸手术，VATS 或胸骨切开术方法进行闭合。若 PDA 长度较短、直径较大，则经导管闭合时发生栓塞和 VATS 闭合时发生出血的风险会相应增加[33]。经导管封堵术后严重不良事件发生率约为 2%，年龄较小是一个重要的危险因素[34, 35]。为了避免再通风险，一些人主张，除了在儿童和成人中进行结扎外，还提倡导管分割[36]。广泛的导管钙化增加了 VATS 或开胸手术在外结扎期间出血的风险。在这些患者中，正中胸骨切开术、心肺转流术和通过肺动脉切开术闭合，可能是更安全的替代方案。

（六）预后

足月婴儿和儿童的 PDA 结扎相关的手术死亡率低于 1%[36]。有多种合并发症的早产儿可能使住院死亡率高达 20%。手术结扎的并发症，包括左侧喉返神经损伤、出血、术后乳糜胸和缩窄。通过系统内镜检查可以在多达 7% 的患者中检测到无症状的喉返神经损伤，这种损伤的主要危险因素是出生体重 < 1kg[37]。由于喂饲物的吸入而表现出的症状性神经损伤很少见。

二、主动脉缩窄

（一）概述

超过无名动脉水平的胸主动脉狭窄（主动脉离散性缩窄或横弓发育不全）占先天性心脏病的 4%～8%，在一般人群中，发病率估计每 1000 活产婴儿为 0.2 例[2]。高达 50% 患者可见二尖瓣主动脉瓣畸形，左心结构发育不全相对常见。30%～60% 的患者可能出现室间隔缺损（VSD），并且可能与导致左心室流出道梗阻的锥形隔膜后错位有关。复杂的先天性心脏病和伴有系统性心室发育不全（左心发育不全综合征、右侧主导性房室管、大动脉转位伴右侧脑室发育不良）可能伴有影响治疗的主动脉缩窄。右主动脉弓患者的缩窄发生率尚不清楚，但估计大约为 4%[38]。

（二）解剖和病理生理学

主动脉梗阻的位置和范围可因患者而异。离散性缩窄通常发生在动脉导管插入时的左锁骨下动脉起源的正下方（主动脉弓弯缩窄）。左颈动脉和左锁骨下动脉之间的远端弓形弥漫性发育不全更常见于牛型动脉干畸形的患者，其中无名动脉和右颈动脉在靠近前横向弓的位置附近出现。在缩窄的远端出现的异常右锁骨下动脉发生率约为 3%。

远端横弓发育不全的缩窄病因尚未明确，但其与左心结构发育不全的关系提示，通常所见的遗传、血流动力学或环境因素等都可能与其有关[39]。主动脉峡部的离散性缩窄可能是由于导管异常浸润导致的[40]。在动脉导管闭合的同时，主动脉内的导管组织收缩，导致主动脉管腔狭窄和后壁发育。在动脉导管未闭的情况下，主动脉管径足够大，但在导管闭合后表现出明显缩窄的情况并不罕见。

（三）自然病史

如果缩窄不进行治疗，则预后从婴儿期的严重心力衰竭，到年龄较大的儿童和成人的无症状性高血压等各不相同。由于肋间、内乳和肩胛血管内的血流量增加，侧支血管变得突出。这些血管内增加的血流量，足以减少静止时上肢和下肢之间的血压梯度。然而，在运动时，由于血管阻力升高，血压梯度可能显著上升。循环儿茶酚胺和肾素-血管紧张素系统的上调导致系统性高血压。左心室肥大是全身血管阻力升高的结果。未经治疗的缩窄与长期生存率大幅下降相关，50岁时死亡率为75%[41]。这些患者的死亡通常是由于高血压的全身影响，包括心力衰竭、颅内出血、冠状动脉疾病，或主动脉破裂或夹层。

（四）临床表现

临床表现取决于主动脉缩窄出现的年龄。几乎一半的缩窄患者会在出生后的第一个月内出现症状，并且通常会伴有弓形发育不全的导管前亚型。危重性缩窄的新生儿通常会出现全身性低灌注、代谢性酸中毒和充血性心力衰竭，这些都可表现为呼吸急促和难以进食。症状发作的时间通常与PDA的收缩相关，PDA在出生后的一段时间内提供全身性循环支持。当导管关闭时，下肢、腹部脏器的灌注受到损害和终末器官衰竭，表现为肾功能障碍、肝衰竭、内部缺血和严重的代谢性酸中毒。在体格检查中，可以发现上肢脉搏搏动突出和下肢脉搏搏动。以这种方式出现的新生儿在没有紧急干预的情况下死亡率高。如果缩窄程度较低，或存在足够的侧支发育，症状可能直到婴儿期或青春期才会出现。无症状患者有杂音或高血压。年轻人通常表现药物治疗难治的出高血压、运动不耐受、头痛或心绞痛。

经典的体征，包括肱股动脉脉搏延迟、股动脉减少或缺失，以及上肢和下肢之间的血压梯度。在侧支发达的情况下，上肢和下肢血压之间可能没有显著的梯度差。在心脏基部和左肩胛间区域可听到收缩期射血杂音。心电图可以提示老年患者左心室肥厚的证据。

（五）诊断

严重主动脉缩窄的婴儿可能表现出心脏扩大和肺充血受累的影像。在青春期或成年期，研究结果可包括由主动脉近端和狭窄后扩张引起的"三字形"构型。青春期常见肋间侧支血管发育引起肋骨下缘切迹。

通常可以在新生儿和儿童的二维超声心动图中观察到缩窄部分（图113-3）。必须对横向主动脉、主动脉峡部和下行主动脉进行标准化测量值。在新生儿中，z分数<-2表明显著缩小。在年龄较大的儿童和成人中，主动脉峡部直径减小超过50%，应视为严重缩窄。如前所述，必须排除相关的VSD、主动脉瓣和二尖瓣瓣膜异常，以及心室发育不全。脉冲和连续波多普勒超声检查可直接估计在缩窄区域的压力梯度。在新生儿中，通过超声心动图测量的压力梯度可能因PDA的存在或严重的心室功能障碍而混淆。同样，在年龄较大的儿童或成人中，由于存在重要的侧支循环，压力梯度缩小的严重程度可能被低估了。峰值梯度>20mmHg，特别是在降主动脉或腹主动脉舒张期间伴有连续向前的血流明显，表明主动脉缩窄时。

确定缩窄患者的主动脉弓的解剖结构非常重要，因为横弓发育不全可以改变手术方案。横弓形z评分<-2通常需要在缩窄修复时进行手术治疗。"牛型主动脉畸形"的存在，其中无名动脉和左颈总动脉作为一个主动脉干出现，应该引起对主动脉干和左锁骨下动脉之间横弓发育不全的担忧。

在年龄较大的儿童和成人中，由于超声检查

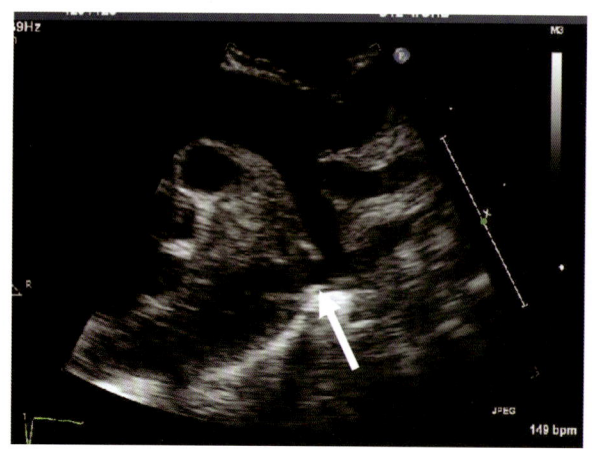 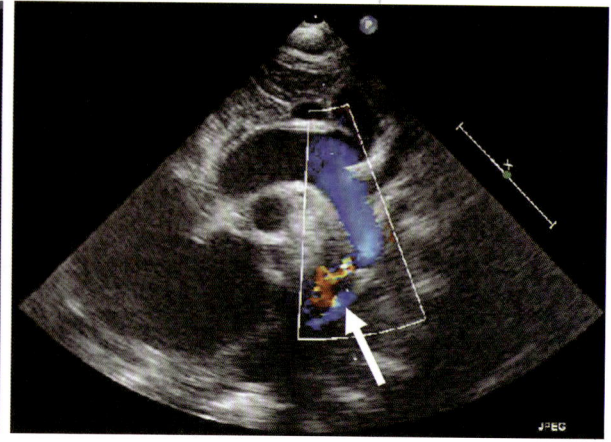

▲ 图 113-3　主动脉在二维超声心动图和彩色多普勒成像中的离散缩窄
尽管横弓有轻度发育不良，但彩色多普勒并未显示该段的血流加速度

窗口较差，因此超声心动图可能难以定义解剖结构。CT、CTA 和磁共振成像（MRI）已成为这些患者的有价值的诊断工具，因为它们提供了横向和降主动脉的优异成像，以及关于侧支发育程度的重要信息。对于临床表现和超声心动图结果不一致的患者，可以通过血管造影导管介入来对缩窄严重程度进行诊断和评估。它还用于确定需要手术修复成年患者的冠状动脉狭窄程度。经导管介入是治疗再狭窄的首选方法，但其对原发性缩窄的应用仍存在争议。

（六）治疗

缩窄程度明显或再次缩窄的患者需要行外科手术或经导管介入，以降低长期并发症的风险。这包括上肢与下肢间的收缩压差异≥ 20mmHg、肱股动脉搏动延迟、血管造影中的经动脉峰值变形梯度> 20mmHg，以及长期高血压或左心室肥大的患者。无症状患者的选择性修复应在 2 岁之前进行，因为在延迟修复的患者中，已经记录到修复后的持续性高血压。

1. 内科治疗

严重的新生儿主动脉缩窄表现为导管闭合引起的下肢低灌注引起的严重酸中毒，并且可能与中度至重度心室功能障碍有关。与紧急手术相比，术前先行稳定性治疗可改善这些患儿的预后。通气和人工支持，以及碳酸氢盐的静脉内给药用于控制代谢性酸中毒和心室功能障碍。给予前列腺素 E_1［0.01～0.1μg/（kg·min）］用于重建导管通畅，并通过连续超声心动图监测其功效。心血管系统的崩溃可能难以在医学上复苏，并且可能需要体外膜氧合支持（ECMO）。在主动脉缩窄的患者中，术前 ECMO 支持的主要缺陷是下肢灌注不足。新生儿 ECMO 插管常经颈动脉和颈静脉入路进行。然而，通过这种方法在缩窄段远端的灌注仍然受到损害，必须立即采取措施来改善远端灌注。这些方法包括前列腺素 E_1 输注，经导管介入（球囊血管成形术），或传统手术切除和再吻合术。

2. 手术修复

手术修复可能需要解剖修复而不是解剖外的堵桥。解剖修复包括用自体主动脉组织重建、补片增强或插入移植，这是儿童初次修复和再次手术修复的首选策略。解剖外升主动脉到降主动脉旁路术仅适用于成人复杂缩窄的同时进行心脏外科手术（瓣膜置换术或冠状动脉搭桥术）的患者。

儿童的解剖修复需要切除缩窄段，远端横弓到降主动脉的端 – 端吻合术。新生儿和婴儿的主要治疗是延长端 – 端吻合术，其中（缩窄切除术后）降主动脉被移动、牵拉并吻合到左颈动脉水平的横弓下表面（图 113-4）。对于成人和青少年来说，补片血管成形术或插入移植物通常是必需的，其中有限制的主动脉活动，可以防止无张力的主动脉吻合术。锁骨下动脉血管成形术包括左

第三部分 先天性心脏病手术
第113章 动脉导管未闭、主动脉缩窄与血管环

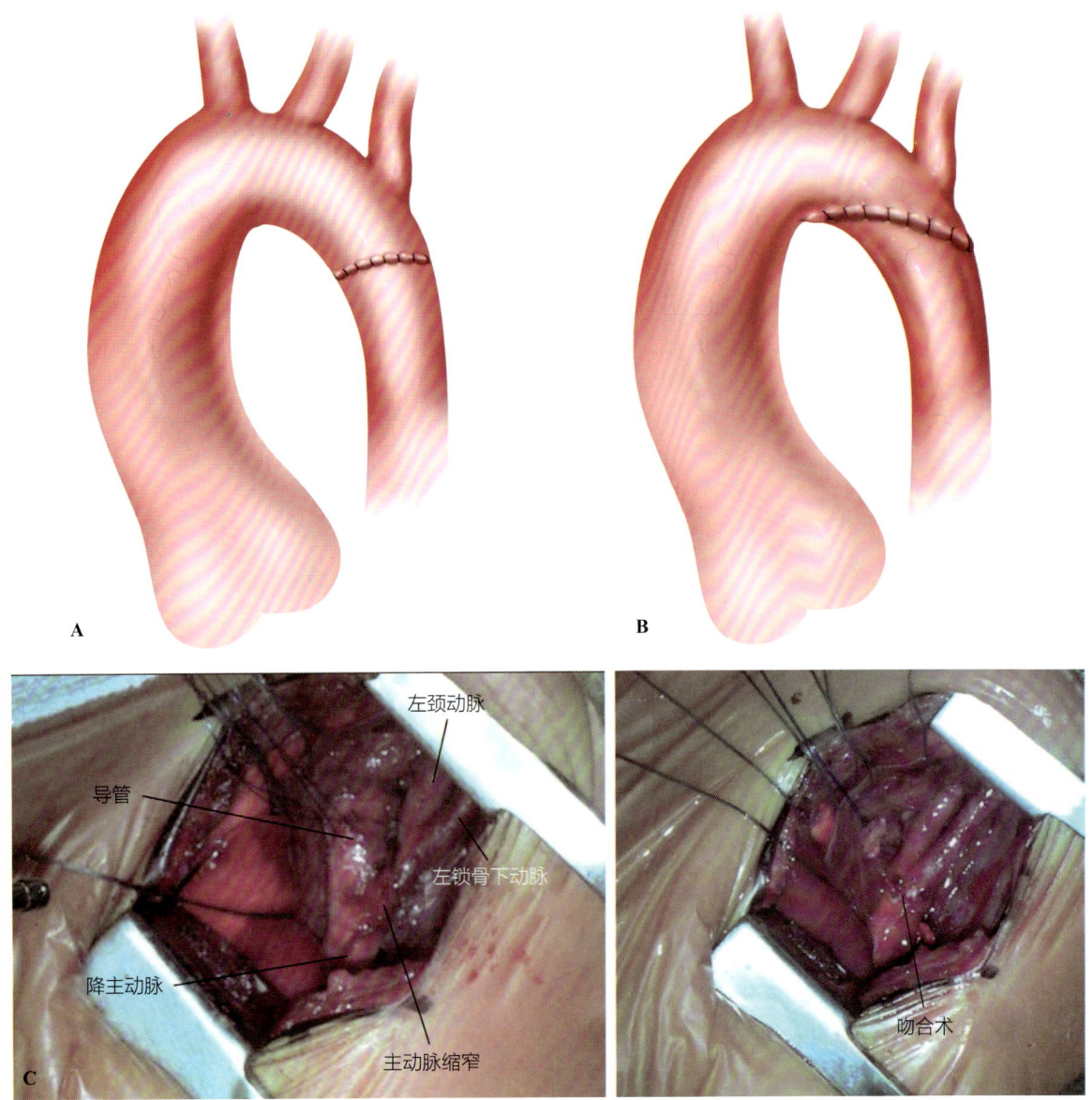

▲ 图113-4 用于外科修复缩窄的技术，包括（A）端对端吻合术，或（B）延长的端对端吻合术；C. 术中出现缩窄段（左）和延长端对端吻合（右）

锁骨下动脉的分裂和近端进行主动脉重建。将皮瓣置于锁骨下动脉远端的主动脉上以进行传统的缩窄修复，而当遇到左颈动脉和锁骨下动脉之间的发育不全时，使用反向皮瓣来增强横弓。右主动脉弓缩窄的患者接受右胸切开术并通过补片血管成形术治疗，而不是延长端-端吻合术[38]。

主动脉缩窄修复术后，复发性主动脉弓梗阻可通过重建主动脉弓，修补主动脉成形术或插入移植物进行手术治疗[42]。在极少数情况下，升主动脉至降主动脉移植，用于修复与严重心脏病相关的原发性或复发性主动脉缩窄这些疾病需要同时进行手术治疗（冠状动脉搭桥术，主动脉瓣置换术）[43]。通过切开后心包并解剖纵隔上主动脉可以获得进入降主动脉的通路。升主动脉至腹主动脉的旁路避免了成人左胸切开术修复再狭窄后截瘫风险[43,44]。

在年龄较大的儿童或成人的开胸术期间，可能会遇到大的侧支血管，需要进行精细止血。为了最大限度地降低脊髓损伤风险，应积极预防高体温，首选亚低温（33～35℃）。尽管通过左胸

1801

切开术修复缩窄不需要循环支持，但部分旁路手术可能对侧支血管不发达或手术中断的青少年和成人有帮助。通过提供静脉引流（左心耳或肺静脉）和动脉插管（股动脉或降主动脉）来建立部分左心脏旁路手术。在交叉钳夹期间保持原生心脏排出，以向上身提供顺行血流。

3. 主动脉缩窄和室间隔缺损

室间隔缺损（VSD）的存在可以改变缩窄的治疗方案。来自缩窄或相关的左心室流出道梗阻的全身流出道阻力的升高，可以导致肺血流增加和严重的心力衰竭。影响治疗策略的因素包括 VSD 的大小和闭合的可能性，以及近端横弓发育不全的程度。VSD 的位置是最终闭合概率的重要决定因素，肌部 VSD 的闭合率最高。具有不受限制的 VSD 和主动脉缩窄患者的手术选择，包括两个病变的单阶段和分阶段修复。通过正中胸骨切开术对单阶段主动脉缩窄 VSD 进行修复需要心肺转流术支持，但如果存在横弓发育不全（z 评分 < –3.0）则首选此方案[45]。通过左胸切开术进行分阶段修复，有或没有肺动脉环束术，控制左向右分流避免使用心肺转流术。如果可能 VSD 自发闭合或者有心肺转流术的禁忌证，这种方法更为可取[46]。

4. 介入治疗

支架植入球囊血管成形术是主动脉复发性缩窄的有效治疗方法，也是首选治疗方法[47]。对于先天性缩窄，经皮球囊血管成形术（用或不用支架）是一种不断发展的治疗方法[48]。与手术修复相比，球囊血管成形术后再狭窄的发生率较高[49, 50]。支架植入原发性主动脉缩窄的早期，结果是有利的，但缺乏长期随访[51, 52]。使用覆膜支架代替裸金属支架可能与再狭窄率降低相关，但不能防止动脉瘤形成[53]。

血管成形术和支架植入术是高危患者手术的替代方法，在这些患者中，需要暂时缓解离散性主动脉缩窄。成人的球囊扩张和支架植入术导致动脉瘤形成、破裂、主动脉夹层和再狭窄[54-56]。

5. 术后并发症

主动脉缩窄修复特有的并发症，包括持续性高血压、肠系膜动脉炎、脊髓缺血、动脉瘤形成和复发性缩窄。尽管手术成功，但术后仍有明显持续存在的高血压，术后急性期静脉注射艾司洛尔可有效控制高血压[57, 58]。急性腹痛，被认为继发于肠系膜动脉炎，曾在主动脉缩窄修复后常见。近年来报道的这种并发症的发生率一直很低，可能是因为早期诊断和干预措施的改善。与开胸术和主动脉夹层相关的并发症，包括气胸、乳糜胸和喉返神经损伤。晚期持续性高血压的主要风险因素是修复时的年龄较大，因此 70% 的成年患者需要持续的长期抗高血压治疗[59-61]。

（七）预后

新生儿和孤立性缩窄或 VSD 缩窄婴儿的手术死亡率为 1%～5%[62-64]。修复后 10 年和 30 年生存率分别为 90% 和 70%，略低于年龄与匹配的普通人群[65]。婴儿的再狭窄率为 10%～30%，年龄较小是复发的重要危险因素，复发和再干预时间较短[66-70]。小横弓存在也是再干预一个危险因素[67]。

在婴儿中，大多数情况下，延长端-端吻合术和锁骨下动脉瓣膜成形术的手术技术与再狭窄的风险是最低的[71, 72]。锁骨下动脉结扎影响肢体发育，但不会导致生活方式受限[63]。在儿童、青少年和成人中，与端-端吻合术或插入移植相比，有或没有管腔嵴切除术的主动脉缩窄修补术与晚期动脉瘤形成的发生率相关[73, 74]。对于复杂性缩窄的成人，解剖外旁路与低截瘫和脑卒中的发生率相关[75]。尽管有些研究显示，对先天性主动脉缩窄的患者行球囊血管成形术后再狭窄率较低，但这些结果并没有得到一致的再现[76, 77]。

三、血管环

（一）概述

"血管环"是指导致气管和食道被血管异常包围。本讨论中包括血管压迫综合征，其中气管和食管由未形成完整环的血管结构压迫。有症状的血管环约占所有心血管异常的 1%，然而，无症状血管环比有症状血管环更常见，其发病率尚不清楚。相关的心内病变可能存在于 10%～30% 的患者中，包括 VSD、法洛四联症、动脉导管未闭和先天性矫正的大动脉转位。

(二) 分类

先天性心脏手术命名和数据库项目，将血管环和血管压迫综合征分为双主动脉弓、右主动脉弓/左韧带、肺动脉吊带和无名动脉压迫[78]。双主动脉弓和右主动脉弓伴左侧导管是完整血管环的例子。无法形成完整环的无名动脉压迫和肺动脉吊带，导致特定的压迫综合征。

(三) 解剖和病理生理学

在胸大血管的正常胚胎发育期间，胚胎主动脉弓的特定节段消退，导致具有典型分支模式的正常肺动脉和左主动脉正常发育。在发育的前3周，胚胎中存在右和左两侧背主动脉。右背主动脉的溶解导致左背主动脉优势持续存在。背主动脉节段的异常消退导致主动脉弓异常。

1. 双主动脉弓

右第四弓的退化失败和左第四弓的持续存在导致双主动脉弓形成。在这种异常情况下，远端升主动脉两个独立的弓形穿行于气管和食管的对侧，并与降主动脉连接（图113-5）。气管和食管由两个弓形压缩，这两个弓形在近端和远端连接，从而形成完整的环。在许多情况下，其中一个弓，通常是左边的，要么发育不全要么闭锁。右侧弓形在70%～75%的患者中占主导地位；左侧弓形占优势的约为20%；其余以共显性为主。因为完整环是由左、右主动脉弓的近端和远端连续性产生的，所以环的中断需要分开其中一个主动脉弓。

2. 右主动脉弓伴左韧带

右主动脉弓由左第四弓的消退和右第四弓的持续存在引起，在成人先天性心脏病患者中的发病率为0.05%～0.2%。如果存在左侧导管或动脉韧带，则形成完整的血管环。完整血管环的边界是右主动脉弓向后和向右、肺动脉向前、左动脉韧带或动脉导管向左（图113-6）。动脉韧带通常来自左锁骨下动脉的基部并连接到肺动脉。因此，如果从降主动脉出现异常左锁骨下动脉，则几乎总是存在左动脉韧带。同样，在具有镜像分支（MIB）的患者中，左锁骨下动脉来自近端升主动脉。由于动脉韧带位于气道前方，因此大多数MIB患者不会出现气道压迫。然而，偶尔在MIB的患者中，动脉韧带可以连接到降主动脉（左动脉韧带）并且形成完整的血管环（图113-6）。这种情况虽然不常见，但必须考虑患有MIB和气道压迫的可能。在右主动脉弓和左动脉韧带的患者中，动脉韧带可能附着在左第四弓憩室的残余部分，称为Kommerell憩室。憩室的相关动脉瘤可能导致直接压迫气管和食管引起相应症状[79]。通过离断动脉导管韧带或动脉导管是使血管环中断最容易的方式，而憩室如何处理仍有争议。

3. 回旋食管后主动脉

回旋食管后主动脉弓是一种罕见的完整血管环。在该异常中，远侧横弓穿过食管后方的中线，在对侧下降，从而将主动脉弓和降主动脉置于脊柱的相对侧。如果动脉韧带或动脉导管存在于主动脉弓对侧，则形成完整血管环。即使没有形成完整的血管环（在同侧动脉韧带存在的情况下），仍然可以发生食管的后部压迫[80]。胚胎学上，这种畸形是保留近端同侧第4弓（右或左主

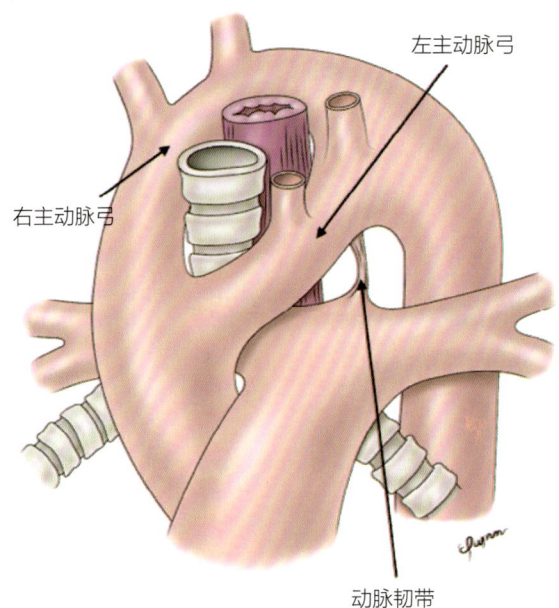

▲ 图 113-5 双主动脉弓在主动脉和食管周围形成完整的环

Andrew Powell 博士和波士顿儿童医院 Emily Flynn-Thompson 的推荐

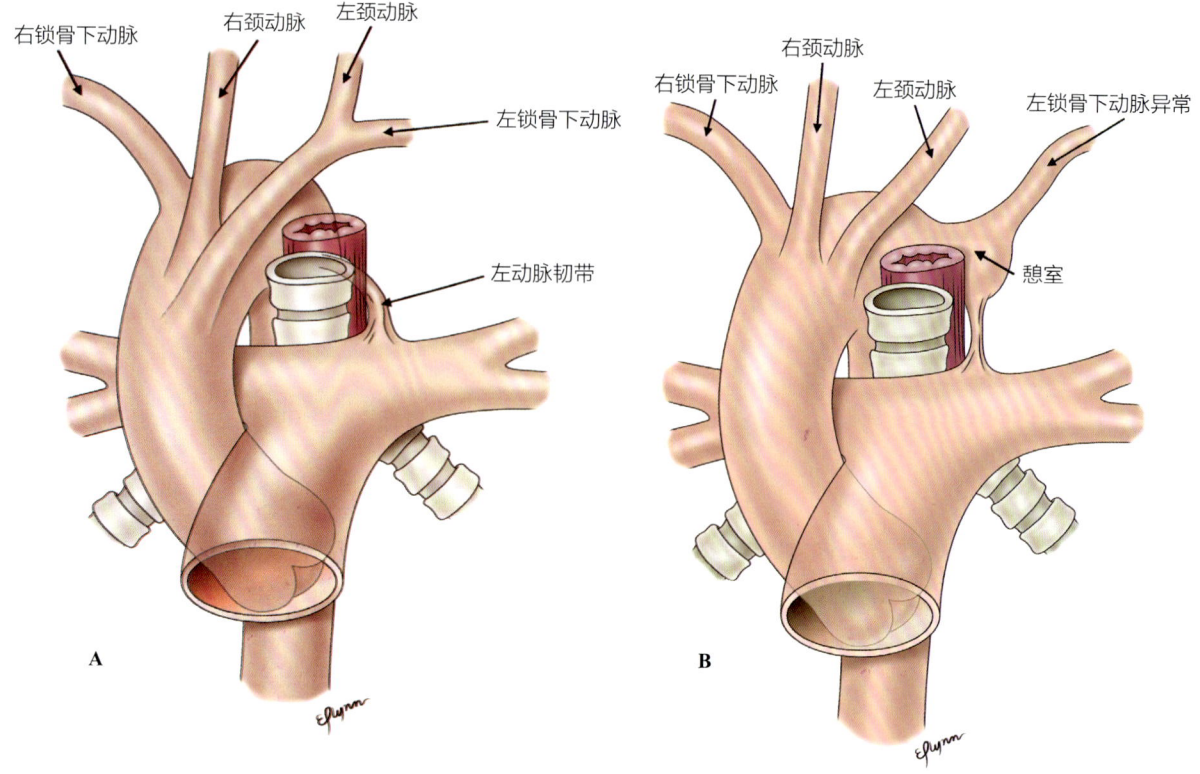

▲ 图 113-6 右主动脉弓伴左侧动脉韧带
A. 镜像分支；B. 异常的右锁骨下动脉（由 Andrew Powell，MD, and Emily Flynn-Thompson, chirdrens Hospital Boston 提供）

动脉弓）和对侧第 6 节（动脉韧带或导管）与对侧第 4 号（降主动脉）远端部分持续存在的结果）。这种异常的两种形式是左主动脉弓（LAA）伴右降主动脉（图 113-7）和右主动脉弓伴左降主动脉。回旋左主动脉弓通常与右锁骨下动脉（RSCA）起源于降主动脉的异常相关。右主动脉弓可与 MIB 或异常的左锁骨下动脉（LSCA）模式相关联，但完整血管环仅在左动脉韧带存在时发生。颈主动脉弓是一些患者的相关发现，包括主动脉弓向颈部延伸。这是由于左右第三鳃弓持续存在和第四鳃弓消退所致。

4. 左主动脉弓（LAA）和右锁骨下动脉异常食管后

最常见的弓形异常，大约占人口的 0.5%，是异常 RSCA 和左侧动脉韧带的 LAA（图 113-8）。胚胎学上，这种异常是由右侧第 4 号和背主动脉的正常退化引起的，但右侧第 7 节段持续附着在降主动脉上。大多数有这种异常的患者，都是无症状的，但如果这种血管在食管向后走行时

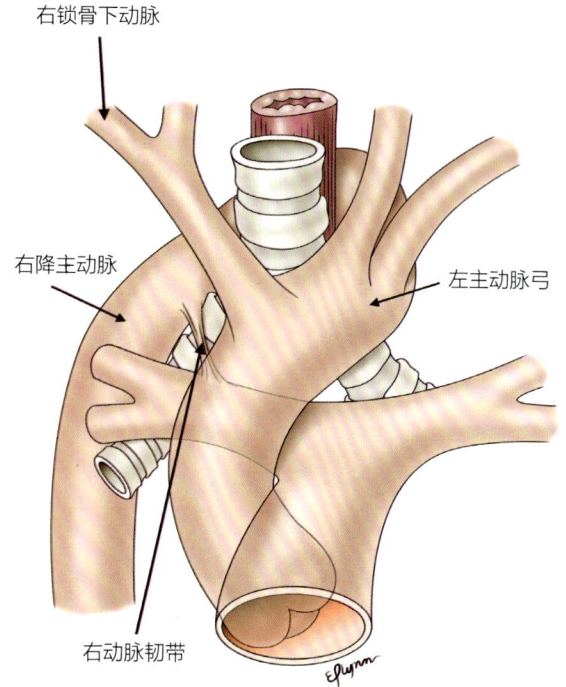

▲ 图 113-7 回旋左主动脉弓，伴右降主动脉和右侧动脉韧带，形成完整的血管环
由 Andrew Powell, MD, and Emily Flynn-Thompson, chirdrens Hospital Baston 提供

第三部分 先天性心脏病手术
第113章 动脉导管未闭、主动脉缩窄与血管环

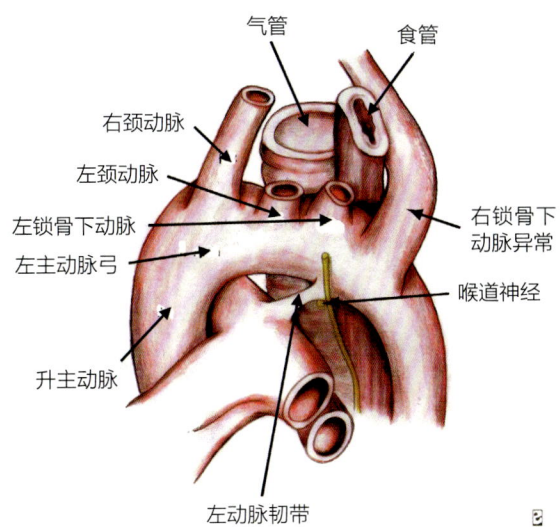

▲ 图 113-8 异常右锁骨下动脉在食管后走行

会压迫食管，则会出现吞咽困难的症状。动脉瘤或 Kommerell 憩室在其主动脉起源处的存在更容易产生食管压迫的症状，但也可导致动脉食管瘘引起呕血[81]。已有 LAA、异常 RSCA 和右动脉韧带附着在右锁骨下动脉上的病例报道，这产生了完整的血管环和气管压缩[82]。

5. 肺动脉吊带

左肺动脉[LPA 来自右肺动脉（RPA）]形成这种血管畸形，它在气管和食管之间沿着右肺主干支气管周围走向左肺走行（图 113-9）。在发育的胚胎中，肺动脉是由第 6 鳃弓与原始肺芽产生的分支后血管合并形成的。如果左支柱后血管连接到右侧而不是左侧第 6 鳃弓，则肺动脉吊带形成 这导致气管支气管树的压缩，最常见于远端气管或右主干支气管。约 50% 的患者与完整气管环相关，并且与右肺发育不全有关[83]。

6. 无名动脉压迫综合征

气管的前压迫可能是由于无名动脉从主动脉的异常（向左和向后）起源而发生的。突出的胸腺和胸壁的畸形的存在，加剧了气管前压迫。无名动脉对婴儿气管的动脉压迫可引起严重的双相喘鸣、发绀和呼吸停止，有时也称为"死亡咒语"。

（四）临床表现

最常见的表现形式包括呼吸窘迫、喘鸣、吞咽困难或这些症状的组合，这取决于潜在的病变。由右锁骨下动脉异常引起的食管压迫可引起吞咽困难，此前称为食管受压性吞咽困难（或"先天畸形吞咽困难"）。肺动脉吊带患者可能出现严重的呼吸道疾病，有时需要通过术前 ECMO 进行抢救[84]。主动脉缩窄或主动脉节段的发育不全可伴有主动脉弓异常，并表现为杂音、高血压，或四肢血压梯度。在体格检查中，孩子可能有严重的喘鸣音，必须与喘息或单侧气道压迫的不对称呼吸音区别开来。许多患者在接受支气管扩张药治疗后被推荐用于推定哮喘。颈部的搏动性肿块提示颈主动脉存在。

（五）诊断

对于血管环的诊断检查应该在患有气管或食管症状且药物治疗无效的儿童或青少年中开始。复发性肺炎的病史、对支气管扩张药无反应的支气管狭窄、对固体食物的吞咽困难，应该引起怀疑和进一步的检查。在胸部 X 线片中，发现包括在主动脉弓水平处的气管狭窄和主动脉瘤显示不清。单侧肺野的过度充气可能提示主支气管水平的阻塞。

CT 和 MRI 是确定诊断和计划手术方案的主要方式[85,86]。大多数中心首选 MRI 和三维重建，以避免接触电离辐射（图 113-10）[87]。必须获得的具体信息包括动脉分支的走行和起源、双主

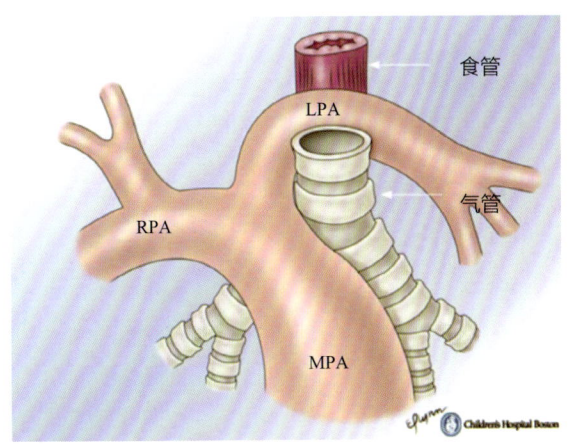

▲ 图 113-9　左肺动脉（LPA）吊带，起源于右肺动脉（RPA）并在气管后方走行

MPA. 主肺动脉（由 Andrew Powell, MD, and Emily Flynn-Thompson, childrens Hospital Baston 提供）

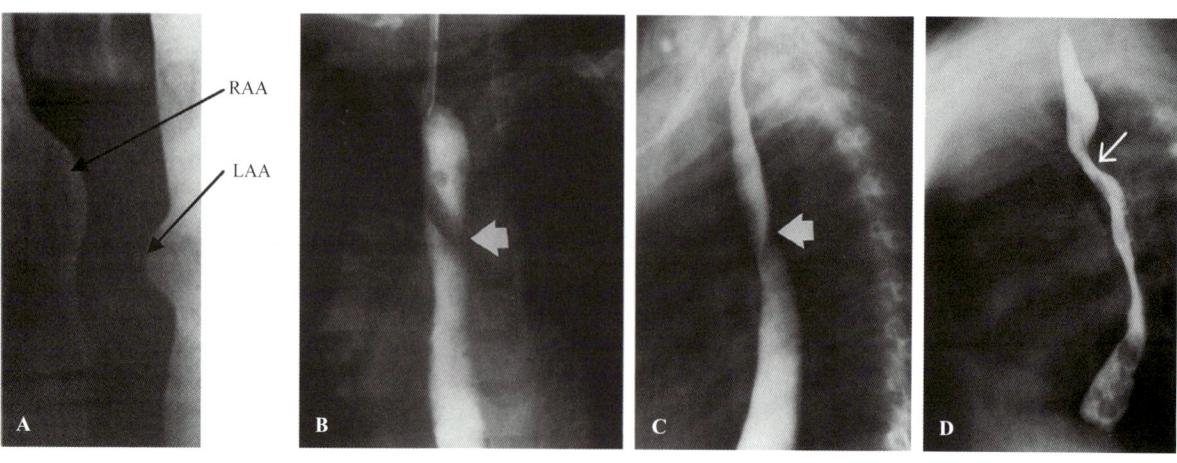

▲ 图 113-10　食管钡餐造影显示，双主动脉弓双侧压迫食管（A）和回右锁骨下动脉异常（B 和 C）和旋转主动脉（D）对食管的后压迫。B 至 D 中的箭头表示压缩区域。LAA. 左主动脉弓；RAA. 右主动脉弓

动脉弓患者的弓形优势、动脉韧带的位置，以及气管或食管压迫程度。在插管和机械通气的患者中，气管压迫可能不明显，在吸气和呼气期间的动态成像增加了检测气管损害的灵敏度。超声心动图有助于描述新生儿和婴儿的主动脉弓解剖结构，但除非有双主动脉弓且两个主动脉弓都是通畅的，否则不能明确诊断血管环。

钡餐食管造影检查是治疗吞咽困难患者的可靠初步研究。食管造影最常见的表现，包括右主动脉弓存在后外方压迫、肺动脉吊带存在食管前压迫，以及双主动脉弓致食管前后位视图的外在压迫（图 113-11）。

支气管镜检查有助于评估血管环和疑似气管压迫的患者。尽管在具有气管梗阻的临床或成像证据的完整血管环的情况中不需要常规支气管镜检查，但在血管异常的诊断或显著性不清楚的情况下，它可能是有用的。在无创性成像不明确的情况下，支气管镜检查中可视化的无名动脉对气管的前部压迫可以确定无名动脉压迫的诊断和严重程度，从而指导临床治疗。在某些情况下，支气管镜检查可以揭示血管环患者气管受损的几种不同原因，从而改变手术治疗方案。例如，支气管镜检查可以检测相关的完整气管环或气管软化的存在。术后即刻支气管镜检查可以让外科医生评估干预的效果。如果遇到持续性气管受损，可在同一手术过程中进行辅助主动脉或气管前悬吊

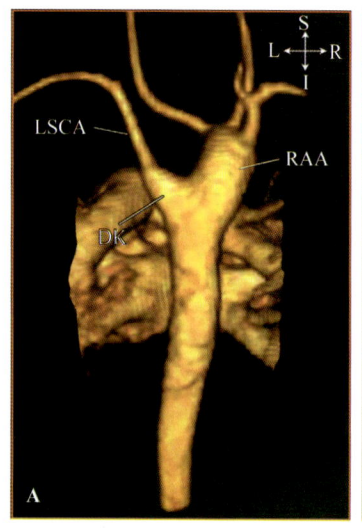
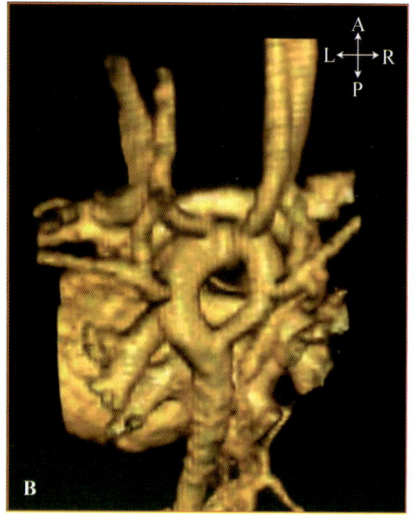

◀ 图 113-11　三维磁共振成像重建显示右主动脉弓（RAA），异常左锁骨下动脉（LSCA）(A) 和双主动脉弓（B）。DK.Kommerell 憩室（由 Andrew Powell，children's Hospital Baston 提供）

术[88]。术前或术中支气管镜检查可改变3%~5%患者的治疗[89]。

血管环患者很少进行血管造影，但如果考虑主动脉缩窄共存，则可能要进行血管造影。在右主动脉弓或左主动脉弓和对侧动脉韧带的患者中，非侵入性方法可能无法证实动脉韧带的存在。在这些情况下，可以通过血管造影检测到动脉韧带插入主动脉中的不完整憩室，提示血管环存在[90]。

（六）治疗

关于血管环修复的适应证存在争议。影像学上出现与解剖性狭窄相对应的气管或食管症状的存在，应该及时手术治疗。对于无症状患者，应通过影像学检查显示明显狭窄（＞50%）的患者，应进行手术治疗，解剖狭窄通过连续成像观察忽略不计的患者未按分钟处理。肺动脉吊带患者可能随着时间的推移易发生气管狭窄，建议早期手术干预。

血管环手术入路的选择，包括胸骨切开术、包括胸廓切开术或VATS。最佳方法取决于主动脉弓异常的形态，以及需要干预的相关异常（缩窄或完整气管环）。无论血管环或手术方法的病因如何，血管环分裂的重要组成部分是覆盖食管和气管外膜上的残余纤维组织的溶解。

1. 双主动脉弓

超过85%的双主动脉弓患者，都是右显性伴左侧主动脉弓闭锁或发育不全。即使存在平衡的主动脉弓或左弓优势，在不对剩余的右位主动脉弓产生明显阻碍的情况下，LAA的分离也是可能的。在左弓测试闭塞期间，测量上肢和下肢血压可用于预测右弓的充分性。如果右主动脉弓显著发育不全或闭锁，则有必要分割右主动脉弓。无论哪个主动脉弓需要分裂，双主动脉弓的手术都可以通过左胸膜腔进行，使用开胸术或VATS。右弓的分割通常需要开放式方法，并且可能优选进行通畅的左弓的分割。在进一步解剖之前将动脉韧带或PDA分开。如果不执行此操作并仅分割左弓，则血管环将持续存在。当存在非主导弓的闭锁时，必须在闭锁段进行分裂，以保持流向分支血管的血流。一旦血管环被分开，必须纵向

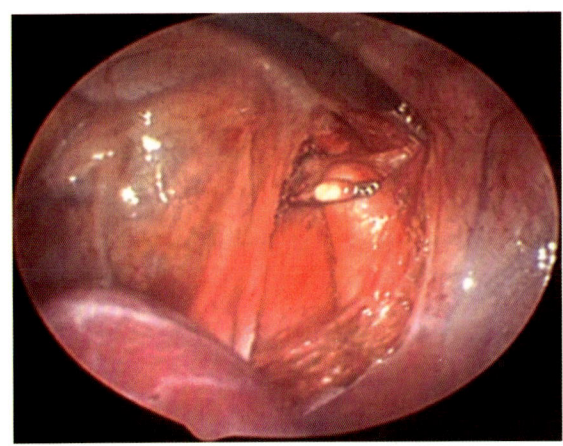

▲ 图113-12　右主动脉弓患者左侧动脉韧带分裂
双主动脉弓或右主动脉弓伴左韧带，必须将穿过下方食管的附着物分开，以完全缓解的梗阻

分开束缚气管和食管的纤维状附着物，以确保解剖性梗阻的缓解（图113-12）。

2. 右主动脉弓伴左动脉韧带

动脉韧带和沿食管的下方纤维带的分裂减轻了气管和食管压迫（见图113-12）。偶尔左侧韧带（如果存在异常的LSCA）将会出现在Kommerell憩室。该憩室的处理也是有争议的。憩室切除和异常LSCA与左颈动脉重复吻合避免了憩室进一步扩张和复发性气管、食管压迫的风险[91]。其他的治疗选择包括椎体前筋膜折叠及后憩室固定术。

3. 回旋食管后主动脉

完整血管环的边界，包括回旋主动脉、肺动脉，以及主动脉弓对侧的动脉韧带或动脉导管，并且通过分割韧带简单地进行环的分割。如果异常的锁骨下动脉源于憩室，则建议切除憩室并重新植入锁骨下动脉。这是通过与动脉韧带同侧的开胸术进行的。在一些回旋主动脉的患者中，单纯的动脉韧带分离和异常锁骨下动脉的再植入可能不足以缓解食管后压迫。在这些患者中，主动脉分裂和"非交叉"通过活动和重新排列降主动脉同侧到降主动脉的路径来减轻食管压迫。另外一种选择是通过横向主动脉分割和升主动脉/降主动脉假体移植进行解剖重建[92]。可以发生旋回主动脉（特别是右旋主动脉）的缩窄和发育不全，通过再狭窄切除术或插入移植物治疗[93,94]。

4. 左主动脉弓和右锁骨下动脉异常

诊断为 LAA 和 RSCA 异常的患者很少出现气管受损，应寻求引起气管症状的其他原因。在罕见右动脉韧带患者中，完整的血管环形成，韧带分裂可缓解气管压迫。对于有症状的食管压迫，手术治疗锁骨下动脉起源的主动脉分裂。这可以通过开胸术或左胸切开术方法进行。将 RSCA 重新植入升主动脉避免了慢性上肢缺血的风险，但仍存在争议。如果遇到主动脉或近端锁骨下动脉的动脉瘤扩张，必须准备好在修复期间建立左心脏或心肺转流术，及可能的低温循环停止。目前已有血管内治疗方案，但这种方法仍然缺乏长期疗法的数据[95]。

5. 肺动脉吊带

这种异常的修复通常通过正中胸骨切开术进行，并且包括从 RPA 分离 LPA 和再植入气管前方的主肺动脉。或者，气管可以分开，并带到肺动脉后面。如果存在完整的气管环和气管狭窄而需要气管切除或重建，则后一种方法更有用。是否需要同时行气道重建取决于内在气管异常的程度，并且可以通过在肺动脉吊带释放后进行术中支气管镜检查来辅助做决定。如果同时需要行气管手术，使用滑动气管成形术进行重建是首选手术方案[96]。如果需要进行气道重建，心肺转流术是必不可少的。对于单独的 LPA 再植入、旁路手术不是必需的，但可以最大限度地减少右心室的血流动力学负担，并且允许无阻碍的吻合。修复肺动脉吊带后的术后并发症包括继发于异常气道的持续性呼吸困难，在婴儿期需要气管重建的患者中可见长期并发症[97]。LPA 吻合术的晚期狭窄很少发生，可通过经皮球囊扩张有效治疗。

6. 无名动脉压迫

疑似无名动脉压迫综合征的儿童，应进行全面成像和术前支气管镜检查，以确认在进行修复前可归因于无名动脉的气管前压迫。无名动脉或主动脉对气管的直接压迫可以通过右侧或左侧经胸膜入路行胸腺切除术和无名动脉悬吊治疗。当术前研究表明存在大的胸腺时，胸腺切除术是有帮助的，因为较大的胸腺可以加剧无名动脉后移到气管前。可以通过右侧或左侧入路或通过部分胸骨切开术进行无名动脉悬吊。无名动脉基部的心包反射悬浮在胸骨的后部，从而使无名动脉向前抬起。已有研究表明修复后症状和肺功能可改善[98, 99]。

（七）预后

血管环切开术后住院死亡率低。患者手术后呼吸系统症状改善率不等，范围为 50%~90%[100-102]。症状的复发可能是由于存在扩大的 Kommerell 憩室、旋回主动脉或气管支气管软化[103]。切除憩室和 LSCA 与左颈动脉的再吻合，主动脉"未交叉"用于回旋主动脉，或主动脉固定和气管固定可用于气管[103, 104]。支气管软化、血管环分割或再次手术时的支气管镜检查对于残余压缩，在手术操作间提供反馈。血管环分离的长期结果通常取决于内在气道异常的程度，例如气管软化或完整的气管环。在一项长期分析中，随访调查显示，约有 50% 的术前呼吸困难的患者在长期随访时没有症状，其余患者的症状改善与术前状态相比有所改善[105]。手术年龄和潜在遗传综合征是持续症状的危险因素。在修复肺动脉吊带后，肺功能测试可有显著改善[106]。

（八）并发症

院内发病率最常见的原因与潜在的气道异常有关，术后期间必须保持足够的肺部护理。接受肺动脉吊带修复的患者持续气管不稳定和肺功能不全的风险最高。与纵隔夹层相关的手术并发症包括喉返神经损伤、气胸、乳糜胸和食管漏。尽管经皮栓塞胸导管是一种有效的替代方法，但最好通过早期再次手术治疗受损淋巴管来治疗乳糜胸[107]。

（九）手术方法

保留肌肉的开胸术、VATS 和胸骨切开术最常用于修复 PDA、主动脉缩窄和血管环的方法。如果需要进行心肺转流术，则需要进行胸骨切开术（除了成人动脉导管未发育，除缩窄钙化外）。胸骨切开术可以在具有异常解剖结构的患者（与导管动脉瘤相关的 PDA）中出现意外血管损伤的情况下，提供心肺转流术的安全性。尽管通过双腔气管插管进行选择性单肺通气可在成人中提供卓越的可视性，但单个腔内气管插管足以在大多数患者中执行手术。对于左主动脉弓，优选左胸入路。将患者置于右侧卧位，在腋下具有滚动以避免神经压迫损伤。下肢的血压袖带允许术中测量上下肢血压梯度，这是残余主动脉梗阻的粗略但有用的估计。在手术室中，应在下肢放置脉搏血氧仪或血压袖带，以确认手术操作降主动脉后的下半身灌注。早期识别和治疗梗阻可防止随后的发病率和治疗延误。

（十）开胸手术

通过使肩胛下切口平行于下肋骨的横列进行后外侧开胸术。背阔肌分开，但前臂肌肉不受影响。为了修复缩窄或血管环，进入第四肋间隙，对于 PDA 结扎，第三间隙提供直接暴露。胸膜开放用于血管环和缩窄手术，而胸膜外或经胸入路可用于 PDA 结扎。无论采用哪种方法，都会移动覆盖主动脉的胸膜，分离出喉返神经，并将其从主动脉分开。与开胸术和夹层相关的并发症包括喉返神经损伤、乳糜胸、气胸和手术部位感染。随着肌肉保留技术的采用，儿童胸腔切开术后期的肌肉骨骼畸形变得越来越少[108]。

（十一）视频辅助胸腔镜手术 (VATS)

对于血管环或动脉导管未闭，有几种不同的 VATS 方法。我们的方法是制作 4 个 3mm 切口，如图 113-13 所示。主动脉暴露由可扩张的肺牵开器提供，胸腔镜器械用于进行动脉韧带的解剖、结扎和分割。明显双主动脉弓的胸腔镜分割必须采用血管控制计划（止血带、直接压力、开胸术），如果遇到无法控制的出血。与胸廓切开术相比，胸腔镜血管环和 PDA 的分割并未显示可缩短手术时间、术后疼痛或住院时间[109]。

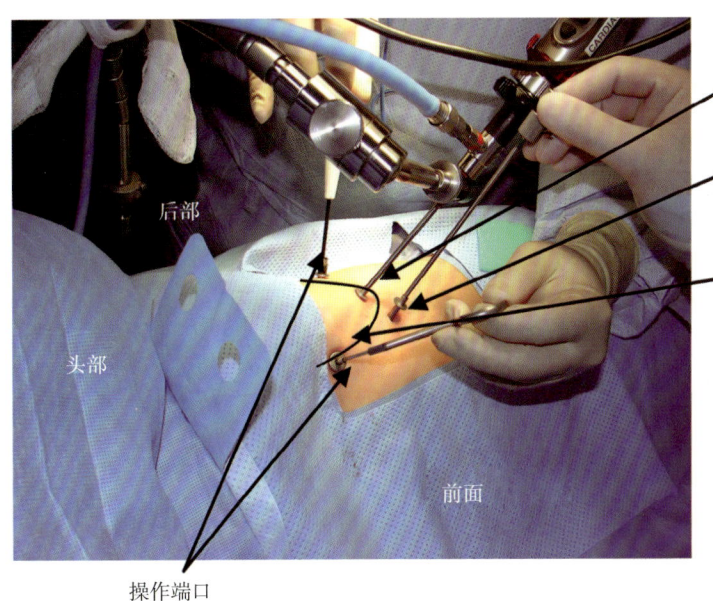

◀ 图 113-13 患者右卧位，在左胸腔镜手术期间，肩胛骨相关的端口放置

第 114 章 房间隔缺损与三房心
Atrial Septal Defect and Cor Triatriatum

David P. Bichell　Thomas P. Doyle　著
姜烨凡　译

一、历史因素

在心肺转流术手术之前，就有对房间隔缺损（ASD）进行巧妙而危险的外科矫正。最早的外科矫正是用缝合线穿过缺损和两个心房，将左心房和右心房的游离壁拉到一起以封闭缺损[1]。Bailey 及其同事描述了房间隔固定术，将心耳内陷并穿过缺损，并将心房组织的外部缝合到缺损的周边（图 114-1）[2]。TygeSøndergaard 设计了靠近 ASD 的荷包缝合线法在缺损的房间隔上缝一圈荷包。

在心肺转流术之前，使用的半开放技术成为常见的做法，包括"心房"，技术通过部分心房钳夹控制进行右心房切开术。然后将 15cm 高的开口橡皮锥连接到心脏切开术上，以产生与心脏跳动连续的开放血柱。通过触诊穿过心房，通过直接缝合或补片封闭缺损。区域间歇性肝素化防止了血液凝固（图 114-1C）[4]。

Lewis 和 Taufc 报道了在 1953 年完成的直接可视化下首次使用表面冷却和停循环技术成功开放心脏 ASD 闭合[5]。该技术的进一步改进，包括连续冠状动脉灌注改善了这种和其他早期心内手术的安全性，并且代表了现代心肌保护技术的前兆[6]。

1953 年引入泵式氧合器预示着现代心脏手术时代，这项技术最早应用于 ASD 修补[7]。直到 1960 年，上述的手术方式才完全被体外循环手术所代替。

二、胚胎学和遗传学

（一）房间隔的形成

胚胎共同心房从妊娠第 4 周开始通过形成两个平行、重叠的隔膜，即第一房间隔和第二房间隔，进行分隔。

第一房间隔，从胚胎的共同心房顶部出现，开始分隔。第一房间孔是位于室间隔和心房底之间的一个间隙，在第一房间隔形成时几乎完全闭合，它上表面的一部分吸收，形成第二个房间孔。

在妊娠第 6 周结束时形成的第二个房间隔，与第一房间隔平行并向右生长，吸收原孔，并在中央开口周围形成卵圆窝。

在其最终形态中，房间隔由两层组成，除了卵圆窝和第二房间孔的重叠、偏移开口外，其余两层融合。第二房间孔开口的边缘形成一个瓣样结构覆盖卵圆孔的左侧，提供从右到左的血流流动，直到产后生理学关闭瓣膜（图 114-2）。损害瓣样结构功能的情况，或其组成部分的异常，都会导致持续的房间血流流通。

在房间隔形成的同时，静脉与原始左心房的连接形成。在妊娠第 4 周，肺静脉窦段的后部内陷形成原始肺芽间质的肺总静脉孔。后共同心房的静脉窦段形成右、左肠系膜静脉和主静脉流入左、右窦房角。常见的肺总静脉右侧静脉残存，可能是肺静脉与右心房连接异常或部分异常肺静脉连接（PAPVC）的胚胎基础[8]。

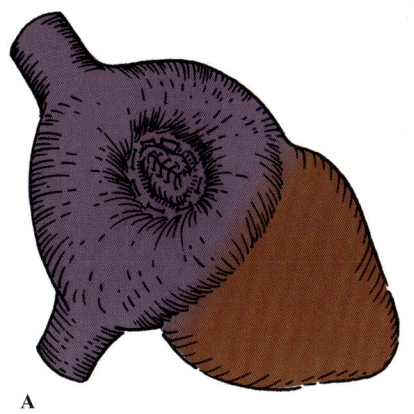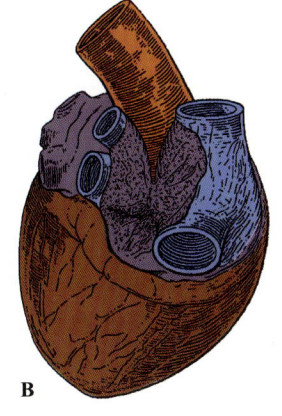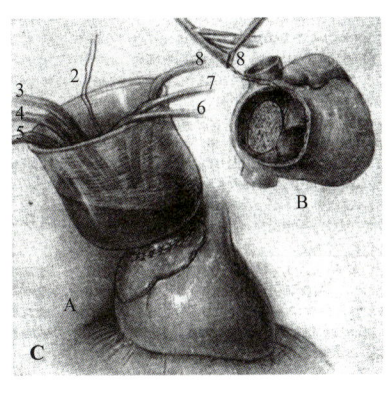

▲ 图 114-1　心肺转流术前的房间隔缺损修补术

A. 中隔心房；B. 外部荷包缝合闭合；C. 心房井技术（A. 引自 Bailey CP, Nichols HT, Bolton HE, et al: Surgical treatment of forty-six interatrial septal defects by atrio-septo-pexy. Ann Surg 140: 805-820, 1954; B. 引自 Søndergaard T: Closure of atrial septal defects; report of three cases. Acta Chir Scand 107: 492-498, 1954; C. 引自 Barratt-Boyes BG, Ellis FH Jr, Kirklin JW: Technique for repair of atrial septal defect using the atrial well. Surg Gynecol Obstet 103: 646-649, 1956）

（二）遗传学

ASD 的家族性遗传倾向是有据可查的。一项来自丹麦针对超过 18 000 名先天性心脏病患者的研究，确定了孤立性继发性 ASD 的复发风险约为 7%，这一发现与先前的研究相似[9-11]。许多以其心外表现而闻名的遗传性疾病和综合征也与 ASD 有关。继发性 ASD 是与 VACTERL 综合征（椎体异常、肛门闭锁、心脏缺陷、气管异常、食管闭锁、肾脏异常和肢体异常）相关的最常见的先天性心脏病。与 ASD 相关的遗传综合征包括 Holt-Oram、Rubinstein Taybi、Okihiro 和 TownesBrocks 综合征[12]。ASD 与 21 三体相关，单独存在或作为心内膜垫缺损的一部分。Noonan 综合征与 ASD 及肺动脉瓣狭窄有关[13]。DiGeorge 综合征（22q11.4 缺失）和 Ellis-Van Creveld 综合征与原发性 ASD 相关。涉及家族性 ASD 的其他特定基因包括 GATA4、NKX2.5[14]、α- 心肌肌动蛋白 1（ACTC）[15]、α 肌球蛋白重链（MYH6）[16] 和 MSX1[17]。传导系统与房间隔同时形成，PR 间期延长可伴随 ASD，这能与 TBX5 转录因子基因的异常有关[18]。

（三）卵圆孔未闭

卵圆孔未闭（PFO）表示第一房间隔和第二房间隔未能融合。融合失败导致瓣膜功能不全，"探针式" PFO 或伴有或不伴有房间隔膨胀瘤的瓣膜功能不全（图 114-3A）。造成卵圆孔扩大或第一房间隔缺损并进一步导致瓣膜功能不全，导致一种生理上显著的 PFO 和过隔分流。

（四）继发孔型房间隔缺损

继发孔型房间隔缺损位于卵圆窝内，形态广泛，从卵圆窝的上方的狭缝状 PFO 到累及部分或全部卵圆窝的缺损，有单个或多个孔相通。由于第二房间隔发育不全或第一房间隔畸形导致的各种特定形态的缺损可归因于继发孔型 ASD（图 114-3B）。

（五）原发孔型房间隔缺损

原发孔型房间隔缺损是第一房间孔的持续存在，最常与房室（AV）间隔缺损同时存在（图 114-3C）。这种病变将在第 116 章进一步讨论。

（六）静脉窦型缺损

静脉窦型房间隔缺损与 PAPVC 相关。90% 的 PAPVC 是右侧的，7% 是左侧的，2% 是双侧的。最常见的亚型是右上肺静脉与上腔静脉（SVC）连接，占 PAPVC 病例的 74%，通常伴静脉窦 ASD[19]。更常见变异静脉窦缺损是位于房间隔后上部的缺损，并且 SVC 覆盖缺损。右上肺静脉通常为两条或两条以上，在上腔静脉交界处

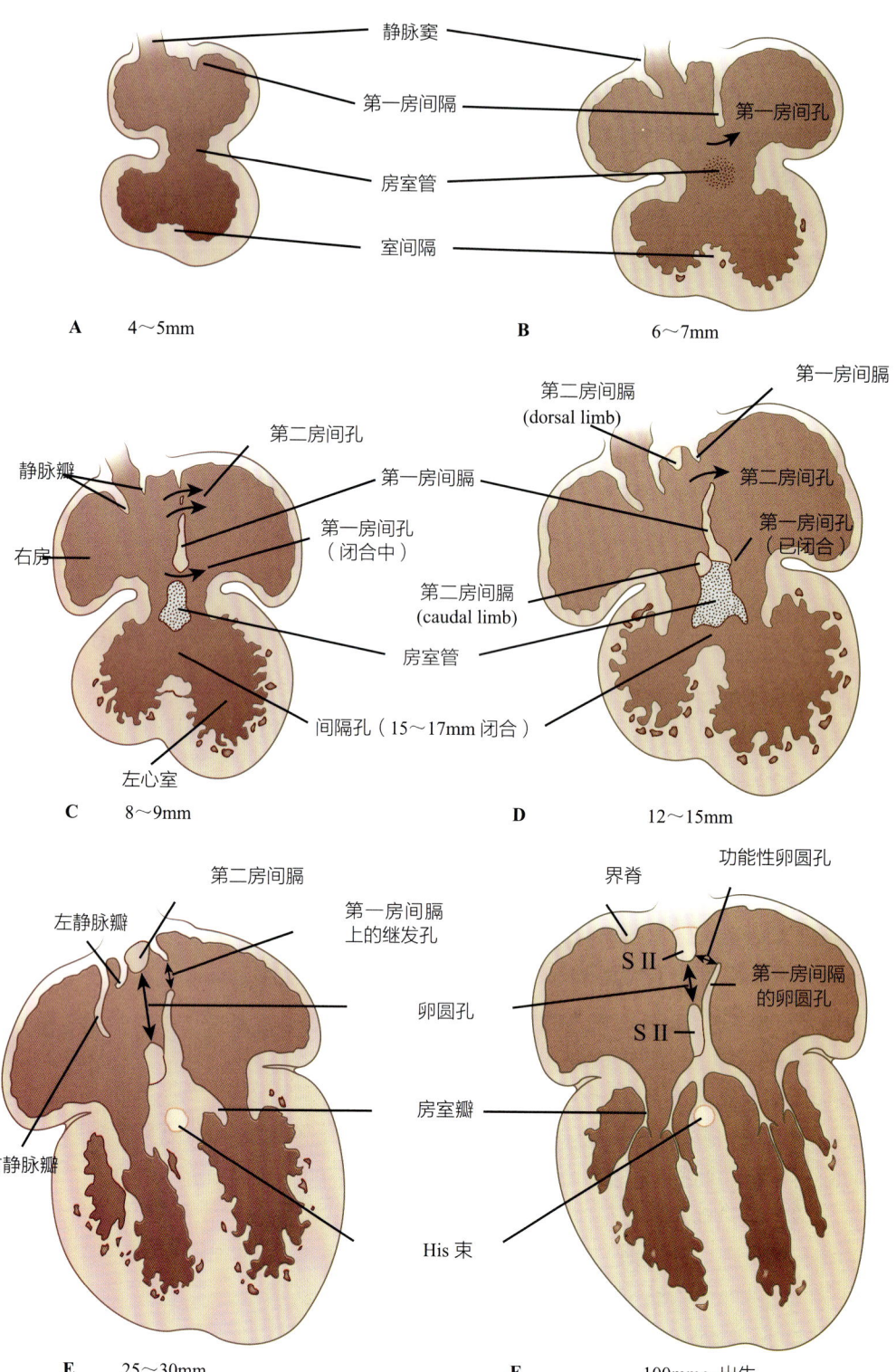

▲ 图 114-2 胎儿四腔心形成过程中房间隔和卵圆孔的演变

A. 早期，从上向下形成原发隔；B. 隔膜开始向心内膜垫生长，形成原发孔；C. 原发孔闭合，隔膜部分吸收形成继发孔；D. 第二隔继续伸展，覆盖原发孔；E 和 F. 第二隔包裹住卵圆孔，形成瓣样结构，允许右向左的分流汇入右心房或直接进入 SVC（图 114-3D）。在极少数情况下，它们也可能进入奇静脉。SVC 通常在进入右心房时扩大。

较不常见的下腔静脉窦缺损是卵圆窝下方和后方的缺损，右肺静脉在下腔静脉交界处进入右房。虽然静脉窦型 ASD 远离卵圆窝，但也可能存在 PFO 或继发性 ASD。

（七）房间隔动脉瘤

卵圆窝内在多余的房间隔组织，并且在呼吸时偏移 > 10mm，被称为房间隔动脉瘤（ASA）[20]。ASA 可伴有或不伴有 PFO，并且与反常栓塞的形成有关。ASA 占正常人群的 2%~4%，70% 的病例与 PFO 有关[21]。

（八）冠状窦型房间隔缺损

不常见的冠状窦型 ASD 是由于冠状窦沿着左心房的方向完全或部分去顶而导致的。冠状窦与左心房的流通导致冠状窦口水平的心房间流通，其大小由去顶的程度和口的大小决定（图 114-3E）。伴有冠状窦 ASD 的心脏病包括卵圆窝内的 ASD、永存左侧 SVC 和肺或三尖瓣闭锁。冠状静脉窦缺损罕见，难以通过超声诊断，难以进行术中识别，需要我们在观察到的心内分流程度对其他的已知缺损程度不符时，应考虑该病。

（九）医源性和创伤性房间隔缺损

是在 87% 的导管或肺静脉隔离手术后发现的 ASD。大多数直径 < 1mm，96% 自发消退，无须干预[22]。钝性或穿透性损伤导致的医源性 ASD 罕见[23]。

三、发病率和自然史

超过 60% 的健康足月婴儿，在经胸超声心动图上可识别出 PFO[24]。随着出生后肺动脉阻力下降和左心室舒张末期压力升高，左心房压力超过右心房压力，由第一房间隔组成的瓣膜闭合卵圆孔。在大多数情况下，纤维粘连形成于婴儿期

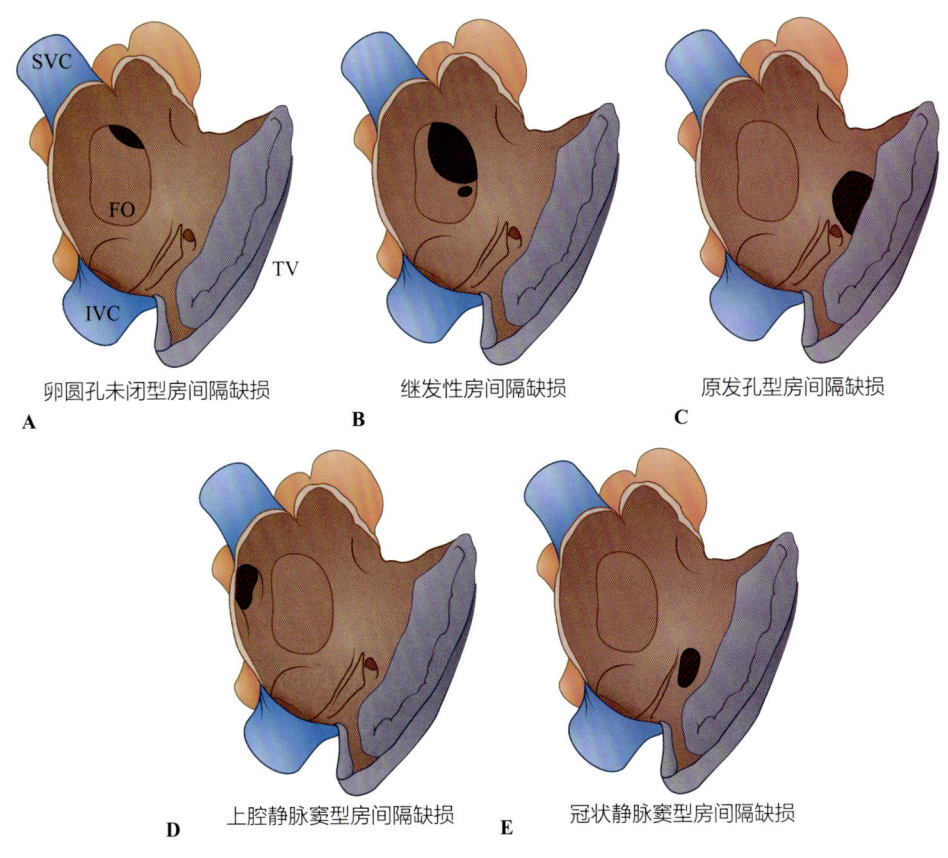

▲ 图 114-3 房间隔缺损的形态学分类
FO. 卵圆孔；IVC. 下腔静脉；SVC. 上腔静脉；TV. 三尖瓣

以阻止房间交流。对于在婴儿期内确诊的患者，PFO 的自发闭合率高达 87%～96%[25]。从尸检标本推断，成年期持续性 PFO 的总发生率为 27%。PFO 在 29 岁以下的人中有 1/3，在 30—79 岁的人有 1/4，在 80 岁以上的人中有 1/5[26]。

继发性 ASD 发生率每在 1000 个活产婴儿中为 1.6，仅次于室间隔缺损（VSD）。ASD 占儿童先天性心脏病的 10%～15%[27]，占成人缺损的 20%～40%。女性患者是男性的 2 倍[28]。与后代 ASD 相关的母体暴露包括乙醇、乙内酰脲、丙戊酸和苯丙胺。与 ASD 相关的感染和其他疾病包括妊娠期间的巨细胞病毒或风疹感染、糖尿病、高龄产妇、多胎分娩和肥胖。低出生体重儿和早产儿的 ASD 患病率高于一般人群[29-31]。

大部分 ASD 在出生后几年内自发闭合，但在 3—4 岁后自发闭合是罕见的[32]。自发闭合的可能性最好通过继发孔型房间隔缺损的初始直径预测。纵向数据表明，超过 50% 在婴儿期诊断出的 4～5mm 缺损可自发闭合。30% 的缺损退化到小于 3mm。然而，当缺损在诊断时，测量＞10mm 时，没有一个自发闭合[33]。诊断时＞8mm 的缺损通常会随着时间的推移而增大。如果存在动脉瘤形成，无论大小是否超过 8mm，缺损都会减小[34]。

与患有 ASD 的儿童相比，大多数 40 岁以上的患者，有症状且肺血管阻力升高。如果这些患者未接受治疗，其平均预期寿命为 40～50 年。50 岁时死亡率为 70%，60 岁时死亡率为 90%[35]。即使是患 ASD 的无症状成年人，其有氧运动能力也会明显下降，且随着年龄的增长会进一步下降[36]。一项 2008 年欧洲心脏调查显示，882 名患有孤立性继发性 ASD 的成年人（包括 505 名未修复的患者），45 岁以后未修复患者的右心室功能障碍患病率急剧上升。右心室容量超负荷程度是运动能力下降的最佳预测因素。30 岁以后未修复的患者观察到随肺动脉升高患病率稳步上升。研究结果表明心内分流的大小可能会随着时间的推移而增加。血流动力学上小的缺陷倾向于保持稳定，并且可以不需要闭合[37]。

尽管在这种情况下，心内膜炎的实际发病率很少，但孤立的 ASD 可使患者易患亚细菌性心内膜炎。分散的病例报道了与原发性 ASD 直接相关的房间隔心内膜炎，开放或介入术后的心内膜炎，以及从其他心内结构延伸的心内膜炎的房间隔受累。根据最新的美国心脏协会指南，未建议的 ASD 患心内膜炎的风险很低，因此不推荐使用抗生素预防。不完全修复的缺损及介入术后未完全内皮化是心内膜炎的风险，并且需要在口腔科或外科手术时，需要抗生素预防[38]。

四、相关功能

婴儿期和儿童期的孤立性 ASD 很少有症状，即使是大的缺损，充血性衰竭的症状也应该尽量排除其他相关的异常。在婴儿期死于 ASD 的婴儿研究中发现的相关病变包括左向右分流病变，如 VSD 或动脉导管未闭（PDA）；右侧梗阻性病变，如肺动脉狭窄；左侧梗阻性病变，如主动脉瓣狭窄、二尖瓣狭窄或主动脉缩窄。尸检数据显示，18% 的 VSD 患者伴有 ASD，29% 的左侧梗阻患者伴有 ASD，31% 右侧梗阻性病变的患者伴有 ASD[39]。这些相关病变支持了这样的假设，即一些继发孔型 ASD 是由相关病变导致的，这些病变有利于持续的心房水平分流和心房扩张，从而导致卵圆窝瓣膜功能不全。

二尖瓣异常长期以来被认为与 ASD 有关，尽管它们的相关发病率并不高。与二尖瓣狭窄合并肺动脉扩张与 ASD 相关。尽管非风湿性二尖瓣狭窄有时会与 ASD 相关，Lutemba-cher 综合征在风湿性心脏病流行期间更与 ASD 相关[40]。二尖瓣前叶裂、二尖瓣脱垂或反流也被报道与 ASD 相关。二尖瓣脱垂可能是右心室容量超负荷导致的室间隔移位和二尖瓣几何结构的继发性影响。在 ASD 闭合后，二尖瓣脱垂已被证明可逆转[41]。

与 ASD 相关的三尖瓣反流通常是由右心室扩大导致三尖瓣的环状扩张引起的，并且在 ASD 闭合时也会逆转。与 ASD 相关的其他心脏结构异常，包括 PAPVC、VSD、PDA、持续性左 SVC、肺动脉瓣狭窄和肺动脉分支狭窄[42]。

与 ASD 相关的 P 波延长最终可能使患者易

于发生心房颤动。年轻成人 ASD 闭合可缩短 P 波持续时间，提示心房牵张的一个慢性促成因素[43]。在老年人中 ASD 闭合不会影响这种病理生理，也不会缩短先前存在的 P 波延长[44]。在 ASD 闭合之前存在阵发性心房颤动，闭合 ASD 后 P 波持续时间不会缩短[45]。

五、血流动力学和病理生理学

（一）从左到右的分流

在婴儿早期，当肺阻力高时，左心室和右心室的顺应性相似，通过 ASD 的分流通常是轻微的。随着左心室成熟，舒张期的顺应性低于右心室，并且左心房压力升高。在 ASD 存在的情况下，会导致心房水平的左向右分流。随着年龄的增长，全身和肺部阻力之间的差异增加，以及左右心室顺应性之间的差异，增加左向右分流，右心室容积负荷增加。随着时间的推移，右心室容积负荷增加导致右心室扩张和肥大，并最终影响两个心室的功能。心房扩大可最终导致心房颤动。当 ASD 直径 > 6mm 时，通常会发生右心室容量负荷过大[46]。

容积诱导的右心室肥大导致冠状动脉储备下降，并最终损害右心室收缩和舒张功能。在大多数 ASD 患者中，成年期左心室功能储备减少。虽然左心室收缩功能在静息时可能是正常的，但左心室的舒张期功能不正常，运动时功能储备丧失。左心室功能障碍的机制包括：①继发于右心室扩张和肥大的室间隔移位；②二尖瓣的收缩前移。通常，在儿童和年轻人 ASD 闭合后 6 个月，左心室和右心室的功能可恢复正常化[47]。

（二）肺血管疾病

与单性 ASD 相关的肺动脉高压在儿童期较为罕见，但 35%～50% 的未修复 ASD 患者在 40 岁时，肺血管阻力升高。肺血管疾病的发展与 ASD 患者的年龄或分流程度不一致。相比之下，VSD 患者的肺动脉高压发生更早且更严重，虽然和 ASD 患者有类似的左向右分流和肺血流量增加。在一项对 128 名患有 ASD 合并肺动脉高压（均为 18 岁以上）患者的研究中，1/3 的患者在 20 岁之前表现出肺血管阻力（PVR）升高，另 1/3 在 20—40 岁之间，其余的在 40 岁之后[48]。

早产儿和 21 三体综合征患儿的肺动脉高压发生的年龄较早。病理证明在 ASD 和肺血管疾病患儿中，前腺泡和肌内动脉肌力增加。肺血管病变是罕见的早期肺血管疾病的主要原因。因此可以获得在 ASD，也可能偶然地关联 ASD[49]。

（三）临床表现

绝大多数 ASD 无症状，心悸、心房颤动和充血性衰竭是晚期表现，在 40 岁以下的患者中并不常见。即使在儿童中，也观察到极度劳累时偶尔出现呼吸困难。在大 ASD 存在的情况下，反复发作性呼吸道感染较常见。据报道，乳糜胸是 ASD 的一种表现，并通过 ASD 闭合治愈[50]。

在极少数情况下，ASD 可能与发绀有关。在没有肺阻力升高的情况下，横跨 ASD 的双向分流已被证明是发绀的原因之一[51]。发绀的另一种解剖学原因是通过 ASD 的去饱和下腔静脉（IVC）血流，由持续扩大的下腔静脉瓣或其他异常引流血液进入左心房的静脉引起[52]。更为不幸的是，发绀可以在晚期肺动脉高压不可逆的情况下进一步展。

与 PFO 相关的其他临床表现包括脑卒中、偏头痛、高原肺水肿和潜水减压病[53]。

（四）诊断和检查

在 ASD 患者体格检查中，与患者左向右分流，在室容量增加一致，如右心室搏动明显，右心室前抬高，心尖向左移位，在左胸壁可见明显搏动。

听诊结果包括在左上胸骨边缘听到的收缩期血流杂音，该杂音来自从肺动脉瓣通过的血流，分裂的 S_2，固定分裂，和突出的肺动脉。心尖舒张期杂音，特别是在吸气时，表明通过三尖瓣血流量增加。

胸部 X 线片显示心脏肿大、肺血管丰富、肺动脉突出。

ASD 的心电图显示，右心室肥大、PR 间期延长、右束支不完全传导阻滞，V_1 为 RSR 型。超过 50% 有大 ASD 大的年轻患者伴有右心室扩大的心电图表现。传统观念认为，继发孔型 ASD 与右轴偏差和右束支不完全传导阻滞（右心前区导联中 rSR' 模式）相关，而原发性 ASD 显示左轴偏差与右束支不完全传导阻滞。研究发现仅有 6% 的静脉窦 ASD 患者术前心电图正常[54]。据报道，尽管有些心电图对儿童有用，但它们在成人中并不敏感，并且在超声心动图诊断灵敏、特异且易于获得的时代很少被提及[55]。

心脏导管介入检查同样很少用于 ASD 的诊断，但当 SVC，到右心房 O_2 饱和度升高，反映了心房水平的左向右分流。跨肺动脉瓣压差 < 25mmHg，仅仅反映生理状态下肺血增加。超声心动图是最常见的诊断模式，能够获取足够的形态学和生理学数据，在绝大多数情况下无须介入。

经胸超声心动图彩色多普勒血流成像，被认为是儿童 ASD 诊断最准确的方法，与单独的二维超声心动图相比，能够检测较小的心内分流。但一些难以发现位置的小缺损如冠状窦型或静脉窦型缺损，检测仍较困难。高分辨率计算机断层扫描（CT）和心脏磁共振成像（MRI）已被用于对一些遗传性缺损进行检测，这些缺损未能获得足够的超声心动图表征。MRI 对于可能位于气道和肺部附近的部分肺静脉异常结构的成像有用，因空气干扰超声心动图成像（图 114-4）[56]。

六、房间隔缺损和卵圆孔未闭的治疗

（一）房间隔缺损闭合适应证和禁忌证

从 ASD 修补中获益最多的患者是有肺动脉高压的风险的患者，但一旦出现肺动脉高压，手术风险就会增加。原则适用于所有 ASD[57]。当肺血流量与全身血流量（Qp∶Qs）之比 ≥ 1.5∶1 时，通常建议 ASD 修补。理想情况下，ASD 关闭应在 2—5 岁时进行，此时运动耐力未下降且在学龄前，胸壁顺应性最佳。右室容量负荷过大是常见的超声表现，表明需要行 ASD 修补。手术 ASD 修补后的长期随访数据表明，在出生早期进行修复时，存活率与正常人群相当，当延迟手术时，存活率会随年龄增长而下降。40 岁以后修复者的 27 年生存率仅为 40%[58]。

没有血流动力学异常的小的 ASD，在无心脏肿大时，无须关闭。妊娠是关闭的相对禁忌证，关闭安全推迟到分娩后。严重的左心室衰竭是 ASD 闭合的禁忌证。

晚期肺动脉高压是 ASD 闭合的禁忌证。重要的是要考虑到，在高流量状态下，Qp∶Qs 较大时，高肺动脉压可能不代表肺动脉高压。作为一般指导原则，不可逆性肺动脉高压的特征为 PVR 8～12Wood/m^2，Qp∶Qs 小于 1.2∶1，在血管扩张药作用下无改善。

具有活性成分的中度肺动脉高压并不是 ASD 修补的禁忌证，尽管无论修补与否，这些患者的肺动脉高压都可能发生进展。在严重肺动脉高压的情况下，根据可逆性和 PVR 的程度，可以成功地进行有孔的 ASD 缝闭。手术禁忌的指南主要通过 VSD 获得。一般来说，在使用血管扩张药后 PVR 必须低于 7 Wood/m^2，可行 ASD 修补[59]。在心脏导管插入术中用于确定肺动脉高压是否可逆的血管扩张药，包括高氧、吸入一氧化氮和静脉注射前列环素（Flolan）。慢性血管扩张药治疗西地那非已经成功地将不能手术的肺动脉高压降低到手术[60]。

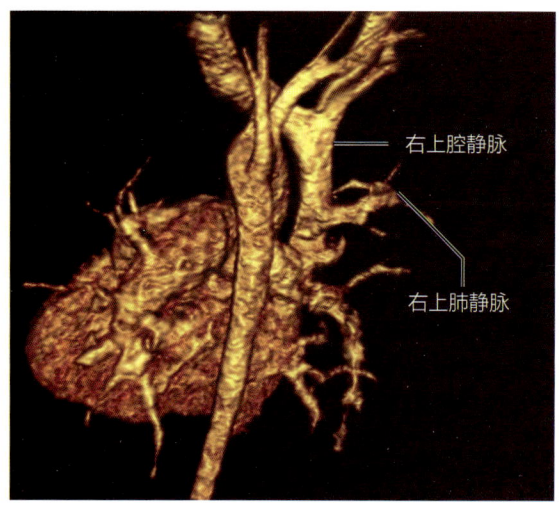

▲ 图 114-4 心脏 MRI 的三维成像（后面观）
显示右上肺静脉汇入到上腔静脉，在房室交界上方（上腔静脉型患者）(Dawid Parra, MD, Vanderbilt Childrens Heavt INstitute 提供

（二）卵圆孔未闭的治疗

1. 卵圆孔未闭（PFO）手术闭合的适应证

PFO 导管治疗增加导致临床研究和病例报道增加，以重新检查 PFO 闭合的适应证。尽管存在一些持续存在争议的问题，但目前还缺乏足够的数据来支持对偶然发现血流动力学正常 PFO 的内科、外科手术等治疗。由 PFO 或相关 ASA 引起的不良事件包括栓塞性脑卒中或外周栓塞、脑脓肿、潜水减压病中的气体栓塞、Platypnea-Orthodeoxia 综合征、偏头痛，以及肺栓塞或右心压升高时缺氧加剧继发右心室梗死[61]。在这些情况下 PFO 封堵的适应证也存在争议，稍后将对此进行讨论。

2. 卵圆孔未闭和脑卒中

PFO 与脑卒中的联系复杂、与年龄相关的，并没有完全解决。在讨论脑卒中的风险时，重要的是区分第一次缺血性脑卒中、隐源性脑卒中（没有已知潜在因果关系的脑卒中）和复发性卒中。

PFO 与隐源性卒中之间的关联，在年轻人群中是可接受的，因为年轻人群脑卒中一般是罕见的。对于年龄 < 55 岁的患者，隐源性卒中与 PFO 之间存在的相关性很强，而如果 ASA 存在（无论是否存在 PFO），这种相关性更强[62]。前瞻性研究证实了这一趋势，但没有统计学意义，留下了一些争议的空间[53]。

55 岁以后的因果关系不太清楚，在老年人群中同时发生其他原因所致的缺血性卒中使其复杂化。尽管这种关联并不像年轻人群那样强烈，但 PFO 仍与老年患者的隐源性卒中有关[63]。

心房间分流的大小与复发性卒中的风险之间似乎没有关系[62, 64]。

尽管隐源性卒中与 PFO 之间存在令人信服的关联，但 PFO 作为首次或复发性卒中的预测因子尚不明确。尽管未经治疗的 PFO 可预示在初次卒中后 4 年内发生复发性脑血管事件的风险为 2.3%，但 ASA 合并 PFO 预示 4 年内复发风险为 15.2%[65]。脑卒中后的抗血小板治疗可减轻卒中复发的风险。对于患有 PFO 但无 ASA 并发症且年龄 < 55 岁的卒中患者，服用阿司匹林时，每年复发卒中的风险只有 1%～2%。

缺血性事件后 PFO 的治疗策略包括 PFO 封堵或使用阿司匹林、香豆素进行药物治疗。各种报道支持对隐源性卒中的患者进行抗凝治疗或行 PFO 封堵。

目前仍无法确定 PFO 与卒中是否相关。在封堵后常规应用抗血小板治疗，进一步混淆了机械治疗与内科治疗效果之间的区别。系统评价未能证明闭合与抗凝治疗在 PFO 存在下，预防复发性隐源性卒中的优势，但有数据表明封堵的好处个体化[66-68]。

普遍接受的实践指南建议如下治疗策略。

① 对于任何无症状的 PFO 或 ASA 患者，单独使用阿司匹林。该人群脑卒中的风险为 ≤ 1%/ 年。

② 香豆素用于 PFO 合并高凝状态、有卒中史、短暂性缺血发作（TIA）或卒中前深静脉血栓形成（DVT）患者。香豆素出血并发症风险有 2.2%/ 年，死亡率为 0.2%。可能表明该人群关闭 PFO。

③ 如果 PFO 合并 ASA（卒中风险每年为 4%，即使服用阿司匹林）、卒中前 DVT、TIA 或服用抗凝药物仍发生卒中，年龄 < 60 岁且患有隐源性卒中建议行 PFO 封堵治疗[69]。

3. 卵圆孔未闭和偏头痛

虽然 PFO 可能更多存在于偏头痛患者中，而不是普通人群，特别是对于伴有先兆的偏头痛患者，但明显的关联尚未确定。许多接受 PFO 封堵的患者已经表明偏头痛好转，但 PFO 封堵和偏头痛改善的关联，可能受安慰剂效应、围术期抗凝治疗、短期随访和器械并发症的影响。PFO 封堵治疗严重偏头痛的唯一随机临床试验，未能显示出两者的相关性[70]。尽管正在进行其他的随机临床试验，但目前 PFO 封堵不推荐用于治疗偏头痛[53, 71]。

4. 卵圆孔未闭和潜水减压病

超声心动图记录到左心的气泡，可证明潜水减压病与 PFO 相关。水下压力及其对通气的影响增加了肺阻力，降低了左心室前负荷，同时增加了右侧压力，有利于气体从右向左分流穿过 PFO。PFO 患者潜水减压病的总体风险很低，每

10 000 名潜水员发生 5 次，高出无 PFO 者 5 倍。

在一项前瞻性、非随机的、患 PFO 的潜水员进行 PFO 封堵对照试验中，长期随访显示 PFO 封堵在预防症状性减压损伤和 MRI 无症状神经功能损害方面具有明显优势[72]。这些研究结果表明，潜水的人员需行 PFO 封堵，但仍缺乏预防性封堵的有利证据[53]。

（三）导管治疗

在 1976 年，King 和 Mills 第一次报道了介入封堵 ASD，使用一个双伞装置和 23Fr 输送导管。大输送导管和复杂的输送方法阻碍了其广泛使用[73]。1983 年，Rashkind 推出了一种自扩张贴片装置，该装置通过小倒钩连接到隔垫上。但该装置因无法重新定位和无意中附着于心脏内的其他结构而受到阻碍[74]。自动扩张贴片的改良版本 Lock Clamshell 设备，这是一种双盘、自扩张设备，可以通过 11Fr 输送护套进行操作。首次报道于 1990 年，这是第一个得到广泛使用的设备[75]。设备臂断裂导致其须重新设计。1993 年，Das 报道了一种自扩张双贴片装置，即 Angel Wings 装置，它带有一个共同的中央环作为腰部。虽然它的使用受到其刚性框架、锋利边缘和难以回收的限制，但其圆形中央腰展示了自动定位装置的优势[76]。在随后的 20 年中，人们设计和研究了许多用于治疗继发性 ASD 的装置。目前在美国 FDA 批准的两种装置是 Amplatzer 隔膜封堵器（St. Jude Medical, St.Paul, MN）[77] 和 Helex 隔膜封堵器（Gore & Associates, Flagstaff, AZ）[76]。目前在美国以外地区可用的装置包括五类：Gore 隔膜封堵器（W.L.Gore & Associates, Flagstaff, AZ）[78]；Ultrasept ASD 封堵器，它是 Atriasept 装置（Cardia, Inc., Eagan, MN）的改进型[79]；Occlutech Figulla ASD 封堵器（Occlutech, Jena, Germany）[80]；CardiO-Fix（CSO）ASD 封堵器（Starway Medical Technology, Inc., 中国北京）[81]；Cera ASD 封堵器（Lifetech Scientifc Co., Ltd., Shenzhen, China）[82]。

目前大多数 ASD 都是通过导管装置封堵的。Amplatzer 和 Helex 封堵器目前最常用。对全美国社区医院实践的抽样调查发现，2002—2004 年间，每年设备数量增加了 58 倍，而手术率保持不变。当将封堵与手术进行比较时，成功率和发病率几乎相等。目前已发表的研究表明，将这两种方法应用于解剖上类似的 ASD，封堵成功率为 80%~95.7% 外科手术成功率为 95%~100%。需要治疗的并发症（定义包括贫血、需要治疗的心律失常、心包后切开术后综合征、心包或胸腔积液、输血、发热、伤口并发症）最多发生在 8% 的封堵和 23%~24% 的手术中并且封堵的平均住院时间为 1d，而手术组为 3.4d[84, 85]。装置的不断进步和装置经验，正在提高这些导管治疗的成功率。

解剖位置仍然是决定能否行 ASD 闭封堵的决定性因素。不适合于封堵的缺损，包括那些封堵失败、没有足够隔膜边缘以接合装置的缺损，以及装置闭合可能危及肺静脉、IVC 或 SVC 的缺损。前 - 下室间隔缺损可导致装置干扰三尖瓣、二尖瓣或冠状窦。个别间隔边缘缺损，尽管最初是封堵的禁忌证，但不是绝对的禁忌证，只是可能会降低成功率[86]。目前在美国可获得最大的 Amplatzer 隔膜闭塞装置是 38mm，超过这个尺寸的缺陷需要手术闭合。尽管多个器械关闭的成本可能超过手术成本，但多个器械可以关闭多个缺陷。随着器械及其输送系统继续进行改进，能否封堵的决定因素正在演变。

来自多个来源的汇总数据表明，ASD 和 PFO 封堵的主要并发症发生率为 1.4%，轻微并发症发生率为 1.4%[87]。封堵的早期主要手术并发症包括器械栓塞、心脏压塞、脑卒中或 TIA、腹膜后血肿、血栓形成、装置侵蚀、IVC 梗阻、冠状窦或肺静脉梗阻、三尖瓣或二尖瓣关闭不全。非心脏并发症包括髂静脉夹层、腹膜后或腹股沟血肿和腿部缺血。轻微并发症包括轻微血管并发症、心律失常、短暂 ST 段抬高、经皮取出装置栓塞、心包积液、不需要手术的装置错位和肺水肿。晚期并发症包括器械相关死亡、脑血管事件、器械血栓形成或错位、栓塞、糜烂、大动脉炎、心律失常、器械折断、心包积液、心内膜炎和镍毒性[87]。

随着设备经验的成熟，它们的适应证和禁

忌证得到了更好的定义。有证据表明，对于体重＜15kg正在生长的患者，并发症的发生率会更高[88]。基于荧光镜引导的导管治疗引起大家对辐射暴露的关注；当使用超声引导的ASD闭合时，这种考虑被消除[89,90]。较大缺损或封堵器设备是AV阻滞的风险因素[91]。小心避免封堵器过大，特别是对于主动脉边缘缺损的患者，可以防止主动脉损伤[92,93]。缺乏后下缘可能会增加移位的风险，有这种解剖结构的患者可能通过手术治疗更安全[94]。

一项最近20年针对封堵与手术治疗ASD的结果比较显示，两种闭合方法在生存率、心肺功能、心律失常或晚期栓塞性卒中方面没有显著差异，以上支持封堵治疗[95]。

（四）手术治疗

1、继发孔型房间隔缺损和卵圆孔未闭

用于修复ASD的标准手术切口是部分或完全正中胸骨切开术。保留一部分前心包，以用作补片。其他各种材料也被用作补片，包括牛心包和聚四氟乙烯（PTFE），但自体心包是一种顺应性、耐用性和成本效益高的选择。双腔静脉插管、亚低温和顺行性心脏停搏用于提供一个静止的、无血的区域，通过右心房切开暴露房间隔。仔细检查房间隔确保正确识别缺损边缘。确定SVC和IVC，特别注意有无肺静脉异常引流（PAPVR）。确定下腔静脉瓣以避免将IVC缝至左心房或腔静脉。识别冠状静脉窦并保护其不被缝合线包裹。仔细地将缝合线缝于周围组织中，但不干扰主动脉的邻近非冠状窦、前三尖瓣或二尖瓣、冠状窦和AV节前下、IVC和右下肺静脉下方和后方或右上肺静脉和后SVC（图114-5）。当缺损基本闭合时，必须存在足够的多余组织，以确保一旦心脏跳动和充血，不会对修复产生任何张力。

2. 静脉窦型房间隔缺损伴有部分肺动脉静脉异常引流

静脉窦型ASD最常见的变异型是上位静脉，即右上肺静脉异常引流至右心房或SVC。在许多病例中，单一心房内补片可以通过房间隔缺损阻

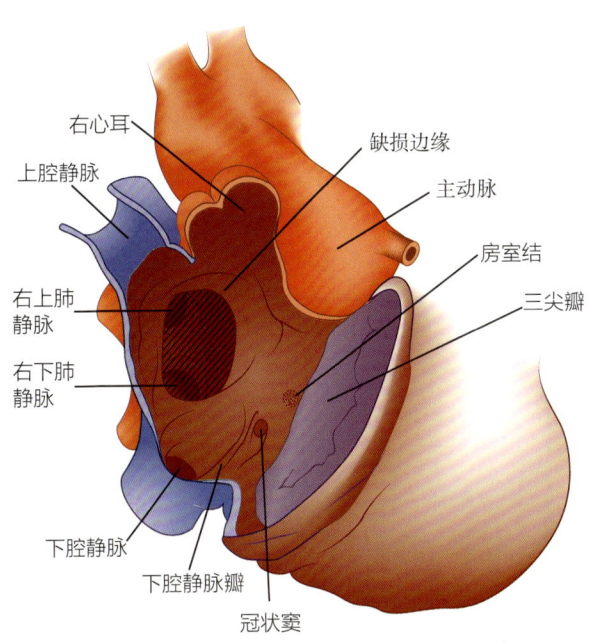

▲ 图114-5 房间隔缺损的心房内解剖

挡肺静脉进入左心房。注意将SVC入口置于远离窦房结的位置。由于补片占据了SVC腔内空间，可能会导致SVC变窄[96]。一个双补片法可解决上述问题。

当一个或多个肺静脉连接到SVC，偏向头侧，而不能简单阻挡时，必须对侧方SVC进行辅助补片成形术。考虑到这样的几何形状，可以在SVC的外侧基底处设计一个心房切口，这样就可以通过一个心房切口放置房间隔和腔隙补片，并将其延伸到SVC上（图114-6）。必要时可扩大ASD。

Warden手术[97]在1984年被提出将异常连接到肺静脉SVC横断，从而实现肺静脉到心房的唯一血流。心内补片封闭左房，将SVC移植到右房。横切的SVC经直接吻合再植入右心耳（图114-7）。无张力SVC吻合术是SVC再植成功的必要条件，有时还需要补片。必须特别注意切除中所有可能影响SVC血流通过再植部位心耳小梁肌。

对儿童纪念医院治疗的54例上腔静脉ASD和PAPVR患者的回顾性研究显示，窦性心律失常发生率为55%。这些患者的心房或交界节律较低，运动时并未正常增加。当右上肺静脉进入

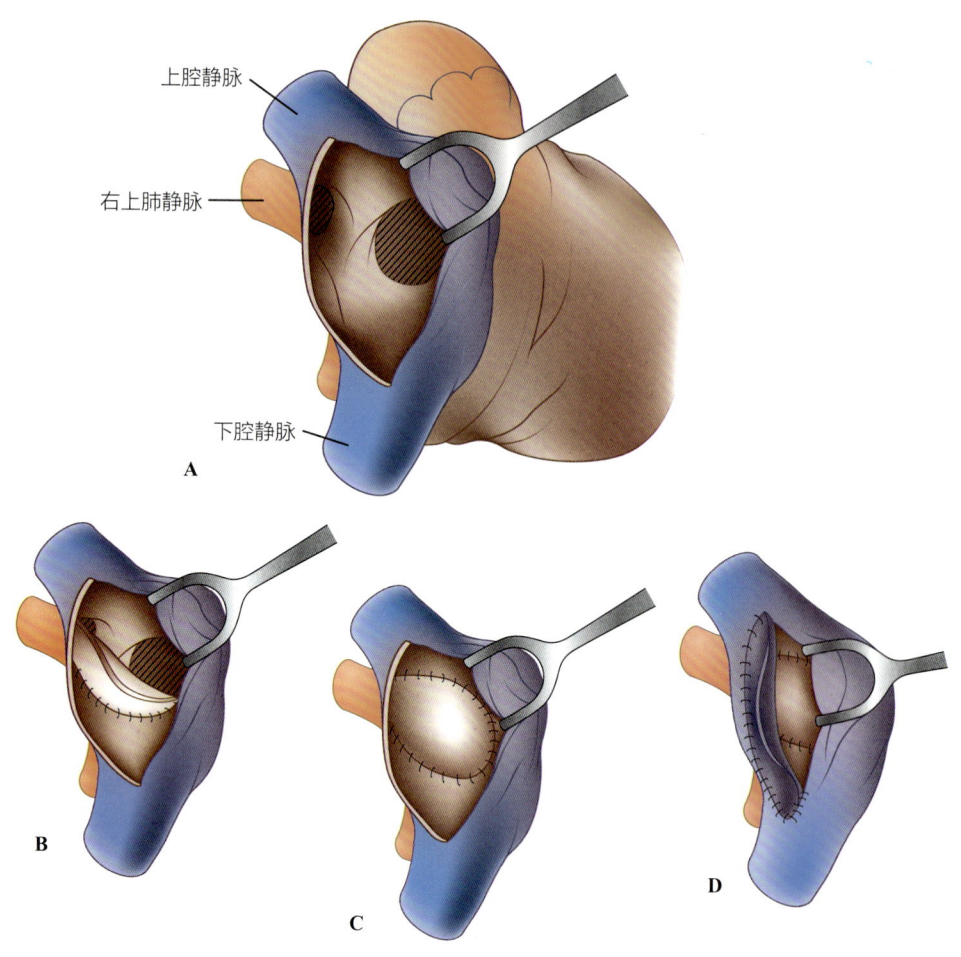

▲ 图 114-6 上腔静脉窦房间隔缺损修补术

A. 右心房切口暴露异常的右上肺静脉；B. 心包补片使右上肺静脉血液通过继发孔进入左心房；C. 完成心包补片缝合；D. 经心房切开的补片成形术可使上腔静脉的头部充分伸展，以避免上腔静脉堵塞

SVC 时，这些数据支持 Warden 手术，以校正所有上腔静脉型 ASD[98]。

3. 原发性房间隔缺损

以 AV 瓣之间没有任何房间隔组织为特征，原发性 ASD 闭合需要将补片直接缝合到二尖瓣或三尖瓣组织，避开邻近的室间隔和 His 束，有时将冠状静脉窦留在左心房一边，避免 AV 节。即使在没有二尖瓣关闭不全的情况下，也可以检查二尖瓣和相关裂隙的闭合情况。注意避免产生二尖瓣狭窄。原发性房间隔缺损在房室隔缺损进行了充分讨论。

（五）微创手术

各种替代正中胸骨切开术的方法已被提出修补 ASD。乳头下或腋窝切口可使右心房暴露瘢痕，切口比完全正中胸骨切开术更容易隐藏。剑突下"小切口"或部分胸骨下切开术可以通过小的垂直或横向乳房下切口进行，同时可通过切口而不是外周进行插管[99]。还可使用更小的切口、股动脉插管、视频或机器人辅助的方法[100, 102]。和正中胸骨切开术相比，这些替代方法更具美容优势，但迄今为止，很难在心脏生理学，肺生理学、疼痛、麻醉长度、住院时间或成本方面证明其具有客观优势[103]。

（六）手术的并发症

手术闭合 ASD 后的早期并发症包括补片撕裂、血栓栓塞和心律失常，如心脏传导阻滞、窦房结功能障碍和心房颤动或心房扑动。ASD 修复术后早期的心律失常可能预示着最终需要起搏

第三部分 先天性心脏病手术
第 114 章 房间隔缺损与三房心

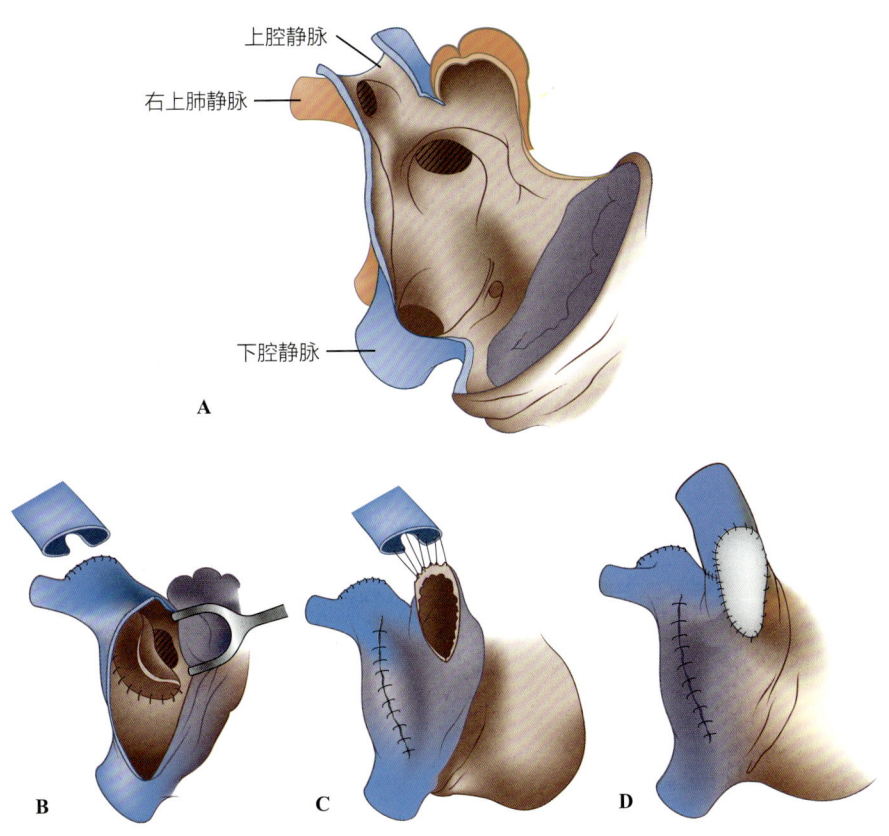

▲ 图 114-7 Warden 手术
A. 右心房切口显示右上肺静脉和房间隔缺损及左心房关系；B. 异常肺静脉上端的上腔静脉横断，将上肺静脉缝合至左心房；C. 上腔静脉缝合至右心耳；D. 补片吻合可以避免堵塞

器[104]。手术闭合后残余分流的发生率可忽略不计[84]。术后残余的右至左分流可能在缺乏关闭不完全时发生，或有未诊断出的其他缺陷，或在缝闭 ASD，错误地将下腔静脉瓣，缝闭阻碍了 IVC 向左房引流，导致发绀。在肺动脉高压的情况下，ASD 闭合可导致体循环静脉高压、右心室衰竭或低心排血量，并且可能需要恢复心肺转流术以试图进行封闭。

ASD 手术修复后 27~32 年的晚期随访显示，手术年龄是晚期并发症的独立危险因素。当患者的手术年龄超过 25 岁时，晚期心力衰竭、脑卒中和心房颤动更常见[58]。无论是否进行修复手术，ASD 患者发生心房颤动的独立危险因素，包括年龄 > 25 岁、左心房扩大、二尖瓣或三尖瓣关闭不全[105]。在 ASD 修复后表现出心房颤动的 40 岁以上患者中，有 30%~40% 可能在 ASD 修复后的 10 年内出现栓塞事件，该组中需要系统性抗凝治疗术。开胸手术的并发症，包括膈神经麻痹、肺疝、心脏疝、脊柱侧凸和乳房或胸部肌肉畸形。

七、结果

（一）房间隔缺损闭合的生理

即使在儿童期，也可以测量 ASD 患者运动耐量的细微变化。在 5 岁以下患者 ASD 修复后 6 个月，运动期间的异常通气阈值恢复正常，但对于 5 岁以上的患者，其通气阈值则保持低于正常水平[106]。大多数在修复时年龄超过 5 岁的患者，在 ASD 闭合后至少有一些残余的右心室扩张和异常的室间隔运动，这与术前分流或 ASD 大小无关[110]。这种趋势的临床意义尚不清楚。这些数据可能进一步支持学龄前进行 ASD 手术。

1821

（二）成人

尽管患有 ASD 的成年人，在 ASD 修复后，运动耐量增强，右室缩小，但随着年龄的增长，这种改善不太明显[57,111]。与预期治疗相比，40岁以下患者 ASD 修复具有明显的生存优势并降低心血管事件发生率[112]。对于老年人群中最佳的治疗策略，仍存在一些争议。

尽管右心房扩大可能持续存在，但无论是否存在症状，在手术或封堵 ASD 后，成人右心扩大的发生率会降低，与修复时年龄相关[113,115]。虽然年轻人在 ASD 闭合的几个月内表现出 V_{O_2max} 改善，但是 40 岁以上接受修复的患者可能需要数年才能显示出改善。在患有 ASD 的成人中，已经证实术前峰值氧摄取低，在修复后术 4 个月增加，术后 10 年完全正常化[113,116]。在 ASD 修复之前，超过 60% 的 40 岁以上患者是纽约心脏病协会（NYHA）Ⅲ～Ⅳ级，而 ASD 修复后，超过 80% 的患者是 NYHA Ⅰ级～Ⅱ级。60 岁以上的患者，与预期治疗相比，心功能改善，肺动脉压即刻和远期下降，ASD 闭合后 5 年和 10 年生存率提高[118,119]。无论患者年龄大小，这些数据都支持 ASD 修复。ASD 修复后成人住院时间延长的独立危险因素包括术前心房颤动、ASD 较大、手术年龄较大、心肺转流术时间较长[120]。随着 ASD 增大和修复年龄增大，发生急性左心室衰竭和肺充血的概率增高[121]。

（三）心律失常

如果在儿童期进行 ASD 修复，早期或远期房性快速性心律失常或窦房结功能障碍的发生率较低[122]。在未修复的青少年中，心房颤动或心房扑动的发生率可能已经上升，40 岁以后发生率明显增加[14,44,58]。

对于 40 岁以上的患者术后房颤率明显高发，考虑行 Cox-Maze 心律失常消融。没有随机数据支持 CoxMaze 手术，但观察性研究表明，术前有心房颤动或心房扑动患者接受 ASD 修复同时消融，是有益的[123]。单独的右心房迷宫手术可能无法在 ASD 修复术后恢复和维持窦性心律，可通过行双侧迷宫手术可以获得更高的成功率[124]。

八、三房心

左位三房心是最罕见的心脏病之一，占先天性心脏病的 0.1%。在 1868 年，Church 描述了相关疾病，三房心是通过纤维膜将肺静脉与左心房分开。左心房的解剖结构，包括心耳，都是膜的心室面、肺静脉与左心房之间的联系仅限于膜上的一个孔。膜可以包含单个或多个孔，也可以通过 ASD 直接与右心房相连，或通过上升或下降垂直静脉间接与右心房相连。三房心有多种亚型（图 114-8）。

右心房亚型，有时称为右位三房心，是右心房被膜分隔，与三房心无关。右位三房心是由于应在胚胎 12 周时退化的右静脉窦瓣持续存在[126]。右位三房心形式多样，从 Chiari 网到完整隔膜来分隔右房，隔膜甚至可脱垂穿过三尖瓣造成右室流出道梗阻[127]。

（一）胚胎

三房心左旋膜包含胚胎肺总静脉和左心房壁的成分。Van Praagh 表明，背房室是胚胎期的肺静脉，肺总静脉窦组织压迫肺学静脉的左心房口，导致胚胎第五周时无法正常进入左心房腹侧[128]。Van Praagh 的解释是最广泛接受的。其他理论假设第一房间隔的畸形或肺总静脉未完全并入左心房[129-131]。

三房心部分阻塞的肺静脉腔可能形成一个向上或向下的垂直静脉，通过上腔静脉或下腔静脉减压进入体循环，类似于心上或心下型完全肺静脉异位引流。腔室之间的连通程度决定了梗阻程度。

（二）相关异常

三房心合并部分肺静脉异常引流已被描述，通常左侧或右侧静脉引流到左心房，对侧静脉连接到背部静脉腔。相关的部分肺静脉异常引流到垂直静脉或冠状窦也已被描述[132]。三房心与左上腔静脉的存在有很高的相关性，这一关联在理论上与三房心的发病机制有关[131]。

其他与左位三心房相关的心内异常包括肺动脉狭窄、Ebstein 畸形、三尖瓣疾病、VSD、法洛四联症、房间隔缺损和左心发育不全[133,134]。

（三）临床表现

三房心的临床表现通常发生在婴儿期，表现为肺静脉淤血和肺动脉高压。发育不良、肺水肿和频繁的肺部感染是常见的。其严重程度取决于肺静脉阻塞的程度。肺静脉与右心房相通的患者症状，通常症状较轻微，晚期患者还可能出现晕厥、咯血、心房颤动、栓塞并发症和右心衰竭[135]。

成人三房心症状进展可能是由于二尖瓣反流。在成人中发现隔膜的钙化可以解释隔膜上孔变窄，从而导致症状加重。在一项对1960年之前未治疗患者的31例尸检标本的研究中，如果开口直径＜3mm，平均死亡年龄为3.3个月，如果开口直径＞3mm，则平均死亡年龄为16岁[136]。成人患者可能表现出进行性呼吸困难和心悸。

体格检查可发现肺充血和听诊时肺动脉瓣第二心音亢进。晚期长期肺动脉高压和右心衰竭的患者，表现为肝大和颈静脉扩张。胸骨左缘可出现收缩期杂音。

心电图显示P波高耸，提示右心房扩大。电轴右偏和右心室高电压与左室扩大一致。

胸部X线片显示心脏扩大与右心室扩大、肺动脉突出和肺血管突出一致。

三房心的诊断常通过超声心动图进行，很少需要介入检查。心导管检查的结果包括从肺毛细血管楔压到左房压的梯度变化、肺动脉高压、上腔静脉血管造影成像、肺循环时间延长、上腔和左心的差异减小，偶尔可见隔膜线性改变。在极少数情况下，血栓可能发生在膜的近端，并表现为左心房肿块。

（四）病理生理

在膜孔口仅与左心房相通的解剖亚型中，三房心的生理与二尖瓣狭窄相似，肺充血和（或）水肿取决于孔的大小。

对于与右心房连通的亚型，肺静脉血流流入右心房，然后通过膜下方的心房间交通返回左心房。左心充盈受限，心排血量低和肺水肿，其程度取决于沿左心房通路的梗阻程度。

三房心引起的肺静脉梗阻已被证明和肺静脉和动脉中进行性内膜增厚和内膜纤维化，以及淋巴管扩张相关，尽管没有VSD中的肺血管疾病的进展的那样早，也不严重。VSD或其他左向右分流病变的内膜增生和晚期不可逆血管变化，在肺静脉梗阻尚未发现[137]。

当在近端腔室和右心房之间存在心房间交通时，存在左右分流。当右心房和充盈不足的左心房之间存在流通时，可能发生从右到左的分流。

（五）治疗和结果

三房心的外科修复需要双腔静脉插管、中度低温和心搏。对心脏直视检查可发现心脏底部扩张的肺静脉。通常往右房至房间隔切口进入左房。注意鉴别二尖瓣，并在隔膜切除过程中保护二尖瓣不受损伤。隔膜被广泛切除肺动脉膜，使肺静脉口到左心房二尖瓣流入区没有阻碍。结扎上升或下降的静脉结构以便于结扎。

三房心修复效果良好，预期死亡率＜2%。复发性梗阻的再干预是罕见的[133]。可周期行三房心修复和房颤消融。

虽然标准手术包括完全切除梗阻膜，但也有利用球囊扩张隔膜上孔的方法。

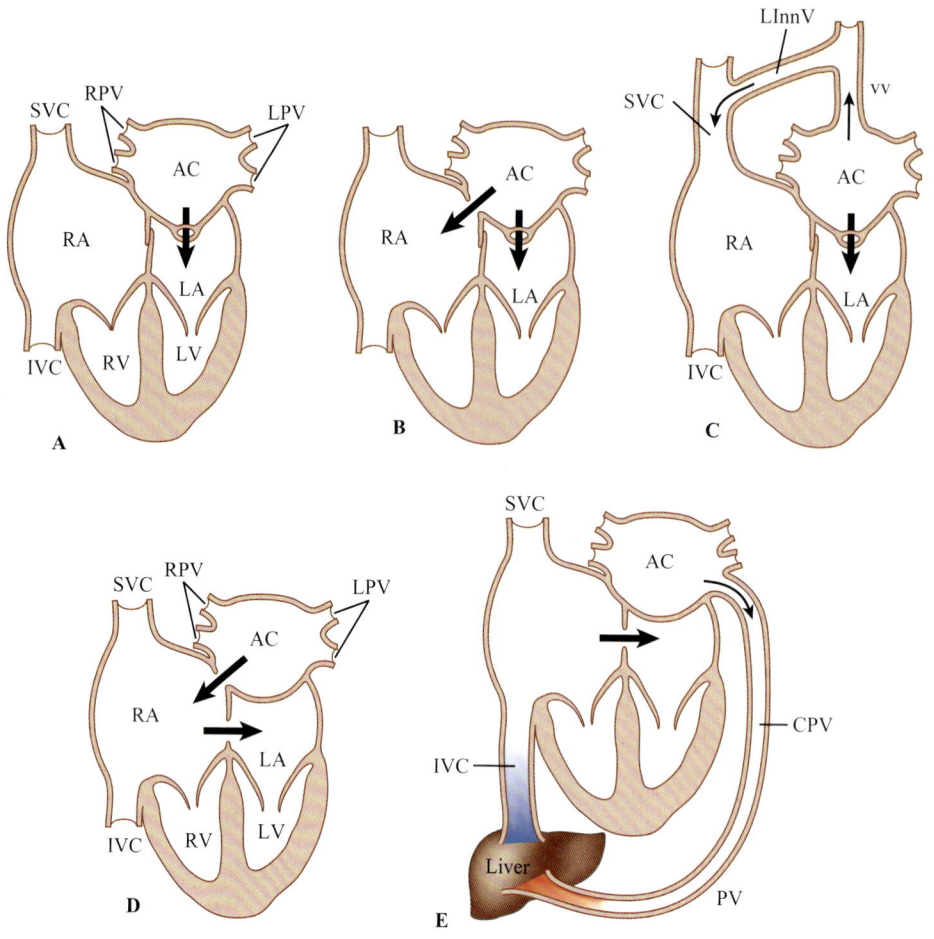

▲ 图 114-8 三房心的亚型

A. 典型三房心，肺静脉正常引流至左心房，并通过隔膜上孔进入真正的左心房；B. 肺静脉引流至左、右心房；C. 肺静脉垂直汇入无名静脉；D. 肺静脉直接汇入右心房，而左心房通过继发性房间隔缺损进入；E. 肺静脉在心下垂直汇入体静脉系统。AC. 副腔；CPV. 肺总静脉；IVC. 下腔静脉；LA. 左心房；LInnV. 左无名静脉；LPV. 左肺静脉；LV. 左心室；PV. 肺静脉；RA. 右心房；RPV. 右肺静脉；RV. 右心室；SVC. 上腔静脉；VV. 垂直静脉

（引自 HammonTw, Bender HW:Mator anowalies of pulmonrayond thoracic sys temic Veins.In sabiston DC, SPencerEC, editor:Surgery of tho chest, ed6, philadelphia, 1995, WB, Saunders, P1422）

第 115 章 肺静脉畸形手术注意事项
Surgical Considerations in Pulmonary Vein Anomalies

Mauro Lo Rito　Osami Honjo　Christopher A. Caldaronez　著
封　宇　译

一、病因

正常的胚胎发育的肺静脉系统，包括建立一个左心房和肺静脉丛之间的连接，以及体静脉与肺静脉连接的退化。肺静脉系统与体静脉系统的不适当连接，称为肺静脉回流异常。

作为正常胚胎发育的一部分，肺芽起源于原始前肠。在肺发育的初始阶段（妊娠 25～27d），肺静脉引流通过主静脉和脐 - 卵黄静脉系统（体循环静脉）。在发育的后期（妊娠 27～29d），共同心房外翻形成了发育中的房间隔的左侧壁[1]。这种结构被称为肺总静脉、原始肺静脉或肺凹陷，向肺静脉丛延伸并分叉，在妊娠 28～30d 对发育中的肺芽进行静脉引流（图 115-1）。然后，肺芽和体循环静脉系统之间的连接退化，发育中的肺血流直接被引流到左心房。

人类基因家族的研究，完全性异常肺静脉回流表现出具有不完全外显率的常染色体显性遗传，且与遗传相关的可变表达定位于人类染色体 4 q12 位点[2]。心脏形态发生过程中，会形成尾端原始血管结构（这将成为体静脉循环的一部分）与肺部静脉丛（起源于肺）形成无血管区域[3]，这种无血管区和肺静脉模式的破坏，可能是完全性肺静脉连接发生的主要发育异常。在小鼠中，一种分泌的排斥引导分子，semaphorin 3d，定位于无血管区且在肺静脉连接左心房的正确模式中起关键作用（图 115-2）。semaphorin 3d 的缺失与肺静脉与心房或冠状窦的异常连接有关。所提出的机制是基于缺乏排斥诱导作用，导致从肺芽出现广泛的异常内皮芽，当血液流经连接开始时，可能导致异常连接持续存在（图 115-3）。在对肺静脉连接异常的患者进行初步研究中发现，semaphorin 3d 基因序列的特异性突变[4]。

左心房外凸与肺静脉丛融合失败或左心房外凸与房间隔发育关系错位，均可导致肺静脉引流异常。如果所有的肺静脉与一条体循环静脉部位保持异常连接，病变称为完全性肺静脉异常引流。若所有肺静脉均异常引流至多个离散的体循环静脉，则称为混合性全肺静脉异常引流。如果

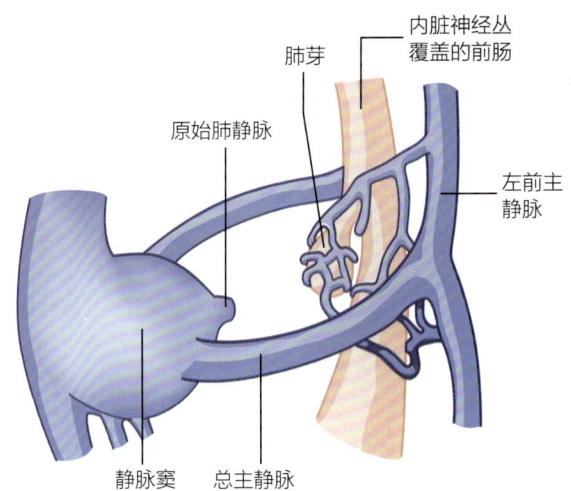

▲ 图 115-1　胚胎发育早期，肺芽起源于原始前肠并伴有体循环静脉会流

在后期，共同心房的外凸延伸并分叉进入肺静脉丛，建立对心房的引流。之后体循环静脉回流吸收消退

（改编自 Jonas RA, Smolinsky A, Mayer JE, et al: Obstructed pulmonary venous drainage with total anomalous pulmonary venous connection to the coronary sinus. *Am J Cardiol* 59: 431–435, 1987.）

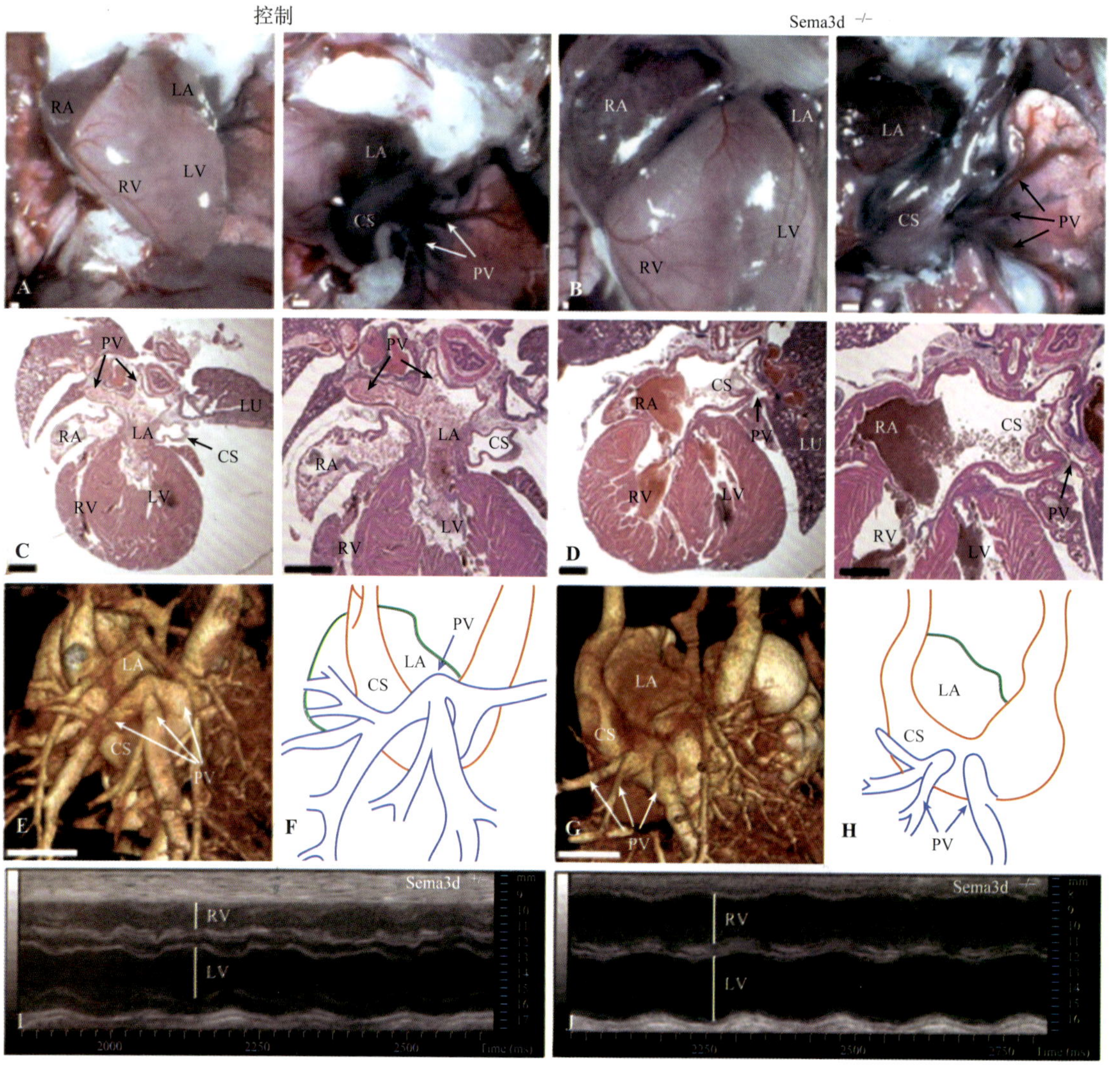

SABISTON & SPENCER 心胸外科学（原书第 9 版）
SABISTON and SPENCER Surgery of the Chest (9th Edition)

▲ 图 115-2 Semaphorin3d 型与对照组小鼠心脏比较

A. 成年对照和（B）Sema3d -/- 心脏前视图。B. 突变体表现出严重的心脏肥大，右心房（RA）与右心室（RV）扩张。突变小鼠肺静脉（PV）进入冠状窦（CS；B，左）。对照组小鼠（A）肺静脉（PV）正常进入左心房（LA）。C 和 D. 显微照片的苏木精和伊红染色部分显示，正常连接的肺静脉与左心房 Sema3d +/- 小鼠（C）和异常肺部静脉连接的冠状静脉窦 Sema3d -/- 小鼠（D）。E-H. 容积渲染的微型计算机断层扫描图像（背侧图）显示，新生野生型小鼠（E）肺静脉进入左后心房和新生鼠（G）肺静脉进入冠状窦。F 和 H. 分别为 E 和 G 的微 CT 图像示意图。通过 Sema3d+/-（I）和 Sema3d -/-（J）心脏心室的 M 型超声心动图显示，成年 Sema3d -/- 小鼠右心室相对扩张和右心室容积过载的反常间隔壁运动。比例尺（A-E 和 G）=1mm。LU. 肺；LV. 左心室（改编自 Degenhardt K, Singh MK, Aghajanian H, et al: Semaphorin 3d signaling defects are associated with anomalous pulmonary venous connections. Nat Med 19：760–765，2013.）

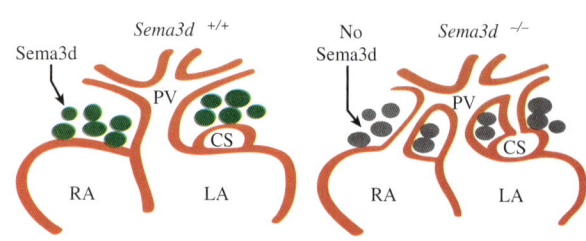

◀ 图 115-3 Sema3d 在肺静脉模式形成中的作用的模型

正常情况下（左）Sema3d 表达于心脏和发育中的肺血管之间，它排斥内皮细胞，以防止异常连接的形成。Sema3d 缺陷（右）使内皮细胞进入该区域，形成异常的血管连接。CS. 冠状窦；LA. 左心房；PV. 肺静脉；RA. 右心房（改编自 Degenhardt K, Singh MK, Aghajanian H, et al: Semaphorin 3d signaling defects are associated with anomalous pulmonary venous connections. Nat Med 19：760–765，2013.）

1～3条肺静脉经异常通路引流，且至少有1条肺静脉流入左心房，则病变称为部分肺静脉异常引流。

二、部分肺静脉回流异常

（一）解剖

部分肺静脉回流异常的特征，是在胎儿发育过程中，有1～3条肺静脉无法与左心房连接。通常，肺静脉与上腔静脉在窦房结附近有异常的连接。超过80%的患者伴有先天性心脏病，其中最常见的是房间隔缺损。少数患者（18%）房间隔完整[5]。最常见的是右上肺静脉和中肺静脉合并回流至上腔静脉与右心房交界处（图115-4）。少见的是孤立的右上肺叶静脉异常回流。最不常见的是，整个右肺通过1条异常静脉流入右心房[5]。其他不常见的静脉异常回流部位，包括下腔静脉（如作为弯刀综合征的一部分）、左侧上腔静脉和无名静脉[5]。左肺静脉也很少作为单独的疾病异常引流至体循环[6]。

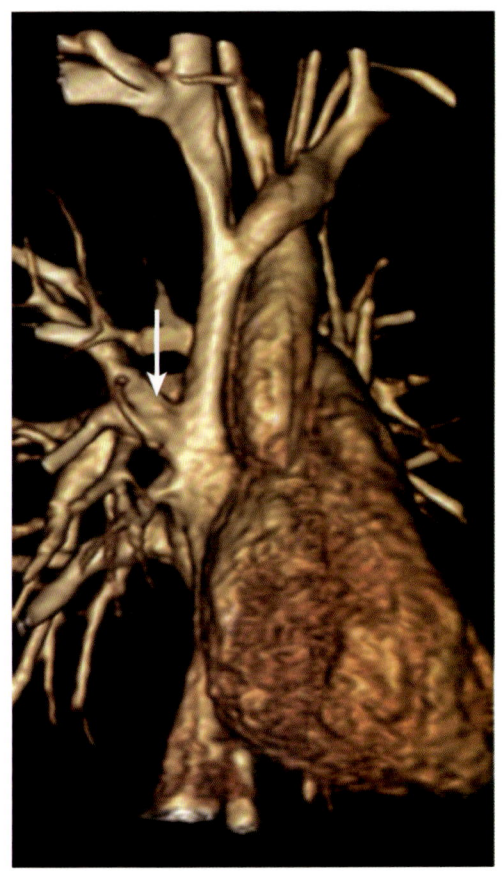

▲ 图115-4 右前位对比增强磁共振三维血管造影显示右上、中肺静脉流入上腔静脉的异常连接（箭）
右下肺静脉通常流入左心房（改编自 Vyas HV, Greenberg SB, Krishnamurthy R: MR imaging and CT evaluation of congenital pulmonary vein abnormalities in neonates and infants. *Radiographics* 32: 87–98, 2012.）

（二）临床表现

患者通常无症状，在常规检查中出现杂音，这是由于肺动脉瓣血流增加引起的。一个分裂和突出的第二个心音也存在。有症状的患者表现出从左到右分流的症状，包括运动耐受性下降和生长不良。患者一般不会表现出发绀，除非发展为肺动脉高压（左-右分流的晚期表现）。在这类患者中，艾森门格综合征的特征是房间隔缺损导致从右向左的分流逆转。

（三）病理生理学

主要的血流动力学异常与由肺静脉引流至右心房的左向右分流有关。在没有房间隔缺损的情况下，左向右分流受到异常肺静脉流量的限制。相反，房间隔缺损增加了房内从左向右分流的可能性。右心室流量增加可导致右心室扩张、三尖瓣功能不全和室上性心律失常。

（四）外科治疗

手术治疗的目的是将异常的肺静脉流出物以通畅的方式转移到左心房。在存在静脉窦房间隔缺损和右上肺静脉异常的情况下，在窦房间隔缺损的边缘设置一个隔板来改变血流。该缺损可能需要扩大，以建立通向左心房的通畅通道。无房间隔缺损（即房间隔完整）时，必须在卵圆窝形成新的房间隔缺损，在边缘区延伸，并设置类似的挡板，使血流从异常的肺静脉分流至新形成的房间隔缺损。

（五）上腔静脉插管计划

通过超声心动图、计算机断层扫描或磁共振成像[7]仔细检查解剖结构是制订手术计划的最重要的组成部分。定义肺静脉解剖和相关的缺陷，可以评估插管技术和手术入路的选择。这对于准备部分肺静脉异常引流尤其重要，因为肺静脉异常引流的位置决定了微创手术的可行性和静脉套管的放置。一种常见的临床方案为右上肺静脉异常插入上腔静脉，位于或高于肺动脉水平。控制上腔静脉的方法包括上腔静脉高位插管、无名静脉插管或经颈内静脉经皮穿刺抽真空辅助静脉引流。当异常肺静脉高位插入时，通过胸骨下中线部分裂开的微创入路是困难的。在这种情况下，右后外侧小切口可以作为微创的方法，以实现更好的访问高肺静脉。该入路的置管策略包括经皮穿刺颈内静脉置管和直接手术置管右股静脉和动脉。外周插管辅以真空辅助静脉引流是有帮助的[8]。本方法的应用局限是：患者体重<20kg及股静脉或动脉异常。在心肺转流术，建议监测右腿近红外光谱。近红外光谱饱和度<30%，提示远端腿部灌注不足。对于小股动脉患者，端侧方式缝合股动脉有助于避免远端下肢灌注问题[9]。

最后要考虑的技术是在右心耳中使用直静脉插管，它可以直接进入上腔静脉。在将腔静脉套入套管（头侧至异常的肺静脉插入处）后，心房切口可以从心房进入异常肺静脉的起点。虽然这项技术很容易通过微创下中线部分胸骨劈开来完成，但通过右心房上腔静脉连接处在套管周围工作是具有挑战性的。

在开始体外循环（CPB）之前，确定肺静脉的位置。对上腔静脉的引流需要解剖上腔静脉的侧缘来识别所有的肺静脉分支。在解剖上腔静脉和右肺静脉时，要特别注意避免损伤右膈神经。通常，多个分支通过一个大的汇合处流入腔静脉。静脉的来源并不总是清楚的，任何流入该区域的体循环静脉都必须被识别。当肺静脉引流来源不明确时，可用针吸法测定流出物的血氧饱和度，区分体循环静脉与肺静脉。

在肝素化、插管和常规 CPB 启动后，主动脉被夹住，心脏搏动停止。在左心房放一个通风孔备以后通气，这通常是有帮助的。进行右心房外侧切开术，探查心房以发现任何其他异常（图 115-5）。如果房间隔完整，则切开卵圆孔区域，并将切口沿异常肺静脉方向边缘扩大，形成房间隔缺损。切除前缘可使新形成的房间隔缺损增大。当动脉穿过房间隔上段的患者出现房间隔缺损时，窦房结动脉可能受到损伤。如果静脉窦缺损太小，无法将异常的肺静脉分流到左心房，则需要扩大静脉窦缺损。通常情况下，经戊二醛处理的心包补片可用于创建挡板，使肺静脉血液在挡板下方流动，并通过房间隔缺损进入左心房。

上腔静脉流出的体循环静脉血必须无梗阻地经左心房挡板通过肺静脉流入右心房。如果肺静脉起点在上腔静脉的高位，则必须小心地建造挡板，以避免挡板两边的血流受阻。上腔静脉侧方的纵向切口使挡板结构更清晰可见。将切口置于上腔静脉外侧对降低窦房结损伤的风险有重要意义。用大补片关闭上腔静脉的切口，可以扩大上腔静脉的直径，预防上腔静脉狭窄。

另外，通过将上腔静脉头端与异常的肺静脉入口分开，将上腔静脉头端移至右心耳，建立上腔静脉与右心耳的新的吻合（Warden 技术）。分隔的上腔静脉的心端（含肺静脉异常连接）被封闭，从上腔静脉口到形成的房间隔缺损创建一个挡板[5, 10]。通过建立新的上腔静脉 - 右心房结，该手术不需要用分隔体循环静脉和肺循环静脉的挡板来分隔上腔静脉。这种方法对上腔静脉高位插入了一个异常肺静脉的婴幼儿特别有用。

（六）预后

患者修复后早期和长期的预后极好。在儿童中，房间隔缺损的封闭几乎消除了晚期发展为房性心律失常的风险。然而，在成人中，房间隔缺损的闭合与房性心律失常的持续发展风险相关[11]。尽管将房间隔缺损闭合的数据外推到部分肺静脉异常引流和完整房间隔的患者身上还没有得到明确的证实，但我们有理由得出结论，即早期解除伴有右心室负荷过大的左至右分流是适当的。事实上，手术关闭静脉窦房间隔缺损的年龄越大，死亡率、不良事件和功能预后不良的风险就越大[12]。

部分肺静脉异常引流术后相关并发症，包括上腔静脉狭窄或肺静脉异常[13]、残留房间隔缺损、房性心律失常或窦房结功能障碍（或两者皆有）[14]。如果不能将所有的肺静脉都纳入到新构建的左心房挡板中，可能会导致残留的左向右分流。然而，在新构建的挡板中加入了一个体循环静脉，导致了一个残留的从右到左的分流。最

第三部分 先天性心脏病手术
第 115 章 肺静脉畸形手术注意事项

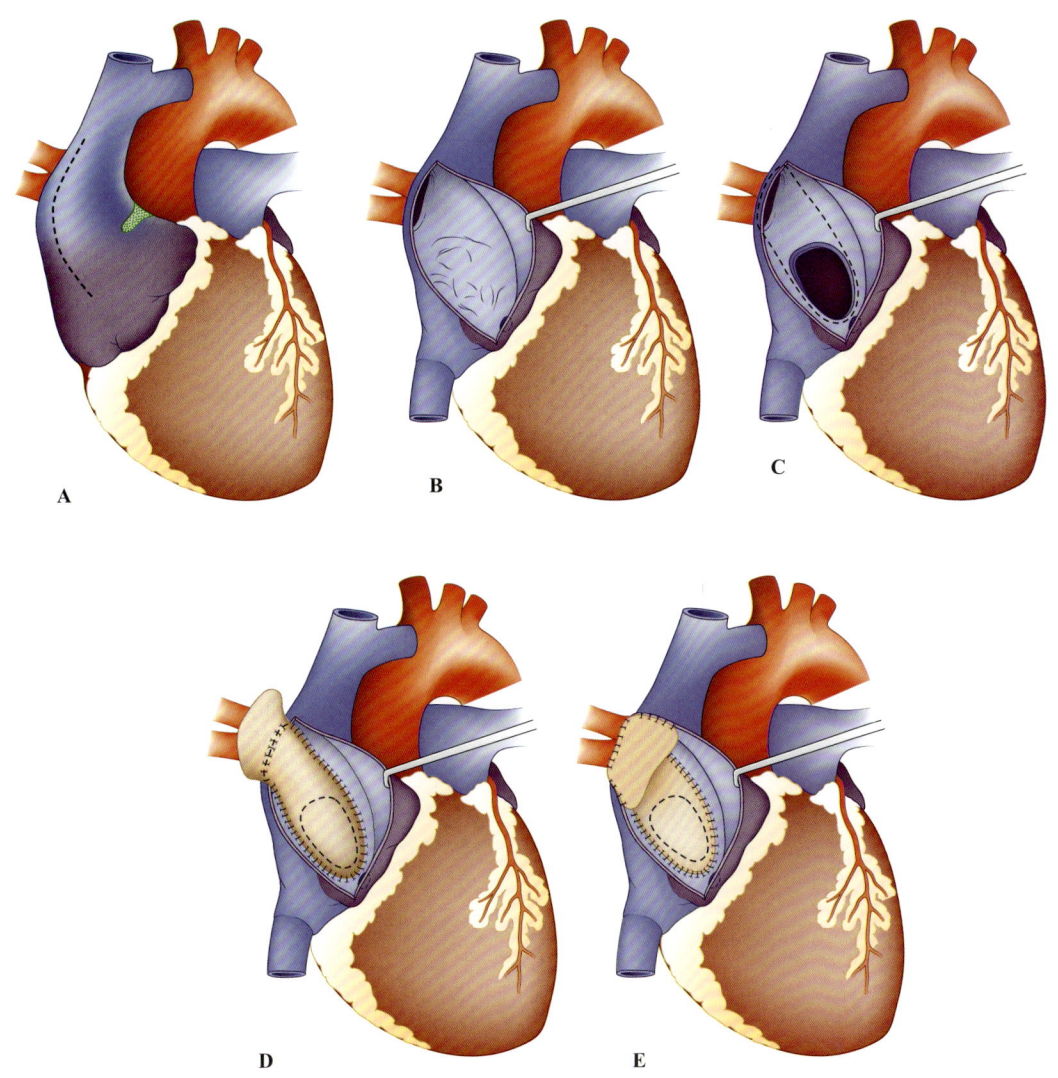

▲ 图 115-5 A. 在开始心肺转流术和心脏停搏后，做右心房外侧切口（虚线）。点彩区代表窦房结的大致位置；B. 肺静脉异常口及的完整房间隔暴露。继发性房间隔缺损是通过切除前缘的第一房间隔而形成的，要注意避开 Koch 三角，以避免对传导系统造成潜在的损伤；C. 头缘可切除，增大房间隔口内径；D. 经戊二醛处理的自体心包补片沿新形成的缺损边缘缝合，从而形成一条从肺静脉口到左心房的隧道；E. 故意将补片加长至肺静脉口，当缝合线延伸至分隔的肺静脉房口边缘时，多余部分不附着。然后，将补片的多余部分向前折叠，以增大上腔静脉交界处的直径，从而防止上腔静脉梗阻

后，窦房结或窦房结动脉的损伤可能导致严重的窦房结功能障碍患者需要植入起搏器[14]。

三、弯刀综合征

弯刀综合征是一种罕见的先天性异常，表现为右肺部分肺静脉异常引流至下腔静脉，常伴有右肺发育不全、右位心、从腹主动脉到右肺下叶的全部肺动脉供应，以及支气管异常。其他常见的相关异常包括房间隔缺损、主动脉缩窄和左侧上腔静脉[15, 16]。右下肺叶的异常肺静脉引流至右肺下叶的形态，在右侧心脏边界形成了一个特征

性的外观，使人联想到一把土耳其剑，因此被称为弯刀综合征（图 115-6）。右侧肺静脉流入右心房的下部，下腔静脉至右心房结，或者更常见的是膈下的下腔静脉。10%~20% 的狭窄可发生在弯刀静脉与下腔静脉的交界处[16, 17]。

弯刀综合征患者的表现可能是多变的，这取决于相关病变的严重程度。弯刀综合征通常有两种临床表现形式：①婴儿型，有显著的症状、发病率和死亡率；②儿童或成人型，症状较轻。在最良性的情况下，患者在体检时可出现无症状的血流性杂音，这是由于异常的下腔静脉、肺静

1829

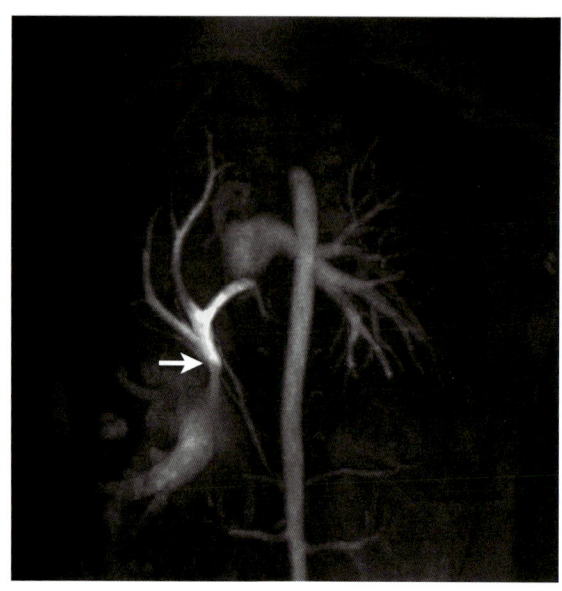

▲ 图 115-6 增强磁共振血管造影显示，弯刀静脉将大部分右肺静脉血引流入下腔静脉（箭）。弯刀静脉与下腔静脉交界处有严重狭窄

脉引流导致左向右分流引起肺血流量增加的结果。在最严重的情况下，婴儿会表现出严重的充血性心力衰竭、发育不良、呼吸急促，偶尔还会出现发绀。婴儿肺动脉压通常升高（如大于 40% 体循环压的），肺血流量（Qp）与体循环血流量（Qs）或 Qp∶Qs 之比高达 2∶1[15]。

（一）手术治疗

对弯刀综合征患者的治疗策略取决于右肺发育不全的程度、右肺动脉血流来源的存在和右侧肺静脉引流的位置和方式。右肺发育不全的程度是挽救功能正常右肺的一个重要决定因素，在严重发育不全的情况下，主张行右肺切除术[18]。对于不太严重的发育不全，应注意纠正肺静脉引流模式，控制主 – 肺动脉血流来源，并纠正相关的异常。主 – 肺动脉血流来源的控制，可以通过导管室的线圈栓塞或手术室的结扎来实现[19]。

外科手术修复肺静脉引流的目的是从异常肺静脉创造通畅的血流通道至左心房。为了完成这种修复，直接的手术方法是将一个长挡板放置于下腔静脉腔内引导异常肺静脉流出至右心房，然后通过一个房间隔缺损至左心房（1962 年最初被 Zubiate 和 Kay 描述）[20]。当异常的肺静脉连接在下腔静脉中相对尾端时，创建一个通畅的挡板是很有挑战性的。为了构建分隔挡板，通常需要一段循环停止期来固定位于肺静脉口和左心房之间的挡板，使肺静脉引流通畅，却不在下腔静脉或邻近肝静脉引流受限制。

将下腔静脉分隔于体循环静脉和肺静脉之间时，可将右心房切口向下至异常肺静脉口水平，如有狭窄，可用一块自体心包补片将异常肺静脉口扩大。然后在下腔静脉腔内设置挡板，必要时可在下腔静脉增加一块补片来扩大静脉内径，以保证下腔静脉内无残留梗阻。这种技术的狭窄发生率相对较高，大概是因为挡板的长度和它向血液通过近 180 度的转弯，在尾部流向下腔静脉，然后向头部通过挡板到达房间隔缺损[16,18]。

第二种方法是将异常的肺静脉分开，在右心房合适的位置重新植入，然后造一个挡板，通过房间隔切口或房间隔缺损将血流引至左心房[16,21]。这种方法为肺静脉流出物提供了一种更短、更直接的途径。使用这种方法是困难的，异常的肺静脉在肺后部走行，需要大量的扩张才能与心房吻合。当肺静脉通过后纵隔时，右肺相对发育不全，Huddleston 及同事[18]建议行全肺切除术，因为采用再植技术后狭窄发生率高。为了进一步证明在这种情况下进行全肺切除的合理性，Huddleston 及同事们指出，左肺通常经历了一些代偿性生长。此外，灌注扫描显示，弯刀综合征患者表现出典型的右肺血流量减少征象[15]。Calhoun 和 Mee[22]描述了一种替代手术的入路，即在深低温循环阻滞下横切下腔静脉，并用心包内补片将其分为后腔静脉（异常肺静脉通道）和前腔静脉（下腔静脉和肝静脉）。在左心房的下侧开一个切口，然后进入房间隔。下腔静脉后腔室与左心房切开术缝合，用心包补片关闭房间隔缺损。下腔静脉前腔室与右心房吻合。此入路将异常的肺静脉以相对平缓的角度连接到左心房。Brown 及同事[17]报道了在不使用 CPB 的情况下，经右胸切开术将肺静脉异常直接吻合到左心房的结果良好。

（二）预后与并发症

在完全修复（肺动脉异常血流栓塞或结扎并

纠正肺静脉异常回流）后，大龄儿童和成人存活率是可以预期的。在最近的一系列研究中，5年生存率已达到100%，尽管迟发性肺静脉梗阻仍明显高发。然而，在病变的婴儿期，院的死亡率较高，这取决于肺发育不全的程度和肺动脉高压的存在[15]。即使进行了技术上完美的修复，流入右肺的血液仍然经常减少。从左到右的分流被消除了。肺静脉梗阻是许多病例中较常见的晚期并发症，可能与手术技术有关。经下腔静脉的长肺静脉通路急性成角易发生狭窄。最近报道的使用直接再植技术显示，术后狭窄率在小范围的患者中最低[17]。对于因肺动脉高压或肺静脉梗阻而导致肺血流量持续下降的患者，全肺切除术仍是一种选择[18]。

四、完全性肺静脉引流异常

完全性肺静脉引流异常是指肺静脉流出全部流入体循环静脉系统，形成从左到右的大分流。该病占所有先天性心脏畸形的1%～3%，发病率为7.1/10万[23]。必须有一个从右到左的分流，使血液进入左心室，从而增加全身的心排血量。通常，这个分流是在心房水平，表现为房间隔缺损或卵圆孔未闭。较少的情况下，分流可能表现为室间隔缺损。无分流导致死亡，分流的大小决定了全身心排血量。

（一）解剖

虽然完全性肺静脉引流异常胎儿在子宫内可以得到良好的缓解，但出生后的婴儿在肺血管系统中却存在异常，常表现为肺静脉、肺动脉中层（media）肥大、肺静脉内膜纤维增厚、淋巴管扩张。这些发现在肺动脉高压和肺静脉梗阻的患者中，更为明显[24]。不同类型的全肺静脉异常引流是根据与体循环静脉系统的连接部位来分类的。

1. 心上型

心上型引流是最常见的解剖变异，占完全性肺静脉异常引流患者的45%～55%[23,25]。静脉连接通常是通过左心房后方的肺静脉汇合到连接静脉（通常称为垂直静脉）到无名静脉。其他的肺系统连接点可以是左上腔静脉或右上腔静脉[23]。

2. 心型

在15%～20%的患者中，肺-体循环静脉连接可能出现在心脏水平[23,25]。在这种情况下，肺静脉通常流向左心房后方的肺静脉汇合处。然后汇合处流入冠状窦，或较少流入右心房。在一些患者中，左右侧肺静脉在流入冠状静脉窦之前会聚成一条短的垂直静脉。后一种变体可能更容易受到迟发性梗阻的影响[25,26]。

3. 心下型

在15%～26%的患者的体循环与肺静脉连接在心脏平面下[23,25]。在这种情况下，肺静脉流入左心房后方的汇合处，汇合处通过垂直下降的静脉流入门静脉、静脉导管（图115-7）或直接流入下腔静脉。这个亚群大多数患者显示肺静脉循环梗阻。

4. 混合型

混合型完全性肺静脉异常引流占总数的5%～10%[23,25]。混合型全肺静脉异常引流最常见的模式（46%）为双侧不对称连接，三条肺静脉引流至同一部位，一条肺静脉引流至远处[27]。第二常见的类型（29%）为双侧对称连接，各肺各静脉之间有不同的异常连接，形成汇合处，然后在不同部位与体循环静脉连接。第三种类型（占18%）有一个共同的汇合点，所有的肺静脉都流向这个汇合点，然后这个汇合点本身在不同的位置流向体循环静脉。连接部位可以在心脏上、心脏平面和心脏下。

（二）临床表现

患者在婴幼儿期无明显的肺静脉梗阻症状，其症状体征和与较大的左向右分流有关。这些患者有呼吸困难、喂养不良和生长不良。查体时可能有发绀，但这种表现通常较轻。其他的症状包括第二次心音分裂和由肺动脉瓣血流增加引起的收缩期血流杂音。

重度肺静脉梗阻的患者在新生儿期出现发绀、呼吸窘迫和生长不良。经检查，婴儿呼吸急促、发绀、全身灌注不良。肺动脉高压导致第二个心音突出和分裂。完全性肺静脉异常引流患者的肺静脉通路梗阻需要外科急诊。稳定和复苏患

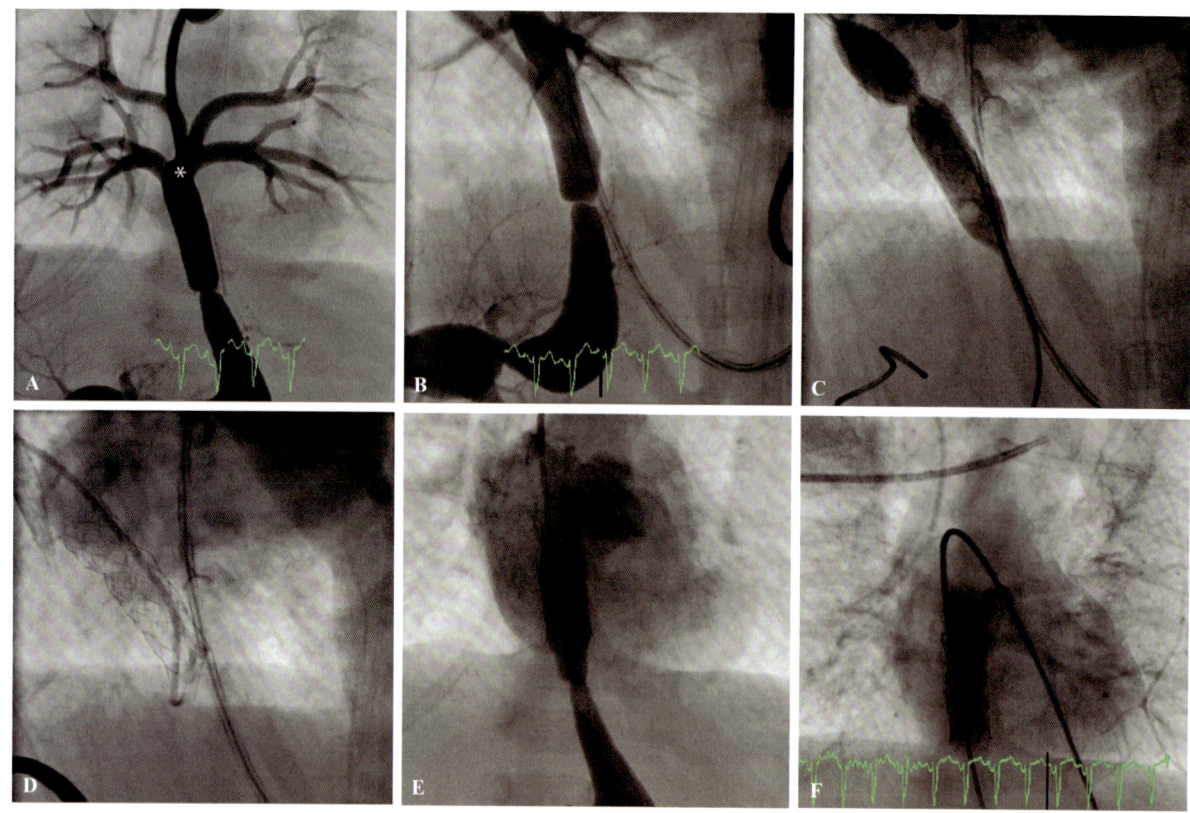

▲ 图 115-7 A 和 B. 血管造影显示，心下型完全性肺静脉引流异常（*）引流至狭窄的垂直静脉（VV）；C. 球囊扩张时狭窄垂直静脉内支架的放置；D 和 E. 植入支架的不同投影；F. 最终结果显示，没有从肺静脉回流到垂直静脉的梗阻（改编自 Chaturvedi RR, Van Arsdell GS, Jacques F, et al: Delayed repair of right atrial isomerism with obstructed total anomalous pulmonary venous drainage by hybrid stent insertion between the left-sided atrium and pulmonary venous confluence. J Thorac Cardiovasc Surg 144: 271–273, 2012.）

者的医疗措施，包括插管、100%氧通气、通气过度、纠正 pH 和肌力支持剂。这些医疗措施收效甚微。据报道，使用前列腺素 E_1 可打开静脉导管，使心下型完全性肺静脉异常引流和梗阻患者的肺静脉减压[28]。据报道，在梗阻的肺静脉汇合处使用放置支架的导管技术，可以缓解静脉梗阻并使其得以复苏，为患者手术修复做准备[29]。

（三）病理生理

全肺静脉异常引流患者的血流动力学异常与肺静脉血液完全从左心房分流至体循环静脉有关。因此，决定患者临床状态最重要的解剖因素包括左 - 右分流的存在和位置，以及肺静脉循环是否存在梗阻。

由于肺静脉血液从左心房分流，在没有从右到左分流的情况下，血液不能到达左心室。因此，为了维持生命，必须存在从右向左的分流。最常见的是卵圆孔未闭或房间隔缺损，使血液进入左心房，然后进入左心室进行全身输出。患者的心排血量受房间隔血流量的限制。因此，必要的从右至左分流的特征，决定了全身性心排血量。

决定患者临床状态的第二个重要解剖因素是肺静脉通路有无梗阻。当梗阻存在时，血液从肺的流出是有限的，导致肺淤血和氧合障碍。这可能导致危及新生儿生命的发绀。除了氧合不足和肺血流量不足外，房间隔缺损程度的限制，降低了全身性心排血量，进一步加重了患者不稳定的临床状态。

在心上型肺静脉引流异常的患者中，连接肺静脉汇合处和无名静脉的上行垂直静脉可能发生梗阻。在这种情况下，在左肺动脉和左支气管之间通过垂直静脉会被两者压迫。当血液从肺部流出受到限制时，肺动脉压力升高，导致肺动脉进一步扩张，并进一步压迫垂直静脉。这可能造成进行性肺静脉梗阻的正反馈。在肺静脉汇合处和体循环静脉连接处也可能发生梗阻。这是心下型完全性肺静脉异常引流的共同特征。

（四）诊断技术

动脉血气取样在完全性肺静脉引流异常合并梗阻的新生儿是有效的。严重代谢性酸中毒和轻度低氧血症是常见的。

1. 胸部 X 线片

胸部 X 线片肺野的表现，取决于是否存在肺静脉引流梗阻。无梗阻的患者，由于肺静脉回流到心脏右侧而形成从左到右的大分流，使肺血管密度增加。在有梗阻的患者中，由于从肺静脉流出的血液和从左到右的分流受到梗阻，肺野可能会极度充血。可见明显的肺动脉影和右心房影。在心上型异常引流中，上纵隔侧影突出，可形成经典的"雪人"或"八字形"外形。

2. 超声心动图

超声心动图是诊断完全性肺静脉异常引流的首选方法。肺静脉汇合处、肺静脉，以及与体循环静脉系统的连接通常是可以被检测出，这使危重症婴儿和无症状儿童都可以得到快速和无创的诊断。因此，超声心动图已在很大程度上取代了血管造影，成为完全性肺静脉异常引流患者的主要诊断方式。超声心动图也可以提供重要的预后数据。Jenkins 及同事[30]将手术存活率与肺静脉汇合的大小，及肺静脉直径的总和联系起来（图 115-8）。

胎儿超声心动图可诊断完全性肺静脉引流异常及潜在的肺静脉通路阻塞[31]。如果患者在肺静脉通路有明显的梗阻，胎儿对完全性肺静脉引流异常的诊断尤为重要，因为患者出生后需要立即进行内科和手术干预。然而，胎儿超声心动图的敏感性尚不确定，胎儿诊断完全性肺静脉异常引流对临床结果的影响尚不完全清楚。

超声心动图也有助于术前监测和术后长期随访了解肺静脉梗阻情况。肺静脉血流紊乱的表现可以作为肺静脉循环梗阻的敏感标志。由于手术修复后的肺静脉梗阻在临床上表现可能无明显症状，因此超声心动图对肺静脉湍流的灵敏检测可

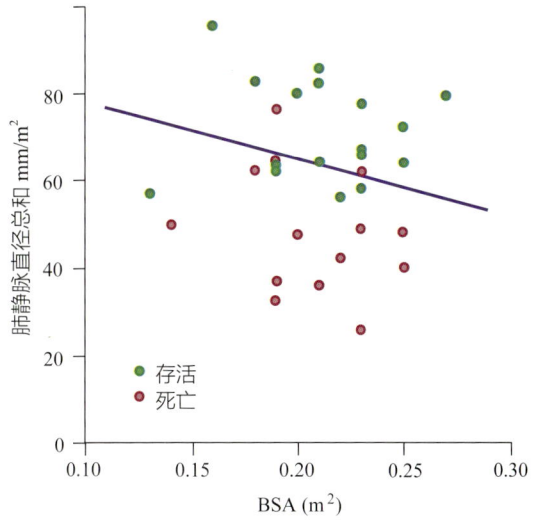

▲ 图 115-8　以体表面积（BSA）为指标，显示手术存活率在与肺静脉直径之和的分布

这条直线是由正常数据导出的肺静脉指数和 BSA 的回归线（引自 Jenkins KT, Sanders SP, Oran EJ, et al:Individual Pulmonary vein size and Survial in infants with totally anomalou PS pulmonary venous Connection.J.AmColl Cardiol22:201-206, 1993.）

以实现术后肺静脉狭窄的早期发现和纠正。

3. 心导管插入术

心导管插入术很少用于常规的完全性或部分性肺静脉异常引流的诊断。当超声心动图检查结果不明确或患者有其他复杂缺陷时，心导管检查是有帮助的。与全肺静脉异常引流相关的导管插入术的一个经典发现是，心脏所有腔室的氧饱和度相同。这是因为含氧肺静脉流出物和去氧的体循环静脉血的上游混合，输送到心脏的右侧同时部分饱和血通过房间隔缺损输送到心脏左侧。置管术也有助于明确肺静脉异常引流手术后可发生的肺静脉狭窄的解剖结构。

当患者需要以导管为基础的干预，以稳定临床状态时，心导管是有帮助的。对于肺静脉回流梗阻合并房间隔狭窄的患者，房间隔球囊造口术有助于术前的血流动力学稳定。在这种情况下，房间隔缺损处梗阻的解除，可以增加从右到左的分流和改善全身性心排血量。在心下型完全性肺静脉异常引流的患者中，支架置入垂直静脉梗阻已被报道（图 115-7）[29, 32]。这些手术可以暂时稳定患有梗阻性肺静脉异常引流的危重患者，让他们有时间从多器官功能障碍中恢复，然后才能

进行最终的手术修复。

4. 磁共振成像

近年来，磁共振成像已成为评估全肺静脉异常引流的重要诊断工具。它可以完整地显示所有肺静脉，精确描绘狭窄部分。此外，它还提供血流动力学评估，包括测量肺静脉节段性血流和血流速度、计算肺循环－体循环血流量比（Qp/Qs）和三维重建的可能性[7]。

5. 计算机断层扫描血管造影术

磁共振成像相比，计算机断层血管造影具有较好的空间清晰度和较短的检查时间，可用于确定完全性肺静脉异常引流的解剖特征。计算机断层扫描还可以创建心脏结构的三维重建。缺点主要是暴露于电离辐射、使用更多的肾毒性对比剂，以及计算机断层扫描不提供任何血流动力学测量。计算机断层扫描可用于无法进行磁共振成像或禁忌证的情况[33]。

（五）外科修复

外科手术的目的是使血液畅通无阻地从肺静脉流入左心房。主动脉－双腔静脉插管为各种形式的完全性肺静脉引流异常的修复，提供了灵活性。在一些中心，深低温循环停止是首选的，以改善肺静脉在一个不流血区域的视野。连续灌注技术需要在肺静脉中使用心脏切开抽吸装置，以便在修复过程中暴露视野。由于这个原因，在吻合口的关键部位，全身性亚低温可以安全地降低灌注流量。

在开始 CPB、动脉导管结扎、全身降温至 18～20℃后，将主动脉夹紧，行冷顺行血液性心脏停搏。结扎垂直静脉。向右、向前推移心脏，肺静脉汇合处位于心包膜后。由于左心房缺少肺静脉附着物，心脏通常是可移动的，将心脏从纵隔腔推出可以很好地显露肺静脉的汇合处。在肺静脉汇合处创建一个纵向切口，与左后心房相应的切口相匹配，并向左心耳延伸。左心房－肺动脉融合吻合术采用细线缝合，注意避免变形。关于可吸收缝线与不可吸收缝线的使用，以及间断缝线与连续缝线的使用，仍存在争议[34,35]。对于所有的技术，首要的目标是创造一个大的、通畅的吻合，而这些技术的优越性还没有得到令人信服的证明。在精细吻合的构建过程中，可能需要短时间的低流量 CPB 来改善可视野。

前项方法的应用，适用于所有类型的完全性肺静脉引流异常。然而，在同时推移心脏的情况下确定左心房静脉和肺静脉合流切口的方向是很有挑战性的。此外，在吻合术中，需要实现吻合术可视化的推移，会对缝合线造成张力。最后，完全性肺静脉异常引流患者的左心房往往偏小，因此房间隔向右扩张限制了吻合口的大小。在肺静脉汇合相对于左心房向右的患者中，房间隔位置的限制是一个更大的问题。

另一种方法是通过一个广泛的心房切开术建立吻合，该切开术横向延伸至右心房，然后穿过房间隔（图 115-9）。该方法允许可视化左心房后壁，这使外科医生可以将左心房切口精确地放置在与切口相对应的肺静脉汇合处。此外，对于合并左心房小而肺静脉汇合处向右移位的患者，在重建房间隔和右心房切口时，该方法允许放置补片扩张左心室。

构建肺静脉－左心房吻合的第三种手术入路是在主动脉和上腔静脉之间。利用这种技术，主动脉和上腔静脉向外侧推移，显露左心房的穹窿和肺静脉汇合处。这种方法对心上型完全性肺静脉异常引流的患者尤其有效。进一步暴露可以很容易地通过分割主动脉获得[36]。

采用中等程度的低温技术和标准插管技术修复心型完全性肺静脉异常引流。如发现个别肺静脉梗阻，可考虑深低温下行 CPB，以防止循环停止。作横向右心房切开术，显露房间隔。如果肺静脉汇合进入冠状窦，则切开卵圆孔未闭与冠状窦之间的房间隔（图 115-10A）。冠状窦的上表面无盖顶，直到左心房壁和冠状窦成为没有分离嵴（separating ridge）的共同腔室（图 115-10B）。必须注意切口和切除不要太靠近二尖瓣或单独的肺静脉。肺静脉汇合处与冠状静脉窦之间的任何连接静脉必须完全切开，以避免残留周向连接静脉。如果冠状静脉完全无盖，则应容易通过无冠状静脉盖的冠状静脉窦看到肺静

第三部分 先天性心脏病手术
第 115 章 肺静脉畸形手术注意事项

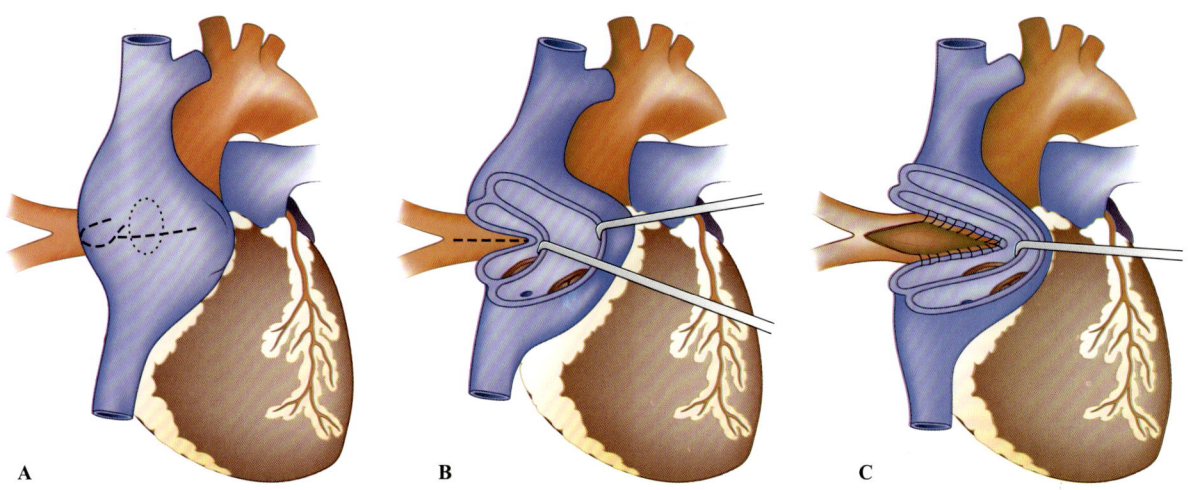

▲ 图 115-9 低温心肺转流术及心脏停搏下的完全性肺静脉异常引流的修复
A. 从右心房中部切开右心房，向后延伸至肺静脉汇合处（虚线）。切口由左向右穿过房间隔至继发性房间隔缺损处（虚线），后沿左心房壁，向左心耳方向；B. 将左心房向左压缩暴露肺静脉汇合，尽可能广泛切开（虚线）；C. 肺静脉切缘与左心房壁直接吻合。若左心房小，或肺静脉汇合向右，则可沿吻合口右缘用补片扩大左心房的大小

脉。使用经戊二醛处理或新鲜的自体心包补片重建房间隔，使肺静脉引流通过无顶冠状窦流入左心房（图 115-10C）。对于在肺静脉汇合和冠状窦之间有一小段静脉汇合的患者，这种去顶技术可能有较高的晚期狭窄风险[26]。另一种选择是直接将肺静脉与左心房壁吻合。

在心下型肺静脉连接的患者中，肺静脉汇合处趋向于垂直方向，形成 Y 形汇合处，通过垂直静脉流入门静脉系统。因此，进入左心房的切口更垂直或 Y 形，以最大限度地扩大新创建的左心房的大小。有些外科医生在术后早期由于左心房体积小或心室顺应性差，导致左心房压力高时，会将垂直静脉保留完整，以提供压力释放[37, 38]。

术后早期血流动力学差。应关注可能有静脉吻合处的潜在阻塞和肺高血压危象。术后如怀疑有残留的肺静脉阻塞，应立即行超声心动图检查，以确定是否有肺静脉吻合。术前有肺静脉梗阻的患者，尽管血流动力学正常，但在数天内胸部 X 线片上仍有肺血管梗阻的表现。因此，胸部 X 线片上的淤血不足以诊断术后的肺静脉梗阻。肺动脉高压危象是小儿完全性肺静脉异常引流术后的常见并发症。在许多中心，常规的术后肺动脉或右心室压力监测，可早期发现肺动脉高压危象，并予以深度镇静、控制通气、正性肌力并支

持右心衰竭进行治疗。吸入型一氧化氮也可用于术后肺动脉高压，尽管它可以迅速增加心室顺应性差或左心偏小室患者的左心室前负荷，而产生反常的肺静脉高压[39]。

患者肺小静脉汇合处和小肺静脉，直接吻合于分离的肺静脉边缘与左心室壁会导致肺静脉吻合处的几何畸变，处理肺静脉脆弱处的局部损伤，缝合相关的局部缺血反应。在小肺静脉汇合的患者中，多伦多儿童医院首选的吻合技术已经发展为无缝合吻合[40, 41]。该技术包括后心包的纵向切口和下面的肺静脉汇合处。在左心房上覆盖部分作相应切口（图 115-11A）。然而，与直接缝合技术相比，左心房不能直接缝合到肺静脉的分离边缘。相反，左心房边缘在心包切口周围缝合心包，避免直接缝合肺静脉（图 115-11B）。由此产生了一个"新心房"，肺静脉血流以可控的方式流入左心房和左心室的其余部分。

（六）预后

近十年来，完全性肺静脉异常引流患者的手术存活率明显提高，目前报道的存活率超过 90%[23, 25]。完全性肺静脉异常引流术后患者的远期预后也较好，晚期死亡相对较少[23, 25]。10%~17% 的患者有一些晚期肺静脉梗阻的证据，因此，长

1835

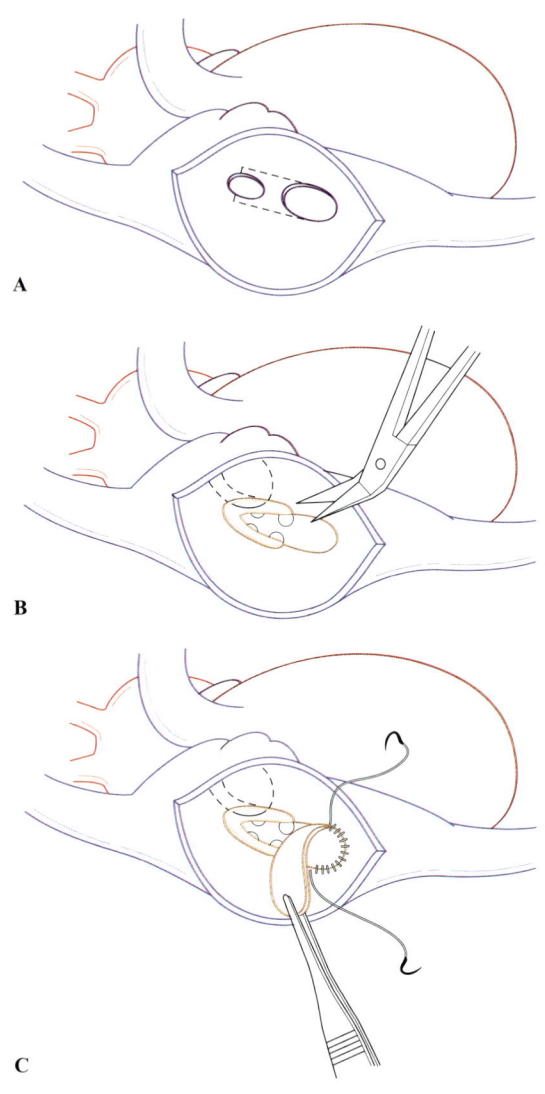

▲ 图 115-10 心型完全性肺静脉异常引流的修复

A. 切开卵圆孔未闭与冠状窦之间的房间隔，切除被虚线包围的间隔组织。B. 冠状窦的上表面被切开，直到接近二尖瓣，形成一个包括左心房和扩张冠状窦的共同腔；外科医生必须确定所有四个肺静脉的开口；C. 切除卵圆孔和冠状窦之间组织后，形成大的缺损，用经戊二醛处理的或新鲜的自体心包补片修补，将冠状窦引流重新导向左心房

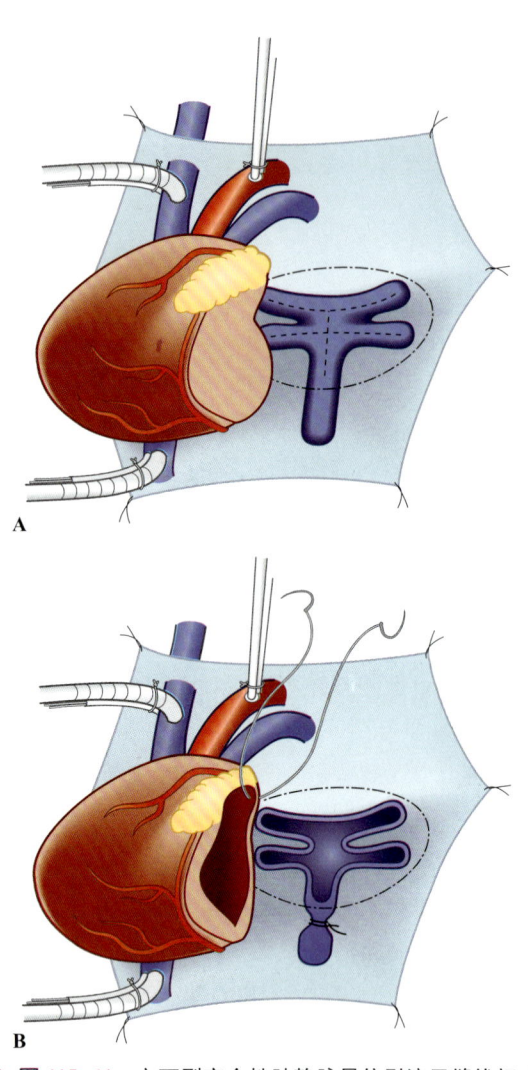

▲ 图 115-11 心下型完全性肺静脉异位引流无缝线初步修复术

A. 心脏向前、向右推移，暴露肺静脉汇合处；B. 结扎垂直静脉，用离切口肺静脉汇合处较远的缝合线，将左心房壁的游离边缝合到后心包

期监测是重要的[42]。最近的研究对术后早期深低温循环停止和代谢不稳定，与完全性肺静脉异常引流术后神经发育的关系，提出了关注[43]。

五、特殊类型

（一）内脏异位综合征者全肺静脉异位引流

内脏异位综合征的特征是多器官系统异常，包括心、肺、肝、脾和全身静脉。在无脾或右心房异构的患者中，心脏异常包括共同的心房、共同的房室瓣、肺流出道梗阻和发育不全的左心室或右心室，从而导致功能性单心室。约 90% 的患者存在完全性肺静脉异常引流[44]。

通常合并全肺静脉异位引流和功能性单心室的患者，通常新生儿时期需要姑息治疗[44]。需要什么样的姑息治疗取决于是否存在不受控制的肺血流（如有无限制功能肺动脉瓣的功能性单心室）

或受限的肺血流（如肺动脉狭窄或闭锁）。肺动脉血流改变经常合并肺静脉梗阻，其发生率高达 30%[44]。然而，在最初表现为肺动脉狭窄或闭锁的患者中，在肺血流增加（如体循环 - 肺分流）之前，可能不易发现梗阻[45]。这些患者中，大多数都有肺动脉的肌层增厚和肺静脉的动脉化。

需要在新生儿期进行姑息治疗的患者，往往存在复杂的生理问题，因为肺静脉梗阻可能与不受限制的肺血流或受限制的肺血流共存。因此，患者需要修复梗阻的完全性肺静脉异常引流，通常要合并肺动脉结扎或体 - 肺动脉分流术，但预后较差[44, 45]。最近的报道提示，积极修复右心房异位的完全性肺静脉引流异常与近期生存率提高有关。无缝合线的修复与提高生存率的趋势相关，但到目前为止，还没有显示出这部分患者的统计学意义[46]。

（二）肺静脉修复后狭窄

完全性肺静脉异常引流修复后狭窄的发生率为 5%～17.5%[23, 42, 47, 48]，且一般在初次修复后 1 年内出现。狭窄可发生在 3 种常见模式中的任何一种。最简单的形式是局限于吻合缝处纤维化。第二种形式更为复杂，涉及远端肺静脉局部内膜增生。第三种是最复杂的形式，为弥漫性逆行性肺静脉狭窄，一直延伸到远端肺静脉。这些类型的梗阻可能以单侧的方式发生，并发展为累及肺的肺静脉引流[47]。单侧肺静脉狭窄患者的生存率高于双侧狭窄患者[47, 48]。弥漫性肺静脉狭窄修复后死亡率高。

胸部 X 线片上的肺静脉梗阻与肺血管淤血有关。在超声心动图上，主要的诊断标准是肺静脉吻合处有无湍流[49]。血管造影可以为超声心动图的发现补充信息。由于超声心动图窗口在术后患者中可能受到限制，因此血管造影可以帮助确定在超声心动图窗口外肺上游肺静脉状态。然而，血管造影是一个侵入性的过程，需要使用电离辐射。磁共振造影是诊断肺静脉狭窄的一种非常有用的方法[7]。磁共振血管造影提供了解剖上详细的分析吻合处肺静脉狭窄，尤其是在肺部[7]。是否存在肺静脉远端扩张是判断修复后肺静脉狭窄的关键因素。肺内部分肺静脉没有扩张，排除了手术减压肺静脉的可能性。

在吻合处存在的湍流，被认为造成了局部损伤的正反馈，即导致增生和湍流增加，从而使弥漫性肺静脉狭窄的过程得以持续进行。肺静脉狭窄逆行（上行）至肺实质的进展，与预后不良有关。在动物模型中，上游肺静脉狭窄与转化生长因子 β1 的表达和肺静脉梗阻进展有关，其过程与内皮细胞向间充质的转化一致[50]。确定渐进行性上游肺静脉阻的影响因素，可以作为左心房 - 肺静脉交界处手术或基于支架减压的辅助药物治疗。

肺静脉吻合术、肺移植[51]、肺静脉支架植入术是治疗肺静脉狭窄术后最常用的方法。肺静脉支架术是一种有效的急性缓解狭窄的方法，但它仍与较高的再介入率和支架狭窄相关[52]。支架直径与再狭窄的风险相关，支架直径＞ 6mm 与延长开放率相关[52]。药物洗脱支架和给予局部剂量放疗或化疗的支架，可能在将来提供益处，但尚未被证明是有效的。

（三）完全性肺静脉异常引流修复后肺动脉狭窄的手术方法

一些外科医生强调预防修复后肺静脉狭窄的重要性，在初始修复时减少对肺静脉心内膜的手术创伤，从而最大限度地减少对内膜组织生长的刺激[53]。然而，10%～17% 的患者在修复后出现肺静脉狭窄。

如果梗阻仅发生在吻合口，可通过切除梗阻吻合口的生长组织或增大左心房吻合口的补片来完成手术翻修。扩大常用聚四氟乙烯或心包补片。其他治疗个别肺静脉狭窄的常规方法，包括动脉内膜切除术和补片静脉成形术。这些方法有很高的复发风险为 60%～90%[47, 48]。

最近的报道描述了在修复后使用无缝合技术来治疗肺静脉狭窄[53]。采用升主动脉和双腔插管建立心肺转流术。患者在尽可能低流量旁路或循环停止时进行降温，以达到无血状态。心脏被推移至头侧，于左心房后部在先前吻合的区域切开。将狭窄的肺静脉组织纵向向左、向右切割至心包折返水平，直至到达非狭窄的肺静脉段，可能需要将静脉切开至肺门或肺实质的次级或三级分支。纵隔腔狭窄区可沿周向切除。左心房切口延伸至左心耳，形成一个大开的切口。然后用6-0或7-0不可吸收聚丙烯缝线，将左心房边缘缝合到心包，并延伸至肺静脉切除或切口周围。据报道，采用无缝合技术的中期结果优于常规外科技术[40, 41, 47, 54]。

（四）先天性（原发性）肺静脉狭窄

先天性肺静脉狭窄是一个或多个单独肺静脉原发性腔内狭窄综合征（图115-12），与既往手术或导管介入无关。其发病机制被认为是在心脏发育后期，肺总静脉异常合并到左心房所致[55]。这种异常，常与其他先天性心脏畸形有关，发生概率为30%~80%[56, 57]。先天性肺动脉狭窄可以是由肺动脉内膜架造成的离散型狭窄或肺静脉弥漫性发育不良引起的。病理研究证实在纤维化组织中存在增生性肌成纤维细胞[50]。

先天性肺静脉狭窄患儿的临床表现取决于所累及肺静脉的数目和个别肺静脉狭窄的严重程度。大多数患者在出生后最初的几个月至几年内出现呼吸系统症状，包括呼吸急促和反复呼吸道感染。严重肺静脉梗阻患者有肺动脉高压的症状。

进行性先天性肺静脉狭窄的预后极差，与累及的肺静脉数目密切相关。Breinholt及其同事[58]报道了13例先天性肺静脉狭窄患者；有3~4条肺静脉狭窄患者的死亡率为83%，仅有1~2条肺静脉狭窄的患者全部存活。传统的瘢痕切除技术与无缝合技术相比，其预后较差。Viola和其同事[59]报道的肺动脉狭窄无缝合修补术后1年、5年和10年的生存率，分别为64%、47%和31%，与术前狭窄的严重程度直接相关。无缝线技术在术后可降低狭窄程度，并在远期降低再手术的发生率，但不能防止肺实质疾病的进展。

总之，这两种方法的预后都很差[54, 59]。对于顽固性咯血可能需要全肺切除术。肺移植可被认为是一种可行的治疗方法，用于初次修复后复发性狭窄或弥漫性疾病[51]。Bharat及同事报道了双侧序贯肺移植治疗这一疾病的良好的结果[51]。导管介入治疗先天性肺静脉狭窄的疗效微乎其微[60]。新疗法（如声疗法或化疗）的疗效仍不确定。

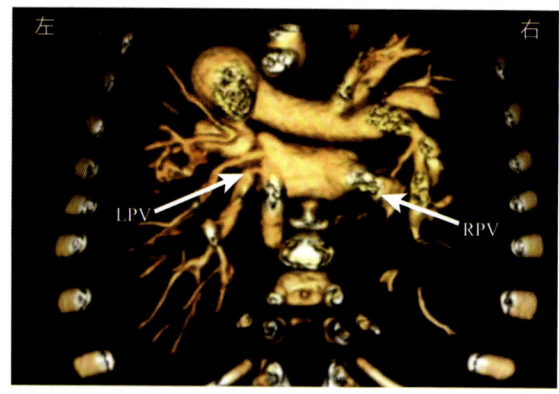

▲ 图115-12 先天性肺静脉狭窄的CT重建：胸部后方显示左肺静脉弥漫性狭窄（LPV. 箭），右下肺静脉通畅（RPV. 箭）
右肺上段严重狭窄在此投影中不可见

第 116 章 房室管缺损
Atrioventricular Canal Defects

Aditya K. Kaza　Pedro J. del Nido　著
封　宇　译

房室（AV）管缺损包括一系列病变，其常见的病因是心内膜垫发育异常，从而导致房室隔和房室瓣膜的缺陷。这组病变约占所有重要先天性心脏病的 3%，约 50% 患有唐氏综合征[1]。在唐氏综合征患儿中，房室管缺陷患病率 20%~25%，与一般人群相比，发生率增加了 1000 倍[2]。

尽管房室管缺损是由连续的解剖病变构成，根据心室间的连通程度将它分为完全性与部分性两大类，是有用处的[3]。

部分房室管缺损包括大的房间隔缺损（ASD）和左上小叶与左下小叶间的裂隙组成。在大多数情况下，没有室间流通。然而，当裂口延伸到室间隔的顶部时，在两个心室之间的位置会出现一个小的分流。通常有两个不同的房室瓣口，分别对应于二尖瓣和三尖瓣。小叶组织在室间隔顶部将左上、下小叶连接在一起，消除了室间隔的流通。一般来说，部分性房室管缺损约占所有房间隔缺损的 5%~10%。

完全性房室管缺损是另一范围内的缺损，是最常见的房室管缺损。在室间隔的入口部通常有第一房间隔缺损开口和非限制性室间隔缺损（VSD）。存在一个常见的由左、右两部分组成的房室孔。室间隔缺损并不属于房室管缺损的范畴，因为在这些畸形中房室间隔是完整的，房室瓣膜通常是正常的。另一方面，一些患者有室间隔入口缺损和二尖瓣裂，心房间流通受限或缺失；这些应该被认为是房室管缺损的范畴。

在这一章中，我们描述了与术前评估和适合双心室缺损修复的外科治疗的主要解剖特征，并简要讨论了可能无法采用这种方法的特征。描述了早期和晚期应用外科技术的结果。除了二尖瓣反流的治疗外，还讨论了各种相关的心脏病变。我们将不讨论与内脏异位综合征相关的房室管缺损的治疗，因为房室管缺损不是原发的病理生理异常，内脏异位综合征相关房室管缺损的房室瓣膜和小叶解剖结构与房室管缺损房室瓣膜和小叶的解剖结构有很大的不同。

一、解剖

在所有类型的房室管缺损中，最常见的解剖畸形是由上、下心内膜垫组织胚胎发育不完全所引起的房室隔缺损。一般房室管通常出现于胎儿早期管状阶段，构成原始普通心房和原始普通心室之间的唯一连接。在心脏循环之后，心脏瓣膜在胚胎中从前体结构（称为心内膜垫）发育而来。这些心内膜由内皮细胞向间充质组织转化形成的瓣膜前体细胞填充，进行定向生长和重塑，形成成熟心脏的瓣膜结构和膜性隔膜（图 116-1）。间充质垫向瓣膜间隔组织的异常分化和重构，被认为是房室管缺损形成的机制之一[4]。由此导致的解剖缺陷包括房室瓣膜的异常发育和房间、室间的持续流通[5]。

心内膜垫发育程度的高度可变性，解释了间隔缺损的大小、程度，以及房室瓣膜受累程度的可变性。然而，在所有类型的房室管缺损中，有几个解剖特征是相同的，这些包括以下内容。

1. 流入道至心尖的距离缩短，使室间隔呈

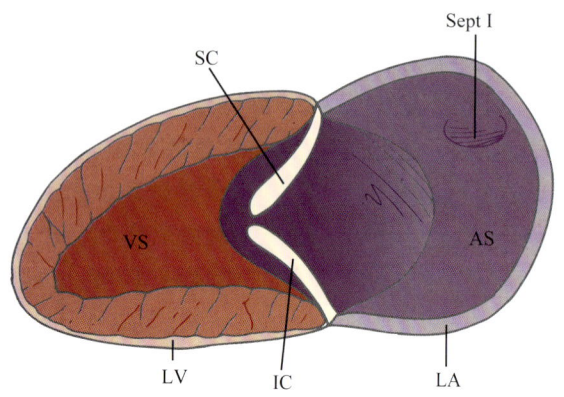

▲ 图 116-1 完全性房室管缺损形态发生过程中的示意图，房室管区域为深灰色

心内膜上垫和心内膜下垫通常分化为房室瓣和房室隔。AS. 房间隔；IC. 心内膜下垫；LA. 左心房；LV. 左心室；SC. 上心内膜垫，Sept1. 第一房间隔；VS. 室间隔（改编自 Van Praagh R, Litovsky S: Pathology and embryology of common atrioventricular canal. Prog Pediatr Cardiol 10：115–127, 1999.）

"舀状"外观。间隔出口的这种缺损在完全性房室管缺损中比在部分性房室管缺损中更为严重。

2. 室间隔出口至室顶距离延长，导致鹅颈样外观和左心室流出道前移位。虽然看似左心室流出道狭窄，但真实情况是左心室流出道梗阻（Lvote）在房室瓣小叶与流出道无索状附属物时是罕见的。正常心脏的室间隔入口 – 室顶长度与室间隔出口 – 心室尖长度相等。

3. 房室瓣之间缺少通常的主动脉瓣楔形位置，是由心内膜垫发育不良引起的。这将导致主动脉瓣抬高和前偏移。

4. 左外侧小叶对房室瓣膜周长的影响减小。正常情况下，二尖瓣后叶占二尖瓣周长的 2/3。在房室管缺损中，与正常心脏二尖瓣后叶相对应的左外侧小叶只占房室瓣膜周长的 1/3 或更少。

5. 房室结及冠状窦下移。His 束也向下移位，在室间隔基底部凸出的下边缘处走行。

除了这些基本概念外，对外科医生有重要意义的解剖特征包括以下几点。

1. 室间和房间流通的大小和程度。
2. 瓣膜小叶形态，包括乳头状肌解剖、瓣膜反流，以及是否存在隔膜的弦状附属物。
3. 普通房室瓣孔在两个心室上的相对平衡。
4. 其他主要相关的心脏和非心脏缺损

房室管缺损的房室瓣膜有一个与小叶并列的区域，不同于正常的连合，它没有乳头肌支撑。这个位置叫作裂隙，它是上下小叶桥接的位置。这个裂缝不是一个连合点[6]，有两个原因[7-9]。首先，一个连合通常由缺损两侧的腱索支撑，而裂隙无支撑，在边缘腱索缺失。其次，由两个相邻的小叶在一个连合上形成的腱索，通常附着在单个的乳头肌上，这可以促进粘连并防止反流。由左侧上小叶和下小叶构成的腱索，附着在两块不同的乳头肌上；这增加了心室收缩时的分散力，并易于通过裂隙反流。反流的程度一般为轻微至中度，但也可能出现严重的反流。

1966 年，Rastelli 及同事[10] 根据左上叶（LSL）跨室间隔的桥接程度，对完全性房室管缺损进行了分类（图 116-2）。完全性房室管缺损时，左下小叶（LIL）发育不全，它通常是短的和固定的，并且边缘卷曲。Rastelli 的分类没有考虑到左下小叶，它表现出更大的解剖变异。左上小叶与左下小叶之间没有明显的形态关系。

最常见的 Rastelli 分型（约 55% 的患者）是 RastelliA 型缺损。左上小叶没有桥接；相反，它的腱索附着在室间隔的顶部。上桥小叶在室间隔顶部可分为左右两部分。下桥小叶很少被分开，常由短而密的腱索连接到室间隔的顶部。

在罕见的 Rastelli B 型缺损中，上桥小叶通

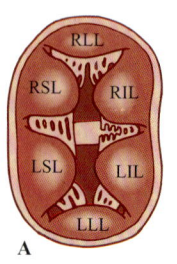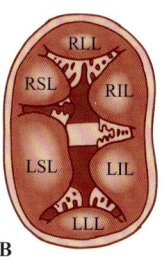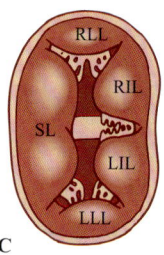

▲ 图 116-2 完全性房室管缺损的 Rastelli 分级

A. Rastelli A 型缺损中，上桥小叶在室间隔顶部分为两小叶，分别对应右上小叶（RSL）和左上小叶（LSL）；B. 在 Rastelli B 型缺损中，LSL 穿过隔膜并桥接到右心室的乳头肌；C. 在 Rastelli 型 C 型缺损中，上桥小叶（SL）有明显的桥接，使其自由漂浮，不附着于下段室间隔上。LIL. 左下小叶；LLL. 左外侧小叶；RIL. 右下小叶；RLL. 右外侧小叶（改编自 Jacobs JP, Burke RP, Quintessenza JA, et al: Congenital Heart Surgery Nomenclature and Database Project: atrioventricular canal defect. Ann Thorac Surg 69：S36–S43, 2000.）

常部分分为左右两部分，伴有轻度至中度的左上小叶桥接。它的腱索附着于室间隔嵴的右侧或右心室突出的乳头肌，这取决于桥接的程度。隔缘肉柱通常很短。Rastelli B 亚型常伴随不平衡的房室管缺损。

在 Rastelli C 缺损中，存在广泛的左上小叶桥接。它的腱索是自由浮动的，不附着于室间隔的下嵴，而是附着于右心室的前外侧乳头肌。Rastelli C 型完全性房室管缺损与其他复杂的心脏病变 [如法洛四联症（TOF）、大动脉转位（TGA）、右心室双出口（DORV）] 有关。

Rastelli 分类法的发展促进了该缺损矫正手术的广泛应用。虽然这是一个过度简化和代表了一个连续的小叶异常的分类，在修复完全性房室管缺损使用经典的单片技术时，它可能仍然有一个有限的作用。在这种场合下，识别桥接小叶是否完整通过室间隔嵴部是很重要的，因为完整的小叶需要手术切割成左、右部分，以允许放置一个补片关闭室间和房间流通。然而，即使在这些情况下，Rastelli 分类的应用也可能有限，因为没有考虑到桥接小叶中自然发生分裂的程度与位置。Rastelli 分类在本章后面描述的双补丁或改进的单补丁技术中不那么重要。

Lev 对传导组织位置的描述是该领域的另一个重要贡献，因为它促进了外科技术的发展，避免了 His 束和房室节的损伤。冠状窦口和房室结在房室管缺损中向下移位。房室结位于房间隔和房室瓣的枢纽处。房室结位于冠状窦口和室间隔顶部之间，在所谓的结三角内，它不在 Koch 三角的顶端。结三角与右心房室瓣环下缘、冠状窦口、房间隔下缘相连（图 116-3）。His 束从房室结向前上方穿过，到达室间隔的顶部，与房室瓣环的后方融合处。传导束沿室间隔顶部向下至上向移动，形成左束支。在到达室间隔嵴中点之前，变为右束支，向隔缘肉柱和 Lancisi 肌向移动[12]。室间隔上缘无传导纤维。唯一的例外是，在完全性房室管缺损和内脏异位综合征患者中，可能发现两个房室结[13]。

普通房室瓣膜与心室的关系各不相同。如果房室瓣主要位于一个心室上方，则对侧心室常

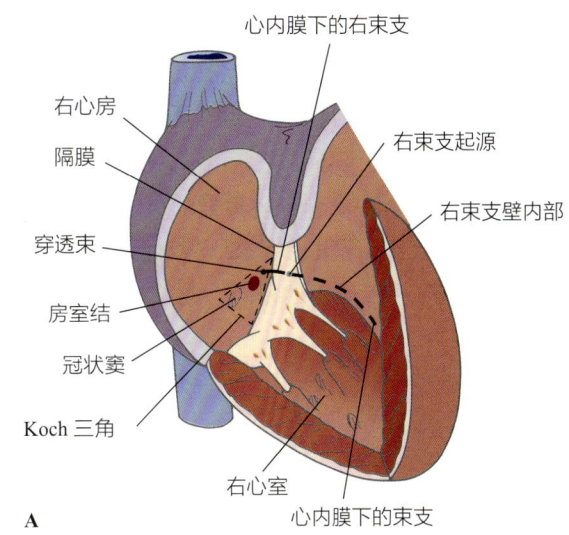

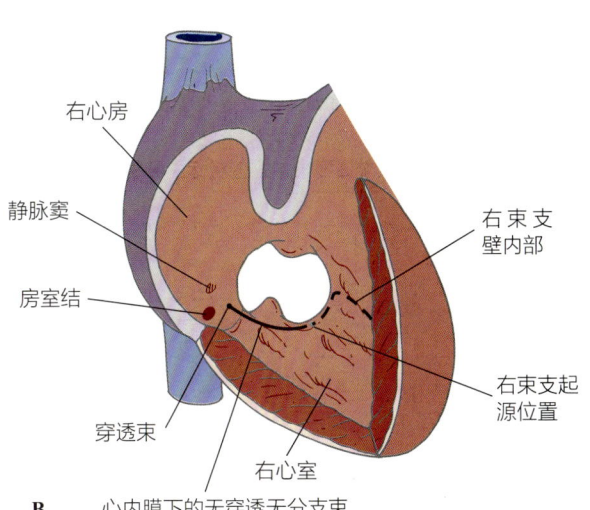

▲ 图 116-3 房室结和传导组织的位置

A. 正常的心脏。注意在 Koch 三角形尖端房室节点的位置；B. 房室管心脏。房室节点现在位于节点三角形中，而不是 Koch 三角形的顶端。冠状窦、房室结和 His 束与正常心脏相比位置较低。RA. 右心房；RBB. 右束支；RV. 右心室（改编自 Kertesz NJ: The conduction system and arrhythmias in common atrioventricular canal. *Prog Pediatr Cardiol* 10: 153–159, 1999.）

伴有发育不全，在极端情况下，无法进行双心室修复。乳头肌发育异常，例如两个间隔较近的乳头肌或单个乳头肌，是完全性房室管缺损右心室发育异常的主要表现形式。在左侧占主导地位的类型中，乳头状肌常与隔膜紧密分隔并融合在一起，形成隔膜的弦状附属物。事实上，在许多此类患者中，隔膜的乳头状附件通常可以被分割，以实现双心室修复。

完全性房室管患者中约 50%～75% 患有唐氏

综合征，而部分房室管缺损患者中唐氏综合征较少见，其发生率不足10%。房室管缺损约占所有主要先天性心脏病的3%，25%~30%的唐氏综合征患者可见。这一比例是普通人群的1000倍[2]。房室管缺损是唐氏综合征患者最常见的先天性心脏异常。唐氏综合征的存在被认为加速了肺血管梗阻性疾病（PVOD）的发展，尤其是在完全性房室管患者中。另外15%~20%的房室管综合征胎儿有内脏异位综合征。几乎所有的无脾患者都存在房室管缺损，多脾患者患有房室管缺损也较多。虽然潜在的遗传机制还没有确定，但在这方面存在一些有价值的证据。第一，在房室管缺损和唐氏综合征之间有很强的相关性。在唐氏综合征患者中发现了高水平的内皮抑素，它被认为参与调节心内膜垫的发育。第二，与内脏异位综合征的相关性较弱。第三，家族性聚类的房室管缺损已被报道[14]。第四，在有房室管缺陷的患者后代中，复发性先天性心脏病的发生率约为10%[15]。在另一项研究中，患有单纯房室管缺损母亲的子女中，约有14%患有先天性心脏病，通常为法洛四联症或房室管缺损[16]。这与患有其他先天性心脏病的父母的孩子患先天性心脏病的概率（2%~4%）形成对比。

二、病理生理

除肺血管梗阻性疾病或同时存在右心室流出道梗阻外，有房室管缺损的患者存在从左至右分流。患者的表现取决于从左到右分流的程度，而从左到右分流的程度又取决于肺血管阻力。在生命的最初几周，从左到右的分流增加与肺血管阻力的下降平行。在这个阶段，开始出现充血性心力衰竭的症状，如体重增加、呼吸急促、出汗。

在部分房室管缺损中，室间隔流通缺失，分流管仅位于心房水平。部分性房室管缺损很少或没有通过房室瓣膜反流的患者，其临床表现与继发性房间隔缺损患者相似。分流的程度取决于初始房间隔缺损口的大小和两个心室的相对舒张顺应性。右心室搏出量增加，而右心室收缩压可能正常或仅略有增加。患者可能多年都没有症状。一个例外是在房间隔缺损初始口存在明显的左心房室瓣反流，10%~15%的患者都会出现该情况。反流大大增加了从左到右的分流；左心室至右心房的分流也可能存在。这导致右心室和左心室收缩体积增加、心脏增大、呼吸急促、心动过速、喂养不良、发育不良，导致婴儿期进行性心力衰竭。尽管有成年患者的报道，如果不进行治疗，部分性房室管缺损和大的心房间流通的患者很少能活过40岁[17]。房性心律失常很常见，随着年龄的增长频率越来越高，是一种预后不良的信号。

完全性房室管缺损患者由于室间隔缺损较大且无限制性，常表现为左向右分流。在心室水平的分流程度主要取决于肺血管阻力。完全性房室管缺损的病理生理学与大的非限制性室间隔缺损相似，并有两个附加特征。第一，存在心房水平分流，有可能从左心室到右心房分流并增加心室的容积负荷。第二，房室瓣可能出现反流，进一步增加容积负荷。这些因素加速了婴儿期早期心力衰竭症状的发展。

在许多患者，特别是唐氏综合征患者，出生后肺血管阻力仍然升高，这降低了左向右分流的幅度。在其他婴儿中，肺血管阻力在出生后的前几周下降，导致从左到右的巨大分流。患者在出生后的最初几个月通常表现为呼吸急促、发育不良、心脏肥大和远端灌注减少。若同时存在房室瓣反流，由于分流平面同时存在于心室与心房平面使左至右分流程度加剧，最终导致双心室容积超负荷。这会加速心脏衰竭的发展。在一项研究中，约20%的完全性房室管缺损存在中度的房室瓣膜反流，而15%的病变存在严重的反流[18]。根据我们的经验[19]，轻度房室瓣膜反流是常见的，约35%的患者在出生后第一年发生，尽管严重的房室瓣膜反流的发生率较低，约仍有4%的患者发生。

在未手术的完全性房室管缺损患者中，肺血管系统的不可逆性改变可在6个月内观察到[20]。唐氏综合征的出现，加速了肺血管梗阻性疾病的发展[21]。这可能部分源于肺血管缺陷诱发肺血管梗阻性疾病，以及部分原因是支气管分泌物增加，远端支气管数量减少，肺实质异常，易诱发呼吸道气道阻塞、肺换气不足的舌过厚，睡眠呼吸暂停，气管支气管软化和二氧化碳潴留。这些因素加速了呼吸道感染和肺血管梗阻性疾病的发生。如果肺血管梗阻性疾病进展，最终分流逆转为从右到左的分流，引发 Eisenmenger 综合征，并在晚期导致进行性发绀。

如果不进行手术，完全性房室管缺损和唐氏综合征患者 10 年和 15 年的存活率为 80%[22]。在生命最初几年内死亡的主要原因是心力衰竭和复发性肺部感染。随后，肺血管梗阻性疾病成为日益普遍的死亡原因。在 20 岁左右，运动耐受性开始逐渐下降，导致在 20—40 岁时因肺血管梗阻性疾病而过早死亡。肺血管梗阻性疾病患者最明显的死亡原因之一是大量咯血，这种情况最早可发生在 20—30 岁。

三、手术时机

治疗房室管缺损的外科技术发展与先天性心脏病心脏手术的发展同步。最初的修复尝试由于解剖知识的局限而变得复杂，尤其是传导组织。

1952 年，Dennis 和 Varco 首次尝试使用泵式氧合器对一名术前诊断为房间隔缺损的患者进行心脏手术。患者在手术中死亡。尸检发现部分房室管缺损。1955 年，Lillehei 及同事[23]首次报道了使用交叉循环的全房室管修复。在 1955 年，Kirklin 及同事首次报道了使用心肺转流术成功地修复了一处原发孔型房间隔缺损[24]。

（一）完全性房室

两种方法被提出以修复完全性房室管缺损。Mayo 诊所[25, 26]的 Rastelli 和 Kirklin 最初开发了一种单片修补覆盖心房和心室缺损，并将上桥瓣分隔开。分型的房室补片由 Carpenter 提出[8]，其他人也支持[27, 28]。介绍了一种最近改进的单补片技术[29, 30]。

多年来，对裂隙的治疗已经有所改进。Carpentier[8]、Anderson 及同事[7]建议把这一裂缝看作是一种连合。他们主张保留裂隙开放，形成左心房室瓣三叶状，防止狭窄的发展。然而，如前所述，左侧裂并不是一个正常的连合。左心房室瓣反流多起源于裂隙处；在后期，随着反流的进展，也可以看到中央反流射流。20 世纪 80 年代，许多外科医生将裂隙切开，结果有相当数量的患者返回由于通过裂隙形成二尖瓣反流。由于这个原因，大多数外科医生完全封闭的裂隙。然而，如果患者左心室只有一个乳头状肌，即所谓的"降落伞"二尖瓣，则裂隙应保持开放或仅部分关闭，因为在这种情况下完全闭合二尖瓣可导致二尖瓣狭窄。

20 世纪 70 年代和 80 年代初，许多外科医生主张用肺动脉缩环术进行姑息治疗，以推迟婴儿期以后的手术修复。然而，随着手术技术的改进和婴儿心肺转流术的安全性和应用范围的扩大，大多数中心放弃了这一做法，选择在 6 个月前进行选择性修复。一个例外是儿童部分和过渡的房室管缺损，他们往往是无症状的。除非房室阀回流严重，一般可以推迟几年进行修复。虽然我们主张在婴儿期早期对完整的房室管进行初级修复，但对于解剖学高度复杂的患者，如计划单心室治疗的不平衡完全性房室管缺损，使用姑息性肺动脉缩环术可能作用有限。通过构建改良的 Blalock-Taussig 分流术来缓解完全的房室管缺损和法洛四联症，以避免早期修复。虽然我们不提倡这种方法，但稍后将对此进行讨论。

我们提倡对有症状的婴儿进行修复，无论其年龄大小；对无症状的、有完全性房室管缺损的婴儿，在出生后 2～4 个月内进行选择性修复。超过这个年龄的延期手术是不必要的，而且有潜在的危险[31]。超过 6 个月年龄的房室管缺损的修复，最近被证明是一个增加的死亡危险因素。年龄越小，左心房瓣膜反流再手术的自由度越高[31]。早产和严重的房室瓣反流不应该是矫正手术的禁忌证，因为这些组的姑息治疗效果特别差。

手术延迟的另一个后遗症是肺动脉高压的发生，肺血管阻力升高，易发生术后肺动脉高压危象，是严重危及生命的术后并发症。尽管肺动脉高压，在大多数情况下可以通过镇静、换气过度、吸入一氧化氮治疗，但是通过及时选择性预防修复是更安全，也避免了不可逆肺血管梗阻性疾病发生的风险。不可逆肺血管梗阻性疾病可以发生在出生后的第一年，特别是在唐氏综合征的患者中。

（二）过渡性房室管

过渡性房室管缺损患者属于部分性房室管和完全性房室管之间的一类，由于室间隔缺损的局限性，能防止肺血流量骤增所产生的后遗症。通常，局限性室间隔缺损是小的缺损，允许患者出生后 1~2 年内修复过渡性房室管缺损。如果局限性室间隔缺损为中等大小，则应尽早进行修复，以防止肺血管梗阻性疾病等并发症。

（三）部分性房室管或原膈缺损

大多数无症状部分房室管缺损的患者，应在 1~3 岁时修复。这类似于封闭孤立的继发型房间隔缺损的建议。如果存在明显的左心房室瓣反流，则建议及早修复。

Sommerville 回顾了 1958—1964 年间 122 例原发孔型房间膈缺损患者的治疗结果。发病率和死亡率随年龄增加而增加。明显的二尖瓣反流存在与症状增加相关。在 96 例 30 岁以下的患者中，14% 死亡（n=5）或出现明显的残疾（n=8）。

部分性房室管缺损的一组患者在出生后第一年表现出对药物治疗无反应的心力衰竭[33]。它们需要早期手术矫正。常见的相关左侧梗阻性病变表现包括左心房室瓣、左心室、主动脉瓣和主动脉弓等多个位置，以及主动脉缩窄。复杂二尖瓣异常在这类患者中也有文献记载[34]。

四、术前评估

由于房室管缺损涉及房、室、瓣膜部分的病变程度几乎是连续的，因此术前确定每个病例的解剖特征是有帮助的。有关瓣膜反流和左心室流出道梗阻机制的信息，对制定手术干预方案尤其有价值。术中对解剖特征的确定，对于决定补片大小、瓣叶位置和闭合程度至关重要。

体格检查与房室管缺损类型相关。在部分性房室管缺损的患者中，可听到收缩期肺血流杂音，在继发性房间隔缺损患者中，伴有第二心音固定的广泛分裂。可能出现心尖部收缩期吹风样杂音（MR 征象）。如果存在室间隔缺损，如在过渡性或完全性房室管缺损中，则存在一种刺耳的全收缩期杂音，最容易在左胸骨下缘或心室尖部听到。可能存在心前区活动度增加。P2 较大，第二心音固定分裂。常出现舒张中期的低沉隆隆样杂音。也可出现肺血流性杂音。

心电图表现为明显的右心室肥大，有时可表现为左心室肥大和双房增大。PR 间期通常被延长。胸部 X 线片显示肺血流增加、心脏增大。左心房室瓣反流的存在强化了这些发现，左心房可能严重扩张，导致左主干支气管抬高。

在几乎所有的病例中，通过二维超声心动图和多普勒评估血流方向和速度，可以获得瓣膜的解剖特征、相关缺损和瓣膜功能障碍的机制[35]。四腔心切面显示左、右房室瓣在同一水平面上，与正常情况相反，正常情况下三尖瓣较二尖瓣更靠近心尖，与房室隔相连。超声心动图的其他特征包括拉长的左心室流出道和未楔入的主动脉瓣。评估左心室流出道的腱索状附属物的存在是很重要的，因为这是左心室发育的基础。应仔细检查房室瓣叶，仔细评估房室瓣反流的机制。实时三维超声心动图（RT-3DE）的可用性有助于缺损的评估和反流机制的确定。我们使用心外膜或经食管 RT-3DE 来评估和管理房室瓣膜修复，特别是房室瓣膜反流的再手术。研究表明，RT-3DE 可成功用于房室管缺损的修复，并且学习曲线短[36]。超声心动图可用于判断普通房室瓣是否平衡[37]。利用肋下视和平面测量技术，将位于左心室的房室瓣膜面积除以位于右心室的房室瓣膜面积，得出房室瓣膜指数。瓣膜指数可以用来确定房室瓣膜的平衡或不平衡程度，并指导治疗过程。

对于大多数患者，心导管插入术和血管造影很少增加超声心动图未得到的信息。一个值得注意的例外是年龄 > 1 岁的未手术患者，需要测量肺血管阻力，以确定手术风险。另一个例外是术后患者，需要对术后残余病灶（如室间隔缺损和左心室流出道梗阻）进行定量，以评估是否需要再次手术。

五、手术技术

无论是部分或完全的正中胸骨切开术,已成为暴露心脏和大血管的标准技术。有些人主张对年龄较大的女童行右前胸开胸手术,以改善美观状况。然而,最近,通过限制胸骨切开术的范围来最小化手术创伤的技术已经被使用,例如低位经胸小切口(图116-4)[38]。这种方法适用于婴儿和所有年龄的儿童,可能有助于减少术后疼痛和减少胸壁畸形的发生,如鸡胸。我们现在正在使用这种小型胸骨切开术来治疗几乎所有的房室管缺损,除非有主要的相关心脏病变,如主动脉缩窄、法洛四联症或大动脉转位,在这些病变中,全胸骨切开术是最理想的暴露方式。

几乎所有病例均采用亚低温和双腔插管的心肺转流术,很少需要深度低温循环停止。在所有病例中,主动脉横断钳闭术和心脏停搏都被用来便于手术,特别是在房室结和冠状窦附近的间隔补片时。

在大的原发型房间隔缺损的背景下,房室瓣膜和心室内解剖结构都能很容易地被观察到。如果房内存在小的或无房内沟通,则在第一房间隔处开一个切口,可进入左心房室瓣进行瓣膜检查和裂隙闭合。这也有助于将室间隔缺损补片固定在室间隔嵴部。

(一)完全性房室管

在完全的房室管缺损中,通常在上、下桥小叶下有一个大的原发孔型房间隔缺损和一个中等到大的非限制性室间隔缺损(图116-5)。桥瓣小叶可能有一片有腱索附着物连接于隔嵴部,也可能两片都有,这些小叶可以分为左、右两部分,也可以在隔嵴部形成一个桥瓣小叶。两种外科手术方法已经被开发出来,并且在这种情况下通常被使用。双补片技术包括放置两个独立的补片,一个用于室间隔缺损关闭,另一个用于房间隔缺损关闭。另一种方法是使用自体心包的单补片技术来关闭室间隔缺损和房间隔缺损的组成部分,常伴有上桥小叶的分离。最近,一种改良的单补片技术被引入,通过将桥接小叶缝合到室间

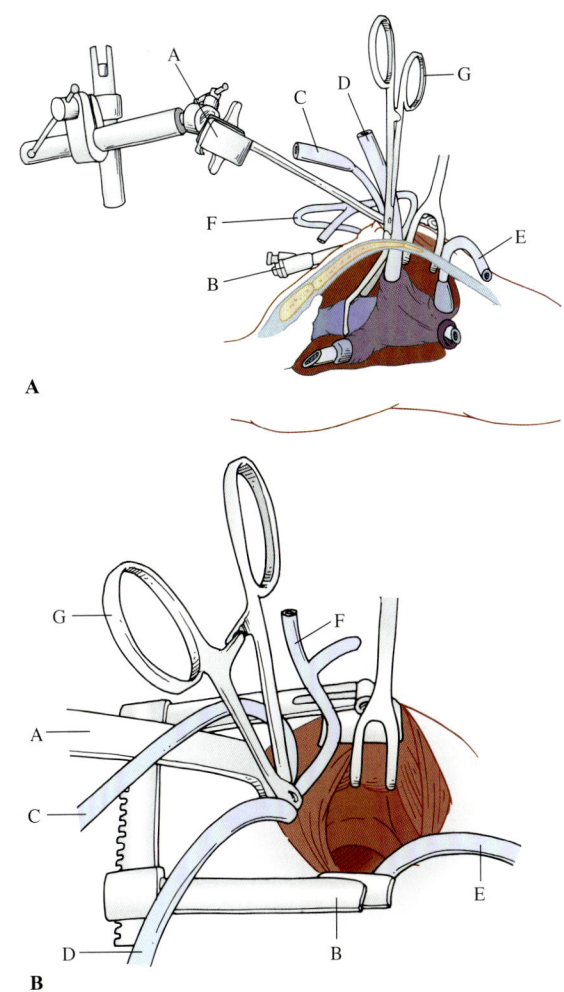

▲ 图116-4 小型胸骨切开术修复房室管缺损
A. 具有代表性的双腔套管插入术和主动脉横断钳闭术的副矢状面显示;B. 外科医生的手术视野。房室管的修复中可以很好地观察到心房的内部。与甲状腺牵引器相连的Bookwalter牵开器臂。B. 小儿胸骨牵开器;C. 主动脉插管;D. 经右心房的上腔静脉插管,虽然直接插管是完全房室管修复的首选方法;E. 下腔静脉插管;F. 心脏停搏插管;G. 主动脉横断钳闭术(改编自 del Nido PJ, Bichell DP: Minimal-access surgery for congenital heart defects. *Semin Thorac Cardiovasc Surg Pediatr Card Surg Annu* 1: 75-80, 1998.)

隔嵴部来消除室间隔缺损;然后用一个单独的心包补片来关闭房间隔缺损。虽然每种方法各有优缺点,但3种方法均取得了较好的效果。

1. 双补片技术

在双补片技术中,单独的补片用于心室和房间隔缺损的闭合。心室补片由合成材料制成,如涤纶或戊二醛处理的心包。心房补片通常是自体心包,未处理或戊二醛处理。应避免使用人工合

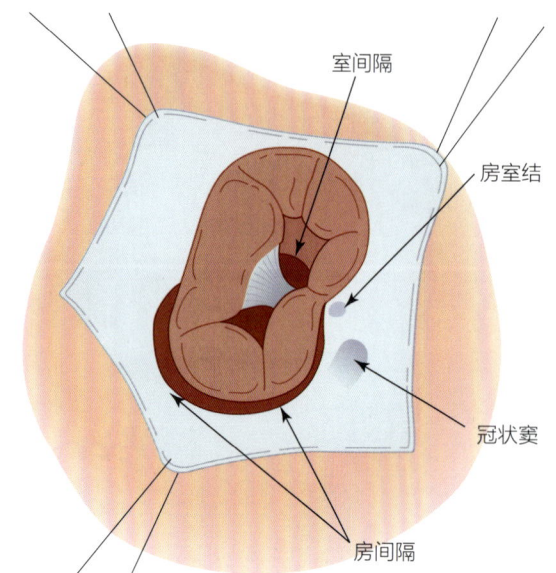

▲ 图 116-5 外科医生对完全性房室管缺损的看法

上桥小叶（左）未分开，未附着于室间隔的下嵴，如 BastelliaC 型缺损。房室结和冠状窦口向下移位。左上小叶和下小叶之间有一道裂缝。一个大的原发孔型房间隔缺损，允许左心房的形成良好视野

成的心房补片，因为当左心房室瓣反流冲击补片时可能导致溶血。

初步检查房室瓣膜，用冷盐水灌注左心室，有助于勾画左上下桥小叶的交接点。这样就可以在小叶重叠处测量室间隔缺损的底部至顶点的距离与室间隔缺损补片高度相对应。在主动脉瓣头侧和房室结尾侧，室间隔与房室瓣环的两个连接点的距离也应确定。这有助于确定室间隔缺损补丁的宽度。

由于上、下桥小叶的接合点的顶端移位，补片形状呈新月形，而不是半圆形（图 116-6A）。室间隔缺损补片通过脱脂棉缝合线连续或水平间断褥式缝合附着于室间隔嵴右侧。应注意避免连接到室间隔的瓣膜腱索变形。当缝线接近房室结区域时，补片更多地附着在隔右侧，固定在距室间隔与房室瓣交界处 3~4mm 处。

然后将上、下小叶覆盖在室间隔缺损补片的边缘。心包补片修剪到一个适当的宽度，使比实际的主动脉瓣和房室节点之间的距离更窄，以便进行房室瓣瓣环成形术，从而降低二尖瓣反流的发病率，用水平活动缝合线将房室瓣小叶像三明治一样夹在室间隔缺损与房间隔缺损补片之间。

这些缝线穿过心包补片、左侧房室瓣叶、室间隔缺损涤纶补片、右侧房室瓣叶（图 116-6B）。

二尖瓣裂隙是由上、下桥接小叶接合关闭而形成的，然后用连续或间断水平褥式缝合闭合二尖瓣裂隙（图 116-7A 和图 116-7B）。首选技术

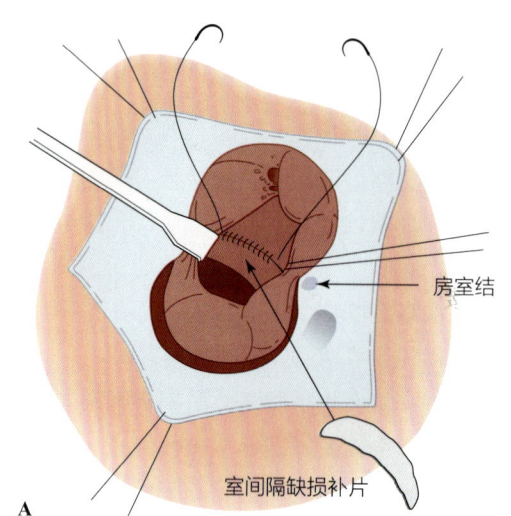

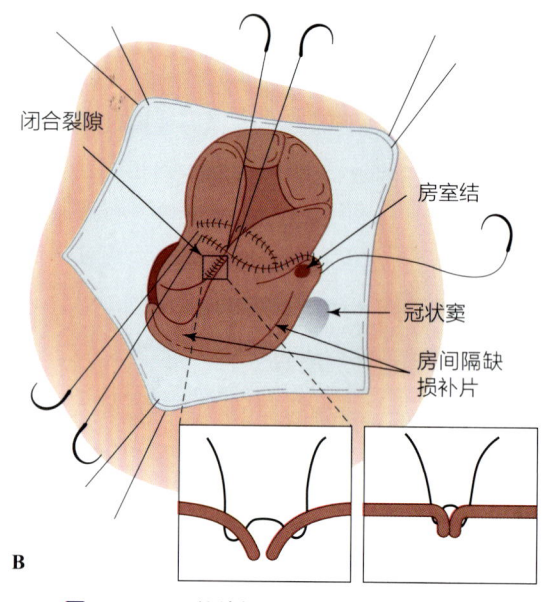

▲ 图 116-6 双补片技术修复完全性房室管缺损

A. 放置半月形室间隔缺损（VSD）补片，缝合于室间隔顶部。推移上小叶头侧，使精细缝合避免损伤腱索。下小叶采用类似的推移，将补片缝在室间隔嵴右侧，以避免医源性损伤房室结；B. 双补片修补是通过植入房间隔缺损（ASD）补片完成的。缝线通过室间隔缺损补片、瓣叶和房间隔缺损补片，从而将瓣膜夹在两个补片之间。在本例中，房间隔缺损补片缝在房室结右侧和冠状窦左侧。如果出现继发缺损或未闭孔，房间隔缺损补片可以扩展到覆盖这两种缺损。一旦瓣膜瓣片附着在房间隔缺损和室间隔缺损贴片上，通常就完成了裂隙闭合，心脏收缩时将裂隙边缘内嵌

是双层裂隙闭合术。第一层是水平褥式层，第二层是单纯连续缝合，不是很紧但足够松，以帮助维持瓣膜统一的柔韧性。裂隙闭合的程度在很大限度上取决于乳头肌的位置和左侧外侧小叶的大小。由于裂隙的闭合限制了上下小叶的活动，所以这两个小叶所覆盖的瓣口面积越大，发生瓣膜狭窄的机会越大。当乳头状肌紧密结合或存在单个乳头状肌时，裂隙闭合形成二尖瓣的裂隙状孔口，导致明显的狭窄。在这种情况下，必须使裂隙余下部分开放，以促进小叶的活动。通常形成裂缝小叶的边缘被卷起并接合在一个小的区域上。在闭合裂隙时，必须注意保持这种程度的接合，不要展开小叶边缘，因为小叶的接合增加了裂隙闭合的力量，特别是在收缩期间，从而使MR最小化（图116-6B）。

二尖瓣反流的程度是通过向左心室腔内注射冷生理盐水来确定的。如果明显的反流是在裂隙闭合后，则小叶粘连不良可导致中央反流是较常见的。这是通过缩窄左上小叶和左外侧小叶、左下小叶和外侧小叶之间的连接处来实现的。当存在瓣环扩张时，从左下小叶到左上小叶放置后环内，可吸收缝线使整个外侧小叶悬吊。这使左外侧小叶更靠近室间隔，改善了中央小叶的合拢。当左外侧小叶与缝合的前小叶不能很好地接合时，我们使用的另一种手法是后缝合瓣环成形术。我们使用可吸收单丝缝线进行操作，将缝线放置在瓣环中，然后将缝线绑在合适的位置上，以避免瓣膜狭窄。使用市售可吸收材料的后瓣环成形术带也可用于复发性房室瓣膜反流（图116-7C）。

然后将房间隔缺损补片缝合至房间隔残余部分。为了避免房室结的损伤，有两种手术选择，一种是将补片附着在房室结的右侧，另一种是附着在房室结的左侧。将房间隔缺损补片连接到房室节的右侧，包括缝合右侧下叶，在那里进行表面对合。继续缝合冠状窦口右侧，使冠状窦流入左心房（图116-8A）。或者，缝合可以延伸到冠状窦口的边缘，将该口留在右心房一侧（图116-8B）。将补片置于冠状窦口右侧的优点是缝合线距离传导组织较远。缺点是冠状窦左引流至左心房。这可能导致不同程度的冠状静脉窦引流梗阻，除非冠状静脉窦被手术切除。动脉饱和度受影响最小。在后一种技术的变体中，房间隔缺损补片可以贴在左下小叶上，逐渐回到房间隔的边缘，这是McGoon及同事最初提出的[25]。这使得冠状窦流入右心房。这种技术的缺点是必须通过左下小叶进行缝合，在婴儿患者中，这些缝线可以撕裂脆弱的小叶组织或使小叶变形造成严重二尖瓣反流。在完全性房室通道合并左上腔静脉引流至冠状窦的患者中，补片应在房室结右

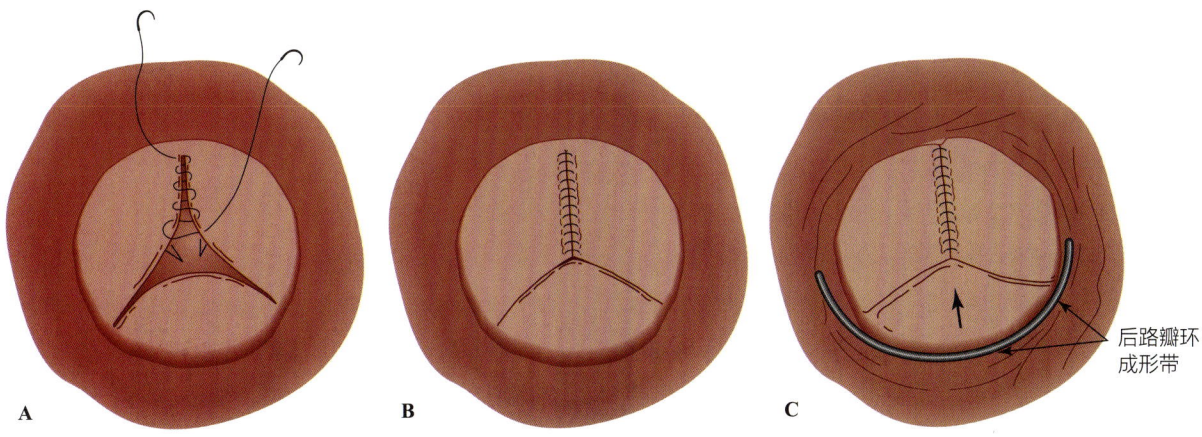

▲ 图116-7 左房室瓣裂修复术

当小叶与室间隔缺损和房间隔缺损补片相连时，上、下桥小叶的位置通常较好。然后用两层闭合裂缝。A. 第一层是连续褥式缝合，贴在小叶的边缘；B. 第二层简单连续缝合保证小叶边缘的重合；C. 当存在明显的环形扩张时，通过将一个弹性的部分环从与主动脉瓣相连的前纤维连续性处插入到房间隔后方，进行后路瓣环成形术。弹性的部分环应放置在房间隔与房室瓣环连接处后方3~4mm处，以免损伤传导组织

侧，与冠状窦口边缘缝合，使冠状窦口引流入右心房（图 116-8B）。

2. 传统单补片技术

在传统的单片补片技术中，通常用戊二醛处理的自体心包的同一块补片覆盖室间隔缺损和房间隔缺损（图 116-9）[39]。确定二尖瓣裂和上桥小叶相对于室间隔嵴部的位置是至关重要的。当房室瓣膜左、右部分的已经被隔膜嵴部的腱索附属物隔开，只需要确定二尖瓣裂的位置。通常情况下，为了正确定位单个补片位置，必须在与室间隔右侧平行的上、下桥小叶上切口。小叶分裂的程度取决于下方室间隔缺损的程度。由于上桥小叶下的室间隔缺损常延伸至房室瓣环，所以小叶切口也必须延伸至房室环。下桥小叶通常不是这种情况，尤其是在 Rastelli A 型中，因为左下小叶和室间隔嵴之间的可变纤维融合，使下方的室间隔缺损不易延伸至房室瓣膜环。在这种情况下，小叶切口只是部分的，没有延伸到房室瓣环。这保护了传导组织和房室结免受医源性损伤。当下桥小叶下的室间隔缺损延伸至房室瓣环时，小叶的分隔应在室间隔嵴的右侧。这使补片可以向右放置，从而避免对室间隔顶部传导组织的损伤。

与双补片技术一样，需要精确测量补片宽度相对于房室管缺损宽度，以防止瓣叶变形引起的 MR。如果补片过宽，则房室瓣环增大，尤其在室间隔上方。有作用的上、下桥小叶组织可能不足以覆盖孔口，导致 MR。

当房室瓣被分为左、右两部分后，室间隔缺损补片通过连续或间断褥式缝合附着于室间隔嵴右侧。与双补片技术一样，将缝合线置于室间隔嵴右侧，以避免对 His 束的损伤。一旦补片连接到室间隔，房室瓣叶必须重新连接到补片上。这一操作可以大大促进通过预先放置缝线于左上小叶与左下小叶在室间隔嵴部裂隙底部的连结处。瓣膜小叶不应与心房侧补片连接太远，因为这将限制小叶接合，导致 MR。将瓣膜小叶附着在补片上是用的是脱脂棉线，因为这些瓣膜小叶薄而易碎，尤其是在婴儿身上，如果用非脱脂棉线缝线连结，容易导致小叶撕裂。

接下来关闭二尖瓣裂。关于裂隙闭合之前所描述的双补丁技术，同样适用于这里的。相似的，可以放置单独的合缝成形术缝合线，以治疗左心房室瓣中央反流。然后缝合补片以关闭心房间流通。正如前面讨论的双补片修复技术中，冠状窦可能向左流入右心房或左心房。

3. 改良单补片技术

Lillehei 博士对完全性房室管修复的最初描述主要是将房室瓣叶附着在室间隔的嵴部，因为当时补片材料并不容易获得，房间隔缺损也被关闭[23]。Wilcox 及同事[30]再次提出这种手术方法用于小的室间隔缺损患者。Nicholson 的同事[29]将适应证扩大到中度和重度室间隔缺损患者。其

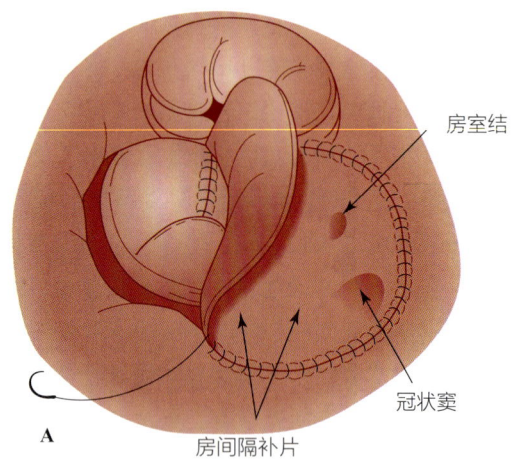

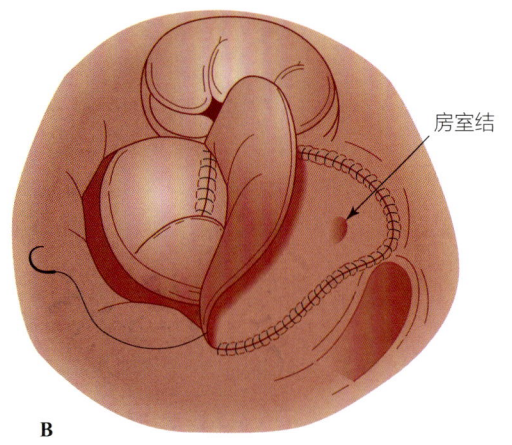

▲ 图 116-8 房间隔缺损（ASD）补片的放置

A. ASD 补片可完全置于房室结及冠状窦右侧，使冠状窦置于新造隔的左心房侧；B. 也可将补片置于房室结右侧，将缝合线转回冠状窦左侧，使窦位于右心房侧左侧

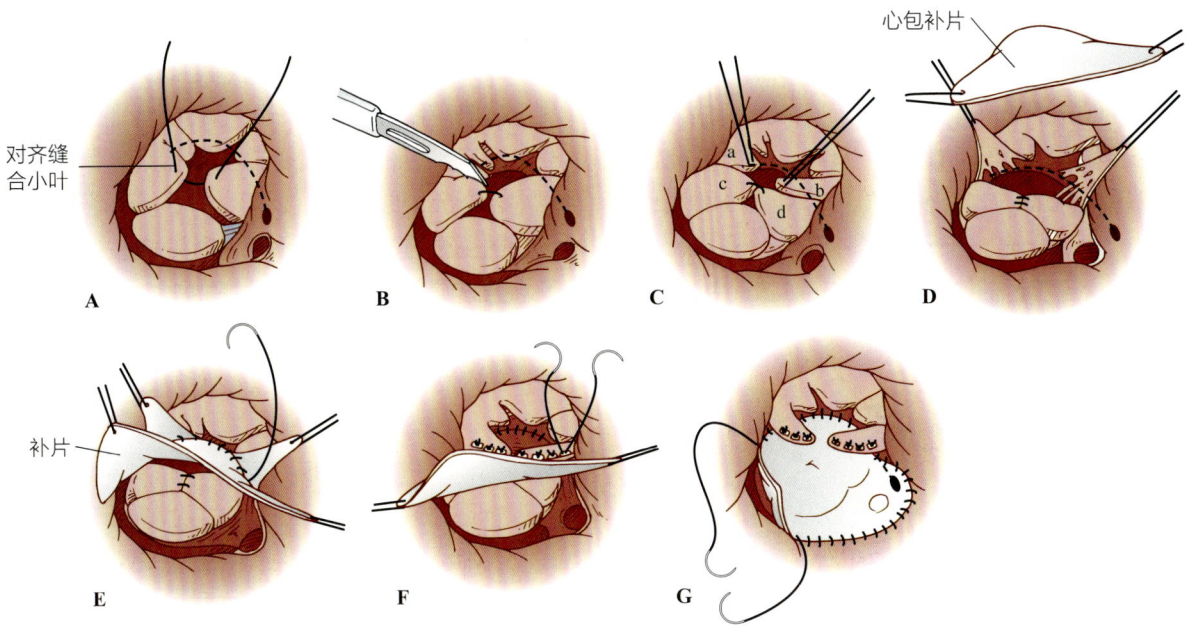

▲ 图 116-9 传统的单片技术修复完全性房室管缺损

A. 通过室间隔顶部左上小叶和左下小叶进行对齐缝合；B. 切开上桥瓣。对相应的小叶进行分割后，分别显示上小叶（A、C）的两部分和下小叶（B、D）的两部分。下桥小叶的分离不需要超出下方的室间流通；D. 左侧裂隙闭合。心包补片缝在室间隔嵴部；F. 左右心房室瓣叶悬吊于心包补片上；G. 房间隔缺损闭合修补完成。房室结和冠状窦口引流于左心房侧（改编自 Castaneda AR, Jonas RA, Meyer JE Jr, et al：Atrioventricular canal defect. In Castaneda AR, Jonas RA, Mayer JE Jr, et al, editors: *Cardiac surgery of the neonate and infant*, Philadelphia, 1994, WB Saunders, p 179.）

他报道也证实了他们的发现[40, 41]。

在这项技术中，多条脱脂棉缝线将按顺序穿过室间隔嵴、房室瓣瓣叶、自体心包补片、涤纶窄带（图 116-10）。应注意将缝合线保持在室间隔嵴右侧，特别是在下方，以免损伤 His 束。经房室瓣缝合有效地将上桥小叶与下桥小叶分为左右两部分。涤纶窄带可作为瓣环成形术载体，因为它上下界距离约为房室管缺损上下界距离的 80%，从而使左心房室瓣叶紧密附着，并减少 MR。一些人建议避免使用涤纶窄带因为担心影响二尖瓣环的长期固定会影响其生长潜力。这种技术的一个潜在的缺点是左心室流出道梗阻的发生，因为室间隔流通基本上是封闭的，没有补片材料。到目前为止，虽然后续研究有限，但还没有发现这种情。尽管还没有长期的随访，MR 的数量与传统的单补片和双补片方法相似。

（二）过渡性房室管

在这种形式的房室管缺损中，室间隔缺损是局限性的，且通常位于中央，由隔嵴上左上小

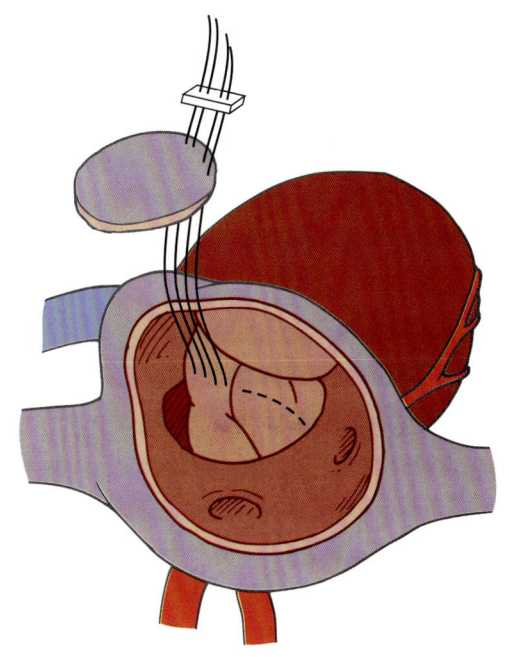

▲ 图 116-10 改良单片技术修复完全性房室管缺损

水平褥式脱脂棉缝合线穿过室间隔嵴、房室瓣叶和心包补片，然后通过涤纶窄带瓣环成形术（改编自 Nicholson IA, Nunn GR, Sholler GF, et al: Simplified single patch technique for the repair of atrioventricular septal defect. *J Thorac Cardiovasc Surg* 118：642–646, 1999.）

叶和左下小叶之间的接合点不完全融合形成。通常有大的原发孔型房间隔缺损和二尖瓣裂。除中央部分外，桥接小叶融合于室间隔嵴部，当小叶未完全融合于室间隔嵴部时，可在上小叶或下小叶下发现小的室间隔缺损。当室间隔缺损很小时，很难在术中识别。推移右上叶可以为探头识别，这些小的缺损提供足够的通道，一个小的（1~2mm）探头可以用来识别残留的室间隔流通。

这些小的室间隔缺损通常可以通过缝合线闭合。中央室间隔缺损的闭合可采用与闭合裂隙相同的缝合线，但从室间隔嵴开始，房间流通闭合方式类似于原发孔型房间隔缺损（图 116-11）。

（三）部分性房室管或原发孔型房间隔缺损

随着完全性房室管的修复，二尖瓣的初步检查和测试已经完成。部分性或完全性裂隙的存在已经被注意到。在大多数病例中，裂隙延伸至室间隔。裂隙闭合的手术方法与前面所述的相同，重点是保持小叶接合。使用自体心包封闭原发孔型房间隔隔缺损，因为该组织比合成材料更柔软，不太可能变形瓣叶。如果有继发性房间隔缺损或卵圆孔未闭，则单独封闭或用同一补片封闭（图 116-11）。

六、相关心脏病变

相关的心血管病变并不少见，尤其是伴完全性房室管缺损。动脉导管未闭、主动脉缩窄等心脏外病变通常在手术过程中进行治疗。修复房室管缺损相关病变的外科技术通常与孤立病变没有区别。例外情况包括：①在房室管缺损附近的继发性房间隔缺损或肌性室间隔缺损；②这些可以通过扩大隔补片来修复。含有圆锥动脉干异常（如法洛四联症）的病变，需要对手术方法进行重大修改，并单独进行讨论。

（一）法洛四联症

约 5% 的完全性房室管缺损患者并发有法洛四联症。左上小叶通常游离于室间隔嵴上，如 Rastelli C 型缺损，导致大的室间隔缺损并伴有出口延长）。与大多数单发完全性房室管缺损患者

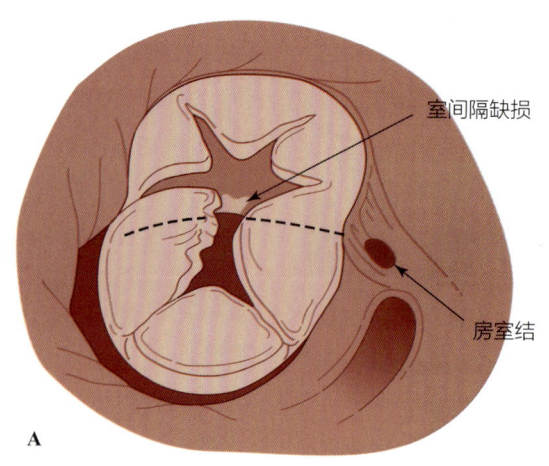

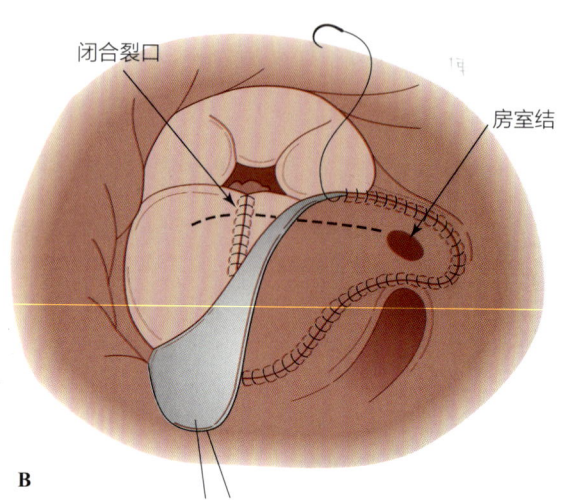

▲ 图 116-11 过渡性房室管缺损的修复
A. 桥联小叶常附着于室间隔嵴（虚线），但在接合中心区域有小的室间隔缺损（VSD）者除外；B. VSD 的闭合采用与裂隙闭合相同的缝合线。本例先封闭二尖瓣裂口，然后用心包补片关闭原发孔型房间隔缺损。补片与右侧下小叶组织缝合，然后向下进入冠状窦。另一种技术（未显示）是在原发孔型房间隔缺损边缘缝合左下小叶组织

的心力衰竭症状相比，主要的并发症是发绀。这是因为心内从右到左的分流，这主要取决于右心流出道梗阻的程度。少数患者的右心流出道梗阻程度很小，这些患者在婴儿期早期就表现出心力衰竭的症状，与单发的完全性房室管缺陷患者症状相似。

与法洛四联症相关的完全性房室管缺损的手术治疗需要对室间隔缺损补片进行修改，因为它必须延伸至覆盖同心室前错位室间隔缺损。与大多数法洛四联症一样，经常出现漏斗部梗阻，伴有肺动脉瓣发育不全和狭窄，需要扩大整个右心

室流出道。由于主动脉瓣环在这种缺损类型中处于前位，因此通过右漏斗切开术可以最好地实现室间隔缺损前上边缘的可视化。对于不复杂的房室管缺损，必须谨慎选择室间隔缺损补片在房室瓣环水平的宽度，以防止其扩大而房室瓣环导致 MR。

当使用单补片技术与法洛四联症联合修复完整的房室管时，通常需要在上桥小叶上开一个切口，这一点尤其重要。这个切口应该在室间隔嵴右侧更靠右的位置，在右心房室瓣的方向，以适应下方漏斗隔的前偏移。当补片放置在距室间隔左侧太远时，这可以防止主动脉下梗阻和左心室流出道梗阻的发生。与双补片方法修复相比，这一个问题较少，虽然仍然需要在下小叶下正确地放置室间隔缺损补片。用于联合病变的室间隔缺损补片的形状类似于泪滴，而不是单独的完全性房室管缺损的典型新月形。原来所述的改良单补片技术并不适用于法洛四联症的房室管缺损，因为较大的错位缺损使左上小叶不能直接缝合到室间隔嵴部。

右心室流出道梗阻的修复与单独法洛四联症的处理方式相似，通常在右心室流出道切口。合并病变的主要区别在于 MR 可导致左心房高压合并继发肺动脉高压。如果使用跨瓣环补片，扩大的右心室流出道反流部分增加，导致右心室扩大和功能障碍。右心室切开术合并右心室流出道肌束分离，进一步加重右心室功能障碍。在这种情况下，应考虑用自体心包制作一个临时单瓣瓣膜。应该对三尖瓣进行仔细的检测，以排除明显的三尖瓣反流。如果出现三尖瓣反流，可以通过闭合右上、下小叶之间的裂隙来修复，同时避免下面的传导组织损伤。

有些人主张在新生儿期对重度发绀患者进行体-肺动脉分流术（如右改良 Blalock-Taussig 分流术），然后在 1～3 岁时进行修复，这可能会减少对跨瓣环补片的需要。我们通常对婴儿进行完全的修复，以避免在法洛四联症引起的重度发绀。与法洛四联症的治疗一样，由于术后早期右心室舒张功能障碍，需要保留一个小的房间隔流通，以便进行从右向左的分流。

（二）右心室双出口

与法洛四联症相似的解剖情况是右心室双出口，它与法洛四联症的区别在于主动脉覆盖的程度。当超过 50% 的主动脉瓣位于右心室上方时，病变被定义为右心室双出口而不是法洛四联症。1%～2% 的完全性房室管缺损患者存在右心室双出口[43]。典型地，这种情况下的右心室双出口与内脏异位综合征和不平衡的房室管缺损相关，增加了单心室姑息治疗的可能性。

双心室 DORV 修复术和完全性房室管缺损的与两个单独的病变的修复类似。如果室间隔缺损位于主动脉下，其修复与合并法洛四联症的完全性房室管缺损相似。补片更复杂，因为左心室必须在室间隔缺损封闭后与主动脉瓣相连。

（三）主动脉缩窄

如果存在主动脉缩窄，需要仔细观察左心结构，以确保其足够大，并排除右心室占优的不平衡房室管。主动脉缩窄与由瓣膜或瓣膜下狭窄引起的轻度左心室流出道梗阻有关。通常，这些患者在左心室有紧密连接的乳头肌，在极端情况下，有单个乳头状肌连接的"降落伞"状二尖瓣。

如果完全的房室管缺损修复后出现明显的 MR，应进行彻底的检查，以排除残余的左心室流出道梗阻或主动脉缩窄。如果出现这种情况，就会增加左心室后负荷，从而增加对薄而易碎的二尖瓣叶的分压，导致 MR 程度恶化。在这种情况下，修复主动脉缩窄往往会降低 MR 的程度。

（四）左心室流出道梗阻

血流动力学上显著的左心室流出道梗阻在房室管缺损中相对少见。值得关注的是，左心室流出道梗阻在唐氏综合征中很少见[44]。除非存在心室不平衡，否则部分性房室管缺损出现左心室流出道梗阻较完全性房室管缺损更为常见[45]。这可能是由于在完整的房室管修复中，通过插入室间隔缺损补片来改变左心室流出道，而在部分房室管修复时不需要这样的补片，因为没有室间隔缺损存在。左心室流出道梗阻会导致从左向右分流的增加，加速心力衰竭的症状。左心室流出道梗阻常与 Rastelli A 型相关[46]。左心室流出道梗阻的发生可以是后天、进行性或复发的[47]。

正常的左心室流出道在室间隔嵴平面与室间隔出口平面之间有近 90° 的夹角。在一项研究中测量了该夹角，发现在房室管缺损患者中明显降低（测试为 22°）[46]。在 Rastelli C 型中，该夹角在完全性房室管修复后几乎是正常的，这就解释了在这种情况下左心室流出道梗阻发生率降低的原因。

左心室流出道梗阻的机制和严重程度，可以通过二维超声心动图来描述。心导管插入术是用来确定梗阻的程度的，特别是在房室管修复后较晚出现的患者。

手术治疗通常由梗阻机制决定。如果梗阻主要由房室瓣腱索状附属物引起，若它们为次级腱索，则可从隔嵴上分离。如果裂隙指向左心室流出道，则通过分割腱索和闭合裂隙来治疗流出道梗阻。在隧道样左心室流出道梗阻中，需要更广泛的左心室流出道扩大术，如改进的 Konno 手术。与更常见的隧道样左心室流出道梗阻不同，在房室管缺损中，传导组织距离扩大区较远，因此扩大过程中房室节损伤较少见。主动脉下梗阻可能复发。在一项研究中，19 名主动脉下狭窄合并房室管缺损的患者[16]，接受了左心室流出道梗阻手术[46]。最常见的手术是主动脉下膜纤维切除术和肌切除术。复发性左心室流出道梗阻再手术平均时间为 4.9 年，中位随访时间为 5.6 年。这导致了 6 年不必再手术率为 66%。为了减少再手术的发生率，我们建议使用心包进行小叶扩大术合并纤维肌瘤切除术。

（五）大动脉转位

与完全性房室管缺损并发的大动脉转位治疗类似于每个孤立病变的外科治疗。对房室管缺损进行修复，并进行动脉转位术。由于瓣膜小叶在出生后的第一周比出生后最初几个月更易碎，所以房室管修复更具挑战性。所有的心脏结构也更小，这增加了手术的复杂性。我们建议所有缝合线穿过房室瓣叶与自体心包膜进行加固，特别是那些用于裂隙闭合的。如果上面桥接小叶未被分割，则建议避免传统的单片修补技术，因为小叶分割是必要的。将小叶重悬于单补片上可能会聚集过多的小叶组织，易引起 MR。

（六）双二尖瓣口

左侧房室瓣的另一异常是双二尖瓣口，约 5% 的病例出现孔二尖瓣口。第二副口通常位于左外侧小叶的下侧，大小可有很大差异。如果第二个孔很小，它可能是开放的，但是并不会造成任何后果。

如果较大，乳头状肌需要检查，因为一个乳头状肌可能与每个孔相关，导致主孔的降落伞型二尖瓣。在这种情况下，应该只封闭部分裂隙，避免完全闭合后导致二尖瓣狭窄。不建议将桥接小叶组织分隔于两个孔之间，这会导致严重的 MR，因为小叶组织失去了支撑。在某些情况下，当反流出现在副孔时，可增加一个由戊二醛处理的自体心包制成的三角形补片，以扩大瓣叶的宽度和改善接合。

（七）降落伞型二尖瓣

在 5% 的完全性房室管缺损病例中可见单个乳头状肌。两个紧密间隔的乳头肌或单个乳头肌的存在，可导致所有腱索结构附着在一个点上，被称为"降落伞"二尖瓣。在这种情况下，关闭左上小叶和左下小叶之间的裂隙，常常导致术后二尖瓣狭窄。我们选择保留部分或完全开放的裂隙，这取决于乳头肌的分离程度、腱索的厚度和腱索间空间的宽度。虽然很少见，初次手术仍有可能导致明显反流。分离乳头肌的技术通过分离腱索来改善瓣叶的活动能力。同样地，当有两个分离但间隔很近的乳头状肌时，将乳头状肌相互分离可能会有效地改善二尖瓣口的有效性。

（八）不平衡的房室管道

Bharati 及其同事[48]指出，在某些完全性房室管缺损病例中，房室交界处可能主要累及一个心室，导致对侧心室腔及流出道结构发育不全。这种情况在 5%～7% 的完全性房室管缺陷患者中发生。在较常见的右心室主导类型中，形态学特征为左心室、主动脉瓣、升主动脉、主动脉弓明显发育不全。相反，在左心室占主导型，可见右心室发育不全。

关于使用发育不全室作为双心室修复术的一部分的潜在用途的治疗决策应基于客观标准，即根据体表面积对心室绝对容积进行量化（即心室容积除以体表面积）。测量相对心室容积来比较右心室和左心室容积，通常是不可靠的。绝对心室容积值为 15ml/m² 或更大被认为是双心室修复成功的充分标准。三维超声心动图明显改善了心室容积测量的准确性。

如果通道只是轻度不平衡，那么通常可以进行双心室修复。如果通道严重不平衡并伴有一个心室腔的严重发育不全，则可采用单心室入路。并且对于不平衡缺损的二期修复的经验也越来越多，在第一阶段部分关闭心房间流通，以促进心室的生长。在第二阶段，关闭室间隔缺损。传统上，已经制定了标准来决定双心室和单心室的治疗。它们包括相对心室大小、房室瓣膜结构和功能、流出道大小和位置，以及相关心脏病变的存在，具体情况如下。

① 左心室到达心尖或接近心尖。
② 术后计算的左心室体积为 15ml/m² 或更大。
③ 术后计算二尖瓣环 z 分数为 −2 以上。
④ 有两块乳头肌，虽然单个乳头肌不是双心室修复的绝对禁忌证。
⑤ 不存在房室瓣腱索连接到圆锥隔膜的情况，（左心室流出道梗阻的基础，常伴有主动脉缩窄）。
⑥ 不存在内脏异位综合征，虽然少数多脾综合征患者的心室发育平衡可以进行双心室修补。

然而，这些标准没有考虑到潜在的生长能力，特别是在非常小的婴儿中。最近的报道已经描述了房间隔流通关闭后，强迫血液通过左心房室瓣，导致左心室腔的增长[49]。来自波士顿的

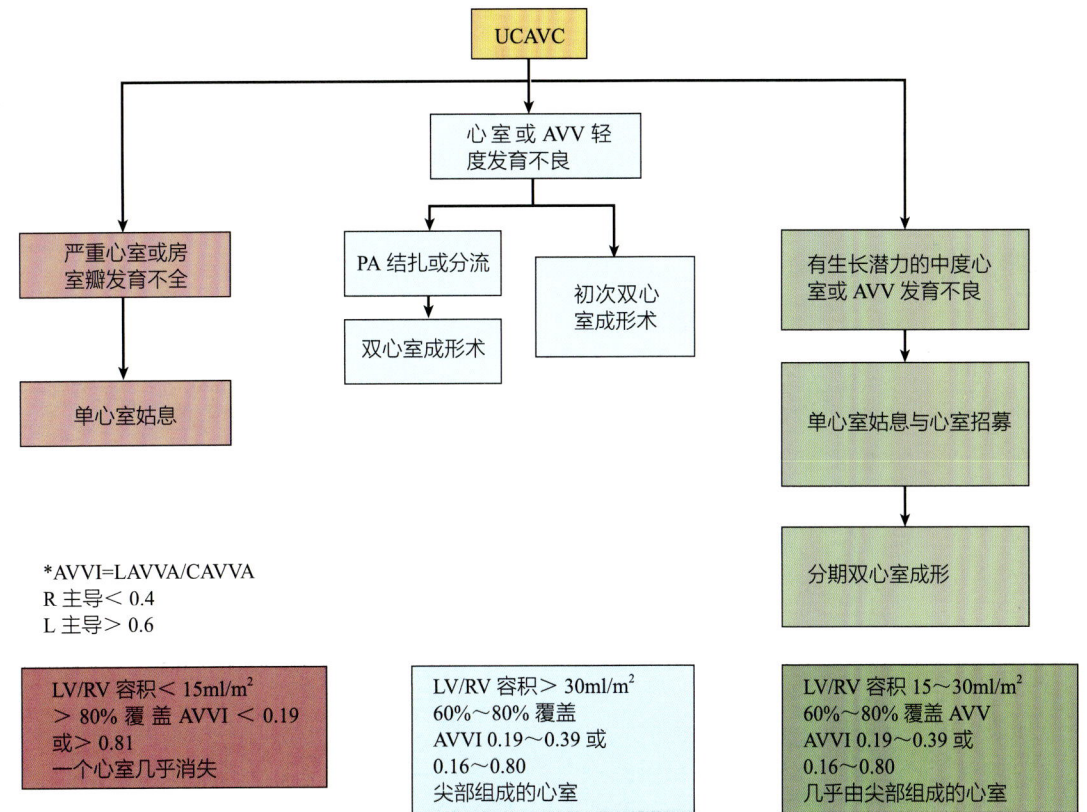

▲ 图 116-12　治疗不平衡完全性房室管缺损的步骤

AVV. 房室瓣；AVVI. 房室瓣指数；CAVVA. 共同房室瓣区；L. 左；LAVVA. 左房室瓣区；LV. 左心室；PA. 肺动脉；R. 右；RV. 右心室；UCAVC. 不平衡完全性房管（改编自 Nathan M, Liu H, Pigula FA, et al: Biventricular conversion after single-ventricle palliation in unbalanced atrioventricular canal defects. *Ann Thorac Surg* 95：2086–2096, 2013.）

一项研究分析了16例不平衡完全性房室管缺损患者初始单心室缓解后的双心室转化率[50]。所有患者均有共同的房室瓣分布不均或心室发育不全。8例患者右心主导左心室舒张末期容积32ml/m²，8例患者以左心主导右心室舒张末期容积42ml/m²。在研究随访期间，实现了双心室转换，其中有2例患者死亡，8例患者再次干预。本文作者提出的治疗不平衡完全性房室管缺损患者的流程如图116-12所示。

（九）内脏异位综合征

有一组独特的患者有内脏异位和房室管缺损，这些患者很难治疗。双心室修复的标准仍然适用于这些患者。然而，需要考虑的是体循环静脉和肺静脉回流的间隔，以及常见房室瓣膜的修复。具有复杂解剖结构的患者，可受益于早期单心室姑息治疗，并可在晚期转为双心室修复。

（十）单心室

当存在更复杂的畸形时，如严重不平衡隙房室管缺损，应考虑沿单心室通路处理这些患者。在完全性房室管缺陷和内脏异位综合征患者中，相关的动脉圆锥异常，如移位、肺动脉狭窄或闭锁常采用单室治疗[51]。

（十一）复发性二尖瓣反流

修复房室管缺损后4%~15%的患者在出现明显的术后MR，并需要再次手术[52,53]。根据我们的经验，那些风险最高的患者术后早期至少有中度的MR[19]。术后晚期进行性MR的影响因素，包括降落伞二尖瓣[19]、双二尖瓣口[19,55,56]、唐氏综合征缺失[28]、初次修复时裂隙未关闭[28,56,57]、术前MR[53,55]。在一项39例患者研究报道中，完全性房室管修复术后MR轻微恶化是常见的，但严重恶化少见。尤其是术后30个月[58]。另一项研究对两组患者进行了跟踪，一组患者在最初的房室管手术时闭合了裂隙，另一组患者在作为三叶修复时故意将裂隙打开[57]。当二尖瓣裂隙在最初的房室管手术时关闭时，MR的总生存率和免于再次手术的情况均显著提高。一个混杂变量是术后早期部分组的裂隙是开放的，心肌保存和术后护理的改善可能有助于裂隙闭合患者状况。

在大多数病例中，迟发MR的机制是通过裂隙反流，因为裂隙要么在最初保持开放，要么在完全或部分关闭后重新打开。瓣环扩张伴中央反流常是相关的表现。MR恶化导致左心室容积负荷加重，偏心性左心室肥大，最终导致左心室功能障碍和心力衰竭。一项研究观察了完全性房室管修复后左心房室瓣的超声心动图变化，该研究表明复发性MR可能的机制是瓣环后期向游离壁扩张[59]。这一机制提示，在初次修复时行后路成形术可将左外侧小叶向中隔提起，从而可能预防MR的发生。

术前超声心动图研究应明确反流的机制和反流的定位（中心，或通过裂隙，或两者兼有）。应直接测量二尖瓣环的直径，并与患者年龄的预期瓣环直径进行比较，Z值为0。

二尖瓣再手术修复取决于潜在的解剖结构异常。如果是通过裂隙反流，那么闭合裂隙，同时将二尖瓣环直径缩小到适当的大小（Z值为-2~+2）通常是有效的。更复杂的机制，如稳定、增厚或缩窄二尖瓣叶更难以修复，常常需要用自体心包扩大小叶，同时减少瓣环直径。MR的存在使小叶变厚，使裂隙可以直接闭合或用一小块心包补片闭合。对于年龄较大的患儿，应植入可弯曲的部分成形术环，以支持修复后的瓣膜，特别是在心室收缩期间。

在少数情况下，二尖瓣修复是不可能的，需要更换二尖瓣，通常使用机械假体。由于原左心房室瓣膜侵犯了左心室流出道，所以更换瓣膜会导致严重的左心室流出道梗阻。这种情况可以先通过在主动脉下区域左心房室瓣环上缝合一个矩形涤纶补片来避免。二尖瓣假体可以附着在涤纶补片上[60]。传导组织位于左心房室瓣环的前下侧。天然的房室瓣叶组织应保留在那个位置，不能切除。缝合线可以穿过这些天然的小叶，而不是穿过二尖瓣环来减少心脏阻滞的发生。还应注意避免损伤左旋支冠状动脉，小患者的左回旋支冠状动脉可能非常接近。

据报道，手术治疗复发性MR的结局差于初次房室管缺损术后。我们机构的一项迄今为止最大规模的研究表明，46 例患者在 1988—1998 年接受了再次手术[49]，其中 10 年生存率为 86.6%；接受二尖瓣置换术的 9 例患者中，有 3 例出现完全性心脏传导阻滞；二尖瓣手术后临床状态有显著改善；二尖瓣修复术 5 年无须再手术率为 78.5%；二尖瓣置换术 5 年无须再手术率为 85.7%。

七、手术后护理

完全性房室管缺损修复后患者的术后治疗与其他复杂心脏手术后患者治疗相似。术中应确认室间隔缺损和房间隔缺损完全闭合。我们倾向于使用右心房和肺动脉氧饱和度测量，来检测残留的左向右分流。氧分压增加超过 10mmHg 或绝对肺动脉氧饱和度 > 80%。在吸氧浓度为 50% 时，提示存在血流动力学上显著的室间隔缺损残留 [即肺血流量（Qp）与全身血流量（Qs）之比，或 Qp/Qs > 1.5]。在恢复心肺转流术和关闭残余室间隔缺损之前，应在术中通过超声心动图确认。

术中经食管超声心动图（TEE）高度推荐用于体重超过 5kg 的患者。TEE 可用于 ≤ 2.5kg 的患者，尽管使用后置 TEE 探头会增加食管创伤和穿孔的风险，并增加左心房受压的可能性，从而增加左心房压力。TEE 在评估房室瓣功能时特别有用，特别是在怀疑有显著 MR 时。监测左心房和肺动脉压力有助于这些患者的术后护理，特别是在术前存在肺动脉高压的情况下。

低心排血量状态应该明智地控制，积极使用正性肌力药物而不是体液复苏，因为过度输液会导致心室体积膨胀和瓣膜扩张，导致 MR 恶化，心房充盈压力应该保持低水平，明显不高于 10mmHg，尤其是在术后 24 小时内。减轻后负荷，特别是使用米力农等磷酸二酯酶抑制药，在术后早期尤其有价值。应该进行积极的研究，以排除低心排血量综合征的解剖原因。

完全性房室管缺损患者术后早期可出现肺动脉高压，其发生率随着最终手术时年龄的增加而增加，且与手术死亡率相关。唐氏综合征患者围术期肺动脉压增高，肺血管阻力增大[61]。手术时肺动脉插管有助于做出诊断。需要排除类似肺动脉高压的解剖原因，如严重 MR、严重二尖瓣狭窄和残留的室间隔缺损。超声心动图有助于区分术后肺动脉高压的解剖原因和非解剖原因。

八、结局

1990 年 1 月至 1998 年 12 月，在波士顿儿童医院，365 例不同形式的房室管缺损患者接受了双心室修复手术[62]。其中 191 例患者有完整的房室管缺损，其中室间隔缺损至少中等大小，需要闭合补片。在这 365 例患者中，19 例（5%）合并法洛四联症，140 例（5%）合并单纯性原发孔型房间隔缺损或过渡性房室管缺损。5 例患者有主动脉缩窄，7 例术前有左心室流出道梗阻。159 例（83%）患者术前存在轻微至轻度房室瓣膜反流，26 例（13%）患者术前存在中度至重度房室瓣膜反流。在完全性房室管缺损的患者中，11% 的患者至少有一个心室中度发育不全，4% 的患者左心室占主导，7% 的患者右心室占主导。

83% 的完全性房室管缺损患儿采用传统的单片修补技术，剩下的 16% 根据外科医生的偏好，采用双补片技术进行修复。修复的中位年龄为 4.6 月龄，中位体重为 4.5kg。

在接受双心室修复的 191 例完全性房室管缺损患者中，有 3 例早期死亡，手术死亡率为 1.5%。3 例患者术后出现完全性心传导阻滞，需要在住院初期植入起搏器。66% 的患者术后超声心动图随访显示轻度至轻度 MR，而 10% 的患者出院时至少有中度 MR。术前 MR 的存在与术后 MR 的存在无相关性。

来自儿科心脏网络研究的 215 名患者的回顾性分析显示，不同类型的房室管修复后 MR 发生的结局和危险因素[63]。本研究包括 60 例部分性房室管、27 例过渡性房室管、120 例完全性房室管、8 例隧道型室间隔缺损。术后 6 个月发生中度至重度 MR 的独立危险因素，包括修复时年龄偏大，以及术后超声检查中立即出现中度或重度 MR。这项研究显示在手术中使用环成形术没有任何明显的收益。

（一）完全性房室管缺损

在过去 20 年中，有几个因素降低了完全性房室管缺损修复的死亡率。在各种研究中，死亡率为 0.5%～13%[27,64,65]。如下危险因素影响总生存率和需要再次手术。

1. 手术时机过早

在各种研究中，这是导致早期死亡和晚期再手术一致的风险因素[19,65-67]。随着时间的推移，心肌保存、术中麻醉管理、灌注方法、术中 TEE、术后护理、对病变解剖的更好理解，以及更好的手术技术方面的改进，有助于降低死亡率。

2. 手术年龄过大

年龄超过 3～4 月的手术修复与围术期死亡率增加相关[31,55]。这可能与最终手术时随着患者年龄的增加，肺高血压危象的发生率增加有关[68]。术后肺动脉高压危象与手术死亡率升高和再次手术的需要有关[27,66]。年龄增长作为死亡的一个危险因素，并没有在所有的研究中得到证实[67,69]。事实上，在一项对 274 名患者的研究中，<6 月龄的修复是围术期死亡增加的一个危险因素[67]。

3. 术后左心房瓣膜反流

在大多数病例中，这被认为是后续需要再次手术[55,66,70,71]和死亡的关键危险因素[19,66]。近年来，随着手术技术的改进和对基础解剖结构的更好理解，术后 MR 总发生率明显逐低。我们机构的一项调查显示，近年来的再手术率为 7%[19]。其他同时期研究表明，至少中度术后 MR 的发生率为 16%[72]。

4. 术前房室瓣反流

术前房室瓣膜反流程度越高，术后 MR 发生率越高[72]。小叶分裂可能加剧这种联系[72]。这并不是一个一致的发现，最近一项对 115 例患者的研究报道称，21 例患者术前存在中度至重度左心房瓣膜反流，这不是手术死亡的危险因素[65]。在同一研究中，17% 的轻度或极轻度术前左心房瓣反流患者，存在中度或重度迟发性 MR，而 33% 的中度或重度术前左心房瓣反流患者，存在中度或重度迟发性 MR，虽然这种差异没有统计学意义。1987 年以前的一项 62 名婴儿的早期研究也未能显示术前和术后 MR 的相关性[28]。

5. 双二尖瓣孔

这对患者存活和避免再手术都有不利影响。它可能与右心室占主导地位的不平衡房室管、单个乳头肌、左心室流出道梗阻和主动脉缩窄有关。如果裂隙完全闭合，可导致术后二尖瓣狭窄。有些医生建议，必要时在房间隔开窗，以减低左心房压力[56]。

（二）部分房室管缺损

大部分病例中，部分房室管缺损的手术死亡率低于 1%。一小部分患者在出生后一年内出现心力衰竭症状和若干左侧梗阻性病变[33]。这些患者属于高危亚群。在对 1982—1996 年间的 180 名患者进行的一项研究发现[53]，患者的早期死亡率为 1.6%。平均修复年龄为 4.6 岁；小于 1 岁的修复是死亡的一个重要危险因素。平均随访 6 年，10 年精确生存率为 98%。重要的长期后遗症是迟发性 MR 和主动脉下梗阻。

相似的结果在 2000 年也被报道了，对象为原发孔型房间隔缺损患者，规模是迄今最大的[73]，在 1955—1995 年的 40 年间共有 334 例患者接受了修复，中位随访时间为 19 年。围术期 30d 死亡率为 2%，20 年和 40 年生存率分别为 87% 和 76%。虽然长期生存率很好，但低于一般人群。11% 的患者再次手术，最常见的是二尖瓣狭窄或 MR。左心室流出道梗阻发生在 11% 的患者（n=36）中，尽管只有 7 例患者需要再次手术。术后室上性心律失常很常见，尤其是老年患者。虽然这项研究是描述性的，在数据收集和分析方面有重要的局限性，但它确实提供了关于这些患者预后的长期见解。

迟发性 MR 虽然罕见，但与迟发性病变有关，类似于完全性房室管缺损。在部分性房室管缺损中，需要再次手术的 MR 的发生率为 7%～10%，这取决于研究和随访的时间[74]。这可能与比完全性房室管缺损更频繁的瓣膜置换术需要有关[74,75]，可能与将上小叶固定于室间隔嵴部有关，也可能与瓣膜下（subvalvar）异常相关。

九、总结

房室管缺损是一系列不同程度的房室瓣畸形

和房室间流通的连续病变。对于完全性房室管缺损，应在婴儿期早期进行完全选择性修复，最好在 2~4 月龄时进行。用这三种标准的修复方法得到了相同的结果。手术干预可在短期和长期内降低死亡率和发病率。当出现充血性心力衰竭或中度至重度 MR 时，应在出现时进行完全修复，因为进一步延迟或使用姑息性手术只会增加后续根治手术治疗的风险。

过渡房室管缺损和部分房室管缺损的手术治疗，应包括儿童早期选择性修复。当左心室瓣膜反流明显时，应及早修复，以防止瓣膜功能进一步恶化，及左心室扩张左心室功能障碍。

相关的心脏并发病变手术应该在完全性房室管修复时完成。剩下的处理难题是有不平衡房室管缺损的患者，手术选择包括双心室矫正和单心室姑息。

近年来，完全性房室管缺损患者的预后有了稳步改善。这不仅反映了更好的术中管理，也反映了更好的术前和术后的护理和随访。

第 117 章
室间隔缺损与右心室双出口
Ventricular Septal Defect and Double-Outlet Right Ventricle

Emile A. Bacha 著
刘宗涛 译

一、室间隔缺损

室间隔缺损（ventricular septal defect，VSD）是指在左、右心室之间存在一个缺口。VSD 可能单独发生或与各种心脏内异常共同发生，如法洛四联症或大动脉转位。本章讨论了单纯的室间隔缺损。

1952 年，肺动脉结扎作为一种姑息治疗方式被首次提出[1]。这种方式能减少左向右分流量，预防肺血管梗阻性疾病的发展，以及预防左心容量负荷过重。直到 20 世纪 60 年代中期，当 VSD 修补技术变得更安全，肺动脉结扎术成为处理 VSD 的一种选择的方式。在 1955 年，Lillehei 和他的团队[2] 在明尼苏达大学首次完成 VSD 修补术。1957 年，Kirklin 和同事[3] 在 Mayo 中心使用心肺机完成 VSD 修补术。1971 年，Barratt-Boyes 和同事[5] 使用体外循环和深低温使 VSD 修补术在有症状的婴幼儿中得到了广泛应用。

（一）解剖

1. 三尖瓣、室间隔和传导系统的解剖

心外科医院认为行 VSD 手术必须非常熟悉三尖瓣、右心室中隔和传导系统的解剖。三尖瓣分 3 个瓣叶，即前叶瓣、隔叶瓣、后叶瓣。前叶通过腱索连接心脏的前乳头肌（位于前右心室）和隔乳头状肌。隔乳头状肌构成隔缘肉柱的一部分。前叶瓣连接前部和后部乳头肌，隔瓣依附在前乳头肌和隔乳头肌。

右心室间隔膜由 5 部分组成、（图 117-1）：①膜部；②房室通道或流入隔；③肌肉隔（顶端小梁隔或窦隔）；④隔缘束（调节束和隔束）；⑤圆锥隔（漏斗部和壁束）。

与左心室中隔不同的是，右心室中隔没有任何乳头状肌附件（二尖瓣可以称为"septophobic"，三尖瓣被称为"septophilic"），右心室中隔（有时称为圆锥）起源于隔乳头肌和部分后乳头肌。隔乳头肌是隔束的一部分，它沿着中隔伸展（因此得名）。隔束是隔缘小梁的一部分，其中还包括调节束。调节束连接中隔与前乳头肌。膜部是唯一有纤维成分的隔膜，它夹在主动脉瓣、三尖瓣和二尖瓣之间。由于三尖瓣通常相对于二尖瓣顶部移位，所以部分膜隔位于右心房与左心室之间，称为膜隔的房室部分。膜隔位于两心室之间的部分称为室间部分。

在行室间隔手术时，正确识别心脏传导系统是避免损伤的关键（图 117-2）。心房的所有传

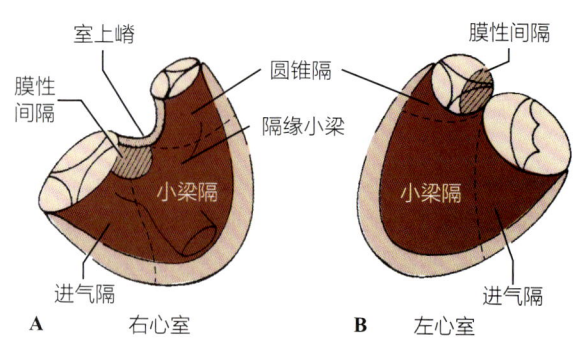

▲ 图 117-1 室间隔的组成部分

右心室（A）和左心室（B）（改编自 Soto B, Becker AE, Moulaert AJ, et al: Classification of ventricular septal defects. *Br Heart J* 43: 332-343, 1980.）

导束汇聚到 Aschff-Tawara 房室结，房室结位于膜隔的下部，正好位于后三尖瓣前间隔连合的下方，在 Koch 三角的顶角，Todaro 腱的后方、冠状动脉窦口的前上方，三尖瓣隔瓣下方。室间隔膜部的 His 束穿过隔膜，沿着左心室间隔走行，然后分离成右束支和左束支。

2. 室间隔缺损解剖分类

在 1980 年，Soto 及其同事[6]首次提出按解陪位置对室间隔缺损进行分类（图 117-3），随即 Van Praagh 和他的同事进一步对分类进行修改（图 117-4）[7]。大多数儿科心脏中心都以此为基础进行的分类。VSD 分以下几类：①圆锥隔

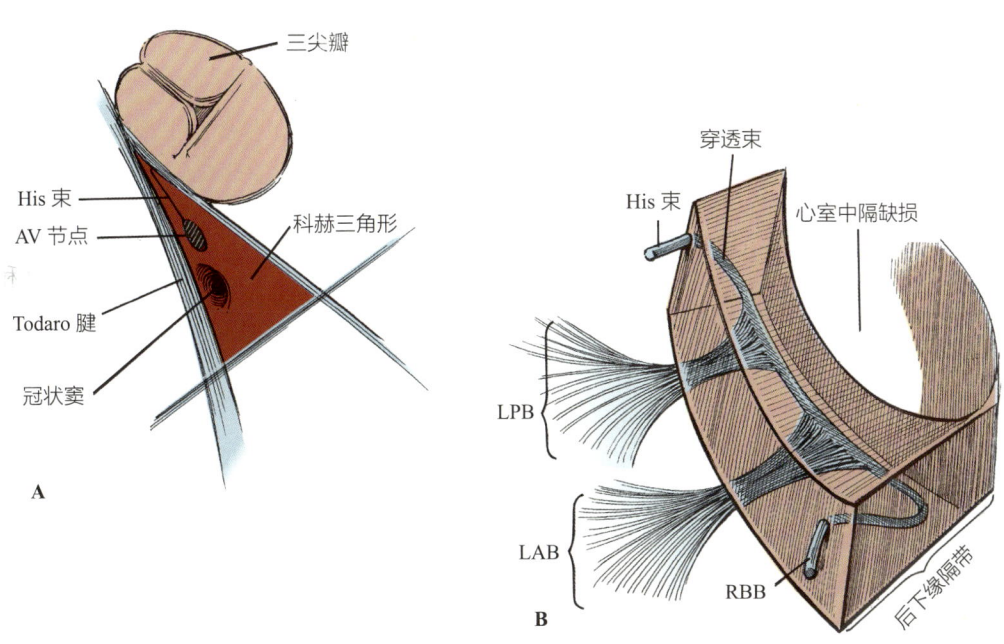

▲ 117-2 传导系统示意图

A. 房室结位于 Koch 三角内，靠近冠状静脉窦口，在三尖瓣环与 Todaro 肌腱之间。束起源于房室结，向房间隔和前小叶之间的连合方向延伸三尖瓣，沿膜质隔后下缘穿透，穿过肌性室间隔；B. His 束形成左后支（LPB）和左前支（LAB）。右束支（RBB）沿室间隔向右心室间隔面运动。在 Lancisi 肌平面，右束支向右心室尖方向下降（改自编 Castaneda AR, Jonas RA, Mayer JE Jr, et al: Double outlet right ventricle. In Castaneda AR, Jonas RA, Mayer JE Jr, et al, editors: *Cardiac surgery of the neonate and infant*, Philadelphia, 1994, WB Saunders, pp 445–449.）

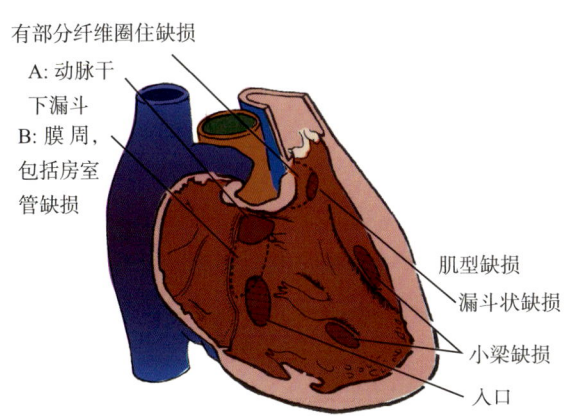

▲ 图 117-3 室间隔缺损的分类根据其在隔的位置

（改编自 Soto B, Becker AE, Moulaert AJ, et al: Classification of ventricular septal defects. *Br Heart J* 43: 332–343, 1980.）

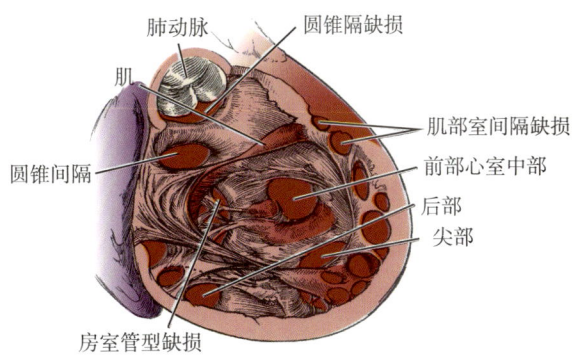

▲ 图 117-4 室间隔缺损分类

房室管类型；肌性 VSD [前（1）、室中（2）、后（3）、心尖（4）]；VSD，包括膜旁缺损和排列不齐的 VSD 和圆锥隔 VSD（Modified from Castaneda AR, Jonas RA, Mayer JE Jr, et al: Double outlet right ventricle. In Castaneda AR, Jonas RA, Mayer JE Jr, et al, editors: *Cardiac surgery of the neonate and infant*, Philadelphia, 1994, WB Saunders, pp 445–449.）

心室型或膜部室间隔缺损；②流出道型 VSD；③房室通道型或流入道型 VSD；④肌型 VSD（单发或多发）。

(1) 圆锥隔心室型 VSD 或膜部 VSD：圆锥隔 VSD 位于圆锥隔和肌型室间隔之间。它占所有类型 VSD 的 80%。它可能只位于室间隔膜部，也可能延伸到膜部边界的任何方向，故称之为膜周 VSD 或膜旁 VSD。圆锥隔平面上的错乱排列导致典型的圆锥隔型 VSD。这个错乱排列在前面，如法洛四联症；若在后，如主动脉弓中断。前圆锥隔排列不齐不仅导致 VSD，还引起右心室流出道梗阻；反之，后圆锥隔排列不齐引起左心室流出道梗阻。膜部室间隔缺损最重要的标志位置是三尖瓣前间隙连合和主动脉无冠瓣交界处。当膜隔膜的心室部分完全不存在时，缺损延伸到主动脉瓣的基部（有时称为主动脉下 VSD）。位于缺损后下缘的内侧乳头肌（Lancisi 肌）也是一个重要的标志。隔膜和前三尖瓣都附着在它上面。

(2) 圆锥隔 VSD：约 8% 的 VSD 位于锥体（漏斗部或出口隔膜）中，它们也被称为嵴上型 VSD。它们或者完全被肌肉（肌圆锥型室间隔缺损）包围，或者在主动脉环或肺动脉环下时（有时称为动脉干下 VSD）。

(3) 流入道型（或房室通道型）VSD：流入道型 VSD 的特征在于流入道间隔部分或全部缺失，这类 VSD 位于三尖瓣隔膜的正下方，其上缘可扩张到膜部间隔，后缘由三尖瓣环构成。流出道 VSD 的发生率约为 6%。

(4) 肌部 VSD：肌部 VSD（占所有 VSD 的 10%）完全被肌肉包围，可以发生在隔膜小梁中的任何地方，并且可以是单发的或多发。可以通过它们的位置来描述 – 即前部、中部（肌间隔和中隔带之间）、后部或心尖部。当通过隔膜的左侧面观察时，似乎是多处肌肉缺损通常会聚合成单个孔或两个单独的孔。

(二) 常见的相关疾病

VSD 是大多数复杂心脏畸形的固有组成部分。这些 VSD 将与各自的实体分开讨论（参见其他章节）。接受原发性 VSD 手术治疗的患者中几乎有 50% 患有相关病变。

约 25% 的有症状 VSD 新生儿和婴儿中存在大的动脉导管未闭（PDA）。了解这一点很重要，因为术前超声心动图可能无法显示 PDA 存在大量左 – 右分流。此外，术中经食管超声心动图（TEE）在排除 PDA 方面是公认的不可靠。因此，在发生 VSD 时应牢记动脉导管未闭的可能性。如果有任何疑问，或者在体外循环中通过肺动脉有大量回流，则应结扎或夹住 PDA。

约 10% 的 VSD 存在血流动力学显著的主动脉缩窄。由于主动脉缩窄的独特病理生理学（由于缩窄引起的后负荷增加，引起左 – 右分流增加），这些患者通常在出生后 3 个月内出现症状[8]。

先天性主动脉瓣狭窄或瓣下狭窄，导致左心室流出道梗阻，大约 4% 的患者需要手术治疗 VSD[9]。最常见的 VSD 与相关病变是隔膜型主动脉瓣下狭窄。先天性二尖瓣狭窄很少见，大约 2% 的患者发生。

其他重大异常包括大房间隔缺损（ASD）、右心室外出口梗阻、血管环和持久性左上腔静脉。

(三) 病理生理

1. 分流方向和大小

室间隔缺损的分流大小和方向取决于缺损的大小和在心动周期各个阶段期间跨越它的压力梯度。大型 VSD 对血流的阻挡很小或没有，因此称为非限制性。右心室压力等于左心室压力，肺动脉与全身血流比（Qp/Qs）（或分流）取决于肺血管阻力（PVR）与全身血管阻力（SVR）的比值。另一方面，小型 VSD 对血流提供阻力，因此被称为限制性 VSD。Qp/Qs 很少超过 1.5。中等大小的室间隔缺损介于这两个类别之间，Qp/Q 通常介于 2.5～3。在较小程度上，分流量值的进一步决定因素还包括心室的各个阶段期间心室的相对顺应性和压力关系。VSD 的大小，特别是肌部 VSD 的大小，也可以在心动周期的各个阶段期间变化。由于肺动脉阻力在生命的最初几周内升高，因此不得不关闭一个孤立的 VSD。随着肺血管阻力随着年龄的增长而下降，从左到右的分流增加，需要治疗。

2.左向右分流的后果

在心室水平左向右分流意味着肺血流量增加。因此，左心室前负荷同样增加，导致左心室和右心室的负荷增加。左心房扩大，左心房压力升高，左心室扩张。升高的左心房压力导致许多患有VSD的婴儿肺部组织间质液急剧增加，导致反复肺部感染。随着肺顺应性降低，呼吸做功增加，增加了能量消耗。当由于肺血管疾病的发展导致肺阻力升高时，肺血流减少，并且儿童似乎改善。不幸的是，肺血管阻力的进一步增加，引起右向左分流和艾森门格综合征。这些患者的特征是持久的肺动脉高压、双向分流、右心室肥大和左心室正常。他们通常失去手术机会，需要进行心肺移植才能继续生存。

3.肺血管疾病

高血压性肺血管疾病病理学进行了典型描述Heath和Edwards[10]。他们将大室间隔缺损患者的肺血管阻力与肺血管变化的组织学严重程度相关联。分为6级：1级变化定义为没有内膜增生的内侧肥大；2级为内侧肥大伴有细胞内膜反应；3级为内膜增生和内侧肥大；4级为全身血管扩张，内膜纤维化引起的血管闭塞区域和丛状病变；5级为其他"扩张性病变"，如海绵状和血管样病变；6级坏死性动脉炎。一般认为3级或更高级别的Heath-Edwards不可逆。由于导管技术在手术中的适用性方面的重要性日益增加，多年来肺活检的重要性已经下降。

（四）手术的自然史和适应证

大约30%患有严重症状，如难治性充血性心力衰竭或发育不全的婴儿需要在出生后的第一年内进行手术[11]，其余的通常可以通过医学手段进行治疗，因为VSD的自然史是众所周知的[12]。积极的医疗管理表明大多数膜型和肌部型VSD倾向于自发闭合[12]，而圆锥隔心室型VSD或流入道型VSD不太可能自发闭合，因此无论年龄或体重如何，建议在诊断后行相关治疗。孤立的小限制性VSD的无症状儿童可以安全地跟踪连续超声心动图。

肺血管疾病的发展是一个悲剧，但可以通过VSD闭合来预防。如果有疑问，心导管检查和PVR/SVR比值测量应该有助于决策。此外，1岁以上儿童肺动脉压力超过全身压力的一半表明需要进行手术。如果肺动脉压力大于全身的一半，则应在导管插入术期间研究肺血管系统对吸入一氧化氮和100%吸入氧气的反应。即使是具有可逆性成分的严重肺动脉高压的儿童也可以成为手术候选者。在出生后10年内，小部分（5%）患有膜部型或流出道型VSD的患者发生主动脉瓣脱垂。这通常导致有效面积和分流的逐渐减少，以及主动脉瓣关闭不全增加。增加主动脉瓣脱垂和反流是手术的指征。

（五）诊断和检查

体格检查，胸部X线片和心电图（ECG）的结果取决于疾病的病理生理状况。具有大的VSD和肺血流量增加的患者通常具有诸如呼吸急促、生长障碍、进食期间大量出汗、心前区鼓起，心脏收缩期杂音，肝脏肿大和脉搏等症状。胸部X线片显示大的中央和外周肺动脉，以及扩大的左心房和心室（图117-5）。心电图显示出双侧增大的迹象。相比之下，具有小VSD和小的左向右分流的患者仅有收缩期杂音。胸部X线片和心电图可能完全正常（图117-6）。在大部分孤立性VSD患者，行二维超声心动图和彩色血流多普勒已经能够用于诊断和治疗，只有在需要测量肺血管阻力和肺动脉压力时，才需要进行心导管检查。

（六）手术技术

为了闭合VSD，在心肺转流术后立即进行常规解剖PDA并结扎。在结扎前应正确识别左分支肺动脉和远端主动脉弓。对于一般正常出生的婴儿，中度低温（直肠温度28～32℃）通常是足够的。对于体重小于2.5kg的小婴儿可能需要较低的温度（18～25℃）才能安全地实施低流量旁路。深低温循环停滞很少用于VSD闭合。在交叉夹紧主动脉并递送心脏停搏液后，将腔静脉带收紧。对于大多数VSD，右心房切开术方法是优选的。倾斜地打开心房（图117-7）以避开窦房结区域。首先检查房间隔，如果存在卵圆孔未

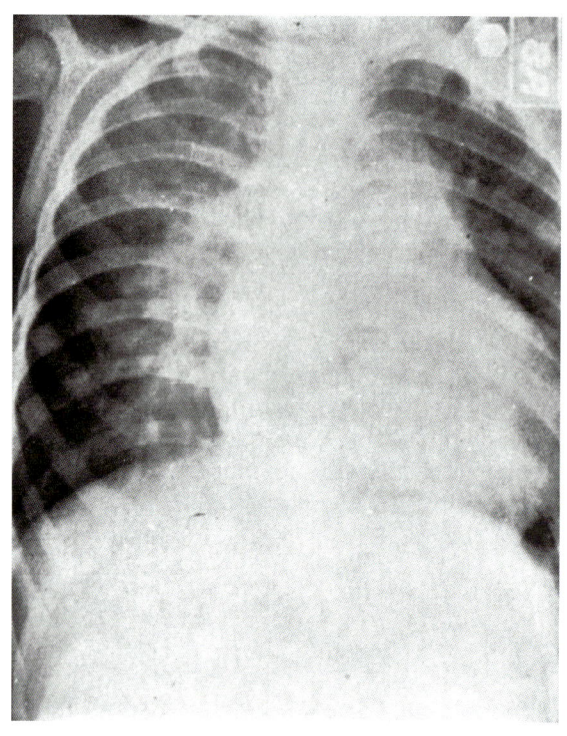

▲ 图 117-5 室间隔缺损胸部 X 线片

室间隔缺损较大，肺血流量大，肺动脉高压，但肺血管阻力轻度升高的胸部 X 线片，左右心室扩大，主肺动脉扩大

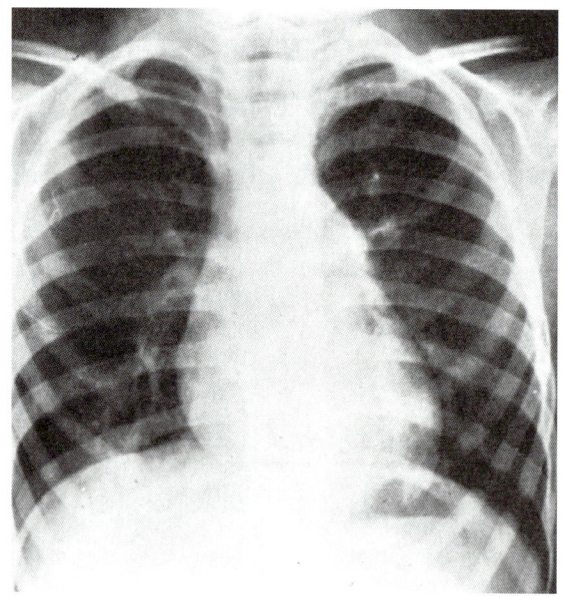

▲ 图 117-6 室间隔缺损胸部 X 线片

与图 117-5 中显示的心脏相反，胸片中的心脏明显增大。主肺动脉扩大，但没有肺血流量增加的证据。该患者具有大的室间隔缺损、肺动脉高压、肺血管阻力的严重升高，以及小于全身血流的肺血流量。该病症无法手术，通常需要进行心肺移植或肺移植，并伴有心内修复

闭，可以放置左心房通气孔吸管。三尖瓣的隔膜和前部小叶的缩回通常可以提供足够的显露。位于三尖瓣的前间隙连合后方的区域通常是最难显露的区域。如果三尖瓣附件有妨碍，外科医生可以通过切开与三尖瓣环平行的切口来分离隔膜或前叶（图 117-7）。一些外科医生经常进行这种操作。如果尽管重新排列视野，VSD 显露仍然很差，漏斗切口通常是显露的后备选择。对于新生儿和婴儿来说，聚四氟乙烯补片是非常有用的。第一根缝合线通常放置在缺损的中间部分，距离缺损边缘约 3mm。当达到下缘（大约在 Lancisi 肌水平）时，缝合线应该放置在离边缘更远的地方，并且进针更表浅。在三尖瓣环处，缝合线穿过其纤维组织。通常很少有组织将主动脉瓣与缺损的后上边缘分开。因此，通常从右心房侧穿过三尖瓣环进行多处缝合，以避免损伤主动脉瓣瓣尖。输注心脏停搏液灌满主动脉根部。然后将所有缝线穿过适当的补片（Dacron、Gore-Tex 或心包）并系在一起。三尖瓣应用盐水常规进行检查，以确保没有引起三尖瓣反流。

对于房室管型 VSD 的闭合（图 117-8），暴露通常是直接的。连续缝合技术通常为首选，因为它允许挤在这些缺陷边缘的各种腱索和乳头肌之间进出。为了避免损坏沿着后下边缘的 His 束和右束分支，该区域中的进针位置远离 VSD 边缘。

对于圆锥型 VSD 的闭合（图 117-9），通过漏斗、肺动脉或主动脉获得暴露。通常在缺损的上缘和肺动脉瓣之间无肌肉。同样，用心脏停搏液填充主动脉根部以确定瓣叶的位置是有用的。最初的缝线放置在分隔两个半月瓣的纤维环内或 Valsalva 的左右肺窦内。在漏斗状和小梁室间隔之间向尾侧行进针，避免对组织损伤。

对于肌部室间隔缺损的手术入路取决于它们的位置。中部肌型 VSD 首选通过右心房切开术。单个补片可以覆盖几个缺损的空隙。后部肌型 VSD 隐藏在三尖瓣后面。前部肌型 VSD 通常很难暴露，因为它们隐藏在右心室壁的隔膜带和肥大的嵴小梁后面。重要的是区别肌束的隔膜带和隔膜，以充分暴露 VSD 的边缘。在使用补片时，医生必须密切注意避免左前降支冠状动脉扭曲。

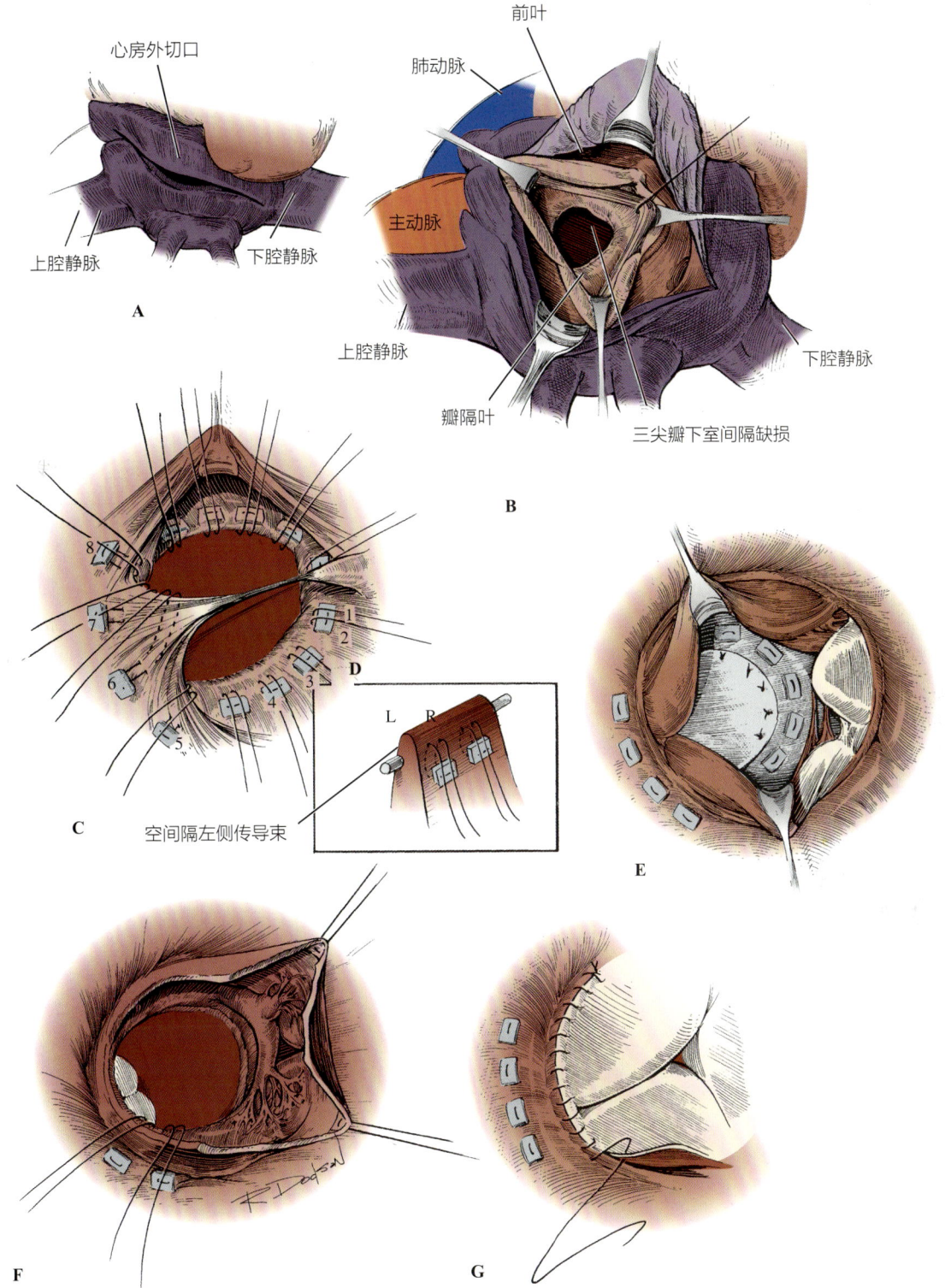

▲ 图 117-7　室间隔室间隔缺损（VSD）的经右心房显露

A. 右心房切口；B. 显露心室 VSD 并缩回三尖瓣的前叶和中隔叶；C. 缝合线 1、2、3 和 4 放置在室间隔壁中，距离缺损边缘约 3mm；D. 缝线 5 放置在小叶与 VSD 的顶部融合的位置，缝合线 6、7 和 8 从右心房穿过三尖瓣环，其余的缝合线放置在 VSD 的前上缘；E. 用涤纶贴片和贴合缝合线完成 VSD 的闭合；F. 如果腱索和乳头肌消除了 VSD 的视野，三尖瓣的隔膜和前叶在基部切开，允许完全显露 VSD；G. 在用贴片封闭 VSD 后，重新固定三尖瓣隔膜和前叶（改自编 Castaneda AR, Jonas RA, Mayer JE Jr, et al: Double outlet right ventricle. In Castaneda AR, Jonas RA, Mayer JE Jr, et al, editors: Cardiac surgery of the neonate and infant, Philadelphia, 1994, WB Saunders, pp 445–449.）

SABISTON & SPENCER 心胸外科学（原书第 9 版）
SABISTON and SPENCER Surgery of the Chest (9th Edition)

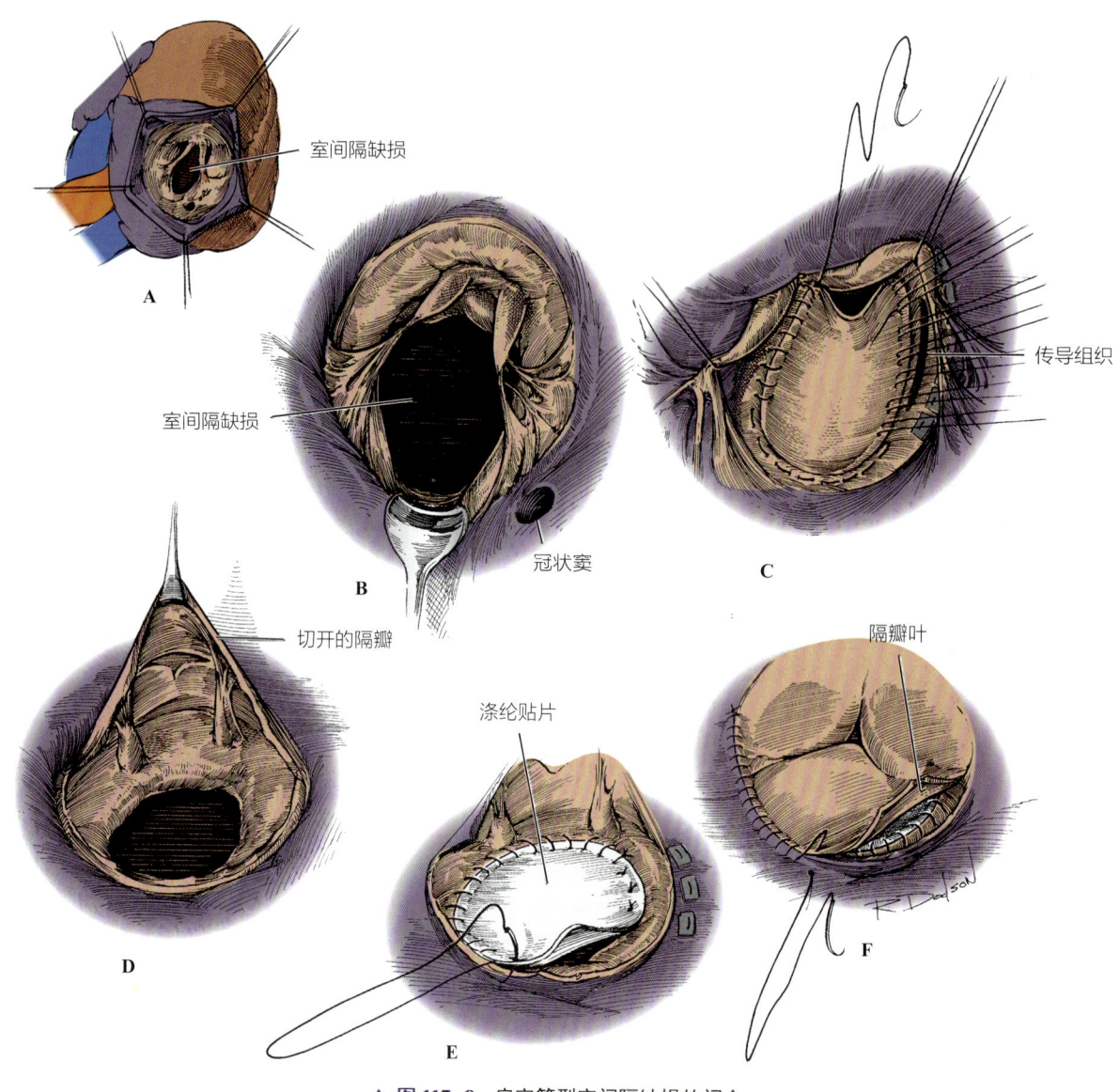

▲ 图 117-8 房室管型室间隔缺损的闭合

A. 房室管型 VSD 的经颅视图；B. 三尖瓣隔膜小叶的回缩使缺损暴露于三尖瓣环；C. 采用连续缝合技术封闭房室管缺损（注意连续水平褥式缝合带隔膜小叶组织，以及沿着 VSD 后下部的间断水平褥式缝合线，距 VSD 约 4mm 处，以避免损伤传导束）；D. 如果密集的腱索阻碍了缺损的视野，三尖瓣的隔叶沿其基部切开，从而提供房室管型 VSD 的整个圆周的显露；E. 房室管型 VSD 的贴片闭合；F. 切开的小叶用连续缝合线重新连接（改编自 Castaneda AR, Jonas RA, Mayer JE Jr, et al: Double outlet right ventricle. In Castaneda AR, Jonas RA, Mayer JE Jr, et al, editors: *Cardiac surgery of the neonate and infant*, Philadelphia, 1994, WB Saunders, pp 445–449.）

心尖部 VSD 也可能难以显露。位于右心室心尖部的粗略计算可以准确确定真正的边缘。顶端右心室切开术非常有帮助，并且能良好显露顶端肌间隔。左心室切口后会出现左心室运动障碍和室壁瘤，因此左心室顶端切口术基本上已经淘汰了。

1. VSD 伴相关异常的外科治疗

大多数 VSD 并伴有主动脉缩窄的患者是婴儿。传统的方法是同时修复缩窄并捆扎肺动脉在同一住院期间。如果心力衰竭的症状持续存在，例如拔管失败，先进行动脉缩窄修复，然后进行 VSD 修复。随着复杂新生儿修复技术的成熟和效果的提高，通过中线入路同时修复 VSD 和缩窄的单阶段方法受到多个治疗中心的青睐。当然，只有当 VSD 被判断为不可能通过大小或位置自

1864

第三部分 先天性心脏病手术
第117章 室间隔缺损与右心室双出口

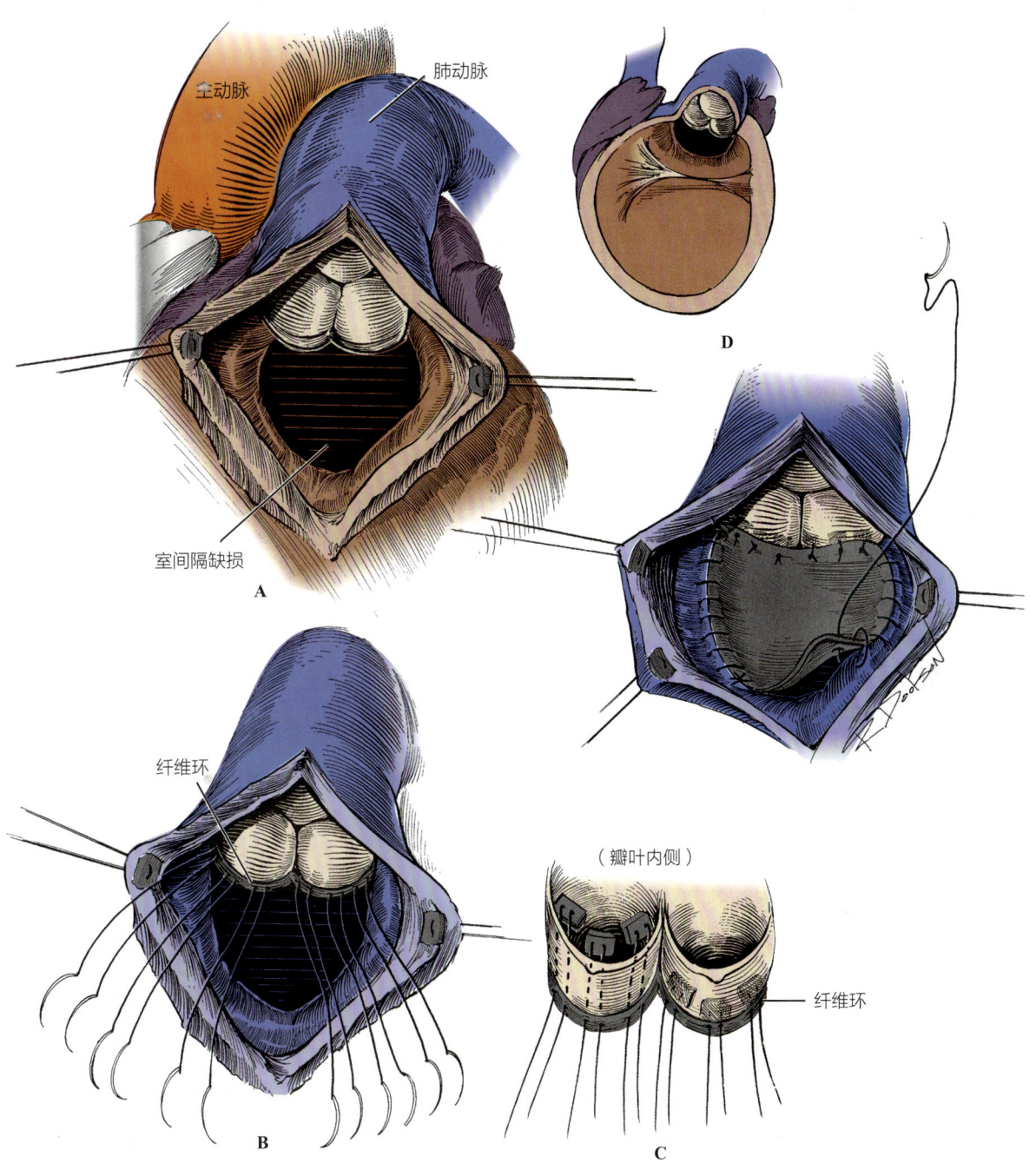

▲ 图117-9 经心室入路封闭室间隔缺损

A. 通常在缺损的上缘和肺动脉瓣之间没有介入的肌肉；B. 初始缝合线放置在纤维环中，将两个半月瓣分开；C. 如果主动脉和肺尖之间的区域很脆弱，则在左右肺窦内采用间断的垫状褥式缝合；D. 涤纶贴片通过连续缝合固定在室间隔缺损的其余部分（改编自 Castaneda AR, Jonas RA, Mayer JE Jr, et al: Double outlet right ventricle. In Castaneda AR, Jonas RA, Mayer JE Jr, et al, editors: Cardiac surgery of the neonate and infant, Philadelphia, 1994, WB Saunders, pp 445–449.）

发关闭时才会采取此种方法。

2. 术后护理

大多数婴儿在 VSD 修复后恢复正常，通常不需要特殊治疗。患者一般在手术后 24h 内拔管，

术后护理大部分患儿 VSD 修复后恢复正常，一般不需要特殊治疗。患者一般在术后 24h 内拔除气管，并且在心肺术后发生完全房室传导阻滞，使用临时起搏线直到窦性节奏再次出现。房颤阻

1865

滞可持续10～14d，超过10d通常为永久性阻滞，应放置永久性起搏器。肺动脉高压危象是一种严重的术后并发症，可发生在老年患者的反应性肺血管。如果患者有危险，那么在手术室里，应该通过漏斗部穿刺引入或通过右心房直视放置一条肺动脉管。在没有诱发因素的情况下，可以发生肺动脉高压危象；然而，气管吸入、呼吸或代谢性酸中毒、低氧血症和大剂量肌力收缩可能是诱发因素。患者受益于镇静增强、肌肉麻痹和高水平吸入氧气的过度通气。吸入一氧化氮的剂量在5～40ppm，此药是治疗肺动脉高压的首选药物。理想情况下，患者仍在进行体外循环时，只要恢复通气，应立即在手术室进行预防性手术[14]。

3. 手术治疗结果

(1) 早期结果：由于术中和术后管理的改善和人为失误的最小化，在大多数有经验的儿科心脏中心，孤立性室间隔缺损修复的医院死亡率现在接近0%。自20世纪80年代末以来，随着复杂新生儿心脏手术后生存率的显著提高，极低体重或极年幼的孤立性VSD婴儿死亡率也低于5%。早产，严重的先天性呼吸系统疾病，如支气管肺发育不良，或未被识别的呼吸道合胞病毒感染，其发病率和死亡率略有增加，但不显著。在可操作的患者中，升高的肺血管阻力是并发症或延长住院时间的风险因素，但它不是医院死亡率的决定因素。如果需要再次手术，未识别的其他心脏病变可能导致严重问题。尽管在分离的VSD修复后完全房室传导阻滞并不常见，但在VSD闭合后仍有存0.5%～3%的患者存在并发症。VSD闭合后大多数患者出现右束支传导阻滞，通常耐受性良好。它的长期影响尚不清楚。当使用适当的技术时，术后左右分流显著残留是罕见的。最常见的原因是缝线裂开，最常见于心肌脆弱的小婴儿。当血流动力学显著时，应迅速进行再次手术。当患者在术后无症状并且进展良好时，渗漏通常较小，并且外科医生可以选择采用连续超声心动图观察患者数周的时间。大多数小的残余室间隔缺损（＜3mm）在几个月的时间内自发闭合，因为贴片边缘有瘢痕形成。

(2) 后期结果：在生命的前一两年中修复VSD可治愈大多数患者，并导致功能活动完全正常或几乎正常，延长了患者的预期寿命。大多数患者的长期生长和心脏功能正常或接近正常[16]。肺血管阻力正常或接近正常的患者几乎不会发生晚期死亡。在波士顿儿童医院接受VSD闭合的婴儿进行肺动脉压力和肺血管阻力的详细研究，其中96%的婴儿平均肺动脉压力大于40mmHg，51%的患者在24小时后肺动脉压力持续升高。1年后进行的术后导管插入术研究表明，该组的肺动脉压力有平均减少到14mmHg[17, 18]。通常在术后3～10年内严重肺动脉术后高血压可随时间增加并导致过早死亡，其他肺动脉高压患者的肺血管过程稳定，肺血管阻力既不增加也不减少。他们的运动耐受性通常有局限性。在对术后30～35年VSD闭合后296例存活患者的研究中，5岁以后接受手术治疗的患者，肺血管阻力大于7 U/m²的患者和接受手术治疗的患者死亡率更高，并有短暂或永久完全心脏传导阻滞发生[19]。

二、右心室双出口

简言之右心室双出口（doubie-outlet righe ventricle, DORV）是指一组异常的心脏畸形，其中两条大动脉都来自右心室[4, 7]。虽然术语"右心室双出口"可以正确应用于单心室心脏或房室不协调的心脏（如先天性矫正的大动脉转位），为了便于讨论，本章只讨论具有房室协调性和两个心室的心脏。此外，在第126章中更详细地讨论了具有大动脉转位的DORV的关系。两种定义不是相互排斥，最好同时使用，如下所述[17, 20]：50%的规则规定，如果除肺动脉外，超过50%的主动脉（或肺动脉，在有移位的DORV中）来自右心室，则心脏被称为DORV。另一个定义是存在双圆锥（主动脉下和肺下的锥形管，也称为漏斗）。这意味着主动脉到二尖瓣应该没有连续性。

（一）右心室双出口分类

DORV大部分都合并VSD。DORV的生理学包括从四联症类型的DORV延伸到转座型右心室双出口（图117-10）。DORV的典型病理分类是取决于室间隔缺损的位置[20]（图117-11），并区分主动脉瓣下、肺动脉下、双重定向和非定向类型的VSD。单独的VSD位置虽然很重要，但既没有定义生理学，也没有足够的信息来确定最佳修复方法的决策。右心室流出道梗阻的存在与否对生理学和临床表现至关重要（表117-1）。此外，大动脉关系，肺动脉瓣和三尖瓣之间的距

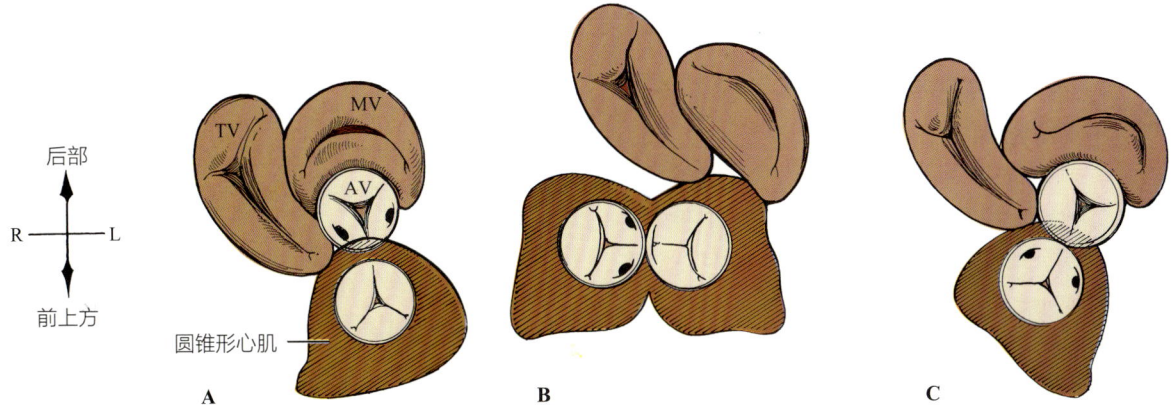

▲ 图117-10 双出口右心室的四联症和转位末端之间的圆锥发育谱（DORV）

A. 法洛四联症。在主动脉瓣和二尖瓣之间存在纤维连续性的肺下圆锥；B. DORV范围的中间。有肺下和主动脉下的圆锥；C. 大动脉的转位。主动脉下圆锥在肺动脉瓣和二尖瓣之间具有纤维连续性。在所有隔膜中，指示主动脉瓣由冠状动脉口，三叶瓣有三个瓣叶，二尖瓣由两个小叶；剖面线表明锥形心肌。AV. 主动脉瓣；MV. 二尖瓣；TV. 三尖瓣（改编自 Castaneda AR, Jonas RA, Mayer JE Jr, et al: Double outlet right ventricle. In Castaneda AR, Jonas RA, Mayer JE Jr, et al, editors: Cardiac surgery of the neonate and infant, Philadelphia, 1994, WB Saunders, pp 445–449.）

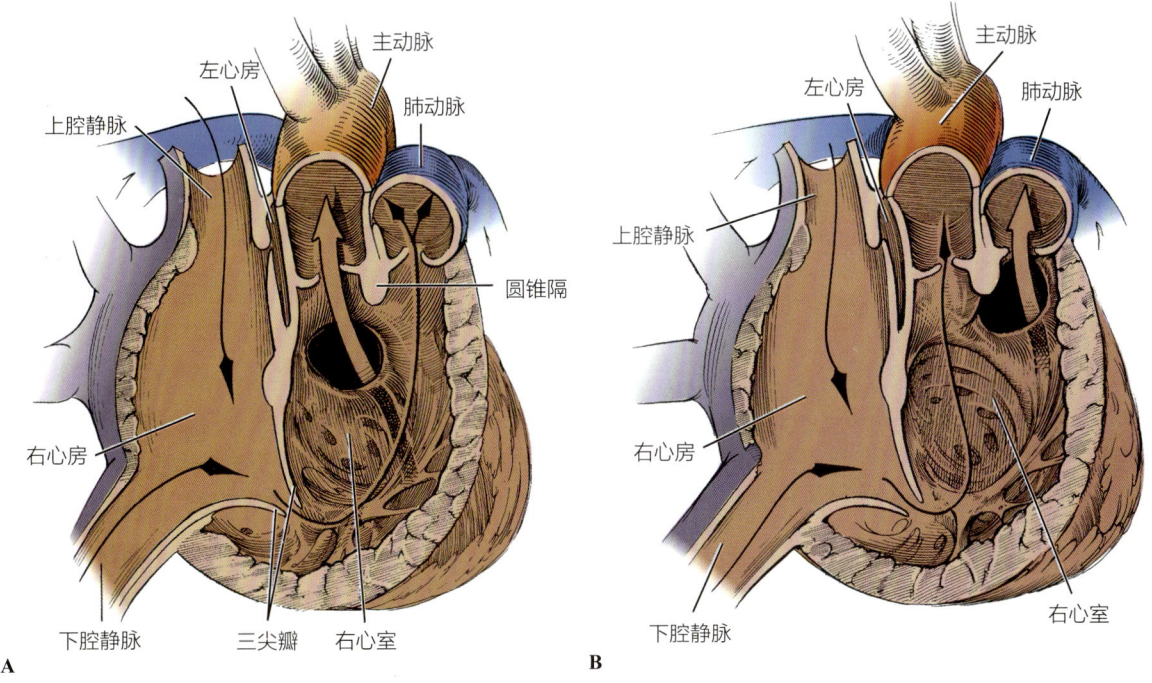

▲ 图117-11 具有肺动脉下室间隔缺损的双出口右心室

A. 双出口右心室（DORV）伴有主动脉下室间隔缺损（VSD）。从左心室流出优先进入主动脉。这类似于法洛四联症中发生的情况；B. DORV伴有肺动脉VSD。左心室血液优先进入肺动脉，导致生理学上类似于大动脉转位所见的生理学（改编自 Castaneda AR, Jonas RA, Mayer JE Jr, et al: Double outlet right ventricle. In Castaneda AR, Jonas RA, Mayer JE Jr, et al, editors: Cardiac surgery of the neonate and infant, Philadelphia, 1994, WB Saunders, pp 445–449.）

离，锥形隔膜的突出和冠状动脉解剖都是有助于确定应该进行何种类型修复的重要因素[21]。

主动脉下 VSD 的 DORV（图 117-11）是最常见的 DORV 类型，占 DORV 患者的约 50%。随着右心室流出道梗阻，该表现类似于法洛四联症，其中还存在主动脉前下位置不对称室间隔缺损。然而，法洛四联症患者不会有主动脉下椎体。无肺动脉狭窄的临床表现和生理学与具有大的 VSD 的儿童相似。

具有肺动脉下 VSD 的 DORV（图 117-11）是第二种最常见的 DORV 类型，发生在 30% 的患者中[21]。由于 VSD 的位置，氧合的左心室血液优先通过室间隔缺损流入肺动脉，同时使右心室血流未氧合进入主动脉，从而产生转换型生理学。与主动脉瓣下狭窄，主动脉缩窄或中断的主动脉弓很常见。术语 Taussig-Bing 心脏畸形通常用于伴有主动脉下、肺动脉下、并排大动脉和肺下 VSD 的心脏[21]。

双重闭合的 VSD 位于肺动脉和主动脉之下。锥形隔不存在或发育不全。临床表现通常类似于伴有或不伴有肺动脉狭窄的主动脉下 VSD。

非依赖型 VSD 类型包括位于锥形隔膜下方或锥形与肌肉室间隔的交界处的任何 VSD。这些 VSD 很可能远离半月瓣，因此很难形成挡板引导左心室血流进入主动脉瓣。这些 VSD 通常位于入口隔膜（房室管型）中，也可位于肌肉中部或顶端。临床表现类似于 DORV 伴主动脉瓣下，并取决于肺动脉狭窄的存在与否。

表 117-1 双出口的病理生理学

室间隔缺损的位置	右心室流出道梗阻	临床表现
主动脉下	无	室间隔缺损
主动脉下	有	法洛四联症
肺动脉下	无	室间隔缺损 / 法洛四联症
肺动脉下 / 大动脉转位	有	导管－依赖的病变
双重定向和非定向类型	无	室间隔缺损
双重定向和非定向类型	有	法洛四联症

（二）其他重要解剖特征

1. 三尖瓣与肺动脉瓣之间的距离

关于哪种类型的修复在特定解剖学情况下最佳的判断是 DORV 的外科手术管理的基本复杂性。心室内修复表示挡板完全位于右心室。挡板围绕室间隔缺损构建，并形成从左心室到主动脉的通道。因此，右心室流出道围绕左心室挡板弯曲。当主动脉被非常突出的主动脉下椎管推离左心室时，或者如果 VSD 是远程的，则必须建立较长的隧道。这通常导致主动脉的 D 型错位，其中主动脉瓣在三尖瓣上方和前方移动，允许肺动脉瓣靠近三尖瓣移动。因为挡板必须在三尖瓣和肺动脉瓣之间通过，所以在不造成挡板梗阻（主动脉瓣下狭窄）或梗阻肺动脉的情况下，这是不可能的，因此需要右心室到肺动脉导管。因此，当计划进行心室内修复时，必须仔细研究三尖瓣和肺动脉瓣之间的距离，并通过超声心动图和血管造影（心室造影）获得多个视图。

2. 圆锥隔

突出的锥形隔膜也可能成为妨碍成功的室内隔板。圆锥隔的长度由主动脉下和肺下圆锥的发展决定。如果没有重要的房室瓣膜腱索，可以切除锥形隔膜（图 117-12）。长锥形隔膜可能与三尖瓣和肺动脉瓣之间更紧密的接近有关。它也可能导致主动脉瓣下狭窄，其反过来可与主动脉弓发育不全有关。

3. 肺流出道梗阻

在手术期间还需要注意肺流出道梗阻的存在。室内修复必须包括缓解任何肺动脉瓣狭窄，通常通过分割肥大的肌肉带和放置漏斗部外流补片。即使在轻度肺动脉狭窄的情况下，也可能需要漏斗状贴片，因为根据定义，室内挡板在一定程度上突出到右心室流出道中，从而挤压右心室流出。因此，漏斗状贴片可防止产生医源性肺动脉瓣狭窄。在四联症手术期间，通过经贴片或通过瓣膜成形术处理肺狭窄。当三尖瓣和肺环之间的空间不足，并且存在显著的肺环状发育不全时，有时需要 Rastelli 型修复。然后最好将整个肺环带入挡板，从而形成一个宽大的主动脉下

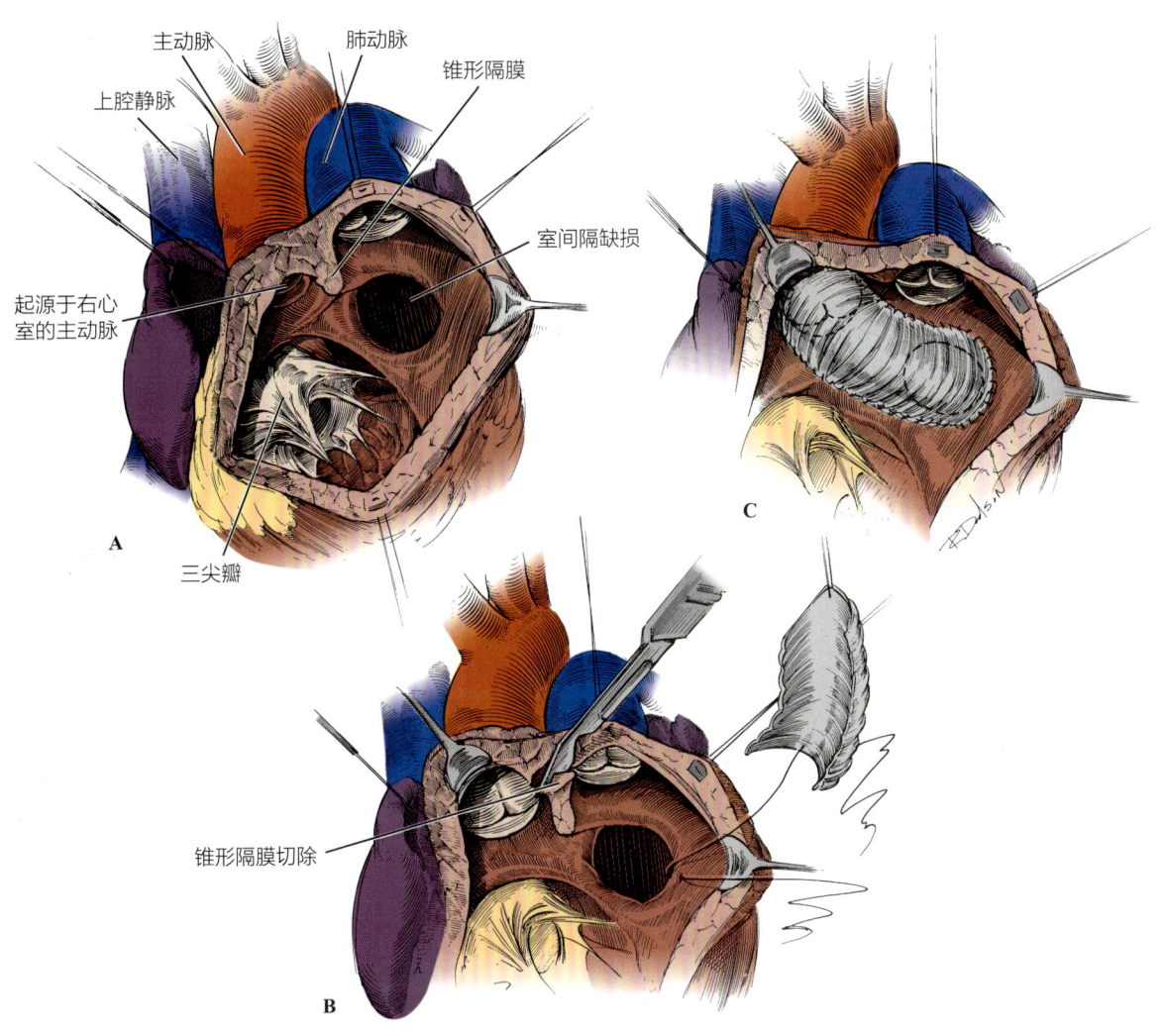

▲ 图 117-12 锥形隔膜如果没有重要的房室瓣膜腱索，可以切除

A. 突出的锥形隔膜可突出到室内阻流通路；B. 切除锥形隔膜可能有必要预防主动脉瓣下狭窄；C. 用挡板完成室内修复（改编自 Castaneda AR, Jonas RA, Mayer JE Jr, et al：Double outlet right ventricle. In Castaneda AR, Jonas RA, Mayer JE Jr, et al, editors：*Cardiac surgery of the neonate and infant*，Philadelphia，1994，WB Saunders，pp 445–449.）

通道；将主肺动脉分开、并在右心室和远端主要肺动脉之间放置导管（通常是同种移植物）。如果肺循环大小正常，但由于前面所述的原因，心室内隔板无法形成，则应进行动脉开关手术，将 VSD 的隔板连接到肺动脉瓣。

4. 冠状动脉解剖学

冠状动脉解剖结构的知识对于成功治疗 DORV 也是至关重要的，因为在四联症末端通过右心室流出前方的左前降支冠状动脉排除了室内修复并需要导管。复杂的冠状动脉解剖结构常见于 Taussig-Bing 心脏，使动脉转换操作更具挑战性。

5. 大动脉的关系

大多数患有 DORV 的心脏通常具有相互缠绕的大动脉，主动脉位于肺动脉的后部和右侧。VSD 通常是主动脉下的。当大动脉彼此平行而没有螺旋时，主动脉可以与肺动脉并排（D- 位置），PA 前面或左右（L- 位置）并排放置。VSD 通常是肺下的，但它也可以是非肺部的。大动脉关系表明了 VSD 的位置，但两者也可以相互独立[21]。

（三）术前评估

患者的年龄和患者的症状主要取决于肺动脉狭窄的程度。大多数病例是在新生儿期诊断出来的。超声心动图是新生儿和婴幼儿的首选检查方法，通常已足够。在频谱的转位端，可能需要球囊房间隔造瘘术来改善症状。对于年龄较大的儿童，也可能行导管插入术，以排除肺血管疾病。为了计划（或排除）潜在的心室内板，左心室注射是有帮助的，以便在左心室射出（优选进入主动脉或肺动脉）时可以跟踪染料。重要的超声心动图细节包括所有瓣膜的环形尺寸，左心室和右心室的大小，大动脉相对的位置，锥形隔膜的发展程度，脊柱间隔的腱索附着，肺动脉或肺动脉狭窄的水平和程度，室间隔缺损的位置，以及隔膜其余部分、冠状动脉和主动脉弓的状态。

（四）外科管理

DORV 的治疗通常是外科手术。在相对无症状的四联症型新生儿中，直到他们几个月大时，才可进行治疗。由于新生儿修复的效果显著改善，很少进行 VSD 型生理学中肺动脉束带形式或四联症型生理学中主肺动脉分流形式进行的手术姑息治疗。通常使用具有双腔插管的常规心肺分流术。

1. 伴有主动脉下 VSD 或无肺动脉狭窄的双心室 VSD 的 DORV 室内修补术

无肺动脉狭窄的患者通常可以在 VSD 周围放置补片挡板，从而连接左心室和主动脉。必须仔细研究主动脉瓣环与 VSD 边缘和锥形隔膜的关系。如果似乎需要更大的主动脉环，可以使用合成管移植物的一部分而不是扁平贴片，从而使挡板更具隧道外观（图 117-13）[17]。如果 VSD 表现出限制性，应通过前上切口扩大，或通过切除圆锥隔楔形物，或两者同时进行。

2. 伴有主动脉下 VSD 或双心室 VSD 合并肺动脉狭窄的 DORV 室内修补术

修复技术通常与法洛四联症的修复技术相似。但是，通过创建隧道而不是直接补丁来关闭 VSD。通常建议进行漏斗切开术，因为肺动脉瓣狭窄几乎总是存在。必须仔细规划漏斗切开的部位，远离任何主要的冠状动脉。如果冠状动脉异常穿过右心室流出道，有时需要导管。经常进行壁束和隔束的分离，同时放置漏斗内流出物补片。肺循环、肺动脉瓣或肺动脉分支的狭窄可以像法洛四联症那样处理（见第 119 章）。

3. 有未定义 VSD 的 DORV 修复

VSD 通常是入口型。心室内（双心室）修复是困难的，但有时可以通过从左心室到主动脉形成隧道来实现。通常认为禁忌的双心室修复的解剖学变化是多个肌性 VSD，跨房室瓣膜组织，或不能可靠地将远端 VSD 引导到主动脉。如果左心室血液更容易阻隔到肺动脉瓣，或者肺动脉瓣处于阻隔通路中，没有肺动脉狭窄，应考虑在室内修复的同时进行动脉转换手术。实际上，进一步扩大 VSD 一直是必要的。如隧道梗阻右心室流出道，应放置漏斗内补片或穿环补片。如果 VSD 前缘和上缘有明显的三尖瓣附着，或存在跨界的三尖瓣或二尖瓣，一般不建议尝试心室内修复。

从长远来看，这些复杂的挡板引起的主动脉下狭窄问题是真实存在的。本文介绍了一种可以缓解这一问题的双补丁技术[26]。然而，这些挡板通常是不会随着孩子的成长而增长，结果不是很令人满意。近年来随着单心室入路中期疗效的改善，一般更倾向于直接进行单心室修复，同时保留良好的心室功能，而不是进行不尽如人意的高风险双心室修复，在此之后需要多次、通常是复杂的再手术[21]。这种方法也可适用于传统双心室修复术中手术风险增加的患者。

4. 伴有肺动脉下 VSD 的 DORV 修复

在 DORV 频谱的转位端，通常首选动脉开关操作。Taussig-Bing 类型的 DORV 可以通过动脉开关手术（最常用的修复类型）、带 Damus-Kaye-Stansel 吻合 的 Rastelli 手术、Nikaidoh 手术或 REV 手术修复。第 126 章讨论了大动脉转位的手术治疗。

（五）手术治疗结果

手术治疗结果非复杂形式的 DORV 患者早期死亡率较低，但在解剖特征复杂的患者中死亡率较高[27]。大多数并发症都是机械性的，应该在患者离开手术室前常规使用 TEE 进行检查。与室间隔缺损手术一样，完全心脏传导阻滞和残余

第三部分　先天性心脏病手术
第 117 章　室间隔缺损与右心室双出口

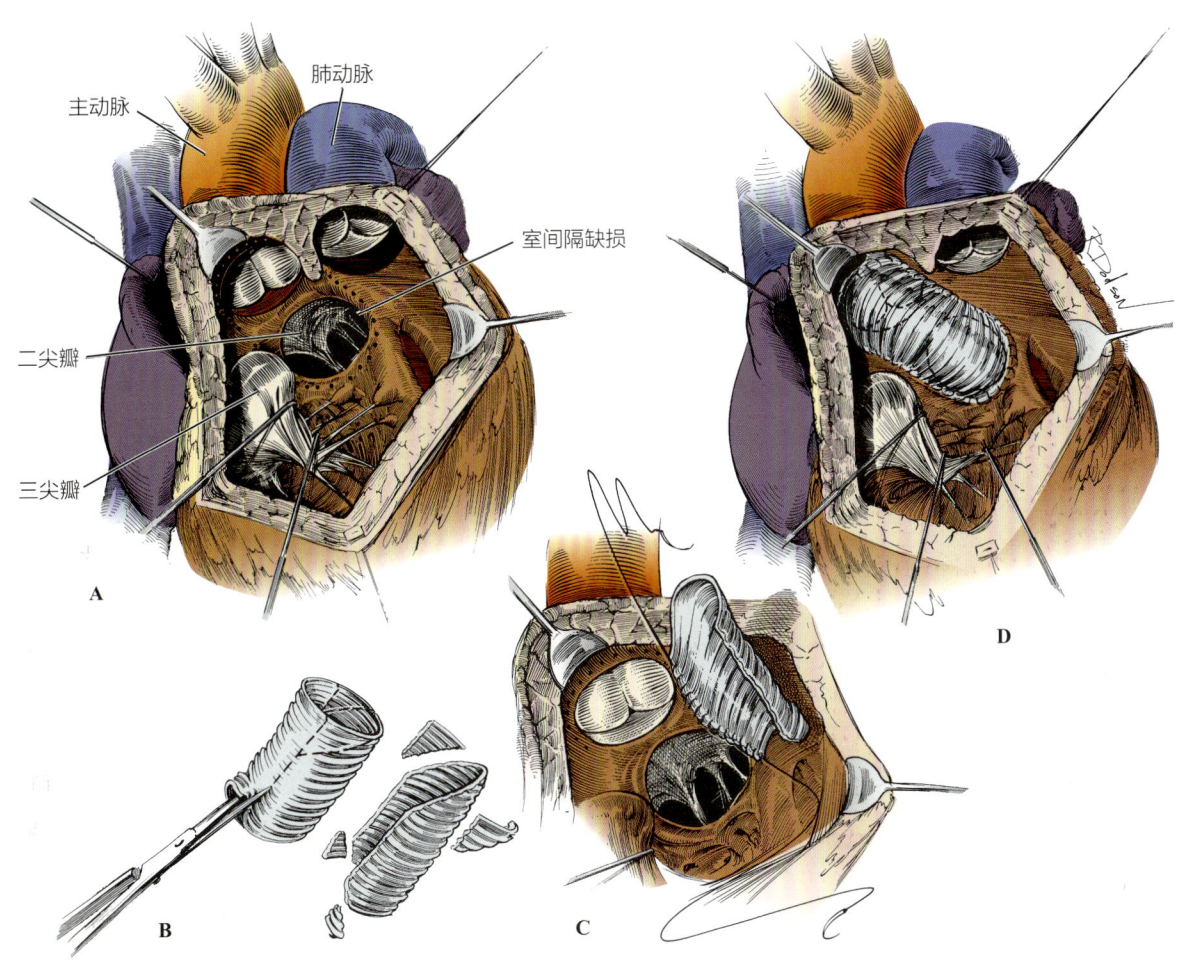

▲ 图 117-13　用于将左心室血液引导至主动脉的长合成挡板最好由部分管移植制成
A. 缝合线由虚线表示；B. 从管移植物中剪切挡板；C. 连续缝合技术对于很长的挡板可能是必要的；D. 完成双出口左心室法洛四联症型室内隔板修复（改编自 Castaneda AR，Jonas RA，Mayer JE Jr, et al: Double outlet right ventricle. In Castaneda AR, Jonas RA, Mayer JE Jr, et al, editors: *Cardiac surgery of the neonate and infant*, Philadelphia, 1994, WB Saunders, pp 445–449.）

VSD 也可能发生。VSD 增大不足或挡板配置不良可导致主动脉下梗阻。手术室中的直接测量可以帮助阐明 TEE 不确定的情况。通常可以通过主动脉瓣切除残余的肌肉梗阻，并且在解决该问题时，主动脉切开术通常是解决这一问题的第一种好方法。如果它太窄或者产生腰部弯曲，也可以在原贴片内放置单独的贴片。在 DORV 与未定型 VSD 的情况下，有时可能需要将急性失败的双心室修复转换为单心室策略。严重的右心室流出道梗阻可能发生，应该像法洛四联症一样进行处理。术前肺动脉高压患者通常更好地植入肺动脉瓣。由于这些复杂修复所需的心肌缺血时间延长，心肌保护应谨慎对待；心肌功能障碍可能是一个重大问题。延迟胸骨闭合和机械辅助是可以挽救生命的重要后备措施。

第 118 章
室间隔完整的肺动脉闭锁
Pulmonary Atresia with Intact Ventricular Septum

Erle H. Austin，Ⅲ　Deborah J. Kozik　著
刘　名　译

室间隔完整的肺动脉闭锁是一种罕见的先天性心脏畸形，发生率为每 10 万活产儿中 4～10 例[1, 2]。这种畸形的特点是右心室大小不一，没有流出道，不能给肺部提供血流，并且不能通过室间隔减压。出生时通过动脉导管的血流存活，但在数小时内，随着导管关闭而导致低氧血症进展至死亡。因此，没有早期诊断和治疗，室间隔完整的肺动脉闭锁是致命的。1970 年以前，3 岁以下的患儿病例报道的存活率低于 3%[3]。到 20 世纪 90 年代初，因为诊断和治疗的进步，3 年生存率超过 60%[4]。最新的数据表明，仔细地初步评估和选择性管理这些患者，可以实现超过 90% 的存活率[5]。

由于这种畸形是罕见的并且其形态是多样的，因此大多数报道和建议来自针对不同解剖形态的个例。尽管从单一治疗中心已经学到了很多经验[6-9]，但是先天性心脏外科学会于 1987 年开始的一项前瞻性多机构研究中可了解到更多的内容[10, 11]，并且最近的英国和爱尔兰[1, 12]，以及瑞典[2]基于人群的研究中得到了更多的内容。从这些研究中获得的数据提供了关于形态学范围和这种畸形手术治疗结果新的重要见解。

室间隔完整的肺动脉闭锁在过去有其他的名称，包括肺动脉闭锁伴有正常主动脉根部和右心发育不全。关于室间隔完整的动脉闭锁的第一个描述是 Hunter 在 1784 年提出的[13]。1926 年 Grant 在检查了一个 14 个月大女孩的心脏后描述了右心室冠状动脉瘘[14]。Lauer 及其同事于 1964 年首次进行血管造影显示心肌内窦状隙[13]。Freedom 和同事在 1974 年提出假设，认为右心室冠状动脉瘘可能与心肌缺血有关[13]。1962 年 Weinberg 及其同事报道了一例经心室瓣膜切开术，首次通过手术成功治疗室间隔完整的肺动脉闭锁[15]。

一、解剖

典型的室间隔完整的肺动脉闭锁，房室和心室动脉连接一致。主动脉弓通常在左侧，典型的是左侧动脉导管。这种病变的基本特征是右心室与肺动脉干之间缺乏交通（图 118-1）。闭锁的肺动脉瓣变化很大，形态上从一个小的无孔的隔膜到一个长的没有腔的漏斗部肌性闭锁。与室间隔缺损的肺动脉闭锁相比，在室间隔完整的动脉

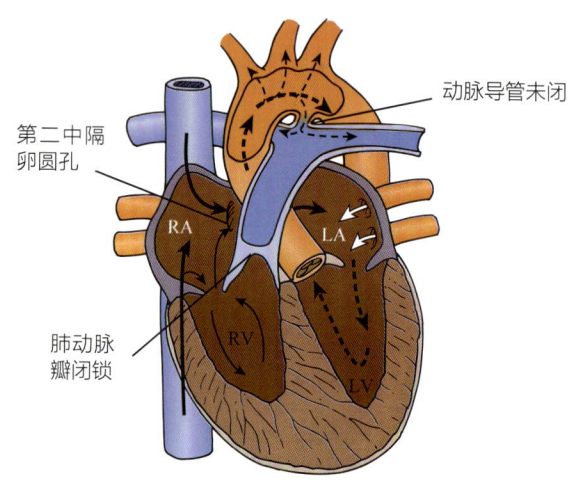

▲ 图 118-1　室间隔完整的肺动脉闭锁患者血流示意图
在心房水平发生强制性的右向左分流。外周氧合取决于通过动脉导管的流动（黑色箭为缺氧血流；白色箭为含氧血流；虚线箭为混合血液；箭越大，血液流量越大）。LA. 左心房；LV. 左心室；RA. 右心房；RV. 右心室

闭锁中肺动脉干和支气管动脉的大小和结构通常接近正常。右心室的大小和形态在这种情况下具有显著变化，并且大多数患者的右心室腔缩小。与有流入部、小梁和漏斗部"三部分"的正常心室相比，有些情况下，患者右心室很小，只有一个流入部。右心室腔扩大的极少数患者也可能有Ebstein畸形，伴有严重的三尖瓣关闭不全。更典型的是腔体很小，并且存在右心室壁明显肥大，通常导致流出道（漏斗部）缺如。三尖瓣通常小，有较厚的瓣膜游离缘和异常的腱索。三尖瓣的直径与右心室腔的大小相关，并作为评估右心室大小的指标。右心房扩大，并且存在房间交通，通常是卵圆孔未闭。在出生时，动脉导管是开放的，为肺提供唯一的血液。粗大的主动脉 – 肺侧支循环动脉并不常见。

室间隔完整的肺动脉闭锁的一个重要解剖学特征是在一些患者中存在右心室和冠状动脉循环之间的异常连接（图 118-2 和图 118-3）。约 50% 的患者右心室心肌出现窦状或"肌间间隙"[4]。在这些患者中，90% 的窦状隙与冠状动脉相通。三尖瓣（以及右心室腔）越小，右心室 – 冠状动脉瘘存在的可能性越大。在这些患者中，15% 的患者存在明显的近端冠状动脉狭窄，使得心肌血流依赖于来自右心室的血液流动（表 118-1）[10]。明确右心室依赖性冠状动脉循环（right ventricle–dependent coronary circulation，RVDCC）的存在对决定手术治疗很重要，因为在这些情况下，右心室减压可能导致心肌缺血或心肌梗死[16]。

二、病理生理

在室间隔完整的动脉闭锁中，不饱和的全身静脉血被迫穿过房间隔，与左心房的饱和的肺静脉血混合（图 118-1）。混合的血液进入全身动脉循环中，并且全身动脉血氧饱和度取决于足够的肺血流量。出生后不久动脉导管闭合可导致肺血流量明显减少，进行性低氧血症和组织酸中毒与导致患儿死亡。快速给予前列腺素 E 可以暂时逆转导管闭合，直到可以进行增加肺血流量的外科手术。

三、初步临床表现和治疗

患有室间隔完整的肺动脉闭锁的婴儿出生时通常是足月的、发育良好的婴儿，没有其他异常。分娩通常并不复杂，但发绀在出生后的第 1 天就会出现，并迅速发展为呼吸窘迫和代谢性酸中毒。除非存在显著的三尖瓣反流，否则杂音可能并不明显。没有第二心音分裂。胸部 X 线影像清晰地显示肺纹理减少。可能缺乏典型的新生儿右心室肥大的情况，心电图通常是正常的。使用二维超声心动图可以明确诊断，超声显示右心室流出道梗阻，以及右心室和三尖瓣的大小，并结合彩色多普勒技术，可以识别右心室 – 冠状动脉瘘[17, 18]。

一旦怀疑室间隔完整的动脉闭锁的诊断，就

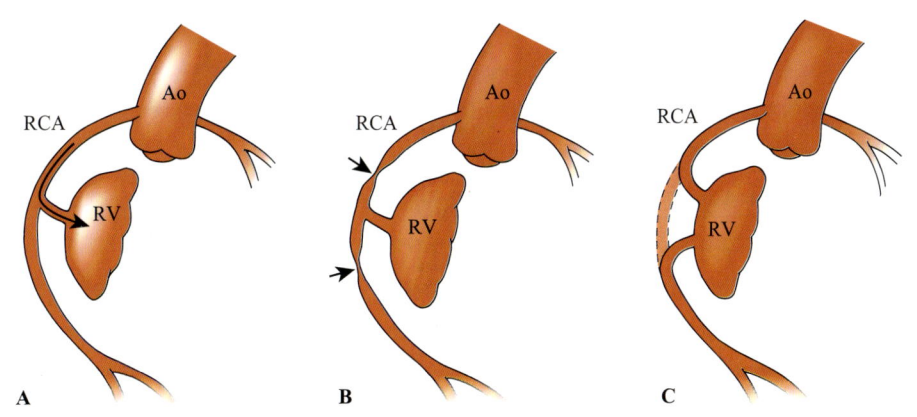

▲ 图 118-2　室间隔完整的肺动脉闭锁的右心室至冠状动脉瘘

A. 无冠状动脉狭窄：潜在的右心室窃血现象；B. 近端或远端冠状动脉狭窄：潜在的窃血或缺血；C. 冠状动脉闭塞或闭锁：潜在的分离和心肌梗死。Ao. 主动脉；RCA. 右冠状动脉；RV. 右心室（改编自 Giglia TM, Mandell VS, Connor AR, et al: Diagnosis and management of right ventricle–dependent coronary circulation in pulmonary atresia with intact ventricular septum. *Circulation* 86：1516–1528, 1992.）

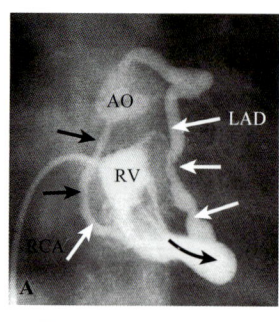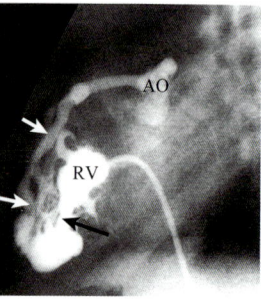

▲ 图 118-3 室间隔完整的肺动脉闭锁、右心室冠状动脉瘘的患者右心室造影

A. 右心室正向造影显示右心室腔严重发育不全。右心室（RV）通过右心室冠状动脉瘘（弯箭）连接到左前降支（LAD）；B. 侧向右心室造影显示 LAD（白箭）的扩张和变窄，以及右心室和冠状动脉循环之间的联系（黑箭）。AO. 主动脉；RCA. 右冠状动脉，（改编自 Freedom RM, Anderson RH, Perrin D: The significance of ventriculo-coronary arterial connections in the setting of pulmonary atresia with an intact ventricular septum. Cardiol Young 15[5]: 447–468, 2005.）

开始输注前列腺素 E。可以考虑选择性插管和控制通气，特别是如果婴儿被要运送到三级治疗中心，因为呼吸暂停是前列腺素 E 输注的常见并发症。对于大多数患者，建议进行心导管检查和血管造影。特别是中度或重度右心室发育不全的患者，右心室造影、主动脉造影和在必要时进行的选择性冠状动脉造影，以确定右心室-冠状动脉瘘的存在和范围，以及冠状动脉梗阻的存在（图 118-2 和图 118-3）[16, 19]。在行导管术时，必须明确心房交通。如果超声心动图和介入导管术表明不能进行右心室至肺动脉减压，并且右心房和左心房之间没有明显的分流，则在该介入导管术中进行球囊房间隔造口术。

四、外科治疗

所有患有室间隔完整的肺动脉闭锁的婴儿的理想长期结局是实现双心室循环，右心室在低充盈压力下向肺部提供所有血流，并且没有残留的右向左分流。然而，这类患者的解剖学异质性阻碍这一目标在所有患者中实现。事实上，只有 1/3 的婴儿存活患者才能实现这一理想结局（图 118-10）[10]。对于其余患者一个更现实的结果是通过分离体循环和肺部循环来消除发绀，而不限制心排血量或引起过度升高的体静脉压。这种结果可以通过单心室修复（Fontan 手术）来实现，其中右心室不能提供肺血流，或者对于右心室可以提供部分肺血流量的心脏进行一个半心室修复。仔细评估右心室大小和冠状动脉解剖结构，这对于为每位患者选择合适的策略至关重要。

在新生儿中，将右心室发育不全分为轻度、中度和重度是有必要的（表 118-2）。超声心动图测量三尖瓣直径转换为 Z 值提供了定量测量，以帮助分类评估[20]。一个网站（www.parameterz.com）可用于快速和简单地确定 Z 分数。轻度右心室发育不全的患者的三尖瓣 Z 值为 –2 或更大；三尖瓣 Z 值为 –4~–2，表明中度右心室发育不全；患有重度右心室发育不全的患者，Z 值为 –4 或更低。具有发育良好的右心室

表 118-1 右心室发育不全程度对室间隔完整的动脉闭锁治疗的影响

参数 / 治疗	右心室发育不全程度		
	轻 度	中 度	重 度
三尖瓣 Z 值	≥ –2	–2~–4	≤ –4
右心室的形态	三部分	两部分	单部分
漏斗状空腔	存在	中间状态	消失
右心室依赖性冠状动脉循环	很少	可能	常见
早期治疗	跨环补片 ± 分流考虑经导管瓣膜切开或杂交手术	跨环补片 ± 分流考虑杂交手术（如果存在右心室依赖性冠状动脉循环无右心室减压术）	分流器分流
确定性手术	双心室修复	双心室修复，单心室和一个半心室修复如果存在右心室依赖性冠状动脉循环可行 Fontan 手术	Fontan 手术

第三部分　先天性心脏病手术
第118章　室间隔完整的肺动脉闭锁

表118-2　334名新生儿的右心室形态特征和大小评分

右心室大小	病例(n)	百分比(%)	三尖瓣 Z 值 中位数	范围*	第25百分位数	右心室冠状动脉瘘	RVDCC
-5（严重的发育不全）	62	19	-2.3	-5.4~4.8	-3.3	35 (56%)	5 (8%)
-4	100	30	-2.3	-5.3~0.6	-3.1	55 (55%)	10 (10%)
-3	79	24	-1.1	-5.2~5.0	-1.9	28 (35%)	4 (14%)
-2	40	12	-0.3	-3.1~3.2	-1.0	5 (13%)	0
-1	22	7	0.4	-2.9~2.9	-1.2	3 (14%)	0
0（正常）	16	5	1.5	-1.6~5.0	0.6	0	0
≥1（增大）	15	4	2.4	-1.0~6.0	0.4	0	0

*. 右心室缩小的新生儿三尖瓣 z 分数的上限值高可归因于相关的 Ebstein 畸形
CA. 冠状动脉；RV. 右心室；RVDCC. 右心室依赖性冠状动脉循环

流出道的三部分右心室为轻度组，而没有明确的漏斗部或小梁部分的单部分右心室被分类为重度组[21]。轻度右心室发育不全的患者在手术修复时具有明确转化为双心室循环的潜力，而具有重度右心室发育不全的患者仅通过单心室修复可实现全身和肺循环的分离（Fontan 手术）。中度右心室发育不全的患者也是双心室或一个半心室修复的潜在候选者，前提是没有 RVDCC。

（一）早期手术

室间隔完整的肺动脉闭锁的外科手术治疗通常分两个或多个阶段进行。第一阶段是姑息治疗，后续治疗针对定期修复。为确保早期存活，必须在导管闭合后维持肺血流量。尽管体-肺动脉转流的建立可以确保持续的肺血流量，但必须评估右心室是否可能被募集进入血液循环。在可能的情况下，将右心室减压到肺动脉中可使右心室生长，从而使得双心室修复变得可行。在早期姑息治疗期间，如果不能对右心室减压，那么就不可能实现明确的双心室修复[22]。

因此，对于轻度至中度右心室发育不全的新生儿最好通过缓解右心室-肺动脉梗阻来实现治疗。这可以在有或没有体外循环的情况下完成。没有体外循环的情况下，可以盲法进行肺动脉瓣膜切开术，使用经心室扩张器[23]或通过主肺动脉直视下切开（图118-4）[24]。一些诊疗中心正在应用介入导管和杂交手术来到达此目的（见趋势和争议）。在心肺转流术中可以更有效地控制血流进入右心室流出道，从而可以在直视下切除梗阻的漏斗部肌肉，并放置跨瓣环补片加宽右心室流出道（图118-5）。通过最大化畅通前向血流，跨瓣环右心室流出道补片为右心室生长提供了最大的可能性[4, 25]。因为术后早期右心室衰竭可能导致卵圆孔未闭的右向左分流增多，右心室的顺

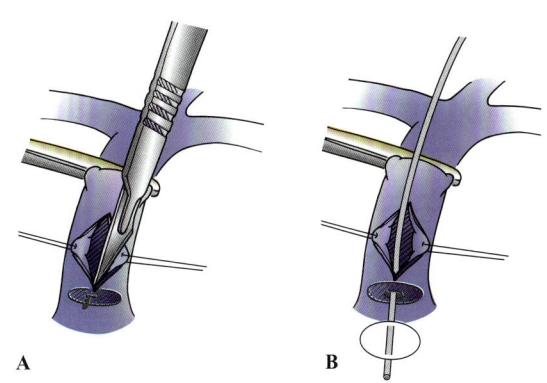

▲ 图118-4　无体外循环的开放式肺动脉瓣膜切开术可通过正中胸骨切开术或左胸廓切开术进行

A. 夹闭肺动脉分支附近的肺干后，打开肺动脉并迅速打开闭锁的肺动脉瓣；B. 位于漏斗部的 Fogarty 导管在切除闭锁瓣膜时起到止血作用（改编自 Kanter KR, Pennington DG, Nouri S, et al: Concomitant valvotomy and subclavian-main pulmonary artery shunt in neonates with pulmonary atresia and intact ventricular septum. *Ann Thorac Surg* 43: 490-494, 1987.）

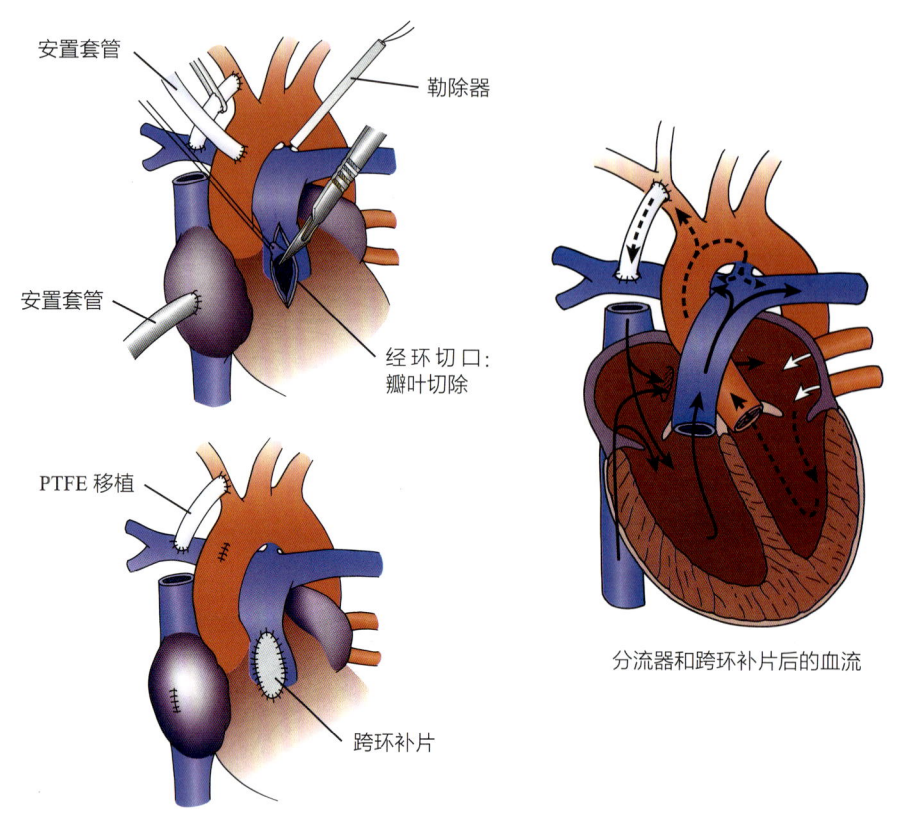

▲ 图 118-5 放置跨瓣环补片和体肺动脉的分流术

从无名动脉到右肺动脉放置 3 或 3.5mm 聚四氟乙烯（PTFE）管移植物。建立心肺转流并暂时闭塞分流管和导管。肺动脉切口延伸到右心室流出道。切除梗阻组织，并将心包贴片缝合到位。旁路分离是在分流器打开并且导管闭塞的情况下完成的。如果外周血氧饱和度超过 80%，则结扎导管。如果外周血氧饱和度低于 80%，则导管不闭合。如右图所示（黑色箭为缺氧血流；白色箭为含氧血流；虚线箭为混合血流）

行流动可能受限，体 – 肺动脉分流 [3 或 3.5mm 聚四氟乙烯（PTFE）管移植物] 也应放置，以防止危及生命的缺氧。先天性心脏外科学会的研究初步结果表明，对于三尖瓣 Z 值在 –1.5~4 的新生儿，同时置入跨瓣环右心室流出道补片和体肺动脉分流是最佳的治疗方法（图 118-6）[4]。在该研究中，当进行瓣膜切开术或跨瓣环右心室流出道补片修补而没有体 – 肺动脉分流时，约 50% 的患者需要在初次手术后的 4 周内进行分流。此外，约 40% 最初接受肺动脉瓣切开术的患者在随后的手术中需要使用跨瓣环右心室流出道补片。另一方面，如果存在 RVDCC，任何形式的右心室减压都是禁忌的。

患有严重右心室发育不全或 RVDCC（或两者兼有）的新生儿最好考虑单个心室修复（Fontan 手术）。因此，最初手术治疗应限于体 – 肺动脉分流术（图 118-6）[4]。通过胸骨正中切开术或右锁骨下动脉右侧胸廓切开术放置的 3.5mm PTFE 管移植物，为右侧肺动脉提供足够的肺血流量，并在确定性单心室修复手术时促进分流通路。应避免使用超过 4mm 的人工血管，因为它们可能导致肺血流量过多和舒张期动脉血压降低，从而导致心肌缺血。

（二）确定性手术

1. 双心室修复

超声心动图显示，在早期手术中选择双心室修复的患者具有令人满意的右心室减压效果，右心室压力估计小于或等于全身动脉压的一半。最初接受瓣膜切开术治疗而不是经跨瓣环右心室流出道补片修补的婴儿特别容易受到残余或复发性右心室流出道梗阻的影响 [4, 22]，应考虑转为双心

第三部分　先天性心脏病手术
第118章　室间隔完整的肺动脉闭锁

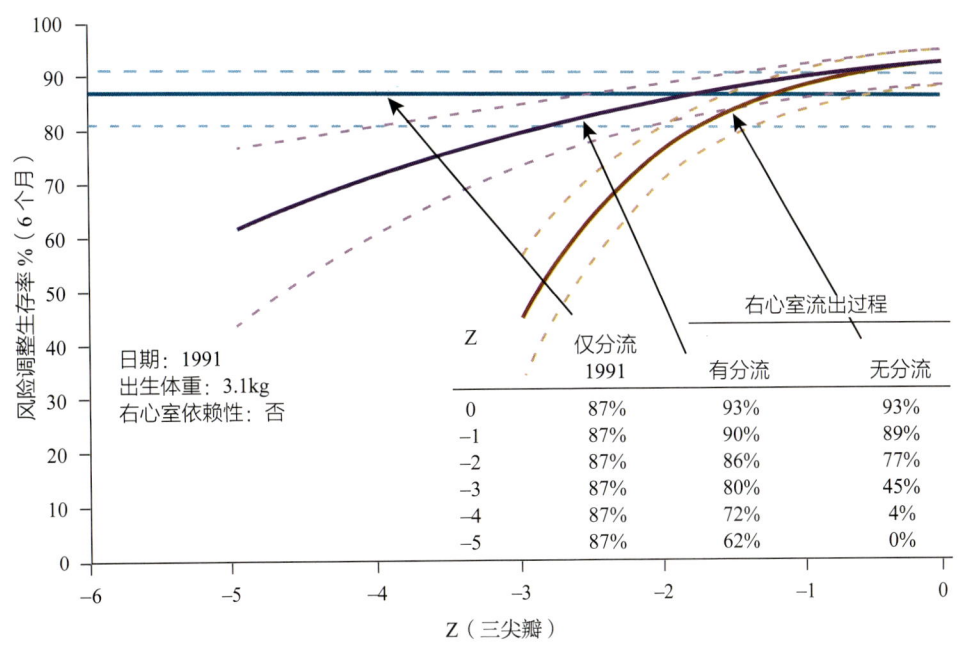

▲ 图 118-6　三尖瓣直径（Z 值）和初始手术类型对室间膜完整的肺动脉闭锁新生儿 6 个月生存率的影响
这个列线图是在对 171 名新生儿进行分析一个多变量方程后得出的，该方程设定出生体重（BW）为"3.1kg"，右心室（RV）依赖性循环为"否"，并且分流术日期为"1991"。手术包括瓣膜切开术和跨瓣环右心室流出道补片修复（改编自 Hanley FL, Sade RM, Blackstone EH, et al: Outcomes in neonatal pulmonary atresia with intact ventricular septum. A multiinstitutional study. *J Thorac Cardiovasc Surg* 105：406–423, 1993.）

室修复，在考虑双心室修复之前，通过第二次右心室外流道手术（经跨瓣环右心室流出道补片加宽）缓解。心脏导管术的随访应在 6~12 个月之间进行。在行导管术时，体 - 肺动脉分流暂时关闭。如果动脉饱和度仍然很高，则房间隔缺损（卵圆孔未闭）也会关闭。如果右心房压仍低于 15mmHg，并且心排血量足够，则可以永久关闭分流和心房交通，实现双心室循环。在一些中心，在导管插入期间使用经皮技术可以关闭分流和心房缺损[26, 27]。

2. 一个半心室修复

在 6~12 个月的患者不能耐受体 - 肺动脉分流暂时关闭后导致的从右心室到肺血流量太少，无法成功行双心室修复。假设没有明显的右心室流出道梗阻，这些患者应被视为一个半心室修复的候选者。这种修复包括移除体 - 肺动脉人工管道和双向上腔静脉吻合术（双向 Glenn 手术），可以减轻右心室上腔静脉血流。理想情况下，房间隔缺损在同一手术操作中缝闭。但是，如果右心房压超过 15mmHg，可以留下一个小的（4mm）开窗孔。导管介入开窗孔的闭合通常可在手术后的数月内完成[27]。或者，荷包缝合一个可调节的套器可以在术后逐渐闭合房间隔缺损（图 118-7）[28]。控制三尖瓣 Z 值减小至 −6 的患者可以考虑一个半心室修复治疗[29]。

3. 单心室修复

对具有严重右心室发育不全或 RVDCC（或两者兼有）的婴儿，在最初的姑息治疗通常采用单心室修复策略。在 4~6 个月大的时候，这些患者接受了体 - 肺动脉分流术及双向腔肺动脉吻合术。在 2—4 岁时，他们被认为是 Fontan 手术的候选者。在 Fontan 手术前，心导管检查对于确保足够的左心室功能和低肺血管阻力至关重要。左心室功能不良会使心脏移植成为唯一的治疗办法。如果肺血管阻力升高，心肺移植是唯一的选择。幸运的是，早期创建双向腔肺动脉吻合术似乎有助于保护心室功能并防止肺血管疾病的发展，因此很少需要采取这些极端的措施。当在 RVDCC 患者中进行双向 Glenn 体外循环手术时，外科医生必须避免右心室前负荷过低以避免冠状

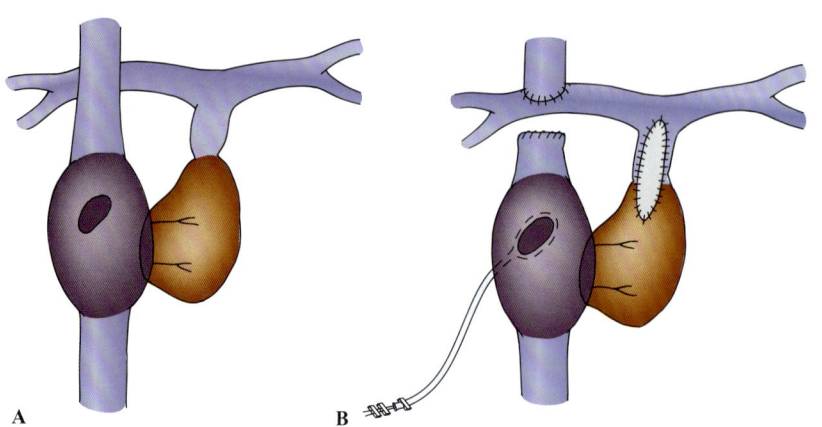

◀ 图 118-7 实施一个半心室循环
A. 右心室小，无法支持双心室修复。B. 上腔静脉血管通过双向腔肺吻合术导至右肺动脉。通过经跨瓣环补片缓解残余的右心室流出道狭窄。在房间隔缺损周围放置可调节的套器可以在术后增加闭合（改编自 Billingsley AM, Laks H, Boyce SW, etal: Defnitive repair in patients with pulmonary atresia and intact ventricular septum. *J Thorac Cardiovasc Surg* 97：746–754，1989）

动脉灌注不良。右心室应保持足够的充盈和射血，因为心肌灌注仅在心脏收缩期发生。持续心脏骤停的 RVDCC 患者对体外膜肺氧合（ECMO）复苏的反应不佳。ECMO 将排空右心，并显著阻碍冠状动脉灌注[30]。在上腔静脉吻合术后，右心室血流显著增加，这对 RVDCC 患者可能是有益的。

当实施 Fontan 手术时，下腔静脉血流被引导至肺动脉。这可以通过侧心房隧道手术进行，其中将 PTFE 补片放置在右心房内（图 118-8）[32]，或与心外管道一起[33]。许多外科医生喜欢在 PTFE 补片上设置一个小的开窗孔、以允许一些从右到左分流以维持围术期的心排血量，此时肺血管阻力可能会升高[34]。但是，当使用心外管道时，可能不需要常规开窗[35]。当 RVDCC 存在时，最好避免开窗。对于 RVDCC，也建议扩大房间隔缺损并疏通冠状窦，以确保进入右心室的血液充分氧合（图 118-8）。

五、预后

（一）早期和中期预后

来自先天性心脏外科医师协会（CHSS）的报告提供了新生儿室间隔完整的肺动脉闭锁预后的最佳整体观点[4, 10, 11]。这项前瞻性多机构研究涉及 31 个中心，10 年内（1987—1997 年）未经选择招募了 408 名新生儿。所有患者最初的右心室形态和三尖瓣大小（Z 值）都是已知的，并且到 2002 年随访完成率为 91%。手术治疗方式不是随机的，而是由每个中心自行决定。5 年时总生存率为 60%，15 年时为 58%（图 118-9）。33% 的患者在 15 年时接受了双心室修复，20% 进行了 Fontan 修复，5% 进行了一个半心室修复，

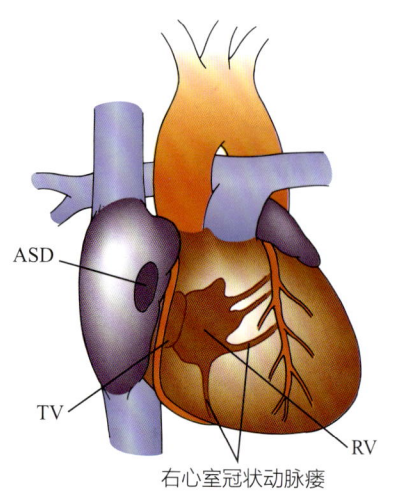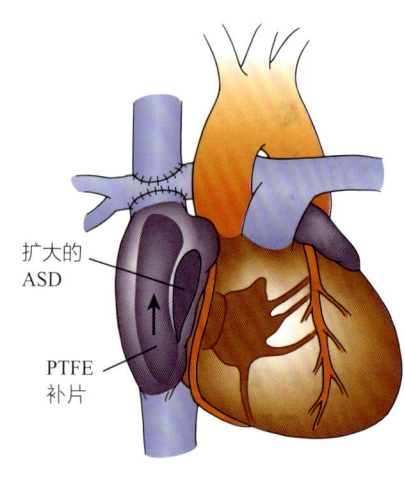

◀ 图 118-8 右心室依赖性冠状动脉循环的行 Fontan 手术
聚四氟乙烯（PTFE）片引导下腔静脉流向上腔静脉。扩大房间隔缺损（ASD），使完全氧和的肺静脉血液进入右心室（RV）。TV. 三尖瓣（引自 Pearl JM, Laks H, Stein DG, et al: Total cavopulmonary anastomosis versus conventional modified Fontan procedure. *Ann Thorac Surg* 52：189–196，1991）

38% 的患者在最终修复前死亡（图 118-10）。在这个未被选择的组中，49% 的患者患有严重的右心室发育不良（Z 值 ≤ -4），36% 患者有中度右心室发育不全（Z 值 -2 或 -3）（表 118-2）。此外，6% 的患者有 RVDCC（Z 值均 < -2），38% 有右心室冠状动脉瘘。三尖瓣 Z 评分越高，右心室增大，更高的出生体重和较轻程度的右心室-冠状动脉瘘都是实施双心室修复的重要决定因素。此外，三尖瓣形态是双心室修复成功的重要决定因素，因为 Ebstein 畸形与死亡风险增加有关。2004 年 CHSS 报告强调了三尖瓣整形修复的重要性[10]。对三尖瓣畸形严重的患者应用 Fontan 手术，以及对三尖瓣形态良好的患者进行双心室修复的机构取得了最有利的结果（图 118-11）。

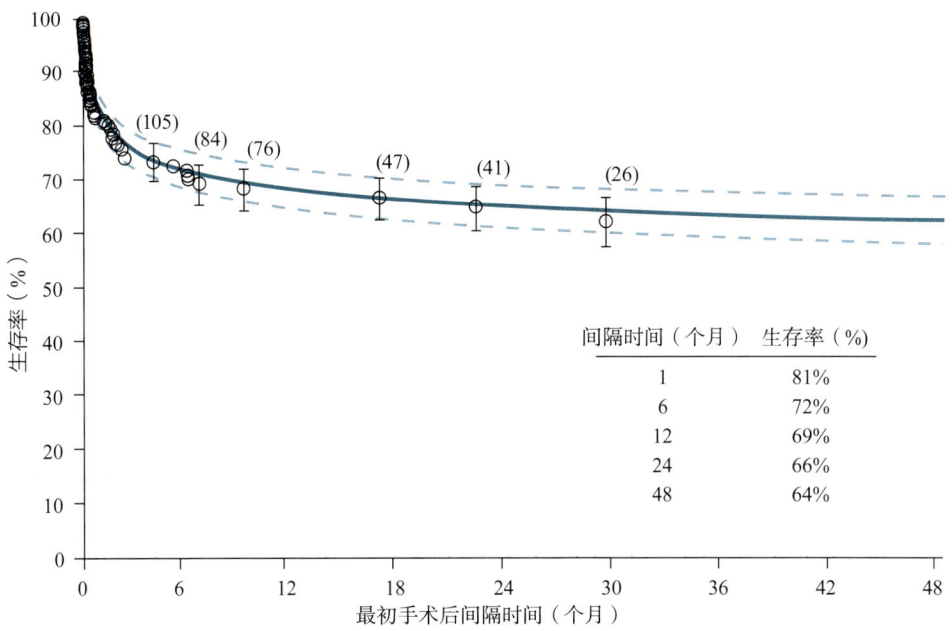

▲ 图 118-9 室间隔完整的对肺动脉闭锁的新生儿进行初次手术后的生存率（根据生命表和参数方法得出）
圆圈代表个人死亡。垂直条和虚线表示 70% 的置信区间（引自 Hanley FL, Sade RM, Blackstone EH, etal: Outcomes in neonatal pulmonary atresia with intact ven-tricular septum. A multiinstitutional study. *J Thorac Cardiovasc Surg* 105：406–423, 1993.）

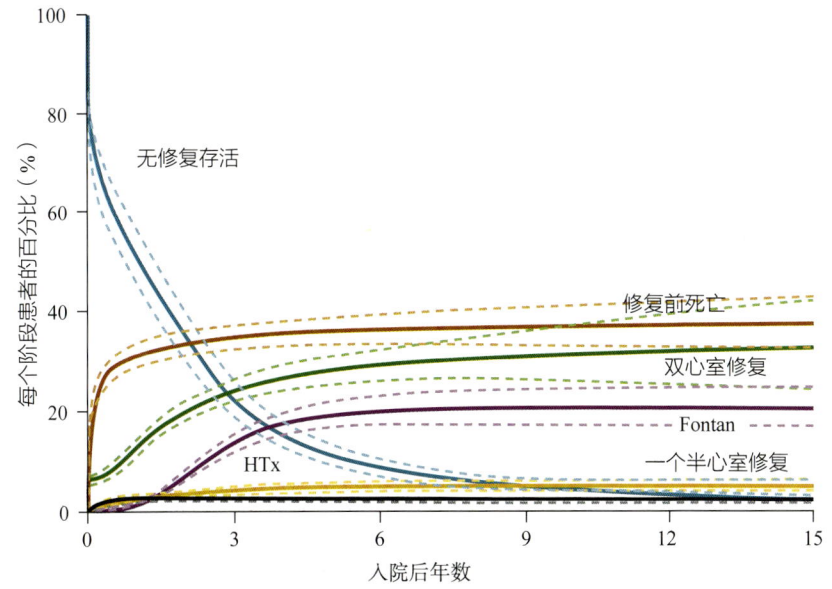

◀ 图 118-10 初次入院后儿童达到每个最终状态的比例
所有患者在初次入院时（时间 = 0）开始活动，然后以危险函数定义的时间依赖性比率迁移到终止状态。在任何时间点，每个州的儿童比例之和为 100%。HTx. 心脏移植（改编自 Ashburn DA, Blackstone EH, Wells WJ, etal; Congenital Heart Surgeons Study members: Determinants of mortality and type of repair in neonates with pulmonary atresia and intact ventricular septum. *J Thorac Cardiovasc Surg* 127[4]：1000–1007, 2004; discus-sion 1007–1008.）

2005 年来自英国和爱尔兰关于室间隔完整的肺动脉闭锁的合作研究报道了 3 个变量作为死亡的独立危险因子 – 这些变量是出生体重、右心室扩张和右心室形态的三部分法[36]。只有 1/3 出生体重低于 2kg 的患者存活,每增加 1kg 体重,死亡风险降低 44%。80% 的右心室明显扩张患者死亡。三部分右心室患者的 1 年和 5 年生存率分别为 78% 和 74%(图 118-12)。这明显优于单部分右心室解剖结构患者的 44% 和 22%。在这份为期 9 年的随访报道中,29% 患者人进行了双心室修复,3% 患者接受了一个半心室的修复,10.5% 的患者进行了单心室修复,41% 的患者死亡。

利用 CHSS 研究得出的信息,波士顿儿童医院对无 RVDCC 的患者实施常规冠状动脉造影、右心室减压,及经环瓣补片修复,几乎所有患者均实施体 – 肺分流。1991—1998 年,该中心连续对 47 名患者进行了治疗,在第 1 年、5 年和 7.5 年实现了 98% 的存活率[5]。为了达到如此高的存活率,大多数患者需要进行单心室修复或一个半心室修复。另一方面,在 RVDCC 患者中,存活率并没有那么好。在同一机构的另一份报道中,RVDCC 患者的总死亡率接近 19%。此外,主动脉冠状动脉闭锁患者的死亡率为 100%[30]。新西兰 Green Lane 医院的主动脉闭锁患者死亡率也很高(91%)[37]。

(二)长期预后

先天性心脏外科医师协会最近对其最初的多中心研究中的幸存患者进行了评估,以确定双心室修复与单心室或一个半心室修复比较,长期预后(≥ 10 年)的功能性健康状况和运动能力是否有优势[11]。在原始队列的 271 名现有幸存者中,有 106 名参加了横断面研究。在这篇报道中,无论修复途径如何,患者感知的身体功能健康状况和测量的运动能力均降低。所有组的峰值氧消耗均较低,并且与较大的初始三尖瓣 Z 值呈正相关。三尖瓣 Z 值较低的双心室修复组中峰值 VO_2 往往低于三尖瓣 Z 值较接近的一个半心室修复组中的峰值 VO_2。这些结果表明,患有更严重右心发育不全的患者被迫行双心室修复晚期有氧能力不足的风险可能更大。

另一项来自 Mayo 诊所的研究,调查了室间隔完整的肺动脉闭锁成年幸存者的临床结果[38]。在 20 名患者中,5 名患者在 10 年研究期间死亡,年龄中位数为 32 岁。无论修复类型如何,该队

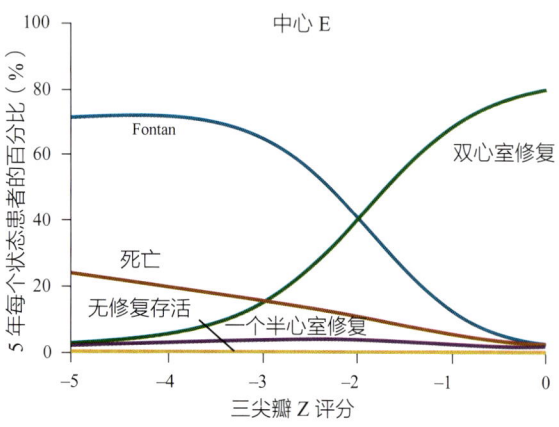

▲ 图 118-11 双心室修复和 Fontan 手术的机构的结果
三尖瓣形态畸形严重的患者进行 Fontan 手术,三尖瓣形态良好的患者进行双心室修复。死亡率很低,大多数儿童 5 年内已经得到确定性修复(修改自 Ashburn DA, Blackstone EH, Wells WJ, etal; Congenital Heart Surgeons Study members: Determinants of mortality and type of repair in neonates with pulmonary atresia and intact ventricular septum. *J Thorac Cardiovasc Surg* 127[4]: 1000–1007, 2004; discussion 1007–1008.)

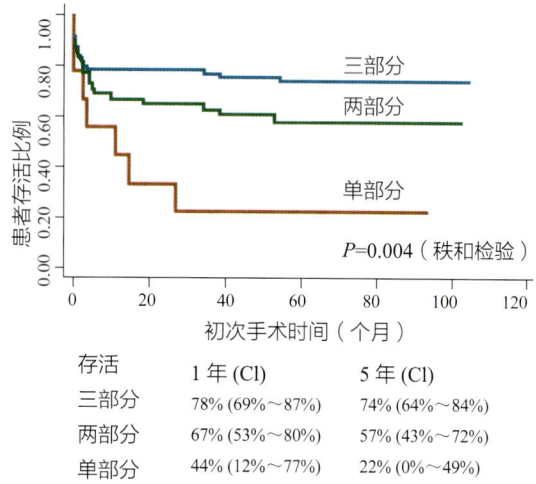

▲ 图 118-12 所有接受手术患者的生存曲线;按所谓右心室的形态的三部分法分组(*N*=168)CI.95% 的置信区间
(改编自 Daubeney PE, Wang D, Delany DJ, etal; UK and Ireland Collabora–tive Study of Pulmonary Atresia with Intact Ventricular Septum: Pulmonary atresia with intact ventricular septum: predictors of early and medium–term outcome in a population–based study. *J Thorac Cardiovasc Surg* 130[4]: 1071, 2005.)

列中的所有患者都需要在成年期进行手术或再次导管介入治疗，并且80%的患者发生房性心律失常。因此，尽管存活到成年后，这些患者仍然存在发病和死亡的风险。

六、趋势和争议

（一）经导管肺动脉瓣膜切开术

目前，介入技术的进步使得一些室间隔完整的肺动脉闭锁婴儿在导管室中无须手术即可进行右心室顺行减压。在导管尖端使用机械、激光或射频能量可对膜性闭锁进行穿孔，并通过经皮球囊技术进行扩张[39-41]。随着这种手术治疗经验的增加，它在一些中心被认为是替代手术干预的一线治疗方法，右心室生长和明确的双心室循环已经可以通过这种技术实现[41,43]。然而，使用这种方法需要慎重选择患者，并且基本上仅限于漏斗未闭和右心室足够大以支持肺循环而不需要体-肺动脉分流的婴儿。这种方法可能无法充分解决小肺环或明显的肺动脉梗阻。因此，经导管瓣膜切开术后，一些患者需要延长住院时间，继续给予前列腺素E1或手术（或两者兼有）以进行体-肺动脉分流。

在最近的一个研究中，88%接受经导管肺动脉切开术的患者需要在初始介入手术后2周内进行手术干预[44]。在该系列研究中，大多数手术（87%）除了分流术外还涉及针对右心室流出道的手术。在另一项单一中心研究中，最初接受导管治疗的患者中有64%需要在出院前进行外科手术干预[45]，与波士顿儿童医院最近的一份报道显示的出院前手术率（62%）相似[46]。在这项研究中除了一名患者外，所有患者均需要体-肺动脉分流，以增加肺血流量。

在确定右心室功能正常的情况下，动脉导管支架植入术已成为确保使用患者获得足够肺血流量的替代技术。如果婴儿不能从前列腺素E或同时进行瓣膜切开术中获益，可在导管瓣膜切开术后数天内进行动脉导管支架植入术[48]。对于这些患者是否需要额外肺血流量（分流器或导管支架）的危险因素仍然有待确定。正如预期的那样，较小的三尖瓣Z值的患者有更大的肺血流量需求[46,49]。

在一项研究中，80%的患有两部分右心室的患者需要额外的肺血流来源[47]。另一个病例研究143例室间隔完整的肺动脉闭锁患者，其中37例有两部分右心室[48]。所有37例患者均接受了射频瓣膜切开术和导管支架植入术作为早期手术。这些患者中有48%继续行双心室修复，26%的患者进行了一个半心室修复。一项历时18年的大型多中心研究，报道室间隔完整的肺动脉闭锁患者导管支架植入术的成功率为94%[50]。导管支架术对未来手术和肺动脉解剖的长期影响尚不清楚。在一项研究中，未遇到动脉导管未闭支架植入术的主要晚期并发症，支架动脉导管未闭在双向Glenn手术时并未构成重大外科手术挑战[48]。

当解剖结构良好时，对室间隔完整的肺动脉闭锁患者进行导管治疗正成为大多数中心的首选方法。Moller于1982—2006年对多中心小儿心脏病护理联合会的1000多名室间隔完整的肺动脉闭锁患者的分析显示，球囊肺动脉瓣膜切开术的比例稳定上升，同时外科肺动脉瓣膜切开术相应减少（表118-3）[51]。

（二）杂交手术

尽管室间隔完整的肺动脉闭锁的新生儿选择导管治疗越来越多，但经皮方法与手术失败和严重并发症的发生率有关。许多新生儿需要在新生儿期进行外科手术，以增加肺血流量或修复与经皮入路相关的并发症。2007年首次提出了将胸骨切开术与闭锁性肺膜穿孔术和球囊肺动脉瓣膜切开术相结合的杂交手术方法[52]。这种方法还允许经皮瓣膜射频打孔[53]。杂交手术的潜在优势包括避免新生儿体外循环，减轻经皮入路的技术失败率（由于直接进入右心室流出道），并降低发症发生率。

最近的一项前瞻性研究招募了10名患有室间隔完整的肺动脉闭锁的新生儿，进行了杂交手术[54]。所有患者均成功进行了球囊瓣膜切开术，一名患者需要重新开放动脉导管，另一名患者需要同时进行Blalock-Taussig（BT）分流术。值得注意的是，所有患者的三尖瓣Z值为-2~2，提示轻度右心室发育不全。研究人员还报道了3名

表 118-3　不同时期室间隔完整的肺动脉闭锁伴新生儿手术类型情况统计

时　期	1982—1989 年	1990—1995 年	1996—2001 年	2002—2006 年
新生儿人数	199	287	298	255
体循环肺循环分流	170（85%）	243（85%）	255（86%）	206（81%）
肺动脉瓣切开	81（41%）	71（25%）	57（19%）	22（10%）
肺动脉瓣球囊扩张	0	15（5%）	46（15%）	81（32%）

引自 Moller JH: Operative and interventional procedures in 1039 neonates with pulmonary valve atresia and intact ventricular septum. A multi–institutional study. *Prog Pediatr Cardiol* 29: 15–18, 2010

患者的轻度并发症，没有死亡。另一项单中心报道比较接受右心室减压手术组与混合手术人组的治疗效果[55]。研究人员发现，常规手术组和杂交手术组在最大血管活性变应性评分、机械通气持续时间、重症监护室住院时间或整体住院时间方面无差异。总体并发症发生率也相似。所有手术患者均接受 BT 分流术，而仅有 71% 的杂交手术患者接受 BT 分流术。

（三）右心室减压对右心室 - 冠状动脉瘘的影响

为了实施最终的双心室或一个半心室循环需要顺行右心室减压。当存在右心室和冠状动脉循环之间的显著交通（瘘管）时，关于右心室减压的可行性和技术存在争议。几乎所有专家都同意，当近端冠状动脉梗阻存在使冠状动脉循环依赖于右心室时，禁忌右心室减压。然而，当存在显著的右心室 - 冠状动脉循环连接而没有冠状动脉近端梗阻时，并没有达成共识。一些专家建议不要在这些情况下减压，担心降低右心室压力会导致窃血现象，血液流向心肌部分受损（图 118-2A）[56-58]。其他作者表示担心右心室不减压将导致这些瘘管持续存在，导致缺血和进行性心肌纤维化[23, 59]。为了促进这些连接的消退，这些专家建议如果存在漏斗腔，则进行顺行减压，如果不存在，则通过三尖瓣切除进行逆行减压。其他作者推荐三尖瓣闭合[60]或右心室血栓排除术[59]以防止缺氧血液进入冠状动脉循环。最近报道，血栓排除术可能会增加左心室缩短分数。

在对患有右心室至冠状动脉瘘和一系列冠状动脉异常的室间隔完整的肺动脉闭锁患者的研究中，Giglia 及其同事[16]发现，冠状动脉狭窄不存在时或当狭窄仅涉及单个冠状动脉时，可以进行顺行右心室减压而不会危及左心室功能。因此，目前大多数中心在右心室冠状动脉瘘存在的情况下尝试右心室减压，当 RVDCC 被排除并且顺行减压是可能的[5]。当顺行减压不可行时，右心室减压的方法仍然是有争议的，因中心而异。

（四）移植适应证

由于尽管进行了适当的手术治疗，早期死亡率仍继续存在[1, 2]，心脏移植被认为是适用于一小部分室间隔完整的肺动脉闭锁患者的治疗方法[62]。在 2004 年 CHSS 报告（408 例患者）中，只有 2% 的患者接受了心脏移植治疗。考虑进行心脏移植的室间隔完整的肺动脉闭锁患者为 RVDCC 和主动脉冠状动脉闭锁的患者。该亚组的少数报告表明，其他治疗方法导致死亡率几乎一致[30, 37]。此外，室间隔完整的动脉闭锁患者有严重的三尖瓣反流和右心室严重扩张的预后极差，应考虑进行一期心脏移植[63]。单独存在 RVDCC 并不是心脏移植的绝对适应证，除非左心室功能较差。然而，一些中心建议将患有 RVDCC 且左心室功能良好的婴儿视为合适的候选者，因为即使在避免右心室减压时，该组的早期死亡率也很高[56, 64]。这样的原则仍然存在争议，但是，因为其他中心使用单心室修复对这些患者取得了令人满意的结果，包括 Powell 及同事在内的[5, 59]65 人报告这些患者的 5 年生存率为 83%。这种生存率超过目前婴儿心脏移植所达到的 65%～70%[66]。然而，对于有缺血或左心室功能不全症状（或两者兼有）的婴儿，移植可能是最佳策略。

第 119 章
法洛四联症伴肺动脉狭窄
Tetralogy of Fallot with Pulmonary Stenosis

Giovanni Stellin　Vladimiro Vida　Massimo Padalino　著
刘 名 译

一、历史

斯坦森于 1672 年首次描述了现在被称为法洛四联症（tetrlogy of Fallot,TOF）的解剖学特征[1]。1888 年，Etienne-Louis Arehur Fallot 发表了他的发现[2]，描述了先天性心脏畸形的 4 个特征：漏斗部肺动脉狭窄、室间隔缺损、主动脉骑跨和右心室肥大。

50 多年后，第一次成功的 TOF 姑息性手术治疗由 Alfred Blalock 和 Helen Taussig 于 1944 年在约翰霍普金斯大学完成。这是继 Vivien Thomas 在 Blalock 实验室通过将锁骨下动脉的端侧吻合到犬的肺动脉制作成肺动脉高压动物模型之后完成的[3]。Potts、Water-ston 和其他人很快开发了其他手术方式来改善肺动脉血流[4-7]。1954 年，Lillehei 和 Varco 在明尼苏达大学使用"控制性交叉循环"首次进行了成功修复，利用父亲或母亲作为氧合器和血液储存器[8, 9]。Kirklin 报道了 1955 年在 Mayo 诊所首次使用泵式氧合器修复 TOF[10, 11]。Barrett-Boyes、Neutze[12] 和 Castaneda[13] 通过展示一期修复的可行性和与两期修复的优势，开创了 TOF 修复的新时代。文献中阐述了优异的手术效果和低死亡率。尽管如此，几十年来的修复结果表明，慢性肺动脉瓣反流和心室修补引起的右心室几何形状紊乱会导致慢性右心室心力衰竭[14-15]。因此，现在人们关注的重点是可以保护右心室远期功能的手术方式。

二、流行病学

法洛四联症是所有年龄组中最常见的发绀型先天性心脏病，约占所有先天性心脏病的 8%。在 1000 个活产婴儿中，其发生率接近 0.19%～0.26%，在美国[16-20]，每 10 000 个活产婴儿的患病率约为 3.9%。此外，TOF 是最常见的先天性心脏畸形之一，需要在出生后第一年进行干预，并且在男性和女性发病率相当[16-18]，迄今为止 TOF 中几种人类基因突变已被鉴定。人类 TBXI 的缺失似乎是染色体 22q11.2 微缺失造成 15%TOF 的基础，尽管未缺失的 TOF 患者中 TBX1 突变仍有待确定[21-23]。其他的突变包括 NKX2.5，占 TOF 发生率的 4%[24]，以及 Alagille 综合征中的 JAG1 突变，在 TOF 的发生率很高[25, 26]。在 21、18 和 13 三体综合征中引起 TOF 占 TOF 病例的 10%[27]。因此，在约 70% 的 TOF 患者中，遗传病因仍有待确定。

三、解剖和生理

Fallot 于 1888 年提出了 4 种共存缺陷的原始概念，Richard Van Praagh 在 1970 年重新定义[28]。他提出 TOF 实际上是一种"单一性"的概念，这种"单一性"主要源于右心室漏斗或圆锥的不发达和不对称。然而，Anderson 等认为[29]，TOF 中的右心室流出道（RVOT）是由漏斗状中隔和前部的偏移引起的。这种异常的漏斗形隔膜使右心室流出道变窄，导致不同程度的肺动脉梗阻，更严重时可闭锁漏斗和（或）瓣膜。起源于漏斗状隔膜区域的突出肌束延伸右心室游离壁，导致右心室流出道梗阻。漏斗状隔膜远离小梁间隔缘（小梁间隔缘，隔膜带）前后支的位移导致典型前向排列的室间隔缺损。由于该结构的前移位，主动脉瓣直接位于漏斗状隔膜后面；因此，主动脉瓣会不同程度地骑跨室间隔。在主动脉瓣主要与右心室对齐的情况下，特别是当存在主动脉瓣膜不连续（主动脉下圆锥）时，这种畸形被称为 TOF 型右心室双出口[30]。

在小婴儿中卵圆孔大多是未闭的。如果在矫正期间保持打开状态，则在术后早期失败时，它可以使右心室减压。

（一）肺动脉瓣和肺动脉瓣环

75% 的肺动脉瓣狭窄病例，原因是瓣膜发育不全和瓣叶融合，瓣上组织受限，或为这些因素的综合作用[29, 31, 32]。瓣叶的限制经常扭曲窦管交界处的主肺动脉，形成可梗阻的嵴，产生瓣上狭窄。瓣叶本身通常增厚并且发育不良，在它们的连合附着处融合，进一步减小了瓣环尺寸。肺动脉瓣环总是小于主动脉（与正常相反），但是，它不一定有明显的梗阻。

最近，意大利帕多瓦大学和波士顿儿童医院心脏登记处的综合研究，分析了 101 例 TOF 病例心脏标本（67 例属于波士顿儿童医院，34 例属于帕多瓦大学），特别关注了肺动脉瓣的解剖学特征。在 65 例（65%）中，肺动脉瓣被证实主要是二叶瓣，较少出现三叶瓣 [n=23（23%）]，很少是单叶瓣 [n=12（12%）]，1 例（1%）为四叶瓣。53 例样本（53%）中，肺动脉瓣瓣叶是正常的。对于最近旨在修复期间保留原生肺动脉瓣的新手术技术，这是一项重要发现（图 119-1 和图 119-2）。

（二）室间隔缺损

室间隔缺损通常较大，并且位于主动脉下，其本质上反映了漏斗隔的畸形[29]。室间隔缺损位于偏离的漏斗隔（圆锥）和中隔边缘小梁（隔膜带）的两支之间。其后上缘受到心室-漏斗部折叠和主动脉瓣（外科医生在修复期间可见）的限制，上部受限于漏斗部膜，前部被前支上缘限制，下部受中隔带的后下支和肌肉隔膜（图

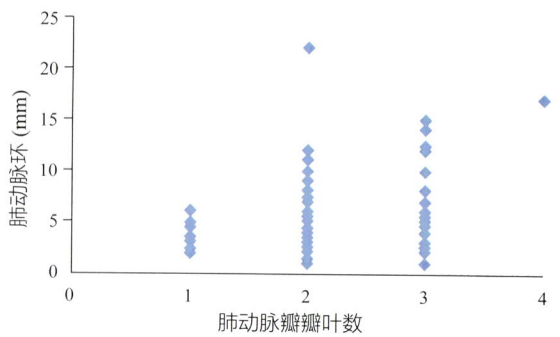

▲ 图 119-1　法洛四联症肺动脉瓣解剖结构

显示有关法洛四联症的 101 个心脏标本的肺动脉瓣解剖结构的未发表数据（67 个属于波士顿儿童医院，34 个属于帕多瓦大学）。肺动脉瓣为 65 个标本（65%）的二叶瓣，23 个（23%）为三叶瓣，12（12%）为单叶，1（1%）为四叶瓣

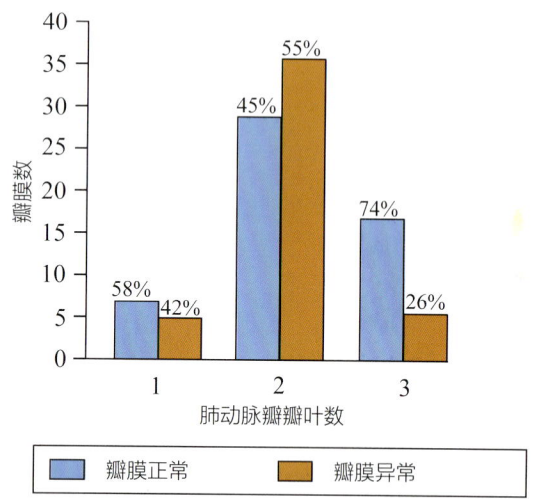

▲ 图 119-2　法洛四联症肺动脉瓣解剖结构

显示有关法洛四联症的 101 个心脏标本的肺动脉瓣（肺动脉瓣）解剖结构的未发表数据（67 个属于波士顿儿童医院，34 个属于帕多瓦大学）。肺动脉瓣在 53 个病例中是正常的（占所有病例的 53%）

119-3 至图 119-6）限制。在 20% 的病例中，后支发育良好，基本上形成一个连续的肌肉边界，希氏束在这里穿过，并且在该肌肉的深层穿过室间隔。然而，在大多数解剖变异中，室间隔缺损的后下缘被膜间隔三尖瓣附着以及主动脉瓣膜环（周膜部对位异常室间隔缺损）汇合形成的边缘包裹[29, 33-35]。中隔带的后下支发育不全，因此不能延伸到后下边界。在这种情况下，希氏束在室间隔缺损的纤维后下缘附近穿透并穿过隔膜，在室间隔缝合过程中有损伤的风险，特别是三尖瓣的前瓣与隔瓣发育不全时。

第三部分 先天性心脏病手术
第 119 章 法洛四联症伴肺动脉狭窄

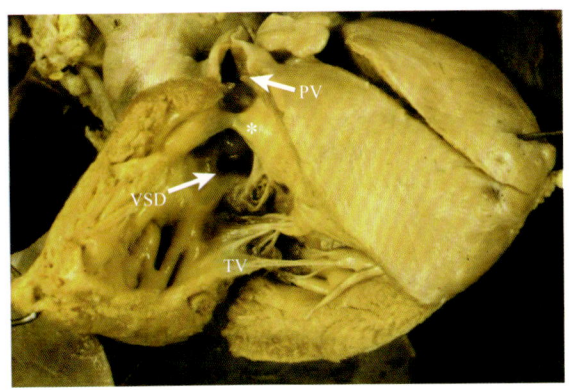

▲ 图 119-3 法洛四联症标本的解剖图像
显示右心室的流入和流出道，包括漏斗部隔膜（星号），对位异常室间隔缺损（VSD），肺动脉瓣（PV）和三尖瓣（TV）（由 Gaetano Thiene 教授提供）

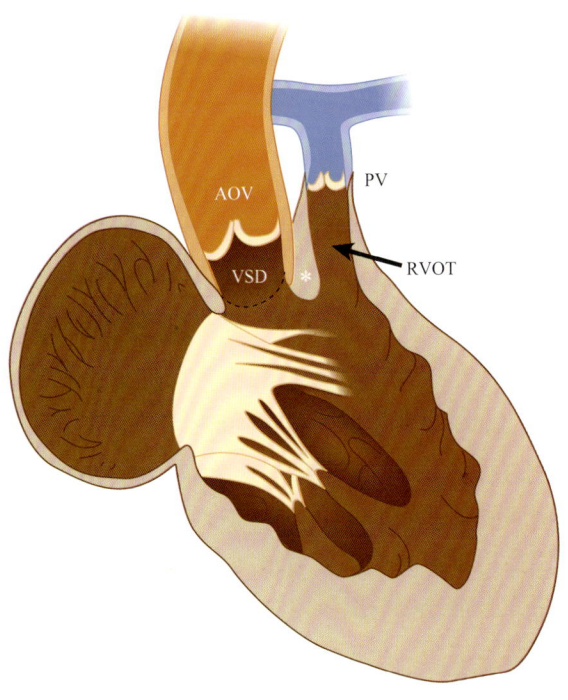

▲ 图 119-5 偏离的漏斗形隔膜（星号）和狭窄的右心室流出道（RVOT）
AOV. 主动脉瓣；PV. 肺动脉瓣；VSD. 室间隔缺损

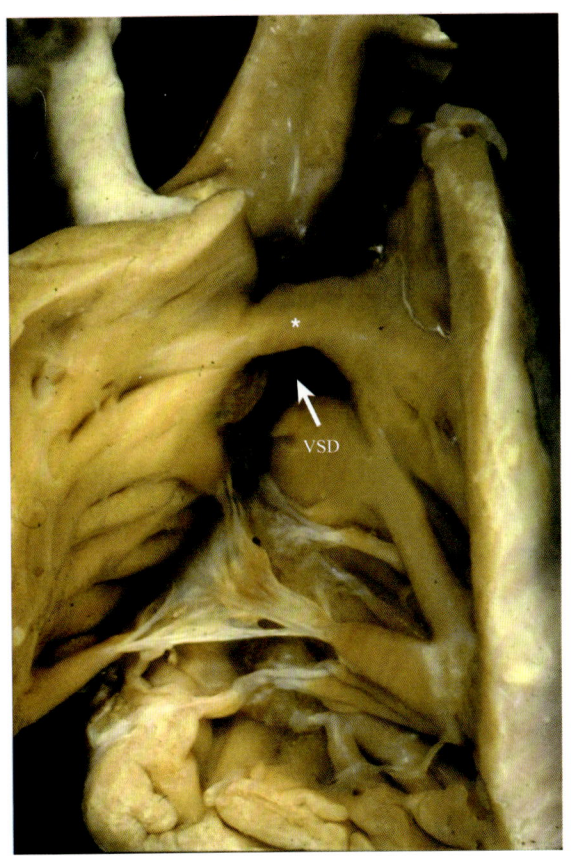

▲ 图 119-4 具有法洛四联症的标本的解剖图像
详细显示漏斗状隔膜（星号）和对位异常室间隔缺损（VSD）（由 Gaetano Thiene 教授提供）

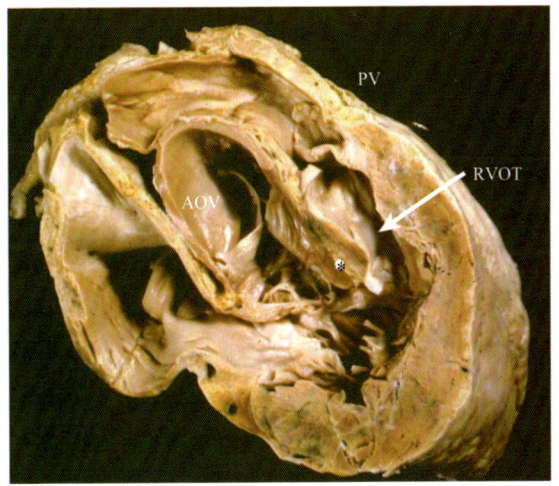

▲ 图 119-6 法洛四联症标本的解剖图像
显示偏离的漏斗间隔（星号）和狭窄的右心室流出道（RVOT）。AOV. 主动脉瓣；PV. 肺动脉瓣（由 Gaetano Thiene 教授提供）

1885

在一小部分患者中，漏斗部隔膜极度发育不良，甚至肉眼观观察不到。因此，主动脉瓣和肺动脉瓣在解剖学上呈纤维连续性，室间隔缺损主要位于肺下区域内。

高达 15% 的患者可能合并多种室间隔缺损，通常在肌部单发，主要位于室间隔的前部[36-37]。在罕见的情况下，前部内另外的室间隔缺损存在于隔膜的入口部分，由于希氏束位于将两个室间隔缺损分开的肌肉组织内，因此缝闭这类室缺时可能会导致传导阻滞。

（三）主肺动脉和侧支肺动脉

主肺动脉及其左右分支直径小于正常水平；局部狭窄通常局限于左侧分支的起始处，现在认为是由于导管组织萎缩或前期发生在体-肺动脉分流吻合处的医源性狭窄[34-36]。在 TOF 合并肺动脉狭窄病例中，肺动脉干和分支很少出现间断，并且左、右肺动脉分支树枝状畸形同样罕见。必须强调的是，在没有主要的主肺动脉侧支动脉，即使右心室流出道严重缩小，TOF 中的肺动脉分支也几乎未出现严重的发育不足，因此仍然可以考虑完全修复。

（四）冠状动脉

5%~12% 的 TOF 患者存在冠状动脉畸形[37-41]。最常见的是冠状动脉左前降支（LAD）来自右冠状动脉，并且在距离肺动脉环不同距离处横穿右心室流出道。这种异常对于外科医生在修复时避免交叉或扭曲是非常重要的。在这种情况下，跨瓣环切口是很危险的。TOF 中其他的冠脉畸形包括 3 种：①右冠状动脉起源于左冠状动脉的畸形；②左冠状动脉起源于主肺动脉；③单个冠状动脉起源于左冠状窦；④来自右冠状动脉的侧支 LAD[37]。在极少情况下，来自右冠状动脉的左前降支穿过右心室流出道漏斗状肌，因此在心外膜表面上不可见，使得在修复时这些动脉可能受损。

这些冠状动脉异常更可能发生在严重的 TOF 中，如同时伴有严重的主肺动脉发育不全和主动脉的前侧和外侧旋转[41]。

术前二维超声心动图可检查出大部分明显的冠状动脉异常，并且可以调整手术方案避免损伤这些血管[37]。

四、体格检查

当儿童在婴儿期选择入院时，他们通常表现出良好的临床状态，没有或轻度发绀（经皮血氧饱和度通常大于 80%）。在非常严重的情况下或年龄较大的儿童中，患者表现为进行性心肌代偿性肥大和明显的动脉侧支血管，发绀可为中重度。在检查心脏时，由于主动脉根部的前部化，第二心音通常是单音亢进。在第 2 和第 3 肋间中听到中等强度的收缩中期射血杂音。在很少数严重病例中，TOF 可出现肺血流量增加的迹象。血液取样检测染色体 22q11 长臂上是否存在缺失是常规检查的一部分，为遗传咨询提供机会，并确定可能涉及其他器官系统，概括为 CATCH-22（心脏病、异常面容、胸腺发育不全、腭裂和低钙血症）。

五、医疗管理

自 TOF 早期修复引入以来，术前医疗管理已失去其在治疗发绀型 TOF 患儿中的重要作用。儿童在出生后的前 2~3 个月通常无症状。发绀通常在年龄较大的儿童中呈进行性发展。术前管理的基石是保持这些婴儿处于充足氧合状态，保护他们免受病毒感染。β 受体拮抗药可用于治疗或预防发绀。尽管如此，早期修复可以通过恢复"正常"循环来避免大多数并发症。最近，球囊血管成形术和右心室流出道支架植入术已经发展成为能够确保足够肺血流量的姑息性手术，特别是在新生儿和幼儿的手术矫正被推迟的中心（见姑息疗法）。

六、诊断研究

评估手术解剖结构时很少需要心导管检查，除非排除主要肺主动脉侧支血管的存在，或者尽管右心室流出道严重受阻但是患儿肤色呈相对粉色而不是紫色[42]，或超声心动图诊断冠状动脉异常时（图 119-7 和图 119-8）。

二维超声心动图已成为定义手术矫正所需的

大部分细节的金标准。现在经常进行产前超声诊断并且在出生后不久重新确认[43-51]。二维超声心动图和多普勒常规用于描述 TOF 畸形的重要特征，并为外科医生提供实现正确修复所必需的所有相关信息。

在长轴视图中，评估主动脉瓣骑跨越过室间隔缺损的程度（图 119-9），探查前肌间隔以排除任何额外的前肌部室间隔缺损。

在胸骨旁短轴视图中，可以清楚地看到漏斗部隔膜的移位程度和长度，以及与右心室流出道梗阻相关的解剖结构，包括梗阻程度、类型和严重程度（图 119-10 和图 119-11）。在这个角度，能够观察并测量肺动脉瓣环，主肺动脉和分支（图 119-10 和图 119-11）。这个角度也能清楚地识别肺动脉离断或狭窄（特别是在左肺动脉起始处）。在没有局部狭窄的情况下，肺动脉发育不良可以考虑完全修复（参见解剖和生理）。

从右侧或斜向的肋下视野也可获得良好的图像。这个角度对于收集更多关于右心室流出道梗阻的解剖、程度和位置的信息非常重要的。同时

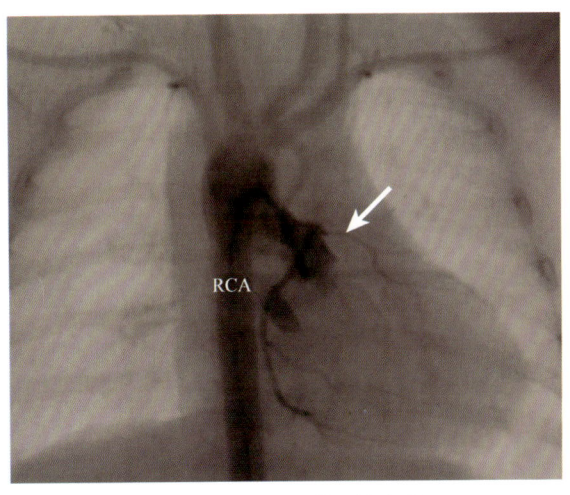

▲ 图 119-7　术前血管造影

图像显示来自右冠状动脉（RCA）并穿过右心室漏斗的大锥形冠状动脉分支（白箭）（由 Ornella Milanesi 教授提供）

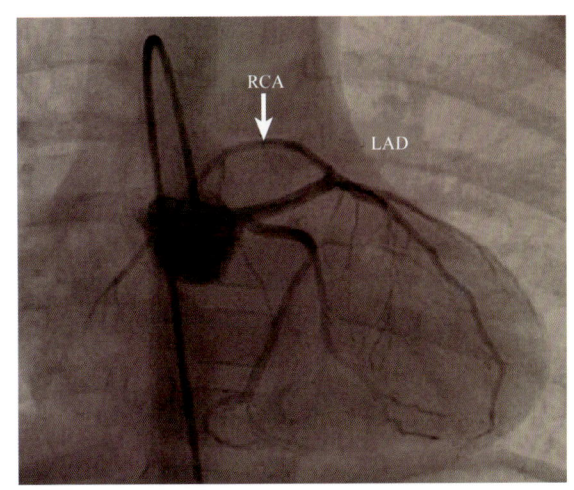

▲ 图 119-8　术前血管造影

显示左冠状动脉选择性注射。白箭表示来自左前降支冠状动脉（LAD）的右冠状动脉（RCA）的异常起源右心室漏斗部

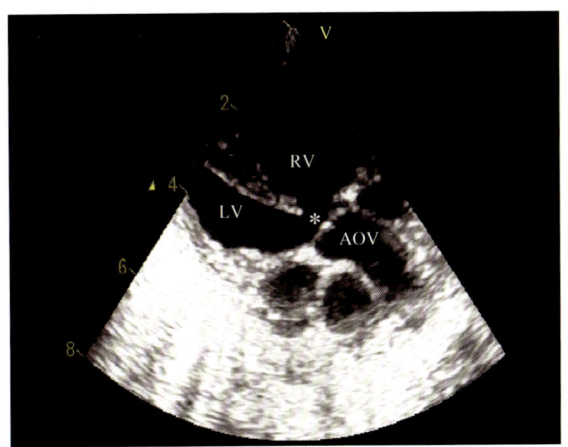

▲ 图 119-9　术前二维超声心动图，长轴视图，显示主动脉瓣骑跨室间隔缺损的程度（星号）

AOV. 主动脉瓣；LV. 左心室；RV. 右心室（由 Ornella Milanesi 教授提供）

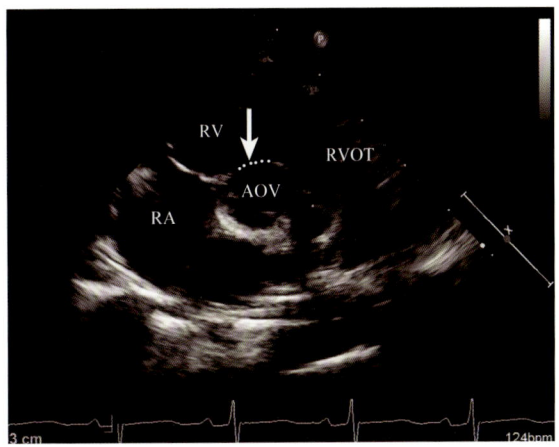

▲ 图 119-10　术前二维超声心动图图像，短轴视图，显示漏斗部隔膜产生室间隔缺损（白点）和右心室流出道（RVOT）梗阻的偏差

AOV. 主动脉瓣；RA. 右心房；RV. 右心室（由 Ornella Milanesi 教授提供）

肺动脉瓣解剖，主肺动脉及其分支也清晰可见，并可测量（图 119-12）。

在顶部四腔视图中，也可以清楚地观察到室间隔缺损，并可测量。肌部隔膜也可以探查到以排除任何额外的室间隔缺损。通过胸骨旁短轴视图，在心底部，可以观察到 2 个冠状动脉，以此排除左侧冠状动脉前降支的起源和右冠状动脉主要分支的任何异常，包括是否穿行心室漏斗部。

使用二维超声心动图和多普勒可以检测是否存在异常冠状动脉起源或病程（见解剖学），特别是对于年幼的婴儿和新生儿，他们的冠状动脉很容易看到[52]。

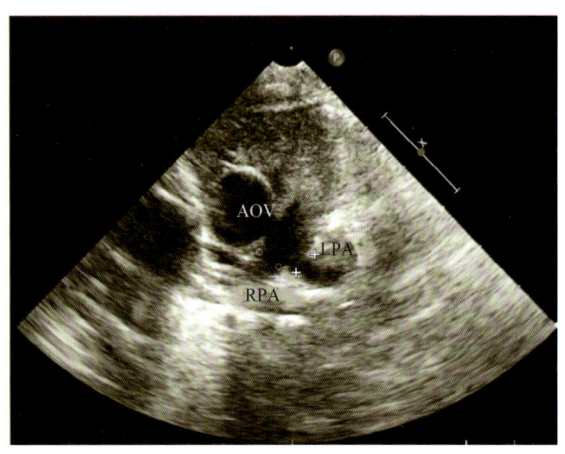

▲ 图 119-11　术前二维超声心动图图像，短轴视图
显示右肺动脉起源（RPA；空点）和左肺动脉（LPA；星号）分支。AOV. 主动脉瓣（由 Ornella Milanesi 教授提供）

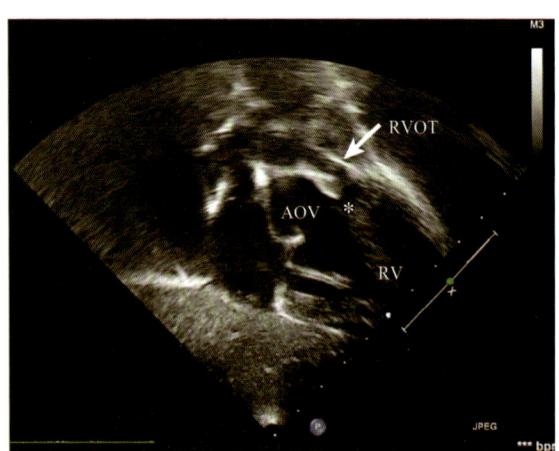

▲ 图 119-12　术前二维超声心动图，斜肋下视图
显示右心室流出道（右心室流出道）和偏离漏斗-隔膜（星号）。AOV. 主动脉瓣；RV. 右心室（由 Ornella Milanesi 教授提供）

七、手术治疗

（一）姑息治疗

在许多中心，通常根据该中心经验判断是否存在修复的禁忌证，改良 Blalock-Taussig（B-T）分流仍然是首选的手术治疗。该方法是通过右侧或左侧胸廓切开术进行。在右锁骨下动脉（或无名动脉）或左锁骨下动脉与同侧肺动脉分支之间插入人工血管移植物。最近通过胸骨正中切开术的趋势是，体外循环（CPB）待命（用于实现两个肺动脉分支的完全显露，并且用于更好地控制血流动力学不稳定的发作）。

另一种姑息性分流也可以通过植入一小段连接升主动脉和主肺动脉的人工血管移植物来实现，目的是避免小而脆的肺动脉分支发生任何变形。

介入心脏病学家已经引入了其他姑息治疗方案，例如右心室流出道支架植入术[53, 54]。这种方法可以有效延迟完全修复，以及限制发绀和发绀发作的增加。然而，右心室流出道的支架将不可避免地引发瘢痕组织的形成和可能的肺动脉瓣扭曲，使得在确定修复时右心室流出道解剖结构更加困难[55]。

在没有肺动脉瓣闭锁的情况下很少存在动脉导管未闭。然而，当延迟修复时，也可以通过经导管支架保持其通畅性。

（二）修复

完全修复的时间仍然存在争议，因中心而异。然而，世界范围内的趋势是早期修复，就像许多其他复杂的先天性心脏病变一样[56-61]。

提倡完全早期修复以避免下列情况。

1. 慢性发绀和发绀发作。

2. 体-肺动脉分流及其后果。

3. 慢性右心室压力超负荷和心肌代偿性肥大（在修复时需要更广泛的切除）。

4. 医疗费用及为患者提供一次而不是两次手术。

早期修复还将建立一个永久性的生理循环，包括正常的血氧饱和度，这将避免发绀（和可能的发绀发作）对大脑神经系统和其他器官发育的不良影响[13]。

(三) 完全修复手术技巧

1. 麻醉管理

麻醉管理对于在准备和诱导期间避免重度发绀发作至关重要。经食管或心外膜进行二维或三维超声心动图，以及进行多普勒检查，可提供外科医生术中使用的术前图像，并用于监测修复前后的心脏表现。在体外循环结束时，在将患者转移到重症监护病房之前，发现可能的残留病灶并立即修复是至关重要的。

2. 手术路径

通过胸骨正中切开术进行修复。根据外科医生的偏好，也可以选择胸骨的部分切开，特别是在较轻的病例或较大的儿童中。取大部分前心包并用戊二醛处理，用于室间隔缺损补片缝合，右心室流出道重建，主肺动脉或分支增宽，或肺动脉瓣小叶延伸。完全体外循环由主动脉和双腔插管建立。左心室插管通常穿过心房间沟，被引导到左心室中，通往抽吸以实现无血区视野。根据中心或外科医生的偏好，通常会诱发中度体温降低。在降温阶段，从主动脉解剖主肺动脉并探查其分支。然后用硅橡胶双环向远端闭塞右肺动脉和左肺动脉分支，以避免血液从支气管动脉返回，因为这很危险，特别是在严重发绀的儿童中。在跳动的心脏上，主肺动脉是纵向切割的，探查肺动脉分支并测量其尺寸。检查肺动脉瓣并确定其尺寸，以评估有效肺动脉瓣孔口直径。然后通过主动脉阻断钳夹闭和主动脉根部注入心脏停搏液来阻止心脏搏动。右心房切开在矢状面上方，平行于房室沟，并且可视化右心房腔的整个解剖结构。检查卵圆窝并评估卵圆孔（或房间隔缺损）的存在。然后牵引三尖瓣，并仔细检查整个右心室解剖结构，特别注意室间隔缺损的大小和类型（对位异常肌肉，对位异常膜周），以及整个右心室流出道直至肺动脉瓣环。然后通过三尖瓣切除肺下纤维肌肉梗阻物。特别注意切除直至环状水平的肺下肌肉梗阻。

可以通过肺动脉瓣环来实现右心室流出道的远端部分的进一步切除，目的是扩大整个右心室流出道，直至肺动脉瓣交界。根据外科医生的偏好，然后通过连续缝合或间断缝合来修补室间隔缺损。必须特别注意不要损坏主动脉瓣（主动脉瓣可通过室间隔缺损更好地观察，并通过短暂注射心脏停搏液来保护）。为了便于室间隔缺损闭合，可将穿过室间隔缺损部位的明显的三尖瓣腱索在其基部分离，然后在室间隔缺损补片缝合结束时重新连接在相同位置。然后通过将冷的盐水温和地注入右心室腔来对三尖瓣进行流体动力学测试。必须修复任何可能的三尖瓣的问题，以保持长期三尖瓣性能和右心室功能完整性。术后早期，当右心房压力高于左心房时，卵圆孔可以保持开放，通过右向左分流减少右心房负荷。在缝合右心房之前，将冷盐水溶液通过卵圆孔注入左心房和左心室，通过升主动脉中的停搏针排出左心室的空气。在开温阶段，再次检查肺动脉瓣阀。这种操作可以在开温期间在跳动的心脏上实现。当需要跨瓣环补片时，可以通过植入生物或假体材料的"新瓣叶"来代替肺动脉瓣。我们已经在儿童中使用了右心室流出道补片，其具有通过分开的成人大小的同种肺移植物获得瓣膜瓣叶。左心房线更倾向于通过先前的左心房插管口荷包线缝入。将临时心室和心房起搏线放置在心外膜上。并且常规在进行拔管以前，行经食管（或心外膜）超声心动图监测检测任何可能的残余病变，并且评估左、右心室功能，可以通过右心室穿刺直接测量右心室压力，并与左心室压力进行比较。可以预测残余动态轻度梗阻在修复后24~48h内降低。

八、外科治疗专题

(一) 异常冠状动脉型

传统的修复因冠状动脉左前降支（LAD）的起源不同而变得复杂，LAD 冠状动脉完全或部分来自右冠状动脉，来自穿过右心室流出道动脉供应右冠状动脉[62-68]。在保持完整性的同时，充分缓解右心室流出道梗阻冠状动脉供应，这需要了解不同的手术方案，并且灵活应用。在异常冠状动脉下方心室切开的右心室流出道的导管重建方法已经给出了可靠的答案，但最终需要再次操作以更换导管。将肺动脉移位至远端心室切开术，并使用原肺动脉作为复合导管，以产生右心室的双重流出已成功施行[64-67]。经心房 - 肺动脉入路在处理这类解剖复杂 TOF 方面特别成功[65, 66]。Brizard 和同事[65]报道了 36 名患者中使有 Duncan 治疗方法，除了 2 名外，其他所有患者均可避免使用导管。25 名患者需要有限的跨瓣环补片，必要时稍微调整位置，以避免损伤异常冠状动脉，没有出现围术期或远期死亡病例，并且术后右心室压力较低，与同期行 TOF 修复的无畸形异畸形的患者相当。有或没有冠状动脉冠状动脉的患者再次手术率也没有差异[65]。最近的一份报告提供的证据表明，右心室流出道梗阻的充分缓解通常可以通过相对简单的补片重建方法进行，而不需要导管或冠状动脉移位[68]。

（二）用单叶瓣膜重塑右心室流出道

右心室流出道的单叶瓣膜重建（图 119-13）可以通过从心室切开术的远端部分至肺动脉瓣的边缘，缝三角形的组织来实现。这个组织可以使用自体心包或异种组织，亦可使用人工修复材料 [聚四氟乙烯（PTFE）]。关于右心室流出道的单叶瓣膜重建有用性的报道各不相同[69-74]。改良肺动脉瓣成形是通过增加额外的瓣叶来避免肺动脉瓣反流，此举改善短期临床结果。尽管如此，当需要植入瓣叶时，瓣叶功能常常随着时间的推移而恶化，导致进行性的肺动脉瓣反流。当心包或 PTFE 用于制作瓣叶时，瓣膜功能可能仅维持修复后的前几周到几个月，但是不会延缓瓣膜衰竭的进展（将瓣叶固定在右心室流出道补片）[69, 71]。我们未发表的有关人工瓣膜经验总结表明，与其他生物添加材料相比，使用从成人大小的肺同种移植物中获得的"内置"瓣叶，可以获得更好的短期和中期效果。

（三）保留肺动脉瓣

在某些情况下必须使用跨瓣环补片，这常常导致肺功能不全伴慢性右心室容量负荷增加，不可避免地导致进行性右心室扩张和功能障碍，这与肺动脉瓣功能受损有关。保护肺动脉功能激发了外科医生设计用于 TOF 修复的保留瓣膜技术。在过去的几年中，一些中心将 TOF 的常规矫正与术中对于发育不全的肺动脉瓣环进行球囊扩张相结合[75-79]。在修复时，通常检查肺动脉瓣，并确定其尺寸，以评估有效肺动脉瓣口直径。当有肺动脉瓣狭窄时，在每个交界区进行瓣叶交界区切开术，直至窦管连接处。在该操作之后，再次测量瓣膜的尺寸以，测量真实的瓣环直径。

在球囊扩张之前和之后，要进行瓣环下水平的右心室流出道疏通，切除经心房和经三尖瓣肌肉束，并且跨瓣环进一步切除跨肺动脉残余肌肉。

只有在肌束切除达到令人满意的效果后，才能让造影引导下的、大小适当的瓣膜成形球囊

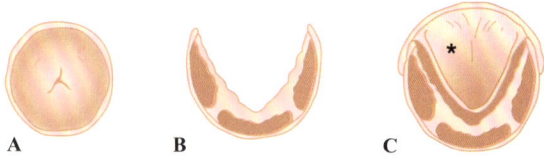

▲ 图 119-13 右心室流出道的单叶瓣膜重建 v
A. 患有法洛四联症的患者的天然发育不全的肺动脉瓣；B. 经跨瓣环切口后的肺动脉瓣；C. 单叶瓣补片修补的右心室流出道（星号）

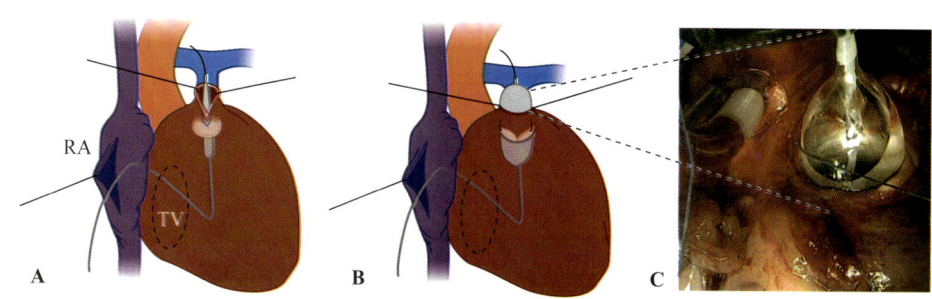

▲ 图 119-14 肺动脉瓣术中球囊扩张
A 和 B. 示意图显示肺动脉瓣的术中球囊扩张。值得注意的是，经心房入路，球囊导管通过右心房（RA）和三尖瓣（TV）插入肺动脉瓣环；C. 球囊导管通过肺动脉瓣的术中细节

导管穿过肺动脉瓣口，并在直视下充气[77, 78]，同时固定其尖端，直到内压达到 10atm 标准大气压（图 119-14）。我们使用短（2cm），高压（＞10atm），低于标准要求尺寸的气球，该尺寸是根据肺动脉瓣开口面积相对于患者体表面积的计算得出。当肺动脉开口面积特别小（Z 值＜-3）时，我们使用"连续球囊扩张策略"通过使用增加的球囊直径，允许逐渐拉伸和扩张肺动脉瓣环，达到理想相应计算的尺寸。在处理高度发育不良的肺动脉瓣环（Z 值范围，-3～-4）时，通过在交界水平上球囊扩张分离的肺动脉瓣小叶，然后通过用手术刀小心地将它们剥离重建。肺动脉瓣交界点向下到右心室心外膜，从而延长小叶的合并区域（图 119-15 至图 119-17）。随后，延长的小叶直接或在用小的

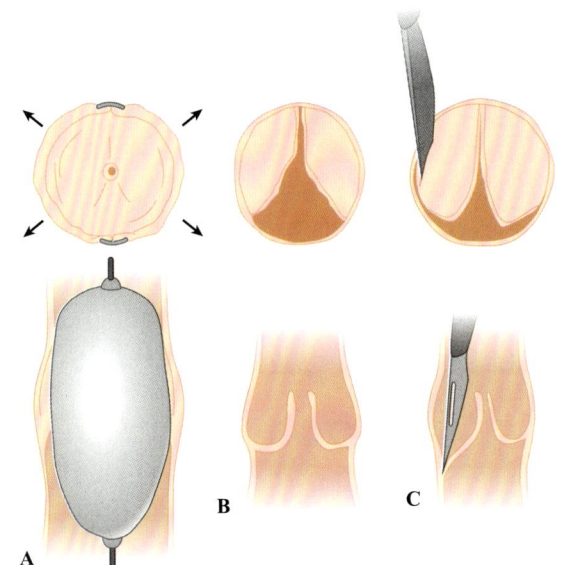

▲ 图 119-15 肺动脉瓣叶的术中切开以增加其对合面积（B 和 C）及球囊扩张后（A）

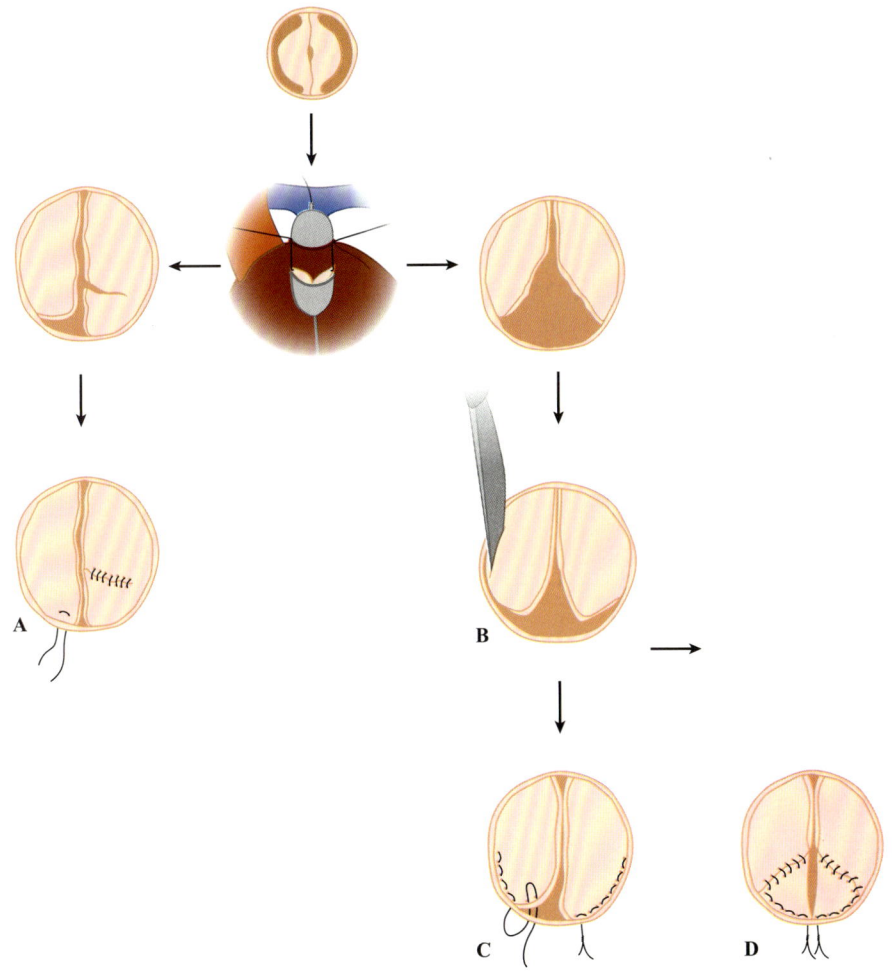

▲ 图 119-16 肺动脉瓣球囊扩张后不同的附加手术操作示意图显示
A. 瓣叶修复；B. 瓣叶重分层；C. 瓣叶重新缝合；D. 补片加强肺动脉瓣叶再缝合

假体（生物）贴片材料进一步增强后"重新悬浮"。合适的 Hegar 扩张器通过新的肺动脉瓣环（肺动脉瓣 Z 值 = 0）。在需要时，主肺动脉最终会采用自体心包补片加宽，在心包近端锚定右心室流出道心外膜上的肺动脉瓣环，其目的是避免在重建的肺动脉瓣装置发生任何潜在的早期或晚期收缩（图 119-18）。在不能保持肺动脉瓣解剖学完整性的情况下，在右心室流出道的远端部分进行跨瓣环切口。

九、手术治疗争议部分

（一）经心室切开入路与经心房肺动脉切开入路

通过右心室切开术或右心房切口，都可以很好地暴露出右心室流出道梗阻肌束和室间隔缺损[11,13]。在许多中心，通过右心室切开术（图 119-19）的方法仍然是首选[80-86]。通过纵向切开右心室漏斗，更容易进入室间隔缺损部位及右心室流出道部梗阻的肌束。在肌束切除后，通过间断缝合或连续缝合来闭合室间隔缺损。鉴于长期结果揭示"开拓式"TOF 修复后的慢性右心室功能障碍通常是由"广泛地"心室切开术引起，因此现在有一个共同的趋势是，尽可能多地限制右心室的切开，以尽量避免右心室结构的紊乱。此外，一些研究组报道，通过右心室心室切开术矫正病变，复发性右心室流出道梗阻的发生率较低[87-89]。

通过右心房切口进行治疗（图 119-20），必要时，肺动脉联合切口避免心室切开术，可能有助于避免修复后的右心室功能障碍，特别是在术后短期和非常年轻的患者实施心脏手术时[90-100]。Miura 和 cooauthors[92] 表明经房 – 肺动脉入路的患者比右心室切开术患者在基线和对儿茶酚胺输注有更好的右心室功能保护。1995 年，Stellin 及其同事[58] 证实，与经典的经心室修复相比，经心房修复后存在长期右心室容量减少和射血分数增加的趋势。如果需要跨环补片，可以在肺环以下仅几毫米进行有限的右心室切开术[58,101]。通过使用经心房或经肺动脉联合入路最小化或取消右心室切开术也可减少由于右心室切口引起的室性心律失常。

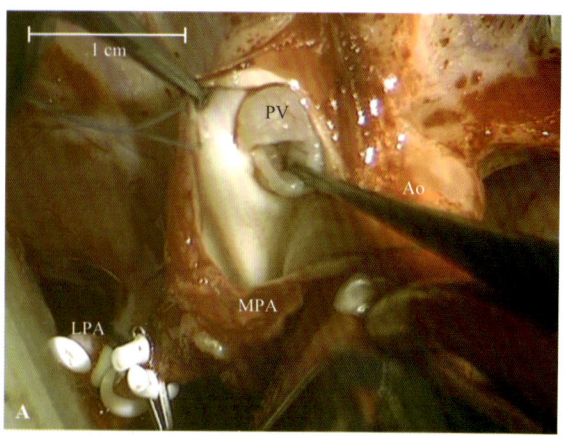
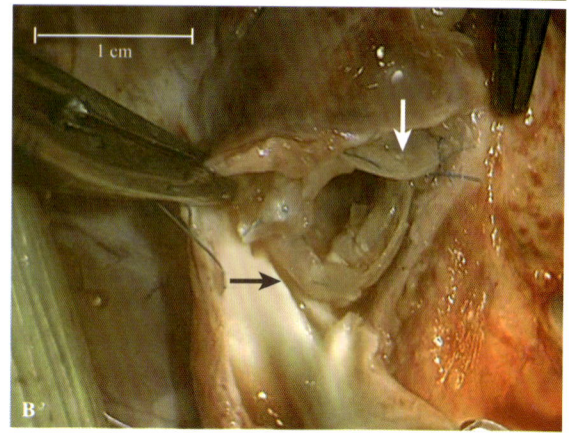

▲ 图 119-17　具有法洛四联症的 3.5 个月大男孩的术中图像

显示保留肺动脉瓣膜技术后肺动脉瓣的（A）初始（4mm）和（B）最终（10mm）直径。箭表示肺动脉瓣瓣叶。Ao. 升主动脉；LPA. 左肺动脉；MPA. 主肺动脉；PV. 肺动脉瓣

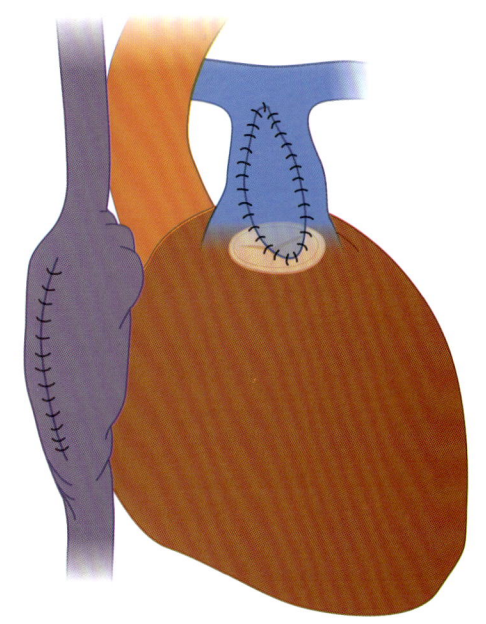

▲ 图 119-18　保留肺动脉瓣之后，补片加宽主肺动脉

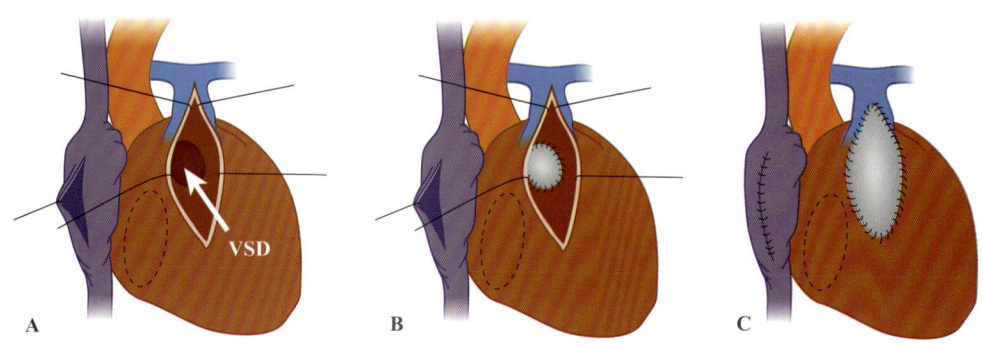

▲ 图 119-19 法洛四联症修复的术中阶段
A 和 B. 通过右心室切开术切开观察并缝闭室间隔缺损（VSD）；C. 右心室流出道和主肺动脉补片加宽

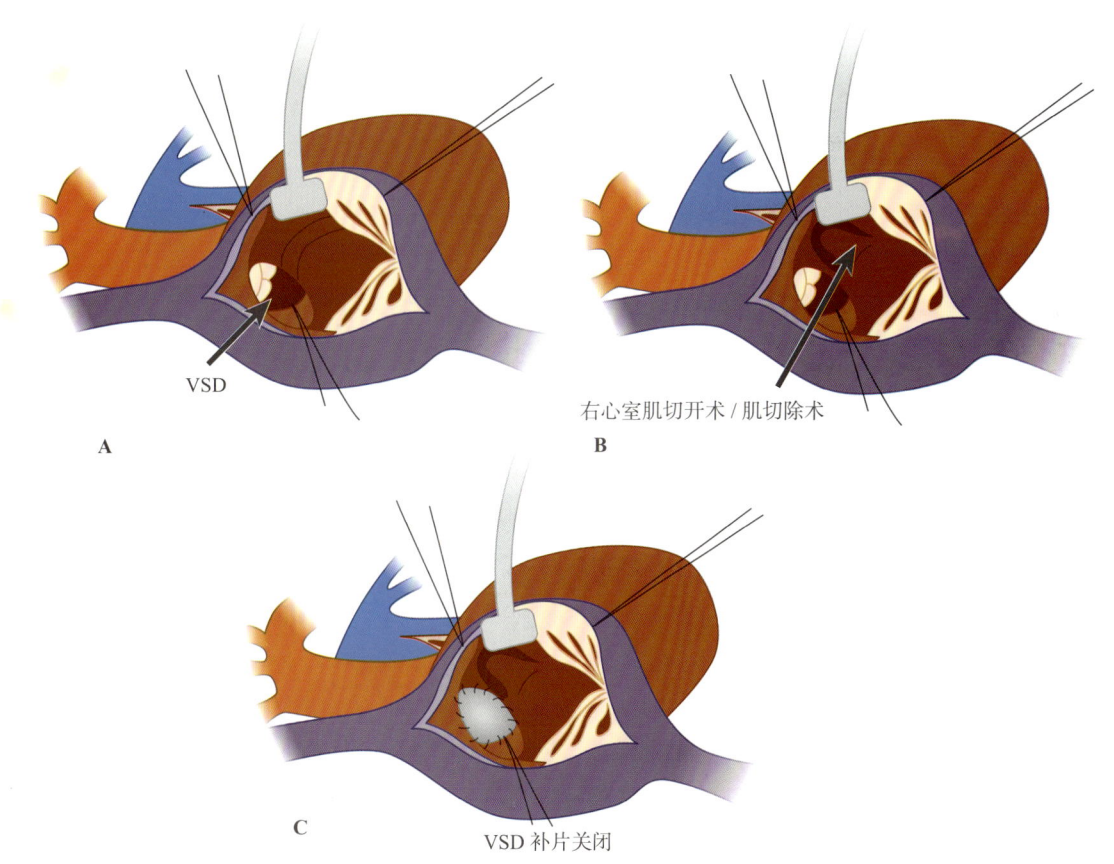

▲ 图 119-20 法洛四联症修复的术中阶段
A-C. 经心房 / 经肺动脉切开术中及右心室（右心室）流出道切除术后（B），室间隔缺损（VSD）可以从右心房观察并且缝闭

（二）手术时机

手术干预时间的主要趋势是早期干预，在出生后 4~6 个月内进行选择性修复[56-60, 102-115]。对于在婴儿期或新生儿年龄段出现症状的患者，最佳治疗方案的共识较少。有些人主张在有症状的婴儿中无论年龄大小，均进行一期修复[114, 115]。

然而有些中心对所有婴儿采取了选择性修复策略，甚至对新生儿也是如此[96, 104, 107, 116, 117]。早期一期修复的倡导者注意到，这种方法改善了婴儿发绀持续时间及其伴随的累积并发症。此外，一期完全修复可以避免在接受分阶段入路的患者进行体 – 肺动脉分流和完全修复之间可能发生的损伤。此外，据推测，右心室的持续压力负荷与慢性缺氧相结合，在右心室心肌中产生基质，在后期接受完全修复的患者中易发生的心律失常和舒张功能障碍[108]。一些专家报道了婴儿早期的 TOF 的一期修复，死亡率低至 3%[80]，尽管如此，大多数新生儿期一期修复的患者是需要跨瓣环补片作为修复的一部分，并且重症期停留时间更长。对于有症状的新生儿和幼儿，选择性地使用体 – 肺动脉分流作为初始缓解的方法也取得了很好的效果[1, 90, 94]。这种方法的支持者认为，在报道的案例中，最年幼的婴儿一期修复的死亡率和发病率更高。新生儿心肌可能不太能够承受发绀患者室缺闭合后右心室容量超负荷，并且这可能因肺功能不全和可能的三尖瓣发育不良，在手术缺血的过程中，额外增加右心室容量负荷。患有法洛四联症的新生儿，如果进行很好的分流术，因肺动脉扭曲发生早期死亡或者猝死风险非常低[94, 96, 118]。Fraser 及其同事报道了对体重大于 4kg 的患者进行一期修复，对于较小的患儿因症状或解剖特殊需要特别关注的使用一期分流。尽管大多数患者的 TOF 伴有肺动脉狭窄，但这些患者还包括 TOF 合并肺闭锁患者，以及 TOF 合并完全房室间隔缺损患者。1 例单次分流的 TOF 患者和 1 例 TOF 合并完全房室间隔缺损患者，在一期修复前易发生猝死，但在完全修复时没有围术期死亡。对有症状的 TOF 和肺动脉小的患者，RVOT 的补片重建可采用体 – 肺动脉分流的替代方案，通过有孔室间隔缺损补片重建右心室流出道，也可以不进行任何其他操作缝闭室间隔缺损[119, 120]。

十、术后管理

大多数患者的术后病程相对简单。通常提供低剂量的多巴胺来提供正性肌力支持，并且通常可以在手术后的最初 12~48h 期间拔管。右心室功能不全在术后短期内导致心排血量低情况还是很少见，特别是在保护肺动脉瓣不受损的情况下[112]。TOF 修复后右心室的显著舒张功能障碍可产生"限制性生理状态"，表现为右心室僵硬，充盈不充分，几乎成为被动的肺血流通道[108, 122, 123]。右心室功能障碍的原因包括肺动脉瓣、右心室切开术和残余病变，如血流动力学显著的室间隔缺损或右心室流出道梗阻。右心室功能障碍主要表现为心排血量低（皮肤温度降低，乳酸水平升高、尿量减少）的患者中有右心房压力升高，以及肝脏肿大、水肿和积液的临床表现。TOF 修复后的右心室功能障碍通常是短暂的，并且对增加的正性肌力药和利尿剂有反应。卵圆孔未闭（或经过校准的房间隔缺损）允许在心房水平进行右向左分流，同时对右心室减压，代价是轻微的动脉氧饱和度下降。氧动脉饱和度的逐渐增加可以解释为术后早期右心室表现的改善。交接性异位性心动过速（JET）可在 TOF 修复后发生，特别是在手术后的最初几个小时[58, 78, 86]。当确实发生时，术后 JET 的特征是房室分离，快速交界心率高达每分钟 230 次。在最近的一个报道中，JET 在 TOF 修复的患者中发生率为 22%[124, 125]，接受切除术，而不是简单地切除了右心室流出道内的肌束，更高的转流温度，以及经房室入路治疗 VSD 的方法都可能会使术后 JET 发生率增高。专家得出结论，在 VSD 术中避免过度切除和牵拉右心室流出道肌肉，可能会降低术后 JET 的发生率。JET 的治疗包括中枢低温（34~35℃），降低心脏正性肌力药剂量，使用高于交界心率的心房起搏和抗心律失常药物[126, 128]。TOF 修复后持续输注胺碘酮 2~4h 是治疗术后 JET 的一种有效方法[126, 128]。我们发现诱导体表低温（直肠温度为 34~35℃）是治疗低心排综合征的有效方法，特别是合并心律失常时。TOF 修复后的残余病变包括残余 VSD 和显著的右心室流出道梗阻。即使很小的残余 VSD（3~4mm），术后患者也是很难耐受，即使这些患者能耐受术前较大的左向右分流（VSD、动脉干）。TOF 修复后残留的左向右分流耐受性差可能是由多种因素共同引起的，包括共存的肺动脉反流、不匹配的术后心室和左心室的容量负荷，尤其在新生儿和幼儿中更为显著[121, 123, 129]。应在术中使用经食管或心外膜超声心动图排除残余室间隔缺损。显著室间隔缺损的患者将表现出高于预期的左心室压力。如果肺动脉导管就位，肺动脉血氧饱和度大于 80% 是显著残余室间隔缺损可以预测的血流变化[121, 129]。显著残余右心室流出道梗阻，在术后早期可以耐受，但远期问题包括室性快速性心律失常及更高的再次手术率。残余室间隔缺损或右心室流出道梗阻引起的血流动力学不稳定也是术后右心室功能障碍的独立因素，因此术后血流动力学较差的患者应积极排除残余病变。在将患者转移到重症监护病房之前，准确的术中超声心动图评估对于排除任何重要的残余病变至关重要。

十一、长期随访

目前，TOF 修复手术在新生儿或儿童中均达到了良好的早期和晚期效果[130]。随访中发现，手术时做出的决定对 TOF 修复的表现有确切的影响。尽管手术方法、时机和管理的许多其他方面在不同中心在差异，但 TOF 修复的长期预后仍然是有利的。据 Alexiou 及其同事[103]报道 TOF 修复后 20 年生存率为 98%，心功能 I 级（NYHA）患者生存率为 99%。Nott-Craig 和同事[131]报道的 20 年生存率为 98%，经过 20 年的随访，86% 患者无须对右心室流出道进行再次干预。Katz 和 coauthors[132] 证实，在 TOF 修复后 8 年的生存率为 96%，无再次手术率 98%。在这项研究中，手术时年龄越大、右心室/左心室压力比使用 Potts 分流术都是晚期事件的危险因素。在修复期间使用跨瓣环补片，或在修复前使用 Blalock-Taussig 分流术均与不良晚期事件无关。Murphy 及其同事[133] 采用年龄组别，32 年生存率为 86%，低于预期的 96% 生存率。在本报道中，专家还发现，12 岁以上组别手术时的年龄和升高的右心室/左心室压力与晚期死亡率相关，而是否采用跨瓣环补片或 Blalock-Taussig 分流术并不是晚期死亡率的重要危险因素。来自 Great Ormond Street 的 Mimic 和 associates[134] 最近报道了他们在 TOF 修复方面的经验，认为修复时的年龄与早期临床结果或再次手术/再次介入率无关，并且姑息性手术推迟了完全修复的时间，但没有增加再次干预率。Kobayashi 等[135] 报道了平均随访年限为 7 年的患者中有 85% 在修复后仅有轻度三尖瓣反流，并且中度至重度三

尖瓣反流的进展与所使用的手术方法（经心房与经心室）无关，但是与严重的肺动脉反流和右心室压升高有关。由于这些进步的统计结果，目前成年患者 TOF 修复率在增加[133, 136]。因此，除了术后生存率之外，最近出现：右心室功能障碍和运动不耐受，心律失常和猝死新的问题，并且重要的是，因肺动脉瓣关闭不全需要肺动脉瓣置换。

（一）右心室情况及功能状态

右心室功能障碍可能是由于肺动脉反流，这是过度右心室切开术和最终残留病灶长期影响的结果[137]。为了减少常规经心室修复术的长期并发症，许多中心采用经心房/经肺动脉入路联合限制的（＜1cm）跨瓣环心室切开术[58, 60, 138]。尽管如此，这项技术对右心室的远期效益仍未得到明确证实。Van den Berg 等[98]在 59 例接受经心房经肺动脉入路的 TOF 修复患者队列研究中，使用磁共振成像（MRI）（图 119-21）、心电图和压力测试。在 14 年的平均随访时间，与健康对照的当前数据相比，TOF 患者的右心室舒张末期和收缩末期容量右心室和左心室射血分数更小。此外，最大耗氧量为 97%±17%，最大运动负荷为预测值的 89%±13%。尽管临床条件保存

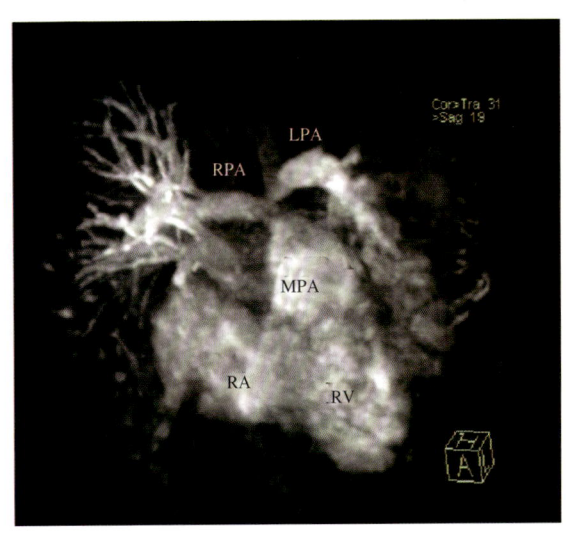

▲ 图 119-21　随访时的磁共振成像
三维重建显示扩张的右心室（RV）和主肺动脉（MPA）
注意左肺动脉分支（LPA）起源的近端狭窄。RA. 右心房；RPA. 右肺动脉（由 Martina Perazzolo Marra 博士提供）

良好，但这些患者表现出与运动耐量受损相关的右心室扩张和功能障碍。Sfyridis 等[138]分析了近14年来经心房/经肺动脉入路 TOF 修复的早期和晚期结果，目的是评估右心室长期功能。245例连续观察的 TOF 修复患者（中位年龄 1.6 岁），中位随访时间 8.5 年，无手术死亡，只有 3 例早期再次手术。14 年的存活率为 98.8%，但 25 名患者需要晚期再次手术（主要因为肺动脉瓣置换）。所有幸存者在随访时无临床表现，并且在大多数患者中右心室功能在正常范围内。Cheul 及其同事[139]最近报道了 MRI（图 119-21）的结果，比较了经心房和经心室 TOF 修复后的患者，目的是探究经心房 TOF 修复后远期右心室扩张和功能障碍发生率是否更低。虽然两组在随访时间上差异显著 [（12.7±3.8）岁 vs.（17.2±4.7）岁，$P < 0.001$]，但肺动脉反流分数，右心室体积指数和右心室射血分数没有显著差异。

不同的专家已经研究了保留肺动脉瓣功能以获得更好的右心室晚期结果的重要性[75-78, 140, 141]。最近，我们的中心[78]报道了 39 例早期经心房间修复和术中通过球囊扩张肺动脉瓣环保留肺动脉瓣的中期结果[77, 78]。其中 34 例成功保留肺动脉瓣，中位年龄为 3.8 个月。出院时 88% 无肺部反流或轻度反流。中位随访时间为 1.2 年（范围 0.5～5.3 岁），与接受跨瓣环补片的患者相比，保留肺动脉瓣患者似乎可以改善右心室功能[78]。

TOF 修复患者在运动试验期间的表现据几位专家报道表现得很好[141]。Mahle 等报道，常规 TOF 修复后患者的平均最大氧容量为对照群体预测平均值的 95%，平均最大工作率为预测值的 98%[142]。在这项研究中，修复年龄（< 1 岁与 > 1 岁）对运动耐量表现没有影响，这是关于手术时间抉择的重要发现。Kondo 等[143]发现，修复后患者的静息和运动时心排血量正常，但运动时左心室射血分数的增加减少。作者假设，在这些患者的右心室扩大过程中引起的房室间隔的病理改变（如纤维化）会引起运动时潜在的左心室功能障碍。Mueler 等[144]研究了 TOF 修复后儿童的健康相关生活质量（quality of life QOL），并将自我报告的身体情况与客观运动表现进行了比较。该研究包括 168 名年龄在 8—16 岁的患者。将健康相关的 QOL 和心肺运动能力与年龄匹配的标准人群进行比较，并分析健康相关 QOL 与自我评估的身体评定和心肺运动能力的相关性。尽管在 TOF 修复后儿童和青少年的健康相关生活质量的结果提示无差别，但是与标准人群相比，客观运动能力是降低的。因此，与实际运动能力相比，自我估计的身体功能结果被显著高估。

（二）心律失常及猝死

TOF 修复后室上性和室性心律失常并不罕见，然而，随着随访时间的延长，它们的发生频率也会增加[145-155]。各种研究报道，在 TOF 修复后随访 20 年以上的患者，需要治疗的心律失常为房颤房扑发生率 2%～4%，持续性室性心动过速 3%～4%，心源性猝死 2%～4%[148, 152, 153, 155]。动态心电图监测发现心律失常的比例更高，有报道显示，在 24h 动态心电图监测中，19% 的患者持续性室性心动过速，23% 患者心房颤动或颤动[149]。TOF 修复后，心律失常的发生与右心室容量和压力升高，右心室射血分数和左心室射血分数减少，肺动脉反流和其他 RVOT 病理：如动脉瘤或明显狭窄有关[127, 150-154, 156]。Gatzoulis 等发现肺动脉瓣反流与室性心动过速和猝死相关，而三尖瓣反流与心房颤动或扑动相关[148]。此外，他们证实，心电图上 QRS 波群的显著扩大是室性心动过速和心源性猝死预示标志，QRS 持续时间大于 180ms 可以敏锐地预测致死性心室异位的发生[148, 155]。Dietl 和 coauthors[127]发现 TOF 修复的手术入路类型与术后明显的心室异位相关。事实上，他们报道了 39% 的患者在心室入路 TOF 修复后有明显的心室异位，而经心房入路后仅 2.8% 有明显的心室异位。在本报告中，中度至重度肺动脉反流的发生率心室修复组（25.9%）几乎是经心房修复组（12.5%）的 2 倍。Therrien 等[153]发现，在严重反流和右心室增大的情况下进行肺动脉瓣置换与心律失常的显著减少和固定的 QRS 间期相关。在选定的患者中除肺动脉瓣置换术外，研究者还使用了术中电生理标测和冷冻消融术。在这些患者中，术后房性心律失常从 17%

降至 12%，室性快速性心律失常从 22% 降至 9%。在 15 例接受术中冷冻消融术的患者中，没有明显的心律失常术后复发。

所有这些研究都强调，残余血流动力学异常会导致 TOF 修复后的术后心律失常，并且应该在修复时进行一切努力提供良好的解剖学基础，以减少远期血流动力学问题。

据近期报道[156]，超过 30% 的患者预计有房室折返性心动过速，而更严重程度的室性心律失常约占 10%。心源性猝死总发病率约为每年 0.2%。由于并发症较多和异常起搏等情况，对于风险较高的患者，还是推荐使有植入式心律转复除颤器（CRT-D）。Mayo 诊所报告，TOF 患者占植入式心律转复除颤器治疗候选人的比例高达 40%[157]。右心室功能的持续监测是临床评估的重要组成部分，一旦发生右心室功能障碍，除了在某些病例中使有双心室同步起搏外，没有任何医疗方法是有效的。

（三）晚期肺动脉瓣置入

目前，肺动脉瓣置入是 TOF 修复后患者随访期间的常见手术，可通过手术或经皮手术完成[158-160]。TOF 修复术后肺动脉瓣反流，肺动脉瓣置入的时机和指标尚未明确界定和普遍接受[36, 161-164]。越来越多中心使用 MRI 来评估右心室的容积和功能。在大多数情况下，肺动脉瓣置入会减少右心室容量。然而，存在一个右心室界值，超过该值时右心室尺寸不再正常。当右心室舒张末期容积超过 160ml/m² 甚至更少时，在进行肺动脉瓣置入时，一些报道支持这种右心室尺寸无标准化缩小的概念[163-165]。除了对右心室尺寸的影响外，肺动脉瓣置入减轻了三尖瓣关闭不全临床症状，改善右心室功能[145, 166]。肺动脉瓣置入对 QRS 波间期和右心室心律失常发生率的影响尚不明确[146, 166, 167]。根据现有文献，有证据的进行性右心室增大（＞ 150ml/m²）和右心室功能障碍时，特别是在存在进行性三尖瓣反流或运动耐量降低的情况下，是否进行肺动脉瓣置入仍然存在争议[168, 169]。许多报道详述了 TOF 修复术后进行肺动脉瓣置入的各个临床方面的问题[145, 146, 161, 164, 166-179]。除标准外科手术方法外，经皮瓣膜植入术也越来越多地使用[158-160]。Discigil 和同事们[172] 报道了 42 例在 TOF 修复后约 11 年接受肺动脉瓣置入术的患者，运动耐量降低（58%）、右心衰竭（21%）、心律失常（14%）、晕厥（10%）和右心室扩张（7%）是肺动脉瓣置入术的主要指征。90% 患者是住院幸存者，其 5 年和 10 年生存率分别为 95% 和 76%。手术前，27% 的患者心功能为 NYHA Ⅰ级或Ⅱ级，肺动脉瓣置入后，97% 的患者心功能为 NYHA Ⅰ级或Ⅱ级。术前 14% 和术后 2% 出现明显的房性心律失常。在 5 年时无须再次肺动脉瓣置入术的患者比例为 93%，在 10 年时为 70%。Vliegen 及其同事[176] 使用 MRI 评估肺动脉瓣置入术前后的患者，并发现肺动脉瓣置入后右心室舒张末期容积和右心室收缩末期容积减少，右心室射血分数增加。作为功能相关性，还发现 NYHA 分级在肺动脉瓣置入后显著改善。尽管肺动脉瓣置入术后右心室容量和功能状态有所改善，但许多研究表明，只有早期恰当地进行瓣膜置入才能改善[173, 174, 177]。De Ruijter 报道 TOF 修复后近 10 年，肺动脉瓣严重反流发生率为 31%，伴有显著右心室扩张的发生率为 38%[174]。对于接受肺动脉瓣置入术的患者，只有 44% 患者右心室大小恢复正常和临床症状缓解。Therrien 和同事[173] 报道肺动脉瓣置入后右心室容量没有改善。此外，在植入前右心室射血小于 0.4 的患者中，87% 的右心室射血分数仍然未改善（＜ 0.4），而植入前右心室射血分数大于 0.4 的患者中，50% 保持置入后右心室射血分数仍然大于 0.4。根据这些结果，他们得出结论，晚期肺动脉瓣置入未能使右心室体积正常化，并且恢复正常右心室功能的最佳机会是在发生显著的右心室功能障碍之前进行肺动脉瓣置入。Quail 及其同事对 TOF 修复后肺动脉瓣反流患者进行研究，得到不一样的结果。他们将接受肺动脉瓣置入治疗的患者组与基于血流动力学状态符合肺动脉瓣置入条件未治疗患者进行了比较。在招募的 87 名患者中，51 名接受了手术，36 名接受了保守治疗。使用倾向评分匹配比较每组 25 名患者，随访 1.8 年，右心室中度扩张患者右心室或左心室容量和功能显著恶化的风险非常低。他们得出结论，缓慢恶化可以指导定期影像学复查的时间间隔，并确定肺动脉瓣置入的适当时机。最后，最近的一项 Meta 分析[180]结论为，肺动脉瓣置入后，右心室体积和功能及左心室功能有所改善，QRS 间期缩短，临床症状改善。然而，术前右心室几何形状能够影响肺动脉瓣置入的效果。总之，尽管不同研究之间的影响存在显著异质性，但目前建议将肺动脉瓣置入作为解决问题的合理方法，尽管手术时机尚待进一步确定且争议仍然存在。

最后，先天性心脏病患者通常优选同种移植物或生物瓣膜[161-165]。然而，远期效果不佳再次引起人们对使用机械瓣膜的兴趣。Waterbolk 及其同事[181]报道了 79 例肺动脉瓣替代患者中 27 例机械瓣膜植入术的早期和晚期结果。法洛四联症是最常见的基本病变，28 例中 1 例由于脑血管意外死亡，30d 院内死亡率为 3.6%，1 例患者晚期死亡（术后 2.8 年），中位年龄为 33 岁，初次修复和人工瓣置入间隔时间，中位数为 26 年，1 年内均无再次手术，未观察到血栓栓塞事件。最近，Shin 和他的同事[182]研究了 37 名肺动脉瓣机械瓣膜置入患者（中位年龄 13.5 岁；范围 7 个月至 23 岁）远期效果，进行了 38 例肺动脉瓣机械瓣置入。大多数患者（n=23）有 TOF，中位瓣膜大小为 23mm（范围，17～27mm），中位随访时间为 24.6 个月（范围为 1.3 个月至 22.5 年），1 年、5 年和 10 年存活率分别为 97%、97% 和 97%；在 1 年、5 年和 10 年时，无血栓栓塞或出血事件的发生率分别为 92%、92% 和 78.8%；1 年、5 年和 10 年免再次手术概率分别为 100%、100% 和 85.7%。因此，他们得出结论，对于越来越多已经接过胸骨切开术需要更换肺动脉瓣的患者中，机械瓣膜可能是一种有吸引力的选择。尽管机械瓣需要终身抗凝治疗，但预计再次手术的可能性低。

开发理想耐用的生物瓣膜还需要更多研究。脱细胞同种肺动脉移植物的初步研究是有前景的[183-184]。欧洲多中心正在进行的试验将很快报道大规模使用这种人工瓣的临床结果。

这种新型组织工程瓣膜与传统的手术或经皮植入瓣膜替代品相比，在不久的将来，在 TOF 修复后治疗慢性肺动脉瓣反流的人群肯定会不断增加。

十二、房室间隔缺损和法洛四联症

在所有的 TOF 病例中，大约 2% 的病例合并有常见的主动脉瓣膜、原发性窦口房间隔缺损和非限制性入口室间隔缺损并伴有典型的前房室间隔缺损和右心室流出道合梗阻[36, 185]，修复可以采用单补片或双补片手术操作完成，具体取决于各个中心的习惯。此外，经心室或经心房经肺动脉入路也是可行的方法[185-193]。通常大多数或所有室间隔缺损可以通过右心房缝闭，这是修补房室间隔缺损的标准术式，但室间隔缺损补片必须适当修剪来适应不同的缺损；事实上，它必须在前部延长并且加宽，以使前部延伸的缺损闭合且不会引起主动脉下梗阻。左侧主动脉瓣的缺损口的闭合和窦口房缺的闭合可采用标准方式进行，并且与 TOF 类似地那样进行右心室流出道梗阻的疏通。在最近多伦多病童医院的 Kotani 及其同事的一项回顾性分析中[194]，有 41 例患者接受了房室间隔缺损的 TOF 修复，只有 3 例早期死亡；肺动脉瓣保留的右心室流出道重建 56%，没有晚期死亡病例，并且 15 年生存率为 92.1%。在 5.9 年的中位随访期间，15 年内免再次干预概率为 52.8%，大约一半手术与右心室流出道矫治有关，而只有少数患者有主动脉瓣功能障碍。TOF 合并房室间隔缺损的患者与匹配的对照组相比，避免右心室流出道相关再次手术与房室瓣/左心室流出道相关再次手术率相当（TOF 伴房室间隔缺损 5 年再次手术率分别为 95.2% 和 88.6%；单纯房室间隔缺损的 5 年再次手术率分别为 86.0% 和 83.9%；P 值不显著）。因此，目前，具有房室间隔缺损的 TOF 手术修复情况与孤立的 TOF 没有显著差异。

十三、法洛四联症合并肺动脉瓣缺失

TOF 伴肺动脉瓣缺如的解剖学特征包括肺动脉异常增宽，室间隔缺损前部排列不齐，肺动脉瓣不存在（发育不全）或发育原始，相对较小的肺动脉瓣环，并且动脉导管通常缺失。肺动脉瘤样扩张的病因可能受整个胎儿发育中的反流影响或与血管壁异常有关。肺动脉的异常增宽经常导致主支气管和肺泡的梗阻。气道梗阻的程度决定了受影响患者的临床症状进展。从无症状患者无临床意义的气道梗阻到新生儿期就需要机械通气和手术修复的严重支气管肺泡梗阻。体外循环下，可以采用不同的手术方式进行，包括心内矫正典型单一 TOF，手术环缩扩张的主肺动脉和分支肺动脉[195-210]。在大多数情况下，主肺动脉及分支肺动脉都显著扩张，必须通过手术缩小。Stellin 及其同事[203] 主张通过手术干预在深低温和停循环时折叠主肺动脉及其分支的来缓解支气管梗阻，或者可以切除后面部分，这有效地将肺动脉向前拉离气管支气管。肺动脉分支通过切除前壁来减小直径，通常伴有后壁的折叠[197, 198, 201, 202]。在大多数情况下，需要经跨瓣环切口，然后，可以用同种异体瓣膜植入来进行右心室流出道的重建[201, 204, 206, 209]。然而，右心室流出道重建也可以用单瓣叶或者没有任何瓣膜置入来进行[197, 198, 202, 208]。McDonnell 及其同事报告了 28 例 TOF 合并肺动脉瓣缺如的手术管理经验[197]，其中 13 例（46%）需要术前插管和机械通气；患者住院死亡率为 21%，1 年和 10 年死亡或面再次手术率分别为 68% 和 52%。需要术前机械通气是该类患者唯一的死亡危险因素。Hraska 及其同事[196, 210] 报道了一种解决这一问题的新方法，包括横切和切除升主动脉的楔形部分，以便将主动脉置于尾侧和左侧，然后进行 LeCompte 调转，将肺动脉带到主动脉前方，并伴有或不伴有肺动脉分支的折叠。这种方法将肺动脉拉离气管支气管树而不需要大量的缝合线，并且主动脉切除为肺动脉的新位置创造了空间，同时降低了右冠状动脉受压的风险。在一项回顾性研究中对 62 例 TOF 合并肺动脉瓣缺失修复术后的患者进行了分析，Alsoufi 及其同事[206] 报道了 3 例新生儿围术期死亡和 5 例晚期死亡；5 年和 10 年生存率分别为 93% ± 4% 和 87% ± 5%。在多变量分析中，与长时间通气相关的重要因素是新生儿年龄（$P < 0.0001$）和术前机械通气（$P=0.088$）。7 例婴儿患者持续性术后气道受损，需要进行 8 次气道再次干预治疗包括肺动脉悬吊（$n=4$）、无名动脉悬吊（$n=2$）和肺叶切除术（$n=2$）。在 5 年和 10 年时，免右心室流出道再次手术率分别为 89% ± 5% 和 59% ± 9%。总之，TOF 合并肺动脉瓣缺失仍然是一种复杂的先天性心脏缺陷，围术期死亡率主要与术前受损的支气管相关，并且与经典 TOF 相比，随访中的再次干预治疗率更高。

致谢

感谢 Aldo Castaneda 博士对本章内容审查和改进。

第 120 章
肺动脉瓣闭锁伴室间隔缺损与右心室 – 肺动脉导管
Pulmonary Atresia with Ventricular Septal Defect and Right Ventricle to Pulmonary Artery Conduits

Sitaram M. Emani 著
蒋 晨 译

一、肺动脉瓣闭锁伴室间隔缺损

肺动脉瓣闭锁伴室间隔缺损（PA/VSD）是一种先天性心脏畸形，其特征是从右心室到肺动脉的血流不连续，由于漏斗（圆锥）膜部的前向位移导致的室间隔缺损（VSD）和主动脉骑跨。并且具有法洛四联症的许多属性，故也被称为具有肺动脉瓣闭锁的法洛四联症。据估计，PA/VSD 的发病率为每 10 000 活产婴儿中有 1 例[1]。在多达 45% 的患者中可见右位主动脉弓[2]。PA/VSD 还与主动脉侧支（MAPCA）相关，在一些病例中，其是肺血流的唯一供应。肺循环的形态在患者之间差异很大，其决定了这种畸形的治疗和预后。PA/VSD 也可能与其他心脏内部缺陷有关，例如三尖瓣闭锁或狭窄、完全性房室通道、完全性或矫正性的大动脉转位、左上腔静脉、冠状窦异常、右位心，以及无脾或多脾综合征。这些更复杂的 PA/VSD 形式不在本章中讨论。最常见的相关遗传缺陷是 22q11 微缺失，出现于多达 34% 的患者中，并且高达 65% 的 MAPCA 患者存在这种异常[3]。22q11 微缺失的其他异常表型包括黏膜下腭裂、相貌异常、发育迟缓和智力低下。13 或 18 三体综合征的新生儿也可能患有 PA/VSD，这些儿童的预后极差。

（一）解剖与病理生理

与法洛四联症一样，PA/VSD 与圆锥隔前移、圆锥隔心室型 VSD 和主动脉骑跨相关（图 120-1）。肺动脉闭锁的范围从单纯的瓣膜或瓣下闭锁（具有完整的肺动脉分支和主干）到中央肺动脉完全缺失。肺血流取决于是否存在主肺动脉交通，其形式可能表现为动脉导管未闭（PDA），降主动脉产生的其他侧支与中央肺动脉相连，或者 MAPCA 直接进入肺门并加入节段性肺动脉。在出生前，肺实质由背主动脉的分支及第六主动脉弓灌注，这形成了中央肺动脉的基础。中央肺动脉的异常发育导致背主动脉分支的持续存在，最终发展为 MAPCA。

肺可由肺动脉供血，或由 MAPCA 供血，或由两者提供。如果存在汇合的中央肺动脉，则肺的血液供应可能来自 PDA——中央"管样"旁路或 MAPCA。这三种肺血流来源的行为随时间推移在收缩的倾向上有所不同，这对肺血流的稳定性有影响。尽管 MAPCA 或管状旁路可能在新生儿期后保持通畅，但由于存在前列腺素反应性导管组织，PDA 可能在产后收缩。其区别可能很难通过术前影像学检查确定，但主动脉的侧支起源部位是有提示意义。仅出现在左锁骨下动脉远端（如果是左主动脉弓）远端并到达中央肺动脉汇合处的孤立侧支很可能是 PDA，而来自主动脉外任何其他位置并供应中央合流的侧支则被称为导管状旁路。离开降主动脉并直接行进至肺实质的血管很可能是 MAPCA。在任何给定的患者中，肺血流的来源可能存在异质性，因此肺的一个段可以由肺动脉供血，而另一段可以由 MAPCA 供血。某些肺段可能具有双重供血（图 120-2）。由 PDA 供血的具有汇合中央肺动脉的患者不太可能患有显著的 MAPCA，而不具有汇合中央肺动脉的患者的肺血流则依赖于 MAPCA。

（二）分类

目前没有 PA/VSD 的标准分类。大多数分类方案聚焦于肺血流的模式。"先天性心脏外科命名法规"目采用的分类系统根据以下内容大致划分了肺动脉解剖结构：无 MAPCA 的中央肺动脉，汇合的中央肺动脉并且与 MAPCA 双重供血，伴有 MAPCA 的非汇合或缺失的中央肺动脉[4]。

另一种分类方案是根据最常见的肺动脉解剖结构的具体形态对患者进行进一步划分（图 120-3）。

Ⅰ. 瓣膜肺动脉闭锁，主肺动脉大小适中，中央肺动脉汇合。此变异与 PDA 关联，因此不与 MAPCA 关联。

Ⅱ. 主肺动脉缺乏，有由 PDA 供血的汇合的、大小适中或轻度增生的中央肺动脉，无 MAPCAs。

Ⅲ. 汇合的中央肺动脉，有 MAPCA，无

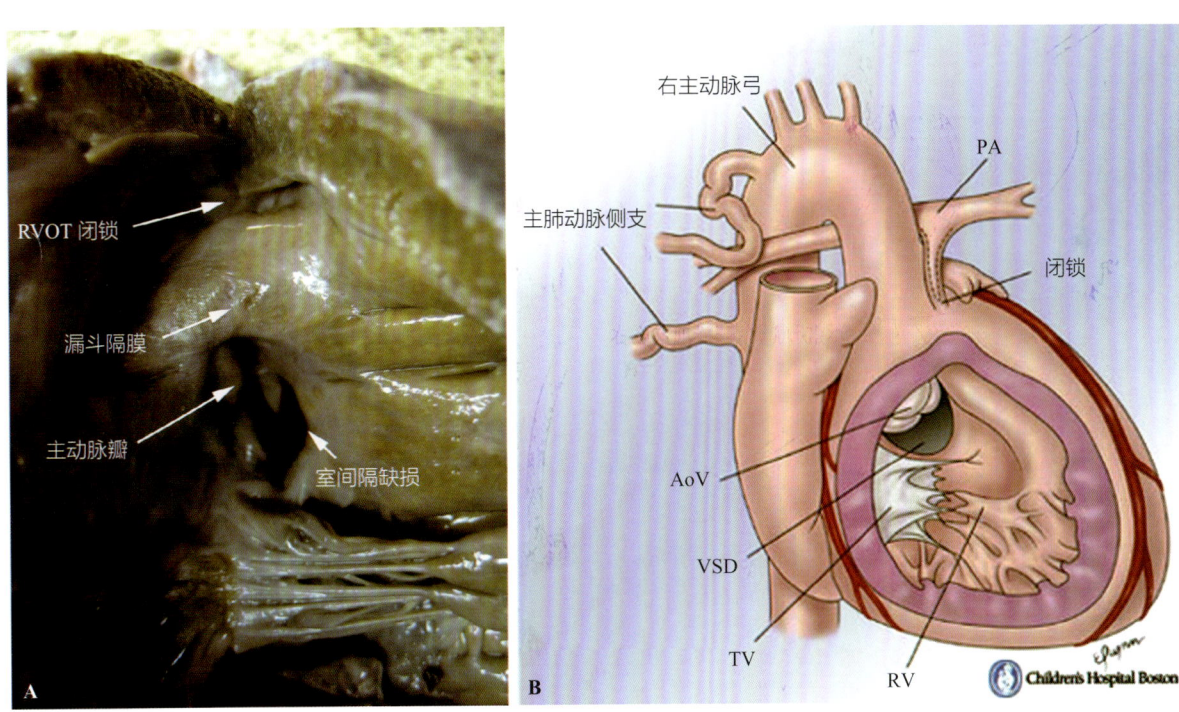

▲ 图 120-1　肺动脉闭锁伴室间隔缺损的解剖学标本与示意图

AoV. 主动脉瓣；PA. 肺动脉；RV. 右心室；RVOT. 右心室流出道；TV. 三尖瓣；VSD. 室间隔缺损（由 Courtesy Children's Hospital Boston 提供图片）

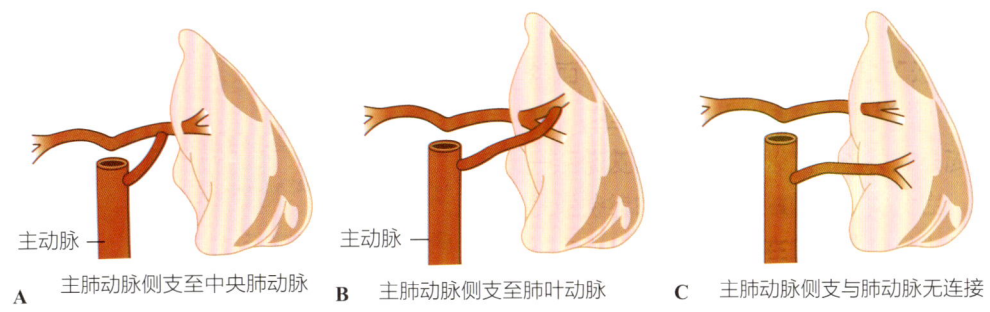

▲ 图 120-2　肺动脉瓣闭锁伴室间隔缺损患者主肺动脉侧支的形态变化

PDA。

a. 中央肺动脉 Z 评分 > –2.5

b. 中央肺动脉 Z 评分 < –2.5

Ⅳ. 中央肺动脉无汇合或缺乏，有 MAPCAs。

Ⅴ. 无汇合的中央肺动脉，有 PDA 和 MAPCAs。

（三）自然病史

PA/VSD 的自然病史因肺动脉形态而异。表现为导管依赖性肺血流的 PA/VSD 患者在新生儿期导管开始闭合时会出现严重的致命性发绀。另一方面，有 MAPCA 伴有轻度侧支血管狭窄和适度肺血流量的患者表现为轻度发绀、并且在无治疗下可能存活至青春期或成年。侧支内渐进性狭窄的发展导致渐进性发绀，除此之外，来自不受限制的侧支的过量肺血流会导致充血性心力衰竭。MAPCA 中长期存在不受限制的血流可能会导致该段内肺血管阻力的不可逆升高。肺段内肺动脉高压常见于年龄较大的患者。肺段内肺血管阻力的异质性导致 V/Q 不匹配。如果没有及时干预，至 30 岁时的总死亡率约为 60%，大部分死亡发生在生命的第一年[1, 5]。

（四）临床表现

临床表现根据肺动脉形态而异。导管依赖性肺循环的患者在生命的最初几周内随着导管开始闭合而出现严重的发绀。具有渐进性限制性的主肺动脉侧支的儿童可能会在儿童期出现发绀，而具有较大的、非限制性侧支的患者可能会出现心力衰竭症状，例如发育不良，呼吸急促或进食不耐受。在婴儿期出现的婴儿中，50% 出现发绀，25% 出现心力衰竭症状[5]。肺血流平衡的儿童很少会在青春期或成年后才会显现出症状。

（五）诊断性研究

1. 初步研究

在当今时代，通常通过胎儿超声和超声心动图无顺行性肺动脉血流的表现确定产前诊断。导管关闭后出现发绀的新生儿可能会通过胸部 X 线检查显示出血管不足的肺野，而表现出肺血流量过多和充血性心力衰竭的婴儿可能会出现间质性水肿和肺门血管突出。右侧主动脉弓可通过胸部 X 线检查显示主动脉瘤的位置，并且微小主肺动脉可导致心脏轮廓呈夸大的木鞋形状。通过心电图检查，经常可以看到 QRS 轴向右偏斜，以及右心房和心室肥大。

超声心动图是诊断该缺陷的首要方式，它为新生儿和婴儿的初步决策提供了重要的解剖信息。通过超声心动图获得的数据包括心室和房间隔缺损的位置、大小和流向，中央肺血管的大小和汇合，以及 PDA 或其他侧支的存在。彩色多普勒血流可能提示存在降主动脉发出的侧支，但对描绘整个走行并不可靠。降主动脉逆行血流提示有大量的肺血流经侧支或 PDA。应该描绘冠状动脉的解剖结构，特别是要排除由右冠状动脉引起的左前降支冠状动脉的存在，因为这会影响手术治疗。

2. 心导管插入术

在 PA/VSD 患者中，怀疑有 MAPCA 的中央肺动脉汇合不全或发育不全时，建议进行心脏

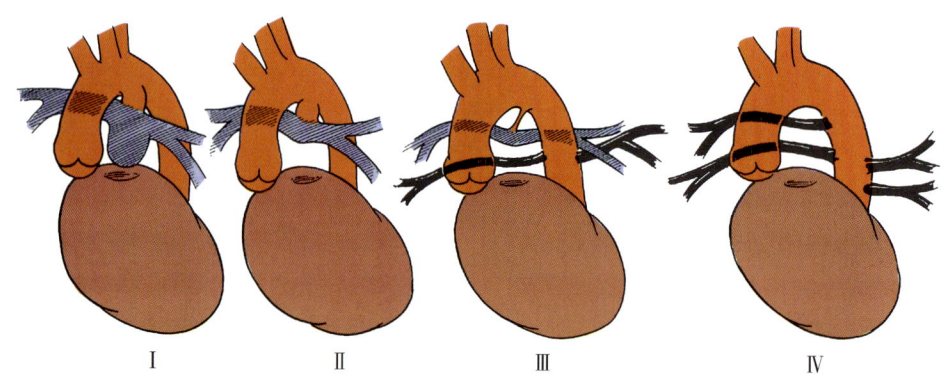

▲ 图 120-3　肺动脉瓣闭锁伴室间隔缺损患者固有肺动脉（灰色阴影）与主动脉侧支（黑色实影）供血的变化

导管插入术（图 120-4）。这些患者进行导管插入术的目的是通过评估解剖结构、大小、狭窄程度，以及肺动脉或侧支的双重供血的存在与否，从而进行手术计划。必须明确所有节段的血管供应。如果未发现流向肺动脉的顺行血流，则可能需要通过肺静脉楔形注射进行肺动脉的可视化。侧支与气道的关系（从侧面观察最好）对指导手术路径（胸骨切开术或开胸术）中很重要。在较大的儿童和成年人中，可以通过测量个体肺动脉压来确定高压侧支中发生肺动脉高压的风险。如果所有肺血流均来自侧支（即如果以前没有右心室－肺动脉导管），则可以通过 Fick 方法估算肺与全身血流之比（Qp/Qs）。可在导管插入术中进行干预的措施包括天然肺血管的球囊扩张、高度限制性 MAPCA 的支架植入或盘绕多余的双供血侧支。

对于超声心动图显示Ⅰ型或Ⅱ型 PA/VSD 具有正常大小的中央汇合肺动脉的患者，很少进行心脏导管检查，因为其侧支风险很低，并且手术治疗可以完全修复。手术治疗高风险的患者除外，其考虑采用基于导管的干预（PDA 或右心室流出道支架植入术）。

3. 磁共振成像

磁共振成像（MRI）是 MAPCA 患者心脏导管插入术的有效辅助手段。MRI 的优势在于它能够成像心导管无法触及的肺动脉。在描述 MAPCA 与其他纵隔结构（气道、食管）的关系时优于其他影像学方法[6]。MRI 用于评估完全修复患者的右心室容积和导管反流率，并指导有关导管置换的决策。

4. 放射性核素肺灌注扫描

在患有肺动脉狭窄的患者中（在侧支内或单源化术后），流向特定肺部的血流量减少可能预示着不可逆的血管梗阻。通过肺灌注扫描检测到的节段性灌注不足可用于筛查患者是否存在肺动脉或 MAPCA 的明显狭窄[7]。异常灌注模式可能表明某些节段处于高压状态，而其他节段则处于灌注不足状态。分段肺灌注的逐渐减少提示需要心导管插入术和干预，以防止不可逆的血管梗阻。

（六）药物治疗

在具有 PDA 依赖性肺血流的新生儿中，以 0.01～0.1μg/（kg·min）的速度注入前列腺素，以维持导管通畅并保持肺血流。术前机械通气不是必需的，其如果降低 PVR 并增加从左向右的分流，甚至可能是有害的。利尿剂可用于有心力衰竭症状的患者。

（七）手术治疗

外科修复策略的最终目标是创建双室循环且右心室－肺动脉畅通无阻，消除心内或心外分流，从而降低右心室压力。为了达到这个目标，必须关闭 VSD，必须募集分支和节段性脉管系统，并且必须使血管口径最大化，以最大限度地降低肺

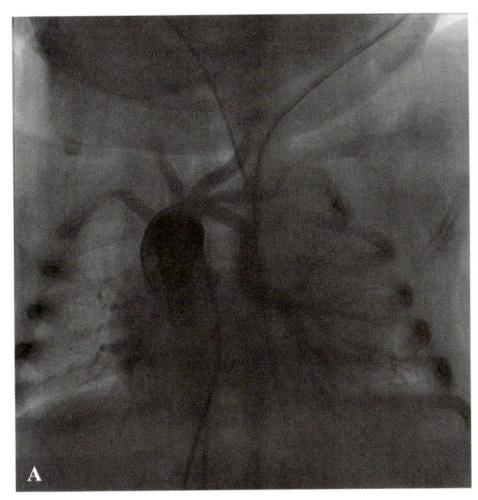 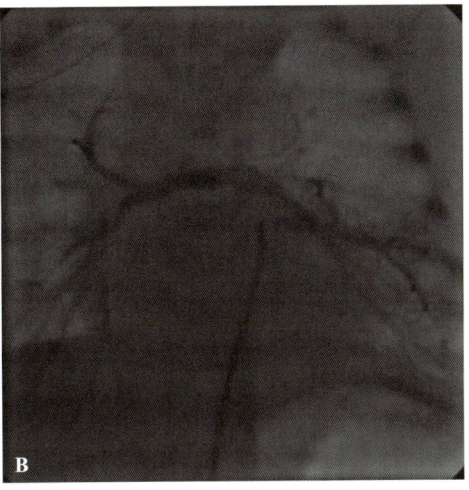

▲ 图 120-4　造影显示左肺主－肺动脉侧支（A）与左肺其余侧支也由发育不良的肺动脉供血（B）

部阻力。修复策略通常集中在优化肺动脉募集上，因此其变化取决于肺动脉形态和侧支供应。

1. 中央肺动脉汇合，无主肺动脉侧支

如果中央肺动脉汇合且口径正常，通常会出现 PDA。新生儿期的完全修复包括重建右心室至肺动脉的连续性、PDA 的结扎和 VSD 闭合。在大多数患者中，右心室至肺动脉的连续性是通过带阀导管建立的（请参见右心室－肺动脉导管部分）。对于具有明确的主肺动脉节段的完全性瓣膜闭锁患者，与右心室－肺动脉导管相比，跨环补片更可能长时间免于再介入[8]。但是，这种方法可能造成更长时间的术后恢复与和不顺应的右心室有关的发绀。在这些患者一部分中可能需要转换为右心室－肺动脉导管。

一些中心更喜欢在新生儿中进行姑息性全身动脉至肺动脉或右心室至肺动脉分流，然后在婴儿后期进行完全修复[9]。该策略将新生儿修复的潜在发病率降至最低，并促进了中央肺动脉的生长，但是将患者置于分流血栓形成的风险中，如果导管闭合则可能致命[10]。在一些回顾性研究中，作为初步手术的分流已被确定为早期死亡的危险因素[11,12]。

经导管手术，例如射频穿孔或导管支架植入术是完成修复的姑息替代方法。肺动脉瓣膜样闭锁的射频穿孔结合球囊扩张或流出道支架植入可延迟 2~4 个月的完全修复[13]。对汇合中央肺动脉的新生儿在中断前列腺素后行 PDA 支架植入可维持稳定的血流并促进血管生长[14]。PDA 的曲折可阻碍支架植入。称支架迁移，栓塞和再狭窄[12,15]。鉴于新生儿完全修复的死亡率较低，对高危患者（遗传异常、颅内出血、肺部疾病）而言，姑息治疗可能是最合适的。

2. 中央肺动脉发育不全，有主肺动脉侧支

对于具有小型中央肺动脉的患者，单纯的 VSD 闭合和右心室－肺动脉导管会导致右心室压力升高，因为血管口径小，节段性血管不连续，以及附属侧支供血多。在指导重建策略中，必须通过心脏导管检查描绘肺动脉分支的解剖结构和侧支血供。如果天然的中央和分支肺动脉很小，但在所有肺段均表现出连续性，那么在初步干预以促进天然的中央肺动脉生长之后，最终可以进行最终的完全修复。通过主肺动脉分流或限制性的右心室－肺动脉导管提供顺行血流，并消除多余的侧支供应，这种情况下可以刺激中央肺动脉的生长。对于该指征而言，右心室－肺动脉导管相对于主肺动脉分流有几个优点。通过右心室－到肺动脉的导管，经导管进入肺动脉分支循序进行扩张要比通过主肺动脉分流更容易。特别是在较大的婴儿中，使用右心室－肺动脉导管在促进肺动脉生长方面可能优于主肺分流术[16]。

与中央肺动脉不连续的主肺侧支动脉可能为肺的重要部分提供唯一的血供。将这些侧支募集到中央肺动脉段对于确保低右心室压力和优化 V/Q 匹配至关重要。单源化是指将侧支从主动脉上断开并吻合到可以从稳定来源（通常是右心室至肺动脉导管或主肺分流）接收血供的普通汇合处的技术。如果从前入路可连通到侧支，则在行分流或右心室至肺动脉导管置入时通过端对侧吻合术作单源化。

在单源化的部位，吻合口狭窄需要经导管干预才能使约 50% 的患者避免 5 年内出现节段性血流损失[17]。侧支闭塞或狭窄的高发生率促使某些机构去寻求修复发育不良的肺动脉，仅采用新生儿分流方案，而无须对有小型中心肺动脉和 MAPCAs 的患者进行侧支单源化[18,19]。

一旦实现了中央和分支肺动脉的生长，就可以使用非限制的右心室－肺动脉导管关闭 VSD。本章稍后将讨论有关 VSD 闭合的时间和技术方面的细节（请参见"室间隔缺损的关闭"部分）。

3. 中央肺动脉缺失，有主肺动脉侧支

如果中央肺动脉缺失，或者如果大部分肺血流仅由 MAPCA 供应，则修复策略要求在考虑完全修复之前，必须先将分支肺动脉单源化并重建中央肺动脉。由于侧支的限制足以限制肺部血流，许多患者在一段时间内表现出稳定的平衡肺血流。因此，初始干预可能会延迟几个月。但是，随着时间的推移，节段性肺灌注不足或过度灌注可能分别导致发绀或节段性肺血管疾病。必须严密观察，如果血液循环明显失衡，则建议进行修复。

心导管插入术对于描绘解剖结构和执行初步姑息性干预至关重要。如果侧支为自然肺动脉也提供的节段提供了多余的血流，则可以将这些侧支作缠绕闭塞。这减少了流量竞争并防止了过度循环。对于维持肺血流至关重要的高度限制性侧支，在其近端部分（最有可能发展为狭窄的部分）植入支架，直到可以进行单源化手术。

尽管大多数 PA/VSD 和 MAPCA 的患者均在 3~6 个月大时接受首次手术干预，但三个原因导致某些特定患者更早行手术很有必要：①与非限制性侧支相关的心力衰竭；②趋于早期闭塞的导管依赖性侧支；③单侧肺和对侧 MAPCA 共干[20]。

侧支单源化、右心室-肺动脉导管和 VSD 封闭的手术方法和时机取决于侧支的形态。单源化涉及将肺动脉分支的识别并募集到位于中央的汇合处，最终可以将导管缝合到此处。成功的单源化手术需要仔细回顾术前检查（导管插入术和 MRI）以描述每个侧支狭窄部位的大小、走行和位置。与单源化手术相关的重要考虑因素包括途径（胸骨切开术与开胸术）、时机（单次手术或多阶段手术）和流向单源化血管的血源（主肺分流或右心室-肺动脉导管）。

VSD 闭合的时机决定了单源化血管的预期或测量的阻力。如果肺血管的所有部分均适合单源化且阻力低，则可以在行单源化时进行 VSD 封闭（单阶段完全修复）。如果预计或遇到高阻力，则最好先用分流或右心室-肺动脉导管行单源化以促进脉管系统的生长，然后关闭 VSD。

4. 单阶段单源化完全修复

MAPCA 口径大且易于通过胸骨切开术（支气管前段）进入的患者可作为单阶段单源化术的候选人。在此期间，所有重要的侧支均会从主动脉上脱离，并在单次手术中植入中央汇合区（图 120-5）。单阶段单源化术后，如果认为血管床适合处理全心排血量，则单阶段完全修复（使用无限制的带瓣膜的右心室-肺动脉导管封闭 VSD）是可行的。但是，如果预计或出现单源化后出现高血管阻力，则选择包括：①使用右心室-肺动脉导管进行开窗 VSD 封闭；②限制肺血流的来源（主肺动脉分流或右心室-肺动脉导管），使 VSD 维持开放。这两个选择可促进单源化血管的生长，并允许随后进行基于导管的干预。一旦实现令人满意的肺血管床，即可行右心室-肺动脉导管和 VSD 封闭术进行完全修复。

由于单阶段完全修复取决于肺血管床的形态，因此几种基于术前成像（MRI、CT 扫描或血管造影）的评分系统已经被开发，用以预测单段单源化术时成功关闭 VSD 的可能性。募集的肺血管段的数量已被用来预测 VSD 闭合后的右心室低压[21]。总的新肺动脉指数是右、左肺动脉及所有侧支血管的横截面积之和，已标准化于体表面积，大于 $150mm^2/m^2$ 的指数与单源化术时成功的 VSD 的成功闭合相关联[22]。单阶段单源化术后血管阻力的功能评估也可用于指导有关 VSD 闭合的术中决策[23]。术中通过测量恒定流量灌注液灌注单源化肺动脉时产生的压力来确定血管阻力已被证明可预测术后右心室压力[24]。

单阶段单源化术或完全修复的优势包括避免双侧胸腔切开术，避免多次手术，以及可对单源化肺血管进行经导管介入的直接顺行通路。这种方法的主要缺点是有单源化侧支进行性狭窄的风险。典型的 MAPCA 由类似于全身动脉血管的近端肌肉节段和类似于肺动脉的远端薄壁节段组

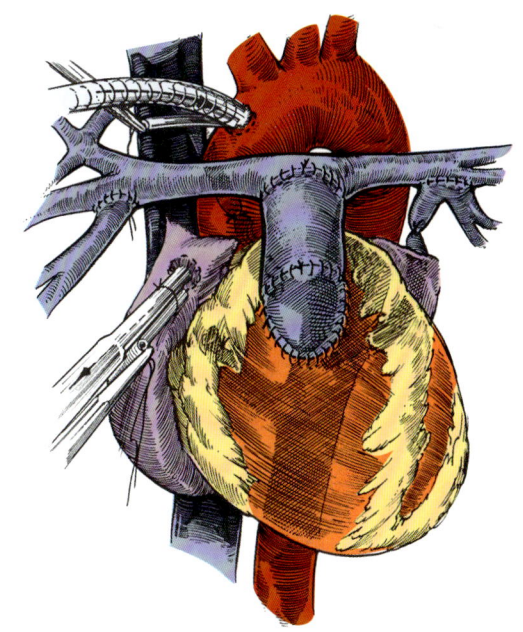

▲ 图 120-5 肺动脉瓣闭锁并室间隔缺损行单源化手术，室间隔缺损封堵术与右心室-肺动脉导管作单阶段重建

成。近端肌肉节段易发生进行性狭窄。尽管对远端肺动脉样节段进行单源化吻合术可以更好地减少再狭窄的风险，但通过胸骨切开术并不总是可行的。其他缺点包括体外循环时间长，以及后侧的侧支难以触及。

5. 多阶段修复策略

侧支血管长段狭窄或仅有肺门血管通畅的患者需要开胸手术，以提供对肺门肺血管的充分可视化，这是胸骨切开术无法达到的。通常来说，一旦实现足够的分支肺动脉募集和中央肺动脉口径，则行阶段性双侧胸廓切开术，并最终进行完全修复。在每个开胸手术中，通常采用同侧锁骨下动脉的聚四氟乙烯（PTFE）分流管，使节段性肺血管与导管（通常是同种异体移植物）相连，并提供血流来源。

每次开胸后的几个月内进行导管插入术，可以描绘出最终的肺动脉形态和狭窄的扩张。MRI 不仅提供解剖学信息，还提供功能信息，以帮助对有多种肺血流来源的患者进行手术决策[25]。一旦两肺的血管段被成功地募集并修复，就可以通过胸骨切开术放置右心室 - 肺动脉导管（连接至先前开胸手术放置的导管）与关闭 VSD（+/- 开窗）进行完全修复。

在极少数情况下，可在单个手术中行单源化横向胸腔切开术或双侧胸廓切开术，并且随后进行右心室 - 肺动脉导管术和 VSD 封闭（改良的单阶段单源化术和完全修复）[26]。这种方法的缺点包括手术时间更长，以及远端肺吻合口出血的风险增加。

6. 移植术

肺或心肺移植已被选择性地用于某些不可逆性肺动脉高压的患者，通常是青少年或成年人。对于具有正常心室功能的患者，可以进行有或无心脏修复（VSD 闭合或导管改变）的肺移植术。患有心肌功能障碍或复杂心脏内缺陷的患者必须考虑进行心肺移植[27]。

（八）技术性注意事项

1. 体外循环策略

对于涉及 VSD 闭合或右心室 - 肺动脉导管放置的手术，需要进行体外循环。因此，通过胸骨切开术用右心室 - 肺动脉导管进行单阶段单源化需要体外循环，而不需要通过胸廓切开术进行全身分流的单源化术。旁路策略必须适合患 MAPCA 的患者，因为径流进入肺循环会导致全身灌注不足，并且在心脏内修复或肺动脉重建过程中由于侧支血流充溢而导致手术视野不佳。建议在旁路手术开始后控制所有可及的侧支，并使用更高的流量 [如有必要，心脏指数可达 4.0L/（min·m^2）] 来维持全身灌注。体温过低会降低新陈代谢的需求，并在全身灌注减少的情况下为末端器官提供保护。它允许外科医生减少或暂时中断旁路流量，以改善手术关键部位的视野。在适当的时机，存在侧支径流的情况下，通过旁路维持心脏收缩和脉动流（通过不完全排空心脏）可能会提供很好的全身灌注。心脏停搏是修复 VSD 所必需的，但也可以在放置右心室 - 肺动脉导管的过程中使用。

2. 室间隔缺损的关闭

VSD 可用 Dacron、PTFE 或心包补片材料封闭。关闭 VSD 的决定取决于术前和术中对肺径流的评估。在右心室流出畅通无阻的情况下，无法关闭 VSD 会导致严重的左向右分流和充血性心力衰竭。相反，在肺动脉床不佳的情况下关闭 VSD 会导致右心室高血压和心排血量低。在不确定或接近上述情况时，建议使用窗孔 VSD 关闭。如果在手术后遇到右心室压力升高，则使用 PTFE 或组织材料贴补封闭（与 Dacron 相比）可促进基于导管的窗孔扩大。VSD 贴片中的窗孔可以随时间自行关闭，也可能在导管术中关闭。

在患有 PA / VSD 的典型患者中，传导系统通常远离 VSD 缘。但是，VSD 延伸至隔膜可能会导致传导系统的后缘和下缘有损伤的风险。VSD 轮廓在心室 - 漏斗部褶皱处（在圆锥隔膜邻近右下缘）成锐角可能导致闭合后 VSD 补片缘残留，在此位置缝合时必须格外小心。

3. 右心室 - 肺动脉导管

可以将右心室 - 肺动脉导管缝合到汇合的中央肺动脉或单源化的肺血管段。选择的导管类型取决于儿童的大小，远端肺血管床的口径和

VSD 的状态。如果 VSD 不受限制，而右心室 – 肺动脉导管的目的是促进血管生长，则应选择无瓣膜的 PTFE 移植物或限制性同种移植物。完全修复后，最好使用无限制的带瓣导管（同种异体移植），以最大限度地减少右心室压力和容积负荷。

切开漏斗前应获得有关冠状动脉解剖的详细信息。心脏停搏之前可标记左冠状动脉前降支的走行，以便在距该结构足够距离的位置进行心室切开术。必须排除由右冠状动脉发出的左前降支动脉的存在（无论是双重供血还是单独供血），因为该血管经常穿过漏斗部。如果确定异常起源，则必须修改右心室切开术的位置，以免对此血管造成伤害。

4. 跨环补片

在患有肺动脉瓣闭锁的患者中，瓣膜平面存在的孔膜闭锁是主要的异常。漏斗肌狭窄也可能存在，不一定合并主肺动脉发育不全。该解剖结构适合于从漏斗部到主肺动脉分叉的跨环补片增宽 RVOT。这种方法减少了 RVOT 再次手术的需要，但会引起肺动脉反流。使用单尖瓣跨环补片可以在该方法中预防早期肺动脉反流[28, 29]。

跨环补片时，顶肌带的完全分裂降低了再次发生 RVOT 梗阻的风险。左前降支动脉异常横穿 RVOT 的表现并不是跨环补片绝对的禁忌证，但可能会限制心室切开术的范围。这些患者应考虑使用右心室 – 肺动脉导管的替代方法。

5. 维持卵圆孔未闭

PA/VSD 完全修复后，与心室切开术和肥厚性心室有关的右心室顺应性低下会导致右心房压力升高和心排血量降低，表现为肝充血，全身水肿和肾功能不全。3～4mm（婴儿）的小房间隔缺损可防止右心房高压，并允许在心房水平上从右向左分流，从而保留心排血量。在完全修复时将未闭卵圆孔进行封闭与住院时间的延长和医院内死亡有关[30]。从右向左分流会导致全身血氧饱和度下降，新生儿和婴儿有很好的耐受性，并可以改善右心室顺应性正常化。如果术后心房压升高，可以在导管室中对未闭卵圆孔进行球囊扩张。可以在导管置换或进行心脏导管插入术时关闭残留的心内分流。

6. 主肺动脉分流

主肺动脉分流术可用于 MAPCA 单源化术后，或者对具有小型但汇合的中央肺动脉患者作初步缓解。尽管有几个中心主张维持 PDA 的开放，但通常会在分流时结扎为肺动脉供血的 PDA 或其他主要侧支[31]。这些分流是用 PTFE 管移植物或直接吻合构造的，并可促进肺动脉段的生长，最终完全修复。主肺动脉分流的最常见形式是改良的 Blalock–Taussig 分流（锁骨下动脉 – 肺动脉 PTFE 移植物），但其他形式包括中央 PTFE 分流、Waterston 分流（升主动脉 – 肺动脉移植物）和 Melbourne 分流（肺动脉端对边直接吻合到升主动脉）[32]。

改良的 Blalock–Taussig 分流器可通过胸骨切开术或胸廓切开术进行。分流的大小取决于儿童的大小和肺动脉的形态。3.5mm 分流器可为新生儿的双肺提供足够的血流，而 3.5～4mm 分流器可用于为行开胸阶段性单源化手术婴儿的每个血管床提供血流。用血小板抑制剂阿司匹林预防血栓形成是标准治疗方法，加用氯吡格雷可能会也可能不会带来更多好处[33, 34]。一旦在右心室和单源化汇合处之间建立了连续性，分流器就会被分离。

7. 单阶段单源化术

经过胸骨切开术切口，通过解剖嵴下和气管旁间隙，在后纵隔识别出来自降主动脉的 MAPCA。在进行体外循环手术时，必须控制所有 MAPCA，以避免大量径流进入肺血管。MAPCA 被识别，分离且合并到一个中心汇合处。此时可进行肺阻力的功能评估，以指导有关 VSD 闭合的决策。单阶段的全面修复需要在单源化的同时实现 VSD 关闭和右心室 – 肺动脉导管术。心脏停搏后，将行漏斗形右心室切开术，通过该术可在开窗或不开窗的情况下关闭 VSD。如果肺血管的可行存疑，那么为了安全可以开窗，因为停搏性右心室压力不如少量残留的左向右分流可耐受。将统一的汇合缝合在导管的远端。导管的近端部分与右心室切开术切口吻合，通常使用心包罩，以避免近端吻合处的扭曲和张力。

8. 多阶段单源化术

有关 MAPCA 单源化顺序（右血管 vs. 左血管）的决定取决于血管供应的符合程度。MAPCA 限制最严重的一侧通常首先进行单源化术，因为这些患者进行性闭塞的风险最高，并且在手术时结扎这些侧支不太容易导致严重的全身性氧饱和下降。通过开胸手术，所有 MAPCA 均被识别并近端结扎。远端肺血管暴露在外，并与术前成像相关联，以确保所有必需血管均被单源化。可能需要进行肺门解剖以暴露节段性血管。将血管移植物（同种异体移植物、心包管或假体）与所有必要的分支血管吻合。该血管移植物的近端位于胸膜间隙的前面，以利于在完全修复时最终通过胸骨切开术进入。在锁骨下动脉和导管之间放置一个分流器，以提供顺行的肺血流。尽管已经在一次手术中已经进行了阶段性单源化术，还需要在另一次手术中在对侧胸腔重复该过程。

（九）术后评估与管理

PA/VSD 的成功修复主要取决于肺动脉单源化或重建的解剖结果。如果实现了低阻抗的肺血管系统，则可以在较低的右心室压力下关闭 VSD。通常认为右心室压力小于 2/3 的全身性压力长期耐受性较好，而超系统性压力在短期或长期内耐受性较差。

在手术室中关闭 VSD 后，可以通过旁路分离后直接测量来评估右心室压力。右心室压力大于全身动脉压的 80% 通常表示肺血管床不足。由于对右心室压力升高的长期耐受性较差，因此如果遇到超系统的右心室压力，必须行开窗修补 VSD。

术后超声心动图和肺灌注扫描是无创性的，用于追踪修复结果，并进一步指导管理的无创方式。肺灌注扫描可检测出各个肺段内的灌注缺陷，并提示肺动脉或 MAPCA 闭塞。超声心动图用于评估右心室压力、心内分流、RVOT 梗阻和导管反流。穿过任何残留 VSD 的血流方向有助于确定处于阶段性缓解的患者的 RVOT 梗阻程度。从右到左分流的表现首要表明肺血管床不足，需要在 VSD 闭合前进一步进行肺血管康复或募集。

如果通过超声心动图或灌注扫描怀疑是进行性血管疾病，则应行心脏导管术。如果采取了多阶段修复策略，则在每个阶段之前都要进行导管插入术。在心脏导管检查时，测量肺动脉压力和 Qp/Qs。如果存在双重供血来源（MAPCA 和右心室），则通过 Fick 方法进行的 Qp/Qs 测量可能不准确。心脏导管检查还显示了肺动脉的分支形态和大小，并可以对肺血管的康复进行干预。如果存在有利的条件，可以经导管开窗封闭 VSD 补片或未闭卵圆孔。

（十）结果

大多数初步手术的医院生存率均大于 90%。在已经确认 PA/VSD 和 MAPCA 完全修复后，不良预后（死亡率、再次手术或修复失败）的风险因素包括肺动脉形态、22q11 微缺失和缓解年龄较大[3, 35, 36]。

患有 MAPCAs 发育不良或中心肺动脉缺失的患者长期修复结果差异很大[17, 18, 20, 21, 37-40]。表现出这种解剖结构的婴儿中约有 80% 可能适合单阶段单源化术，这些患者中多达 50% 可以同时进行完全修复。单阶段单源化的手术死亡率为 2%~15%。单阶段或多阶段单源化的 5 年生存率为 85%，最终 70%~90% 的患者可实现完全修复。在完全修复的患者中，多达 50% 的患者可能会出现右心室压力升高。文献报道的中期随访中，平均右心室与左心室压力之比为 0.4~0.6[35, 39]。超过一半的患者将在 10 年内需要导管干预，以达到完全修复[41]。完全修复后的新生儿和婴儿，不可避免地需要再次手术更换导管。

（十一）结论

PA/VSD 包含广泛的病变，主要通过肺血管形态来区分。术前评估必须说明肺血流的来源、大小和充分性。根据肺血管形态调整治疗策略和时机，最终目标是建立低阻力的肺血管床，右心室 - 肺动脉的连续，消除心内和心外分流，以及消除由此造成的右心室低压。根据肺动脉的形态，手术选择包括单阶段完全修复，或分阶段缓解再进行完全修复。完全修复后，通常需要再次介入进行肺动脉球囊扩张或导管更换。长期预后取决于肺血管的形态和外科医生募集低阻力血管床的能力。

二、右心室 - 肺动脉导管

（一）介绍

人工瓣膜和导管用于在肺心室（形态学上的右心室或左心室）和肺动脉之间建立连续性，作为完全修复或姑息性重建的一部分。有些需要导管置入的肺梗阻缺陷，例如包括法洛四联症、肺动脉闭锁（伴完整的室间隔或 VSD）、永存动脉干、完全性大动脉转位（TGA）/VSD 或右心室双出口伴肺动脉瓣狭窄（作为 Rastelli 或 Nikaidoh 手术的一部分），以及 L-TGA / VSD 伴有肺动脉瓣狭窄。在使用正常的肺动脉瓣进行左心室流出道（LVOT）梗阻的重构手术过程中，也应同时使用导管。Ross 手术中，取肺自体移植物置于 LVOT 位置，使用导管重建右心室 - 肺动脉的连续性。类似地，Yasui 及其同事[41a]所描述的修复中断主动脉弓 / VSD / 严重 LVOT 梗阻手术使用正常的肺动脉瓣进行 LVOT 重建，并需要放置右心室 - 肺动脉导管。

（二）导管选择

建立心室到肺动脉连续性的选择包括人工合成、同种异体移植、异种移植和自体组织导管。不幸的是，目前没有理想的可用导管，并且每种导管都具有特定的优点和缺点。当前没有可用的导管显示出生长潜力，并且导管的狭窄随着儿童的成长而发展。选择导管时要考虑的因素包括肺血管阻力，患者的年龄和大小，以及手术的性质（完全修复或姑息治疗）。例如，在肺血管阻力升高的情况下，可优选放置带瓣导管（与非瓣膜导管相反），以减轻肺动脉反流的影响。患者的年龄和大小很重要，因为每种类型的导管都有特定的大小限制（表 120-1）。操作的类型会影响植入导管的类型和大小。因此，如果需要导管作为姑息性手术的一部分，在该姑息手术中，VSD 保持打开状态，那么可能需要使用限制性导管，以防止肺血流过多。如果作为分阶段修复策略的一部分，计划在较短的时间间隔内进行再手术，则可以接受低成本但耐用性较差的导管的植入。

1. 同种异体移植物

冷冻的主动脉和肺同种异体移植物（或同种移植物）可用于心室 - 肺动脉的重建。同种异体移植的优势包括可使用尺寸范围广，并且在植入过程中具有良好的操控性能。在没有足够的中央肺动脉的情况下，可以将分叉的肺移植物或主动脉分支血管直接吻合到分支肺动脉。主要缺点包括新生儿修复所需的尺寸较小且供应有限，每个同种异体移植物的使用期有限（约 2 年）及成本高。

同种异体移植物性质和大小的选择取决于患者的年龄和手术适应证。对于行导管置入术的婴幼儿，已证明使用除肺同种异体移植以外的其他导管（人工合成、猪异种移植、主动脉同种异体移植）可预测早期再干预，提示肺异体移植在 RVOT 重建中具有优势[42-46]。几项研究表明，与主动脉同种异体移植相比，肺动脉同种异体移植的寿命更长，部分原因是前者具有加速钙化的作用[42, 45, 47, 48]。但是，如果预计肺动脉压升高，则选择主动脉同种异体移植物（单源化后姑息导管），因为在这种情况下，肺动脉同种异体移植会增加假性动脉瘤形成的风险[49, 50]。新生儿导管尺寸的选择可能会受到小型导管可用性有限的影响。当无法获得合适的较小尺寸的同种异体移植物时，可通过切除一个小叶来改良同种异体移植物，并制作较小的"二尖瓣"同种异体移植物，从而允许在较小的患者中使用较大尺寸的同种异体移植物[51]。将过大的同种异体移植物植入新生儿和儿童体内去延长导管寿命的做法可能与早期儿童导管反流的发生有关[52, 53]。

同种异体瓣膜的短期效果尚可以接受，但长期免于反流和狭窄的概率则是高度可变的。文献报道的 10 年内免再干预率的范围为 30%～80%[8,44,48,54,55]。

多个系列研究显示，较小的导管尺寸或较小的年龄是同种异体导管失败的危险因素，对于直径小于 19mm 的同种异体移植，10 年内无须手术的可能性小于 50%[54]。在青少年中，10 年内免于瓣膜功能障碍和导管再介入的概率分别约为 50% 和 70%[56]。其他危险因素包括使用主动脉同种异体移植物，残余肺动脉分支狭窄，ABO 或 HLA 错配，以及 non-Ross 手术（尤其是动脉干手术）[48, 52, 57, 58]。Ross 与 non-Ross 术患者之间耐久性差异的原因尚不清楚，但可能与导管在前者中原位的位置有关；在 Rastelli、Yasui 和动脉共干修复中将其放置在更靠前位置，这可能会导致容易受到胸骨压迫。

2. 异种移植物

当前可用的异种移植导管包括牛颈静脉和猪主动脉根。异种移植导管的优点包括供应充足，成本低，尺寸范围广和缝合性能良好。表 120-1 列出了可购买的异种移植导管和尺寸范围。异种移植导管的选择主要取决于患者的大小和年龄。

Medtronic Contegra 移植物是新生儿或婴儿的另一种选择，它是从牛颈静脉获得的，Contegra 和肺动脉同种异体移植物中具有相似的短期耐久性 [46, 55, 57, 59]。虽然短期耐久性可接受，但长期数据变化很大。再干预的免除率从 3 年的 66% 到 7 年的 90%[57, 59-61]。植入时龄小是再干预和远端导管狭窄的危险因素 [62]。在右心室压增高或肺动脉高压患者中，Contegra 与移植物扩张和耐久性降低有关，这引起了人们对其使用的关注 [60, 62, 63]。外科植入外支架牛颈静脉移植物（Melody 瓣）可能会限制移植物的扩张并提高长期耐用性。

猪主动脉根已被用于大龄儿童和成人的 RVOT 重建，适用尺寸为 19～29mm[64]。这些移植物在短期随访中似乎具有出色的耐久性，但仍缺乏长期的数据 [65, 66]。这是青少年和成人的同种异体移植物或合成导管的一种选择。

表 120-1 基于患者年龄的导管选择

导管类型	适用大小	患者年龄范围	商标名称
同种异体移植			
主动脉	6～25mm	全年龄段	CryoLife, LifeNet
肺动脉	8～29mm	全年龄段	CryoLife, LifeNet
异种移植			
牛颈静脉	12～22mm	<5 岁	Contegra（Medtronic）
牛颈静脉 - 支架式	18mm	6 月龄至 5 岁	Melody（Medtronic）
猪主动脉根	19～29mm	>5 岁	Freestyle（Medtronic） Prima plus（Edwards）
合成			
纤维导管内复合猪主动脉瓣	12～30mm	全年龄段	Hancock valved conduit（Medtronic） carpentier-edwards bioprosthetic valved conduit（Edwards）
聚酯管移植			
无瓣膜 + 植入	>4mm	<12 月龄	Hemasheid（Atrium）
生物瓣	20～30mm	>5 岁	Gelweave（Vascutek） Ultramax（Atrium）
聚四氟乙烯管移植			
无瓣膜 + 植入	>3mm	<12 月龄	Gore-Tex（Gore）
生物瓣	20～24mm	>5 岁	Impra（Bard） Advanta（Atrium）

3. 自体组织

自体心包膜可制成带瓣膜或无瓣膜导管，并用于右心室-肺动脉重建[67]。通过将自体心包小叶在管状心包导管中缝合来构造单尖瓣和双尖瓣管道。尽管已有一些报道描述了其可接受的耐久性，甚至在某些病例中导管的尺寸会随着时间的推移而增加，但是这种技术的经验有限[68]。较小的导管尺寸会增加失败的风险，并限制其在新生儿应用中的作用。缺乏购买导管的商业渠道（在发展中国家）可能是使用这种导管的指征。

4. 合成导管

(1) 无瓣：无瓣导管用于几种情况。右心室-肺动脉导管的姑息性合成管移植物可用于 PA/VSD 和汇合但中央肺动脉发育不良需要肺动脉生长的患者。在这些患者中，VSD 保持开放状态，并使肺动脉暴露于高压下。在瓣膜发育不良的左心综合征的第一阶段重建中，无瓣膜 PTFE 管移植物也用于右心室-肺动脉导管。与心外膜缝合技术相比，透壁插入环形增强的右心室-肺动脉 PTFE 导管可减少近端梗阻的风险[69]。接受 VSD 闭合完全修复的患者可选择性使用无瓣膜导管，但对于有肺血管阻力升高、三尖瓣反流未修复或右心衰竭的患者应避免使用[70,71]。

(2) 带瓣：由聚酯或 PTFE 管移植物制成的带有生物或机械瓣膜的复合导管可商购获得，也可以在手术时进行装配（表 120-1）。手工构建的复合导管使用固定在合成导管内的低架瓣膜。生物人工瓣膜几乎是唯一使用的，因为机械瓣膜必须进行抗凝治疗，而对生物人工瓣膜仅需要进行经导管瓣膜置换[72]。人工瓣膜导管的优势包括出色的使用寿命和几乎无限的保质期，这使得它们很容易获得。封闭的生物人工瓣膜具有刚性的环面，可以抵抗外部结构（胸骨）的变形或挤压。

小于 19mm 的复合聚酯导管与同种异体移植相比主要缺点是加速狭窄，这限制了它们在新生儿和婴儿中的应用[61,73,74]。手工构建的导管受到尺寸限制（最小的生物瓣膜为 19mm），并且通常用于替换年龄较大儿童和青年人的阻塞导管。与组织导管不同，如果儿童生长快于导管扩大，这些导管则不适合。因此，植入 24~28mm 的移植物是最佳的。先前的研究表明，与同种异体移植相比，这些导管耐久性较差，但最近的研究表明，在 5 年内，其避免再介入的可能性大于 90%[75-78]。对于较大的导管（>19mm），猪瓣膜聚酯或 PTFE 导管的耐久性似乎与同种异体移植相当，甚至可能更好[56,71,79,80]。

（三）结果

植入右心室-肺动脉导管后的短期和长期死亡率主要取决于潜在的心脏诊断和手术造成的血流动力学结果。在最近的一系列研究中，接受右心室-肺动脉导管植入的患者医院死亡率为 1%~10%，这取决于潜在心脏病的复杂程度[71]。晚期死亡率的危险因素包括初次手术的患者年龄较大，右心室与左心室压力之比升高[60]。导管免于再次介入治疗的可能性（外科手术或基于导管的手术）因导管或患者类型而异。在大部分系列研究中，早期再干预的最大危险因素是手术患者年龄较小，或使用较小尺寸的导管[81]。

（四）导管置换或重建

导管失效可能以梗阻或瓣膜功能不全的形式出现。是否进行导管介入取决于导管故障对右心室功能的损害。对导管的干预可以采取基于导管的球囊扩张和支架植入的形式改善导管狭窄，或植入带肺动脉瓣的血管以防止导管反流。外科手术重建包括狭窄导管的补片增大和在原位导管内植入人工瓣膜。更换导管是指移除导管并插入新导管。

尽管目前尚无关于导管置换的指南，但导管再介入的常见指征包括无症状患者的右心衰竭症状和右心室恶化。在导管狭窄的情况下，发生右心室高血压（>3/4 系统性血压）或右心室功能障碍应及时考虑介入治疗。孤立性导管反流即使严重也可以耐受很多年。关于法洛四联症经瓣环修补后的肺动脉瓣置换术适应证的相关数据已被推广，以指导导管功能障碍的治疗[82]。运动不耐受、周围水肿和心律不齐的症状被认为是手术的适应证。在无症状的患者中，右心室扩张（>150ml/m²）、进行性三尖瓣关闭不全、QRS 延长和心室功能障碍是相对适应证[82-85]。

基于导管的干预通常可成功缓解导管梗阻。出现导管狭窄的患者中，有超过 90% 的患者可以接受这种干预，并且预期右心室压力可立即降低约 20%[86, 87]。尽管导管支架植入术已显示出可延迟手术干预的需求，但较小的导管尺寸（小于 10mm）、同种异体导管的使用及年龄较小与手术需求加快相关[87]。先前的 RVOT 导管内经皮导管植入 Melody 瓣膜的经验是令人振奋的。已证明在 1 年内 93% 的瓣膜无功能障碍，在 5 年内大于 70% 的瓣膜无功能障碍[88, 89]。在过去的 5 年中，这种经导管瓣膜的使用急剧增加，但仅限于导管内径可扩展到 22mm 的患者，这是 Melody 瓣的最佳外径。导管内径大于 24mm 的患者不适合使用，因为无法将瓣膜密封在 RVOT 内。

对功能障碍的导管进行手术干预的选择包括置换和重建。导管重建是通过切开导管的前部植入人工瓣膜，以及将人工顶板放置在已植入导管的剩余纤维床上。这种类型的重建方法是导管置换的一种更具持久性的选择，在 10 年内 90% 的患者无须再手术[90]。此外，可以用适当大小的移植物进行导管置换。

随着经导管瓣膜的经验越来越多，引起了人们对瓣膜植入混合技术的兴趣，主要包括手术高风险的患者，但 RVOT 增大（不适合经导管置换）的患者除外。在不使用体外循环的情况下的技术包括经心尖或经股动脉输送，并固定在肺动脉中。

（五）技术性注意事项

用术前影像（横向胸部 X 线摄影、导管介入、MRI 或 CT 扫描）评估导管与胸骨的位置很重要[91]。钙化导管融合到胸骨后表面可能需要经股静脉插管，并且在进入胸骨之前建立体外循环[91, 92]。术前应确定残留的心脏内分流（PFO 或 VSD）的存在，因为闭合任何残余缺损的决定将指导术中插管和体外循环策略。体外循环期间混入空气可能导致脑卒中，而心脏停搏或伴有左心室通气的纤颤可用于排空和使心脏搏动。

如果存在房性或室性心律失常，则适合通过电生理标测和消融进行术前评估。对于未进行或未成功进行消融的房性或单侧室性心律失常的患者，建议进行手术冷冻消融[93]。

（六）结果

更换或重建导管的手术死亡率为 5%～10%，并且再次更换或重建导管手术后的长期结果（死亡率、无再次手术率）与初次放置导管的结果相当[58, 94]。

第 121 章
永存动脉干与主肺动脉窗
Truncus Arteriosus and Aortopulmonary Window

Jennifer C. Hirsch-Romano　Richard G. Ohye　Ming-Sing Si　Edward L. Bove　著
乐　章　译

一、永存动脉干

永存动脉干是一种比较少见的先天性心脏病。指心脏发出单一的一条血管干，而正常情况下应该由肺动脉、主动脉、冠状动脉和头臂血管组成。该病变约占所有先天性心脏病的 0.4%～4%[1-3]。Wilson 于 1798 首次描述了该疾病[4]，1942 年 Lev 和 Saphir[5] 定义了目前与永存动脉干相关的解剖结构。

（一）胚胎学

在妊娠的第 5 周，成对的侧脊出现在截头部。这些动脉干膨出最终形成主动脉肺动脉隔膜。右上干膨出位于截头的右上壁，其向远端向左生长，而左下干膨出位于左下壁，其向远端和向右生长。当这些膨出向动脉囊移动时对立运动最终导致主动脉肺动脉间隔的螺旋生长。最近端部膨出的形式有漏斗状或圆锥状，这些动脉干膨出的不同导致动脉干出现各种形式。其中最常见的室间隔缺损（VSD）。

多能神经嵴细胞在圆锥动脉和主动脉弓的发育中起重要作用，在小鼠模型中敲除 CDC42（细胞分裂周期 42），即一种 GTP 结合调节细胞骨架重塑的蛋白质，并且是神经嵴细胞迁移的必要蛋白之一，会导致持续性动脉干和主动脉弓中断[6]。雏鸟胚胎移植前神经嵴细胞的选择性消融则产生一定数量的先天性心脏病[7]。这些缺陷包括动脉干与主动脉弓中断，而它们的共存为 10%～20%，即永存动脉干患者[8, 9]。

动物模型提供了进一步研究动脉干遗传基础的方法。小鼠在同源盒基因 PAX3 中的点突变，导致了动脉干和主动脉弓的异常表型[10]。在人类中，染色体 22q11 的单等位基因微缺失与神经嵴起源的各种缺陷有关，包括典型相、腭裂、甲状腺和甲状旁腺发育不良，以及圆锥动脉和主动脉弓异常。典型综合征包括先天性胸腺发育不全、21q11 缺失综合征和与永存主动脉相关的 Shprintzen 综合征。一个识别区微缺失的候选基因是 HIRA。HIRA 与 PAX3 相互作用，因此可能是 PAX3 神经调节的组成部分[11]。发育过程中与永存动脉干相关的环境风险因素包括母体糖尿病和接触视黄酸。

（二）解剖学

在动脉干中，通常存在孤立性和心室的 D 形环。指的是从心脏的底部出现了一个独立的大管腔，起源于肺动脉，全身动脉和冠状动脉。分类动脉干是由 Collett 和 Edwards 于 1949 年提出的[12]，Van Praagh 在 1965 年也提出了此观点[13]（图 121-1）。Collett 和 Edwards 基于肺动脉的起源部位提出该定义（表 121-1），而 Van Praagh 分类是基于隔膜的程度及动脉干和 VSD 的存在与否提出（表 121-2）。Van Praagh 还要求至少有一个肺动脉起源于共同的主干。这个规定适当将 Collett-Edwards 的类型Ⅳ，或假性裂孔，降级为对肺闭锁的范围。Van Praagh 分类也规定了包含相对的发育不全或中断主动脉的常见关联。常见的 hemitruncus 一词，主要用于描述通常在没

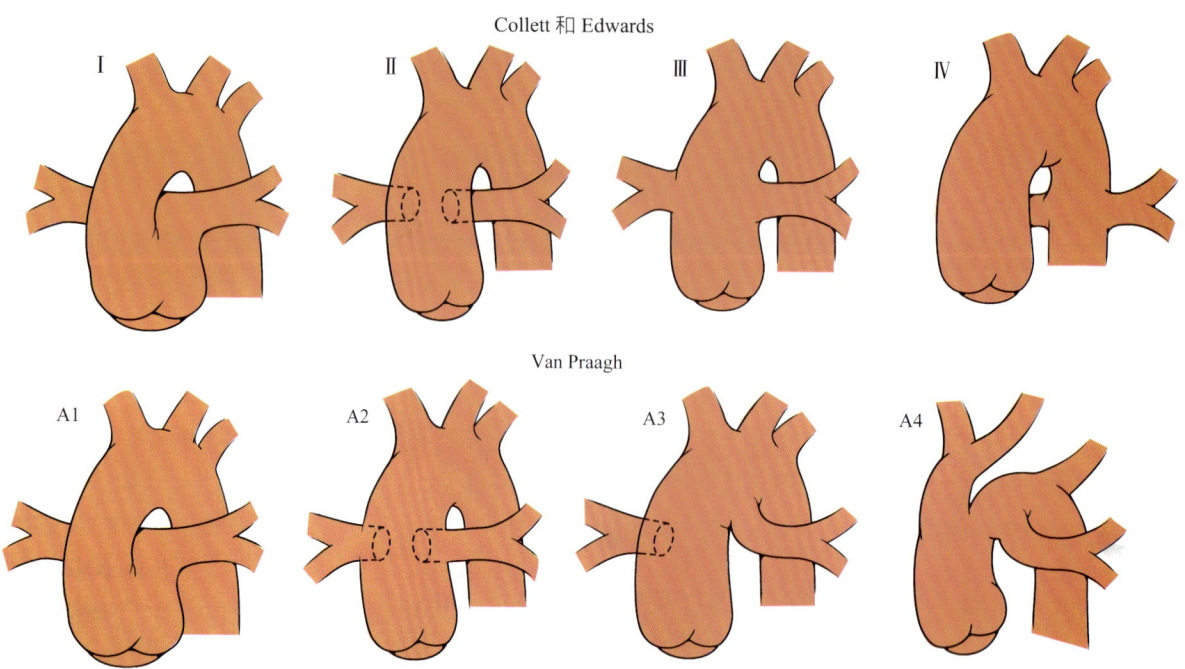

▲ 图 121-1 Collett 和 Edwards 与 Van Praagh 动脉干分类的比较

表 121-1 Collett 和 Edwards 分类

类 型	描 述
Ⅰ	肺动脉分支起源于肺动脉主干
Ⅱ	肺动脉分支起源于总干后方的邻近位置
Ⅲ	肺动脉分支是分开的，有广泛的起源
Ⅳ	缺"真"支肺动脉伴主动脉脉络

表 121-2 Van praagh 分类

分 类	描 述
类型 A	存在室间隔缺损
类型 B	不存在室间隔缺损缺如
1	主动脉肺间隔部分发育
2	无主动脉、肺间隔
3	缺一条分支肺动脉
4	主动脉弓缩窄、发育不全或中断伴动脉导管未闭

有 VSD 的情况下右肺动脉异常起源于升主动脉，左肺动脉正常起源于主肺动脉。这个病变与 Van Praagh B3 型不同，不应该被认为是永存动脉干的一种形式。

动脉干瓣膜可能为三尖瓣（69%）、四尖瓣（22%）、二尖瓣（9%），或者罕见的单尖或五尖瓣。瓣膜通常与二尖瓣保持连续性，不与三尖瓣保持连续性。68%～83% 的病例，动干同时覆盖两个心室，偏向右心室为 11%～29%，偏向左心室为 4%～6%，瓣膜狭窄或者反流可能会使动脉未闭患者的管理复杂化。20%～26% 的患者存在中度或更大程度的主干不足。由于过瓣流量增加，轻度狭窄通常在术前评估中检测到。仅有 4%～7% 的患者存在明显的狭窄。根治术后梯度压 ≥ 30mmHg 被认为是残余狭窄。

从左后外侧面看，完全修复后残余狭窄分支肺动脉通常起源于动脉干管远端。它们通常尺寸合适，无开口或分支狭窄。其中 Collett 和 Edwards Ⅰ型最常见，发生率为 48%～68%，其次是Ⅱ型（29%～48%）和Ⅲ型（6%～10%）[7,15]。在实践中，大多数情况似乎如此，属于"1 型 1/2"类。肺动脉分支不是来自主肺动脉，但是距离动

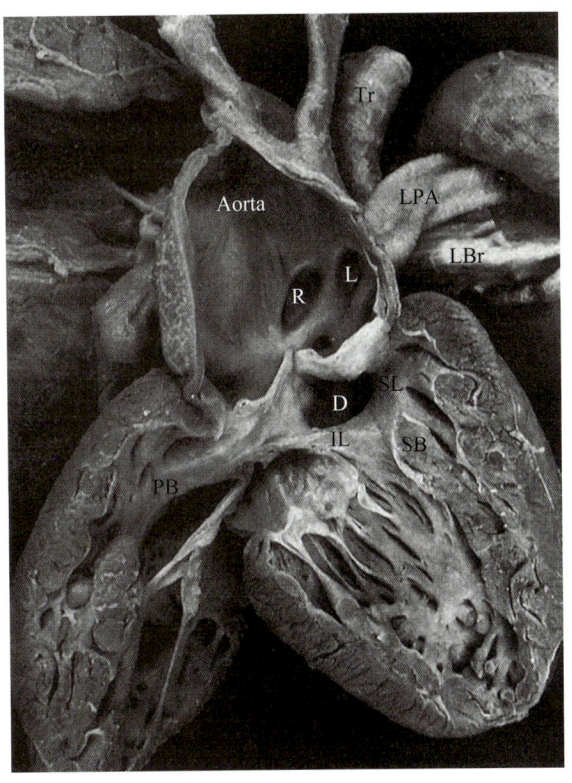

▲ 图 121-2 右心室动脉干的病理解剖图

主动脉、左（L）肺动脉和右（R）肺动脉的动脉干起点清晰可见。室间隔缺损（D）位于室间隔带的下（IL）和上（SL）肢体之间。将 IL 插入顶骨带（PB）可使三尖瓣和干瓣之间出现肌肉间断。LBr. 左支气管；LPA. 左肺动脉；Tr. 气管（经允许转载自 Mair DD, Edwards WD, Julsrud PR, et al: Truncus arteriosus. In Allen HD, Gutgesell HP, Clark EB, Driscoll DJ, editors: *Moss and Adams' heart disease in infants, children and adolescents*, Philadelphia, 2001, Lippincott Williams & Wilkins, p 505.）

脉干的后部很近。肺动脉起源于除动脉干外的全身动脉（Van Praagh 型 A3/B3）相对罕见，发病率为 2%~5%[16, 19]。

1. 相关异常

终端的主动脉弓，最常见的是 B 型，与动脉干有关（Van praagh A4/B4），占 10%~20%。21%~36% 的患者动脉弓向右，通常带有镜像分支[8, 9]。据报道，头颅血管的异常起源有 4%~10% 为右锁骨下动脉[15, 20]。

冠状动脉变异在动脉干中很常见，并且在手术修复中具有潜在的重要性。左前降支病变通常较小，右冠状动脉突出的小锥形枝供应右心室漏斗部[21]。左前降支动脉起源于右冠状动脉，在右心室漏斗神经切断术的外科手术中有明显的优势，左冠状动脉优势占 27%，这大约是一般人群的 3 倍[22]。冠状动脉口部异常有特别重要的外科意义，在 37%~49% 的案例中发生。一般情况下，不管瓣叶的数量如何，左冠状动脉从左后外侧尖端发出，右侧冠状动脉起源于右前外侧尖瓣。冠状动脉可以来自单个孔口或单个尖部的两个口[8]。通常可能有孔口狭窄，描述为狭缝状的孔口，或异常瓣膜组织的阻挡。左冠状动脉很常见，有很高的起源，肺动脉分支并不常见，左冠状动脉很少起源于自主动脉干或肺动脉分支[15]。

其他心脏异常是常见的，并且通常存在卵圆孔未闭（PFO）。真正的房间隔缺损发生率为 9%~20%，持续性左上腔静脉为 4%~9%，轻度三尖瓣狭窄为 6%[15, 20]。5%~10% 的患者报道为二尖瓣异常。据报道，三尖瓣闭锁、完全性房室间隔缺损、肺静脉回流异常、二尖瓣闭锁、左心室发育不全、心室内翻、异染性综合征这些异常的发生均与动脉干有关。

约有 28% 的动脉干患者被报道了心外异常[17]。描述的异常包括骨骼、泌尿生殖系统和胃肠道畸形。如前所述，染色体 22q11 的单等位微缺失是常见的，DiGeorge 综合征的诊断率至少为 11%[17]，这些患者的手术时间更复杂，住院时间更长，资源利用率更高[23]。

（三）病理生理学

动脉干的病理生理学是总混合病变之一，混合发生在 VSD 和动脉干近端水平。虽然有发绀，由于肺血流量升高，新生儿期全身氧饱和度通常为 85%~90%。在没有肺动脉狭窄或全身性外出梗阻的情况下，肺血流量主要受肺血管阻力（PVR）的影响。生命的最初几天，肺血管阻力仍然相对较高，限制了肺部血液的流动。肺血管阻力降低，肺血流量增加，导致肺过度循环和充血性心力衰竭的体征和症状。不受限制的左向右分流导致肺回路的压力和容量过载。此外，动脉干与其他左向右分流病变的区别在于收缩期和舒张期分流，这些因素导致了动脉干栓塞患者不可逆的肺血管闭塞性疾病早期的发展。

截断瓣膜反流和狭窄可加剧动脉干中心脏的血流动力学应力。反流增加了心室的额外容量，使其过载，使充血性心力衰竭的体征和症状恶化。舒张期径流不仅由于瓣膜不足而且由于低阻力肺血管床，可导致较差的全身灌注，尤其是冠状动脉灌注。狭窄增加了心室的后负荷，从而增加了心肌的需氧量。严重的主动脉瓣狭窄可以限制全身灌注，再次通过径流进入肺循环。

（四）诊断

1. 临床特点

永存动脉干的诊断通常在婴儿早期，常在新生儿期进行。胎儿超声心动图也可以在产前识别病变。发绀或充血性心力衰竭的程度取决于肺血管阻力和肺血流量的最终体积。临床表现可以通过相关病变加剧，例如动脉干瓣膜不足或主动脉弓中断，或肺动脉狭窄改善。

体格检查结果取决于肺部血液的数量和肺动脉瓣的不足程度。一般来说，永存动脉干的新生儿表现出出生时只有轻度发绀。随着肺血管阻力下降和肺血流量增加，充血性心力衰竭的迹象变得明显并且发绀减少。动脉干反流加速了发作并增加了充血性心力衰竭的严重程度。婴儿出现呼吸急促、心动过速、多汗和喂养不良的典型症状。心前区过度活跃，并且胸骨左边缘可能会有一种刺激感。典型和单一的症状可能与缺口有关。随着心衰歇逐渐严重其他症状也并不罕见。左胸骨边缘常见心脏收缩杂音。可能存在心尖处的低沉舒张期杂音，表示通过二尖瓣的增加的流量。胸骨左边缘的高亢舒张期杂音表示肺动脉瓣反流。在没有罕见的肺动脉狭窄的情况下，连续的杂音显然不常见。连续杂音的检测与其他诊断一致，特别是肺动脉闭锁伴有动脉导管未闭或主动脉侧支。由于舒张期径流进入肺床，外周脉压加宽，并且由于动脉干不足而进一步加宽。

2. 诊断研究

胸部X线片显示中度心脏扩大，肺血管纹理增加。在约1/3的患者中，弓向右，并且在22q11微缺失的患者中可能没有胸腺。右弓和增加的肺血管纹理的组合强烈提示动脉干永存。二维和多普勒超声心动图检查是选择的诊断方式。超声心动图可以确定出生时或在子宫内动脉干的解剖结构。产前超声心动图越来越多地发现先天性心脏异常；然而，由于分支肺动脉成像困难，动脉干永存仍然是更常被误诊的心脏缺陷之一（准确率为78.6%）[24, 25]。胸骨旁长轴视图将证明大的动脉瓣超越VSD（图121-3A）。多普勒超声的增加将揭示动脉瓣膜狭窄或反流（图121-3B）。胸骨上切迹视窗可以进一步明确肺动脉和主动脉弓的解剖结构（图121-4）。心脏导管检查通常是描绘复杂形态的动脉干的解剖结构，例如具有单个肺动脉的动脉干（Van Praagh型A3/B3）。心脏导管也被用于评估晚期患者的肺血管阻力。磁共振成像（MRI）是心脏导管的替代或辅助，以确定复杂动脉干的解剖结构。MRI在评估心室功能及导管和分支肺动脉解剖结构的术后评估中越来越多地发挥作用。

（五）自然历史

典型的动脉干永存的自然病史是由于充血性心力衰竭而早期死亡。1个月死亡率约为40%；3个月为70%；1年为90%[27]。由于充血性心力衰竭或更常见的是肺血管梗阻性疾病，在婴儿期存活的患儿通常在儿童期或青春期早期死亡。很少有患儿在没有发生肺血管梗阻性疾病的情况下在婴儿期存活，这样的患儿估计不到所有患者的5%[27]。

（六）治疗

由于固有的高早期死亡率，动脉干永存需要早期干预。最初，永存动脉干的外科治疗仅限于一个或两个分支肺动脉的条带。第一次成功的心内修复是由密歇根大学的Sloan小组于1962年使用无瓣膜聚四氟乙烯（PTFE）导管进行肺部重建完成的[28]。1967年，McGoon及其同事使用主动脉同种异体移植进行了第一次带瓣管道修复[29]。在此期间，完全修复通常作为初始肺动脉绑扎后的分期手术进行。然而，肺动脉结扎的并发症包括肺动脉扭曲、带移位，以及未能阻止肺血管梗阻性疾病的发展，导致持续高死亡率。Ebert及其同事发表了1984年婴儿动脉导管未闭

第三部分 先天性心脏病手术
第121章 永存动脉干与主肺动脉窗

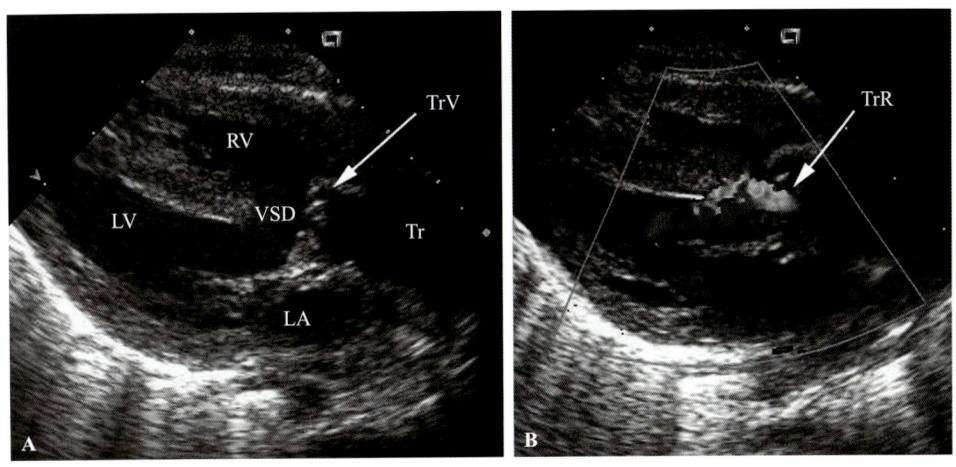

▲ 图 121-3 胸骨旁长轴位动脉干患者

A. 大干（Tr）覆盖室间隔缺损（VSD）；B. 增强的多普勒显示出一股动脉干反流（TrR）。LA. 左心房；LV. 左心室；RV. 右心室；TrV. truncal valve. 共同动脉干瓣

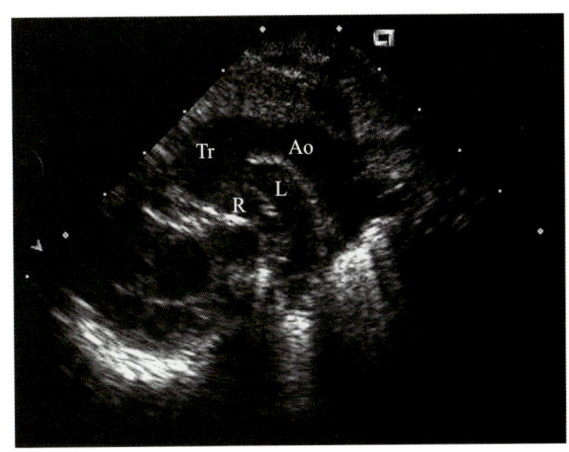

▲ 图 121-4 胸骨上切迹图

显示右侧（R）和左侧（L）肺动脉起源于 Tr 动脉干（Tr），与主动脉相连（Ao）

修复的第一系列患儿[30]。随着新生儿手术技术和围术期护理的不断改进，处理手段已经发展到早期完全修复。在密歇根大学[18]和波士顿儿童医院[31]进行新生儿瓣膜导管修复的早期报道之后，新生儿瓣膜导管修复已成为永存动脉干的首选治疗方法。

（七）手术技术

使用标准正中胸骨切开术进行修复。虽然有些作者提倡深低温伴循环阻滞或低流量旁路，简单形式的动脉干的修复很容易在适度低温的全循环旁路中进行。更复杂的形式，如 Van Praagh

A3/B3 型（一个肺动脉缺如）或 A4/B4（主动脉弓中断）可能需要一段时间的深低温停循环。动脉插管远端位于无名动脉基部的升主动脉中。双腔插管用于静脉回流，通过右上肺静脉放置额外的左心室通气孔。肺动脉被激活以将体外循环血流引导至体循环。

心脏通过顺行停搏来停搏，主动脉阻断钳尽可能远端放置。有意义的动脉瓣反流可能需要使用逆行心脏停搏液。一旦心脏停搏液被输送，就会移除肺动脉。如果冠状动脉可以正确识别和暴露充分，肺动脉可以直接从动脉干的后部切除，特别是对于 Collett 和 Edwards Ⅰ 型动脉干。冠状动脉的开口可以起源于窦道或具有壁内走行[32]。如果存在任何不确定性，直接评估主动脉根部的冠状动脉解剖结构是至关重要的。通常，有利的是向前打开主动脉以帮助移除肺动脉并识别冠状动脉的起源（图 121-5A）。将位于肺动脉分支起点远端的主动脉横断是另一种促进肺动脉和冠状动脉暴露的有效技术（图 121-5B）。移除肺动脉，以及相邻动脉干壁的小边缘，应注意避免损伤左冠状动脉或动脉瓣，其通常紧邻肺动脉。然后主要或用一片 PTFE 修复动脉干缺损。此时，根据外科医生的偏好，可以每隔一段时间给予额外剂量的心脏停搏液。

检查心脏是否存在任何大的锥形分支，左

前降支的位置及异常冠状动脉的可能性。然后在右心室流出道无血管区进行右心室底部漏斗切开术。漏斗切开术是由颅骨向动脉干瓣膜方向进行的，并且限制在允许右心室通过预期导管无阻碍输出所需的尺寸（图 121-6A）。通过漏斗切开术，VSD 用一块 PTFE 封闭。虽然也可以使用中断技术，但我们使用了缝合技术。当存在 VSD 的膜状或入口延伸时，注意不要伤害 VSD 的后半部分中的传导组织。有利于从右心室外流道的心内膜转换到漏斗切开术的前上部大部分的心外膜，以避免损伤动脉干瓣并确保左心室外流道广泛通畅（图 121-6B）。如果存在，则关闭房间隔缺损。一个小的 PFO 可以作为"弹出阀"，以利于术后管理。

一旦 VSD 关闭，可以在移除阻断钳和心脏跳动的情况下执行剩余的程序。我们更倾向于使用冷冻保存的肺动脉或主动脉同种异体移植物来重建肺外翻道，尽管牛颈静脉移植物或其他异种移植物瓣膜导管是可行的替代方案。同种异体移植物的远端吻合进行至肺动脉的天然分支，然后将同种异体移植物的后部吻合至近似于右侧漏斗切开术的上部。在前面，导管增加了一片 PTFE 或其他同种异体移植材料（图 121-7）。牛颈静脉移植物的益处是组织的近端延伸，其可用于修补右侧漏斗切开术而无须额外的贴片材料。

（八）其他手术注意事项

1. 中断的主动脉弓

主动脉弓中断的动脉干修复需要对基本手术程序进行一些修改（图 121-8）。主动脉插管在无名动脉的基部近端进行，以灌注所有头臂动脉血管，并在动脉导管远端灌注远端主动脉。双腔插管用于静脉回流，通过右上肺静脉放置左房引流管。将患者置于体外循环中并冷却至 18℃至少 20min。肺动脉被阻断以防止肺动脉过度循环。在冷却期间，动员升主动脉、主动脉弓、近端降主动脉、头臂动脉血管和肺动脉。可以在深低温

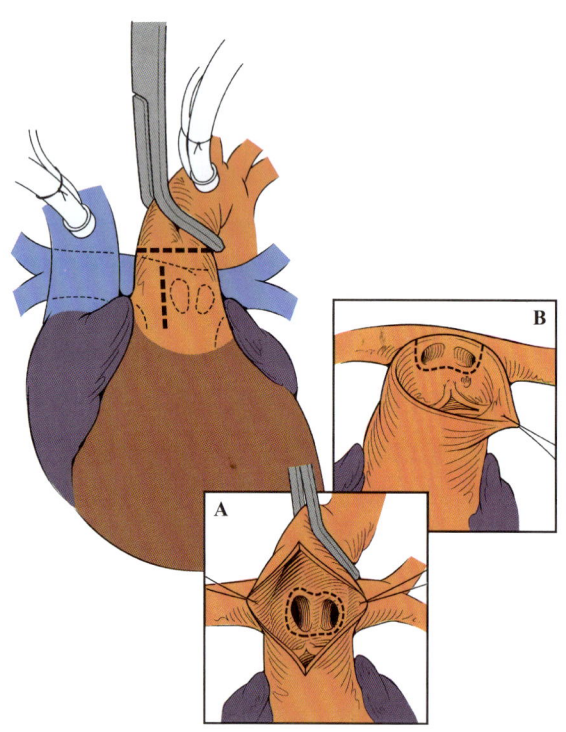

▲ 图 121-5 动脉干的修复（一）

从肺动脉干切除肺动脉可以通过前纵行主动脉切开术（A）或横切主动脉（B）来实现

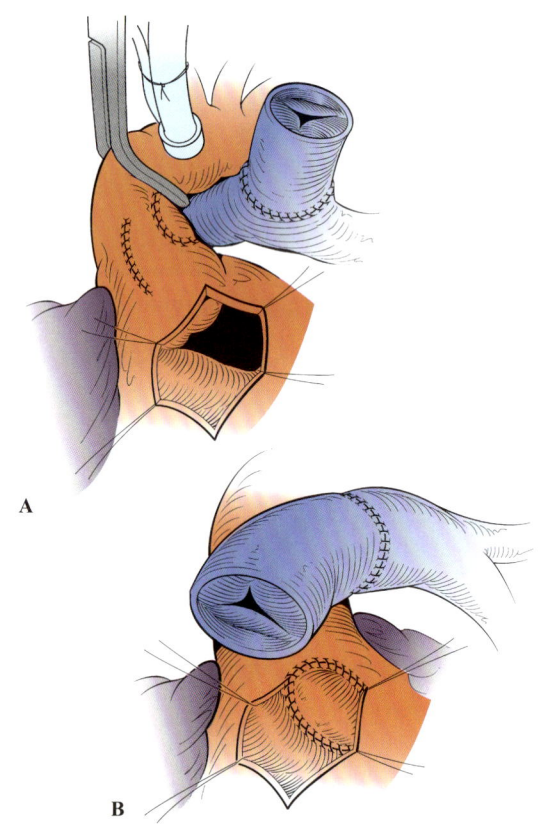

▲ 图 121-6 动脉干的修复（二）

A. 室间隔缺损（VSD）通过右侧漏斗状切开术暴露；B. VSD 补片在基底部切开术的最上部过渡到心外膜。同种异体肺的后侧面直接缝入漏斗状切开术的上部分

第三部分 先天性心脏病手术
第121章 永存动脉干与主肺动脉窗

循环停止下进行动脉弓修复。或者，如 Pigula 和同事[33]等描述的局部脑灌注可以通过将 PTFE 管吻合到无名动脉，或通过在无名动脉的基部直接插入主动脉并将套管推进到无名动脉中来进行。在充分冷却后，头部血管被结扎，停止旁路，并且如果需要，开始局部脑灌注。动脉导管在肺动脉起源的远端结扎并分开。从近端降主动脉切除所有残留的导管组织。升主动脉和近端降主动脉呈匙状（图 121-9）。远端升主动脉和近端降主动脉的后壁是近似的，并且用一片冷冻保存的肺同种异体移植物增强修复（图 121-10）。一旦完成弓形重建，可以对主动脉进行再闭合和排气，可以放置主动脉交叉钳，并且可以恢复体外循环。可以施用额外剂量的心脏停搏液并且可以开始复温。修复的其余部分，包括 VSD 闭合和肺外翻道重建，类似于简单的动脉导管外科手术。

2. 心脏瓣膜反流或狭窄

在大约 1/4 的病例中，严重的瓣膜反流，或者不太常见的狭窄，可能使永存动脉干的手术处理复杂化。保证采用保守的方法，因为在矫正手术和减轻体积超负荷后，反流和狭窄通常都会改善。小于 30mmHg 的梯度通常不需要干预[18]。此外，即使是中等程度的动脉干反流也可以很好地耐受，并且通常可以延迟瓣膜修复或更换。最近对 2000—2009 年胸外科学会先天性心脏手术学会数据库的分析表明，动脉干术时伴随的心脏换瓣手术与孤立性动脉导管修复相比具有明显更高

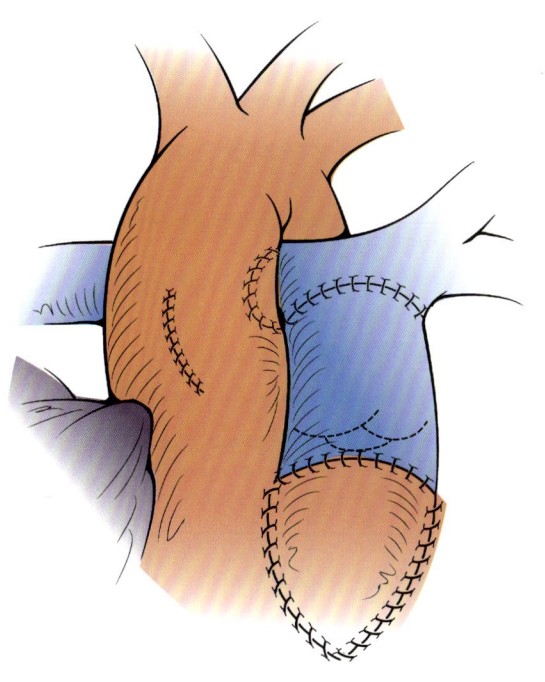

▲ 图 121-7 动脉干的修复（三）
然后用 PTFE 完成右心室到肺动脉的连续性

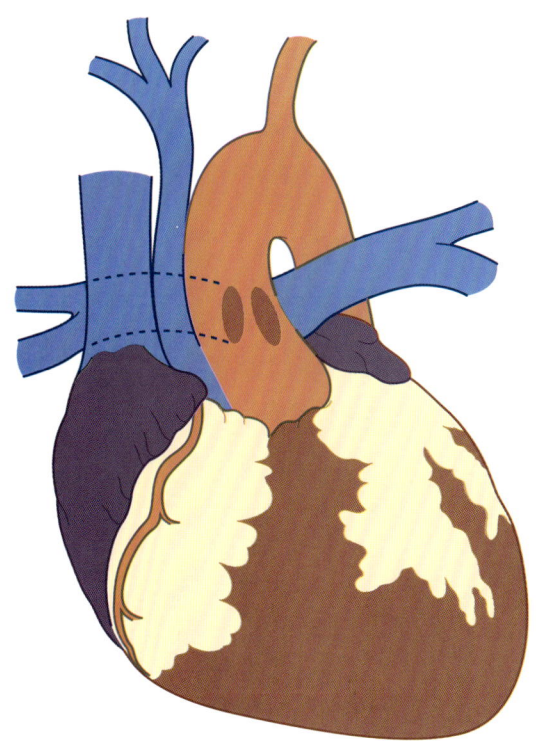

▲ 图 121-8 大动脉干（Collett 型和 Edwards 型）伴 B 型主动脉弓中断

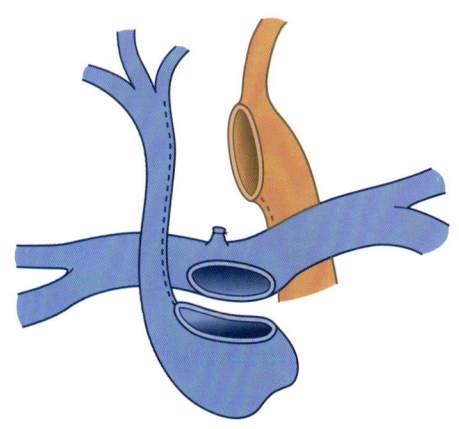

▲ 图 121-9 主动脉弓离断修复动脉干（一）
动脉导管已结扎并分开，肺动脉已从动脉干中移出。升主动脉和降主动脉近端有散在（虚线）

1919

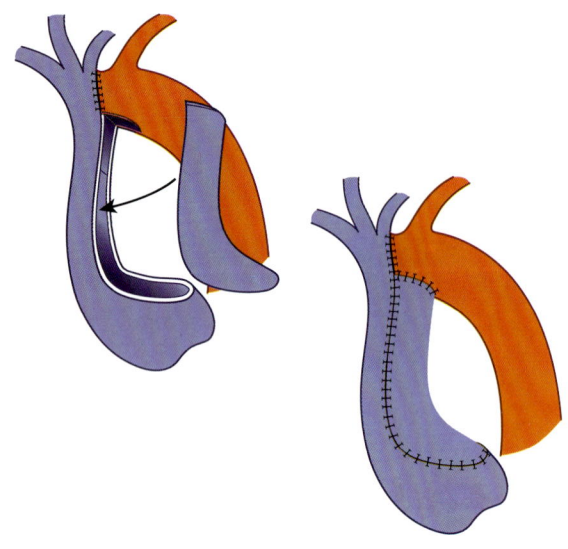

▲ 图 121-10　主动脉弓离断修复动脉干

重建远端升主动脉和近端降主动脉，并用冰冻保存的同种异体肺移植物进行扩增

的手术死亡率（30% vs. 10%，$P=0.0002$）。当心脏瓣膜手术与中断的主动脉弓的修复相结合时，这种死亡风险增加到 60%。需要注意的是，没有进行初始心脏瓣手术，但随后在住院时需要手术干预的患者死亡率 100%[34]。因此，在动脉干瓣膜干预的时间安排方面，适当的患者选择至关重要。许多严重动脉干反流的患者无法在手术中存活。对于存活的患者，初次手术后中度至重度动脉干反流的存在是晚期瓣再次介入但不是早期死亡的危险因素[35]。在瓣膜干预过程中，相较于其他选择瓣膜修复是首选，包括用冷冻保存的主动脉同种异体移植或机械瓣膜置换替换根部。动脉干通过 VSD 贴片扩大瓣膜环可以促进瓣膜置换。对于心脏瓣膜修复，已经描述了几种技术使患者合理存活。这些技术包括瓣环成形术、尖瓣切除术、合缝闭合术、尖瓣重新悬吊术和尖部修复术[36, 37]。Backer 和 Mavroudis[38, 39] 报道通过叶片切除或复位瓣环成形术进行心脏瓣膜重建是最有效和最持久的修理心脏瓣膜方法。在长期随访中，该研究表明，通过瓣膜形态作为成功的关键决定因素，可以实现持久的结果，75% 的患者患有四尖瓣，需要切除瓣膜和修整三尖瓣，只有两名患者继续进行维修后 9 年和 10 年更换瓣膜[40]。动脉瓣膜修复术后再次手术的危险因素包括新生儿修复（风险比 4.1，$P=0.03$）和叶片变薄表现（风险比 22.5，$P=0.002$）[41]。年龄较大的儿童和成人有更多的瓣膜置换选择，包括主动脉同种异体移植、支架、或无支架组织瓣膜和机械瓣膜。如果解剖结构适合持久修复，则修复也是该群体中的一种选择。

3. 肺流出道重建

尽管大多数外科医生使用带瓣膜的异种移植物或同种异体移植物导管，此处还描述了其他几种方法。这些其他技术包括使用无瓣导管，新鲜的自体心包瓣膜导管，单尖瓣，以及实现右心室和肺动脉之间的天然组织并置的各种方法。

过去使用无瓣管移植物取得了良好效果，但随着适当大小的瓣膜导管的发展，它们已基本被废弃。优点包括可用性和与瓣膜功能障碍或钙化相关的狭窄风险较低。明显的缺点是术后短期内缺乏瓣膜，右心室自由反流受到心室切开术和局部缺血和体外循环的影响。另外，瓣膜在具有不稳定肺血管阻力的新生儿或具有肺血管梗阻性疾病的老年患者中可能是有利的。一项研究分析了无瓣膜导管的新生儿修复结果，发现动脉导管干细胞与其他诊断组相比，导管失败的再次手术治疗率最高[43, 44]。

带瓣导管的选择包括复合异种移植物，同种异体移植物和牛颈静脉移植物。涤纶管移植物中的猪异种移植物尺寸小至 12mm。优点包括随时可用。缺点主要与坚硬的涤纶管移植物有关，其止血性差，耐受性差，具有更大的分支肺动脉畸形的风险。涤纶还倾向于形成新内膜皮，可能导致狭窄。另外，异种移植瓣的刚性金属环可以在胸骨下方被压缩，梗阻左前降支动脉。牛颈静脉移植物越来越受欢迎。它们的尺寸低至 12mm。这些移植物具有优异的操作特性，易止血和最小化分支肺动脉畸形。它们可带或不带支撑环，以最大限度地减少胸骨压缩造成的扭曲。牛颈静脉移植物具有与传统同种异体移植物类似的耐久性，但是远端狭窄的风险增加，尤其是 2 岁以下的患儿，其使用热情受到抑制[45-47]。另一个较大的系列显示，Contegra 导管和尺寸小于 20mm 与同种异体移植物相比，是需要更换移植物的独立危险因素[48]。

冷冻保存的肺同种异体移植物具有优异的组织处理特性和易于植入的优点。也可以使用主动脉同种异体移植物，尽管它们看起来不如肺部同种异体移植物[17,79]。这些导管的缺点主要与极小尺寸和有限可用性有关，尽管同种异体移植物的范围为 12~16mm，通常可以放在没有困难的新生儿中使用。通过去除其中一个尖瓣可以缩小较大的肺同种异体移植物，从而形成二尖瓣。当适当大小的同种异体移植物不可用时，我们的小组和其他人已成功使用该技术[51-52]。

异种移植物或同种异体移植物是否具有更高的寿命仍然存在争议。一些已发表的研究，包括我们自己的经验，已经表明肺同种异体移植物是新生儿和婴儿的最佳导管[17,33]。我们在 155 名婴儿中放置右心室 – 肺动脉导管的一系列结果显示出主动脉同种异体移植物（24%，P=0.02）和异种移植物（26%，P=0.05）相比的显著差异性，冷冻保存的肺同种异体移植物（50%）5 年无再次手术[39]。已显示优化同种异体移植物的大小（z- 得分为 +1~+3）对于管道寿命很重要，超大管道并没有额外的好处[45,54]。其他人发现异种移植物和同种异体移植物的使用寿命对于动脉导管的修复没有显著差异[55]。

为了减少再次手术的需要，一些研究小组已经提出了在右心室流出道内实现原生组织附着并可以生长以允许生长的方法。1990 年，Barbero-Marcial 及其同事引入了一种将肺分叉直接吻合到漏斗神经切断术上缘的技术[56]。然后用贴片增强吻合的前部，贴片包括单尖瓣。BarberoMarcial 和 Tanamati 对 45 例患者进行了后续随访，结果显示该技术在 47 个月的平均随访中，12% 的再次手术治疗率，4 年的精算生存率为 67.5%[57]。此外，44.4% 患有中度至重度肺动脉反流，23.3% 患有肺动脉狭窄。Lacour-Gayet 及其同事报道了他们使用多种不同的肺动脉外翻重建技术对 56 例动脉导管未闭修复患者的经验[16]。他们发现异种移植和直接吻合再介入率约为 80%。Danton 及其同事[58] 报道了一系列 61 例永存动脉干，38 例用导管修复，23 例直接吻合。

虽然死亡率没有增加，但直接吻合组的无再次手术 10 年精算自由度为 89%，而导管组为 56%（P=0.023）。

Kreutze 及其同事描述了使用新鲜自体心包瓣膜导管进行右心室外翻道重建[59]。接受该技术的 86 例患者包括 23 例动脉干。动脉干患者的手术死亡率为 26%。在整个组中，手术后立即出现中度至重度导管反流者，占 12.7%。手术后 6 个月，无论是通过超声心动图还是对需要再次手术的患者进行目视检查，都无法发现任何瓣膜组织。对于整个队列，对于导管相关的再次介入的需求在植入时对于导管小于 16mm，在 5 年时为 83%，在 10 年时为 60%。相比之下，在 Lacour-Gayet 及其同事的报道[16] 中，对于在永存动脉干未闭修复中接受心包导管治疗的患者，在 7 年时再次手术或血管成形术的自由度为 100%。然而，作者还发现，与异种移植物或同种异体移植物（7.1%，P=0.015）相比，使用直接吻合术或心包导管是手术死亡的重要危险因素（43%）。

（九）术后管理

大多数患者需要标准的术后技术给予低剂量的收缩力支持和标准的术后护理技术。左心房经胸监测线的放置是有帮助的，因为由于右心室功能障碍，中心静脉压可能无法准确地反映左侧的填充压力。早期手术实际上已经消除了早期研究中出现的术后肺动脉高压危象。对于可预期肺血管性高血压危象或肺血管梗阻性疾病的老年患者，经胸肺动脉线的放置可有助于术后管理。避免酸中毒、高碳酸血症和缺氧可以使肺血管阻力最小化。镇静和麻痹也用于最小化肺血管阻力中的波动。一氧化氮和西地那非的使用可以诱导肺血管平滑肌松弛，并且对于具有可逆性肺血管梗阻性疾病的老年患者尤其有用。

（十）结果

自从 Ebert 及其同事[30] 在 1984 年对婴儿进行第一次大型动脉干修复以来，永存动脉干已经发展到早期新生儿修复，并且生存率不断提高。2005—2009 年胸外科学会先天性数据库表示新生儿修复动脉干的医院死亡率为 10.9%

（范围 0%～100%）[60]。大多数死亡发生在复杂动脉干或动脉干闭锁的患者中的严重心脏瓣反流[16-19, 32, 61]。更复杂的动脉导管形式也与住院发病率增加和住院时间延长有关[62]。各种研究中鉴定的不良危险因素包括显著的动脉干反流，需要瓣膜更换，出生体重小于 2.5kg，存在中断的主动脉弓或冠状动脉异常，采用瓣膜异种移植或同种异体移植术以外的技术进行肺重建，以及年龄大于 100d[16-19, 31, 55, 61]。中心研究表明，主动脉弓中断不是危险因素[18, 19]。然而，最近一项先天性心脏外科医学会研究和单中心研究再次显示，与主动脉弓中断相关的动脉干永存的早期死亡率高达 42%～56%[63, 64]。

动脉导管患者的长期存活率也令人鼓舞，精算存活率在 5 年时为 90%，10 年时为 85%，15 年时为 83%，大多数幸存者（97%）为纽约心脏病协会 I 类或 II 类[22, 55]。对 Kaplan–Meier 生存曲线的检查表明，大多数死亡率与初始手术相关。后期随访表明尽管干预或住院的最大需求是在生命的第一年，但与标准相比，动脉干的患者运动能力显著受损，身体健康状况和健康相关的生活质量下降[56]。对于患有各种锥体动脉异常的患者来说，问题是青少年和成人中扩张的升主动脉的存在及这是否需要干预。大多数患者的主动脉 z 评分≥ 2；然而，解剖的风险被认为是罕见的，因此在此时推荐的方法是密切观察的保守治疗[66, 67]。

二、主肺动脉窗

主肺动脉窗是一种罕见的畸形，其特征在于升主动脉的相邻部分与主肺动脉之间的异常交通。特别是，主动脉和肺动脉瓣都存在，并且室间隔通常是完整的。这种病变占所有先天性心脏病变的 0.2%～0.3%[68, 69]。Eliotson 在 1830 年在伦敦圣托马斯医院进行的临床病理学讨论中首次描述了主肺动脉窗[70]。

（一）胚胎学

由于不同作者使用不同的术语，心脏胚胎学的描述可能令人困惑。出于本讨论的目的，胚胎心脏外流道可以被认为是连接心室与主动脉弓血管的原始心脏管的部分。该外出道包括圆锥、动脉干和主动脉囊。在组织学上，圆锥动脉干具有外部肌肉层和内部心脏胶冻（其是细胞的），而主动脉囊具有由松散的间充质包围的内皮组成的壁。流出道的隔膜似乎通过两种机制发生初始隔膜通过间充质（主要是神经嵴组织）向内生长而发生[71]，间充质将主动脉囊分离为确定的主动脉和肺动脉。然后，主动脉肺隔膜向尾侧延伸以分开远端的动脉干。同时，在近端圆锥动脉干，成对的脊（由神经嵴和非神经嵴组织组成）膨胀到腔内并相遇。主动脉隔膜的尾部最终与锥体动脉脊的颅骨部融合以完成隔膜。整个过程发生在人类胚胎中，当冠臀长度为 6mm 时，持续约 5d，至 9mm 的阶段完成[72]。

主肺动脉窗口的胚胎缺陷被推测与主动脉瓣隔膜未融合，伴有锥体动脉间隔，两个隔膜的不对称，或完全没有主动脉肺间隔[69]。导致动脉干和主肺动脉窗的缺陷是被认为是截然不同的。尽管已经鉴定出许多导致动脉干的表型的基因突变，但这些基因突变都没有导致孤立的主肺动脉窗。此外，在与 DiGeorge 综合征相关的锥体动脉异常的病例中通常看不到孤立的主肺动脉窗。

（二）解剖学

主肺动脉窗口的缺陷通常是椭圆形和孤立的，但其精确位置可能不同。已经提出了许多分类方案来描述该异常的形态变化。Richardson 及其同事提出的一种广泛使用的分类描述了三种变体[73]。I 型缺陷代表经典的近端窗口，涉及 Valsalva 左窦上方的升主动脉的后内侧壁和主肺动脉的相邻壁。近端缺损的下部范围可能接近左冠状动脉的起源。II 型缺陷是在右肺动脉起源附近发生的更远端交通。远端窗口可以与右肺动脉不同程度的"去顶"相关联，这可以从升主动脉的后外侧导致该血管的明显起源。最后，III 型缺陷描述了来自升主动脉后外侧壁的右肺动脉的异常起源（没有相关的窗口）。III 型缺陷也被称为 hemitruncus，虽然不鼓励使用这个术语，而是支持更具描述性的"来自主动脉的右肺动脉的异常起源"。

Mori 及其同事[74]提出了一个更有用的方案。在 Mori 分类中，Ⅰ型和Ⅱ型缺陷类似于 Richardson 分类中的对应物，Ⅰ型（近端）缺陷发生在近端升主动脉的相邻部分之间，主肺动脉和Ⅱ型（远端）缺损位于右肺动脉起源附近。Mori Ⅲ型（总）缺陷是代表Ⅰ型和Ⅱ型组合的大缺陷。

最近，Jacobs 和先天性心脏手术命名和数据库项目的成员提出了 Mori 分类（近端，远端和全部）的一般用法，增加了第四种类型的中间体，代表一个类似于总缺陷的窗口但略小的，具有的上部和下部边缘[75]。本章的其余部分将遵循这一术语。图 121-11 显示了主肺动脉窗口的解剖学亚型。

相关异常：相关异常可发生在 25%～65% 的主肺动脉窗口病例[69, 76-79]。这些相关缺陷可能被视为轻微或重大缺陷[80]。常见的轻微缺损包括右主动脉弓、动脉导管未闭、房间隔缺损和 PFO。主肺动脉窗常见的主要缺陷包括主动脉弓中断（通常为 A 型）、法洛四联症、VSD、冠状动脉异常、主动脉缩窄和单心室心脏病变。Berry 及其同事[81]描述了一种综合征，其特征在于远端的主肺动脉窗，右肺动脉的主动脉起源，完整的室间隔，动脉导管未闭，以及主动脉峡部的中断或缩窄。Braunlin 及其同事[82]强调了主肺动脉窗患者的梗阻频率，报道主动脉弓中断占 43%，缩窄占 14%。在主动脉弓中断和室间隔完整的婴儿中，必须始终排除主肺动脉窗的存在。在原因不明的肺动脉高压或心脏扩张的情况下，对于主动脉窗的高度怀疑也是必要的[83]。

（三）病理生理学

主脉肺动窗不可避免地导致肺血流过多，继发于收缩和舒张期间发生的大量左右分流。当然，分流程度取决于窗口的大小和全身与肺血管阻力的比例。窗口通常是非限制性的，从而导致主动脉和肺动脉中的压力均衡。随着肺血管阻力在出生后减少，分流量增加，结果是左心室容量

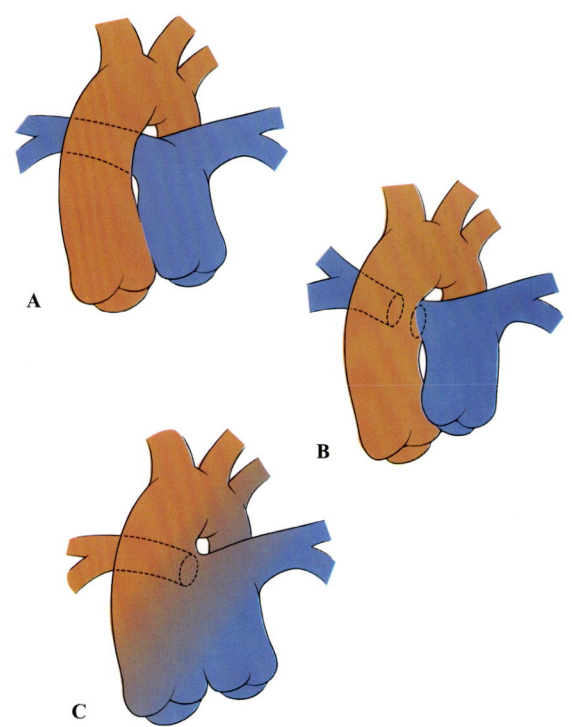

▲ 图 121-11　主肺动脉窗的解剖与分类

主肺动脉窗的解剖与分类是由先天性心脏手术命名法与数据库项目所建议的。A. Ⅰ型（近端）缺损发生于升主动脉近端与肺动脉的相邻部分之间；B. Ⅱ型（远端）缺损较远端，靠近右肺动脉起端；C. Ⅲ型（全部）缺损是定义不清的边界的大型缺陷，代表了Ⅰ型和Ⅱ型的组合。中间缺陷（未说明）类似于总缺陷，但稍微小一些，并具有定义良好的上边缘和下边缘

超负荷，以及右心室的压力负荷。肺血液过多会导致间质性肺水肿的发生。随着时间的推移，肺过度循环可导致肺血管梗阻性疾病的发展。

相关缺陷的存在可以影响这种病症的生理学。最重要的是，主动脉弓梗阻的存在加剧了主肺动脉窗口的左向右分流。在严重缩窄或弓中断的情况下，其中全身灌注是导管依赖性的，导管的闭合将导致严重的全身性灌注不足并且甚至将更多的血液转移到肺部。

（四）诊断

1. 临床特点

与动脉干一样，主脉肺动窗的诊断通常在婴儿期进行。胸骨左上边缘听到高亢的收缩期杂音伴有收缩期加重，可能与动脉导管未闭相关的杂音混淆。第二心音可能会加重并且狭窄地分开。

舒张压通常会降低，伴随着脉压加宽，有时也会出现水锤脉冲。患者通常表现出充血性心力衰竭的症状（呼吸急促、多汗、发育不良或反复呼吸道感染）。

主肺动脉窗的鉴别诊断包括动脉导管未闭、动脉导管、VSD 合并主动脉关闭不全，以及 Valsalva 动脉窦破裂。

2. 诊断研究

胸部 X 线片显示中度心脏扩大和肺血管纹理增加。可能存在右主动脉弓。

超声心动图通常是诊断性的，并已取代血管造影作为金标准[84-88]。窗口的边缘可以用二维超声心动图成像，并且多普勒彩色血流图可以确定通过交通的血流。描绘窗口边缘的最有用的超声心动图包括胸骨上长轴，穿过肺动脉干的肋下冠状面，以及主动脉瓣向头侧的高胸骨旁短平面（图 121-12）。额外的超声心动图信息包括左心房和左心室扩大，这通常与容量超负荷的程度成比例。远端主动脉或分支肺动脉中的连续向前流量是明显的。当存在三尖瓣或肺不足的射流时，可以确定肺动脉高压。在胎儿超声心动图检查中也可以诊断主肺动脉窗[89]。MRI 是一种新兴技术，能够清晰地阐明解剖结构[90, 91]。

心脏导管检查不是必需的，除非需要澄清相关缺陷或者冠状动脉解剖结构不能通过超声心动图进行良好成像。对于婴儿期以外的患者，导管插入术可以计算肺血管阻力以确定手术候选资格。

（五）自然历史

患有大型主肺动脉窗的患者通常不能在儿童期后存活。在未治疗的患者中，40% 的患者在生命的第一年内死亡[92]。未经治疗的患者通常会发生肺血管梗阻性疾病。由于与这种情况相关的预后不良，建议所有患有主肺动脉窗的患者进行修复。

（六）治疗

主肺动脉窗的初始修复涉及必要的封闭技术。1948 年，Robert Gross 首次进行了主肺动脉窗口的手术闭合[93]。该患者是一名 4 岁女孩，通过左胸廓切开术进行了一项假定动脉导管未闭的探查。在手术中做出了正确的诊断。Gross 成功缝合了窗口但承认了这种技术的潜在风险和局限性。Scott 和 Sabiston[94] 开发了主肺动脉窗的动物模型，然后设计了使用部分闭塞夹闭合分割和缝合闭合的技术，他们随后在 1951 年临床应用这些技术。然而，这些封闭技术与几个主要限制有关。首先，由于潜在的出血并发症，窗口的解剖是相当危险的。其次，窗口的分开和关闭主要可导致主动脉和肺动脉的显著变窄及半月瓣的潜在变形。第三，闭合方法不允许冠状动脉口的可视化，因此冠状动脉灌注可能在修复后受损。

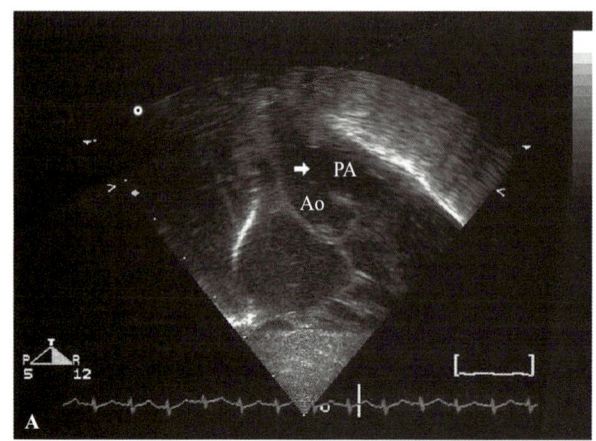 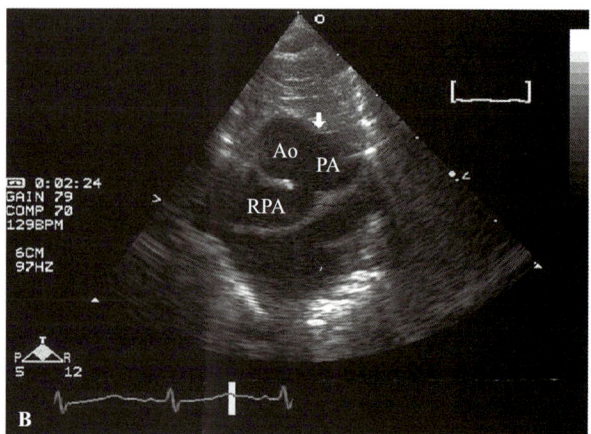

▲ 图 121-12　大（全型）主肺动脉窗（以及 a 型主动脉弓离断）患者的超声心动图

A. 肋下冠状面显示升主动脉（Ao）和主肺动脉（PA）之间的大的交通（箭头）。胸骨旁短轴切面显示主动脉窗远端累及右肺动脉（RPA）起端。窗口的前边界由箭标识

体外循环的引入为闭合方法带来了更大的安全系数,但更重要的是,体外循环允许开发可用于修复所有类型的主肺动脉窗缺陷及其相关缺陷的。1956 年,Cooley 及其同事是使用体外循环促进主肺动脉窗分开[95]。从那时起,大多数已发表的报道都强调了体外循环的辅助使用。1966 年,Putnam 和 Gross 提出了一种经肺动脉修复方法,可以使用纵向动脉切开术从主肺动脉腔内缝合缺损[96]。虽然大多数早期修复是在年龄较大的儿童中进行的,但 Cordell 及其同事报道 1967 年婴儿(6 个月大)的主肺动脉窗得到闭合[9]。Wright 及其同事[98]描述了通过经主动脉入路缝合缺损。这种方法能很好地显露缺陷边缘及左冠状动脉和右肺动脉起源。1969 年,Deverall 及其同事[99]报道了他们使用 Dacron 贴片经主动脉入路闭合缺损的经验。Clarke 和 Richardson 的一份报道强调了用经主动脉入路修补缺损的优点[100]。这成为大多数主肺动脉窗病例的早期标准方法。随着手术策略的这种变化,手术死亡率显著降低[76]。21 世纪初的研究表明,早期修复,优选在婴儿期,伴随着相关异常的修复,对于最佳结果是必不可少的[101-103]。

主肺动脉窗患者的术前护理主要涉及使用标准技术管理相关的充血性心力衰竭。具有显著主动脉弓梗阻的患者需要输注前列腺素 E_1。

一旦确诊,所有有症状的患者都应立即进行修复。无症状患者应在 3~4 个月大的时候进行修复,以避免肺血管梗阻性疾病的发生,这种疾病可能在 6 个月大的某些患者中发生。老年患者应进行术前导管检查,以评估肺血管阻力及其对氧气和一氧化氮的反应。肺血管阻力(Rp)与全身血管阻力(Rs)之比大于 0.4 已被证明是围术期死亡的危险因素[104]。肺血管阻力大于 8~10 且 Rp/Rs 大于 0.7 可能代表修复的绝对禁忌证。

(七)手术技巧

使用标准正中胸骨切开术进行修复。建议使用双腔静脉和远端主动脉插管。圈套围绕两个分支肺动脉放置。开始进行中度低温的体外循环,并收紧肺动脉圈套。在主动脉交叉钳夹后,通过主动脉根部传递标准心脏停搏液。后续剂量的心脏停搏液(如果需要)可通过逆行或直接顺行方法给予。

许多中心继续使用经主动脉入路来修复主肺动脉窗。纵行主动脉切开术在升主动脉中进行。对于简单的近端(Ⅰ型)缺损,可以使用 PTFE 贴片轻松完成闭合(图 121-13)。必须注意识别左冠状动脉。对于远端(Ⅱ型)缺损,必须制作更广泛的贴片(图 121-14)。当右肺动脉存在相当大的无力时,主动脉内导管的产生可导致主动脉梗阻;这可以通过简单地用椭圆形贴片关闭主动脉切开术来缓解(图 121-15)。使用类似技术修复总(Ⅲ型)和中间型缺损(图 121-16)。

Johansson 及其同事[85]描述了一种 transwindow 方法(也称为夹心式修复),它已被广泛接受作为主肺动脉窗口修复的最佳方法。在该技术中(图 121-17),在主动脉和肺动脉干之间的交通的前壁上形成切口。然后将贴片缝合到缺损的后壁。随后将缝合线向前进行以将贴片结合在动脉切开术的闭合中以重建升主动脉[105-108]。在该方法中,沿着窗口的前边缘将主动脉的前瓣切开与主动脉连续。然后将前瓣缝合到主肺动脉窗口的后缘,从而闭合主动脉中的缺损。然后用贴片

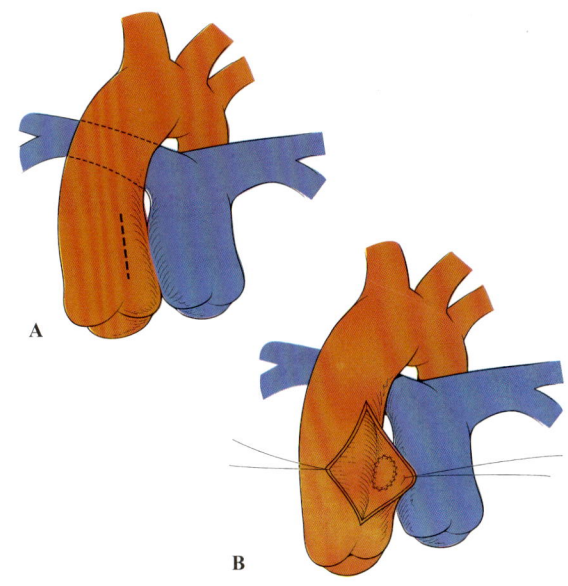

▲ 图 121-13 主动脉近端肺窗经主动脉瓣修补术
A. 垂直主动脉切开术在升主动脉近端提供了良好的暴露;B. 缺陷的补片闭合。必须注意鉴别和保护左冠状动脉的起源

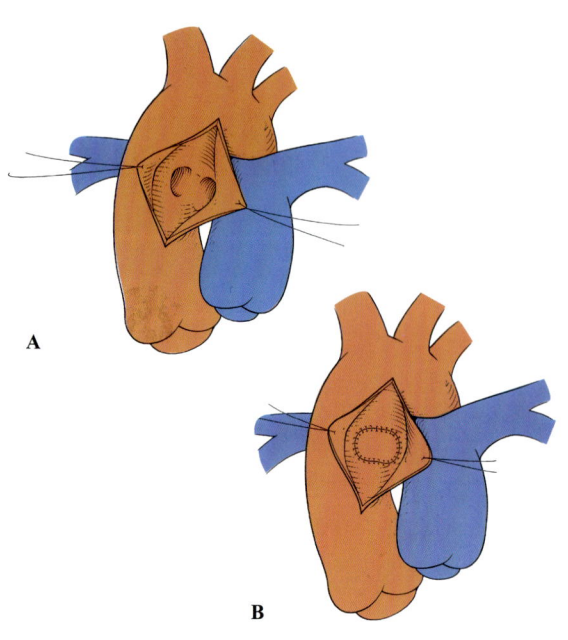

▲ 图 121-14 远端主肺动脉窗的修复
A. 更远处的主动脉切开术暴露了与右肺动脉起源有关的缺陷；B. 使用大的补片可以避免右肺动脉起始处狭窄

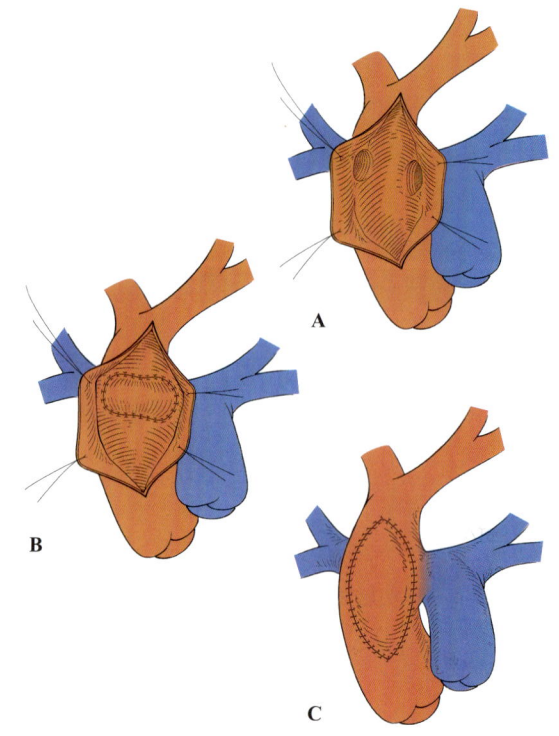

▲ 图 121-15 右肺动脉广泛脱顶远端主动脉窗的修复
A. 广泛的脱顶导致从升主动脉开始的右肺动脉起源异常；B. 一个广泛的主动脉内挡板，连接窗口到原点右肺动脉的；C. 升主动脉腔内梗阻，可用椭圆形补片封闭主动脉切开术

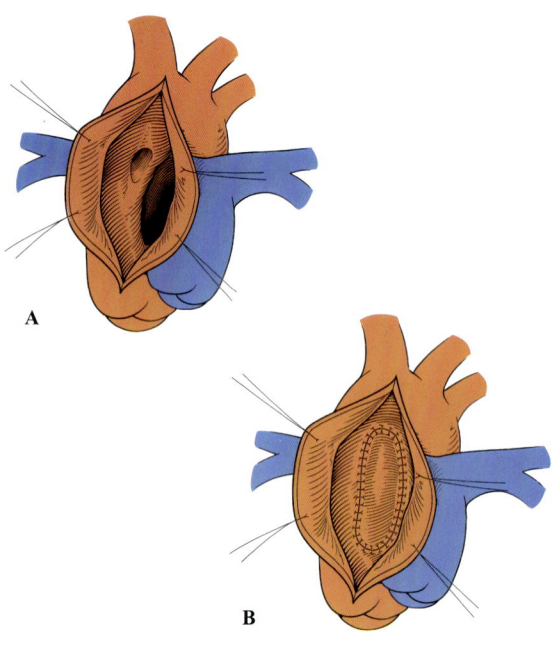

▲ 图 121-16 全型（或中型）主肺动脉窗的修复
A. 暴露是通过广泛的主动脉切开术实现的；B. 一个大的补丁用来修补缺陷

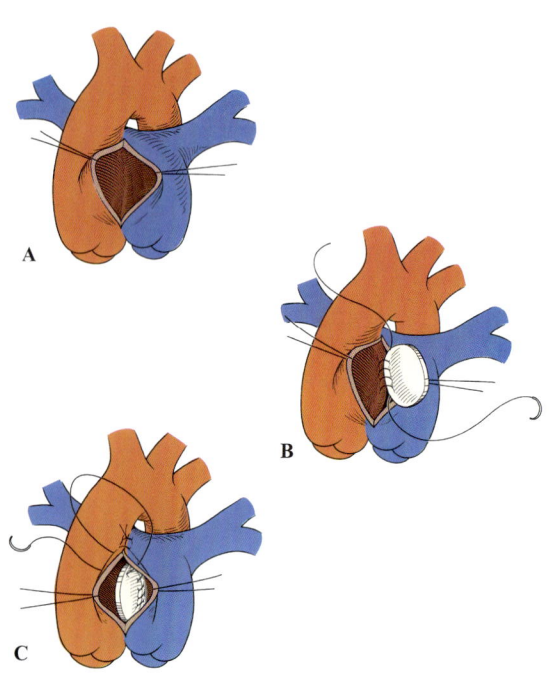

▲ 图 1121-17 主肺动脉窗夹层修补术
A. 在窗户的前壁开一个切口；B. 然后将补片缝合到缺损的后边缘；C. 最后，通过在主动脉切开术闭合时加入补片来闭合缺损的前部

1926

（自体或异源）封闭肺动脉中的所得缺陷。

Kitagawa 及其同事[109]报道了另一种修复远端主肺动脉窗口的方法，其中右肺动脉广泛去顶。在该方法中，升主动脉在窗口的远端范围横切，并且右肺动脉与一条与主动脉和肺动脉干连续的后主动脉带一起被切除。然后可以先修复，也可以使用贴片修复肺动脉中的缺陷，并且重新连接主动脉。该技术具有避免由主动脉内导管引起的任何潜在问题的优点。

（八）其他手术注意事项

通常同时修复相关缺陷。应特别考虑修复与弓中断相关的缺陷，因为这与死亡率增加和后期再次介入的需要有关[110, 111]。由于窗口的存在，升主动脉的单动脉插管是足够的。使用具有深度低温的体外循环（伴有分支肺动脉闭塞）修复通常在循环停止或辅助局部脑灌注下进行。导管向近端结扎，导管组织向远端切除。然后可以考虑两种操作策略。使用传统方法，可以首先修复弓形中断（使用标准技术），然后修复窗口（经主动脉贴片或夹层式修复）。或者，升主动脉可以在窗口水平处与肺动脉分离，在两个血管中留下缺陷。然后，如果需要，通过修补升主动脉中的缺损来重建主动脉弓。最后，用贴片修复肺动脉缺损。

介入技术：在极少数情况下，手术闭合后的原生主肺动脉窗或残余主肺缺损可能足够小以允许介入。有几个研究小组报道，使用经皮放置的设备来弥补这些缺陷是成功的[112-116]。随着设备的改进和经验的增加，当解剖结构合适时，婴儿的大型非限制性主肺动脉窗口采用经导管方法关闭[117, 118]。关闭装置后，患者在手术过程中以及长期需要跟踪主动脉瓣关闭不全的发展[119]。然而，目前手术闭合仍然是标准治疗方法。

（九）术后管理

目前，由于主肺动脉窗的诊断和治疗是在婴儿早期完成的，因此肺动脉高压危象很少见。然而，在晚年出现的患者中，肺动脉高压的处理是接受主肺动脉窗修复的患者术后护理的最关键方面。在选定的患者中，肺动脉导管可以在右心室漏斗部放置。控制和预防肺动脉高血压的常规方法包括使用吸入一氧化氮，给予其他肺血管扩张药，自由使用芬太尼和肌肉松弛药，以及轻度过度通气。

（十）结果

修复简单的主肺动脉窗后的早期死亡率在当代时期接近 0%，具有良好的长期效果。即使伴有相关的弓阻，随着时间的推移总体死亡率也会显著提高。Tkebuchava 及其同事报道，在 10 年的随访中，手术存活率为 92%，精算存活率为 90%[92]。在最大的一个系列中，Hew 及其同事[78]观察到 10 年早期存活率为 92%，精算存活率为 88%。回顾 1953—1990 年接受过修复的 19 名患者，Van Son 及其同事报道总体早期死亡率为 21%[104]。作者指出，所有死亡都发生在 1962 年之前接受过修复的患者中。他们还观察到修复后的长期结果取决于缺陷关闭时的肺血管阻力。Backer 和 Mavroudis 报道了结果的类似改善[77]。他们报道，当使用闭合窗口分割技术进行修复时，手术死亡率为 33%。自从将手术技术改为经主动脉入路，他们没有看到死亡。需要随访患者肺动脉狭窄的晚期发展。

第 122 章
主动脉弓离断
Interrupted Aortic Arch

Marshall L. Jacobs   Jeffrey P. Jacobs   Alvin J. Chin   著
代金池   译

主动脉弓中断（interrupted aortic arch，IAA）是一种罕见的遗传性心血管系统疾病，每 100 000 例活产胎儿中有约 2 例，占先天性心脏病总病例的 1.5%。它的特点是升主动脉与降主动脉之间缺乏管腔连续性。在没有手术矫正的情况下一个月和一年死亡率分别为 75% 和 90%。尽管近年在治疗新生儿和婴儿的复杂先天性心脏畸形上取得了巨大进展，IAA 手术治疗相关的死亡率仍然很常见。在治疗中存在的争议包括单期和多期修复手术的选择、对左心室流出道发育不全和梗阻的评估和处理，以及手术中是否行体外循环和低温停循环。IAA 修复后的重要后期事件包括：流出道梗阻或主动脉弓梗阻的进展和复发；手术前和手术后的异常神经发育及其对功能状态的影响。

一、历史背景

Steidele 在 1778 年首次对 IAA 病例进行了报道，该病例涉及主动脉峡部的缺失[1]。Seidel 于 1818 年首次报道了左颈总动脉和左锁骨下动脉之间的主动脉弓段缺失的病例[2]。Weisman 和 Kesten 于 1948 年首次报道了左颈总动脉和无名动脉之间的主动脉弓段缺失的病例[3]。1955 年，Samson 和及其同事对一个 3 岁的患儿成功实施了第一例 IAA 修复手术[4]。该病例存在主动脉峡部中断，动脉导管未闭，两处室间隔缺损。手术中，动脉导管被首先分开，然后连接在左锁骨下动脉的下方从而在升主动脉和降主动脉之间形成管腔连续。并于 4 年后实行了 VSD 修补术。20 世纪 60 年代的病例报道了使用人工血管植入连接狭窄的主动脉。Sira 及其同事在 1968 年首次使用降主动脉弓支（左锁骨下动脉或左颈总动脉）实现了与胸主动脉降支端端吻合[5]。Sirak 的 3 个患者中有 1 个是第一个手术后存活下来的新生儿。1970 年，Litwin 和同事为一位有主动脉弓中断和室间隔缺损的新生儿实行姑息手术[6]，该手术在肺主动脉近端和降主动脉之间植入人工血管，并结扎了肺主动脉远端。

1970 年，Barratt-Boyes 及其同事成功修复 IAA 并同时纠正心内病变（室间隔缺损和全肺异常静脉连接）[7]。该手术首先经左胸切口，植入 12mm 人工血管连接胸主动脉降部，然后行正中胸切口，将人工血管近端连接到升主动脉。低体温体外循环使吻合手术和修复心内畸形能够成功实施。1975 年，Trusler 和 Izukawa[8] 第一个实现直接吻合降主动脉至升主动脉和横弓（所有导管组织切除，没有植入人工血管）同时完成室间隔缺损修补[8]。该手术经过正中开胸，并在深低温体外循环下进行。Asou 及其同事在 1996 年首次实现了体外循环下（没有经过循环停止），正中开胸的矫正手术[9]。

20 世纪 60 年代中期，儿童内分泌医生 DiGeorge 报道了甲状旁腺功能减退（伴有低钙血症）、胸腺发育不全、唇裂和腭裂及免疫力改变（最终被公认为 T 细胞异常的后果）之间的联系。其中一部分患者伴有一系列的心脏畸形，最常见的为 IAA。Digeorge 综合征和与之密切相关的腭心面综合征在后来被发现其绝大部分病例是由 22q11.2 染色体缺失导致的[10-13]。在前瞻性的评估 251 例有圆锥动脉干畸形的病例中，筛选具有 22q11 染色体缺失病例。发现 50%（24 个中有 12 个）有 IAA 的患者是具有 22q11 染色体缺失，位于 D22S75（N25）位点[10]。

二、解剖和分型

2000 年国际先天性心脏外科术语数据库项目首次提出主动脉弓中断的定义：升主动脉与降主动脉之间缺乏管腔连续性[14]。也可以描述为不存在连续性。作为一种先天性缺陷，IAA 代表胚胎主动脉弓发育异常。在左侧主动脉弓的例子中，近端弓（在正常位置在动脉和左颈总动脉之间）源自主动脉囊；远弓（介于左颈总动脉和左锁骨下动脉之间）来自左第四胚胎弓，以及峡部（在左锁骨下动脉和胸主动脉降部之间）连接左第 6 胚胎弓（动脉导管）左背主动脉和左第 4 胚胎弓。因此，观察到 IAA 的许多解剖变异，血管不连续的位置以及头臂干血管的起源位置并不奇怪。

常见的 IAA 为右锁骨下动脉异常起源于胸主动脉降支，其他形式较少见[15]。常伴有左心室流出道发育不全或梗阻，导致左心室顺行流出较少。偶尔有右锁骨下动脉起源于一个持续开放右侧动脉导管。主动脉弓中断可出现在右主动脉弓，伴持续存在左向右分流的动脉导管未闭（或双向分流的动脉导管未闭）。

在几乎 100% 的病例中，丢失或缺失管腔连续性反映了主动脉弓结构有缺失。在极少数情况下，升主动脉和主动脉弓相关附件通过纤维束与降主动脉连接。按照惯例，这些病例可称为主动脉弓中断，尽管有些人会做出区分，并称之为主动脉弓某一特定部位的闭锁。Celoria 和 Patton 在 1959 年首次提出了后来被广泛接受的 IAA 分型[16]。他们根据主动脉弓中断的位置将其分为 3 型（图 122-1）：A 型指中断远离左锁骨下动脉；B 型指中断位于左颈动脉与左锁骨下动脉之间；C 型为中断位置在无名动脉与左颈动脉之间。在先心病外科协会对 472 例 IAA 先天性心脏病的多机构的分析后，McCrindle 和同事报道有 28% 为 A 型，B 型为目前最常见的类型，约占全部

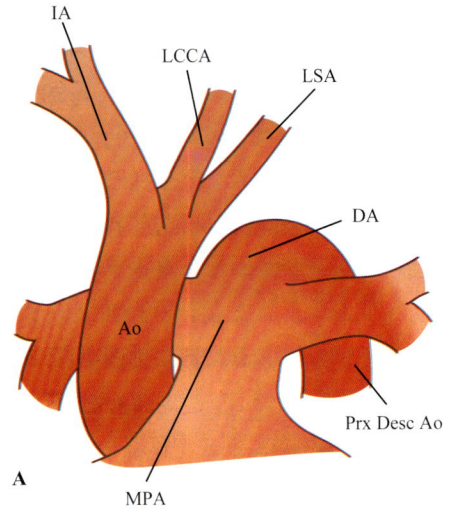

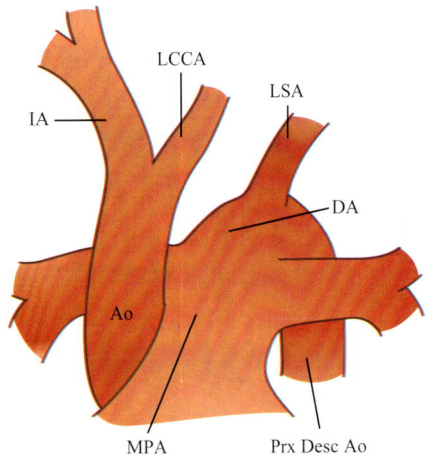

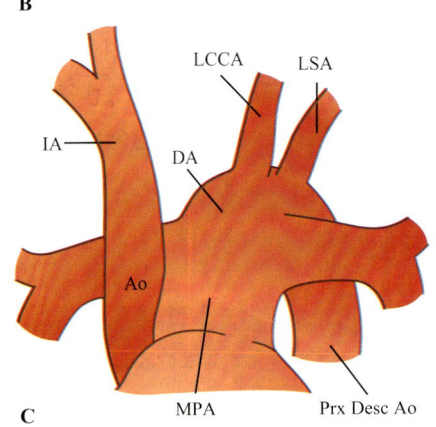

▲ 图 122-1　主动脉弓中断解剖分型

A. A 型，左锁骨下动脉远端中断；B. B 型，左锁骨下动脉和左颈动脉之间的中断；C. C 型，左颈动脉和无名动脉之间的中断。Ao. 主动脉；DA. 动脉导管；IA. 无名动脉；LCCA. 左颈总动脉；LSA. 左锁骨下动脉；MPA. 主肺动脉；Prx Desc Ao. 近端降主动脉（引自 Jonas RA: Interrupted aortic arch. In Mavroudis C, Backer CL, editors: *Pediatric cardiac surgery*, ed 3, Philadelphia, 2003, Mosby.）

病例的 70%，而 C 型为最罕见的仅占 1%[17]。异常起源于降主动脉的右锁骨下动脉，食管后走行，常在 IAA 患者中出现，特别是 B 型。在其他不常见的病变中，异常的右锁骨下动脉可以起源自右肺动脉并通过持续开放的右侧动脉导管未闭（孤立性锁骨下动脉）。这些变异被报道并分析，并尝试扩大 Celoria 的分类系统来包括对右锁骨下动脉的起源异常的描述。Dische 及其同事于 1975 年 18 日报道的分型方式在原本的 Celoria 分型（A、B 或 C）中引入了 2 种亚型[18]，及当异常右锁骨下动脉起源于主动脉中断远端的降主动脉。因此，在 Dische 提出的类型中，A_2 指主动脉中断在左锁骨下的远端动脉，唯一起源于主动脉弓血管为异常起源的右锁骨下动脉。同样，在 B_2 型中，两侧颈动脉起源于中断的近心端，而双侧锁骨下动脉都起源于中断的远心端。1982 年，Oppenheimer-Dekker 及其同事提供了基于 Celoria 和 Patton 分型的另一种亚型[19]。该细分型同样基于异常右锁骨下动脉，但分为了 9 个 IAA 亚型。A、B 和 C 类型基于 Celoria 系统确定。如果锁骨下动脉起源正常时不需要使用下标号。当异常的右锁骨下动脉起源于降主动脉时使用下标号 1，如果是通过动脉导管起源于右肺动脉时使用下标号 2。最常见的分型涉及 Celoria 的 A-B-C 系统和对异常头臂干血管，肺动脉，动脉导管未闭的具体描述。以下小儿和先天性心脏病代码中使用的 IAA 分类代码清单，来源于国际先天性心脏外科术语和数据库项目的命名欧洲心胸外科协会胸外科医师协会[20]。

1. IAA。
2. IAA，A 型（中断位于锁骨下动脉远端）。
3. IAA，A_2 型（中断位于锁骨下动脉远端，唯一的主动脉弓血管起源主动脉远端到异常的锁骨下动脉）。
4. IAA，B 型（中断位于颈动脉和锁骨下动脉之间）。
5. IAA，B_2 型（中断位于颈动脉和锁骨下动脉之间，双侧锁骨下动脉起源于中断远端）。
6. IAA，C 型（中断位于颈动脉之间）。
7. IAA，C_2 型（中断位于颈动脉之间，两条锁骨下动脉起源于中断远端的主动脉）。

主动脉中断病变几乎总伴有大型 VSD（例外情况是 IAA 伴有主肺动脉窗病变，其中大部分都有完整的室间隔）。IAA 伴有的 VSD 可以是任何类型。最常见的是对位不齐型。在这种情况下，锥形（出口）隔膜相对于真正的小梁隔膜向后和向左偏移[21, 22]。锥形隔膜的偏移程度与主动脉下梗阻程度是相关[23-25]。当存在对位不齐型 VSD 时，锥形隔膜可能不仅错位而且会伴有发育不良。通过超声心动图研究 53 名 IAA 合并 VSD 患者，Chin 和 Jacobs 发现 45 名患者中有 43 名患者 B 型 IAA 的 VSD 伴有流出道发育不良[26]。在 A 型 IAA 中，8 名患者中有 4 名是这种类型的 VSD[26]。在左侧的心脏和主动脉复合体（左心－主动脉复合体），与 IAA 梗阻程度相关的因素通常包括突出的阻碍性的前外侧左心室肌肉（Moulaert 肌肉），主动脉瓣狭窄伴或不伴主动脉环发育不全，纤维或纤维肌肉下主动脉瓣狭窄[27]。IAA 可与多种心脏病变共存，如 1994 年 CHSS 的第一份报告所证明的那样。Jonas 及其同事报道了参与中心的 250 例 IAA 患者中，相关的心脏异常包括 VSD [183（73%）]、动脉干 [25（10%）]、主肺动脉窗 [10（4%）]、单心室房室连接 [9（4%）]、换位 VSD [8（3%）]、双出口的大动脉、右心室 [5（2%）]、Taussig-Bing 异常 [4（2%）]、完全性房室管缺损 [1（0.4%）]，以及先天性纠正型大动脉的转位 [1（0.4%）]。单纯的 IAA（没有 VSD 或相关异常的）250 例患者中只有 4 例（2%）[15]。其他罕见的伴随病变一直是个案报告的主题，包括几例 IAA 和 VSD 伴有主动脉闭锁，其血流向上流入升主动脉，因此冠状动脉依赖于流经威利斯圈或通过右侧动脉导管未闭。

三、临床症状和术前管理

在胎儿发育期间，左心室输出提供中断近心端的血供，右心室通过左动脉导管输出向中断远端动脉提供血供。出生后，这种血供仍在继续，伴随着的流向左心室的肺血流量增加。产后病理生理学几乎所有的 IAA 复合体都是基于一部分全身循环的导管依赖性（中断的远端），通常很大但是肺与全身血流的比例可变（Q_p/Q_s）。该比例受左向右分流的解剖学基础的影响。可能是单独的 VSD 或各种其他病变如常见的永存动脉干或主肺动脉窗。另外，其病理生理学情况受左心-主动脉复合体的其他梗阻性病变的影响。左心-主动脉复合体的梗阻性或发育不全，其单独存在或伴有左心室功能不全，可能有利于心房水平从左到右分流，无论是通过房间隔缺损还是卵圆孔未闭。

尽管血液循环十分异常，异常生理表现在新生儿早期不明显。如果导管持续保持通畅，随着肺血管阻力开始下降，肺血流量增加，充血性心力衰竭的典型症状可能在的最初几周出现。更典型且重要的是，动脉导管的收缩可以在出生后第一天或几周后开始和进展。这会导致严重的症状：下半身的斑驳或灰色外观，并伴有充血性心力衰竭迹象（呼吸急促、心动过速、肝大、喂养不良），然后是循环功能不全（烦躁不安、嗜睡、少尿、代谢性酸中毒、多器官功能障碍、心脏病的严重休克和凝血功能障碍）。早期可见的表现是上下躯体间存在氧饱和度差异。上下肢之间存在血压差异都不是一个固定或特别有用的发现。因为它们都可能受到 Q_p/Q_s 的动态变化影响，通过心脏功能降低，以及异常解剖，包括右锁骨下动脉的异常起源（其中，在 IAA 类型 B 或类型 C 中，导致所有四肢有导管后血压）。在没有产前诊断的情况下，大约有一半患者在出生的第一天发现，绝大部分部患者在出生后前两周内发现。在极少数情况下，持续存在的动脉导管未闭使症状出现时间晚一些。

超声心动图与彩色血流成像是几乎所有病例的初步诊断。当怀疑或确定诊断的时候，建议在重症监护室进行住院治疗。及时静脉给予前列腺素 E_1 以保持动脉导管的通畅。是否需要动脉管和辅助通气的最佳判断指标是最初的动脉血气测量结果。除非动脉导管收缩伴随休克症状，否则很少需要儿茶酚胺类药物支持治疗。近年来，使用米力农（一种磷酸二酯酶-3 抑制药）连续输入已得到广泛接受。它可能有助于改善酸中毒时的心肌表现，并且有降低全身血管阻力的作用。评估是否存在继发的器官功能障碍和程度包括实验室评估代谢状态、血清肾功能和肝功能指标，以及凝血功能。常发现低钙血症，表明可能存在 DiGeorge 综合征，包括甲状旁腺功能减退症表现。荧光原位杂交可以揭示典型的半合子 22q11.2，在 DiGeorge 的患者中 85%～95% 可见缺失[10]。

在大多数情况下，解剖学的关键特征是通过详细的超声心动图评估得出。一个完整的报告应阐明主动脉阻断的部位及主动脉弓血管的起源位置。此外还应包括心房和 VSD 的情况，以及详细的评估 LVOT。包括主动脉下区域（包括对主动脉出口或锥形隔膜的描述，可以是增厚或发育不全，也可能是后期不对称的，从而缩小主动脉下 LVOT 的口径），主动脉瓣环和卵圆孔口，以及窦管结和升主动脉[29]。评估二尖瓣，包括其开口面积的大小、瓣叶功能，以及瓣叶下附件的情况。测量左心室的大小，通过判断是否延伸到了心尖来确定。需要考虑的重要相关诊断包括永存动脉干[30]，主肺动脉窗[31,32]，大动脉转位和各种形式的单心室房室连接。对心肌收缩力进行一般的视觉或定量的评价。虽然彩色血流图和多普勒研究可能有帮助，在评估一些心内梗阻性病变时，明确的超声心动图评估是在动脉导管开放的情况下做的（并且在大多数情况下是非限制性的心室内沟通）。因此，通过评估该区域的梯度量化左心室流出道梗阻的程度可能会产生误导。

在一些情况下，心脏导管造影可以提供重要的信息。特别是，它可能有助于判断不连续分支肺动脉，异常肺静脉连接，或大动脉转位的情况（在这种情况下气囊房间隔切开术可能是有益的）。在伴有主动脉闭锁的情况下，它可能有助于确定冠状动脉血流的来源。心脏导管插入术的另一个指征是需要恢复和（或）保持动脉导管通畅。最近，异常情况下通过放置血管内支架来保持动脉导管通畅成为一种有效的手段。例如晚期的 A 型 IAA 的 VSD 婴儿，伴有限制性动脉导管和呼吸道合胞病毒性肺炎。导管扩张术和支架能暂时缓解症状，使延迟几周修复主动脉弓和 VSD

封闭成为可能，以解决气道炎症问题与改善肺功能。最近出现并且越来越被普遍采用的所谓杂交策略进行多种形式的新生儿危重心脏病初始化管理（这些新生儿具有系统循环对动脉导管依赖性的特征）增加了外科手术治疗的方法和 IAA 患者的选择。当这种策略用于新生儿 IAA，以维持导管通畅性（通过支架展开或持续前列腺素 E_1 的给药）通常伴随双侧应用肺动脉带到近端分支肺动脉，以限制肺动脉血流量。

计算机断层扫描（CT）和磁共振成像（MRI）正越来越多地应用于进一步明确新生儿和婴儿的复杂心脏异常的解剖[33]。这些技术的三维重建都适用于此，这有助于了解解剖细节，能特别注意空间关系。CT 具有快速获得数据的优点，在某些情况下，它可以在没有全身麻醉的条件下完成。它的缺点是有辐射。MRI 不涉及辐射照射，但通常需要麻醉患者来完成该检查。

四、手术管理

（一）手术适应证和手术时机

IAA 患者在动脉导管不通畅或没有另外的途径灌注下半身时是不能存活的。在列腺素应用之前，IAA 的诊断是外科急症。大多数情况下，新生儿状况不佳，逐渐闭合的动脉导管使复苏措施难有收效。患者不得不在状况不佳的情况下接受手术。在不太理想的条件下进行紧急姑息手术结果常常不佳。现如今，常使用前列腺素 E_1 输注以恢复动脉导管通畅，有助于重症监护病房的复苏治疗[28]。纠正酸中毒，优化呼吸机参数，恢复液体和代谢状态之后，肾和肝功能通常能够恢复。这有助于稳定和评估神经系统状态，恢复或纠正凝血功能障碍。可以进行遗传评估，这在手术前可以进行有意义的家庭教育和咨询。这些初步的治疗目标达成后就应立即手术，因为对于 IAA 患者没有有效的药物治疗。

（二）运营管理

如前所述，IAA 的手术始于体外循环下修复婴儿和新生儿的心内缺陷还处在理论上的时代，体外循环还不是现实可用的技术。因此，大多数早期的主动脉弓修复都是没有打开心脏的手术（即非体外循环）[6, 24]。主动脉弓的修复是使用植入人工血管移植物或头臂干血管调节来完成，无论是单独使用还是与肺动脉的束带相结合。大多数情况下，VSD 修补（同时删除肺动脉带）将在几个月后进行。即使在正中开胸，体外循环和低温循环停止下成功实现同时修复 IAA 和封闭 VSD 之后，还有许多中心偏向于采用分期的方法治疗 IAA 伴有 VSD 或其他更复杂的心脏病[35]。1997 年，Mainwaring 和 Lamberti 报道了他们分期治疗 IAA B 型和 VSD 的 10 年经验[36]。27 例患者中有 26 例患者在一期手术中存活下来（用植入人工血管移植物的方法修复主动脉弓）。接下来二期手术接受了 VSD 封闭的 25 例患者中有 22 例长期存活。不用行主动脉弓移植物再扩大手术的患者 3 年后占 86%，5 年后占 55%。

1994 年，CHSS 发表了他们的第一份关于 IAA 伴 VSD 的多机构治疗结果的研究报告[15]。入选的患者为 1987—1992 年的新生儿，173 例患者接受了修复手术。初次手术包括主动脉弓修复和 VSD 封闭（同期）116 例（67%），主动脉弓修复和肺动脉干的绑扎 40 例，单纯主动脉弓修复 17 例。因此，有 67% 的病例选择了一期修复，有意行二期修复手术的病例占 33%。在过去的 20 年里，IAA 和心内缺损的同期修复获得了广泛认可。在大多数治疗中心，这是采用的常规技术，采用两阶段方法被保留用于特定的异常情况[37-41]。

（三）主动脉弓修复技术

主动脉弓修复的最佳方法应该是安全的，可重复地在新生儿中进行，短期或长期狭窄的可能性极小。因此，需要所有主动脉节段的正常生长，包括吻合区在内。理想情况下，它不需要使用或分割任何主要的头臂干血管。传统的多阶段修复方法是在近端（升）和远端（降）主动脉之间插入合成管移植物。虽然这可以实现在没有体外循环条件下通过一个侧入路或前入路来完成，但移植物不会随着患者的成长而生长，使患者有再次主动脉弓手术的可能[42-44]。这种再次手术可以是原位移植物替代，原位扩增或放置一个额外的自体移植物。在一期手术和分期手术策略中使用的替代技术是使用头臂动脉向下与降主动脉吻合（颈动脉或锁骨下动脉）。Monro 和他的同事[45]发表了一个随访 8~19 年的结果，证明大多数的患者主动脉弓和吻合口区域具有令人满意的生长。最近，John Brown 及其同事[46]回顾了通过左颈动脉修复 IAA 的 47 名患者。大约 1/3 的患者后来再次对主动脉弓进行了干预。现如今，最常用的方法是一期方法直接吻合升主动脉和降主动脉。这种方法需要广泛游离近端和远端血管。有几个中心报道将降胸主动脉吻合到升主动脉或升主动脉和升主动脉近端主动脉弓下侧的端侧吻合技术获得了满意的早期治疗结果[41, 47-49]。Norwood 在 1990 年报道了补片增强近端和远端的吻合主动脉弓的方法，Jacobs 和 Norwood 于 1995 年报道了中期结果[50]。该技术旨在减少吻合张力，扩大主动脉节段之间的连接，并解决升主动脉发育不全的问题，该问题在 IAA B 型和 C 型中尤为常见[22, 25]。另外，使用补片扩增的方法能将主动脉弓的组分连接起来而不需要分离左锁骨下动脉或异常的右锁骨下动脉。同时能减少左支气管受压的可能性，而如果受压会使 IAA 的修复变得更复杂[51]。我们用过冷冻保存的肺动脉同种异体组织作为补片材料。也有成功使用其他补片材料的报道，包括肺动脉自体组织[52]。

1994 年 CHSS 报告了 IAA 伴有 VSD 患者的治疗结果，其中的一个重要的观察指标便是在左心 - 主动脉复合体有额外梗阻或发育不全的患者中使用补片扩增来吻合升主动脉和降主动脉的潜在好处[15]。多变量分析确定主动脉下或环状狭窄为修复后死亡的增量风险因素（图 122-2）。Jonas 及其同事报道[15]，在 20% 的存在左心 - 主动脉复合体梗阻的患者中，接受主动脉 / 弓增强手术的患者存活率最高。最近，CHSS 分析了 472 名患 IAA 的新生儿队列研究的中期和长期结果，McCrindle 的和同事[17]报道说，通过其他方法进行 IAA 修复的患者比使用补片增强的直接吻合术后需再次干预手术的可能性更大。2002 年，在 Marie Lannelongue 医院的单机构研究中，Roussin 和同事[53]报道了使用自体肺动脉补片进行主动脉弓重建的良好结果。在 20 例用自体肺动脉移植补片行主动脉弓成形术的 IAA 患者中，随访 29 个月的中期结果显示几乎 100% 的患者免于因主动脉弓再狭窄需要的干预手术。

（四）左心室流出道梗阻

评估 IAA 患者中可能出现的 LVOT 梗阻的概率差异很大[24, 34, 54-59]。因为在存在大的 VSD 和开放的动脉导管下无法准确测量流出量，也因为目前没有相关的形态学标准或测量阈值的共识来做这方面的诊断。IAA 伴有对位不良的 VSD 由于锥形隔膜偏离入左心室流出道而导致的主动脉下区域的狭窄可以轻微或严重。另外，如上所述，后偏差锥形隔膜可导致 LVOT 梗阻，即使当锥形隔膜发育不良或完全纤维化。在这些情况

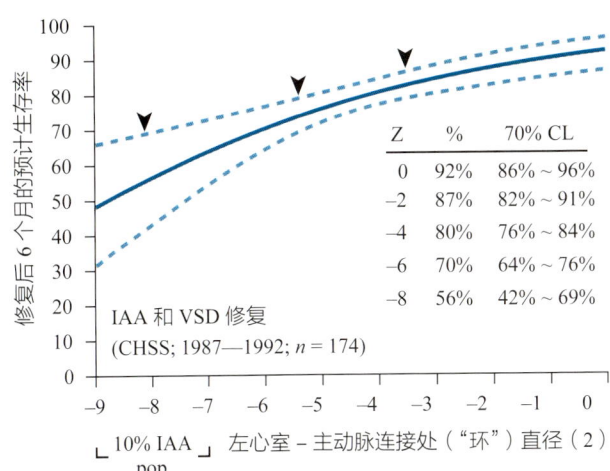

▲ 图 122-2　先天性心脏外科医师协会（CHSS）对主动脉弓中断（IAA）和室间隔缺损（VSD）新生儿预后的研究数据

多变量方程，证明了左心室（LV）- 主动脉连接处测量直径的风险调节效应。出生体重的值为 3.1kg，修复年龄为 7d，IAA 为 B 型，圆锥型 VSD。箭头表示从右到左明显不同的点。CL. 置信区间（引自 Jonas RA, Quaegebeur JM, Kirklin JW, et al: Outcomes in patients with interrupted aortic arch and ventricular septal defect. A multiinstitutional study. Congenital Heart Surgeons Society. J Thorac Cardiovasc Surg 107: 1099–1109, 1994.）

下，通常伴有主动脉环发育不全。因为没有可供选择的可切除肌肉来扩大主动脉下区域，需要将VSD补片的顶部固定在这个纤维边缘上，这将不仅导致主动脉下区域的狭窄，还将导致一部分主动脉瓣环的固定，从而影响随后的正常增长。在1994年CHSS的第一份关于IAA的多机构研究报告显示，修复手术后主动脉瓣下或瓣环狭窄可预测死亡率[15]。外科医生为解决主动脉缩窄采用的技术包括部分切除LVOT梗阻肌肉（肌切开术或肌切除术）和绕过狭窄的心室流出道。在分析中，这些是统称为Damus-Kaye-Stansel手术。分析得出了一个有趣但不令人满意的结论。调查人员报告称，修复手术后患者死亡的危险因素有三类：①没有同时修复伴有的其他重要的左心-主动脉复合体梗阻；② Damus-Kaye-Stansel吻合术；③在主动脉缩窄时行主动脉下肌切开术或切除术。一期修复加升主动脉/弓增强术的时间相关生存率在20%的IAA患者伴有一个或多个共存水平的患者左心-主动脉复合体梗阻中最高，与最初一样在没有或有主动脉/弓增大的情况下修复80%不带这些病变。当然，令人不安的推断是左侧心脏-主动脉复合体存在梗阻性病变会增加修复后死亡风险，而针对这些梗阻性病变的手术（除了补片扩增主动脉弓修复术）没有降低死亡风险（在这项研究中）。重要的是要认识到并非所有的绕过主动脉旁的梗阻手术都是一样的。Yasui及其同事在1987第一次报道了这样的手术[60]。手术包括结扎未闭的动脉导管，用8mm聚四氟乙烯移植物恢复主动脉连续性，放置一个内部补片使所有左心室血液从左心室通过VSD进入肺动脉、主肺动脉横断、吻合近端肺动脉与升主动脉，在右心室和远端肺动脉之间插入带瓣导管。其他人采用Norwood发明的主肺动脉融和加主动脉弓增强术来治疗具有严重LVOT梗阻的IAA病例。Jacobs和Norwood[50]报道了9名采用主动脉弓修复、主肺动脉融合，以及整个主动脉重建的同种异体补片增强的病例（图122-3）。7名患者使用了主动脉肺动脉分流手术，2名患者接受了一期手术双心室修复术，通过VSD将左心室的血流引入到肺动脉瓣，并

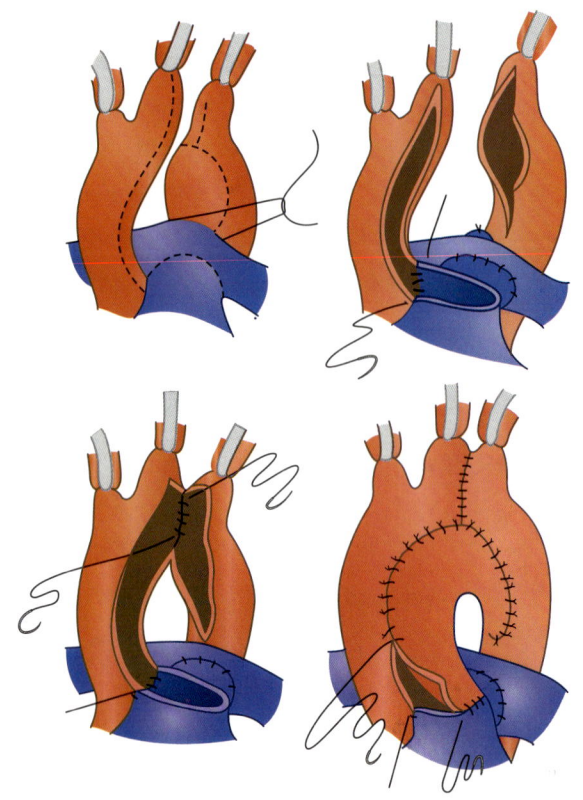

▲ 图122-3 一种严重程度左心室流出道梗阻的主动脉弓中断修复技术

修复包括肺主动脉的横断，近端主肺动脉-上升主动脉合并，近端和远端主动脉元的吻合，以及重建弓的肺同种异体贴片增强（引自 Jacobs ML, Chin AJ, Rychik J, et al: Interrupted aortic arch. Impact of subaortic stenosis on management and outcome. Circulation 92[9 suppl]: II128–II131, 1995.）

用带瓣的同种异体移植物建立右心室和分支肺动脉之间的连续性。有1例住院期间死亡。

作为上述Jacobs和同事们[50]研究的一部分，Chin进行了详细的回顾性研究并分析了所有术前超声心动图。一个重要的发现是当通过四个标准的超声心动图窗口采集的图像来测量主动脉下区域的尺寸时，同一患者的测量结果会因为测量人员的不同而差异很大。在大多数情况下，最小尺寸是使用肋下左前斜窗测得。另一个发现是，在主动脉下区有狭窄的病例中有近一半的患者同时还有主动脉瓣二瓣化畸形。其他中心的调查人员也报道使用Norwood手术和Rastelli手术特点相结合的方法取得了良好的结果。2001年，Erez及其同事[61]报道了12例先采用Norwood手术治疗的IAA伴LVOT梗阻患者。主动脉下直径

的平均 Z 值为 –5±1.7。没有住院期间死亡病例。在报道发布时，6 名患者已成功进行了双心室修复。因此，Norwood 的主 – 肺动脉融合技术，可修改为包括增强重建的主动脉弓，应用于 IAA 伴 LVOT 梗阻的患者，来完成双心室和主动脉弓的同期修复，或作为阶段性方法的一部分以修复双心室或单侧心室姑息手术。

其他学者报道了采用更保守的手术方式来处理 IAA 伴 LVOT 梗阻的患者的取得了成功。1993 年，Bove 及其同事[54] 介绍了一种扩大 IAA 伴 LVOT 梗阻患者的 LVOT 的方法。在手术中，部分切除后移的漏斗部隔膜，通过右心房入路切除 VSD 上缘直到主动脉瓣环处。由此产生的扩大 VSD 用补片封闭以扩宽主动脉下区域。在每位患者中，通过直接吻合术来修复主动脉弓。所有 3 名患者均在手术后存活。最近，来自同一中心的研究人员对一组 27 名患有 IAA 伴对位不良型 VSD 中的患者进行了分析[62]。15 名主动脉下区最狭窄的患者在行 IAA 和 VSD 修复的同时进行了漏斗状隔膜肌切开术或肌切除术。在这一组中有 2 个住院期死亡病例。其他患者之后无一人死亡。6 名患者因为 LVOT 梗阻共需要 9 次再次手术。5 名患者接受了新生主动脉下膜切除术。

只有 1 名患者复发了肌肉性 LVOT 梗阻。3 名患者需要再次手术，主要与主动脉瓣膜狭窄有关。作者总结出这种方法对于主动脉下狭窄是有效的，预防或延长因 LVOT 梗阻复发需再次干预的时间间隔。

1997 年，Luciani 及其同事[63] 介绍了一种新的一期段修复 IAA 伴 VSD 和主动脉下梗阻的方法。在 9 个新生儿中，VSD 通过经肺（7 名患者）或经心房（2 名患者）的方法关闭。没有切除锥形隔膜，室间隔补片上端是放置在隔膜的左侧以偏转锥形隔膜前方并远离主动脉下区域。该作者强调了 VSD 补片不要过大的重要性，以防止它膨胀到 LVOT（图 122-4）。值得注意的是该报道中的患者根据术前超声心动图检测评估的主动脉瓣下狭窄严重程度 [主动脉下与降主动脉直径比率的平均值，(0.63±0.08)]，比在其他研究中那些被认为具有明显 LVOT 梗阻的患者轻。

Schreiber 及其同事[40] 最近报道了该单机构治疗 94 名 IAA 患者的 20 年经验。其中 13 名患者被认为有明显的 LVOT 梗阻。直接针对主动脉下梗阻的手术，包括心肌切除术和同种异体移植主动脉根部置换术及 Norwood 手术。术前诊断为 LVOT 梗阻被发现是预测早期和晚期死亡率的重

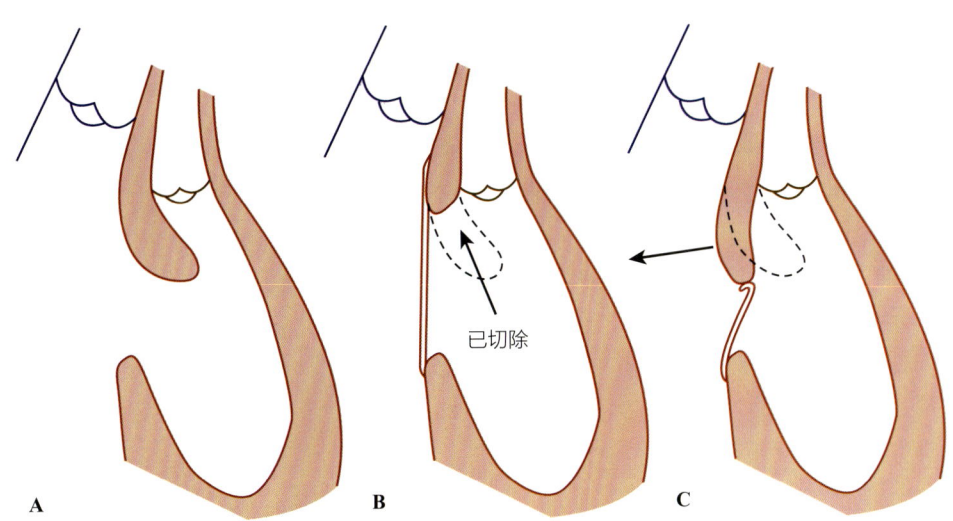

▲ 图 122-4 用于 IAA 伴有对位不良型 VSD 的患者封闭 VSD 的替代技术

A. 术前解剖，显示错位的锥形隔膜向左心室流出道偏移；B. 部分切除锥形隔膜后用补片封闭 VSD；C. Luciani 及其同事提倡的 VSD 的补片封闭方式[63]。室间隔补片上端是放置在隔膜的左侧以偏转锥形隔膜前方并远离主动脉下区域（引自 Tchervenkov CI, Jacobs JP, Sharma K, et al: Interrupted aortic arch: surgical decision making. *Semin Thorac Cardiovasc Surg Pediatr Card Surg Annu* 92–102, 2005.）

要因子。最近，有几个团体报道了用 Ross-Konno 手术治疗 IAA 伴 LVOT 梗阻获得了成功，不管是作为首次修复，还是更可能的再次干预复发的 LVOT 梗阻[64-66]。并非所有研究者都同意 LVOT 梗阻是修复后增加死亡或再次手术的危险因素。1999 年，Fulton 及其同事报道了 1985—1997 年 72 例 IAA 患者接受了修复的结果。按作者的多个标准判断有 36 名患者（50%）有 LVOT 梗阻：① LVOT 的尺寸比平均值减 1 标准差小（根据体表面积）；②通过超声心动图或心导管检查 LVOT 上存在超过 10mmHg 的压差；③锥形隔膜向后偏移入 LVOT；④在主动脉下区域存在梗阻组织。LVOT 梗阻的患者存活率与没有梗阻的患者相当。两组患者，10 年免于再次手术率没有明显差异。然而，36 名被判断为有 LVOT 梗阻的患者中只有 15 名患者（42%）的梗阻程度被认为需要在初次手术中加以治疗。这一个例子解释了在解读各个研究者对待 IAA 伴有 LVOT 梗阻的处理意见时的困难。没有达成共识，标准因研究机构而异。与 Fulton 及其同事不同，许多作者在研究中仅将那些初次手术需要处理 LVOT 梗阻的患者归为 LVOT 梗阻组。

Tchervenkov 及其同事[67] 最近对已发表的 IAA 伴有 LOVT 梗阻患者治疗经验进行了一次回顾，并提供以下指南内容。

1. 如果 LVOT 的直径（mm）比婴儿的体重（kg）数值小，采用保守的方法是不太可能保证患者生存的。例如，对于体重 3kg 的婴儿，如果 LVOT 直径小于 3mm，而且不解决 LVOT 问题的话，是不可能的存活的。

2. 如果 LVOT 直径比婴儿的重量（kg）还大 2mm 以上（例如，如果重量是 3kg，LVOT 直径＞ 5mm），患者可能不会出现明显 LVOT 梗阻并存活。

3. 在这两个数字之间是一个灰色区域，虽然患者可能会生存，但很可能会存在显著的残余 LVOT 梗阻。

这些基本指南是基于 Tchervenkov 及其共同作者[67] 回顾其他外科医生治疗病例和个人经验得出的。重要的是要认识到它们不是从任何实际数据的统计分析得出。

上述讨论涉及的问题为 IAA 修复后 LVOT 梗阻对生存的潜在影响，以及初次处理中度至重度 LVOT 梗阻的手术方式。我们也提供 LVOT 梗阻对 IAA 修复后再干预和长期生存影响的重要有关信息。GEVA 和同事[68] 对经历过 IAA 修复的 37 名患者进行了回顾性研究，并调查了术前形态学和术后 LVOT 梗阻发展之间的关系。他们发现术前 LVOT 截面积指数小于 $0.7cm^2/m^2$ 与随后发展为 LVOT 梗阻有相关性。他们使用 20mmHg 压差的阈值定义 LVOT 梗阻的存在。该值低于其他人应用的值。Apfel 及其同事[69] 使用 40mmHg 的压差作为术后 LVOT 梗阻的定义。他们回顾了 23 例接受初次修复手术患者的术前超声心动图和术后临床病程及术后超声心动图，这些患者没有对主动脉下区域行拓宽。9 名患者（39%）发展为明显的 LVOT 梗阻（1 个月后有 7 例，2 个月后有 8 例，1 年后所有 9 例出现）。对术前超声心动图的回顾性分析显示，需要再次干预患者的 LVOT 的横截面积指数，主动脉下直径指数和主动脉下直径 Z 得分显著较小（分别为 $P < 0.04$、$P < 0.05$、$P < 0.05$）。横截面积指数预测的可重现性最小，主动脉下直径指数预测的可重现性最大。作者得出结论，大多数患者在 IAA 修复后早期发展出明显的 LVOT 梗阻。虽然主动脉下区域横断面积指数是初次修复后预测 LVOT 最敏感的因子，但其他更简单的标准化主动脉下直径的测量值具有相当预测性和更好的重现性。2010 年，Hirata 和同事[70] 报道了一项分析在纽约摩根士丹利儿童医院接受单阶段完全修复的 38 例患者的结果。对 Tchervenkov[67] 提出的标准进行微小修改后，他们将患者分类为两组。如果主动脉瓣环大于的体重（kg）加上 1.5mm 的患者被列入 "大" 组，如果是主动脉环等于或小于患者的体重加 1.5mm，患者被列入 "小" 组。平均随访时间为 (7.9±4.2) 年。在小主动脉瓣环（n=12）的患者中，有一例住院死亡和 6 例 LVOT 梗阻再次手术，还有一例晚期死亡。主动脉瓣环较大的患者仅有一例 LVOT 梗阻再次手术（n=26, $P < 0.001$）。

2013 年，波士顿儿童医院的 Chen 及其同事[71] 报道了他们对新生儿修复 IAA 伴 VSD 后再次介入治疗的预测因素的分析。收集 1995—2009 年接受了单阶段修复的 IAA 伴 VSD 的新生儿数据。16 名患者（23%）需要手术或经皮介入治疗术后需要处理的 LVOT 梗阻。通过单因素分析 LVOT 横截面积、LVOT 直径和主动脉根部大小（均来自新生儿修复前的二维超声心动图）是再次介入治疗的预测因素。通过多变量线性回归模型分析，主动脉根大小（心脏收缩末期的胸骨旁长轴视图）被确定为需再次干预治疗的独立预测因子。在确定主动脉根的大小拐点时，患者主动脉根部尺寸＜ 6.5mm 的情况更大与患有根的患者相比，再次介入的风险尺寸＞ 6.5mm（再次介入率分别为 44% 和 12%）。

用于解决 IAA 初始修复后残余或复发性 LVOT 梗阻的手术很多，选择取决于具体遇到的解剖形态。通常可通过主动脉瓣接近纤维或纤维膜性主动脉瓣下狭窄。从 LVOT 摘除纤维组织可能需要先进行主动脉瓣膜切开术（如果存在瓣膜狭窄），并同时行 LVOT 梗阻肌切开或切除术。如果存在长段纤维肌性主动脉瓣狭窄，最好的采用扩展心室腔成形术治疗（改良的 Konno 手术）。通过右心室漏斗部切口，在室间隔打开一个切口，一般穿过以前 VSD 封闭的切口。切开主动脉通过主动脉瓣向下看，定时仔细检测该切口。从右心室入路、切口隔膜延伸到 LVOT 并将其带到主动脉瓣环的几毫米内。然后将补片放置在手术扩大的 VSD 的右心室面上。切开的漏斗部通过直接缝合或补片封闭。如果显著的主动脉环发育不全是复杂的 LVOT 梗阻的一个因素，则进行常规的 Konno 手术（用主动脉瓣假体）或 Ross-Konno 手术。后者需通过主动脉瓣环前室切口进入室间隔，并使用自体肺动脉瓣移植物置换主动脉瓣，用补片或漏斗部肌肉来附在自体肺动脉瓣移植物上以扩大 LVOT[65]。最后，从左心室顶点到降主动脉的带瓣管道放置仍然是一种选择[44]，虽然很少使用。

（五）手术实施和心肺旁路支持

前列腺素的应用能够稳定大多数手术前患者的病情，同时技术的改进，体外循环使用及深低温的循环停止技术，使一期修复 IAA 和相关的心内缺陷得到广泛接受。基于初步表面降温和体外循环下核心降温，接着循环停止一段时间，然后在体外循环下再灌注和复温的手术方式在今天仍然广泛使用。基本特征包括灌注通过主肺动脉干流入，临时止血带梗阻分支肺动脉。尽管通常可以通过这种方式完成大脑充降温（通过适当降低的鼻咽和鼓室温度来反映），许多外科医生通常在升主动脉中放置一个额外的小流入套管（6 或 8F）。两个灌注套管预先置好，由 Y 形连接器连接。升主动脉的插管必须非常小心，因为在 IAA B 型或 C 型中血管特别小（图 122-5）。通过荷包缝合线插入主动脉的灌注插管应使其与将要进行的吻合口相反；它通常略微超过主动脉瓣与第一支血管（无名或右颈总动脉）起点间距离的一半并朝向升主动脉右侧。或者，可以通过添加近红外光谱的脑监测以补充温度监测来评估是否需

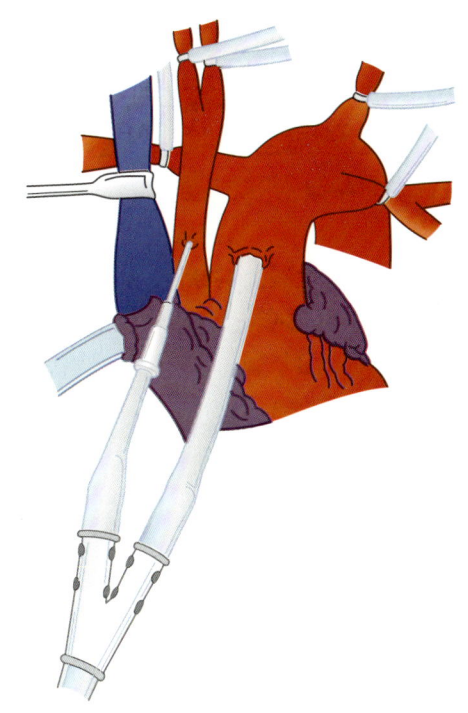

▲ 图 122-5 通过主肺动脉干和小型升主动脉的插管进行全身灌注

止血带用于在灌注期间阻断左右分支肺动脉，并且仅在低温循环停滞期间阻断主动脉弓分支（引自 Luciani GB, Ackerman RJ, Chang AC, et al: One-stage repair of interrupted aortic arch, ventricular septal defect, and subaortic obstruction in the neonate: A novel approach. *J Thorac Cardiovasc Surg* 111: 348–358, 1996.）

要主动脉灌注套管。

无论灌注技术如何，IAA的所有修复都是通过对升主动脉及其每个分支及降主动脉及其分支的广泛移动来完成。通常，这可以在体外循环术的初始冷却阶段完成。在体外循环前的广泛操作和解剖有时会破坏已经脆弱的血流动力学状态。如果预计会出现低温循环停止，应在每个主动脉弓分支周围放置松散的缝线止血带。循环停止之前不要打紧结扎血管。静脉回到泵氧合器可以通过右心房中的单个插管（这种情况下，VSD的封闭是在循环停止期或在体外循环下经肺通路完成的）或通过双腔插管（在这种情况下，心腔内修复可以在搭桥术前或术后完成）。如果计划通过右心房的单次插管与VSD的经肺闭合，则可以使用真空辅助静脉引流来增强心内视野。虽然单剂量的顺行心脏停搏液在大多数情况下足够，也可以用冠状窦逆行灌注补充单剂量或多剂量心脏停搏液作为替换方法。如果预计低温循环停止总持续时间超过35~40min，可以在主动脉弓重建完成后立即行短暂的低温再灌注，其余修复在第二个循环停止期间完成。

许多外科医生对将降主动脉直接端侧吻合到升主动脉的左外侧的手术结果很满意（图122-6），或吻合到远端升主动脉的左侧和近端主动脉弓的下侧（A型IAA）。我们和其他人[72]通常更喜欢通过使用同种异体血管补片移植材料扩大吻合口（图122-7）。为了实现这一点，在升主动脉的左外侧，窦管连接向上几毫米处开始做切口。一直切到升主动脉上最远的分支血管的左侧（为方便这一点，结扎血管的止血带必须放在血管的远端）。结扎肺动脉末端的导管，切开导管，切除与下行胸主动脉相关的所有导管组织。进入降主动脉的开口沿着与降主动脉相关的第一分支的右侧延伸几毫米（在B型IAA中，这是左锁骨下动脉）。将进入降主动脉的切口，沿着主动脉的内侧扩大到进入主动脉的导管开口下方约1cm处，如在Ⅰ期Norwood手术中所做的那样。完成近端和远端主动脉节段沿其较大曲率的直接吻合，包括完成近端相关主动脉弓最后的分支与远

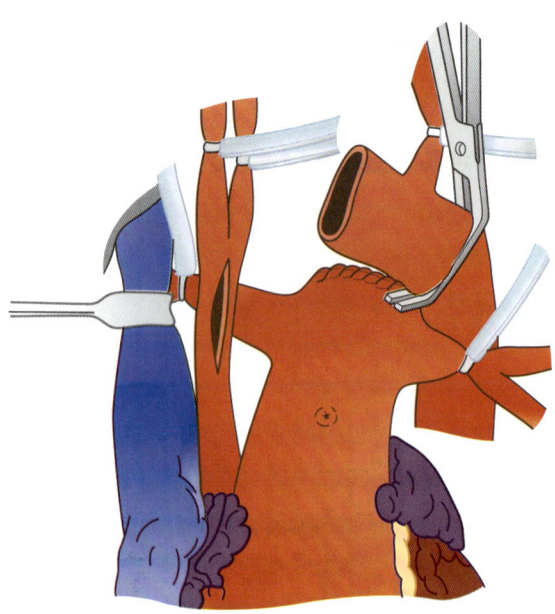

▲ 图122-6 降主动脉直接端侧吻合到升主动脉的左侧面
在降主动脉上放置血管钳以便于定位该段以进行吻合（引自 Luciani GB, Ackerman RJ, Chang AC, et al: One-stage repair of interrupted aortic arch, ventricular septal defect, and subaortic obstruction in the neonate: A novel approach. *J Thorac Cardiovasc Surg* 111：348-358，1996.）

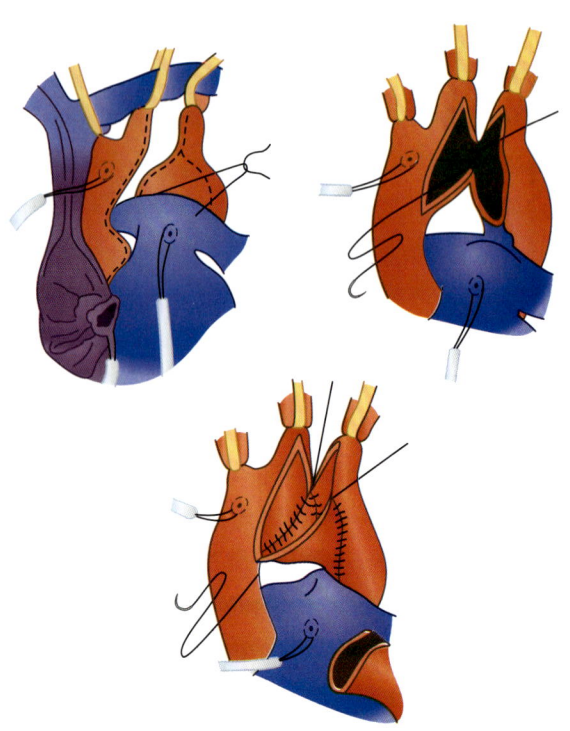

▲ 图122-7 用于主动脉吻合的同种移植血管补片增强中断主动脉弓修复技术
（引自 Jacobs ML, Chin AJ, Rychik J, et al: Interrupted aortic arch. Impact of subaortic stenosis on management and outcome. *Circulation* 92[9 suppl]: II128-II131, 1995.）

端相关第一个分支的端端吻合。然后整个主动脉弓沿其较小的曲率，从降主动脉远端开始使用自体移植血管补片增强。一旦主动脉弓重建完成，通过荷包缝合行主动脉插管，最好将荷包置于增强后的升主动脉的右侧，距离同种异体移植物近心端几毫米的位置。这最大限度地减少了在拔管后荷包缝合导致的主动脉狭窄的可能性。此时可以恢复灌注，或者可以在恢复体外循环之前关闭VSD。已证明主动脉吻合的同种异体补片增强技术在IAA修复动脉干的过程中特别有用[73]。

这些方法取得了令人满意的结果，它们仍在许多中心使用。然而，最近连续脑灌注技术得到了青睐，因为它们最大限度地减少了低温循环停止的使用或持续时间[9, 74, 75]。比较主动脉弓修复患者神经发育结果的临床研究显示，在大多数都处于Ⅰ期Norwood手术的情况下，低温循环停止患者与进行连续脑灌注的患者1年的结果相似。最佳温度、流速和pH策略有关的问题仍有待解决。尽管如此，连续脑灌注的方法吸引了许多外科医生，它的使用正在稳步增加。

连续顺行脑灌注可以通过在右侧颈总动脉插入小灌注管[75]或直接插入无名动脉（用6Fr或者8Fr插管）[74]或将4mm或5mm的聚四氟乙烯移植管吻合到无名动脉在其中放置灌注管并注意排除空气。将第二个灌注插管置于主肺动脉中（图122-8）。在建立低温旁路并达到目标核心温度后，夹紧并移除肺动脉中的灌注套管。流量减少并保持在40~70ml/（kg·min）的水平。动脉导管在肺动脉末端缝合。在主动脉插入点远端约1cm处的降主动脉上放置一个小血管钳。左锁骨下动脉（如果存在异常右锁骨下动脉的话）暂时用神经血管夹夹闭。将动脉导管切开，并切除与降主动脉相关的任何动脉导管组织。在这种情况下需要降主动脉上的血管钳防止血液回流，同时在循环停止的条件下它也有助于操纵远端主动脉段。如果计划将降主动脉直接端侧吻合到升主动脉，则在无名动脉和左颈总动脉基部的主动脉弓上放置一个小的直血管钳（图122-9），保持管腔连续性并促进两个分支的灌注[74]。端侧吻合在这一点的近端完成（图122-10）。顺行给予停搏液

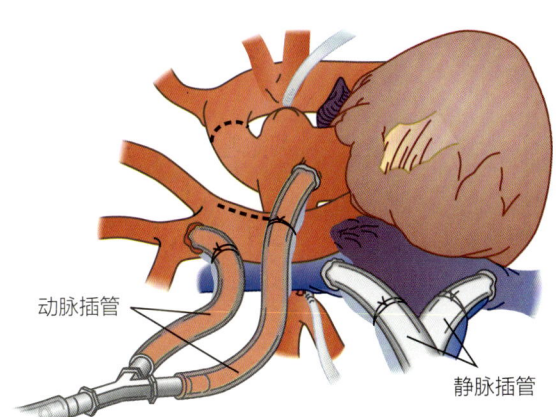

▲ 图 122-8　连续脑灌注技术的应用（一）
用于中断主动脉弓修复的灌注装置，其在性顺行脑灌注期间进行主动脉弓形吻合 Malhotra 和 Hanley[74] 等使用的方法包括直接插入无名动脉和主肺动脉干。虚线表示升主动脉切口和动脉导管切开的建议部位（引自 Coarctation of the aorta and interrupted aortic arch. In Kouchoukos NT, Blackstone EH, Doty DB, Hanley FH, Karp RB, editors: *Kirklin and Barratt-Boyes' cardiac surgery*, ed 3, Philadelphia, 2003, Churchill Livingstone, pp 1315–1375.）

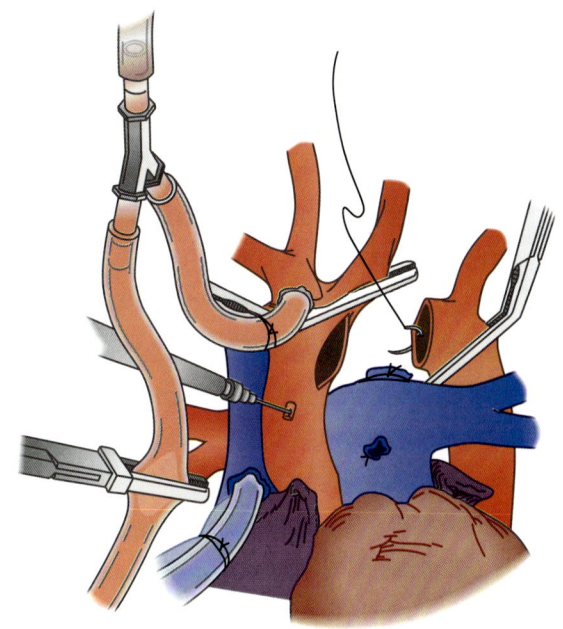

▲ 图 122-9　连续脑灌注技术的应用（二）
图 122-8 所示的操作，这里显示了一个小血管钳放置在无名动脉基部和左颈总动脉的主动脉弓上，保持管腔连续性并促进两个分支的连续灌注（引自 Coarctation of the aorta and interrupted aortic arch. In Kouchoukos NT, Blackstone EH, Doty DB, Hanley FH, Karp RB, editors: *Kirklin and Barratt-Boyes' cardiac surgery*, ed 3, Philadelphia, 2003, Churchill Livingstone, pp 1315–1375.）

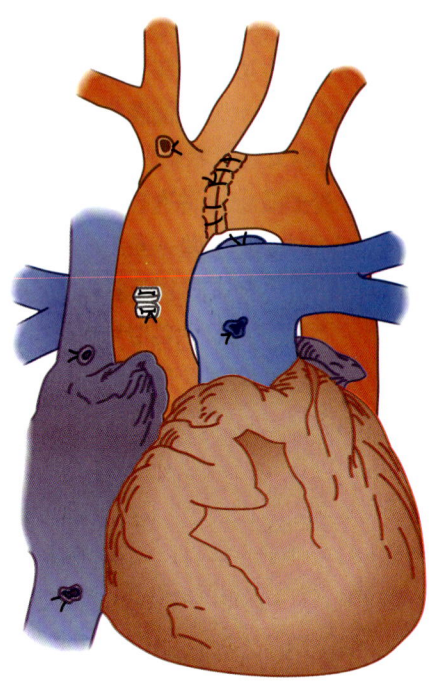

▲ 图 122-10 连续脑灌注技术的应用（三）

完成图 122-8 和 122-9 所示的手术，这里显示了降主动脉与升主动脉的端侧吻合。还示出了用于动脉灌注，静脉引流和心脏停搏液给药的用于插管的插管部位（引自 Coarctation of the aorta and interrupted aortic arch. In Kouchoukos NT, Blackstone EH, Doty DB, Hanley FH, Karp RB, editors: Kirklin and Barratt-Boyes' cardiac surgery, ed 3, Philadelphia, 2003, Churchill Livingstone, pp 1315–1375.）

以进入升主动脉。如果计划使用补片增大吻合，则将直血管钳放在无名动脉根部的灌注套管的近侧。左侧颈总动脉（除了与升主动脉相关的任何更多远端分支）通常用结扎线或神经血管夹轻轻地稍向远端阻断。通过这样的方法，可以完成近端和远端主动脉吻合，包括升主动脉最后一个主动脉分支近端的大部分与降主动的第一个分支间的端端融合。使用冷冻保存的同种异体移植血管补片沿主动脉弓较小的曲边扩大吻合。当使用这种技术时，很少需要结扎和分离左锁骨下动脉或异常的右锁骨下动脉。从主动脉及其分支上移除所有止血带和阻断器械。全流量（或在适合核心温度的水平上进行全身灌注）复苏。如果需要，给予额外剂量的顺行心脏停搏液，并进行心内修复。使用经肺或经心房入路关闭 VSD，通过右心房入路关闭房间隔缺损或拉伸孔。复温后，停掉体外循环。

（六）混合姑息手术

在特定情况下，可以决定延迟完全修复中断的主动脉弓和相关的心内缺陷，通过恢复和维持动脉导管通畅和限制肺血流量的方法稳定循环。基于所谓的混合方法初步缓解左心发育不良综合征相同的原则，这通常包括正中胸骨切开，左右肺动脉分支应用止血带和长期连续输注前列腺素 E_1 或经肺动脉在动脉导管中放置血管内支架[76, 77]。这种替代策略通常用于因动脉导管收缩导致的新生儿休克和继发器官功能障碍或有明显感染。它也可以用于临时延迟体外循环下完全修复被认为是有利的情况，包括极端早产的或神经系统并发症（如脑室内出血）的情况。

五、结果：生存率、并发症和后期事件

一般来说，单一机构对 IAA 患者外科治疗结果报告反映了这种病变的复杂性和挑战，但它们提供了令人鼓舞的结果表明，总体而言，过去 20 年已取得巨大进展[41, 42, 46, 55]。一些机构报道手术治疗后的生存率约 90%。在个别报道种，随访期间需要再次手术干预的发生率各不相同，低的只有 10%，而高的甚至超过 50%。在胸外科学会的先天性心脏手术数据库种[79]，2004—2007 年 4 年间修复的 IAA 患者出院后的死亡率为 8.9%（32/359）。多机构研究成果提供了更广泛的治疗经验回顾，并为进行大型风险分析提供了条件。在 1987，CHSS 发起了它的第一个关于 IAA 患者治疗结果的前瞻性多机构研究，通过 30 个参与机构纳入患者。1994 年，Jonas 及其同事发布了第一份 CHSS 报告[15]，分析了 1987—1992 年纳入的 183 名 IAA 伴 VSD 的新生儿治疗结果。9 名患者没有任何手术死亡。其余 174 人中，修复后 1 个月、1 年、3 年和 4 年的生存率分别为 73%、65%、63% 和 63%。死亡的危险因素是低出生体重、修复年龄较小、B 型 IAA、出口和小梁 VSD、VSD 较小，以及主动脉缩窄。

超声心动图测量在所有程度的左心 - 主动脉复合体的水平很小。如前面讲到的，修复后死

亡的手术危险因素是：①没有修复伴随的其他重要左心-主动脉复合体梗阻；② Damus-Kaye-Stansel 吻合术③主动脉下缩窄时行主动脉下肌切开或切除术。一阶段修复加升主动脉或主动脉弓扩大治疗 IAA 伴一个或多个左心-主动脉复合体梗阻的患者的（占总患者的20%）时间相关生存率最高，与没有伴随左心-主动脉复合体梗阻患者（80%）而行单纯修复手术（不伴升主动脉或主动脉弓扩大）的生存率相当。只有26%的患者为侧卧位开胸（如在大多数初期修复中，没有封闭 VSD）并采用直接吻合术，而92%的患者为正中胸骨切开并进行了一期修复。57名没有在初期修复中封闭 VSD 的患者，基本所有存活患者都在术后36个月内封闭了 VSD。初期修复后再封闭 VSD 的时间在1月内的比例最高，说明患者不能很好地耐受未封闭的 VSD，在初期修复中一起处理可能更可取。在进行结果分析时，有20名患者因主动脉弓梗阻接受了再次干预治疗。9名患者采用了经皮球囊扩张术。需要再次干预的高峰期为初期修复术后4个月。进行一阶段修复的116名患者中有15名患者的第一次再次干预治疗存在一个或多个左侧心脏-主动脉复合体梗阻性病变（如 LVOT 梗阻）。术后3年不需要行这类再干预手术的患者只有77%。这个独特的多机构研究提示了如何最优的处理与 IAA 共存的梗阻性左心病变仍然是一个未解决的挑战。它还指出了新生儿修复后存活者持续存在复发性主动脉弓和 LVOT 梗阻的风险。这些发现激励 CHSS 通过进一步纳入患者扩大队列研究，并进一步分析这些后期事件。

最近 McCrindle 及其同事在2005年报道了 CHSS 的一项关于 IAA 的多机构研究[17]，分析的队列扩大到了472名患者（包括以前 Jonas 及其同事报道过的患者）。关于 LVOT 梗阻病变的重要性和管理的意见变得更清晰，至少部分原因是研究规模庞大。在472名 IAA 患者中，143名患者接受了多种干预措施解决 LVOT 梗阻问题，其中52名在初次 IAA 修复后一段时间完成。这些患者中有75名进行了主动脉瓣下切除，51名接受 LVOT 旁路手术（Norwood 或 Yasui）。两名患者需要心脏移植。竞争风险分析显示，在

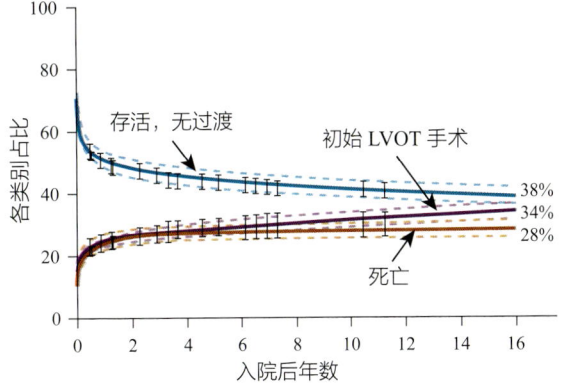

▲ 图122-11　中断主动脉弓（IAA）竞争风险分析（一）
2005年先天性心脏外科医师协会（CHSS）中断主动脉弓（IAA）竞争风险分析的图形表示，旨在解决潜在或实际左心室流出道（LVOT）梗阻的初始手术。所有患者在最初入住 CHSS 成员机构时开始（N=472）并且可以过渡到死亡或初始手术，旨在解决潜在或实际的 LVOT 梗阻。实线．参数点估计；虚线．70% CI 的限制；带有误差线的圆圈，非参数估计；在 IAA 修复后的任何给定时间，y 轴，（表示为总数的百分比）在三个类别中的每一个中患者的比例（引自 McCrindle BW, Tchervenkov CI, Konstantinov IE, et al; Congenital Heart Surgeons Society: Risk factors associated with mortality and interventions in 472 neonates with interrupted aortic arch: a Congenital Heart Surgeons Society study. *J Thoracic Cardiovasc Surg* 129: 343–350, 2005.）

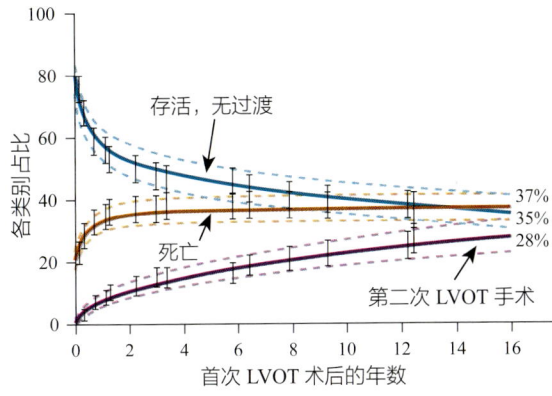

▲ 图122-12　中断主动脉弓（IAA）竞争风险分析（二）
2005年先天性心脏外科医师协会对中断主动脉弓（IAA）竞争风险分析的图形，旨在解决残余或复发性左心室流出道（LVOT）梗阻。所有患者在初始手术时开始，旨在解决潜在或实际的 LVOT 梗阻（N=143），并可能转变为死亡或类似的后续手术。实线．参数点估计；虚线．70% CI 的限制；带有误差线的圆圈，非参数估计；在 IAA 修复后的任何给定时间，y 轴，（表示为总数的百分比）在三个类别中的每一个中患者的比例（引自 McCrindle BW, Tchervenkov CI, Konstantinov IE, et al; Congenital Heart Surgeons Society: Risk factors associated with mortality and interventions in 472 neonates with interrupted aortic arch: a Congenital Heart Surgeons Society study. *J Thorac Cardiovasc Surg* 129: 343–350, 2005.）

初次治疗后的 16 年，38% 的患者在没有 LVOT 手术的情况下仍然存活，而 34% 的患者接受了初始的 LVOT 手术（图 122-11）。143 名行初次 LVOT 手术的患者，早期死亡的风险很高并持续存在第二次手术的风险。最初 LVOT 手术后 16 年，35% 的患者存活并没有行第二个手术，28% 需要第二次 LVOT 手术。在初始 LVOT 手术的患者中，16 年后有 37% 的患者死亡（图 122-12）。第二次 LVOT 手术的风险因素是缺乏大 VSD 和 LVOT 的初次球囊扩张。这些观察结果强调了 IAA 中 LVOT 梗阻问题的重要性，反映了其对生存活率和无须再次手术存活率的不良影响。考虑到初次主动脉弓修复结局，因主动脉弓狭窄而再次干预的病例有 109 例。其中经导管球囊扩张 52 例，外科手术 57 例。主动脉弓修复后干预的时间相关生存率危险函数显示两个阶段：早期阶段有 89 例，一个持续存在较小危险的阶段有 20 例。没有主动脉弓修复后再干预的时间相关死亡率危险函数以仅有早期阶段为特征。两种时间的竞争

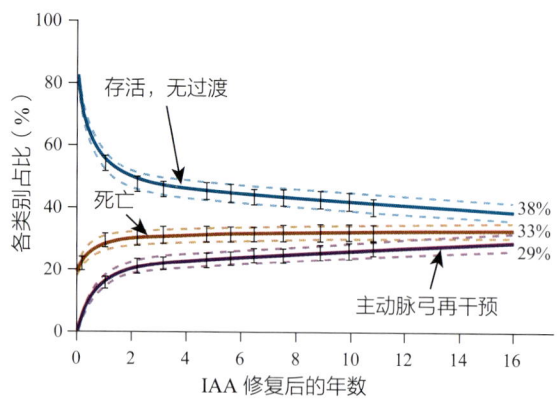

▲ 图 122-13 后续干预进行竞争风险分析

2005 年先天性心脏外科医师学会关于中断主动脉弓（IAA）的研究的图形表示，用于对 IAA 修复部位残留或复发性梗阻的后续干预进行竞争风险分析。所有患者均在修复 IAA（N=453）时开始，并可在弓修复部位转为死亡或随后干预残留或复发性梗阻。实线．参数点估计；虚线．70% CI 的限制；带有误差线的圆圈，非参数估计；在 IAA 修复后的任何给定时间，y 轴，（表示为总数的百分比）在三个类别中的每一个中患者的比例（引自 McCrindle BW, Tchervenkov CI, Konstantinov IE, et al; Congenital Heart Surgeons Society: Risk factors associated with mortality and interventions in 472 neonates with interrupted aortic arch: a Congenital Heart Surgeons Society study. *J Thorac Cardiovasc Surg* 129: 343–350, 2005.）

风险显示在 IAA 修复后 16 年，33% 在没有 IAA 修复后再干预的情况下死亡，29% 的患者 IAA 修复后再干预存活，38% 的患者没有 IAA 修复后再干预仍然活着（图 122-13）。最后，就总体死亡率而言，在研究纳入研究对象的后期出生的患者预后明显改善（图 122-14）。这正面的信息提示在纳入患者期间（1987—1997 年）稳步提高的总体生存率利率，因为这些发人深省的数据提示了手术后再干预的重要性有关。还应该注意的是，虽然最初的 CHSS 报道仅限于 IAA 伴 VSD 患者，但在 2005 年 McCrindle 及其同事的报告也包括其他复杂病变，包括 IAA 伴永存动脉干、主肺动脉窗或单心室。

Jegatheeswaran 及其同事[80]报道了 CHSS 队列研究的最新结果，进一步强化了 IAA 是一种慢性疾病的认识，有很多患者初次修复后仍需要多个后续手术治疗。1987—1997 年 33 个机构入选的 447 名 IAA 患者中，有 158 名患者接受了主动脉弓再手术，有 100 名患者接受了左心室流出道手术。21 年后的总体生存率为 60%。急性期的第一次主动脉弓手术减少了后续主动脉弓再手术风险，但慢性期没有明显改变。慢性期的第一次左心室流出道手术增加了左心室流出道再手术的风险。这些结果表明医生、患者及其家属需要明白，IAA 是一种慢性疾病而不是在新生儿期就能完全治愈的结构异常性疾病。最近费城儿童医院进行的单中心随访研究进一步肯定了这一概念。O'Byrne 及其同事评估了在新生儿期行 IAA 修复手术的儿童和青少年的中期状态[81]。一项针对 8—18 岁患者的横断面研究包括基因检测、心脏磁共振成像、心肺运动测试和评估健康状况以及与健康相关的生活质量。同时回顾性研究了他们的术后治疗情况，包括手术和经导管再次干预，非心脏手术和住院治疗。研究 21 名中位年龄为 9 岁的患者。对于左心室流出道再次干预率为 38%，主动脉弓为 33%，两者均再次干预为 24%；1 岁以内再次干预率最高为；左心室射血分数保持良好（72% ± 6%）；最大耗氧量，最大工作量和强制肺活量显著低于同年龄同性别正常值（$P < 0.0001$）；健康状况和生活质量都严

第三部分 先天性心脏病手术
第 122 章 主动脉弓离断

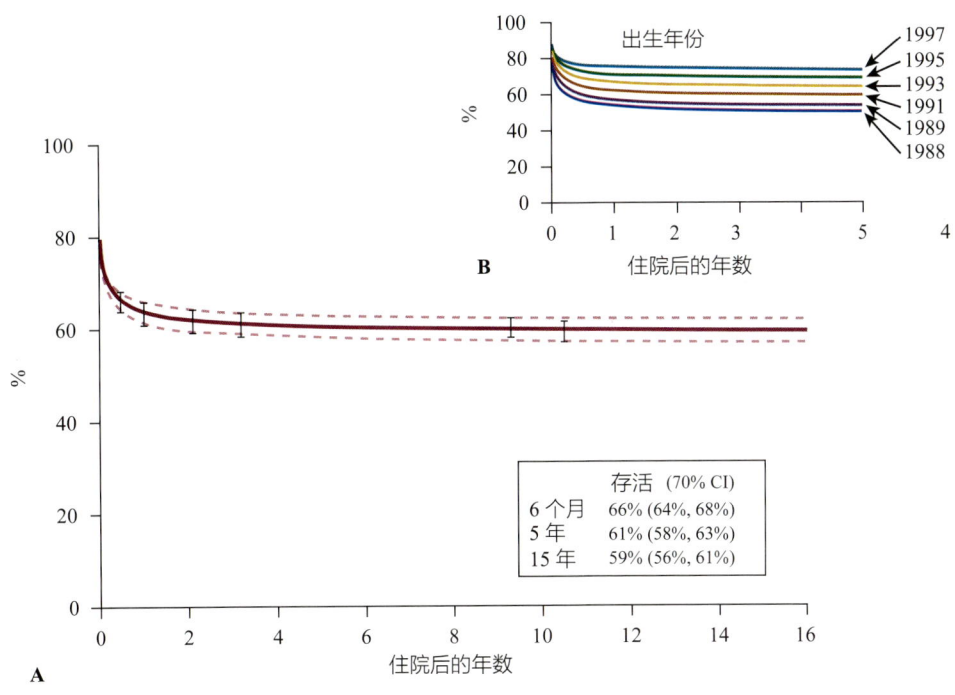

▲ 图 122-14 总体时间相关生存率分析

2005 年先天性心脏外科医师协会（CHSS）中断主动脉弓（IAA）研究的图示，描绘了 472 名 IAA 新生儿的总体时间相关生存率。所有患者在最初入住 CHSS 成员机构时开始。A. 总体生存；B. 预测入院后头 5 年的总生存率，按患者出生日期分层。实线 . 参数点估计；虚线 . 70% CI 的限制（引自 McCrindle BW, Tchervenkov CI, Konstantinov IE, et al: Congenital Heart Surgeons Society: Risk factors associated with mortality and interventions in 472 neonates with interrupted aortic arch: a Congenital Heart Surgeons Society study. *J Thorac Cardiovasc Surg* 129: 343-350, 2005.）

重下降；在 IAA 修复后的一种罕见但严重的并发症是压迫左主支气管。这种并发症在 IAA 伴 VSD 和永存动脉干修复后有报道。这种并发症的迹象可能在修复后的早期出现；并可能导致术后无法撤离机械通气。患者接受正压通气治疗的时候，表现出空气残留和肺膨胀。没有机械支持和正压通气，又会表现为相反的结果（左肺不张），或者会在初次修复后较晚的时间变得明显，伴气促或反复发作的呼吸道感染症状。支气管镜检查显示外源性压迫伴气道塌陷。CT 或 MRI 三维重建对诊断很有帮助。当植入人工管道或张力下吻合血管并压迫左支气管时就会出现问题。从历史经验上看，可以通过分割重建的主动脉弓和放置额外的升主动脉到降主动脉的吻合管道来解决。Mitchell 及其同事[82] 报告了一例成功治疗 IAA 修复后支气管压迫伴严重支气管软化症的案例。他们通过肺动脉自体移植实现了横向主动脉弓延伸，并进行了左支气管套管切除术。简单的初次吻合方法提倡者认为，这种罕见的并发症可以通过修复时完全动员所有主动脉附件避免。一些人认为，将来源于胸主动脉的异常右锁骨下动脉分开，有助于最大限度地减少吻合时的张力。如果吻合处于张力状态，其他人建议在其主动脉起源处切除左锁骨下动脉。我们认为在 IAA 修复时用同种异体移植血管补片进行主动脉吻合术的常规增强，能最大限度地减少主动脉节段的张力并避免压迫相邻气道，同时不牺牲主要的主动脉分支。最近对了解复杂先天性心脏病的神经发育效应及其治疗的强调，以及潜在遗传异常的影响，促使临床研究者意识到出生时患有主动脉弓异常的患者是异质性的，其神经发育异常的风险是显著和多因素的。加拿大西部综合儿科治疗随访组（1996 年和 2006 年）评估了 26 名在 6 周龄或更低年龄行 IAA 手术的幸存者，并在 18~24 个月时进行了多学科神经发育评估[83]。精神和精神运动发育指数分别为（75.8±17.1）

1943

和（72.3±16.9），染色体异常儿童的得分显著较低，占发育指数变异的29%。对于其余17名没有染色体异常的儿童，精神和精神运动发育指数分别为（82.7±14.5）和（79.1±14.3）。2009年，荷兰的研究人员开始对接受主动脉弓重建的新生儿进行深低温停循环（DHCA）与顺行脑灌注（ACP）的随机对照试验，主要结果指标是MRI术后新发脑损伤的发生率。据Algra及其同事在2013年报道[84]，该研究包括术前和术后1周脑部MRI。36名患者中约有一半患有IAA，其余患者在新生儿期进行体外循环下主动脉弓重建治疗其他异常。在第36名患者之后，很明显DHCA和ACP在新的脑损伤方面没有差异。术前，50%的患者有脑损伤的证据。术后，18例（78%）DHCA患者中有14例出现新的损伤，而18例（72%）ACP患者中有13例（$P=0.66$）。白质损伤是两组中最常见的损伤类型，但中心肌梗死死仅发生在ACP后（0例 vs. 18例中的6例；$P=0.02$）。评估24个月时的早期运动和认知结果，两组结果相似（分别为$P=0.28$和$P=0.25$）。另外的分析显示术后动脉PCO_2较低是新发白质损伤的危险因素。重要结论是围术期脑损伤在该人群中很常见，并且与DHCA相比，ACP后围术期脑损伤的发生率没有明显差异。这两种技术都导致新发白质损伤的发生率很高，中枢性梗死仅在ACP后发生。

六、总结

手术技术的进步，以及IAA和相关心内异常的同期手术修复显著改善患者的存活率。同时认识到这些患者持续面临左心室流出道和主动脉弓的残余或复发性梗阻相关的风险。此外，许多患者在运动表现，健康状况和与健康相关的生活质量方面面临严重缺陷。实质上，IAA及其相关的疾病应被视为一种慢性疾病。患者管理的未来改进应该基于对这一观念的理解和接受。

第 123 章
先天性主动脉瓣与主动脉根部畸形的外科治疗
Surgery for Congenital Anomalies of the Aortic Valve and Aortic Root

Christopher W. Baird　Frank A. Pigula　著
蒋　晨　译

先天性主动脉瓣膜疾病是最常见的先天性心脏缺陷之一，儿童中先天性心脏病的发病率为 3%~6%。先天性主动脉瓣疾病主要表现为主动脉瓣狭窄，并趋于发展为渐进性疾病，其发病率和死亡率与施加于左心室的血流动力学负荷有关。主动脉瓣狭窄通常定义为沿左心室流出道（LVOT）的瓣膜、瓣下膜、瓣上膜或多处的狭窄。尽管先天性和获得性主动脉瓣疾病中有相同的病理机制，但其情况差异很大。先天性主动脉瓣病变常伴有多个相关的心血管病变，并且可能涉及 LVOT 的多个水平。在治疗这些患儿时，对干预时机和方法（经导管干预或手术）有多个考虑因素。由于生长、行为和抗凝作用的不同，外科手术须进一步考虑通常包括单室修复与双室修复，瓣膜修复或置换及瓣膜置换的类型。因此，先天性主动脉瓣疾病的评估和治疗可能表现出独特的解剖和生理因素。尽管主动脉瓣关闭不全会继发先天性瓣膜异常，但在婴儿期和儿童早期先天性瓣膜异常是一种罕见的病变。当在这些年龄组中发病时，通常是医源性的、与治疗先天性主动脉瓣狭窄相关。本章将讨论这些考虑因素及先天性主动脉瓣疾病的外科治疗中遇到的挑战。

一、主动脉瓣与主动脉弓的外科解剖

主动脉瓣及根部跨越了左心室腔和全身循环的过渡，包括主动脉下 LVOT，主动脉瓣和直至窦管交界处的主动脉壁。先天性心脏病可累及一个或多个水平的主动脉心室复合物。透彻理解和鉴别这些不显眼部分的解剖关系，是成功手术治疗先天性主动脉瓣疾病的基础，这些关系将在本章中提到[1]。

正常的主动脉瓣楔入 LVOT 中。除了支持冠状动脉循环外，该中心位置还将主动脉瓣置于几个重要的心脏内结构的附近。这些结构包括二尖瓣的前小叶、膜间隔和传导装置。由于先天性心脏病可能涉及多个水平的主动脉心室复合物，因此对正常解剖结构包括瓣下、瓣膜和瓣上组成的认识对疾病是有帮助的。

瓣膜下的解剖结构主要为主动脉瓣膜、室间隔、膜间隔、二尖瓣和传导装置之间的解剖关系（图 123-1）。主动脉瓣叶的一部分与二尖瓣以及三尖瓣（通过膜间隔）的前小叶纤维连续。

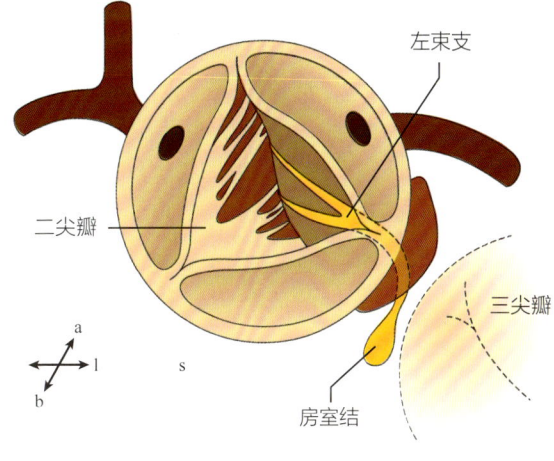

▲ 图 123-1　主动脉瓣，房室的解剖关系

这些结构有助于心脏的中央支撑结构，即纤维骨架。除了为房室瓣提供固定点外，纤维骨架还充当心房和心室之间的电绝缘体，从而限制了希氏束的脉冲传导。从房室结发出后，希氏束穿透膜间隔，出现在主动脉瓣环正下方的左心室隔膜表面。通过主动脉瓣来看，希氏束位于瓣环下方，正好位于非冠状动脉和右冠状动脉小叶结合处的下方。从外科医生的角度来看，希氏束向右心尖发出重要辐射，并到达右冠状叶的最低点。

瓣膜的解剖结构主要由半月形小叶，闭合线和主动脉窦组成。小叶及其窦可由相关的冠状动脉确定。在右冠状窦中可发现右冠状动脉口，从外科医生的角度来看，该位置几乎在正前方。左冠状动脉从左冠状窦向后发出。小叶本身由伴有内皮的纤维核组成。闭合线与小叶本身游离缘的接合提供了瓣膜所需的有效强度。

主动脉窦是主动脉壁在半月小叶远端上方嵌入的扩张部分，非常适合支撑冠状动脉口。当小叶在收缩期缩回时，在窦内形成的涡流可防止缩回的主动脉小叶梗阻冠状动脉口。它们的存在可能对主动脉瓣小叶的长期功能很重要[2-4]。

最后，瓣膜上区显示左心室-主动脉复合体到固有主动脉的过渡。出于实际需要，该区域包括窦管结合处，结合处末端远侧的区域及主动脉窦的扩张区。先天性心脏病可在任何水平出现异常，对先天性主动脉瓣各种病理形式的讨论将按其水平分类为：瓣膜，瓣下或瓣上。

二、主动脉狭窄

主动脉瓣狭窄

1. 患病率

据报道，先天性心脏病患儿中有3%～6%患有先天性主动脉瓣狭窄[5]。男性比女性患病的比例更高，发生率为3∶1[6]。

2. 临床特点

临床表现随病变的严重程度和表现年龄而变化。在新生儿中，严重的主动脉瓣狭窄可能会迅速而显著地出现，并伴有突然的血流动力学恶化、心血管衰竭和休克。心电图可能显示左心室肥大并伴有S-T和T波异常。胸部X线检查可显示存在心脏肥大和肺水肿。经胸超声心动图可迅速做出诊断，并有助于确定左心室、二尖瓣或主动脉弓的相关异常。需要用正性肌力药和前列腺素进行积极的复苏以维持血液循环。

年龄较大的孩子可能没有症状，体格检查结果可能提示主动脉瓣狭窄。可有胸痛和运动不耐受，但并不常见。与新生儿相同，可以通过超声心动图确诊。

3. 诊断

体格检查结果可能提示先天性主动脉瓣疾病的诊断。在第二间隙右侧可能听到最明显的渐强-渐弱杂音，并传播到颈部。严重的主动脉瓣狭窄会在胸骨上切迹和右第二肋间隙出现颤动。因为在主动脉瓣狭窄的情况下心室收缩期延长，所以第二心音可能会延长，从而导致第二心音稍有分裂。相关的舒张期杂音提示主动脉瓣关闭不全。

心电图改变与心室肥大相的指征一致，如左侧R波电压升高。左心前区导联中S-T段和T波的变化可能提示左心室劳损。除了明显的充血性心力衰竭外，胸部X线片通常不明显。

(1) 超声心动图：超声心动图是迄今诊断先天性主动脉瓣疾病的主要手段。这种非侵入性检查可提供重要的解剖和生理信息，例如主动脉小叶的数量和解剖结构，主动脉瓣环和升主动脉的大小，冠状动脉的位置，主动脉下LVOT的合理性及血流动力学狭窄的位置。峰值瞬时梯度可以通过测量穿过狭窄的血流速度并使用改良的伯努利方程[速度（m/s^2）×4]来估算[7]。

影像学的最新发展包括三维超声心动图技术。通过三维超声心动图获得的心室质量和体积测量结果，与通过心脏磁共振成像获得的心室质量和体积测量结果相当好，目前正在研究其在确定先天性主动脉瓣膜病的病因中的作用[8]。

(2) 压力测试：压力测试对于轻度至中度主动脉瓣狭窄的老年患者可能会有所帮助，他们的症状可能是模糊或可疑的，并且与主动脉瓣疾病没有明显关系。S-T节段或T波形态的压力相关的变化将提示严重的心肌狭窄危险。在这些情况下，尽管有轻度至中度的静息峰梯度，也应慎重考虑缓解狭窄。

(3) 心导管插入术：当前，心脏导管插入术的主要作用包括诊断和指导治疗。在诊断上，导管插入术可能有助于评估左心室舒张功能，肺动脉压及相关的血管病变。在治疗上，球囊瓣膜切开术可用于治疗患有主动脉瓣狭窄的患者，或有时可用于复杂得多水平 LVOT 梗阻患者。

4. 自然病史

新生儿中严重的"瓣膜性"主动脉瓣狭窄常表现为"紧急"情况，如果不及时治疗，这些患儿可能会因心血管萎缩而死亡。相比之下，患有主动脉瓣狭窄的大龄儿童通常没有症状。考虑到小儿主动脉瓣膜修复和置换适应证，手术时机成为重要考虑因素，了解无症状儿童的自然病史和病情进展非常有用。

儿童主动脉瓣疾病倾向于渐进性疾病。主动脉瓣狭窄可分为轻度、中度或重度。由 Hossack 及其同事[9] 分类的轻度狭窄的患者包括脉搏正常，左心室和主动脉之间的静息峰值收缩压小于 40mmHg（在导管插入时测量）的患者。通过患者触诊脉搏量减少及静息时峰值收缩压在 40~75mmHg，可认为其患有中度主动脉瓣狭窄。当患者出现异常的脉搏量和静息峰值收缩压梯度超过 75mmHg 时，被认为患有严重的狭窄。

应当注意，这些梯度标准是在导管插入术中通过直接测量获得的。目前，常用超声心动图获得跨 LVOT 的梯度，在大多数情况下，多普勒导出的峰值瞬时梯度与导管导出的数据相关性很好。然而，在较低的梯度下，多普勒超声心动图可能会导致估值偏高[10, 11]。

由于儿童的主动脉瓣疾病是一种进行性疾病，因此疾病进展的自然史值得关注。在患有非梗阻性主动脉病变的儿童中，Mills 及其同事[12] 报道，7—15 岁之后有 7% 的患者发展为轻度梗阻。当初步评估时即出现轻度狭窄时，疾病进展很快[12]。20% 的患者在 10 年内出现中度或严重狭窄，另外 45% 疾病在 20 年内进展。最后，约 60% 的中度狭窄患者将在 10 年内发展为严重狭窄[9]。

5. 治疗

(1) 新生儿主动脉瓣狭窄的导管治疗与手术治疗对比。新生儿期出现的主动脉瓣狭窄可导致严重的血流动力学病变，危及生命（图 123-2）。这些患儿常常由于左心结构中导管关闭导致循环衰竭而出现休克。他们的全身循环是"导管依赖"的。这些孩子需要紧急的医疗稳定措施，包括辅助通气和正性肌力支持。给予前列腺素 E_1 可以重新张开导管并保持导管通畅。一旦稳定下来，就需要对左心结构进行彻底的超声心动图检查，以确定它们是否足以支持全身循环。

在新生儿发生严重的主动脉瓣狭窄时，治疗的关键是决定哪些患者将从双室修复中受益，哪些患者更适合单心室方式。在接受瓣膜切开术治疗严重主动脉瓣狭窄的年龄较大的未分层的新生儿中的高死亡率体现正确选择治疗的重要性[13]。准确确定哪些患者将从单一心室治疗途径（Ⅰ期/Norwood 手术）中受益，这已是由先天性心脏外科医生协会（CHSS）赞助并旨在实现这一目的的一个研究目标[14]。可以从 CHSS 网站（www.chssdc.org）获得具体的左心形态生存评估。这些患者的治疗方法已在其他地方详细说明。本讨论将集中于适合心室修复的主动脉瓣狭窄患者。

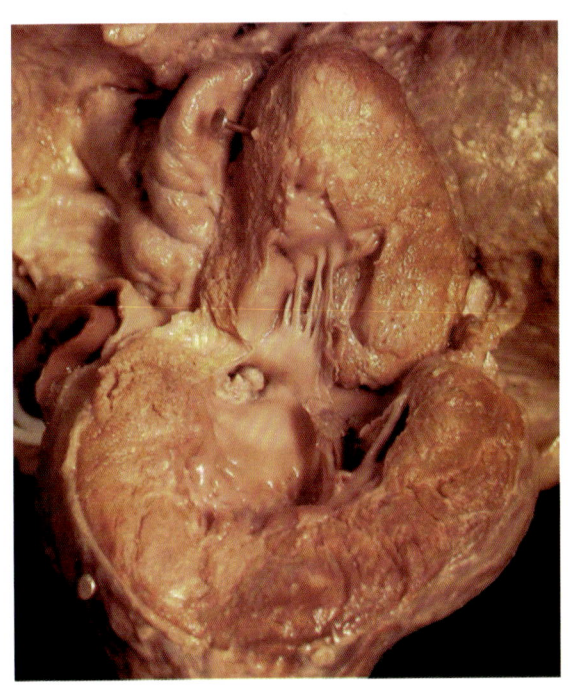

▲ 图 123-2　新生儿心脏主动脉瓣狭窄的病理标本

对于解剖学认为适合支持双室循环的患者，主动脉瓣切开术可有效缓解主动脉瓣狭窄。已经开发出两种主动脉瓣切开术：狭窄瓣膜的球囊扩张术和外科瓣膜切开术（开式和闭式）。尽管气囊瓣膜切开术在许多机构中是很受欢迎的，但外科瓣膜切开术仍是一些机构的首选手术。球囊瓣膜切除术的提倡者指出其避免了潜在的手术并发症，而外科瓣膜切除术的提倡者则认为在直视下可以进行更准确的瓣膜切除术。

尽管尚无直接比较这两种技术的前瞻性随机研究，但仍有一些数据可用。McCrindle 及其同事[15]报道了由 CHSS 赞助的多机构综述，其中包括 110 例新生儿因外科手术（28 例）或球囊（82 例）瓣膜切开术发生严重主动脉瓣狭窄。两种手术的生存率相似（1 个月时为 82%，5 年时为 72%）[15]。球囊瓣膜切开术在缓解狭窄方面更有效（平均残余梯度 20 vs. 36mmHg），但这样做的代价是主动脉瓣关闭不全的发生率较高（气囊瓣膜切开术后为 18%，而手术瓣膜切开术后为 3%）。即使存在这些差异，两种技术之间的结果数据还是有可比性的。两组的免再干预率相似（1 个月为 91%，5 年为 48%）。无论采用何种技术，对后续手术的需求都强调了对严重主动脉瓣狭窄行姑息性瓣膜切开术。

McElhinney 及其同事[16]报道了 1985—2002 年间来自波士顿儿童医院的 113 例患者（≤60 天）的中长期随访。该报道称主动脉环和左心室舒张末期尺寸在 1~2 年内恢复正常。中度或重度主动脉瓣关闭不全的避免率为 65%，5 年内无再干预生存率为 48%。这些数据表明，LVOT 梗阻的早期解除可使患者在不进行新生儿手术的情况下实现追赶性生长。

尽管在许多机构中气囊瓣膜切开术已在先天性主动脉瓣狭窄的治疗中发挥了重要作用，但其相对于外科瓣膜切开术的作用仍存在争议。Hawkins 等[17]估计，球囊瓣膜切除术后主动脉瓣手术的发生率为每年 5%~7%。其他报道手术的风险更低，但是包括随后的球囊扩张在内的再干预的发生率仍然很高（8 年为 60%）[18]。但也可能是特定的主动脉瓣膜基质决定适合哪种治疗。

有一组接受手术主动脉瓣膜切除术的 54 例婴儿（57% 为新生儿）中，Bhabra 及其同事[19]报道了基于小叶形态的长期预后显著差异。当采用瓣膜切开术形成三叶瓣结构时，患者的表现明显好于双叶瓣膜的情况。在 10 年时，三叶瓣准确的免再介入率为 92%，而双叶瓣仅 33%（$P=0.01$）。据报道，主动脉瓣免再手术率也存在类似差异（$P=0.04$）。三叶瓣中主动脉瓣置换（AVR）的免发生率为 100%，双叶瓣中为 57%。然而，通过超声心动图，作者仅能够回顾性鉴定 28 个双叶瓣膜中的 14 个，而 8 个具有三叶瓣膜电位的瓣膜中的 7 个可以被鉴定（88% 的敏感性，50% 的特异性）。这些结果尚未得到证实，但是在选择合适的技术之前，可能需要对主动脉瓣狭窄的解剖亚型进行更仔细的鉴定。

目前来看，经心室（闭合）主动脉瓣膜切开术几乎没有作用。

(2) 婴儿主动脉瓣狭窄的导管治疗与手术治疗对比。一些研究比较了大龄儿童的球囊主动脉瓣膜切开术与外科瓣膜切开术。McCrindle 及其同事[20]报道了他们对来自 23 个机构的 606 例患者的 630 个球囊瓣膜切开术的分析，中位年龄为 6.8 岁（范围为 1 天—18 岁）。由于技术问题而放弃手术的占 4.1%，死亡率为 1.9%。在 17% 的患者的报道中结果不理想（包括无法完成手术、残留梯度＞60mmHg、左心室主动脉压≥1.6）或有严重并发症或死亡。不良预后的独立危险因素是年龄小于 3 个月、手术日期更早、术前梯度高、主动脉缩窄未修复及小号球囊的使用。

其他机构也报道了在非新生儿患者中进行球囊瓣膜切开术的相似结果。Moore 及其同事报道，有 87% 的患者成功扩张（129/148），手术死亡率极低（0.7%），长期生存率很好（8 年为 95%）[18]。8 年免再介入率为 50%，这个数字与其他研究一致[21]。

在这些患者中，反复介入的风险与反流程度和初始球囊瓣膜切开术后的残余梯度有关。让人联想到 Bhabra 及其同事的报道[19]，他们报道了基于狭窄主动脉瓣血管造影形态的不同结果。但与新生儿一样，很难清楚地证明气囊或手术主动脉瓣膜切开术的优越性。Chartrand 及其同事[22]报道，他们在 1960—1992 年期间对 67 名年龄大于 6 个月的儿童进行了外科瓣膜切开术。他们没有手术死亡，并且 20 年无死亡，无再次手术和免 AVR 率分别为 94%、63% 和 73%。作者得出结论，外科瓣膜成形术是一种安全有效的方法，效果持久。

总而言之，与新生儿一样，主动脉瓣形态似乎会影响对婴儿干预的反应，因此可能需要进一步对特性的调整。目前来看，基于临床经验的球囊或外科瓣膜切开术更受机构偏爱。

(3) 大龄儿童的主动脉狭窄。与具有严重主动脉瓣狭窄的新生儿的临床表现相反，大龄儿童通常无症状。对于他们来说，持久保留左心室功能已成为治疗的主要目标。年龄较大的儿童（＞1 岁）的主动脉瓣狭窄的最常见病因是主动脉瓣膜狭窄（79%），其次是较少见的主动脉瓣膜下狭窄（7%）和瓣膜上狭窄（6%）[6]。主动脉瓣关闭不全通常与先天性主动脉瓣狭窄相关，并且可能是先前为缓解狭窄而进行的干预的结果。

患有主动脉瓣狭窄的大龄儿童通常有正常的生长发育。当出现如胸痛、运动不耐力或晕厥等症状时就构成了明确的手术指征。对于无症状的患者，干预的适应证是微妙的。对于严重狭窄的患者，其左心室至主动脉的梯度（LV-Ao）＞75mmHg，建议进行手术。对于被认为患有中度狭窄（40～75mmHg LV-Ao 梯度）的儿童，可能需要更多信息才能作建议。在这种情况下，心电图变化（ST-T 波变化符合左心室劳损，左心室肥大）或正压力测试结果提示手术。对于这些无症状患者、躯体生长、手术选择和干预时机成为重要的考虑因素。

由于该疾病的进行性，应考虑对患有轻度主动脉狭窄（梯度＜40mmHg）的大龄儿童定期体检和超声心动图检查。应当记住，梯度取决于心排血量，在严重的左心室功能障碍中，梯度可能不显著。

大龄儿童的管理选择取决于他们的疾病背景。对即时诊断的患有严重主动脉瓣狭窄且略有功能不全的较大儿童适宜进行球囊瓣膜切开术。

较常见的情况是，在进行初次心脏瓣膜切开术之后数年内有极好的缓解作用，在此期间患儿成长发育正常。然而，随着时间的流逝或反复的干预，或两者兼而有之，许多患者会发展为严重的主动脉瓣关闭不全（请参阅主动脉瓣关闭不全章节）。任何残余瓣膜狭窄都可以通过产生的容量负荷来加重，并且这些病变的组合共同对左心室功能造成威胁。但是，由于这些孩子年龄较大，体型较大，他们更适合进行持久性手术治疗，通常包括瓣膜置换术。

三、主动脉瓣下狭窄

先天性主动脉瓣下狭窄是主动脉瓣膜下方的梗阻，继发于离散或短的、局限性的纤维或纤维肌嵴或较长的弥漫性纤维肌管（图 123-3）。重要的是要注意，离散的隧道状的主动脉瓣下狭窄之间存在隔膜，这导致了报道的患病率有差异。另外，通常很难将肥厚性梗阻性心肌病与隧道样主动脉瓣下狭窄分开（见肥厚性梗阻性心肌病）。

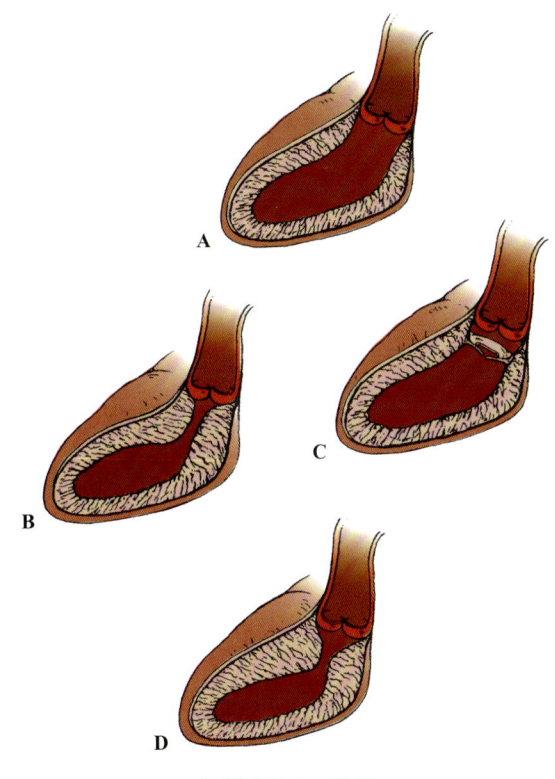

▲ 图 123-3　举例
A. 固定型主动脉狭窄；B. 离散型膜；C. 隧道样狭窄；D. 肌型梗阻

(一)动脉瓣下隔膜

在 60%~70% 的病例中发现主动脉瓣下隔膜与其他先天性病变相关，最常见的是室间隔缺损（35%）[23]。

主动脉瓣下膜性狭窄是由于主动脉瓣小叶正下方的纤维组织增生而引起的。该组织可能非常薄且坚韧，并且通常是环形的，触及二尖瓣前小叶的下侧。实际上，仔细检查超声心动图可能会提示一个枢纽，表现为被膜束缚的小叶[24, 25]。尽管这种主动脉病理形式的病因尚不清楚，但研究表明由室间隔和主动脉管之间的异常角度造成的剪切应力是起重要作用的。在这种情况下，室间隔缺损会增加剪切应力的产生[26]。

1. 自然病史和手术适应证

一般而言，主动脉瓣下膜性狭窄的手术指征通常与主动脉瓣狭窄的相同。但是，由于其复发率较低，一些中心主张对主动脉瓣下狭窄进行早期手术切除。Brauner 及其同事[27]报道，主动脉瓣下狭窄（主要为膜性，但有少量隧道样狭窄）的复发率与术前 40mmHg 或更大的梯度相关，建议在较低的梯度进行手术切除较为合理。其他人则主张在诊断后立即进行修复，而不论其梯度如何[28, 29]。但是，由于其他研究者报道早期手术对复发没有益处，因此尚未证实早期干预的优势[30]。

由于手术时间仍存在争议，因此检验主动脉瓣下膜性狭窄的自然病史是有帮助的。有数据表明，一些患有轻度主动脉瓣下狭窄的患儿（收缩压峰值 < 40mmHg）可能几年内无须手术。Rohlicek 及其同事[31]研究了来自加拿大东部多个中心的儿童，报道了一项有关瓣膜主动脉瓣狭窄进展速度的大型代表性研究。为了记录自然病史和手术结果，他们从诊断开始对 92 名儿童追踪。男童稍多（1.6:1），诊断时的平均年龄为 5.3 岁。13 例有主动脉二尖瓣。平均随访 4 年，这些儿童中 42 名在诊断后平均（2.2±0.4）年接受手术；有 44 人接受医学随访，但从未手术。最终需要手术的儿童出现较高的初始梯度[（40±5）mmHg vs.（21±2）mmHg]，并且在诊断中更有可能出现主动脉瓣关闭不全（35% vs. 13%）。分析表明，诊断时的超声梯度可预测随后的梯度进展及主动脉功能不全的出现。8 名接受手术的儿童在初次切除后平均需要（4.9±0.9）年再次手术，以防主动脉瓣下狭窄复发。这些患者最初表现出明显更高的梯度[（66±10）mmHg]。

对比在诊断时采用主动外科手术切除主动脉瓣下膜性狭窄这种更为主动的方法，这些数据表明，这些患者中有很大一部分将具有稳定的或至少缓慢的进行性梯度。对患者的治疗方法仍然是多变的，但是对于 40mmHg 或更大的峰值收缩压梯度（通过超声心动图获得）进行手术切除似乎是很合理的。无论梯度大小如何，有新症状发作的主动脉瓣关闭不全都应被视为手术的重要指征。尽管这些作者并未发现手术后主动脉瓣关闭不全有任何改善，但其他人的经验是，对主动脉瓣小叶上的纤维组织侵犯进行仔细的清创通常会明显改善主动脉瓣关闭不全[32]。

2. 手术方法

对该病变的外科手术方法需要体外循环。通常一个右心房静脉插管就足够了。主动脉瓣通过横向主动脉切开术暴露，如果需要，可以转向非冠状窦。仔细回拨主动脉瓣叶会发现主动脉瓣下膜。主动脉瓣和膜之间的距离可能会略有变化，但通常可以很容易看见。膜嵌在室间隔的安全区，就在右冠状窦最低点的左侧。在大部分情况下，可从心内膜的前部和右部及二尖瓣前小叶的后部剥离或切除。严重时，该膜可能侵犯甚至累及主动脉瓣小叶的腹部。在这种情况下，需要对瓣叶较厚的纤维组织进行仔细的清创。

3. 手术结果

主动脉瓣下膜性狭窄因其发生率及在看似充分的外科手术切除后的复发倾向而一直受到严格审查。据报道主动脉瓣下膜性狭窄的复发率为 0%~55%，大多数报道显示其复发率为 15%~21%[30, 33-37]。

复发性主动脉瓣下狭窄再手术的独立预测因素包括膜与主动脉瓣接近（< 6mm）和峰值梯度 > 60mmHg。手术中发现的膜黏附在主动脉或二尖瓣上也是复发的预测指标[38]。据报道，除膜切除术外，间隔心肌切开术可降低复发率。Lupinetti 及其同事[39]报道，除了进行膜切除术外，进行膈肌膜切除术的复发率为4%。但是，这一发现尚未得到其他人的证实[27,40]。

其他外科医生则主张采取更主动的方法。Yacoub 及其同事[33]提出，主动脉瓣下膜性狭窄的重要病理特征是二尖瓣前小叶嵌入左心室心肌时的纤维组织向内生长（图123-4）。这种向内生长会干扰在心脏收缩期流出道的动态扩展，包括二尖瓣装置的后移。Yacoub 及其同事[33]将二尖瓣三角区的纤维组织切除加上膜切除和间隔心肌瘤切除后，报道了57例患者 LVOT 梯度（平均 8mmHg）有极大缓解。在平均15年的随访中，有7例患者出现了轻度至中度的主动脉瓣关闭不全，但重要的是，没有患者因复发狭窄而需要再次手术。

尽管已对这些患者进行了定期的球囊扩张，但所造成的梯度通常很高（≈30mmHg），并且大多数患者都需要进行后续手术。Moskowitz 及其同事[13]报道了在接受扩张术的13例患者中，有9例需要进行后续手术。Suarez de Lezo 及其同事[42,43]报道称3年内复发率达到50%。目前，球囊扩张不应视为离散性主动脉瓣下狭窄的主要治疗方法。

（二）隧道样主动脉瓣膜下狭窄

长段或隧道样狭窄被定义为肌性或纤维肌性主动脉瓣下狭窄，其长度超过主动脉直径的 1/3[44]。而隧道样狭窄可能与其他病变有关，例如主动脉弓中断和房室间隔缺损，本讨论局限于在房室和心室动脉连接完整、房室和心室动脉连接一致的情况下的弥漫性、长段或隧道样狭窄主动脉下隧道的手术适应证与膜性主动脉下梗阻的适应证一致。

1. 手术治疗选择

(1) 改良的 Konno 手术。

①手术适应证：改良的 Konno 手术在缓解主动脉下梗阻方面的适应证正在不断改进。Roughneen 和其他人描述了他们对16名儿童进行改良的 Konno 手术的经历[45,46]。手术适应证为复发性主动脉瓣下狭窄（3名），肥厚性主动脉瓣下狭窄（3名），LVOT 隧道狭窄（2名）和房室间隔缺损后的主动脉瓣下狭窄（2名）或室间隔缺损（VSD）（5名）。长期随访对这些患者很重要，因为这些患者中有很大一部分可能会复发亚临床 AS。

②手术方式：隧道状主动脉瓣下狭窄时的发育不全使其不适合经主动脉切除，但可能适用于主动脉瓣下膜性狭窄。隧道状狭窄的外科治疗需要更广泛的操作。在有合适的主动脉瓣的情况下，改良的 Konno 手术已成为进入隧道样主动脉瓣下狭窄的首选方法。它在保留天然主动脉瓣的同时扩大 LVOT 的方面具有很大的优势。已有发表针对该项技术的优秀综述[45,47,48]。

简而言之，在中等适度的低温下进行双静脉腔插管，进行主动脉切开术，并检查主动脉瓣和主动脉下区域。只有在主动脉瓣令人满意的情况下，才能进行保留瓣膜的改良 Konno 手术。如果瓣膜不合适，则需要进行更大范围的设计以扩大 LVOT 并更换主动脉瓣膜，如 Konno-Rastan（稍后讨论）或 Ross-Konno 手术。

检查主动脉瓣后，横向切开右心室漏斗。从这两个角度（通过主动脉瓣和漏斗）可视化室间隔从而允许通过室间隔作准确的切口（图123-5）。穿过主动脉瓣在室间隔的安全区域凹痕处（右冠状叶的最低点的左侧）置入直角夹钳，这样可以通过漏斗切开术准确地穿过隔膜进行切开。或者，可以在 LVOT 到右心室流出道（RVOT）处

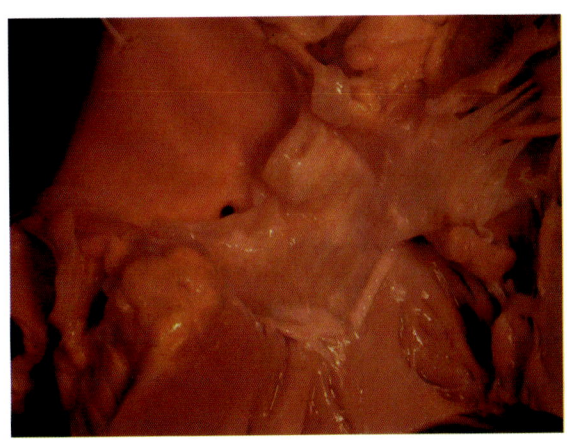

▲ 图 123-4　病理标本展示纤维组织嵌于二尖瓣前叶向左心室生长

放一个缝线，向上拉动而帮助引导切口。重要的是，该切口的轨迹直接朝向左心室的顶点，从外科医生的角度来看，该顶点几乎在正左方，并在必要时向远端进行以减轻梗阻。可以将切口切入右主动脉瓣叶和左主动脉瓣叶之间的连合处（如果需要）。可以从隔膜的左心室侧对隔组织分离，但这应该在切口的左侧部分，以免左侧传导装置顺着室间隔下行。造成 VSD 后用大补片将其封闭（涤纶或聚四氟乙烯），从而增大 LVOT。对主动脉瓣中的所有纤维组织作细致的清除，然后关闭切口。

③手术结果：改进的 Konno 手术在降低 LVOT 梯度方面非常有效，并且可以在不损坏传导组织的情况下实现。在 Jahangiri 及其同事的系列研究中[45]，46 例隧道样 AS 患者中的 15 例接受了改良的 Konno 手术，可很好地缓解 LVOT 梗阻，并使主动脉瓣关闭不全和心脏传导阻滞的发生率最小[45]。Caldarone 及其同事[49]报道了 18 例患者的相似结果。尽管该技术在缓解由多种病变引起的主动脉瓣下狭窄方面非常有效，但可能会发生并发症。大体来说，已发表的报道中的手术死亡率可忽略不计。但是，在行改良的 Konno 手术之后，普遍发现有右束支传导阻滞。这在主动脉瓣下狭窄经主动脉切除后可能存在左束支传导阻滞的情况下是很重要的，并且在多达 12.5% 的病例中有发现完全心脏传导阻滞。尽管主动脉瓣膜处于危险之中，并且可能发生残留的 VSD，但这些并发症在细致的技术下并不常见。鉴于这些结果，一些外科医生主张该手术可用于复发性主动脉瓣下膜性狭窄。尽管改良的 Konno 肯定会改变 LVOT 的几何形状，据认为会促进膜的形成，但其对其他复发的影响尚不清楚。

(2) Konno-Rastan 主动脉心室成形术。

①手术方式：当隧道样主动脉瓣下狭窄与主动脉瓣明显病变并存时，需要行 Konno 和 Rastan 分别在 1975 年和 1976 年描述的 Konno-Rastan 手术[50,51]。在改良的 Konno 手术中通过主动脉瓣环和升主动脉进行的室间隔切开术可有效缓解所有水平的梗阻。此操作需要双静脉腔插管。在右冠状动脉的左侧进行垂直主动脉切开术。此时，在右心室漏斗上作切口有助于指导隔膜切开。主动脉瓣环从右冠状动脉最低点的左侧切开，并延伸至室间隔，缓解主动脉瓣下狭窄。对主动脉瓣环进行剥离，然后将适当尺寸的机械（或生物）假体插入并固定在后瓣环中。制成一个涤纶或聚四氟乙烯补片，使其扩大 LVOT，并将其缝合到主动脉瓣环上，从而扩大主动脉下腔。然后将缝线穿过瓣膜缝合环和补片，重新建立环形连

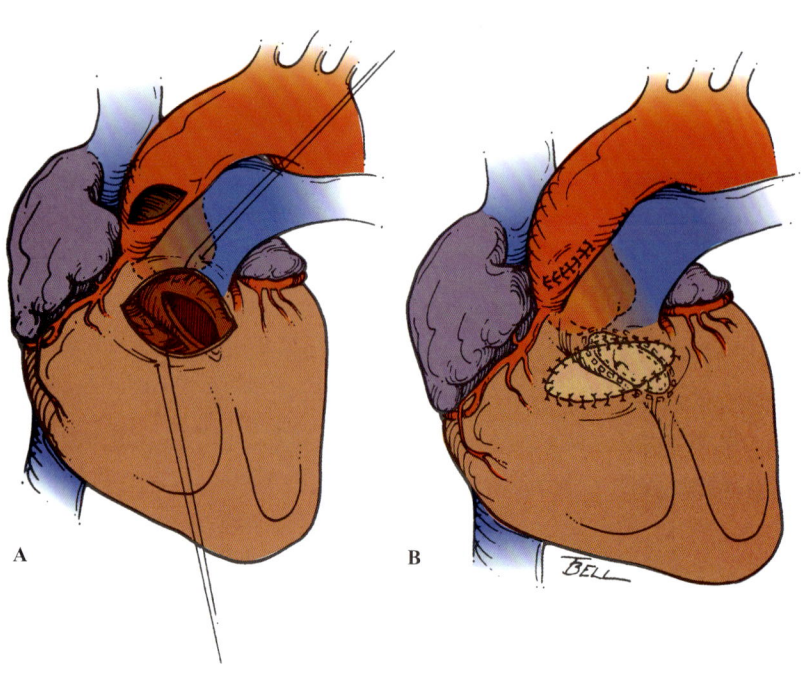

◀ 图 123-5 改良的 Konno 手术
A. 漏斗部横向切口通过主动脉瓣与漏斗直视室间隔；B. 重叠的室间隔与漏斗补片

续性。然后将补片送至远端，扩大并封闭升主动脉（图123-6）。由于可以改变右冠状动脉的解剖结构，因此必须仔细考虑涤纶补片的扩大或宽度。图123-7是主动脉根增大后右冠状动脉畸形的一个例子。如果主动脉根极度发育不良，则在对侧窦中使用Nicks型切口可使主动脉根更均匀的扩大。修复了RVOT，为增大LVOT提供了足够的间隙。经过处理的牛心包对这种应用效果很好。

②手术结果：自1975年推出Konno手术以来，其结果已有所进步。Erez及其同事[52]报道了他们在1982—2000年对60例儿科患者进行Konno手术的经验。42例接受了机械瓣膜，9例接受了同种异体移植物，6例接受了异种移植物，15例接受了自体移植。手术死亡率从初期的25%下降到约10%，与其他当代儿科系列研究有可比性[53-55]。Sakamoto及其同事[56]近期报道的63名患者使用机械瓣膜进行Konno手术后的结果相似（图123-8和图123-9）。尽管死亡率继续下降，但并发症仍然很普遍。进行Konno手术或人工瓣膜手术的患者中有16%需要手术再探查以止血，而接受Ross-Konno手术的患者中只有6.8%（15例中的1例）需要手术再探查以止血。

心脏传导阻滞发生在8.8%的Konno或人工瓣膜手术和6.7%的Ross-Konno手术中。Konno手术的长期生存率与潜在的病理改变及复发性或残余LVOT梗阻有关，这可能需要再次手术。

Konno手术后的免再手术率并不令人满意。在接受生物瓣膜（同种异体移植或异种移植）的患者中，10年无再次手术的可能性为0%（图123-10）。再次手术主要是因为瓣膜衰败。机械瓣膜患者主要需要再次手术以治疗瓣膜增生（6名）和心内膜炎（3名）。

(3) Ross-Konno手术：对接受新生儿或婴儿Ross-Konno手术的患者进行有限的长期随访。在1997—2000年接受Ross-Konno手术的15例儿童患者中，有1例手术死亡（6.7%），有2例后期因术后综合征死亡。虽然作者得出的结论是Ross-Konno手术的病变较少，但自体移植物在主动脉位置的耐久性仍然值得关注，尤其是对很年轻的患者[49]。Ohye及其同事[57]报道了他们的10例新生儿和婴儿接受Ross-Konno手术的经历。在中位48个月的随访中，没有手术死亡，没有对自体移植物的再手术，尽管有2例患者发生了严重的自体移植物功能不全。最近，Brown及其同事[58]报道了其在14例患者中的经验，平均随

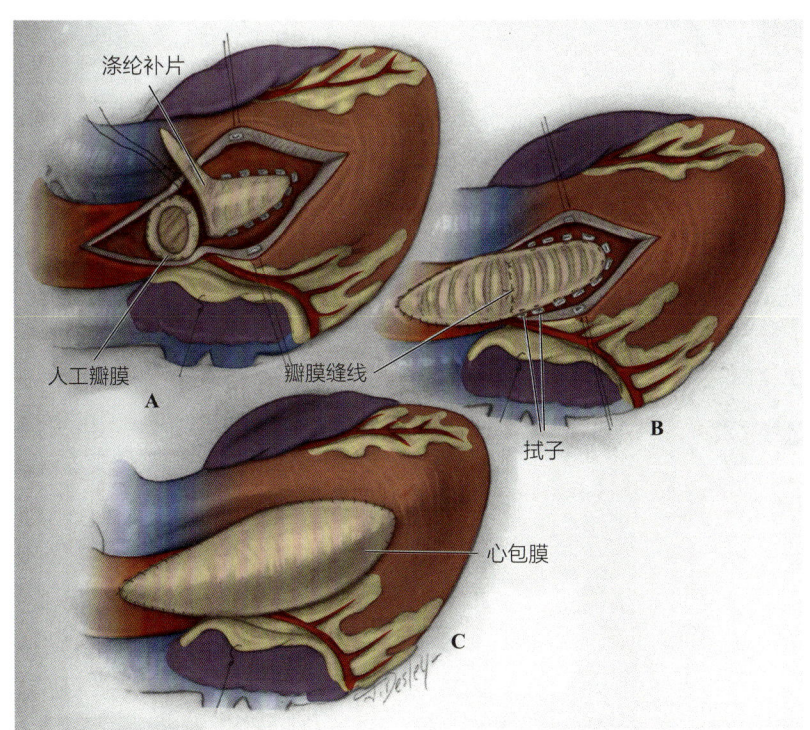

◀ 图123-6 Konno-Rastan主动脉成形术

A. 主动脉成形术伴瓣膜插入；B. 室间隔缺损封堵，主动脉涤纶补片；C. 右心室流出道封堵

SABISTON & SPENCER 心胸外科学（原书第 9 版）
SABISTON and SPENCER Surgery of the Chest (9th Edition)

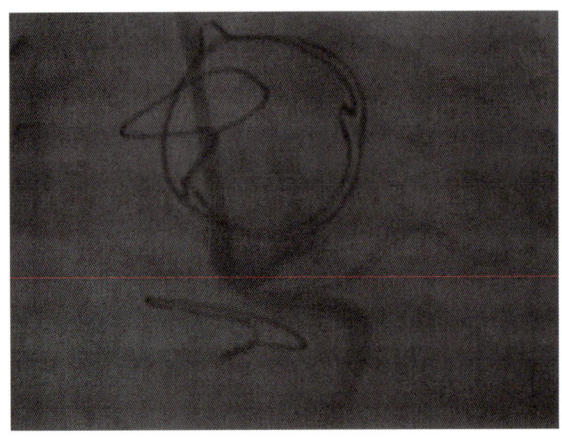

▲ 图 123-7 心导管插入术显示 Konno-Rastan 主动脉心室成形术后的右冠状动脉扭曲

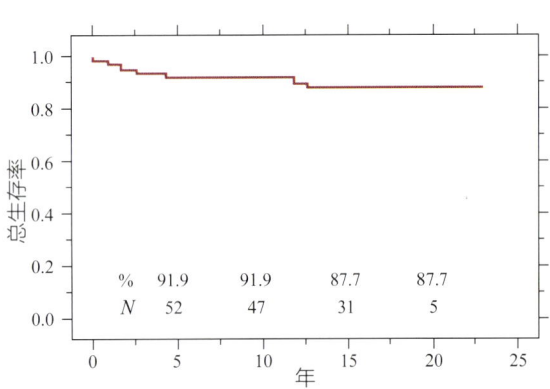

▲ 图 123-8 总生存率

用 Kaplan-Meier 曲线计算的准确生存率在 10 年时为 91.9%，在 15 年时为 87.7%（引自 Sakamoto T, Matsumura G, Kosaka Y, et al: Long-term results of Konno procedure for complex left ventricular outflow tract obstruction. *Eur J Cardiothorac Surg* 34：37-41, 2008.）

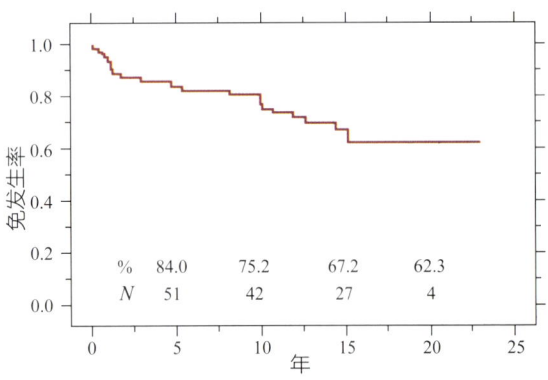

▲ 图 123-9 所有事件的免发生率

包括死亡率、再次手术、导管介入和重大并发症在内的无事件发生率在 10 年时为 75.2%，在 15 年时为 67.2%（引自 Sakamoto T, Matsumura G, Kosaka Y, et al: Long-term results of Konno procedure for complex left ventricular outflow tract obstruction. *Eur J Cardiothorac Surg* 34：37-41, 2008.）

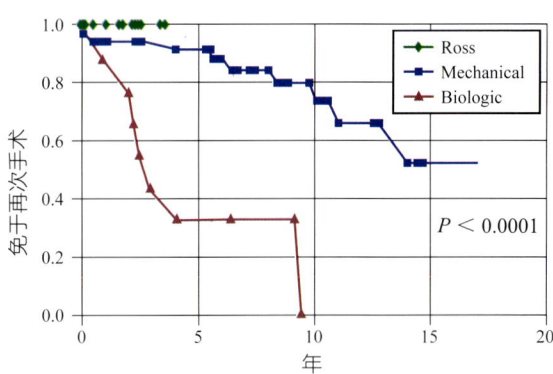

▲ 图 123-10 Ross 手术机械瓣手术和生物瓣手术的衰败百分率以及再手术时间的比较

访时间为 5.7 年，10 年的准确生存率为 86%。在 10 年时，RVOT 和自体移植免再手术率分别为 77% 和 92%。Oka 及其同事[59]报道了他们对患者进行 Ross-Konno 和二尖瓣相关手术的经验。伴随二尖瓣手术的患者的发病率和死亡率明显更高；5 年的准确存活率为 44%，与 92% 形成对比[59]。尽管自体移植的耐久性值得关注，但 Ross-Konno 仍可能是缓解小儿复杂 LVOT 梗阻的最佳选择（图 123-11）。

(4) 动脉顶导管：主动脉导管具有很大的历史意义。Brown 和同事报道了他们在 1978—1992 年对 22 例隧道样狭窄儿童中的经验[34]。他们报道了 1 例早期死亡和 6 例晚期死亡，总死亡率为 32%。ACC 具有较高的再手术率和较差的长期耐久性[60]。该技术在很大程度上已被抛弃，取而代之的是其他手术替代方案，例如改良的 Konno、Konno-Rastan 和 Ross-Konno 手术。

（三）肥厚性梗阻性心肌病

肥厚性梗阻性心肌病（HOCM）是常染色体显性遗传疾病，有关儿童的信息有限[61]。这些患者中有些人发展为动态形式的主动脉下 LVOT 梗阻，其原因是心肌肥大显著影响室间隔，但也可能影响中室和 LV 顶点。有多种治疗方法，包括钙通道阻滞药、β 受体拮抗药和双腔心律调整器，其结果好坏参半[62-65]。

可以通过设计主动脉下间隔心肌梗阻的经主动脉间隔心肌切开术来实现手术缓解。由 Morrow 及其同事首先描述[66]，间隔心肌切开术

第三部分 先天性心脏病手术
第 123 章 先天性主动脉瓣与主动脉根部畸形的外科治疗

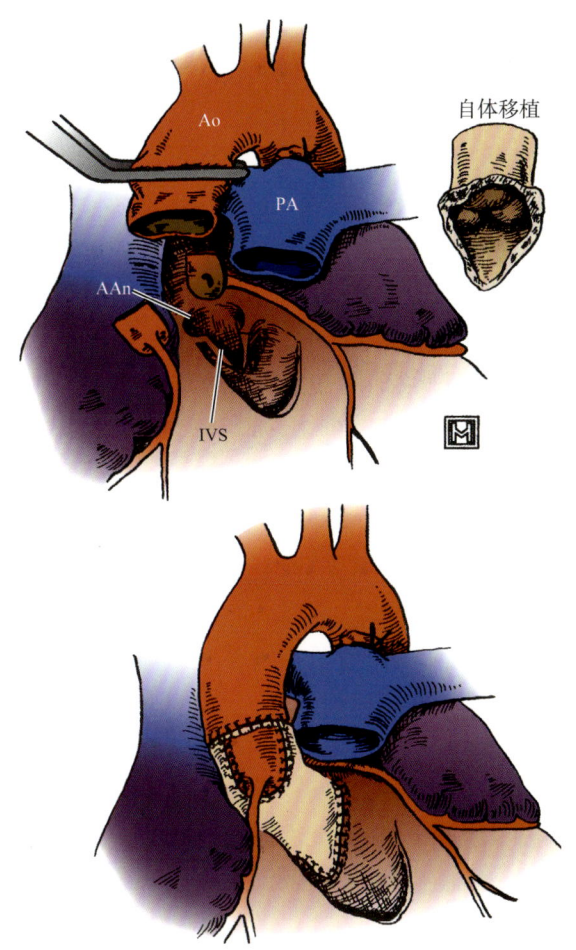

▲ 图 123-11 Ross-Konno 手术治疗一例儿童复杂左心室流出道梗阻
AAn. 主动脉瓣环；Ao. 主动脉；IVS. 室间隔；PA. 肺动脉

可有效缓解梗阻性血流动力学，并且有望在纽约心脏协会的分类中改进。然而，生存率的提高更难以记载。尽管手术死亡率为 1%～2%，但随后的年死亡率接近 2%，与非手术治疗患者的报道相当[67]。目前，改良的 Konno 手术也已成功应用于 HOCM。

1. 手术适应证

对于这种情况的外科手术适应证仍然存在争议[68]。一般而言，尽管有药物治疗，但对于峰值瞬时梯度超过 50mmHg 的有症状患者（纽约心脏协会 Ⅲ - Ⅳ 级）或峰值瞬时梯度超过 100mmHg 的无症状患者，仍建议进行手术[69, 70]。

最近，通过在间隔近端冠状动脉中注入无水乙醇可诱发室间隔的衰减[71]。该技术已成功地将流出道梯度降低了 60%～80%，但有 11%～29% 的患者发展为完全性心脏传导阻滞[72, 73]。尽管消融术有望实现，但它作为外科治疗的选择性替代方案，目前在治疗幼儿方面尚无立足之地。目前，对于高度难治性 LVOT 梗阻的患者，间隔心肌膜切除术仍是金标准[74]。

2. 术前评估

在术前评估中，重要的是确定肥大的程度以及任何二尖瓣关闭不全（MR）的机制。大多数 HOCM 患者均具有些 MR，这通常与二尖瓣的收缩期前移（SAM）有关。二尖瓣 SAM 后发生的典型的向后性 MR 通常可通过间间隔心肌切开术缓解。但是，如果 MR 早于 SAM，则肌切除后 MR 可能会持续存在。如果进行瓣环成形术，则应格外小心，因为这会增加 SAM 的风险。在老年患者中，必须排除冠状动脉疾病或任何相关的心肌桥[75]。

3. 手术方式

初步轻度低温的标准体外循环。由于极度肥大，心肌保护至关重要。使用局部冷却和冷血停搏液。一旦心脏停搏、通气、冷却，就使用斜曲棍球型切口切开主动脉根。看向主动脉下区域，乳头肌和腱索被隔膜遮盖住。食指于 LVOT 中，拇指于 RVOT 前确认间隔厚度。肌切除术切口的标志是在右冠状动脉尖的中间正下方和向二尖瓣延伸的左侧肌柱之间区域。传导系统的左束支在右束支和非冠间之间的结合处，并向左延伸。切除后，多普勒梯度应保持小于 15mmHg。偶有异常的来自分叉冠状间隔动脉的瘘管连接[76, 77]。

4. 手术结果

Ommen 及其同事[78] 报道了来自多机构的经验，分析了肌切除术对肥厚型心肌病的长期生存的影响。手术死亡率为 0.8%，1 年、5 年和 10 年总生存率分别为 98%、96% 和 83%。与未手术的 HOCM 进行比较时，已手术的肌切除术患者的生存率显著提高（$P < 0.001$）[78]。最近，Swistel 及其同事[79] 报道了 16 位患者 2.5 年的完整随访，没有死亡，再次手术或其他不良后果。术前、术后和晚期 LVOT 的平均梯度为（137 ± 45）、（10 ± 17）和（6 ± 14）mmHg[79]。Altarabsheh 及

1955

其同事[80]发表了一项大系列研究，共有127例儿童[（12.9±5.9）岁]接受了HOCM室间隔心肌切除术。术前平均梯度为89mmHg，95%有与SAM的MR。平均随访8.3年；没有早期死亡和晚期死亡。在1年、5年、10年、15年和20年时，总生存率分别为91%、88%、79%和73%。6例患者进行了重复的室间隔心肌切除术。作者的数据支持，与未经治疗的HOCM患者的先前报道相比，肌切除术可改善晚期生存率[80]。

（四）瓣膜上狭窄

主动脉瓣上狭窄是最不常见的主动脉瓣狭窄形式，占主动脉流出异常的6%～7%。Mencarelli在1930年首次描述[81]，主动脉瓣上狭窄是主动脉上开始狭窄的结果，开始于主动脉瓣上方，通常在窦管交界处水平。性别发生率比大多数类型的主动脉瓣狭窄更均衡，男女比例约1∶1。1961年，Williams及其同事[82]描述了常见的其他几种特征的关联，包括典型面部特征（弱视相），智力低下及罕见的高钙血症[82]。不久之后，Williams综合征和周围肺动脉狭窄的关联也被证实了[83, 84]。

除了与Williams综合征有关，主动脉瓣上狭窄还以常染色体显性遗传的形式在家族发生以散发形式出现。在所有三种瓣膜上狭窄的患者中均已鉴定出染色体7q11.23的微缺失[44, 85]。受影响的个体仅表达正常原弹性蛋白量的约50%，从而降低了弹性蛋白的沉积和动脉壁内纤维分解。

1. 临床表现

可能会根据面部特征建议考虑Williams综合征，所有可能患有Willams综合征的患者均应对主动脉瓣上狭窄进行评估。任何有家族史的无症状患者都应进行评估，并且对心脏杂音或颤动的表现均应进行超声心动图检查。

另外，非主动脉血管病变很常见，需要进一步探索。这些病变包括肺动脉狭窄（30%），肾动脉狭窄（5%）和主动脉缩窄（15%）[86]。主动脉受累程度可能因窦管交界处的局部疾病而有所不同，伴或不伴左主冠状动脉口受累，可弥漫累及主动脉弓和头臂血管。因此，患有主动脉瓣上

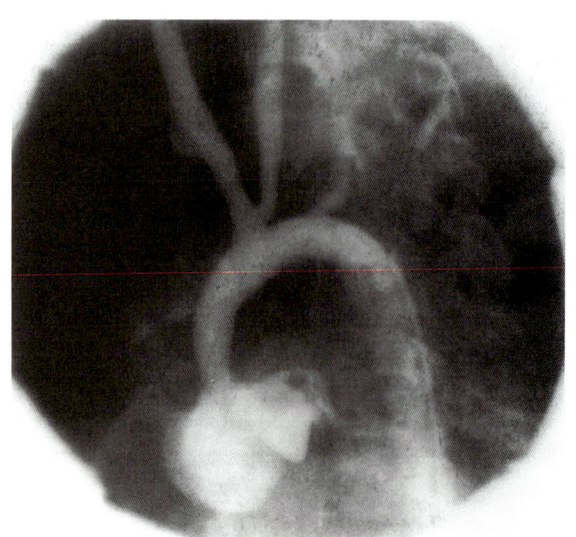

▲ 图123-12 导管插入术检测主动脉瓣上狭窄范围

狭窄的患者应进行导管插入术，以完全确定血管受累程度（图123-12）。

2. 手术适应证

像其他类型的主动脉梗阻一样，主动脉瓣上狭窄往往是进行性病变。手术指征通常与其他形式的主动脉瓣狭窄（症状，梯度40～50mmHg）一致。晕厥或胸痛可能提示窦管交界粘连与冠状动脉发作性缺血，这是手术的明确指征[87]。

需要缓解主动脉瓣上狭窄的患者中经常出现严重的肺动脉狭窄。这些患者的手术不应拖延以让其病变随着时间的推移而逐渐消退，因为相关的肺动脉狭窄的自然病史通常是隐匿的。但是，少数患者会出现严重的中央或分支肺动脉狭窄，或两者兼有，并且在右心室压力显著升高的情况下，如果病变可通过外科手术触及，则也应缓解肺动脉狭窄。

3. 手术方式

主动脉瓣上狭窄的手术治疗取决于狭窄程度。已有多种技术用来减轻局部主动脉瓣上狭窄。1961年在Mayo诊所，McGoon及其同事[88]首次描述了一种单补片技术，将泪珠状或菱形的补片放置在窦管交界处，在非冠状窦的基部之间延伸至升主动脉。Doty及其同事[89]通过制成一个分叉的，裤型的补片扩展了主动脉成形术，该补片跨越了右非冠状叶之间的接合处，扩大了非冠状窦和右冠状窦（图123-13）。考虑到未经治

第三部分　先天性心脏病手术
第 123 章　先天性主动脉瓣与主动脉根部畸形的外科治疗

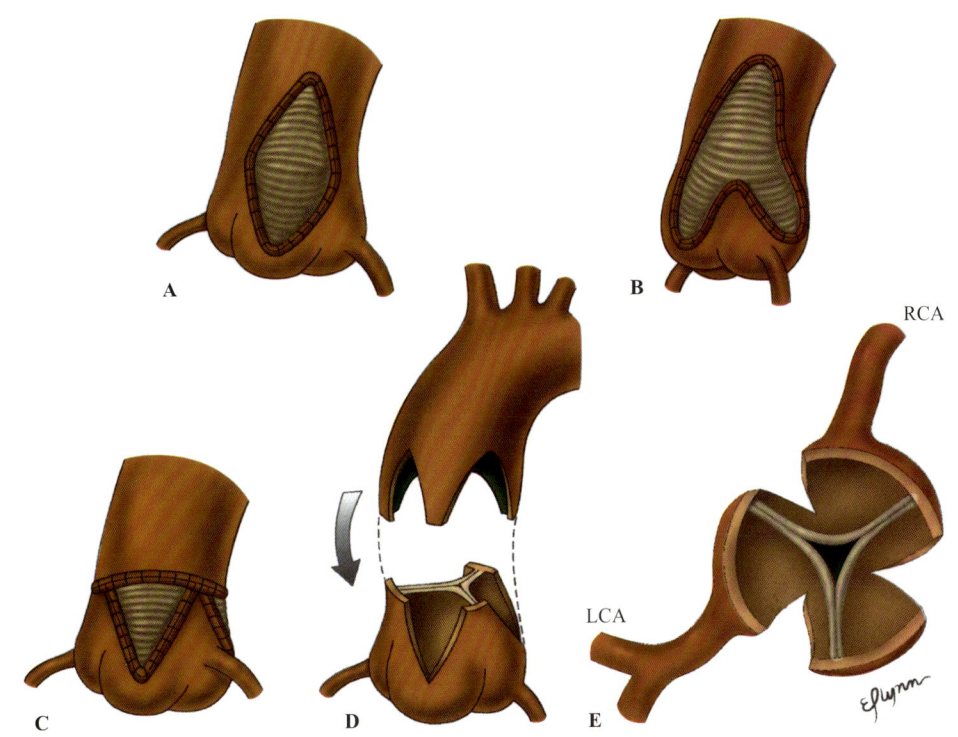

▲ 图 123-13　主动脉瓣上狭窄的外科治疗
A. 非冠状窦的单补片技术；B. 双窦扩增技术（Doty）；C. 三补丁（改良的 Brom）；D. 自体交错对接技术；E. 主动脉窦切口的颅面视图。LCA. 左冠状动脉；RCA. 右冠状动脉

疗的左冠状动脉窦以及主动脉瓣不对称扩张的功能性影响，Brom 提出了三窦修复[90]。Myers 及其同事[91] 提出的对该技术的改良，实现了三窦扩张，通过在上升的主动脉中做切口，扩大窦道而无须假体组织。

大约 30% 的患者会出现升主动脉的弥漫性狭窄，有时延伸到横弓[92]。弥漫性主动脉瓣上狭窄是导致死亡和再手术的独立危险因素[93]。当病变局限于升主动脉时，补片扩大术常需要体外循环。当狭窄累及横弓时，可使用深低温循环停止将补片延跨整个横弓。头臂血管起源有病变的患者可能也需要修补这些血管[94, 95]。

主动脉瓣上狭窄也可累及冠状动脉口，可能是继小叶沿狭窄和过大的窦房结融合后继发的冠状动脉流入受限的形式，或是较少见的因为该疾病侵犯了开口管腔。尽管缓解瓣膜上狭窄可治疗前者，但确切的开口处受累可能需要特别注意。窦组织对冠状动脉口的轻度侵袭可能适合简单的清理术，而严重的情况下可能需要开口修补术或

搭桥术[96-98]。

4. 手术结果

从单补片到双补片，并最终到三窦修复术，以缓解弥漫性的主动脉瓣上狭窄。在一篇关于 75 名主动脉瓣上狭窄患者的综述中，Stamm 及其同事[93] 回顾了外科技术对长期预后的影响。单窦和多窦扩增术的比较（倒置分叉主动脉成形术，n=35；三窦技术，n=6），平均随访 12.8 年显示接受单窦扩增的患者的平均梯度明显更高（20 vs. 10mmHg；P=0.008）。其他人也报道了类似的结果[34]。分析表明，单窦扩增是死亡和再手术的独立危险因素。这些发现与手术年数无关（图 123-14）。作者得出的结论是，多窦扩增优于单窦扩增。可以合理地预测，使用 Brom、Myers 等开发的技术来扩增所有三个窦可能通过更完全地恢复主动脉根部的几何形状而提供额外的长期优势[90, 91]。

弥漫性主动脉瓣上狭窄的预后似乎比离散性的要差，并且已被确定为再手术和死亡的独立危险因素（图 123-15）。

1957

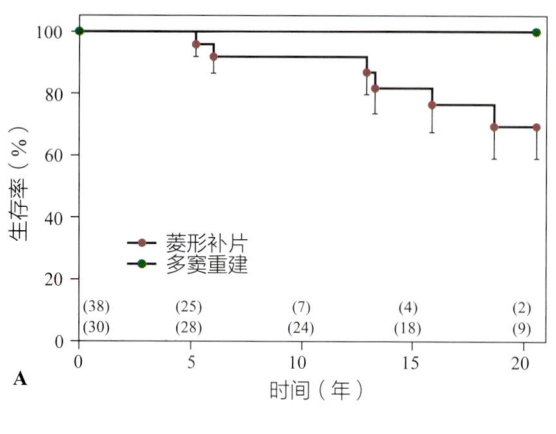
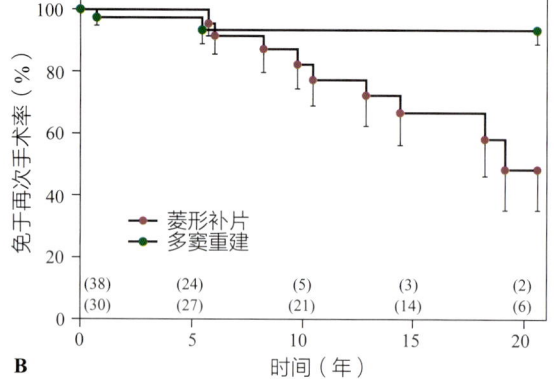

▲ 图 123-14 A. 单次或多次重建患者长期生存的比较；B. 免再手术百分比（按手术类型和首次手术时间的长短）

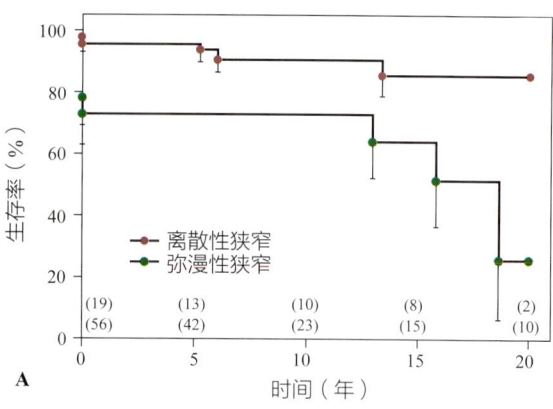
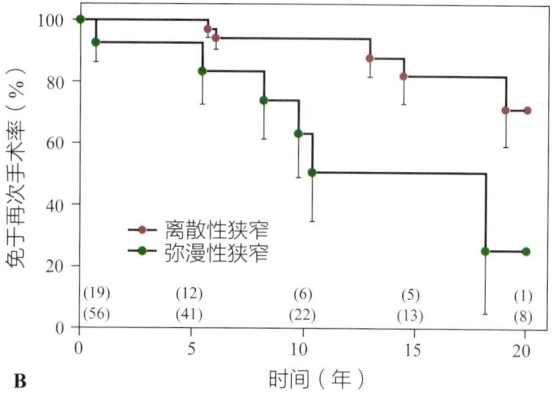

▲ 图 123-15 A. 离散性和弥漫性狭窄的生存率比较，以年为单位；B. 离散性和弥漫性狭窄的免再手术率，以年为单位

四、主动脉瓣关闭不全

孤立性先天性主动脉瓣关闭不全是一类罕见的原发性病变，通常继发于另一种潜在先天性病变[99]，最常见继发于先天性主动脉瓣狭窄[100]。

（一）原发性先天性主动脉瓣关闭不全

原发性先天性主动脉瓣关闭不全较为罕见，最常见于先天性二叶主动脉瓣患者[101]，其前冠状动脉瓣或右冠状动脉瓣常有缺陷或与相邻小叶不完全融合。随时间的推移，主动脉瓣关闭不全逐步加重导致瓣叶边缘增厚。原发性先天性主动脉瓣关闭不全的另一罕见但重要的因素为四叶主动脉瓣或共同动脉干瓣[102]。Myer 及其同事[103]报道了 36 例因严重共同动脉干瓣反流而接受瓣膜修复的患者。四叶瓣的降低再手术率更高，而三叶瓣化可使再手术率提高。新生儿瓣膜修复和瓣叶变薄是再手术的独立预测因素[103]。

（二）主动脉瓣关闭不全伴室间隔缺损

主动脉瓣关闭不全可能与膜周部或动脉干下型室间隔缺损有关。膜周部室缺合并主动脉瓣关闭不全较为罕见，因为缺损部位通常位于右冠瓣与无冠瓣相连处。在干下型室间隔缺损中，右冠瓣脱垂更为常见，因其没有连合支撑。

主动脉瓣脱垂是膜周部或动脉干下型室间隔缺损的手术指征。Eroglu 及其同事[104]报道 38% 的主动脉瓣脱垂患者在 1 年内发展为主动脉瓣关闭不全，其中 31% 的患者在 1.1 年内由轻度主动脉瓣关闭不全进展为中度。而重度主动脉瓣关闭不全的室缺封堵术成功率低于轻中度主动脉瓣关闭不全。重度主动脉瓣关闭不全患者 10 年内免于再手术率仅为 64%，而轻中度为 77%（$P < 0.05$）[105]。因此，当存在主动脉瓣脱垂时，即使血流动力学异常较小，仍需对膜周部或动脉干下型室缺进行修补。

第三部分 先天性心脏病手术
第 123 章 先天性主动脉瓣与主动脉根部畸形的外科治疗

单纯的室缺闭合术不适用于主动脉瓣重度脱垂合并关闭不全患者。此时应行主动脉瓣修复，包括主动脉窦折叠术（图 123-16）。Yacoub 及同事[106] 报道了 46 名上述患者的研究结果，平均随访时间为 8.4 年。在这种情况下，室缺封堵术并主动脉窦折叠术能取得良好的长期预后。

（三）主动脉狭窄行球囊扩张后主动脉瓣关闭不全

主动脉瓣关闭不全常见于主动脉狭窄行球囊扩张术后患者。最常见的病变为二瓣化主动脉瓣前连合（或前嵴）处的前小叶撕裂。Bacha 及其同事[107] 报道，波士顿儿童医院的 21 名患者中有 20 名患者出现右冠状动脉瓣尖部受累。

对主动脉瓣狭窄的青年患者的治疗，易导致其主动脉瓣关闭不全。这些患者可能出现急性重度关闭不全，或主动脉瓣狭窄并关闭不全发展为左心室功能障碍。这些患者常无明显症状，因此难以确定适当的手术时机，且不同的手术方法有不同的指导原则，如主动脉瓣修复的专业知识致力于使人们在更年轻的时候进行更早的外科干预。

Cheung 及同事[108] 对儿童主动脉瓣关闭不全的手术时机展开研究。他们研究了 21 名接受了 Ross 手术的无症状的年轻患者（中位年龄 13 岁）。其中有 18 名曾因主动脉狭窄接受过主动脉瓣切开术（手术或球囊扩张）。术前左心室舒张末期容积的标准分数（Z值）是术后左心室功能最敏感的预测指标。术前 Z 值 ≥ 4 的患者术后左心室功能明显受损，作者建议无症状患者在左心室舒张末期 Z 值 > 3 时行主动脉瓣置换术[108]。公认的对青少年和年轻人进行主动脉瓣干预的指南包括有症状、无症状的左心室收缩功能障碍或无症状的进行性左心室增大，且 Z 值 > 4[109]。

（四）主动脉瓣关闭不全伴主动脉根部扩张

主动脉根部扩张可见于结缔组织疾病，如马方综合征与埃勒斯 - 当洛斯综合征；圆锥动脉干异常包括法洛四联症和肺动脉闭锁或行 Damus-Kaye-Stansel 术式患者。这些患者的反流呈中心性，因为窦管交接处的连合柱扩张，导致瓣叶伸展和脱垂。

马方综合征是一种系统性的胶原血管疾病，早期可影响主动脉瓣。Van Karnebeek 及其同事报道了 52 名儿童马方综合征患者（25 名男性）的自然史，平均年龄为 7.9 岁（范围，1—16 岁），中位随访时间为 7.7 年（范围，2~15 年）[110]。其中 63% 为家族性病例，33% 为散发性。80% 的患者存在主动脉扩张，13 例（25%）出现主动脉瓣关闭不全；13 例患者中有 10 例（77%）需行主动脉手术。作者提出，儿童和青少年是马方综合征合并心血管疾病发展的关键时期。当在新生儿期诊断出马方综合征时，心源性死亡率很高（1 年死亡率 33%），据研究为多瓣膜疾病所致[111, 112]。

年长的马方综合征患者可能合并主动脉夹层，因此需对上述患者行预防性手术。Leggett 及其他研究者报道，当主动脉比值（按年龄和体表

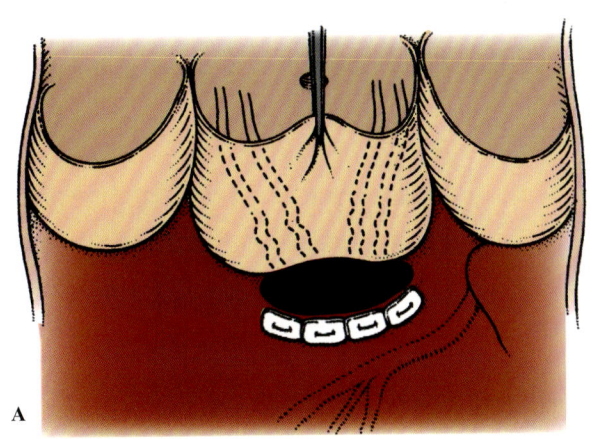
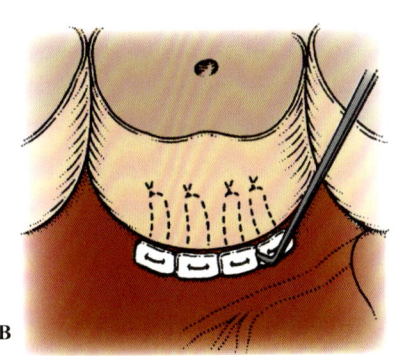

▲ 图 123-16 包括主动脉窦折叠的主动脉瓣修复

面积标化）≥1.3或以上，或每年进展率超过5%，表明患者发生主动脉根部并发症的风险增加[113]。Cameron及其同事提出，对于患有马方综合征的儿童，行主动脉根部置换术的适应证包括动脉瘤直径≥5cm，动脉瘤直径每年增加超过1cm，以及进展性主动脉瓣功能不全[114]。儿童（＜12岁）的手术适应证包括：符合成人介入标准的巨大动脉瘤，动脉瘤迅速增大伴渐进性瓣膜功能不全[115]。根据这些标准，其研究组报道了51例（34例马方综合征）行主动脉瓣膜置换术的主动脉根部动脉瘤患者。随访期间无死亡病例，瓣膜功能稳定[116]。

Myers及其同事[117]近期报道了波士顿儿童医院12年来联合瓣膜置换和瓣膜重建的经验。该研究纳入34例患者，其中7例有结缔组织疾病史，平均年龄（15.4±8.7）岁。手术包括13例再植和21重建。瓣膜修复包括25例瓣叶手术和15例瓣环下环缩术。平均随访（14.4±2.8）月，5例因主动脉瓣关闭不全行再次主动脉瓣置换手术，2例出现中度关闭不全。6个月时，(75.9±9.4)%患者未见结构性瓣膜退化，1年时为(70.1±10.3)%，此后一直保持稳定，但在再植组患者中结果更差（$P=0.028$）。较严重的主动脉瓣关闭不全（$P=0.001$）和较小的移植物与主动脉环的比值（$P=0.003$）是结构性瓣膜退化的唯一预测因子。

五、主动脉瓣重建术

主动脉瓣重建尤适用于对瓣膜替换选择有限的儿童。对于主动脉瓣关闭不全行重建技术，其有效率与主动脉瓣疾病的病因有关。在某些特定情况下，如合并室间隔缺损，重建修复能像之前提及的一样成功和持久。然而，在其他合并复杂主动脉瓣疾病的情况下主动脉瓣重建的治疗效果不等。

（一）主动脉瓣瓣叶脱垂

主动脉瓣瓣叶脱垂有几种治疗方法。除了Trussler描述的原始瓣叶再悬吊技术外[117a]，Cosgrove和同事[118]介绍了脱垂瓣叶的中心三角形楔形切除法，Boodhwani及同事[119]近期报道了脱垂瓣叶游离边缘折叠法。

当主动脉瓣瓣叶脱垂合并室缺时，通常使用Yacoub技术。经主动脉切开术找到缺口，然后以脱脂棉为缓冲保护，由室间隔右边至主动脉瓣瓣环，再至Valsalva右冠状动脉窦冗余部分间断缝合，以完成折叠，再穿过主动脉。

（二）主动脉瓣瓣叶延伸

当主动脉瓣瓣叶对合不全导致主动脉瓣关闭不全时，常通过延伸主动脉瓣瓣叶进行修复。目前已有牛的或自体的固定心包，已被用来延伸病变瓣叶以增加对合面积。Myers及其同事[103]对78名风湿性主动脉瓣疾病患儿进行了经自体心包、戊二醛处理的牛心包与经光氧化固定的牛心包的不同技术对比。在10.7年的随访中，15例患者需要再次手术，新鲜的自体心包和光氧化固定心包比戊二醛固定的牛心包具有更好的耐久性[103]。

主动脉瓣延展修复技术的使用率日益增加，已有中心报道了其在原发性先天性主动脉瓣疾病和风湿性主动脉瓣疾病患者中的应用并在早期取得了良好结果。Polimenakos及其同事[120]近期报道了142例儿童先天性主动脉瓣疾病患者接受心包主动脉瓣尖延长瓣膜成形术的大量经验，平均随访14.4年。64例患者接受了主动脉瓣再干预，18年后的主动脉瓣尖扩大成形术或主动脉瓣置换术的免于再手术率分别为（82.1±4.2）%和（60±7.2）%。Bacha及其同事[107]报道了81例儿童主动脉瓣成形术，包括65例主动脉瓣叶的心包延伸术。虽然5年后免于主动脉瓣再介入治疗率仅达63%，但此技术在无合适的瓣膜置换方案时，仍较有价值。

其他团队主要研究风湿性主动脉瓣疾病的主动脉瓣瓣叶延伸效果。Duran和Gometza[121]报道了72例瓣叶延伸患者。在有限的随访（5年）中，有2例晚期死亡（2.8%），4例（5.5%）术后4～38个月手术。Grinda和他的同事也报道了类似的结果[122]。89例（平均年龄16岁）患者行瓣叶延伸术，5年生存率为96%，免于再手术率为92%。

六、主动脉瓣置换术

主动脉瓣置换物包括生物瓣、人工生物瓣和机械瓣。可供选择的生物瓣置换包括异种移植、同种移植和自体移植。在儿科人群中选择瓣膜置换物必须平衡几个矛盾因素，包括耐久性、大小、生长潜力和抗凝需求。

（一）生物假体瓣膜置换主动脉瓣

生物瓣膜已经在成人患者中使用了几十年，但关于小儿患者目前报道有限。对于年轻患者，生物假体瓣膜的寿命有限，有几个重要的影响因素，包括患者假体不匹配和钙化倾向。Flameng及其同事[123]报道了患者假体不匹配能预测生物假体心脏瓣膜的结构性退化。其他混杂的瓣膜相关因素如瓣膜设计（有支架或无支架），组织类型（猪主动脉瓣或牛心包），以及抗钙化处理对于在生物假体瓣膜寿命有重要作用。在一项包括648名成人患者的大型随访研究中，无抗矿化处理和患者假体不匹配是结构性瓣膜退化的独立预测因子。相比于抗矿化处理瓣膜置换的患者（90%±3.6%），行无抗矿化处理瓣膜置换的患者在10年后免于结构性瓣膜退化率（70%±4.3%）明显偏低（$P<0.0001$）；在患者假体不匹配但行抗矿化处理瓣膜置换患者（88.7%±3.6%）和假体不匹配且未行抗矿化处理瓣膜置换患者（59.8%±7.0%）中，结果也相似（$P<0.0001$）[124]。基于此类研究，需要对儿童生物心脏瓣膜的结局进行长期研究。

（二）主动脉瓣置换：机械瓣与生物瓣的比较

对于小儿患者，主动脉瓣置换术有几种选择，每项选择都有其独特优点、缺点和性能特征，外科医生应因地制宜。

小儿患者行主动脉瓣置换术时，瓣膜的主要选择为机械瓣和生物瓣（异种移植、同种移植和自体移植）。主动脉瓣机械瓣置换的早期死亡率为0%~13%，晚期死亡率为0%~11%。再手术率为6%~16%[125-127]。接受异种移植的患者死亡率较低（早期和晚期死亡率为0%），但再次手术的风险较高，约50%的患者在6年内再次行主动脉瓣置换术。同种和自体移植的抗术后心内膜炎的能力一般优于机械瓣膜。机械瓣膜术后早期发生假体心内膜炎的风险较高，1年内下降，与生物瓣膜低危险率相近[128]。自体移植和同种移植发生心内膜炎的风险相近，活动期心内膜炎比其他假体更容易发生。

异种移植瓣膜因有退化倾向较少用于儿童患者。Turrentine及同事[129]比较了生物瓣膜（自体瓣膜、同种瓣膜和异种瓣膜）与机械瓣膜在主动脉置换中的效果。与所有其他瓣膜相比，自体移植组相关并发症发生率较低。同种和异种移植在免于再次手术方面表现特别差，70%（7/10）的异种移植和50%（1/2）的同种移植在9年内发生瓣膜退化，需要更换（图123-17）。虽然人们在努力研究适合儿童人群的异种移植，但其随访

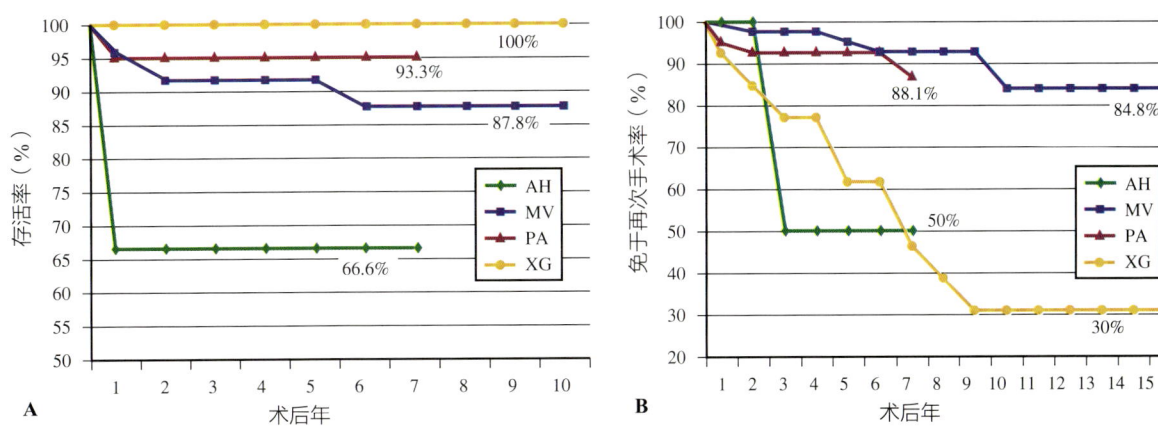

▲ 图 123-17 主动脉瓣机械瓣与生物瓣置换后患者术后生存率（A）与免于再次手术率（B）
AH. 主动脉瓣同种移植；MV. 机械瓣；PA. 肺动脉瓣自体移植；XG. 组织瓣异种移植

仍很短[130]。因此，在无绝对适应证时，主动脉瓣置换应避免同种与异种移植。

也有相关研究比较自体移植（Ross 手术）和主动脉瓣机械瓣置换术。Elkins 研究发现，在 Ross 手术后，患儿 6 年后免于再手术率达 89%，而机械瓣置换患儿只有 49%。[131] 但该研究人群处于不同时期，机械瓣置换术发生在 1986 年前。Alexiou 及其同事报道了一项近期研究[132]，显示机械瓣置换结果与 Ross 手术结果相对一致。在 1972—1999 年，他们对 56 名患儿进行了主动脉瓣机械瓣置换术，6 年后，约 90% 的患者未出现血栓形成、出血和再次手术等晚期并发症（图 123-18）。这 56 位患儿术后表现良好，但大部分患者年龄大于 10 岁，50% 的患者在瓣膜植入时主动脉根部增大。与抗凝相关的主要并发症有 2 例（瓣膜血栓形成、卒中），次要并发症 4 例（鼻出血）。有趣的是，最近一项对 45 名接受双叶机械主动脉瓣的儿童患者的回顾报道显示，其 10 年内再次行瓣膜置换术的发生率为 6%，与许多 Ross 术后再手术相似[133]。

瓣膜置换术的适应证也会影响预后。Lubiszewska 及其同事[134] 发现主动脉瓣机械瓣，尤其适用于主动脉瓣关闭不全患儿。这些患儿的主动脉瓣环通常正常或扩大，因此成人大小的瓣膜同样适用。

Lupinetti 及同事[135] 对 51 例行主动脉瓣置换术（25 例机械瓣移植，19 例自体瓣膜移植，6 例同种异体瓣膜移植）患者进行回顾，发现机械瓣移植的患者晚期并发症发生率显著增加，最常见的晚期并发症是血管鞘向内生长所致主动脉下狭窄，其他人也报道了大量抗凝相关并发症。Cabalka 及其同事[136] 报道了在 36 例在 1982—1994 年间接受单纯主动脉瓣置换术治疗的患者中，出现 6 例严重并发症，都与凝血酶原时间异常相关。单纯主动脉瓣置换术后 4 年，80% 患者未出现抗凝相关出血。

我们近期回顾性分析了波士顿儿童医院 2004—2013 年的 38 名 On-X 假体瓣膜（On-X Life Technologies，Inc.，Austin，TX）主动脉瓣置换患者。中位随访 4.3 年，无结构性瓣膜衰竭或退化，无大于轻度瓣膜反流，1 例患者瓣膜中度狭窄。无患者存在瓣膜血栓形成、栓塞或其他出血并发症。1 年生存率为 98% ± 1.9%，5 年和 8 年生存率为 91.3% ± 5%，与单纯主动脉瓣置换患者相比，差异有统计学意义（$P < 0.001$）。

（三）主动脉瓣置换：自体移植与同种移植的比较

同种异体移植有一些与自体移植一样的优点，但也存在严重缺点。除了缺乏生长潜力，还可能存在早期瓣膜退化，需要置换手术，多见于年轻患者。有研究还显示其血流动力学逊于自体移植术后。这使得一些研究者将 Ross 手术结果与最相似的同种移植进行比较。

Gerosa 及同事[139] 比较了 103 位行主动脉瓣同种异体移植的年轻患者和 43 位行主动脉瓣自体移植患者的结果，此研究是比较主动脉瓣同种异体移植与自体移植的最早、最大型研究。15 年内患者免于再手术的比率分别为 54% ± 8% vs 68% ± 11%，无心内膜炎的比率分别为 97% ± 2% vs 75% ± 10%，未发生任何并发症的比率分别为 41% ± 7% vs 50% ± 10%。19 例同种异体移植患者中发现有原发性组织衰竭，但在自体移植中没有发现。

Aklog 及同事[140] 在一项前瞻性随机试验中研究了这两种术式。182 例患者随机分配，平均

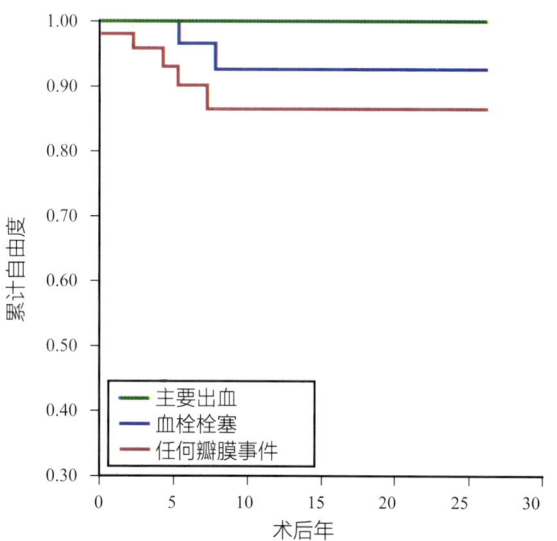

▲ 图 123-18　主动脉瓣机械瓣置换术后免于晚期事件发生

年龄 37 岁（范围 2—64 岁）。97 例接受自体肺动脉瓣移植，85 例接受同种异体肺动脉瓣移植。自体移植组的 30 天死亡率为 1%，同种移植组的 30 天死亡率为 4%，48 个月的准确存活率分别为 97.8%vs95.3%。没有自体移植患者进行再手术。自体移植组的免于再手术率略高（94.2% *vs.* 87.7%，*P*=NS）。在儿童年龄组，研究发现同种异体组的 6 名儿童中，有 2 名（33%）需要再次手术，而自体移植组的 10 名儿童中，无患儿需行再次手术。此外，超声心动图显示同种移植组存在进展性亚临床瓣膜退化，而自体移植组则没有。作者的结论是，在儿童群体中自体移植效果更优越，建议行更长时间随访以显示持续性优势。

Lupinetti 及同事[141]对比研究了自体移植和同种移植对儿童左心室重构的影响。研究报道 78 名接受 Ross 手术儿童和 25 名接受同种移植儿童的初始左心室流出道压力梯度和左心室壁厚度（血流动力学效率的代谢物）相差无几，但随着时间的推移，差异也逐渐增大。在 Ross 手术后，左心室流出道峰值速度随时间而降低，而同种移植组的峰值速度在相同时间段内显著升高。Ross 手术组患儿左心室壁厚度逐渐减低，而同种移植组则未见减低。对于能预期身体发育的年轻患者而言，这一影响十分重要。

因此，虽然同种移植可作为老年患者的姑息治疗选择，但其缺乏持久性，这在年幼患儿中影响尤为严重。因此仅用于不适合自体移植或机械瓣移植的患儿。

（四）主动脉瓣置换：自体肺动脉瓣移植（Ross 手术）

1967 年，Donald Ross 提出了将肺动脉瓣移植到主动脉瓣位置的方法，与其他瓣膜替换方法相比，此法在儿科患者中具有潜在优势[142]。在儿童群体，特别是婴儿中，小口径同种移植物是唯一的选择，因此自体移植物的生长潜力是独有的特征，此外，此法可以获得良好的血流动力学，也不需要全身抗凝。

自体移植物可以通过多种方式植入到主动脉瓣位置，包括冠状动脉下技术、冠状动脉根包含技术或冠状动脉根部置换技术。关于每种技术都有详细综述[143,144]。自体移植物根部置换通常采用双腔插管。检查主动脉瓣，如果无法修复，即在分叉处打开肺动脉。对肺动脉瓣进行检查，如发现有重要解剖异常的瓣膜（二叶瓣、瓣叶明显穿孔），则不适合应用于主动脉瓣移植，需选择其他瓣膜置换术。当瓣叶穿孔较小，特别是位于瓣膜连接处时，仍能接受。

自体移植物沿漏斗状肌边缘切除。随后需注意避免第一个室间隔穿孔，因为严重的心室功能障碍可能导致损伤。在主动脉环结扎后，将自体移植物定位并缝合到主动脉瓣位置。将冠状动脉插入适当的窦内，进行自体移植物与升主动脉的远端吻合。用冷冻保存的同种移植物重建 RVOT。有些团队提倡直接将肺动脉直接与右心室吻合（类似于 REV 技术），但较大的同种移植物具有良好的耐久性，可能是更好的选择[145]。Ross 手术的缺点包括技术复杂性增加、同种移植重建右心室流出道和潜在的自体移植失败。

Elkins 报道了 1986—2001 年 Ross 手术的中期和晚期结果[146]，手术死亡率为 4.5%，12 年准确生存率为 92%±3%。12 年后，免于自体移植和右心室同种移植的比率分别为 93%±3% 和 90%±4%。大多数现代手术死亡率在 0～4% 之间[147-150]。Ross 手术的低死亡率和有效性使其已成为一些医院的最佳选择。

在 Pessotto 及其同事最近报道的一个大型系列中[148]，67 名儿童接受了 Ross 手术。其中两名新生儿（2/67，3%）在主动脉瓣狭窄球囊扩张失败后接受 Ross-Konno 手术，死于多系统器官衰竭。两名（2/67，3%）因进展性自体移植物功能不全需行再次手术；在一例患者中，主动脉瓣环缩成功保护了自体移植物。

术后持久性是一个值得关注的问题，需继续进行研究。迄今，最长的随访是由 Chambers 和 Ross 报道[151]，他们描述了 131 名医院幸存者在 1967—1984 年间接受 Ross 手术的经历。在存活者中，10 年后自体移植的存活率为 88%，20 年后为 75%。有趣的是，免于右心室流出道再次手术率与其相似（89%和80%）。在30例自体移植物中，只有3例出现局灶性退行性改变的组织学征象。其他例皆显示跨壁细胞状态良好。

而最近的儿科相关研究结果并不完全一致。Brown及其同事们报道称10年内患者自体移植失败率较低（4%），但也有报道称13年内患者自体移植失败率高达31%[153]。虽然长期命运和患者选择标准仍需研究调查，但Ross手术仍是患有严重主动脉瓣疾病的儿童患者的重要选择。

（五）自体肺动脉移植的禁忌证（Ross手术）

Ross手术需要慎重选择患者。全身性胶原血管疾病和肺动脉瓣解剖异常是Ross手术的明显禁忌证。其他人也建议在全身性炎性疾病（如类风湿性关节炎、狼疮和风湿性心脏病）中避免使用Ross手术[154-156]。在主动脉二尖瓣疾病的患者中结果不一。

Al-Halees及其同事[157]回顾了他们在中东进行的Ross手术的78例患者的结果。这些患者中有80%患有主动脉瓣风湿病，而28%的患者患有严重的二尖瓣关闭不全。这些患者中有5名（8%）在术后20~26个月之间需要再次手术，4名自体移植失败，而1名再次发生二尖瓣关闭不全。一例自体移植证明了与风湿性疾病一致的瓣膜炎的组织学证据。Choudhary及其同事[158]对75名患有风湿性主动脉瓣疾病的患者进行了Ross手术。2例患者因自体移植物失败而需要再次手术，13例显示出中度或重度自体移植物瓣叶增厚的功能不全的征象，通常在术后12~24个月之间。风湿病患者的自体移植物功能明显较差。

有些人认为主动脉二尖瓣病是Ross手术的禁忌证。但是，数据仍然存在争议。de Sa及其同事[159]检查了主动脉二尖瓣疾病的患者的肺干，发现囊性中层坏死、弹性碎裂和平滑肌细胞异常的组织学征象。他们认为这些发现是其自身随后的自体扩张。但是，也有相互矛盾的结果。Luciani及其同事[160]报道在主动脉二尖瓣病变的情况下没有肺干的组织病理学，他们注意到在这种情况下自体移植没有更大的扩张趋势。同样，在大量的儿科经验中，Elkins及其同事[161, 162]报道，术前主动脉瓣关闭不全与瓣膜形态无关，与自体移植物变性有关。

七、人工机械瓣膜、抗凝、妊娠

人工瓣膜、全身抗凝和妊娠是患有主动脉瓣膜疾病的年轻女性的重要问题。Edmunds报道，如果中断抗凝治疗，有机械瓣膜的女性有发生血栓并发症的风险[163]。但是，有证据表明，在妊娠的第6~9周接触华法林的胎儿中，多达30%会发展为华法林胚胎病（鼻发育不良，点状骨骺）[164]。在二次妊娠中期，华法林暴露与大约3%的胎儿的中枢神经系统异常有关[165]。1994年，大量欧洲的中心开始寻求抗凝、人工瓣膜和妊娠的临床治疗方法[166]。182例女性中有214例妊娠，133例具有机械瓣膜的女性中有151例妊娠，45例具有生物瓣膜的女性中有63例妊娠。包括流产（自然和治疗性流产）在内，使用生物瓣膜的女性中83%的妊娠和使用机械假体的女性中73%的妊娠产生了健康的孩子，与其他报道一致[167]。

在133名有机械瓣膜的女性中，151例妊娠中有150例进行了抗凝治疗。有34名妇女在整个妊娠期间接受皮下肝素注射，其中50名在妊娠期间接受了华法林治疗，而有66名在妊娠的前3个月中接受了皮下肝素注射，此后接受了华法林。在预产期前2~4周停用华法林并重新开始皮下肝素治疗。没有报道华法林胚胎病的病例。机械瓣膜血栓形成13例。其中12例位于二尖瓣位置，10例正在服用肝素（$P < 0.05$）。患有主动脉瓣血栓形成的单身妇女拒绝所有抗凝治疗，并死于瓣膜血栓形成。在7种主要的出血并发症中，服用肝素的妇女有2种，服用华法林的妇女有5种（$P < 0.05$）。两组之间自然流产的发生率没有差异（10%和12%）。在有生物瓣膜的45名妇女中，怀孕往往会加速这些瓣膜的恶化。这些妇女中有31%在怀孕期间或此后不久需要更换瓣膜。

最近的一系列大量关于因人工瓣膜接受华法林治疗的妊娠妇女的报道表明，华法林胚胎病变的风险可能被夸大了，自然流产、血栓栓塞发作或出血的发生率与接受治疗的妇女相似[168, 169]。然而，华法林的剂量相比于国际标准化比率[INR]，更能影响胎儿结局[170]。

总之，这些作者建议机械瓣膜对有生育能力的女性更为可取，并且适宜在怀孕期间（最后两周除外）口服华法林治疗。

这两个数据主体之间的潜在差异可能与用于监测华法林抗凝作用的技术有关。在20世纪90年代初期，美国采用了INR（患者的凝血酶原时间除以世界卫生组织凝血活酶标准的控制时间）。在采用INR之前，使用低反应性的促凝血酶原激酶可能会导致过度抗凝，相当于某些制剂中高达9的INR[171, 172]。华法林的胚胎病被认为是剂量相关的现象，并且可能因为这些差异而加重。

最后，Ross手术已被提议为预期当妈妈的年轻妇女的绝佳选择。在对8名Ross手术后妊娠妇女回顾性研究中，有14例次无妊娠并发症，并且在妊娠期间或之后自体移植物功能没有恶化[173]。

八、总结

先天性主动脉瓣疾病是一种进展性，终生性疾病，可以缓解但不能治愈。主动脉瓣和根部先天性疾病的外科治疗仍然具有挑战性。大体来说，已经从间接外科疗法（例如，顶端–主动脉导管）转向更直接的设计以直接解决病理问题的外科手术（例如，瓣膜修复、Konno-Rastan、改良的Konno，Ross手术）。尽管开发了旨在缓解所有水平狭窄的技术，但减轻疼痛的最终成功与否通常取决于左心结构相关的适用性。

诸如患者选择（尤其是在新生儿人群中），不断发展的主动脉瓣修复技术以及Ross手术的长期结果等仍然是研究领域。旨在治疗特定形式的主动脉根和瓣膜病理的基于导管的干预措施将继续发展。必须进行终生监测以长期保存左心室功能。

第 124 章
先天性冠状动脉畸形的外科治疗
Surgery for Congenital Anomalies of the Coronary Arteries

Julie A. Brothers J. William Gaynor 著
邓　诚　译

本章讨论无其他先天性心脏缺陷患者冠状动脉异常的处理。大多数冠状动脉异常在数量、起源和分布上仅具有学术意义。然而，少数具有临床意义，因为它们可能导致心肌缺血、左心室功能障碍和猝死。本章讨论的异常包括来自肺动脉的冠状动脉起源异常，主动脉弓与肺动脉之间的冠状动脉异常，冠状动脉瘘，左冠状动脉先天性闭锁。

在正常的冠状动脉解剖中，两条冠状动脉分别来自左、右主动脉窦的开口。左主冠状动脉（left main coronary artery，LMCA）起源于左主动脉窦，通常分为左冠状动脉前降支（left anterior descending coronary artery，LAD）和左旋冠状动脉。LAD 位于前室间沟，左旋冠状动脉位于左心房室沟。右冠状动脉（right coronary artery，RCA）起源于右主动脉窦前方，沿右心房室沟走行，通常形成后降支。

每个冠状动脉口都位于主动脉窦的中央。在一些患者中，冠状动脉开口可能位于偏中央位置，而在另一些患者中，冠状动脉可能出现在靠近瓣膜连合处。一个或两个冠状动脉口可能来自主动脉窦上方，这通常是一个良性的发现。然而，如果主动脉瓣置换术或其他手术需要主动脉切口，冠状动脉的这种特殊位置就变得非常重要；如果没被发现，冠状动脉可能被切断。另一种异常是两个冠状动脉都起源于同一主动脉窦，有一个或两个单独的口（框 124-1）。如果异常血管在主动脉后或肺动脉前走行，这在临床上意义不大，但如果异常的 LMCA 或 RCA 在两大血管之间走行，情况比较危险，因为这可能导致心肌缺血和猝死。

框 124-1　冠状动脉起源于一个窦

1. 左主干冠状动脉起源于右侧主动脉窦（来自右冠状动脉或单独的窦口）
   - 左主干冠状动脉位于肺动脉前方
   - 左主干冠状动脉通过室间隔
   - 左主干冠状动脉在主动脉和肺动脉之间
   - 左主干冠状动脉位于主动脉后面
   - 在极少数情况下，左前降支冠状动脉或左回旋冠状动脉单独可能来自右窦
2. 单个左主干冠状动脉起源于左窦并分叉成左前降支冠状动脉和左回旋冠状动脉。左旋支冠状动脉穿过房室交点并继续作为右冠状动脉
3. 来自右冠状动脉窦的单个动脉穿过房室交点，继续作为左冠状动脉前降支和左旋支冠状动脉
4. 右冠状动脉起源于左侧主动脉窦（来自左主干冠状动脉或作为单独的窦口）
   - 右冠状动脉位于主动脉后面
   - 右冠状动脉在肺动脉前方进行
   - 右冠状动脉走行在主动脉和肺动脉之间

一、冠状动脉的肺动脉异常起源

冠状动脉起源于肺动脉的异常是一种罕见的先天性异常，如果及时诊断和治疗，几乎总是致命的[1,2]。虽然来自肺动脉的左主冠状动脉起源异常（anomalous left coronary artery originating from the pulmonary artery，ALCAPA）是最常见的，其他冠状动脉很少起源于肺动脉。RCA 起源于肺动脉的频率约是 ALCAPA 的 1/10，但也与缺血和心源性猝死有关。左冠状动脉和右冠状动脉可能都起源于肺动脉；这些变异极其罕

见，几乎都是致命的。ALCAPA 是本章最重要的先天性冠状动脉异常。ALCAPA 的发病率为 1/300 000～1/30 000。它是儿童心肌梗死最常见的原因。如果不进行诊断和治疗，1 岁前死亡率为 90%。ALCAPA 也被称为"Bland-White-Garland 综合征"，Blamd 及其同事于 1933 年报道了 1 名患有这种异常的婴儿的临床和尸检结果[3]。

（一）解剖学

在 ALCAPA 中，LMCA 通常来自主肺动脉（MPA），偶尔来自右肺动脉。它通常起源于 MPA 的后窦的右侧（图 124-1 和图 124-2），但也可能来自后部窦的左侧，在极少数情况下，来自 MPA 的前侧窦（图 124-2）。异常 RCA 最常见于肺动脉的前部。

虽然 ALCAPA 通常是孤立发生的，但也常合并包括动脉导管未闭（PDA）、室间隔缺损（VSD）、主动脉缩窄和法洛四联症其先天性心脏病。

（二）病理生理学

ALCAPA 患儿通常在动脉导管闭合后随肺血管阻力下降出现症状。胎儿期体循环压力与肺循环压力相似，心肌灌注未受影响。出生后动脉导管闭合前肺动脉压升高，维持冠状动脉异常灌注。这就解释了为什么儿童在出生后的头几天很少被诊断为 ALCAPA 症。导管闭合后的临床病程在很大程度上取决于从 RCA 到左冠状动脉系统是否有侧支。如果侧支循环不足，心肌缺血和心室功能障碍是心肌灌注不足所致[4]。这是由于肺动脉压力下降引起的，因此左心室灌注低流量无氧血所致。然而，如果肺动脉压力仍然升高，因为存在另一种心脏缺陷，如 PDA 或 VSD，左心室灌注可能足以防止缺血。如果这种冠状动脉异常在导管或手术闭合这些缺陷之前是未知的，那么在闭合后不久就会变得明显，因为随后肺动脉压力下降，通常会导致死亡。

或者如果有足够的侧支循环，左冠状动脉系统的灌注可以维持。然而，当肺血管阻力下降时，从左到右的分流从 RCA 发展到肺动脉。RCA 和左冠状动脉系统逐渐扩张，左冠状动脉逆向血

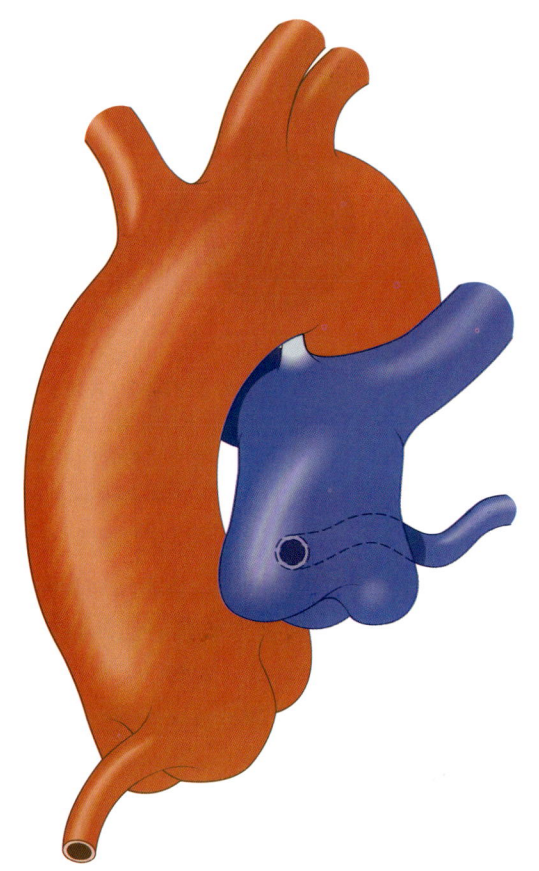

▲ 图 124-1　主动脉和肺动脉显示来自肺动脉后窦的左主干冠状动脉的异常起源，异常动脉在肺动脉后面流动
经 Gaynor JW 许可转载：Coronary artery anomalies in children. In Kaiser LR, Kron IL, Spray TL, editors：*Mastery of cardiothoracic surgery*，Philadelphia，1998，Lippincott-Raven，p 881

流导致肺动脉 - 冠状动脉窃血。虽然分流与整体心脏输出量相比相对较小，但对于冠状动脉血流量而言是显著的。有广泛侧支循环的儿童可能在婴儿期后存活；然而，通常存在进行性左心室功能障碍[5]。在少数病例中，侧支血管足以维持足够的心肌灌注，在休息时，有时甚至在运动时，这些患者可能要到成年后才会有临床表现[6]。然而，在大多数儿童中，严重的二尖瓣反流继发于乳头肌功能障碍和心室扩张。

（三）临床表现

婴儿经常出生在 4～6 周的年龄后，肺血管阻力已经下降[7]。然而，婴儿可能要到 2～3 个月大时才会被诊断出来，那时症状已经加重。婴儿通常表现出充血性心力衰竭的体征和症状，包

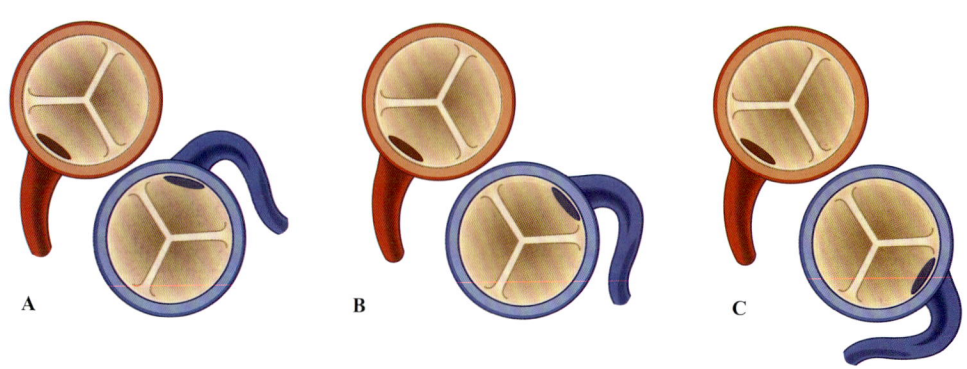

▲ 图 124-2　左冠状动脉从肺动脉后窦向右侧的异常起源
A. 左主干冠状动脉从肺动脉后窦右侧的异常起源；B. 左主干冠状动脉从肺动脉后窦左侧的异常起源；C. 来自肺动脉的前侧窦的左主干冠状动脉的异常起源（经 Gaynor JW 许可转载：Coronary artery anomalies in children. In Kaiser LR, Kron IL, Spray TL, editors: *Mastery of cardiothoracic surgery*, Philadelphia, 1998, Lippincott–Raven, p 882.）

括出汗和进食不适，呼吸急促，体重增加缓慢和面色苍白。喂食的不适很可能是心肌缺血的表现。婴儿时期未出现这些临床表现的儿童可能在婴儿后期被诊断因为二尖瓣反流的高亢杂音。年龄较大的儿童、青少年和成人可能仍无症状，而其他患者可能因劳力性胸痛、晕厥而引起临床注意。有报道称这些年长患者在运动中猝死。RCA 异常起源于肺动脉的症状较轻，但心肌缺血和死亡仍可发生。

对 ALCAPA 患儿的体格检查可发现充血性心力衰竭的迹象，包括呼吸急促、心动过速和肝大。由 ALCAPA 引起的左心室功能障碍很难与扩张型心肌病区分开来。左心通常增大，常伴有二尖瓣反流，也可出现奔马律。如果左心衰竭导致肺动脉高压，那么检查时也可能有右心增大和第二心音中肺动脉听诊区增强的证据。

ALCAPA 患儿在 X 线片上一般表现为心脏轮廓增大，主要表现为 X 线片上增大的左心房和左心室。在充血性心力衰竭的婴儿中，心电图（ECG）可以提供有用的诊断线索，因为在 I、aVL 和 $V_4 \sim V_6$ 导联中，经典的 Q 波和 ST 段抬高的表现是由于侧壁或前壁梗死。虽然这种模式可以在其他原因的心肌梗死或心肌病，如果这些心电图异常见于充血性心力衰竭的患儿，需要强烈考虑 ALCAPA 的诊断。当然，任何被诊断为扩张型心肌病的婴儿必须广泛评估有无 ALCAPA。对于患有扩张型心肌病的较大的儿童和青少年，也应该考虑这种诊断，因为少数的患儿会活过婴儿期。

（四）诊断成像

彩色多普勒超声心动图显示左心室扩张，伴有严重二尖瓣反流。常见的二尖瓣反流伴 ALCAPA，是由于二尖瓣后叶梗死及随后运动不良所致；乳头肌纤维化和纤维弹性变也可出现。由于超声心动图技术的改进，冠状动脉成像，包括起源和走形，已经成为可能，但它仍然具有挑战性。扩大的 RCA 几乎总是存在，应该引起对这种诊断的怀疑。注意双冠状动脉的起源，包括 LMCA 向肺动脉的异常起源。如果异常血管的显像不清楚，彩色血流多普勒可能显示从冠状动脉向肺动脉的逆行血流。但超声心动图诊断不足较为常见；因此，如果对两个冠状动脉开口的可视化仍有疑问，则必须进行心导管术以排除 ALCAPA。

心导管和血管造影仍是 ALCAPA 病诊断的金标准。心导管显示肺动脉充盈和肺动脉压升高，心排血量低。在年长无症状患者中，可能仅表现为肺动脉压轻度升高，但充盈压和心排血量正常。可能存在一个从左到右的小分流。主动脉造影将显示一个单一的、扩张的 RCA，通常起源于主动脉。如果存在明显的侧支动脉，主动脉根部血管造影术将显示侧支动脉为左冠状动脉提供延迟、逆行的显影，随后 MPA 显影。如果侧支有大的从左到右的分流，可以在 MPA 中注意到氧饱和度的增加。如果对诊断仍有疑问，主要肺动脉造影伴远端球囊闭塞可显示左冠状动脉异常[8]。

磁共振成像（MRI）已成为描述先天性冠状动脉异常的一种有用的非侵入性诊断工具[9, 10]。目前已有使用这种方法诊断 ALCAPA 的病例报告。研究表明，与冠状动脉造影相比，磁共振血管造影具有相似的敏感性和特异性，并且可能特别有助于描绘异常冠状动脉的近端走行。计算机断层扫描（CT）已广泛应用于成人冠状动脉的描绘。该技术的优点包括快速获取时间和高分辨率，但缺点包括辐射暴露和心电图门控需要较慢的心率，这妨碍了该技术在婴儿中的应用。

（五）手术管理

1. 手术适应证

所有 ALCAPA 患者均需手术修复。对于充血性心力衰竭的婴儿，应在确诊后的最初几天内进行手术，因为持续心肌缺血和死亡的风险非常高[11]。对于无症状的年长患者，手术是必要的，但可以选择性地进行。如果婴儿出现继发于心肌梗死的严重心力衰竭，手术可能需要延迟至少 24h，以便在必要时使用机械通气、强心药和血管扩张药来稳定患者病情。Del Nido 和同事报告说，即使在病情最严重的婴儿中，如果术后使用左心室辅助装置（LVAD），也有可能进行双血管手术修复[12]。还有可能需要体外膜氧合（ECMO）。因为需要手术的婴儿通常病情严重，所以进行 ALCAPA 手术的中心必须提供这些选择，否则就应该将患儿转移到具备这些能力的医院。

手术的目的是修复双冠状动脉系统；因此，不应简单结扎异常冠状动脉[13]。严重的左心室功能障碍和二尖瓣功能不全不是婴幼儿血运重建的禁忌证，因为通常会出现功能的显著恢复。由于二尖瓣反流的严重程度几乎总是在血运重建后降低，所以即使出现严重的二尖瓣反流，也很少在首次手术时提示左心室减容术和二尖瓣修复或置换术。

2. 手术方法

第一次成功的 ALCAPA 矫正手术是肺动脉异常动脉的简单结扎。结扎异常血管可防止左向右分流，从而允许通过 RCA 的侧支灌注左心室。由于这种手术的早期死亡率和晚期猝死的风险增加，已经开发了多种技术来创建双冠状动脉系统，包括冠状动脉搭桥术、主肺动脉窗和直接再植术。

使用左锁骨下动脉、乳内动脉（IMA）和大隐静脉完成旁路移植。Meyer 及其同事报道了 1968 年第一次成功的左锁骨下动脉 - 左冠状动脉旁路术[14]。旁路移植的结果，尤其是大隐静脉移植的结果令人失望。Takeuchi 及其同事首先描述了使用肺动脉瓣引导主动脉血流从主动脉到经主肺动脉窗和肺动脉阻流异常冠状动脉[15]。最后，随着大动脉转位的冠脉移栽手术经验的增加，异常冠状动脉直接植入主动脉术已成为许多医院选择的手术方式[16, 17]。

(1) 冠状动脉搭桥术：冠状动脉搭桥术很少用于 ALCAPA 患者。在当今时代，它通常用于在先前结扎之后，或者在尝试修复双冠状动脉系统之后狭窄或闭塞。IMA 是首选，即使在新生儿和婴儿中也可以成功使用；此外，有一些证据表明旁路移植后 IMA 可生长[18, 20]。除非是唯一可用的导管，否则不应使用大隐静脉，因为它有闭塞的危险，长期效果不佳。同样地，左锁骨下 - 左冠状动脉吻合由于存在吻合口狭窄或闭塞的危险而不常使用。

(2) 直接再植术：大多数 ALCAPA 患者可将异常冠状动脉直接再植到主动脉上（图 124-3）[24, 25]。当异常冠状动脉口位于后窦时，手术相当简单。通过剪裁的肺动脉扣以延伸冠状动脉，即使开口也位于前侧窦中，也可以直接植入。

麻醉诱导后，放置监护，正中胸骨切开，切除胸腺。心包被打开并用缝线悬吊。由于心肌缺血和左心室功能不全的可能性较大，存在心室颤动的危险，因此在进行体外循环前应尽量减少与心肌的接触。该操作可以使用连续低流量灌注和中度低温（25～28℃）或深度低温循环停止（18℃）在非常小的患儿中进行。在插管前，主动脉荷包缝合线放置在无名动脉附近，另一个放置在右心耳中，用于单个静脉插管。给予肝素，插入主动脉和右心房导管，建立体外循环。左心室应通过右上肺静脉放置左心室引流。肺动脉和左冠状动脉的心外膜走行可见。如果左冠状动脉异常起源于肺动脉后窦左侧的或前侧窦，直接再植应该是不可能的。

主动脉和左右肺动脉完全游离。为了改善肺动脉的活动性，结扎动脉导管（或韧带）。将止血带放置在右肺动脉和左肺动脉周围以闭塞肺动脉分支并防止心停搏液进入肺部。防止分流的另一种选择是在心脏停搏液给药期间从肺动脉压迫冠状动脉的异常开口。升主动脉置入导管，给予停搏液，阻断钳夹住主动脉，经主动脉根部给予冷停搏液。如果采用循环阻滞，则在充分冷却后用止血带将头颈血管堵塞，停止循环，将静脉血排入储液罐，并将导管取出。在适当的阻滞后，在窦管交界处上方横断肺动脉（图 124-3）。

确认冠状动脉口异常。剪裁肺动脉壁，制备冠状动脉纽扣就像在动脉转位手术中一样。充分游离冠脉近端，从而使主动脉吻合在没有张力的情况下完成。如果冠状动脉口位于肺动脉瓣连合，可能需要取下肺动脉连合。如果冠状动脉起源于肺动脉前方或肺动脉分支，可以使用另一种技术，这种技术涉及用一根由肺动脉壁构成的导管对冠状动脉进行延长，以便进行再植（图 124-4）。

冠状动脉近端部分使用电离游离，小心避免损伤任何小分支。与动脉转换手术一样，主动脉在窦管连接处上方横切打开切口位于左侧窦上方（图 124-5）。然后将窦垂直切开，接受冠状动脉扣。冠状动脉扣与主动脉切口仔细对齐，避免扭转或扭结。7-0 聚丙烯（Prolene）缝线连续缝合，在冠状动脉扣最下方开始吻合，冠状动脉扣与窦切口最下方相对。缝合线向前和向后延伸至切口顶部。闭合主动脉，7-0 Prolene 缝线连续缝合，缝合完成后与冠状动脉扣缝线相连（图 124-5）。一旦主动脉切口被关闭，给予心肌停搏液，并检查吻合部位是否有足够的冠状动脉充盈和出血。有时，异常冠脉可能起源于右肺动脉，沿主动脉壁或在主动脉壁内向主动脉窦走行。如果与主动脉存在共同的壁，血液则可能无法流通。在这种情况下，应该进行壁内部分的去除[26]。

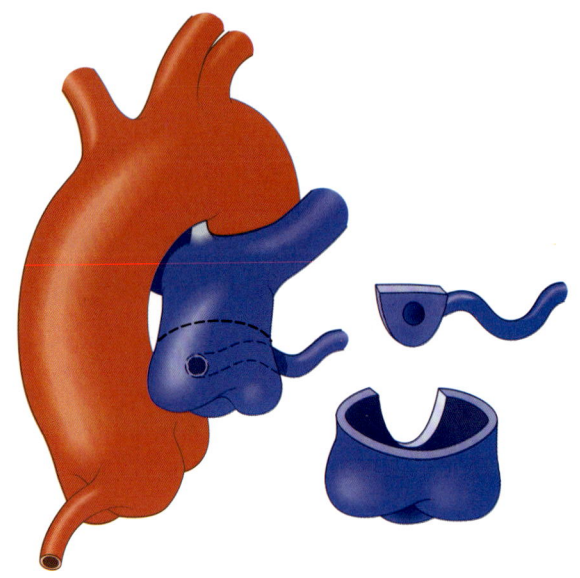

▲ 图 124-3 适当的阻滞后，在窦房结上方横开肺动脉
在进行体外循环和诱导心脏停搏后，将肺动脉横切在窦房结上方，并用大量肺动脉壁切除异常冠状动脉口（经 Gaynor JW 许可转载：Coronary artery anomalies in children. In Kaiser LR, Kron IL, Spray TL, editors: *Mastery of cardiothoracic surgery*, Philadelphia, 1998, LippincottRaven, p 883.）

在一些病例中，肺动脉的修复直接用 7-0 Prolene 缝线的连续缝合（图 124-6）。应将动脉导管离断，以提高肺动脉汇合处的活动性，从而使重建无张力。然而，更常见的是用自体心包修补肺动脉（图 124-6）。如果在冠状动脉扣切除时取下瓣膜连合，则应重建肺动脉瓣连合，并将连合悬置。

将患者复温并移除主动脉阻断钳夹。可以在肺动脉重建之前移除钳夹以最小化缺血时间。并检查左心室是否有足够的灌注和功能，检查缝合线是否出血。放置右心房和左心房导管，以充分监测压力和药物给药。房室起搏线也被放置。患者完全复温后脱离体外循环。应在再灌注期间和体外循环机分离后注意心电图是否提示缺血。如果术前左心室功能不全，可能需要暂时性的强心支持治疗。

(3) 改良 Takeuchi 手术：肺内动脉隧道手术是治疗 ALCAPA 的一种替代手术方法。起初，Takeuchi 和他的同事们描述了利用肺动脉前壁的一部分形成一个挡板，将血液从主动脉经

第三部分　先天性心脏病手术
第124章　先天性冠状动脉畸形的外科治疗

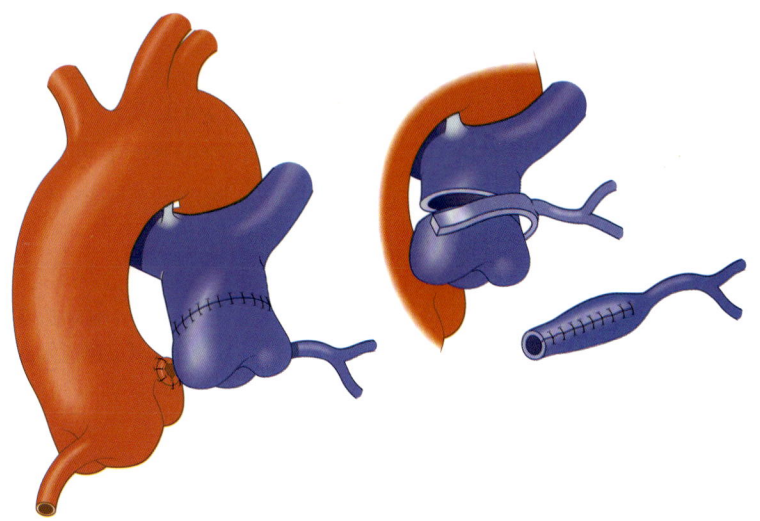

◀ 图 124-4　由肺动脉壁构成的导管对冠状动脉进行延长

有时当冠状动脉从肺动脉的左侧或前侧出现时，可能无法直接再植入。在这些情况下，可以从肺动脉段构建导管以延长冠状动脉在主动脉上再植入（经 Gaynor JW 许可转载自 Coronary artery anomalies in children. In Kaiser LR, Kron IL, Spray TL, editors：Mastery of cardiothoracic surgery, Philadelphia, 1998, Lippincott-Raven, p 883.）

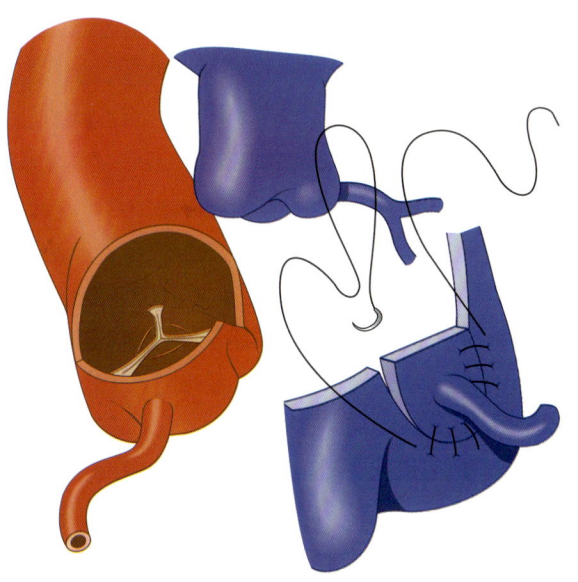

▲ 图 124-5　主动脉在窦管连接处上方横切打开切口位于左侧窦上方

在移动异常冠状动脉后，主动脉在窦管交界处横向打开，并在左后窦进行垂直切口以接受再植入的冠状动脉（经 Gaynor JW 许可转载自 Coronary artery anomalies in children. In Kaiser LR, Kron IL, Spray TL, editors：Mastery of cardiothoracic surgery, Philadelphia, 1998, Lippincott-Raven, p 884.）

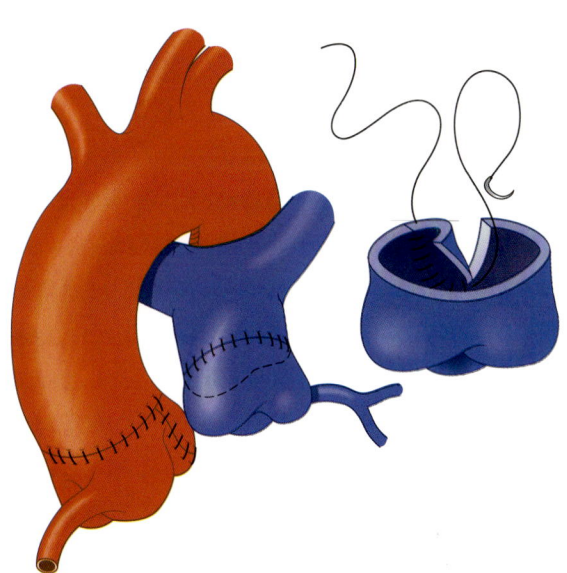

▲ 图 124-6　重新植入冠状动脉后，主动脉关闭

肺动脉通常可以直接缝合。动脉韧带的结扎和离断改善了肺动脉的活动性。有时，可能需要用自体心包补片修复肺动脉缺损（经 Gaynor JW 许可转载自 Coronary artery anomalies in children. In Kaiser LR, Kron IL, Spray TL, editors：Mastery of cardiothoracic surgery, Philadelphia, 1998, Lippincott-Raven, p 884.）

主动脉 - 肺窗引导到冠状动脉异常开口[15]。在改良后，挡板采用聚四氟乙烯（PTFE）（Gore-Tex）贴片构建。如果开口位于肺动脉瓣连合点附近或起源于肺动脉分支，不能形成挡板。该手术可能持续低流量体外循环（25～28℃）或深低温停循环监控（18℃）。插管方式同直接再植术。

在心脏停搏液诱导后，在肺动脉的前部做纵向切口（图 124-7），并鉴定异常冠状动脉开口。

使用打孔器，在主动脉窦管连接处上方的左侧方向上形成直径为 5mm 的开口（图 124-8）。

如对主动脉开口的位置有疑问，应行主动脉前壁切开，并应直观观察切口，避免对主动脉瓣造成损伤。在窦管交界处上方形成主动脉 - 肺窗，如果窦口位于窦的深处，则挡板可以向下倾斜进入窦。在主动脉开口正对面的肺动脉上做一个类似的切口后，用 7-0 Prolene 缝线连续缝合两

1971

切口，形成一个主肺动脉窗（图 124-8）。4mm 聚四氟乙烯管移植是纵向分开和剪裁适当长度（图 124-9）。这种移植物起肺动脉内隧道的作用，引导从主肺动脉窗到冠状动脉异常口的血液。缝合线从冠状动脉异常处开始，沿肺动脉壁向下延伸至主肺动脉窗。缝合线是通过回到冠状动脉和挡板的上部完成。创建挡板后，可使用人工补片或自体心包修复肺动脉，避免肺动脉上梗阻（图 124-10）。改良 Takeuchi 手术的主要并发症包括：挡板漏气、挡板闭塞、肺动脉上梗阻。

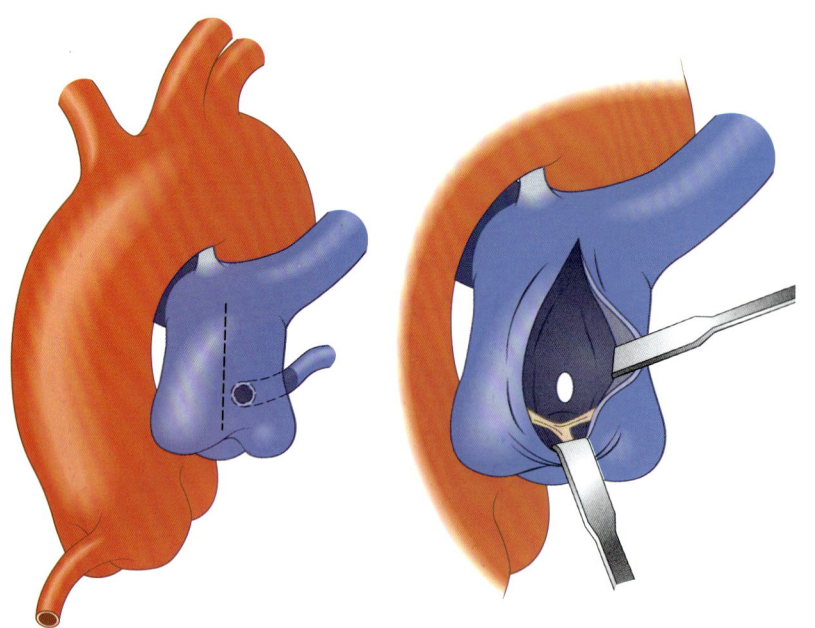

◀ 图 124-7　在进行体外循环和诱导心脏停搏液后，在主肺动脉前做纵向切口，并鉴定异常冠状动脉的口
经 Gaynor JW 许可转载自 Coronary artery anomalies in children. In Kaiser LR, Kron IL, Spray TL, editors: *Mastery of cardiothoracic surgery*, Philadelphia, 1998, Lippincott-Raven, p 885.）

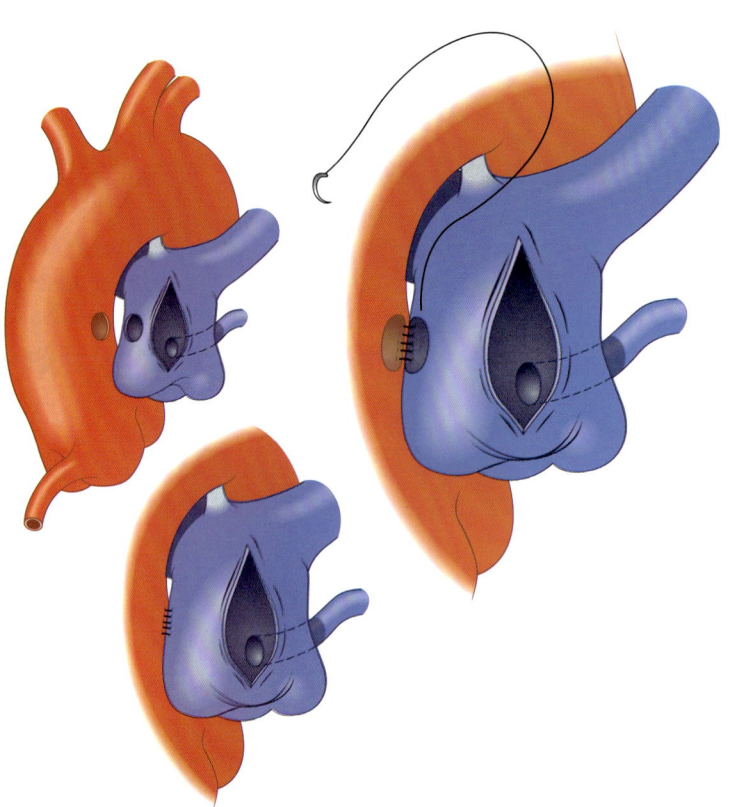

◀ 图 124-8　使用打孔器，在窦管连接处上方左侧的主动脉中形成 5mm 开口
在肺动脉中以相同的水平形成类似的开口，并且这些开口被吻合以形成主肺动脉窗。（经 Gaynor JW 许可转载自 Coronary artery anomalies in children. In Kaiser LR, Kron IL, Spray TL, editors: *Mastery of cardiothoracic surgery*, Philadelphia, 1998, Lippincott-Raven, p 885.）

第三部分 先天性心脏病手术
第 124 章 先天性冠状动脉畸形的外科治疗

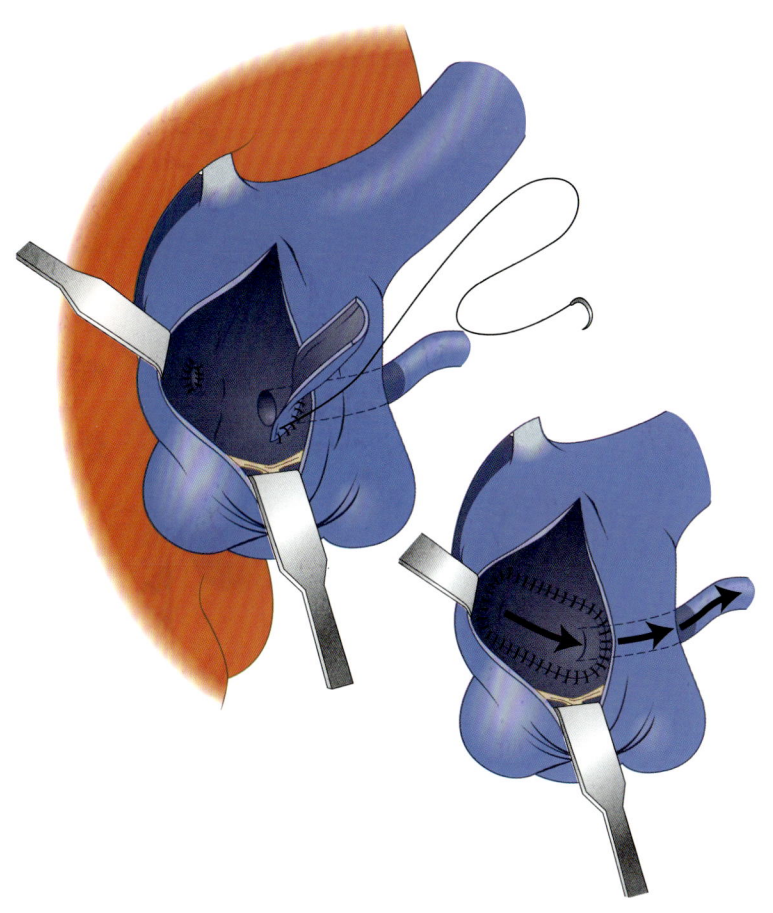

◀ 图 124-9 一段 4mm 聚四氟乙烯（Gore-Tex）移植物纵向分开口并用于形成挡板，该挡板引导血液从主肺动脉窗口流向异常冠状动脉口

（经 Gaynor JW 许可转载自 Coronary artery anomalies in children. In Kaiser LR, Kron IL, Spray TL, editors：*Mastery of cardiothoracic surgery*，Philadelphia，1998，Lippincott-Raven，p 886.）

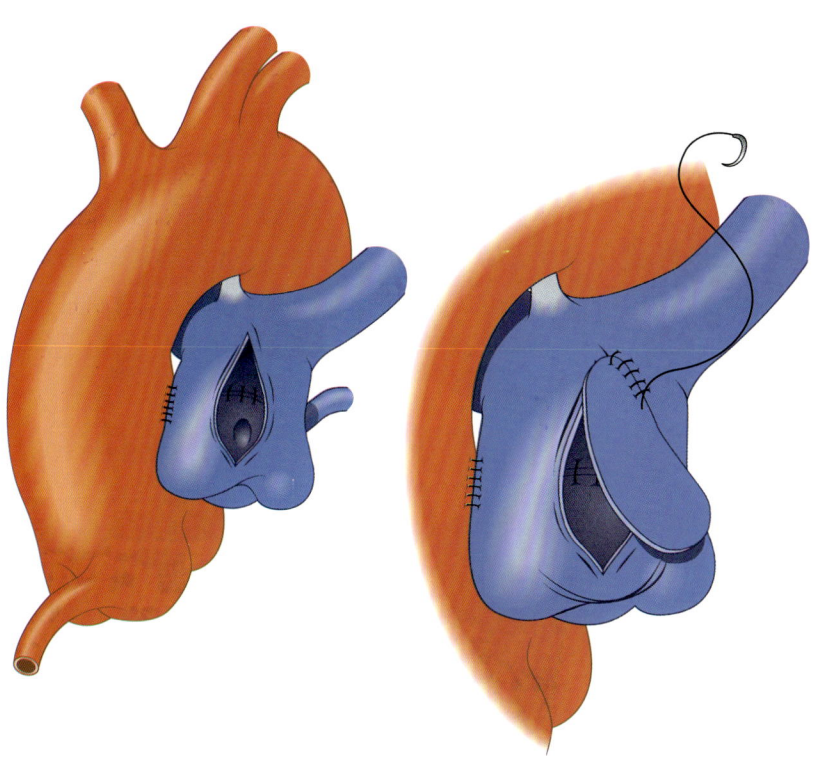

◀ 图 124-10 挡板完成后，用补片修复肺动脉切口以避免产生右心室流出道梗阻

（经 Gaynor JW 许可转载自 Coronary artery anomalies in children. In Kaiser LR, Kron IL, Spray TL, editors：*Mastery of cardiothoracic surgery*，Philadelphia，1998，Lippincott-Raven，p 887.）

（六）术后管理

无论使用何种手术技术，最常见的术后问题是与婴儿术前状态有关：心排血量低、左心室功能障碍和低血压。改善患者的血红蛋白、电解质、酸碱状态和体液状态，并提供足够的强心支持是极其重要的。在患有严重术前心功能不全的婴儿和儿童中，术后可能需要使用 LVAD 或 ECMO 进行临时支持。出血在术后也很常见，并且在小婴儿和需要机械支持的患儿中更常见。应积极使用血小板和新鲜冷冻血浆来代替持续的损失。心排血量低或出血问题的患者可能需要延迟关胸（2～3d）。

（七）结果

ALCAPA 的简单结扎已被证明具有不可接受的早期和晚期死亡率。一般来说，双冠状动脉系统建立后的存活率非常高[13, 27]。1987 年，来自波士顿的 Bunton 及其同事报告了 24 例 ALCAPA 患者[28]。从这 24 例患者中，11 例接受冠状动脉结扎或闭合，11 例接受 Takeuchi 修复，2 例接受其他手术。在接受冠状动脉结扎或闭合的患者中，在平均 10.5 年的随访期内，早期死亡率为 27%，晚期死亡率为 25%。接受 Takeuchi 手术的患者中，在 18.5 个月的随访期内没有早期或晚期死亡。在 Takeuchi 修复后，2 例患者出现右心室流出道梗阻（1 例需要第二次手术），1 例患者被发现有挡板内梗阻。

Backer 和同事报道了 20 例 ALCAPA 患者不同手术方式的随访手术结果[29]。接受结扎的患者中有 2 例早期死亡和 1 例晚期死亡。相比之下，10 名接受双冠状动脉系统创建的患者（1 名患者行心脏移植患者）均未出现死亡。5 例患者左锁骨下至左冠状动脉吻合，2 例发生明显的吻合口狭窄。

来自法国的 Vouhe 和同事报告了连续 31 例儿童直接再次植入冠状动脉的情况[30]。在前 3 个月内发生了 3 例医院死亡和 2 例院外死亡。没有晚期死亡。确定早期死亡率的唯一风险因素是缩射血分数小于 20%。对 23 例幸存者在修复后 1 年多进行了研究。所有患者的左心室功能均正常，7 例术前严重二尖瓣反流的患者中，有 5 例严重程度降至轻度或无反流。所有患者冠状动脉血流通畅。Lange 及其同事在 2007 年的一份报告中回顾了 56 例 ALCAPA 患者的长期结果，这些患者接受了锁骨下动脉吻合或冠状动脉再植术。患者接受了 Takeuchi 手术或左乳房动脉移植手术被排除。两个手术组的早期死亡率相似（14%），但在过去 13 年中接受再植术的人死亡率为 0%。每组的晚期死亡率也相似，每组 1 名患者。在最后的随访中（锁骨下动脉组平均为 14.5 岁，冠状动脉再植术组为 8.7 岁），95% 的患者左心室功能正常，84% 的患者二尖瓣反流小于 2 级。但是，如果左心室功能在重建后血运不改善，可能需要进行心脏移植。

（八）特殊注意事项

1. 二尖瓣反流

关于二尖瓣反流的处理在首次的手术中一直存在争议。一般来说，在最初表现时至少发现中度二尖瓣反流。即使在严重二尖瓣反流的患者中，改善单冠状动脉再灌注后病情有明显改善也有报道，这可能是由于左心室功能改善和术后左心室体积减小所致。此外，在初次手术时进行瓣膜修复可能会导致更长的停跳时间，而且从技术上讲，在婴儿心脏中进行瓣膜修复可能比在年龄较大的时候更加困难。然而，一些作者建议在初次修复时进行常规成形术，而另一些作者建议仅在二尖瓣反流严重时进行成形术或二尖瓣置换术[33]。综上所述，早期手术修复二尖瓣一般是不必要的。如果以后需要对严重二尖瓣反流进行瓣膜修复，可能会更成功，技术上也更容易做到。然而，如果术后晚期严重的二尖瓣反流持续存在，应该调查可能的心肌缺血原因。

2. 成人的晚期表现

如前所述，ALCAPA 在成人中很少见，但确实会发生。在所有情况下都有必要手术，但通常是选择性的。在一些成年人中，可以进行直接再植入。如果这不可行，手术选择是冠状动脉搭桥术，使用左胸内动脉搭桥并进行近端异常冠脉血管结扎。这通常是一种低风险的手术，所有成人心胸外科医生都能以低死亡率进行手术。

二、主动脉与冠状动脉之间的冠状动脉异常

(一) 肺动脉解剖学

冠状动脉在两个大血管之间的异常走行可能导致心肌缺血和猝死，尤其是在儿童和年轻人中。当有两个独立的开口时，RCA 或 LMCA 可能来自错误的主动脉窦，随后在大血管之间走行（图 124-11）。当两个开口在同一个窦时，冠状动脉异常的口通常是小的、裂隙状的，呈锐角起落[34]。如果从右主动脉窦发出一条冠状动脉，LMCA 或 LAD 在主动脉和肺动脉之间走行，或者从左主动脉窦发出一条冠状动脉，RCA 在大血管之间走行，可能会发现类似的情况[35-38]。

(二) 病理生理学

当冠状动脉位于主动脉与肺动脉之间并在壁内走行时，与猝死的发生率增加有关[39-45]。猝死的最大危险是在用全力或刚刚用力之后。来自右窦的 LMCA 异常和来自左窦的 RCA 都与猝死有关，但前者的风险更高。基于对冠状动脉主动脉来源异常患者的解剖研究，假设心脏猝死是由于冠状动脉血流异常减少导致心肌缺血或室性快速心律失常（或两者兼而有之）所致。这种血流减少可能是异常血管解剖畸形的结果。剧烈运动时，心脏的输出量和耗氧量显著增加，缺血的风险最大[46-48]。

(三) 临床表现

异常开口左冠状动脉或右冠状动脉在主动脉和肺动脉之间异常走行的真实患病率尚不清楚，但约占总人群的 0.1%～0.3%[49, 50]。这一诊断尤其具有挑战性，这些患者没有特征性的体检结果，而且体检几乎都是正常的。在儿童中，可以听诊无害的杂音，提示转诊给心脏病专家，由他进行超声心动图检查。许多有这种异常的患者是无症状的，最初的表现可能是猝死[47-49]。当出现症状时，最常见的症状包括运动中或运动后胸痛、心悸、头晕、晕厥[42, 51-54]。对于任何年轻患者，如运动引起的心肌缺血症状，或经历猝死的患者，必须考虑诊断[55]。最近有人建议用超声心动图检查直系亲属，因为这种异常可能与遗传有关[52]。

(四) 诊断成像

任何在运动中或运动后出现晕厥前症状、晕厥或胸痛的患者都值得关注和进一步评估。静息心电图应用于评价心室肥大、心律失常和既往心肌梗死。

为保证心内解剖正常，评价心功能，应进行彩色多普勒超声心动图检查，尤其应关注可能有缺血史的室壁运动异常区域[52, 53, 56]。应密切关注冠状动脉起源，评估近端冠状动脉解剖结构。二维超声心动图的改进使得许多患者可以识别两种冠状动脉的来源，特别是当与彩色血流多普勒图谱结合以识别异常起源时。这项技术可能是必要的，因为在主动脉壁内血管异常的患者中，当单独使用二维成像时，异常血管可能在它离开主动脉的地方正常出现。彩色多普勒成像可以显示主动脉壁内血流的异常方向，有助于区别正常与异常血管。

其他无创技术，如 MRI 或 CT，可用于冠状动脉起源不能充分描述，或确认诊断[57, 58]。偶尔使用血管造影或经食管超声心动图心导管观察冠状动脉解剖。然而，这些侵入性更强的选择并不

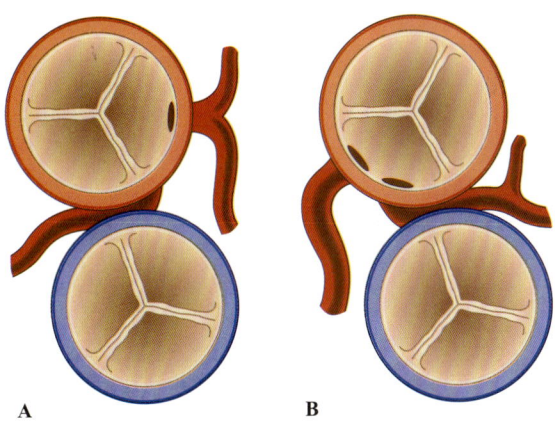

▲ 图 124-11　A. 右冠状动脉起源主动异常左脉窦走行主动脉和肺动脉之间；B. 左冠状动脉异常起源，右主动脉窦，走行主动脉与肺动脉间

（经 Gaynor JW 许可转载自 Coronary artery anomalies in children. In Kaiser LR, Kron IL, Spray TL, editors: *Mastery of cardiothoracic surgery*, Philadelphia, 1998, Lippincott-Raven, p 890.）

是儿童的首选，尽管它们可能更常用于成人。事实上，虽然冠状动脉造影的心导管术仍然是检测冠状动脉异常的金标准，但它正在被无创成像所取代。成人患者在接受手术介入前，冠状动脉造影可能是评估其他冠状动脉疾病的必要手段[59]。

大多数患者在休息和应激状态下心肌缺血情况需要进一步评估。这通常包括运动应激试验和一些的成像研究，如核灌注研究或应激超声心动图。然而，基于单个运动试验的检测可能并不可靠，因为对于冠状动脉主动脉起源异常的患者，缺血是间歇性的，所以单个试验可能是正常的[60]。在我们医院进行的一项评估冠状动脉起源异常儿童的研究中，16名接受术前运动测试的儿童中有9名出现心血管症状，但只有1名结果异常[51]。此外，据报道，在试验后有猝死的患者的运动试验结果正常。

（五）手术治疗

1. 手术适应证

任何冠状动脉起源异常，动脉间走行，有心肌缺血或室性心律失常的体征或症状的患者，均需手术治疗。此外，对于无症状的左冠状动脉异常的患者，由于有较高的猝死风险，需要手术治疗。RCA异常的无症状患者的治疗方法尚未明确，在治疗儿童和年轻人时争议更大，这些人似乎比成年后发现该病的人有更高的猝死风险。

2. 手术方法

（1）去顶术：对于冠状动脉异常并伴有动脉间和壁内走行的患者，去顶术已成为首选手术方式[51, 53, 61, 62]。正中胸骨切开后，打开心包，检查解剖。主动脉插在无名动脉附近，经右心耳置入静脉插管。中低温下建立体外循环后，经右上肺静脉放置左心室引流。给予心脏停搏液。阻断主动脉，给予心脏停搏液。停跳后确定冠状动脉口之后，进行横切主动脉。如果冠状动脉开口异常出现在主动脉瓣连接处附近，可能需要切开连接处（图124-12）。

为了扩大通常狭缝状的口，它从冠状动脉异常开口被纵向打开并一直延伸进入正确的窦（图124-13）。切除主动脉和冠状动脉之间的共同壁的一段，并且使用8-0 Prolene以间断缝合内膜断面。必要时，主动脉瓣膜连合处用垫片缝合线重新悬置（图124-14）。然后修复主动脉切开术，排气后取下阻断钳。当患者复温时，应密切注意心电图，以评估心肌缺血的迹象。然后按照常规方法将患者与体外循环分离。

（2）新开口的创建：当冠状动脉异常通过主动脉瓣连合下方的时，另一种可能使用的技术是在正确的窦中创建一个新孔。探针通过冠状动脉异常的壁内段进入正确的窦。冠状动脉是在它离开主动脉的位置打开，形成一个新口。内膜用间断缝线缝在主动脉壁上。这种技术避免了连接处的切开和重新缝合。

（3）其他技术：当有两个独立的冠状动脉口，冠脉在动脉间但不是壁内的走行时，提倡冠状动脉易位与再植[62]。这类似于先前针对ALCAPA修复所描述的用于动脉转近手术的再植入。用带主动脉组织冠状动脉纽扣，并且通常在正确的窦中重新植入。有人提出，通过将MPA移位到左肺动脉，或通过右肺动脉移位主动脉前方，可以防止主动脉和肺动脉之间的冠状动脉受压，从而使冠状动脉循环保持完整[63]。当冠状动脉异常走行不是壁内的，而是靠近口部的时候，可以

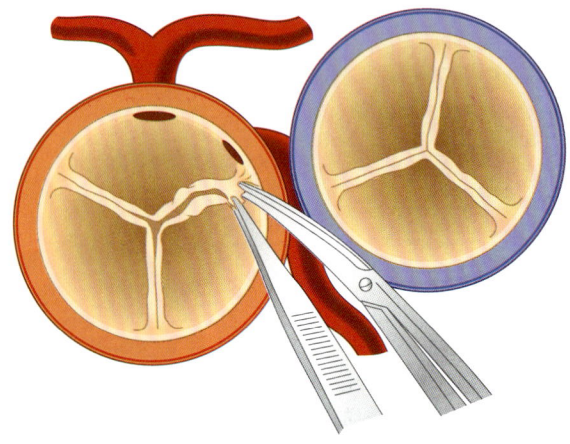

▲ 图 124-12 当冠状动脉从主动脉的对侧窦异常出现并在肺动脉和主动脉之间走行时，开口经常异常

可以通过重塑窦口来进行修复。异常的窦口通常位于连合处附近，并且必须首先切开该连合以允许窦口的重塑（经 Gaynor JW 许可转载自 Coronary artery anomalies in children. In Kaiser LR, Kron IL, Spray TL, editors: *Mastery of cardiothoracic surgery*, Philadelphia, 1998, Lippincott-Raven, p 891.）

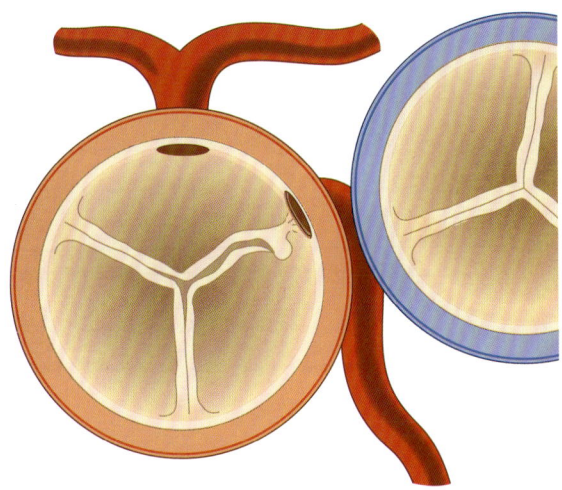

▲ 图 124-13　下移连合后，从异常口开始纵向切开异常冠状动脉，并将该切口带入右主动脉窦

切除主动脉和冠状动脉之间的共同壁的一部分（经 Gaynor JW 许可转载自 Coronary artery anomalies in children. In Kaiser LR, Kron IL, Spray TL, editors: *Mastery of cardiothoracic surgery*, Philadelphia, 1998, LippincottRaven, p 892.）

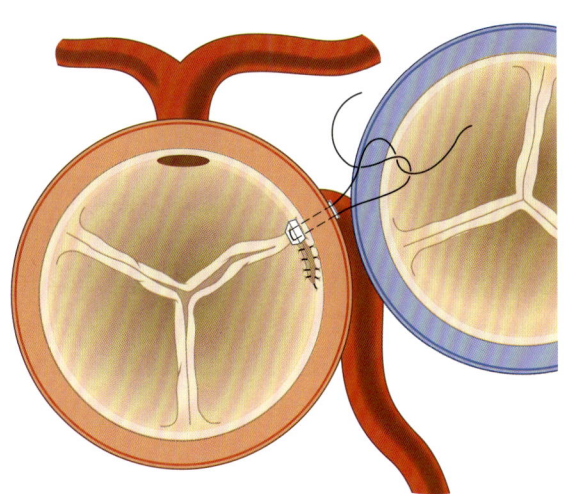

▲ 图 124-14　冠状动脉和主动脉的壁用 8-0 聚丙烯（Prolene）间断缝合

扩大窦口并防止大血管压迫。主动脉瓣的连接处用垫片缝线重新悬吊（经 Gaynor JW 许可转载自 Coronary artery anomalies in children. In Kaiser LR, Kron IL, Spray TL, editors: *Mastery of cardiothoracic surgery*, hiladelphia, 1998, Lippincott-Raven, p 892.）

使用这种技术。冠状动脉再植术除了将 MPA 转移到左肺动脉外，还结合心包成形术[64]。冠状动脉搭桥术使用大隐静脉或 IMA 移植可能适合

老年人；然而，考虑到年轻患者长期的移植物通畅性，这种手术在儿童和年轻中不是理想的选择。

3. 手术的效果

没有关于去顶术后新口通畅率的长期数据。短期到中期的结果总体上是令人放心的，没有超声心动图报告的开口狭窄。然而，在 Romp 及其同事的一项研究中，一名患者在首次手术 44 个月后出现严重的主动脉瓣关闭不全，需要更换主动脉瓣[54]。在我们的机构，Brothers 和同事进行了一项研究，评估患儿在去顶术后短期至中期的心肌缺血情况，发现有一半的 RCA 异常患儿和 1/8 左冠状动脉异常患儿存在术后心肌缺血的亚临床证据。尽管超声心动图显示新冠状动脉口未闭，但患者在检测过程中仍无症状。Wittlieb-Weber 及其同事对这些患儿进行了随访研究，对这些患儿进行了评估，发现 24 名患儿中有近一半（46%）经历了围术期心包积液，4 名（16%）出现了轻度主动脉瓣关闭不全[65]。这些发现的长期临床意义尚不清楚，今后几年需要进一步评价。

虽然冠状动脉再植术已经被一些人使用，但 Rinaldi 和同事的一项研究报告称，有 2 名患者需要紧急旁路移植术[66]。在大动脉转位的类似手术中，长期随访研究显示冠状动脉梗阻患者高达 8%，Pedra 和同事注意到，大多数患者在最初手术后至少 5 年通过血管内超声评估出近端偏心内膜增厚[67]。肺动脉转位手术的长期成功与否尚不清楚。

三、冠状动脉瘘

冠状动脉瘘是冠状动脉与心腔或任何大血管（冠状窦、腔静脉、肺动脉或肺静脉）之间的一种异常连接[68, 69]。冠状动静脉瘘是结束于右侧结构的，如右心房、右心室或肺动脉，而终止于左侧结构的称为动脉 - 动脉瘘。

冠状动脉瘘通常是先天性的，占先天性心脏缺陷的 0.2%～0.4%，但几乎占所有先天性冠状动脉畸形的一半。它们可能是孤立存在的，也可能与其他先天性心脏病有关。获得性瘘管是心脏手术、心导管插入术或川崎病并发症的结果[70]。

(一)解剖学

冠状动脉瘘可发生于左冠状动脉或右冠状动脉，两个冠状动脉偶尔都受到影响[71]。大多数瘘管发生于冠状动脉，冠脉其他部位呈正态分布。瘘管连接可能发生在冠状动脉的中段，正常的血管延伸到瘘管下游，或者作为血管末端的。冠状动脉在瘘口附近的血管扩张和伸长，通常瘘口与连接的分流管的大小成比例。瘘管远端血管的部分通常回到一个小直径。

右心室和右心房是最常见的终止部位。Fernandes和同事报道了93例冠状动脉瘘患者[72]。83例患者出现单瘘，其余10例多瘘。RCA是最常见的起源部位，右心室是最常见的引流部位。56名患者分离出冠状动脉瘘，其他患者有额外的心脏病变。Lowe和同事回顾了286例患者，发现RCA是半数以上患者的起源，而左冠状动脉系统是约1/3患者的起源[73]。引流最常见部位为右心室（39%），其余引流部位分别为右心房（包括冠状窦和上腔静脉）和肺动脉（33%和20%）。剩余8%引流部位为左心房或左心室。

(二)病理生理学

冠状动脉瘘导致左向右或左向左分流。当瘘管流到循环的右侧时，通常有一个小到中等大小的分流。然而，当它流入左侧腔时（即左向左分流），形成主动脉分流，其生理机制与主动脉反流相似。分流的效果与从瘘管到腔室的血流量及瘘管流入哪个腔室有关。冠状动脉循环窃血会引起的心肌缺血。

(三)临床表现

冠状动脉瘘患者通常无症状；他们很少出现在婴儿期，通常在成年期被诊断出来。许多患者在杂音评估中被诊断。当症状最明显时常见的表现是呼吸急促、运动乏力。虽然可能有冠状动脉窃，心绞痛也是不常见的。心室功能障碍和充血性心力衰竭偶尔出现，在成人中更为常见。老年患者心房颤动可能是由冠状动脉瘘使右心房扩张引起的。

在对冠状动脉瘘患者进行检查时，常常听诊持续性杂音。杂音可能提示PDA，但它是在胸骨边界较低的位置听到的，这是PDA的一个不典型位置。与主动脉反流一样，左到左的大分流可能导致脉压变宽。

(四)自然病史

在先天性冠状动脉瘘患者中，瘘管可能并在数年内逐渐增大。虽然冠状动脉逐渐扩大，但自发性破裂是罕见的，通常是由于先天性缺陷或动脉粥样硬化导致动脉瘤扩张和血管壁弱化。细菌性心内膜炎可继发于湍流。小瘘的自发性闭合已被报道。

(五)诊断成像

根据瘘管的大小，心电图可能正常，也可能显示心室容量过载。右心房瘘的老年患者可出现心房颤动。如果有冠状动脉盗血，可能会注意到受影响区域心肌缺血的证据。X线片通常是正常的，但可能显示心脏扩大或充血性心力衰竭的证据。有时可发现累及冠状动脉的巨大动脉瘤。二维超声心动图可显示冠状动脉扩张、瘘源、漏入腔室及任何心腔扩大或肥大。彩色多普勒可以很好地显示实际瘘管。磁共振成像是一种很有前途的无创性成像技术，用于诊断和提供冠状动脉瘘的详细解剖，可能取代心导管，但现在它被用作一种辅助成像方式。

选择性冠状动脉造影术仍是准确定义冠状动脉解剖和瘘口血流动力学意义的金标准。通常，经验丰富的介入心脏病专家可以成功地对冠状动脉瘘进行弹簧圈栓塞，而不会出现与体外循环和胸骨切开术相关的并发症[74]。然而，线圈栓塞的适应证尚未明确；因此，大多数患者选择手术闭合作为首选治疗方法[75]。

(六)手术治疗

1. 手术适应证

所有有症状的瘘管患者都应该进行闭合。非常小的瘘管患者可能不需要手术关闭；然而，由于瘘管的自然进展是扩大，这些患者应该密切关注[76]。无症状的中到大瘘管患者应选择手术封闭。

2. 外科方法

冠状动脉解剖必须通过冠状动脉造影术明确，才能手术闭合。每一种手术都应该在解剖的基础上个体化。通常，瘘管可以在起端或终止处结扎或缝合，而无须使用体外循环；然而，体外循环应该始终可用。

通过正中胸骨切开术，冠状动脉走行仔细检查，并注意扩大血管的位置。当瘘口位于冠状动脉远端且瘘口远端无重要心肌时，无须体外循环即可结扎瘘口（图124-15）。这是通过在离瘘管近端的冠状动脉周围放置结扎线，从而暂时堵塞瘘口来完成的。观察心脏是否有缺血迹象，密切监测心电图。如无缺血迹象，心肌灌注充足，则结扎。为了保证完全闭合，还应放置第二根结扎线。术中经食管超声心动图检查瘘口是否闭合。

如果瘘管起源于冠状动脉中部，瘘管无法进入，或者另一种心脏病变需要同时修复，或者不能完全确定完整的冠状动脉走行，则建议进行体外循环。如果需要心脏停搏，应暂时压住瘘口，以防止停搏液瘘口流入心脏。如果因瘘管血流不能充分停搏，则可能需要逆行给药。

可以使用多种技术来关闭瘘管。如果在LAD的中段，可以在冠状动脉下放置多个垫片缝线，以避免危及远端灌注（图124-15）。然而，如果冠状动脉床的远端灌注在瘘口关闭后受到影响，冠状动脉搭桥术可能是必要的。当瘘管起源于冠状动脉中部时，另一种可以使用的技术是在心外膜表面纵向打开冠状动脉，并从冠状动脉内缝合瘘口（图124-16）。

如果瘘口终止于右心房或右心室，瘘口可直接从心室内闭合（图124-17）。体外循环术后右心房切开，从房内确定瘘口终止部位。使用心停搏液可能有助于定位。可以直接闭合，也可以用心包补片封闭（图124-18）。

3. 手术的结果

冠状动脉瘘修复的手术死亡率非常低，后

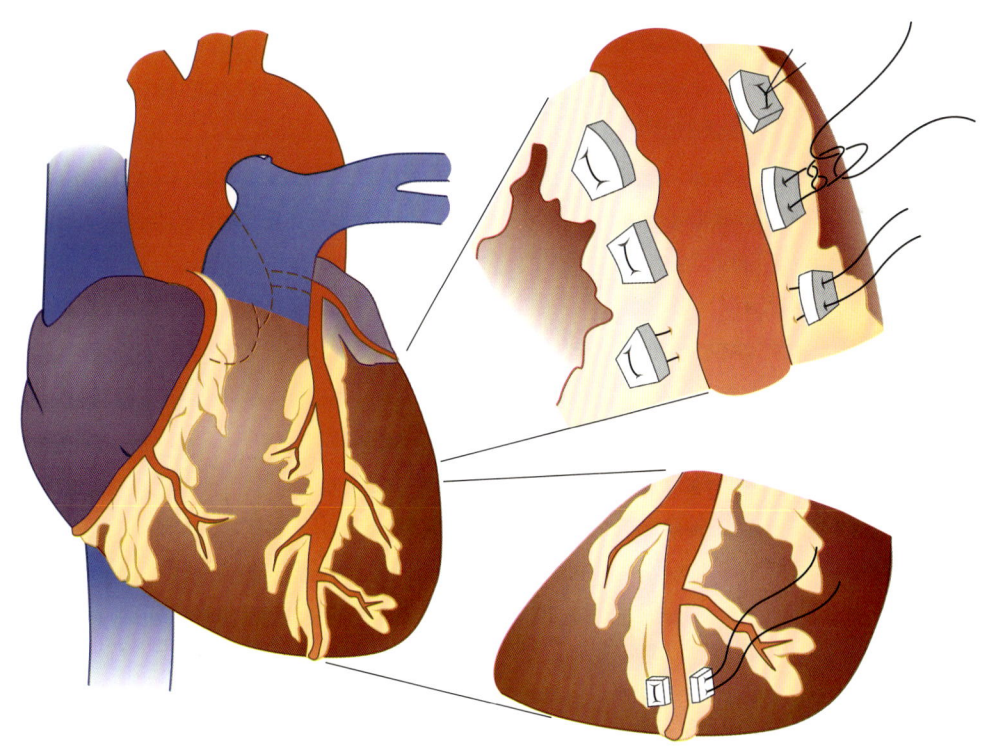

▲ 图 124-15　当瘘口位于冠状动脉远端且瘘口远端无重要心肌时，无须体外循环即可结扎瘘口

如果瘘管的终止部位位于冠状动脉远端，并且没有明显的心肌处于危险状态，则可以在终止部位的近端结扎冠状动脉。如果瘘管终止于左前降支冠状动脉的中间部分，则可以通过在冠状动脉下方放置多个带有垫片的结扎线来闭合瘘管连通，以便不损害远端灌注（经Gaynor JW许可转载自Coronary artery anomalies in children. In Kaiser LR, Kron IL, Spray TL, editors: *Mastery of cardiothoracic surgery*, Philadelphia, 1998, Lippincott–Raven, p 888.）

期效果突出，很少有患者出现瘘管复发[71, 77]。Lowe 和同事报道了 22 例冠状动脉瘘手术闭合后的患者[73]。14 例患者中采用无体外循环的缝合方法闭合瘘口。在 6 例患者中，通过体外循环关闭了心腔内瘘。在其余 2 例患者中，为了维持瘘管闭合后远端灌注，行人隐静脉旁路移植术。手术死亡率为 0%，长期死亡率为平均随访 10 年。虽然一名患者仍有小的残余瘘管，但没有复发。Fernandes 和同事报道了 56 例冠状动脉瘘闭合的患者[72]。无早期和晚期死亡，但 2 例有围术期心肌梗死。最后，Mavroudis 和同事报道了 17 例平均年龄 5.5 岁的儿童患者[75]。8 例患者行体外循环缝闭瘘管，1 例患者行远端 IMA 旁路移植术。所有患者均完全治愈，无复发，无手术死亡或晚期死亡。

四、先天性左冠状动脉口闭锁

（一）解剖学

先天性冠状动脉闭锁是一种非常罕见的先天性冠状动脉异常，文献报道的病例不到 50 例。冠状动脉异常，无 LMCA 口。相反，正确走行的 LAD 和回旋支有一个盲端，它们通过至少一条侧支血管接受通过 RCA 的逆行血流[78]。在左主动脉窦的主动脉内表面，可能有一个酒窝形，一个盲袋形，或没有任何标记。该病变应与单个 RCA 鉴别，血流呈离心和顺行。除了动脉粥样硬化或其他先天性心脏缺陷，大多数单个 RCA 患者仍无症状。LMCA 口先天性闭锁通常发生在没有其他结构性心脏病的情况下；然而，

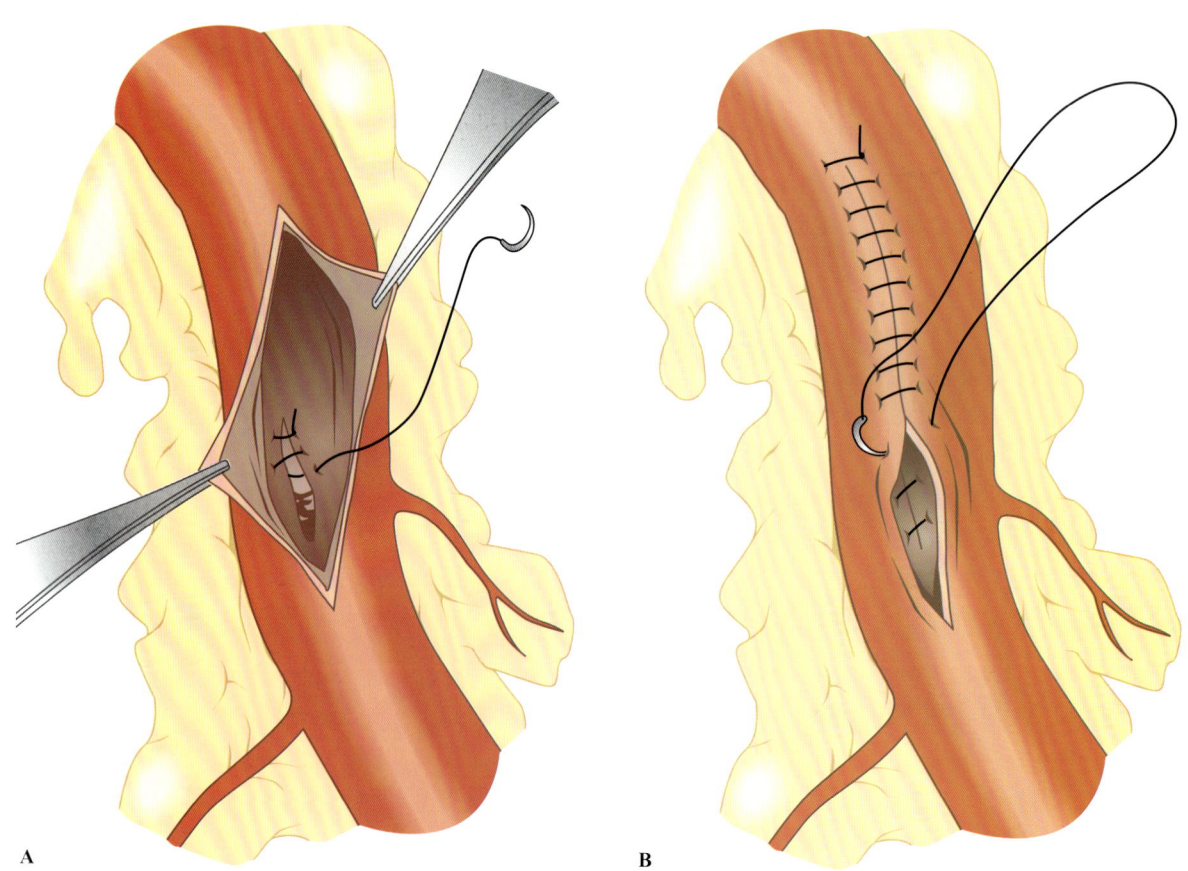

▲ 图 124-16　在心外膜表面纵向打开冠状动脉，并从冠状动脉内缝合瘘口

A. 当从扩张的冠状动脉的中间部分产生瘘管通道时，可以纵向打开冠状动脉并且从冠状动脉内部缝闭瘘管的起源。B. 冠状动脉直接缝合（经 Gaynor JW 许可转载自 Coronary artery anomalies in children. In Kaiser LR, Kron IL, Spray TL, editors: *Mastery of cardiothoracic surgery*, Philadelphia, 1998, Lippincott-Raven, p 889.）

已经注意到与主动脉瓣上狭窄、肺动脉瓣狭窄的 VSD、右冠状动脉口狭窄、PDA 和主动脉反流相关[78, 79]。

（二）病理生理学

先天性左主闭锁的主要病理生理学表现为 RCA 侧支血管血流不足。血液从 RCA 通过侧支血管流向左冠状动脉系统，侧支血管比左冠状动脉小；因此，没有足够的血流通过这些小血管使心肌灌注。这导致心肌缺血和猝死的可能性，并导致这些患者几乎普遍有症状。

（三）临床表现

这些患者出现症状的时间可能发生在不同的年龄，一些出现在婴儿期，另一些出现在青春期或成年期。尽管发病年龄不同，几乎每一个在文献报道的患者都存在症状，虽然体征和症状是不同的。婴幼儿一般会出现心力衰竭症状，包括进食困难、发育不良、呕吐和呼吸困难[78, 80]。他们的临床表现与 ALCAPA 或扩张型心肌病相似，两者都需要排除。年轻的患者也更有可能有相关的心脏缺陷，这表明早期的缺血来自其他先天性病变，可能会增加心肌的耗氧量。学龄儿童和青少年可能在经历晕厥、呼吸困难、心绞痛和室性快速心律失常后被诊断，而成人则可能有呼吸困难和心绞痛。事实上，对于任何年龄的人来说，猝死可能是第一个症状。

（四）诊断成像

准确的诊断成像在这种诊断中是必不可少的，因为症状是非特异性的，可以由其他疾病引起。在年幼的儿童中，由于心力衰竭导致的心脏扩大和肺充血在胸片上可能是明显的，而在成人中，胸片可能是正常的。12 导联心电图可能正常，也可能出现多种异常，包括前外侧壁 Q 波、外侧壁 T 波倒置、右束支阻滞或室性心动过速。最初的影像学检查应该是经胸超声心动图描述。左心室扩张、功能不佳、二尖瓣反流、ALCAPA 和扩张型心肌病也可见。冠状动脉口的描述是必不可少的。多普勒血流的使用有助于显示从 RCA 逆行到左冠状动脉系统的血流，而没有血流到肺动

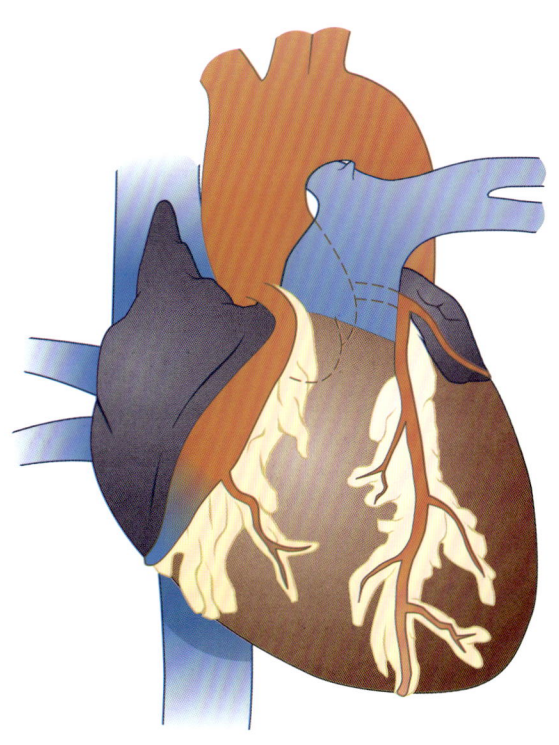

▲ 图 124-17　如果瘘口终止于右心房或右心室，瘘口可直接从心室内闭合

冠状动脉静脉瘘，由右冠状动脉中段产生，终止于右心房（经 Gaynor JW 许可转载自 Coronary artery anomalies in children. In Kaiser LR, Kron IL, Spray TL, editors：Mastery of cardiothoracic surgery，Philadelphia，1998，Lippincott-Raven，p 890.）

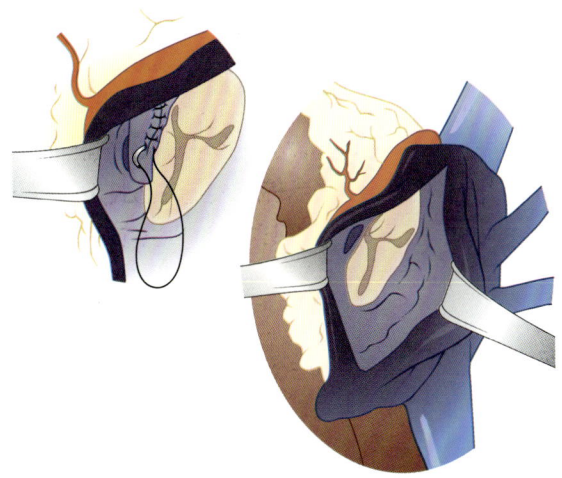

▲ 图 124-18　在进行体外循环和心脏停搏后，打开右心房，从右心房内识别瘘管的部位

这可以直接或用心包片缝闭（经 Gaynor JW 许可转载自 Coronary artery anomalies in children. In Kaiser LR, Kron IL, Spray TL, editors：Mastery of cardiothoracic surgery，Philadelphia，1998，Lippincott-Raven，p 890.）

脉的证据。虽然超声心动图技术在过去几年有所改进，但在某些情况下，冠状动脉解剖和血流的描述可能是困难的。正因为如此，冠状动脉造影心导管术仍然是黄金标准，应该对任何可能患有 ALCAPA 或先天性左冠状动脉闭锁的患者进行。RCA 向左冠状动脉系统及 PA 血流方向是否逆行应明确。如果对诊断仍有疑问，应进行选择性 RCA 血管造影。

（五）手术治疗

一旦确诊，外科手术应该迅速进行，因为这种异常有很高的猝死风险。文献主要报道冠状动脉搭桥术（CABG）在各个年龄段的应用[78, 81, 82]。一些报道描述了为这些患者创建双冠状动脉系统，相信与 ALCAPA 类似，长期结果可能会得到改善[80, 83, 84]。这种类型的血管重建手术对于儿童和年轻人有着重要的意义，他们对旁路移植术的移植血管使用寿命有限。

为了建立双冠状动脉系统，有一些不同的外科技术被描述。Varghese 和他的同事描述了在一个左冠状动脉主要闭锁的病例中，使用自体心包补片实现外科血管重建[83]。在体外循环下横切主动脉，寻找左冠状动脉正常位置的凹陷。在主动脉上垂直切开至开口位置，然后沿 LMCA 向下延伸；切口应在 LAD 和冠状动脉旋支前结束。如有闭锁膜，应切除。然后用自体心包补片重建闭锁的 LMCA 口。

Bonnet 和他的同事描述了左冠状动脉的外科血管重建，其中包括两名 LMCA 闭锁患者[84]。为了有助于心肌保护，标准体外循环后先热诱导血停搏，再冷血停搏，再加温再灌注。然后对 MPA 进行横切，使主动脉根部和左冠状动脉系统能够清晰可见。主动脉切口从主动脉根部的前部分开始，一直延伸到冠状动脉口，并延伸到闭锁部分之外。主动脉和冠状动脉的切口用从大隐静脉、自体心包或聚四氟乙烯获得的补片连接在一起。这个补片不仅扩大了 LMCA，也扩大了被切开的主动脉的部分，现在形成了一个"漏斗状"的新口。

Kaczorowski 及其同事所述的第三种血管重建手术是同种移植补片开口成形术治疗 LMCA 口闭锁（图 124-19）[80]。采用双腔插管，建立体外循环。报告中的 3 名儿童中有 2 名最初被诊断

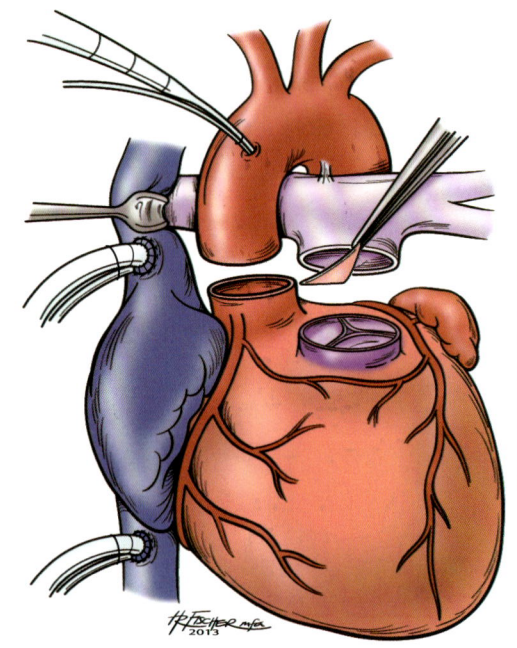
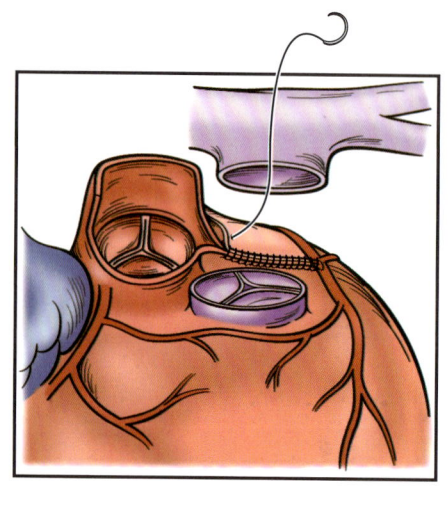

▲ 图 124-19　同种异体移植补片左冠状动脉开口成形术的技术

干预前左冠状动脉闭锁和同侧移植物补片增大的窦口和左主干冠状动脉（插图）（经 Kaczorowski DJ, Sathanandam S, Ravishankar C 等许可转载自 Kaczorowski DJ, Sathanandam S, Ravishankar C, et al: Coronary ostioplasty for congenital atresia of the left main coronary artery ostium. *Ann Thorac Surg* 94: 1307–1310, 2012, Fig. 2.）

为左主冠状动脉起源异常；因此，他们的肺动脉被打开以评估冠状动脉口。结果没有发现任何异常，就进行主动脉切开术。主动脉未见左冠状动脉主入口。当盲端 LMCA 位于心脏表面后，在两例患者的主动脉壁上分别开一个切口，该切口向下直达主动脉窦。在 LMCA 上做第二个切口，直到它分成 LAD 和回旋支。使用肺同种移植物补片，扩大开口，并将主动脉窦与近端 LMCA 连接。第三例患者将盲端 LMCA 缝合于主动脉后壁，扩大前壁。为了帮助确认冠状动脉通畅，应该使用冠状动脉探条及注意背部出血的证据。主动脉切开术随后关闭，并将患者从体外循环机撤离。

（六）手术的结果

术后的发病率和死亡率，至少在短期内，似乎与诊断和手术时心肌损伤有关。如果早期发现 LMCA 口闭锁，且患者有足够的侧支血管，那么在手术血管重建术后的短期结果是令人鼓舞的，特别是那些建立双冠状动脉系统的手术。然而，这一人群缺乏长期结果数据。用于其他冠状动脉异常（如 ALCAPA）的冠状动脉搭桥的长期结果仍不确定，尽管一些使用 IMA 移植的报告显示了良好的结果。

五、预后

在过去的几年里，由肺动脉引起的冠状动脉异常修复后的手术结果有了显著的改善，即使是在有明显左心室功能障碍和二尖瓣反流的高危患者中也是如此。整体存活率现在超过 90%。即使是严重的二尖瓣反流患者，也很少需要二尖瓣修复。长期结果数据有限，尤其是关于左心室功能和晚期死亡率。这些数据表明，与单纯结扎异常动脉相比，建立双冠状动脉系统的整体生存率和左心室功能改善有关 [85]。

同样，对于主动脉和肺动脉之间冠状动脉起源异常的外科修复后的长期发病率和死亡率，也没有足够的数据 [13, 60, 65, 86]。手术死亡似乎很少见。目前尚不清楚这些手术技术是否能真正降低心肌缺血和心脏猝死的发生率。冠状动脉瘘术后死亡率低，复发率低，远期疗效好 [72, 75]。目前尚无 LMCA 闭锁术后手术死亡率的长期数据。当早期发现异常，患者有足够的侧支血管，外科血管重建包括建立双冠状动脉系统，短期结果是令人鼓舞的 [80, 83, 84]。

第 125 章
大动脉转位：简单与复杂形式
Transposition of the Great Arteries: Simple and Complex Forms

Frank A. Pigula   Pedro J. del Nido   著
邓 诚 译

一、历史

大动脉转位（TGA）首先在两个多世纪前被认识和描述。尽管 Steno 在 1672 年和 Morgagni 在 1761 年提到了主动脉和肺动脉的错位，但 TGA 的解剖学描述在 1797 年归功于 Baillie[1]。1814 年 Farre 引入了主动脉和肺动脉转位这一术语，这意味着主动脉和肺动脉在房间隔中移位[2]。von Rokitansky 报道了对各种类型转位进行分类的尝试，并且 Fanconi 在 1932 年发现了 TGA 在生命中的第一次临床认识[3]。1938 年，Taussig 描述了心脏缺陷的病理解剖学和血流动力学及临床特征[5]。

随着 20 世纪 50 年代心脏手术的发展，对这种疾病的有效治疗相对进步。初步治疗是姑息治疗，包括房间隔切除术，首先由 Blalock 和 Hanlon 提出[6]。这些尝试之后是成功的动脉水平修复和纠正 TGA 和室间隔缺损（VSD）。本章将进一步描述这些发展。

二、流行病学

如今，TGA 被认为是一种相对常见的疾病，在新英格兰杂志的一项研究中，它占先天性心脏病婴儿的 9.9%，占 1000 例活产婴儿的 20.6%。男女比例为 2∶1 当室间隔完整时，男女比例增加到 3.3∶1。在复杂的转位形式中，没有注意到性别优势。如果 TGA 差异不治疗，90% 的 D-TGA 患儿（D-TGA 的解释见"分类和胚胎学"部分）且完整的房室隔将在 1 岁前死亡。

三、分类和胚胎学

TGA 一般被归类为一种主动脉圆锥干畸形，是一组以心脏流出道发育紊乱为共同主题的异常。本病有心室动脉，主动脉起源于右心室连接不一致，肺动脉起源于左心室。更常见的疾病形式与其他正常的心脏结构关系有关，包括正常的心室（D）循环。有房室协调，但有室动脉不协调（S、D、D）。这种关系通常称为 D-转位（D-TGA）。根据定义，在这种 TGA 形式下，主动脉位于肺动脉的前部和右侧。这种模式导致全身循环和肺循环并行而不是串联。其结果是，无氧血不断被泵入人体，而从来没有经过肺部，而含氧血再循环通过肺部，并不供给身体的其他部分。为了患者的存活，必须在其他地方进行强制性分流，通常在房间隔的水平，这允许氧合和无氧血液的混合。

虽然有些人用"转位"一词来描述不协调的心室动脉连接，但其他作者也用这个词来描述任何主动脉位于肺动脉前的心脏畸形。TGA 这个术语也被用来描述一些双入口心室或无房室连接异常的患者和一些大血管并排排列的患者（一些异质性综合征）。D-TGA 已被用来描述房室一致和心室动脉不一致的排列，但这个术语不能充分描述主动脉位于肺动脉前部和左侧的患者。因此，在本章中，完全型 TGA 被定义为正常的心房位置、房室协调和心室动脉不协调。

对于 TGA 患者大动脉与心室异常关系的形态学发生机制，已有多种理论提出。有人认为，主动脉下圆锥体还存在心室的正常循环中发育，同时肺下圆锥体会被吸收，从而在二尖瓣和肺动脉瓣之间形成纤维连续性，这与正常情况相反。在正常心脏中，主动脉下圆锥体不生长，而肺圆锥体的主要生长迫使肺动脉瓣向前、向上和向左。在转位过程中，主动脉下圆锥体的差异生长将主动脉推向前方，阻断主动脉对二尖瓣连续性的影响。如果肺下圆锥体未能发育，肺动脉将保持后位，肺动脉至二尖瓣连续性将出现。这种关系的结果是，主动脉瓣位于肺动脉瓣的前面，使得两组半月瓣都可以连接到大血管的远端，而不需要像正常心脏发育时那样旋转。由于圆锥体发育决定了动脉干的旋转，所以大动脉在半月形瓣膜处的关系与在动脉弓处相似，大动脉没有发生扭转。

不同类型的圆锥动脉干畸形之间的关系也存在争议，包括法洛四联症和双出口右心室。最近的证据表明，TGA 可能是独一无二的，因为它在由这些疾病最常见的实验模型产生的圆锥动脉异常中不可见[10]。一种新的动物模型是迄今为止产生 D-TGA 最可靠的模型，该模型表明，TGA 可能是在流出道发育的关键阶段神经嵴细胞异常迁移的结果[11]。

四、解剖学

TGA 的解剖变化会增加修复的手术复杂性，本章稍后将对此进行描述。95% 的患者心房位置正常，而从左到右并置的心耳提示存在其他心内异常。虽然在 10%～20% 的病例中存在真正的房间隔缺损（ASD），但大多数房间隔分流是通过卵圆孔未闭。右主动脉弓在室间隔完整的患者中占 4%，在室间隔缺损患者中占 16%[12]。多达 50% 的 TGA 患者有相关的 VSD，其中许多会自动关闭[13]。VSD 常见于膜周，但也可见于室间隔任何位置。肺动脉狭窄或闭锁，房室瓣遮挡或骑跨，主动脉缩窄，主动脉弓离断都与转位和 VSD 有关。

大血管的空间关系是可变的，然而，主动脉最常位于肺动脉的右侧和前部。在几乎所有的病例中，主动脉和冠状动脉口的窦部对着相应的肺动脉窦。这种情况有利于冠状动脉转位术，少数患者冠状动脉起源于非对应窦，使动脉转位带来了困难。许多分类系统已被用来描述 TGA 的冠状动脉解剖。在外科界最广泛接受的方案是 Leiden 分类系统，它与其他常用的分类系统一起在图 125-1 中进行了描述。D-TGA 中最常见的冠状动脉形态（68%）是由左冠状窦发出的左主冠状动脉，形成左前降支和旋支冠状动脉[14]。右侧冠状动脉开口出现后向窦。有时，并没有真正的回旋支，但从左冠状动脉起独立的分支供应左心室的相应部分。在多达 20% 的病例中，旋支冠状动脉起源于右侧冠状动脉，经过肺动脉后方。左前降支起源于左冠状窦外的独立冠状动脉口。较少见的冠状动脉类型包括来自右侧窦的单个右冠状动脉（4.5%）或来自左侧窦的单个左冠状动脉（1.5%）[15]。壁内冠状动脉在主动脉壁走行一段距离后到达心外膜表面，通常发生在半月瓣的连合部位。还有病变是一个或两个冠脉开口在同一个窦部发出冠脉[16]。冠状动脉解剖异常在 VSD 转位中比在完整的中隔中更为常见。当大动脉干之间的位置关系进一步变化时，冠状动脉模式异常也更为常见[17]。

五、临床特征

在完全型的 TGA 中，肺循环和体循环是并行的，而不是串联的。这导致无氧静脉血通过右心室到达主动脉，而含氧静脉血通过左心室返回肺动脉循环。通过卵圆孔未闭或 ASD、VSD 或动脉导管未闭（PDA）进行肺循环和体循环的混合是存活所必需的。TGA 和完整室间隔患者最初存活是因为通过 PDA 的主肺分流。出生后，两心室，TGA 患儿往往肺动脉血流增多，导致左心房增大，卵圆孔未闭，导致氧合血与非氧合血在心房水平混合。然而，这种混合是不足的，只会满足部分组织的供氧，而这种氧合并不会随着给氧的增加而改善。

TGA 合并大 VSD 患者由于肺血流量大，房室混合程度高，氧饱和度往往较高。在肺血流量高的儿童中，整个婴儿期肺阻力可能逐渐增加。Ferencz 在 2 岁以上 TGA 患儿中观察到明显的组织学改变，1 个月大的患儿肺动脉内膜纤维化[18]。儿童严重肺血管疾病的早期发展在伴有室间隔缺损的患者中加剧，但是不管是否存在 VSD 早期重要的肺血管疾病都可以发生在 TGA 患者身上，正如 Ferguson 在 1960 年和 Ferencz 在 1966 年所证明的那样[18, 19]。肺梗阻性疾病发展的迅速可能与低氧血症与交感神经活动增强和肺动脉血流过多有关[20]。

虽然新生儿肺血管阻力在 TGA 患儿正常，但在新生儿期肺血管阻力逐渐下降，伴随肺动脉和全身心室顺应性的改变。正常婴儿出生后不久，左心室容积负荷和压力负荷增加，右心室容积和压力负荷减少。这些生理变化导致左心室心肌迅速增加[21]。D-TGA 患儿左心室正常发育消失，左心室向低阻力肺血管床射血（图 125-2）。因此，左心室相对于右心室的心肌没有增加，并且在几周内，它失去了在明显的后负荷下维持足够的心排血量的能力。尽管在转位伴室间隔完整的患者中，左心室仍然保持容积负荷，但这种改变仍然发生。然而，当存在 VSD 或大型 PDA

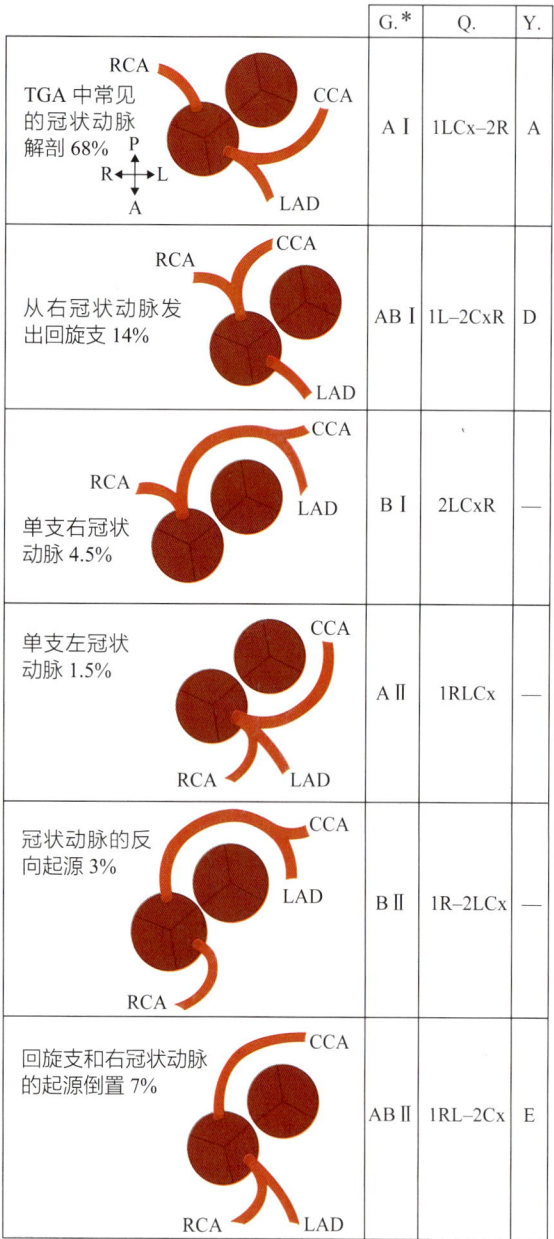

*G., Gittenberger-de-Groot；Q., Quaegebeur；Y., Yacoub

▲ 图 125-1 大动脉转位（TGA）中最常见的 6 种冠状动脉解剖类型
左边是描述性分类，右边是三个简化的分类码。CCA. 回旋支；LAD. 左前降支；RCA. 右冠状动脉

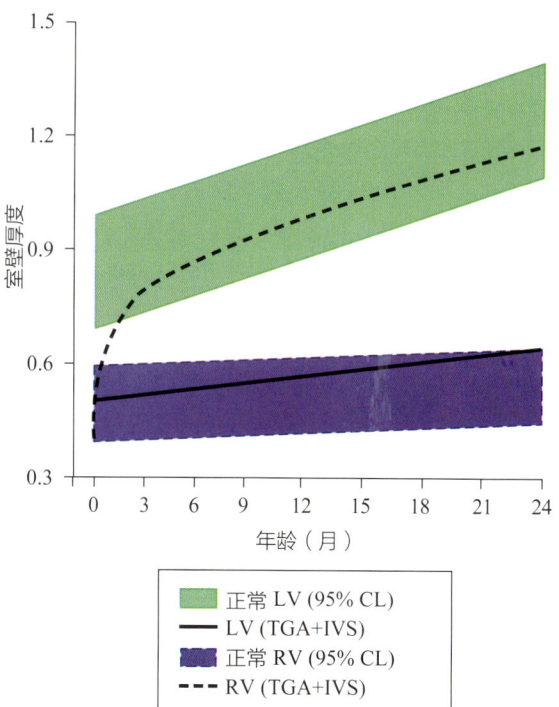

▲ 图 125-2 正常左心室（LV）壁厚在大动脉转位（TGA）出生后
实线显示 TGA 中由于肺血管阻力的快速下降和左心室压的下降，导致左心室房壁厚度的发展减少。上条显示正常相关大动脉的左心室厚度增加。虚线显示了 TGA 患者右心室（RV）肌肉量随时间的类似增加。CL. 置信区间；IVS. 静脉注射，完整的室间隔

时，左心室体积和压力负荷增加，而在 D-TGA 中，左心室流出道（LVOT）梗阻而无 VSD 时，心室压力负荷增加而无显著体积负荷增加。这些生理变化对新生儿心脏手术入路有重要意义。因为 D-TGA 左心室间隔完整，术后几周至几个月，左心室具有右心室完壁特点，可能不足以支持全身循环。

TGA 患儿最常见的临床表现为发绀（动脉血 PO_2，25～40mmHg），其程度因相关异常而异。通常情况下，当室间隔完整出生时，发绀更为明显。婴儿期后期发绀通常与 VSD 显著相关。在 VSD 或 PDA 较大的患者中，充血性心力衰竭可能是主要的临床表现，而合并发绀和肺血流增加几乎是 TGA 在婴儿中的病理特征。心力衰竭的症状很少出现在生命的第一周，但通常出现在 1 个月大时，因为肺血管阻力降低，肺血流过度，即使是在室间隔完整的患者。

六、诊断

（一）体格检查

心脏检查通常显示轻度心前区搏动异常，75% 的 TGA 和完整室间隔患者有轻微的收缩期杂音。由于主动脉与前胸壁的距离较近，所以第二种心音短促亢进，这可能使评估肺血管阻力变得困难[20]。舒张末期奔马律常见于伴有 VSD 的患者。在大型 PDA 存在的情况下，股动脉搏动是跳跃的。体－肺分流患者的肝脏可能增大，可能伴有呼吸急促、肋间收缩和不易护理。有明显肺动脉瓣膜或瓣膜下狭窄的患儿常伴有沿左胸骨边界的由强渐弱心脏杂音，转移到右侧锁骨区。

（二）诊断研究

出生时心电图可能是正常的，但随着时间的推移，显示右心室或双心室肥大加重的迹象。D-TGA 胸部 X 线表现为蛋形心脏形态，狭窄的上纵隔，伴心脏扩大的肺纹理增多。

胎儿超声技术的广泛应用，是 TGA 的产前常见诊断。产前诊断帮助 TGA 患儿在出现症状时候就开始接受治疗。在过去，通常需要心导管术来确认 TGA 的诊断，并证明心腔的位置和相关的病变，而现在大多数情况下通常只需要超声心动图。超声心动图证实后方大血管分为左肺动脉和右肺动脉，起源于左心室，与右心室发出的前主动脉，证实了 TGA 的诊断。

心内分流可以由多普勒超声心动图技术确定，多个超声心动图可以确定缺损位置、心房交通的性质和大小、房室瓣膜的解剖、肺动脉下狭窄程度。此外，在大多数情况下，超声心动图可以充分显示冠状动脉的起源和解剖分布。大多数冠状动脉变异可以在手术中成功地解决，因此超声心动图通常足以识别冠状动脉的起源，从而排除血管造影。目前，只有分流不足的婴儿或伴有需要处理的心内或心外异常的婴儿才需要心导管术。对于酸中毒或严重低氧血症等病情不稳定的患者，通常为扩大房间隔交通而行心导管干预（见下文）。

七、术前医疗管理

如果临床条件允许，通常推荐早期行动脉转换手术。前列腺素 E_1 通常用于维持 PDA 通畅，增加肺动脉血流，提高患者早期修复前的稳定性。由于相对脱水可降低房间隔分流程度，补液可改善 TGA 患儿早期及中隔完整患儿的血流动力学。TGA 治疗的一个重大进展发生在 1966 年，当时 Rashkind 和 Miller 报道了球囊导管技术用于扩大 TGA 患者的 ASD，改善了早期的生理稳定性[22]。如果有明显的不稳定性，尽管采取了保守的措施，仍表现为持续的酸中毒或低氧血症，那么主要的治疗方法是 Rashkind 房间隔球囊造口术。

TGA 新生儿左心房压通常大于右心房压。肺动脉（左）心室的压力取决于是否存在 VSD、是否有瓣膜狭窄、患者的年龄和肺动脉血管阻力。如果注意到心内分流不充分，则行 Rashrind 房间隔球囊造口术[22]。一个带球囊的经全身静脉，穿过右心房和卵圆孔，进入左心房。球囊充气后用力拉过房间隔撕裂卵圆孔，提高肺静脉和全身静脉血液的混合度和组织供氧。虽然这种手术通常在心导管术时进行，但也可以在特护病房超声心动图引导下进行。

那些病情非常不稳定的患儿。Rashkind 房间隔造口术导致左心室减压，因此，如果随后的动脉转换手术被延迟，可能导致左心室表现不佳。

八、手术管理

（一）外科矫正术

TGA 得到满意的矫正，导致全身静脉血液重新流向肺循环，肺静脉血液重新流向体循环。这可以在心房、心室或大动脉水平完成。TGA 的早期修复包括改变体循环静脉和肺静脉在心房水平的回流路径，导致生理但非解剖的修复，因为形态学上的右心室继续作为体循环心室发挥作用。心室（Rastelli 术）和大动脉（动脉转换、主动脉根部调转）的修复都是解剖学上的矫正，导致形态学上的左心室作为体循环心室。

（二）姑息性手术

Blalock 和 Hanlon 在 1950 年报道，TGA 的初始手术治疗包括使用闭合技术创建 ASD，以增加全身静脉和肺静脉循环之间的混合[6]。

虽然这种手术方法的早期死亡率很高，但成功地建立了 ASD，使许多患儿明显缓解。房间隔球囊造口术的引入，从根本上消除了房间隔切除术的必要性。患有相关心脏畸形房间隔厚且的婴儿，考虑以后进行房间隔修补，可能受益于 Blalock-Hanlon 技术，尽管体外循环（CPB）的安全性已使这些患者普遍使用开放性房间隔切除术。

TGA 伴 VSD 患者在 3~6 个月大的婴儿手术修复前一直有顽固性充血性心力衰竭，肺动脉环缩术用于姑息治疗。由于在婴儿期使用动脉转位手术和 VSD 闭合的结果有所改善，在大多数情况下不需要环缩，因为可以在新生儿期完成完根治手术。因此，肺动脉环缩术现在仅限于那些可能从延迟矫正手术中获益的非常小的新生儿，以及计划延迟修复的复杂 TGA 患者（如 LVOT 梗阻），晚期 TGA 且完整的心室间隔的患者需要在接受动脉转位手术之前准备好左心室，以及在房间隔调转手术后出现右心室功能不全和衰竭，这是分阶段转为动脉转位修复的一部分（见下文）。

TGA 肺动脉环缩术是一项非常精细的手术，因为肺动脉血流的限制会导致严重的缺氧代谢性酸中毒，肺血管床保护不足，左心室发育不良。因此，在许多情况下，左心室准备动脉转位手术，须创建主动脉 - 肺分流，以维持足够的肺血流，防止低氧血症和心室功能不全。

（三）心房调转

Mustard 和 Bailey 及其同事最初试图逆转 TGA 患者的转位血管，但因无法维持冠状动脉灌注和左心室功能不佳而失败[1,23]。因此，最初的外科治疗是针对肺和全身静脉回流的心房转位。1952 年，Lillehei 和 Varco 将右侧肺静脉移植到右心房，并将下腔静脉连接到左心房[24]。Baffes 在 1956 年报道了一项利用同种异体移植物将下腔静脉连接到左心房的成功改良手术[25]。1955 年，Albert 提出改变房间隔的概念，使腔静脉回流到左心室，肺静脉回流到右心室，达到心房水平调转[26]。这个心房转位的概念在 1959 年由 Senning 首次成功地提出，他使用了一种巧妙的技术来重新定位右心房壁和房间隔[27]。在本手术中，通过在肺静脉上切开并重新排列房间隔，利用游离右心房壁形成肺静脉屏障，从而改变肺静脉和体循环静脉回流（图 125-3）。Senning 操作与最初存活率不高，因为它的复杂性，以及手术是在 1~2 岁或有 VSD 的患儿中进行的，而且在这些患儿中许多已经发展出明显的肺血管梗阻性疾病。

1964 年，Mustard 描述了一种房内修复的替代方法，即切除房间隔，并在周围形成一个大的房间隔板，以重定向肺静脉和全身静脉血液（图 125-4）[28]。这种修复需要了比 Senning 手术更大的心房尺寸。在 Mustard 手术中，需要通过切除房间隔和上腔静脉之间的组织脊来建立一个虚拟的心房。房间隔切除不充分导致了体静脉回流梗阻。在多伦多有相当数量的患者在生命早期成功行 Blalock-Hanlon 房间隔切除术后，与先前报道的 Senning 修补术相比，Mustard 手术的早期结果明显改善。由于技术简单，Mustard 手术在 20 世纪 60 年代成为最常见的心房转位手术，而且早期手术率较低,并且与晚年修复相比,其效果得到改善。1970 年,随着 Mustard 手术后难治性梗阻和心律失常问题的不断出现,Senning 手术再次出现,使用自体组织重建心房成为首选方法。球囊性房间隔造口术成功后,在婴儿时期就开始施行 Senning 手术成为许多中心的首选技术。

1. Senning 和 Mustard 手术后的效果

Senning 和 Mustard 手术具有将右心室和三尖瓣置入体循环的特点。接受这些手术的患儿是生理上的修复,而不是解剖上的。这两种手术理论上都为晚期并发症创造了基础。第一个心房转位式手术是在 20 世纪 50 年代被描述的,并且已经经过了足够的时间来观察和评估结果。

这两项手术的总成果是良好的。随着技术的改进,在婴儿期使用 Senning 或 Mustard 类型的修复被发现与低发生率的脑血栓和低氧损伤有关,是由发绀症和周围栓子经右向左分流造成的。一种标准的方法是在婴儿期使用球囊房间隔造口,然后选择修复 3~8 个月的婴儿。在许多更大的研究中,手术死亡率为 2%~10%,即使婴儿早期的患者也是如此[29-31]。所有接受心房转换手术的 TGA 患者的长期实际生存率在 10 年为 88%,20 年为 76%~82%,25 年为 74%~77%[32]。与 VSD 相关的 TGA 或其他复杂条件相比,单纯 TGA 的结果稍好一些。

晚期(右)心室功能障碍的发生率为体循环 5%~25%。它是最常见的晚期死亡原因,在一个大的研究中,约有 6% 的患者死于该病[29]。在跟踪这些患者方面存在几个挑战。报告的晚期右心室功能障碍的发生率是可变的。然而,如果客观评价右心室功能,与对照组相比,体循环右心室几乎总是功能异常。

右心室纵向缩短的超声心动图分析显示,根据评价的参数,所有 20 例患者右心室功能均可判断为异常[33]。然而,在预测哪些右心室功能障碍指标提示的患者将病情有进展并需要进一步干预方面也存在一些困难。有研究表明,晚期右心室功能障碍可能部分是灌注缺陷的结果,灌注缺陷在这些患者中很常见,但其原因尚不清楚[34]。另一组认为,在全身后负荷反应中显著增加右心室肥厚可能是原因之一[35]。

据报道,晚期功能恢复良好。一个长期随访良好的研究报道了 66% 的 I 级和 29% 的患者心功能为 II 级[32]。值得注意的是,即使在无症状的患者中,也有相当大比例的患者在测试时的最大摄氧量(MVO_2)仅低于最佳水平。Ebenroth 也注意到了类似的发现,他对患者进行了平均 14 年的研究,发现 75% 的患者右心室射血分数正常,84% 的患者认为自己健康状况良好,但只有 51% 的患者运动耐受力正常。这些患者的运动测

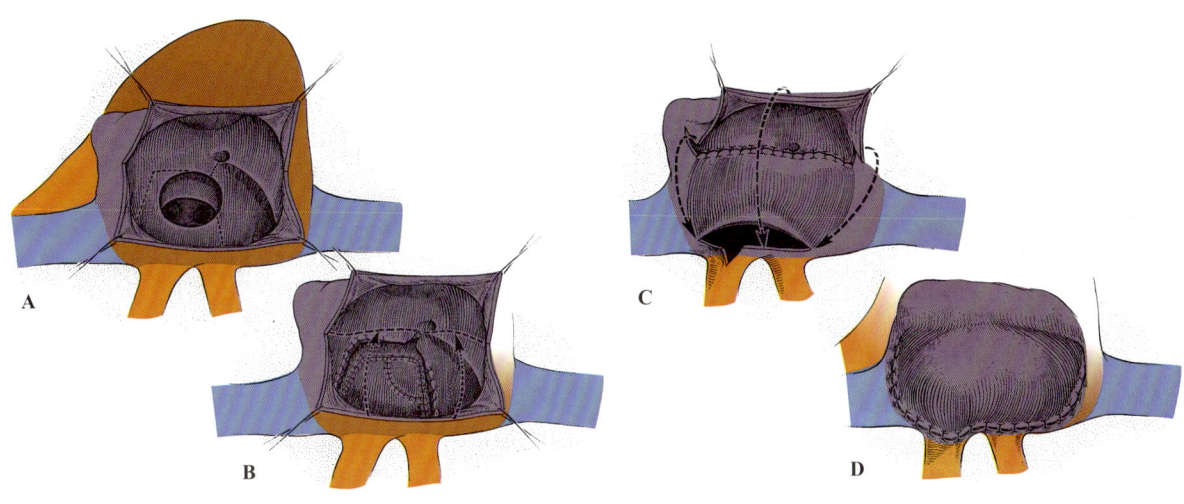

▲ 图 125-3 Senning 手术

A. 从右心房看到切口线(虚线),形成房间隔皮瓣和冠状窦底部切口;B. 房间隔皮瓣加一片心包,将左心房肺静脉隔入下方。然后将右心房后壁缝合到房间隔嵴上,腔静脉穿过隔腔返回二尖瓣;C. 完成腔静脉挡板后,右心房的前壁是开放在左心缝合房间隔右肺静脉切口,肺部静脉血液进入右心室;D. 缝合完成

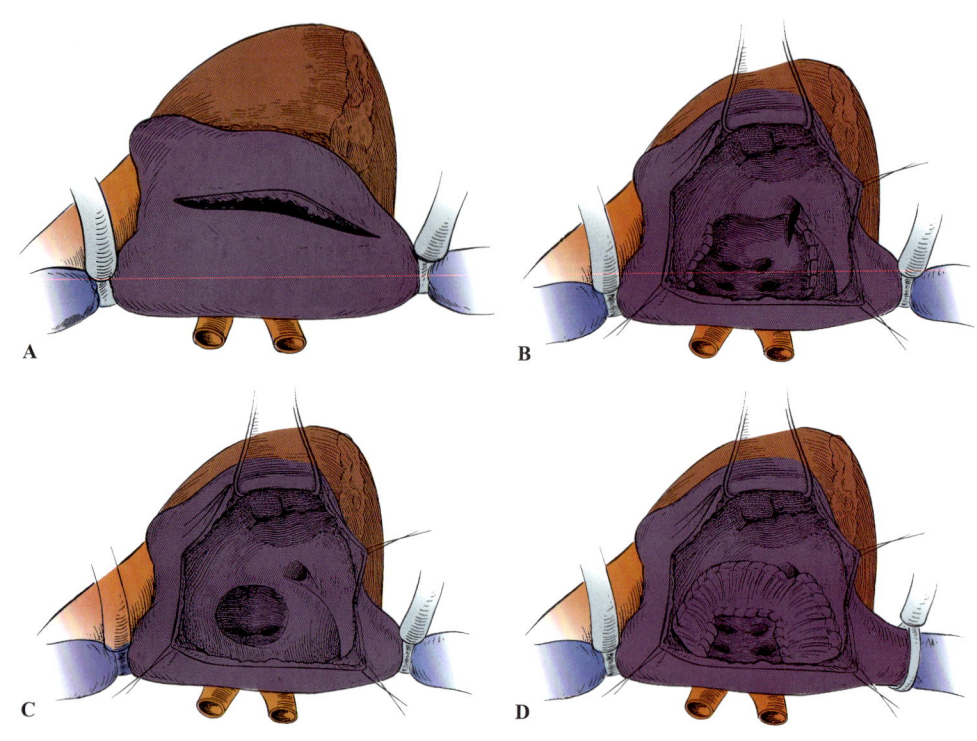

▲ 图 125-4 Mustard 手术

A. 右心房纵行切开，远离窦房结；B. 切除房间隔后部，形成一个大开口，将腔静脉血液阻挡入左心房（虚线）；C. 冠状窦切回左心房，避免在房室结附近缝合。房间隔粗糙边缘加固缝合。肺静脉周围隔板的缝合线用虚线标出；D. 涤纶或心包用于隔断经流入左心房的腔静脉血流。完成这个隔板后，肺静脉血进入右心房，穿过三尖瓣到达主动脉

试的各种不同结果都被报道[41]。

一项研究显示，随着运动时间的延长，正常的心血管反应会下降[36]。患者 MVO_2 不随年龄降低，但最大耗氧量明显低于无先天性心脏病的正常人[37]。这一结果也在一组磁共振成像技术在一组成年患者心房水平修复后的研究证实[38]。患者心功能均为 I 级，未服用药物，但运动后心脏恢复异常。一项超声心动图研究表明，运动过程中功能的异常可能是由房室传导功能受损引起的，从而导致反应性引起的心搏量减少[39]。

晚期心律失常是房性转换过程中常见的现象。中位随访 23 年内，只有 2/3 的患者出现窦性心律，2/3 的患者出现室上性心动过速[32]。室上性心动过速的危险因素包括肺动脉高压和有交界性心律失常史。一项独立研究发现，22% 的患者在接受 Mustard 手术后平均 23 年出现心律失常，并发现与未出现心律失常的 Mustard 手术患者相比，这些患者的心室功能受到损害，这表明晚期心律失常是体循环心室功能障碍的一个

标志[40]。在手术后的 14 年，22% 的患者因为心脏梗阻而出现病窦综合征或心动过缓，需要使用起搏器[41]。

患者右心室功能障碍的治疗正在发展。由于右心室肥大，一些人提出血管紧张素转换酶（ACE）抑制，这已被证明在左心室重构中是有益的。虽然对这一患者群体有一些令人鼓舞的数据，结果并不一致[42]。对于心房转换后的晚期右心室衰竭，有几种手术方法可供选择，可进行三尖瓣修复或替换，如果心室功能障碍伴有严重的三尖瓣反流、转换为动脉转位或心脏移植。因为在这些患者中，严重的右心室功能障碍常常（不是总是）伴有严重的三尖瓣反流，所以第一种选择似乎是一个有吸引力的选择。然而，手术结果令人失望，术后功能未见明显改善[29]。

综上所述，心房调转手术后整体功能效果良好，中长期随访效果良好。然而，对体循环右心室的评估显示其功能在全身循环中并不正常。进行性晚期右心室功能障碍、晚期心律失常和心力

衰竭的风险显著。随着患者年龄的增长，这些并发症必须得到密切关注，治疗手段也必须改进。

（四）动脉调转

尽管 Mustard 和 Senning 手术有很好的效果，但这两种手术都是生理学而不是解剖学矫治的。在这些患者中，形态学右心室仍然是体循环心室，虽然大多数患者已经成功地将右心室作为体循环心室多年，但对其长期功能的担忧仍然存在。虽然系统性形态学右心室随时间的推移而衰竭并非不可避免，但目前有相当一部分患者在心房调转术后出现顽固性心律失常和右心室衰竭并发症。因此，通过动脉转位手术进行更多的解剖纠正，以期预防晚期室性功能障碍和心律失常，越来越受到人们的关注。

房间隔完整的 TGA 房间隔切换手术的成功并没有转化为大 VSD 转位的修复。在这组患者中，VSD 关闭和心房修复的令人失望的结果继续促进了动脉转位手术的发展，该手术最初由 Jatene 及同事在 1975 年成功完成，随后 Yacoub 及同事也进行了报道[43,44]。部分 TGA 和 VSD 患者冠状动脉再植动脉转位术的成功，使该技术在室间隔完整的患者中得到推广。Yacoub 在 TGA 和完整室间隔患者中最初的尝试在 1972 年失败。然而，1976 年的其他报道表明，这种修复在婴儿时期是可能的[45]。婴儿期动脉转位的早期死亡率与肺血管梗阻性疾病的发展和手术的复杂性以及左（肺）心室没有准备好承受全身压力有关。因此，最初的方法包括以肺动脉束为第一阶段，然后在稍后的时间进行动脉转换[45]。然而，冠状动脉转移、心肌保护和新生儿血管重建技术的改进改善了动脉转位的生存统计。Brawn、Castaneda、Quaegebeur 及同事随后证明了在出生最初几天通过动脉转换手术修复简单易位的可行性，左心室的压力相对较高，其结果可与心房隔板手术相媲美或超过[46-48]。

1. 技术

成功的解剖学矫正原则包括主动脉和肺动脉的分离，用冠状动脉的纽扣，将冠状动脉重新定位到后侧大血管后（肺动脉），将每个心室流出道重建到适当的远端血管（图 125-5）。具体的操作技术因机构而异。手术采用正中胸骨切口，使用 CPB 和低体温，尽管许多机构不同程度地采用低体温停循环。胸骨正中切开后，切除部分前心包，用于对前侧大血管缺损进行自体修补。心包可以使用新鲜的或固定在戊二醛中，使其在操作过程中更容易操作。解剖肺动脉和动脉导管或韧带，将肺动脉游离到两侧肺门血管分叉处。重要的是要自由地调动肺动脉，以便在不造成肺动脉或主动脉变形的情况下使肺动脉分叉前移位。主动脉通常在远端插管，以便在重建过程中操作近端主动脉。插管后，必要时结扎并切开动脉导管，缝合主动脉端和肺动脉端。然后将主动脉阻断在主动脉插管附近，并将心停搏注入主动脉根部。

如果存在室间隔缺损，可以通过右心房穿过三尖瓣或偶尔通过前侧大血管修补。然后，在冠状动脉口以上的水平上横切主动脉，在分叉点以下横切肺动脉，注意不要将切口带入左肺动脉。肺动脉分叉位于主动脉前（Lecompte 手法）。冠状动脉口检查和剪裁冠脉纽扣。然后充分游离心外膜的冠状动脉，使冠状动脉口转向后侧大血管，而不使心冠脉弯曲。在少数情况下，可能需要牺牲冠状动脉的小分支，以便充分调动。然后在冠状动脉开口处后方大血管上开一个切口，为基础的皮瓣切口，使冠状动脉开口在没有张力或弯折的情况下脱离，然后将冠状动脉开口缝合到后方大血管的切口上。

尽管冠状动脉的移植是动脉转换过程中最具技术挑战性和最重要的部分之一，但技术上的经验和改进使之能够处理冠状动脉解剖的大多数变化。当两个冠状动脉都开口于一个窦，左冠状动脉口靠近主动脉瓣连合处时，可以像往常一样切除连合冠状动脉。或者，如果两个冠状动脉口很近，或者只有一条冠状动脉，则可以切除包含相邻的冠状动脉口或共同孔口的单个纽扣，并将其转移到后方大血管。这是一种缘对缘的方式，远端主动脉形成一个前瓣，缝合在壁扣上完成吻合（图 125-5K-M）。这样对处理单个冠状动脉，以减轻纽扣旋转时可能发生的任何扭结。

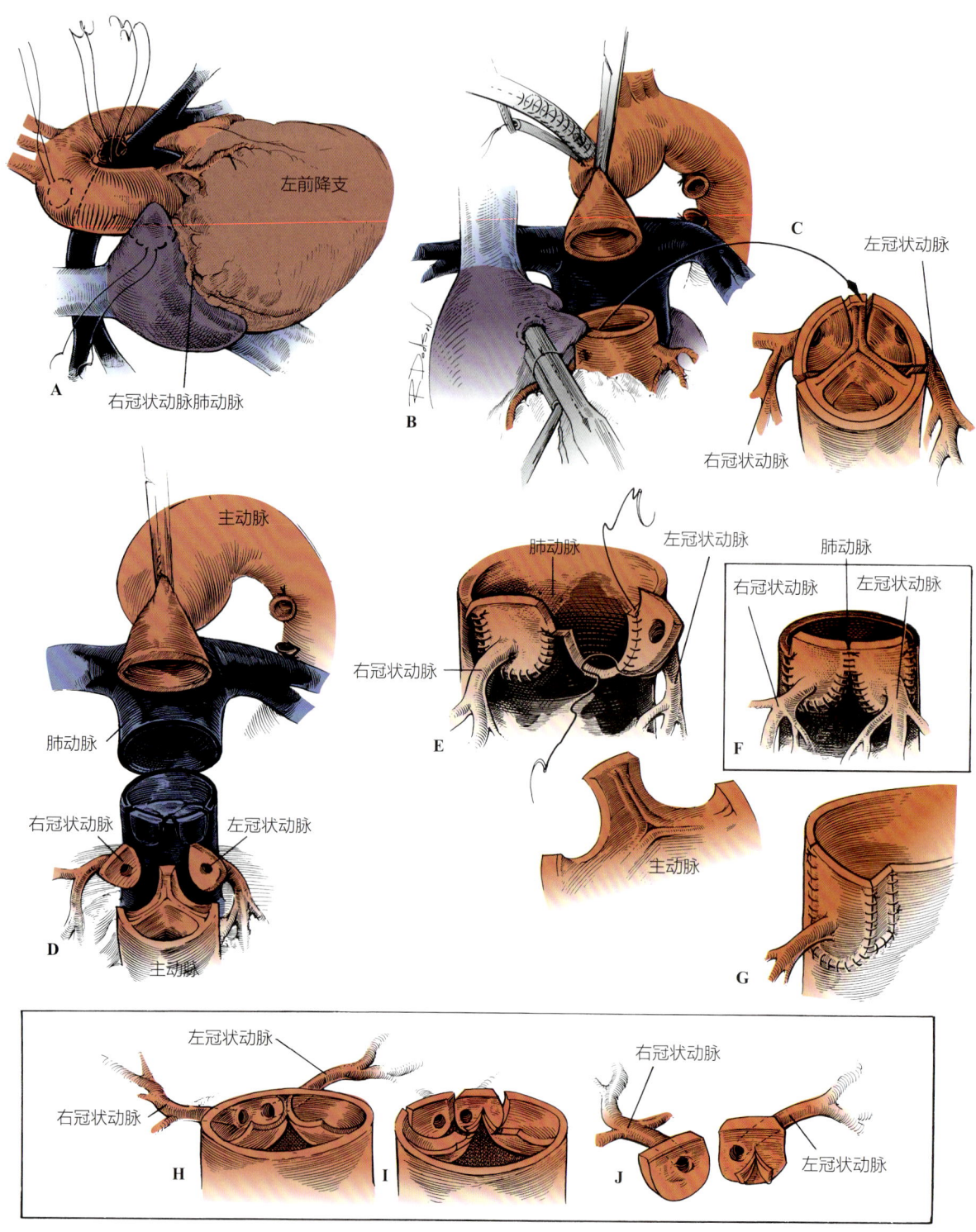

▲ 图 125-5 动脉调转后手术

A. 动脉转位手术中体外循环插管部位。可采用单或双腔静脉插管。动脉导管用缝线结扎，并在缝线之间分开；B. 心跳停止后动脉导管与升主动脉的分离；C. 左右冠状动脉纽扣切除，主动脉壁扣；D. 切除后大血管壁相应节段，冠状动脉重新植入后侧大血管壁。另外，也可以使用中位皮瓣切口；E. 冠状动脉纽扣与后大血管缝合；F. 冠状动脉植入术完成。在某些情况下，冠状动脉纽扣可以靠近中线；G. 在冠状动脉再植中使用中位皮瓣切口时，有时需要增加吻合口内侧以防止缠结，但较少见。H. 如果冠状动脉开口靠近主动脉瓣交界，可能需要切除一部分固有主动脉瓣以游离冠状动脉纽扣；I 和 J. 冠状动脉分离是为了防止变形和提供更方便的植入

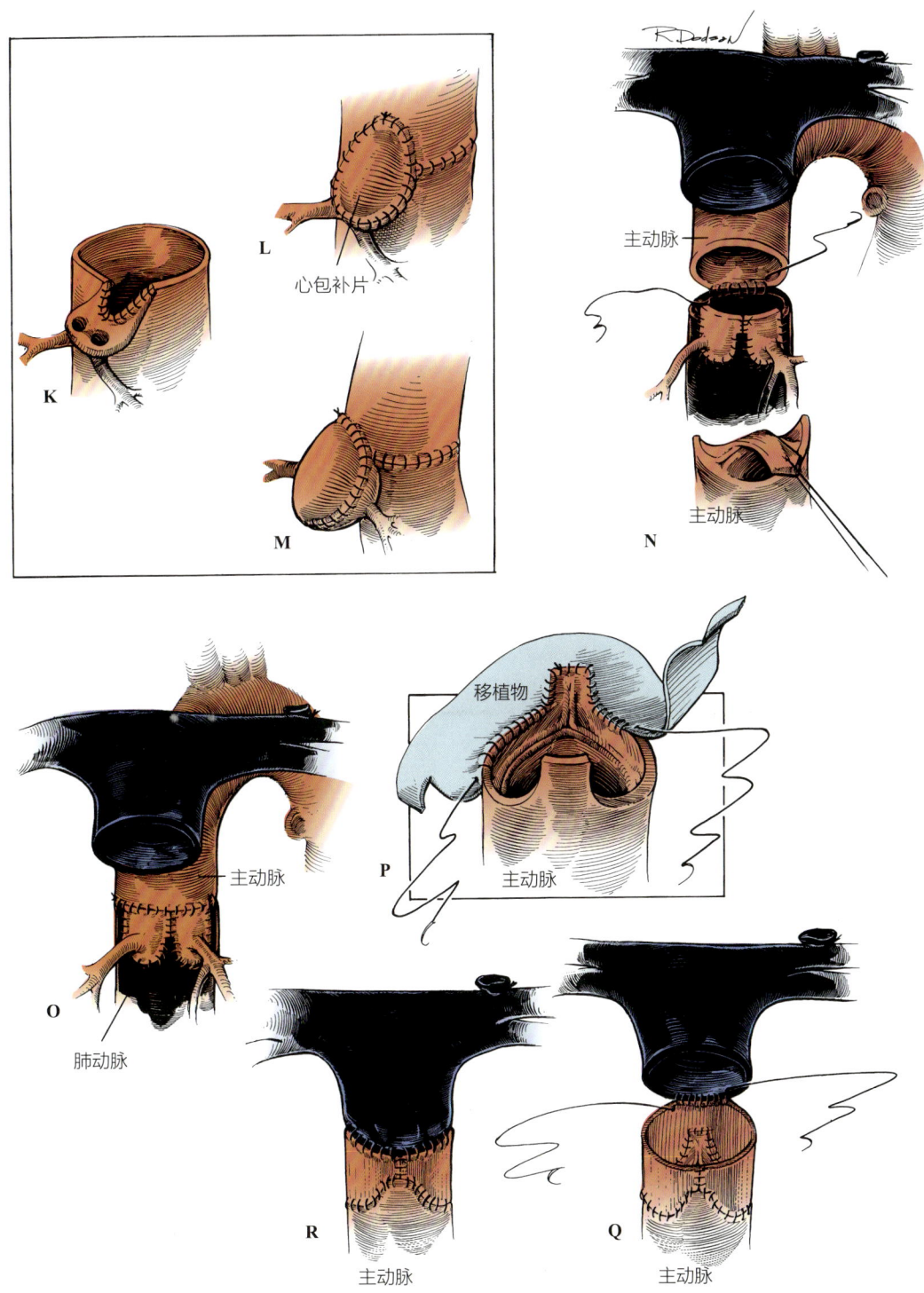

▲ 图 125-5（续） 动脉调转后手术

K. 沿冠状动脉纽扣头侧缝合到新主动脉前切口。L 和 M. 然后一个心包补片被用来提供不受限制的血液进入冠状动脉口；N. 冠状动脉转移完成后，远端主动脉与新主动脉吻合。肺动脉分叉在 Lecompte 手术中被带到主动脉前；P. 切除冠状动脉的主动脉缺损被一块裤子形状的补片修补大心包；Q. 肺动脉分叉与扩增主动脉吻合。在大多数情况下，心包没有完全缝合在主动脉周围，从而形成完整的心包管；R. 新肺动脉完全吻合

冠状动脉吻合完成后，远端主动脉与移行冠状动脉的后侧大血管吻合。此时可加用心脏停搏液检查缝合线是否止血并确认良好的心肌灌注，冠状动脉吻合无扭结。切除冠状动脉的前侧大血管的缺损，然后用大量心包修复。将前侧大血管缝合到肺动脉分叉处，注意避免肺动脉牵拉，以免影响肺的对称血流。最后，直接关闭 ASD，或用一小片心包封闭 ASD，关闭心房。在大血管并列而不是前后排列的情况下，肺动脉吻合处最好离开后方主动脉，打开右肺动脉，关闭肺动脉分叉处切口，使肺动脉开口比平时更向右。这有助于右心室的重建。

修复完成后，放置左、右心房导管进行术后监护，并使用临时起搏器线。婴儿从脱离体外循环机，维持体循环压力约 60mmHg，以防止体循环左心室扩张。

2. 术后管理

与其他正在进行复杂先天性心脏修复的婴儿一样，在修复后的最初 12～18h 内，通常使用机械通气和适度镇静。神经肌肉阻滞可在此期间持续使用，或在预期病程较稳定且可能是早期拔管的候选患者中，可根据需要间歇使用。如果患者在术后初期稳定，则减少镇静作用减弱，并在 24～48h 内停用呼吸机。拔管后，停止对肌力的支持，如有脐带，则取出，开始肠内喂养。一旦肠内进食量满意，其余的支持设备可以拆除，准备出院。目前治疗 TGA 的一般住院时间是 10～12d[49-51]。

3. 动脉转位术后疗效观察

(1) 早期和中期随访：根据今天的标准，动脉转位手术的初步结果将被认为是糟糕的。Jatene 最初的研究包括约 60% 的死亡率。这种高早期死亡率在其他系列手术中也有重复，但外科医生坚持认为这种手术在生理学上优于心房水平转换手术。

尽管早期结果不佳，但在当今时代取得的成果是优秀的。即使在分析中包括复杂形式的转位，早期死亡率也低于 4%。尽管有很好的生存数据，但仍有 5%～10% 的患者需要再次手术。约 2% 的患者报道了冠状动脉病变的再手术，但取决于检查方法[52]。

在大多数系列手术中，最常见的是右心室流出道（RVOT）病变再次手术，这可能发生在约 10% 患者[53,54]。然而，技术上的改进被认为是将 RVOT 梗阻的再手术减少到 2%～3% 的原因。更多的长期随访数据现在可获得关于儿童进行新生儿动脉转位手术。Prifti 和同事报告了一系列患者的结果，平均随访时间为 3.5 年。患儿早期死亡率为 12.7%，但明显低于单纯性 TGA 患儿（5.7%）。术后 1、3、5 年实际生存率分别为 98%、93%、91.5%。未再次手术分别为 95%、90.5%、83%。VSD 的存在对生存有不利影响。预后指标包括 VSD、冠状动脉异常、主动脉缩窄、LVOT 梗阻或中度肺动脉狭窄[55]。另一组 181 例患者平均随访 5.8 年，早期死亡率为 5.5%，5 年和 10 年的生存率为 92%。VSD 是早期和晚期死亡的危险因素[56]。文献中最大的长期随访系列报道于 2001 年，包括来自单一机构的 1095 名患者的数据。平均随访约 5 年。早期死亡率为 8.6%。1 年生存率 89%，10 年生存率 88%，15 年生存率 88%（包括早亡患者）。单纯 TGA 被发现与提高生存率相关为 92% vs. 复杂 TGA 80%。在随访的 5、10 和 15 年，未再次干预的分别为 90%、83% 和 82%[57]。

虽然早期死亡率在一些包含早期结果的较大研究中似乎很高，但目前的手术死亡率为 2%～3%[58-60]。大样本分析发现解剖复杂（大 VSD，多发 VSD，Taussig-Bing 畸形，但不是主动脉缩窄）、冠状动脉异常、既往手术、体外循环时间延长是早期死亡的危险因素[58]。另一项研究确定女性和术前不稳定因素是手术死亡的危险因素，并建议在当今时代，冠状动脉异常模式不是一个因素。最近一项对当代数据（1999—2005 年）的回顾报道指出，冠状动脉解剖结构不是影响生存率的因素，而影响死亡率的因素包括胎龄小于 36 周和体外循环时间小于 150min[61]。

但在一些研究中，单个冠状动脉口和冠状动脉壁内走行仍然是导致死亡的危险因素[62]。冠状动脉相关问题是导致早期死亡最常见的原因，其次是右心室衰竭和肺动脉高压[60]。有人认为，导致晚期死亡的危险因素包括大血管的异常关系、单个冠状动脉开口、体外循环时间延长和主动脉缩窄，尽管这些因素在多变量分析中均未被证明是重要的[58]。

动脉转位术后心律异常不常见，90%以上患者窦性心律正常。左心室功能一般正常。大部分患者（>95%）心功能在长期随访中属于NYHA功能Ⅰ类[59]。主动脉瓣狭窄很少见，约10%的患者出现罕见的轻度主动脉瓣关闭不全。虽然一开始人们担心新主动脉根部会不成比例地扩张，这引起了人们对渐进性主动脉反流的担忧，但纵向分析显示，术后新主动脉在出生后的第一年会扩张，但随着年龄的增长，其尺寸会趋于正常[63]。肺动脉狭窄略多见。很少有患者在中期随访时服用心脏药物。晚期冠状动脉疾病很少见[60,64]。

(2) 晚期随访最近的一项长期结果回顾比较了动脉转位手术和Mustard和Senning心房转位手术的长期结果[65]。据报道，1983年从心房向动脉的转变提高了长期生存率（图125-6），但再手术率相似。有趣的是，动脉转位手术后的再手术主要针对RVOT病变，但大约2%的患者需要更换主动脉瓣。重要的是，9.1%的患者在心房转位后发生体循环心室功能障碍，而仅有0.4%的患者在动脉转位后发生体循环心室功能障碍。

早期和长期研究有利于动脉转位手术，但晚期神经系统预后已被研究。尽管有证据表明在动脉转位手术后3～4年出现神经功能障碍，但这些影响在随后的随访中有所缓解[66]。波士顿循环障碍研究长期纵向随访显示更多患者，早期儿童行为障碍表现出逐渐减缓的趋势[67,68]。虽然本组患者存在行为功能障碍（注意和执行能力），但不同手术方法很少有差异。这突出表明，越来越多的人认识到，接受先天性心脏病治疗的儿童在儿童时期很长一段时间内行为和神经精神障碍的风险增加[69]。

综上所述，动脉转位后的预后一般都很好。随访结果显示，与预期一样，在心室功能晚期、无心律失常、功能状态等方面优于房室转换手术。动脉转位手术死亡率的迅速下降，使该手术方法成为目前标准的手术方法，并在解剖学和生理学上矫正心脏畸形。

(3) 新主动脉瓣和晚期冠状动脉病变的命运：动脉转位手术通常被认为是一种矫正手术，因为没有未来的手术计划。然而，一些纵向研究报告了显著的再手术率。RVOT再手术通常是最常见，与新肺动脉吻合部位生长不充分有关。然而，进展性新主动脉扩张和晚期冠状动脉病变也被认为是潜在的外科问题。

在最近的一篇综述中，Schwartz和他的同事

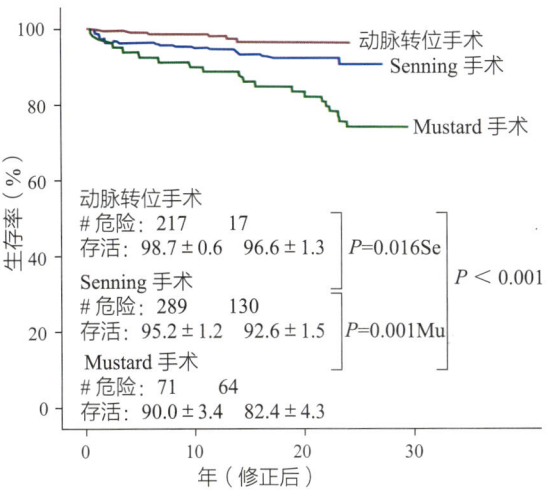

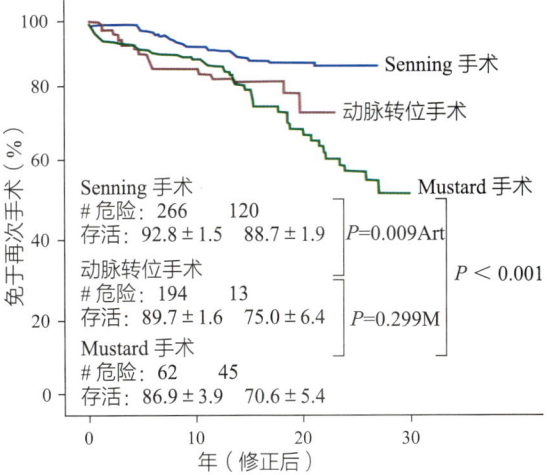

▲ 图125-6　A. 929名动脉转位术后患者的生存评估，按手术类型分：Senning术、Mustard术和动脉转位术。B 存活者免于再次手术评估，根据手术类型分：Senning术、Mustard术、动脉转位术

（引自 Horer, J, Schreiber C, Cleuziou J, etal: Improvement in long-term survival after hospital discharge but not in freedom from reoperation after the change from atrial to arterial switch for transposition of the great arteries. *Thorac Cardiovasc Surg* 137: 347–354, 2009.）

报告说，主动脉根部扩张（z评分＞3）在动脉转位手术后很常见，大约50%的存活者在10年后会受到影响。根部扩张不一定转化为主动脉瓣不全，只有约7%的患者表现出明显的主动脉瓣关闭不全（中度或重度）。然而，大约5%的患者在10年后需要主动脉瓣或根部手术。据报道，在这些患者中，修复时年龄较大，VSD和先前的肺动脉环缩术是导致主动脉关闭不全的独立危险因素[70]。长期随访同样显示，66%的患者在动脉转位术后20年出现主动脉根部扩张，但主动脉根部或瓣膜手术仍不常见。值得注意的是，这些患者的左心室功能得到了保留[71]。

最近一项对欧洲中心经验的回顾报道显示，主动脉瓣关闭不全的发生率随着时间的推移而增加，在需要更换主动脉瓣的患者中，平均有2%的患者在动脉转位手术后11年才需要更换主动脉瓣。晚期主动脉瓣置换术的独立危险因素是LVOT梗阻和主动脉关闭不全1年[72]。

虽然冠状动脉转移手术后的患者中冠状动脉问题被认为是很少见的，但是Raisky和他的同事发现，在平均33个月后接受冠状动脉造影的患者中，12%的人可以检测到冠状动脉病变。临床评估和心肌灌注成像显示未发现心肌缺血，45%的冠状动脉病变是在冠脉造影下观察到的。在55%接受血管重建的患者中，19个带血管蒂的病变中有17个位于左冠状动脉系统。在19例患者中，16例可以通过介入治疗，3例进行了外科手术血运重建手术，无一例死亡[73]。

由于新生儿动脉转位手术取得了良好的效果，这已成为治疗的标准。但是，也有可能延误诊断TGA合并完整室间隔的病例，或者没有立即手术，考虑延迟动脉转位手术。一般来说，一期动脉转位手术在生命3周内是没有争议的。然而，由于出生后肺循环左心室逐渐去分化，原发性动脉转位手术被认为是高危手术，一些人提倡快速两阶段动脉转位手术。然而，一些研究小组报告，快速两阶段动脉转位手术导致多达25%的患者左心室收缩能力受损，新主动脉瓣关闭不全和RVOT梗阻的发生率增加。Bisoi和他的同事报告，快速两阶段动脉转位手术的合并早期死亡率高于晚期一期动脉转位手术（55% vs. 14%）[74-77]。

这些结果促使研究小组对出现在婴儿期后期的儿童进行一期动脉转位手术。Kang和他的同事报告了105例晚期动脉转位手术（大于3周）患者的结果，他们发现与早期动脉转位手术相比，住院死亡率（3.8% vs. 5.5%）和ECMO辅助（5.7% vs. 3.6%）没有差异[78]。

Edwin和他的同事们也发表了类似的结果，他们报告了6名在31～66天之间接受初级动脉转换手术的患者没有死亡（2例ECMO辅助）[79]。

这些经验表明，对于大多数在婴儿期表现良好的患者来说，快速的两阶段动脉转换手术可能是不必要的，而有ECMO支持的一期动脉转换手术是合理的。

九、复杂的换位

（一）大动脉转位的解剖学变异

虽然心室和大血管之间的不协调关系是动脉转位的一个重要组成部分，但相关缺陷往往影响这些婴儿的临床表现和治疗。复杂转位是指除TGA外还存在动脉圆锥体异常的缺陷。与之相关的动脉圆锥缺损包括圆锥隔膜移位或偏入LVOT或RVOT，或左心室分离二尖瓣和半月瓣的圆锥隔膜持续存在，也称为Taussig-Bing畸形。这些复杂的形式占全部转位病例的10%～15%[80]。

1. 圆锥隔

在胎儿心脏发育早期，圆锥隔将两个半月瓣分开，形成共同动脉干的一部分，进入主动脉和肺动脉干。虽然已经有人提出圆锥的异常发育是由于肺动脉下部分而不是主动脉下部分的退化引起的，但圆锥隔的位置、方向和大小可能与心室肌动脉连接无关[81]。因此，一个突出的向后偏离的圆锥隔可以引起左心室流出道梗阻；同样的，圆锥隔的前偏也会导致右心室流出道梗阻。在心脏正常相关的大动脉中，当圆锥隔偏移与房室间隔缺损相关时，心室流出道梗阻引发的后果是阻碍大动脉发育不全或闭锁如主动脉弓离断（左心室流出梗阻）和法洛四联症（右心室流出梗阻）。然而，在转位中，受影响的下游循环是相反的，左心室流出道梗阻导致肺动脉干血流减少，右心室流出道梗阻导致主动脉弓发育不全、中断或两者同时发生[82,83]。

2. 转位和左心室流出道梗阻

TGA 患儿的 LVOT 梗阻在 VSD 存在或不存在的情况下都可发生。在室间隔完整的患者中，最常见的流出道压力梯度是右（体循环）心室和左（肺循环）心室压差导致室间隔后壁动态位移，左心室在较低的压力下，室间隔偏向左心室。

一旦左心室在动脉转位后进入全身循环，隔膜通常向右心室弯曲，压力梯度消失。突出的圆锥隔后倾或纤维嵴或肌束在没有室间隔缺损的情况下是不常见的，在大多数情况下，可以切除，不妨碍动脉转位手术。

室间缺损合并左心室流出道梗阻最常见的原因是圆锥隔向后偏曲。长期梗阻可形成纤维嵴甚至纤维环，进一步加重梗阻程度。梗阻通常是瓣下梗阻，但可能与肺动脉瓣发育不全或发育畸形 [双尖瓣和（或）增厚的瓣叶] 有关，从而妨碍在动脉转位过程中使用该瓣膜。伴 VSD 的 TGA 患者的 LVOT 梗阻程度往往比 TGA 患者的室间隔完整时更为严重，而且由于进行性发绀，在婴儿期的头几个月，梗阻往往进展较早需要手术干预。

3. 转位和右心室流出道梗阻

与 LVOT 梗阻相似，在这种情况下，在进入 RVOT 之前的圆锥隔的偏移是导致梗阻进入体循环的最常见原因。在转位术中，RVOT 梗阻几乎总是与移位圆锥间隔缺损相关，也常与双出口右心室相关，也称为 Taussig-Bing 畸形。在后一种缺陷中，在肺动脉干下存在一个圆锥或漏斗，导致二尖瓣和肺动脉瓣环之间的肌肉分离。这种复杂的病变占解剖系列转位病例的 5%～7%[84]。相关缺陷包括主动脉发育不全和主动脉弓缩窄。在一些婴儿中，主动脉和主动脉弓发育不全的程度是严重的，需要维持一个未闭的动脉导管来实现足够的全身灌注。伴右心室和三尖瓣发育不全在这种复杂的病变，两个心室的修复是不可能的[85]。为了防止肺动脉下梗阻的发生，在进行动脉转位手术时，常常需要扩大右心室体积。转位时主动脉瓣环发育不全的程度可能不同，严重时需要一个跨环补片来缓解右心室流出道梗阻。

在大多数 RVOT 梗阻和转位病例中，肺动脉干和升主动脉之间的直径存在明显的不匹配。这一事实使动脉转位过程复杂化，因为升主动脉需要增宽，如果存在主动脉弓发育不全，则需要增宽整个横弓和峡部，以获得满意的血流动力学结果。

4. 右心室双出口转位

右心室双出口合并 TGA 常称为双出口右心室合并干下 VSD，描述大血管与右心室和室间隔缺损的关系。与正常大动脉连接的右心室双出口不同，本例中最接近 VSD 的血管是肺动脉干，决定了需要解剖纠正的修复方法。肺动脉下或主动脉下梗阻可伴有转位和双出口右心室，通常导致下游半月瓣和大血管发育不全。大血管之间的关系通常是并排排列的，主动脉通常位于肺动脉瓣的右侧。

VSD 被描述为一种错位型，因为圆锥隔没有与室间隔融合，类似于右心室双出口，（正常的大血管排列）（图 125-7）。VSD 可以延伸至三尖瓣环，在这种情况下，传导组织从与三尖瓣环交界处开始，沿着 VSD 边缘在缺损的后缘走行[86]。在某些情况下，VSD 可延伸至流入道室间隔；这使得修复变得复杂，因为缺损部分被三尖瓣的隔瓣覆盖。在这种情况下，来自三尖瓣的腱索可以附着在缺损边缘，甚至跨入左心室。然而，在大多数情况下，跨越的程度是有限的，并不妨碍双心室修复。在肌性中隔或心尖小梁区域很少出现额外的缺损，这些缺损很难识别和闭合，尤其是在心尖部。

5. 冠状动脉解剖

冠状动脉解剖结构也可能因复杂的转位形式而变化。特别是右心室转位和双出口与冠状动脉解剖异常有关，包括单条冠状动脉形成两个心室分支的发生率较高。并排的大血管和不寻常的冠状动脉模式之间的高度联系在以前被强调过。在一项详细的病理研究中，Uemura 和他的同事们发现 27% 的大动脉的关系是并排的心脏中存在单条冠状动脉[87]。

Gordillo 和他的同事也描述了双出口右心室

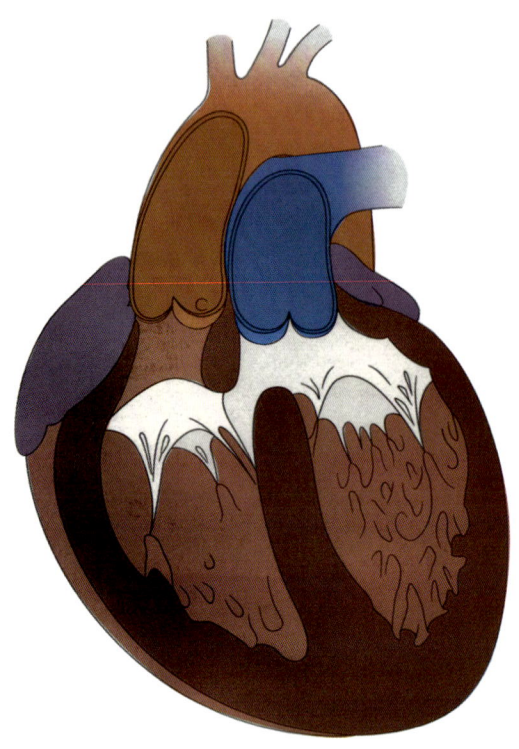

▲ 图 125-7 转位与右心室双出口
圆锥隔位于右心室上方。当圆锥隔从这个中性位置偏离时，流出的半月瓣和大动脉常发育不良

合并肺下 VSD 的冠状动脉异常的发生率较高[88]。冠状动脉解剖仍然是转位解剖修复的重要因素。虽然在大多数较大的中心，冠状动脉模式不再是死亡的重要危险因素，但它可以使手术过程复杂化，并可能导致更高的并发症发生率。

6. 主动脉弓解剖学

主动脉弓畸形发生在 7%～10% 的婴儿动脉转位伴 VSD。这种联系在肺动脉瓣覆盖室间隔时更为常见，尤其是双出口右心室和转位时。主动脉弓梗阻范围广泛从导管水平的主动脉缩窄到远端主动脉弓发育不全甚至主动脉弓离断。主动脉弓发育不全的严重程度被认为与主动脉下梗阻的严重程度有关，通常是由流出道前移或圆锥间隔进入右心室流出道所致。此外，与二尖瓣相比，三尖瓣可能存在相对发育不全的情况，在极端情况下，三尖瓣发育不全的程度可能阻碍双心室修复。认识到这种联系很重要。术前测量正常体表面积与房室瓣的标准 Tt 值对手术治疗有很大帮助。

（二）诊断及术前处理

超声心动图通常是当检测到复杂先天性心脏病首选方式，因为它不仅提供了手术修复所需的解剖细节还提供了有关瓣膜功能，位置和血流障碍严重程度的生理信息，尤其是在心室流出道及肺动脉和主动脉弓血管。与所有超声心动图研究一样，对心室、连接、进出瓣膜、心室大小和功能进行系统评估是必要的，尤其是对复杂转位等严重缺陷。此外，还有一些特殊的解剖细节，如肺动脉根部与 VSD 的关系、圆锥间隔位置、冠状动脉形态、房室瓣与室间隔之间的连接对于制订外科矫正计划是很重要的。

大多数复杂的转位不需要心导管，因为超声心动图通常足以详细描述解剖和重要的生理特征。因此，心导管术和血管造影术被用于解决需要精确测量压力的特定问题，如计算肺血管阻力所需的肺动脉压力，或测量潜在限制性室间隔缺损的压力梯度。此外，在已经实施姑息性手术的病例中，需要进行导管术和血管造影，以识别以前手术干预（如体肺分流）可能造成的解剖畸变。婴儿很少需要介入导管，除非有限制性的房间隔交通和来自体肺分流的血液混合不足，这种情况在室间隔完整的转位中更常见。

1. 大动脉转位合并左心室流出道梗阻

(1) 姑息性手术：转位的病理生理学结果是发绀，往往对给氧治疗没有反应。当转位合并 LVOT 梗阻时，发绀可能更严重，通常在出生的最初几个月恶化。在极端情况下，当 LVOT 闭锁时，肺血流完全依赖于未闭的动脉导管和（或）体肺的侧支。在这种情况下，可以通过放置一个体肺分流管道和结扎侧支或动脉导管来缓解这种缺陷的修复。纠正程序可以推迟几个月。在发绀不严重的情况下，不需要体肺分流，如果考虑延迟修复，通常可以延迟几周或几个月。延迟根治手术最常见的原因是左心室流出道切除不可行，又需要导管建立右心室至肺动脉连续性（见 Rastelli 手术）。然而，波士顿儿童医院的机构理念是在出生早期尽可能地实现心脏缺陷的解剖和生理纠正。

(2) 手术技术：LVOT 梗阻 TGA 首选分流术是一种改良的 Blalock 分流术，采用聚四氟乙烯（PTFE）管。在左主动脉弓患儿中，分流源位于右侧锁骨下动脉的基底部，远端与右侧肺动脉相连。分流术的手术入路通常是通过胸骨正中切开术，可以进入肺动脉分支和主动脉弓血管。胸腺被切除，无名静脉从心包和主动脉的游离。因为分流管道与上腔静脉平行，所以升主动脉和上腔静脉之间的组织必须清除。一旦解剖了无名动脉和右锁骨下动脉，右肺动脉就从它的起源被游离到肺门分叉处。肝素（50U/kg）用于在手术过程中防止血管或移植物内血栓形成。无名与锁骨下动脉结合部为吻合口，并用侧壁钳进行夹塞。吻合采用 7-0 聚丙烯，注意不损伤无名动脉内膜。远端缝合于右肺动脉上侧，也用下口聚丙烯线。在完成远端吻合前，应确认管道是否有排气。这种移植物通常直径 3.5mm，适合新生儿和婴幼儿，在进行矫正手术前几个月提供足够的肺血流。在一些中心，选择更大的分流管道（4.0mm）是为了获得更多的缓和时间。这种方法虽然有效，但在分流管植入后的早期可能导致肺循环过载，并发症包括肾灌注不足，肾功能不全或坏死性小肠结肠炎。如果使用更大的分流管，术后早期必须非常小心，以保持足够的全身灌注，避免这些并发症。

一旦分流器松开，氧饱和度应在几秒钟内上升，确认分流器流量充足。另一个指标是舒张压适度下降。动脉导管通常是结扎的。一旦稳定，在心包腔内留下一个单独的胸腔引流，并关闭胸骨。术后纵隔出血消退后可继续使用低剂量肝素[10～20U/（kg·h）]。

(3) 根治手术 LVOT 梗阻的处理取决于梗阻的严重程度和位置。如果由于右心室的系统压力导致心圆锥隔左偏而出现动力梗阻，则目前首选的纠正方法是关闭 VSD 的动脉转位手术。在这些病例中，肺动脉瓣环大小处于儿童正常范围内，并且根据超声多普勒估计，即使在存在小的或闭合的动脉导管时，左心室流出道的压力阶差小于 35～40mmHg。

2. 大动脉转位伴圆锥隔后偏

在大多数情况下，圆锥隔膜的主要来源是左心室流出梗阻，肺动脉瓣是足够的（-2.5 或更好的 z 分数），一期切除圆锥隔与关闭室间隔缺损（如果有）和动脉转位手术是最好的选择。这种方法建立解剖修复，避免使用导管，虽然有风险发展更严重的 LVOT 梗阻。肺动脉下切除梗阻最可能通过肺动脉干，经肺动脉瓣进行。这种方法也确保了充分的显露病变及瓣叶附着情况。左心室流出道也可以通过二尖瓣看到，虽然这种方法很少比通过肺动脉暴露更好。

当左心室流出道梗阻不能切除或与肺动脉瓣发育不全或严重发育畸形相关时，肺动脉根部不能用于双心室修复。在这些病例中，必须使用来自右心室主动脉根进行全身血流，并使用导管建立右心室至肺动脉的连续性。实现这一结果有两种选择：① Rastelli 手术，主动脉根在左侧与右心室相连，左心室血液通过 VSD 瓣膜分流至主动脉；②将主动脉根部从右心室移开，类似于正常相关大血管中的肺动脉自体移植，将其重新植入扩大的左心室流出道，补片扩大左心室流出道并重新植入冠状动脉（自体主动脉根部移位和动脉转位手术）。在这两种情况下，用导管连接右心室和肺动脉分支。

(1) Rastelli 手术：Rastelli 及其同事描述了一种手术方法，将一个人工半圆补片缝在 VSD 下边缘和主动脉环周围，将左心室血流通过 VSD 转移到主动脉[89]。关闭肺动脉根部，在右心室和肺动脉之间植入导管。通常 VSD 必须扩大以防止主动脉下梗阻，如 Rastelli 所述，应切除圆锥隔。该方法是通过胸骨切开术获取一小块心包，用戊二醛（0.6%）处理 10～15min，由于肺动脉扩张或连接右心室和前面导管的补片。主肺动脉和分支被解剖补到肺门分叉水平，类似于动脉转换。在无名动脉水平或附近的动脉插管有助于升主动脉的操作，而双腔插管行体外循环，不需要停循环。由于主动脉多在前方，VSD 多在圆锥隔附近，所以右心室的漏斗内切口为 VSD 挡板的提供了通路，成为右心室与肺动脉导管连接的近端位置。心室切开术应倾斜，以右心室漏斗的左侧和上角为标记（图 125-8）。注意不要太靠近左冠状动脉，因为这条血管通常起源于左向的主动脉窦。将心室切开在尽可能左侧的好处是，右心室到肺动脉导管可以放置在中线左侧，避免被胸骨压迫。显露 VSD 和圆锥隔容易通过心室切开术，并评估了扩大 VSD 的必要性。在室性 VSD 中，传导组织位于 VSD 的下边界。因此，切除圆锥隔是安全的，如有需要，可以向前扩大切口进一步扩大 VSD。采用人工管道（dacron）构建 VSD 与主动脉环之间的隔板（图 125-9）。一旦肺动脉干被横断，肺动脉根可以从心室内或从上通过心室切除术闭合。肺动脉汇合处应尽量向主动脉左侧移动，以便与右心室与肺动脉导管连接，避免右肺动脉被大主动脉根压迫。一旦形成远端吻合，先将导管的后段缝合到心室切开术后缘。如果导管的前端部分可用，或者可以使用在手术开始时采集的处理过的心包，完成管道建立连接的前部缝合。一旦患者脱离体外循环机，必须通过术中超声心动图或通过穿刺左心室压力和升主动脉直接测压，仔细评估左心室流出量是否充足。压差超过 10~15mmHg 应该通过手术解决，因为这可能会随着时间的推移而进展。残余梗阻最常见的部位是 VSD 补片的中部，因为这一部位需要直径最长的半圆补片。在残余梗阻位于挡板水平的情况下，可以在不移除原有挡板的情况下放置额外的补片加宽。

Lecompte 和 Vouhé 已描述过避免使用右心室导管连接肺动脉的替代技术，这项技术中肺动脉被转移，位于主动脉前面，切断的肺动脉干直接与心室切口连接。这种连接可以用自体心包来扩大，避免使用人工导管或同种移植物[90, 91]。

(2) 自体主动脉根部移位和动脉转位：Rastelli 手术潜在的长期并发症是导管梗阻，通常是由于胸骨压迫，或者是主动脉下梗阻来自限制性 VSD，或者是在 VSD 和主动脉环之间的主动脉下段扩张不充分引起的。为了避免这些并发症，另一种方法是将主动脉根部从右心室漏斗部移出，类似于正常自体肺动脉根部移植物（图 125-10）。因为这个自体移植物是自体主动脉，冠状动脉必须从主动脉根部切除，并在切除主动脉根部之前切除。左心室流出量可以通过扩大圆锥隔到现有的室间隔缺损，或没有室间隔缺损或只有很少限制缺陷，切口从圆锥隔延伸至左心室，类似于 Konno 过程[92]。然后将主动脉根部缝在左心室流出道，用三角形合成补片将 VSD 闭合至主动脉自体移植物水平。然后在冠状动脉重新植入主动脉根部，类似于动脉转位过程。然后在右心室切口和肺动脉主干之间插入同种移植物导管，建立右心室至肺动脉的连续性。肺动脉可以像 Lecompte 手术那样被调动并放置在主动

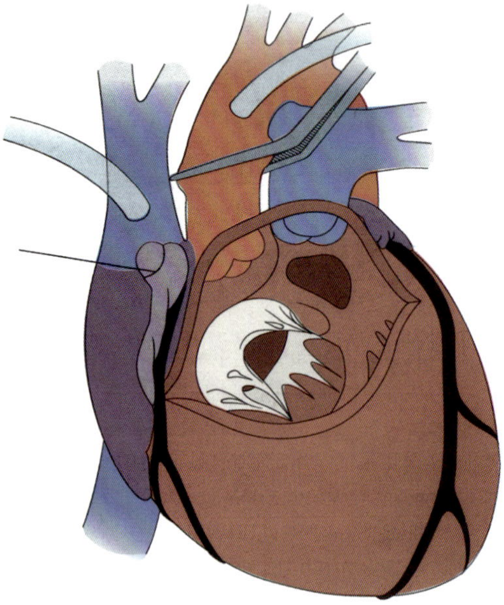

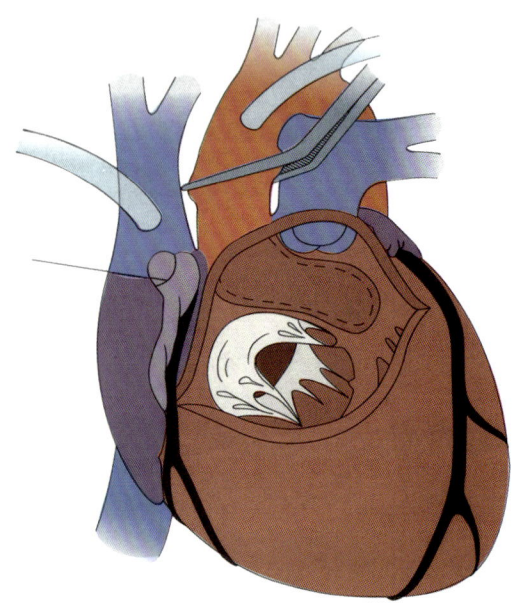

▲ 图 125-8　Rastelli 手术（一）
右心室切开术显露室间隔缺损及主动脉瓣

▲ 图 125-9　Rastelli 手术（二）
左心室流出道挡板通过室间隔缺损到达右主动脉

脉前，或者在大血管并列排列的情况下，导管可以放置在主动脉的一侧（图125-11）。主动脉根部移植和动脉转换手术的优点是LVOT必须扩大到主动脉根的大小，主动脉根相对于左心室流出道的位置更有解剖意义，因此很少弯曲，右心室至肺动脉导管位于右心室的解剖位置，因此不易受到胸骨的压迫。

3. 右心室双出口大动脉转位

(1) 干下室间隔缺损：双出口右心室合并于下VSD是一种少见的转位形式，常伴有冠状动脉解剖异常或主动脉弓发育不全和缩窄。主动脉瓣下狭窄的由前偏移的圆锥隔导致，也可以共存主动脉弓发育不全，有时需要一个跨环补丁，以缓解心室流出梗阻。当双出口右心室肺动脉瓣与二尖瓣与分离时伴TGA，这种组合称为T区听诊异常。在室间隔缺损在圆锥隔附近，存在两种解剖修复的手术选择。本文介绍了一种心内挡板技术，通过VSD左心室血流直接流向肺动脉瓣右侧的主动脉，为右心室血流通过VSD补片到达肺动脉留出空间[93]。阻断VSD至主动脉而同时保留生长潜能的能力取决于三尖瓣环与肺根之间的距离。在主动脉比肺动脉瓣更靠后的情况下，VSD到主动脉的通路更可能是足够的。如果这一通路不充分，随着患儿的成长，左心室流出道梗阻的晚期发展有很高风险。如果左心室到主动脉瓣膜占据了太多的右心室流出道，右心室流出道也可能需要用补片扩大。

比较常见的TGA和双出口右心室的解剖修复方法是将VSD闭合到肺根，因为它离肺根更近，然后进行动脉转换。这种方法可以降低左心室流出道梗阻发展较晚的风险。然而，由于单根冠状动脉与主动脉弓发育不全的频繁关联，该手术入路技术要求较高，需要复杂冠状动脉转移的经验。该手术技术类似于肺动脉和肺动脉分支的动脉转位术，如果主动脉弓发育不全，需要解剖整个主动脉弓和分支。单支动脉插管通常就足够了，除非发生严重的主动脉弓梗阻或主动脉弓中断，在这种情况下，通过动脉导管的第二支动脉

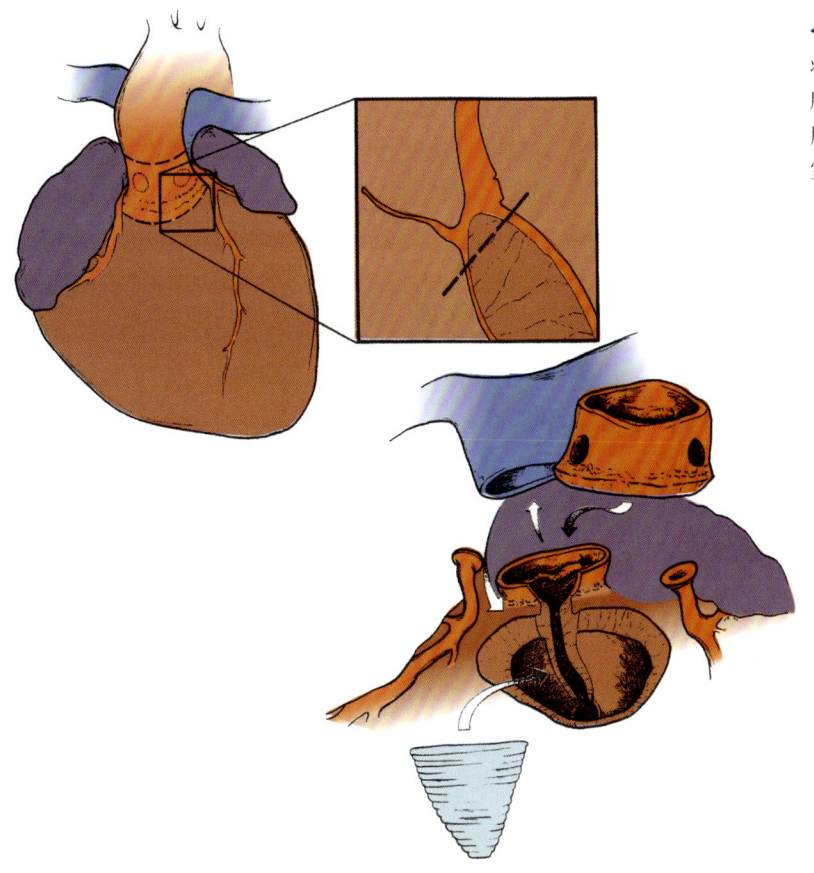

◀ **图125-10 自体主动脉根移位（一）**
将主动脉根部从右心室移出，方法与自体肺动脉根部移位手术（上图）中采集肺动脉根部的方法相似。左心室流出道扩大及室间隔缺损关闭（下图）

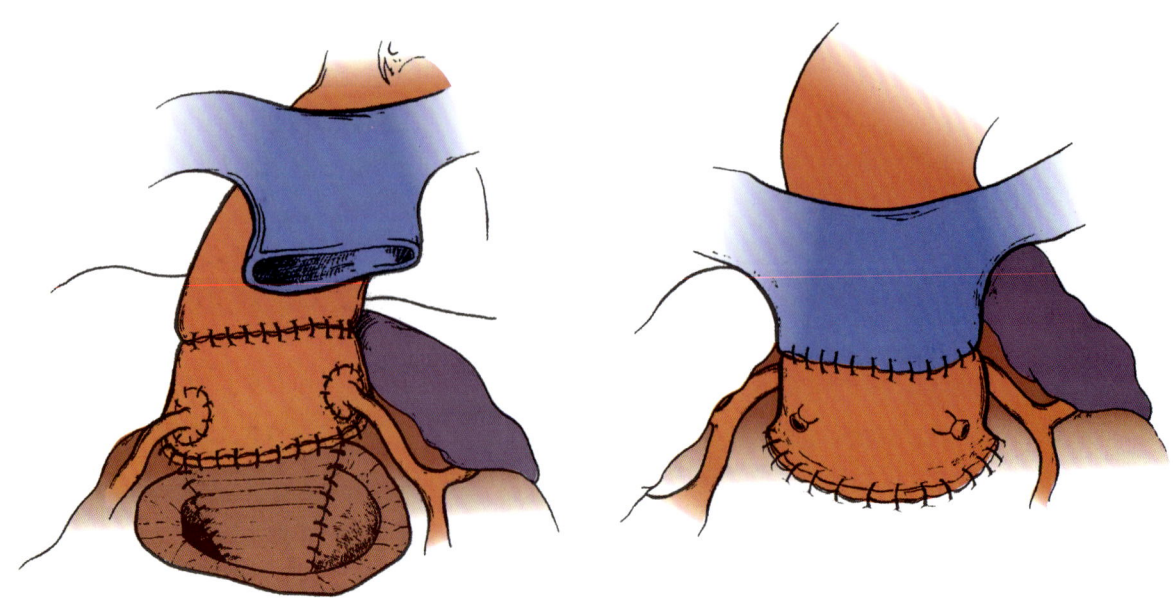

▲ 图 125-11 自体主动脉根移位（二）
右心室连至肺动脉导管，肺动脉带至主动脉前

插管为降主动脉提供血流。VSD 最好通过主动脉根部下方 RVOT 的漏斗状切口进行修补。可以采用经房入路，但由于 VSD 常左移，且位于隔膜上方，该入路很难充分显示 VSD 的位置。这种形式的 TGA 常伴小的甚至是发育不良的三尖瓣使手术方法复杂化。在 VSD 关闭的情况下，采用与简单转位相似的技术进行动脉转位操作。如出现主动脉缩窄或主动脉弓发育不全，则需要切除缩窄并补片加宽主动脉。

(2) 无关型室间隔缺损：在少数情况下，双出口右心室 VSD 远离大血管，无论是在肌部或房室管区。在这些病例中，扩大 VSD 到共室区，可能需要广泛切除，并可能干扰房室瓣附着或有损伤传导组织的危险。虽然技术已被描述，但左心室流出道梗阻风险仍然是一个值得关注的问题[94]。对于大多数患儿来说，单心室手术可能会降低整体发病率和死亡率，是大多数中心的首选方法。

4. 大动脉转位伴有主动脉弓梗阻

TGA 可与主动脉缩窄或主动脉弓发育不全有关，可在无 VSD 时存在，但更常见的是 VSD 伴其他异常如右心室双出口及"主动脉下"梗阻[95]。合并 TGA、VSD 和主动脉弓发育不全的新生儿手术治疗的一个重要方面是认识到其他相关的心内异常，如右心室流出道梗阻和右心室发育不全，往往使修复复杂化。

这些病变的修复方法与 VSD 和 TGA 类似，需要游离整个主动脉弓和足够的降主动脉，以便完整切除病变组织，端对端吻合，有或没有补片增宽。如果缩窄只涉及峡部和与动脉导管的交界处，那么简单的端对端吻合切除就足够了。双出口右心室患儿常出现不同程度的主动脉弓发育不全，需要补片。

此外，升主动脉和肺动脉干之间几乎总是存在显著的大小差异，肺动脉干要大得多。在这些病例中，整个升主动脉和主动脉弓的补片扩大，类似于左心发育不良综合征的补片扩大，通过消除与新主动脉根部的大小差异，促进动脉的转换。

若右心室发育不良，术前应仔细评估三尖瓣环大小及右心室容积。在三尖瓣 Z 值小于 2.5 或右心室容积小于 $15ml/m^2$ 的情况下，单心室手术理可能比尝试双心室修复更好。如果右心室边缘大小或有轻度右心室发育不良和（或）术中漏斗状切口将导致减少右心室舒张期容积，可留下一个小心房交通（3～4mm）允许从右到左的分流，以维持全身血流，但代价是轻度发绀，类似于婴儿法洛四联症的修复。

（三）结果

1. 大动脉转位合并左心室流出道梗阻

复杂形式的转位手术修复比简单形式的转位手术具有更高的发病率和死亡率。然而，治疗改进后复杂形式的结果与过去 20 年的简单转位结果相似。在某些方面，这种改善可能是由于认识到 LVOT 梗阻 TGA 的解剖形态是不同的，手术的选择变得重要。如 Rastelli 手术、主动脉易位手术和动脉转位手术切除梗阻的 LVOT 组织是三个手术，旨在解决患者的 TGA 和 LVOT 梗阻。因此，选择最合适的手术来满足特定解剖的需要是很重要的。Emani 及同事报道了 88 例 LVOT 梗阻 TGA 患者的手术经验。接受 Rastelli 手术或主动脉易位的患者更有可能是老年人，并表现为多级 LVOT 梗阻。尽管所有的手术都能以极低的死亡率进行，但那些接受 Rastelli 手术的患者在随后的 LVOT 再干预卒风险最高，而接受动脉转位手术的患者无论是否接受 LVOT 干预或主动脉易位，其随后的 LVOT 梗阻发生率都非常低[96]。主动脉根部易位和 LVOT 切除的一期动脉转位手术的远期结果尚无法获得，但最终将与 Rastelli 经验的结果进行比较。在回顾 Rastelli 25 年的手术经验时，Kreutzer 和 associates 报道，总死亡率为 7%，最近 7 年无一例死亡[97]。在后期随访中，5、10、15 和 20 年免于死亡或移植的比率分别为 82%、80%、68% 和 52%。心律失常和猝死率占晚期死亡率的近 1/3，左心室功能障碍另占 1/3。

随访 5、10 和 15 年，死亡率和再干预率分别为 53%、24% 和 21%。最常见的再介入指征是导管梗阻，但 LVOT 梗阻在随访期间也普遍存在。

Lecompte 手术治疗 TGA 和 LVOT 梗阻与 Rastelli 术治疗早期死亡相似，42 例患者中 3 例较早死亡[98]。但是，在后期随访中，没有迟发死亡，平均随访时间为 5.4 年。5 年和 10 年分别免于再次手术率为 86%±8% 和 51%±22%，所有患者的再干预指征为右心室流出梗阻。

2. 右心室双出口大动脉转位

双出口右心室转位或 Taussig-Bing 畸形，仍然是一个重大的外科挑战，在早期发病率和死亡率。在 2001 年的一篇综述中，Takeuchi 和他的同事报道，20% 的早期死亡率与并排的大血管关系和单个冠状动脉作为一个重要的死亡危险因素[99]。在同一份报告中，最初使用 Glenn 手术的单心室矫治和随后使用 Fontan 手术的婴儿没有手术死亡和晚期死亡。在接受动脉转换术的儿童中，有 3 例需要在晚期再次手术，2 例是主动脉瓣下狭窄，1 例是肺动脉瓣上狭窄。两组均无迟发死亡，平均随访 24 个月。Mavroudis 等报道了 20 例 T 区听诊异常患儿，将动脉转位术与 Kauashima 描述的心内隧道技术进行比较[100]，动脉转位组手术死亡率为 6%，4 例心内隧道组患儿无死亡。然而，重要的是，这些患者的平均手术年龄为 1.4 岁，大多数患儿在修复前至少需要进行一次姑息性手术。主动脉瓣反流是晚期常见的并发症，在动脉转位组再次手术的发生率较高，这可能反映了肺动脉环缩术作为姑息手术治疗导致新主动脉根部变形的影响。

3. 大动脉转位伴有主动脉弓梗阻

在最近的报道中，主动脉弓发育不全或离散性缩窄与动脉转位和主动脉弓修复一起进行，并没有增加死亡率。Blume 和他的同事报道说，在动脉转换之前进行主动脉弓修复的儿童的总死亡率显著上升，尽管原因尚不清楚[101]。Tchervenkov 和他的同事报道了 12 例因主动脉弓梗阻行动脉转位术的 TGA 患者没有手术死亡，平均时间为 42 个月的随访后也没有晚期死亡[95]。其他中心报道了一个小但目前的主动脉弓梗阻发生率，需要球囊扩张后再干预。

4. 左心室再训练后动脉转换

在动脉转位术前左心室可能需要"再训练"的情况有两种：① TGA 合并室间隔完整且发现较晚的患者；② 心房转位后出现右心室功能障碍且难以治疗的患者。解决后一个问题的手术选择包括，如果有明显的三尖瓣反流则进行三尖瓣修复或替换，但效果并不理想；心脏移植是受限于供体的可用性和长期并发症。也许对这些患者来说，最好的选择是动脉转位。在这种情况下，左心室必须重新训练来处理体循环的后负荷，以使动脉转位成功。这是通过"训练"左心室来完成的，通过应用肺动脉环缩术对已切除的左心室施加后负荷。这可以不使用体外循环，这是一个长期的策略，因为通常需要 1~2 个月的绷带来充分准备左心室[103]。左心室在肺动脉环缩时的状态必须通过超声心动图、磁共振成像和心导管密切评估，并且已经制定了各种标准来评估心室的是否充分准备。这些指标包括左心室质量指数和左心室/右心室压比。

这些程序是复杂的项目，有大量的重症监护病房和住院治疗，但如果成功完成，可以提供良好的长期结果。Poirier 和 Mee 报道了一系列 84 例患者，他们接受了心房转位后再行动脉转位手术，总生存率为 85%。大约 90% 的患者晚期左心室和右心室功能正常[103]。最好的结果出现在青春期前完成动脉转位的患者身上，而在年长患者身上，结果难以预测，死亡率较高。

在新生儿早期未手术的婴儿中，先行肺动脉环缩术，然后行动脉转位手术（快速二级转位手术）。然而，最近经验的数据表明，很少需要这种方法；肺动脉环缩术用于心房转位术后的再训练通常需要更长时间，在一些报告中平均需要 19 个月。

十、总结

TGA 的治疗发展迅速。目前动脉转位手术的结果很好，使该手术成为该疾病新生儿治疗的标准。复杂形式的转位治疗经验的积累，能使这些患者进行安全的解剖修复。为了发现和处理这些患者潜在的长期并发症，有必要对修复后的患者进行持续监测。

第 126 章
先天性矫正型大动脉转位的外科治疗
Surgery for Congenitally Corrected Transposition of the Great Arteries

William J. Brawn　David J. Barron　著

邓惠芳　译

先天性矫正型正大动脉转位（congenitally corrected transposition of the great arteries，CCTGA）是一种罕见的缺陷性疾病，在先天性心脏缺陷患者中约占 0.5%[1, 2]。它引起房室连接和心室动脉连接的不一致，因此存在双重不一致性。心脏结构明显异常，但循环系统在生理上是正常的。通常，CCTGA 常合并室间隔缺损（VSD）、肺动脉狭窄、三尖瓣发育异常和传导异常（例如，心脏传导阻滞经常发生）[3-5]。尽管这种状态可以维持正常生活[6-7]，但大多数患者需要手术来修复相应的心脏异常，并且许多患者因右心室系统结构（morphologic right venticular，MRV）功能障碍而发生心力衰竭，常伴有三尖瓣反流[8-11]。经验上来看，手术的目的是控制相应的心脏异常，关闭 VSD，减轻肺动脉狭窄，修复或更换三尖瓣，以及放置心脏起搏器来控制传导异常。这种所谓的经典或传统的（生理）修复通过 MRV 来维持体循环。最近，左心室系统结构（morphologic left venticular，MLV）已经可以通过一个心房转位（Senning 或 Mustard 手术）恢复体循环和动脉转位或 Rastelli 手术将主动脉连接到 MLV[12-15]，这被称为解剖学修复，它是有症状患者的首选方法。

一、概述和形态学

在体循环系统和肺静脉引流正常的情况下，心脏的心室顶点通常指向患者的左侧，但是该病中位心和右位心常见，发生率高达 20%[4, 16]。心室区的错位使其位于心房前方并且心脏的静脉引流可能使得手术进入这些结构变得困难。在大约 5% 的病例中发生的位置反转，可发生中位心和左位心。似乎心室区的极端错位通常与严重的肺动脉狭窄或肺动脉闭锁有关，还与大的 VSD 相关[16]。特征性地，主动脉位于更深的肺动脉的前侧和左侧，"L- 换位"这个较旧术语是为此而来的。然而，主动脉可以更靠近肺动脉，甚至在右侧。同样，MLV 通常在右侧，略低于 MRV；然而，心室相对于彼此的位置可能表现出很大的变异性[3]。升主动脉通常很短，并且位于纵隔的左侧，处于孤立的位置，再次使手术难以进入。在罕见的局限性现象中，主动脉位于后肺动脉的前部和右侧，通常更容易接近。在没有相关心脏异常的 CCTGA 中（有时称为分离的 CCTGA），循环是生理上正常的，全身静脉回流通过右心房，通过二尖瓣，然后进入 MLV。在这里，MLV 将血液通过肺动脉泵入肺部，从那里返回肺静脉并进入左心房。血流继续通过三尖瓣进入 MRV，在那里通过主动脉泵送到全身周围循环（图 126-1）。如果没有其他心脏异常，先天性矫正转位的患者可以在没有症状的情况下很好地存活到成年。与它相关的异常，比如 VSD、肺动脉狭窄、三尖瓣的异常及心律失常或完全性心脏传导阻滞的发展，使患者在生命早期易发生心力衰竭。然而，即使患有分离的 CCTGA 的患者也可能发展为在儿童期或成年

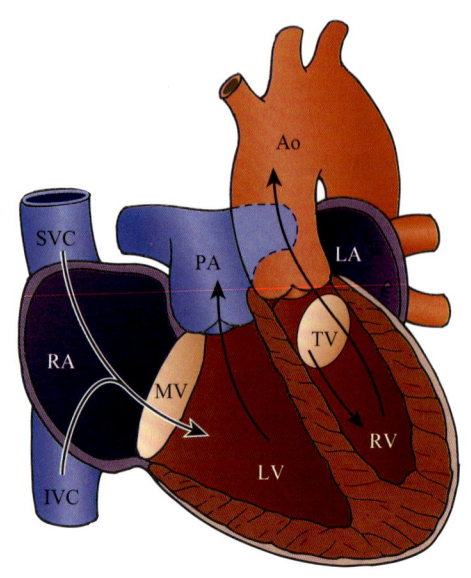

▲ 图 126-1　先天性矫正大动脉转位图
Ao. 主动脉；IVC. 下腔静脉；LA. 左心房；LV. 左心室；MV. 二尖瓣；PA. 肺动脉；RA. 右心房；RV. 右心室；SVC. 上腔静脉；TV. 三尖瓣

早期导致充血性心力衰竭的全身性心（即 MRV）功能障碍，但预测哪些患者会有这样的表现是治疗该病症的众多挑战之一。

(一) 室间隔缺损

大约 70% 的病例发生室间隔缺损[4]。通常是孤立的并且在膜周围区域。孤立的 VSD 也可以在漏斗区域中发生，并且可以是多个。当伴有严重的肺动脉狭窄或肺动脉闭锁时，VSD 通常是巨大的，在主动脉瓣下，从周围区域延伸到主动脉瓣下方。这一点很重要，因为它允许当 MLV 作为全身心室致力于主动脉时，VSD 充当流向主动脉流出的通道通过。

(二) 肺流出道梗阻（左心室系统结构流出道梗阻）

左心室的肺动脉梗阻在先天性矫正转位中很常见，可能有高达 50% 的病例发生[4, 17]。因为这部分肺动脉位于二尖瓣和三尖瓣之间，深入到左侧心脏。另一个潜在的原因是肺外流道发育不全。当发生与 VSD 相关的发育不全时，VSD 周围可能存在附件组织，在这个部位球囊可以进入肺动脉瓣膜。附着于组织的标记物可以从二尖瓣或三尖瓣进入流出道，随着时间的推移，纤维组织可以沉积在 MLV 流出道的肺下区域。通过 VSD 的二尖瓣或三尖瓣可导致肺动脉瓣下方的梗阻。在大多数这些病例中，肺动脉瓣膜和瓣膜环是静止的，并且形态学属于需要 Rastelli 手术将 MLV 输送到主动脉的范围。然而，每个病例都需要仔细评估，因为在流出道中具有正常大小的肺动脉瓣和辅助组织的那些患者可能更适合于 LVOT 中的动脉切换和组织切除。

(三) 二尖瓣和三尖瓣

二尖瓣通常在先天性矫正转位中是正常的。在左心室的侧壁上通常有两个结构良好的乳头肌。我们偶尔可以注意到二尖瓣隔膜组件有裂隙。

然而，相比于二尖瓣，三尖瓣是一个明显不同的命题。三尖瓣瓣膜本身可以是正常的，但是通过心室和三尖瓣环的扩张，它可以随着时间的推移逐渐地出现反流。然而，更常见的情况是瓣膜是塑性不良的，这容易导致瓣膜反流。与三尖瓣的隔膜的发育不良和位置明显相关，一直到右心室的体内，有时几厘米，这在右心室系统压力的情况下可以产生严重的三尖瓣瓣膜反流。我们已经注意到三尖瓣中的双孔，异常的间隔裂隙和明显的环状扩张。由于难以进入而且这种瓣膜的病理变化很大，修复可能很困难[18-20]。

三尖瓣的 Ebsteinoid 位移进入 MRV 的体内，与右心室游离壁的任何心房化无关。这些瓣膜也没有表现出任何失败的分层或多个。小叶窗开窗，这是典型的 Ebstein 的异常。因此，它不是严格等同于正常心脏中的 Ebstein 三尖瓣，并且该术语仅仅反映了在这种情况下三尖瓣的顶端位移。此外，当双转位手术后在较低的肺动压下起作用时，反流明显减少。也就是说，它不是一个低压回流阀，而是一个高压反流阀。双转位后三尖瓣的改善性能还与更有利的隔膜对齐有关，其改善了低压右心室中间隔小叶的接合。很少会出现跨越和超控 AV 瓣，通常与左心室或右心室的发育不全程度相关，许多合并到双入口左心室的范围内。这些心脏根据任何原则进行管理功能性单心室循环。

（四）其他相关心脏异常

可能发生主动脉弓的异常包括主动脉的中断和缩窄。我们已经看到 20% 的缩窄或弓形发育不良发生率和 2% 的中断发生率。正如所料，没有一例与肺动脉狭窄或闭锁有关。

（五）冠状动脉

通常，主动脉瓣的前窦会形成右冠状动脉（图 126-2）。这划分为通过室间隔的线作为冠状动脉前降支。另一个旋支通过右心房和左心室之间的 AV 沟。主动脉瓣的后窦产生形态学右冠状动脉通过左心房和右心室之间的 AV 沟。大部分情况下，冠状动脉口面对肺动脉瓣的相应窦。这是动脉转换过程中的一个重要考虑因素。

（六）传导系统

文献已经很好地描述了先天性矫正转位中传导系统的异常[25-28]。由于房室隔不位于正中，房间隔中有一个前房室结和上房室结，位于二尖瓣和肺动脉瓣旁。这些节点产生传导束，穿过左心室的游离壁，位于肺动脉瓣之前的心内膜下位置。然后该束向下扫到 MLV 中的心室隔膜上，在左心室的隔膜表面上提供左束支，在 MRV 中提供穿透的右分支。窦房结位于邻近上腔静脉入口进入

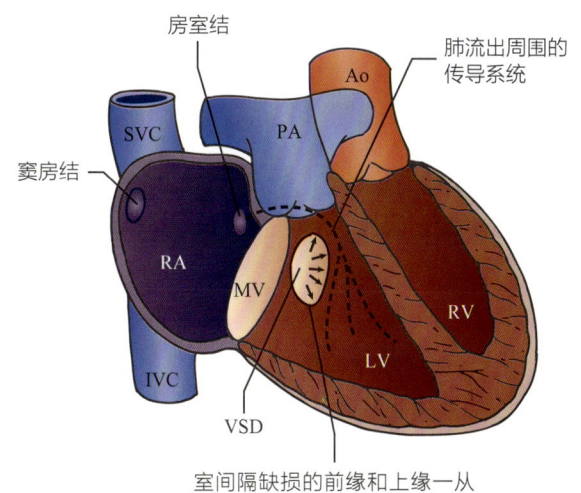

▲ 图 126-3 先天性矫正型大动脉转位传导系统的处理及与 VSD 的关系、主动脉的关系

AV node. 房室结；IVC. 下腔静脉；LV. 左心室；MV. 二尖瓣；PA. 肺动脉；RA. 右心房；RV. 右心室；SA. 窦房结；SVC. 上腔静脉；Ao. 主动脉；VSD. 室间隔缺损

右心房的正常位置（图 126-3）。在较罕见的位置反转形式中，位于 Koch 三角以上的正常位置的 AV 节点持续存在，并且在室间隔中提供穿透性分支，但是在肺动脉瓣下方和后方。这些通路很重要，因为在周围区域，当膜周围区域存在 VSD 时，传导束通过肺动脉流出道周围的 VSD，然后向下通过 VSD 的左侧或前缘。在较稀疏形式的位置反转中，传导束穿过 MLV 表面上 VSD 的下缘。偶尔，存在后房和前房 AV 节点，传导组织环可以包围 VSD。关闭 VSD 的缝合线理想位置为放置在 VSD 的 MRV 表面，以避免损坏传导系统[29]。传导系统到房室隔的不对称以及经过心室的较长时间的过程已被认定为心脏病发展的原因。

二、先天性矫正型大动脉转位的临床表现

在这种情况下，新生儿通常表现出严重的发绀，需要早期全身分流。患者的临床表现取决于是否存在相关的心脏异常。没有这种异常，患者可能在成年后期完全没有症状。然而，即使不罕见，这也是一种不寻常的情况。更常见的情况是，即使没有相关的畸形，在患者的一生中也会出现一定程度的充血性心力衰竭，这通常会因进

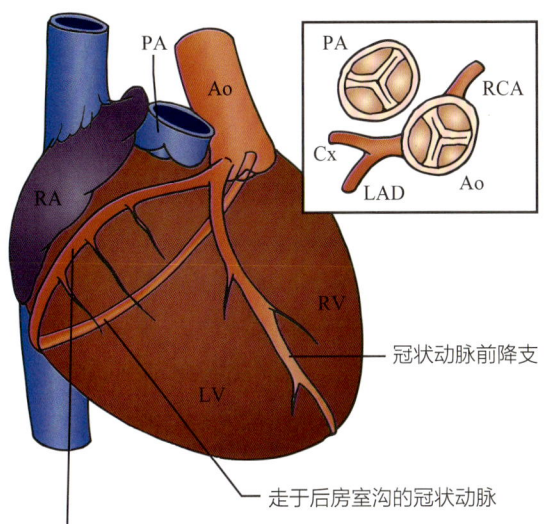

▲ 图 126-2 先天性矫正型大动脉转位中冠状动脉的处置
Ao. 主动脉；Cx. 冠状动脉；LAD. 左冠状动脉前降支；LV. 左心室；PA. 肺动脉；RA. 右心房；RCA. 右冠状动脉；RV. 右心室

行性三尖瓣反流的发展而加剧[7]。

当与VSD合并时，婴儿早期的表现通常伴有由左向右分流引起的肺淤血导致充血性心力衰竭。鉴于心力衰竭以及肺部高血压和进展为肺血管疾病的风险，使用利尿药和血管紧张素转换酶抑制药治疗并辅以肺动脉环扎术。在这种情况下，VSD通常伴有一定程度的先天性肺动脉狭窄，并且可以产生良好的循环而没有心力衰竭或明显的发绀。患者可以很健康并且处于稳定状态多年而不需要治疗或外科手术。当肺动脉狭窄进展或最初就很严重时，发绀可能是临床表现，可能需要早期全身到肺部分流。伴有大量周围VSD延伸至主动脉下区域的肺闭锁是一种公认的相关心脏异常组合，一小部分患者在婴儿早期出现严重的充血性心力衰竭，有时伴有肺动脉高压。这通常与继发于明显的三尖瓣反流有关。三尖瓣发育不良，并且通常与可能加重心力衰竭的VSD相关。这些重症患儿必须进行早期手术治疗。

因此，随着心内解剖结构而变化，存在广泛可能的表现，从无症状的成人到严重充血性心力衰竭的婴儿。根据肺动脉狭窄或闭锁的程度，一些患者可能具有良好的循环和轻度发绀，而另一些患者在新生儿期具有需要全身分流的严重发绀。在整个患者的生命中，临床过程可能因完全心脏传导阻滞和其他心律失常的发展而复杂化。

三、三尖瓣和形态右心室在体循环中的问题

在许多文献中[8-11, 19, 30-32]都强调了一个主要的问题，那就是MRV与三尖瓣反流的不可预测的方式，当它作为系统性心室时，可能会失败。右心室衰竭的发生多不需要手术干预，通常与三尖瓣发育不良有关，导致三尖瓣反流。右心室衰竭也可以发生在常规修复相关心脏缺陷后，如VSD关闭或缓解肺动脉狭窄或闭锁时，右心室仍在体循环。

与三尖瓣反流有关的右心室功能的恶化，也可以在多年的无相关心脏异常的情况下不知不觉地发展。随着右心室体积负荷的增加，右心室功能逐渐衰退，三尖瓣反流加重。这些变化可以在儿童时期或婴儿期开始，并以可变的速率进行[19, 30]。当这些变化与三尖瓣发育不良或Ebsteinoid移位有关时，恶化可迅速。继发性心室功能恶化和三尖瓣反流的发生在心脏相关异常的通气修复后是不可预测的。因此，尽管随着时间的推移，三尖瓣反流导致的右心室功能衰竭可以通过这样的修复来实现，但VSD合并肺动脉剥离可能在体循环房颤中出现。在肺动脉瓣闭锁合并室间隔缺损的情况下，关闭室间隔缺损并放置从MLV到肺动脉的带瓣导管可能会导致三尖瓣反流和房间隔缺损。

无论是主要的还是次要的常规修复后，右心室在系统循环中易出现衰竭和严重的三尖瓣反流。一旦三尖瓣反流发生，任何系统性分流或VSD会加重右心室的体积负荷，可导致三尖瓣及其环的进一步扩张，产生更多的反流，从而出现三尖瓣反流增多的心力衰竭恶性循环。难点在于识别哪些患者在常规修复后可能出现这些并发症，然后确定修复心脏的最佳手术方法。

在没有手术干预的情况下发生全身MRV衰竭几乎总是与三尖瓣发育不良有关。提示机制是右心室扩张，与三尖瓣反流引起的容积负荷有关，将室间隔置换为MLV。三尖瓣的间隔成分的错位防止了小叶组织的重叠，从而加重了反流。这种三尖瓣扩张和心室容量超载的恶性循环随着反流的增加而继续[19]。在继发性MRV衰败中，常规关闭VSD或解除肺动脉瓣狭窄时，MLV压力的下降和室间隔重新调整到肺室内，可通过产生三尖瓣反流产生同样的效果。这可能会因为MRV的容量超载而加剧。这被认为是三尖瓣反流和右心室衰竭发展的机制，这是在放置肺动脉带来训练MLV观察到的，三尖瓣反流可以通过重新调整室间隔来急剧减少[18, 19]。如果这是MRV衰败的机制，那么三尖瓣反流和右心室失败可以在常规修复后发生。

经由Senning手术或Mustard手术，CCTGA的解剖修复通过改变体循环和肺静脉回流使MLV恢复到体循环，然后如果肺动脉瓣和主动脉瓣被阻断，则进行动脉转流，或者进行Rastelli式手术，当主动脉瓣被适当地置于主动脉瓣下方时，

将 VSD 转至主动脉[29]。几组报告成功的双转位和 Rastelli 心房转位手术，显示 MLV 可以恢复到体循环[12-15, 33]。这些报告的基本主题是，MLV 恢复到体循环可能是一个更好的长期系统性心室，并具有防止右心室衰竭发展的额外好处。在双转位过程中，除了将 MLV 和二尖瓣恢复到全身性循环，MRV 成为肺心室，在较低的压力下工作，并减压。三尖瓣反流的量可以立即减少，因为右心室的工作压力较低，几乎不需要任何修复或更换三尖瓣。保留室间隔或室间隔的对齐。

虽然强调了三尖瓣反流、右心室容积超载和右心室衰竭之间的相互关系，但也有几篇文章强调了右心室心肌缺血可能是右心室衰竭的原因之一。右心室在全身压力下工作，导致心肌肥大，可能没有足够的冠状动脉血管供应。这导致右心室心肌缺血，再加上继发于三尖瓣反流的容量负荷，可能是这种情况下右心室衰竭的决定因素[34-36]。

由于两个原因，双转位手术在过去 20 年变得流行起来。首先，在中期随访中，MRV 在较低的肺动脉压力下工作，似乎可以使 MLV 恢复到体循环，从而防止 RV 衰竭和严重的三尖瓣反流。MLV 似乎和全身的静脉系统都保持得很好。第二种情况，当右心室功能障碍存在关联的三尖瓣反流，MLV 的募集进入体循环和肺循环的血流，MRV 是有吸引力的，因为它减少了 RV 负荷，支持性文献表明三尖瓣反流显著减少[37]。

当 MLV 压力维持在全身水平时（例如，VSD 肺动脉带情况或存在肺动脉闭锁和 VSD 时），双转位手术是可能的。然而，当 MLV 在低肺动脉压力下作为临时性心室工作时，就不可能进行一次主要的双转位手术来期望左心室支持全身循环。左心室需要做一些准备来应对系统的工作量。为了创造一个足够强壮的心室来支持体循环，许多中心首先放置一个肺动脉带来重新训练左心室，然后进行一个动脉转位。这种情况发生在没有相关异常的 CCTGA 患者身上，他们在最初几年的生活中出现了三尖瓣反流和一定程度的右心功能不全，这是在低肺动脉压力的情况下发生的。然后就有可能对左心室进行再训练，并在心室再训练后进行双转位过程。这可能需要 6 个月～1 年甚至更长时间才能完成。

左心室训练

自 Mee 研究组以来，对左心室的训练已成为先天性心脏病管理的重要方面[38]，研究表明，右位转位婴儿在心房修复失败后，可以对左心室进行再训练，使其恢复到体循环，因此左心室的训练成为先天性心脏管理的一个重要方面。这一概念已应用于 CCTGA 患者。两组的训练方法相似。肺动脉束带在肺主动脉周围明显分布，将肺动脉压提高至 75%～80%。肌张力支持可能是必要的，在初始手术后的最初几天或几周内，可能需要进行波段调整以放松或收紧波段。可能需要 6～18 个月的 MLV 进行充分训练，使收缩压达到全身性水平和良好的心室功能，具有足够厚度的左心室游离壁。MLV 的训练在年轻患者中通常更成功，而成功的年龄上限被认为最多为 15 或 16 岁。最近报道的解剖修复的晚期结果突出了对"重新训练"MLV 的晚期表现的关注[24, 40]。尽管这并不是一个普遍的发现，一些研究表明，即使年龄大于 2 岁，条带也可能与 MLV 较差的后期表现有关（见下文）[41]。鉴于此，Vouhe 和他的同事们提出了一种新的方法，将无症状的孤立 CCTGA 婴儿作为维持 MLV 压力和恢复早期中隔几何形状的一种手段。尽管这是一个有吸引力的想法，但由于 CCTGA 的探究历史变化莫测，这仍然是一个有争议的方法。

四、调查和评估

无论是经胸还是经食管超声心动图，可以做出一个诊断的 CCTGA，并可以显示重要的心内形态。它可以在许多场合重复以微调诊断，对患者的影响最小。心导管插入通常在这些患者进行外科干预和证实是有用的心室中隔的形态，可能有多个房间隔缺损，清楚地显示肺动脉侧支中没有执行之前的手术将肺动脉束或创建全身至肺动脉流。如果考虑解剖修复，还可以清楚地显示冠状动脉解剖结构。当 MLV 经过肺动脉带再训练时，有必要测量心室压力。当涉及肺动脉高压时，心导管插入术配合操作肺血管阻力在导管实验室是强制性的。

至于其他形式的先天性心脏病，计算机断层扫描和磁共振成像已经越来越多地用于描绘解剖学、与磁共振成像的关系被证明特别有 VSD 的主动脉在评估是否适合 Rastelli 手术的不寻常的心脏位置。三维超声造影技术在评估三尖瓣反流术中应用越来越广泛。

五、手术的选择

从历史上看，手术纠正 CCTGA 的决定相当简单，相关的心脏异常将被修复（生理修复），VSD 可以关闭，肺动脉狭窄将得到缓解，三尖瓣瓣膜将被修复或替换为起搏器系统。然而，由于转位手术的实施，有必要对其进行改造。决定是否允许 MRV 保持在系统循环或使用双转位手术恢复系统循环。尽管人们知道，在历史上，体循环中的右心室会不可预测地恶化，即使双转位手术的长期随访结果仍然有限，但还是做出了这个决定。图 126-4 所示的算法说明了 CCTGA 患者及其相关心脏异常可能的手术治疗。当长期的结果变得有效时，迹象很可能会改变。

（一）生理修复（常规或经典）

在生理修复中，相关的心脏缺陷被修复，这样 MRV 就保留为全身的三叶动脉。VSD 用一块补片封闭，通过切除梗阻组织直接解除肺流出道梗阻，当不能充分实施时，放置一条从肺动脉到肺腔动脉的瓣膜导管以缓解梗阻（图 126-5）。如果有相关三尖瓣反流，三尖瓣可以修复。然而，这可能是困难的，因为这个瓣膜有困难的发育异常。可以闭合唇裂，也可以

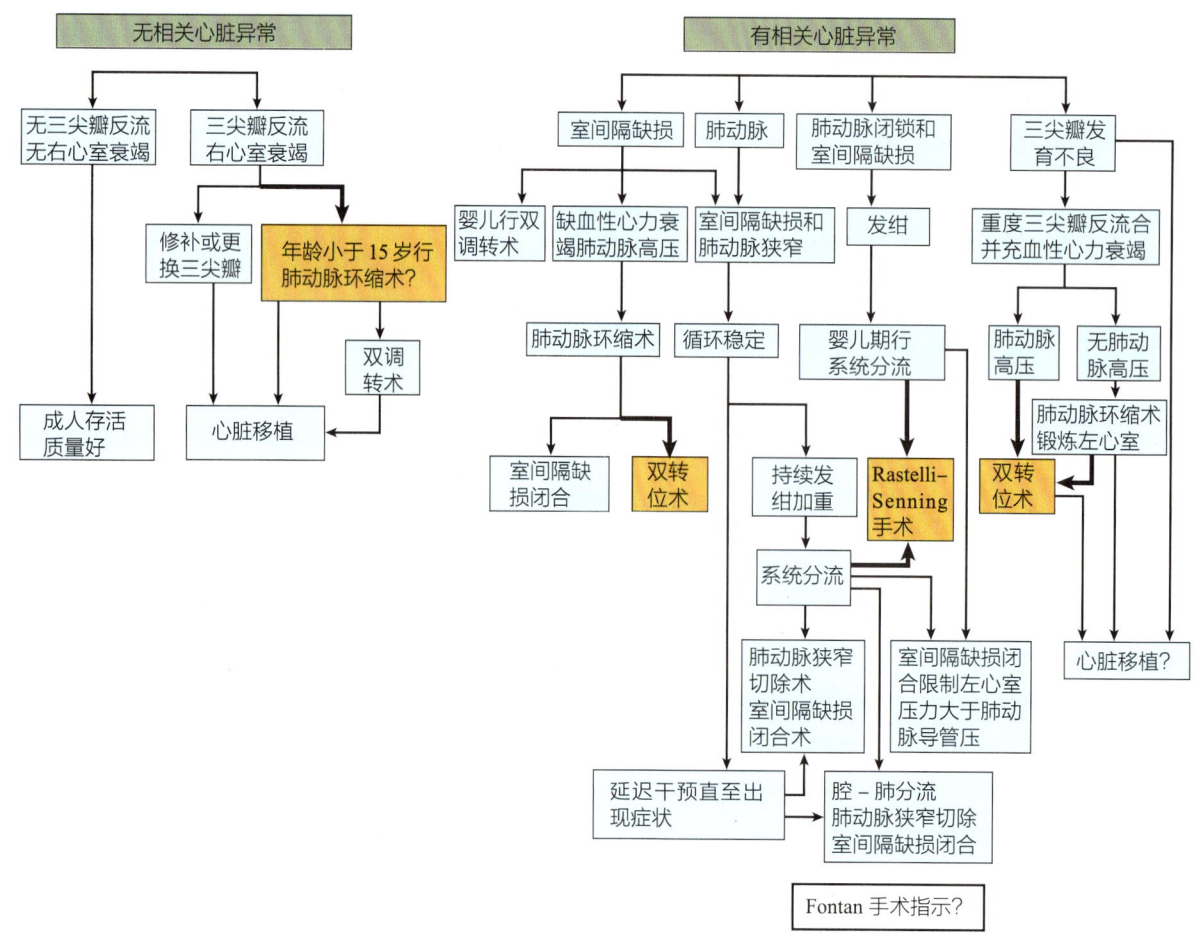

▲ 图 126-4 先天性矫正转位的管理算法
优选的管理路径用黄色框和粗体箭突出显示

第三部分 先天性心脏病手术
第 126 章 先天性矫正型大动脉转位的外科治疗

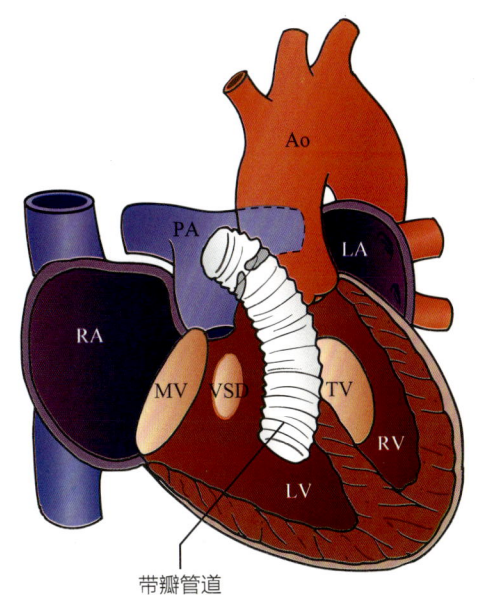

▲ 图 126-5 纠正性先天性大动脉转位伴肺动脉狭窄和室间隔缺损（VSD）的生理性修复
这个过程包括 VSD 的关闭和放置一个从左心室（LV）到肺动脉（PA）的带瓣导管。Ao. 主动脉；LA, 左心房；MV, 二尖瓣；RA. 右心房；RV, 右心室；TV, 三尖瓣

进行整形手术。

1. 生理修复中的体外循环

建立正常的升主动脉和双腔插管的体外循环。核心冷却了 28℃ 或 25℃（通过鼻咽测量），根据手术的复杂性。最初的心脏剥离可能仅限于插管位置，如果这是一次再手术患者，进一步的心包粘连在搭桥上去除。充分调动心脏后（由于心室位置的原因，这可能很困难），主动脉交叉夹紧，采用标准的体外循环技术进行修复。

2. 关闭室间隔缺损

在先天矫正转位中，VSD 主要位于膜周位置。在这种情况下，传导系统在脉冲内流出道上方通过。因此，为了避免损伤传导系统，通过 VSD 的右心室缘放置连续或中断的缝合线[29]。通常通过二尖瓣或肺动脉进入 VSD。如果必须进行心室切开术，则可通过心室切开术进入 VSD。

3. 阀门导管的放置

从左心室到肺动脉（Hancock, Medtronic, Inc., Minneapolis, MN）的带瓣导管通常传递到主动脉的右侧并且位于胸骨后面。有时，导管的走向可以远离胸骨切口弯曲，但一旦弯曲放置导

管时，明智的做法是关闭心包或在胸骨后面放置一层保护膜，以便在需要更换带瓣导管时进一步重新进入。左心室造口术应该更靠近心室的顶点，注意避免心室内侧的二尖瓣乳头肌，并且当它绕过左心室流出道时，优于传导系统。

4. 三尖瓣修复或更换

我们在 CCTGA 中修复或更换三尖瓣的经验是有限的，因为当有三尖瓣反流时，我们选择性地尝试执行转位手术。如果三尖瓣深深地固定在右心室中，则难以接近三尖瓣。除非有人发现可以直接缝合的瓣膜裂缝或可以关闭的辅助孔口，否则修复手术是有限的。可以放置各种瓣环成形术和加强外科环以试图在这些困难的瓣膜中获得成功。但是，一般情况下，我们认为这是不可取的，如果不能进行安全修复，我们更愿意更换瓣膜。一般情况下，我们用双叶式机械瓣代替瓣膜，加强倒置垫缝合。为了保持心室功能，我们在缝合新瓣膜时尽可能多地保留瓣膜装置。

（二）姑息性外科手术

各种姑息性外科手术可适用于 CCTGA 患者。如果出现发绀，我们倾向于全身 - 肺动脉分流，通常是改良的 Blalock-Taussig 分流术。当婴儿出现大量 VSD 导致肺动脉溢出时，通常通过中线胸骨切开术放置肺动脉带。在这种姑息性手术时，可能需要在心外膜位置放置临时或永久起搏器系统。

（三）解剖修复

1. 体外循环和解剖修复中的一般考虑因素

常规心肺分流技术与冷晶体心脏停搏液一起使用，并用冰冻的溶液局部冲洗心脏。通过分割所有先前的粘连来完全启动心脏。如果预计发生循环停止，则通过冷却至 22 或 18℃（通过鼻咽测量）常规开始体外循环。通常，存在相当数量的心内回流，并且需要短时间的低流量甚至循环停滞来为重建手术提供清晰的视野，特别是对于 Senning 手术。然而，旁路和插管的某些方面是解剖学修复所特有的。上腔静脉在无名静脉下方高位插管，以便在上腔静脉 - 右心房交界处留出空间，用于放置上肺静脉 Senning 缝合线。下腔

2011

静脉插管较低，以将插管置于腔静脉瓣下方。然后可以将腔静脉瓣膜结合到全身静脉通路的缝合线中。用 St. Thomas 心停搏液交叉夹住主动脉并阻断心脏后，打开心房。

我们的做法是在手术过程中使用抑肽酶输注和组织纤维蛋白胶来帮助止血。因为这些手术时间很长，所以我们总是不会在手术结束时关闭胸骨。此外，当带瓣的导管直接穿过心脏前方的胸骨后面时，我们会延迟胸骨闭合，直到心肌功能恢复，这样心脏就不会被带瓣的导管压缩。

2. 先天性大动脉转位的外科解剖学修复

在解剖学修复中（与传统修复相反，当 MRV 保持为全身心室）时，MLV 恢复到全身循环。这是通过 Senning 或 Mustard 手术将全身静脉募集到右心室并将肺静脉募集到左心室来完成的。我们的经验是 Senning 手术，但也可以使用 Mustard 手术。然后在肺流出道畅通时进行动脉切换，并且肺动脉瓣可以成为新的主动脉瓣。如果存在肺动脉狭窄或伴有适当大的主动脉下 VSD 的闭锁，可以通过将 VSD 梗阻到主动脉瓣作为 Rastelli 手术将左心室重新连接至主动脉。然后，带瓣的导管将 MRV 连接到肺动脉。导管可以通过主动脉的任一侧，但是如果可能的话，我们将其导向左侧以避免导管直接位于胸骨后面。

(1) 心房动脉转位（双转位）：在开始心肺分流术后，发生房间沟，主动脉交叉钳夹，并制定心脏停搏液。心脏停搏液溶液每 25～30min 刷新一次，通过主动脉根部或直接进入冠状动脉口。形成了 Senning 瓣膜[18, 43]。

右心房在嵴顶部开口，该切口延伸到嵴下方，前方并平行于嵴，以到达腔静脉。房间隔膜在二尖瓣环附近打开，上下切口向上延伸。然后将上切口深深地延伸到边缘，回到上腔静脉的根部，并且它通常通过先前描绘的房间沟离开。然后将房间隔与右心房壁上的右肺静脉分开，以形成全身静脉室的后壁。检查房间隔是否有穿孔，可能需要额外缝合。当存在 VSD 时，它通过二尖瓣关闭，从传统修复中的心室右侧穿过缝合线。然而，即使将缝合线小心地放置在心室间隔的右侧，心脏关节的过度牵引（特别是伴有中位心或右位心）也可能造成暂时性或永久性心脏传导阻滞。我们通常使用牛心包补片或 Gore-Tex 补片，使用多个中断的 Teflon 贴壁或天然心包垫褥垫缝合。使用光滑的补片使得如果存在主动脉瓣膜回流，则溶血的可能性降低。

然后我们把注意力转移到动脉转位上。主动脉在冠状动脉入口上方 1～1.5cm 处通过。如果由于粘连而不能清楚地看到冠状动脉，则需要小心地打开主动脉前壁 1/3 的周长，并在主动脉横断完成前观察冠状动脉。肺部绑扎后，主动脉和肺动脉之间可能存在明显的纤维化。

继续仔细解剖，切开束带中的肺动脉。接下来，解剖在主动脉和肺动脉之间前后进行，以活动这些血管。然后用手轻轻将冠状动脉从主动脉壁切除，以在冠状动脉口周围提供良好的组织襻。可能有必要释放一些主动脉瓣膜的连合，以在口周围提供足够的空间。小孔必须受到周围大量主动脉壁的保护。然后小心地活动冠状动脉以避免损伤冠状动脉。特别是，左前降支冠状动脉可能向前靠近主动脉壁。解剖出冠状动脉并活动肺动脉后，将韧带结扎并分开。肺动脉被切断并完全活动。接下来，切口进入面向冠状动脉窦的窦部，从而形成医学上连接的襟翼[44]。

然后将冠状动脉摆回到肺动脉的面向窦中并用 6-0 或 5-0 的 Prolene 缝合线吻合。如果肺动脉扩大，特别是当远端放置带时，可能需要通过从非冠状窦切除组织来减小其大小。对于肺膨胀扩张的患者，我们在新主动脉根部进行一次小结合周期缝合（4-0 聚二氧杂环己酮）以试图预防这组患者的主动脉瓣扩张和反流[24]。然后将一片肺同种移植物或自体心包缝合到主动脉缺损中。当大血管并排时，肺动脉通常留在主动脉后面。当它们或多或少处于前-后位置时，肺动脉向前移动到主动脉。然后用 5-0 或 4-0 Prolene 缝合线重建主动脉。在这一点上，心脏接受了更多的心脏停搏液解决方案，我们将注意力转回 Senning 手术[45]。

全身静脉腔的后壁用连续的 5-0 Prolene 缝合线重建，从左心耳的后部开始并向上通过，在上腔静脉的后缘和缝合线之间留出足够的空间线。然后将后缝合线在下方连续地向后延伸至下腔静脉。在左心房扩张的情况下，重要的是将组织从左心房壁积极地收集到全身静脉挡板的后缘上。然后重建全身静脉腔的前壁，从而在静脉腔处缝合下方开始。如果不存在，则使用下腔静脉内侧的合适位置，延伸到房间隔的切缘上。如果需要，冠状窦可以放置在左心房的底部，以便为下肢创造更多的体积。由于 AVT 节点在 CCTGA 中的位移，这种较差的缝合线可以根据喜好被带到冠状窦的任一侧。我们通常将冠状窦纳入全身静脉心房（这与经典的 Senning 相反，其中冠状窦留在肺静脉心房以避开 AV 结）。然后缝合线在二尖瓣和三尖瓣之间的房间隔切边缘上继续延伸到心耳和背部周围的嵴末端的延伸部分，从而完成全身静脉腔室。有时，我们发现补充系统的上 1/3 是有帮助的用一小块牛心包膜或天然心包进行静脉重建，以扩大上腔静脉开口。

在这组患者中显而易见的是，三尖瓣在 CCTGA 中设置得更深，并且上腔静脉回到三尖瓣开口的角度更加尖锐。当房间隔完整并且心房不存在扩张时，静脉通路可能很小。补充补片有助于打开上腔静脉通路。然后重建肺静脉通路，直接吻合右心房的自由边缘到右肺静脉的切口边缘，通常使用肺部同种移植物的增强补片来提供额外的体积。此时，开始旁路复温，心脏排气，并且在施加主动脉根部抽吸的情况下，移除主动脉交叉钳夹。如果心脏障碍是一个问题，则放置临时起搏线。然后重建肺动脉，将肺动脉吻合到远端附近肺动脉。当患者复温时，心脏搭桥会以常规方式停用。放置临时起搏线，如果术前有心脏阻滞，可以放置永久性心外膜起搏线。左心房通常通过右心耳附近放置。胸部通常在最初的 24～48h 内保持打开状态（图 126-6）。

(2) Rastelli-Senning 手术：Senning 手术类似于双转位手术。创建心房切口后，在冠状动脉之间的 MRV 中切开并远离主动脉。通过心室切开术，VSD 可视化并且用 Dacron 或 Gore-Tex 补片缝合到主动脉上，该补片用间断聚四氟乙烯缝合线缝合。有时，在漏斗部和主动脉周围使用连续缝合线。根据手术入路，将带瓣膜的导管（通常

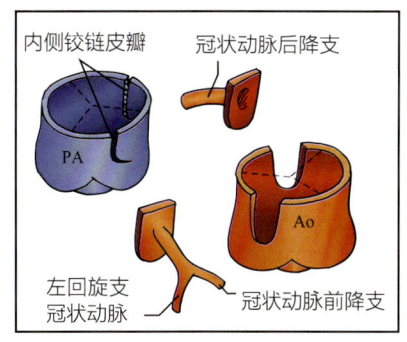

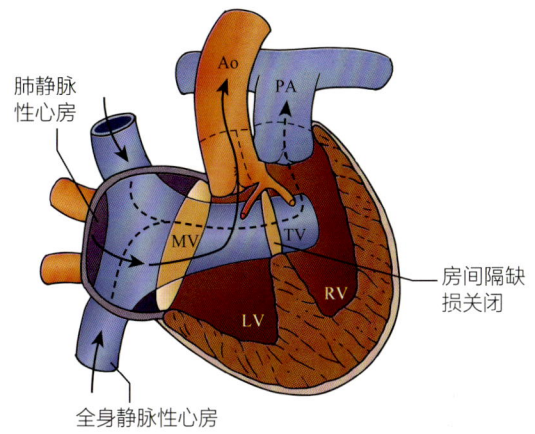

▲ 图 126-6 双转位过程
Ao. 主动脉；LV. 左心室；MV. 二尖瓣；PA. 肺动脉；RV. 右心室；TV. 三尖瓣；VSD. 室间隔缺损

为 Hancock，Medtronic，Inc.）直接缝合到肺动脉并在心室切开部位的近端缝合，或完成 Senning 手术，然后放置导管。心室造口缝合线采用聚四氟乙烯填充的缝合线，在移植物的后跟内侧向外，在心尖外侧。通常，将移植物放置在主动脉的左侧，但选择允许移植物远离胸骨的任何途径（图 126-7）。通常，至少部分移植物位于胸骨后面，Gore-Tex 膜放置在心包边缘之间，以便在导管更换时更安全的胸骨开口[46]。最近，已经可以通过主动脉移位将主动脉移回左心室，并将其与 Senning 手术和从 MRV 到肺动脉的瓣膜导管的放置相结合。一些作者已经描述了这种技术及其修改，并且当心内阻滞可能导致隧道狭窄时，进一步开展动物修复的可能性[23, 47, 48]。

(3) Senning 或 Mustard 手术（特别说明）：我们使用 Senning 手术；然而手术可以使用相同的有效性。有时，由于心脏在 Senning 手术中的位置，肺静脉腔扩大了一片肺同种移植物，或者

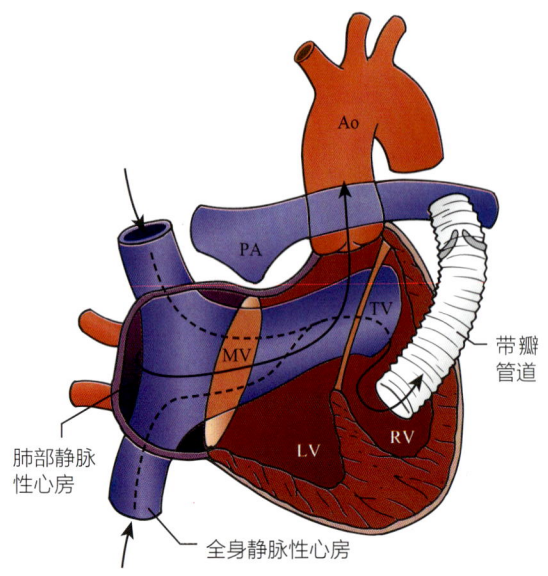

▲ 图 126-7　先天性冠状动脉转位伴肺动脉闭锁和室间隔缺损的 Rastellii – Senning 手术
Ao. 主动脉；LV. 左心室；MV. 二尖瓣；PA. 肺动脉；RV. 右心室；TV. 三尖瓣

我们使用 Shu-macker 改良，原位天然心包膜[49]。

（四）术后管理

经过这些漫长而复杂的手术后，一定程度的低心排血量并不罕见。心脏搭桥的中位时间为 149min，主动脉交叉钳夹的中位时间为 131min[18]。维持正常运动和通气支持直至心排血量改善，并通过连续超声心动图评估监测心室功能。在手术结束时，通过心外膜或经食管超声心动图检查心脏功能和进出心脏的通路。胸部闭合后，患者逐渐断绝重症监护室的所有支持。最近，一名幸存的患者需要在我们机构进行 4d 的术后体外膜肺氧合支持。

（五）替代手术

"一个半技术"可以作为完成解剖修复的替代方法。这包括双向 Glenn 手术与动脉转位或 Rastelli 手术。这具有简化心房转位部件的优点，因为只有 IVC 路径必须重新路由到三尖瓣。这可以通过切除房间隔并使用 Gore-Tex 的单个圆形补片将 IVC 流量输送到三尖瓣（所谓的半 Mustard 手术）来实现[50, 51]。如果在 Rastelli 手术后担心右心室的大小，或者已经进行了先前 Glenn 用于缓解肺动脉闭锁的患者，该技术特别有吸引力。然而，如果肺血管阻力稍微升高，Glenn 可能会出现问题，并且如果将来发生节律性干扰，它将拒绝进行经静脉起搏（或消融）。此外，有人担心一个半循环的功能可能不如完全双向修复那么好。

重置具有 VSD 和肺动脉狭窄的 CCTGA 的另一选择是进行一次半修复，使 MRV 保持为全身心室。VSD 闭合，肺动脉瓣狭窄部分切除[52]。这样做是为了使右心室压力和 MLV 压力保持在较高水平，大约占全身 50%，以保持室间隔的对齐，从长远来看，可能防止三尖瓣反流和全身性右心室功能障碍的发生。这可能特别的适用于由于 VSD 的位置而无法进行 Rastelli-Senning 修复的情况。最后，如果由于心脏的位置，VSD 的位置和心室的发育不全而无法进行隔膜治疗，则可能需要考虑 Fontan 手术。然而，这种情况并不常见。

六、结果

（一）生理修复

现在可以获得全世界许多中心的修复结果[9-11, 19, 30, 32]。虽然早期死亡率很低（5%～10%），但所有组都强调了与三尖瓣区相关的 MRV 的长期失败。Toronto 组[35] 特别强调了这一长期问题，而 Mavroudis 组[53] 在他们的文章中比较了生理学和解剖学修复，他们明确地说明了这个问题。因此，这些患者的生存率在 5 年时为 75%；在 20 年时为 50%。此外，56% 的患者需要在 20 年的随访中再次手术。

（二）解剖修复

由于生理修复的长期结果不佳，解剖修复越来越受欢迎。解剖学修复的早期结果可从北美、日本和欧洲的中心获得，并且报告了令人振奋的结果，该地区的早期死亡率为 0%～5%[12, 13, 15, 18, 24, 37, 40, 53]。

现在可以进行长期随访。在我们的 113 例患者系列中，早期死亡率为 4.4%，双转换组的精算生存率在 5 年和 10 年均为 84%，而 Rastelli-Senning 组为 92% 和 77%（log-rank, P=0.98）[24]。

在这组患者中，我们确定了新生儿或婴儿年龄组的高风险患者亚组，其中严重的充血性心力衰竭需要通气和收缩力支持。所有这些患者都处于双重转换组。正如预期的那样，该组的早期死亡率很高（3/17，17%），但推论是其余"选择性"病例的早期死亡率较低（2%）。所有患者再次手术的自由度在1年时为94%，5年时为85%，9年时为76%。三尖瓣反流没有再次手术。事实上，术前三尖瓣关闭不全反应得到了极大的改善。正如预期的那样，重新开放是为了改变Rastelli手术的导管，这将是一个持续的必要条件。

随着更长的随访结果的报道，对术后20年内15%~20%的患者发生晚期MLV功能障碍的发生率存在担忧。我们自己和波士顿及斯坦福大学都报告了类似的发现[15, 24, 37, 40]。病因似乎是多因素的，与主动脉瓣关闭不全的发展有关，后期修复年龄（＞10岁），以及需要术前用肺动脉带进行MLV再训练。主动脉反流特异于双转位组，其中旧的肺动脉瓣成为新的主动脉瓣。我们所有的患者都有一定程度的主动脉瓣关闭不全。在4名患者中，中度严重，需要在2名患者中进行主动脉瓣置换。其他系列报道了类似的结果[33, 53]。一些执行心房动脉切换手术的中心评论说，应用肺动脉带再次训练的MLV可能在术后期间出现更多左心室功能障碍问题。我们也注意到了这一点，与其他人一样，但这种关系并非一致[54, 55]。波士顿组显示，最初在2岁以上结扎的患者中，晚期MLV功能障碍的风险更高，而在2岁以下结扎的患者中，未出现晚期功能障碍[41]。这组再训练的MLV肯定需要仔细随访。这些发现增加了对前面讨论过的无症状婴儿早期预防性肺动脉条带的争议性方法的兴趣[42]，这可能保护这些患者的MLV免于晚期衰竭。

还有人指出，左心室功能障碍与需要起搏的患者和QRS间期延长的患者的高发病率相关[56]。双心室起搏的再同化改善了这些患者的MLV功能，一些个体病例有显著改善[24, 40]。这对于在双转位手术后需要起搏器插入的患者可能是有价值的。

尽管存在这些问题，解剖学修复的结果仍然明显优于自然病史和传统的生理修复，超过75%的患者在20年时维持良好的MLV功能。同样重要的是要注意，患有严重心力衰竭的高风险患者组特别好，没有晚期MLV失败的发生率。因此，随着新的手术进展，出现了新的问题。只有长期随访才能显示是否能保持良好的早期结果。

七、总结

图126-4中的算法总结了我们对这些患者的当前管理。我们认为系统循环中的左心室对大多数患有这种疾病的患者都有益。因此，我们首选的管理途径用红色箭突出显示。长期研究将显示新的主动脉瓣关闭不全，左心室功能不全及导管改变的需求是否会随着时间的推移而增加。然而，已经解决了右心室功能障碍和三尖瓣反流的问题。解剖学修复应适合大多数患者。老年患者心力衰竭的发展可能仍需要三尖瓣手术或心脏移植。此时，不可能在老年患者中重新训练左心室[39]。VSD的解除和关闭不是我们的首选方案。当由于VSD的位置或者由于年龄较大而仅可能进行生理修复时我们同意Mavroudis及其同事[52]的观点，即MLV压力应保持在系统压力的大约50%，以维持室间隔对齐。这可以防止三尖瓣反流的发展和右心室功能的恶化。当其中一个心室发育不全或复杂的房室瓣膜形态与跨越时，唯一的选择可能是使用Fontan姑息治疗。然而，这适用于少数患者。目前正在报道这一罕见患者群的长期随访。虽然我们认为最初对解剖学修复的热情是合理的，但是一些中心报道说，一些正在进行生理修复的患者和其他接受解剖修复的患者的长期生存率没有统计学差异[57]。当然，没有真正的治愈CCTGA。在手术的选择上，每种手术都有并发症，将来都需要进行治疗，并且应继续进行观测。

第 127 章
先天性二尖瓣畸形
Congenital Anomalies of the Mitral Valve

Christian P. Brizard　著
陈锦杰　译

本章仅涉及治疗先天性二尖瓣畸形，并不涉及房室（AV）不协调的二尖瓣、单心室心脏的二尖瓣和发育不良的左心综合征的二尖瓣。同时并不包含所有获得性二尖瓣疾病，包括继发于左冠状动脉从肺动脉异常起源导致的心肌梗死引起的二尖瓣关闭不全。由于在先天性二尖瓣研究中经常发现对继发性或周期性左心房室瓣关闭不全的修复，因此将其纳入本章。尽管先天性瓣膜狭窄和先天性二尖瓣关闭不全之间的划分是经典的，看似可行，但我们将尽力避免这种情况。先天性瓣膜狭窄和先天性二尖瓣关闭不全在心血管系统产生了不同的病理生理学和适应机制，但是它们确实具有相似的病理学和相关病变，所以经常将它们合并在一起，并且它们需要相似的手术技术进行治疗。本章还介绍了与先天性结缔组织疾病相关的二尖瓣异常，其中二尖瓣本身的胚胎学正常。

一、二尖瓣胚胎学

二尖瓣的胚胎学很复杂。对瓣叶和悬浮装置的形成的理解已经成熟[1]，当前的方法是基于免疫组织化学、心内膜垫组织的体内标记，以及人和鸡胚的扫描电子显微照片[2]。在人类中，二尖瓣在胚胎生命的第 5~15 周之间发育。瓣叶和腱索组织来自位于房室连接内表面的心内膜垫组织。心房和心室肌之间的分离取决于位于连接点心外膜侧的沟组织。随着心内膜垫组织伸长并向心室腔生长，它逐渐从下面的心肌向上分层，瓣叶转变为完全附着在心肌上的漏斗状结构。然后，出现进入瓣膜瓣叶的孔，孔生长并形成腱索。心内膜垫的心房侧面产生海绵状心房层，而心室层产生二尖瓣的纤维部分和腱索。乳头肌的发育起源同时发生于心肌。并且，马蹄形的嵴位于左心室。逐渐地，嵴的前部和后部失去与心室壁的接触。它们将形成乳头肌，并且随着大小的增加，它们会与乳头肌尖端的垫层组织保持接触。肌肉的中部将并入左心室的小梁[3]。

多个房室垫参与形成最终的二尖瓣。最重要的是上、下心内膜垫。但是，这两个心内膜垫的作用并不对称。上垫组织产生二尖瓣前叶的大部分，而下垫组织产生三尖瓣中隔的瓣叶的大部分。较小的内膜垫组织涉及二尖瓣侧壁瓣叶的形成。主动脉根楔入上桥瓣叶（主要源于上垫）将正在发育的二尖瓣与隔膜分开。

二、病理特征

（一）二尖瓣瓣上环

上二尖瓣瓣上环通常被认为是二尖瓣的先天性结构异常，是一种附着在二尖瓣后瓣环上的纤维结构。它从两个连合处一直延伸到前瓣叶的中间高度。病变为二尖瓣狭窄，通常狭窄程度大于环延伸所指示的程度。这更多是由于前瓣叶的张开受到限制而不是环的实际隔膜肌作用所致（图 127-1）。前瓣叶严格附着在二尖瓣环上，需要与三叶瓣分开来。像左心室流出道的主动脉下膜一样，二尖瓣上环是由于二尖瓣口湍流引起的后天性病变。引起湍流的二尖瓣原发灶可以是明显的狭窄或反流，也可以是离散的或轻度的，难以识别。它可能与冠状窦突出的程度有关，如左上腔

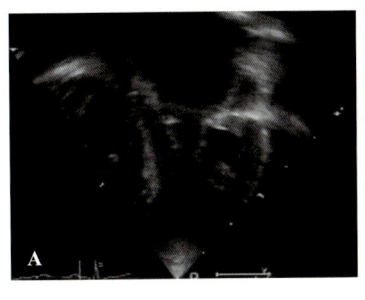
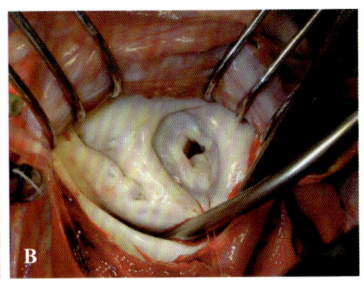

◀ 图 127-1 二尖瓣上环

A.二尖瓣上环的二维超声心动图，顶视图。附着在前瓣叶中间高度的膜是特征性的。膜的后部仅由后环的高回声性提示；B.术中二尖瓣上环的照片。请注意，瓣上二尖瓣环的植入高度靠近瓣膜后叶一侧（图片的下侧）和前瓣叶的中间水平（图片的左侧）

静脉流入冠状窦时可见[4, 5]。也许由于这些原因，除非手术已经切除并纠正了潜在的解剖异常，否则二尖瓣瓣上环容易在手术切除后再次发生。

（二）二尖瓣瓣叶裂

二尖瓣瓣叶裂通常是单独发生的，在部分心内膜垫缺损中很容易与左心房室瓣膜区分开[6, 7]。这是一个实际的裂缝，在缺陷的边缘没有悬挂装置。裂隙位于无冠瓣与左冠瓣之间的主动脉连合处[6]。中部的前瓣叶的每一部分都黏附于有乳头肌的腱索。随着时间的流逝，二尖瓣反流将在裂隙边缘产生继发性病变，例如增厚、卷曲和挛缩。缺损永远不会狭窄，长时间可能只会产生少量的反流。

（三）与瓣膜组织缺乏的相关病变

三种主要的解剖类型的病变几乎总是与不同程度的瓣膜组织缺乏相关，并且值得提出：降落伞型二尖瓣、乳头肌与瓣膜连接处融合，以及吊床或拱形瓣。但是，这三种类型以及正常的解剖结构之间是连续的。功能性病变可以是以反流为主或以狭窄为主，或者它既是狭窄的又是反流的。在极少数情况下，瓣膜可以正常运行。

1. 降落伞型二尖瓣

降落伞型二尖瓣可以是单独发生的。但是，它几乎总是与另一种心脏异常有关，例如房间隔缺损（ASD）、室间隔缺损（VSD）或主动脉缩窄[8]，并且常常与Shone综合征结合，也可见于左心室发育不全导致的心室畸形舒张[9,10]。大体病理显示病变主要为单个乳头肌且二尖瓣口覆盖乳头肌尖端[9]。悬挂系统的病变始于乳头肌尖端与瓣膜自由边缘的完全融合，病变的另一端是相对正常的瓣叶，其活动性良好（图127-2）。副乳头肌作用通常很小，仅用于游离边缘的一小段，甚至是小叶组织的下表面，比类似它的正常二级腱索大。瓣叶组织可以是完整的或穿孔的。

功能类别取决于组织和瓣叶活动性，二尖瓣瓣口的存在和大小，腱索的存在、长度及质量之间的相互作用[10]。降落伞型二尖瓣几乎总是具有狭窄成分，因为狭窄程度是固定的，但瓣膜会增大。这些患者可能不需要进行瓣膜手术[11]。

双孔二尖瓣（其中小乳头肌支撑完整的孔）是降落伞型二尖瓣的一种极为罕见的变化。它应与左心房室瓣膜区分开。左心房室瓣膜在左侧瓣叶（壁瓣叶）较小或不存在时通常会发现一个辅助孔。

2. 乳头肌与瓣膜连接处融合

乳头肌融合到连合处，也称为短腱索综合

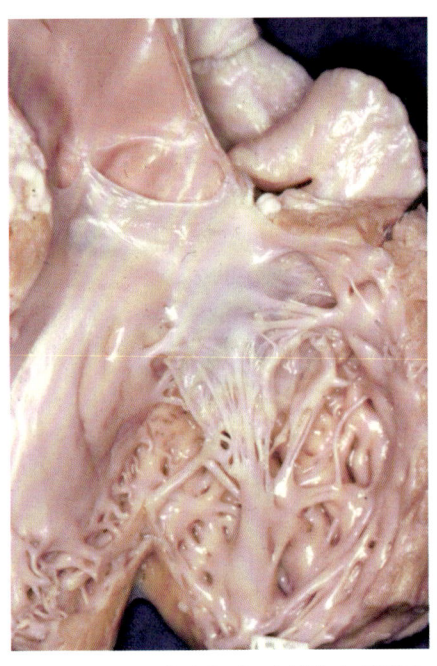

▲ 图 127-2 降落伞型二尖瓣的宏观视图

较大的乳头肌将异常腱索分布到两个连合处。在瓣膜的右侧可以看到一条小的乳头状小肌

征[12]，是乳头肌尖端由短腱索附着或融合到游离边缘连合区域（图 127-3）。在最极端的形式中，完全没有腱索。乳头肌可以具有正常的大小和体积。然后，由于瓣膜组织的缺乏和瓣叶运动的限制，瓣膜通常比限制性瓣膜更具活动性。乳头肌肥大通常是导致限制性瓣膜的主要原因。

3. 吊床或拱形瓣

对于有吊床或拱形瓣膜的患者，悬挂系统可能已失去与正常解剖结构的所有相似之处。乳头肌无法辨认，或者后瓣叶后面有多个小的乳头肌。瓣叶由直接附着到心室后壁的腱索直接悬挂。这种附着通常朝着心脏的底部移动，前瓣上的张力过大，后瓣运动受到极度限制。瓣膜以反流为主。

（四）二尖瓣瓣叶发育不全

这种罕见的情况几乎仅限于后瓣叶的中间扇形部分[12, 13]。

（五）二尖瓣环扩张以及腱索和乳头肌伸长

当二尖瓣的解剖结构正常时，很难确定二尖瓣环的先天性扩张和悬吊装置的延长，但是大多数二尖瓣先天性异常的研究都包括了这些因素[14]。已发表的先天性二尖瓣关闭不全研究中有 15%～40% 的患者包括了这些因素[10, 15, 16]。但是，没有证据表明它们是先天起源的。出生时在二尖瓣或三尖瓣装置中可发现乳头状肌伸长，但这些肌肉通常具有局部缺血、米黄色的特征。有时，缺血性病变表现为出生时或出生后不久的急性破裂。出生时未发现二尖瓣环扩张。

二尖瓣环的扩张和悬吊装置的伸长通常都与左心室的大量容积负荷相关（例如，大的室间隔缺损或巨大动脉导管未闭）。病理生理学是在体积负荷的作用下，先扩张后环，然后再扩张边缘腱索，使前瓣叶的自由边缘脱垂。在极少数情况下，瓣膜组织或乳头肌的微小异常表明是真正的先天性起源。当 4 岁以上的患儿出现单独的二尖瓣关闭不全并发前瓣叶脱垂和不同程度的后瓣叶反流时，尤其是后瓣叶增厚时，如果患者来自风湿性心脏病高发地区则应排除风湿性起源。

继发于心肌病的功能性二尖瓣关闭不全在此不进行讨论。

（六）副二尖瓣组织

腱索间空间充满了瓣膜组织的密集网络。当前瓣和后瓣之间存在连续性时，副瓣膜组织可能会产生与副组织穿孔尺寸直接相关的梯度（图 127-4）[17]。当副瓣膜组织卡在左心室流出道中时，由于副瓣膜组织在前瓣叶上施加的牵引力，二尖瓣可能出现反流，导致瓣膜在心脏收缩期中段打开[18]。但是，在这种情况下，左心室流出道梗阻是主要的血流动力学病变，通常导致主要症状[19]。通常，副二尖瓣组织不会产生明显的梯度或功能不全。

（七）二尖瓣疾病伴瓣叶组织增多和二尖瓣脱垂

二尖瓣脱垂综合征（最常见的形式，仅限于后叶中间扇形部分缺损）是否是先天性尚有争议。在大量新生儿中[20]，使用严格的标准，前叶轻度膨出的发生率可以忽略不计，也没有发现脱垂。这倾向于二尖瓣脱垂是一种获得性疾病。以其常见形式，在新生儿和婴儿中是例外。在成人中，组织学异常局限于后瓣叶的扇形部分，主要病理

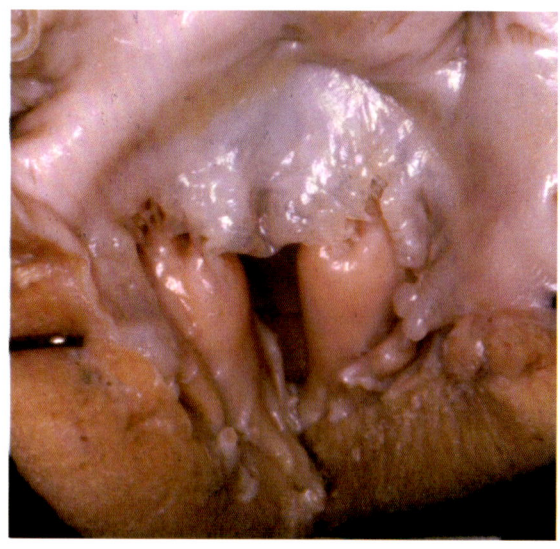

▲ 图 127-3　乳头肌与瓣膜连接处融合的二尖瓣的宏观视图

极短的腱索分布在前连合处（左）。后乳头肌几乎融合到后连合处（右）

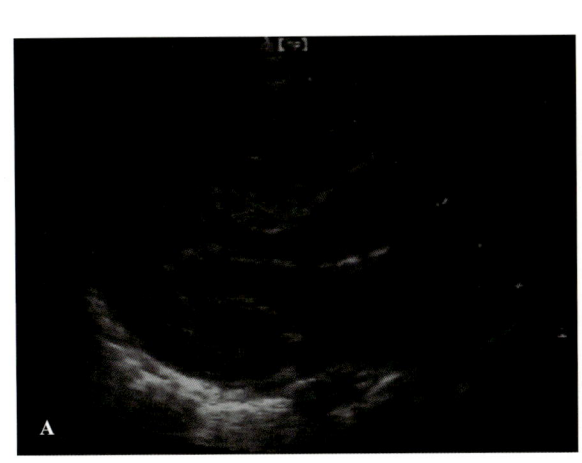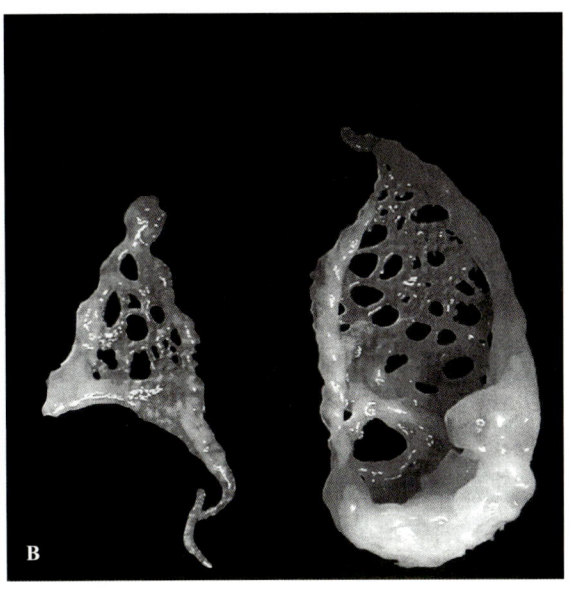

▲ 图 127-4 二副尖瓣组织

A. 长轴视图。副二尖瓣组织附着在二尖瓣的前、后瓣上，像风向袋一样吹动；B. 手术切除后相同组织的宏观视图是附接到悬挂装置的副二尖瓣组织的特征

改变为弹性纤维改变和黏液样组织增生[21]。

然而，在新生儿和婴儿中，二尖瓣脱垂的形式更为广泛。在这种形式下，多余的组织分布在前、后瓣叶上，并且组织学检查显示海绵状组织广泛浸润。组织学异常与患有马方综合征、Ehlers-Danlos 综合征和成骨不全症的患者相同。马方综合征是一种具有不同外显率的常染色体显性遗传疾病[21, 22]，在原纤维蛋白基因上发现了该突变。Ehlers-Danlos 综合征的特征是与不同亚型相关的突变群[23]。二尖瓣脱垂综合征的广泛形式在散发病例中或以表明常染色体显性遗传和 X 连锁遗传的家族形式出现。已发现在 16 号、11 号和 13 号染色体上的三个不同基因座与二尖瓣脱垂有关，但未描述特定基因[24]。

（八）周期性左房室瓣反流

修复完全或部分心内膜垫缺损后，对于正常发育的左侧瓣叶的瓣膜，存在两种主要的反流机制[25]。裂隙可能是开放的，因为在初次手术中进行的裂隙闭合已经破裂或从未进行过裂隙闭合手术。在这种情况下，反流直接通过裂口发生。在彩色多普勒超声检查中，反流射流垂直穿过裂口。

或者，当裂口完全闭合并保持闭合时，反流的主要机制是在左侧瓣叶尖端的前方不存在接合表面。在未经修复的房室间隔缺损中，小尺寸的并置区是上、下桥接瓣叶的这些部分的固有特征。直接闭合裂口不会产生更大的接合面，实际上，存在的少量接合表面可以通过裂缝闭合而减少和变形。当裂口关闭处破裂或瓣膜的游离边缘伸展时，情况更是如此。在彩色多普勒超声检查中，位于左心房后壁后方的反流射流是这种机制的特征（图 127-5）。

如果反流是长期的话，则裂隙边缘的继发性病变或增生性病变很严重，伴有瓣叶组织增厚和挛缩，有时甚至钙化。另一方面，左侧瓣叶通常很薄且柔韧，没有继发性或增生性病变。左侧瓣叶运动没有限制，也没有脱垂。

如果存在发育不全或缺乏左侧瓣叶，则在初次修复时就不能闭合裂隙，选择就不会产生流入限制，但残余或反复性反流通过裂口发生。在超声心动图检查中，当在左心室的短轴视图上看到乳头肌明显的不对称时，就可以怀疑解剖结构异常。主要的乳头肌，通常是前侧的乳头肌，与上、下桥接瓣叶相连。双孔口的存在也是一个有力的指标。它通常直接悬挂在后乳头肌上、下桥接瓣叶的身体中。在多普勒检查中，反流射流垂直穿过裂口。

三、二尖瓣功能异常的分类

Carpentier 按瓣叶运动对二尖瓣功能异常进行了分类，而与解剖结构和原因无关[26]。它是二尖瓣修复的必要工具，应在术前进行超声心动图检查[27]。它还可以为在手术期间最终发现的病变提供重要线索。

Ⅰ型，正常的瓣叶运动。异常可能是一个或两个瓣叶的穿孔或缺损，或者是环形扩张。与前瓣叶Ⅱ型异常相关的环形扩张最可能起作用。

Ⅱ型，瓣叶运动增强。大多数伴有Ⅱ型异常的患儿二尖瓣开始于功能性关闭不全，并逐渐拉长了前小叶的悬吊装置。

Ⅲ型，瓣叶运动受限。瓣膜可以是狭窄的或反流的，或两者兼而有之。大多数患有先天性二尖瓣异常的患者都属于这种类型。

表 127-1 显示了功能分类与根据 Carpentier、Brizard[10] 和 Chauvaud 及其同事改编的形态学发现之间的关联[28]。

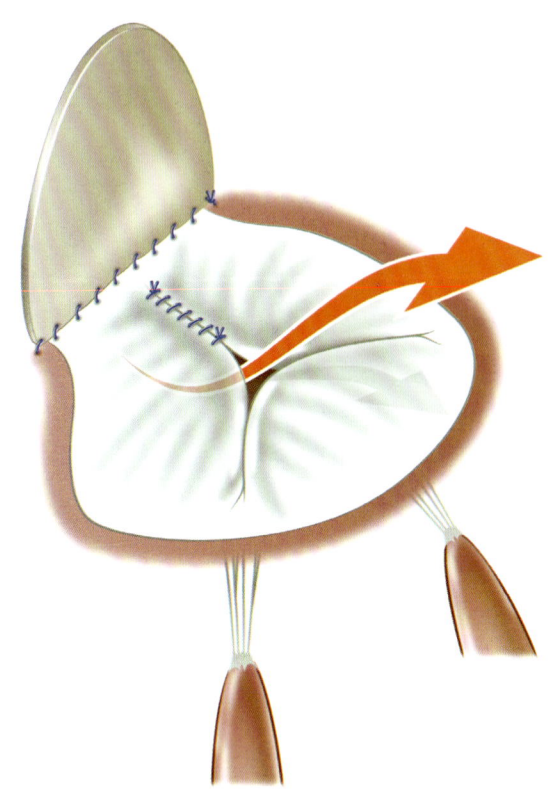

▲ 图 127-5　在没有面向左侧瓣叶尖端的并置区的情况下的反流机制
射流的方向在后，并包裹左心房的后壁

表 127-1　二尖瓣功能异常的分类

功能类型	解剖病理学	外科技术
Ⅰ型	后叶瓣叶缺损	后瓣环成形术
	二尖瓣裂	直接缝合 补片瓣叶加宽术
	二尖瓣环扩张	成人大小的瓣环：有或没有瓣叶扩大的重塑瓣环成形术 小于成人的瓣环：后瓣环成形术，瓣叶扩大
Ⅱ型	腱索伸长	人工腱索、腱索延长、腱索转移、楔形切除、滑动成形术
	腱索缺如	人工腱索、腱索转移
	乳头肌伸长	滑动成形术、乳头肌缩短
	组织增生	腱索缩短、瓣叶切除术（技术因患者年龄而异：三角形、四边形、瓣叶中央）
Ⅲ型	瓣叶组织缺如	后叶瓣叶脱离和扩大、前叶增大
	乳头肌与瓣膜连接处融合	乳头肌的开窗、融合部切开术
	降落伞型二尖瓣	乳头肌的开窗、乳头肌分裂、融合部切开术、后叶瓣叶脱离和扩大
	吊床型二尖瓣	悬挂装置游离 + 后壁的分离、前叶增大、后瓣环成形术

四、诊断

先天性二尖瓣异常的诊断取决于临床表现、胸片、心电图，最重要的是超声心动图[27]。通常可以在超声心动图检查之前对孤立的二尖瓣异常做出阳性诊断。但是，当存在相关的心脏异常时，临床研究可能只会提高对二尖瓣疾病的怀疑指数，或者可能会被完全遗漏。超声心动图是对所有有心脏体征的小儿患者进行初步评估的一部分，但是当存在相关病变时，对诊断先天性二尖瓣异常至关重要。在大多数患者中，超声心动图通过显示与正常解剖结构的差异来显示异常的先天性。通过超声心动图检查可以更好地评估二尖瓣的功能及病变对心血管系统的影响。尽管导管研究和血管造影术可能有助于相关的病变的诊断（例如，复杂的 VSD 和某些弓部异常），导管研究或心室造影对二尖瓣疾病的诊断或术前评估均没有任何价值。

（一）临床检查

患者在新生儿期很少出现二尖瓣狭窄，但是当出现时，相关的病变可能占主导地位。在新生儿期之后，症状可能包括发育迟缓、劳累性呼吸困难、面色苍白、营养不良，以及反复出现胸部感染史。可以发现心排血量低的迹象，如四肢苍白、心动过速和呼吸困难。存在肺动脉高压的迹象，第二心音亢进，触及右心室冲动。最初的心音减弱提示小叶厚实，偏移受限。低强度的舒张中期杂音是唯一的直接听诊征象，在低输出的情况下可能不存在。

新生儿期出现二尖瓣关闭不全的患者很少。在所有年龄段，二尖瓣关闭不全的患者都表现出不同程度的发育迟缓，并且在进食或劳累时出现呼吸困难。可能存在扩大的左心室反流，并且在伸入腋窝的根尖处听到高频、高强度的全收缩期杂音。

（二）心电图和胸部 X 线片

心电图显示二尖瓣反流患者左心房和左心室增大。当存在肺动脉高压时，可以看到右心房和右心室增大。在儿科人群中，几乎总是窦性心律。

胸部 X 线片显示左心房扩张的双倍密度和不同程度的肺胸膜炎及主肺动脉扩张。在二尖瓣关闭不全的情况下左心室扩大是明显的。

（三）超声心动图

超声心动图检测至关重要。它系统地提供了二尖瓣异常严重程度及其对生理的影响所需的所有信息[29]。通常可以强烈怀疑解剖病变。超声心动图可提供手术指征，并协助外科医生进行修复[15]。

经胸超声心动图检查获得的四腔视图准确地提供了经瓣静脉压力差，并定义任何脱垂或狭窄的精确幅度。二尖瓣的短轴视图（正面视图）可以直接看到二尖瓣口的区域，并可以很好地定位反流喷射源。它可以对乳头肌进行精确分析（存在、大小、位置和对称性）。经食管超声心动图检查对于悬挂设备的解剖细节和功能分类的评估是至关重要的。探头可以在食管中上下移动，以前开口（探头向上）和后开口（探头向下）为基准，沿着前瓣叶的游离边缘对脱垂区域进行精确定位。

对于二尖瓣狭窄，必须根据心脏舒张功能和相关病变的程度来解释整个瓣膜的瞬时峰值和平均梯度。压力梯度对手术适应证的总体影响必须权衡肺动脉压力，甚至还要考虑临床耐受性。

三维超声心动图技术随着计算机功能的迅猛发展和探头的小型化而迅速发展。但是，由于空间和时间分辨率仍然不足，因此在体重较小的患者中产生的信息用处不大。通常，对于体重大于 30kg 的患者，三维超声心动图最明显的好处是能够在三维面视图图像上非常精确地定位二维切面的位置。然后仅在二维切面上可以精确地量化脱垂或限制的程度。

（四）其他检查技术

无论使用哪种成像技术，在轻体重患者中都有局限性，在这些患者中，空间和时间分辨率至关重要。磁共振成像（MRI）或计算机断层扫描都没有足够的空间分辨率来容纳幼儿的瓣膜组织或悬吊装置。

MRI 可以精确计算心室容积，而与间隔的几何形状无关。这可能有助于做出有关治疗二尖瓣狭窄左心室小的患者的决定[31]。反流分数可准确测量。MRI 可显示梯度和流量。对于较小的患者，MRI 对瓣膜解剖结构没有帮助。另一方面，MRI 可以在术前提供有用的功能和形态学信息[32]。

五、药物治疗

当瓣环太小而无法在解剖位置接受机械假体时，应大力进行药物治疗。当主要发生二尖瓣关闭不全时，治疗应包括血管紧张素转换酶（ACE）抑制药、利尿药、必要时还应输注红细胞[33]。在二尖瓣狭窄的患者中，应减少后负荷。

六、手术治疗

婴儿手术干预的指征与成人不同，但差异与二尖瓣环的大小有关，而不与患者的年龄有关。当瓣环接近成人大小时，手术干预的时机与瓣膜成功修复的可能性直接相关。现在可以说，对于年龄超过 1 岁的患者，使用各种各样的二尖瓣修复技术，几乎所有瓣膜的修复都是可以达到的目标。不论症状严重程度如何，一旦出现严重反流，应立即修复极有可能修理的瓣膜，尤其是通常不需要环形加固的瓣膜。手术时机与手术团队的经验有关。相反，对于瓣环较小的患者，一项重要的多机构回顾性研究[4]表明，当假体尺寸与受体瓣环直径不匹配时，风险关联性非常强。

在新生儿和婴儿中，修复在技术上可能具有挑战性，并且通常只有位置在瓣环上的机械假体与明显的死亡率相关联时才可能进行更换[34]。因此，只要可以对患者进行药物治疗，就应该推迟手术。最近已经描述了新技术，以允许二尖瓣置换包括小婴儿在小环的环形位置[35, 36]。这些技术应允许采用稍微可接受的抢救策略，从而对症状严重的新生儿或婴儿采取更积极的方法。但是，它们并不代表治疗范例的巨大变化。

在小儿患者中，一旦手术成功，严重症状患者的长期心室功能即可恢复正常[37, 38]，这与成人人群不同，可以等待更长的时间来满足技术需求。最近对 24 个月以下患者进行的一系列机械瓣膜置换回顾性研究显示了良好的效果。他们描述了最近的患者，他们接受了适当的抗凝治疗并在环形位置植入了假体[39-41]。一项重要的多机构回顾性研究[42]表明，当假体尺寸与受体瓣环直径不匹配时（即假体尺寸与体重之比大于 3），风险关联性非常强。

另一方面，使用广泛的技术手段为所有 1 岁以上的患儿修复二尖瓣几乎是一个容易实现的目标[15, 28]。在小的二尖瓣环中，修复困难，但是更换会产生很高的死亡率[34, 43]。所以手术应尽可能延迟，但如果不能延迟则应毫不犹豫地进行[15, 44]，并应同时治疗相关的心脏病变。对于较大的二尖瓣环，大多数时间都可以进行修复，并且在必要时可以进行二尖瓣置换，并且长期效果非常好，过早更换的结果不太令人满意。

（一）二尖瓣置换术

应当不惜一切代价避免在婴儿瓣环上位置二尖瓣置换，经验丰富的团队中这种类型的植入是造成这些患者大部分或全部围术期死亡和长期死亡的原因[45]。从长远来看，在这些情况下，二尖瓣修复通常是一种缓解措施，但在技术上状况较好的患者中，它允许环形生长并最终被替换[15]。

现在有可能在较大的瓣环中更换二尖瓣，取得长期良好的效果，但应植入机械瓣膜。直径不大的主动脉瓣已被证明可用于小儿二尖瓣置换术，必须从瓣膜固定器中取出瓣膜，并将其开口朝向心室腔植入。生物假体与早期变性和再手术有关，因此不应在儿童年龄组中使用[46]。

在儿科病房中，机械假体的更换并不罕见。适应证通常是在静息时（多普勒研究或导管研究中）或在劳累时（多普勒研究中）出现肺动脉高压[47]。通常可以植入更大的尺寸，在特殊情况下，它可能比其要替换的假体大 2 号以上[48]。这是最初修复和尽可能推迟首次更换策略背后的最重要动机之一。从技术上讲，小儿机械假体的更换与成人的更换明显不同，必须非常小心地去除所有袖带组织和绒毛；应避免使用外翻式床垫缝合线，尤其是有褶子的缝合线，因为它们会减小瓣环的尺寸。最好使用简单的间断缝合线或连续缝合使用的聚丙烯缝合线。植入的机械瓣膜专为高速成人流动而设计，当将其植入婴儿的二尖瓣位置时，它们承受的流量约为其设计流量的1/5，且速度较低，目标国际标准化比率必须相应提高。

最近已经描述了两种针对新生儿和婴儿的处于环形位置的二尖瓣置换技术[35, 36]。两者都使用相同的戊二醛牛颈动脉瓣膜，无论是带支架版（Melody，Medtronic，明尼阿波利斯，明尼苏达州）还是非支架版（Contegra，Medtronic）（图 127-6）。

（二）二尖瓣成形术

Carpentier[26]描述了用于成人手术的二尖瓣修复技术，并对儿科患者和小型先天性二尖瓣进行了修改[15, 28]。Melbourn 的体外循环是在 32℃的中等低温、10g/dL 的血红蛋白和 150~200ml/（min·kg）或 1L/（min·m²）的泵流量下进行的。每 20~30min 进行一次温血性心脏停搏，可为心肌提供保护。静脉插管应为房室沟留出足够的空间。上腔静脉是直接插管的，与原发腔和下腔静脉的距离不远。进行房室沟的有限解剖。交叉夹紧后，左心房通过房室沟进入。后环的褥式缝合可将瓣膜向上并向手术者方向拉动，从而增加了显露程度。束紧下腔静脉并向左上拉。用于二尖瓣手术的固定牵开器必须适合患者的大小。

替代方法不太令人满意。经房间隔方法没有为牵开器提供锚定的边缘，并且使传导组织受到更大的压力。缝合心脏也需要时间。

在准备手术期间，强制性的进行了术前经食管超声心动图检查。一旦满意地暴露出二尖瓣，将对其进行系统分析，并整合术前信息。功能类别得到确认，而二尖瓣脱垂或狭窄仅基于超声心动图研究。最终在手术中确认位置（A_1~A_3，P_1~P_3）。然后，进行形态学和解剖学检查，需要确认或消除瓣环上结构，并确定以下要素：①瓣环直径；②二尖瓣瓣叶的质地、长宽比和大小；③腱索的数量、形态和分布；④连合组织和专用悬吊装置的存在；⑤乳头肌的存在、大小、位置和形态。检查结束后，仔细检查腱索间的副二尖瓣组织。将测得的瓣环直径和二尖瓣开口的直径与针对患者身体表面积计算出的直径进行比较。在 Melbourne，我们对 Kirklin 和 Barratt-Boyes 提供的尺寸进行了修改[49]。

表 127-1 列出了功能类别、解剖病理学和外科治疗之间的相关性。表中包括的技术与成人二尖瓣修复手术中使用的技术相同[26]。细微的改变是由儿科患者的大小决定的[15]。

(1) Ⅰ型成形（瓣环重塑成形术）：对于所有二尖瓣功能不全的患者，必须进行瓣环成形术，但对于一些孤立的Ⅰ型二尖瓣异常，无环形扩张的患者，大多数为二尖瓣裂。瓣膜成形术的目的是使二尖瓣口的面积（收缩期）适应可用的小叶组织。不进行瓣环成形术而进行二尖瓣修复的尝试已出现复发[28]。重塑瓣膜成形术包括插入一个刚性的成人大小的环（或大于前瓣区域指示的尺寸）。为了在儿童或青少年中获得成人大小的二尖瓣环，必须扩大瓣叶组织 - 通常是后小叶，其次是前小叶，或两者兼而有之[50, 51]。对于具有三型二尖瓣异常的患者，可通过分离的后瓣叶进入悬吊装置，以扩大瓣叶[15]。当没有可用的人工瓣

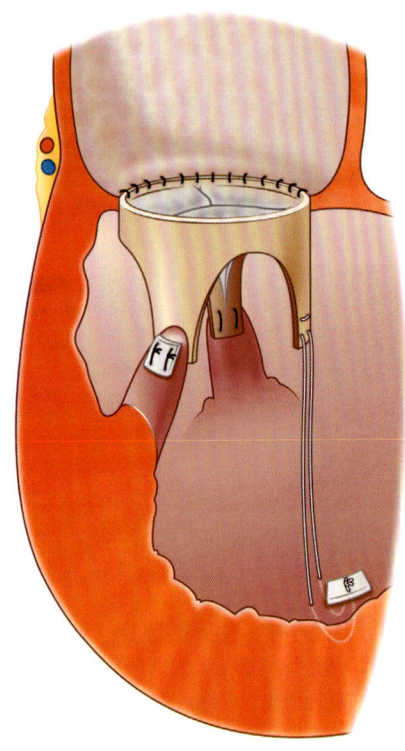

▲ 图 127-6 在环形位置上植入 Contegra 瓣膜
请注意，用人工腱索悬挂的连合体朝向心室腔（而不是面向后壁）

环适合患者的大小时，或者当认为瓣环太小时，瓣环成形术仅限于后瓣环。瓣环成形术必须合并两个三角形。我们自己的患者的经验表明，使用连续的聚四氟乙烯（PTFE）或间断缝合线可以实现更高的瓣环成形的稳定性（图 127-7，也可参见图 127-1、图 127-2 和图 127-3）。我们使用一片膨胀的 PTFE 薄片折叠两次或三次，以避免产生波纹。缝线不应绑得太紧。

(2) Ⅱ型成形：先天性二尖瓣关闭不全的患者很少需要矫正Ⅱ型二尖瓣异常。Ⅱ型大多为继发性病变，或伴有相关病变（大多数为左心室负荷），但对于结缔组织疾病和二尖瓣脱垂的患者，始终需要进行矫正。可以使用多种技术来纠正增强的瓣叶运动[15]。是否应单独使用或结合使用技术，取决于瓣膜活动的宽度（即局部或扩展到自由边缘的整个宽度）。正是由于围术期的瓣膜活动度（基于术前超声心动图研究）才决定了该技术的选择。

所有技术都是有效且可靠的，只要矫正能够恢复前瓣叶和后瓣叶之间较大的重合表面即可。但是，过度校正会直接在修复区域上产生应力，并抵消了表面贴合所提供的应力释放。所有过度校正最终都会失败。

当在脱垂区域没有合适强度和质地的腱索时，使用人工腱索。缝合需要严格的技术，以避免过度校正和游离边缘处的大结节（图 127-8）。人工腱索对于小儿患者是安全的，并且可以使乳头肌和小叶组织修复并充分生长[52]。

缩短腱索需要较细且灵活的腱索。校正会明显缩短腱索，并且仅在考虑到较高的局部脱垂时才执行（图 127-9）。

二级腱索与游离边缘之间的腱索传递比从后小叶向前小叶的腱索传递更可取，因为其长度自然适合于局部脱垂的矫正（图 127-10）。腱索应从前瓣叶中分离出来，瓣膜组织应最少。然后，用一条小的缝合线将其以所需的长度直接连接到游离边缘。

楔形切除和滑动成形术可对多根腱索产生不同程度的前倾矫正。它们非常适合于散发、扩展到前小叶游离边缘的很大一部分（图 127-11 和图 127-12）。

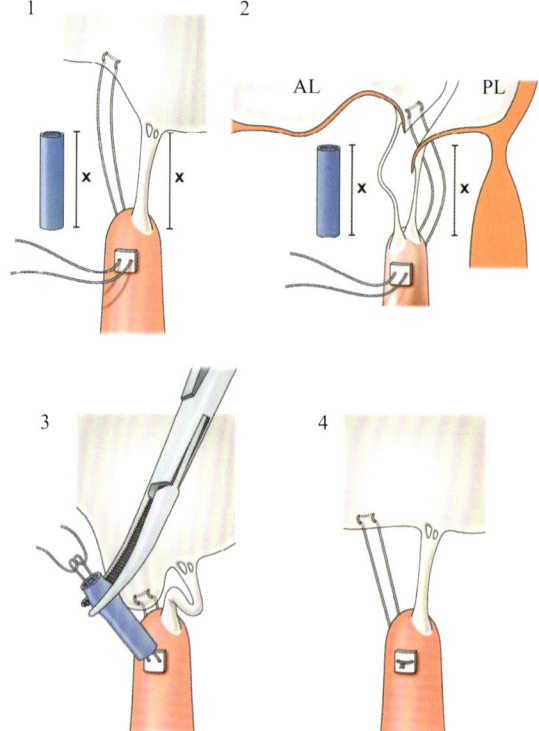

▲ 图 127-8　聚四氟乙烯的人造腱索
必须采用严格的技术来避免过度校正和自由边缘处的大打结。1. 套管是由一根短的塑料管制成的，该管切成所需的长度，并在针的远端滑动。2. 该套管可以从面向后的小叶后缘上获取。3. 小叶的自由边缘降低至乳头肌接触。夹住套管时，将人工假扎带捆绑在一起。4. 取下套管，拉动缝合线，使结与乳头肌接触。AL. 前瓣叶；PL. 后瓣叶

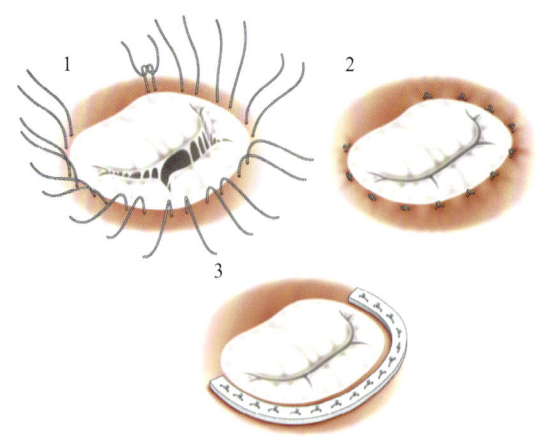

▲ 图 127-7　后瓣环成形术由两层或三层聚四氟乙烯板制成的成形环实现的
后瓣环成形术中保持连续性可获得最佳的手术效果。另外也可以通过褥式缝合线直接打结（压力缝合）来完成成形术

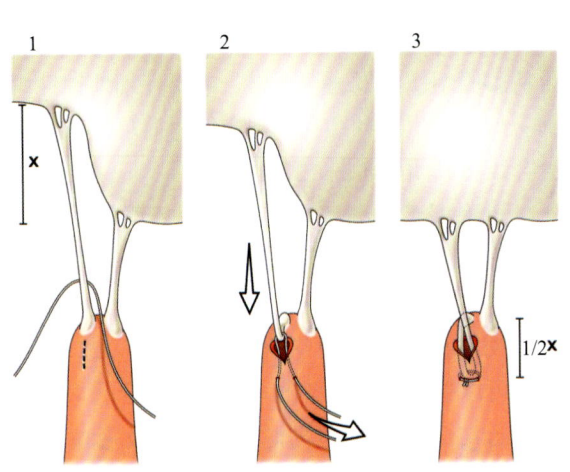

▲ 图 127-9 腱索的缩短
注意缩短的程度

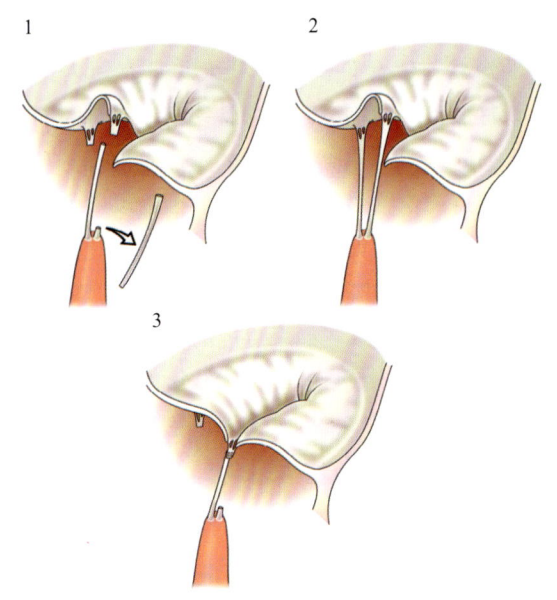

▲ 图 127-10 腱索转移
仅仅使用次级腱索，而不应使用基底腱索

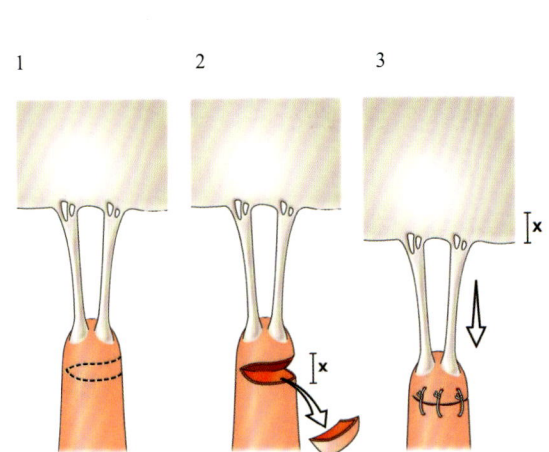

▲ 图 127-11 楔形切除
实现分配给多个腱索的有限缩短

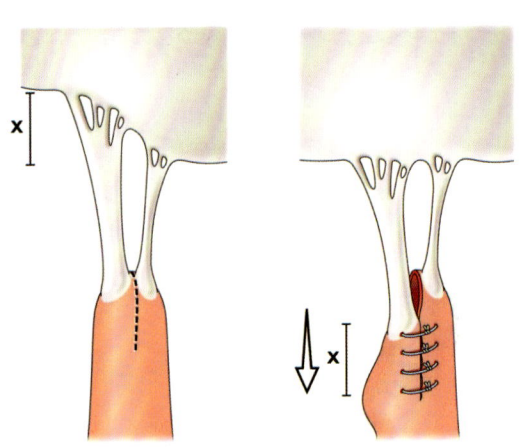

▲ 图 127-12 滑动成形
实现对腱索变粗的受控缩短

乳头肌缩短术主要用于马方综合征和二尖瓣脱垂中，以矫正Ⅱ型前后叶（图 127-13）。

(3) Ⅲ型成形：Ⅲ型先天性二尖瓣畸形主要由瓣叶运动受限和瓣叶组织不足所组成，其成功矫正至关重要，尤其是在生命的第一年。

①乳头肌动员：必须使用悬架设备才能充分动员乳头肌。当二尖瓣口足够大时可以通过二尖瓣口进入，但是通常二尖瓣口很小并且不能充分进入悬架设备。在这些情况下，后叶的脱垂可为乳头肌提供良好的暴露。然后可以安全充分地变薄，从后壁动员乳头肌，并进行乳头肌的分裂和开窗。后来，随着瓣膜组织的扩大，重建了瓣膜后叶（图 127-14）[15]。

②心包补片扩大瓣叶：延长瓣叶组织是治疗瓣膜缺如的唯一方法[15]。前瓣叶、后瓣叶或两者均可延长。后瓣叶的延伸应限制在瓣叶高度的一半以下；它可以限制在扇形部分的中间区域。或者，当分离从一个连合处扩展到另一个连合处

时，该延伸应重现具有 3 个扇形部分和 2 个连合处的形状，以允许舒张口开大。具有短内边缘的新月形斑块是狭窄的，并且狭窄随着时间而恶化。前瓣叶的延伸应在瓣叶的身体内进行，在靠近铰链点的位置留有一块瓣膜组织，以避免在此水平产生机械应力。延伸部分的高度不应大于瓣叶高度的 2/5，使靠近自由边缘的区域完整无损，以使表面柔顺有效。如果可能的话，从三角到三角应该是对称的。自 20 世纪 80 年代初以来，最好的材料是使用 0.625% 戊二醛固定自体心包。长期的结果无法预测。动物研究表明，用牛心包进行新的治疗可能会提供更好的选择[53]。目前尚无临床瓣膜随访的长期结果。

③瓣上环和副二尖瓣组织的切除：切除瓣上组织需要极好的暴露瓣叶组织。瓣上组织有时可从瓣膜组织上剥离。通常，需要仔细地钝性解剖。如果发生前叶穿孔，则应使用简单的八字形缝合线将其闭合（图 127-15）。

切除副二尖瓣组织需要类似的严格手术技术。需要充分暴露瓣下悬挂装置，以在不影响悬架装置完整性的情况下，将二尖瓣和腱索完美地与可切除的副二尖瓣组织区分开（图 127-16）。各种可以暴露悬挂设备的入路必须结合起来，例如通过二尖瓣口和主动脉瓣口，以及通过分离后叶。

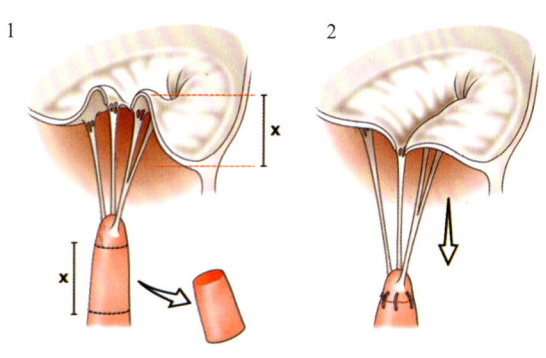

▲ 图 127-13　乳头肌缩短

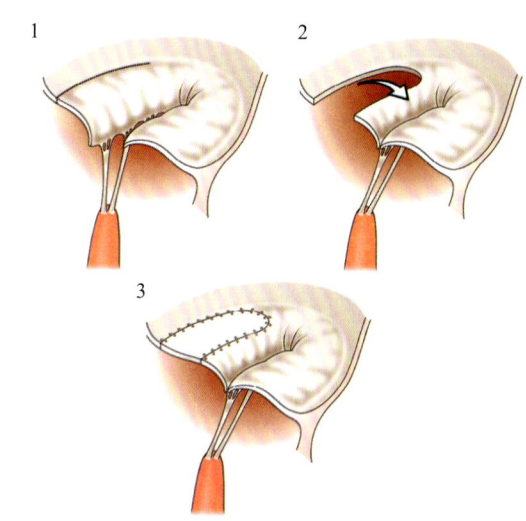

▲ 图 127-15　补片扩大前瓣叶，以治疗先天性瓣膜组织缺如或风湿瓣叶挛缩

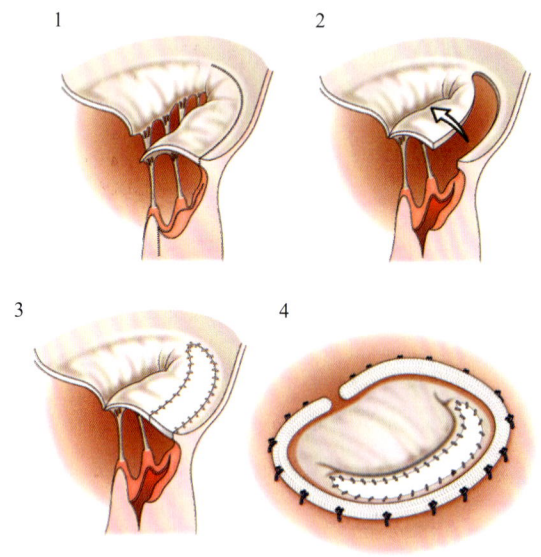

▲ 图 127-14　分离后叶
1. 吊床或乳头肌联合融合。通过自然的二尖瓣口进入悬吊装置被限制。2. 分离后叶后，即使在最小的瓣膜中也可以容易地进行悬吊装置的移动和分裂。3. 修复后。4. 配合瓣环成形术

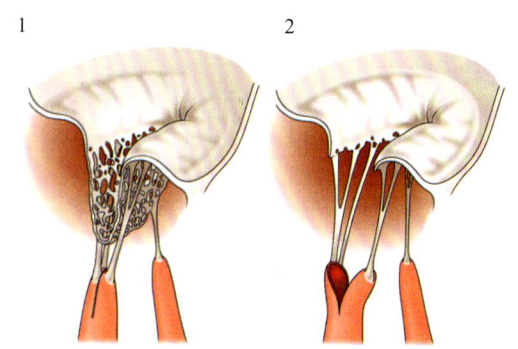

▲ 图 127-16　切除降落伞型二尖瓣内的瓣膜组织
必须格外小心地保护悬架设备

④周期性左心房室瓣反流的修复：必须根据左侧瓣叶的大小来确定不同手术技术[25]。最常见的是正常发育的左侧瓣叶。最不常见的是缺如或较小的左侧瓣叶。

在左侧瓣叶正常的情况下，某些情况可以通过缝合或重新缝合裂口来修复房室瓣膜。为了通过简单的缝合获得稳定的长期效果，裂口应薄而柔韧，并应有多余的瓣叶组织，以避免在张力过高的情况下缝合，并允许面向左侧瓣叶尖端有较大的并置区域。当裂口未破裂或裂口边缘明显缩回时，应在瓣膜组织的辅助下修复瓣膜，并使用心包。上部和下部的桥接瓣膜的组合面积可以在瓣膜的间隔末端增大。在墨尔本的皇家儿童医院，我们更喜欢使用裂口补片增强技术在左侧瓣叶前方创建接合表面[15]。

在反流区域周围的所有继发性病变中，将裂隙闭合区域清创。进行足够的切除以达到柔软的瓣叶组织。然后用长而狭窄的补片封闭裂口区域。该补片延伸到心室腔中，以形成一个接合表面以面对左侧瓣叶的尖端（图 127-17）。

如果左侧瓣叶缺如或发育不良，则将裂隙部分闭合的地方重新打开，并在裂隙的两个边缘上构造接合表面。在这种解剖结构中，根据儿童的难度和解剖结构，在皇家儿童医院使用了 3 种不同的技术。最常见的是，可以使用宽大的聚四氟乙烯人工腱索将裂隙的边缘直接悬挂（图 127-18）。可能需要补片来增加左侧瓣叶的表面积，并有利于在天然瓣膜组织之间形成较大的接合表面。或者，我们已使用大小合适的部分二尖瓣同种异体移植物来复制并置区。在我们的经验中，该技术已显示出非常好的即时结果和中间结果，并且应有足够的缓解时间等到可以使用成人大小的假体。

双孔不应关闭，因为它永远不会反流，并会产生宝贵的房室孔打开面积。

七、结果

（一）二尖瓣狭窄和主要狭窄的病理机制

1996—2014 年，有 42 例因先天性二尖瓣狭窄而接受手术，其中 21 例小于 1 岁。最常见的病理是瓣上二尖瓣环（作为主要机制）（$n=15$）、乳头肌与瓣膜连接处融合（$n=12$）和降落伞型二尖瓣（$n=6$）；14 例患有 Shone 综合征；3 例死亡，全部为 Shone 综合征患者，且全部在二尖瓣置换术后死亡。进行了 10 次再手术，其中 4 次二尖瓣置换（2 次机械置换和 2 次 Contegra 置换）。

（二）二尖瓣关闭不全和主要反流的病理机制

98 例患者因先天性二尖瓣关闭不全而接受手术治疗。其中二尖瓣裂 33 例：所有人都存活；一个需要再次手术；除 2 例外，其余均没有或有轻度的残留反流。有 65 例二尖瓣裂以外原因的患者：该组中有 30 例年龄小于 1 岁的患者。整个组有 13 例再次手术，5 例死亡。1 岁以下的患者与 1 岁以上的患者在 5 年内再次手术的概率显著不同：59% vs. 95.7%（$P=0.007$）。2 例患者进行了机械置换，1 例进行了 Contegra 手术，均存活。

（三）周期性左心房室瓣关闭不全

自 1978 年以来，墨尔本皇家儿童医院对 700 多名患者进行了完全型或部分型心内膜垫缺损矫治术。1996—2008 年，有 42 例患者因出现严重的二尖瓣关闭不全而再次手术，这是本章所述的技术。255 例左侧瓣叶挛缩或缺如，而 37 例发展为正常的左侧瓣叶。42 例患者中进行左心房室瓣膜修补术比例为 1/4（2.36 ± 1.1），不包括瓣膜置换术。正常左侧瓣叶组中需要再次手术的精

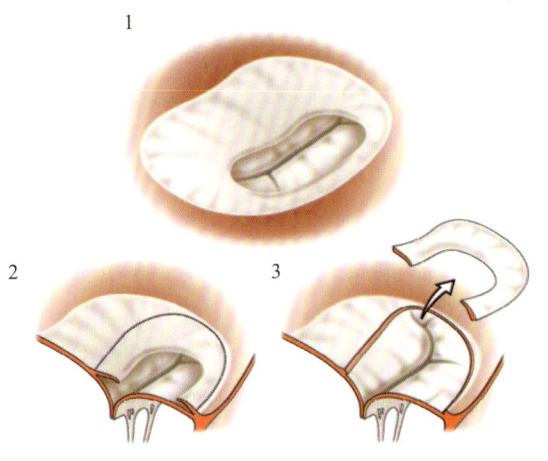

▲ 图 127-17 切除瓣上二尖瓣环

算风险在直接裂隙闭合组中为41%（6%~63%；95%的置信区间），而在裂隙增生组中为8%（最高82%）（P=0.04）。在左侧瓣叶挛缩或缺如组中（图127-19），3/5的患者最终需要在术后1年、10年和12年内更换瓣膜。

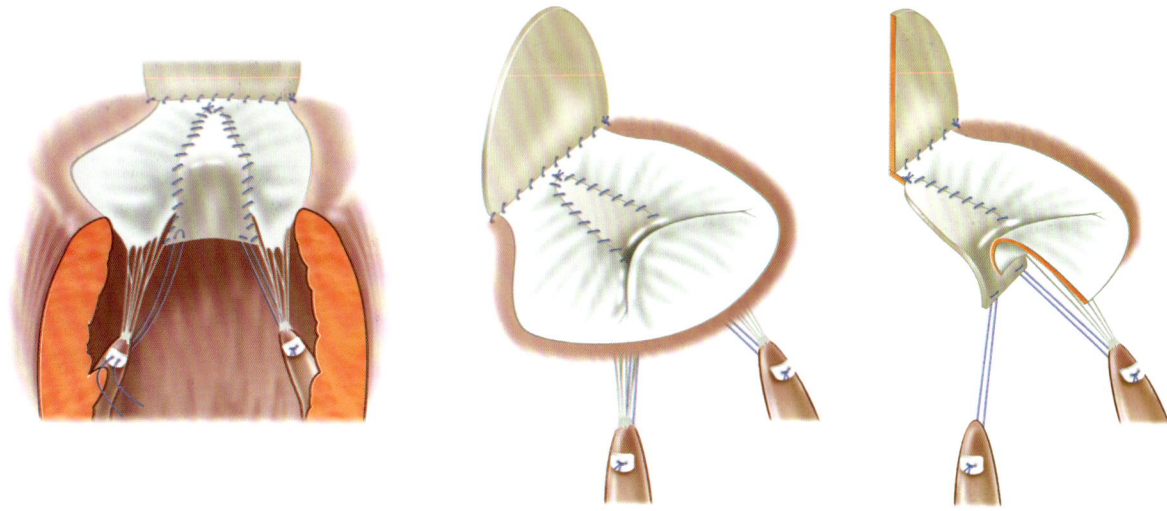

▲ 图127-18 再次左侧房室瓣修复术

最常见的解剖学特征为大的左外侧瓣叶和两个乳头肌。将窄心包补片缝合于裂口边缘，并一直延伸至瓣膜的流入道部分，以扩大左外侧瓣叶尖端相对的位置。通过人工腱索将补片的游离缘悬吊

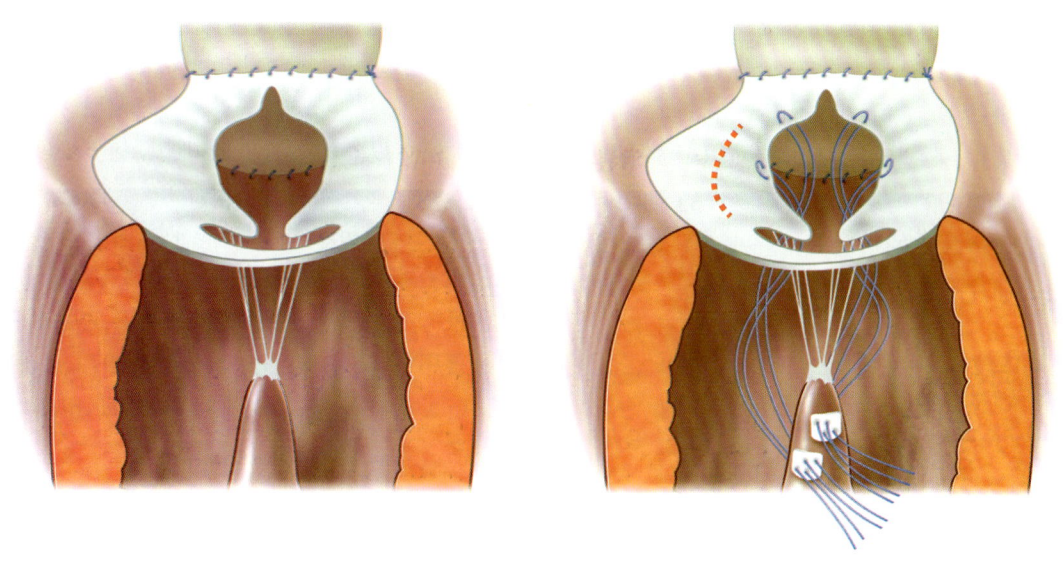

▲ 图127-19 重新进行左心房室瓣膜修复

罕见的解剖，左侧外侧瓣叶缺如。上，下桥接瓣叶的自由边缘通过人工腱索和后环成形术悬挂。当裂缝的边缘柔软时适用

第 128 章
左心发育不良综合征
Hypoplastic Left Heart Syndrome

Bret A. Mettler　Frank A. Pigula　著
陈锦杰　译

左心发育不良综合征（HLHS）的特征是左心室及其相关结构（二尖瓣、主动脉瓣、导管前主动脉以及导管后主动脉）普遍发育不良。由于左心发育不良综合征的解剖结构严重程度可以构成疾病谱，因此一个一致的定义命名法的价值已得到认可。先天性心脏外科术语和数据库项目提出了这样的命名法[1]。该项目提出了左心发育不良综合征的手术定义，即"一系列心脏畸形，其特征是严重的左心-主动脉发育不良复合体，包括主动脉和（或）二尖瓣闭锁、狭窄或发育不全，伴有明显的发育不全或左心室缺失，以及升主动脉和主动脉弓发育不全"。

在过去的 20 年中，左心发育不良综合征的治疗方式发生了巨大变化。在 1983 年 Norwood 引入 I 期姑息手术之前，几乎没有什么办法。现阶段治疗已发展成 3 个阶段 Fontan 手术。未经治疗的患者的 1 个月死亡率达到 95%，而目前各部门中心的术后 1 个月存活率接近 80%～90%。

本章讨论了这些患者带来的解剖和生理学挑战，以及为应对这些挑战而设计的治疗方案。

一、流行病学

两项大型流行病学报道估计，在 1000 例活产儿中，左心发育不良综合征的患病率为 0.16～0.18[2, 3]。男性占新病例的 57%～67%，据报道兄弟姐妹同时患病的风险为 0.5%[4, 5]。尚未发现与左心发育不良综合征相关的环境危险因素[6]。

二、临床表现

体检中，左心发育不良综合征的儿童可能在出生时看起来完全正常。在数小时至数天之内，呼吸急促和面色苍白可能会变得明显，然而，胸部 X 线和心电图检查并无阳性发现[7, 8]。因为动脉导管和心房之间的连接，可能会迅速发展为酸中毒、发绀和心肺功能不全。在其中有一个例外情况，这些孩子如果是房间隔完全闭合，出生后会立即出现严重的呼吸窘迫、呼吸性酸中毒和发绀，对药物治疗无反应。

其他系统的先天性病变也应被注意。Natowicz 及其同事[9] 报道，左心发育不良综合征患者中有 28% 患有遗传性疾病、严重的非心脏异常或两者兼有。专门观察左心发育不良综合征婴儿的中枢神经系统，Glauser 和同事[10] 发现中枢神经异常的占 29%，小头畸形的占 27%，说明左心发育不良综合征胎儿的血流模式可能对大脑发育具有重要影响。Shil-lingford 及其同事[11] 报道了小头畸形与升主动脉大小之间的相关性。Dent 及其同事[12] 使用磁共振成像（MRI）在出生后的患者中发现了 23% 的患者有颅脑缺血性病变。因此，对这些新生儿的术前评估也应包括遗传和神经学评估。

三、诊断

超声心动图已成为左心发育不良综合征患者的首选诊断方法。应该寻找例如主动脉瓣的大小和状态（闭锁 vs. 关闭不全）、主动脉大小、冠状动脉的起源、头臂干分支、房间隔的状态、三尖瓣和肺动脉瓣的功能以及完全型或部分型肺静脉异位引流的存在。冠状动脉畸形虽然很少见，但更可能发生在二尖瓣狭窄和主动脉闭锁的情况下，并可能表现为冠状动脉 – 心室瘘、冠状动脉发育不全、冠状动脉曲折或单个冠状动脉（例如，左冠状动脉起源于肺动脉）[12-18]。在左心发育不良综合征的二尖瓣狭窄 – 主动脉闭锁（MS/AA）变体中，冠状动脉异常可能更常见，并且这些患者还要接受进一步的检查（在后面进行详细讨论）。

（一）心导管检查

对解剖结构不明确的左心发育不良综合征患者可以考虑心导管检查，比如双心室修复的患者、冠状动脉异常的患者或肺静脉异位引流的患者。

（二）胎儿诊断

胎儿超声心动图的改良造成左心发育不良综合征的产前诊断的敏感性增加。Tworetzky 及其同事报道[19]，产前诊断与术前临床状况改善与 Norwood 手术后生存期改善有关。不幸的是，始终未证明 Norwood 手术可以缓和、改善产前诊断儿童的生存率[20]。Mahle 等[21]报道，尽管产前诊断可以改善这些患者的术前临床状况并可能减少神经系统损伤的发生率，但对手术存活率的影响并不明显。

四、病理生理

在左心发育不良综合征中，右心室必须支持体循环和肺循环。肺静脉回流必须通过房间隔缺损、卵圆孔未闭或在极少数情况下通过异常的肺静脉与全身静脉的连接而进入右心房。全身输出完全取决于动脉导管的通畅性（图 128-1）。导管复吸可能是一个限制了右心室依赖性全身快速血流的原因，并导致心肺衰竭前出现代谢性酸中毒、呼吸急促和易怒等症状。

房间隔缺损的大小是这些患者的重要生理决定因素。在无限制的心房沟通的情况下，肺血流量迅速增多，充血性心力衰竭的体征和症状占主导地位。

一部分新生儿出生时具有较低的房间隔交通压（梯度为 2～5mmHg），因此肺阻力适度升高。这通常可以平衡全身和肺部的血流，这些孩子在

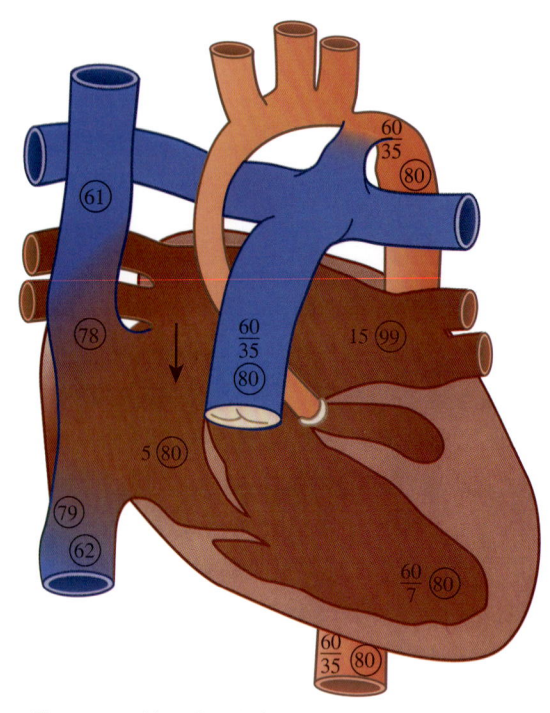

▲ 图 128-1　处于非手术状态的发育不良左心综合征的血流动力学和血氧饱和度（圆圈）

肺静脉回流必须穿过房间隔（箭头），在右心房中混合有全身静脉回流。全身心排血量取决于动脉导管未闭（经 Jacobs ML 许可转载自：Reprinted with permission from Jacobs ML: Hypoplastic left heart syndrome. In Kaiser LR, Kron IL, Spray TL, editors: *Mastery of cardiothoracic surgery*, Philadelphia, 1998, Lippincott-Raven, p 859.）

生理上可能很稳定，在手术前几乎不需要干预。在清醒的新生儿中进行自发呼吸通常会调节肺与全身血流的平衡，从而获得稳定的血液循环，从而大大简化了术前的处理。

最后，一些孩子出现了严重的心房间血流交通受限。这些新生儿出生时患有严重的低氧血症，迅速导致代谢性酸中毒。该变异相当于完全型肺静脉异位引流（TAPVR）的功能等同物，代表了一种真正的血流动力学紧急情况，需要立即缓解。与梗阻的 TAPVR 一样，使用医疗管理处理此类患者一律不成功。设计用于扩大和维持心房沟通的干预措施已成功应用，例如球囊房间隔造瘘术和支架植入术[22]。

五、病因

左心发育不良综合征可以在雏鸡胚胎中通过左心房结扎试验产生[23]。这些实验结果是

Remmell-Dow 及其同事[24]的临床预期，他们提出房间隔的异常发育，包括咽鼓膜和角膜缘的发育不足，在心房水平上从右向左的分流减少，导致左侧发育不全的心脏结构。类似地，涉及卵圆孔的过早闭合以及主动脉瓣畸形[25-27]。

虽然据报道可鉴定的基因序列与左心发育不良综合征相关，但它们的相关性仍不清楚[28]。随着对心脏形态发生本身（即胎儿手术）过程的干预，对导致左心发育不良综合征的发展因素的理解有了新的意义。

六、手术分类

满足左心发育不良综合征定义的所有方面的患者注定要进行单心室舒张。但是，对于某些患者而言，在追求单心室舒张和双心室修复之间的决定尚不清楚。一旦实施手术，就难以跨越竞争疗法，并且已经做出努力将解剖结构不明的患者分层。Rhodes 和他的同事[29]结合了四个因素（体表面积、主动脉根尺寸、左心室长度和二尖瓣面积）来预测新生儿双室修复主动脉瓣狭窄后的死亡率。但是，将 Rhodes 准则应用于左心发育不良但非狭窄性结构的事实证明是不令人满意的，因为在这种情况下这些准则似乎过于严格[30]。认识到这一点，先天性心脏外科医生协会（CHSS）发起了一项多机构研究，以降低新生儿重度主动脉狭窄的后果和危险因素[31]。

由 Lofland 及其同事[31]提出的这项研究确定了多种形态学和功能性因素，可用于预测哪种手术方法，单心室舒张或双心室修复更可能增高任何特定患者的生存率。这项研究确定了使用这些因素解决多变量方程可以预测患者的生存率。可以在 CHSS 网站（www.chssdc.org）上找到的等式如下。

生存收益 = 截距 +（进入年龄）+（主动脉窦的 z 评分）+ EFE 等级（心内膜纤维弹性）+（主动脉直径扩张）+（存在中度或重度三尖瓣反流）+（左心室长度的 z 评分）

Hickey 和 CHSS 对预测模型进行了测试和完善[32]。他们报道，如模型所预测的，不恰当地追求修复策略（双心室与单心室）的后果对于改善单心室舒张是微乎其微的，但接受双心室修复的患者中非常重要。该报道强调了在评估和分流具有边缘左心结构的新生儿时，在制定治疗策略方面做出初步决定的重要性。

七、治疗策略

左心发育不良综合征的自然病史十分惨淡：未经治疗的患者中有 95% 在 1 个月内死亡[35]。药物治疗主要通过延迟死亡来改变自然病史[34]。

左心发育不良综合征的外科治疗代表了一种范式，从该范式发展出了对分流的单心室的通用方法。简而言之，左心发育不良综合征中的心血管系统由一个支持两个平行循环的单个泵送室组成。这些平行的循环可以认为彼此竞争血流。对于任何给定的心排血量，分配给每个循环的流量与该循环的阻力成反比（即高肺血管阻力，低肺血流量）。因此，控制循环的努力应集中在控制竞争性血管阻力上。这些努力通常涉及使用吸入气体 [氧气、二氧化碳（CO_2）和氧化亚氮] 和压力来影响肺血管阻力[35]。

最近，一种以控制全身血管阻力以维持肺循环与体循环之间的平衡为目标的替代方法已被证明是有效的。

（一）肺动脉血管压力的处理

1. 二氧化碳

建议在 Norwood 手术后使用吸入的二氧化碳改善血流动力学状况[35]。Tabbutt 及其同事[39]比较了在固定分钟通气，麻醉和瘫痪条件下进行 Norwood 手术之前，对 10 名患有 HLHS 的新生儿分别使用低氧 [吸入氧气（FiO_2）的分数为 17%] 和使用 CO_2。尽管这两种策略均降低了肺与全身血流的比率（Qp/Qs），但 CO_2 可以同时提高上腔静脉血氧饱和度和脑血氧饱和度，而低氧则可以降低这些氧输送指数。Bradley 和同事[40]在术后患者中报道了相似的结果。重要的是要注意，这些好处只有在分钟通气保持恒定的情况下才能实现。

尽管一些医生认为这反映了直接的作用，但有证据表明，通过碱化作用可以逆转肺血管阻力的增加，这表明该作用是由 [H⁺] 和 pH 介导的[41]。

2. 氧气

由于新生儿的肺血管系统也对吸入氧气的浓度敏感，因此含氮的低氧混合物也已被用来控制 HLHS 患者的血液循环。动物模型显示，氮诱导的缺氧混合物会增加肺血管阻力并增加全身血流量。然而，已证明长时间使用低氧混合物会迅速引起肺血管系统的解剖学变化。在动物中，可以在 24h 内看到动脉壁厚度和肌肉力的变化，并且较少的髋臼内动脉被吸收到循环系统中[42-44]。

Day 及其同事[45]报道了他们的临床经验，他们在 20 例单心室依赖导管循环的新生儿中，使用低氧来控制肺血管阻力，等待心脏移植。在这 20 例患者中，有 8 例存活。在接受肺活检或尸检的 10 例患者中，有 9 例显示远端小动脉内侧肥大，这 9 例患者中有 7 例死亡。尽管结局不能完全归因于低氧处理，但这种策略表明，新生儿单心室的长期超额护理可能会使这些患者面临重大风险。

（二）全身血管阻力

影响全身血管阻力是控制分流循环的不成熟方法。实际上，我们在药理上控制系统性血管阻力的能力可能超过我们目前选择性控制肺血管阻力的能力。这种临床方法通常使用不可逆的 α-肾上腺受体拮抗药苯氧基苯扎明来实现全身性血管舒张。然后，通过滴定 α-肾上腺受体激动药（通常为去甲肾上腺素）来获得所需的全身血管阻力，定义为优化 Qp/Qs 和全身氧气输送的阻力。在文献中已经报道了这种方法的细节[43-45]。

对该策略的审查确定了使用苯氧基苯甲胺，连续全身静脉血氧监测以及减少深低温循环停搏（DHCA）时间是有利于双向 Glenn 手术生存的因素[46]。迄今为止，还没有直接比较这两种完全不同的管理方案的结果的研究。

八、I 期手术

HLHS 的 I 期或 Norwood 手术的解剖学目标是三个方面：①提供从系统右心室到左心系统的无阻碍的血流；②确保肺静脉回流与左心系统之间的无障碍血流；③建立可靠的肺血流来源。尽管这些目标与 Norwood 及其同事在 1980 年最初提出的目标没有变化，但实现这些目标的方法仍在不断发展。

（一）标准的 Norwood 手术

"标准" Norwood 手术是通过正中胸骨切开术进行的。解剖和分离分支肺动脉。我们常规将 3.5mm 可拉伸的 Gore-Tex 移植物吻合到无名动脉的下面。移植物以后可作为改良的 Blalock-Taussig 分流器使用，并在用作主要动脉插管部位时保留很长时间。通过足够大的荷包缝线在右心耳中进行静脉插管，以便随后进行房间隔切除术。将患者冷却至 18℃并绕过旁路，将导管分开，松弛头臂脑血管。主肺动脉被分开，分支分叉闭合，主要是或有斑块。至少冷却 20min 后，在直肠温度为 18℃ 的情况下，将头臂血管捕集，并夹住降主动脉。对于真正的小主动脉（< 2mm），动脉停搏是通过一侧臂进入动脉套管中进行的，并在较大的主动脉中采用直接针头插入法。如前所述，我们在连续的区域低流量灌注过程中执行 Norwood 手术[47-49]。

在低流量抽吸分流期间，通过右心房进行房间隔切除术。从主动脉上切除导管残余物，主动脉在缩窄部位以外的远侧并在与横切的肺动脉瓣的唇部相邻的点的近侧切成圆角。导管插入部位沿周向切除，主动脉的后壁可直接缝合或使用交叉指形技术缝合在一起。近端在主动脉和肺动脉瓣之间进行侧向吻合，并用一块同种异体移植物或固定的自体心包膜扩大弓形（图 128-2）。插管重建主动脉后恢复中央旁路，并完成分流的肺部吻合。

（二）Norwood 手术的结果

凭借丰富的经验以及外科，麻醉和重症监护管理方面的进步，Norwood 手术的当前存活率在专科中心达到了 90%[50, 51]。在有史以来规模最大的单中心研究之一中，Mahle 及其同事[52]报道了他们 15 年（1984—1999 年）Norwood 手术的经验，为 840 名 HLHS 患者提供治疗。在这 840 名患者中，男性占 65%，女性占 35%，性别比例与

第三部分 先天性心脏病手术
第128章 左心发育不良综合征

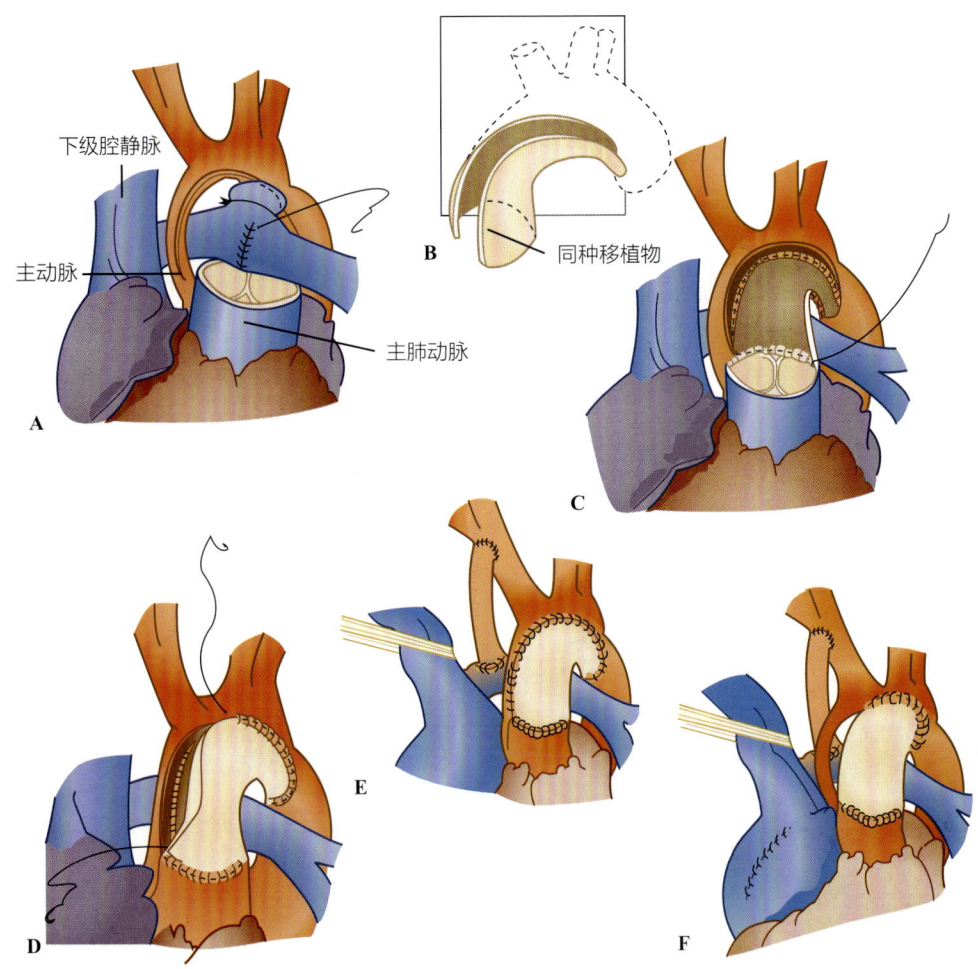

▲ 图 128-2 Norwood 操作技术

A. 肺动脉被横断并且分叉闭合。切开发育不良的主动脉并切除导管组织；B 和 C. 将通常为肺同种异体移植的材料切成适当的大小和形状，以进行牙弓重建；D. 将肺动脉瓣纳入体循环，并完成足弓的扩张；E. 正确的改良型 Blalock-Taussig 分流器可提供肺血流；F. 肺动脉到弓的吻合；不建议绕过小型升主动脉。很小的升主动脉靠近分流管，可能导致潜在的冠状动脉窃取和心肌缺血。在这些情况下，应按照 A 所示进行牙弓重建，或者将其植入新主动脉侧面（经 CastañedaAR 许可转载自 Hypoplastic left heart syndrome. In Castañeda AR, Jonas R, Mayer JE, et al, editors: *Cardiac surgery of the neonate and infant*, Philadelphia, 1994, WB Saunders, p 371.）

其他地方报道的相似。该组的 1 年、2 年、5 年、10 年和 15 年生存率分别为 51%、43%、40%、39% 和 39%。确定的死亡风险因素是手术时间较早，年龄超过 14d 且体重小于 2.5kg。解剖亚型和异源性均与死亡率无关。

由于应用于 HLHS 的外科和医疗管理技术的不断发展，近期的经验很重要。Tweddell 及其同事[51] 报道了他们在 115 例 HLHS 连续患者中的经验，这些患者在 1992—2001 年间接受了 Norwood 手术。他们报道，随着 1996 年采用新的管理技术，他们能够获得 93% 的医院生存率。这些策略包括使用苯氧苯甲胺，连续的全身静脉

血氧监测，抑酶肽，改良的超滤以及最近的连续脑灌注。该报道也很有趣，因为它试图量化解剖变量和手术变量对生存至Ⅱ期的影响，而不是对手术生存的影响。DHCA 的持续时间仅与Ⅱ期缓解的生存率相关；没有其他解剖或生理变量（包括体重）可预测。

最近对 2001—2006 年在儿童医院波士顿分院接受Ⅰ期姑息治疗的 237 例患者的手术经验的最新回顾显示，该医院的存活率为 88.6%[50]。157 例患者使用了肺动脉分流，80 例患者使用了右心室至肺动脉（右心室 - 肺动脉）导管。尽管肺血流的来源不影响院内生存率，但右心室 -

2033

肺动脉导管在住院期间具有明显的生存优势（图128-3）。

1. 解剖亚型

先前的研究[16, 17]报道了主动脉瓣膜闭锁症患者的死亡率呈上升趋势，而波士顿儿童医院将经过确认的主动脉闭锁症和二尖瓣狭窄患者归为比其他解剖亚型患病风险更高的人群（图128-4）。165名HLHS患者中有38名（23%）患有MS/AA。MS/AA患者的医院死亡率和移植需求显著高于其他解剖亚组（29%vs.7.8%，P=0.006）（图128-5）。最近，我们确定了这些患者中存在明显的左心室到心外膜冠状动脉瘘，在一种情况下，经尸检证实是主动脉冠状动脉闭锁。对这些患者进行的回顾性研究确定了20例MS/AA患者的超声心动图证据，显示冠状动脉瘘。提示超声心动图检查结果与更高的医院死亡率相关（50%vs.6%，P=0.04）（图128-6）。在这群患者中，增加的风险似乎是孤立的。没有瘘管的MS/AA患者的生存率与其他解剖学亚型[主动脉闭锁-室壁闭锁（AA/MA）（8.6%）和主动脉瓣-门脉狭窄（AS/MS）（7.2%）相似；P=0.9]。尽管最初将这些发现解释为小肌室间隔缺损，但心脏导

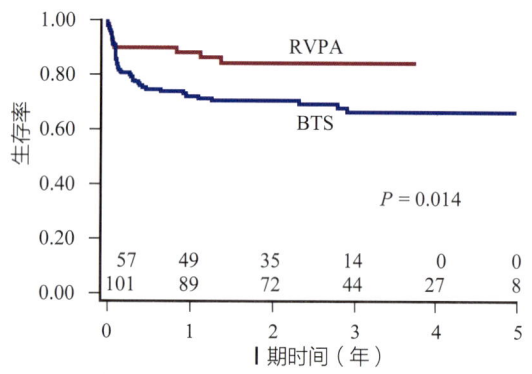

▲ 图128-3 基于Ⅰ期减轻后的肺血流来源的条件生存
肺动脉（Blalock-Taussig）分流（BTS）或右心室至肺动脉导管（RVPA）之间的围术期生存率无差异。但是，RVPA在分期间显示出显著的生存优势（分期死亡率：BTS15%vs. RVPA 0%；P=0.014）

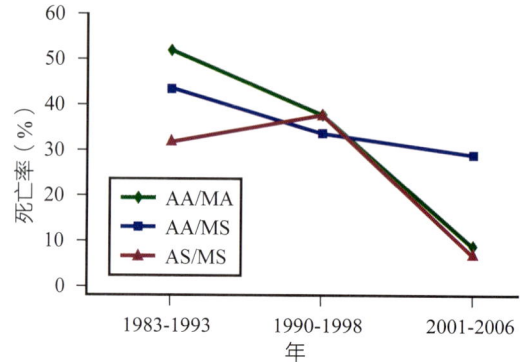

▲ 图128-4 发育不良的左心综合征解剖亚型死亡率的时间效应
对发育不良的左心综合征解剖亚型的主动脉瓣闭锁伴二尖瓣狭窄（AA/MA），主动脉瓣闭塞伴二尖瓣狭窄（AA/MS）和主动脉瓣狭窄伴二尖瓣狭窄（AS/MS）的死亡率的时间效应。尽管AA/MA和AS/MS解剖学类型显示出更好的生存率，但AA/MS亚型却落后

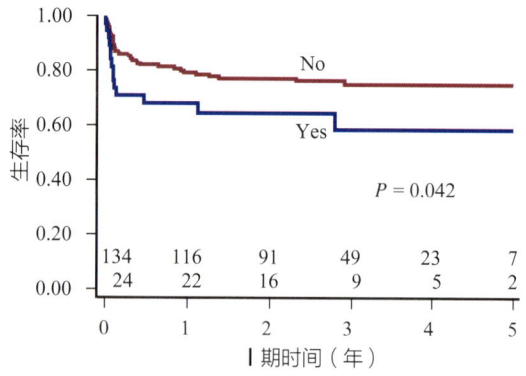

▲ 图128-5 二尖瓣狭窄（AA/MS）变异的主动脉闭锁患者的生存可能性
与发育不良的左心综合征的其他亚型相比，患有二尖瓣狭窄（AA/MS）变异的主动脉闭锁患者的生存可能性。AA/MS的总生存期明显较差（P=0.042）

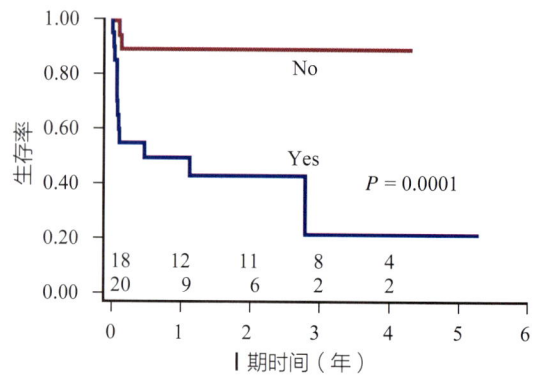

▲ 图128-6 发育不良的左心综合征（HLHS），伴有二尖瓣狭窄的解剖型亚型主动脉闭锁（AA/MS）
分析（血管造影超声心动图）显示左心室至冠状动脉瘘是HLHS Ⅰ期减轻后死亡的高度重要危险因素。该风险似乎存在于该亚组中（死亡率为50%），因为没有瘘管的AA/MS患者的死亡率与其他解剖亚型的死亡率相似（约6%，P=0.0001）

管检查已明确识别出这些患者的左心室至冠状动脉瘘（图128-7）。对于这些患者，尚未发现动脉-肺动脉分流术或佐野改良术的优势。AA/MS 和瘘管患者 I 期姑息失败概率增加的确切机制仍不清楚。我们假设瘘管的存在可能导致这些患者的室间隔功能障碍。但是，这仍有待证明。

基于这些经验，我们调整了有关这些患者术前评估的机构政策。识别为 AA/MA 亚型的患者在术前进行血管造影以确认并确定左心室-冠状动脉瘘的发生率。过去，许多此类患者通过超声心动图诊断为小室间隔缺损，但实际上，这些超声心动图发现很可能代表了存在冠状动脉瘘的左心室。如果这些患者被确认为高危人群，则可以考虑其他治疗途径，例如混合性 I 期姑息手术或心脏移植。

2. 肺血流的来源

外科医生的经验和机构的偏爱被认为是 Norwood 手术后选择肺血流来源的原因[53,55]。一项前瞻性、多机构的随机研究在随机分组后12个月进行，其主要结局为死亡或心脏移植[56]。接受右心室-肺动脉导管的患者在12个月时的无移植存活率更高。但是，该组有更多意外的干预措施和并发症。在这两个队列中，右心室的大小和功能相似。在完成研究的12个月内两组之间的生存期或无移植生存期无差异。目前正在对这些数据进行中期分析，以确定这些结论是否仍然正确。

3. 中期生存率

在 I 期姑息时后从医院出院的188名幸存者中，有20名（10.6%）在中期死亡。仅发生在肺动脉分流患者中的中期死亡率的中位年龄为75d（图128-3）。Glenn 术前的累积死亡率（医院+中期）为19.8%（237例中有47例）。

4. 低出生体重、高龄

一直被确定为危险因素的低出生体重（＜2.5kg）是 Weinstein 及其同事进行的子分析的主题[57]。他们报道，1990—1997年接受 Norwood 手术的67名体重不足2.5kg 的患者中，其生存率为47%。尽管低于该机构的整体生存率74%，但这些结果与 Bove 和 Lloyd、Forbess 和同事及其他人的结果相似[58-60]。尽管患者的风险较高，但等待手术的新生儿体重却没有明显增加，作者得出结论认为，以身体生长为希望的延迟手术是没有必要的。

尽管有些报道显示，在出生后2～4周后进行 Norwood 姑息治疗时生存率较差，但最近的报道则相反。Duncan 及其同事[61] 报道了9例接受了单心室变异的姑息治疗的患者，年龄36～108d，100%存活[62]。回顾他们在 Norwood 医院进行 HLHS 手术的经验后，Rossi 等报道了2周龄以上患者的生存率达到90%。4周以上的患者全部存活。

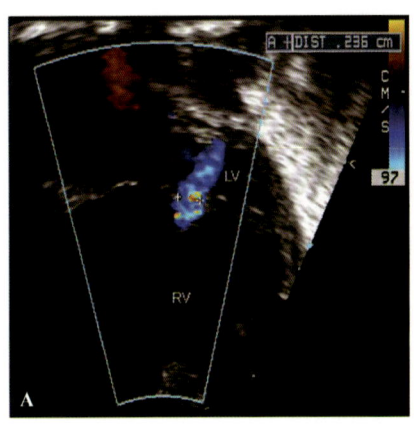
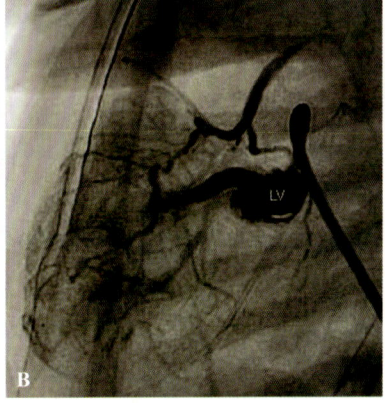
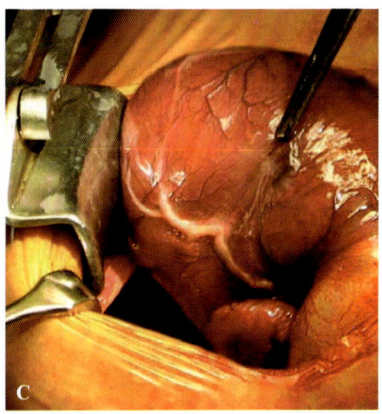

▲ 图 128-7 诊断左心室至冠状动脉瘘

A. 超声心动图检查通常可发现"跨过"室间隔的血流，并被认为代表室间隔缺损；B. 除了右冠状动脉系统外，还显示了左心室到冠状动脉瘘的血管造影以及升主动脉的逆行充盈；C. 术中检查一直在心肌中发现一个小的"羽绒被"或"皱褶"，大概是在瘘管部位，心外膜冠状动脉有增粗和开塞的外观

（三）左心发育不良综合征变体的 Norwood 手术

尽管 Norwood 手术是专门为治疗 HLHS 而设计的，但它已广泛应用于表现出全身性流出道梗阻和导管依赖性全身循环的各种形式的先天性心脏病。由于大血管关系对主动脉弓重建的影响，将这些变体定义为在大动脉（即转位复合体）之间存在正常或异常关系的变异很有用（框 128-1）。

> **框 128-1　进行 Norwood 手术的大血管的解剖变异**
>
> **正常的相关大血管**
> - 二尖瓣闭锁伴室间隔缺损（VSD）
> - 二尖瓣闭锁和主动脉瓣狭窄伴 VSD 和小左心室
> - 主动脉弓中断，主动脉瓣严重梗阻
> - 不平衡的房间隔缺损
>
> **异常的相关大血管**
> - 双入口左心室，大动脉 D 型移位
> - 三尖瓣闭锁，VSD，主动脉转位
> - 复杂的双出口右心室，主动脉弓发育不全

1. 左心发育不良综合征变体的 Norwood 手术结果

一些小组认为存在发育良好的左心室形态可以保护人体，而其他小组则没有[63,64]。Gaynor 及其同事在 1998—2001 年对 HLHS 的 Norwood 手术（102 例患者，70 位主动脉闭锁）和其他诊断（56 例）进行的近期比较[65]证实，HLHS 的 Norwood 手术与其他解剖方法的生存率无差异诊断（78% vs. 75%）。

尽管还没有发现异常相关的大动脉是导致死亡的危险因素，但它们可能使所构造的新主动脉容易发生扭曲或扭结，可能需要进行修复（图 128-8 和图 128-9）[66]。

2. 左心发育不良综合征的 ECMO 治疗

曾经被认为是徒劳的，在体外膜氧合（ECMO）的围术期支持中，可以挽救 Norwood 手术后相当一部分发生心脏衰竭的婴儿。Pizarro 及其同事[67]报道，Norwood 手术后需要 ECMO 支持的患者中有 50%（12 名中的 6 名）状况良好出院。早产、肾功能不全和在手术室外启动 ECMO 是死亡的危险因素。在分流依赖性循环的情况下，Jaggers 及其同事[68]报道了在 ECMO 支持期间将分流器打开时存活率提高了。

3. 改良

Norwood 手术生存率的逐渐提高是对我们的手术和管理技术不断进行评估的结果。Bartram 及其同事[69]对 1980—1995 年进行 Norwood 手术

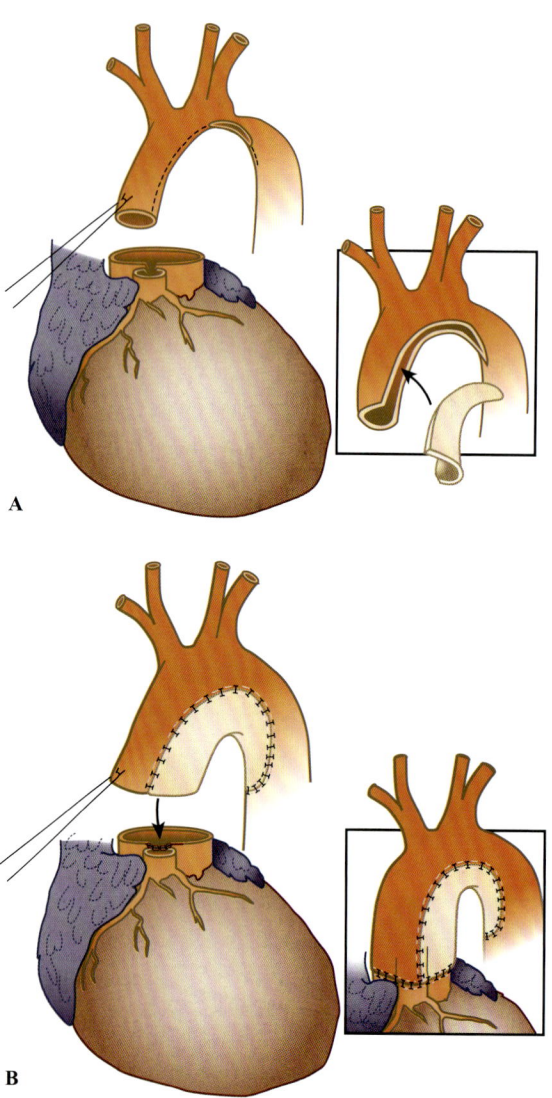

▲ 图 128-8　异常大动脉导致新主动脉发生扭曲或扭结的修复

A. 左心室单一，心室动脉不协调，右主动脉和前主动脉。切除房间隔，并在鼻管交界处切开两条大血管。肺同种异体移植可同时扩大主动脉弓；B. 在主动脉和肺动脉之间形成左右吻合，然后将重建的主动脉以首尾相连的方式吻合到两个大血管上（经许可转载自 Mosca RS, Hennein HA, Kulik TJ, et al: Modifed Norwood operation for single left ventricle and ventriculoarterial discordance: an improved surgical technique. *Ann Thorac Surg* 64: 1126–1132, 1997.）

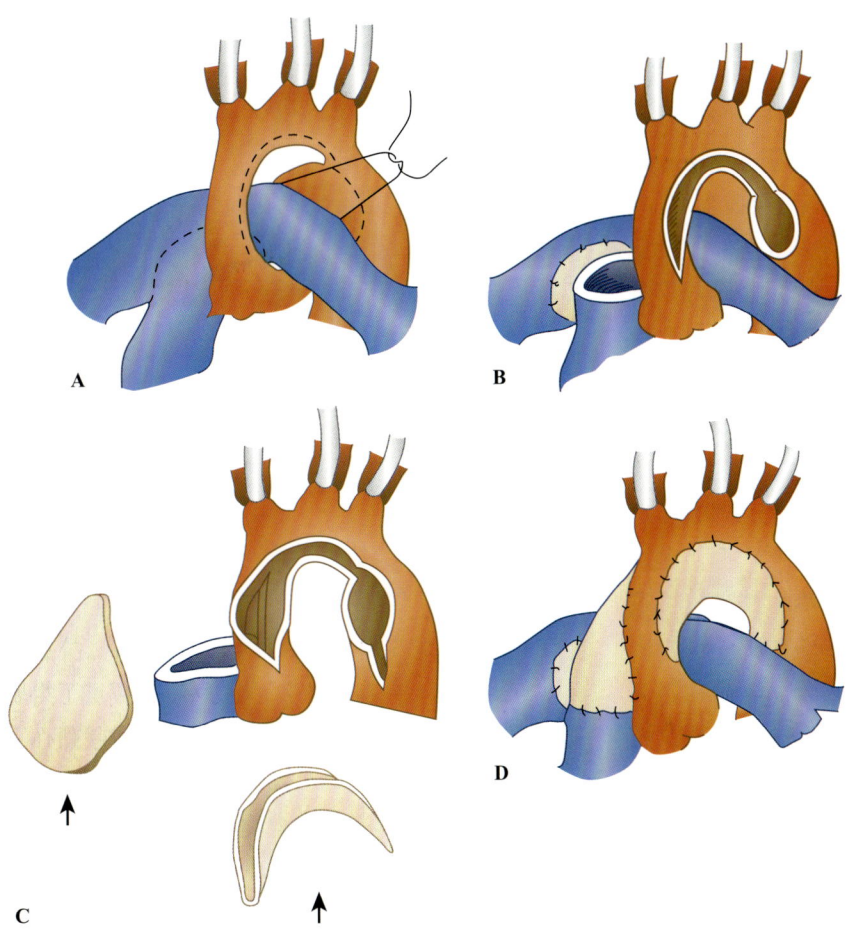

◀ 图128-9 异常相关的大动脉的手术技术

如左单心室和移位的大动脉（主动脉在前和向左）所见。A.导管结扎和切口线；B.关闭肺动脉分叉；C.升主动脉和足弓重叠切口。增强是通过单独的补丁完成的；D.完成重建（经许可转载自 Jacobs ML, Rychik J, Murphy JD, et al: Results of Norwood's operation for lesions other than hypoplastic left heart syndrome. J Thorac Cardiovasc Surg 110: 1555–1562, 1995.）

的122例患者的手术死亡的原因进行了系统的回顾。尽管这种回顾是历史性的，但值得一提，因为它可以确定该手术的缺点。

Bartram 及其同事[69]报道，不适当的肺血流量（过多或过少）造成了36%的死亡。第二大常见的死亡原因是冠状动脉灌注受损，在27%的患者中发生，其次是新主动脉梗阻（14%），右心衰竭（13%）和出血（7%）。其他小组已经确定了 DHCA 的持续时间与短期和中期生存之间的关联[51]。已对程序进行了调整，以试图消除这些弱点。

（1）肺血流的控制：通过药理学上的系统性血管阻力滴定来控制肺部血流，代表了对单心室管理的根本转变。据报道，这种方法有助于平衡肺循环和全身循环，并改善左心系统氧的输送[51, 70]。这种方法似乎有助于提高接受 Norwood 手术治疗 HLHS 的新生儿的存活率。

（2）冠状动脉循环：由于通过肺动脉分流进入肺循环了全身性血流，因此在进行 Norwood 手术后，心肌很容易发生冠状动脉窃血和局部缺血[71]。Imoto 及其同事提议对 Norwood 手术进行技术改造，以减少心肌对缺血的脆弱性[72]。他们认为，通过将分流放置在半月（肺）瓣近端，可以防止舒张压低时冠状动脉循环不佳。

通常，该技术使用在右心室漏斗近端吻合的 5 或 6mm—Gore-Tex 导管，引导肺动脉瓣向左移动。然后将导管插入用于修复肺分支的贴片（Gore-Tex 或心包膜）中。使用该技术需要强调的一个技术要点是在插入部位切除右心室肌肉，因为肌肉内向生长并伴有预期的右心室肥大，可能会梗阻导管。也已经报道了这种技术的变型，该技术将人的大隐静脉的瓣膜节段插入右心室和肺动脉之间[73]。

早期的临床结果令人鼓舞。Malec 及其同事[74]记录了接受右心室-肺动脉导管的患者的平均舒张压较高。尽管基于在Ⅱ期之前获得的血流动力

2037

学的初步数据表明，这些患者是进行后续手术的理想人选，但在这种情况下进行心室切开术的长期后遗症仍然未知[75]。

(3) 主动脉弓修复：主动脉梗阻是 Norwood 手术的重要并发症，约 20% 的患者会发生[76, 77]。Azakie 及其同事[78]认为这种并发症与升主动脉的大小（＜ 3mm）相关。Machii 和 Becker[79]提出，导管组织在主动脉中的纵向和圆周延伸也有贡献。

尽管复发性缩窄的发生率很高，但检查可能仍然难以确诊。胸腺切除术以及重建的主动脉位置的变化会降低新生儿超声心动图的可靠性。鉴于术后主动脉弓梗阻的发病率和死亡率，超声心动图和临床检查尚无定论或暗示性提示可进行心脏导管检查。由于主动脉弓梯度受多种因素影响，包括是否存在肺动脉分流，血管阻力和心排血量，因此我们倾向于积极治疗甚至较小的梯度。如果影像学检查表明整个主动脉弓有明显的口径差异，则即使考虑到较小的梯度（5～10mmHg），也强烈考虑对主动脉弓的治疗（导管或手术）。

已经引入了旨在减少主动脉弓梗阻的外科手术技术和介入技术。Fraser 和 Mee[80]报道了将肺动脉直接吻合至主动脉弓的技术（图 128-10）。59 例患者的手术生存率为 83%，中位随访时间为 37 个月。新主动脉弓梗阻的发生率仅为 5%。这些作者和其他人建议，具有极小的升主动脉（≤ 2.5mm）的患者接受该技术的风险较高，并建议采取多种措施以使这些患者的风险无效[81, 82]。

在 Bautista-Hernandez 及其同事[83]的一篇评论中，发现圆周性椎形切除术可减少Ⅰ期姑息后主动脉弓梗阻的发生。此外，与仅用自体组织重建的患者相比，仅使用自体组织（固定的心包或直接的肺动脉至主动脉吻合）进行弓形重建的患者被发现不太可能需要对弓形梗阻进行干预。一些团体采用了更积极的拱门重建技术，例如指交技术（个人交流）。这些技术是在下降的主动脉上沿较大的曲率使用反向切口，将打开的横弓插入其中。然后使用标准技术增强整个弓体。

(4) 缩窄：介入导管。Soongswang 及其同事[84]

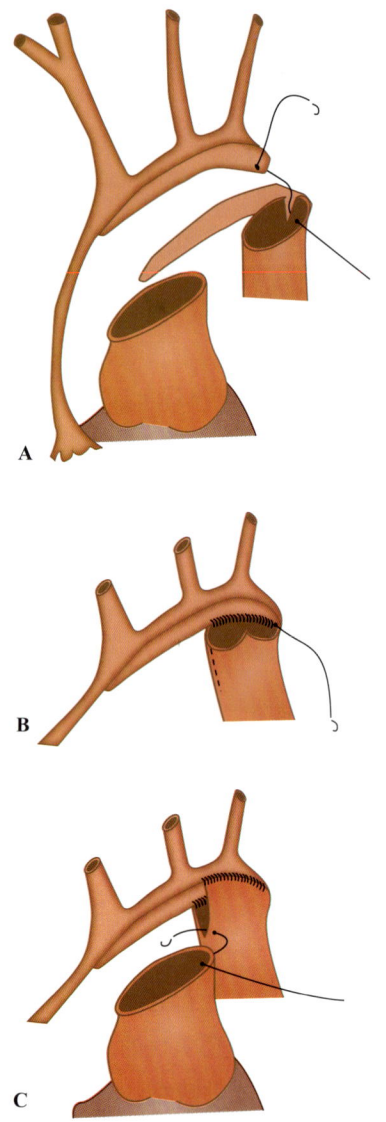

▲ 图 128-10 对 Norwood 手术的修改导致了弓形梗阻的发生率降低

这种技术可能不适用于很小的升主动脉（≤ 2.5mm）（经许可转载自 Poirer NC, rummond-Webb JJ, Hisamochi K, etal: Modifed Norwood procedure with a high-fow cardiopulmonary bypass strategy results in low mortality without late arch obstruction. J Thorac Cardiovasc Surg 120: 875–884, 2000.）

报道了 58 例 Norwood 手术后经导管扩张新主动脉的多机构经验。尽管在 89% 的患者中手术成功，但有 3 例早期死亡和 10 例晚期死亡，有 9 例患者需要重新介入治疗以防止弓梗阻（6 根导管，3 例手术），并且在 1 年时无再干预率为 78%。

(5) 灌注管理。1992—1997 年，Clancy 及其同事[85]对 350 名新生儿进行了研究，他们报道 DHCA 的持续时间是死亡的独立危险因素。在接受 Norwood 手术的患者中，Tweddell 及其同事[51]报道的数据表明 DHCA 暴露与分期死亡率相关。DHCA 曾经被认为是新生儿主动脉弓重建所不可避免的。但是，更新的技术已大大减少甚至消除了对 DHCA 的需求（图 128-11）[47-49]。这种方法的好处尚不清楚；迄今为止，两项研究尚未发现在 I 期缓解期使用局部区域脑灌注的优势（通过 1 岁时的生存和神经发育结果来衡量）[86,87]。

4. 中期生存率

尽管本章描述的努力已转化为 Norwood 手术后改善的生存率，但苍白的状态使这些患者在生理上变得脆弱。据认为，这种脆弱性是导致阶段间死亡率介于 4%～15% 的原因[51,78,88]。

迄今为止，与阶段间死亡率相关的唯一手术变量是 DHCA 持续时间较长[51]和存在肺动脉分流[50]。最近的举措，例如家庭监控程序和（或）抗凝方案的开发，也可能会有所帮助。尽管较早发展到 II 期将减少脆弱期，但这种方法受到肺血管阻力下降速度的限制。在报道他们在 Glenn 早期运营方面的经验时，Reddy 及其同事[89]报道了 17% 的再次手术率。年龄小于 2 个月的患者更可能行再次手术。通常，最好将双向 Glenn 推迟到 3 个月大。

九、II 期手术

最初，Norwood 手术的幸存者是在生命的第一年直接实施 Fontan 手术。然而，很快就认识到，这种方法导致很高的发病率和死亡率[90]。因此，Jacobs 和 Norwood 提出了插入一个中间阶段，即双向腔静脉吻合术（双向 Glenn 或改良 Fontan），提高了生存率[91]。

通常会在 4～6 个月时评估 I 期幸存者是否进展到 II 期。从解剖学上讲，应评估主动脉重建，分支肺动脉和房内交通的适当性。在生理上，导管插入有助于评估心室功能和肺血管阻力。

（一）手术方式

1. 双向 Glenn 术

为颈部和胸部做好手术准备，并准备好肩部。在通过腔进入时，右颈部为周围的插管提供了方便的通道。在升主动脉插管并在高位上腔静脉和右心耳附有静脉插管后，患者被冷却至 30～32℃。作者更喜欢在心脏跳动下进行双向 Glenn 手术。分割吻合静脉后，将上腔静脉在窦房结正上方的右心房中夹住并横切，然后覆盖房孔。切除了 Blalock-Taussig 分流器的肺部残端，并扩大了肺动脉切开术以容纳上腔静脉。用可吸收的 7-0 缝线进行吻合术，注意不要包扎吻合口。患者从心肺搭桥术中恢复了体温，通气并断流。预期饱和度在 70%～85% 的范围内，腔静脉压力优于 10～12mmHg，心房压力为 5～6mmHg。上腔静脉压力超过 16mmHg 或经肺的梯度超过 8～10mmHg，应促使对吻合口进行严格评估。

2. 改良 Fontan 术

1989 年，Jacobs 和 Norwood 引入了改良 Fontan 手术[91]，它是某些人群上腔 - 肺动脉吻合术的首选形式。简而言之，中央肺动脉向前张

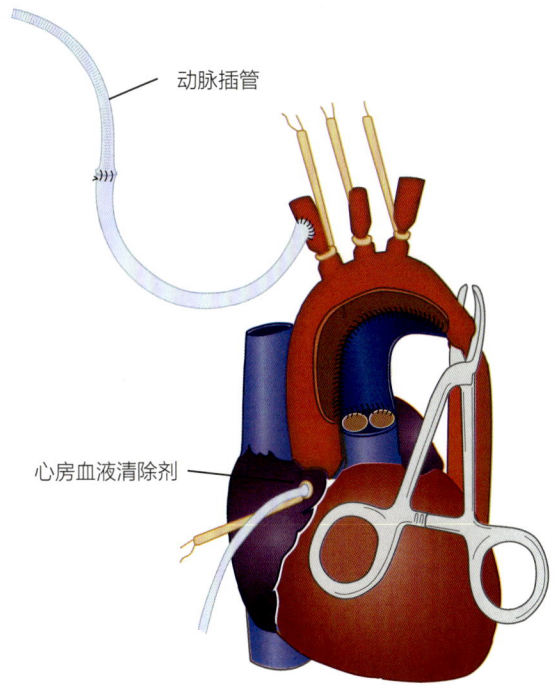

▲ 图 128-11 在局部低流量灌注期间主动脉弓重建期间的手术区域

在进行无名动脉吻合后，动脉通过插管分流。显露是通过腕状网状圈套器，降主动脉上的钳位以及右心房清除剂来维持的。当在双室修复的环境中使用该技术进行牙弓重建时，或者将右心室与肺动脉导管合并到 Norwood 手术中时，在完成手术后就将分流管缝合

开，并沿着右心耳的根部吻合到一个反切口。然后使用单独的贴片增加中央肺动脉，并从心脏排除上腔静脉 - 肺动脉吻合。尽管有一些外科医生报道，与双向 Clenn 术相比，改良 Fontan 术后的存活率有所提高，但结论并不统一[92, 93]。

此修改在某些重要方面与双向 Glenn 术不同。因为需要房内贴片以排除心脏上腔静脉肺上的充血，所以需要交叉夹闭主动脉。一些外科医生使用一段时间的 DHCA（图 128-12A 和 B）[94]。此外，需要涉及房性心律不齐的起源的房内缝合线[95]。

（二）Ⅱ期手术结果

不管首选哪种技术，Ⅱ期手术的结果均具有可复制的优异性能，大系列研究中超过 95%[58, 96]。评估长期并发症（如窦房结功能障碍和心律不齐）更加困难。尽管 Cohen 及其同事报道[96]，与双向 Glenn 相比，接受改良 Fontan 治疗的患者术后第 1 天窦房结功能异常的发生率更高，但出院时间没有差异。此外，在随后的 Fontan 手术期间，作者报道早期窦房结功能障碍无差异。

十、Fontan 术

Fontan 手术是 HLHS 的直接疗法（图 128-13）。通过将所有系统静脉回流转移到肺回路，可以完成生理循环[97]。尽管 HLHS 被认为是 Fontan 早期失败的危险因素，但其他报道显示 Fontan 的 HLHS 早期存活率高达 98%[93, 98]。在接受 Fontan 术的 HLHS 患者中，运动表现似乎与其他单心室变异相当[99]。

自 1971 年推出以来，Fontan 术进行了稳步发展。进行性心房扩张和房性心律不齐导致对原始手术的修改，首先是侧向隧道技术，然后是心

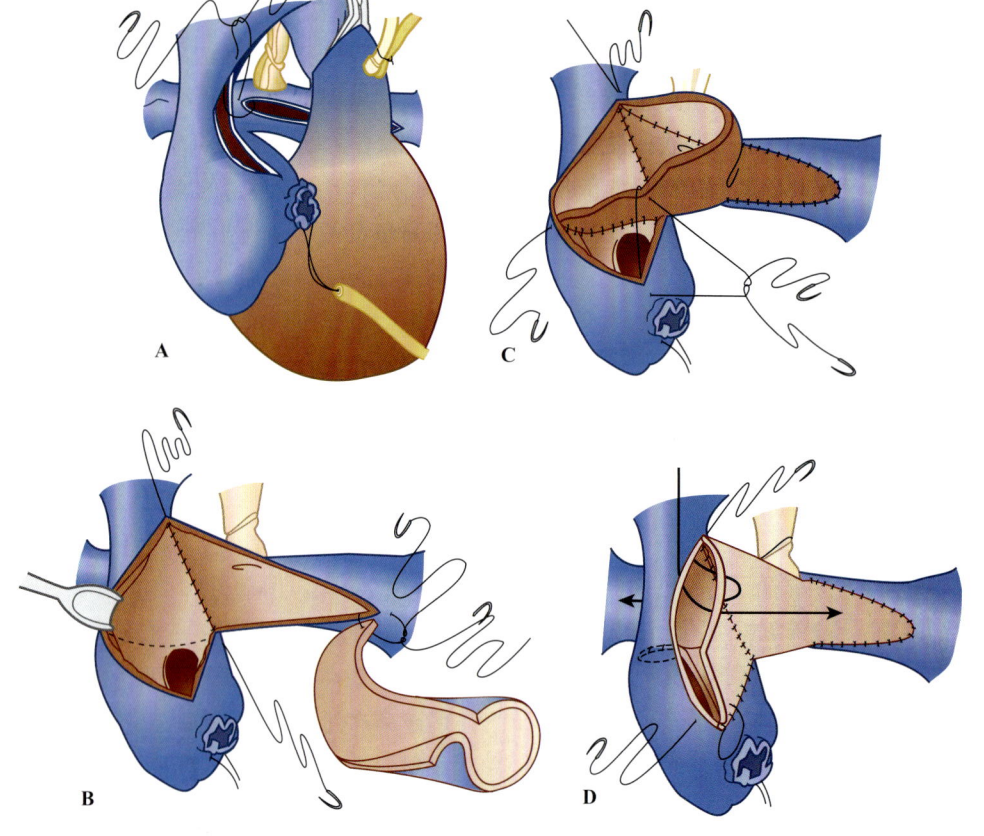

▲ 图 128-12 发育不良的左心综合征的Ⅱ期改良 Fontan 手术
A. 肺动脉向前方张开；B. 上腔静脉和右肺动脉左右吻合；C. 如箭（D）所示，从上腔静脉流入肺动脉（经许可转载自 Jacobs ML: Hypoplastic left heart syndrome. In Kaiser LR, Kron IL, Spray TL, editors: Mastery of cardiothoracic surgery, Philadelphia, 1998, Lippincott-Raven, p 863.）

第三部分 先天性心脏病手术
第128章 左心发育不良综合征

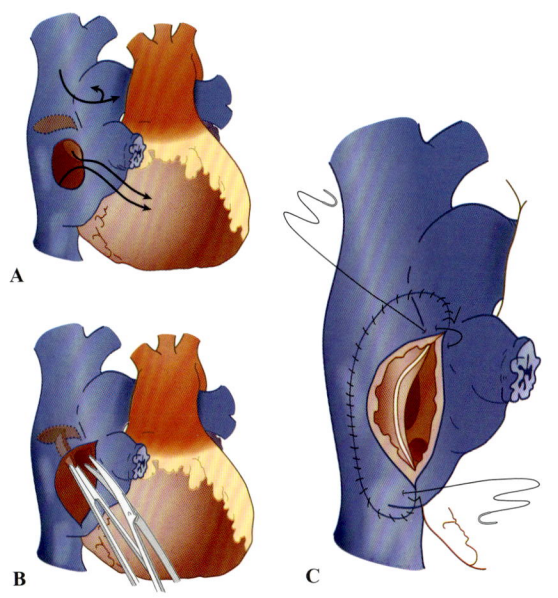

▲ 图 128-13 Ⅲ期, Fontan 治疗左心发育不全综合征
A. 半 Fontan 术; B. 切除先前放置的将右心房与上腔静脉分开的同种异体移植物; C. 使用侧向隧道技术完成全腔肺连接（经许可转载自 Jacobs ML: Hypoplastic left heart syndrome. In Kaiser LR, Kron IL, Spray TL, editors: Mastery of cardiothoracic surgery, Philadelphia, 1998, Lippincott-Raven, p 864.）

外导管。实验数据表明，就能量效率而言，心外导管优于横向隧道。通过比较房内外侧隧道，房外侧面隧道和心外导管，Lardo 和同事[100] 发现心外导管在流体动力学方面最有效。

也有围术期短的临床优势，包括术后心律失常发生率低、更短的重症监护病房（ICU）住院时间和更早的拔管[101]。尽管几乎没有长期数据，但在中期，房性心律失常似乎有明显减少[100, 102]。同样，在解决某些解剖学亚群时，心外 Fontan 术可能会提供重要的多功能性，特别是表现为全身性静脉异常的变异。在这些情况下，下半身静脉回流到心外导管的明确位置可能会极大地简化 Fontan 手术的完成。心脏外导管 Fontan 的潜在缺点，包括血栓形成性和缺乏生长潜力，仍需进行长期评估。

十一、心脏移植

尽管大多数中心都致力于使用 Norwood 手术进行外科手术姑息治疗，但少数几个研究组却将新生儿心脏移植作为主要治疗方法。HLHS 心脏移植的技术细节已得到充分描述[101, 103]。

Loma Linda 小组报道了他们将心脏移植作为 HLHS 的主要治疗方法的经验[104]。在 1985—1995 年，进行了 190 例 HLHS 婴儿进行心脏移植。1 年、5 年和 7 年的生存率分别为 84%、76% 和 70%。14 名患者被除名，其余 176 名患者中的 34 名（19%）在等待移植时死亡。列入这 34 例打算移植的患者会将移植存活率降低至 74%（176 个中的 129 个）。移植年龄不是死亡的危险因素。Jenkins 及其同事[105] 报道了在意向性治疗基础上进行移植与 Norwood 手术相比的结果。他们检查了 1989—1994 年出生的 231 例患者，通过 7 年随访，他们认为移植可提高生存率。多变量分析确定出生体重不足 3kg，肌酐水平为 2 mg/dl 或更高，以及房间隔造口术是两组死亡的重要危险因素。

对同一患者进行的分析发现，区域和局部因素，例如器官的可利用性和对特定治疗的投入程度，对结果产生了强大的影响[104]。同样，很难评估竞争策略之间可以预期的改善速度。例如，Jenkins 及其同事[106] 报道，1989—1994 年，Norwood 手术的 1 年生存率仅为 42%，大大低于当代的结果（1996—2001 年为 66%）。相比之下，Razzouk 及其同事[106] 在 1985—1995 年移植的患者中，并未发现手术存活率有所改善。

最后，每种策略的竞争长期复杂性仍有待考虑。例如，在移植并发症方面，儿童似乎没有特权。多达 35% 的小儿移植受者会发展为弥漫性移植动脉硬化，可能需要重新移植[104, 108, 109]。

在某种程度上，由于新生儿心脏移植计划的特殊需要，与移植相关的并发症的持续风险以及分期结局的持续改善，HLHS 的分期手术已成为大多数机构提供的主要治疗方法。然而，针对特定适应证（例如冠状动脉异常和瓣膜疾病）的移植仍然是重要的治疗选择。

十二、神经系统发育结果

随着 HLHS 手术治疗后生存率的提高，对神经系统结局进行更广泛、长期的评估已成为一个新的突出问题。尽管方法学上的困难削弱了研究，但大多数研究表明DHCA对最终的神经发育结果有害[110]。Kern报道，I期循环停止时间与全面智商之间呈负相关，Norwood手术后平均4.4年[111]。

这些缺陷似乎仍然存在[112]。Mahle和同事评估了平均年龄9岁的115名Norwood手术幸存者的神经发育结果。他们报道的平均智商为86（范围50～118），其中18%符合智力低下的标准（IQ＜70）。23名中只有3名（13%）被认为具有完全正常的神经发育。

与接受Fontan手术的其他适应证儿童相比，HLHS患者的智力得分明显低于其他患者。循环骤停的出现被确定为预测因素[113]。如前所述，使用区域灌注技术未能显示出改善的神经发育结果，并且新出现的数据表明，这些孩子在出生时脑部循环系统异常，并且脑部已有病变。因此，术中变量的调整可能对预定的神经系统预后几乎没有影响。

十三、杂交手术方式

Gibbs及其同事于1993年引入了用于HLHS（杂交手术方式）的导管支架和双侧肺动脉绑带[114]。该方法已被其他人扩展和修改，并且在某些中心构成了HLHS患者的首选管理方案。Galantowicz和Cheatham的一篇综述介绍了他们在2001—2004年治疗29例HLHS新生儿的经历[115]。他们描述了一种综合的混合疗法来治疗HLHS。在进行导管支架植入术和双侧肺动脉束缚术之后，患者将接受全面的II期手术，包括主动脉弓修复、肺动脉分支修复、外科房间隔切除术和改良的双向Glenn手术。该程序被认为是全面的，因为它被认为是进行Fontan循环所需的唯一开放式程序。通过将附着于右心房的上腔静脉的开放端残端吻合到右肺动脉底侧，可以对双向Glenn手术进行改良。将一块心包片缝在上腔静脉和右心房内的右心房孔上方，以分隔循环。

在第三阶段（Fontan手术）时，使用导管技术通过右颈内静脉对心包膜穿孔并扩张。将覆盖的支架放置在下腔静脉和上腔静脉孔之间，完成分隔。最近，经常使用心外Fontan术，以避免心肌骤停。

通过采用混合技术，最初可以看到外科医生和机构的学习曲线[115]。Galanto-wicz及其同事前瞻性地报道了40例接受混合Norwood手术的患者。到第二阶段，整体生存率为83%，与传统的Norwood手术相似[116]。最近，拥有完善的采用混合程序的Norwood计划的中心能够获得与采用传统Norwood途径的中心相似的结果[117,118]。

确定的一个重要危险因素是存在逆行主动脉弓梗阻。在超声心动图上被识别为"3"体征，它与主动脉闭锁最相关[119]。如果在出生时或阶段间早期就发现了逆行主动脉弓梗阻，建议采用传统的Norwood手术而不是混合手术。新生儿期的肺动脉束带显示需要增加对肺动脉干预的需求，但并未表现出较差的血流动力学，也未降低Fontan术的候选资格[120,121]。由于这些结果，一些中心建议在完成时进行血管造影，并建议进行早期干预，有时在外科手术时建议进行血管造影[122]。

最初对杂交手术的热情，避免了心肺转流和心肌骤停，并未表现出较少的间期心室功能不全或房室瓣关闭不全[123]。另外，传统的Norwood手术后的胃肠道并发症并不比杂交手术后大[124,125]。

这些儿童脆弱的循环和体质需要频繁地行阶段间评估（每隔1～2周），并大量使用超声心动图筛查以评估心室功能和导管支架、主动脉弓或肺动脉是否存在梗阻。根据超声心动图和体格检查，心脏导管检查是否再次狭窄来证实和治疗狭窄已成为重要的辅助手段。

十四、新兴疗法

胎儿干预

自2000年3月以来，在波士顿儿童医院对部分胎儿进行了干预以促进HLHS的发展。资格标准先前已发布[126]。该疾病的目标是狭窄的主动脉瓣和完整的房间隔。

自2000年以来，有42例具有HLHS进化的

第三部分 先天性心脏病手术
第 128 章 左心发育不良综合征

胎儿接受了主动脉瓣膜成形术的尝试[127],其技术方面已在前面进行了详细描述[127, 128]。技术上成功完成子宫主动脉瓣膜成形的 26 名胎儿中,有 8 名在出生后完成了双心室循环。在随访胎儿超声心动图检查中,所有这些胎儿均改善了穿过主动脉瓣的多普勒血流特性。其余 18 例在技术上均成功的患者在产后接受了单心室姑息治疗,其中包含 4 例在技术上不成功的胎儿主动脉瓣膜成形术患者和 14 例未进行胎儿干预的对照患者。

两组之间唯一显著不同的因素是干预后左心室射血分数(接受双室修补的胎儿为 48%±18%,未接受双室修补的胎儿为 34%±11%; P=0.03)以及是否存在顺行血流。横弓,在所有进行双室修复的 8 例患者中发现,18 例中有 9 例进行了单心室扩张(P=0.02)(图 128-14)。

如前所述,尽管对完整房间隔的 HLHS 进行胎儿干预已显示出改善住院生存率的趋势(14 例中有 3 例,21%;18 例中有 7 例,39%; P=0.45)和 6 个月生存率(69% vs. 38%; P=0.2),例数太少而无法定论。

无论是否有确凿的证据,早期的经验似乎都证明继续努力进行产前和产后修复左心室以促进血液循环是有效的。尽管并非在所有情况下都达到分隔双室循环的最终目标,但对于需要单室缓解的患者,对左心室总心室输出的任何努力将对 Fontan 循环产生可喜的作用。

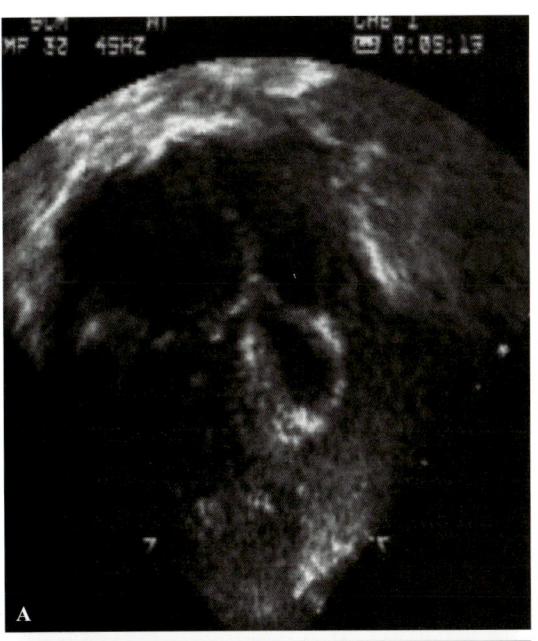

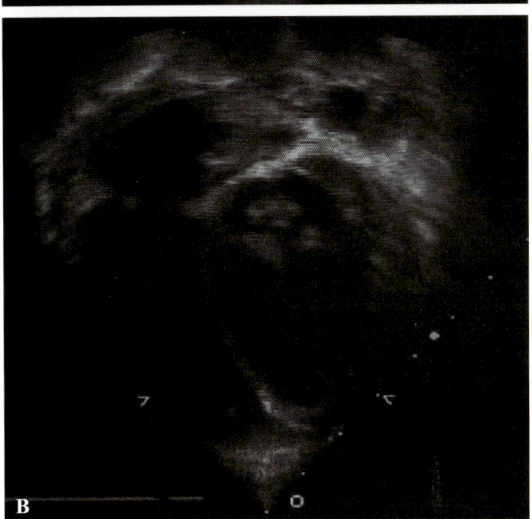

▲ 图 128-14 将发育不良的左心室解剖募集到体循环中分阶段干预表明出生后左心室保留了一定的生长能力。A. 新生儿左心发育不全综合征的超声心动图,显示左心室发育不良和心内膜增厚,与心内膜纤维弹性增生(EFE)相符;B. 同一个孩子在 22 个月大时的超声心动图。对该患儿进行了 I 期缓解治疗,包括 EFE 切除,然后进行双向 Glenn 手术并进一步进行 EFE 切除,然后在 22 个月大时成功进行了双心室修复

2043

第 129 章
单心室与腔静脉 – 肺动脉连接的处理
Management of Single Ventricle and Cavopulmonary Connections

Kirk R. Kanter 著
楚 冲 译

单心室循环是一个涵盖广泛的心脏结构异常的通用术语，目前普遍认为，最终缓解措施是 Fontan 循环手术，将肺循环血流和体循环血流通过单心室串联到全身体循环当中。为了优化 Fontan 的临床效果，许多患者需要预先干预以调整肺或体循环。由于早期生理的变化，患者通常需要进行一系列的手术。

一、术语与解剖学

在本章中，单心室是指先天性心脏畸形，缺乏两个完全发育良好的心室，在功能上只有一个心室腔，既支持肺循环也支持体循环。真正形态学上的单心室心脏非常罕见；更常见的是发育不良的初级心室。多年来，出现了许多关于单心室分类和术语。根据先天性心脏外科命名数据库最小数据集将单个心室分为七大类[1]：具有共同房室通道的心脏（右心室双入口和左心室双入口）；缺少一个房室通道的心脏（三尖瓣闭锁和二尖瓣闭锁）；心脏有正常房室瓣，但只有一个发育良好的心室（不均衡的正常房室瓣缺损）；心脏只有一个完全发育的心室和异轴综合征（单心室异轴综合征）；以及其他罕见的不适合分在这些类别中的单心室心脏。一种更全面的先天性心脏手术命名分类数据库将这些单心室细分到4个层次，内容多达 3 个印刷页[2]。三尖瓣闭锁是最常见的单心室类型，占所有先天性心脏病的 1%～3%。

此外，还有一些心脏异常，例如包括骑跨房室瓣以及有远端室间隔缺损的右心室双出口。这些非缺损心脏的治疗策略与单心室心脏相同。

左心发育不良综合征是一种常见的单心室心脏病，右心室占优势，左心室发育不良。研究内容见第 128 章。

二、自然史

先天只有一个功能性心室的患者如果最终没有得到外科治疗，其长期预后通常很差。目前这些患者最终姑息性外科手术 Fontan 手术的术后效果总体上较好，但是必须认识到，如果这些患者想要获得满意的 Fontan 手术效果，那么这些患者应该尽早手术。单心室循环的自然病史很大程度上受肺血流的程度及相关病变的影响，如主动脉缩窄、体循环流出道梗阻、肺或全身静脉回流异常。此外，还可能存在非心脏结构的异常。

出生时肺血流的严重梗阻是早期死亡的重要决定性因素。无肺动脉血流梗阻的患者在婴儿期或更晚些时候可发展为充血性心力衰竭，如果未行手术，可发展为肺血管疾病。病程可能是由于左侧梗阻性病变如主动脉缩窄导致。在小部分患者中，由通畅的体循环和足够的肺梗阻来控制肺血流、肺循环和体循环，以达到平衡，这些患者的预期寿命更为理想。外科干预的目的是通过平衡肺循环和体循环之间的血流并最终分离这两套循环来改善病情。此外，其他明显的血流动力学异常也应予以纠正。

三、临床表现与术前评估

临床表现取决于肺血流量和相关的心脏病变。

肺血流受限的患者会呈现发绀，有些肺循环可能依赖动脉导管，在出生后动脉导管关闭时迅速发绀。如果有大的左向右分流，患者会出现充血性心力衰竭。出生后第一周肺阻力下降会使症状恶化。虽然在大多数单心室中体循环和肺循环是混合的，但流速可能改变，特别是在复杂心脏中，导致大动脉各处饱和度不同。

精确的解剖学诊断对于正确规划外科手术是必不可少的。特别是关于肺动脉大小和程度、肺血流速度以及是否存在其他病变以及对心脏功能的评估。病史、临床表现、胸部 X 线和心电图提供了重要但非特异性的信息。超声心动图提供了心脏结构和功能的详细信息，其优点是可以在床边进行无创检查。特别是具有极好的超声心动图窗的婴儿，经常可以收集足够的信息来进行手术。很少需要心导管术来评估肺血管阻力或肺血流的侧支。介入性手术，如球囊房间隔造口术，用于两个结构并非良好的房室瓣膜的心脏中进行限制性心房联通，可以施以姑息手术，或者有时替代外科治疗。

四、Fontan 循环的手术准备

因为 Fontan 手术的最终成功取决于适当的肺血管阻力和适当的肺动脉结构，所以通过适当地调节肺血流，在新生儿期开始准备 Fontan 手术是至关重要的。单心室循环患者肺部和全身血流分布存在较大差异。有些患者肺血流受限，有些患者肺血流不受限制，少数患者体－肺循环自然平衡。因此，大多数患者需要姑息治疗，以有利于 Fontan 循环，限制或增加肺血流量。手术的选择受基础解剖学和肺血管阻力的影响，这两者都随时间而变化。应该始终牢记，不当的姑息处理可能导致失去 Fontan 手术的机会。Fontan 循环的外科手术最终目标为：①改善临床症状；②提供最佳的肺动脉结构和低肺血管阻力；③维持心室收缩和舒张功能；④维持房室瓣功能；⑤减轻体循环心室流出道梗阻；⑥最终实现 Fontan 解剖学矫治。

（一）肺血流量不足

在新生儿期和婴儿早期，当肺血管阻力仍然高时，如果儿童是动脉导管依赖型或者全身氧饱和度不足，则进行主动脉到肺动脉分流，通常改良 Blalock-Taussig 分流[3]。虽然胸骨正中切开术是经典的手术，但是现在通常使用胸骨旁切开术，因为胸骨旁切开术可以同时进行导管结扎，如果存在左肺动脉近端狭窄，还可以进行矫正[4, 5]。尽管改良 Blalock-Taussig 分流术有数十年的经验，但这种手术仍然存在早期和中期的高发病率和死亡率[6]。

（二）肺血流量过多

在肺血流量过多的情况下，必须限制肺血流量，以保护患者免受慢性容积过载而引起的肺血管疾病和心室功能障碍[7]。虽然难以实现合适大小的肺动脉束带，但过于松弛的束带可能对限制肺动脉血流起不到作用。由此导致的肺血管疾病可能影响儿童对 Fontan 手术的最终适应证。肺动脉束带的其他并发症包括肺动脉变形，特别是束带迁移，以及束带的侵蚀。由于肺动脉束带的直径固定，随着孩子的成长，肺血流量最终将不足，并导致发绀，需要进一步的外科干预。在肺血流畅通且单心室解剖结构的婴儿中，经常需要肺动脉束带姑息治疗。

为了避免新生儿或婴儿肺血流过多以及单心室肺动脉束带并发症，Bradley 和同事建议通过放置体－肺动脉分流，实现肺动脉分流，这种治疗取得了良好的临床效果[8]。

（三）体循环流出道梗阻（主动脉瓣下狭窄）

一些单心室的儿童在婴儿期可出现体循环流出道梗阻（主动脉瓣下狭窄），也可能较晚才发生。因此导致的心肌肥厚会对 Fontan 手术的最终适应证产生不利影响。主动脉出现在狭窄流出道之上是高危因素，如三尖瓣闭锁或右心室基本正常的左心室双入口，大动脉转位，特别是存在室间隔缺损（有时称为球囊室孔）主动脉缩窄或主动脉弓离断并存时[9]。可以通过改良的 Damus KayeStansel 手术建立通畅的体循环。包括切断两条大动脉，吻合主动脉和肺动脉管壁，以及将远端主动脉连接到重建的近端大动脉周边。根据肺血管状态，通过体-肺动脉分流、双向腔静脉-肺动脉吻合或 Fontan 手术，可以重建流向中央肺动脉的血流[10]。Damus-Kaye-Stansel 可以作为初步手术[11]或在肺动脉束带术之后进行[7, 12, 13]。或者可以遵循 Norwood 治疗策略[14, 15]（见第 128 章）。一部分人主张通过手术扩大室间隔缺损（球囊室孔）或切除主动脉下狭窄直接缓解体循环流出道梗阻[7, 16, 17]。

（四）梗阻性肺静脉回流

单心室患者中一个特别不良的亚类就是那些完全性肺静脉异常引流的患者[18-20]。即使成功地纠正了肺静脉回流，这些患者也可能患有持续性肺动脉高压，可能与胎儿肺静脉和动脉的异常相关[20]，这妨碍了 Fontan 手术的实施。在较小的程度上，患有限制性心房交通和左心房室瓣膜异常（如二尖瓣闭锁）的儿童有发展为肺动脉高压的危险[21]。一旦发现这种情况，应在心导管室通过经皮房间隔造口术或支架植入术打开房间隔或外科切除房间隔。

五、双向腔静脉肺动脉吻合术

最初的腔静脉肺动脉分流术是 Glenn 手术（右肺动脉与上腔静脉吻合并结扎上腔静脉近端）[22]。静脉-动脉分流术在减轻发绀性心脏病方面的优点是双重的。首先，进入肺动脉的静脉血更加不饱和，因此每毫升血液中氧气的摄取量可能更高。第二，全身静脉回流血被转移到肺部，从而减少了单个心室的容积负荷。最初的 Glenn 吻合术由于肺血管阻力增加而不能应用于新生儿[23]。也有关于同侧肺动静脉畸形的报道[24]。然而，值得注意的是，先前采用经典 Glenn 吻合术的患者在随后的 Fontan 手术中效果更好[25]。对于认为 Fontan 手术具有高风险的患者，双向腔静脉肺动脉吻合术（上腔静脉与供应两肺的肺动脉吻合）可以成功地用作 Fontan 的替代手术或者作为 Fontan 的分期手术[26, 27]（图 129-1）。腔静脉-肺动脉分流术的改良半 Fontan 手术包括扩大中心肺动脉以及连通右心房-上腔静脉和肺动脉。Norwood 和 Jacobs 报道了 Fontan 手术治疗那些左心发育不全综合征经历半 Fontan 手术的儿童[28]，术后存活率提高。随后的研究表明，与那些没有分期的患者相比，Fontan 手术分期的双向腔静脉肺动脉吻合术患者的预后显著改善[29, 30]。双向腔静脉肺动脉吻合术在 6 个月以下的儿童中是安全的[30]，现在 4～6 个月大的儿童中也可以如此选择，甚至在没有手术姑息机会的儿童中同样如此。

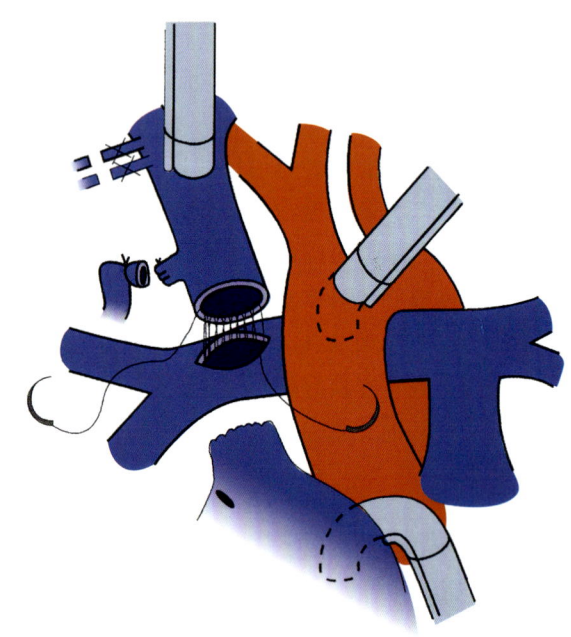

▲ 图 129-1　双向腔静脉-肺动脉分流术

上腔静脉被充分运用，包括与无名静脉的连接。在无名静脉交界处结扎奇静脉和小静脉分支，防止流入下腔静脉。如果存在右、主动脉和右体-肺动脉分流，则运用它们。在心肺转流术中，从右心房插管引流静脉，并在无名静脉附近的上腔静脉中再引流插管，再经升主动脉回流。手术是在中低温（28～32℃）的跳动心脏上进行的，但是为了纠正其他心脏异常，可能需要一段时间的主动脉阻断。任何右侧主动脉-肺动脉分流都被阻断，然后撤除。使用右肺动脉和主肺动脉。上腔静脉被减流量。血管钳正好在腔房交界处上方，注意不要损伤窦房结。上腔静脉在钳子的正上方被分开，心脏末端被露出，钳子释放。右肺动脉上缘切开。上腔静脉与右肺动脉上缘端侧吻合。缝合线在这几个地方中断，以帮助避免 purse-string 效应和吻合口狭窄。其他的肺部血液供应来源，如前向流经狭窄的肺动脉流出道或左侧动脉肺分流，通常保留在适当的位置

（一）肺血流量的侧支

腔静脉肺动脉吻合口保持开放时额外的肺血流来源（如动脉导管未闭，右心室流出道或肺动脉束带狭窄，或体-肺动脉分流）是否应消除仍需讨论。患者双向腔静脉肺动脉吻合术后通过比较有或没有额外来源的肺血流最终显示 Fontan 手术没有有害作用[31-33]。有证据表明，在双向腔静脉-肺动脉吻合术后留下额外的肺血流源可以增强肺动脉的发育[32, 34]。一些不能耐受肺血流量增加的患者，表现为胸腔积液和上腔静脉综合征。这些患者可以通过导管技术来梗阻额外的肺血流侧支[35]。

一些人认为，在没有后续 Fontan 手术的情况下，有额外肺血流源的双向 Glenn 吻合可作为最终的缓解手段，特别是在高危病例中[36, 37]。来自意大利的一篇多机构的论文回顾了 246 名平均年龄（4.7±6.2）岁（12月龄～30岁）的患者，他们接受了双向腔静脉肺动脉吻合术，留下了完整的顺行额外肺血流[31]。经（4.2±2.8）年的中期随访，173 例（70.3%）患者不需要完成 Fontan 手术，平均静息动脉血氧饱和度为 87%±4%。7 年后精算自由度为 70.2%。这些结果提示，这种治疗为单心室循环的患者提供了持续的缓解，并且可能表明 Fontan 途径不一定是所有单心室循环的唯一缓解途径。

（二）双侧双向腔静脉肺动脉吻合术

约 15% 的单心室患儿接受双向腔静脉肺动脉吻合术，左上腔静脉持续引流至冠状窦[38, 39]。虽然多伦多儿童疾病医院的早期报道指出第二上腔静脉的存在是血栓形成的危险因素并且未能进展到 Fontan 手术[39]，但作者所在机构的报道发现双侧腔静脉肺动脉吻合术与单侧双侧腔静脉肺动脉吻合术比较没有任何不良临床结果[38]。

（三）Kawashima 手术与肺动脉静脉畸形

有些患单心室解剖学的儿童，尤其是那些患有异轴综合征的儿童，下腔静脉离断，奇静脉持续至右上腔静脉或半奇静脉持续至左上腔静脉。根据需要，在婴儿期进行初步姑息后，通过肺动脉结扎或根据肺血流状况进行体-肺动脉分流，可以通过 Kawashima 手术完成最终姑息[40]。这包括双向腔静脉肺动脉吻合（在左上腔静脉持续存在的情况下是双侧的），缺乏奇静脉。实际上，除了肝和肠系膜血流以外，所有的全身静脉回流都流向肺动脉。这些患者肺静脉畸形（AVMS）的百分比显著，在双肺中形成发绀。这与经典 Glenn 吻合术观察到的同侧肺动静脉畸形相似[41]。如果不循环到肺部，就会导致这些动静脉畸形的发生。通过完成 Fontan 手术将肝静脉和肠系膜静脉血流改道到肺动脉已被证明可以解决大多数患者的这一问题[42-44]。

（四）Glenn 吻合术与半 Fontan 手术

作为 Fontan 手术的中间阶段，可以进行双向 Glenn 吻合或半 Fontan 手术。尽管有人提倡两种手术，但很少有研究比较类似患者组的两种手术。如 Norwood 和 Jacobs 最初所描述的[28]，半 Fontan 手术包括主肺动脉的补片以及右心房-上腔静脉交界处和肺动脉之间的连接，同时消除了肺血流的其他来源。虽然它是一个更广泛的操作，但它简化了最终的 Fontan 手术，特别是在设计横向隧道 Fontan 的情况下[45]。它还具备在心脏导管室非手术下完成 Fontan 循环的潜在优势[46]，尽管这种非手术 Fontan 完成也可以用于双向 Glenn 吻合[47]。与双向 Glenn 吻合术相比，半 Fontan 术后早期窦房结功能障碍似乎更为常见，但在出院时不再显著[48]。基于磁共振成像（MRI）重建和计算实验的流体动力学方法，双向 Glenn 吻合术比半 Fontan 手术具有更高的能量效率[49]。

六、一个半心室矫治

对于边缘型右心室的儿童，标准的手术选择是 Fontan 手术或高风险的双心室矫治术，这在肺动脉闭锁和室间隔完整的患者中非常常见[50]。为了降低双心室矫治的风险并克服"Fontan 状态"相关的长期并发症，Billingsley 和同事建议通过关闭房间隔、扩大右心室流出道以及增加腔静脉肺动脉交通侧支，来锻炼发育不良的右心室，容纳部分体静脉回流血，使发育不良的右心室只泵从下腔静脉返回的静脉血，而不是来自整个心脏[51]。一个半心室矫治的概念后来被扩展到其他心脏异常疾病[52-54]，如不完全型心内膜垫缺损和跨心房瓣膜，以及作为 Ebstein 畸形矫治的辅助手术[55]。与双心室矫治或 Fontan 手术相比，严格区分哪些患者适合一个半心室矫治尚不清楚[56]。也可以通过仅部分关闭房间隔而不进行腔静脉肺动脉吻合来达到生理状态。这种做法能通过房间隔减小发育不良右心室的压力，但存在全身部分动脉饱和偏低的缺点。改进的一个半心室矫治的优点是，如果肺动脉及右心室得到充分锻炼能处理全部的心排血量，那么一段时间后房间隔可以比较容易在导管室中封堵住，从而完全分离肺循环和体循环。

七、Fontan 术的选择标准

对于三尖瓣闭锁的患者，Fontan 及其同事严格的描述了最初的选择标准，称为"十大禁忌"，（框 129-1）[57]。随着经验的增加，这些标准已经被降低；然而，由于伴随 Fontan 循环的独特的生理特性，合适患者的选择仍然至关重要。

随着经验的积累，接受 Fontan 手术的患者的年龄逐渐降低。单心室的压力和容积负荷增加，例如发生于主动脉到肺动脉的分流，是 Fontan 手术术后失败的危险因素；因此，提倡早期心室减压，采用双向 Glenn 吻合。在短期研究中，观察到 3 岁以下儿童接受双向 Glenn 吻合术心室质量下降，但接受相同手术的 10 岁以上儿童却不会发生[58]。

框 129-1　三尖瓣闭锁患者选择 Fontan 手术的"十大禁忌"
1. 最低年龄 4 岁
2. 窦性心律
3. 正常腔静脉引流
4. 正常体积右心房
5. 平均肺动脉压小于 15mmHg
6. 肺动脉阻力 < 4μm²
7. 肺动脉 - 主动脉直径比值大于 0.75
8. 正常心室功能（射血分数 > 0.6）
9. 正常的左心房室瓣
10. 以前的分流没有削弱作用

接受双向 Glenn 分流术或 Fontan 手术的年轻患者与那些手术延迟到晚期的患者相比，具有更好的心室收缩舒张效果[59]。与 Fontan 手术最低限制年龄 4 岁以上相比，最近的数据表明，具有优势左心室（例如三尖瓣闭锁）的患者，平均随访超过 7.5 年，3 岁以下完成 Fontan 手术的儿童与 3 岁以上儿童相比术后运动能力、心脏指数和心室射血分数有显著性差异[60]。对 406 例 Fontan 术后危险因素的多变量分析没有将年轻作为不利预后的危险因素[61]。Pizarro 和同事在 107 名儿童中证明，Fontan 术在中等年龄 13 个月的儿童中是安全的[62]。对于早期 Fontan 手术是否比晚期手术具有更好的远期疗效还有待观察，特别是对于循环平衡良好的患者。可以肯定的是，目前采用双向腔静脉肺动脉吻合术或半 Fontan 术早期减轻单心室的治疗已经在较小的年龄获得允许并成功完成。

术前窦性心律不是成功进行 Fontan 手术的绝对要求[63, 64]，尽管没有术前窦性心律的患者更有可能出现异轴综合征，这是 Fontan 术后心律失常的预测因素[65, 66]。Fontan 的"十大禁忌"对正常右心房容积或正常腔室引流的要求似乎不再令人担忧。另一方面，非梗阻性肺静脉引流是绝对必要的（参见梗阻性肺静脉引流部分）。

肺血管和心室功能仍然是 Fontan 手术成功与否的最重要的选择标准[61]。肺小动脉阻力（< 4U/m）[67] 和平均肺动脉压（< 15mmHg）应较低[61, 66]。评估肺血管床可能是比较困难的，特别是存在肺血流的其他来源，如主动脉肺动脉侧支血管或外科分流。

小直径的主肺动脉被认为是 Fontan 手术（死亡或手术无效）后不良预后的预测因素。为了使这些测量标准化，已经进行了各种尝试。McGoon 比率最初用于肺动脉闭锁和室间隔缺损的患者[68]，它是由左肺动脉和右肺动脉的直径除以膈上降主动脉的直径之和得到的。在回顾性研究中，Fontan 及其同事发现[69]，当 McGoon 比率小于 1.8 时，早期死亡或 Fontan 撤除的风险急剧上升[70]。Nakata 肺动脉指数是从左肺动脉和右肺动脉的直径（在上肺叶分支起源之前测量）除以体表面积之和得出的。改良 Fontan 手术治疗三尖瓣闭锁疗效不佳的患者，其肺动脉指数低于疗效良好的患者（185±47 vs. 276±83mm²/m²）[71]，但其他患者未予证实。这些指标的有效性一直受到质疑，因为它们没有考虑到肺血管系统、外周和肺实质内动脉的顺应性和成熟度，或者可能由于先前的分流或束带而发生的主肺动脉的变形。此外，许多研究暗示肺动脉直径小是导致 Fontan 手术预后不良的危险因素，这些研究是在全腔静脉肺动脉吻合的早期 Fontan 手术治疗之前进行的[72]。

正常的心室功能仍然是成功进行 Fontan 循环的主要决定因素[61]。过去常见的左心室功能受损原因的发生率在减少。例如，早期通过双向腔静脉肺动脉吻合或半 Fontan 手术消除容积过载，保持心功能[45, 74]。此外，积极治疗左心室流出道梗阻（见左心室流出道梗阻部分）可以减轻这些患者在 Fontan 手术时心肌肥厚，从而改善心功能。此外，一些人认为存在主动脉到肺动脉侧支循环可增加单个心室的容积负荷，从而损害心室功能或增加心脏的负荷[75-78]。虽然一些研究小组质疑这些侧支循环的有效性，但在心导管室通过封堵阻断可以减少这些侧支循环的影响[79-82]。

房室瓣膜功能不全仍然是 Fontan 手术的一个危险因素[83]，尤其是患有异轴综合征的儿童中[18, 66]。因为这可能导致单心室容积过载，心室功能受损的可能性。重要的是，如果可能的话，进行手术治疗。在双向腔静脉肺动脉吻合术或行 Fontan 手术的时候，左心房室瓣的修复可以可靠地进行[84-86]。如有必要，瓣膜置换也是一种选择[87]。

八、Fontan 手术的外科进展

根据右心房可以用作肺循环泵室的原理，Fontan 手术在 1968 年首次应用于三尖瓣闭锁[88]。最初对房肺连接的描述包括在右心房流入和流出处插入主动脉或肺动脉同种瓣移植，以及上腔静脉到右肺动脉的经典 Glenn 吻合。Kreutzer 和他的同事描述了在右心房和肺动脉之间使用患者的肺动脉瓣[89]。Bjork 和同事们担心导管和瓣膜假体的长期耐久性，并设计出一种无瓣房室吻合术，借此右心房在自体心包补片的帮助下吻合到右心室[90]。显而易见，无论是瓣膜还是原始的右

心室都不需要合并到 Fontan 循环中，因此 Fontan 手术演变成直接的房肺连接，从而关闭了三尖瓣闭锁的房间隔通道。

（一）Fontan 侧隧道（全腔静脉肺动脉吻合）

DeLeval 及其同事对流体动力学模型的研究表明，房肺连接在流动能量学方面表现欠佳，这是由于脉动脉进一步加剧了湍流[91]。相反，腔静脉肺动脉吻合主要为层流型。在这个设计中，上腔静脉血液直接流入肺动脉，下腔静脉血液通过心房内导管至肺动脉（图 129-2）。理论上优点还有降低了血栓形成的风险，因为血液淤积较少以及暴露在高静脉压力下的右心房有限，从而减少了心律失常的风险。此外，由于冠状窦仍位于低压肺静脉心房，因此心肌静脉引流畅通。这种全腔静脉肺动脉吻合术的引入，加上双向 Glenn 吻合[26]或半 Fontan 手术的姑息处理[28]，极大地改善了 Fontan 手术的临床结果[74]。

（二）Fontan 开窗术

另一项重要的临床进展是在 Fontan 术中建立开窗[92]，使全身静脉血液分流到肺静脉心房，以体循环饱和度为代价，达到更好的体循环前负荷。因此，心排血量得以维持，系统静脉压力得以降低。开窗可以稍后通过经导管途径闭合。Bridges 及其同事的回顾性研究显示，与未开窗的患者相比，胸腔积液和住院时间显著减少[93]。因此，开窗 Fontan 循环已成为高危人群的首选术式。

开窗术在普通患者中仍然存在争议，许多回顾性研究显示开窗术没有益处[61, 94, 95]，而其他研究显示 Fontan 手术失败率降低，胸腔积液的发生率显著降低[96]。Lemler 及其同事进行的一项前瞻性随机试验显示，开窗手术患者胸腔引流少，住院时间短，不需要额外的再次手术，临床效果有所改善[97]。Fontan 开窗术也被证明对晚期预后有利影响[98]。

除了那些低饱和度的患者是开窗关闭的临床指征外，尚不清楚开窗是否应该关闭，以及何时关闭。1/4 或更多的开窗会自动关闭[96]。其余部分可以通过导管介入相对容易地被封堵。在开窗封堵后的患者平均 3.4 年随访显示氧饱和度有

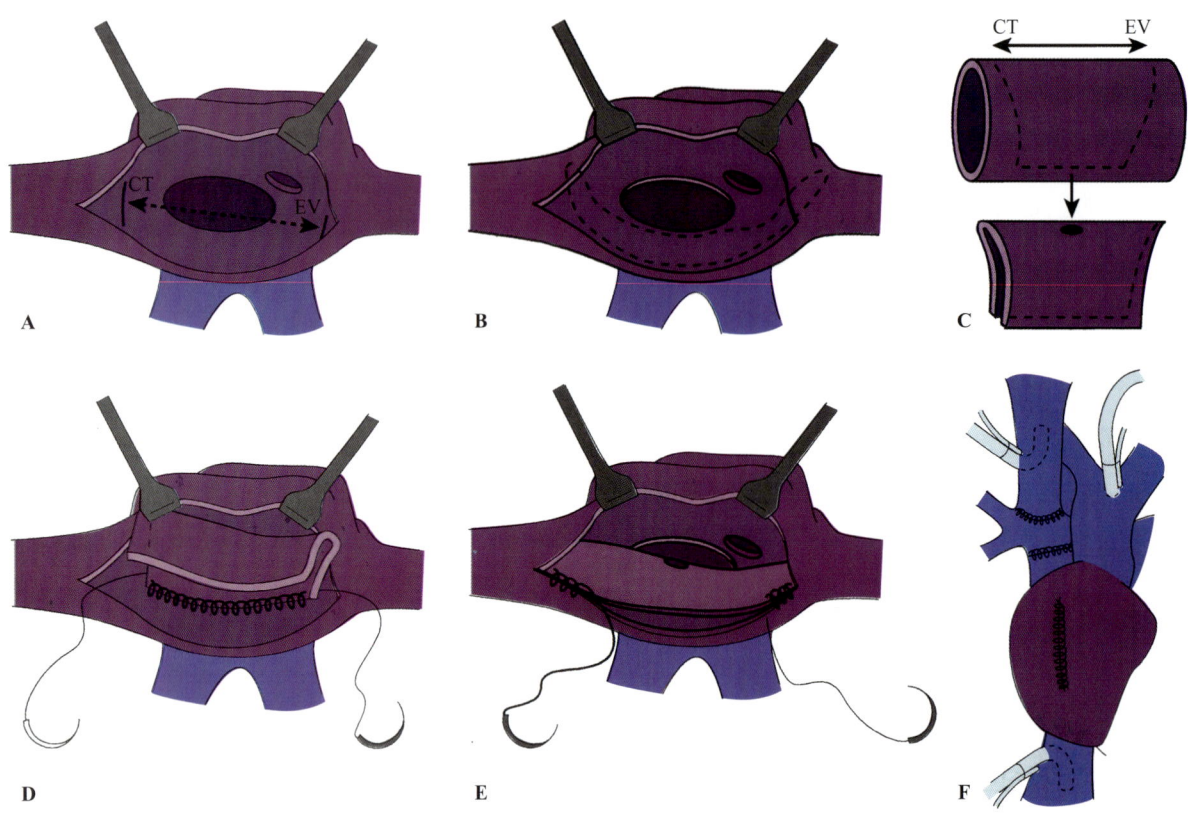

▲ 图 129-2 Fontan 侧隧道

手术开始可能涉及双向腔静脉肺动脉吻合（图 129-1），或者手术可能已经完成。体外循环下，在下腔静脉低处放置静脉套管，在与无名静脉交界处附近在上腔静脉高处放置另一套管。升主动脉插管。手术采用中度低温。切断现有的所有主动脉到肺动脉的分流。阻断主动脉，灌注冷血停搏液。灌注管口放在升主动脉内。阻断主肺动脉。为了防止肺动脉近端残端闭合处出血或动脉瘤形成，缝合线用两条小 Teflon 毡条加强，肺动脉瓣叶包括在缝合线中。闭塞远端肺动脉时，注意不要使分支肺动脉扭曲或狭窄。A. 右心房沿中隔顶部开放。必要时扩大房间隔缺损，测量咽鼓管瓣（EV）和终嵴（CT）之间的房间隔的大小；B. 上腔静脉和下腔静脉之间的梗阻部位；C. 至少直径为 16mm 的 Gore Tex 管被切割成尺寸并纵向打开，如果需要可以切割 4～5mm 开窗；D 和 E. 假体挡板在下腔静脉与右心房交界处缝合，沿着心房后壁，沿着 CT，并在与上腔静脉交界处缝合。注意避免窦房结的损伤。切断的上腔静脉的心脏端与右肺动脉下表面端侧吻合

所改善，平均增加 9.4%，抗消化治疗需求减少，体格生长改善。然而，12% 的患者出现新的心律失常[99]。

（三）外隧道与心外导管

Fontan 循环设计的另一个改进涉及在切除的下腔静脉和肺动脉之间使用心脏外介入移植物（图 129-3）[100]。最初，心外导管被设计在小心房患者中，以避免肺部和全身静脉梗阻。它的使用还有一个优点，是避免了潜在的导致心律失常的心房缝合线。血栓形成和人工导管缺乏生长仍然是潜在的晚期问题。

与房肺吻合相比，完全右心旁路的腔肺吻合在血流动力学上的优势已被普遍接受，现在大多数外科医生在完全不考虑右心的情况下建立某种形式的腔肺连接。侧隧道 Fontan 手术优化了肺动脉中的血流动力学，将冠状窦留在低压心房，并且损伤房室结的风险更低。同样还可归因于心外 Fontan 手术。血流动力学计算显示两种类型的腔静脉肺动脉吻合在能量学或几何学上没有显著差异，其中肺动脉的横截面积对血流动力学的影响远比 Fontan 吻合类型显著[101, 102]。心脏外 Fontan 手术具有额外的优点，即不需要心房内通路，因此可以在没有主动脉交叉阻断的情况下进行，并且在适当的情况下，也不需要使用体外循环[103-106]。

理论上心外 Fontan 手术相对于侧隧道 Fontan

第三部分 先天性心脏病手术
第 129 章 单心室与腔静脉-肺动脉连接的处理

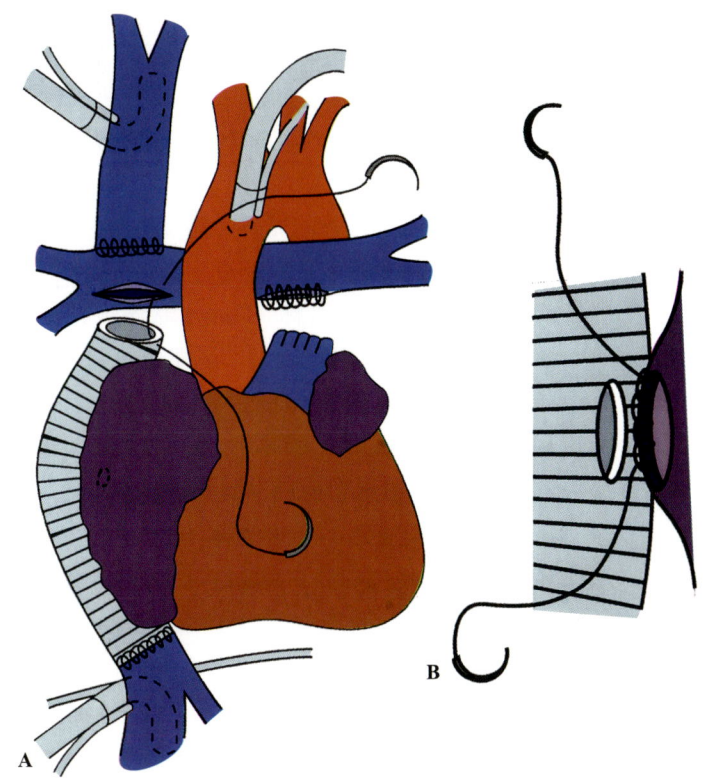

◀ 图 129-3 体外循环心脏外 Fontan 的构建
心肺旁路插管如侧隧道 Fontan 手术（图 129-2）所述。下腔静脉低位插管尤其重要。任何体肺动脉分流术都被切除。短暂的心脏停搏有助于肺动脉主干的切断和闭合。灌注管口放在升主动脉内。解剖右下肺静脉与下腔静脉之间的间隙。下腔静脉插管圈套，夹在腕房交界处，避免闭塞冠状窦。A. 钳子上的腔肺吻合口被截断，并且心脏末端被覆盖。Gore-Tex 管直径至少为 16mm（成人直径为 22mm），与切断的下腔静脉端对端吻合。导管绕心房向右肺动脉缓慢弯曲。暂时梗阻腔肺分流，切开右肺动脉表面。人工血管的顶端与肺动脉端侧吻合。如果需要开窗，在右心房的壁上放一个侧壁钳，在人工血管上放另一个相对的侧壁钳。在人工上切开一个 5mm 的孔洞，在对面的右心房壁上切开一个稍大的孔；B. 为了避免心房组织梗阻开窗，将吻合缝线放置在离人工血管孔几毫米的地方

手术的优势是无须使用致心律失常缝合线，但是心外 Fontan 手术仍可观察到有缓慢性心律失常[107]。虽然一些报道显示侧隧道 Fontan 术后有更多的心律失常[108, 109]，但其他研究显示术后心律失常与两种手术技术相比并无差异[48, 110, 111]。南卡罗来纳州医科大学的一项研究发现，同时期心外组的窦房结功能障碍发生率增加。

心外 Fontan 手术的缺点包括人工导管的血栓形成以及人工血管无法生长。2—4 岁体重 12～15kg，下腔静脉直径和下腔静脉与肺动脉的距离约为成人值的 60%～80%。虽然倾向使用大点的人工血管，但是已经证明这会导致不利的 Fontan 血流动力学和人工血管血栓形成[113]。对心外 Fontan 的大约 3 岁儿童的中期随访显示人工血管横截面积的平均减少 14%[114]。显然，随着时间的推移，这些心外导管需要进行仔细随访。

（四）非手术性 Fontan

介绍了在心脏导管室完成 Fontan 手术的概念，并介绍了在实验室动物[115]和儿童[46, 47]中进行研究的有效结果。这项技术需要改进双向 Glenn 吻合手术或半 Fontan 手术，以允许经皮心房内导管覆膜支架使用。虽然这个术式目前处于实验阶段，还比较新颖，但很有前途，并需要仔细研究和随访。

（五）双心室 Fontan

某些具有两个结构良好的心室的心脏缺损采用 Fontan 手术比采用高危双心室修补术效果更好。典型是右心室双出口伴有远端室间隔缺损或跨室瓣的患者，这将使双心室修复很难进行。这些患者采用 Fontan 手术效果良好[67, 116, 117]。另一种可能 Fontan 手术效果比双室修补具有更理想的解剖学矫治的是矫正型大动脉转位（双调转手术解剖学困难）或不完全型心内膜垫缺损。

九、Fontan 手术后

（一）早期死亡率和发病率

在引入 Fontan 手术约 40 年之后，Fontan 手术后的早期死亡率（历史上超过 20%）[118]已经稳定地下降到低于 5%[112, 119-122]。尽管放宽了最初的患者选择标准，并扩展到许多形式的复杂单心室。多种因素促成了这种改善的早期结果。当然，通过早期的双向腔静脉肺动脉吻合术或半

2051

Fontan手术，单个心室的减负荷已经显著地改善了Fontan手术的适应性[21, 28, 29, 74]，尽管一些医生认为采用中间的双向腔静脉肺动脉吻合是不必要的[95]。侧隧道[91]或心外人工血管的使用[123]，使全腔静脉肺动脉吻合血液循环更有效的循环，这显然是Fontan手术改善预后的巨大进步。Fontan手术早期使用心房开窗术[61, 94, 96, 97]和术前阻断主动脉肺动脉侧支[75, 78, 81]可改善的其他潜在因素（一些人认为但其他人对此有争议）。

单心室和间质综合征一直是Fontan手术高风险的因素，因为多个相关的心血管异常，包括窦房结和传导系统的可变解剖结构、潜在的肺静脉梗阻，以及房室瓣反流和房室瓣反流。一些报道显示，这些患者在Fontan手术后预后有所改善，尽管异轴手术与非异轴手术相比，异轴手术患者的早期死亡率和术后节律紊乱及房室瓣反流的发生率更高[18, 63, 65, 66]。

患者在Fontan手术后，胸膜和心包积液是最常见的早期并发症。胸导管引流时间延长与心肺转流时间延长有关[109, 121]。值得注意的是，在没有体外循环[103]或采用导管技术[47]完成Fontan手术的患者中，流出物减少。使用心房开窗已被报道可以减少术后胸管引流[96, 97]。

Fontan手术后，窦房结功能障碍和房性心律失常频繁发生，尤其在异轴综合征患者中[18]。有人提出，与侧隧道Fontan手术相比，心外人工血管导致更少的心房心律失常。尽管一些作者验证了真实性[108, 109]，但是另一些作者发现比较这两种技术[110, 111]，在心律失常方面没有差别，甚至还有一个报道表明心外Fontan具有较高的窦房结功能障碍发生率[112]。

早期Fontan降压的发生率在许多病例中通常为1%~3%，并且被认为与不正确的患者选择或与未被认识或未矫正的解剖学问题有关，例如流出道梗阻或肺或体静脉通路梗阻[61, 98, 119, 122]。虽然Fontan术后停药有很高的死亡率，但是这些患者中有一些可以在纠正潜在的可治疗异常之后成为Fontan手术的候选者[124]。

膈神经损伤所致的半膈肌麻痹是Fontan手术后罕见但严重的并发症。麻痹性偏瘫患者住院时间较长，胸腔积液和腹水的发生率较高[125, 126]。有证据表明，即使存在膈肌折叠，膈下静脉血流动力学仍是异常[127]。

（二）晚期结局

随着手术生存率的提高，Fontan手术后的晚期结局变得越来越重要。1990年，在引入该手术20年后，Fontan报道称"Fontan状态"与功能状态和生存提前下降有关[118]。即使在完全有利的条件下进行房肺和房室Fontan手术，术后5、10和15年的预测存活率分别为86%、81%和73%。目前对全腔静脉肺动脉吻合的患者的随访显示，使用侧隧道Fontan手术10年的总生存率为91%[122]；使用心外Fontan手术10年的总生存率为93.6%[128]，15年的总生存率为85%[129]。波士顿儿童医院的一项研究表明，对于手术幸存者来说，20年来，在肺-肺连接患者和全腔静脉肺动脉吻合的患者中，没有死亡或移植[130]。

除了Fontan手术的晚期死亡率，这些幸存者还有运动功能障碍。在一项对546名患者进行的大型多中心研究中，尽管73%的患者的射血分数正常，但只有28%的患者的舒张分级正常[74]。运动时的峰值耗氧量仅为正常年龄的65%，这一发现得到了其他人的证实[131, 132]。令人担忧的是，随着年龄的增长，年龄调整后的运动能力趋于恶化[74, 133]。

Fontan手术后迟发性并发症的确切原因尚不清楚，但无疑是复杂和多因素的。对Fontan患者肺动脉大小的一系列血管造影测量显示，肺动脉生长落后于体格生长甚至完全不能生长，导致肺动脉指数随时间降低[135]。低肺动脉指数与随访时间长短以及不良结果之间可产生相关性[135]。

（三）房性心律失常

随着广泛采用全腔静脉肺动脉吻合（侧隧道或心外Fontan手术）而不是房肺吻合，晚期心律失常的发生率和起搏器的需求已经大大减少[122, 128]。老年房肺吻合的患者更容易发生心律失常（参见Fontan手术转换部分讨论这些患者的处理）。异轴综合征患儿在Fontan手术后仍存在晚期心律失常的危险，即使使用改良的全腔静脉肺动脉吻合术[18, 65, 66]。

（四）动静脉侧支

Fontan 手术后，可以形成明显的静脉侧支通道，导致明显的右向左分流，导致低氧血症和发绀。这些异常的静脉通道可以在全身静脉和肺静脉或肺静脉心房之间。一旦被发现，它们通常可以介入性封堵，并且很少需要外科干预[136, 137]。对于 Fontan 手术后进行性发绀的患者，应该使用心脏导管术和血管造影术积极寻找侧支血管，然后封堵显著的侧支通道。

（五）血栓栓塞与预防性抗凝

血栓栓塞并发症在 Fontan 术后早期和晚期发生。血栓栓塞的真实发病率尚不清楚，但各种研究显示，"无声"心内血栓的发生率在 9%～33%[107, 138-140]，使用经食管超声心动图时发现发生率更高。2%～9% 的 Fontan 患者发生脑血管疾病[141, 142]，包括血栓栓塞性卒中。开窗可能增加这种[142]，而使用阿司匹林可能改善这种情况[141]。许多因素可以导致血栓形成，包括次优流型、心律失常、发绀、循环中异物的存在、先前存在的凝血病和肝功能障碍。

预防 Fontan 术后血栓栓塞并发症不一致。一些中心建议单独使用阿司匹林用作预防[143, 144]，而另一些中心则建议使用华法林进行抗凝治疗[140, 145]。众所周知，抗凝治疗并非没有风险。抗凝药相关出血令人担忧，特别是在活动期儿童。发生发绀或心力衰竭时，抗凝更难控制。

Fontan 手术后抗凝治疗和类似的文献缺乏统一的共识，且需要前瞻性的临床研究[146-148]。

（六）蛋白丢失性肠病

蛋白丢失性肠病是一种相对少见但使人虚弱的并发症，据报道发病率高达 15%。这种情况包括胃肠道内蛋白质的损失，并可能在 Fontan 手术后数周至数年发生，诊断后 5 年死亡率为 50%[149]。其发生的确切原因尚不清楚，但有人认为它可能与肠系膜血流异常有关[150]。临床表现与低蛋白血症程度有关，非选择性蛋白质丢失可导致外周水肿、腹水和积液、免疫缺陷和凝血病。应进行心血管系统的详细调查，并尽可能优化血流动力学。症状治疗包括利尿剂、饮食补充剂和间歇性白蛋白输注。类固醇[151]和肝素治疗[152]已被证明可以改善一些患者的症状和减少蛋白损失。据推测，它们的作用是通过稳定肠黏膜，从而减少蛋白质泄漏。其他的治疗方式已经显示出一些成效，如使用西地那非[153]，心房起搏[154]，以及建立手术开窗[155]。最终，蛋白丢失性肠病的患者可能需要心脏移植来治疗肠病[156]。

（七）可塑性支气管炎

可塑性支气管炎是 Fontan 手术后的另一个不易理解且不同寻常的并发症。气管和支气管内形成非炎性含黏蛋白痰液。症状可以通过支气管镜清除。小数据和病例报道提倡不同的治疗方案，包括 Fontan 心房开窗[157]、胸导管结扎[158]和雾化组织纤溶酶原激活药[159, 160]。

十、Fontan 失败的处理

即使目前对单心室患儿的外科治疗策略有所改进，但晚期失败的发生率似乎仍不可减少，定义为 Fontan 撤除，需要移植或等待死亡[29, 119, 120]。保持心室功能对于单心室心脏病患者的长期预后至关重要[61]。保护心室功能的方法包括早期用双向腔静脉肺动脉吻合术进行心脏容积减负荷[29]，积极缓解左心室流出道梗阻以防止心肌肥厚和舒张期不顺应，以及修复房室瓣膜反流。虽然没有得到普遍接受，但消除体循环到肺循环侧支血流也可以帮助维持心室功能[75]。有时 Fontan 循环功能障碍可能与心房心律失常或传导异常有关，传导异常可对常规起搏技术[161, 162]或再同步起搏做出反应[163]。

（一）Fontan 转换

1998 年，Mavroudis 和同事们引进了将合并难治性心律失常的经典房肺折返术与伴随心律失常手术的全腔静脉肺动脉连接术以及血流动力学显著病变的矫正术[164]。手术包括冷冻消融心房内损伤，修复残余缺陷，如房室瓣膜反流，转换为心外 Fontan 连接，以及放置起搏器[165]。对 111 名患者的 Fontan 转换数据的更新报道了 1 例早期死亡、6例晚期死亡和6例随后移植，85%以上的患者控制良好节律。其他中心也报道了这种具有挑战性、低死亡率和良好节律控制的类似的结果[100, 166]。通过侧隧道入路或心外导管转换到全腔静脉肺动脉吻合似乎同样有效[167, 168]。

（二）心脏移植

对于以心力衰竭为主要特征的 Fontan 衰竭患者或对常规治疗无效的蛋白质丢失性肠病患者，心脏移植是唯一的解决方案。尽管一些报道了 Fontan 手术患者移植的早期死亡率超过 50%[169, 170]，但是另一些报道1年生存率为71%~86%[15, 156, 171, 172]。重要的是，医院幸存者显示移植是蛋白丢失性肠病的统一解决途径[156, 171]。当然，在心脏移植之前[156]，等待名单上有死亡的发生率，以及需要慢性免疫抑制和移植后感染、排斥和晚期移植失败的担忧。

（三）机械循环支持

因为单一的功能心室，Fontan 的机械支持存在问题。病例报道 Berlin 心脏辅助作为成功左心室辅助装置（左心室心尖插管用于泵流入而升主动脉插管用于泵流出）[173]和"右心室"辅助装置（Fontan 体循环静脉通路插管用于泵入而肺动脉插管用于泵出流）[174]。还测试了用于支持 Fontan 循环失败的留置轴流泵设计，作为术后恢复或作为移植的处理[175, 176]。由于目前缺乏合适的供体心脏进行移植，Fontan 衰竭随时间推移似乎不可避免会发生，人们希望将来能够设计和测试机械装置，以取得成功。在不需要移植的情况下，用失败的 Fontan 循环无限期地支持。

十一、计算机建模优化 Fontan

计算流体力学已经证实全腔静脉肺动脉吻合的设计可引起流体干扰和能量耗散[177]。优化 Fontan 循环的流量和减少功率损耗可以改善血流动力学效率，并可能改善长期预后。体外和计算流体动力学研究显示，随着腔静脉偏移[178]和腔静脉肺动脉吻合口的张开[179]，能量损失减少，从而促使整个腔静脉肺动脉吻合外科手术的改变。

利用计算流体动力学，提出了使用上腔静脉到肺动脉连接的分叉 Y 形移植物和下腔静脉到肺动脉连接的另一分叉 Y 形移植物来优化全腔静脉肺动脉吻合术[180]（美国专利号7811244）。虽然这种"Optiflo"连接具有通过流动模型预测的优越流动特性，但是从外科角度进行优化设计是烦琐的。随后研究开发的手术设计，以平衡肝血流分布的儿童右肺动脉和左肺动脉的获得性肺动静脉畸形显示出良好的分叉 Y 形连接从下腔静脉到分支肺动脉的结果[181]。使用计算流体力学将 Y-移植 Fontan 连接与传统的 Fontan 连接进行比较，显示出流动特性的改善、减少能量损失以及平衡肝脏流向肺动脉的流量分布[182, 183]。基于这些通过计算机建模预测的血流动力学的改进，Y-移植 Fontan 概念已经应用于临床[184-187]（图129-4）。

一种新的基于计算机的外科手术规划方案已经提出，它使人们能够虚拟地执行多种手术方案，并确定哪种方案能在进入手术室之前产生最佳的血流动力学性能[188]。这种手术计划平台为血流动力学（尤其是肝血流分布）对手术至关重要，因为病例数少且解剖变异多、严重限制于仅通过临床研究建立的外科手术指南的病例提供了独特的解决方案。

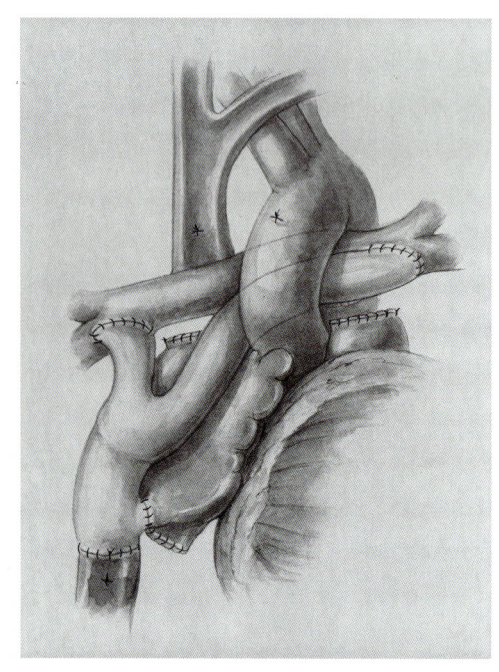

▲ 图129-4　Y 形移植物 Fontan

显示了完整的 Y 形移植物 Fontan，强调了将 Y 形移植物的左右支与 Glenn 吻合物相吻合的重要性。还描述了右心房开窗术

第 130 章
Ebstein 畸形
Ebstein Malformation

Sameh M. Said　Joseph A. Dearani　著
楚冲　译

一、历史方面

德国医生 Wilhelm Ebstei（1836—1912）在 1866 年的一篇题为"关于由先天性畸形引起的三尖瓣关闭不全的罕见病例"的报道中描述了一位死于发绀性心脏病的 19 岁工人不寻常的心脏发现。他准确地描述了 Ebstein 畸形的特征性解剖学和血流动力学异常（图 130-1）。1950 年仅 3 例 EBV 畸形报道[1]。

二、病理解剖学

三尖瓣（TV）的 Ebstein 畸形的特征如图 130-2[2]。

1. 三尖瓣隔瓣、后瓣和少数前瓣分层失败，小瓣叶黏附于下层心肌。
2. 功能性三尖瓣瓣环环顶端移位（隔瓣＞后瓣＞前瓣）。
3. 右心室心房部分扩张。

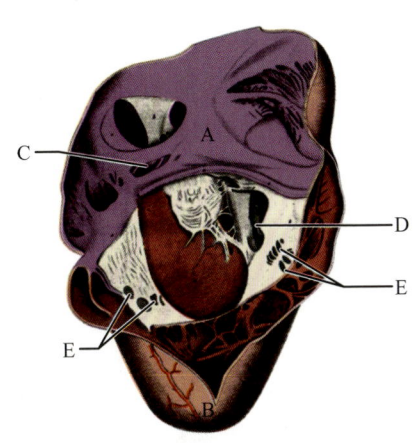

▲ 图 130-1　从原始的 Ebstein 畸形病例报道
右心房和右心室从上腔静脉开始沿右边界开放。A. 右心房；B. 右心室；C. 三尖瓣的初级隔叶，其腱索插入心室间隔的内膜；D. 开口，通过它可以进入右动脉圆锥，而在相反的方向上，人们可以进入囊。这是由膜形成的；E. 开窗在三尖瓣小叶中可见（引自 Said SM, Dearani JA：Ebstein anomaly, congenital tricuspid valve regurgitation and dysplasia. In Allen HD, Driscolle DJ, Shaddy RE, Feltes TF, editors：Moss and Adams' heart disease in infants, children, and adolescents, ed 8, Philadelphia, 2013, Lippincott Williams & Wilkins, Figure 39–1.）

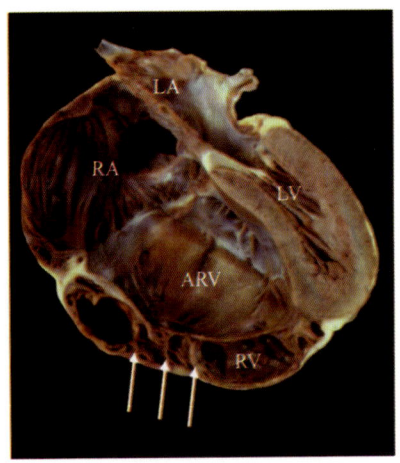

▲ 图 130-2　三尖瓣严重 Ebstein 畸形（四腔视图）
表现为后叶呈贝壳状向下移位，并附着于下游离壁，伴有大量肌残端（箭头），右心室房化部（aRV）明显扩大，小功能部。右心室（RV），室间隔向左弯曲，右心房（RA）明显扩张。LA. 左心房；LV. 左心室（引自 Said SM, Dearani JA：Ebstein anomaly, congenital tricuspid valve regurgitation and dysplasia. In Allen HD, Driscolle DJ, Shaddy RE, Feltes TF, editors：Moss and Adams' heart disease in infants, children, and adolescents, ed 8, Philadelphia, 2013, Lippincott Williams & Wilkins, Figure 39–5.）

4. 前瓣有裂隙、冗余或挛缩。

5. 真性解剖学三尖瓣环扩张[3]。

（一）三尖瓣

三尖瓣具有一个高度可变的形态，瓣膜几乎游离，很少发生狭窄。前叶通常很大，并附在环上；然而，它可能包含几个开孔[4]（图 130-3），并有不同点的不完全分层。腱索可能是短而不成形。

后叶和隔叶的发育是可变的，并且大多数情况下是原始的，甚至可能由于分层过程的失败而缺失。前缘可以自由移动，有腱索或乳头状肌肉支撑，或者它们可以系住（黏附）于心内膜（线性附着）。最大位移点在下叶和隔叶的连接处。在正常心脏中，隔叶和后叶相对于二尖瓣前叶的下移小于 $8mm/m^2$ 的体表面积。Ebstein 畸形的范围从隔瓣和后瓣小叶的最小位移到右心室流入道和小梁区之间无孔膜或肌肉架。变异范围是无限的，最重要的病理发现是瓣叶的"分层失败"。经常有真性三尖瓣环明显扩张，没有移位，将真性瓣环从功能性右心室分离出来的是房化右心室（aRV）。

（二）右心室

右心室分为两个区域：与畸形相关的区域（即流入道部分或房化右心室），即与右心房（RA）功能结合，以及与畸形无关的区域，由右心室的其他两个部分——小梁和流出道部分组成，它们构成功能性右心室。右心室的"心房化"部分可以不成比例地扩张，并且可能占右心室体积的一半以上。大多数 Ebstein 畸形的心脏存在右心室扩张。扩张通常不仅包括房室心房化的流入道部分，而且包括功能性房室心尖部和流出道。在某些情况下，右心室扩张如此明显，以至于室间隔向左偏移，压迫左心室。在这种情况下，短轴视图显示圆形右心室和 D 形左心室。

（三）心脏相关缺陷

最常见的相关心脏缺陷包括以下内容[5, 6]。

1. 房间隔缺损（ASD）：80%～94% 的患者存在卵圆孔未闭或 ASD，多数为继发性。

2. 室间隔缺损伴或不伴肺动脉闭锁。

3. 右心室流出道梗阻：这种梗阻可继发于结构异常（肺动脉瓣狭窄或肺动脉闭锁）、分支肺动脉狭窄，很少发生三尖瓣的位移。

4. 动脉导管未闭。

5. 主动脉缩窄。

6. 辅助传导通路 [Wolff-Parkinson（WPW）综合征] 在多达 15%～20% 的患者中存在，并可能使患者易患心律失常。这些通路的大部分位于畸形三尖瓣的孔周围。

7. 左侧病变（少见）。

(1) 二尖瓣脱垂。

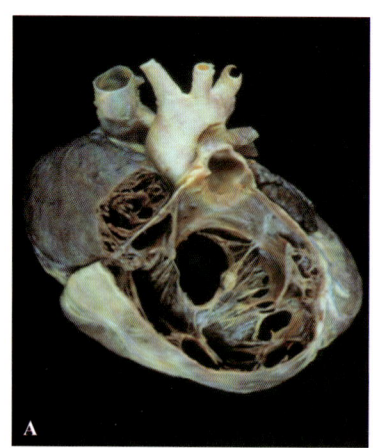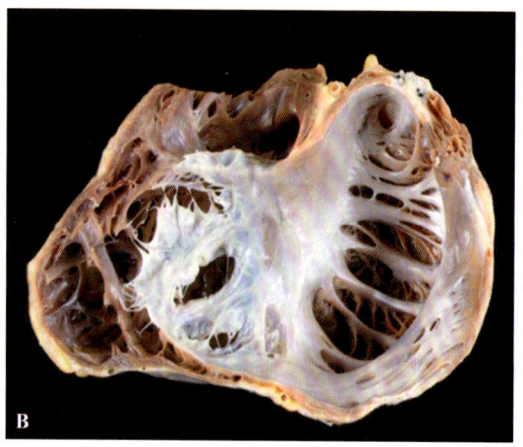

▲ 图 130-3　A 和 B. Ebstein 心脏：三尖瓣前叶的显著开窗和栓系

（引自 Said SM，Dearani JA：Ebstein anomaly, congenital tricuspid valve regurgitation and dysplasia. In Allen HD, Driscolle DJ, Shaddy RE, Feltes TF, editors：*Moss and Adams' heart disease in infants, children, and adolescents*, ed 8, Philadelphia, 2013, Lippincott Williams & Wilkins, Figure 39-2.）

(2) 附着二尖瓣组织。
(3) 主动脉瓣下狭窄。
(4) 双瓣或闭锁主动脉瓣。
(5) 左心室腔中的肌带。
(6) 心肌改变，类似于左心室不致密[7]。

8. 先天性矫正性大动脉转位（CCTGA）：在 CCTGA 患者中，15%~50% 的患者存在符合 Ebstein 瓣标准的异常系统房室瓣（形态学三尖瓣）。这种 Ebsteinoid 位移进入形态学右心室不同于经典的右侧 Ebstein 畸形，因为通常缺乏右心室游离壁的心房化[8]。

三、Ebstein 畸形的分类

已经提出了几种 Ebstein 畸形的分类。一般来说，Ebstein 畸形的分类系统比较困难，因为解剖结构变化无穷，没有两颗心脏是相同的。Carpentier 在 1988 提出如下 4 种类型[9]。

A 型：真实右心室的体积是足够的。

B 型：存在右心室的大型心房化成分，但三尖瓣的前叶可自由运动。

C 型：严重限制前叶运动，可导致右心室流出道梗阻。

D 型：心室几乎完全心房化，但小漏斗部除外。

根据术中瓣膜分析，另一分类提出了 4 种类型的 Ebstein 畸形。这是我们的首选方法，它描述了心脏每个受累结构的精确解剖结构，如手术时所看到的（表 130-1）。这包括对每个小叶分层失败的程度、小叶前缘的状态、间隔小叶的移位程度、房化右心室的描述以及右心房和右心室的大小的评论[10]。

四、遗传因素

Ebstein 畸形的遗传因素是异质的。大多数病例是散发性的，家族性 Ebstein 是罕见的。心脏转录因子 NKX2.5 突变、10p13-p14 缺失和 1p34.3-p36[11] 缺失的罕见病例与 Ebstein 畸形有关[11, 12]。报道了 141 例 Ebstein 畸形无关先证者的队列突变分析结果[13]，其中 8 例发现 MYH7 基因突变，8 例患者中有 6 例左心室不致密。这一结果可以保证在这一患者子集中进行基因测试和家庭评估。

五、病理生理学

右心室功能损害和三尖瓣变形阻碍血液从右心进入肺部。此外，在心房收缩期，右心室的心房化部分（与右心房相邻且与右心房连续）膨胀（如果非常薄）或充当被动储存器，从而减少要排出的血量。在心室收缩期间，心房化的右心室收缩，产生一个压力波，阻碍处于舒张期的右心房的静脉充盈。在大多数情况下，由于卵圆孔通畅或明显的继发孔 ASD，在左心房和右心房之间存在缺损。通过缺损开口的血液分流通常是从右向左的，但在一些患者中可能是双向的。这些结构异常使右心室总体上产生巨大扩张，甚至

表 130-1 基于手术过程中解剖学发现的 Ebstein 瓣膜类型

类型	前瓣叶		后瓣叶	三尖瓣隔叶	心房化 RV 大小
	大小	移动性			
I	更大	可移动	顶部移位，发育不良，或缺失		从小到大不定
II	相对较小，呈螺旋形移向顶点				中等大
III	活动受限；腱索变短，融合和束缚；经常出现乳头肌直接插入前小叶		移位，发育不良，通常不可重建		大
IV	严重变形；转移到 RVOT 中；很少或没有腱索；通常乳头肌直接插入瓣膜前缘		通常为增生异常或缺失	以从膜状隔膜顶部向下伸出的纤维为代表	几乎整个 RV 腔都被心房化；TV 组织移位到 RVOT 中，可能导致血流阻塞（功能性三尖瓣狭窄）

RV. 右心室；RVOT. 右室流出道；TV. 三尖瓣

在婴儿中可能达到巨大的比例。这种扩张导致三尖瓣机能的进一步丧失，并进一步扩大了房间隔缺损[13, 14]。

由于心房扩大，房性快速心律失常很常见，并且随着时间的流逝而变得可能性更大。此外，约 15% 的患者将会有一条或多条与 WPW 综合征相关的辅助传导通路，1%～2% 的患者将患有房室结折返性心动过速（AVNRT）。在终末期心力衰竭时，可出现室性心律失常[15, 16]。

六、临床表现

临床表现变化很大，取决于解剖学的严重程度，可以从有严重症状的新生儿到无症状的 80 岁老人[17]。

最常见的呈现方式随着呈现时的年龄而变化[18]。

1. 胎儿：异常常规产前扫描（86%）。
2. 新生儿：发绀（74%）。
3. 婴儿：心力衰竭（43%）。
4. 儿童：偶发性杂音（63%）。
5. 青少年和成人：心律失常（42%）、运动耐力下降、疲劳或右心衰竭。

（一）症状

1. 发绀与心力衰竭。
(1) 继发性三尖瓣反流。
(2) 由于肺血管阻力高，出生后不久即可出现。
(3) 随着肺血管阻力的降低，情况往往有所改善。
2. 劳力性呼吸困难、疲劳、发绀和心悸。
(1) 可以晚年发生。
(2) 可以复发，并且可能在发病时隐匿。
3. 心悸。
(1) 继发于房性快速性心律失常（最常见的是心房扑动和颤动）。
(2) 可能出现在 20%～30% 的病例中。
(3) 有些心律失常是 WPW 综合征引起的。
4. 反常栓塞。
在存在房间隔缺损的情况下，Ebstein 畸形患者有发生矛盾栓塞、脑脓肿和猝死的危险。

（二）体格检查

结果随病变的严重程度和右向左心内膜分流的程度而变化[19]。

1. 杂音和咔嗒声；通常误认为二尖瓣脱垂。
2. 发绀。
(1) 婴儿可严重。
(2) 年龄较大的儿童通常较温和。
(3) 杵状指将取决于发绀的程度和持续时间。
3. 扩张的颈静脉中明显的 "a" 波。
4. 肝大。
(1) 三尖瓣反流和右心房压力升高引起的被动肝充血。
(2) 由于肝脏收缩期扩张而变得搏动。
5. 明显的弥漫性心尖冲动。
6. 左胸骨下缘收缩期颤动。
7. 由右束支传导阻滞引起的第一和第二心音广泛分裂。
8. 突出的 S_3 或响亮的 S_4 的多心音（三联或四联律）的表现。
9. 收缩期杂音。
(1) 继发于三尖瓣反流。
(2) 吸气时强度增加，可能与舒张中期杂音有关，这是由于三尖瓣环上的舒张期高流量所致。
(3) 成人可能非常柔软或缺失，因为往复流动的低速度和三尖瓣上压力的快速均衡不会导致血流湍流。
10. 尽管三尖瓣严重反流，颈静脉脉搏很少显示大的 V 波，因为大的右心室吞噬了增加的体积。

七、诊断性检查

（一）胸部诊断性 X 线片

心脏轮廓从几乎正常到明显扩大的球形心脏，腰部狭窄，类似于心包积液（图 130-4）。血管蒂很窄，因为肺干没有边界形成，而升主动脉通常很小，不明显或不存在。症状性新生儿可有心脏扩大，如果心胸比大于 0.65，预后较差。最

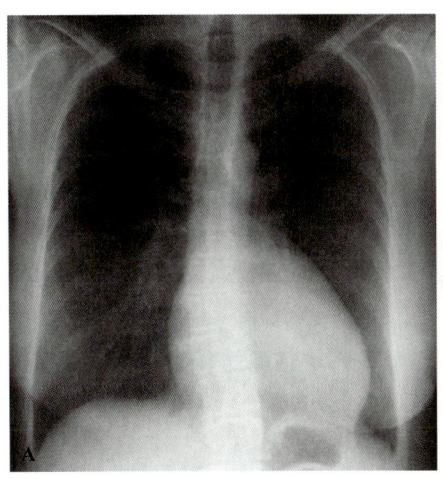
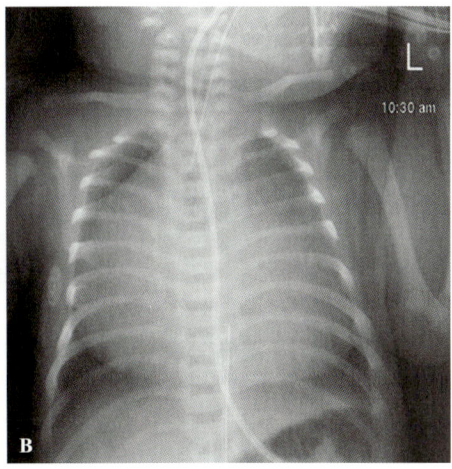

▲ 图 130-4　Ebstein 畸形患者胸部 X 线片

A. 在三尖瓣手术前，伴有严重三尖瓣反流和小房间隔缺损的 Ebstein 畸形患者胸部 X 线片；B. 心脏扩大，心腰部狭窄，Ebstein 畸形的新生儿中心胸比例 0.56，显示大量心脏扩大（"从室壁到室壁"）（引自 Said SM, Dearani JA: Ebstein anomaly, congenital tricuspid valve regurgitation and dysplasia. In Allen HD, Driscolle DJ, Shaddy RE, Feltes TF, editors: *Moss and Adams' heart disease in infants, children, and adolescents*, ed 8, Philadelphia, 2013, Lippincott Williams & Wilkins, Figure 39–13.）

一致和最引人注目的特征是扩大的右心房轮廓；这很少是正常的，即使心脏轮廓在其他方面是正常的。因为严重发育不良的扩大心影（经常见于新生儿），肺野可能正常或减少。

（二）心电图

Ebstein 畸形可以用心电图诊断，即使轻度畸形也很少正常（图 130-5）。

主要的电生理变化包括以下内容[20]。

1. 心房内传导障碍，包括 PR 间期延长和高 P 波。

2. 右束支传导阻滞。

3. WPW 预激。

4. 室上性心动过速。

5. 心房扑动或颤动。

6. 致心律失常性房室传导阻滞。

7. 在 V1～V4 和下导联中的深 Q 波。

完全性心脏阻滞很少见，但是 42% 的患者由于右心室扩大和房室传导系统的结构异常而发生 Ⅰ 度房室传导阻滞。

房室节点可以被挤压，但是位于正常位置。隔瓣顶端移位与中央纤维体的不连续性以及直接肌肉连接的主动脉瓣环有关，为异常通路和预激发创造了条件（图 130-6）。

6%～36% 的病例存在不止一条旁路，大部分位于畸形三尖瓣孔周围。此外，广泛的 QRS 心动过速超过隔膜附件房室通路，室上性心动过速，以及可以发生异位房性心动过速、心房扑动、心房颤动。

（三）超声心动图

二维超声心动图是可选的诊断试验（图 130-7）。最近，三维超声心动图也被用作三尖瓣解剖学的附加信息。它准确地评估了三尖瓣和不同心室的大小和功能。

隔瓣顶端移位至少 $8mm/m^2$ 的体表面积被认为是 Ebstein 畸形的诊断特征。瓣叶在心室壁上至少有 3 个附属附件的存在证实了小叶挛缩，导致小叶运动受限[21]。右心房和房室化右心室明显增大。当右心房和房化右心室的结合面积大于功能性右心室、左心房和左心房的结合面积时，心尖四腔切面在舒张末期，死亡率增加。

超声心动图可以评估三尖瓣反流的部位和程度以及瓣膜修复的可行性。早在妊娠 18 周时，胎儿超声心动图就可以诊断子宫内 Ebstein 畸形[22]。胎儿超声心动图仍然是一个挑战，因为心脏体积小，可能很难区分 Ebstein 畸形与肺动脉闭锁或其他原因三尖瓣反流。Ebstein 畸形包

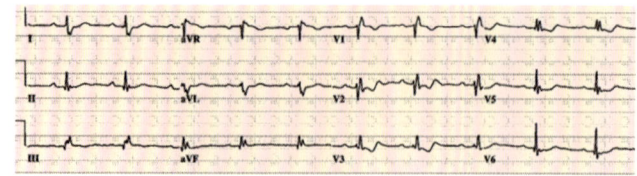

▲ 图 130-5 重症患者 Ebstein 畸形

显示典型的心电图变化, 伴有延长 PR 间隔 (226ms), 右束支传导阻滞, 且畸形的 QRS 波 (引自 Said SM, Dearani JA: Ebstein anomaly, congenital tricuspid valve regurgitation and dysplasia. In Allen HD, Driscolle DJ, Shaddy RE, Feltes TF, editors: Moss and Adams' heart disease in infants, children, and adolescents, ed 8, Philadelphia, 2013, Lippincott Williams & Wilkins, Figure 39–13.)

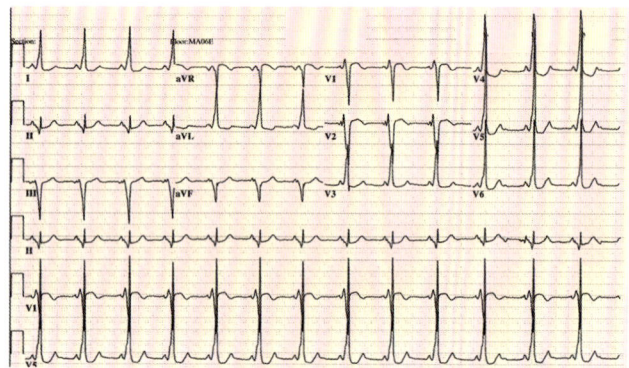

▲ 图 130-6 重症患者的 Ebstein 畸形心电图

显示预激综合征伴窦性心律 (Wolf-Parkinson-White 综合征)。在图中注意到上肢导联中 QRS 的 δ 波 (引自 Said SM, Dearani JA: Ebstein anomaly, congenital tricuspid valve regurgitation and dysplasia. In Allen HD, Driscolle DJ, Shaddy RE, Feltes TF, editors: Moss and Adams' heart disease in infants, children, and adolescents, ed 8, Philadelphia, 2013, Lippincott Williams & Wilkins, Figure 39–14.)

括右心室流出道通畅和 Great Ormond Street 超声心动图 (GOSE) 评分[23]。如 Celermajer 及其同事[23] 所描述的, GOSE 评分是在四腔视图中计算的, 以建立右心房和房化右心室的结合面积与功能性右心室、左心房和左心室面积的比率 (图 130-8)。GOSE 评分 (3 级和 4 级) 最重的患者预后较差 (表 130-2)。

(四) 心导管

除了老年患者的术前冠状动脉造影外, 很少需要心导管。肺动脉压力通常正常, 尽管右心室舒张末期压力可能升高。即使有严重的三尖瓣反流, 右心房压力可能正常, 尤其是有明显的右心房扩张。当存在左心室功能障碍或怀疑肺动脉压力升高或左心室舒张末期压力升高时, 也可以在某些情况下进行血流动力学导管插入。如果考虑进行双向腔静脉肺动脉吻合, 这一点尤其重要。

(五) 磁共振成像

最近, 心脏磁共振成像已经成为评价 Ebstein 畸形患者的另一种工具。它提供了右心房和右心室的大小和收缩功能的定量测量, 即使在右心室解剖结构存在显著畸变的情况下[24] (图 130-9)。它还提供了额外的三尖瓣解剖成像[24]。

轴向成像提供更可靠的疾病严重程度分析, 如房室容积。创建三维图像可以提供疾病严重程度的更大描述。一般来说, 超声心动图成像提供详细的瓣膜解剖, 心脏磁共振成像提供详细的心室解剖。

八、自然史

Ebstein 畸形的产前诊断预后差。波士顿儿童医院胎儿的 Ebstein 畸形或三尖瓣发育不良的研究显示, 终止妊娠 8 例 (占 33 例妊娠的 24%), 9 例 (27%) 胎儿死于子宫, 16 例 (49%) 胎儿存活。只有 7 例 (占 33%) 产前诊断患者存活超过新生儿期。存活与 Ebstein 畸形的严重程度和右心室或左心室功能障碍有关。对于有缺氧迹象的胎儿, 可能需要选择性的早期分娩[25]。

Ebstein 畸形直到成年才被诊断的情况并不罕见。Mayo 手术数据中最年长的患者在诊断时和随后的手术在 79 岁。然

表 130-2 死亡率风险 GOSE 评分

GOSE 评分*	比 例	死亡率
1～2	<1.0	18%
3 (无发绀型)	1.1～1.4	10%～45%
3 (发绀型)	1.1～1.4	100%
4	>1.5	100%

*. GOSE 1, <0.5; GOSE 2, 0.5～1.0; GOSE 3, 1.1～1.4; GOSE 4, >1.5。GOSE. Great Ormond Street 超声心动图

而，晚期诊断也与降低生存率有关。72例非手术患者自然病史研究的平均年龄为（23.9±10.4）岁。在这组患者分别进行随访，心律失常是最常见的临床表现（51%）。估计1、10、15和20年的总生存率分别为89%、76%、53%和41%。单因素分析预测心脏相关死亡的因素包括6项：①心胸比值≥0.65；②超声心动图显示三尖瓣移位的严重程度增加；③纽约心脏协会（NYHA）Ⅲ或Ⅳ级；④发绀；⑤严重三尖瓣反流；⑥诊断年龄更小。然而，在多元模型中，诊断年龄小、男性性别、心胸比值≥0.65，以及超声心动图上三尖瓣叶移位的严重程度是晚期心脏死亡的预测因素。

九、处理

（一）新生儿和婴儿

手术适应证

对于仍处于充血性心力衰竭或深发绀状态的新生儿或婴儿，需要手术治疗。在新生儿期，可以考虑3条途径：双心室修复（Knott-Craig方法）、单心室修复（即右心室排除技术或Starnes方法）和心脏移植[27]。

(1) 双心室修补术（Knott Craig法）：在这种方法中，三尖瓣被修复，ASD被部分关闭。这是一种基于正常前瓣的单尖瓣修复术[28]。ASD的大部分闭合允许右向左分流，这在术后早期可能是必要的，那时右心室功能障碍或肺血管阻力升高的风险很高。右心房的减容常规进行，对于减少明显扩大的心脏大小以便给肺动脉留出空间很重要（图130-10）。

双心室修补术后新生儿的护理可能具有挑战性。通常可以延迟关闭胸骨。早期外周低氧耐受是常见的，吸入一氧化氮可能对降低肺血管阻力是必要的。预防性使用腹膜透析导管也可以用来确保腹部完全减压。

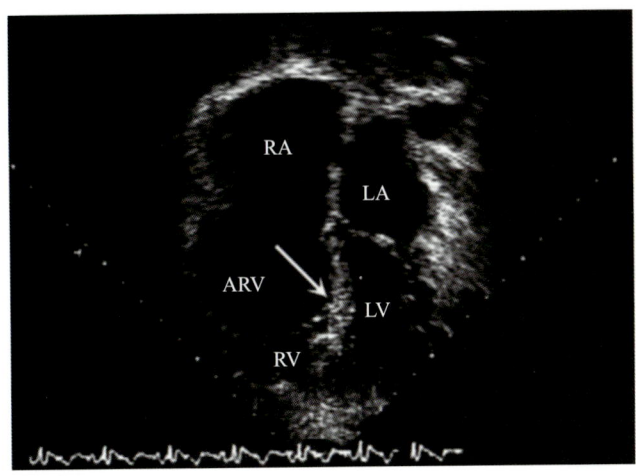

▲ 图 130-7 一例严重 Ebstein 畸形患者的超声心动图（四腔观，心尖向下）

显示出严重移位的隔瓣（箭）。前瓣严重拴系（"分层失败"），几乎不动。房化右心室（ARV）较大，功能性右心室（RV）较小。LA. 左心房；LV. 左心室；RA. 右心房（引自 m Said SM, Dearani JA: Ebstein anomaly, congenital tricuspid valve regurgitation and dysplasia. In Allen HD, Driscolle DJ, Shaddy RE, Feltes TF, editors: *Moss and Adams' heart disease in infants, children, and adolescents*, ed 8, Philadelphia, 2013, Lippincott Williams & Wilkins, Figure 39-15.）

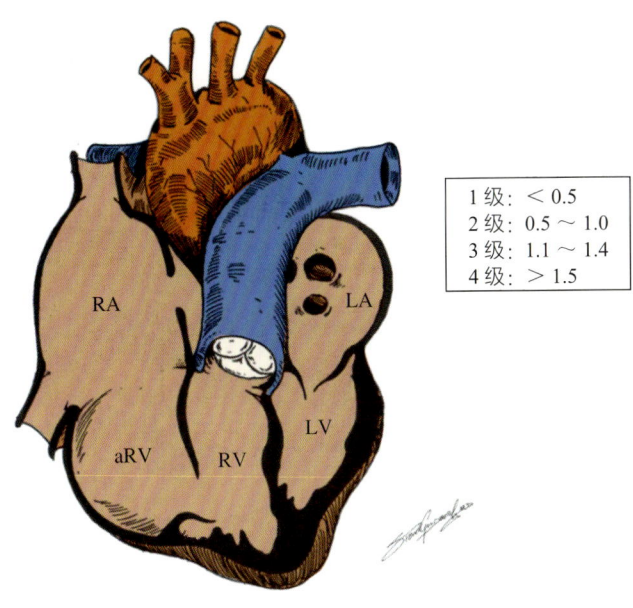

$$\frac{\text{面积}(RA + aRV)}{\text{面积}(RV + LV + LA)}$$

1级：< 0.5
2级：0.5～1.0
3级：1.1～1.4
4级：> 1.5

▲ 图 130-8 Great Ormond Street 超声心动图（GOSE）评分

aRV. 房化右心室；LA. 左心房；LV. 左心室；RA. 右心房；RV. 右心室（引自 Knott-Craig CJ, Goldberg SP: Management of neonatal Ebstein's anomaly. *Semin Thorac Cardiovasc Surg Pediatr Card Surg Annu* 112–116, 2007, Figure 1.）

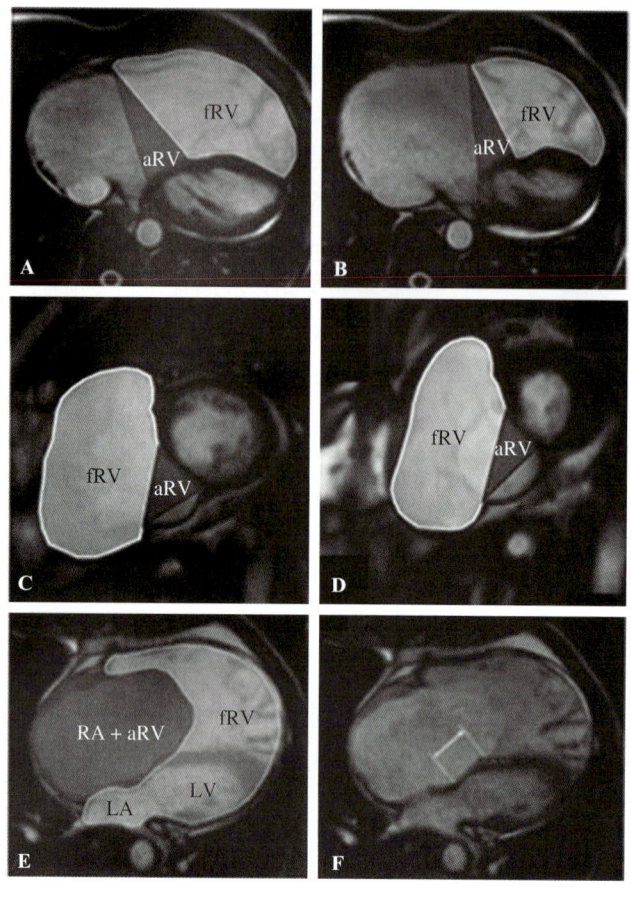

◀ 图 130-9 心脏磁共振成像

显示在（A 和 B）轴位和（C 和 D）短轴位显示功能性右心室和右心室房化部分的收缩和舒张轮廓。E. 严重性指数，表示右心房和心房化面积在分子中的比率，以及功能右心室、左心房和左心室面积在分子中的总和 [即，严重性指数=（右心房面积+右心房化面积）/（右心房化面积）]。功能性右心室面积+左心房面积+左心室面积]。心室舒张期测量三尖瓣隔瓣叶心尖移位程度（mm）。aRV. 功能性右心室；LA. 左心房；LV. 左心室；RA. 右心房（A-D 引自 Yalonetsky S, Tobler D, Greutmann M, et al: Cardiac magnetic resonance imaging and the assessment of Ebstein anomaly in adults. *Am J Cardiol* 107: 767-773, 2011, Figure 2.）

虽然这种手术的早期死亡率很高（25%～30%），但双心室入路的中期结果似乎很有希望。2007 年，Knott-Craig 及其同事[29]发表了他们对 27 名新生儿和婴儿的经验。这些患者伴有解剖或功能性肺动脉闭锁（n=18）、室间隔缺损（n=3）、小左心室（n=3）和肺动脉发育不良（n=3）。25 例患者接受了双心室修复术，其中三尖瓣修复术 23 例，瓣膜置换术 2 例。出院的生存率为 74%，解剖性肺动脉闭锁的风险更大。无晚期死亡（中位随访 5.4 年，最多 12 年）。虽然新生儿期 Ebstein 畸形的早期修复结果与许多第一次纠正的新生儿畸形（例如，动脉转换手术，Nordwood 阶段Ⅰ）在第 1 个月相比，效果较差，它们已经成为困难患者群体的基准。

(2) 右心室排除（Starnes 方法）：Starnes 及其同事开创的右心室排除方法包括三尖瓣孔补片开窗，扩大心房连接[30]，以及放置全身-肺动脉分流（图 130-11）。这种方法特别适合于那些有解剖性肺动脉闭锁或其他重要右心室流出道梗阻的患者。在三尖瓣补片上放置一个小的开孔（使用 4～5mm 的穿孔）以允许右心室减压，被动地充满来自心最小静脉的血液[33]。这也逐渐减容扩大的功能失调的右心室，有助于长期为最终的 Fontan 手术做准备[34]。在右心室流出道梗阻的患者中，需要合适的肺动脉瓣以防止血液进入右心室，导致右心室扩张。如果患者有肺动脉瓣功能不全，应结扎主肺动脉或关闭肺动脉瓣。必须考虑这些问题，因为功能不良的右心室的显著扩张最终导致左心室功能的压缩和损害。类似于双心室入路，右心房减容是常规进行，以允许提供足够空间给肺。

(3) 改良 Starnes 法（全心室排除）：为 Starnes 单心室入路的一种修改，即完全右心室排除，由 Sano 及其同事[33]提出，其中右心室的主要游离壁被切除和关闭，或者用聚四氟乙烯贴片。这个过程像一个大的右心室折叠和右心室体积减小过程（图 130-12）。这种改良的 Starnes 方法可以改善左心室充盈，并为肺和左心室减压提供额外的

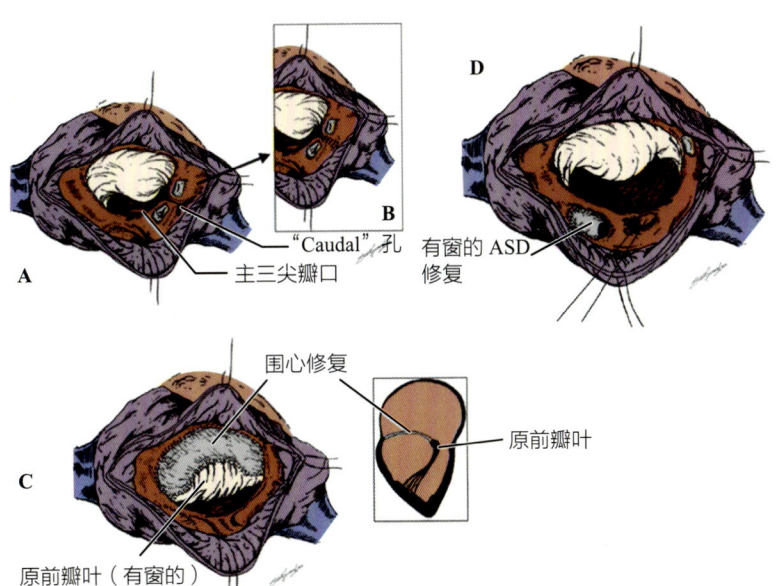

◀ 图 130-10 新生儿 Ebstein（Knott Craig）的双心室修复三尖瓣口通过近似于瓣膜成形缝线分成两个开口

一旦判断瓣膜正常，关闭"尾"孔，进而折叠右心室的心房部分。C. 通过从瓣膜环上取下前瓣，开窗，并用心包补片加强瓣膜，从而建立合格的单尖瓣。房间隔缺损（ASD）用开孔补片封闭，环形成形缝合，其中一端在冠状窦内，另一端在前后叶连合处（引自 Knott-Craig CJ, Goldberg SP: Management of neonatal Ebstein's anomaly. *Semin Thorac Cardiovasc Surg Pediatr Card Surg Annu* 112–116, 2007, Figures 4, 5, and 6.）

空间。

术后护理类似于任何单心室心脏分流患者。优化全身灌注和获得足够的氧气是首要目标。延迟关胸和腹腔引流也是有益的。与其他具有分流依赖性肺循环的患者一样，在第一次手术和第二次手术（双向腔静脉肺动脉分流）之间需要仔细地监测，该手术通常在 3～6 月龄的时候进行。

Reemtsen 及其同事报道了单心室入路的结果[34]。16 例新生儿中，2 例行三尖瓣修补，1 例行心脏移植，10 例行开窗三尖瓣补片右心室排除术，3 例行开窗三尖瓣补片右心室排除术。

有开窗的患者手术生存率为 80%（8/10），无开窗的患者手术生存率为 33%，作者推荐三尖瓣补片开窗。在 9 名接受右心室排除治疗的医院存活者中，3 名完成了 Fontan 手术，9 名都成功地进行了双向腔静脉肺动脉吻合术（第二阶段）。

(4) 心脏移植：在 Ebstein 畸形最严重病例中，心脏移植仍然是一种选择，但是由于 Knott-Craig 和 Starnes 方法的改进，在当前很少需要心脏移植。心脏移植的局限性包括在新生儿年龄组中供体器官的稀少，以及在移植受体中长期免疫抑制

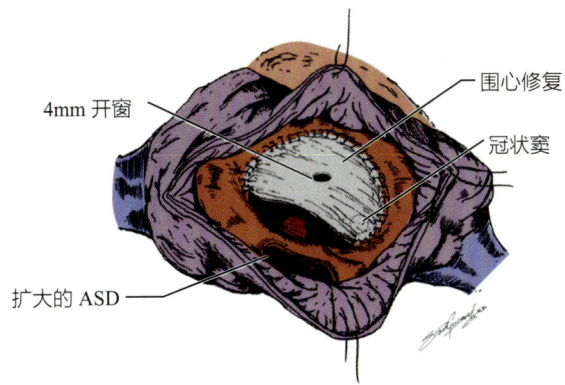

▲ 图 130-11 新生儿 EbStein 畸形的 SARNES 修复房间隔缺损

（引自 Knott-Craig CJ, Goldberg SP: Management of neonatal Ebstein's anomaly. *Semin Thorac Cardiovasc Surg Pediatr Card Surg Annu* 112–116, 2007, Figure 2.）

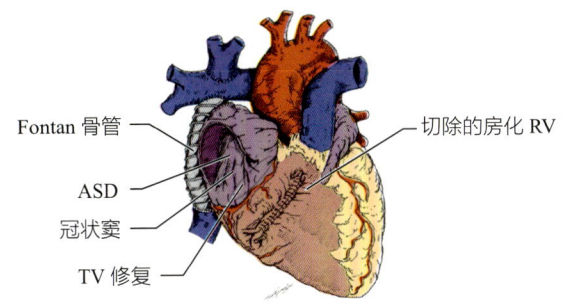

▲ 图 130-12 SANO "右心室排除" 手术

ASD. 房间隔缺损；RV. 右心室；TV. 三尖瓣（引自 KnottCraig CJ, Goldberg SP: Management of neonatal Ebstein's anomaly. *Semin Thorac Cardiovasc Surg Pediatr Card Surg Annu* 112–116, 2007, Figure 3.）

的副作用及其相关的并发症。最后，小型心室辅助装置的发展和体外膜氧合的进展为这些婴儿提供了围术期的机械支持选择。

（二）儿童与成人

1. 手术适应证

虽然医疗处理，包括利尿药和抗心律失常药物、可以用来处理心力衰竭和心律失常的一些症状，最终大多数患者需要手术。对于无右向左分流、轻度心脏肿大、运动耐量正常的无症状患者，通常建议单独观察。NYHA Ⅰ级或Ⅱ级的大多数患者都可以进行医疗处理。当出现症状（最常见的是疲劳）、发绀加重或出现矛盾的栓塞时，可提供手术。如果有客观证据表明恶化，如通过运动试验降低运动表现、胸部X线摄影的心脏逐渐增加、进行性右心室扩张或超声心动图中右心室收缩功能的降低，出现房性或室性心律失常。在边缘情况下，超声心动图检测确定三尖瓣修复的高可能性，使手术更加容易。在我们的实践中，我们建议在2—5岁进行手术，因为我们有能力成功地执行在95%～98%的儿童解剖（圆锥型）修复。一旦出现症状，患者进展到NYHA Ⅲ或Ⅳ级，医疗处理就没有什么可提供的；手术成为改善的唯一机会。

对于大多数患者来说，双心室修复是可能的。在某些情况下，当右心室显著扩张或功能障碍时，或者如果最终的三尖瓣修复具有小的有效孔（不常见），一个半心室矫治（增加双向腔静脉肺动脉分流）是有利的。由于右心室的体积根据患者的年龄而减少35%～45%，所以双向腔静脉肺动脉吻合术在更复杂的三尖瓣修复中也能够减少血流动力学压力。心脏移植很少被指征，可以用于严重双心室功能障碍的患者。

2. 手术治疗

我们对 Ebstein 畸形患者的手术治疗包括：①关闭房间隔缺损（除了婴儿期）；②纠正相关的异常（例如，关闭室间隔缺损）；③行抗心律失常手术，如迷宫手术（冷冻消融或射频消融），辅助传导通路的外科分割，或 AVNRT 的冷冻消融；④右心室房化部分的内折（先端到基底）；

在现在，很少需要术中电生理标测来定位室性预激患者的异位传导通路。当有预激时，在导管室进行术前标测和消融。术中常规应用经食管超声心动图。

(1)Anatomic Cone 修复：自1958年最早的修复技术以来，EM的解剖变异性一直是外科医生的挑战 [35, 36]。大多数修复技术都以单瓣修复的概念来处理异常三尖瓣 [37]。单瓣修补依赖于足够的前瓣和自由移动的前缘，允许与室间隔结合。显著扩张的右心室或瓣环，或前瓣显著栓系可降低单瓣修补的成功率。

早期梅奥临床经验集中于 Danielson 单瓣修复术，使用 Sebening 缝合法（前乳头肌与室间隔的缝合连接）是常见的。法国的经验（Carpentier）[38] 集中于（外科分层）前瓣环形再附着，前瓣单尖瓣修复。巴西的经验（da Silva）是法国技术的延伸。不同之处在于所有可用的瓣叶组织均被手术切除，近似的圆周瓣叶被锚定在真环上，形成瓣叶组织的"锥体"[39, 40]。本文报道了巴西52例锥体修复的经验。平均年龄（18.5±13.8）岁，平均随访（57±45）个月。有两个早期死亡（3.8%）和两个晚期死亡。巴西组也报道了术前早期右心室功能区指数增加，但在中期随访中保持不变。三尖瓣反流的减少在中期随访中得以维持。

EM 手术采用胸骨切开术，体外循环，主动脉和双腔插管，交叉夹紧，灌注冷血停搏液。锥体修复（CR）的原理是完全的外科分层和募集所有未层压的瓣叶组织，这些瓣叶组织在真正的右心房室交界处重新加固，形成一个360°的"瓣叶锥体"。缝合以避免钱包串效应会降低重建瓣叶的高度（图130-13）。房化右心室、下腔静脉（即平滑且无小梁状）从"心尖到心环"在内部发生褶皱。褶皱通常穿过真正的瓣环，以部分减小扩张的瓣环的大小（图130-14）。注意避免变形或位于房室沟的右冠状动脉的损害。

根据需要做额外的后瓣环形折叠以减小环形大小以匹配新三尖瓣的大小（新三尖瓣；图130-15A）；这个区域还需要用带垫片的缝合线加固。当新三尖瓣和真环之间存在明显的大小差异时，在前瓣环和后瓣环周围的多个位置进行环

第三部分　先天性心脏病手术
第130章　Ebstein畸形

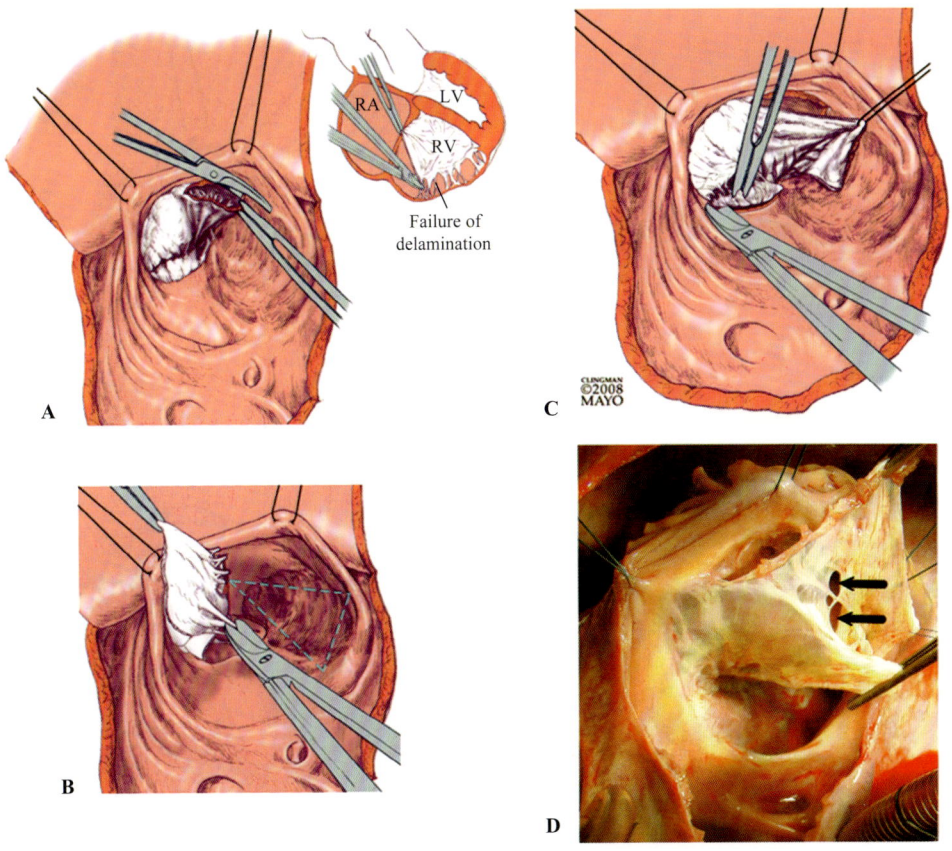

▲ 图130-13　用于Ebstein畸形矫治的DaSilva技术的操作步骤

A. 第一个切口是在12点钟的位置用15号刀片切开前瓣，这个切口离真环只有几毫米。然后用剪刀顺时针方向将切口向右延伸。在这个区域，前瓣和右心室之间有一个真实的空间是很常见的（即通常分层的瓣叶）。然而，当在前部和下部（后部）瓣叶之间遇到交界时，通常存在分层（插入）失败，导致瓣叶和心肌之间的纤维和肌肉附着。图示剪刀接近瓣叶组织黏附于下层心肌的区域。继续进行解剖，使得远侧前内部分和某些下叶组织被手术分层。这个手术分层最重要的方面是切开瓣叶本身和右心室心肌之间的所有纤维和肌肉附着，但是保持瓣叶前缘到下部的所有纤维附着（偶尔还有肌肉附着）的完整性。分离心肌重要的是，不要破坏任何前缘的连接；B. 由于前部和手术切除的下部瓣叶从右心室心肌反折，所有进入瓣叶下侧的主体纤维和肌肉附件都如剪刀所示被切开。保持瓣叶前缘的所有附件完整非常重要。如果边缘是线性连接的，那么如前所述，外科开窗。虚线三角形表示房化右心室；C. 继续用剪刀解剖，目的是采取所有附件之间隔瓣和心肌，但保存所有附件的前缘心内膜，如上所述。解剖应向内侧行至前间隔连合。在这个区域，瓣叶组织通常脆弱而薄。如前部和下部小叶所描述的，隔瓣前缘的状态可以有明显的变化。如果存在线状附着，那么手术产生的开窗也在这个瓣叶（未示出）中进行。移动前下叶；D. 开窗显示在前瓣和后瓣的结合处（箭）。LV. 左心室，RA. 右心房，LV. 右心室（引自Said SM, Dearani JA: Ebstein anomaly, congenital tricuspid valve regurgitation and dysplasia. In Allen HD, Driscolle DJ, Shaddy RE, Feltes TF, editors: Moss and Adams' heart disease in infants, children, and adolescents, ed 8, Philadelphia, 2013, Lippincott Williams & Wilkins, Figure 39-22AD.）

状折叠，以避免在一个位置出现可能危及右冠状动脉的过大折叠（图130-15B）。将新三尖瓣重新连接至真环通过间断或连续缝合来完成的；连续缝合确实会束缚住环，导致环形尺寸的进一步减小，这在需要显著环形缩小时进行。

当三尖瓣环扩张时，柔性成形环－顺时针至下瓣隔连合并锚定在冠状窦－用于稳定修复（图130-16A）。正常的成人三尖瓣环尺寸是20～24mm；成人三尖瓣环尺寸通常是26或28mm的环。

更年轻的患者（约6岁）通常使用26或28mm环，因为环的起始尺寸通常要大得多。当体格生长受到限制时，使用从前瓣至隔瓣下连合（下至冠状窦）的偏心环形支撑，因为这部分最容易发生环形扩张（图130-16B）。隔瓣再附着在传导组织的心室侧。所有缝合线进行两次加

2065

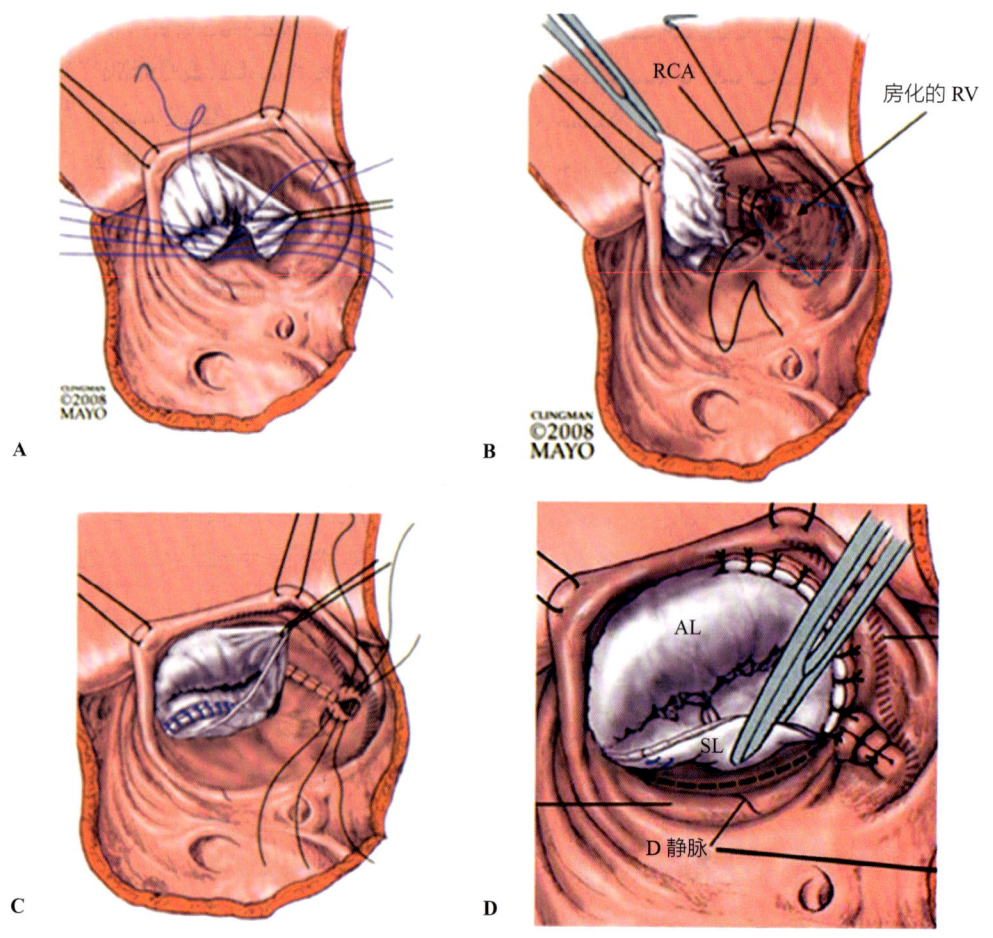

▲ 图 130-14 隔瓣的重建，褶皱通常穿过真正的瓣环，以部分减小扩张的瓣环的大小

A. 前瓣、后瓣和隔瓣完全位移后，后瓣的切缘顺时针旋转，在隔瓣上的近侧边缘。两个瓣叶用间断的单丝细缝线缝合，完成圆锥重建。这将导致瓣叶组织 360° 改变，组成新的三尖瓣；B. 在锥体重建完成后，检查房化的右心室（RV）以确定是否需要折叠。注意右冠状动脉（RCA）在真性三尖瓣环中的位置，并且主 RCA 或后降冠状动脉可能受损。此图显示了房化右心室从心尖到心底的内部折叠技术。采用单丝缝合，缝合开始向心室顶端远端。对右心室下壁外侧进行多次检查确保避免右冠状动脉意外损害；C. 缝合线向心脏底部（即向房室沟）推进。由于三角形的虚线被有效地逼近，所以排除了房化右心室。缝线有时会穿过房室沟，以减小扩张的环的大小。在三角形的两侧被逼近后，进入排除在外的右心室心房部分的入口被关闭以消除"盲端"；D. 瓣环成形后，新三尖瓣将位于原始扩张的瓣环处，通常在需要下进行环瓣的折叠以满足较小的三尖瓣环的大小。隔瓣的重建应该在室间隔和传导组织的室侧进行，这通常以心小静脉（D 静脉）为特征。AL. 前瓣；SL. 隔瓣（引自 Said SM, Dearani JA: Ebstein anomaly, congenital tricuspid valve regurgitation and dysplasia. In Allen HD, Driscolle DJ, Shaddy RE, Feltes TF, editors: Moss and Adams' heart disease in infants, children, and adolescents, ed 8, Philadelphia, 2013, Lippincott Williams & Wilkins, Figure 39-22. B from Dearani JA, Said SM, O'Leary PW, et al: Anatomic repair of Ebstein's malformation: lessons learned with cone reconstruction. *Ann Thorac Surg* 95: 220–226, discussion 226–228, 2013, Figure 3A.）

固。用锚定方法在房室沟对三尖瓣口周围的环形瓣叶组织进行新三尖瓣重建，模拟了正常的三尖瓣解剖学，即解剖学矫治（图 130-17）。

(2) 圆锥修复：除了放置瓣环，我们选择性地应用于 CR 以优化修复，包括以下内容。

① 用 Cor Matrix 膜（Cor Matrix Cardio., Santa Cruz, CA）或自体心包扩增瓣叶以增加瓣叶高度（图 130-18）。

② 用小三角形补片进行锥形扩大以避免三尖瓣狭窄（图 130-19）。

③ 瓣叶折叠以增加瓣叶高度。

④ 当线性附着存在时手术开窗以产生自体新腱索（图 130-20）。

⑤ Sebening 针法，包括将使用"基底完整"前乳头肌近似于室间隔（图 130-21B）。

⑥ 改良的 Sebening 针法，包括将"基本完整"

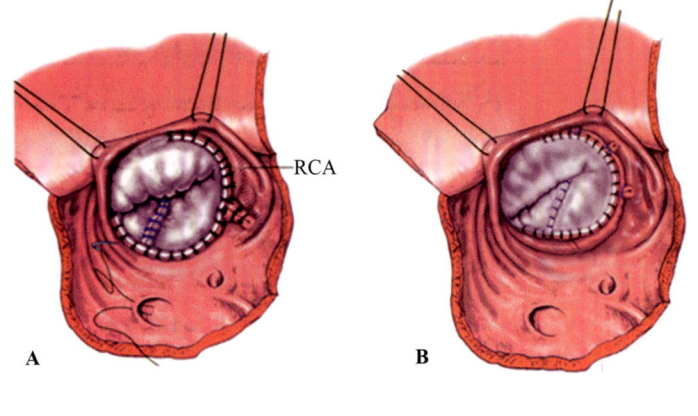

◀ 图130-15 三尖瓣环成形术这可以只在瓣环的后瓣（A）或前瓣和后瓣多处进行（B）

多处折叠有助于避免在一个位置危及右冠状动脉（RCA）。（引自 Dearani JA, Said SM, O'Leary PW, et al: Anatomic repair of Ebstein's malformation: lessons learned with cone reconstruction. *Ann Thorac Surg* 95: 220–226, discussion 226–228, 2013, Figure 1AB.）

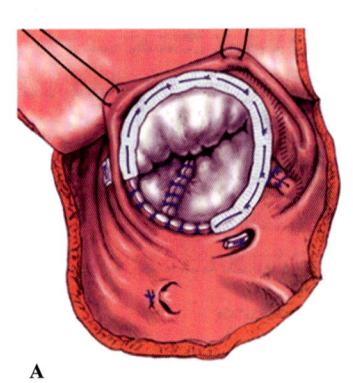
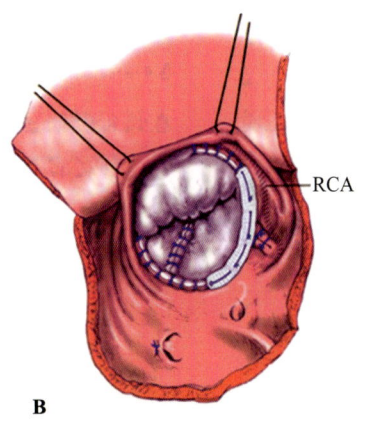

◀ 图130-16 使用柔性环成形术或局限于后瓣环的偏心环

A. 三尖瓣环通常会造成 RCA 扩张，当体格发育完全时，通常使用柔性环成形术。B. 对于体格发育不完全的年轻患者，可以使用局限于后瓣环（后瓣和隔瓣连合前下部）的偏心环。RCA, 右冠状动脉（引自 Dearani JA, Said SM, O'Leary PW, et al: Anatomic repair of Ebstein's malformation: lessons learned with cone reconstruction. *Ann Thorac Surg* 95: 220–226, discussion 226–228, 2013, Figure 2AB.）

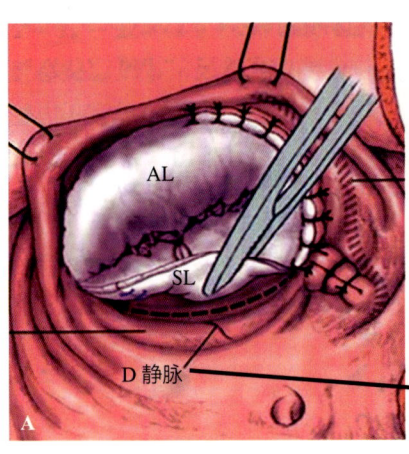
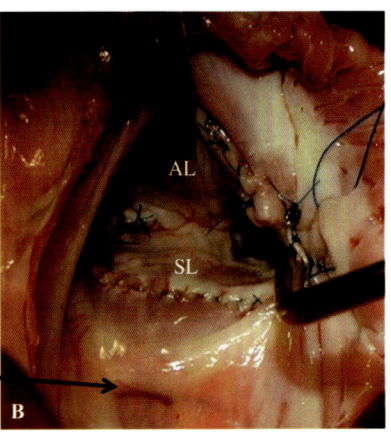

◀ 图130-17 隔瓣（SL）的重新附着应该在传导组织的心室侧（虚线箭），通常以心小静脉（D 静脉）为特征

术中照片显示完全的三尖瓣瓣叶再附着。AL. 前瓣（引自 Dearani JA, Said SM, O'Leary PW, et al: Anatomic repair of Ebstein's malformation: lessons learned with cone reconstruction. *Ann Thorac Surg* 95: 22.）

右心室游离壁乳头肌的头部连接近似于由支持隔瓣的室间隔产生的乳头肌的相应头部（与前乳头肌近似于室间隔；见图 130-21A）。

⑦人工 Gore Tex（WL Gore，Flagstaff，AZ）腱索。

当前瓣高度较浅或旋转锥体时将导致小于正常面积时，应用瓣叶扩大。重要的是，当瓣叶扩大时，贴片放置在瓣叶中部和环之间，并且不应该涉及前缘。重要的是，补丁尽可能小。

锥形重建的相对禁忌证包括年龄较大（> 60 岁）、中度肺动脉高压、明显的左心室功能障碍（射血分数 < 30%）、无隔瓣、前瓣分层不良或质量差（即前瓣分层 < 50%），以及前瓣的严重肌肉化不适合足够的去膨以获得柔韧的瓣叶。严重的右心房室扩大和右心房室结的严重扩张（真性三尖瓣环）也可能影响成功的 CR 重建，因为在进行 CR 时，需要许多缝合线上存在显著的应力。

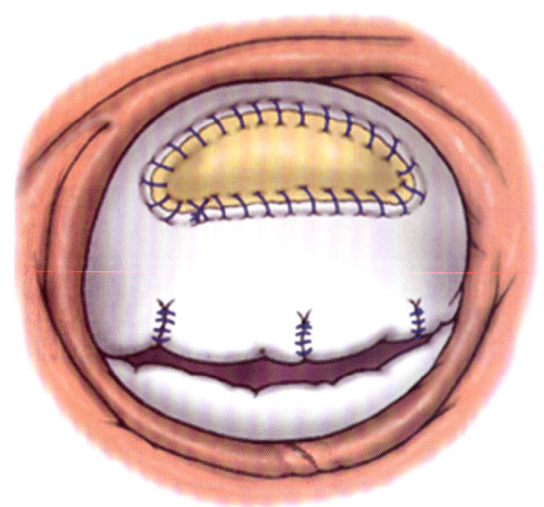

▲ 图 130-18 三尖瓣前瓣扩大

可以使用 Cor Matrix 膜或自体心包进行，以增加瓣叶高度和改善表面积接合。也可以沿着小叶的环形游离缘进行几个小的折叠以增加瓣叶高度（引自 Dearani JA，Said SM，O'Leary PW，et al：Anatomic repair of Ebstein's malformation：lessons learned with cone reconstruction. Ann Thorac Surg 95：220–226，discussion 226–228，2013，Figure 4.）

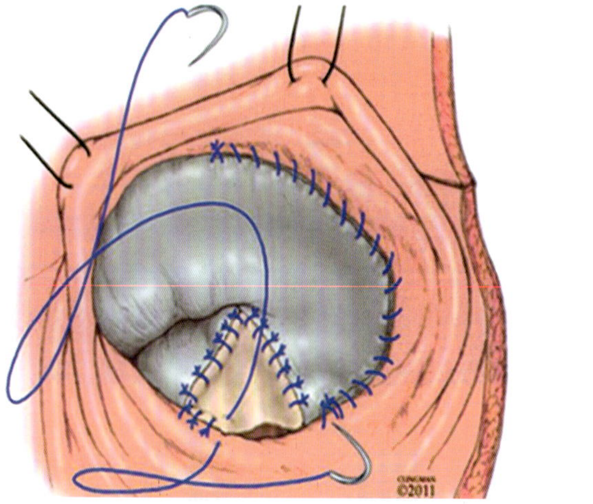

▲ 图 130-19 当隔瓣组织少和缺乏后瓣小叶，三角形补片用于扩大重建的圆锥体，以避免三尖瓣狭窄

（引自 Dearani JA，Said SM，O'Leary PW，et al：Anatomic repair of Ebstein's malformation：lessons learned with cone reconstruction. Ann Thorac Surg 95：220–226，discussion 226–228，2013，Figure 5.）

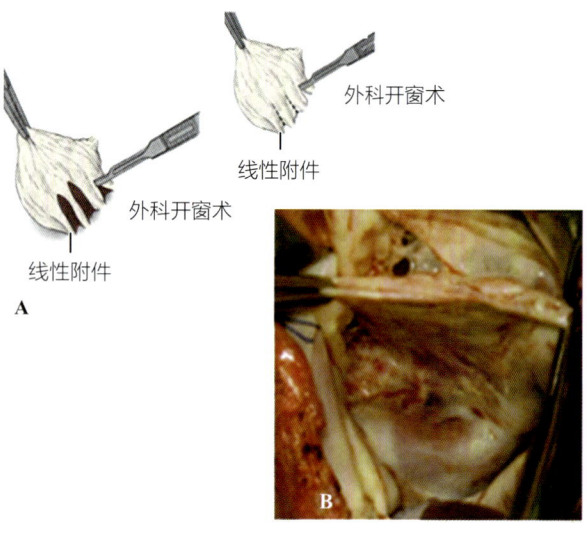

◀ 图 130-20 A 和 B. 在存在前缘完全黏附的线性附件的情况下，通过在小叶的远侧部分顶部开几个孔以允许不受限制的前向血流进入心室，从而形成外科新脊索

（引自 Dearani JA，Said SM，O'Leary PW，et al：Anatomic repair of Ebstein's malformation：lessons learned with cone reconstruction. Ann Thorac Surg 95：220–226，discussion 226–228，2013，Figure 6AB.）

2007 年，da Silva 博士发表了他的 40 个接受锥体重建的患者系列。本组手术死亡 1 例（2.5%）。平均随访 4 年（3 个月～12 年）后，只有 1 名患者死亡，2 名患者需要晚期三尖瓣再次修复。锥形技术可能导致三尖瓣狭窄，特别是当瓣叶组织缺乏时，尽管在最初的病例中没有患者经历过这种并发症。需要进一步随访以确定这种修复方法是否具有长期耐久性。

(3) 三尖瓣再修复。尽管存在挑战，但在 Ebstein 畸形中，三尖瓣的再修复仍然是可能的。我们之前已经报道了 Ebstein 畸形的三尖瓣修复经验。

迄今为止，我们对 32 名患者进行了手术；我们之前对 20 名患者的报道显示中位年龄为 15 岁（4—68 岁）。4 例（20%）患者行双向腔静脉肺动脉吻合术。术前心力衰竭 8 例（40%）。所有患者复发性三尖瓣反流是由于不完全的瓣叶与挛缩的前瓣结合所致，10 例（50%）患者有隔瓣过小。这是可能的，因为先前的修复技术集中在所有没有或不完全手术切除瓣叶组织脱垂的患者的瓣膜成形术操作上（图130-22）。再修复策略遵循前面提到的锥体重建原则，完全360°动员和募集所有可用的瓣叶组织。

本组无早期死亡或晚期死亡。平均随访（7.7±10.7）个月，随访期间无或轻度三尖瓣反流18例，中度三尖瓣反流2例。

（4）三尖瓣置换术：对于不能进行瓣膜修复的患者，三尖瓣置换术仍然是一个合理的选择。根据我们的经验，不能获得满意的CR最常见的原因是前瓣明显肌肉化，不适合去纤维或切除，或没有隔瓣；这是在手术中确定的。考虑瓣膜置换的其他适应证包括相对年老（＞60岁）或大量右心室或瓣环扩张；这也最终在手术中确定。我们之前报道过EM患者使用猪生物瓣膜的良好耐久性。然而，我们总是倾向于尽可能地修复三尖瓣，并且根据我们的经验，我们了解到对于几乎所有患者来说它是可行的。

与机械瓣膜置换相比，生物瓣膜（猪）置换通常是首选的，因为猪生物瓣膜在三尖瓣位置具有相对良好的耐久性，并且不需要华法林抗凝[42]。生物瓣膜没有机械瓣膜的血栓栓塞并发症，但术后前3～6个月需要华法林抗凝治疗。与其他心脏位置的机械瓣膜相比，三尖瓣位置的机械瓣膜有时与瓣膜故障和血栓并发症的发生率更高有关，特别是当右心室功能较差[43]且瓣膜不能正确打开和关闭时。

当三尖瓣不能修复，需要更换时，缝合线偏离房室结和膜隔的心房侧，以避免损伤传导机制。小静脉穿过三尖瓣环与膜隔相邻的一条小静脉，通常标记为房室结点。为了避免对右冠状动脉的损伤，缝合线前偏向三尖瓣环的心房侧（右心房的平滑部分和带小梁的部分彼此交界），后外侧偏向组织通常很薄的部分。如果冠状窦与房室结之间有足够的空间，则可以留下冠状窦引流到右心房；如果距离短，则可以留下冠状窦引流到右心室，从而可以避免心脏阻滞。猪生物瓣膜的支架是定向的，因此它们横跨膜隔和传导组织的区域。

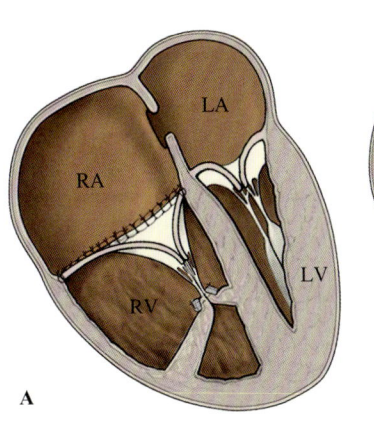
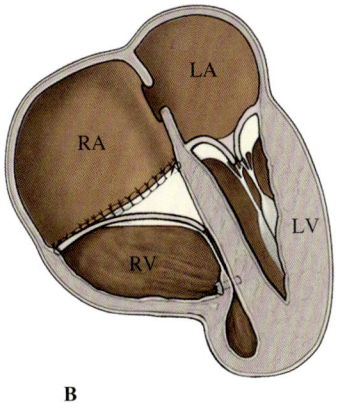

◀ 图130-21 改良的Sebening针法
A. 一种改良的缝合线，其中，被动员的右心室游离壁乳头肌的头部近似于隔乳头肌的相应较小的头部（与原始SEBEN缝合线中的室间隔近似）；B. 重要的是避免右心室游离壁的凹陷，因为这表明过度的张力。LA. 左心房；LV. 左心室；RA. 右心房；RV. 右心室（引自 Dearani JA, Said SM, Burkhart HM, et al: Strategies for tricuspid re-repair in Ebstein malformation using the cone technique. *Ann Thorac Surg* 96: 202–208, discussion 208–210, 2013, Figure 5AB.）

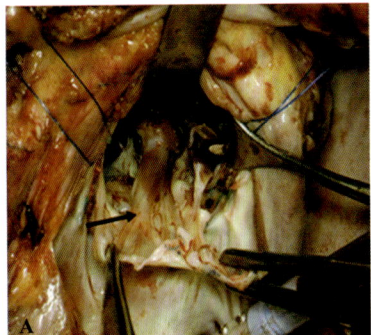
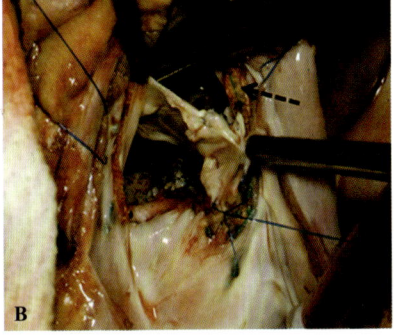

◀ 图130-22 外科医生对右心房的看法；患者的头在左边
A. 前瓣已脱离瓣环。前瓣前缘有直线连接，有直接乳头肌插入（黑箭）；B. 前瓣被动员，并准备重新附着到前环上。虚线箭标识先前的环，这是初始操作中唯一的修复操作（引自 for tricuspid re-repair in Ebstein malformation using the cone technique. *Ann Thorac Surg* 96: 202–208, discussion 208–210, 2013, Figure 1AB.）

瓣膜缝线与跳动心脏绑在一起（心内膜缺损被关闭后）以检测房室传导中的任何干扰。三尖瓣置换术还具有较短的阻断时间（ASD闭合后）的优点，当存在轻度或中度左心室功能障碍时，或当外科医生缺乏经验或对三尖瓣修复可能存在长时间心脏缺血缺乏信心时，三尖瓣置换可能是首选的方法。

(5) 一个半心室矫治术：我们选择性地使用双向腔静脉肺动脉吻合术，它适用于大约20%的手术患者。当右心室严重扩张且功能不佳时，双向腔静脉肺动脉吻合术是有帮助的。虽然不常见，但是当三尖瓣修补导致有效瓣口轻度到中度狭窄（平均梯度压＞6mmHg）时，它也可以应用。由于伴随左心室功能障碍可能出现在晚期，因此通过直接压力测量记录肺动脉和左心房压力是很重要的，否则，双向腔静脉肺动脉吻合是不可行的。如果左心室舒张末期压小于12mmHg，经肺梯度小于10mmHg，平均肺动脉压小于18mmHg，则允许双向腔静脉肺动脉吻合。即使存在中度左心室功能障碍（射血分数为35%～40%），在Ebstein畸形的情况下进行双向腔静脉肺动脉吻合通常也是可行的。

另一些人建议，双向腔静脉肺动脉吻合术的构造可能允许不完美的三尖瓣修复，因为左心室充盈不完全依赖于通过右心室的前向血流[44]。此外，吻合术可允许患者容忍进行性三尖瓣反流或三尖瓣人工瓣失败的重复三尖瓣手术之间较长间隔。这可能是由于较小的反流体积，因此减小了右心室的容量负荷。

Chavaud及其同事[45]、Quionez和同事[46]提出，当存在严重的右心室功能障碍时，使用双向腔静脉肺动脉吻合术可降低手术死亡率并有利于术后管理。文献表明，在Ebstein畸形患者中应用双向腔静脉肺动脉吻合术的频率正在增加：在欧洲注册的150名患者中，26%患者接受了一个半心室矫治术。虽然早期结果似乎有所改善，但Ebstein畸形患者双向腔静脉肺动脉吻合术的晚期结果尚不清楚。

双向腔静脉肺动脉吻合术的缺点包括头颈静脉搏动、面部肿胀、肺血管内动静脉瘘的进展。此外，这种分流不利于从颈内静脉途径进入心脏用于电生理研究和起搏器导联的放置。双向腔静脉肺动脉吻合术在治疗Ebstein畸形，特别是右心室失败的患者中有着广阔的应用前景，但是我们相信它应该被保留给这些选定的患者直到晚期结果被很好地肯定。

(6) 心律失常的外科治疗：Ebstein畸形最常见的房性快速心律失常是房颤和扑动。在迷宫手术的早期，我们成功地应用了Cox-Maze Ⅲ手术的右侧切缝，现在在心律失常手术中应用了改良的右心房迷宫手术。随着诸如射频或冷冻消融等新设备的出现，迷宫手术的手术时间显著缩短。因此，当有慢性心房颤动、左心房扩大或伴随二尖瓣反流时，我们目前的首选方法是进行双极迷宫手术。我们跟踪先前已经描述的两个心房的病变[47, 48]。在存在心房扑动的情况下，我们更喜欢加上"腔静脉三尖瓣峡部"消融，即冠状窦的后外侧三尖瓣环和下腔静脉。我们还努力关闭左心房附件。

对术前电生理实验室消融不成功的房室结折返性心动过速患者，在右心房开放和心内分流关闭后，进行体外循环房室结周围冷冻消融。这涉及在冠状静脉窦周围和窦腔内多次应用低温探头，然后将冠状动脉窦前端带向近端房室结直到暂时性完全性心脏阻滞；此时开始复温，随后很快恢复到正常的房室传导。对于WPW综合征中的异常传导通路，术前进行标测和消融。术中标测和消融术在当今很少进行。

(7) 心脏移植：移植是Ebstein畸形合并严重双心室功能障碍（即左心室射血分数＜25%）患者的一种选择。根据我们的经验，重度右心室功能障碍以及正常或轻度到中度降低左心室功能的患者可以通过常规手术来治疗，这包括在三尖瓣修复或置换时行双向腔静脉肺动脉吻合。其他需要考虑移植的Ebstein畸形患者是左心室显著扩张和功能障碍的患者，或者是左心室功能障碍严重的非结构性二尖瓣反流患者。在试图确定常规手术与移植的可行性时，血流动力学心导管术确定左心充盈压力和肺动脉压力对患者也有帮助。

十、术后护理

术后早期处理从手术室开始。用肾上腺素和米力农终止旁路。为了尽量减少右心室扩张，较高的心率（100～120次/分钟）是优选的，并且如果需要的话，用临时心房起搏来获得。小剂量加压素可以帮助右心衰竭，因为体循环血管麻痹在这类患者中并不少见。

这可能是由于术前减轻后负荷，肝脏充血，或心房扩张继发心房利钠肽的体液因素。

应谨慎进行容量给药，以避免右心室扩张；右心房压力小于10～12mmHg是首选。该治疗可导致术后早期轻度代谢性酸中毒，但只要尿量正常，外周灌注正常，则可以耐受。在代谢参数正常（12h）后进行拔管。一氧化氮有助于抵消变力性支持的肺血管收缩作用，从而减少对功能失调右心室的后负荷。

出院时的治疗包括β受体拮抗药或血管紧张素转换酶抑制药，或两者兼有，对于肺动脉压力轻度升高的患者或居住在高海拔地区的患者，选择性使用西地那非6～8周。重要的是，胺碘酮用于心律失常2～3个月，并且经常用于右心室折叠术后。长期心律失常监测与适当的运动测试对这一诊断是必不可少的。

十一、结果

我们对Ebstein畸形的手术经验现在接近1000名患者。之前已经发表了对这个队列中的各种患者组的分析[49]。到目前为止，我们已经进行了170次锥体重建，我们的初步经验最近发表了[50]。在2007年6月至2011年12月期间，89名患者（47名女性；53%）接受了椎体重建手术（中位年龄19岁；范围19天—68岁）。手术适应证为进行性心脏肥大43例（48%），发绀29例（33%），心力衰竭13例（15%）。12例行三尖瓣修复（13%）。75例患者（84%）存在严重的三尖瓣反流。所有患者均行圆锥重建。改良包括环形瓣膜成形术57例（64%），瓣叶扩大术28例（31%），自体腱索成形术17例（19%）。21例（24%）行双向腔静脉肺动脉吻合术。早期死亡1例（1%）。复发性三尖瓣反流的早期再手术12例（13%），再修复6例（50%），需要置换6例（50%）。平均随访（19.7±24.7）个月。无晚期死亡或再次手术。随访72例（87%）无或轻度三尖瓣反流，9例（11%）有中度三尖瓣反流，2例（2%）有重度三尖瓣反流。

大多数文献侧重于生存率和再手术率，很少讨论术后Ebstein畸形患者的功能预后。我们报道了539例Ebstein畸形（圆锥重建前）患者接受了604次心脏手术的经验。初次手术的平均年龄为24岁（范围8天—79岁），女性53%岁。5、10、15和20年生存率分别为94%、90%、86%和76%。无晚期再手术的生存率分别为86%、74%、62%和46%，分别为5、10、15和20年。237名患者（83%）在NYHA功能Ⅰ或Ⅱ级，34%没有服用心脏药物。报道运动耐量与同龄患者相当。在这些患者的一小部分中，进行了正式的运动测试。术后运动耐量有所改善，但这种改善被认为是消除心房水平右向左分流的结果，而不是心室功能的改善。晚期再手术、再住院和房性心律失常仍然是一个问题，在1、5、10、15和20年，不再住院（因为心脏原因再手术）率分别为91%、79%、68%、53%和35%。因此，进一步提高三尖瓣修复和置换的耐久性，以及改善房性心律失常，可以改善Ebstein畸形患者的生活质量。

第 131 章
成人先天性心脏病手术
Adult Congenital Cardiac Surgery

Anne Marie Valente　Sitaram M. Emani　Michael J. Landzberg　Emile A. Bacha　著
周廷文　译

先天性心脏病患者需要终年随访监测。先天性心脏病患者数量仍在持续增长，部分原因在于诊疗手段的不断提高[1, 2]。在美国，有超过100万成人患有先天性心脏病；且这一患者群数量以大约每年5%比例增长[3, 4]。

早在1970年，Joseph Perloff教授在研究儿童先天性心脏病患者术后成人期疾病特征时，就强调了成人先天性心脏病患者治疗面临许多难点和挑战[5]。然而，直到1990年美国心脏病学会第22届Bethesda会议召开，成人先天性心脏病患者的诊疗才被正式认定为心脏病学中的一个亚学科[6]。2001年，第32届Bethesda会议尝试通过制定诊疗指南来规范诊治成人先天性心脏病[2]。

一直以来，有关成人先天性心脏病手术治疗的文献都十分匮乏。许多患者在早期接受了最初的姑息治疗后不得不接受二期手术。还有一部分之前未检查出患有先心的患者需要外科手术干预（治疗）。本章主要阐述了不断扩大的成人先心脏病患者基数以及其所面对的问题与挑战，同时着重强调了术前评估和围术期处理的两个重要方面，并对外科医生在治疗成人先天心病过程中能遇到的最常见疾病进行了讨论。

一、流行病学

患有先天性心脏病的成年人比儿童更多，而且其数量还在持续增长。在2010年，加拿大魁北克成年人先天性心脏病患病率约为6.12‰，比2000年增加了57%。相比之下，在同一个时间跨度的儿童的患病率仅增长了10%[7]。这也给治疗这些先天性心脏病患者的医生带来了巨大挑战。

2001年，在第32届Bethesda会议上，人们完善了针对成年先天性心脏病患者的医疗指南（guideline of resource allocation）和管理方案。这种治疗模式侧重于将先天性心脏病根据解剖分成不同类型，从而提高成人先天性心脏病疾病中心对先天性心脏病患者患病程度的鉴别水平（框131-1）。我们普遍认为，超过半数的先天性心脏病患者具有较高的突发心源性猝死的风险，并且需要再次接受手术或者患有严重的并发症。该报道估计，大约15%的先天性心脏病（congenital heart disease，ACHD）人群患有解剖学复杂的疾病（anatomically complex disease），需要在成人先天性心脏病疾病中心定期复查，另外38%的人患有中度解剖复杂疾病（moderate anatomic complexity of disease），同样需要在专业中心进行定期复查[2]。英国的一个心脏病学会工作组（The British Cardiac Society Working Party）也发表了一份关于对成年先心人群的治疗类似的文献[8]。这两份文献达成了一个共识，即除心脏病变患者外的所有患者均应接受终身成人先天性心脏病专科治疗。

二、成人先天性心脏病结构化项目

近十年以来，致力于先天性心脏病终身治疗的治疗中心的数量有所增加。但是，我们仍然在创建和维护ACHD专科团队上面临着许多的挑战。同时，在众多的ACHD专科团队中，其诊疗和处理上的水平也是参差不齐的。对于很多医

框 131-1　成人先天性心脏病严重程度

一般复杂
- 单纯的先天性主动脉瓣疾病
- 单纯先天性二尖瓣疾病（降落伞瓣、裂瓣除外）
- 单纯卵圆孔未闭或房间隔缺损
- 单纯小室间隔缺损（无相关病变）
- 轻度肺动脉狭窄
- 动脉导管未必封堵结扎术后
- 静脉窦缺损修复术后无残余分流
- 室间隔缺损修复术后无残余分流

中度复杂
- 主动脉左心室瘘
- 完全或部分型异常肺静脉引流
- 房室管缺损（部分型或完全型）
- 主动脉缩窄
- 三尖瓣下移畸形
- 漏斗型右心室流出道梗阻
- 原发孔型房缺
- 动脉导管未闭
- 肺动脉瓣膜反流（中重度）
- 肺动脉瓣狭窄（中重度）
- 主动脉窦瘘/动脉瘤
- 静脉窦缺损
- 主动脉瓣下或主动脉上狭窄（肥厚性心肌病除外）
- 法洛四联症
- 室间隔缺损伴发
  - 先天性无瓣
  - 主动脉瓣反流
  - 主动脉缩窄
  - 二尖瓣疾病
  - 右心室流出道梗阻
  - 房室瓣骑跨
  - 主动脉瓣下狭窄

严重复杂先心
- 导管，有瓣或无瓣
- 发绀型先天性心脏病
- 心室双出口
- 艾森门格综合征
- Fontan 手术
- 二尖瓣闭锁
- 单心室
- 肺动脉瓣闭锁（所有类型）
- 肺血管梗阻性疾病
- 大动脉转位
- 三尖瓣闭锁
- 永存动脉干
- 上述未包括的其他房室或心室-动脉连接异常畸形（如十字心脏、异构现象、异位综合征、心室倒置）

改编自 Warnes CA, Liberthson R, Danielson GK, et al: Task force 1: the changing profile of congenital heart disease in adult life. *J Am Coll Cardiol* 37: 1170–1175, 2001

院的 ACHD 专科医生来说，他们极有可能没有接受过这一细分领域的专业培训[9]。专攻 ACHD 治疗的研究项目不仅需要与先天性心脏病专家进行合作，而且还要善于与生殖和产科护理学、肾病学、肝病学、血液学、肺病学、风湿病学、精神病学、姑息性治疗和过渡教育等方面的专家进行多学科的合作。从心脏病治疗的角度来说，临床医生能够掌握在成像、电生理学、介入导管插管、先天性心脏手术、心脏麻醉、重症监护、高级心力衰竭处理和移植医学方面的专业知识是十分必要的。并且，关于先天性心脏病治疗研究的组织结构也应该区域协调发展，以便于区域性成人先天性心脏病的治疗中心可以更方便地参考专业的方案[10]。

成人先天性心脏病无效治疗会导致不良后果。在一项为期超过两年对 158 名成人先天性心脏病患者的调查中，我们发现其中有 99 名患者（63%）在治疗的过程中存在无效治疗的现象，其中失误治疗的平均持续时间为 10 年。同时研究表明，受过失误医疗的患者需要进行紧急心脏介入治疗的可能性要比普通患者高出 3.1 倍（$P=0.003$）[11]。另外，在一项由 12 个 ACHD 中心共同发起的针对 922 名先天性心脏病患者的调查中，我们发现 42% 的患者在超过 3 年的治疗过程中经历过无效治疗，其中还有 8% 的患者的在超过 10 年治疗过程中经历过无效治疗。而其最常见的原因就包括患者自我感觉良好、没有意识到随访的必要性和必要的医疗护理的缺失。疾病复杂程度可预测 59% 的轻度患者、42% 的中度患者和 26% 的严重患者在治疗方面存的差异（$P < 0.0001$）[12]。

ACHD 急诊患者也是一个值得特别注意的问题。在一项针对住院的 ACHD 患者的调查中，我们发现 63% 的急诊患者在急症时需要与其他科室合作进行治疗[13]。ACHD 患者人群面临的另一个挑战是保险覆盖的缺失。没有私人医疗保险且年龄超过 17 岁的 ACHD 患者因急诊入院的风险更高[14]。

ACHD 患者应当需要先天性心脏病专科医师进行治疗。ACHD 手术也应当由经验丰富的专科先天性心脏病医师进行[15]。在对全国住院患者样本进行分析时，我们发现那些接受过先天性心脏病专科医生手术的患者的死亡率和住院时间都相对较低、较少[16]。一般来说，专科治疗中心不仅拥有更专业的主刀医师，同时在应对各种先天性心脏病并发症的处理上也更加专业。患者在独立式的儿科医院进行手术时，很多的因素会使ACHD患者面临更高的死亡风险。这些风险因素就包括年龄、性别、政府资助的保险以及更复杂的手术操作[17]。因此，我们大量的经费和资源都用在了进行更复杂的手术操作、处理迪乔综合征（DiGeorge syndrome）和抑郁症以及处理政府资助的保险等这些常规住院问题上了[18]。在对全美医院的ACHD患者住院情况的样本分析中，我们就发现了许多医院存在上述问题[19]。

三、ACHD 患者的手术适应证

美国心脏学会（American College of Cardiology，ACC）和美国心脏协会（American Heart Association，AHA）很早就已经制定了有关成人先天性心脏病的临床处理指南，其中就包括建议进行手术干预[20]。不可否认，能认识到进行ACHD手术是受多种因素影响这一点是很重要的，然而我们必须清楚延长患者生命和改善其生活质量才是我们最终的目的。我们过去所建立的许多对患者的生理机能的测量体系，例如纽约心脏协会（New York Heart Association，NYHA）是很难用于评估ACHD患者的。对于许多自出生以来就有心脏病后遗症的患者，尽管在其运动能力明显下降的情况下，但他们并不认为自己受到影响[21]。并且，有一种普遍的误解，认为在婴儿期或儿童期对先天性心脏病进行手术治疗是可以根治的。然而事实却是，当患者再次接受正式检查时，心功能障碍已经十分严重了甚至达到不可逆转的程度[22]。尽管如此，NYHA Ⅲ级或以上与患者的手术死亡率升高、主要不良事件发生率增加和术后住院时间延长直接相关[23]。

儿科手术风险评分系统，如 Aristotle 或 STAT，可能为 ACHD 患者治疗提供一些预后价值，但在适用性上有局限性。例如，高危手术通常包括主要在婴儿中进行的手术（如 Norwood 手术或主动脉弓中断修复），而在 ACHD 患者中手术的分布倾向于那些被归类为风险较低的患者。此外，患者的共患病可能会影响手术结果，儿科人群（如 Aristotl 的综合评分系统，包括低出生体重、早产和非心脏先天性畸形）手术标准可能并不适用于成年人，而糖尿病、高血压、血管疾病、肝脏疾病的标志，在 NYHA 分类中可能更有意义[24, 25]。在一项针对 2012 年欧洲 13 个国家需要手术的 ACHD 患者的多中心研究中，术前青紫、心律失常和 NYHA Ⅲ级或以上的患者是医院死亡率的危险因素。

一部分 ACHD 患者则接受了一期矫治手术矫正。主要原因是诊断较晚，例如房间隔缺损或主动脉缩窄。患者可能之前被认为没有手术适应证，或者他们来自一个没有先天性心脏手术专业知识的地理区域，或者他们有解剖结构复杂的病变，但平衡了体循环和肺循环的血流。未修复的法洛四联症和肺闭锁患者预后不良；这些患者很少活过 50 岁[27]。

四、术前评估

ACHD 患者的手术评估机制是宽泛的。它开始于对基础解剖学和生理学的彻底回顾。应当包含之前的所有外科手术病例，以便任何异常特征或并发症。通过使用特定的影像学方法，可以进一步了解目前心脏解剖结构。影像学不仅应该关注心脏功能，而且还应该检查以前的手术是否有残留问题。检查者必须检查各种潜在的术后后遗症，用以评估，如体肺分流术管道狭窄。三维超声心动图对于了解瓣膜形态和导致瓣膜功能障碍的机制特别有用。

心血管磁共振成像（CMR）被越来越多地用于量化心室容积、功能和血管解剖[28, 29]。钆对比剂对比 CMR 也可以评估心肌活力。心脏计算机断层扫描（CT）是 CMR 有禁忌的患者的另一种选择，它可以提供良好的冠状动脉成像[30]。

成像还有助于确定某些血管结构的解剖关系，特别是主动脉与胸骨的关系（图 131-1）。这对于再次开胸患者尤其重要，因为患者容易出现主动脉损伤。术前对股骨和髂动静脉的双声道超声可显示既往介入治疗的 ACHD 患者血管通畅情况。对于那些需要紧急外周插管进行体外循环的患者来说，这是非常重要的。

心导管术经常需要确定心脏血流动力学和确定是否有任何相关的病变需要在导管处理[31]。冠状动脉造影应考虑是否有危险因素，是否有心绞痛，是否有缺血的无创证据，是否有系统性心室功能下降，是否有心肌梗死史，或是否有冠状动脉或大动脉手术史。这包括患有大动脉转位的患者，他们经历了冠状动脉转位手术[32]。有一种共识认为，应该对拟手术治疗的 40 岁以上患有先天性心脏病并已转介接受手术的男性和类似绝经后妇女进行选择性冠状动脉造影[33, 34]。多达 33% 患者可能有无症状的冠状动脉异常，这是通过冠状动脉造影发现的；这是一个重要的术前发现。运动能力应进行客观的运动测试[35]。

对术前患者进行强化的电生理评价。心律失常的发生率在中度或重度心律失常的患者中最高。多达 1/3 的法洛四联症患者出现有症状的房性心动过速[36]，约 10% 的患者出现严重的室性心律失常[37]，约 5% 的患者因窦房结功能障碍或房室传导阻滞需要放置永久性起搏器。此外，越来越多的法洛四联症患者接受植入式心律转复除颤器治疗室性心动过速[38]。

在术前评估中，多系统方法对 ACHD 患者的重要性无论如何强调都不过分。在对 1100 多名 ACHD 患者的回顾性分析中，9% 的患者有中度或重度肾功能障碍，据报道死亡率增加了 3 倍[39]。由于以前的开胸手术以及由此引起的脊柱侧凸和限制性肺病，在 ACHD 患者中肺功能可能会明显减弱。患有发绀的 ACHD 患者存在多系统紊乱的危险，包括血液学指标异常、凝血功能障碍、肾病和肝功能障碍[40]。应识别心力衰竭，并尽可能采用药物治疗，以达到改善预后的目的[19]。

应告知 ACHD 患者及其家属手术的潜在益处和可能的风险。一些患有先天性心脏病的成年人由于儿童期干预而出现情绪问题，他们的担忧必须在术前得到解决。此外，患者可能残留妨碍美观的躯体瘢痕[41]。合适的手术入路，尽可能减少瘢痕形成，对患者预后非常有益。

五、围术期管理

ACHD 患者的生理机能通常比较复杂，必须由一位经验丰富的心脏麻醉师负责从术前诱导期到术后管理。经验丰富的麻醉师在处理体循环和肺循环的血管阻力变化、心内分流和血管内容积状态时至关重要。必须考虑与每种麻醉剂有关的可能的不利血流动力学影响[42]。例如，脊髓麻醉可以减少前负荷，减少肺血流量。它还会导致全身血管阻力下降，肺对体循环分流增加，从而加重低氧血症。麻醉药物可能有助于在诱导过程中急性降低全身血管阻力。

手术室团队的协调在对再次开胸手术的成功是必要的。大多数对 ACHD 患者的手术都是二次手术。二次手术往往伴随较高的风险，特别是那些患有发绀、大动脉转位（前主动脉）、肺动脉闭锁或心室功能不佳的患者[43]。在一份报道中，接受过 5 次开胸手术的 ACHD 患者再次手术的早期死亡率接近 10%[44]。外科医生必须认识到 ACHD 患者心脏结构之间的关系，其中许多人的解剖结构发生了很大的变化，特别是当以前的手术干预导致心包完整性丧失时。CMR 或 CT 可以很好地显示心脏结构与胸骨的关系（图 131-1）[24]。有些患者胸骨后板与心脏结构之

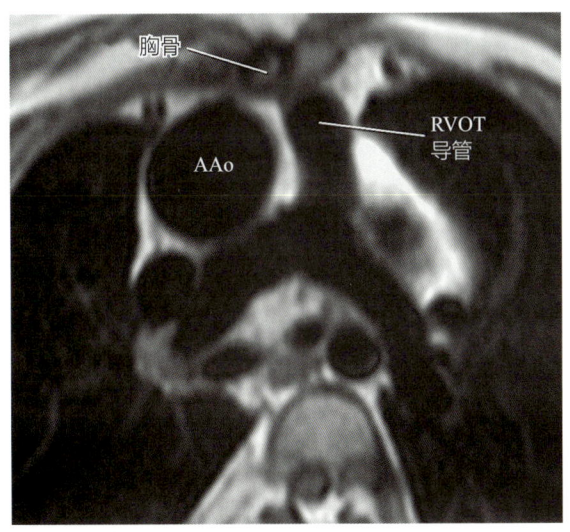

▲ 图 131-1 磁共振图像的轴面展示了升主动脉（AAo）和右心室流出道（RVOT）管道紧密附着胸骨后

间没有明显的间隙。

在再次开胸手术中，扩张或腔内压增高的右心脏结构特别危险。例如，系统性右心室患者，如完全大动脉转位的患者进行心房修复（Mustard，Senning），右心室前部增大，可能黏附于胸骨后板。动脉瘤、薄壁的右心室流出道斑块和扩张的升主动脉也可能与胸骨密切相关。外科医生必须知道先前放置的心外导管或分流器的位置，以避免在胸骨再入时可能损伤。另一个例子是在一个典型的手术（Fontan）中有一个大而薄的右心房。它通常穿过中线，紧靠胸骨，对这个结构的损伤可以扩散，因为心肌很薄。此外，术前冠状动脉解剖知识有助于避免意外冠状动脉损伤。某些先心病有较高的冠状动脉异常起源和发生率，如法洛四联症，其中至少5%的病例左前降支冠状动脉穿过右心室流出道[45]。

（一）再次开胸手术方案

当心脏结构存在高风险时，可能需要进行股动脉插管。快速建立体外循环，以便血液回收和控制全身血流和血压，降低中心静脉压力。静脉充气压力必须控制在零以上，以避免空气进入循环。一旦建立，胸骨后分离可以安全进行。在一些高危病例中，在胸骨切开术前解剖腹股沟血管是很重要的

（二）再次开胸手术中出血的管理

心脏结构的意外损伤可能导致危及生命的静脉或动脉出血。出血来源的确定是出血处理的关键。静脉出血的来源包括右心房、右心室、无名静脉和或肺动脉导管。静脉出血不仅引起失血，而且使空气进入血液循环，造成反常的空气栓塞。因此，当出现明显的静脉出血时，需要按压静脉，以防止心内分流患者发生空气栓塞。另外，尽量减少空气进入血液循环的措施包括将患者置于头低脚高体位，并将桌子旋转到患者左侧。

大动脉血需要立即控制，即使是暂时闭夹具、缝合或直接压迫出血部位。通常需要紧急的外周股动脉插管和体外循环。一旦建立，即可降温，以便降低流量以控制出血部位。低流量体外循环足以完成解剖和修复任何主动脉损伤。如果心脏颤动，避免心脏扩张是至关重要的，特别是如果有主动脉反流。人工按压心脏可能会减少扩张，直到开始射血，左心室排气至关重要。

在ACHD手术患者独特危险因素包括慢性发绀的全身影响、心律失常、永存动脉干和心室功能障碍。长期的青紫病导致内源性止血异常，术后止血可能难以实现。慢性发绀的ACHD患者常伴有多支血管，血管易碎，不易凝固。大量的缝合和长时间的体外循环手术会增加围术期止血的难度，这将导致血小板数量和活跃性下降。

减少术后失血包括下列几种策略。

1. 术前静脉切开加术后自体输血。

2. 缺铁性贫血患者术前刺激骨髓造血或是用促红细胞生成素。

3. 胸骨切开术中广泛而精确地止血。

4. 在体外循环中进行超滤以提高血细胞容量，并使用细胞保护装置。

5. 使用抗纤维蛋白溶解药物。

6. 给予血小板，新鲜冷冻血浆或冷沉淀。

7. 外科缝合凝胶的使用。

心功能低下或舒张功能异常、心脏储备能力有限的成人先天性心脏病患者不能经受较大的容量损失，术后必须谨慎止血。心室功能低下的患者可能需要机械性心室辅助（例如，心室辅助装置，体外膜肺氧合装置）在术后即可使用，并且在手术过程中应准备相应设备，以便在患者不能脱离体外循环辅助时使用。

在手术过程中必须努力提供最佳的心肌保护。几乎所有的成人先天性心脏病患者在围术期都有心肌损伤的危险，这取决于其潜在的生理学机制。包括由于获得性侧支循环涉及冠状动脉循环而导致的心肌麻痹，过量肺静脉回流导致心室膨胀，以及由于广泛的心室肥厚而导致的心肌保护不足。

改善心肌保护包括下列策略：①足够的心肌停搏液保护；②心腔排气以防止过度膨胀；③在可行的病例中尽量使用低流量低温体外循环。

由于各种原因，术后可立即出现低心排状态。容量管理至关重要，并依赖于充分的止血。

许多成人先天性心脏病患者由于心肌肥厚或限制性的心室特征，其心室顺应性较差，这可能导致低心排的发生。术后心律失常可引起心排血量的剧烈变化。任何心律失常都必须立即发现并治疗。

术后也可能出现低体循环灌注并伴有低体循环血管阻力的症状。其最常发生在术前心力衰竭和有全身性静脉淤血的患者，以及术前已知的肝病患者，或有确定的术后全身性炎症反应综合征（SIRS）危险因素的患者。

对有长期先天性心脏病病史的成人患者或既往的先天性心脏病手术中应用了可影响外科手术方案的心脏结构和补片材料钙化，可能需要额外的外科干预措施。例如，有环形钙化的动脉导管未闭患者，采用传统的开胸方式进行简单结扎，有骨折和出血的危险，而经肺动脉封堵与胸骨切开术结合可能是首选手术方案。同样，由于存在钙化，补片周围残余室间隔缺损的治疗也很复杂，治疗可能不能采用单纯的补片修复，而是要进行钙化补片部分切除。术前必须仔细检查影像学检查确定是否有钙化的迹象。

六、术后管理

成人先天性心脏病手术治疗必须在一个具有多学科团队参与的标准化的成人先天性心脏病治疗方案中进行，这对术后影响尤为明显。医护人员必须是在成人先天性心脏病患者管理中具有丰富经验且专业技术娴熟的医务人员。患者自身的机体状态通常决定术后了的护理工作内容。避免酸中毒和维持适当的氧合和全身灌注是至关重要的。术后出血应进行监测和控制。对于术后数小时后出血过多的患者，需重新探查。发现和治疗心律失常必须及时和成功，以避免血流动力学不稳。大多数成人先天性心脏病患者从手术室返回时同时放置有房室临时起搏导线，其可用于确定心律失常类型，以指导治疗。心电监护是非常关键的：经胸左心房导线，右心房导线，肺动脉导线都应该保留。成人天性心脏病手术患者监护效果良好[46]。1993—2006 年在 Mago 诊所进行手术的 2851 名成人先天性心脏病患者的早期死亡率为 2.4%[44]。

大多数成人先天性心脏病患者在二次手术后仍有残余心脏疾患，必须对这类患者进行准备接受终生随访的宣教。有一些机构致力于改善成人先天性心脏病的护理。国际成人先天性心脏病协会是在 1994 年建立的一个致力于促进、维持和追求成人先天性心脏病护理的卓越发展的国际机构（www.isachd.org）。成人先天性心脏病联盟是由一群患有先天性心脏病的存活者和他们的家人成立的一个全国性的非营利组织，旨在提高患有先天性心脏病的成年人的生活质量，延长他们的生命。在成人先天性心脏病联盟网站上列出了 60 多家专门治疗成人先天性心脏病的诊所（www.achaheart.org）。

七、特殊疾病类型

为了为成人先天性心脏病患者提供有效的治疗和护理，成人先天性心脏病外科医生应该在儿童先天性心脏病的各个方面都富有经验。虽然对特殊疾病类型的全面回顾超出了本章的范围，但在这里讨论了一些成年人常见疾病类型的处理。如前所述，大多数成人先天性心脏病患者的手术指征很少。然而，ACC/AHA 成人先天性心脏病管理指南对当前的成人先天性心脏病资料进行了系统的总结[20]。另一套重要的指南是由国际专家小组发表于 2001 年的[33, 47]。

（一）房间隔缺损

房隔缺损（ASD）是最常见的先天性心脏缺陷之一。左－右分流经 ASD 的临床表现为右心室容量负荷过大和肺循环充血。大多数房间隔缺损在儿童时期发现。然而，许多患者直到成年后才被发现，那时患者会出现运动不耐受、房性心律失常或呼吸困难等症状[48, 49]。ASD 修补的适应证包括原因不明的右心房增大或右心室增大，而不考虑症状。此外，ASD 患者和已证实发生栓塞，其复发不能以其他方式控制，应考虑手术干预关闭房缺，即使没有出现右心容量负荷过重。25 岁以下患者术后远期预后与一般人群相似。年龄较大的患者，特别是年龄大于 40 岁的患者，远期生存率可能更低，并有较高的晚期并发症，包括房性心律失常、肺动脉高压和右心衰竭[49]。因此，一部分人提出了对成人修复房间隔缺损获益的质疑，尽管普遍的共识和经验表明无论年龄大小，患者的症状都得到了改善，老年患者也是如此[50]。在几种类型房间隔缺损中，最常见的是第二种 ASD——卵圆窝部位的缺损。自1954年以来，一直在尝试手术修复 ASD。经皮置入封堵器后，ASD 通常可以得到完全纠正[51]。然而，某些解剖学因素限制了经皮介入封堵术的应用，包括缺损过大、缺损边缘组织过少和反常的肺静脉引流。原发性 ASD、静脉窦缺损（图 131-2）和冠状窦隔缺损则需手术缝闭。

发现老年 ASD 患者是否伴发严重肺动脉高压非常重要，尽管它在室间隔缺损、完全性房室管形成或动脉导管未必的患者中更为普遍。当存在肺动脉高压时，肺动脉血管阻力会增加，这将影响 ASD 缝闭的潜在手术效果。心内分流和全身氧饱和度的下降，可引起艾森门格综合征。患有 ASD 伴发艾森曼格综合征的患者生存预期较差。

对于 ASD 合并肺动脉高压患者，除非肺血管阻力足够低，否则不建议手术。对于有证据表明肺部血管阻力升高的患者，用氧或一氧化氮等血管扩张药进行有创检测可能有助于确定手术适应证。肺血管阻力测量大于 8 Wood 单位的 ASD 患者不太可能通过手术改善（修复可能缩短生存率）。目前的建议是，当阻力高达 4 Wood 单位，是否行外科手术修复应当咨询在评估和护理肺血管疾病病方面有专业知识的医疗专家后决定治疗方案。

ASDs 的修复有时可以通过剑突下或胸骨小切口术进行，在不影响修复安全性或准确性的前提下获得满意的治疗效果[53]。在一些特定病例中，通过内镜入路可以安全有效地修复 ASD，从而进一步减少创伤，加快术后恢复[54]。

ASD 修复手术的死亡率应该小于 1%。大多数有症状的成年人经过临床治疗可以获得改善[55]。有一项报道指出，与术前相比，成人手术修复 ASD 患者术后 4 个月心肺功能较术前改善，分流术后 10 年完全恢复正常[56]。右心室体积在 ASD 修复后立即开始减小（图 131-3），在封闭 3 个月后明显减小。ASD 修复后的远期疗效良好。然而，获益程度与修复的时间有关。Murphy 认为在 25 岁之前修复的患者有 27 年生存率，与正常对照组相似。然而，年龄在 25—40 岁之间的患者的 27 岁生存率为 84%，而老年患者的生存率为 40%[49]。在手术前，心律失常的存在是术后心脏节律紊乱的一个危险因素，而大约有 60% 的患者发生了术后心律失常。术后复发性心律失常的其他危险因素包括年龄大于 40 岁（有些研究已将年龄扩大到 60 岁以上）和术后发生房颤、房扑或交界性心律失常[58]。因此，对于伴发心律失常的 ASD 患者及年龄超过 40 岁（或 60 岁）以上的患者在修复 ASD 同时应该考虑同期进行

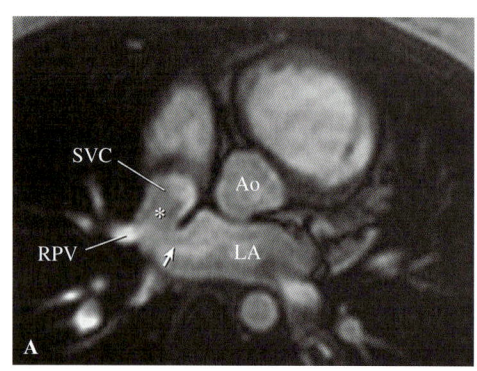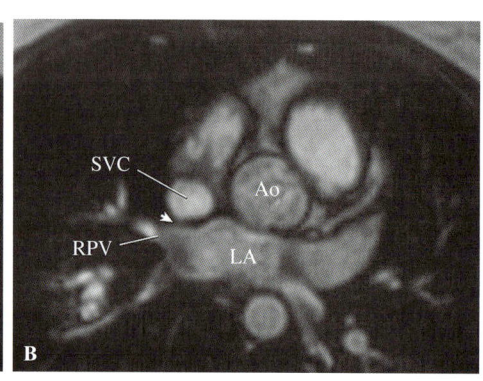

▲ 图 131-2 33 岁女性患者出现进行性气促和呼吸困难
A. 轴向平面的影像学磁共振图像显示，上腔静脉（SVC）与右上肺静脉（RPV）之间的壁存在静脉窦缺陷（*）。箭指示 RPV 的孔，血液可以通过这个孔在左心房与上腔静脉之间流动；B. 同一患者术后 1 年重复成像证实静脉窦缺损（箭头）闭合
Ao. 主动脉

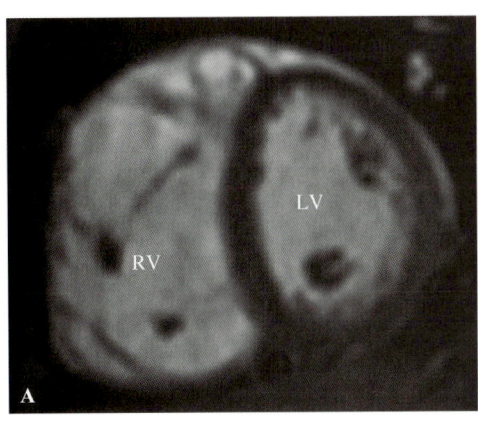
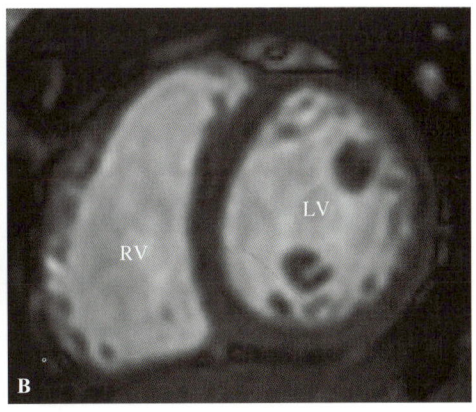

▲ 图 131-3 同一患者磁共振短轴平面图像如图 131-2 展示了严重的右心室（RV）扩张术前右心房舒张末期容量 150ml/m²；B. 同一患者术后 1 年重复成像显示右心室舒张末期容积降至正常的 80ml/m²

LV. 左心室

消融手术。

（二）静脉窦缺损

Mayo 诊所的一项回顾性研究中，在 24 年内共 108 位患者接受静脉窦缺损修复，77% 的患者症状得到改善。早期死亡率低于 1%。术后死亡率与年龄大、术前 NYHA 分级差有关。修复的远期并发症包括窦结功能障碍（6%）和房颤（14%）。房颤的存在与手术时患者老龄化有关[59]。

手术治疗窦性静脉缺损的手术方法的选择取决于患者的解剖学特征，如静脉窦缺损大小，以及肺静脉异常引流与上腔静脉和右心房的距离。在 Mayo 诊所的一项研究中，大多数患者中都进行了单一的补片修复。而双补片修复技术，由两部分组成，一个是用心包补片修复 ASD 并恢复肺静脉 - 左心房的正常血流动力学特征，另外则用心包补片扩大上腔静脉。个别单中心研究认为这种方法术后残余血管狭窄和心律失常发生率均减少[60]。为了预防窦房结损伤，则需在肺静脉汇入上腔静脉的前方做上腔静脉切口。Warden 手术是一种备用术式，这种手术是在异常肺静脉引流汇入上腔静脉上方分离上腔静脉，并在上腔静脉的近心端放置一个心包补片。将右心耳与上腔静脉行端侧吻合[61]。

（三）法洛四联症

大多数患有法洛四联症（TOF）的成年人在童年时期都接受过治疗。这些患者在成年仍需要接受手术治疗时，通常会有多个需要外科干预的残留病变，平均每个患者每次再次手术需接受 2.9 种外科干预[62]。TOF 是最常见的青紫型先天性心脏病。主要病理异常包括漏斗部不同程度的发育不全，常伴有锥形隔的向前、上、左偏移。因此，TOF 的特点是右心室流出道梗阻、右心室肥厚、室间隔缺损、主动脉骑跨。

Lillehei 在 1954 年进行了首次 TOF 矫治手术；第一批 106 例接受手术矫治的患者术后 30 年生存率为 91%[63]。20 世纪 50 年代末至 1972 年接受治疗的患者的 20 年生存率约为 90%[64, 65]。在 20 世纪 70 年代早期出生的 TOF 患者，在最终治疗之前，通常会通过体 - 肺分流术来增加肺血流量。大多数成年患者的 TOF 存活者进行根治性手术的时间比目前的标准治疗方案晚大概一年左右。根治性矫治手术通常包括室间隔缺损修补和右心室流出道疏通成形以减轻梗阻。然而，几十年前进行了根治手术的成年患者很可能在手术过程中无法避免较大的右心切口，与目前的技术相比，对肺动脉瓣的保护相对不足。成人先天性心脏病患者的右心室流出道动脉瘤很常见（图 131-4），它们会导致右心室功能障碍[66]。手术重建技术可缩小右心室流出道不参与收缩部分的大小。

TOF 的手术矫治通常会导致成人先天性心脏病患者的解剖和功能异常。常见的并发症包括因肺血反流引起的右心室扩张、残余室间隔缺损（通常在补片边缘）、三尖瓣反流、右心室流出道

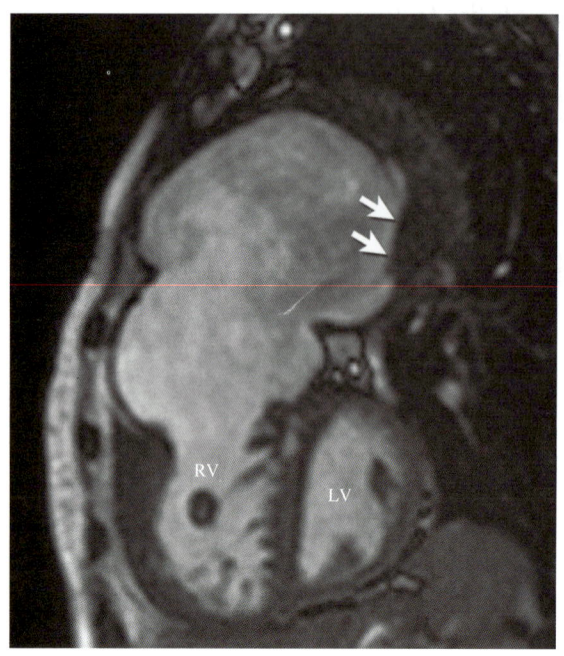

▲ 图 131-4 女性，26 岁，法洛四联症与肺动脉闭锁

在婴儿时期行右心室导管磁共振图像显示：巨大右心室（RV）流出道动脉瘤，约 13cm×8cm×8cm 大小。A. 一个非常大的半球形血栓（箭头）位于动脉瘤的后部。LV. 左心室（引自 Valente A：Adult congenital heart disease. In Libby P, editor: *Essential atlas of cardiovascular disease*, Philadelphia, 2009, Springer/Current Medicine Group.）

动脉瘤和分支肺动脉狭窄（通常发生之前所行体肺分流术的管道结合处）。这些残余的血流动力学负担在儿童时期通常是可耐受的。然而，运动不耐受、心律失常、心力衰竭和死亡（图 131-5）的患病率在成人期将会增加[67, 68]。图 131-6 显示了可能导致临床病情恶化的影响因素。Gatzoulis 和他的同事报道了来自英国 6 个医疗中心的 793 例 TOF 矫治患者发生猝死的危险因素。发现老龄化和 QRS 持续时间为 180ms 是猝死的独立危险因素。这些患者的主要血流动力学异常是至少有中度的肺血反流[69]。慢性右心室容量负荷过重也会导致三尖瓣扩张甚至反流。进行性三尖瓣反流可加速右心衰竭和右心房扩张，而右心房扩张与房性心律失常的发生率增加有关[69]。成人 TOF 矫治术后通常会出现儿童没有的心脏并发症，比如进行性主动脉根部扩张，至少 15% 的 TOF 矫治术后的成人会出现这种情况。主动脉根部扩张可能导致主动脉瓣关闭不全[70]。左心室功能障碍

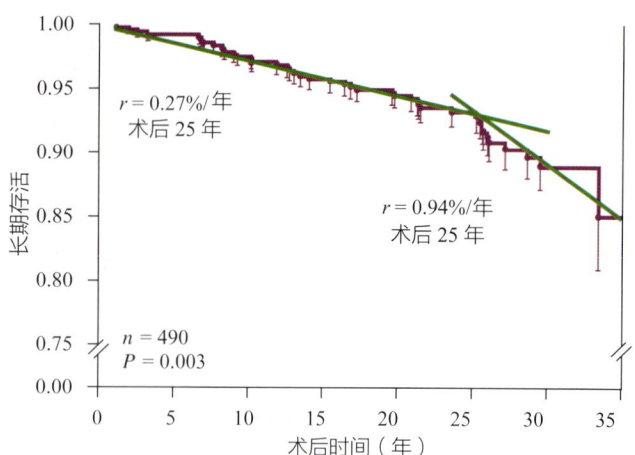

▲ 图 131-5 TOF 矫治术后后长期生存曲线

（改编自 Nollert G, Fischlein T, Bouterwek S, et al: Long-term survival in patients with repair of tetralogy of Fallot: 36-year follow-up of 490 survivors of the first year after surgical repair. *J Am Coll Cardiol* 30[5]: 1374–1383, 1997.）

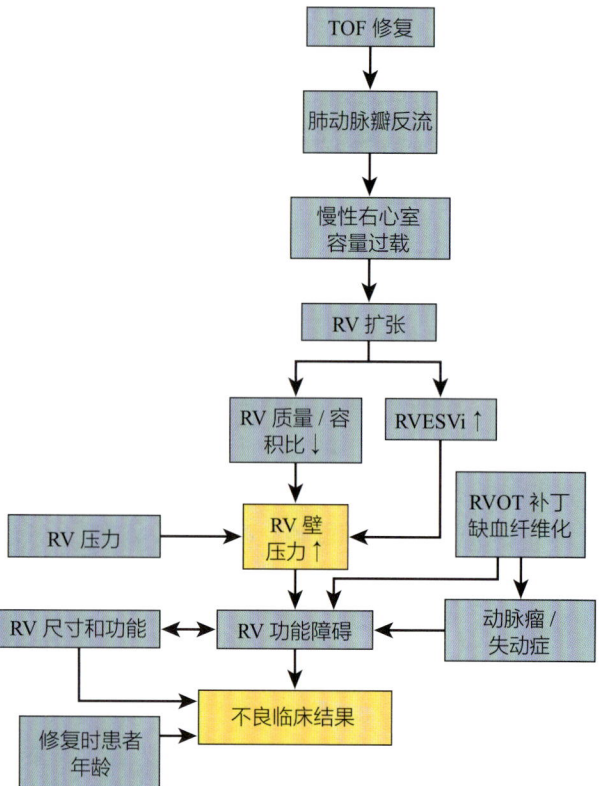

▲ 图 131-6 法洛四联症术后右心室功能障碍和临床疗效差的影响因素

LV. 左心室；RVESVi. 右心室收缩末容积指数；RVOT. 右心室流出道（改编自 Geva T: Indications and timing of pulmonary valve replacement after tetralogy of Fallot repair. *Semin Thorac Cardiovasc Surg Pediatr Card Surg Annu* 11–22, 2006.）

与临床疗效不足和心脏猝死风险增加有关[67, 71]。此外，全身其他器官系统也可能受到影响，而且对于接受 TOF 矫治的成人先天性心脏病患者来说，出现肾、肝和肺各器官的伴发病的情况并不少见。

成人 TOF 患者在考虑接受进一步矫治手术时，对任何类型心律失常的筛查都是至关重要的。规律的心室刺激对可能发生的临床室性心动过速可提供重要的预测信息[72]。一个实证研究可能预测导管消融或植入式心律转复除颤器应用的可能性。钆增强的 CMR 已经证实心肌纤维化与成人 TOF 患者矫正术后的临床心律失常发生有关[73]。而成人 TOF 矫正术后很少发生房内折返性心动过速（房扑）或慢性心房扩张引起的心房颤动。通常可以通过右心房和左心房迷宫联合手术来彻底消治疗房颤，且可以在处理残余分流同期进行。

TOF 矫治术后肺动脉瓣置换术（PVR）的时机选择是肺动脉瓣置换术后患者管理中一个关键因素。多种因素可导致肺动脉瓣反流加重，包括肺动脉容量增加、右心室扩张和右心室顺应性增强。

TOF 矫治术后肺动脉瓣置换术时机的选择应该考虑到在不可逆功能障碍发生前右心室体积减小的好处，以及随后的瓣膜衰败风险和再次干预可能。尽管很少有相关数据研究找出 TOF 矫治术后行肺动脉瓣置换术的最佳时间，Geva 结合 CMR 标准，提出以下临床标准，用于指导 TOF 矫治术后无症状患者 PVR 有以下的决策[75]。

用 CMR 测量至少 25% 的肺反流率和满足以下两项或两项以上标准。

1. 右心室舒张末期容积指数 > 150ml/m²（z 分值 > 4）；对于体表面积低于正常参考数据的患者，右心室 / 左心室（LV）舒张末期容积比 > 2。

2. 右心室收缩末期容积指数 ≥ 80ml/m²。

3. 左心室射血分数 < 55%。

4. 右心室射血分数 < 47%。

5. 右心室流出道动脉瘤。

6. QRS 波持续时间 > 140ms。

7. 与右心容量负荷有关的持续性心律失常。

8. 其他类型血流动力学明显紊乱，如右心室流出道梗阻伴右心室收缩压 > 2/3 体循环收缩压，严重支气管炎狭窄，中度至重度三尖瓣反流，残留房室间隔缺损，Qp/Qs > 1.5，严重主动脉扩张或反流。

法洛四联症矫治术后肺动脉瓣置换手术死亡率低（约 1%）[76]。然而，肺动脉瓣置换术后的死亡率也很低。在 70 名患有 TOF 的成年人中，Therrien 报道，5 岁后存活率 92%，10 岁后存活率 86%[77]。同时还必须考虑肺动脉瓣的使用寿命，因为人工瓣膜毁损率和再次手术率有很大的差异，这取决于人工瓣膜的类型和患者的年龄。

接受肺动脉瓣置换的 TOF 患者症状一般均会改善，右心室舒张末期和收缩末期容积减小，但右心室射血分数无明显变化[78-80]。另外，有证据表明运动耐量在 PVR 后会有所改善[81]。

（四）三尖瓣下移畸形

三尖瓣下移畸形是三尖瓣和右心室窦的先天性畸形。这是一种罕见的疾病，约占所有先天性心脏缺陷的 1%[82]。本疾病是在 1866 年首次在一个 19 岁工人病例中发现，其因严重的三尖瓣畸形导致严重的三尖瓣反流。Ebstein 异常具有多种形态学特征，不同形态则其严重程度也不相同。其发病机制包括三尖瓣瓣间隔和后瓣损毁，导致三尖瓣瓣叶与心肌粘连。这导致功能三尖瓣环顶端移位和扩张右心室部分房化。右心室壁有不同程度的肥大和变薄，真正的三尖瓣环扩张，经常有窗孔、冗余和前小叶牵张。这些异常导致不同程度的三尖瓣反流和心室功能障碍。虽然 Ebstein 异常的患者具有共同的特征，但没有两个病例是完全相同的，并且在形态学上有很大的变异性[83]。在手术治疗时必须考虑到具体的解剖学变异。

严重时，三尖瓣的瓣叶常表现出明显的发育不良。小叶的不完全纤维变性导致后叶和间隔小叶的铰链点向下位移，呈螺旋状，位于真正瓣环下方。瓣膜小叶可由短索和乳头肌栓系或直接附着于心肌或肌束。瓣叶穿孔是常见的，腱索可能很稀疏甚至缺失。在最严重的病例中，隔叶瓣是指向心室心尖的纤维组织脊，后瓣叶由靠近心尖的少量瓣膜组织组成，前叶可能移位到右心室流出道。前叶前缘解剖结构在决定三尖瓣修复术可行性中尤为重要。前缘可能是游离的可自由活动的，并有连带的附着物（局部或节段性附着在下方心肌上），或整个边缘附着在心内膜上。患者可能存在不同程度的右心房和心室扩张。当右心室严重扩张时，心室间隔移位，左心室可能被压缩，导致左心室功能障碍[84]。

与之相关的心脏疾患包括房间分流、卵圆孔未闭、肺动脉瓣狭窄或闭锁，很少有心肌致密化不全。心房间分流常伴有从右到左的分流和动脉氧血饱和度降低。在这种情况下有可能出现栓塞和卒中。此外，20% 的 Ebstein 畸形患者可能患有预激综合征[85]。旁路通常位于三尖瓣环的后侧和隔侧。其中多达一半的患者有多个旁路。

左心房室瓣异常常见于矫正型大动脉转位患者。系统性（形态学三尖瓣）房室瓣与左侧系统性形态学右心室有关。这种瓣膜的移位性质类似于右侧的 Ebstein 畸形，但前叶通常较小。右心室和三尖瓣环很少严重扩张。

Ebstein 畸形的诊断通过二维超声心动图证实，心脏中心部位的隔叶瓣移位 0.8cm/m² 或以上。三维超声心动图特别有助于检查三尖瓣瓣膜的形态（图 131-7）。CMR 有助于测定心室容积和功能，以及实现三尖瓣可视化（图 131-8）[86]。延迟增强 CMR 技术可鉴别这些患者的心肌纤维化[87]。有关 Ebstein 畸形患者的右心室和左心室心肌纤维化均有报道。

轻度 Ebstein 畸形的患者可以正常生活，无症状的患者没有从右到左的分流或显著的心脏扩大，可以行药物治疗，可能不需要手术干预。

然而，许多患有先天性心脏病的成人并没有意识到他们有限的运动能力。也没有相关报道证实其禁忌证。在一项针对 21 名成人的研究中与对照组相比，疾病组运动能力明显下降 [耗氧量峰值（21.9±5.4）ml/（kg·min）vs.（33.6±8.3）ml/（kg·min）；$P=0.000\ 001$]。所有这些成人都认为自己属于 NYHA Ⅰ 类（71%）或 Ⅱ 类（29%）；然而，有目的的心肺压力测试显示这一组的运动耐量均有一定程度的下降[88]。

若以下症状存在则更多地考虑外科手术干预。主要症状些症状包括运动耐受性降低、发绀、有证据的栓塞、进行性心脏扩大、右心室扩张或功能障碍以及进行性房室或室性心律失常。双心室矫治通常是可行的；然而，在严重的右心室功能障碍伴左心室功能受限患者，则应当考虑双向腔肺动脉吻合术[89]。心脏移植是往往只针对伴发严重左心室功能障碍的患者。

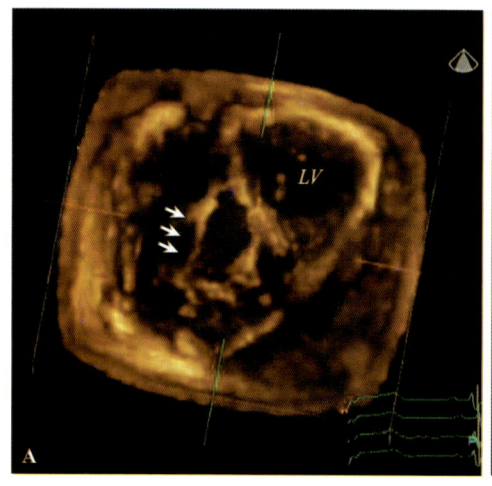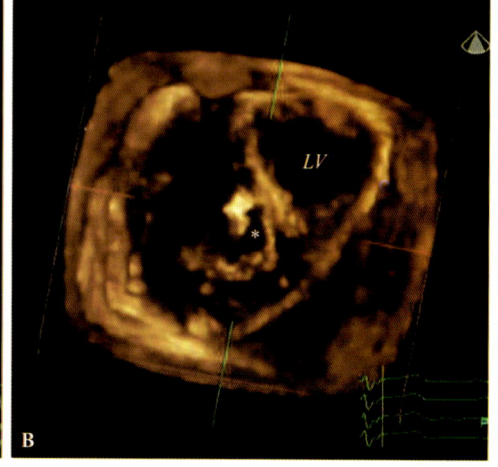

▲ 图 131-7　A. 三维超声心动图显示三尖瓣下移畸形患者在心脏舒张期冗余三尖瓣前叶（箭）和偏小的隔叶瓣；B. 收缩期三维超声心动图显示三尖瓣瓣叶对合失败（*）

LV. 左心室（引自 Valente A: Adult congenital heart disease. In Libby P, editor: *Essential atlas of cardiovascular disease*, Philadelphia, 2009, Springer/Current Medicine Group.）

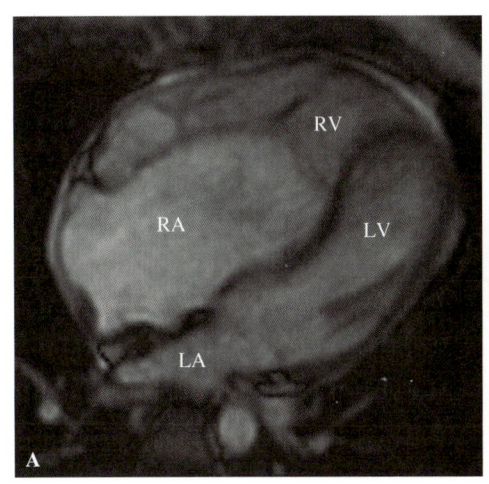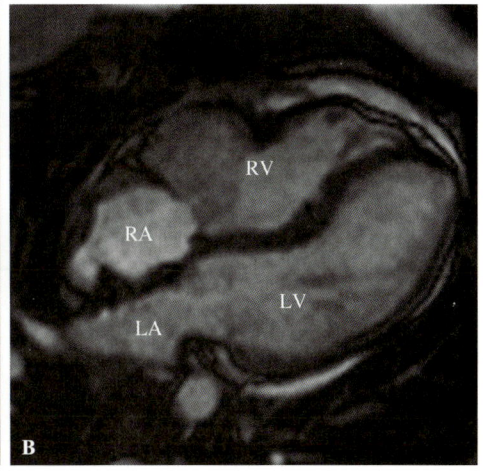

▲ 图 131-8　42 岁女性患者，三尖瓣下移畸形伴房间隔缺损 CardioSEAL 修补术后
A. 磁共振（MRI）四腔镜显示三尖瓣隔叶瓣粘连并从瓣环顶端向下移位；B. 同一患者三尖瓣成形术后 1 年行四腔磁共振。提示右心扩张明显改善。LA. 左心房；LV. 左心室；RA. 右心房；RV. 右心室

外科修复最常见的术式为三尖瓣修复或置换。倾向于行瓣膜修复的因素包括前叶瓣较大，前缘不受限。右心室流出道附着三尖瓣瓣叶组织，或乳头肌牵拉瓣叶，都会增加手术难度。瓣膜组织广泛粘连附着于心肌或心内膜表面患者则不适合修复。Mayo 诊所的临床研究认为，如果超过 50% 的前瓣叶附着，手术方式则更倾向于瓣膜置换。

如今，最早由 Hunter 和 Lillehei 提出的瓣膜成形术有了很多的改良术式[90]。最初的修复制造了一个单斜瓣叶，而之后的改良术式则关注于制造出两叶甚至是三叶瓣的形态，最近改良术式则集中在单斜瓣叶与"锥形"瓣叶修复。圆锥修复的基本原理是重新分配前、后多余的瓣叶，以重新创建一个间隔瓣叶附着在真正的环上，同时行环形复位。与传统修复技术相比，锥状修复可明显减少三尖瓣反流[91]。当瓣膜不能完全修复时，则选择生物瓣膜置换。术中必须注意避免损伤传导系统，缝合线应当避开房室结和隔膜。缝合线可向三尖瓣环的头侧偏移，以避免损伤右冠状动脉。

同时，还应当同期处理任何形式的房缺，修复其他伴发畸形（例如：肺动脉瓣狭窄），可能的右心室心房部分扩大，右心房复位。右心房峡部的冷冻消融或不冷冻消融通常进行右侧迷宫手术。在左心房扩大或房颤的患者行左侧迷宫术。有时，也一并外科处理旁路传导。在手术干预后，Ebstein 畸形和心律失常患者症状明显改善；然而，心律失常并非完全消除。在一项 45 名术前伴发心律失常的成人临床研究中，三尖瓣修复手术后 39% 的患者仍患有心律失常[92]。

Mayo 诊所报道了最大样本量的 Ebstein 畸形患者手术预后数据。在 Mayo 诊所初次手术时的平均年龄为 24 岁，26.5% 的患者曾接受过心脏手术。10 年远期存活率为 84.7%，20 年远期存活率为 71.2%。不良终点事件危险因素包括右心室和（或）左心室收缩功能障碍、血红蛋白水平升高、男性、肺动脉发育不良和右心室流出道梗阻[93]。即使在手术干预后再次入院也很常见，心律失常是最常见的再次入院诊断（约 39%）。1/3 的患者反馈仍存在疲劳和呼吸急促等症状[94]。

（五）单心室生理特征和 Fontan 外科手术

单心室是罕见的先天性异常，约占出生时所有先天性心脏缺陷的 1%[95]。在儿童时期，如果没有手术干预，预后很差，但在极少数情况下，循环平衡良好的患者在成年后仍能存活[96]。

婴儿期的生理状况取决以下几个因素，包括心室血液流入和流出的梗阻、房间隔间的血流交换、体循环和肺静脉回流以及房室瓣膜反流。儿童时期的外科修复常常涉及几个阶段的手术。最

SABISTON & SPENCER 心胸外科学（原书第 9 版）
SABISTON and SPENCER Surgery of the Chest (9th Edition)

初可以用体肺分流术进行缓解，最终的目标是达到 Fontan 术所需的生理学状态。

Fontan 手术是 1971 年为治疗三尖瓣闭锁的一种姑息性术式[97]。从那时起，不断经历改良，手术目的是将全身静脉血流直接引导回到肺动脉，而非进入心室。经典的 Fontan 手术是在心房和主肺动脉之间放置带瓣管道[97]。目前，许多单心室成年患者都接受过改良 Fontan 术，这种改良术式将右心房与肺动脉的直接吻合。另一个重要的改良术式，通常被称为侧面隧道 Fontan 术，主要是通过房内隧道创建一个上腔静脉和肺动脉端侧吻合，同时通过隧道联通下腔静脉与上腔静脉[98]。近几年，心外管道应用也有了新的尝试[99]。

在 Fontan 手术的时候，可以在房间隔中制造一个 ASD，以便在体循环静脉压力升高的情况下允许一些从右到左的分流[100]。这种减压术可以在后期随访中经皮介入纠正，以消除造成残余青紫型缺氧原因[101]。在对 261 例 Fontan 术后患者的分析中平均随访年龄为 25 岁，无不良事件生存率为 74.8%，20 年生产率 68.3%，25 年生产率 53.6%。死亡主要与血栓栓塞、心力衰竭和猝死相关[102]。

Fontan 手术患者成人期并发症较多。传统 Fontan 术后患者（图 131-9）右心房扩张合并血栓形成和房性心律失常的风险特别大[103]。这两个并发症可能导致心排血量减少，运动能力下降，生活质量下降。改良 Fontan 是在 20 世纪 90 年代初引入的，目的是为了改善成人房肺动脉吻合 Fontan 术后患者的预后[104]。术中消融减少了心律失常的复发[105]。据了解，多达 50% 的

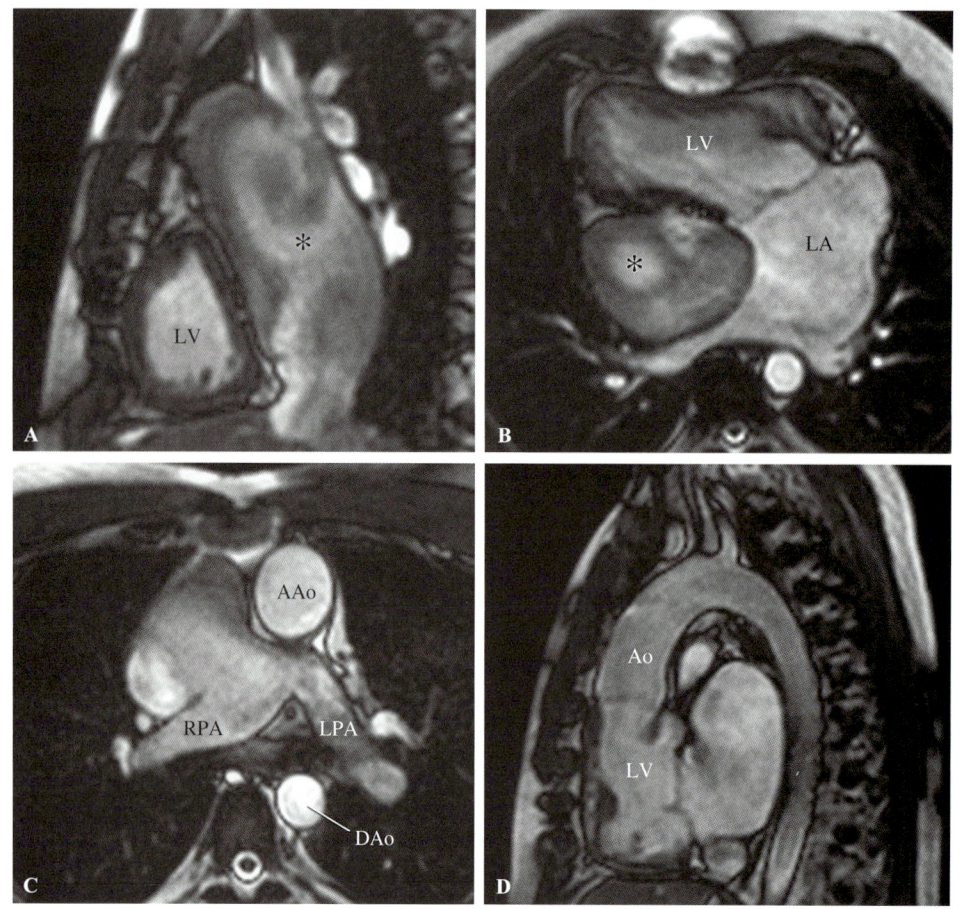

▲ 图 131-9 39 岁右位心和三尖瓣闭锁患者，在幼儿阶段行经典 Fontan 术后运动不耐受和心房纤维性颤动
A. 斜矢状面 MRI 显示右心房 Fontan 通路（*）部分严重扩张；B. 轴位 MRI 显示右侧贲门及横切面扩张型 Fontan 通路（*）；C. 轴位的影像学 MRI 显示经典的 Fontan 通路与通畅的分支肺动脉；D. 斜矢状平面的影像学 MRI 显示单心室流出道。AAo. 升主动脉；Ao. 主动脉；DAo. 降主动脉；LA. 左心房；LPA. 左肺动脉；LV. 左心室；RPA. 右肺动脉

Fontan 手术患者在 20 年的随访中出现房颤[103]。Fontan 改良的目标是切除部分严重扩张的右心房，消除潜在的心房心律失常。用侧隧道或心外导管重建 Fontan 解剖结构[106]。

在评估患者是否有可行改良 Fontan 转换时，需进行多方面的外科术前评估。这些患者通常都做过几次开胸术。他们常常处于慢性低心排状态，而且随着房性心律失常的发生，他们的心排血量会进一步下降。多系统功能障碍对这类患者来说是很常见的，包括肝功能障碍[107, 108]、肾功能障碍和凝血异常。中心静脉高压导致再次开胸手术时出血风险增加。电生理学疾病可能是多类型的，与经验丰富的电生理学家共同进行评估是成功的关键[106]。死亡、移植或透析的危险因素包括心室功能障碍、缺血时间大于 100min、年龄大于 25 岁、轻度以上房室瓣反流、体外循环时间大于 240min、右优势型心室或心室形态不定[106]。

Deal 团队报道了他们的研究经验，共对 117 名接受改良 Fontan 手术患者进行了平均 56 月随访。发现远期死率为 5.9%，主要原因为顽固性心力衰竭、冠状动脉疾病、肾透析中断、机动车事故后受伤、镇静后猝死。在平均随访期间，总的心律失常复发率为 12.8%[109]。

八、总结

成人先天性心脏手术是一门不断发展的学科，临床相关性越来越高。许多成人先天性心脏病患者因未被纠正的先天畸形和（或）残余分流导致的血流动力显著学紊乱而导致不良结局。一旦确诊，进行及时的外科手术干预可以降低预后不良的风险。这种特殊的患者群体正在不断增加，与之相应的成人先天性心脏病管理也必须不断改进。成人先天性心脏病心脏外科的亚专业培训和认证已经成熟。这一领域的成功在于一个多学科团队的合作，该团队致力于终身管理和不断优化这类患者的预后。

第 132 章
先天性心脏病患者心律失常与外科起搏器治疗
Arrhythmia and Pacemaker Surgery in Congenital Heart Disease

Francis Fynn-Thompson Frank Cecchin 著
周廷文 译

在过去的 40 年里,我们在治疗由先天性心脏病(CHD)引起的心律失常方面取得了长足的进展,这也从侧面反映了儿童心脏病治疗技术的发展。在先天性心脏病早期治疗中,在围术期患者死亡的重要原因就是术后心律失常和心肌梗死。但是当直接心肌起搏和心脏除颤技术出现后,由上述原因导致的患者死亡率大幅下降。事实上,起搏技术的历史最早可追溯到先天性心脏病的修复。1958 年,Brockman 和他的同事[1]首次报道了在修复室间隔缺损后使用心肌起搏电极。随着心律失常检测技术和治疗的不断发展,加之起搏器和除颤器技术的长足进步,心律失常治疗领域发生了一场重要的变革。由于技术的微型化和经静脉穿刺技术的进步,大多数涉及初级电生理干预的疾病诊断和治疗过程中,心脏外科医师已经被心内科医师所取代。在成人心脏手术领域尤其如此,在那里大多数消融和起搏器手术已经转变为由心脏内科医师进行的经静脉手术。虽然在治疗儿科心律失常和由先天性心脏病引起的心律失常方面也有很大的相似之处,但是由于这些患者先天存在的一些缺陷(如静脉直径过小),他们就需要更多的外科手术介入。随着年龄的增长,越来越多的患有先天性心脏病的成年人需要再次手术修复和干预心律失常手术[2]。

一、儿童及先天性心脏病的电生理治疗技术适应证

当心脏起搏器在 20 世纪 60 年代初首次被开发出来时,起搏器植入都是由心脏外科医生通过心外膜入路的外科手术实现的。从那以后,起搏器植入方法已经逐步过渡为静脉穿刺置入,在心脏解剖结构正常的成年患者中,95% 以上是由心脏内科医师完成的。然而,儿童和先天性心脏病患者的情况并非如此,针对这类患者,心脏外科医师仍然完成了近一半起搏器置入手术。儿童和先天性心脏病患者置入电生理起搏装置的外科手术适应证和手术方法给心脏外科医生带来了独特的挑战。儿童的胸腔或血管尺寸可能过小而无法容纳起搏器而需要导线,导线一旦置入,随着孩子的成长,导线拉伸,从而增加了其脱落或断裂的风险。已有相关综述阐述了儿童群体中电生理装置置入的最佳外科手术适应证和手术方法。

(一)起搏器

关于儿童和先天性心脏病患者永久起搏方案的指南一直在定期更新。最近一次更新是在 2012 年由美国心脏协会(AHA)美国心脏病学会基金会(ACCF)和心脏节律协会(HRS),发布一项实践指南,相关指南见框 132-1[2]。指南认为心脏外科手术术后的房室传导阻滞发生时间持续超过 7 天则考虑应用(Ⅰ级推荐)起搏治疗。而对于低龄及病情不稳定患者因,治疗则需要更长时间。指南特别强调与年龄相适的心率及先天性心脏病或心室功能障碍的存在对治疗方案的指导性。

永久起搏治疗的额外适应证可能没有 AHA/ACCF/HRS 指南中列出的那么明显。如果一个患有先天性心脏病的孩子需要手术,那么在手术中

框 132-1　儿童、青少年及先天性心脏病患者永久起搏器置入指南

Ⅰ级
1. 有心动过缓、心室功能障碍、低心排等症状的二度及三度房室传导阻滞（证据等级：C）
2. 存在与年龄不符的心动过缓症状的窦房结功能障碍。心动过缓的定义因患者的年龄和预期心率而异（证据等级：B）
3. 术后二度或三度房室传导阻滞，且预期术后 7d 内持续存在（证据等级：B）
4. 伴随宽大 QRS 波及逸搏心律的先天性三度房室传导阻滞，复杂室性异位节律，或心室收缩功能障碍（证据等级：B）
5. 心室率小于 55 次 / 分的婴儿先天性三度房室传导阻滞，或心室率小于 70 次 / 分的先天性心脏病（证据等级：C）

ⅡA 级
1. 先天性心脏病和窦性心动过缓患者反复发作心房内凹性心动过速的预防；固有或继发于抗心律失常治疗的窦房结功能障碍（证据等级：C）
2. 大于 1 岁，平均心率低于 50 次 / 分的先天性三度房室传导阻滞，时长为 2～3 倍收缩周期或与变时性功能不全有关的心室收缩暂停（证据等级：B）
3. 窦性心动过缓合并先天性心脏病，静息心率小于 40 次 / 分或心室率暂停超过 3s（证据等级：C）
4. 先天性心脏病和窦性心动过缓或房室非同步导致的血流动力学受损（证据等级：C）
5. 既往先天性心脏手术合并暂时性全心阻滞及残余束状阻滞的不明原因晕厥，经仔细评估排除其他晕厥原因（证据等级：B）

ⅡB 级
1. 术后短暂性三度房室传导阻滞，伴残余双束支传导阻滞恢复窦性心律（证据等级：C）
2. 无症状儿童或低发作频率青少年先天性三度房室传导阻滞，窄 QRS 波群，心室功能正常（证据等级：B）
3. 先天性心脏病双心室修复后无症状窦性心动过缓，静息心率小于 40 次 / 分或心室停搏时间超过 3s（证据等级：C）

Ⅲ级
1. 无症状短暂性房室传导阻滞恢复正常（证据等级：B）
2. 无术前短暂完整房室传导阻滞的先天性心脏病术后无症状双束支传导阻滞伴或不伴一度房室传导阻滞（证据等级：C）
3. 无症状二度 Ⅰ 型房室传导阻滞（证据等级：C）
4. 无症状的窦性心动过缓，相对危险期最长不超过 3s，最低心率大于 40 次 / 分（证据等级：C）

最好置入一个脉冲发生器或心外膜引线。这可以使术前患有心律失常而不符合框 132-1 所列的适应证，但根据已知的心脏异常或手术类型的自然史，术后需要起搏。例如，患有 L 型大动脉转位（L-TGA）的婴儿在室间隔缺损闭合术过程中即使没有其他心内操作，也存在完全性房室传导阻滞的风险，但可能会受益于预防性心外膜起搏导线置入。这种放置方式还可以帮助接受 Fontan 手术，同时进行心房迷宫手术，可能导致窦房结功能障碍的患儿获益[3]。术前通过 24h Holter 监视和心电图（ECG）的仔细筛选，可以筛选出可能受益于预防性心外膜起搏导线置入的患者。

经心外膜起搏是近年来小儿起搏的主要方法，目前主要应用于经静脉起搏器置入禁忌或同时进行心脏手术的患者。经静脉起搏的禁忌证包括假体三尖瓣、心内右向左分流、先天性心脏病或手术影响经静脉入路以及低龄患儿。虽然除了早产儿外，经静脉途径没有绝对的技术障碍，但由生长引起的血管管径改变和导线失效是重要的考虑因素。虽然每个中心都应该根据自身的临床技术能力和经验做出相应的临床决策，但我们通常认为体重超过 10kg 的儿童中可经静脉入路置入永久起搏器。

起搏器导线可用免缝合线（螺纹连接）或缝合固定方法。或者，在先天性心脏病术后心外膜瘢痕形成的患者中使用标准的经静脉导线置入。经静脉置入可采用经壁技术放置，导线穿过心肌壁并附着于心内膜。经心外膜入路中，类固醇洗脱心外膜缝合导线是我们首选的导线，因为类固醇可以抑制由组织炎症反应引起的亚急性走搏阈值升高。多项研究表明，这些类固醇洗脱引线具有良好的中期性能，具有稳定的急慢性起搏和传感阈值，寿命与经静脉导线相似[6-9]。然而，对于那些曾经做过心脏手术的患者来说，螺纹连接可能是更好的选择，因为瘢痕的深度会影响缝合效果。

双极起搏对腹部肌肉刺激敏感患者、膈神经刺激风险患者和过度敏感患者尤其有利。双极类固醇洗脱导线可缝合在心外膜上，或两个单极无缝合导线可连接成双极脉冲发生器。

手术入路可以是胸骨正中入路、左侧胸廓入路、剑突下入路或胸腔镜。每种方法都有优点，但其目的是允许在个体患者中置入适应病情需要的起搏导线。受限于出血、置入通路受限、心肌瘢痕形成和心包粘连等原因，寻找一个可接受的长期起搏和传感阈值维持的最佳位置可能很困难。在既往广泛性右心房手术的患者中，左心房起搏点和Bachmann束总体上比右心房有更好的慢性起搏和传感阈值[11]。经左侧胸廓切开术可应用于左心房心外膜起搏导线置入的先天性心脏病患者[12]。针对婴儿，患儿的左心室心外膜导线应该使用较短导线（15～25cm）。因为在心包间隙留下的长导线可以压迫心脏，正如在一些病例报道中描述的因起搏导线引起的心脏抑制或大血管压迫。

起搏部位影响是心室功能的重要决定因素。全心室腔心尖起搏是最优良的方案[15]。流出道高位及周围手术容易导致心脏非同步化。起搏部位对心室性能的影响取决于心室的基本功能。如果存在心室功能障碍，最好是扩大手术入路，而不是在已知引起心室功能障碍的部位继续进行手术操作。导线置入完毕并测试，起搏器通常被放置在腹直肌下，但在非常小的婴儿（小于3kg）中，起搏器和引线可以留在胸腔内。虽然不常见，但腹侧发生器可进入心包[16]、腹膜[17]或盆腔，这是在非常小的婴儿中最常见的并发症。

（二）心脏再同步化治疗

双心室起搏是一种用于治疗扩张型心肌病继发的症状性药物难治性心力衰竭，并伴有室间隔传导延迟或非同步化的治疗方法。心脏再同步治疗（CRT）治疗的目的是纠正房室的不同步性，心室激活、收缩和松弛顺序的不均匀性，同时提供尽可能均匀的顺序。这组儿童治疗数据均是回顾性研究，而不是成人的随机试验。

对于心脏解剖正常的成年人来说，CRT的适应证是确定的，但是对于儿童和先天性心脏病患者来说，情况就不一定了。CRT的标准成人适应证是QRS持续时间大于120ms，射血分数小于35%，Ⅱ级心力衰竭。不幸的是，这种结合很少在儿童发生。虽然符合这些标准的成年人中有90%存在左束支阻滞，但在法洛四联症等先天性心脏病患者中，右束支阻滞和右心室功能障碍更为常见。因此，CRT的标准很少适用于先天性心脏病患者人群。在先天性心脏病中，CRT主要用于心室功能不良和QRS持续时间（>120ms）延长的患者，而与QRS形态学无关。

CRT的类型有双室型、双点型、多点型和临时型。在双心室起搏中，存在两个明显的心室，每个心室都有一个起搏导线。如果同一心室上的两个部位同时被起搏，那么这就叫作双点起搏。当系统性心室是一个单独的心室时，在同一个心室的两个完全不同的位置起搏可以减少非同步化运动，这一动作被称为多点起搏。对于儿童而言，在术后早期临时应用CRT以提高心排。

（三）植入式电复律除颤器

植入式心律转复除颤器（ICD）适应证见框132-2。大多数的ICD是通过经静脉途径植入的，但对于低龄患者或那些有解剖结构异常的患者来说，这可能无法实现。因为ICD导线线圈大且更容易纤维化，同时与永久性起搏器置入患者相比更加受制于患者静脉系统内径尺寸。我们尝试将经静脉植入ICD的界限限制在体重超过30kg的儿童。

心外膜补片曾被广泛使用，但容易破碎、感染和受心包限制。最新技术是使用线圈并放置在皮下或心包位置。植入可以通过外科手术及静脉置入杂交进行，也可以通过远场心电图感知的完全皮下系统进行。目前可用于杂交手术的3种线圈类型是皮下线圈、上腔静脉（SVC）线圈和标准经静脉线圈。完全皮下系统最适用于体型偏大和心脏解剖部位正常或那无法通过静脉入路手术的患者[23]。在幼儿中，除了线圈毁损，还存在心室超感和感知不足的问题。

由于线圈的表面积较小，且胸椎结构受到干

> **框 132-2　儿童、青少年和先天性心脏病患者 ICD 治疗指南**
>
> **Ⅰ 级**
> 1. ICD 应用于心脏骤停后评估，以确定事件的原因，并排除任何可逆的原因（证据等级：B）
> 2. 有症状的 VT 合并先天性心脏病，经血流动力学和电生理评价的患者可行 ICD 植入。在个别患者，导管消融或手术修复可能提供可能的替代方案（证据等级：C）
>
> **Ⅱ A 级**
> 1. 先天性心脏病合并复发性晕厥的患者，在电生理研究中存在室性功能障碍或诱发性室性心律失常时，ICD 植入是合理的（证据等级：B）
>
> **Ⅱ B 级**
> 1. 当有创或无创性检查未能明确病因时，可考虑对合并复杂先天性心脏病和晚期全身室性功能障碍的复发性晕厥患者进行 ICD 植入（证据等级：C）
>
> **Ⅲ 级**
> 1. ICD 治疗不应用于心脏功能状态处于可接受的生存预期不足 1 年的患者，即使他们符合以上指南中的Ⅰ类，Ⅱa，以及Ⅱb 类推荐（证据等级：C）
> 2. VT 或 VF 不应用 ICD 治疗（证据等级：C）
> 3. ICD 治疗不适用于因植入设备而加重或妨碍系统随访的严重精神疾病患者（证据等级：C）
> 4. ICD 治疗不适用于不宜做心脏移植或 CRT-D 的，NYHA 分级Ⅳ级的，药物难以治愈的，充血性心力衰竭患者（证据等级：C）
> 5. ICD 治疗不适用于没有诱发性室性心动过速且无结构性心脏病的不明原因晕厥的患者（证据等级：C）
> 6. ICD 治疗不适用于 VF 或 VT 可以手术或导管消融术治疗的患者（例如，与 wolff-Parkinson-white 综合征相关的房性心律失常、右心室流出道 VT、特发性 VT 或无结构心脏病的束状 VT）（证据等级：C）
> 7. ICD 治疗不适用于完全可逆而无结构性心脏病的室性心律失常患者（如电解质失衡、药物或创伤）（证据等级：B）

CRT-D. 心脏再同步化并心脏复律除颤器治疗；ICD. 植入式心律转复除颤器；NYHA. 纽约心脏协会；VF. 心室颤动；VT. 室性心动过速

扰，正确放置导线对于获得足够的除颤阈值至关重要。为了达到最低的除颤能量需求，最好是心室中心在线圈和装置盒之间。线圈不应该进入起搏器装置盒，因为这可能导致短路和设备故障。

非经静脉 ICD 置入的两种基本方法一种是微创入路，一种是通过胸骨切开术或胸腔切开术进行完全暴露。对于没有心脏手术史的患者，微创治疗是首选。

基本的手术操作步骤是，首先放置双极心外膜起搏导线，然后在心包或胸膜腔内放置线圈。采用微创手术时，将经静脉的可固定导线置入后心包间隙，再延长螺钉使线圈保持在稳定位置。然后固定频率及感知连接器。术中采用透视或便携式胸片检查确定正确的导线位置。如果心脏完全暴露，一个 5cm 的 SVC 线圈可以直接缝合在目的位置。对于左位心，最好的放置位置是左侧高位引线和右侧近腹直肌包埋（图 132-1）。最后，进行除颤试验，如果除颤阈值不足，则在另一侧皮下或心包放置另一个线圈（长度 25cm 或 5cm）。

（四）心脏交感神经去神经术

左心交感神经去神经术（left cardiac sympathetic denervation，LCSD），最早于 1971 年被提出[24a]，虽然 LCSD 被认为是一种非常有效的抗肾上腺素能治疗方法，但其临床应用适应证很局限。这种治疗方法主要用于治疗一些患有长 QT 综合征（long QT syndrome，LQTS）但通过标准的药物治疗（通常包括肾上腺素能阻断药物治疗）却控制不佳的患者。最近的一份多中心报道，记录了一系列 LCSD 治疗的 LQTS 患者的治疗效果[24b]。其中 147 名接受 LCSD 治疗的患者，其中 99% 有症状，48% 在手术前有过意外的心脏骤停。在 LCSD 后 7.8 年的平均随访中，46% 无症状，ICD 降低了 95%。

最近出现的一种适应证是儿茶酚胺多态性室性心动过速（CPVT）[25]，这是一种心肌钙稳态异常的紊乱，其特征是在高交感输出的状态下触发危及生命的室性心律失常。CPVT 患者通常具有结构和功能正常的心脏和正常的基线心电图，

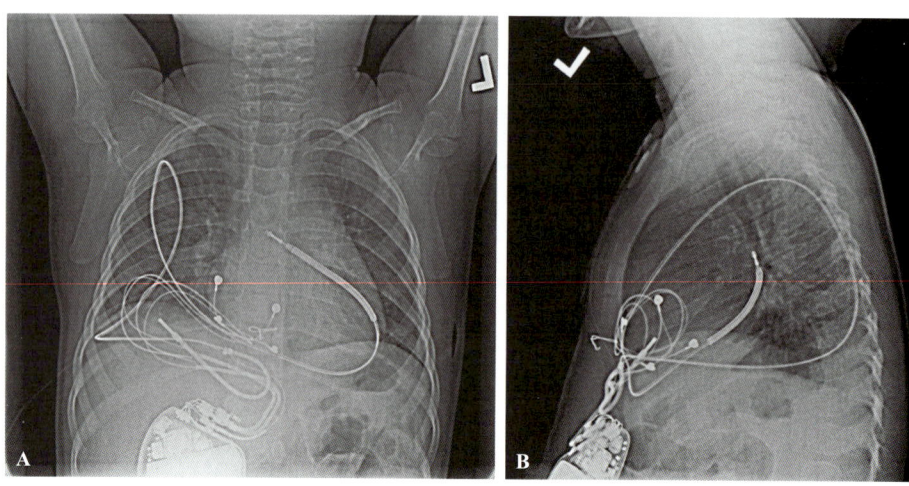

▲ 图 132-1 接受了微创非静脉入路心律转复除颤器植入术后的婴儿正侧位胸片
A. 正位片；B. 侧位片。注意在心包腔内使用标准的经静脉引线

其中就包括正常的 QTc 测量值。

实施 LCSD 手术方法因治疗中心而异[24]。Li 和同事报道了第一批 LQTS 患者使用视频胸腔镜手术（VATS）进行 LCSD 手术[26]。我们最近报道了年轻的儿科患者使用 VATS 进行左胸交感神经去神经术的经验[27, 28]，其中 13 例诊断为 LQTS，9 例为 CPVT，2 例为特发性药物难治性室性心动过速（VT）。所有患者均采用左侧 VATS 入路进行 LCSD 治疗。经双腔气管插管或支气管阻滞剂左肺隔离后，患者定位于右侧卧位。胸部左侧沿腋中线有三个小切口，一个在第 3 肋间隙处，一个在第 4 肋间隙，一个在第 5 肋间隙。第一个切口用于相机，第二个切口用于抓握器（如果需要的话可以使用肺牵开器），第三个切口用于电烙钩解剖器（图 132-2B）。在胸壁后端和肋首处的结构确定后，将胸膜切至肋首内侧，交感神经干从 T_1 到 T_5 的水平确定（图 132-2A）。交感神经切除包括在 T_1 水平的左交感神经干的横切，保留星状神经节的上部，然后在 T_5，以及在这些水平之间的相关的 Kuntz 侧神经的横切。

手术无严重并发症。仅 3 例患者发生轻微和短暂的术后并发症。只有 1 例患者在术后即刻出现复发性但短暂性心律失常。24 名患者中有 22 名接受了长期随访，中位随访时间为 28 个月（范围为 4~131 个月）。22 例患者中有 16 例（73%）心律失常负担明显减轻，12 例（55%）在交感神经切除术后完全无心律失常。6 例（27%）患者对治疗无反应；每个人在随访时都有持续性症状。

这一最新的早期经验为使用心脏交感神经去神经术作为一种有效的辅助治疗提供了证据，这可能对那些对药物治疗无效或不耐受的患者，以及那些接受过度 ICD 冲击的患者特别有用。采用电视胸腔镜辅助的 LCSD 手术治疗法是一种更有效更安全的微创治疗方法，但它仍需较长期的跟进完善。

二、成人先天性心脏病患者心律失常治疗

成人先天性心脏病患者人数持续增加。据估计，目前美国有 200 多万成年人患有成人先天性心脏病，加拿大超过 10 万人，在欧洲有近 180 万人[28a, 29]。这些患者中的许多人都长期承受着几十年来心血管系统血流动力学容积和压力条件变化，这些变化是由于他们的机体异质性和姑息化的心脏解剖结构造成的。约 50% 为中度或重度疾病（如法洛四联症、三尖瓣下移畸形、单心室）。虽然心律失常可在轻度疾病患者中发生，但中度和重度患者的发病率最高。由于大量和累积的疾病负担，晚期心律失常是影响成人先天性心脏病发病率、住院和死亡率的重要因素[29]。这些基本含有心律失常的全部症状，心内科医师和

第三部分 先天性心脏病手术
第 132 章 先天性心脏病患者心律失常与外科起搏器治疗

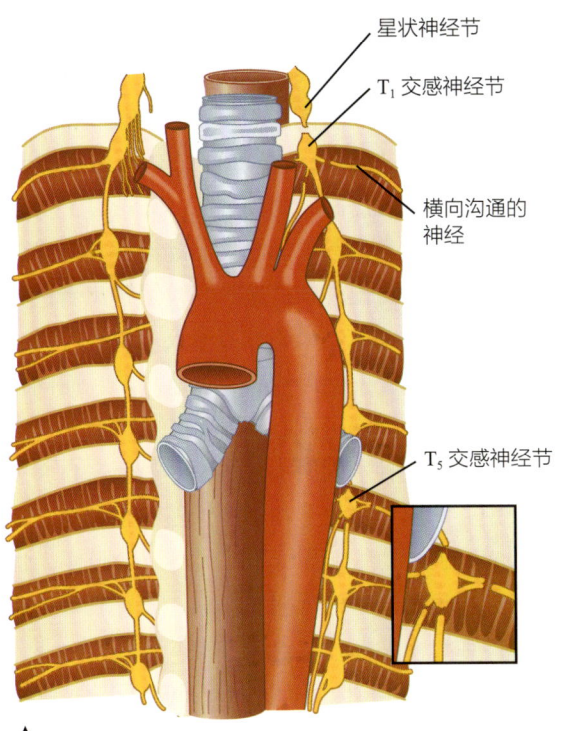

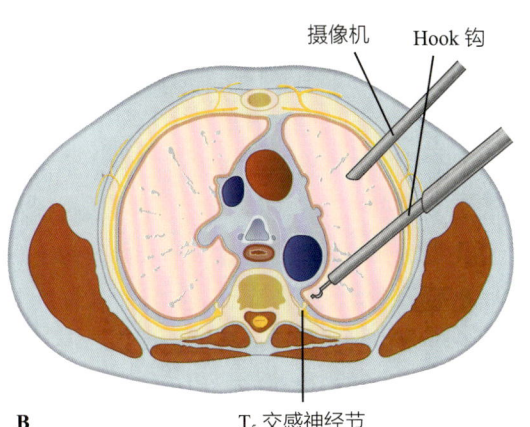

▲ 图 132-2 左侧高位胸交感神经支配
A. 胸膜壁层在 T_5 水平处用电灼法切开，露出下面的左交感神经干，它沿着后胸壁，在肋骨头部内侧走行。B. 胸膜壁层切口电烙至 T_1 水平，交感神经干在 T_1 和 T_5 水平上分离，然后通过各侧支的间隙分开走行

心脏外科医生在治疗这些复杂疾病时面临着同等巨大的挑战。

（一）先天性心脏病电生理学基础

1. 心房内折返性心动过速（心房扑动）

成人先天性心脏病患者群出现症状性心动过速最常见的机制是心房肌内电信号折返[30]，房内折返性心动过速（intra-atrial reentrant tachy-cardia，IART）和房缺型心动过速已成为这种心律失常的常见类型，以区别于结构正常的心脏中出现的典型心房扑动[31-33]。一般来说，IART 比一般的颤动慢，心房率在 150～250 次 / 分。在正常房室交界点的传导过程中，这种频率通常以 1∶1 的快速房室传导模式进行，可导致低血压、晕厥或心脏骤停[34-35]。即使心室率被检测到处于安全范围，持续的 IART 也会导致一些患者因丧失房室同步化而出现心力衰竭症状，并且在持续时间较长时可能导致血栓栓塞并发症[36]。通常，IART 出现在手术后许多年，涉及心房切开术或其他右心房手术操作。它可以发生在简单的手术操作后，如偶有发生在关闭房间隔缺损时，但在晚期心房扩张、增厚，以及右心房瘢痕形成的患者发病率较高[37, 38]。IART 的其他危险因素包括伴随的窦房结功能障碍（"tachy-brady"综合征）和年龄较大的心脏手术患者[39]。

因此，IART 对于那些接受过 Mustard 手术、Senning 手术或 Fontan 手术治疗的老年患者来说是一个更为特殊的问题，因为在这类患者手术中大量的缝合线和长期的血流动力学不稳定导致心房心肌明显功能异常。IART 电信号的传播路径根据解剖缺陷和手术修复类型的不同而不同[40]。它通常局限于右心房组织（不论该组织是否是外科手术涉及部位），并由缝合线或补片的纤维化区域调节，与自然传导屏障（末端嵴、瓣膜孔、上、下腔静脉孔）联合作用，从而引导电信号沿着可循环通路传导[41, 42]。如果存在三尖瓣，那么三尖瓣环和下腔静脉之间的峡部是这类回路的共同组成部分，但当三尖瓣不存在或以其他方式变形时，这些回路的路径就不可预测，只有通过电生理学方法才能追踪。通常，同一患者会出现多个 IART 电路[43]，一旦确认，IART 可用心电复律、超速起搏来终止[44]，或服用某些 I 类或 III 类抗心律失常药物。

更为困难的是预防复发。针对 IART 的预防目前已经有了多种方案，所有这些方案都可以使相应类型的患者获益，但没有一个是通用的预防治疗方案。如果发作频率不高，耐受性好，并及时得到确认，那么在开始更复杂的治疗前，依靠周期性的心脏复律就足够了。然而，一旦发作频率频繁，并引起严重的症状，或者与心房内血栓形成相关，将是介入治疗的指征。IART 的治疗方案包括：①抗心律失常药物；②起搏器植入术以纠正心动过缓或提供自动心房抗心动过速起搏；③导管消融；④改良心房迷宫手术的外科干预。治疗方案的选择必须根据患者的具体血流动力学和电生理状况而定。慢性抗心律失常药物在某些情况下仍可应用，但其治疗效果一直不佳[34, 45]即使使用胺碘酮等有效药物。心脏起搏器植入术对于有"tachy-brady"综合征的患者可能是合理的选择[35]。具有先进功能的起搏器，可进行心房心动过速检测和自动触发起搏器以中断折返，其在某些病例中应用可使患者获益[35, 46]。导管消融术作为 IART 的早期干预手段在许多中心都得到了应用[47]，自从引入用于改善电路定位的三维映射技术以来，该技术得到了迅速的发展[31, 48]。如果将这些技术与准确的解剖定位和传统的电生理映射操作相结合，短期成功率可达近 90%。

然而不幸的是，心动过速复发频率较高。Fontan 患者的复发率尤其高（接近 40%），他们的 IART 回路数量最多，心房肌最厚或房腔最大。尽管 IART 的消融效果还远未达到完美，但随着经验的不断积累，IART 的消融效果很可能会得到改善，即使是现在，IART 的消融效果也远好于单纯药物治疗的控制程度。此外，即使 IART 的发作没有完全通过消融消除，该手术通常也可以通过减少发作频率和消除对药物治疗的持续依赖从而带来实质性的改善[48]。如果这些措施不能预防 IART，或者患者由于血流动力学原因需手术干预，在右心房迷宫手术中应考虑手术消融。这一手术最常用于患有难治性 IART 的 Fontan 患者，而且它通常与传统的房-肺吻合术和改良的肺腔连接术的 Fontan 修复术相结合[49]。对于单个心室的 Fontan 手术会导致大量的缝合线和异常的血流动力学改变，使患者易患房性心动过速和窦房结功能障碍。多达 50% 的单心室患者接受过传统 Fontan 手术后的 10 年内发展为房性心动过速。改良 Fontan 手术已经被建议用于患有各种晚期后遗症的患者，包括导管和血管梗阻、房性心律失常、蛋白质丢失性肠病和血栓并发症。然而，有文献证明的改良 Fontan 手术益处仅限于少数的中心，且与早期大量的传统 Fontan 手术资料统计相比，随访时间均较短[50, 51]。改良 Fontan 手术可以改善发生与循环相关的晚期并发症患者的症状，包括房性心动过速[52-54]。最佳患者选择标准和预期的临床结果仍然有争议。单纯改良手术并不能预防复发性房性心动过速[55-57]，而同期迷宫手术可以抑制术后心动过速。[58-60] 针对这类患者，还有几种不同的手术方案。最新来自 8 个医疗中心的随访报道了在 203 位随访患者中有高达 8.4% 的死亡率或移植率[53, 54, 61-67]。同样，也有研究报道了严重的远期并发症，如肾衰竭、血栓事件和心律失常。

在波士顿儿童医院，1990—2006 年共有 40 例患者接受了改良 Fontan 手术治疗，21 例（53%）伴有心律失常外科干预手术，19 例（48%）未予以外科干预[68]。表 132-1 根据他们是否进行心律失常手术总结了所有患者的基本特征和手术注意事项。改良术式的临床适应证包括手术矫正的解剖病变（28 例）、血栓（4 例）、心内从右到左分流（4 例）、药物难治性房性快速心律失常（29 例），16 例患者有多个适应证。4 例患者有蛋白尿肠病。39 例患者术前行心导管检查，患者心室舒张末期压均为 9.8（1.0～22.0）mmHg，其中 4 例大于 12mmHg。29 例（73%）患者存在先发房性心律失常；10 例发生心房折返性快速心律失常，19 例发生心房颤动（12 例阵发性；7 例持续性）。手术信息如表 132-1 所示。22 名患者（55%）在术中时进行了 4mm 开窗手术。对 20 例（50%）患者进行了大面积的右心房前壁切除术。所有双心房迷宫手术的患者都有房颤的术前病史。在 19 例有房颤病史的患者中，10 例接受了完全迷宫手术，4 例接受了有限的右心房迷宫手术。18 例患者（45%）同时植入了起搏器（包括 6 例之前植入的装置），另外 6 例患者术后需要置入起搏器。观察围术期并发症，包括出血、血栓、癫痫和需要腹膜透析的肾功能障碍（表 132-2）。

随访中发现 6 例失败病例（5 例围术期死亡，

表 132-1 病例特点及手术注意事项

特 征	所有病例（N=40）	伴或不伴术前心律失常 是：组1（N=21）	伴或不伴术前心律失常 否：组2（N=19）	P值
Fontan 转换术患者年龄（年）*	19.0（13.0，25.0）	22.0（16.6，31.0）	16.6（11.3，23.3）	0.005
解剖学诊断, N（%）				NS
三尖瓣闭锁	24（60）	15（71）	9（47）	
单一左心室	7（18）	1（5）	6（32）	
其他	9（23）	5（24）	4（21）	
传统 Fontan 术式 N（%）				0.01
APC	26（65）	14（67）	12（63）	
RA-RV	11（28）	7（33）	4（21）	
LT	2（5）	0	2（11）	
ECC	1（3）	0	1（5）	
术前心功能 NYHA 分级, N（%）				NS
Class Ⅰ	3（8）	2（10）	1（5）	
Class Ⅱ	23（58）	12（57）	11（58）	
Class Ⅲ	14（35）	7（33）	7（37）	
从 Fontan 到转复的时间（年）*	14.8（2.8，27.6）	16.8（15.1，203）	10.1（52 123）	< 0.0001
Fontan 转复类型, N（%）				0.01
LT	22（55）	7（33）	15（79）	
ECC	16（40）	14（67）	2（11）	
RA-RV	2（5）	0（0）	2（11）	
房性心动过速, N（%）	29（73）	20（95）	9（47）	< 0.001
心房颤动, N（%）	19（48）	14（67）	5（26）	0.01
导管消融, N（%）	13（33）	13（32）	0	< 0.0001
术前 AT 严重程度评分	5.3±3.7	7.3±2.6	3.2±3.6	0.0002
Ⅲ类抗心律失常药, N（%）	14（35）	14（67）	0	< 0.0001
心律失常外科手术, N（%）				—
局限性右心房迷宫	10（25）	10（48）	0	
全腔迷宫	10（25）	10（48）	0	
单纯峡部冷冻消融	1（3）	1（5）	0	
起搏器置入术, N（%）	24（58）	20（95）	4（21）	< 0.001
体外循环时间, min	189±76	217±64	159±79	0.02
主动脉阻断时间, min	57±36	59±36	55±42	NS

*. 非正态分布连续变量表示为中位数（25 和 75 百分位数）。APC. 房-肺连接；AT. 房性心动过速；ECC. 心外连接；LT. 横向隧道；NS. 无意义的；NYHA. 纽约心脏协会；RA. 右心房；RV. 右心室

表 132-2 35 例早期手术存活患者术前主要并发症及心律失常情况

特　征	存活患者（N=35）	术前伴发心律失常 是：组 1（N=18）	术前伴发心律失常 否：组 2（N=17）	P 值
主要并发症，N（%）	9（26）	7（39）	2（12）	0.07
颅内出血	2（6）	2（11）	0	
失血过多	1（3）	1（6）	0	
脑血管意外事件/癫痫发作	3（9）	3（17）	0	
血栓形成	2（6）	0	2（12）	
肾功能不全	1（3）	1（6）	0	
最大血清肌酐值（mg/dl）	1.2 ± 0.8	1.4 ± 1.0	1.0 ± 0.7	NS
迟发性房性心律失常，N（%）	14（40）	5（28）	9（53）	0.13
房性心动过速严重程度评分	3.5 ± 2.9	33 ± 3.0	3.7 ± 3.2	NS
电复律，N（%）	8（23）	4（22）	4（24）	NS
导管消融，N（%）	3（9）	1（6）	2（4）	NS
抗心律失常药物（Ⅲ级）	10（29）	6（33）	4（24）	NS

表 132-3 术后远期心律失常发生单因素分析

	术后 AT OR	术后 AT 95% CI	术后 AT P 值	AT 严重程度评分 OR	AT 严重程度评分 95% CI	AT 严重程度评分 P 值
术前						
房颤	1.1	0 3~4.4	0.88	0.6	0.1~2.2	0.41
AT 从发作到转复的时间（年）	1.00	1.00~1.00	0.20	1.00	1.00~1.00	0.48
转复年龄（年）	0.98	0.90~1.06	0.72	0.98	0.89~1.07	0.64
转复时间（年）	1.00	1.00~1.00	0.34	1.00	1.00~1.00	0.93
术中						
右心房减容	0.3	0.1~1.2	0.09	4.2	1.0~18.1	0.05
开窗术	2.0	0.5~8.3	034	1.1	0.3~43	0.89
迷宫术	0.3	0.1~1.1	0.07	3.6	0.9~14.9	0.03
全腔迷宫	0.1	0.0~1.0	0.05	1.5	0.3~7.2	0.64
起搏器置入术	0.2	0.0~0.7	0.02	5.8	1.3~25.4	0.02
随访（年）	1.00	1.00~1.00	0.02	1.00	1.00~1.00	0.03

AT. 房性心动过速；CI. 置信区间；OR. 优势比

1例移植），占比15%。术后3年生存率为84%。两组患者的生存率、手术时间、或是否行心外导管或侧隧道翻修均无差异。术后晚期心律失常的危险因素单因素分析如表132-3所示。包括右心房减容、迷宫手术和起搏器植入在内的心律失常干预降低了术后晚期心律失常的风险，降低了术后房性快速心律失常的严重程度，没有发现改善心律失常预后的独立危险因子。

我们的经验，与其他报道一致，发现Fontan术后患者心脏功能状态改善，然而，我们相信这不能用明显的血流动力学改善来解释，因为术后导管插管的改变通常是最小的，并且与开窗的效果一致，在一些患者中，简单地缓解了导管梗阻。术前心律失常患者在进行迷宫手术时，心动过速的发生率降低、症状缓解是实质性的，但并不是普遍的。此外，较高的发病率和死亡率也主要出现在围术期，而且在我们的报道中比大多数其他报道的病例发生率更高。最后，除了年龄偏大的不利影响外，还没有明确的发病和死亡的术前预测因素。更重要的是，迷宫手术的效果与死亡风险无关，而是为术前即患有心律失常的患者带来了显著的益处。总的来说，我们的研究结果表明，虽然Fontan改良术可以获得电生理和症状的改善，但目前还不清楚是否有利于Fontan患者的整体生存率提高。

2. 心房颤动

先天性心脏病导致的主要血流动力学障碍和手术瘢痕常累及右心结构，因此由右心房引起的IART是目前最常见的房性心动过速。然而，慢性血流动力学紊乱直接作用于先天性心脏病患者的左心房，导致心房颤动。通常与房颤相关的先天性心脏病病变包括主动脉狭窄、二尖瓣畸形和未修复的单心室[69]。治疗原则与其他形式的成人心脏病的房颤相似，从抗凝和心室率控制的药物治疗开始，然后是电复律和药物复律结合。与IART一样，在先天性心脏病患者中终止孤立的心房颤动发作并不困难，但预防复发仍然是一个挑战。抗心律失常药物可以为一些患者提供长期的预防复发的保护，但与IART一样，药物治疗在这方面成效甚微。心脏起搏器植入可以减少窦房结功能障碍患者的房颤复发，而心房颤动是"tachy-brady"综合征的一部分。如果患者病情决定需要通过手术来解决合并房颤的血流动力学紊乱疾病，希望消除心房颤动，则可以通过右心房和左心房迷宫联合手术来实现[70]。

（二）旁路介导

先天性心脏缺陷的胚胎环境对传导系统的发育有直接影响。通常以简单的房室结移位及其束支不在正常Koch三角位置[30]。但偶尔畸形导致附属的或重复的房室连接，有可能导致折返性快速心律失常。最常见的例子是三尖瓣的下移畸形，约20%的病例伴有Wolff-Parkinson-White综合征[71]。三尖瓣膜下移畸形的旁路通常位于三尖瓣环的后侧和隔侧[32]，其中瓣膜小叶最不正常，其中32例和近一半的患者有多个旁路[33, 72]。对于L-TGA患者，有同样的情况，他们经常有三尖瓣膜下移畸形，与他们左侧三尖瓣的旁路有关。三尖瓣膜下移异常患者的心动过速问题在青春期和成年后变得越来越严重，因为心房扩张增加了复发性心房扑动或心房颤动的可能性，并可能在旁路上快速向前传导。导管消融目前被认为是Ebstein畸形和Wolff-Parkinson-White综合征的标准治疗方法。然而，与结构正常心脏中简单旁路的消融相比，带有Ebstein畸形情况的短期手术成功率更低，复发风险更高[37, 38]。

1. 室性心动过速

严重的室性心律失常现象在先天性心脏病患者的前1—20年中是罕见的，然而，室性心动过速和猝死的可能性在某些情况下成为一个隐忧。发展成室速的风险最大的患者是那些做过心室手术或修补某些类型的室间隔缺损的患者。在这种情况下，室性心动过速的机制让人想起IART前面描述的折返电传导，由外科瘢痕区域和自然传导屏障导致的传导通道狭窄，如间隔缺损边缘或瓣膜环边缘[73, 74]。不太常见的是，当长期血流动力超载导致心室功能障碍或肥大的程度加深时，室性心律失常不因直接手术瘢痕形成而独立发生。导致这种肌源性室性心动过速的先天性心脏疾病包括：①主动脉瓣疾病[75, 76]；②L-TGA时右心室被招募为系统性心室[77]；③严重的 Ebstein 畸形；④单心室；⑤ Eisenmenger 综合征；⑥未处理的法洛四联症[78]。

大量关于先天性心脏病室速的文献和临床经验集中在法洛四联症上。在一些大型临床系列中，四联症室性早搏的发病率估计在 3%～14%[46, 79-83]。一些慢速室速的患者可能血流动力学尚稳定，但大多数的快速型室速，常导致晕厥或心脏骤停等症状[84]。尽管罕见的突发房室阻断或快速 IART 治疗与四联症患者的灾难性后果有关，但持续的室速似乎是心脏猝死发生率（每 10 年 2%）的最大单一因素[46, 81, 85-87]。

预测四联症患者的室性期前收缩事件已经成为近 30 年的热门话题。到目前为止，还没有十分完善的危险分层方案出现，但一些临床变量已有了一定的判断预后的价值，包括：①高龄；②姑息性分流术病史；③高位室性异性节律；④诱导性室性心动过速；⑤右心室血流动力学异常；⑥宽大 QRS 波（180ms）。当四联症患者的右心室高度功能失调和扩张时，QRS 波的延长程度最为显著，此时 QRS 波时限延长与室性心动过速明显相关。最近一项四大中心的 873 例法洛四联症患者的研究确认下列因素与死亡和持续室性心动过速：右心室质量体积比 ≥ 0.3g/ml；左心室射血分数 Z 值 < -2.0；心房快速性心律失常史和右心室收缩压升高[87a]。

从总体上看，这一长串变量有助于为有风险的法洛四联症患者评估临床概况，但没有一项可以被视为完全独立，也没有一项能够提供做出准确完美的预测。为了弥补特异性缺乏，老年法洛四联症患者室速风险分层的实用方法通常包括对全身症状的评估。当然，任何从心脏骤停或持续室性心动过速中幸存下来的患者都会得到积极的治疗，通常使用 ICD[88, 89]。然而，在没有严重临床事件的情况下，通常需要对更细微的症状进行仔细检查，以确定是否需要进行其他必要的检查或治疗。

在大多数中心，法洛四联症患者报道心悸、头晕或晕厥症状时，通常通过有创血流动力学检查和电生理学进行评估。程序性心室刺激为将来临床室性心动过速事件的风险提供了相当好的预测信息[90, 91]。一项积极的研究可能促使植入 ICD 作为一级预防[80]，或者，如果单型室速能够被诱导且可以耐受足够长时间，可以考虑应用导管消融处理室性心动过速[92-95]。一项电生理学检查也可能发现 IART 是导致患者症状的一个因素或混淆因素，这可以通过消融术同时解决。可纠正的血流动力学问题也可以在导管插入术中发现，并可将治疗转向外科解决方案，如纠正瓣膜反流术中联合室速记录和消融[96]。

完全无症状的法洛四联症成人治疗方法仍未确定。大多数临床医生依靠每年一次的随访和心电图评估，定期补充动态心电监测或运动测试，以筛查高位室性异搏，同时用定期超声心动图或磁共振成像来监测右心室的状态。在无症状患者中非持续性室性期前收缩是否应该监测检查，或者右心室功能是否出现恶化，人们的看法仍然有很大的差异。一些临床医生提倡进行电生理学检查来检测心律失常的风险，一些医生建议进行肺动脉瓣置换术，一些医生开出抗心律失常药物，一些植入 ICD 作为一级预防，还有一些医生可能会在患者没有症状的情况下不做任何治疗。对于无症状的患者，是否进行个性化治疗这在很大程度上取决于制度经验和理念。除了少数例外[49, 90]，大多数研究仅限于统计能力有限的单一调查。此外，由于与缺血性心脏病等疾病相比，先天性心脏病患者持续室性心动过速和猝死的发生率较低，因此，在先天性心脏病领域回答问题所需的前瞻性随访时间可能需要延长 10 年以上。由于患有先天性心脏病的成年人已经达到了相当大的规模，所以有组织的评估室性心动过速管理是十分必要的。

2. 先天性心脏病患者窦房结功能障碍

窦房结的发育缺陷可能与窦房结的非典型解剖及功能有关。这一问题与单一心室异位综合征的复杂形式最为相关。在内脏异位无脾畸形中，双侧上腔静脉往往存在，各有其窦房结，在两种离散 P 波之间形成了一种有趣的心电图起伏模式，具有生理速率。除了不寻常的心电图，两个窦房结共存的临床影响最小。相比之下，异位性多脾症的患者可能缺乏一个真正的完整的窦房结，这使得心房去极化依赖于较慢的心房或连接性逸搏心律[56]。大多数患有这种罕见疾病的患者最终需要植入起搏器。在成人先天性心脏病患者中，窦性心动过缓的一个更常见的原因是窦房结或其动脉的外科创伤，Mustard 手术、Senning 手术、Glenn 手术和 Fontan 手术中可能会发生这种情况[30, 39, 97, 98]。慢性梗阻性肺疾病患者的血流动力学有障碍，尤其是单心室或房室瓣膜反流患者的耐受性较差。在这种情况下，患者发生 IART 或房颤的可能性也显著增加[39]。目前，对于任何成人先心病和窦房结功能障碍的患者，如果其症状直接归因于心率减慢，建议采用单室或双室起搏（Ⅰ级推荐）[99]。对于其静息状态下心率 40 次 / 分或窦性停搏超过 3s 的成人先心病患者，即使没有症状也建议植入起搏器（Ⅱb 级推荐）。

3. 先天性心脏病房室传导阻滞

房室传导阻滞在特殊类型的先天性心脏病中可能存在先天的位置和功能异常，最明显的是 L-TGA 和心内膜垫缺损[100-102]。在前一种情况下，房室结和束支异位的方向与常见的 Koch 三角的位置不同，而在后者中，房室结和束支异位的位置在 Koch 三角的后方。这些异位的传导系统的功能常不正常。在 L-TGA 中，估计有 3%～5% 的患者在出生时会有完全性房室传导阻滞，另外 20% 的患者会在成人期发生自发的完全性房室传导阻滞[103, 104]。即使内在传导看似正常，这些患者在外科手术或导管介入过程中更容易发生创伤性房室传导阻滞。某些先天性心脏病的外科修复甚至可直接导致房室传导系统损伤。虽然对房室结及其传导束位置的认知在不断精准化[30, 61, 101, 105]，减少了创伤性房室传导阻滞的发生，但部分室间隔缺损缝闭、左心流出道梗阻疏通术、主动脉瓣膜置换或修复仍可能为了避免房室结损伤而变得复杂化。幸运的是，在超过一半的病例中，这种损伤是暂时性，与心肌舒张或水肿有关，而不是与传导系统的物理损伤有关，房室传导在术后 7d 内均可恢复正常[106]。然而，对于任何术后房室传导阻滞患者，如果其在心脏手术后 7d 内仍未痊愈或持续存在，建议行永久性起搏器植入[99]且为Ⅰ级推荐。在外科手术中，当患者房室传导阻滞痊愈，但留下永久性的双束传导阻滞，那么起搏器置入可能被一些人认为是Ⅱb 级推荐[84]。

（三）成人先天性心脏病起搏器和电复律除颤器置入

标准的经静脉系统起搏器置入在先天性心脏病患者中通常是存在禁忌或非常困难的，因为静脉解剖的复杂性或存在明显的心内分流，会有造成血栓栓塞风险。在这种情况下，心外膜入路植入术往往是必要的，尽管手术更复杂，而且远期导线性能可能不如经静脉系统入路。在曾经历多次心脏手术的老年先天性心脏病患者心外膜导线置入术中，因其存在严重的瘢痕性纵隔腔，心脏外科医生为了寻找到具有良好感知和起搏功能的部位，必须小心谨慎地解剖到心肌表面。详细的术前评估和手术方案制订通常是至关重要的，外科医生有必要审查所有可用的影像学资料，包括胸部 X 线片、血管造影和超声心动图。许多老年患者也有胸部计算机断层扫描图像或磁共振图像，这对提供解剖关系和心室几何结构图特别有帮助。在回顾这些研究后，外科医生通常可以通过低位胸骨切开术切口或小切口，来调整手术方法，以尽量减少再次手术风险。

如果先天性心脏病患者接受心脏手术是因为其他血流动力学异常的原因，那么在远期恢复中很有可能起搏导线置入会成为必要，外科医生可以利用充分的术野放置导线，以备将来使用，将其包埋在在肋下区域，以便后期应用。可喜的是，在心脏手术时放置的 86% 的引线在手术后 252d 内仍可正常应用[107]。ICD 在先天性心脏病患者中的植入适应证仍在不断发展，但总的来说，他们遵循原则与其他类型的成人心脏病相似。ICD 置入最常见的先天性心脏病类型是法洛四联症，其次是 L-TGA 和左心梗阻性疾病[88, 91]。心功能低下的先天性心脏病患者行双心室同步起搏的病例较少，但治疗效果均较好[108]。目前正在进行临床研究，以探讨和完善右心室再同步治疗右束支传导阻滞在室间隔缺损和四联症修复术后的临床优点和手术适应证。

无论是否考虑经静脉或心外膜入路，充分的术前准备对于成功的成人先天性心脏病患者起搏器或ICD植入至关重要。其中一些患者有全身静脉回流异常和冠状静脉异常。如果因再同步化或其他原因需要在冠状窦口起搏，则需要考虑冠状窦异常，包括开口闭锁[109]，以及由持续左侧SVC引起的严重扩张。静脉闭塞是公认的永久性经静脉起搏导线置入的并发症[110,111]。

因此，静脉闭塞在成人先天性心脏病患者和长期起搏患者中很常见，这些患者可能在几十年内有多个导线。如果需要为完全静脉闭塞的患者开通静脉通路，现在可以采用多种技术进行再通和静脉扩张[112]。

经静脉入路在复杂的房内反流被用于引导静脉回流的患者中应用存在很多困难。这方面的一个主要难点就在于Fontan修复术后的心室起搏。大多数病例都采用心外膜入路起搏，但在Fontan手术后经静脉心室起搏导线植入也已经有相关成功案例报道[113-115]。

在L型大动脉转位患者行心房Switch（Mustard或Senning）手术后常常面临着外科手术技术障碍，入路和不寻常的心室结构等重大难点[10]。大量的房内反流使得心房捕获局限于左心耳（膈神经刺激难以避免）、左心房顶或SVC到右心房交界处。房内梗阻在这些患者中相当常见，可能需要在引线置入前放置腔内支架。此外，心室导线必须放置在左心室薄而非小梁处，这就需要十分注意导线头部固定和传感参数。心内假体可因右向左的分流或误将导线置入体循环而导致栓塞性卒中[116]。通常从左到右的小分流可能不是经静脉放置导线的绝对禁忌证，但较大的分流，尤其是从右到左的分流，需要通过血管造影或超声心动图仔细评估，然后才能对导线植入的路径做出最终决定。如果经静脉导线置入在某些情况下是首选方案，则可通过介入技术如封堵器封堵、支架封堵，甚至外科手术，术前关闭分流[117-118]。如果心内分流消除未能达到满意效果，心外膜入路起搏器置入则是更佳选择。经静脉的ICD植入术需要对心室解剖结构和腔室位置有透彻的了解，才能安全地固定导线尖端，并确保找到合适的除颤载体。当需要心外膜入路置入ICD导线时，就会从传统贴片模式改为包含线圈的新型结构（图132-3）置于皮下或心包位置[119]。这通常可以通过有限的剑突下入路或左侧胸廓小切口来实现，以提供进入后心包间隙的通道。这种方法的经验是有限的，但它更具操作灵活性，

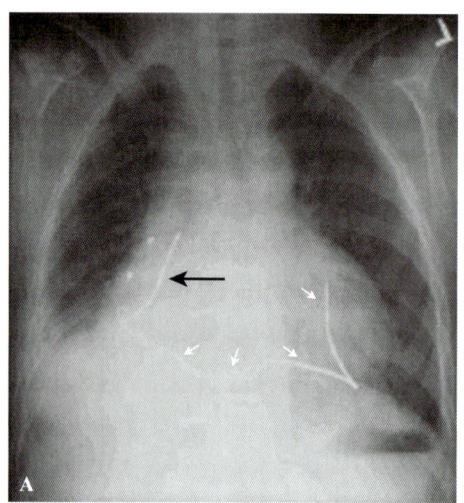 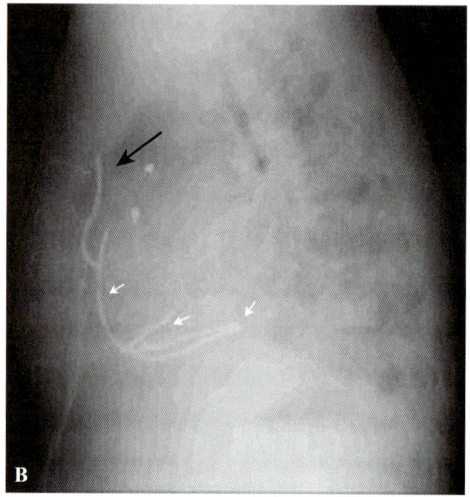

▲ 图 132-3　1例成人右心室双出口合并内脏反位患者接受Kawashima型Fontan术后置入心外膜植入 – 除颤器系统术后胸片

A. 后前位的投影；B. 横向投影。通过放置在心包间隙的两个线圈进行除颤。短（5cm）线圈存在（大箭），通常放置于上腔静脉，现在放置在心包空间沿脊柱右侧。第二长（25cm）线圈（小箭），通常是皮下植入，位于心脏下方，然后上升走行到脊柱的右侧

适合于多种异常心室解剖结构和心脏大小。

三、总结

尽管先天性心脏病心律失常的治疗已经逐渐远离心脏外科医生的专业范围，但外科干预在心律失常中仍然发挥着重要的作用，但在目前的医学技术发展过程中已被重新定义。考虑到经导管手术能够成功治疗大多数心律失常，只有少数患者需要外科手术消融。然而，随着成人先天性心脏病患者数量的不断增加，他们的心律失常问题将需要心脏内科医师和心脏外科医生的持续合作，以提供新颖的、内外结合的治疗方案。在未来，设备和技术发展、介入技术和组织工程技术的更新，将进一步促进儿童心律失常治疗的发展。与计算机结合增强的遥感操作技术的进步将进一步促进微创心外膜起搏器置入手术的发展。此外，再同步和多位点起搏将成为治疗先天性心脏病心力衰竭的重要手段。

第 133 章
临床数据库在改进儿童先天性心脏病治疗中的作用
Quality Improvement for the Treatment of Patients With Pediatric and Congenital Cardiac Disease: the Role of the Clinical Database

Jeffrey P. Jacobs 著

张 巧 译

尽管儿科和先天性心脏病的处理上已经取得了显著的进步，但并发症和死亡仍然存在。因此，如何改善结局仍是一个恒定的目标。在如何科学地评估结局，以及改进治疗质量方面，目前已有一些实质性的举措[1-227]。由于先天性心脏病是最常见的出生畸形，约每1000个活产儿中有6个伴有不同程度的先天性心脏病，因此这一工作极为重要[228]。

为了实现有意义的、多中心的结果分析和治疗改进，每个数据库必须符合以下7个基本要求。

1. 采用通用的语言及命名*。
2. 采用已建立的统一的核心数据库采集信息†。
3. 有计算病例复杂度的机制‡。
4. 有确保并验证所采集数据完整性和精确度的机制§。
5. 药物治疗和外科的合作‖。

---

*. 参考 [1–55]、[62–64]、[66–71]、[75]、[77]、[79]、[81]、[82]、[87]、[88]、[93]、[94]、[96]、[100]、[103]、[104]、[110–112]、[114–116]、[128–140]、[148]、[152]、[155]、[162]、[167–169]、[171]、[172]、[178]、[179]、[188]、[191]、[200–202]、[209]、[210]、[213]、[216]、[218]、[221]

†. 参考 [1–23]、[55]、[58–60]、[62–64]、[71]、[77]、[79]、[80–82]、[87]、[88]、[90]、[93]、[95]、[98]、[100]、[04–106]、[110–113]、[115]、[117–123]、[145]、[146]、[148]、[152–155]、[161]、[163]、[164]、[171]、[172]、[174]、[178]、[179]、[185]、[188]、[89]、[204]、[207]、[210]、[212]、[214]、[216]、[220–227]

‡. 参考 [56]、[57]、[61]、[65]、[72–74]、[76–79]、[81–84]、[88–91]、[97–102]、[104]、[106]、[107]、[10–112]、[124]、[25]、[141]、[142]、[147]、[148–150]、[152]、[178]、[179]、[188]、[04]、[215–217]、[221]

§. 参考 [77]、[81v]、[85]、[86]、[88]、[100]、[104]、[110–112]、[126]、[148]、[152]、[178]、[179]、[188]、[216]、[221]

‖. 参考 [81]、[100]、[104]、[110–140]、[148]、[152]、[178]、[179]、[188]、[216]、[221]

6. 标准化的终生随访条例[¶]。
7. 质量评估和治疗改进的策略[**]。

这 7 个要素的共同基础在于使用一种通用的语言和统一的命名。其余的 6 个要素都依赖于这些命名；因此，先天性心脏病领域的质量改进，建立在对心脏形态学和命名的共识之上。

一、命名

在儿科和先天性心脏病手术命名及定义的标准化方面，已做了大量的工作。在 20 世纪 90 年代，欧洲心胸外科协会（EACTS）以及胸外科协会（STS），都建立了评估先天性心脏病手术结局的数据库。早在 1998 年，上述两个协会合作创建了国际先天性心脏手术命名及数据库项目。直到 2000 年，EACTS 和 STS 采用了一个普遍的共同命名法和一个普遍的核心最小的数据集，并发表在《胸外科年鉴》上[21-54, 114]。在 2000 年，儿科和先天性心脏病国际命名委员会成立。这个委员会最终演变为国际儿科和先天性心脏病命名协会（ISNPCHD）。到 2005 年，ISNPCHD 成员结合了 EACTS 和 STS 的国际先天性心脏手术命名及数据库项目和欧洲儿科心脏病协会（AEPC）的欧洲儿科心脏编码（EPCC），创建了国际儿科和先天性心脏病编码（IPCCC），[112] 并在网页 http://www.ipccc.net 上提供免费下载。

大多数儿科和先天性心脏病患者的国际数据库，采用 IPCCC 建立。全球绝大多数机构都采用 IPCCC 的两个版本：①由 EACTS 和 STS 的国际先天性心脏手术命名及数据库项目衍生的 IPCCC 版本；②由 AEPC 的 EPCC 命名衍生的 IPCCC 版本。这两个 IPCCC 版本通常简称为① EACTS-STS 衍生版 IPCCC；② AEPC 衍生版 IPCCC。

STS 先天性心脏手术数据库、EACTS 先天性心脏手术数据库、日本先天性心脏大血管手术数据库（JCCVSD）都采用 EACTS-STS 衍生版 IPCCC。

ISNPCHD 针对一些复杂先天性心脏畸形发表了综述文章，提供了一个统一、全面的分类及定义，如：功能性单心室[92]、左心发育不良综合征[94]、房室连接异常[96] 以及心脏异构[103]。这些综述包含了定义和两个版本 IPCCC 中完整的相关代码和术语列表。

在与国际健康组织（WHO）的合作中，ISNPCHD 一直在完善可能在第 11 版国际疾病命名（ICD-11）中使用的儿科和先天性心脏病命名。在儿童心脏基金会的资助下，ISNPCHD 为 IPCCC 链接了图像及视频[162, 191, 200-202, 209, 213, 218]。这些图像和视频是来自于心脏形态学和影像学检查，包括心脏超声，血管造影，计算机化 X 射线轴向分层造影，以及手术中影像及视频。这些影像和视频可在网站 http://www.IPCCC-awg.NET 免费下载。IPCCC 可在网站 http://www.IPCCC.NET 免费下载。

目前，STS 先天性心脏手术数据库、EACTS 先天性心脏手术数据库和 JCCVSD，都采用 EACTS-STS 衍生版 IPCCC[110, 112, 114] 和国际先天性心脏手术命名和数据库项目[21]建立的通用最小数据库数据集。在 1998 年到 2014 年 1 月 1 日期间，STS、EACTS 和 JCCVSD 采用这一命名法和数据库分析了 479 000 手术患者的预后。

二、数据库

STS 先天性心脏手术数据库是北美先天性心脏畸形分类中最大的数据库[117, 152]。这一数据库自建立以来逐年增长，包括参与的中心以及分析的手术数量（图 133-1、图 133-2 和图 133-3）。截至 2014 年 1 月 1 日，STS 先天性心脏手术数据库在北美有 111 个中心参与，共计有 120 家医院进行儿科和先天性心脏病手术，这其中美国大约 125 家中心中的 117 家开展儿科和先天性心脏病手术，加拿大 8 家医学中心中的 3 家开展儿科和先天性心脏病手术[95, 174]。（2005 年由 STS 先天性

¶. 参考 [104]、[109-112]、[127]、[145]、[146]、[152]、[164]、[173]、[178]、[179]、[184]、[188]、[189]、[214]、[216]、[221]
**. 参考 [108]、[110]、[115]、[143-148]、[151]、[152]、[154]、[156-160]、[164-167]、[170]、[175]、[176]、[177-183]、[186-188]、[190]、[192-199]、[203]、[205]、[206]、[208]、[210]、[211]、[216]、[219]、[221]、[222]

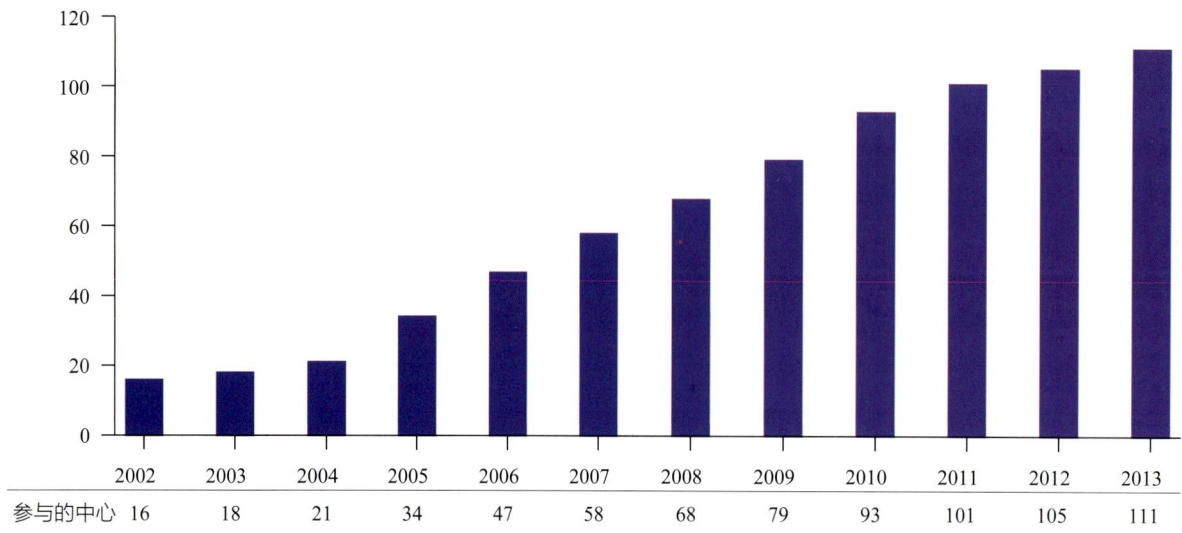

▲ 图 133-1 参与胸外科医师协会先天性心脏手术数据库数据提交的医学中心数量逐年增长

胸外科医师协会先天性心脏手术数据库的 2013 年秋季综合报道[19]包括来自 111 个北美先天性心脏病数据库参与者的数据，包含了北美 120 家开展先天性心脏手术的医院，其中美国 117 家，加拿大 3 家

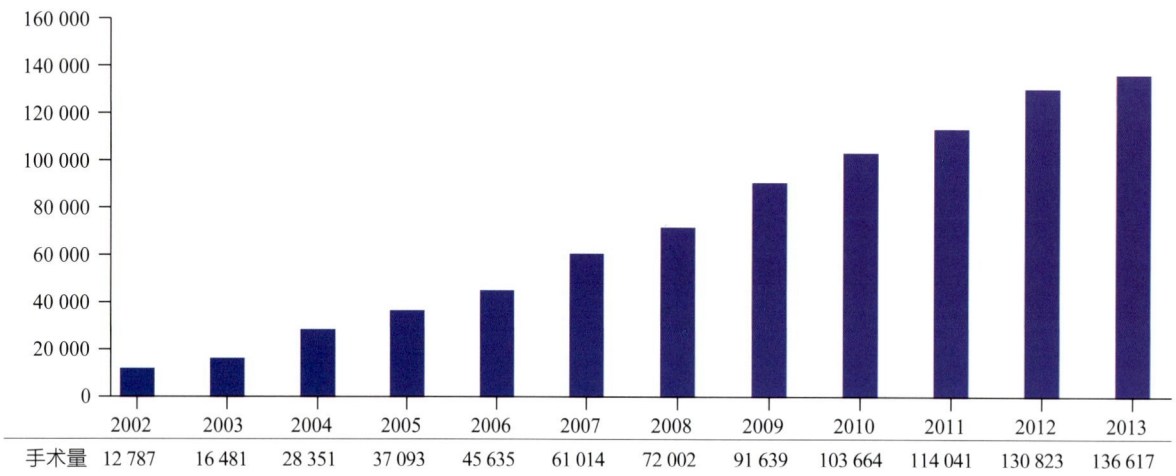

▲ 图 133-2 胸外科医师协会（STS）先天性心脏手术数据库的登记手术数量逐年增长（每 4 年作为一个数据收集周期）

STS 先天性心脏手术数据库的 2013 年秋季综合报道[19]包括在 2009 年 7 月 1 日至 2013 年 6 月 30 日的 4 年期间，北美 120 家医院（美国 117 家，加拿大 3 家）提交的 136 617 次手术

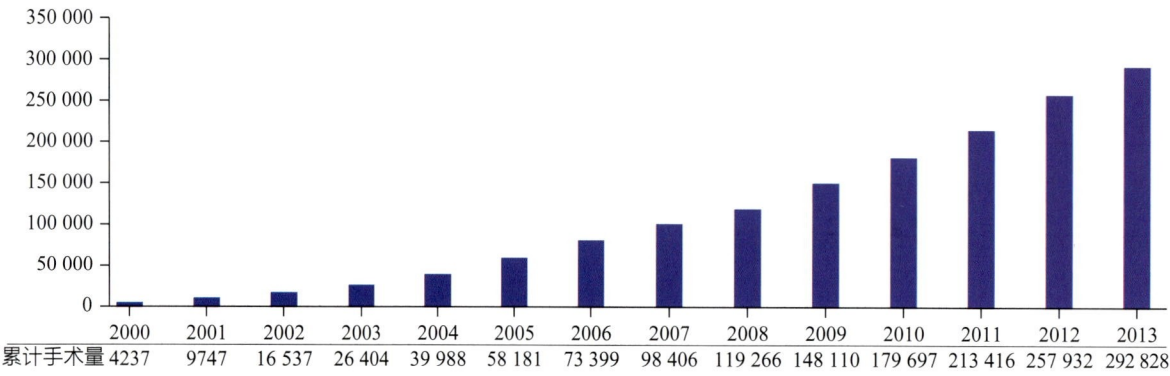

▲ 图 133-3 胸外科医师协会（STS）先天性心脏手术数据库的累计手术量逐年增长

截至 2014 年 1 月 1 日，STS 先天性心脏手术数据库的累计手术量达到 292 828 次。STS 先天性心脏手术数据库的 2013 年秋季综合报道[19]包括在 2009 年 7 月 1 日至 2013 年 6 月 30 日的 4 年期间，北美 120 家医院（美国 117 家，加拿大 3 家）提交的 136 617 次手术

心脏手术工作人员开展的 STS 先天性心脏手术实践和人力调查中，估计美国 122 家中心开展儿科和先天性心脏病手术，加拿大 8 家中心开展儿科和先天性心脏病手术[95]。2010 年由 STS 先天性心脏手术工作人员开展的 STS 先天性心脏手术实践和人力调查中，估计美国 125 家中心开展儿科和先天性心脏病手术，加拿大 8 家中心开展儿科和先天性心脏病手术[174]）。

因此，截至 2014 年 1 月 1 日，STS 先天性心脏手术数据库包含了美国约 93.6% 在院儿科心脏手术的数据。由于登记率大于 90%，STS 先天性心脏手术数据库中的数据代表了美国的儿科和先天性心脏病手术。截至 2014 年 1 月 1 日，STS 先天性心脏手术数据库累计记录数量达到 292、828[19]。2013 年秋季 STS 先天性心脏手术数据库的累计参与者反馈报道，包括了在 2009 年 7 月 1 日至 2013 年 6 月 30 日的 4 年中，北美的 120 家医院，其中美国 117 家、加拿大 3 家医院，记录了 136 617 次手术。在与 EACTS 的合作中，STS 开发出标准化的方法来追踪先天性儿科心脏手术治疗相关的死亡率和发病率[93, 105, 212]。

EACTS 先天性心脏手术数据库是欧洲最大的先天性心脏畸形数据库（图 133-4）[112, 117]。截至 2013 年 5 月，EACTS 先天性心脏手术数据库包含了 130 534 名患者中进行的 157 772 次手术。截至 2013 年 5 月，共有 76 个国家的 348 个中心在 EACTS 先天性心脏手术数据库登记，其中 46 个国家的 173 个中心持续提交数据。

基于和 EACTS 和 STS 相同的命名和数据库标准，JCCVSD 于近期开始运行[117]。JCCVSD 自 2008 年开始纳入患者。截至 2011 年 12 月，超过 100 家医院开始提交数据，至 2013 年 4 月，仅 5 年已录入了超过 29 000 台手术（图 133-5）。在日本，专家必须参与这个基准测试项目，客观地检验自身手术表现，并努力地持续改进。将来，仅有基于项目注册的经验性数据能得以认证。JCCVSD 的开发人员希望能和其他的亚洲同事进行合作，创建了亚洲先天性心脏手术数据库。

在英国，英国中央心脏审核数据库（UKCCAD）采用 AEPC 衍生的 IPCCC 版本作为其全国性、全面、有效、指数驱动法审核的基础，记录自 2000 年来所有儿科手术和经导管操作[152]。英国所有开展先天性心脏病患儿心脏手术或治疗性心导管操作的 13 个三级中心，均在向 UKCCAD 提交数据。有关死亡率的数据来自两个方面，一是

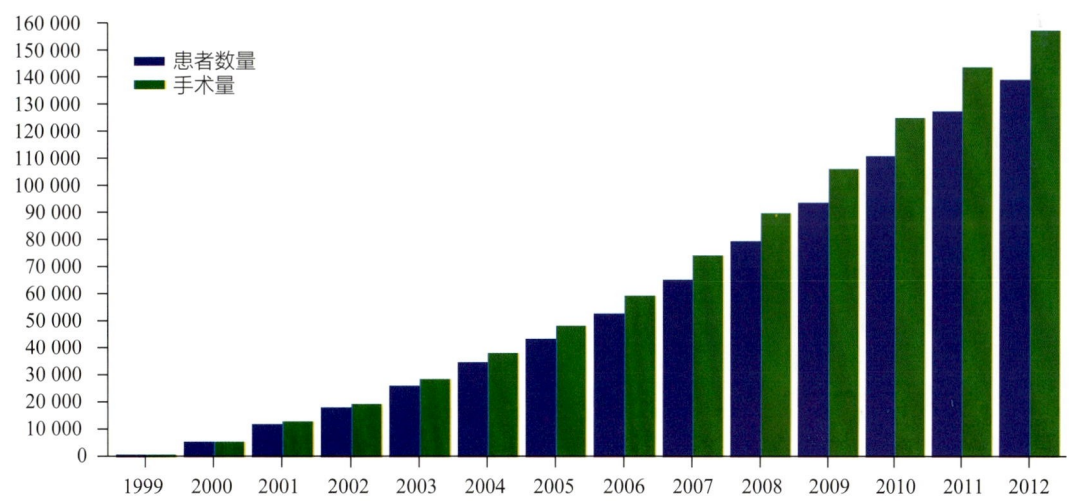

▲ 图 133-4　欧洲心胸外科协会（EACTS）先天性心脏手术数据库中患者数量和手术量的逐年增长
截至 2013 年 5 月，EACTS 先天性心脏手术数据库包含 130 534 名患者中进行的 157 772 次手术。截至 2013 年 5 月，共有 76 个国家的 348 个中心在 EACTS 先天性心脏手术数据库进行登记，其中 46 个国家的 173 个中心持续提交数据（数据由波兰华沙儿童纪念卫生研究所的 Bohdan Maruszewski 提供，其为欧洲心胸外科先天性心脏手术数据库协会主任、欧洲先天性心脏外科医师协会前任主席）

2103

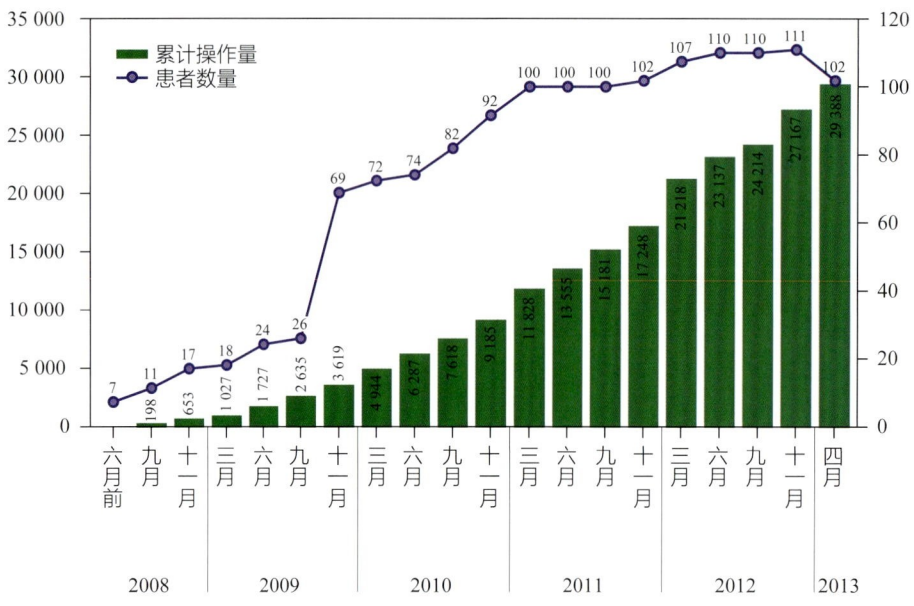

▲ 图 133-5　日本先天性心脏大血管手术数据库（JCCVSD）最初的数据增长

JCCVSD 的运行基于欧洲胸心外科协会和胸外科医师协会的命名学和数据库标准。JCCVSD 自 2008 年开始纳入患者。截至 2011 年 12 月，超过 100 家医院开始提交数据，至 2013 年 4 月，仅 5 年已录入了超过 29 000 台手术。JCCVSD 的开发人员希望能和其他的亚洲同事进行合作，创建亚洲先天性心脏手术数据库（数据由日本东京大学医学博士 Arata Murakami 提供）

医院数据库自愿提供的结果，二是国家统计局依据患者唯一的国民健康服务编号获得的独立验证的死亡记录，或是苏格兰和北爱尔兰的综合注册办事处。目前正在努力将 UKCCAD 与 EACTS 先天性心脏手术数据库正在努力联系起来。UKCCAD 与 EACTS 先天性心脏手术数据库的关联将需要使用 AEPC 衍生版的 IPCCC（UKCCAD 使用）和 ECCTS-STS 衍生版的 IPCCC（EACTS、STS 和 JCCVSD 使用）的交互图。

截至 2014 年 1 月 1 日，STS 先天性心脏手术数据库包含 292 828 次手术的数据，EACTS 先天性心脏手术数据库包含超过 157 772 次手术的数据，JCCVSD 包含超过 29 000 次手术的数据。因此，以上三个数据库的结合，包含了超过 479 000 次手术的数据，所有数据均采用 ECCTS-STS 衍生版的 IPCCC 编码[100, 110, 112, 114]，并且使用相同的数据规范[21]。

三、复杂性分级

在结果分析时，如不依据复杂性做调整，而仅以初始测量结果来分析死亡率是不准确的，因此衡量病情的复杂性极为重要。病例分析结果会因程序而产生极大差异。如果没有复杂性的分层，其结果的分析会产生错误[56, 61, 73, 74, 76, 82, 106, 149, 150]。

手术后的结果分析，需要一种可靠的评估不良事件风险的方法。然而，建立一些罕见手术的模型具有挑战性。复杂性分级对于促进罕见手术的结果分析提供了一种可替代的方法。复杂性分级将数据分为相对同质的分组（成为层级），数据在各个层级内进行分析。

改进复杂先天性心脏手术评估的三个主要多机构尝试如下。

1. 先天性心脏手术风险调整 -1 的方法（RACHS-1 方法）[56, 73, 149]。

2. 亚里士多德基本复杂性评分（ABC 评分）[61, 74, 76, 82, 106, 149]。

3. STS-EACTS 先天性心脏手术死亡率分类（STS-EACTS 死亡率分类或 STAT 死亡率分类）[150]。

RACHS-1 和 ABC 评分是在难以获取多机构临床数据时发展起来的，因此主要基于主观概率（如专家意见）。STAT 死亡率分类是一种复杂性分层的工具，是依据 2002—2007 年间录入 EACTS 先天性心脏手术数据库（33 360 例手术）和 STS 先天性心脏手术数据库（43 434 例患

表 133-1 比较 STS-EACTS 分类（2009）与 RACHS-1 分类和亚里士多德基本复杂性评分的结果 *

建模方法	不含患者变量模型	含患者变量模型	纳入分类的手术比例
STS-EACTS 先天性心脏手术死亡率分类（2009）	C=0.778	C=0.812	99%
RACHS-1 分类	C=0.745	C=0.802	86%
亚里士多德基本复杂性评分	C=0.687	C=0.795	94%

*. 使用 2007 年和 2008 年进行的 27，700 例手术的独立验证样本。在 STS-EACTS 分类（STAT 死亡率分类），RACHS-1 分类和亚里士多德基本复杂性评分定义的程序子集中，STS-EACTS 分类的辨识率最高（C 指数 = 0.778），其次是 RACHS-1 分类（C 指数 = 0.745）和亚里士多德基本复杂度得分（C 指数 = 0.687）。

RACHS-1. 先天性心脏手术的风险调整 -1；STS-EACTS. 胸外科医师协会 – 欧洲心胸外科协会

表 133-2 STS 先天性心脏手术数据库中患者的出院死亡率 *

STAT 死亡率分类	患者总数	出院死亡率（%）
1	15 441	0.55
2	17 994	1.7
3	8989	2.6
4	13 375	8.0
5	2707	18.4

*. 2005 年 1 月 1 日至 2009 年 12 月 31 日期间接受手术的 198 例患者按统计死亡率分类（STS-EACTS 先天性心脏病手术死亡率分类）

STS. 胸外科医师协会

者）的 77 294 例手术数据分析而得出。手术操作预期死亡率是通过针对小分母调整的贝叶斯模型计算得出。依据操作风险程度将手术分为五类（STSEACTS 先天性心脏手术死亡率分类），这一分类旨在最小同一类别内的变异，并最大化不同类别间的变异。

表 133-1 比较了 RACHS-1、ABC 评分和 STS-EACTS 死亡率分类。表 133-2 显示了 STS 先天性心脏手术死亡率分类在 STS 先天性心脏手术数据库中的应用[198]。STS 目前主要采用 STAT 死亡率分类[215]，替代了之前的亚里士多德评分和 RACHS-1，原因有以下 3 点。

1. STAT 评分主要基于客观数据，而 RACHS-1 和 ABC 评分主要基于主观概率（即专家意见）。

2. 相比 RACHS-1 或 ABC 评分，STS 评分可以对更多的手术进行分类。

3. STAT 评分具有比 RACHS-1 和 ABC 评分更高的 c 统计量。

有意义的评估和结果比较需要同时考虑死亡率和并发症发生率，但后者更难以评估。STAT 死亡率分类提供了一种基于经验的工具，用于分析与先天性心脏病手术相关的死亡率。STS 根据主要术后并发症和术后住院时间制定了 STAT 并发症发生率分类。同时考虑了主要的术后并发症和术后住院时间，是因为假设术后并发症与术后住院时间之间存在绝对对应关系的模型并不能很好地对应数据。结合主要的术后并发症和术后住院时间可以建立一个包含更大信息量的模型。STAT 发病率类别提供了一种基于经验的工具，用于分析与先天性心脏病手术相关的并发症发生率[215]。

四、数据验证

EACTS 和 STS 两者合作，努力改进验证数据库中数据完整性和准确性的机制[21, 126]。最佳的数据验证最终可能需要以下三种策略相结合。

1. 内在数据验证（旨在纠正数据的不一致性和数据的缺失）。

2. 使用"源数据验证"进行现场访问（即在数据来源处验证数据）。

3. 对独立数据库或登记处的数据进行外部核查（例如政府死亡登记处）。

五、亚专科合作

在儿科和先天性心脏病多机会数据库委员会的领导下，先天性和儿科心脏外科医生和其他亚专科医生正在进行进一步的合作[110-112]，包括以下三类团体组织。

1. 小儿心脏麻醉师，通过先天性心脏麻醉学会[105, 119, 139, 207]。

2. 小儿心脏重症监护病房，通过儿科心脏重症监护协会[190]。

3. 儿科心脏病专家，通过先天性心脏病联合委员会、美国心脏病学会（ACC）和欧洲儿科心脏病学协会[118]。

目前已经制订了将数据库连接在一起的策略[109, 164, 189, 193, 194, 210, 219]。通过链接不同的数据库，可以利用优势并减轻这些数据库的一些弱点，从而进行任何单个数据集都无法实现的分析。数据库的链接同时促进了效果对比研究和纵向随访[193, 194, 219]。在儿科和先天性心脏病多学科数据库委员会的领导下[110-140]，先天性和儿科心脏外科医生及其他亚专科医生正在进行更多的合作研究。

六、纵向随访

将 STS 数据库转变为纵向随访平台，将最终通过促进全国范围内的纵向结果比较研究，提高所有心胸外科患者的医疗护理质量[127, 173, 184, 214]。使用 STS 数据库进行纵向随访有几种可能的策略，包括在 STS 数据库内部开发临床纵向随访模块，以及将 STS 数据库与其他临床登记、行政数据库和国家死亡登记相链接。

1. 使用共享间接标识符的概率匹配，STS 数据库可以链接到行政索赔数据库 [例如 CMS 医疗数据护理库和[145, 146] 儿科健康信息系统（PHIS）数据库[109, 164, 189, 193, 194, 210, 219]]，并成为长期死亡率、再住院率、长期发病率和费用的有效信息来源[208]。

2. 使用共享特异性直接标识符的确定性匹配，STS 数据库可以链接到国家死亡登记处，例如社会保障死亡管理文件（SSDMF）和国家死亡指数（NDI），以验证长期存活状况[127, 173, 184, 214]。

3. 通过概率匹配或确定性匹配[184]，STS 数据库可以链接到多个其他临床登记处，例如 ACC 的国家心血管数据登记处（NCDR），以加强临床随访。

4. STS 数据库可以开发自己的临床纵向随访模块，以提供详细的临床随访[109, 127, 173, 184, 214]。

七、质量评估与质量改进

STS 数据库越来越多地用于记录手术结局的变化[182, 198]并衡量手术质量[179, 186]。漏斗图可用于证明结局的变化，并有助于识别临床表现异常的中心（图 133-6）。在临床效果不佳的中心可以启动质量改进计划，而在临床效果良好的中心可以获得最佳实践操作。

STS 与先天性心脏外科医师协会（CHSS）合作开发并认可了相关指标，用以评价儿童和先天性心脏病患者的护理质量[186]。框 133-1、表 133-3 和表 133-4 列出 21 条由 STS 制定批准并由

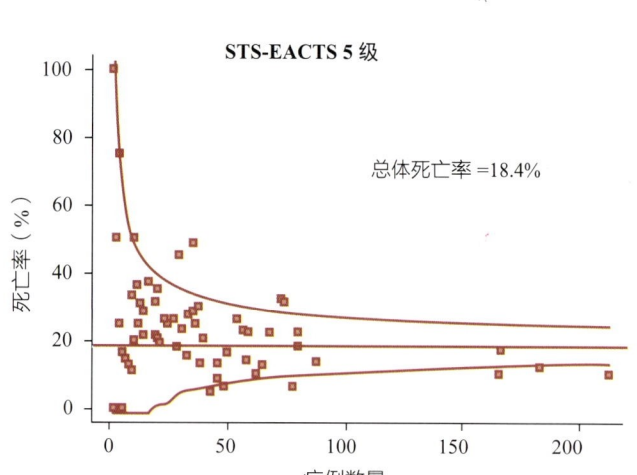

◀ 图 133-6 死亡率漏斗图显示为 STAT 分类 5 级的手术数据[198]

纵坐标显示出院前胸外科医生协会（STS）的累计死亡率。精确描绘 95% 双向分布区间的曲线形成漏斗图。方形表示单个 STS 先天性心脏手术数据库参与者（中心）出院前的病例数和死亡率。该分析包括在 2005—2009 年的 5 年分析窗口期间接受手术的患者，包括 STS 先天性心脏手术数据库中的 70 个 STS 中心和 2707 例手术。被确定为异常值的中心占参与中心的 18.6%（70 个中的 13 个）：10%（70 个中的 7 个）是"表现优良"，8.6%（70 个中的 6 个）是"表现不良"。改善举措可以在低绩效中心启动，最佳实践可以从高绩效中心获得。EACTS. 欧洲心胸外科协会

> **框 133-1　先天性和小儿心脏手术的质量评价**
>
> 1. 参与儿科和先天性心脏手术的国家数据库
> 2. 涉及医疗保健团队多名成员的多学科合作
> 3. 机构儿体外生命支持计划的可实施性
> 4. 儿科和先天性心脏手术的手术量：总预计量和 STS-EACTS 死亡率分类的 5 级预计量
> 5. 八类儿科和先天性心脏基准手术的手术量
> 6. 多学科术前讨论，设计儿科和先天性心脏手术
> 7. 定期进行质量保证和质量改进的心脏医疗会议，开展频率不低于每两个月一次
> 8. 术中经食管超声心动图和经心外膜超声心动图的可实施性
> 9. 儿科和先天性心脏手术患者的抗生素给药时间
> 10. 为儿科和先天性心脏手术患者选择合适的预防性抗生素并依据体重设定给药剂量
> 11. 使用扩展的术前和术后"超时"
> 12. 需要透析的新发术后肾衰竭
> 13. 出院时新发的术后神经功能缺陷
> 14. 发生心律失常需要植入永久性起搏器
> 15. 膈肌麻痹（膈神经损伤可能）
> 16. 需要术后机械循环支持（IABP, VAD, ECMO 或 CPS）
> 17. 非计划再次手术和（或）介入性操作
> 18. STS-EACTS 手术死亡率分类
> 19. 8 项基准手术的手术死亡率
> 20. 分期心脏手术没有死亡率和主要并发症
> 21. 没有重大并发症的手术患者

CPS. 机械心肺支持；ECMO. 体外膜肺氧合；IABP. 主动脉内球囊反搏；STS-EACTS. 胸外科医师协会 – 欧洲心胸外科协会；VAD. 心室辅助装置

CHSS 认可的"先天性和小儿心脏手术的质量评价"。这些质量评价依据多纳布丁模式，从结构、流程和结果三个方面来检验[229]。期望这些质量评价可以促进先天性和儿科心脏手术质量评估和质量改进计划。随着心脏手术表现的公开报道越来越普遍，这些举措将变得越来越重要[143, 176, 177]。

八、总结：结果分析到质量改进之间的桥梁

临床登记是以下相互关联过程的基础工具。
1. 衡量医疗和外科手术的结局。
2. 为最佳医疗和外科策略提供证据。
3. 为临床医生提供可操作的反馈。
4. 改进医疗质量和结局。

临床登记是衡量医疗过程结局的最佳工具[220, 221]。如本章所述，合理地评价临床结局，需要使用标准化的临床命名法，统一标准来定义数据元素并收集这些数据，采用合适的策略校正病情复杂性，验证数据完整性和准确性的技术，以及跨专业的亚专科协作。在理想的临床登记中，以上所有条件都不可或缺。

临床登记可用作开发最佳医疗实践证据和进行疗效比较研究的平台。STS 先天性心脏手术数据库与 PHIS 数据库 [由美国国立卫生研究院（NIH）资助] 的链接，就是这一方式的例证[164, 189, 193, 194, 210, 219]。临床和行政数据的这种链接，促进了新生儿心脏手术中围术期使用泼尼松治疗和小儿心脏手术[193]中的抗纤维蛋白溶解药物的有效性比较研究[194]。同样，NIH 资助的 ASCERT 试验（美国心脏病学会基金会 – 胸外科医师协会关于血运重建策略疗效比较性研究），也使用了相关的临床和行政数据，用以比较冠状动脉血运重建中的外科手术及经导管介入治疗[230, 231]。由于随机试验是疗效比较性研究的金标准，近来一些研究验证以采用临床登记作为随机试验平台的可能性[232, 233]，以实现降低试验成本和提高入选患者普遍性的双重目标。

临床登记可以为临床医生提供可操作的反馈，从而有助于改进医疗质量。临床登记可以为从业者自身提供准确及时的反馈，并将这些结果与区域、全国甚至国际汇总数据进行对比[182, 198, 234, 235, 236]。

临床登记的最终目标是改善医疗质量和结局。临床登记已被用于创建标准化的质量指标，这些措施得到了多个专业医学协会和国家质量论坛的认可。遵从这些措施并公开报告这些指标应该可以提高对于患者的整体医疗质量[143, 176, 177]。

表 133-3 先天性心脏手术质量评估的定义

编号	分类	指标	描述
S-1	结构	参与一个全国性的儿科和先天性心脏手术数据库	参与至少一个多中心、标准化数据收集并反馈的项目，评估过程及结局，并定期提供该中心相对于全国多中心数据集合的反馈
S-2	结构	涉及多名成员的医疗团队的多学科合作	每天针对儿科和先天性心脏手术患者的多学科医疗团队合作，推荐参与成员包括但不限于：心外科医师、心内科医师、重症监护医师、主要照顾者、家庭成员、护士、药剂师和呼吸治疗师；鼓励家庭成员参与
S-3	结构	该机构儿科儿科体外生命保障系统的可及性	为儿科和先天性心脏手术患者提供儿科体外生命保障系统；具备 ECMO 设备和支持人员即满足本项条件，但同样适用于心室辅助设备（包括体外、辅助和可植入设备）
S-4	结构	儿科和先天性心脏手术的手术量：计划总手术量和五级 STS-EACTS 死亡率分类的手术量	儿科和先天性心脏手术的手术量： STS 2.5 版：所有索引心脏手术* STS 3.0 版：同上 按 STS-EACTS 死亡率分类的五级分类小儿和先天性心脏手术的手术量；按一个多机构验证的复杂性分层工具见 O'Brien 及其同事的文献报道中表 1（第 1140～1146 页）[150]
S-5	结构	8 种儿科和先天性心脏基准手术的手术量	8 种儿科和先天性心脏基准手术的手术量： 这 8 种基准手术在分期手术中作为主要手术操作时需进行追踪*

手术类型	简写	STS-CHSDB 诊断和操作纳入和排除标准
室间隔缺损修补	VSD	操作纳入标准： 100=VSD 修补，直接缝合 110=VSD 修补，补片 120=VSD 修补，器械[+] 诊断纳入标准： 71=VSD，1 型（主动脉瓣下）（嵴上）（圆锥间隔缺损）（漏斗部） 73=VSD，2 型（膜周）（膜旁）（肺动脉瓣下） 75=VSD，3 型（流入道）（房室管型） 77=VSD，4 型（肌部） 79=VSD，Gerbode 室缺（左心房 - 右心室通道） 诊断排除标准： 80=VSD，多发室间隔缺损

(续表)

编号	分类	指标	描述
		法洛四联症矫治	TOF	操作纳入标准： 350=TOF 矫治，无室间隔扩大 360=TOF 矫治，室间隔扩大，无跨肺动脉瓣补片 370=TOF 矫治，室间隔扩大，跨肺动脉瓣补片 380=TOF 矫治，右心室 – 肺动脉管道 诊断纳入标准： 290=TOF 2140=TOF，肺动脉狭窄 诊断排除标准： 300=TOF，AVC（AVSD） 310=TOF，肺动脉瓣缺如 320=肺动脉闭锁 330=肺闭锁，IVS 340=肺闭锁，VSD（包括 TOF，PA） 350=肺闭锁，VSD-MAPCA（无固有肺动脉） 360=MAPCA（粗大体肺侧支）（无 PA-VSD）
		完全性房室管缺损修补	AVC	操作纳入标准： 170=AVC（AVSD）矫治，完全型（CAVSD） 诊断纳入标准： 100=AVC（AVSD），完全型（CAVSD） 110=AVC（AVSD），中间型（过渡型） 120=AVC（AVSD），部分型（不完全型）（PAVSD）（ASD，原发孔） 诊断排除标准： 300=TOF，AVC（AVSD）
		大动脉调转术	ASO	操作纳入标准： 1110=大动脉调转术（ASO） 操作排除标准： 1120=大动脉调转术（ASO）和 VSD 修补 1123=大动脉调转术＋主动脉弓矫治 1125=大动脉调转术和 VSD 修补＋主动脉弓矫治 1050=矫正型 TGA 矫治，心房调转合并 ASO（双调转）

(续表)

编号	分类	指标		描述
		大动脉调转术+VSD 修补	ASO+VSD	操作纳入标准： 1120=大动脉调转术（ASO）和 VSD 修补 操作排除标准： 1110=大动脉调转术（ASO） 1123=大动脉调转术+主动脉弓矫治 1125=大动脉调转术和 VSD 修补+主动脉弓矫治 1050=矫正型 TGA 矫治，心房调转合并 ASO（双调转）
		Fontan	Fontan	操作纳入标准： 950=Fontan，心房－肺动脉连接 960=Fontan，心房－心室连接 970=Fontan，TCPC，侧隧道，心房留孔 980=Fontan，TCPC，侧隧道，心房未留孔 1000=Fontan，TCPC，外管道，心房留孔 1010=Fontan，TCPC，外管道，心房未留孔 1030=Fontan，其他 2340=Fontan+房室瓣成形术 操作排除标准： 排除年龄≥7岁 1025=Fontan 修补或转换（再次 Fontan）
		永存动脉干矫治	Truncus	操作纳入标准： 主要操作必须为： 230=永存动脉干矫治 操作排除标准： 包含以下任何操作则排除： 240=瓣膜成形，共瓣 2290=术中由瓣膜成形改为换瓣，共瓣 250=瓣膜置换，共瓣 2220=永存动脉干+主动脉弓离断（IAA）矫治
		Norwood	Norwood	操作纳入标准： 870=Norwood 手术

(续表)

编号	分类	指标	描述
P-1	流程	多学科术前讨论，制定儿科和先天性心脏外科手术计划	术前多学科讨论，以制订个体化儿科和先天性心脏手术计划。该讨论包含涉及医疗保健团队的多学科成员，建议包括但不限于：心内科、心脏外科、麻醉和重症监护。合规的报告是所有心脏手术的一部分 *
P-2	流程	定期进行质量保证和质量改进的心脏治疗会议，至少每2月开展一次	定期安排质量保证和质量改进会议，讨论为儿科和先天性心脏手术患者提供的治疗，包括报告和讨论所有主要并发症和死亡事件，并讨论改进的可能性。每年100%合规相当于每年不少于6次讨论合理的报告需记录讨论日期
P-3	流程	术中TEE和经心表超声的可及性	儿科和先天性心脏手术中，TEE和适当的医生、超声医师的可及性。经心表心脏超声和医生、超声医师需在患者有TEE禁忌或TEE检查困难时使用。可及性包括设备和工作人员的配置和使用这一评价基于每一例手术操作编码。合格的报告需为所有心脏手术中TEE和（或）经心外膜超声可及性的比例 *
P-4	流程	儿科和先天性心脏手术患者抗生素给药时间	如果在手术开始的一小时内有预防性使用抗生素的给药记录（如果使用万古霉素则2h以内），即认为满足该项条件 *
P-5	流程	儿科和先天性心脏手术患者预防性使用抗生素的合理选择及给药剂量	每台心脏手术均记录有按手术要求选择合适的预防性抗生素并按体重给予相应剂量，则认为满足该项条件 *
P-6	流程	术前和术后的"延时"	如果有记录完成包括以下4个要素的术前和术后"延时"，则满足该项要求： 1. 传统的术前"通报"，包括确认患者信息、手术操作、手术部位、任何过敏史等 2. 术前简报，其中外科医生与手术室团队所有成员分享手术计划的基本要素，包括诊断、预期手术操作，以及可能遇到的问题略、预期性使用抗生素、血液制品的可及性、预期或计划的植入物或设备，以及可能遇到的问题 3. 术后情况汇报，其中外科医生简洁地与手术室团队所有成员一起回顾手术成功的部分和改进的可能。这一汇报应该在患者离开手术室前进行，后续可以与团队成员进行更深入的讨论（由于转运期间患者病情不稳定，因此手术室的汇报需简明扼要。） 4. 在手术结束后转移（到达）重症监护病房的简报和执行流程，包括麻醉师、外科医生、重症监护病房的医务人员（包括重症监护和心内科医生）和护士
O-1	结局	术后新发肾功能不全，需透析治疗	对于每次手术入院（分期手术 *），在入手术室前至术后30d内或出院前（选取时间较长者），均需纳入编码 STS 2.5版： 220=急性肾衰竭需临时透析治疗 230=急性肾衰竭需永久透析治疗 STS 3.0版： 230=肾衰竭-急性肾衰竭在出院时需透析治疗

(续表)

编号	分类	指标	描 述
O-1	结局	术后新发肾功能不全，需透析治疗	223=肾衰竭－急性肾衰竭需要永久透析治疗但出院时无须透析 224=肾衰竭－急性肾衰竭需要永久血液滤过但出院时无须透析 虽然术前肾功能减退可能是此类手术并发症发生的原因之一，但除患者在手术前即需要透析治疗外，手术后需要透析的肾衰竭均归为手术并发症 此指标在分期手术中以百分比形式报告。此外还将通过五类 STS-EACTS 先天性心脏手术死亡率分类进行分级报道（STS 正在开发先天性心脏手术发病率分类。当这一分类发布并纳入使用后，此指标将按 STS 发病率分类而不是 STS 先天性心脏手术死亡率分类进行分级。）
O-2	结局	术后新发神经缺陷并持续至出院仍未完全缓解	对于每次手术入院（分期手术*），在人手术室前至术后 30d 内或出院前（选取时间较长者），均需纳入编码 320=神经缺陷，持续至出院的神经缺陷 "新发术后神经缺陷"：①发生在人手术室前至术后 30d 内或出院前；②持续至出院。 此新发神经缺陷和卒中无必然关联。如果此新发神经缺陷和卒中有关（发生人手术室前至术后 30d 内或出院前）且持续至出院，则需同时选择以下两项并发症： 320=神经缺陷，持续至出院的神经缺陷 420=卒中 因此，当患者卒中（发生在人手术室前至术后 30d 内或出院前）且神经缺陷持续至出院时，需编码此并发症（320=神经缺陷，持续至出院的神经缺陷） 此指标不包括未持续至出院的神经缺陷（和卒中无必然关联） 注意：患者进入手术室前即存在神经缺陷，但在人手术室前至术后 30d 内或出院前该神经缺陷加重（或新发神经缺陷）时，也需编码此并发症（320=神经缺陷，持续至出院的神经缺陷） 此指标在分期手术中以百分比形式报告。此外还将通过五类 STS-EACTS 先天性心脏手术死亡率分类进行分级报告（STS 正在开发先天性心脏手术发病率分类。当这一分类发布并纳入使用后，此指标将按 STS 发病率分类而不是 STS 先天性心脏手术死亡率分类进行分级。）
O-3	结局	术后心律失常，需植入永久性心脏起搏器	对于每次手术入院（分期手术*），在人手术室前至术后 30d 内或出院前（选取时间较长者），均需纳入编码 STS 2.5 版： 60=术后房室传导阻滞需安装永久起搏器 STS 3.0 版： 74=心律失常需安装起搏器，永久性心脏起搏器 此指标在分期手术中以百分比形式报告。此外还将通过五类 STS-EACTS 先天性心脏手术死亡率分类进行分级报告（STS 正在开发先天性心脏手术发病率分类。当这一分类发布并纳入使用后，此指标将按 STS 发病率分类而不是 STS 先天性心脏手术死亡率分类进行分级。）

(续表)

编号	分类	指标	描述
O-4	结局	术后膈肌麻痹（可能的膈肌损伤）	对于每次手术入院（分期手术*），在入手术室术前至术后30d内或出院前（选取时间较长者），均需纳入编码 STS 2.5版： 300= 膈神经损伤/膈肌麻痹 STS 3.0版： 300= 膈肌麻痹（膈肌损伤可能） 此指标将在分期手术中以百分比形式报告。此外还将通过五类STS-EACTS先天性心脏手术死亡率分类进行分级报告（STS正在开发先天性心脏手术发病率分类，此指标将按STS先天性心脏手术发病率分类而不是STS先天性心脏手术死亡率分类进行分级。）
O-5	结局	术后机械循环辅助（IABP、VAD、ECMO、CPS）	对于每次手术入院（分期手术*），在入手术室术前至术后30d内或出院前（选取时间较长者），均需纳入编码 STS 2.5版： 40= 术后机械循环辅助（IABP、VAD、ECMO或CPS） STS 3.0版： 40= 术后或手术操作后机械循环辅助（IABP、VAD、ECMO或CPS） 若患者术前使用机械辅助，术后30d内或出院前（选取时间较长者）。此外还将纳入并发症 此指标在分期手术中以百分比形式报告。此外还将通过五类STS-EACTS先天性心脏手术死亡率分类进行分级报告（STS正在开发先天性心脏手术发病率分类，此指标将按STS先天性心脏手术发病率分类而不是STS先天性心脏手术死亡率分类进行分级。）
O-6	结局	术后非计划内再次手术和（或）经导管心血管介入操作	对于每次手术入院（分期手术*），在入手术室术前至术后30d内或出院前（选取时间较长者），均需纳入编码 STS 2.5版： 20= 在此次住院期间再次手术（非计划内再次手术） 240= 出血需再次手术 STS 3.0版： 22= 术后或操作后计划内非计划再次心脏手术 24= 术后或操作后计划内非计划再次心血管介入操作 26= 术后或操作后计划内非计划再次非心脏手术 240= 出血，需再手术 n.b. 不包括延迟关胸 此指标在分期手术中以百分比形式报告。此外还将通过五类STS-EACTS先天性心脏手术死亡率分类进行分级报告。此外一分类发布并纳入非计划再次手术的患者，包括心脏或非心脏手术/介入操作 此指标需记录所有需要非计划再次手术住院期间* 后超过30d，但仍在该次计划外再次手术：①延迟关胸；②ECMO撤管；③VAD撤管；④移除Broviac导管。 以下手术记录为"计划外再次手术"：①因出血再次手术，②因感染再次手术，③因血流动力学稳定再次手术，④再次手术安装ECMO或VAD，⑤因残余或复发病变再次手术。发生在①术后30d内，无论是否出院，或②术后安装ECMO

(续表)

编号	分类	指标	描述
O-7	结局	STS-EACTS 死亡率分级的手术死亡率	手术死亡率分级以 STS-EACTS 死亡率水平分级分为五级,这是一个由多机构验证的复杂性分层方法 [引自 O'Brien 及其同事的文献报道中的表 1(第 1140~1146 页)[150]]
O-8	结局	8 类标准手术的死亡率	8 类标准手术的死亡率: 作为分期手术的第一期手术的第一期手术*时,这 8 类儿科和先天性心脏手术的标准手术将被追踪,8 类手术具体描述见本表 S-5 "无分期手术的死亡率和主要并发症"定义为儿童和先天性心脏手术分期手术,发生入院至进入手术室期间,以及术后 30d 后或出院之后(术后住院超过 30d 时): 下述主要并发症,急性肾衰竭需临时或永久透析 (220, 230, 223, 224) (a) 肾衰竭 – 急性肾衰竭需临时透析治疗 STS 2.5 版: 220= 急性肾衰竭需临时透析治疗 230= 急性肾衰竭需永久透析治疗 STS 3.0 版: 230= 肾衰竭 – 急性肾衰竭在出院时需透析 223= 肾衰竭 – 急性肾衰竭需要永久透析治疗但出院时无须透析 224= 肾衰竭 – 急性肾衰竭需要永久血液滤过但出院时无须透析 (b) 神经系统缺陷,神经系统缺陷在出院时仍存在 STS 2.5 版: 320= 术后神经系统缺陷持续至出院 STS 3.0 版: 320= 神经系统缺陷,神经系统缺陷持续至出院 (c) 心律失常需安装起搏器,永久起搏器 (60, 74) STS 2.5 版: 60= 术后房室传导阻滞需安装永久起搏器 STS 3.0 版: 74= 心律失常需安装永久起搏器 (d) ECMO/VAD: 术后机械循环辅助(IABP、VAD、ECMO 或 CPS)(40) STS 2.5 版: 40= 术后机械循环辅助(IABP、VAD、ECMO 或 CPS) STS 3.0 版: 40= 术后或操作后机械循环辅助(IABP、VAD、ECMO 或 CPS) (e) 膈肌麻痹(膈神经损伤可能) STS 2.5 版:
O-9	结局	无分期手术的死亡率和主要并发症	①术中死亡率,②任何

2114

第三部分 先天性心脏病手术
第133章 临床数据库在改进儿童先天性心脏病治疗中的作用

(续表)

编号	分类	指标	描述
O-9	结局	无分期手术的死亡率和主要并发症	300=膈神经损伤/膈肌麻痹 STS 3.0版： 300=膈肌麻痹（膈神经损伤可能） (f) 非计划再次手术 (20, 22, 26 或 240) STS 2.5版： 20=此次住院期间再次手术（非计划再次手术） 240=因出血再次手术 STS 3.0版： 22=术后/操作后非计划再次心脏手术，除外因出血再次手术 24=术后/操作后非计划再次心血管介入操作 26=术后/操作后非计划再次非心脏再次手术 240=因出血再次手术 此指标以百分比形式报告所有分期手术中发生率。*此外还将通过五类 STS-EACTS 先天性心脏手术死亡率分类进行分级报告（STS 正在开发先天性心脏手术发病率分类。当这一分类发布并纳入使用后，此指标将按 STS 先天性心脏手术发病率分类而不是 STS 先天性心脏手术死亡率分类进行分级。）
O-10	结局	无主要并发症的术后存活患者	"无主要并发症的术后存活患者"定义为所有儿童和先天性心脏手术分期手术的存活患者（出院时存活和术后30d存活），未发生所有下述主要并发症： (a) 肾衰竭-急性肾衰竭需临时或永久透析 (220, 230, 223, 224) STS 2.5版： 220=急性肾衰竭需临时透析治疗 230=急性肾衰竭需永久透析治疗 STS 3.0版： 230=肾衰竭-急性肾衰竭在出院时需透析治疗 223=肾衰竭-急性肾衰竭需永久透析治疗但出院时无须透析 224=肾衰竭-急性肾衰竭需永久血液滤过但出院时无须透析 (b) 神经系统缺陷，神经系统缺陷持续至出院 STS 2.5版： 320=术后神经系统缺陷，神经系统缺陷持续至出院 STS 3.0版： 320=神经系统缺陷，神经系统缺陷持续至出院 (c) 心律失常需安装起搏器，永久起搏器 (60, 74)

2115

(续表)

编号	分类	指标	描述
O-10	结局	无主要并发症的术后存活患者	STS 2.5 版： 60=术后房室传导阻滞需安装永久起搏器 STS 3.0 版： 74=心律失常需安装起搏器，永久起搏器 (d) ECMO/VAD：术后机械循环辅助（IABP、VAD、ECMO，或 CPS）(40) STS 2.5 版： 40=术后机械循环辅助（IABP、VAD、ECMO 或 CPS） STS 3.0 版： 40=术后或操作后机械循环辅助（IABP、VAD、ECMO 或 CPS） (e) 膈肌麻痹（膈神经损伤可能） STS 2.5 版： 300=膈神经损伤 / 膈肌麻痹 STS 3.0 版： 300=膈肌麻痹（膈神经损伤可能） (f) 非计划再次手术 (20、22、26 或 240) STS 2.5 版： 20=此次住院期间再次手术（非计划再次手术） 240=因出血再次手术 STS 3.0 版： 22=术后非计划再次心脏手术，除外因出血再次手术 24=术后非计划再次心脏或心血管介入操作 26=术后非计划再次非心脏手术 240=因出血再次手术 此指标以百分比形式报告所有分期手术中发生率。* 此外还将通过五类 STS-EACTS 先天性心脏手术死亡率分类进行分类分级报告（STS 正在开发先天性心脏手术发病率分类。当这一分类发布并纳入使用后，此指标将按 STS 先天性心脏手术发病率分类而不是 STS 先天性心脏手术死亡率分类进行分级。）

* 心脏手术定义为体外循环辅助下的心脏手术或非体外心脏大血管手术

† 当此次分期手术的主要操作为 VSD 修补术，置入一个或多个室缺封堵器作为一次单独的介入操作，而非分期心脏手术的一部分时，则归类为心脏介入操作，而不适用于这一指标

ASD. 房间隔缺损；ASO. 大动脉调转术；AV. 房室；AVC. 房室管；AVSD. 房室间隔缺损；CAVSD. 完全性房室间隔缺损；CHSDB. 先天性心脏手术数据库；CPB. 体外循环；CPS. 机械心肺辅助；EACTS. 欧洲胸心外科协会；ECMO. 体外膜肺氧合；IAA. 主动脉弓离断；IABP. 主动脉内球囊反搏；IVS. 室间隔完整；LV. 左心室；MAPCA. 粗大体肺侧支；PA. 肺动脉；PA-VSD. 肺动脉闭锁合并室间隔缺损；PAVSD. 部分性房室间隔缺损；R.A. 右心房；STS. 胸外科医师协会；TCPC. 全腔肺动脉连接；TEE. 经食管超声心动图；TGA. 完全型大动脉转位；TOF. 法洛四联症；VAD. 心室辅助装置；VSD. 室间隔缺损

第三部分　先天性心脏病手术
第 133 章　临床数据库在改进儿童先天性心脏病治疗中的作用

表 133-4　发病率定义的共识

检　测	器官系统	并发症	定　义
12	肾脏	急性肾衰竭，在出院时仍需透析	急性肾衰竭*，术后始出现的透析需求，包括腹膜透析和血液透析。如患者在出院时或院内死亡时仍需透析，则录入该并发症（仅在急性肾衰竭时录入）
12	肾脏	急性肾衰竭，需暂时透析治疗，但出院时已无须透析	急性肾衰竭，术后始出现的暂时的透析需求，包括腹膜透析和血液透析。如患者在出院时或院内死亡时已无须透析，则录入该并发症（仅在急性肾衰竭时录入）
12	肾脏	急性肾衰竭，需暂时血液滤过治疗，但出院时已无须血滤	急性肾衰竭，术后始出现的暂时的血液滤过需求。如患者在出院时或院内死亡时已无须透析，则录入该并发症（仅在急性肾衰竭需要血液滤过时录入）
13	神经系统	神经系统缺陷，出院时仍存在神经系统缺陷	出院时仍存在术后新发的神经系统缺陷，需转诊、治疗或干预。换言之，术中/术后新发的神经系统缺陷持续存在至出院时
13	神经系统	卒中	由脑供血异常诱发的任何突发神经系统缺陷，且该神经系统缺陷未在 24h 内解决
13	神经系统	脊髓损伤，出院时仍存在神经系统缺陷	出院时仍存在持续的脊髓神经损伤；体格检查和（或）影像学检查发现的新发 / 新识别的脊髓功能缺陷
13	神经系统	周围神经损伤，出院时仍存在神经系统缺陷	出院时仍存在持续的周围神经损伤；体格检查和（或）影像学检查发现的新发 / 新识别的单侧或双侧周围神经功能缺陷
14	心律失常需安装起搏器	心律失常需安装起搏器，永久性起搏器	包括传导阻滞（房室传到阻滞）在内，任何需安装永久起搏器治疗的心律失常
15	神经系统	膈肌麻痹（膈神经损伤可能）	胸部 X 线片提示一侧膈肌抬高，结合超声或胸透显示膈肌运动减弱、不动或反常运动
16	机械辅助措施	术后机械循环辅助（IABP、VAD、ECMO 或 CPS）	为术后复苏或循环支持采用的任何类型的机械辅助（IABP、VAD、ECMO 或 CPS）。下述情况需录入该并发症：①无论是否出院，术后 30d 内发生，②术后 30d 后发生，但仍在手术该次住院期间
17	手术，操作	术后住院期间的非计划再次心脏手术，排除术后出血导致的再手术	任何非计划手术，发生在：①术后 30d 内，无论是否出院，或②术后 30d 后，但仍在手术该次住院期间。心脏手术的定义包含任何体外循环手术或非体外循环心脏大血管手术。下列手术录入为"计划内再次手术"：①延迟关胸；②ECMO 撤管；③血流动力学不稳定导致的再次手术；④为安装 ECMO 和 VAD 施行的再次手术；⑤残留或复发病变施行的再次手术
17	手术，操作	术后非计划心血管介入操作	任何非计划心血管介入操作，发生在：①术后 30d 内，无论是否出院；②术后 30d 后，但仍在手术该次住院期间
17	手术，操作	非计划非心脏的再次手术	任何非计划非心脏的再次手术，发生在：①术后 30d 内，无论是否出院；②术后 30d 后，但仍在手术该次住院期间

*. 急性肾衰竭定义为新发少尿，超过 24h 持续尿量＜ 0.5ml /（kg·h），和（或）肌酐升高＞该年龄正常上限的 1.5 倍（或术前最近一次测值的 2 倍以上），最终需要进行透析 [包括腹膜透析和（或）血液透析] 或血液滤过。若要记录为手术并发症，则急性肾衰竭必须发生在出院前或虽已出院但仍在手术后 30d 以内。(手术并发症是指任何原因导致的并发症，发生在：①术后 30d 内，无论是否出院；②术后 30d 后，但仍在手术该次住院期间。手术并发症包括在此期间内的术中并发症和术后并发症。) 若患者病情需要，但由于患者或家属拒绝而无法进行透析，也许入急性肾衰竭这一并发症

CPB. 体外循环；CPS. 机械循环辅助；ECMO. 体外膜肺氧合；IABP. 主动脉球囊反搏；VAD. 心室辅助设备

第 134 章
手术效果的质量改进
Quality Improvement: Surgical Performance

Meena Nathan　John M. Karamichalis　著
张　巧　译

一、背景

根据疾病控制和预防中心（CDC）的统计[1]，先天性心脏病（CHD）发病率约 1%（40 000 例新生儿/年），是最常见的出生缺陷类型。先天性心脏病是导致出生缺陷疾病和死亡的主要原因。所有先天性心脏病患者中，15% 具有相关的遗传病，20%~30% 合并生理上、发育上或认知上的问题[2-5]。2004 年，先天性心脏病患者住院的医疗保健费用约为 14 亿美元[1]。现在大多数先天性心脏病患者可以接受手术矫正或缓和治疗。2011 年，胸外科医师协会（STS）报道了 33 733 例先天性心脏手术[6]。1999—2006 年，27 960 例的主要死亡原因是先天性心脏病。其中，48% 是婴儿，常常接受了复杂的医疗干预和长期的 ICU 治疗。尽管近年来外科手术管理方面取得了一些进展，但先天性心脏病在发病率、死亡率和医疗保健资源利用方面仍具有重大的社会影响。因此，这一患者群体对医疗保健环境提出了巨大挑战，最佳的医疗质量不仅决定患者的短期疗效，同时也影响患者长期的生理、智力和心理社会状态。

先天性心脏病手术的结果是多因素的，可能受以下因素影响：①术前状态，如患者因素（如出生体重、孕龄、先天性心脏病的复杂性）、血流动力学稳定性、诊断评估的充分性以及手术计划的适当性；②术中因素，如麻醉和体外循环、手术技术、恢复循环后早期血流动力学管理；③术后病程，如严重不良事件和并发症。在这些因素中，充分的手术修复技术可能是良好结局的重要决定因素。实际上，先天性心脏手术的完成程度可能是决定其长期医疗结局和成本的最重要因素。

直到最近，医院死亡率 [通常以累积总和（CUSUM）形式分析] 已被用作先天性心脏手术技术表现的一种替代指标[7-9]。然而，原始死亡率数据没有纠正病例复杂性或其他可能影响结果的相关因素。另一指标医院标准化死亡率（HSMR），旨在总体评价院内死亡，其中一部分是可预防的[10]。高比率可能提示医疗质量存在潜在问题。HSMR 是一种复杂但并不昂贵且相对简单的计算方法，可根据不同国家或其他基准数据预测患者的死亡风险。然而，HMSR 的构建和解释存在许多方法上的挑战，主要原因在于其构建是基于行政数据库[11]。虽然风险调整的院内死亡率可能是衡量机构表现的合理指标，但这一措施不足以评估某个医生的手术表现，其中还必须考虑外科医生无法控制的许多其他因素（例如，其他团队成员的贡献和影响）。高风险手术需要由许多个人和专家组成的复杂的多部门微观系统合作，因此这一问题尤为突出。

技术表现评分（TPS），是为了解决缺乏系统性评估手术技术充分性方法的问题而提出，是一种基于广泛、可获取的临床和超声心动图特点来评估手术技术完整性的新工具。

二、技术表现评分的发展

TPS 由波士顿儿童医院开发，用于评估解剖修复的适当性。恰当解剖修复的技术步骤大多掌握在外科医生手中。卓越的手术技术是决定手术结局的关键因素之一，尤其是在高精度的手术当中[12-14]。可用于测量外科手术技术适当性的工具是 TPS 发展的关键。该工具用于同行评估评估和自我评估，最初在特定的外科手术中进行试验，包括室间隔缺损、法洛四联症、完全性房室管畸形、动脉调转术以及后来的 I 期 Norwood 术[15,16]。而后其使用范围扩大到 90% 以上的先天性心脏手术[17]。

评分基于手术干预的特定解剖区域，通过将外科手术划分为单个的手术操作或过程。然后 TPS 依据超声心动图获取某一手术的单个操作，以及出院前该手术操作解剖区域内的计划外手术或经导管再干预。评分的组成部分由本中心的心脏专科医生和心脏外科医生共同定义并主导。基于这些单个手术操作对应的每一手术，超声心动图可以将其分为三类（第 1 类 = 理想，第 2 类 = 适当，或第 3 类 = 不当）。如果所有操作都得到 1 级最佳评分，则整个手术的总分将为 1 级（理想）。如果任何操作被评为 1 级或 2 级，则该手术的总体 TPS 将为 2 级（适当）。如果任何操作被评为 3 级（不当），或者如果患者在出院前在手术解剖区域进行了一次手术或经导管再干预，则该手术的 TPS 将为 3 级。某些特定的手术操作导致意外植入永久起搏器也将导致手术被评为不当（3 级）。

三、技术表现评分的试行

手术评分系统最初用于分析 2004 年室间隔缺损、法洛四联症、完全性房室管畸形和大动脉调转术四类手术的数据[15]。尽管不同手术间存在显著的多样性和复杂性，但手术修复的适当性仍可以通过 TPS 工具得以评分。

然后 TPS 工具通过对 2004 年 1 月至 2006 年 12 月期间 110 名患者的回顾性分析，对 I 期手术进行验证。结果显示理想组 77 名（70%），适当组 18 名（16%），不当组 15 名（14%）。不当的手术操作显著增加早期死亡率、不良事件发生率（如需要 ECMO）和住院时间（表 134-1）[16]。

TPS 的亚组分析显示，接受 Norwood 手术的患者中，理想的手术操作可降低术前生理状态和病例复杂性，降低住院死亡率[12]。

四、方法标准化

作为多个机构共同使用的工具，作为标准化的一部分，我们开发了用于超声采集的标准化超声协议，并开发了可用于标准化超声心动图图像的解剖模块。这些解剖模块（见章末附录）还能帮助临床医生最终确定 TPS，以准确地对所有指标进行评分。

五、技术评分的验证

在随后的研究中，我们证明 TPS 可用于预测短期和中期结局[13,18-21]。具体而言，为了确定 TPS[13] 与主要术后不良事件之间的关系，我们进行了一项前瞻性研究，其中包括术中观察风险调整后的先天性心脏病手术分类（RACHS-1）[22,23] 为 2~6 类的 166 例 6 个月以下婴儿。对于整个系列，理想的 TPS 导向较低的术后不良事件，较低的术后儿童死亡风险评分（PRISM）[24]，较少的重症监护病房（ICU）停留和住院时间，以及较短的机械通气时间（$P < 0.001$）。去除 RACHS-1 分类和术前 PRISM 的因素，理想的 TPS 仍导

表 134-1　Norwood 患者中技术表现评分和结局之间的相关性

	理　想	适　当	不　当	*P* 值
住院 LOS 中位数（区间）	18（2~96）	19（4~141）	33（1~125）	0.02
院内死亡率	4（5%）	2（11%）	3（27%）	0.02
Ecmo	6（8%）	2（11%）	8（53%）	< 0.001

Ecmo. 体外膜肺氧合；LOS. 住院时长

向较低的术后不良事件发生率（图 134-1）。在多变量 Logistic 回归分析中，术后主要不良事件的最强独立预测因素是 TPS、RACHS-1 分类和术前 PRISM。

在一项前瞻性随访研究中，我们对新生儿和指数手术婴儿进行了至少 1 年的随访，166 例患者中早期死亡 7 例[18]。在其余 159 例患者中，晚期死亡 13 例，晚期计划外再次手术干预（在分数手术解剖区域中）55 例。使用单变量分析，不当的 TPS 与出院后死亡率（$P<0.0001$）和再次手术干预（$P=0.034$）相关。然而，在多变量模型中，不当的 TPS 仅仅是出院后死亡率的独立预测因素（$P=0.017$）（图 134-2）。为了扩大可用于分析的患者数量，从而增强影响力，我们对 725 名随访至少 4 年的患者进行了回顾性研究[21]；TPS 是出院后晚期死亡率和计划外再次手术干预的多变量分析的独立预测因素（图 134-3）。

我们还研究了 TPS 与神经发育的相关性，研究采用 Bayley 婴儿发育量表（BSID）Ⅲ 评分，评估在出生后第一年接受了初次心脏手术的 140 名儿童[19]。在调整其他重要相关因素后，不当的 TPS 是患者神经发育结局不良的独立预测因子（表 134-2）。

为了提高 TPS 评估的简单性和可重复性，我们随后改良了 TPS 以排除术中修订（最初的 5 个模块将此类修订作为 TPS 自动降至第 2 类适当组的标准之一）。我们创建了 30 个手术操作模块，然后通过前瞻性地将 TPS 分配给在我们中心接受 CHD 手术的所有出院患者来验证这些模块。所有在 2011 年 1 月 1 日至 2013 年 4 月 30 日期间出院的患者均纳入本研究[20]。其中 TPS 理想组 956 例（50%），适当组 584 例（30%），不当组 226 例（12%），以及 160 例（8%）难以判

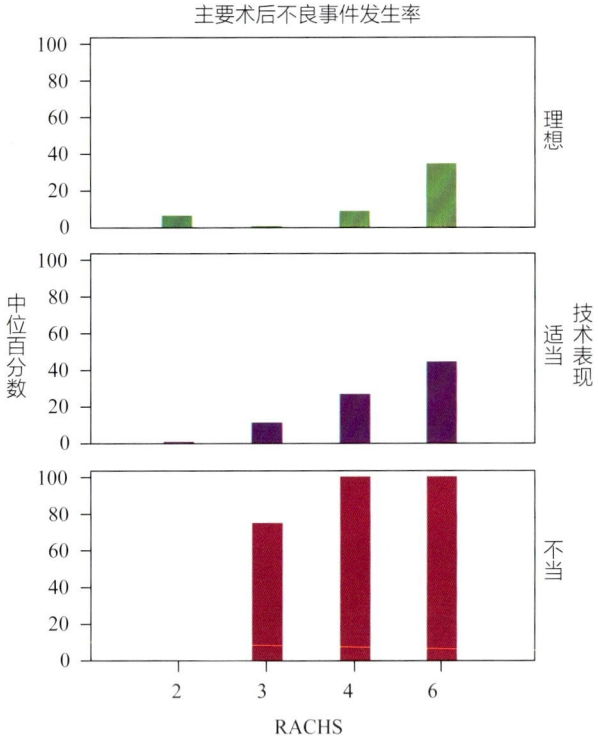

▲ 图 134-1　166 例 6 月龄以下婴儿的前瞻性队列研究中，通过技术表现评分和先天性心脏病手术（RACHS-1）风险分类校正的主要术后不良事件率

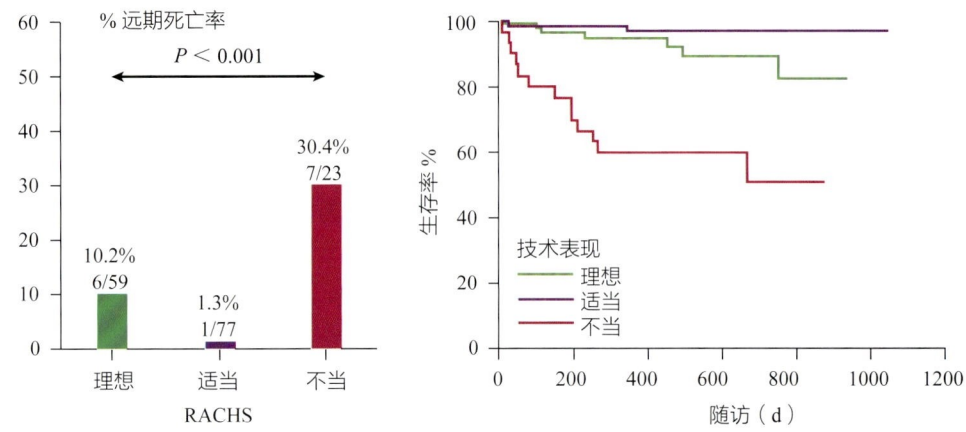

▲ 图 134-2　166 例 6 月龄以下婴儿的前瞻性队列研究中，技术表现评分和出院后死亡率的相关性

RACHS. 先天性心脏病手术风险校正

第三部分　先天性心脏病手术
第134章　手术效果的质量改进

表 134-2　贝利婴儿发育量表（BSID）认知综合评分校正术前因素的多变量分析（总 R^2=14.6%）

	回归系数（SE）	P 值	回归系数（SE）	P 值	部分 R^2
染色体异常	–15.1（5.3）	0.005	–14.4（5.2）	0.007	5.4%
非染色体异常	–10.4（4.2）	0.02	–10.2（4.2）	0.02	4.2%
RACHS-1 分类 6	–11.4（5.0）	0.03	–7.7（5.3）	0.15	1.5%
TPS（vs. 理想）					
适当	—	—	–2.4（3.1）	0.45	3.9%
不当	—	—	–12.5（5.1）	0.02	

左侧模型包含所有术前和手术危险因素，有显著性差异。右侧模型引入 TPS。经是否合并染色体异常和 RACHS-1 分类校正后，TPS 评分不当和低评分显著相关
RACHS. 先天性心脏病手术风险校正；TPS. 技术表现评分

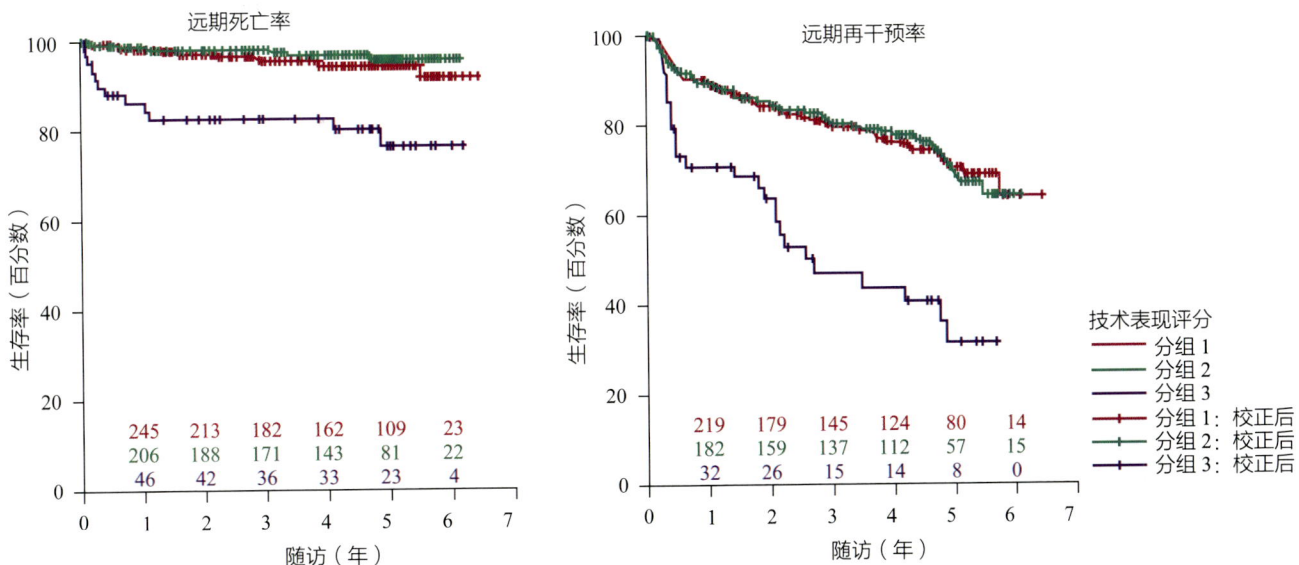

▲ 图 134-3　725 例患者进行 4 年的前瞻性队列研究中，技术表现评分和出院后死亡率、出院后再干预率的相关性

定。同时，早期死亡 51 例（2.6%），主要不良事件 111 例（5.7%）（图 134-4）。在单变量分析中，死亡率和不良事件的发生率与年龄、RACHS-1 分类以及 TPS 显著相关。在多变量回归分析中，TPS 不当是术后死亡率（$P < 0.001$；OR 16.9；95% CI 6.7～42.9）、不良事件（$P < 0.001$；OR 6.9；95% CI 4.1～11.6）和 ICU 停留时间（$P < 0.001$；系数，2.3；95% CI 2.0～2.6）的独立危险因素。

我们随后分析了这组患者的住院费用数据，发现在调整其他重要变量，如 RACHS-1 风险分类、年龄、早产、遗传综合征、存在其他心外非染色体相关畸形、周末入院以及需要多次手术的分期手术后，3 类（不当组）TPS 住院费用显著升高（表 134-3；图 134-5）[24a]。TPS 是医院总体成本增加的独立预测因素，当 TPS 被添加到模型中时其差异百分比（R^2）从 42% 提高到 53%，表明 TPS 是导致医院总体成本额外大幅改变的原因之一。

为了探索 TPS 在儿科心脏病网络多中心环境中的预测有效性，我们最近使用单心室重建（SVR）试验数据库进行了二次分析。具体

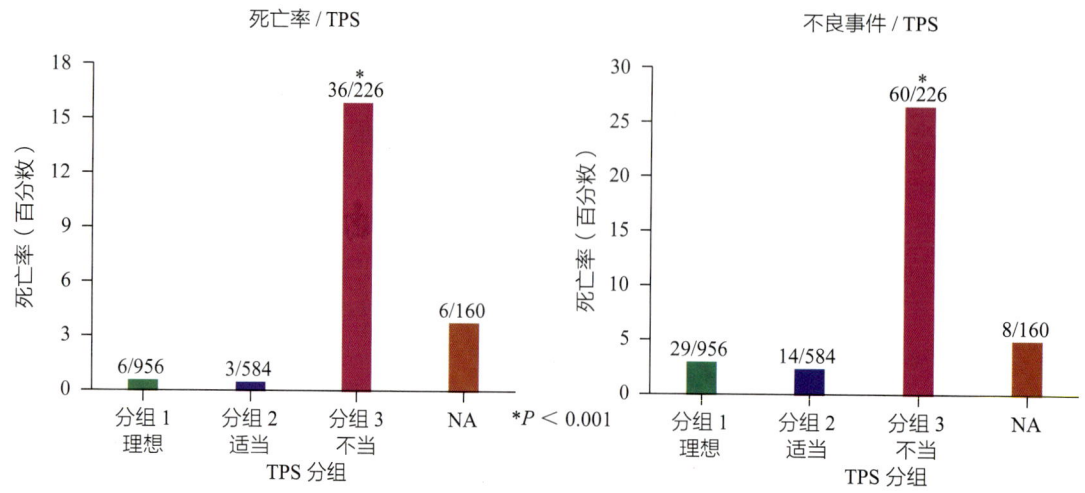

▲ 图 134-4 在 1926 例患者的前瞻性队列研究中，基于技术表现评分的死亡率和不良事件
NA.TPS 无法分类；TPS. 技术表现评分

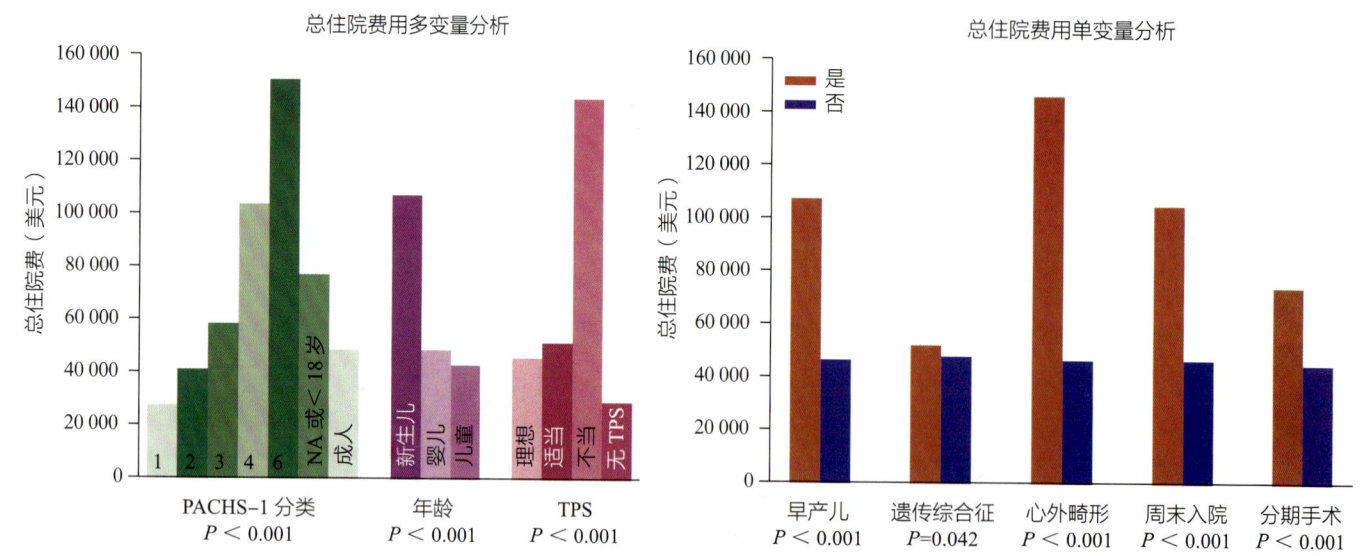

▲ 图 134-5 不当的 TPS 与较高住院费用相关
NA.RACHS-1 分类未分类；RACHS. 先天性心脏病手术风险校正

来说，在这项 15 个中心的研究中，我们证明不当的 TPS 是带管时间延长、早期死亡率较高、Norwood 术后住院时间较长（图 134-6），以及 II 期手术前需再次手术干预比例增加和 14 月龄时精神运动发育指数评分较低的独立预测因素[25]。

六、未来方向

死亡率和不良事件不再被视为医疗质量的主要结局评估指标。随着外科手术和其他相关技术的最新进展，人们开始关注更细化的指标，例如神经发育结果，以及住院时间、再次入院和计划外出院后再次手术干预等医疗资源使用情况。尽管人体因素在术后结局中的作用已被充分描述[26-28]，但手术技术的适当性仍然是决定这些更细化结局的最重要因素，这在其他外科领域已经得到证实[29-31]。手术技能评估模型，包括视频记录手术操作测试以及其他方法，是手术培训计划的一部分[32-35]。然而，常规用来评估手术技术适当性的工具（即一个临床指标的考核），目前尚未有报告。

我们的研究表明，TPS 评估的手术修复适当性已成为先天性心脏手术结局的重要预测指标。

表 134-3 住院总费用的多变量分析（n=1762）*

变 量	n	系 数	置信区间	P 值
RACHS-1 分类				<0.001 总
1	179	Ref	—	
2	474	1.31	(1.18～1.44)	
3	532	1.89	(1.71～2.09)	
4	166	2.35	(2.07～2.67)	
6	60	2.78	(2.32～3.33)	
NA<18岁	143	2.64	(2.32～3.00)	
成人	208	1.87	(1.67～2.09)	
年龄				<0.001 总
新生儿	315	1.76	(1.62～1.92)	
婴儿	427	1.29	(1.21～1.38)	
儿童	779	Ref	—	
是否早产				<0.001
是	63	1.47	(1.28～1.69)	
遗传综合征				<0.001
是	93	1.24	(1.11～1.39)	
心外畸形				<0.001
是	116	1.36	(1.22～1.50)	
周末收治				<0.001
是	98	1.34	(1.20～1.51)	
分期手术				<0.001
是	250	1.31	(1.21～1.41)	
技术表现评分				
理想	879	Ref	—	0.036
适当	544	1.07	(1.00～1.13)	<0.001
不当	198	2.01	(1.84～2.20)	<0.001
难以分类	141	0.61	(0.55～0.67)	

*. 校正所有已知的与住院费用升高相关因素后，不当的 TPS 与较高住院费用相关

我们描述了一种"技术准则"，其定义为离开手术室时达到良好或更好的理想手术效果的绝对规则，即使为此需要重新进行外科手术修正并再次体外转流[12, 14-16]。因此，术中评估解剖学修复适当性的方法极为重要，最常用的方法为超声心动图，此外还有压力测量以及术中血管造影。提高术中警惕性以便检测并立即修复显著的残余病灶仍是最重要的。我们的研究还表明，如果能及时修复残余病灶，通常即刻在手术室进行或术后 24h 内修复，即使在高度复杂的病例中也不会对患者的预后产生重大影响。

先天性心脏病外科手术技术评价系统的发展和应用，不仅可以作为手术结局的预测工具，还可以用作外科医生自身和同行评价的工具。它可以帮助确定多大的机构间差异可归因于手术修复适当性，以排除其他相关因素，例如患者和机构相关因素。将 TPS 与风险调整方法（如 RACHS-1，Aristotle 或 STS-EACTS[22, 23, 36-38]）结合使用，可以提高特定高危人群的质量改进，并实现基于程序复杂性的结构管理。TPS 并非局限于先天性心脏病手术，而同样可以应用于成人心脏手术，事实上可以扩展到所有外科专科手术。该系统同样适用于非心脏手术，如介入性心导管术、电生理学消融术和放射治疗。

该工具的前瞻性多中心验证可以进一步改进评分，特别是对于诸如瓣膜修复和人工瓣膜置换的手术操作。随着数据量的增加，在每个手术操作分组中有足够大的数据量时，我们能够明确各个组成部分在每一手术中的相对重要性，并确定其中每个组分的加权比例。我们便能从中判断 TPS2 类或 3 类的患者中，哪些需要更密切的随访和早期干预以优化结局，从而以最少的医疗资源来改善患者生活质量，从而间接对医疗保健成本产生积极影响。术中体外循环停机后经食管超声心动图和经心外膜超声心动图的 TPS 开发，将利于及时纠正残余缺陷，以显著改善生理、社会心理和财政成本。

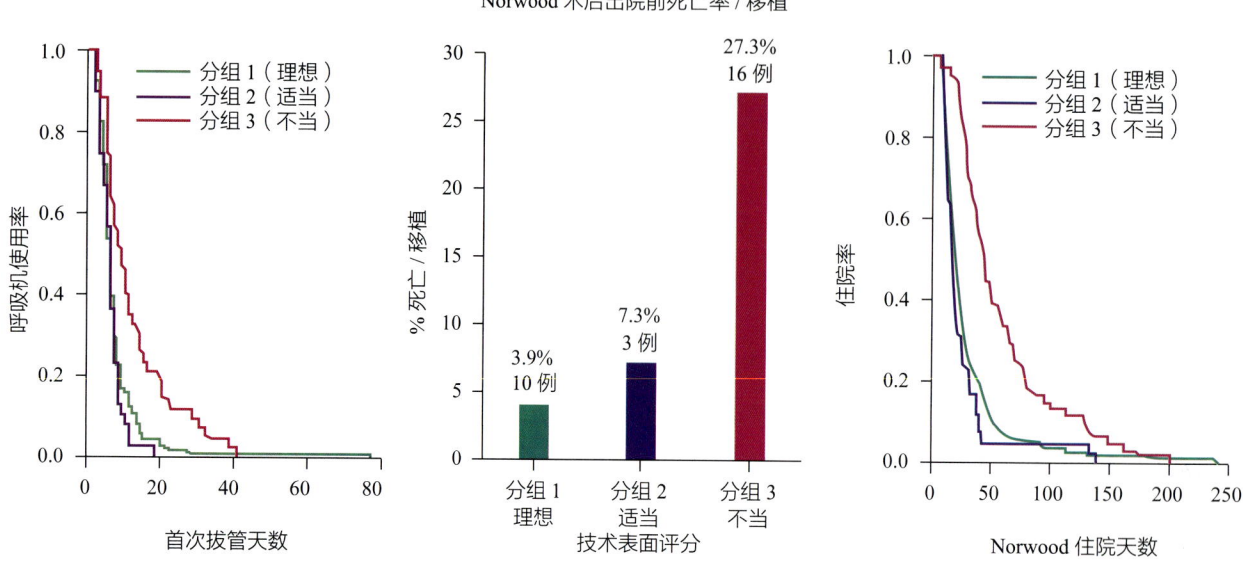

▲ 图 134-6　在单心室重建的临床队列研究中，不当的技术表现评分与更长的首次拔管时间、更高的死亡率、更长的 Norwood 术后住院时间相关

附录　波士顿儿童医院技术表现评分

子操作	1	2	3	其他
主动脉弓，降主动脉				
降主动脉	无狭窄或轻微狭窄 峰值压差 < 20mmHg	中度狭窄 峰值压差 20~40mmHg	中到重度狭窄 峰值压差 > 40mmHg	
主动脉弓	无压差或轻微压差 峰值压差 < 20mmHg 影像学或彩色多普勒射流宽度显示无明显狭窄	中度狭窄 峰值压差 20~40mmHg 或影像学或彩色多普勒射流宽度显示狭窄 < 30%	中到重度狭窄 峰值压差 > 40mmHg 或影像学或彩色多普勒射流宽度显示狭窄 > 30%	
主动脉瓣 / 共同动脉瓣（成形）				
主动脉瓣成形 共同动脉瓣成形	无狭窄或轻微狭窄 峰值压差 < 20mmHg 无反流或轻微反流 体重 < 10kg, VC < 1mm 体重 > 10kg, VC < 2mm	中度狭窄 峰值压差 20~40mmHg 中度反流 体重 < 10kg, VC 1~2mm 体重 > 10kg, VC 2~4mm	中重度狭窄 峰值压差 > 40mmHg 中重度反流 体重 < 10kg, VC > 2mm 体重 > 10kg, VC > 4mm	LVOT 主动脉瓣上吻合 / 修复
主动脉瓣 / 共同动脉瓣置换				
人工瓣置换	轻微狭窄或无狭窄 血流峰值 < 2.5m/s 轻微或无反流	轻度狭窄 血流峰值 < 3.5m/s 轻度瓣周瘘（VC < 2mm）	中重度狭窄 血流峰值 > 3.5m/s 显著瓣周瘘（VC > 2mm）	LVOT 主动脉瓣上吻合
自体瓣置换	无主动脉瓣反流或狭窄 VC < 2mm	轻到中度反流或狭窄 VC 2~4mm 峰值压差 < 30mmHg	中重度狭窄 峰值压差 > 30mm 中重度反流 VC > 4mm	LVOT 主动脉瓣上吻合

（续表）

子操作	1	2	3	其他
房间隔/房间隔切除术				
房间隔切除术	无或轻微狭窄 平均压差<2mmHg （若保留限制性房缺，则可接受更高压差）	轻度残余梗阻 平均压差2~4mmHg（保留的限制性房缺除外）	中重度残余梗阻 平均压差>4mmHg（保留的限制性房缺除外）	
ASD修补，补片/原发孔型，继发孔型/静脉窦型				
ASD修补	无或轻微残余分流 体重>10kg，分流<2mm 体重<10kg，分流<1mm	小残余分流 体重>10kg，分流2~3mm 体重<10kg，分流1~2mm	残余分流 体重>10kg，分流>3mm 体重<10kg，分流>2mm	
SVC（上腔静脉畸形）	SVC无梗阻 平均压差<2mmHg	SVC轻微至轻度梗阻 平均压差<2~4mmHg	SVC中重度梗阻 平均压差>4mmHg	
IVC（下腔静脉畸形）	IVC无梗阻 平均压差<2mmHg	IVC轻微至轻度梗阻 平均压差<2~4mmHg	IVC中重度梗阻 平均压差>4mmHg	
房室瓣成形				
左侧房室瓣成形（主动脉下房室瓣成形）	无或轻微狭窄 平均压差<3mmHg 无或轻微反流 体重<10kg，VC<1mm 体重>10kg，VC<2mm	轻度狭窄 平均压差<3~6mmHg 轻度反流 体重<10kg，VC 1~2mm 体重>10kg，VC 2~4mm	中重度狭窄 平均压差>6mmHg 中重度反流 体重<10kg，VC>2mm 体重>10kg，VC>4mm	
右侧房室瓣成形（肺动脉下房室瓣成形）	无或轻微狭窄 平均压差<3mmHg 无或轻微反流 体重<10kg，VC<3mm 体重>10kg，VC<4mm	轻度狭窄 平均压差<3~6mmHg 轻度反流 体重<10kg，VC 3~5mm 体重>10kg，VC 4~6mm	中重度狭窄 平均压差>6mmHg 中重度反流 体重<10kg，VC>5mm 体重>10kg，VC>6mm	
三尖瓣环缩（cone）	瓣环无解剖中断 无冠状动脉损伤	瓣环无解剖中断 无冠状动脉损伤	瓣环中断 冠状动脉损伤	
RV/RA环缩/切除（cone）	瓣环无解剖中断 无冠状动脉损伤	瓣环无解剖中断 无冠状动脉损伤	瓣环中断 冠状动脉损伤	
房室瓣置换				
二尖瓣置换	轻微或无狭窄 平均流速<1.5mm/s 无瓣周瘘 （依照人工瓣狭窄指南）	轻度狭窄 平均流速<1.5~2.5mm/s 少量瓣周瘘（VC<2mm）	中重度狭窄 平均流速>2.5mm/s 显著瓣周瘘（VC>2mm）	冠状动脉
三尖瓣置换	轻微或无狭窄 平均流速<1.5mm/s 无瓣周瘘 （依照人工瓣狭窄指南）	轻度狭窄 平均流速<1.5~2.5mm/s 少量瓣周瘘（VC<2mm）	中重度狭窄 平均流速>2.5mm/s 显著瓣周瘘（VC>2mm）	冠状动脉
肺动脉分支重建				
肺动脉分支重建	无残余狭窄 峰值压差<20mmHg 影像学或彩色多普勒射流宽度无狭窄	轻度残余狭窄 峰值压差20~40mmHg，或影像学或彩色多普勒射流度显示狭窄<30%	中重度残余狭窄 峰值压差>40 mmHg，或影像学或彩色多普勒射流宽度显示狭窄>30%	

(续表)

子操作	1	2	3	其 他
BT/Sano/ 其他体 – 肺动脉分流，包括单源化				
BT/Sano/ 其他体 – 肺动脉分流	通畅	通畅	部分或完全梗阻，分支肺动脉扭转	
腔静脉 – 肺动脉吻合术				
SVC-PA 吻合主肺动脉补片成形	无梗阻 无肺动脉扭转 平均压差＜2mmHg	轻度扭转或梗阻 平均压差 2～4mmHg	中重度梗阻 平均压差＞4mmHg	
IVC 回流	无或轻微梗阻 平均压差＜2mmHg	轻度梗阻 平均压差 2～4mmHg	中重度梗阻 平均压差＞4mmHg	
血管 / 管道肺动脉连接	无或轻微梗阻 平均压差＜2mmHg	轻度扭转或梗阻 平均压差 2～4mmHg	中重度梗阻 平均压差＞4mmHg	
开窗（如存在）	通畅	通畅	不通畅	
冠状动脉重建 / 去顶				
冠状动脉重建 / 去顶 / 分隔	冠状动脉回流无梗阻	冠状动脉回流无梗阻	冠状动脉血流减少，超声或 ECG 发现心肌缺血或梗死	主动脉瓣 主动脉瓣上吻合
LVOT / 主动脉瓣下狭窄切除				
LVOT	轻微 LVOT 梗阻 （MIG＜20mmHg）	轻度 LVOT 梗阻 （MIG 20～40 mmHg）	中重度 LVOT 梗阻 （MIG＞40 mmHg）	主动脉瓣 主动脉瓣上吻合
PDA 结扎 / 切断				
PDA 关闭	无残余分流	残余分流≤1mm	再干预或残余分流＞1mm	主动脉弓和降主动脉 分支肺动脉
肺动脉瓣干预				
肺动脉瓣重建保留肺动脉瓣	无残余梗阻 RVOT 峰值压差＜20mmHg 无或轻度肺动脉瓣反流 体重＜10kg，VC＜3mm 体重＞10kg，VC＜5mm	轻度残余梗阻 RVOT 峰值压差 20～40mmHg 轻度肺动脉瓣反流 体重＜10kg，VC 3～5mm 体重＞10kg，VC 5～8mm	中重度残余梗阻 RVOT 峰值压差＞40mmHg 中重度肺动脉瓣反流 体重＜10kg，VC＞5mm 体重＞10kg，VC＞8mm	肺动脉瓣上吻合 主肺动脉 分支肺动脉
跨瓣补片	无残余梗阻 RVOT 峰值压差＜20mmHg 无关肺动脉瓣反流	轻度残余梗阻 RVOT 峰值压差 20～40mmHg 无关肺动脉瓣反流	中重度残余梗阻 RVOT 峰值压差＞40mmHg 无关肺动脉瓣反流	肺动脉瓣上吻合 主肺动脉 分支肺动脉
肺动脉瓣置换				
肺动脉瓣置换	轻微或无狭窄 平均流速＜2.5mm/s 无瓣周瘘 （依照人工瓣狭窄指南）	轻度狭窄 平均流速＜2.5～3.5mm/s 少量瓣周瘘（VC＜2mm）	中重度狭窄 平均流速＞3.5mm/s 显著瓣周瘘（VC＞2mm）	肺动脉瓣上吻合 主肺动脉 分支肺动脉 肺动脉瓣下流出道
肺静脉				
肺静脉回流异常 / 梗阻	无或轻微梗阻 平均压差＜2mmHg	轻度梗阻 平均压差 2～4mmHg	中重度梗阻 平均压差＞4mmHg	

(续表)

子操作	1	2	3	其他
弯刀静脉梗阻回流至左房	无或轻微梗阻 平均压差＜2mmHg	轻度梗阻 平均压差 2～4mmHg	中重度梗阻 平均压差＞4mmHg	
无顶冠状静脉窦	无或轻微梗阻 平均压差＜2mmHg	轻度梗阻 平均压差 2～4mmHg	中重度梗阻 平均压差＞4mmHg	
RVOT 重建 / 肺动脉瓣下狭窄疏通				
RVOT 梗阻疏通	无或轻微残余梗阻 峰值压差＜20mmHg	轻度残余梗阻 峰值压差 20～40mmHg	中重度残余梗阻 峰值压差＞40mmHg	肺动脉瓣 肺动脉瓣上 肺动脉分支
RV-PA 管道				
RV-PA 管道	轻微或无瓣膜狭窄 峰值压差＜20mmHg 轻微或无瓣膜反流 VC＜3mm	轻度狭窄 峰值压差 20～40mmHg 轻度瓣膜反流 VC 3～5mm	中重度狭窄 峰值压差＞40mmHg 中重度瓣膜反流 VC＞3mm	肺动脉瓣 肺动脉瓣上 肺动脉分支
主动脉瓣上吻合 / 成形				
升主动脉重建 主动脉瓣上吻合	无残余压差或狭窄 峰值压差＜10mmHg	轻度狭窄或轻度残余压差 峰值压差 10～20mmHg	中重度残余狭窄 峰值压差＞20mmHg	主动脉瓣 主动脉弓
肺动脉瓣上吻合 / 成形				
主肺动脉重建 肺动脉瓣上吻合	无残余压差或狭窄 峰值压差＜10mmHg	轻度狭窄或轻度残余压差 峰值压差 10～20mmHg	中重度残余狭窄 峰值压差＞20mmHg	肺动脉瓣 肺动脉分支
体静脉板障				
体静脉板障	无或轻微梗阻 平均压差＜2mmHg	轻度梗阻 平均压差 2～4mmHg	中重度梗阻 平均压差＞4mmHg	
移植				
左心房吻合	无或轻微梗阻 平均压差＜2mmHg	轻度梗阻 平均压差 2～4mmHg	中重度梗阻 平均压差＞4mmHg	
主动脉吻合	无梗阻 峰值压差＜10mmHg	轻度梗阻 峰值压差 10～20mmHg	中重度梗阻 峰值压差＞20mmHg	
肺动脉吻合	无梗阻 峰值压差＜10mmHg	轻度梗阻 峰值压差 10～20mmHg	中重度梗阻 峰值压差＞20mmHg	
SVC/IVC 吻合	无或轻微梗阻 平均压差＜2mmHg	轻度梗阻 平均压差 2～4mmHg	中重度梗阻 平均压差＞4mmHg	
PFO 闭合	无或轻微残余分流 体重＞10kg,＜2mm 体重＜10kg,＜1mm	小残余分流 体重＞10kg, 2～3mm 体重＜10kg, 1～2mm	残余分流 体重＞10kg,＞3mm 体重＜10kg,＞2mm	
心室辅助装置				
左心室 / 左心房插管	无血流梗阻	轻度梗阻	中重度梗阻	
升主动脉插管	无梗阻 峰值压差＜10mmHg	轻度梗阻 峰值压差 10～20mmHg	中重度梗阻 峰值压差＞20mmHg	

(续表)

子操作	1	2	3	其 他
肺动脉吻合	无梗阻 峰值压差＜ 10mmHg	轻度梗阻 峰值压差 10～20mmHg	中重度梗阻 峰值压差＞ 20mmHg	
右房插管	无血流梗阻	轻度梗阻	中重度梗阻	
VSD 修补				
VSD 修补	无或轻微残余分流 体重＞ 10kg, VC ＜ 2mm 体重＜ 10kg, VC ＜ 1mm	残余分流 体重＞ 10kg, VC 2～3mm 体重＜ 10kg, VC 1～2mm	残余分流 体重＞ 10kg, VC ＞ 3mm 体重＜ 10kg, VC ＞ 2mm	主动脉瓣 三尖瓣

若术中保留 PFO、ASD 开窗、VSD 开窗，则该 ASD、VSD 不计入评分。术中未干预的肌部室缺也不计入评分。ASD. 房间隔缺损；AV. 心房心室；AVV. 房室瓣；BT. 吻合术；ECG. 心电图；IVC. 下腔静脉；LVOT. 左心室流出道；MIG. 最大瞬时梯度；PFO. 卵圆孔未闭；PR. 肺动脉瓣反流；RVOT. 右心室流出道；RV–PA. 右心室 – 肺动脉；SVC. 上腔静脉；SVC–PA. 上腔静脉 – 肺动脉；VC. 腔静脉；VSD. 室间隔缺损